Clínica Veterinária

Um Tratado de Doenças dos
Bovinos, Ovinos, Suínos e **Caprinos**

Volume 2

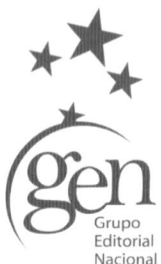

O GEN | Grupo Editorial Nacional – maior plataforma editorial brasileira no segmento científico, técnico e profissional – publica conteúdos nas áreas de ciências da saúde, exatas, humanas, jurídicas e sociais aplicadas, além de prover serviços direcionados à educação continuada e à preparação para concursos.

As editoras que integram o GEN, das mais respeitadas no mercado editorial, construíram catálogos inigualáveis, com obras decisivas para a formação acadêmica e o aperfeiçoamento de várias gerações de profissionais e estudantes, tendo se tornado sinônimo de qualidade e seriedade.

A missão do GEN e dos núcleos de conteúdo que o compõem é prover a melhor informação científica e distribuí-la de maneira flexível e conveniente, a preços justos, gerando benefícios e servindo a autores, docentes, livreiros, funcionários, colaboradores e acionistas.

Nosso comportamento ético incondicional e nossa responsabilidade social e ambiental são reforçados pela natureza educacional de nossa atividade e dão sustentabilidade ao crescimento contínuo e à rentabilidade do grupo.

Clínica Veterinária

Um Tratado de Doenças dos
Bovinos, Ovinos, Suínos e **Caprinos**

Volume 2

NOVA EDIÇÃO DE RADOSTITS

Peter D. Constable
BVSc(Hons), MS, PhD, *Docteur Honoris Causa* (Université de Liège), Dipl.ACVIM, Dipl.ACVN (Honorary), AssocMember.ECBHM; Professor and Dean, College of Veterinary Medicine, University of Illinois, Urbana, Illinois, USA (constabl@illinois.edu)

Kenneth W. Hinchcliff
BVSc(Hons), MS, PhD, Dipl.ACVIM; President and Chief Executive Officer, Trinity College, University of Melbourne, Royal Parade, Parkville, Victoria, 3052, Australia; past Dean Faculty of Veterinary and Agricultural Sciences, University of Melbourne, Werribee, Victoria, Australia (hkw@unimelb.edu.au)

Stanley H. Done
BA, BVetMed, DVetMed, Dipl.ECPHM, FRCVS, FRCPath; Animal Health and Veterinary Laboratories Agency (AHVLA; contact norma.souter@ahvla.gsi.gov.uk), Thirsk, United Kingdom (stanleydone70@icloud.com)

Walter Grünberg
DrMedVet, MS, PhD, Dipl.ECBHM, Dipl. ECAR, AssocDipl.ACVIM; Farm Animal Internal Medicine Specialist, University of Veterinary Medicine Hannover, Foundation Clinic for Cattle, Hannover, Germany (walter.gruenberg@tiho-hannover.de)

Revisão Técnica

José Jurandir Fagliari
Mestre em Medicina Veterinária, área de Patologia Clínica Veterinária, pela Escola de Veterinária da Universidade Federal de Minas Gerais. Doutor em Medicina Veterinária, área de Clínica: Fisiopatologia Médica, pela Faculdade de Medicina Veterinária e Zootecnia da Universidade Estadual Paulista (Unesp, *campus* Botucatu). Pós-Doutorado em Clínica e Patologia Clínica Veterinária no Department of Veterinary Pathobiology da University of Minnesota, EUA.

Thaís Gomes Rocha
Mestre e Doutora em Medicina Veterinária pela Faculdade de Ciências Agrárias e Veterinárias da Universidade Estadual Paulista (Unesp, *campus* Jaboticabal).

11ª edição

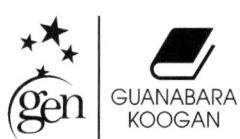

- Os autores deste livro e a editora empenharam seus melhores esforços para assegurar que as informações e os procedimentos apresentados no texto estejam em acordo com os padrões aceitos à época da publicação, *e todos os dados foram atualizados pelos autores até a data do fechamento do livro*. Entretanto, tendo em conta a evolução das ciências, as atualizações legislativas, as mudanças regulamentares governamentais e o constante fluxo de novas informações sobre os temas que constam do livro, recomendamos enfaticamente que os leitores consultem sempre outras fontes fidedignas, de modo a se certificarem de que as informações contidas no texto estão corretas e de que não houve alterações nas recomendações ou na legislação regulamentadora.

- Data do fechamento do livro: 05/11/2020

- Os autores e a editora se empenharam para citar adequadamente e dar o devido crédito a todos os detentores de direitos autorais de qualquer material utilizado neste livro, dispondo-se a possíveis acertos posteriores caso, inadvertida e involuntariamente, a identificação de algum deles tenha sido omitida.

- **Atendimento ao cliente:** (11) 5080-0751 | faleconosco@grupogen.com.br

- Traduzido de
  VETERINARY MEDICINE, ELEVENTH EDITION
  Copyright © 2017 Elsevier Ltd. All Rights Reserved.
  Previous editions copyrighted: 2007, 2000, 1999, 1994, 1983, 1979, 1974.
  First published 1960.
  All rights reserved.
  This edition of Veterinary Medicine, 11th edition by Peter D. Constable, Kenneth W Hinchcliff, Stanley H. Done, & Walter Gruenberg is published by arrangement with Elsevier Limited.
  ISBN: 978-0-7020-5246-0
  Esta edição de *Veterinary Medicine, 11ª edição*, de Peter D. Constable, Kenneth W Hinchcliff, Stanley H. Done, & Walter Gruenberg, é publicada por acordo com Elsevier, Inc.

- Direitos exclusivos para a língua portuguesa
  Copyright © 2021 by
  EDITORA GUANABARA KOOGAN LTDA.
  Uma editora integrante do GEN | Grupo Editorial Nacional
  Travessa do Ouvidor, 11
  Rio de Janeiro – RJ – CEP 20040-040
  www.grupogen.com.br

- Reservados todos os direitos. É proibida a duplicação ou reprodução deste volume, no todo ou em parte, em quaisquer formas ou por quaisquer meios (eletrônico, mecânico, gravação, fotocópia, distribuição pela Internet ou outros), sem permissão, por escrito, da EDITORA GUANABARA KOOGAN LTDA.

- Capa: Bruno Sales

- Imagem da capa: © la_puma

- Editoração eletrônica: Adielson Anselme

- Tradução: Eliane de Cássia Diniz, Etiele Maldonado Gomes, Gabrielle Christine de Souza Campos, José Jurandir Fagliari, Thaís Gomes Rocha

- Ficha catalográfica

CIP-BRASIL. CATALOGAÇÃO NA PUBLICAÇÃO
SINDICATO NACIONAL DOS EDITORES DE LIVROS, RJ

R122
11. ed.

    Clínica veterinária: um tratado de doenças dos bovinos, ovinos, suínos e caprinos, volume 2/Peter D. Constable ... [et al.]; [tradução José Jurandir Fagliari ... [et al.]]. -
    11. ed. - Rio de Janeiro : Guanabara Koogan, 2021.
    1152 p. : il. ; 28 cm.

    Tradução de: Veterinary medicine | a textbook of the diseases of cattle, horses, sheep, pigs and goats
    Apêndice
    Inclui bibliografia e índice
    ISBN 978-85-277-3692-3

    1. Medicina veterinária. I. Constable, Peter D. II. Fagliari, José Jurandir.

20-65303   CDD: 636.089
                        CDU: 636.09

Leandra Felix da Cruz Candido - Bibliotecária - CRB-7/6135

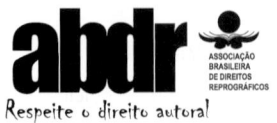

Dr. Otto M. Radostits
31 de agosto de 1934 a 15 de dezembro de 2006
Autor sênior da quinta à sétima edição; autor principal da oitava à décima edição

Dr. Otto Martin Radostits foi professor, clínico e pesquisador na área de medicina veterinária, influenciando, de modo marcante, os estudantes e clínicos veterinários em todo o mundo por meio de suas publicações, e não apenas este livro. Dr. Otto se envolveu estreitamente com o texto e a edição da quinta à décima edição do livro *Clínica Veterinária*.

Dr. Otto, filho mais velho de imigrantes austríacos, foi criado em uma pequena fazenda em Alberta, no Canadá. Suas experiências iniciais na fazenda e aquelas obtidas trabalhando como veterinário local, enquanto frequentava o Ensino Médio, despertaram interesse na carreira de ciências veterinárias, início de sua paixão pela medicina veterinária de grandes animais, que durou toda sua vida. Ele ingressou na Ontario Veterinary College em 1954, ocasião em que a instituição era a única escola de veterinária no Canadá cujo idioma falado era o inglês. Durante a graduação e a pós-graduação, o seu potencial e interesse clínico foram reconhecidos, sendo convidado para ingressar na faculdade como membro da clínica ambulatorial – atividade clínica ativa na área rural. Portanto, Dr. Otto lecionou ao longo dos 5 anos seguintes, com exceção de um ano que passou na School of Veterinary da Purdue University, em West Lafayette, Indiana, EUA.

O Western College of Veterinary Medicine, em Saskatchewan, no Canadá, foi criado sob a coordenação do Prof. D.L.T. Smith, em meados dos anos de 1960; o Dr. Otto foi um dos membros fundadores da faculdade. Ele criou a clínica ambulatorial e auxiliou a projetar as instalações clínicas da instituição e a finalizar a grade curricular. Permaneceu como membro do Western College of Veterinary Medicine até sua aposentadoria, em junho de 2002, quando foi agraciado com o título de Professor Emérito. Nessa instituição, ele desenvolveu-se e tornou-se um professor de clínica que influenciou estudantes e veterinários, locais e internacionais, por meio de suas publicações e palestras em congressos veterinários.

O reconhecimento internacional do Dr. Otto na área de medicina veterinária de grandes animais se deve, principalmente, à qualidade de suas publicações e à autoria de livros de veterinária. Essas publicações abrangem amplo espectro da medicina veterinária de grandes animais, desde o exame clínico do animal, individualmente, até a epidemiologia, o diagnóstico, o tratamento e o controle das doenças de animais pecuários, bem como a sanidade do rebanho e a medicina veterinária preventiva.

São particularmente notáveis suas contribuições na elaboração deste livro-texto, utilizado por estudantes de medicina veterinária e por clínicos veterinários de todo o mundo, nos últimos 50 anos, em suas 11 edições, das quais seis o Dr. Otto foi o autor sênior ou principal. Dr. Otto se uniu aos autores originais, Dr. Doug Blood e Dr. Jim Henderson, para a elaboração da quinta edição deste livro, em 1979; em 1994, tornou-se o autor sênior das oitava, nona e décima edições. Durante sua curta permanência como autor sênior, o livro manteve seu formato original, ou seja, um livro-texto para estudantes com diversos aspectos acessíveis a eles. Também manteve sua importância como um livro de referência, incluindo informações disponíveis sobre todas as doenças de grandes animais, uma tarefa realmente impressionante. Dr. Otto realizou uma grande parte desse trabalho e, com certeza, estaria orgulhoso desta 11ª edição.

Na redação destes e de outros textos, Dr. Otto incluiu a literatura veterinária e sempre acreditou, firmemente, na medicina baseada em evidências. Ele insistia para que todas as afirmações contidas nesses textos fossem comprovadas por referências da literatura, e manteve uma bibliografia muito ampla ao término de cada descrição de doença. Acreditava que os educadores veterinários também deviam estar atualizados quanto à literatura veterinária e tinha pouca admiração àqueles que não se atualizavam. A sua participação em discussões era marcante; contudo, Dr. Otto também era um dos primeiros a reconhecer as informações atuais que contrariavam teorias anteriores sobre determinada doença e sempre aceitava um argumento bem fundamentado.

Dr. Otto ensinou que um diagnóstico correto é o ponto crucial para solucionar um problema causado por doença; ele tinha paixão pela arte e ciência do exame clínico. Muitos de seus alunos lembram, com carinho, seu alerta: "cometemos mais erros por deixar de procurar do que por não saber". A insistência do Dr. Otto sobre a necessidade de um diagnóstico correto implicava na necessidade de o clínico veterinário obter, em seus livros, a melhor informação atual sobre o que fazer para curar ou prevenir determinada doença.

Dr. Otto é autor de outros livros. No fim dos anos de 1990, preocupava-se que as habilidades tradicionais do exame físico estavam sendo substituídas por análises laboratoriais e instrumentais. Como consequência, consultou clínicos veterinários de todo o mundo e, em 2000, escreveu, como autor sênior, o livro *Exame clínico e diagnóstico em veterinária*. A partir de sua atuação em fazendas, Dr. Otto percebeu que a doença dos animais pecuários consistia, comumente, em um problema do rebanho e reconheceu as limitações do clínico para "apagar incêndios". Ele escreveu o primeiro livro de importância sobre sanidade do rebanho e medicina preventiva, cuja primeira edição foi lançada em 1985. Dr. Otto publicou muitos outros trabalhos de importância para o ensino do médico-veterinário geral; ministrou mais de 250 palestras e seminários relacionados com medicina veterinária, como convidado, em diversos países. As contribuições do Dr. Radostits são reconhecidas na forma de muitos prêmios. Para ele, provavelmente, o mais importante foi o de Master Teacher, concedido por sua universidade, e, no âmbito nacional, o da Order of Canada.

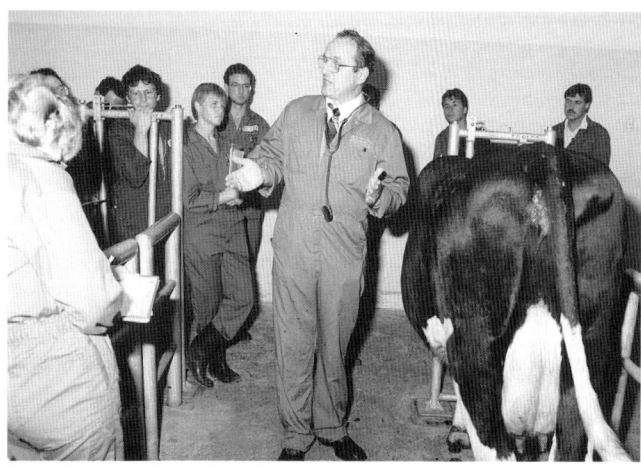

Dr. Otto Radostits ministrando uma aula no Western College of Veterinary Medicine, em Saskatchewan, Canadá. Imagem cedida pela Sra. Ruth Radostits e família.

Dr. Clive Collins Gay

Dr. Clive Collins Gay, DVM (Guelph, 1960), MVSc (Guelph, 1962), MVSc (*Ad Uendem Statum*, Melbourne, 1970), FACVSc (1977), diplomado pelo American College of Veterinary Internal Medicine (honorário, 2008) e Doctor of Veterinary Science (*Honoris Causa*, Melbourne, 2008), tem uma carreira eminente como veterinário de animais pecuários, pesquisador, autor e professor ao longo de cinco décadas.

Após concluir a graduação em 1960, em Guelph, Dr. Gay foi nomeado professor-assistente no Department of Veterinary Medicine da University of Glasgow, no período de 1962 a 1964. Em 1964, atuou como membro da George Aitken Pastoral Research (ovinos) e trabalhou no Veterinary Investigation Centre da University of Endinburg (Escócia), no Veterinary Investigation Centre, Ministry of Agriculture, Penrith (Inglaterra) e no Nuffield Institute for Medical Research da University of Oxford.

Em 1965, Dr. Gay foi convidado por seu preceptor, Prof. Douglas Blood, para atuar na School of Veterinary Science recentemente fundada, na University of Melbourne, como professor sênior em medicina de animais pecuários. Dr. Ken Hinchcliff foi aluno do Dr. Gay na University of Melbourne.

Dr. Gay foi um clínico muito talentoso, um entusiasta da ciência veterinária, que inspirou gerações de estudantes de graduação e pós-graduação, bem como seus assistentes. A sua importância como professor foi reconhecida pelos alunos na forma de várias condecorações recebidas durante anos, tanto na Austrália quanto na América do Norte; em 2000, recebeu o Washington State University (WSU) Faculty Award, concedido pela Washington State Veterinary Medical Association (WSVMA).

Em 1979, o Dr. Gay atuou como professor de clínica de animais de produção na WSU, onde suas atividades se concentravam em animais pecuários; em 1982, fundou a Field Disease Investigation Unit, coordenada por ele até sua aposentadoria, em 2005. A atuação da Field Disease Investigation Unit foi importante por ocasião de sua implantação, com abordagem multidisciplinar, incluindo a participação de professores de faculdades de medicina veterinária, veterinários autônomos, pesquisadores em ciência animal, profissionais de extensão rural e produtores, com intuito de controlar as doenças de animais pecuários economicamente importantes. Dr. Gay foi, também, um dos primeiros clínicos a propor o uso de medicina baseada em evidências. Foi membro de vários comitês do U.S. Department of Agriculture (USDA). Em reconhecimento à sua extensa contribuição nessa área, recebeu o conceituado Calvin W. Schwabe Award pelos trabalhos que realizou, durante a vida, sobre epidemiologia veterinária e medicina veterinária preventiva, concedido pela American Association of Veterinary Epidemiology and Preventive Medicine, em 2007. Em 2005, o Dr. Gay tornou-se Professor Emérito da WSU. Sua grande contribuição à medicina veterinária foi reconhecida pelo Distinguished Achivement Award, concedido pela Washington State Veterinary Medical Association, em 2006; tornou-se Honorary Diplomat of the American College of Veterinary Internal Medicine em 2008.

As atividades de pesquisa do Dr. Gay abrangem uma ampla área da ciência veterinária relacionada tanto com as espécies quanto com os sistemas, incluindo tópicos tão distintos como cólica em equinos, cardiologia em cães, diarreia em suínos, imunidade colostral em bezerros e deficiência de microelementos em ruminantes. Orientou 13 doutorados e 14 mestrados. Esse trabalho resultou na publicação de mais de 90 artigos em periódicos e mais de 100 resumos em anais de congressos, bem como no convite para ministrar mais de 150 palestras em grupos científicos, congressos veterinários e grupos agrícolas. O fato de palestrar em grupos agrícolas reflete o seu comprometimento com a "transferência de conhecimento" (atuação como extensionista), que foi o fundamento de sua atuação em estudos epidemiológicos e de medicina veterinária preventiva.

Ressaltando sua relevância internacional, o Dr. Gay foi pesquisador visitante no Department of Veterinary Microbiology, University of Guelph, em 1971; no Department of Veterinary Clinical Studies, University of Cambridge, em 1972; no Department of Veterinary Clinical Studies, Massey University, em 1993; no Central Veterinary Laboratory, Ministry of Agriculture Fisheries and Food, Pirbright, em 1994; e no Department of Geospatial Science, RMIT University (Melbourne), em 2001.

Ao longo dos anos, o Dr. Gay contribuiu ativamente com associações veterinárias estaduais e nacionais, atuando como membro do comitê da Victorian Division of the Australian Veterinary Association (1968-1971); editor do *Victorian Veterinary Proceedings* (1968-1971); e membro do comitê executivo da Washington State Veterinary Medical Association (1999-2005), onde foi vice-presidente (2000) e presidente (2003-2004).

Dr. Gay foi autor colaborador do livro *Clínica Veterinária*, editado por Blood, Henderson e Radostits, em 1979, 1983 e 1989, e autor e editor da oitava (1994), nona (2000) e décima (2007) edições. Suas colaborações mais importantes para essas edições foram: doenças dos recém-nascidos, doenças infecciosas de ovinos e caprinos, doença causada por príon, terapia antimicrobiana prática e doenças causadas por protozoários, bem como enfermidades metabólicas selecionadas, enfatizando a importância das influências ambientais e do manejo, de fatores relacionados com o hospedeiro e com a virulência dos patógenos na ocorrência e na gravidade das doenças. O Dr. Gay foi praticamente o responsável pela publicação da décima edição deste livro, quando o Dr. Radostits, autor e editor principal, adoeceu, na etapa final da preparação da obra.

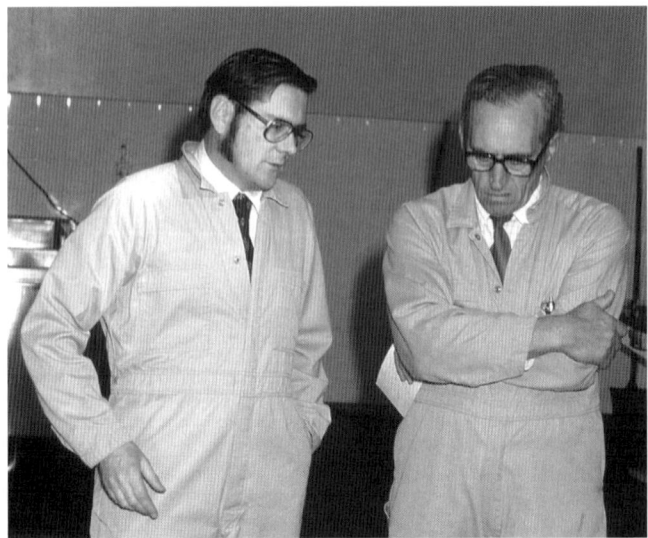

Dr. Clive Gay e Prof. Doug Blood, no Veterinary Clinical Centre, University of Melbourne, 1978. Imagem cedida pela família do Dr. Blood.

Professor Douglas Blood
1920 a 2013

Em 1926, o Prof. Douglas Blood chegou a East Ham, Londres, oriundo da Austrália. Sua família se estabeleceu em Richmond, New South Wales, e sobreviveu ao período da Grande Depressão. Com auxílio de bolsa de estudo, ele frequentou a Hurlstone Agricultural High School, onde gostava dos estudos desenvolvidos com animais, principalmente vacas e cães. Concluído o Ensino Médio, Dr. Doug foi admitido no Bachelor of Veterinary Science Program da University of Sydney. Durante a II Guerra Mundial, ele e um grupo de colegas convenceram as autoridades da universidade a deixá-los concluir o curso antecipadamente, de modo que se graduassem em 1942 e se alistassem, em seguida, no exército. Sr. Doug tornou-se capitão em uma unidade de vigilância denominada Curtin's Cowboys no Território do Norte. Após o seu regresso, lecionou na University of Sydney Veterinary School durante 12 anos. De 1957 a 1962, Dr. Doug ministrou aulas de medicina de grandes animais na Ontario Veterinary College, em Guelph. Durante esse período, foi professor e orientador do Dr. Otto Radostits e Dr. Clive Gay, que, em seguida, tornaram-se autores deste livro com o Dr. Doug.

Em 1962, o Dr. Doug foi indicado como professor de medicina veterinária e diretor fundador da Veterinary Science, na University of Melbourne. Dr. Doug deixou a direção em 1968, mas continuou como professor, aposentando-se em 1985, após 23 anos de serviço. Durante o período em que estava vinculado a Univesity of Melbourne, Dr. Doug convidou o Dr. Clive Gay para atuar como professor na School of Veterinary Science e ministrou aulas ao Dr. Ken Hinchcliff e ao Dr. Peter Constable, os quais se tornaram autores deste livro e diretores de faculdades de veterinária – Dr. Hinchcliff, na University of Melbourne, e Dr. Constable, na University of Illinois.

Em reconhecimento aos serviços prestados à ciência veterinária, Dr. Doug recebeu muitos prêmios e honrarias, inclusive a Schofield Medal, da University of Guelph; o Gilruth Prize, pelos méritos aos serviços prestados à ciência veterinária, da Australian Veterinary Association; e a Order of the British Empire. Ele participou da fundação da Australian and New Zeland College of Veterinary Scientists. Também atuou como membro do comitê da Victorian Division of the Australian Veterinary Association e como membro do conselho do Veterinary Surgeons Registration Board of Victoria.

Nos anos anteriores, Dr. Doug Blood havia revolucionado o ensino da clínica veterinária. Para todos nós, privilegiados pelo aprendizado nessa ocasião, ele foi um professor insuperável. Dr. Doug foi um dos primeiros professores de clínica veterinária a reconhecer a fisiopatologia como base para o ensinamento dos mecanismos de ocorrência de doenças em grandes animais. Ele também se concentrou nos princípios fisiopatológicos em suas explicações sobre as síndromes e no ensino de exames clínico e diagnóstico. Essa abordagem foi desenvolvida a partir dos ensinamentos de seu orientador, o cientista veterinário H.B. Parry, da University of Oxford, a quem dedicou a primeira edição deste livro. No que concerne ao ensinamento clínico, essa abordagem contrastou muito com o ensinamento de rotina, comum em várias disciplinas lecionadas naquela época, e contrariava totalmente os métodos de ensino de exames clínico e diagnóstico, baseados, principalmente, em padrões de reconhecimento.

Dr. Doug Blood também ensinou que o método de exame clínico deve se basear nos sistemas, ser realizado de modo sistemático e utilizando-se todos os órgãos dos sentidos e as técnicas disponíveis. Ademais, ensinou que o processo de exclusão inteligente de um diagnóstico também deve considerar a epidemiologia relacionada com a doença em questão, o exame do ambiente e a estimativa de probabilidade de ocorrência da enfermidade, conceito resumido na seguinte afirmação repetida frequentemente: "doenças comuns ocorrem comumente". Embora essas abordagens possam parecer óbvias aos alunos de graduação recentes, nos anos de 1950 e início da década de 1960, elas eram revolucionárias. Na verdade, em medicina veterinária, elas consistiram na base dos princípios de clínica de grandes animais ensinados atualmente. Os estudantes daquela época, mais antigos, recordam com grande admiração o conhecimento de clínica veterinária transmitido pelo Dr. Doug Blood e a contribuição particular para sua formação profissional. Durante todos os anos de sua carreira de professor, Dr. Doug foi capaz de inspirar os estudantes, sendo visto com respeito, admiração e mesmo veneração por seus alunos.

A primeira edição deste livro foi publicada em 1960, com autoria de D.C. Blood e J.A. Henderson. O título do livro era *Clínica Veterinária | Um Tratado de Doenças dos Bovinos, Equinos, Ovinos, Suínos e Caprinos* e baseava-se nas aulas do Dr. Doug Blood e do Dr. Jim Henderson, bem como nos ensinamentos e abordagens filosóficas do Dr. Doug. Nessa época, havia poucos livros relacionados com as disciplinas de ciências veterinárias e não havia disponibilidade de textos atualizados publicados em inglês que abordassem temas sobre clínica veterinária e doenças de animais pecuários. O livro original compreendia duas seções principais. A primeira, "Medicina Geral", tratava de disfunções dos sistemas orgânicos, e a segunda, "Medicina Especial", abordava doenças específicas das diversas espécies de grandes animais. Esse formato foi mantido até a 11ª edição. A segunda edição foi publicada em 1963 e nela foram adicionados dois capítulos sobre doenças parasitárias. Subsequentemente, novas edições foram publicadas em intervalos de, aproximadamente, 5 anos, com alterações maiores ou menores no formato da maioria das edições, como a inclusão de capítulos que tratam de novos temas ou subtítulos específicos para destacar, por exemplo, a epidemiologia ou as implicações zoonóticas da doença. No entanto, sempre, em todas as edições, fez-se ampla revisão da descrição da doença, com base na literatura atual.

A participação do Prof. Henderson no livro cessou na quinta edição, quando se recrutou o Prof. O. M. Radostits como autor sênior, além de outros autores colaboradores. O Dr. Blood participou como coautor nas nove edições, por um período de 45 anos, com outros coautores, inclusive Dr. Radostits, Dr. Gay, Dr. Hinchcliff e Dr. Constable.

No prefácio da primeira edição, afirmava-se que o livro se destinava principalmente aos estudantes de medicina veterinária, embora houvesse o desejo de que fosse útil aos clínicos veterinários e àqueles que trabalhavam no campo. Sem dúvida, o desejo se concretizou; o livro é amplamente utilizado como referência pelos veterinários que atuam na clínica de animais de grande porte e em outros de fazenda, nos países onde se fala a língua inglesa. As edições do livro também foram traduzidas para francês, italiano, espanhol, português, japonês, chinês e russo.

Além de sua paixão pelo método e acurácia do diagnóstico da doença tanto em animais individuais quanto nos rebanhos, o Dr. Doug Blood também era um entusiasta da medicina preventiva e foi um firme proponente da tese de que a doença subclínica é economicamente mais importante do que a doença clínica, em populações de animais pecuários. Com outros colegas da University of Melbourne, ele desenvolveu programas sanitários para bovinos leiteiros, bovinos de corte e suínos e realizou testes práticos desses programas em rebanhos e em grupos de animais particulares. Esses programas se baseavam em uma abordagem de toda a propriedade, com foco no conceito de que as metas de produção deveriam ser traçadas mediante o monitoramento da produtividade, com auxílio de computador, a fim de detectar desvio da meta de produção. O Dr. Doug Blood propôs, muito precocemente, o uso de computador para controlar e analisar os dados do diagnóstico clínico e do manejo sanitário do rebanho. Esses programas sanitários foram adotados comercialmente em vários países, com êxito.

O Dr. Doug tinha uma inteligência formidável, combinada com elevada ética profissional. Foi um pai de família generoso, que tinha prazer pela vida, bom humor e orgulho de sua família e de suas conquistas. Amava suas caminhadas matinais acompanhado de seu querido cão Border Collie, de música e de leitura; gostava muito de assar pão, fabricar cerveja, fotografar aves e usar gravata.

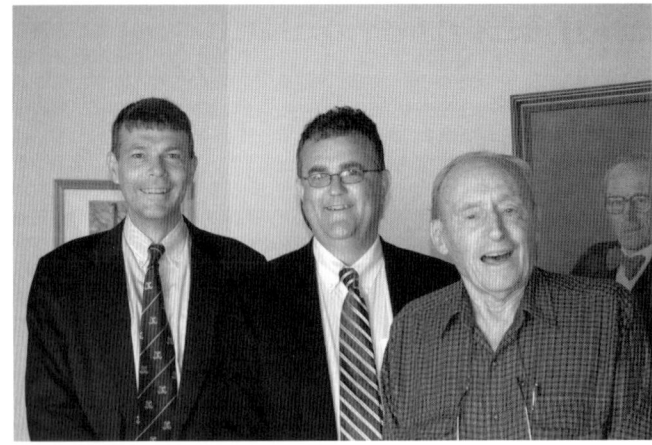

Professores Ken Hinchcliff, Peter Constable e Doug Blood (Werribee, Austrália, 2008). Imagem cedida por Hinchcliff K.

Colaboradores

D.D. (Doug) Colwell
BSc, MSc, PhD; (Doug.Colwell@AGR.GC.CA) Livestock Parasitology/Parasitologie du betail, Agriculture and Agri-Food Canada/Agriculture et Agroalimentaire Canada, Lethbridge Research Centre, Alberta, Canada

Sara Connelly
DVM, MS, Dipl.ACVCP; (sconnoll@illinois.edu) Clinical Assistant Professor, Department of Pathobiology and Veterinary Diagnostic Laboratory, College of Veterinary Medicine, University of Illinois, Illinois, USA

Levent Dirikolu
DVM, MVSc, PhD; (ldirikolu@lsu.edu) Professor and Director of the Equine Medication Surveillance Laboratory, School of Veterinary Medicine, Louisiana State University, Baton Rouge, Louisiana, USA

Robin Gasser
Tierarzt, DVM, PhD, DVSc; (robinbg@unimelb.edu.au) Professor in Veterinary Parasitology, Veterinary Preclinical Centre, Faculty of Veterinary Science, University of Melbourne, Parkville, Victoria, Australia

Lynn Hovda
RPh, DVM, MS, Dipl.ACVIM; (lhovda@safetycall.com) Adjunct Professor, University of Minnesota College of Veterinary Medicine, Director of Veterinary Services, SafetyCall International and Pet Poison Helpline, Bloomington, Minnesota, USA

Basil Ikede
DVM, PhD, Diagn Path, FCVSN; (ikede@upei.ca) University of Prince Edward Island, Charlottetown, Prince Edward Island, Canada

John Larsen
BVSc, PhD, Grad Dip Bus Admin; (j.larsen@unimelb.edu.au) Associate Professor of Ruminant Production Medicine and Director, The Mackinnon Project, Veterinary Clinical Centre, Faculty of Veterinary and Agricultural Sciences, University of Melbourne, 250 Princes Highway, Werribee, Victoria, Australia

William Witola
BVetMed, MSc, PhD; (whwit35@illinois.edu) Assistant Professor of Parasitology, Department of Pathobiology, College of Veterinary Medicine, University of Illinois, Urbana, Illinois, USA

Amelia R. Woolums
DVM, MVSc, PhD, Dipl.ACVIM, Dipl.ACVM; (amelia.woolums@msstate.edu) Professor, Department of Pathobiology and Population Medicine, College of Veterinary Medicine, Mississippi State University, Mississippi, USA

Prefácio à 11ª Edição

É com muito prazer que apresentamos a 11ª edição do livro *Clínica Veterinária*, 56 anos após a publicação de sua primeira edição, de autoria de Blood & Henderson, em 1960, e 9 anos depois da 10ª edição, de 2007. Esta obra, que trata de doenças de ruminantes, equinos e suínos, é o livro-texto mais amplamente citado em medicina veterinária, com um total recente de 4.267 citações (Google Scholar, maio de 2016). Pelo fato da ainda alta demanda por este livro, consideramos que desenvolvemos uma filosofia, formato e preço que atraem e satisfazem os anseios dos estudantes de graduação em medicina veterinária e veterinários que atuam na área de medicina de grandes animais.

Nesta 11ª edição, realizamos modificações substanciais no formato do livro, para mantê-lo atual, com a ampliação continuada dos conhecimentos sobre as doenças de grandes animais. O livro foi extensivamente revisado e reorganizado, com base nos principais sistemas orgânicos acometidos. A *abordagem por sistemas orgânicos* reflete a profunda influência do Dr. D.C. Blood na clínica de grandes animais em todo o mundo, enfatizando que o plano de exame clínico deve se fundamentar nos sistemas orgânicos. Ampliamos a abordagem dos sistemas orgânicos implementados na 1ª edição indicando as doenças que acometem o sistema orgânico primário ou o sinal clínico mais evidente atribuível a determinado sistema orgânico. Em consequência, a 11ª edição contém 21 capítulos, em vez dos 36 da 10ª edição: 13 tratam de sistemas orgânicos específicos, inclusive os sistemas digestórios de ruminantes e não ruminantes, o fígado e o pâncreas, os sistemas cardiovascular, hemolinfático/imune, respiratório, urinário, nervoso, musculoesquelético e reprodutor, além de anormalidades metabólicas/endócrinas, doenças da glândula mamária e, por fim, doenças de pele, olhos e orelhas. Cada um desses capítulos está distribuído em: doenças gerais; doenças infecciosas, listadas por sua etiologia (bacteriana, viral, fúngica e causada por príon, protozoários ou metazoários) e pelas espécies acometidas (todos os grandes animais, ruminantes, equinos, suínos); doenças metabólicas; doenças nutricionais; fatores ambientais e intoxicações; doenças neoplásicas; doenças congênitas e hereditárias; e, por fim, doenças de etiologia desconhecida. Os oito capítulos restantes abordam tópicos específicos da clínica: exame clínico e obtenção do diagnóstico; exame de populações; biossegurança e controle de infecção; condições sistêmicas gerais; anormalidades de água livre, eletrólitos, equilíbrio ácido-base e pressão oncótica; terapia antimicrobiana prática; doenças perinatais; e doenças sistêmicas e de múltiplos órgãos. Um índice amplo possibilita o fácil acesso do leitor às informações relevantes nos diferentes capítulos do livro.

Numa tentativa de assegurar que o livro continuasse a ter um *alcance internacional*, incluímos as doenças *cosmopolitas* clinicamente importantes em grandes animais. O livro menciona a erradicação da peste bovina em 2011, e inclui novas seções ou seções extensivamente revisadas sobre diversos tópicos, como: biossegurança e controle de infecção; epidemias causadas pelo vírus da doença da língua azul e pelo vírus Schmallenberg, em ruminantes, na Europa; doença de Wesselsbron, em bovinos, e hipocalemia, em bovinos adultos; fibrose pulmonar multinodular equina; infecção pelo vírus Hendra; doença epiteliotrópica eosinofílica multissistêmica de equinos; intoxicação por hipoglicina A e síndrome metabólica de equinos; síndrome reprodutiva e respiratória de suínos; diarreia epidêmica de suínos e circovírus e febre catarral maligna em suínos; infecções pelos vírus Torque teno, Menangle e Japanese B, em suínos; e diversas anomalias congênitas e hereditárias de grandes animais recentemente diagnosticadas.

Pensando no alcance global do livro, os quatro autores e nove coautores se graduaram ou atuaram como clínicos veterinários em 12 países de cinco continentes, incluindo Austrália, Áustria, Canadá, Alemanha, Japão, Países Baixos, Nigéria, Turquia, Suíça, Reino Unido, EUA e Zâmbia.

Continuamos a enfatizar a *epidemiologia* e a *fisiopatologia* de cada uma das doenças, com tópicos importantes para a tomada de decisão quanto ao *tratamento diagnóstico* e ao *controle*. Isso significa que nos esforçamos para manter um equilíbrio ideal entre a pesquisa publicada e as informações valiosas constatadas pelos veterinários de campo em seu trabalho diário. Para facilitar a busca de informações sobre assuntos específicos, os parágrafos foram divididos em seções menores, a partir de *tópicos* e *subtópicos*. Palavras-chave, termos e frases são destacados para enfatizar e facilitar ao leitor a detecção de pontos importantes. Ainda, incluímos as *implicações zoonóticas* e de *bioterrorismo* relacionadas com várias doenças e ressaltamos como os veterinários que atendem grandes animais têm se envolvido cada vez mais no controle de doenças transmissíveis aos humanos. O uso de testes diagnósticos individuais, descritos no tópico *Patologia Clínica* de cada doença, continua sendo um desafio para todos nós, especialmente com a maior disponibilidade de exames genômicos ou genéticos e de testes de uso ambulatorial. Continuamos a nos concentrar nos testes aceitos como de uso comum, discutindo suas limitações (se conhecidas) e fornecendo uma referência para os testes mais recentes e de futuro promissor como auxiliares de diagnóstico. Uma limitação comum das publicações que descrevem os novos testes diagnósticos refere-se à ausência de informação, ou informação inadequada, sobre as características (sensibilidade, especificidade, acurácia) do teste na população de animais na qual é utilizado.

Em concordância com o nosso profundo comprometimento com a prática de *medicina veterinária baseada em evidências*, há citações de referências relevantes compatíveis, publicadas a partir de 2006, bem como importantes artigos de pesquisa e revisões científicas, além de endereços eletrônicos, na forma de *Leitura complementar*. Recomendamos aos leitores a consulta às edições anteriores do livro para ter acesso às referências de artigos prévios.

Quando permitido, pela qualidade e pelo número de publicações revisadas por pares, aplicamos o sistema GRADE (acrônimo de *Grading of Recommendations Assessment, Development and Evaluation*), desenvolvido para graduar a qualidade das evidências e a força das recomendações em saúde (ver "Prefácio"), a fim de oferecer um resumo das recomendações sobre tratamento e controle em um quadro ao final de cada seção. Esse sistema refina as informações, enquadrando-as em uma das quatro recomendações que refletem "um julgamento que a maioria das pessoas bem informadas faria", ou seja, R1: "faz"; R2: "provavelmente faz"; R3: "provavelmente não faz"; e R4: "não faz". Acreditamos que o sistema GRADE é útil aos veterinários que cuidam de grandes animais e expandiremos essa abordagem para as futuras edições deste livro.

A restrição ao tamanho do livro tem sido uma preocupação constante, embora seja uma tarefa difícil com o volume crescente de informações publicadas e de doenças. Nossa intenção sempre foi propiciar informações sobre todas as doenças já relatadas. Apesar da redução das listas de referências e da ampla revisão para reduzir repetições, o livro ainda é extenso, o que o levou a ser publicado em dois volumes. Foram também adicionadas mais de 150 novas figuras ao livro, com o objetivo de auxiliar na apresentação das informações.

Continuamos apoiando a prática e a filosofia das edições anteriores deste livro com a colaboração de um número pequeno de autores na maioria dos textos; enquanto para os tópicos sobre conteúdos particulares, solicitamos a contribuição de especialistas. Acreditamos que a análise e a revisão relevantes da literatura por um número reduzido de autores com amplo conhecimento e visão global da medicina de grandes animais asseguram uma abordagem consistente de cada tópico. Nossos autores, residentes nos EUA, na Austrália, na Europa, no Reino Unido e no Canadá, têm grande experiência em medicina veterinária internacional.

O *Dr. Peter Constable*, diretor da College of Veterinary Medicine, da University of Illinois, EUA, assumiu a responsabilidade como autor sênior. Revisou várias seções relacionadas com doenças específicas de ruminantes, além de seções importantes dos capítulos que tratam de condições sistêmicas gerais e doenças do sistema digestório de ruminantes, bem como dos sistemas cardiovascular, urinário, musculoesquelético, nervoso e da glândula mamária. O Dr. Constable também revisou os capítulos sobre exame de populações e anormalidades de água livre, eletrólitos e equilíbrio ácido-base.

O *Dr. Kenneth Hindchcliff*, CEO da Trinity College, da University of Melbourne, e primeiro diretor da Faculty of Veterinary and Agricultural Sciences, também da University of Melbourne, Austrália, revisou todas as doenças de equinos e seções importantes dos capítulos sobre doenças do sistema respiratório, sistema digestório de não ruminantes, sistemas hemolinfático e imune, anormalidades endócrinas e doenças de neonatos. Ainda, revisou o capítulo sobre exame clínico e obtenção do diagnóstico, além de escrever o "Prefácio" do livro. O Dr. Hinchcliff agradece o apoio da St. John's College, Cambridge, que o recebeu como Overseas Visiting Scholar, em 2013, durante a preparação de algumas partes desse livro. O Dr. Constable e o Dr. Hinchcliff são responsáveis pela revisão final da obra.

O *Dr. Stanley Done*, recentemente aposentado da Animal Health and Veterinary Laboratories Agency, Thirsk, Reino Unido, participou de nosso livro como coautor e revisou todas as seções sobre doenças de suínos, uma tarefa importante porque a literatura sobre doenças infecciosas de suínos no mundo é muito extensa.

O *Dr. Walter Grünberg*, especialista em medicina interna de animais pecuários, da Tierärztliche Hochschule, University of Veterinary Medicine, Hannover, Alemanha, também é um novo coautor. Revisou diversas seções relacionadas com doenças específicas de ruminantes e várias outras dos capítulos que abordam doenças do fígado e do pâncreas, bem como de pele, olhos, conjuntiva e orelhas.

A herança deixada pelos doutores *D.C. Blood, C.C. Gay, J. A. Henderson* e *O. M. Radostits* continuam nesta edição do livro *Clínica Veterinária*. O *Dr. Doug Colwell*, diretor da Research Scientist at Agriculture and Agri-Food Canada, revisou mais uma vez as seções sobre doenças causadas por ectoparasitas artrópodes. A *Dra. Sara Connelly*, professora-assistente de Patologia Clínica da College of Veterinary Medicine, da University of Illinois, EUA, revisou os apêndices que contêm tabelas de conversão e valores laboratoriais de referência. O *Dr. Levent Dirikolu*, professor de Farmacologia da School of Veterinary Medicine, da Louisiana State University, EUA, juntou-se ao nosso livro como colaborador, revisando o capítulo sobre terapia antimicrobiana prática. O *Dr. Robin Gasser*, professor de Parasitologia Veterinária, da Faculty of Veterinary and Agricultural Sciences, University of Melbourne, Austrália, é um novo colaborador, tendo revisado o texto sobre doenças causadas por protozoários. A *Dra. Lynn Hoyda*, diretora dos Serviços Veterinários, da PLLC and Pet Poison Helpline, Minnesota, EUA, também se juntou ao nosso livro revisando as seções relacionadas com as doenças causadas por toxinas presentes em plantas, fungos, cianófitos, clavibactérias e peçonhas de carrapatos e animais vertebrados. O *Dr. Basil O. Ikede*, que recentemente se aposentou na Atlantic Veterinary College, na Prince Edward Island, Canadá, novamente revisou as seções a respeito das principais doenças exóticas causadas por vírus e protozoários. O *Dr. John Larsen*, diretor do Mackinnon Project, da Faculty of Veterinary and Agricultural Sciences, University of Melbourne, Austrália, é outro novo colaborador, responsável por revisar vários capítulos que tratam de doenças de ovinos e caprinos. O *Dr. William Witola*, professor-assistente de Parasitologia, da College of Veterinary Medicine, da University of Illinois, EUA, também é um novo colaborador do livro, tendo revisado os capítulos relacionados com infecções parasitárias por nematódeos, trematódeos e tênias. E a *Dra. Amelia Woolums*, professora de Patobiologia e Medicina de População, na College of Veterinary Medicine, da Mississippi State University, EUA, participou da 11ª edição escrevendo um novo capítulo sobre biossegurança.

Acreditamos que nossos pares, que atuam com medicina de grandes animais, fizeram novamente uma revisão ampla e confiável da literatura, com um padrão, no mínimo, igual ao das dez edições anteriores. Esperamos que a 11ª edição de *Clínica Veterinária* forneça o conteúdo necessário para contemplar as necessidades de estudantes de medicina veterinária e clínicos de grandes animais pelos próximos 5 a 8 anos.

P. D. Constable
K. W. Hinchcliff
S. H. Done
W. Grünberg

Introdução

A primeira edição desta obra consistia em um livro-texto sobre doenças de animais pecuários tradicionais no mundo ocidental – bovinos, equinos, ovinos e caprinos –, com o objetivo principal de *oferecer* ao estudante de medicina veterinária e ao clínico veterinário o conhecimento e as informações necessários para o manejo sanitário desses animais. Embora esse objetivo não tenha se alterado, o contexto de medicina veterinária e clínica de grandes animais mudou notadamente ao longo desses 56 anos desde a publicação da 1ª edição deste livro.

MEDICINA VETERINÁRIA NO ANTROPOCENO

Antropoceno é o nome proposto para a nova era geológica, a partir do Holoceno, demarcada como o momento em que as atividades humanas começaram a ter um efeito global relevante nos sistemas do planeta.[1,2] Embora não aceita universalmente, a proposta reconhece que a atividade humana se tornou o principal determinante das condições biofísicas da Terra, influenciando sistemas globais e promovendo efeitos importantes nos ambientes locais e regionais. O Antropoceno também está associado a marcantes alterações políticas e econômicas, inclusive instabilidade regional e redução nas barreiras políticas ou econômicas comerciais. Todos esses fatores influenciaram e continuam a influenciar a prática veterinária, bem como o manejo sanitário, o bem-estar e a produtividade dos animais produtores de lã e alimentos para o consumo humano.[3]

O conceito do Antropoceno possibilita aos veterinários considerar de que maneira a profissão de médico veterinário se adaptará às alterações ambientais e aos desafios sociais, políticos, ambientais e econômicos associados à saúde animal e humana. Tais desafios incluem (embora não se limitem a):[4]

- Mudança climática com efeitos indiretos na distribuição geográfica de enfermidades, surgimento ou reaparecimento de doenças infecciosas e não infecciosas e propagação de doenças a uma espécie historicamente não acometida
- Alteração dos padrões agrícolas e, consequentemente, do uso de animais, visto que as alterações climáticas forçam os fazendeiros a abandonar práticas de manejo animal e da terra empregadas há décadas ou séculos
- Crescente internacionalização do comércio e liberdade de deslocamento de pessoas, animais e fômites potenciais, com importantes implicações na biossegurança de países, regiões e indústrias
- Instabilidade política e consequente abandono do monitoramento da saúde animal e do controle de doenças
- Pressão econômica para produzir alimentos mais seguros e em maior quantidade, sem aumentar o uso de água e terra
- Expectativas da comunidade quanto a melhores condições de bem-estar animal e modificações obrigatórias de práticas de manejo de animais pecuários, como alojamento de bovinos leiteiros ou caudectomia para evitar miíase em cordeiros.

Como mencionado pelo *Safeguarding Human Health in the Anthropocene Epoch: Report of the Rockefeller Foundation-Lancet Commission on Planetary Health*, a escala de impacto humano no planeta é imensa, abrangendo as seguintes alterações:

- Cerca de 1/3 da superfície terrestre livre de gelo e de áreas de deserto foi transformada em terras cultiváveis ou pastagens
- Anualmente, cerca de metade de toda a água potável acessível é utilizada para o consumo humano
- A partir do ano 2000, mais de 2,3 milhões de km² de floresta primitiva foram desmatados
- Mais de 60% dos rios do planeta estão contaminados, o que corresponde a mais de 0,5 milhão de km de leito dos rios
- A taxa de extinção de espécies animais é 100 vezes maior do que aquela mencionada em registros de fósseis e o número de espécies remanescentes tem diminuído
- As concentrações dos principais gases de efeito estufa – dióxido de carbono, metano e óxido nítrico – encontram-se nos níveis mais altos já observados pelo menos nos últimos 800 mil anos
- A temperatura do planeta continua subindo acima dos níveis históricos, provocando alterações nos padrões de temperatura e precipitação pluviométrica.

Essas mudanças têm profundo impacto na saúde humana e animal, evidenciado pela alteração da distribuição geográfica de doenças, pelo surgimento de novas doenças e pelo reaparecimento de doenças anteriormente controladas ou reprimidas. Alterações antropogênicas no ambiente influenciam a saúde animal por interferirem na produtividade de sistemas de produção agrícola e animal e pela maior probabilidade de propagação de doenças de animais para os humanos. Estima-se que metade dos casos de doenças infecciosas zoonóticas emergentes globais ocorridos entre os anos 1940 e 2005 decorra de alterações no uso da terra e nas práticas agrícolas e de produção de alimentos.[5] Há evidência de risco crescente de transmissão de doença zoonótica em ambientes desarranjados e degradados, com mostrado pelo surgimento de duas doenças causadas por henipavírus em animais e seres humanos. Os henipavírus Nipah e Hendra são transmitidos de morcegos aos suínos e equinos, respectivamente, e, em seguida, infectam humanos. Nos dois casos, a doença está associada à modificação ambiental, inclusive a limpeza do solo, que possibilita transmissões repetidas de vírus por morcegos frugívoros reservatórios, enfatizando a importância de um ecossistema intacto e de condições climáticas apropriadas para o controle da transmissão de doenças.[6-8]

Modificações nos padrões climáticos podem influenciar sobremaneira a distribuição de vetores de importantes patógenos. As condições climáticas representam o principal fator determinante das distribuições temporal e geográfica de artrópodes, das características dos ciclos biológicos dos artrópodes, dos padrões de disseminação de arbovírus associados, da evolução dos arbovírus e na eficiência da transmissão dos arbovírus dos artrópodes aos hospedeiros vertebrados.[9] Por exemplo, o surgimento da infecção e da doença pelo vírus da língua azul na Europa foi atribuído às alterações na distribuição de mosquito-pólvora hematófago, que transmite o vírus, decorrentes de modificações climáticas. Apesar das controvérsias em torno dessa afirmação, não está clara a importância de outros fatores virais e antropogênicos, bem como de vetores, na propagação da doença.[10-13]

É preocupante a possibilidade de que as alterações nos padrões de uso do solo e das condições climáticas disseminem a febre do Vale Rift para novos locais, inclusive de modo mais frequente e profundo para a Península Arábica.[14] O surgimento do vírus Schmallenberg, um ortobunyavírus, como causa de doença em ruminantes na Alemanha e nos Países Baixos, no final de 2011, e sua subsequente disseminação rápida pela Europa alertam para o risco de aparecimento de novas doenças. Parece que o vírus é transmitido pelo mosquito-pólvora, mas sua origem permanece desconhecida. A ocorrência concomitante de novas cepas do vírus da língua azul (p. ex., BTV-6) na mesma região pode representar mais que uma coincidência.[15]

O transporte internacional de animais e de produtos de origem animal é comprovadamente acompanhado do risco de introdução de doenças em locais onde antes não existiam. A introdução da doença do cavalo africano em regiões com populações de equinos suscetíveis e a presença do mosquito-pólvora vetor (*Culicoides* spp.) podem resultar na disseminação da doença, como aconteceu na Península Ibérica em 1987.[16-18] O vírus da influenza equina foi acidentalmente introduzido na Austrália em agosto de 2007, pela importação de equinos infectados do Japão, cuja propagação parece ter ocorrido em razão dos procedimentos de quarentena inadequados.[19] A introdução do vírus, subsequentemente eliminado do continente, teve impacto econômico negativo.[20]

De modo semelhante, conflitos e instabilidade política, associados ou não a modificações nas condições climáticas, mas relacionados claramente com ação humana, promovem alterações nos padrões de deslocamento das pessoas. Além disso, carência de programas de erradicação e controle, bem como ausência de vigilância contribuem para o reaparecimento de doenças anteriormente controladas. Como exemplos, incluem-se a introdução da peste bovina na Turquia, a partir do Iraque, em consequência da primeira Guerra do Golfo, no início dos anos de 1990, e a disseminação de pleuropneumonia contagiosa bovina em Angola e no Nordeste Africano, como resultado das guerras civis.[21]

No Antropoceno, não haverá alterações apenas na ocorrência de doenças infecciosas: o aumento da temperatura global e as alterações nas condições pluviométricas elevarão o risco de doenças associadas ao calor e à estiagem em animais pecuários; ademais, os sistemas sociais serão prejudicados em decorrência das mudanças nos padrões de chuva, causando inundação, estiagem e maior ocorrência de eventos climáticos extremos.[4] Por exemplo, o estresse pelo calor influencia notavelmente a produção de leite, o ganho de peso e a fertilidade de bovinos, efeitos que se prolongam além do período de exposição ao calor.[4] O estresse pelo calor é preocupante em rebanhos leiteiros, em bovinos mantidos em confinamento e naqueles criados em sistema de criação extensivo em muitos países de climas temperado e tropical, o que levou à introdução de sistemas de manejo adaptados às alterações climáticas.[3,22,23] O aumento da temperatura global média elevará o número de dias por ano nos quais os bovinos ficam expostos a condições que causam estresse pelo calor[4], em alguns casos em mais de 100%.

A participação do veterinário nos sistemas de produção animal deve considerar esse cenário e as modificações climáticas, políticas, sociais e econômicas que representam a natureza da produção atual de lã e de alimentos pelos animais pecuários, destinados ao consumo humano.

CRIAÇÃO ATUAL DE ANIMAIS PECUÁRIOS

Embora ainda existam fazendas tradicionais que empregam múltiplos sistemas de produção de animais pecuários, em termos econômicos e de número de animais envolvidos são muito mais importantes as propriedades que empregam um ou dois sistemas de criação ou de espécies de animais pecuários. Por exemplo, nos países desenvolvidos é evidente a quase ausência de propriedades que criam suínos em sistema extensivo, em pastagens ou campos compartilhados com bovinos, equinos ou ovinos. Muito mais comuns, e economicamente importantes, são as grandes suinoculturas com centenas a milhares de suínos, que visam, com frequência, ao acasalamento desses animais, que, em seguida, são transferidos para outras fazendas ou instalações de animais em fase de terminação. Consideremos ainda a ascensão dos confinamentos, nos quais, por vezes, são agregados grandes números de bovinos oriundos de pequenas fazendas individuais; ou, ainda, a transformação de rebanhos leiteiros de pequenas propriedades (50 a 100 vacas) em grandes rebanhos, com milhares de vacas. Nessas condições, os problemas de sanidade enfrentados pelos administradores de fazendas e seus conselheiros veterinários são muito diferentes daqueles encontrados por um veterinário que faz o atendimento de uma vaca doente de um pequeno rebanho leiteiro em uma fazenda de criação familiar que também cria ovinos, suínos e aves. Esta edição do livro *Clínica Veterinária* pondera essas modificações circunstanciais, discutidas mais detalhadamente nesta "Introdução".

Outra importante modificação enfrentada pelos veterinários diz respeito ao crescente valor econômico individual de alguns animais, especialmente equinos, cuja medicina é discutida, em detalhes, durante o planejamento de cada edição. Esse crescente valor econômico e o desejo dos proprietários de proteger a saúde ou o desempenho dos equinos têm direcionado a atividade veterinária no sentido de desenvolver modalidades diagnósticas e terapêuticas sofisticadas e onerosas, bem como intervenções direcionadas ao cuidado de indivíduos. No entanto, isso é compensado pelo reconhecimento de que é economicamente importante preservar a saúde de grupos de equinos criados em haras ou estrebarias, bem como de toda a população de um país, com base em uma ampla compreensão de epidemiologia e biossegurança – como acontece nas criações de animais destinados à produção de lã e de alimentos para o consumo humano. Tendo em vista esse último aspecto, neste livro o tema medicina equina é tratado tanto na perspectiva da população de animais quanto do diagnóstico e tratamento de um equino, individualmente.

Obviamente, nos últimos 56 anos a medicina veterinária avançou de modo inimaginável. Por exemplo, tem-se incluído a compreensão sobre genética e cada vez mais sobre genômica (base da produção e da suscetibilidade à doença) nas discussões de quase todas as enfermidades, e não apenas naquelas com base claramente monogenética. Soma-se a isso, a importância incalculável do emprego de testes de diagnóstico à base da detecção de todo ou de parte do genoma de um patógeno. Hoje, os testes que utilizam reação em cadeia da polimerase possibilitam a detecção de uma quantidade muito pequena de DNA ou RNA, com bastante rapidez e absoluta especificidade, o que possibilita, em geral, a detecção de material genético do patógeno no mesmo dia da obtenção da amostra. Ainda, a análise do genoma, ou de parte dele [como polimorfismos de nucleotídeo único (SNIP, do inglês *single-nucleotide polymorphisms*)], de um animal ou um patógeno, propicia uma informação fundamental para a compreensão da patogênese, da patogenicidade ou da epidemiologia do microrganismo, cuja utilidade torna-se evidente na discussão de várias doenças – desde a detecção de mutações no genoma de animais, induzindo doenças particulares (p. ex., deficiência na adesão de leucócitos de bovinos) ou, ao contrário, reduzindo a suscetibilidade às doenças infecciosas, como acontece no caso de *scrapie* em algumas raças de ovinos; até a compreensão acerca da patogenicidade de microrganismos como as cepas neuropática e menos neuropática do herpes-vírus-1 equino, ou de sua epidemiologia, como na tipagem de cepa do vírus da influenza equina H3N8.

EPIDEMIOLOGIA CLÍNICA VETERINÁRIA

O surgimento da epidemiologia clínica como um meio de investigação dos padrões das doenças e de sua propagação, bem como de identificação de fatores dos risco da doença, foi importante para o entendimento da base da doença. O conhecimento dos padrões de propagação das enfermidades torna-se fundamental para o desenvolvimento e a implementação de medidas de biossegurança e de controle sensíveis e efetivas. De modo semelhante, o conhecimento dos fatores de risco da doença e a quantificação da importância relativa de cada condição ("risco relativo" e "razão da probabilidade", de acordo com o contexto) são essenciais para determinar quais desses fatores podem ser modificados para reduzir o risco da doença, e se o emprego de tal procedimento é econômico.

É evidente a importância da adoção da epidemiologia aplicada e analítica na clínica de grandes animais e na medicina veterinária. Atualmente, a pronta disponibilidade de instrumentos epidemiológicos possibilita aos veterinários identificar e quantificar os fatores de risco associados à doença, de modo a permitir um prognóstico mais acurado, verificar de modo apropriado a resposta ao tratamento sem depender de manifestações clínicas, avaliar cientificamente os procedimentos de controle e realizar testes de resposta. Nesse sentido, existe uma grande e desafiadora oportunidade para os veterinários se envolverem em pesquisas clínicas no campo, onde os problemas ocorrem. Para tanto, será necessário ter o conhecimento sobre o uso de bancos de dados computadorizados. Atualmente, esses bancos de dados propiciam oportunidades ilimitadas de captura e análise de dados, gerando informações úteis que, até então, eram consideradas impossíveis. A técnica de análise de decisão também é um instrumento valioso para os veterinários que se deparam com tomadas de decisão importantes sobre procedimentos de tratamento e controle.

LITERATURA CIENTÍFICA VETERINÁRIA E COMO UTILIZÁ-LA

Provavelmente, o maior avanço em medicina veterinária foi o aumento do conhecimento coletivo. A grande ampliação da compreensão de doenças animais e da sanidade animal, inclusive a respeito da eficiência do diagnóstico e de intervenções e técnicas terapêuticas, aliada à facilidade de acesso a essas informações por meio de dados disponíveis on-line e de mecanismos de pesquisas na internet, apresenta desafios quanto à avaliação da qualidade das informações e à sua verificação para que sejam utilizáveis.

O desenvolvimento de métodos formais de avaliação das informações e disponibilização de uma recomendação deu origem ao termo *medicina veterinária baseada em* evidências.[24-26] Por definição, esse termo se refere ao emprego das melhores evidências relevantes aliadas ao conhecimento clínico, com o intuito de tomar a melhor decisão possível a respeito do paciente veterinário, considerando as condições de cada um dos pacientes e as condições e os padrões do proprietário/cuidador.[27] As questões relacionadas com o emprego de uma abordagem baseada em evidências podem ser assim resumidas:

- Por que é necessária a evidência da eficácia das ações clínicas (avaliação dos sinais clínicos, testes de diagnóstico, intervenções, prognóstico)?
- Quais são e quão bons são os níveis de evidência?
- Como se transforma a evidência em uma recomendação ou decisão?
- Quais fatores contribuem para a determinação da evidência?
- Evidência fraca possibilita fazer uma recomendação forte?
- Evidência forte nem sempre possibilita fazer uma recomendação forte?
- Como utilizar isso na prática?

A medicina veterinária baseada em evidências contempla cinco etapas:[27]

1. Faça perguntas pertinentes e, por meio delas, defina quais precisam ser conhecidas, de modo a possibilitar a ação mais apropriada.
2. Obtenha a evidência geralmente consultando uma revisão da literatura disponível ou, menos comumente, realizando um novo estudo investigativo.
3. Avalie a qualidade da evidência e sua validade externa (valor da evidência para a questão formulada).
4. Empregue a evidência na prática, se apropriada. Veja comentários que acompanham o sistema GRADE.
5. Revise/avalie se a aplicação da nova evidência influenciou o resultado de interesse.

Qualidade da evidência

Na prática veterinária, a confiança na abordagem baseada em evidências depende da avaliação que se faz da qualidade da evidência disponível[28], embora nem todas as evidências tenham importância ou utilidade iguais. Embora existam diferenças discretas nas graduações da qualidade da evidência de diferentes fontes, a seguir há uma hierarquia aproximada de evidências, da menor para a maior em termos de seu valor prático:

- Opinião de especialista/editoriais/estabelecimento de consenso não estruturado ou opinião parcial
- Relatos de casos e de série de casos
- Estudos *in vitro* com um grupo-controle apropriado
- Modelo animal da doença de interesse (indução da doença em espécies além daquelas nas quais a doença ocorre naturalmente; por exemplo, camundongo como modelo para doença de equinos)
- Estudos cruzados ou de caso-controle
- Experimentos não randomizados, estudos de grupos ou modelos de doenças induzidas na espécie de interesse (espécies-alvo; p. ex., indução de diarreia viral em bezerros)
- Experimentos randomizados controlados, em condição de campo
- Revisão sistemática de experimentos randomizados controlados
- Revisão sistemática, inclusive metanálise.

Quanto melhor a qualidade da evidência, maior a confiança na tomada de decisão baseada em evidências. A maior qualidade da evidência é obtida por meio de revisões sistemáticas que podem incluir uma metanálise e se distinguem das revisões narrativas, cujo valor da evidência é muito menor: as revisões sistemáticas são obtidas com uma metodologia apropriada, de modo a assegurar a validade das conclusões.[29] As revisões sistemáticas devem se basear em uma questão claramente definida e em critérios previamente especificados para a inclusão e a avaliação da literatura, entre outros fatores. Há vários critérios e metodologias disponíveis para realizar revisões sistemáticas.[30-32]

A avaliação da qualidade da evidência obtida em artigos científicos depende do exato relato dos autores do artigo sobre o que e como fizeram. Estudos em medicina humana e pequenos animais mostraram que, em artigos, um relato mais deficiente da metodologia está associado a um número mais extenso de busca positiva, fazendo crer que relatos não bem documentados provavelmente fornecem evidência de eficácia não confiável.[33] Há uma quantidade crescente de diretrizes que informam aos autores a maneira de relatar apropriadamente os dados de experimentos, úteis também como *checklists* para os leitores. As diretrizes disponíveis são CONSORT, REFLECT, STARD, STROBE e outras encontradas no *site* EQUATOR (<http://www.equator-network.org/reporting-guidelines/>).[34]

Da evidência à recomendação

Em medicina humana, a abordagem que utiliza evidência como guia para a tomada de decisão clínica foi formalizada nas duas últimas décadas e está ganhando força na medicina veterinária. Como clínicos veterinários, os profissionais têm obrigações éticas e legais de utilizar os métodos e práticas mais propensos a fornecer os "melhores" resultados aos animais tratados e seus proprietários. Uma abordagem tradicional para decidir sobre os "melhores" tratamentos, testes ou métodos de diagnóstico e medidas preventivas consiste na identificação da evidência de eficácia da mais alta qualidade e no emprego de uma abordagem com a evidência de eficácia mais sólida. Cochrane Collaboration e Cochrane Reviews exemplificam e realizam essa abordagem em medicina humana (<http://cochrane.org/cochrane-reviews>).

Essa abordagem "baseada em evidências" presume, implicitamente, que se deve confiar na evidência de maior qualidade e que ela, necessariamente, leva ao emprego desse tratamento, do teste de diagnóstico ou da medida profilática. No entanto, essa abordagem falha quando se formulam recomendações para uso na prática clínica. Os clínicos precisam de recomendações baseadas em evidências disponíveis, mas que também considerem outros fatores que devem ser pensados quando se aconselha o proprietário ou o treinador sobre a "melhor" abordagem para tratar o problema de seu animal (e deles). Essa metodologia, desenvolvida para o uso em medicina humana, é conhecida como sistema GRADE[35] e funciona basicamente fornecendo uma estrutura para definir uma recomendação final de intervenção, considerando:

1. Qualidade da evidência (Cochrane e avaliações similares de qualidade da evidência terminam aqui).
2. Seriedade da literatura obtida.
3. Magnitude da eficácia do tratamento.
4. Precisão da eficácia do tratamento.
5. Risco do evento alvo (frequência).
6. Risco de eventos adversos associados à intervenção.
7. Custo da intervenção.
8. Condições e preferências dos usuários finais (pacientes).

Todos esses critérios apresentam pelo menos alguma aplicação em medicina veterinária. Em resumo, para as avaliações da qualidade das recomendações devem ser considerados os seguintes fatores:

- *Qualidade da evidência na qual se baseou a recomendação*. A qualidade da evidência é avaliada por meio do tipo de estudo (sendo as revisões sistemáticas designadas, *a priori*, como as de melhor evidência e os estudos observacionais como os de evidência de menor qualidade), imprecisão dos resultados em vários estudos, inconsistência dos estudos, redundância, relatos tendenciosos, magnitude da eficácia, aceitabilidade biológica e força de associação[36-40]
- *Proporção custo-benefício*. A intervenção é mais benéfica ou prejudicial? Quais os graus potenciais de benefício e de prejuízo?

- *Exequibilidade para transmitir a evidência em circunstâncias nas quais a intervenção será realizada.* Posso aplicá-la em minha clínica? Está disponível?
- *Certeza do risco basal.* Qual a importância do problema?
- *Custo.* Devem ser considerados recursos para os custos financeiros e outras despesas.

A proporção custo-benefício (perdas e ganhos) pode ser classificada como:

- Favorável: claramente a intervenção é mais benéfica que prejudicial
- Equilibrada: há um equilíbrio significativo entre benefícios e prejuízos
- Indefinida: incerteza quanto à intervenção ser mais benéfica que prejudicial
- Desfavorável: claramente a intervenção é mais prejudicial que benéfica.

A qualidade da evidência que implica a recomendação pode ser classificada como:

- Alta: tem-se muita confiança de que o efeito real será próximo ao efeito esperado. Em outras palavras, pode-se ter muita certeza de que tanto a direção do efeito quanto sua magnitude são conhecidas com razoável segurança e que a magnitude do efeito é clinicamente relevante
- Moderada: tem-se moderada confiança no efeito esperado. É provável que o efeito real seja próximo ao efeito esperado, mas há possibilidade de que seja substancialmente diferente. Em outras palavras, a direção do efeito pode ser conhecida, embora a magnitude possa ser modificada por pesquisa adicional. É provável que a magnitude do efeito seja clinicamente relevante
- Baixa: a confiança no efeito esperado é limitada. O efeito real pode ser substancialmente diferente do efeito esperado. Em outras palavras, tanto a direção do efeito quanto sua magnitude muito provavelmente são modificadas por investigação clínica adicional
- Muito baixa: qualquer efeito esperado é muito incerto e a direção e a magnitude do efeito real da intervenção são desconhecidas.

Por fim, todas as considerações mencionadas podem ser refinadas, de modo que as recomendações a seguir constituam "um julgamento que as pessoas bem-informadas fariam":[41]

- Faça isso: há evidência de alta qualidade dos benefícios, dentro das limitações dos recursos apropriados (custos), para um problema de importância significativa (um julgamento que as pessoas mais bem-informadas fariam)
- Provavelmente, faça isso: quando a força da evidência é moderada ou quando o custo-benefício é incerto ou mínimo
- Provavelmente, não faça isso: quando a força da evidência é baixa ou muito baixa, o custo-benefício é incerto ou mínimo, ou quando o risco basal é baixo
- Não faça isso: há evidência de alta qualidade de prejuízos que, claramente, superam os benefícios, o custo é muito elevado em relação aos benefícios ou o risco basal é muito baixo (ou seja, o problema não é importante).

Embora não sejam bem estabelecidas em medicina veterinária, as diretrizes do sistema GRADE são utilizadas e proporcionam aos clínicos a oportunidade de fazer recomendações baseadas em evidências.[42]

ANIMAIS DESTINADOS À PRODUÇÃO DE ALIMENTOS E LÃ

A prática veterinária em animais de produção serve principalmente aos proprietários de animais destinados à produção de carne, leite e lã, como os bovinos de corte ou leiteiro, suínos, ovinos e caprinos. Serve, ainda, aos proprietários de animais ungulados mantidos em cativeiro, como veados, alces e bisões criados em fazendas, para a produção de carne e subprodutos (p. ex., couro). Embora haja algum consumo humano de carne de cavalo comercialmente processada, a venda é pequena em comparação à de carne de bovinos e suínos; assim, geralmente os equinos não são incluídos nas discussões sobre prática veterinária em animais destinados à produção de alimentos. Ademais, embora as aves, peixes e coelhos também sejam fontes importantes de alimentos para os humanos, não constituirão objetos de discussão neste livro.

Nas últimas décadas, a principal atividade da prática de animais de produção, e uma das principais fontes de renda dos veterinários, foi a prestação de *serviços de emergência veterinária* aos proprietários de rebanhos ou grupos de animais em que um único animal é acometido por uma doença comum. Ocasionalmente, surtos de doença afetavam vários animais. Além disso, outras fontes significativas de renda para os veterinários incluíam os serviços veterinários eletivos de rotina, como castração, vacinação, descorna e aplicação de vermífugos, testes para doenças (p. ex., brucelose e tuberculose), e administração de medicamentos veterinários, inclusive produtos biológicos. Desde meados do início dos anos 1970, tem-se notado que a ênfase e a dependência da medicina veterinária de emergência e de procedimentos de rotina foram sendo substituídas por uma maior atenção do veterinário e do produtor *à sanidade animal planejada e ao manejo da produção*, com a adoção de uma abordagem envolvendo a propriedade como um todo. Atualmente, os criadores de animais pecuários são muito mais bem informados sobre a criação animal, preocupando-se com a relação custo-benefício e a base científica das recomendações dos veterinários e dos conselheiros agrícolas. Cada vez mais, os próprios criadores realizam os procedimentos eletivos de rotina. A partir de sua experiência na lida da fazenda e munidos de informações obtidas em cursos de extensão a eles ministrados, os criadores também aprenderam a diagnosticar e tratar várias doenças comuns dos animais da fazenda. Hoje, vários antimicrobianos e produtos biológicos utilizados em medicina veterinária podem ser comprados pelos criadores, a partir de fontes veterinárias ou não veterinárias.

CRIAÇÃO INDUSTRIAL DE ANIMAIS PECUÁRIOS

A criação intensiva de animais de fazenda tem proporcionado problemas complexos relativos à produtividade e à sanidade animal, para os quais não há procedimentos terapêuticos simples, tampouco medidas preventivas confiáveis — isso tem tornado a tarefa do veterinário um desafio muito maior. Por exemplo, a doença respiratória aguda não diferenciada constitui uma enfermidade comum em bovinos criados em confinamento, cujo tratamento e controle efetivos são dificultados pela complexidade de sua etiologia e epidemiologia. A diarreia aguda de bezerros com menos de 30 dias de idade pode ser causada por diversos patógenos intestinais, cujo manejo clínico e controle efetivo podem ser mais impactados pelo conhecimento dos fatores de risco ou de determinantes epidemiológicos, como imunidade colostral e densidade populacional. A criação intensiva de suínos e o confinamento total dos animais aumentaram os problemas com doenças, muitos dos quais exacerbados por fatores ambientais desfavoráveis.

É comum um desempenho reprodutivo abaixo do ideal, em decorrência de vários fatores ambientais e de manejo, podendo se tornar praticamente impossível erradicar a pneumonia de suínos em fase de crescimento e de terminação, a menos que todo o rebanho seja substituído por outro com um risco de doença mínimo. Ainda, é difícil o controle de doenças infecciosas, como a síndrome respiratória e reprodutiva de suínos. A solução para esses problemas complexos nem sempre é facilmente aparente, em parte pela escassa pesquisa sobre etiologia e epidemiologia, bem como sobre diferentes estratégias de controle nos rebanhos acometidos por essas condições. É necessário que o veterinário tenha conhecimento e experiência em princípios de epidemiologia, nutrição aplicada e alojamento dos animais; os cuidadores recebam educação e treinamento; e que sejam analisados índices de produtividade, inclusive de lucros e perdas, o que requer auxílio de computadores. Ainda, são necessárias habilidades nas áreas de clínica veterinária, reprodução, farmacologia e patologia. Desse modo, o clínico que atende animais de produção deve ter habilidade no manejo simultâneo de sanidade e produção animal, enquanto os criadores pecuaristas precisam estar conscientes do custo, sendo que qualquer coisa que o veterinário faça ou recomende precisa ser custo-efetivo.

CLÍNICA DE ANIMAL DE COMPANHIA

Diferentemente de animais pecuários, o desenvolvimento da medicina de animais de companhia (pequenos animais) tem acompanhado os exemplos da medicina humana, com ênfase crescente e dependência do extensivo uso da patologia clínica para avaliações aprofundadas de hematologia, bioquímica clínica, enzimologia, condição imune e várias outras funções corporais do animal, do ponto de vista individual.

Técnicas diagnósticas como ultrassonografia, endoscopia, imagem nuclear e tomografia computadorizada são igualmente utilizadas em hospitais de ensino veterinário e em clínicas veterinárias de referência. O emprego em detalhes desses "perfis diagnósticos" possivelmente leva à maior compreensão da etiologia e da fisiopatologia da doença, com o objetivo final de diagnóstico precoce e mais confiável, possibilitando tratamento clínico e cirúrgico muito mais efetivo que o tratamento economicamente possível ou necessário em animais de produção. Porém, não se dá a mesma ênfase à eficiência produtiva, à epidemiologia e à relação custo-benefício com as quais o clínico de animais de produção constantemente se depara. Em razão do valor sentimental de seus animais e da maior importância do fortalecimento da ligação do animal de companhia às pessoas, cada vez mais os proprietários desses animais se dispõem a pagar pelos custos de testes laboratoriais extensivos, testes diagnósticos sofisticados e cuidado intensivo e prolongado do animal em hospital veterinário. Atualmente, um fato reconhecido na clínica de pequenos animais reside no emprego de cuidados paliativos de longo prazo em cães e gatos acometidos por doenças potencialmente incuráveis.

CLÍNICA DE EQUINOS

Desenvolveu-se paralelamente à clínica de pequenos animais. Importantes avanços ocorreram em algumas de suas áreas, como reprodução, cuidados clínicos intensivos de potros recém-nascidos e tratamento clínico e cirúrgico de doenças de equinos atléticos e de competição de alto valor. O grande avanço no conhecimento sobre diagnóstico, prognóstico e tratamento clínico e cirúrgico de cólica em equinos se deve ao aprofundado trabalho laboratorial diagnóstico e aos conhecimentos médico-cirúrgicos colocados em prática. O melhor entendimento do prognóstico de cólica equina atribui-se aos estudos prospectivos de achados laboratoriais e clínicos em equinos com a doença. No entanto, o grande avanço no aumento da sobrevida de equinos verificado nos anos iniciais de tratamento clínico intensivo e cirúrgico da cólica não continuou; desse modo, existe uma necessidade urgente de pesquisas clínicas prospectivas adequadamente delineadas, que permitam estabelecer protocolos terapêuticos ideais para esses animais. O mesmo vale para protocolos de tratamento intensivo de potros doentes. Além dos procedimentos terapêuticos e diagnósticos avançados utilizados em equinos de alto valor, em hospitais universitários veterinários, existem vários centros veterinários particulares especializados no atendimento de equinos atualmente oferecendo o mesmo tipo de serviço. Sem dúvida, o alto valor econômico de alguns equinos estimulou a implantação desses serviços.

O aumento crescente das técnicas diagnósticas e terapêuticas sofisticadas na clínica de equinos é prontamente notável, bem como o avanço marcante na compreensão de doenças infecciosas e contagiosas desses animais. Isso é particularmente verdadeiro para doenças de importância econômica com potencial de acometer um grande número de equinos e, em consequência, provocar o cancelamento de competições atléticas importantes, além da venda e do transporte dos animais. Em geral, são doenças respiratórias infecciosas e doenças exóticas à maioria das populações de equinos do mundo, como a doença do cavalo africano. O incentivo econômico ao controle dessas doenças resultou na ampliação considerável do conhecimento da etiologia (e, consequentemente, o estudo de vacinas), da epidemiologia, da imunologia, do diagnóstico e da prevenção. Ocorreram poucos avanços no tratamento daquelas enfermidades consideradas, em sua maior parte, autolimitantes e com baixa taxa de mortalidade.

OBJETIVOS CONTRASTANTES

É evidente que há importantes diferenças entre os objetivos e os princípios da clínica de animais de companhia e da clínica de animais de produção. Na primeira, o objetivo consiste em restabelecer a saúde de um animal com doença clínica, se possível, ou mesmo alcançar uma condição de saúde aquém do normal, desde que se propicie qualidade de vida satisfatória, utilizando todas as técnicas diagnósticas e terapêuticas prontamente disponíveis e viáveis ao cliente. Em claro contraste, na clínica de animais de produção, a finalidade é melhorar a eficiência da produtividade animal empregando métodos de diagnóstico, tratamento e controle mais econômicos, incluindo o descarte ou abate dos animais cuja enfermidade é de difícil tratamento e que representam perda econômica.

Essa dicotomia crescente na prestação de serviços veterinários a proprietários de animais de produção e ao de animais de companhia nos levou a apresentar um breve comentário introdutório no tópico sobre objetivos e princípios da clínica de animais de produção.

OBJETIVOS DA CLÍNICA DE ANIMAIS DESTINADOS À PRODUÇÃO DE ALIMENTOS (ANIMAIS DE PRODUÇÃO)

Eficiência da produtividade em animais pecuários

Na prática clínica de animais de produção, o principal objetivo consiste em melhorar, continuamente, a eficiência da produtividade de animais pecuários mediante o manejo sanitário animal, o que envolve várias atividades e responsabilidades diferentes, porém relacionadas, que incluem:

- *Empregar o método de diagnóstico e o tratamento mais econômico* em animais doentes e lesionados, para restabelecer uma condição de saúde economicamente produtiva ou, em alguns casos, se possível, realizar a eutanásia no menor prazo possível. O criador financeiramente atento quer saber a chance de sucesso após o tratamento da doença do animal, bem como reduzir os gastos decorrentes de convalescência prolongada e cirurgias repetitivas
- *Monitoramento sanitário e da produção dos animais* do rebanho, regularmente, de modo que o desempenho atual possa ser comparado às metas e se consiga identificar, o quanto antes, as razões que levaram a quedas na produção ou a elevações na incidência de doenças, de modo a possibilitar a adoção de medidas apropriadas e custo-efetivas. São exemplos o monitoramento de rotina dos registros de produção e o monitoramento regular da contagem de células somáticas no leite do tanque de resfriamento em rebanhos leiteiros
- *Recomendação de programas de controle e prevenção de doenças específicas*, como medidas de biossegurança no rebanho, vacinação de bovinos contra várias doenças infecciosas importantes que ocorrem em diversas condições e uso estratégico de anti-helmínticos em bovinos e ovinos
- *Organização de programas sanitários planejados para rebanhos e grupos de animais* para fazendas individuais, com o objetivo de manter a produtividade ideal mediante o manejo sanitário dos animais
- *Recomendações sobre nutrição, parição e práticas gerais de manejo.* Os clínicos de animais de produção devem se atentar a esses problemas quando influenciam a saúde dos animais – trata-se de uma parte importante do manejo sanitário orientado pelos índices de produtividade. Atualmente, é comum os veterinários ampliarem o seu serviço de consultoria em bovinocultura orientada por índices de sanidade, de modo a incluir um serviço de aconselhamento sobre a produtividade dos animais. A realização dessa atividade é uma questão de preferência individual; alguns veterinários adotam,

outros não. E outros, ainda, buscam orientações com pesquisadores da área agropecuária. Todavia, esses profissionais precisam ter conhecimento sobre assuntos relevantes, pelo menos o suficiente para saber quando solicitar a opinião de um especialista. Esses dois grupos de veterinários devem ter consciência da extensa lista de assuntos e livro-textos que abordam esses tópicos, indicados para a espécie, que devem ser utilizados como auxílio nesse tipo de serviço.

Bem-estar animal

Incentivar os criadores de animais pecuários a manterem padrões de bem-estar animal de acordo com o ponto de vista da comunidade tem se tornado uma importante responsabilidade do veterinário, como uma área na qual deve atuar de modo proativo.[43,44] Essa crescente preocupação pública com o bem-estar animal, inclusive de animais que produzem lã e alimento para o consumo humano, deve ser tratada com base em evidências científicas de alta qualidade e em um sólido conhecimento dos argumentos dos indivíduos e grupos contrários ao uso de animais para tais finalidades.

Zoonoses e segurança alimentar

A promoção de práticas de manejo que assegurem a produção de carne e leite livres de agentes biológicos e produtos químicos capazes de causar doenças em humanos também deve representar uma preocupação para os veterinários que lidam com animais de produção. De modo geral, as pessoas estão preocupadas com a segurança da carne e dos produtos lácteos que consomem, e a maneira mais efetiva de reduzir os riscos relacionados com alguns microrganismos infecciosos e resíduos químicos na carne e no leite é controlar esses agentes em seu ponto de entrada, na cadeia alimentar, ou seja, durante a fase de produção na fazenda. Sem dúvida, os veterinários haverão de se envolver na vigilância do uso de antimicrobianos e de outros produtos químicos adicionados aos alimentos e fornecidos como promotores do crescimento ou para prevenção de infecções. E a expectativa é que promovam a redução do risco de ocorrência de microrganismos causadores de zoonoses em populações de animais pecuários.

PRINCÍPIOS DAS PRÁTICAS DE CRIAÇÃO DE ANIMAIS DESTINADOS À PRODUÇÃO DE ALIMENTOS (ANIMAIS DE PRODUÇÃO)

Visitas regulares à fazenda

Uma característica particular da prática veterinária de animais de produção está no fato de que a maior parte dos serviços é realizada pelo veterinário em visitas planejadas ou emergenciais na fazenda. Em alguns países, onde o veterinário precisa viajar longas distâncias para chegar às fazendas, foram estabelecidas clínicas de grandes animais aonde os criadores levam os animais que necessitam de atendimento veterinário. Nos últimos 25 anos, essas clínicas disponibilizaram excelentes instalações com prestação de serviços muito mais eficazes e de melhor qualidade do que aqueles realizados na fazenda (p. ex., procedimentos cirúrgicos como cesariana, e terapia de reposição de líquido intensiva em bezerros com diarreia e desidratados). No entanto, essas clínicas atualmente oferecem muito menos serviços veterinários, devido aos elevados custos operacionais do atendimento hospitalar e do limitado retorno econômico possível com o tratamento de animais de produção, os quais têm preços estáveis. Além disso, a motivação dos criadores diminuiu em razão do tempo e do custo dispendidos com o transporte do animal até a clínica veterinária e de volta à fazenda e da crescente preocupação com a biossegurança e o potencial impacto da introdução de um patógeno no rebanho sobre a saúde e a produtividade de seus animais.

Exame clínico e diagnóstico

O diagnóstico, o tratamento e o controle das doenças de animais de produção dependem fortemente dos resultados do exame clínico dos animais da propriedade, bem como do exame cuidadoso do ambiente e das técnicas de manejo. Isso significa que o veterinário deve estar bem capacitado para obter um histórico clínico detalhado e útil na primeira visita a um animal ou a um grupo de animais, assim como para a realização de um exame clínico adequado. Deve ser obtido o melhor diagnóstico possível e economicamente favorável, de modo a permitir a instituição do tratamento e das medidas de controle o mais rápido possível. Na propriedade, durante o dia ou no meio da noite, em caso de suspeita de febre do leite (hipocalcemia), o veterinário não tem acesso imediato a um laboratório diagnóstico para a rápida mensuração da concentração sérica de cálcio da vaca acometida. O clínico deve ser um *diagnosticador perspicaz* e um usuário hábil das técnicas de diagnóstico físico – inspeção, auscultação, palpação, percussão, sucussão, balotamento e olfação. No campo, os achados clínicos, incluindo o histórico de doenças recentes do animal, frequentemente são muito mais úteis ao diagnóstico do que os resultados de exames laboratoriais. Portanto, é cada vez mais importante a realização de um exame clínico completo e cuidadoso, para detectar todas as anormalidades clínicas relevantes.

Um resumo do exame clínico do animal e os diferentes métodos de obtenção do diagnóstico são apresentados no Capítulo 1. Para um exame clínico eficiente, torna-se necessário o emprego cuidadoso de um procedimento sistemático de diagnóstico e, mais importante, da avaliação dos resultados. Um método bem satisfatório, que habilita o clínico ao diagnóstico, implica a correlação dos achados clínicos com os achados patológicos verificados nos animais que morreram e foram enviados para o exame necroscópico. A correlação dos achados clínicos com os dados de patologia clínica, quando disponíveis, também constitui um excelente método de avaliação, ainda que não esteja rotineiramente disponível na maioria das clínicas particulares. O clínico de animais de produção também deve ser um *competente patologista de campo* e estar capacitado para fazer necropsia no campo, geralmente em condições menos apropriadas às desejáveis, além de tentar obter o diagnóstico etiológico que permita controlar ou prevenir adequadamente outros casos da doença no rebanho. A realização de necropsia na propriedade ou em um laboratório de diagnóstico local pode compreender um procedimento importante, especialmente em uma clínica especializada em suínos ou em bovinos de corte criados em confinamento, na qual o exame clínico individual dos animais é realizado apenas ocasionalmente, em comparação ao que acontece na clínica de rebanhos leiteiros.

Exame do rebanho

O exame clínico de um rebanho no qual vários animais podem ser acometidos por uma ou múltiplas doenças clínicas ou subclínicas, ou quando a queixa do proprietário refere-se ao desempenho do rebanho abaixo da meta ideal, embora os animais pareçam normais, tem se tornado uma tarefa importante e desafiadora. Isso tem ocorrido particularmente em grandes rebanhos de bovinos leiteiros e de suínos, bovinos de corte e ovinos criados em confinamento, bem como em rebanhos de ovinos, enfatizando-se o manejo sanitário do rebanho. A criação intensiva de animais pecuários pode resultar em *epidemias* ou *surtos* de doenças no rebanho mais frequentes, como síndrome da doença respiratória bovina, timpanismo e diarreia aguda em bezerros de corte, além de mastite coliforme hiperaguda em vacas leiteiras. Em geral, essas doenças bem conhecidas são identificadas e comumente é possível obter o diagnóstico etiológico definitivo; em alguns casos, a doença torna-se passível de controle mediante vacinação. No entanto, certos casos de epidemia (p. ex., doença respiratória, salmonelose ou doença de Johne) podem exigir repetidas visitas do veterinário ao rebanho, para a implantação de procedimentos de tratamento e controle efetivos. As etapas envolvidas no exame de um rebanho acometido por determinada doença clínica ou que apresenta desempenho abaixo da meta ideal são apresentadas no Capítulo 1.

Coleta e análise dos dados de sanidade animal

Com a mudança da ênfase para os problemas do rebanho, a coleta, a análise e a interpretação dos dados de sanidade e produção animal passarão a ser atividades importantes do veterinário. Os criadores de animais pecuários devem manter e utilizar sistemas eficientes de registros desses dados, possibilitando que o veterinário tome a decisão sobre a saúde e produção dos animais. O antigo trabalho tedioso e impopular de registro e análise de dados relativos à saúde e à produção dos animais, hoje é realizado em computador. Nesse sentido, os veterinários precisarão desenvolver um perfil computadorizado de produção e sanidade animal para cada rebanho atendido. As faculdades veterinárias também terão que propiciar liderança, bem como instruir estudantes de graduação e pós-graduação na coleta, análise e interpretação de dados de saúde dos animais. Essa atividade deverá incluir métodos de informar ao produtor os resultados e a ação necessária para a correção do problema do rebanho, bem como para melhorar a produtividade dos animais.

Saúde pública e segurança alimentar

A grande responsabilidade dos veterinários é garantir que a carne e o leite produzidos pelos animais sob seus cuidados sejam livres de patógenos, produtos químicos, antimicrobianos e outros medicamentos potencialmente prejudiciais à saúde humana. O uso prudente de antimicrobianos, inclusive respeitando os períodos de carência para o consumo de carne e leite, tornou-se uma importante preocupação de associações veterinárias como a American Association of Bovine Practitioners, a American Association of Small Ruminant Practitioners e a American Associate of Swine Practitioners. Tradicionalmente, a atuação na área de saúde pública veterinária não era uma opção de carreira considerada por veterinários novos ou recém-formados. No entanto, em razão da recente preocupação com a contaminação dos suprimentos de carne por patógenos e *xenobióticos* (qualquer substância estranha a um sistema biológico do animal), e em função do efeito econômico potencialmente grave dessa contaminação sobre o mercado exportador de um país, atualmente está claro que os veterinários, munidos de diversos testes, haverão de se envolver cada vez mais no monitoramento do uso de medicamentos veterinários, a fim de que os animais não sejam introduzidos na cadeia alimentar antes de esses fármacos serem excretados de seus organismos. Os mesmos princípios são aplicados à contaminação de derivados do leite por antimicrobianos, cuja prevenção constitui uma importante responsabilidade do veterinário.

Economia na prática veterinária

Na prática de animais de produção, um bom rendimento depende da capacidade do veterinário de fornecer os serviços necessários e desejáveis ao produtor, a um preço favorável a ambos, criadores e veterinários. Tal cenário sofre interferência de várias restrições. Para muitos proprietários, a maximização do lucro líquido não é uma prioridade alta, dado que a independência e a qualidade de vida na fazenda em geral são consideradas mais relevantes. Consequentemente, quando os veterinários fazem recomendações para o controle da doença, o entusiasmo que advém da prestação do aconselhamento pode ser refreado se os fazendeiros falharem em adotar os procedimentos de controle, ainda que a recomendação seja fundamentada em informação confiável sobre o retorno financeiro esperado.

É bem conhecida a frustração por que passam muitos veterinários na tentativa de fazer com que os produtores de leite adotem os procedimentos de um programa de controle de mastite econômico e efetivo. Em alguns casos, os produtores não utilizam técnicas modernas de produção e controle de doenças porque não têm consciência de sua importância. Os retornos financeiros variáveis que os proprietários recebem por suas mercadorias, particularmente os baixos preços recebidos nos períodos de abundância de carne e de leite, também podem influenciar quanto à procura do serviço do profissional veterinário ou se eles mesmos tentarão realizar o trabalho.

Educação veterinária

Nosso ponto de vista sobre o estado da clínica de animais de produção e o que ela requer dos veterinários que a praticam tem sido relatado. Tradicionalmente, as faculdades de graduação em medicina veterinária formam profissionais com os conhecimentos e habilidades clínicas necessários para iniciar a veterinária e se engajar na prática de animais de produção. A maioria dessas faculdades conta com unidades de serviço de campo e clínica ambulante para grandes animais, dedicados ao ensino clínico. A carga de atividade clínica envolve estudantes, clínicos e profissionais de ciências paraclínicas, como microbiologistas, toxicologistas, patologistas e patologistas clínicos. No entanto, atualmente parece que as faculdades de medicina veterinária não não mantêm clínicas de animais pecuários para fins de ensino – na verdade, algumas até deixaram de existir. O fim da prática de internação de animais de produção em hospitais universitários veterinários, diferentemente do cuidado com animais pecuários de fazendas de recreação, contribuiu para o maior emprego de medidas rigorosas de biossegurança em propriedades de médio e grande porte. Os animais levados ao hospital universitário veterinário para diagnóstico e possível tratamento de uma doença não podem retornar à propriedade devido à preocupação com a possibilidade de introduzir doença infecciosa no rebanho. Não obstante, o fim da prática de internação de animais de produção em algumas universidades deve ser motivo de grande preocupação à profissão de medicina veterinária, porque as universidades têm obrigação de fornecer conhecimentos sobre as necessidades veterinárias dos animais pecuários. Algumas faculdades de medicina veterinária desenvolveram amplos programas, nos quais os estudantes de graduação permanecem um período em uma clínica veterinária particular, a fim de obter experiência clínica. No entanto, a falha em manter e sustentar as clínicas ambulantes de animais pecuários para fins de ensino prejudica a experiência prática dos clínicos e profissionais de ciências paraclínicas, cujas responsabilidades primárias envolvem o ensino. Além disso, a falta de casos clínicos influencia negativamente as atividades de pesquisa clínica dos clínicos veterinários, que precisam da experiência com um número crítico de casos clínicos para manter a credibilidade como um professor de faculdade de veterinária.

Estudar o fenômeno da doença sem livros é navegar em um oceano sem um comandante, enquanto estudar por livros, sem pacientes, é não ir ao oceano de modo algum.
Sir William Osler (Books and Men, Boston Surgical Journal, 1901)

O clínico veterinário deve ter conhecimento sobre os vários aspectos que envolvem o *manejo de animais pecuários*, sobretudo os que causam ou contribuem para a ocorrência de doença clínica ou subclínica, bem como para o prejuízo da produtividade dos animais. Esses veterinários se tornarão *especialistas em espécies animais industriais* e podem fornecer aconselhamento sobre o manejo sanitário e a produção dos animais, de modo totalmente integrado, às pessoas que gerenciam rebanhos leiteiros, rebanhos de vacas e bezerros de corte e lotes de bovinos de corte criados em confinamento, bem como rebanhos de suínos ou de ovinos. Para tanto, após a graduação, o veterinário precisa concluir um programa de residência clínica. A outra alternativa é desenvolver por conta própria a habilidade, dedicando-se à autoeducação diligente em uma clínica veterinária comprometida com o conceito de manejo sanitário animal total e que proporcione tempo e recursos para que o veterinário desenvolva sua especialidade.

Contribuição ótima dos clínicos de animais de produção

Tudo o que foi dito nesta introdução está relacionado com o aumento e a melhora do desempenho do profissional veterinário que atende animais de produção. Nos países desenvolvidos, isso pode significar maior solicitação de serviços veterinários pelos proprietários e maior viabilidade financeira de suas fazendas de produção. E, nos países em desenvolvimento, maior volume de produção, quando muitos grupos da comunidade mundial parecem predestinados à subnutrição. Isso pode ser resultado de uma produção agrícola mundial estável, que tem promovido, atualmente, uma grande revolução na agricultura: enquanto os países desenvolvidos apresentam superprodução notável com uma redução marcante na exploração agrícola tanto na indústria quanto no modo de vida, nos países em desenvolvimento, as decisões governamentais sobre saúde e bem-estar parecem depender mais da oportunidade política do que das necessidades básicas das pessoas e de seus animais. Nessas circunstâncias, não nos sentimos suficientemente corajosos e capazes de prever nossos futuros individuais. Contudo, uma retrospectiva nos mostra até onde a população humana, incluindo os agricultores e os profissionais veterinários, avançaram ao longo dos últimos 56 anos. Por isso estamos confiantes de que você terá oportunidade de perseguir adequadamente os objetivos e princípios que descrevemos.

LEITURA COMPLEMENTAR

Animal agriculture in a changing climate. Cornell University. <http://climatechange.cornell.edu/animal-agriculture-in-a-changing-climate/>.
Centre for Evidence-Based Veterinary Medicine. University of Nottingham. <http://www.nottingham.ac.uk/cevm/index.aspx>.
Quammen D. Spillover: Animal Infections and the Next Human Epidemic. London: Vintage Books; 2013.
Thornton PK, van de Steeg J, Notenbaert A, et al. The impacts of climate change on livestock and livestock systems in developing countries: a review of what we know and what we need to know. Ag Syst. 2009;101: 113-127.

REFERÊNCIAS BIBLIOGRÁFICAS

1. Crutzen PJ. Nature. 2002;415:23.
2. Whitmee S, et al. Lancet. 2015;386:1973.
3. Gauly M, et al. Animal. 2013;7:843.
4. Thornton PK, et al. Ag Syst. 2009;101:113.
5. Keesing F, et al. Nature. 2010;468:647.
6. Plowright RK, et al. Proc Royal Soc B. 2015;282.
7. Plowright RK, et al. Proc Royal Soc B. 2011;278:3703.
8. Pulliam JRC, et al. J R Soc Interface. 2012;9:89.
9. Gould EA, et al. Trans R Soc Trop Med Hyg. 2009; 103:109.
10. MacLachlan NJ, et al. Vet Res. 2010;41.
11. Maclachlan NJ, et al. Rev Sci Tech. 2015;34:329.
12. Wilson A, et al. Parasitol Res. 2008; 103:S69.
13. Jacquet S, et al. Mol Ecol. 2015;24:5707.
14. Paweska JT. Rev Sci Tech. 2015;34:375.
15. Doceul V, et al. Vet Res. 2013;44.
16. Gale P, et al. J Appl Microbiol. 2009;106:1409.
17. Thompson GM, et al. Ir Vet J. 2012;65:(3 May 2012).
18. Faverjon C, et al. BMC Vet Res. 2015;11.
19. Webster WR. Aust Vet J. 2011;89:3.
20. Smyth GB, et al. Aust Vet J. 2011;89:151.
21. Roeder P, et al. Philos Trans R Soc Lond B Biol Sci. 2013;368.
22. Cool cows: dealing with heat stress in Australian dairy herds. Dairy Australia, 2016. Accessed May 1, 2016, at <http://www.coolcows.com.au/>.
23. Animal agriculture in a changing climate. Cornell University, 2016. Accessed May 1, 2016, at <http://climatechange.cornell.edu/animal-agriculture-in-a-changing-climate/>.
24. Holmes M, et al. In Pract. 2004;26:28.
25. Cockcroft P, et al. In Pract. 2004;26:96.
26. Holmes M, et al. In Pract. 2004;26:154.
27. Evidence-based veterinary medicine. University of Nottingham. Accessed April 2, 2016, at <https://www.nottingham.ac.uk/cevm/index.aspx>.
28. Sargeant JM, et al. Zoonoses Pub Health. 2014;61:10.
29. O'Connor A, et al. Vet J. 2015;206:261.
30. O'Connor AM, et al. Zoonoses Pub Health. 2014; 61:28.
31. O'Connor AM, et al. Zoonoses Pub Health. 2014; 61:52.
32. Sargeant JM, et al. Zoonoses Pub Health. 2014;61:39.
33. Sargeant JM, et al. J Vet Intern Med. 2010;24:44.
34. O'Connor AM, et al. J Vet Intern Med. 2010;24:57.
35. Guyatt G, et al. J Clin Epidemiol. 2011;64:383.
36. Guyatt GH, et al. J Clin Epidemiol. 2011;64:1283.
37. Guyatt GH, et al. J Clin Epidemiol. 2011;64:1303.
38. Guyatt GH, et al. J Clin Epidemiol. 2011;64:1294.
39. Guyatt GH, et al. J Clin Epidemiol. 2011;64:1311.
40. Guyatt GH, et al. J Clin Epidemiol. 2011;64:407.
41. Guyatt GH, et al. Br Med J. 2008;336:1049.
42. Hinchcliff KW, et al. J Vet Intern Med. 2015;29:743.
43. Coetzee JF. Appl Anim Behav Sci. 2011;135:192.
44. Marley CL, et al. Animal. 2010;4:259.

Como Consultar este Livro

Gostaríamos que você aproveitasse ao máximo este livro. Para tanto, siga as orientações fornecidas nesta seção. Se fizer isso toda vez que consultar a obra, desenvolverá uma rotina diagnóstica a partir de:

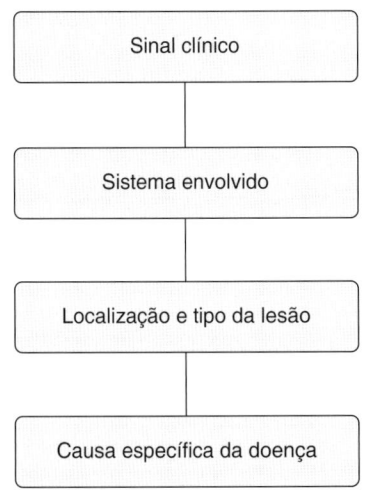

...e se tornará o que desejamos a todos: um profissional com raciocínio clínico.

Exemplo

Um touro de 1 ano de idade apresenta início súbito de dispneia, febre, anorexia, sons pulmonares anormais e secreção nasal.

- Etapa 1: o problema do touro é dispneia. Consulte o índice e encontre a principal entrada para dispneia
- Etapa 2: a discussão sobre dispneia o levará à dispneia do trato respiratório e dispneia cardíaca
- Etapa 3: com base no índice, consulte esses tópicos e decida se o sistema envolvido é o respiratório e se a lesão se situa nos pulmões
- Etapa 4: prossiga para o tópico sobre doenças dos pulmões e decida, com base nos achados clínicos e em outros, se a natureza da lesão é inflamatória e se trata-se de um caso de pneumonia
- Etapa 5: prossiga para o tópico sobre pneumonia e consulte a lista dos tipos de pneumonia que ocorrem em bovinos. Consulte no índice cada um deles e decida se a pasteurelose pneumônica é a causa específica provável
- Etapa 6: prossiga para a seção sobre pasteurelose pneumônica e determine o tratamento apropriado para o touro e as possibilidades de salvá-lo
- Etapa 7: não se esqueça de retornar ao fim da seção sobre pasteurelose pneumônica e verificar o que fazer para prevenir a ocorrência da doença no restante do rebanho.

PROCEDIMENTOS PARA ESCOLHER E ENVIAR AMOSTRAS OBTIDAS DURANTE A NECROPSIA PARA CONFIRMAÇÃO DO DIAGNÓSTICO

Nesta edição, mantivemos o subtítulo "Amostras para confirmação do diagnóstico" como um guia simples para coletar amostras durante a necropsia. Vários pontos devem ser enfatizados a respeito dessa seção. Primeiro e mais importante, a coleta das amostras não substitui um exame necroscópico completo. Ademais, as amostras são selecionadas a fim de confirmarem o diagnóstico, mas um profissional consciente deve também coletar amostras que possam ser utilizadas para excluir outras doenças. Mesmo o melhor dos clínicos pode chegar a uma tentativa diagnóstica incorreta; contudo, essa experiência será mais humilhante se não houver amostras disponíveis para a pesquisa de outros diagnósticos. Lembre-se também de que algumas doenças podem ser causadas por vários fatores etiológicos diferentes (p. ex., diarreia de bezerros neonatos); portanto, o veterinário que coletou amostras para confirmar um desses fatores, mas negligenciou os outros, não prestou um bom serviço ao cliente.

Existem diversos testes diagnósticos para uso em medicina veterinária, mas cada laboratório oferece apenas um painel selecionado, escolhido após considerar diversos fatores, que podem incluir: custo, demanda, confiabilidade, sensibilidade e especificidade, bem como a disponibilidade de tecnologia apropriada no laboratório. A quantidade de testes diagnósticos disponíveis é cada vez maior, e está além do propósito deste livro listar todos os que estão disponíveis para determinada doença ou recomendar um método que exclua os outros. Na seção "Amostras para confirmação do diagnóstico" foram listados apenas os testes oferecidos mais comumente.

Avanços na área de biologia molecular estão propiciando possibilidades notáveis de diagnóstico das doenças, mas atualmente a disponibilidade de muitos desses testes nos laboratórios de diagnóstico veterinários (LDV) é limitada. Para uma ótima eficiência na confirmação do diagnóstico em amostras obtida durante a necropsia, o veterinário deve contatar o LDV para saber quais testes são oferecidos, bem como obter o protocolo preferido para a coleta e envio de amostra daquele laboratório particular. A maioria dos LDV publica um guia do usuário que inclui os testes disponíveis e as amostras necessárias. A lista de normas de procedimento mencionada neste texto é extensa; ademais, alguns LDV podem requerer procedimentos muito específicos para o manuseio da amostra. Podem ser feitos vários comentários gerais a respeito do envio de amostras ao LDV:

- As amostras devem ser acompanhadas de um histórico clínico conciso, porém bem elaborado, incluindo informações sobre o animal, a alimentação e o manejo. A carência dessas informações priva o proprietário de toda a habilidade dos profissionais do laboratório
- No caso de suspeita de uma doença potencialmente zoonótica, indicar claramente no formulário de envio da amostra, em local visível
- Todas as amostras devem ser armazenadas em recipiente bem fechado, sem risco de vazamento, e claramente identificado com um marcador à prova d'água, indicando o tipo de amostra coletada (tecido/fluido), a identificação do animal e o nome do proprietário. Alguns LDV permitem misturar tecidos em um único saco ou recipiente para testes específicos (como isolamento de vírus), mas, em geral, todas as amostras frescas devem ser colocadas em recipientes diferentes. Ao acondicionar amostras para o envio, lembre-se de que a condensação de pacotes de gelo e tecidos congelados danificará todo papel solto dentro da embalagem; o formulário de encaminhamento deve ser colocado em um saco plástico, para protegê-lo, ou fixado com fita adesiva na parte externa do recipiente a ser enviado
- Amostras para histopatologia podem ser acondicionadas em um mesmo recipiente, com solução de formalina tamponada neutra a 10%. Uma amostra de tecido ideal de uma lesão deve incluir a interface entre tecido normal e anormal. Para fixação apropriada, os fragmentos de tecido não devem ter mais que 0,5 cm de largura, e a proporção tecido:solução de formalina deve ser 1:10. Se necessário, grandes porções de tecido, como o cérebro, podem ser fixadas em um recipiente maior e, em seguida, transferidas para um menor, contendo apenas o volume mínimo de formalina para envio ao laboratório. A fim de abreviar o tempo de fixação e evitar alterações por artefatos, os recipientes com formalina não devem estar em contato direto com materiais congelados durante o transporte
- Na seção "Amostras para confirmação do diagnóstico", os testes são mencionados sob várias categorias (bacteriologia, virologia etc.). As amostras apropriadas são indicadas, assim como quais testes podem ser realizados com elas. A seguir, esses diferentes testes são listados com uma breve discussão sobre o manuseio das amostras coletadas. Novamente, deve-se ressaltar que essa lista não contém todos os testes

diagnósticos disponíveis; ademais, os diferentes LDV recomendam diferentes procedimentos de manuseio das amostras
- Cultura aeróbica (CULT): essas amostras devem ser mantidas, em geral, refrigeradas durante o transporte ao LDV. Se o tempo de transporte previsto for superior a 24 h, as amostras devem ser congeladas e embaladas apropriadamente, de modo que cheguem ao LDV ainda congeladas. Não é possível recuperar várias espécies de bactérias com técnicas de cultura rotineiras; portanto, a maioria delas será realçada no texto pela expressão "necessidade especial de cultura".
- Imunodifusão em gel de ágar (AGID, do inglês *agar gel immunodiffusion*): teste sorológico. Deve-se enviar amostra de soro refrigerado ou congelado
- Cultura anaeróbica (CULT anaeróbica): a confirmação do diagnóstico requer que os suabes sejam enviados em meio de transporte especial e que o LDV tente isolar bactérias das amostras em condições de cultura anaeróbica. As exigências de transporte são as mesmas mencionadas para aquelas submetidas à CULT
- Ensaio analítico: refere-se a uma ampla variedade de testes, nos quais se mensura quantitativamente uma substância. O elemento a ser analisado é anotado entre colchetes. Por exemplo, (ensaio [Ca]) indica um teste para mensurar o teor de cálcio. O método utilizado para realizar o ensaio não é citado, mas, em geral, podem ser enviadas amostras congeladas para a maioria dos ensaios analíticos
- Bioensaio: refere-se a testes nos quais o material da amostra é administrado a um animal sob condições experimentais. Material preservado é inapropriado, e não é possível realizar alguns bioensaios com amostras que foram congeladas. Deve-se consultar o LDV que realizará o teste quanto às recomendações, antes da coleta da amostra
- Fixação de complemento (FC): teste sorológico. Deve-se enviar amostra de soro refrigerada ou congelada
- Citologia (CITO): esfregaços secos ao ar costumam ser apropriados. Mantenha-os secos durante o transporte
- Esfregaço direto: esfregaços secos ao ar costumam ser apropriados. Mantenha-os secos durante o transporte
- Ensaio de imunoabsorção enzimática (ELISA, do inglês *enzyme-linked immunosorbent assay*): amostras resfriadas ou congeladas são geralmente aceitas. Há muitas variantes de ELISA (p. ex., captura de antígeno, cinético, indireto, direto etc.); o tipo específico utilizado não é mencionado nesta parte do texto
- Exame por microscopia eletrônica (ME): a coleta e o manuseio apropriados da amostra variam de acordo com a amostra examinada. A maior parte das amostras enviadas para fins de diagnóstico aos LDV são de fezes, as quais não necessitam conservantes especiais
- Teste de flutuação fecal: a amostra pode ser fresca, refrigerada ou congelada
- Teste de anticorpo fluorescente (TAF): pode referir-se aos métodos direto e indireto de detecção de anticorpo. Em geral, são utilizadas seções obtidas em criostato; portanto, o tecido recebido pelo laboratório deve estar ainda congelado na chegada, a fim de fornecer os melhores resultados. Deve-se evitar ciclos de congelamento/descongelamento. Caso sejam enviados esfregaços (*imprints* teciduais), eles devem ser mantidos secos
- Cultura de fungos: requer meio de cultura especial. Os procedimentos de transporte são semelhantes aos mencionados para amostras destinadas a CULT
- Testes imuno-histoquímicos (IHQ): vários podem ser realizados em material fixado em formalina, mas alguns requerem que amostras de tecido congeladas sejam enviadas ao laboratório. Nesses casos, o teste é mencionado em um tópico específico sobre histologia (p. ex., virologia, bacteriologia etc.)
- Hemaglutinação indireta (HAI): teste sorológico. Enviar amostra de soro resfriado ou congelado
- Hibridização *in situ*: as amostras devem ser enviadas refrigeradas, embora alguns métodos analíticos possam utilizar material fixado em formalina. Esses testes utilizam sondas de ácido nucleico, que se ligam a sequências de ácido nucleico complementares na amostra. Embora não sejam amplamente utilizados nos diagnósticos de rotina, podem se tornar mais relevantes com o refinamento de seu uso
- Isolamento de vírus: as amostras devem ser mantidas resfriadas durante o transporte ou congeladas, se o tempo de transporte previsto for demorado
- Aglutinação em látex: amostras frescas, resfriadas ou congeladas são aceitas
- Exame de microscopia óptica: preferem-se amostras de tecido fixadas em formalina. O envio de amostras de tecido fresco ao LDV causa maior autólise tecidual antes da fixação, o que resulta em amostras menos aproveitáveis. Se houver disponibilidade, utilizar fixador de Bouin para globos oculares
- Teste de microaglutinação: tipo de exame sorológico. Enviar amostra de soro resfriada ou congelada
- Cultura de micoplasmas: esses microrganismos apresentam necessidades específicas para sua multiplicação, geralmente não incluídas nas técnicas de cultura bacteriológica padrões. Os procedimentos de transporte são semelhantes aos mencionados para amostras destinadas à CULT. Os suabes para cultura não podem ser enviados em meio que contenha carvão ou glicerol
- Reação em cadeia da polimerase (PCR, do inglês *polymerase chain reaction*): as amostras de tecidos devem ser congeladas e mantidas assim até a chegada ao LDV. Suabes e líquidos enviados para o teste PCR devem ser refrigerados, mas não congelados. Esses testes são capazes de detectar quantidades mínimas de ácido nucleico, de modo que, no caso de exame de vários animais, as amostras devem estar "limpas" a fim de evitar resultados falso-positivos por contaminação cruzada (ou seja, sangue/tecido de um animal contaminando a amostra de outro)
- Nitrogênio ureico sérico: teste útil para determinar o grau de comprometimento renal. A amostra pode ser enviada refrigerada ou congelada
- Neutralização de vírus: teste sorológico. Enviar amostra de soro refrigerada ou congelada.

Sumário

VOLUME 1

1. **Exame Clínico e Obtenção do Diagnóstico, 1**
   Introdução, 1
   Diagnóstico, 2
   Exame clínico individual do animal, 5
   Prognóstico e decisão terapêutica, 27

2. **Exame do Rebanho, 31**
   Introdução, 31
   Abordagem para o exame do rebanho, 31
   Etapas do exame, 32
   Técnicas de exame do rebanho ou de grupo de animais, 34
   Importância do programa de controle da produção e saúde animal integrada, 36

3. **Biossegurança e Controle de Infecção, 38**
   Definições e conceitos, 38
   Elaboração de um plano de biossegurança, 39
   Práticas que auxiliam na manutenção da biossegurança, 39

4. **Estados Sistêmicos Gerais, 45**
   Introdução, 45
   Hipotermia, hipertermia e febre, 45
   Resposta de fase aguda, 58
   Sepse, septicemia e viremia, 59
   Toxemia, endotoxemia e choque séptico, 62
   Toxemia em vacas recém-paridas, 70
   Choque hipovolêmico, hemorrágico, por má distribuição e obstrutivo, 74
   Infecções localizadas, 80
   Dor, 82
   Estresse, 88
   Distúrbios do apetite, da alimentação e do estado nutricional, 91
   Perda de peso ou falha no ganho de peso (definhamento), 95
   Exercícios físicos e distúrbios associados, 101
   Morte súbita ou inesperada, 104
   Doenças causadas por agentes físicos, 108
   Diagnóstico de doenças hereditárias, 117

5. **Anormalidades de Água Livre, Eletrólitos, Equilíbrio Ácido-base e Pressão Oncótica, 119**
   Introdução, 119
   Desidratação, 119
   Intoxicação por água, 121
   Desequilíbrio de eletrólitos, 122
   Desequilíbrios ácido-base, 129
   Pressão oncótica e edema, 134
   Anormalidades de ocorrência natural relacionadas com água livre, eletrólitos, equilíbrio ácido-base e pressão oncótica, 136
   Princípios de terapia com fluidos e eletrólitos, 142

6. **Terapêutica Antimicrobiana Prática, 159**
   Introdução, 159
   Princípios da terapia antimicrobiana, 159
   Resistência aos antibióticos, 162
   Metafilaxia antibiótica para controle de doença respiratória, 164
   Uso prático de medicamentos antimicrobianos, 165
   Classificação dos antimicrobianos | Mecanismos de ação e principais efeitos colaterais, 176

7. **Doenças do Sistema Digestório | Não Ruminantes, 183**
   Princípios de disfunção do sistema digestório, 183
   Manifestações de disfunção do sistema digestório, 184
   Exames especiais, 189
   Princípios de tratamento das doenças do sistema digestório, 197
   Doenças da cavidade oral e órgãos associados, 199
   Doenças da faringe e do esôfago, 203
   Doenças do estômago e intestinos de não ruminantes, 210
   Doenças do peritônio, 223
   Doenças abdominais de equinos, incluindo cólica e diarreia, 228
   Enfermidades abdominais em suínos, inclusive diarreia, 294
   Doenças intestinais não infecciosas dos suínos, 298
   Doenças virais e bacterianas do sistema digestório, 300
   Doenças parasitárias do sistema digestório, 410
   Toxinas que afetam o sistema digestório, 435
   Neoplasias do sistema digestório, 445
   Defeitos congênitos do sistema digestório, 447
   Defeitos hereditários do sistema digestório, 448

8. **Doenças do Sistema Digestório | Ruminantes, 450**
   Doenças dos pré-estômagos de ruminantes, 450
   Exame especial do sistema digestório e do abdome de bovinos, 455
   Doenças do rúmen, retículo e omaso, 470
   Doenças do abomaso, 514
   Doenças dos intestinos de ruminantes, 538
   Doenças bacterianas do sistema digestório de ruminantes, 546
   Doenças virais do sistema digestório de ruminantes, 589
   Doenças parasitárias do sistema digestório de ruminantes, 621
   Doenças tóxicas do sistema digestório de ruminantes, 637
   Doenças do sistema digestório de ruminantes de causa desconhecida, 639

9. **Doenças do Fígado, 640**
   Introdução, 640
   Princípios da disfunção hepática, 640
   Manifestações de doença hepática e biliar, 640
   Exame especial do fígado, 643
   Princípios do tratamento das doenças hepáticas, 647
   Doenças hepáticas difusas, 647
   Abscesso hepático e necrobacilose hepática, 651
   Hemoglobinúria bacilar (doença da urina vermelha), 653
   Hepatite necrótica infecciosa (doença negra), 655
   Infecção causada por *Clostridium novyi*, 657
   Doenças caracterizadas por envolvimento sistêmico, 657
   Infecção pelo vírus da hepatite E, 658
   Doenças hepáticas causadas por trematódeos, 660
   Fascioloides magna, 664
   Dicrocoelium, 664
   Doenças causadas por fitotoxinas importantes, 664
   Plantas que causam lesão hepática (toxina não identificada), 668
   Intoxicações causadas por micotoxinas, 668
   Intoxicação por fomopsinas (lupinose), 670
   Fitomicotoxicose (intoxicação por esporidesmina e eczema facial), 671
   Intoxicação por rubratoxina, 674
   Miscelânea de fungos que causam lesão hepática (toxina não identificada), 674
   Intoxicação por alcatrão de hulha em suínos, 674
   Doenças hepáticas focais, 674
   Doenças do pâncreas, 675

10. **Doenças do Sistema Cardiovascular, 676**
    Princípios da insuficiência circulatória, 676
    Manifestações de insuficiência circulatória, 678
    Exame especial do sistema cardiovascular, 682
    Arritmias (disritmias), 694
    Doenças do coração, 704
    Toxicidades cardíacas, 717
    Neoplasia cardíaca, 724
    Anomalias cardiovasculares congênitas, 724
    Anomalias cardiovasculares hereditárias, 727
    Doenças do pericárdio, 728
    Doenças dos vasos sanguíneos, 730
    Neoplasia vascular, 736

11. **Doenças dos Sistemas Hemolinfático e Imune, 737**
    Anormalidades na concentração plasmática de proteína, 737
    Doença hemorrágica, 739
    Linfadenopatia (linfadenite), 774
    Doenças do baço e do timo, 774

Anormalidades associadas à deficiência imune (baixa resistência à infecção), 776
Amiloidoses, 778
Leucose bovina enzoótica (linfossarcoma bovino), 809
Deficiências nutricionais, 841
Toxinas que afetam o sistema hemolinfático, 851
Neoplasia, 862
Doenças hereditárias congênitas, 865
Imunodeficiência hereditária, 868
Doenças de etiologia desconhecida, 871

12. Doenças do Sistema Respiratório, 874
Princípios da insuficiência respiratória, 874
Principais manifestações de insuficiência respiratória, 876
Exame especial do sistema respiratório, 883
Princípios do tratamento e controle de doenças do trato respiratório, 896
Doenças do trato respiratório anterior, 902
Doenças do parênquima pulmonar, 908
Doenças da cavidade pleural e diafragma, 923
Doenças do trato respiratório de bovinos, 929
Doenças do trato respiratório de ovinos e caprinos, 1001
Doenças do trato respiratório de equinos, 1013
Doenças do trato respiratório de suínos, 1081
Intoxicações do sistema respiratório, 1123
Doenças neoplásicas do trato respiratório, 1125
Doenças congênitas e hereditárias do trato respiratório, 1126

VOLUME 2

13. Doenças do Sistema Urinário, 1127
Introdução, 1127
Características clínicas das doenças do sistema urinário, 1128
Exame especial do sistema urinário, 1130
Princípios de tratamento de doenças do trato urinário, 1140
Doenças dos rins, 1142
Doenças infecciosas dos rins, 1147
Agentes tóxicos que afetam os rins, 1168
Neoplasia renal, 1170
Doenças congênitas e hereditárias dos rins, 1170
Doenças dos ureteres, bexiga e uretra, 1172
Doenças do prepúcio e região vulvovaginal, 1186

14. Doenças do Sistema Nervoso, 1188
Introdução, 1188
Princípios de disfunção nervosa, 1189
Manifestações clínicas de doenças do sistema nervoso, 1190
Exame especial do sistema nervoso, 1195
Doenças difusas ou multifocais do cérebro e medula espinal, 1210
Doenças focais do cérebro e medula espinal, 1222
Toxinas de plantas que afetam o sistema nervoso, 1226
Toxinas fúngicas que afetam o sistema nervoso, 1234
Outras toxinas que afetam o sistema nervoso, 1235
Doenças do cérebro, 1252
Doenças bacterianas que afetam principalmente o cérebro, 1257
Doenças virais que afetam principalmente o cérebro, 1261
Doenças priônicas que afetam principalmente o cérebro, 1321
Doenças parasitárias que afetam principalmente o cérebro, 1336
Doenças metabólicas que afetam principalmente o cérebro, 1337
Encefalomielopatias metabólicas e tóxicas, 1357
Doenças hereditárias que afetam principalmente o cérebro, 1358
Encefalomielopatias congênitas e hereditárias, 1360
Doenças que afetam principalmente o cerebelo, 1364
Doenças que afetam principalmente o tronco encefálico e o sistema vestibular, 1366
Doenças que afetam principalmente a medula espinal, 1374
Doenças parasitárias que afetam principalmente a medula espinal, 1378
Doenças tóxicas que afetam principalmente a medula espinal, 1382
Doenças hereditárias que afetam principalmente a medula espinal, 1383
Doenças que afetam principalmente o sistema nervoso periférico, 1395

15. Doenças do Sistema Musculoesquelético, 1408
Principais manifestações da doença musculoesquelética, 1408
Doenças dos músculos, 1414
Doenças dos ossos, 1425
Doenças das articulações, 1443
Doenças infecciosas do sistema musculoesquelético, 1463
Doenças nutricionais que afetam o sistema musculoesquelético, 1499
Agentes tóxicos que afetam o sistema musculoesquelético, 1548
Defeitos congênitos de músculos, ossos e articulações, 1555
Doenças musculares hereditárias, 1559
Doenças hereditárias dos ossos, 1577
Doenças articulares hereditárias, 1585

16. Doenças de Pele, Olhos, Conjuntiva e Orelha Externa, 1587
Introdução, 1587
Princípios do tratamento das doenças da pele, 1589
Doenças da epiderme e da derme, 1589
Doenças de pelo, lã, folículos e glândulas da pele, 1598
Doenças do tecido subcutâneo, 1601
Doenças não infecciosas da pele, 1605
Doenças da pele causadas por bactérias, 1610
Doenças da pele causadas por vírus, 1628
Dermatomicoses, 1648
Doenças da pele causadas por protozoários, 1654
Infecções da pele causadas por nematoides, 1656
Miíase cutânea, 1659
Infestações por ácaros, 1666
Infestações por melófagos "ked" e piolhos, 1672
Miscelânea de doenças cutâneas causadas por moscas, mosquitos-pólvora e pernilongos, 1675
Infestações por carrapatos, 1681
Deficiências e toxicidades que afetam a pele, 1685
Neoplasias cutâneas, 1691
Defeitos cutâneos congênitos e hereditários, 1694
Doenças dos olhos e da conjuntiva, 1699
Doenças da orelha externa, 1712

17. Doenças Endócrinas e Metabólicas, 1714
Introdução, 1714
Doenças metabólicas de ruminantes, 1714
Doenças metabólicas hereditárias de ruminantes, 1784
Doenças metabólicas de equinos, 1784
Anormalidades da função da tireoide (hipo- e hipertireoidismo, hipotireoidismo congênito, adenoma de tireoide), 1797
Doenças causadas por deficiências nutricionais, 1806
Deficiência de energia e proteína, 1812
Doenças associadas com deficiências de minerais, 1813

18. Doenças que Afetam Principalmente o Sistema Reprodutor, 1817
Introdução, 1817
Doenças infecciosas que afetam principalmente o sistema reprodutor, 1820
Agentes tóxicos que afetam principalmente o sistema reprodutor, 1881
Doenças congênitas e hereditárias que afetam principalmente o sistema reprodutor, 1887

19. Doenças Perinatais, 1890
Introdução, 1890
Doenças perinatais e pós-natais, 1890
Doença perinatal | Anomalias congênitas, 1896
Causas físicas e ambientais de doença perinatal, 1900
Falha de transferência de imunidade passiva (falha de transferência de imunoglobulinas colostrais), 1909
Avaliação clínica e cuidados de recém-nascidos gravemente enfermos, 1918
Doenças infecciosas em neonatos, 1935
Neoplasia em neonatos, 1966

20. Doenças da Glândula Mamária, 1967
Introdução, 1967
Mastite bovina, 1967

Diagnóstico de mastite bovina, 1978
Patógenos causadores de mastite em vacas, 1995
Mastite bovina causada por patógenos contagiosos comuns, 1995
Mastite bovina causada por patógenos oportunistas presentes na pele do teto, 2008
Mastite bovina causada por patógenos ambientais comuns, 2009
Mastite bovina causada por patógenos menos comuns, 2026
Controle de mastite bovina, 2030
Miscelânea de anormalidades dos tetos e do úbere, 2054
Alergia ao leite, 2061
Mastite em ovelhas, 2061
Mastite em cabras, 2063
Agalactia contagiosa em cabras e ovelhas, 2064
Mastite em éguas, 2066
Síndrome da disgalactia pós-parto em porcas, 2066

21. Doenças Sistêmicas e de Múltiplos Órgãos, 2072

Doenças de etiologia complexa ou indeterminada, 2072
Doenças de múltiplos órgãos decorrentes de infecção bacteriana, 2080
Doenças de múltiplos órgãos decorrente de infecção viral, 2128
Doenças de múltiplos órgãos devido à infecção por protozoários, 2209
Doenças de múltiplos órgãos devido à infecção por *Trypanosoma*, 2222
Doenças de múltiplos órgãos devido à infecção fúngica, 2231
Doenças de múltiplos órgãos devido à deficiência metabólica, 2233
Doenças de múltiplos órgãos devido à toxicidade, 2249

Apêndice 1 | Tabelas de Conversão, 2289

Apêndice 2 | Valores de Referência em Laboratório, 2291

Apêndice 3 | Doses de Fármacos e Intervalos das Doses para Equinos e Ruminantes, 2294

Apêndice 4 | Doses de Fármacos e Intervalos das Doses para Suínos, 2307

Índice Alfabético, 2311

Doenças do Sistema Urinário

INTRODUÇÃO

Doenças da bexiga e uretra são mais comuns e mais importantes do que doenças dos rins em animais de produção. Ocasionalmente, insuficiência renal se desenvolve como sequela de enfermidades como pielonefrite, nefrite embólica, amiloidose e nefrose. O conhecimento da fisiologia da secreção e excreção urinárias é necessário para compreender adequadamente o processo de doença no trato urinário. Os princípios de insuficiência renal apresentados neste capítulo são também fundamentados em pesquisas feitas em outras espécies, principalmente na medicina humana. Embora, em geral, esses princípios provavelmente se apliquem a animais de produção, os detalhes da função renal e da insuficiência renal nestes últimos acabaram de começar a ser estudados em mais detalhes.

Princípios de insuficiência renal

Os rins excretam os produtos finais do metabolismo tecidual (exceto pelo dióxido de carbono) e mantêm o equilíbrio líquido, eletrolítico e ácido-base por meio da variação do volume de água e da concentração de solutos na urina. Com propósito conceitual, é útil pensar nos rins como compostos por muitos néfrons similares, que são unidades funcionais básicas dos rins. Cada néfron é formado por vasos sanguíneos, o glomérulo, e um sistema tubular que consiste no túbulo proximal, alça de Henle, túbulo distal e ducto coletor.

O glomérulo é um filtro semipermeável que permite a passagem fácil de água e de solutos de baixo peso molecular, como eletrólitos, glicose e cetoácidos, enquanto restringe a passagem de substâncias de alto peso molecular, como proteínas plasmáticas. O filtrado glomerular é derivado do plasma por filtração passiva simples comandada pela pressão arterial. O filtrado glomerular é idêntico ao plasma, exceto por conter baixa concentração de proteínas ou lipídios. O volume de filtrado e, portanto, a concentração de produtos finais metabólicos, depende da pressão hidrostática e da pressão oncótica plasmática nos capilares glomerulares e da proporção de glomérulos que são funcionais. Uma vez que esses fatores são apenas parcialmente controlados pelos rins, na ausência de doença, a taxa de filtração a partir dos glomérulos é relativamente constante.

Células epiteliais dos túbulos renais reabsorvem ativa e seletivamente substâncias do filtrado glomerular enquanto permitem a excreção de produtos finais. As células dos túbulos proximais, portanto, são muito ativas metabolicamente e, por consequência, são suscetíveis à lesão por isquemia (diminuição do fluxo sanguíneo) ou hipoxia. A glicose é inteiramente reabsorvida quando dentro do intervalo de referência normal de concentração plasmática; o fosfato é reabsorvido em quantidades variáveis dependendo das necessidades do corpo para conservação de fósforo; outras substâncias, tais como os sulfatos inorgânicos e creatinina, não são reabsorvidas em quantidade apreciável. Os túbulos também secretam substâncias ativamente, sobretudo eletrólitos, uma vez que eles funcionam para regular o equilíbrio ácido-base. Como resultado do equilíbrio entre reabsorção e secreção, a concentração de solutos na urina varia amplamente quando os rins estão funcionando normalmente.

O principal mecanismo que regula a reabsorção de água pelos túbulos renais é o hormônio antidiurético (ADH). A desidratação tecidual e o aumento da osmolalidade sérica estimulam a secreção de ADH pela glândula pituitária posterior. Os túbulos renais respondem ao ADH por meio da conservação de água e do retorno à osmolalidade sérica normal, produzindo urina concentrada.

Doenças dos rins e, em algumas situações, dos ureteres, bexiga e uretra, diminuem a eficiência das funções renais, resultando em um distúrbio na homeostase de proteínas, do equilíbrio ácido-base, de eletrólitos e água e na excreção de produtos finais metabólicos. Uma perda parcial de função é descrita como *insuficiência renal*. Quando os rins não podem mais regular a composição corporal de líquidos e solutos ocorre *falência renal*.

Insuficiência e falência renais

A função renal depende do número e da funcionalidade dos néfrons individuais. A insuficiência renal pode decorrer de anormalidades na:

- Taxa de fluxo sanguíneo renal
- Taxa de filtração glomerular
- Eficiência da reabsorção tubular

Dessas três anormalidades, as duas últimas são funções intrínsecas dos rins, enquanto a primeira depende amplamente do controle vasomotor, que é acentuadamente afetado por emergências circulatórias, como choque, desidratação e hemorragia. Emergências circulatórias podem levar à diminuição acentuada da filtração glomerular, mas elas têm origem extrarrenal e não podem ser consideradas como causas verdadeiras de insuficiência renal. Contudo, a interrupção prolongada da circulação pode causar isquemia renal e, em última instância, insuficiência renal.

A filtração glomerular e reabsorção tubular podem ser afetadas de forma independente em estados de doença, e todas as tentativas devem ser feitas para diferenciar clinicamente a doença glomerular da tubular. Isso resulta do fato de que os achados clínicos e clinicopatológicos da disfunção renal variam dependendo da localização anatômica da lesão e do desequilíbrio na função entre glomérulos e túbulos. A disfunção renal tende a ser um processo dinâmico, de maneira que o grau de disfunção varia com o passar do tempo. Se a disfunção renal for tão grave a ponto de a sobrevivência do animal não ser mais possível, diz-se que o animal chegou a um estado de falência renal, e a síndrome clínica de uremia estará presente.

Causas de insuficiência renal e uremia

As causas de insuficiência renal e, portanto, falência renal e uremia, podem ser divididas em pré-renal, renal e pós-renal.

Causas pré-renais incluem insuficiência cardíaca congestiva e falência circulatória aguda, cardíaca ou periférica, na qual isquemia renal aguda ocorre em resposta à diminuição do fluxo sanguíneo renal. A função tubular proximal é afetada pela isquemia renal em maior extensão do que os glomérulos ou túbulos distais; isso em razão da alta demanda metabólica dos túbulos proximais. Entretanto, as partes dos túbulos que estão dentro da medula são particularmente suscetíveis à lesão hipóxica, em razão da baixa tensão de oxigênio nesse tecido, da dependência entre o fluxo sanguíneo e o fluxo sanguíneo glomerular e da alta taxa metabólica desse tecido. Necrose tubular renal é uma consequência direta desses fatores.

Causas renais incluem glomerulonefrite, amiloidose, pielonefrite, nefrite embólica e nefrite intersticial. A falência renal aguda pode ser produzida em qualquer espécie de animal de produção pela administração de uma variedade de toxinas (ver a seção "Nefrose tóxica"). A doença também é secundária à sepse e choque hemorrágico. Uremia experimental também foi induzida por remoção cirúrgica de ambos os rins, mas os resultados, especialmente em ruminantes, são bastante diferentes daqueles de falência renal de ocorrência natural. Os achados de patologia clínica são similares, mas existe um período prolongado de normalidade após a cirurgia.

Uremia pós-renal também pode ocorrer, especificamente em decorrência de obstrução completa do trato urinário por cálculo vesical ou uretral ou, mais raramente, por obstrução uretral bilateral por carcinoma de células de transição localizado na região do trígono da bexiga. A ruptura interna de qualquer parte do trato urinário, tal como bexiga, ureteres ou uretra, também irá causar uremia pós-renal.

Patogênese da insuficiência e da falência renais

A lesão ao epitélio glomerular destrói sua permeabilidade seletiva e permite a passagem de proteínas plasmáticas para o filtrado glomerular. A proteína predominante inicialmente é a albumina, em razão da sua carga negativa e menor peso molecular, quando comparada às globulinas; entretanto, com o avanço da glomerulonefrite (tal como na amiloidose renal), todas as proteínas plasmáticas são perdidas. A filtração glomerular pode cessar completamente quando há lesão extensa aos glomérulos, em particular se houver edema agudo dos rins, mas acredita-se que a anúria nos estágios terminais da doença renal aguda seja causada pela difusão retrógrada de todo o filtrado glomerular através do epitélio tubular lesionado, e não pela falha na filtração. Quando a lesão renal é menos grave, os néfrons remanescentes irão compensar aumentando suas taxas de filtração para manter a filtração glomerular total. Quando isso ocorre, o volume do filtrado glomerular pode exceder a capacidade do epitélio tubular em reabsorver líquidos e solutos. Os túbulos podem ser incapazes de atingir a concentração urinária normal. Como resultado, o aumento no volume de urina com densidade constante é produzido e ocorre diurese por solutos. Isso é exacerbado se a função tubular dos néfrons que estão compensando também for prejudicada. A incapacidade de concentrar a urina é clinicamente evidente como poliúria, e é característica da insuficiência renal em desenvolvimento.

A diminuição da filtração glomerular também resulta em retenção de produtos do metabolismo, como ureia e creatinina. Embora o aumento marcante na concentração sérica de ureia provavelmente não seja responsável pela produção dos achados clínicos, uma vez que a ureia atravessa imediatamente membranas celulares e, portanto, a mesma não é um osmol efetivo, a concentração de nitrogênio ureico sérico (NUSe) pode ser usada para monitorar a taxa de filtração glomerular. Contudo, a utilidade da concentração de NUSe como mensuração da taxa de filtração glomerular é reduzida, uma vez que as concentrações séricas de ureia são influenciadas pela quantidade de proteína na dieta, pela hidratação e pelo metabolismo gastrintestinal da ureia. A concentração sérica de ureia é substancialmente maior em animais que recebem dietas com alto teor proteico, e a desidratação eleva a concentração sérica de ureia pelo aumento da reabsorção da ureia na alça de Henle, que independe dos efeitos da hidratação e da taxa de filtração glomerular. A ureia é excretada na saliva de ruminantes e é metabolizada por bactérias ruminais. Em contrapartida, a creatinina é excretada quase inteiramente pelos rins. A creatinina se origina da quebra da creatina fosfato no músculo, e as concentrações séricas de creatinina são marcadores úteis da taxa de filtração glomerular. A relação entre a concentração sérica de creatinina e a taxa de filtração glomerular é hiperbólica (uma diminuição na taxa de filtração glomerular pela metade resulta no dobro da concentração sérica de creatinina). A retenção de sulfato e de fosfato também ocorre quando a taxa de filtração é reduzida e a retenção de sulfato contribui para a acidose metabólica na insuficiência renal. A retenção de fosfato também causa hipocalcemia secundária, em parte em decorrência do aumento da excreção de cálcio na urina. Em equinos, os rins são uma via importante de excreção de cálcio; portanto, a diminuição da taxa de filtração glomerular presente em equinos com falência renal crônica normalmente resulta em hipercalcemia. Também ocorrem variações na concentração sérica de potássio, que parecem depender da ingestão de potássio. Hiperpotassemia normalmente não é uma complicação grave da insuficiência renal em ruminantes, uma vez que os animais acometidos com frequência apresentam diminuição do apetite e, portanto, diminuição da ingestão de potássio, e o excesso de potássio pode ser excretado pelas glândulas salivares e, por fim, pelas fezes.

A perda da função de reabsorção tubular é evidenciada pela perda contínua de sódio e cloreto; hiponatremia e hipocloremia eventualmente ocorrem em todos os casos de falência renal. A perda contínua de grande quantidade de líquidos por diurese por solutos pode causar desidratação clínica. Com maior frequência, ela torna o animal particularmente suscetível à desidratação quando há interrupção da disponibilidade de água ou quando há um aumento súbito na perda de água corporal por outra via, como na diarreia.

O estágio terminal da insuficiência renal – a falência renal – é o resultado dos efeitos cumulativos do prejuízo à função excretora e homeostática renais. A excreção permanente de grande volume de urina diluída resulta em desidratação. Se outra emergência circulatória surgir, pode ocorrer isquemia renal aguda, levando à falência renal aguda. Hipoproteinemia prolongada resulta na perda rápida de condição corporal e fraqueza muscular. A acidemia secundária à acidose metabólica e hiponatremia também é um fator que contribui para fraqueza muscular e alteração do estado mental. Todos esses fatores têm algum papel na produção de achados clínicos de falência renal, que tipicamente se manifesta como fraqueza, letargia, inapetência e, com lesões glomerulares extensas, edema dependente causado pela hipoproteinemia. Contudo, a síndrome clínica é variável e raramente é diagnóstica para falência renal. Diátese hemorrágica também pode estar presente em animais gravemente urêmicos, e foi associada à falta de antitrombina (uma pequena proteína perdida imediatamente através dos glomérulos lesionados), fator plaquetário 3, disfunção plaquetária ou coagulação intravascular disseminada.

Falência renal é vista como o estado clínico de uremia. Animais urêmicos apresentam achados clínicos de doença e devem ser comparados aos animais azotêmicos, que têm aumento nas concentrações plasmáticas ou séricas de ureia e creatinina e retenção de outros solutos conforme descrito anteriormente, mas não necessariamente apresentam achados clínicos da doença.

CARACTERÍSTICAS CLÍNICAS DAS DOENÇAS DO SISTEMA URINÁRIO

As principais manifestações clínicas das doenças do trato urinário são:

- Constituintes anormais da urina
- Variações no fluxo diário de urina
- Dor abdominal, micção dolorosa (disúria) e dificuldade na micção (disúria e estrangúria)
- Rins de tamanho anormal
- Anormalidades da bexiga e uretra
- Falência renal aguda e crônica.

Constituintes anormais da urina

A análise laboratorial da urina é realizada inicialmente usando fitas de urinálise e refratometria em uma amostra de urina proveniente de micção espontânea ou cateterização, e exame microscópico do sedimento de uma amostra de urina centrifugada. As fitas de urinálise e a refratometria (óptica e digital) fornecem excelentes testes realizados no local e com baixo custo para avaliação do sistema urinário. Fitas de urinálise estão amplamente disponíveis, e em geral mensuram um fator (acetoacetato), cinco fatores (sangue, glicose, acetoacetato, pH e proteína) ou 10 fatores (sangue, glicose, bilirrubina, acetoacetato, pH, proteína, densidade, urobilinogênio, nitrito e leucócitos). Informações específicas quanto aos testes realizados na urina para avaliação da função renal e da presença de lesões, tais como densidade e osmolalidade, enzimúria e proteinúria e glicosúria quantitativas, são discutidas posteriormente neste capítulo.

Variações no fluxo diário de urina

O aumento ou a diminuição no fluxo urinário é descrito com frequência em animais, mas a acurácia exige a mensuração física da quantidade de urina eliminada no decorrer de um período de 24 h. Isso normalmente não é prático em grandes animais, e com frequência é necessário supor se o fluxo está aumentado ou diminuído. A mensuração precisa da quantidade de água consumida normalmente é mais fácil, e costuma ser usada para estimar a produção de urina durante 24 h. Deve-se ter cuidado para diferenciar o aumento do fluxo diário de urina do aumento na frequência de micção sem aumento no fluxo diário. O segundo é muito mais comum. A diminuição na frequência de micção, se houver, raramente estará presente como um problema clínico em animais de produção.

A produção normal de urina é altamente variável em grandes animais e depende, em grande parte, da dieta, do método de fornecimento de água e da palatabilidade da água. Éguas prenhes em baias consomem, aproximadamente, 53 ± 6 mℓ de água por quilograma de peso corporal (PC) por dia, dos quais 50 ± 8 mℓ/kg são provenientes da água de beber, e o restante advém de água no alimento. Entretanto, a maior parte dessa água é excretada nas fezes, com a excreção fecal e urinária de água sendo de 34 ± 8 (mℓ/kg)/dia e 8 ± 2 (mℓ/kg)/dia, respectivamente. Potros neonatos produzem urina a uma taxa média de 150 (mℓ/kg)/dia.

Poliúria

Ocorre quando há aumento no volume de urina produzido no decorrer de um período de 24 h. A poliúria pode resultar de causas extrarrenais, como quando equinos habitualmente ingerem quantidade excessiva de água (*polidipsia psicogênica*) e, muito menos comum, na *diabetes insípido central*, quando há secreção inadequada de ADH pela pituitária, ou quando há falha dos túbulos em responder ao ADH (*diabetes insípido nefrogênica*). Poliúria ocorre em equinos com tumor da parte intermediária da glândula pituitária. Embora a causa de poliúria não seja conhecida, ela pode ser secundária à diurese osmótica associada à glicosúria ou a diabetes insípido central. Diabetes insípido central é relatada em potros machos irmãos, mas é extremamente rara em outras espécies, com relatos isolados em um carneiro e em uma vaca. Outra causa extrarrenal é a administração de fármacos diuréticos, incluindo corticosteroides.

Doença renal resulta em poliúria quando a capacidade de reabsorção dos túbulos remanescentes é excedida. A poliúria também pode ocorrer quando o gradiente osmótico da medula renal não é adequado para produzir urina concentrada. Diabetes insípido nefrogênica causa poliúria, uma vez que os túbulos falham em responder ao ADH.

Quando há suspeita de poliúria, uma amostra de urina deve ser coletada para determinar a densidade ou a osmolalidade. Se a urina for isostenúrica, com densidade constante de 1,008 a 1,012 (a densidade do plasma), então a presença de doença renal deve ser fortemente considerada. Concentrações séricas de ureia e creatinina devem ser determinadas para avaliar a filtração glomerular. Se as concentrações de ureia e creatinina séricas estiverem dentro dos limites normais, um teste de privação de água pode ser realizado para avaliar a capacidade do animal em produzir urina concentrada.

Oligúria e anúria

A diminuição na produção diária de urina (*oligúria*) e a ausência completa de urina (*anúria*) ocorrem sob as mesmas condições e variam apenas em grau. Em animais desidratados, o fluxo de urina normalmente diminui em um esforço para conservar a água, conforme a osmolalidade plasmática aumenta. Insuficiência cardíaca congestiva e insuficiência circulatória periférica podem causar diminuição no fluxo sanguíneo renal, seguido por oligúria. Anúria completa é mais comum na obstrução uretral, embora ela também possa resultar de nefrose tubular aguda. Oligúria ocorre nos estágios terminais de todas as formas de nefrite. Anúria e poliúria levam à retenção de solutos e distúrbios do equilíbrio ácido-base que contribuem para a patogênese de uremia.

Polaquiúria

Trata-se de um aumento no número diário de posturas de micção, e normalmente é acompanhado por diminuição do volume da urina. A polaquiúria pode ocorrer com ou sem aumento no volume de urina excretado, e normalmente é associada a doenças do trato urinário inferior, como cistite, presença de cálculos na bexiga, uretrite e obstrução parcial da uretra. Outras causas de polaquiúria incluem infecção por herpes-vírus equino, cistite por sorgo, neurite da cauda equina em equinos, neoplasia, lesões obstrutivas e trauma à uretra, conformação vaginal anormal e infecção do úraco.

O *gotejamento* é a eliminação intermitente frequente de pequenos volumes de urina, algumas vezes deflagrado por uma alteração na postura ou aumento na pressão intra-abdominal, e reflete o controle do esfíncter inadequado ou ausente. O gotejamento ocorre em grandes animais com urolitíase obstrutiva incompleta e úraco persistente.

O *úraco persistente* também é chamado úraco pérvio ou patente. Em potros, a falha do úraco em obliterar ao nascimento causa gotejamento contínuo de urina pela região umbilical. A urina também pode passar pela uretra. A infecção retrógrada por onfalite é comum, resultando em cistite. Úraco persistente é extremamente raro em bezerros, cordeiros e cabritos.

Anormalidades da micção são classificadas como neurogênicas ou não neurogênicas. A micção é mediada principalmente pelos nervos pélvico e pudendo, através dos segmentos lombossacrais da medula espinal, sob o controle involuntário de centros no tronco cerebral e controle voluntário no cérebro e cerebelo. Causas de incontinência urinária neurogênica relatadas em equinos incluem neurite da cauda equina, mielite por herpes-vírus tipo 1, intoxicação por capim-sudão, intoxicação por sorgo, trauma e neoplasia. Causas não neurogênicas de incontinência urinária em equinos incluem ureter ectópico, cistite, urolitíase, hipoestrogenismo e conformação vaginal anormal.

Dor abdominal e micção dolorosa e difícil (disúria e estrangúria)

Dor abdominal e micção dolorosa (*disúria*) e a micção difícil e lenta (*estrangúria*) são manifestações de desconforto causadas por doenças do sistema urinário. Dor abdominal aguda por doença no sistema urinário ocorre apenas raramente, e costuma ser associada à distensão súbita da pelve renal ou ureter, ou infarto renal. Nenhuma dessas condições é comum em animais, mas ocasionalmente bovinos acometidos por pielonefrite podem apresentar episódios curtos de dor abdominal aguda causada por um infarto renal ou por obstrução da pelve por restos necróticos. Durante esses ataques agudos de dor, a vaca pode apresentar arqueamento do dorso para baixo, pateamento com os membros pélvicos, rolamento e vocalização. Dor abdominal por obstrução uretral e distensão da bexiga se manifesta por balançar de cauda, escoiceamento do abdome e tentativas repetidas de urinar acompanhadas por gemido. Equinos com nefrose tubular aguda após a administração de vitamina K3 podem apresentar cólica renal, com arqueamento do dorso, apoio na parede e esfregar do períneo e da cauda.

Disúria ou *micção dolorosa/difícil* ocorre na cistite, cálculo vesical, uretrite, e é causada pela presença de massas periuretrais, como linfoma pélvico.[1] Disúria se manifesta como a eliminação frequente de pequenas quantidades de urina. Gemidos podem ocorrer com micção dolorosa, e o animal pode permanecer na postura típica após a micção ter terminado. A diferenciação entre a dor causada por doença do trato urinário e a dor decorrente de outras causas depende amplamente da presença de outros sinais que indiquem o envolvimento do sistema urinário.

Estrangúria é a micção lenta e dolorosa associada à doença do trato urinário inferior, incluindo cistite, cálculo vesical, obstrução uretral e uretrite. O animal faz força para eliminar cada gota de urina. Gemidos e contrações podem preceder e acompanhar a micção quando há obstrução uretral. Na uretrite, os gemidos e a força ocorrem imediatamente após a micção ter terminado, e desaparecem de modo gradual, não recidivando até que a micção comece novamente.

A *queimadura do períneo por urina ou queimadura urinária* é causada pela presença constante de urina na pele. Ela pode ser resultado de incontinência urinária ou da incapacidade do animal em assumir a postura normal durante a micção.

Anormalidades morfológicas dos rins e ureteres

O aumento ou a diminuição do tamanho dos rins pode ser palpável ao exame retal ou detectado por ultrassonografia. Em bovinos, o aumento acentuado do aspecto posterior do rim esquerdo pode ser palpável no flanco superior direito. Anormalidades dos rins, como hidronefrose em bovinos, podem ser palpáveis ao exame retal. O aumento no tamanho do ureter pode ser palpável ao exame retal e indica ureterite ou hidroureter.

Anormalidades palpáveis da bexiga e da uretra

Anormalidades da bexiga que podem ser palpáveis ao exame retal incluem: aumento acentuado, ruptura, encolhimento da bexiga após ruptura e anormalidades palpáveis, como cálculos císticos. Anormalidades na uretra incluem aumento e dor na uretra pélvica e no seu aspecto externo em bovinos machos com urolitíase obstrutiva e obstrução do processo uretral de ovinos machos com urolitíase obstrutiva.

Falência renal aguda e crônica

Os achados clínicos de doença do sistema urinário variam com a velocidade de desenvolvimento e o estágio da doença. Na maioria dos casos, são decorrentes da causa inicial. Em equinos, depressão, cólica e diarreia são comuns, além de oligúria ou poliúria. Achados clínicos em bovinos com uremia são similares e, adicionalmente, os animais com frequência estão em decúbito. Em casos graves e terminais, os bovinos podem apresentar diátese hemorrágica. Na doença renal crônica de todas as espécies, há perda acentuada de PC, fraqueza, anorexia, poliúria, polidipsia e edema ventral.

Uremia

É o estado sistêmico que ocorre nas fases terminais da insuficiência renal. Anúria ou oligúria podem ocorrer com a uremia. Oligúria é mais comum, a não ser que haja obstrução completa do sistema urinário. Doença renal crônica normalmente se manifesta como poliúria, mas a oligúria aparece nos estágios terminais, quando a uremia clínica se desenvolve. O animal urêmico está deprimido e anoréxico, com fraqueza muscular e tremores. Na uremia crônica, a condição corporal é ruim, provavelmente como resultado da perda contínua de proteína na urina, desidratação e anorexia. Normalmente há aumento da frequência e amplitude respiratórias, mas não há dispneia; nos estágios terminais, ela pode apresentar característica periódica. A frequência cardíaca está acentuadamente aumentada em razão da desidratação terminal, mas a temperatura retal permanece normal, exceto em processos infecciosos e em alguns casos de nefrose tubular aguda. Um odor amoniacal urinífero na respiração é descrito com frequência nos livros-texto, mas raramente é detectável clinicamente. *Encefalopatia urêmica* ocorre em uma pequena proporção de bovinos, caprinos e equinos com falência renal crônica, e envolve uma via metabólica desconhecida. Ela é associada a convulsões, tremores, comportamento anormal e fraqueza muscular, e evidência histológica de vacuolização da mielina pode estar presente.[1]

O animal entra em decúbito e se torna comatoso nos estágios terminais da uremia. A temperatura cai abaixo dos valores normais, e a morte ocorre calmamente; todo o curso da doença é decorrente da intoxicação gradual. Achados de necropsia, além daqueles relativos à doença primária, não são específicos e incluem degeneração de órgãos parenquimatosos, algumas vezes acompanhada por emaciação e gastrenterite moderada.

Uremia foi produzida experimentalmente em bovinos por nefrectomia bilateral e ligação uretral. Ocorre aumento progressivo da concentração sérica de ureia (aumento diário médio de 53 mg/dℓ), da concentração de creatinina sérica (aumento diário médio de aproximadamente 3,5 mg/dℓ) e da concentração sérica de ácido úrico. Achados similares são relatados na uremia pré-renal em bovinos. De forma interessante, as concentrações séricas de fosfato e potássio permanecerão, em grande parte, inalteradas em razão do aumento da secreção salivar de ambos os fatores, e acidemia e acidose metabólica não foram evidentes. A concentração sérica de potássio aumentou ligeiramente 5 a 7 dias após a nefrectomia bilateral.

EXAME ESPECIAL DO SISTEMA URINÁRIO

A falta de acessibilidade limita o valor do exame físico do trato urinário em animais de produção. A palpação via retal (VR) pode ser feita em equinos e bovinos e é descrita nos Capítulos 7 e 8. Em pequenos ruminantes e bezerros, o sistema urinário é amplamente inacessível ao exame físico, embora os rins possam ser palpados por via transabdominal e a uretra possa ser palpada digitalmente com o dedo para verificar contrações periódicas comuns em ovinos e caprinos machos com urolitíase obstrutiva. A urinálise e a determinação das concentrações sérica ou plasmática de nitrogênio ureico ou creatinina são componentes necessários a qualquer avaliação do sistema urinário.

Testes de função renal e detecção de lesões renais

O teste mais simples e importante de função urinária é determinar se a urina está ou não sendo eliminada. Isso pode ser conseguido em grandes animais mantendo-os em um piso limpo e seco que é examinado periodicamente. A colocação de um tecido absorvente sob potros em decúbito e bezerros também irá ajudar a determinar se a urina está sendo eliminada.

Testes de função renal medem a capacidade funcional dos rins e, geralmente, avaliam o fluxo sanguíneo para os rins, a filtração glomerular e a função tubular. Esses testes podem ser realizados avaliando o *soro/plasma*, *urina* ou ambos, e avaliam tanto a *função* quanto a presença de *lesão*. O teste de triagem mais prático quanto à presença de diminuição da função renal é a determinação da concentração sérica de creatinina e da densidade urinária. A especificação de ambos os fatores auxilia na diferenciação entre azotemia renal e azotemia pré-renal. Na azotemia pré-renal, a função tubular permanece intacta e a preservação renal de água é otimizada, resultando na produção de urina concentrada. Animais com azotemia pré-renal, portanto, apresentam aumento das concentrações séricas de creatinina e ureia e aumento da densidade urinária. Em comparação, animais com algum grau de azotemia renal apresentam aumento das concentrações séricas de creatinina e ureia e valor da densidade urinária abaixo do esperado. A determinação da densidade urinária deve, portanto, ser realizada rotineiramente em todos os animais desidratados antes do início do tratamento, uma vez que a fluidoterapia oral ou intravenosa (IV) irá alterar diretamente a densidade urinária.

Coleta de amostras de urina

A coleta de amostras de urina pode ser difícil. Amostras provenientes de micção espontânea e de cateterização são igualmente úteis para urinálise de rotina. Amostras de urina para análise devem ser coletadas por acondicionamento da porção média do fluxo de urina ou por cistocentese em pequenos ruminantes machos, preferencialmente guiado por ultrassonografia. Betanecol (0,075 mg/kg SC) ocasionalmente foi usado para induzir micção em indivíduos relutantes, mas uma amostra de micção espontânea é mais adequada à triagem inicial, que é realizada rotineiramente utilizando fitas de urinálise.

Equinos, com frequência, urinam pouco tempo após serem colocados em uma baia com cama limpa. Vacas urinam quando relaxadas e se tiverem seu períneo e extremidade da vulva massageados para cima gentilmente, sem tocar a cauda. Taxas de sucesso na obtenção de amostras de urina podem chegar a 100% se as vacas estiverem em decúbito e forem calmamente encorajadas a levantar antes da tentativa de estimulação perineal para induzir a micção. Bovinos machos castrados e touros podem urinar se o orifício prepucial for massageado e lavado com água morna. Ovelhas com frequência urinam imediatamente após levantarem se elas estiverem em decúbito há algum tempo. A oclusão das narinas com ameaça de asfixia também pode induzir a micção assim que as narinas forem liberadas e for permitido que o animal respire novamente; contudo, esse é um procedimento estressante e não deve ser realizado em ovelhas doentes ou debilitadas. A administração por via intravenosa de furosemida (0,5 a 1,0 mg/kg PC) induz micção na maioria dos animais em, aproximadamente, 20 min. A amostra é útil para o exame microbiológico, mas sua composição é drasticamente alterada pelo diurético. Os diuréticos devem ser usados com cautela extrema em animais desidratados.

Amostras de urina obtidas por *cateterização da bexiga* usando uma sonda uretral são preferidos para o exame microbiológico, dado que uma técnica asséptica seja aplicada, incluindo bandagem da cauda de éguas ou manter a cauda de bovinos levantada e fora do caminho. A região perineal deve ser limpa com iodopovidona diluída ou clorexidina para minimizar a contaminação do trato urinário, e deve haver o uso rotineiro de luvas cirúrgicas estéreis e lubrificação. Carneiros, bodes e bezerros jovens normalmente não podem ser cateterizados sem fluoroscopia, em razão da presença de um divertículo suburetral e do pequeno diâmetro da uretra. Um cateter précurvado e a orientação fluoroscópica podem ser usados para facilitar a cateterização em carneiros e cervos. Ovelhas e porcas podem ser cateterizadas, mas suas vulvas com frequência são pequenas demais em relação à mão para permitir o acesso à uretra. Vacas podem ser cateterizadas de forma relativamente simples utilizando um cateter ligeiramente rígido e de pequeno diâmetro (0,5 cm), tal como uma pipeta de inseminação artificial. O dedo pode ser inserido no divertículo suburetral, no aspecto ventral para direcionar a extremidade do cateter sobre o divertículo e para dentro do orifício uretral (Figura 13.1). Para cateterização de bovinos adultos a longo prazo (3 dias), cateter de Foley de 24 a 28 French é colocado na bexiga usando o mesmo método de inserção; contudo, a inserção do cateter de Foley é facilitada pela aplicação de lubrificante estéril na região externa do cateter, e colocação de uma pipeta de inseminação dentro do lúmen do cateter para aumentar a sua rigidez. A retenção do cateter de Foley em vacas é facilitado

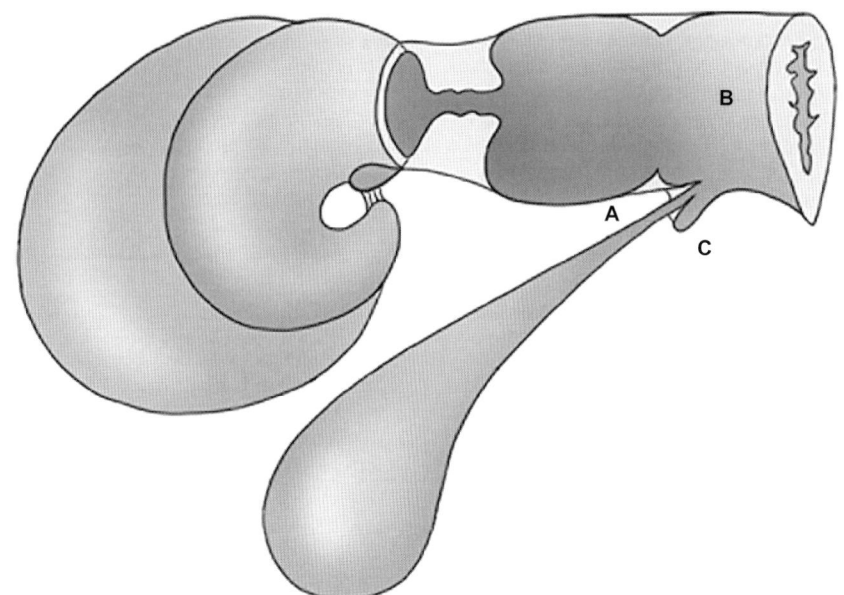

Figura 13.1 Vista lateral da uretra (**A**), vagina (**B**) e divertículo suburetral (**C**) em vaca adulta, observado pelo lado esquerdo. Um dedo é inserido no divertículo suburetral no aspecto ventral para direcionar a extremidade do cateter sobre o divertículo e para o orifício uretral externo. Reproduzida, com permissão, de Rosenberger G. Clinical Examination of Cattle. Berlin: Parey; 1979; 453.

usando um balão volumétrico de 60 a 75 mℓ; o uso de um balão de volume menor permite que cateter se mova para uretra, levando a polaquiúria, estrangúria e extrusão potencial do cateter. A incidência de infecção do trato urinário pela presença de cateter de Foley em vacas-leiteiras é de 3% por dia de cateterização[2]; a urina deve, portanto, ser avaliada periodicamente quanto a evidências de cistite, e tratamento antimicrobiano deve ser instituído sempre que indicado. Éguas podem ser caracterizadas facilmente, seja pela passagem às cegas de um cateter rígido no orifício uretral externo, ou pelo uso do dedo como guia para um cateter flexível. A cateterização da bexiga de éguas a longo prazo requer uma técnica similar àquela descrita para vacas.

Equinos machos também podem ser cateterizados facilmente se o pênis estiver relaxado. Quando obstrução uretral está presente, o pênis normalmente está relaxado, mas a administração de um fármaco (acepromazina costuma ser usada) torna a manipulação do pênis mais fácil e tende a resultar no seu relaxamento completo. Em razão da uretra longa, o cateter deve ser bem lubrificado. O cateter deve ser rígido o suficiente para passar através da uretra longa, mas flexível o bastante para passar ao redor do arco isquiático. Em todas as espécies, a cateterização supera os mecanismos de defesa naturais que evitam que microrganismos infecciosos ascendam para o trato urinário. Como resultado, a atenção à higiene durante a cateterização é essencial.

Testes de amostras de urina

A urinálise é um componente essencial do exame do sistema urinário. O leitor é orientado a consultar livros-texto de patologia clínica veterinária para detalhes quanto aos exames bioquímico e microscópico da urina. O exame citológico da urina deve ser realizado logo após a coleta da amostra, uma vez que os cilindros (moldes de formato cilíndrico que indicam lesão tubular) são frágeis e podem se desintegrar rapidamente. As anormalidades comuns na urina serão discutidas posteriormente.

A amostra de urina deve ser centrifugada; o sobrenadante deve ser usado para análise laboratorial, e o sedimento e o sobrenadante remanescente são usados para urinálise de rotina.

Densidade

A densidade da urina é o teste mais simples para mensurar a capacidade dos túbulos renais em conservar líquido e excretar solutos. Para a maioria das espécies, a variação normal da densidade é de 1,015 a 1,035, e em animais azotêmicos, a densidade deve ser maior do que 1,020 se a azotemia for de origem pré-renal. Na doença renal crônica, a densidade urinária diminui para 1,008 a 1,012, e não é apreciavelmente alterada pela privação de água por 24 h ou pela administração de grande quantidade de água por sondagem gástrica. É importante reconhecer que a densidade inferior a 1,008 indica que os rins podem produzir urina diluída e, se mantida, aponta melhor função renal do que uma densidade urinária fixa de 1,008 a 1,012.

A densidade urinária pode ser imprecisa quando outras partículas refrativas estão presentes na urina, como glicose ou proteína. A densidade urinária, portanto, deve ser usada com cautela em animais com proteinúria ou glicosúria. Como alternativa à densidade urinária, a osmolalidade de um líquido mensura diretamente a concentração de solutos no líquido. A osmolalidade urinária, portanto, fornece uma avaliação mais precisa da habilidade dos túbulos em conservar ou excretar solutos do que a densidade urinária, e é preferível para a avaliação da capacidade de concentração de urina para estudos de pesquisa. Contudo, a densidade urinária é suficientemente precisa para uso clínico em animais sem proteinúria ou glicosúria, uma vez que existe uma relação linear entre a densidade urinária e a osmolalidade, e a densidade urinária explica 52% da variação da osmolalidade da urina. O intervalo de confiança de 95% para predizer a osmolalidade a partir da mensuração da densidade é ± 157 mOsm/kg.

pH

O pH da urina pode ser mensurado usando papéis de pH calibrados em unidades de pH de 0,2 a 0,3 ou em fitas de urinálise calibradas em 0,5 unidades de pH. A faixa fisiológica do pH urinário é de 4,5 a 9,0, com a urina de herbívoros tipicamente apresentando pH entre 7,0 e 8,5. Bovinos que recebem dietas com alto teor de grãos podem apresentar ligeira acidúria (pH 6,0 a 7,0) e ruminantes e equinos que ingerem dieta acidogênica apresentarão acidúria, com pH urinário tão baixo quanto 5,0. O pH urinário de amostras de micção espontânea tipicamente é 0,1 a 0,2 unidades de pH inferior às amostras coletadas anaerobicamente; a diferença provavelmente é causada pela perda de CO_2 pela urina durante a micção, que é acompanhada por um aumento no pH. É por essa razão que alguns estudos de pesquisa realizam a coleta de urina utilizando um cateter de Foley em um frasco de vidro com óleo mineral na superfície. Para uso clínico, é suficiente encher por completo um frasco com tampa rosqueada com urina e minimizar a quantidade de ar no topo do frasco antes do pH urinário ser mensurado.

Um achado interessante e consistente é que a acidúria sempre é acompanhada por aumento da excreção urinária de cálcio. O pH luminal baixo no túbulo contornado distal e túbulo conector diminui o número de canais de cálcio epiteliais [receptor de potencial transitório do tipo vaniloide 5 (TRPV5)]; o TRPV5 é considerado o principal regulador da reabsorção ativa de cálcio na região distal do trato urinário. O baixo pH luminal também diminui o tamanho do poro do canal TRPV5, resultando em diminuição da captação de cálcio pelo lúmen tubular para dentro das células epiteliais. A diminuição no número e na atividade de TRPV5 induzido pelo baixo pH luminal resulta em diminuição da absorção de cálcio no túbulo contornado distal e túbulo conector, resultando diretamente em hipercalciúria.

Excreção ácida

Os rins têm um papel central na homeostase ácido-base, ajustando a excreção de eletrólitos na urina para manter o pH sanguíneo constante. A mensuração da excreção ácida urinária (EA) fornece um método sensível e clinicamente útil para avaliar o equilíbrio ácido-base. Isso ocorre uma vez que EA fornece uma estimativa da produção endógena de ácidos e da magnitude de acidificação dietética quando uma dieta acidogênica é fornecida. O termo EA é usado habitualmente em estudos de fisiologia renal em humanos, outros onívoros e carnívoros, nos quais o pH urinário normalmente é ácido quando comparado ao pH plasmático de um animal saudável (7,40). O termo excreção de bases (EB) é mais adequado em bovinos e outros herbívoros, uma vez que o pH urinário normalmente é alcalino. Deve-se reconhecer que EB = − EA, com ambos sendo mensurados em miliequivalentes por litro.[3]

A EA urinária é o índice mais sensível do equilíbrio ácido-base, e é subutilizado clinicamente. O método Jørgensen é usado com frequência para mensurar EA, e envolve a titulação laboratorial da urina até um ponto-final padronizado no qual a temperatura é 37°C, P_{CO_2} é 0 mmHg e o pH é 7,40 (equivalente ao pH plasmático em um animal clinicamente normal). O método envolve a acidificação da amostra de urina com pH < 4 para converter todo o HCO_3^- para CO_2 e dissolver o sedimento de fosfato, aquecendo até a fervura, resfriando, e efetuando alcalinização novamente para 7,40 para determinar a acidez titulável (AT) mensurada.[3] A AT mensurada é definida como o número de miliequivalentes de OH^- (como NaOH) que deve ser adicionado à amostra de urina livre de bicarbonato para aumentar o pH para 7,40. Formaldeído é então adicionado à amostra de urina (que diminui o pH urinário para abaixo de 7,40) e a amostra titulada com NaOH de volta ao pH 7,40 para determinar a concentração de amônio ($[NH_4^+]$). EA é então calculada como EA = AT = $[NH_4^+]$. Resultados confiáveis são obtidos com o método Jørgensen se a urina for armazenada anaerobicamente a -20°C por até 30 dias e descongelada à temperatura ambiente (20°C) por 2 h, ou armazenada anaerobicamente a 4°C por < 3 dias.

EA para bovinos saudáveis alimentados a pasto ou com silagem normalmente é inferior a -210 a -90 mEq/ℓ, mas costuma ser expresso como o negativo do EA, chamado de EB, onde EB = −EA (ou seja, EB normalmente é de +90 a +210 mEq/ℓ). EA média para bovinos alimentados com grãos com acidose ruminal subclínica (pH ruminal médio de 5,8 a 6,0) variou de +80 a +140 mEq/ℓ (ou seja, EB = -80 a -140 mEq/ℓ). O pH urinário e -EA são relacionados em herbívoros, nos quais pH∪ 6,1 + $\log_{10}$(EB + $[NH_4^+]$), com EB expresso em mEq/ℓ e a concentração urinária de íon amônio ($[NH_4^+]$) expressa em mEq/ℓ (Figura 13.2).[3]

Hematúria

Pode decorrer de causas pré-renais, quando ocorrem lesões vasculares como o trauma aos rins, sepse e púrpura hemorrágica. Causas renais incluem glomerulonefrite aguda, infarto renal, embolismo da artéria renal, lesão tubular por lesão tóxica e pielonefrite. Hematúria pós-renal ocorre principalmente na urolitíase e na cistite. Uma circunstância especial de hematúria é a hematúria enzoótica de bovinos, quando a hemorragia se origina de tumores da vesícula urinária. Em bovinos acometidos, a força da reação da fita de urinálise para o sangue é associada ao número e à gravidade de nódulos tumorais (hemangiomas).[4] Hematomas da parede da bexiga (hematoma cístico) causam hematúria

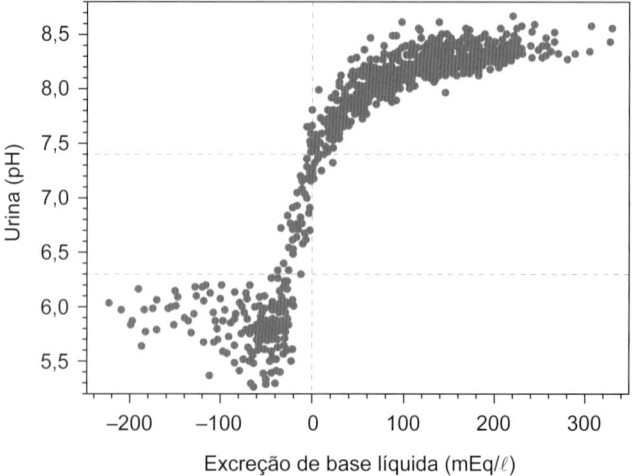

Figura 13.2 Relação entre o pH urinário e a excreção de bases (equivalente ao valor negativo da excreção de ácidos) para vacas alimentadas com diversas diferenças cátion-aniônicas na dieta. As linhas tracejadas indicam a excreção de base = 0 mEq/ℓ (por definição) quando o pH é 7,40. Notar que o pH urinário apresenta pobre associação com a excreção de base em pH < 6,3 (linha pontilhada); nesse pH urinário, a concentração renal do íon amônio ($[NH_4^+]$) se torna acentuadamente aumentada. Reproduzida, com autorização, de Constable PD, Gelfert CC, Fürll M et al. Am J Vet Res 2009; 70(7):915-925.

em potros neonatos.[5] O tratamento de potros com hematoma cístico pode incluir abordagem clínica e cirúrgica, com base no grau de obstrução do trato urinário e outros sinais.

Tipicamente, lesões dos rins, bexiga e uretra proximal causam hemorragia durante toda a micção ou ao final da micção, enquanto lesões na uretra média e distal são responsáveis por sangramento no início da micção. Em casos graves de hematúria, o sangue pode ser eliminado como coágulos visíveis, mas, com maior frequência, a hematúria causa coloração vermelho-escuro a castanha da urina. Casos menos graves podem apresentar apenas turbidez, que se precipita para formar depósitos vermelhos na urina parada. A hematúria pode ser tão branda que é detectável apenas no exame microscópico do sedimento de uma amostra de urina centrifugada. Em fêmeas, amostras de urina provenientes de micção espontânea podem ser contaminadas com sangue do trato reprodutor, e pode ser necessário coletar amostras por cateterização uretral para evitar a possibilidade de contaminação da urina a partir da passagem pela vagina.

Sangue na urina é sempre positivo em testes bioquímicos para hemoglobina e mioglobina. Uma vez que os eritrócitos podem ser lisados na urina diluída, a urina de coloração vermelha deve ser examinada microscopicamente quanto à presença de eritrócitos. A presença de depósitos de coloração castanha não é suficiente para o diagnóstico de hematúria, uma vez que ela também pode ocorrer na hemoglobinúria. Se a bexiga ou uretra estiverem envolvidas no processo que causa hematúria, anormalidades podem ser detectadas no exame físico.

Hematúria perceptível por longos períodos pode resultar em anemia hemorrágica grave. Hemorragia grave do trato urinário de origem indeterminada em éguas mais velhas foi relatado. A síndrome é amplamente reconhecida, embora não seja bem documentada, em éguas da raça Árabe. O exame endoscópico revela hemorragia em um ureter, mas o exame ultrassonográfico dos rins não aponta qualquer anormalidade significativa. A remoção cirúrgica do rim afetado não é recomendada, uma vez que a hemorragia algumas vezes recidiva no rim remanescente. O tratamento não é específico. Hematúria grave também pode ocorrer em equinos com pielonefrite.

Hemoglobinúria

Falsa hemoglobinúria pode ser vista na hematúria, quando os eritrócitos são lesados e liberam a sua hemoglobina. Nesse caso, os eritrócitos podem ser detectados apenas por exame microscópico de sedimento urinário para restos celulares.

A hemoglobinúria verdadeira causa coloração vermelho-escura à castanha na urina e fornece reação positiva a testes bioquímicos para hemoglobina. Não existem restos de eritrócitos nos sedimentos. As fitas de urinálise para proteinúria podem não ser positivas, a não ser que a concentração de hemoglobina seja muito alta. Existem muitas causas de hemólise intravascular, que é a fonte de hemoglobinúria. As causas específicas estão listadas posteriormente.

Normalmente, a hemoglobina liberada dos eritrócitos circulantes é convertida em pigmentos biliares nas células do sistema reticuloendotelial. Se a hemólise exceder a capacidade desse sistema em remover a hemoglobina, ela se acumula no sangue até exceder um determinado limiar renal, e então passa para a urina. Alguma hemoglobina é reabsorvida pelo epitélio tubular a partir do filtrado glomerular, mas provavelmente não é em quantidade suficiente para afetar de forma apreciável a concentração de hemoglobina da urina. Hemoglobinúria estará presente apenas quando a concentração plasmática exceder o limiar renal. Por consequência, a hemoglobina é macroscopicamente visível no plasma no momento em que a hemoglobinúria for visível. A hemoglobina se precipita para formar cilindros nos túbulos, especialmente se a urina for ácida, resultando em algum grau de obstrução dos túbulos, mas a causa principal da uremia na anemia hemolítica é a nefrose tubular isquêmica.

Mioglobinúria

A presença de mioglobina na urina é evidência de lesão muscular grave. A única ocorrência notável em animais é a azotúria em equinos. Mioglobinúria não é comum na distrofia muscular enzoótica, possivelmente porque há mioglobina insuficiente nos músculos de animais jovens. A molécula de mioglobina (peso molecular 16.500 Da) é muito menor do que a molécula de hemoglobina (peso molecular 64.000 Da), e passa pelo glomérulo muito mais rapidamente, de maneira que a detecção da coloração castanho-escura da urina ocorre sem concentrações muito altas de mioglobina plasmática. Não existe alteração detectável da cor do soro, como visto na hemoglobinemia. A porfiria congênita hereditária é outra doença que causa coloração castanho-avermelhada da urina. Na porfiria, o plasma também está com coloração normal, mas é diferenciado da mioglobinúria com base na reação negativa para o teste de guaiaco e a característica espectrográfica. As porfirinas na porfiria congênita hereditária são os únicos pigmentos que fluorescem sob luz ultravioleta.

A presença e o tipo de pigmento na urina podem ser determinados de forma precisa pelo exame espectrofotométrico, mas raramente esse teste está clinicamente disponível. A mioglobinúria normalmente é acompanhada por achados clínicos e anormalidades bioquímica clínica de miopatia aguda, e a diferenciação clínica entre mioglobinúria e hemoglobinúria normalmente é feita com base nos achados clínicos e achados bioquímicos séricos, incluindo a mensuração de enzimas derivadas de músculos, tais como a creatinoquinase. Como a hemoglobina, a mioglobina pode se precipitar nos túbulos e contribuir para a uremia.

Cetonúria

É um achado comum em ruminantes doentes e verificada na: inanição; acetonemia de vacas-leiteiras em lactação; e toxemia da gestação em ovelhas, cabras e vacas de corte prenhes. Uma pequena quantidade de cetonúria normalmente está presente em vacas-leiteiras no início da lactação. Como resultado, é importante que o método de avaliação para demonstrar cetonúria seja adequado para urina, uma vez que pode haver o risco de reações falso-positivas em alguns testes. O teste padrão é o *nitroprussiato de sódio*, que toma uma coloração arroxeada intensa na presença de *acetoacetato*, um dos três cetoácidos.

Glicosúria

Ocorre na nefrose tubular aguda como resultado da falha na reabsorção tubular, e é um dos índices mais sensíveis para a presença de lesão nos túbulos proximais. Glicosúria ocasionalmente é detectada em ruminantes gravemente doentes, em particular naqueles com vólvulo abomasal ou obstrução do intestino delgado. Glicosúria em combinação com cetonúria ocorre apenas na diabetes melito, uma doença extremamente rara em ruminantes. A glicosúria pode ser vista em ruminantes em associação com enterotoxemia causada por *Clostridium perfringens* tipo D, e pode ocorrer após o tratamento parenteral com soluções de dextrose, hormônio adrenocorticotrófico ou análogos de glicocorticoides. Equinos com tumores da parte intermediária da glândula pituitária, com frequência, apresentam glicosúria.

A glicose é livremente filtrada pelo glomérulo e reabsorvida do filtrado nos túbulos proximais, com o limiar renal se aproximando de 150 mg/dℓ em equinos e bovinos. A glicosúria diante de uma concentração sérica normal de glicose, portanto, indica a presença de função tubular proximal anormal. A glicosúria ocorre precocemente no desenvolvimento de nefropatia dos túbulos proximais induzida por aminoglicosídeos, e fornece um teste de triagem útil, de baixo custo e prático para nefrotoxicidade em animais sem hiperglicemia.

Proteinúria

Pode ter origem pré-renal, renal ou pós-renal, e é clinicamente útil identificar a fonte anatômica de perda proteica. A *proteinúria pré-renal* é causada por concentração plasmática anormal de proteínas que atravessam a parede dos capilares glomerulares, e as proteínas apresentam propriedades de permeabilidade seletiva normais (como a hemoglobina, mioglobina e imunoglobulina de cadeia leve). A *proteinúria renal* é causada por manuseio renal anormal de proteínas plasmáticas normais, e pode ser funcional ou patológica. A *proteinúria renal funcional* é branda e transitória, como resultado de fisiologia renal alterada durante ou em resposta a um fenômeno transitório, tal como exercício de alta intensidade e febre. A *proteinúria renal patológica* é causada por lesões funcionais ou estruturais dentro dos rins, independente da sua magnitude e duração. Existem três subcategorias de proteinúria renal patológica: glomerular, que é causada por lesões que alteram as propriedades de permeabilidade seletiva da parede capilar do glomérulo; tubular, que é causada por lesões que prejudicam a recuperação tubular de proteínas plasmáticas que ordinariamente atravessam a parede capilar glomerular que tem propriedades de permeabilidade seletiva normais (tipicamente proteínas de baixo peso molecular); e intersticial, que é causada por lesões inflamatórias ou enfermidades (tais como nefrite intersticial aguda) que resultam em exsudação de proteínas dos capilares peritubulares para a urina. A *proteinúria pós-renal* é causada pela entrada de proteína na urina após ela entrar na pelve renal, e pode ser urinária ou extraurinária. A *proteinúria pós-renal urinária* é causada pela entrada de proteínas derivadas de processos hemorrágicos ou exsudativos que afetam a pelve renal, ureter, bexiga urinária e uretra. *Proteinúria pós-renal extraurinária* é causada pela entrada de proteínas derivadas do trato genital ou genitália externa durante a micção ou no processo de coleta de urina para análise.

Constituintes do filtrado glomerular dependem do tamanho, formato e carga das partículas filtradas, com a maioria dos constituintes plasmáticos (como eletrólitos e glicose) imediatamente filtrados pelo glomérulo; consequentemente, concentrações do filtrado glomerular normalmente são similares àqueles do plasma. Proteínas com pesos moleculares (fórmulas) inferiores a 60 kilodaltons (kDa – 60.000 Da) passam através do glomérulo em alguma extensão, mas a albumina (peso molecular 65 kDa) normalmente não está presente no filtrado glomerular. A hemoglobina e a mioglobina são proteínas pigmentadas pequenas (17 kDa) que são livremente filtradas e estão presentes no filtrado glomerular; em última instância, elas são visíveis como hemoglobinúria ou mioglobinúria. A *proteína de Tamm-Horsfall* é uma glicoproteína produzida por células tubulares na alça de Henle. A concentração urinária de proteínas de Tamm-Horsfall normalmente é baixa, mas pode ser aumentada em doenças inflamatórias dos rins, e a glicoproteína pode ser incorporada nos cilindros urinários.

A urina normal contém apenas uma pequena quantidade de proteínas, que não é suficiente para ser detectada por teste de fita de urinálise padrão. Deve-se notar que a urina altamente alcalina produzida por herbívoros sempre produz reação falso-positiva (traços ou 1+) para proteína nos testes de fita de urinálise. A proteinúria pré-renal pode ser detectada usando testes de fita de urinálise padrão em animais com hemoglobinúria e mioglobinúria, uma vez que ambos os compostos são proteínas. A proteinúria renal funcional é observada em potros, bezerros, cabritos e cordeiros normais nas primeiras 40 h após a ingestão de colostro. A proteinúria renal ou pós-renal patológica e hematúria podem estar presentes quando há infecções do trato urinário. Vacas no período pós-parto normalmente apresentam proteínas na urina coletada por micção espontânea, como resultado da lavagem de fluídos uterinos que são expelidos durante a micção, ou traços que permanecem na vagina caudal; esse é um exemplo clássico de proteinúria pós-renal extraurinária. A demonstração de que a proteinúria se origina nos rins é mais fácil se elementos anormais que se formam nos rins, tais como os cilindros tubulares, também estiverem presentes na urina, ou anormalidades morfológicas dos rins forem palpáveis VR ou identificadas ultrassonograficamente.

A proteinúria é quantificada com maior precisão determinando a quantidade de proteína eliminada em um período de 24 h, mas isso não é prático em casos clínicos. A proteinúria é mais facilmente quantificada por indexação da concentração de proteína com relação à concentração de creatinina em uma única amostra de urina; essa técnica mostrou fornecer uma representação precisa da perda de proteínas na urina durante um período de 24 h.

Proteinúria renal patológica crônica pode causar hipoproteinemia, como na glomerulonefrite crônica e nefrose tubular aguda em equinos e na amiloidose em bovinos. Quando a proteinúria se origina de pielonefrite ou cistite, outras evidências clínicas e clínico-patológicas dessas doenças normalmente estão presentes.

A concentração de proteína urinária em animais sem doença do trato urinário inferior ou hematúria normalmente é muito menor do que a concentração sérica de proteína, e é similar à concentração de proteína do líquido cerebroespinal (LCE). O filtrado glomerular normalmente contém baixa concentração de proteínas de baixo peso molecular, tais como β_2-microglobulina (peso molecular de 11.800 Da) e lisozima (peso molecular 14.400 Da). Isso decorre do fato de que o glomérulo saudável exclui proteínas de alto peso molecular, tais como albumina (peso molecular 65.000 Da) e globulinas do filtrado glomerular; túbulos proximais que estão funcionando normalmente reabsorvem essas proteínas de baixo peso molecular, levando a concentrações de proteína urinária muito baixas. Alterações na função tubular podem, portanto, levar à proteinúria, mas tipicamente, as lesões glomerulares produzem aumentos muito maiores na concentração de proteína urinária do que aquela produzida por alterações na função tubular proximal. Uma proteinúria transitória e acentuada é relatada em potros nos primeiros 2 dias de vida após a ingestão de colostro; a proteinúria é atribuída à presença de proteínas de baixo peso molecular no colostro que, após a absorção ativa pelas células do intestino delgado, terminam no filtrado glomerular.

A determinação da concentração de proteína urinária requer um teste analítico sensível, tal como o método Azul Brilhante de Coomassie. As concentrações de proteína urinária podem ser indexadas à concentração de creatinina urinária para formar o efeito denominador de alterações no volume urinário. Dividir a concentração de proteína urinária (mg/dℓ) pela concentração de creatinina (mg/dℓ) produz uma razão sem unidades que fornece um método diagnóstico sensível e confiável para detecção e quantificação de proteinúria, bem como é bem correlacionado com a excreção de proteínas durante 24 h em amostras de urina sem evidência de sangue.

A razão normal entre proteína urinária para creatinina em equinos parece ser inferior a 1[6], e pequenos aumentos nessa razão (de 0,1 a 0,4) são observados em equinos durante o estágio de desenvolvimento de laminite induzida experimentalmente.[7] Em animais com proteinúria maciça, a razão da concentração de proteína urinária para creatinina de menos do que 13 é considerada como um indicador mais forte de proteinúria tubular do que de proteinúria glomerular. Geralmente, o aumento da concentração urinária de albumina e β_2-microglobulina indica *proteinúria glomerular* e *proteinúria tubular*, respectivamente. A proteinúria é maciça e constante em bovinos e ovinos com amiloidose renal avançada e animais com glomerulonefrite avançada (proteinúria glomerular), mas é branda em animais sem doença glomerular, mas com lesão tubular proximal (proteinúria tubular). Microalbuminúria não parece ter sido avaliada como um teste sensível e precoce de doença glomerular em grandes animais, mas aumentos na concentração de albumina urinária seriam esperados em animais com doença glomerular.

Cilindros

Cilindros são estruturas tubulares organizadas que variam em aparência, dependendo da sua composição. Eles ocorrem apenas quando o rim está envolvido no processo de doença. Cilindros estão presentes como indicação de alterações inflamatórias ou degenerativas nos rins, onde eles se formam por aglomeração de células descamadas e *proteínas de Tamm-Horsfall*. Os cilindros podem não se formar em todos os casos de doença renal. Adicionalmente, os cilindros se dissolvem imediatamente em urina alcalina e são detectados com mais facilidade em amostras frescas de urina.

Células e piúria

Leucócitos, eritrócitos e células epiteliais na urina podem se originar de qualquer parte do trato urinário. Leucócitos ou pus na urina (piúria) indicam exsudação inflamatória em algum ponto do sistema urinário, normalmente na pelve renal ou bexiga. Piúria pode ocorrer como coágulos visíveis macroscopicamente ou fragmentos, mas com frequência é detectável apenas por exame microscópico do sedimento urinário. Células individuais e cilindros leucocitários podem estar presentes. Piúria normalmente é acompanhada pela presença de bactérias na urina.

Bacteriúria

O diagnóstico de infecção do sistema urinário se baseia em achados clinicamente relevantes de bacteriúria em amostra de urina coletada por micção espontânea (a parte média do jato coletada em um frasco estéril), cateterização ou cistocentese. Em equinos e bovinos adultos, a coleta de urina é limitada à micção espontânea e cateterização transuretral da bexiga, em razão do porte do animal e da posição intrapélvica da bexiga, que evita a cistocentese. Em contrapartida, a cistocentese pode ser realizada sob orientação ultrassonográfica em bezerros, pequenos ruminantes e suínos. Ao cultivar uma amostra de urina obtida por cateterização, os primeiros 20 ml devem ser descartados em razão do potencial para contaminação pela flora vaginal ou flora da uretra distal.

Bacteriúria acentuada sugestiva de infecção bacteriana normalmente é definida como mais de 30.000 unidades formadoras de colônia (UFC)/ml em espécimes provenientes de micção espontânea (alguns laboratórios usam 10.000 a 100.000 UFC/ml), e mais do que 1.000 UFC/ml de amostras coletadas por cateterização. É importante quantificar o número de bactérias nas amostras de urina, uma vez que número de UFC normalmente está associado à gravidade da doença em animais com cistite bacteriana ou pielonefrite. Por exemplo, 13% das amostras de urina obtidas diretamente da bexiga de bovinos machos e fêmeas abatidos usando uma agulha estéril e seringa foram positivos para bactérias associadas à infecção do trato urinário em bovinos; entretanto, evidência macroscópica ou histológica de infecção não foi identificada em qualquer animal.[8]

A detecção rápida de infecção do trato urinário pode ser conseguida usando o teste Uriscreen, que é uma solução de H_2O_2 a 10% e um agente corante. Trata-se de um teste que pode ser realizado na propriedade, que tem baixo custo e detecta atividade catalase em amostras de líquido colocadas em um tubo pelo desenvolvimento de um anel de espuma em 2 min. O teste Uriscreen foi usado de forma bem-sucedida para identificar bacteriúria em bezerros sépticos[9], e tem o potencial de utilização mais amplo para detecção de bacteriúria em outras espécies de grandes animais.

Cristalúria

A cristalúria não deve ser superestimada em animais de produção. Cristais na urina de animais herbívoros não apresentam relevância especial, a não ser que ocorram em grande número e estejam associados a achados clínicos de irritação do trato urinário. Carbonato de cálcio e cristais de fosfato triplo são comuns na urina normal. Se eles ocorrerem em grande número, podem sugerir que a urina está concentrada e indicam a possibilidade de desenvolvimento futuro de urolitíase. A presença de cristais de carbonato de cálcio no líquido peritoneal de um potro neonato foi usada para confirmar o diagnóstico de ruptura de bexiga.

O aspecto ventral da bexiga equina pode conter sedimentos ricos em carbonato de cálcio (chamado material sabuloso), especialmente quando os equinos são alimentados com feno de alfafa. Esse sedimento é observado ao final da micção, quando a bexiga é completamente contraída, sendo evidenciado por uma alteração na turbidez da urina de clara para opaca.

Enzimúria

Um índice clinicamente útil para identificar lesão tubular proximal é determinar a atividade de γ-glutamiltransferase (GGT) na urina.[10] A maioria das enzimas presentes no soro e no plasma tem peso molecular maior do que a albumina (ou seja, > 65.000 Da), e normalmente não são detectáveis no filtrado glomerular; a presença de enzimas de alto peso molecular na urina, como a GGT (peso molecular 330.000 Da), é chamada *enzimúria parenquimatosa*. Comparativamente, a presença de enzimas de baixo peso molecular (como a lisozima) na urina denomina-se *enzimúria tubular*, uma vez que a lesão ao túbulo proximal prejudica a sua capacidade em reabsorver enzimas do filtrado glomerular.

A maior parte da atividade de GGT na urina se origina da borda em escova luminal das células epiteliais tubulares proximais do rim. A alta atividade de GGT na urina resulta do aumento na taxa de destruição de células epiteliais tubulares proximais, e a GGT é liberada na urina durante a fase ativa de destruição tecidual; o aumento da atividade de GGT urinária, portanto, reflete enzimúria parenquimatosa. A atividade de GGT (ou outra enzima de alto peso molecular, como β-N-acetilglucosaminidase, β-glucuronidase e N-acetil-β-glucosaminidase [NAD]) na urina, portanto, pode ser usada para detectar a presença de lesão de células epiteliais tubulares renais proximais antes do início de disfunção renal. A GGT é a enzima preferencial para identificar a presença de enzimúria parenquimatosa, uma vez que o ensaio tem baixo custo e está disponível atualmente, e o rim tem maior concentração de GGT do que qualquer outro órgão do corpo, aumentando a sensibilidade do teste.

Atividade de GGT urinária frequentemente é indexada como um indicador da concentração de urina, como a concentração de creatinina urinária, para corrigir o efeito denominador induzido por alterações no volume de urina; e a razão GGT para creatinina maior do que 25 UI/g de creatinina é considerada anormal em equinos. Contudo, ela pode ser mais adequada para calcular a depuração fracionada de GGT (que compara a extensão de lesão tubular ou a quantidade de massa funcional do rim) em vez da razão GGT urinária para creatinina urinária (que compara a extensão da lesão tubular com a massa muscular). A indexação soro/plasma da atividade de GGT para concentração de creatinina no soro/plasma não é fisiologicamente válida, uma vez que as enzimas presentes na urina normalmente não são filtradas pelo glomérulo; o uso apenas da atividade urinária de GGT, portanto, parece ser mais adequado. De forma interessante, a atividade de GGT urinária parece ser um índice mais sensível de lesão tubular do que a razão GGT para creatinina urinária em equinos e ovinos, e parece ser um indicador mais sensível de lesão tubular em animais tratados com aminoglicosídeos.

Outras enzimas, como fosfatase alcalina, lactato desidrogenase, NAD, metaloproteinase de matriz (gelatinases localizadas nos túbulos renais, como MMP-2) e anidrase carbônica associada à membrana VI[11] foram avaliadas na urina como indicadores potenciais de lesão tubular.[12] Nenhuma dessas enzimas mostrou ser consistentemente superior à atividade urinária de GGT na detecção de lesão tubular, e uma revisão sistemática da lesão renal aguda em humanos identificou a atividade de GGT urinária (indexada para a concentração de creatinina urinária) como teste preferencial.

Testes no soro

Esses testes dependem do acúmulo, no caso de insuficiência renal, de metabólitos excretados normalmente pelo rim ou da excreção de substâncias endógenas pelo rim.

Nitrogênio ureico sanguíneo e concentração de creatinina

A determinação do nitrogênio ureico sanguíneo (NUSa) e da concentração de creatinina é um componente essencial de qualquer avaliação do sistema urinário. Esses índices séricos de função são estimativas simples da filtração glomerular, uma vez que a ureia e a creatinina são livremente filtradas pelo glomérulo. As concentrações séricas de ureia e creatinina não aumentam de forma apreciável acima dos valores normais até que 60 a 75% dos néfrons estejam destruídos.

As concentrações séricas de ureia e creatinina são influenciadas pelo fluxo sanguíneo nos rins e podem estar aumentadas na uremia pré-renal. Elas também sofrem com a desvantagem de que sua concentração sérica pode variar com a taxa de catabolismo proteico (e ingestão de proteína no caso da concentração sérica de ureia) e não são dependentes apenas da função renal. Em bovinos, por exemplo, concentrações séricas de ureia causadas por lesões pré-renais podem ser maiores do que aquelas resultantes de doença renal, uma vez que a secreção salivar de ureia, o metabolismo ruminal da ureia e a diminuição da ingestão de alimentos (e, portanto, redução da ingestão de proteínas) podem diminuir a concentração sérica de ureia em doenças crônicas. A ureia normalmente é expressa em termos de nitrogênio ureico, mas o termo NUSa não deve mais ser usado quando a análise for realizada no soro (NUSe). As unidades de ureia são relatadas como mg/dℓ ou mmol/ℓ, e são diferentes quando expressas em termos de nitrogênio ureico ou ureia, sendo com maior frequência expressos como nitrogênio ureico, onde 1 mg/dℓ = 0,357 mmol/ℓ.

A creatinina em herbívoros é essencialmente derivada da creatina endógena. A creatina é produzida pelo fígado a partir de aminoácidos, e circula no plasma antes de ser captada pela musculatura esquelética, na qual ela armazena energia na forma de fosfocreatina. A creatina é convertida a creatinina por um processo não enzimático irreversível e se distribui através da água corporal. A creatinina, portanto, é liberada da musculatura esquelética em uma taxa constante em animais sem mionecrose e, desse modo, é um índice indireto da massa muscular; essa é a razão pela qual a concentração sérica de creatinina é maior em machos inteiros, intermediária em fêmeas adultas e inferior em neonatos e em animais caquéticos. As concentrações séricas de creatinina são constantes em um animal, uma vez que elas refletem a sua massa muscular, que não se altera rapidamente; o aumento na concentração sérica de creatinina de mais do que 0,3 g/dℓ deve ser considerada clinicamente relevante. As unidades para a creatinina são relatadas como mg/dℓ ou μmol/ℓ, onde 1 mg/dℓ = 88,4 μmol/ℓ.

A concentração sérica de creatinina é rotineiramente mensurada utilizando a reação de Jaffe, na qual um produto corado é formado pela creatinina e picrato em solução alcalina. Contudo, a reação do picrato alcalino tem baixa especificidade, uma vez que também detecta muitos outros cromógenos no soro que não a creatinina, que não parecem estar presentes na urina. Em outras palavras, a concentração de creatinina pode ser superestimada no soro, mas é adequadamente mensurada na urina. A primeira induz algum erro no cálculo da depuração fracionada de eletrólitos. A progressão da falência renal pode ser monitorada colocando em um gráfico a concentração recíproca de creatinina sérica versus o tempo. A extrapolação da correlação linear resultante ao interceptar o eixo X forneceu algumas informações clinicamente úteis quanto ao prognóstico em um equino com falência renal avançada.

Taxa de filtração glomerular

O padrão-ouro aceito para mensuração da função renal é a avaliação da taxa de filtração glomerular usando a *depuração de inulina*. Inulina, um carboidrato metabolicamente inerte, passa livremente através do glomérulo e não é absorvida nem secretada pelos túbulos renais. A *depuração da creatinina endógena* também foi usada para estimar a taxa de filtração glomerular; entretanto, esse teste sofre por inexatidões relacionadas com a presença de cromógenos que não a creatinina no plasma, e pela secreção tubular de creatinina em algumas espécies. A *depuração da creatinina exógena* minimiza os erros induzido por cromógenos que não a creatinina no plasma, mas requer a administração por via intravenosa de creatinina e, portanto, é complicada e apresenta alto custo. Embora a depuração renal de inulina ou creatinina sejam métodos de pesquisa preferenciais para mensurar a função de excreção renal, essas técnicas não são práticas em pacientes clínicos e em ruminantes machos, uma vez que elas requerem a cateterização uretral, lavagem e remoção do conteúdo da bexiga e coletas de urina em momentos específicos.

A função de excreção renal é avaliada de forma mais prática em pacientes clínicos por meio da mensuração da depuração plasmática de compostos hidrossolúveis, não metabolizados, de origem exógena, e que tenham baixa ligação às proteínas plasmáticas (como ioexol, iodixanol, fenolsulfonaftaleína ou sulfanilato de sódio), uma vez que essas técnicas não requerem coleta de urina. Um teste prático para determinar a taxa de filtração glomerular é a administração por via intravenosa do agente de contraste radiológico ioexol a 150 mg/kg, seguido pela coleta de amostras de soro em 4 h ou 4 e 6 h após a injeção. Um protocolo de teste alternativo usado em bezerros é a administração do agente de contraste radiológico iodixanol a 40 mg/kg, seguido pela coleta de amostras de soro com 1, 2 e 3 h após a injeção.[13] A depuração plasmática de ácido dietilenoaminopentaacético-tecnécio ou de mercaptoacetiltriglicerina-tecnécio também foi avaliada em equinos, mas a técnica requer a mensuração por câmera gama e, portanto, não é adequada para campo. Os testes de depuração plasmática foram avaliados em bovinos, caprinos, ovinos e equinos e fornecem um teste clínico útil para monitorar a função renal em um animal individual no decorrer do tempo, particularmente a depuração de ioexol.

O ioexol se tornou o mais popular desses testes, uma vez que esse composto é livremente filtrado pelo glomérulo, sem ser secretado nem absorvido pelos rins; apresenta baixo grau de ligação às proteínas e não é tóxico, mas está amplamente disponível; é relativamente barato e facilmente avaliado.[14] Entretanto, a acurácia das técnicas de depuração plasmática de compostos administrados exogenamente pode não ser adequada o suficiente para estudos de pesquisa.

Testes de urina e soro
Razão entre a osmolalidade da urina e a do soro

Razão entre a osmolalidade da urina e a do plasma de 1 indica depuração isosmótica de materiais pelos rins. Uma razão inferior a 1 indica que os rins estão diluindo a urina, e uma razão maior do que 1 aponta que a urina está sendo concentrada. Uma vez que a osmolalidade plasmática é muito mais constante do que a osmolalidade urinária, o fator clínico importante é se a osmolalidade urinária é menor, igual ou maior que 300 mOsm/kg. A mensuração da osmolalidade urinária requer uma unidade de laboratório dedicada, e raramente é indicada para o manejo clínico de doença renal, em razão da disponibilidade disseminada de refratômetros manuais; a mensuração da osmolalidade urinária é necessária apenas em estudos de pesquisa.

Teste de privação de água

Esse teste pode ser usado para avaliar a capacidade de concentração renal em animais que apresentam isostenúria, com densidade urinária de 1,008 a 1,012, mas que não têm azotemia. O teste de privação de água não deve ser feito em animais já azotêmicos, e deve ser realizado com cautela extrema e monitoramento frequente (de hora em hora ou a cada 2 h) em animais que apresentam poliúria, mas não azotemia. Animais que não são capazes de conservar a água em razão de doença renal podem se tornar rapidamente desidratados e desenvolverem uremia pré-renal como resultado.

Resumidamente, o teste de privação de água monitora a capacidade do animal de detectar aumento da osmolalidade sérica, liberar a ADH e produzir urina concentrada como resultado da ação do ADH sobre os rins. O teste em geral requer documentação de que o animal apresenta poliúria e polidipsia, com consumo de água superior aos coortes da mesma faixa etária, estágio de lactação e dieta, quando estabulados sob as mesmas condições. Antes de conduzir um teste de privação de água, o animal deve ser pesado e um cateter de Foley inserido na bexiga (fêmeas), ou o animal é colocado em uma baia seca (machos). O acesso à água é evitado e a urina e o soro são avaliados a cada 1 ou 2 h ou quando há micção em machos. O teste deve ser interrompido quando a densidade da urina aumenta para mais de 1,015 a 1,020, quando há aumento na concentração de creatinina sérica/plasmática de 0,3 g/dℓ ou maior, ou quando há diminuição do PC de 5% ou mais.

Animais que concentram sua urina após a privação de água são diagnosticados com *polidipsia psicogênica*, e sua disponibilidade de água é gradualmente reduzida. Animais que falham em concentrar sua urina após privação de água são diagnosticados com diabetes insípido; *diabetes insípido nefrogênica* pode ser descartada em um animal que produza urina concentrada algumas horas após administração intramuscular (IM) de vasopressina exógena (0,15 a 0,30 U/kg PC). No segundo caso, o diagnóstico é de *diabetes insipidus neurogênico* como resultado de liberação inadequada de ADH. Tais casos são extremamente raros em grandes animais, e foram atribuídos à neoplasia da pituitária (sobretudo adenoma de pituitária em equinos) ou encefalite. A determinação da concentração plasmática de vasopressina usando radioimunoensaio pode auxiliar na diferenciação entre diabetes insípido nefrogênica e neurogênica; na primeira, a concentração plasmática de vasopressina aumenta durante o teste de privação de água. Entretanto, uma vez que o ensaio para a avaliação da concentração de vasopressina plasmática não é amplamente disponível e não foi validado para todas as espécies de grandes animais, a resposta à vasopressina exógena é o teste clínico preferencial para diferenciar diabetes insípido nefrogênica de diabetes insípido neurogênica. Dois equinos relacionados foram diagnosticados com diabetes insípido nefrogênica, o que sugere que ela pode ser um traço hereditário relacionado com um distúrbio no cromossomo X.

Testes de privação de água não são necessários se a densidade urinária estiver abaixo de 1,008, uma vez que a presença de hipostenúria indica que a função tubular está atuando na conservação de solutos e para produzir urina diluída. Em outras palavras, uma densidade abaixo de 1,008 é um sinal clínico melhor do que uma densidade constante de 1,008 a 1,012, uma vez que a baixa densidade indica a presença de alguma função tubular. Baixa densidade pode ocorrer no diabetes insípido, após a ingestão excessiva de água ou a administração de fluídos, ou após a administração de diuréticos. Animais neonatos que recebem dietas líquidas e vacas-leiteiras no início da lactação com frequência produzem urina diluída.

Estudos de depuração renal

Em animais com doença renal, as concentrações sérica/plasmática de creatinina e nitrogênio ureico são indicadores insensíveis de disfunção renal e excedem o limite superior do intervalo de referência apenas após perda extensa da função dos néfrons. O aumento na concentração sérica de creatinina e nitrogênio ureico não diferencia entre azotemia pré-renal, renal e pós-renal. A densidade urinária pode ser usada para diferenciar a azotemia pré-renal da azotemia renal. Contudo, os resultados de urinálise não refletem a magnitude da doença, e esses achados não são específicos de determinadas doenças renais.

O cálculo da depuração renal de creatinina, nitrogênio ureico e eletrólitos, juntamente com a mensuração de atividade enzimática específica na urina, é um indicador mais sensível de lesão dos túbulos do que a análise bioquímica sérica. Os índices diagnósticos urinários foram usados para avaliar a função renal e para detectar e estimar a extensão da lesão renal em animais pecuários. Por exemplo, pode ser clinicamente útil determinar a concentração de urina para soro, a razão da creatinina urinária para nitrogênio ureico, a depuração renal de creatinina e nitrogênio ureico, a razão da osmolalidade urina para soro, a concentração de proteína urinária ou a razão proteína para creatinina urinária, a depuração fracionada de eletrólitos e a atividade de enzimas urinárias. O diagnóstico precoce de lesões renais facilita a iniciação de um tratamento adequado e diminui a incidência de falência renal irreversível. Medidas sequenciais desses índices podem auxiliar na determinação do prognóstico e permitir o monitoramento e a avaliação da extensão de recuperação da função renal.

Os testes requerem amostragem simultânea de sangue e urina. As amostras também podem ser coletadas diariamente por vários dias e semanalmente para determinar alterações relacionadas com a idade. Métodos analíticos podem ter um grande impacto nos valores mensuráveis de eletrólitos urinários. Amostras de urina precisam ser acidificadas (normalmente com HCl) para mensurar de forma precisa a concentração urinária de cálcio;[15] entretanto, isso pode ser problemático se a menstruação da concentração de cloreto urinário for necessária. Medidas precisas das concentrações de sódio e potássio urinário usando potenciômetros íon-seletivos requerem diluições de pelo menos 20 vezes para minimizar a ligação do tipo de sal na urina. Ocasionalmente, tais diluições não são suficientes para fornecer mensurações precisas da concentração de potássio, em razão da formação de complexos zwiteriônicos. Mensurações precisas da concentração de cloretos na urina por potenciômetros íon-seletivos do mesmo modo são difíceis, uma vez que os eletrodos usados também são sensíveis à concentração de bicarbonato, que é abundante na urina de herbívoros. Como consequência, deve-se assumir que as concentrações urinárias de cloreto mensuradas por potenciometria estão subestimadas quando realizadas em urina alcalina.

Depuração fracionada

A depuração fracionada de uma dada substância plasmática é calculada comparando a quantidade da substância excretada na urina com a quantidade filtrada através do glomérulo. A fórmula usada para calcular a depuração fracionada da substância X (FC_X) é:

$$FC_X (\%) = ([U_X]/[S_X]) \times 100/([U_{creatinina}]/[S_{creatinina}])$$

Em que $[U_X]$ e $[S_X]$ são as concentrações na urina e no soro (ou plasma) de X, respectivamente, e $[U_{creatinina}]$ e $[S_{creatinina}]$ são as concentrações urinária e sérica (ou plasmática) de creatinina, respectivamente. A depuração fracionada fornece informações quanto à ação dos mecanismos de transporte tubular sobre as substâncias filtradas; os valores abaixo de 100% indicam a reabsorção, enquanto valores acima disso indicam secreção. A depuração fracionada foi erroneamente chamada de excreção fracionada; este último termo gera confusão, é inadequado e não tem base científica.

Sódio e fosfato inorgânico são reabsorvidos do filtrado glomerular pelos túbulos renais; portanto, a depuração fracionada de sódio e fosfato fornece índices clinicamente úteis de função tubular e ambos podem ser mensurados de forma precisa. A retenção de sódio é uma função importante dos túbulos proximais, e a depuração fracionada de Na normalmente é de menos de 1% para animais (e frequentemente < 0,2%), a não ser que eles apresentem alta ingestão oral ou administração por via intravenosa de sódio, quando os valores da depuração fracionada podem aumentar para 4%. A excreção renal de fósforo é afetada pelo equilíbrio ácido-base e estado de cálcio e fósforo corporais e, portanto, é um indicador menos específico da função tubular do que a depuração fracionada de sódio. Valores para a depuração fracionada de sódio normalmente variam de 0,1 a 0,4%, embora valores maiores possam ser vistos em ruminantes com alta ingestão de fosfato. Tipicamente, a função tubular pode ser caracterizada de forma adequada pela determinação da depuração fracionada apenas do sódio, ou sódio e fósforo; a depuração fracionada de cloreto raramente adiciona informações úteis em casos clínicos, uma vez que ela é altamente correlacionada com depuração fracionada de sódio, e a determinação da depuração fracionada de potássio é prejudicada por limitações metodológicas associadas à formação de compostos zwiteriônicos na urina. A determinação da depuração fracionada de cálcio pode ser útil quando a ingestão dietética e o metabolismo de cálcio são avaliados. Variações substanciais em valores de depuração fracionada estão presentes em equinos durante um período de 24 h, como resultado da carga de eletrólitos ingerida com os alimentos. Alguma padronização do momento de coleta da urina com relação à ingestão de alimentos, portanto, é necessária em estudos de pesquisa, mas claramente não é prático em casos clínicos.

Valores de depuração fracionada para muitos eletrólitos foram determinados para equinos, potros, bovinos e ovinos. A excreção urinária de substâncias endógenas e outros índices diagnósticos urinários de função renal foram mensurados em potros neonatos saudáveis. O volume de urina de potros neonatos é proporcionalmente maior do que em bezerros, e o potro neonato normal produz urina diluída. Comparado a valores normais em equinos adultos, a depuração fracionada de eletrólitos foi similar para o sódio, mas foi maior para potássio, fósforo e cálcio. A função renal em bezerros neonatos é similar àquela de bovinos adultos dentro de 2 a 3 dias após o nascimento, e bezerros podem excretar um grande volume em resposta à sobrecarga por água e conservar água em resposta à privação hídrica de maneira tão eficiente quanto bovinos adultos.

Animais com azotemia renal aguda apresentam baixa razão entre creatinina urinária e creatinina sérica e nitrogênio urinário e nitrogênio sérico; animais com azotemia pré-renal aguda apresentam razão normal a aumentada entre creatinina urinária e creatinina sérica e nitrogênio urinário para nitrogênio sérico. Contudo, animais com azotemia renal aguda também apresentam baixa densidade urinária em relação à concentração sérica de creatinina, e permanece por ser determinado se a mensuração da creatinina urinária e da ureia e das concentrações séricas de ureia fornecem mais informações em casos clínicos do que aquelas fornecidas pela densidade da urina e concentração sérica de creatinina.

Resumo dos testes de função renal

Resumidamente, as concentrações séricas (ou plasmáticas) de creatinina e nitrogênio ureico fornecem testes de triagem úteis quanto à presença de doença do trato urinário, com aumento da concentração de creatinina sérica acima de 0,3 mg/dℓ ou mais além do valor basal fornecendo um teste clínico útil para nefrotoxicidade em animais normalmente hidratados e tratados com agentes potencialmente nefrotóxicos. Azotemia pode ter origem pré-renal, renal ou pós-renal; a causa é diferenciada de forma mais prática em animais azotêmicos pela mensuração da densidade da urina antes de qualquer tratamento ser administrado. Em animais suspeitos de apresentarem doença do trato urinário, a concentração de proteína urinária e a razão entre proteína e creatinina fornecem índices clinicamente úteis de função glomerular e tubular e lesão, a densidade da urina e a depuração fracionada de sódio e fósforo apresentam índices clinicamente úteis de função tubular em animais que não estão recebendo fluidos por via intravenosa ou oral, e estão consumindo uma dieta normal, e a determinação da atividade de GGT urinária e análise da urina quanto à presença de cilindros fornecem índices clinicamente úteis e sensíveis de lesão tubular. Os resultados da maioria dos testes laboratoriais raramente concedem informações adicionais em um animal suspeito de apresentar doença do trato urinário e atualmente não são recomendados para testes clínicos na rotina. A Tabela 13.1 apresenta um resumo de índices de função renal em equinos.

Técnicas de exames diagnósticos

Ultrassonografia

Ultrassonografias transcutânea e transretal normalmente são utilizadas para detectar e caracterizar anormalidades anatômicas dos rins, ureteres, bexiga e uretra em equinos, bovinos e pequenos ruminantes. Trata-se de um teste de triagem efetivo para diagnosticar condições obstrutivas do trato urinário, incluindo hidronefrose, hidroureter e distensão da bexiga, e pode ser usado para visualizar os rins e orientar a biopsia por agulha durante biopsia renal. A tricotomia e o uso de gel de ultrassonografia auxiliam na obtenção de um contato acústico aceitável, enquanto a saturação do pelo de potros com álcool ou gel pode ser adequada quando a remoção dos pelos não é desejável. A ultrassonografia deve ser realizada antes da endoscopia, uma vez que a segunda introduz ar na bexiga e uretra, o que interfere acentuadamente nas imagens ultrassonográficas.

Técnicas para a avaliação ultrassonográfica do sistema urinário de equinos foram descritas[16], e informações extensas que documentam alterações nas dimensões renais relacionadas com idade estão disponíveis. Geralmente, um transdutor linear de 5 a 10 MHz é usado para obter imagens transretais do rim esquerdo e um transdutor setorial de 2,5 a 3 MHz é usado por via transcutânea para produzir a imagem do rim direito em equinos adultos. O rim direito é fácil de visualizar devido ao aspecto dorsolateral dos últimos dois a três espaços intercostais. O rim esquerdo é mais difícil de visualizar por via transcutânea e, normalmente, está localizado medialmente ao baço na região paralombar, entre linhas horizontais traçadas desde a tuberosidade coxal e tuberosidade isquiática. A abordagem translombar usando um transdutor de 3,5 MHz também foi utilizada para ultrassonografia em equinos adultos.[17] São obtidas imagens dos rins tanto em seções transversais quanto no plano axial e, normalmente, eles têm < 18 cm de comprimento. Lacerações uretrais foram identificadas usando ultrassonografia transretal. Uroperitônio em potros é diagnosticado imediatamente pelo exame ultrassonográfico do abdome ventral, assim como a lesão subjacente na bexiga ou no úraco. A ultrassonografia foi usada para visualizar as alterações renais em potros após a administração de fenilbutazona.

Em bovinos, o rim direito é facilmente acessado por ultrassonografia pela superfície corporal. Em geral, um transdutor linear de 5 a 10 MHz é usado por via transretal e um transdutor setorial de 2,5 a 3,5 MHz é usado por via transcutânea em bovinos adultos. Imagens do rim direito são melhor visualizadas usando a abordagem transcutânea com o transdutor posicionado na região lombar ou paralombar,[18] enquanto imagens do rim esquerdo são mais bem obtidas usando a abordagem transretal. Um relato de abordagem transcutânea para imagem do rim esquerdo está disponível (Figura 13.3).[19] Alterações ultrassonográficas em vacas com pielonefrite incluem

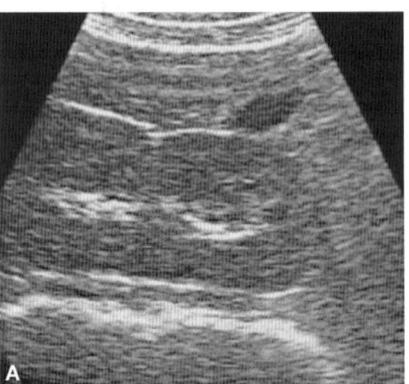

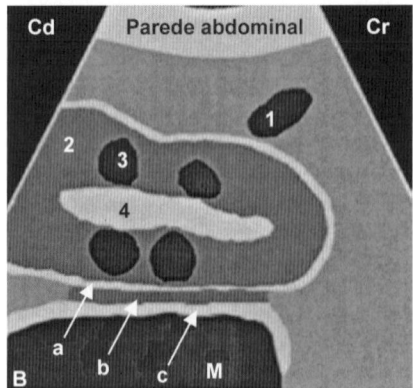

Figura 13.3 Imagem ultrassonográfica (**A**) e representação esquemática (**B**) que ilustram um rim esquerdo bovino cuja imagem foi obtida na fossa paralombar direita, posicionando o transdutor paralelo ao eixo longitudinal da vaca, imediatamente abaixo do processo transverso das vértebras lombares 3 a 5. O rim é movido para a fossa paralombar direita por palpação retal. 1: veia cava caudal; 2: córtex renal; 3: pirâmide medular; 4: seio renal; a: linha hiperecoica que representa a gordura perirrenal; b: linha hipoecoica que representa a parede medial do rúmen; c: linha hiperecoica (artefato de reverberação interna) que reflete a interface tecido-gás sobreposta à imagem da parede medial do rúmen; Cr: cranial; Cd: caudal; M: medial. Reproduzida, com autorização, de Imran S, Sharma S. Veterinarni Medicina 2014; 59:29-32.

Tabela 13.1 Índices de função renal em equinos adultos e potros com menos de 30 dias de idade saudáveis.

Fator	Adultos	Potros < 30 dias de idade
Nitrogênio ureico sérico (mg/dℓ)	12 a 25	4 a 15
Creatinina sérica (mg/dℓ)	0,8 a 2,2	0,7 a 1,2
Densidade urinária	> 1,020	< 1,008
Osmolalidade urinária (mOsm/kg)	700 a 1.500	< 250
Depuração fracionada de sódio (%)	0,01 a 1	0,01 a 0,2
Depuração fracionada de fósforo (%)	0 a 0,5	0,5 a 5
pH urinário	7 a 9	5,5 a 7
Produção de urina ([mℓ/kg PC]/h)	0,7 a 1,5	4 a 8

Adaptada de Toribio RE. Vet Clin North Am Equine Pract 2007; 23:533.

sistema coletor renal dilatado, cálculos renais ou uretrais, material ecogênico dentro do sistema coletor renal e aumento subjetivo do rim com doença aguda ou rim pequeno e irregular na doença crônica. Bovinos com hematúria enzoótica bovina causada pela ingestão crônica de samambaia apresentam parede da bexiga urinária espessada (normalmente < 2 mm) na ultrassonografia transretal e massas sésseis irregulares (papiloma de células de transição) que se estendem para dentro do lúmen da bexiga. Uma descrição completa do exame ultrassonográfico do trato urinário bovino está disponível.[20]

Técnicas para a avaliação ultrassonográfica do sistema urinário de ovinos e, mais recentemente, de caprinos[21] foram descritas usando um transdutor linear de 5 MHz. Os rins foram mais facilmente detectados pelo 12º espaço intercostal do lado direito e flanco dorsal direito. O rim direito tinha 8,0 ± 0,7 cm de comprimento (média ± DP) e o rim esquerdo tinha 8,4 ± 0,6 cm de comprimento. A bexiga tinha 5,1 ± 1,4 cm de comprimento, e o maior diâmetro transversal era de 2,6 ± 1,1 cm. Os ureteres não puderam ser identificados, mas a uretra pôde ser identificada na maioria dos caprinos como linhas ecogênicas sem lúmen visível.

Endoscopia

A endoscopia transuretral pode ser realizada facilmente em éguas, garanhões, equinos machos castrados e vacas para examinar a uretra e a bexiga, bem como o fluxo de urina de ambos os ureteres. Equinos e vacas são sedados e contidos adequadamente para o procedimento, usando endoscópio flexível de 12 mm ou menos de diâmetro externo, e comprimento mínimo de 1 m para garanhões e equinos machos castrados. A cauda das éguas e vacas deve ser envolvida com atadura ou mantida fora do caminho, e a região perineal deve ser limpa com iodopovidona diluída ou clorexidina para minimizar a contaminação. O endoscópio deve ser desinfetado usando produtos à base de glutaraldeído, incluindo o canal acessório, e enxaguado com água estéril.

O endoscópio deve passar facilmente ao longo da uretra para dentro da bexiga. A insuflação de ar na bexiga é necessária para visualização adequada. A biopsia de tecido doente ou a ruptura mecânica de cálculos pode ser tentada sob orientação endoscópica. A identificação de ureter ectópico pode ser auxiliada pela administração por via intramuscular de azosulfamida (2 mg/kg PC, confere coloração vermelha) ou a administração por via intravenosa de fluoresceína de sódio (10 mg/kg PC, confere coloração verde), fenolsulfonaftaleína (1 mg/kg PC, confere coloração vermelha) ou índigo carmim (0,25 mg/kg PC, confere coloração roxo-azulada), sendo a coloração da urina produzida 5 a 20 min antes da endoscopia, o que auxilia a visualização do fluxo de urina. Os ureteres são identificados às 10 e 2 h, e esvaziam periodicamente em jatos; amostras separadas de urina podem ser coletadas de cada ureter para avaliar a função dos rins esquerdo e direito.

Embolismo venoso foi relatado durante endoscopia do trato urinário de um equino macho castrado em posição quadrupedal.[22] Sedação e procedimentos endoscópicos de rotina foram usados, com a bexiga e uretra distendidas com 20 mmHg. O equino sofreu colapso 30 min após o início do procedimento, apresentando ataxia, tremores musculares generalizados e nistagmo horizontal. O animal se recuperou após 30 min, e o exame ultrassonográfico no dia seguinte revelou a presença de gás em ambos os ureteres e na pelve renal de ambos os rins. Embolismo venoso por ar foi relatado como mais provável em humanos quando o local da cirurgia está a mais de 5 cm acima do átrio direito, o que foi o caso nesse equino macho castrado.

Biopsia renal

Biopsia renal percutânea pode ser realizada em vacas sedadas e adequadamente contidas e em equinos. Um perfil de coagulação deve ser feito antes da biopsia renal em animais com doença renal grave e crônica ou nos animais com suspeita de coagulopatia. A biopsia renal é contraindicada em animais com pielonefrite documentada, em razão do risco de abscedação perirrenal após o procedimento.

Normalmente a biopsia é realizada no rim esquerdo, uma vez que ele é mais acessível. Em vacas, o rim esquerdo é movido para fossa paralombar direita e fixado em posição por manipulação retal. Em equinos, o rim esquerdo é identificado usando ultrassonografia transabdominal e fixado em posição por palpação retal. A pele sobre o local da biopsia é preparada assepticamente e 5 a 10 mℓ de anestésico local são infiltrados ao longo do trajeto proposto para a agulha de biopsia. Uma pequena incisão por estocada é feita na pele com uma lâmina de bisturi, e a amostra de biopsia renal é coletada introduzindo a agulha de biopsia através da parede abdominal e manipulando-a no polo caudal do rim. A profundidade de inserção é tipicamente 3 cm para o rim direito e, aproximadamente, 7 cm para o rim esquerdo (a profundidade é mais variável). A biopsia renal é fixada em formol a 10% e submetida ao exame de diagnóstico histológico. Acredita-se que a biopsia do polo caudal minimize o risco de trauma à pelve renal, artéria renal e veia renal, mas o efeito do local de biopsia não foi demonstrado em grandes animais. Biopsia laparoscópica dos rins, com ou sem o desenvolvimento de pneumoperitônio e com o equino em posição quadrupedal foi relatada.[23] Não foram identificadas desvantagens claras da biopsia laparoscópica sobre a biopsia percutânea guiada por ultrassonografia.

Complicações possíveis da biopsia renal são hemorragia e penetração intestinal em todos os animais, bem como abscedação em animais com pielonefrite. Hemorragia após biopsia renal pode ser extensiva, normalmente é perirrenal, e pode representar risco à vida do animal, com taxas de mortalidade relatadas de 2,1% (1/48)[24] em bovinos usando biopsia por laparoscopia, 0% (0/82) em bovinos usando biopsia não guiada por ultrassonografia[25] e 0% (0/25) em bovinos usando biopsia guiada por ultrassonografia percutânea do rim direito[18]; e 0,7% (1/151)[26] em equinos usando a biopsia percutânea. Essas taxas de mortalidade devem ser comparadas às taxas de mortalidade de 0,2% em humanos submetidos à biopsia renal. Ocasionalmente, hematúria grave está presente por horas após o procedimento de biopsia, mas costuma se resolver em alguns dias. Em razão do potencial para sequelas que põe em risco a vida do animal, a biopsia renal deve ser realizada apenas quando a etiologia não foi determinada e o exame histológico irá direcionar o tratamento, ou quando um prognóstico precoce e preciso é desejável. Em animais com lesão tubular aguda, o exame de microscopia eletrônica da membrana basal é necessário para fornecer um prognóstico preciso quanto ao retorno à função normal.

Teste de uroperitônio e ruptura de bexiga

O exame ultrassonográfico do abdome é mais útil na detecção de excesso de líquido, e esse exame permite com frequência a visualização de lesões na bexiga ou no úraco. Testes adicionais algumas vezes são necessários para confirmar que o líquido é urina. Normalmente, no uroperitônio, quantidades substanciais de líquido podem ser facilmente obtidas por abdominocentese. O aquecimento do líquido pode facilitar a detecção do odor de urina, embora este seja um teste diagnóstico subjetivo e pouco sensível. Caso haja dúvida se o líquido é urina, a concentração de creatinina pode ser comparada àquela do soro. Se o teor de creatinina no líquido for pelo menos duas vezes o valor sérico, o líquido é confirmado como urina, embora deva-se suspeitar de ruptura de bexiga sempre que a concentração de creatinina no líquido abdominal exceder aquela do soro. Em animais com uroabdome ou suspeitos de uroabdome, a administração de 30 mℓ de azul de metileno estéril a 1% na bexiga por meio de cateterização uretral ou cistocentese foi usada para confirmar que a bexiga era o local de extravasamento da urina. A paracentese abdominal é feita alguns minutos após a administração de fluido, e o fluido é examinado visualmente quanto à presença de pigmento azul. A ausência da cor azul sugere ruptura uretral ou renal.

Radiografia

O exame radiográfico tem valor limitado para o diagnóstico de doenças do sistema urinário em animais de produção, com exceção potencial de partículas radiolucentes na bexiga de ruminantes com urolitíase. Estudos de contraste podem ser usados para examinar o trato urinário inferior em animais neonatos. Com a disseminação da disponibilidade de ultrassonografia e endoscopia, as indicações da radiografia têm se tornado mais limitadas. O uretrograma de contraste positivo teve valor no diagnóstico de dilatação do recesso uretral em um bezerro macho, e urografia IV foi bem-sucedida no diagnóstico de ureter dilatado em uma bezerra de 4 meses de idade. Historicamente, a urografia excretora, cistografia com contraste positivo e uretrografia foram usadas, particularmente em potros, mas esses testes são caros, não estão amplamente disponíveis e sua realização é demorada. A radiografia atualmente é feita em animais com resultados duvidosos usando outros testes disponíveis mais baratos, rápidos e mais amplamente disponíveis, como a ultrassonografia.

Cistometria e perfil de pressão uretral

Testes urodinâmicos em éguas permitem a comparação entre o reflexo de micção normal e aquele de pacientes com incontinência. A *cistometria* envolve a mensuração da pressão luminal enquanto a vesícula urinária é inflada com volumes mensurados de NaCl 0,9% ou dióxido de carbono. A relação pressão-volume durante o preenchimento com líquido ou gás fornece informações quanto à capacidade da bexiga, pressão luminal máxima durante o reflexo detrusor e rigidez da parede da bexiga. O *perfil de pressão uretral* envolve a mensuração da pressão ao longo da uretra enquanto retira-se um cateter preenchido por líquido ou por gás a uma taxa constante. A pressão da extremidade do cateter é colocada em um gráfico *versus* a distância, e a *pressão máxima de fechamento da uretra* é determinada como a pressão uretral máxima menos a pressão luminal da bexiga. O comprimento funcional da uretra é definido como o comprimento da uretra no qual a pressão uretral excede a pressão luminal da bexiga.

O teste deve ser realizado em éguas contidas com ou sem sedação com xilazina (1,1 mg/kg PC IV), mas a sedação é recomendada. Os valores de cistometria e o perfil de pressão uretral em éguas e pôneis fêmeas estão disponíveis.

Tomografia computadorizada

Tomografia computadorizada (TC) é considerada o método de escolha na medicina humana para diagnóstico por imagem de pielonefrite, tumores renais e trauma renal. Urografia por TC também é a técnica preferencial para avaliar distúrbios do sistema urinário em humanos.[27] Consequentemente, há interesse na aplicação de TC para doenças do trato urinário de grandes animais, tais como urolitíase obstrutiva em caprinos e ovinos. O estudo de TC de 28 cabras Saanen fêmeas saudáveis indicou que a TC foi útil como modalidade de diagnóstico por imagem, e possibilitou a visualização dos rins, ureteres e bexiga urinária.[27] A utilidade clínica da TC em condições uretrais obstrutivas de grandes animais ainda precisa ser determinada.

PRINCÍPIOS DE TRATAMENTO DE DOENÇAS DO TRATO URINÁRIO

Fluidos e eletrólitos

O tratamento de falência renal aguda em todas as espécies tem como objetivo remover a causa primária e restaurar o equilíbrio hídrico normal por meio da correção da desidratação, distúrbios ácido-base e anormalidades eletrolíticas. O prognóstico para a falência renal aguda irá depender da causa inicial e da gravidade da lesão. Se o processo agudo de doença puder ser interrompido, o animal pode ser capaz de sobreviver com o restante do seu tecido renal funcional. Quando há suspeita de nefrose tóxica, deve-se fazer uma tentativa de identificar e remover a causa incitante ou de mover o animal para fora do ambiente suspeito.

Ruminantes com falência renal crônica tipicamente apresentam *hiponatremia* e *hipocloremia* acentuadas; as concentrações séricas de cálcio e potássio podem estar diminuídas em razão da inapetência, a concentração sérica de magnésio pode estar normal ou aumentada, e a concentração sérica de fósforo pode estar normal ou elevada, uma vez que a urina fornece uma via de excreção do magnésio e do fósforo. O equilíbrio ácido-base é caracterizado por acidemia e *acidose metabólica* em casos gravemente acometidos a alcalose metabólica em casos mais brandos. Ruminantes com falência renal aguda apresentam alterações clínico-patológica similares, embora a concentração sérica de fósforo em geral esteja acentuadamente elevada na falência renal aguda, uma vez que muitos casos são iniciados pela diminuição do fluxo sanguíneo renal.

Equinos com falência renal aguda ou crônica apresentam alterações eletrolíticas similares àquelas de ruminantes, sendo a diferença mais marcante a presença de *hipercalcemia* e *hipofosfatemia* em alguns animais. Hipercalcemia em equinos com doença renal é atribuída à baixa regulação da absorção intestinal de cálcio, com a urina sendo a via predominante de excreção de cálcio. A diminuição na função dos néfrons em equinos, portanto, irá diminuir a perda urinária de cálcio e resultar em hipercalcemia. A hipercalcemia é marcante e, acredita-se, resulte diretamente em hipofosfatemia em equinos com falência renal.

Soluções eletrolíticas balanceadas ou salina isotônica (NaCl 0,9%) suplementada com potássio (se hiperpotassemia não estiver presente) e cálcio (se hipercalcemia não estiver presente) podem ser usadas para corrigir os déficits de fluidos e eletrólitos. O volume necessário para reposição de fluidos pode ser determinado com base nos achados clínicos, conforme descrito no Capítulo 5. Conforme o volume de fluido é corrigido, o paciente deve ser observado quanto à micção. O equino saudável produz 15 a 30 mℓ de urina/kg PC por dia, o que equivale a 7,5 a 15,0 ℓ/dia para um cavalo de 500 kg. Se anúria ou oligúria estiver presente, a taxa de administração de fluidos deve ser monitorada para evitar a super-hidratação. Se um paciente apresentar anúria ou oligúria após o déficit de volume de fluido ser corrigido, um diurético deve ser administrado para ajudar a restaurar o fluxo de urina. *Furosemida* (1 a 2 mg/kg PC IV ou IM a cada 2 a 6 h) ou *manitol* (0,25 a 2,0 g/kg PC em solução a 20% administrada por via IV no decorrer de 15 a 20 min) podem ser usados, mas a furosemida é preferida em razão do seu custo muito menor e facilidade de administração. A administração de manitol não provou ser efetiva em humanos, e não é mais recomendada para o tratamento de falência renal aguda oligúrica em humanos. Diuréticos não devem ser usados até que a desidratação tenha sido corrigida e a administração de furosemida deve ser usada com cautela em equinos com falência renal aguda causada por intoxicação por aminoglicosídeos, uma vez que a furosemida pode aumentar a nefrotoxicidade. Após restauração do fluxo de urina, a diurese resultante irá aumentar a necessidade de fluidos de manutenção. *Vitaminas do complexo B* devem ser administradas com frequência, uma vez que a sua taxa de perda na urina provavelmente será maior do que o normal em animais com falência renal.

Animais não responsivos à administração de fluidos e diuréticos podem receber dose baixa de *dopamina* ("dose renal") como infusão IV contínua (3 a 5 µg/kg PC/min) com a dopamina diluída em NaCl 0,9%, dextrose 5% ou solução de Ringer com lactato. Dopamina é um agonista α_1, β_1, β_2, DA_1 e DA_2 e, portanto, possui perfil farmacodinâmico complexo que depende da espécie, órgão e estado cardiovascular. Em tese, a dopamina é o agente farmacológico preferencial para aumentar seletivamente o fluxo sanguíneo renal e, portanto, a taxa de filtração glomerular em animais com falência renal, embora a infusão de dopamina em dose baixa não altere a depuração de creatinina (um índice da taxa de filtração glomerular) em equinos adultos saudáveis e não tenha mostrado ser benéfica no tratamento de falência renal em humanos. A dopamina atua principalmente como agente inotrópico em dose baixa (< 5 µg/kg PC/min) e principalmente como vasopressor em doses maiores. A pressão arterial sanguínea média e o eletrocardiograma, portanto, devem ser monitorados durante a administração de dopamina para assegurar que a infusão de dopamina não leve à hipertensão ou arritmias cardíacas clinicamente relevantes. Embora exista uma boa base teórica para o uso de dopamina em animais com falência renal, ela não é mais praticada na medicina humana em razão da ausência de eficácia do fármaco na prevenção ou tratamento da falência renal aguda. Mesilato de fenoldopam, um agonista de receptor de dopamina-1, a 0,04 µg/kg PC/min pode ter um papel importante no tratamento de anúria e oligúria em potros doentes, uma vez que essa taxa de infusão aumentou o débito urinário sem alterar a hemodinâmica sistêmica e o débito cardíaco em potros saudáveis.[27] A infusão IV de norepinefrina (0,1 µg/kg PC/min), com ou sem dobutamina (5 µg/kg PC/min) não alterou o débito urinário, a depuração endógena de creatinina ou a depuração fracionada de eletrólitos em potros neonatos saudáveis[28], sugerindo efeito terapêutico mínimo em potros com anúria ou oligúria. Animais que permanecem anúricos após a administração por via intravenosa de fluidos com furosemida/manitol e dopamina apresentam prognóstico desfavorável e podem ser tratados apenas por diálise peritoneal ou hemodiálise.

Diálise peritoneal de fluxo intermitente foi usada de forma bem-sucedida em um potro com ruptura de bexiga urinária. Um cateter urinário foi posicionado na bexiga e fixado à região perineal. Uma área da linha média ventral foi tricotomizada e preparada para cirurgia asséptica. Anestésico local foi infundido, e uma incisão por estocada foi realizada na pele com uma lâmina de bisturi. Um cateter de diálise peritoneal de 11-French foi posicionado no local da incisão por estocada e então forçado para o abdome. O guia rígido foi removido, o cateter foi fixado à pele e realizou-se curativo do local da incisão por estocada. Líquido peritoneal foi drenado e a diálise foi então realizada infundindo 2 ℓ de uma solução hipertônica de diálise, seguida por obstrução do cateter por 1 h, e então abertura do cateter, permitindo a drenagem por 2 a 3 h. A diálise foi repetida 9 vezes no decorrer de um período de 36 h. A diálise peritoneal de fluxo intermitente também foi usada em 4 equinos adultos com falência renal aguda usando uma técnica de cateterização similar (cateter de 24-French de Pezzar ou 28-French fixado usando uma sutura de bolsa de tabaco, seguida pela sutura em armadilha de dedo chinesa) e infusão periódica de 10 a 15 ℓ de solução de Ringer acetato ou Ringer com lactato aquecida.[29] O líquido foi deixado por 0,5 a 1 h, e então foi drenado de volta para a bolsa de fluido na qual estava armazenado. Normalmente, nem todo líquido infundido é recuperado; a colocação de uma válvula de Heimlich no cateter por várias horas permite a drenagem do líquido adicional.

Diálise peritoneal de fluxo contínuo foi realizada de forma bem-sucedida em equinos adultos com azotemia refratária a fluidos IV, furosemida, infusão de dopamina e diálise peritoneal de fluxo intermitente. Uma sonda torácica de 28-French foi posicionada no abdome ventral, e um cateter em espiral longo fenestrado de 15 cm de comprimento e 2,2 mm de diâmetro foi posicionado no flanco esquerdo por peritonioscopia para permitir o influxo de dialisado (Figura 13.4).[30] Ringer acetato com 1,5% de glicose foi infundido continuamente através do cateter no flanco esquerdo, a aproximadamente 3 ℓ/h, com líquido abdominal coletado em um sistema coletor externo fechado, a partir do cateter, na linha média ventral do abdome. A quantidade de líquido intra-abdominal foi controlada pelo posicionamento de bolsas de coleta em relação ao nível da cernelha para manter uma pressão intraperitoneal constante e modesta.

Hemodiálise (terapia de reposição renal) foi usada de forma bem-sucedida para tratar um potro com suspeita de nefrotoxicose por oxitetraciclina. A hemodiálise venovenosa foi realizada sob anestesia com isoflurano após colocação cirúrgica de um desvio arteriovenoso de Teflon/Silástico na artéria e veia medianas usando um sistema de diálise, um rim artificial de fibra oca e dialisado à base de acetato. Anticoagulação durante a diálise foi conseguida com a dose de ataque de heparina (100 U/kg PC IV) e então em bolus de 20 U/kg PC de hora em hora, ou uma taxa de infusão contínua de 50 UI/kg a cada hora para prolongar o tempo de coagulação ativado. Três tratamentos de diálise, que duraram 4 a 6 h, foram administrados no decorrer de um período de 4 dias, resultando em diminuição acentuada da azotemia. A segurança e eficácia da hemodiálise venovenosa foi investigada em cinco equinos adultos.[31] A terapia de reposição renal é mais eficiente do que a diálise peritoneal de fluxo intermitente ou de fluxo contínuo, e requer menores intervalos de tratamento, mas é necessário o acesso vascular, tratamento anticoagulante, filtros estéreis e tubos, bomba peristáltica e potencialmente um método para aquecer os fluidos à temperatura corporal interna imediatamente antes da infusão IV.

O tratamento de falência renal crônica irá depender do estágio da doença e do valor do animal. Na falência crônica, o tratamento tem como objetivo prolongar a vida. Em animais de produção, o abate de emergência não é recomendado, uma vez que a carcaça geralmente não será adequada para consumo humano. Animais com falência crônica devem ter livre acesso à água e sal, a não ser que o edema esteja presente. Estresse, tal como mudanças ambientais e dietéticas súbitas, deve ser evitado. A ração deve ter alto fornecimento de energia e balanço adequado de proteína. Falência renal aguda pode ocorrer em pacientes com falência crônica, e pode ser tratada como outros casos de falência renal aguda.

Agentes antimicrobianos

A seleção de agentes antimicrobianos para o tratamento de infecções do trato urinário deve se basear na cultura quantitativa de urina de uma amostra coletada por cateterização. Uma concentração bacteriana clinicamente relevante indicativa de cistite ou pielonefrite é de 1.000 UFC/mℓ ou 30.000 UFC/mℓ de urina de uma amostra coletada por cateterização ou do meio do fluxo urinário, respectivamente.

O antimicrobiano ideal para o tratamento de infecções do trato urinário deve ir ao encontro de vários critérios. Ele deve:

- Ser ativo contra a bactéria causal
- Ser excretado e concentrado no rim e na urina

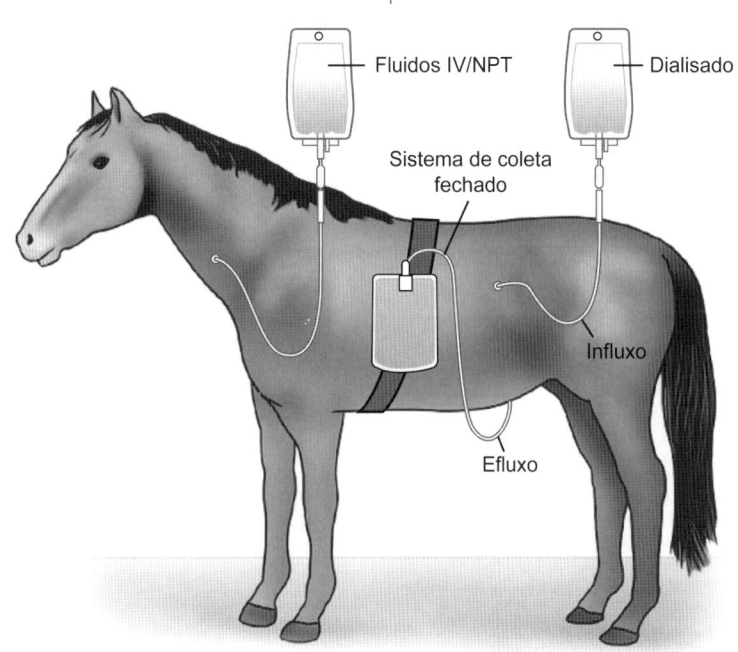

Figura 13.4 Representação esquemática do sistema de diálise peritoneal de fluxo contínuo em um equino adulto. NPT: nutrição parenteral total. Reproduzida, com autorização, de Gallatin LL et al. J Am Vet Med Assoc 2005; 226:756-759.

- Ser ativo no pH da urina
- Apresentar baixa toxicidade, particularmente nefrotoxicidade
- Ser facilmente administrado
- Ter baixo custo
- Não apresentar interações prejudiciais com outros fármacos administrados concomitantemente.

Antimicrobianos de primeira linha adequados incluem penicilina, ampicilina, amoxicilina, ceftiofur e cefquinoma em ruminantes e trimetoprima-sulfonamida e ceftiofur em equinos. A terapia antimicrobiana para infecções do trato urinário inferior deve ser mantida por pelo menos 7 dias; para infecção do trato urinário superior, 2 a 4 semanas de tratamento com frequência são necessárias. O sucesso do tratamento pode ser avaliado repetindo a cultura de urina 7 a 10 dias após o último tratamento.

A manipulação do pH urinário deve ser considerada parte do tratamento de infecções bacterianas do trato urinário. Geralmente, *Escherichia coli* se fixa melhor às células epiteliais do trato urinário em pH 6,0, enquanto *Corynebacterium renale* se fixa melhor em urina alcalina. Em outras palavras, ao tratar pielonefrite ou cistite por *E. coli*, a dieta deve ser alterada para assegurar uma urina com pH alcalino. Da mesma forma, o pH urinário deve ser acidificado ao tratar infecções do trato urinário causadas por *C. renale*.

LEITURA COMPLEMENTAR

Anon. European urinalysis guidelines. Scand J Clin Lab Invest. 2000;60:1-96.

Geor RJ. Acute renal failure in horses. Vet Clin North Am Equine Pract. 2007;23:577-591.

McKenzie EC. Polyuria and polydipsia in horses. Vet Clin North Am Equine Pract. 2007;23:641-653.

Menzies-Gow N. Diagnostic endoscopy of the urinary tract of the horse. In Pract. 2007;29:208-213.

Mueller K. Urinary tract disease in cattle. UK Vet. 2007; 12:1-10.

Savage CJ. Urinary clinical pathologic findings and glomerular filtration rate in the horse. Vet Clin North Am Equine Pract. 2008;24:387-404.

Schott HC. Chronic renal failure in horses. Vet Clin North Am Equine Pract. 2007;23:593-612.

Schumacher J. Hematuria and pigmenturia of horses. Vet Clin North Am Equine Pract. 2007;23:655-675.

Toribio RE. Essentials of equine renal and urinary tract physiology. Vet Clin North Am Equine Pract. 2007;23:533-561.

Wilson ME. Examination of the urinary tract in the horse. Vet Clin North Am Equine Pract. 2007;23:563-575.

REFERÊNCIAS BIBLIOGRÁFICAS

1. Montgomery JB, et al. Can Vet J. 2009;50:751.
2. Tamura T, et al. J Vet Med Sci. 2014;76:819.
3. Constable PD, et al. Am J Vet Res. 2009;70:915.
4. Pavelski M, et al. Semina Ciências Agrárias, Londrina. 2014;35:1369.
5. Arnold CE, et al. J Am Vet Med Assoc. 2005;227:778.
6. Uberti B, et al. Am J Vet Res. 2009;70:1551.
7. Uberti B, et al. Am J Vet Res. 2010;71:1462.
8. Hajikolaei MRH, et al. Comp Clin Pathol. 2015; 24:251.
9. Raboisson D, et al. J Vet Intern Med. 2010;24:1532.
10. Mathur S, et al. Toxicol Sci. 2001;60:385.
11. Nishita T, et al. Vet J. 2014;202:378.
12. Raekallio MR, et al. Am J Vet Res. 2010;71:1246.
13. Imai K, et al. Vet J. 2012;193:174.
14. Wilson KE, et al. Am J Vet Res. 2009;70:1545.
15. O'Connor CI, Nielsen BD. J Anim Vet Adv. 2006; 5:165.
16. Diaz OS, et al. Vet Radiol Ultrasound. 2007;48:560.
17. Habershon-Butcher J, et al. Vet Radiol Ultrasound. 2014;55:323.
18. Mohamed T, Oikawa S. J Vet Med Sci. 2008;70:175.
19. Imran S, Sharma S. Vet Med (Praha). 2014;59:29.
20. Floeck M. Vet Clin North Am Food Anim Pract. 2009;25:651.
21. Steininger K, Braun U. Schweiz Arch Tierheilkd. 2012;154:67.
22. Romagnoli N, et al. Equine Vet Ed. 2014;26:134.
23. Kassem MM, et al. Int J Morphol. 2014;32:1234.
24. Braun U, et al. Schweiz Arch Tierheilkd. 2011; 153:321.
25. Chiesa OA, et al. Can J Vet Res. 2006;70:87.
26. Tyner GA, et al. J Vet Intern Med. 2011;25:532.
27. Hollis AR, et al. J Vet Intern Med. 2006;20:595.
28. Hollis AR, et al. J Vet Intern Med. 2006;20:1437.
29. Han JH, McKenzie HC. Equine Vet Educ. 2008; 20:256.
30. Gallatin LL, et al. J Am Vet Med Assoc. 2005;226:756.
31. Wong DM, et al. J Vet Intern Med. 2013;27:308-316.

DOENÇAS DOS RINS

Glomerulonefrite

Pode ocorrer como doença primária ou como componente de doenças que afetam muitos sistemas corporais, como a anemia infecciosa equina e a febre suína crônica. Na glomerulonefrite primária, a doença envolve apenas o rim, afetando predominantemente os glomérulos, embora o processo inflamatório se estenda para afetar os tecidos intersticiais adjacentes e vasos sanguíneos. Glomerulonefrite primária e secundária são causas raras de doença clínica em animais de produção. A doença, algumas vezes, é associada a outras doenças sistêmicas crônicas, tais como em vacas com doença de Johne, diarreia viral bovina, fasciolose[1] ou leptospirose; suínos com cólera suína ou peste suína Africana; e equinos com anemia infecciosa equina. Glomerulonefrite proliferativa é relatada como um achado incidental em ovinos, bovinos, caprinos e suínos normais. A forma clínica da glomerulonefrite é rara nessas espécies, mas foi relatada em bovinos e como uma condição congênita em ovelhas, conforme descrito posteriormente. Glomerulonefrite proliferativa pode causar falência renal crônica em equinos. Glomerulonefrite está presente em animais com amiloidose, que é uma deposição generalizada de complexos antígeno-anticorpo.[12] A amiloidose é discutida em detalhes no Capítulo 11.

O sistema imune tem papel essencial na patogênese das lesões glomerulares. A lesão glomerular pode ser iniciada por uma resposta imune na qual os anticorpos são direcionados contra antígenos glomerulares intrínsecos ou por corpos estranhos plantados nos glomérulos. De forma alternativa e, mais comumente, complexos antígeno-anticorpo circulantes podem ser depositados nos glomérulos. Conforme os complexos se acumulam, eles estimulam uma resposta inflamatória que lesiona o sistema de filtração glomerular. A lesão inflamatória aos glomérulos altera a permeabilidade seletiva do sistema de filtração, permitindo que proteínas plasmáticas, particularmente a albumina, passe para o filtrado glomerular. Em equinos, acredita-se que a lesão glomerular seja causada pela deposição de complexos antígeno-anticorpo circulantes, mas a origem desses complexos não é conhecida. Infecções por *Streptococcus* e o vírus da anemia infecciosa equina podem estar envolvidos, mas é improvável que estejam implicados em todos os casos.

Glomerulonefrite é uma causa comum de falência renal crônica em equinos. Muitas formas de glomerulonefrite são reconhecidas nesses animais: membranosa, pós-estreptocócica, membranoproliferativa e focal. Conforme discutido anteriormente, a maioria provavelmente é imunomediada e associada a complexos antígeno-anticorpo circulantes. Mais de 80% dos equinos com anemia infecciosa equina apresentam lesões glomerulares, e complexos antígeno-anticorpos virais estão presentes na membrana basal glomerular. Púrpura hemorrágica é associada à glomerulonefrite.

A *síndrome nefrótica* é vista em alguns casos avançados de glomerulonefrite e é caracterizada por proteinúria, hipoproteinemia, que leva ao edema generalizado, e hipercolesterolemia. A síndrome nefrótica raramente é diagnosticada em grandes animais por causas desconhecidas, quando comparado a cães e humanos, mas é mais comum em bovinos com amiloidose renal avançada. Hipercolesterolemia é atribuída ao aumento na síntese hepática de proteínas em resposta à proteinúria crônica, mas parece ser um achado inconsistente em bovinos.[1] *Síndrome dermatite-nefropatia* é uma síndrome de vasculite necrosante sistêmica e glomerulonefrite de suínos em crescimento no Reino Unido e Canadá. A causa não é conhecida, mas suspeita-se de uma patogênese imunomediada. Suínos em crescimento são acometidos com morbidade variando de 1 a 3%. A pele é afetada com dermatopatia papular com distribuição característica de pontos vermelho-azulados com, pelo menos, 1 cm de diâmetro, começando na região perineal e então se estendendo para os membros pélvicos e ao longo da parede corporal ventral até o pescoço e orelhas. Nos glomérulos, há depósito extensivo de complemento granular com imunoglobulinas dispersas.

A *doença de depósito denso suíno*, glomerulonefrite membranoproliferativa suína tipo II, é uma causa comum de perda precoce de leitões neonatos na raça Yorkshire norueguesa. A doença é associada à ativação extensa de complemento, causada por uma deficiência no fator H, uma proteína plasmática que regula o complemento. Os leitões acometidos são clinicamente normais ao nascimento e nas primeiras poucas semanas de vida. Posteriormente, eles apresentam retardo de desenvolvimento e morrem de insuficiência renal dentro de 72 dias após o nascimento. Nos rins, há proliferação glomerular extensa e espessamento acentuado da parede capilar glomerular. Grande quantidade de depósitos densos é consistentemente encontrada dentro da membrana basal glomerular. Essa doença é hereditária, com padrão autossômico recessivo simples e penetrância completa. Levantou-se a hipótese de um mecanismo patogenético que envolve uma proteína reguladora do complemento defeituosa ou ausente. Uma glomerulonefrite espontânea de etiologia desconhecida não relacionada com qualquer raça foi relatada em suínos. Glomerulonefrite necrosante está listada como ocorrendo em suínos alimentados com restos de alimentos de plantas industriais que produzem enzimas proteolíticas. Glomerulonefrite também foi relatada em suínos na ausência de doença clínica, embora uma associação com a síndrome da "porca magra" seja sugerida.

Em *cordeiros Landrace finlandeses* com menos de 4 meses de idade, há uma glomerulonefrite mesangiocapilar aparentemente hereditária extremamente similar às formas humanas da glomerulonefrite. Os cordeiros acometidos parecem absorver um agente do colostro, que induz uma resposta imunológica seguida por depósito granular de complexos imunes e complemento nas paredes dos capilares glomerulares; isso inicia uma glomerulonefrite mesangiocapilar fatal. Muitos cordeiros acometidos são assintomáticos até que sejam encontrados mortos. Alguns apresentam sinais de taquicardia, edema de conjuntiva, nistagmo, andar em círculos e convulsões. Os rins estão aumentados e macios. Há proteinúria grave e baixa concentração de albumina plasmática. A concentração de NUSe está acentuadamente aumentada, com hiperfosfatemia e hipocalcemia. Na necropsia, os rins estão aumentados e pálidos e apresentam pontilhados multifocais de coloração amarela e vermelha por todo o córtex. No exame histopatológico, há lesões vasculares graves no plexo coroide e ventrículo lateral do cérebro. Acredita-se que a doença seja condicionada em sua ocorrência pela hereditariedade e que seja limitada à raça Landrace finlandesa; contudo, casos também ocorreram em cordeiros mestiços.

Glomerulopatia e neuropatia periférica em bezerros Gelbvieh é uma doença familiar e provavelmente hereditária que acomete bezerros dessa raça com menos de 13 meses de idade. A anormalidade física inicial é a ataxia posterior que progride para paresia generalizada e decúbito. O déficit neurológico inclui perda de propriocepção consciente e diminuição ou ausência de reflexos periféricos, mas manutenção da consciência. Animais acometidos continuam a comer e a beber água normalmente. Concentrações séricas de creatinina e ureia estão acentuadamente elevadas. O exame de necropsia revela neuropatia, mielopatia e glomerulopatia. A doença é terminal.

REFERÊNCIA BIBLIOGRÁFICA
1. Murray GM, Sharpe AE. Vet Rec. 2009;164:179.

Pielonefrite

Normalmente se desenvolve por infecção ascendente a partir do trato urinário inferior. Clinicamente, a pielonefrite é caracterizada por piúria, hematúria, cistite, uretrite e nefrite supurativa.

Etiologia

Pielonefrite pode se desenvolver de muitas formas:

- Secundária a infecção bacteriana do trato urinário inferior
- Disseminação de nefrite embólica de origem hematológica, tal como na sepse em bovinos associada a *Pseudomonas aeruginosa*
- Pielonefrite específica associada a *C. renale*, *C. pilosum* (anteriormente *C. renale* tipo 2) e *C. cystitidis* (anteriormente *C. renale* tipo 3) em bovinos e *C. suis* em suínos
- Secundária a anormalidades anatômicas dos rins ou estruturas distais, permitindo a ascendência de infecções dos rins
- Em associação com nefrolitíase, embora não se saiba ao certo o que ocorreu primeiro, se os nefrólitos ou a pielonefrite.

Patogênese

Pielonefrite se desenvolve quando bactérias do trato urinário inferior ascendem pelos ureteres e se estabelecem na pelve renal e medula. A ascendência das bactérias pelos ureteres é auxiliada pela estase urinária e refluxo de urina a partir da bexiga. A estase urinária pode ocorrer como resultado do bloqueio dos ureteres por aumento de volume inflamatório ou restos celulares, pela pressão do útero em fêmeas gestantes ou por urolitíase obstrutiva. Inicialmente, a pelve renal e medula são afetadas, uma vez que elas são relativamente mais hipóxicas, e a hipertonicidade tecidual localizada reduz a função fagocitária de leucócitos. A infecção em casos avançados pode se estender para o córtex. Pielonefrite causa sinais sistêmicos de toxemia e febre e, se o envolvimento renal for bilateral e suficientemente extenso, uremia se desenvolve. A pielonefrite é sempre acompanhada por piúria e hematúria, em razão das lesões inflamatórias dos ureteres e bexiga.

Em bovinos, a pielonefrite causada por *C. renale* costumava ser muito comum, mas a doença clínica diminuiu acentuadamente, com a maioria dos casos sendo causados atualmente por *E. coli*. A razão para essa diminuição no isolamento de *C. renale* de casos clínicos não foi esclarecida, mas provavelmente está relacionada com uma mudança de dieta, com aumento de concentrados associados à diminuição do pH urinário. Outras razões potenciais podem ser o uso disseminado de antibióticos betalactâmicos e a diminuição acentuada na cateterização uretral para obter amostras de urina em vacas suspeitas de cetose. A transmissão de *C. suis* em suínos pode ocorrer após a cópula com cachaços infectados, uma vez que muitos cachaços carreiam *C. suis* no fluido do saco prepucial. Observações de campo sugerem que ligeiro trauma na cópula, especialmente em marrãs pequenas, pode ser um fator importante na transmissão.

Achados clínicos

Os achados clínicos na pielonefrite variam entre espécies. Em porcas, pode haver um período inicial durante o qual se nota secreção vaginal, mas a maioria dos animais acometidos morre sem sinais premonitórios de doença. De forma característica, os suínos acometidos irão perder peso e, eventualmente, se tornarão emaciados. A doença em bovinos normalmente tem curso longo e é caracterizada por febre, piúria ou hematúria, e episódios intermitentes de dor abdominal (ver seção "Pielonefrite bovina").

A pielonefrite em equinos com frequência é crônica, embora doença aguda possa ocorrer. Hematúria macroscópica é reconhecida em alguns equinos com pielonefrite, embora não seja um achado comum. O exame ultrassonográfico dos rins pode confirmar o diagnóstico com base na presença de rins com formato anormal, com perda do gradiente corticomedular, anormalidades hipoecoicas ou hiperecoicas no córtex renal e aumento da ecogenicidade. Esses achados devem conduzir imediatamente ao exame de urina para verificar a presença de leucócitos, cilindros, proteína e bactérias.

Patologia clínica

Eritrócitos, leucócitos e restos celulares estão presentes na urina no exame microscópico, e podem ser macroscopicamente evidentes em casos graves, principalmente em equinos. Cultura quantitativa de urina é necessária para determinar a bactéria causal.

Achados de necropsia

O rim normalmente encontra-se aumentado e lesões do parênquima estão em estágios variados de desenvolvimento. Lesões características são necrose e ulceração da pelve e das papilas. A pelve normalmente está dilatada e contém coágulos de pus e urina turva. Filamentos de material acinzentado, necrótico, radiam para fora através da medula e podem se estender para o córtex. Áreas afetadas do parênquima estão necróticas e podem ser separadas por tecido aparentemente normal. Lesões cicatrizadas se assemelham a tecido cicatricial contraído. O infarto de lóbulos também pode estar presente, especialmente em bovinos. Histologicamente, as lesões são similares àquelas de nefrite embólica, exceto pela presença de necrose extensa do ápice das papilas. Lesões necróticas, supurativas normalmente estão presentes na bexiga e ureteres.

Tratamento

Princípios gerais de tratamento de infecções do trato urinário foram apresentados anteriormente. O tratamento específico para pielonefrite assimétrica grave é nefrectomia unilateral, mas esse procedimento deve ser realizado apenas em animais não azotêmicos. Um componente ignorado do tratamento é a alteração do pH urinário, que irá afetar a capacidade de bactérias em se fixarem às células epiteliais. De forma geral, *C. renale* se fixa melhor em urina alcalina e *E. coli* em urina ácida.

> **Diagnóstico diferencial**
>
> Pus e sangue na urina podem sugerir cistite ou nefrite embólica, bem como pielonefrite. Pode ser difícil distinguir entre essas doenças, mas o aumento renal ou dor à palpação dos rins via retal indica envolvimento renal. Alterações ultrassonográficas associadas à pielonefrite incluem sistema coletor renal dilatado, cálculos renais ou uretrais, aumento da ecogenicidade, perda de ecogenicidade corticomedular e aumento subjetivo dos rins na doença aguda ou rim pequeno e irregular na doença crônica.[1] Hiperecogenicidade do parênquima pode ser causada por degeneração tubular e fibrose de reposição.

REFERÊNCIA BIBLIOGRÁFICA
1. Braun U, et al. Vet J. 2008;175:240.

Nefrose

Inclui lesões degenerativas e inflamatórias, afetando principalmente os túbulos renais, em particular os contorcidos proximais. A nefrose é classificada em dois grupos principais: lesão tubular causada por lesão isquêmica e morte celular ou lesão causada por nefrotoxinas (agentes tóxicos que lesionam preferencialmente células epiteliais tubulares renais). A nefrose é a causa mais comum de falência renal aguda e, com frequência, vários animais são acometidos se houver exposição a nefrotoxinas, tais como toxinas de plantas. Uremia por nefrose pode se desenvolver agudamente ou pode ocorrer nos estágios terminais de doença renal crônica.

Nefrose isquêmica

A diminuição do fluxo sanguíneo renal normalmente é causada por falência circulatória geral. Ocorre oligúria transitória, seguida por anúria e uremia se a falência circulatória não for corrigida.

Etiologia

Qualquer condição que predisponha um animal à hipotensão acentuada e liberação de agentes vasopressores endógenos pode dar início potencialmente à isquemia renal aguda mediada hemodinamicamente e falência renal. A isquemia pode ser aguda ou crônica:

- Isquemia renal aguda:
  - Emergências circulatórias gerais, tais como choque, desidratação, anemia hemorrágica aguda e insuficiência cardíaca aguda; foi descrita falência renal secundária à diarreia em bezerros
  - Embolismo da artéria renal foi relatada em equinos
  - Distensão ruminal extrema em bovinos
- Isquemia renal crônica:
  - Insuficiência circulatória crônica, tal como na insuficiência cardíaca congestiva.

Patogênese

Isquemia renal aguda ocorre quando uma vasoconstrição compensatória afeta os vasos sanguíneos renais em resposta à diminuição súbita no débito cardíaco. Com a diminuição da pressão arterial média abaixo de 60 mmHg (o limite inferior para a autorregulação do fluxo sanguíneo renal), a filtração glomerular diminui e os metabólitos que normalmente são excretados se acumulam na corrente sanguínea. A concentração de nitrogênio ureico no plasma ou soro aumenta, dando origem ao nome uremia pré-renal. Conforme a filtração glomerular diminui, a reabsorção tubular aumenta, causando diminuição do fluxo de urina. Até um determinado estágio, as alterações degenerativas são reversíveis por restauração do fluxo sanguíneo renal, mas se a isquemia for grave o bastante ou de duração suficiente, a lesão renal é permanente. Os túbulos proximais são altamente sensíveis à isquemia, uma vez que eles são as células energeticamente mais ativas no corpo. Distúrbios circulatórios agudos apresentam maior probabilidade de serem seguidos por lesões degenerativas do que a insuficiência cardíaca congestiva crônica.

As lesões parenquimatosas variam de necrose tubular difusa a necrose cortical difusa, na qual tanto os túbulos quanto glomérulos são afetados. A nefrose decorrente de hemoglobinúria parece ser causada pela vasoconstrição dos vasos renais, e não pelos efeitos tóxicos diretos da hemoglobina nos túbulos renais. Uremia na anemia hemolítica aguda e na distrofia muscular aguda com mioglobinúria pode ser exacerbada pela obstrução de túbulos com cilindros de proteína coagulada, mas a isquemia também é um fator importante.

Achados clínicos

Isquemia renal não aparece como uma doença distinta, e seus sinais são mascarados pelos achados clínicos da doença primária. Oligúria e azotemia irão passar despercebidas na maioria dos casos se o defeito circulatório for corrigido nos estágios iniciais. Contudo, a insuficiência renal pode causar uma resposta ruim ao tratamento com transfusão ou infusão de outros fluidos na anemia hemorrágica ou hemolítica, no choque ou na desidratação. Nesses casos, a depressão inexplicada ou a resposta ruim ao tratamento indicam que o envolvimento renal deve ser investigado. O quadro clínico geral é de falência renal aguda, e é descrito sob uremia.

Patologia clínica

Uma vez que a condição circulatória tenha sido corrigida, testes laboratoriais podem ser usados para avaliar a função renal. A urinálise, bem como a avaliação da concentração de NUSe e creatinina são índices comuns. A bioquímica sérica em amostras coletadas em série também pode ser usada para monitorar a resposta ao tratamento. Na urinálise, proteinúria é um indicador precoce de lesão do parênquima renal. A eliminação de grandes volumes de urina com baixa densidade após um período de oligúria normalmente é um bom indicador de retorno à função glomerular e função tubular normais.

Achados de necropsia

Lesões de isquemia renal estão presentes principalmente no córtex, que está pálido e edemaciado. Pode haver uma linha distinta de necrose visível na junção corticomedular. Histologicamente, há necrose do epitélio tubular e, em casos graves, dos glomérulos. Na hemoglobinúria e mioglobinúria, cilindros hialinos estão presentes nos túbulos. Lesão isquêmica grave pode romper a membrana basal dos túbulos proximais.

Tratamento

Deve ser direcionado para correção dos distúrbios hídrico, eletrolítico e ácido-base tão logo seja possível. Caso lesão renal tenha ocorrido, deve ser instituído tratamento de suporte, conforme sugerido para o tratamento de falência renal aguda.

> **Diagnóstico diferencial**
>
> Evidência de oligúria e azotemia na presença de falência circulatória sugerem isquemia renal e a possibilidade de lesão renal permanente. É importante tentar diferenciar o estágio pré-renal precoce e reversível do estágio no qual a degeneração do parênquima renal ocorreu. Quando lesões renais isquêmicas estão presentes, a urinálise pode ser útil para o diagnóstico, particularmente se a urina não é adequadamente concentrada em um paciente desidratado. Após a ocorrência de lesão isquêmica irreversível, é impossível diferenciar clinicamente entre isquemia e outras doenças renais primárias, tais como glomerulonefrite e nefrose tóxica. Histórico e achados clínicos de doença crônica irão ajudar a determinar se a síndrome aguda está sobreposta à doença renal crônica.

Nefrose tóxica

Os rins são particularmente vulneráveis a toxinas endógenas e exógenas, uma vez que eles recebem uma grande proporção do débito cardíaco total (tipicamente 20%) e uma vez que as substâncias se concentram nos rins para a excreção.

Etiologia

A maioria dos casos de nefrose é causada por ação direta de toxinas, mas alterações hemodinâmicas podem contribuir para a patogênese.

Toxinas

- Metais: mercúrio, arsênio, cádmio, selênio e compostos de cobre orgânico; a nefrose pode ser reproduzida experimentalmente em equinos pela administração oral de dicromato de potássio e cloreto de mercúrio, incluindo agentes abrasivos tópicos que contêm cloreto de mercúrio

- Antimicrobianos, como aminoglicosídeos, e sobredose de neomicina e gentamicina no tratamento de bezerros; o tratamento com tetraciclina acidentalmente contaminada por compostos degradados de tetraciclinas e doses diárias repetidas de oxitetraciclina de longa ação podem induzir toxicidade; tratamento com sulfonamidas
- Equinos tratados com vitamina K3 (bissulfito sódico de menadiona) administrada por via IM ou IV
- Equinos tratados com vitamina D2 (ergocalciferol) e colecalciferol (D3)
- Tratamento de equinos com fármacos anti-inflamatórios não esteroides (AINE), incluindo fenilbutazona e flunixino meglumina; administração de doses superiores a 8,8 mg/kg PC de fenilbutazona por dia por 4 dias provavelmente causa nefrose; doses de 4,4 mg/kg PC são consideradas seguras, mas a toxicidade é aumentada pela água. A apresentação usual de intoxicação por AINE em equinos é ulceração gastrintestinal, incluindo colite dorsal direita
- Cetoprofeno em ovinos a 30 mg/kg IV uma vez[2]; toxicidade renal pode ser facilitada pela ativação concomitante da via alternativa do complemento
- Apenas alguns compostos benzimidazólicos usados como anti-helmínticos, mas inclui o tiabendazol
- Monensina em ruminantes
- Intoxicação por baixa concentração de aldrin em cabras
- Naftalenos altamente clorados
- Oxalato em plantas
- Oxalato em fungos, por exemplo, *Penicillium* spp. e cogumelos
- Oxalato no etilenoglicol ou ácido ascórbico, que é um precursor metabólico do oxalato
- Hiperoxalúria primária causada por um defeito metabólico hereditário em bezerros Beefmaster
- Taninos na folhagem e nos frutos (bolota) de carvalhos
- Toxinas não identificadas em *Amaranthus retroflexus* em suínos, bovinos e cordeiros[2], em *Narthecium asiaticum* fornecido a bovinos e *Isotropis forrestii* em ruminantes
- Micotoxinas, como ocratoxinas e citrininas, fumonisinas em ruminantes
- Ingestão de larvas de *Lophyrotoma interrupta* por bovinos
- Cantaridina em equinos após a ingestão de besouros mortos em produtos à base de feno de alfafa
- A maioria das toxemias endógenas ou exógenas inespecíficas causam algum grau de nefrose temporária.

Patogênese

Na nefrose aguda, há obstrução do fluxo de filtrado glomerular através dos túbulos causada por edema intersticial e cilindros intraluminais. Se houver lesão tubular suficiente, pode ter retorno do filtrado glomerular para o interstício. Também pode haver efeito tóxico direto sobre os glomérulos, o que diminui a filtração glomerular. O efeito combinado é oligúria e uremia. Em casos subagudos, o prejuízo à reabsorção tubular de solutos e fluidos pode levar a poliúria.

Achados clínicos

Podem não estar relacionados com o sistema urinário. Em casos hiperagudos, como naqueles causados por administração de vitamina K3 por via injetável, pode haver cólica e estrangúria. Na nefrose aguda, há oligúria e proteinúria, com achados clínicos de uremia nos estágios terminais. Esses sinais incluem depressão, desidratação, anorexia, hipotermia, diminuição ou aumento da frequência cardíaca e pulso fraco. Diarreia pode estar presente, que é suficientemente intensa para causar desidratação clínica grave. Em bovinos, há hipocalcemia branda contínua, com sinais reminiscentes de diarreia, que respondem de forma limitada ao tratamento com cálcio. Bovinos com nefrose grave avançada podem apresentar diátese hemorrágica. Poliúria está presente em casos crônicos.

Muitas doenças sistêmicas, como sepse, causam nefrose tubular temporária. O grau de perda epitelial renal não é suficiente para causar falência renal completa e, dado que o grau de lesão renal seja pequeno, a função completa é retomada.

Patologia clínica

Na nefrose tubular aguda, as anormalidades na urinálise normalmente estão presentes antes do aumento das concentrações séricas ou plasmáticas de ureia e creatinina. Proteinúria, glicosúria, enzimúria e hematúria são as alterações iniciais na urinálise na nefrose tóxica experimental. O indicador mais precoce de lesão epitelial tubular na nefrose induzida experimentalmente é a detecção da enzima GGT do túbulo proximal na urina. Hipoproteinemia pode estar presente. Na doença renal aguda de equinos, hiperpotassemia e hipofosfatemia podem estar presentes, embora esse não seja um achado comum. Nos estados crônicos, a urina está isostenúrica e pode ou não conter proteína. Azotemia ocorre quando uremia está presente. Ultrassonograficamente, alterações renais são vistas em potros que recebem altas doses diárias de fenilbutazona.

Achados de necropsia

Em casos agudos, os rins estão edemaciados e úmidos na superfície de corte e edema, especialmente dos tecidos perirrenais, pode estar aparente. Histologicamente, há necrose e descamação do epitélio tubular, e cilindros hialinos estão presentes nos túbulos dilatados. Na intoxicação por fenilbutazona, a lesão renal é especificamente necrose medular renal. Também pode haver úlceras em todo ou em qualquer parte do sistema digestório, desde a boca até o cólon, caso a fenilbutazona tenha sido administrada por via oral.

Tratamento

Deve ser direcionado ao cuidado de suporte geral para doença renal aguda, conforme indicado anteriormente. Se a toxina puder ser identificada, ela deve ser removida. O tratamento para toxinas específicas deve estar disponível, conforme descrito em outra parte desse texto. Hemodiálise foi usada de forma bem-sucedida para tratar um potro com nefrotoxicose causada, presumivelmente, pela administração de oxitetraciclina.

> **Diagnóstico diferencial**
> A diferenciação clínica da glomerulonefrite aguda é difícil, mas achados clínicos de envolvimento de outros órgãos no processo tóxico podem estar presentes.
> - A combinação de poliúria e glicosúria é um achado incomum em grandes animais, e normalmente é causada por nefrose
> - Diabetes melito é rara em equinos e extremamente rara em ruminantes
> - Síndrome de Cushing (hiperadrenocorticismo crônico por disfunção da parte intermediária da pituitária) é mais comum em equinos e inclui sinais característicos de poliúria, glicosúria, debilidade, hirsutismo, polifagia e hiperglicemia
> - Diarreia nos estágios terminais de uremia em equinos pode ser confundida com outras causas de diarreia aguda. Ela requer a estimativa dos teores de ureia e creatinina séricas e a urinálise para diferenciação.

LEITURA COMPLEMENTAR

Schmitz DG. Toxins affecting the urinary system. Vet Clin North Am Equine Pract. 2007;23:677-690.

REFERÊNCIAS BIBLIOGRÁFICAS

1. Palviainen MJ, et al. Acta Vet Scand. 2015;57:15.
2. Kessell AE, et al. Aust Vet J. 2015;93:208.

Acidose tubular renal

Acidose tubular renal (ATR) é uma doença rara em grandes animais e caracterizada por função glomerular normal, mas função tubular anormal. Deve-se suspeitar de ATR sempre que houver acidose por íons fortes (metabólica) hiperclorêmica e ânion gap normal sem causas extrarrenais identificáveis[1]; é importante notar que a causa extrarrenal comum de acidose de íons fortes hiperclorêmica é a administração por via intravenosa agressiva e NaCl 0,9%. Isso significa que é necessário ter cautela extrema ao tentar diagnosticar ATR em animais doentes que estão recebendo fluidoterapia IV.

Existem quatro tipos principais de defeitos tubulares funcionais em humanos:

1. *Diabetes insípido nefrogênica*, na qual o ducto coletor não responde ao ADH (vasopressina).
2. *ATR distal (tipo I)*, que é um defeito na capacidade de secretar íons hidrogênio nos túbulos contornados distais contra um gradiente de concentração (em humanos, o tipo III é considerado uma variante do tipo I).
3. *ATR proximal (tipo II)*, que é caracterizada por diminuição da reabsorção de

bicarbonato no túbulo contornado proximal. Uma variante da ATR proximal que não parece ter sido relatada em grandes animais é a síndrome de Fanconi, um defeito genético em humanos relacionado com a reabsorção tubular de glicose, muitos aminoácidos, urato e fosfato.

4. ATR hiperpotassêmica distal (tipo IV) é causada por resistência das células dos néfrons distais à aldosterona, resultando em hiperpotassemia, natriurese e inabilidade em concentrar urina. ATR tipo IV não foi relatada em animais domésticos.

Apenas um pequeno número de casos de ATR foi documentado em equinos, e esses foram predominante ATR distal (tipo I). A diferenciação entre ATR tipo I e tipo II é difícil e não confiável em equinos[1], e existe um relato de um equino que pode ter apresentado ambos os tipos.[2] A urina de humanos com ATR proximal (tipo II) é ácida, enquanto a urina de humanos com ATR distal (tipo I) é muito alcalina, independente da concentração sérica de bicarbonato, mas acidúria raramente está presente em herbívoros suspeitos de apresentarem ATR proximal (tipo II). Há um relato de um bezerro letárgico de 3 meses de idade com *Salmonella enterica* sorovar Agona que foi mais consistente com ATR tipo I do que tipo II. O bezerro respondeu à administração por via intravenosa de bicarbonato de sódio.[3]

Diabetes insípido nefrogênica

Essa é uma condição muito rara, com relatos em três potros, dos quais dois eram parentes.[1] Os achados clínicos são polidipsia e poliúria extremas e crônicas, baixa condição corporal e taxa de crescimento. O diagnóstico em animais não azotêmicos e normalmente hidratados inclui a incapacidade de concentrar a urina em resposta à salina hipertônica IV (NaCl 7,5%, 1 a 2 mℓ/kg PC), que aumenta a osmolalidade plasmática e deflagra a liberação de ADH. Outro teste diagnóstico é a administração de vasopressina aquosa exógena (0,25 a 0,5 U/kg PC, IM) ou acetato de desmopressina (0,05 μg/kg IV), um análogo sintético potente da vasopressina. Um aumento na densidade urinária maior do que 1,025 em 2 h dá suporte ao diagnóstico de diabetes insípido central, e a falha em concentrar a urina dá suporte ao diagnóstico de diabetes insípido nefrogênica ou lavagem medular. A privação de água também pode ser usada, uma vez que se espera que aumente a concentração plasmática de vasopressina.[4] A privação de água tipicamente desidrata os animais com diabetes insípido nefrogênica rapidamente, e seu estado de hidratação, PC e densidade e volume urinários devem ser monitorados com frequência.

Protocolos de tratamento específicos em equinos com diabetes insípido nefrogênica não foram identificados, mas devem focar na restrição da ingestão de água e sódio e administração de diuréticos tiazídicos a longo prazo.

Acidose tubular renal distal (tipo I)

Equinos com ATR distal (tipo I) apresentam acidose de íons fortes profunda por hipercloremia (acidose metabólica com ânion gap normal), hipopotassemia e pH urinário alcalino (tipicamente > 8), e aumento na depuração fracionada de sódio. Um teste diagnóstico prático para ATR distal (tipo I) envolve o exame da capacidade dos túbulos contornados distais em excretar íons hidrogênio pela administração oral de cloreto de amônio (0,1 g/kg PC em 6 ℓ de água por sonda nasogástrica).[1,5] A incapacidade em conseguir acidificar a urina (pH < 6,5) após a administração oral de cloreto de amônio é consistente com diagnóstico de ATR (tipo I).

O tratamento de um equino e um bezerro com ATR distal (tipo I) foi sintomático e focado na administração oral ou IV de bicarbonato de sódio.[3,5] Recuperação espontânea foi relatada em equinos.

Acidose tubular renal proximal (tipo II)

A explicação clássica para esse distúrbio é a falha em reabsorver bicarbonato nos túbulos proximais, resultando em perda excessiva de bicarbonato na urina e acidose metabólica (diminuição da concentração plasmática de bicarbonato), mas pH urinário variável. Uma vez que a base molecular desse defeito não foi identificada, propõe-se que ATR proximal (tipo II) possa resultar de disfunções de eletrólitos fortes nas células tubulares proximais renais.[1] A reabsorção de bicarbonato requer energia, portanto, doenças que levam a lesão dos túbulos proximais têm o potencial de resultar em ATR proximal (tipo II).

Um teste diagnóstico prático para ATR proximal (tipo II) em humanos é mensurar a alteração no perfil urinário de P_{CO_2} durante a administração oral ou IV de bicarbonato de sódio, mas esse teste não parece ter sido realizado em equinos. Normalmente, as P_{CO_2} urinária e plasmática são similares, mas durante a diurese por bicarbonato, a P_{CO_2} urinária se torna maior do que a P_{CO_2} plasmática. O gradiente da urina para o plasma de P_{CO_2} durante a administração de bicarbonato de sódio, portanto, é mensurado; um equino com ATR proximal desenvolveu gradiente de P_{CO_2} da urina para o plasma de 29 mmHg durante a administração de bicarbonato. O tratamento de equinos com ATR proximal (tipo II) é incerto.

LEITURA COMPLEMENTAR

McKenzie EC. Polyuria and polydipsia in horses. Vet Clin North Am Equine Pract. 2007;23:641-653.

REFERÊNCIAS BIBLIOGRÁFICAS

1. Arroyo LG, Stampfli HR. Vet Clin North Am Equine Pract. 2007;23:631.
2. van der Kolk JH, et al. J Vet Intern Med. 2007; 21:1121.
3. Hardefeldt LY, et al. Vet Clin Pathol. 2011;40:253.
4. Brashier M. Vet Clin North Am Equine Pract. 2006; 22:219.
5. Gull T. Vet Clin North Am Equine Pract. 2006;22:229.

Doença semelhante à síndrome hemolítica-urêmica

Doença glomerular e tubulointersticial, consistente com microangiopatia profunda e degeneração glomerular em humanos com síndrome hemolítica-urêmica foi diagnosticada em dois equinos. Ambos os animais estavam em falência renal oligúrica e apresentavam evidências clinicopatológicas de hemólise intravascular e evidência morfológica e microangiopatia arteriolar e coagulação intravascular. A taxa de mortalidade esperada é extremamente alta. A patogênese em equinos não foi esclarecida, embora a síndrome hemolítica-urêmica em humanos seja causada por toxinas produzidas por *E. coli* O157:H7.

Hidronefrose

É a dilatação da pelve renal com atrofia progressiva do parênquima renal. Ela ocorre com uma condição congênita ou adquirida após obstrução do trato urinário. Qualquer obstrução do trato urinário pode levar à hidronefrose, mas a extensão e duração da obstrução são importantes na determinação da gravidade da lesão renal. Obstruções do trato urinário que são crônicas, unilaterais e incompletas têm maior probabilidade de levar à hidronefrose. Obstruções agudas da bexiga ou uretra que são corrigidas imediatamente normalmente não são associadas a lesão renal significativa. Como resultado, a recidiva da obstrução, e não a falência renal, é a principal sequela da urolitíase em ruminantes. Em casos de obstrução completa aguda, o quadro clínico é dominado por sinais de anúria, disúria ou estrangúria.

Obstruções crônicas ou parciais causam distensão progressiva da pelve renal e atrofia por pressão do parênquima renal. Se a obstrução for unilateral, o rim não afetado pode compensar completamente a perda de função e a obstrução pode não causar falência renal. Obstrução unilateral pode ser detectável à palpação retal de um rim acentuadamente distendido. Obstruções bilaterais crônicas, embora sejam raras em grandes animais, podem causar falência renal crônica. Hidronefrose e falência renal crônica foram relatadas em um novilho acometido por obstrução parcial crônica da uretra peniana por um urólito. Obstrução parcial dos ureteres por papilomas da bexiga urinária foi relatada em uma série de vacas. A compressão por tecido neoplásico em casos de leucose bovina enzoótica também pode causar hidronefrose. Ultrassonografia pode ser utilizada para auxiliar no diagnóstico.

Nefrite intersticial

Nefrite intersticial raramente é reconhecida como causa de doença clínica em animais de produção, embora seja um achado *post mortem* frequente em algumas espécies. A nefrite intersticial pode ser difusa ou apresentar distribuição focal. Em bezerros, nefrite intersticial focal (rim com manchas brancas) é um achado acidental comum em necropsias, mas não está presente como doença clínica do trato urinário. Nefrite intersticial focal de bovinos não é associada à leptospirose ou infecção bacteriana ativa. Em suínos, nefrite intersticial difusa é observada após infecção por *Leptospira* sp. e é importante clinicamente em razão da ocorrência da destruição resultante de néfrons. O rim é um reservatório importante para *Leptospira* spp. em outras espécies, particularmente bovinos, mas a doença renal não é um problema clínico comum em animais portadores.

Fibrose intersticial crônica é um achado *post mortem* comum em equinos que sofrem de falência renal crônica. Acredita-se que ela represente uma condição terminal, e não uma doença intersticial primária. A causa inicial de doença renal normalmente não é evidente, mas acredita-se que a maioria dos casos tenha início como nefrose tubular aguda. Equinos com nefrite intersticial crônica apresentam síndrome clínica de falência renal crônica com uremia.

Nefrite intersticial crônica com fibrose zonal difusa (NIC) ocorre em bovinos japoneses pretos (Wagyu) como um distúrbio autossômico recessivo que leva à morte antes da puberdade. Clinicamente, há retardo no crescimento entre 3 e 5 meses de idade. Um escaneamento de todo o genoma usando marcadores microssatélites em um Wagyu com pedigree segregado para NIC mapeou o *locus* no cromossomo bovino 1.

Nefrite embólica

Lesões embólicas nos rins não causam achados clínicos, a não ser que sejam muito extensas e, nesse caso, a sepse pode ser seguida por uremia. Embora nefrite embólica possa não ser evidente clinicamente, proteinúria transitória e piúria podem ser observadas, caso as amostras de urina sejam avaliadas a intervalos frequentes.

Etiologia

Nefrite supurativa embólica ou abscessos renais podem ocorrer após qualquer sepse ou bacteriemia, quando bactérias se alojam no tecido renal. Os êmbolos podem se originar de processos sépticos localizados, como:

- Endocardite valvular em todas as espécies
- Lesões supurativas no útero, úbere, umbigo e cavidade peritoneal em bovinos.

Ou podem ser associados a infecções sistêmicas, tais como:

- Sepse em animais neonatos, incluindo infecção por *Actinobacillus equuli* em potros e sepse por *E. coli* em bezerros
- Erisipela em suínos e *C. pseudotuberculosis* em ovinos e caprinos
- Infecção septicêmica ou bacterêmica por *Streptococcus equi* em equinos.

Patogênese

Êmbolos bacterianos se localizam no tecido renal e causam desenvolvimento de lesões focais supurativas. Os êmbolos podem bloquear vasos maiores e causar infarto de porções do rim com tamanho variável, dependendo do calibre do vaso ocluído. Infartos normalmente não são tão grandes a ponto de o tecido renal residual não poder compensar por completo, e eles normalmente não causam achados clínicos. Se a urina for avaliada repetidamente, o surgimento súbito de proteinúria, cilindros e hematúria microscópica sem outros sinais de doença renal sugere a ocorrência de infarto renal. O aumento gradual de lesões embólicas focais leva ao desenvolvimento de toxemia e perda gradual da função renal. Achados clínicos normalmente se desenvolvem apenas quando múltiplos êmbolos destroem grande parte do parênquima renal, ou quando existe um ou mais infartos infectados.

Achados clínicos

Em geral, a lesão renal é insuficiente para causar sinais de doença renal. Sinais de toxemia e da doença primária habitualmente estão presentes. Os rins podem estar aumentados à palpação retal. A ocorrência frequente de êmbolos ou a disseminação gradual de muitos infartos grandes e supurativos pode causar uremia fatal. A disseminação para a pelve renal pode causar sinais similares à pielonefrite. Grandes infartos podem causar surtos de dor abdominal transitória.

Patologia clínica

Hematúria e piúria fazem parte da nefrite embólica, mas o exame microscópico pode ser necessário para detectar essas anormalidades quando as lesões são mínimas. Proteinúria está presente, mas esse achado também é encontrado em animais neonatos nas primeiras 30 a 40 h de vida. A cultura da urina no momento no qual a proteinúria ocorre pode revelar a identidade das bactérias que infectam o êmbolo. A hematologia normalmente revela evidências de um processo inflamatório agudo ou crônico.

Achados de necropsia

Em animais que morrem de doença intercorrente, lesões precoces são vistas como pequenos pontos acinzentados no córtex. Nos estágios posteriores, essas lesões podem ter se desenvolvido em grandes abscessos, que podem confluir e, em alguns casos, se estender para a pelve. O tecido fibroso pode circundar lesões existentes há mais tempo, e lesões cicatrizadas consistem em áreas de tecido cicatricial no córtex. Essas áreas têm superfície deprimida e indicam que ocorreu a destruição do tecido cortical. A presença extensa de cicatrizes pode causar uma diminuição irregular óbvia no tamanho do rim.

Tratamento

Informações gerais quanto ao tratamento de infecções do trato urinário foram apresentadas anteriormente. Antimicrobianos devem ser selecionados com base na cultura de urina quantitativa e testes de suscetibilidade. Ao tratar animais neonatos septicêmicos, deve-se ter cuidado especial para evitar o uso de fármacos potencialmente nefrotóxicos. O tratamento com antimicrobianos deve ser mantido por um período relativamente longo (7 a 14 dias). Na nefrite embólica, a doença primária e a doença renal devem ser controladas para evitar a recidiva de lesões embólicas. Em animais neonatos, isso pode envolver o tratamento para choque séptico. A cultura de urina deve ser repetida a intervalos regulares após o fim do tratamento para assegurar que a infecção foi completamente controlada.

Diagnóstico diferencial

A diferenciação da pielonefrite é difícil, a não ser que ela seja acompanhada por sinais de infecção do trato urinário inferior, como cistite ou uretrite. O rim está aumentado em ambas as condições, e os achados de urinálise são os mesmos quando a nefrite embólica invade a pelve renal. Muitos casos de nefrite embólica não são reconhecidos clinicamente em razão da ausência de sinais claros de envolvimento renal.
Animais neonatos gravemente desidratados podem apresentar uremia pré-renal e são suscetíveis à nefrose tubular isquêmica. A presença de sinais de sepse deve aumentar a suspeita da presença de nefrite embólica.
A ocorrência súbita de surtos de dor abdominal aguda em alguns casos de infarto renal pode sugerir obstrução intestinal aguda, mas a defecação normalmente não é afetada e o exame retal dos intestinos é negativo.

DOENÇAS INFECCIOSAS DOS RINS

Leptospirose

Sinopse

- Etiologia: *leptospira interrogans* (muitos sorovares distintos) e *L. borgpetersenii* (muitos sorovares distintos) são encontrados
- Epidemiologia: distribuição cosmopolita, mais comum em climas quentes e úmidos. Ocorre em bovinos, ovinos e caprinos, suínos e equinos. Leptospirose adaptada ao hospedeiro (manutenção ou reservatório) e não adaptada ao hospedeiro (acidental ou incidental) dependem da resposta de cada espécie a um sorovar específico. A prevalência de infecção é maior do que a incidência de doença clínica. Transmissão pela urina de animais infectados; algumas espécies selvagens podem transmitir para bovinos. A umidade na superfície do chão é o fator mais importante para a persistência do microrganismo; zoonose importante
- Achados clínicos: formas aguda, subaguda e crônica; há febre, anemia hemolítica aguda, alterações no leite, natimortos, abortos em todas as espécies (especialmente suínos), neonatos fracos, infertilidade, queda na produção de leite e oftalmite periódica (uveíte recorrente em equinos)
- Patologia clínica: demonstração e/ou cultura do microrganismo no sangue, urina, muco cervicovaginal, líquidos corporais e tecidos. Testes sorológicos – principalmente teste de aglutinação macroscópica e ELISA, e sondas de DNA são realizados

- Lesões: anemia, icterícia, hemoglobinúria, hemorragias serosas, autólise de fetos abortados, hepatite fetal e nefrite são observadas
- Confirmação do diagnóstico: cultura ou demonstração do microrganismo nos tecidos ou líquidos corporais e presença de altos títulos séricos
- Tratamento: antimicrobianos são usados para tratar infecção aguda e eliminar a leptospirúria
- Controle: antimicrobianos são usados para eliminar portadores; vacinação é realizada com vacinas que contêm sorovares que causam a doença naquela região geográfica.

Etiologia

Leptospiras, que são espiroquetas que pertencem à família Leptospiraceae, são o agente causal da leptospirose. Elas são microrganismos móveis, gram-negativos, aeróbios obrigatórios com temperatura ótima de crescimento de 28 a 30°C. O microrganismo é caracterizado pelas suas extremidades em gancho distintas. O gênero *Leptospira* foi inicialmente dividido em duas espécies: *L. interrogans sensu lato*, que compreende as estirpes patogênicas, e *L. biflexa sensu lato*, que compreende todas as estirpes saprófitas do microrganismo.[1] Dentro das duas *Leptospira* spp., diferentes sorovares são diferenciados com base no *teste de absorção com aglutinação cruzada (TAAC)*. Para essa classificação, duas estirpes são consideradas diferentes se, após a absorção cruzada com quantidades adequadas de antígeno heterólogo, 10% ou mais do título heterólogo permanecer regularmente em qualquer dos dois antissoros. O sorovar é considerado a unidade sistemática básica para *Leptospira* spp., e sorovares antigenicamente relacionados são agrupados em sorogrupos. Atualmente, mais de 250 sorovares patogênicos e 24 sorogrupos patogênicos são reconhecidos.[1] Entretanto, o TAAC é de difícil realização e leva tempo, e poucos laboratórios diagnósticos são capazes de realizá-lo. Estirpes isoladas, portanto, não são rotineiramente identificadas até o nível de sorovar, mas apenas até o nível do sorogrupo, que pode ser determinado por meio de teste de microaglutinação (TMA). Sorogrupos não têm status taxonômico, mas são convenientes em termos diagnósticos e epidemiológicos.

Com as técnicas de tipagem molecular se tornando cada vez mais disponíveis, a taxonomia de *Leptospira* spp. foi reorganizada com base na hibridização genômica DNA-DNA e, as estirpes patogênicas previamente incluídas no complexo *Leptospira interrogans sensu lato*, atualmente são divididas em 13 espécies diferentes com base em estudos de hibridização de DNA. Essas são: *L. alexanderi*, *L. alstonii*, *L. borgpetersenii*, *L. inadai*, *L. interrogans* (*sensu stricto*), *L. fainei*, *L. kirschneri*, *L. licerasiae*, *L. noguchi*, *L. santarosai*, *L. terpstrae*, *L. weilii* e *L. wolffii*. Entretanto, a correlação entre as classificações sorológica e genotípica é ruim, o que torna confusa a taxonomia de *Leptospira* spp. Não apenas estirpes patogênicas e saprófitas podem ser parte da mesma espécie genotípica, mas um único sorovar e sorogrupo também pode pertencer a diferentes espécies genotípicas. Assim são os sorovares antigenicamente similares *Hardjo-bovis* e *Hardjo-prajitno* (sorogrupo *Hardjo*), que atualmente são classificados em duas espécies genotípicas diferentes, que são *L. borgpetersenii* (para o sorovar *Hardjo-bovis*) e *L. interrogans* (*sensu stricto*, para sorovar *Hardjo-prajitno*). A nova classificação molecular normalmente é considerada como pouco prática por microbiologistas clínicos, e essa é a razão pela qual a taxonomia sorológica ainda é amplamente utilizada.[2]

Epidemiologia

Fatores de risco do animal

Sorovares e suscetibilidade das espécies

A epidemiologia da leptospirose é mais facilmente compreendida pela classificação da doença em duas categorias amplas: leptospirose *adaptada ao hospedeiro* e *não adaptada ao hospedeiro*. Um animal infectado com uma espécie do microrganismo adaptada ao hospedeiro é um hospedeiro de *"manutenção"* ou *"reservatório"*. A exposição de animais suscetíveis a sorovares não adaptados ao hospedeiro resulta em *doença acidental ou incidental*. Cada espécie de *Leptospira* é adaptada a um ou poucos *hospedeiros de manutenção específicos*, embora ela possa causar doença em qualquer espécie de mamífero. O microrganismo é mantido na natureza pela infecção crônica dos túbulos renais do hospedeiro de manutenção.[2]

Uma espécie específica se comporta de forma diferente nas suas espécies de hospedeiros de manutenção, quando comparada a outras espécies de hospedeiros, incidentais ou acidentais. Um *hospedeiro de manutenção* é caracterizado por:

- Alta suscetibilidade à infecção
- Transmissão endêmica dentro da espécie de hospedeiro por contato direto
- Patogenicidade relativamente baixa para seu hospedeiro
- Tendência em causar doença crônica e não doença aguda, produzindo perda econômica insidiosa por meio de perdas reprodutivas
- Persistência da estirpe nos rins e, algumas vezes, no trato genital com excreção crônica do patógeno na urina
- Prevalência da excreção crônica na urina aumenta com a idade
- Baixa resposta de anticorpos à infecção, com dificuldades no diagnóstico.

Exemplos dessa relação são o sorovar Bratislava em suínos e o sorovar Hardjo-Bovis em bovinos. Em contrapartida, um *hospedeiro incidental* é caracterizado por:

- Suscetibilidade relativamente baixa à infecção, mas alta patogenicidade para o hospedeiro
- Tendência a causar doença aguda e grave, e não doença crônica
- Transmissão esporádica na espécie de hospedeiros e aquisição de infecção por outras espécies, algumas vezes de forma epidêmica
- Fase renal curta
- Acentuada resposta de anticorpos à infecção, facilitando o diagnóstico
- Um exemplo dessa relação é o sorovar Pomona (*kennewicki*) em bovinos.

Alguns sorovares comuns de leptospiras e seus hospedeiros de manutenção e acidentais são vistos a seguir. Bezerros e cordeiros são altamente suscetíveis à infecção, e ocorrerá provavelmente sepse.

Sorovar	Hospedeiros de manutenção
Hardjo	Bovinos
Bratislava	Suínos, equinos
Pomona (kennewicki)	Suínos, bovinos, furões, guaxinins, gambás
Grippotyphosa	Guaxinins, gambás, esquilos, ratos-do-campo
Icterohaemorrhagiae	Ratos
Canicola	Cães

Sorovar	Hospedeiros acidentais
Hardjo	Ovinos, homem
Grippotyphosa	Ovinos, bovinos, suínos
Bratislava	Equinos
Icterohaemorrhagiae	Bovinos, suínos, equinos

Fatores de risco do patógeno

Os mecanismos por meio dos quais as leptospiras causam lesão tecidual e doença no hospedeiro não são bem compreendidos atualmente. Verificou-se que estirpes virulentas aderem às células epiteliais tubulares renais em cultura, e a fixação é aumentada pelo incremento da concentração de anticorpos homólogos subaglutinantes, uma vez que eles são encontrados comumente em hospedeiros de manutenção infectados. A *adesina* correspondente que permite essa fixação não foi identificada.[3] As leptospiras são fagocitadas por macrófagos e neutrófilos na presença de anticorpos específicos e complemento, mas são resistentes ao complemento e à morte em hospedeiros não imunes. Verificou-se que estirpes virulentas aderem aos neutrófilos sem morrer, o que sugere que a membrana externa de tais estirpes possa possuir um componente antifagocitário.[2]

Não há evidência inequívoca para uma exotoxina clássica que seria secretada por *Leptospira* spp., mas a membrana externa do microrganismo contém um *lipopolissacarídio* (*LPS* ou endotoxina) que se assemelha química e imunogenicamente aos LPS padrão de bactérias gram-negativas. Contudo, verificou-se que LPS de leptospiras é consideravelmente menos potente do que LPS de bactérias gram-negativas em testes-padrão de atividade de endotoxina, tais como pirogenicidade em coelhos ou teste de letalidade em camundongos.[3] LPS de leptospira possui um componente antifagocitário e estimula a aderência de neutrófilos às células endoteliais e plaquetas, causando agregação e sugerindo o seu papel no desenvolvimento de trombocitopenia.[2] Em camundongos, a apoptose de linfócitos é estimulada por LPS por meio da indução de fator de necrose tumoral α (TNF- α).[2]

Juntamente com LPS, a membrana celular externa de leptospira contém muitas *proteínas de membrana externa* (PME), que são altamente imunogênicas. De fato, uma associação inversa entre a expressão de PME e a virulência foi demonstrada para o sorovar Grippotyphosa. A inibição da expressão de PME diminui a resposta imune humoral, facilitando a evasão do sistema imune do hospedeiro.

Verificou-se que algumas estirpes virulentas produzem esfingomielinases associadas a células ou extracelulares, uma classe de substâncias que funcionam como *hemolisina*. Ademais, essas estirpes apresentam quimiotaxia para hemoglobina. A presença de um anticorpo específico evita a hemólise.

Fatores de risco do ambiente e do manejo

A prevalência de um sorovar específico de leptospira depende da disponibilidade de uma espécie de hospedeiro de manutenção, que pode ser uma espécie doméstica ou selvagem.

A ocorrência de transmissão indireta da doença por meio de solo contaminado, água ou outros fômites é determinada por muitos fatores ambientais. *Leptospira* spp. pode sobreviver por períodos prolongados em ambientes úmidos e temperaturas quentes (temperatura ótima por volta de 28°C) e água neutra ou ligeiramente estagnada. Em contrapartida, a sobrevivência é prejudicada em temperaturas abaixo de 10°C ou acima de 35°C ou em solo seco. A umidade da superfície do solo e água é o fator mais importante que governa a persistência do microrganismo na cama ou no solo; ele pode persistir por tanto tempo quanto 183 dias em solo saturado por água, mas sobrevive por apenas 30 min quando o solo está seco. No solo, sob condições médias, a sobrevivência provavelmente será de pelo menos 42 dias para *L. Pomona*. Ela sobrevive em água corrente de superfície por longos períodos; o período de sobrevivência é maior em água estagnada do que em água corrente, embora a persistência na segunda por até 15 dias tenha sido relatada. A contaminação do ambiente e a capacidade do microrganismo em sobreviver por longos períodos sob condições favoráveis de umidade podem resultar em alta incidência da doença em pastagens intensamente irrigadas, em áreas com alta precipitação pluviométrica e clima temperado, em campos com suprimento de água de beber na forma de lagos facilmente contaminados e em campos alagados e galpões de confinamento lamacentos. Muitos surtos de leptospirose ocorreram após chuva intensa e alagamentos.[4] Águas estagnadas foram incriminadas como fonte possível de infecção em animais a pasto em regiões tropicais.[5] A exposição de humanos e animais de estimação ou animais de produção a roedores e ratos – que são hospedeiros adaptados para determinados sorovares (p. ex., Icterohaemorrhagiae ou Grippotyphosa) – mostrou ser um fator de risco importante para infecção em muitas espécies.[4]

Foram *determinados alguns fatores de manejo* que representam risco para a introdução da infecção por *L*. Hardjo em rebanhos leiteiros:

- Compra de bovinos infectados
- Copastagem ou pastejo comunitário com bovinos ou ovinos infectados
- Compra ou empréstimo de touro infectado
- Acesso de bovinos a suprimentos de água contaminados, como rios, córregos, áreas alagadas e água de áreas de drenagem.

Ocorrência e prevalência de infecção

A leptospirose é uma doença que afeta a maioria das espécies animais, incluindo humanos, e tem ocorrência cosmopolita. Ela é considerada a zoonose bacteriana mais comum mundialmente, com aumento da incidência em países industrializados e em desenvolvimento, e foi classificada como uma doença infecciosa reemergente de humanos, sobretudo em regiões tropicais e subtropicais.[6] A leptospirose tem maior prevalência em regiões tropicais e subtropicais, com ocorrência sazonal. Picos na incidência da doença são observados durante os meses quentes do ano em regiões de clima temperado e durante a estação chuvosa nos trópicos.[4] Embora mais de 250 sorovares patogênicos tenham sido identificados, geralmente poucos sorovares prevalecem em uma determinada região, o que depende amplamente da presença de espécies adaptadas ao hospedeiro. A maioria das infecções por leptospira é subclínica, e a infecção é mais comum do que a doença clínica.

Muitos estudos de prevalência da infecção foram publicados para diferentes espécies em diferentes regiões geográficas. Infelizmente, os valores relatados não são de fácil comparação, uma vez que alguns estudos se baseiam em sorologia, enquanto outros determinam a ocorrência de DNA bacteriano na urina ou no tecido renal. Ademais, não há consenso quanto ao critério para sorologia positiva ou negativa, e valores de corte para soropositividade diferem entre estudos. Em geral, assume-se que estudos sorológicos tendem a subestimar a prevalência da infecção, uma vez que o isolamento de DNA bacteriano de indivíduos soronegativos foi relatado normalmente em diferentes espécies animais.[7-9] A ocorrência e prevalência da infecção por leptospira será discutida para diferentes espécies animais.

Levantamentos sorológicos de bovinos no continente africano revelam evidência de anticorpos contra vários sorovares de leptospira, e algumas espécies e sorovares não descritos previamente. Na África Ocidental, sorolevantamentos em rebanhos leiteiros revelaram que 45% dos bovinos foram positivos para um ou mais sorovares, o que provavelmente representou infecção natural, já que não houve vacinação.

A leptospirose é comum em animais de produção em Portugal. Surtos de doença clínica foram relatados em bovinos e suínos, em ovinos e caprinos e, em menor extensão, em equinos. Na Itália, levantamentos sorológicos indicam que ovinos, equinos, suínos e cães têm maior número de respostas positivas.

Bovinos

Sorovares de *Leptospira* spp. de maior importância em bovinos incluem *L*. Hardjo e *L*. Pomona. Dependendo da região geográfica, outros sorovares, como Icterohaemorrhagiae, Grippotyphosa e Bratislava podem ocorrer com prevalência considerável. O sorovar *L*. *Hardjo* é adaptado a bovinos, e *bovinos são o único hospedeiro de manutenção* para esse sorovar. O sorovar Hardjo, no qual dois tipos, Hardjo-bovis e Hardjo-prajitno, são reconhecidos, foi dividido em duas genoespécies separadas. O sorovar Hardjo tipo Hardjo-bovis atualmente é classificado na genoespécie *L. borgpetersenii* sorovar Hardjo, e o sorovar Hardjo, tipo Hardjo-prajitno, atualmente pertence à genoespécie *L. interrogans* sorovar Hardjo. *L. borgpetersenii* sorovar Hardjo (anteriormente sorovar Hardjo-bovis) tem ocorrência cosmopolita, enquanto *L. interrogans* sorovar Hardjo (anteriormente Hardjo-prajitno) foi isolado principalmente de bovinos no Reino Unido.

Hardjo e Pomona são os sorovares mais prevalentes em populações de bovinos na América do Norte e do Sul, Austrália e Nova Zelândia; na Europa, Hardjo é o sorovar mais prevalente em bovinos.[10] Soroprevalências entre bovinos nos EUA foram estimadas em 29% para o sorovar Hardjo, 23% para o sorovar Pomona, 19% para o sorovar Icterohaemorrhagiae e 11% para o sorovar Canicola.[10] Levantamentos de soroprevalência em Ontario verificaram que Hardjo foi mais comum em bovinos de corte, enquanto Pomona foi mais recorrente em bovinos leiteiros. Na ilha Príncipe Eduardo, 14% das vacas-leiteiras foram sorologicamente positivas para o sorovar Hardjo. Levantamentos sorológicos de propriedades de bovinos em Alberta verificaram que a infecção por Hardjo estava disseminada por toda a província, e a prevalência estava aumentando. Em contrapartida, os reagentes a Pomona foram encontrados normalmente em regiões únicas dentro de uma localidade, comparado com o agrupamento de rebanhos reagentes para Hardjo. De forma surpreendente, a soroprevalência de bovinos de corte não vacinados mantidos em pastagens comunitárias no Oeste do Canadá foi de 9,6% para o sorovar Pomona, 6,7% para o sorovar Grippotyphosa, 6,1% para o sorovar Icterohaemorrhagiae e 5,2% para o sorovar Canicola, mas apenas 0,2% para o sorovar Hardjo.[11]

Em bovinos de corte em Queensland, Austrália, os principais sorovares em ordem de soroprevalência bruta decrescente foram Hardjo (15,8%), Tarassovi (13,9%), Pomona (4,0%) e Szwajizak (2%). Animais vacinados não foram incluídos nas soroprevalências de Hardjo e Pomona; e a soroprevalência de Hardjo e Pomona tendeu a aumentar com a idade do animal. Os dados indicam que sorovares que não Hardjo, Pomona e Tarassovi têm menor probabilidade de apresentarem papel significativo na infertilidade bovina, e é improvável que os bovinos sejam fonte de infecção para humanos em Queensland central. Na Nova Zelândia, taxas de soroprevalência de 40% para o sorovar Hardjo e 7% para o sorovar Pomona foram relatados em bovinos de corte.[12]

A taxa de morbidade para doença clínica pode variar de 10 a 30%, dependendo da manifestação clínica da infecção, e a taxa de mortalidade normalmente é baixa, de aproximadamente 5%. A taxa de mortalidade em bezerros é muito maior do que em bovinos adultos. Uma maior taxa de abortos (até 30%) e perda na produção de leite são as principais causas de perdas, mas mortes em bezerros também podem ser significativas.

Estudos sorológicos recentes na Europa revelaram comparativamente baixa taxa de soroprevalência em bovinos leiteiros, abaixo de 1,6%, na Suécia e Bósnia-Herzegovina.[13,14] Os sorovares mais prevalentes na Bósnia-Herzegovina foram Pomona, seguida por Hardjo e Grippotyphosa; na Suécia, bovinos estavam livres do sorovar Hardjo. Em um levantamento sorológico em bovinos leiteiros conduzido em rebanhos com eficiência reprodutiva subótima em uma região na Espanha, L. Bratislava e L. Grippotyphosa foram os sorovares mais prevalentes. O risco de soroconversão contra L. Grippotyphosa foi maior durante a estação da primavera, enquanto L. Bratislava não diferiu entre estações. A prevalência de L. Hardjo foi baixa, o que indica que a ineficiência reprodutiva não foi associada a Hardjo. Em levantamentos em bovinos leiteiros e de corte na Espanha, L. Bratislava foi o sorovar detectado com maior frequência, enquanto Hardjo apresentou soroprevalência relativamente baixa quando comparada a estudos similares em países da Europa ocidental.

Na Espanha, os sorovares Grippotyphosa, Tarassovi e Copenhageni são mais frequentes em rebanhos leiteiros, provavelmente relacionados com as práticas de manejo e localização geográfica desses rebanhos, que facilitam o contato com hospedeiros de manutenção para esses sorovares.

Na Turquia, L. Hardjo é o sorovar dominante identificado em levantamentos sorológicos em bovinos, mas L. Grippotyphosa é o sorovar dominante que causa a doença clínica em bovinos; a doença não é comum em ovinos.

Na África do Sul, foi relatada soroprevalência de leptospirose de 19,4% em bovinos que se originam de áreas de pastejo comunitário. Embora o sorovar Pomona seja mais prevalente (22%), uma ampla variedade de outros sorovares, incluindo Tarassovi (19%), Bratislava (15%), Canicola (13%), Hardjo (13%), Icterohaemorrhagiae (12%), Szwajizak (4%) e Grippotyphosa (2%), são comuns.[15]

Cervos criados em cativeiro

Leptospirose é uma doença clínica bem estabelecida em cervos criados em cativeiro na Nova Zelândia. Levantamentos de abatedouro na Nova Zelândia verificaram evidências sorológicas do sorovar Hardjo em 73,6%, Pomona em 41,5%, Copenhageni em 11,3% e Tarassovi em 15,1% das propriedades.

Um estudo mais recente relatou soroprevalência no rebanho de 42% apenas para o sorovar Hardjo, 7% apenas para sorovar Pomona e 23% para os sorovares Hardjo e Pomona combinados. A soroprevalência em animais individuais foi relatada como 21% apenas para o sorovar Hardjo, 9% apenas para sorovar Pomona e 4% para ambos os sorovares.[12] Em razão da alta prevalência do sorovar Hardjo em cervídeos criados em cativeiro na Nova Zelândia, propôs-se que cervídeos de cativeiro podem atuar como hospedeiros de manutenção para esse sorovar.[16]

Ovinos e caprinos

A doença em ovinos e caprinos foi relatada em muitos países. As soroprevalências relatadas variaram de 5 a 42%. Sorovares predominantes isolados na Austrália e na Itália incluíram Castellonis, Poi, Sejroe, Hardjo, Copenhageni e Cynopteri.[17,18] Na Guiana, os sorovares Pomona, Grippotyphosa, Hardjo e Bratislava, e em Trinidad os sorovares Copenhageni e Autumnalis foram predominantes.[19,20] A infecção por L. Hardjo ocorre, mas é improvável como fonte de infecção para rebanhos bovinos. Os ovinos não são os hospedeiros de manutenção naturais para Pomona e Hardjo, e é provável que apresentem infecções de duração relativamente curta, produzindo efeitos patológicos graves. Contudo, leptospiúria persistente causada por Hardjo em ovinos que não têm contato com bovinos sugere que ovinos possam ser hospedeiros de manutenção para esse sorovar. Isso pode complicar o controle da infecção por Hardjo em bovinos, que são livres desse sorovar, e ovinos infectados representam risco zoonótico potencial para trabalhadores em abatedouros, criadores de ovinos e tosquiadores, que previamente não havia sido considerado. A infecção pelo sorovar Hardjo é disseminada em carneiros da raça Merino no sul da Austrália.

Soroprevalências relatadas para caprinos variam entre 2,1% no norte da Itália, a mais de 13,1% na Nigéria e 20,8% no Brasil[17,21,22], envolvendo os sorovares Icterohaemorrhagiae e Copenhageni.

Suínos

Sorovares de Leptospira mais comuns em suínos são Bratislava, para os quais a espécie é o hospedeiro de manutenção, e Pomona e Grippotyphosa; sorovares menos comuns incluem Icterohaemorrhagiae, Canicola e Hardjo. Em rebanhos infectados, a prevalência de reagentes sorológicos positivos é alta, e em grandes populações de suínos infectados ela é de aproximadamente 20%. Em Iowa, 38% dos soros do Sistema Nacional de Monitoramento de Saúde Animal foram positivos para 1 ou mais de 12 sorovares. Os anticorpos contra sorovares mais comuns encontrados em suínos na ilha Príncipe Eduardo em rebanhos suínos foram L. Icterohaemorrhagiae, L. Bratislava, L. Autumnalis e L. Pomona. Em Trinidad, foi relatada soroprevalência em animais individuais de 5%, com soroprevalência na propriedade de 33,3%. Sorovares predominantes foram Bratislava do sorogrupo Australis (2,0%) e membros do sorogrupo Icterohaemorrhagiae (2,5%).[19]

O sorogrupo Australis de leptospiras atualmente é importante em razão da consciência crescente de que anticorpos para Bratislava estão disseminados em populações de suínos de muitos países, pela recuperação de Lora, Muenchen e Bratislava de suínos, e pelo envolvimento de Bratislava e Muenchen em problemas reprodutivos em rebanhos suínos. Todos os isolados de suínos do sorogrupo Australis foram identificados ou como Bratislava ou como Muenchen, e existem diferenças a nível de subsorovar, que podem ser importantes para a compreensão da epidemiologia do sorogrupo Australis, o desenvolvimento de vacinas eficazes e a patogênese da doença. Perdas econômicas são divididas de forma aproximadamente igual entre abortos e morte de leitões neonatos fracos ou com falha no desenvolvimento. A infecção de suínos em abatedouros é associada a nefrite intersticial multifocal, que resulta em condenação dos rins.

Suínos são afetados por muitos sorovares de Leptospira, e os achados clínicos que com frequência são associados a essa infecção incluem baixo desempenho reprodutivo. Porcas soropositivas apresentam maior risco de leitões nascidos fracos e leitões neonatos enfraquecidos por ninhada. Em algumas áreas, o desempenho reprodutivo subótimo foi associado a determinados sorovares, tais como Grippotyphosa, e não a outros, tais como Autumnalis, Bratislava, Pomona e Icterohaemorrhagiae.

Suínos em confinamento intensivo apresentam problemas diferentes daqueles em sistemas de alojamento convencionais ou a pasto. Em grandes unidades de criação de suínos, a possibilidade de infecção cruzada é elevada, em razão da alta densidade populacional. O movimento de suínos de baia para baia, e o acesso a efluentes de outras baias são meios críticos de disseminação nessas circunstâncias. A disseminação da infecção dentro de granjas é encorajada pela mistura de suínos infectados com suínos não infectados, o que resulta em epidemias dentro do curral. A transmissão de animais infectados para animais suscetíveis em crescimento ocorre continuamente em galpões de cria, com uma proporção constante de suínos se tornando infectados a cada semana. A introdução em uma propriedade pode ser por meio de um cachaço importado; cachaços com frequência albergam leptospiras no trato genital. Leptospiras foram encontradas comumente nos rins de suínos de engorda abatidos no Vietnã, mas não são consideradas a causa de rim leitoso em suínos.

Equinos

Embora a prevalência exata da infecção em populações de equinos de diferentes regiões geográficas não seja conhecida, evidências sorológicas sugerem que a infecção por leptospira é comum em equinos. Sorovares predominantes que ocorrem nessa espécie incluem o sorovar Bratislava, Pomona, Icterohaemorrhagiae e Grippotyphosa. Em razão da ocorrência relativamente frequente de L. Bratislava em equinos, acredita-se que a espécie seja hospedeira de manutenção desse sorovar.

Levantamentos sorológicos em equinos Thoroughbred e Standardbred em Ontario revelaram maior prevalência de Bratislava, que aumentou com a idade. Em um levantamento em equinos em Alberta, os títulos para Icterohaemorrhagiae, Bratislava, Copenhageni e Autumnalis foram comuns (94,6; 56,6; 46,5 e 43,5%, respectivamente). A prevalência para outros sorovares variou de 0,8 a 27,2%. A probabilidade de ser soropositivo aumentou em aproximadamente 10% a cada ano de vida. Equinos manejados como indivíduos (p. ex., cavalos de corrida) apresentaram cerca de metade da probabilidade de serem soropositivos quando comparados a animais manejados em grupos (p. ex., equinos de rodeios).

Um estudo sueco determinou soroprevalência de 16,6% para Bratislava, 8,3% para Icterohaemorrhagiae, 1,2% para Sejroe, 0,5% para Pomona e 0,4% para Grippotyphosa. Um aumento da soroprevalência com a idade foi verificado para os sorovares Bratislava e Icterohaemorrhagiae.[23] Um levantamento bacteriológico de rins de abatedouro de equinos em Portugal verificou sorogrupos L. australis e L. pomona, que foram identificados como L. Bratislava e L. kirschneri sorovar Tsaratsovo, respectivamente.

A exposição a roedores foi associada ao risco de exposição a todos os sorovares. O manejo foi relacionado positivamente com o risco de exposição aos sorovares Pomona e Bratislava, mas não ao risco de exposição a Autumnalis. Solo e água apresentaram associação positiva com risco de exposição a Pomona e Autumnalis, mas não a Bratislava. O valor do índice de animais selvagens e a densidade populacional de equinos criados juntos foram associados ao risco de exposição a Autumnalis. Para o sorovar Bratislava, um estudo sueco relatou maior soroprevalência de abril a junho e de outubro a dezembro para o sorovar Icterohaemorrhagiae.[23]

Importância econômica

A leptospirose não é considerada apenas a zoonose bacteriana mais importante mundialmente, mas também representa uma das principais causas de perdas econômicas em animais de produção. A maioria das infecções por leptospira é subclínica e associada a infecções fetais que causam abortos, natimortos e o nascimento de neonatos fracos com alta taxa de mortalidade em bovinos, ovinos, equinos e suínos. Em bovinos, epidemias de aborto, infertilidade e aumento da taxa de descarte causam as principais perdas econômicas. Epidemias de agalactia em rebanhos leiteiros (a síndrome da quebra do leite) são associadas a infecções por L. Hardjo.

Implicações zoonóticas

A leptospirose provavelmente é a doença zoonótica mais prevalente mundialmente, afetando predominantemente regiões tropicais e subtropicais. Ela é reconhecida como uma doença emergente, potencialmente epidêmica associada ao excesso de chuvas em regiões tropicais, o que representa um risco significativo à saúde pública. Surtos mais recentes foram relatados na Nicarágua em 2007, no Sri Lanka em 2008 e nas Filipinas em 2009.[24]

Incidências anuais de leptospirose clínica variam amplamente, com maiores taxas nas Seichelles (43,2/100.000 habitantes), Trinidad e Tobago (12/100.000 habitantes), Barbados (10/100.000 habitantes), Jamaica (7,8/100.000 habitantes) e Costa Rica (6,7/100.000 habitantes).[25] Nos EUA, o Centro para Controle e Prevenção de Doenças estimou entre 100 e 200 casos clínicos diagnosticados a cada ano (0,1/100.000 habitantes), metade dos quais ocorrem no Havaí. Na Europa, a maior taxa de incidência foi relatada na Croácia (1,7/100.000 habitantes), Portugal (0,7/100.000 habitantes), Dinamarca (0,6/100.000 habitantes) e Eslovênia (0,5/100.000 habitantes).

Embora a maioria dos casos de infecção por leptospira seja assintomática ou associada apenas à doença clínica branda, a taxa de mortalidade em humanos permanece significativa, particularmente em países em desenvolvimento, em razão do retardo no diagnóstico causado pela falta de infraestrutura diagnóstica e suspeita clínica adequada quando o paciente é encaminhado para diagnóstico e tratamento clínico. A taxa de mortalidade geral varia entre 1 e 5%, dependendo da apresentação clínica e da idade do paciente. A forma ictérica da doença, que ocorre em 5 a 10% de todos os pacientes, tem uma taxa de mortalidade geral de 5 a 15%, enquanto taxas de mortalidade superiores a 50% foram relatadas em casos com envolvimento miocárdico. A mortalidade é mais alta em idosos.[26]

A leptospirose pode ser evitada a partir de higiene adequada, saneamento e manejo animal. É essencial educar as pessoas que trabalham com animais ou tecidos animais quanto a medidas para diminuir o risco de exposição a patógenos zoonóticos, tais como leptospira.

Humanos são considerados apenas hospedeiros incidentais de leptospiras, e raramente foram implicados na disseminação da doença.[27] A leptospirose é uma zoonose importante, e representa risco ocupacional para açougueiros, fazendeiros, caçadores, comerciantes de animais de companhia, pessoas que capturam roedores, médicos-veterinários e as que trabalham em esgotos. Nas últimas décadas, a epidemiologia passou por grandes alterações, com mudança de doença tradicionalmente ocupacional em países desenvolvidos para uma doença associada a exposição recreacional. Há maior probabilidade de infecção de pessoas pela contaminação com urina infectada ou conteúdo uterino. Médicos-veterinários podem se infectar pela manipulação de tecidos e urina de porcas que abortaram por infecção por Pomona. Embora as leptospiras possam estar presentes no leite de vacas por alguns dias no pico de febre em casos agudos, a bactéria não sobrevive por um longo período no leite e é destruída pela pasteurização. Entretanto, trabalhadores de fazendas que ordenham as vacas são altamente suscetíveis a L. interrogans sorovar Hardjo, e um levantamento na Nova Zelândia verificou que 34% dos ordenhadores eram soropositivos, principalmente para L. interrogans sorovar Hardjo, mas uma alta proporção também era positiva para L. interrogans sorovar Pomona. Isso levantou preocupação, e a leptospirose se tornou conhecida como a doença ocupacional número 1 em propriedades leiteiras na Nova Zelândia. Uma campanha de vacinação de vacas-leiteiras por todo o país resultou em diminuição acentuada na incidência da doença em humanos. Na maioria das situações, é improvável que cães, gatos e equinos contribuam para infecção em humanos.

A epidemiologia da leptospirose na Nova Zelândia tem mudado. A incidência anual de leptospirose humana de 1990 a 1998 foi de 4,4 para cada 100.000 habitantes. Ela foi maior entre trabalhadores de processamento de carne (163/100.000 habitantes), trabalhadores de criações de animais de produção (91/100.000 habitantes) e trabalhadores relacionados com silvicultura (24/100.000). O sorovar mais comumente detectado foi Ballum (11,9%). A incidência anual de leptospirose diminuiu de 5,7/100.000 habitantes de 1990 a 1992 para 2,9/100.000 habitantes de 1995 a 1998. A incidência da infecção por sorovar Hardjo e sorovar Pomona diminuiu, enquanto a incidência do sorovar Ballum aumentou. O aumento na incidência do sorovar Ballum sugere mudança no padrão de transmissão por exposição direta ou indireta a água contaminada.

Estudantes de medicina veterinária podem ser expostos à leptospirose realizando cursos em inspeção e tecnologia de alimentos, experiências de trabalho clínico nas propriedades, contato com animais domésticos (especialmente carnívoros) e contato com comerciantes de animais. Em um período de 1 ano, a soroprevalência de leptospirose em estudantes de medicina veterinária em uma escola na Espanha aumentou de 8,1 para 11,4%. A incidência da doença durante o estudo foi de 0,039.

Métodos de transmissão

A fonte de infecção é um animal infectado que contamina pasto, água de beber e alimentos com urina infectante, fetos abortados e secreções uterinas. Todos os tipos de leptospira são transmitidos entre e dentre as espécies dessa forma. Um neonato viável infectado pode albergar a infecção por muitas semanas após o nascimento. O sêmen de um touro infectado pode conter leptospiras, e a transmissão por monta natural ou inseminação artificial pode ocorrer, mas é incomum. Em carneiros, o sêmen provavelmente é infectante apenas por alguns dias durante o período de leptospiremia; em cachaços, não há evidência de transmissão pelo coito. *L. interrogans* sorovar Hardjo é excretada do trato genital de vacas que abortam por um período de até 8 dias após o aborto ou parto, e é detectável nos oviduto e útero por até 90 dias após a infecção experimental e em vacas naturalmente infectadas. Ela também pode estar presente no trato genital de touros, e a disseminação venérea da infecção é possível. Suínos jovens podem atuar como portadores por 1 ano, e porcas adultas por 2 meses. Em razão da alta intensidade e longa duração da infecção em suínos, eles têm um papel importante na epidemiologia de leptospirose.

Leptospirúria

A urina é a principal fonte de contaminação, uma vez que os animais, mesmo após recuperação clínica, podem excretar leptospiras na urina por longos períodos. Todos os animais que se recuperaram da infecção podem excretar o microrganismo de forma intermitente na urina e atuar como "portadores". Em bovinos, a leptospirúria pode persistir por um período médio de 36 dias (10 a 118 dias) com a maior taxa de excreção na primeira metade desse período. Ovinos e equinos não são fontes comuns de infecção em razão da leptospirúria de baixo grau e intermitente. Em qualquer espécie, as leptospiras podem persistir nos rins por períodos muito mais longos do que são recuperáveis da urina por métodos laboratoriais de rotina. A ingestão de urina por bezerros não é uma forma incomum de pica (alotriofagia) em alguns rebanhos leiteiros, e é uma forma de transmissão.

Animais selvagens como fonte de infecção

Embora levantamentos da incidência de leptospirose em animais selvagens tenham sido conduzidos e o efeito patogênico de *L. Pomona* em algumas espécies (particularmente cervos e gambás) tenha sido determinado, a relevância de animais selvagens como fonte de infecção para animais domésticos não foi determinada. Taxas variáveis de soroprevalência de leptospiras foram documentadas em cervos de cauda branca, cervos-mula, antilocapras, alces e uapitis. Há uma alta prevalência de infecção em suínos selvagens, e a prevalência de *L. icterohaemorrhagiae* e Bratislava em ratos-marrons selvagens capturados em propriedades no Reino Unido foi de, aproximadamente, 14%. *L. Canicola* é conhecida por se disseminar de cães domésticos e chacais para bovinos e, quando as condições de higiene são ruins, mesmo de humanos para bovinos. O sorovar Bratislava foi associado a nefrite intersticial grave em guaxinins em uma área recreacional em Quebec, que também foram sorologicamente positivos para Pomona, Hardjo e Grippotyphosa.

A expansão da população de javalis selvagens em áreas urbanas e suburbanas tem sido considerada fonte possível de infecção para humanos, animais domésticos e de produção em alguns países. A prevalência da infecção em javalis selvagens foi relatada no Japão e na Alemanha como 15,2% (reação da polimerase em cadeia [PCR] positiva no tecido renal) e 18% (sorologia), respectivamente.[26,27] Os sorovares mais prevalentes em um estudo na Alemanha foram Pomona e Bratislava; em um estudo japonês, as genoespécies predominantes foram *L. interrogans* e *L. borgpetersenii*.

Porta de entrada do microrganismo

Há maior probabilidade de entrada do microrganismo no corpo através de abrasões cutâneas ou nas mucosas. A transmissão transplacentária é incomum, mas a infecção intrauterina de neonatos ocorreu. A administração oral é um método insatisfatório de transmissão experimental quando comparado à injeção ou instilação na cavidade nasal, saco conjuntival e vagina.

Patogênese

A leptospirose apresenta muitas formas diferentes de manifestação clínica. As leptospiras invadem o hospedeiro através de superfícies mucosas ou da pele amolecida. Elas têm a capacidade de se fixar às células epiteliais e aderem aos constituintes da matriz extracelular por meio de um processo ativo que envolve proteínas de superfície. Leptospiras patogênicas são encontradas na região extracelular entre células do fígado e rim. A liberação de linfocinas, tais como TNF-α de monócitos a partir de atividade endotóxica do LPS das leptospiras pode ser um mecanismo de virulência importante. A indução da liberação de TNF-α pode ajudar a explicar a lesão às células endoteliais, o que resulta na hemorragia que ocorre na leptospirose grave.

Leptospirose pode ocorrer como uma doença aguda e grave causada por sepse com evidência de endotoxemia, tal como hemorragias, hepatite, nefrite, meningite; como uma doença subaguda moderadamente grave com nefrite, hepatite, agalactia ou meningite; ou como uma doença crônica caracterizada por aborto, natimortos e infertilidade. Na forma oculta, não há doença clínica. A forma da doença depende amplamente da espécie do hospedeiro, como mostrado na Tabela 13.2. Variações na patogenicidade entre sorotipos de *L. interrogans* também afetam a natureza dos sinais que aparecem. Por exemplo, em infecções por *L. Pomona*, a hemólise intravascular e nefrite intersticial são partes importantes da doença. Contudo, *L. Hardjo* não produz hemolisina e não causa nefrite intersticial, mas causa infecção clínica em fêmeas sexualmente maduras, em lactação ou prenhes. Portanto, a infecção ocorre no útero gravídico e na glândula mamária em lactação, resultando em sepse, aborto e mastite. A patogênese da doença associada a *L. Pomona* é mostrada a seguir.

Forma aguda

Após a penetração pela pele ou mucosa, o microrganismo se multiplica no fígado, migra para o sangue periférico, por muitos dias até que a febre concomitante ceda. Nesse momento, anticorpos séricos começam a aparecer e o microrganismo pode ser encontrado na urina.

Septicemia, lesão capilar, hemólise e nefrite intersticial

Durante o período inicial de septicemia, hemolisina suficiente pode ser produzida para causar hemoglobinúria extensa como resultado de hemólise intravascular extensa.

Tabela 13.2 Formas de leptospirose em espécies animais.

Espécie	Forma aguda	Forma subaguda	Forma crônica
Bovinos	+ (apenas bezerros)	+	+ (aborto)
Ovinos e caprinos	+ (inclui aborto)	–	–
Suínos	+ (raramente e apenas em leitões)	–	+ (aborto)
Equinos	–	+	+ (aborto e oftalmia periódica)

Esse é um evento improvável em bovinos adultos, mas é comum em bezerros jovens. Se o animal sobreviver a esta fase da doença, a localização da infecção pode ocorrer nos rins. A hemólise depende da presença de um sorovar que produza hemolisina. Lesão capilar é comum a todos os sorovares, e durante a fase septicêmica são comuns hemorragias petequiais na mucosa. Lesão vascular também ocorre nos rins, e se a hemólise for grave, anoxia anêmica e nefrose hemoglobinúrica podem surgir. Existe alguma evidência de que LPS de leptospiras possa exacerbar as lesões vasculares. A infecção se localiza no parênquima renal, causando nefrite intersticial e persistência das leptospiras nessas lesões, o que resulta em leptospirúria prolongada. A lesão renal se desenvolve em razão da persistência da infecção nesse local por muito tempo após ela ter sido removida de outros tecidos. Na fase aguda da doença, o animal pode morrer por septicemia ou anemia hemolítica ou ambos. Subsequentemente, o animal pode morrer por uremia causada por nefrite intersticial.

Nefrite intersticial crônica focal, também chamada de rim leitoso, é um achado comum em bovinos clinicamente normais no abatedouro, e com frequência assume-se que esteja relacionado com a infecção atual ou anterior por *Leptospira* spp. Entretanto, estudos de rim leitoso em bovinos em abatedouros indicam que nem *Leptospira* spp. nem infecção ativa por outras bactérias foram associadas às lesões.

Aborto

Após invasão sistêmica, o aborto pode ocorrer em razão da morte fetal, com ou sem degeneração placentária. O aborto normalmente ocorre muitas semanas após a septicemia, em razão do tempo necessário para produzir alterações no feto, que normalmente está autolisado ao nascimento. O aborto ocorre com maior frequência na segunda metade da gestação, provavelmente em razão da maior facilidade de invasão da placenta nesse estágio, mas pode ocorrer a qualquer momento a partir dos 4 meses de gestação em diante. Embora o aborto com frequência se dê tanto em bovinos quanto em equinos após a forma aguda ou subaguda da doença, o aborto sem doença clínica anterior também é comum. Isso é particularmente o caso em porcas, e ocorre em menor extensão em vacas e éguas; isso pode decorrer de alterações degenerativas no epitélio da placenta. Leptospiras raramente estão presentes nos fetos abortados, contudo, se o feto abortado sobreviver à infecção por tempo longo o suficiente para produzir anticorpos, esses podem ser detectados.

Infecção experimental de bovinos gestantes sorologicamente negativos com uma estirpe *L. borgpetersenii* sorovar Hardjo do norte de Queensland resultou em soroconversão e excreção do microrganismo na urina. Cirurgias cesarianas eletivas foram realizadas 6 semanas antes do desafio. Não há evidência de infecção por *L.* Hardjo nos fetos. Alguns dos fetos apresentavam lesões histopatológicas consistentes com infecção por *Neospora* spp.

Encefalite

A localização das leptospiras no tecido nervoso é comum em ovinos e caprinos, e pode resultar no surgimento de sinais de encefalite.

Formas subaguda e oculta

Na forma subaguda, a patogênese é similar àquela da forma septicêmica aguda, exceto pela reação menos grave. Ela ocorre em todas as espécies, mas a forma comum é encontrada em bovinos e equinos adultos. Casos ocultos sem doença clínica, mas com aumento do título de anticorpos são comuns em todos os animais. Esses são difíceis de explicar, mas podem estar associados a estirpes de patogenicidade variável, mas com leptospirose, caracteristicamente, diferenças entre grupos podem ser associadas ao estado imune prévio, condições ambientais, ou número de portadores com relação à gravidade da exposição.

Oftalmia periódica (uveíte recorrente) em equinos

Existem evidências de relação causal entre a infecção por leptospira e oftalmia periódica em equinos. A incidência de animais reagentes positivos sorologicamente é maior em grupos de equinos acometidos por oftalmia periódica do que em animais normais. Aglutininas estão presentes em maior concentração no humor aquoso do que no soro. Levantamentos sorológicos indicam que a infecção por leptospira não é o principal fator na etiologia da uveíte anterior equina no Reino Unido, mas evidência sorológica de Pomona é associada a uveíte em equinos nos EUA. A opacidade tanto da córnea quanto da lente é uma consequência da relação antigênica entre leptospiras e componentes do tecido ocular, e não requer a presença de bactérias vivas. Uma proteína de 52 kDa parece estar envolvida na relação antigênica entre as leptospiras e o tecido ocular equino, e está localizada dentro das bactérias. A uveíte altera a composição do humor aquoso e impede a nutrição das estruturas oculares, levando a sequelas como atrofia de íris, sinéquia e opacidade corneal.

A imunopatologia da retina em equinos com uveíte foi descrita, e pode ser um exemplo de evento imunológico primário nessa enfermidade, fornecendo evidência de que a uveíte associada à leptospira pode ser um subtipo distinto de uveíte equina.

Hemorragia pulmonar

Manifestações respiratórias de leptospirose associadas à dispneia respiratória grave, hemorragia pulmonar e alta taxa de mortalidade foram descritas em humanos, cães e equinos.[28-31] A patogênese dessa apresentação clínica ocorre apenas em um pequeno número de pacientes infectados e é pouco compreendida. Lesão endotelial dos pequenos vasos sanguíneos pulmonares e depósitos de fibrina ao longo da parede alveolar foram relatados como achados consistentes. Ademais, lesões pulmonares foram associadas à expressão de TNF e óxido nítrico sintase endotelial na leptospirose induzida experimentalmente em hamsters, sugerindo o papel do mecanismo inflamatório sistêmico ou local na patogênese dessa forma pulmonar de doença.[33] Mecanismos imunomediados também foram propostos como causa possível de hemorragia pulmonar, mas evidências que corroboram ainda não estão disponíveis.

Mecanismos imunes

Após a infecção, são induzidos anticorpos específicos que opsonizam leptospiras, facilitando a sua eliminação da maior parte do corpo. Entretanto, leptospiras que chegam aos túbulos renais proximais, trato genital e glândula mamária parecem ser protegidas de anticorpos circulantes. Elas persistem e se multiplicam nestes locais e podem ser excretadas e transmitidas a animais contactantes suscetíveis, principalmente pela urina. Ademais e de maior importância, o teor de anticorpos séricos normalmente declina para concentrações indetectáveis em animais que são persistentemente infectados.

A primeira resposta sorológica na infecção por *L.* Hardjo é a produção de anticorpos da classe imunoglobulina M (IgM). Essa concentração aumenta rápido, mas normalmente declina para concentrações indetectáveis 4 semanas após a infecção. Em 1 a 2 semanas da infecção, anticorpos IgG_1 aparecem e, com 3 meses, eles representam 80% dos anticorpos detectados no TMA. O título de TMA tem seu pico 11 a 21 dias após a infecção, mas pode variar de 1:3.200 a concentrações indetectáveis. Ele diminui gradualmente no decorrer de 11 meses, mas a persistência é variável. A vacinação induz anticorpos que são principalmente da classe e IgG, com picos de concentração 2 semanas após a vacinação com duas doses, mas diminuindo rapidamente para teores inferiores a esse após infecção natural. Aproximadamente 95% das novilhas vacinadas não apresentam anticorpos TMA 20 semanas após a segunda dose da vacina, administrada com 4 semanas de intervalo, mas a ausência de títulos não necessariamente é um indicador de que a proteção diminuiu. Animais vacinados são protegidos de desafio natural por muitos meses após o seu título TMA se tornar indetectável. A resposta sorológica de bezerros vacinados aos 3 meses de idade é menor do que o daqueles vacinados aos 6 meses de idade, em razão da presença de anticorpos maternos. A transferência de imunidade passiva de anticorpos para bezerros neonatos ocorre por meio do colostro, e os anticorpos persistem nos bezerros por 2 a 6 meses.

Embora os anticorpos contra LPS de leptospira forneçam proteção passiva em alguns modelos animais, bovinos vacinados contra o sorovar Hardjo com vacinas pentavalentes são vulneráveis à infecção por esse sorovar, independentemente da presença de altos títulos de anticorpos anti-LPS. Atualmente, sabe-se que as células mononucleares do sangue periférico (CMSP) de bovinos vacinados com vacina contra *L. interrogans* sorovar Hardjo, que protege contra o sorovar Hardjo, proliferam *in vitro* em resposta aos antígenos dessa bactéria. Portanto, a resposta imune mediada por células para o sorovar Hardjo provavelmente é necessária para a proteção. Uma vacina morta protetora contra o sorovar Hardjo induz uma forte resposta antígeno-específica proliferativa por CMSP de bovinos vacinados 2 meses após a primeira dose da vacina. Essa resposta não estava presente em bovinos não vacinados. A resposta média teve seu pico 2 meses após completar o regime de administração de duas doses da vacina, e proliferação substancial foi mensurável em culturas *in vitro* durante os 7 meses de estudo. Até um terço das CMSP de animais vacinados produziram interferona-gama (IFN-γ) 7 dias após a cultura com o antígeno. Um terço das células produtoras de IFN-γ eram linfócitos gama delta, com o restante sendo as células T CD4+. Portanto, uma resposta imune tipo Th1 muito potente foi induzida e mantida após a vacinação com vacina bacteriana morta com adjuvantes de hidróxido de alumínio e o envolvimento de células T gama delta na resposta. A indução dessa resposta imune celular tipo Th1 é associada à proteção fornecida pela vacina bovina de leptospira contra *L. borgpetersenii* sorovar Hardjo.

A resposta imune de bovinos que não tiveram contato e de bovinos vacinados após desafio com estirpe virulenta de *L. borgpetersenii* sorovar Hardjo foi avaliada. Começando 2 semanas após o desafio, IFN-γ foi mensurado em culturas de CMSP estimuladas por antígeno, provenientes de animais não vacinados, embora a quantidade produzida tenha sido sempre menor do que aquela em culturas de CMSP de animais vacinados. Células positivas para IFN-γ também foram evidentes em culturas estimuladas por antígeno de CMSP de animais vacinados, mas não de animais não vacinados durante o período pós-desafio. Animais vacinados e não expostos apresentaram níveis similares de IgG$_1$ após desafio; animais vacinados apresentaram um aumento de duas vezes ou mais de IgG$_2$. É evidente que, embora a infecção possa induzir a resposta tipo 1, ela é fraca demais para evitar o estabelecimento da infecção crônica.

Achados clínicos

Os achados clínicos da leptospirose são similares em cada espécie animal, e não variam amplamente com a espécie de *Leptospira*, exceto pela infecção com *icterohaemorrhagiae*, que habitualmente causa sepse grave. Por questão de conveniência, as várias formas da doença são descritas como elas ocorrem em bovinos, e comparações são feitas com a doença em outras espécies. Em todos os animais, o período de incubação é de 3 a 7 dias.

Bovinos

A leptospirose em bovinos pode ser subclínica, aguda, subaguda ou crônica, e é associada com mais frequência aos sorovares Hardjo ou Pomona.

Leptospirose aguda associada à pomona

Bezerros com até 1 mês de idade são mais suscetíveis a leptospirose aguda. A doença se manifesta com sepse, com febre alta (40,5 a 41,5°C), anorexia, petéquias nas mucosas, depressão, hemólise intravascular aguda com hemoglobinúria, icterícia e palidez de mucosas. Em razão da anemia que se segue, taquicardia, sons cardíacos altos e batimento apical mais facilmente palpável estão presentes; a dispneia também é acentuada. A taxa de mortalidade é alta e caso a recuperação ocorra, a convalescença é prolongada. Em bovinos adultos, aborto causado por reação sistêmica pode ocorrer no estágio agudo da doença. A produção de leite é acentuadamente reduzida, e a secreção está espessada, de coloração avermelhada e pode conter coágulos sanguíneos. A glândula mamária está morna e macia. Mastite como parte de leptospirose foi descrita com frequência em bovinos, e alta contagem de células somáticas no leite macroscopicamente anormal sugere mastite, mas essas alterações são causadas por lesões vasculares gerais, e não por lesão local do tecido mamário. Claudicação grave causada por sinovite é relatada em alguns animais, e dermatite necrótica provavelmente causada por fotossensibilização é relatada em outros.

Leptospirose subaguda associada a L. pomona

A forma subaguda de leptospirose difere da forma aguda apenas em grau. Achados clínicos similares são observados em muitos animais acometidos, mas nem todos os sinais estão presentes no mesmo animal. A febre é mais branda (39 a 40,5°C), e depressão, anorexia, dispneia e hemoglobinúria são comuns, podendo a icterícia estar ou não presente. O aborto normalmente ocorre 3 a 4 semanas depois. Um dos achados característicos é a diminuição acentuada da produção de leite e o surgimento de leite tingido de sangue ou de aparência amarelo-alaranjada, espesso em todos os quatro quartos, sem alteração física aparente no úbere.

Leptospirose crônica associada a L. pomona

Os achados clínicos da forma crônica de leptospirose são brandos e podem ser restritos a aborto. "Surtos" graves de aborto ocorrem com mais frequência em grupos de bovinos que têm a mesma idade gestacional quando são expostos à infecção. Os abortos normalmente ocorrem durante o último trimestre de gestação. Além do aborto, não há depressão da eficiência reprodutiva em bovinos acometidos por leptospirose. Muitos animais no grupo desenvolvem TMA positivo sem doença clínica.

Existem relatos ocasionais de meningite por leptospirose em bovinos. Incoordenação, salivação excessiva, conjuntivite e rigidez muscular são sinais comuns.

Leptospirose associada a L. hardjo

Infertilidade e síndrome da quebra do leite ocorrem apenas em vacas prenhes ou em lactação, uma vez que a proliferação do microrganismo é restrita ao útero gestante e à glândula mamária em lactação. Há início súbito de febre, anorexia, imobilidade e agalactia. O leite é amarelo a laranja e pode conter coágulos. O úbere está flácido, não há calor ou dor, e todos os quatro quartos são igualmente afetados. A queda súbita na produção de leite pode afetar até 50% das vacas de uma só vez e causar uma diminuição acentuada na produção de leite do rebanho. A diminuição pode durar até 8 semanas, mas a produção individual de uma vaca irá retornar ao normal em 10 a 14 dias. O leite pode apresentar alta contagem de leucócitos, que cede no decorrer de um período de aproximadamente 14 dias conforme a produção de leite retorna. Em alguns casos, não há evidência de mastite, não há alteração na consistência do leite e não há alteração no úbere de vacas acometidas, mas leptospirúria pode estar presente em até 30% das vacas afetadas.

A fertilidade do rebanho, incluindo a taxa de concepção do primeiro serviço, o número de serviços por concepção para vacas que conceberam, o intervalo entre concepção e parto e a taxa de descarte normalmente revelam baixo desempenho reprodutivo, especialmente durante o ano do diagnóstico. O efeito também é temporário e não é facilmente detectado. A exposição de vacas-leiteiras não vacinadas a *L. Hardjo* pode ser associada à diminuição subsequente na fertilidade, conforme indicado pelo maior tempo entre o parto e a concepção e o maior número de coberturas por concepção.

O *aborto* pode ocorrer *muitas semanas após a infecção inicial*, e como única evidência da doença; em algumas regiões ou circunstâncias, ele é a principal manifestação clínica de leptospirose causada pelo sorovar Hardjo e a principal causa de aborto em bovinos. Em outros, acredita-se que seja uma causa incomum de aborto. Isso pode estar relacionado com as diferentes estirpes desse sorotipo ou ao grau com o qual a doença se tornou enzoótica. Portanto, surtos de queda na produção de leite e doença sistêmica parecem ser o quadro clínico característico quando a doença aparece pela primeira vez naquela região. Entretanto, uma vez que a imunidade natural se desenvolva em vacas adultas, apenas novilhas se tornam infectadas e o único sinal é o aborto. Ademais, muitas vacas apresentam infecções subclínicas com hardjo na qual apenas a diminuição na produção de leite pode ser detectável.

Suínos

Sorovares Pomona e Brastislava de *Leptospira* são as causas mais comuns de infecção, e leptospirose crônica é a forma mais comum da doença em suínos. Suínos são os hospedeiros de manutenção para o sorovar Bratislava, que geralmente não causa doença clínica além da falha reprodutiva, incluindo abortos ocasionais e natimortos. O sorovar Pomona apresenta patogenicidade intermediária para suínos e é caracterizado por aborto e alta incidência de natimortos. Doença aguda pode ser observada em suínos jovens infectados pelo sorovar Pomona. Achados clínicos incluem febre, anorexia, anemia hemolítica com hemoglobinúria e icterícia. Em um rebanho infectado, a taxa de criação pode ser tão baixa quanto 10 a 30%. Um "surto" de abortos pode ocorrer quando a doença aparece pela primeira vez no rebanho, mas os abortos diminuem conforme a imunidade do rebanho se desenvolve. A maioria dos abortos ocorre 2 a 4 semanas antes do parto. Leitões nascidos a termo podem estar mortos ou fracos, e morrem pouco tempo após o nascimento. O sorovar Hardjo pode ser causa esporádica de doença reprodutiva. Não há associação entre infertilidade e anticorpos para os sorovares autumnalis e icterohaemorrhagiae. A infecção por icterohaemorrhagiae causa leptospirose sistêmica com alta taxa de mortalidade.

Ovinos e caprinos

A doença é rara em ovinos e caprinos, de maneira que não há uma boa descrição de sua ocorrência natural nessas espécies; a maioria dos animais acometidos é encontrado morto, aparentemente por sepse. Animais afetados estão febris, dispneicos e com a cabeça pendendo para baixo. Alguns apresentam hemoglobinúria, palidez de mucosas e icterícia e morrem em 12 h. Cordeiros, especialmente aqueles em condição ruim, são mais suscetíveis. A forma crônica pode ocorrer e se manifesta por perda da condição corporal, mas o aborto parece ser quase inteiramente uma manifestação da forma aguda quando a infecção é por Pomona. Com Hardjo, o aborto foi relatado como único sinal clínico e oligogalactia e agalactia, similares à síndrome da quebra do leite bovino, foram observadas em ovelhas em lactação.

Equinos

Embora a leptospirose clínica em equinos seja incomum, levantamentos sorológicos sugerem que a infecção subclínica ocorre com frequência. Esses estudos sorológicos revelaram que Bratislava está entre os sorovares mais prevalentes na população de equinos em muitos países, e propõe-se que os equinos sejam hospedeiros reservatórios desse sorovar, que raramente é associado à doença clínica. A leptospirose clínica, na maioria dos casos, é causada pelos sorovares Pomona e Grippotyphosa, e é associada a abortos, natimortos, doença sistêmica grave em potros, hemólise intravascular, doença renal e hepática e uveíte recorrente.

Aborto

L. interrogans sorovar Pomona é a principal causa de abortos e natimortos na população de equinos. As idades gestacionais com as quais o aborto ocorre variam de 140 dias até o termo (250 dias) e tipicamente ocorre 2 a 3 semanas após o episódio de doença clínica branda com febre, anorexia e, em raras ocasiões, icterícia.

Oftalmia periódica

Uveíte recorrente em equinos (*oftalmia periódica, cegueira noturna ou iridociclite recorrente*) é uma complicação tardia da leptospirose sistêmica em equinos, com sinais que começam meses a anos após a infecção naturalmente adquirida ou induzida experimentalmente. Com frequência, ela é associada à infecção por *L. interrogans* sorovar Pomona. Clinicamente, existem episódios recorrentes de doença ocular incluindo fotofobia, lacrimejamento, conjuntivite, ceratite, coroa pericorneal de vasos sanguíneos, hipópio e iridociclite. Ataques recorrentes normalmente terminam em cegueira em ambos os olhos. Existe uma forte relação entre a uveíte e a soroatividade contra leptospirose em equinos. Equinos soropositivos com uveíte estão sob maior risco de perder a visão, quando comparados a equinos soronegativos com uveíte, e Apaloosas estão sob maior risco de desenvolvimento de uveíte e cegueira associada, quando comparados a animais não Apaloosas. A doença foi produzida experimentalmente pela infecção por Pomona, que, em potros, está associada com *Rhodococcus equi*, causando taxa de mortalidade muito alta. Os potros morreram por uma combinação de nefrite intersticial e uremia, e abscedação pulmonar e enterite crônica. Suspeitou-se de leptospirose como causa de disfunção renal em um equino, e de hematúria e leptospirúria descritas em um potro.

Ceratouveíte não ulcerativa associada à infecção por leptospira foi descrita em equinos. Fotofobia, epífora e blefaroespasmo são comuns. Hiperemia da conjuntiva bulbar, edema da córnea paralimbar, bloqueio pupilar e íris bombé também estão presentes. Com a progressão da doença, pode ocorrer hifema, hipópio e fibrina organizada na câmara anterior, miose e discoria causadas por sinéquia posterior, e a córnea pode se tornar opaca e vascularizada. A córnea não retém corante fluoresceína.

Doença em potros neonatos

Leptospirose aguda em potros é a forma mais grave da doença em equinos, caracterizada por vasculite com hemorragias petequiais e hemólise intravascular com hemoglobinúria, icterícia e anemia. Falência renal, hepatopatia grave e hemorragia pulmonar grave foram relatadas em algumas circunstâncias.[32]

Patologia clínica

Considerações gerais

Procedimentos laboratoriais usados para o diagnóstico de leptospirose incluem cultura ou detecção de leptospiras ou DNA de leptospiras no sangue ou fluidos corporais e detecção e mensuração de anticorpos no sangue e líquidos corporais, como urina, LCR e muco cervicovaginal. A cultura de leptospiras é laboriosa e pode levar até 13 semanas. A detecção sorológica e microbiológica de animais cronicamente infectados é difícil, assim como a confirmação de leptospirose como causa direta de perdas reprodutivas em um rebanho. O diagnóstico positivo de leptospirose em animais individuais com frequência é difícil em razão da variação na natureza da doença, da rapidez com a qual o microrganismo morre em amostras uma vez que elas sejam coletadas, e do seu surgimento transitório em muitos tecidos. Durante o estágio septicêmico, leptospiras estão presentes apenas no sangue e pode haver evidência laboratorial de anemia hemolítica aguda, aumento na fragilidade de eritrócitos e, com frequência, hemoglobinúria. Leucopenia foi observada em bovinos, e em outras espécies há leucocitose branda. Contudo, o único diagnóstico positivo nesse estágio da doença é por hemocultura. Se aborto ocorrer, os rins, pulmões e líquido pleural de fetos abortados devem ser examinados quanto à presença do microrganismo. Testes sorológicos no momento do aborto com frequência não são confiáveis, uma vez que os títulos da fase aguda já apresentaram seu pico e estão declinando. No estágio imediatamente após a febre ceder, os anticorpos começam a se desenvolver e as leptospiras desaparecem do sangue e aparecem na urina. A leptospirúria é acompanhada por albuminúria de graus variáveis e persiste por um período variado em diferentes espécies.

O diagnóstico de leptospirose é muito mais fácil tendo por base o rebanho do que um único animal, uma vez que em um rebanho infectado, é certo que alguns animais apresentam títulos altos e a chance de demonstrar ou isolar o microrganismo da urina ou do leite são maiores em amostras coletadas de muitos animais. Em contrapartida, em um único animal, dependendo de quando a infecção ocorreu, os títulos podem ter declinado até um nível baixo e podem ser difíceis de interpretar. Isso se torna particularmente importante para o clínico que é confrontado com o diagnóstico de aborto causado por leptospirose, no qual a infecção pode ter ocorrido muitas semanas antes, e o soro pode ser negativo ou os títulos baixos demais para uma interpretação confiável. O exame de urina pode ser útil nesses casos, mas a excreção intermitente do patógeno por animais cronicamente infectados deve ser levada em consideração.

Testes sorológicos e relacionados

Soros da fase aguda e da fase de convalescença coletados com 7 a 10 dias de intervalo devem ser submetidos de cada animal clinicamente afetado, ou daqueles com histórico de aborto, e o soro também deve ser coletado de 15 a 25% dos animais aparentemente normais. Dez amostras de sangue devem ser coletadas de cada um dos animais jovens, fêmeas de primeira parição, fêmeas de segunda parição, e da faixa etária mais madura para determinar o estado de infecção em todo o rebanho. Se possível, animais selvagens ou roedores que conhecidamente habitam a propriedade e usam suprimentos de água próximos devem ser capturados e o exame laboratorial dos seus tecidos e sangue deve ser realizado, e os resultados comparados com aqueles obtidos nos animais de produção.

TMA é o teste sorológico mais comum para o diagnóstico de leptospirose. Ele é o teste de referência em comparação ao qual todos os outros testes sorológicos são avaliados, e é prescrito como teste diagnóstico para o comércio internacional.[32] Ele é um teste sorogrupo-específico, e um sorovar representativo de cada sorogrupo esperado na região deve ser testado. Embora o TMA normalmente não apresente reação cruzada com anticorpos contra outras bactérias, há atividade cruzada significativa entre sorovares e sorogrupos de *Leptospira*. Portanto, TMA não pode ser usado de forma definitiva para identificar um sorovar que causa infecção.[32]

Em animais que sobrevivem à infecção, leptospirose aguda pode ser diagnosticada imediatamente com base na demonstração do aumento dos títulos de anticorpos contra sorovares específicos no soro das fases aguda e de convalescença. TMA é particularmente útil no diagnóstico da doença associada a sorovares incidentais, não adaptados ao hospedeiro ou da doença aguda associada aos sorovares adaptados ao hospedeiro. Ele é menos útil no diagnóstico de doença crônica em hospedeiros de manutenção, uma vez que a resposta de anticorpos à infecção pode ser insignificante em uma infecção crônica, ou pode persistir das infecções subclínicas. Em suínos, TMA apresenta sensibilidade adequada para alguns sorovares, tais como Pomona, mas é insensível à infecção associada a Bratislava. A resposta sorológica do rebanho à infecção com frequência é mais útil do que a resposta do indivíduo em infecções crônicas em hospedeiros de manutenção.

A principal preocupação é a falha do TMA em diferenciar entre títulos após vacinação e aqueles decorrentes de infecção natural, uma vez que os títulos podem ser de magnitude similar; entretanto, títulos após infecção geralmente são maiores e persistem por mais tempo do que os decorrentes de vacinação. Em todo caso, o histórico de vacinação deve ser levado em consideração ao interpretar resultados positivos do TMA.[32] TMA não é uma mensuração da imunidade à infecção, uma vez que a vacinação resulta principalmente em uma resposta IgG, com títulos baixos (1:100-1:400) e transitórios (1 a 4 meses), mas a imunidade é comum em animais vacinados muito tempo após os títulos de TMA serem negativos. Não há consenso quanto ao valor de corte apropriado para soropositividade; um título de TMA ≥ 1:100, com frequência é considerado positivo, e o aumento de quatro vezes no título em amostras pareadas coletadas com 2 semanas de intervalo é diagnóstico. No aborto associado a sorovares incidentais, os títulos de TMA contra Pomona e outros sorovares incidentais são altos, com frequência ≥ 1:3.000. Soros pareados têm valor limitado em infecções crônicas ou no caso de aborto em bovinos, uma vez que o aborto ocorre após a infecção, e os títulos são estáticos ou estão declinando. Se muitas vacas abortando apresentam altos títulos (≥ 1:300), isso é uma evidência para o diagnóstico de leptospirose em rebanhos não vacinados.

O ensaio imunoenzimático ligado à enzima (*ELISA*) para anticorpos é sensível, mas não apresenta especificidade quanto ao sorovar do TMA.[34] Ele apresenta características técnicas convenientes, incluindo automação, e pode ser usado de forma eficiente como teste de triagem para muitas amostras de soro. ELISA pode ser útil para a detecção de infecção recente (IgM) antes que anticorpos aglutinantes (IgG) estejam presentes, mas seu uso tem valor limitado em regiões nas quais a vacinação contra leptospirose é uma prática comum. ELISA específicos para anticorpos IgM ou IgG estão disponíveis. Um resultado de ELISA específico para IgM positivo pode, portanto, indicar que a infecção ocorreu no mês anterior. Para o diagnóstico de aborto por leptospira em bovinos, um título de 1:3.000 é proposto como o limiar para Pomona, mas não há nenhum resultado similar disponível para Hardjo. ELISA também foram desenvolvidos para uso no leite de vacas individuais ou de tanque de expansão para detectar anticorpos contra o sorovar Hardjo.

Um teste de *ELISA indireto* foi desenvolvido para detecção de anticorpos bovinos para múltiplos sorovares de *Leptospira*, incluindo Canicola, Copenhageni, Grippotyphosa, Hardjo, Pomona e Sejroe.

Um *ELISA de anticorpos de captura* está disponível para detectar anticorpos para uma fração protetora de LPS de *L. borgpetersenii* sorovar Hardjo em bovinos.

O ELISA pode ser usado para detectar anticorpos específicos para L. Hardjo no muco cervicovaginal tão precocemente quanto 2 semanas após infecção natural ou experimental, e chegar a altos níveis após 8 semanas. Isso pode se mostrar promissor para o diagnóstico, mas ainda não foi avaliado.

Um *ELISA* disponível comercialmente e o *kit ImmunoComb Leptospirosis*, que detecta anticorpos para *L.* hardjo, foi comparado ao TMA. Tanto o ImmunoComb quanto o teste de ELISA ambos excederam os resultados positivos obtidos com o TMA. O ImmunoComb é muito simples e rápido, e não requer equipamento sofisticado.

Anticorpos no humor aquoso

A mensuração de títulos de anticorpos contra leptospiras no humor aquoso de equinos oferece um meio mais preciso para estabelecer o diagnóstico de uveíte associada à leptospirose do que apenas à sorologia.

Demonstração ou cultura do microrganismo

Muitos testes estão disponíveis para detectar leptospiras e DNA de leptospiras em tecidos ou fluidos corporais.

Cultura da urina

De todos os testes diagnósticos laboratoriais para leptospirose, o exame de amostras de urina quanto à presença do microrganismo provavelmente oferece a melhor oportunidade para indicar a presença de infecção. A falha em indicar a presença de *Leptospira* em uma amostra de urina não exclui a infecção crônica, uma vez que a excreção intermitente é comum. Em animais individuais, testes negativos em três amostras de urina semanais consecutivas foram considerados uma boa evidência de que o animal não é portador renal crônico.[34] A coleta de urina após tratamento com diurético tal como a furosemida aumentou as chances de detecção do microrganismo na urina excretada.[34] O tratamento com antimicrobianos no passado recente diminui a chance de recuperar o patógeno da urina de um paciente cronicamente infectado. Para eficiência máxima, metade de cada amostra de urina deve ser submetida com adição de formol (1 gota para 20 a 30 mℓ de urina) e a outra metade submetida em estado fresco. O formol evita o crescimento excessivo de bactérias, e a amostra de urina fresca pode ser usada para cultura. Um meio de cultura líquido de albumina sérica bovina a 1% que contenha 5-fluoruracila a 100 a 200 $\mu\ell/m\ell$ de solução deve ser usado como meio de transporte.[34] A cultura e o crescimento de *Leptospira* são trabalhosos, o seu crescimento é lento e a cultura requer incubação em meio de cultura especial por pelo menos 16 e, preferencialmente, 26 semanas.[34] O tempo necessário para a detecção varia de acordo com o sorovar e o número de microrganismos presentes na amostra.

O exame de urina utilizando *microscopia de campo escuro* ou *teste de anticorpos fluorescentes* é útil. O teste de anticorpos fluorescentes é mais sensível do que a microscopia de campo escuro, detecta leptospiras degeneradas bem como intactas, e pode ser sorovar-específica.

Leptospira em tecidos pode ser identificada por uma variedade de técnicas de *coloração imunoquímicas*, tais como imunofluorescência, ou por muitas técnicas imunoistoquímicas. Essas técnicas imunoistoquímicas são rápidas e podem ser realizadas em material inadequado para cultura, mas requerem uma quantidade mínima de antígeno bacteriano. Uma vez que o número de *Leptospira* presentes no tecido de animais cronicamente infectados é baixo e, com frequência, localizado, esses métodos são menos adequados para a identificação do estado portador crônico.[34]

Ensaios baseados em PCR fornecem técnicas diagnósticas rápidas e sensíveis para detecção do DNA de leptospiras nos fluidos corporais e tecidos. Uma variedade de *primers* são usados, alguns dos quais são específicos apenas para o gênero *Leptospira*, outros são designados para identificar apenas espécies patogênicas. Esses ensaios PCR não identificam o sorovar infectante, embora seja possível identificar uma espécie específica por sequenciamento de amplicons de PCR.[34] Verificou-se que a detecção de DNA de leptospiras com ensaios baseados em PCR na urina é altamente sensível e específico para identificar bovinos e equinos cronicamente infectados e que estão excretando a bactéria. Muitos estudos relataram um número considerável de indivíduos soronegativos ativos para *Leptospira* por PCR na urina.[7-9] PCR multiplex é altamente sensível para detecção do microrganismo em fetos bovinos abortados. Usando o ensaio de PCR para *Leptospira*, *L. kirschneri* foi identificada como causa potencial de aborto em um potro abortado em uma propriedade com histórico de abortos repetidos. A confirmação adicional de *L. kirschneri* foi realizada por análise de sequência de DNA do fragmento de DNA amplificado por PCR.

Por meio da PCR para detectar DNA de *Leptospira*, 70% dos equinos com uveíte foram positivos para DNA de *Leptospira*, 28% foram positivos para cultura de leptospiras no humor aquoso; apenas 6% dos equinos livres de uveíte usados como controle foram positivos. Os resultados sorológicos não se correlacionaram bem com a presença de DNA de *Leptospira* ou microrganismos no humor aquoso.

Achados de necropsia

A leptospirose bovina aguda é caracterizada por anemia, icterícia, hemoglobinúria e hemorragias na subserosa. Pode haver úlceras e hemorragias na mucosa do abomaso. Edema pulmonar e enfisema também são comuns nessa espécie. Histologicamente, há nefrite intersticial focal ou difusa e necrose hepática centrolobular e, em alguns casos, há lesões vasculares nas meninges e cérebro nas infecções subaguda a crônica. As leptospiras podem ser visíveis em cortes corados com prata, especialmente nos túbulos contornados proximais dos rins. Nas infecções agudas, pode haver inflamação mínima, apenas com túbulos renais preenchidos com hemoglobina e necrose hepática centrolobular evidente microscopicamente.

Nos estágios mais tardios, os achados característicos são nefrite intersticial progressiva, que se manifesta por focos corticais pequenos e brancos, inicialmente elevados, mas que se tornam depois ligeiramente deprimidos com o envelhecimento da lesão. Muitos bovinos clinicamente normais enviados ao abatedouro apresentam essas lesões, que pode representar sequelas de episódios de bacteriemia decorrente da infecção por uma variedade de patógenos, e não devem ser considerados patognomônicos de leptospirose.

Fetos bovinos abortados normalmente estão autolisados ao ponto em que nenhuma lesão pode ser demonstrada. Mesmo em fetos frescos, a identificação positiva de leptospiras nas lesões não é tarefa fácil. A cultura desses microrganismos é difícil, e *L. interrogans* sorovar Hardjo costuma ser exigente quanto às suas necessidades de cultura. O uso de uma técnica de anticorpos fluorescentes auxilia na demonstração do microrganismo, mas resultados falso-positivos são comuns, a não ser que o teste seja interpretado por um profissional experiente. Microscopia de campo escuro pode ser tentada, mas não é adequada para tecidos coletados durante a necropsia. Técnicas de PCR mostram ser consideravelmente promissoras, embora o processamento de amostras, as necessidades estritas e o uso de múltiplas sequências de *primers* possa ser necessário em alguns casos. Técnicas de imunoperoxidase são altamente úteis na demonstração de leptospiras em tecidos fixados em formol, embora esse teste não seja sorovar específico. Coloração tradicional baseada em prata de material fixado também é bem-sucedida em alguns casos. Anticorpos para leptospiras são detectáveis no soro de alguns fetos abortados.

Lesões macroscópicas na placenta em casos de aborto em equinos e natimortos associados à leptospirose incluem massas nodulares císticas no alantoide e áreas de necrose com exsudato mucoide na superfície coriônica. O fígado está aumentado, mosqueado e de coloração vermelho-pálido a amarela. Os rins estão aumentados e edemaciados, com filamentos pálidos que irradiam tanto do córtex quanto da medula. Alterações microscópicas podem incluir nefrite supurativa e não supurativa, dissociação dos hepatócitos, infiltração leucocitária mista das tríades portais, hepatopatia de células gigantes, pneumonia e miocardite. Trombose, vasculite e população mista de células inflamatórias são evidentes na placenta. Muitos testes, assim como descrito para bovinos, estão disponíveis para tentar confirmar o diagnóstico.

Leitões abortados normalmente estão gravemente autolisados, com líquido tingido de sangue no tecido subcutâneo e preenchendo as cavidades corporais. Múltiplos focos de necrose, com 1 a 4 mm de diâmetro e bordas irregulares são encontrados no fígado de, aproximadamente, 40% dos fetos abortados. Alterações inflamatórias microscópicas devem ser encontradas nos rins. As membranas fetais estão espessadas e edemaciadas. Leptospiras podem ser demonstradas usando uma bateria de testes já mencionados para bovinos.

Amostras para confirmação do diagnóstico

- *Bacteriologia:* rim, fígado, placenta resfriados [CULT (tem necessidades especiais de crescimento), teste de anticorpos fluorescentes [TAF], PCR]
- *Histologia:* rim, fígado, cérebro, coração, pulmão, placenta fixados em formol (MO, imunoistoquímica [IHQ])
- *Sorologia:* soro sanguíneo do coração ou líquido pericárdico do feto (TMA, ELISA).

O potencial zoonótico desse microrganismo deve ser levado em consideração ao manusear carcaças e submeter amostras.

Diagnóstico diferencial

O diagnóstico diferencial clínico de formas comuns de leptospirose em cada espécie é apresentado a seguir.

Bovinos

- Leptospirose aguda: deve ser diferenciada daquelas doenças que causam anemia hemolítica com ou sem hemoglobinúria (Tabela 13.3), que incluem babesiose, anaplasmose, intoxicação por canola e kale, hemoglobinúria pós-parto e hemoglobinúria bacilar.
- Leptospirose crônica causando aborto: deve ser diferenciada de todas as outras causas de aborto em bovinos; a maioria dos levantamentos diagnósticos revela que uma causa específica é identificável em apenas 30% dos fetos submetidos a testes diagnósticos laboratoriais. O histórico de vacinação do bovino que abortou é uma parte crucial do histórico uma vez que, por exemplo, surtos de aborto causados por rinotraqueíte infecciosa bovina ocorrem principalmente em vacas não vacinadas. As causas específicas de aborto em bovinos variam, dependendo da localização geográfica. Outras causas comuns de aborto em bovinos incluem rinotraqueíte infecciosa bovina e aborto por protozoários (*Sarcocystis* sp., *Toxoplasma gondii* e *Neospora caninum*). Causas menos comuns são brucelose, diarreia viral bovina, aborto por folhas de pinheiro, placentite micótica, campilobacteriose, ureaplasma e possivelmente micoplasma
- Síndrome da quebra do leite: caracterizada por uma queda súbita na produção de leite em até 30 a 50% das vacas em poucos dias. Deve ser diferenciada de outras causas de queda na produção de leite do rebanho, incluindo mudança da dieta, mudança do manejo e epidemia de doenças infecciosas, tal como doença respiratória bovina.

Ovinos e caprinos

- Intoxicação crônica por cobre e intoxicação causada por canola em ovinos pode apresentar quadro clínico similar ao de leptospirose, mas não haverá reação febril. Anaplasmose associada a *Anaplasma ovis* pode ser acompanhada por febre e hemoglobinúria, mas habitualmente é uma doença crônica depauperante.

Equinos
- Aborto, natimortos e mortes perinatais de potros: causas incluem *Streptococcus zooepidemicus, Salmonella abortivoequina, Escherichia coli* e *Actinobacillus equuli.* Outras infecções bacterianas incluem herpes-vírus equino, arterite viral equina e infecções fúngicas. O diagnóstico depende do exame laboratorial de tecidos e fluidos fetais, incluindo cultura bacteriana, teste de anticorpos fluorescentes diretos para herpes-vírus equino e leptospiras, exame sorológico de fluidos fetais para anticorpos para leptospiras usando o teste de microaglutinação e colorações especiais para demonstrar leptospiras em tecidos fetais
- Anemia hemolítica isoimune: em 36 h após o nascimento, há fraqueza, hemoglobinúria, palidez, falha em mamar, taquicardia, alta taxa de mortalidade e testes de compatibilidade sanguínea cruzada
- Anemia infecciosa equina: sintomas incluem febre recidivante crônica, anemia, fraqueza, icterícia, edema, hemorragias em membrana mucosa oral e o teste sorológico de Coggins é usado para o diagnóstico
- Rabdomiólise exercional: sintomas incluem início agudo de andar rígido, fraqueza, sudorese, estresse, mioglobinúria e o teste de creatinoquinase é usado para o diagnóstico
- Oftalmia periódica: diferenciar de outras causas de iridociclite em equinos; e conjuntivite, ceratite e hipópio, que podem ocorrer na arterite viral equina.

Suínos
- Aborto no último trimestre: a manifestação comum de leptospirose em suínos deve ser diferenciada de todas as demais causas de aborto, mumificação e natimortos em suínos. Outras causas comuns de aborto em suínos são parvovírus e síndrome reprodutiva e respiratória suína. Causas menos comuns são brucelose; pseudorraiva e natimortos, mumificação, morte embrionária, vírus da infertilidade.

Tratamento

O objetivo do tratamento pode ser tratar indivíduos com doença clínica ou tratar animais cronicamente infectados que podem ser clinicamente normais, mas que excretam leptospiras na urina de forma intermitente ou crônica.

Terapia com antimicrobianos

Estudos *in vitro* indicam que leptospiras são altamente suscetíveis a ampicilina, amoxicilina, penicilina G, cefotaxima, eritromicina e a fluoroquinolona ciprofloxacino, e apresentam boa suscetibilidade a estreptomicina, tilosina e tetraciclinas.

Para infecções causadas por Pomona, di-hidroestreptomicina (12 mg/kg IM, 2 vezes/dia durante 3 dias) é efetiva para o tratamento de infecção sistêmica. Para a eliminação de leptospirúria em bovinos e suínos, uma única dose de di-hidroestreptomicina (25 mg/kg IM) foi recomendada. Em um surto em bovinos, o tratamento simultâneo de todos os animais com di-hidroestreptomicina (25 mg/kg IM como dose única) e a vacinação foram bem-sucedidos na prevenção de casos novos e de aborto quando bovinos prenhes estão envolvidos. Uma abordagem similar é recomendada para surtos em suínos. A *revacinação anual* e *testes sorológicos regulares* para novas infecções, combinadas ao controle da fonte de novas infecções, normalmente será bem-sucedida no controle de novos surtos. Entretanto, é necessário um sistema de vigilância na área para detectar a introdução de novos sorotipos. O uso de estreptomicina/di-hidroestreptomicina em animais de produção foi desencorajado, uma vez que a sua administração, mesmo na dose recomendada na bula, tem o potencial de levar a violações quanto à concentração de resíduos, e essas substâncias não estão mais disponíveis para uso em animais de produção em alguns países.[35] Oxitetraciclina, amoxicilina, tilmicosina e ceftiofur também são efetivos para a resolução de leptospirose em bovinos.

Di-hidroestreptomicina G (25 mg/kg IM por 1, 3 ou 5 dias) ou oxitetraciclina (40 mg/kg IM diariamente por 3 ou 5 dias), tilosina (44 mg/kg IM diariamente por 5 dias) ou eritromicina (25 mg/kg IM diariamente por 5 dias) são todos efetivos para tratar leptospirose persistente causada por Pomona em suínos, embora esses protocolos excedam as recomendações da bula. Em grupos de suínos, o fornecimento de oxitetraciclina na

Tabela 13.3 Diagnóstico diferencial de doenças em bovinos caracterizadas por anemia hemolítica aguda com ou sem hemoglobinúria.

Doença	Epidemiologia	Achados clínicos	Achados laboratoriais
Leptospirose	Todas as idades, bovinos a pasto	Febre aguda, leite de coloração vermelha; hemoglobinúria, aborto; pode morrer em 24 a 48 h	Títulos de leptospira
Hemoglobinúria pós-parto	Vacas-leiteiras de alta produção 4 a 6 semanas após o parto	Aguda; sem alterações no leite; sem febre; morrem em 12 a 48 h; hemoglobinúria acentuada	Hipofosfatemia
Hemoglobinúria bacilar	Normalmente em bovinos adultos nas pastagens de verão em áreas enzoóticas	Febre aguda; dor abdominal; podem morrer em 2 a 4 dias; hemoglobinúria	Leucopenia ou leucocitose
Babesiose	Áreas enzoóticas, transmitida por carrapatos, animais jovens	Febre aguda, icterícia, aborto, curso de 2 a 3 semanas; hemoglobinúria acentuada	Esfregaço de sangue, teste de fixação de complemento, testes de transmissão
Anaplasmose	Bovinos adultos sobreanos, comum no verão, transmitido por insetos, comum em confinamentos	*Sem* hemoglobinúria, icterícia é comum, febre	Anaplasmas no esfregaço de sangue, teste de fixação de complemento
Intoxicação crônica por cobre	Ocorre após administração prolongada de medicamentos ou alimentos que contêm cobre	Icterícia grave; sem febre, hemoglobinúria	Concentrações tóxicas de cobre no sangue, fígado e fezes
Anemia hemolítica por ingestão de água gelada em bezerros	Após o consumo de grande quantidade de água gelada após período de ingestão limitada	Início súbito em 1 h após a ingestão; sem febre; podem morrer em algumas horas; hemoglobinúria	Anemia hemolítica aguda
Intoxicação por canola e kale	Todas as idades de bovinos em plantações de canola cultivadas para forragem no outono	Anemia hemolítica hiperaguda, podem morrer em poucas horas após o início; sem febre, hemoglobinúria	Anemia hemolítica aguda
Induzida por fármacos	Algumas formulações de fármacos quando administrados por via IV	Hemoglobinúria branda; sem anemia hemolítica	Nenhum
Reação à transfusão de sangue	Usando sangue do mesmo doador mais de 1 semana após a transfusão inicial	Início súbito, dispneia, soluços, tremores, responde à epinefrina	Nenhum

As causas comuns de hematúria em bovinos são pielonefrite e cistite causada por *Corynebacterium renale*, cistite inespecífica e hematúria enzoótica. Mioglobinúria ocorre ocasionalmente em bovinos jovens acometidos por distrofia muscular nutricional enzoótica e pode ser confundida com hemoglobinúria.

alimentação (800 g/t por 8 a 11 dias) supostamente elimina portadores. O fornecimento de antimicrobianos na ração deve começar 1 mês antes do parto para evitar a ocorrência de abortos.

Para surtos de *abortos por leptospira em equinos*, o tratamento de éguas com di-hidroestreptomicina (50 mg/kg) IM diariamente por 3 a 5 dias pode minimizar mais abortos; esse regime de tratamento, contudo, não foi extensivamente avaliado.

Para *oftalmia periódica equina*, a maioria dos tratamentos recomendados tem pouco efeito no curso da doença. Um curso de um antibiótico adequado administrado por via sistêmica, e a administração de um corticosteroide, seja por via parenteral em um episódio agudo ou por via subconjuntival em um caso crônico, tem maior probabilidade de ser satisfatório. Ceratoconjuntivite não ulcerativa requer tratamento clínico intensivo e de longo prazo, e há recidiva com o desmame do tratamento. Corticosteroides tópicos e subconjuntivais são recomendados para o controle de ceratoconjuntivite não ulcerativa. O implante intravítreo de ciclosporina é efetivo. Pomada ocular de atropina também é aplicada, normalmente 3 vezes/dia, para manter a dilatação da pupila.

Transfusões de sangue

Transfusões de sangue (5 a 10 ℓ/450 kg PC) são indicadas como tratamento para anemia hemolítica na leptospirose aguda em bovinos. As indicações clínicas incluem palidez óbvia de membranas mucosas, fraqueza e taquicardia.

Tratamento e controle

Bovinos
- Di-hidroestreptomicina: 25 mg/kg, IM, a cada 24 h por 3 a 5 dias (R2)
- Oxitetraciclina: 20 mg/kg, IM, a cada 24 h por 3 a 5 dias (R2)
- Oxitetraciclina de longa ação: 20 mg/kg, como dose única ou repetida (R2)
- Tilmicosin: 20 mg/kg SC, como dose única (R2)
- Tulatromicina: 2,5 mg/kg SC, como dose única (R2)
- Tilosina: 18 mg/kg a cada 24 h por 3 a 5 dias (R2)
- Eritromicina: 8 mg/kg, IM, a cada 24 h por 5 dias (R2).

Equinos (aborto)
- Di-hidroestreptomicina: 50 mg/kg, IM, a cada 24 h por 3 a 5 dias (R2)

Suínos
- Di-hidroestreptomicina: 25 mg/kg, IM, a cada 24 h por 3 a 5 dias (R2)
- Oxitetraciclina[a]: 40 mg/kg, IM, a cada 24 h por 3 a 5 dias (R2)
- Tilosina[a]: 44 mg/kg, a cada 24 h, IM, por 5 dias (R2)
- Eritromicina[a]: 25 mg/kg, IM, por 5 dias (R2).

Controle
- Di-hidroestreptomicina: 25 mg/kg, IM, como dose única em todos os animais reagentes positivos (R2)
- Oxitetraciclina, longa ação: 20 mg/kg, IM, como dose única em todos os animais reagentes positivos (R2)
- Tilmicosina: 20 mg/kg SC, como dose única em todos os animais reagentes positivos (R2)
- Tulatromicina: 2,5 mg/kg SC, como dose única em todos os animais reagentes positivos (R2)
- Vacinação com vacinas multivalentes[b] de animais expostos em um rebanho infectado (R2)
- Vacinação com vacinas multivalentes[b] de novilhas de reposição com 4 a 6 meses de idade (R2).

[a]Protocolo de administração excede as recomendações da bula. [b]Eficácia limitada contra infecção pelo sorovar hardjo.

Controle

Biossegurança e biocontenção

O primeiro passo no controle é identificar a fonte de infecção original e interromper o ciclo de transmissão. Fontes de infecção incluem animais clinicamente afetados, fetos abortados, placentas, animais portadores, animais selvagens, cães e gatos, fontes ambientais, como fontes de água. A educação quanto à leptospirose é um método efetivo para diminuir sua incidência e seus efeitos. Educação em campanhas de publicidade intensivas e bem direcionadas na Nova Zelândia, usadas em conjunto com campanhas de imunização de bovinos, diminuíram a incidência de leptospirose. Grupos aos quais o esforço educacional deve ser direcionado incluem profissionais da medicina humana e veterinária e de saúde pública, principalmente profissionais de saúde humana e animal, cientistas e conservacionistas da vida selvagem, engenheiros e projetistas de água e esgoto, administradores de saúde e educadores, e por fim, mas não menos importante, o público sob risco.

As três principais considerações ao avaliar o risco e a probabilidade de implicações financeiras da doença para produtores de vacas-leiteiras são:

1. Probabilidade de um rebanho ser infectado.
2. Efeitos prováveis da doença na criação de vacas-leiteiras, tanto física quanto financeiramente após a infecção inicial, quando comparado a um rebanho livre de leptospirose.
3. Efeitos no longo prazo prováveis da doença.

A probabilidade de infecção de bovinos por *L*. Hardjo é aumentada por *quatro fatores*:

1. Compra de bovinos infectados.
2. Copastejo ou pastejo comum com bovinos ou ovinos infectados.
3. Uso de monta natural com touro infectado.
4. Acesso de bovinos a água contaminada, tal como riachos, rios, áreas alagadas ou água de drenagem.

A avaliação dos riscos diante de diferentes tipos de rebanho que sofrem perdas por *L*. Hardjo pode então ser usada para auxiliar a decisão de controle da doença.

Produtores com um ou mais de um dos principais fatores de risco devem considerar estratégias que (1) removam diretamente ou diminuam esses fatores de risco ou (2) diminuam indiretamente a sua importância para o rebanho, por exemplo, por vacinação. Estratégias que diminuam de forma bem-sucedida um ou mais fatores de risco, mas deixem outros, terão pouco benefício em razão da importância de cada um dos fatores de risco identificados.

A vacinação é uma estratégia que pode reduzir todos os fatores de risco e fornecer algum grau de segurança contra perdas potencialmente altas e de alto custo decorrentes da doença. Produtores com rebanhos de alto risco provavelmente escolhem a vacinação. Se um rebanho continua a apresentar qualquer um dos fatores de risco, então a vacinação de todo o rebanho provavelmente será a opção preferencial; do contrário, a doença poderá ser facilmente reintroduzida. A árvore de análise de decisão de vacinação contra leptospirose em bovinos de corte na Austrália indica que os efeitos econômicos benéficos da vacinação dependem do valor dos bezerros e de probabilidades de perda de bezerros causadas pela leptospirose.

Erradicação

A detecção e a eliminação de animais portadores apresentam algumas dificuldades. Animais reagentes ao TMA não necessariamente eliminam urina infectante de forma contínua, e animais cronicamente infectados podem excretar leptospiras enquanto são negativos sorologicamente.[7-9] O exame repetido de urina quanto à presença do microrganismo, seja por cultura ou por PCR, pode ser necessário para identificar animais portadores. Com propósitos práticos, animais com suspeita sorológica e reagentes positivos devem ser considerados portadores e descartados ou tratados conforme descrito anteriormente.

Em grupos de suínos, deve-se assumir que a infecção é um problema de rebanho e todos os suínos devem ser tratados como se fossem portadores. Sob essas circunstâncias, a administração de antimicrobianos no alimento fornece alguma proteção, embora a eliminação do estado portador não seja garantida. A leptospirose foi erradicada de rebanhos suínos comerciais pelo tratamento de todos os suínos com di-hidroestreptomicina a 25 mg/kg, IM, em uma única aplicação. Entretanto, se os suínos forem expostos à infecção intensa, nem todos eles estarão completamente livres de leptospiúria e será necessário tratamento adicional.

Em rebanhos bovinos, se os touros estiverem infectados, então eles não devem ser usados para monta natural ou para inseminação artificial, embora os antimicrobianos no diluente do sêmen sejam suficientes para assegurar que a disseminação não ocorra. A eliminação da infecção pode ser difícil, especialmente em grandes rebanhos comerciais em uma área endêmica na qual vacas e touros de reposição são introduzidos de leilões e os bovinos são misturados a outros rebanhos da região. A erradicação de

Hardjo é uma possibilidade em rebanhos de raça pura nos quais medidas intensivas são economicamente exequíveis, e os proprietários devem ser estimulados a passar por um programa para eliminar a leptospirose do rebanho e para evitar a sua introdução. As seguintes medidas devem ser tomadas para eliminar a infecção por Hardjo:

1. Uso criterioso de testes sorológicos de grupo.
2. Segregação de faixas etárias.
3. Vacinação seletiva.
4. Possivelmente inseminação artificial.
5. Isolamento do rebanho de fontes externas de infecção.

Touros suspeitos de disseminar a infecção devem ser tratados para diminuir o nível de excreção urinária, independentemente da vacinação subsequente. A exposição de bovinos a rebanhos intensamente infectados por leptospirose, por exemplo, em pastagens comunitárias, deve ser evitada. O rebanho deve ser monitorado periodicamente, coincidindo com outros testes sorológicos. Em áreas endêmicas, todos os bovinos com mais de 6 a 9 meses de idade devem ser vacinados, e a vacinação deve ser mantida por até 5 anos para minimizar o número de bovinos suscetíveis, até que nenhum animal excretor no longo prazo permaneça no rebanho.

Procedimentos simples de manejo para limitar a infecção em rebanhos de corte até o nascimento do seu segundo bezerro e o descarte de portadores mais velhos podem diminuir bastante e possivelmente erradicar a infecção de um rebanho. Touros virgens são usados em novilhas virgens, e vacas jovens são segregadas de vacas mais velhas até 38 a 39 meses de idade, quando elas vão para o pasto com o seu segundo bezerro para reprodução. Isso retarda a exposição direta de novilhas a bovinos infectados até a sua terceira gestação. Essas práticas devem ser combinadas ao monitoramento da infecção por métodos sorológicos e outras análises laboratoriais.

Se a erradicação for tentada e conseguida, os animais introduzidos devem ser submetidos a testes sorológicos em duas ocasiões, com pelo menos 2 semanas de intervalo, antes de permitir que eles entrem no rebanho. O exame de urina para leptospirose deve ser realizado se for prático.

Higiene

O controle da fonte do organismo é conseguido por estratégias adequadas de higiene. Se as fontes ambientais de infecção são identificáveis na forma de bezerreiros úmidos ou alagados, todas as tentativas devem ser feitas para evitar o contato do animal com esse ambiente infectante. Áreas úmidas devem ser drenadas ou cercadas e desinfetadas após o uso por animais infectados. A possibilidade de que ratos e outros animais selvagens possam atuar como fonte de infecção indica que o contato entre eles e os animais de produção deve ser controlado.

Vacinação

A vacinação contra leptospirose em bovinos e suínos é amplamente utilizada e é um método efetivo para o controle da doença. Na Nova Zelândia, uma campanha pública para promover a vacinação disseminada de bovinos resultou em diminuição acentuada na incidência de leptospirose humana. A maioria das vacinas é de bacterinas inativadas em formol que contêm um ou mais sorotipos. Vacinas que contêm o adjuvante completo de Freund induzem maior resposta sorológica, mas não necessariamente proteção superior. A resposta imune é sorotipo-específica, e a proteção depende do uso de bacterinas que contenham o sorotipo prevalente na área. As bacterinas induzem título de TMA baixo, que surge precocemente e declina após algumas semanas; entretanto, a imunidade protetora contra a doença e infecção renal persiste por pelo menos 12 meses em bovinos. Testes sorológicos regulares podem ser usados para monitorar novas infecções em rebanhos vacinados anualmente, uma vez que as vacinas irão induzir título para TMA. Contudo, nem ELISA nem TMA podem diferenciar de forma confiável entre as respostas sorológicas após vacinação para leptospirose e aquelas decorrentes de infecções naturais em bovinos.

Bovinos

A dificuldade em manter rebanhos de raça pura livres de infecção por Hardjo aumenta conforme o reservatório de infecção. Muitas medidas de controle podem ser aplicadas, especialmente em rebanhos grandes que estão sob alto risco. Em áreas endêmicas, a transmissão em rebanhos comerciais pode ser suprimida pela vacinação anual dos touros, novilhas de reposição, e fêmeas de 2 a 3 anos de idade algumas semanas antes da liberação dos touros. Bezerras que potencialmente serão usadas para reposição devem ser manuseadas e criadas segregadas do rebanho adulto após o desmame e vacinadas 1 mês antes da exposição aos bovinos mais velhos. Os machos do rebanho devem ser comprados de rebanhos não infectados ou, pelo menos, a compra deve ser sujeita a um teste sorológico negativo.

A vacinação como parte do programa de saúde do rebanho deve ter início com bezerros com 4 a 6 meses de idade, seguido pela revacinação anual. Tais programas devem fornecer aumento significativo nas taxas de parto, mas têm pouco ou nenhum efeito sobre as perdas perinatais ou pós-natais.

Vacinas para leptospirose bovina e sua eficácia

Bacterinas de leptospirose bovina multivalente atuais são vacinas inativadas de célula completa que contêm L. interrogans sorovares Hardjo, Canicola, Pomona e Icterohaemorrhagiae e L. kirschneri sorovar Grippotyphosa, e geralmente induzem imunidade protetora contra infecção por estirpes não adaptadas ao hospedeiro. Em contrapartida, a proteção contra sorovar Hardjo adaptada ao hospedeiro é mais elusiva, com evidências contraditórias quanto à eficácia da vacina. A vacinação de bovinos com vacina pentavalente para leptospirose que contenha tanto Hardjo-bovis quanto Hardjo-prajitno falhou em proteger os bovinos da infecção experimental por Hardjo-bovis 6 meses após a vacinação. Ela também falhou em evitar o aborto, natimortos e a transmissão vertical da infecção quando vacas vacinadas foram desafiadas com L. borgpetersenii sorovar Hardjo durante a gestação, e as taxas de infecção entre o grupo-controle e os bovinos vacinados não diferiu. A vacina para Hardjo-bovis é mais antigênica do que de Hardjo-prajitno, conforme mensurado pelos maiores títulos de anticorpos nos animais vacinados. Bezerros tão jovens quanto 4 semanas de idade vacinados na presença de anticorpos de origem materna podem estar completamente protegidos contra o desafio de virulência homóloga.[36] Entretanto, vacinas monovalentes com isolados de campo de L. borgpetersenii sorovar Hardjo e outra com L. interrogans sorovar Hardjo verificaram que essas vacinas evitaram a infecção e colonização após o desafio com estirpes de L. borgpetersenii sorovar Hardjo dos EUA e Europa.

Uma vacina morta protetora contra o sorovar Hardjo induziu uma resposta Th1 forte e prolongada ou resposta mediada por células. A vacina é composta por célula completa de L. borgpetersenii sorovar Hardjo e hidróxido de alumínio administrada como duas doses SC com 4 semanas de intervalo. Após a vacinação, ocorreu resposta Th1 mediada por células caracterizada pela produção de células IFN-γ incluindo CD4+ e células T WC1 gama delta.

Uma vacina monovalente de L. borgpetersenii sorovar Hardjo (tipo Hardjo-bovis) disponível comercialmente na Austrália, Nova Zelândia, Irlanda e Reino Unido, administrada como duas doses com 4 semanas de intervalo protegeu novilhas contra a colonização renal e a excreção urinária quando desafiadas com L. borgpetersenii sorovar Hardjo estirpe 203, 4 meses após a vacinação. Nenhum dos animais excretou leptospiras na urina ou rins na necropsia. Em contrapartida, todos os animais controle não vacinados se tornaram infectados com o sorovar Hardjo e excretaram o microrganismo na urina. Uma vacina pentavalente contra leptospiras com sorovar Hardjo (tipo Hardjo-bovis) contendo também frações BHV1, BVDV, PI-3 e BRSV contra patógenos virais respiratórios importantes protegeu as novilhas vacinadas com 1 mês de idade da colonização dos rins e diminuiu a excreção de leptospiras na urina em animais desafiados experimentalmente por pelo menos 1 ano.[37]

Duas vacinas monovalentes para Hardjo forneceram proteção contra a infecção por L. borgpetersenii sorovar Hardjo, enquanto uma vacina pentavalente contendo os microrganismos Hardjo não. A vacina monovalente protetora produziu forte resposta imune mediada por células em bovinos vacinados, conforme demonstrado pela proliferação de linfócitos e produção de IFN-γ por suas CMSP em resposta à cultura com antígenos de sorovar Hardjo. Essa resposta geralmente é muito menor ou ausente em culturas de CMSP estimuladas por antígenos provenientes de bovinos vacinados com a vacina pentavalente e de bovinos não vacinados.

Em conclusão, a imunidade protetora para o sorovar Hardjo se relaciona com a indução de resposta imune substancial, caracterizada pela produção de células T IFN-γ antígeno-específicas. Não há imunidade cruzada entre L. Pomona e Hardjo, e em regiões nas quais ambas as doenças acontecem, vacinas bivalentes são usadas rotineiramente. Se vacinas separadas forem usadas, a vacina L. Pomona deve ser administrada pelo menos uma vez ao ano, mas a vacina de L. Hardjo fornece alguma proteção contra L. szwajizak.

Suínos

A vacinação de porcas e marrãs antes da reprodução com vacina bivalente contendo pomona e tarassovi protege contra a infecção e o desenvolvimento de leptospirúria, e é amplamente praticada, especialmente em grandes granjas suínas de criação intensiva. Nos EUA, a vacinação de marrãs e porcas com duas doses de bacterina contendo cinco ou seis sorovares de leptospira – uma das quais continha Bratislava – antes da primeira monta e, posteriormente, antes de cada monta, melhora o desempenho reprodutivo. L. Bratislava é uma causa importante de aborto em porcas na América do Norte e Europa, e a vacinação é efetiva. A vacinação de marrãs e porcas prenhes pode fornecer proteção para os leitões nas primeiras semanas após o nascimento.

Vacinação e estratégias antimicrobianas

A decisão de vacinar ou não depende do custo do procedimento com relação às perdas que podem ser previstas. Se a doença estiver se disseminando rapidamente, conforme evidenciado pelo surgimento frequente de casos clínicos com altos títulos, ou aumento dos títulos em alguns animais, então (1) todos os casos clínicos e reagentes positivos devem ser tratados, (2) os animais negativos devem ser vacinados e (3) o rebanho deve ser movido no primeiro dia de tratamento para um campo limpo. Testar novamente um grupo para determinar a taxa de disseminação seria um procedimento informativo, mas medidas ativas normalmente devem ser iniciadas antes que esta informação esteja disponível. Outra variação desse programa que é altamente prática é a vacinação de todos os bovinos em um rebanho e o tratamento com uma dose de di-hidroestreptomicina (25 mg/kg IM) em todas as vacas prenhes para eliminar a infecção renal e leptospirúria. Entretanto, a terapia antimicrobiana não é altamente eficaz, especialmente em bovinos infectados por Hardjo.

Uma estratégia de controle bem-sucedida foi descrita para infecção por Hardjo em um grande confinamento fechado de bovinos. Todos os animais foram tratados com di-hidroestreptomicina uma vez, seguido pela remoção para um pasto limpo para evitar novos casos e a vacinação anual de todo o rebanho por 5 anos. Todos os bovinos introduzidos no rebanho foram tratados com antimicrobianos e colocados em quarentena; ao final do ensaio, todo o rebanho foi tratado profilaticamente com antimicrobianos para minimizar o risco de infecção residual. Ao final do ensaio, todos os animais jovens entrando no programa de reprodução eram soronegativos. Houve evidência sorológica de alto nível de controle, e o monitoramento bacteriológico ao final do ensaio indicou que Hardjo foi eliminada do rebanho.

A vacinação também é recomendada para proteger animais expostos continuamente à infecção por contato com animais selvagens, outras espécies domésticas e roedores. O estado sorológico desses grupos pode ser determinado conforme a necessidade antes da decisão de vacinar.

Se apenas casos esporádicos ocorrerem, pode ser mais rentável tentar eliminar todos os reagentes ou tratá-los para assegurar que eles não atuem mais como carreadores. É provável que ocorra um grau de imunidade em suínos após infecção natural, e quando a doença é endêmica, a "imunidade de rebanho" pode diminuir significativamente a incidência de doença clínica.

Uma das desvantagens teóricas da vacinação é o possível desenvolvimento de animais portadores renais que são suficientemente imunes para resistir à invasão sistêmica, mas não à colonização dos rins, o que leva ao desenvolvimento de animais portadores com leptospirúria transitória. Isso pode ocorrer, mas não é frequente o suficiente para invalidar a vacinação.

LEITURA COMPLEMENTAR

Adler B. History of Leptospirosis and Leptospira. Leptospira and Leptospirosis. Berlin: Springer; 2015:1-9.
Adler B. Pathogenesis of leptospirosis: cellular and molecular aspects. Vet Microbiol. 2014;172:353-358.
Adler B, Pena-Moctezuma de la A. Leptospira. In: Gyles CL, Prescott JF, Songer JG, Thoen CO, eds. Pathogenesis of Bacterial Infections in Animals. 3rd ed. Oxford, UK: Blackwell; 2004:385-396.
Bharti AR, Nally JE, Ricaldi JN, et al. Leptospirosis: a zoonotic disease of global importance. Lancet Infect Dis. 2003;3:757-771.
Ellis WA. Leptospirosis as a cause of reproductive failure. Diagnosis of abortion. Vet Clin North Am Food Anim Pract. 1994;10:463-478.
Faine SB, Adler CA, Bolin CA, Perolat P. Leptospira and Leptospirosis. 2nd ed. Melbourne: MedSci Press; 1999.

REFERÊNCIAS BIBLIOGRÁFICAS

1. Cerqueira GM, Picardeau M. Infect Genet Evol. 2009;9:760.
2. Levett PN. Clin Microbiol Rev. 2001;14:296.
3. Adler B, de la Peña-Moctezuma A. Vet Microbiol. 2010;140:287.
4. Lau CL, et al. Trans R Soc Trop Med Hyg. 2010; 104:631.
5. Martins G, et al. Vet Rec. 2010;167:629.
6. Jansen A, et al. Emerg Infect Dis. 2005;11:1048.
7. Otaka DY, et al. Vet Rec. 2012;170:338.
8. Hammond C, et al. Vet Rec. 2012;171:105.
9. Hernández-Rodríguez P, et al. J Microbiol Methods. 2011;84:1.
10. Bolin CA. Proc North Am Vet Conf. 2005.
11. Van de Weyer LM, et al. Can Vet J. 2011;52:619.
12. Subharat S, et al. New Zeal Vet J. 2012;60:215.
13. Lindahl E, et al. Acta Vet Scand. 2011;53:53.
14. Rifatbegovic M, Maksimocic Z. Turk J Vet Anim Sci. 2011;35:459.
15. Heesterber UW, et al. J S Afr Vet Assoc. 2009;80:45.
16. Ayanegui-Alcerreca MA, et al. New Zeal Vet J. 2007; 55:102.
17. Ciceroni L, et al. J Vet Med B. 2000;47:217.
18. Ellis GR, et al. Aust Vet J. 2008;71:203.
19. Suepaul SM, et al. Trop Anim Health Prod. 2011; 43:367.
20. Motte A, Myers DM. Trop Anim Health Prod. 2006; 18:113.
21. Agunloye CA. Israel J Vet Med. 2002;57:2.
22. Lilienbaum W, et al. Res Vet Sci. 2008;84:14.
23. Baverud V, et al. Acta Vet Scand. 2009;51:15.
24. Hartskeerl RA, et al. Clin Microbiol Infect. 2011; 17:494.
25. Pappas G, et al. Int J Infect Dis. 2008;12:351.
26. The Center of Food Security and Public Health. At <http://www.cfsph.iastate.edu/Factsheets/pdfs/leptospirosis.pdf>; 2005 Accessed 15.02.04.
27. Monahan AM, et al. J Appl Microbiol. 2009;107: 707.
28. Jansen A, et al. Emerg Infect Dis. 2007;13:739.
29. Koizumi N, et al. J Vet Med Sci. 2009;71:797.
30. Marchiori E, et al. Lung. 2011;115:155.
31. Kohn B, et al. J Vet Intern Med. 2010;24:1277.
32. Broux B, et al. J Vet Intern Med. 2012;26:684.
33. Marinho M, et al. Am J Trop Med Hyg. 2009;80:832.
34. OIE terrestrial manual. At <http://www.oie.int/fileadmin/Home/eng/Health_standards/tahm/2.01.09_LEPTO.pdf>; 2008 Accessed 21.06.15.
35. Australian pesticides and veterinary medicine authority. At <http://apvma.gov.au/node/15006>; 2005 Accessed 21.06.15.
36. Zuerner RL, et al. Clin Vacc Immunol. 2011;18:684.
37. Zimmernan AD, et al. J Am Vet Med Assoc. 2013; 242:1573.

Pielonefrite bovina

Sinopse

- Etiologia: *Corynebacterium renale* e *Escherichia coli* são os agentes causais mais comuns
- Epidemiologia: é uma doença incidental com ocorrência cosmopolita. Os microrganismos pertencem à flora normal do trato urogenital inferior. Infecção ascendente é mais comum em vacas adultas semanas após o parto, ocasionalmente em bezerros como complicação de onfalouraquite. Fatores predisponentes são infecção vaginal/uterina ou imunossupressão
- Achados clínicos: episódios periódicos de hematúria, piúria, cólica, força para urinar, febre, perda de condição corporal e queda na produção de leite são observadas. Anormalidades palpáveis dos rins, ureteres e bexiga ao exame retal. Cistite é determinada por exame endoscópico e pielonefrite por exame ultrassonográfico
- Patologia clínica: urina turva com hematúria, proteinúria; ao exame microscópico há aumento da celularidade do sedimento com bactérias. Aumento da concentração de proteína total sérica, globulinas e fibrinogênio, e baixa concentração sérica de albumina. Casos com concentrações de creatinina e nitrogênio ureico acentuadamente aumentados apresentam prognóstico desfavorável
- Achados de necropsia: cistite e pielonefrite são encontrados

> - Confirmação do diagnóstico: alterações macroscópicas na urina, juntamente com anormalidades palpáveis no trato urinário e presença de bactérias na urina é verificada
> - Tratamento: o prognóstico é, no máximo, reservado; curso prolongado de terapia antimicrobiana e nefrectomia em casos não responsivos
> - Controle: evitar a cateterização urinária e inseminação artificial.

Etiologia

Pielonefrite é uma inflamação da pelve renal e parênquima renal que resulta de infecção bacteriana ascendente do trato urinário. *C. renale* e *E. coli* são os patógenos mais comumente isolados de bovinos com pielonefrite. Outras bactérias que foram associadas à pielonefrite bovina incluem *C. pilosum, C. cystitidis, Trueperella* (antes *Arcanobacterium*) *pyogenes, Proteus* spp., *Streptococcus* α-hemolítico e *Staphylococcus*.[1,2] *C. pilosum* e *C. cystitidis* são comumente isolados em conjunto com *C. renale*, mas são consideradas parte da flora normal da vulva.

Infecção urinária por *C. renale* pode estimular a produção de anticorpos que causam reações cruzadas com o teste de fixação de complemento para doença de Johne.

Epidemiologia

Ocorrência

Embora a doença seja disseminada na Europa, América do Norte, Austrália, África, Japão e Israel e provavelmente ocorra em todo mundo, ela raramente constitui um problema importante em qualquer rebanho ou área. Como regra, casos clínicos são *esporádicos*, mesmo em rebanhos que albergam número significativo de portadores. Diferenças na prevalência da doença provavelmente podem ser explicadas por diferenças em fatores de manejo predisponentes. Um estudo em 7 rebanhos verificou incidência anual que variava de 0,5 a 1,5%, e em um rebanho foi de 16%. Um levantamento em abatedouro conduzido nos EUA estimou a prevalência de pielonefrite na população de bovinos leiteiros em menos de 1%.[3] Infecções subclínicas podem ser mais frequentes do que reconhecido inicialmente, e 13% dos bovinos adultos apresentam bactérias associadas à pielonefrite na sua bexiga ao abate, na ausência de evidências macroscópicas ou histológicas de pielonefrite ou cistite.[4] Cistite crônica e pielonefrite (etiologia não determinada) foram encontradas em 5,3 e 0,2% dos bovinos ao abate.

Embora a pielonefrite seja considerada predominantemente uma doença de bovinos, ovinos às vezes são acometidos.

Fontes de infecção e transmissão

Tanto *C. renale* quanto *E. coli* pertencem à flora residente do trato urogenital inferior de bovinos. *C. renale* pode ser isolado da urina de animais *portadores* ou afetados e, no Japão, foi isolado da vagina ou vestíbulo vaginal de, aproximadamente, 6% das vacas saudáveis. Bovinos clínica e subclinicamente infectados podem excretar *C. renale* na urina por períodos prolongados, e o microrganismo pode sobreviver por mais de 50 dias no ambiente. A incidência de vacas que excretam *C. renale* na sua urina é maior em rebanhos nos quais a doença ocorre do que naqueles em que a doença não é conhecida.

Em bovinos, a infecção pode ser *transmitida* por contato direto, pelo uso de escovas contaminada ou pela falta de cuidado no uso de *cateteres*.

A *transmissão venérea* da infecção por *C. renale* também foi proposta. Isso é sugerido pela ocorrência ocasional de uma série de casos em um rebanho, normalmente relacionado com o uso de um touro específico, e interrupção do surgimento de casos quando inseminação artificial é usada. O microrganismo pode ser isolado com frequência do prepúcio, uretra e sêmen de touros que não apresentam lesões detectáveis no prepúcio. *C. renale* pode ser a causa de balanopostite em touros.

Infecção ascendente do trato urinário por *E. coli* geralmente é atribuída à contaminação fecal do trato urinário, com frequência associada ao prejuízo na defesa do trato urinário.[1]

Fatores de risco

Fatores de risco do animal

Pielonefrite é mais comum em vacas adultas semanas a meses após o parto. Em bezerros jovens, a pielonefrite pode ser relacionada com frequência à infecção umbilical ascendente.[2] Fêmeas bovinas são mais suscetíveis a infecções ascendentes do trato urinário do que os machos, presumivelmente em razão da sua uretra mais curta e larga. Em touros e novilhos, a pielonefrite pode ocorrer como complicação da obstrução do trato urinário.

Aproximadamente 75% dos casos clínicos ocorrem em vacas no período pós-parto após aborto, distocia e infecção puerperal, o que sugere que a inflamação e infecção do trato urogenital inferior representam um fator predisponente importante.[2]

Fatores de risco do patógeno

C. renale e *E. coli* são habitantes normais do trato urogenital inferior de ruminantes, mas determinadas estirpes possuem pili, um fator de virulência que facilita a colonização da mucosa do trato urinário e a progressão da infecção. Existem estirpes de ambas as bactérias que contêm pili, e elas apresentam maior habilidade de aderir às células epiteliais do trato urinário.

Fatores de risco do ambiente

O aumento nos casos clínicos normalmente é encontrado nas estações mais frias do ano, e rebanhos leiteiros intensamente alimentados e de alta produção parecem apresentar maior suscetibilidade.

O uso sistemático de cateteres urinários para coletar urina de vacas com suspeita de cetose no início da lactação foi associado ao aumento nas taxas de ocorrência de pielonefrite. Embora não seja produzida intencionalmente, a doença ocorreu em 10% de um grupo de bovinos usados para ensinar estudantes de medicina veterinária a técnica de cateterização urinária. Em Israel, a ingestão de cistus (*Cistus salvifolius*) é relatada como produtora de retenção urinária e predispõente de bovinos à pielonefrite.

Importância econômica

A não ser que o tratamento adequado seja instituído precocemente, a doença é altamente fatal e a perda econômica decorre principalmente da morte de animais acometidos.

Patogênese

A pielonefrite normalmente se desenvolve como *infecção ascendente do trato urinário* envolvendo sucessivamente bexiga, ureteres e rins. Trauma à uretra, estase urinária ou úraco patente em bezerros podem facilitar a infecção ascendente. A destruição de tecido renal e obstrução do fluxo urinário resultam, por fim, em uremia e morte do animal.

Formas de *C. renale* com e sem pili estão presentes em animais infectados, mas sua importância relativa para a patogênese da doença não foi determinada. As formas de *C. renale* e *E. coli* com pili apresentam maior habilidade em aderir ao epitélio do trato urinário, são mais resistentes à fagocitose e provavelmente importantes para o estado portador e para a infecção ascendente inicial. Contudo, no curso de uma infecção, há uma mudança entre formas com pili para formas sem pili, o que pode refletir a resposta ao desenvolvimento de anticorpos antipilus.

Achados clínicos

Sinais iniciais variam consideravelmente de caso a caso. Os primeiros sinais observados podem ser a eliminação de *urina turva ou tingida por sangue* em uma vaca aparentemente normal. Em outros casos, o primeiro sinal pode ser um ataque de *cólica* aguda, que se manifesta por balançar da cauda, alternância do apoio nos membros, escoiceamento do abdome e força para urinar. O ataque passa em algumas horas. Tais ataques são causados pela obstrução de um ureter ou cálice renal por pus ou restos teciduais, e podem ser confundidos com obstrução intestinal aguda. Com maior frequência, o início é gradual com *temperatura flutuante* (39,5°C), *apetite caprichoso*, perda de condição corporal e *queda na produção de leite* no decorrer de um período de semanas. Além disso, há pouca reação sistêmica e os sinais diagnósticos são associados ao trato urinário.

O *sinal mais óbvio é sangue, pus, muco e restos teciduais na urina*, particularmente na última porção de urina eliminada (Figura 13.5). A micção é frequente, e ocorre de

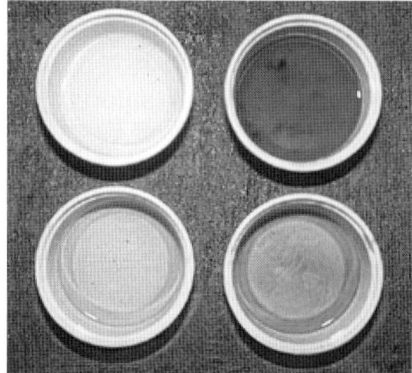

Figura 13.5 Alterações na aparência da urina durante a micção em uma vaca Holandesa com cistite crônica. A amostra superior esquerda é o jato inicial de urina, seguido pelo inferior esquerdo, inferior direito, e o superior direito é a última porção de urina eliminada. Notar a presença de coágulos de sangue na última amostra de urina. (Esta figura encontra-se reproduzida em cores no Encarte.)

forma interrompida e não como um fluxo contínuo, podendo ser dolorosa. Períodos durante os quais a urina é anormal podem ser seguidos por recuperação aparente com remissões posteriores.

Nos estágios iniciais, o *exame retal* pode não apresentar achados notáveis, mas posteriormente, em geral há espessamento detectável, retração da parede da bexiga e aumento de um ou ambos os ureteres. Esses normalmente não são palpáveis, mas em casos crônicos eles podem ser sentidos no curso da pelve renal do rim esquerdo para a bexiga. A porção terminal dos ureteres também pode ser palpada através do assoalho da vagina sobre o colo da bexiga. O rim esquerdo palpável pode apresentar aumento, ausência de lobulação e dor à palpação; o rim direito pode ser palpável em pequenos ruminantes se estiver significativamente aumentado. Em muitos casos, não há achados clínicos distintos referentes ao trato urinário, e os achados clínicos podem ser perda de peso e suspeita de doença gastrintestinal. Nesses casos, o exame de urina é essencial para o diagnóstico. O curso normalmente é de muitas semanas ou mesmo meses, e os sinais terminais são de uremia.

O *exame endoscópico* da uretra e bexiga pode ser diagnóstico. O *ultrassom* apresenta alterações císticas no rim acometido, diminuição do diâmetro da pelve renal, diminuição do parênquima renal e ureter dilatado e a parede da bexiga hiperecoica.[5]

Patologia clínica

A urinálise revela proteinúria e hematúria, e a segunda é macroscopicamente aparente na maioria dos casos. O pH da urina é maior do que 8,5 na maioria, mas não em todos os casos, enquanto a densidade foi relatada entre 1,008 e 1,021.[2] O exame microscópico irá mostrar piúria. A presença de bactérias em amostras suspeitas de urina pode ser confirmada por cultura, imunofluorescência específica ou exame microscópico direto.

Exame hematológico e de bioquímica sérica revelam hipoalbuminemia e hipergamaglobulinemia em casos avançados. Neutrofilia pode estar presente, mas não é uma constante em todos os casos. Concentrações séricas de creatinina e NUSe estão elevadas em casos avançados e graves, mas esses parâmetros não são indicadores confiáveis da presença de pielonefrite em casos brandos ou iniciais.[2] A concentração sérica de creatinina e NUSe acima de 1,5 e 100 mg/dℓ, respectivamente, apresentam prognóstico desfavorável.

Ultrassonografia é útil para confirmar o diagnóstico e determinar a extensão da doença. Especificamente, isso permite o exame do rim direito, não acessível por palpação retal. A ultrassonografia pode demonstrar alterações císticas no rim afetado, seios renais e ureteres dilatados, e bexiga espessada e ecogênica.[2,5]

Achados de necropsia

Na pielonefrite, os rins normalmente estão aumentados e a lobulação é menos evidente do que o normal (Figura 13.6). Os cálices renais e ureteres estão acentuadamente aumentados e contêm sangue, pus e muco. Áreas necróticas de coloração pálida podem ser observadas na superfície dos rins. Alterações visíveis na superfície de corte incluem escavação das papilas, abscedação e áreas de necrose em formato de cunha que se estendem da medula distal para o córtex. A bexiga e uretra estão com a parede espessada e sua membrana mucosa está hemorrágica, edemaciada e erodida (Figura 13.7). Histologicamente, as lesões renais são uma mistura de alterações supurativas agudas e vários graus de fibrose com infiltração de células mononucleares.

Amostras para confirmação do diagnóstico

- Bacteriologia: rins, suabe de cultura do ureter (CULT)
- Histologia: rim, ureter, bexiga fixados em formol (MO).

> **Diagnóstico diferencial**
>
> Casos caracterizados por cólica aguda:
> - Obstrução intestinal aguda
> - Obstrução do trato urinário em touros e novilhos.
>
> Casos crônicos:
> - Reticulite traumática.
>
> Sangue na urina:
> - Cistite
> - Urolitíase
> - Hematúria enzoótica
> - Hemoglobinúria pós-parto
> - Anaplasmose/babesiose
> - Leptospirose.

Tratamento

Recomendações de tratamento para pielonefrite relatados na literatura são empíricas e, infelizmente, não há dados confiáveis fortes o suficiente na literatura para dar suporte à sua eficácia clínica. É de senso comum que a pielonefrite causada por *C. renale* é mais bem tratada por penicilina administrada por via parenteral diariamente por, pelo menos, 2 a 3 semanas. Para casos suspeitos ou confirmados de infecção por *E. coli*, um antimicrobiano de amplo espectro deve ser escolhido. Muitos antimicrobianos, incluindo ampicilina, amoxicilina, tetraciclina, trimetoprima-sulfa, ceftiofur e gentamicina foram propostos.

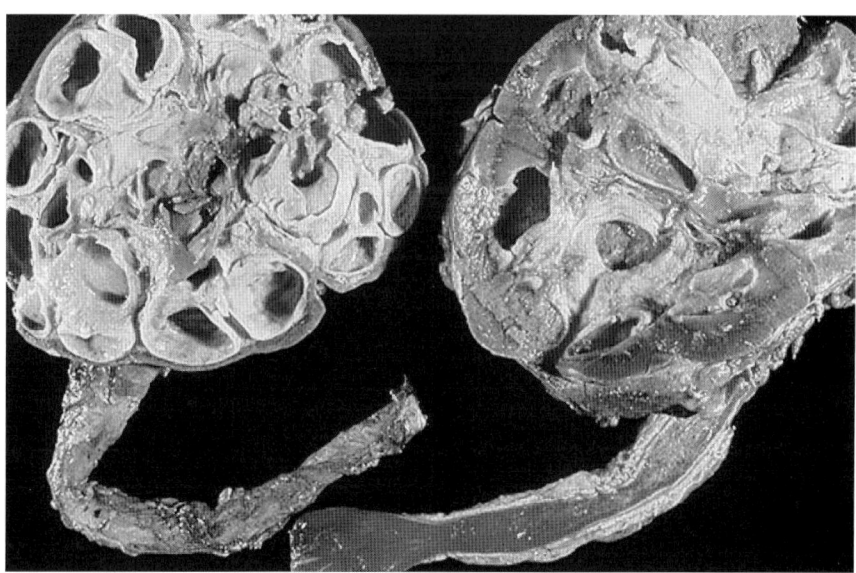

Figura 13.6 Pielonefrite bilateral grave, crônica, e uretrite em uma vaca Holandesa velha com azotemia profunda e falência renal grave. Notar o adelgaçamento cortical extenso em resposta à hidronefrose, particularmente no rim esquerdo (*esquerda*). Imagem gentilmente cedida por Dr. D. Michael Rings, EUA. (Esta figura encontra-se reproduzida em cores no Encarte.)

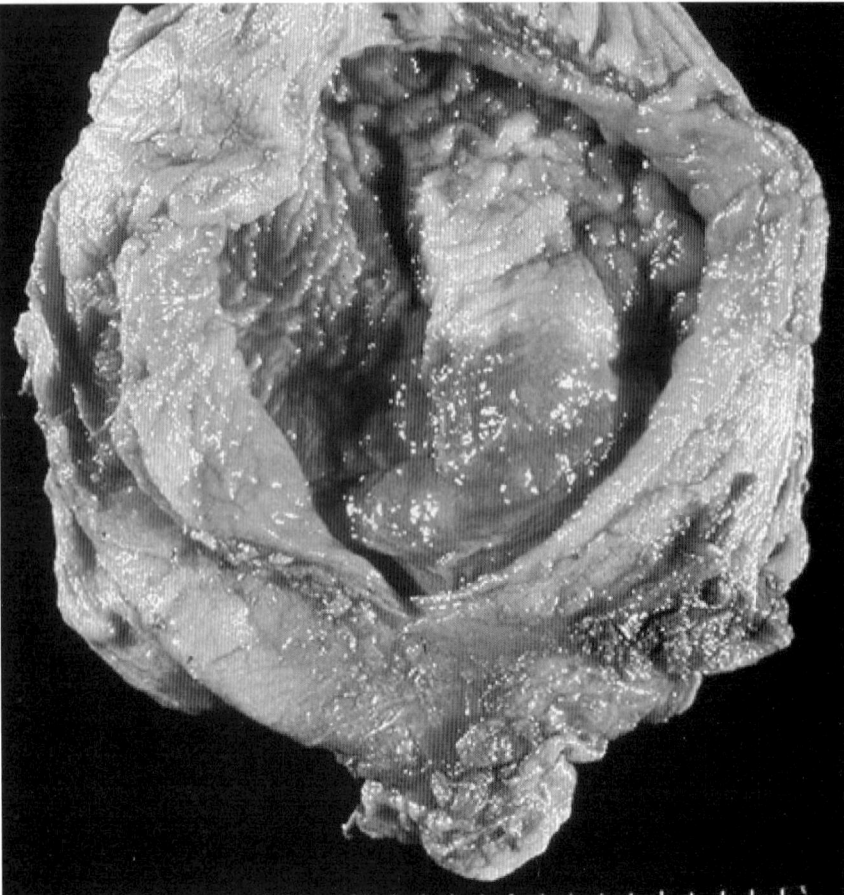

Figura 13.7 Cistite crônica grave no mesmo animal. A bexiga está aberta e áreas focais de cistite são evidentes. Imagem gentilmente cedida por Dr. D. Michael Rings, EUA. (Esta figura encontra-se reproduzida em cores no Encarte.)

Em casos iniciais, quando há pouca lesão estrutural, a recuperação permanente pode ser esperada após o tratamento. Geralmente, um bom prognóstico é sugerido pela melhora na condição, apetite, produção de leite e retorno da urina ao normal. Contudo, em casos bem estabelecidos e com destruição tecidual extensa, o prognóstico é, no máximo, reservado, o alívio é apenas transitório e recidivas são comuns. Para animais valiosos nos quais a ultrassonografia estabeleceu o diagnóstico e confirmou que o rim contralateral não está afetado, nefrectomia unilateral pode ser uma alternativa com prognóstico aceitável.[6] A técnica cirúrgica foi descrita, e a cirurgia pode ser realizada no animal em posição quadrupedal sob anestesia local.[7]

Tratamento e controle

Tratamento
- Penicilina procaína: 22.000 UI/kg, IM, a cada 12 h ou 44.000 UI/kg, IM, a cada 24 h por 2 a 3 semanas (R2)
- Ampicilina: 10 mg/kg, IM, a cada 24 h por 2 a 3 semanas (R2)
- Amoxicilina: 10 mg/kg, IM, a cada 24 h por 2 a 3 semanas (R2)
- Oxitetraciclina: 10 mg/kg, IM, a cada 24 h por 2 a 3 semanas (R2)
- Trimetoprima-sulfadoxina: 16 mg da combinação por quilo, administração IV lenta ou IM, a cada 12 h por 2 a 3 semanas (R2)
- Ceftiofur sódico: 1,2 a 2,2 mg/kg IM ou SC, a cada 24 h por 2 a 3 semanas (R2)

Controle
- Utilizar técnica asséptica quando cateterizando a bexiga de vacas (R1)
- Considerar alterar para inseminação artificial em rebanhos com surtos de pielonefrite com monta natural (R2).

Controle

Uma medida de controle específica normalmente praticada é o isolamento dos animais acometidos. Procedimentos como cateterização urinária devem ser evitados, e exame vaginal rotineiro deve ser conduzido com precauções higiênicas adequadas. Nos locais onde a monta natural é praticada, alguma redução da ocorrência pode ser conseguida pela introdução da inseminação artificial.

REFERÊNCIAS BIBLIOGRÁFICAS
1. Yeruhma I, et al. Vet J. 2006;171:172.
2. Braun U, et al. Vet J. 2008;175:240.
3. Rosenbaum A, et al. Vet Rec. 2005;157:652.
4. Hajikolaei M, et al. Comp Clin Pathol. 2015;24:251.
5. Floeck M. Vet Clin North Am Food Anim Pract. 2009;25:651.
6. Vogel SR, et al. Vet Surg. 2011;40:233.
7. Miesner M, Anderson DE. Vet Clin North Am Food Anim Pract. 2008;24:497.

Doença urinária em suínos

Glomerulonefrite

Em suínos, a glomerulonefrite ocorre esporadicamente e pode ser associada a mecanismos imunológicos, trombóticos, tóxicos ou desconhecidos. Ela foi vista como um evento esporádico após doença infecciosa, tal como peste suína africana, peste suína clássica, infecções por estreptococos e infecções por vírus citomegálico. Existem também uma condição específica de glomerulonefrite em suínos Yorkshire na Noruega. A condição da dermatite suína e síndrome nefropática é uma condição específica vista em muitos países após o advento da infecção por circovírus suíno tipo 2, mas com os quadros mais graves verificados no Reino Unido. Trata-se de uma reação imunomediada, possivelmente a partir de uma reação de hipersensibilidade tipo III, que é discutida em maior detalhe em relação ao circovírus suíno.

Nefrose

Necrose tubular aguda (nefrose) é uma característica de muitos distúrbios de suínos, incluindo intoxicação por plantas, nefrotoxinas e o uso de antibióticos.

Nefrite embólica

É importante lembrar que o rim suíno tem uma ampla variedade de deformidades congênitas, como rim cístico, que persistem durante a vida adulta. Mais importante, ele apresenta uma zona nefrogênica, que dá origem a novas unidades de glomérulo nos primeiros 3 meses após o nascimento, e essa zona é imediatamente visível sob a cápsula renal. Os rins são envolvidos imediatamente em lesões associadas à sepse e trombose, e o envolvimento desses processos patológicos na ocorrência da doença do rim "de ovo de peru" atualmente foi associado com mais de 30 diferentes agentes etiológicos. As condições mais importantes são *Actinobacillus suis*, *Streptococcus suis*, estreptococos, estafilococos, *E. coli*, *Erysipelothrix rhusiopathiae* e *T. pyogenes*.

Nefrite intersticial

Uma das causas comuns de nefrite intersticial é a leptospirose, e outra é a infecção por CVS 2. Essa lesão pode ser visível apenas ao exame histológico.

Outras condições

Essas incluem urolitíase, encontrada em suínos que algumas vezes são alimentados com dietas pouco usuais onde há baixa oferta de água. A bexiga das porcas em certas ocasiões também contém alguns sedimentos, e pode haver cálculos induzidos por infecção. Ácido úrico e uratos por vezes são encontrados nos rins de leitões. O verme renal (*Stephanurus*) é uma causa de problemas renais em algumas partes do mundo, e a mineralização dos rins decorrente da intoxicação por vitamina D também pode ser vista muito ocasionalmente. Intoxicação crônica por sal foi vista recentemente em suínos em crescimento, e é caracterizada por fibrose intersticial bilateral difusa.[1]

Cistite e pielonefrite em suínos

> **Sinopse**
> - Etiologia: *Actinobaculum suis* é a causa específica, mas uma ampla variedade de outras bactérias (principalmente *Escherichia coli*) também pode causar a condição
> - Epidemiologia: a infecção em suínos machos causa a doença em porcas. O microrganismo está no prepúcio e no ambiente. A transmissão é venérea e por baias de parição sujas. Trauma ao trato urogenital de fêmeas predispõe à doença
> - Achados clínicos: morte inesperada em casos agudos. Há dor à micção, urina turva tingida de sangue acompanhada por secreção vaginal com frequência após a monta; cistite ao exame endoscópico
> - Patologia clínica: são vistas hematúria, piúria, proteinúria, bacteriemia. pH urinário > 8,5. Demonstração do microrganismo por cultura ou imunofluorescência; azotemia, aumento das concentrações de ureia e creatinina, hiperpotassemia e hiponatremia
> - Achados de necropsia: cistite purulenta e pielonefrite
> - Confirmação do diagnóstico: urinálise, exame endoscópico e demonstração de *A. suis*
> - Tratamento: pouco compensador, a não ser que precoce no curso da doença – antimicrobianos e tratamento de suporte; descarte humanitário dos casos
> - Controle: antimicrobianos injetáveis na água ou no alimento; assegurar suprimento adequado de água para porcas em lactação e auxiliar na micção e melhorar a higiene após o parto

Etiologia

Cistite e pielonefrite são associadas a uma variedade de agentes, incluindo *E. coli* e outros (*Pseudomonas aeruginosa*, estafilococos, estreptococos, *Proteus* spp., *Klebsiella* spp., enterococos e *A. pyogenes*). Infecções pela maioria desses microrganismos resultam cistite catarral/purulenta.

Foi descrita a caracterização genotípica e fenotípica de estirpes de *E. coli* associadas a pielonefrite suína.[2] A doença específica é mais comumente relacionada com *Actinobaculum suis*. Ela foi anteriormente chamada de *Eubacterium suis*, e antes de *Corynebacterium suis*. Esse microrganismo é um grande bastonete gram-positivo que apresenta crescimento lento e difícil e requer meio de cultura especial.

Epidemiologia

Acredita-se que todos esses microrganismos que causam cistite e pielonefrite produzam a condição como resultado de infecção ascendente. A doença é um problema específico quando porcas estão embaiadas ou amarradas. A condição pode não ser tão grave quando associada a outras espécies que não *A. suis* e, nesses casos, pode ser vista como micção frequente, presença de sangue ou pus na urina e perda progressiva de condição corporal. Ela ocorre em porcas pós-púberes que já cruzaram.

Ocorrência

A infecção pode ser comum, mas a doença é vista com maior frequência de forma esporádica. A doença provavelmente é cosmopolita em suinoculturas extensivas e intensivas. Não existem detalhes quanto à prevalência, embora ela tenha sido descrita como a causa mais importante de morte de porcas, com até 25% associadas a infecções do trato urinário. Provavelmente ela ocorre com maior frequência do que é reconhecido, uma vez que há uma taxa considerável de infecção subclínica. Em um estudo recente nos EUA, *A. suis* foi isolado de 4,7% das bexigas de porcas coletadas aleatoriamente em um abatedouro.

Em rebanhos pequenos, a doença tende a ocorrer em pequenos surtos quando um diminuto número de porcas se torna infectada após serem cobertas por um único cachaço. Com frequência, surtos de doença clínica podem ocorrer 2 a 3 semanas após o uso do cachaço suspeito. Surtos mais graves podem ocorrer em grandes granjas de criação intensiva. A doença também pode ocorrer esporadicamente e ser uma causa comum de mortalidade de porcas.

Em um estudo recente com 1.745 porcas prenhes, 28,3% apresentavam infecções urinárias, e *A. suis* foi encontrado em 20,6% desses casos. Ela foi menos prevalente (13,7%) em porcas com infecção urinária do que naquelas sem infecção (23,1%). Em um levantamento em abatedouro na Holanda, a prevalência de cistite em porcas abatidas foi de 11%, com variação dependendo do grupo de 0 a 35%. Nesse estudo de 114 bexigas, *A. suis* não foi isolado, mas *E. coli* foi isolado com maior frequência juntamente com *S. dysgalactiae*, *A. pyogenes*, *Aerococcus viridans* e *S. suis*.

Fonte de infecção e transmissão

A. suis é um habitante normal do prepúcio suíno, e pode ser isolado do divertículo prepucial de cachaços de várias idades. A prevalência de infecção em machos adultos pode ser de até mesmo 90%, e o microrganismo pode ser isolado do assoalho das baias que contêm cachaços infectados.

Infecção e colonização do divertículo prepucial podem ocorrer em suínos tão precocemente quanto 5 semanas de idade se eles forem alojados com suínos mais velhos. Com frequência, essa infecção pode ocorrer no piso da baia contaminada em razão da higiene inadequada. Leitões também podem se tornar infectados quando ainda jovens, por porcas que apresentam cistite crônica e pielonefrite, e a infecção pode se disseminar rapidamente para outros suínos machos quando eles são agrupados ao desmame. Embora a infecção seja comum em suínos machos, cistite e pielonefrite são extremamente incomuns em fêmeas. *A. suis* raramente é isolado do trato urogenital de porcas sadias.

A doença clínica é quase inteiramente restrita às fêmeas em reprodução. Acredita-se que a transmissão venérea seja o método primário, se não o único meio de infecção da porca. Trauma à vagina pode ser um fator predisponente importante que permite o estabelecimento da infecção, e trauma durante o parto com infecção a partir do ambiente também pode ser importante.

Não há dúvidas de que em baias repletas de contaminação fecal e com drenagem da metade posterior inadequada a contaminação perineal e da vulva é muito maior.

Fatores de risco

Os achados clínicos podem ocorrer em qualquer idade, mas são comuns 3 a 4 semanas após a reprodução. A doença é mais usual em porcas mantidas em condições de confinamento intensivo do que naquelas mantidas em lotes abertos, baias ou pastos, mas ela ocorre nesses sistemas se a higiene for inadequada. Diferenças nos padrões de alimentação e exercício que ocorrem nos diferentes sistemas de manejo podem influenciar a frequência e volume de ingestão de água. Isso, por sua vez, tem efeito importante na frequência de micção e no volume residual de urina na bexiga após micção, que é um dos fatores que podem predispor ao estabelecimento de infecção do trato urinário. Uma vez que muitas porcas em lactação irão levantar apenas quando são alimentadas, normalmente 2 vezes/dia, elas também irão urinar e beber água 2 vezes/dia. Se elas não puderem ingerir água suficiente durante esse período em uma taxa de fluxo correta, elas podem sofrer de ingestão inadequada de água. Mostrou-se que a cristalúria pode também lesionar a mucosa e ajudar na formação de cistite, e que os cristais também dão suporte à infecção da bexiga, particularmente quando há suprimento inadequado de água.

Importância econômica

Um dos melhores estudos de mortalidade de porcas no Reino Unido relatou que a principal causa de morte em até 25% das porcas foi infecção do trato urinário. Se a mortalidade estiver abaixo de 5%, então é improvável que cistite/pielonefrite seja um problema significativo no rebanho.

Cistite e pielonefrite são de grande importância, uma vez que representam a principal causa de morte (taxa de mortalidade anual pode exceder 5%) em porcas tanto na Grã-Bretanha quanto nos EUA e causa grave de descarte; a recomendação é descartar porcas afetadas, uma vez que elas sempre serão fonte de infecção. Prevenção considerável, tratamento e custos com higiene também são importantes.

Patogênese

O microrganismo está disseminado no prepúcio de cachaços, e é introduzido na porca durante a cópula, mas normalmente morre rapidamente. Em porcas saudáveis, *A. suis* pode ser isolado da vagina – mas não da bexiga – por um curto período após a cópula com um macho infectado. Nas infecções experimentais de porcas normais, a bactéria morre rapidamente. Os fatores que permitem que o agente se estabeleça no trato urogenital não são conhecidos, mas supõe-se que o trauma à vagina e abertura uretral e ejaculação na bexiga sejam fatores relevantes. Os outros microrganismos listados também podem atuar de forma sinérgica para lesionar a mucosa e facilitar a colonização por *A. suis*. Isso pode ser verdadeiro, uma vez que *A. suis* possui dois tipos de pili pelos quais se liga ao epitélio lesionado da bexiga. Cistite resulta em lesão na junção ureterovesical, facilitando a infecção ascendente da bexiga para os rins. Em porcas infectadas, tortuosidade e bloqueios dos ureteres são relativamente comuns. Isso e as alterações nos rins podem levar à falência renal crônica e à incapacidade de reter sódio com acúmulo de potássio no sangue e morte súbita ou mesmo falência renal aguda se o bloqueio for completo e bilateral.

Achados clínicos

Porcas acometidas de forma branda podem apresentar apenas inapetência transitória, e outros animais são reconhecidos em razão da uremia. No grupo de animais afetados mais gravemente, a apresentação é como um caso agudo, normalmente após a cópula, ou como casos crônicos que podem ocorrer a qualquer momento.

Com maior frequência, as porcas apresentam falência renal aguda e morte súbita. Elas se tornam gravemente doentes de forma súbita, não querem levantar, apresentam depressão profunda e colapso circulatório e morrem em 12 h. Em uma série de casos, 40% das porcas acometidas apresentaram morte súbita, no restante, o intervalo médio entre a apresentação dos achados clínicos e a morte foi de 1,6 dia, e o intervalo mais longo foi de 5 dias. A condição pode ocorrer em porcas mais velhas (porcas de quarta parição ou mais).

Onde a vigilância é boa, as porcas são observadas como deprimidas, anoréxicas e com febre branda (normal 39,5°C) e, algumas vezes, apresentam arqueamento do dorso, agitação de cauda e micção dolorosa. Há eliminação infrequente de urina turva tingida por sangue acompanhada por secreção vaginal. O exame com espéculo vaginal irá confirmar a bexiga como fonte da secreção hemorrágica.

A taxa de mortalidade é alta. Porcas que sobrevivem à doença aguda desenvolvem falência renal crônica com perda de peso, polidipsia e poliúria. Elas normalmente são descartadas em razão do baixo desempenho.

Exame endoscópico da bexiga em casos agudos pode mostrar pouco mais do que uma inflamação branda, mas em casos mais graves há lesões ulcerativas e erosivas na bexiga. Em porcas grandes o suficiente para permitir o exame retal pode ser possível sentir a bexiga aumentada e a parede espessada e ureteres tortuosos e dilatados em casos crônicos. Os cachaços normalmente não são afetados clinicamente, mas episódios intermitentes de hematúria que duram alguns dias foram relatados.

A condição pode ser vista como sequela de qualquer condição locomotora, particularmente alterações centrais cerebrais ou espinais nas quais há incapacidade de levantar e beber água ou urinar; por exemplo, intoxicação por organofosforados.

Patologia clínica

A urina de porcas com frequência está turva (83,1%) e isso pode ser habitualmente associado à presença de cristais (96,1%).

A urinálise normalmente mostra hematúria, piúria e proteinúria e bacteriúria acentuadas (normalmente excedendo 10^5 ufc/mℓ de urina). A coloração de Gram em um esfregaço de urina ou pus pode mostrar os microrganismos. A urina é alcalina, com pH maior do que 8,5 e normalmente chegando a 9 como resultado da urease, que cliva a ureia para produzir amônia. O jato médio de urina contém 10^5 ufc/mℓ ou mais. Muitas espécies de bactérias podem ser encontradas, conforme sugerido na introdução, mas *A. suis* requer um meio de cultura especial. Atualmente não é possível utilizar imunofluorescência para o diagnóstico mais rápido e preciso. O exame de sangue mostra azotemia acentuada, com aumento nas concentrações de ureia e creatinina e hiperpotassemia e hiponatremia. As concentrações de NAD estão elevadas, indicando lesão tubular renal proximal.

Achados de necropsia

Uma patologia muito variada pode ser verificada nesses casos. Em algumas porcas, há nefrite purulenta extensa e pielite com alterações similares nos ureteres dilatados e na bexiga. Em outras, pode-se verificar rins gravemente hemorrágicos e sangue na pelve.

Em casos agudos, a parede da bexiga está edemaciada, aumentada e hiperêmica e pode estar coberta por um material áspero e mucinoso. Em outros casos, parede da bexiga pode estar apenas espessada, inflamada e coberta por muco espesso. Em alguns desses casos, as valvas ureterovesicais podem estar completamente destruídas pela necrose. Pode haver alterações macroscópicas mínimas nos rins em casos agudos, mas pode haver alterações microscópicas de nefrite tubular e intersticial difusa. Nos casos crônicos, há lesões ulcerativas e erosivas na parede da bexiga, e pode haver pus na bexiga, espessamento de parede de ureteres e pielonefrite óbvia.

Amostras para confirmação do diagnóstico

- Bacteriologia: rins, bexiga e ureter para cultura aeróbica e anaeróbica e meio especial para *A. suis*. É necessário um meio especial enriquecido com ureia com polimixina ou ácido nalidíxico, no qual colônias secas de *A. suis*, com aproximadamente 2 a 3 mm de diâmetro, crescem após 2 dias de incubação
- Histologia: bexiga, ureter e rins fixados em formol.

Diagnóstico

Baseia-se na alta mortalidade, nos achados clínicos, no histórico de cópula e na patologia clínica, particularmente bacteriologia; imunofluorescência para bactérias específicas ou isolamento por cultura têm sensibilidade e especificidade similares.

> **Diagnóstico diferencial**
> - Outras causas de morte súbita e inexplicada
> - Hematúria
> - *Stephanurus dentatus* (onde ele ocorre)
> - A separação entre a condição associada a *Actinobaculum suis* daquelas associadas a outras bactérias pode ser conseguida apenas por cultura bacteriana e outras técnicas laboratoriais.

Tratamento

É recomendado o tratamento precoce com antibióticos, mas se houver falência renal aguda, então a taxa de mortalidade é alta. Penicilina administrada a 15.000 UI/kg, IM, diariamente por 7 a 10 dias foi bem-sucedida nos casos iniciais. A injeção IM de estreptomicina a 10 mg/kg também foi bem-sucedida. O isolamento de outros microrganismos pode indicar a necessidade de uso de antibióticos de amplo espectro. Um surto recente de cistite e endometrite associadas à queda na taxa de concepção de 88 para 75% que, acredita-se, tenha sido causado por *E. coli* (juntamente com estafilococos e estreptococos) foi tratado de forma bem-sucedida com acidificação urinária pelo cloreto de amônio, enquanto amoxicilina usada previamente não obteve efeito. Enrofloxacino na dose de 10 mg/kg PC no alimento por um período de 10 dias também provou ser efetiva, assim como 2,5 mg/kg no alimento por, pelo menos, 20 dias.

A resposta pode ser monitorada pela diminuição do pH urinário. Porcas tratadas devem ser mantidas em áreas grandes com acesso a bastante água. O tratamento deve ser continuado por, pelo menos, 2 a 3 semanas após o surto parecer ter terminado clinicamente. Terapia eletrolítica oral também é benéfica. Em casos crônicos, as lesões estão bem avançadas e os microrganismos podem estar contidos em cálculos e, portanto, a terapia não é bem-sucedida e recidivas podem ocorrer. Em muitos casos, o abate humanitário é a melhor opção, especialmente porque ele não é possível, exceto em casos muito precoces, para eliminar o microrganismo. A lavagem prepucial regular pode evitar que cachaços se tornem portadores do microrganismo, especialmente porque mostrou-se que o sêmen pode ser contaminado por *A. suis* com frequência, e até 50% dos cachaços em algumas propriedades podem ser acometidos.

Controle

Administração profilática rotineira de antibióticos provou ter pouco valor no controle de longo prazo da doença. Uma solução temporária é o uso do tratamento de porcas com oxitetraciclina, seguida pela medicação nos alimentos a 400 g/t por 21 dias. Não é possível erradicar a infecção do prepúcio de cachaços, embora infusões diárias possam ajudar a diminuir a infecção. Inseminação artificial com sêmen tratado com antibióticos é uma opção adicional.

Trauma à vagina durante a cópula deve ser diminuído pelo manejo de cachaços e supervisão da cópula. O piso não pode ser escorregadio nas áreas de monta. Animais que apresentam estresse, dor, sangramento após a cópula devem ser tratados.

As áreas de monta devem estar em ótima condição de higiene, com limpeza e desinfecção regulares após cada uso. A região perineal de cada porca deve ser limpa antes do acasalamento. Acomodações para parto devem ser adequadamente limpas e desinfetadas, e devem secar antes que as porcas sejam introduzidas. O principal microrganismo (*A. suis*) irá persistir em pisos irregulares, mas é suscetível produtos à base de fenol, amônio quaternário e formol.

Outros procedimentos de controle envolvem o fornecimento de quantidade adequada de água. Isso deve ser feito preferencialmente de fontes de água sem impurezas ou toxinas ou contaminação bacteriana. O alojamento em espaços maiores, com alimentação 2 vezes/dia, irá encorajar o consumo de água. O fornecimento de um número adequado de bebedouros para o estágio do ciclo reprodutivo e o fornecimento de taxa de fluxo necessária para cada faixa etária de suíno é essencial (pelo menos 1,5 ℓ/min para porcas gestantes e 2,2 ℓ/min para porcas em lactação). Uma simples verificação do suprimento de água pode ser realizada para avaliar o apetite: se as porcas não estiverem consumindo 10 kg de alimento no 18º dia de lactação, então provavelmente existe alguma coisa errada com o fornecimento de água. De forma similar, os bebedouros devem conter pelo menos um suprimento razoável de água. Nos códigos de bem-estar animal, todos os animais devem receber um suprimento de água fresca de alta qualidade.

LEITURA COMPLEMENTAR

Done SH, Carr JC. The urinary tract. In: Sims LD, Glastonbury JRW, eds. Pathology of the Pig. Victoria, Australia: Agriculture Victoria; 1996:359-384.

REFERÊNCIAS BIBLIOGRÁFICAS

1. Alonso C, et al. Proc Cong Int Pig Vet Soc. 2010; 21(1):98.
2. Krag L, et al. Vet Microbiol. 2009;134:318.

Doença do verme renal em suínos causada por *Stephanurus dentatus*

Etiologia

Estefanurose é uma doença de suínos causada pela migração de larvas e adultos jovens do nematódeo parasita *Stephanurus dentatus* através do corpo.

> **Sinopse**
> - Etiologia: nematódeo parasita *Stephanurus dentatus*
> - Epidemiologia: ovos são excretados na urina; larvas infectantes entram nos suínos quando deglutidas ou por penetração cutânea; minhocas podem atuar como hospedeiros de transporte; o período pré-patente é de, pelo menos, 6 meses
> - Achados clínicos: baixa taxa de crescimento; emaciação em casos graves com andar rígido
> - Patologia clínica: ovos na urina; eosinofilia.

Ciclo evolutivo

S. dentatus são vermes redondos grandes (2 a 5 cm) e robustos que habitam os tecidos perirrenais e, com menor frequência, outros órgãos abdominais e o canal espinal em suínos. Os vermes adultos permanecem em cistos ao redor da pelve renal e da parede do ureter. Os cistos se comunicam com as passagens urinárias, e os ovos são eliminados na urina do hospedeiro. Os parasitas são ovipositores muito prolíficos; uma porca adulta infectada pode eliminar até um milhão de ovos por dia. Sob condições ambientais adequadas, os ovos eclodem e, após passarem por duas mudas, as larvas se desenvolvem em terceiro estágio infectante em aproximadamente 4 dias. Os ovos e larvas são muito sensíveis ao frio e à dissecação; ovos em condições de clima seco morrem dentro de uma hora. A exposição a temperaturas abaixo de 10°C é prejudicial e abaixo de 4°C é letal. A maioria das larvas em condições ótimas de umidade, calor e abrigo da luz solar sobrevive por, aproximadamente, 3 meses e algumas por até mesmo 5 meses. As larvas podem sobreviver por longos períodos como parasitas facultativos em minhocas, e isso pode permitir que as larvas sobrevivam mesmo quando o microclima do solo é adverso.

As larvas podem penetrar na pele ou podem ser ingeridas. Larvas que são ingeridas atravessam a parede do estômago ou, com mais frequência, o intestino delgado, e chegam ao fígado pelos vasos portais; a partir da pele, as larvas chegam à circulação sistêmica e passam para o fígado pelos pulmões em 1 a 6 semanas. No fígado, as larvas migram dos vasos sanguíneos através do parênquima e, eventualmente, cerca de 3 meses após a infestação, tendo passado pela quarta muda, penetram a cápsula do fígado e chegam aos tecidos perirrenais para se estabelecerem como adultos. A oviposição normalmente começa aproximadamente 6 meses após a infestação, mas o período pré-patente pode ser muito mais longo e vermes individuais parecem viver por até 2 anos.

Durante a sua migração, as larvas com frequência se deslocam por caminhos erráticos e causam o desenvolvimento de lesões e achados clínicos atípicos. Essas larvas com frequência chegam à maturidade nesses locais aberrantes, e a infecção pré-natal pode ocorrer dessa forma.

Epidemiologia

Vermes renais são comuns na maioria dos países tropicais e subtropicais, como na África, Índias Orientais e Ocidentais, Brasil, Havaí, Filipinas, sul dos EUA e Austrália, onde o clima é suficientemente brando para permitir a sobrevivência de ovos e larvas.

Patogênese

O principal efeito desses vermes é a lesão causada pelas larvas em migração e adultos jovens. Os vermes em migração causam bastante necrose, fibrose e, ocasionalmente, abscessos ao longo da sua rota de migração. Essas lesões são mais acentuadas nos tecidos perirrenais e no fígado. *S. dentatus* raramente foi observado em bovinos. Bezerros infectados experimentalmente desenvolveram lesão hepática grave similar àquela que ocorre em suínos, mas o ciclo evolutivo não se completa e não há desenvolvimento de lesões perirrenais.

Achados clínicos

A taxa de mortalidade não é alta; perdas de produção e condenação de partes ou de toda a carcaça infestada têm grande relevância econômica. Baixa taxa de crescimento apesar do bom apetite pode ser o único sinal em casos brandos. Animais afetados podem se tornar emaciados e desenvolver ascite. Nos estágios iniciais, nódulos na pele da parede do abdome e aumento e dor nos linfonodos periféricos podem ser evidentes. Muitos achados clínicos aparentemente não relacionados são produzidos por larvas aberrantes. Por exemplo, trombos podem ser induzidos em vasos sanguíneos, tais como a veia porta, artéria hepática e veia cava posterior, e paralisia pode ocorrer se as larvas invadirem a medula espinal. O envolvimento do músculo psoas causa dor local e andar rígido. A passagem de larvas através do peritônio e da pleura dá origem a aderências. Larvas também podem se tornar encistadas nos pulmões. Fraqueza e eventual paralisia dos membros pélvicos ocorrem em alguns casos. A passagem através do peritônio e da pleura causa a formação de aderências, e muitas larvas podem ficar encistadas nos pulmões.

Patologia clínica

Ovos embrionados grandes e de parede fina estão presentes na urina quando os vermes adultos estão na parede do ureter. Eosinofilia é verificada 2 a 3 semanas após a infecção, com pico em 6 a 7 semanas, e ainda é elevada com 20 semanas. Entretanto, isso tem pouca relevância diagnóstica específica. Anemia não ocorre. Verifica-se apenas o aumento transitório na atividade de aspartato aminotransferase, e as enzimas séricas parecem ser de pouco valor diagnóstico.

Achados de necropsia

Os achados comuns incluem fibrose e formação de abscessos nos tecidos perirrenais, com presença de vermes adultos grandes e, ocasionalmente, na pelve renal e ureteres; infartos e cicatrizes nos rins; e aumento e formação de cicatrizes no fígado, algumas vezes acompanhado por ascite. As lesões hepáticas incluem trajetos brancos irregulares no parênquima, fibrose extensa, hemorragia e formação de abscesso eosinofílico. O fígado pode estar coberto por uma membrana diftérica. Larvas também podem estar presentes nos linfonodos periféricos e nódulos cutâneos, em pequenos abscessos nos pulmões e pâncreas, e em trombos nos vasos sanguíneos, particularmente no fígado e pulmões. Pleurisia e peritonite, se estiverem presentes, normalmente se manifestam como aderências.

Confirmação do diagnóstico

O diagnóstico definitivo de estefanurose pode ser feito encontrando ovos na urina ou pela necropsia. Suínos jovens com infestação intensa por larvas podem representar um problema no diagnóstico, uma vez que os vermes adultos e lesões renais características podem ainda não estar presentes. Um teste ELISA pode detectar a infecção a partir de 2 semanas após a infecção, mas é improvável que testes sorológicos se tornem um procedimento diagnóstico de rotina.

Diagnóstico diferencial

- Outras causas de baixa taxa de crescimento e emaciação em suínos, por exemplo, nutrição inadequada e doença bacteriana crônica, tais como enterite necrótica e disenteria suína, mas essas são acompanhadas por diarreia intermitente
- Outras doenças parasitárias, tais como ascaridíase e hioestrongilose
- Outras causas de fraqueza posterior em suínos, tais como deficiência de vitamina A, osteodistrofia, algumas vezes fraturas de vértebras lombares, brucelose, erisipelas quando as articulações intervertebrais estão envolvidas, ou por abscesso de medula espinal ou linfoma.

Tratamento

Doses únicas de ivermectina (SC) ou doramectina (IM) a 0,3 mg/kg, ou fenbendazol a 3 mg/kg no alimento por 3 dias, são efetivos contra os estágios em migração, enquanto levamisol a 8 mg/kg remove apenas os adultos, evitando a oviposição por pelo menos 4 semanas.

Controle

Tratamento anti-helmíntico regular de todos os suínos com fenbendazol ou ivermectina a intervalos de 4 meses deve evitar a contaminação adicional do ambiente com ovos. Os estágios de vida livre devem então morrer eventualmente, mas isso pode levar algum tempo, uma vez que minhocas infectadas podem sobreviver por pelo menos 1 ano.

Técnicas de manejo também podem ser usadas para controlar vermes renais. Uma vez que o período pré-patente de *S. edentatus* é de pelo menos 6 meses, um método é reproduzir inteiramente marrãs até que o ciclo de transmissão seja interrompido. Nesse sistema, as marrãs crescem, reproduzem e parem, e são enviadas para o abate assim que sua ninhada é desmamada e antes que qualquer ovo seja excretado. Os cachaços são confinados em concreto para evitar a contaminação do solo por ovos na sua urina. Essa técnica tem a vantagem de manter uma propriedade provida de animais enquanto controle é conseguido, mas apresenta implicações econômicas óbvias.

Outras técnicas de manejo dependem do fornecimento de piso seco, no qual os ovos e as larvas têm menor probabilidade de sobrevivência. Abrigos para dormir podem ser colocados em piso alto, preferencialmente sem vegetação sob o abrigo. Uma vez que suínos em baias normalmente urinam contra as cercas, uma faixa de terra de 2 a 3 m dentro do perímetro deve ser mantida livre de forragem. Pontos enlameados e buracos de água devem ser preenchidos e a drenagem fornecida. Cochos de água e alimentos devem estar sobre uma base de concreto. Animais jovens devem ser segregados de animais adultos, e os campos não devem ser utilizados por 3 a 6 meses após os adultos serem removidos. Tais programas são compensadores se realizados de forma diligente e inteligente, mas o trabalho extra envolvido tem militado contra a aceitação geral dessa abordagem. Em razão da importância de animais adultos como fontes de infestação, a reposição precoce do rebanho de reprodução é recomendada em rebanhos-problema.

AGENTES TÓXICOS QUE AFETAM OS RINS

Intoxicação por citrinina

Citrinina (CTN ou CIT) é mais amplamente conhecida como uma nefrotoxina produzida por *Penicillium citrinum*, *P. verrucosum*, *Monascus ruber*, *Aspergillus ochraceus* e *A. terreus*.[1-3] Normalmente, é encontrada em combinação com ocratoxina A (OTA), como contaminante em alimentos humanos e animais[2,4,5], e a concentração de CTN com frequência excede a de OTA.[6] Quando presente como cocontaminante, os efeitos de OTA e CTN normalmente são aditivos; em concentrações maiores, os efeitos podem ser mais do que aditivos.[1]

Os sinais e as lesões associados à intoxicação por OTA e CTN geralmente são similares. O órgão alvo é o rim, mas fígado e medula óssea podem ser implicados também.[2]

Em camundongos e ratos, CTN é embriocida, fetotóxica e tem efeitos adversos na reprodução.[2,7] Aumento no peso testicular e prepucial, esperma anormal e diminuição do número de espermatozoides vivos foram notados em camundongos tratados com CTN.[7] Fêmeas cruzadas com camundongos tratados com CTN apresentaram menor taxa de gestação. Informações quanto à carcinogênese são raras, com tumores renais benignos relatados em camundongos que receberam CTN por 60 a 80 semanas.[1]

CTN é rapidamente absorvida e distribuída especificamente para o fígado e rim.[1] Em humanos ela é metabolizada a di-hidrocitrinona (DH-CIT), que pode ser o método primário de detoxificação. Acredita-se que a excreção seja por urina e fezes. A presença do CTN em alimentos humanos e animais pode ser identificada por muitos métodos[5,8], e, na urina de humanos e plasma por cromatografia líquida com espectrometria de massa (CLEM/EM).[3]

CTN pode ter um papel diferente na síndrome pirexia-prurido-hemorragia em bovinos.[9] Surtos graves dessa doença idiopática foram relatados no Reino Unido desde 1977, e podem estar relacionados com CTN em cubos de polpa cítrica mofados. Achados clínicos em vacas acometidas incluíram prurido, queda de pelos, dermatite papular, apetite variável com a forragem sendo ingerida mas não concentrados, febre (40 a 41°C) e petéquias na mucosa. Dermatite é disseminada, exsudativa, inicialmente papular e pruriginosa. Ela ocorre principalmente na cabeça, pescoço, períneo e úbere. O prurido apresenta graus variáveis, mas com frequência é tão acentuado que a pele se torna fina e sangra. A dermatite cede, mas a febre persiste, e no decorrer de um período de 4 a 7 semanas o animal pode se tornar tão emaciado que normalmente é enviado para o abate. A taxa de morbidade normalmente é de 10%, mas pode ser de até 100%. Animais gravemente acometidos morrem. Ocorre uma síndrome similar, mas menos grave, na qual há formação de petéquias em todos os tecidos, especialmente nos subserosos. Nesses casos, existem múltiplas hemorragias em todas as mucosas e sangue livre no ânus e em outros orifícios.

Exame pós-morte mostra petéquias em todos os órgãos e tecidos, embora ele seja ausente em alguns casos. Achados histológicos incluem nefrite intersticial de baixo grau e de curta duração e outros poucos achados de baixa relevância. De forma similar, hematologia, bioquímica sérica e enzimas séricas são normais. A reatividade de anticorpos a alguns componentes do conteúdo ruminal pode ser elevada, mas aparentemente não é relevante.

LEITURA COMPLEMENTAR

Krogh P, Hald B, Pederson EJ. Occurrence of ochratoxin A and citrinin in cereals associated with mycotoxic porcine nephropathy. Acta Pathol Microbiol Scand [B] Microbiol Immunol. 1973;81(6):689-695.

Radostits O, et al. Citrinin. Veterinary Medicine: A Textbook of the Disease of Cattle, Horses, Sheep, Goats and Pigs. 10th ed. London: W.B. Saunders; 2007:1901.

Saunders GK, Blodgett DJ, Hutchins TA, et al. Suspected citrus pulp toxicosis in dairy cattle. J Vet Diagn Invest. 2000;23:269-271.

REFERÊNCIAS BIBLIOGRÁFICAS

1. Föllmann W, et al. Arch Toxicol. 2014;88:1097.
2. Flajs D, et al. Arch Ind Hyg Toxicol. 2009;60:457.
3. Blaszkewicz M, et al. Arch Toxicol. 2013;87:1087.
4. Bragulat MR, et al. Int J Food Microbiol. 2008;126:43.
5. Xu B, et al. Food Control. 2006;17:271.
6. Kononenko GP, et al. Agric Sci. 2013;4:34.
7. Qingqing H, et al. Exp Toxicol Pathol. 2012;64:465.
8. Ramesh J, et al. Int J Curr Microbiol App Sci. 2013; 2:350.
9. Fink-Gremmels J. Vet J. 2008;176:84.

Intoxicação por etilenoglicol

Intoxicação acidental por etilenoglicol pode ocorrer em suínos, caprinos, bovinos e equinos.[1,2] Embora a fonte mais comum seja substâncias anticongelantes, o etilenoglicol também é encontrado em tintas, solventes, detergentes e alguns produtos farmacêuticos.[1] A dose tóxica determinada experimentalmente para bovinos é de 5 a 10 mℓ/kg PC em adultos e 2 mℓ/kg em bezerros não ruminantes.[1]

A patogênese da doença depende do desenvolvimento de acidose e nefrose por oxalato. Em suínos, isso se manifesta como ascite, hidrotórax e hidropericárdio, depressão, fraqueza e paresia posterior. Em bovinos, há dispneia, incoordenação, paraparesia, decúbito e morte.

Acidose metabólica, hipocalcemia e uremia são características da intoxicação. Cristais de oxalato de cálcio estão presentes em grande número nos rins (renotubular) e nos vasos sanguíneos. Sinais de falência renal aguda são vistos nas primeiras 24 h.[1] O tratamento recomendado para animais de companhia, etanol ou com maior frequência 4-metilpirazolona (fomepizol), merece consideração, especialmente em pequenos ruminantes de estimação.[2]

Uma variedade de testes diagnósticos está disponível, incluindo a quantificação no soro. A presença do químico em tecidos pode ser detectada por cromatografia. O córtex renal (5 a 10 g) deve ser congelado em uma embalagem hermética antes da submissão.[3]

LEITURA COMPLEMENTAR

Osweiler GD, Eness PG. Ethylene glycol poisoning in swine. J Am Vet Med Assoc. 1972;160:746-749.

REFERÊNCIAS BIBLIOGRÁFICAS

1. Barigye R, et al. Can Vet J. 2008;49:1018.
2. Van Metre DC. Proc Central Vet Conf. 2010.
3. Varga A, et al. Vet Med. 2012;3:111.

Ocratoxinas (ocratoxicose)

> **Sinopse**
> - Etiologia: ocratoxina A produzida principalmente por *Aspergillus ochraceus* e *Penicillium verucosum*
> - Epidemiologia: distribuição cosmopolita; suínos e frangos normalmente são acometidos
> - Patologia clínica: aumento da concentração sérica de creatinina e ureia; glicosúria e proteinúria; diminuição da densidade urinária
> - Lesões: toxicidade renal com lesão às células epiteliais dos túbulos proximais
> - Confirmação do diagnóstico: cromatografia líquida de alto desempenho ou cromatografia líquida/espectrometria de massa em tecidos (rins, fígado e músculo)
> - Tratamento: remover alimentos contaminados
> - Controle: inespecífico, exceto pela atenção aos procedimentos de coleta e armazenamento.

Etiologia

Ocratoxinas são um grupo de micotoxinas derivadas da isocumarina (A, B e C) produzidas principalmente por *Aspergillus ochraceus* e *Penicillium verrucosum* e, com menor frequência, por várias outras espécies de *Aspergillus* e *P. nordicum*.[1-3] Ocratoxina A (OTA) é o membro mais tóxico do grupo; ocratoxina B (OTB) e ocratoxina C (OTC) são menos tóxicas e raramente ocorrem.[3] OTA é uma nefrotoxina bem conhecida com propriedades neurotóxicas, carcinogênicas, genotóxicas, imunotóxicas e teratogênicas.[2,4]

Epidemiologia

Ocorrência

Cereais e produtos à base de cereais são contaminados com maior frequência, mas OTA pode ser encontrada em uma variedade de outros produtos, incluindo cerveja, chocolate, carne de porco e produtos à base de carne de porco, frango, uvas-passas e vinho.[4,5] A contaminação de alimentos por OTA ocorre mundialmente em locais de clima temperado a clima tropical, com a incidência no hemisfério Norte consideravelmente maior do que no hemisfério Sul.[6] *Aspergillus* spp. estão presentes nas regiões mais tropicais do mundo, e *Penicillium* spp. em regiões temperadas.[4] Cereais contaminados com *P. verrucosum* são encontrados com maior frequência nos países do norte da Europa, contrariamente àqueles do sul da Europa.[5]

Fatores de risco

Fatores de risco do animal

Suínos, cães e outros animais monogástricos e frangos são afetados com maior frequência pela ingestão de alimentos contaminados por OTA.[4,7] Animais ruminantes são mais resistentes à intoxicação por OTA, com caprinos provavelmente constituindo a exceção.[3,7] A LD_{50} oral de intoxicação aguda por OTA em suínos é de 1 mg/kg PC, a de frangos é 3,3 a 3,9 mg/kg PC, e a de perus é 5,9 mg/kg PC.

Fatores de risco do ambiente

A quantidade de OTA em alimentos e, portanto, o resíduo em órgãos varia de ano para ano, dependendo das condições climáticas, de coleta e de armazenamento.

Fatores de risco dos humanos

Resíduos de ocratoxina foram detectados no transporte de suínos e carne de frango e apresentam relevância para pessoas que ingerem carne de porco contaminada. Informações quanto à presença de OTA no leite de vacas são escassas, mas a sua presença é estimada como inferior a 1%.[1,4,8]

Fatores de risco da propriedade ou do perímetro

O fungo cresce principalmente em cevada ou milho armazenados. Alimento animal cru, especialmente alimentos não processados, contêm concentrações muito maiores de OTA do que os para consumo humano. Experimentalmente, suínos alimentados com dietas que contenham OTA em concentrações tão baixas quanto 25 μg/kg desenvolveram diminuição da eficiência alimentar e perda de peso.[4]

Patogênese

Em suínos, a OTA é rapidamente absorvida, altamente ligada às proteínas (99%), passa por recirculação entero-hepática e é distribuída para os rins, fígado, músculos e gordura.[3,8,9] Ela é metabolizada no fígado por carboxipeptidases e tripsinas a um composto menos tóxico, a ocratoxina-α (OTα).[1,3] A eliminação é lenta, principalmente em razão da alta ligação às proteínas e reabsorção renal. A excreção é biliar e renal. A meia-vida sérica em suínos é muito longa (72 a 150 h).[3]

A resistência de ruminantes à toxicidade de OTA pode ser causada pela diminuição da absorção e degradação de OTA a um composto menos tóxico – OTα – pelos protozoários e micróbios do rúmen.[1,3,7,8]

Nefrotoxicidade por OTA envolve muitos mecanismos diferentes. A principal lesão é uma alteração degenerativa nas células epiteliais nos túbulos contornados proximais, com prejuízo à função tubular e fibrose.[1,6] Muitos outros mecanismos, tais como inibição da síntese de RNA, interrupção das mitocôndrias renais e hepáticas e prejuízo de enzimas antioxidantes também podem estar envolvidos.[3,10,11]

Achados clínicos

Suínos acometidos apresentam diminuição do ganho de peso diário, diminuição da eficiência alimentar, menor peso corporal final, poliúria e polidipsia.[4,6,10] Ocratoxina é associada à baixa qualidade do esperma em cachaços e acredita-se que seja associada a morte fetal e reabsorção e, portanto, aborto.[7]

Patologia clínica

Teores de creatinina e NUSe estão elevados, glicosúria e proteinúria são evidentes e a densidade urinária é baixa.[7,8]

Achados de necropsia

As anormalidades mais óbvias são encontradas nos rins, com aumento renal, fibrose e necrose do epitélio tubular renal. Lesões microscópicas nos túbulos proximais incluem aumento turvo, degeneração granular ou vacuolar e descamação das células epiteliais.[10] A intoxicação por ocratoxina em suínos assemelha-se à nefropatia endêmica dos Bálcãs, uma doença humana de ocorrência natural.[8]

Diagnóstico

Avaliação das concentrações de OTA em tecidos é realizada por uma variedade de métodos, incluindo imunoensaio e espectrometria.[12,13] CL-EM/EM mostrou ser mais sensível e específica para OTA em tecidos de suínos do que a cromatografia líquida de alto desempenho.[13]

> **Diagnóstico diferencial**
> Lista de diagnósticos diferenciais:
> • Intoxicação por citrinina
> • Doença(s) glomerular(es) hereditária(s)
> • Intoxicação por melamina
> • Doença do rim policístico
> • Dermatite suína e síndrome de nefropatia.

Tratamento

Não há tratamento específico além da remoção dos alimentos contaminados dos suínos e fornecimento de ração limpa e livre de micotoxinas. Os resíduos nos tecidos persistem por um longo período, e pode levar muitos meses até que eles diminuam a um nível aceitável.

Controle

Rações de animais não devem ser usadas, a não ser que apresentem concentração de OTA menores que 10 partes por bilhão. Muitos adsorventes gastrintestinais diferentes (carvão ativado, bentonita e colestiramina) foram avaliados, mas nenhum produto único foi efetivo contra a maioria das micotoxinas.[4] Estratégias devem ser usadas para diminuir o crescimento de fungos (e, portanto, a produção de OTA) durante a coleta e armazenamento.

LEITURA COMPLEMENTAR

Galtier P, Alvinerie M, Charpenteau JL. The pharmacokinetic profiles of ochratoxin A in pigs, rabbits and chickens. Food Cosm Toxicol. 1981;19:735-738.
Petzinger E, Weidenbach A. Mycotoxins in the food chain: the role of ochratoxins. Livestock Prod Sci. 2002;76:245-250.
Radostits O, et al. Ochratoxin. Veterinary Medicine: A Textbook of the Disease of Cattle, Horses, Sheep, Goats and Pigs.

REFERÊNCIAS BIBLIOGRÁFICAS

1. Fink-Gremmels J. Vet J. 2008;176:84.
2. Cabanes FJ, et al. Toxins (Basel). 2010;2:1111.
3. Ringot D, et al. Chem Biol Interact. 2006;159:18.
4. Muzaffer D, et al. Toxins (Basel). 2010;2:1065.
5. Bragulat MR, et al. Int J Food Microbiol. 2008;126:43.
6. Freitas BV, et al. J Anim Prod Adv. 2012;2:174.
7. Duarte SC, et al. Vet Microbiol. 2011;143:1.
8. Pfohl-Leszkowicz A, et al. Mol Nutr Food Res. 2007;51:61.
9. Milićević DR, et al. Arch Oncol. 2009;17:59.
10. Stoev SD, et al. Exp Toxicol Pathol. 2012;64:733.
11. Boesch-Saadatmandi C, et al. Food Chem Toxicol. 2008;46:2665.
12. Matrella R. Food Control. 2006;17:114.
13. Milićević DR, et al. J Environ Sci Heal B. 2009;44:781.

Intoxicações por plantas causadas por toxinas conhecidas

Iforrestina

Uma nefrotoxina heterocíclica, está presente em seis espécies de *Isotropis*. As plantas *I. forrestii*, *I. atropurpurea* e *I. cuneifolia* são associadas a lesão renal grave e uremia em bovinos e ovinos. Achados clínicos incluem anorexia, depressão, diarreia, oligúria, anúria, decúbito e morte. Proteinúria e glicosúria são constantes, e há necrose tubular renal grave.

Intoxicações por plantas causadas por toxinas não identificadas

- Uremia, nefrose – com alto teor de nitrogênio ureico sanguíneo:
  - *Amaranthus* spp.
  - *Anagallis arvensis*
  - *Azadirachta indica*
  - *Cassine buchanani*
  - *Catha edulis* (khat)
  - *Dimorphandra gardneriana*
  - *Lythrum hyssopifolia*
  - *Petiveria alliaceae* (guiné ou rabo-de-gambá)
  - *Psilostrophe* spp. (flores de papel)
  - *Sapium sebiferum* (pau-de-sebo)
  - *Sarcolobus globosus*
  - *Sartwellia flaveriae*
- Polidipsia, poliúria:
  - *Orobanche minor* (erva-toira-menor)
- Urina vermelha causada por substância pigmentada da planta:
  - *Halogaris odontocarpa* (gonocarpus)
  - *Swartzia madagascariensis*
  - *Trifolium pratense* (trevo vermelho); em cervos
  - *Xanthorrhoea minor*; em bovinos; provavelmente associado a resinas da planta
- Cistite:
  - *Gyrostemon* (= *didymotheca*) *cupressiformis* (arbusto de semente dupla do emu).

Fungos sem toxinas identificadas

Grãos infectados com o fungo *Tilletia tritici* (sujeira do trigo) não devem ser incluídos em rações para suínos, uma vez que se acredita que seja associado à glomerulonefrite e falha em ganhar peso. Estimativas da concentração máxima segura de grãos infectados que podem ser fornecidos na ração variam de 5 a 30%.

LEITURA COMPLEMENTAR

Colegate SM, Dorling PR, Huxtable CR, et al. Iforrestine: a novel heterocyclic nephrotoxin from Isotropis forrestii. Aust J Chem. 1989;42:1249-1255.
Gardiner MR, Royce RD. Poisoning of sheep and cattle in Western Australia due to species of Isotropis (Papilionaceae). Crop Pasture Sci. 1967;18:505-513.

NEOPLASIA RENAL

Tumores primários dos rins são raros. Carcinomas renais ocorrem em bovinos e equinos e nefroblastomas ocorrem em suínos. O aumento do rim é um sinal característico; em bovinos e equinos, as neoplasias devem ser consideradas nos diagnósticos diferenciais de aumento renal. Em suínos, nefroblastomas podem ser tão grandes a ponto de causar aumento de volume abdominal visível. Adenocarcinomas renais têm crescimento muito lento, mas normalmente não são diagnosticados até que a doença esteja bem avançada. Foi relatada a descrição macroscópica e histológica de uma série de carcinomas renais primários em bovinos abatidos.

Em equinos, os sinais mais comuns são perda de peso, diminuição do apetite, hematúria e surtos intermitentes de dor abdominal.[1,2] Alguns equinos acometidos apresentam ascite maciça e hemoperitônio. Metástase do tumor para o esqueleto axial pode resultar em claudicação, que pode ser a primeira anormalidade clínica a ser reconhecida. O tumor também pode sofrer metástase para os pulmões e boca. Massas no rim esquerdo de equinos normalmente são imediatamente palpáveis ao exame retal. Equinos com carcinoma renal podem apresentar períodos clinicamente aparentes de hipoglicemia, que é confirmada pela mensuração da concentração sérica de glicose, e é atribuída à produção de um fator de crescimento semelhante à insulina pelo tecido neoplásico. O exame ultrassonográfico dos rins e a biopsia renal confirmam o diagnóstico. Nefrectomia unilateral foi bem-sucedida no tratamento de uma alpaca fêmea de 11 anos de idade com hematúria causada por papiloma de células de transição na pelve renal.[3]

Neoplasias metastáticas são relativamente comuns nos rins, particularmente na leucose bovina enzoótica, mas elas não causam doença renal clínica. Massas tumorais podem ser palpáveis como aumentos discretos do rim em bovinos, ou podem envolver os rins difusamente, causando aumento generalizado desse órgão.

REFERÊNCIAS BIBLIOGRÁFICAS

1. Wise LN, et al. J Vet Intern Med. 2009;23:913.
2. Swain JM, et al. J Vet Intern Med. 2005;19:613.
3. Gerspach C, et al. J Am Vet Med Assoc. 2008;232:1206.

DOENÇAS CONGÊNITAS E HEREDITÁRIAS DOS RINS

Hipoplasia renal

Anormalidades do desenvolvimento dos rins são classificadas como agenesia renal, hipoplasia e displasia, com a agenesia e hipoplasia representando graus diferentes da mesma condição. Hipoplasia renal é definida como a diminuição no parênquima renal total de um terço ou mais, com a perda proporcionalmente maior no tecido medular do que no tecido cortical. O diagnóstico de hipoplasia renal em neonatos é direto, mas pode ser difícil diferenciar essa condição da displasia renal em adultos.

Agenesia renal resulta da falha da crista ureteral em entrar em contato com o blastema metanéfrico durante a organogênese, e foi relatado como ocorrendo em bovinos e alpacas.[1] Agenesia renal bilateral é fatal pouco tempo após o nascimento, mas a agenesia renal unilateral pode ser clinicamente indetectável, exceto pela hipertrofia compensatória do rim remanescente.

Hipoplasia renal bilateral com ou sem agenesia é relatada em leitões Large White; os leitões morrem ao nascimento ou morrem nos primeiros 3 meses de vida. Achados clínicos apresentados por suínos mais velhos incluem letargia, tremores, anorexia, diarreia e retardo na taxa de crescimento. Suspeitou-se que a doença seja hereditária na forma autossômica recessiva simples, e o defeito básico parecia ser a falha do desenvolvimento do mesênquima mesonéfrico.

Causas de hipoplasia renal bilateral foram relatadas em quatro equinos de 1 dia a 3 anos de idade que apresentavam históricos comuns e baixa taxa de crescimento, anorexia, depressão e letargia. Evidência de falência renal crônica estava presente em exames clinicopatológicos. Ultrassonografia transretal e transabdominal revelaram rins pequenos e medula e pelve renal pequenas, e essa técnica foi considerada um teste diagnóstico útil.

Hipoplasia renal é parte de um distúrbio multissistêmico congênito de ovinos da raça Poll Merino/Merino que foi chamado de *síndrome braquignatia, cardiomegalia e hipoplasia renal (SBCHR)*.[2,3] As anormalidades são descritas em detalhes no Capítulo 21.

REFERÊNCIAS BIBLIOGRÁFICAS
1. Sugiyama A, et al. J Comp Pathol. 2007;137:71.
2. Shariflou MR, et al. Aust Vet J. 2011;89:254.
3. Shariflou MR, et al. Anim Genet. 2012;44:231.

Rins policísticos

Na maioria das espécies, esse é um defeito congênito comum. Se ele for extenso e bilateral, o animal acometido normalmente é natimorto ou morre pouco após o nascimento. Em alguns casos, defeitos bilaterais são compatíveis com a vida e os achados clínicos podem não estar presente até que a massa de néfrons residual seja gradualmente exaurida e o animal seja adulto. Se ela for unilateral, nenhum sinal clínico se manifesta em razão da atividade compensatória no outro rim, mas no adulto, o rim acentuadamente aumentado pode ser encontrado durante a palpação retal.

Em equinos adultos, a doença policística também pode ser adquirida, e não congênita. A doença é rara, mas animais afetados apresentam estágios variados de falência renal crônica.

Uma alta incidência de defeitos renais foi relatada em leitões lactentes de porcas vacinadas durante o início da gestação com vírus atenuado da cólera suína; hipoplasia renal bilateral foi observada provavelmente como um defeito hereditário em suínos Large White. A maioria dos casos de rins policísticos em suínos parece ser hereditária de forma poligênica, e não há efeito na saúde do suíno ou na função renal. Contudo, há um relato do defeito em suínos neonatos em um rebanho no qual houve distensão abdominal acentuada causada por ascite moderada e distensão cística macroscópica dos rins e trato urinário. Não há evidências de que a doença seja hereditária nessa situação, e propôs-se uma origem tóxica.

Cistos isolados ocorrem nos rins em todas as espécies, e não têm relevância clínica. A maior disponibilidade de exame ultrassonográfico dos rins de animais facilita a identificação *ante mortem* desses cistos. Os cistos normalmente são solitários e unilaterais.

Doença dos rins policísticos congênita de cordeiros ocorre como uma característica autossômica recessiva.[1] A doença é conhecida nas raças Romney, Perendale e Coopworth na Nova Zelândia, e mais provavelmente foi originada na raça Romney há 50 anos. Os cordeiros morrem durante ou pouco após o nascimento, e não há predisposição aparente por sexo. O exame de necropsia revela distensão abdominal pelo aumento dos rins (3,5 a 14 cm de comprimento), que contêm grande número de cistos preenchidos por líquido com 1 a 5 mm. Há anormalidades macroscópicas e histológicas no fígado e pâncreas, e alterações displásicas associadas à formação de cistos foram observadas no ducto biliar, tecido pancreático e tecido do epidídimo. Um gene candidato provável para o distúrbio é o gene da doença hepática renal policística 1. Uma doença patologicamente similar foi relatada em uma cabra Nubiana.

REFERÊNCIA BIBLIOGRÁFICA
1. Johnstone AC, et al. New Zeal Vet J. 2005;53:307.

Displasia renal

É definida como o desenvolvimento desorganizado do parênquima renal causado por diferenciação anômala. Cada rim é formado de um botão metanéfrico e uretérico separado, e uma interação adequada entre esses botões é necessária para o desenvolvimento da arquitetura renal normal.[1] Histologicamente, a displasia renal é caracterizada pela persistência de estruturas mesenquimais anormais, incluindo as células indiferenciadas, cartilagem, ductos coletores imaturos e organização lobar anormal e ausência de néfrons normais e ductos coletores. Os rins acometidos não funcionam normalmente, e ocorre o desenvolvimento de azotemia.

Displasia renal é muito rara em equinos, com relatos isolados em várias raças. Ele é mais comumente identificado em potros, mas animais acometidos de forma menos grave podem sobreviver até a idade adulta. Achados clinicopatológicos incluem azotemia, oligúria e aumento das concentrações séricas de fósforo e potássio em potros.[1] Displasia renal pode ocorrer como uma enfermidade aparentemente espontânea em potros e em potros nascidos de éguas tratadas com sulfadimidina, pirimetamina e ácido fólico durante a gestação. Displasia renal foi diagnosticada em um potro de 4 meses com pólipos ureteropélvicos benignos associados à hidronefrose. A displasia renal também foi diagnosticada em dois equinos adultos com perda de peso, azotemia, hipercalcemia e aumento da depuração fracionada de sódio. O exame ultrassonográfico dos rins revelou uma distinção baixa entre o córtex e a medula causado pela medula hiperecoica que foi decorrente de fibrose. Alterações histológicas em ambos os equinos foram indicativas de interrupção da nefrogênese antes da diferenciação completa do blastema metanéfrico. Existe um relato de *cistos renais múltiplos* presentes em uma potra Puro-sangue de 9 dias de idade com displasia renal.[2]

Displasia renal cística hereditária foi identificada em cordeiros filhos de carneiros Suffolk portadores com ovelhas mestiças. Os sinais incluíam decúbito e coma nos dias 2 a 3. Abortos e natimortos ocorreram em rebanhos ao mesmo tempo. Os rins estão aumentados e císticos. A condição pode ter sido causada por um gene autossômico dominante.

Displasia renal congênita foi relatada em 2 anos sucessivos em um rebanho de ovinos Leicester cruzados com carneiros Suffolk e Swaledale. Os cordeiros acometidos nasciam vivos, relutavam para permanecer em posição quadrupedal e se movimentar, apresentavam baixo reflexo de sucção e tinham pelagem úmida. Os cordeiros melhoraram com a ingestão de leite e o fornecimento de calor, mas nenhum com achados clínicos ao nascimento sobreviveu por mais de 5 dias após o nascimento. Na necropsia, os rins estavam bilateralmente pequenos com cistos intracorticais finos e zona medular e cortical distintas. Suspeitou-se de característica dominante hereditária com penetrância completa.

Displasia tubular renal foi diagnosticada em bovinos Japanese Black (Wagyu) com falência renal, baixa taxa de crescimento e cascos longos. Os bezerros tinham tamanho menor ao nascimento e apresentavam episódios repetidos de diarreia durante o período neonatal. Eles começaram a apresentar sinais de retardo no crescimento com 2 e 5 meses de idade, mas apresentavam apetite normal. Achados clinicopatológicos incluíam azotemia, aumento da concentração sérica de fósforo e oligúria. À necropsia, a principal lesão foi displasia das células epiteliais dos túbulos proximais, com fibrose intersticial secundária com diminuição do número de glomérulos e túbulos em bovinos mais velhos. O modo de herança autossômico recessivo foi determinado como associado à deleção do gene paracelina-1 no cromossomo 1[3], que foi renomeado de gene claudin-16 (CL-16). A deficiência de CL-16 em bovinos é classificada como tipo 1 ou tipo 2, dependendo do local da mutação do gene.[4] O gene CL-16 codifica uma proteína que é parte da junção das células epiteliais renais que restringe a difusão de solutos através da via paracelular. A deleção do CL-16 é considerada a causa da displasia tubular renal, e um teste específico de DNA para essa mutação foi desenvolvido. Heterozigotos geralmente são clinicamente normais e apresentam função renal normal, embora um relato tenha indicado que alguns heterozigotos apresentam lesões histológicas renais.[4] A displasia renal com nefroesclerose parece ser uma condição diferente em bovinos, e foi relatada em seis bezerros com taxa de crescimento ruim com idade entre 3 e 6 meses.[5] A displasia renal também foi diagnosticada em bovinos Japanese Black que têm o tipo de gene normal,[6] sugerindo que, embora as lesões renais possam ser associadas à deleção homozigota do gene CL-16, podem existir defeitos concomitantes que não foram caracterizados.

REFERÊNCIAS BIBLIOGRÁFICAS
1. Philbey AW, et al. Vet Rec. 2009;165:626.
2. Medina-Torres CE, et al. Can Vet J. 2014;55:141.
3. Hardefeldt LY, et al. Aust Vet J. 2007;85:185.
4. Naylor RJ, et al. Equine Vet Educ. 2009;21:358.
5. Ohba Y, et al. Genomics. 2000;68:229.
6. Sugiyama A, et al. J Comp Pathol. 2007;137:71.

Lipofuccinose renal de bovinos

Rins de coloração castanho-escura ou negra ("rins negros") foram relatados como achados incidentais em abatedouro de bovinos por mais de 100 anos[1] e foram denominados *lipofuscinose renal* de bovinos dinamarqueses. Um pigmento que apresenta características similares àquelas da lipofuscina está presente em lipossomas secundários nas células epiteliais dos túbulos proximais. Casos ocorreram apenas em bovinos da raça Holandesa ou em bovinos leiteiros da raça Dinamarquesa Vermelho, e principalmente em animais com 3 anos de idade ou mais velhos. As prevalências da anormalidade foram 0,3 a 0,4% e 1,3 a 2,5%, respectivamente nas raças Holandesa e Dinamarquesa Vermelho.[2] Animais acometidos produziam quantidades ligeiramente menores de leite do que animais de idade semelhante sem lipofuscinose renal. Análises epidemiológicas, genealógicas e genotípicas indicam uma herança autossômica recessiva no cromossomo 17 com penetrância incompleta do genótipo em Holandesas e Dinamarquesas.[2]

REFERÊNCIAS BIBLIOGRÁFICAS
1. Rude H, et al. J Comp Pathol. 2005;132:303.
2. Agerholm J, et al. Acta Vet Scand. 2009;51:7.

Ectasia tubular cortical renal de equinos

Uma égua gestante da raça Puro-sangue Inglês de 16 anos de idade e com hemoabdome, laminite e epistaxe unilateral foi examinada. Sua condição física se deteriorou rapidamente e o equino foi eutanasiado. A ruptura da artéria ovariana foi encontrada como causa do hemoabdome, e massas corticais de tamanho variado, firmes, de coloração castanho-clara que não se estenderam além da junção corticomedular foram um achado incidental em ambos os rins. Histologicamente, as massas foram diagnosticadas como ectasia tubular cortical renal[1], que apresenta algumas similaridades com o rim com medular esponjosa (síndrome Cacchi-Ricci) em humanos. Acredita-se que as massas corticais renais provavelmente representam a ruptura da interface entre "botão uretérico-mesênquima metanéfrico".

REFERÊNCIA BIBLIOGRÁFICA
1. Jackson C. J Equine Vet Sci. 2015;35:80.

DOENÇAS DOS URETERES, BEXIGA E URETRA

Ureter ectópico e defeitos ureterais

Ureter ectópico foi relatado em bovinos e equinos. A condição pode ser unilateral ou bilateral, com *incontinência urinária* presente desde o nascimento como principal manifestação clínica. Causas neurogênicas relatadas de incontinência urinária em equinos incluem neurite da cauda equina, meningite por herpes-vírus tipo 1, intoxicação por capim-sudão, intoxicação por sorgo, trauma e neoplasia. Causas não neurogênicas de incontinência urinária em equinos incluem ureter ectópico, cistite, urolitíase, hipoestrogenismo e conformação vaginal anormal.

O ureter ectópico se abre no trato urogenital em um local que não a bexiga, tal como cérvice, uretra ou vagina. A condição com frequência é complicada por infecções ascendentes, hidronefrose e dilatação do ureter. O diagnóstico definitivo requer urografia excretora ou endoscopia; a visualização da abertura uretral durante endoscopia pode ser auxiliada pela administração por via intravenosa de fenolsulfonaftaleína (0,01 mg/kg PC) ou azul carmim (0,25 mg/kg PC) para fornecer cor vermelha ou azul, respectivamente, à urina produzida. O tratamento cirúrgico envolvendo anastomose uretrovesical ou nefrectomia unilateral foi bem-sucedido.

Defeitos ureterais unilaterais e bilaterais foram relatados em potros neonatos. A apresentação clínica é similar à ruptura da vesícula urinária, mas os defeitos ureterais podem ser mais comuns em potras do que em potros.

Paralisia da bexiga e incontinência de fluxo

Paralisia de bexiga é incomum em grandes animais. Ela normalmente ocorre como resultado de doenças neurológicas que afetam a medula espinal lombossacra, como mielopatia equina por herpes e síndrome da cauda equina, e, particularmente, meningite ascendente em cordeiros após caudectomia. Em todas as espécies, a compressão da medula espinal lombar por neoplasia (linfossarcoma e melanoma) ou tecidos infectados (osteomielite vertebral) pode causar paralisia de bexiga. Tensão excessiva na cauda, tal como aplicação de cordas na cauda ou o uso de contenção pela cauda em bovinos, pode lesionar a cauda equina e resultar em paralisia de bexiga. Em equinos, a degeneração da medula espinal após o consumo de sorgo pode levar à paralisia de bexiga e ataxia posterior. Paralisia de bexiga iatrogênica ocorre em equinos que foram submetidos à injeção epidural de quantidade excessiva de álcool. Mieloencefalite protozoária equina e polineurite equina podem causar sinais de disfunção da cauda equina em cavalos. Em alguns equinos, paralisia de bexiga idiopática e incontinência do fluxo podem ocorrer esporadicamente na ausência de outros sinais neurológicos ou sistêmicos. Quando a bexiga está acentuadamente distendida por obstrução do trato urinário, podem se passar muitos dias após a remoção da obstrução antes que o tônus da bexiga retorne ao normal.

Quando a paralisia de bexiga decorre de doença da medula espinal, outros sinais de doença do neurônio motor superior ou inferior normalmente estão presentes. O envolvimento da bexiga é indicado pela incontinência com eliminação constante ou intermitente de urina. O fluxo urinário, com frequência, é aumentado durante o exercício. A bexiga está expandida no exame de palpação retal e a urina pode ser facilmente eliminada por compressão manual. Em equinos, a distensão crônica da bexiga com atonia ou hipotonia leva ao acúmulo de cristais de carbonato de cálcio chamado *urolitíase sabulosa*.[1] A estase urinária produz condições ideais para o crescimento bacteriano, e cistite é uma sequela comum. O tratamento é de suporte e tem como objetivo aliviar a distensão da bexiga por cateterização regular e lavagem. Durante a cateterização, deve-se ter cuidado para evitar introduzir infecção. O esvaziamento da bexiga manual ou induzido farmacologicamente é incompleto, de maneira que existe o risco constante de cistite. A melhora farmacológica do esvaziamento da bexiga pode, algumas vezes, ser conseguido pela administração de agentes parassimpatomiméticos, como o betanecol (estimulação parassimpática pelo nervo pélvico estimula a contração do músculo detrusor; 0,2 a 0,4 mg/kg, a cada 6 a 8 h VO), e simpatolíticos, tais como prazosina e fenoxibenzamina (estimulação simpática pelo nervo hipogástrico causa relaxamento do músculo detrusor e contração do esfíncter interno). A administração de agentes antimicrobianos como profilaxia contra o desenvolvimento de cistite é aconselhável. O prognóstico para paralisia associada à doença de medula espinal depende do prognóstico da doença primária. Paralisia na ausência de doença da medula espinal tem prognóstico ruim.

Bovinos que ingerem *Cistus salvifolius*, um arbusto encontrado na região do Mediterrâneo, têm retenção urinária como sinal clínico primário. Bovinos apresentam diminuição do apetite e da motilidade ruminal, perda de peso, elevação persistente da base da cauda e dificuldade de micção. Uma bexiga urinária bastante distendida sempre é detectada à palpação retal. A taxa de mortalidade em casos avançados é alta, e animais acometidos apresentam cistite grave, pielonefrite e aumento acentuado na espessura da parede da bexiga. Não há evidências de lesão neurológica presente, mas é provável que a retenção de urina seja secundária à cistite grave e edema da parede da bexiga, que evita a micção normal.

REFERÊNCIA BIBLIOGRÁFICA
1. Saulez MN, et al. J Am Vet Med Assoc. 2005;226:246.

Eversão da bexiga

A eversão da bexiga através da uretra para a vagina e através da vulva ocorre muito raramente em éguas e vacas, e é mais comum imediatamente após o parto. A eversão é secundária às contrações intensas durante o período periparto, ao aumento da pressão intra-abdominal e à presença de uma uretra curta e larga em éguas, ou hipocalcemia concomitante em vacas. A eversão observada imediatamente após o parto deve ser diferenciada do prolapso uterino. Há um relato de eversão da bexiga em uma égua não gestante, secundária à cistite crônica.[1] O tratamento é administração de uma epidural ou sedação, limpeza asséptica da região perineal e tecidos expostos, exame do tecido prolapsado para assegurar que lacerações ou cortes de necrose de toda a parede não estejam presentes, aplicação de lubrificantes estéreis para auxiliar na movimentação do tecido e retropulsão cuidadosa.

Evaginação umbilical da bexiga foi relatada em uma potra recém-nascida. A bexiga sofreu prolapso através do umbigo, de maneira que a mucosa da bexiga estava para fora (eversão da bexiga). A correção é cirúrgica.

REFERÊNCIA BIBLIOGRÁFICA
1. Kumas C, Maden M. J Equine Vet Sci. 2014;34:329.

Úraco patente

A falha no fechamento do úraco ao nascimento é mais comum em potros, e é muito rara em outras espécies. O úraco patente ocorre como três síndromes em potros: congênita e presente ao nascimento; adquirida ou secundária à infecção do úraco, ou secundária à doença sistêmica grave, normalmente sepse. O úraco é parte do umbigo durante o desenvolvimento fetal e drena a urina para o líquido alantoico durante a vida intrauterina; após o nascimento, o úraco patente irá, portanto, se manifestar como extravasamento de urina através do umbigo. O fluxo de urina varia de um jato contínuo durante a micção ao gotejamento constante ou intermitente, ou uma umidade contínua do coto umbilical. Potros saudáveis com úraco patente congênito cicatrizam em alguns dias, e nenhum tratamento específico é necessário. Anteriormente, a cauterização com fenol ou nitrato de prata foi praticada, mas esse tratamento tem o potencial teórico de induzir necrose e aumenta a suscetibilidade à infecção.

Potros com úraco patente secundário à doença umbilical normalmente apresentam um umbigo aumentado, e alguns, secreção purulenta. Potros com úraco patente secundário a outras doenças umbilicais podem requerer correção cirúrgica, embora a maioria responda a um tratamento de 7 a 14 dias com antimicrobianos. Potros com úraco patente secundário a doenças sistêmicas, principalmente sepse, devem ter suas outras doenças tratadas agressivamente, e deve-se permitir que o úraco feche espontaneamente, o que normalmente ocorre.

Exame ultrassonográfico do umbigo de todos os potros com úraco patente é essencial para determinar a extensão da enfermidade e a presença de doença intra-abdominal. Da mesma forma que ocorre com todos os potros doentes, o estado imune dos potros com úraco patente secundário à doença umbilical ou doença sistêmica deve ser determinado por meio da mensuração da concentração de IgG sérica, e potros com baixa concentração devem receber transfusão de sangue ou plasma. Cistite é uma sequela ocasional do úraco patente, mas onfalite e abscesso uracal também podem se desenvolver como complicações. Úraco patente raramente é diagnosticado em ruminantes neonatos, mas foi relatado em um cordeiro.

Abscesso uracal é discutindo como um subgrupo de abscessos umbilicais no Capítulo 19. Quando a infecção é localizada no úraco, normalmente existem sinais de cistite, especialmente aumento na frequência de micção.

Ruptura de bexiga (uroperitônio)

É mais comum em ruminantes machos castrados como sequela de obstrução da uretra por cálculos. Casos raros são relatados em vacas como sequela de parto distócico, em éguas após parto normal, possivelmente decorrente da compressão da bexiga cheia durante o parto, e em um cavalo macho castrado causado por carcinoma de células escamosas peniano e prepucial.[1] Em bovinos, suspeita-se que a posição fetal anormal durante distocia prolongada obstrua a uretra e distenda a bexiga. Suspeita-se também que a manipulação subsequente dentro do canal pélvico durante a correção de distocia leve à ruptura da bexiga distendida. Ocasionalmente, o remanescente do úraco pode se romper espontaneamente em bovinos adultos, resultando em uroperitônio. O remanescente do úraco pode ser identificado usando ultrassonografia transretal e um transdutor de 7,5 MHz.[2] Uroperitônio em potros será discutido na próxima seção.

Após a ruptura da bexiga, o uroperitônio resulta em uma série de anormalidades que surgem pela falha do processo de excreção combinado à redistribuição de solutos e líquidos entre o líquido peritoneal e o extracelular. A membrana peritoneal atua como uma membrana semipermeável através da qual solutos de baixo peso molecular passam imediatamente. Compostos de alto peso molecular também se difundem através da membrana peritoneal, mas em uma taxa muito menor. A urina normalmente é hipertônica, especialmente em animais cuja ingestão de água é reduzida pela uremia. A pressão osmótica da urina hipertônica promove o movimento de água extracelular para dentro da cavidade peritoneal. Esse movimento, combinado à diminuição da ingestão, resulta em desidratação clínica. A urina normalmente tem menor concentração de sódio e cloreto e maior concentração de ureia, creatinina, potássio e fósforo do que o plasma. A difusão ao longo desses gradientes de concentração através da membrana peritoneal resulta em um padrão geral de azotemia com hiponatremia, hipocloremia, hiperpotassemia e hiperfosfatemia. Existem diferenças mínimas nessas alterações bioquímicas gerais entre espécies. Especificamente, a concentração sanguínea de ureia aumenta muito mais lentamente em ruminantes do que em equinos, e hiperpotassemia não é tão comum em ruminantes quanto em equinos, uma vez que o excesso de potássio pode ser excretado na saliva e, portanto, eliminado nas fezes.

Ruptura de bexiga causa desenvolvimento gradual de ascite por uroperitônio, estase ruminal, constipação intestinal e depressão. Em bovinos, a uremia pode levar 1 a 2 semanas para se desenvolver até que a eutanásia seja necessária. O grau de uremia entre pacientes individuais pode ser altamente variável. Em um estudo, a taxa de sobrevivência de novilhos tratados foi de 49%. O melhor fator preditivo de sobrevivência entre testes de patologia clínica foi a concentração sérica de fósforo: todos os animais com concentrações maiores do que 9,0 mg/dℓ (2,9 mmol/ℓ) morreram. Em equinos adultos, achados clínicos de depressão, anorexia, cólica, distensão abdominal e uremia se desenvolvem 1 a 2 dias após a ruptura.

Em todos os casos de ascite ou quando obstrução do trato urinário é evidente, é importante considerar no tratamento e determinação do prognóstico se a bexiga está rompida. As concentrações plasmáticas ou séricas de ureia e creatinina podem ser comparadas com os valores do líquido peritoneal. A razão de ureia no líquido peritoneal para aquela do soro é uma boa orientação nos estágios iniciais, mas após 40 h, a razão da creatinina peritoneal para sérica maior do que 2:1 é diagnóstica de uroperitônio. O tratamento é cirúrgico e tem como objetivo reparar a bexiga. Para evitar os custos de laparotomia em animais de confinamento, uma uretrostomia é criada, ou um cateter interno é posicionado na ruptura, o que permite o reparo.

REFERÊNCIAS BIBLIOGRÁFICAS
1. May KA, et al. Equine Vet Educ. 2008;20:135.
2. Braun U, et al. Vet Rec. 2006;159:780.

Uroperitônio em potros

Etiologia

Uroperitônio, o acúmulo de urina na cavidade peritoneal, ocorre em potros como resultado de uma variedade de situações:

- Ruptura de bexiga congênita (ou seja, presente ao nascimento)
- Ruptura de bexiga associada à sepse
- Ruptura do úraco, com frequência secundário a sepse
- Avulsão da bexiga da sua ligação ao úraco, presumivelmente como resultado de trauma ou exercício extenuante
- Raramente, como falha embriológica das metades da bexiga em se unirem (esquistocistite)
- Defeito ureteral.

A etiologia da ruptura congênita não foi esclarecida, mas sua associação acentuadamente maior com o nascimento, em potros machos, e a natureza traumática da lesão sugerem que ela ocorra durante o nascimento como resultado da compressão da bexiga distendida. A pressão intra-abdominal da égua durante o parto é grande, e essas forças compressivas são experimentadas pelo potro durante a fase 2 do parto. A compressão de uma bexiga distendida pode causar ruptura. Especula-se que a maior prevalência em potros machos seja o resultado da maior resistência ao esvaziamento da bexiga, conferido pela uretra mais longa em potros machos.

A ruptura da bexiga ocorre como uma entidade distinta em *potros sépticos*. A razão subjacente para a ruptura da bexiga não foi esclarecida, mas normalmente está relacionada com infecção, inflamação e necrose do trato urinário inferior. Essa causa de uroperitônio em potros é cada vez mais reconhecida como a mais comum, especialmente entre potros hospitalizados.

A ruptura do úraco ocorre em potros sépticos. Ela provavelmente tem etiologia similar à ruptura de bexiga nesses potros. O úraco de animais acometidos quase sempre apresenta infecção, inflamação e necrose evidentes no exame histológico.

Presume-se que a avulsão da bexiga da sua ligação com o úraco resulte de trauma, tal como ocorre no exercício vigoroso. Também existe a possibilidade de que haja um defeito subjacente em potros acometidos, tal como uraquite ou onfalite.

A falha embriológica das metades da bexiga em se unirem durante a organogênese foi relatada de forma anedótica e em relatos de caso, embora a documentação adequada da sua ocorrência esteja ausente. Esse defeito seria uma anomalia congênita verdadeira, que surge durante a gestação.

Defeitos ureterais são uma causa incomum de uroperitônio em potros. O defeito parece ser congênito, e é mais comum em fêmeas. Ambos os ureteres podem ser afetados. A frequência relativa dessas doenças é de que aproximadamente 20% dos potros com uroperitônio o desenvolvam em decorrência da ruptura do úraco, aproximadamente 30% decorrente da ruptura da parede dorsal da bexiga, 18% em razão da ruptura da parede ventral da bexiga, e o restante devido a múltiplos defeitos que envolvem combinações de úraco e parede dorsal e ventral da bexiga. Existe um relato de ruptura da uretra e bexiga em um potro macho.[1] Uroperitônio também ocorre raramente em *bezerros* como consequência de infecção umbilical.

Epidemiologia

Não é bem documentada. A incidência em potros parece ser de, aproximadamente, 0,2%, embora as estimativas se baseiem em um estudo conduzido há 50 anos. A prevalência em potros hospitalizados é de 2,5%. Potros machos estão sob maior risco de ruptura congênita do que as fêmeas: mais de 80% dos potros com essa enfermidade são machos. Em contrapartida, não há predileção sexual para o desenvolvimento de uroperitônio em potros com sepse. A idade ao diagnóstico varia de 2 a mais de 60 dias, com a maioria dos casos reconhecida nas primeiras 2 semanas de vida. A idade média ao diagnóstico é de, aproximadamente, 4 a 5 dias, embora a idade à apresentação dependa da causa subjacente. Potros com ruptura congênita da bexiga ou defeitos ureterais normalmente são reconhecidos com, aproximadamente, 3 a 5 dias de idade, enquanto potros com uroperitônio secundário à sepse normalmente são mais velhos (5 a 9 dias de idade, mas até 60 dias). O prognóstico para a sobrevivência de potros com uroperitônio depende da causa subjacente e da disponibilidade de tratamento adequado. Potros com ruptura congênita da bexiga que são reconhecidos e tratados a tempo apresentam prognóstico excelente (> 80%) de sobrevivência, enquanto aqueles com uroperitônio secundário à sepse apresentam prognóstico mais reservado (50 a 60%) em razão da sepse.

Fisiopatologia

A fisiopatologia do uroperitônio é aquela da azotemia pós-renal. Independentemente da causa subjacente de uroperitônio, o acúmulo de urina na cavidade peritoneal resulta em efeitos eletrolíticos, ácido-base e cardiovasculares substanciais nos potros acometidos. O princípio básico é que potros afetados são incapazes de excretar restos de produtos metabólicos que normalmente são eliminados na urina, e são incapazes de manter o equilíbrio hidreletrolítico. Potros jovens derivam quase todas as suas necessidades nutricionais – incluindo a água – do leite da égua. O leite de éguas apresenta baixa concentração de sódio (aproximadamente 12 mEq/ℓ) e maior concentração de potássio (25 mEq/ℓ), quando comparado ao soro, e concentração de matéria seca de 11%. Portanto, potros ingerem uma dieta que contém grande quantidade de água e potássio, mas pouco sódio. Consequentemente, a urina de potros contém pouco sódio (7 mEq/ℓ) e baixa osmolalidade (100 mOsmol/ℓ). O extravasamento de urina no peritônio, uma membrana semipermeável, resulta em trocas consideráveis de líquidos e eletrólitos. O equilíbrio parcial da água e dos eletrólitos através da membrana peritoneal resulta da difusão de água a partir do peritônio, com diluição resultante do soro e diminuição da concentração sérica de sódio e cloreto. A baixa concentração de sódio no líquido peritoneal urinífero facilita a difusão do sódio do sangue para o líquido peritoneal, resultando em diminuição da concentração intravascular de sódio e, consequentemente, diminuição do volume circulante efetivo. A excreção de quantidade relativamente grande de potássio na urina e o acúmulo de líquido rico em potássio no peritônio permite a difusão do potássio para o sangue e o aumento da concentração plasmática de potássio.

A membrana peritoneal é permeável à creatinina e ureia, conforme evidenciado pela eficácia da lavagem peritoneal no tratamento de falência renal em muitas espécies, inclusive equinos. Consequentemente, as concentrações séricas de creatinina e ureia são maiores em potros com uroperitônio do que em não acometidos. Contudo, o equilíbrio da concentração desses compostos não é completo, e concentrações de ureia, creatinina e potássio no líquido peritoneal são maiores do que aquelas no soro.

Potros com uroperitônio apresentam comprometimento da função circulatória em razão da diminuição do volume efetivo de plasma circulante (sangue), apesar de apresentarem aumento na concentração de água corporal total. A função circulatória é prejudicada ainda mais pela combinação de hiperpotassemia, distensão abdominal e acúmulo de líquido no espaço pleural, resultando em potros com uroperitônio que apresentam sinais de comprometimento circulatório brando a moderado.

Hiperpotassemia e acidose associadas à uroperitônio predispõe potros afetados ao desenvolvimento de distúrbios malignos de ritmo cardíaco, inclusive taquicardia ventricular e fibrilação. Esse ritmo cardíaco anormal é uma causa comum de morte em potros afetados.

Achados clínicos

Os achados clínicos em potros com uroperitônio dependem, em parte, da doença subjacente. Potros com ruptura congênita ou sepse branda apresentam sinais progressivos de letargia, diminuição do apetite, desconforto abdominal brando e distensão abdominal. Os sinais normalmente se tornam aparentes com 2 a 4 dias de idade. Esses potros tipicamente não apresentam febre. Com a progressão da doença e a quantidade de urina acumulada no peritônio aumentando, os potros apresentam distensão abdominal progressiva, e fazem tentativas frequentes de urinar. Potros que tentam urinar realizam ventroflexão do dorso (lordose branda) e apresentam base ampla. Esses achados contrapõem aqueles de potros com tenesmo, que apresentam todos os membros em base estreita (todos os quatro membros estão sob o corpo) e arqueiam o seu dorso. Algumas vezes, potros acometidos produzem pequena quantidade de urina, mas normalmente há ausência de micção. A distensão abdominal é mais aparente quando o potro está em posição quadrupedal. Em casos moderados a graves, uma onda de líquido é imediatamente apreciável ao balotamento do abdome. Conforme a distensão abdominal aumenta, o volume respiratório do potro é prejudicado, e a respiração se torna rápida e superficial. As extremidades se tornam frias conforme a função cardiovascular se torna prejudicada.

Alguns potros apresentam edema ventral e prepucial. Aqueles com ruptura de úraco próximo ou dentro da parede abdominal ou no tecido subcutâneo mostram acúmulo subcutâneo de urina (que pode ser confundido com edema ventral).

Potros com uroperitônio secundário à sepse normalmente apresentam sinais de sepse como sinais iniciais e predominantes da doença. Eles podem variar de febre branda e aumento das estruturas umbilicais ao choque séptico e anormalidades resultantes. Sinais iniciais de uroperitônio nesses potros são facilmente ignorados. Conforme a doença se desenvolve, esses potros apresentam distensão abdominal progressiva. Sinais de disfunção cardiovascular podem ser atribuídos de forma incorreta à piora na sepse. Ao tratar potros sépticos, é importante manter um alto índice de suspeita e vigilância constante quanto ao desenvolvimento de uroperitônio.

A infusão de agentes de contraste, como azul de metileno ou fluoresceína na bexiga com detecção subsequente desses compostos no líquido peritoneal, foi usada para diagnosticar uroperitônio. Contudo, o uso desse método de diagnóstico atualmente é obsoleto, exceto em situações nas quais o exame ultrassonográfico do potro não é possível.

Imagem

O exame *ultrassonográfico* do abdome de potros simplificou a detecção do uroperitônio nesses animais, e é a *modalidade de imagem preferida para detecção de quantidade excessiva de líquido peritoneal em potros*. O exame ultrassonográfico é mais bem realizado com transdutor setorial de 5 MHz, com o exame mais detalhado das estruturas umbilicais realizado usando um transdutor linear ou setorial de 7 MHz. Entretanto, o diagnóstico da presença de quantidade excessiva de líquido peritoneal pode ser conseguido utilizando um transdutor linear setorial, tal como rotineiramente usado para o exame do trato reprodutivo de éguas. O exame é realizado por via transcutânea.

A ultrassonografia revela quantidade excessiva de líquido que é minimamente ecogênico. Intestinos, mesentério e omento são visualizados imediatamente flutuando nesse líquido. A presença de grande quantidade de líquido minimamente ecogênico no peritônio de potros é muito específica (efetivamente 100%) para uroperitônio. O procedimento também é sensível, especialmente se realizado repetidamente para detectar alterações na quantidade de líquido, especialmente quando o exame inicial é duvidoso. As estruturas umbilicais devem ser examinadas com cuidado, e o úraco deve ser acompanhado no seu trajeto até a bexiga. Com frequência é identificado um defeito no úraco ou no umbigo. O tórax de potros acometidos também deve ser examinado, uma vez que potros com grande quantidade de urina no peritônio habitualmente apresentam acúmulo substancial de líquido pleural. Isso pode ser importante ao considerar anestesia nesses potros.

Exame radiográfico de potros com suspeita de uroperitônio raramente é realizado, em razão da utilidade do exame ultrassonográfico nesta doença. Radiografias abdominais simples são de utilidade limitada na detecção de uroperitônio ou na localização da fonte da urina. Cistografia com contraste positivo usando uma solução de ioexol a 10% ou agente de contraste hidrossolúvel similar administrado na bexiga através de um cateter de Foley pode ser útil na detecção de extravasamentos, especialmente em pequenas quantidades, que não podem ser visualizados no exame ultrassonográfico. Deve-se ter o cuidado de garantir que a bexiga esteja suficientemente distendida para assegurar que qualquer extravasamento seja visualizado. O uso de meio de contraste de bário ou cistografia de contraste negativo (infusão de ar na bexiga) é contraindicado. Pielografia IV é de utilidade muito limitada na detecção de defeitos ureterais, em razão da dificuldade em localizar o local do extravasamento.

Exame eletrocardiográfico pode revelar parada cardíaca, bloqueio atrioventricular, bloqueio intraventricular presumido, complexos ventriculares prematuros, taquicardia ventricular e fibrilação ventricular. Essas anormalidades têm maior probabilidade de ocorrer em potros que apresentam hiperpotassemia no momento da indução da anestesia.

Patologia clínica

Potros com uroperitônio não complicado apresentam hiponatremia, hipocloremia e hipobicarbonatemia (acidose metabólica), acidemia, hiperpotassemia e azotemia. Potros gravemente acometidos estão em hiponatremia profunda (< 110 mEq/ℓ) e hiperpotassemia (> 7 mEq/ℓ). Concentrações séricas ou plasmáticas de creatinina e nitrogênio ureico estão elevadas. Ao interpretar a concentração de nitrogênio ureico sanguíneo em potros, deve-se ter em mente que a concentração de ureia em potros normais é muito menor do que em adultos.

O diagnóstico com base nas anormalidades de eletrólitos séricos se confunde em potros hospitalizados que estão sendo tratados com fluidos IV. A administração de fluidos evita o desenvolvimento de hiponatremia e hipocloremia em potros sépticos que desenvolvem uroperitônio durante o curso da doença. Contudo, a administração de fluidos não evita o aumento na concentração sérica de nitrogênio ureico e creatinina. Anormalidades hematológicas refletem qualquer sepse subjacente.

Análise do *líquido peritoneal* revela que este apresenta baixa densidade (< 1,010), baixa concentração de proteína total (< 2,5 g/dℓ; 25 g/ℓ) e baixa contagem de leucócitos (< 1.000 células/$\mu\ell$, 1×10^9 células/ℓ). O líquido peritoneal pode ter odor urinífero, mas isso não é um sinal diagnóstico confiável. O líquido peritoneal de potros com uroperitônio apresenta concentração aumentada de creatinina (normalmente duas vezes aquela de uma amostra de soro contemporânea), nitrogênio ureico (duas vezes a concentração sérica) e potássio. O exame microscópico do líquido pode revelar cristais de carbonato de cálcio, cuja presença é diagnóstica para urina.

Achados de necropsia

O exame de necropsia confirma uroperitônio e defeito estrutural que permite o extravasamento de urina para o abdome. O defeito pode ter sinais de cicatrização, o que pode torná-lo imediatamente passível de ser confundido com uma malformação, uma vez que os potros acometidos podem sobreviver por dias após a ruptura ocorrer, o que é tempo suficiente para uma cicatrização parcial do defeito.

Diagnóstico diferencial

A demonstração ultrassonográfica de uma quantidade excessiva de líquido pobremente ecogênico no abdome de um potro que está eliminando pouca ou nenhuma urina e que apresenta hiponatremia e hiperpotassemia é diagnóstico de uroabdômen.
A confirmação do diagnóstico pode ser conseguida pela mensuração da concentração de creatinina no líquido peritoneal. O exame ultrassonográfico facilita bastante o diagnóstico.
Os principais diagnósticos diferenciais para azotemia em potros são uroperitônio e doença renal. *Doença renal primária* em potros pode causar hiponatremia, hiperpotassemia e azotemia, mas não há acúmulo de líquido no peritônio. Adicionalmente, na doença renal primária, há anormalidades na composição da urina (presença de sangue, proteína, leucócitos e cilindros). Hiponatremia e hiperpotassemia podem ocorrer em potros com *enterocolite*, mas outros achados clínicos são diagnósticos dessa doença. *A doença de Addison* (deficiência de mineralocorticoides) ocorre em potros, mas é rara, e não há acúmulo de líquido no abdome.

Tratamento

O tratamento definitivo é o reparo cirúrgico do defeito. Contudo, não há necessidade de cirurgia emergencial. Contrariamente a isso, deve-se ter cuidado para corrigir anormalidades hidreletrolíticas que representam risco à vida do animal antes do potro ser submetido à anestesia. Os princípios de tratamento clínico são prevenção de arritmia cardíaca potencialmente fatal; correção de eletrólitos, líquidos e de anormalidades do equilíbrio ácido-base e alívio da distensão abdominal.

Anormalidades eletrolíticas que representem risco à vida, especialmente hiperpotassemia, devem ser reparadas com urgência e antes que qualquer correção cirúrgica do defeito anatômico seja tentada.

A correção de anormalidades hidreletrolíticas é mais bem conseguida pela drenagem do abdome para assegurar a eliminação contínua de urina enquanto administram-se fluidos isotônicos IV. Uma vez que o potro apresente função renal normal, a drenagem da urina do abdome permite que o animal restaure as concentrações eletrolíticas séricas normais e o equilíbrio hídrico, desde que ele possa mamar e receba líquidos por via parenteral.

A drenagem peritoneal é conseguida fixando um cateter no abdome. Ele deve ser colocado de maneira a permanecer no local até que as anormalidades eletrolíticas tenham sido corrigidas e o potro seja um candidato adequado para a correção cirúrgica do defeito anatômico. O cateter ideal é um cateter de Foley com balão posicionado no abdome através de uma pequena incisão (5 mm) na pele e parede abdominal externa. O cateter deve ser posicionado na região inguinal e para um dos lados da linha alba para evitar lesões e contaminação em um futuro local de cirurgia, bem como para minimizar a possibilidade de o cateter ser obstruído pelo omento. O cateter é inserido sob anestesia local, e o balão é inflado para manter o cateter no abdome. O cateter pode ser fixado e posicionado por sutura. Sedação ou tranquilização devem ser evitadas em potros sob risco de distúrbio cardíaco e respiratório em razão das anormalidades eletrolíticas. Urina deve ser drenada do cateter em um sistema de coleta fechado para minimizar a possibilidade de infecção ascendente para o peritônio.

Hiperpotassemia normalmente é corrigida de imediato pela drenagem peritoneal e administração de fluidos livres de potássio, como cloreto de sódio 0,9%. A concentração sérica de potássio diminui rapidamente quando drenagem peritoneal efetiva é obtida, e as concentrações séricas de potássio podem normalizar em 8 a 12 h. Se for necessário o manejo de emergência da hiperpotassemia, a administração de dextrose a 5% sozinha ou, caso hiponatremia também esteja presente, de cloreto de sódio 0,9% é efetiva na diminuição da concentração sérica de potássio. Bicarbonato de sódio (1 a 3 mEq/kg PC IV) também irá diminuir a concentração sérica de potássio. O gliconato de cálcio antagoniza o efeito da hiperpotassemia na função cardíaca, e é útil para o tratamento de arritmias hiperpotassêmicas. A concentração sérica de potássio deve ser menor do que 5,5 mEq/ℓ antes do potro ser anestesiado. O leite da égua é rico em potássio, e deve ser suspenso até que a concentração sérica de potássio esteja abaixo do valor de referência.

A hiponatremia se resolve pela drenagem do peritônio e pela administração de cloreto de sódio 0,9 a 1,8% IV. A concentração sérica de sódio, especialmente se acentuadamente baixa, deve ser corrigida lentamente para evitar o desenvolvimento de encefalopatia hiponatrêmica. A concentração sérica de sódio deve ser aumentada em, aproximadamente, 1 mEq/ℓ/h.

Potros acometidos devem receber antimicrobianos de amplo espectro em razão do risco de peritonite e porque muitos com uroperitônio apresentam sepse. O estado imune de potros jovens deve ser examinado por meio da mensuração da concentração sérica de IgG e, se estiver menor do que 800 mg/dℓ (8 g/ℓ), o potro deve receber 20 a 40 mℓ/kg de plasma.

A correção do defeito na bexiga, úraco e uretra é cirúrgico. O manejo não cirúrgico foi descrito em um potro no qual um cateter de Foley foi inserido na bexiga e deixado por 5 dias. A bexiga foi drenada constantemente da urina e isso permitiu que a laceração cicatrizasse. Essa técnica oferece uma alternativa ao reparo cirúrgico da ruptura de bexiga. Portanto, o reparo cirúrgico é definitivo e é o método de tratamento recomendado.

A ruptura subcutânea do úraco pode, de forma similar, ser tratada pela colocação de um cateter de Foley através do úraco patente e dentro da bexiga. Permite-se então que o defeito no úraco cicatrize e o cateter seja removido em 3 a 6 dias.

Prevenção e controle

Não há meios reconhecidos para evitar e controlar essa doença. Espera-se que a minimização do risco de desenvolvimento de sepse por potros reduza a incidência de uroperitônio secundário à sepse.

REFERÊNCIA BIBLIOGRÁFICA
1. Castagnetti C, et al. Equine Vet Educ. 2010;22:132.

Cistite

A inflamação da bexiga normalmente é associada à infecção bacteriana e é caracterizada clinicamente por micção frequente e dolorosa (polaciúria e disúria) e pela presença de sangue (hematúria), células inflamatórias e bactérias na urina.

Etiologia

A cistite ocorre esporadicamente como resultado da introdução da infecção na bexiga quando há trauma na vesícula urinária ou quando há estagnação da urina. Em animais de produção, as associações comuns são:

- Cálculos císticos
- Parto distócico
- Cateterização contaminada
- Final de gestação
- Como sequela da paralisia de bexiga; um caso especial de paralisia de bexiga ocorre em equinos que pastam em capim-sudão ou sudax e em equinos com mieloencefalopatia por herpes-vírus equino.

Nos casos anteriores, a população bacteriana normalmente é mista, mas é predominantemente *E. coli*. Há também o acompanhamento de pielonefrite específica em bovinos e suínos, associadas a *C. renale* e *Eubacterium suis*, respectivamente. Muitos casos esporádicos também ocorrem em suínos, especificamente após o parto. Isolados comuns desses animais são *E. coli*, *Streptococcus* e *Pseudomonas* spp. *C. matruchotii* causa cistite incrustrada em equinos. Hematúria enzoótica em bovinos assemelha-se à cistite.

Patogênese

Bactérias com frequência entram na bexiga, mas normalmente são removidas pela ação do fluxo de urina eliminada antes que invadam a mucosa. Lesão de mucosa facilita a invasão, mas a estagnação da urina é o fator predisponente mais importante. Bactérias normalmente entram na bexiga ascendendo pela uretra, mas a infecção descendente por nefrite embólica também pode ocorrer.

Achados clínicos

A uretrite que normalmente acompanha a cistite causa sensação dolorosa e o desejo de urinar. A micção ocorre com frequência, e é acompanhada por dor e, algumas vezes, gemidos; o animal permanece em postura de micção por alguns minutos após o fluxo ter cessado, normalmente manifestando esforço adicional de expulsão. O volume de urina eliminado em cada ocasião normalmente é pequeno. Em casos muito agudos, pode haver dor abdominal moderada, como evidenciado pela presença de umidade nos membros pélvicos, escoiceamento do abdome e movimentação da cauda, bem como reação febril moderada. A retenção aguda pode se desenvolver se a uretra se tornar bloqueada por pus ou sangue, mas isso é incomum.

Casos crônicos apresentam uma síndrome similar, mas os sinais são menos marcantes. A micção frequente em pequeno volume é o sinal característico. Em casos crônicos, a parede da bexiga pode estar espessada no exame retal e, em equinos, pode haver cálculo. Em casos agudos, nenhuma anormalidade palpável pode ser detectada, mas dor pode ser evidenciada. O exame endoscópico da bexiga de animais acometidos revela inflamação disseminada da mucosa cística e, ocasionalmente, a presença de cálculos císticos.

Patologia clínica

Sangue e pus na urina são típicos de casos agudos, e a urina pode apresentar odor forte de amônia. Em casos menos graves, pode estar apenas turva e, em casos crônicos, pode não haver nenhuma anormalidade na inspeção macroscópica. O exame microscópico do sedimento de urina irá revelar eritrócitos, leucócitos e células epiteliais descamadas. Cultura bacteriana quantitativa é necessária para confirmar o diagnóstico e para orientar a seleção de tratamento.

Achados de necropsia

Cistite aguda se manifesta por hiperemia, hemorragia e edema da mucosa. A urina é turva e contém muco. Em casos subagudos e crônicos, a parede está acentuadamente espessada e a superfície mucosa é irregular e granular. Projeções papilares altamente vascularizadas podem ter erodido, deixando a urina tingida de sangue, ou a urina pode conter grandes coágulos de sangue. Na cistite associada ao capim-sudão, massas macias de carbonato de cálcio podem se acumular na bexiga e a parede vaginal pode estar inflamada e coberta pelo mesmo material.

Tratamento

Agentes antimicrobianos são indicados para controlar a infecção, e a determinação da suscetibilidade antimicrobiana da bactéria causal é essencial. Recidivas são comuns, a não ser que o tratamento seja mantido por um mínimo de 7 e, preferencialmente, 14 dias. Cultura bacteriana repetida da urina pelo menos uma vez durante e novamente em 7 a 10 dias após o término do tratamento deve ser usada para avaliar o sucesso do tratamento. A recidiva da infecção normalmente é causada pela falha em eliminar focos de infecção nas glândulas acessórias e na parede da bexiga.

Diagnóstico diferencial

Os achados clínicos e laboratoriais de cistite assemelham-se àqueles de pielonefrite e urolitíase cística.
- *Pielonefrite* é comumente acompanhada por envolvimento da bexiga, e a diferenciação depende da presença de lesões nos rins. Isso pode ser determinado por exame retal, mas em muitos casos não é possível tomar uma decisão firme. Dado que a bactéria causal possa ser identificada, isso provavelmente não é de grande importância, uma vez que o tratamento será o mesmo em ambos os casos. Entretanto, o prognóstico na pielonefrite é menos favorável do que na cistite. O espessamento da parede da bexiga, que pode sugerir o diagnóstico de cistite, também ocorre na hematúria enzoótica e na intoxicação por árvore da madeira amarela (*Terminalia oblongata*) em bovinos e por sorgo em equinos
- A *presença de cálculos* na bexiga normalmente pode ser detectada por exame retal, por exame ultrassonográfico, por exame endoscópico em ruminantes fêmeas e em ambos os sexos de equinos, ou por exame radiográfico em animais de menor porte
- *Obstrução uretral* também pode causar tentativas frequentes de urinar, mas o fluxo de urina é muito restrito, normalmente apenas gotas são eliminadas e a bexiga distendida pode ser sentida ao exame retal.

O prognóstico em casos crônicos é desfavorável em razão da dificuldade em erradicar completamente a infecção e do envolvimento secundário comum dos rins. O animal deve ter acesso livre à água a todo o momento para assegurar o fluxo livre de urina.

Urolitíase em ruminantes

Urolitíase é comum como distúrbio subclínico em ruminantes criados em sistemas de manejo nos quais a ração é composta principalmente por grãos e onde os animais ingerem determinados tipos de pastagens. Nessas situações, 40 a 60% dos animais podem formar cálculos no seu trato urinário. A urolitíase se torna uma doença clínica importante de ruminantes machos castrados quando os cálculos causam obstrução do trato urinário, normalmente obstrução da uretra. Obstrução da uretra é caracterizada clinicamente por retenção completa de urina, tentativas frequentes e malsucedidas de urinar e distensão da bexiga. Perfuração uretral e ruptura da bexiga podem ser sequelas. A mortalidade é alta em casos de obstrução uretral e o tratamento é cirúrgico. Como resultado, a prevenção é importante para limitar as perdas decorrentes da urolitíase.

Etiologia

Cálculos urinários, ou urólitos, se formam quando solutos urinários inorgânicos e orgânicos precipitam para fora da solução. A precipitação ocorre como cristais ou como "depósitos" amorfos. Os cálculos se formam no decorrer de um longo período pelo acúmulo gradual de precipitados ao redor de uma matriz orgânica. A matriz orgânica é parte integral da maior parte dos cálculos. Muitos fatores afetam a taxa de formação de urólitos, incluindo condições que afetam a concentração de solutos específicos na urina, a facilidade com a qual esses solutos se precipitam para fora da solução, a ocorrência da matriz orgânica e a tendência da concreção em se precipitar. Esses fatores serão apresentados na próxima seção. Fatores que contribuem para a síndrome clínica de urolitíase obstrutiva são tratados separadamente.

Epidemiologia

Espécies acometidas

A urolitíase ocorre em todas as espécies de ruminantes, mas apresenta maior importância econômica em novilhos de confinamento e em cordeiros castrados alimentados com alto teor de ração concentrada, e em animais em pastagens em áreas-problema específicas. Essas áreas são associadas à presença de plantas que contêm alta concentração de oxalato, estrogênios ou sílica na pastagem. Quando bovinos pastejam em locais que contêm plantas com alto teor de sílica, os urólitos ocorrem em animais de todas as idades e de ambos os sexos. A prevalência de urólitos é aproximadamente a mesma em vacas, novilhas, touros e novilhos que pastam no mesmo local, e eles podem ocorrer também em bezerros neonatos. Fêmeas e touros normalmente eliminam os cálculos, e a urolitíase obstrutiva é um problema principalmente em animais machos castrados.

Urolitíase obstrutiva é a condição mais comum do trato urinário em carneiros e bodes de reprodução. Existem três grupos principais de fatores que contribuem para a urolitíase:

- Aqueles que favorecem o *desenvolvimento do núcleo de matriz orgânica* ao redor do qual a precipitação e concreção podem ocorrer
- Aqueles que *facilitam a precipitação de solutos* ao redor do núcleo
- Aqueles que favorecem a *concreção, cimentando os sais precipitados* ao cálculo em desenvolvimento

Formação do núcleo

O núcleo favorece o depósito de cristais ao seu redor. Ele pode ser formado por um grupo de células epiteliais descamadas ou tecido necrótico, que pode ser decorrente de casos esporádicos de infecção local do trato urinário. Quando muitos animais são acometidos, é provável que alguns outros fatores, tais como a deficiência de vitamina A e administração de estrógenos, sejam a causa da descamação epitelial excessiva. Quando estilbestrol foi usado como promotor do crescimento, foram relatadas taxas de mortalidade de 20% por urolitíase obstrutiva em cordeiros castrados que recebiam implantes de estilbestrol quando comparado a nenhuma mortalidade no grupo-controle. Dietas com baixo teor de vitamina A são suspeitas de causar urolitíase, mas a deficiência de vitamina A não parece ser um fator causal importante.

Precipitação de solutos

A urina é uma solução altamente saturada que contém grande número de solutos, muitos dos quais em concentração maior do que aquela que a sua solubilidade individual permite em uma solução simples. A formação de cálculos urinários atualmente é atribuída à supersaturação, crescimento de cristais e agregação, supersaturação e concentração urinária de promotores e inibidores apresentando papéis dominantes na formação de cálculos.[1] Muitos fatores podem explicar por que os solutos permanecem em solução. Provavelmente, o fator mais importante na prevenção da precipitação é a presença de *coloides protetores* que convertem a urina em um gel. Esses coloides são eficientes até um ponto, mas sua capacidade de manter a solução pode ser superada pelas anormalidades de um ou mais fatores. Mesmo em animais normais, cristais de muitos solutos podem estar presentes na urina de forma intermitente, e a urina deve ser considerada uma solução instável. As características físicas da urina, a quantidade de soluto presente nos rins para a excreção e o equilíbrio entre água e soluto na urina, todos influenciam a facilidade da formação de cálculos. Na maioria dos casos, esses fatores também podem ser influenciados por práticas de manejo.

O *pH da urina* afeta a solubilidade de alguns solutos, com cálculos de fosfato misto e carbonato sendo formados mais imediatamente em meio alcalino do que em meio ácido. Mais importante, o pH da urina em ruminantes depende da diferença de íons fortes urinária, com o pH urinário aumentando com a maior concentração urinária de potássio, sódio, magnésio e cálcio (com o efeito do potássio predominando). Da mesma forma, o pH da urina diminui em ruminantes com maior concentração urinária de cloreto e sulfato.[2] A alta concentração de potássio na urina de herbívoros é a principal razão pela qual eles têm urina alcalina.

Cloreto de amônio ou ácido fosfórico adicionados à ração de novilhos castrados aumentam a acidez da urina e diminuem a incidência de cálculos. O mecanismo não foi esclarecido, mas provavelmente está relacionado com o efeito do pH sobre a estabilidade de coloides urinários ou ao efeito da diurese. Em contrapartida, variações do pH entre 1 e 8 têm pouca influência na solubilidade do ácido silícico, a forma da sílica excretada na urina de ruminantes. Como resultado, a suplementação dietética com cloreto de amônio não evita de forma consistente a ocorrência de cálculos de sílica.

A quantidade de solutos apresentada aos rins para excreção é influenciada pela dieta. Algumas pastagens podem conter até 6% de sílica. Embora ruminantes pastando essas plantas absorvam apenas uma pequena porção da sílica ingerida, os rins são a principal via de excreção do ácido silícico absorvido. Com frequência, a urina desses animais se torna supersaturada com ácido silícico, que promove a polimerização ou a precipitação do ácido silícico e a formação de cálculos.

O *fornecimento de cloreto de sódio* evita a formação de cálculos de sílica reduzindo a concentração de ácido silícico na urina e mantendo-a abaixo da concentração de saturação. A ingestão excessiva de minerais pode ocorrer em poços artesianos altamente mineralizados ou em dietas que contêm alta concentração, principalmente de fosfatos em dietas com alto teor de concentrado. Ovinos com alta ingestão dietética de fósforo apresentam maior concentração de fósforo na sua urina e aumento do desenvolvimento de cálculos. Em bovinos, o sedimento começa a aparecer na urina quando as concentrações chegam a 1,5% do PC, e a formação de urolitíase tem início quando os concentrados foram fornecidos por 2 meses à taxa de 2,5% do peso vivo do animal.

Dietas que contêm alta concentração de magnésio, como alguns sucedâneos do leite de bezerros, foram associadas com frequência ao aumento da incidência de urolitíase obstrutiva.[3] O cálcio suplementar na dieta ajuda a prevenir a formação de cálculos quando fosfato e magnésio são ingeridos em alta concentração.

A *ingestão de plantas com alto teor de ácido oxálico* pode ser um fator de risco para a formação de cálculos de carbonato de cálcio em ovelhas. Embora o excesso dietético contribua para determinados tipos de urolitíase, a formação de cálculos raramente pode ser recriada experimentalmente apenas pela superalimentação. O processo de formação de cálculos urinários é mais complexo do que o simples excesso dietético. Entretanto, o reconhecimento de associações entre dieta e alguns tipos de urolitíase foi bem-sucedido no desenvolvimento de estratégias preventivas.

Algumas práticas de alimentação podem influenciar a função dos rins e podem contribuir para a formação de cálculos. Em ovinos alimentados com grãos em poucas refeições grandes há uma diminuição acentuada no volume urinário e aumento proeminente na concentração urinária e excreção de cálcio nos momentos de alimentação. As alterações na composição da urina no curto prazo podem ser fatores no desenvolvimento de urólitos.

A *concentração urinária é um determinante importante* da concentração de solutos individuais na urina. Embora seja difícil induzir urolitíase restringindo o acesso à água, a urina concentrada é um fator de risco para a formação de cálculos. Os animais podem ser forçados a produzir urina concentrada em razão da falta de acesso fácil à água, um problema específico em animais a pasto; da falta de familiaridade com os sistemas de fornecimento de água; e da baixa qualidade de água disponível. A privação de água pode ser exacerbada por perdas de líquido intensas pela sudorese em climas quentes e áridos.

Fatores que favorecem a concreção

A maioria dos cálculos – e os cálculos de sílica especificamente – é composta por matéria orgânica e por minerais. Esse componente orgânico é mucoproteína, particularmente sua fração mucopolissacarídica. Ela atua como agente que cimenta e favorece a formação de cálculos quando precipitados estão presentes. A concentração de mucoproteínas na urina de novilhos de confinamento e cordeiros aumenta pela concentração elevada de concentrados e baixo teor de forragens na dieta, pelo fornecimento de rações peletizadas e ainda mais pela implantação de dietilestilbestrol e, combinado com alta ingestão dietética de fosfato, pode ser uma causa importante de urolitíase nessa classe de animais de produção. Esses altos teores de mucoproteína na urina podem ser resultado de uma rápida transformação de tecidos de suporte em animais que estão ganhando peso rapidamente.

Fatores diversos no desenvolvimento de urolitíase

A estase urinária favorece a precipitação de solutos, provavelmente em razão da infecção que comumente ocorre, fornecendo a presença de material celular para a formação do núcleo. Determinados alimentos, incluindo torta de semente de algodão, palha de arroz e sorgo têm crédito por causar mais urolitíase do que outros alimentos. A alfafa está em posição indeterminada: para alguns observadores, acredita-se que seja a causa da formação de cálculos, para outros, acredita-se que seja um auxiliar valioso na prevenção da sua formação. Peletização parece aumentar a formação de cálculos se a ração já tiver essa tendência.

Tentativas de produzir urolitíase experimentalmente por meio da variação de qualquer um dos fatores prévios normalmente não são bem-sucedidas, e os casos naturais, com maior probabilidade, ocorrem como resultado da interação de muitos fatores. Em confinamentos, a combinação do alto fornecimento de minerais e do alto nível de mucoproteínas na urina, associada ao rápido crescimento, provavelmente são fatores importantes na maioria das situações. Em animais criados extensivamente, a alta ingestão de água mineralizada ou a presença de oxalato e sílica em plantas são mais comumente associadas com a alta incidência de cálculos urinários, mas novamente, outros fatores predisponentes, incluindo a privação ou perda excessiva de água, podem contribuir para o desenvolvimento da doença. Ingestão limitada de água ao desmame e em tempo muito frio também pode ser um fator contribuinte.

Composição dos cálculos

A composição química do cálculo uretral varia, e parece depender amplamente da ingestão dietética de elementos individuais. Em regiões semiáridas, como as grandes planícies da América do Norte e regiões da Austrália, as gramíneas dominantes na pastagem apresentam alta concentração de sílica. Bovinos e ovinos que ingerem essas pastagens apresentam alta prevalência de cálculos de sílica. Cálculos que contêm carbonato de cálcio são mais comuns em animais em pastagens ricas em trevo ou quando plantas que contêm oxalato são abundantes. Amônio de cálcio e carbonato de magnésio também são constituintes comuns de cálculos em bovinos e ovinos a pasto.

Bovinos, ovinos e caprinos que ingerem dieta com alto teor de grãos em confinamentos normalmente apresentam cálculos compostos por estruvita (fosfato amônio magnesiano, NH_4MgPO_4). Bovinos, búfalos asiáticos e cabras da raça Boer na China alimentados com grãos, torta de semente de algodão ou palha de arroz como parte da sua dieta também podem ter cristais presentes na sua urina compostos de fosfato potássio magnesiano ($KMgPO_4 \cdot 6H_2O$),[1,3,4] mas esses cristais não parecem se precipitar para formar cálculos. A alta concentração de magnésio na ração de animais confinados também pode causar alta prevalência de cálculos de estruvita em cordeiros e cabras. O fornecimento experimental de uma ração com alto teor de magnésio aumenta a prevalência de urolitíase por estruvita em caprinos[3] e apatita de cálcio em bezerros. Cálculos de oxalato são extremamente raros em ruminantes, mas foram observadas em caprinos e induzidos experimentalmente em bovinos confinados. Cálculos de xantina em ovinos são relatados em algumas áreas da Nova Zelândia nas quais a pastagem é pobre.

Trevo estrogênico subterrâneo pode causar obstrução do trato urinário de várias formas em cordeiros castrados. Foram observados cálculos macios, úmidos e amarelos que contêm 2-benzodicumarinas, isoflavonas e indigotina-indirubina. Cálculos ou sedimentos não formados de benzocumarinas (urolitinas) e 4'-O-metilequol, seja individualmente ou em várias combinações com equol, formononetina, biocanina A, indigotina e indirubina, também ocorrem. A obstrução é promovida pela estimulação estrogênica de metaplasia escamosa do epitélio uretral, aumento de glândulas sexuais acessórias e secreção de muco. Pastagens que contêm essas plantas também são indicadas como causa de obstrução urinária por cálculos que consistem em carbonato de cálcio. Cordeiros confinados que recebem suplementação com estilbestrol (1 mg/kg de ração ou 2 mg por cordeiro diariamente) desenvolveram obstrução uretral que, acredita-se, seja causada principalmente por tampões de mucoproteína. As glândulas sexuais acessórias também estavam aumentadas.

Fatores de risco na urolitíase obstrutiva

Fatores de risco importantes na formação de cálculos urinários também são importantes no desenvolvimento de urolitíase obstrutiva.

O tamanho de cálculos individuais e a quantidade de material no cálculo são ambos importantes para o desenvolvimento de obstrução uretral. Com frequência, a obstrução é causada por uma pedra, embora uma agregação de muitos cálculos de estruvita pequenos, com frequência, cause obstrução em ovinos alimentados com alto teor de concentrado.

Uma vez que o cálculo se forme, o fator contribuinte mais importante para a ocorrência de obstrução é o diâmetro da uretra. Cordeiros castrados e novilhos (bovinos machos castrados) normalmente são afetados em razão do diâmetro relativamente pequeno da uretra nesses animais. A castração tem impacto significativo no diâmetro da uretra em novilhos castrados. Quando o diâmetro da uretra de animais castrados tardiamente (6 meses de idade) foi comparado ao de castrados precocemente (2 meses de idade), verificou-se que ele era 8% maior, e seria capaz de expelir cálculos até 13% maiores do que cálculos eliminados por machos castrados precocemente. Touros normalmente podem eliminar cálculos que são 44% maiores do que aqueles eliminados por novilhos castrados precocemente.

Ocorrência

A *obstrução uretral* pode ocorrer em qualquer lugar, mas é mais *comum na região distal da flexura sigmoide* próximo à inserção do músculo retrator do pênis em novilhos e no *apêndice vermiforme*, distal à flexura sigmoide, na flexura sigmoide distal ou na região subisquiática em cordeiros castrados ou carneiros; todos esses são locais nos quais ocorre o estreitamento da uretra.[5] Urolitíase é tão comum em fêmeas quanto em machos, mas obstrução raramente ocorre em fêmeas em razão do comprimento curto e grande diâmetro da uretra. Ataques repetidos de urolitíase obstrutiva não são incomuns em cordeiros castrados e novilhos e, à necropsia, até 200 cálculos podem ser encontrados em diversas regiões do trato de um animal. Entretanto, em geral, um único cálculo causa obstrução em bovinos, enquanto múltiplos cálculos são comuns em ovinos.

Na América do Norte, urolitíase obstrutiva causada por cálculos de sílica é mais comum em *bovinos de corte confinados* durante os *meses de outono e inverno*. Os bezerros são desmamados com 6 a 8 meses e movidos do pasto para o confinamento no qual eles recebem forragem e grãos. A incidência de urolitíase obstrutiva é maior durante a parte inicial do período de alimentação e durante o tempo frio, quando o consumo de água pode diminuir.

Embora a ocorrência de urolitíase obstrutiva habitualmente seja esporádica, com casos ocorrendo em intervalos irregulares em um grupo de animais, surtos podem ocorrer, acometendo muitos animais em um curto período. Em surtos, é provável que fatores que favoreçam o desenvolvimento de cálculos estejam presentes, bem como o desenvolvimento de obstrução. Por exemplo, múltiplos casos de urolitíase obstrutiva podem ocorrer em cordeiros em algumas semanas após a introdução de ração concentrada. A ocorrência de urolitíase obstrutiva aumenta com a idade, mas já ocorreu em cordeiros tão jovens quanto 1 mês de idade.

Patogênese

Cálculos urinários normalmente são observados na necropsia em animais normais, e muitos parecem causar pouco ou nenhum prejuízo. Cálculos podem estar presentes nos rins, ureteres, bexiga e uretra. Em alguns animais podem ocorrer pielonefrite, cistite e obstrução uretral. A obstrução de um ureter pode causar hidronefrose unilateral, com compensação pelo rim contralateral. A principal manifestação clínica da urolitíase é a obstrução uretral, particularmente em cordeiros castrados, e novilhos. Essa diferença entre urolitíase e urolitíase obstrutiva é importante. A urolitíase simples tem relativamente pouca importância, mas a urolitíase obstrutiva é uma doença fatal, a não ser que a obstrução seja aliviada. Ruptura da uretra ou da bexiga ocorrem em 2 a 3 dias se a obstrução não for aliviada, e o animal morre de uremia ou infecção bacteriana secundária. A ruptura da bexiga tem maior probabilidade de ocorrência com cálculos subesféricos e macios que causam obstrução completa da uretra. A ruptura da uretra é mais comum com cálculos de formato irregular, e causam obstrução parcial e necrose por pressão da parede uretral.

Achados clínicos

Cálculos na pelve renal ou ureteres normalmente não são diagnosticados *ante mortem*, embora a obstrução de um ureter possa ser detectada no exame retal, especialmente se for acompanhada por hidronefrose.[6] Ocasionalmente, a saída da pelve renal é bloqueada e a distensão aguda que ocorre pode resultar em dor aguda, acompanhada por enrijecimento ao caminhar e dor à pressão sobre a região lombar. Os cálculos na bexiga podem causar cistite e se manifestam principalmente por sinais dessa doença.

Obstruções da uretra por um cálculo

Essa é uma ocorrência comum em novilhos e cordeiros castrados, e causa uma síndrome característica que cursa com dor abdominal, com escoiceamento do abdome, abdução dos membros pélvicos e balançar de cauda. A movimentação do pênis de forma vigorosa o suficiente para mover o prepúcio é observada com frequência, e o animal pode fazer um esforço excessivo para urinar, acompanhado por contrações abdominais, gemidos e ranger de dentes, mas esses resultam na passagem de apenas algumas gotas de urina tingida de sangue. Um precipitado intenso de cristais com frequência é visível nos pelos prepuciais ou na região interna das coxas (Figura 13.8). Alguns animais com obstrução uretral irão apresentar prepúcio seco em razão da ausência de micção, embora esse sinal não seja específico de urolitíase.

A passagem de um cateter flexível pela uretra após relaxamento do pênis por anestesia epidural lombossacra, por bloqueio do nervo pudendo ou pela administração de um fármaco atártico pode tornar possível identificar os locais de obstrução que são anteriores à flexura sigmoide. Entretanto, a cateterização da uretra a partir da glande do pênis para bexiga é quase impossível em bovinos e outros ruminantes em razão do divertículo uretral e sua valva. Um cateter coronário pré-curvado foi usado para caracterizar a bexiga de bezerros e cabritos, mas requer orientação fluoroscópica.

Bovinos com obstrução incompleta ("gotejadores") irão eliminar pequena quantidade de urina tingida por sangue com frequência. Ocasionalmente, um pequeno jato de urina será eliminado, seguido por bloqueio completo. Isso confunde o diagnóstico. Nesses animais, o cálculo tem formato triangular e permite a passagem de pequena quantidade de urina além da obstrução a intervalos irregulares. Contudo, essas situações são raras.

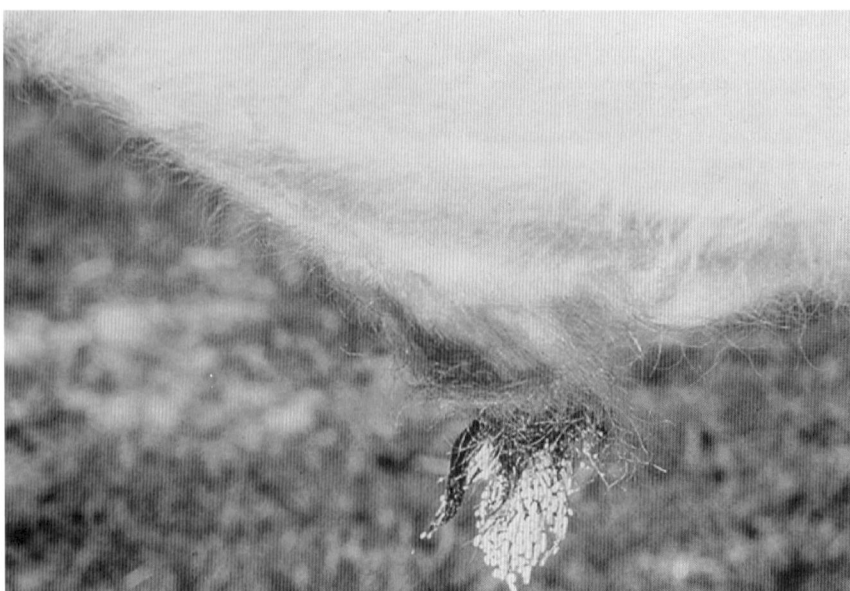

Figura 13.8 Precipitação intensa de cristais nos pelos prepuciais de um novilho com urolitíase obstrutiva. (Esta figura encontra-se reproduzida em cores no Encarte.)

alterações discretas na parede da bexiga. O local de extravasamento quase sempre é no aspecto dorsal da bexiga. Portanto, obstrução uretral incompleta resulta em ruptura uretral ou ruptura da bexiga, e nunca em ambas no mesmo animal, dado que a pressão é aliviada uma vez que a ruptura ocorra.

Uma onda de líquido é detectável à percussão tátil, e o abdome logo se torna distendido. O animal pode continuar nesse estado por um período de até 2 a 3 dias antes que a morte ocorra. A deposição de fibrina ao redor da superfície dorsal da bexiga pode ser palpada pelo reto em novilhos. Em casos raros, a morte ocorre pouco tempo após a ruptura da bexiga como resultado de hemorragia interna grave.

Em casos raros, os cálculos podem se formar no prepúcio de novilhos. Os cálculos têm formato arredondado e atuam como valvas flutuantes, causam obstrução do orifício prepucial, distensão do prepúcio e infiltração da parede abdominal com urina. Esses casos podem ser confundidos com os de perfuração uretral.

Patologia clínica

Urinálise

Exames laboratoriais podem ser úteis no diagnóstico da doença nos seus estágios iniciais, quando os cálculos estão presentes nos rins ou na bexiga. A urina normalmente contém eritrócitos e células epiteliais, e número maior do que o normal de cristais que, algumas vezes, são acompanhados por agregados maiores descritos como areia ou depósitos sabulosos. Bactérias também podem estar presentes caso haja a invasão secundária à cistite traumática e pielonefrite.

Todo o comprimento do *pênis* deve ser palpado quanto a evidências de aumento de volume doloroso a partir do orifício até o escroto, acima do escroto para localizar a flexura sigmoide e proximalmente até o períneo, tão distante quanto seja possível.

Em *carneiros, cervos e cordeiros castrados, o processo uretral do pênis exteriorizado* deve ser avaliado quanto ao aumento e à presença de múltiplos cálculos. A extrusão do pênis é difícil em ovinos e caprinos pré-púberes em razão da presença de uma ligação entre o prepúcio e a glande do pênis; a perda dessa ligação é mediada pela testosterona e normalmente se completa no início da puberdade, embora a separação possa não ocorrer em animais castrados. A extrusão do pênis é facilitada pela sedação com xilazina e posicionamento do animal com flexão lombossacra. Processos uretrais anormais devem ser amputados, e em muitos animais a presença de areia é detectada durante a transecção uretral.

Ao exame retal, quando o tamanho do animal for adequado, a uretra e a bexiga distendidas são palpáveis, e a uretra é dolorosa e pulsa à manipulação.

Em carneiros com urolitíase obstrutiva, depressão súbita, inapetência, pateamento dos membros, balançar de cauda, escoiceamento do abdome, bruxismo e anúria ou a eliminação de apenas poucas gotas de urina são comuns. O exame clínico deve incluir a inspeção do abdome ventral à procura de edema, inspeção e palpação do orifício prepucial quanto à presença de cristais, palpação do pênis na região da flexura sigmoide e inspeção e palpação do processo uretral (apêndice vermiforme) do pênis exteriorizado.

Ruptura da uretra ou da bexiga

Se a obstrução não for aliviada, *ruptura da uretra* ou *ruptura da bexiga* normalmente ocorrem em 48 h. Com ruptura uretral, a urina extravasa no tecido conjuntivo da parede abdominal ventral e prepúcio e causa aumento de volume óbvio por líquido, que pode se disseminar para regiões distantes, como o tórax (Figura 13.9). Isso resulta em celulite grave e toxemia. A pele sobre a área edemaciada pode se esfacelar, permitindo a drenagem, e o curso é mais prolongado nesses casos. Quando a bexiga se rompe, há um alívio imediato do desconforto, mas anorexia e depressão ocorrem conforme a uremia se desenvolve. Foram descritos dois tipos de ruptura de uretra: múltiplas perfurações puntiformes em áreas de necrose ou

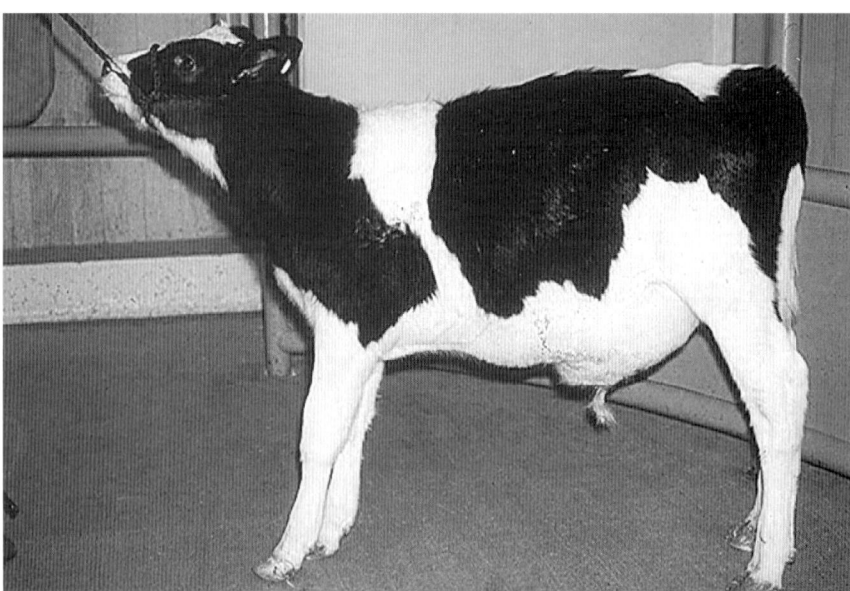

Figura 13.9 Novilho da raça Holandesa preto e branco com urolitíase obstrutiva, ruptura uretral e acúmulo de urina ventralmente ao local da ruptura. Imagem gentilmente cedida por Dr. Bruce L. Hull, EUA. (Esta figura encontra-se reproduzida em cores no Encarte.)

Bioquímica sérica

Nitrogênio ureico sanguíneo e concentrações de creatinina estarão aumentados antes que ruptura uretral ou de bexiga ocorram, e irão aumentar ainda mais depois disso. Ruptura da bexiga resultará em uroabdome. Uma vez que a urina tem concentração de sódio e cloreto muito menores e osmolalidade maior do que o plasma, o equilíbrio de eletrólitos e água livre no abdome de ruminantes sempre irá resultar em hiponatremia, hipocloremia, hiperfosfatemia e hipo-osmolalidade no soro, com a magnitude das alterações refletindo o volume de urina no abdome. Hipermagnesemia parece ser um achado comum em cordeiros desmamados com urolitíase,[7] embora poucos estudos tenham relatado alterações nas concentrações plasmáticas de magnésio em animais acometidos. Alterações similares na bioquímica sérica estão presentes em novilhos com ruptura de uretra, com a magnitude das alterações sendo menor do que em novilhos castrados com ruptura de bexiga. De forma interessante, novilhos com ruptura de bexiga ou uretra tipicamente apresentam concentrações séricas de potássio dentro dos limites normais; isso provavelmente reflete o efeito combinado do aumento da perda de potássio salivar diante da hiponatremia e inapetência. A minoria dos ruminantes com urolitíase apresentará hiperpotassemia.[8] A duração prolongada da urolitíase normalmente resulta em hipofosfatemia em caprinos, presumivelmente pelo aumento da secreção de fósforo pelas glândulas salivares.[8]

Abdominocentese e aspirado por agulha do tecido subcutâneo

Abdominocentese é necessária para detectar uroperitônio após ruptura de bexiga ou aspiração por agulha do aumento de volume subcutâneo associado à ruptura uretral. Entretanto, com frequência é difícil identificar o líquido obtido da cavidade peritoneal ou do tecido subcutâneo como urina, a não ser pela aparência e odor ou por exame bioquímico. Em geral, uma quantidade substancial de líquido pode ser facilmente obtida por abdominocentese em casos de uroperitônio. O aquecimento do líquido pode facilitar a detecção do odor de urina, embora esse seja um teste diagnóstico subjetivo e pouco sensível.

Ultrassonografia

É um auxílio extremamente útil para o diagnóstico de urolitíase obstrutiva em carneiros e cordeiros castrados, com transdutor linear de 10 a 15 MHz sendo usado para avaliar a uretra quanto a dilatação proximal à obstrução, ou ruptura no local de obstrução, e um transdutor linear ou microconvexo de 5 MHz usado para avaliar a bexiga e os rins.[5,9] Todas as partes do trato urinário devem ser examinadas à procura de cálculos urinários. Os rins são examinados na fossa paralombar e a bexiga e uretra por via transretal. Os rins são examinados quanto a aumentos de volume, e a pelve renal, pirâmides medulares e uretra são examinados quanto à dilatação. O tamanho da bexiga deve ser avaliado e seu conteúdo examinado. A bexiga distendida pode chegar a até 20 cm de diâmetro em carneiros adultos, cordeiros castrados e cervos, e ultrassonograficamente aparece como uma bolha anecoica (preta) circundada por uma linha branco brilhante (hiperecoica). O diâmetro da bexiga deve ser mensurado em duas dimensões em ângulos retos entre si, uma vez que o formato da bexiga se altera com a movimentação do animal.[9] A bexiga rompida nem sempre se esvazia completamente. Tampões de fibrina podem ser visualizados ultrassonograficamente em animais com uroabdome ou na superfície dorsal da bexiga, que é um local comum de ruptura. Em carneiros com urolitíase obstrutiva, a uretra e a bexiga estão acentuadamente dilatadas. Em razão da cistite grave, o conteúdo da bexiga aparece como múltiplos ecos pequenos distribuídos uniformemente. A pelve renal em geral está dilatada, e na ligação experimentalmente induzida da uretra nos caprinos machos, as dimensões renais determinadas ultrassonograficamente aumentaram 24 h após a obstrução.[9]

Radiografia

Radiografias simples são muito úteis em pequenos ruminantes nos quais cálculos radiopacos (carbonato de cálcio, oxalato de cálcio e sílica) são comuns.[5] Radiografias simples ajudam a identificar o melhor método para correção cirúrgica e confirmar a resolução da obstrução, mas isso não é efetivo em pequenos ruminantes com cálculos de estruvita, uma vez que os cálculos são radiolucentes e de diâmetro muito pequeno. Radiografia contrastada usando urografia excretora, uretrografia retrógrada, cistouretrografia e cistouretrografia normógrada por cistostomia também foram usadas em razão da preocupação de que o rúmen e vísceras abdominais (e a lã em ovinos) obscureça a bexiga em radiografias simples.

Achados de necropsia

Cálculos podem ser encontrados na pelve renal ou bexiga de animais normais ou naqueles que morrem por outras doenças. Na pelve renal, elas podem não causar anormalidades, embora em casos esporádicos haja pielonefrite concomitante. Obstrução ureteral unilateral normalmente é acompanhada por dilatação do ureter e hidronefrose. Obstrução bilateral causa uremia fatal. Cálculos na bexiga em geral são acompanhados por graus variáveis de cistite crônica. A uretra ou processo uretral podem estar obstruídos por um ou mais cálculos, ou podem ficar compactados ao longo de alguns centímetros com depósitos sabulosos finos.

Quando a ruptura da uretra ocorreu, a uretra está erodida no local da obstrução e celulite extensa e acúmulo de urina estão presentes na parede abdominal ventral. Quando a bexiga rompe, a cavidade peritoneal fica distendida por urina e há peritonite química branda a moderada. Em áreas nas quais a urolitíase é um problema, é vantajoso determinar a composição química dos cálculos.

> **Diagnóstico diferencial**
>
> Obstrução da uretra em ruminantes quase sempre é causada por cálculos e é caracterizada clinicamente por anúria ou gotejamento, balançar de cauda, dor abdominal com escoiceamento do abdome ou bater de membros pélvicos e condição progressivamente pior.
>
> A urolitíase não obstrutiva pode ser confundida com *pielonefrite* ou *cistite*, e a diferenciação pode ser possível apenas com o exame retal no caso de cálculos vesicais ou por exame radiográfico em animais menores. O desenvolvimento subsequente de hidronefrose pode possibilitar que o diagnóstico seja feito em bovinos. O exame ultrassonográfico é extremamente útil em ovinos e caprinos.
>
> O exame retal, se possível, pode revelar a distensão da bexiga e pulsação da uretra se a bexiga não tiver rompido.
>
> Em adultos, a *ruptura da bexiga* normalmente é resultado de urolitíase obstrutiva, embora outras causas ocasionais de obstrução da uretra sejam observadas.
>
> A *ruptura da uretra* em bovinos é caracterizada por aumento de volume difuso do tecido subcutâneo da parede abdominal ventral, e a pele normalmente está mais fria do que o normal. Ela deve ser diferenciada de outras causas de aumento de volume da parede abdominal, incluindo abscessos e herniação da parede abdominal, que podem ser determinadas por exame físico cuidadoso e aspiração por agulha.
>
> A *dilatação do recesso uretral* em bovinos jovens é caracterizada por aumento de volume perineal na linha média e assemelha-se à pulsação da uretra perineal na urolitíase obstrutiva. O recesso uretral surge da junção das partes esponjosa e pélvica da uretra, no nível do arco isquiático. Uma prega da mucosa uretral proximal ao recesso atua como válvula para evitar o fluxo retrógrado de urina para a uretra pélvica. Um recesso uretral anormalmente grande foi descrito em um bezerro. Quando há dilatação do recesso uretral, durante a micção a uretra proximal pulsa e o aumento de volume pode aumentar gradualmente. Não há obstrução uretral, e a urina flui passivamente do pênis por vários minutos após a pulsação uretral cessar. A dilatação pode ser radiografada usando meio de contraste.

Tratamento

O tratamento de urolitíase obstrutiva, tradicionalmente, é sobretudo cirúrgico, incluindo amputação do recesso uretral (em carneiros, cordeiros castrados, cervos, lhamas e alpacas), uretrostomia pré-púbica e perineal, litotripsia a *laser*, cistotomia com sonda e marsupialização da bexiga. Bovinos ou cordeiros com urolitíase obstrutiva que estão próximos ao final do seu período de alimentação em confinamento e próximos ao período de comercialização podem ser abatidos para aproveitamento da carcaça se o resultado de uma inspeção *ante mortem* for satisfatório. Animais nos estágios iniciais da obstrução, antes da ruptura da uretra ou da bexiga, normalmente irão passar em uma inspeção de abatedouro. A presença de uremia garante a falha em passar na inspeção. Estudos recentes sugerem tratamento com resposta razoável à abordagem clínica em cordeiros castrados com urolitíase.[10]

Carneiros, cervos e cordeiros castrados todos devem ter a glande do pênis exteriorizada e inspecionada e o processo uretral amputado usando uma lâmina de bisturi. Esse procedimento é mais bem executado contendo o animal em posição sentada. O pênis é exteriorizado segurando-o dentro do prepúcio e retraindo o prepúcio para expor a extremidade do pênis, que então é segurada com uma gaze.[10] A exteriorização do pênis pode ser muito difícil em carneiros pré-púberes em razão da presença de um frênulo persistente. A administração de xilazina pode facilitar a exteriorização do pênis, mas aumenta a produção de urina e, portanto, encurta o tempo para ruptura uretral ou de bexiga em animais com obstrução completa.

Acredita-se que os cálculos não podem ser dissolvidos por meios clínicos, mas estudos recentes sugerem que a administração de uma solução específica na bexiga pode dissolver rapidamente a maioria dos urólitos, embora um relato tenha afirmado que cálculos radiopacos (carbonato de cálcio, oxalato de cálcio e sílica) não se dissolvem imediatamente por acidificação urinária por meio dietético ou por infusão de solução de Walpole na bexiga através de cistotomia com sonda[5] ou diretamente através de uma agulha longa.[10] O desfecho bem-sucedido ocorreu após instilação de 30 a 200 mℓ de uma solução de ácido acético (tampão de Walpole, pH ajustado para 4,3 a 4,8; contém 1,16% de acetato de sódio, 1,09% de ácido acético glacial e 97,75% de água destilada) ou solução de hemiacidrina através de cateter por cistotomia ou agulha longa na bexiga após a remoção da maioria, mas não de toda a urina na bexiga; hemiacidrina é uma solução de ácido glicurônico com carbonato de magnésio usada para dissolução de urólitos de fosfato amônio de magnésio e de fosfato de cálcio em humanos. A vantagem da hemiacidrina é que ela é relativamente menos irritante para o uroepitélio do que outros ácidos de pH similar, tal como a solução de Walpole. A sonda de cistotomia pode ser posicionada cirurgicamente ou por via transcutânea usando ultrassonografia abdominal. A segunda técnica envolve a colocação de um trocarte embainhado de 12 french dentro do lúmen da bexiga, seguido pela remoção do trocarte e posicionamento de um cateter de Foley de silicone de 10 french através do guia do trocarte no lúmen da bexiga. O balão do cateter de Foley é então inflado usando NaCl 0,9%, o guia do trocarte é removido do abdome e o cateter de Foley mantido em posição no abdome. O cateter de cistotomia fornece uma via alternativa para que a urina deixe a bexiga, e permite que ela goteje continuamente. O cateter de cistotomia é ocluído por 30 min a 2 h após infusão de uma solução de pH baixo para reter a solução na bexiga e uretra, após esse tempo, a solução é drenada da bexiga por um tubo de cistotomia. Acredita-se que a avaliação do pH do líquido da bexiga usando fitas de pH seja útil para verificar que o pH-alvo < 5 tenha sido alcançado.[10]

Nos estágios iniciais da doença ou em casos de obstrução incompleta, o tratamento com relaxantes da musculatura lisa, tais como derivados de fenotiazina (aminopromazina 0,7 mg/kg PC), foi tentado para relaxar os músculos uretrais e permitir a passagem dos cálculos que causam a obstrução; contudo, a eficácia do tratamento não é conhecida. Animais tratados clinicamente devem ser observados de perto para assegurar que a micção ocorra e que a obstrução não recidive. Contudo, observações de campo indicam que esses relaxantes são inefetivos, e é difícil acreditar que relaxantes da musculatura lisa possam ser eficazes, dado que o tecido uretral e periuretral contém muito pouca musculatura lisa. Sedação leve induzida pela acepromazina (0,02 mg/kg IV, a cada 4 a 6 h) é de benefício desconhecido, e se for usada sedação, ela não deve evitar que o animal esteja em posição quadrupedal quando abordado. Um tratamento mais racional inclui o uso de AINE parenterais ou infiltração de anestésico local ao redor da origem dos músculos retratores do pênis ou um bloqueio do nervo pudendo; isso, em tese, relaxa o músculo retrator do pênis e estreita a flexura sigmoide, criando uma passagem uretral mais reta e ampla.

A hidropulsão retrógrada é bem-sucedida apenas ocasionalmente, embora seja usada com frequência como parte do tratamento inicial. Essa técnica envolve a cateterização do orifício uretral com um cateter urinário de tamanho adequado e administração intermitente de NaCl 0,9% contendo lidocaína 2% na uretra na tentativa de expelir os cálculos. Com frequência, uma sensação arenosa é detectada durante este procedimento, e normalmente deixa a impressão de que o procedimento está criando um trauma uretral adicional que pode contribuir para a estenose uretral. Acredita-se que a adição de lidocaína reduz os espasmos uretrais, mas sua eficácia e segurança não são conhecidas. A hidropulsão retrógrada também pode agrupar pequenos cristais de forma mais compacta na uretra. Cistotomia e hidropulsão normógrada parecem apresentar maiores taxas de sucesso do que a hidropulsão retrógrada.

O tratamento cirúrgico inclui *uretrostomia perineal* para aliviar a pressão na bexiga e para remoção dos cálculos. Esse é um procedimento utilizado para a recuperação de animais, e aqueles tratados podem ser enviados para o abate para aproveitamento quando se recuperaram o suficiente para passar na inspeção *ante mortem*. Em uma série de 85 casos de tratamento cirúrgico de obstrução uretral em bovinos, apenas 35% dos animais se recuperaram de forma satisfatória. Em pequenos ruminantes, que invariavelmente apresentam múltiplos cálculos, a amputação do processo uretral pode restaurar o fluxo urinário, mas normalmente fornece apenas alívio temporário, e o prognóstico no longo prazo em ovinos e caprinos é desfavorável porque eles apresentam alta taxa de recidiva de obstrução com formação de estenose no local da uretrostomia. Uma modificação cirúrgica recente sugere que a formação de estenose uretral possa ser reduzida em caprinos pela transecção das aderências do corpo peniano da pelve e posicionamento cuidadoso da uretra na pele.[11] Se a uretrostomia perineal não for bem-sucedida, é indicada *cistotomia com sonda*. Uretroscopia e *litotripsia a laser* dissolveram de forma bem-sucedida urólitos em pequeno número de pequenos ruminantes e em um novilho castrado, mas a técnica é cara e não está amplamente disponível. *Uretrostomia pré-púbica* foi feita em um pequeno número de pequenos ruminantes que passaram pela formação de estenose após uretrostomia perineal, enquanto a *marsupialização da vesícula urinária* por laparotomia ou usando técnica cirúrgica assistida por laparoscopia[12] oferece um método cirúrgico alternativo para correção. Há um relato de falha na ereção em caprinos machos como sequela de urolitíase obstrutiva; falha na ereção foi atribuída à oclusão vascular do corpo cavernoso do pênis. Foi descrita correção cirúrgica da dilatação uretral associada ao recesso uretral em bovinos.

Prevenção

Muitos agentes e procedimentos de manejo foram recomendados para prevenção de urolitíase em cordeiros confinados e novilhos. Primeiro e provavelmente mais importante, a dieta deve conter um equilíbrio adequado de cálcio e fósforo para evitar a precipitação do excesso de fósforo na urina. Essa é a principal dificuldade no controle da urolitíase em ruminantes confinados, uma vez que sua dieta contém alto teor de grãos (e, portanto, é rica em fósforo). A ração deve ter razão Ca:P de 1,2:1, mas incrementos maiores de cálcio (1,5 a 2:1) foram recomendados, assim como a formulação de dietas com baixo teor de oxalato e sílica[5] e dietas com baixo teor de magnésio. Cada esforço prático deve ser usado para aumentar e manter a ingestão de água em novilhos que acabaram de ser confinados. Experimentalmente, a adição de sal a 4% da ração total de bezerros confinados mostrou apresentar benefícios tanto em novilhos quanto em cordeiros. Sob condições práticas, o sal normalmente é adicionado a uma concentração de 3 a 5%, concentrações maiores causam falta de apetite. Acredita-se que o fornecimento de cloreto de sódio suplementar ajude a prevenir a formação de urolitíase por meio da diminuição da taxa de deposição de magnésio e fosfato ao redor do núcleo de um cálculo, mas é possível que a diurese relacionada com o sal também possa ter um papel importante. O fornecimento de ração peletizada pode predispor ao desenvolvimento de cálculos de fosfato (como estruvita ou apatita) pela diminuição da secreção salivar de fósforo.

O controle de cálculos de sílica em bovinos alimentados com pastagens nativas, que podem conter alto teor de sílica, depende principalmente do aumento da ingestão de água. A alimentação com feno de alfafa é considerada como aumentando o fluxo de urina e diminuindo a incidência de urolitíase, mas a razão importante pode ser que ela contém consideravelmente menos sílica. Assim como em animais confinados, a ingestão de água pode ser promovida pela suplementação da ração com sal. Para novilhos jovens (300 kg), o consumo diário de 50 g de sal não evita formação de cálculos de sílica; com a ingestão diária de 200 g, a ocorrência de cálculos é significativamente diminuída, e com a ingestão diária de 300 g, a formação de cálculos é quase eliminada. Para bezerros em pastagens nativas, o fornecimento de suplementos ("*creep feeds*") que contêm 12% de sal é efetivo na eliminação de cálculos de sílica. Esse efeito é causado pela diluição física decorrente do aumento de consumo de água promovido pela suplementação com sal. Se os bezerros consumirem quantidade suficiente de sal para aumentar a ingestão de água acima de 200 g/kg PC por dia, a formação de cálculos de sílica será completamente suprimida. Uma vez que os cálculos de sílica se formam nos últimos 60 dias antes do desmame, recomenda-se que bezerros em pastagens nativas recebam *creep feed* sem sal algum tempo antes do desmame e, uma vez que os bezerros comecem a receber a suplementação, a concentração de sal deve ser gradualmente aumentada para 12%. Em geral é necessário aumentar a concentração de sal gradualmente para esse nível no decorrer de um período de muitas semanas, e incorporá-lo em *pellets* para facilitar a mistura.

Uma urina alcalina (pH > 7) favorece a formação de cálculos de fosfato (estruvita e apatita) e cálculos de carbonato de cálcio. A cristalização da estruvita é relatada como ocorrendo em pH urinário > 7,2, e a dissolução é relatada como ocorrendo em pH urinário < 6,5.[13] O fornecimento de um agente que diminua o pH urinário para uma faixa entre 6 a 6,5, portanto, irá proteger contra cálculos de fosfato de carbonato de cálcio. A alimentação com cloreto de amônio (0,5 a 2% de ingestão de matéria seca, aproximadamente 45 g/dia para novilhos, 10 g diariamente para ovinos e 0,4 a 0,5 g/kg PC a cada dia em caprinos machos) pode prevenir a urolitíase causada por estruvita ou carbonato de cálcio, mas a magnitude da acidificação urinária conseguida varia acentuadamente, dependendo da natureza acidogênica da dieta. A segurança da alimentação com essas dietas no longo prazo não foi bem documentada. Um método potencialmente prático para prevenir urolitíase em caprinos é fornecer uma diferença cátion-aniônica na dieta (DCAD) de 0 mEq/kg de matéria seca, em que DCAD = [Na] + [K] − [Cl] − [S], com constituintes mensurados em miliequivalentes por quilograma de alimento com base na matéria seca.[13] Dependendo da agressividade do fornecimento de cloreto de amônio e da acidogenicidade da DCAD da formulação da dieta, o pH da urina diminui no decorrer de 2 a 5 dias antes da estabilização. O pH urinário deve ser sempre monitorado de perto ao adicionar cloreto de amônio à ração, uma vez que a acidemia clinicamente relevante, acidose metabólica, depressão e inapetência podem resultar da administração de doses excessivas e desmineralização óssea pode, em tese, ocorrer com a alimentação prolongada, uma vez que a acidúria promove hipercalciúria. Para animais criados extensivamente, cloreto de amônio pode ser incorporado em um suplemento proteico e fornecido a, aproximadamente, dois terços de uma dose anterior. Uma urina ácida (pH < 7) favorece a formação de cálculos de sílica, de maneira que a manipulação do pH urinário por meio do uso de cloreto de amônio não é indicada em animais sob risco de desenvolvimento de cálculos de sílica. Entretanto, cloreto de amônio pode evitar a formação de cálculos de sílica em ovinos, que pode ter sido causado pelo efeito diluidor da urina decorrente da ingestão de cloreto adicional.

Quando a urolitíase é causada por exposição a pastagens, fêmeas podem ser usadas para pastar em locais perigosos, uma vez que elas não são tão suscetíveis ao desenvolvimento de obstrução do trato urinário. Em áreas nas quais a concentração de oxalato no pasto é alta, cordeiros e novilhos castrados podem ter apenas acesso limitado a pastagens dominadas por plantas herbáceas. Suprimento adequado de água deve estar disponível, e águas altamente salinas devem ser consideradas suspeitas. Ovinos em pastos luxuriantes costumam ingerir pequena quantidade de água, aparentemente porque eles obtêm água suficiente nos alimentos. Embora a importância da vitamina A na produção da doença esteja em descrédito nos últimos anos, a ingestão adequada deve ser assegurada, principalmente durante períodos de seca e quando os animais recebem rações com grãos em confinamento. O adiamento da castração, permitindo maior dilatação uretral, pode reduzir a incidência de urolitíase obstrutiva, mas é improvável que a melhora seja significativa.

LEITURA COMPLEMENTAR

Ewoldt JM, et al. Surgery of obstructive urolithiasis in ruminants. Vet Clin North Am Food Anim Pract. 2008;24:455.

REFERÊNCIAS BIBLIOGRÁFICAS

1. Sun WD, et al. Res Vet Sci. 2010;88:461.
2. Constable PD, et al. Am J Vet Res. 2009;70:915.
3. Wang JY, et al. Res Vet Sci. 2009;87:79.
4. Sun WD, et al. Vet J. 2010;186:70.
5. Kinsley MA, et al. Vet Surg. 2013;42:663.
6. Braun U, et al. Vet Rec. 2006;159:750.
7. VinodhKumar OR, et al. Afr J Agric Res. 2010;5:2045.
8. George JW, et al. J Am Vet Med Assoc. 2007;230:101.
9. Ghanem MA, et al. Alex J Vet Sci. 2010;31:85.
10. Janke JJ, et al. J Am Vet Med Assoc. 2009;234:249.
11. Tobias KM, van Amstel SR. Vet Surg. 2013;42:455.
12. Hunter BG, et al. J Am Vet Med Assoc. 2012;241:778.
13. Jones ML, et al. Am J Vet Res. 2009;70:149.
14. Mavangira V, et al. J Am Vet Med Assoc. 2010;237:1299.

Urolitíase em equinos

Urolitíase ocorre esporadicamente em equinos. A prevalência é baixa, aproximadamente 0,04 a 0,7% de todas as avaliações ou diagnósticos em equinos. Animais com 5 a 15 anos de idade ou mais velhos são acometidos com maior frequência, e 76% são machos (27% inteiros e 49% castrados) e 24% são fêmeas. Os urólitos são mais comuns na bexiga (císticos), embora eles também ocorram na pelve renal, ureteres e uretra. Na maioria dos casos, há uma única pedra amarelada discreta, mas o limo arenoso se acumula em casos de paralisia de bexiga. Quase todos os urólitos dos equinos são compostos por carbonato de cálcio ($CaCO_3$) na forma de calcita, que é o cristal hexagonal mais estável, embora outras formas de $CaCO_3$, tais como vaterita (um cristal hexagonal metaestável) e aragonita (uma forma ortorrômbica) tenham sido identificadas que podem ter coloração mais branco-acinzentada. Os fatores que contribuem para a formação de urólito em equinos não são compreendidos. A urina de equinos adultos saudáveis é caracterizada por uma quantidade substancial de mucoproteína, alta concentração de minerais, material sabuloso consideravelmente insolúvel e alcalinidade. A urina equina normalmente é supersaturada com carbonato de cálcio, e é normal que cristais de carbonato de cálcio estejam presentes; isso está relacionado de alguma maneira com a ocorrência de urólito de carbonato de cálcio em equinos. Nefrolitíase pode surgir como sequela de um processo degenerativo ou inflamatório dos rins no qual restos inflamatórios atuam como um núcleo para formação do cálculo. Os *achados clínicos* de urolitíase em equinos incluem:

- Estrangúria (força para urinar)
- Polaquiúria (eliminação frequente de pequena quantidade de urina), hematúria e disúria (dificuldade para urinar)
- Incontinência, resultando em queimaduras por urina no períneo em fêmeas ou no aspecto medial dos membros pélvicos em machos
- Micção dolorosa com hematúria associada a cistite
- Perda de peso, particularmente em equinos com nefrólitos e falência renal crônica

- Uroabdome em equinos com ruptura de bexiga ou, menos frequentemente, rim ou ureter
- Infecção bacteriana na urina é comum, normalmente causada por *E. coli*, *Staphylococcus* spp. e *Streptococcus* spp.

A parede da bexiga pode estar espessada e um grande cálculo na bexiga pode ser palpável VR assim que a mão entra no reto. Os cálculos normalmente são esféricos e apresentam superfície irregular. Cálculos grandes podem ser observados usando ultrassonografia transretal e cistoscopia. Cálculos também podem ser palpados nos ureteres VR, ou ureteres aumentados podem estar presentes.

Em machos, os cálculos uretrais podem estar presentes com sinais de obstrução completa ou parcial e podem ser confundidos com cólica de origem gastrintestinal. Equinos com obstruções uretrais fazem tentativas frequentes de urinar, mas eliminam apenas pequena quantidade de urina tingida de sangue. A não ser que ocorra ruptura, a bexiga está acentuadamente aumentada. O cálculo pode ser localizado por palpação da uretra peniana e pela passagem de um cateter ou sonda com guia rígido. Se o cateter ou guia for passado, deve-se ter cuidado para evitar lesionar a mucosa uretral. Ruptura de bexiga leva a uroperitônio, mas se a ruptura ocorrer no colo da bexiga, a urina pode se acumular na região retroperitoneal e produzir aumento de volume grande, difuso, que é palpável VR. Quando a ruptura ocorre, os sinais agudos desaparecem e são substituídos por depressão, imobilidade e dor à palpação da parede abdominal. A frequência cardíaca aumenta rapidamente e a temperatura cai abaixo do normal.

A urinálise revela evidências de eritrócitos, leucócitos, proteínas, restos amorfos e cristais de carbonato de cálcio. Cálculos renais com frequência são bilaterais e os animais acometidos normalmente progridem para falência renal crônica no momento do diagnóstico sem apresentação prévia de sinais de obstrução do trato urinário. O histórico de perda de peso crônica e cólica em equino com falência renal indica a possível presença de cálculos renais. O tratamento é de suporte, assim como para todos os casos de falência renal crônica.

O *tratamento* para cálculos císticos é a remoção cirúrgica de todos os cálculos e a correção de qualquer defeito na bexiga. A recidiva de cálculo cístico e cálculo uretral é comum em equinos, o que pode estar relacionado com a falha em remover todos os cálculos. Uretrotomia perineal foi usada para remover todos os cálculos císticos em um macho castrado. Cálculos uretrais em machos são removidos através do orifício externo ou por uretrotomia no local da obstrução. Alguns cálculos císticos podem ser removidos com o auxílio de litotripsia eletro-hidráulica, litotripsia a *laser* sob visualização endoscópica ou cirurgia.

Litotripsia por ondas de choque e extracorpóreas não parece ter sido usada em equinos. Em éguas grandes com cálculos na bexiga com menos de 10 centímetros de diâmetro, é possível remover os cálculos manualmente usando uma mão bem pequena, com luva muito bem lubrificada através da uretra na bexiga e recuperando os cálculos após a administração de analgesia epidural e sedação. A palpação simultânea VR pode auxiliar a trazer o cálculo para o colo da bexiga. Há um relato de remoção laparoscópica de um grande urólito na bexiga em um macho castrado em posição quadrupedal.[1] Nefrostomia percutânea do rim direito sob orientação ultrassonográfica foi usada para desvio de curto prazo da urina em um equino com cálculo ureteral.

Medidas de controle tipicamente focam em modificações dietéticas, incluindo diminuição da ingestão de cálcio, mas parecem não haver estudos que comprovem a sua eficácia no controle. A ingestão de água deve ser facilitada, e alimentos com alto teor de cálcio, tais como feno de alfafa ou trevo, devem ser evitados. Cloreto de amônio a 200 mg/kg PC VO, 2 vezes/dia e diminuição a intervalos de 2 semanas até a dose de 20 a 60 mg/kg PC ser alcançada é recomendado para manter o pH urinário abaixo de 7,0. O pH urinário precisa ser monitorado com frequência durante a suplementação com cloreto de amônio oral em razão da variabilidade na resposta individual. Ácido ascórbico (1 a 2 g/kg, diariamente) administrado por via oral é relatado como acidificando a urina equina, mas doses recomendadas variam amplamente e estudos que documentam a eficácia do tratamento na urolitíase parecem estar faltando.

LEITURA COMPLEMENTAR

Duesterdick-Zellmer KF. Equine urolithiasis. Vet Clin North Am Equine Pract. 2007;23:613-629.
Edwards B, Archer D. Diagnosis and treatment of urolithiasis in horses. In Pract. 2011;33:2-10.
Foley A, Brounts SH, Hawkins JF. Urolithiasis. Comp Contin Ed Pract Vet. 2009;4:125-133.

REFERÊNCIA BIBLIOGRÁFICA

1. Lund CM, et al. J Am Vet Med Assoc. 2013;243:1323.

Lacerações uretrais em garanhões e equinos machos castrados

Lacerações uretrais são lesões da superfície convexa ao nível do arco isquiático em equinos machos castrados e garanhões. A lesão se comunica com o corpo esponjoso e causa hemorragia ao final da micção em machos castrados ou durante a ejaculação em garanhões. Garanhões não apresenta hematúria, apesar de apresentarem lesão idêntica àquela de machos castrados, presumivelmente em razão da maior pressão no corpo esponjoso de garanhões ao final da micção, quando comparada àquela em machos castrados. A doença aparentemente é causada pela contração do músculo bulboesponjoso ao final da micção, com aumento consequente da pressão no corpo esponjoso e expulsão de sangue através da laceração. A causa da laceração não foi determinada. O diagnóstico é confirmado por exame endoscópico da uretra com visualização da laceração na mucosa uretral. O tratamento da doença é por uretrostomia subisquiática temporária e repouso sexual. Em um garanhão, houve sucesso apenas com repouso sexual.

Defeitos uretrais

Um *vas deferens anômalo* causou obstrução uretral parcial crônica em um touro Limousin de 2 anos de idade, resultando em hidronefrose bilateral, pielonefrite do rim esquerdo e dilatação ureteral bilateral. Existem dois relatos de ruptura da bexiga urinária em bezerros neonatos aparentemente causadas por *obstrução uretral congênita* que foi corrigida pela passagem de uma sonda uretral. A obstrução uretral congênita com hidronefrose subsequente e uroperitônio foi relatada em um cordeiro.

Atresia uretral raramente é relatada em bezerros, e se manifesta como falha em eliminar a urina e distensão da porção proximal da uretra patente.

Há relato de fechamento imperfeito da uretra externa em machos em uma série de cordeiros neonatos (*hipospadia*) com outros defeitos neonatais, incluindo atresia anal e hérnia diafragmática. Não houve suspeita de nenhuma influência genética, e a causa não foi definida.

Espasmos uretrais contínuos foram relatados em uma égua Standardbred com histórico de 3 anos de estrangúria e polaciúria.[1] Exame físico – incluindo ultrassonografia da bexiga e uretra – não revelou anormalidades. A condição se resolveu após o tratamento por 1 mês com acepromazina oral (0,04 mg/kg, a cada 8 h) e não recidivou.

LEITURA COMPLEMENTAR

Chaney KP. Congenital anomalies of the equine urinary tract. Vet Clin North Am Equine Pract. 2007;23:691-696.

REFERÊNCIA BIBLIOGRÁFICA

1. Abutarbush SM. J Equine Vet Sci. 2014;34:569.

Neoplasias da bexiga urinária

Tumores da bexiga urinária são comuns apenas em bovinos, e associados à intoxicação por samambaia (ver a seção "Hematúria enzoótica bovina"), mas eles ocorrem sob outras circunstâncias. Por exemplo, há um relato de 18 vacas, nas quais angioma, carcinoma epitelial de células de transição e endotelioma vascular foram os tumores mais comuns. Levantamentos em abatedouros no Canadá, EUA e Austrália identificaram papilomas, linfomas, adenomas, hemangiomas e tumores de células de transição da bexiga ocorrendo com baixa frequência em bovinos abatidos, contabilizando 0,01% de todos os tumores malignos em bovinos.[1] Papilomas parecem estar associados ao papilomavírus bovino (BPV),

BPV tipo 1 (BPV-1) e BPV tipo 2 (BPV-2) e são os únicos vírus conhecidos por infectar o urotélio da bexiga urinária de bovinos saudáveis. Existe relato de um tumor vascular semelhante a Kaposi da bexiga urinária em uma vaca.[2] A maioria das neoplasias de bexiga se desenvolve a partir de áreas focais de hiperplasia dentro da camada de células de transição, e aproximadamente 80% desses podem ser classificados como carcinomas e 17% são papilomas. Uma vez que essas neoplasias surgem de um local comum, elas podem ser muito similares em aparência macroscópica e histológica e muito difíceis de diferenciar. Uma marcação imunoenzimática de filamentos intermediários nos tumores de bexiga urinária em bovinos é um indicador preciso da histogênese.

Neoplasias de bexiga causadas por carcinoma de células escamosas, carcinoma de células de transição, linfossarcoma, pólipo fibromatoso e rabdomiossarcoma raramente ocorre em equinos.[3] Os achados clínicos incluem hematúria, perda de peso, estrangúria e desenvolvimento secundário de cistite. O prognóstico normalmente é desfavorável em razão do rápido crescimento da neoplasia, probabilidade de metástase e desafios na obtenção de um acesso cirúrgico adequado.

REFERÊNCIAS BIBLIOGRÁFICAS
1. Roperto S, et al. J Comp Pathol. 2010;142:95.
2. Pires I, et al. J Vet Med Sci. 2009;71:831.
3. Barrell E, Hendrickson DA. Equine Vet Educ. 2009; 21:267.

Hematúria enzoótica bovina

Sinopse
- Etiologia: ingestão a longo prazo de samambaia, *Pteridium aquilinum*, em bovinos infectados de forma latente com BPV-2
- Epidemiologia: enzoótico em áreas com crescimento significativo de samambaia; doença crônica fatal de bovinos adultos
- Achados clínicos: hematúria, anemia e, algumas vezes, lesões palpáveis na bexiga
- Patologia clínica: hematúria
- Achados de necropsia: hemangiomas e outras lesões neoplásicas na mucosa da bexiga
- Confirmação do diagnóstico: exame endoscópico da bexiga e biopsia; lesões na bexiga na histopatologia
- Tratamento: nenhum
- Controle: erradicação da samambaia.

Etiologia
Intoxicação crônica por ptaquilosídeo causada pela ingestão de *Pteridium aquilinum* (principalmente), mas também por *Pteridium* spp., *Cheilanthes sieberi* ou *Onychium contiguum* é associada a hematúria enzoótica em bovinos. No passado, o gênero foi comumente tratado como apresentando apenas uma espécie, *P. aquilinum*, mas mais recentemente o gênero foi subdividido em aproximadamente 10 espécies. Alta incidência de carcinomas vesiculares, similares às lesões da bexiga causadas por hematúria enzoótica em bovinos, também foi relatada em ovinos que pastam em samambaia por longos períodos.

Epidemiologia
Hematúria enzoótica é um problema regional em todos os continentes nos quais a samambaia cresce. A samambaia é uma planta muito comum mundialmente e a única planta de ordem superior conhecida por causar câncer em animais quando ingerida. Há uma forte associação entre BPV-2 e a ingestão crônica de samambaia em bovinos com câncer de bexiga naturalmente adquirido e experimentalmente induzido. A prevalência geral de câncer pode chegar a 10% em áreas endêmicas, tais como a ilha de São Miguel nos Açores, e a doença pode ser associada a perdas intensas em áreas nas quais a samambaia é uma planta comum.[1] A doença normalmente é fatal. Bovinos com mais de 3 anos de idade são acometidos com maior frequência, e a doença também foi relatada em bovinos e búfalos asiáticos expostos por períodos superiores a 2 anos. A doença ocorre principalmente em pastos pobres, negligenciados ou abertos recentemente, e tende a desaparecer conforme a fertilidade e o manejo do solo melhoram. Ela não é associada especificamente a nenhum tipo de solo, embora seja relatada com maior frequência em solos mais leves. A concentração de ptaquilosídeo da samambaia varia consideravelmente entre localizações geográficas, e há uma boa correlação entre a sua concentração e a neoplasia em ratos alimentados com samambaias daquelas áreas.

Patogênese
O BPV-2 infecta a mucosa da bexiga, produzindo infecção latente. Carcinógenos químicos e imunossupressores da samambaia atuam de forma sinérgica com BPV-2, resultando em doença neoplásica.[2,3] Ptaquilosídeo da samambaia é excretado na urina e se converte em um intermediário de aglicónadienona no pH urinário alto, e essa substância é o carcinógeno definitivo, explicando a formação do tumor localizado na bexiga. Sugeriu-se que a dienona reage com o DNA – particularmente com a adenosina – para iniciar a carcinogênese. BPV-2 parece passar por alterações relevantes no desenvolvimento do câncer a partir da expressão de uma oncoproteína viral chamada E5 e modificação da atividade de telomerase.[4,5]

A hemorragia na parede da bexiga ocorre de forma intermitente, resultando em perda contínua de sangue. As mortes decorrem de anemia hemorrágica.

Achados clínicos
Casos graves se manifestam pela eliminação de grande quantidade de sangue na urina, com frequência como coágulos. Anemia hemorrágica se desenvolve e o animal se torna fraco, entra em decúbito e pode morrer após uma doença cujo curso dura de 1 a 2 semanas. Casos menos graves são caracterizados por hematúria clínica branda intermitente ou hematúria subclínica persistente. Nesses casos, há perda gradual de condição corporal no decorrer de muitos meses e, eventualmente, evidência clínica de anemia. No exame retal, pode haver espessamento da parede da bexiga. Infecção bacteriana secundária da bexiga pode levar ao desenvolvimento de cistite e pielonefrite. Cistoscopia revela a presença de nódulos de múltiplos tamanhos e coloração branca a avermelhada protraindo para o lúmen da bexiga[2,6] (Figura 13.10).

Patologia clínica
A reação de fitas de urinálise para sangue é positivamente associada ao número e gravidade de lesões na bexiga.[6] Na ausência de hematúria macroscópica, a amostra de urina deve ser centrifugada e o depósito examinado quanto à presença de eritrócitos. Exames repetidos podem ser necessários. Anemia inespecífica é detectável por exame hematológico, mas os tempos de coagulação (tempo de tromboplastina parcial ativada, tempo de protrombina e dímero-D) estão dentro dos valores de referência.[7] Granulócitos e o

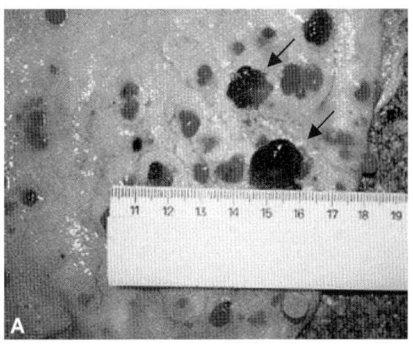 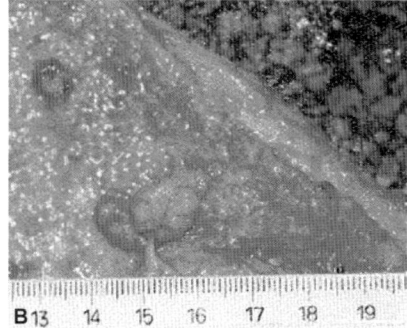

Figura 13.10 Superfície luminal da bexiga de bovinos com hematúria enzoótica. **A.** A bexiga contém múltiplos tumores, com dois tumores (setas) diagnosticados como hemangiossarcoma. **B.** A bexiga contém um carcinoma de células de transição. Reproduzida, com autorização, de Carvalho T, Pimto C, Peleteiro MC. J Comp Pathol 2006; 134:336-346. (Esta figura encontra-se reproduzida em cores no Encarte.)

número de trombócitos são tipicamente normais. Pelo menos uma das proteínas virais de BPV-2 (oncoproteína E5) é expressa em tumores e pode ser detectado usando PCR.

Achados de necropsia

Todos os tecidos da carcaça estão pálidos, e o animal normalmente está emaciado. A bexiga urinária contém coágulos de sangue ou urina tingida de sangue. A presença de hemangiomas pré-malignos na submucosa da bexiga urinária é típica da doença. Uma ampla variedade de outras neoplasias pode estar presente, inclusive hemangiossarcoma maligno, hemangioendotelioma (tumores que são histologicamente de aparência intermediária entre hemangioma e hemangiossarcoma), carcinoma de células de transição, adenoma, fibroma e papiloma.[2,3,8] Os tipos malignos podem ter invadido as estruturas mais profundas da bexiga e apresentar metástase para o linfonodo lomboaórtico (o linfonodo regional)[3] ou pulmões. Tumores que expressam a mutação p53 parecem ser mais agressivos.[9] As alterações neoplásicas na bexiga são acompanhadas por alterações inflamatórias da mucosa e submucosa, incluindo alterações proliferativas no epitélio da mucosa, infiltrado linfocítico, congestão, edema e hemorragia. Em alguns casos, as lesões são vistas nos ureteres e pelve renal. A gravidade da perda de sangue não está necessariamente relacionada com tamanho ou extensão das lesões, e os animais podem sangrar até a morte quando apenas pequenas lesões localizadas estão presentes.

> **Diagnóstico diferencial**
>
> A confirmação do diagnóstico é pela presença de sinais em animais que pastam em pastagens infestadas por samambaias e preferencialmente por histopatologia das lesões da bexiga. A lista de diagnósticos diferenciais inclui:
> - Cistite
> - Pielonefrite.
>
> Ambas normalmente são acompanhadas por febre, micção frequente e a presença de pus e restos na urina. O exame bacteriológico da urina irá revelar infecção.

Tratamento

Primário

Nenhum tratamento deve ser tentado e os animais acometidos devem ser descartados na primeira oportunidade.

Suporte

Transfusões de sangue podem ser justificadas em casos graves, e misturas hematínicas devem ser fornecidas em outros casos.

Controle

Uma melhora geral na nutrição com frequência é seguida pela diminuição no número de animais acometidos. Uma recomendação específica é aplicar gipsum (225 a 335 kg/hectare) sobre a pastagem como fertilizante, que é uma medida à qual se atribui o retardo no início da doença. A erradicação da samambaia é difícil, e não deve ser tentada sem o acompanhamento de um escritório de controle de pragas.

LEITURA COMPLEMENTAR

Dawra RK, Sharma OP. Enzootic bovine haematuria—past, present and future. Vet Bull. 2001;71:1R-27R.
Roperto S, Borzacchiello G, Brun R, et al. A review of bovine urothelial tumours and tumour-like lesions of the urinary bladder. J Comp Pathol. 2010;142:95.

REFERÊNCIAS BIBLIOGRÁFICAS

1. Resendes AR, et al. Res Vet Sci. 2011;90:526.
2. Carvalho T, et al. J Comp Pathol. 2006;134:336.
3. Carvalho T, et al. Vet Pathol. 2009;46:211.
4. Borzacciello G, et al. Oncogene. 2006;25:1251.
5. Yuan Z, et al. Vet J. 2007;174:599.
6. Pavelski M, et al. Semina Ciências Agrárias, Londrina. 2014;35:1369.
7. Di Loria A, et al. Res Vet Sci. 2012;93:331.
8. Roperto S, et al. J Comp Pathol. 2010;142:95.
9. Cota JB, et al. Vet Pathol. 2014;51:749.

DOENÇAS DO PREPÚCIO E REGIÃO VULVOVAGINAL

Postite enzoótica (podridão do prepúcio, balanopostite) e vulvovaginite (úlcera escamosa)

> **Sinopse**
> - Etiologia: multifatorial; microrganismos que produzem urease, normalmente *Corynebacterium renale*, produzem lesões apenas em determinadas circunstâncias de manejo e composição urinária
> - Epidemiologia: doenças de carneiros castrados, e doença ocasional de touros e bodes; pode ocorrer como doença enzoótica em ovinos sob dieta com alto teor de proteínas e após uma boa precipitação pluviométrica
> - Achados clínicos: pústulas e crostas no orifício prepucial; extensão para envolver o prepúcio interno em doenças graves com sinais de obstrução urinária; úlceras e crostas na junção mucocutânea da vulva em ovelhas; e lã tingida por urina predispõe à miíase. Em grandes rebanhos de cordeiros castrados, essas miíases com frequência não são óbvias ("miíase oculta"), mas são um meio importante de multiplicação de moscas *Lucilia cuprina* no início da estação de moscas
> - Confirmação do diagnóstico: clínico
> - Tratamento: restrição dietética, desinfetantes tópicos, abertura cirúrgica do prepúcio ventral
> - Controle: redução da ingestão de proteínas; testosterona; hemicastração ou castração de criptorquidas.

Etiologia

É *multifatorial*. Alta concentração de ureia na urina, associada à alta ingestão de proteína no pasto, resulta em concentrações citotóxicas de amônia quando a ureia é quebrada por microrganismos produtores de urease presentes no prepúcio e na vagina. Estrógenos no pasto, causando edema e congestão do prepúcio, podem predispor à doença. Com maior frequência, o microrganismo é *C. renale*, mas surtos de postite em ovinos associados a outros microrganismos produtores de urease (p. ex., *R. equi* e *C. hofmannii*) foram descritos. *Mycoplasma mycoides* LC também foi incriminado como causa de postite e vulvovaginite em ovinos.

Epidemiologia

A doença é relatada principalmente na Austrália, África do Sul e América do Sul, mas ocorre em todos os países com grandes indústrias de ovelhas criadas extensivamente.

Ocorrência no hospedeiro

Ovinos

Na Austrália, postite enzoótica ocorre com mais frequência em ovinos da raça Merino, particularmente machos castrados com mais de 3 anos de idade e carneiros jovens, mas em um surto grave, carneiros castrados jovens e carneiros velhos também podem ser acometidos. Uma *vulvite* ulcerativa ocorre com frequência em ovelhas nos mesmos rebanhos nos quais a postite ocorre em machos castrados e, acredita-se, seja uma extensão venérea daquela doença. A enfermidade também ocorre em *caprinos*.

Bovinos

A postite é comum em touros, mas é relatada como ocorrendo a altas taxas e como sendo economicamente importante na América do Sul. Parece não haver contraparte para a vulvite ovina em vacas.

Fonte de infecção e transmissão

O microrganismo causal pode ser recuperado da lesão e do prepúcio da maioria dos ovinos clinicamente normais. Ele também está presente em lesões de vulvite em ovelhas e postite em touros e machos castrados da raça Angorá.

As moscas são consideradas *vetores mecânicos* prováveis, e o contato com o solo infectado e forragem provavelmente é o método de disseminação. A infecção no banho de imersão ou tosquia parece não ser importante. A transmissão para ovelhas parece ocorrer por *via venérea* a partir de carneiros infectados. Embora a doença natural em bovinos normalmente seja benigna, eles podem atuar como reservatório da infecção para ovinos na mesma propriedade.

Fatores de risco do hospedeiro e do ambiente

Dieta e estação do ano são os principais fatores de risco. Postite enzoótica ocorre mais extensivamente em *pastos melhorados,* luxuriantes, com alta concentração de *leguminosas* que chegam à sua maior incidência no outono em áreas de verão chuvoso e na primavera quando a maior parte da chuva ocorre no inverno. Sob essas circunstâncias, pode ocorrer em proporções epizoóticas em machos castrados. A incidência em rebanhos afetados pode chegar até 40%, em algumas áreas, a doença é tão comum que não é possível manter grupos de machos castrados.

Fatores de menor importância são umidade permanente da área ao redor do prepúcio causada pela remoção dos pelos prepuciais durante a tosquia; dieta com alto teor de cálcio e baixo teor de fósforo e ingestão de grande quantidade de água alcalina.

A alta incidência em carneiros jovens e castrados provavelmente está relacionada com a aderência próxima da pele do prepúcio e do pênis, que se separam em animais maduros e em menor extensão é influenciada pela *testosterona*.

Reprodução experimental

A implantação do microrganismo no prepúcio escarificado na presença de urina é capaz de causar ulceração externa que é característica da doença.

Importância econômica

Muitas mortes ocorrem em decorrência de uremia e infecções bacterianas secundárias, e todos os ovinos acometidos apresentam diminuição acentuada na taxa de crescimento e produção de lã. Carneiro jovens que são afetados são incapazes de reproduzir.

Patogênese

O microrganismo é capaz de hidrolisar ureia com a produção de amônia. Acredita-se que a lesão inicial no macho castrado (a lesão externa) seja causada pelo *efeito citotóxico da amônia* produzida pela bactéria causal a partir da ureia na urina. Essa lesão pode permanecer em condição estática por um longo período, mas quando há alta concentração de ureia na urina associada ao alto teor de proteína na dieta e umidade contínua ao redor do prepúcio, a lesão evolui para invadir o interior do prepúcio, produzindo uma "lesão interna". Propõe-se uma patogênese similar para lesões na vulva.

Achados clínicos

A lesão primária tem início com uma pústula, que se rompe e forma uma crosta. Crostas pequenas são encontradas na pele dorsal ao orifício prepucial (*lesão externa*) e ao redor do orifício externo, nas regiões sem pelos do prepúcio. Essas podem persistir por longos períodos sem o surgimento de qualquer sinal clínico. A crosta é aderida e tenaz. Quando ocorre a extensão para o interior do prepúcio (*lesão interna*), há ulceração extensa e formação de crostas na abertura prepucial e uma casca dura pode ser palpada, que se estende 2,5 a 5 cm para dentro do prepúcio. Com a pressão, o núcleo semissólido de material purulento pode ser excretado do orifício prepucial. Os ovinos acometidos podem apresentar inquietação, escoiceamento do abdome e gotejamento de urina, como na obstrução uretral. A área com frequência é infestada por larvas de miíase. Em carneiros, o desenvolvimento de pus e de aderência por tecido fibroso pode interferir na micção e protrusão do pênis e causa prejuízo permanente de função.

Algumas mortes ocorrem por uremia obstrutiva, toxemia e sepse. Durante um surto, muitos carneiros podem ser afetados sem a manifestação de sinais clínico, e são detectados apenas quando são submetidos ao exame físico. Outros se recuperam espontaneamente quando as condições de alimentação se deterioram.

Em ovelhas, as lesões são confinadas aos lábios e vulva e consistem em pústulas, úlceras e crostas. Essas se estendem minimamente para dentro da vagina. A sua presença pode distorcer a vulva, e a ovelha pode urinar na lã, com aumento consequente da suscetibilidade ao ataque por moscas de miíase.

Em touros, as lesões são similares às externas que ocorrem em cordeiros castrados, mas raramente pode haver invasão do interior do prepúcio. As lesões externas ocorrem em qualquer ponto ao redor do orifício uretral e podem circundá-lo. Sua gravidade varia de escoriação local a ulceração acentuada com exsudação e edema. Sem tratamento com urina altamente alcalina, há uma tendência para que as lesões persistam por muitos meses.

Patologia clínica

O isolamento da bactéria difteroide causal pode ser necessário se houver dúvida quanto à identidade da doença.

Necropsia e confirmação do diagnóstico

A necropsia não é necessária, e o diagnóstico é clínico.

> **Diagnóstico diferencial**
> - Dermatose ulcerativa em ovinos
> - Balanopostite por herpes em touros.
> Urolitíase obstrutiva em cordeiros machos castrados pode se assemelhar superficialmente à postite, mas não há lesão prepucial.

Tratamento

As principais medidas são restrição na dieta para diminuir a concentração de ureia na urina, remoção da lã ao redor do prepúcio ou vulva para reduzir o risco de ataque de moscas, segregação de ovinos acometidos e desinfecção da área prepucial e tratamento cirúrgico de casos graves.

Ovinos podem ser movidos para pastagens secas e sua ingestão de alimentos restrita para apenas a de subsistência. Eles devem ser inspecionados a intervalos regulares, a lã deve ser tosquiada ao redor do prepúcio, e animais afetados devem ser tratados individualmente com aplicações semanais de pomada de sulfato de cobre a 10%, que é recomendada para as lesões externas; quando o interior do prepúcio está envolvido, ele deve ser irrigado 2 vezes/semana com sulfato de cobre 5%, cetrimida (20% em álcool ou água, com ou sem 0,25% de fucsina ácida) ou álcool 90%.

Penicilina por via tópica ou oxitetraciclina ou penicilina por via parenteral podem auxiliar na recuperação.

Em casos graves, o único tratamento satisfatório é cirúrgico, e ele é necessário se o prepúcio estiver obstruído. O procedimento recomendado é abrir o folheto ventral inserindo uma lâmina de uma tesoura dentro do orifício externo e cortando o prepúcio proximalmente até o processo uretral; a extensão além desse ponto leva a trauma no pênis. Carneiros intensamente afetados devem ser descartados, uma vez que é improvável que eles sejam úteis para reprodução.

> **Tratamento e controle**
> Tratamento
> - Enantato de testosterona: 150 mg, SC (R1)
> - Oxitetraciclina de longa ação: 20 mg/kg, IM (R2).
> Profilaxia
> - Enantato de testosterona: 75 mg, SC (R1).

Controle

A implantação subcutânea de uma mistura de ésteres de testosterona é altamente efetiva como preventivo, mas o uso de propionato de testosterona não é mais permitido em ovinos que serão usados para consumo humano. Enantato de testosterona está disponível em algumas jurisdições. Uma única injeção de 75 mg é usada para prevenção e 150 mg para tratamento. Ele é mais econômico para uso no tratamento preventivo, coincidindo com períodos de incidência máxima, sendo o ápice do crescimento da pastagem na primavera e outono, mas o momento pode variar entre um distrito e outro.

Procedimentos de controle alternativos investigados incluem manter cordeiros como criptorquidas, os chamados *cordeiros com escroto curto*, nos quais os testículos são empurrados para o canal inguinal e um anel de borracha é aplicado para remover o escroto. Outro é tornar os cordeiros machos hemicastrados. A prevalência de postite é significativamente menor em cordeiros Merino com escroto curto e em hemicastrados. Há um aumento no peso vivo, sem aumento no peso da lã, mas há características masculinas óbvias, tais como crescimento de cornos.

LEITURA COMPLEMENTAR

Radostits O, et al. Enzooitic Posthitis (Pizzle Rot, Sheath Rot, Balanoposthitis); Vulvovaginitis (Scabby Ulcer). Veterinary Medicine: A Textbook of the Disease of Cattle, Horses, Sheep, Goats and Pigs. 10th ed. London: W.B. Saunders; 2007: 793-795.

14 Doenças do Sistema Nervoso

INTRODUÇÃO

Este capítulo foca no diagnóstico, tratamento e controle de doenças de grandes animais que afetam principalmente o sistema nervoso. Em geral, os princípios de neurologia clínica e sua aplicação à neurologia de grandes animais não acompanharam o estudo da neurologia em seres humanos e em pequenos animais, embora progresso considerável tenha sido feito na neurologia equina no decorrer dos últimos 30 anos. Em grande parte, esse déficit é causado pela falha dos clínicos de grandes animais em relacionar os sinais clínicos observados à *localização neuroanatômica* da lesão. Em muitos casos, essa falha decorre das circunstâncias ambientais adversas, do porte maior ou da natureza do animal, todos apresentando impacto negativo na qualidade do exame neurológico. Pode ser muito difícil realizar exame neurológico adequado em uma vaca de corte atáxica beligerante que ainda é capaz de caminhar e atacar o examinador. Um touro agressivo e com paresia sob a luz do sol pode ser um paciente assustador para quem deseja examinar o reflexo pupilar à luz; o exame oftalmoscópico do fundo do olho em uma novilha em convulsão em confinamento pode ser uma tarefa desafiadora. Portanto, de um lado do espectro está o exame clínico de suínos acometidos por doença do sistema nervoso, que é limitado ao exame clínico elementar e exame de necropsia. Do outro lado, o exame neurológico de um equino com doença muito avançada do sistema nervoso. A ocorrência global de encefalopatia espongiforme bovina (EEB) destacou a importância do diagnóstico clínico preciso em bovinos adultos com anormalidades neurológicas.

Lesões discretas do sistema nervoso central (SNC) que resultam em sinais neurológicos bem-definidos não são comuns em animais pecuários. Muitas enfermidades são caracterizadas por lesões neurológicas difusas associadas a bactérias, vírus, toxinas, distúrbios nutricionais e defeitos embrionários, e os sinais clínicos de cada doença são similares. Em vez de tentar localizar lesões no sistema nervoso, os clínicos de grandes animais devotam grande parte do seu tempo à tentativa de identificar se um animal apresenta edema cerebral difuso ou aumento da pressão intracraniana, como na polioencefalomalácia (PEM); se o animal apresenta sinais clínicos de disfunção assimétrica de tronco encefálico e depressão do sistema reticular ativador, como na listeriose; ou se a disfunção ocorre a nível neuromuscular, como na tetania hipomagnesêmica.

O exame radiográfico, incluindo mielografia, não é usado rotineiramente como auxílio diagnóstico na clínica de grandes animais. A coleta de líquido cerebroespinal (LCE) de grandes animais de diferentes espécies e idades sem causar lesão ao animal ou contaminar a amostra com sangue é uma técnica que poucos médicos-veterinários de grandes animais dominam. Entretanto, a coleta de LCE da cisterna lombossacra não é difícil se o animal estiver adequadamente contido, e a informação obtida a partir da análise do LCE pode ser muito útil no diagnóstico diferencial de doenças do cérebro e medula espinal. Centros de referência veterinários atualmente realizam exame neurológico detalhado de equinos com doenças do sistema nervoso, e a experiência clínica e patológica expandiu a base de conhecimento da neurologia clínica de grandes animais.

Apesar das dificuldades, o clínico de grandes animais tem a obrigação de realizar o melhor diagnóstico possível usando os auxílios diagnósticos disponíveis. Os princípios da neurologia de grandes animais são apresentados neste capítulo, e os principais objetivos são reconhecer as doenças comuns do sistema nervoso por meio da correlação entre os achados clínicos, a localização e a natureza da lesão. *A localização neuroanatômica precisa da(s) lesão(ões)* permanece uma necessidade fundamental para a criação de uma lista de diagnósticos diferenciais, plano de diagnóstico e tratamento.

Uma doença como a raiva apresenta implicações importantes em saúde pública, e o médico-veterinário deve ser capaz de reconhecer a doença precocemente e minimizar o contato com pessoas. Também é importante ser capaz de reconhecer doenças tratáveis do sistema nervoso, como polioencefalomalácia (PEM), listeriose e cetose nervosa, e diferenciar essas doenças daquelas intratáveis e globalmente significativas, como encefalopatia espongiforme bovina (EEB).

As doenças não tratáveis devem ser reconhecidas como tal, e, se necessário, recomenda-se o abate para aproveitamento da carcaça ou a eutanásia. Deve se dar grande ênfase no prognóstico, uma vez que é desumano e economicamente inviável internar ou continuar a tratar uma vaca adulta ou um equino com doença neurológica incurável por um período indefinido. Se os animais estiverem em decúbito, eles normalmente desenvolverão complicações secundárias, como úlceras de decúbito e outras lesões autoinfligidas em razão das tentativas repetidas de se levantar. Poucas doenças do sistema nervoso de animais pecuários são tratáveis de forma bem-sucedida ao longo de um período prolongado. Esse fator se tornou particularmente importante nos últimos anos, com a introdução da legislação que proíbe o abate de animais tratados com antibióticos até o término de determinado período de carência, que pode variar de 5 a 30 dias. Isso cria uma pressão ainda maior sobre o clínico para realizar o diagnóstico e determinar o prognóstico de forma rápida, de baixo custo e precisa.

Em razão das limitações no exame neurológico de grandes animais, deve-se dar muito mais ênfase a histórico e achados epidemiológicos. Muitas das enfermidades apresentam características epidemiológicas que dão ao clínico pistas quanto às possíveis causas, colaborando assim para diminuir a lista de diagnósticos diferenciais. Por exemplo, encefalomielite viral dos equinos ocorre com pico de incidência durante a estação de insetos; intoxicação por chumbo é mais comum em bezerros após terem sido soltos no pasto; e PEM ocorre em bovinos e ovinos confinados alimentados com grãos.

As funções do sistema nervoso são direcionadas à manutenção da relação espacial entre o corpo e seu ambiente. Essas funções são realizadas por muitas divisões do sistema nervoso, incluindo:

- Sistema sensorimotor: responsável pela manutenção da postura normal e marcha
- Sistema nervoso autônomo: controla a atividade da musculatura lisa e glândulas endócrinas e, portanto, o ambiente interno do corpo
- Sistema amplamente sensorial dos sentidos especiais
- Sistema psíquico: controla o estado mental do animal.

O sistema nervoso é essencialmente um sistema de reação, adequado para a recepção de estímulos internos e externos e sua tradução em atividade e consciência; ele depende da integridade tanto das vias aferentes quanto eferentes. Essa função de integração com frequência torna difícil determinar em um animal doente se as anormalidades estão presentes no sistema nervoso, no sistema musculoesquelético ou no estado ácido-base, eletrolítico e energético. Ademais, o primeiro passo ao examinar um animal quanto a anormalidades aparentes no sistema nervoso é determinar se outros sistemas relevantes estão funcionando normalmente. A decisão de atribuir a alteração ao sistema nervoso com frequência se baseia na exclusão de outros sistemas.

O sistema nervoso, por si só, não é independente de outros órgãos, e sua capacidade funcional é amplamente regulada pela função de outros sistemas, particularmente o cardiovascular. O fornecimento inadequado de oxigênio causado por doença cardiovascular normalmente leva à alteração da função cerebral em razão da dependência entre a função do cérebro e o suprimento adequado de oxigênio.

É importante distinguir entre doenças primárias e secundárias do sistema nervoso, uma vez que tanto o prognóstico quanto o tratamento irão diferir de acordo com a causa.

Em doenças primárias do sistema nervoso, a lesão normalmente é de natureza anatômica com consequências graves e amplas. *Em doenças secundárias*, a lesão, ao menos nos seus estágios iniciais, é mais provavelmente funcional e, portanto, mais responsiva ao tratamento, dado que o defeito no órgão primário pode ser corrigido. Os sinais clínicos que devem levantar suspeita de distúrbios neurológicos incluem anormalidades nas três principais funções do sistema.

Postura e marcha

A capacidade de um animal em manter postura e marcha normais depende amplamente do tônus da musculatura esquelética, mas também da eficiência dos reflexos posturais. Anormalidades da postura e marcha estão entre os melhores indicadores de doença do sistema nervoso, uma vez que essas funções são amplamente controladas pela coordenação da atividade nervosa. O tônus da musculatura esquelética, juntamente com a contribuição com a coordenação e a marcha, apresenta suas próprias particularidades. Entretanto, sua avaliação em animais está sujeita a uma ampla imprecisão em razão da nossa incapacidade em requerer o relaxamento voluntário completo do paciente. Em humanos, esse é um índice muito importante de eficiência do sistema nervoso, mas em animais ele tem sérias limitações. O passo mais difícil sempre que houver defeito de marcha ou postura é decidir se o defeito se origina no esqueleto, nos músculos ou no sistema nervoso.

Percepção sensorial

Testes de percepção sensorial em animais podem ser apenas objetivos, nunca subjetivos como em humanos, e qualquer teste usado em animais baseia-se amplamente na integridade do sistema motor.

Estado mental

Depressão ou exacerbação do estado psíquico não é difícil de julgar, particularmente se o proprietário do animal for um observador atento. Um método útil para avaliar o estado mental é responder à questão: "o animal está respondendo adequadamente ao seu ambiente?". A dificuldade normalmente está em decidir se a anormalidade é causada por alterações primárias ou secundárias do cérebro.

PRINCÍPIOS DE DISFUNÇÃO NERVOSA

As formas com que o tecido nervoso pode responder às influências nocivas são limitadas. Em razão de sua função essencialmente de coordenação, a transmissão de impulsos ao longo das fibras nervosas pode ser incrementada ou reduzida em graus variáveis, e a falha completa na transmissão representa grau extremo.

Em razão da estrutura do sistema, em que os impulsos nervosos passam de neurônio para neurônio por retransmissão entre as células nervosas, pode também haver excesso ou diminuição da atividade intrínseca de células individuais, dando origem ao aumento ou diminuição nas descargas de impulsos nervosos pelas células. Sejam os distúrbios de condução ou de descarga, o resultado final é o mesmo, e essas são as duas únicas formas como as doenças do sistema nervoso se manifestam. A disfunção nervosa pode, portanto, ser amplamente dividida em duas formas: *diminuição da atividade* e *exacerbação da atividade*. Essas podem ainda ser subdivididas em quatro formas comuns de disfunção nervosa: *sinais de excitação (irritação), liberação de sinais inibitórios, paresia ou paralisia causada por lesão tecidual e choque nervoso*.

Formas de disfunção nervosa

Sinais de excitação (irritação)

O aumento da atividade dos órgãos efetores ocorre quando há aumento no número de impulsos nervosos recebidos, seja em razão da excitação de neurônios ou decorrente da facilitação da passagem de estímulos.

A *excitabilidade* das células nervosas pode ser aumentada por muitos fatores, incluindo fármacos estimulantes, inflamação e graus brandos dessas influências que, em uma forma mais grave, podem causar depressão da excitabilidade. Portanto, hipoxia precoce ou branda pode resultar em aumento da excitabilidade, enquanto a grave ou prolongada causará depressão da função ou mesmo morte da célula nervosa.

O *fenômeno de irritação* pode resultar de muitas causas, como inflamação do tecido nervoso associado a bactérias ou vírus, determinados produtos neurotóxicos, hipoxia e edema. Naquelas doenças que causam aumento da pressão intracraniana, o fenômeno de irritação resulta da interferência com a circulação e o desenvolvimento de hipoxia anêmica local. As principais manifestações da irritação do tecido nervoso são tetania, tremores musculares locais, convulsões de todo o corpo no sistema motor e hiperestesia e parestesia no sistema sensorial. A maior parte dos sinais produzidos flutua em intensidade e pode ocorrer periodicamente conforme a energia nervosa é descarregada e reacumulada nas células nervosas.

A área de aumento de excitabilidade pode ser local ou suficientemente generalizada para afetar todo o corpo. Portanto, a lesão local no cérebro pode causar sinais de disfunção nervosa excitatória em um membro, e uma lesão mais extensa pode causar convulsão completa.

Liberação de sinais inibitórios

A exacerbação da atividade normal do sistema nervoso ocorre quando os centros nervosos inferiores são liberados dos efeitos inibitórios dos centros nervosos superiores. O exemplo clássico de um mecanismo de liberação é a rigidez causada pela descerebração experimental por transecção do tronco encefálico entre os colículos do mesencéfalo. Isso resulta em tônus extensor não inibido de todos os músculos antigravitacionais. A cabeça e o pescoço estão acentuadamente estendidos em postura de opistótono, e todos os quatro membros em animais quadrúpedes estão estendidos rigidamente. O mecanismo tônico ou reflexo miotático que envolve o neurônio motor inferior foi liberado dos efeitos das vias inibitórias descendentes do neurônio motor superior.

Ataxia cerebelar é outro exemplo de liberação inibitória. Na ausência de controle cerebelar, movimentos combinados dos membros são exagerados em todas as formas de ação, incluindo frequência, amplitude, força e direção. Em geral, o fenômeno de liberação está presente constantemente enquanto a lesão causal estiver presente, ao mesmo tempo que o fenômeno excitatório flutua com o aumento e a exaustão da energia nas células nervosas.

Paresia ou paralisia causada por lesão tecidual

A depressão da atividade pode resultar da depressão da atividade metabólica de células nervosas, e o estágio terminal é a paralisia completa quando o tecido nervoso é destruído. Tal depressão da atividade pode resultar da falha em suprir oxigênio e outros nutrientes essenciais, seja diretamente pela sua ausência geral ou indiretamente em razão da falha na circulação local. A infecção da célula nervosa por si só pode causar excitação inicial, seguida por depressão da função e, por fim, paralisia completa quando a célula nervosa morre.

Sinais de paralisia são constantes e se manifestam por paresia muscular ou paralisia quando o sistema motor é afetado e por hipoestesia ou anestesia quando o sistema sensorial está envolvido. A privação de metabólitos e o prejuízo à função por invasão das células nervosas ou por depressão tóxica da sua atividade produz depressão temporária parcial da função, que é completamente perdida quando os neurônios são destruídos.

Choque nervoso

Lesão aguda do sistema nervoso causa lesão às células nervosas na vizinhança imediata da lesão, mas adicionalmente pode haver também a interrupção temporária da função em partes do sistema nervoso que não são diretamente afetadas. A perda de função nessas áreas é temporária e, normalmente, persiste apenas por algumas horas. O atordoamento é um exemplo óbvio. A recuperação da inconsciência flácida do choque nervoso pode revelar a presença de sinais residuais permanentes causados pela destruição do tecido nervoso.

Determinar o tipo de lesão é difícil em razão da amplitude limitada das formas de reação do sistema nervoso à lesão. Sinais de irritação podem ser causados por infecções bacterianas ou virais, por pressão, por distúrbios vasculares ou hipoxia geral, por venenos e por hipoglicemia. Com frequência, é impossível determinar se os distúrbios são estruturais ou funcionais. Lesões degenerativas produzem principalmente sinais de paresia ou paralisia, a não ser que haja sinais de lesão local no tecido nervoso, como na paralisia do nervo facial, paraplegia ou tremor local, quando então o distúrbio pode ser definido apenas como distúrbio geral de uma parte do sistema nervoso. A encefalopatia é um diagnóstico amplo, mas com frequência é impossível ir além dele, a não ser que outras informações clínicas, incluindo sintomatologia do animal, epidemiologia e sinais sistêmicos, sejam avaliadas por testes especiais, incluindo o exame radiográfico e exame do LCR.

Algumas informações podem ser obtidas a partir do estudo da relação entre *sinais clínicos* e *tempo* no desenvolvimento de doenças nervosas. A lesão que se desenvolve de maneira súbita tende a produzir distúrbio máximo da função, algumas vezes acompanhada por choque nervoso. Lesões de desenvolvimento lento permitem uma forma de compensação na qual vias e centros não lesionados podem assumir algumas das funções das áreas lesionadas. Mesmo em lesões de desenvolvimento rápido, a recuperação parcial pode ocorrer a tempo, mas a ênfase está na depressão máxima da função no início da doença. Portanto, um tumor de desenvolvimento lento da medula espinal apresentará padrões de desenvolvimento clínico diferentes daquele resultante de uma lesão traumática aguda das vértebras. Outro aspecto relacionado com a rapidez no início da lesão é que fenômenos de irritação têm maior probabilidade de ocorrer quando o início é rápido e são menos comuns quando o início é lento.

MANIFESTAÇÕES CLÍNICAS DE DOENÇAS DO SISTEMA NERVOSO

Os principais sinais clínicos de disfunção do sistema nervoso incluem:

- Alteração do estado mental
- Movimentos involuntários
- Postura e marcha anormais
- Paresia ou paralisia
- Alteração da sensibilidade
- Cegueira
- Anormalidades do sistema nervoso autônomo.

Alteração do estado mental

Estados de excitação

Estados de excitação incluem *mania, frenesi* e *comportamento agressivo*, manifestações gerais de excitação do córtex cerebral. As áreas do córtex que governam comportamento, intelecto e personalidade em humanos são o lobo frontal e o córtex temporal. A importância clínica dessas áreas, pouco desenvolvidas em animais, não é grande. O lobo frontal, o córtex temporal e o sistema límbico são altamente suscetíveis a influências, como hipoxia e aumento da pressão intracraniana.

Mania

Na mania, o animal age de forma bizarra e parece não estar consciente do seu ambiente. Atitudes maníacas incluem lambedura, mastigação de materiais estranhos e, algumas vezes automutilação, vocalização anormal, urros constantes, cegueira aparente, caminhadas em locais estranhos, caminhada cambaleante e agressividade em animais normalmente dóceis. O estado de delírio não pode ser diagnosticado em animais, mas a desorientação mental é um comportamento óbvio da mania.

Doenças caracterizadas por mania incluem:

- Encefalites: por exemplo, forma furiosa da raiva, doença de Aujeszky em bovinos (pseudorraiva)
- Doenças degenerativas do cérebro: por exemplo, manosidose, início de PEM, intoxicação por *Astragalus* sp.
- Doenças tóxicas e metabólicas do cérebro: por exemplo, cetose nervosa, toxemia da prenhez, intoxicação aguda por chumbo, intoxicação por tetracloreto de carbono e insuficiência hepática grave, especialmente em equinos.

Frenesi

Caracterizado por atividade violenta e com pouca consciência do ambiente ao redor. Os movimentos do animal são descontrolados e perigosos para outros animais no grupo e para os tratadores, e, com frequência são acompanhados de ataques físicos agressivos.

Exemplos de doenças do sistema nervoso que cursam com frenesi incluem:

- Encefalomielite: por exemplo, doença de Aujeszky
- Doenças tóxicas e metabólicas do cérebro: por exemplo, tetania hipomagnesêmica de bovinos e ovinos, intoxicação por forragens com amônia em bovinos.

Exemplos de doenças de outros sistemas orgânicos que cursam com frenesi incluem:

- Dor abdominal aguda em equinos
- Irritação cutânea extrema: por exemplo, fotossensibilização em bovinos. Aparentemente, pânico sem razão óbvia, especialmente em equinos individuais ou em grupos de bovinos, são difíceis de diferenciar da mania real. Um equino com medo de um tabanídeo ou enxame de abelhas e um rebanho de bovinos correndo em pânico durante a noite são exemplos.

Comportamento agressivo

Agressão e tendência a atacar outros animais, humanos e objetos inertes é característica dos estágios iniciais da raiva e da doença de Aujeszky em bovinos, de histeria pós-parto em porcas, dos estágios tardios da hipoxia crônica em qualquer espécie e de tumor de células da granulosa do ovário em algumas éguas e vacas. Essa última é acompanhada por sinais de masculinização e estro errático ou contínuo. Com frequência é difícil diferenciar entre um animal com alteração genuína de personalidade e um que está com dor ou fisicamente incapacitado, por exemplo, suínos e bovinos com artrose atlanto-axial.

Estados depressivos

Estados mentais depressivos incluem sonolência, fadiga, narcolepsia/catalepsia, síncope e coma. Todos são manifestações de depressão da função cerebral cortical em vários graus e ocorrem como resultado de influências que deprimem a função do sistema nervoso em geral, bem como daquelas que afetam especificamente o comportamento – provavelmente por meio do sistema límbico. Não é possível classificar com precisão os tipos de anormalidades depressivas e relacioná-las a causas específicas, mas as ocorrências comuns em animais pecuários são listadas a seguir.

Depressão que leva à coma

Em todas as espécies isso pode resultar de:

- Encefalomielite e encefalomalácia
- Doenças tóxicas e metabólicas do cérebro, como uremia, hipoglicemia, insuficiência hepática, toxemia, sepse e a maioria das toxinas que lesionam os tecidos em geral
- Hipoxia cerebral, como na falência circulatória periférica ou hipocalcemia periparto em vacas-leiteiras
- Insolação

- Venenos específicos que causam sonolência, incluindo brometos, amitraz em equinos, *Filix mas* (samambaia macho) e grama kikuyo.

Síncope

O início súbito de desmaio (síncope) pode ocorrer como resultado de:

- Insuficiência circulatória aguda e insuficiência cardíaca levando à hipoxia cerebral aguda
- Hemorragia cerebral espontânea, um evento mais improvável em animais adultos
- Concussão traumática e contusão
- Queda de raio, eletrocussão.

Narcolepsia (catalepsia)

Animais afetados apresentam episódios de sono incontrolável e literalmente "caem" no sono. A doença é relatada em pôneis Shetland, nos quais acredita-se que seja hereditária, em outros equinos e em bovinos.

Andar compulsivo ou pressão da cabeça contra obstáculos (head pressing)

A pressão da cabeça contra obstáculos é uma síndrome caracterizada pelo animal que pressiona sua cabeça contra objetos fixos ou em cantos de uma baia, e que apoia a cabeça em obstáculos ou entre mourões da cerca. A pressão da cabeça contra obstáculos deve ser diferenciada do andar compulsivo, no qual um animal acometido põe a cabeça para baixo e anda lentamente enquanto parece estar cego. Se ele esbarrar em um objeto, se inclina para frente e começa a pressionar a cabeça; se confinado em uma baia, eles com frequência andam pela continuamente ou pressionam a cabeça contra um canto. A síndrome representa uma mudança no padrão de comportamento causada por um impulso compulsivo insatisfatório característico de um distúrbio no sistema límbico. As causas incluem:

- Doenças tóxicas e metabólicas do cérebro, especialmente PEM e encefalopatia hepática
- Doenças que se manifestam por aumento da pressão intracraniana
- Encefalomielite.

Andar desorientado

Uma síndrome similar, mas menos grave do que o andar compulsivo é o andar desorientado, depressão mental grave e cegueira aparente com protrusão da língua e movimentos de mastigação contínuos, embora o animal não seja capaz de ingerir alimentos ou beber água. Causas incluem:

- Doenças tóxicas e metabólicas do cérebro, incluindo intoxicação por *Helichrysum* sp. e mostarda-de-tansy
- Doença degenerativa cerebral, por exemplo, encefalomalácia nigropálida em equinos, lipofuscinose ceroide em ovinos, hidrocefalia em neonatos.

Movimentos involuntários

Causados por contrações musculares involuntárias, que incluem gradações desde fasciculações, tremores a tetania ou conjunções. Opistótono ou "tônus para trás" é um espasmo prolongado dos músculos do pescoço e membros que resulta em extensão dorsal e caudal da cabeça e pescoço com extensão rígida dos membros.

Tremor

É uma contração contínua e repetitiva dos músculos esqueléticos que normalmente é visível e palpável. As unidades musculares envolvidas podem ser pequenas e causar apenas movimento local da pele, e em tais casos, o temor é descrito como fasciculação; ou as unidades musculares podem ser extensas e o movimento muito mais grosseiro e suficiente para movimentar as extremidades, olhos ou partes do tronco. O tremor pode se tornar mais intenso quando animal é submetido a alguma ação positiva. Isso normalmente é indicativo de envolvimento cerebelar, e é a contrapartida do tremor de intenção em humanos. O tremor verdadeiro, com frequência, é suficientemente grave para causar incoordenação e prejuízo grave à marcha. Exemplos de causas de tremores incluem:

- Doenças difusas do cérebro, cerebelo e medula espinal
- Doença degenerativa do sistema nervoso, por exemplo, hipomielinogênese do neonato como em tremores congênitos de suínos e bezerros, intoxicação por *Swainsonia* sp.
- Doença tóxica do sistema nervoso causada por grande número de venenos, especialmente plantas e fungos venenosos, toxina de *Clostridium botulinum* na síndrome do potro tremedor; doenças metabólicas, como paralisia periódica hiperpotassêmica em equinos, estágios iniciais de hipocalcemia em vacas (fasciculações das pálpebras e orelhas).

Tiques

São movimentos espasmódicos a intervalos muito mais longos do que os tremores. Os intervalos normalmente têm duração de apenas alguns segundos mas, com frequência, aumentam de duração. Os movimentos são suficientemente disseminados para serem facilmente visíveis e são causados por músculos comuns sob controle voluntário. Eles são raros em grandes animais, mas podem ocorrer após lesões traumáticas em nervos espinais.

Tetania

Contração prolongada de músculos sem tremor. A causa mais comum é a intoxicação por *C. tetani* após infecção localizada pelo microrganismo. O grau de contração muscular pode ser exacerbado pela estimulação do animal afetado, e os membros são rígidos e não podem ser flexionados passivamente com facilidade (rigidez de "cano de chumbo").

Mioclonia é uma contração breve, intermitente e tetânica de músculos esqueléticos que resulta em rigidez de todo o corpo por vários segundos, seguido por relaxamento. Mioclonia hereditária congênita (edema neuroaxial hereditário) de bezerros puros e mestiços da raça Hereford é um exemplo típico. Bezerros acometidos estão alertas e podem mamar normalmente, mas se forem submetidos a movimentos voluntários ou manipulados, todo o corpo se torna rígido por 10 a 15 s.

Convulsões

Convulsões ou *ictus* são contrações musculares violentas que afetam parte ou todo o corpo e, regra geral, ocorrem por períodos relativamente curtos, embora nos estágios finais de encefalite possam recidivar com tal rapidez que dão impressão de serem contínuas.

As convulsões são o resultado de descargas elétricas anormais nos neurônios do prosencéfalo que chegam às áreas motoras somáticas e viscerais e iniciam movimentos espontâneos, paroxísticos e involuntários. Essas disritmias cerebrais tendem a ter início e terminar abruptamente, e elas têm duração finita. Uma convulsão típica pode apresentar uma fase prodrômica ou aura que dura por minutos a horas, durante a qual o animal está alheio ao seu ambiente e parece inquieto. O início da convulsão pode se manifestar como convulsão parcial localizada de uma parte do corpo que logo se dissemina e envolve todo o corpo, quando normalmente o animal cai ao chão e se contrai de forma rítmica. Após a convulsão pode haver depressão e cegueira temporária, que podem durar por vários minutos até algumas horas.

A convulsão pode ser clônica com movimentos de "pedalagem" típicos (movimentos involuntários nos quais espasmos musculares repetidos se alternam com períodos de relaxamento). Convulsões tetânicas ou tônicas são menos comuns e se manifestam por espasmo muscular prolongado sem períodos de relaxamento intercalado. Convulsões tetânicas verdadeiras raramente ocorrem, principalmente no envenenamento por estricnina e no tétano, e na maioria dos casos são uma introdução breve a uma convulsão clônica.

As convulsões podem se originar de distúrbios em qualquer lugar do prosencéfalo, incluindo cérebro, tálamo, ou mesmo apenas do hipotálamo. Contudo, a causa incitante pode estar no sistema nervoso fora do crânio ou em algum outro sistema concomitantemente; convulsões, portanto, com frequência são subdivididas em intracraniana e extracraniana. As causas são muitas e incluem o seguinte.

Convulsões intracranianas são causadas por:

- Encefalomielite, meningite
- Encefalomalácia

- Edema cerebral agudo
- Isquemia cerebral, incluindo aumento da pressão intracraniana
- Lesão local causada por trauma (concussão, contusão), abscessos, tumores, lesões parasitárias, hemorragia
- Epilepsia idiopática hereditária.

Convulsões extracranianas são causadas por hipoxia cerebral, como na insuficiência circulatória aguda ou insuficiência cardíaca e doenças tóxicas e metabólicas do sistema nervoso, incluindo:

- Encefalopatia hepática
- Hipoglicemia (como em leitões neonatos e no hiperinsulinismo causado por adenoma de células das ilhotas pancreáticas, conforme descrito em um pônei)
- Hipomagnesemia (como na tetania da lactação em vacas e éguas)
- Intoxicação por compostos inorgânicos, plantas tóxicas e fungos; existem muitos para fornecer uma lista completa, mas exemplos bem conhecidos são os hidrocarbonetos clorados, plurônicos usados no controle de timpanismo em bovinos, *Clostridium* spp.; intoxicações, por exemplo, *C. perfringens* tipo D e *C. sordellii*, e intoxicação subaguda por fluoroacetato
- Defeitos congênitos e hereditários sem lesões, por exemplo, convulsões e ataxia familiares em bovinos Angus.

Paresia espástica involuntária

Contrações intermitentes involuntárias de grandes massas musculares podem resultar em movimentos espasmódicos de um membro individual ou de partes do corpo. Em sua maioria, as contrações ocorrem quando movimentos voluntários são tentados. Doenças nessa categoria incluem:

- Harpejamento e harpejamento australiano de equinos
- Paresia espástica hereditária de bovinos
- Espasticidade periódica hereditária (cãibra da estabulação) de bovinos
- Miotonia congênita hereditária de bovinos
- Miotonia hereditária de caprinos.

Postura e marcha anormais

Postura

É avaliada com o animal em repouso. Posturas anormais podem ser adotadas de forma intermitente por animais com dor, mas em doenças do sistema nervoso, a anormalidade normalmente é contínua e recidivante. Desvio da cabeça e pescoço do plano axial ou rotação da cabeça e pescoço no plano horizontal (head tilt); ptose dos lábios, pálpebras, bochechas e orelhas; e opistótono e ortótono são exemplos, embora os dois últimos com frequência sejam intermitentes, uma vez que ocorrem como parte de um episódio convulsivo. Pressão da cabeça e posição de cão sentado são outros exemplos. Anormalidades da postura e marcha são o resultado de lesões no tronco encefálico, cerebelo, todos os níveis da medula espinal, raízes de nervos espinais, nervos periféricos, junções neuromusculares e músculos. A ênfase clínica está na doença vestibular, doença cerebelar e doença da medula espinal. É importante enfatizar que lesões cerebrais não causam anormalidades na postura e marcha.

Doença vestibular

O sistema vestibular é um sistema de propriocepção especial que auxilia o animal a manter a orientação com relação à gravidade no seu ambiente. Ele ajuda a manter a posição dos olhos, tronco e membros em relação ao movimento e posicionamento da cabeça.

A partir dos núcleos vestibulares, os tratos vestibuloespinais descendem ipsilateralmente através do comprimento da medula espinal. Esses neurônios são facilitadores para os neurônios motores ipsilaterais que vão para os músculos extensores dos membros, são inibitórios para os músculos flexores motores ipsilaterais, e são inibitórios para os músculos extensores contralaterais. O efeito principal da estimulação unilateral desse sistema nos membros é um tônus extensor ipsilateral relativo e tônus flexor contralateral, que promovem suporte ipsilateral do tronco contra a gravidade. Em contrapartida, uma lesão vestibular unilateral normalmente resulta em tônus flexor ipsilateral e tônus extensor contralateral, forçando o animal em direção ao lado da lesão.

Os núcleos dos nervos cranianos (NC) III, IV e VI, que controlam o movimento dos olhos, são conectados com o sistema vestibular por meio de um trato no tronco encefálico chamado fascículo longitudinal medial. Através desse trato, movimentos coordenados dos olhos ocorrem com alterações na posição da cabeça. Por meio dessas várias vias, o sistema vestibular coordena o movimento dos olhos, tronco e membros com movimentos de cabeça e mantém o equilíbrio de todo o corpo durante a marcha e o descanso.

Sinais de doença vestibular variam dependendo do envolvimento unilateral ou bilateral e se a doença envolve componentes periféricos ou centrais do sistema.

A influência vestibular no equilíbrio pode ser afetada:

- Na orelha interna
- Ao longo do nervo vestibular, ou
- No núcleo vestibular na medula.

A excitação unilateral ou perda de função pode ser causada por lesões em qualquer um desses pontos.

Sinais gerais de disfunção do sistema vestibular são andar cambaleante, inclinar o corpo, rolar, andar em círculos, oscilar lateralmente ao caminhar e desviar a cabeça, e muitas alterações na posição dos olhos, como estrabismo e nistagmo. O andar em círculos para o lado afetado é acompanhado por aumento do tônus dos membros contralaterais, que são mais facilmente observados no membro torácico contralateral. Rotação ou desvio da cabeça ocorrem, e animais gravemente acometidos caem para o lado afetado.

Quando a lesão afeta a orelha interna, como em alguns casos de otite média, o lado afetado fica mais baixo, o animal cai para esse lado, e pode haver paralisia facial do mesmo lado se a lesão for extensa e afetar o NC VII. Em decúbito, o lado afetado é mantido junto ao solo e, se esses animais forem rolados para o lado oposto, eles rapidamente rolam de volta para o lado afetado. Quando os núcleos vestibulares são afetados, como na listeriose, o animal cai para o lado afetado.

Nistagmo e andar em círculos são comuns quando há irritação do núcleo vestibular ou do fascículo longitudinal medial.

Causas de doença vestibular incluem:

- Otite média interna com envolvimento da orelha interna
- Lesão focal no núcleo vestibular, por exemplo, listeriose
- Lesão traumática ao aparato vestibular no equino causada por fratura dos ossos basisfenoide, basioccipital e temporal; os sinais clínicos incluem falta de controle do equilíbrio, rotação da cabeça, andar em círculos para o lado afetado, nistagmo e paralisia facial.

Na *síndrome vestibular paradoxal* há também rotação de cabeça, mas o andar em círculos é para o lado contrário ao da lesão. O desvio da cabeça e pescoço devem ser distinguidos de rotação de cabeça. Lesões assimétricas do prosencéfalo, como abscesso cerebral, alguns casos de PEM, migração de larva de parasita ou trauma na cabeça podem levar o animal a manter sua cabeça e pescoço virados para um lado, mas não há rotação de cabeça e o círculo tem grande diâmetro. De fato, a presença de rotação de cabeça (desvio dos olhos para fora do plano horizontal) acompanhado por círculos fechados fornece método clinicamente útil para diferenciar uma lesão cerebral de uma lesão vestibular.

Marcha

É avaliada quando o animal está se movendo. Anormalidades da marcha de origem neurológica apresentam dois componentes, *fraqueza* e *ataxia*. Fraqueza (paresia) é evidente quando o animal arrasta seus membros, tem cascos gastos ou apresenta arco baixo da fase de suspensão do passo. Quando um animal apoia o peso em um membro fraco, o membro com frequência estremece e o animal pode mesmo entrar em colapso com aquele membro em razão da falta de apoio. Enquanto caminhando em círculos, subindo uma rampa e caminhando com a cabeça elevada, o animal irá com frequência tropeçar em um membro fraco e cair sobre os boletos. Durante a manipulação do membro, o clínico normalmente irá realizar uma observação subjetiva de que o tônus muscular está diminuído.

Ataxia

É um déficit proprioceptivo geral inconsciente que causa incoordenação quando o animal se move. Ela se manifesta como oscilação da pelve, tronco e, algumas vezes, de todo o corpo (balanço de tronco) de um lado para outro. A ataxia também pode parecer como trançar do membro afetado durante a fase de suspensão do passo. Isso com frequência resulta em posicionamento do membro em abdução ou adução, cruzar de membros ou pisar no membro oposto.

Hipermetria é o aumento do alcance do movimento, e é visto como movimento mais amplo do membro com movimentação excessiva da articulação. Hipermetria sem paresia é característica de doença espinocerebelar e cerebelar. É uma diminuição no alcance do movimento caracterizada por movimento rígido e espástico dos membros com pouca flexão das articulações, particularmente das articulações do carpo e do tarso.

Dismetria é um termo que inclui tanto hipermetria quanto hipometria, sendo os passos de ganso o sinal mais comum. É normalmente causada por lesão no cerebelo ou nas vias cerebelares.

Na mieloencefalopatia degenerativa equina (MDE), há dismetria dos membros pélvicos e tetraparesia causada por distrofia neuroaxonal que se origina do núcleo cuneato acessório. Equinos gravemente acometidos levantam seus cascos excessivamente alto e os batem no solo.

Doença cerebelar

Quando a função cerebelar é anormal, há ataxia, que é a incoordenação quando o animal se move. Em termos gerais, há defeitos na frequência, amplitude e direção do movimento. Em doenças cerebelares típicas, ataxia dos membros é comum e não há fraqueza evidente. Na ataxia cerebelar verdadeira (p. ex., hipoplasia cerebelar), o animal acometido fica em posição quadrupedal com os membros afastados, oscila e tem tendência a cair. A ataxia da cabeça e pescoço é caracterizada por movimentos amplos e oscilantes da cabeça; balanço frequente da cabeça e tremor de intenção (aceno) da cabeça.

O tremor de cabeça pode ser o sinal mais óbvio em casos brandos de hipoplasia cerebelar em potros jovens. Os membros não se movem harmoniosamente, os movimentos são acentuadamente exagerados, a força muscular normalmente está preservada e há ausência de posicionamento adequado dos cascos (hipermetria e hipometria); quedas são comuns. O defeito no posicionamento é o resultado de coordenação motora deficiente e não está relacionado de qualquer forma à fraqueza muscular ou déficit proprioceptivo. Tentativas de avançar até determinado ponto normalmente não são bem-sucedidas e o animal não consegue chegar até seu alimento ou cocho de água. Exemplos de doença cerebelar incluem:

- Defeitos hereditários da estrutura cerebelar ou abiotrofia na maioria das raças de bovinos e em cavalos da raça Árabe[1]
- Defeitos cerebelares congênitos que resultam de infecções virais maternas, como infecção por vírus da diarreia bovina (BVD) em bovinos
- Doença displásica do cerebelo de equinos
- Lesão traumática, por exemplo, por larvas de parasitas, como *Hypoderma bovis*, que causa ataxia cerebelar unilateral em bovinos adultos
- Micotoxicoses e joio tremorgênicos
- Degeneração cerebelar em bovinos no Uruguai causada por pastejo de arbustos perenes *Solanum bonariense* ("Naranjillo")[2]
- Encefalomielite na qual outros sinais localizados também ocorrem.

Doenças da medula espinal

Ataxia causada por disfunção cerebelar pode ser difícil de diferenciar de defeitos proprioceptivos e paralisia motora parcial (fraqueza) que ocorrem em animais com lesões da medula espinal, e é extremamente importante que essa diferenciação seja feita. Doenças da medula espinal, que causam graus variados de fraqueza e ataxia são comuns em grandes animais. A fraqueza é causada por lesão aos neurônios motores superior ou inferior e déficit proprioceptivo por lesão aos neurônios sensoriais ascendentes. Sinais de ataxia e fraqueza podem ser evidentes apenas nos membros pélvicos quando há lesão branda ou mesmo moderada da medula espinal cervical em uma vaca adulta ou equino, e pode ser difícil determinar se os membros torácicos estão envolvidos.

O exame detalhado de marcha, postura e reações posturais nos membros, junto da pesquisa quanto a anormalidades localizadas, com frequência será produtiva na localização da lesão. Sinais de fraqueza ou ataxia podem ser gerados empurrando gentilmente os membros pélvicos para um lado ou puxando a cauda para um lado conforme o animal caminha (a resposta de balanço). O animal normal resiste a esses movimentos ou se move abruptamente para o lado conforme é empurrado ou puxado. O animal fraco pode ser facilmente puxado para um lado, pode tropeçar ou cair, e também pode tender a emboletar e colapsar quando uma pressão forte é aplicada com a mão sobre a cernelha e a região pélvica. O animal atáxico pode oscilar para um lado, apresentar retardo na protração do membro, cruzar os membros pélvicos ou pisar no membro oposto.

Com frequência, é difícil distinguir paresia de ataxia, mas na maioria das circunstâncias essa diferenciação não é importante em razão da relação anatômica próxima dos tratos proprioceptivo geral ascendente e neurônio motor superior descendente na substância branca da medula espinal. Essas mesmas respostas de balanço anormais podem ser estimuladas com o animal em posição quadrupedal.

O animal atáxico pode abduzir o membro pélvico de fora para muito longe, conforme é empurrado para um lado ou movido em um círculo fechado. Isso pode parecer um movimento hipermétrico similar à ação do harpejamento, e assume-se que seja um sinal de lesão do trato proprioceptivo geral. O animal empurrado ou colocado a caminhar em círculos pode manter um membro pélvico clinicamente acometido plantado em uma posição no solo e pivotar ao redor dele, sem movê-lo. A mesma falha em protrair o membro pode ser vista ao fazer o animal caminhar para trás. Ele pode mesmo forçar o animal à postura de "cão sentado".

Exemplos de ataxia causada por doença da medula espinal incluem:

- Trauma limitado à medula espinal
- Os estágios iniciais de lesão compressiva do canal vertebral em desenvolvimento
- Doenças degenerativas e inflamatórias do sistema nervoso, especialmente aquelas que causam incoordenação enzoótica em equinos e andar cambaleante em ovinos (ambas tratadas sob seus respectivos títulos)
- Doenças funcionais em doenças metabólicas e tóxicas do sistema nervoso nas quais lesões ainda não foram identificadas e que são causadas principalmente por venenos, especialmente material vegetal; exemplos típicos são intoxicação pelo fungo *Claviceps paspali*, *Diplodia* spp., *Acremonium lolii*, a gramínea *Phalaris aquatic*, as samambaias *Zamia* e *Xanthorrhea* spp., e plantas herbáceas, como *Kallstroemia*, *Vicia*, *Baccharis*, *Solanum*, *Aesculus* e *Ficus* spp.
- Insolação em cordeiros[3]
- Deficiência nutricional, especialmente de tiamina, ocorrendo naturalmente em equinos intoxicados por samambaia e cavalinha, e experimentalmente em suínos
- Defeitos de desenvolvimento, incluindo anormalidades congênitas e anormalidades abiotróficas que se desenvolvem em algum momento após o nascimento; exemplos são tremores de bovinos da raça Pardo Suíço e de suínos Pietrain em crescimento.

Em muitas dessas doenças, incoordenação e paresia são um estágio no desenvolvimento de tetraplegia ou paraplegia.

Paresia e paralisia

O sistema motor é composto por:

- Tratos piramidais: originam-se no córtex motor
- Sistema extrapiramidal: origina-se no corpo estriado, núcleo vermelho, núcleo vestibular e teto do mesencéfalo
- Nervos periféricos: originam-se nas células do corno ventral.

Os tratos piramidais são de menor importância em animais ungulados, chegando apenas ao quarto segmento cervical. Ademais, lesões no córtex motor em animais pecuários não produzem nenhum déficit na marcha. Também não há paresia, embora em caso de lesão aguda, a fraqueza possa estar evidente no primeiro ou segundo dias. Se a lesão for unilateral, a paresia será contralateral à lesão. Isso se opõe acentuadamente às anormalidades graves na postura e marcha que ocorrem em lesões da ponte, medula e cordão espinal.

Os principais núcleos motores nesses animais são subcorticais e abrangem o sistema extrapiramidal, e a maioria dos movimentos combinados é controlado por estímulos nervosos que se originam nos núcleos tectais, núcleos reticulares, núcleos vestibulares e, possivelmente, nos núcleos rubros. Os tratos piramidais e extrapiramidais abrangem os neurônios motores superiores, que chegarão às células do corno ventral da medula espinal, cujas células, juntamente com seus axônios periféricos formam os neurônios motores inferiores. A paralisia é um resultado fisiológico em todos os casos de lesão de nervos motores, que, se grave o suficiente, se manifesta clinicamente. O tipo de paralisia com frequência é indicativo do local da lesão.

A lesão do neurônio motor superior causa:

- Espasticidade com perda de movimentos voluntários
- Aumento do tônus dos músculos do membro
- Aumento dos reflexos espinais.

A espasticidade de uma lesão do neurônio motor superior normalmente ocorre com o membro acometido em extensão. Todos eles são fenômenos de liberação que resultam da interrupção do controle superior sobre o arco reflexo espinal.

A lesão do neurônio motor inferior causa:

- Paresia ou paralisia com perda de movimentos voluntários
- Diminuição do tônus dos músculos do membro
- Ausência de reflexos espinais
- Atrofia do músculo afetado (atrofia neurogênica).

Uma vez que lesões específicas aos nervos periféricos são tratadas cirurgicamente, essas serão abordadas em livros de cirurgia e não serão repetidas aqui.

Uma forma especial de paralisia é a *síndrome de Schiff-Sherrington*, que é comum em cães, mas raramente é relatada em grandes animais. Ela é causada por lesão compressiva aguda grave da medula espinal toracolombar e se manifesta por rigidez extensora ou hipertonia dos membros torácicos e paralisia hipotônica dos membros pélvicos. Neurônios localizados na medula espinal lombar são responsáveis pela inibição tônica dos neurônios motores alfa dos músculos extensores na intumescência cervical. Os corpos celulares desses neurônios estão localizados na coluna ventral da substância cinzenta de L1-L7, com população máxima em L2-L4. Seus axônios ascendem para a intumescência cervical. Lesões agudas graves craniais a esses neurônios e caudais à vetumescência cervical irão privar subitamente os neurônios da intumescência cervical dessa fonte de inibição tônica, resultando em liberação desses últimos neurônios. Isso resulta em hipertonia extensora observada nos membros torácicos, que podem funcionar normalmente na marcha e reações posturais, exceto pela hipertonia.

O grau de paresia ou paralisia precisa ser definido. Paralisia é identificada como uma incapacidade de realizar movimentos propositais. Portanto, movimentos convulsivos descontrolados como ocorre na PEM podem ainda se encaixar na descrição de paralisia. Paresia ou fraqueza pode ser classificada em quatro categorias:

- Animais que não conseguem se levantar ou se manter em posição quadrupedal se ajudados, mas podem realizar movimentos propositais na tentativa de levantar
- Animais que não conseguem se levantar, mas podem se manter em posição quadrupedal de ajudados
- Animais que podem se levantar, mas apresentam paresia e podem mover os membros bem e tropeçar apenas ligeiramente enquanto caminham
- Animais que se movem com dificuldade e apresentam incoordenação grave e tropeços.

Provavelmente a decisão mais difícil na neurologia de animais pecuários é se a incapacidade do paciente em se mover decorre de um déficit neurológico ou muscular. Por exemplo, um equino em decúbito em razão de rabdomiólise exercional com frequência se assemelha a um equino com lesão de medula espinal. Exemplos de paresia e paralisia incluem:

- Lesões inflamatórias, neoplásicas ou traumáticas focais nas vias motoras. Essas lesões normalmente produzem um déficit neurológico assimétrico
- Doenças tóxicas e metabólicas do sistema nervoso em sua forma mais grave, por exemplo, paralisia flácida associada à picada de carrapato (*Ixodes holocyclus*, *Ornithodoros* sp.), intoxicação, botulismo e picada de cobra. Paralisias tetânicas comparáveis incluem tétano, tetania da lactação de éguas e tetania hipomagnesêmica de vacas e bezerros. Em contrapartida às lesões inflamatórias, neoplásicas e traumáticas nas vias motoras, lesões tóxicas e metabólicas normalmente produzem déficit neurológico simétrico.

Atrofia muscular neurogênica

A destruição dos neurônios motores inferiores – seja dentro do canal vertebral ou periférico a ele – causa atrofia neurogênica. Se a atrofia for visível ou não depende de quantos neurônios e, portanto, quantas fibras musculares estão afetados.

Alteração da sensibilidade

Lesões do sistema sensorial raramente são diagnosticadas em animais, exceto aquelas que acometem a visão e o aparelho vestibular, em razão da impossibilidade de mensurar respostas subjetivas.

Embora animais possam experimentar parestesia, como na doença de Aujeszky (pseudorraiva) em bovinos e ovinos, a resposta do animal de lamber ou de se coçar não possibilita decidir entre o diagnóstico de parestesia ou prurido. Lesões dos neurônios sensoriais periféricos causam hipersensibilidade ou diminuição da sensibilidade da área inervada pela estrutura afetada. Lesões da medula espinal podem afetar apenas fibras do trato motor, apenas fibras do trato sensorial, ambas ou podem ser unilaterais.

Embora com frequência seja difícil decidir se a falha em responder a um estímulo normalmente doloroso é causada por falha em perceber ou incapacidade de reagir, determinados testes podem fornecer informações valiosas. O teste usado normalmente é realizado espetando a pele com uma agulha, ou beliscando a pele com uma pinça dente de rato e observando a reação. Em circunstâncias excepcionais, o piscar de luzes pode levar a uma resposta exagerada. A reação de *"mordiscar"* estimulada pela manipulação da região lombar de ovinos acometidos por *scrapie* é um exemplo contundente de hipersensibilidade.

Em cada teste de sensibilidade, deve-se lembrar de que há variação considerável entre animais e em um animal individual de tempos em tempos, e deve-se ter bastante cautela ao avaliar a resposta. Em qualquer animal, há também regiões cutâneas mais sensíveis que outras. A face e a região cervical cranial são altamente sensíveis, a região cervical caudal e a região das escápulas são menos sensíveis, com o aumento da sensibilidade sobre o tórax caudal e região lombar, chegando a um alto grau de sensibilidade no períneo. As regiões proximais dos membros são muito menos sensíveis que as regiões distais, e a sensibilidade é maior sobre os dígitos, particularmente no aspecto medial.

A *ausência de resposta* à aplicação de estímulo doloroso nos membros (*ausência de reflexo de retirada*) indica a interrupção do arco reflexo; ausência do reflexo com persistência da percepção central, como demonstrado por gemido ou movimentos do corpo – olhar para o lado de aplicação do estímulo – indica interrupção das vias motoras e que a percepção central de dor persiste. Em equinos, a resposta pode ser muito mais sutil do que em outras espécies, e movimentos das orelhas e pálpebras são os melhores indicadores de percepção de dor. O aumento da sensibilidade é descrito como *hiperestesia*, a diminuição, como *hipoestesia* e a ausência completa é descrita como *anestesia*. Reflexos cutâneos especiais incluem o reflexo anal, no qual a contração espasmódica do ânus ocorre quando ele é tocado, e o reflexo corneal, no qual há fechamento das pálpebras ao tocar a córnea. O reflexo do panículo (cutâneo do tronco) é valioso, uma vez que as vias sensoriais, detectadas pelo espetar de uma agulha, entram na medula espinal nos segmentos T1-L3, mas as vias motoras deixam a medula espinal apenas nos segmentos C8, T1 e T2.

A contração rápida do músculo cutâneo superficial ao longo de todo o dorso – que é a resposta positiva (*reflexo do panículo*) – é inconfundível. O exame dos reflexos oculares e da audição serão discutidos na seção Nervos cranianos (a seguir).

Cegueira

Manifesta-se como anormalidade clínica visto que o animal caminha em direção a objetos que ele deveria evitar. A visão é uma função do córtex cerebral e é avaliada usando o reflexo pupilar à luz, a resposta de ameaça e a capacidade de caminhar pelo ambiente desviando de um trajeto de obstáculos.

O *reflexo pupilar à luz* está presente ao nascimento em grandes animais, mas não requer o córtex cerebral intacto. Essa é a razão pela qual ruminantes com polioencefalomalácia responsiva à tiamina parecem cegos, mas apresentam reflexo pupilar à luz intacto; em contrapartida, ruminantes com intoxicação por chumbo e maior grau de disfunção cerebral parecem cegos, mas apresentam diminuição ou ausência de reflexo pupilar à luz. O reflexo pupilar à luz mensura a integridade da retina, nervos ópticos e quiasma, o núcleo oculomotor pretectal no mesencéfalo e a via motora descendente, que inclui nervo oculomotor, gânglio ciliar e músculo constritor pupilar.

A *resposta de ameaça ou o piscar* é usada para testar a integridade de toda a via visual (retina, nervos ópticos, quiasma óptico, trato óptico, núcleo geniculado lateral e cápsula interna da área visual no cérebro [lobo occipital]). O córtex visual processa a informação e retransmite sinais para o córtex motor. A via motora descendente recebe algum estímulo do cerebelo e segue da ponte ipsilateral para o núcleo do nervo facial contralateral no bulbo, e então para o nervo facial e, por fim, para o músculo orbicular ocular. Um gesto de ameaça com a mão (ou, ainda melhor, com o dedo indicador como se estivesse apontando) em direção ao olho estimula o fechamento imediato das pálpebras. O dedo deve chegar perto o suficiente do olho sem tocar os pelos táteis da pálpebra ou criar deslocamento de ar que possa ser sentido pelo animal. Alguns animais estoicos, deprimidos, ou mesmo excitados podem não responder ao reflexo de ameaça com o fechamento das pálpebras; outros podem manter as pálpebras parcialmente ou quase fechadas. Pode ser necessário alertar o paciente quanto ao risco de lesão tocando as pálpebras primeiro. A resposta de ameaça é aprendida, e está ausente em neonatos. A maioria dos potros apresenta resposta de ameaça aproximadamente 9 dias após o nascimento e a maioria dos bezerros aos 5 a 7 dias após o nascimento. O alojamento em grupos de bezerros neonatos pareceu facilitar a aprendizagem da resposta de ameaça mais rapidamente como resultado de mais ameaças visuais.[4]

O teste mais definitivo é fazer o animal caminhar em uma *pista com obstáculos* e colocar objetos diante dele, de maneira que ele deva passar pelos obstáculos facilmente. Um procedimento similar é a única forma de testar *cegueira noturna* (*nictalopia*). A área deve ter luz fraca, mas o observador deve ser capaz de ver os obstáculos claramente. A definição de que o animal é cego cria a necessidade de exame das vias visuais.

Cegueira central ou periférica

A cegueira pode ser central ou periférica. Os animais com lesões no prosencéfalo apresentam cegueira central, com resposta de ameaça deprimida em um ou em ambos os olhos, enquanto os reflexos pupilares à luz normalmente estão intactos. Na cegueira periférica – tal como na hipovitaminose A – o reflexo de ameaça, e o reflexo pupilar à luz estão ausentes.

Cegueira pode ser causada por lesões ao longo das vias visuais, do olho até o córtex cerebral:

- *Doenças da órbita* incluem ceratoconjuntivite, hipópio, catarata, panoftalmia, defeitos oculares mistos herdados em bovinos Shorthorn branco e Jersey, cegueira noturna em cavalos Appaloosa e casos esporádicos de cegueira causada por doença degenerativa idiopática da retina em bovinos
- *Doenças da retina* incluem displasia retiniana de caprinos, catarata da lente causada por intoxicação por higromicina em suínos e malformações oculares congênitas em bezerros após infecção intrauterina por vírus BVD (normalmente acompanhado de defeitos cerebelares)
- *Doenças do nervo e quiasma ópticos*, por exemplo, abscesso da rede admirável da pituitária, constrição do nervo óptico por dieta deficiente em vitamina A, tumor da glândula pituitária e lesão do nervo óptico, especialmente em equinos após afastarem e caírem de costas no chão. Há início súbito de cegueira unilateral ou bilateral sem alterações oftálmicas até 3 a 4 semanas após a lesão, quando o disco óptico se torna mais pálido e menos vascularizado
- Lesões *metabólicas ou isquêmicas do córtex cerebral* como na PEM, edema cerebral e hidrocefalia
- Lesões *infecciosas ou parasitárias localizadas* causadas por abscessos ou larvas em migração
- *Cegueira funcional*, na qual há cegueira completa, com frequência temporária, na ausência de qualquer lesão física. Causas são acetonemia, toxemia da gestação e indigestão aguda por carboidratos (hiper D-lactatemia) de ruminantes
- *Intoxicações específicas* que causam cegueira incluem *F. mas* (samambaia macho), *Cheilanthes* spp. (samambaia das rochas) e rape. *Stypandra* spp. causa uma degeneração específica dos nervos ópticos. A intoxicação por chumbo em bovinos também pode causar cegueira.

Anormalidades do sistema nervoso autônomo

Lesões que afetam o fluxo parassimpático cranial o fazem por meio do envolvimento dos nervos oculomotor, facial, vago e glossofaríngeo ou seus núcleos. Os efeitos produzidos são discutidos na seção Nervos cranianos do exame especial do sistema nervoso.

Em geral, as lesões causam anormalidade da constrição pupilar, salivação e atividade muscular involuntária na parte superior dos tratos digestório e respiratório. Lesões do sistema simpático espinal interferem com a função normal do coração e sistema digestório. Em sua maior parte, as afecções do sistema nervoso autônomo são de menor importância em animais pecuários. Lesões centrais do hipotálamo podem causar anormalidades nas trocas de calor, que se manifestam como hipertermia ou hipotermia neurogênica e obesidade, mas elas também têm menor importância.

Algumas manifestações de doença autonômica são importantes. O desequilíbrio autonômico normalmente é descrito como a base fisiológica da cólica espasmódica em equinos; doença da pastagem de equinos é caracterizada por lesões degenerativas nos gânglios simpáticos; e envolvimento do nervo vago na reticuloperitonite traumática de bovinos pode levar a prejuízo à motilidade de pré-estômagos e abomasal, bem como o desenvolvimento de indigestão vagal.

Defeitos no controle do esfíncter e motilidade da bexiga e reto também podem ser importantes para o diagnóstico de defeitos do fluxo parassimpático sacral e para o sistema simpático espinal. Os segmentos críticos são os segmentos sacrais da medula espinal, e a perda da sua função irá causar incontinência urinária e perda de tônus retal. O suprimento de nervos parassimpáticos para a bexiga estimula o músculo detrusor e relaxa o esfíncter; o suprimento de nervos simpáticos tem a função reversa. Lesão na medula espinal pode causar perda do controle parassimpático e resultar em retenção urinária. Incontinência, se ocorrer, resulta do excesso de fluxo. Quando o controle simpático é removido ocorre incontinência, mas a bexiga deve ser capaz de esvaziar. Ocorrem distúrbios similares de defecação. Tanto a micção quanto a defecação são controladas por centros medulares e espinais, mas algumas medidas de controle são retomadas mesmo quando o suprimento de nervos extrínsecos para a bexiga e reto é completamente removido.

EXAME ESPECIAL DO SISTEMA NERVOSO

Médicos-veterinários normalmente incluem muitos componentes de um exame neurológico no exame clínico completo. Com maior frequência, o diagnóstico e o diagnóstico diferencial podem ser realizados a partir da consideração do histórico e sinais clínicos.

Entretanto, se o diagnóstico for incerto, pode ser necessário conduzir o exame neurológico completo, que pode revelar sinais clínicos adicionais necessários para o diagnóstico e a determinação do prognóstico.

A acurácia do diagnóstico clínico de doenças neurológicas em equinos é alta. Em um estudo com 210 equinos nos quais o diagnóstico patológico definitivo foi confirmado, a acurácia geral de diagnóstico clínico para todas as doenças foi de 0,95; a acurácia variou de 0,79 a 1,00, a sensibilidade variou de 0,73 a 0,95, e a especificidade variou de 0,88 a 1,00 para categorias de doenças individuais. Algumas doenças neurológicas, portanto, são subdiagnosticadas, enquanto outras são diagnosticadas em excesso. O uso de exames clínicos cuidadosos e completos e técnicas diagnósticas combinadas com a confirmação do diagnóstico patológico, resultará em diagnóstico e terapia mais precisos. Estudos retrospectivos de séries de equinos atáxicos, por exemplo, irão acrescentar ao conhecimento e melhorar o diagnóstico.

Exame neurológico

O objetivo principal do exame neurológico é confirmar se existe ou não anormalidade neurológica e determinar a localização neuroanatômica da lesão. Um diagnóstico clinicoanatômico é necessário antes de desenvolver uma lista de diagnósticos diferenciais e decidir se o tratamento é ou não possível. O formato para um exame preciso e prático deve apresentar sequência lógica, ser fácil de recordar com a prática e que enfatize a necessidade de esboçar um diagnóstico anatômico posteriormente. A sequência lógica racional é que o exame tenha início a uma determinada distância para avaliar postura e estado mental, e então proceda para um exame mais detalhado que requeira a colocação do animal em movimento ou rampa. A sequência de exame, portanto, é adequada para bovinos de corte minimamente manipulados, bovinos leiteiros, equinos, ovinos, caprinos e camelídeos do Novo Mundo. Os resultados do exame neurológico devem ser documentados e não depender unicamente da memória do examinador. Existem muitas fichas de exame padronizadas disponíveis que delineiam cada passo do exame neurológico e garantem a documentação adequada dos resultados.

Achados clínicos e epidemiologia

A idade, raça, sexo, uso e valor do animal são considerações importantes no diagnóstico e prognóstico de doenças neurológicas. Algumas doenças ocorrem com maior frequência sob determinadas condições, por exemplo, intoxicação por chumbo em bezerros de corte lactentes soltos no pasto na primavera daquele ano. Meningoencefalite por *Histophilus somni* é mais comum em bovinos de corte confinados de 6 a 10 meses de idade, e hipovitaminose A é mais comum em bezerros de corte com 6 a 8 meses de idade após pastarem em pastagens de verão secas. Em equinos, há muitas doenças claramente definidas que afetam a medula espinal, incluindo mielopatia estenótica cervical, mieloencefalopatia degenerativa, mielite por protozoário, mielopatia por rinopneumonite equina, raiva, polioencefalomielite e doença do neurônio motor equina. Algumas dessas doenças têm características epidemiológicas marcantes que são úteis no diagnóstico e diagnóstico diferencial. O exame neurológico de potros neonatos é repleto de riscos em razão das diferentes respostas obtidas, ao se comparar potros a equinos adultos. As diferenças se relacionam principalmente à dismetria temporária na marcha e reflexos com respostas exageradas.

Histórico

Atenção especial deve ser dada ao registro de um histórico preciso. O questionamento do proprietário deve focar na queixa principal, quando ela ocorreu e como ela se alterou ao longo do tempo (*a relação sinal-tempo*). A duração dos sinais; a forma de início, particularmente se aguda com remissão posterior, ou crônica com início gradual; a progressão do envolvimento; e a descrição dos sinais que ocorrem apenas de maneira intermitente devem ser avaliadas. Quando a doença é um problema de rebanho, as taxas de morbidade e mortalidade e o método de disseminação podem indicar intoxicação quando todos os animais acometidos apresentam sinais dentro de um período muito curto. Doenças associadas a agentes infecciosos podem apresentar início agudo ou crônico. Doenças neoplásicas do sistema nervoso podem ter início abrupto, mas com frequência progridem lentamente. Para algumas doenças, como epilepsia, a consideração do histórico pode ser a única forma de realizar o diagnóstico. Lesões traumáticas têm início súbito e com frequência se estabilizam ou melhoram.

Ao obter o histórico de episódios convulsivos, uma estimativa deve ser feita quanto à sua duração e frequência. O padrão também é importante e pode ser diagnóstico, por exemplo, na intoxicação por sal em suínos. A ocorrência de palidez ou cianose durante a convulsão é particularmente importante para a diferenciação entre síncope cardíaca e convulsão com origem no sistema nervoso.

Cabeça

Comportamento

O proprietário deve ser questionado quanto ao comportamento anormal do animal, que pode incluir vocalização, bocejos, lambedura, mania, convulsões, agressividade, pressão da cabeça contra obstáculos, deambulação pelo ambiente, marcha compulsiva e balanço de cabeça. Balançar de cabeça pode ter origem fótica e pode ser testado por meio da aplicação de vendas, cobertura dos olhos com uma máscara facial e observação do equino na escuridão total em ambiente externo. Em um equino, o balançar de cabeça cessou com o uso de venda ou escuridão noturna no ambiente externo, e se tornou menos intenso com o uso de lentes de cor cinza. O comportamento em ambiente externo sugeria esforço para evitar a luz.

Estado mental

A avaliação do estado mental se baseia no nível de consciência e atenção do animal. O coma é um estado de ausência completa de resposta a estímulos nocivos. Outros estados mentais anormais incluem estupor, sonolência, delírios, letargia e depressão. Os animais podem apresentar opistótono, seja espontaneamente ou em resposta a estímulo (Figura 14.1). Animais de grande porte que estão em decúbito em razão de doença da medula espinal normalmente estão alertas

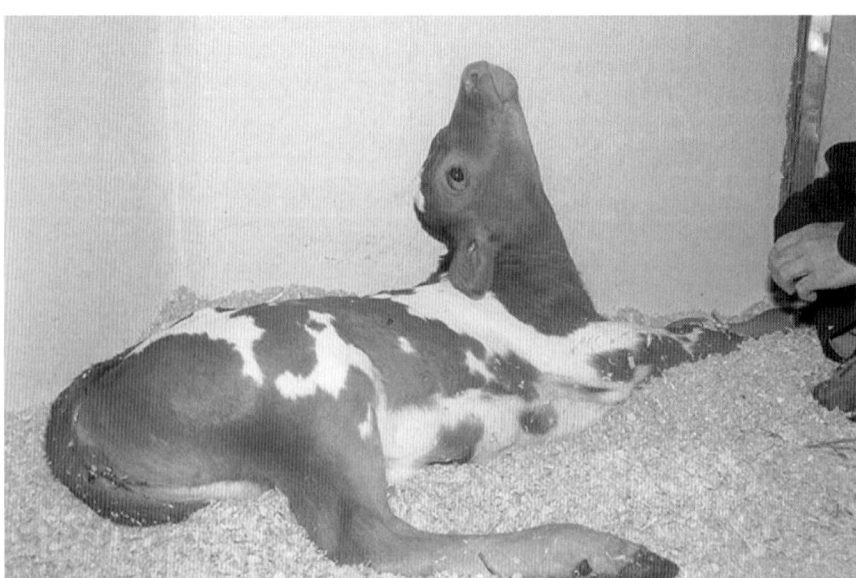

Figura 14.1 Estado mental anormal em bezerro Simental com meningite bacteriana. O bezerro apresenta opistótono e age de maneira inadequada no seu ambiente.

e conscientes, a não ser que sejam afetados por complicações que podem causar febre e anorexia. Bovinos de corte adultos que estão em decúbito em decorrência de lesão da medula espinal e não estão habituados à manipulação podem ser bastante agressivos e apreensivos.

Posição da cabeça e coordenação

Lesões do sistema vestibular com frequência resultam em desvio da cabeça. Lesões do cérebro com frequência resultam em desvio da cabeça e do pescoço. Na doença cerebelar, o animal pode apresentar movimentos estranhos da cabeça, que são exagerados pelo aumento do esforço voluntário. Esses movimentos estranhos finos da cabeça são chamados tremores de intensão. Animais com dor grave no pescoço manterão seu pescoço em posição fixa e manifestarão relutância em mover a cabeça e o pescoço. Balançar de cabeça em equinos foi associado à infestação por ácaros da orelha, otite externa, disfunção de NC, lesão cervical, doença ocular, micose das bolsas guturais, osteíte periapical dentária e rinite vasomotora. Entretanto, o balançar de cabeça idiopático em equinos, com frequência, é associado a evidências de irritação nasal, espirros e resfolego, secreção nasal, tosse e lacrimejamento excessivo.

Nervos cranianos

Anormalidades da função dos NC auxiliam na localização da lesão próxima do ou no tronco encefálico. Algumas informações quanto à disfunção de NC estão apresentadas nas Tabelas 14.1 a 14.6 para complementar o exame mais detalhado descrito aqui.

Nervo olfatório (I par de nervos cranianos)

Testes de olfato não são satisfatórios em grandes animais em razão da sua resposta à comida decorrente da visão e da audição.

Nervo óptico (II par de nervos cranianos)

O único teste de acuidade visual aplicável em animais é o teste de preservação ocular (reflexo de ameaça, que provoca o fechamento das pálpebras e a retirada da cabeça ao realizar o movimento do dedo em direção ao olho) e forçar o animal a caminhar em uma pista de obstáculos. Com frequência, ambos os testes são difíceis de interpretar e devem ser realizados de tal forma que outros sentidos não sejam usados para determinar a presença de obstáculos ou ameaça de lesão. Em espécies mais inteligentes, um bom teste é deixar algum objeto leve cair – como um lenço ou pena – na frente do animal. O animal deve acompanhar o objeto enquanto cai e continuar a olhá-lo quando estiver no chão. O mesmo método pode ser aplicado em ruminantes jovens – que demonstram visão normal seguindo a mão do examinador em movimento a uma idade muito jovem, quando eles ainda não desenvolveram reflexo de ameaça. O exame oftalmoscópico é parte integral do exame do nervo óptico.

Nervo oculomotor (III par de nervos cranianos)

Inerva os músculos constritores pupilares da íris e todos os músculos extrínsecos do globo ocular, exceto o oblíquo dorsal, o reto lateral e os músculos retratores. Perda de função do nervo resulta em dilatação pupilar e defeito na constrição pupilar quando a intensidade da luz aumenta, posicionamento anormal (desvio ventrolateral) ou movimentação defeituosa do globo ocular e ptose palpebral.

O reflexo pupilar à luz é mais bem testado direcionando uma fonte de luz para o olho, o que deve causar constrição da íris (reflexo pupilar direto). A constrição da pupila do olho oposto (reflexo pupilar a luz consensual) também irá ocorrer. O reflexo consensual à luz pode ser usado para localizar lesões nas vias ópticas.

O exame do reflexo de ameaça (reflexo de preservação do olho à ameaça) e o resultado do reflexo pupilar à luz podem ser usados para distinguir cegueira causada por lesão no córtex cerebral (cegueira central) e aquela causada por lesões no nervo óptico ou outras regiões periféricas das vias ópticas (cegueira periférica).

Como exemplos, na PEM (cegueira central), o reflexo de ameaça está ausente, mas o reflexo pupilar à luz está presente. Na forma ocular da hipovitaminose A (cegueira periférica) em bovinos, o reflexo de ameaça também está ausente, as pupilas estão amplamente dilatadas, e o reflexo pupilar à luz está

Tabela 14.1 Correlação entre os sinais clínicos e a localização das lesões no sistema nervoso de animais pecuários: anormalidades do estado mental (comportamento).

Sinal principal	Sinais secundários	Localização da lesão	Exemplo
Mania, histeria/hiperexcitabilidade	Contínuo; levando à paralisia; agressão, convulsões	Cérebro – sistema límbico	Intoxicação hiperaguda por chumbo, raiva, encefalite
	Intermitente, acetonúria, sinais de insuficiência hepática		Hipoglicemia, hipoxia
Coma (decúbito sem resposta a estímulos; pupilas dilatadas)	Desenvolvimento gradual Hipotermia, colapso vascular periférico Testes de patologia clínica	Cerebral – formação reticular do tronco encefálico (sistema reticular ativador ascendente)	Insuficiência hepática, uremia, toxemia, sepse
	Início súbito. Temperatura normal, pulso/frequência cardíaca lenta a normal, sangramento nasal, laceração de pele, lesão na região do meio da testa		Acidental, trauma contuso grave com edema, concussão, contusão do cérebro
Narcolepsia/catalepsia Sono incontrolável	Com ou sem perda súbita de consciência, quedas intermitentes causadas por perda de controle motor voluntário	Controle do córtex cerebral pelo tronco encefálico	Hereditário em pôneis Shetland, miniaturas americanos e cavalos Suffolk
Andar compulsivo e pressão da cabeça contra obstáculos, comportamento agressivo, ranger de dentes	Cegueira aparente, nistagmo	Cerebral – córtex visual e sistema límbico	Pressão intracraniana aumentada na polioencefalomalácia
Sem ataxia	Cegueira aparente, sem nistagmo, insuficiência hepática verificada em testes de patologia clínica	Cerebral – córtex visual e sistema límbico	Insuficiência hepática (p. ex., intoxicação por amônia; intoxicação por pirrolizidina)
Imbecilidade em neonatos; ausência de resposta a estímulos normais; pode caminhar, ficar em posição quadrupedal	Cegueira	Córtex cerebral ausente; hidranencefalia	Infecção intrauterina com vírus Akabane ou vírus da diarreia viral bovina em bezerros

Tabela 14.2 Correlação entre os sinais clínicos e a localização das lesões no sistema nervoso de animais pecuários: movimentos involuntários.

Sinal principal	Sinais secundários	Localização da lesão	Exemplo
Tremor (movimentos contínuos repetitivos dos músculos esqueléticos)	Tetania moderada	Sem lesão focal específica. Doença generalizada, por exemplo, hipomielinogênese	Tremor congênito de bovinos Hereford. Hipomielinogênese, porcos tremedores, cordeiros com doença das fronteiras
	Tremor de intenção, ataxia sensorial	Cerebelo	Hipoplasia cerebelar
	Com rotação de cabeça	Aparelho vestibular	Otite média e interna. Fratura da porção petrosa do osso temporal
Nistagmo	Normalmente com tetraparesia, consciência prejudicada, pupilas anormais, opistótono, paralisia facial, disfagia	Regiões cerebelopontina e mesencéfalo	Lesão, aumento da pressão intracraniana, polioencefalomalácia, listeriose
	Nistagmo pendular	Sem lesão	Ocorrência esporádica benigna em vacas-leiteiras, hereditária em touros Ayshire finlandeses
	Episódios independentes	Irritação focal no córtex cerebral ou tálamo, com disseminação da excitação	Epilepsia idiopática ou traumática
Convulsões	Contínuas, levando à paralisia	Córtex cerebral	Aumento da pressão intracraniana, encefalite
	Intermitentes, relacionadas a períodos de estresse metabólico	Córtex cerebral	Hipomagnesemia (tetania da lactação); hipoglicemia (p. ex., leitões)
Tenesmo (força para defecar)	Paralisia posterior do ânus, algumas vezes cabeça da cauda	Segmentos da medula caudal e cauda equina, estimulação de células nervosas, paralisia posterior	Raiva, meningite localizada subaguda
	Precocidade sexual em machos		
Rolamento compulsivo	Distúrbio do equilíbrio, não consegue se manter em posição quadrupedal, deve deitar em decúbito lateral. Nistagmo	Aparato vestibular	Abscesso cerebral, otite média

Tabela 14.3 Correlação entre os sinais clínicos e a localização das lesões no sistema nervoso de animais pecuários: anormalidades da postura.

Sinal principal	Sinais secundários	Localização da lesão	Exemplo
Paresia (dificuldade em levantar, marcha cambaleante, cai com facilidade)	Decúbito persistente, tônus muscular e reflexos variáveis, dependendo do local da lesão. Perda geral de tônus muscular, incluindo dos sistemas vascular e digestório	Perda de função no tecido nervoso, por exemplo, medula espinal, pode haver lesão no neurônio motor superior ou inferior. Depressão da transmissão sináptica neuromuscular por causas metabólicas ou causas tóxicas	Linfossarcoma que afeta a medula espinal. Hipocalcemia periparto, botulismo, mastite coliforme hiperaguda, paralisia por carrapato
Paralisia flácida: apenas nos membros pélvicos	Membros torácicos normais. Membros pélvicos flácidos, sem tônus ou reflexos, sem reflexo anal, incontinência urinária, tenesmo inicialmente	Destruição tecidual, mielomalácia no segmento lombossacro da medula espinal do segmento L4 até o final, osteomielite, fratura	Raiva paralítica. Meningite local da medula espinal, corpo vertebral
	Membros torácicos normais. Tônus e reflexos normais nos membros pélvicos normais, reflexo anal normal. Sem reflexo de retirada caudalmente	Lesão medular na região toracolombar segmentos T3-L3	Meningite local na medula espinal conforme mencionado anteriormente, lesão por fratura vertebral, linfossarcoma
Paralisia flácida: membros pélvicos e torácicos	Paralisia flácida, tônus e reflexos normais nos membros pélvicos. Ausência de tônus e reflexos dos membros torácicos	Lesão da medula no segmento cervicotorácico C6-T2	Linfossarcoma causando fratura de vértebra, abscesso
	Atrofia apenas nos membros torácicos. Sem reflexo de retirada caudalmente. Reflexo perineal intacto. Paralisia flácida em todos os quatro membros e pescoço. Incapaz de levantar a cabeça do solo. Tônus e reflexos normais em todos os membros. Percepção de dor persiste. Sem reflexo de retirada caudalmente	Lesão na medula nos segmentos cervicais superiores C1-C5	Lesão enquanto corre ou cai, abscesso ou linfossarcoma

(continua)

Tabela 14.3 (*Continuação*) Correlação entre os sinais clínicos e a localização das lesões no sistema nervoso de animais pecuários: anormalidades da postura.

Sinal principal	Sinais secundários	Localização da lesão	Exemplo
Paralisia espástica (permanente, sem variação, todos os quatro membros em extensão, aumento do tônus, reflexos exagerados, opistótono)	Déficit de nervos cranianos, déficit do nervo trigêmeo a hipoglosso. Perda de percepção central de dor. Depressão	Medula, ponte, mesencéfalo	Abscesso, listeriose
Tremor	Tremor (fino ou grosseiro; sem convulsões)	Núcleo rubro e aparato reticular, e tratos da área do mesencéfalo/gânglios basais	Doença congênita de bezerros, por exemplo, hipomielinogênese, edema neuroaxial
Tetania (todos os quatro membros em extensão, opistótono)	Hiperestesia intensa, prolapso de terceira pálpebra	Em geral, há diminuição da resistência sináptica	Tétano
Tétano (intensidade variável modificável pelo tratamento)	Resposta exagerada a todos os estímulos externos, ou seja, hiperestesia	Aumento da transmissão neuromuscular	Hipomagnesemia
Paralisia do ânus	Sem reflexo anal ou perianal. Pode haver tenesmo	Lesão na medula espinal nos segmentos S1-S3	Lesão local ou meningite, início da raiva
Paralisia da cauda	Cauda flácida com anestesia	Lesão nos segmentos caudais	Lesão ou meningite local, início da raiva
Opistótono	Paralisia espástica, tremor, nistagmo, cegueira. Estado tetânico parcial ou generalizado ou convulsão	Cérebro, cerebelo e mesencéfalo. Defeito de transmissão neuromuscular, tétano, hipomagnesemia	Polioencefalomalácia, trauma. Tétano
Queda para um lado	Principalmente com andar em círculos. Também há desvio de cauda	Sem lesão detectável na medula espinal	Intoxicação por *Xanthorrhea hastile*

Tabela 14.4 Correlação entre os sinais clínicos e a localização das lesões no sistema nervoso de animais pecuários: anormalidades na marcha.

Sinal principal	Sinais secundários	Localização da lesão	Exemplo
Andar em círculos: rotação da cabeça	Nistagmo, andar em círculos, fraqueza muscular, cai facilmente, pode rolar, outros nervos cranianos estão acometidos	Núcleo vestibular	Abscesso cerebral, listeriose
	Nistagmo, andar em círculos, quedas ocasionalmente, animal forte. Cai facilmente se vendado, algumas vezes há paralisia facial	Orelha interna (canais vestibulares), nervo craniano VII, nervo facial	Otite média, otite interna, fratura da porção petrosa do osso temporal (equinos)
Andar em círculos: desvio da cabeça	Desvio da cabeça e olhar fixo, andar compulsivo, depressão. Pode andar em linha reta. Equilíbrio pode ser normal	Cérebro	Listeriose
	Incapaz de andar em linha reta. Paralisia facial, déficits de outros nervos cranianos, pode haver rotação de cabeça	Medula	
Ataxia cerebelar	Força e amplitude do movimento exageradas, direção errada. Hipermetria. Incoordenação em razão do movimento exagerado	Cerebelo	Hipoplasia cerebelar hereditária em todas as espécies, especialmente em cavalos da raça Árabe; intoxicação por *Claviceps paspali*; doença de Gomen provavelmente é uma intoxicação por planta; destruição por vírus, especialmente BVD em bovinos. Hematoma no quarto ventrículo causa deslocamento cerebelar
	Sem paresia		Degeneração cerebelar idiopática em bovinos adultos
Ataxia sensorial	Sem perda de movimento ou força, mas o tempo dos movimentos está errado, cruza os membros, acomodação anormal dos cascos no solo ao pivotar	Lesão aos tratos sensoriais na medula espinal	Lesão de medula cervical, torcolombar se apenas os membros pélvicos estiverem acometidos
Ataxia sensorial-motora	Fraqueza do movimento, por exemplo, arrastar das pinças, emboletamento, flexão incompleta, extensão causa andar cambaleante, quedas, deita com facilidade, dificuldade em levantar	Lesão moderada aos tratos da medula espinal	Intoxicação por plantas, por exemplo, sorgo. Compressão de vértebras cervicais da medula espinal. Mielopatia degenerativa

BVD: diarreia viral.

Tabela 14.5 Correlação entre os sinais clínicos e a localização das lesões no sistema nervoso de animais pecuários: anormalidades do sistema visual.

Sinal principal	Sinais secundários	Localização da lesão	Exemplo
Cegueira (esbarra em objetos)	Dilatação pupilar. Sem reflexo pupilar à luz. Sem reflexo de ameaça	Nervo óptico (examinar o fundo de olho)	Deficiência de vitamina A. Abscesso da rede admirável da pituitária. Displasia retiniana congênita de cabras
Cegueira periférica ou cegueira noturna	–	Retina	Deficiência nutricional de vitamina A. Defeito hereditário em potros Appaloosa
Cegueira central	Pupilas de tamanho normal. Reflexo pupilar à luz normal	Córtex cerebral	Polioencefalomalácia, intoxicação por chumbo
Dilatação anormal das pupilas (midríase)	Ausência de reflexo pupilar à luz. Pode ver e não esbarra em obstáculos	Via motora do nervo oculomotor	Picada de cobra, intoxicação por atropina, febre do leite
	Ausência de reflexo pupilar à luz. Sem visão. Lesão de retina no exame oftalmoscópico	Lesão retiniana	Toxoplasmose, trauma, oftalmite
	Ausência de reflexo pupilar à luz. Sem visão. Retina normal	Atrofia e fibrose do nervo óptico	Avitaminose A em bovinos
Constrição anormal da pupila (miose)	Diarreia, dispneia	Falha em ativar a acetilcolina	Intoxicação por organofosforados
	Cegueira, coma, semicoma, paralisia espástica	Lesão difusa	Polioencefalomalácia, intoxicação aguda por chumbo
Síndrome de Horner. Queda da pálpebra superior, miose, enoftalmia	Sudorese hemilateral e aumento de temperatura do lado da face e pescoço superior. Exoftalmia unilateral, obstrução nasal	Lesão aos troncos simpáticos torácico e cervical	Tumor mediastínico. Micose de bolsa gutural. Lesões neoplásicas que ocupam espaço no crânio envolvendo a periórbita, injeção perivascular ao redor da veia jugular ou injeção intravenosa normal de cloridrato de xilazina em equinos normais; melanoma da entrada torácica em equinos
Nistagmo	Ver Tabela 14.2	–	–
Posição anormal do globo ocular e pálpebras	Desvio dorsomedial do globo ocular e pálpebra	Nervo troclear (IV par de nervos cranianos). Nervo facial (VII par de nervos cranianos)	Polioencefalomalácia. Listeriose
	Fixação ventrolateral	Nervo oculomotor (III par de nervos cranianos)	
	Protrusão e desvio medial	Abducente (VI par de nervos cranianos)	Abscesso/tumor, por exemplo, leucose viral bovina
Sem reflexo palpebral	–	Déficit sensorial do ramo no V par de nervos cranianos	Trauma
Ausência de resposta de ameaça	–	Nervo facial (dado que a visão esteja presente)	Listeriose
Ausência de reflexo pupilar à luz	–	Oculomotor (dado que a visão esteja presente)	–

Tabela 14.6 Correlação entre os sinais clínicos e a localização das lesões no sistema nervoso de animais pecuários: distúrbios da preensão, mastigação e deglutição.

Sinal principal	Sinais secundários	Localização da lesão	Exemplo
Incapacidade de apreender ou de mastigar	Hipoalgesia facial (septo nasal)	Disfunção do ramo sensorial do trigêmeo (V par de nervos cranianos)	Intoxicação por *Phalaris aquatica* em bovinos. Lesão medular local
	Movimentos inapropriados da língua	Disfunção do nervo hipoglosso (XII par de nervos cranianos)	Intoxicação por *P. aquatica* em bovinos Listeriose, lesão medular local
	Movimentos inapropriados dos lábios	Disfunção do nervo facial (VII par de nervos cranianos)	Lesão traumática da porção petrosa do osso temporal, otite média e interna, listeriose, micose de bolsa gutural
	Movimentos da mandíbula na mastigação inadequados	Ramo motor do nervo trigêmeo (V par de nervos cranianos)	Intoxicação por *P. aquatica* em bovinos, listeriose
Incapacidade de deglutir (na ausência de corpo estranho físico; na paresia ou paralisia faríngea)	Regurgitação através das narinas e boca, inalação nos pulmões causando pneumonia por aspiração. Movimentos de deglutição inadequados	Disfunção do nervo glossofaríngeo (IX par de nervos cranianos). Também nervo vago (X par de nervos cranianos). Núcleos no globo pálido da medula e substância negra	Abscesso ou tumor adjacente ao nervo. Listeriose, abscesso na medula. Intoxicação por *Centaurea sp*.

ausente. Na PEM, nervo óptico, núcleo oculomotor e nervo oculomotor normalmente estão intactos, mas o córtex visual não está; na hipovitaminose A, o nervo óptico normalmente está degenerado, o que interfere tanto com reflexo de ameaça quanto no reflexo pupilar à luz.

O *teste* dos movimentos oculares pode ser realizado movendo a mão em frente à face do animal. Em uma paralisia do nervo oculomotor, pode haver desvio do eixo ocular normal e rotação do globo ocular. Haverá ausência de nistagmo horizontal normal com desvio medial do globo ocular em resposta ao movimento passivo rápido da cabeça. A falha ao movimentar os olhos lateralmente indica defeito no nervo abducente.

Nervo troclear (IV par de nervos cranianos)

Esse nervo supre apenas o músculo oblíquo dorsal do globo ocular, de maneira que movimentos externos e posicionamento do globo ocular estão anormais (fixação dorsolateral) quando o nervo está lesionado. Isso é comum na PEM em bovinos, resultando em fixação dorsomedial do globo ocular. Em outras palavras, o ângulo medial da pupila está deslocado dorsalmente quando a cabeça é mantida em extensão normal.

Nervo trigêmeo (V par de nervos cranianos)

A parte sensorial do nervo trigêmeo supre fibras sensoriais para a face e pode ser examinado testando o reflexo palpebral e a sensibilidade da face. A parte motora do nervo supre os músculos da mastigação, e a observação do ato de mastigar pode revelar movimentos anormais da mandíbula e assimetria das contrações musculares. Pode também haver atrofia dos músculos, mais bem observada quando a lesão é unilateral.

Nervo abducente (VI par de nervos cranianos)

Uma vez que o nervo abducente supre fibras motoras para os músculos retrator e reto lateral do globo ocular, a lesão nesse nervo pode resultar em protrusão e desvio medial do globo ocular. Isso não é imediatamente observável clinicamente. Exoftalmia hereditária e estrabismo ocorrem em bovinos da raça Jersey.

Nervo facial (VII par de nervos cranianos)

O nervo facial supre fibras motoras para o movimento das orelhas, pálpebras, lábios e narinas, além de vias motoras para o reflexo de ameaça, palpebral e corneal. O melhor critério para avaliar a função desse nervo é a simetria e postura das orelhas, pálpebras e lábio. A habilidade em mover os músculos em questão pode ser determinada fazendo barulho ou o movimento do reflexo de ameaça em direção aos olhos. A ausência de preservação ocular pode ser causada por paralisia do nervo facial ou cegueira. A paralisia facial é evidenciada por queda ipsilateral da orelha, ptose da pálpebra superior, queda do lábio e desvio lateral do lábio superior para o lado não afetado. Pode haver também queda de saliva da comissura dos lábios e, em alguns casos, uma pequena quantidade de alimento pode permanecer nas bochechas do lado afetado.

As causas comuns de lesão ao nervo são fratura da região petrosa do osso temporal, micose das bolsas guturais e lesão ao nervo periférico na região da mandíbula. Uma ocorrência comum é a lesão ao nervo ou centro vestibular. O diagnóstico de envolvimento nervoso central, comparado ao envolvimento periférico, pode ser realizado identificando o acometimento de estruturas adjacentes no bulbo. Sinais como depressão, fraqueza e desvio da cabeça resultariam e, com frequência, estão presentes em ruminantes e camelídeos do Novo Mundo com listeriose.

Nervo vestibulococlear (VIII par de nervos cranianos)

A parte coclear do nervo vestibulococlear não é facilmente testada por simples exame clínico, mas a falha em responder a sons agudos súbitos, criados fora da área de visão e sem criar correntes de ar sugere surdez. A porção coclear pode ser testada eletronicamente (a resposta auditiva evocada do tronco encefálico ou BAER, sigla em inglês para *brainstem auditory evoked response*) para diagnosticar a lesão do nervo auditivo, eliminando a possibilidade de lesão cerebral central. Anormalidades do equilíbrio e do posicionamento da cabeça (rotação ao redor do eixo longo, e não desvio lateral) acompanham lesões da parte vestibular do nervo vestibulococlear, e nistagmo normalmente está presente.

Em casos graves, a rotação da cabeça é extrema, o animal não é capaz de se manter em posição quadrupedal ou em decúbito lateral; a movimentação para chegar a essa postura é compulsiva e forçada. Não há perda de força. Em algumas espécies, existe a ocorrência relativamente comum de paralisia dos nervos facial e vestibular como resultado de otite interna e otite média. Isso ocorre em equinos, mas é menos comum do que lesões traumáticas ao crânio como resultado de quedas.

Nistagmo pendular não deve ser confundido com sinal de doença neurológica grave. Ele é caracterizado por oscilações do globo ocular que têm sempre a mesma velocidade e amplitude, e surge em resposta ao estímulo visual, por exemplo, uma fonte de luz piscando. O nistagmo pendular é observado com frequência em bovinos Holandeses pretos e brancos (prevalência de 0,51% em 2.932 vacas Holandesas pretas e brancas e em vacas Jersey) não é acompanhado por outros sinais, e não há lesões histológicas detectáveis. Uma relação familiar foi observada em touros da raça Ayshire na Finlândia.

Nervo glossofaríngeo (IX par de nervos cranianos) e nervo vago (X par de nervos cranianos)

O nervo glossofaríngeo é sensorial para faringe e laringe e o nervo vago é motor para essas estruturas. Disfunção desses nervos normalmente é acompanhada por paralisia desses órgãos com sinais de disfagia ou incapacidade em deglutir, regurgitação através das narinas, anormalidade da voz e interferência com a respiração.

Em razão do papel adicional do nervo vago no suprimento de fibras nervosas para o trato alimentar superior, a perda de função do nervo vago levará à paralisia da faringe e esôfago. Fibras nervosas parassimpáticas para o estômago também são transportadas no nervo vago, e lesão a elas deve causar hipomotilidade desse órgão. O principal sinal clínico na lesão do nervo vago é a paralisia laringe e faringe.

Nervo espinal acessório (XI par de nervos cranianos)

Lesão a esse nervo é extremamente rara e os efeitos não são documentados. Com base em sua distribuição anatômica, espera-se que a perda de função desse nervo cause paralisia dos músculos trapézio, braquiocefálico e esternocefálico e falta de resistência ao levantar a cabeça.

Nervo hipoglosso (XII par de nervos cranianos)

Uma vez que esse nervo fornece o suprimento motor para a língua, sua função pode ser mais bem examinada observando a atividade motora da língua. Pode haver protrusão e desvio ou fibrilação do órgão, todos resultando em dificuldade na prensão de alimentos e ingestão de água. A anormalidade mais óbvia é a facilidade com que a língua pode ser puxada para fora. O animal também apresenta dificuldade em retornar a língua para sua posição normal na boca, embora a doença cerebral difusa também possa produzir esse sinal clínico. Em lesões de alguma duração, pode haver atrofia unilateral óbvia.

Postura e marcha

O examinador avalia postura e marcha para obter informações gerais quanto ao tronco encefálico, medula espinal, nervos periféricos e função muscular. A avaliação da postura e marcha consiste em determinar quais membros estão anormais e procurar por evidências de claudicação que sugerem anormalidades da marcha de origem musculoesquelética. Fraqueza e ataxia são os componentes essenciais da anormalidade da marcha. Cada membro é examinado quanto a evidências dessas anormalidades. Isso é feito enquanto o animal está em posição quadrupedal, caminhando, trotando, virando um círculo fechado (pivotando) e andando para trás. Para detectar assimetria sutil no comprimento do passo, o observador deve andar paralelamente ou atrás do animal, passo a passo. Se possível, a marcha também deve ser avaliada enquanto o animal está caminhando para cima e para baixo em uma rampa, ou andando com cabeça e pescoço estendidos, enquanto vendado e enquanto correndo livre em um recinto.

A melhor observação é feita quando o animal está correndo livremente, preferencialmente em alta velocidade, para evitar anormalidades que resultam da condução. Também, anormalidades sutis como marcha com passo alto, ligeira incoordenação do movimento, erros no posicionamento dos cascos, tropeços e falha em flexionar as articulações adequadamente são todos mais bem observados em animais livres.

Fraqueza ou paresia são evidentes quando um animal arrasta o membro, apresenta cascos gastos ou arco baixo da fase de elevação do passo. Quando o animal apoia peso em um membro fraco, com frequência o membro falha e o animal pode mesmo entrar em colapso sobre aquele membro em razão da falta de suporte. Enquanto caminhando em círculos, em um declive ou com a cabeça mantida elevada, o animal com frequência irá tropeçar no membro fraco e emboletar.

Fraqueza nos membros de equinos ou bovinos pode ser determinada puxando a cauda enquanto o animal anda para frente. O animal fraco é facilmente puxado para o lado e desviado do seu caminho. Enquanto o animal caminha em círculos, o examinador pode puxar o cabresto e a cauda simultaneamente para avaliar a força. A facilidade em puxar o animal para o lado ocorre em razão da fraqueza causada por lesões das vias descendentes do neurônio motor superior, no nível do corno ventral da substância cinzenta para aquele membro ou nervos periféricos ou músculos. Com lesões do neurônio motor inferior, a fraqueza com frequência é tão acentuada que é fácil puxar o animal para o lado enquanto em posição quadrupedal ou caminho. Em contrapartida, o animal fraco com lesão das vias do neurônio motor superior com frequência irá fixar o membro em extensão, de forma reflexa, quando puxado para o lado. Ele resiste à tração e parece forte.

Fraqueza extrema em todos os quatro membros, mas sem ataxia e espasticidade, sugere doença neuromuscular. Fraqueza óbvia em apenas um membro é sugestiva de lesão de nervo periférico ou lesão muscular naquele membro.

Ataxia é um déficit proprioceptivo geral inconsciente que causa incoordenação ao movimentar os membros e o corpo. Ela resulta em oscilação de um lado para o outro da pelve, tronco e algumas vezes de todo o corpo. Ela também pode consistir em movimentação excessiva do membro afetado durante a fase de elevação do passo. Isso com frequência resulta em adução ou abdução do membro ao posicioná-lo no solo, trançar de pernas ou pisar no pé oposto, especialmente quando o animal está andando em círculos ou em curva fechada. A circundução do membro de fora ao virar em círculos também é considerada um déficit proprioceptivo. Conduzir um animal em uma rampa com a cabeça mantida elevada com frequência exagera a ataxia, particularmente nos membros pélvicos. Quando um animal fraco e atáxico é virado em círculos fechados, ele deixa o membro afetado em um lugar enquanto pivoteia ao redor dele. Uma marcha atáxica pode estar mais pronunciada quando o animal está se movendo livremente, em trote ou cânter, especialmente ao tentar parar. Isso ocorre quando os membros estão amplamente abduzidos ou aduzidos. Déficits proprioceptivos são causados por lesões que afetam as vias proprioceptivas sensoriais gerais, que se baseiam em informações quanto ao posicionamento do membro e corpo com relação ao cerebelo (propriocepção inconsciente) e para o tálamo e córtex cerebral (propriocepção consciente).

O *emboletamento do membro flexionado* enquanto o animal apoia sobre o dorso do membro para determinar por quanto tempo o animal deixa o membro nessa posição antes de retornar à posição normal é um teste de propriocepção consciente em cães e gatos. O teste não tem sido útil em equinos e bovinos adultos, mas é útil em ovinos, caprinos, camelídeos do Novo Mundo e bezerros. Animais deprimidos com frequência permitem que o membro fique sobre o dorso por períodos prolongados. Cruzar os membros e observar por quanto tempo o animal mantém os membros cruzados é um teste utilizado para testar a propriocepção consciente.

Hipermetria é o termo usado para descrever a ausência de direção e aumento da amplitude do movimento, e é vista como alcançar os membros com movimento excessivo das articulações. Hipermetria sem paresia é característica de doença espinocerebelar e cerebelar.

Hipometria é vista como um movimento rígido ou espástico dos membros com pouca flexão das articulações, particularmente daquelas do carpo e do tarso. Isso geralmente é indicativo de aumento do tônus extensor e de uma lesão que afeta as vias descendentes motoras ou espinocerebelares ascendentes daquele membro. Uma marcha hipométrica, particularmente nos membros torácicos, é melhor vista quando animal anda para trás ou quando é manobrado em um declive com a cabeça mantida elevada. Os membros torácicos podem se movimentar quase sem flexão.

Dismetria é um termo que incorpora tanto hipermetria quanto hipometria. Animais com lesões cerebelares graves podem apresentar marcha com passo alto, mas movimentação limitada das articulações distais dos membros, especialmente nos membros torácicos.

O grau de fraqueza, ataxia, hipometria e hipermetria deve ser graduado para cada membro. Os tipos de anormalidades da marcha e o grau de fraqueza refletem várias lesões nervosas e musculoesqueléticas. Em geral, com lesões focais, particularmente compressivas na medula espinal cervical ou tronco encefálico, os sinais neurológicos são um grau mais grave nos membros pélvicos do que nos membros torácicos. Portanto, com lesão de medula espinal cervical focal branda, pode haver mais anormalidade nos membros pélvicos, sem sinais nos membros torácicos. O diagnóstico anatômico em tais casos pode ser toracolombar, cervical ou lesão difusa da medula espinal.

Anormalidade moderada ou grave nos membros pélvicos, sem alteração nos membros torácicos, consistente em lesão de medula espinal toracolombar. Com alteração branda a grave na marcha dos membros torácicos e pélvicos, respectivamente, deve-se considerar lesão toracolombar grave associada a lesão cervical branda ou doença difusa da medula espinal.

Lesões que envolvem a intumescência braquial (segmento da medula espinal de C6-T2) com o envolvimento do suprimento da substância cinzenta para os membros torácicos e lesão difusa de medula espinal, ambas podem resultar em anormalidades graves da marcha nos membros torácicos e pélvicos.

Uma marcha gravemente anormal nos membros torácicos com membros pélvicos normais indica envolvimento de neurônio motor inferior dos membros torácicos; com maior frequência, a lesão está presente na coluna cinzenta ventral da medula espinal nos segmentos C6-T2 ou em nervos periféricos dos músculos do membro torácico.

Anormalidades da marcha podem ocorrer em todos os quatro membros com lesões que afetam a substância branca do tronco encefálico caudal, quando sinais de cabeça, como déficits de NC, são usados para definir o local da lesão. Lesões que afetam o cérebro não causam alteração na marcha ou postura.

É importante que os clínicos reconheçam que existe baixo nível de concordância entre observadores habilidosos e experientes das anormalidades da marcha de equinos.[5] Também existe baixa concordância entre sinais patológicos e clínicos. O nível de concordância é particularmente baixo quando as anormalidades da marcha são sutis. Consequentemente, existe a necessidade importante de desenvolver uma série de parâmetros objetivos que quantificam a gravidade da ataxia em equinos, com repetibilidade adequada.

Pescoço e membros torácicos

Se uma anormalidade da marcha for evidente nos membros torácicos e não houver evidência de envolvimento cerebral, então o exame do pescoço e membros torácicos pode confirmar o envolvimento da medula espinal, nervos periféricos (segmento da medula espinal C1-T2), ou músculos do membro torácico. O pescoço e membros torácicos são examinados quanto a evidências claras de defeitos na musculatura esquelética, assimetria do pescoço e atrofia muscular. Ele deve ser manipulado de um lado a outro e para cima e para baixo para detectar qualquer evidência de resistência ou dor. Sudorese unilateral localizada no pescoço e paleta cranial é evidência de *síndrome de Horner*, na qual existem graus variados de ptose, prolapso de terceira pálpebra, miose, enoftalmia e aumento da temperatura da face, pescoço e paleta. A síndrome é associada a lesões que afetam fibras simpáticas descendentes na substância branca da medula espinal ou na substância cinzenta dos segmentos torácicos craniais, tronco simpático toracocervical, tronco vagossimpático cervical ou gânglios cervicais craniais e suas fibras pré-ganglionares e pós-ganglionares.

A percepção sensorial do pescoço e membros torácicos é avaliada usando estímulo doloroso, como agulha romba ou pinça. A resposta local, bem como as respostas cerebrais, são verificadas quando a pele sobre a paleta e nos membros é beliscada.

Déficits de marcha são avaliados fazendo o cavalo ou ruminante cabresteado realizar uma série de manobras. Tais exercícios devem incluir caminhar e trotar em linha reta, andar em círculos abertos, em círculos fechados, para trás em terreno plano e em um ligeiro declive, andando e trotando nas curvas e obstáculos baixos, e caminhando em linha reta e em círculos, caminhando em uma rampa com a cabeça mantida elevada. A reação de balanço para o membro torácico é avaliada empurrando a paleta e forçando o animal primeiro a resistir e depois a dar um passo lateralmente. Isso pode ser realizado com o animal em posição quadrupedal ou andando para frente. Puxar a cauda e o cabresto lateralmente ao mesmo tempo irá avaliar a força de cada lado do corpo. Fazer o animal girar em círculos fechados puxando o cabresto e a cauda ao mesmo tempo irá indicar força; o equino adulto deve ser capaz de empurrar o examinador e não deve pivotar sobre um membro ou ser empurrado para o lado. A pressão dos dedos na cernelha de um animal normal causa algum arqueamento do dorso, seguido por resistência à pressão para baixo. Um animal com fraqueza nos membros torácicos pode não ser capaz de resistir a essa pressão, fixando a coluna vertebral, mas irá arquear seu dorso mais do que o normal e, com frequência, emboletará os membros torácicos.

Em espécies de animais pecuários de menor porte, outras reações posturais podem ser realizadas. Essas incluem a prova do carrinho de mão e o teste de saltitar lateral. Assume-se que os reflexos espinais estejam intactos em animais que deambulam normalmente.

Se um equino adulto grande, vaca ou porco apresenta anormalidade na marcha, é muito raro posicionar o animal em decúbito lateral para avaliar os reflexos espinais. Entretanto, os reflexos espinais normalmente são examinados em bezerros, ovinos e caprinos.

Um animal em decúbito que pode usar os membros torácicos para sentar em posição de cão sentado pode apresentar uma lesão caudal ao segmento T2 da medula espinal. Se um animal em decúbito não conseguir se manter na posição de cão sentado, a lesão pode ser na medula espinal cervical. Em cordeiros com idade entre 4 e 10 semanas com abscesso do corpo vertebral torácico que se estende para o espaço epidural causando compressão de medula espinal, os membros torácicos são normais e os cordeiros com frequência adotam a posição de cão sentado e se movem pelo ambiente usando apenas os membros torácicos. Cordeiros com lesão de medula espinal cervical são incapazes de se manter em decúbito esternal e apresentam paresia de todos os quatro membros.

Entretanto, bovinos adultos com síndrome da vaca caída secundária à hipocalcemia podem ser capazes de usar ambos os membros torácicos e pélvicos. Se apenas a cabeça, mas não o pescoço, puder ser levantado do solo, pode haver lesão cervical cranial grave. Com lesão cervical caudal grave, a cabeça e o pescoço normalmente podem ser elevados do solo, mas a função dos membros torácicos está diminuída e o animal pode ser incapaz de manter o decúbito esternal.

A avaliação da função do membro é feita manipulando cada membro separadamente, em seu estado de repouso quanto ao tônus muscular e atividade motora e sensorial. Um membro sobre o qual o animal está em decúbito há algum tempo não pode ser avaliado adequadamente em razão da diminuição do seu tônus pela compressão. Um membro flácido, sem atividade motora, indica lesão motora inferior para aquele membro. Uma lesão de neurônio motor superior grave para membros torácicos causa diminuição ou ausência de esforço voluntário, mas o tônus muscular no membro normalmente está normal ou aumentado. Isso é causado pela liberação do neurônio motor inferior, que de forma reflexa mantém o tônus muscular fora da influência inibitória das vias neuronais descendentes do neurônio motor superior.

O tônus da musculatura esquelética pode ser avaliado flexionando passivamente e estendendo os membros e movimentando o pescoço de um lado para outro e para cima e para baixo. O aumento do tônus muscular, espasticidade ou tetania podem ser tão grandes que o membro não pode ser flexionado sem esforço considerável. Se um membro espástico estendido começar a flexionar, mas mantiver a resistência, isso é conhecido como rigidez de cano de chumbo, que é visto no tétano. Se após iniciar a flexão um membro espástico estendido a resistência subitamente desaparecer ("liberação canivete"), isso sugere lesão de neurônio motor superior que ocorre na paresia espástica em bovinos.

Flacidez ou diminuição do tônus muscular indica lesões de neurônio motor inferior com interrupção do arco reflexo espinal.

Atrofia localizada dos músculos pode ser miogênica ou neurogênica, e a diferença ser determinada por eletromiografia (EMG), uma técnica que não está bem estabelecida para a prática em grandes animais. Se o músculo atrófico corresponder à distribuição de nervos periféricos, então normalmente assume-se que a atrofia é neurogênica. Adicionalmente, atrofia neurogênica normalmente é rápida (se tornará clinicamente óbvia em poucos dias) e muito mais acentuada do que qualquer atrofia miogênica ou por desuso.

Reflexos espinais dos membros torácicos

Reflexos espinais dos membros torácicos incluem reflexos flexor, bicipital e tricipital. O reflexo flexor é testado estimulando a pele do membro distal e observando a flexão do boleto, joelho, cotovelo e ombro. O arco reflexo envolve fibras sensoriais dos nervos mediano e ulnar, segmentos da medula espinal C6-T2 e fibras motoras dos nervos axilar, musculocutâneo, mediano e ulnar. Lesões craniais ao segmento da medula espinal C6 podem liberar esse reflexo do efeito inibitório das vias do neurônio motor superior e causar reflexo exagerado, com extensão rápida do membro, e o membro pode permanecer flexionado por algum tempo. O reflexo espinal pode estar intacto sem percepção cerebral. Respostas cerebrais ao reflexo flexor incluem alterações na expressão facial, movimento da cabeça em direção ao examinador e vocalização. A percepção consciente do estímulo estará intacta apenas enquanto as fibras aferentes nos nervos mediano e ulnar, coluna cinzenta dorsal do segmento de medula espinal C6-T2 e as vias sensoriais ascendentes da medula espinal cervical e tronco encefálico estiverem intactas.

O reflexo adutor da laringe é de especial interesse no exame de equinos atáxicos. Naqueles normais, um tapa na região da sela imediatamente caudal às escápulas causa o movimento de adução da cartilagem aritenoide contralateral que é visível endoscopicamente. A contração reflexa do músculo pode ser palpada na superfície dorsolateral da laringe. O reflexo está ausente quando há lesão aos tratos aferentes até a medula espinal, quando há lesão do nervo laríngeo recorrente e em animais tensos e assustados. A estimulação do reflexo é chamada *slap test*.

Tronco e membros pélvicos

Se o exame de postura, marcha, cabeça, pescoço e membros torácicos revelar evidência de lesão, deve-se então tentar explicar qualquer sinal adicional encontrado durante o exame do tronco e dos membros pélvicos que possa ser a causa da lesão. Se houver apenas sinais no tronco e membros pélvicos, então a(s) lesão(ões) devem ser entre os segmentos de medula espinal T2 e S2 ou no tronco e nervos ou músculos do membro pélvico. Deve-se lembrar que uma alteração sutil na marcha em decorrência de alteração neurológica nos membros pélvicos pode ter sede em qualquer lugar entre a medula espinal médio-sacral e o tronco encefálico rostral.

O tronco e os membros pélvicos são observados e palpados quanto a malformações e assimetria. Sudorese difusa ou localizada como resultado da liberação de epinefrina e denervação simpática, com frequência está presente em equinos afetados por lesão grave da medula espinal.

O *beliscamento sutil* da pele sobre o tronco e sobre o aspecto lateral da parede do corpo de ambos os lados, incluindo de qualquer lado da coluna vertebral toracolombar, estimulará o reflexo cutâneo do tronco. O estímulo sensorial viaja para a medula espinal nos nervos espinais toracolombares no nível do local de estimulação. Esses impulsos são transmitidos até a medula espinal para os segmentos C8-T1 da medula espinal, onde o nervo torácico lateral é estimulado, causando contração do músculo cutâneo do tronco, que é vista como movimentação da pele sobre o tronco. Lesões em qualquer lugar ao longo dessa via resultarão em supressão ou ausência desse reflexo caudal ao local da lesão. Graus de hipoalgesia e analgesia foram detectados caudais ao local da lesão da medula espinal toracolombar, especialmente se a lesão for grave. Em bovinos adultos com fratura das vértebras toracolombares associada à lesão traumática ou abscesso do corpo vertebral em bezerros, o local de lesão pode ser localizado por meio desse reflexo. Percepção sensorial do agulhamento do tronco e membros pélvicos também pode estar ausente caudal à lesão.

A *reação de desvio* para membros pélvicos envolve empurrar a pelve e puxar a cauda do animal em posição quadrupedal e andando para frente. Um animal que apresenta fraqueza dos membros pélvicos será puxado com facilidade e empurrado lateralmente, especialmente enquanto caminha. Déficits proprioceptivos podem ser observados como abdução excessiva e cruzamento dos membros quando um passo é dado para o lado.

O *beliscamento* e a pressão sobre os músculos paravertebrais toracolombares ou sacrais com os dedos faz um animal normal estender ligeiramente e então fixar a coluna vertebral toracolombar. Ele também resiste à movimentação ventral e normalmente não flexiona os membros torácicos ou pélvicos. Um animal fraco normalmente não é capaz de resistir à pressão fixando a coluna vertebral; portanto, ele superextende o dorso e começa a oscilar os membros pélvicos.

No animal em decúbito, o exame dos membros pélvicos inclui reflexos espinais do membro pélvico, o grau de esforço voluntário e o tônus muscular presente. A observação de um animal tentando levantar por conta própria ou após algum auxílio ajudará a avaliar os membros pélvicos. O *reflexo flexor espinal* é realizado beliscando a pele e observando a flexão do membro; a percepção central de estímulo doloroso também é verificada. As vias aferentes e eferentes para esse reflexo são o nervo ciático e envolvem e segmentos de medula espinal L5-S3.

O *reflexo patelar* é avaliado colocando o animal em decúbito lateral e dando apoio ao membro em uma posição parcialmente flexionada. O ligamento patelar intermediário (equinos) ou o ligamento patelar (ruminantes, suínos e camelídeos do Novo Mundo) é então percutido com plessor pesado de metal. Isso resulta em extensão da articulação do tarso. As fibras sensoriais e motoras para esse reflexo estão no nervo femoral e nos segmentos de medula espinal L4 e L5. O reflexo patelar é hiperativo em animais pecuários neonatos. O reflexo gastrocnêmio e o reflexo tibial cranial não são avaliados, uma vez que eles não podem ser produzidos de forma confiável.

A medula espinal de bezerros apresenta mais controle de funções físicas básicas do que humanos, cães e equinos. Por exemplo, bezerros são capazes de reter o controle do membro pélvico apesar de lesões induzidas experimentalmente que causam hemiplegia em cães e humanos. Também, a transecção do trato espinotalâmico da medula de bezerros não produz uma área de hipoalgesia ou analgesia no lado contralateral, como ocorreria em caso dessa lesão em humanos.

A *sensibilidade cutânea* dos membros pélvicos deve ser avaliada de forma independente da atividade reflexa. Nervo femoral é sensorial para pele da região medial da coxa, o nervo peroneal para o tarso dorsal e metatarso, e o nervo tibial para superfície plantar do metatarso.

Cauda e ânus

O tônus da cauda é avaliado elevando a cauda e verificando a resistência ao movimento. Cauda flácida, sem movimentos voluntários é indicativo de lesão na medula espinal sacrococcígea, nervos ou músculos. A diminuição do tônus da cauda pode ser detectada com lesões graves na medula espinal craniais ao segmento coccígeo.

O *reflexo perineal* é estimulado beliscando levemente o períneo e observando a contração reflexa do esfíncter anal e o abaixamento da cauda. As fibras sensoriais estão contidas nos ramos perineais do nervo pudendo (segmento da medula espinal S1-S3). A contração do esfíncter anal é mediada pelo ramo caudal retal do nervo pudendo, e a flexão da cauda é mediada pelos segmentos sacral e coccígeo e nervos (segmento de medula espinal S1-cóccix). Um animal com cauda e ânus flácidos, causados por lesão de neurônio motor inferior, não apresentará reflexo anal ou da cauda. Contudo, ele ainda pode apresentar sensibilidade normal do ânus e cauda, dado que os nervos sensoriais e a medula espinal e substância branca de vias nociceptivas do tronco encefálico estejam intactos.

A observação dos movimentos de defecação e micção e da postura contribui para o conhecimento acerca do estado da cauda equina. Portanto, neurite da cauda equina é caracterizada por paralisia flácida e analgesia da cauda, ânus, períneo, reto e bexiga. Não há paresia ou paralisia dos membros pélvicos, a não ser que segmentos lombossacrais da medula estejam lesionados.

Palpação do arcabouço ósseo do sistema nervoso central

Anormalidades palpáveis ou visíveis do crânio e medula espinal não são encontradas normalmente em doenças do sistema nervoso, mas esse exame não deve ser negligenciado. Pode haver deslocamento, configuração anormal ou dor à palpação profunda. Essas anormalidades são muito mais imediatamente palpáveis na coluna vertebral se uma vértebra estiver fraturada. Rigidez ou flexibilidade anormal da coluna vertebral, como ocorre em malformações atlanto-occipitais em potros da raça Árabe e bovinos, também pode ser detectável à manipulação.

Coleta e exame do líquido cerebroespinal

A coleta e a análise laboratorial do LCE de animais pecuários com evidência clínica de doença do sistema nervoso pode fornecer informações diagnósticas e prognósticas úteis. Uma série de casos envolvendo 102 bovinos destacou a utilidade clínica da análise do LCE no diagnóstico *ante mortem* de doenças neurológicas.[6]

O LCE é formado principalmente no plexo coroide dos ventrículos laterais, terceiro e quarto por ultrafiltração do plasma e transporte ativo de substâncias selecionadas através da barreira hematencefálica; assim, o LCE deve ser considerado um ultrafiltrado modificado do plasma. Uma pequena quantidade de LCE é formada pelo revestimento ependimal do sistema ventricular, pia aracnoide e vasos sanguíneos meníngeos, e o canal central da medula espinal. A taxa de renovação do LCE é de aproximadamente 1% por minuto; assim, leva alguns minutos para que alterações sistêmicas eletrolíticas ou ácido-base (como aumento na concentração plasmática de magnésio em bovinos de corte hipomagnesêmicos) resultem em alterações detectáveis e relevantes clinicamente nas concentrações do LCE. O LCE no sistema ventricular flui caudalmente e se difunde para o recesso lateral no quarto ventrículo para circular ao redor do cérebro e medula espinal. A presença de LCE no espaço subaracnoide separa o cérebro e medula espinal do crânio ósseo e coluna vertebral, o que reduz o trauma ao tecido nervoso delicado subjacente. LCE flui dentro do espaço subaracnoide das leptomeninges, e é principalmente nessa localização que o LCE se equilibra com compartimento de líquido extracelular (LEC) do parênquima do SNC.[6] Ele também ajuda a regular a pressão intracraniana, mantendo a homeostase de eletrólitos e ácido-base, atua como sistema de transporte intracerebral para neurotransmissores e hormônios e apresenta função excretora, com remoção de produtos do metabolismo cerebral. A análise do LCE, portanto, fornece indícios clinicamente valiosos de doenças do SNC.

Coleta do líquido cerebroespinal

O LCE pode ser coletado da *cisterna lombossacra* com sedação (equinos) ou contenção (ruminantes), e da *cisterna atlanto-occipital* (*cisterna magna*) usando anestesia geral injetável. Para coleta, é necessário puncionar o espaço subaracnoide, seja no espaço lombossacro ou na cisterna magna. Embora não existam diferenças substanciais entre a composição da amostra de LCE da cisterna lombossacra ou da cisterna magna – a não ser que haja lesão compressiva na medula espinal – a recomendação geral é de que amostras de LCE sejam coletadas o mais próximo possível da lesão, com exceção da amostra atlanto-occipital, que não deve ser tentada em animais com suspeita de apresentar aumento da pressão intracraniana. O LCE deve ser coletado em um tubo estéril e não há necessidade de adicionar anticoagulante, mesmo em amostras visivelmente contaminadas por sangue. A citologia deve ser realizada tão logo seja possível após a coleta (o ideal é em até 15 min), uma vez que as células se regeneram rapidamente após a coleta. A razão para essa degeneração rápida parece estar associada à baixa pressão oncótica do LCE; ademais, a adição de soro autólogo para fazer uma solução a 11% de soro permite a armazenagem de amostra de LCE bovino por 24 h a 4°C antes que o exame citológico seja realizado sem perda na integridade celular.[7] A adição de soro ao LCE em uma razão que forneça uma solução final de soro de, aproximadamente, 11% deve, portanto, ser considerada se houver um retardo inevitável antes que o exame citológico possa ser realizado.[8]

Coleta da cisterna lombossacra

A coleta lombossacra é preferível, uma vez que a anestesia geral não é necessária. O LCE pode ser coletado da cisterna lombossacra com relativa facilidade, se houver contenção adequada e as referências anatômicas puderem ser identificadas. Ele pode ser coletado de um animal em posição quadrupedal ou em decúbito. Se em decúbito, o animal deve ser posicionado em decúbito esternal, com o quadril flexionado e os membros pélvicos estendidos ao longo do abdome. Isso aumenta a largura do espaço lombossacro para permitir o posicionamento correto da agulha de raqui. Foi descrita orientação ultrassonográfica, mas ela é raramente necessária.[9]

O local de coleta é o ponto médio do espaço lombossacro, que pode ser identificado como uma depressão na linha média, entre a última espinha dorsal palpável (L6 em bovinos, caprinos e equinos; L6 ou L7 em ovinos e suínos; L7 em camelídeos do Novo Mundo) e a primeira espinha dorsal sacral palpável (normalmente S2). Em animais bem condicionados, essas referências anatômicas nem sempre podem ser identificadas; nesses casos, o local é identificado como o ponto médio de uma linha que conecta o aspecto caudal da tuberosidade coxal. O local é tricotomizado, preparado cirurgicamente e 1 a 2 mℓ de anestésico local são administrados por via subcutânea. Luvas cirúrgicas estéreis devem ser usadas. Agulhas espinais hipodérmicas com estilete são recomendáveis, uma vez que agulhas ordinárias normalmente são obstruídas com os tecidos. O comprimento e diâmetro da agulha dependem do porte do animal, mas agulhas de pelo menos 15 cm e 18-gauge são necessárias para equinos e bovinos adultos. Essas agulhas podem entortar consideravelmente com a movimentação do animal, sendo necessário o uso de uma agulha de pelo menos 18 gauge; equinos muito altos podem precisar de uma agulha de 20 cm em razão da profundidade necessária, que pode ser de 16 a 18 cm. As orientações a seguir são recomendadas (Tabela 14.7).

Dado que o animal esteja bem contido e haja cuidado na introdução da agulha, deve existir pouca dificuldade em realizar a técnica. Para coleta no espaço lombossacro, a agulha é avançada lentamente em sentido perpendicular ou até 15° caudal ao plano perpendicular da coluna vertebral. A agulha deve ser introduzida em uma posição perfeitamente vertical com relação ao plano da coluna vertebral do animal, uma vez que há perigo de penetração em um vaso sanguíneo lateral da coluna vertebral. Alterações na resistência do tecido podem ser sentidas conforme a ponta da agulha passa sequencialmente através do tecido subcutâneo e ligamento interarcual; então há um "pop" súbito causado pela perda de resistência conforme a ponta da agulha penetra no ligamento flavo no espaço epidural. Uma vez que a ponta da agulha tenha penetrado o espaço subaracnoide dorsal, o LCE irá aparecer no canhão da agulha em 2 a 3 s. A falha em constatar as alterações na resistência conforme a agulha se move para baixo pode resultar em punção do cone medular, o que irá estimular resposta dolorosa imediata e algum desconforto. O movimento dos membros pélvicos pode desalojar a ponta da agulha, com risco de causar trauma local e hemorragia nas leptomeninges e resulta em presença de sangue na amostra. Coletas repetidas de LCE no espaço

Tabela 14.7 Comprimento e diâmetro da agulha para coleta de líquido cerebroespinal lombossacro.

Espécie e peso corporal	Comprimento (cm) e diâmetro da agulha
Cordeiros < 30 kg	2,5 e 20
Ovelhas 40 a 80 kg	4 e 20
Carneiros > 80 kg	5 e 20
Bezerros < 100 kg	4 e 20
Bezerros 100 a 200 kg	5 e 18
Bovinos > 200 kg	10 a 15 e 18

lombossacro podem dificultar a obtenção do volume de amostra adequado em razão da fibrose do tecido epidural.

Aspiração cuidadosa com seringa conectada à agulha mantida entre o dedão e o dedo indicador normalmente é necessária para obter amostra de 2 a 3 mℓ, que é suficiente para análise laboratorial. Isso pode ser facilitado apoiando firmemente o antebraço e o pulso no dorso do animal. A falha em obter líquido normalmente é causada pela direção incorreta da agulha e, nesse caso, as referências ósseas do espaço lombossacro (depressão) devem ser reavaliadas e, com a agulha realinhada corretamente, o procedimento é repetido. Pequenas rotações ocasionais da agulha para alterar a direção do bisel podem obter sucesso na coleta de LCE, particularmente em animais menores.

Em animais com abscesso do corpo vertebral e doença neurológica confinada aos membros pélvicos, pode ser difícil obter LCE do espaço lombossacro, uma vez que o fluxo está ocluso. Nessas circunstâncias, se a amostra for obtida, o teor de proteína do LCE deve estar aumentado como resultado da estagnação de LCE distal à lesão, com exsudação ou transudação de proteína a partir da lesão (*síndrome de Froin*).

Coleta da cisterna atlanto-occipital (cisterna magna)

Esse local é preferível para lesões intracranianas, uma vez que o LCE é produzido no espaço subaracnoide e flui caudalmente em direção à medula espinal. Contudo, o local raramente é usado em razão do risco inerente de penetração da agulha no tronco encefálico. Xilazina a 0,2 mg/kg de peso corporal IM é efetiva no fornecimento de sedação adequada e analgesia para esse procedimento em bovinos. Anestesia geral (como na administração intravenosa combinação de xilazina e cetamina) é recomendada para equinos. A orientação ultrassonográfica foi descrita, mas é raramente necessária.

O local é preparado como para a punção da cisterna lombossacra. Ventroflexão da cabeça e do pescoço de bovinos aumenta o espaço da cisterna magna e possibilita a entrada fácil usando uma agulha espinal com estilete em um ponto criado pela transecção da linha transversa da borda cranial da asa do atlas e a linha média dorsal. A agulha é avançada cuidadosamente e de forma firme, e a extremidade é direcionada rostralmente em direção à sínfise da mandíbula inferior. A ponta da agulha passa através da pele, ligamento nucal e leptomeninges. Na maioria dos bovinos adultos com PC superior a 500 kg, uma agulha espinal de 20 gauge e 10 cm entrará na cisterna magna, 5 a 7 cm após passar pelo ligamento nucal, o que fornece algum aumento de resistência. Uma agulha de 20 gauge e 3,8 cm pode ser usada em ovinos, caprinos, potros e bezerros neonatos. A entrada na cisterna magna deve ser a uma profundidade de aproximadamente 4 a 6 cm em equinos adultos e 1,5 a 2,5 cm em potros neonatos. Uma vez no limite inferior da profundidade esperada para entrar na cisterna magna, a agulha espinal é avançada 1 a 2 mm de cada vez. Quando a ponta da agulha punciona as leptomeninges, o animal pode mover ligeiramente a cabeça. Nesse ponto, a agulha é avançada apenas 1 a 2 mm e o estilete então é removido. Se a extremidade da agulha estiver na cisterna magna, o LCE irá fluir para fora da agulha livremente, e o manômetro poderá ser acoplado e a pressão mensurada.

Pressão do líquido cerebroespinal

A pressão do LCE pode ser determinada pelo uso de um manômetro acoplado à agulha espinal. A pressão normal do LCE na cisterna magna em bovinos e equinos anestesiados com xilazina/cetamina varia de 5 a 15 cm H_2O (ponto de referência desconhecido) e 28 ± 4 cm H_2O (referência do átrio direito), respectivamente. Quando o sistema de fluido é adequadamente conectado, a oclusão de ambas as veias jugulares causa aumento significativo na pressão de LCE; esse é o chamado *teste Queckenstedt*. Esse teste envolve a compressão bilateral da veia jugular, que resulta em aumento súbito da pressão intracraniana subaracnoide, que, por sua vez, é transmitida para o espaço subaracnoide. A onda de pressão resultante do LCE é transmitida para área lombar (quando obtendo LCE do espaço lombossacro) na ausência de obstrução do espaço espinal subaracnoide, resultando em aumento no fluxo de LCE.

Variações da pressão do LCE não são de grande uso para o diagnóstico clínico – exceto na hipovitaminose A – e a mensuração da pressão do LCE é indicada apenas em animais com sinais de doença cerebral (estado mental anormal) que podem apresentar edema cerebral. É necessário ter cuidado ao interpretar resultados, uma vez que a pressão é muito afetada por movimentos voluntários como tenesmo. A pressão do LCE aumenta em muitas enfermidades, incluindo PEM, meningite bacteriana e hipovitaminose A, refletindo a presença de aumento da pressão intracraniana. Xilazina administrada por via intravenosa causa diminuição da pressão intracraniana em equinos saudáveis conscientes. A pressão intracraniana é aumentada em equinos anestesiados quando sua cabeça é posicionada mais baixo do que o coração em razão do aumento do gradiente de pressão hidrostática.[10] A pressão epidural de bovinos muda com a mudança da posição de quadrupedal para decúbito lateral e para decúbito dorsal, e a pressão epidural é positiva em animais em decúbito lateral.

Análise do líquido cerebroespinal

Tem maior valor diagnóstico do que a hematologia em animais com doença do sistema nervoso. O LCE pode ser examinado quanto à presença de proteínas, células e bactérias. A contagem de leucócitos em animais normais, em geral, é inferior a 5 células/$\mu\ell$.[11]

O aumento na contagem de leucócitos no LCE acima de 5 células/$\mu\ell$ é chamado pleocitose, que é categorizada como branda (6 a 49 células/$\mu\ell$), moderada (50 a 200 células/$\mu\ell$) ou acentuada (> 200 células/$\mu\ell$). A contagem diferencial de leucócitos inclui principalmente linfócitos e monócitos (predomínio de células mononucleares); não há eritrócitos no LCE de animais saudáveis quando a coleta é realizada de forma atraumática. O exame citológico do LCE normalmente é realizado após preparação em citocentrífuga, que concentra cuidadosamente as células sem destruir sua arquitetura. Isso é necessário, uma vez que a contagem de células no LCE normalmente é muito baixa. Com infecções bacterianas do sistema nervoso, a concentração de proteína do LCE estará aumentada e a contagem de leucócitos do sangue aumentada até 2.000 células/$\mu\ell$, com mais de 70% de neutrófilos. Uma pleocitose neutrofílica é considerada 95% a 100% indicativa de um processo inflamatório dentro do SNC. Amostras que apresentam turbidez visível normalmente contêm grande número de células (> 500 células/$\mu\ell$) e grande concentração de proteína.

A concentração de glicose no LCE normalmente é 60 a 80% aquela da concentração de glicose do soro; esse valor de equilíbrio reflete o transporte facilitado através da barreira hematencefálica, ausência de ligação de proteínas para glicose no LCE e metabolismo da glicose no tecido nervoso. Contudo, alterações súbitas na concentração plasmática de glicose não são refletidas imediatamente na concentração de glicose no LCE, uma vez que o LCE se renova a uma taxa de, aproximadamente, 1% por minuto. Tipicamente, é necessário intervalo de tempo de até 3 h para que a concentração de glicose no LCE entre em equilíbrio com a glicose plasmática. Portanto, hiperglicemia pelo estresse da manipulação e contenção pode não se refletir em um aumento da concentração de glicose do LCE.

Em bovinos, a concentração de proteínas varia de 23 a 60 mg/dℓ; de sódio, de 132 a 144 mmol/ℓ, de potássio, 2,7 a 3,2 mmol/ℓ; de magnésio, 1,8 a 2,1 mEq/ℓ; e de glicose, de 37 a 51 mg/dℓ. Em equinos, valores de referência para LCE são similares. Potros neonatos com menos de 3 semanas de idade apresentam maior concentração de proteína no LCE do que equinos adultos. A concentração de glicose tem seu pico nas primeiras 48 h após o nascimento, e então diminui para valores de animais adultos na segunda semana de vida. As concentrações de sódio e potássio não são afetadas pela idade e têm valores similares ao relatado para equinos adultos e pôneis. Em ovinos, a concentração de proteínas varia de 12 a 60 mg/dℓ e a concentração de glicose de 38 a 63 mg/dℓ.

A concentração de citocinas no LCE pode ter valor prognóstico,[11] e a expressão de genes de citocinas em células nucleadas no LCE pode ter utilidade clínica no diagnóstico de doenças neurológicas específicas.[13] A presença de um ou mais eosinófilos no LCE é extremamente incomum e deve ser assumida como indicativo da presença de migração parasitária aberrante ou encefalite fúngica. Em tese, a concentração de glicose no LCE estará diminuída e a concentração de lactato no LCE estará aumentada em animais com meningite bacteriana decorrente do metabolismo das bactérias, mas esses sinais não são confiáveis e, normalmente, não fornecem informação adicional àquela fornecida pela determinação da contagem de leucócitos e teor de proteína no LCE. Bactérias também podem ser cultivadas do LCE.

As atividades de creatinoquinase e de lactato desidrogenase no LCE foram examinadas como auxílio na diferenciação de algumas doenças neurológicas. Entretanto, a atividade de creatinoquinase não é considerada confiável em equinos; contaminação da amostra com gordura epidural e dura pode aumentar a atividade de creatinoquinase. Em contrapartida, atividade de creatinoquinase no LCE > 19,5 U/ℓ fornece um excelente teste prognóstico para ovinos que não se recuperam de listeriose.[12] Não há informação suficiente disponível para avaliar a utilidade clínica da atividade de lactato desidrogenase no LCE em grandes animais.

A contaminação do LCE por sangue pode dificultar a interpretação. Desenvolveu-se uma fórmula que "corrige" os valores de LCE para o grau de contaminação por sangue, com base na contagem de eritrócitos no LCE (RBC_{LCE}) e sangue (RBC_{sangue}), na qual o valor corrigido para substância X no LCE ($X_{corrigido}$, em que X é a concentração ou atividade) é derivada do valor de X mensurado no LCE (X_{LCE}) e sangue (X_{sangue}), aplicando a seguinte fórmula:

$$X_{corrigido} = X_{LCE} - (X_{sangue} \times RBC_{LCE}/RBC_{sangue})$$

O cálculo de um valor "corrigido" raramente fornece informação adicional à análise do LCE, e não é praticada normalmente em grandes animais. Xantocromia é uma coloração ligeiramente amarelada no LCE que indica a lise prévia de eritrócitos ou, com maior frequência, aumento da concentração de proteína. A aparência espumosa do LCE também é sugestiva de aumento da concentração de proteína.

O fracionamento de proteínas do LCE não é realizado rotineiramente, uma vez que requer metodologia sensível de eletroforese ou imunodifusão radial espécie-específica. A concentração de albumina (ALB) no LCE também pode ser mensurada usando uma técnica imunológica baseada na detecção de complexos albumina-antialbumina nefelometria.[7] O cálculo do quociente de albumina e índice IgG pode ser informativo em doenças neurológicas específicas. Em tese, esses cálculos podem diferenciar quatro padrões de permeabilidade hematencefálica:

permeabilidade normal da barreira hematencefálica (quociente normal de albumina e índice de IgG), produção de IgG intratecal com barreira hematencefálica com permeabilidade normal (quociente de albumina normal e aumento do índice de IgG), aumento da permeabilidade da barreira hematencefálica sem produção intratecal de IgG (aumento do quociente de albumina e índice de IgG normal), e aumento da permeabilidade da barreira hematencefálica com produção intratecal de IgG (aumento do quociente de albumina e aumento do índice de IgG). O quociente de albumina é calculado a partir da concentração de albumina no LCE (ALB_{LCE}) e soro (ALB_{soro}) no qual:

$$\text{Quociente de albumina} = (ALB_{LCE}) \times 100/(ALB_{soro})$$

O intervalo normal para o quociente de albumina em equinos adultos é de 0,6 a 2,2 para amostras de LCE atlanto-occipital e 0,7 a 2,3 para amostras de LCE lombossacro, mas a média é de 0,4 a 0,5 em bovinos e lhamas adultas. Uma vez que a proteína do LCE normalmente é derivada de distúrbios na barreira hematencefálica e inflamação (resultante do aumento da concentração de albumina no LCE), o aumento da concentração de proteína no LCE normalmente é acompanhado por aumento no quociente de albumina.

Em animais suspeitos de apresentarem aumento na produção de imunoglobulina no SNC (uma ocorrência rara e quase sempre acompanhada por distúrbios na barreira hematencefálica), o índice IgG pode ser calculado a partir da concentração de IgG no LCE (IgG_{LCE}) e soro (IgG_{soro}), e concentração de albumina no LCE (ALB_{LCE}) e soro (ALB_{soro}), no qual:

$$\text{Índice de IgG} = (IgG_{LCE}/IgG_{soro}) \times (ALB_{soro}/ALB_{LCE})$$

Suspeita-se que o índice de IgG maior que 0,3 indique produção intratecal de IgG em equinos adultos. Essa fórmula corrige a concentração de IgG no LCE para aumento da permeabilidade da barreira hematencefálica; portanto, em tese, ela fornece um método mais sensível para detecção de produção local de e IgG dentro do SNC. O cálculo do quociente de albumina e do índice de IgG é caro e raramente fornece informação adicional àquela fornecida apenas pela concentração de proteína no LCE e, por essa razão, não é realizada normalmente em grandes animais.

Quando títulos antígeno-específicos são mensurados, dois índices modificados do LCE, o *coeficiente de Goldmann-Witmer* (*valor-C*) e o *índice de anticorpos* (*IA*) podem ser calculados para distinguir anticorpos intratecais de anticorpos adquiridos passivamente no LCE.[14,15] O valor-C é calculado como:

$$\text{Valor-C} = (IgG_{soro} \times \text{título recíproco no LCE})/(IgG_{LCE} \times \text{título recíproco no soro})$$

O IA é calculado como a razão de quociente específico de anticorpos para o quociente de albumina, no qual:

$$IA = (\{\text{título recíproco LCE}\}/\{\text{título recíproco no soro}\})/(\{\text{concentração de albumina no LCE}\}/\{\text{concentração sérica de albumina}\})$$

O *teste de proteína urinária em fita* fornece uma avaliação útil da concentração de proteína no LCE a campo, mas é subutilizada na prática clínica. A maioria das fitas de urinálise usa as seguintes gradações: traços (< 25 mg/dℓ), 1+ (28 a 75 mg/dℓ), 2+ (115 a 240 mg/dℓ) e 3+ (470 a 590 mg/dℓ), e um estudo de amostras de LCE de cães indicou que todos os cães com proteína urinária de 2+ ou maior apresentaram aumento na concentração de proteína no LCE.[16] Estudos similares não parecem ter sido conduzidos em grandes animais.

O *teste de Pandy* também fornece uma avaliação útil da concentração de proteína no LCE. A base do teste é que as proteínas (globulina e albumina) são precipitadas por uma solução saturada de fenol em água. O teste Pandy utiliza uma solução de cristais de ácido carbólico a 10% dissolvido em água (fornecendo uma solução aquosa saturada de fenol); a solução é chamada solução de Pandy. Um mililitro de solução de Pandy é colocado em um tubo de vidro, e uma gota (aproximadamente 0,05 mℓ) do LCE é colocada cuidadosamente sobre ela. A aparência turva na interface significa presença de concentração de globulinas ou albumina elevadas no LCE, e é considerada reação de Pandy positiva (normalmente a concentração de proteína total maior do que, aproximadamente, 50 mg/dℓ). Uma variante desse teste apresenta amostra completamente misturada, e o grau de turbidez variando de 1+ (turbidez fraca) a 4+ (precipitado denso com coloração leitosa). Uma reação de Pandy negativa não mostra turbidez ou precipitado, e esse é o resultado esperado em amostras normais de LCE. Um controle positivo (4+) pode ser realizado ao mesmo tempo adicionando uma gota de soro ou plasma a 1 mℓ de solução de Pandy. Uma vez que a solução contém fenol, os clínicos devem usar luvas e óculos de proteção ao manipular a solução e descartar os reagentes usados de maneira adequada.

Em resumo, a coleta e a análise de LCE da região lombossacra fornece uma ferramenta diagnóstica prática, segura e informativa em grandes animais conscientes com doença neurológica. Análise do LCE em animais com doença do SNC apresenta maior valor diagnóstico do que a análise do leucograma ou análise bioquímica sérica. A avaliação rotineira do LCE deve incluir a concentração de proteína total (incluindo o teste de Pandy semiquantitativo e a mensuração na fita de urinálise), contagem de eritrócitos, contagem de leucócitos totais e contagem diferencial de leucócitos. Outros procedimentos analíticos no LCE podem ser realizados em doenças específicas relacionadas ao sistema nervoso.

Exame do sistema nervoso por meio de análises bioquímicas séricas

Concentração de amônia no plasma arterial

Em animais suspeitos de apresentarem encefalopatia hepática, a mensuração da concentração de amônia no plasma arterial fornece um teste diagnóstico clinicamente útil e é um meio de monitorar a resposta ao tratamento. Em monogástricos, a amônia é produzida por degradação bacteriana de aminas, aminoácidos e purinas no trato gastrintestinal, por ação da urease bacteriana e intestinal sobre a ureia no trato gastrintestinal e por catabolismo de glutamina por enterócitos. Em ruminantes, a amônia é derivada predominantemente do metabolismo bacteriano no rúmen e catabolismo de aminoácidos nos tecidos. A amônia absorvida normalmente é convertida em ureia pelo fígado e para glutamina pelo fígado, músculo esquelético e cérebro. Na presença de disfunção hepática, a amônia é inadequadamente metabolizada, resultando em alta concentração de amônia plasmática. A amônia é uma neurotoxina direta que altera a neurotransmissão inibitória e excitatória no cérebro.

Hiperamonemia pode ser usada como indicador específico de disfunção hepática. Valores normais para amônia plasmática arterial são de menos de 29 μmol/ℓ em bovinos adultos, mas podem chegar a valores altos no período periparto. Valores arteriais são maiores do que valores venosos, e são preferidos para análise.

Hemogasometria e determinação de eletrólitos séricos devem ser realizadas rotineiramente em animais com sinais clínicos de encefalopatia para descartar causas metabólicas de disfunção cerebral.

LEITURA COMPLEMENTAR

Aleman M. Miscellaneous neurologic or neuromuscular disorders of horses. Vet Clin North Am Equine Pract. 2011;27:481-506.
Constable PD. Clinical examination of the ruminant nervous system. Vet Clin North Am Food Anim Pract. 2004;20:215-230.
Levine JM, Levine GJ, Hoffman AG, Mez J, Bratton GR. Comparative anatomy of the horse, ox, and dog: the vertebral column and peripheral nerves. Equine Comp Cont Educ Pract Vet. 2007;2:279-292.
Schwarz B, Piercy RJ. Cerebrospinal fluid collection and its analysis in equine neurologic disease. Equine Vet Educ. 2006;18:243-248.
Scott PR. Cerebrospinal fluid collection and analysis in suspected sheep neurological disease. Small Rumin Res. 2010;92:96-103.

REFERÊNCIAS BIBLIOGRÁFICAS

1. Cavalleri JMV, et al. BMC Vet Res. 2013;9:105.
2. Verdes JM, et al. J Vet Diagn Invest. 2006;18:299.
3. Sprake PM, et al. J Vet Intern Med. 2013;27:1242.
4. Raoofi A. Vet J. 2009;181:296.
5. Olsen E, et al. J Vet Intern Med. 2014;28:630.
6. Stokol T, et al. Vet Clin Pathol. 2009;38:103.
7. Goehring LS, et al. J Vet Diagn Invest. 2006;18:251.
8. D'Angelo A, et al. Vet Rec. 2009;164:491.
9. Aleman M, et al. J Am Vet Med Assoc. 2007;230:378.
10. Brosnan RJ, et al. Am J Vet Res. 2008;69:737.
11. Ameri M, Mousavian R. Vet Res Commun. 2007; 31:77.

12. El-Boshy ME, et al. Small Rumin Res. 2012;104:179.
13. Pusterla N, et al. Am J Vet Res. 2006;67:1433.
14. Furr M, et al. J Vet Intern Med. 2011;25:138.
15. Reed SM, et al. J Vet Intern Med. 2013;27:1193.
16. Jacobs RM, et al. Can Vet J. 1990;31:587.

Exame do sistema nervoso por meio de técnicas de imagem

Radiografia

O exame do esqueleto ósseo da cabeça e da coluna vertebral para detectar anormalidades que afetam o sistema nervoso de grandes animais normalmente é usado em centros de referência. Radiografia convencional diagnóstica permanece o melhor método para a avaliação inicial de trauma ao cérebro e medula espinal, mas normalmente o trauma precisa concorrer com deslocamento ósseo para que a lesão seja imediatamente visível em uma radiografia. Lesões que podem ser identificadas em radiografias simples incluem fraturas, vértebras luxadas ou subluxadas; prolapso de disco intervertebral, discoespondilite, osteomielite e neoplasia.[1] A injeção de meio de contraste no sistema do LCE (*mielografia*) é usada para detecção de compressão da medula espinal, mas com frequência não é realizada em grandes animais, uma vez que a cirurgia de depressão da medula espinal raramente é realizada em razão da sensibilidade e especificidade baixas, dependendo dos critérios usados para interpretação.[2] Em casos de lesão nervosa periférica, a radiografia do membro adequado pode revelar a presença de fratura ou lesões que ocupam espaço que causaram a disfunção desses nervos.

Radiografia foi usada para diagnosticar lesões da bula timpânica em bovinos (otite interna), caracterizadas pelo espessamento da parede da bula, aumento da opacidade de tecidos moles dentro da bula e osteólise da parede da bula e das trabeculações.[3] Entretanto, a radiografia não é tão sensível quanto a tomografia computadorizada (TC) para o diagnóstico de otite média, uma vez que a TC fornece informações mais detalhadas quanto à estrutura óssea da orelha média[4] e é mais sensível e específica do que a radiografia no diagnóstico de otite média em bezerros.[3]

Tomografia computadorizada

A TC do crânio apresenta muitas vantagens quando comparada à radiografia, uma vez que as estruturas são visualizadas em corte transversal e sem sobreposição. O uso de agentes de contraste e o desenvolvimento de um *software* e tecnologia que permitem tempos de aquisição rápida e reconstrução tridimensional permitem que uma grande quantidade de informações seja obtida a partir do exame de TC. Muitas doenças da cabeça de equinos, incluindo aquelas do cérebro e medula espinal, podem ser diagnosticadas usando essa técnica, mas o fator limitante é o peso do paciente (uma mesa personalizada é necessária para equinos adultos e bovinos), acessibilidade para grandes animais e a necessidade de anestesia geral.

A TC fornece imagem excelente de defeitos do esqueleto craniano e tecidos moles que diferem consideravelmente dos tecidos adjacentes. TC foi usada para o diagnóstico *ante mortem* de muitas enfermidades em potros, equinos e bovinos, incluindo abscesso cerebral, porencefalia, meningoencefalocele, adenoma de pituitária, mielopatia estenótica cervical, ruptura de medula espinal e otite interna/média, e foi usada para orientar a biopsia de cérebro para o diagnóstico *in vivo* de massa intracraniana.[4-7] A TC fornece menos contraste e resolução do que a imagem de ressonância magnética (IRM), mas fornece melhor resolução espacial (ou seja, é mais capaz de diferenciar características anatômicas finas, como trabéculas), está mais amplamente disponível e o escaneamento apresenta menor tempo de aquisição. Em uma série de 57 casos, a TC foi um teste diagnóstico útil em equinos com estado mental anormal ou histórico de trauma seguido por um período de inconsciência. Em contrapartida, TC não forneceu informação clinicamente útil em equinos com convulsões.[8]

Imagem por ressonância magnética

O escaneamento de IRM usa ressonância magnética nuclear para criar imagens transversais baseadas nas propriedades magnéticas dos tecidos. Em geral, IRM fornece uma imagem excelente de defeitos de tecidos moles e é considerada superior à TC para lesões intracranianas e intraespinais, uma vez que a IRM fornece alto contraste entre tecidos moles e melhor detalhamento anatômico. A IRM pode ser realizada em equinos sedados em posição quadrupedal; contudo, essas unidades de IRM (tipicamente 0,25 T) produzem imagens de baixa resolução que podem não apresentar detalhamento suficiente para serem diagnósticas de muitas doenças neurológicas. Imagens de maior resolução são produzidas por magnetos mais caros (tipicamente 1 a 3 T) que requerem que o paciente esteja imóvel. Os fatores limitantes para IRM são, portanto, o custo (IRM é mais cara do que TC), o peso do paciente, a acessibilidade para grandes animais e a necessidade de anestesia geral para maior resolução das imagens (normalmente IRM tem tempo de obtenção de imagem mais longo do que TC). Outros desafios específicos para IRM são que o ambiente fornece desafios consideráveis para o monitoramento da anestesia e o posicionamento de membros para minimizar a síndrome miopática/neuropática pós-anestésica, particularmente em equinos.[9]

IRM foi usada para o diagnóstico *ante mortem* de muitas condições neurológicas em potros e equinos, incluindo abscesso cerebral, hidrocefalia, encefalomalácia nigropálida[10], abiotrofia cerebelar em potros da raça Árabe[11], mielopatia estenótica cervical[2], tumor de bainha nervosa periférica (TBNP) na língua.[12] IRM também foi usada para diagnosticar PEM e hipoplasia cerebelar em bezerros[13] e PEM, leucoencefalomalácia e porencefalia, e desmielinização em ovinos e caprinos.[14] Mais estudos são necessários para documentar a superioridade clínica da IRM *versus* outras modalidades diagnósticas. Por exemplo, IRM e pode diferenciar equinos com mielopatia estenótica cervical (MEC) e estenose vertebral cervical entre animais sadios e aqueles com outras causas de ataxia; entretanto, IRM não pode localizar de forma precisa o local de compressão medular.[2] A IRM será mais amplamente utilizada no diagnóstico de doenças neurológicas, particularmente de doenças intracranianas e de medula espinal cervical, se o equipamento e os custos de aquisição diminuírem.

LEITURA COMPLEMENTAR

Aleman M. Miscellaneous neurologic or neuromuscular disorders of horses. Vet Clin North Am Equine Pract. 2011;27:481-506.
Scrivani PC. Advanced imaging of the nervous system in the horse. Vet Clin North Am Equine Pract. 2011;27:439-453.

REFERÊNCIAS BIBLIOGRÁFICAS

1. Hughes KJ. Equine Vet Educ. 2007;19:460.
2. Mitchell CW, et al. Vet Radiol Ultrasound. 2012;53:613.
3. Finnen A, et al. J Vet Intern Med. 2011;25:143.
4. Lee K, et al. Vet Rec. 2009;165:559.
5. Ohba Y, et al. J Vet Med Sci. 2008;70:829.
6. Pease AP, et al. J Vet Intern Med. 2011;25:1144.
7. Vanschandevijl K, et al. J Am Vet Med Assoc. 2008;233:950.
8. Sogaro-Robinson C, et al. J Am Vet Med Assoc. 2009;235:176.
9. Franci P, et al. Equine Vet J. 2006;38:497.
10. Jose-Cunilleras E, Piercy RJ. Equine Vet Educ. 2007;19:179.
11. Cavalleri JMV, et al. BMC Vet Res. 2013;9:105.
12. Schneider A, et al. Equine Vet Educ. 2010;22:346.
13. Tsuka T, et al. Vet Radiol Ultrasound. 2008;49:149.
14. Schenk HC, et al. J Vet Intern Med. 2007;21:865.

Ultrassonografia

A ultrassonografia do músculo cricoaritenoide lateral foi usada como parte do exame de equinos com suspeita de hemiplegia laríngea e comparado com achados endoscópicos obtidos em repouso e durante exercício. Um transdutor curvilíneo de 8,4 MHz foi aplicado sobre a laringe e quatro janelas acústicas foram avaliadas. O aumento da ecogenicidade desse músculo avaliado subjetivamente teve sensibilidade de 94,6% e especificidade de 94,5% para detecção de hemiplegia laríngea.[1] As vantagens relatadas da ultrassonografia são o fato de ela ser amplamente disponível, não invasiva e permitir a visualização dos tecidos em tempo real.

O ligamento supraespinal foi avaliado em equinos com e sem enfermidades da coluna usando ultrassonografia. Transdutores lineares e setoriais (5 a 10 MHz) foram usados para obter cortes longitudinais e transversais do ligamento supraespinal e lesões foram identificadas e categorizadas. Todos os 39 equinos estudados apresentaram pelo menos um local de desmite do ligamento supraespinal, e não houve associação entre lesões de desmite e sinais clínicos de dor que pudessem localizar essa região.[2]

A ultrassonografia foi usada para diagnosticar siringo-hidromielia e hipoplasia segmentar de medula espinal lombar em um bezerro Holandês Frísio de 4 dias de idade que não era capaz de permanecer em posição quadrupedal desde o nascimento. O bezerro foi posicionado em decúbito lateral e flexão lombossacra foi induzida para permitir a ampliação de janelas ultrassonográficas. Imagens diagnósticas da medula espinal lombar foram obtidas nas orientações sagital e transversal na junção lombossacra (L6-S1), bem como na junção intervertebral lombar até L2-L3 usando um transdutor linear de 6 a 10 MHz.[3]

A técnica de imagem ultrassonográfica da bula timpânica foi desenvolvida para o diagnóstico de otite média em bezerros.[4] Um transdutor linear de 7,5 MHz é aplicado na base da orelha sem uso de gel de acoplamento e com o bezerro em posição quadrupedal. O transdutor é aplicado ventral à base da orelha e caudal à mandíbula. Anormalidades detectadas incluem conteúdo anecoico a hiperecoico; lise de trabéculas e adelgaçamento, deformação e ruptura da parede da bula. Em bezerros, a ultrassonografia também foi usada para identificar o nervo femoral em bezerros e para auxiliar no diagnóstico de casos de paresia espástica que envolvem o músculo quadríceps (como em bovinos Belgian Blue com hiperextensão do membro direcionada cranialmente) em vez de uma forma mais comum de paresia espástica que envolve o músculo gastrocnêmio e uma hiperextensão do membro pélvico direcionada caudalmente.[5,6] A colocação de um transdutor linear curvo de 5 MHz sobre o espaço paravertebral dorsal, entre o quinto e sexto processos transversos lombares forneceu a melhor visualização do nervo femoral e permitiu o bloqueio seletivo do nervo femoral usando solução de procaína a 4%.

Endoscopia (rinolaringoscopia)

Atualmente, é uma técnica de rotina para o exame de equinos com suspeita de hemiplegia laríngea, uma axonopatia distal do nervo laríngeo recorrente esquerdo.

Exame endoscópico do espaço epidural e subaracnoide a partir do espaço atlanto-occipital para o oitavo nervo cervical foi realizado com segurança em equinos adultos saudáveis.[7] O procedimento foi realizado sob anestesia geral. A técnica pode ter utilidade clínica no diagnóstico de mielopatia estenótica vertebral cervical, uma vez que a contenção física não permite a formação de imagens da coluna vertebral cervical caudal por IRM ou TC.

Endoscopia também foi usada para examinar as estruturas anatômicas na região sacrococcígea de bovinos adultos. Vacas foram contidas e sedadas com xilazina (0,03 mg/kg IV). Lidocaína epidural foi administrada e um endoscópio flexível (diâmetro externo de 2,3 mm) introduzido através de um equipamento de introdução e uma pequena quantidade de ar foi insuflada. O procedimento permitiu a visualização de vasos sanguíneos, tecido conjuntivo, gordura, nervos e dura-máter espinal.[8]

Oftalmoscopia

Oftalmoscopia para o exame de estruturas do olho é importante no diagnóstico de doenças que afetam o nervo óptico, como deficiência de vitamina A e edema de disco óptico (papiledema) associado a edema cerebral difuso.

Eletromiografia

O exame com agulha eletromiográfica é uma técnica que registra a atividade elétrica gerada por fibras musculares individuais e a atividade elétrica somada das fibras musculares em unidades motoras individuais. A técnica envolve inserir uma agulha de registro no músculo de interesse e gravar a EMG resultante. Tipicamente, os animais não são sedados e são contidos em troncos. Sinais anormais de EMG incluem potenciais de ação de unidades motoras de curta duração e baixa amplitude, que indicam doença de fibras musculares ou reinervação precoce ou incompleta após denervação. Outras anormalidades incluem a presença de potenciais de fibrilação, ondas agudas positivas e descargas complexas repetitivas que ocorrem quando a membrana das células esqueléticas se torna instável em razão da denervação ou miopatia.

EMG fornece um teste diagnóstico mais prático do que a eletroencefalografia (EEG) e um indicador sensível de disfunção neurológica, auxiliando na localização neuroanatômica da lesão.[8] Ela é especialmente útil para avaliação de lesão de nervo periférico e diagnóstico de paresia periódica hiperpotassêmica em equinos, e deve ser útil para estudos adicionais de paralisia associada ao parto e outras lesões de nervos periféricos em bovinos. EMG pode discriminar entre distúrbios de neurônio motor inferior e distúrbios miogênicos, e *estudos de condução nervosa* podem diferenciar perda axonal da desmielinização. Adicionalmente, estimulação repetitiva pode fornecer informações quanto à transmissão neuromuscular. Valores de referência para velocidade de condução nervosa motora foram desenvolvidos para bezerros e, conforme esperado, as velocidades de condução estão relacionadas ao diâmetro da fibra nervosa.[10]

Potenciais evocados somatossensoriais do complexo trigeminal usando o nervo infraorbital foram empregados em equinos para auxiliar no diagnóstico de balançar de cabeça idiopático. Um estímulo elétrico de superfície é aplicado a uma taxa de estímulo definida, mas correntes de estímulos variáveis em uma área focal da mucosa oral. Os eletrodos de registro são posicionados ao longo das vias sensoriais do complexo trigêmeo e detectam a presença ou ausência de *potenciais de ação de nervos sensoriais* (SNAP) e a velocidade de condução nervosa.[11] O limiar atual necessário para deflagrar o SNAP fornece informação clinicamente útil quanto à sensibilidade da localização anatômica do estímulo.

EMG foi associada à estimulação magnética transcraniana para induzir *potenciais evocados motores* magnéticos em equinos. Isso fornece uma avaliação útil não invasiva da disfunção de medula espinal cervical em equinos com anormalidades radiológicas das vértebras cervicais por meio da detecção da presença de neuropatia envolvendo os tratos motores descendentes. Entretanto, EMG não fornece informações quanto aos neurônios motores superiores; portanto, não é útil para a avaliação clínica de equinos suspeitos de apresentarem déficits neurológicos em membros pélvicos causados por doenças da medula espinal cervical.[9]

Eletroencefalografia

EEG não foi usada em nenhum grau significativo em grandes animais. Ela requer equipamento sofisticado, um ambiente bastante tranquilo, na penumbra, livre de interferência elétrica e um paciente calmo que tenha atividade muscular mínima. Em razão da dificuldade em obter registros de boa qualidade em um animal de grande porte consciente, é preferível que esse animal seja sedado ou anestesiado para o registro, o que confunde a interpretação dos padrões de EEG, dependendo do protocolo anestésico. Observações completas e repetidas de EEG simultâneos relatados e vídeos podem facilitar a interpretação da EEG,[12,13] mas a utilidade clínica da EEG permanece incerta em grandes animais que apresentam sinais nervosos consistentes com lesão intracraniana. Portanto, EEG tem sido utilizada principalmente em grandes animais como uma ferramenta de pesquisa *ante mortem*, e seu uso provavelmente permanecerá como teste complementar a outros exames neurológicos e testes diagnósticos em centros de referência.

Recomendou-se padronizar a técnica de EEG em animais; elas tipicamente envolvem a preparação meticulosa dos locais de registro e o posicionamento de eletrodos sobre as regiões frontal esquerda e direita, a área occipital esquerda e direita e a área do vértex, e o eletrodo de referência é posicionado atrás da extremidade do nariz. A adição de outros locais de registro aumenta a habilidade de localizar lesões focais.[12] Doença neurológica é associada a alterações na frequência ou amplitude da EEG, ou ambos, e a mudança na frequência é um indicador mais confiável de doença. Em geral, anormalidades focais de EEG indicam lesão focal no córtex, enquanto anormalidades difusas na EEG indicam lesões corticais difusas ou lesões subcorticais ou lesões subcorticais focais.

A EEG foi usada para estudar epilepsia em cabras e bovinos, hidranencefalia congênita e hidrocefalia em bovinos, *scrapie* em ovinos, PEM responsiva à tiamina em bovinos e EEB em bovinos. Quando realizada sob condições controladas, ela mostrou ser uma ferramenta diagnóstica útil para o diagnóstico precoce de doenças intracranianas em equinos, com sensibilidade e especificidade adequadas.

Eletrorretinografia

Eletrorretinografia com *flash* (ERG) é o registro da função dos bastonetes e cones dos olhos. O animal é sedado (normalmente com xilazina), e proparacaína tópica 0,5% é aplicada a ambos os olhos para permitir a colocação de lente de contato que contém um eletrodo em ambos os olhos. Eletrodos subcutâneos são então posicionados no canto lateral e linha média das narinas para fornecer referência e eletrodo de terra, respectivamente. Um período de adaptação ao escuro é então implementado, e uma sequência de *flashes* padronizada é aplicada.[10] A diminuição da amplitude de ondas B durante a ERG com *flash* foi identificada em equinos com doença do neurônio motor e atribuída a depósitos de lipofuscina na retina.

Potenciais evocados auditivos do tronco encefálico

O potencial evocado auditivo do tronco encefálico (*BAEP – brainstem auditory evoked potential*) é o registro da atividade elétrica do tronco encefálico após um estímulo acústico; como tal, o BAEP pode ser usado para avaliar a integridade das vias auditivas. Seu uso permite a diferenciação de enfermidades cocleares (incluindo otite média/interna) de enfermidades retrococleares (nervo auditivo ou tronco encefálico).

O BAEP é obtido em um paciente sedado (xilazina é usada com frequência) por meio do registro da atividade neuroelétrica a partir de geradores nas vias auditivas imediatamente após um estímulo acústico *click*, e as formas das ondas BAEP para equinos[14], poneis[15,16] e bezerros foram registradas. Tais registros podem ser úteis na avaliação de equinos suspeitos de apresentarem surdez, doença vestibular, doença do tronco encefálico e osteoartropatia temporo-hióidea,[17] bem como bezerros com otite média e paralisia facial[18], e para monitorar a resposta ao tratamento.[17]

Mensuração da pressão intracraniana

A pressão intracraniana foi mensurada em potros neonatos, embora a utilidade clínica de tal mensuração em potros não tenha sido demonstrada. O aumento da pressão intracraniana pode causar diminuição na pressão de perfusão cerebral e lesão irreversível ao SNC.

A posição de cabeça baixa no equino aumenta o gradiente de pressão hidrostática entre o coração e o cérebro, aumentando a pressão intracraniana média em cavalos anestesiados com isoflurano de 31 para 55 mmHg, quando colocado na posição de Trendelenburg para facilitar a cirurgia abdominal.[19] Alterações direcionais similares na pressão intraocular foram mensuradas em equinos adultos sedados com detomidina.[20] Efeitos da pressão hidrostática na pressão intracraniana também foram observados em bovinos adultos anestesiados com isoflurano.[21] Em outras palavras, animais de grande porte suspeitos de apresentar aumento da pressão intracraniana devem ser encorajados a manter suas cabeças elevadas para evitar a formação de edema cerebral. Adicionalmente, o posicionamento da cabeça deve ser padronizado quando a pressão intracraniana é mensurada.

Análise cinética da marcha

Claudicação é comum em grandes animais e normalmente resulta em anormalidades assimétricas da marcha; a claudicação causada por anormalidades musculoesqueléticas selecionadas é discutida no Capítulo 15. Ataxia causada por doença da medula espinal também causa anormalidades da marcha, que normalmente são simétricas e particularmente evidentes nos membros pélvicos. A diferenciação diagnóstica de claudicação e causas neurológicas de anormalidades na marcha pode ser desafiadora, mesmo para clínicos e experientes. Consequentemente, a análise cinética da marcha oferece um teste quantitativo objetivo que pode auxiliar na diferenciação de causas neurológicas e musculoesqueléticas de anormalidade da marcha. Dois índices parecem ter maior utilidade clínica na identificação da presença de anormalidades neurológicas da marcha: maior pico de força lateral e aumento da variação do pico de força vertical em ambos os membros pélvicos.[22]

LEITURA COMPLEMENTAR

Aleman M. Miscellaneous neurologic or neuromuscular disorders of horses. Vet Clin North Am Equine Pract. 2011;27:481-506.
Constable PD. Clinical examination of the ruminant nervous system. Vet Clin North Am Food Anim Pract. 2004;20:215-230.
MacKay RJ. Brain injury after head trauma: pathophysiology, diagnosis, and treatment. Vet Clin North Am Equine Pract. 2004;20:199-216.
Scott PR. Diagnostic techniques and clinicopathologic findings in ruminant neurologic disease. Vet Clin North Am Food Anim Pract. 2004;20:215-230.

REFERÊNCIAS BIBLIOGRÁFICAS

1. Chalmers HJ, et al. Vet Radiol Ultrasound. 2012;53:660.
2. Henson FMD, et al. BMC Vet Res. 2007;3:3.
3. Testoni S, et al. J Vet Intern Med. 2012;26:1485.
4. Gosselin VB, et al. J Vet Intern Med. 2014;28:1594.
5. De Vlamynck C, et al. Vet Rec. 2013;196:451.
6. De Vlamynck CA, et al. Am J Vet Res. 2013;74:750.
7. Prange T, et al. Equine Vet J. 2011;43:404.
8. Franz S, et al. Am J Vet Res. 2008;69:894.
9. Mitchell CW, et al. Vet Radiol Ultrasound. 2012;53:613.
10. Schenk HC, et al. J Vet Intern Med. 2014;28:646.
11. Aleman M, et al. J Vet Intern Med. 2014;28:250.
12. Williams DC, et al. J Vet Intern Med. 2008;22:630.
13. Finno CJ, et al. Vet Ophthalm. 2012;15(suppl 2):3.
14. Aleman M, et al. J Vet Intern Med. 2014;28:1310.
15. Aleman M, et al. J Vet Intern Med. 2014;28:1318.
16. Lecoq L, et al. J Vet Intern Med. 2015;29:362.
17. Aleman M, et al. J Vet Intern Med. 2008;22:1196.
18. Kawasaki Y, et al. Vet Rec. 2009;165:212.
19. Brosnan RJ, et al. Am J Vet Res. 2008;69:737.
20. Komaromy AM, et al. Am J Vet Res. 2006;67:1232.
21. Arai S, et al. J Vet Med Sci. 2006;68:337.
22. Ishihara A, et al. J Am Vet Med Assoc. 2009;234:644.

DOENÇAS DIFUSAS OU MULTIFOCAIS DO CÉREBRO E MEDULA ESPINAL

Existem muitas causas diferentes de doenças difusas ou multifocais do sistema nervoso em grandes animais domésticos:

- Causas infecciosas, inclusive bactérias, vírus, fungos e helmintos, artrópodes e parasitas protozoários
- Substâncias exógenas, como chumbo, sal, selênio, inseticidas organofosforados, aditivos alimentares (p. ex., ureia), plantas tóxicas e muitos outros compostos químicos
- Substâncias endógenas, por exemplo, produtos de doenças em outros sistemas corporais ou de metabolismo anormal, como toxinas bacterianas, amônia e dióxido de carbono
- Causas metabólicas e nutricionais, como isquemia secundária à doença cardiopulmonar, hipoglicemia, hipomagnesemia, deficiência de cobre em animais gestantes e hiper-D-lactatemia em bezerros, cordeiros e cabritos com diarreia neonatal e ruminantes adultos com sobrecarga por grãos
- Acidemia crônica associada à diarreia pode causar depressão mental e ataxia (enquanto acidemia aguda induzida experimentalmente não causa depressão mental em bezerros neonatos)
- Doenças idiopáticas contabilizam muitas doenças da medula espinal em equinos
- Malformação ocorre principalmente em fetos em desenvolvimento e resulta em doença congênita do sistema nervoso, que normalmente está presente ao nascimento. Muitos teratógenos diferentes podem causar defeitos congênitos. Em alguns casos de doença hereditária, os sinais clínicos não se manifestam até algum tempo após o nascimento.

Respostas do sistema nervoso central à lesão

O SNC pode responder à lesão por alterações morfológicas que incluem edema cerebral, inflamação e desmielinização. Malformações ocorrem quando o SNC é afetado durante a vida fetal.

O restante deste capítulo apresentará aspectos clínicos gerais de doenças do sistema nervoso de acordo com a localização anatômica e agente causal. As características proeminentes da etiologia, patogênese, sinais clínicos, diagnóstico e tratamento dessas doenças clinicoanatômicas são descritas. Hipoxia cerebral, hidrocefalia, edema cerebral, meningite, encefalite, mielite, encefalomalácia e mielomalácia são comuns a muitas doenças difusas ou multifocais do sistema nervoso, e são descritas aqui.

Hipoxia cerebral

Hipoxia cerebral ocorre quando o suprimento de oxigênio para o cérebro é reduzido por qualquer motivo. Uma síndrome aguda ou crônica se desenvolve, dependendo do quão aguda é a privação. Inicialmente, ocorrem sinais de irritação seguidos por sinais terminais de perda de função.

Etiologia

Todas as formas de hipoxia – incluindo a anêmica, a anóxica, a histotóxica e as formas estagnárias – causam algum grau de hipoxia cerebral, mas os sinais relacionados com disfunção cerebral ocorrem apenas quando a hipoxia é grave. Hipoxia cerebral pode ser secundária à hipoxia sistêmica geral, ou pode ser causada por lesões restritas à cavidade craniana.

Hipoxia cerebral secundária à hipoxia generalizada

- Intoxicação por ácido hidrociânico ou nitrito
- Insuficiência cardíaca aguda na deficiência de cobre grave em bovinos
- Acidentes anestésicos
- Na fase terminal de pneumonia, insuficiência cardíaca congestiva
- Durante o nascimento em potros, encefalopatia hipóxica-isquêmica em potros (também conhecida como encefalopatia neonatal, asfixia perinatal, síndrome do potro *dummy* ou síndrome do mal ajustamento neonatal)[1] ou hipoxia intraparto em bezerros e cordeiros causada por parto prolongado.

Hipoxia cerebral secundária à lesão intracraniana

- No aumento da pressão intracraniana
- No edema cerebral.

Patogênese

O SNC é extremamente sensível à hipoxia, e ocorre degeneração se a privação for extrema e prolongada por mais do que alguns minutos. Os efeitos da hipoxia variam com a velocidade de estabelecimento e com a gravidade. Quando o início é súbito, normalmente há um período transitório durante o qual o fenômeno de excitação ocorre, seguido por um período de perda de função. Se ocorrer recuperação, um segundo período de excitação normalmente se desenvolve juntamente com o retorno da função. Em casos mais crônicos, a fase de excitação não é observada, e os sinais decorrem principalmente da perda de função. Esses sinais incluem apatia e letargia quando a privação é moderada e inconsciência quando é grave. Todas as formas de atividade nervosa são deprimidas, mas os centros superiores são mais suscetíveis do que os centros medulares, e o padrão de desenvolvimento dos sinais pode sugerir isso.

Achados clínicos

Ocorrem síndromes agudas e crônicas, dependendo da gravidade da hipoxia. Hipoxia cerebral aguda se manifesta por início súbito de sinais de paralisia referida de todas as funções cerebrais, tetraparesia e inconsciência. O padrão mais comum é de tremores musculares começando na cabeça e se disseminando para o tronco e membros, seguido por decúbito, convulsões clônicas e morte ou recuperação após mais convulsões clônicas, embora os animais acometidos possam cair ao solo sem sinais premonitórios. Na hipoxia crônica, há letargia, apatia, ataxia, fraqueza e cegueira e, em alguns casos, tremores musculares ou convulsões. Tanto na hipoxia aguda quanto crônica, os sinais de doença primária também serão evidentes. Acredita-se que a hipoxia cerebral de fetos bovinos seja a causa de fraqueza e falha em mamar após o nascimento, eventualmente levando à morte do bezerro por inanição. Tal hipoxia pode ocorrer durante o processo de nascimento, especialmente se o parto for difícil ou retardado, ou durante o final da gestação.

Patologia clínica e achados de necropsia

Não há características peculiares de patologia clínica ou achados de necropsia, que não aqueles relacionados à doença primária.

> **Diagnóstico diferencial**
>
> Clinicamente, há pouco para diferenciar hipoxia cerebral de hipoglicemia ou polioencefalomalácia, nas quais ocorrem sinais similares. Irritação e sinais de paralisia seguem um ao outro em muitas intoxicações, incluindo chumbo e arsênico e na maioria das doenças difusas do cérebro, como encefalite e encefalomalácia. O diagnóstico diferencial de hipoxia cerebral depende da detecção da causa da hipoxia.

Tratamento

O aumento no suprimento de oxigênio é essencial, e normalmente pode ser garantido apenas removendo o agente causal. Um estimulante respiratório (o mais efetivo é o doxapram, 2 mg/kg PC IV)[2] pode ser vantajoso em casos agudos, e respiração artificial pode ser necessária e efetiva.

Aumento da pressão intracraniana, edema cerebral e aumento de volume cerebral

Edema cerebral difuso e aumento de volume cerebral normalmente ocorrem de forma aguda e causam aumento geral na pressão intracraniana. Edema cerebral raramente é uma doença primária, mas normalmente é acompanhado por outras doenças. Edema cerebral com frequência é um fenômeno transitório e pode ser fatal, mas recuperação completa ou recuperação com sinais nervosos residuais também podem ocorrer. Ele se manifesta clinicamente por cegueira, opistótono, tremores musculares, paralisia e convulsões clônicas.

Etiologia

Edema cerebral difuso e aumento de volume cerebral podem ser *vasogênicos*, quando há aumento da permeabilidade do endotélio capilar, e *citotóxicos* quando todos os elementos do tecido cerebral, glia, neurônios e células endoteliais sofrem edema. As causas incluem:

- Edema vasogênico:
  - Abscesso cerebral, neoplasia, hemorragia, encefalopatia por chumbo, meningite purulenta
  - Edema de menor importância após a maioria das lesões traumáticas, em muitas encefalites e em muitas intoxicações, incluindo propilenoglicol em equinos; provavelmente contribuem para a patogênese
  - Injeção intracarotídea acidental de promazina em equinos
  - Leucoencefalomalácia em equinos causada por consumo de fumonisina
  - Sepse em potros neonatos
- Edema citotóxico:
  - Hipoxia
  - PEM de ruminantes (deficiência de tiamina ou intoxicação por enxofre)
  - Intoxicação por sal em suínos
- Edema intersticial:
  - Hidrocefalia.

Patogênese

Edema e aumento de volume cerebrais

Essa doença representa potencialmente risco à vida em razão da capacidade limitada de acomodação do aumento de volume dentro do confinamento da dura-máter e do crânio. O parênquima do SNC não tem sistema linfático, e o espaço intersticial entre células, especialmente na substância cinzenta, é muito menor do que em outros tecidos. Quando o edema do SNC se desenvolve, por necessidade ele se acumula dentro das células, embora o líquido intersticial se forme caso as células lisem ou o edema seja grave.

O edema cerebral normalmente ocorre em algum grau em todos os estados patológicos, sejam degenerativos, inflamatórios, traumáticos ou neoplásicos. O edema ao redor de lesões focais crônicas, como abscessos, cistos parasitários e tumores primários ou tumores metastáticos na substância branca, com frequência produz aumento de volume acentuado. O aumento de volume do hemisfério cerebral comprime o tronco encefálico subjacente, achatando os colículos rostrais e distorcendo o aqueduto. Conforme o cérebro edemaciado se expande e preenche o espaço da calvária, algumas regiões são suscetíveis à herniação. Se ela ocorrer, os vasos sanguíneos que acompanham provavelmente serão ocluídos, o que pode resultar em hemorragia ou infarto. Normalmente, com aumento de volume do cérebro, o lobo caudal do vérmis cerebelar protrai como uma faixa achatada sobre o bulbo em direção ao forame magno.

No *edema vasogênico*, o insulto primário é à parede dos capilares cerebrais, permitindo o extravasamento de plasma e proteína sob pressão hidrostática da circulação. A lesão vascular incitante pode ser trauma cerebral ou à medula espinal, vasculite, neoplasia ou acidente cerebrovascular. O edema vasogênico afeta predominantemente a substância branca, na qual o líquido se acumula dentro do citoplasma dos astrócitos e se dissemina para o espaço intersticial. O edema vasogênico se move por distâncias muito longas de um hemisfério para outro através do corpo caloso. Um abscesso epidural crônico que envolve o lobo frontal pode produzir edema cerebral suficiente a partir do edema vasogênico para induzir a herniação do córtex occipital sob o tentório cerebelar.

O *edema citotóxico* resulta de qualquer lesão às células da glia que perturbe a osmorregulação das células por depleção de depósitos de energia e falha nas bombas iônicas dependentes de energia. Isso leva a edema celular com líquido e difere do edema em outros tecidos, nos quais o acúmulo de líquido é intersticial. O edema citotóxico reflete uma lesão celular específica e pode resultar de isquemia ou hipoxia, deficiência nutricional e intoxicação ou anormalidade metabólica hereditária. O aumento de volume cerebral pelo edema citotóxico é menos dramático do que o que ocorre no edema vasogênico. Ele pode afetar apenas a substância cinzenta, apenas a substância branca ou ambas.

O volume de LEC no edema vasogênico está aumentado pelo líquido do edema, que é um filtrado do plasma que contém proteína plasmática. No edema citotóxico, são os elementos celulares propriamente ditos que aumentam de tamanho. Na hipoxia, isso decorre da falha da bomba de sódio adenosina trifosfato (ATP)-dependente dentro da parede celular. Como resultado, o sódio se acumula dentro das células e a água segue para manter o equilíbrio osmótico. Na PEM e na intoxicação por sal, o edema do cérebro é primário. Na intoxicação por sal em suínos, há aumento da concentração de cátions no tecido cerebral com passagem súbita de água para o cérebro para manter o equilíbrio osmótico. A causa de edema na PEM de ruminantes associada à inadequação de tiamina não é conhecida. Quando promazina é injetada acidentalmente na artéria carótida de equinos, ela produz edema vasogênico e infarto generalizado, mas especialmente no tálamo e corpora quadrigemina no local de injeção. O edema vasogênico que circunda um abscesso é localizado e não é evidente na substância branca.

Edema cerebral e herniação cerebelar foram descritos em potros neonatos admitidos em unidade de tratamento intensivo. Os potros apresentavam sepse. Sugeriu-se que hipoglicemia, hipoxia ou alterações no fluxo sanguíneo cerebral associadas à sepse possam ter iniciado a lesão às membranas celulares, resultando em lesão vascular e edema subsequente. Levantou-se a hipótese de que a herniação cerebelar ocorre em potros neonatos com sepse em razão da natureza inelástica dos folhetos da dura e da rigidez anatômica do crânio do equino neonato. Isso contrapõe o que ocorre em neonatos humanos, nos quais o edema cerebral normalmente ocorre na meningite bacteriana, mas a herniação cerebral ou cerebelar normalmente não é uma característica. O cérebro relativamente pequeno do potro neonato compõe apenas 1% da massa corporal total, quando comparado a uma criança humana, na qual compõe 12% e no qual o cérebro está enclausurado em uma cavidade grande, mas relativamente fina do calvário com suturas que, pelo menos na criança no período pré-nascimento, podem ser separadas pelo excesso de pressão interna.

O aumento da pressão intracraniana ocorre subitamente e, como na hidrocefalia, ocorre anoxia isquêmica do cérebro causada por compressão dos vasos sanguíneos cerebrais e prejuízo ao suprimento sanguíneo. Esse pode não ser o único fator que interfere na atividade cerebral na PEM e na intoxicação por sal. A síndrome clínica produzida pelo aumento rápido da pressão intracraniana se manifesta por movimentos involuntários, como tremores e convulsões, seguidos por sinais de fraqueza. Se a compressão do cérebro for grave o suficiente e de duração suficiente, pode ocorrer necrose isquêmica das camadas superficiais da substância cinzenta cortical, resultando em defeitos nervosos permanentes naqueles animais que se recuperam. Opistótono e nistagmo normalmente são observados e, provavelmente, são causados pela herniação parcial do cerebelo no forame magno.

Achados clínicos

Embora o aumento da pressão intracraniana no edema difuso do cérebro normalmente seja mais agudo do que na hidrocefalia, o desenvolvimento de sinais clínicos acontece no decorrer de um período de 12 a 24 h e choque nervoso não ocorre. Há cegueira central e ataques periódicos de anormalidade, nos quais *opistótono*, *nistagmo*, *tremores musculares* e *convulsões* são proeminentes.

Nos períodos de intervalo, o animal apresenta apatia, depressão e cegueira, e edema de disco óptico pode estar presente. Os sinais involuntários de tremor, convulsões e opistótono normalmente não são extremos, mas isso varia com a rapidez do estabelecimento do edema. Em razão do envolvimento do tronco encefálico, em casos graves ocorre fraqueza muscular, o animal se torna atáxico, entra em decúbito e não é capaz de levantar, e os sinais precoces persistem. Convulsões clônicas ocorrem na fase terminal, e animais que sobrevivem podem apresentar defeitos residuais do estado mental e da visão.

Patologia clínica

Observações clinicopatológicas dependerão da doença específica que causa o edema.

Achados de necropsia

Microscopicamente, os giros estão achatados e o cerebelo está parcialmente herniado no forame magno com consequente distorção do seu aspecto caudal. O cérebro está macio, com aparência edemaciada e tende a ficar flácido nas extremidades do crânio quando a calota é removida. As porções caudais dos lobos occipitais herniam ventralmente para o tentório cerebelar.

> **Diagnóstico diferencial**
>
> Edema cerebral difuso causa uma síndrome que não é diferente daquela decorrente de encefalite, embora haja menos fenômeno de irritação. A diferenciação de encefalomalácia e deficiência de vitamina A pode ser difícil se o histórico não fornecer pistas quanto à causa da doença. Doenças metabólicas, particularmente toxemia da gestação, tetania hipomagnesêmica de bezerros e tetania da lactação se assemelham bastante, assim como alguns casos de compactação ruminal aguda. No histórico de cada doença, há características distintas que auxiliam no estabelecimento do diagnóstico presuntivo. Algumas das intoxicações, particularmente por chumbo, compostos mercuriais orgânicos e arsenicais, a enterotoxemia associada a *Clostridium perfringens* tipo D produz sinais nervosos similares, e edema intestinal de suínos pode ser confundido com edema cerebral difuso.

Tratamento

A descompressão do cérebro é desejável no edema agudo. Em parte, o tratamento dependerá da causa; o edema associado a PEM responderá ao tratamento precoce com tiamina. Em termos gerais, edema do cérebro responde ao tratamento parenteral com soluções hipertônicas (manitol e cloreto de sódio hipertônico são usados com maior frequência) e corticosteroides (especificamente dexametasona). Soluções hipertônicas são mais aplicáveis ao edema citotóxico, e corticosteroides ao edema vasogênico. Esses protocolos devem ser usados adicionalmente ao tratamento da causa primária da doença.

Soluções hipertônicas abrem a barreira hematencefálica pelo encolhimento das células endoteliais e alargamento das junções intercelulares.[3] A magnitude da abertura depende do tipo de solução hipertônica (manitol e salina hipertônica são usados com maior frequência, sendo o manitol o tratamento de eleição) e da concentração plasmática atingida. A magnitude da abertura também depende da idade, e os neonatos apresentam barreira hematencefálica com maior suscetibilidade ao extravasamento do que os animais adultos.[3,4] Isso apoia a observação clínica de que o tratamento com manitol parece ser mais bem-sucedido para o tratamento de neonatos suspeitos de apresentarem edema cerebral do que em adultos. O tratamento preferencial é manitol administrado como uma solução a 20% em uma série de infusões em bolus intravenosos de 0,25 a 1 g/kg PC, a cada 4 a 6 h. A dose sugerida é derivada daquela recomendada para humanos e cães, mas é muito cara. Existe risco com o uso do manitol; ele não deve ser repetido com frequência e não deve ser administrado em animais em choque, sendo necessária a administração por via intravenosa lenta. Uma metanálise recente sugere que a solução salina hipertônica (dose total de 1,5 a 23,5% NaCl, a 10 a 30 mℓ/kg, PC) pode ser tão efetiva quanto manitol a 20% no tratamento de edema cerebral, com a solução de NaCl 7,5% sendo a osmolalidade mais comumente usada.[5]

A administração de dexametasona (1 mg/kg PC IV a cada 24 h) não é mais recomendada para o tratamento de edema cerebral em crianças,[6] e sua eficácia em grandes animais com edema cerebral não foi determinada. Acredita-se que a dexametasona reduza o edema cerebral e a produção de LCE, e iniba a angiogênese induzida por tumor em pacientes com tumores intracranianos. Glicose hipertônica administrada por via intravenosa não é recomendada em razão da descompressão temporária inicial ser seguida, após intervalo de 4 a 6 h, pelo retorno da pressão de LCE pré-tratamento quando a glicose é metabolizada.

Diuréticos normalmente produzem desidratação tecidual muito lentamente para terem valor em casos agudos, mas podem ser valiosos como adjuntos das soluções hipertônicas ou em casos iniciais ou crônicos. A remoção de LCE da cisterna magna na tentativa de fornecer alívio pode causar complicações. Em alguns casos, a remoção de 25 a 75 mℓ de LCE forneceu algum alívio temporário, mas a condição piorou posteriormente, uma vez que as porções edemaciadas do cérebro herniaram no forame magno. Não há informações disponíveis publicadas sobre quanto LCE pode ser removido com segurança; portanto, não é possível fazer recomendações.

REFERÊNCIAS BIBLIOGRÁFICAS
1. Ringger NC, et al. J Vet Intern Med. 2011;25:132.
2. Bleul U, et al. Theriogenology. 2010;73:612.
3. Stonestreet BS, et al. Am J Physiol Regul Integr Comp Physiol. 2006;291:R1031.
4. Bengtsson J, et al. Br J Pharmacol. 2009;157:1085.
5. Mortazarvi MM, et al. J Neurosurg. 2012;116:210.
6. Anon. Pediatr Crit Care Med. 2012;13:S61.

Hidrocefalia

Hidrocefalia obstrutiva pode ser congênita ou adquirida, e se manifesta em ambos os casos como uma síndrome decorrente do aumento geral da pressão intracraniana. Sinais de irritação, como mania, pressão da cabeça contra obstáculos, tremores musculares e convulsões ocorrem quando o início é rápido, e sinais de paralisia, que incluem apatia, cegueira e fraqueza muscular, estão presentes quando o aumento da pressão se desenvolve lentamente.

Etiologia

Hidrocefalia obstrutiva pode ser congênita ou adquirida, em ambas as circunstâncias ela é causada por defeito na drenagem ou absorção de LCE. Na doença congênita, há defeito embriológico nos canais de drenagem e forames entre os ventrículos individuais, entre os ventrículos e o espaço subaracnoide ou no mecanismo de absorção das vilosidades aracnoides.

Hidrocefalia congênita

As causas incluem:

- Sozinha, com estreitamento lateral do mesencéfalo
- Defeitos hereditários de bovinos das raças Hereford, Holandesa, Ayshire e Jersey
- Defeitos hereditários combinados com condrodisplasia, ou em bovinos Shorthorn brancos combinada com hidrocefalia, microftalmia e displasia retiniana
- Infecções virais do feto sugerem que são causas possíveis de defeitos embrionários no sistema de drenagem, mas não existem exemplos verificados disso; a cavitação do tecido cerebral e acúmulo subsequente de líquido, hidranencefalia, que ocorre após infecção pelo vírus da língua azul em cordeiros e vírus Akabane em bezerros, é compensatória e não obstrutiva
- Deficiência de vitamina A pode contribuir
- Outras ocorrências, algumas vezes com alto nível de prevalência, mas sem causa conhecida.

Hidrocefalia adquirida

As causas incluem:

- Hipovitaminose A em bezerros jovens em crescimento causando prejuízo à absorção de líquido pelas vilosidades aracnoides
- Colesteatoma no plexo coroide dos ventrículos laterais em equinos; esses podem produzir hidrocefalia aguda transitória em algumas ocasiões antes que o tumor chegue a um tamanho suficiente para causar obstrução permanente
- Outros tumores ou lesões inflamatórias crônicas que obstruem a drenagem dos ventrículos laterais.

Patogênese

O aumento da pressão intracraniana no feto antes que as sindesmoses do crânio tenham se fusionado causa hidrocefalia com o aumento do crânio. Após a fusão das linhas de sutura, o crânio atua como um compartimento rígido e o aumento no volume do seu conteúdo aumenta a pressão intracraniana. Embora o aumento do volume do conteúdo possa ser causado pelo desenvolvimento de lesão local, como um abscesso, tumor, hematoma ou cisto de cestódio que interfere na drenagem do LCE, a lesão mais comum é um defeito congênito na drenagem do LCE.

Hidrocefalia clínica e patológica foi produzida experimentalmente em animais por meio da criação de meningite granulomatosa. Os sinais clínicos incluíram depressão, rigidez da marcha, decúbito e opistótono com convulsões com movimentos de pedalagem. Os efeitos gerais em todos os casos são os mesmos, a única diferença é que lesões locais podem produzir sinais que contribuem para a localização, bem como para sinais de aumento da pressão intracraniana. Esses últimos sinais são causados por atrofia por compressão do tecido nervoso e anoxia isquêmica causada por compressão dos vasos sanguíneos e prejuízo ao suprimento sanguíneo do cérebro.

Na hidrocefalia congênita, os sinais observados normalmente são aqueles de paralisia da função, enquanto a hidrocefalia adquirida, que é mais aguda, normalmente se manifesta primeiro como fenômeno de irritação, seguido por sinais de paralisia. Edema da papila óptica é um sinal de aumento da pressão intracraniana e pode ser detectado usando um oftalmoscópio. Bradicardia ocorre de forma inconstante e não pode ser considerada diagnóstica.

Achados clínicos

Na hidrocefalia adquirida, na maioria dos casos, ocorre início gradual de paresia generalizada. Inicialmente ocorre depressão, relutância em se mover, cegueira central, olhar inexpressivo e ausência de precisão dos movimentos adquiridos. Em seguida, ocorre um estágio de sonolência e é mais acentuado em equinos. O animal permanece com olhos semicerrados, cabeça baixa, expressão vazia e, com frequência, o animal se inclina contra objetos ou se apoia em algum objeto sólido. A mastigação é lenta, intermitente e incompleta, mas, com frequência, o animal é observado em posição quadrupedal com alimento caindo da boca. A reação à estimulação cutânea é diminuída e posturas anormais são adotadas com frequência. Tropeços frequentes, posição dos membros em local inadequado e incoordenação são evidenciados quando o animal se move, e o andar em círculos pode ocorrer em alguns casos. Foram observadas bradicardia e arritmia cardíaca.

Embora a ênfase seja na depressão e na paresia, podem ocorrer sinais de irritação cerebral, particularmente nos estágios iniciais. Esses sinais com frequência ocorrem em episódios isolados durante os quais expressão selvagem, investidas contra o examinador, apoio da cabeça contra objetos, andar em círculos, tremores e convulsões podem aparecer. Esses episódios podem ser separados por intervalos bastante longos, algumas vezes com várias semanas de duração. Na deficiência de vitamina A em bezerros, cegueira e edema de papila óptica são os sinais mais precoces e um estágio convulsivo agudo ocorre nos estágios terminais.

Animais afetados congenitamente normalmente nascem vivos, mas não são capazes de permanecer em estação, e a maioria morre em 48 h. Algumas vezes, o crânio tem formato de domo, os olhos protraem e nistagmo com frequência é evidente (Figura 14.2). Meningocele é um achado infrequente.

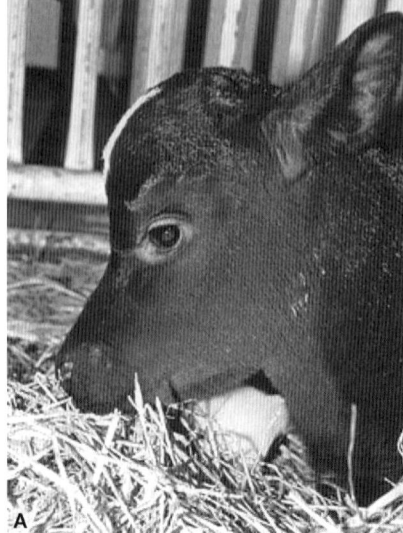

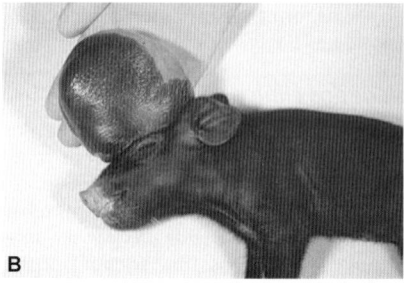

Figura 14.2 A. Bezerro Holandês preto e branco com hidrocefalia causada por infecção intrauterina pelo vírus da diarreia viral bovina. O bezerro foi capaz de mamar, mas parecia apresentar diminuição da responsividade ao seu ambiente. **B.** Leitão com meningocele secundária à hidrocefalia intrauterina.

Patologia clínica

O exame da composição e da pressão do LCE será valioso. O líquido normalmente apresenta características bioquímicas e citologia normais, mas a pressão está aumentada. Aumento acentuado na atividade de enzimas musculares foi observado em bezerros com hidrocefalia congênita, provavelmente causado por distrofia muscular concomitante. Convulsões, se ocorrerem, podem contribuir para esse aumento.

Achados de necropsia

À necropsia, o crânio pode estar aumentado e macio na hidrocefalia congênita. Os ventrículos estão distendidos com LCE sob pressão e os tecidos cerebrais que o sobrepõem estão adelgaçados se a pressão estiver presente há algum tempo.

Diagnóstico diferencial

Hidrocefalia congênita se assemelha à deficiência de vitamina A em leitões neonatos, toxoplasmose e hidranencefalia se não houver distorção do crânio.
Hidrocefalia adquirida precisa ser diferenciada de outras doenças difusas do cérebro,

incluindo encefalite e encefalomalácia, e de distrofias hepáticas, que se assemelham bastante. Nessas últimas doenças, podem haver outros sinais de valor diagnóstico, incluindo febre em casos de encefalite, bem como icterícia na distrofia hepática. Na maioria dos casos, é necessário se basear amplamente no histórico e no reconhecimento de entidades mórbidas individuais.

Meningite

Inflamação das meninges ocorre mais comumente como complicação de uma doença preexistente. A meningite normalmente é associada à infecção bacteriana e se manifesta clinicamente por febre, hiperestesia cutânea e rigidez dos músculos. Embora a meningite possa acometer especificamente a medula espinal ou cérebro, normalmente ela afeta ambos e é tratada aqui como uma entidade única. Meningoencefalite é comum em animais de produção neonatos. Meningite bacteriana primária é extremamente rara em animais de produção adultos, com exceção de listeriose e infecção por *H. somni* (anteriormente *Haemophilus somnus*), embora a segunda seja mais uma vasculite do que meningite primária. A possibilidade de imunodeficiência deve ser considerada em equinos adultos com meningite bacteriana. Quando comparado a animais adultos, a meningite bacteriana é mais comum em neonatos em razão do sistema imune imaturo, da barreira hematencefálica incompleta e de infecções umbilicais comuns, constituindo uma fonte de infecção.

Etiologia

As meningites mais relevantes são bacterianas, embora a maioria das encefalites virais acometa as meninges em algum grau.

- Bovinos:
  - Doenças virais, incluindo febre catarral maligna, encefalomielite esporádica bovina
  - Doenças bacterianas, incluindo listeriose, infecção por *H. somni*, lesões crônicas em outros locais do corpo possivelmente associadas a meningite em animais adultos; raramente tuberculose
  - Síndrome da paralisia facial de bezerros no distrito de Franklin na Nova Zelândia[1]
- Ovinos:
  - Melioidose, *S. aureus* (piemia do carrapato) em cordeiros neonatos
  - *Pasteurella multocida* em cordeiros
  - *Mannheimia (Pasteurella) haemolytica* em cordeiros
- Equinos:
  - Garrotilho, *Pasteurella haemolytica* (também em jumentos e mulas), *Streptococcus suis*, *S. equi*, *Actinomyces* spp., *Klebsiella pneumoniae*, *Staphylococcus aureus*[2], *Staphylococcus* coagulase-negativos, *Anaplasma phagocytophilum* (erliquiose granulocítica equina, anteriormente chamada *Ehrlichia equi*),

  Borrelia burgdorferi[3], *Sphingobacterium multivorum* e *Cryptococcus neoformans*
- Suínos:
  - Doença de Glasser, erisipelas, salmonelose; *S. suis* tipo 2 em suínos desmamados e em crescimento.

Septicemias por coliformes e estreptococos provavelmente são as causas mais comuns de meningite em animais de produção neonatos. A infecção pode se originar de onfaloflebite, bacteriemia ou translocação bacteriana pelo trato gastrintestinal em neonatos com menos de 24 h de idade ou com enterite. Sepse ocorre em todas as espécies, especialmente em bezerros, e pode ser acompanhada por polissinovite, endocardite e hipópio. A bactéria causal normalmente é uma flora mista.

Infecção hematógena ocorre a partir de outros locais. Em animais neonatos, algumas infecções comuns incluem:

- Bezerros: *Escherichia coli*; a doença é mais comum em bezerros com menos de alguns dias de idade, e pode ocorrer em menos de 24 h após o nascimento; falha na transferência de imunoglobulinas colostrais é um fator contribuinte comum
- Leitões: *S. zooepidemicus*, *S. suis* tipo 1
- Cordeiros: *S. zooepidemicus*.

Patogênese

Inflamação das meninges causa aumento de volume local e interferência com o suprimento sanguíneo para o cérebro e medula espinal, mas, como regra, a penetração da inflamação ao longo dos vasos sanguíneos e no tecido nervoso é de menor importância e causa apenas encefalite superficial. A falha em tratar a meningite associada com bactérias piogênicas com frequência permite o desenvolvimento de coroidite fatal, com exsudação no LCE e ependimite. Há também inflamação ao redor dos troncos nervosos conforme passam através do espaço subaracnoide. Os sinais produzidos por meningite, portanto, são a combinação daqueles que resultam de irritação tanto do sistema nervoso central quanto do periférico. Na meningite espinal, ocorrem espasmos musculares com rigidez dos membros e pescoço, arqueamento do dorso e hiperestesia com dor ao toque leve da pele. Quando as meninges cerebrais são afetadas, sinais de irritação – incluindo tremores musculares e convulsões – são a manifestação comum. Uma vez que a meningite normalmente tem origem bacteriana, febre e toxemia podem ser esperadas se a lesão for suficientemente extensa.

Defeitos na drenagem do LCE ocorrem tanto na inflamação aguda quanto na inflamação crônica das meninges e produzem sinais de aumento de pressão intracraniana. Os sinais são inespecíficos, embora o acúmulo de líquido possa ser localizado em uma região específica, como os ventrículos laterais.

Uma meningite não supurativa descrita recentemente é associada com paralisia facial em bezerros em uma localização geográfica específica na Nova Zelândia.[1] Animais acometidos apresentam febre com disfunção unilateral ou bilateral do nervo facial (NC VII; ramos bucal e auriculopalpebral). A taxa de mortalidade varia de 38% a 52%, e os bezerros acometidos não apresentam listeriose nem infecção por *M. bovis*.

Achados clínicos

Meningite aguda normalmente se desenvolve de forma súbita, e é acompanhada por febre e toxemia, além de sinais nervosos. Vômito é comum nos estágios iniciais em leitões. Há trismo, opistótono e rigidez do pescoço e dorso. Sinais de irritação motora incluem espasmos tônicos dos músculos do pescoço, causando retração da cabeça, tremores musculares e movimentos de pedalada. Hiperestesia cutânea está presente em graus variados, e mesmo o toque leve da pele causa dor grave em alguns casos. Podem ocorrer distúrbios da consciência, que se manifestam por excitação ou mania nos estágios iniciais, seguidos por sonolência e, eventualmente, coma.

A cegueira é comum na meningite cerebral, mas não é um sinal clínico constante. Em animais jovens, podem ocorrer oftalmite com hipópio, que apoia o diagnóstico de meningite. O reflexo pupilar à luz normalmente está muito mais lento do que o normal. O exame do fundo dos olhos pode revelar evidência de edema do disco óptico, congestão dos vasos da retina e exsudação.

Na meningite não complicada, a respiração normalmente é lenta e profunda e, com frequência, fásica na forma da *respiração de Cheyne-Stokes* (padrão respiratório caracterizado por período de apneia seguido por aumento gradual na profundidade e na frequência de respiração), a *respiração de Biot* (padrão de respiração irregular caracterizado por grupos de inspirações rápidas e superficiais, seguidas por períodos de apneia). Na fase terminal, há quadriplegia e convulsões clônicas.

Os principais sinais clínicos de meningoencefalite em bezerros com menos de 2 semanas de idade são depressão, que progride rapidamente para estupor, mas o estado mental se altera para hiperestesia, opistótono e convulsões em casos terminais e não responsivos. Meningoencefalite deve ser considerada em bezerros tratados para os efeitos da diarreia com fluidoterapia, mas falharam em responder e permaneceram deprimidos.

Em uma série de 32 casos de meningite em bezerros neonatos, a idade média à admissão foi de 6 dias (variando de 11 h a 30 dias). O principal sinal clínico foi letargia (32/32), decúbito (32/32), anorexia e perda de reflexo de sucção (26/32), e estupor e coma (21/32). As frequências de outros sinais clínicos foram opistótono (9/32), convulsões (7/32), tremores (6/32) e hiperestesia (6/32). A taxa de mortalidade foi de 100%; essa série de casos foi acumulada antes da disponibilidade disseminada de cefalosporinas de terceira geração indicadas para uso em animais de produção.

Embora a meningite em animais de produção normalmente seja difusa, afetando particularmente o tronco cerebral e a medula espinal cervical superior, ela pode ser bastante localizada e produzir sinais que colaboram para a localização da lesão e incluem o envolvimento de nervos cranianos ou espinais. Tremores musculares localizados, hiperestesia e rigidez podem ocorrer. Os músculos na área afetada estão firmes e semelhantes a uma tábua à palpação. Anestesia e paralisia normalmente se desenvolvem caudalmente à área meningítica. A disseminação da inflamação ao longo da medula espinal é comum. Pode-se fazer referência a doenças específicas citadas sob a seção de Etiologia neste capítulo para uma descrição mais completa das suas manifestações clínicas.

Em bezerros neonatos, diarreia indiferenciada, artrite séptica, onfaloflebite e uveíte são sinais clínicos frequentemente concomitantes. Meningite bacteriana foi reproduzida experimentalmente em bezerros, resultando em sinais clínicos típicos que consistem em convulsões, depressão, andar em círculos e quedas para um lado, ataxia, andar compulsivo, sialorreia, tremores, decúbito, letargia e nistagmo.

Patologia clínica

Líquido cerebroespinal

LCE coletado do espaço lombossacro ou da cisterna magna em casos de meningite contém concentração de proteína aumentada, alta contagem de células e normalmente bactérias. A coleta do espaço lombossacro de bezerros foi descrita sob a seção Exame especial do sistema nervoso. Cultura e determinação da suscetibilidade a antimicrobianos é fortemente recomendada em razão da baixa concentração de antimicrobianos alcançada no LCE. Em uma série de casos de meningite em bezerros neonatos, o LCE revelou pleocitose acentuada (média de 4.000 leucócitos/µℓ; variando de 130 a 23.270 leucócitos/µℓ), xantocromia, turbidez e alta concentração de proteína total.

Hematologia

O hemograma normalmente revela leucocitose acentuada, que reflete a gravidade da doença sistêmica secundária à septicemia.

Achados de necropsia

Hiperemia, hemorragias, espessamento e opacidade das meninges, especialmente sobre a base do cérebro, são os achados macroscópicos habituais. O LCE com frequência está turvo e pode conter fibrina. Encefalite superficial local com frequência está presente. Alterações mórbidas adicionais são descritas sob os tópicos das doenças específicas e, com frequência, são importantes no diagnóstico diferencial. Em bezerros neonatos com meningite, lesões de sepse normalmente estão presentes à necropsia e *E. coli* é o microrganismo comumente isolado.

> **Diagnóstico diferencial**
>
> Hiperestesia, depressão grave, rigidez muscular e cegueira são sinais clínicos comuns na meningite cerebral, mas, com frequência, é difícil diferenciar meningite de encefalite e edema cerebral agudo.
> O exame do LCE é o único meio de confirmar o diagnóstico antes da morte.
> A análise do LCE é muito útil no diagnóstico diferencial de doenças do sistema nervoso de ruminantes. Detalhes são apresentados na seção Coleta e exame do líquido cerebroespinal. A meningite subaguda ou crônica é difícil de ser clinicamente reconhecida. Os sinais clínicos podem ser restritos a decúbito, apatia, anorexia, ligeira incoordenação se o animal for forçado a caminhar e algum prejuízo à visão. Compressão da medula espinal normalmente tem início mais insidioso e raramente é acompanhada por febre; a hiperestesia é menos acentuada ou ausente, e há flacidez e não espasticidade.

Tratamento

A maioria das infecções virais do sistema nervoso não é suscetível a quimioterápicos. Alguns dos microrganismos maiores, como *Chlamydia* spp., são suscetíveis a agentes antimicrobianos de amplo espectro, como tetraciclinas e cloranfenicol.

Infecções bacterianas do SNC normalmente são manifestações de infecção sistêmica generalizada, como bacteriemia ou sepse. O tratamento de tais infecções é limitado pela existência da barreira hematencefálica e hematoliquórica, que evitam a penetração de algumas substâncias no tecido nervoso e no LCE. Existem pouquíssimas informações disponíveis quanto à penetração de antibióticos administrados por via parenteral no SNC de animais de produção normais ou naqueles com inflamação do sistema nervoso.

Em humanos, considera-se que a maioria dos antimicrobianos não penetra o espaço subaracnoide em concentrações terapêuticas, a não ser que haja inflamação e o grau de penetração varie entre fármacos. O cloranfenicol é uma exceção; níveis de um terço à metade da concentração plasmática são alcançados normalmente em indivíduos saudáveis; a administração de cloranfenicol atualmente é bastante reduzida em países desenvolvidos em razão da ocorrência idiossincrática de anemia aplásica em humanos. A difusão relativa de agentes antimicrobianos contra microrganismos Gram-negativos do sangue para o LCE em humanos é mostrada na Tabela 14.8.

Os agentes antimicrobianos mais promissores para o tratamento de meningite bacteriana em animais de produção são a combinação de trimetoprima-sulfonamida, as cefalosporinas de terceira geração e as fluoroquinolonas. Ao tratar meningites bacterianas, princípios farmacodinâmicos sugerem que as

Tabela 14.8 Difusão relativa de antimicrobianos contra microrganismos Gram-negativos.

Excelente com ou sem inflamação	Bom apenas com inflamação
Sulfonamidas	Ampicilina
Cefalosporinas de terceira geração	Carbenicilina
	Cefalotina
Cefaperazona, cefotaxima	Cefaloridina
Mínimo ou ruim com inflamação	**Sem passagem com inflamação**
Tetraciclinas	Polimixina B
Estreptomicina	Colistina
Kanamicina	
Gentamicina	

concentrações no LCE devem ter pico de concentração que é de, pelo menos, cinco vezes a concentração bactericida mínima (CBM) do patógeno, e contrações acima da CBM são necessárias durante todo o intervalo entre doses para a atividade bactericida ótima.

Na maioria das circunstâncias de encefalites bacterianas ou meningite em animais de produção, é provável que a barreira hematencefálica não esteja intacta e que fármacos administrados por via parenteral se difundirão para o tecido nervoso e LCE a uma extensão maior do que em animais saudáveis. Com certeza, o benefício dramático da resposta conseguida pelo tratamento parenteral precoce de meningoencefalite por *H. somni* em bovinos usando oxitetraciclina IV ou penicilina IM sugere que a barreira hematencefálica pode não ser o principal fator limitante quando a inflamação está presente. Outro exemplo de antibiótico que normalmente não ultrapassa a barreira hematencefálica, mas é capaz de fazê-lo quando a barreira está lesionada é a penicilina no tratamento da listeriose. Quando casos de meningoencefalite bacteriana falham em responder aos agentes antimicrobianos aos quais testes *in vitro* indicam que o microrganismo é suscetível, outras razões também devem ser consideradas. Com frequência, a lesão está irreversivelmente avançada ou há um processo supurativo crônico que tem pouca probabilidade de responder.

Injeções intratecais de agentes antimicrobianos foram sugeridas como alternativas viáveis quando a terapia parenteral parece não ser bem-sucedida. Entretanto, não há evidências de que tal tratamento seja superior à terapia parenteral adequada. Ademais, injeções intratecais podem causar morte rápida e, portanto, não são recomendadas.

Glicocorticoides podem ser administrados na tentativa de reduzir a lesão nervosa resultante da inflamação. Ensaios clínicos casualizados adequados não foram realizados em grandes animais, mas a administração de esteroides em humanos adultos com meningite foi associada a diminuição da mortalidade.[4]

LEITURA COMPLEMENTAR

Fecteau G, George IW. Bacterial meningitis and encephalitis in ruminants. Vet Clin North Am Food Anim Pract. 2004;20:363-378.

Johnson AL. Update on infectious diseases affecting the equine nervous system. Vet Clin North Am Equine Pract. 2011;27:573-587.

Kessell AE, Finnie JW, Windsor PA. Neurological diseases of ruminant livestock in Australia. III: bacterial and protozoal infections. Aust Vet J. 2011;89:289-296.

Scott PR. Diagnostic techniques and clinicopathologic findings in ruminant neurologic disease. Vet Clin North Am Food Anim Pract. 2004;20:215-230.

Whitehead CE, Bedenice D. Neurologic diseases in llamas and alpacas. Vet Clin North Am Food Anim Pract. 2009;25:385-405.

REFERÊNCIAS BIBLIOGRÁFICAS

1. McFadden AMJ, et al. New Zeal Vet J. 2009;57:63.
2. Mitchell E, et al. Equine Vet Educ. 2006;18:249.
3. Imai DM, et al. Vet Pathol. 2011;48:1151.
4. van de Beek D, et al. Lancet Infect Dis. 2004;4:139.

Encefalite

Por definição, é a inflamação do cérebro, mas, em geral, esse termo é empregado para doenças em que ocorrem lesões inflamatórias no cérebro, sendo a sede da inflamação o tecido nervoso ou ainda, e principalmente, a parede dos vasos. Clinicamente, a encefalite é caracterizada inicialmente por sinais de movimentos involuntários, seguidos por sinais causados por perda de função nervosa. As meninges e a medula espinal podem estar envolvidas na encefalite, causando graus variáveis de meningoencefalomielite.

Etiologia

Muitas encefalites de grandes animais são associadas a vírus, mas outros agentes infecciosos também são comuns. Algumas causas são:

- Todas as espécies:
  - Infecções virais incluindo raiva, pseudorraiva, encefalite japonesa B, encefalomielite por vírus do Nilo Ocidental
  - Infecções bacterianas de animais de produção neonatos
  - Toxoplasmose, que não é uma causa comum em qualquer espécie
  - Sarcocistose
  - Encefalomielite verminótica, que é a migração de larvas de espécies de parasitas que normalmente apresentam via de migração somática, por exemplo, *Halicephalobus gingivalis* (anteriormente *H. deletrix* ou *Micronema delitrix*) e *Setaria* spp.
- Bovinos:
  - EEB
  - Infecções virais incluindo febre catarral maligna, vírus BVD, encefalomielite esporádica bovina, vírus Akabane e herpes-vírus bovino-5 (BHV-5), raramente vírus *louping-ill*[1] e astrovírus (BoAstV-NeuroS1)[2]
  - Infecções bacterianas incluindo *Listeria monocytogenes*, *H. somni* (anteriormente *Haemophilus somnus*), coração de água e infecções por *Clostridium* após descorna em bezerros
  - Migração de *Hypoderma bovis* que ocorre ocasionalmente para o cérebro e medula espinal
  - Bezerros neonatos com infecção intrauterina pelo protozoário *Neospora caninum*[3]
- Ovinos:
  - Scrapie
  - Infecções virais incluindo *louping-ill*, visna (associado ao vírus maedi-visna [MVV], vírus BVD (doença das fronteiras) e vírus Akabane
  - Meningoencefalite trombótica associada com *H. somni* (anteriormente *H. ovis*) em cordeiros
  - Meningoencefalite bacteriana em cordeiros com 2 a 4 semanas de idade
  - Migração de *Oestrus ovis*
- Caprinos:
  - Scrapie
  - Vírus da artrite encefalite caprina (CAE), vírus Akabane
- Camelídeos do Novo Mundo:
  - Infecção viral causada por vírus da encefalite equina leste[4]
  - Infecção bacteriana causada por *L. monocytogenes*
  - Encefalomielite verminótica causada por *Parelaphostrongylus tenuis* ("verme meníngeo" dos veados de cauda branca)
- Equinos:
  - Infecções virais, incluindo encefalomielite infecciosa equina; doença de Borna; mieloencefalopatia por herpesvírus equino-1 (EHV-1); anemia infecciosa equina; encefalomielites equinas leste, oeste, venezuelana e Nilo Ocidental; vírus da encefalite do Vale Murray[5,6]; vírus Shuni[7]; e raramente vírus *louping-ill*
  - Meningoencefalite bacteriana causada por *Anaplasma phagocytophilum* (erliquiose granulocítica equina) e *Borrelia burgdoferi*[8]
  - Mieloencefalite equina causada por infecção por *Sarcocystis neurona*
  - Encefalomielite verminótica causada por *Strongylus vulgaris*, *P. tenuis* (verme meníngeo dos veados de cauda branca) e *Draschia megastoma*; *Angiostrongylus cantonensis*, que normalmente migra através do SNC de ratos, foi encontrado como causa de encefalomielite verminótica em potros
- Suínos:
  - Infecções bacterianas como parte das infecções sistêmicas por *Salmonella* e *Erysipelas* spp., raramente *L. monocytogenes*
  - Infecções virais incluindo peste suína, peste suína Africana, encefalomiocardite, doença vesicular suína, vírus da encefalomielite hemaglutinante e vírus da encefalomielite suína.

Patogênese

Comparado a outros tecidos extraneurais, a resposta inflamatória montada pelo sistema nervoso é única. O SNC permanece em estado isolado e imunologicamente dormente dentro do corpo. A barreira hematencefálica do endotélio capilar restringe o acesso livre pelos constituintes do sangue. O SNC não apresenta células dendríticas de antígeno especializadas, e a expressão intrínseca de moléculas do complexo de histocompatibilidade maior pelas células do SNC, especialmente de classe II, é baixa. Não há sistema linfático dentro do tecido nervoso, mas células e antígenos dentro do SNC drenam para a circulação e para os linfonodos cervicais.

O SNC apresenta populações únicas de células que consistem em células parenquimatosas, que são os *neurônios* e a *neuroglia*. A neuroglia são células de suporte subdivididas em macroglia e micróglia. A macroglia são os *astrócitos* e *oligodendrócitos*; as *células microgliais* são o terceiro tipo de células da glia. O cérebro e medula espinal são restritos pelas meninges (*dura, aracnoide* e *pia*), que fornecem proteção, um compartimento para a circulação do LCE (o espaço subaracnoide), suporte para vasos sanguíneos e uma bainha para os nervos cranianos e espinais. Dentro do cérebro e da medula espinal estão o sistema ventricular e o canal central – recobertos por *células ependimais* – e o *plexo coroide*, que produz LCE. A circulação do LCE se dos ventrículos lateral, terceiro e quarto para o canal central ou através das aberturas laterais no ângulo cerebelomedular para o espaço subaracnoide do cérebro. O LCE no espaço subaracnoide drena por meio de *granulações aracnoides* especializadas para os seios venosos intracranianos, com alguma drenagem para o plexo venoso associado aos nervos cranianos e espinais. O LCE também pode atravessar a superfície ventricular para o parênquima adjacente.

As características histológicas da inflamação do SNC incluem:

- Infiltrado perivascular
- Gliose
- Satelitose neuronal e neuronofagia.

Um compartimento perivascular, verdadeiro ou potencial, existe ao redor de todas as artérias, arteríolas, vênulas e veias do SNC. Uma característica da inflamação do SNC é o infiltrado perivascular, que é o acúmulo de leucócitos de um ou muitos tipos no espaço perivascular. Todo o infiltrado perivascular resulta em vasculite de algum grau. Em doenças bacterianas, células polimorfonucleares predominam, com componente menor de células mononucleares. Em geral, doenças virais são caracterizadas por infiltrados ricos em linfócitos, com alguns plasmócitos e monócitos; algumas infecções por arbovírus causam resposta de células polimorfonucleares. Em doenças imunomediadas, existe uma mistura de células polimorfonucleares e mononucleares. Em doenças trombogênicas, como na meningoencefalite trombótica, a oclusão vascular impede o desenvolvimento de infiltrados ao redor dos vasos lesionados.

A *gliose* é caracterizada pelo aumento da proeminência das células da glia, resultando no aumento de volume citoplasmático e da aquisição de mais processos celulares, da proliferação celular, ou de ambos. Tanto a macroglia (oligodendrócitos ou astrócitos) quanto a micróglia podem participar da gliose.

Satelitose neuronal ocorre quando oligodendrócitos reagem e proliferam em resposta aos neurônios em degeneração, que podem estar infectados por vírus.

Neuronofagia é a degeneração progressiva dos neurônios, caracterizada por sua fragmentação e fagocitose, eventualmente deixando um nódulo denso de células da glia e fragmentos do neurônio que existia antes. Detalhes da forma, funções e papéis dos astrócitos nas doenças neurológicas foram revisados.

A *desmielinização primária* é característica apenas de um pequeno número de doenças neurológicas inflamatórias e é associada apenas a alguns vírus. As doenças inflamatórias neuroaxiais de grandes animais incluem visna em ovinos e a artrite encefalite caprina. O processo de desmielinização pode ser iniciado diretamente apenas pelo agente infeccioso ou por uma resposta imunológica iniciada pelo agente.

Com exceção dos vírus da febre catarral maligna dos bovinos e EHV-1, que exercem seus efeitos principalmente nos vasos sanguíneos, aqueles vírus que causam encefalite o fazem por invasão de elementos celulares, normalmente neurônios, e causam estimulação inicial e morte das células. Aquelas bactérias que causam encefalite difusa também exercem seus efeitos principalmente no endotélio vascular.

L. monocytogenes o faz por formação de microabscessos. Em algumas enfermidades, como na meningoencefalite em bovinos associada a *H. somni*, as lesões podem estar presentes no cérebro e por toda a medula espinal.

A *entrada dos vírus* no tecido nervoso ocorre de muitas formas. Normalmente, a barreira hematencefálica é um agente que atua como um filtro efetivo, mas quando há lesão ao endotélio, a infecção ocorre imediatamente. A relação sinérgica entre riquétsias da febre do carrapato e o vírus *louping-ill* provavelmente tem essa base. A entrada também pode ocorrer por progressão do agente por um tronco nervoso periférico, como ocorre com os vírus da raiva e pseudorraiva e com *L. monocytogenes*. A entrada pelos nervos olfatórios também é possível.

Os sinais clínicos de encefalite normalmente estão relacionados ao efeito estimulatório ou letal nos neurônios no cérebro. Isso pode, em parte, decorrer dos efeitos gerais do edema inflamatório e, em parte, do efeito direto do agente sobre as células nervosas. Em qualquer caso específico, um ou outro desses fatores pode predominar, mas a lesão tecidual e, portanto, os sinais, são generalizados. Os sinais clínicos com frequência são diversos e podem ser agudos ou crônicos, localizados ou difusos e progressivos ou reversíveis. Em razão da inflamação difusa na encefalite, os sinais clínicos normalmente são multifocais e assimétricos. Esse não é o caso na listeriose, na qual a lesão normalmente está localizada na região da ponte e bulbo. Sinais que contribuem para a localização podem surgir nos estágios iniciais da encefalite generalizada, e permanecem como defeitos residuais durante o estágio de convalescença. Em bezerros com meningoencefalite tromboembólica causada por *H. somni*, decúbito prolongado pode ser associado a lesões disseminadas da medula espinal. Visna é uma encefalite desmielinizante, e a leucoencefalomielite caprina é tanto desmielinizante quanto inflamatória e também invade outros tecidos, incluindo articulações e pulmões.

Na *encefalomielite verminótica*, a destruição do tecido nervoso pode ocorrer em muitas partes do cérebro e, em geral, a gravidade dos sinais depende do tamanho e da mobilidade dos parasitas e da porta de entrada. Uma exceção a essa generalização é a "larva migrans visceral" experimental produzida por *Toxocara canis* em suínos, quando os sinais nervosos ocorrem em um momento no qual as lesões na maioria dos órgãos estão cicatrizando. Os sinais aparentemente são provocados pela reação do hospedeiro às larvas estáticas, e não ao trauma causado pela migração. Nematódeos que não residem nos tecidos nervosos podem ocasionar a manifestação de sinais neurológicos causados, possivelmente, por alergia ou pela formação de toxinas.

Achados clínicos

Uma vez que as encefalites são associadas a agentes infecciosos, elas, com frequência, são acompanhadas por febre, anorexia, depressão e aumento da frequência cardíaca. Esse não é o caso em doenças muito crônicas, como *scrapie* e EEB. Nessas doenças associadas a agentes que não são verdadeiramente neurotrópicos, existem sinais característicos que não serão descritos aqui.

Os sinais clínicos que podem ocorrer em encefalites são a combinação de:

- Alterações sutis a acentuadas no comportamento
- Depressão
- Convulsões
- Cegueira
- Andar compulsivo
- Apoio sobre paredes e cercas
- Andar em círculos
- Ataxia.

Meningoencefalite bacteriana em cordeiros com 2 a 4 semanas de idade é caracterizada por ausência do reflexo de sucção, fraqueza, alteração da marcha e depressão que evolui para estupor e hiperestesia a estímulos auditivos e táteis. Opistótono é comum durante os estágios terminais.

Pode haver um período inicial de *excitação ou mania*. O animal é facilmente assustado e responde excessivamente a estímulos normais. Ele pode apresentar comportamento agressivo e atividade descontrolada, incluindo investidas cegas, vocalização, escoiceamento e cavar. A automutilação pode ocorrer em doenças como a pseudorraiva. Depressão mental, incluindo pressão da cabeça contra objetos, pode ocorrer entre episódios.

A presença de movimentos involuntários é variável, podendo não ocorrer. Quando ocorrem, eles incluem convulsões normalmente clônicas, e podem ser acompanhadas por nistagmo, movimentos de mastigação, salivação espumosa excessiva e tremores musculares, especialmente na face e nos membros. Em bovinos com febre catarral maligna, há depressão grave por alguns dias, seguida pelo início de tremores associados à encefalite terminal. Fenômenos de irritação incomuns são parestesia e hiperestesia da pseudorraiva e *scrapie*.

Sinais causados por perda de função nervosa ocorrem na sequência, e podem ser os únicos em algumas circunstâncias. Salivação excessiva e paralisia da faringe são comuns na raiva. Em cavalos com encefalomielite equina, o alimento pode pender da boca, embora a deglutição possa não estar prejudicada. O grau de perda de função varia de paresia com emboletamento nas articulações distais, espasticidade dos membros resultando em ataxia, até fraqueza e decúbito. O decúbito e a incapacidade de levantar podem ser os primeiros sinais clínicos encontrados, como em muitos casos de meningoencefalite associada a *H. somni*. Hipermetria, andar cambaleante e marcha apreensiva a beligerante podem ocorrer em doenças tais como EEB.

Os sinais clínicos relacionados a determinadas localizações anatômicas e vias cerebrais e espinais se manifestam por desvio da cabeça, andar em círculos, anormalidades da postura, ataxia e incoordenação, mas esses são, com maior frequência, sinais residuais após a recuperação de estágios agudos. A paralisia ascendente progressiva da medula espinal, na qual a perda de sensibilidade e fraqueza ocorrem inicialmente nos membros pélvicos, seguida por fraqueza dos membros torácicos, é comum na raiva. Lesões residuais que afetam o SNC normalmente não ocorrem nas encefalites, exceto na listeriose e encefalite por protozoários em equinos, ambas as infecções predominando no tronco encefálico caudal.

Em equinos com nematodíase cerebral causada por *S. vulgaris*, os sinais clínicos são relacionados à migração do parasita no tálamo, tronco encefálico e cerebelo. Há incoordenação, apoio contra as paredes, pressão da cabeça contra objetos, dismetria, convulsões clônicas intermitentes, cegueira unilateral ou bilateral e paralisia de alguns NC. O início pode ser gradual ou súbito. O diagnóstico clínico é extremamente difícil já que o exame do LCE e a hematologia apresentam valor limitado. O diagnóstico patológico é necessário. Em potros com angiostrongilose neural, tetraparesia foi o resultado de doença neurológica multifocal e progressiva.

Patologia clínica

Pode ser de valor considerável no diagnóstico de encefalite, mas as técnicas usadas são, em grande parte, específicas para determinadas enfermidades.

Hemograma

Em equinos, as contagens total e diferencial de células sanguíneas e os perfis bioquímicos séricos são recomendados para a maioria dos casos de alterações neurológicas.

Sorologia

Os soros da fase aguda e da de convalescência podem ser submetidos quando há suspeita de uma enfermidade infecciosa específica para a qual o diagnóstico sorológico é possível.

Líquido cerebroespinal

O exame laboratorial do LCE quanto à contagem de células e a presença de patógenos também pode ser indicado. Na meningoencefalite bacteriana, a análise do LCE obtido do espaço lombossacro revela aumento altamente significativo na concentração de proteínas e pleocitose neutrofílica acentuada.

Achados de necropsia

Em algumas das encefalites comuns, não existem lesões macroscópicas no cérebro além daquelas que ocorrem em outros sistemas do corpo e que são típicas de doenças específicas. Em outros casos, como na meningoencefalite em bovinos causada por *H. somni*, áreas extensas de necrose hemorrágica podem ser visíveis no corte transversal do cérebro. Lesões histológicas variam com o tipo e forma de ação do agente causal. Material para o diagnóstico laboratorial deve incluir o cérebro fixado em formol e porções de material cerebral fresco para cultura e experimentos de transmissão.

> **Diagnóstico diferencial**
> O diagnóstico de encefalite não deve depender inteiramente do reconhecimento da síndrome típica, uma vez que síndromes similares podem ser causadas por muitas outras doenças cerebrais. Edema cerebral agudo e lesões focais que ocupam espaço na cavidade craniana, e muitas intoxicações, incluindo sal, chumbo, arsênio, mercúrio, rotenona e hidrocarbonetos clorados, todos causam síndromes similares, assim como hipovitaminose A, hipoglicemia, encefalomalácia e meningite.
> Febre é comum na encefalite, mas normalmente não está presente em casos de raiva, *scrapie* ou encefalopatia espongiforme bovina; mas pode ocorrer em doenças não inflamatórias se as convulsões forem graves. Em geral, o diagnóstico clínico se baseia no reconhecimento de encefalites específicas e na eliminação de outras causas possíveis com base no histórico e patologia clínica, especialmente em intoxicações, e nos sinais clínicos característicos de uma doença específica. Em muitos casos, o diagnóstico definitivo pode ser realizado apenas na necropsia. Para diferenciação de encefalites específicas, deve-se recorrer às doenças listadas na seção prévia de Etiologia. Infestação com larvas de nematódeos causa uma grande variedade de sinais, dependendo do número de larvas invasoras e da quantidade e localização das lesões.

Tratamento

Tratamentos específicos são abordados sob cada doença. Antimicrobianos são indicados para meningoencefalomielite bacteriana. Em geral, o objetivo deve ser fornecer tratamento de suporte por fluidoterapia intravenosa e terapia eletrolítica ou sondagem gástrica durante a fase aguda. A sedação durante o estágio de excitação pode evitar que o animal se machuque, e estimulantes do sistema nervoso durante o período de depressão podem colaborar para que o animal sobreviva à fase crítica. Embora haja aumento de pressão intracraniana, a remoção de LCE é contraindicada em razão dos efeitos deletérios do procedimento em outras partes do cérebro.

LEITURA COMPLEMENTAR

McFadden AMJ, et al. New Zeal Vet J. 2009;57:63.
Mitchell E, et al. Equine Vet Educ. 2006;18:249.
Imai DM, et al. Vet Pathol. 2011;48:1151.
van de Beek D, et al. Lancet Infect Dis. 2004;4:139.

REFERÊNCIAS BIBLIOGRÁFICAS

1. Benavides J, et al. Vet Pathol. 2011;48:E1.
2. Li L, et al. Emerg Infect Dis. 2013;19:1385.
3. Malaguti JMA, et al. Rev Bras Parasitol Vet Jaboticabal. 2012;2:48.
4. Nolen-Watson R, et al. J Vet Intern Med. 2007;21:846.
5. Gordon AN, et al. J Vet Diagn Invest. 2012;24:431.
6. Holmes JM, et al. Aust Vet J. 2012;90:252.
7. van Eeden C, et al. Emerg Infect Dis. 2012;18:318.
8. Imai DM, et al. Vet Pathol. 2011;48:1151.

Epilepsia

Convulsões ocorrem com maior frequência em conjunto com outros sinais de doença cerebral. A epilepsia verdadeira é caracterizada como uma síndrome de convulsões hereditárias recorrentes que continua por toda a vida sem alteração morfológica subjacente, que é extremamente rara em animais de produção. A epilepsia familiar foi relatada em bovinos da raça Pardo Suíço e em potros da raça Árabe.[1]

Lesões residuais após encefalite podem causar convulsões epileptiformes sintomáticas, mas normalmente existem outros sinais que localizam a alteração. Uma convulsão generalizada se manifesta por um período inicial de alerta, a contrapartida da aura em convulsões em humanos, seguida por queda em estado de tetania, que cede após alguns segundos para convulsão clônica com movimentos de pedalagem, opistótono e movimentos de mastigação. As convulsões clônicas podem durar por alguns minutos e são seguidas por um período de relaxamento. O animal está inconsciente durante toda convulsão, mas parece normal pouco tempo depois.

Algumas convulsões podem ser precedidas por um fenômeno motor local como tetania ou tremor de um membro ou da face. A convulsão pode se disseminar a partir dessa área inicial para o restante do corpo. Essa forma é referida como epilepsia jacksoniana, e os sinais locais podem indicar a localização da lesão local ou o ponto de excitação. Tais sinais são relatados muito raramente em cães e nunca foram relatados em animais de produção. As convulsões são recorrentes e o animal está normal nos períodos de intervalo.

EEG foi realizada, mas existem desafios significativos na obtenção e na interpretação da EEG de um potro consciente. Não está claro se o registro da EEG alterou o protocolo de tratamento inicial para potros acometidos, e deve-se notar que o diagnóstico de epilepsia em humanos é feito principalmente em com base em alterações clínicas.[1]

Tratamento

É empírico. Convulsões em potros podem ser controladas inicialmente com diazepam IV (0,1 a 0,4 mg/kg; a ampla faixa de doses sugere que algumas convulsões têm curta duração). O controle de convulsões a longo prazo é baseado principalmente no uso de fenobarbital oral em razão do seu custo e eficácia comprovada em seres humanos e cães. Uma dose de ataque intravenosa de fenobarbital que foi usada em potros é de 12 a 20 mg/kg diluído em 1 ℓ de NaCl 0,9% e administrado no decorrer de 30 min, seguido por fenobarbital oral a 6 a 12 mg/kg a cada 12 h. A dose oral é ajustada com base na resposta clínica e pico de concentração mensurado, bem como através das concentrações séricas de fenobarbital. A concentração terapêutica de fenobarbital para equinos não é conhecida, mas a margem terapêutica em humanos é de 15 a 40 μg/mℓ. Uma vez que o controle de convulsões seja estabelecido com fenobarbital oral e o potro esteja livre de convulsões por 6 meses, a dose pode ser reduzida em 20% a cada 2 semanas e o animal deve ser monitorado de perto. Se o fenobarbital não fornecer controle adequado das convulsões, brometo de potássio pode ser tentado na dose inicial de 25 mg/kg a cada 24 h. Devem-se usar luvas durante a administração de brometo de potássio.

LEITURA COMPLEMENTAR

McBride S, Hemmings A. A neurologic perspective of equine stereotypy. J Equine Vet Sci. 2009;29:10-16.

REFERÊNCIA BIBLIOGRÁFICA

1. Aleman M, et al. J Vet Intern Med. 2006;20:1443.

Mielite

A inflamação da medula espinal (mielite) normalmente é associada à encefalite viral. Sinais clínicos de mielite estão relacionados à perda de função, embora possam ocorrer sinais de irritação. Por exemplo, hiperestesia ou parestesia podem ocorrer se houver envolvimento de gânglios da raiz dorsal. Isso é particularmente notável na pseudorraiva e, em menor extensão, na raiva. Contudo, paresia ou paralisia são o resultado mais comum da mielite. Não existem mielites específicas de animais de produção, com a maioria das infecções virais produzindo encefalomielite com variações na predominância de sinais clínicos sendo intracraniana ou extracraniana. Mielites virais associadas a EHV-1 (o vírus da rinopneumonite equina) atualmente são comuns, e as síndromes da anemia infecciosa equina e durina incluem incoordenação e paresia. Em cabras, CAE é uma mielite, envolvendo principalmente a substância branca.

Mieloencefalite equina por protozoário (EPM) causa lesões multifocais no SNC, principalmente na medula espinal. O diagnóstico mais preciso se baseia em achados histológicos:

- Necrose e mieloencefalite não supurativa branda a grave
- Infiltração do tecido neural por células mononucleares
- Algumas vezes células gigantes, neutrófilos e eosinófilos
- Infiltração do tecido perivascular por células mononucleares, incluindo linfócitos e plasmócitos.

EPM é causada principalmente por *S. neurona*, que tem o gambá (*Didelphis virginiana*) como hospedeiro definitivo, guaxinins como hospedeiros intermediários mais prováveis, e o equino atuando como hospedeiro terminal. Casos esporádicos de mieloencefalite por protozoários em equinos são associados a *Neospora hughesi*.

Foi descrita mielite associada à infecção por *N. caninum* em bezerros neonatos. Os bezerros acometidos estavam em decúbito e eram incapazes de levantar, mas estavam alertas e responsivos. Histologicamente, havia evidência de mielite por protozoário.

Encefalomalácia

As doenças degenerativas do cérebro são agrupadas sob o nome encefalomalácia. Por definição, encefalomalácia significa amolecimento do cérebro. O termo é usado aqui para incluir todas as alterações degenerativas. *Leucoencefalomalácia* e *PEM* se referem ao amolecimento da substância branca e cinzenta, respectivamente. *Abiotrofia* é a degeneração prematura de neurônios causada por um erro metabólico inato do desenvolvimento, e exclui insultos exógenos aos neurônios. O defeito celular subjacente na maioria das abiotrofias é hereditário. A síndrome produzida na maioria das doenças degenerativas do sistema nervoso é essencialmente a de perda de função.

Etiologia

Alguma indicação da diversidade de causas de encefalomalácia e de doenças degenerativas do sistema nervoso pode ser apreciada a partir dos seguintes exemplos, mas ocorrem muitos casos esporádicos nos quais a causa não pode ser definida.

- Todas as espécies:
  - Acredita-se que a encefalopatia hepática seja causada por altas concentrações sanguíneas de amônia associadas à doença hepática avançada. Ela é relatada na intoxicação experimental por alcaloides pirrolizidínicos em ovinos, na anomalia arteriovenosa hepática e na trombose da veia porta em equinos. *Shunts* porta-cavais congênitos também são causa de encefalopatia hepática
  - Abiotrofia envolve degenerações multissistêmicas no sistema nervoso, como lesões focais ou difusas que envolvem os axônios e a mielina dos processos neuronais. Essas incluem encefalopatia multifocal em bovinos da raça Simental na Nova Zelândia e Austrália e mieloencefalopatia progressiva em bovinos Pardos Suíços, conhecida como *weavers* em razão da marcha atáxica
  - Intoxicação por mercúrio orgânico e, em algumas situações, chumbo; possivelmente também intoxicação por selênio; poliomalácia cérebro-espinal multifocal bilateral de ovinos em Gana
  - Distúrbios cerebrovasculares que correspondem à principal categoria em humanos são observadas em animais, mas sua ocorrência é principalmente em suínos e sua importância clínica é mínima
  - Hipomielinogênese congênita de desmielinogênese são relatadas em cordeiros (*hairy shakers*), leitões (mioclonia congênita) e bezerros (hipomielinogênese congênita). Todas são associadas à infecções virais intrauterinas. Infecções por EHV-1 em equinos causam infartos isquêmicos
  - Abiotrofia cortical cerebelar ocorre em bezerros e cordeiros
- Ruminantes:
  - EEB
  - Intoxicação por plantas, por exemplo *Astragalus* spp., *Oxytropis* spp., *Swainsona* spp., *Vicia* spp., *Kochia scoparia*
  - Encefalomalácia simétrica focal de ovinos – acredita-se que seja lesão residual após intoxicação por *C. perfringens* tipo D
  - PEM causada por inadequação da tiamina em bovinos e ovinos e intoxicação por enxofre em bovinos; poliomalácia de ovinos causada, possivelmente, por um antimetabólito do ácido nicotínico
  - Mielopatia espinal progressiva de bovinos Murray Grey na Austrália
  - Encefalopatia espongiforme em bezerros neonatos mestiços de Hereford, similar à doença da urina de xarope de bordo
  - Distrofia neuronal em ovinos da raça Suffolk
  - *Shakers* (tremedores) em bezerros Hereford associada à cromatólise do corpo celular neuronal

- Doenças abiotróficas de armazenamento lisossomal, incluindo ataxia progressiva de bovino Charolês, manosidose, gangliosidose e leucodistrofia de células globoides de ovinos
- O defeito hereditário de bovinos Pardo Suíço conhecido como o *weavers* é apresentado em outra seção, constituindo uma mieloencefalopatia degenerativa
- *Swayback* e ataxia enzoótica causada por deficiência de cobre em cordeiros
- Parto prolongado em vacas causando hipoxia cerebral e a síndrome do bezerro fraco
- Cromatólise neuronal idiopática do tronco encefálico em bovinos
- Surtos em bovinos causados pelo consumo de forragem com amônia
- Degeneração neuronal hereditária em cabras Angorá
• Equinos:
- Leucoencefalomalácia causada pelo fornecimento de milho mofado infestado com *Fusarium moniliforme*, que produz principalmente fumonisina B_1 e, em menor proporção, fumonisina B_2[1,2]
- Encefalomalácia nigropálida causada pelo fornecimento de cardo-estrelado amarelo (*Centaurea* solstitialis)[3]
- Intoxicação por samambaia e cavalinha causando deficiência condicionada de tiamina
- Encefalopatia isquêmica da síndrome do ajustamento neonatal inadequado em potros
- Mieloencefalopatia degenerativa equina (MDE)[4,5], é associada à deficiência de vitamina E
• Ruminantes e equinos:
- Micotoxinas neurotóxicas. Swainsonina e eslaframina produzidas por *Rhizoctonia leguminicola* causam acúmulo de manose e efeitos parassimpatomiméticos. Lolitremas de *A. lolii* e paspalitremas de *C. paspali* são tremorgênicos encontrados em gramíneas
• Suínos:
- Leucoencefalomalácia na doença do coração de amora
- Ataques subclínicos de enterotoxemia similares à doença do edema
- Intoxicação por arsenicais orgânicos e sal.

Patogênese

A patogênese das doenças pode ser subdividida em:

- Distúrbios metabólicos e circulatórios
- Intoxicação e toxinfecções
- Doenças nutricionais
- Doenças degenerativas hereditárias, familiares e idiopáticas.

Distúrbio metabólicos e circulatórios

Encefalopatia hepática é associada à doença hepática adquirida, e a hiperamonemia resultante e outros fatores tóxicos são considerados neurotóxicos. Distúrbios do metabolismo intermediário resultam no acúmulo de substâncias neurotóxicas, como na doença da urina do xarope de bordo de bezerros. Doenças do armazenamento lisossomal são causadas pela falta de enzimas lisossomais, que resultam em acúmulo de substratos celulares e afetam a função celular.

Hipoxia do SNC e isquemia prejudicam os elementos mais sensíveis do tecido cerebral, especialmente os neurônios. Isquemia grave resulta em necrose de neurônios e elementos da glia e em áreas de infarto. Doença neurológica relacionada à anestesia inalatória ocorre em animais que foram privados de oxigênio por mais do que 5 min. A hipoxia é letal para os neurônios, e na recuperação da anestesia, os animais acometidos ficam cegos e podem ocorrer convulsões. As lesões típicas consistem em lesão neuronal disseminada. Mielopatia hemorrágica pós-anestésica e necrose cerebral pós-anestésica em equinos são exemplos típicos.

Hipoglicemia ocorre em neonatos privados de leite e na acetonemia e toxemia da gestação, e os sinais clínicos de letargia, apatia progredindo para fraqueza, convulsões e coma foram atribuídos à hipoglicemia. Entretanto, não existem estudos do SNC em animais de produção com hipoglicemia e seus efeitos no tecido nervoso, se ocorrerem, não são conhecidos.

Intoxicações e toxinfecções

Muitas substâncias tóxicas, incluindo plantas tóxicas, metais pesados (chumbo, arsênico, mercúrio), intoxicação por sal, químicos utilizados nas fazendas, anticongelantes, herbicidas e inseticidas podem afetar diretamente o sistema nervoso quando ingeridos por animais. Eles resultam em graus variados de edema cerebral, degeneração da substância branca e cinzenta e hemorragia, tanto do sistema nervoso central quanto do sistema nervoso periférico. Toxinfecções, como doença do edema em suínos e encefalomalácia simétrica focal de ovinos são exemplos de endotoxinas e exotoxinas produzidas por infecções bacterianas que têm efeito direto no sistema nervoso, resultando em encefalomalácia.

Doenças nutricionais

Muitas deficiências nutricionais de animais de produção podem resultar em doença neurológica:

• *Deficiência de vitamina A* afeta o crescimento ósseo, particularmente o remodelamento dos tratos do nervo óptico e a absorção do LCE. A pressão elevada do LCE e a constrição dos tratos do nervo óptico resultam em edema do disco óptico e degeneração do tipo walleriana do nervo óptico, levando à cegueira
• *Deficiência de cobre* em ovelhas gestantes pode resultar em *swayback* e ataxia enzoótica de cordeiros. O cobre é um elemento integral de muitos sistemas enzimáticos, como ceruloplasmina e lisil oxidase, e a deficiência de cobre afeta vários sistemas orgânicos. O principal defeito no *swayback* parece ser o defeito na mielinização, provavelmente causado pela interferência na formação de fosfolipídios. Entretanto, as lesões em neonatos são mais extensas e apresentam cavitação com perda de axônios e neurônios, mais do que a simples desmielinização. No cérebro, há transformação gelatinosa progressiva da substância branca, culminando em cavitação que se assemelha à porencefalia ou hidranencefalia. Na medula espinal, as lesões são bilaterais e sugere-se que a deficiência de cobre apresente efeito axonopático primário
• *Deficiência de tiamina* em ruminantes pode resultar em PEM ou *necrose cerebrocortical*. A tiamina, principalmente como difosfato de tiamina (TDP; pirofosfato), tem papel importante como coenzima no metabolismo de carboidratos, especialmente na via das pentoses. Pode ocorrer encefalopatia difusa caracterizada por edema cerebral e aumento de volume, resultando em achatamento dos giros, herniação do tentório e afunilamento do vermis cerebelar. Áreas bilaterais de necrose cerebrocortical são disseminadas.

Doenças degenerativas hereditárias, familiares e idiopáticas

Muitas doenças neurológicas de animais de produção são caracterizadas por anormalidades da mielinogênese central. Na maioria das circunstâncias, anormalidades subjacentes afetam direta ou indiretamente os oligodendrócitos e se refletem na produção de mielina em menor quantidade ou qualidade ou ambas no SNC. Muitas dessas são hereditárias e se manifestam a partir de, ou pouco tempo após o nascimento. Eles incluem leucodistrofias, hipomielinogênese, degeneração espongiosa e distúrbios relacionados. Abiotrofia neuronal, doenças do neurônio motor, distrofia neuronal e encefalomielopatia degenerativa de equinos e bovinos estão incluídos nesse grupo.

Polioencefalomalácia e leucoencefalomalácia

PEM parece ser, pelo menos em alguns casos, consequência do aumento de volume agudo por edema do cérebro e isquemia cortical. A patogênese da leucoencefalomalácia parece estar relacionada ao edema vasogênico como resultado de disfunção cardiovascular e à incapacidade de regular o fluxo sanguíneo cerebral. Esteja a lesão presente na substância cinzenta (PEM) ou na substância branca (leucoencefalomalácia), a síndrome é amplamente decorrente da perda de função, embora, como pode ser esperado, sinais de irritação sejam mais prováveis quando a substância cinzenta é afetada.

Achados clínicos

Fraqueza dos quatro membros é acompanhada por:

- Apatia ou sonolência
- Cegueira

- Ataxia
- Pressão da cabeça contra obstáculos
- Marcha em círculos
- Coma terminal.

Nos estágios iniciais, principalmente na *PEM* em ruminantes, existem sinais involuntários que incluem tremores musculares, opistótono, nistagmo e convulsões.

Na *leucoencefalomalácia equina*, que pode ocorrer na forma de surtos, sinais iniciais incluem anorexia e depressão. Na forma neurotóxica, que é a mais comum, a anorexia e depressão progridem para ataxia, andar em círculos, cegueira aparente, pressão da cabeça contra obstáculos, hiperestesia, agitação, delírio, decúbito, convulsões e morte. Um sinal precoce e consistente em equinos acometidos é a diminuição da propriocepção da língua, que se manifesta como retração retardada da língua para a cavidade bucal após a língua ser tracionada. Na forma hepatotóxica, os sinais clínicos incluem icterícia, edema dos lábios e nariz, formação de petéquias, respiração abdominal e cianose. Equinos com ambas as síndromes podem ser encontrados mortos sem sinais premonitórios

Em muitos quadros de leucoencefalomalácia, o curso pode ser de progressão gradual da sintomatologia ou, com maior frequência, o nível de anormalidade é atingido e mantido por um longo período, com frequência sendo necessário realizar eutanásia do animal. Por exemplo, a MDE é uma doença degenerativa difusa da medula espinal equina e porção caudal do tronco encefálico e afeta principalmente cavalos jovens. Há início insidioso de espasticidade simétrica, ataxia e paresia. Sinais clínicos podem progredir lentamente e se estabilizar por longos períodos. Todos os quatro membros são afetados, mas os membros pélvicos normalmente estão mais gravemente acometidos que os membros torácicos. Não há tratamento para a doença, não há recuperação espontânea e, uma vez acometidos, os equinos permanecem atáxicos e inúteis para qualquer função atlética.

Patologia clínica

Não existem testes clínico-patológicos específicos para encefalomalácia, mas muitos testes podem auxiliar no diagnóstico de algumas doenças específicas mencionadas nessa seção no tópico Etiologia.

Achados de necropsia

Lesões macroscópicas, incluindo áreas de amolecimento, cavitação e necrose laminar do córtex podem ser visíveis. As lesões importantes são descritas sob cada doença específica.

Tratamento

O prognóstico depende da natureza da lesão. Os casos iniciais de PEM induzida por deficiência de tiamina podem se recuperar completamente se tratados com concentrações adequadas de tiamina. Encefalomalácia causada por PEM induzida por enxofre e intoxicação por chumbo são mais difíceis de tratar. Bezerros jovens com hipomielinogênese intrauterina adquirida e equinos com o mielite associada à infecção por EHV-1 podem se recuperar completamente.

Diagnóstico diferencial
As síndromes produzidas por encefalomalácia se assemelham bastante àquelas causadas pela maioria das lesões que elevam a pressão intracraniana. O início é bastante súbito, e há depressão da consciência e perda de função motora. Uma das principais diferenças é que as lesões tendem a ser não progressivas, e os animais acometidos podem continuar a sobreviver em um estado ruim por longos períodos.

LEITURA COMPLEMENTAR
Cebra CK, Cebra ML. Altered mentation caused by polioencephalomalacia, hypernatremia, and lead poisoning. Vet Clin North Am Food Anim Pract. 2004;20:287-302.
De Lahunta A. Abiotrophy in domestic animals: a review. Can J Vet Res. 1990;54:65-76.

REFERÊNCIAS BIBLIOGRÁFICAS
1. Smith GW, et al. Am J Vet Res. 2002;63:538.
2. Foreman JH, et al. J Vet Intern Med. 2004;18:223.
3. Chang HT, et al. Vet Pathol. 2012;49:398.
4. Finno CJ, et al. J Vet Intern Med. 2011;25:1439.
5. Wong DM, et al. Vet Pathol. 2012;49:1049.

Mielomalácia

Degeneração da medula espinal (mielomalácia) ocorre raramente como uma entidade separada da encefalomalácia. Uma ocorrência relatada é a poliomalácia espinal focal de ovinos e, na ataxia enzoótica, as lesões de degeneração com frequência são restritas à medula espinal. Em ambas as circunstâncias, ocorre desenvolvimento gradual de paralisia sem sinais de irritação e sem indicação de envolvimento cerebral. Paresia progressiva em caprinos jovens pode ser associada ao vírus da CAE e a outras causas não identificadas, possivelmente hereditárias de mielomalácia.

A degeneração dos tratos da medula espinal também foi relatada na *intoxicação* por *Phalaris aquatica* em bovinos e ovinos, por *Tribulus terrestris* em ovinos,[1] por sorgo em equinos, por ácido 3-nitro-4-hidroxifenilarsônico em suínos e por selênio em ruminantes; as lesões são de poliomalácia espinal simétrica. Intoxicação de bovinos por plantas *Zamia* spp. produzem uma síndrome sugestiva de lesão da medula espinal, mas nenhuma lesão foi relatada. Deficiências de ácido pantotênico (AP) e piridoxina também causam degeneração de tratos da medula espinal em suínos.

Mielinopatia espinal – possivelmente de origem genética – é relatada em bezerros Murray Grey. Animais acometidos desenvolvem ataxia dos membros pélvicos, oscilação dos membros pélvicos e colapso de um membro pélvico com queda para um lado. Sinais clínicos se agravam no decorrer de um período prolongado.

Casos esporádicos de degeneração dos tratos espinais foram observados em suínos. Um surto foi relatado em ninhadas de porcas que estavam em pastos exuberantes de trevo. Os leitões não eram capazes de se manter em posição quadrupedal, lutavam violentamente em decúbito lateral com extensão rígida dos membros e, embora fossem capazes de ingerir líquidos normalmente, morriam de inanição. Muitos outros surtos em suínos foram atribuídos à intoxicação por selênio.

Distrofia neuroaxonal é um processo degenerativo progressivo dos axônios do SNC, caracterizado inicialmente por aumento de volume descontínuo (chamados esferoides) juntamente com o corte distal dos axônios. Os esferoides refletem uma incapacidade dos neurônios em manter a estrutura e função normais. Distrofia neuroaxonal foi diagnosticada em muitas raças de ovinos, incluindo Suffolk nos EUA, cordeiros Coopworth e Romney na Nova Zelândia e ovinos da raça Merino na Nova Zelândia e Austrália, onde era anteriormente conhecida como doença Murrurrundi ou axonopatia segmentar ovina. A doença é consistente com um distúrbio autossômico recessivo.[2]

Distrofia neuroaxonal (MDE) acomete equinos jovens e foi relatada nos EUA, Canadá, Reino Unido e Austrália. A MDE parece ser hereditária, com a ingestão de vitamina E durante a fase de crescimento modificando sua expressão clínica e, patologicamente, é a forma mais avançada de distrofia neuroaxonal.[3,4] Os principais sinais clínicos são relacionados à leucomielopatia bilateral envolvendo a medula espinal cervical. Ocorre posicionamento anormal e diminuição da força e espasticidade dos membros como resultado de lesões de neurônio motor superior e trato proprioceptivo geral. Hipoalgesia, hipotonia, hiporreflexia, atrofia muscular ou sinais vestibulares não estão presentes, e clinicamente não há evidência de envolvimento de NC, cérebro ou cerebelo. Marcha e postura anormais são evidentes, normalmente inicia nos membros pélvicos, mas eventualmente também nos membros torácicos. Não existem lesões macroscópicas, mas histologicamente há degeneração dos processos neuronais na substância branca de todo o funículo da medula espinal, especialmente nos tratos espinocerebelares dorsais e tratos sulcomarginais. A lesão é mais grave no segmento torácico e é progressiva.[5]

Doenças do neurônio motor são grupos de distúrbios nervosos caracterizados por degeneração seletiva de neurônios motores superiores e/ou neurônios motores inferiores. Características comuns das doenças do neurônio motor são fraqueza muscular e paralisia espástica. Doenças do neurônio motor foram identificadas em muitas espécies e atualmente são consideradas incuráveis.[6] Uma *doença do neurônio motor hereditária* foi identificada em uma família de cordeiros Romney. Sinais de neurônio motor inferior predominavam, e os cordeiros acometidos eram eutanasiados com 4 semanas de idade. O distúrbio foi herdado de forma autossômica recessiva.[6] *Atrofia muscular espinal bovina* é uma doença hereditária do neurônio motor de bovinos Pardos Suíços caracterizada por fraqueza progressiva e atrofia muscular neurogênica grave com início logo após o nascimento e morte nos primeiros poucos meses de vida.[2]

Uma *doença do neurônio motor inferior hereditária* foi relatada em suínos. Sinais clínicos de tremores musculares, paresia ou ataxia se desenvolveram entre 12 e 59 dias de vida. Há degeneração disseminada de axônios mielinizados nos nervos periféricos e nas colunas lateral e ventral dos segmentos lombar e cervical da medula espinal. Degeneração axonal está presente nas raízes nervosas espinais ventrais e ausente nas raízes nervosas espinais dorsais quando amostradas no mesmo nível lombar.

Doença do neurônio motor equino é uma condição neurodegenerativa que afeta cavalos de 15 meses a 25 anos de idade de muitas raças diferentes, e foi associada ao estresse oxidativo e à deficiência de vitamina E.[7,8] Fraqueza progressiva, marcha com passos curtos, tremores, períodos longos de decúbito e tremores e sudorese após exercícios são sinais clínicos característicos. A fraqueza é progressiva e o decúbito é permanente. O apetite permanece normal ou se torna excessivo. Na necropsia, há degeneração ou perda de neurônios motores nos cornos medulares ventrais, atrofia angular de fibras musculares esqueléticas e a presença de depósitos de lipofuscina nos cornos ventrais na medula espinal e retina são característicos.

Casos esporádicos de lesão da medula espinal em equinos incluem mielomalácia hemorrágica após anestesia geral e degeneração aguda de medula espinal após anestesia geral. Após a recuperação da anestesia, o cavalo é capaz de permanecer em decúbito esternal, mas não é capaz de se manter em posição quadrupedal. Infarto hemorrágico assumido como causado por êmbolo cartilaginoso e malformação venosa causando destruição da medula espinal também ocorreram em equinos. A doença deve ser diferenciada de mielite e compressão de medula espinal causada por lesões que ocupam espaço no canal vertebral e malformação/malarticulação vertebral cervical.

REFERÊNCIAS BIBLIOGRÁFICAS

1. Bourke CA. Aust Vet J. 2006;84:53.
2. Krebs S, et al. Mamm Genome. 2006;17:67.
3. Finno CJ, et al. J Vet Intern Med. 2011;25:1439.
4. Finno CJ, Valberg SJ. J Vet Intern Med. 2012;26:1251.
5. Wong DM, et al. Vet Pathol. 2012;49:1049.
6. Zhao X, et al. Heredity. 2012;109:156.
7. Wijnberg ID. Equine Vet Educ. 2006;18:126.
8. Mohammed HO, et al. Am J Vet Res. 2012;73:1957.

DOENÇAS FOCAIS DO CÉREBRO E MEDULA ESPINAL

Lesão traumática do cérebro

Os efeitos do trauma no cérebro variam com o local e a extensão da lesão, mas inicialmente é provável que o choque nervoso ocorra, seguido por morte, recuperação ou persistência de sinais nervosos residuais. Lesões traumáticas do crânio e coluna vertebral foram as doenças neurológicas mais comumente diagnosticadas em equinos na necropsia em uma grande série de 4.319 casos de animais com sinais clínicos de doença neurológica, contabilizando 34% de todos os diagnósticos.[1]

Etiologia

Lesão traumática no cérebro pode resultar de trauma direto aplicado externamente por estiramento violento ou flexão da cabeça e pescoço e migração interna de larvas parasitárias. Causas relatadas incluem:

- Trauma direto é uma causa incomum, uma vez que a força necessária para lesionar o crânio é muito grande. Colisões acidentais, queda para frente e queda sobre o dorso após estiramento são razões comuns
- Fraturas do crânio na região periorbital em equinos são causadas por lesão traumática direta, normalmente por colisão com batentes de porteiras
- Lesão cerebral e lesão de NC contabilizaram uma alta porcentagem de doenças neurológicas em equinos. Cavalos jovens com menos de 2 anos de idade parecem mais suscetíveis a lesões na cabeça
- Lesão por calor em cabritos ocorre com aplicação prolongada de ferro quente usado para descorna
- Estiramento violento na colocação do cabresto pode causar problemas na articulação atlanto-occipital
- Animais presos em fossos, poças, celeiros e poços arrastados pela cabeça, e animais em decúbito puxados para dentro de *trailers* podem sofrer consequências prejudiciais à coluna e medula cervical, embora a grande maioria surpreendentemente cause poucos problemas
- Reação violenta de animais à queda de raios e eletrocussão causando lesão ao tecido nervoso central; o efeito traumático da corrente elétrica propriamente dita também causa destruição neuronal
- Hemorragia espontânea no cérebro é rara, mas ocorre algumas vezes em vacas durante o parto, causando múltiplas pequenas hemorragias na medula e tronco encefálico
- Lesão cerebral no parto, relatada em cordeiros, bezerros e potros, possivelmente é uma causa relevante de mortalidade nesses animais

Patogênese

A reação inicial no trauma grave ou hemorragia é o choque nervoso. Hematoma subdural de desenvolvimento lento, uma causa comum em humanos, é acompanhada por início gradual de sinais de lesões que ocupam espaço na cavidade craniana, mas essa parece ser uma ocorrência rara em animais. Em alguns casos de trauma à cabeça, evidência clínica de lesão ao cérebro pode ser retardada por alguns dias até que aumento de volume suficiente, formação de calos ou deslocamento de fragmentos de fraturas tenham ocorrido. Trauma à calota craniana pode ser classificado – de menos grave para mais grave – como *concussão, contusão, laceração* e *hemorragia*.

Concussão

Normalmente é uma perda breve da consciência que resulta de lesão abrupta na cabeça e produz um episódio de aceleração/desaceleração rápida do cérebro.

Contusão

Com uma força mais violenta, o cérebro é contundido. Há manutenção da estrutura, mas perda de integridade vascular, resultando em hemorragia no parênquima e nas meninges relacionado com o ponto de impacto. Deformações ósseas ou fraturas do calvário resultam em dois tipos diferentes de lesões focais:

- Contusões diretas (*golpe*) imediatamente abaixo do local do impacto
- Contusões indiretas (*contragolpe*) ao cérebro no ponto do crânio oposto ao local de impacto; essas hemorragias resultam da laceração de vasos sanguíneos leptomeníngeos e do parênquima.

Laceração

A contusão mais grave é a laceração, na qual tecido do SNC é fisicamente destruído por estruturas ósseas que recobrem o crânio ou por objetos penetrantes, como fragmentos ósseos. Hemorragia meníngea focal é uma sequela comum à lesão grave da cabeça. Hematomas subdurais normalmente ocorrem após a ruptura das veias cerebrais que drenam para os seios venosos durais, mas hemorragias subaracnoides são mais comuns. A importância dessas hemorragias é que elas se desenvolvem em massas que ocupam espaço que empurram e comprimem o cérebro subjacente. O aumento progressivo do hematoma pode resultar em efeitos secundários, como edema cerebral grave e disseminado, áreas de isquemia, herniações, desvio da linha média e compressão letal do tronco encefálico.

Lesões durante o nascimento são principalmente de hemorragia subdural e sob a aracnoide.

Lesão craniocerebral traumática experimental por arma de fogo

Insulto traumático ao cérebro de ovinos com uma arma de fogo calibre .22 resulta em ferida hemorrágica primária com penetração de fragmentos ósseos e porções de músculo e pele. Ocorre esmagamento e laceração dos tecidos durante a penetração do projétil; trajetos secundários causados pelos ossos e projétil; lesões amplamente distribuídas por estiramento de vasos sanguíneos, fibras nervosas e neurônios como consequência de forças radiais da cavidade temporária que se desenvolve conforme o projétil penetra nos tecidos; hemorragia subaracnoide e intraventricular acentuada e distorção e deslocamento do cérebro. As lesões são consistentemente graves e rapidamente fatais.

Achados clínicos

Achados clínicos de doença neurológica normalmente seguem um padrão de maior gravidade no início, com recuperação rápida, mas de forma incompleta, até o momento no qual um defeito residual é evidenciado, com esse defeito persistindo inalterado por longos períodos e, com frequência, de forma permanente. Essa falha em melhorar ou piorar após a fase inicial é característica de lesões traumáticas.

Com lesões graves, ocorre choque cerebral no qual o animal fica inconsciente, com ou sem convulsões clônicas transitórias. O nível de consciência pode nunca ser retomado, mas em animais que se recuperam ele retorna em alguns minutos até várias horas. Durante o período de inconsciência, o exame clínico revela dilatação das pupilas, ausência de reflexos de preservação do globo ocular e de resposta pupilar à luz e respiração lenta e irregular, com irregularidade física em muitos casos. Pode haver evidência de sangramento pelo nariz e orelhas, e a palpação do crânio pode revelar o local de lesão. Sinais residuais variam acentuadamente. Cegueira está presente se o córtex óptico for lesionado, hemiplegia pode ser associada a lesões do mesencéfalo, e epilepsia traumática pode ocorrer com lesões do córtex motor.

Fratura da porção petrosa do osso temporal é uma lesão clássica em equinos causada por estiramento e queda sobre o dorso. Tanto o nervo facial quanto vestibular provavelmente serão lesionados, de maneira que inicialmente o animal pode ser incapaz de levantar, e pode haver eliminação de sangue pela orelha e pelo nariz do lado afetado. Quando o animal fica em posição quadrupedal, a cabeça está rotacionada com o lado lesionado para baixo. Pode haver nistagmo, especialmente no início do curso da doença. A orelha, pálpebra e lábio do lado afetado estão paralisados e flácidos. Ataxia com tendência a quedas é comum. Alguma melhora ocorre nas 2 a 3 semanas subsequentes, conforme o cavalo compensa o déficit, mas raramente há recuperação permanente. Uma síndrome idêntica é relatada em equinos, na qual ocorre fratura por estresse do osso petroso temporal resultando de inflamação preexistente do osso. O início dos sinais é agudo, mas não é associado ao trauma.

Fratura do osso basifenoide e/ou dos *ossos basiocciptais* também é comum. Essas fraturas podem lesionar gravemente veia jugular, artéria carótida e nervos glossofaríngeo, hipoglosso e vago. O seio cavernoso e a artéria basilar também podem ser lesionados e hemorragia maciça pode ocorrer dentro do crânio. Grandes vasos na área são facilmente lesionados por fragmentos dos ossos fraturados, causando hemorragia fatal. A fratura na linha média dos ossos frontais também pode ter esse efeito.

Outros sinais de trauma grave ao cérebro incluem opistótono com cegueira e nistagmo e, se o tronco encefálico for lesionado, quadriplegia. Podem também ocorrer sinais que localizam a lesão, incluindo rotação de cabeça, andar em círculos e quedas para trás. Manifestações menos comuns que resultam da hemorragia incluem sangramento na região retrofaríngea, que pode causar pressão sobre as bolsas guturais e vias respiratórias e levar à asfixia. O sangramento pode ocorrer dentro das bolsas guturais propriamente ditas.

Cordeiros neonatos afetados por lesão do cérebro ao nascimento estão, em grande parte, mortos ao nascimento, ou morrem pouco tempo depois. Os cordeiros que sobrevivem ingerem pouco leite e são suscetíveis ao estresse pelo frio. Em algumas regiões, esse pode ser o principal mecanismo de causa de mortalidade perinatal.

Diagnóstico

A radiografia do crânio é importante para detectar a presença e a gravidade das fraturas, que podem ter lacerado tecido nervoso; entretanto, a TC é um método mais sensível para a detecção de fraturas da região do calvário e osso basilar do que a radiografia.[1]

Patologia clínica

LCE deve ser coletado da cisterna cerebelomedular e examinado quanto a evidências da presença de eritrócitos. Deve-se ter cuidado extremo para assegurar que vasos sanguíneos não sejam puncionados durante o procedimento de coleta, uma vez que isso confundiria a interpretação da presença de eritrócitos. A presença de pigmento heme no LCE (xantocromia) sugere a presença de hemorragia preexistente; a presença de eosinófilos e neutrófilos hipersegmentados sugere invasão parasitária.

Achados de necropsia

Lesão macroscópica hemorrágica estará evidente na maioria dos casos, mas na concussão e na nematodíase, a lesão pode ser detectável apenas ao exame histológico.

> **Diagnóstico diferencial**
> A não ser que o histórico de trauma esteja disponível, o diagnóstico pode ser difícil.

Tratamento

Os princípios de tratamento de animais que manifestam anormalidades neurológicas após eventos traumáticos são derivados dos resultados de grandes ensaios clínicos controlados em vários centros de referência em humanos. Estudos similares não foram realizados em grandes animais. Os princípios gerais são: estabilizar o paciente, assegurando vias respiratórias patentes, obtendo acesso vascular e tratando as feridas; tratamento específico para hipertermia, uma vez que defeitos cerebrais podem resultar na incapacidade de regular a temperatura interna; evitar ou tratar hipotensão arterial sistêmica; otimizar a distribuição de oxigênio; assegurar a ventilação adequada posicionando o animal em decúbito esternal sempre que possível; diminuir a dor; monitorar a concentração plasmática de glicose e manter a euglicemia, e evitar ou tratar o edema cerebral mantendo a cabeça elevada ou por administração intravenosa de um agente hiperosmolar (manitol 20% como uma série de infusões em bolus de 0,25 a 1 g/kg PC a cada 4 a 6 h, sendo este um tratamento mais caro; salina hipertônica NaCl 7,2%, 2 mℓ/kg PC a cada 4 h por cinco infusões). A cateterização intravenosa deve ser confinada a uma veia jugular, e o pescoço não deve ser enfaixado na tentativa de minimizar o desenvolvimento do edema cerebral por hipertensão da veia jugular.

Convulsões devem ser tratadas, quando ocorrerem, por administração inicial de diazepam a 0,1 mg/kg IV. Se nenhuma melhora for notada dentro de 10 min, então uma ou duas doses adicionais de diazepam (0,1 mg/kg IV, dose total de 0,3 mg/kg IV) devem ser administradas em intervalos de 10 min. Diazepam pode ser substituído por midazolam, mas as doses não foram bem definidas. Se esse protocolo de doses de diazepam não fornecer controle adequado das convulsões, fenobarbital (20 mg/kg IV no decorrer de 20 min) deve ser administrado até a obtenção do efeito; o fenobarbital pode ser diluído em solução de NaCl a 0,9%. Isso deve fornecer controle das convulsões por algumas horas. Se as convulsões ocorrerem novamente, então o fenobarbital oral (6 mg/kg a cada 8 h) pode ser administrado a potros e equinos, com diminuição da dose oral para 3 mg/kg a cada 8 h se as convulsões forem controladas. Um protocolo alternativo em equinos é uma mistura de hidrato de cloral 12% e sulfato de magnésio 6% até o efeito em administração intravenosa que não exceda 30 mℓ/minuto. Eutanásia deve ser considerada em ruminantes adultos com convulsões que são responsivos apenas ao fenobarbital IV.

Muitos tratamentos anedóticos foram usados em grandes animais, mas evidências que atestem sua eficácia não foram encontradas. Entre os tratamentos antioxidantes empíricos mais populares estão dimetilsulfóxido (1 g/kg PC IV como solução a 10% em NaCl 0,9%), administrado por via intravenosa ou por sonda nasogástrica a cada 12 h, vitamina E (α-tocoferol, 50 UI/kg PC administrado por via oral uma vez ao dia), vitamina C (ácido ascórbico 20 mg/kg, PC administrado por via oral uma vez ao dia) e alopurinol (5 mg/kg PC administrado por via oral a cada 12 h). Corticosteroides também foram recomendados; os tratamentos promovidos incluíam dose antinflamatória de dexametasona (0,05 mg/kg PC IV uma vez ao dia) ou dose alta de succinato de metilprednisolona sódica (30 mg/kg PC, dose inicial em bolus IV, seguido por infusão contínua de 5,4 mg/kg PC por hora por 24 a 48 h); o segundo tratamento tem custo proibitivo em grandes animais e também é necessário que seja administrado poucas horas após o evento traumático para ser efetivo. Sulfato de magnésio intravenoso (50 mg/kg PC) nos primeiros 5 a 10 ℓ de fluídos intravenosos também foi indicado com base na inibição de muitos aspectos da cascata secundária da lesão.

A taxa de sobrevivência geral a curto prazo em uma série de 34 casos foi de 62%.[2] Naqueles animais que recuperaram a consciência em algumas horas ou mais precocemente, o prognóstico é favorável e pouco ou nenhum tratamento específico é necessário, além dos cuidados de enfermagem. Quando o coma dura por mais de 3 a 6 h, o prognóstico é desfavorável e o abate para aproveitamento da carcaça ou a eutanásia são recomendados. Equinos com fraturas do osso basilar têm probabilidade 7,5 vezes maior de não sobreviverem, quando comparados aos equinos sem esse tipo de fratura.[2] O tratamento para edema cerebral conforme descrito previamente pode ser indicado quando o tratamento de animais valiosos é requisitado pelo proprietário. Há pouca probabilidade de que animais que ainda estão em coma 6 a 12 h após o tratamento se recuperem, e o tratamento contínuo provavelmente não é indicado.

LEITURA COMPLEMENTAR

MacKay RJ. Brain injury after head trauma: pathophysiology, diagnosis, and treatment. Vet Clin North Am Equine Pract. 2004;20:199-216.

REFERÊNCIAS BIBLIOGRÁFICAS

1. Laugier C, et al. J Equine Vet Sci. 2009;29:561.
2. Feary DJ, et al. J Am Vet Med Assoc. 2007;231:259.

Abscesso cerebral

Abscessos do cérebro são raros, ocorrem com mais frequência em animais de produção jovens com menos de 1 ano de idade e raramente em animais mais velhos. Eles parecem mais comuns em ruminantes do que em equinos. Abscessos cerebrais não foram observados na necropsia em uma grande série de 4.319 casos de equinos com sinais clínicos de doença neurológica na França.[1] Eles produzem uma variedade de sinais clínicos, dependendo da sua localização e tamanho. Basicamente, a síndrome produzida é de uma lesão que ocupa espaço na cavidade craniana com alguns sinais de irritação motora. Meningite localizada ou difusa também é comum, juntamente com os efeitos do abscesso.

Etiologia

Abscessos no cérebro se originam de muitas maneiras. Infecções hematógenas são comuns, mas a disseminação direta a partir de lesões no crânio ou pela nasofaringe também pode ocorrer.

Disseminação hematógena

As lesões podem ser únicas, mas com frequência são múltiplas, e normalmente são acompanhadas por meningite. A infecção normalmente se origina em outros locais:

- *Actinobacillus mallei* de lesões pulmonares decorrentes de mormo
- *Streptococcus zooepidemicus* var. *equi* como complicação de garrotilho em equinos
- *Corynebacterium pseudotuberculosis* em uma cabra causando abscesso encapsulado no pedúnculo cerebelar esquerdo
- *Actinomyces bovis* e *Mycobacterium bovis* de lesões viscerais em bovinos
- *Fusobacterium necrophorum* de lesões na orofaringe de bezerros
- *Pseudomonas pseudomallei* na melioidose em ovinos
- *Staphylococcus aureus* na piemia do carrapato de cordeiros
- Infecções fúngicas sistêmicas como criptococose, podem incluir lesões granulomatosas no cérebro.

Disseminação local

- Por meio de nervos periféricos a partir da orofaringe, a única doença específica é a listeriose em ruminantes e camelídeos do Novo Mundo
- Meningoencefalite multifocal associada a arterite lingual induzida por espículas de cevada
- Lesões que ocupam espaço nos nervos facial e vestibulococlear e gânglio geniculado, secundárias à otite média em bezerros
- Abscesso da rede mirabilis da glândula pituitária é visto secundariamente à infecção do septo nasal após a colocação de argolas nasais em bovinos. *Trueperella* (*Arcanobacterium* ou *Actinomyces* ou *Corynebacterium*) *pyogenes* é o isolado mais comum, e muitas outras espécies de bactérias que causam lesões supurativas crônicas foram recuperadas. Abscessos similares, normalmente contendo *T. pyogenes* ocorrem na glândula pituitária propriamente dita
- Extensões dos processos supurativos locais e sinais cranianos são vistos após descorna e otite média. As lesões são únicas e, com frequência, contêm *T. pyogenes* e são acompanhadas por meningite.

Patogênese

Agentes infecciosos podem invadir o SNC por quatro vias:

- Infecção retrógrada por nervos periféricos
- Lesões penetrantes diretas
- Extensão de lesões supurativas adjacentes
- Por meio da circulação sistêmica.

Abscessos únicos causam efeito de pressão local no tecido nervoso e podem produzir alguns sinais de irritação, incluindo pressão da cabeça contra objetos e mania, mas o efeito predominante é o de perda de função causada pela destruição de células nervosas. Múltiplos abscessos têm, em grande parte, o mesmo efeito. Em abscessos únicos, os sinais normalmente possibilitam definir a localização da lesão, enquanto lesões múltiplas apresentam uma multiplicidade de sinais que causam confundimento, bem como variação na sua gravidade de 1 dia para o outro, sugerindo que a lesão ocorreu em muitos pontos amplamente distribuídos e em diferentes momentos.

A *síndrome do abscesso da pituitária* tem patogênese incerta. A glândula pituitária é circundada por uma rede complexa de artérias entrelaçadas e leitos capilares conhecido como rede mirabilis, identificada em bovinos, ovinos, caprinos e suínos, mas não em equinos. Essa rede capilar extensa que circunda a glândula pituitária torna sua localização suscetível a bactérias que se originam de outras fontes de infecção. A colocação de argolas nasais em bovinos pode causar rinite séptica, que pode resultar em infecção do seio venoso dural, que se comunica com as veias subcutâneas da cabeça. As bactérias também podem alcançar a rede mirabilis por meio dos vasos linfáticos da mucosa nasal e placa cribiforme. Déficits de NC ocorrem como resultado da extensão do abscesso para o tronco encefálico adjacente.

Achados clínicos

Incluem depressão mental, pressão da cabeça contra obstáculos e cegueira, com frequência precedida ou interrompida por ataques transitórios de irritação motora, incluindo excitação, atividade descontrolada e convulsões. Febre branda normalmente está presente, mas a temperatura pode ser normal em alguns casos.

O grau de cegueira varia dependendo da localização do abscesso e da extensão do edema adjacente e meningoencefalite. O animal pode estar cego de um olho e apresentar visão normal no outro olho, ou pode ter visão normal em ambos os olhos. Pupilas desiguais e anormalidades no reflexo pupilar à luz, tanto direto quanto consensual, são comuns. Uveíte, íris *bombé* e coleção de fibrina na câmara anterior de um olho podem estar presentes em alguns casos de meningoencefalite múltipla em bovinos. Nistagmo é comum quando a lesão é próxima ao núcleo vestibular; estrabismo também pode ocorrer.

Os sinais que auxiliam na localização da lesão dependem da sede das lesões, e podem incluir ataxia cerebelar, desvio da cabeça com andar em círculos e quedas e hemiplegia ou paralisia de grupos individuais de NC, com frequência com padrão unilateral. Nos estágios posteriores pode haver edema de papila óptica. Em bezerros com lesões dos nervos facial e vestibulococlear e gânglio geniculado, os sinais clínicos podem incluir ptose das orelhas e lábios, desvio da narina, pequena rotação de cabeça unilateral e salivação descontrolada. Pode ocorrer incapacidade de deglutir, e os bezerros acometidos se tornam desidratados.

Esses sinais que localizam a lesão podem ser intermitentes, especialmente nos estágios iniciais, e se desenvolver lenta ou agudamente.

Abscessos da glândula pituitária são mais comuns em ruminantes, principalmente em bovinos com 2 a 5 anos de idade, mas são relativamente raros. O histórico mais comum inclui anorexia, ataxia, depressão e salivação, com incapacidade de mastigar e deglutir. Os sinais clínicos mais comuns são depressão, disfagia e ptose mandibular, cegueira e ausência de reflexos pupilares à luz. Na fase terminal, são comuns opistótono, nistagmo, ataxia e decúbito. De maneira característica, o animal permanece em posição quadrupedal com base ampla, cabeça e pescoço estendidos e a boca não completamente fechada; há dificuldade em mastigar e deglutir, e sialorreia. Animais afetados normalmente não são responsivos a estímulos externos. Déficits de NC são comuns, e normalmente são assimétricos, multifocais e progressivos. Esses incluem diminuição do tônus da mandíbula, paralisia facial, estrabismo e desvio da cabeça. Pode haver também ptose e prolapso da língua. Bradicardia foi relatada em aproximadamente 50% dos casos. Na fase terminal, há opistótono, nistagmo e perda do equilíbrio, seguido por decúbito.

Patologia clínica

Líquido cerebroespinal
Leucócitos, proteínas e bactérias podem estar presentes no LCE, mas apenas quando o abscesso não estiver contido.

Hematologia
Na abscedação da glândula pituitária, pode haver evidência hematológica de infecção crônica, incluindo neutrofilia, hiperproteinemia e aumento da concentração de fibrinogênio, embora seja improvável que abscessos da pituitária sejam suficientemente grandes para induzir essas alterações.

Diagnóstico por imagem
O exame radiográfico não detectará abscesso cerebral, a não ser que ele esteja calcificado ou tenha causado erosão óssea. TC foi usada para diagnosticar abscesso cerebral em um equino. IRM é a modalidade preferida de imagem para diagnosticar abscesso cerebral, com abscesso maduro apresentando core isointenso ou hipointenso na derivação T1 e core isotenso a hiperintenso com cápsula hipointensa em imagens T2.[2]

Eletroencefalografia
Foi relatada a avaliação eletroencefalográfica de cegueira central causada por abscesso cerebral em bovinos.

Achados de necropsia
Abscesso ou abscessos podem ser visíveis no exame macroscópico e, se forem superficiais, normalmente são acompanhados por meningite local. Abscessos grandes podem penetrar nos ventrículos e resultar em ependimite difusa. Microabscessos podem ser visíveis apenas no exame histológico. Um exame geral de necropsia pode revelar a lesão primária.

> **Diagnóstico diferencial**
>
> Abscesso cerebral se manifesta por sinais de movimentos involuntários e perda de função, que podem ocorrer em muitas outras enfermidades do cérebro, especialmente quando lesões locais se desenvolvem lentamente. Isso ocorre com maior frequência com tumores e cistos parasitários, mas pode ocorrer na encefalite. Os sinais clínicos característicos são aqueles de lesão focal ou multifocal do cérebro que incluem:
> - Sinais de hemiparesia e ataxia que localizam a lesão
> - Déficit de reações posturais
> - Sinais de vestibulares, incluindo desvio de cabeça e nistagmo posicional
> - Déficits de nervos cranianos.
>
> Podem haver evidências da existência de lesão supurativa em outro órgão, contagem alta de células e infecção detectável no LCE para apoiar o diagnóstico de abscesso. Febre pode ou não estar presente. A única doença específica na qual abscesso ocorre é a listeriose, na qual as lesões são amplamente confinadas ao bulbo e os sinais característicos incluem andar em círculos e paralisia facial unilateral. Casos esporádicos podem ser associados à infecção fúngica, incluindo criptococose. Toxoplasmose é uma causa incomum de lesões granulomatosas no cérebro na maioria das espécies.
> Muitos casos de abscessos cerebrais são similares à otite média, mas existe, nessa última, rotação da cabeça, paralisia facial normalmente associada e ausência de sinais de depressão cerebral.
> A síndrome da glândula pituitária em bovinos deve ser diferenciada da listeriose, polioencefalomalácia, intoxicação por chumbo ou abscessos cerebrais e trombomeningoencefalite. Em ovinos e caprinos, a infecção por *Parelaphostrongylus tenuis* e a síndrome de encefalomielite por artrite encefalite caprina podem se assemelhar à síndrome do abscesso da glândula pituitária.

Tratamento
O tratamento parenteral com antimicrobianos é indicado, mas os resultados, com frequência, não são satisfatórios em razão da inacessibilidade da lesão, e a listeriose constitui uma exceção clara. O tratamento de abscesso da glândula pituitária não é recomendado, e o diagnóstico *ante mortem* raramente é obtido. Há um relato de recuperação bem-sucedida após remoção cirúrgica completa de um abscesso em uma alpaca de 1 mês de idade.[2]

LEITURA COMPLEMENTAR
Kessell AE, Finnie JW, Windsor PA. Neurological diseases of ruminant livestock in Australia. III. Bacterial and protozoal infections. Aust Vet J. 2011;89:289-296.

Morin DE. Brainstem and cranial nerve abnormalities: listeriosis, otitis media/interna, and pituitary abscess syndrome. Vet Clin North Am Food Anim Pract. 2004;20:243-274.

REFERÊNCIAS BIBLIOGRÁFICAS
1. Laugier C. J Equine Vet Sci. 2009;29:561.
2. Talbot CE, et al. J Am Vet Med Assoc. 2007;231:1558.

Tumores do sistema nervoso central

Tumores primários do SNC são extremamente raros em animais de produção. Eles produzem uma síndrome indicativa de aumento geral na pressão intracraniana e destruição local de tecido nervoso. Tumores do sistema nervoso periférico são mais comuns.

Etiologia
É indicado que o leitor consulte a revisão de literatura para um resumo das referências disponíveis quanto a tumores do SNC em animais de produção, que incluem:

- Tumores meníngeos em bovinos
- Oligodendroglioma em uma vaca[1]
- Ependimoblastoma em uma novilha[2]
- Tumor neuroectodérmico primitivo com diferenciação ependimal em uma vaca[3]
- Meduloblastoma cerebelar em um bezerro[4]
- Carcinoma do plexo coroide em uma cabra[5]
- Ependimoma papilar equino
- Linfoma confinado ao SNC em um equino.[6]

Patogênese
O desenvolvimento da doença se assemelha àquele de lesões que ocupam espaço, com o surgimento concomitante de sinais de aumento de pressão intracraniana e destruição tecidual local. Muitas lesões encontradas acidentalmente em necropsia podem não apresentar nenhum sinal clínico relacionado.

Achados clínicos
São similares àqueles causados por abscessos de desenvolvimento lento, e os sinais que localizam a lesão dependem da localização, do tamanho e da velocidade de desenvolvimento do tumor. Os sinais clínicos normalmente são representativos do aumento da pressão intracraniana, incluindo opistótono, convulsões, nistagmo, apatia, pressão da cabeça contra objetos e hiperexcitabilidade. Sinais comuns que permitem a localização incluem andar em círculos, desvio da cabeça e distúrbios do equilíbrio.

Patologia clínica
Não existem achados positivos no exame clinicopatológico que auxiliem no diagnóstico.

Achados de necropsia
O cérebro deve ser cortado cuidadosamente após a fixação se o tumor for localizado profundamente.

Tratamento
Não há tratamento.

> **Diagnóstico diferencial**
> É necessário diferenciar de outras doenças nas quais ocorrem lesões que ocupam espaço na cavidade craniana. A taxa de desenvolvimento normalmente é muito mais lenta em tumores do que em outras lesões.

REFERÊNCIAS BIBLIOGRÁFICAS

1. Kleinschmidt S, et al. J Comp Pathol. 2009;140:72.
2. Miyoshi N, et al. J Vet Med Sci. 2009;71:1393.
3. Patton KM, et al. J Am Vet Med Assoc. 2014;244:287.
4. Bianchi E, et al. J Vet Intern Med. 2015;29:1117.
5. Klopfleisch R, et al. J Comp Pathol. 2006;135:42.
6. Morrison LR, et al. J Comp Pathol. 2008;139:256.

Tumores associados ao sistema nervoso central

A *glândula pituitária (hipófise)* consiste na adeno-hipófise (*pars distalis, intermedia* e *tuberalis*) e na neuro-hipófise (*pars nervosa*). Tumores da glândula pituitária são comuns em equinos mais velhos. Síndrome de Cushing em equinos quase invariavelmente é originária de *adenoma da pars intermedia* da glândula pituitária. Inicialmente, os animais apresentam apenas um sinal notável que é o hirsutismo. Equinos com doença de Cushing não manifestam apenas poliúria e polidipsia. Sequelas principais do adenoma da pars intermedia da glândula pituitária são diabetes melito tipo 2 e laminite. O diagnóstico do adenoma da pars intermedia da glândula pituitária em equinos depende principalmente de testes de função endócrina dinâmicos. A sensibilidade do teste da adrenocorticotropina é de, aproximadamente, 80%.

Adenomas da pituitária podem surgir de outras partes da glândula pituitária: há um relato de adenoma cromofóbico afuncional localizado na pars distalis em uma alpaca com depressão e andar compulsivo.[1]

LEITURA COMPLEMENTAR

McFarlane D. Equine pituitary pars intermedia dysfunction. Vet Clin North Am Equine Pract. 2011;27:93-113.

REFERÊNCIA BIBLIOGRÁFICA

1. Gilsenan WF, et al. J Vet Intern Med. 2012;26:1073.

Tumores metastáticos do sistema nervoso central

Muitos tumores primários de tecidos não nervosos apresentam potencial para metástase ou crescimento localizado no SNC:

- *Carcinoma de células escamosas ocular* de bovinos pode invadir o crânio pela placa cribiforme
- *Linfomas* em bovinos podem sofrer metástase para o SNC com distribuição multicêntrica ou, ocasionalmente, como lesão única. O linfoma bovino ocorre com mais frequência como massa epidural no canal vertebral. Linfoma intracraniano normalmente envolve as leptomeninges ou o plexo coroide. Sinais clínicos são relacionados à compressão progressiva do tecido nervoso no local da massa. Linfoma em equinos ocorreu no espaço epidural com a compressão da medula espinal
- *Linfossarcoma tímico* raramente sofre metástase para o cerebelo e locais extradurais intracranianos em bovinos jovens[1]
- *Rabdomiossarcoma* invadiu a medula espinal torácica de uma novilha, resultando em paresia de membros pélvicos[2]
- *Schwannomas* (também chamados neuromas) se originam das células de Schwann das raízes nervosas espinais ou cranianas, exceto NC I e II, que são mielinizados por oligodendróglias. O crescimento local de um schwannoma na medula espinal torácica ou sacral produziu sinais clínicos de disfunção de medula espinal em dois bovinos adultos.[3] Schwannomas ocorrem em equinos adultos sem predisposição aparente por sexo ou raça. Existe um relato de tratamento bem-sucedido de um schwannoma dérmico usando radiação terapêutica localizada.[4] Em animais domésticos, os schwannomas podem ser difíceis de diferenciar de neurofibromas, e, consequentemente, os schwannomas e neurofibromas são categorizados como TBNP (tumores de bainha nervosa periférica) pela OMS
- *Melanoma maligno* foi diagnosticado em uma vaca com ataxia de membros pélvicos[3] e em cavalos tordilhos, nos quais eles normalmente são metástases de tumores de pele.

Massas associadas ao sistema nervoso central

Granulomas de colesterol, também conhecidos como colesteatomas, podem ocorrer em até 20% dos equinos idosos sem qualquer efeito clínico. Entretanto, eles podem ser associados à doença neurológica significativa. Equinos acometidos normalmente são obesos. Granulomas de colesterol ocorrem no plexo coroide do quarto ventrículo ou nos ventrículos laterais e mimetizam doença cerebrocortical. Sugeriu-se que os granulomas de colesterol resultam de hemorragia crônica no estroma do plexo, mas a patogênese subjacente não é conhecida.

Espessamento nodular acastanhado do plexo com cristais brancos reluzentes é um achado acidental comum em cavalos maduros e idosos. Ocasionalmente, depósitos nos plexos dos ventrículos laterais são maciços e preenchem o espaço ventricular, o que causa hidrocefalia secundária causada pelo acúmulo de LCE atrás da massa. O LCE pode ser xantocrômico, com aumento da concentração de proteína total.

Os *sinais clínicos* incluem episódios de comportamento anormal, como depressão e corridas descontroladas, além de corrida contra cercas e paredes. Alguns equinos manifestam depressão profunda, sonolência e relutância em se mover. Convulsões também foram relatadas. Outros sinais clínicos relatados incluem diminuição do desempenho, agressividade, desvio de cabeça, incoordenação, convulsões intermitentes, ataxia de membros pélvicos progredindo para decúbito, andar em círculos intermitente para um lado e contrações musculares espontâneas ao longo do dorso e flancos. Com frequência ocorrem alterações graves no temperamento, com animais anteriormente plácidos se tornando violentos e agressivos. Em outros, ocorrem surtos de atividade frenética seguida por coma. O cavalo pode ser normal entre ataques, e esses podem ser precipitados pela movimentação rápida da cabeça.

Esses sinais são relacionados à doença cerebrocortical, e o diagnóstico diferencial de granulomas de colesterol deve incluir encefalopatia cerebral difusa causada por abscesso, tumor, intoxicação, doença metabólica, encefalomielite, trauma e hidrocefalia. Na necropsia, grandes granulomas de colesterol estão presentes no plexo coroide.

REFERÊNCIAS BIBLIOGRÁFICAS

1. Tawfeeq MM, et al. J Vet Med Sci. 2012;74:1501.
2. Kajiwara A, et al. J Vet Med Sci. 2009;71:827.
3. Braun U, Ehrensperger F. Vet Rec. 2006;158:696.
4. Saulez MN, et al. Tydskr S Afr Vet Assoc. 2009;80:264.

TOXINAS DE PLANTAS QUE AFETAM O SISTEMA NERVOSO

Canabinoides

São resinoides encontrados na planta *Cannabis sativa* (cânhamo). O princípio tóxico é o alcaloide tetra-hidrocanabinol. A maioria dos relatos de intoxicação ocorre em cães e humanos, mas bovinos e equinos também já foram acometidos. Os sinais clínicos de intoxicação em equinos incluem inquietação, hipersensibilidade, tremores, sudorese, salivação, dispneia, andar cambaleante e morte ou recuperação após algumas horas. Não foi relatada nenhuma lesão de necropsia significativa. A toxina é detectável no conteúdo gástrico ou ruminal.

Cinancosídeo

É encontrado em *Cynanchum* spp. ("cipó de macaco")[1] e é uma toxina muito similar à encontrada em *Marsdenia rostrata* (milk vine), *M. megalantha*,[1] *Sarcostemma brevipedicellatum* (= *S. australe*; trepadeira cáustica), e *S. viminale* (arbusto cáustico). Está associado a hipersensibilidade, ataxia, tremores musculares, decúbito, convulsões tônicas e clônicas, opistótono e morte em equinos, jumentos, suínos e ruminantes.[1,2] Outros sinais menos comuns incluem ranger de dentes, dispneia, salivação e vômito.

Glicosídeos (kaureno) diterpenoides (atractilosídeo, carboxiatractilosídeo, parquin, carboxiparquin e wedelosídeo)

As toxinas glicosídeos diterpenoides foram encontradas nas seguintes espécies:

- *Atractylis*
- *Atractylodes*

- *Callilepsis*
- *Cestrum*
- *Iphiona*
- *Wedelia*
- *Xanthium.*

Xanthium strumarium (carrapicho) inclui o *X. canadense*, *X. italicum*, *X. orientale*, *X. pungens* e *X. chinense*, e é venenoso para suínos e ruminantes. *X. spinosum* (carrapicho Bathurst) também é tóxico, e assume-se que contenha glicosídeos diterpenoides. As duas folhas cotiledonárias, seja dentro do caule espinhoso ou imediatamente após a brota, contém grande quantidade de toxina e são a fonte usual de intoxicação. Os carrapichos ocorrem na maioria dos continentes. Intoxicações são relatadas na América do Norte, Reino Unido, Europa e Austrália. A maioria das mortes ocorre em planícies inundadas nas quais a erva cresce em abundância. Após precipitação pluviométrica intensa, as sementes são palatáveis para todas as espécies, especialmente bezerros e suínos. Mortalidades também foram relatadas em vacas adultas e ovelhas. Carrapichos podem contaminar grãos de alimentos e intoxicar animais de produção alimentados com ração composta.

Cestrum spp. (p. ex., *C. parque*, *C. laevigatum*), são plantas ornamentais que se originam da América do Sul e Central que, exceto por *C. diurnum*, também contêm toxina carboxiatractilosídeo.

Wedelia asperrina (margarida amarela), *W. biflora* e *W. glauca* contêm wedelosídeo. Necrose hepática grave é o principal achado de necropsia, e a síndrome clínica e a patologia clínica são características de encefalopatia hepática.

Intoxicação por toxina de glicosídeo diterpenoide em suínos e bezerros é aguda, se manifesta por hiperexcitabilidade, de maneira que todo rebanho parece inquieto, seguido por depressão profunda, rigidez dos membros e orelhas, fraqueza e andar cambaleante, queda fácil e decúbito, e convulsões clônicas com opistótono. Bezerros podem estar beligerantes. Casos agudos morrem durante o primeiro episódio convulsivo. O curso pode ser tão longo quanto 48 h e termina em recuperação, mas a morte é o desfecho usual. A lesão característica é a necrose hepática.

O tratamento não é realizado. O controle depende de manter os animais de produção longe de pastagens dominadas por estas ervas, especialmente quando existem grandes quantidades disponíveis de sementes de *Xanthium* germinando.

Estipandrol

O estipandrol (sinônimo hemerocalina) é uma binaftoquinona (tetrol binaftaleno) encontrada em *Dianella revoluta* (dianela), *Stypandra glauca* (= *S. imbricata*, *S. grandiflora*) e *Hemerocallis* spp. (lírios). Casos de campo ocorrem apenas com *S. glauca* e são caracterizados por cegueira, incoordenação, fraqueza de membros pélvicos e, eventualmente, paralisia flácida e decúbito em ruminantes a pasto. Dilatação e imobilidade da pupila com congestão vascular da retina, hemorragia e edema de papila óptica visíveis pelo exame oftalmoscópico são característicos. Na necropsia, existe degeneração esponjosa difusa no cérebro, vacuolização neuronal generalizada e degeneração axonal das fibras do nervo óptico e das células fotorreceptoras da retina.[3] Apenas os brotos verdes são tóxicos, de maneira que os surtos ocorrem apenas na primavera quando a planta está florescendo.

Alcaloides tropanos

Incluem atropina, hiosciamina, hioscina e escopolamina, encontradas em:[4,5]

- *Atropa belladonna* (beladona)
- *Datura stramonium* (trombeta, trombeteira, estramônio, figueira-do-diabo, figueira brava)[4]
- *D. ferox* (trombeta dos anjos)[4]
- *Duboisia leichhardtii*
- *D. myoporoides*
- *Hyoscyamus niger* (meimendro).

D. stramonium tem distribuição cosmopolita, mas casos de intoxicação são escassos, possivelmente em razão da sua baixa palatabilidade e alta dose tóxica, e porque produz atonia ruminal em bovinos. Todas as partes de *Datura* spp. contêm alcaloides de beladona, com a maior concentração nas flores, seguido pelo caule, sementes, folhas e raízes.[5] É provável que as sementes da planta contaminem suprimentos de grãos e podem ser associadas com intoxicação.[4]

Sinais clínicos são causados principalmente pelo bloqueio de receptores muscarínicos periféricos que inervam a musculatura lisa, músculo cardíaco e glândulas exócrinas. A ingestão dessas plantas em quantidade suficiente é associada à síndrome de midríase (dilatação pupilar e cegueira), boca seca, inquietação, tremores, taquicardia, hipertermia e ações frenéticas.[5] Cólica é relatada em equinos, em particular cólica por compactação.[4] Convulsões, decúbito e morte podem ocorrer. Inibidores de colinesterases como fisostigmina podem ser usados para reverter os efeitos anticolinérgicos.[4] Não existem lesões significativas na necropsia.

Tutina

Constituinte tóxico da *Coriaria* spp. (árvores tutu) na Nova Zelândia. Está associada a um curso curto de hipersensibilidade, inquietação e convulsões seguidas por morte, sem lesões visíveis a necropsia.

LEITURA COMPLEMENTAR

Botha CJ, Naude TW. Plant poisonings and mycotoxicoses of importance in horses in southern Africa. J S Afr Vet Assoc. 2002;73:91-97.

Jain MC, Arora N. Ganja (Cannabis sativa) refuse as cattle feed. Indian J Anim Sci. 1988;58:865-867.

Naudé TW, Gerber R, Smith R, et al. Datura contamination of hay as the suspected cause of an extensive outbreak of impaction colic in horses. J S Afr Vet Assoc. 2005;76:107-112.

REFERÊNCIAS BIBLIOGRÁFICAS

1. Neto SAG, et al. Toxicon. 2013;63:116.
2. Pessoa CRM, et al. Toxicon. 2011;58:610.
3. Finnie JW, et al. J Aust Vet Assoc. 2011;89:24.
4. Gerber R, et al. J S Afr Vet Assoc. 2006;77:86.
5. Krenzelok E. Clin Toxicol (Phila). 2010;48:104.

Alcaloides do indol

Um grande número de alcaloides do indol ocorre em fungos, especialmente *Claviceps* e *Acremonium* spp. Em plantas, existem também alguns grupos de toxinas com efeitos tóxicos similares, e parecidos com aqueles dos fungos. Os dois importantes são β-carbolinas e dimetiltriptaminas; seguidos por hidroximetil triptaminas e grupos mistos de alstoninas e toxinas relacionadas. Plantas incluídas no último grupo que são associadas à síndrome de incoordenação do capim alpiste são *Gelsemium sempresvirens* (jasmim carolina), *Alstonia constricta* (árvore da casca amarga), e o *Psilocybe* spp. (cogumelo mágico). *Poa hueca* e *Urtica* spp. (urtiga) são associadas a uma síndrome mais aguda de convulsões e morte súbita. *Phalaris* spp. não são usuais, uma vez que elas contêm tanto β-carbolinas quanto triptaminas metiladas. Alcaloides do indol relacionados do tipo pirrolidinoindólicos intoxicaram animais de produção na Austrália (idiospermulina em *Idiospermum australiense*) e América do Norte (calicantina em *Calycanthus* spp.), produzindo convulsões tetânicas.

Intoxicação pelo alcaloide β-carbolina indoleamina

Alcaloides do indol β-carbolina (alcaloides harmala) em plantas incluem harmalina, tetrahidroharmina, harman, norharman, tetra-hidroharman, harmina, harmol, harmalol, peganina e desoxipeganina.[1] O mecanismo de ação desses alcaloides é a inibição competitiva da monoamina oxidase (principalmente MAO-A), resultando em aumento da atividade de serotonina.[2] Formas sintéticas desses alcaloides são associadas a sinais clínicos similares àqueles que ocorrem em intoxicações naturais por plantas com *Peganum harmala* (arruda africana ou turca), *P. mexicana* (arruda mexicana), *Phalaris* spp., *T. terrestres* (videira da punctura, abrolhos), *T. micrococcus*, *Kallstroemia hirsutissima* (erva carpete) e *K. parviflora*.[1-3]

A síndrome característica, similar àquela de lesão do neurônio motor superior, inclui hipermotilidade ou hipomotilidade, algumas vezes sequencialmente no mesmo paciente, tremores musculares e paresia com flexão parcial dos membros torácicos e/ou pélvicos, hipermetria, parada com base ampla, cruzamento de membros e extensão do pescoço, movimentação da cabeça, andar para trás, movimentos súbitos de saltos, dificuldade de ingestão de alimentos e convulsões terminais. O efeito em cascata em todos os animais de produção e camelos é o de estimulação fácil, pela estimulação da marcha incoordenada e andar cambaleante, embolotamento, quedas e decúbito. Os sinais surgem gradualmente; são similares a, mas menos graves do que aqueles associados às triptaminas metiladas; e são irreversíveis. Existe degeneração axonal em nervos periféricos. Casos de intoxicação por *T. terrestris* no longo prazo apresentam pivotamento dos membros torácicos enquanto os membros pélvicos realizam movimento em círculos. O pivotamento está relacionado com a atrofia muscular unilateral de membros de um lado ou do outro.

LEITURA COMPLEMENTAR

Allen JRF, Holmstedt BR. The simple β-carboline alkaloids. Phytochemistry. 1980;19:1573-1582.

Bourke CA. A novel nigrostriatal dopaminergic disorder in sheep affected by Tribulus terrestris staggers. Res Vet Sci. 1987;43:347-350.

Moran EA, Couch JF, Clawson AB. Peganum harmala, a poisonous plant in the Southwest. Vet Med. 1940; 35:234-235.

REFERÊNCIAS BIBLIOGRÁFICAS

1. Burrows GE, Tyrl RJ, eds. Nitrariaceae Lindl. Toxic Plants of North America. 2nd ed. Hoboken, NJ: Wiley-Blackwell; 2013:833.
2. Herraiz T, et al. Food Chem Toxicol. 2010;48:839.
3. Finnie JW, et al. Aust Vet J. 2011;89:247.

Intoxicação por alcaloide indolizidínico (locoismo, peastruck)

Os dois alcaloides indolizidínicos com origem em plantas são castanoespermina e swainsonina, e ambos afetam a atividade enzimática celular.

Intoxicação por castanospermina

Castanoespermina, um alcaloide indolizidínico encontrado em sementes de *Castanospermum australe* (castanheira da Baía de Moreton), é estrutural e funcionalmente similar à swainsonina.[1] Ela inibe a atividade de α-glucosidase, de maneira que bovinos acometidos foram diagnosticados erroneamente como heterozigotos para glicogenose generalizada do tipo 2 (doença de Pompe). As sementes também são associadas à gastrenterite hemorrágica com degeneração miocárdica e nefrose em bovinos e ovinos se ingeridos em grande quantidade.[1]

Intoxicação por swainsonina

Sinopse
- Etiologia: intoxicação por algumas plantas do gênero *Astragalus*, *Oxytropis* e *Swainsona*. É associado à manosidose induzida
- Epidemiologia: pastejo de plantas tóxicas por 2 a 6 semanas é associada aos sinais, que são reversíveis se a pastagem for mudada
- Patologia clínica: a concentração urinária de oligossacarídeos que contém manose é elevada
- Lesões: vacuolização de neurônios
- Confirmação do diagnóstico: swainsonina pode ser detectada no soro, urina ou tecidos do animal; o endófito pode ser detectado na planta
- Tratamento: não há tratamento disponível
- Controle: restringir tanto a quantidade de planta quanto o tempo em que os animais permanecem na pastagem infectada.

Etiologia

Swainsonina é um alcaloide indolizidínico encontrado em muitas leguminosas *Atragalus* spp., *Oxytropis* spp. e *Swainsona* spp.[2,3] Algumas *Ipomoea* spp.[4], bem como *Turbina cordata*[5] e *AIDS carpinifolia*[6,7] contêm swainsonina, sozinha ou em combinação com uma mistura de outros alcaloides. A ingestão de plantas tóxicas no decorrer de um longo período é associada à doença do armazenamento lisossomal induzida em todas as espécies de animais. Nem todas as plantas de uma espécie específica contêm swainsonina. Na América do Norte, existem mais de 354 espécies diferentes de *Astragalus* e 22 espécies de *Oxytropis*, ainda assim, apenas 20 delas são conhecidas por conter swainsonina ou são associadas ao locoismo.[2] As plantas comuns nas quais os alcaloides foram identificados incluem:

- *Astragalus lentiginosus, A. mollisimus, A. wootonii, A. emoryanus*.[2] Outras plantas desse gênero nas quais assume-se haver a presença de swainsonina e que são associadas à doença similar são *A. northoxys, A. lentiginosus* var. *waheapensis, A. lusitanicus* e *A. thurberi*
- *Oxytropis sericea, O. ochrocephala*.[2] Outras plantas desse gênero que são associadas a doença similar e nas quais a presença de swainsonina é assumida, são *O. besseyi, O. condensata, O. lambertii* e *O. puberula*
- *Swainsona canescens, S. galegifolia, S. brachycarpa, S. greyana, S. luteola, S. procumbens* e *S. swainsonioides*.[3]

Undifilum oxytropis (anteriormente *Embellisa* spp.), um endófito fúngico presente em sementes, foi identificado no gênero de *Astragalus* spp. e *Oxytropis* spp., bem como em *S. canescens* e, atualmente, acredita-se ser responsável pela produção de swainsonina.[6,8,9] Swainsonina também é sintetizada pelo fungo *R. leguminicola*, mas a doença associada a esse fungo é causada pela concentração de eslaframinas.

Epidemiologia

Ocorrência

A intoxicação é mais comum na América do Norte (uma vez que o locoismo é associado a *Astragalus* spp. e *Oxytropis* spp.) e na Austrália (*Swainsona* spp.), mas tem ocorrência cosmopolita.[2,3,8] Intoxicação por *Oxytropis* spp. foi relatada na China, por *Ipomea* spp. em caprinos no Brasil[4], por *T. cordata* em caprinos no Brasil[5], por *S. carpinifolia* em equinos no Brasil[10], e por uma fonte desconhecida de swainsonina em um equino na Bélgica.[7]

Fatores de risco

Fatores de risco do animal

Todas as espécies animais são acometidas e a administração experimental do alcaloide para animais de produção monogástricos e animais de laboratório está associada a lesões neuronais típicas por *A. lentiginosus*. Equinos são altamente sensíveis a swainsonina e desenvolvem sinais clínicos quando recebem 0,2 mg de swainsonina/kg PC por 60 dias, seguido por bovinos e ovinos a 0,25 mg/kg por 30 a 45 dias.[7,11]

Herbívoros devem ingerir as plantas por pelo menos 2 semanas e, com maior frequência, 6 semanas antes do surgimento dos sinais clínicos.[7] As plantas não são viciantes, mas os animais parecem ter preferência por elas quando comparadas a outras plantas. É possível que essas plantas sejam mais palatáveis em determinadas épocas do ano, quando comparadas às demais forrageiras disponíveis.[2]

A swainsonina é excretada no leite e pode intoxicar animais lactentes.[2]

Patogênese

A swainsonina é um inibidor específico de α-manosidase lisossomal, causando acúmulo de manose nos lisossomos e, portanto, vacuolização citoplasmática neurovisceral disseminada.[2,3,7] Os vacúolos são acúmulos de oligossacarídeos ricos em manose, incluindo glicoproteínas anormais. A vacuolização atinge maior intensidade no SNC, e isso provavelmente está relacionado com a predominância dos sinais neurológicos na doença. A vacuolização do epitélio coriônico pode estar associada à ocorrência de aborto, com suspeita de infertilidade transitória em carneiros, como resultado de uma lesão similar no epitélio do trato reprodutivo masculino. A lesão surge rapidamente e é reversível se a ingestão de swainsonina cessar. Ademais, a swainsonina inibe a manosidase II, resultando em alteração da síntese, processamento e transporte de glicoproteínas. O efeito em cascata é de disfunção dos receptores de membrana e de insulina circulante, bem como prejuízo à adesão celular.[2,7]

Achados clínicos

Após muitas semanas de pastejo em locais afetados, os animais adultos começam a perder condição corporal e os animais jovens param de crescer. O apetite está diminuído e a pelagem se torna opaca e grosseira.[2,7,10,11] Muitas semanas depois, sinais neurológicos de depressão, marcha incoordenada, tremor muscular e dificuldade para se levantar, comer e beber tornam-se aparentes. Ovinos normalmente adotam a postura de "olhar as estrelas" e equinos podem apresentar nervosismo, excitação, andar para trás quando manuseados, tremores, cólica, decúbito e morte.[7,11] Animais acometidos podem se tornar superexcitados se estressados ou estimulados. A recuperação é provável se o animal for removido da fonte de toxina pouco tempo após o surgimento dos sinais. A recuperação pode ser completa ou pode haver incoordenação residual da marcha se o animal for excitado. Casos avançados podem não apresentar melhora, e outros entram em decúbito e morrem. Bezerros em altas altitudes alimentados com *A. lentiginosus* ou *O. sericea* desenvolvem maior incidência de insuficiência cardíaca congestiva do que bezerros que não são alimentados com essas plantas.

Ovelhas prenhes que ingerem *Astragalus* spp. podem abortar ou produzir filhotes anormais com contraturas. Os defeitos têm a forma de pequenos fetos mortos, edemaciados ou deformidade esquelética.[2,12] Não existem tais anormalidades relatadas com *Swainsona* spp.

Patologia clínica

Ocorre vacuolização em linfócitos circulante na intoxicação causada por *Swainsona* spp., e pode haver relevância diagnóstica. Concentrações séricas de α-manosidase estão significativamente diminuídas e as concentrações de swainsonina estão aumentadas. Os teores de swainsonina refletem a quantidade que está sendo ingerida, e não a duração da exposição, e rapidamente retornam ao normal quando a ingestão das plantas cessa.[7] A concentração urinária de oligossacarídeos que contêm manose está muito aumentada durante o período de ingestão de swainsonina.

Achados de necropsia

As lesões microscópicas características são vacuolização fina do citoplasma em neurônios distribuídas por todo o SNC. Vacuolização similar está presente em células de outros órgãos, especialmente rins e feto em animais intoxicados por *Astragalus* spp. Altas concentrações sanguíneas e teciduais de swainsonina são detectáveis, incluindo em material congelado.

Em bezerro, cordeiros e potros abortados existe vacuolização extensa nas células epiteliais coriônicas. As deformidades esqueléticas incluem artrogripose e rotação dos membros no seu eixo longo.

O diagnóstico é realizado por documentação da exposição a plantas que contêm swainsonina, identificando os sinais clínicos e as concentrações séricas ou teciduais de swainsonina. Recentemente, uma reação em cadeia da polimerase (PCR) quantitativa que pode mensurar endófitos fúngicos em *Astragalus* spp. e *Oxytropis* spp foi identificada.[13]

Diagnóstico diferencial
- Alcaloides piperidínicos de *Conium* spp.
- Manosidose hereditária
- Alcaloides quinolizidínicos de *Lupinus* spp.
- Alcaloides de *Nicotiana* spp.

Tratamento

Não existe tratamento efetivo para intoxicação por Swainsonina. A remoção dos animais acometidos do acesso às plantas pode resultar em recuperação parcial ou completa, contanto que os casos não estejam muito avançados.

Controle

Animais gestantes não devem ser expostos a fontes de swainsonina, mas outros animais de produção podem pastar as plantas sem efeitos deletérios por períodos curtos e específicos, por exemplo 4 semanas para ovinos e bovinos e 2 semanas para equinos. O fator mais importante é a quantidade de material da planta ingerido e a quantidade de tempo em que o animal é exposto à toxina. Não se deve permitir que os animais pastem quando as plantas tóxicas são palatáveis e outras forragens tiverem baixa disponibilidade. Na região Oeste dos EUA, não se deve permitir que os bovinos tenham acesso a pastagens infectadas por *Astragalus* spp. até o final de maio ou início de junho, quando outras gramíneas começam a crescer. As pastagens não devem ser armazenadas, uma vez que a falta de forragem adequada forçará o animal a pastar essas plantas daninhas. Animais que pastam *Astragalus* spp. devem ser monitorados de perto e movidos para uma pastagem diferente se começarem a manifestar sinais de intoxicação. Herbicidas podem ser usados para controlar *Astragalus* spp. e *Oxytropis* spp., mas o endófito está contido nas sementes e eles são resistentes à seca e capazes de resistir ao inverno, permitindo apenas o controle, mas não a eliminação. Tentativas de diminuir o consumo de plantas tóxicas criando reflexo de aversão condicionada para diminuir a absorção de swainsonina ingerida ou por suplementação da dieta com bentonita não foram bem-sucedidos.

LEITURA COMPLEMENTAR

Radostits O, et al. Indolizidine alkaloid poisoning. In: Veterinary Medicine: A Textbook of the Disease of Cattle, Horses, Sheep, Goats and Pigs. 10th ed. London: W.B. Saunders; 2007:1870.

Stegelmeier BL, James LF, Panter KE, et al. The pathogenesis and toxicokinetics of locoweed (Astragalus and Oxytropis spp.) poisoning in livestock. J Natural Toxins. 1999;8:35-45.

REFERÊNCIAS BIBLIOGRÁFICAS

1. Stegelmeier BL, et al. Toxicol Pathol. 2008;36:651.
2. Cook D, et al. Rangelands. 2009;31:16.
3. Finnie JW, et al. Aust Vet J. 2011;88:247.
4. Barbosa RC, et al. Pesq Vet Res. 2007;27:409.
5. Dantas AFM, et al. Toxicon. 2007;49:111.
6. Cook D, et al. J Agric Food Chem. 2011;59:1281.
7. Nollet H, et al. Equine Vet Ed. 2008;20:62.
8. Grum DS, et al. J Nat Prod. 2013;76:1984.
9. Ralphs MH, et al. J Chem Ecol. 2008;34:32.
10. Lima EF, Riet-Correa B, Riet-Correa F, et al. Poisonous plants affecting the nervous system of horses in Brazil. In: Riet-Correa F, Pfister J, Schild AL, Wierenga TL, eds. Poisoning by Plants, Mycotoxins, and Related Toxins. Oxfordshire, UK: CAB International; 2011:290.
11. Stegelmeier BL, Lee ST, James LF, et al. The comparative pathology of locoweed poisoning in livestock, wildlife, and rodents. In: Pater KE, Ralphs MH, Pfister JA, eds. Poisonous Plants: Global Research and Solutions. Oxfordshire, UK: CAB International; 2007:59.
12. Panter KE, Welch KD, Lee ST, et al. Plants teratogenic to livestock in the United States. In: Riet-Correa F, Pfister J, Schild AL, Wierenga TL, eds. Poisoning by Plants, Mycotoxins, and Other Toxins. Oxfordshire, UK: CAB International; 2011:236.
13. Cook D, et al. J Agric Food Chem. 2009;57:6050.

Alcaloides quinolizidínicos neurogênicos (*Lupinus* spp.)

Etiologia

Alcaloides que causam síndromes neurológicas incluem esparteína, lupinina, lupanina, hidroxilupanina, espatulatina e termopsina. Elas variam amplamente quanto à sua toxicidade e sua concentração em espécies de plantas e dentro da mesma espécie, dependendo amplamente do clima. Espécies de lupina conhecidas por conter essas toxinas são *Lupinus angustifolius* e *L. cosentinii* (sinônimo *L. digitatus*). Espécies associadas com síndrome neurológica característica e nas quais supõe-se que haja a presença de alcaloides na planta incluem:

- *L. argenteus*
- *L. caudatus*
- *L. cyaneus*
- *L. greenei*
- *L. laxiflorus*
- *L. leucophyllus*
- *L. leucopsis*
- *L. onustus*
- *L. pusillus*.

Epidemiologia

Os alcaloides estão presentes em todas as partes da planta, mas estão em maior concentração nas sementes e vagens; a maioria dos surtos de intoxicação ocorre quando os animais de produção pastam em lupinos maduros, que têm muitas vagens. Ovinos ingerem a planta mais prontamente e são mais comumente acometidos do que bovinos ou equinos. A taxa de mortalidade em ovinos é alta. Em bovinos, ela normalmente é baixa, mas pode ser tão alta quanto 50%.

Outras plantas nas quais os alcaloides ocorrem e que são associadas a doença neurológica incluem:

- *Cytisus* (sinônimo *Laburnum*, *Sarothamnus* spp.)
- *Baptisia* spp.
- *Sophora* spp.
- *Spartium junceum* (vassoura espanhola)
- *Thermopsis* spp.

Achados clínicos

Na doença neurológica, os animais acometidos podem desenvolver dispneia e depressão, seguidas por coma e morte sem se debaterem. Casos mais agudos apresentam episódios convulsivos nos quais os animais estão dispneicos e apresentam andar cambaleante, espuma na boca, convulsões clônicas e ranger de dentes. A doença mais prolongada é relatada em bovinos intoxicados experimentalmente por *Thermopsis montana*. Há anorexia, depressão, aumento de volume edematoso das pálpebras, tremores, marcha enrijecida, arqueamento do dorso e abdome tenso, pelagem grosseira e decúbito prolongado.

Patologia

Miopatia grave resulta em alta atividade de aspartato aminotransferase (AST), creatinoquinase (CK) e lactato desidrogenase (LDH). A possibilidade de miopatia ser associada a lupinas tem sido levantada em razão de a prevalência de distrofia muscular enzoótica parecer muito maior em pastos de lupina do que em outras pastagens. As lupinas apresentam baixa concentração de selênio e vitamina E, e doença do músculo branco clássica também pode ocorrer. O exame histológico e bioquímico de bezerros acometidos descarta miopatia como lesão primária. Na intoxicação por *Cytisus* spp., tanto *C. laburnum* (chuva dourada) e *C. scoparius* (vassoura) são associadas com mortalidade.

LEITURA COMPLEMENTAR

Panter KE, Maryland HF, Gardner DR, et al. Beef cattle losses after grazing Lupinus argenteus (silvery lupine). Vet Hum Toxicol. 2001;43:279-282.

Intoxicação por nitrocompostos de plantas (*Astragalus*)

Sinopse
- Etiologia: muitas toxinas diferentes; miserotoxina em determinadas espécies de *Astragalus* spp. é a mais importante
- Epidemiologia: limitada à distribuição geográfica das plantas tóxicas; principalmente América do Norte, mas outros países podem ser afetados, dependendo da planta específica
- Patologia clínica: inespecífica; valores de meta-hemoglobina > 20%
- Lesões: degenerativas em nervos periféricos e na medula espinal
- Confirmação do diagnóstico: associada ao isolamento de nitrotoxinas em tecidos e líquidos
- Tratamento: nenhum
- Controle: manejo de pastagens para evitar o pastejo quando plantas relevantes forem abundantes nas pastagens.

Etiologia

Nitrocompostos (nitrotoxinas) tóxicas para animais estão presentes em muitas plantas, especialmente em algumas espécies de *Astragalus*. Todas são glicosídeos do ácido 3-nitropropiônico (NPA) ou do 3-nitro-ropanol (NPOH). Miserotoxina é a toxina mais comum e mais bem conhecida; outras toxinas incluem cibariana, corolina, coronariana, coronilina e karakina.[1] As ocorrências mais conhecidas de nitrocompostos incluem:

- *A. canadensis* (astragalus canadense), *A. emoryanus* (astragalus Emory), *A. miser* (astragalus da floresta), *A. pterocarpus* (astragalus alado), *A. tetrapterus* (astragalus de quatro asas) e outros; contêm miserotoxina[1]
- *Corynocarpus laevigatus* (árvore karaka); contém karakina[2]
- *Oxytropis* spp., um gênero de planta muito similar botanicamente a *Astragalus* spp., é associada à mesma doença que ela, mas seu agente tóxico não foi identificado
- *Securigera varia* (*Coronilla varia*), contém cibariana e outras[1]
- *Indigofera linnaei* (anil), contém karakina e outros nitrocompostos.[3]

Epidemiologia

Ocorrência

A ocorrência dessas intoxicações por plantas é determinada pela presença e ingestão de plantas específicas. *Astragalus* e *Oxytropis* spp. apresentam, em grande parte, distribuição limitada à América do Norte, mas intoxicações em ovinos por *A. lusitanicus* foram relatadas no Marrocos, e por todas as espécies por *O. puberula* no Cazaquistão. *Corynocarpus* spp. ocorre na Nova Zelândia e *Indigofera* spp. é amplamente disseminada, ocorrendo na América do Norte, Austrália, África e Sudeste Asiático.

Astragalus e *Oxytropis* spp. são leguminosas herbáceas, a maioria delas é perene, e elas dominam o deserto em grandes áreas do EUA. Tratam-se de forrageiras excelentes. Apenas algumas espécies contêm miserotoxina, mas isso as torna muito perigosas e podem ocorrer grandes perdas em ovinos e bovinos.

Fatores de risco
Fatores de risco do animal

Bovinos são mais suscetíveis. Animais lactantes são mais suscetíveis que vacas secas. Há relatos da enfermidade em equinos na América do Norte e de uma doença similar em equinos na China após pastejo em *O. kansuensis*.

Fatores de risco dos humanos

Miserotoxina e os produtos finais do seu metabolismo podem ser excretados no leite de vacas que ingerem essas plantas.

Patogênese

Em ruminantes, os glicosídeos são hidrolisados no rúmen a NPOH e NPA. Ambos são absorvidos do rúmen e, uma vez no fígado, NPOH é biodegradado a NPA. Óxido nítrico (NO_2) formado durante a biodegradação pode contribuir para a meta-hemoglobinemia.[1] Alguns nitritos também podem ser formados, resultando em meta-hemoglobinemia em equinos e ruminantes. O início dos sinais clínicos está associado ao acúmulo de NPA e à síndrome neurológica resultante, caracterizada principalmente por sinais neurológicos e ao desenvolvimento de lesões degenerativas no SNC. Em animais de laboratório, a dose e tempo de exposição à toxina determinam se irá ocorrer doença aguda ou crônica. Tipicamente, os animais devem ter consumido plantas com nitrotoxinas por 1 semana ou mais antes de apresentarem sinais. A morbidade é de 10% a 15%; a taxa de mortalidade pode ser de até 30%.[1]

Achados clínicos
Intoxicação aguda

Mortes podem ocorrer tão precocemente quanto 3 h após o início dos sinais, mas o curso normalmente é de 24 h. Sinais comuns incluem ataxia ou andar cambaleante, decúbito e morte por parada respiratória ou cardíaca.

Intoxicação crônica

A síndrome em bovinos normalmente é chamada de "*cracker heels*" em razão do barulho que os animais fazem quando os talões colidem um com o outro.[1] Animais acometidos perdem peso e desenvolvem pelagem grosseira, secreção nasal e baixa tolerância ao exercício. Dispneia e estertores altos (roncos) são mais acentuados em ovinos do que em bovinos, e o alcançar dos talões e a incoordenação, seguidos por algum grau de paraplegia, são mais comuns em bovinos. Cegueira temporária e sialorreia também podem ser evidentes. A taxa de mortalidade é muito alta, e o curso da doença se estende por muitos meses. Animais que se recuperam apresentam período de convalescença longo. Morte pode ocorrer subitamente se animais acometidos forem estressados.

Intoxicação por *I. linnaei* em equinos (sinônimo: doença dos cavalos de Birdsville) é associada a perda de peso, incoordenação da marcha, quedas fáceis, arrastamento de pinça, dispneia e convulsões.[3] A planta é igualmente tóxica quando seca ou verde, embora a maioria dos casos ocorra na primavera, quando a planta é suculenta. É necessário que os equinos pastem a planta por pelo menos 10 dias antes dos sinais surgirem. Sinais característicos incluem segregação e sonolência, e o animal frequentemente permanece no sol quente, aparentemente dormindo enquanto equinos não acometidos procuram por sombra. Há incoordenação acentuada, com os membros torácicos levantados e estendidos de forma exagerada. Os jarretes não são flexionados, fazendo as pinças dos cascos dos membros pélvicos serem arrastadas no chão. A cabeça é mantida em uma posição anormalmente alta e a cauda é mantida ereta. Há dificuldade em mudar de direção, e a incoordenação aumenta conforme o equino se move. O cavalo começa a caminhar e, no cânter, há desorientação completa dos membros pélvicos, de maneira que o animal move seus membros pélvicos freneticamente, mas permanece no lugar com os membros tornando-se gradativamente abduzidos até que o animal sente e role. Na fase terminal, há decúbito com convulsões tetânicas intermitentes, que podem durar por até 15 min e, normalmente, o animal morre durante esses episódios.

Uma síndrome crônica pode se desenvolver em alguns equinos após um ataque agudo. Os animais acometidos podem se mover, mas há incoordenação e arrastamento dos cascos dos membros pélvicos, com desgaste das pinças, e dispneia inspiratória (roncos) também pode ocorrer. Nenhuma lesão foi descrita no sistema nervoso de animais acometidos. *I. linnaei* contém o aminoácido tóxico indospicina, um análogo da arginina, e NPA.[3] Equinos intoxicados nem sempre desenvolvem lesão hepática típica de intoxicação por indospicina[3], contudo, a suplementação da dieta com alimentos proteicos ricos em arginina evita o desenvolvimento da doença.[4] Farelo de amendoim (0,5 a 1 kg/dia) e gelatina fornecem fontes baratas e imediatamente disponíveis de arginina.

Patologia clínica

As concentrações de meta-hemoglobinemia maiores que 20% podem ocorrer em bovinos e equinos. Estão disponíveis procedimentos laboratoriais para a determinação de teores sanguíneos de miserotoxina, algumas outras nitrotoxinas e NPOH e NPA.

Achados de necropsia

Coloração acastanhada do sangue e presença intensa de petéquias nos tecidos são achados comuns na forma aguda da doença. Na doença crônica, há alterações degenerativas na medula espinal e nervos periféricos, especialmente ciático, bem como áreas de necrose no tálamo e células de Purkinje em alguns folhetos cerebelares, espongiose da substância branca no globus pallidus e distensão dos ventrículos laterais.[1] Lesões macroscópicas inespecíficas incluem enfisema pulmonar e pneumonia, úlcera abomasal e acúmulo de líquido pericárdico/pleural.

A confirmação do diagnóstico depende da identificação da planta tóxica no ambiente e da toxina nas plantas e nos tecidos do animal.

> **Diagnóstico diferencial**
> - Intoxicação crônica por cianeto
> - Intoxicação por *Paspalum*
> - Intoxicação por *Phalaris*
> - Intoxicação por joio.

Tratamento

Inclui a remoção dos animais dos pastos suspeitos e o fornecimento de uma fonte alternativa de alimento. O uso de tiamina injetável não mostrou ser efetivo. Não há tratamento específico para a forma crônica da doença e alguns animais podem, por fim, se recuperar.

Controle

O controle do crescimento das plantas por estimulação do crescimento de gramíneas competitivas ou pelo uso disseminado de herbicidas selecionados é recomendado, mas pode ser um procedimento impraticável em muitas circunstâncias nas quais as plantas ocorrem. Experimentalmente, o uso de alguns herbicidas diminui significativamente a concentração de miserotoxina em *A. miser* var. *oblongifolia* na pastagem. Variações entre espécies de *Astragalus* spp. na sua capacidade de produzir miserotoxina e armazenar selenocompostos (alguns deles, por exemplo, *A. toanus*, faz ambos) fornecem a oportunidade de manipular o pastejo de terrenos específicos para melhor vantagem.

LEITURA COMPLEMENTAR

Anderson RC, Majak W, Rasmussen MA, et al. Toxicity and metabolism of the conjugates of 3-nitropropanol and 3-nitropropionic acid in forages poisonous to livestock. J Agric Food Chem. 2005;53:2344-2350.

Benn M, McEwan D, Pass MA, et al. Three nitropropanoyl esters of glucose from Indigofera linnaei. Phytochemistry. 1992;7:2393-2395.

Majak W, Benn M. Additional esters of 3-nitropropanoic acid and glucose from fruit of the New Zealand karaka tree, Corynocarpus laevigatus. Phytochemistry. 1994;35:901-903.

Majak W, Stroesser L, Lysyk T, et al. Toxicity and development of tolerance in cattle to timber milkvetch. J Range Manage. 2003;56:266-272.

REFERÊNCIAS BIBLIOGRÁFICAS

1. Burrows GE, Tyrl RJ. Nitrotoxicosis (cracker heels). In: Toxic Plants of North America. 2nd ed. Hoboken, NJ: Wiley-Blackwell; 2013:515.
2. Noori MA, et al. Toxicol Environ Chem. 2007;89:479.
3. Ossedryver SM, et al. Aust Vet J. 2013;91:143.
4. Lima EF, et al. Toxicon. 2012;60:324.

Intoxicação por alcaloides piperidínicos de plantas

Etiologia

Os alcaloides piperidínicos importantes identificados incluem coniína, cinapina, nicotina e lobelina. Esses alcaloides são principalmente neurotoxinas; alguns alcaloides presentes em *Conium maculatum* e *Nicotiana* spp. são também teratógenos e são abordados separadamente no Capítulo 18.

Conium

C. maculatum (cicuta) contém cinco alcaloides piperidínicos de base acética principais – coniína, N-metilconiína, conhidrina, pseudoconhidrina e γ-coniceína – e muitos outros alcaloides menos importantes. A γ-coniceína provavelmente é precursora dos outros e é muito mais tóxica.[1] A concentração de cada um dos alcaloides em partes diferentes da planta, em diferentes climas e em diferentes momentos do ano é variável. Por exemplo, a concentração de γ-coniceína é alta nas frutas quando elas são formadas, mas não há concentração significativa nas raízes. No estágio de dormência, a toxicidade das raízes é muito alta.

Epidemiologia

A cicuta apresenta distribuição cosmopolita. Todas as espécies de animais são acometidas, com bovinos, ovinos, caprinos, equinos e suínos manifestando a forma neurológica da doença. Bovinos, suínos e ovinos intoxicados também produzem filhotes com deformidades, e as ovelhas são muito menos suscetíveis que vacas e porcas. Animais herbívoros se intoxicam ingerindo a planta inteira, sementes ou raízes no momento adequado do seu desenvolvimento. A planta também pode ser fornecida no feno volumoso fresco ou as sementes podem contaminar grãos colhidos. Vacas em lactação secretam os alcaloides no leite.

Patogênese

Os alcaloides são associados a duas formas de intoxicação: paralisia de musculatura esquelética pelo bloqueio da transmissão na junção neuromuscular e atuando como teratógenos. Todos os principais alcaloides são associados à doença aguda. Apenas a coniína e a γ-coniceína são conhecidas como teratogênicas.

Achados clínicos

Os achados clínicos nas formas aguda e neurológica da intoxicação incluem tremores, andar cambaleante, emboletamento, eructação, vômito, micção e defecação frequentes, salivação, taquicardia e dilatação pupilar.[2,3] Em vacas e porcas, ocorre prolapso da membrana nictitante e, em vacas acometidas, é descrito odor característico do leite e urina. O curso em bovinos, caprinos e equinos é de apenas algumas horas e termina em decúbito e morte por paralisia respiratória, sem convulsões. Ovinos são menos acometidos e a recuperação é comum.

Cinapina

É um alcaloide piperidínico encontrado em *Aethusa cynapium* (salsinha falsa, pequenacicuta) associado à dispneia e à incoordenação da marcha em bovinos, caprinos e suínos.

Nicotiana

Os membros tóxicos mais comuns da família do tabaco incluem:

- *Nicotiana tabacum* (tabaco comercial)
- *N. attenuata* (tabaco selvagem)
- *N. exigua*
- *N. glauca* (árvore de tabaco)
- *N. megalosiphon*
- *N. trigonophylla* (tabaco selvagem)
- *N. velutina*.

As principais toxinas incluem nicotina, anabasina e anagirina.[4] Outros alcaloides que ocorrem em *Nicotiana* spp., mas que não são relatados como tendo intoxicado animais, são nornicotina e anatabina. *Duboisia hopwoodii* (corticeira) é outra planta com esses alcaloides. Muitos alcaloides podem estar presentes em uma planta, mas a maioria das espécies de plantas apresenta alcaloides específicos que predominam. A concentração do alcaloide varia entre partes da planta e entre diferentes estágios de crescimento.

A intoxicação aguda de animais de produção que ingerem *Nicotiana* spp. ou *D. hopwoodii* é associada a tremores musculares, fraqueza, incoordenação, dilatação de pupila e decúbito com movimentos de pedalagem progredindo para paralisia. Diarreia pode estar presente. O alcaloide anabasina é teratogênico.

Nitrosaminas específicas do tabaco, formadas a partir de alcaloides de *Nicotiana* spp., são conhecidas como carcinogênicos para animais de laboratório, mas não há relato dessa associação em animais pecuários.

Lobelina

O alcaloide piperidínico lobelina é encontrado na planta *Lobelia berlandieri*. A ingestão da planta é associada a erosões orais, salvação e diarreia. Lesões de necropsia são limitadas a enterite.

LEITURA COMPLEMENTAR

Galey FD, Holstege DM, Fisher EG. Toxicosis in dairy cattle exposed to poison hemlock (Conium maculatum) in hay: isolation of Conium alkaloids in plants, hay, and urine. J Vet Diagn Invest. 1992;4:60-64.

Panter KE, Keeler RF, Baker DC. Toxicoses in livestock from the hemlocks (Conium and Cicuta spp. J Anim Sci. 1988;66:2407-2413.

REFERÊNCIAS BIBLIOGRÁFICAS

1. Odriozola E. Poisoning by plants, mycotoxins, and algae in Argentina livestock. In: Riet-Correa F, Pfister J, Schild AL, Wierenga TL, eds. Poisoning by Plants, Mycotoxins, and Other Toxins. Oxford, UK: CAB International; 2011:35.
2. Binev R, et al. Trakia J Sci. 2007;5:40.
3. Nicholson SS. Vet Clin North Am Food Animal Pract. 2011;27:447.
4. Schep LJ, et al. Clin Toxicol (Phila). 2009;47:771.

Corinetoxinas (*tunicaminiluracils*) | Incoordenação do azevém perene, das planícies alagadas e síndrome de Stewart Range

Sinopse
- Etiologia: corinetoxinas (tunicaminiluracils) presentes em gramíneas infectadas (*Lollium rigidum*, *Lachnagrostis filiformis*, *Polypogon monspeliensis*) ingeridas por todas as espécies. Uma tunicaminiluracil similar foi isolada de trigo danificado por água ingerido por suínos
- Epidemiologia: surtos na Austrália (verão a início do outono) e África do Sul quando animais a pasto ingerem a inflorescência infectada. Ocorre a qualquer momento do ano em animais alimentados com feno infectado
- Patologia clínica: aumento da atividade de enzimas hepáticas no soro; tempos de protrombina e tromboplastina parcial ativada prolongados
- Lesões: edema perivascular nas meninges e cérebro; hemorragias em múltiplos tecidos
- Confirmação do diagnóstico: tunicaminiluracil na inflorescência das pastagens
- Tratamento: sulfato de magnésio em equinos ou rebanhos pequenos. Remoção dos animais de campos ou feno infectados; diminuir o estresse
- Controle: manter os animais fora das pastagens infectadas; diminuir a prevalência de infecção por diversos métodos (ver o texto); testar o feno antes da compra

Etiologia

Larvas de nematódeos infestam e são associadas às inflorescências de *Lolium rigidum* (Wimmera ou azevém perene), *Polypogon monspeliensis* (rabo-de-raposa) e *Lachnagrostis filiformis* (antes *Agrostis avenacea* e comumente conhecido como *blown* ou *blowaway grass* nos países onde ocorre).[1,2] Nematódeos no gênero *Anguina* (*A. agrostis*, *A. funesta*, *A. paludicola*) transportam a bactéria produtora de corinetoxina *Rathayibacter toxicus* na cutícula das sementes da gramínea.[1,3,4] Originalmente, acreditava-se que bacteriófagos tinham papel integral na ocorrência dessa enfermidade, mas pode não ser mais o caso.[2] Corinetoxinas (tunicaminiluracils) são antibióticos tunicaminiluracil glicolipídios produzidos nas sementes e ovinos, bovinos e equinos que pastejam são intoxicados ao ingeri-los.[1,3,5] Animais que ingerem feno infectado por corinetoxina se intoxicam.[1,2]

Outros surtos foram relatados. Em 1960, ovinos e bovinos no noroeste dos EUA desenvolveram uma alteração neurológica similar quando alimentados com festuca infectada com *A. agrostis* e microrganismos semelhantes a *Rathayibacter*.[1] Tunicaminiluracil foi isolado de trigo danificado pela água, e, quando fornecido a suínos, foi associado a sinais clínicos e mortes similares àquela associada a tunicaminiluracil em gramíneas.[1]

Epidemiologia

Ocorrência

Intoxicação que ocorre em animais de produção em pastagens de *L. rigidum* [chamado intoxicação por azevém perene ou ARGT (*annual ryegrass toxicity*)] e naqueles que pastam *L. filiformis* (incoordenação das planícies alagadas) se tornou causa muito importante de perdas por morte em propriedades no oeste e sul da Austrália, sul de New South Wales e também na África do Sul.[1,3,5] Intoxicação associada à ingestão de *P. monspieliensis* (chamado de síndrome Stewart range) é encontrada em porções suscetíveis a alagamento no sudeste da região sul da Austrália.[1] Tipicamente, na Austrália, sementes infectadas são tóxicas, começando com o período de verão seco e continuando até o início das chuvas de outono.[1,2] Os sinais clínicos não ocorrem até que o rebanho esteja a pasto por muitos dias ou até 12 semanas.[1] Exercício forçado e alta temperatura ambiente precipitam ou exacerbam os sinais clínicos.[1,5]

Fatores de risco

Fatores de risco do animal

A dose oral de tunicamicinas associada ao início dos sinais clínicos em ovinos após administração experimental intraduodenal é de 150 µg/kg.[6] A dose letal subcutânea é muito menor, 30 a 40 µg/kg como dose única ou em um conjunto de doses menores sequenciais. As toxinas são cumulativas se o intervalo entre doses for de poucos dias.

Fatores de risco da planta

A melhora do pasto com base na rotação anual de plantações-pastagens parece predispor à doença, e os piores surtos ocorrem após o final de 1 ano de plantio. Isso pode ser evitado queimando o pasto no outono. O microrganismo é introduzido em propriedades pela introdução de gramíneas infestadas ou implementos agrícolas contaminados.[2] *L. rigidum* se tornou uma praga no sul da Austrália e houve o desenvolvimento de estirpes resistentes à herbicidas, complicando as medidas de controle. Feno feito de gramíneas infestadas permanece tóxico por 5 a 6 anos. A intoxicação associada a *L. filiformis* ocorreu em bovinos em pastejo extensivo em locais nos quais houve alagamento intenso recentemente, daí o nome "incoordenação das planícies alagadas".[1]

Patogênese

Corinetoxinas são estruturalmente similares ao antibiótico tunicamicina, originalmente isolados de um actinomiceto (*Streptomyces lysosuperificus*).[1] Coletivamente, o grupo, incluindo as corinetoxinas, é conhecido como antibiótico tunicaminiluracil. Eles são inibidores potentes da N-glicosilação ligada a lipídios de glicoproteínas[1] e são capazes de causar lesão vascular cerebral em animais experimentais. A interferência na função cardiovascular e integridade vascular leva à interferência na oxigenação dos tecidos, particularmente o cérebro.

Achados clínicos

Surgem quando bovinos ou ovinos são perturbados ou estressados, especialmente por transporte. Os animais caem em convulsão com movimentos de pedalagem dos membros, nistagmo, opistótono, movimentos de mastigação e salivação, balançar de cabeça, extensão tetânica dos membros e, em ovinos, extensão posterior dos membros pélvicos.[1-3] A morte pode ocorrer durante a convulsão ou, se deixado só, o animal pode se recuperar a ponto de ser capaz de permanecer em posição quadrupedal, mas pode haver marcha incoordenada causada por hipermetria, marcha rígida, base ampla, balançar de cabeça, balançar para frente e para trás e perda de equilíbrio. Episódios convulsivos intermitentes recidivam e os animais entram em decúbito novamente em pouco tempo. A morte ocorre em até 24 h. Casos adicionais ocorrem por até 10 dias após os animais acometidos serem removidos da pastagem.[2] Taxas de morbidade e mortalidade podem chegar a até 100% em rebanhos de ovinos. Em ovelhas que sobrevivem, aborto pode ocorrer em até 10% das ovelhas prenhes.[1]

Intoxicação ocorre com menor frequência em equinos e o estresse normalmente é o fator que deflagra a crise.[5] Cólica com taquicardia, borborigmos e membranas mucosas congestas, com frequência, compõem o primeiro sinal observado, seguido por hipermetria, ataxia, tremores musculares, decúbito, convulsões com movimentos de pedalagem dos membros e morte.[5]

Patologia clínica

Atividade sanguínea de enzimas hepáticas, teores de bilirrubinas e ácidos biliares estão elevados. O tempo de protrombina e tromboplastina parcial ativada são prolongados.[1]

Achados de necropsia

São inconsistentes e inespecíficos. O fígado pode estar aumentado e pálido ou ictérico. Podem haver hemorragias em muitos tecidos. Histologicamente, pode haver edema perivascular no cérebro, particularmente nas meninges cerebelares. Outras lesões podem incluir lesão hepática significativa.

Diagnóstico diferencial
- Intoxicação por chumbo
- Incoordenação do azevém perene
- Incoordenação de *Phalaris*
- Intoxicação por qualquer uma das muitas plantas nas quais o agente tóxico não foi identificado.

Tratamento

Rebanhos acometidos devem ser removidos de pastagens tóxicas tão lentamente e calmamente quanto possível para locais com alimento de boa qualidade, com sombreamento e água, livres de fatores estressantes.[1,5] O estresse deve ser mantido a um nível mínimo.

Nenhum antídoto específico ou antitoxina está disponível.[1,5] Um antídoto foi desenvolvido pela CSIRO (*Commonwealth Scientific and Industrial Research Organisation*) na Austrália para uso no início de surtos de intoxicação, mas ensaios a campo foram decepcionantes.[7] Medidas farmacológicas são impraticáveis em rebanhos, embora a administração intravenosa de sulfato de magnésio possa ser usada em animais individuais. Equinos foram tratados de forma bem-sucedida com injeção intravenosa de sulfato de magnésio (aproximadamente 100 mg/kg PC; variando de 60 a 200 mg/kg), além de medidas de suporte, incluindo flunixino meglumina, dimetilsulfóxido e fluidoterapia intravenosa.[5] Doses de 25 a 150 mg/kg IV foram usadas para hipomagnesemia em equinos e podem ser úteis no manejo de casos nessa espécie.[8] Recomenda-se que o magnésio não seja administrado concomitantemente com fluidos intravenosos que contenham cálcio. Usados em combinação, o cálcio é empregado preferencialmente na junção neuromuscular, limitando a efetividade do magnésio na prevenção de contrações musculares.[5]

Controle

O manejo das pastagens em áreas endêmicas deve ter como objetivo reduzir a exposição dos animais de produção a pastos maduros com sementes. Isso pode ser conseguido por meio de uma variedade de medidas, como o alojamento com superlotação durante o inverno e primavera, coleta da pastagem para silagem ou feno antes da produção de sementes seguido por pastejo intenso para remover as sementes de azevém, queimar a plantação e resíduos da pastagem e aplicação de herbicida.[2]

Existem métodos para testar o feno usados para feno exportado da Austrália.[2,9] Melhorias recentes nos testes reduziram consideravelmente o tempo de espera.[10] Feno comprado para uso dentro da Austrália deve ser testado e acompanhado por declaração afirmando que o teste foi realizado e que o feno é seguro para uso.[2]

Dois cultivares de *L. rigidum* ("Guard" e "Safeguard") resistentes a *A. funesta* que reduzem de forma significativa o número de sementes por quilograma de feno e o risco de desenvolvimento de ARGT foram desenvolvidos.[2] Estudou-se a aplicação de *Dilophospora alopecuri* na pastagem, um patógeno fúngico de *A. funesta*, mas cujos resultados são confusos e podem não ser economicamente viáveis.[11] A imunização contra toxinas é promissora, mas difícil, uma vez que glicolipídios são imunógenos pouco eficientes.[1]

LEITURA COMPLEMENTAR

Bourke CA, Carrigan MJ, Love SCJ. Flood plain staggers, a tunicaminyluracil toxicosis of cattle in north New South Wales. Aust Vet J. 1992;69:228-229.
Cockrum PA, Culvenor CCJ, Edgar JA, et al. Toxic tunicaminyluracil antibiotics identified in water-damaged wheat responsible for the death of pigs. Aust J Agric Res. 1988;39:245-253.
Riley IT, Gregory AR, Allen JG, et al. Poisoning of livestock in Oregon in the 1940s to 1960s attributed to corynetoxins produced by Rathayibacter in nematode galls in Chewings fescue. Vet Hum Toxicol. 2003;45:160-162.

REFERÊNCIAS BIBLIOGRÁFICAS

1. Finney JW. Aust Vet J. 2006;84:271.
2. Allen JJ. Microbiology. 2012;8:18.
3. Finnie JW, et al. Aust Vet J. 2011;89:247.
4. Bertozzi T, et al. Zootaxa. 2009;2060:33.
5. Grewar JD, et al. J S Afr Vet Assoc. 2009;80:220.
6. Haply SL, et al. Dose response of tunicamycins in sheep following intra-duodenal administration. In: Panter KE, Wierenga TL, Pfister JA, eds. Poisonous Plants: Global Research and Solutions. Oxford, UK: CABI; 2007:242.
7. Allen JG, et al. 8th International Symposium on Poisonous Plants (ISOPP8), João Pessoa, Paraiba, Brazil, May 2009. Oxford UK: CABI; 2011.
8. Plumb DC. Magnesium. In: Plumb DC, ed. Veterinary Drug Handbook. 7th ed. Ames, IA: Wiley-Blackwell; 2011:618.
9. Masters AM, et al. Crop Pasture Sci. 2006;57:731.
10. Masters AM, et al. Crop Pasture Sci. 2011;62:523.
11. Barbetti MJ, et al. Plant Dis. 2006;90:229.

Toxinas de plantas diversas que afetam o sistema nervoso (toxinas não identificadas)

Plantas cuja ingestão resulta em sinais de incoordenação da marcha, com ou sem decúbito, convulsões ou lesões ao sistema nervoso incluem:

- *Ageratina altissima*
- *Araujia hortorum* (pepino-de-seda, timbó)
- *Berula erecta*
- *Brachychiton populneus* (árvore kurrajong)
- *Brachyglottis repanda* (rangiora)
- *Catharanthus* spp.
- *Centella uniflora*
- *Combretum platypetalum*
- *Craspedia chrysantha*
- *Doronicum hungaricum* (girasol selvagem)
- *Echinopogon* spp. (*roughbearded grass*)[1]
- *Ervum* spp.
- *Euphorbia mauritanica*
- *Gomphrena celosioides* (erva caqui macia)
- *Hoya* spp. (flor de cera)[1]
- *Idiospermum australiense*
- *Melanthrium hybridum*
- *M. virginicum* (*bunchflower*)
- *Melica decumbens* (*dronkgras*)
- *Melochia pyramidata*
- *Modiola caroliniana* (modiola)
- *Pennisetum clandestinum* (grama kikuyu)[2,3]
- *Rhodomyrtus macrocarpa* (cereja; também associada a cegueira).

E. mauritanica é associada a hipersensibilidade, enrijecimento, tremores, incoordenação, decúbito e convulsões em ovinos.[1] Intoxicação por *Echinopogon ovatus* em bezerros e cordeiros é caracterizada por episódios de enrijecimento e incoordenação dos membros induzidos por estresse, queda fácil e vocalização seguida por recuperação espontânea.

G. celosioides é associada a surtos de incoordenação em equinos no norte da Austrália. Recuperação espontânea ocorre após a remoção da pastagem.

Intoxicação por *P. clandestinum* foi originalmente atribuída à acidose ruminal, mas a sugestão atual é de que a intoxicação seja associada ao fungo *Fusarium torulosum* que cresce na pastagem, o que é uma associação improvável em alguns surtos.[2,3] Epidemiologicamente, a doença ocorre concomitantemente com circunstâncias adequadas para o crescimento de fungos, incluindo calor, umidade e lixo sob a gramínea, com frequência causadas por depredações de infestações intensas por lagartas (lagartas da grama), besouros negros africanos, gafanhotos das folhas e lagartas (*Pseudoletia separata, Pseudocalymma elegans, Spodoptera exempta*).[2]

Bovinos, ovinos e, em menor extensão, caprinos apresentam sinais de intoxicação no fim do verão e do outono.[2] Os sinais clínicos incluem depressão, hipersalivação, dor abdominal, timpanismo e estase ruminal, paralisia da língua e faringe, falsa ingestão de água, tremores musculares, incoordenação, decúbito, diarreia, desidratação e morte.[2] Nos pré-estômagos, há distensão, avermelhamento da mucosa e necrose extensa microscopicamente visível no rúmen e abomaso.

A ingestão de plantas associadas à paralisia em ovelhas e equinos, com lesões de armazenamento lisossomal e pigmentação neuronal proeminente do cérebro e medula espinal incluem:

- *Romulea* spp. (erva-cebola)[1]
- *Solidago chilensis*
- *Stachys arvensis* (erva da incoordenação)
- *Stephania* spp.
- *Trachyandra* spp.
- *T. laxa*
- *T. divaricata*.

Romulea bulbocodium é associada à alta incidência de fitobezoares, um nível de fertilidade em ovelhas tão baixo quanto 20% e incoordenação grave da marcha quando os animais são estimulados a se mover.[1] Os ovinos acometidos andam com suas cabeças altas, caem facilmente, lutam momentaneamente, e então relaxam, levantam e caminham normalmente. Se forem deixados no mesmo pasto por 3 ou 4 semanas, eles entram em decúbito permanente.

A ingestão de plantas que resultam em sinais de mania (p. ex., correr a esmo, hiperexcitabilidade, incoordenação, andar em círculos, andar desorientado, cegueira) incluem:

- *Burttia prunoides*
- *Pisum sativum*

LEITURA COMPLEMENTAR

Peet RL, Dickson J. Kikuyu poisoning in sheep. Aust Vet J. 1990;67:229.

REFERÊNCIAS BIBLIOGRÁFICAS

1. Finnie JW. Aust Vet J. 2011;89:247.
2. Bourke CA. Aust Vet J. 2007;85:261.
3. Ryley MJ, et al. Australas Plant Dis Notes. 2007;2:133.

TOXINAS FÚNGICAS QUE AFETAM O SISTEMA NERVOSO

Diplodia maydis (sinônimo *D. zeae*, *Stenocarpella maydis*) é associado à doença grave em plantações de milho chamada podridão branca da espiga de milho. Espigas infectadas fornecidas a bovinos, ovinos, caprinos e equinos são associadas à diplodiose, uma neuromicotoxicose, relatada na Austrália, Argentina, Brasil e, com maior frequência, na África do Sul.[1] A toxina foi identificada como diplonina; uma segunda toxina, a diplodiatoxina, foi identificada, mas pode não estar relacionada com a intoxicação.[1] O fungo desenvolve sua toxina apenas após período de crescimento prolongado (mais de 6 semanas). Isso pode explicar os relatos frequentes de que o fungo não é tóxico. O mesmo se aplica ao fungo cultivado usado para produzir a doença experimentalmente; a cultura deve ser de, pelo menos, 8 semanas de idade.

Os sinais clínicos em adultos incluem lacrimejamento, salivação, tremores, ataxia, paresia e paralisia, mas os sinais desaparecem quando o milho é removido da dieta. Se os animais acometidos forem fêmeas no segundo e terceiro trimestres de gestação, pode haver taxa de mortalidade muito alta (até 87%) em bezerros ou cordeiros natimortos ou neonatos; muitos dos neonatos mortos apresentam degeneração disseminada do SNC. Os animais acometidos se recuperam se o fornecimento do grão infectado for interrompido.

No exame *post mortem*, lesões de degeneração esponjosa podem ocorrer no cérebro de animais acometidos, mas na maioria dos casos não há lesões à necropsia. Fetos são muito mais suscetíveis, e lesões espongiformes no cérebro estão presentes na maioria deles. Seu PC é menor do que o normal e o período de gestação também é reduzido.

LEITURA COMPLEMENTAR

Odriozola E, Odeon A, Canton G, et al. Diplodia maydis: a cause of death of cattle in Argentina. New Zeal Vet J 2005;53:160-161.

REFERÊNCIA BIBLIOGRÁFICA

1. Snyman LD, et al. J Agric Food Chem. 2011;59:9039.

Micotoxinas tremorgênicas

São produzidas por fungos que pertencem aos gêneros *Penicillium*, *Aspergillus*, *Claviceps* e *Neotyphodium*.[1] Mais de 20 micotoxinas diferentes, todas contendo um indol triptofano, afetam muitos mamíferos diferentes incluindo bovinos, ovinos, caprinos e equinos. Os fungos crescem em uma ampla variedade de alimentos, incluindo alimentos estragados, lixo, grãos armazenados, forragens (gramíneas e leguminosas), resíduos de cervejaria (malte) e pilhas de compostagem.[2,3] Apesar dos fungos e micotoxinas diferentes, os sinais neurológicos comuns de tremores musculares prolongados, ataxia, fraqueza exacerbada pelo estresse são similares na maioria das espécies.[2] Hiperexcitabilidade ou depressão, convulsões tetânicas, decúbito, paralisia e, raramente, morte podem ocorrer.[2,4]

Micotoxinas tremorgênicas são rapidamente absorvidas do trato gastrintestinal, e os sinais ocorrem a partir de poucas horas até muitos dias, dependendo da espécie e da micotoxina específica. A idade é importante, e os animais jovens são mais suscetíveis que animais mais velhos.[5] Elas são lipossolúveis e se movem facilmente através da barreira hematencefálica e para o SNC. A excreção é principalmente pelas vias biliar e fecal; ocorre pouco metabolismo hepático.[6]

O mecanismo de ação não é conhecido, mas geralmente micotoxinas tremorgênicas interferem em neurotransmissores inibitórios [ácido γ-aminobutírico (GABA) e glicina] e estimulam neurotransmissores excitatórios. O tratamento é de suporte e sintomático.

Micotoxinas associadas a Aspergillus

Aspergillus clavatus, outros *Aspergillus* spp. e *Penicillium* spp. produzem muitas micotoxinas termorgênicas associadas a surtos em bovinos e ovinos. Verruculogen é a micotoxina mais amplamente reconhecida; micotoxinas menos reconhecidas produzidas por esses fungos incluem triptoquivalina, territremas A e B e aflatrema. Micotoxinas associadas a *A. clavatus* foram incriminadas em muitos surtos de alterações neurológicas em ovinos e bovinos.[2,7,8] Sinais clínicos comuns incluem tremores, paresia posterior, embolentamento, decúbito e morte. A micotoxina específica pode ser a patulina, embora ela não esteja presente em todos os casos.[2]

Incoordenação do capim bermuda

Bovinos na Califórnia, Oklahoma e Texas desenvolveram tremores e sinais neurológicos após pastejo em capim bermuda maduro (*Cynodon dactylon*) infectado com *C. cynodontis*. A análise das sementes infectadas mostrou alta concentração de paspalitremas tremorgênicos e indolediterpenos semelhantes à paspalina e baixa concentração de ergina e ergonovina.[1]

Micotoxinas associadas a Claviceps (Paspalum ou incoordenação do capim Dallis)

Bovinos, ovinos e equinos podem desenvolver "incoordenação das gramíneas" após muitos dias de pastejo em capim Bahia maduro (*Paspalum notatum*) ou capim Dallis (*P. dilatatum*) infectado com *C. paspali*.[2,4,8,9] As micotoxinas tremorgênicas paspalina e paspalitremas A, B e C estão presentes no esclerócio (ergots); paspalitrema B é mais comumente associado ao início dos sinais em bovinos e ovinos. Animais acometidos desenvolvem inquietação associada ao exercício, expressões faciais estranhas, tremores, ataxia, convulsões e morte.

Micotoxinas associadas a Neotyphodium (incoordenação do azevém perene)

Equinos, cervos, bovinos, alpacas e especialmente ovinos que pastejam em azevém perene (*L. perenne*) no noroeste dos EUA, Austrália, Nova Zelandia e algumas regiões da Europa desenvolveram sinais neurológicos semelhantes a outras gramíneas que produzem andar cambaleante.[2,5,10] Lolitremas A, B e D e outros precursores de lolitremas produzidos pelo endófito *Neotyphodium lolii* são as micotoxinas tremorgênicas mais comumente envolvidas.[9,10] Lolitrema B (dose máxima tolerada de 2 mg/kg PC) é a micotoxina predominante associada com o início dos sinais clínicos em ovinos e bovinos.[2] Os sinais ocorrem com maior frequência no final do verão/início do outono quando os animais são deixados em pastagens excessivamente utilizadas. Os tremores começam na cabeça, progridem para o pescoço e paletas e, por fim, incluem as extremidades. Os animais acometidos estão incoordenados e entram em decúbito ou desenvolvem convulsões quando estressados. Se forem removidos das pastagens infectadas e não forem estressados, os animais acometidos se recuperam em aproximadamente 7 dias.

Micotoxinas associadas a Penicillium

Penitrema A e roquefortinas, produzidas por *Penicillium* spp., são as micotoxinas mais comumente associadas a tremores. Em geral, as intoxicações por essas micotoxinas são mais comuns em pequenos animais que ingerem alimentos estragados (carne, queijo, castanhas, ovos etc.) e lixo, mas casos foram relatados em equinos, bovinos e ovinos. Jantitrema A, B e C produzidas por *P. janthinellum* foram associadas a surtos de incoordenação em ovinos que pastejam azevém.

LEITURA COMPLEMENTAR

Cole RJ, et al. Paspalum staggers: isolation and identification of tremorgenic metabolites from sclerotia of Claviceps paspali. J Agric Food Chem. 1977;25:1197-1201.

Scudamor K, et al. Occurrence and significance of mycotoxins in forage crops and silage: a review. J Sci Food Agric. 1998;77:1-17.

REFERÊNCIAS BIBLIOGRÁFICAS

1. Uhlig S, et al. J Agric Food Chem. 2009;57:1112.
2. Mostrom MM, et al. Vet Clin North Am Food Anim Pract. 2011;27:344.
3. Riet-Correa F, et al. J Vet Diagn Invest. 2013;25:692.

4. Moyano MR, et al. Vet Med (Praha). 2010;55:336.
5. Sampaio N, et al. Anim Prod Sci. 2008;48:1099.
6. Hooser SB, Talcott PA. Mycotoxins. In: Peterson ME, Talcott PA, eds. Small Animal Toxicology. 3rd ed. London, UK: Elsevier; 2013:925.
7. Fink-Gremmels J. Food Add Contam. 2008;25:172.
8. Finnie JW, et al. Aust Vet J. 2011;89:247.
9. Cawdell-Smith AJ, et al. Aust Vet J. 2010;88:393.
10. Di Menna ME, et al. New Zeal Vet J. 2012;60:315-328.

Toxinas fúngicas diversas que afetam o sistema nervoso (toxinas não identificadas)

Cegueira do solo negro

Trata-se de uma micotoxicose de bovinos a pasto, associada ao fungo *Corallocytostroma ornicopreoides* que cresce em capim Mitchell (*Astrebla* spp.) em pastagens de solo intensamente basáltico (solo negro) no noroeste tropical da Austrália. A doença ocorreu apenas uma vez, em 1 ano marcado por precipitação pluviométrica sazonal intensa e um tempo de crescimento mais longo que o normal. As taxas de morbidade e mortalidade foram maiores no pico do surto. As características clínicas incluem cegueira e mortes em 24 h. As lesões de necropsia incluem nefrose tubular renal, ruminoreticulite e lesão moderada de hepatócitos.

Sinais neurológicos

Tremores, incoordenação da marcha, decúbito e convulsões são os efeitos tóxicos principais presentes após a ingestão de *Trichothecium roseum* e *Penicillium cyclopium*.

LEITURA COMPLEMENTAR

Jubb TF, et al. Black soil blindness: a new mycotoxicosis of cattle grazing Corallocytostroma-infected Mitchell grass (Astrebla spp). Aust Vet J. 1996;73:49-51.

OUTRAS TOXINAS QUE AFETAM O SISTEMA NERVOSO

Intoxicação por chumbo (saturnismo)

Sinopse
- Etiologia: ingestão acidental de chumbo metálico ou de substâncias que contêm chumbo, ingestão de alimentos contaminados por chumbo ou pastejo em áreas que contém quantidade excessiva de chumbo no solo
- Epidemiologia: ocorre em todas as faixas etárias. Uma das intoxicações mais comuns em animais de produção, especialmente em bezerros jovens após serem soltos no pasto na primavera. Em bovinos, normalmente é esporádica e causada por ingestão de uma única fonte de chumbo, mas surtos ocorrem quando o alimento é contaminado. Alta taxa de mortalidade se não for tratado. Fontes incluem baterias de chumbo descartadas, tintas a base de chumbo, fontes industriais de chumbo, resíduos de cinzas, pastos próximos a autoestradas e fundições. Ocorre em ovinos e equinos que pastejam em pastos contaminados
- Patologia clínica: teores de chumbo no sangue, fezes, fígado, rins; aumento de porfirinas no sangue
- Lesões: encefalopatia, degeneração hepática e renal; musculatura pálida, necrose cortical laminar cerebral, corpúsculos de inclusão intranucleares renais
- Confirmação do diagnóstico: teores tóxicos de chumbo no sangue e tecidos
- Tratamento: tratamento de suporte, remoção de grande quantidade de chumbo do trato gastrintestinal, terapia de quelação
- Controle: identificar e evitar o acesso de animais a fontes de chumbo.

Etiologia

A intoxicação por chumbo é associada à ingestão acidental de chumbo metálico ou compostos que contêm chumbo; ingestão de alimentos, normalmente forragens, que contêm chumbo; ou ingestão de pastagens contaminadas por chumbo.[1,2] As duas últimas normalmente são associadas à poluição ambiental. Tanto o chumbo orgânico quanto o inorgânico são tóxicos, com o chumbo orgânico sendo mais biodisponível, seguido pelo chumbo inorgânico e então o chumbo metálico.[1,3]

Epidemiologia

Onde grupos de animais têm acesso à mesma fonte de chumbo, ocorrem surtos e a taxa de morbidade varia de 10 a 30%. A taxa de mortalidade pode chegar a 100%, mas o tratamento precoce e intensivo pode ser bem-sucedido e reduzir a ocorrência para menos de 50%. Em um surto relatado no qual uma bateria de 24 V descartada foi acidentalmente misturada e moída, sendo fornecida no alimento a 80 novilhas, 55 dos animais morreram ou foram eutanasiados.

Ocorrência

A intoxicação por chumbo é uma das mais frequentes em animais de produção, especialmente bovinos jovens.[1] Ovinos e equinos também são afetados, mas com menor frequência.[3,4] Suínos não são expostos com frequência ao chumbo em razão do tipo de alojamento, e parecem ser mais tolerantes do que outras espécies.

Fatores de risco

Fatores de risco do animal

Bovinos

Dados de laboratórios de toxicologia ilustram que a intoxicação por chumbo é uma das intoxicações mais comuns em bovinos. Em Alberta, Canadá, no decorrer de um período de 22 anos, a intoxicação por chumbo foi a intoxicação diagnosticada com maior frequência em bovinos, representando 0,68% de todas as submissões de amostras de bovinos para os laboratórios de diagnóstico da província. A maioria dos casos de intoxicação ocorre nos meses de verão – de maio a agosto – quando os bovinos têm amplo acesso a materiais que contêm chumbo, como óleo de cárter e baterias que são trocadas em maquinários agrícolas. Em muitos países, a incidência da doença é maior em bovinos na primavera de 1 ano, alguns dias depois de os animais serem soltos a pasto.[5] A intoxicação é mais comum em bovinos jovens, com 52% dos casos relatados em animais de 6 meses de idade ou menos.[6] Animais mais jovens são mais suscetíveis à intoxicação por chumbo, presumivelmente em razão da maior taxa de absorção do trato gastrintestinal. Ademais, bovinos jovens são especialmente curiosos e parecem procurar e encontrar fontes de chumbo. O confinamento de bezerros, com ou sem superlotação, com frequência é seguido pelo surgimento de pica, que pode ser associada ao tédio e aumento da ingestão de objetos que contêm chumbo.

A intoxicação por chumbo em bovinos normalmente é aguda e causada por ingestão acidental de quantidade tóxica de chumbo no decorrer de um curto período de tempo.[7] A curiosidade natural, hábito de lambedura e falta de discriminação oral dos bovinos tornam qualquer material que contenha chumbo uma fonte potencial de intoxicação. Bovinos irão ingerir prontamente óleo de motor; lamber graxa velha de maquinário, tinta descascando e poeiras de tinta; e mastigar baterias que contêm chumbo. Muitos países atualmente baniram a gasolina que contém chumbo, e nessas áreas, o óleo de motor usado pode não conter chumbo, bem como óleo de motor de máquinas a diesel ou graxa de maquinários mais modernos.[8] Em ruminantes, existe tendência das partículas metálicas de chumbo de precipitarem no retículo, e a intoxicação resulta da conversão gradual das partículas de chumbo em acetato de chumbo solúvel. Muitas epidemias de intoxicação por chumbo em animais domésticos foram relatadas por todo o mundo nas quais a fonte desse metal era proveniente da contaminação do pasto ou plantações por mineração de chumbo ou utilização de chumbo por indústrias próximas.[9,10] Animais que ingerem vegetação nessas áreas podem acumular chumbo suficiente para produzir sinais clínicos de intoxicação por chumbo.

Búfalos

Relatou-se intoxicação por chumbo em búfalos, e ela fornece dados comparativos interessantes; bubalinos podem apresentar maior tolerância ao chumbo do que os bovinos.

Ovinos

Normalmente são acometidos ingerindo solo ou forragem contaminada por fontes ambientais de chumbo.

Equinos

Possuem hábitos alimentares muito mais seletivos. Eles normalmente não lambem latas de tinta velhas, baterias de chumbo armazenadas e tinta descascando, e eles parecem ter atração pelo sabor do óleo de motor usado.

A intoxicação por chumbo em equinos é mais comum quando eles pastam em locais contaminados por chumbo do que pela ingestão acidental de quantidade tóxica desse metal.[2,4,10] Cavalos jovens são particularmente mais suscetíveis do que equinos mais velhos e bovinos pastando na mesma área.

Fatores de risco do ambiente

Poluição ambiental com chumbo é uma ocorrência comum em cidades e seus subúrbios adjacentes. Para animais de produção, é mais provável que poluição significativa ocorra próximo a fundições ou outros empreendimentos industriais ou próximo ao pasto onde o pasto é contaminado pela fumaça dos automóveis, caso a gasolina contendo chumbo ainda seja usada na região. Grande parte das intoxicações é subclínica em razão do baixo nível de absorção, mas os animais intoxicados por chumbo serviram como sentinelas para a exposição de pessoas ao chumbo.[11]

O chumbo ainda é comumente encontrado em pastagens próximas a rodovias. O nível de chumbo no sangue total de ovelhas que pastam próximo às principais rodovias em três áreas na região do delta do Nilo, no Egito, foram 0,062; 0,067 e 0,083 partes por milhão (ppm). Pastos adjacentes a rodovias intensamente usadas podem transportar 390 mg/kg de chumbo, contrapondo 10 mg/kg em rodovias pouco utilizadas.[9,10] A concentração de chumbo nas pastagens varia acentuadamente com a proximidade do tráfego, caindo rapidamente quanto maior a distância e com o passar do ano. Pastagens contaminadas por fundições são relatadas como transportando 325 mg/kg de chumbo (equivalente a ingestão diária de um animal de 6,4 mg/kg PC).[12] Em alguns locais próximos às fundições, considera-se que haja ocorrência prevista em equinos que acessam e ingerem pastagens locais.[4] Como resultado, equinos não são criados nessas áreas ou feno é importado de outras áreas. Embora a ingestão seja o principal método de intoxicação de animais, a inalação também pode ser uma porta de entrada relevante para bovinos que pastejam próximo a fundições e rodovias.

O chumbo como contaminante ambiental com frequência é combinado ao cádmio, que tem alguns efeitos similares àqueles do chumbo, embora os efeitos possam também ser viciantes. A intoxicação experimental com ambos os elementos foi associada à diminuição do ganho de peso de bezerros com doses de até 18 mg/kg PC de cada contaminante, e os sinais clínicos surgem a níveis acima de 18 mg/kg PC de cada um. O chumbo também é combinado ao cromato para fins industriais. A combinação não é tóxica quando combinada ao chumbo a níveis de ingestão de chumbo inferiores a 100 mg/kg PC.

Poluição ambiental nas adjacências de fábricas que processam chumbo ou minério de zinco pode resultar em graus variados de intoxicação por chumbo, zinco e cádmio.[13] Esses podem ser monitorados pela análise do sangue, pelos e tecidos obtidos na necropsia.

Fatores de risco da propriedade ou do perímetro

A relação entre as concentrações de chumbo no sangue e aquelas no leite de bovinos com intoxicação por chumbo é exponencial.[14] O nível de chumbo no leite é relativamente constante até os teores sanguíneos de 0,2 a 0,3 mg/ℓ, e aumenta acentuadamente em concentrações sanguíneas maiores. A meia-vida biológica da excreção de chumbo em bovinos é entre 6 e 14 semanas.[15] Estudos em seis rebanhos leiteiros acometidos relataram meia-vida variando entre 48 e 2.507 dias.[2] Uma razão provável para essa grande variação é a capacidade de os ruminantes reterem quantidade variável de chumbo metálico no rúmen, que atua como um reservatório contínuo. Estudos de meia-vida não contabilizam a ingestão variável e a retenção de um reservatório persistente do agente tóxico, de maneira que o conceito de usar a meia-vida de excreção para tratar de bovinos intoxicados por chumbo provavelmente não é confiável. Os proprietários de tais bovinos devem ser avisados quanto ao período de carência potencialmente longo. É aconselhável testar periodicamente e permitir a comercialização com base nos teores mensurados de fato ou em estimar os custos de tal plano e considerar o aproveitamento da carcaça. Esse trabalho recente traz dúvidas quanto à utilidade econômica de manter animais recuperados. Em vacas agudamente doentes que foram abatidas emergencialmente, o teor de chumbo em musculatura comestível foi de 0,23 a 0,50 mg/kg. As concentrações nos rins variaram de 70 a 330 mg/kg e, nos fígados, de 10 a 55 mg/kg.

Fatores de risco para saúdes humana e pública

A fonte de intoxicação por chumbo em animais deve ser identificada, de maneira que humanos não sejam intoxicados inadvertidamente. Em um estudo recente, investigações envolvendo a morte de bovinos por intoxicação por chumbo mostrou altos teores de chumbo sanguíneo em uma mulher grávida, cão, gato e nos bovinos remanescentes.[11]

A principal preocupação com o tratamento de animais intoxicados por chumbo, particularmente animais de produção de alimentos, é assegurar que os tecidos comestíveis de animais recuperados não contenham teores tóxicos de chumbo. O tempo necessário após o tratamento bem-sucedido de bovinos com casos típicos de intoxicação por chumbo clínica antes que tais animais possam ser enviados ao abate ou antes que o leite possa ser usado com segurança não é conhecido. Sugere-se que os animais tratados devem ser adequadamente identificados[6] e os teores sanguíneos de chumbo devem ser determinados uma ou duas vezes ao mês por muitos meses. Quando os teores sanguíneos de chumbo estiverem em níveis basais por três amostragens consecutivas com pelo menos 2 semanas de intervalo, os animais devem ser considerados seguros para o abate. Observações de campo não documentadas sugerem que pelo menos 6 meses são necessários para que os teores basais sejam alcançados. Decisões quanto a alcançar teores de resíduos aceitáveis irão depender de regulamentações nacionais e locais, bem como do custo para manter o rebanho por longos períodos sem a venda de leite ou carne, e oficiais de segurança alimentar e de saúde pública devem ser consultados nessa decisão. As concentrações de chumbo no sangue e leite de novilhas no periparto 7 meses após um episódio de intoxicação aguda por chumbo revelaram que não havia chumbo no leite. Animais gravemente afetados por intoxicação por chumbo experimentaram aumento transitório na concentração de chumbo no sangue total ao parto que não foi alta o suficiente para ser considerada tóxica.

Transmissão (fontes de chumbo)

A intoxicação por chumbo é mais comum em bovinos a pasto, particularmente se a pastagem for pobre e os animais tiverem acesso a locais não usuais, como lixeiras.[15,16] Deficiência de fósforo também pode ser um fator predisponente, uma vez que os animais acometidos irão mastigar objetos sólidos como manifestação de osteofagia. Entretanto, bovinos em pastos verdejantes também podem procurar por material estranho para mastigar. Baterias de chumbo descartadas são uma das fontes mais comuns de intoxicação por chumbo em bovinos.[13] Em Alberta, Canadá, no decorrer de um período de 22 anos, baterias descartadas ou óleo de cárter usado contabilizaram mais de 80% dos casos nos quais a fonte de chumbo foi determinada: baterias (39,5%), óleo de cárter usado (31,6%). As baterias normalmente são colocadas em lixeiras nas propriedades e, em países de clima temperado, as baterias congelam durante os meses de inverno e quebram, expondo as placas, que são atraentes e palatáveis para bovinos, que as lambem e mastigam.

A contaminação de suprimento de forragem com chumbo de projéteis usados para caça e exercícios de tiro pode servir como fonte de chumbo para bovinos a pasto ou que consomem pré-secado ou silagem feitos de pastos contaminados.[1,6] Baterias automotivas foram adicionadas acidentalmente a misturadores de ração nos quais elas foram moídas por brocas potentes e misturadas ao suprimento de alimentos para bovinos. Latas de tinta à base de chumbo descartadas são particularmente perigosas, mas cercas, tábuas e paredes de baias, telas pintadas e aniagem também são fontes comuns para bezerros. Silos pintados podem causar contaminação significativa da silagem. Um surto de intoxicação por chumbo em bovinos foi associado a silagem que continha 1.200 mg/kg de chumbo na matéria seca, que havia se tornado contaminado por cinzas e restos deixados após a queima de um cabo elétrico velho que continha chumbo no silo antes de ele ser preenchido.

Chumbo metálico na forma de projétil de chumbo, solda ou janelas chumbadas foi associado à mortalidade, embora, experimentalmente, folhas de chumbo não sejam tóxicas.[1,2,4] A cobertura de chumbo foi exposta ao tempo ou submetida à corrosão ácida parece ser mais lesiva, possivelmente em razão da formação de uma cobertura fina de um sal de chumbo solúvel. A intoxicação por chumbo pode ser um grande risco na vizinhança de campos de óleo, um reservatório de óleo de máquina pode conter mais de 500 mg de chumbo em 100 mℓ. Óleo automotivo e outros óleos minerais são muito palatáveis para bezerros de corte jovens. Com a restrição do uso de chumbo em muitos países, graxa e óleo de maquinaria contaminado por chumbo se tornaram fontes de chumbo menos comuns.[8] Fontes menos comuns, mas ainda potentes de chumbo são linóleo, feltro de telhado, pasta de calafetação, filtros de óleo automotivo e tinta com alumínio. Algumas dessas últimas tintas contêm grande quantidade de chumbo, enquanto outras não têm nenhum. Apenas tinta de alumínio livre de chumbo deve ser usada em instalações às quais os animais têm acesso.

Sprays parasiticidas à base de chumbo, particularmente aqueles com arsenato de chumbo, foram associados uma vez a grandes perdas em bovinos que pastejaram em pomares ou plantações de vegetais aspergidos recentemente. Atualmente, eles não são usados com frequência, exceto em alguns países, mas bovinos podem ingerir acidentalmente depósitos antigos do composto.

Patogênese

A absorção, a distribuição e a eliminação do chumbo variam dependendo da forma química, quantidade ingerida, idade e espécie animal e de outros fatores fisiológicos. Deficiências de cálcio, ferro e zinco são associadas ao aumento da absorção de chumbo e maior toxicidade. O chumbo de sais como sulfato de chumbo é mais absorvido do que a forma de chumbo metálico das placas da bateria.[13] Independentemente da forma química do chumbo ingerido, apenas uma pequena proporção (2 a 10%) é absorvido em razão da formação de complexos insolúveis de chumbo no sistema digestório, que são excretados nas fezes.[1,15] Uma vez absorvido, 60% a 90% do chumbo é encontrado nos eritrócitos e o restante é ligado à albumina e outras proteínas.[3] Pouco chumbo é encontrado de forma não ligada no soro. O chumbo é distribuído primeiro para os tecidos moles, especialmente rins e fígado, e, por fim, para os ossos, que atuam como depósitos para o excesso de chumbo. A excreção é lenta e principalmente através da bile e o leite de animais em lactação, com pequena quantidade excretada na urina.[1,3,14]

A concentração sanguínea de chumbo é um excelente marcador da exposição em animais. Em vacas, concentrações sanguíneas maiores do que 0,35 ppm foram associadas a intoxicação[1] e teores sanguíneos de chumbo inferiores a 0,1 ppm à exposição prévia normal. Em equinos, teores sanguíneos maiores do que 0,2 a 0,35 ppm foram associados à intoxicação[4] e teores sanguíneos de chumbo inferiores a 0,2 ppm à exposição prévia. A correlação entre o teor sanguíneo de chumbo e os teores no leite é boa; a correlação entre os teores sanguíneos e a presença e gravidade dos sinais clínicos, com frequência, é baixa.[14,17]

O chumbo é transportado através da barreira placentária[17], e altas concentrações hepáticas ocorrem em cordeiros de ovelhas alimentadas com quantidade maior do que o normal de chumbo. Bezerros filhos de vacas experimentalmente intoxicadas com chumbo apresentam teores elevados de chumbo nos ossos, rins e fígado. Em um caso natural de intoxicação por chumbo em uma novilha prenhe, as concentrações sanguínea e hepática no feto foram de 0,425 e 4,84 ppm, respectivamente, que foi 72% e 84% da concentração de chumbo nos mesmos tecidos da mãe. Os lisossomos hepáticos do feto continham densidade de elétrons metálicos, que poderiam ser chumbo.

Muitos processos bioquímicos são afetados pelo chumbo. O chumbo é uma neurotoxina e, em doses elevadas, rompe a barreira hematencefálica, permitindo que albumina, água e eletrólitos entrem, resultando em edema. O mecanismo completo de ação associado à neuropatia por chumbo não é conhecido, mas sua capacidade de substituir o cálcio e/ou zinco está envolvida.[3] O chumbo mimetiza ou inibe a ação do cálcio, alterando a liberação de neurotransmissores e ativando proteinoquinases.[3] Ele também se liga ao grupo sulfidrila em proteínas, resultando em inibição de enzimas, alterações conformacionais em proteínas e alterações no metabolismo de cálcio/vitamina D.[16] O chumbo inibe a desidratase ácido δ-aminolevulínico (D-ALAD) e a atividade de ferroquelatase, diminuindo assim a síntese de heme e a produção de hemoglobina.[2,3,18] Isso não apenas tem papel na anemia associada ao chumbo, mas resulta em diminuição da capacidade de transporte de oxigênio no sistema nervoso suscetível, resultando em isquemia tecidual.

Achados clínicos

O chumbo é tóxico para muitos sistemas orgânicos, incluindo o sistemas nervoso, gastrintestinal, hematopoético, cardiovascular, renal, musculoesquelético e reprodutor.[3] Os principais efeitos da intoxicação por chumbo com frequência se manifestam de três formas:[7]

- Encefalopatia por chumbo
- Gastrenterite
- Degeneração de nervos periféricos.

Os sinais clínicos variam dependendo da espécie, tipo e quantidade de chumbo envolvido, e duração da exposição. Tipicamente, o envolvimento agudo do sistema nervoso ocorre após a ingestão de grande dose em animais suscetíveis, como bezerros; irritação do sistema digestório após doses moderadas e lesões de nervos periféricos após ingestão a longo prazo de pequenas quantidades de chumbo. Os sinais neurológicos de encefalopatia e as lesões de degeneração de nervos periféricos são causadas por alterações degenerativas do tecido do sistema nervoso. Gastrenterite é associada à ação cáustica dos sais de chumbo na mucosa do sistema digestório.

Bovinos

Os sinais de intoxicação aguda por chumbo são mais comuns em bezerros e bovinos mais jovens e têm início súbito e duração curta, normalmente durante apenas 12 a 24 h. Muitos animais, especialmente aqueles a pasto, são encontrados mortos sem sinais premonitórios. Andar cambaleante e tremores musculares, particularmente da cabeça e pescoço, com movimentos de mastigação (mascando chiclete) e espuma na boca são óbvios. Tremores das pálpebras, rolamento dos olhos e vocalização são comuns. Cegueira e contrações cervical, facial e auricular são consistentes com intoxicação aguda por chumbo em bovinos.[15] O animal eventualmente cai e convulsões tônico-clônicas intermitentes ocorrem e podem continuar até a morte. Dilatação pupilar, opistótono e tremores musculares são acentuados e persistem entre os episódios convulsivos (Figura 14.3). Há hiperestesia ao toque e a sons, e as frequências cardíaca e respiratória estão aumentadas. Em alguns casos, particularmente em adultos, o animal permanece em posição quadrupedal, está cego, apresenta mania, investe contra cercas, tenta escalar o saltar sobre as paredes, realiza forte pressão da cabeça contra paredes e cercas. Frenesi é comum e alguns animais parecem atacar pessoas, mas a marcha é rígida e atrapalhada e o progresso é impedido. A morte normalmente ocorre durante uma convulsão e é causada por insuficiência respiratória.

A forma subaguda é mais comum em bovinos adultos e, nessa forma, o animal permanece vivo por 3 a 4 dias. Disfunção do trato gastrintestinal é uma das anormalidades mais comuns. Atonia ruminal é acompanhada por constipação intestinal nos estágios iniciais. Posteriormente, diarreia fétida ocorre na maioria dos casos. Ranger de dentes é comum, e hipersalivação pode ocorrer. Sinais neurológicos incluem apatia, cegueira e alguma anormalidade da marcha, incluindo incoordenação e andar cambaleante e, algumas vezes, andar em círculos. O andar em círculos é intermitente e nem sempre ocorre na mesma direção e, normalmente, quando o animal é confinado em um espaço restrito, como

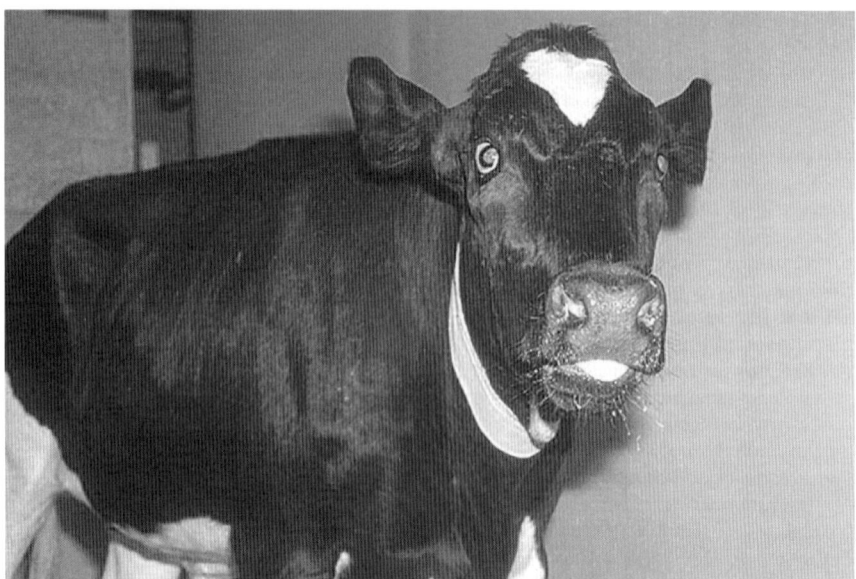

Figura 14.3 Novilha Holandesa preta e branca com intoxicação aguda por chumbo. Notar o estado mental anormal, contração dos músculos faciais e dilatação acentuada das pupilas. A atadura ao redor do pescoço protegia um cateter intravenoso usado para tratamento diário com Ca-EDTA. A novilha se recuperou após o tratamento. (Esta figura encontra-se reproduzida em cores no Encarte.)

uma baia pequena. Tremores musculares e hiperestesia são comuns, mas não são tão acentuados como na forma aguda.

Ovinos

A intoxicação por chumbo em ovinos normalmente se manifesta como síndrome subaguda similar àquela vista em bovinos adultos. Há anorexia e fezes escassas seguidas pela eliminação de fezes enegrecidas de odor fétido. Fraqueza e ataxia se seguem, normalmente com dor abdominal, mas não há excitação, tetania nem convulsões. Poliúria ocorre quando a ingestão de chumbo é pequena, mas com grande quantidade há oligúria.

A intoxicação crônica é rara, mas duas síndromes de paresia de membros pélvicos foram descritas em cordeiros jovens em antigas áreas de mineração de chumbo, e os teores teciduais de chumbo são anormalmente altos nas duas circunstâncias. Em ambas as síndromes, há prejuízo à marcha. Osteoporose está presente em uma, mas na outra não há sugestão de alterações esqueléticas. Na doença que cursa com osteoporose, os sinais ocorrem apenas nos cordeiros com 3 a 12 semanas de idade, e nunca em adultos. Há rigidez da marcha, claudicação e paralisia dos membros pélvicos. Os cordeiros acometidos apresentam prejuízo ao crescimento e os ossos, incluindo o osso frontal, são muito frágeis. A paralisia é causada por lesões das vértebras, normalmente afetando um ou mais ossos lombares, resultando em compressão da medula espinal. Na outra forma, anormalidades da marcha ocorrem em cordeiros da mesma faixa etária, e se manifestam inicialmente como flexão incompleta das articulações do membro, de maneira que há arrastar do membro durante a marcha. Em um estágio mais tardio, o boleto é flexionado, o músculo extensor apresenta paresia e os cordeiros logo entram em decúbito. A recuperação é comum, embora a maioria dos cordeiros morra de doenças concomitantes.

Equinos

Intoxicação aguda e crônica por chumbo ocorre em equinos e pôneis, embora mais raramente do que em outras espécies. Os sinais acometem com mais frequência equinos que ingerem forragem contaminada ou solo encontrado próximo a antigas minas de chumbo, fundições e depósitos de reciclagem de baterias.[3,4] Os sinais clínicos são extremamente variáveis, mas incluem ataxia, fraqueza, hipotonia, tremores musculares, pelagem grosseira, disfagia, perda de peso, dispneia, roncos ou estridores, movimentos semelhantes a convulsões, cólica e mania.[3] Uma pelagem grosseira, disfunção faríngea e perda de peso foram os sinais clínicos mais comuns em 10 casos relatados que envolveram um total de 68 animais. Alguns equinos morreram sem qualquer doença clínica prévia, mas naqueles animais nos quais os sinais clínicos foram aparentes, eles normalmente eram distintos e dramáticos, e não súbitos. Dispneia inspiratória associada à paralisia do nervo laríngeo recorrente é o sinal clínico mais comum. Esse achado pode ser acompanhado por paralisa faríngea na qual ocorrem engasgos recorrentes e regurgitação de alimentos e água através das narinas. Pneumonia aspirativa pode ocorrer após inalação de ingesta através da laringe paralisada. Paralisia dos lábios ocasionalmente acompanha outros sinais.

Suínos

Sinais precoces incluem grunhidos como em animais com dor, diarreia branda, ranger de dentes e salivação. A doença normalmente apresenta curso prolongado, com desenvolvimento de inquietação, anorexia e perda de peso, seguidos por tremores musculares, incoordenação, cegueira parcial ou completa, aumento de volume das articulações do carpo e relutância em permanecer em posição quadrupedal nos membros torácicos. Convulsões ocorrem nos estágios terminais.

Patologia clínica

Hematologia

Na intoxicação crônica por chumbo, o exame hematológico pode revelar anemia normocítica normocrômica em alguns animais e, embora ponteado basofílico não ocorra com frequência suficiente para ser diagnóstico, ele é relatado em algumas intoxicações experimentais.[3] Ele é relatado como ocorrendo em suínos expostos ao chumbo e em um equino. Em alguns animais, poiquilocitose e anisocitose foram acentuadas. O LCE é aproximadamente normal, com número de leucócitos ligeiramente aumentado, mas sem aumento no teor de proteína ou outros componentes bioquímicos.

Concentração sanguínea de chumbo

Teores de chumbo no sangue total geralmente são as melhores amostras para determinar o teor de chumbo do animal. Material com valores de referência para o teor de chumbo sanguíneo em bovinos está disponível, e esses valores foram certificados há muitos anos. Teores de chumbo no sangue total em ruminantes normais normalmente estão abaixo de 0,05 a 0,25 ppm; animais intoxicados, incluindo equinos, normalmente apresentam concentrações acima de 0,35 ppm e as mortes começam a 1 ppm.[1,3,4] Búfalos podem apresentar teores sanguíneos acima de 1 ppm e ainda sobreviverem, o que sugere que eles apresentam tolerância maior do que os bovinos. As concentrações sanguíneas de chumbo também flutuam acentuadamente após a administração de chumbo e, consequentemente, a importância clínica da concentração sanguínea de chumbo com frequência é questionável e o diagnóstico baseado apenas nesse único parâmetro pode ser ambíguo.

A concentração sanguínea também apresenta valor limitado para avaliar a efetividade do tratamento para intoxicação por chumbo. As concentrações sanguíneas podem se alterar rapidamente durante a terapia de quelação, com frequência diminuindo em 50% ou mais em 24 h após o início do tratamento, apesar de determinados tecidos ainda conterem altas concentrações de chumbo. Portanto, a avaliação de indicadores bioquímicos, como *desidratase ácido aminolevulínico (ALA-D)* pode ser útil. Os teores sanguíneos e hepáticos de fetos de vacas prenhes com intoxicação por chumbo podem ser maiores do que o considerado tóxico para um adulto, o que sugere concentração desse composto no feto.

Chumbo no leite

Apenas informações limitadas estão disponíveis quanto à concentração de chumbo em bovinos acometidos por casos de campo de intoxicação por chumbo. Teores de chumbo de 0,13 mg/ℓ de leite ocorreram em casos naturais, com meia-vida de 4,6 dias. O limite regulatório de chumbo no leite de bovinos nos Países Baixos é de 0,05 mg/ℓ de leite. Na intoxicação aguda por chumbo em búfalos em lactação que pastejavam próximos a fundições na Índia, a concentração de chumbo no leite foi de 1,13 ppm, comparado a 0,24 ppm no leite de búfalos de áreas não poluídas. As concentrações médias de chumbo na forragem de animais intoxicados foram de 706 ± 73 ppm, comparados com concentrações de 78 ± 12 ppm em áreas não poluídas.

Chumbo fecal

As concentrações fecais de chumbo representam o chumbo que deriva dos ossos não absorvido e excretado e é de valor limitado, a não ser que seja considerado em conjunto com os teores sanguíneos, uma vez que o chumbo ingerido poderia estar em uma forma insolúvel e, portanto, inócua ao animal. Quando os teores fecais estão altos, pode-se assumir que o chumbo foi ingerido nas últimas 2 a 3 semanas, mas altos teores sanguíneos podem se manter por meses após a ingestão. Portanto, alto teor sanguíneo e baixo teor fecal indicam que o chumbo foi ingerido algumas semanas antes, mas altos teores sanguíneos e fecais sugerem ingestão recente e absorção significativa.

Chumbo urinário

Os teores urinários de chumbo são variáveis, raramente altos (0,2 a 0,3 mg/ℓ) e, embora teores urinários elevados normalmente sejam associados a altos teores sanguíneos, essa relação não necessariamente se mantém.

δ-ALA-D

Em razão de algumas das limitações do teor sanguíneo de chumbo, outras mensurações indiretas da intoxicação por chumbo, como teores de δ-ALA-D no sangue, são usadas para suplementar as determinações sanguíneas de chumbo. Por exemplo, o melhor método para detecção da presença de intoxicação por chumbo no seu estágio inicial, exceto em equinos, é a estimativa de δ-ALA-D no sangue. A avaliação de δ-ALA-D associada à da concentração de chumbo no sangue poderá auxiliar na resolução de situações diagnósticas nas quais a concentração sanguínea de chumbo está na faixa ambígua de 0,25 a 0,35 ppm.

δ-ALA-D é importante na síntese de heme e provavelmente é a enzima mais sensível na via do heme. A inibição da enzima resulta em bloqueio na utilização de δ-ALA, uma diminuição subsequente na síntese do heme e aumento acentuado na excreção urinária de δ-ALA.[17] Em bovinos, ovinos e suínos acometidos por intoxicação crônica por chumbo, o teor plasmático de δ-ALA-D está diminuído, e os teores urinários de δ-ALA estão aumentados antes que os sinais clínicos sejam detectáveis. Em ovinos, δ-ALA-D eritrocitário é recomendado como o teste diagnóstico mais sensível disponível.

As desvantagens do ensaio para δ-ALA-D sanguíneo incluem variações relacionadas à idade, particularmente em bezerros[12,18]; os métodos usados para análise ainda não são uniformes e o sangue deve ser coletado em tubos de poliestireno ou polietileno, e não em tubos de vidro, e um anticoagulante que não o ácido etilenodiaminotetraacético (EDTA) deve ser usado. Os teores de δ-ALA-D aumentam em bezerros do nascimento às 10 semanas de idade, e controles da mesma idade devem ser avaliados simultaneamente ao conduzir o teste em bezerros com menos de 6 meses de idade. Em bovinos com menos de 1 ano de idade, valores de δ-ALA-D menores do que 200 mmol de porfobilinogênio (PBG)/mℓ de eritrócito/h devem levantar suspeitas quanto à ingestão de chumbo. Nessa mesma faixa etária, os valores abaixo de 100 mmol poderiam confirmar a ingestão de chumbo. Em bovinos com 2 anos ou menos de idade, valores de δ-ALA-D de menos de 100 mmol de PBG/mℓ de eritrócitos/h devem indicar a ingestão de chumbo.

O δ-ALA-D é tão sensível ao chumbo que permanece inibido mesmo quando a exposição ao chumbo cessa. Após o tratamento com um agente quelante, os teores sanguíneos de chumbo com frequência irão declinar, dando a falsa indicação de um efeito positivo do tratamento. Se os teores de δ-ALA-D não diminuírem após o tratamento, isso indica que há chumbo suficiente presente para continuar a inibir a enzima.

Protoporfirina eritrocitária

Os teores de protoporfirina zíncica eritrocitária aumentam na intoxicação por chumbo, e isso é indicativo de um efeito metabólico crônico do chumbo nas células eritroides sendo liberadas da medula óssea para a circulação periférica. O valor médio de 22 μg de coproporfirina para cada 100 mℓ de eritrócitos foi determinado. Essa análise pode ser interessante juntamente com a determinação do teor sanguíneo de chumbo e δ-ALA-D. O uso de atividade de δ-ALA-D e do teor de protoporfirina eritrocitária como indicadores de exposição cumulativa de chumbo em vacas expostas ao chumbo no ambiente é recomendada.

Ácido δ-aminolevulínico plasmático

Em seres humanos, δ-ALA é sugerido como marcador sensível da baixa exposição ao chumbo.[18] Ácido δ-aminolevulínico plasmático foi avaliado em bovinos como biomarcador de intoxicação aguda por chumbo e o resultado mostrou que se trata de uma ferramenta promissora.[2,18] Mais trabalhos são necessários, entretanto, para estabelecer as concentrações em animais não expostos, expostos de forma intermitente ou expostos cronicamente.

Achados de necropsia

Nos casos mais agudos, não existem lesões macroscópicas na necropsia. Em casos de curso mais longo, pode haver algum grau de abomasite e enterite, congestão difusa dos pulmões e degeneração do fígado e rins. Hemorragias epicárdicas são comuns. Congestão dos vasos meníngeos e cerebrais também pode ser observada e hemorragias podem estar presentes nas meninges. Um aumento no LCE com frequência é relatado, mas é de menor grau na maioria dos casos.

Em casos crônicos, lesões macroscópicas em bovinos incluem amolecimento cerebrocortical, cavitação e coloração amarela, com a maioria das lesões graves nos lobos occipitais. Lesões histológicas foram mais graves no topo dos giros. Lesões similares foram produzidas experimentalmente. Corpúsculos de inclusão ácido-rápido profundamente no córtex renal têm relevância diagnóstica. O exame do conteúdo do retículo de ruminantes para chumbo particulado é essencial. Flocos de tinta, grumos de chumbo vermelho ou folhas de chumbo normalmente se acumulam no local. Sua ausência não é notável, especialmente se os animais lamberam tinta fresca, mas sua presença denota informação diagnóstica provisória.

Chumbo hepático e renal

A submissão do conteúdo do sistema digestório e tecidos para análise é uma parte importante do diagnóstico da intoxicação por chumbo, mas os resultados devem ser interpretados com cautela.

Bovinos

No córtex renal, 25 mg/kg (ppm) de peso úmido (PU) de chumbo é diagnóstico e é um tecido mais confiável para análise do que o fígado, que pode conter 10 a 20 mg/kg PU. A concentração nos rins é sempre muito maior do que no fígado. Um laboratório diagnóstico verificou teores médios no fígado de bovinos intoxicados de 93 μg/g PU e 438 μg/g PU nos rins. O teor de chumbo nos tecidos de bovinos de áreas industriais é significativamente maior (fígado 0,23 mg/kg PU, rim 0,42 mg/kg PU) do que em bovinos criados em áreas de ar limpo (fígado e rim menor do que 0,1 mg/kg PU).

Equinos

Teores de chumbo de 4 a 7 mg/kg (ppm) PU foram encontrados no fígado de equinos que morreram de intoxicação crônica por chumbo, mas 25 a 250 mg/kg são mais prováveis, e 40 mg/kg PU podem ocorrer no fígado de suínos acometidos.

Amostras para confirmação do diagnóstico

- Toxicologia: 50 g de fígado, rim e conteúdo do retículo (determinar a concentração de chumbo)
- Histologia: córtex cerebral fixado em formol, rim (microscopia óptica).

Diagnóstico diferencial

Em todos os casos, devem-se considerar a possibilidade de acesso a chumbo e as circunstâncias ambientais que podem causar suspeita de outras intoxicações ou erros de manejo. Deve-se estimar a concentração de chumbo no sangue e nas fezes na primeira oportunidade e submeter à análise os tecidos para amostras de necropsia.

Lista de diagnósticos diferenciais
- Bovinos (ver Tabela 14.12):
  - Intoxicação por arsênico
  - Intoxicação por *Claviceps paspali*
  - Doenças que resultam em cegueira (hipovitaminose A, oftalmite, polioencefalomalácia)
  - Tetania hipomagnesêmica
  - Meningoencefalite
  - Acetonemia nervosa
- Ovinos:
  - Ataxia enzoótica causada por deficiência de cobre
  - Distrofia muscular enzoótica
  - Poliartrite causada por infecção bacteriana
- Equinos (ver Tabela 14.11):
  - Botulismo
  - Mieloencefalopatia degenerativa equina
  - Doença do neurônio motor equina
  - *Equisetum* spp. (intoxicação por cauda de cavalo)
  - Intoxicação por fumonisina (leucoencefalomalácia equina)
  - Hepatoencefalopatia causada por plantas hepatotóxicas
  - Hemiplegia laríngea
  - Encefalomielite por protozoário
  - Raiva
  - Encefalomielite viral, incluindo vírus do Nilo Ocidental.

Tratamento

Na maioria dos animais inclui cuidados de suporte, evitar maior exposição ao chumbo, remoção cirúrgica de grande quantidade de chumbo do trato gastrintestinal e terapia de quelação. O tratamento de suporte deve incluir o uso de tranquilização para aqueles animais com sinais neurológicos e fluidoterapia intravenosa para evitar e tratar a desidratação. A terapia de quelação pode ser usada para reduzir o teor sanguíneo, mas pode não remover completamente o chumbo dos tecidos ou interferir nas lesões teciduais. Grande quantidade de chumbo deixado no trato gastrintestinal antes da quelação pode resultar em incremento ou aumento da absorção de chumbo. O chumbo mobilizado dos tecidos durante a quelação pode aumentar transitoriamente os teores de chumbo sanguíneo e exacerbar os sinais clínicos.

Varsenato de cálcio

Varsenato de cálcio [EDTA dissódico cálcico (CaEDTA)] foi usado de forma bem-sucedida em casos de intoxicação por chumbo produzidos experimentalmente em bezerros e em casos naturais em bovinos e equinos.[3,4,14] Bovinos podem ser tratados com 73,3 mg/kg/dia IV, dividido 2 a 3 vezes/dia durante 3 a 5 dias.[19] Se necessário, após um período de repouso de 2 dias, um período adicional de 3 a 5 dias pode ser usado. Outras doses e regimes de administração estão disponíveis.[14,19] Equinos podem ser tratados com CaEDTA a 75 mg/kg PC, dividido em 2 a 3 vezes/dia durante infusão intravenosa lenta por 4 a 5 dias.[4,19] Se necessário, após um período de descanso de 2 dias, um tratamento adicional de 4 a 5 dias de pode ser usado.

As desvantagens do CaEDTA são que deve ser administrado por via intravenosa e há efeitos colaterais. A toxicidade renal e gastrintestinal pode ocorrer com terapia a longo prazo, e minerais essenciais, como cobre e ferro, podem ser removidos com múltiplos tratamentos.[3] Sinais neurológicos graves e dispneia ocorreram em um equino que recebeu uma segunda dose de tratamento com CaEDTA.[4]

Succímero (ácido dimercaptosuccínico)

Usado por muitos anos na medicina humana como quelante específico para arsênico, chumbo e mercúrio. Doses publicadas estão disponíveis para cães, gatos e aves, mas não para grandes animais.[19] O succímero tem como vantagens a especificidade para metais pesados, administração oral e ausência de nefrotoxicidade.[3]

Cloridrato de tiamina

Quando usado em combinação com CaEDTA, a tiamina é um agente valioso para o tratamento de intoxicação por chumbo. O cloridrato de tiamina diminuiu a deposição de chumbo na maioria dos tecidos, especialmente fígado, rins e sistema nervoso central e periférico de bezerros intoxicados experimentalmente. A dose recomendada é de 2 mg/kg PC IM, administrado ao mesmo tempo que o CaEDTA, com dose diária total que não exceda 8 mg/kg PC.[19]

Sulfato de magnésio

A administração oral de pequena quantidade de sulfato de magnésio foi usada com base no fato de que os sais de chumbo solúveis serão precipitados como sulfato insolúvel e excretados nas fezes.[14] Entretanto, o chumbo com frequência está presente em grande quantidade e na forma de partículas que são dissolvidas apenas de forma lenta.

Rumenotomia

Usada para remover o chumbo ingerido, mas pode não ser satisfatória em razão da dificuldade em remover material particulado dos recessos da mucosa reticular. Entretanto, ela pode ser adequada quando um animal valioso é acometido e sabe-se que o animal ingeriu certo composto de chumbo, que pode ser removível do retículo e rúmen.

Tratamento e controle

Bovinos
- Versenato de cálcio: 73 mg/kg/dia IV lentamente dividido em 2 a 3 vezes/dia durante 3 a 5 dias. Pausar por 2 dias. Repetir por 4 a 5 dias, se necessário (R2)
- HCl de tiamina: 2 mg/kg PC IM administrado no mesmo momento que o CaEDTA; máx. 8 mg/kg PC/dia (R2)

Equinos
- Versenato de cálcio: 75 mg/kg PC dividido em 2 a 3 vezes/dia lentamente por via IV por 4 a 5 dias. Pausar por 2 dias. Repetir por 4 a 5 dias, se necessário (R2)
- HCl de tiamina: 2 mg/kg PC, IM, administrado no mesmo momento que o CaEDTA; máx. 8 mg/kg PC/dia (R2)

PC: peso corporal; CaEDTA: ácido etilenodiamino tetra-acético cálcico.

Controle

As seguintes práticas são recomendadas para reduzir a incidência de intoxicação por chumbo:

- Limitar o pastejo em pastagens próximas a minas de chumbo, fundições, depósitos de reciclagem de baterias
- Usar tratamento com fosfato rochoso em pastagens contaminadas (sais de fosfato se ligam ao chumbo, formando fosfatos de chumbo de baixa solubilidade)[4]
- Manter lixo fora das pastagens
- Não queimar madeiras ou outras substâncias nos pastos e manter os animais afastados das cinzas
- Fornecer nutrição adequada e alimentação consistente para minimizar pica e o comportamento alimentar anormal em animais de produção
- Considerar adicionar temporariamente fosfato de cálcio na dieta para reduzir a absorção de chumbo[4]
- Descartar ou armazenar baterias de chumbo usadas, óleo de motor e produtos à base de petróleo que contenham chumbo em áreas que os animais não tenham acesso
- Usar áreas para serviços em veículos e maquinário separadas daquelas usadas para animais de produção
- Usar apenas tintas livres de chumbo nas cercas, tábuas e construções
- Descartar carcaças contaminadas de acordo com os regulamentos das Agências de Proteção Ambiental
- Identificar a fonte de intoxicação por chumbo.

LEITURA COMPLEMENTAR

Radostits O, et al. Veterinary Medicine: A Textbook of the Disease of Cattle, Horses, Sheep, Goats and Pigs. 10th ed. London: W.B. Saunders; 2007:1799.

REFERÊNCIAS BIBLIOGRÁFICAS

1. Varga A, et al. Vet Med Res Rep. 2012;3:111.
2. Roegner A, et al. Vet Med Res. 2013;4:11.
3. Puschner B, et al. Equine Vet Educ. 2010;22:526.
4. Allen KJ. Equine Vet Educ. 2010;22:182.
5. Mavangira V, et al. J Am Vet Med Assoc. 2008;233:955.
6. Sharpe RT, et al. Vet Rec. 2006;159:71.
7. Krametter-Froetscher R, et al. Vet J. 2007;174:99.
8. Burren BG, et al. Aust Vet J. 2010;88:240.
9. Swarup D, et al. Small Rum Res. 2006;63:309.

10. Madejón P, et al. Ecotoxicology. 2009;18:417.
11. Bischoff K, et al. J Med Toxicol. 2010;6:185.
12. Rodríguez-Estival J, et al. Environ Pollution. 2012; 160:118.
13. Yabe J, et al. Environ Toxicol Chem. 2011;30:1892.
14. Aslani MR, et al. Iran J Vet Sci Technol. 2012;4:47.
15. Miranda M, et al. J Vet Med Ser A. 2006;53:305.
16. Finnie JW, et al. Austr Vet J. 2011;89:247.
17. Reis LSLS, et al. J Med Medical Sci. 2010;1:560.
18. Kang HG, et al. J Vet Diagn Invest. 2010;22:903.
19. Plumb DC. Edetate calcium disodium; thiamine. In: Plumb DC, ed. Veterinary Drug Handbook. 7th ed. Ames, IA: Wiley-Blackwell; 2011:366, 970.

Intoxicação por mercúrio

Sinopse
- Etiologia: ingestão, inalação ou exposição dérmica a compostos de mercúrio, incluindo fungicidas, grãos tratados com fenilmercúrio, cinzas contaminadas etc.
- Epidemiologia: em geral, preparações orgânicas usadas em sementes de grãos fornecidos acidentalmente para animais de produção
- Patologia clínica: altos teores de mercúrio em todos os tecidos; aumento das concentrações de nitrogênio ureico sérico e creatinina; diminuição da osmolalidade, glicosúria, proteinúria e fosfatúria
- Lesões:
  - Sais inorgânicos: agudo, gastrenterite; crônico, nefrose
  - Mercúrio orgânico: necrose neuronal no cérebro e nervos espinais
- Confirmação do diagnóstico: altas concentrações sanguíneas, urinárias e teciduais, teores de mercúrio nos pelos
- Tratamento: suporte e sintomático; uso cauteloso de quelação em casos agudos; tratamento de intoxicação crônica geralmente não é compensador
- Controle: cuidado na manipulação de compostos de mercúrio agrícolas e farmacêuticos

Etiologia

O mercúrio é um elemento de ocorrência natural (metal pesado) que apresenta três formas diferentes.[1] Mercúrio metálico, um poluente ambiental, se origina de fontes como mineração, fundições, combustíveis fósseis, vulcões e incêndios florestais.[2] Ele é usado em muitos produtos, incluindo termômetros, baterias tipo botão, barômetros e preenchedores dentais. Mercúrio inorgânico (sais de mercúrio) é produzido quando o mercúrio é combinado a sais como enxofre ou cloreto. Fungicidas, desinfetantes, antissépticos e anti-helmínticos mais antigos podem conter compostos de mercúrio inorgânico. O mercúrio orgânico (organomercuriais) é formado quando o mercúrio se combina ao carbono para formar, entre outros, metilmercúrio, etilmercúrio e fenilmercúrio.

Epidemiologia

Ocorrência

Padrões estaduais e nacionais estritos tornaram a intoxicação por mercúrio em animais uma ocorrência rara. A intoxicação, quando ocorre, é associada com maior frequência à ingestão oral de compostos mercuriais orgânicos. Em geral, essa ingestão é crônica e causada pelo acúmulo de grãos contaminados por mercúrio na forma de fenilmercúrio.[3] Intoxicação aguda ou crônica pode ocorrer por compostos mercuriais inorgânicos ou orgânicos, mas geralmente é de natureza acidental.[4]

Em razão da disponibilidade de agentes fungicidas que não o mercúrio, é possível limitar o uso de agentes mercuriais por legislação para aqueles que são rapidamente excretados pelos animais – os compostos fenilmercúricos – e proibir aqueles que são mais altamente retidos nos tecidos animais – os compostos etil e metil.[5] O uso cosmopolita de fungicidas mercuriais diminuiu, e a intoxicação é muito menos comum do que no passado. Os produtos mais comuns, quando usados, são cinzas de 5,25% de silicato de metoximetilmercúrio ou diciandiamida metilmercúrio. Esse e cloreto etilmercúrico são tóxicos quando fornecidos a suínos na taxa de 0,19 a 0,76 mg de mercúrio por quilograma PC por dia por 60 a 90 dias. Diciandiamida metilmercúrio fornecido a suínos na taxa de 5 a 15 mg/kg é associado à doença, e 20 mg/kg é associado a algumas mortes, com retardo de 3 semanas entre a ingestão e o desenvolvimento do quadro clínico.

Sementes tratadas normalmente não são prejudiciais se compuserem apenas 10% da ração, e devem ser fornecidas em grande quantidade por longos períodos antes da ocorrência da doença clínica. Acredita-se que um único fornecimento, mesmo de quantidade grande de grãos não seja capaz de causar intoxicação por mercúrio em ruminantes, mas equinos podem ser suscetíveis.

A administração acidental de medicamentos que contêm mercúrio, a lambedura de bandagens de pele (p. ex., óxido de mercúrio) e a absorção de curativos aplicados deliberadamente sobre a pele ou combinados a dimetilsulfóxido pode ser associada a casos esporádicos que podem ocorrer em equinos após a aplicação de "blisters" que contenham mercúrio. Sais de mercúrio inorgânico que contaminem lagos e outras áreas ecológicas anaeróbicas podem ser reduzidos e convertidos a metilmercúrio, e atuam como fonte de mercúrio orgânico ou contaminação alimentar através do acúmulo em peixes ou farinha de peixe.

Fatores de risco

Fatores de risco do animal

A intoxicação por compostos de mercúrio depende da sua solubilidade e da suscetibilidade dos animais. Bovinos são altamente suscetíveis, com intoxicações com ingestão média diária de mercúrio, na forma de mercúrio orgânico, de 10 mg/kg PC/dia, enquanto efeitos tóxicos são obtidos em ovinos com ingestão de 17,4 mg/kg PC/dia. Em equinos, a dose tóxica aguda de mercúrio inorgânico é de 5 a 10 g.[5] A ingestão crônica de cloreto de mercúrio inorgânico (0,8 g/kg PC/dia) por 14 semanas resultou em intoxicação por mercúrio.[5]

Fatores de risco dos humanos

Carne, fígado e rins de animais intoxicados por mercúrio não são adequados para consumo humano. Dependendo da forma do mercúrio, o leite pode não ser seguro.

Patogênese

A toxicocinética do mercúrio depende da forma e da via de exposição. O mercúrio metálico é absorvido principalmente pelo trato respiratório, com baixa absorção através da ingestão.[1] Ele é lipofílico e, uma vez distribuído para os rins, atravessa tanto a barreira hematencefálica quanto a barreira placentária, na qual pode permanecer por períodos longos. A excreção é feita pela urina e pelas fezes, e uma pequena quantidade no leite. O mercúrio inorgânico tem absorção gastrintestinal limitada (< 40%), não é lipofílico, é distribuído a vários órgãos do corpo, e se acumula nos rins.[5] A excreção é pela urina e pelas fezes, e uma pequena quantidade no leite. O mercúrio orgânico é quase completamente absorvido do trato gastrintestinal (90 a 95%). Ele é rapidamente distribuído para o sistema circulatório, é lipofílico e atravessa tanto a barreira hematencefálica quanto placentária, na qual fica aprisionado e se acumula no cérebro e no feto, acumulando-se nos eritrócitos, passa por distribuição adicional para os tecidos corporais, chegando ao equilíbrio em aproximadamente 4 dias. A excreção é muito lenta e principalmente fecal, embora ocorra alguma excreção urinária e pelo leite.

O mecanismo de ação se relaciona à forma específica do mercúrio. Os mercúrios metálico e orgânico se acumulam no cérebro e são neurotoxinas potentes.[1,5,6] A toxicidade do metilmercúrio é multifatorial. Ele inibe a síntese de proteínas no cérebro por meio da interferência com enzimas tRNA aminoacil sintetase, gera excesso de radicais livres e inibe enzimas antioxidantes que resultam em morte celular. Todas as formas de mercúrio se acumulam nos rins, concentrando-se nas células tubulares renais proximais, levando ao aumento da permeabilidade da membrana celular, formação de excesso de radicais livres, inibição de enzimas antioxidantes e indução de glutationa e de enzimas dependentes da glutationa.[1,5] A intoxicação aguda resulta em necrose tubular aguda e falência renal; a intoxicação crônica resulta em fibrose intersticial renal e falência renal.[5]

Achados clínicos

Os efeitos tóxicos do mercúrio dependem da forma, via de exposição, dose e duração da exposição.[1,5] Os órgãos-alvo tanto do mercúrio orgânico quanto inorgânico são cérebro e rins, e esses são os locais onde ocorrem mais lesões.[1,6,7]

A intoxicação aguda por mercúrio inorgânico ocorre quando grande quantidade de mercúrio inorgânico é ingerido. Há gastrenterite aguda com vômito com conteúdo tingido de sangue e diarreia grave.[4] A morte ocorre em algumas horas em decorrência do choque e desidratação. Em casos menos agudos, o paciente sobrevive por muitos dias. A síndrome inclui salivação, respiração fétida, anorexia, oligúria, taquicardia, hiperpneia e, em alguns casos, paralisia posterior e convulsões terminais.

Intoxicação crônica por mercúrio ocorre quando pequena quantidade de mercúrio inorgânico é ingerida por períodos longos. Provavelmente ocorrerão lesões aos rins e sistema nervoso, e ao trato gastrintestinal.[4] Os sinais incluem depressão, anorexia, emaciação, marcha rígida e artificial que pode progredir para paresia, alopecia, lesões escamosas ao redor do ânus e vulva, prurido, presença de petéquias e irritação das gengivas e queda de dentes, diarreia persistente, fraqueza, incoordenação e convulsões.

Intoxicação crônica por mercúrio orgânico é associada a síndromes neurológicas.[4,5] Em suínos, cegueira é acompanhada por andar cambaleante, instabilidades da marcha, claudicação, decúbito e incapacidade de comer, embora o apetite esteja presente. Bovinos intoxicados dessa forma apresentam ataxia, incoordenação neuromuscular, paresia, decúbito, convulsões, evidências de falência renal e morte. Os sinais clínicos podem não se desenvolver até 20 dias após o início do fornecimento no alimento. Ovinos são similares aos bovinos, embora sinais de tetraplegia possam ocorrer. Equinos apresentam doença renal, anormalidades neurológicas, cólica e laminite.

Patologia clínica

O mercúrio pode ser detectado em concentrações maiores do que o normal no sangue, urina, fezes, leite, tecidos e pelos de animais acometidos e em fontes de material tóxico.[1,4,8] Urina é a melhor fonte para mercúrio metálico e inorgânico, e pelos para mercúrio orgânico. Em geral, sangue é útil apenas nos primeiros 3 a 5 dias após a exposição, uma vez que ocorre distribuição para outros tecidos.[1] Concentrações de creatinina e nitrogênio ureico sérico estarão elevadas e a urinálise pode mostrar osmolalidade diminuída, glicosúria, proteinúria e fosfatúria. Menos de 0,2% do mercúrio ingerido é excretado no leite de vacas.

Achados de necropsia

Em casos agudos, há gastrenterite grave com edema, hiperemia e formação de petéquias na mucosa do sistema digestivo. Fígado e rins estão aumentados de volume, os pulmões estão congestos e apresentam múltiplas hemorragias. Pode haver estomatite catarral concomitante. Foco de dermatite crostosa pode ser identificado se a exposição for percutânea.

Histologicamente, as células epiteliais tubulares renais estão edemaciadas e apresentam vacuolização, e proteinúria é evidente. Colite ulcerativa pode também ser visível. Na intoxicação crônica associada a compostos orgânicos de mercúrio, há também alterações degenerativas nas células nervosas no córtex do cérebro, tronco encefálico e medula espinal. As lesões incluem necrose neuronal, neuronofagia, vacuolização cortical e gliose. Necrose fibrinoide das arteríolas das leptomeninges pode ser vista. Outras alterações microscópicas comuns incluem degeneração de células granulares do córtex cerebelar e das células de Purkinje do miocárdio.

O mercúrio chega à sua maior concentração nos rins, e esse tecido deve ser submetido para análise. Em equinos com intoxicação aguda por mercúrio, o tecido renal com concentração de mercúrio acima de 10 µg/g de mercúrio é diagnóstico.[4] Concentrações de 100 mg/kg podem estar presentes nos rins de animais intoxicados com mercúrio inorgânico. Com intoxicação crônica por mercúrio orgânico em suínos, teores de mercúrio de até 2.000 mg/kg podem estar presentes nos rins.

Amostras para confirmação do diagnóstico

- Toxicologia: 50 g de rim, cérebro metade fresco e metade conservado em formol, 500 g de alimento suspeito (ensaio [Hg]); tecido muscular para resíduos potenciais em tecidos comestíveis de animais de produção
- Histologia: rim fixado em formol, coração, lesões orais e/ou cutâneas; metade do cérebro cortado sagitalmente (MO).

Diagnóstico diferencial
- Intoxicação por arsênico (especialmente arsenicais orgânicos em suínos)
- Intoxicação por chumbo.

Tratamento

Deve ter como objetivo remover a fonte e fornecer tratamento de suporte. Carvão ativado seguido por óleo mineral ou outro laxante deve ser usado em casos agudos. Casos adicionais incluem fluidoterapia intravenosa para incrementar a hidratação, promover a excreção e corrigir as anormalidades eletrolíticas, protetores gastrintestinais e medicações para dor. Antioxidantes, incluindo selênio, foram usados em seres humanos.[9]

Não há antídoto verdadeiro, e o uso de agentes quelantes é controverso. Na intoxicação aguda em equinos, dimercaprol intramuscular (BAL) a 3 mg/kg PC, a cada 4 h por 2 dias, seguido por 3 mg/kg PC a cada 6 h no dia 3, e então 3 mg/kg PC 2 vezes/dia durante 10 dias foi utilizado.[4] Penicilamina, 3 mg/kg PC VO, a cada 6 h, também foi usada de forma efetiva.[4] Em bovinos e suínos, recomendou-se o uso de dimercaprol IM a 3 mg/kg PC a cada 6 h por 4 dias, seguido por a cada 12 h por 10 dias.[10]

Controle

Sementes de grãos tratadas com compostos mercuriais não devem ser fornecidas para consumo por animais.

LEITURA COMPLEMENTAR

Graeme MD, et al. Heavy metal toxicity, part I: arsenic and mercury. J Emerg Med. 1988;16:45-56.
Neathery MW, Miller WJ. Metabolism and toxicity of cadmium, mercury, and lead in animals: a review. J Dairy Sci. 1975;58:1767.
Radostits O, et al. Mercury poisoning. In: Veterinary Medicine: A Textbook of the Disease of Cattle, Horses, Sheep, Goats and Pigs. 10th ed. London: W.B. Saunders; 2007:1814.

REFERÊNCIAS BIBLIOGRÁFICAS

1. Bernhoft RA. J Environ Public Health. 2012;2012: 460-508.
2. Krametter-Froetscher R, et al. Vet J. 2007;174:99.
3. Bilandzic N, et al. Food Addit Contam. 2010;2:172.
4. Schmitz DB. Vet Clin North Am Equine Pract. 2007; 23:677.
5. Raikwar MK, et al. Vet World. 2008;1:28.
6. Chen C, et al. Sci Total Environ. 2006;366:627.
7. Chen C, et al. Environ Health Perspect. 2006;114:297.
8. Rudy M, et al. Med Weter. 2007;63:1303-1306.
9. Shukla SV, et al. Tox Int. 2007;14:67.
10. Plumb DC. Dimercaprol. In: Plumb DC, ed. Veterinary Drug Handbook. 7th ed. Ames, IA: Wiley-Blackwell; 2011:220.

Intoxicação por boro

O boro, um elemento essencial para o crescimento de plantas, é adicionado a muitos fertilizantes agrícolas e está presente ainda em outros compostos químicos tóxicos na lista de riscos da fazenda para animais. Compostos a base de boro, como ácido bórico ou borato sódico geralmente têm baixa toxicidade e relatos de intoxicação em bovinos são raros. Em alguns fertilizantes, uma forma solúvel do boro é usada para aumentar a disponibilidade, aumentando assim sua toxicidade e palatabilidade. Bovinos que ingerem acidentalmente fertilizantes que contêm boro desenvolveram depressão, fraqueza, tremores e ataxia; outros sinais relatados incluem períodos curtos de espasticidade da marcha, dorsoflexão da cabeça e tremores dos músculos periorbitais, seguido por quedas para trás e decúbito esternal e então lateral e morte calma. A taxa de mortalidade é de 100%. Não há lesões macroscópicas no exame de necropsia.

A administração experimental do fertilizante em caprinos é associada à síndrome mencionada anteriormente, além de balançar de cabeça (head-shaking), abanar de orelhas, olhar para as estrelas, desviar de fantasmas, movimentos mastigatórios, troca de apoio de um membro a outro, posição de cavalete, diarreia branda e micção frequente. Os caprinos não ingerem água nem alimentos, mas brincam com a comida e água como se estivessem com fome, mas fossem incapazes de apreender o alimento.

LEITURA COMPLEMENTAR

Radostits O, et al. Veterinary Medicine: A Textbook of the Disease of Cattle, Horses, Sheep, Goats and Pigs. 10th ed. London: W.B. Saunders; 2007:1830.
Sisk DBB, et al. Acute, fatal illness in cattle exposed to boron fertilizer. J Am Vet Med Assoc. 1988;193: 943-946.

Intoxicação por brometos

Sais de brometo estão disponíveis em muitas formas, incluindo brometo de sódio, brometo de potássio e metilbrometo.[1-3] Brometo de potássio foi adicionado à ração de equinos e estudado em cavalos para o tratamento de epilepsia.[1,2] Brometo de sódio normalmente é usado em piscinas como alternativa ao cloro e na indústria de petróleo ao redor de poços de petróleo. Metilbrometo era um fumigante de solo utilizado normalmente há algum tempo em todo o mundo. Em razão dos seus efeitos na camada de ozônio, um desmame planejado do metilbrometo foi concluído em 2015.[3] A ingestão de feno de aveia contaminado por metilbrometo por equinos, caprinos e bovinos e alimento peletizado com brometo de sódio por bovinos resultou em intoxicação. Os sinais clínicos são de natureza neurológica, e incluem ataxia, fraqueza e letargia.

LEITURA COMPLEMENTAR

Knight HD, Costner GC. Bromide intoxication of horses, goats, and cattle. J Am Vet Med Assoc. 1977; 171:446.

Knight HD, Reina-Guerra M. Intoxication of cattle with sodium bromide-contaminated feed. Am J Vet Res. 1977;38:407.

Lynn G, et al. Grain fumigant residues, occurrence of bromides in the milk of cows fed sodium bromide and grain fumigated with methyl bromide. J Agric Food Chem. 1963;11:87-91.

REFERÊNCIAS BIBLIOGRÁFICAS

1. Peacock RE, et al. Aust Vet J. 2013;91:320.
2. Raidal SL, et al. Aust Vet J. 2008;86:187.
3. Ruzo LO. Pest Manag Sci. 2006;62:99.

Intoxicação por anti-helmínticos

Anti-helmínticos são fármacos usados para tratar infecções por vermes parasitas. Eles incluem tanto os vermes chatos (p. ex., fascíolas e tênias) quanto os vermes redondos (p. ex., nematódeos). A intoxicação associada à maioria dos anti-helmínticos mais novos é rara, e é normalmente causada por sobredose acidental em animais individuais ou erros na mistura quando adicionados a outros alimentos. Anti-helmínticos mais antigos têm maior toxicidade, mas felizmente seu uso diminuiu dramaticamente.

Anti-helmínticos usados comumente

Os anti-helmínticos usados comumente incluem os seguintes grupos:

- Derivados de aminoacetonitrila (monepantel)
- Benzimidazóis e probenzimidazóis (albendazol, fenbendazol etc.)
- Octadepsipeptídeos cíclicos (emodepsida)
- Imidazotiazóis (levamisol)
- Lactonas macrocíclicas [(LM) ivermectina, moxidectina, doramectina]
- Diversos (piperazina, clorsulon)
- Praziquantel/epsiprantel
- Salicilanilidas/substitutos fenóis (closantel, rafoxanida, oxiclozanida)
- Tetra-hidropirimidinas (pirantel e morantel)

Anti-helmínticos mais antigos

Os anti-helmínticos mais antigos usados raramente incluem:

- Tetracloreto de carbono
- Hexacloroetano
- Hexaclorofeno
- Nicotina
- Fenotiazinas
- Sumicidina (fenvalerato)
- Tetracloroetileno.

Anti-helmínticos usados atualmente

Derivados aminoacetonitrílicos (monepantel)

Derivados aminoacetonitrílicos (DAA) são um grupo de compostos sintéticos com atividade contra nematódeos intestinais. Anti-helmínticos desse grupo trabalham ligando-se a um receptor nematódeo-específico de acetilcolina MPTL-1.[1]

Monepantel, um DAA, foi originalmente comercializado na Nova Zelândia como um *drench* para ovinos, mas atualmente é usado na Austrália, América, Europa e outros países.[1,2] A administração oral em ovinos de 5 vezes a dose recomendada a cada 3 semanas por oito tratamentos não resultou em nenhum efeito adverso.[1] Nenhum efeito adverso foi notado em ovelhas quando receberam 3 vezes a dose recomendada a cada 5 dias por todo o ciclo reprodutivo.[2]

Benzimidazóis (albendazol, fenbendazol e tiabendazol) e probenzimidazóis (febantel, netobimina etc.)

Os benzimidazóis geralmente não são hidrossolúveis e, portanto, são pouco absorvidos do trato gastrintestinal. Probenzimidazóis devem ser absorvidos e metabolizados em seus compostos ativos respectivos. O mecanismo de ação desse grupo é a inibição da β-tubulina parasitária, que geralmente os torna um grupo de fármacos seguro.[3] Muitas delas, entretanto, são contraindicadas na gestação, em razão da atividade antimitótica, resultando em toxicidade embrionária e teratogenicidade.[3,4]

Albendazol, cambendazol e parbendazol

Albendazol em quatro vezes a dose padrão produz algumas anormalidades fetais se administrado no início da gestação. Cambendazol e parbendazol são teratogênicos e são especificamente contraindicados em animais prenhes, especialmente durante o primeiro terço da gestação e em doses maiores do que o normal. A margem de segurança é estreita, e seu uso em qualquer dose não é recomendado nessas fêmeas. Defeitos produzidos incluem deformidades rotacionais e flexoras nos membros, hiperflexão das articulações do carpo, anormalidades da postura e marcha, fusão vertebral e ossificação craniana assimétrica, hipoplasia cerebelar e hidrocefalia.

Fenbendazol

Uma dose de fenbendazol e do fasciolicida bromosalano em bovinos, simultaneamente ou com poucos dias de intervalo, pode ser acompanhada por mortes. Uma vez que o fenbendazol e outros benzimidazóis terciários, oxfendazol e albendazol, são extremamente valiosos na remoção de larvas dormentes de *Ostertagia ostertagi*, sugere-se que Fascol (bromosalanos) não deve ser usado quando a ostertagiose for um problema importante ou, se for necessário, aguardar 2 semanas entre tratamentos.

Tiabendazol

Em dose de 800 mg/kg PC em ovinos, surgem sinais transitórios de salivação, anorexia e depressão. Existem sinais similares em doses maiores, e a morte é provável com doses de 1.200 mg/kg PC. Nefrose tóxica é a causa de morte e se reflete nos achados clínicos e patológicos de hipopotassemia, hipoproteinemia e uremia.

Octadepsipeptídeos cíclicos (emodepsida)

Atualmente, emodepsida é o único membro disponível comercialmente nesse grupo, e é registrado nos EUA e na Europa para uso em cães e gatos.[1] Ele foi usado experimentalmente em ovinos e bovinos e verificou-se ser efetivo e seguro.[1,5] Anti-helmínticos no grupo têm mecanismo de ação duplo, ligando-se ao canal de potássio ativado por cálcio SLO-1 e se ligando a um receptor semelhante à latrofilina, HC110R. O resultado é a inibição da atividade muscular faríngea nos parasitas resultando em morte.[1,5]

Imidazotiazóis (levamisol)

Todas as preparações comerciais de levamisol consistem no isômero levo. Seu mecanismo de ação é similar ao da nicotina, causando despolarização prolongada e bloqueio da junção neuromuscular, resultando em estimulação parassimpática e sinais do tipo colinérgico.[6,7] A absorção do levamisol é rápida, independente da via de administração. A eliminação é rápida, com meia-vida de eliminação de 2,34 h (IM) e 5,44 h (VO) em ovinos; 1,44 h (VO) em caprinos, e 6,9 h (IM) e 9,3 h (VO) em suínos.[8]

Existem algumas implicações em saúde humana, uma vez que o levamisol pode ser encontrado em carne, leite e queijo, especialmente em situações de intoxicação. O período de carência para ovinos é de 13 dias; para caprinos, de 9 dias; para suínos, de 11 dias; e para carne e leite em bovinos leiteiro é de 48 h.[8] Um estudo recente envolvendo seis vacas-leiteiras que receberam levamisol a 5 mg/kg PC e oxiclozanida a 10 mg/kg PC mostrou resíduos de levamisol maiores que 0,83 µg/kg nas primeiras 10 ordenhas e concentração de resíduos de levamisol em queijos duros, moles e queijos de soro lácteo.[9]

A injeção acidental de suínos causou vômito, salivação, ataxia, decúbito e alta mortalidade alguns minutos após a injeção. Em suínos, o tratamento concomitante com levamisol e tartarato de pirantel resultou em aumento da toxicidade do levamisol.[6]

Ovinos que receberam acidentalmente o dobro da dose de levamisol como *drench* desenvolveram depressão, tremores de cabeça, tremores musculares, movimentos espásticos e diarreia.[7] Levamisol usado durante a estação reprodutiva tem efeito adverso sobre a qualidade do sêmen em carneiros como anti-helmíntico e na gestação em ovelhas como agente imunomodulador.[10]

O dobro da dose em caprinos produz depressão leve e ptose, enquanto doses maiores produzem, também, tremores de cabeça, de músculos faciais, ranger de dentes, salivação, balançar de cauda, aumento da micção e tenesmo.

Após o tratamento com dose padrão, alguns bovinos apresentam sinais de lambedura dos lábios, aumento da salivação, tremores de cabeça, tremores cutâneos e excitabilidade. Esta última é mais acentuada em bezerros; quando soltos, eles tendem a levantar sua cauda e correr ao redor do piquete. A tosse pode ter início em 15 a 20 min, mas isso decorre da morte e expulsão dos vermes pulmonares, e cessa em 24 h. Com doses maiores, os sinais são mais acentuados, a defecação é frequente e hiperestesia na forma de tremores contínuos da pele pode ser vista.

Lactonas macrocíclicas (ivermectina, moxidectina e doramectina)

Lactonas macrocíclicas são inseticidas, acaricidas e nematicidas em muitas espécies, e serão abordadas em um capítulo à parte.

Diversos (piperazina e clorsulon)

Piperazina

Atua bloqueando a transmissão neuromuscular no parasita, resultando em paralisia flácida e rápida expulsão do parasita. A piperazina não deve ser usada em animais com carga parasitária intensa, particularmente em potros, uma vez que ela pode resultar em cólica por compactação por ascarídeos ou perfuração intestinal.

Compostos de piperazina são relativamente atóxicos, mas intoxicação pode ocorrer em equinos que recebem doses normais ou excessivas. Sinais surgem após decorridas 12 a 24 h, e incluem incoordenação, dilatação pupilar, hiperestesia, tremores, sonolência e oscilação em repouso ou decúbito lateral. A recuperação ocorre em 48 a 72 h sem tratamento.

Clorsulon

É uma sulfonamida usada principalmente para o tratamento de fascíolas hepáticas em bovinos e ovinos. Ela tem ampla margem de segurança e poucos relatos de intoxicação. Ovinos infectados tratados com 100 mg/kg não apresentaram reações adversas, nem os ovinos tratados com 200 mg/kg e 400 mg/kg. Nenhuma dose tóxica aguda é relatada para bovinos, embora vacas tratadas com 25 vezes a dose indicada não tenham apresentado alterações no ganho de peso ou consumo de alimentos.[11] Cabras não infectadas tratadas com 35 mg/kg em dias alternados por três doses não apresentaram efeitos adversos.[11] Clorsulon é distribuído para os músculos e secretado no leite, de maneira que precauções adequadas precisam ser tomadas tanto em casos de uso de dose normal quanto em casos de sobredose.

Praziquantel/epsiprantel

São efetivos contra parasitas cestódeos na maioria das espécies de animais e humanos.[12] Ambos os produtos têm ampla margem de segurança, e relatos de toxicidade em grandes animais são escassos.

Salicilanilidas/substitutos fenólicos (closantel, rafoxanida e oxiclozanida)

Closantel, rafoxanida e oxiclozanida são salicilanilidas halogenadas efetivas contra *Fasciola* spp. em ovinos e têm aproximadamente o mesmo nível de toxicidade se administrados adequadamente. Eles são capazes de causar sinais de SNC, incluindo cegueira temporária ou permanente se administrados em sobredose, especialmente em pequenos ruminantes.[13,14] Ovinos e caprinos que receberam sobredose desenvolveram lesões retinianas caracterizadas por necrose, perda da camada fotorreceptora e descolamento da retina.[14] Degeneração esponjosa da substância branca cerebral e cerebelar foi achado consistente no exame *post mortem*.[14]

Todos os três medicamentos são altamente ligados às proteínas e têm meia-vida terminal muito longa (closantel – 14,5 dias; rafoxanida – 16,6 dias; oxiclozanida – 6,4 dias) em ovinos. Resíduos teciduais são associados ao seu uso, e há necessidade de longo período de carência.

Tetra-hidropirimidinas (pirantel e morantel)

Pirantel, seja como sal pamoato ou tartarato, é amplamente utilizado em equinos e suínos e, em menor extensão, em ruminantes. Tartarato de morantel, o metiléster, é mais amplamente usado em ruminantes. Existem dois mecanismos de ação.[15] O primeiro mecanismo é a inibição da fumarato redutase, enquanto um segundo mecanismo é a ação direta sobre os receptores de acetilcolina na junção neuromuscular. Esse segundo mecanismo é responsável pela paralisia e morte do parasita.

Todos esses fármacos foram comercializados por mais de 30 anos e são considerados seguros na maioria das espécies estudadas. O pamoato de pirantel é indicado para administração a éguas 1 mês antes do parto; nenhuma reação adversa foi relatada quando administrada em doses recomendadas em éguas prenhes ou garanhões em reprodução. Nenhuma reação adversa foi relatada quando o tartarato de pirantel foi administrado na dose recomendada a éguas prenhes e garanhões em reprodução. Equinos que receberam tartarato de pirantel a 100 mg/kg PC desenvolveram incoordenação, sudorese e aumento da frequência respiratória. Bovinos que receberam 200 mg/kg de tartarato de morantel (20 vezes a dose recomendada) não apresentaram nenhuma reação adversa. O tartarato de morantel tem período de carência de 14 dias para carne em bovinos, mas não há tempo de carência para o leite.

Anti-helmínticos mais antigos

Tetracloreto de carbono

Algumas vezes, é administrado acidentalmente em quantidade excessiva, mas mortes são mais comuns quando ovinos recebem doses adequadas ou bovinos recebem o princípio VO, e não por via injetável. A dose padrão de 2 mℓ por ovino para matar *Fasciola hepatica* adulta ou 1 mℓ/10 kg PC para obter eficácia contra formas imaturas foram amplamente usadas, mas sob algumas circunstâncias essas doses podem ser altamente tóxicas. Doses tão baixas quanto 0,5 mℓ/10 kg PC podem ser associadas à lesão hepática em bezerros, e efeitos clínicos são aparentes a 1 mℓ/10 kg PC em caprinos.

A inalação de tetracloreto de carbono é associada à depressão imediata e aguda do SNC e colapso circulatório e periférico. Ocorre edema pulmonar difuso, e ovinos que sobrevivem apresentam lesão hepática e renal. A ingestão de doses tóxicas pode resultar em morte em 24 h em razão da depressão anestésica e edema pulmonar grave, ou pode ocorrer 3 a 7 dias depois como resultado de insuficiência renal e hepática. Mortes são associadas a falências quase completas de fígado e rins.

Na sobredose ou inalação há início imediato de andar cambaleante, quedas, narcose progressiva, colapso, convulsões e morte causadas por falência respiratória. Animais que sobrevivem a esse estágio ou, como na forma mais comum de intoxicação por tetracloreto de carbono, na qual os animais absorvem uma dose insuficiente para produzir narcose, sinais adicionais podem se manifestar em 3 a 4 dias. Esses incluem anorexia, depressão, fraqueza muscular, diarreia e icterícia. Após mais 2 a 3 dias, os ovinos acometidos entram em decúbito e convulsões clônicas brandas a moderadas podem ocorrer, mas morte é sempre precedida por um período de coma. Animais que sobrevivem estão emaciados e fracos e podem desenvolver fotossensibilização ou perder a lã. Eles são muito suscetíveis a estresses ambientais, particularmente clima inclemente, e mortes isoladas podem ocorrer por muitos meses.

Animais que morrem após inalação do fármaco apresentam lesão pulmonar, hepática e renal graves. Aqueles que morrem por receberem doses maciças VO podem apresentar abomasite e inflamação do duodeno. Ademais, aumento de volume hepático agudo, palidez e padrão em noz moscada acompanhados de necrose centrolobular e degeneração gordurosa; lesões renais de necrose tubular extensa; e degeneração são observados em animais que vêm a óbito após a ingestão de pequenas doses.

Hexacloroetano

É preferido para o tratamento de fasciolose em bovinos quando comparado ao tetracloreto de carbono, mas ele não é completamente seguro. Mortes são raras (1 em 20.000) em bovinos tratados e em ovinos (1 em 40.000), mas doença não fatal não é incomum. Grupos de animais suscetíveis podem apresentar narcose, tremores musculares e decúbito após a administração de dose padrão (bovinos – 15 g a cada 6 meses de idade até um máximo de 60 g; ovinos – 0,4 g/kg PC); tais animais devem receber metade dessa dose em duas ocasiões com 48 h de intervalo.

Animais com grandes sobredoses apresentam ataxia, apatia, anorexia, dispneia, timpanismo ruminal e, algumas vezes, dor abdominal, diarreia e disenteria. Lesões de necropsia incluem abomasite aguda e enterite, edema da mucosa abomasal e necrose centrolobular hepática. O tratamento com borogliconato de cálcio como na febre do leite tem boa resposta.

Hexaclorofeno

Em doses altas (25 a 50 mg/kg PC) o hexaclorofeno é associado à atrofia do epitélio seminífero do testículo de carneiros adultos jovens. A administração repetida é associada a alterações gordurosas periportais no fígado.

Nicotina

Intoxicação por nicotina raramente ocorre em animais, exceto em cordeiros e bezerros nos quais o sulfato de nicotina ainda é incorporado em alguns vermífugos. Doses de 0,2 a 0,3 g de sulfato de nicotina são tóxicos para cordeiros que pesam 14 a 20 kg. Animais em condição corporal ruim são mais suscetíveis do que animais bem nutridos. Os animais são afetados em alguns minutos após a administração e apresentam dispneia com respiração rápida e superficial, tremores musculares e fraqueza, decúbito e convulsões clônicas. Animais que sobrevivem a episódios agudos podem apresentar dor abdominal, salivação e diarreia. Na necropsia, pode haver abomasite e inflamação do duodeno.

Fenotiazina

A exposição à fenotiazina ocorreu no passado em razão do seu uso extensivo como anti-helmíntico. Ceratite, um sinal notável de intoxicação, é mais comum em bezerros, raramente em suínos e caprinos e costuma ocorrer após uma grande dose única de fenotiazina, mas que pode ocorrer em um programa de ingestão diária na pré-mistura da ração. A fenotiazina é absorvida do rúmen como sulfóxido, conjugada no fígado e excretada na urina como leucofenotiazina e leucotionol. Conforme a urina é eliminada, a oxidação adicional transforma o produto metabólico em um corante vermelho-acastanhado, fenotiazina e tionol, que pode ser confundido com hematúria ou hemoglobinúria.

Bovinos são incapazes de destoxificar todos os sulfóxidos, e parte escapa para a circulação e pode entrar no humor aquoso dos olhos, causando fotossensibilização. Outros agentes fotodinâmicos que não são capazes de entrar nos olhos podem ser produzidos, e eles, com o sulfóxido, são associados à fotossensibilização de partes do corpo que têm cor clara. Hiperlacrimejamento com blefaroespasmo grave e fotofobia têm início 12 a 36 h após o tratamento e são seguidos pelo desenvolvimento de opacidade branca nos aspectos lateral e dorsal da córnea, dependendo de qual é exposta à luz do sol. A maioria dos animais se recupera em poucos dias, particularmente se mantidos dentro de uma baia sombreada. Se os animais continuarem a ser expostos, pode ocorrer conjuntivite grave com ceratite.

Sumicidina

Sumicidina (fenvalerato) é um anti-helmíntico piretroide sintético capaz de causar inquietação não fatal, bocejos, espuma na boca, dispneia, levantamento das orelhas e cauda, dilatação pupilar, timpanismo ruminal, regurgitação de conteúdo ruminal, andar cambaleante, tremores, convulsões clônicas e decúbito após uma única dose oral. Doses únicas > 450 mg/kg são letais. Doses diárias repetidas (113 mg/kg PC ou 225 mg/kg PC) também causam morte após 5 a 15 dias.

Tetracloroetileno

Raramente produz incoordenação, que pode ser evidente por 1 a 2 h após a administração em bovinos ou ovinos. O tratamento normalmente não é necessário.

LEITURA COMPLEMENTAR

Cornwell RL, Jones RM. Controlled laboratory trials with pyrantel tartrate in cattle. Br Vet J. 1970;126:134-141.
Dayan AD. Albendazole, mebendazole and praziquantel. Review of non-clinical toxicity and pharmacokinetics. Acta Trop. 2003;86:151-159.
Delatour P, Parish R. Benzimidazole Anthelmintics and Related Compounds: Toxicity and Evaluation of Residues. Orlando, FL: Academic Press; 1986.
McKellar QA, Jackson F. Veterinary anthelmintics: old and new. Trends Parasitol. 2004;20:456.
McSherry BJ, et al. The hematology of phenothiazine poisoning in horses. Can Vet J. 1966;7:3.
Radostits O, et al. Poisoning by anthelmintics. In: Veterinary Medicine: A Textbook of the Disease of Cattle, Horses, Sheep, Goats and Pigs. 10th ed. London: W.B. Saunders; 2007:1830.
Van Cauteren H, Vandenberghe J, Hérin V, et al. Toxicological properties of closantel. Drug Chem Toxicol. 1985;8(3):101-123.
Von Samson-Himmelstjerna G, et al. Efficacy of two cyclooctadepsipeptides, PF1022A and emodepside, against anthelmintic-resistant nematodes in sheep and cattle. Parasitology. 2005;130:343-346.

REFERÊNCIAS BIBLIOGRÁFICAS

1. Epe N, et al. Trends Parasitol. 2013;29:129.
2. Malikides N, et al. New Zeal Vet J. 2009;57:192.
3. Danaher M, et al. J Chromatography. 2007;845:1.
4. Teruel M, et al. Biocell. 2011;35:29.
5. Crisford A, et al. Mol Pharmacol. 2011;79:1031.
6. Hsu WH, Martin RJ. Antiparasitic agents. In: Hsu WH, ed. Handbook of Veterinary Pharmacology. Ames, IA: Wiley-Blackwell; 2013:379.
7. Rahimi S, et al. Iran J Vet Med. 2008;6:12.
8. Zanon RB, et al. J Vet Pharmacol Ther. 2013;36:298.
9. Whelan M, et al. J Agric Food Chem. 2010;58:12204.
10. Pancarci SM, et al. Bull Vet Inst Pulawy. 2007;51:253.
11. Lanusse CE, et al. Anticestodal and antitrematodal drugs. In: Rivere JE, Papich MG, eds. Veterinary Pharmacology and Therapeutics. 9th ed. Ames, IA: Wiley-Blackwell; 2009:1095.
12. Slocombe J, et al. Vet Parasitol. 2007;144:366.
13. Ecco R, et al. Vet Rec. 2006;159:564.
14. Van der Lugt JJ, et al. Comp Pathol. 2007;136:87.
15. Elsheikha HM, McOrist S. Antiparasitic drugs: Mechanisms of action and resistance. In: Elsheikha HM, Khan NA, eds. Essentials of Veterinary Parasitology. Norfolk, UK: Caister Academic Press; 2011:87.

Intoxicação por lactonas macrocíclicas (ivermectina, moxidectina etc.)

Sinopse

- Etiologia: exposição a qualquer composto do grupo das lactonas macrocíclicas incluindo abamectina, doramectina, eprinomectina, ivermectina e moxidectina
- Epidemiologia: ampla aplicação como inseticidas, nematicidas e ascaricidas. A ivermectina é mais popular em razão da sua segurança e eficácia. Os usos agrícolas incluem acaricida, ascaricida e inseticida
- Patologia clínica: alterações inespecíficas no hemograma e aumento de enzimas hepáticas; aumento nas concentrações sanguínea e láctea do composto específico
- Lesões: lesões post mortem inespecíficas
- Confirmação do diagnóstico: sinais clínicos, histórico de exposição, análise de tecidos ou fluidos corporais
- Tratamento: não há antídoto, tratamento de suporte; emulsão *intralipid* intravenosa em casos individuais
- Controle: usar dose adequada para o porte e peso do animal; manter produtos agrícolas armazenados onde os animais não têm acesso a eles.

Etiologia

Ivermectina, o composto mais amplamente reconhecido desse grupo, é uma LM semissintética originalmente obtida de *Streptomyces avermitilis*.[1] Ela é aprovada para uso oral ou injetável como endectocida em equinos, bovinos, ovinos, caprinos, suínos e muitas outras espécies, mas não em bovinos, ovinos e caprinos em lactação.[1,2] Abamectina é uma mistura de ivermectina B_{1a} e B_{1b} usada principalmente como produto injetável em bovinos. Outras LM endectocidas usadas em animais de produção incluem doramectina (injetável e *pour-on*), eprinomectina (*pour-on*) e moxidectina (oral, injetável, *pour-on*).[3-7] Eles também são produtos agrícolas usados em plantações e campos como acaricidas, ascaricidas e inseticidas.[8]

Epidemiologia

As LM têm ampla margem de segurança na maioria das espécies quando usadas em doses recomendadas e de acordo com as instruções da bula. Sinais clínicos de intoxicação em todas as espécies envolvem disfunção neurológica, bem como alguns distúrbios gastrintestinais.[9] Muitos dos relatos de caso envolvem animais mais jovens e são causados por barreira hematencefálica incompleta, falha em estimar adequadamente o peso ou sobredoses maciças.[5,10] Houve relatos de caso de equinos adultos que desenvolveram sinais neurológicos quando receberam a dose recomendada de ivermectina. Isso pode ter decorrido da presença de plantas tóxicas, outras medicações, baixo teor de gordura corporal ou outras razões fisiológicas. Bezerros Jersey machos de 8 meses de idade que receberam 600 µg/kg PC IV ou subcutânea desenvolveram sinais neurológicos que incluíram depressão, ataxia e miose. Bezerros que receberam 8 mg/kg PC desenvolveram sinais neurológicos e entraram em decúbito 24 h após a administração de ivermectina.[11] Equinos que receberam 6 a 10 vezes a dose recomendada de ivermectina desenvolveram ataxia, depressão e prejuízo à visão 24 h após a administração. Três cavalos apresentaram sinais clássicos de intoxicação por ivermectina após receberem a dose normal recomendada e consumirem plantas tóxicas da família *Solanum*.[12]

Ocorrência

Intoxicação associada à LM foi relatada mundialmente em grande número de espécies animais, com maior frequência secundariamente à sobredose inadvertida ou uso errôneo do produto. O uso agrícola do produto como acaricida, inseticida ou ascaricida abre a possibilidade de problemas de rebanho, caso os animais sejam expostos a quantidade excessiva do produto.

Fatores de risco

Fatores de risco do animal

Relatos de intoxicação são mais comuns em equinos e frequentes em potros. Em geral, ocorreu erro na dose e o animal recebeu dose muitas vezes maior do que o recomendado.[9,10] Sinais de intoxicação foram relatados com doses normais, mas com frequência ocorrem em conjunto com o uso de outros compostos ou substâncias.[11]

Fatores de risco do ambiente

LM são excretadas nas fezes de animais tratados e podem contaminar o campo ou atuar como veneno para espécies que não são alvo, seja diretamente através da defecação ou quando o esterco é espalhado no pasto ou campo.[13,14]

Patogênese

As propriedades farmacocinéticas das LM dependem da dose, formulação específica e via de administração. Em geral, as LM são absorvidas lentamente, amplamente distribuídas através do corpo para a gordura e fígado, pobremente metabolizadas e excretadas principalmente inalteradas nas fezes.[1,5] Até 90% da ivermectina e 77% da moxidectina são excretadas pela bile nas fezes.[1,6] Em doses normais, elas não atravessam a barreira hematencefálica de grandes animais adultos saudáveis, em razão da ação principalmente no sistema P-glicoproteína transportador.[5,6] Elas são lipofílicas, especialmente a moxidectina, e, portanto, a presença de baixo teor de gordura corporal pode ter papel na meia-vida de eliminação e toxicidade em animais debilitados.[5] Na ausência de gordura corporal, as LM se concentram no soro e podem chegar a teores altos o suficiente para atravessar a barreira hematencefálica.[5]

Elas exercem seu efeito tóxico se ligando ao GABA e canais de cloreto regulados pelo glutamato. Essa ligação resulta em hiperpolarização e paralisia da musculatura propulsora da faringe do parasita.[1,5,6] Os canais de cloreto regulados pelo glutamato estão presentes apenas em nematódeos e artrópodes. Em espécies animais, os canais controlados pelo GABA são encontrados apenas no SNC e a intoxicação não ocorre a não ser que o transportador P-glicoproteína esteja sobrecarregado ou comprometido e as LM consigam entrar.

Achados clínicos

Achados clínicos em equinos são principalmente aqueles de disfunção neurológica.[9,10,12,15] Equinos intoxicados são atáxicos e apresentam-se em posição quadrupedal com base ampla e cabeça baixa. Tremores musculares, pressão da cabeça contra obstáculos, prejuízo à visão e anormalidades do nervo facial incluindo ptose foram relatados. Midríase é relatada comumente. Outros sinais incluem hipertermia, cólica, convulsões e decúbito. Sinais similares foram relatados em outras espécies, incluindo bovinos e suínos.[1]

Achados de necropsia

Achados *post mortem* são inespecíficos. Tecidos e fluidos corporais (soro e leite) podem ser analisados quanto à presença de LM usando cromatografia lipídica de alto desempenho.[16] O conteúdo gastrintestinal, fezes, gordura e fígado são as melhores amostras para submeter para análise *post mortem*.[6]

> **Diagnóstico diferencial**
> - Intoxicação por cianobactérias
> - Trauma do sistema nervoso central
> - Encefalite
> - Encefalopatia hepática
> - Intoxicação por compostos organofosforados ou carbamatos

Tratamento

Não há antídoto para intoxicação por LM e o tratamento é sintomático e de suporte. Carvão ativado deve ser administrado em casos de sobredose recente quando os animais estão estáveis; múltiplas doses são recomendadas, uma vez que as LM sofrem recirculação êntero-hepática. Metocarbamol foi recomendado para tremores, diazepam ou fenobarbital para convulsões e fluidoterapia intravenosa para reidratação.[9,10,12] Fisostigmina não é mais recomendada em razão da incidência de convulsões. Sarmazenil, um benzodiazepínico agonista efetivo em locais receptores do GABA, a 0,04 mg/kg PC IV a cada 2 h por 6 doses foi usado com êxito duvidoso.[5,10]

Uma emulsão *intralipid* intravenosa (ILE) que contém 20% de óleo de soja em água foi usada de forma bem-sucedida no tratamento de sobredoses por ivermectina e moxidectina em cães[17,18] e foi bem-sucedida no tratamento de uma grande sobredose em um Poney Shetland.[10] O mecanismo de ação de ILE em sobredoses de fármacos não é completamente compreendido. Quando associado a sobredose de fármacos lipofílicos, ele pode atuar como um "ralo lipídico", removendo o fármaco do SNC de volta para a circulação sistêmica em que pode ser metabolizado e/ou excretado.[10] Atualmente não há dose especificada para grandes animais; a dose recomendada para pequenos animais é um bolus de 1,5 mℓ/kg PC lentamente no decorrer de 1 a 3 min, seguido por uma infusão de 0,25 a 0,5 mℓ/kg PC no decorrer de 30 a 60 min.[19] A dose (0,25 mℓ/kg PC) pode ser repetida em 4 a 6 h se não houver evidência de lipemia no soro.[10]

> **Tratamento e controle**
> - Sarmazenil: 0,04 mg/kg, PC IV, a cada 2 h por 6 aplicações (R3)
> - Emulsão *intralipid*: solução de óleo de soja a 20%; 1,5 mℓ/kg PC como bolus IV no decorrer de 1 a 3 min, seguido pela infusão de 0,25 a 0,5 mℓ/kg PC no decorrer de 30 a 60 min (R2).

Controle

Atenção cuidadosa deve ser dada à administração, uma vez que a maioria dos relatos de caso é relacionada com erros da administração, principalmente no cálculo do peso do animal, ou falha em ler e seguir as instruções. Assim como os anti-helmínticos e inseticidas, os LM devem ser mantidos em áreas que os animais não tenham acesso.

LEITURA COMPLEMENTAR

Anderson RR. The use of ivermectin in horses: research and clinical observations. Comp Cont Edu. 1994; 6:S517-S520.

Toutain PL, Upson DW, Terhune TN, et al. Comparative pharmacokinetics of doramectin and ivermectin in cattle. Vet Parasitol. 1997;72:3-8.

REFERÊNCIAS BIBLIOGRÁFICAS

1. Canga AG, et al. Vet J. 2009;179:25.
2. Sheridan R, et al. J Assoc Anal Comm Int. 2006; 89:1088.
3. Durden DA. J Chromatogr B. 2007;850:134-146.
4. Gokbulut C, et al. J Vet Pharmacol Ther. 2013;36:302.
5. Schumacher J, et al. Equine Vet Educ. 2008;20:546.
6. Cobb R, et al. Parasit Vectors. 2009;2:1756.
7. Gokbulut C, et al. Vet Parasitol. 2010;170:120.
8. Wislocki PG, et al. Environmental aspects of abamectin use in crops. In: Campbell WC, ed. Ivermectin and Abamectin. 2nd reissue. Springer-Verlag; 2011:182.

9. Plummer CE, et al. Vet Ophthalmol. 2006;9:29.
10. Bruenisholz H, et al. J Vet Intern Med. 2012;26:407.
11. Cankas GR, Gordon LR. Toxicology. In: Campbell WC, ed. Ivermectin and Abamectin. 2nd reissue. Springer-Verlag; 2011:89.
12. Norman TE, et al. J Vet Intern Med. 2012;26:143.
13. Fernandez C, et al. Soil Sed Contam. 2009;18:564.
14. Floate KD. Can J Vet Res. 2006;70:1.
15. Swor TM, et al. J Am Vet Med Assoc. 2009;125:558.
16. Kaoliang P, et al. Vet Res Commun. 2006;30:263.
17. Bates N, et al. Vet Rec. 2013;172:339.
18. Crandall DE, et al. J Vet Emerg Crit Care. 2009; 19:181.
19. Plumb DC. Fat emulsion. In: Plumb DC, ed. Veterinary Drug Handbook. 7th ed. Ames, IA: Wiley-Blackwell; 2011:409.

Compostos inseticidas organofosforados e carbamatos

Sinopse

- Etiologia: intoxicação por exposição acidental ou sobredose de qualquer dos muitos inseticidas nesses dois grupos de compostos orgânicos
- Epidemiologia: surtos ocorrem por sobredose, uso de preparações de base oleosa formuladas para uso em superfícies não animais, animais desidratados, aspersão de pomares ou jardins e de plantações para pastagens
- Patologia clínica: depressão acentuada dos teores sanguíneos de colinesterase
- Lesões:
  - Doença aguda: nenhuma lesão diagnóstica
  - Neurotoxicidade retardada: lesões degenerativas em nervos periféricos e medula espinal
- Confirmação do diagnóstico: diminuição dos teores de colinesterase no sangue; organofosforados ou carbamatos nos alimentos ou no ambiente
- Tratamento: atropina em grandes doses até atingir o efeito desejado ou associada a 2-PAM; remoção da toxina residual da pelagem; evitar a absorção do trato gastrintestinal com carvão ativado e catárticos
- Controle: evitar o uso em animais estressados, especialmente nos desidratados. Restrições especiais com o clorpirifós.

Etiologia

Compostos organofosforados (OF) e carbamatos atuam essencialmente da mesma forma terapêutica e toxicológica, mas a ligação do composto à enzima esterase é irreversível nos compostos OF e espontaneamente degradável nos carbamatos, tornando-os potencialmente menos perigosos. Muitos compostos estão incluídos nesse grupo, e aqueles usados para o tratamento direto de animais foram selecionados por sua baixa toxicidade. Uma grande quantidade de informações está disponível quanto à toxicidade relativa de muitos compostos, mas não é possível fornecer detalhes aqui e as informações não são passíveis de resumo.[1]

Epidemiologia

Ocorrência

Todas as espécies de animais são acometidas. Intoxicação por compostos OF e carbamatos em animais pode ocorrer com menor frequência na medida em que inseticidas mais seguros são desenvolvidos.[2]

Fonte de toxina

- Pastejo em áreas recentemente aspergidas, particularmente pomares nos quais a maioria dos compostos tóxicos é usado com frequência
- *Spray* usado em plantações de cereais e em pomares transportados pelo vento para pastos
- Feno ou cubos feitos de plantas aspergidos com compostos organofosforados
- Acesso inadvertido a inseticidas granulados para uso em plantações
- Uso de embalagens antigas de inseticidas como utensílios para alimentação
- Contaminação do suprimento de água
- Concentração muito alta de *spray* inseticida
- A toxicidade de alguns compostos parece aumentar com o armazenamento
- Aplicação em animais de produtos que contêm base oleosa designados especificamente para aspersão em paredes ou plantas.

Fatores de risco

Fatores de risco do animal

Grupos suscetíveis incluem:

- Animais jovens (mas para alguns compostos, os adultos são mais suscetíveis) estressados, privados de água e com frio; o aumento da suscetibilidade causada pela restrição da ingestão de água é verificado especialmente após o tratamento oral para controle de infestações por moscas varejeiras
- Fêmeas prenhes, uma vez que defeitos congênitos ocorrem em sua prole
- Brahman e cruzamentos de Brahman parecem mais suscetíveis a alguns compostos do que outros bovinos
- Ovinos Dorset Down podem ser especialmente suscetíveis
- Clorpirifós é mais tóxico para animais machos com altos teores sanguíneos de testosterona e não é recomendado para uso em touros com mais de 8 meses de idade.

Fatores de risco do ambiente

A introdução desses compostos na terapêutica de animais para tratamento de nematódeos, oestrídeos e infestações por moscas varejeiras e como inseticidas *spray* em plantas e solo aumentou sua importância como causa possível de intoxicação e como causa de poluição de leite, carne e ovos. Eles também têm papel na intoxicação de aves nativas e outros animais não alvo.[2]

Transmissão

- Formulação usada, especialmente o solvente ou veículo usado e tamanho da gotícula
- O método de aplicação, por exemplo, a toxicidade de *pour-ons* é retardada por 24 h, quando comparados aos *sprays*.

Patogênese

Compostos OF são altamente tóxicos e imediatamente absorvidos após ingestão, inalação e pelas vias percutânea e perconjuntival. Uma vez absorvidos, os OF que contêm enxofre (fosforotioatos e fosforoditioatos) são metabolizados por oxidases de função mista (OFM) e o enxofre é trocado pelo oxigênio, aumentando assim a toxicidade. Existem duas formas de toxicidade: inativação da colinesterase e neurotoxicidade tardia induzida por OF.

Inativação da colinesterase

A inativação da colinesterase por esses compostos OF é associada ao aumento na acetilcolina nos tecidos e aumento da atividade do sistema nervoso parassimpático e dos nervos colinérgicos pós-ganglionares do sistema nervoso simpático. Os efeitos tóxicos, portanto, reproduzem as respostas nicotínica e muscarínica da administração da acetilcolina. Diferenças entre a toxicidade dos compostos dependem da estabilidade dessa ligação entre esterase e composto, e a toxicidade da substância formada pela ligação.

Os efeitos muscarínicos da acetilcolina são a resposta visceral do sistema respiratório e incluem dispneia acentuada causada por diminuição da complacência pulmonar dinâmica e tensão de oxigênio arterial e aumento na resistência pulmonar total; há constrição bronquial e aumento da secreção mucosa pelas glândulas bronquiolares. No sistema digestório, há aumento da peristalse e da salivação. Efeitos em outros sistemas incluem hipotensão e bradicardia, constrição pupilar, sudorese e aborto.

Os efeitos nicotínicos são a resposta muscular esquelética de contração, tremores e tetania, convulsão, opistótono, fraqueza e paralisia flácida. Há diferença nas respostas muscarínica e nicotínica relativas entre espécies: os efeitos viscerais são mais acentuados em ruminantes e os efeitos musculares são mais evidentes em suínos, nos quais a paralisia de membros pélvicos é uma manifestação comum.

Neurotoxicidade retardada induzida por organofosforados

Essa forma de toxicidade se manifesta como axonopatia distal que tem início 1 ou 2 semanas após a ocorrência da intoxicação. Há retardo nos neurônios, causando paralisia flácida regional, especialmente nos neurônios longos. A patogênese dessa lesão é o produto final tóxico produzido pela interação entre alguns compostos OF e a esterase, uma esterase neurotóxica fosforilada. Os efeitos mais graves estão associados aos compostos OF industriais. Exemplos típicos incluem:

- Defeitos congênitos em animais jovens em decorrência da intoxicação de fêmeas prenhes
- Hemiplegia laríngea bilateral em equinos
- Íleo paralítico pode possivelmente ser associado à intoxicação por clorpirifós.

Haloxona, principalmente, tem seu efeito neurotóxico em decorrência da sua associação com apenas depressão branda nos teores de colinesterase, mas a resposta neurotóxica na forma de ataxia de membro pélvico foi relatada em alguns ovinos e suínos tratados. A suscetibilidade de ovinos é determinada pela capacidade genética de cada indivíduo em metabolizar essa classe de composto OF.

Achados clínicos

Intoxicação aguda

Em geral, sinais de intoxicação aguda em animais podem ocorrer poucos minutos após a inalação ou ingestão de soluções dos compostos mais tóxicos e mortes 2 a 5 min após. Após aplicação cutânea de diclorvós em bezerros, os sinais clínicos apareceram em 30 min, o pico em aproximadamente 90 min, e desapareceram aproximadamente 12 a 18 h. Com compostos menos tóxicos na forma sólida, os sinais podem não aparecer por algumas horas e mortes podem ser retardadas por até 12 a 24 h.

Bovinos, ovinos e caprinos

Intoxicação aguda

Na inativação aguda de colinesterases, os sinais premonitórios – e os únicos sinais em casos brandos – são salivação, lacrimejamento, inquietação, secreção nasal, tosse, dispneia, diarreia, micção frequente e rigidez muscular com andar cambaleante. Dispneia com gemidos é o sinal mais óbvio, normalmente mais audível a distância em razão do número de animais acometidos. Sinais adicionais incluem protrusão de língua, constrição das pupilas resultando em prejuízo à visão, tremores musculares com início na cabeça e pescoço e se espalhando para todo o corpo, timpanismo, colapso e morte com ou sem convulsões ou distúrbio respiratório grave. Em ovinos e caprinos, os sinais também incluem dor abdominal. Os sinais desaparecem em 12 a 18 h.

Neurotoxicidade retardada

Nesses casos, os sinais não aparecem por pelo menos 8 dias e até 90 dias após a intoxicação. Os sinais incluem incoordenação posterior e paralisia. Clorpirifós é um exemplo específico desse tipo de intoxicação. Ele não deve ser aplicado em bovinos ou em touros adultos. Os sinais incluem anorexia, depressão, decúbito e abdome distendido, estase ruminal e diarreia e sons de chapinhar em líquido na percussão do flanco direito. Desidratação grave se desenvolve e pode resultar em morte.

Suínos

Intoxicação aguda

Em suínos, os efeitos viscerais da inativação aguda da colinesterase são menos acentuados do que em ruminantes, e salivação, tremores musculares, nistagmo e decúbito são característicos. Em algumas circunstâncias, a síndrome é indefinida, com fraqueza muscular e sonolência como os únicos sinais aparentes. Não ocorre distúrbio respiratório nem diarreia.

Neurotoxicidade retardada

Surtos de paralisia posterior ocorrem 3 semanas após a administração de um anti-helmíntico OF; os sinais clínicos variam em gravidade de emboletamento dos membros pélvicos à paralisia flácida completa. Os membros pélvicos podem ser arrastados enquanto os suínos caminham com os membros torácicos. Os suínos acometidos estão alertas e comem bem.

Equinos

Intoxicação aguda

Os sinais incluem dor abdominal e sons intestinais acentuadamente aumentados, diarreia muito líquida, tremores musculares, ataxia, andar em círculos, fraqueza e dispneia. O aumento da salivação raramente ocorre. Em potros, diarreia líquida, um sinal transitório na intoxicação moderada, pode ser expandida para gastrenterite grave com doses maiores.

Neurotoxicidade retardada

Paralisia de laringe bilateral se desenvolve em potros após a administração de anti-helmínticos OF.

Sinais mistos de intoxicação por organofosforados

- Leitões com defeitos congênitos do sistema nervoso que manifestam clinicamente ataxia e tremores são produzidos por porcas que receberam compostos OF durante a gestação. Teratogenicidade pode ser uma característica de apenas alguns compostos OF, por exemplo, triclorfon é teratogênico já o diclorvós não é
- Diminuição significativa na taxa de concepção quando a administração ocorre no início do estro
- A maioria dos compostos OF é associada apenas à interferência temporária com colinesterase e não são associadas a nenhum efeito permanente nos animais que se recuperam. Com alguns compostos, especialmente coumafós e ronel, o período de recuperação pode ser bastante longo (até 3 meses no caso do ronel) em razão da excreção lenta do composto e do complexo composto-esterase combinado
- Absorção de um composto OF pode também ser associada a alterações significativas no teor de colinesterase do paciente sem causar sinais clínicos
- A potencialização da ação do cloridrato de succinilcolina pode ocorrer por até 1 mês após a administração do composto OF em equinos; a administração do relaxante em cavalos sensibilizados pode ser seguida por apneia persistente e morte.

Essas e muitas outras interações com fármacos que podem ter, por si só, efeitos tóxicos, significa que as instruções do fabricante para compostos OF devem ser seguidas de forma explícita.

Patologia clínica

A estimativa da colinesterase nos tecidos corporais e fluidos é o método mais satisfatório para diagnosticar a intoxicação, mas é essencial que métodos adequados e padrões de normalidade sejam utilizados. Figuras convincentes são da ordem de 50% a 100% de diminuição dos controles normais. O grau e a duração da depressão dos teores de colinesterase sanguínea variam com a dose e a toxicidade do composto usado. Os teores sanguíneos de colinesterase são diminuídos por muito mais tempo do que os sinais clínicos estão aparentes, por exemplo, após a intoxicação por diclorvós, a depressão dos teores de colinesterase no sangue não chega ao teor mínimo até 12 h após a aplicação, e o retorno aos teores normais leva 7 a 14 dias. De forma similar, os teores de colinesterase em bovinos intoxicados por terbufos, um inseticida agrícola, não começam a aumentar até o normal até 30 dias e não são normais por 150 dias após a intoxicação acidental. Diferentemente dos inseticidas organofosforados, os inseticidas carbamatos inibidores da colinesterase podem se ligar de forma reversível espontaneamente, e a depressão da colinesterase pode não ser detectável nos animais intoxicados recentemente.

Material alimentar suspeito pode ser avaliado quanto ao seu teor de compostos OF, mas ensaios de tecidos de animais são virtualmente sem valor e podem causar engano.

Achados de necropsia

Não há lesões macroscópicas ou histológicas na necropsia em casos de inativação aguda da colinesterase, mas as amostras de tecido podem ser coletadas para análise toxicológica. O material enviado para análise laboratorial para colinesterase deve ser refrigerado, mas não congelado.

Lesões degenerativas distintas nos nervos periféricos e medula espinal podem ser vistos em casos de neurotoxicidade retardada, e hipoplasia é visível no cérebro, cerebelo e medula espinal em leitões acometidos congenitamente.

> **Diagnóstico diferencial**
>
> Surtos de uma síndrome de dispneia, salivação, rigidez muscular e constrição das pupilas após exposição, associada a histórico de exposição e depressão dos teores sanguíneos de colinesterase sugere intoxicação por esses compostos organofosforados, mas a confirmação do diagnóstico requer ensaios positivos em material suspeito de intoxicação. Em bovinos, as taxas de morbidade e mortalidade são de aproximadamente 100%, mas em suínos, a taxa de recuperação é boa e todos os suínos

podem se recuperar se a ingestão tiver sido baixa e o acesso for restringido. Com as demais intoxicações descritas a seguir, a morte é mais comum em suínos, e efeitos residuais, incluindo cegueira e paralisia, ocorrem em uma parte dos sobreviventes.

Lista de diagnósticos diferenciais
- Bovinos:
  - Sinais iniciais de intoxicação por nicotina
  - Grupos de bovinos acometidos por enfisema e edema pulmonares agudos (febre da neblina)
  - Casos esporádicos de anafilaxia
- Equinos:
  - Intoxicação por chumbo
- Suínos:
  - Intoxicação por arsênico
  - Avitaminose A
  - Intoxicação por mercúrio
  - Intoxicação por cloreto de sódio (sal).

Tratamento

Animais que foram imersos ou aspergidos devem ser lavados com água e sabão ou detergente para remover material OF residual. Quando ocorrer ingestão oral, carvão ativado irá adsorver toxina residual no intestino.

O tratamento primário é urgente e crítico, especialmente em bovinos, em razão da taxa de mortalidade normalmente alta. Atropina é o antídoto para os efeitos muscarínicos, mas não reverte os efeitos nicotínicos do composto OF, ou seja, tremores, espasmos e convulsões. A dose recomendada em ovinos e caprinos é de 0,5 mg/kg PC com ¼ da dose administrada por via intravenosa e o restante IM ou subcutânea.[3] Esse procedimento deve ser repetido a cada 3 a 4 h por 1 a 2 dias, com salivação e frequência cardíaca orientando o tratamento. A atropina parece ter baixa eficácia em ovinos. Esse não é um empecilho grave, uma vez que os ovinos são muito menos suscetíveis do que os bovinos a doses maiores de atropina. A dose de atropina recomendada em equinos é de 0,02 a 0,2 mg/kg PV IV até a obtenção do efeito,[3] mas ela precisa ser administrada com cautela, uma vez que os equinos são muito suscetíveis aos efeitos gastrintestinais da atropina.

Oximas, se disponíveis e economicamente viáveis, podem ser úteis no tratamento inicial de intoxicação por compostos OF. Sua utilidade como antídoto declina rapidamente com o passar do tempo após a intoxicação ocorrer, e sua eficácia é duvidosa se o uso ocorrer após 24 h. A oxima mais comum é o cloridrato de pralidoxima (2-PAM). A dose recomendada para 2-PAM em ruminantes é de 25 a 50 mg/kg PC administrado por via intravenosa como solução a 20% no decorrer de 6 min.[4] Em equinos, 2-PAM na dose de 20 mg/kg PC é administrada com bons resultados.[4] Pode ser necessário repetir o tratamento por até 10 dias para contrapor os compostos de ação mais lenta, como o coumafós.

Tratamento e controle

Ruminantes
- Sulfato de atropina: 0,5 mg/kg PC com ¼ administrados por via intravenosa e o restante IM ou SC; repetir a cada 3 a 4 h por 1 a 2 dias (R1)
- Cloridrato de pralidoxima (2-PAM): 25 a 50 mg/kg PC IV como solução a 20% no decorrer de 6 min. Repetir conforme necessário (R2, dependendo do custo; não é para uso em rebanho).

Equinos
- Sulfato de atropina: 0,02 a 0,2 mg/kg PC IV até a obtenção do efeito; repetir com cautela por via SC a cada 1,5 a 2 h (R1, apenas se necessário)
- Cloridrato de pralidoxima (2-PAM): 20 mg/kg PC IV; repetir a cada 4 a 6 h conforme o necessário (R2).

Controle

A maioria dos surtos ocorre após acesso acidental aos compostos. Animais que serão tratados VO com inseticidas OF devem ter amplo acesso à ingestão de água fresca antes da administração. O uso do clorpirifós é restrito a bovinos de corte, e não deve ser feito em bezerros com menos de 12 semanas de idade ou em touros com mais de 8 meses de idade.

LEITURA COMPLEMENTAR

Abdelsalam EB. Factors affecting the toxicity of organophosphorus compounds in animals. Vet Bull. 1987; 57:441-448.
Barrett DS, et al. A review of organophosphorus ester-induced delayed neurotoxicity. Vet Human Toxicol. 1985;27:22-37.
Radostits O, et al. Organophosphorus compounds and carbamates. In: Veterinary Medicine: A Textbook of the Disease of Cattle, Horses, Sheep, Goats and Pigs. 10th ed. London: W.B. Saunders; 2007:1834.
Savage EP, et al. Chronic neurological sequelae of acute organophosphate pesticide poisoning. Arch Environ Health. 1988;43:38.

REFERÊNCIAS BIBLIOGRÁFICAS

1. Karami-Mohajeri S, et al. Hum Exp Toxicol. 2011; 30:1119.
2. Poppenga RH. Vet Clin North Am Food Anim Pract. 2011;27:379.
3. Plumb DC. Atropine. In: Plumb DC, ed. Veterinary Drug Handbook. 7th ed. Ames, IA: Wiley-Blackwell; 2011:94.
4. Plumb DC. Pralidoxime chloride (2-PAM chloride). In: Plumb DC, ed. Veterinary Drug Handbook. 7th ed. Ames, IA: Wiley-Blackwell; 2011:842.

Organofosforados industriais

Os principais usos industriais dos organofosforados são como fluidos hidráulicos resistentes ao fogo, como lubrificantes e fluidos resfriadores. Alguns compostos incluindo tri-o-toluil fosfato, tri-o-cresil fosfato (TOCP) e triaril fosfato (TAP) têm chamado a atenção na medicina veterinária por serem associados à intoxicação em animais. As TAP contêm alguns isômeros, bem como TOCP (p. ex., m-cresol, p-cresol, o-cresol) e todos são mais tóxicos do que TOCP. A intoxicação pode ocorrer por ingestão ou absorção cutânea.

Os sinais clínicos de neurotoxicidade retardada não ocorrem até muitas semanas após o contato e incluem sinais neurológicos irreversíveis de estertores respiratórios, dispneia, disúria, embolamento, fraqueza nos membros e paralisia posterior.

A confirmação do diagnóstico depende de evidências de exposição ao agente tóxico, sinais referentes a lesões do sistema nervoso, e ao ensaio positivo para o agente tóxico nos tecidos do animal. Lesões de necropsia incluem, de forma característica, degeneração neuronal na medula espinal e nervos periféricos.

Intoxicação por rotenona

A rotenona foi extensivamente usada no controle de larvas de Hypoderma de bovinos no pasto. Ela é um agente neurotóxico; a exposição crônica resulta em degeneração das células neuronais, especialmente neurônios dopaminérgicos.[1] O uso como pesticida e inseticida nos EUA está sendo reduzido, em parte em razão da sua associação com a doença de Parkinson em humanos.[2]

Ela tem a reputação de baixa toxicidade para mamíferos, mas toxicidade relativamente alta para animais de vida aquática. A LD_{50} para ingestão em mamíferos é de 100 a 300 mg/kg, enquanto a LD_{50} para peixes é de menos de 100 $\mu g/\ell$ de água. A absorção oral em mamíferos é limitada, mas incrementada pela gordura da dieta.

Na necropsia, a ingesta pode conter até 2.000 ppm de rotenona. Sinais incluem salivação, tremores musculares, vômito, paralisia ascendente, incoordenação, quadriplegia, depressão respiratória, coma e morte. A exposição acidental VO pode ser tratada com carvão ativado, e um catártico osmótico para descontaminação seguido pelo controle de convulsões, conforme o necessário. Tranquilizantes fenotiazínicos são contraindicados na intoxicação por rotenona.

LEITURA COMPLEMENTAR

Lapointe N, et al. Rotenone induces non-specific central nervous system and systemic toxicity. FASEB J. 2004;18:717-719.
Graham OH, et al. The potential of animal systemic insecticides for eradicating cattle grubs, Hypoderma spp. J Econ Entomol. 1967;60:1050.

REFERÊNCIAS BIBLIOGRÁFICAS

1. Watabe M, et al. Mol Pharmacol. 2008;74:933.
2. Tanner CM, et al. Environ Health Perspect. 2011; 119:866.

Inseticidas organoclorados

Sinopse

- Etiologia: intoxicação por qualquer composto do grupo de inseticidas, incluindo aldrina, hexacloreto, clordano, DDT, dieldrina, endrina, heptacloro, isodrina, lindano, metoxicloro ou toxafeno
- Epidemiologia: sobredose acidental ou por desinformação. O uso em animais atualmente é incomum, pois compostos menos tóxicos têm sido utilizados. Os animais podem ter acesso acidental a produtos armazenados ou restos de produtos. Isso é importante em razão dos resíduos em produtos de origem animal usados na cadeia de produtos alimentares para humanos
- Patologia clínica: ensaios do composto em tecidos de animais
- Lesões: não há lesões consistentes significativas; alguns animais apresentam musculatura pálida
- Confirmação do diagnóstico: ensaio químico do fígado ou cérebro para intoxicação aguda; gordura ou outros tecidos de animais para intoxicação crônica

- Tratamento: apenas tratamento de suporte; controle da hipertermia e convulsões. Remoção dos resíduos químicos; carvão ativado para detoxificação do produto ingerido
- Controle: não usar esses inseticidas e armazená-los de forma adequada.

DDT: diclorodifeniltricloroetano.

Etiologia

Esse grupo de venenos inclui diclorodifeniltricloroetano (DDT), hexacloreto de benzeno (e o lindano, seu isômero gama), aldrina, dieldrina, clordano, toxafeno, metoxicloro, diclorodifenildicloroetano, isodrina, endrina e heptacloro. O metoxicloro é menos tóxico do que o DDT, e isodrina e endrina são mais tóxicos do que aldrina e dieldrina. Cânfora (2-bornanona) é quimicamente similar ao toxafeno, e é associada à síndrome similar quando fornecida acidentalmente.

Epidemiologia

Ocorrência

A intoxicação por esses compostos foi relatada em todas as espécies de animais. Os hidrocarbonetos clorados receberam muitas críticas como contaminantes ambientais, de modo que eles raramente são usados diretamente em animais; portanto, surtos de doença clínica associados a eles são muito menos comuns do que costumavam ser.

Fatores de risco

Fatores de risco do animal

Os compostos variam na sua capacidade de atravessar a barreira cutânea. Hexacloreto de benzeno, aldrina, dieldrina e clordano são absorvidos imediatamente. A suscetibilidade à absorção cutânea entre espécies também varia amplamente. Animais muito jovens de qualquer espécie são mais suscetíveis do que adultos, e animais em lactação ou emaciados também apresentam maior suscetibilidade.

Fatores de risco da propriedade ou do perímetro

Muitos surtos são associados à aplicação de produtos destinados ao uso em plantações nos animais, por exemplo, endosulfano, e que contenham especificamente o alerta "Não destinado ao uso em animais" no rótulo. Esses inseticidas podem contaminar o solo e persistir lá por muitos anos. Animais que escavam, como os suínos, são particularmente suscetíveis a essa fonte de intoxicação. Esses compostos algumas vezes também são fornecidos acidentalmente e em grande quantidade no lugar de aditivos alimentares, e são associados à intoxicação aguda. Em animais confinados, os sinais podem continuar por até 1 ano em razão da contaminação repetida do ambiente. Iscas para insetos, por exemplo, para gafanhotos que contenham toxafeno e clordano, usadas em pastagens e para insetos que ingerem folhas em jardins comerciais podem ser associadas à intoxicação em animais de produção, que podem ingerir grandes quantidades desses compostos. Esses inseticidas, especialmente heptacloro, são incorporados no solo antes da plantação de batata e milho ser semeada para controle de pragas. O pastejo subsequente no campo causará contaminação dos animais de produção por muitos anos.

Fatores de risco do ambiente

Organoclorados são regulados de perto e banidos em muitos países, principalmente em razão da sua persistência no ambiente, mas alguns ainda são amplamente utilizados na agricultura, principalmente em plantas em crescimento para controlar insetos que são pragas e para controle de fungos em sementes de grãos armazenadas. Se as plantas ou grãos, mesmo moídos, e os subprodutos, por exemplo, farelo, forem fornecidos para animais, eles podem ser associados a problemas com resíduos em tecidos; se forem fornecidos em quantidade suficiente, eles podem ser associados à doença clínica.

Fatores de risco dos humanos

Uma vez que esses compostos são solúveis em gordura e se acumulam em depósitos no corpo, eles representam um risco extraordinário à indústria da carne. Eles também são excretados em quantidade significativa no leite e entram na cadeia de alimentos para pessoas nesse ponto. Eles são concentrados ainda mais no creme e na manteiga.

Transmissão

Ingestão, inalação, aspiração e absorção transcutânea são portas de entrada possíveis, de maneira que a contaminação de alimentos e a aplicação de *sprays* e banhos podem ser associadas à intoxicação.

Método de aplicação

O banho de animais é o método mais prejudicial de aplicação, uma vez que a penetração no organismo pode ocorrer por todas as portas de entrada. A aspersão é mais segura, uma vez que a absorção percutânea e a inalação são as únicas portas de entrada. O pequeno tamanho das partículas do composto e a concentração de animais em espaços confinados enquanto realizando a aspersão aumenta a possibilidade de intoxicação. Preparações oleosas não são usadas para o tratamento de animais, mas são usadas de forma inadvertida e são absorvidas imediatamente através da pele.

Formulação usada

A concentração de inseticidas em formulações usadas para aspersão de celeiros é muito maior do que aquela usada para animais. Entre as preparações em *spray*, soluções simples são mais perigosas, seguidas por emulsões e, menos perigosas de todas, a apresentação em pó para diluição. A utilização da forma em pó é mais segura e é preferível a outros métodos. Preparações para uso em plantas com frequência são emulsões instáveis, que saem facilmente da suspensão e então chegam à planta. Se essas preparações forem usadas em animais, os primeiros animais que passam pela imersão podem ser fortemente contaminados e sofrer efeitos da dose tóxica letal de forma aguda. Embora o tratamento das pastagens para controlar pragas normalmente seja seguro, as pastagens tratadas ou o feno a partir delas pode causar contaminação de produtos de origem animal. Essa contaminação pode ser evitada incorporando o inseticida em grânulos superfosfato em vez de aplicá-lo como *spray* ou pó.

Patogênese

O mecanismo de ação dos organoclorados é induzir a descarga repetitiva de neurônios motores e sensoriais por interferência com a transmissão axonal de impulsos nervosos. Após a absorção, inseticidas ciclodienos são ativados pelo sistema OFM (oxidase de função mista), e qualquer exposição química ou ambiental prévia que aumente o sistema OFM pode exacerbar o início da intoxicação. Os organoclorados difenil alifáticos (DDT) afetam os canais de sódio, prolongando o influxo de sódio e inibindo o efluxo de potássio da membrana nervosa. Os organoclorados ciclodienos inibem competitivamente a ligação do GABA ao receptor, resultando em perda de inibição GABA e estimulação resultante do neurônio. Em todas as intoxicações por organoclorados, a recuperação pode ocorrer, mas é seguida por paralisia de animais menores e, por fim, ocorrem colapso e morte.

A maioria das substâncias se acumula nos depósitos adiposos, onde eles são fontes potenciais de perigo em casos de mobilização súbita de gordura, que pode resultar na liberação dos compostos na corrente sanguínea e no surgimento de sinais de intoxicação.

Achados clínicos

A velocidade de início da doença após exposição varia de alguns minutos a algumas horas, dependendo da porta de entrada, do composto e da sua formulação, mas nunca é muito longo.

Os efeitos tóxicos produzidos pelos membros desse grupo incluem anorexia completa, aumento da excitabilidade e irritabilidade seguida por ataxia, tremores musculares, fraqueza e paralisia e convulsões terminais em casos graves. Salivação e ranger de dentes ocorrem em grandes animais, e vômito ocorre em suínos. Variações nessa síndrome clínica, que é comum a todas as intoxicações por organoclorados, incluem:

- Intoxicação crônica por DDT e metoxicloro pode ser associada à lesão hepática moderada
- Hexacloreto de benzeno, lindano, clordano, toxafeno, dieldrina, endrina, aldrina e heptacloro são associados à síndrome exagerada, incluindo ranger de dentes, movimentos de mastigação, dispneia,

tetania, tremores palpebrais, espamos das orelhas, opistótono, micção frequente, movimentos de frenesi, andar para trás, escalar paredes, cambalhotas violentas e saltos sem propósito. Pode ocorrer febre de 5% a 7% acima do normal, possivelmente como resultado da atividade convulsiva. Convulsões podem persistir por 2 a 3 dias se o animal não morrer.

Patologia clínica

Sangue, pelos e ingesta podem ser avaliados quimicamente para toxinas específicas. A remoção por biopsia do tecido adiposo próximo à cauda da vaca oferece uma forma satisfatória de obter amostra de tecido para análise. Resíduos de organoclorados em animais intoxicados agudamente podem chegar a 4 a 7 ppm no cérebro ou fígado.

Achados de necropsia

Na necropsia, não há lesões específicas acentuadas no sistema nervoso, mas hepatite tóxica e nefrite tubular aparecem em alguns casos. As concentrações teciduais precisam ser altas para serem consideradas bons indicadores de intoxicação recente. Se possível, as amostras devem ser congeladas e o composto suspeito deve ser indicado, uma vez que os procedimentos de ensaio são demorados e complexos.

Amostras para confirmação do diagnóstico *post mortem*

- Amostras de pelos, se a porta de entrada for percutânea
- Ingesta, se a ingestão for a porta de entrada provável.

Diagnóstico diferencial
- Intoxicação por chumbo
- Raiva
- Pseudorraiva em bovinos
- Polioencefalomalácia
- Meningoencefalite tromboembólica
- Intoxicação por sal em suínos.

Tratamento

Não há tratamento primário específico. Carvão ativado (2 g/kg) administrado precocemente por sondagem ruminal se ligará ao pesticida no rúmen e reduzirá absorção adicional. O uso de óleo mineral deve ser evitado, uma vez que aumentará a absorção de organoclorados lipossolúveis. Resíduos do produto químico devem ser removidos da pelagem com sabão desengordurante e enxágue copioso com água. O tratamento de suporte inclui sedação com diazepam ou pentobarbital sódico até o desaparecimento dos sinais, monitoramento e tratamento da hipertermia e reposição de fluidos.

O tratamento para reduzir a contaminação dos tecidos não é bem-sucedido e, na maioria dos casos, o tempo necessário para que a contaminação ceda varia entre compostos, mas é longo, chegando a 3 a 6 meses ou mais. Por exemplo, vacas alimentadas com DDT antes do parto precisam de, em média, 189 dias a partir do parto para que a concentração na gordura do leite decline para 125 ppm. Após a fonte de contaminação ser removida, *drench* das vacas com 2 kg de carvão ativado, seguido por incorporação diária no alimento a intervalos de 2 semanas foi recomendado com esse propósito. Nenhum desses procedimentos é realmente prático no manejo médio das propriedades. O procedimento comum para reduzir o teor de contaminação tecidual em animais é colocá-los em confinamento sem contato com pastagem e alimentá-los com rações com alto teor de energia. Ovinos se descontaminam muito mais rapidamente do que bovinos, e animais com alto plano nutricional eliminam as toxinas mais rapidamente.

Controle

Recomenda-se evitar o uso desses compostos.

LEITURA COMPLEMENTAR

Aslani MR. Endosulfan toxicosis in calves. Vet Human Toxicol. 1996;38:364.
Booth NH, McDowell JR. Toxicity of hexachlorobenzene and associated residues in edible animal tissues. J Am Vet Med Assoc. 1975;166:591-595.
Marth E. Stunzner D. Toxicokinetics of chlorinated hydrocarbons. J Hyg Epidemiol Microbiol Immunol. 1989;33:514-520.
Radostits O, et al. Chlorinated hydrocarbons. In: Veterinary Medicine: A Textbook of the Disease of Cattle, Horses, Sheep, Goats and Pigs. 10th ed. London: W.B. Saunders; 2007:1832.
The history of organochlorine pesticides in Australia. (Accessed 10.12.2013, at http://www.apvma.gov.au/products/review/completed/organochlorines_history.php.).
Uzoukwu M, Sleight SD. Effects of dieldrin in pregnant sows. J Am Vet Med Assoc. 1972;160:1641-1643.

Intoxicação por fluoroacetato de sódio (composto 1080)

Etiologia

O fluoroacetato de sódio na forma do composto 1080 é usado como rodenticida potente na agricultura. Atualmente ele é usado nos EUA contra coiotes, e na Austrália e Nova Zelândia contra espécies introduzidas, como gambás.[1,2] Ele também é formado naturalmente pela captação do solo e água em muitas plantas nativas da África, Austrália e Brasil. A dose tóxica para animais domésticos, incluindo ovinos, é de 0,3 mg/kg PC,[3] e 0,4 mg/kg PC é letal para bovinos. Doses subletais podem ser cumulativas se administradas a intervalos suficientemente curtos.

Epidemiologia

O uso do fluoroacetato na agricultura representa risco para animais a pasto uma vez que ele normalmente é espalhado como isca pelos campos, combinado a cereais, cenouras ou pão, e é atrativo para ruminantes.

Patogênese

No corpo, o fluoroacetato é convertido a fluorocitrato, que inibe as enzimas aconitase e succinato desidrogenase no ciclo do ácido tricarboxílico (ciclo de Krebs) levando ao acúmulo de quantidade significativa de citrato nos tecidos e à lesão cardíaca irreversível. Duas ações se manifestam: estimulação do SNC produzindo convulsões e depressão miocárdica com fibrilação ventricular. Em ovinos, o efeito predominante com a intoxicação aguda é no miocárdio e sistema pulmonar; em suínos e cães, é no sistema nervoso.

Achados clínicos

Variam amplamente entre espécies. Em casos agudos em herbívoros, tipicamente ocorre morte súbita. Os animais são encontrados mortos sem evidência de sofrimento, ou há convulsões tetânicas e insuficiência cardíaca aguda, e os animais apresentam fraqueza e dispneia, acompanhados por arritmia cardíaca, pulso fraco e evidência eletrocardiográfica de fibrilação ventricular.

Em ovinos com intoxicação subaguda, os sinais são similares, mas não são aparentes quando os animais estão em repouso. Quando são perturbados, os sinais nervosos de tremor e convulsões aparecem, mas desaparecem quando a ovelha entra em decúbito.

Suínos manifestam a forma nervosa da doença, incluindo hiperexcitabilidade e convulsões tetânicas violentas. Em todos os casos, há um período de retardo de até 2 h após a ingestão antes que os sinais apareçam.

Patologia clínica/achados de necropsia

Não há lesões específicas, mas os tecidos contêm concentração elevada de citrato.

Tratamento/controle

Nenhum tratamento específico está disponível. Em gatos, gliconato de cálcio e succinato de sódio foram utilizados com sucesso no tratamento de intoxicação experimental.[4] Cuidado na disposição de iscas e remoção altamente eficiente das iscas não ingeridas antes de permitir o acesso de animais de produção evita a maior parte da mortalidade.

LEITURA COMPLEMENTAR

Radostits O, et al. Veterinary Medicine: A Textbook of the Disease of Cattle, Horses, Sheep, Goats and Pigs. 10th ed. London: W.B. Saunders; 2007:1839.

REFERÊNCIAS BIBLIOGRÁFICAS

1. Proudfoot AT, et al. Tox Rev. 2006;25:213.
2. Eason C, et al. New Zeal J Ecol. 2011;35:1.
3. Gooneratne SR, et al. Onderstepoort J Vet Res. 2008;75:127.
4. Collicchio-Zuanaze RC, et al. Hum Exp Toxicol. 2006;25:175.

Intoxicação por molusquicidas

Metaldeído

Ingrediente ativo em produtos usados no controle de lesmas e caramujos (moluscos), ácaros e insetos.[1-3] Com frequência, ele é usado em combinação com carbamato, como metiocarb, e historicamente com arsenato de cálcio.³ Metaldeído com frequência é misturado a farelo com melado para atrair caramujos e lesmas. É um agente neurotóxico para todos os mamíferos por inalação, ingestão e exposição dérmica. O mecanismo de ação não é conhecido, mas pode estar relacionado com alterações na concentração de neurotransmissores no cérebro. Surtos ocorreram em bovinos, caprinos, ovinos e equinos.[1-3] A dose letal aguda em bovinos adultos é de 0,2 g/kg PC, e é menor em bezerros³; em equinos é de 0,1 g/kg PC. O início dos sinais varia, dependendo da concentração e quantidade ingerida, mas em bovinos ela é relatada como de 15 min a 24 h após a ingestão.³ Prolongamento pode ser causado pela absorção ruminal retardada.

A ingestão de uma quantidade tóxica de metaldeído causa estimulação do SNC com tremores musculares profundos e hipertermia. Outros sinais relatados em ruminantes incluem incoordenação, hiperestesia, hipersalivação, dispneia, diarreia, cegueira parcial, inconsciência, cianose e morte causadas por insuficiência respiratória.[2,3] Todos os sinais são exacerbados por excitação ou atividade física. Uma taxa de mortalidade de 3% pode ser esperada. Sinais em equinos são similares, associados a sudorese profusa e morte em 3 a 5 h.

Não há antídoto, e o tratamento é amplamente de suporte. Óleo mineral e carvão ativado (1 a 3 doses) podem ser usados para reduzir a absorção. Tremores musculares e convulsões devem ser controlados com tranquilizantes e/ou relaxantes musculares. Fluidoterapia intravenosa deve ser usada para restaurar fluidos e eletrólitos. Rumenotomia pode ser efetiva se realizada antes do início dos sinais clínicos.

Metiocarbe

Molusquicida carbamato usado sozinho ou em combinação com metaldeído. Ele tem atividade anticolinesterase, nicotínica e muscarínica.⁴ O composto normalmente tem forma de pellet e é corado em azul ou amarelo, de maneira que os animais acometidos podem ser detectados pela coloração azul ou amarela da boca.[3,4]

Os sinais podem variar amplamente, dependendo do grau de estimulação de receptores. A intoxicação em ovinos é associada à depressão, sialorreia, diarreia, dispneia, andar desorientado e ataxia. A morte é causada por edema pulmonar. Equinos apresentam sudorese, lacrimejamento, extravasamento de urina e poliúria, tremores musculares, sialorreia e, por fim, decúbito e morte causada por edema pulmonar.⁴

A ligação à acetilcolinesterase é reversível, de maneira que a recuperação pode ocorrer com o tratamento de suporte. Atropina é um antídoto efetivo, mas provavelmente será necessário repetir muitas vezes, especialmente se a quantidade ingerida for grande. Tratamento adicional é de suporte e direcionado ao envolvimento sistêmico específico.

LEITURA COMPLEMENTAR

Booze TF, Oehme FW. Metaldehyde toxicity: a review. Vet Human Toxicol. 1985;27:11-15.
Giles CJ, et al. Methiocarb poisoning in a sheep. Vet Rec. 1984;114:642.

REFERÊNCIAS BIBLIOGRÁFICAS

1. Daniel R, et al. Vet Rec. 2009;165:575.
2. Guitart R, et al. Vet J. 2010;183:249.
3. Valentine BA, et al. J Vet Diagn Invest. 2007;19:212.
4. Kaye BM, et al. Aust Vet J. 2012;90:221.

Estricnina

Usada durante muitos anos como rodenticida e avicida. Historicamente, ela foi usada como estimulante de apetite e laxante e, mais recentemente, como contaminante em LSD e outras drogas ilícitas. Trata-se de um alcaloide derivado principalmente de sementes e casca da árvore *Strychnos nux-vomica*, embora seja encontrada em quantidade variável em muitos *Strychnos* spp.

A intoxicação por estricnina é uma ocorrência incomum em grandes animais, e normalmente é associada a sobredose acidental com preparações à base de estricnina ou ao acesso acidental a iscas tratadas com estricnina destinadas ao controle de roedores. Bovinos são particularmente suscetíveis à administração parenteral (30 a 60 mg de cloridrato de estricnina podem ser fatais), mas menos suscetíveis à administração oral em razão da destruição da droga no rúmen. Doses letais por via parenteral são de 200 a 250 mg em equinos, 300 a 400 mg em bovinos e 15 a 50 mg em suínos.

A estricnina é rapidamente absorvida do trato gastrintestinal em animais monogástricos e em menor grau em ruminantes. A distribuição aos tecidos é rápida, assim como o metabolismo hepático. Na maioria dos animais, 50% da estricnina é eliminada em 6 h após dose subletal.

Trata-se de um agente neurotóxico potente e convulsivante, exercendo sua ação na membrana pós-sináptica. Na medula espinal, a estricnina interfere na inibição das células motoras, resultando em contrações musculares simultâneas. No cérebro, ela interfere nas respostas inibitórias dos neurônios motores, resultando em excitação neuronal. Os efeitos convulsivantes da estricnina são causados pela interferência com a inibição pós-sináptica mediada pela glicina. O efeito em cascata é que todos os músculos esqueléticos se tornam hiperexcitados, e convulsões tetânicas podem ser provocadas pela aplicação de estímulos externos mínimos. Nesses episódios convulsivos, há extensão dos membros, opistótono e protrusão dos globos oculares. As convulsões podem durar por 3 a 4 min e serem acompanhadas por períodos de relaxamento parcial, que se tornam progressivamente mais curtos conforme a doença se desenvolve. Hipertermia pode ser extrema. Parada respiratória leva à morte.

Não há antídoto e o tratamento é de suporte. Animais devem ser mantidos em ambiente escuro e calmo e não devem ser estimulados sob nenhuma circunstância. Convulsões devem ser tratadas com diazepam ou barbitúricos. Se as convulsões forem adequadamente controladas, os animais podem sobreviver.

LEITURA COMPLEMENTAR

Boyd RE, et al. Strychnine poisoning. Am J Med. 1983;74:507-512.
Ward JC, Garlough FE. Strychnine IV: lethal dose studies on cattle and sheep. J Am Pharm Assoc. 1936;125:422-426.

DOENÇAS DO CÉREBRO

Psicoses, neuroses e estereotipias

Psicoses ou neuroses raramente são documentadas em animais de produção, enquanto *estereotipia* é comum, principalmente em equinos. Comportamento estereotipado é um comportamento repetitivo induzido por frustração, tentativas repetidas de interação ou disfunção do SNC. Estereótipos principais em equinos incluem aerofagia, oscilação (dança do urso), andar na baia, rolar a língua e movimentos dos lábios.

Aerofagia com ou sem apoio

Aerofagia com apoio é um comportamento oral estereotipado no qual o equino segura um objeto com os dentes incisivos, normalmente a porta da baia ou qualquer objeto sólido que se projete, então arqueia o pescoço e abaixa a língua e eleva a laringe, puxa para cima e para trás e engole ar, emitindo um som alto ao mesmo tempo. Isso resulta em erosão dos dentes incisivos e surtos intermitentes de cólica espasmódica e flatulência. Aerofagia com apoio deve ser diferenciada de mastigar madeira por tédio ou por pica causada por deficiência de minerais. *Aerofagia* (engolir ar) *sem apoio* é um comportamento oral estereotipado no qual o equino flexiona e arqueia o pescoço, engole ar e grunhe, mas não segura um objeto.

Aerofagia sem apoio é vista como um vício e potencialmente um problema "contagioso", e os animais afetados não são bem-vindos nos estábulos. Uma vez estabelecida, a aerofagia é principalmente pós-prandial. Os tratamentos incluem enriquecimento ambiental (mover o cavalo para um estábulo onde ele possa ver mais atividades; alterar as portas/paredes da baia de maneira que outros equinos possam ser vistos) e a alimentação com mais feno e menos concentrado, de maneira que a ingestão de alimentos seja mais demorada. Tratamentos mais agressivos incluem colocação de uma coleira que iniba esse comportamento (uma coleira posicionada ao redor do pescoço com dois pedaços de metal na região ventral; durante o arqueamento do pescoço, a coleira se aperta ao redor da faringe), neurectomia ou miectomia. O desmame em uma baia parece predispor ao desenvolvimento de aerofagia.

Oscilação (dança do urso)

Comportamento locomotor caracterizado pela movimentação da cabeça e pescoço do equino lateralmente enquanto seu peso é movido para o membro torácico contralateral, normalmente enquanto o equino está posicionado na porta da baia com sua cabeça sobre a porta, em direção ao corredor. Não há tratamento específico, e fechar a porta de cima da baia simplesmente move a atividade para dentro da baia. O fornecimento de feno *ad libitum* diminui o tempo devotado a essa atividade (relatos anedóticos).

Andar na baia

O termo *andar na baia* se refere ao caminhar persistente ao redor do perímetro de uma baia de forma circular e repetitiva. Não há tratamento específico, mas relatos anedóticos sugerem que o fornecimento de feno *ad libitum* pode diminuir o tempo dedicado a essa atividade. Outros comportamentos estereotipados incluem escoicear persistentemente a baia na ausência de lesões pruriginosas da parte inferior dos membros e automutilação cutânea e subcutânea.

Histeria do parto em porcas

Ocorrência comum. Essa síndrome é mais frequente em marrãs. Os animais acometidos estão hiperativos e inquietos, e atacam seus leitões de forma brutal conforme eles aproximam a cabeça durante a atividade de amamentação inicial após o nascimento, normalmente resultando em lesões graves ou fatais. Canibalismo não é uma característica.

Quando a síndrome ocorre, os leitões restantes e os recém-nascidos devem ser removidos da porca e colocados em um ambiente aquecido até o fim do trabalho de parto. A porca deve então ser testada para ver se aceitará os leitões. Se não, fármacos atáricos ou neurolépticos devem ser administrados para permitir a amamentação inicial, após a qual a porca normalmente irá aceitar os leitões.

Azaperona (2 mg/kg PC IM) normalmente é satisfatório, e pentobarbital sódico administrado por via intravenosa até a perda do reflexo podal foi recomendado. Derivados de promazina são efetivos, mas incoordenação subsequente pode resultar em maior perda de leitões por esmagamento. Os dentes dos leitões devem ser aparados.

Marrãs afetadas devem ser descartadas subsequentemente, uma vez que a síndrome pode recidivar no parto subsequente. Quando possível, as marrãs devem ser colocadas na baia de parição 4 a 6 dias antes do parto e o ambiente de parição deve ser mantido silencioso no momento do parto.

Mordedura de cauda, mastigação de orelhas e esfregar do focinho em suínos

A incidência de canibalismo tem aumentado com a intensificação da criação de suínos, e atualmente é um problema significativo em muitas suinoculturas. A mordedura de cauda é mais comum e ocorre em grupos de suínos, especialmente machos, da idade de desmame até a idade de abate.

A mastigação da orelha é menos comum, e geralmente é restrita a suínos imediatamente após o desmame e início do período de crescimento, embora ambas as síndromes possam ocorrer concomitantemente. A incidência de mastigação de orelha tem aumentado com a prática de caudectomia em leitões ao nascimento. As lesões normalmente são bilaterais, e a maioria normalmente envolve a região ventral da orelha. Lesões por mordedura podem ocorrer também nos flancos de suínos. Há associação frequente com infestação por sarnas em ambos os vícios.

Descreveu-se a síndrome de esfregar o focinho até produzir áreas necróticas erodidas nos flancos de suínos. Os acometidos eram invariavelmente pigmentados, embora tanto suínos brancos quanto pigmentados tenham atuado como agonistas.

As causas dessas formas de canibalismo em suínos são pouco compreendidas, mas indubitavelmente relacionadas ao ambiente total inadequado. Grupos afetados normalmente são mais inquietos e têm maior atividade. Fatores como alta densidade populacional, tanto em termos de alta densidade na baia quanto em grupos de grande tamanho; limitação da disponibilidade de alimentos e competição por comida, baixa ingestão proteica e nutrição inadequada; tédio e temperatura e ventilação inadequadas do ambiente foram incriminados como fatores que precipitam o início desses vícios.

Quando o problema é encontrado, cada fator deve ser examinado, corrigido ou alterado, caso necessário. A *prevenção* é feita através das mesmas medidas. Correntes ou pneus frequentemente são pendurados para estimular atividades, mas não são particularmente efetivos.

O problema pode recidivar apesar de todas as tentativas de prevenção. Também, por motivos econômicos, nem sempre é possível implementar mudanças radicais no ambiente e no manejo que podem ser necessárias para evitar a ocorrência desses vícios. Em razão disso, a prática de caudectomia nos leitões ao nascimento tem se tornado comum como método de contornar a principal manifestação do canibalismo.

Balançar de cabeça em equinos

Síndrome perturbadora associada à hipersensibilidade do nervo trigêmeo na maioria dos equinos acometidos. Esse distúrbio é caracterizado por chacoalhar repetido súbito ou balançar de cabeça. Propôs-se que um subgrupo de equinos com hipersensibilidade de trigêmeo definida seja classificado como apresentando disestesia facial mediada pelo trigêmeo.[1]

Etiologia

Complexa, com frequência a etiologia não é clara, e condições associadas ao balanço de cabeça incluem:[2]

- Ácaros de ouvido
- Otite interna/externa
- Doença oftálmica (uveíte)
- Infestação por *Trombicula autumnalis* (bicho de pé) no focinho
- Doença das bolsas guturais (micose)
- Artropatia estiloide
- Osteíte da porção petrosa do osso temporal
- Doença dentária (dente de lobo, ulceração, doença periodontal, abscesso periapical)
- Anormalidades comportamentais
- Nevralgia do trigêmeo
- Neurite óptica
- Balanço de cabeça fótico (somatória óptico-trigêmeo)
- Torcicolo
- Rinite ou sinusite (incluindo sinusite fúngica)[3]
- Doença etmoidal, incluindo hematoma
- Neurite infraorbital
- Flexão excessiva do pescoço pelo cavaleiro
- Mieloencefalite equina por protozoário
- Embocadura não adaptada adequadamente, incluindo bridão e freio
- Doença obstrutiva das vias respiratórias (asma, hemiplegia laríngea, cistos epiglóticos etc.)
- Fraturas da crista nucal[4]
- Cirurgia dos seios paranasais.[5]

A maioria dos casos de doença é idiopática, apesar de investigações intensas dos equinos acometidos. O balanço de cabeça fótico é causa comum da doença. A maioria dos casos tem alguma distribuição sazonal, embora a razão para isso não tenha sido determinada. Nevralgia do trigêmeo é considerada causa importante da doença. Ela não é associada à infecção do gânglio trigêmeo por EHV-1.[6]

Epidemiologia

Não é bem definida. Essa síndrome ocorre em equinos em todo o mundo e é esporádica, normalmente afeta apenas um equino em uma propriedade e não ocorre como surto. Ela tem ocorrência sazonal em aproximadamente 60% dos equinos, e a maioria demonstra balançar de cabeça pela primeira vez ou sendo mais acometida durante o verão e a primavera. O balançar de cabeça é pior nos dias ensolarados e menos acentuado em dias nublados em aproximadamente 60% dos equinos. Luz do sol e vento pioram a condição em muitos animais.[7] Setenta e cinco por cento e 80% dos equinos acometidos apresentam sinais menos graves à noite ou quando montados em ambientes fechados, respectivamente.

Equinos acometidos normalmente são adultos maduros com início do balançar de cabeça aos 7 a 9 anos de idade em mais da metade dos casos, embora sinais possam ocorrer em equinos tão jovens quanto 1 ano.[2] A doença é relatada com frequência duas vezes mais em machos castrados do que em éguas. Aparentemente, há predisposição para a doença em Thoroughbreds, mas esse achado não é relatado de forma consistente. A maioria dos equinos acometidos é usada para passeios, embora isso possa representar um efeito da idade, uma vez que a síndrome tende a ocorrer em animais mais velhos que não são usados para corridas. Aparentemente não há associação entre o temperamento e o risco de balançar de cabeça.

Patogênese

A patogênese do balançar de cabeça depende da causa, mas está cada vez mais claro que a maioria dos casos envolve hipersensibilidade do nervo trigêmeo.[1,8-10] O nervo trigêmeo fornece função sensorial para as narinas e mucosa nasal. Equinos acometidos por balançar de cabeça apresentam menor limiar de estímulo para o nervo trigêmeo do que equinos saudáveis, embora, uma vez estimulada, a condução nervosa não seja diferente entre os grupos.[9]

O menor limiar de estímulo provavelmente torna os equinos acometidos mais sensíveis a estímulos nocivos. Um método também é descrito para a avaliação do reflexo trigêmino-cervical em equinos normais.[11] Essa técnica pode ser útil em equinos com balançar de cabeça.[10-12]

O balançar de cabeça é relacionado com exposição à luminosidade forte em alguns animais. Essa é uma condição conhecida como somatória fótica ou óptica-trigeminal em razão da sua similaridade com uma síndrome que acomete pessoas. Acredita-se que a nevralgia trigeminal cause dor facial aguda e intensa. Embora essa condição não possa ser diagnosticada de forma definitiva em equinos, sua presença é inferida a partir do comportamento do animal e da resposta à analgesia dos nervos infraorbital ou etmoidal posterior.

Achados clínicos

Os *sinais clínicos* de balançar a cabeça são inconfundíveis. Movimentos da cabeça são súbitos, aparentemente espontâneos e envolvem movimentos lateral, dorsal, ventral ou rotatório do nariz, normalmente durante exercícios. Equinos raramente apresentam esse comportamento apenas em repouso, a maioria é acometida tanto em repouso quanto durante exercício, e aproximadamente 10% apresenta sinais apenas durante o exercício. A ação com frequência se assemelha àquela do animal tentando deslocar algo do seu nariz. Aproximadamente 90% dos equinos apresentam movimento vertical de cabeça. O balançar de cabeça pode ser grave a ponto de causar flexão lateral, dorsal ou ventral do pescoço até o nível das vértebras cervicais caudais, embora mais comumente apenas o terço rostral do pescoço esteja envolvido, se estiver, de fato, envolvido. Alguns cavalos esfregam suas narinas em objetos no solo ou nos membros torácicos algumas vezes durante o exercício. Os equinos acometidos com frequência bufam ou espirram. Pode haver tremor dos músculos faciais e elevação do lábio superior. Os movimentos são súbitos e, em alguns momentos, parecem surpreender o próprio animal. A frequência e/ou gravidade dos movimentos normalmente são acentuados durante o exercício. Equinos gravemente acometidos podem tropeçar e cair se o balanço de cabeça ocorrer durante exercício, tornando o equino inseguro para a montaria.

O sistema de gradação para classificar a gravidade dos sinais é:

0. Nenhum sinal de balançar de cabeça.
1. Sinais clínicos intermitentes e brandos: tremor dos músculos faciais; é possível montar o cavalo.
2. Sinais clínicos moderados: condições identificadas sob as quais o balançar de cabeça ocorre; é possível montar o animal, mas com alguma dificuldade.
3. É possível montar esse cavalo, mas pode ser desagradável fazê-lo; difícil de controlar.
4. Não é possível montar esse animal, é incontrolável.
5. Perigoso, com padrão de comportamento bizarro.

Esse sistema pode ser útil para avaliar a resposta ao tratamento e descrever de forma concisa a gravidade dos sinais.

Testes auxiliares envolvem radiografia do crânio; exame endoscópico de ambas as narinas e região etmoidal, nasofaringe, laringe e bolsas guturais; exame otoscópico do canal auditivo externo e membrana timpânica (difícil conseguir em um equino consciente, é necessário um endoscópio pequeno); dessensibilização dos nervos infraorbital e etmoidal posterior; biopsia na mucosa nasal (em equinos com suspeita de rinite); exame radiográfico da cabeça e pescoço; mensuração do limiar de estímulo para potenciais de ação do nervo trigêmeo,[9] e ensaios terapêuticos incluindo a aplicação de lentes de contato ou máscaras, ou a administração de medicamentos (ver a seção "Tratamento" a seguir).

Patologia clínica

Não há alterações hematológicas ou bioquímicas séricas características.

Achados de necropsia

Não há achados de necropsia característicos além daqueles de qualquer doença subjacente. Ainda não foram evidenciadas lesões do nervo trigêmeo.

Diagnóstico diferencial

A doença deve ser diferenciada da oscilação estereotipada que acontece durante a estabulação, e não durante o exercício.

Tratamento

Os princípios de tratamento incluem alívio da doença subjacente específica, remoção das condições de manejo ou ambientais que causam o balançar de cabeça e a administração de medicamentos. Há potencial para efeito placebo significativo nos proprietários para o tratamento de balançar de cabeça.[13]

Se as condições subjacentes forem detectadas, como ácaros de ouvido, doença dental e outras condições listadas na seção anterior, então essas condições devem ser tratadas de forma efetiva. O tratamento aliviará o balançar de cabeça se, de fato, a condição era a causa da doença. Entretanto, a maioria dos equinos com balançar de cabeça apresenta doença sazonal ou doença fótica, cujo tratamento é mais difícil. Um levantamento com 254 equinos com balançar de cabeça revelou que apenas 129 equinos haviam sido tratados por um médico-veterinário e, desses, apenas 6% apresentaram resolução completa do balançar de cabeça, enquanto 72% não apresentaram resposta ao tratamento. Outros tratamentos usados sob orientação de "práticos" foram homeopatia, terapias alternativas ou máscaras faciais. A taxa de sucesso dessas intervenções variou entre 6 e 27%, e a maior taxa de sucesso foi obtida com o uso de rede nasal (27%). Redes nasais forneceram melhor controle dos sinais do que as máscaras faciais e oculares. Essas características do sucesso no tratamento ilustram a natureza refratária e, portanto, frustrante da doença.

O *ajuste das máscaras nasais* alivia ou reduz o balançar de cabeça em alguns equinos. O modelo da máscara nasal não parece ser importante: pode cobrir toda a face rostral ou apenas as narinas. As máscaras nasais foram mais efetivas para o tratamento de balançar de cabeça para cima e para baixo, mas não para o comportamento de balançar lateral ou esfregar o nariz contra objetos.

Lentes de contato azuis foram sugeridas para uso em equinos com balançar de cabeça fótico. Alguns trabalhos não acharam essa intervenção útil. A administração de colírio de cromoglicato de sódio demonstrou potencial em um pequeno número de equinos para o tratamento de balançar de cabeça sazonal, presumivelmente em razão da melhora nos efeitos da alergia sazonal.[14]

Esclerose dos nervos infraorbital ou etmoidal posterior é realizada naqueles equinos cujo balançar de cabeça foi eliminado após administração de anestésico local no forame infraorbital ou ao redor do nervo etmoidal posterior. Esclerose é conseguida pela injeção de 5 ml de fenol a 10% em óleo. Deve-se ter cuidado para assegurar que o fenol seja depositado apenas ao redor do nervo. O procedimento deve ser realizado sob antesesia geral.

Cipro-heptadina (0,3 mg/kg VO, a cada 12 h) melhorou o balançar de cabeça em 43 de 61 equinos, com base na eficácia relatada pelo proprietário. As respostas normalmente são observadas em 1 semana a partir do início do tratamento. Outros não replicaram essa taxa de sucesso, mas verificaram que a combinação de *carbamazepina* (4 mg/kg VO, a cada 6 a 8 h) e cipro-heptadina melhorou os sinais clínicos em sete equinos em 3 a 4 dias após o início do tratamento.

Acupuntura e *manipulação quiroprática* parecem ser minimamente efetivos.

A prevenção à exposição à luz forte é uma recomendação óbvia, mas não é praticável para a maioria dos proprietários de animais.

Compressão caudal do nervo infraorbital com parafusos de platina fornece uma opção de tratamento cirúrgico para equinos que não respondem ao tratamento médico ou modificação ambiental.[15] Dos 58 equinos tratados usando compressão caudal do nervo infraorbital, um desfecho bem-sucedido foi conseguido inicialmente em 35 dos 57 (63%) animais, mas a recidiva ocorreu entre 9 e 30 meses após em 9 equinos (26%). A cirurgia foi repetida em 10 dos 31 (32%) equinos. A taxa de sucesso final, considerando apenas a resposta à última cirurgia realizada, foi de 28 de 57 (49%) equinos com tempo de acompanhamento médio de 18 meses (abrangência de 266 meses). O esfregar de nariz foi relatado no período pós-operatório em 30 de 48 (63%) equinos e resultou em eutanásia de quatro animais.[16]

A administração de dexametasona em esquema de dose pulsada (60 mg VO a cada 24 h × 4 dias, a cada 3 semanas por 4 meses) em 12 equinos não resultou em melhora dos sinais clínicos em um estudo casualizado, com placebo controle, às cegas e à campo.[7]

A adição de um suplemento alimentar não especificado à dieta de 44 equinos acometidos em um estudo casualizado, cego, com controle placebo não detectou efeito benéfico do suplemento.[13]

Controle

Não há medidas reconhecidas para prevenir o desenvolvimento da doença.

LEITURA COMPLEMENTAR

Pickles K, Madigan J, Aleman M. Idiopathic headshaking: is it still idiopathic? Vet J. 2014;201:21-30.

REFERÊNCIAS BIBLIOGRÁFICAS

1. Pickles K, et al. Vet J. 2014;201:21.
2. Radostits O, et al. Headshaking in horses. In: Veterinary Medicine: A Textbook of the Disease of Cattle, Horses, Sheep, Goats and Pigs. London: W.B. Saunders; 2006:2022.
3. Fiske-Jackson AR, et al. Equine Vet Educ. 2012; 24:126.
4. Voigt A, et al. J S Afr Vet Assoc. 2009;80:111.
5. Gilsenan WF, et al. Vet Surg. 2014;43:678.
6. Aleman M, et al. J Vet Intern Med. 2012;26:192.
7. Tomlinson JE, et al. J Vet Intern Med. 2013;27:1551.
8. Roberts V. Vet J. 2014;201:7.
9. Aleman M, et al. J Vet Intern Med. 2014;28:250.
10. Aleman M, et al. J Vet Intern Med. 2013;27:1571.
11. Veres-Nyeki KO, et al. Vet J. 2012;191:101.
12. Mayhew J. Vet J. 2012;191:15.
13. Talbot WA, et al. Equine Vet J. 2013;45:293.
14. Stalin CE, et al. Vet Rec. 2008;163:305.
15. Roberts VLH, et al. Equine Vet J. 2009;41:165.
16. Roberts VLH, et al. Equine Vet J. 2013;45:107.

Mordedura de cauda em suínos

A mordedura de cauda, que é mastigação, mordedura ou sucção da cauda de outro suíno, é um exemplo de canibalismo. É um problema muito complexo, disseminado e que tem demandado mais atenção com o passar do tempo. É um problema intratável[1,2] e muito imprevisível. Tem alto impacto econômico em razão de eutanásia, custos com medicamentos, outras infecções e condenações. Esse problema tem aumentado com as criações intensivas e é o vício mais grave de suínos domésticos. É muito mais importante do que a mordedura de flanco, nariz ou orelha. É um comportamento que já foi visto em suínos criados extensivamente e em unidades de criação orgânica. Aproximadamente 60% das propriedades no Reino Unido já tiveram esse tipo de ocorrência em uma ocasião em animais individuais ou como problema de grupo. É um problema de bem-estar grave, uma vez que, com frequência, leva a infecções sistêmicas por uma ampla variedade de bactérias oportunistas, especialmente *Trueperella pyogenes* e *Streptococcus* spp., que levam a sepse e principalmente abscedação da medula espinal. Tanto a mordedura de orelha quanto a de cauda também aumentaram nos últimos anos.[3] Assume-se que suínos satisfeitos não pratiquem a mordedura de cauda.

Três estágios da mordedura de cauda foram reconhecidos:[3]

1. Fase inicial em dois estágios que incluem pré-lesão e lesão provavelmente relacionadas a não ter substratos ou itens para distração.
2. Um segundo estágio chamado súbito ou enérgico no qual provavelmente há recursos inadequados.
3. Uma fase obsessiva que inclui muitos dos fatores descritos nos estágios 1 e 2, principalmente aqueles associados à genética, atração por sangue e distúrbios de metabolismo proteico.

O diagnóstico dessa condição é muito difícil. Ela ocorre sob todas as circunstâncias, incluindo a de criação extensiva. Possivelmente 0,5 a 0,7% dos suínos submetidos à caudectomia são mordidos e 2 a 4% dos suínos não caudectomizados. Um levantamento recente no Reino Unido sugeriu que 90% das propriedades tinham suínos que não foram mordidos, 6% tinham problemas pequenos e 4% tinham grandes problemas. A maioria dos abatedouros não relata suínos mordidos, e muitos suínos são enviados para abatedouros pequenos. Provavelmente existem três lesões brandas para cada lesão grave, e essas provavelmente não são registradas.

Etiologia

Diz-se que existem três cenários básicos: (1) mordedura branda que aumenta; (2) mordedura em dois estágios; (3) mordedura súbita e enérgica, que pode decorrer da frustração súbita pela falta de recursos.[5,6]

A mordedura de cauda normalmente começa com um suíno mordendo e um suíno sendo mordido em um ambiente que, por alguma razão, causou estresse. Ela então se espalha rapidamente através de todo o grupo conforme a mordedura de cauda se torna mais atraente.

O ambiente total inadequado para um animal que naturalmente requer a oportunidade de interagir socialmente e demonstrar seu comportamento natural de curiosidade e fuçar com frequência é a causa subjacente. Comportamento de forragear anormal também foi sugerido como causa subjacente.[6] Anormalidades da ventilação, particularmente correntes de ar, parecem ser muito inquietantes para suínos. Um grupo normal de suínos provavelmente tem menos de 20 e em grupos com mais de 20 animais provavelmente o lugar do indivíduo na hierarquia é perdido.

Epidemiologia

O hábito de esfregar o nariz na barriga de outros suínos pode ser um dos padrões de comportamento que predispõe à mordedura de cauda. Ele com frequência é associado ao desmame precoce e consiste em esfregar persistentemente o nariz no abdome de outro suíno. Pode se tratar de comportamento de aleitamento mal orientado.[7] Esse comportamento não é eliminado pelo enriquecimento ambiental, dispositivos para amamentação, bebedouros extras ou mamadeiras. Há uma relação genética com suínos da raça Landrace[8] e com o peso para a idade.[9]

A condição tem distribuição cosmopolita. Com frequência é mais prevalente em machos que em fêmeas e pode ser parte da agressividade natural. A causa real ainda permanece desconhecida, mas provavelmente é uma reação mental por parte do suíno a condições de vida insalubres. Sob circunstâncias normais, suínos felizes fuçam em 18% do tempo e provavelmente cochilam aproximadamente 82% do tempo. Eles são, de fato os "dorminhocos" dentre as espécies de animais domésticos. Se não tiverem nada para fazer, eles causarão problemas. Estudos recentes sugeriram que o suíno "incomodado" pode ser mais magro, mais ativo e possuir padrão de comportamento de "fuçar" mais.[10] Outros sugeriram que os suínos mais pesados são mordidos.

As causas de mordedura de cauda são multifatoriais, mas se deve considerar que pode haver um "suíno psicologicamente perturbado". Uma vez que o comportamento tenha começado, ele se comporta como epidêmico. Estudos recentes sugeriram que a forma como a cauda é mantida tem influência considerável na probabilidade de ser mordida ou não.

Mordedura anal pode ou não estar relacionada com mordedura de cauda. Ela certamente é uma característica de alguns casos de irritação anal em resposta à administração oral de Lincocina.

Fatores de risco

Os fatores de risco foram revisados.[4,5] Características relacionadas ao pastejo, alimentação com exploração do ambiente, motivação para se alimentar e sociabilidade são hereditários.[11,12]

Em razão da genética moderna, os suínos crescem mais rápido e são mais agressivos. A agressão também é hereditária.[13] Algumas das raças podem ser mais intensamente mordidas, mas Hampshires são mordidos com menor frequência. Alguns suínos podem ser incapazes de usar alimentos adequadamente em razão de uma deficiência metabólica.

Há um subgrupo de suínos chamado mordedores fanáticos que geralmente são machos pequenos com baixo ganho de peso. Esses mordedores apresentam baixa taxa de crescimento do desmame até a terminação. Eles passam mais tempo mastigando que fuçando. Em ambientes pobres, eles mastigarão outros suínos em vez de fuçarem. Alguns desses mordedores apresentam doença respiratória ou digestória, ou infecção pelo circovírus suíno tipo 2 (CVS-2). Existem outros tipos de suínos que mordem.

A hipótese da mordedura de cauda sugere que pode haver uma alta demanda proteica que não está sendo alcançada, de maneira que há deficiência de proteínas como resultado da ingestão de dieta inadequada. Pode haver uma regulação disfuncional do sistema nervoso autônomo envolvendo as respostas sensoriais gerais, doenças inter-relacionadas e baixa produção de hormônio T_3 tireoideano. Pode haver falta de tirosina para a produção de serotonina, um neurotransmissor importante. Suínos com maiores teores de serotonina passam mais tempo fuçando e no modelo de "sangue da cauda mordida" verificou-se que suínos com deficiência de serotonina praticam mais mordedura

- Pode haver predisposição por raça, linhagem ou família
- Suínos brancos têm mais problema do que suínos de raças de cor
- Há tendência genética a ser mordedor ou a ser mordido
- A mordedura de cauda é associada ao crescimento de tecidos magros e à espessura da gordura dorsal.

Fatores que aumentam a mordedura

- Caudas são mordidas com maior frequência quando há baixo ganho de peso (nutrição)
- Machos podem ser mais predispostos, mas há menos mordedura em criações de um único sexo
- Quando não há enriquecimento ambiental ou brinquedos
- Criações de alta densidade populacional
- Superlotação
- Grupos de grandes tamanhos
- Mistura e movimentação
- Espaço após o desmame[14]
- Ao mover suínos de um sistema com cama de palha para um sistema de piso ripado eles irão morder muito mais
- Espaço insuficiente, se os cochos forem bloqueados, então os suínos irão morder para chegar aos cochos
- Bebedouros insuficientes
- Nutrição inadequada
- Alteração na formulação da ração levando à sensibilidade à ração
- Dieta com baixo teor de proteína encoraja mordedura e mastigação
- Deficiência de aminoácidos (lisina, triptofano, mas sua posição verdadeira não é conhecida)
- Baixa concentração de sal
- Ambientes insatisfatórios: particularmente aqueles sistemas com projeto inadequado e sem palha são mais afetados
- Tédio (falta de brinquedos)
- Ambiente inadequado
- Baixas temperaturas: frio e umidade são ruins em sistemas com cama de palha, e palha de baixa qualidade é um problema
- Altas temperaturas
- Temperaturas flutuantes
- Correntes de ar
- Muita umidade.

Tamanho do coto da cauda variável após caudectomia também é um fator. A variação na anatomia e posição da cauda também é importante.[15]

Doenças concomitantes, particularmente infecção por CVS2 e doença de pele podem predispor à mordedura.

Em resumo, acreditava-se que a superlotação fosse importante em 60% dos casos, ventilação inadequada em 50%, ventilação posicionada erroneamente em 50% e correntes de ar frio em 40%. Acreditava-se que suínos doentes que não são movidos imediatamente fossem importantes em 60% dos surtos e o tédio em 50%. Os outros fatores foram considerados de menor importância (abaixo de 20%).

Achados clínicos

No início, não há efeito no suíno mordido, uma vez que a extremidade da cauda é relativamente insensível, mas conforme a área mordida se estende em direção ao ânus, ela se torna dolorosa e o animal apresenta sinais de estresse. Com a continuidade, o suíno pode relutar em se movimentar e eventualmente se paralisar conforme a supuração espinal se torna realidade.

Patologia clínica

Pode haver caudas mastigadas, mordidas e parcial ou completamente removidas. Em um dos primeiros estudos em um abatedouro, 19,9% das lesões nas carcaças estavam relacionadas à mordida de cauda e 61,75% dos abscessos de carcaça foram associados à mordedura de cauda.

Necropsia

Na necropsia ou no abatedouro, os sinais mais notáveis são cauda mordida e abscedação na medula espinal conforme a infecção se dissemina ao longo dos vasos linfáticos e veias espinais longitudinais. Em alguns casos, a carcaça está tão intensamente afetada que se torna totalmente condenada. Em alguns casos, haverá evidência de mordedura de flanco e orelha (algumas vezes a orelha foi completamente arrancada), que são parte da mesma síndrome do porco perturbado.

Tratamento

Remover os suínos acometidos para acomodações hospitalares, criar separadamente e tratar as feridas por limpeza, desinfecção, paliativos tópicos e possivelmente antibióticos parenterais de amplo espectro. Eliminar suínos muito comprometidos ou paraplégicos. O abate dos animais mordidos não é muito útil em razão das lesões na carcaça.

Controle

Não há nenhum plano realmente bem-sucedido para controle que funcionará em todas as circunstâncias. Há orientações quanto à criação com 100 fatores de risco possíveis. A planilha lista 83 fatores. Os fatores de risco considerados ferramentas mostram que um quarto das propriedades não têm problemas, e um quarto das propriedades têm problemas graves. Mesmo abordando todos os fatores listados, não será possível remover o problema, mas com certeza ele será reduzido. Nenhuma medida é totalmente efetiva sempre.

Primeiro, observar os suínos várias vezes ao dia e remover o que morde assim que for identificado, colocando-o em um espaço separado.

Elevar o teor de sal a 0,8% com frequência funciona, ainda que já esteja em 0,4% na dieta, o que se acredita ser suficiente. Assegure-se que haja bastante água disponível.

A melhoria do ambiente é um dos itens mais importantes, particularmente a aplicação de sistemas de pressão negativa. A redução da incidência de luz reduz o "efeito do brilho" das superfícies cobertas de sangue, similar a alojar pintinhos em luz infravermelha para reduzir o canibalismo.

Proporcionar um ambiente melhor, fornecendo "brinquedos" que satisfaçam o desejo do suíno em farejar, explorar, provar e mastigar é o mais importante. Esses itens devem ser maleáveis, por isso que palha ou turfa, compostagem de cogumelos cultivados ou cordas de borracha, ou mesmo pneus[16] são mais satisfatórios do que correntes. As correntes não são adequadas, pois elas batem em outros animais e aumentam a inquietação. O fornecimento de palha tem a capacidade de manter os suínos ocupados por mais tempo do que outros substratos,[17,18] e é melhor se for fornecido diariamente.[19] Os sistemas de alojamento que têm sistemas de alimentação *ad libitum* com múltiplos espaços para alimentação têm menor prevalência do problema.

Essa atenção para sucção e mastigação é a base de todos os testes de saliva desenvolvidos para detectar vírus, como vírus da síndrome reprodutiva e respiratória suína (SRRS) e CVS2 e anticorpos contra eles. Pendurar um conjunto de cordas de algodão em uma baia que em breve será chupada pela maioria dos suínos como parte da brincadeira irá fornecer acesso imediato a uma amostra de saliva para antígenos, anticorpos e muitas outras substâncias, como proteínas de fase aguda. Isso não envolve perturbar os suínos ou a manipulação e técnicas invasivas para investigação de suínos individuais para avaliação de perfis de rebanho.

O fornecimento de palha não é garantia de que a mordedura de cauda irá parar.[20]

Caudectomia é a única técnica que reduz a mordedura de cauda. A condição relacionada com o uso dessa prática varia de acordo com o país e, com frequência, significa que a técnica deve ser prescrita por um médico-veterinário apenas após a presença do problema de mordedura de cauda estar estabelecido na propriedade. Mesmo suínos cuja cauda foi cortada apresentam evidência de terem sido mordidos.[21]

O comprimento ideal da caudectomia não é, de fato, conhecido. Um dos principais problemas é que as caudas diferem em espessura e comprimento antes que qualquer consideração quanto ao comprimento a ser cortado. Caudas muito curtas, ou seja, cortadas muito curtas, interferem no controle nervoso ao redor do ânus, podem levar à incontinência fecal e expõem o ânus para ser mordido.

A caudectomia produz um neuroma no local da secção do nervo, que resulta na formação de terminações nervosas sensíveis que permitem que o suíno reaja de forma mais sensível a qualquer cheirada na sua cauda.

Em um levantamento recente,[18] 62% acreditavam que a caudectomia era efetiva na prevenção da mordedura de cauda, 47% acreditavam que adicionar palha ajudava, 46% acreditavam que brinquedos eram efetivos, mas apenas 18% acreditavam que reduzir a densidade de animais nos lotes era útil. O último pode decorrer das implicações econômicas de reduzir a lotação. De todo, a redução da densidade dos lotes e a adição de palha foi considerada a melhor opção.[22]

LEITURA COMPLEMENTAR

Taylor NR, et al. Tail biting: a new perspective. Vet J. 2009;186:137-147.
Taylor NR, et al. The prevalence of risk factors for tail biting. Vet J. 2012;194:77-88.
Zonderland JJ Thesis. Talking tails-quantifying the development of tail biting in pigs. 2010; http://edepot.wur.nl/151535.

REFERÊNCIAS BIBLIOGRÁFICAS

1. Edwards SA. Pig J. 2011;66:81.
2. Edwards SA. Vet J. 2006;171:198.
3. Kritas SK, Morrison RB. Vet Rec. 2007;160:149.
4. Taylor NR, et al. Vet J. 2012;194:77.
5. Taylor NR, et al. Vet J. 2010;186:137.
6. Peeters E, et al. Appl Anim Behav Sci. 2006;98:234.
7. Widowski T, et al. Appl Anim Behav Sci. 2008;110:109.
8. Bensch CJ, Gonyou HW. Appl Anim Behav Sci. 2007;105:26.
9. Torrey S, Widowski TM. Appl Anim Behav Sci. 2006; 101:288.
10. Zonderland JJ, et al. Animal. 2011;5:767.
11. Baumung R. Archiv Tierzucht. 2006;49:77.
12. Renadeu D, et al. Asian Australas J Anim Sci. 2006; 19:593.
13. Turner SP, et al. Anim Sci. 2006;82:615.
14. http://www.thepigsite.com/pighealth/article/366/vice-abnormal-behaviour-tail-biting-flank-chewingear-biting/ Accessed August 2016.
15. Zonderland JJ, et al. Appl Anim Behav Sci. 2009; 121:165.
16. Day JEL, et al. Appl Anim Behav Sci. 2008;109:249.
17. Scott K, et al. Appl Anim Behav Sci. 2006;99:222.
18. Scott K, et al. Anim Welfare. 2007;16:53.
19. Scott K, et al. Appl Anim Behav Sci. 2007;105:51.
20. Statham P, et al. Anim Behav Sci. 2011;134:100.
21. Smulders D, et al. Anim Welfare. 2008;17:61.
22. Paul ES, et al. Vet Rec. 2007;160:803.

DOENÇAS BACTERIANAS QUE AFETAM PRINCIPALMENTE O CÉREBRO

Enterotoxemia associada a *Clostridium perfringens* tipo D (doença do rim polposo, doença da superalimentação)

Sinopse

- Etiologia: toxemia aguda de ruminantes associada à proliferação de *Clostridium perfringens* tipo D nos intestinos e à liberação de ε-toxina que produz lesão vascular e lesão do sistema nervoso típicos dessa doença
- Epidemiologia: cordeiros com 3 a 10 semanas de idade e cordeiros e bezerros após o desmame. Caprinos de todas as idades. Os animais acometidos estão em boa condição e em alto plano nutricional
- Achados clínicos: a doença em cordeiros, bezerros e caprinos jovens tem curso rápido com diarreia, depressão e convulsões. Nessa idade, os animais com frequência são encontrados mortos. Caprinos adultos apresentam doença mais crônica com dor abdominal e diarreia hemorrágica
- Patologia clínica: hiperglicemia e glicosúria em ovinos
- Achados de necropsia: nenhum específico em todos os casos. Ovinos e alguns caprinos podem apresentar áreas macroscópicas ou histológicas de malácia na cápsula interna, tálamo lateral e pedúnculos cerebelares
- Confirmação do diagnóstico: epidemiologia, sinais clínicos e achados de necropsia, demonstração da ε-toxina
- Tratamento: anti-ε-toxina
- Controle: restrição alimentar, antitoxina, vacinação.

Etiologia

A enterotoxemia resulta da proliferação de *C. perfringens* tipo D no intestino delgado. Esse microrganismo produz muitas toxinas, das quais a épsilon é a mais importante e resulta em lesão vascular e lesão ao sistema nervoso típicas da doença. A presença de *C. perfringens* tipo D no intestino não resulta por si só em doença, a não ser que outros fatores intercedam, e promovam a proliferação e produção de toxina. O hábitat natural do microrganismo é o intestino e o solo contaminado por fezes, embora ela não persista no solo por períodos longos.

Epidemiologia

Ocorrência

Enterotoxemia associada a *C. perfringens* tipo D é uma doença de animais ruminantes, principalmente cordeiros, e tem distribuição cosmopolita. A prática de vacinação contra a doença é comum e tem reduzido a sua prevalência, mas ainda é uma doença comum.

Embora mais comum em cordeiros, ela também é uma doença importante em bezerros e caprinos. Ela raramente ocorre em bovinos adultos, cervos, camelos domesticados e equinos. Em ovinos a pasto, ela causa perdas maciças, particularmente em rebanhos manejados para produção de cordeiros e corte. A prevalência em rebanhos varia amplamente, mas raramente excede 10%. A taxa de mortalidade se aproxima de 100%. Na América do Norte, a enterotoxemia é uma das principais causas de perdas entre cordeiros confinados. Em um levantamento em dois confinamentos, a doença apresentou prevalência anual de 3,1% e 1,5%; ela é classificada como terceira em importância como causa de morte apesar da política de vacinação, e os custos com os programas de prevenção representaram os maiores gastos de todos os programas de prevenção nos confinamentos.

Reprodução experimental

A doença pode ser produzida experimentalmente em ovinos, caprinos e bovinos suscetíveis por administração de cultura pura de *C. perfringens* tipo D e dextrina ou amido no duodeno. A doença clínica ocorre tão precocemente quanto em 30 min, e normalmente entre 6 e 8 h após o início da infusão duodenal e a morte em 1 a 9 h após o início dos sinais clínicos. A doença também foi reproduzida por infusão intravenosa e toxina épsilon.

Fatores de risco do animal e do manejo

C. perfringens tipo D normalmente habita o sistema digestório de ovinos e outros ruminantes, mas apenas em pequeno número. A extensão com a qual ela ocorre no sistema digestório varia amplamente entre rebanhos, embora ela contabilize apenas em parte para a prevalência variável. O microrganismo não persiste por mais de 1 ano no solo.

Sob determinadas condições, os microrganismos se proliferam rapidamente no intestino e produzem quantidade letal de toxina épsilon. Na maioria, se não em todas as circunstâncias, os animais acometidos estão em dietas de *alto plano nutricional* e em condição corporal muito boa. As condições de criação nas quais a doença ocorre incluem pastejo em pastagens verdejantes, de crescimento rápido ou cultivos jovens de cereais e fornecimento de alto teor de grãos na alimentação em confinamentos. Cordeiros de ovelhas bem alimentadas e excelentes produtoras de leite são particularmente suscetíveis. A ocorrência da doença sob essas condições tem levado ao nome de "doença da superalimentação".

Ovinos

A maior incidência da doença ocorre em cordeiros lactentes entre 3 e 10 semanas de idade, embora cordeiros bastante jovens, de 1 a 5 dias de idade possam ser acometidos.[1] O risco de doença nessa faixa etária é maior quando as ovelhas têm acesso a pastagens verdejantes que resultam em lactação profusa. A doença pode ocorrer após chuvas intensas em ovinos confinados e em rebanhos recém-introduzidos em pastagens verdejantes e, com frequência, se manifesta 5 a 14 dias após a introdução. Animais provenientes de partos únicos que são maiores e de crescimento mais rápido são mais suscetíveis que cordeiros provenientes de partos gemelares. Cordeiros desmamados com até 10 meses de idade são a segunda faixa etária mais suscetível, e novamente a ocorrência da doença é associada a altos planos nutricionais. Cordeiros confinados são acometidos com maior frequência pouco tempo após serem introduzidos em confinamentos.

Bezerros

Enterotoxemia em bezerros é mais comum entre 1 e 4 meses de idade, e eles são sujeitos aos mesmos fatores de risco citados para cordeiros. Vitelos estão particularmente sob risco. Bovinos confinados podem desenvolver a doença pouco tempo após a introdução no lote. É crença comum entre profissionais e médicos-veterinários que muitas mortes súbitas inexplicadas em bovinos confinados após o período de adaptação são causadas por esse tipo de enterotoxemia. Entretanto, não há evidências laboratoriais que apoiem essa observação de campo, e um ensaio controlado não verificou efeito protetor da vacinação.

Caprinos

Enterotoxemia é uma doença comum em caprinos sob sistemas de pastejo intensivo ou extensivo, que ocorre em muitos países, e é particularmente importante em países com grandes populações de caprinos.[2] A doença hiperaguda em cabritos afeta a mesma faixa etária que em cordeiros, mas formas menos agudas e crônicas de enterotoxemia ocorrem em caprinos adultos. Mudanças súbitas na dieta parecem ser o fator predisponente mais comum. A doença pode ocorrer em cabras vacinadas, uma vez que a vacinação oferece baixa proteção contra as formas entérica e crônica da doença nessa espécie.[2]

Surtos em ovinos e caprinos após a administração de fenotiazínicos e outros anti-helmínticos, e a alta incidência da doença foram observados em associação com infestação intensa por cestódeos.

Equinos

Enterotoxemia tipo D é rara em equinos, mas foi suspeita em equinos adultos alimentados com concentrados durante a seca. *C. perfringens* tipo D pode ser isolado em altos números do refluxo gástrico de equinos com enterite anterior.

Patogênese

No curso natural dos eventos, *C. perfringens* tipo D ingeridos são destruídos em grande número no rúmen e no abomaso, embora alguns sobrevivam para chegar ao duodeno, onde ocorre multiplicação e a toxina é produzida. Toxemia não ocorre em razão do movimento da ingesta que mantém a população bacteriana e a concentração de toxina baixas. Sob determinadas circunstâncias, isso não contém a multiplicação do microrganismo e a produção da toxina procede até o ponto em que a toxemia ocorre. Mostrou-se que uma das circunstâncias era a passagem de grande quantidade de grânulos de amido para o duodeno quando ovinos ingeriam dietas com quantidade excessiva de grãos ou tinham a dieta subitamente alterada de uma dieta que consistia amplamente em forragem para uma que consistia principalmente em grãos. Outros fatores, como ingestão de grande quantidade de leite podem ter o mesmo efeito. Acredita-se também que o retardo da movimentação da ingesta no sistema digestório permita o acúmulo excessivo de toxinas, e pode ser um fator que causa estase intestinal e predispõe à doença. A importância da dieta na produção de estase ruminal foi discutida em doenças dos pré-estômagos de ruminantes.

A toxina épsilon de *C. perfringens* tipo D é uma proteína formadora de poros que aumenta a permeabilidade da mucosa intestinal a outras toxinas, facilitando sua própria absorção.[3]

O receptor da toxina épsilon foi identificado nas células endoteliais vasculares, e os sinais clínicos e achados patológicos podem ser explicados pela lesão vascular disseminada e aumento da permeabilidade vascular.

Casos agudos são caracterizados pelo desenvolvimento de degeneração do endotélio vascular cerebral; edema perivascular e intercelular, e focos microscópicos de necrose dos gânglios basais, tálamo, cápsula interna, substância negra, substância branca subcortical e cerebelo. A lesão no endotélio vascular leva ao acúmulo de efusões de fluido rico em proteínas observável no coração, cérebro e pulmões. A autólise *post mortem* do tecido renal que ocorre de forma tão rápida e é característica de "rim polposo" tem a mesma base.

Existe hiperglicemia acentuada causada pela mobilização do glicogênio hepático; hemoconcentração grave e elevação da concentração sanguínea de piruvato, lactato e α-cetoglutarato.

Em contrapartida aos ovinos, caprinos com enterotoxemia produzida por *C. perfringens* tipo D também têm enterocolite hemorrágica, presente tanto em casos naturais quanto experimentais da doença. A gênese dessa lesão é incerta, mas é responsável pelos principais sinais clínicos observados em caprinos com essa doença.

Um grau de imunidade natural pode ser conseguido pela exposição não letal à toxina. Uma vez que alguns cordeiros, bezerros e cabritos parecem ser expostos a níveis antigênicos mas subclínicos de toxina de *C. perfringens*, eles se tornam imunes sem apresentar sinais de doença ou sem terem sido vacinados.[4]

Achados clínicos

Cordeiros

O curso da doença é muito curto, com frequência menor do que 2 h e nunca mais longo do que 12 h. Muitos cordeiros são encontrados mortos sem manifestarem sinais previamente. Em rebanhos observados de perto, os primeiros sinais clínicos podem ser apatia, depressão, bocejos, movimentos faciais e perda de interesse pelo alimento. Casos agudos podem apresentar pouco mais do que convulsões clônicas com espuma na boca e morte rápida. Os casos que sobrevivem por poucas horas apresentam diarreia verde e pastosa, andar cambaleante, decúbito, opistótono e convulsões clônicas graves. A temperatura geralmente está normal, mas pode estar elevada se as convulsões forem graves. A morte ocorre durante convulsão ou após um curto período de coma.

Ovinos adultos

Esses normalmente sobrevivem por períodos mais longos, de até 24 h. Eles ficam para trás no rebanho e apresentam andar cambaleante, emboletamento, bater das mandíbulas, salivação e respiração rápida, superficial e irregular. Pode haver timpanismo nos estágios terminais. Sinais de irritação, incluindo convulsões, tremores musculares, ranger de dentes e salivação podem ocorrer, mas são menos comuns do que em cordeiros.

Bezerros

A síndrome é similar àquela vista em ovinos adultos, com predomínio de sinais neurológicos. Casos hiperagudos são encontrados mortos sem apresentarem sinais premonitórios de doença e sem evidências de pedalagem. Os casos agudos, mais comuns, apresentam início súbito de vocalização, mania e convulsões, com a convulsão persistindo até a morte ocorrer 1 a 2 h depois. Casos subagudos, muitos dos quais se recuperam, não bebem água, são quietos e dóceis e parecem estar cegos, embora o reflexo de ameaça ainda persista. Eles podem continuar nesse estado por 2 a 3 dias e então se recuperam rápida e completamente. Em um surto da doença em bezerros, todas as três formas da doença podem ser vistas. Inoculação experimental de culturas completas ou lavadas de *C. perfringens* tipo D no duodeno de bezerros de 9 meses de idade produziram sinais clínicos graves 2 a 5 h após a inoculação.[5]

Caprinos

Diarreia é um sinal proeminente em caprinos acometidos, especialmente naqueles que sobrevivem por mais do que alguns dias.[2] Nos casos hiperagudos, que ocorrem com maior frequência em cabritos jovens, existem convulsões após o ataque inicial de febre (40,5°C) com dor abdominal grave e disenteria; a morte ocorre em 4 a 36 h. Na forma aguda, comum em adultos, normalmente não há febre, e dor abdominal e diarreia são acentuadas, com morte ou recuperação em 2 a 4 dias. Em casos crônicos, as cabras podem ficar doentes por muitas semanas e apresentam anorexia, diarreia grave intermitente e, em alguns casos, disenteria e presença de tecido epitelial nas fezes. Depauperamento crônico, anemia e emaciação eventual também ocorrem na doença crônica em cabras.

Patologia clínica

Uma alta concentração plasmática de glicose de 8,3 a 11,1 mMol/ℓ (150 a 200 mg/dℓ) e glicosúria acentuada são características dos estágios terminais de enterotoxemia em ovinos, e apoiam o diagnóstico, mas não são patognomônicos.[6] Hiperglicemia e glicosúria estão presentes de forma variável em cabras com a doença e bezerros com doença experimentalmente induzida.[5]

Achados de necropsia

A condição corporal do animal normalmente é boa, mas com frequência há períneo sujo de fezes e decomposição rápida da carcaça. Em casos hiperagudos, pode não haver lesões macroscópicas. Com maior frequência, há excesso de líquido transparente cor de palha no pericárdio e cavidade torácica que coagula quando exposta ao ar. Muitas petéquias estão presentes no epicárdio e endocárdio, e há edema pulmonar. Placas de congestão das mucosas abomasal e intestinal são comuns, e o intestino delgado com frequência contém quantidade moderada de ingesta fluida e de aspecto cremoso. O conteúdo do intestino grosso pode estar aquoso e de coloração verde-escura.

O achado característico de rins amolecidos e polposos é útil apenas em animais necropsiados poucas horas após a morte, pois é inespecífica e se correlaciona pouco à taxa mais rápida de autólise. Microscopia de enterotoxemia tipo D em ovinos induzida experimentalmente confirma que as alterações renais representam autólise, e não nefrose verdadeira.

O fígado está escurecido e congesto. O rúmen e abomaso de cordeiros confinados pode ser sobrecarregado com concentrados. Em caprinos, há enterocolite fibrinonecrótica aguda e enterocolite hemorrágica, embora o exame microscópico possa ser necessário para detectar essa alteração.

Em ovinos que não morreram agudamente, pode haver áreas simétricas de hemorragia, edema e liquefação do cérebro, especialmente em áreas dos núcleos da base. Novamente, a avaliação microscópica dos tecidos é crítica.

Esfregaços corados com Gram de ingesta proveniente de muitos segmentos do intestino delgado devem ser examinados. Em animais acometidos, os bastonetes curtos, largos e Gram-positivos dominam o esfregaço para a exclusão quase completa de outras bactérias. Infiltrados intestinais podem ser testados quanto à toxicidade pela injeção em camundongos. Se o filtrado for tóxico, o tipo de toxina pode ser determinado pela proteção de camundongos com antissoro específico. Isso não é determinado pelo tipo de clostrídio, mas pela detecção de β-toxina, e indica a presença de tipos B ou C, e a ε-toxina indica a presença de B ou D.

O tempo necessário para o diagnóstico por testes de neutralização em camundongos, bem como considerações humanitárias promoveram o desenvolvimento de testes alternativos. Ensaios imunoenzimáticos ligados à enzima (ELISA) comerciais e ensaios de PCR multiplex se tornaram disponíveis para a detecção da toxina e requerem quantidade mínima de conteúdo intestinal.[6] Ainda assim, é importante basear o diagnóstico em informações epidemiológicas, clínicas e patológicas, e não apenas na detecção da toxina *post mortem*.

A ε-toxina é estável se congelada, mas em temperaturas médias é possível identificar a toxina a partir do intestino de um ovino morto por até 12 h. A adição de uma gota de clorofórmio para cada 10 mℓ de ingesta estabilizará a toxina por até 1 mês. De forma alternativa, o conteúdo intestinal pode ser absorvido em papel-toalha e enviado à temperatura ambiente, com pouca perda de atividade por até 74 dias, conforme detectado por imunoensaio. Hiperglicemia e glicosúria também podem ser detectadas em material de necropsia.

Amostras para confirmação do diagnóstico

- Bacteriologia: 20 a 30 mℓ de conteúdo intestinal, congelado em frasco plástico ou de vidro hermético (ELISA, aglutinação em látex, bioensaio, cultura anaeróbica, PCR); esfregaços secos ao ar da ingesta de vários segmentos do intestino (cito-coloração de Gram)
- Patologia clínica: urina (ensaio-glicose) (mais bem realizada no momento da necropsia)
- Histologia: cólon, íleo, jejuno e o cérebro inteiro fixados em formol.

Diagnóstico diferencial

Cordeiros
- Pasteurelose aguda
- Sepse associada a *Histophilus somni* (anteriormente chamado *Haemophilus agni*)
- *Clostridium sordelli*
- Polioencefalomalácia
- Sobrecarga ruminal

Ovinos
- Hipocalcemia
- Hipomagnesemia
- Encefalomalácia simétrica focal (enterotoxemia crônica)
- Raiva
- Toxemia da gestação
- *Louping-ill*

Bezerros
- Intoxicação por chumbo
- Polioencefalomalácia
- Hepatoencefalopatia
- *H. somni* (anteriormente *Haemophilus somni*)

Caprinos
- Salmonelose
- Coccidiose.

Em cordeiros, mas não em caprinos, o histórico de vacinação contra a doença é uma consideração significativa na classificação em uma lista de diagnósticos diferenciais.

Tratamento

Em geral, o curso clínico da doença é muito agudo para o tratamento efetivo. É improvável que o soro hiperimune, um profilático a curto prazo efetivo, tenha valor em animais doentes em razão da natureza aguda da doença. Em cabras, o curso é mais longo e antitoxina em combinação com sulfadimidina administrada por via oral pode ser efetiva no tratamento.[2]

Controle

Existem três medidas de controle principais disponíveis: redução da ingestão de alimentos, administração de antitoxina e vacinação. Essas medidas podem ser usadas individualmente ou em combinação.

Redução da ingestão de alimentos

A redução da ingestão de alimentos é a medida de controle mais barata, porém menos efetiva no controle, e é usada como controle de curto-prazo enquanto aguardando pelo desenvolvimento da imunidade após a vacinação. A redução da ingestão de alimentos causará diminuição no crescimento de cordeiros e, por isso, os proprietários tendem a se basear mais na vacinação como medida de controle.

Antitoxina

Pode ser administrada em todos os ovinos tão logo um surto tenha início. A administração de ε-antitoxina 200 UI/kg PC fornecerá proteção contra a toxina circulante por 21 a 29 dias. Perdas imediatas são evitadas, e na maioria das circunstâncias, a doença não recidiva. O toxoide é mais barato, mas administrá-lo sozinho nesses momentos pode resultar em perdas ainda mais graves antes do desenvolvimento da imunidade ativa.

Vacinação

A imunidade em ovinos é produzida imediatamente após vacinação adequada. Teores sanguíneos de 0,15 unidades Wellcome de ε-antitoxina por mililitro de soro são suficientes para proteger ovinos. Vacinas disponíveis são toxoides, e os adjuvantes geralmente melhoram a antigenicidade. Toxoides alumino-precipitados ativados são as vacinas comuns em uso. Um toxoide de *C. perfringens* tipo D recombinante mostrou induzir títulos de anticorpos comparáveis ao toxoide tradicional e pode oferecer um método de produção de vacina mais consistente e com melhor custo-benefício.[7]

A vacinação de *ovelhas* nulíparas duas vezes a um intervalo de pelo menos 1 mês e com a última vacinação aproximadamente 4 semanas antes do parto irá resultar em boa imunidade passiva aos cordeiros jovens, com 97% dos cordeiros apresentando anticorpos protetores às 8 semanas de idade e uma proporção significativa às 12 a 16 semanas de idade. Isso é suficiente para proteger os cordeiros durante seu período de maior risco. Ovelhas mais velhas que foram vacinadas no ano anterior recebem uma única dose de reforço 4 semanas antes do parto. Ovelhas vacinadas por 3 anos consecutivos podem ser consideradas permanentemente imunes e não requerem mais vacinações.

Ao enfrentar um surto em cordeiros, o procedimento recomendado é administrar antissoro e toxoide imediatamente e repetir o toxoide em 1 mês. A administração simultânea de soro hiperimune com essa vacina não interfere na estimulação da produção de anticorpos, nem a presença de imunidade passiva derivada do colostro.

Cordeiros podem ser vacinados com toxoide com 4 a 10 semanas de idade, e novamente 1 mês após.

Qualquer vacinação de ovinos não é isenta do risco de precipitar gangrena gasosa ou outras doenças causadas por clostrídios, e se essas doenças forem um problema grave em uma área, pode ser necessário vacinar uma parte do plantel como teste piloto e proceder com a vacinação dos demais animais apenas quando não surgirem mais complicações. Uma bacterina-toxoide multivalente que contém antígenos contra todas as doenças causadas por clostrídios normalmente é usada em ovinos nessas circunstâncias ou em animais que vivem em regiões nas quais todas as doenças provavelmente ocorrem. A vacinação não deve ser feita em ovinos com lã úmida.

A vacinação com toxoide é efetiva em bezerros, mas não altamente efetiva em cabras, apresentando efeito limitado na prevenção da doença, embora reduzindo sua incidência e gravidade.[2] O título de anti-ε em cabras após vacinação é variável, algumas vezes equivalente, mas com frequência menor ou de duração mais curta do que aquela induzida em ovinos. As razões para a diminuição da proteção após o uso de vacinas comerciais contra infecções tipo D em cabras não é completamente compreendida.[2] Portanto, proprietários de cabras devem ser aconselhados quanto à vacinação com vacinas comerciais atuais que, com frequência, fornecem proteção limitada contra infecções pelo tipo D, mesmo se múltiplos reforços da vacina forem administrados em intervalos de 3 a 6 meses. Isso ocorre especialmente quando há alimentação com um alto teor de concentrados, como ocorre na produção de leite. O uso de soro hiperimune também deve ser realizado com cautela em cabras, particularmente da raça Saanem, que são muito suscetíveis às reações anafiláticas. Apesar das limitações na proteção contra manifestações entéricas da doença, a vacinação é protetora contra as manifestações hiperagudas da doença e cabritos devem ser vacinados duas vezes, com 1 mês de intervalo, iniciando com 4 semanas de idade, com vacinações de reforço a intervalos de 6 meses.

Reações locais à vacinação são comuns tanto em ovinos quanto em caprinos, e podem ser visíveis por, pelo menos, 6 meses. Em ovinos, esses geralmente ficam escondidos pela lã, mas o local de vacinação deve ser na região alta do pescoço e próximo à base da orelha para minimizar as lesões na carcaça. Com caprinos, especialmente cabras de exposição, o proprietário deve ser alertado dessa ocorrência. Cabras, especialmente cabras de exposição, devem ser vacinadas sob pele solta da axila, onde as reações locais ficarão escondidas sob o cotovelo.

LEITURA COMPLEMENTAR

Allaart JG, van Asten AJAM, Gröne A. Predisposing factors and prevention of Clostridium perfringensassociated enteritis. Comp Immunol Microbiol Infect Dis. 2013;36:449-464.

Alves GG, et al. Clostridium perfringens epsilon toxin: the third most potent bacterial toxin known. Anaerobe. 2014;30:102-107.

Bokori-Brown M, Savva CG, et al. Molecular basis of toxicity of Clostridium perfringens epsilon toxin. FEBS J. 2011;23:4589-4601.

Morris WE, Dunleavy MV, et al. Effects of Clostridium perfringens alpha and epsilon toxins in the bovine gut. Anaerobe. 2012;18:143-147.

Radostits O, et al. Enterotoxemia associated with Clostridium perfringens type D (pulpy kidney, overeating disease). In: Veterinary Medicine: A Textbook of the Diseases of Cattle, Horses, Sheep, Goats and Pigs. 10th ed. London: W.B. Saunders; 2007:841-844.

Uzal FA, Vidal JE, et al. Clostridium perfringens toxins involved in mammalian veterinary diseases. Open Toxicol. 2010;3:24-42.

Wioland L, Dupont J-L, Bossu J-L, et al. Attack of the nervous system by Clostridium perfringens epsilon toxin: from disease to mode of action on neural cells. Toxicon. 2013;75:122-135.

REFERÊNCIAS BIBLIOGRÁFICAS

1. Scholes SFE, et al. Vet Rec. 2007;160:811.
2. Sumithra TG, et al. Small Rum Res. 2013;114:1.
3. Alves GG, et al. Anaerobe. 2014;30:102.
4. Veschi JLA, et al. Vet Immunol Immunopathol. 2008;125:198.
5. Filho EJF, et al. Vet Pathol. 2009;46:1213.
6. Uzal FH, Songer JG. J Vet Diagn Invest. 2008;20:253.
7. Lobato FCF, et al. Vaccine. 2010;28:6125.

Encefalomalácia simétrica focal

Sinopse

- Etiologia: a doença é uma manifestação neurológica crônica de enterotoxemia associada à ε-toxina de *Clostridium perfringens* tipo D, com lesão vascular e lesão ao sistema nervoso
- Epidemiologia: doença esporádica em animais desmamados e ovinos adultos, normalmente após alteração na pastagem, tratamento anti-helmíntico ou alimentação suplementar com grãos e regimes de vacinação incompletos
- Achados clínicos: andar desorientado, incapacidade de ingerir alimentos, síndrome de retardo mental são os achados predominantes
- Patologia clínica: nenhum achado relatado
- Achados de necropsia: áreas macroscópicas ou histológicas de malácia na cápsula interna, tálamo lateral e pedúnculos cerebelares
- Confirmação do diagnóstico: epidemiologia, sinais clínicos e achados de necropsia
- Tratamento: suporte
- Controle: vacinação completa.

Etiologia

Lesões de encefalomalácia simétrica focal foram produzidas na enterotoxemia experimental e por infusão com ε-toxina de *C. perfringens* tipo D. Lesões cerebrais similares foram descritas em enterotoxemia experimentalmente induzida em um bezerro de 9 meses de idade que sobreviveu por 8 dias.[1]

Epidemiologia

Encefalomalácia simétrica focal ocorre com mais frequência em cordeiros, animais desmamados e ovelhas adultas, mas lesões consistentes com encefalomalácia simétrica focal também foram relatadas em bezerros e cabras.[2] Ela tem a mesma distribuição sazonal da enterotoxemia, mas pode ocorrer em ovinos com baixa condição corporal. Em animais desmamados e ovelhas adultas, com frequência há histórico de alimentação suplementar com alimentos como carboidratos altamente fermentáveis – como grãos de cereais – a mudança para pastagens frescas, ou a administração de anti-helmínticos 5 a 14 dias antes da ocorrência dos casos iniciais. Isso com frequência é combinado a um histórico incompleto de vacinação, e surtos foram associados ao pastejo em plantações verdes jovens de cereais. A morbidade normalmente é baixa, mas pode se aproximar de 15%. A taxa de mortalidade é alta.

Achados clínicos

Com mais frequência, em razão da observação infrequente de ovinos dessa idade, encontrar ovinos mortos é o primeiro indício de doença. Ovinos clinicamente afetados ficam separados do grupo e podem ser detectados pela movimentação lenta do rebanho. Eles não têm medo de humanos ou cães e podem ser examinados sem contenção. Cegueira, andar desorientado, pressão da cabeça contra obstáculos e incoordenação são os achados predominantes. Ovinos mais gravemente acometidos deitam quietos em decúbito lateral com dorsiflexão moderada da cabeça e apresentam nistagmo infrequente com convulsões e movimentos de pedalada. Os ovinos são incapazes de ingerir alimentos e não conseguem beber água, embora alguns cordeiros acometidos possam manter ainda o reflexo de sucção. O curso clínico varia de 1 a 14 dias, com a maioria dos ovinos acometidos sobrevivendo por 5 a 7 dias.

Achados de necropsia

As lesões são confinadas ao cérebro, e amostras fixadas em formol são necessárias para a confirmação do diagnóstico. Em muitos casos, as lesões características podem ser detectadas no exame macroscópico, e consistem em áreas de hemorragia e amolecimento da cápsula interna, tálamo lateral e pedúnculos cerebelares. Malácia, edema e hemorragia são visíveis histologicamente. Glicosúria não é uma característica, e a toxina não pode ser demonstrada no conteúdo intestinal.

Tratamento e controle

Não há tratamento. Casos menos gravemente afetados podem se recuperar se forem mantidos com fluidos e nutrientes administrados por sonda ruminal. Surtos cessam se os ovinos forem vacinados com a vacina contra doença do rim polposo.

LEITURA COMPLEMENTAR

Finnie JW. Pathogenesis of brain lesions produced in sheep by Clostridium perfringens type D epsilon toxin: a review. Aust Vet J. 2003;81:219-221.
Wioland L, Dupont J-L, Bossu J-L, et al. Attack of the nervous system by Clostridium perfringens epsilon toxin: from disease to mode of action on neural cells. Toxicon. 2013;75:122-135.

REFERÊNCIAS BIBLIOGRÁFICAS

1. Filho EJF, et al. Vet Pathol. 2009;46:1213.
2. Anon. Vet Rec. 2012;171:168.

Angiopatia cerebroespinal

Doença esporádica de suínos desmamados recentemente, que se manifesta principalmente por sinais neurológicos e depauperamento. Provavelmente trata-se de uma forma de doença do edema. Ela afeta apenas um ou alguns suínos em uma ninhada até 5 semanas após o desmame, embora uma condição similar tenha sido relatada em suínos de terminação e adultos. A doença é caracterizada pela variedade de sinais neurológicos que apresenta. Incoordenação e redução do estado de alerta são apresentações comuns, mas posição anormal da cabeça, andar desorientado e em círculos de modo persistente também podem ser observados. Normalmente não há prejuízo aparente da visão. Febre não é uma característica, e o curso clínico pode durar muitos dias. Animais acometidos podem morrer, mas com frequência são eutanasiados em razão da emaciação. Também pode ocorrer depauperamento sem distúrbios neurológicos. Eles também são suscetíveis ao canibalismo por companheiros do plantel que não estão acometidos.

Histologicamente, a doença é caracterizada por uma angipatia que não é restrita ao SNC. A similaridade entre a angiopatia e aquela vista na doença do edema crônica tem levado à suposição de que essa doença é sequela da doença do edema subclínica. A doença tem sido relatada como ocorrendo em suínos 15 a 27 dias após infecção experimental por *E. coli*. O achado característico é a presença de gotículas eosinofílicas perivasculares.

O principal diagnóstico diferencial é de abscesso de medula espinal ou cérebro e encefalomielite viral suína. Os suínos acometidos devem ser alojados separadamente assim que os sinais clínicos forem observados. Diante da natureza da lesão, é improvável que haja resposta ao tratamento; entretanto, a recuperação após o tratamento com oxitetraciclina foi relatada.

LEITURA COMPLEMENTAR

Harding DJD, et al. Cerebrospinal angiopathy in pigs. Vet Rec. 1966;79:388.

DOENÇAS VIRAIS QUE AFETAM PRINCIPALMENTE O CÉREBRO

Raiva

Sinopse

- Etiologia: *Lyssavirus* da família Rhabdoviridae
- Epidemiologia: tem distribuição cosmopolita em todos os animais de produção, exceto na Austrália e Nova Zelândia. Zoonose de extrema importância. Transmitida pela mordida de animais infectados. Animais diferentes são vetores, dependendo da localização geográfica; raposas na Europa e América do Norte, gambás e guaxinins na América do Norte, mangustos na África, morcegos vampiros na América do Sul
- Achados clínicos: período de incubação varia de 2 semanas a muitos meses
  - Bovinos:
    ○ Forma paralítica: comportamento mental bizarro (bocejos, vocalizações), incoordenação, redução da sensibilidade dos membros pélvicos, sialorreia, decúbito, morte em 4 a 7 dias
    ○ Forma furiosa: hipersensibilidade, comportamento agressivo e então paralisia e morte como na forma paralítica
  - Ovinos: surtos são comuns; excitação sexual, arrancar de lã, ataques, incoordenação e então paralisia
  - Equinos: posturas anormais, claudicação ou fraqueza, depressão, ataxia, paralisia faríngea, decúbito, hiperestesia, mordeduras, perda do tônus do esfíncter anal, morte em 4 a 6 dias
  - Suínos: excitação, ataques, tremores nasais, convulsões clônicas, paralisia
- Patologia clínica: não há teste *ante mortem*
- Lesões: encefalomielite não supurativa
- Lista de diagnósticos diferenciais:
  - Bovinos: intoxicação por chumbo, tetania da lactação, hipovitaminose A, meningoencefalite por *Listeria*, polioencefalomalácia, acetonemia nervosa
  - Ovinos: enterotoxemia, toxemia da prenhez, *louping-ill*, scrapie
  - Equinos: encefalomielite viral, paralisia por herpes-vírus, nematodíase cerebroespinal, mieloencefalopatia degenerativa equina, encefalomielite por protozoário, neurite da cauda equina, intoxicação por cavalinha, vírus Borna, encefalite japonesa, botulismo
  - Suínos: pseudorraiva, doença de Teschen, doença de Glasser e outras meningites (*Escherichia coli* e *Streptococcus suis*)
- Confirmação do diagnóstico: teste de anticorpos fluorescentes no cérebro. Corpúsculos de Negri histologicamente
- Tratamento: nenhum. Todos os casos de raiva são fatais
- Controle: prevenção da exposição. Vacinação de animais domésticos e selvagens. Quarentena e biossegurança para evitar a entrada do vírus no país.

Etiologia

A raiva é causada por um vírus RNA de fita simples do gênero *Lyssavirus* da família Rhabdoviridae. O genoma do *Lyssavirus* contém aproximadamente 12 kb e cinco genes separados codificam duas proteínas associadas à membrana: matriz (M); glicoproteína (G); e três proteínas estruturais: nucleoproteína (N), fosfoproteína (P) e polimerase (L).[1]

Atualmente, sete linhagens genéticas distintas são identificadas no gênero *Lyssavirus*: vírus da raiva clássico (RABV, genótipo 1, que inclui algumas variantes); vírus do morcego Lagos (LBV, genótipo 2); vírus Mokola (MOKV, genótipo 3); vírus Duvenhage (DUUV, genótipo 4); lissavírus do morcego europeu (EBLV, subdividido em genótipo 5 e genótipo 6); e o lissavírus do morcego australiano (ABLV, genótipo 7). Há muito tempo reconheceu-se que a estirpe do vírus conhecido como raiva "de rua" diferia em alguns aspectos das estirpes "fixas" cultivadas para produção de vacinas (cultivadas em cultura de células ou passagem através de gerações seriadas de animais de laboratório). Muitas estirpes de vírus da raiva são adaptadas a uma espécie de hospedeiro específico, mas permanecem infectantes para qualquer mamífero.

Epidemiologia

Ocorrência

A raiva ocorre em todos os animais de sangue quente. A doença acomete bovinos, ovinos, equinos e suínos na maioria dos países, exceto nos insulares, que a eliminaram por medidas de quarentena rígidas ou proibição da entrada de cães. Entretanto, o gênero *Lyssavirus* ainda pode supreender. Em 1996 e 1998, duas mulheres morreram em Queensland, Austrália, de infecção por um vírus relacionado com o vírus da raiva descoberto recentemente (*Lyssavirus* do morcego australiano). Em 2002, um homem morreu na Escócia após contrair o vírus da raiva do morcego europeu, indicando que após um século aparentemente livre de raiva, a doença atualmente é enzoótica no Reino Unido.

Europa

A raiva silvestre é um grave problema do qual as *raposas vermelhas* são o principal vetor. A doença ainda está se disseminando de um ponto focal que se desenvolveu na Polônia em meados dos anos 1930. Ela é endêmica na região da antiga Iugoslávia e Turquia, e se disseminou para oeste e, para a Alemanha, Dinamarca, Bélgica, região da antiga Tchecoslováquia, Áustria, Suíça e França. A disseminação continua na taxa de aproximadamente 30 a 60 km por ano, e a ameaça ao Reino Unido aumenta a cada ano.[2] A Finlândia estava livre da raiva desde 1959, mas em 1988, a raiva silvestre ocorreu com um cão-guaxinim como vetor.

EUA

Informações quanto à vigilância da raiva nos EUA são publicadas anualmente pelos Centers for Disease Control and Prevention (CDC). Em 2013, 92% dos casos ocorreram em animais silvestres, 4,2% em gatos, 1,5% em bovinos e 1,5% em cães. A doença ocorreu em guaxinins, morcegos, gambás, raposas, ovinos, caprinos, equinos, mulas, mangustos, roedores, lagomorfos e humanos.

Os casos de raiva silvestre relatados com mais frequência ocorreram em guaxinins, gambás, morcegos e raposas. As contribuições relativas daquelas espécies continuaram a mudar nas últimas décadas em razão das flutuações enzoóticas da raiva entre animais infectados com muitas variantes distintas do vírus da raiva. A raiva do guaxinim endêmica ocorre nos Montes Apalaches e toda a costa leste dos EUA. Raiva endêmica dos gambás ocorre principalmente em três regiões geográficas: centro-norte dos EUA e nas províncias de Manitoba, Saskatchewan e Alberta no Canadá; e centro-sul dos EUA e Califórnia. Dentro dessas áreas amplas, a doença persiste em focos enzoóticos e ressurge a cada 6 a 8 anos. Estudos experimentais sugerem que a especificidade da raiva endêmica quanto à espécie é causada por diferenças na patogenicidade das variantes do vírus da raiva. A raiva dos gambás tem seu pico na primavera e início do inverno, o que provavelmente é um reflexo de alguns eventos no ciclo de vida das populações de gambás.

A prevalência da raiva em morcegos nos EUA é de, aproximadamente, 7%, e a transmissão para humanos é rara, ainda que o jornalismo sensacionalista tenha feito muitas pessoas considerarem morcegos como uma séria ameaça à saúde. Tendências na vigilância nacional para raiva entre morcegos nos EUA entre 1993 e 2013 verificaram de forma consistente um padrão geográfico difuso da raiva em morcegos por todos os EUA continental. Embora a infecção por gotículas de variantes de morcego entre animais terrestres, como cães e gatos, seja rara, essas variantes de vírus da raiva foram associadas a 92% da raiva humana adquirida indigenamente nos EUA desde 1990.

Canadá

A variante da raiva da raposa-do-ártico invadiu a maior parte do Canadá ao sul de 60°N e a leste das Montanhas Rochosas no início dos anos 1950, principalmente pela migração de *raposas-do-ártico* para áreas povoadas. Ela desapareceu na maior parte dessa área, mas persistiu por mais de 40 anos ao sul de Ontário com incursões esporádicas em faixas estreitas adjacentes no oeste de Quebec e norte de Nova Iorque. Os principais vetores eram raposas vermelhas (*Vulpes vulpes*) e, em menor extensão, gambás listrados (*Mephitis mephitis*). De 1957 a 1989, Ontário passou por mais casos de raiva em animais do que qualquer outra jurisdição da América do Norte em quase todos os anos, e mais de 95% desses casos foram limitados a 10% das províncias ao sul da área continental.

Um segundo surto grande envolvendo *gambás* listrados progrediu de Dakota do Norte para a Província das Pradarias durante o fim dos anos 1950 e 1960. Nos anos 1990, as áreas endêmicas no Canadá foram ao sul de Ontário, que somavam 85% dos diagnósticos do Canadá, e as Províncias das Pradarias, nas quais a raiva é endêmica em gambás. No oeste do Canadá, os principais reservatórios de vírus da raiva são gambás, morcegos e raposas.

África

A raiva ocorre em quase todos os países no continente Africano, mas a incidência relatada é surpreendentemente baixa para uma área na qual há grande população de carnívoros silvestres. A incidência de raiva e a variedade de espécies envolvidas estão aumentando na África, e muitos hospedeiros de vida selvagem foram identificados, incluindo cães selvagens, chacais e mangustos.

Na África do Sul, no decorrer de um período de 4 anos, de todos os casos de raiva relatados em animais domésticos, bovinos contabilizaram metade dos casos. O *mangusto* contabilizou 70% dos casos relatados em animais selvagens. Ocorre ampla distribuição do vírus da raiva entre mangustos jovens quando eles são expulsos do território dos pais durante os meses de inverno, forçando-os a vasculhar uma área ampla. Isso aumenta a probabilidade de animais domésticos entrarem em contato com animais rábicos.

América do Sul, América Latina e Caribe

A raiva em bovinos é um grave problema econômico e de saúde pública na América do Sul, onde a raiva transmitida por morcegos vampiros resulta em surtos cíclicos. A raiva paralítica bovina é endêmica nas regiões tropicais que se estendem do norte do México ao norte da Argentina, e para as ilhas de Trinidad.

Distribuição das variantes virais

O gênero *Lyssavirus* pertence à família Rhabdoviridae, da ordem Mononegavirales e inclui vírus de RNA não segmentados que causam encefalomielite da raiva. Eles são bem adaptados a vetores que pertencem às ordens Carnivora (mamíferos comedores de carne, incluindo gambás) e Chiroptera (a ordem que compreende todos os 178 gêneros em 16 famílias de morcegos). Sete genótipos foram delineados dentro do gênero. Esses genótipos são divididos em dois filogrupos imunopatológico e geneticamente distintos. O filogrupo I inclui dois genótipos africanos: vírus *Mokola*, isolado de musaranhos e gatos, embora o reservatório permaneça desconhecido, e o *vírus do morcego Lagos*, encontrado principalmente em morcegos frugívoros, mas também em morcegos insetívoros. O filogrupo II apresenta cinco genótipos: DUUV (África), EBLV-1 (Europa), EBLV-2 (Europa), *Lyssavirus do morcego australiano* (Australia) e o RABV clássico (cosmopolita). Membros dos genótipos vírus *Duvenhage*, EBLV-1 e EBLV-2 são encontrados exclusivamente em morcegos insetívoros, membros do genótipo *Lyssavirus do morcego australiano* são encontrados tanto em morcegos insetívoros quanto frugívoros, e membros do genótipo RABV são encontrados em carnívoros e morcegos americanos (insetívoros, frugívoros e hematófagos). O fato de que os *Lyssavirus* são bem estabelecidos em duas ordens de mamíferos ecologicamente distintas pode, muito provavelmente, ser consequência do sucesso na troca de hospedeiro.

A análise de 36 *Lyssavirus* de carnívoros e 17 de quirópteros representando os principais genótipos e variantes fortalece a hipótese de que uma mudança de hospedeiros ocorreu no histórico dos *Lyssavirus*. De fato, os *Lyssavirus* evoluíram em quirópteros muito tempo antes do surgimento da raiva em carnívoros, muito provavelmente após a disseminação através dos morcegos. Usando isolados antigos, estima-se que a emergência da raiva dos carnívoros a partir do *Lyssavirus* dos quirópteros tenha surgido entre 888 e 1459 anos atrás. Na Europa, a raiva dos morcegos é associada a duas estirpes diferentes do vírus: o *Lyssavirus* dos morcegos europeus tipo 1 e o tipo 2. Os isolados de *Lyssavirus* dos morcegos europeus tipo 1 foram encontrados em morcegos-hortelão na França. O *Lyssavirus* dos morcegos europeus tipo 2 foi encontrado recentemente em morcegos Daubenton na Inglaterra e Escócia.

Na América do Norte, variantes do vírus da raiva são mantidas na natureza por diversas espécies de carnívoros terrestres de manutenção, incluindo guaxinins, gambás e muitas espécies de morcegos. Cada variante antigenética e geneticamente distinta de vírus em espécies de mamíferos ocorre em áreas geográficas discretas e é bastante associada às suas espécies reservatório. Dentro de cada área, ocorre a disseminação da raiva para outras espécies, principalmente durante epidemias. A análise temporal e espacial da raiva em guaxinins e gambás no leste dos EUA indicou que uma epidemia nesses animais teve um movimento semelhante ao que ocorreu de 1990 a 2000. Entretanto, não há evidências de que a variante do vírus da raiva em guaxinins circule de forma independente na população de gambás no leste dos EUA ou que a variante tenha passado por alguma adaptação genética entre gambás.

Dentro de uma ampla região geográfica, as infecções por raiva em mamíferos terrestres podem estar relacionadas com variantes distintas do vírus, identificadas por painéis de anticorpos monoclonais ou por análise genética. Essas análises demonstraram diferenças substanciais entre isolados de várias partes do mundo e que vacinas convencionais não protegem completamente contra algumas variantes antigênicas de ocorrência natural que existem na natureza. A maioria dos surtos de raiva tende a ser hospedeiro-específicos. Cada variante é mantida principalmente por *transmissão intraespecífica* dentro de um reservatório dominante, embora a disseminação da infecção de outras espécies possa ocorrer dentro de uma região. Fronteiras geográficas dos reservatórios conhecidos atualmente para a raiva em mamíferos terrestres foram estabelecidas. Os reservatórios do vírus da raiva são encontrados em todo o mundo. O vírus é mantido em níveis endêmicos e epidêmicos em uma ampla variedade de espécies de *Carnivora* e *Microchiroptera* (morcegos).

As fronteiras geográficas dos reservatórios conhecidos atualmente para a raiva em espécies terrestres na América do Norte são:

- Guaxinins no sudeste dos EUA
- Raposas vermelhas e do Ártico no Alasca, resultando em disseminação através do Canadá para leste, como os estados de Ontário, Quebec e Nova Inglaterra
- Gambás listrados na Califórnia, estados do Centro-norte e Centro-sul
- Raposas cinzentas em pequenos reservatórios no Arizona
- Coiotes no sul do Texas, como resultado da disseminação a partir de cães domésticos em um reservatório a longo prazo na fronteira Texas-México.

Em Ontário, a raiva silvestre persiste em duas espécies dominantes: raposa vermelha e gambá listrado. Estudos de epidemiologia molecular indicam que não há especificidade pelo hospedeiro, mas existem diferenças claras e consistentes no vírus de regiões geográficas distintas. Em estudos canadenses, dois grupos antigênicos principais podem ser distinguidos entre os isolados de vírus da raiva examinados. Um grupo é encontrado em Ontário, Quebec e nos territórios do Noroeste, e é representado na natureza pela raiva endêmica da raposa vermelha e do gambá listrado que se originou no norte do Canadá. O segundo grupo é encontrado em Manitoba, onde a raiva dos gambás listrados é endêmica.

Há múltiplas sobreposições da doença em mamíferos terrestres, e há reservatórios independentes de raiva em várias espécies de morcegos insetívoros. Variantes virais distintas podem ser identificadas para diferentes espécies de morcegos, mas fronteiras geográficas não podem ser definidas para surtos de raiva em espécies de morcegos que apresentam alta mobilidade.

Métodos de transmissão

A fonte de infecção é sempre um animal infectado, e o método de disseminação é quase sempre a *mordida* de um animal infectado, embora a contaminação de feridas na pele por saliva fresca possa resultar em infecção. Nem todas as mordidas de animais rábicos resultam em infecção, uma vez que o vírus nem sempre está presente na saliva; o vírus pode não ganhar entrada na ferida se a saliva for limpa dos dentes com um pano. O vírus pode aparecer no leite de animais acometidos, mas a disseminação por esse meio é improvável como fonte de infecção. O vírus da raiva é relativamente frágil, suscetível à maioria dos desinfetantes comuns, e morre na saliva seca em poucas horas.

Um dos parâmetros mais importantes nos modelos de raiva é a taxa de transmissão, ou o número de animais suscetíveis infectados por um animal doente por unidade de tempo. Em uma população de 19 guaxinins se alimentando em uma fonte concentrada de alimentos disponível durante o verão na região rural leste de Ontário, os guaxinins mordem e são mordidos a uma média de 1,0 a 1,3 vezes por hora, respectivamente.

Em razão da ocorrência natural de raiva em animais em cavernas habitadas por morcegos insetívoros infectados, suspeitou-se de inalação como fonte de infecção. Atualmente aceita-se que a disseminação entre morcegos e a disseminação de morcegos para outras espécies é principalmente por mordidas, mas que a infecção por inalação também ocorre. Uma vez que a infecção pode ocorrer por ingestão, foram inventados sistemas para vacinar animais silvestres utilizando iscas contendo o vírus.

Animais vetores

Tradicionalmente, os cães e, em menor extensão, os gatos, foram as principais fontes animais. Entretanto, a fauna nativa, incluindo raposas, gambás, lobos, coiotes, morcegos vampiros, insetívoros e frugívoros, guaxinins, mangustos e esquilos contituem as principais fontes de infecção em países nos quais os Carnivora domésticos estão bem controlados. Em geral, raposas são menos perigosas que cães, uma vez que as raposas tendem a morder apenas um ou dois animais em um grupo, enquanto cães com frequência mordem uma grande proporção do rebanho ou plantel. Guaxinins e gambás são os principais reservatórios de raiva na América do Norte.

Os morcegos são a espécie mais importante na qual o estado portador subclínico ocorre. Sabe-se que ocorre multiplicação do vírus sem invasão do sistema nervoso no tecido adiposo em morcegos, e essa pode ser a base do mecanismo de "reservatório" nessa espécie. Comportamento violento é raro em animais dessa espécie com raiva, mas já foi observado. Morcegos representam uma grave ameaça à disseminação da raiva em razão do seu hábito migratório. A maior disseminação é dento da espécie, mas a ameaça a humanos e espécies de animais não pode ser completamente desconsiderada. Embora roedores possam ser infectados com o vírus da raiva, não se acredita que desempenhem algum papel na epidemiologia da raiva, seja como multiplicadores ou simplesmente como portadores físicos do vírus. Muitos dos vírus que eles transportam são semelhantes ao vírus da raiva, e não o vírus clássico da raiva.

A raiva ocorreu em rebanhos suínos nos quais a população de gambás era alta, onde as propriedades foram alocadas em terreno bruto, resultando em interface considerável entre animais silvestres e domésticos, e nos quais o sistema de manejo permite que os suínos andem livremente pelo perímetro. A doença também ocorre em suínos criados em galpões fechados nos quais o acesso de animais silvestres é muito improvável.

Há diferença no papel entre vetores. Por exemplo, na Europa, acredita-se que raposas transportem a infecção para uma nova área, mas outras espécies disseminem dentro dessa área. Raposas são os principais vetores e, como no Canadá, os bovinos são os principais receptores. No oeste do Canadá, os principais reservatórios de infecção são gambás, morcegos e raposas. Isso pode ter consequências importantes para programas de controle que se baseiam na vigilância de animais silvestres.

Animais de produção domésticos como bovinos raramente são fonte de infecção, embora a possibilidade de transmissão para humanos possa ocorrer se a boca do animal rábico for manipulada durante o tratamento ou exame. O vírus pode estar presente na saliva por um período de até 5 dias antes que os sinais sejam evidentes.

Disseminação sazonal

A disseminação da doença com frequência é sazonal, com maior incidência no fim do verão e do outono em razão dos movimentos em grande escala de animais selvagens no período de reprodução e à procura de alimentos. No Canadá, a frequência de infecção por raiva em populações de animais de produção aumenta no outono, quando raposas adolescentes amadurecem, iniciam o comportamento reprodutivo e viajam por grandes áreas.

Infecção latente

Em razão do desenvolvimento rápido de técnicas virológicas, especialmente para triagem sorológica de populações de animais para obter diagnóstico presuntivo da presença do vírus na população, a questão da infecção latente e de portadores inaparentes de raiva assumiu alguma importância. A presença de anticorpos contra o vírus da raiva em animais em uma área supostamente livre da doença provavelmente levantou preocupação. Portadores inaparentes ocorrem em morcegos, e há alguma evidência de que infecções latentes possam ocorrer em outras espécies.

Implicações zoonóticas

A doença em humanos não vacinados e não tratados sempre foi considerada *fatal*. A importância principal da raiva é a sua transmissibilidade para humanos, com médicos-veterinários sob risco especial. Dados europeus indicam que a grande maioria das pessoas requerendo pré-tratamento para raiva foi exposta a animais domésticos com raiva, e não a animais silvestres. A raiva humana é extremamente rara em países nos quais a raiva canina é controlada por vacinação regular.

Importância econômica

A raiva não apresenta grande importância econômica em animais de produção, embora rebanhos individuais e plantéis possam sofrer muitas fatalidades. Os custos econômicos com a raiva em um país são associados à vacinação de animais de companhia, investigação de morbidades de animais, confinamento e quarentena de animais domésticos que mordem humanos ou suspeitos de exposição à animais rábicos, salários de agentes de controle animal, diagnóstico laboratorial e custos com profilaxia pré-exposição e pós-exposição e tratamento e consulta, educação pública, treinamento de pessoal e custos administrativos.

Patogênese

Após a introdução profunda do vírus da raiva por mordida de um animal infectado, a multiplicação inicial do vírus ocorre nas células da musculatura estriada esquelética no local. Os fusos neuromusculares então fornecem um local importante para a entrada do vírus no sistema nervoso, que também pode ocorrer nas placas motoras terminais. No órgão olfatório terminal nas narinas, as células neuroepiteliais estão em contato direto com a superfície corporal, e essas células se estendem sem interrupção para o bulbo olfatório e cérebro. Após a entrada do vírus nas terminações nervosas, há invasão do cérebro por movimento passivo do vírus dentro dos axônios, primeiro na medula espinal e então no cérebro. A resposta imune durante essa fase de infecção é mínima, e isso explica porque anticorpos neutralizantes e infiltrado inflamatório normalmente estão ausentes no momento do início dos sinais de encefalite. Os títulos de anticorpos chegam a níveis substanciais apenas nos estágios terminais da doença. Após a entrada do vírus da raiva no SNC, normalmente na medula espinal, ocorre uma onda ascendente de infecção neuronal e disfunção neuronal.

As lesões primárias produzidas estão no SNC, e a disseminação a partir do local de infecção ocorre apenas pelos nervos periféricos. Esse método de disseminação leva a um período de incubação extremamente variável, dependendo do local da mordida. Mordidas na cabeça normalmente resultam em um período de incubação mais curto do que mordidas nas extremidades. A gravidade e o local da lesão ditarão se o quadro clínico é principalmente de fenômeno irritativo ou paralítico. Os dois extremos da forma paralítica e furiosa são acompanhados por muitos casos classificados entre essas duas formas. Paralisia ascendente progressiva dos membros pélvicos pode ser seguida por sinais graves de mania, que persistem quase até a morte. A destruição dos neurônios espinais resulta em paralisia, mas quando o vírus invade o cérebro, irritação de centros superiores produz mania, excitação e convulsões. A morte normalmente é causada por paralisia respiratória. Os sinais clínicos de salivação, indigestão e pica, paralisia de bexiga e ânus e aumento da libido sugerem envolvimento do sistema nervoso autônomo, incluindo glândulas endócrinas. Na morte, há inclusões de partículas virais em quase todos os neurônios no cérebro, medula espinal e gânglios, mas nenhum nas células de suporte do SNC. O exame de microscopia eletrônica também mostra a presença de vírus na córnea, que chega de modo centrífugo ao longo dos nervos periféricos.

O vírus chega às glândulas salivares e muitos outros órgãos da mesma forma, mas a natureza altamente infectante da saliva surge pela passagem do vírus ao longo do nervo olfatório, papilas gustativas e outros órgãos sensoriais terminais na ororfaringe, e não pelas glândulas salivares. Experimentalmente, a infecção de tecidos não nervosos em gambás e raposas foi reproduzido na medula da adrenal, córnea e glândulas nasais. O vírus pode ser encontrado no leite, em alguns órgãos e em fetos, mas não pode ser demonstrado no sangue a qualquer momento.

Variações nas principais manifestações como mania ou paralisia podem depender da fonte do vírus. Vírus de morcegos hematófagos quase sempre causam a forma paralítica. Os vírus "fixos" que foram modificados pela passagem intracerebral seriada causam paralisa ascendente, contrapondo o vírus "de rua", que na maioria das vezes causa a forma furiosa. O local de infecção e o tamanho do inóculo podem também influenciar o curso clínico. Há também diferenças geográficas na proporção de animais afetados pela forma furiosa ou paralítica da doença. Nas Américas, a maioria é de casos de raiva paralítica. Na África e Índia, a maioria dos casos em animais de produção é da forma furiosa.

A doença é sempre fatal, mas, em raras circunstâncias, animais infectados experimentalmente podem apresentar sinais clínicos da doença, e se recuperarem. Existem dois relatos recentes de recuperação espontânea em humanos, e a ocorrência de raiva não fatal em todas as espécies tem sido revisada. Parece não haver ocorrência de campo em animais domésticos da verificação feita em camundongos infectados experimentalmente de que algumas estirpes do vírus invadem apenas nervos periféricos e gânglios espinais deixando alguns sobreviventes com disfunção neurológica permanente. A patogênese da recuperação da raiva é importante em relação à vacinação e testes sorológicos para determinar a incidência e a prevalência da doença.

Achados clínicos

Entre os animais de produção, os bovinos são os mais comumente acometidos. O período de incubação em casos de ocorrência natural é de, aproximadamente, 3 semanas, mas varia de 2 semanas a muitos meses na maioria das espécies, embora períodos de incubação de 5 e 6 meses tenham sido observados em bovinos e cães.

Bovinos

Experimentalmente, em bovinos, o período de incubação médio é de 15 dias, e o curso médio da doença é de 4 dias. Bovinos não vacinados apresentam período de incubação e duração do curso clínico mais curtos do que bovinos vacinados. Os principais sinais clínicos incluem excesso de salivação (100%), alteração de comportamento (100%), tremores de focinho (80%), vocalização (urros, 70%), agressão, hiperestesia e/ou hiperexcitabilidade (70%) e paralisia de faringe (60%). A forma furiosa ocorreu em 70% dos animais.

Na *forma paralítica*, emboletamento, enfraquecimento e oscilações dos membros pélvicos enquanto caminha e, com frequência, desvio ou flacidez da cauda para um lado, são sinais iniciais comuns. A diminuição da sensibilidade normalmente acompanha essa fraqueza e é um dos melhores critérios diagnósticos para a detecção de raiva. Ela é mais evidente nos membros pélvicos. Tenesmo, com paralisia do ânus, resultando na sucção e eliminação de ar, normalmente ocorrem tardiamente nos estágios de incoordenação, imediatamente antes de o animal entrar em decúbito. Esse é um achado característico, mas pode ser transitório ou ausente. Ptialismo é um dos achados mais frequentes. Os *movimentos de bocejo* são mais precisamente descritos como tentativas sem voz de urrar, e este é considerado um sinal clínico útil para distinguir vacas com raiva de vacas sem, e quando o som é gerado em bovinos com raiva, o urro apresenta um tom mais grave que o normal.[3] Quando a paralisia ocorre, o animal entra em decúbito e é incapaz de se levantar. Touros nesse estágio normalmente apresentam paralisia de pênis. A morte normalmente ocorre 48 h após o decúbito se desenvolver e após curso total de 6 a 7 dias.

Na *raiva furiosa*, o animal apresenta aparência tensa e alerta, está hipersensível aos sons e movimentos e é atraído por sons, de maneira que pode parecer que o animal ataca ou aborda de forma violenta intencionalmente. Em alguns casos, ele irá atacar violentamente outros animais ou objetos inanimados. Esses ataques com frequência são mal direcionados e impedidos pela incoordenação da marcha. Com frequência, urros altos são comuns nesse estágio. O som é caracteristicamente rouco e as ações são exageradas. Excitação sexual também é comum, e os touros tentam montar objetos inanimados com frequência. Múltiplas coletas de sêmen para inseminação artificial foram feitas durante períodos muito curtos de touros que posteriormente mostraram estar com raiva. Com essa forma violenta da doença, o fim característicamente é súbito. Sinais graves podem ser evidentes por 24 a 48 h e o animal entra então em colapso subitamente em estado de paralisia, morrendo normalmente em poucas horas.

Em geral, não há padrão no desenvolvimento nem na variedade dos sinais. A temperatura corporal geralmente é normal, mas pode estar aumentada para 39,5 a 40,5°C nos estágios iniciais pela atividade muscular. O apetite também varia. Alguns animais não comem nem bebem, embora possam apreender os alimentos na boca. Aparentemente há inabilidade em deglutir. Outros comem normalmente até os estágios terminais. O curso pode variar de 1 a 6 dias. A variação dos sinais clínicos é tão ampla que qualquer animal conhecidamente exposto e que apresenta sinais de envolvimento de medula espinal ou cérebro deve ser considerado rábico até que se prove o contrário.

Ovinos e caprinos

Em ovinos infectados experimentalmente, o período de incubação médio foi de 10 dias e o curso da doença foi de, em média, 3 dias. Os principais sinais clínicos incluíram tremores de focinho e cabeça (80%), agressividade, hiperexcitabilidade e hiperestesia (80%), trismo (60%), salivação (60%), vocalização (60%) e decúbito (40%). A forma furiosa ocorreu em 80% dos ovinos. Em um surto de larga escala, as mortes ocorreram 17 a 111 dias após a exposição.

A raiva com frequência ocorre em alguns animais de uma única vez em razão da facilidade com que muitas ovelhas podem ser mordidas por um cão ou raposa. Clinicamente, o quadro é similar àquele visto em bovinos. A minoria dos animais apresenta excitação sexual, ataque a pessoas ou a outros animais e arrancamento vigoroso da lã; quedas súbitas após exercício violento, tremores musculares e salivação são característicos. Não ocorrem balidos excessivos. A maioria dos ovinos fica quieta e anoréxica. Cabras normalmente são agressivas, e balidos contínuos são comuns.

Equinos

A maioria dos casos em equinos não apresenta sinais neurológicos distintos inicialmente, mas há tendência à forma paralítica da doença. Experimentalmente, o período de incubação médio foi de 12 dias e a duração média da doença foi de 6 dias. Animais não vacinados apresentaram período de incubação e duração da doença mais curtos. Tremores de focinho foram o sinal inicial mais comumente observado. Outros sinais clínicos incluíram paresia faríngea (71%), ataxia ou paresia (71%) e letargia ou sonolência (71%). A forma furiosa ocorreu em 43% dos casos. A forma paralítica não foi observada.

Em casos de ocorrência natural, os sinais clínicos iniciais podem incluir posturas anormais, relinchos frequentes, agressividade inexplicada e escoiceamento, mordidas, cólica, início súbito de claudicação em um membro seguido por decúbito no dia seguinte, hipermetria, ataxia, cegueira aparente e movimentos violentos da cabeça. Claudicação ou fraqueza em um membro podem ser os primeiros sinais observados, mas o padrão habitual de desenvolvimento começa com apatia, passa a decúbito esternal e lateral, seguido por movimentos de pedalagem, convulsões e paralisia terminal.

Em uma série de 21 casos confirmados em equinos, os sinais clínicos no momento do exame inicial incluíram ataxia e paresia dos membros pélvicos (43%), claudicação (24%), decúbito (14%), paralisia faríngea (10%) e cólica (10%). Os principais sinais clínicos observados durante o curso da internação incluíram decúbito (100%), hiperestesia (81%), perda de tônus da cauda e esfíncter anal (57%), febre de cerca de 38,5°C (52%) e ataxia e paresia dos membros pélvicos (52%). O tempo médio de sobrevivência após o início dos sinais clínicos foi de 4 dias (variando de 1 a 7 dias). Os sinais clínicos da forma furiosa da raiva, como agressividade (mordidas), andar compulsivo em círculos e vocalização anormal foram evidentes em apenas dois equinos. Terapia de suporte, dada a nove equinos, não teve efeito no tempo de sobrevivência e não se correlacionou à detecção de corpúsculos de Negri na necropsia. Equinos que desenvolvem a forma furiosa apresentam excitação, desenvolvem vícios, mordem e escoiceiam. Suas ações descontroladas com frequência são violentas e perigosas e incluem alterações, como cegueira, quedas súbitas e rolamento e mastigação de material estranho ou da própria pele. Hiperestesia e tremores musculares dos membros pélvicos são seguidos por agachamento e fraqueza, e também são relatados em equinos.

Suínos

Manifestam excitação e tendência a atacar, ou apatia e incoordenação. As porcas acometidas apresentam tremores de nariz, movimentos de mastigação rápidos, salivação excessiva e convulsões clônicas. Elas podem caminhar para trás. No estágio terminal, há paralisia e a morte ocorre em 12 a 48 h após o início dos sinais. Os sinais clínicos em suínos são extremamente variáveis, e casos individuais podem estar presentes em uma variedade de formas e apenas um ou dois sinais clássicos podem ocorrer.

Patologia clínica

Nenhum exame laboratorial *ante mortem* tem valor diagnóstico, mas os testes da concentração de chumbo no sangue, urina e fezes podem ajudar a eliminar a intoxicação por chumbo como diagnóstico possível. Testes de virusneutralização estão disponíveis, mas a presença de anticorpos não é diagnóstica. Outros testes disponíveis são hemaglutinação passiva, fixação de complemento, radioimunoensaio e coloração com anticorpos fluorescentes. Estes são usados para determinar o estado imune, e não como auxílio diagnóstico. Um ELISA está disponível para mensuração de anticorpos específicos para raiva no soro dos principais reservatórios domésticos e selvagens na América do Norte.

Achados de necropsia

A confirmação de diagnóstico de raiva depende do exame laboratorial cuidadoso do cérebro fresco. O procedimento laboratorial recomendado inclui os seguintes testes, e recomenda-se que pelo menos dois deles sejam realizados em todas as amostras:

- O teste mais amplamente utilizado é o de anticorpos fluorescentes (*TAF*) em esfregaços por impressão do cérebro. Recomendações atuais incluem amostras de hipocampo, *bulbo*, cerebelo ou gânglios gasserianos.[4] Entretanto, uma publicação recente estipulou que o hipocampo e o cerebelo são amostras menos desejáveis que o tálamo, ponte ou medula para a detecção do agente viral, e que as recomendações de amostras atuais resultam da visualização dos corpúsculos de Negri, e não da distribuição real dos antígenos virais. O resultado do TAF pode estar disponível em aproximadamente 2 h, e é preciso quando realizado rotineiramente por pessoal especializado, pois ele detecta todos os genótipos se um conjugado potente for usado.[5] A confiabilidade da TAF confirmada pelo teste de inoculação em camundongo é de mais de 99%. Aquelas amostras negativas na TAF, mas provenientes de animais que tiveram contato com humanos, são inoculadas em camundongos experimentais. O período de incubação em camundongos antes que os sinais clínicos sejam vistos é de, em média, 11 a 12 dias (variando de 4 a 18 dias) e a morte ocorre em 7 a 21 dias. O cérebro do camundongo é coletado assim que os sinais aparecem e é submetido aos mesmos testes descritos anteriormente. Portanto, um resultado positivo pode ser obtido em 4 a 7 dias após a inoculação. Alguns camundongos devem ser deixados pelos 21 dias, pois apenas um resultado negativo após esse período pode dar um resultado completamente negativo para o teste. Um teste de infecção em cultura de tecido está disponível atualmente, que permite a demonstração do vírus em células de cultura de tecido coradas em 4 dias. Isso pode substituir o teste de inoculação em camundongo
- Um teste de *ELISA* está disponível para a detecção de antígeno de raiva em animais. Ele é rápido, simples, econômico e, em comparação com TAF, a concordância é de 95%

- O resultado da *pesquisa histológica* de corpúsculos de Negri em cortes de tecido está disponível em 48 h. Em razão de diagnósticos falso-positivos, a técnica está em descrédito
- Um *teste imuno-histoquímico (IHQ)* para raiva pode ser usado em tecido cerebral de animais domésticos e silvestres fixado em formol e embebido em parafina quando tecidos frescos não estão disponíveis. Em alguns casos, o tecido cerebral pode ser negativo para vírus da raiva usando técnicas diagnósticas padronizadas, mas testes de IHQ podem detectar a presença de antígeno
- Um *teste de PCR com transcrição reversa (RT-) PCR* foi avaliado como interessante para detecção da infecção por vírus da raiva em amostras de cérebro decompostas que foram negativas pelo TAF direto.

As alterações histopatológicas da infecção por raiva incluem encefalomielite não supurativa e ganglioneurite, com necrose neuronal e formação de nódulos gliais. Corpúsculos de Negri são encontrados com maior frequência em células de Purkinje do cerebelo em ruminantes. Alterações espongiformes também foram relatadas no cérebro de uma novilha infectada com vírus da raiva.

Amostras para confirmação do diagnóstico

- Histologia: metade do cérebro cortado sagitalmente, medula espinal cervical (incluindo raízes nervosas), gânglios gasserianos, glândulas salivares parotídeas (MO, IHQ)
- Virologia: metade do cérebro cortado sagitalmente, medula espinal cervical (TAF, BIOENSAIO).

Atenção ao potencial zoonótico desse microrganismo ao manipular carcaças e submeter amostras.

Diagnóstico diferencial

O diagnóstico de raiva é uma das tarefas mais difíceis e importantes que um médico-veterinário é chamado a realizar. Uma vez que, na maioria dos casos, existe a probabilidade de exposição de pessoas, a falha em reconhecer a doença pode colocar vidas em risco. Não é suficiente dizer que se a raiva ocorre em uma área, alguém irá classificar cada animal apresentando sinais neurológicos como rábico, uma vez que os sinais neurológicos podem não ser evidentes por alguns dias após o início da doença. Ademais, muitos animais que sofrem de outras doenças deixarão de ser tratados. A melhor política é manipular todos os animais suspeitos com extremo cuidado, mas continuar a tratá-los para outras doenças se tal tratamento parecer ser indicado. Se o animal estiver rábico, ele irá morrer e o diagnóstico pode então ser confirmado pelo exame laboratorial. Muitas doenças são caracterizadas por sinais de estado mental anormal ou paralisia, ou uma combinação de ambos (ver Tabela 14.9 para equinos e Tabela 14.10 para bovinos). A raiva deve ser diferenciada das doenças comuns, a seguir, que acometem o sistema nervoso, de acordo com a espécie.

- Bovinos e ovinos:
  - Intoxicação por chumbo: na intoxicação aguda e subaguda por chumbo em bovinos, os sinais clínicos são similares àqueles das raivas furiosa e paralítica. Na intoxicação aguda por chumbo, sinais clínicos comuns são cegueira, convulsões, bater de mandíbulas com produção de saliva espumosa e tremores de pálpebra e orelhas. Na intoxicação subaguda por chumbo em bovinos há cegueira, estupor, pressão da cabeça contra obstáculos, ranger de dentes e quase nenhuma resposta ao tratamento. Bovinos rábicos normalmente não estão cegos, e sinais de irritação nervosa, como convulsões e espasmos dos músculos faciais normalmente não ocorrem. Entretanto, há sinais de comportamento mental bizarro, como olhar fixo, urros, bocejos, ataques e andar compulsivo
  - Tetania da lactação ocorre em vacas lactantes em pastagens exuberante na primavera durante clima frio e úmido e é caracterizada por hiperestesia, tremores, convulsões, decúbito e morte rápida
  - Deficiência de vitamina A ocorre em grupos de bovinos jovens com 6 a 18 meses de idade que não ingerem quantidade adequada de caroteno ou suplementação com vitamina A, e é caracterizada por cegueira na forma ocular e episódios de tremores e convulsões
  - Polioencefalomalácia em bovinos e ovinos é caracterizada por cegueira, nistagmo, opistótono e convulsões. Urros, perda de sensibilidade e tenesmo não ocorrem
  - Listeriose em bovinos e ovinos se manifesta por sinais localizados de andar em círculos e paralisia de nervo facial
  - Enterotoxemia em ovinos normalmente é confinada a cordeiros que recebem dietas ricas em carboidratos
  - Toxemia da prenhez é uma doença de ovelhas prenhes e é imediatamente diferenciada pela presença de cetonúria
  - *Louping-ill* em ovinos é transmitida por insetos, tem ocorrência sazonal e distribuição geográfica localizada
- Equinos: a raiva deve ser diferenciada de muitas doenças do sistema nervoso (resumidas na Tabela 14.11). As doenças mais comuns incluem encefalomielites virais, mieloencefalopatia por herpes-vírus, nematodíase cerebroespinal, mieloencefalopatia degenerativa equina, mieloencefalite equina por protozoário, neurite da cauda equina, intoxicação por cavalinha, encefalites Borna, Japonesa e botulismo
- Suínos: a raiva deve ser diferenciada da pseudorraiva, doença Teschen e envolvimento do cérebro em muitas outras doenças de suínos, como peste suína clássica e africana, meningite associada a *Streptococcus suis* tipo II, *Haemophilus* spp., doença de Glasser, *Escherichia coli*, septicemia e erisipelas.

Tratamento

Nenhum tratamento deve ser tentado após os sinais clínicos serem evidentes. Se a mordida for vista imediatamente após a exposição, a irrigação da ferida com solução de sabão suave a 20% ou solução de cloreto de benzalcônio por pelo menos 5 min podem evitar o estabelecimento da infecção. A área potencialmente exposta à infecção deve ser embebida com solução de iodo ou de álcool a 40% ou 50% se não houver disponibilidade de iodo.[2] A lavagem completa e imediata de todas as mordidas e arranhões com sabão e água talvez seja a medida mais efetiva para evitar raiva em médicos-veterinários mordidos por animais rábicos. Em animais experimentais, a limpeza local simples da ferida mostrou diminuir acentuadamente a probabilidade de desenvolvimento de raiva. É improvável que a vacinação pós-exposição tenha valor em animais, uma vez que a morte normalmente ocorre antes que uma boa imunidade se desenvolva. Eutanásia de animais suspeitos deve ser evitada, pricipalmente se ocorreu exposição de pessoas, uma vez que o desenvolvimento da doença em animais é necessário para estabelecer o diagnóstico. Soro antirrábico pode ser desenvolvido para o tratamento de animais no futuro. *Em alguns países, casos de raiva em animais de produção são notificados a agências regulatórias de doenças e saúde animal.*

Controle

O principal objetivo do controle de raiva em animais domésticos e animais selvagens é a diminuição ou eliminação da raiva humana. A abordagem mais racional para reduzir a raiva humana é diminuir a prevalência e a incidência da doença em animais. Em países desenvolvidos, isso foi conseguido por vacinação de cães e gatos, possibilitando manter grande parte da raiva de animais selvagens sob controle. Em países sem reservatórios em animais selvagens, como nas Filipinas, seria economicamente vantajoso eliminar a raiva canina. Na África, onde a incidência de raiva, bem como a abrangência de espécies envolvidas está aumentando, há necessidade de desenvolver novos métodos econômicos de vacinar animais domésticos.

Os cães permanecem os principais vetores de transmissão para humanos em pasíses em desenvolvimento e estima-se que sejam responsáveis por 59 mil mortes anualmente no mundo.[6,7] A imunização pré-exposição para indivíduos, como médicos-veterinários, que estão sob alto risco de contrair raiva, foi recomendada pela Organização Mundial da Saúde (OMS), uma vez que ela reduz o risco e fornece uma resposta anamnéstica mais rápida, eliminando a necessidade de uso de globulinas humanas caso a exposição ocorra. A vacinação pré-exposição para raiva atualmente é obrigatória em muitas faculdades de medicina veterinária. Apesar de algumas reações adversas brandas, a imunização contra raiva é uma medida profilática importante bem aceita entre os estudantes de medicina veterinária.

Para animais de produção, existem duas técnicas de controle úteis: a *prevenção da exposição* e a *vacinação pré-exposição*.

Prevenção da exposição ao vírus

Pode ser conseguido pelo controle ao acesso de espécies de animais selvagens que provavelmente entrarão em contato com

Tabela 14.9 Doenças de equinos caracterizadas por sinais de lesões intracranianas ou disseminadas do sistema nervoso central.

Doença	Etiologia e epidemiologia	Achados clínicos e laboratoriais	Tratamento e controle
Causas infecciosas			
Encefalomielites virais (EEO, EEL, EEV)	Verão Inseto vetor, normalmente mosquitos Equinos jovens não vacinados estão sob maior risco, podem ocorrer surtos	Inicialmente estágio de ligeira hiperexcitabilidade e febre branda, prejuízo à visão, andar em círculos Estágio de depressão mental, sonolência, apoio em obstáculos, alimento caindo da boca, inquietação Estágio de paralisia, incapaz de deglutir, fraqueza, decúbito; morre em 2 a 4 dias após o início Sorologia para diagnóstico	Tratamento de suporte, cama macia Taxa de recuperação de 60 a 75% Vacinar os potros com 6 meses de idade e outros equinos pela primeira vez. Utilizar duas doses com 2 semanas de intervalo e, após, uma ou duas vezes ao ano
Raiva	Todas as faixas etárias, conhecimento da ocorrência da doença na área, animais selvagens Normalmente um único animal acometido Incomum	Paralisia ascendente, hipersalivação, morderá. Ataxia e paresia dos membros pélvicos, claudicação, decúbito, paralisia faríngea, cólica, perda de tônus de cauda e esfíncteres, febre Morte em 1 semana Teste de anticorpos fluorescentes no cérebro para diagnóstico positivo	Não há tratamento Todos os animais morrem Vacinar equinos se houver expectativa de surto
Mieloencefalopatia por herpes-vírus (EHV-1)	Pode ocorrer como surtos Doença neurológica normalmente é precedida por febre Equinos adultos	Ataxia simétrica, paresia e paralisia de bexiga. Pode ocorrer decúbito. Recuperação espontânea é possível. LCR (hemorrágico ou xantocrômico). Vasculite com malácia focal subsequente nas substâncias branca e cinzenta do cérebro e medula espinal	Não há tratamento específico Fármacos anti-inflamatórios podem ser úteis O uso de corticosteroides é controverso Recuperação pode ocorrer espontaneamente
ENO (encefalomielite do Nilo Ocidental)	Vírus do Nilo Ocidental Fim do verão em regiões temperadas Pode ocorrer como epizootia Atualmente é enzoótico na maior parte da América do Norte	Febre, fasciculações musculares, fraqueza, ataxia, depressão, doença de nervos cranianos, decúbito Sinais proeminentes de doença da medula espinal precedem sinais de doença intracraniana na maioria dos casos	Suporte Antissoro Interferona Fármacos antinflamatórios, incluindo corticosteroides Prevenção por vacinação
Borna	Vírus Transmissão direta Alemanha e outros países europeus Doença já relatada no Japão Baixa morbidade, alta taxa de mortalidade	Paralisia faríngea, tremores musculares, paralisia flácida, curso de 1 a 3 semanas Encefalomielite viral com corpúsculos de inclusão	Não há tratamento
Encefalite japonesa	Vírus da encefalite japonesa Esporádico Ásia, incluindo Japão e China, partes da Oceania, inclusive Nova Guiné e Estreito de Torres O suíno é o mamífero hospedeiro de amplificação Mosquitos vetores, aves infectadas	Febre, letargia, icterícia, disfagia, incoordenação, andar cambaleante, recuperação em 1 semana Sorologia	Recuperação espontânea Vacinação em áreas endêmicas
Mieloencefalite por protozoário	*Sarcocystis neurona* Um único animal acometido Infecciosa, mas não contagiosa	Qualquer distúrbio do sistema nervoso central Normalmente causa ataxia, mas pode causar doença cerebral e de nervos cranianos	Medicações antiprotozoário (pirimetamina + sulfonamidas, ponazuril ou nitazoxanida) Vacina disponível nos EUA, mas não é recomendada
Nematodíase cerebroespinal (encefalite verminótica)	Migração de estágios larvais de *Strongylus vulgaris*, *Habronema* sp. e *Filaroides* *Micronema deletrix* (*Helicephalobolus*) *deletrix* Incomum	Sinais clínicos relacionados com lesão de substância cinzenta são comuns Hipoalgesia, hiporreflexia, hipotonia, atrofia muscular e envolvimento cerebral, cerebelar e de nervos cranianos Encefalite progressiva, incoordenação, déficits sensoriais, cegueira em um ou ambos os olhos, curso de muitos dias Pleocitose do LCR Hemorragia e malácia do tálamo, tronco encefálico e cerebelo	Ivermectina ou moxidectina em doses habituais Dose alta de benzimidazóis Fármacos anti-inflamatórios Controle parasitário
Abscesso cerebral	Esporádico Uma complicação frequente é o garrotilho	Estado mental obnubilado, sinais variáveis de doença intracraniana Leucocitose Pleocitose variável e aumento da concentração de proteínas no LCR Escaneamento por TC	Antimicrobianos Drenagem cirúrgica Prognóstico ruim

(continua)

Tabela 14.9 (*Continuação*) Doenças de equinos caracterizadas por sinais de lesões intracranianas ou disseminadas do sistema nervoso central.

Doença	Etiologia e epidemiologia	Achados clínicos e laboratoriais	Tratamento e controle
Físico			
Lesão traumática no cérebro	Histórico de lesão traumática (queda, empinar e queda para trás)	Coma, depressão, hemorragia pelas narinas e orelhas, cegueira, déficits de nervos cranianos. Com frequência ruptura do músculo *longus capitus*	Fármacos anti-inflamatórios, manitol. Prognóstico reservado a desfavorável
Paralisia de nervo facial	Associado a decúbito cirúrgico prolongado e compressão do nervo facial	Paralisia de nervo facial que dura muitos dias. Paralisia unilateral da orelha, pálpebra, lábio, narina. Sem alteração na sensibilidade ou na função vestibular	Suporte
Queda de raio	Queda de raio observada ou histórico de tempestade recente com raios	Morte é mais comum. Equinos que sobrevivem apresentam com frequência sinais proeminentes de doença vestibular	Suporte. A recuperação é possível
Fratura ou artrite da articulação temporoestilo-hióidea, otite média	Esporádica em equinos mais velhos	Início agudo de andar em círculos, desvio de cabeça, nistagmo, paralisia facial unilateral, disfagia	Antibióticos, fármacos anti-inflamatórios, tratamento de suporte
Intoxicações			
Intoxicação por cavalinha (*Equisetum arvense*)	Ingestão de plantas misturadas com feno. Não é comum	Incoordenação, oscilação de um lado para outro, tremores musculares, decúbito, bradicardia, arritmia cardíaca	Tiamina por via parenteral. Boa resposta
Leucoencefalomalácia equina (intoxicação por fumonisina)	Equinos que ingerem grão de milho mofado com o fungo *Fusarium moniliforme*	Tremores musculares, fraqueza, andar cambaleante, disfagia, depressão	Nenhum
Hepatoencefalopatia associada a plantas hepatotóxicas (*Crotalaria, Senecio* e *Amsinckia*)	Equinos em pastagens inadequadas forçados a ingerir plantas tóxicas. Mais de um animal pode ser acometido. Distribuição geográfica	Desenvolvimento lento, normalmente doente nas 2 a 3 semanas anteriores, depressão, empurrar, ataxia, face e lábios hipertônicos, bocejos, andar compulsivo, perda de peso, icterícia, ocasionalmente fotossensibilização. Enzimas hepáticas elevadas no soro e testes de função hepática anormais. Hiperamonemia. Lesões hepáticas macroscópicas e histopatológicas	Sem tratamento. Evitar o acesso a plantas tóxicas
Intoxicação por chumbo	Pastejo em pastos contaminados pelo chumbo atmosférico de fábricas próximas. Não é usual atualmente	Normalmente é uma doença crônica. Dispneia inspiratória causada por paralisia do nervo laríngeo recorrente. Paralisia faríngea, disfagia, pneumonia por aspiração, paralisia dos lábios, fraqueza e decúbito. Ingestão de grande quantidade causa a forma subaguda similar à observada em bovinos	Versenato de cálcio
Intoxicação por cardo-estrelado amarelo (*Centaurea* sp., encefalomalácia nigropalida de equinos)	Ingestão de cardo-estrelado amarelo na Califórnia e na Austrália. Meses de verão e pastagens invadidas por ervas	Preensão difícil, expressão facial fixa, com a boca mantida aberta, face e lábios hipertônicos, movimentos de mastigação persistentes e protrusão rítmica da língua, bocejo e sonolência, mas facilmente excitável, andar desorientado, ligeira rigidez na marcha, alta mortalidade. Malácia do globo pálido e substância negra	Sem tratamento. Evitar acesso a plantas tóxicas
Botulismo	Ingestão de toxina pré-formada de *Cl. botulinum* em gramíneas deterioradas ou silagem estragada, feno ou grãos. Esporádico em equinos. Endêmico em potros em algumas regiões da América do Norte	Paralisia flácida de músculos esqueléticos levando a fraqueza, andar cambaleante e decúbito. Estado mental normal. Sensibilidade cutânea normal. Paralisia de língua e músculos torácicos. Morte em 2 a 4 dias. Alguns se recuperam. Filtrados do trato intestinal em animais de laboratório	Terapia de suporte, antitoxinas. Vacinação em áreas enzoóticas. Evitar a contaminação de alimentos por carcaças de animais
Tétano	Feridas infectadas por *Clostridium tetani*. Esporádico	Tetania generalizada de todos os músculos esqueléticos. Febre, hiperestesia, protrusão de terceira pálpebra, trismo, decúbito seguido por convulsões tetânicas, morte em 5 a 10 dias	Prognóstico desfavorável. Baia escura, penicilina, relaxantes musculares, tratamento de suporte e antitoxina por via parenteral ou no espaço subaracnoide. Vacinação com toxoide

(*continua*)

Tabela 14.9 (*Continuação*) Doenças de equinos caracterizadas por sinais de lesões intracranianas ou disseminadas do sistema nervoso central.

Doença	Etiologia e epidemiologia	Achados clínicos e laboratoriais	Tratamento e controle
Metabólica e idiopática			
Tetania da lactação	Éguas em lactação, potros lactentes Hipocalcemia	Início agudo de rigidez generalizada, trismo, sem hiperestesia, sem prolapso de terceira pálpebra, *flutter* diafragmático, sons cardíacos fracos Hipocalcemia sérica	Resposta rápida ao borogliconato de cálcio IV
Epilepsia idiopática dos cavalos Árabes	Um único animal Observado pouco tempo após o nascimento até 6 meses de idade Etiologia desconhecida	Episódios recorrentes de convulsões tônico-clônicas típicas que duram 10 a 15 min, perda da consciência, sudorese, taquicardia, defecação espontânea Sem lesões	Controle de convulsões com fenobarbital ou brometo de potássio Recuperação espontânea conforme os potros ficam mais velhos
Epilepsia idiopática de equinos adultos	Doença esporádica Causa desconhecida Pode ser associada a lesões cerebrais detectáveis no EEG ou TC	Convulsões tônico-clônicas Periodicidade e intensidade variáveis	Controle agudo das convulsões com diazepam e, no longo prazo, com fenobarbital e/ou brometo de potássio Recuperação espontânea é improvável
Hipoplasia cerebelar de potros Árabes, Gotland Suecos	Hereditária Sinais detectados com 2 a 6 meses de idade	Defeito no piscar de olhos, ataxia, balançar de cabeça, tremor leve da cabeça e do pescoço, tremor intencional da cabeça, andar com passos altos, dificuldade em levantar, base ampla, dificuldade em saltar sobre obstáculos, quedas para trás se a cabeça e o pescoço forem dorsiflexionados Hipoplasia cerebelar macroscópica ou histologicamente	Eliminar animais portadores
Doença do neurônio motor inferior	Associado à estabulação e à falta de acesso a pasto Esporádica América do Norte e Europa Baixa concentração sérica de vitamina E	Perda de peso, fraqueza, fasciculações musculares, manutenção do apetite Estado mental normal Baixa concentração sérica de vitamina E Diagnóstico por biopsia muscular	Não há cura definitiva Alguns casos estabilizam com administração de vitamina E oral Prognóstico ruim para retorno à função

Obs.: outras doenças menos comuns que afetam o sistema nervoso de equinos incluem lesões que ocupam espaço (colesteatomas em equinos mais velhos, tumores), miíase intracraniana causada pela migração de *Hypoderma bovis*, hidrocefalia em equinos jovens, injeção acidental de fármacos ataráticos na artéria carótida e meningite bacteriana em equinos jovens como sequela de infecção por *Streptococcus*.
LCE: líquido cerebroespinal; TC: tomografia computadorizada; EEL: encefalite equina do leste; EEG: eletroencefalograma; EHV-1: herpes-vírus equino tipo 1; EEV: encefalite equina venezuelana; EEO: encefalite equina do oeste; ENO: encefalomielite do Nilo Ocidental.

Tabela 14.10 Diagnóstico diferencial de doenças de bovinos com sinais clínicos relacionados com disfunção cerebral.

Doença	Epidemiologia	Sinais clínicos	Patologia clínica e patologia	Resposta ao tratamento
Intoxicação por chumbo	Bezerros e vacas a pasto de todas as idades com acesso a áreas alagadas Fontes comuns são: baterias de chumbo descartadas, óleo de cárter usado, tinta à base de chumbo Alta taxa de mortalidade	Agudo em bezerros Cegueira e "mascar chiclete", bater das mandíbulas, convulsões, investidas, morte rápida Subagudo em adultos: cegueira, estupor, pressão da cabeça contra obstáculos, ranger de dentes, estase ruminal, protozoários mortos	Sangue e tecidos para pesquisa de chumbo Encefalomalácia	Responderá favoravelmente ao tratamento nos estágios iniciais se não for muito grave, mas a maioria dos casos não retorna ao normal Versenato de cálcio e cloridrato de tiamina Deve haver preocupação com o descarte da carne e do leite de animais tratados
Polioencefalomalácia	Bovinos de crescimento rápido confinados, alimentados com grãos Pode ocorrer em pastagens que contêm plantas e água com alta concentração de sulfatos Ocorrem surtos	Início súbito, cegueira, tremores e balançar de cabeça, tremores de orelhas, pressão da cabeça contra obstáculos, opistótono, nistagmo, estrabismo, contrações ruminais normais, pressão do LCE aumentada	Bioquímica sérica (consultar o texto) Cérebro para histopatologia	Responde à tiamina nos estágios iniciais Casos por intoxicação por sulfatos podem não ser responsivos
Hipovitaminose A	Acomete com mais frequência bezerros com 6 a 8 meses de idade, mas também vacas adultas quando afastadas das pastagens secas do verão (forma LCE) Bovinos jovens, de crescimento rápido, confinados e alimentados com ração deficiente por muitos meses (forma ocular)	Forma do LCE: início súbito; síncope e convulsões seguidos por recuperação, visão e pupilas normais Nictalopia Pressão do LCE aumentada Forma ocular: cegueira na luz do dia, pupilas dilatadas e fixas, edema do disco óptico Síncope e convulsões podem também ocorrer Normalmente precedida por nictalopia, mas não percebida pelo proprietário	Teores plasmáticos e hepáticos de vitamina A Constrição do nervo óptico Metaplasia de células espinocelulares dos ductos parotídeos	Forma do LCE: recuperação em 48 h após o tratamento com vitamina A injetável Forma ocular: não haverá recuperação em razão da degeneração do nervo óptico

(continua)

Tabela 14.10 (Continuação) Diagnóstico diferencial de doenças de bovinos com sinais clínicos relacionados com disfunção cerebral.

Doença	Epidemiologia	Sinais clínicos	Patologia clínica e patologia	Resposta ao tratamento
Meningoencefalite por *Haemophilus* (meningoencefalite tromboembólica)	Bovinos confinados (8 a 12 meses), surtos, é precedido por doença respiratória em grupos. Alta taxa de mortalidade se não tratado precocemente	Decúbito, febre, ataxia, normalmente sem cegueira, lesão do fundo de olho, sinais de irritação incomuns, fraqueza e paresia são usuais, sinovite, laringite e pleurite. Podem morrer em 8 a 10 h. Abscessos miocárdicos também podem ocorrer	Neutrofilia, LCE contém neutrófilos. Lesões macroscópicas típicas no cérebro. Pleurite, pneumonia, sinovite, abscessos miocárdicos	Respondem favoravelmente a antimicrobianos se tratados precocemente. Posteriormente, alta taxa de mortalidade
Meningoecefalite por *Listeria*	Esporádico. Alimentado com silagem. Jovens e adultos	Paralisia facial unilateral, desvio de cabeça e pescoço, febre branda, endoftalmite, podem estar em decúbito	LCE para células. Cérebro para histopatologia	Pode ocorrer recuperação. Antimicrobianos. Sinais residuais em sobreviventes são comuns
Sinais nervosos com coccidiose (consultar o texto)	Em 20% dos bovinos jovens acometidos por disenteria causada por coccidiose. Taxa de mortalidade pode exceder 50%	Convulsões tônico-clônicas, visão normal, hiperestesia, temperatura normal, disenteria, podem viver 2 a 4 dias	Oocistos nas fezes	Resposta desfavorável ao tratamento. Deve-se controlar a coccidiose
Raiva	Bovinos expostos a animais selvagens, um ou mais acometidos, todas as idades, período de incubação de 3 semanas a alguns meses	Quieto e apático (forma paralítica) ou excitável e facilmente perturbado (forma furiosa). Urros, bocejos, babas, visão normal, tenesmo, paralisia ascendente iniciando com anestesia da base da cauda, curso progressivo, morre em 4 a 6 dias, normalmente não há tremores musculares perceptíveis ou convulsões, febre branda no início	Hemograma normal. Cérebro para diagnóstico laboratorial	Nenhum
Encefalopatia espongiforme bovina (EEB)	Principalmente em bovinos de leite; epizoótica, começou na Grã-Bretanha em 1986; longo período de incubação; causado por agente semelhante a scrapie em concentrado de proteína feito de carcaças de ovelhas após alteração nos procedimentos de processamento	Início insidioso, curso clínico de muitas semanas, alteração de comportamento, hiperestesia, ataxia, perda de peso corporal, olhar fixo, comportamento agonístico, coice durante a ordenha, emboletamento, quedas, fraqueza progressiva levando a decúbito	Não há	Não há
Pseudorraiva	Doença de suínos transmitida a bovinos por mordidas	Prurido intenso no local da mordida, excitação, urros, convulsões, paralisia, morte em 2 a 3 dias	Tecidos para inoculação em coelhos. Histopatologia do cérebro	Não há
Tetania hipomagnesêmica (tetania da lactação)	Vacas-leiteiras em lactação em pastagens verdejantes, vacas de corte no fim da gestação, tempo frio e com vento na primavera. Pode ser deflagrada por transporte longo ou privação de alimentos e água. Ocorrem surtos. Visto também em animais jovens. Taxa de mortalidade pode ser alta	Aguda: início súbito de irritabilidade, hiperestesia, convulsões, decúbito, sons cardíacos altos, taquicardia, polipneia. Subagudo: início gradual (2 a 4 dias), hiperirritáveis, difíceis de manejar, marcha rígida, quedas, tropeços, movimentos súbitos podem precipitar convulsões	Teor sérico de magnésio baixo	Responde ao sulfato de magnésio administrado no início do curso
Acetonemia nervosa	2 a 6 semanas após o parto. Vacas de alta produção. Um único animal	Início súbito, comportamento bizarro, mastigação, lambedura, urros, hiperestesia, sudorese	Cetonúria, hipoglicemia	Responde à glicose por via parenteral e/ou propilenoglicol VO

(continua)

Tabela 14.10 (*Continuação*) Diagnóstico diferencial de doenças de bovinos com sinais clínicos relacionados com disfunção cerebral.

Doença	Epidemiologia	Sinais clínicos	Patologia clínica e patologia	Resposta ao tratamento
Histeria bovina	Vacas adultas e bezerros que consomem alimentos com amônia (feno de sorgo, feno de *Bromus*, feno de festuca, feno de trigo, caules de milho ou silagem) Também pode ocorrer quando os animais têm acesso a blocos de proteína de ureia com melado O agente tóxico pode ser substituído por imidazóis formados pela combinação de carboidratos solúveis e amônia Normalmente ocorre quando forragem de alta qualidade é tratada com amônia concentrada a mais de 3% de matéria seca por peso Pode ocorrer em vacas em lactação alimentadas com alimentos com amônia	Episódios periódicos de hiperexcitabilidade, urros, corridas, investidas, andar em círculos, convulsões, oscilação; os episódios duram 30 s e podem recidivar a cada 5 a 10 min Alguns animais morrem A maioria se recupera após a remoção do alimento	Informações não estão disponíveis	Recuperação espontânea após a remoção da fonte de alimento
Encefalopatia hepática (*i. e.*, intoxicação por *Senecio*)	Bovinos com acesso a plantas que contêm alcaloides pirrolizidínicos Muitos bovinos podem ser acometidos	Perda de peso corporal, início gradual de comportamento agressivo, ataxia, tremores musculares, decúbito, convulsões, tenesmo e urros	Hiperbilirrubinemia, diminuição da excreção de bromossulftaleína (BSP) Lesões hepáticas	Não há tratamento
Abscesso cerebral	Esporádico, bovinos jovens (6 meses a 2 anos de idade) podem ter histórico de infecções prévias	Sinais que localizam a lesão, rotação ou desvio da cabeça e pescoço, perda de equilíbrio, andar em círculos, febre branda, podem estar cegos de um olho, nistagmo em um olho	Neutrofilia, neutrófilos no LCR	Resposta desfavorável ao tratamento
Enterotoxemia causada por *Clostridium perfringens* tipo D	Bezerros com 2 a 4 meses de idade e que mamam em vacas de alta produção e que pastam em pastos verdejantes Ocorre em surtos Incomum	Hiperagudo: encontrados mortos Agudo: urros, mania, convulsões, cegueira, morte em 1 a 2 h Subagudo: apatia, depressão, cegueira	Hiperglicemia (150 a 200 mg/dℓ), glicosúria acentuada Esfregaços de conteúdo intestinal Recuperação da toxina (teste de proteção do camundongo)	Soro hiperimune A maioria morre Vacinação é efetiva
Tetania hipomagnesêmica dos bezerros lactentes	Bezerros com 2 a 4 meses de idade que recebem leite integral Também em bezerros que recebem sucedâneo de leite, concentrados e feno e ocasionalmente em bezerros lactentes a pasto	Estado de alerta súbito, hiperestesia, tremor de cabeça, opistótono, tremores musculares, espuma na boca, convulsões, frequência cardíaca de 200 a 250 bpm	Teor sérico de magnésio normalmente abaixo de 0,8 mg/dℓ	Sulfato de magésio IV proporciona boa resposta, devem ser acompanhados diariamente em razão da depleção anterior das reservas ósseas

animais de produção em áreas específicas ou por meio da vacinação de animais selvagens. Raposas foram responsáveis por alta proporção da raiva silvestre (85% na Europa), e o programa de controle cujo objetivo era reduzir sua população usando veneno ou armadilhas foi tentado até os anos 1970. Esse método de redução da população falhou em controlar surtos ou reduzir a raiva enzoótica.

O *controle da infecção pontual* mostrou ser altamente bem-sucedido no controle de raiva entre guaxinins. Isso envolve o uso de três táticas: redução da população, "prender, vacinar e libertar" e vacinação oral com iscas para controlar a disseminação da raiva entre guaxinins.

Vacinação pré-exposição em humanos

A forma de prevenção de raiva mais bem-sucedida é a vacinação pré-exposição. Na medicina humana, não há casos relatados de mortes por raiva em pessoas vacinadas pré-exposição e que receberam vacinação de reforço se expostos. O CDC publicou as recomendações do *Advisory Committee on Immunization Practices* (ACIP) para prevenção da raiva humana, que indica que a vacinação pré-exposição para raiva deve ser oferecida a pessoas com maior probabilidade de exposição ao vírus da raiva do que a maioria da população dos EUA. As recomendações da ACIP para profilaxia pré-exposição e manutenção de um título de anticorpos detectável diferem, dependendo do grau estimado de risco de exposição ao vírus. Quatro categorias de risco foram estabelecidas: contínua, frequente, infrequente e rara. A classificação depende de fatores de risco, como a ocupação de um indivíduo e geografia.

Com educação continuada direcionada, senso comum, primeiros socorros e disponibilidade de agentes biológicos modernos, a raiva humana é quase sempre evitável. A vacinação pré-exposição para raiva é recomendada para qualquer pessoa sob risco aumentado de exposição para raiva, incluindo médicos-veterinários, estudantes de medicina veterinária que trabalham em hospitais-escola de universidades, funcionários de laboratórios que trabalham com raiva, produtores de vacinas, pessoal de controle de animais e animais selvagens e zoologistas. O regime de pré-exposição padrão é de três doses de vacina IM ou intradérmica nos dias 0, 7 e 28 (ou 21). Uma dose de reforço após 1 ano aumenta e prolonga a resposta de anticorpos. Essa vacinação pré-exposição permite que a vacinação pós-exposição consista em duas doses de vacina nos dias 0 e 3, e não cinco doses nos dias 0, 3, 7, 14 e 28, e evita a necessidade de administração pós-exposição de imunoglobulina para raiva humana.

Vacinação pós-exposição de humanos

O tratamento pós-exposição moderno é muito bem-sucedido se realizado de maneira adequada. A ferida é tratada com infiltração com imunoglobulina para raiva humana, e a imunização ativa contra raiva é essencial, especialmente após exposição grave. O tratamento pós-exposição tem como objetivo neutralizar ou inativar o vírus enquanto ele ainda está presente na ferida, antes que ganhe acesso ao sistema nervoso, onde é protegido do sistema imune. Portanto, o tratamento após exposição ao vírus da raiva é muito urgente, mesmo que o paciente tenha sido mordido meses antes.

Vacinação pós-exposição de animais domésticos

Um protocolo efetivo pós-exposição para animais domésticos não vacinados inclui a vacinação imediata contra raiva, período de isolamento estrito de 90 dias e administração de vacinações de reforço durante a terceira e oitava semanas do período de isolamento. O protocolo foi efetivo em cães, gatos, bovinos e equinos.

Vacinação de animais domésticos

Um *Compendium of Animal Rabies Control* é publicado anualmente pelo *National Association of State Public Health Veterinarians in the United States and Canada*. Ele fornece recomendações para procedimentos de imunização em animais domésticos, e as vacinas licenciadas e comercializadas nos EUA. Informações detalhadas são fornecidas quanto à vacinação pré-exposição, manejo de cães, gatos e animais de produção, manejo pós-exposição e métodos de controle em animais selvagens. Tais publicações devem ser consultadas quando necessário. Em geral, para bovinos, ovinos e equinos, a primeira vacinação é administrada aos 3 meses de idade e reforços são administrados anualmente. Animais de produção de áreas endêmicas onde casos clínicos de raiva ocorrem com frequência devem ser vacinados.

Em países nos quais morcegos vampiros são os principais vetores de raiva para animais de produção, a vacinação de animais de produção é necessária, mas em países como a Argentina, a vacinação não é uma medida com bom custo-benefício.

Vacinas

Quase todas as vacinas de raiva para animais domésticos são inativadas. Células e cultura de tecidos inativadas administradas em bovinos resultam em anticorpos neutralizantes 1 mês após a vacinação primária. Um reforço administrado 1 ano após aumenta os títulos, que são detectáveis 1 ano após o reforço. A vacina inativada com etilenimina binária e que contém como adjuvante hidróxido de alumínio fornece proteção excelente por até 3 anos e é muito útil para o controle de raiva em bovinos na América Latina, onde morcegos vampiros são o principal vetor.

Anticorpos vacinais estão presentes no colostro de vacas vacinadas e recomenda-se que, onde os bovinos são vacinados anualmente, os bezerros sejam vacinados aos 4 meses de idade e novamente aos 10 meses, mas a vacinação deve ser feita apenas aos 6 meses para bezerros nascidos ou que recebem colostro de vacas vacinadas previamente.[8] Entretanto, em áreas com raiva endêmica e epizoótica, os bezerros podem ser vacinados precocemente, aos 2 meses de idade e estar protegidos na presença de imunidade passiva dos anticorpos colostrais, contanto que eles sejam revacinados 4 meses após.[9] Bezerros filhos de vacas não vacinadas podem ser protegidos por vacinação aos 17 dias de idade. Paralisia pós-vacinal não ocorre após seu uso. A coadministração de levamisol (6 mg/kg SC) com vacinação não aumenta o título vacinal; entretanto, o efeito na imunidade mediada por células não foi avaliado especificamente nesse estudo.[10]

Vacinação de animais selvagens

Vacinação oral de animais selvagens terrestres em massa é um método de controle de raiva exequível, efetivo e internacionalmente aceito. Ele se baseia no conceito de imunidade de rebanho aplicada. As vacinas são eficazes quando fornecidas em iscas vacinais. Os fatores que afetam a aceitação da isca para fornecimento de vacina de raiva oral para guaxinins foram examinados.

A imunização oral de raposas resultou em diminuição substancial no número de casos de raiva na Europa. Como resultado da vacinação oral de raposas vermelhas (*V. vulpes*) contra raiva, usando distribuição manual e aérea de iscas com vacina, o vírus da raiva foi quase completamente erradicado da Europa Central e Ocidental. A mesma diminuição dramática ocorreu no sul de Ontário, no Canadá. Na maioria dos países, iscas com vacina foram distribuídas duas vezes ao ano durante a primavera (março a maio) e outono (setembro a outubro). Muitos países europeus se tornaram livres de raiva: Bélgica, Luxemburgo, França, Itália, Suíça, Finlândia e Países Baixos.

Houve progresso na aplicação oral de vacinas contra raiva para conter e eliminar algumas estirpes de raiva terrestre na América do Norte. Raboral V-RG é a única vacina antirrábica licenciada para uso nos EUA. Ela não produziu níveis suficientes de imunidade da população de gambás na natureza na dose atual, e pode ser menos efetiva em gambás que em outras espécies. Gambás são os principais contribuintes para a ocorrência de raiva na América do Norte e isso causa preocupação quanto à um ciclo de manutenção independente para a raiva dos guaxinins entre gambás. Os objetivos nacionais de manejo de raiva para a contenção e eliminação do vírus provavelmente permanecerão indefinidos até que as vacinas orais sejam licenciadas e que sejam imunogênicas para todas as espécies reservatório de raiva terrestre. A vacinação será bem-sucedida na redução ou erradicação da raiva apenas se uma proporção suficiente da população-alvo puder ser imunizada. Técnicas que modelos matemáticos atualmente estão sendo testadas para examinar a biologia da raiva na população de animais selvagens, como guaxinins e gambás.

É notável que nenhum método prático de vacinação tenha sido desenvolvido para morcegos. Análises filogenéticas dos vírus de morcegos e carnívoros sugerem uma base histórica para origens de vírus que ainda existem causados por interações entre essas taxas. Portanto, a possibilidade de emergência do patógeno resultando da transmissão por morcegos rábicos com subsequente perpetuação entre outros animais não pode ser desconsiderada facilmente em qualquer continente.

Quarentena e biossegurança

O método mais efetivo para prevenção da entrada de raiva em um país livre da doença é a imposição de período de quarentena de 4 a 6 meses a todos os cães importados. Esse sistema tem prevenido de forma bem-sucedida a entrada da doença em países insulares, mas tem limitações óbvias em países com fronteiras terrestres. A ocorrência da doença em dois cães no Reino Unido em 1969 a 1970 nos quais o período de incubação pareceu durar 7 a 9 meses sugere que o período normal de 6 meses pode oferecer proteção incompleta. Portanto, a vacinação em duas ocasiões com vacina inativada enquanto o animal ainda está em quarentena por 6 meses é a recomendação atual. A solicitação de um período mais longo de quarentena encorajaria a desvio da lei por contrabandistas. A situação no Reino Unido e em qualquer país no qual a doença não ocorra é controversa. É possível se basear principalmente na quarentena e atuar rapidamente para conter a doença, caso ela ocorra. O programa de choque de erradicação deveria incluir quarentena e vacinação em áreas de risco, áreas de vacinação em anel ao redor dela, e destruição de toda a vida silvestre. Esse procedimento provavelmente seria adotado em países nos quais o risco é pequeno, como na Austrália. Onde o risco é grande, deve-se considerar a vacinação em massa dos animais selvagens por iscas, uma vez que estes são fendas na armadura de defesa. O uso de vacinas combinadas que contêm vacina antirrábica e outras vacinas usadas em cães seria efetivo e uma forma sem pânico de aumentar a imunidade na população de animais domésticos de estimação.

LEITURA COMPLEMENTAR

Bellotto A, et al. Overview of rabies in the Americas. Virus Res. 2005;111:5-12.

Dyer JL, Yager P, Orciari L, et al. Rabies surveillance in the United States during 2013. J Am Vet Med Assoc. 2014;245:1111-1123.

REFERÊNCIAS BIBLIOGRÁFICAS

1. Papaneri AB, et al. Virus Res. 2015;197:54.
2. Banyard AC, et al. Virus Res. 2010;152:79.
3. Den K, et al. Am J Trop Med Hyg. 2012;86:528.
4. Chandrashekhara N, et al. Indian J Field Vet. 2013; 8:49.
5. Shankar BP. Veterinary World. 2009;2:74.
6. Reddy RVC, et al. Infect Genet Evol. 2014;27:163.
7. Hampson K, et al. PLoS Negl Trop Dis. 2015;9: e0003709.
8. Yakobson B, et al. Prev Vet Med. 2015;121:170.
9. Filho OA, et al. Res Vet Sci. 2012;92:396.
10. Cazella LN, et al. Vet Rec. 2009;165:722.

Pseudorraiva (doença de Aujeszky)

Inicialmente, a doença foi descrita em bovinos e era então conhecida como pseudorraiva em razão da similaridade com a raiva. Mais tarde, foi nomeada doença de Aujesky como referência ao médico húngaro que isolou o vírus pela primeira vez.

Sinopse

- Etiologia: vírus da doença de Aujesky [herpes-vírus suíno (SuHV-1)]
- Epidemiologia: encontrado em suínos em todo o mundo e de grande importância econômica em áreas de suinocultura. Alta prevalência de infecção; menor incidência da doença. Suínos infectados são fonte de infecção; infecção latente é característica; a disseminação ocorre dentro do rebanho e entre rebanhos, e de portadores infectados; a transmissão a longa distância por aerossóis ocorre entre áreas; imunidade ocorre após infecção ou vacinação
- Achados clínicos: febre, incoordenação, decúbito, convulsão e morte de leitões. Tosse, secreção nasal, espirros e dispneia em suínos mais velhos em crescimento. Em bovinos e ovinos, prurido intenso no local da mordedura, excitação, andar em círculos, convulsões, febre, decúbito, paralisia e morte em 48 h ou menos
- Patologia clínica: sorologia para anticorpos virusneutralizantes. Detecção do vírus nos tecidos
- Lesões: encefalite viral
- Confirmação do diagnóstico: detecção do vírus nos tecidos; sorologia; corpúsculos de inclusão no tecido nervoso e trato respiratório
- Diagnósticos diferenciais:
  - Suínos:
    - Encefalomielite viral (doença de Teschen)
    - Raiva
    - Meningite estreptocócica
    - Peste suína
    - Peste suína africana
    - Doença de Glasser
    - Septicemias (*Escherichia coli*, erisipelas, salmonela)
    - Edema intestinal
    - Intoxicação por sal
    - Insuficiência reprodutiva (parvovírus)
  - Bovinos e ovinos:
    - Forma nervosa da acetonemia
    - Raiva
    - Intoxicação aguda por chumbo
- Tratamento: não há
- Controle: despovoamento e repovoamento, teste e remoção, segregação da progênie e vacinação com vacinas de subunidade capazes de distinguir entre suínos infectados e vacinados.

Etiologia

Pseudorraiva é causada pelo herpes-vírus suíno-1 (SuHV-1), vírus da doença de Aujeszky ou vírus da pseudorraiva (VPR), do gênero *Varicellovirus*, um membro da família Herpesviridae[1], subfamília Alphaherpesvirinae. Ele existe como um único sorotipo. Muitas linhagens de células são usadas para cultura de VPR. Existem quatro tipos de genoma principais: o tipo 1 é encontrado nos EUA e Europa; o tipo 2 na Europa central; o tipo 3 na Europa Oriental; e o tipo 4 apenas na Ásia.

Epidemiologia

Ocorrência

VPR acomete principalmente suínos e ocorre incidentalmente em outras espécies. Apresenta distribuição cosmopolita, exceto pela Noruega, Austrália e maioria das ilhas do Sudeste Asiático. Programas de controle eliminaram a condição em muitos países,[2] deixando bolsões isolados no norte da Irlanda e na França. A doença ainda é endêmica na Europa ocidental e no sudeste europeu, América Latina, África e Ásia. Por exemplo, na Polônia de 2005 a 2009, aproximadamente 0,4% da população foi infectada. A vacinação não é permitida em países nos quais a doença foi erradicada.

A doença persiste em porcos selvagens, javalis selvagens e híbridos[4,5] em níveis bastante elevados em muitos países da Europa e também nos EUA[2] e isso representa uma ameaça permanente à população de suínos domésticos.

O reservatório da doença de Aujeszky mudou de suínos domésticos para populações de suínos selvagens e javaporcos, e a doença circula de forma descontrolada em muitos países.[6] Portanto, a identificação de reservatórios e o levantamento epidemiológico estão se tornando mais difíceis.

A VPR é uma doença principalmente de suínos, e casos de ocorrência natural em bovinos, ovinos, cães, gatos, ratos e equinos são raros e normalmente fatais. Muitas outras espécies também foram acometidas, mas apenas suínos sobrevivem à infecção. A infecção de outras espécies ocorre com frequência quando suínos coabitam com outras espécies.

Morbidade e mortalidade

A doença tipicamente se dissemina de forma rápida em rebanhos infectados no decorrer de um período de 1 a 2 semanas, e o estágio agudo dos surtos dura 1 a 2 meses. Em suínos lactentes, a morbidade e taxa de mortalidade chegam a 100%, mas em suínos adultos podem não ocorrer sinais clínicos e os animais acometidos normalmente se recuperam. A maior taxa de morbidade ocorre inicialmente em leitões lactentes, mas com a continuidade do surto os leitões se tornam passivamente imunizados através do colostro das porcas, portanto a principal incidência passa a ser em leitões desmamados.

Nos últimos anos, tem havido aumento nas taxas de morbidade e mortalidade em suínos mais velhos associado à intensificação da suinocultura e a dominância de estirpes mais virulentas.

Fatores de risco

Fatores de risco do animal

A soroprevalência da infecção varia amplamente entre rebanhos e entre suínos de reprodução e de terminação dentro dos rebanhos. Os fatores de risco mais importantes relacionados aos animais quanto à persistência do vírus são o tamanho do rebanho e a densidade da população de porcas no rebanho. Infecção endêmica é mais provável em rebanhos de porcas de reprodução com mais de 66 animais. Em rebanhos de reprodução, a disseminação da infecção é positivamente associada ao aumento do tamanho do rebanho, à manutenção de marrãs no mesmo galpão que porcas (galpão de gestação) e à evidência sorológica de infecção nos suínos de terminação. A soroprevalência da infecção é baixa em rebanhos de reprodução em quarentena, o que torna esses animais os candidatos principais para a eliminação da doença por teste e remoção.

No período inicial de um programa de vacinação compulsório com vacinas com deleção de gI em uma área endemicamente infectada com a doença, a soroprevalência em fêmeas de reprodução infectadas foi maior em rebanhos de nascimento-terminação do que em rebanhos de nascimento-crescimento. A vacinação obrigatória é benéfica em ambos os rebanhos, mas o padrão é linear em rebanhos de nascimento-crescimento e curvilíneo em rebanhos de nascimento-terminação, e é mais rápido no período inicial do programa. Em rebanhos nascimento-terminação, a probabilidade de fêmeas de reprodução infectadas foi positivamente associada à soropositividade nos suínos de terminação do rebanho e com a densidade de suínos no município no qual o rebanho estava localizado. Na Bélgica, a presença de suínos de terminação no mesmo rebanho aumentou as chances de infecção. A disseminação e transmissão do vírus entre rebanhos pode ser reduzida pela diminuição da taxa de contato entre os rebanhos e seu tamanho, e pela redução da transmissão dentro do rebanho.

Os fatores associados à circulação do vírus dentro dos rebanhos incluem confinamento de suínos de terminação, infecção concomitante com *Actinobacillus pleuropneumoniae*, há quanto tempo o rebanho esteve sob quarentena e a presença de doença clínica.

Em geral, a VPR não aumenta a suscetibilidade de animais à infecção por outros patógenos.

Os principais fatores de risco associados à soroprevalência do vírus em 500 rebanhos suínos em Illinois incluíram confinamento total e densidade dos rebanhos infectados na área geográfica. Calculou-se que, na Bélgica, se houvesse mais de 455 suínos por quilômetro quadrado, então haveria aumento de 10 vezes no risco de VPR. O confinamento total é associado à maior soroprevalência, presumivelmente em razão do aumento da densidade da população e aumento do risco de transmissão. A soroprevalência é maior em rebanhos vacinados, aumenta no decorrer do curso do programa de erradicação e diminui com o aumento do tempo entre a quarentena e o desenvolvimento de um planejamento do rebanho. Na Holanda, os fatores de risco que contribuem para soroprevalência da infecção em rebanhos de reprodução incluem a presença de suínos de terminação, o tipo de produção (produtores de suínos de terminação apresentavam maior prevalência do que produtores de rebanhos de reprodução), vacinação de porcas durante a amamentação (comparada com a vacinação de todas as porcas simultaneamente a intervalos de 5 meses, ou vacinação durante a segunda metade da gestação), a densidade de suínos no município no qual o rebanho estava localizado (a soroprevalência aumentou com a maior densidade de suínos), tamanho do rebanho com menos de 100 porcas, média de parições dentro do rebanho (a soroprevalência aumentou com o maior número de parições dentro do rebanho), suínos de reposição criados em outros locais e estirpe vacinal administrada nas porcas.

Fatores de risco do ambiente

O vírus é resistente a condições ambientais dependendo do pH, umidade e temperatura. O vírus pode sobreviver por 2 a 7 semanas em ambientes infectados e por até 5 semanas na carne. A infectividade do vírus em aerossol diminui em 50% em 1 h. Ambientes a 4°C dão melhor suporte à sobrevivência do vírus em aerossol do que a 22°C. O vírus é lipofílico e sensível a muitos desinfetantes utilizados normalmente. Hipoclorito de sódio (5,25%) é o desinfetante mais desejável e prático. Suspensões do vírus em solução salina G e em forma de fômites sólidos, milho inteiro e aço permaneceram infectantes por pelo menos 7 dias. Solo de argila, palha e concreto deram suporte à sobrevivência do vírus a 25°C por até 1 semana. Durante o transporte de suínos, o material da cama e superfícies em contato com os animais podem se tornar contaminados. Lavar a agulha entre amostragens pode reduzir a probabilidade de transmissão mecânica da doença.

Fatores de risco do patógeno

Estirpes de campo do vírus diferem em virulência. Existem muitas estirpes genomicamente diferentes do vírus, e a análise de endonucleases de restrição (ER) pode distinguir entre isolados do vírus, e são úteis na identificação de novos isolados do vírus conforme eles aparecem em populações de suínos. Na Dinamarca, análise de fragmentos de restrição de isolados clínicos mais antigos e de isolados de todos os surtos confirmados virologicamente desde 1985 indicaram a introdução de estirpes diferentes. A variação na virulência entre as estirpes foi observada em isolados de campo e produzida por atenuação laboratorial. A virulência também afeta o tropismo do vírus. Muitas das estirpes altamente virulentas são neuroinvasivas; muitas das moderadamente ou levemente virulentas não são neuroinvasivas, mas afetam o trato respiratório. As estirpes altamente adaptadas ou as vacinais com frequência adquirem tropismo pelo sistema reprodutor. A inativação de muitos genes que não são essenciais para a replicação viral pode reduzir a virulência do vírus.

Algumas estirpes de campo do vírus da Polônia e da Hungria foram identificadas por análise do padrão de fragmentos de restrição como derivadas de estirpes vacinais atenuadas de forma convencional. Esse é considerado um evento raro, mas deve ser levado em consideração em relação ao comércio de sêmen de cachaços vacinados ou comércio de animais vivos entre áreas livres da doença e áreas nas quais a vacinação com estirpes vivas atenuadas é praticada.

Métodos de transmissão

A pseudorraiva não é muito contagiosa e grande quantidade de vírus é necessária para infectar suínos, exceto por leitões muito jovens. Doses maiores do vírus são necessárias para infecção oral do que para a infecção nasal. Em javaporcos e javalis selvagens parece haver transmissão venérea, que é mais importante.[7] Ele pode ser transmitido por via transplacentária, especialmente no último terço de gestação. Ele também pode ser transmitido através do colostro. A excreção do vírus na secreção láctea ocorre por 2 a 3 dias após a infecção. O vírus pode ser transmitido por até 12 dias no sêmen após infecção. Suspeitou-se de transmissão venérea da infecção latente em porcas e cachaços, mas não houve evidência direta. O vírus normalmente não pode ser isolado da urina.

Em um estudo de VPR em suínos selvagens nos EUA, verificou-se que o vírus foi encontrado na cavidade oral de javaporcos e amplamente distribuído nas tonsilas, glândulas salivares, papilas gustativas e mesmo na mucosa da região das presas.[8]

Suínos infectados excretam o vírus em grande quantidade em todas as excreções corporais, secreções e aerossóis. A excreção do vírus começa 1 a 2 dias após a infecção, chega a seu pico em 2 a 5 dias e pode durar até 17 dias. O vírus pode ser isolado da orofaringe por 18 a 25 dias.

Suínos e possivelmente roedores parecem ser os hospedeiros principais para o vírus. O vírus está presente na secreção nasal e na boca de suínos afetados no primeiro dia de doença e por até 17 dias após a infecção. Isso sugere que a transmissão por curtas distâncias por aerossol é uma ocorrência comum dentro de instalações ou unidades, mas a transmissão a longas distâncias ainda é duvidosa. Após infecção e recuperação, os suínos podem ser considerados portadores.

Dentro dos rebanhos

A transmissão dentro dos rebanhos ocorre por contato oronasal direto entre suínos infectados e suscetíveis e por aerossóis a partir da projeção de secreções durante espirros, mas pode também ocorrer através da água de beber e alimentos contaminados. A transmissão dentro do rebanho é independente do tamanho da população.

A transmissão do vírus diminui rapidamente após o início de um programa de vacinação, mas disseminação extensa ainda pode ocorrer mesmo entre suínos de terminação vacinados duas vezes. Suínos vacinados podem excretar vírus mais virulento, mas não existem diferenças significativas na magnitude da transmissão. A mistura de suínos cronicamente infectados com suínos soronegativos pode não resultar na soroconversão em suínos soronegativos até que um surto clínico da doença ocorra.

Entre rebanhos

A transmissão entre rebanhos é causada pela introdução de animais infectados, e o vírus pode ainda ser introduzido em rebanhos de reprodução vacinados. Outros métodos de transmissão foram sugeridos, incluindo funcionários das fazendas, veículos, alimentos, roedores e animais selvagens ou domésticos, carcaças de animais infectados que morreram e alimento ou água contaminados.

Dentro de uma área

A transmissão dentro de uma área é um problema importante e ainda não é bem compreendida. Algumas evidências indicam que a disseminação em áreas pode ser associada ao comércio e à frequência de entrega de suínos no mercado por ano. Na França, sugeriu-se que a presença de um rebanho infectado dentro de uma área de 1 km é um fator importante para a disseminação de VPR. A ocorrência concomitante de surto da doença em muitas propriedades em uma mesma área na Dinamarca sugeriu transmissão aerógena a longa distância do vírus.

A infecção se dissemina por transmissão aerógena. Espirros provavelmente geram vírus aerógenos. Em uma série de surtos na

Grã-Bretanha entre 1981 e 1982, verificou-se que provavelmente 7 de 11 foram transmitidos por aerossol com base meteorológica. A disseminação aerógena ocorreu entre rebanhos com 2 a 9 km de distância. Uma epidemia na Dinamarca em 1987 e 1988 associada a estirpes externas do vírus sugeriu que a transmissão aerógena ocorreu entre as fronteiras da Alemanha e da Dinamarca, especialmente conforme o vento sul soprava durante o período de transmissão.

Modelo computacional baseado na dose média do vírus recebida por animal em uma propriedade pode ser usada para prever a disseminação aerógena do vírus.

O vírus é inativado na carne após 35 dias de armazenamento a –18°C. Carne de suínos infectados pode causar infecção quando fornecida a cães.

Latência

Suínos que se recuperam da infecção são portadores latentes do vírus por toda a vida. A reativação seguida pela excreção e disseminação do vírus pode ocorrer após estresse, como transporte ou parto, ou pela administração de corticosteroides. Testes sorológicos de portadores latentes detectam a resposta de anticorpos ao vírus ou à glicoproteína do vírus VPR. Durante infecção natural, o vírus se replica no local de infecção, normalmente na região oronasal. O vírus ganha entrada nas terminações nervosas e ascende por transporte axonal retrógrado para os corpos celulares no gânglio trigêmeo. Componentes virais podem ser encontrados tanto no gânglio trigêmeo quanto nas tonsilas. As tonsilas são o local principal de replicação viral e atuam como área para monitoramento da excreção viral durante infecção aguda e reativação. O vírus pode ser isolado de fragmentos de tecido de suínos que se recuperaram clinicamente da doença por até 13 meses seguido por um desafio com vírus vivo, que pode ser excretado por porcas por até 19 meses após a infecção inicial. Produtos do gene viral podem ser encontrados no gânglio trigêmeo e tonsilas por muitas semanas após infecção aguda. Infecção latente também pode ocorrer em suínos vacinados.

Outras espécies

A raridade da disseminação para outras espécies é causada pela escassez de secreção nasal e a improbabilidade da secreção ter contato com pele lesionada ou mucosa nasal de animais que não suínos. A doença ocorreu em ovinos e bovinos após o uso de seringa de múltiplas doses utilizada anteriormente em suínos infectados. Ela pode se disseminar de suínos normais ou clinicamente acometidos para animais de outras espécies, mas normalmente não se dissemina entre animais de outras espécies. Por exemplo, ovinos e bezerros podem ser infectados experimentalmente, mas não há evidências de que excretam o vírus. A doença pode ocorrer em suínos, ovinos e bovinos na mesma propriedade. Ratos marrons podem ser uma fonte menos importante de infecção, mas é improvável que sejam um reservatório importante; eles são capazes de disseminar a doença para cães. Acredita-se que o rato selvagem norueguês tenha apenas um papel menor na transmissão da doença para animais de produção. O vírus causa doença fatal em cães, que normalmente são infectados pela associação próxima com suínos infectados. Os guaxinins podem ser infectados experimentalmente, mas não são considerados portadores subclínicos a longo prazo do vírus. O possível papel dos animais selvagens na transmissão de VPR em suínos foi avaliado com resultados inconclusivos. Verificou-se em ursos kodiak, polares e himalaios alimentados com dieta composta por cabeça de porco crua. Cinco isolados virais foram recuperados de javalis selvagens infectados de forma latente originários de duas regiões do leste da Alemanha, mas na Holanda, o javali selvagem raramente é afetado. As infecções por VPR nos javalis selvagens na Alemanha existem no país como infecção endêmica e persistem de forma completamente à parte da população doméstica e também não parecem afetá-la. Acredita-se que os gânglios sacrais e trigêmeos de suínos selvagens sejam a fonte de infecção. A latência foi mostrada em 9/16 gânglios sacrais, 7/16 gânglios trigêmeos e 5/13 tonsilas de javaporcos nos EUA, mas ainda assim, acredita-se que grande parte da transmissão em javaporcos seja por via venérea. A infecção experimental de javalis selvagens e suínos domésticos com estirpes diferentes foi realizada e os sinais clínicos dependeram da estirpe, mas os javalis selvagens podem infectar as estirpes domésticas e vice-versa. As estirpes de baixa virulência foram altamente adaptadas aos javalis selvagens.

Mecanismos imunes

Quando infectados com a estirpe mais virulenta do vírus, os suínos desenvolvem uma resposta imune que pode evitar completa ou quase completamente que o vírus se replique após o suíno se tornar reinfectado. Após infecção natural, as porcas adquirem imunidade, que é transferida para os seus leitões pelo colostro e persiste até os leitões terem 5 a 7 semanas de idade. Após desafio intranasal, leitões com imunidade colostral provenientes de porcas infectadas naturalmente são protegidos da doença clínica, mas não contra a infecção subclínica.

A vacinação de suínos com VPR atenuado evita a doença clínica e a morte que podem ocorrer após exposição ao vírus virulento. A vacinação, entretanto, não evita a infecção aguda ou latente com o vírus virulento. Consequentemente, suínos vacinados, bem como suínos não vacinados que sobrevivem à infecção com o vírus virulento podem se tornar portadores do vírus e fonte de vírus após reativação de uma infecção latente. Isso é de importância vital em programas de erradicação nos quais é necessário identificar suínos infectados independentemente do seu status vacinal. A imunidade materna interfere na vacinação com vírus inativado muito mais do que a vacinação com vírus vivo.

Vacinação de porcas gestantes induz imunidade materna, que protege leitões da doença experimental. Entretanto, a infecção latente de leitões jovens com vírus altamente virulento pode se desenvolver na ausência de sinais clínicos. O vírus pode chegar aos tecidos fetais e uterinos por meio de células mononucleares infectadas, que é presença de anticorpos circulantes induzidos pela vacinação. A vacinação de leitões antes da exposição por desafio tem pouco ou nenhum efeito na taxa de estabelecimento da latência do vírus, mas a vacinação diminui a excreção após reativação experimental subsequente do vírus com dexametasona. Vacina com estirpe atenuada com tirosinoquinase de vírus também pode estabelecer infecção latente passível de reativação.

Em suínos em crescimento e terminação em rebanhos em quarentena, o status sorológico é imprevisível, uma vez que a infecção pode continuar a se disseminar, pode cessar temporaria ou completamente. A avaliação do status sorológico de cachaços em um rebanho de reprodução não refletiu de forma precisa o status sorológico do rebanho.

Sugeriu-se que as células T são mais importantes do que células B na depuração de VPR do hospedeiro, e mostrou-se que respostas fortes mediadas por células T após desafio produzem melhor proteção.

Importância econômica

As perdas econômicas associadas à pseudorraiva em suínos são causadas pela doença clínica e custos da análise sorológica e programas de vacinação. As estimativas de perdas econômicas devem incluir a mensuração de perdas durante e imediatamente após surtos da doença clínica e as perdas indiretas que ocorrem até depois da erradicação da doença. As perdas foram estimadas em $25 a $50 por porca por ano; essas incluem apenas perdas durante o período de surto e as perdas diretas atribuíveis às mortes e abortos. Ao expandir as observações de perdas econômicas para 3 meses após o final dos surtos, as perdas estimadas podem ser tão altas quanto $145 por porca por ano. As análises econômicas das perdas em um rebanho do nascimento à terminação de 240 porcas em idade reprodutiva nos EUA revelou que a principal parte da perda era causada pela morte de leitões lactantes a 76% da perda total, a mortalidade de leitões na creche contabilizou 12,6% da perda total, o descarte de porcas e morte contabilizou a 9,4%, das perdas totais, e a morte de porcos em idade de mercado contabilizou 1,2% da perda total.

Os custos da erradicação do VPR variam dependendo dos métodos usados. Despovoamento-repovoamento é o método mais caro, uma vez que requer o descarte de animais, custos de limpeza e vazio sanitário, que representam uma grande proporção dos gastos. Ademais, a probabilidade de infecção após o repovoamento é um risco.

Teste e remoção é o mais barato, segregação da ninhada possui custo intermediário. O custo de erradicação do vírus de um rebanho suíno pode exceder $220 por porca inventariada; algumas estimativas são muito maiores. Em grandes rebanhos de reprodução ou rebanhos de terminação com influxo contínuo de suíno suscetíveis, a doença pode se tornar endêmica. VPR também pode ser causa significativa de ineficiência reprodutiva em rebanhos suínos, e a infecção dentro do rebanho pode se manifestar inicialmente por abortos no rebanho de porcas, seguido posteriormente pela ocorrência mais típica de doença neurológica em suínos lactentes e em crescimento. As perdas econômicas pela doença podem ser muito altas em razão da mortalidade em suínos jovens, diminuição do desempenho reprodutivo e da necessidade de despovoar para erradicar a doença do rebanho. Foi realizada a avaliação econômica de uma epidemia por VPR em uma criação de 150 porcas do nascimento à terminação em parâmetros de produção e variáveis econômicas selecionadas. O tamanho médio da ninhada permaneceu o mesmo por todo o período de observação, mas houve aumento de duas vezes na mortalidade de suínos lactentes e aumento de 3,5 vezes na ocorrência de natimortos durante os meses de epidemia, comparado ao período antes da epidemia. Após a epidemia, a mortalidade de suínos lactentes foi 14% maior e a taxa de natimortos foi 71% maior que durante os meses que antecederam o surto. As maiores perdas econômicas (88% das perdas totais) foram relacionadas ao rebanho de reprodução, remoção e despovoamento e período de vazio sanitário.

Patogênese

A porta de entrada é através de abrasões na pele, mucosa oral e pela mucosa nasal intacta. Diferenças quanto aos efeitos de estirpes históricas de VPR na mucosa nasal respiratória de suínos mostram que existe diferença entre as estirpes.[8] O vírus é pantrópico, e afeta tecidos derivados de todas as camadas embrionárias. Foram descritos receptores e proteínas do vírion que se ligam aos receptores que podem mediar a entrada do vírus nas células e a disseminação de célula para célula. As muitas glicoproteínas do vírus são necessárias para os muitos estágios da morfogênese do vírion. Por exemplo, a deleção de glicoproteínas gE, gI e gM inibe a maturação do vírion. A glicoproteína gK da pseudorraiva é um componente estrutural do vírion envolvido na liberação do vírus de células, mas não na entrada viral, e sua presença é importante para prevenir a reinfecção imediata. A viremia ocorre com a localização do vírus em muitas vísceras, mas a multiplicação ocorre principalmente no trato respiratório superior. Interações entre vírus e células foram descritas em detalhes.[9] A disseminação para o cérebro ocorre por meio dos nervos olfatório, glossofaríngeo ou trigêmeo, isto é, por meio dos nervos autônomos. Ele pode passar através das sinapses e infectar neurônios de nível superior.[10] Células com antígenos leucocitários comuns CD45+ povoam as áreas infectadas do SNC a partir de capilares locais e o número de células aumenta proporcionalmente ao número de neurônios infectados. O vírus desaparece do cérebro no oitavo dia, coincidindo com o surgimento de anticorpos neutralizantes no sangue. Quando o vírus ganha entrada através de abrasões de pele, ele rapidamente invade os nervos periféricos locais, passando ao longo deles centripetamente e causando lesão às células nervosas. É essa forma de progressão que causa prurido local nos estágios iniciais da doença, e encefalomielite nos estágios posteriores, quando vírus invade o SNC. Em suínos, o prurido não se desenvolve após injeção intramuscular, mas a paralisia local indicativa de lesão aos neurônios motores inferiores ocorre antes da invasão do SNC em alguns suínos. Em bovinos, prurido da cabeça e pescoço normalmente está associado à infecção do trato respiratório, enquanto o prurido perianal normalmente é causado por infecção vaginal.

A inoculação de VPR nas cavidades nasais ou cérebro resulta em sinais de encefalite em vez de prurido local. Com a inoculação oral, há um estágio inicial de proliferação viral na mucosa das tonsilas, seguida por invasão sistêmica, localização e invasão do SNC ao longo dos troncos e fibras nervosas periféricos e autônomos. Lesões no plexo mioentérico de Auerbach e na pele também podem ocorrer. As células mononucleares do sangue periférico, tonsilas linfonodos e medula óssea são uma fonte ruim de vírus após infecção experimental. O gânglio trigêmeo e o bulbo olfatório são boas fontes do vírus. O vírus pode estar presente no gânglio trigêmeo de porcas naturalmente infectadas sem qualquer histórico de doença clínica. Inoculação experimental do vírus em suínos jovens pode resultar em pneumonia branda, que pode progredir para broncopneumonia supurativa grave.

O vírus pode invadir o útero e infectar embriões pré-implantação, o que pode levar à degeneração do embrião e falha reprodutiva. VPR virulento pode causar lesões no endotélio uterino e corpo lúteo ovariano de suínos no início da gestação, e a vacina de vírus mutante com deleção de genes administrada por via intravenosa durante o estro pode causar lesões ovarianas, o que pode afetar a fertilidade. Através do uso de transferência de embrião, embriões infectados podem disseminar o vírus de doadores para receptores.

Em outras espécies, o vírus tende a ser restrito ao sistema nervoso.

Achados clínicos

Suínos

O período de incubação em surtos naturais é de, aproximadamente, 1 dia, mas pode variar de 1 a 8 dias. Os principais sinais estão relacionados à infecção dos sistemas respiratório, nervoso e reprodutivo. Há variação considerável na manifestação clínica, dependendo da virulência e do tropismo da estirpe infectante. Doença do sistema nervoso é a principal manifestação, mas com algumas estirpes, a doença respiratória pode ser a manifestação clínica inicial e principal. Também existem variações nas estirpes quanto ao padrão de suscetibilidade por faixa etária.

Suínos jovens com alguns dias a meses de idade são mais suscetíveis. Animais lactentes muito jovens desenvolvem uma síndrome indistinta, mas sinais neurológicos proeminentes ocorrem em suínos mais velhos. Uma reação febril, com temperaturas de até 41,5°C ocorre antes do início dos sinais neurológicos. Incoordenação dos membros pélvicos causando progressão lateral é seguida por decúbito, tremores musculares finos e movimentos de pedalagem. Desvio lateral da cabeça, espuma na boca, nistagmo, pouca secreção ocular e episódios convulsivos aparecem em poucos animais. Respiração com ronco, com movimento abdominal acentuado ocorre em muitos animais, e vômito e diarreia em algum suínos acometidos. As mortes ocorrem aproximadamente 12 h após o surgimento dos primeiros sinais. Na Califórnia, um sinal consistente foi cegueira causada por degeneração extensa da retina.

Em suínos em crescimento e adultos, a doença é muito menos grave, mas há variação considerável, dependendo da virulência da estirpe infectante. Em suínos em crescimento, a mortalidade cai com o aumento da idade e geralmente é menor que 5% em suínos com 4 a 6 meses de idade. Em algumas estirpes, a febre é um sinal proeminente, enquanto depressão, vômito e algumas vezes sinais respiratórios acentuados, incluindo espirros, secreção nasal, tosse e dispneia grave, são comuns. Tremores, incoordenação, paralisia e convulsões ocorrem na sequência, e precedem a morte. Com outras estirpes, a doença pode se manifestar nessa faixa etária por sinais brandos de incoordenação posterior e fraqueza de membros. Em adultos, a febre pode não estar presente, e a infecção pode causar apenas uma síndrome branda de anorexia, apatia, agalactia e constipação intestinal. Entretanto, estirpes virulentas podem produzir doença aguda em adultos, caracterizada por febre e espirros, prurido nasal, vômito, incoordenação, convulsões e morte. A infecção no início da gestação pode resultar em morte embrionária ou aborto e retorno precoce ao estro. Pode ocorrer secreção vaginal abundante. A infecção no final da gestação pode resultar em aborto ou no nascimento subsequente de fetos mumificados, que podem envolver toda ou apenas parte da ninhada. O aborto pode resultar dos efeitos da febre ou da infecção viral do feto.

Infecção concomitante foi descrita com CVS2 VRRS e vírus da *influenza* suína e, nesses casos, a doença resultante é mais provavelmente pneumonia necrosante e proliferativa grave.[11]

Bovinos, ovinos e caprinos

Pode haver morte súbita sem sinais óbvios de doença. Com maior frequência, há prurido local intenso com lambedura violenta, mordedura e esfregar de uma região específica do corpo. O prurido pode ser localizado em qualquer parte da superfície corporal, mas é mais comum na cabeça, flancos ou pés, que são os locais com maior probabilidade de contaminação pelo vírus. Há excitação intensa durante esse estágio, e convulsões e vocalização constantes podem ocorrer. Comportamento maníaco, andar em círculos, espasmos do diafragma e opistótono com frequência são evidentes. Um estágio de paralisia ocorre posteriormente, no qual ocorrem salivação, dispneia e ataxia. A temperatura normalmente está aumentada, algumas vezes tão alta quanto 41 a 42°C. Paralisia final é seguida por morte em 6 a 48 h após o surgimento dos primeiros sinais de doença. Foi relatado um caso de VPR não fatal em uma vaca. Existe também um relato de VPR ocorrendo em bovinos confinados nos quais houve sinais neurológicos, timpanismo e morte aguda, mas sem prurido. Em bezerros jovens, ela é caracterizada clinicamente por encefalite, ausência de prurido e erosão na cavidade oral e esôfago e alta taxa de mortalidade. Um surto em ovinos foi associado a abrasões de pele adquiridas durante a tosquia. As ovelhas acometidas estavam apáticas, inapetentes e apresentavam febre de 41,1°C. Aproximadamente 23 dos 29 ovinos acometidos desenvolveram a "coceira louca" com arrancamento da lã e tentativas frenéticas de morder uma área da pele e de se esfregar contra cercas ou mourões. No estágio terminal, há decúbito, tremores e opistótono, e a morte ocorreu em 12 a 24 h após o início das manifestações clínicas. Cinco gatos da propriedade também se tornaram doentes e morreram; o vírus foi isolado do cérebro de um gato. Em caprinos, morte rápida, inquietação, deitar e levantar com frequência, vocalização intensa, sudorese profusa, espasmos e paralisia na fase terminal são característicos. Pode não haver prurido.

Os sinais clínicos em cães e gatos são similares àqueles em bovinos, e as mortes ocorrem em aproximadamente 24 h. Na França, casos em cães foram relacionados com estirpes do vírus de javalis selvagens.

Patologia clínica

Sorologia

Testes sorológicos utilizados normalmente para anticorpos específicos anti-VPR são soroneutralização (SN) e testes de ELISA.

Testes de soroneutralização

O teste SN usando a estirpe Shoppe foi o padrão-ouro com o qual os outros testes sorológicos são comparados, e foi mais amplamente utilizado em razão da sua sensibilidade e especificidade. Anticorpos virusneutralizantes (VN) específicos são detectáveis no soro de suínos que se recuperaram, e esse teste está em uso rotineiro para diagnóstico de rebanhos e levantamentos. Anticorpos são detectáveis no sétimo dia após infecção, chegando ao pico aproximadamente no 35º dia e persistindo por muitos meses. Amostras de soro coletadas pareadas tão precocemente quanto possível e aproximadamente 3 semanas depois apresentaram aumento significativo da concentração de anticorpos. Entretanto, testes de SN não apresentam sensibilidade necessária para detecção de suínos com baixos teores de títulos humorais de anticorpos SN específicos, que pode ser melhorado usando a estirpe Bartha gIII.

Alguns rebanhos podem não apresentar evidência sorológica de infecção prévia ou disseminação atual do vírus, mas têm reagentes isolados no rebanho que podem estar infectados com vírus. Os reagentes únicos podem ser encontrados em rebanhos monitorados sorologicamente quanto à presença de infecção. Esses reagentes únicos podem ser infectados com estirpes do vírus relativamente avirulentas.

Ensaio imunoenzimático ligado à enzima

O ELISA é mais sensível do que o teste SN, especialmente no início da resposta imune a antígenos VPR. Entretanto, em razão da sua alta sensibilidade, a triagem pelo teste ELISA apresenta alguns resultados falso-positivos, que devem ser confirmados por outro teste, como outro ELISA, teste SN ou teste de aglutinação em látex. É improvável que falsos positivos sejam causados pela infecção por outros herpes-vírus. ELISA também foi usado como teste em suco de carne com alta sensibilidade (93%) e especificidade (98%).

ELISA indireto é um teste mais rápido e conveniente, oferecendo muitas vantagens sobre o teste SN para trabalho sorodiagnóstico de rotina. ELISA indireto, usando sangue total coletado em discos de papel é um teste rápido e conveniente e elimina os custos do uso de tubos vacutainer e separação do sangue. Foi desenvolvido um teste ELISA indireto baseado em glipoproteína E de VPR recombinante purificada por afinidade para diferenciar animais vacinados de animais naturalmente infectados. Um ELISA indireto foi desenvolvido na República Tcheca, e pode ser usado em razão de sua alta sensibilidade e especificidade para soro sanguíneo ou amostras de carne de porco congelada. Ele permitiu a demonstração de VPR em suco de carne apenas com títulos marginais no sangue.

Kits de ELISA comerciais estão disponíveis e alguns são mais específicos do que outros. Foi descrito um ELISA competitivo altamente sensível e específico baseado em complexo de glicoproteína gE e gI de VPR expressa por baculovírus. Isso permite a infecção precoce em 2 semanas após a infecção e pode fornecer um grande número de testes sem a necessidade de manipular o vírus vivo.

Em países nos quais a vacinação é utilizada regularmente para controle da doença, um ensaio para distinguir sorologicamente suínos infectados de suínos vacinados é crítico. Embora o programa de vacinação reduza a circulação de vírus a campo, ele não irá eliminar o vírus da população de suínos. Para erradicá-lo, a habilidade de diferenciar suínos infectados de suínos vacinados é crucial. Muitos kits de ELISA comerciais podem diferenciar entre suínos vacinados e naturalmente infectados. A diferenciação é possível quando a estirpe de vírus vacinal apresenta uma deleção natural ou geneticamente determinada que codifica os genes gI, gIII ou gX. Kits de ELISA comerciais que detectam especificamente respostas de anticorpos para o vírus gI oferecem vantagens consideráveis como testes diagnósticos para o vírus, com sensibilidade de 99,2% e especificidade de 100%. O ELISA gI é capaz de distinguir suínos infectados daqueles vacinados com vacinas negativas para gI. As estirpes de campo do vírus produzem anticorpos para gI quando inoculadas em suínos. Suínos não vacinados ou vacinados com vacinas negativas para gI que se tornaram subclinicamente infectados com estirpes de campo do vírus podem ser detectados por ELISA gI por um longo período após a infecção. Portanto, suínos que foram infectados por VPR, ou foram vacinados com vacinas gI-positivas no ELISA gI são soropositivos; suíno soronegativos para gI podem ser considerados não infectados. A erradicação do vírus de rebanhos suínos é possível por teste ELISA gI e descarte de suínos soropositivos em rebanhos suínos usando a vacinas gI-negativas.

A detecção de suínos na fase latente da infecção pode ser feita sorologicamente. Suínos de qualquer idade que sobrevivem à fase aguda da infecção se tornam portadores latentes por toda a vida, e os testes sorológicos são consistentes para detectar animais na fase latente de infecção se o teste detectar a resposta de anticorpos para o vírus total ou para uma glicoproteína de VPR confiável. Dos muitos testes sorológicos examinados, os sistemas marcadores gI e gIII, que tiveram desempenho com sensibilidade similar como testes de triagem, foram superiores ao sistema marcador gX na detecção de anticorpos em suínos infectados.

Detecção do vírus

Em suínos infectados, o vírus normalmente está presente nas secreções nasais por até 10 dias. Um método comum para o diagnóstico de VPR em porcas é realizar suabe da mucosa nasal e vagina. Suabes de poliéster e arame enviados em meio de cultura de tecido 199 suplementado com soro fetal bovino a 2% tamponado (SFB) com 0,1% de bicarbonato de sódio e HEPES proporcionará recuperação ótima do vírus. Aplicadores de madeira como os de algodão têm atividade antiviral, e a recuperação do vírus pode não ser possível após 2 dias, o que tem importância prática se as amostras forem enviadas por correio. O vírus pode ser demonstrado em células nasais por imunofluorescência e técnica de imunoperoxidase. Ele pode ser detectado por hibridização com filtro direto de amostras nasais e tonsilares de suínos vivos. O vírus sobrevive nas tonsilas em suabes coletados com aplicadores com ponta de Dacron por até 72 h em meio de cultura de células para transporte.

Novas técnicas de PCR foram usadas e podem diferenciar entre testes sorológicos verdadeiros e falsos quando apenas reagentes individuais forem encontrados. Um marcador molecular RT-PCR para detecção de VPR, vírus da peste suína africana (PSA), CVS2 e parvovírus suíno foi descrito[12] e para detecção de VPR, PSA e SRRS.[13] Um PCR multiplex para VPR, coronavírus respiratório suíno e CVS2 foi descrito.[15]

Foi descrita amplificação isotérmica mediada por *loop* (LAMP) para detecção rápida e diferenciação de VPR selvagem e vírus vacinal com gene deletado.[15]

Achados de necropsia

Não existem lesões macroscópicas típicas e constantes para a doença e, em alguns casos, as lesões estão ausentes ou são mínimas, e o diagnóstico deve se basear em exames laboratoriais. Quando há prurido, há considerável lesão em áreas locais de pele e edema subcutâneo extenso.

Lesões macroscópicas no trato respiratório superior são mais óbvias e incluem rinite necrótica, conjuntivite, laringite e traqueíte. Os pulmões apresentam congestão, edema e algumas hemorragias. Hemorragias podem estar presentes sob o endocárdio e excesso de fluido com frequência está presente no saco pericárdico. Em suínos, existem lesões adicionais decorrentes do envolvimento visceral. Esplenomegalia, meningite e excesso de líquido pericárdico são observados, e pode haver pequenos focos necróticos no baço e fígado. Em porcas, pode haver placentite necrosante e endometrite. Focos de necrose hepática, esplênica ou pulmonar podem ser vistos em fetos abortados.

Histologicamente, em todas as espécies, há lesão neuronal grave e extensa na medula espinal, gânglios paravertebrais e cérebro. Edema perivascular e necrose focal estão presentes na substância cinzenta, particularmente no córtex cerebelar. A presença de corpúsculos de inclusão intranucleares ocorre de forma infrequente nos neurônios degenerados e células astrogliais, particularmente no córtex cerebral do suíno. Essas inclusões são de importância considerável no diagnóstico diferencial. Lesões necrosantes com formação de corpúsculos de inclusão no trato respiratório superior e pulmões são fortemente sugestivos de pseudorraiva suína. Observações ultraestruturais foram realizadas, e incluíram sincícios, restos celulares e macrófagos e linfócitos com vacúolos no seu citoplasma. O vírus pode ser detectado por exame de anticorpos fluorescentes diretos ou pelo crescimento em cultura de tecido. Os tecidos da cabeça e pescoço de suínos não imunes fornecem vírus de forma mais consistente e em maior concentração após o desafio. Os testes de imunoperoxidase podem ser usados para estudar a distribuição do vírus em diferentes tecidos. O vírus latente pode ser detectado usando ensaio dot blot de hibridização de DNA. Sempre que possível, carcaças e fetos inteiros devem ser submetidos para avaliação laboratorial. A localização das amostras neurais ótimas, incluindo gânglios paravertebrais, foi descrita para ovinos. As lesões placentárias em porcas gestantes que abortaram por infecção natural por pseudorraiva consistem em placentite necrosante e na presença de inclusões intranucleares. Em uma infecção experimental de alças do intestino, verificou-se que houve necrose das placas Peyer e degeneração de células epiteliais nas criptas e vilosidades e degeneração de células nos plexos mioentéricos. Corpúsculos de inclusão intranucleares foram encontrados 2 a 4 dias após inoculação. Os alvos primários do VPR selvagem foram macrófagos da área subepitelial do domo das placas de Peyer.

Amostras para confirmação do diagnóstico

- Histologia: metade do cérebro seccionado sagitalmente, medula espinal com gânglios paravertebrais, gânglios gasserianos, placenta, fígado, pulmões, baço, tonsilas e linfonodos retrofaríngeos (MO) devem ser coletados. IHQ foi usada para confirmar casos em países nos quais a doença é rara e outras evidências que corroborem estavam faltando. Hibridização *in situ* também foi usada. Pode-se também coletar amostras de músculos para ELISA de suco de carne.
- Virologia: cérebro, medula espinal, fígado, baço, tonsilas, linfonodos retrofaríngeos (TAF, ISO). LCR não é bom para isolamento viral. A melhor fonte é o gânglio trigêmeo em suínos domésticos e gânglios sacrais em javaporcos. O isolamento viral leva 2 a 5 dias. Há muitos PCR disponíveis[5] e também nested PCR e RT-PCR.[16,17]

Diagnóstico diferencial

As diferentes formas clínicas da pseudorraiva em suínos e ruminantes assemelham-se a diversas enfermidades.
A doença de Teschen ocorre em formas similares em determinadas áreas; o diagnóstico depende da sorologia e patologia.
Raiva é rara em suínos e normalmente é acompanhada por prurido no local da mordida.
Meningite estreptocócica é restrita a suínos lactentes de 2 a 6 semanas de idade, as lesões normalmente são óbvias na necropsia, e o microrganismo causal é cultivado imediatamente das meninges.
A resposta ao tratamento com penicilina é boa e valiosa como teste diagnóstico.
Encefalopatia associada à cólera suína, peste suína africana, salmonelose, doença de Glasser, septicemia por *Escherichia coli* e erisipelas são considerações, e normalmente são óbvias na necropsia.
Edema intestinal causa edema típico da cabeça e pálpebras em suínos desmamados, bem como morte rápida.
Intoxicação por sal causa sinais neurológicos intermitentes, com histórico típico de privação de água.
A forma respiratória da pseudorraiva deve ser considerada em qualquer surto de doença respiratória e é pouco responsiva a medidas terapêuticas normalmente efetivas.
Ineficiência reprodutiva associada a enterovírus (NMMEI) e infecções por parvovírus se assemelham àquelas associadas a pseudorraiva e requerem diferenciação laboratorial por isolamento viral e testes sorológicos.
Em bovinos, o prurido local é característico, mas a doença pode ser confundida com a forma nervosa da acetonemia, na qual parestesia pode levar à excitação. A recuperação rápida que ocorre ordinariamente nessa forma de acetonemia é um ponto importante para o diagnóstico. A forma furiosa da raiva e intoxicação aguda por chumbo causam sinais de mania, mas prurido não ocorre.

NMMEI: natimortos, mumificação, morte embrionária e infertilidade.

Tratamento

Não há tratamento.

Controle

O controle da pseudorraiva é difícil e atualmente impraticável, uma vez que suínos saudáveis normais podem estar infectados e excretar o vírus por muitos meses. Uma das preocupações futuras mais importantes é a infecção em javalis selvagens[18] e o seu transporte ilegal nos países.[19]

Um princípio importante no controle e erradicação da doença é a razão de reprodução, R_0, definida como o número médio de novas infecções causadas pelo animal infectante típico. Quando $R_0 > 1$, a infecção pode se disseminar; quando $R_0 < 1$, a infecção irá desaparecer. Em programas de erradicação é essencial que R seja menor do que 1 e a infecção irá se extinguir no rebanho.

Estratégias disponíveis

Os métodos de controle ou erradicação incluem despovoamento e repovoamento, teste e remoção, segregação de progênie e vacinação. A seleção da estratégia para controle ou eliminação da doença depende: (1) da fonte de infecção do rebanho; (2) do método de transmissão do vírus; (3) da sobrevivência do vírus no ambiente; (4) da sensibilidade e especificidade do teste diagnóstico; (5) dos fatores de risco no rebanho – que incluem o tipo de criação, grau de isolamento do rebanho, prevalência da infecção, valor do material genético, nível de conhecimento de manejo e disponibilidade de suínos de reposição livres do vírus, caso o despovoamento e repovoamento seja escolhido como estratégia.

A erradicação da doença de rebanhos pequenos foi primeiro descrita na Hungria. Nesse país, o uso compartilhado de cachaços, a densidade de suínos e a infecção em áreas adjacentes foram as influências mais relevantes na disseminação e controle da doença.

Produtores de rebanhos de reprodução favoreceram a erradicação, produtores de nascimento-terminação que não vendem animais para reprodução ou suínos para crescimento geralmente estão mais preocupados com a diminuição das perdas pela infecção crônica por VPR do que com a erradicação. Nos EUA, a terminação todos dentro/todos fora foi mais frequente entre as propriedades bem-sucedidas do que entre propriedades que não foram bem-sucedidas. Propriedades que não foram bem-sucedidas também apresentaram outros rebanhos infectados dentro de um raio de 3,2 km e, com frequência, não havia limpeza ou desinfecção.

Economia de controle e erradicação

Despovoamento-repovoamento é a forma mais cara de erradicação, segregação da progênie é o próximo em custos e teste e remoção é o mais barato por porca. Um modelo de simulação e a árvore de análise de decisão computadorizados podem avaliar a economia das estratégias de controle e erradicação. A melhor alternativa é testar e remover animais soropositivos se a prevalência inicial for de cerca de 57%, senão a vacinação de porcas é preferível. A vacinação pode ser recomendada em menores taxas de prevalência como abordagem conservadora. A erradicação por teste e remoção combinados com o uso de vacinas com deleção de genes é vantajosa em qualquer taxa de prevalência de infecção. Despovoamento e repovoamento não é a melhor opção sob quaisquer circunstâncias. Uma vez realizada a análise da árvore de decisão, ela pode ser adotada para as condições econômicas ou epidemiológicas prevalentes.

Determinação da prevalência da infecção

Em grandes rebanhos, o vírus deve ser eliminado de suínos de crescimento-terminação e do rebanho de reprodução. Grandes rebanhos positivos para o vírus estão infectados em ambos os grupos; rebanhos menores com frequência estão infectados apenas no rebanho de reprodução. Um passo inicial na erradicação é determinar a prevalência da infecção. Amostras representativas dos suínos de terminação com mais de 4 meses de idade e das porcas de reprodução, marrãs e cachaços são testadas. Com base no resultado dos testes e os fatores de risco do rebanho, um plano com bom custo-benefício pode ser aconselhado para o rebanho individual.

Despovoamento e repovoamento

Quando a prevalência de infecção no rebanho é superior a 50%, a erradicação pode ser conseguida pelo despovoamento e repovoamento com rebanho de reprodução livre do vírus. Entretanto, o despovoamento é o método mais caro e não é compatível com a retenção de animais de alto valor zootécnico. Todo o rebanho é despovoado no decorrer de um período de meses conforme os animais atingem peso de mercado. Após a remoção dos animais, todo o perímetro é limpo e desinfetado. O repovoamento deve ser suspenso por pelo menos 30 dias após o final da desinfecção, e os suínos devem ser procedentes de rebanhos qualificados como livres de pseudorraiva e devem ser isolados do perímetro e retestados 30 dias após a introdução. Todas as adições ao rebanho devem ser isoladas e testadas 30 dias após a introdução.

Teste e remoção

O programa de teste e remoção é recomendado quando a prevalência de infecção no rebanho for inferior a 50%. Esse método requer teste de todo rebanho de reprodução e a remoção imediata de todos os animais soropositivos; 30 dias após a remoção dos animais soropositivos, o rebanho é testado novamente, se necessário, a intervalos de 30 dias até que todo o rebanho seja negativo. Após um segundo teste negativo, o regime de testes pode ser alterado para avaliar apenas 25% do rebanho a cada 4 meses. Animais soropositivos são identificados e descartados. O método de teste em remoção é superior ao sistema de vacinação como método de controle. O material genético valioso do rebanho de reprodução soropositivo pode ser salvo usando técnicas de transferência de embrião. Os embriões podem ser transferidos de forma segura para marrãs receptoras suscetíveis a partir de porcas que se recuperaram da infecção, mas não de porcas nos estágios ativos da infecção. O vírus não penetra na cobertura externa do embrião, mas pode se aderir a ele de maneira a ser fisicamente transferido para o útero da receptora. Essa transferência da infecção pode ocorrer se a porca doadora estiver na fase ativa da infecção.

Segregação da ninhada

O objetivo dessa estratégia é criar um rebanho de reprodução negativo para VPR para substituir o rebanho infectado. Uma vez que o rebanho seja diagnosticado como infectado por VPR, o esquema regular de vacinação é instituído. Marrãs são vacinadas na primeira reprodução, e tanto porcas quanto marrãs são vacinadas 2 a 4 semanas antes do parto para fornecer alto nível de imunidade colostral para seus leitões. A ninhada é removida ao desmame, e é criada separada do rebanho infectado. Aos 4 meses de idade e novamente antes da reprodução, os animais de reposição segregados são testados quanto à presença de anticorpos. Uma vez que a imunidade colostral não é mais detectável aos 4 meses de idade, qualquer animal com mais de 4 meses soropositivo é considerado infectado por pseudorraiva. Conforme as marrãs chegam à maturidade reprodutiva, as porcas mais velhas do rebanho são substituídas. A segregação entre o rebanho de porcas infectadas e as marrãs do rebanho livre é mantida até que as porcas positivas tenham sido removidas e as instalações desinfetadas. Grupos de suínos soronegativos são identificados e combinados em grupos maiores para estabelecer um novo rebanho. O rebanho original é gradualmente despovoado e o perímetro limpo e desinfetado. O novo rebanho é então monitorado regularmente.

Programas de controle efetivos

VPR foi diagnosticado pela primeira vez na Ilha Norte da Nova Zelândia em 1976, o programa de erradicação foi iniciado em 1989 e o vírus foi removido da ilha Norte em 1997.

Um programa de controle da pseudorraiva foi introduzido na Inglaterra em 1983, quando a infecção estava se disseminando rapidamente. Nova legislação impôs restrições à movimentação de suínos onde sinais clínicos da doença estavam presentes no rebanho. A primeira parte do esquema de erradicação envolveu o teste de todos aqueles rebanhos previamente conhecidos como positivos para VPR. Dentro de muitos meses após o início da campanha de erradicação, 417 rebanho haviam sido abatidos, envolvendo 342.275 suínos, dos quais 72,5% foram aproveitados. Apenas 121 rebanhos eram conhecidos como previamente infectados, enquanto os 296 remanescentes foram identificados através de pesquisas anteriores e relatos de casos novos. Em 1985, concluiu-se que a doença estava bem controlada na Inglaterra, com apenas 10 a 14 rebanhos infectados remanescentes. Os proprietários foram compensados por todos os animais abatidos e também pelas perdas consequentes associadas à perda do rebanho. O custo do programa de erradicação foi financiado por um imposto sobre todos os suínos comercializados normalmente para abate na Inglaterra. Em 1995, a Inglaterra foi declarada livre da doença de Aujeszky. Após o uso de vacinas com deleção de genes e um programa de erradicação, a Holanda e Alemanha estão livres da doença. Na Suécia, os rebanhos foram declarados livres de 12 a 53 meses após o início do programa. Atualmente, na Irlanda do Norte, VPR é mais disseminado do que já foi anteriormente na Grã-Bretanha antes do programa de erradicação. Uma vez que a taxa de infecção é superior a 50%, um programa de erradicação com base no abate de rebanhos infectados destruiria a indústria de suínos. Portanto, o programa de controle na Irlanda do Norte se baseia no uso de vacinação, descarte de animais soropositivos e na introdução gradual de animais soronegativos.

Nos EUA, o programa de erradicação nacional da pseudorraiva foi implementado em 1989 como um programa conjunto financiado pelo Estado-Federação-Indústria. Os projetos-piloto foram conduzidos em Iowa, Illinois, Pensilvânia, Wisconsin e Carolina do Norte de 1984 a 1987. Nesses projetos-piloto, 97,5% dos 116 rebanhos inicialmente positivos para VPR foram livre da infecção de forma bem-sucedida. Isso indicou que a erradicação do VPR dos rebanhos de suínos pode ser conseguida de forma eficiente e é quase efetivamente aplicada com base em áreas. A introdução de vacinas de VPR com deleção de genes no programa foi o avanço técnico necessário para possibilitar um programa de erradicação nacional, uma vez que atualmente é possível distinguir entre animais naturalmente infectados e animais vacinados. O programa consistiu em: estágio 1: estágio de preparação; estágio II: controle; estágio III: limpeza obrigatória do rebanho; estágio IV: vigilância; e estágio V: livre. Assim como 2004, a suinocultura comercial em todos os 50 estados dos EUA foi considerada livre de VPR; entretanto, a infecção endêmica existe em javaporcos em vários Estados. Infecção endêmica por VPR permanece uma preocupação para rebanhos comerciais.

Quando um surto da doença ocorre em um rebanho suscetível, a mortalidade pode ser muito alta e a primeira consideração é evitar a disseminação para porcas não infectadas e ninhadas de porcas gestantes a partir de suínos infectados. Eles devem ser tratados por pessoal separado, ou barreiras adequadas à transmissão mecânica da infecção devem ser posicionadas. No perímetro infectado, os bovinos devem ser separados de suínos, e cães e gatos devem ser mantidos fora da área. O rebanho afetado deve ser colocado em quarentena e todos os suínos vendidos para fora da propriedade devem ser abatidos.

Vacinas e vacinação

A vacinação é utilizada para reduzir a doença clínica quando surtos ocorrem ou quando a doença é endêmica no rebanho. Imunidade efetiva se desenvolve após infecção natural ou vacinação, e leitões filhos de porcas imunes estão protegidos da doença clínica durante o período de amamentação pela imunidade colostral. Entretanto, a presença de anticorpos circulantes não evita a infecção, com o desenvolvimento de latência e subsequente ativação e excreção do vírus. Entretanto, a vacinação reduz a excreção viral após infecção natural. Em propriedades nas quais a doença é endêmica ou surtos ocorreram, a vacinação de porcas e procedimentos de manejo para reduzir a disseminação da infecção reduziram acentuadamente a mortalidade pré-desmame e falhas reprodutivas. Estudos de campo em grande número de rebanhos nos quais as porcas foram vacinadas três vezes ao ano mostram que a taxa de reprodução estava abaixo de 0,66, o que é significativamente baixo[1], e que a disseminação maciça do vírus não ocorre.

Com frequência é virtualmente impossível prevenir a disseminação da infecção em um rebanho suscetível, e a vacinação de todos os suínos sob risco, especialmente porcas gestantes, é recomendada. A vacina diminui as perdas em rebanhos infectados, limita a disseminação da infecção e diminui a incidência em áreas endêmicas. Com um programa adequadamente controlado e monitorado de vacinação e descarte em um rebanho de reprodução, é possível controlar a doença clínica e reduzir a pressão de infecção. Todo rebanho de reprodução presente durante o surto é subsequentemente vacinado regularmente até que seja descartado, o que remove as principais fontes de vírus virulento. Após essa fase, as marrãs e cachaços recentemente introduzidos são testados e monitorados regularmente. Isso é considerado de menor custo do que a política de teste e abate.

Contudo, em rebanhos vacinados, o vírus continua a circular e a análise epidemiológica precisa não é possível, uma vez que os títulos causados pela vacinação não podem ser distinguidos daqueles causados por infecções naturais.

O controle da doença em muitos países sempre se baseou na vacinação compulsória intensiva de toda a população.

Vacinas

Vacinas convencionais de vírus vivo modificado e vírus inativado estão disponíveis. Ambas as vacinas reduzirão a taxa de incidência e gravidade da doença clínica em rebanhos infectados. Elas também diminuem a excreção de vírus de campo e a latência no gânglio trigêmeo após exposição ao vírus de campo. A eficiência da vacina, entretanto, é acentuadamente influenciada pela estirpe da vacina de vírus vivo modificado e a via de administração. O genótipo da vacina tem um papel muito importante na efetividade do programa de vacinação. Recentemente, a vacinação transdérmica livre de agulha usando vacina de VPR vivo modificado foi descrita, evitando a perda de agulha na carcaça. A imunidade mediada por células na forma de células T citotóxicas pode ter papel importante na efetividade da vacina. As deficiências das vacinas inativadas na produção de interferona-γ (IFN-γ) vírus-específico podem ser melhoradas pela administração simultânea de interleucina-12, que parece aumentar a expressão Th1/Th2.

Porcas gestantes

A vacinação de porcas gestantes induz anticorpos SN que são transferidos para os leitões neonatos e fornecem proteção contra infecção. A vacinação durante a gestação produz mais proteção contra VPR para leitões do que a vacinação de porcas antes do acasalamento. Uma melhor proteção foi observada em porcas vacinadas com vírus atenuado do que em porcas vacinadas com vírus inativado. Leitões dependem unicamente de anticorpos colostrais e do leite para proteção, e a vacinação de leitões nascidos de porcas vacinadas não produz resposta sorológica significativa até que os leitões tenham aproximadamente 12 semanas de idade. Anticorpos derivados da mãe podem prejudicar ou bloquear o desenvolvimento de respostas humorais ativas.[20] A vacinação mais precoce de leitões de porcas infectadas ou vacinadas é inefetiva em razão dos altos teores de anticorpos maternos que interferem na resposta sorológica estimulada pela vacinação. A imunidade materna interfere no desenvolvimento de imunidade ativa pela vacinação até pelo menos 15 semanas de idade, mesmo quando os títulos colostrais são baixos. Portanto, em uma situação na qual a maioria das porcas foi infectada ou vacinada, a vacinação de leitões desmamados pode não resultar em imunidade desejável. Tanto vírus inativado quanto vacinas de vírus vivo atenuado fornecem resultados similares quando leitões nascidos de porcas vacinadas são vacinados antes da diminuição da imunidade colostral.

Suínos de crescimento e terminação

A estratégia de vacinação ótima para suínos em crescimento e terminação em um programa de erradicação é controversa. Em oito rebanhos persistentemente infectados, vacinações, tanto por via intranasal quanto intramuscular, foram realizadas com 4 a 10 semanas de idade. Apenas uma vacinação é realizada em suínos de terminação em áreas epidêmicas na Europa. Entretanto, isso não diminui a prevalência de infecção em suínos de terminação em rebanhos com alta prevalência. Vacinação dupla em suínos de terminação irá reduzir a disseminação do vírus, mas a disseminação extensa ainda pode ocorrer. A presença de anticorpos maternos pode interferir na indução de anticorpos, e a vacinação dupla 4 semanas depois pode aumentar a imunidade. Ganho de peso diário médio também foi melhorado por uma segunda vacinação com benefício econômico direto.

Vacina de subunidade ou marcadora

O principal desenvolvimento na vacinação contra pseudorraiva é a introdução de estirpes de vacinais vivas submetidas à engenharia genética usadas como marcadores ou vacinas de subunidades. Vacinação com vacinas de vírus vivo modificado com deleção de genes atualmente é parte integral dos programas de erradicação mundial da pseudorraiva. As deleções de genes mais comuns são para glicoproteínas E ou gI e G (gG) ou gX e gIII. Uma vacina negativa para gD/gE foi descrita. Na Europa, o uso de vacinas gE tem se tornando padrão. Essas vacinas em conjunto com teste diagnóstico concomitante podem distinguir entre animais naturalmente infectados e vacinados. O colostro também pode ser usado para monitorar anticorpos contra proteínas gI do vírus.

Estudo comparando a vacinação intranasal e intramuscular mostrou que suínos que recebem ambas as vacinas (por vias intranasal e intramuscular) apresentaram proteção clínica e virológica significativamente melhor após desafio do que animais que receberam apenas a vacina por via intranasal. As vacinas recombinantes são capazes de contornar a inibição da imunidade ativa que ocorre quando anticorpos derivados da mãe ainda estão presentes. Animais vacinados com vacinas deletadas não são capazes de montar uma resposta imune contra a proteína cujo gene foi deletado no genoma do vírus vacinal. Em contrapartida, animais infectados pelo vírus selvagem produzem anticorpos contra todas as glicoproteínas virais. Os testes ELISA que diferenciam, específicos para proteína marcadora deletada, permitem a discriminação entre animais infectados, que podem ser descartados do rebanho, e animais vacinados. Essas vacinas reduzem a gravidade dos sinais clínicos e a excreção viral. Entretanto, a presença de anticorpos colostrais em suínos em crescimento pode interferir com a resposta imune, que pode resultar em aumento da excreção do vírus ou exposição por desafio. Vacinação repetida é necessária para fornecer alguma imunidade protetora contra a exposição e desafio ao vírus virulento.

Esses mutantes foram também declarados deficientes em timidina quinase (TK−) e são avirulentos e imunogênicos. Suínos inoculados como esses mutantes são resistentes ao desafio experimental com o vírus virulento, e o vírus virulento não pode ser recuperado dos gânglios, o que sugere que a vacinação reduziu a colonização dos gânglios. A estirpe vacinal ideal deve evitar doença clínica e mortalidade, não deve ser transmitida a animais não imunizados e deve evitar a colonização dos gânglios por um vírus virulento superinfectante potencial, reduzindo os reservatórios naturais do vírus. Vírus mutante TK− possui essas características desejáveis. A alta eficácia de vacinas mutantes recém-construídas com deleção gI-negativa de VPR fornece uma base segura para a implementação da abordagem "gI" para o futuro controle da doença.

Leitões nascidos de porcas vacinadas com estirpes deletadas (gIII, TK) aos 3 dias e 9 e 11 semanas de idade desenvolveram anticorpos detectáveis que duraram até os 100 dias de idade quando vacinados. Anticorpos maternos em leitões de porcas vacinadas com a vacina gIII deletada diminuem até teores indetectáveis às 7 semanas de idade. A vacinação de leitões aos 3 dias de idade com a mesma vacina resulta em efeito primário que protege os leitões contra desafio com vírus virulento às 7 semanas de idade. Portanto, a proteção efetiva pode ser fornecida pela imunização ativa do nascimento até o desmame, na creche e nos estágios da produção de crescimento e terminação. Considerou-se que o momento ótimo para vacinação é entre 10 e 14 semanas.[21]

Embora vacinas de vírus vivos modificados geneticamente tenham se apresentado eficazes e seguras, existe a possibilidade de disseminação entre animais vacinados e não vacinados, a persistência a campo e a recombinação entre diferentes estirpes vacinais, o que pode levar ao aumento da virulência. Novos mutantes virais que não apresentam as glicoproteínas gD, gE e gI podem formar a base para o desenvolvimento de novas vacinas que não recombinam. Uma vacina com deleção de gB foi descrita para uso intranasal e mostrou produzir tanto anticorpos locais como séricos. Recentemente, uma vacina de DNA mostrou fornecer boa resposta como vacina de plasmídeo gD, mas a vacina de DNA precisou ser administrada por via intradérmica. Ela pode sobrepor os anticorpos derivados da mãe e a vacina descrita nesse caso ainda pode fornecer proteção contra desafio de infecção por VPR ao final do período de terminação.

Ainda mais radical é a vacina com fator estimulante de colônia granulócito macrófago.

Experimentalmente, suínos imunizados podem ser infectados de forma latente com vírus selvagem sem serem detectados por ELISA gE-específico utilizado rotineiramente para diferenciar suínos infectados e vacinados. Portanto, suínos soronegativos para gE ainda podem estar infectados e serem fonte de infecção.

Progresso considerável tem sido feito com o uso de vacinas com deleção gI. Vacinação regional intensiva de suínos de terminação com vacina com deleção gI, juntamente com teste diagnóstico concomitante, diminuiu a soroprevalência em rebanhos de terminação infectados de 81% para 19% em 2 anos. A vacinação aumenta a dose do vírus necessária para o estabelecimento de infecção e reduz o nível e duração de excreção do vírus após a infecção. No grupo-controle, com controle rotineiro de doença, não ocorreu nenhuma alteração significativa na soroprevalência. A aplicação consistente de vacinação intensiva de todos os rebanhos de reprodução em uma região, incluindo aqueles que participam da cadeia de produção, pode também diminuir a prevalência de infecção em áreas intensamente infectadas. Vacinação intensiva regional não eliminou completamente as infecções pelo vírus dentro desses rebanhos; a fonte de infecção não foi determinada. Sugeriu-se que o vírus circulou em baixas concentrações dentro dos rebanhos, ou que sua introdução ou reativação não levaram à disseminação extensiva do vírus. Um programa de vacinação voluntário de propriedades individuais não foi bem-sucedido na redução da prevalência de suínos de reprodução infectados pelo vírus. A importação de rebanho de reprodução de fora da área é associada à maior prevalência de suínos infectados pelo vírus em razão da falta de vacinação. A introdução da infecções pode ser reduzida pela compra de animais livres do vírus e pelo aumento dos procedimentos de biossegurança na propriedade.

A vacinação de rebanhos de reprodução três vezes ao ano para assegurar um alto nível de imunização pode levar à eliminação da doença quando a taxa de reprodução é menor do que um.

O método utilizado para a vacinação pode influenciar o efeito da vacina. As vacinas de glicoproteína, a vacinação intramuscular no pescoço e a vacinação intradérmica em seis pontos no dorso forneceram uma melhor proteção; injeções intradérmicas em seis pontos resultaram em melhor vacinação do que injeções em dois pontos. Alterações no PC e excreção viral após desafio foram comparados por títulos VN, respostas de IgG e IgA antígeno-específicas no soro e respostas linfoproliferativas vírus-específicas no sangue periférico durante o período de imunização.

Um programa intensivo de erradicação em rebanhos nascimento-terminação usando vacina com deleção gI em suínos de reprodução e crescimento-terminação e diminuição do movimento e mistura em suínos de crescimento terminação foi bem-sucedido em 3 anos. O objetivo inicial era diminuir a disseminação viral nos suínos de crescimento-terminação, o que permitiu a produção de marrãs de reposição soronegativas. O aumento no número de porcas descartadas, combinado ao aumento do número de marrãs de reposição soronegativas, resultou em diminuição na soroprevalência em porcas. Monitoramento sorológico a cada 2 meses indicou disseminação mínima do vírus nos suínos de crescimento-terminação após 1 ano. Dezoito meses após o início do programa, o teste e remoção de porcas soropositivas começou em todos os rebanhos. Todos os rebanhos foram liberados da quarentena em 3 anos, indicando que a erradicação pode ser conseguida por vacinação e alterações de manejo desenhadas para minimizar a disseminação do vírus, combinado aos procedimentos de teste e remoção.

Uma vacina atenuada com deleção gI e TK foi usada para erradicar o vírus de grandes rebanhos de crescimento-terminação na Suécia. No início do programa, 86% dos animais de reprodução eram soropositivos. O rebanho de reprodução foi vacinado a cada 4 meses e monitorado sorologicamente. Porcas soropositivas e cachaços foram descartados a taxas econômicas. O rebanho foi declarado negativo para gI 39 meses após o início do programa. O monitoramento do rebanho por mais 4 anos até que todos os animais vacinados tivessem sido descartados revelou que o rebanho estava livre do vírus.

Na Nova Zelândia, é relatado o progresso para a erradicação usando vacina de subunidade. Aquelas propriedades com vacinação combinada com boas técnicas de manejo, teste intensivo e descarte erradicaram a infecção pelo vírus selvagem em 2 anos; aqueles que fizeram pouco ou nenhum progresso apresentam padrões menos satisfatórios de higiene e não praticavam teste intensivo e programa de descarte.

A vacinação tanto do rebanho de reprodução quanto dos suínos de crescimento é recomendada. A combinação do programa vacinação-erradicação para a doença, em geral, é composta por quatro fases:

1. Campanha de vacinação sistemática e intensiva.
2. Levantamento de suínos quanto anticorpos gI.
3. Descarte econômico de suínos de reprodução infectados.
4. Por fim, vacinação.

Leitões com 3 dias de idade podem ser vacinados com uma das vacinas modificadas geneticamente e serem protegidos do desafio experimental às 5 semanas de idade.

Um estudo recente mostrou que a infecção com o vírus SRRS não inibe o desenvolvimento de proteção induzida por vacina contra VPR.

A vacinação de javalis com vacina viva atenuada mostrou proteger contra a infecção.[22]

Vacinação de bovinos com vacina inativada é recomendada onde estiverem em contato próximo com suínos e houver baixo nível de exposição.

REFERÊNCIAS BIBLIOGRÁFICAS

1. Davison AJ. Vet Microbiol. 2010;143:52.
2. Hahn EC, et al. Vet Microbiol. 2010;143:45.
3. Lipowski A, et al. Medycyna Wet. 2009;85:771.
4. Muller T, et al. Epidemiol Infect. 2010;12:1.
5. Muller T, et al. Arch Virol. 2011;156:1691.
6. Toma B. Epidemiol Sante Anim. 2013;63:141.
7. Smith G. PrevVet Med. 2012;103:145.
8. Glorieux S, et al. Vet Microbiol. 2009;136:141.
9. Nauwynck H, et al. Vet Res. 2007;38:229.
10. Pomeranz L, et al. Microbiol Mol Biol Rev. 2006;69:462.
11. Morandi F, et al. J Comp Pathol. 2010;142:74.
12. McKillen J, et al. J Virol Methods. 2007;140:155.
13. Sami L, et al. Acta Vet Hung. 2007;55:267.
14. Lee C-S, et al. J Virol Methods. 2007;139:39.
15. Zhang C-F, et al. J Virol Methods. 2010;169:239.
16. Tombacz D, et al. BMC Genomics. 2009;10:491.
17. Ma WJ, et al. J Vet Diagn Invest. 2008;20:440.
18. Boadella M, et al. BMC Vet Res. 2012;8:7.
19. Wilson S, et al. J Wildl Dis. 2009;45:874.
20. Pomorska-Mol M, et al. Vet Microbiol. 2010;144:450.
21. Markowska-Daniel I, et al. Bull Vet Inst Pulawy. 2009;53:169.
22. Maresch C, et al. Vet Microbiol. 2013;161:20.

Encefalomielite esporádica bovina (doença de Buss e serosite transmissível)

Encefalomielite esporádica bovina é associada à *chlamydia* e caracterizada por inflamação do endotélio vascular e tecido mesenquimal. Há envolvimento secundário do sistema nervoso, com sinais neurológicos em alguns casos.

Etiologia

A doença é associada a estirpes específicas de *Clamydophila* (*Chlamydia*) *pecorum*.[1,2] Ela resiste ao congelamento, mas é altamente suscetível a hidróxido de sódio, cresol e amônia quaternária em concentrações padrão. A clamídia pode ser transmitida para cobaias e hamsters e é adaptada ao crescimento no saco vitelínico de embriões de galinha em desenvolvimento.

Epidemiologia

Ocorrência

A doença foi relatada apenas nos EUA, Europa, Japão, Israel e Austrália[1], mas o diagnóstico provisório foi feito no Canadá e África do Sul. Nos EUA, era mais comum nos estados do Centro-Oeste e Oeste, mas não houve relatos da sua ocorrência nos últimos 30 anos.

Casos esporádicos ou surtos ocorrem em rebanhos individuais. Embora a doença não tenha atingido proporções econômicas graves em infecções endêmicas, existe alguma evidência sorológica de que há disseminação de infecções subclínicas.

Apenas bovinos e búfalos são acometidos, e bezerros com menos de 6 meses de idade são mais suscetíveis. Outras espécies domésticas e experimentais parecem ser resistentes. Não há incidência sazonal e os casos surgem a qualquer momento do ano. Imunidade forte e aparentemente persistente se desenvolve após a ocorrência da doença.

Prevalência da infecção

Taxas de morbidade e mortalidade

A ocorrência é esporádica, mas surtos ocorreram resultando em perda grave, tanto pela morte de animais como pela perda da condição corporal. Taxas de morbidade são de, em média, 12,5% (5 a 50%) e são maiores em bezerros (25%) e menores em animais com mais de 1 ano de idade (5%). As taxas de mortalidade são de, em média, 31% e são maiores em adultos do que em bezerros. Em rebanhos afetados, o estágio de imunidade do rebanho pode ser alcançado quando apenas animais introduzidos e bezerros neonatos são suscetíveis.

Método de transmissão

Não é conhecido, mas suspeita-se que seja fecal-oral.[1] A disseminação de uma propriedade para outra não ocorre imediatamente. Em algumas propriedades, podem ocorrer apenas casos esporádicos, mas em outras, os casos ocorrem anualmente. Em outros rebanhos ainda, a doença ocorre na forma de surtos, com muitos animais afetados dentro de um período de aproximadamente 4 semanas. A epidemiologia da encefalomielite esporádica bovina se assemelha de muitas formas à febre catarral maligna em bovinos. O microrganismo pode ser isolado de muitos órgãos, incluindo fígado, baço e SNC, e de sangue, fezes, urina, secreção nasal e leite nos estágios iniciais da doença. Existem evidências de que o microrganismo é eliminado nas fezes por muitas semanas após a infecção.

Patogênese

O agente causal não é especificamente neurotrópico e ataca principalmente tecidos mesenquimais e do revestimento endotelial do sistema vascular, com envolvimento específico da membrana serosa. Encefalomielite ocorre secundariamente à lesão vascular. Sinais neurológicos podem ser causados por infecção com estirpes específicas; *C. pecorum* genótipo ST 23 foi associada a casos de encefalomielite esporádica bovina na Austrália, Inglaterra e EUA[1], enquanto outras estirpes foram isoladas de bovinos com pneumonia e poliartrite[2] em bezerros com baixo ganho de peso.[3]

Achados clínicos

Bezerros acometidos estão deprimidos e inativos, mas o apetite pode não ser afetado por muitos dias. Secreção nasal e salivação com queda de saliva são observadas com frequência. *Febre é comum* (40,5 a 41,5°C) e permanece alta por todo o curso da doença. Dispneia, tosse, secreção nasal catarral branda e diarreia podem ocorrer. Durante as 2 semanas seguintes, dificuldade em caminhar e falta de desejo de permanecer em posição quadrupedal podem surgir. Enrijecimento com emboletamento são evidentes inicialmente, seguido por andar cambaleante, andar em círculos e quedas. Opistótono pode ocorrer, mas não há excitação ou pressão da cabeça contra obstáculos. O curso da doença varia entre 3 dias e 3 semanas. Animais que se recuperam apresentam perda considerável de condição corporal e reestabelecem o ganho de peso lentamente.

Patologia clínica

Hematologia

Em casos experimentais ocorre leucopenia no estágio clínico agudo. Há linfocitose relativa e depressão de células polimorfonucleares.

Detecção do agente

O agente causal pode ser isolado do sangue na fase clínica inicial, e pode ser usado para experimentos de transmissão em bezerros e cobaias e para cultura em ovos. Os corpúsculos elementares estão presentes em tecidos de cobaias em preparações de saco vitelínico.

Sorologia

Métodos sorológicos – incluindo teste de fixação de complemento para detecção de anticorpos circulantes – estão disponíveis, embora haja dificuldade em diferenciar anticorpos para clamídia daqueles para vírus típicos da psitacose.

Achados de necropsia

Peritonite fibrinosa, pleurisia e pericardite acompanhadas por congestão e petéquias são características. Nos estágios iniciais, líquido seroso está presente nas cavidades, mas nos estágios posteriores ela progride para uma rede fibrosa fina que cobre os órgãos afetados ou mesmo para placas achatadas ou de formato irregular de massas de fibrina livres na cavidade. Histologicamente, há serosite fibrinosa envolvendo a serosa das cavidades peritoneal, pleural e pericárdica. Encefalomielite difusa que envolve particularmente a medula e cerebelo e meningite na mesma área também estão presentes. Corpúsculos elementares diminutos estão presentes em tecidos infectados e em número muito pequeno no exsudato. Os achados de necropsia são diagnósticos para encefalomielite esporádica bovina, e a confirmação pode ser obtida pelo teste de fixação de complemento e testes de soroneutralização.

Diagnóstico diferencial

Clinicamente, a doença se assemelha a outras encefalites em bovinos. A epidemiologia e a patogênese se assemelham à febre catarral maligna em bovinos, mas a taxa de mortalidade é muito menor, não existem lesões oculares ou de mucosa, e a serosite da encefalomielite esporádica bovina não ocorre na febre catarral maligna. Uma encefalomielite viral de bezerros (vírus Kunjin) foi identificada, mas não foi associada aos sinais clínicos da doença do sistema nervoso. O vírus da encefalomiocardite, uma infecção primária de roedores que também ocorre em primatas e causa miocardite em suínos, foi transmitido experimentalmente para bezerros, mas sem causar sinais significativos da doença.
Listeriose normalmente é esporádica e é acompanhada por sinais que localizam a lesão, especialmente paralisia facial e andar em círculos.
Raiva pode se apresentar como um quadro clínico muito similar, mas a reação febril inicial e os achados de necropsia característicos, bem como o histórico epizootiológico de encefalomielite esporádica bovina devem permitir que o diagnóstico seja feito.
Intoxicação por chumbo pode ser diferenciada por ausência de febre, sinais mais graves de irritação motora e o curso mais curto da doença. Em razão do envolvimento do trato respiratório, encefalomielite esporádica bovina pode ser facilmente confundida com pasteurelose pneumônica, especialmente se ocorre em surtos, mas na segunda doença, os sinais neurológicos não são habituais e a resposta ao tratamento é boa.

Tratamento

Antimicrobianos de amplo espectro controlam o agente *in vitro*. Entretanto, os resultados clínicos com clortetraciclina e oxitetraciclina são irregulares, mas podem ser efetivos se usados nos estágios iniciais da doença.

Controle

Medidas de controle são difíceis de prescrever em razão da falta de conhecimento quanto ao método de transmissão. É aconselhável isolar os animais acometidos. Nenhuma vacina está disponível.

REFERÊNCIAS BIBLIOGRÁFICAS

1. Jelocnik M, et al. BMC Vet Res. 2014;10:121.
2. Kaltenboeck B, et al. Vet Microbiol. 2009;135:175.
3. Poudel A, et al. PLoS ONE. 2012;7:e44961.

Doença das fronteiras (doença do cordeiro oscilante peludo, dos oscilantes peludos, hipomielinogênese congênita)

Sinopse

- Etiologia: estirpes de pestivírus na doença das fronteiras e genótipos do vírus da diarreia bovina
- Epidemiologia: doença congênita transmitida por ovinos persistentemente infectados, raramente bovinos
- Achados clínicos: abortos, natimortos, ovelhas estéreis e nascimento de cordeiros pequenos e fracos, alguns dos quais excessivamente peludos ao nascimento, apresentam tremores dos músculos esqueléticos, crescimento inferior e grau variável de deformidade esquelética
- Patologia clínica: não há achados específicos
- Lesões: hipomielinogênese no cérebro e medula espinal do cordeiro
- Confirmação do diagnóstico: detecção do vírus e/ou demonstração de resposta sorológica
- Tratamento: suporte
- Controle: evitar a infecção de ovelhas prenhes. Identificar e descartar animais persistentemente infectados.

Etiologia

O agente causal, o vírus da doença das fronteiras (VDF), é um pestivírus dentro da família Flaviviridae. Quatro membros do gênero pestivírus foram identificados: vírus da diarreia viral bovina (BVDV) tipos 1 e 2, vírus da peste suína clássica e VDF. Isolados da doença das fronteiras caem predominantemente no genótipo VDF, mas isolados de ovinos e caprinos também caem no genótipo BVDV. Pestivírus consistem em um único filamento de DNA e foram originalmente nomeados de acordo com o hospedeiro do qual foram isolados. Entretanto, sua transmissibilidade entre espécies significa uma maior necessidade em se pautar em estudos filogenéticos baseados em sequências geradas de regiões relativamente bem conservadas do genoma viral, tais como a região não transcrita 5′. De acordo com esses estudos, VDF pode ser segregado filogeneticamente em pelo menos sete *clusters*, subtipos VDF-1 a VDF-7.[1]

Estirpes de VDF apresentam patogenicidade diferente e variações na patogenicidade também resultam de interações entre os vírus e diferentes genótipos de hospedeiros, especificamente entre diferentes raças de ovinos. Infecções persistentes em ovinos são associadas a estirpes não citopáticas do vírus. Um isolado de VDF, atualmente designado como VDF-5 causou enterocolite leucopênica em ovinos e cordeiros em crescimento na região de Aveyron, na França (doença de Aveyron).[2] A doença causou alta mortalidade em ovinos nessa região em 1984, mas não ocorreu desde então.

Epidemiologia

Ocorrência

Doença das fronteiras foi descrita originalmente na fronteira entre a Inglaterra e o País de Gales. Ela foi subsequentemente relatada na maioria dos principais países produtores de ovinos, e provavelmente ocorre em todos eles. A doença ocorre principalmente em ovinos, e com menor frequência em caprinos e ruminantes de vida livre, como a camurça.[3] A prevalência da infecção é muito maior do que a incidência de doença clínica, uma vez que a segunda ocorre apenas quando há infecção durante a gestação. VDF-1 foi detectado em ovinos na Austrália, Nova Zelândia, Reino Unido e EUA; VDF-2 em ruminantes na Alemanha; VDF-3 na Suíça e Áustria; VDF-4 na Espanha; VDF-5 e VDF-6 na França; VDF-7 na Turquia.[1]

Estudos quanto à soroprevalência sugerem que infecções por pestivírus em ovinos e caprinos são menos comuns do que em bovinos, mas existem diferenças consideráveis na soroprevalência entre diferentes áreas geográficas e rebanhos. A soroprevalência no rebanho em diferentes regiões ou países geralmente varia entre 5% e 50%. A prevalência de fêmeas soropositivas dentro de rebanhos positivos é influenciada pela idade, com menor soroprevalência em ovelhas com 4 a 8 meses de idade do que em ovelhas mais velhas. A soroprevalência é maior em rebanhos com ovelhas persistentemente infectadas, mas pode ainda haver uma porção significativa de ovelhas soronegativas presentes em um rebanho que contém ovinos persistentemente infectados.

Fonte de infecção

A infecção pode ser introduzida em um rebanho com a compra de ovelhas de reposição persistentemente infectadas. Estas excretam vírus nas secreções nasais, saliva, urina e fezes e constituem a principal fonte de infecção. Uma proporção das ovelhas persistentemente infectadas pode sobreviver até a idade adulta e pode se reproduzir de forma bem-sucedida para produzir outras ovelhas persistentemente infectadas. Entretanto, a eficiência reprodutiva de ovinos persistentemente infectados é baixa, e a probabilidade de estabelecimento de linhagens de ovelhas persistentemente infectadas parece menor com infecção equivalente em bovinos.

O vírus também está presente na placenta e nos líquidos fetais ao nascimento de cordeiros persistentemente infectados e nos produtos de aborto que resultam da infecção pelo vírus no início da gestação. Em rebanhos nos quais há um período de parição longo, é possível que isso possa fornecer fonte para doença clínica em ovelhas que parem no final da estação. Observações de campo sugerem que a transmissão durante o período de parição é limitada.

Bezerros persistentemente infectados por BVDV podem infectar ovelhas, e em países onde ovelhas prenhes e bovinos são instalados em locais próximos durante o inverno essa pode ser uma fonte importante de infecção para surtos de doença das fronteiras. Em alguns países essa parece ser a principal fonte, e estudos na Irlanda do Norte e na República da Irlanda sugerem que os bovinos são a fonte primária de infecção para ovelhas nesses países. Existe também evidência de que as estirpes de bovinos sejam importantes para infecções em caprinos. Em contrapartida, VDF é o pestivírus predominante na Grã-Bretanha e Nova Zelândia.

Cervos de vida livre também são fonte potencial de infecção. Surtos da doença também ocorreram após vacinação de cabras prenhes com vacina Orf contaminada com pestivírus.

Transmissão

A transmissão natural ocorre por contato de ovelha para ovelha, mas a experimental bem-sucedida já ocorreu após desafio oral e conjuntival.

A disseminação da infecção dentro de um rebanho suscetível é facilitada por fatores como o contato próximo durante o período de acasalamento ou pelo agrupamento e agregação de ovinos para qualquer propósito. Existe aumento do risco de surtos explosivos de doença das fronteiras onde animais são confinados no início da gestação.

Fatores de risco do hospedeiro

Doença das fronteiras pode ocorrer como surto ou como doença esporádica. Quando a infecção é introduzida em um rebanho suscetível no início da gestação, é provável a ocorrência de um surto de infertilidade, aborto e doença congênita de cordeiros nascidos de ovelhas de todas as idades. Subsequentemente, ovelhas mais velhas no rebanho apresentam imunidade adquirida, e a doença ocorre apenas em ovelhas introduzidas e ovelhas que nunca acasalaram. Ovelhas persistentemente infectadas apresentam fertilidade reduzida, mas irão parir cordeiros congenitamente afetados durante sua vida reprodutiva. A ocorrência desproporcional de surtos de doença clínica em determinadas raças sugere que elas podem apresentar maior taxa de indivíduos persistentemente infectados.

Reprodução experimental

Doença das fronteiras é imediatamente reproduzida pela infecção oral, conjuntival e parenteral de ovelhas prenhes antes dos 80 dias de gestação. A doença experimental pode ser produzida tanto com estirpes de VDF quanto BVDV.

Os seguintes quadros clínicos foram produzidos experimentalmente, embora existam diferenças entre estirpes nas manifestações clínicas e patológicas:

- Placentite
- Abortos
- Fetos mumificados
- Malformações congênitas, incluindo hidrocefalia, porencefalia, hipoplasia cerebelar e displasia e artrogripose
- Retardo no crescimento fetal
- Hipomielinogênese
- Nascimento de cordeiros fracos com distúrbios neurológicos
- Pelagem excessiva ao nascimento.

Infecções experimentais de vacas prenhes com VDF resultam em defeitos similares, com placentite, mumificação e fetos abortados; retardo do crescimento intrauterino com osteogênese anormal e hipomielinogênese.

A doença também foi produzida experimentalmente em cabritos por inoculação de cabras prenhes, mas não há anormalidade na pelagem e a mortalidade embrionária e abortos são mais comuns do que na doença experimental em ovelhas.

Importância econômica

O efeito da infecção varia com o estado imune do rebanho e se a infecção ocorreu durante a gestação. Em rebanhos completamente suscetíveis, aborto e perda de cordeiros neonatos resultam da infecção e podem ser de 25 a 75% do número de nascimentos esperados, dependendo da estirpe do vírus. Uma avaliação das perdas econômicas causadas por infertilidade, aborto, perdas neonatais e baixo peso da carcaça indicam que um surto de doença das fronteiras pode resultar em diminuição potencial dos lucros em mais de 20%.

Onde bovinos e ovinos são criados juntos, a presença de VDF em ovinos também pode ameaçar os esforços para controlar e erradicar o pestivírus (BVDV) de rebanhos bovinos. Ovinos persistentemente infectados transmitem VDF imediatamente para bezerros soronegativos; portanto, a similaridade antigênica entre os dois vírus irá complicar as tentativas de demonstrar que um rebanho bovino está livre de VDF por sorologia.[4]

Patogênese

Ovelhas não prenhes

Em ovelhas adolescentes e não prenhes, a infecção e viremia são subclínicas. A inoculação intramuscular de cordeiros imunocompetentes com VDF resulta em doença transitória branda e subsequente diminuição da taxa de crescimento, mas sem lesões macroscópicas e microscópicas.

Ovelhas prenhes

Quando VDF infecta ovelhas prenhes suscetíveis, o vírus infecta a placenta e produz placentite necrosante aguda e subsequentemente invade o feto. Isso pode resultar em perda embrionária precoce, aborto e natimortos, e no nascimento de cordeiros com malformações e/ou anormalidades neurológicas, nascimento de cordeiros pequenos e fracos que são imunossuprimidos, ou no nascimento de cordeiros sem anormalidades clínicas. O desfecho final da infecção depende da idade do feto, das propriedades da estirpe do vírus, da dose do vírus, do genótipo do hospedeiro e da habilidade dos fetos em responder ao vírus. A competência imune do feto ao vírus se desenvolve entre aproximadamente 61 e 80 dias de gestação; a idade fetal no momento da infecção determina o seu desfecho.

Infecção no início da gestação

Morte fetal ocorre quando há infecção do feto com estirpe virulenta antes do desenvolvimento de competência imune e da replicação viral descontrolada. Morte pré-natal é mais provável após infecções no início da gestação, mas é relatada em infecções de 45 a 72 dias de gestação.

Infecções persistentes ocorrem em cordeiros que sobrevivem à infecção no início da gestação, antes do desenvolvimento de competência imune e resultam de infecções maternas entre 21 e 72 dias de gestação, mas nunca depois. O vírus está presente em todos os órgãos, e cordeiros nascidos persistentemente infectados permanecerão assim por toda a vida, com algumas exceções; infecções persistentes foram relatadas até pelo menos os 5 anos de idade.

A maioria das ovelhas persistentemente infectadas é incapaz de produzir anticorpos específicos para VDF, mas algumas apresentam soropositividade intermitente com baixos teores de anticorpos ou, ocasionalmente, passam por soroconversão franca. A resposta humoral para outos patógenos e antígenos é normal. Entretanto, a imunidade mediada por células é comprometida, com alteração nas populações de células T e deficiência na função de linfócitos. Cordeiros persistentemente infectados são mais suscetíveis à doença intercorrente e normalmente morrem antes de chegarem à maturidade.

Hipomielinogênese ocorre em cordeiros persistentemente infectados e se resolve espontaneamente em cordeiros que sobrevivem até a idade de 6 meses. A maioria desses cordeiros apresenta disfunção neurológica ao nascimento, variando de tremores leves contínuos a contrações tônico-clônicas dos músculos esqueléticos envolvendo todo o corpo e cabeça (tremedores).

Uma deficiência nos hormônios T3 e T4 da tireoide foi detectada em cordeiros afetados pela doença das fronteiras e pode ser a causa básica da falta de mielinização. A enzima 2,3 nucleotídio cíclico-3-fosfodiesterase é associada à mielinização normal e depende da quantidade normal de hormônio da tireoide. A deficiência em hormônios da tireoide pode também resultar na diminuição da taxa de ganho de peso que ocorre em cordeiros infectados. Outros estudos sugerem infecção direta da oligodendróglia com o vírus como causa do defeito da mielinização.

Anormalidades da lã também ocorrem em cordeiros persistentemente infectados e resultam do aumento dos folículos pilosos primários e diminuição concomitante do número de folículos secundários. A quantidade excessiva de pelos resultante é causada pela presença de grandes fibras primárias com medula. VDF parece não ter efeito sobre a pele e pelagem ao nascimento em raças de ovinos com pelagem grosseira ou em caprinos.

O retardo no crescimento intrauterino é uma característica comum da infecção por VDF e é iniciado pouco tempo após a infecção. Deformidades do esqueleto incluem ossos longos encurtados e redução no comprimento da cabeça à garupa e do eixo longo do crânio, o que resulta em cordeiros que parecem mais compactos e com pernas mais curtas do que o normal (cordeiros-cabra). Nos ossos longos, há evidência de retardo no crescimento das linhas de crescimento e osteogênese e ossificação alteradas.

Alguns cordeiros persistentemente infectados não apresentam sinais neurológicos ou anormalidades da lã e são fenotipicamente normais. Isso limita o valor da identificação de cordeiros infectados com base na presença de anormalidades clínicas ao nascimento.

No meio da gestação

Quando a infecção fetal ocorre durante o período de desenvolvimento da habilidade em montar a resposta imune (entre aproximadamente 61 e 80 dias de gestação) o efeito é variável. Alguns fetos infectados nesse estágio respondem com processo inflamatório grave no SNC, periarterite nodular, necrose e inflamação das camadas germinativas do cérebro. Lesões resultantes são hidranencefalia, displasia cerebelar e atrofia retiniana multifocal; tais cordeiros apresentam anormalidades de comportamento e sinais neurológicos mais graves do que os cordeiros tremedores.

Infecção no fim da gestação

A infecção do feto após os 80 dias de gestação provavelmente é controlada ou eliminada pela resposta imune fetal. Esses cordeiros nascem sem doença clínica e são negativos para o vírus, mas apresentam anticorpos circulantes pré-colostrais.

Caprinos

A morte fetal é o principal desfecho da infecção da cabra gestante, tanto com VDF quanto BVDV, infecções antes dos 60 dias de gestação quase invariavelmente resultam em falha reprodutiva. Cabritos tremedores persistentemente infectados clinicamente normais nascem com infecção por volta dos 60 dias de gestação, mas são manifestações menos comuns do que o que ocorre em ovinos. O feto caprino desenvolve competência imune contra pestivírus entre 80 e 100 dias de gestação.

Doença entérica

A inoculação experimental de uma estirpe homóloga de VDF em cordeiros persistentemente infectados, mas clinicamente recuperados, resulta em síndrome clínica grave. Isso é caracterizado por diarreia persistente e dispneia respiratória associada à resposta inflamatória linfoproliferativa no SNC, intestinos, pulmões, coração e rins. Uma síndrome similar foi vista em algumas ovelhas persistentemente infectadas que sobrevivem ao início da vida e chegam ao desmame. Essa síndrome se assemelha em certos aspectos a doença das mucosas em bovinos, na qual postulou-se que a superinfecção de bovinos persistentemente virêmicos imunotolerantes com estirpe homóloga de BVDV resulta em doença das mucosas fatal. Em tais animais, um equilíbrio específico e dinâmico existe entre a forma atenuada do vírus e o hospedeiro imunotolerante. O distúrbio desse equilíbrio ocorre por injeção da estirpe homóloga de VDF, ou por algum outro fator, resultando em doença fatal.

Achados clínicos

As características mais óbvias da doença das fronteiras são evidentes ao nascimento e estão relacionadas à conformação e crescimento, tipo de lã e disfunção neurológica. Uma maior proporção de ovelhas inférteis também será aparente em surtos graves.

Conformação

Cordeiros afetados podem apresentar baixo peso ao nascimento quando comparados a cordeiros não infectados, diminuição do comprimento da cabeça à garupa, menor comprimento da tíbia/rádio, de maneira que eles têm aparência quadrada. A cabeça tem eixo longitudinal mais curto, e o crânio pode ter domo (cabras, cordeiros).

Lã

A lã, quando seca, parece excessiva e grosseira em razão dos pelos longos que crescem acima da pelagem para formar um halo, especialmente sobre a nuca, dorso, flancos e garupa. Essa característica é mais evidente em raças de lã média e fina, e não é observada em raças de lã grosseira, como cara preta escocesa. As fibras do halo caem com o tempo e são mais evidentes nas primeiras 3 semanas de vida. Alguns cordeiros têm pigmentação anormal que ocorre como placas pigmentadas de lã ou pelos, ou lã totalmente pigmentada. Isso pode ocorrer em ovinos de lã branca.

Disfunção neurológica

Manifesta-se com tremores rítmicos dos músculos da pelve e regiões superiores dos membros pélvicos ou de todo o corpo, resultando em movimentos característicos da cabeça e pescoço com movimentação rítmica da cabeça (cordeiro tremedores). Em alguns casos menos graves, apenas tremores finos das orelhas e cauda são evidentes. Os tremores são mais aparentes durante a movimentação, e estão ausentes enquanto os cordeiros estão dormindo. Os tremores normalmente diminuem em gravidade conforme os cordeiros amadurecem, e podem parecer desaparecer, a não ser que o animal seja estressado. Cordeiros mais gravemente afetados têm dificuldade em levantar e, se capazes de permanecer em posição quadrupedal com auxílio, apresentam marcha errática, especialmente nos membros pélvicos. Paralisia não ocorre. Cordeiros acometidos com frequência são incapazes de mamar na ovelha uma vez que eles não conseguem apreender o teto. Eles parecem lânguidos e deitam de forma apática. Eles não mamam como deveriam e podem apresentar timpanismo continuamente, e o úbere da ovelha pode se tornar ingurgitado com leite.

Defeitos comportamentais e visuais, com andar em círculos, pressão da cabeça contra obstáculos, nistagmo e incoordenação acentuada são vistos em cordeiros com o tipo de infecção que produz hidranencefalia e displasia cerebelar. Esses cordeiros são menores ao nascimento, mas apresentam pelagem normal.

Taxa de crescimento

É reduzida, cordeiros afetados apresentam retardo no crescimento, e a maioria irá morrer antes do desmame por parasitismo, pneumonia, síndrome semelhante à doença das mucosas ou nefrite. Eles podem ser criados com cuidados de enfermagem, mas as mortes podem ocorrer em qualquer idade. A puberdade pode ser retardada e, em machos, os testículos são flácidos e podem não se desenvolver normalmente. Um estudo de cordeiros de um rebanho espanhol verificou que cordeiros positivos para VDF (por RT-PCR ou ELISA) foram 12% mais leves (3,3 kg) após 41 dias no lote de engorda, em razão do ganho de peso médio significativamente menor – 260 g por cabeça por dia, quando comparado a 320 g por cabeça por dia em cordeiros negativos para VDF.[5] Cordeiros positivos para VDF também apresentaram o dobro de chance de apresentarem diarreia ou sinais respiratórios.

Desempenho reprodutivo

O prejuízo ao desempenho reprodutivo do rebanho ocorre pela baixa fertilidade, aborto e baixa viabilidade dos cordeiros. Abortos normalmente não são notados até o parto, quando são evidenciados pelo aumento inesperado no número de ovelhas vazias. Em cabras nas quais normalmente a observação é mais próxima, os fetos abortados podem ser razoavelmente bem desenvolvidos, pequenos ou subdesenvolvidos, ou autolizados e irreconhecíveis como fetos no fluido fetal expelido.

Patologia clínica

Não existem alterações consistentes no exame hematológico ou na bioquímica sérica. Cordeiros persistentemente infectados apresentam alterações em subpopulações de linfócitos, com diminuição de linfócitos T e alteração da razão CD8:CD4.

O vírus pode ser detectado no sangue e tecidos por isolamento viral, ELISA de antígeno e técnicas de RT-PCR (tanto convencionais quanto em tempo real). Essas são técnicas especializadas, mas o RT-PCR ou ELISA podem ter melhor custo-benefício e podem ser uma alternativa sensível para laboratórios não especializados.[6] Anticorpos podem ser detectados por ELISA de anticorpos ou testes de SN, e uma combinação de sorologia e isolamento viral normalmente é usada para o diagnóstico de doença das fronteiras.

Detecção de ovinos persistentemente infectados

Para diagnóstico da doença das fronteiras em cordeiros neonatos, amostras de sangue antes da ingestão do colostro devem ser coletadas tanto de cordeiros clinicamente normais quanto de cordeiros acometidos. Cordeiros persistentemente infectados são soronegativo e VDF pode ser isolado de leucócitos da capa leucocitária do sangue. Cordeiros infectados no final da gestação serão soropositivos, mas negativos para o vírus. Cordeiro persistentemente infectados que receberam colostro da mãe serão soropositivos até que percam a imunidade passiva materna.

Ovinos adolescentes e adultos persistentemente infectados em um rebanho podem ser identificados pela detecção do vírus no sangue; entretanto, esse é um procedimento caro em rebanhos grandes e uma alternativa é testar todas as ovelhas para anticorpos e então cultivar a capa leucocitária de ovelhas soronegativas. Diferenças antigênicas entre estirpes de laboratório e vírus de campo podem resultar em sorologia falsonegativa, e estudos sorológicos são mais bem realizados com vírus homólogo.

Aborto

Testes sorológicos têm valor limitado como auxílio no diagnóstico de aborto associado à infecção por VDF. A infecção da ovelha que resulta em aborto ocorre muitas semanas antes de a doença clínica ser aparente e, a não ser que amostras prospectivas possam ser coletadas, há pouca chance de aumento nos títulos de anticorpos em amostras pareadas. A soropositividade em ovelhas indica que o rebanho foi exposto ao pestivírus, mas não o incrimina no processo mórbido. Soronegatividade indica que VDF não é a causa de aborto, com exceção de ovelhas que abortam que estão persistentemente infectadas e não apresentam títulos de anticorpos.

Achados de necropsia

Achados macroscópicos podem ser normais ou incluir uma pelagem anormal e diminuição do tamanho do cérebro e medula espinal. Artrogripose, hidranencefalia, porencefalia e displasia cerebelar também podem estar presentes. Histologicamente, há deficiência de mielina central corável, com evidências neuroquímicas e histoquímicas de desmielinização ou dismorfogênese da mielina. Na maioria das ovelhas, o defeito da mielina se resolve substancialmente durante os primeiros poucos meses de vida. O cérebro – que é muito pequeno – retorna ao peso normal e à composição química e grau de mielinização. As lesões histológicas da pele consistem principalmente em aumento de folículos, aumento do tamanho da fibra primária e aumento do número de fibras primárias com medula.

O vírus pode ser demonstrado por coloração imunofluorescente em cortes criostáticos de tecidos de cordeiros acometidos por coloração IHQ em material fixado em formol. Os tecidos preferenciais para tais testes incluem cérebro, glândula tireoide e pele. Os títulos virais chegam a altos níveis nos placentomas, de maneira que carúnculas ou cotilédones devem ser cultivados para o vírus. Os isolados são não citopáticos e a presença de antígenos virais deve ser demonstrada por imunofluorescência direta ou indireta ou técnicas de imunoperoxidase.

Em razão das características próximas desse pestivírus e BVDV, testes diagnósticos para confirmar infecção são paralelos àqueles para BVDV. Sorologia fetal pode ser útil para confirmação da exposição em casos de abortos e natimortos. Técnicas de PCR e ELISA podem ser substituídas por isolamento viral, se disponível.

No cérebro de casos naturalmente infectados, antígenos virais e RNA são encontrados no neurópilo, células da glia e neurônios, especialmente em áreas periventriculares, cerebelo e tronco encefálico.[7] A morte celular ocorre tanto em células infectadas por VDF quanto em células adjacentes pela ativação de vias que causam apoptose, que são associadas ao aumento da expressão de óxido nítrico sintases.[8,9]

Amostras para confirmação do diagnóstico

- Histologia: pele, medula espinal, metade do cérebro cortado sagitalmente, tireoide, íleo distal, cólon, ceco, timo, baço, fígado, coração, rins fixados em formol (MO, IHQ)
- Sorologia: sangue do coração/soro, fluido torácico (virusneutralização)
- Virologia: placenta/carúncula, timo, linfonodos, baço, tireoide, cérebro, íleo (ISO, TAF, ELISA, PCR).

> **Diagnóstico diferencial**
> **Doença congênita**
> - Ataxia enzoótica (deficiência de cobre)
> - Encefalomielite caprina.
>
> **Aborto**
> - Aborto enzoótico
> - Listeriose
> - Toxoplasmose
> - Leptospirose
> - Febre do Vale Rift
> - Doença Akabane.

Tratamento

Não há tratamento específico para doença das fronteiras. Com cuidado e enfermagem, muitos cordeiros acometidos irão sobreviver ao período neonatal imediato, mas apresentarão baixo crescimento e são muito suscetíveis a doenças intercorrentes durante o período de crescimento. Em geral, não é economicamente viável tentar criar esses cordeiros.

Controle

Os princípios são tentar estabelecer a imunidade do rebanho e evitar a exposição de ovelhas à infecção no início da gestação. Ovelhas persistentemente infectadas são uma fonte contínua de infecção, e aquelas que sobrevivem até a idade de reprodução podem perpetuar a infecção. Elas devem ser identificadas e descartadas.

O problema é com a sua identificação, uma vez que alguns cordeiros persistentemente infectados não apresentam anormalidades clínicas ou fenotípicas. Cordeiros clinicamente afetados ao nascimento devem ser permanentemente identificados, uma vez que os tremores e as anormalidades da lã desaparecem com 1 a 2 meses de idade, e os cordeiros podem não ser mais reconhecidos como infectados. Animais persistentemente infectados podem ser identificados por triagem sorológica dos cordeiros fêmeas que se pretende utilizar para reposição do rebanho aos 6 meses de idade (após a imunidade passiva materna ter diminuído), seguido pelo isolamento viral em animais soronegativos, mas essa medida é cara e é prática apenas em rebanhos pequenos. Uma alternativa é não manter ovelhas de reposição de um rebanho de cordeiros afetados.

Ovinos persistentemente infectados podem ser criados com o rebanho quando não estão prenhes, principalmente com as ovelhas de reposição, em uma tentativa de produzir infecção e imunidade antes da gestação. Elas devem ser removidas antes da reprodução. Embora isso possa resultar em "vacinação natural", as taxas de infecção e soroconversão em fêmeas de reposição podem ser baixas. Em teoria, vacinas para BVDV bovina podem ser usadas para produzir imunidade, mas sua eficácia depende da relação significativa com o VDF considerado.

Na maioria dos rebanhos, um surto grave da doença é seguido por doença menos grave nos anos subsequentes, e o rebanho desenvolve imunidade após o surto inicial.

Em rebanhos livres de infecção, ovelhas e carneiros de reposição devem ser avaliados quanto à presença de infecção antes da compra ou mantidos em quarentena após a chegada à propriedade. Ovinos recém-introduzidos devem ser mantidos separados do rebanho principal até depois do parto. De maneira ideal, bovinos não devem ser mantidos a pasto ou estabulados com ovelhas prenhes.

LEITURA COMPLEMENTAR

Radostits O, et al. Border disease (hairy shaker disease of lambs, hairy shakers, hypomyelinogenesis congenita). In: Veterinary Medicine: A Textbook of the Diseases of Cattle, Horses, Sheep, Goats and Pigs. 10th ed. London: W.B. Saunders; 2007:1414-1418.

REFERÊNCIAS BIBLIOGRÁFICAS

1. Strong R, et al. Vet Microbiol. 2010;141:208.
2. Dubois E, et al. Vet Microbiol. 2008;130:69.
3. Marco I, et al. Res Vet Sci. 2009;87:149.
4. Braun U, et al. Vet Microbiol. 2015;168:98.
5. González JM, et al. Vet Rec. 2014;174:69.
6. Dubey P, et al. J Virol Methods. 2015;213:50.
7. Toplu N, et al. Vet Pathol. 2011;48:576.
8. Dincel GC, Kul O. PLoS ONE. 2015;10:e0120005.
9. Dincel GC, Kul O. Histol Histopathol. 2015;30:1233.

Visna

Sinopse

- Etiologia: estirpes neurovirulentas do vírus maedi-visna, um lentivírus
- Epidemiologia: ocorre em associação com maedi, mas visna endêmico é relatado na Islândia
- Achados clínicos: doença afebril com início insidioso. Ataxia progressiva e depauperamento, curso clínico longo
- Patologia clínica: pleocitose e aumento do teor de proteína, vírus, proteínas virais e anticorpos antivírus no líquido cerebroespinal
- Lesões: encefalomielite crônica desmielinizante
- Confirmação do diagnóstico: histologia, demonstração do vírus, PCR
- Tratamento: nenhum
- Controle: como para pneumonia progressiva ovina.

Etiologia

Visna é uma manifestação neurológica da doença maedi-visna causada pela infecção com vírus maedi-visna (VMV). Trata-se de um lentivírus RNA de fita simples, não oncogênico dentro da família retrovírus. Existem estirpes neurovirulentas e não neurovirulentas de VMV, e a neurovirulência é incrementada pela passagem intracerebral do vírus. Existe um alto grau de relação entre VMV, o lentivírus ovino associado à pneumonia progressiva ovina (PPO) e o vírus da artrite encefalite caprina (CAE). Esses lentivírus ovinos e caprinos partilham homologia de nucleotídios e propriedades sorológicas e atualmente são considerados um contínuo viral e conhecidos como lentivírus de pequenos ruminantes (LVPR).[1]

Visna normalmente ocorre em conjunto com lesões de maedi nos pulmões, e até 18% dos ovinos acometidos por maedi apresentam lesões histológicas de visna no cérebro.

Epidemiologia

Ocorrência

Visna é uma doença de ovinos e, raramente, de cabras. Originalmente ela foi causa significativa de morte em epizootias de maedi-visna que ocorreram na Islândia de 1933 a 1965. Ela sempre ocorreu em associação com maedi, mas era esporádica e geralmente menos importante do que a manifestação pulmonar da infecção. A exceção foi em alguns dos rebanhos nos quais ela foi a principal manifestação do complexo da doença maedi-visna, mas visna não foi vista desde 1951, e maedi-visna foi erradicada desde então daquele país.

Apesar da ocorrência disseminada de maedi-visna ou PPO em muitos países, visna atualmente é uma doença incomum, e alta prevalência de doença neurológica raramente foi relatada em outros países além da Islândia. A razão para isso não é conhecida, mas pode decorrer do aumento da suscetibilidade da raça islandesa de ovinos à forma neurológica da doença, ou à diferença na neurovirulência de diferentes estirpes do vírus. Na Grã-Bretanha, VMV foi detectado pela primeira vez no final dos anos 1970, e a expressão clínica inicial foi amplamente maedi (dispneia), mas ocasionalmente com visna coexistente.

Transmissão experimental

Ovelhas infectadas experimentalmente por inoculação intracerebral disseminaram VMV para ovelhas do mesmo rebanho. O período de incubação e o curso da doença foram ambos protelados, e os sinais clínicos não surgiram até 2 anos após a inoculação experimental.

Patogênese

O vírus infecta células da linhagem monócito-macrófago e replica seu genoma RNA através de DNA intermediário do provírus, que é integrado ao DNA cromossômico da célula do hospedeiro. A replicação é limitada e não ocorre além da síntese de provírus na maioria das células. Produção persistente de antígenos virais resulta em hiperplasia linfocítica.

Existem duas lesões básicas, uma lesão inflamatória que não está relacionada com a ocorrência de sinais neurológicos, e a desmielinização focal no cérebro e medula espinal, cuja ocorrência é associada ao surgimento de paresia. Imunossupressão experimental diminui a gravidade das lesões, suprimindo a resposta proliferativa celular sem suprimir o crescimento do vírus, enquanto a imunização pós-infecção aumenta a gravidade de visna experimental. Ácido nucleico viral e proteínas estão presentes em oligodendrócitos, e acredita-se que a desmielinização seja um efeito direto do vírus nessas células, bem como sequela da resposta inflamatória que eles provocam.

Achados clínicos

A doença tem início insidioso, e os sinais clínicos iniciais incluem ficar para trás no rebanho em razão da ataxia e depauperamento. O depauperamento e a ataxia dos membros pélvicos são progressivos. Os animais afetados apresentam hipermetria e podem tropeçar ou cair conforme atravessam caminhos com piso irregular ou ao fazer curvas súbitas. Não há febre, e o apetite normal e estado mental normal são mantidos. Sinais adicionais incluem tremores graves dos músculos faciais e emboletamento do membro distal, de maneira que o animal fica em posição quadrupedal com os tarsos flexionados. Alguns animais podem apresentar desvio de cabeça, andar desorientado, andar em círculos e cegueira.[2]

O quadro clínico não é diferente daquele de *scrapie*, porém sem o prurido. Durante o curso da doença podem ocorrer períodos de normalidade relativa. Animais afetados podem apresentar sinais clínicos por muitos meses antes que a paralisia final requeira o abate. A doença é sempre fatal, e a síndrome clínica em cabras é a mesma que a verificada em ovelhas.

Patologia clínica

Existe aumento do número de células mononucleares no LCE, aumento do teor de proteína e teste de Pandy positivo. A pleocitose é variável durante o curso da doença. Vírus, antígeno viral e anticorpos também são demonstráveis no LCE. Testes sorológicos são detalhados sob a seção de pneumonia progressiva ovina no Capítulo 12.

Achados de necropsia

Depauperamento muscular e pneumonia intersticial podem ser visíveis, mas não há alterações macroscópicas no SNC. As lesões histológicas características são placas de encefalomielite desmielinizante. O infiltrado inflamatório é composto predominantemente por linfócitos e macrófagos. Desmielinização ocorre na substância branca do cérebro e cerebelo e na medula espinal. A característica histológica dos pulmões é típica de pneumonia associada a lentivírus ovino. O isolamento do vírus é difícil. Lesões neurais típicas e títulos sorológicos positivos normalmente são suficientes para confirmação do diagnóstico. Testes de IHQ e ensaios baseados em PCR foram utilizados de forma bem-sucedida para confirmar essa infecção por lentivírus nos pulmões, glândula mamária e mesmo terceira pálpebra, mas o uso desses testes para confirmar a infecção nos tecidos do SNC não foi bem documentado.

Amostras para confirmação do diagnóstico

- Histologia: medula espinal, metade do cérebro seccionado sagitalmente, pulmão, glândula mamária, líquido sinovial articular fixados em formol (IHQ, MO)
- Sorologia: soro (teste de imunodifusão em ágar-gel, ELISA)
- Virologia: cérebro resfriado, medula espinal, pulmão, glândula mamária (PCR, ISO).

Diagnóstico diferencial

Visna é uma doença esporádica de ovelhas adultas com início insidioso de depauperamento muscular, ataxia progressiva e curso clínico longo. Essas características diferenciam essa doença de outras doenças de ovelhas que se manifestam por ataxia. Os diferenciais incluem:

- Scrapie
- Intoxicação retardada por organofosforados
- Nematodíase cerebroespinal
- Axonopatia segmentar (doença Murrurrundi).

Tratamento e controle

Não há tratamento para visna. Ela normalmente ocorre em conjunto com sinais de maedi e é uma doença comparativamente rara por si só. Procedimentos de controle são aqueles sugeridos para PPO/maedi. É possível reduzir de forma significativa a prevalência, e mesmo erradicar a doença, seja por (1) teste de todos os ovinos com ELISA e remoção de ovelhas soropositivas do rebanho, ou (2) por remoção de cordeiros ao nascimento e criação deles em isolamento das outras ovelhas. O teste de todos os ovinos em intervalos curtos (3 a 6 meses) com combinação de sorologia e testes PCR pode reduzir a prevalência mais rapidamente, mas tem custo alto.

Muitas jurisdições desenvolveram programas de acreditação para rebanhos para estabelecer que eles têm baixo risco de infecção por VMV. Uma vez que os rebanhos sejam soronegativos, eles são submetidos ao teste em intervalos variáveis, tipicamente a cada 1 a 3 anos, dependendo da avaliação do risco de biossegurança e da presença de ovelhas não testadas na mesma propriedade.

Atualmente não existe vacina efetiva contra VMV, e em alguns casos, vacinas candidatas aumentaram a viremia e/ou a patologia imunomediada da doença.[3] A dificuldade em desenvolver vacinas efetivas é comum entre os lentivírus, com várias abordagens, incluindo vacinas atenuadas, vacinas de vetores e vacinas provirais de DNA apresentando baixa taxa de sucesso.

A seleção genética baseada em marcadores para identificar aquelas ovelhas menos suscetíveis à infecção por VMV tem potencial para suplementar as medidas de controle existentes. Por exemplo, em uma triagem envolvendo 187 cordeiros, a probabilidade de infecção após a exposição natural ao vírus PPO (um vírus relacionado que é parte do contínuo LVPR) foi 3,6 vezes maior em cordeiros de cruzamentos com animais suscetíveis ou heterozigotos diplotipo para o gene de proteína transmembrana 154 ovina (TEM154 diplotipo "1 3" ou "3 3"), quando comparado com cordeiros com diplotipo "1 1".[4] Essa é uma área de pesquisa ativa e espera-se que marcadores adicionais sejam identificados em investigações futuras.

LEITURA COMPLEMENTAR

Blacklaws B. Small ruminant lentiviruses: immunopathogenesis of visna-maedi and caprine arthritis and encephalitis virus. Comp Immunol Infect Dis. 2012; 35:259-269.

Radostits O, et al. Visna. In: Veterinary Medicine: A Textbook of the Diseases of Cattle, Horses, Sheep, Goats and Pigs. 10th ed. London: W.B. Saunders; 2007:1413-1414.

REFERÊNCIAS BIBLIOGRÁFICAS

1. Le Roux C, et al. Curr HIV Res. 2010;8:94.
2. Christodouloplous G. Small Rumin Res. 2006;62:47.
3. Blacklaws B. Comp Immunol Microbiol Infect Dis. 2012;35:259.
4. Leymaster KA, et al. J Anim Sci. 2013;91:5114.

Artrite-encefalite caprina

Sinopse

- Etiologia: retrovírus (um lentivírus de pequenos ruminantes)
- Epidemiologia: infecção persistente com disseminação perinatal e horizontal. O manejo do rebanho influencia a extensão da soropositividade
- Achados clínicos: a doença de cabras é caracterizada por artrite, especialmente das articulações do carpo (joelho grande) em cabras adultas e leucoencefalomielite aguda em cabras jovens. Mastite que causa enrijecimento da glândula mamária e, menos comumente, pneumonia crônica e encefalomielite crônica ocorrem em cabras mais velhas
- Patologia clínica: aumento da contagem de células mononucleares no líquido cerebroespinal. Redução ou inversão da razão CD4:CD8 no sangue periférico
- Lesões: polissinovite crônica, doença articular degenerativa em adultos. Encefalomielite desmielinizante não supurativa. Pneumonia intersticial
- Confirmação do diagnóstico: lesões microscópicas e teste de imunodifusão em ágar-gel
- Tratamento: nenhum
- Controle: segregação entre neonatos e animais soropositivos e alimentação com colostro e leite livres do vírus. Prevenção da transmissão horizontal. Testes regulares com segregação e descarte.

Etiologia

Artrite encefalite caprina (CAE), maedi-visna e pneumonia progressiva ovina (PPO) são lentivírus de RNA de fita simples, não oncogênicos da família retrovírus. Eles apresentam tropismo por monócitos, macrófagos e células dendríticas, mas não por linfócitos T. Esse é um determinante importante da sua patogênese, uma vez que eles induzem infecção persistente que pode causar alterações linfoproliferativas nos pulmões, tecido da glândula mamária, cérebro e articulações. Existe um alto grau de relação entre esses lentivírus, com homologia de nucleotídios e propriedades sorológicas compartilhadas. Consequentemente, vírus da CAE, maedi-visna e PPO atualmente são considerados um contínuo viral conhecido como LVPR.[1]

Existem isolados geneticamente distintos de vírus da CAE e eles podem diferir em virulência. Em razão da natureza do vírus, há recombinação durante a replicação e, portanto, o desvio antigênico é comum e pode facilitar a persistência do vírus no hospedeiro e o desenvolvimento de doença. Com base na análise de regiões genômicas *gag* e *pol*, LVPR foram agrupados em cinco *clusters* (A a E), sendo A e B subdivididos ainda em pelo menos 13 e 3 subtipos, respectivamente. Alguns desses são restritos geograficamente, como o *cluster* C na Noruega, enquanto outros parecem mais dispersos, provavelmente refletindo o comércio ativo de animais. No Canadá, a análise molecular de isolados de caprinos e ovinos de LVPR de rebanhos ou plantéis com apenas ovinos ou caprinos revelou arranjo relativamente simples, com caprinos infectados com subtipo B1 e ovinos com subtipo A2, respectivamente. Entretanto, em propriedades que criam tanto caprinos quanto ovinos, há evidência de cruzamento entre ovinos e caprinos e vice-versa, e infecções mistas em ambas as espécies.[2] Consequentemente, rebanhos mistos de caprinos e ovinos podem representar uma fonte ativa para evolução desses vírus, com vírus semelhante à CAE responsável por surtos graves de artrite em ovelhas na Espanha e infecções mistas confirmadas em muitos países da Europa e América do Norte.[2-4]

Epidemiologia

Ocorrência geográfica

Existe evidência sorológica de que a infecção ocorre na maior parte das regiões do mundo, incluindo a Europa, Reino Unido, América do Norte, África, Arábia, Austrália, Nova Zelândia e América do Norte. Embora exista viés na amostragem, um estudo verificou diferenças acentuadas na prevalência entre países, com menor prevalência em países em desenvolvimento que não importaram cabras leiteiras da América do Norte ou Europa. Isso também pode refletir a ausência de fatores de manejo que apresentam alto risco de propagação de infecção em alguns países, como realização de *pool* de colostro. Outros países, como Nova Zelândia, apresentam baixa prevalência da ocorrência de CAE, principalmente em importações exóticas.

Também pode existir variação na soroprevalência dentro dos países. Por exemplo, nos EUA, a prevalência de infecção em cabras nas regiões oeste e central do país é de, aproximadamente, 50% de todas as cabras testadas, o que representa aproximadamente duas vezes aquela da região leste e das Montanhas Rochosas. A soroprevalência em rebanhos é maior do que 60% em todas as regiões. A soroprevalência dentro de rebanhos mostra agrupamentos, e a maioria dos rebanhos cai nos grupos de alta ou de baixa soroprevalência. Existem diferenças entre áreas na idade de prevalência de soropositividade, e alguns levantamentos não mostram diferença, e outros mostram aumento na prevalência com o aumento da idade.

A doença clínica é muito menos comum do que infecção, e a incidência anual de doença em rebanhos intensamente infectados normalmente é baixa, de aproximadamente 10%.

Fatores de risco do hospedeiro

Raças

Todas as raças são suscetíveis à infecção, mas muitos estudos relataram diferenças aparentes na suscetibilidade entre raças, o que pode refletir diferenças nas práticas de manejo, como práticas de fornecimento de colostro e leite, ou diferenças genéticas na suscetibilidade. Com frequência, há maior prevalência de cabras soropositivas em propriedades familiares comparadas com rebanhos institucionais, o que pode refletir o maior movimento de cabras ou a junção com outros rebanhos entre essas propriedades familiares.

Cabras das Montanhas Rochosas (*Oreamnos americanus*) estabuladas desenvolveram doença clínica atribuída à infecção por vírus da CAE, incluindo pneumonia intersticial e alterações sinoviais. Três de quatro cabras acometidas receberam leite de cabra cru de uma fonte que posteriormente verificou-se ser positiva para o vírus da CAE.[5]

Idade

Não há diferença na faixa etária quanto à suscetibilidade à infecção experimental. Alguns rebanhos apresentam soroprevalência similar entre faixas etárias, enquanto outros apresentam aumento na soroprevalência com o aumento da idade. Essas diferenças provavelmente refletem diferenças no manejo entre rebanhos e diferenças na importância relativa dos mecanismos de transmissão entre rebanhos. O aumento da prevalência com a idade reflete sistemas de manejo que aumentam o risco de aquisição da infecção pela transmissão horizontal. Leucoencefalomielite ocorre predominantemente em cabritos jovens, e artrite em cabras mais velhas.

Método de transmissão

Mais de 75% dos cabritos nascidos de mães infectadas podem adquirir a infecção, que pode ser potencialmente transmitida a eles por muitas vias. A infecção também pode ocorrer em cabras mais velhas.

Colostro e leite

Observações da doença natural e estudos experimentais indicam que a forma principal de transmissão é através do colostro e do leite. A presença de anticorpos no colostro não evita a infecção. O vírus pode ser isolado tanto de células no leite quanto do leite livre de células de fêmeas infectadas. Cabritos nascidos de mães não infectadas, mas já alimentados com colostro e/ou leite de mães infectadas podem se tornar infectados. Um único fornecimento de leite infectado pode ser suficiente para infectar um cabrito. Contrariamente, o risco de infecção é muito menor em cabritos removidos da cabra imediatamente após o nascimento e criados com leite pasteurizado, e muitos podem ser criados livres de infecção.

Outras transmissões perinatais

A infecção intrauterina pode ocorrer, mas parece não ser frequente e não é de grande relevância no controle da doença. A doença pode ser transmitida por contato, tanto durante quanto após o período perinatal, e a transmissão perinatal é mais importante na epidemiologia da doença. A transmissão perinatal pode resultar do contato com secreções vaginais, sangue, saliva ou secreções respiratórias, e a importância relativa dessas ainda não é completamente compreendida.

Transmissão por contato

Transmissão horizontal ocorre em todas as idades, e cabras mais velhas podem ser infectadas por desafio oral com vírus. A transmissão por contato irá resultar na disseminação da doença quando um animal infectado é introduzido em um rebanho livre de infecção, e foi a causa da disseminação em países nos quais a infecção foi introduzida por animais importados.

É possível que a mistura prolongada de animais não infectados com animais infectados promova a transmissão horizontal.

Outras vias

O leite contém vírus livre e células infectadas pelo vírus, e instalações de ordenha compartilhadas aumentam o risco de infecção cruzada. Isso possivelmente resulta da transferência de células infectadas no leite durante o processo de ordenha. Tanto a transmissão iatrogênica quanto venérea é possível, mas provavelmente são de relevância limitada.

Reprodução experimental

Artrite e mastite foram reproduzidas por desafios pelo vírus da CAE oral, intravenoso e intrarticular com desafio, embora pneumonia, com frequência, não seja uma característica da doença experimental. Leucoencefalomielite em cordeiros jovens pode ser reproduzida por desafio intracerebral, mas essa forma da doença não foi reproduzida por vias de desafio mais naturais. Estirpes do vírus podem ser neuroadaptadas pela passagem e apresentam um aumento da neurovirulência, mas não da neuroinvasividade, sugerindo que essas são características separadas.

A relação entre lentivírus caprinos e ovinos foi evidenciada pela primeira vez com infecções experimentais com vírus semelhante à CAE transferido para cordeiros pela alimentação com colostro infectado. Essa infecção experimental foi seguida por viremia e soroconversão, mas algumas estirpes do vírus não produziram evidências clínicas e histopatológicas da doença. Cabritos foram infectados de forma similar com vírus maedi. A forma artrítica da doença foi produzida experimentalmente em cabritos derivados de cesariana injetados com o vírus isolado de articulações de cabras infectadas.

Importância econômica

Existe alta prevalência da infecção em diversos países, e muitos optaram por programas de controle nacionais ou associados às raças. Existe maior taxa de descarte em rebanhos infectados, com 5 a 10% das cabras descartadas a cada ano por artrite, e animais acometidos não podem participar de exposições. Rebanhos soropositivos têm maior incidência da doença.

Existem relatos conflitantes quanto ao efeito da infecção na produtividade em rebanhos caprinos, mas as cabras soropositivas podem apresentar produção de leite significativamente menor (aproximadamente 10%), diminuição do período de lactação, menor produção de leite em um período de 300 dias e prejuízo ao desempenho reprodutivo quando comparadas a cabras soronegativas.

Patogênese

Animais infectados ao nascimento permanecem persistentemente infectados por toda a vida, embora apenas uma porção, tipicamente de 10 a 30%, desenvolverá doença clínica. O vírus infecta de forma persistente algumas células do tipo monócito-macrófago, e a expressão e excreção do vírus ocorrem conforme os monócitos amadurecem para macrófagos.[1] A doença é associada à resposta imune do hospedeiro para expressão do vírus. O desenvolvimento de anticorpos neutralizantes não retarda a replicação viral em razão da expressão contínua de variantes antigênicas do vírus com diferentes tipos de epítopos neutralizantes e específicos. Entretanto, acredita-se que os complexos imunes são a base para as alterações inflamatórias crônicas nos tecidos. Cabras vacinadas com vírus da CAE desenvolvem doença clínica mais grave após desafio, quando comparadas a controles não vacinados. As lesões são linfoproliferativas e seguidas por síndrome de doença multissistêmica. Isso envolve principalmente tecido conjuntivo com cobertura sinovial, artrite crônica, edema e enrijecimento das glândulas (com ou sem mastite) no úbere, e pneumonia intersticial crônica nos pulmões.

Uma infecção por retrovírus detectada por microscopia eletrônica e a presença de atividade RT é suspeita como a causa de uma síndrome de imunodeficiência em lhamas caracterizada por falha no crescimento, anemia, leucopenia e infecções recidivantes, mas essa doença não é relatada desde 1992.

Achados clínicos

Articulações

Artrite ocorre predominantemente em cabras adultas e é uma sinovite hiperplásica crônica que normalmente é perceptível apenas nas articulações do carpo. Essa característica deu origem ao termo "joelho grande", embora as articulações do tarso também possam ser afetadas. O início pode ser insidioso ou súbito e unilateral ou bilateral. As cabras podem estar claudicando no membro afetado, mas essa claudicação normalmente não é grave. Cabras acometidas podem viver uma vida normal, mas algumas perdem peso gradualmente, desenvolvem pelagem ruim e eventualmente permanecem em decúbito a maior parte do tempo e desenvolvem úlceras de decúbito. Em alguns casos, ocorre dilatação das bursas atlantal e supraespinhosa. O curso da doença pode durar muitos meses. A artrite pode ser acompanhada por aumento e enrijecimento do úbere e por pneumonia intersticial, embora ela possa ser clinicamente inaparente. Podem ocorrer diferenças entre rebanhos e entre áreas na expressão clínica da doença. Por exemplo, em alguns surtos na Austrália, pneumonia e não artrite foi o sinal clínico predominante.

Radiograficamente, há aumento de volume de tecidos moles nos estágios iniciais e calcificação de tecidos periarticulares e produção de osteófitos nos estágios posteriores. Cintigrafia quantitativa da articulação fornece um método preciso e não invasivo para avaliar a gravidade da artrite no animal vivo.

Cérebro

Leucoencefalite ocorre principalmente em cabritos com 1 a 5 meses de idade. A síndrome é caracterizada por paresia unilateral ou bilateral posterior e ataxia. Nos estágios iniciais, a marcha é curta e intervalada, seguida por fraqueza e eventualmente decúbito. Em animais que ainda podem permanecer em posição quadrupedal, pode haver ausência acentuada de propriocepção dos membros pélvicos (Figura 14.4). O envolvimento cerebral se manifesta por desvio de cabeça, torcicolo e andar em círculos. Cabritos acometidos estão alertas e bebem normalmente. Cabritos com paresia posterior unilateral normalmente progridem para paresia posterior bilateral em 5 a 10 dias. A paresia normalmente se estende para envolver os membros torácicos de modo que a tetraparesia segue e a maioria dos cabritos é eutanasiado. Pneumonia intersticial que com frequência acompanha a forma nervosa da doença normalmente não é grave nem clinicamente óbvia.

Úbere

Mastite que leva ao enrijecimento da glândula mamária com frequência é detectada inicialmente poucos dias após o parto. O úbere está firme e duro, mas não há produção de leite. Não há doença sistêmica ou mastite bacteriana. A recuperação nunca é completa, mas pode haver alguma melhora gradual.

Patologia clínica

O líquido sinovial de articulações afetadas normalmente é castanho tingido de sangue, e a contagem de células aumenta até 20.000/$\mu\ell$, com 90% de células mononucleares. O LCE pode conter aumento da contagem de células mononucleares. Há diminuição nos monócitos no sangue periférico e redução no número de linfócitos CD4+, e diminuição ou inversão da razão CD4:CD8.

Teste sorológico

Para o animal vivo, existem sistemas de teste disponíveis cuja sensibilidade e especificidade variam. O teste de imunodifusão em ágar-gel (IDAG) e uma variedade de testes ELISA comerciais são mais amplamente utilizados, e o segundo normalmente apresenta maior sensibilidade e especificidade. Diferenças no desempenho dos testes ELISA podem estar relacionadas aos peptídeos utilizados e aos tipos de LVPR presentes.[6] Anticorpos maternos estão perdidos com aproximadamente 3 meses de idade, portanto, o teste soropositivo em caprinos com mais de 6 meses é considerado evidência de infecção. A maioria dos animais apresenta resposta de anticorpos persistente e permanece soropositivo por toda a vida, embora algumas cabras infectadas possam se tornar soronegativas com o decorrer do tempo.

Teste negativo não exclui a possibilidade de infecção, uma vez que pode haver retardo considerável entre a infecção e a produção de anticorpos detectáveis. É possível que em algumas cabras infectadas, haja expressão viral insuficiente para levar à resposta de anticorpos.

Um ELISA competitivo de inibição, que detecta anticorpos na superfície envelopada do vírus apresenta sensibilidade e especificidade muito altas e pode ser mais útil na determinação do *status* de animais individuais, como antes da movimentação de cabras. Outros testes com sensibilidade e/ou especificidade potencialmente maiores são descritos, mas geralmente não estão disponíveis. Por exemplo, a atividade de deaminase adenosina sérica é usada como marcador bioquímico para infecção pelo HIV em humanos, e está aumentada em cabras infectadas com CAE, mas não é um teste veterinário disponível rotineiramente.[7]

Outros testes

Uma forma com melhor custo-benefício para monitorar CAE em rebanhos de cabras leiteiras é pelo teste do tanque de expansão de leite. Em rebanhos leiteiros noruegueses, um teste de ELISA para leite do tanque de expansão detectou a prevalência de CAE dentro do rebanho como pelo menos 2%, com sensibilidade de 73% e especificidade de 87%.[8] A identificação da presença de CAE normalmente é fornecida pelo isolamento do vírus dos tecidos em cultura de tecido. PCR pode ser usada para detectar a presença de antígeno viral ou DNA proviral. A maioria dos *primers* para propósitos diagnósticos é selecionado para detectar a maior abrangência possível de estirpes de LVPR, enquanto aqueles selecionados para propósitos de pesquisa podem utilizar uma abordagem tipo-específica.[2] Um ensaio de detecção rápida com base em AIML foi desenvolvido para detectar DNA proviral de CAEV em sangue total e em amostras de sangue total e células mononucleares separadas.[9] Esse ensaio pode ser realizado em laboratórios menos equipados, bem como a campo.

Achados de necropsia

Na forma artrítica da CAE, ocorre emaciação e polissinovite crônica, e a doença articular degenerativa afeta a maioria das articulações de animais submetidos à necropsia. Tecidos periarticulares são espessados e firmes e há hiperplasia da sinóvia. Linfonodos locais estão acentuadamente aumentados e pneumonia intersticial difusa normalmente está presente. Glândulas mamárias frequentemente estão envolvidas, embora alterações macroscópicas sejam restritas ao enrijecimento e aumento da textura. Microscopicamente, infiltrados linfoplasmocitários dos tecidos intersticiais da glândula mamária, pulmões e sinóvia são característicos. Na forma neural, as lesões diagnósticas estão no sistema nervoso e envolvem a substância branca, especialmente da medula espinal cervical e, algumas vezes, o cerebelo e tronco encefálico. As lesões são de encefalomielite bilateral não supurativa desmielinizante. O infiltrado de leucócitos

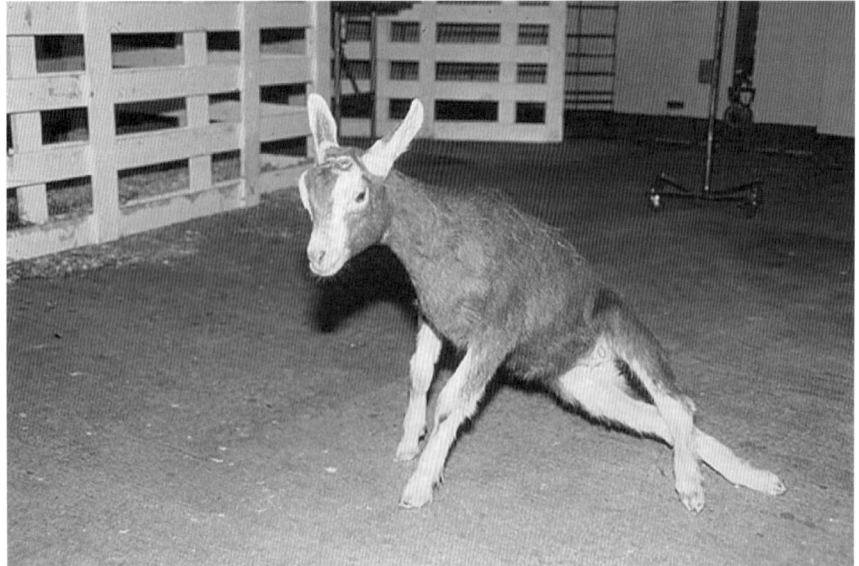

Figura 14.4 Cabrita da raça Toggenburg com 3 meses de idade apresentando sinais neurológicos progressivos avançados causados pela infecção por vírus da artrite-encefalite caprina. O animal apresenta estado mental normal, mas manifesta fraqueza assimétrica (membros pélvicos piores que os membros torácicos) e anormalidades proprioceptivas.

mononucleares tende a ser mais numeroso nas regiões periventicular e subpial. Normalmente também há pneumonia intersticial branda difusa nessa forma da doença. Em alguns casos, pneumonia linfoplasmocitária intersticial grave com hiperplasia extensa de pneumócitos tipo II pode ocorrer na ausência de doença neurológica.

A cultura do vírus é difícil, mas pode ser tentada. Uma variedade de testes de reconhecimento de ácido nucleico, incluindo hibridização *in situ*, PCR e IHQ foi desenvolvida. Para a maioria dos casos, a confirmação do diagnóstico se baseia em lesões microscópicas características, preferencialmente dando suporte pela sorologia *ante mortem*.

Amostras para confirmação do diagnóstico

- Histologia: pulmão, linfonodos bronquiais, glândula mamária, membranas sinoviais, metade do cérebro seccionado sagitalmente, medula espinal fixados em formol (MO, IHQ)
- Sorologia: sangue (ELISA, IDAG, PCR)
- Virologia: pulmão, membrana sinovial, glândula mamária, rombencéfalo (PCR, isolamento viral).

Diagnóstico diferencial

O diagnóstico diferencial da forma artrítica da doença inclui outras artrites infecciosas, como aquelas associadas a *mycoplasma* e *chlamydia*.
Leucoencefalite deve ser diferenciada de:
- Ataxia enzoótica causada por deficiência de cobre
- Abscesso espinal
- Nematodíase cerebroespinal
- Listeriose
- Polioencefalomalácia.

Tratamento

Não há tratamento que provavelmente tenha valor em qualquer forma de CAE.

Controle

As medidas de controle podem ser conseguidas pelo teste do rebanho a cada 6 meses e segregação ou descarte de animais soropositivos. Controle mais completo depende da prevenção/minimização da transmissão perinatal da infecção para cabritos, particularmente a transmissão pelo colostro e leite, associada à identificação de animais infectados e à manutenção desses animais fisicamente separados dos animais não infectados ou descarte do rebanho.

Em razão da evidência de transmissão de LVPR entre ovinos e caprinos, a presença de cada espécie precisa ser considerada no desenvolvimento dos programas de controle para CAE em cabras e PPO em ovelhas.

Prevenção da transmissão perinatal

Recomendações iniciais para controle se concentraram na redução da transmissão pelo leite e colostro, mas atualmente reconhece-se que isso deve ser realizado em conjunto com a segregação. Cabritos neonatos devem ser removidos das mães imediatamente após o nascimento. Não deve haver contato com a mãe, e os fluidos fetais e restos devem ser enxaguados da pelagem. Colostro caprino tratado por calor ou colostro de vaca devem ser fornecidos, seguido por leite pasteurizado ou sucedâneo de leite comercial. O cabrito deve ser segregado da mãe e de outros animais infectados. Em rebanhos que recebem colostro pasteurizado e leite, há diferença significativa nas soroconversões subsequentes entre aqueles que segregaram os cabritos ao nascimento e para criação e aqueles que não o fizeram.

Teste e segregação/descarte

Animais com mais de 3 meses de idade devem ser testados por ELISA ou IDAG a cada 6 meses, e animais soropositivos devem ser segregados ou (preferencialmente) descartados do rebanho. O intervalo entre a infecção e a soroconversão varia entre cabras, e o intervalo ótimo para teste não foi determinado. Testes mais frequentes podem ser necessários para rebanhos grandes com alta soroprevalência. A segregação de cabras soropositivas e soronegativas é essencial, uma vez que a disseminação horizontal em cabras adultas é importante na manutenção e aumento das taxas de infecção em alguns rebanhos, e mesmo um breve tempo de contato pode permitir a transmissão. Nos locais onde o descarte não é praticado, cabras soropositivas devem ser ordenhadas após as cabras soronegativas, e o uso de equipamentos comuns, como aplicadores de brincos, tatuadores e pistolas de vacinação, deve ser evitado.

Muitos países têm programas de controle para acreditação de rebanhos como livres de infecção. A austeridade desses esquemas varia, e eles podem ser programas governamentais ou de sociedades de criadores. Tipicamente, eles requerem que todos os adultos no rebanho sejam negativos em dois testes de rebanho com intervalo de 6 meses. Existem também restrições quanto à movimentação e compra de animais, e levantamento sorológico periódico. Por exemplo, um esquema na Noruega foi bem-sucedido, com apenas 5 de 406 rebanhos (1,2%) reinfectados no decorrer de um período de 10 anos.[8]

Vacinação e seleção genética

Atualmente, não há vacina efetiva contra LVPR, incluindo CAE, maedi-visna ou PPO, e em alguns casos, vacinas candidatas aumentaram a viremia e/ou a patologia imunomediada da doença.[1] A dificuldade em desenvolver vacinas efetivas é comum entre lentivírus, com várias abordagens, incluindo vacinas atenuadas, vacinas de vetores e vacinas com DNA proviral apresentando pouco sucesso. As razões são obscuras, mas provavelmente estão relacionadas à disfunção subjacente da resposta imune mediada por células T.

Entretanto, a seleção genética assistida por marcadores para identificar animais menos suscetíveis à infecção tem o potencial de suplementar as medidas de controle existentes. Por exemplo, em um levantamento investigando o controle de PPO em cordeiros, a probabilidade de infecção após a exposição natural ao vírus PPO foi 3,6 vezes maior em cordeiros de cruzamentos com animais suscetíveis ou heterozigotos diplótipos para o gene de proteína transmembrana 154 ovina (TEM154 diplotipo "1 3" ou "3 3"), quando comparado com cordeiros com diplotipo "1 1".[10] Estudos similares ainda não foram realizados em caprinos, mas essa é uma área de pesquisa ativa e espera-se que marcadores adicionais para doenças causadas por LVPR sejam identificados em investigações futuras.

LEITURA COMPLEMENTAR

Blacklaws B. Small ruminant lentiviruses: immunopathogenesis of visna-maedi and caprine arthritis and encephalitis virus. Comp Immunol Infect Dis. 2012;35:259-269.
Hermann-Hoesing LM, et al. Diagnostic assays used to control small ruminant lentiviruses. J Vet Diagnost Invest. 2010;22:843-855.
Radostits O, et al. Caprine arthritis encephalitis (CAE). In: Veterinary Medicine: A Textbook of the Diseases of Cattle, Horses, Sheep, Goats and Pigs. 10th ed. London: W.B. Saunders; 2007:1410-1413.

REFERÊNCIAS BIBLIOGRÁFICAS

1. Blacklaws B. Comp Immunol Microbiol Infect Dis. 2012;35:259.
2. Fras M, et al. Infect Genet Evol. 2013;19:97.
3. Glaria I, et al. Vet Microbiol. 2009;138:156.
4. Gjerset B, et al. Virus Res. 2007;125:153.
5. Patton KM, et al. Vet Diagn Invest. 2012;24:392.
6. de Andrés X, et al. Vet Immunol Immunopathol. 2013;152:277.
7. Rodrigues LF, et al. Small Rumin Res. 2012;108:120.
8. Nagel-Alne GE, et al. Vet Rec. 2015;176:173.
9. Huang J, et al. Arch Virol. 2012;157:1463.
10. Leymaster KA, et al. J Anim Sci. 2013;91:5114.

Encefalomielite ovina (*louping-ill*)

Sinopse

- Etiologia: vírus *louping-ill*, um flavivírus
- Epidemiologia: doença de ovinos (e de perdizes vermelhas) e, ocasionalmente de outros animais domésticos e do homem, transmitidos por *Ixodes ricinus*. Ocorre predominantemente em cordeiros e ovinos jovens na Grã-Bretanha e Europa na primavera, associado ao aumento do número de carrapatos
- Achados clínicos: febre, disfunção neurológica, tremores musculares, incoordenação, marcha atada. Recuperação ou convulsões e morte
- Lesões: encefalite não supurativa
- Confirmação do diagnóstico: sorologia, demonstração do vírus
- Controle: vacinação, controle de carrapatos.

Etiologia

O vírus *louping-ill* pertence ao gênero *Flavivírus*, que é dividido em oito grupos, um dos quais é o grupo de encefalites transmitidas por carrapatos. *Louping-ill* é antigenicamente relacionada com os vírus das encefalites transmitidas por carrapatos, que circulam na Europa e Ásia, e são doenças zoonóticas graves para humanos, mas não infectam ovelhas.[1] O vírus *louping-ill* ocorre na Grã-Bretanha, Holanda e Noruega, mas doença similar ocorre em outros locais e há diversidade antigênica entre isolados de diferentes áreas geográficas. Vírus que relacionados ao vírus *louping-ill* e que causam doença similar, mas em regiões diferentes do mundo, incluem os vírus da encefalite da primavera-verão Russa, encefalite turca de ovinos, encefalite espanhola de ovino, encefalite espanhola dos caprinos[2], e a encefalite grega de caprinos. Em ovinos, infecções concomitantes com o agente da febre do carrapato *Ehrlichia* (*Cytoecetes*) *phagocytophila* aumentam a patogenicidade do vírus.

Epidemiologia

Ocorrência

Ocorrência geográfica

Louping-ill foi considerada originalmente restrita a municípios que fazem fronteira com a Escócia e a Inglaterra, mas atualmente é reconhecida como ocorrendo também nas áreas de pastos altos da Escócia e da Irlanda, sudoeste da Inglaterra e Noruega; vírus e doenças relacionadas ocorrem na Espanha, Bulgária, Grécia e Turquia. A distribuição da doença é regulada pela ocorrência do carrapato vetor *Ixodes ricinus*, que requer hospedeiros adequados e microclima de alta umidade na camada do solo durante todo o ano. Nessas áreas, *louping-ill* pode ser uma infecção comum e pode ser causa significativa de perdas econômicas.

Ocorrência no hospedeiro

O vírus *louping-ill* pode infectar e produzir doença em uma ampla variedade de vertebrados, incluindo o ser humano, mas ovinos são predominantemente acometidos em razão da sua suscetibilidade e ao fato de que são a principal espécie de animais domésticos que pastam em áreas infestadas pelo carrapato. Espécies não ruminantes, como alpacas e equinos, além de ungulados selvagens como camurças[3], também foram infectados.

Embora ovinos (e perdizes vermelhas) sejam os únicos animais que normalmente desenvolvem doença clínica, *I. ricinus* se alimenta de vários hospedeiros diferentes e os carrapatos adultos requerem um grande hospedeiro mamífero. Como consequência, soropositividade e doença clínica ocasional ocorrem em todas as outras espécies domésticas, especialmente cabritos, mas também bovinos, equinos, alpacas[4], suínos e humanos.

Tradicionalmente, suínos não foram criados livres ou em áreas altas infestadas por carrapatos, mas são suscetíveis à infecção experimental por todas as vias.

Cervos vermelhos (*Cervus elaphus*) e corças (*Capreolus capreolus*) são hospedeiros do carrapato na Escócia, e alces (*Alces alces*) podem ser na Suécia. A infecção dessas espécies normalmente é subclínica; entretanto, quando esses animais são submetidos ao estresse do cativeiro, a doença clínica tem maior probabilidade de ocorrer. Isso pode ser importante para criadores comerciais de cervos.

Transmissão

Transmissão pelo carrapato

O reservatório para essa doença e o principal vetor é o carrapato de três hospedeiros *I. ricinus*, que requer um único repasto sanguíneo em cada estágio de desenvolvimento. Alterações na distribuição do carrapato provavelmente estão introduzindo essa e outras doenças transmitidas por carrapatos em áreas não previamente afetadas. O carrapato se alimenta por aproximadamente 3 semanas a cada ano, e completa seu ciclo evolutivo em 3 anos. Os estágios de larva e ninfa irão se alimentar em qualquer vertebrado, mas as fêmeas adultas irão ingurgitar e acasalar somente em grandes mamíferos. O carrapato se torna infectado caso se alimente de um hospedeiro virêmico, então o vírus se transloca para as glândulas salivares do estágio subsequente para fornecer uma fonte de infecção durante a alimentação no ano seguinte. Ocorre transmissão transestadial do vírus, mas não transovariana; portanto, apenas a ninfa e os carrapatos adultos são capazes de transmitir a doença. O carrapato é ativo sazonalmente em temperaturas entre 7 e 18°C. A maioria dos carrapatos se alimenta na primavera, com pico de atividade dependendo da latitude e da elevação do pasto, mas geralmente ocorre em abril e maio. Em algumas áreas, há um segundo período de atividade de uma população separada de *I. ricinus* no outono durante os meses de agosto e setembro. Embora carrapatos infectados possam transmitir a infecção para um grande número de hospedeiros vertebrados, apenas ovelhas, perdizes vermelhas (*Lagopus scoticus*) e, possivelmente, equinos mantêm a viremia o suficiente para infectar outros carrapatos e atuar como hospedeiros de manutenção. As perdizes amplificam um vírus, os cervos amplificam os vetores e as lebres (*Lepus timidus*) amplificam ambos. Infecção de perdizes vermelhas é acompanhada por alta mortalidade, e o vírus *louping-ill* é essencialmente mantido em uma área pelo ciclo ovelha-carrapato e pelo ciclo lebre-carrapato.

Transmissão não por carrapato

Embora o método principal de disseminação seja a picada de carrapatos infectados, a disseminação por gotículas é importante em humanos e a infecção pode ser transmitida em animais pela contaminação de agulhas hipodérmicas e outros métodos. O vírus não é muito resistente a influências ambientais e é imediatamente destruído por desinfetantes. Suínos alimentados com carcaça de ovelhas que morreram de *louping-ill* se tornaram infectados pelo vírus *louping-ill*. O vírus é excretado no leite de cabras fêmeas infectadas experimentalmente, e infecta cabritos lactentes para produzir doença aguda. O vírus também é excretado no leite por ovelhas durante os estágios agudos de infecção, mas paradoxalmente, não resulta em transmissão da infecção para cordeiros. Perdizes podem ser infectadas ingerindo carrapatos infectados, e esse é considerado o principal mecanismo de infecção para essas aves.

Fatores de risco do ambiente e do hospedeiro

A epidemiologia da doença é ditada pela biologia do carrapato e, dessa forma, a doença é sazonal, ocorrendo durante a primavera quando os carrapatos estão ativos. A prevalência da infecção, como mesurada pela soropositividade é alta em áreas onde a doença é enzoótica. Nessas áreas, a incidência anual varia, mas existem casos a todo ano predominantemente em animais jovens e cordeiros. Em áreas enzoóticas, a maioria dos ovinos adultos se tornou infectada e é imune. A imunidade colostral dessas ovelhas irá proteger seus cordeiros por aproximadamente 3 meses, e esses cordeiros são resistentes à infecção durante o aumento de carrapatos na primavera. Cordeiros fêmeas mantidas no rebanho são suscetíveis à infecção na segunda exposição na primavera seguinte. No Reino Unido, existe preocupação de que a densidade e a distribuição de carrapatos estejam aumentando em razão de mudanças no clima e manejo da terra; portanto, a distribuição de doenças transmitidas por carrapatos também está mudando.[5]

A proporção de animais infectados que desenvolvem doença clínica em qualquer ano é estimada como variando de 5 a 60% e é influenciada pela intensidade do carrapato vetor; o estado imune do rebanho, a idade à infecção, o estado nutricional e fatores como estresse pelo frio, agrupamento e transporte, e a ocorrência de doença intercorrente. Animais que nunca tiveram contato com o vírus e são introduzidos em uma área enzoótica estão sob risco de infecção e doença clínica.

A infecção intercorrente com *E.* (*Cytoecetes*) *phagocytophila* e *Toxoplasma gondii* mostrou aumentar a gravidade da febre transmitida por carrapatos em cordeiros jovens, mas a relevância dessa associação a doenças de ocorrência natural ainda é incerta. Parece que a infecção concomitante com *louping-ill* e febre do carrapato é improvável a campo em cordeiros jovens em razão da imunidade colostral que os protege contra a infecção pelo vírus *louping-ill*, enquanto a imunidade colostral não é protetora contra a febre do carrapato. De forma similar, superinfecção por *Rhizormucor pusillus* nessa infecção concomitante foi observada em condições experimentais, mas não é uma observação relatada normalmente na doença natural.

Implicações zoonóticas

Louping-ill é uma zoonose. O principal fator de risco para médicos-veterinários é o exame *post mortem* de tecidos de animais infectados. Funcionários de laboratório, pastores e funcionários de abatedouros que manipulam ovelhas infectadas também estão sob risco. A ocorrência do vírus no leite de cabras e ovelhas é um risco para a doença em humanos em locais onde o leite cru é consumido.

Patogênese

Após a infecção transmitida pelo carrapato, os vírus se proliferam nos linfonodos regionais e produzem viremia, cujo pico ocorre em 2 a 4 dias e declina com o desenvolvimento de anticorpos circulantes antes do desenvolvimento de doença clínica. A invasão do SNC ocorre no estágio virêmico inicial na maioria, mas não em todos os animais infectados. Na maioria dos animais, a lesão resultante é pequena e isolada e não há doença neurológica clínica. A ocorrência de doença clínica é associada a replicação do vírus no cérebro, inflamação grave por todo o SNC e necrose do tronco encefálico e neurônios do corno ventral. A razão para doença mais grave em alguns animais parece estar relacionada com a rapidez e a extensão da resposta imune. Animais que sobrevivem à exposição ao vírus *louping-ill* apresentam resposta imune mais precoce à infecção e têm maiores concentrações de anticorpos no LCE.

Em estudos experimentais, ocorre viremia mais grave e prolongada e maior mortalidade por *louping-ill* quando há infecção concomitante com febre do carrapato. Ovinos com febre do carrapato apresentam neutropenia grave, linfocitopenia, respostas imunes humoral e celular defeituosas e acredita-se que a alta mortalidade associada à infecção concomitante por esse agente decorra do aumento da replicação do vírus *louping-ill*. A infecção dupla em ovelhas experimentais também facilita a invasão fúngica e uma infecção micótica sistêmica por *R. pusillus*.

Achados clínicos

Na maioria dos ovinos, a infecção é inaparente. Há um período de incubação de 2 a 4 dias, seguido por início súbito de febre alta (até 41°C) por 2 a 3 dias seguido por retorno ao normal. Em animais que desenvolvem doença neurológica, existe uma segunda fase febril durante a qual os sinais neurológicos aparecem. Os animais acometidos ficam separados do restante, com frequência com a cabeça alta e tremores dos lábios e narinas. Há tremor acentuado de grupos musculares e rigidez da musculatura, particularmente no pescoço e membros. Isso se manifesta como movimentos erráticos e rígidos e marcha que dá origem ao nome *louping-ill*. Incoodernação é mais acentuada nos membros pélvicos. Os ovinos esbarram em objetos e podem permanecer em posição quadrupedal pressionando a cabeça contra esses objetos. Hipersensibilidade a sons e ao toque pode ser aparente. Alguns animais irão se recuperar no decorrer dos próximos dias, embora possa haver torcicolo residual e paresia de membros pélvicos. Em outros, o aumento do tônus muscular é seguido por decúbito, convulsões e paralisia, e a morte ocorre tão rápido quanto 1 a 2 dias depois. Cordeiros jovens podem morrer subitamente sem sinais neurológicos específicos.

O quadro clínico em bovinos é muito similar àquele observado em ovinos, com hiperestesia, piscar das pálpebras e rolamento dos olhos, embora convulsões sejam mais prováveis em bovinos, e em alguns animais que se recuperam da encefalite, normalmente existem sinais persistentes de prejuízo ao SNC.

Equinos também apresentam quadro clínico similar a ovinos, com alguns animais apresentando sinais de progressão rápida da doença neurológica com curso de aproximadamente 2 dias, e outros um distúrbio transitório da locomoção com recuperação em 10 a 12 dias.

A infecção normalmente é subclínica em caprinos adultos, mas o vírus é excretado no leite e cabritos podem desenvolver infecção aguda grave. Em humanos, uma doença semelhante à *influenza* é seguida por meningoencefalite e ocorre após um período de incubação de 6 a 18 dias. Embora a recuperação seja comum, a doença pode ser fatal e deficiências neurológicas residuais podem ocorrer.

Patologia clínica

A viremia inicial que ocorre com a infecção declina com o surgimento de anticorpos séricos, e o vírus não está mais presente no sangue quando os sinais clínicos têm início. Inibição da hemaglutinação (IH), fixação de complemento e anticorpos neutralizantes podem ser detectados no soro de animais que se recuperaram. IH e anticorpos de fixação de complemento são relativamente transitórios, mas anticorpos neutralizantes persistem. IgM IH se desenvolve precocemente no curso da doença, e pode ser usada como auxílio ao diagnóstico em animais com doença clínica. A análise do LCE normalmente não é considerada em razão do risco zoonótico.

Testes moleculares, incluindo RT-PCR convencional e em tempo real, podem ter como alvo vírus específicos do grupo de encefalites transmitidas por carrapatos, e um teste panflavivírus foi desenvolvido.[6]

Achados de necropsia

Não se observa nenhuma alteração macroscópica. Histologicamente, ocorrem acúmulos perivasculares de células nas meninges, cérebro e medula espinal, com lesão neuronal mais evidente nas células de Purkinje cerebelares e, em menor extensão, no córtex cerebral. Vírus *louping-ill* pode ser demonstrado em tecidos fixados em formol pela técnica de imunoperoxidase complexo avidina-biotina.

Amostras para confirmação do diagnóstico

- Virologia: cérebro resfriado, cortado sagitalmente (IV, RT-PCR)
- Histologia: cérebro fixado em formol, outra metade (MO, IHQ)
- Molecular: tecidos do SNC, sangue, carrapatos (RT-PCR convencional e em tempo real).

> **Diagnóstico diferencial**
>
> A doença é restrita a áreas nas quais o carrapato vetor ocorre.
>
> - Em cordeiros, a doença apresenta similaridades clínicas com ataxia enzoótica tardia, abscessos espinais e alguns casos de piemia do carrapato. Abscessos espinais ocorrem pouco tempo após procedimentos de manejo como caudectomia ou castração ou na piemia do carrapato; apresenta curso clínico mais prolongado, normalmente está presente entre C7-T2 e pode ser diagnosticado pelo exame radiográfico. A piemia do carrapato também pode ocorrer em rebanhos com *louping-ill*, e a determinação da contribuição de cada doença para a mortalidade do rebanho se baseia em exame epidemiológico e *post mortem*
> - Em animais jovens, a doença apresenta similaridades com ataxia da medula espinal causada por trauma, cenurose (*Coenurus cerebralis*) e aos estágios iniciais de polioencefalomalácia
> - Em adultos, a doença em ovinos assemelha-se a alguns estágios adultos de doenças neurológicas, incluindo *scrapie*, tétano, hipocalcemia, hipomagnesemia, toxemia da prenhez e listeriose.

Tratamento

Um antissoro foi usado e é protetor se administrado até 48 h após a exposição, mas não tem valor se a reação febril já tiver começado. Entretanto, ele não está disponível comercialmente. Animais com doença clínica devem ser sedados se necessário durante o curso agudo da doença e mantidos em isolamento em áreas escuras com tratamento de suporte geral.

Controle

A prevenção de *louping-ill* requer a prevenção da exposição de ovinos a pastagens infestadas por carrapatos ou a imunização dos animais antes da exposição. A imunização tem sido a abordagem tradicional.

Historicamente, vacinas de tecidos derivados do cérebro, medula espinal e baço em formol foram usadas e forneceram imunidade excelente em áreas exóticas. A vacina não era livre de risco para pessoas que a fabricavam e em um estágio levou ao surto de *scrapie* onde a vacina foi preparada a partir de ovinos que incubavam a doença. Atualmente, a vacinação é feita com vacina morta por formalina derivada de cultura de tecido administrada em adjuvante oleoso. Uma única dose dessa vacina irá proteger os animais por pelo menos 1 ano e possivelmente por até 2 anos. A vacina é usada no outono ou no início da primavera 1 mês antes do aumento dos carrapatos em todos os cordeiros fêmeas que serão mantidos para o rebanho de reposição. A vacinação de ovelhas prenhes duas vezes no final da gestação é recomendada para assegurar imunidade passiva adequada para os cordeiros pelo colostro. Uma vacina recombinante também mostrou proteção contra infecção.

A ocorrência geográfica limitada dessa doença e a economia comercial têm e podem restringir a disponibilidade de vacinas. Consequentemente, o controle de carrapatos ou a eliminação da infecção a partir das pastagens podem ser necessários no futuro. A intensidade de infestação das pastagens por carrapatos pode ser diminuída pela influência do microclima exigido para sobrevivência. Em algumas áreas, isso pode ser conseguido drenando as pastagens. Controle do carrapato causal usando acaricidas fornece alguma proteção contra a doença.

Estudos epidemiológicos, de modelos e estudos experimentais indicam que ovinos, perdizes vermelhas e lebres são os únicos hospedeiros de manutenção do vírus e isso, associado ao fato de que não ocorre transmissão transovariana do vírus no carrapato, oferece um método potencial para erradicação da infecção em uma área. Entretanto, essa abordagem (a eliminação de hospedeiros selvagens) é cada vez mais inaceitável quando se pensa na conservação de animais silvestres, podendo ter consequências inimagináveis e provavelmente benefício duvidoso em relação a métodos alternativos de controle.[7]

LEITURA COMPLEMENTAR

Estradapena A, Farkas R, Jaenson TGT, et al. Ticks and Tick-Borne Diseases: Geographical Distribution and Control Strategies in the Euro-Asia Region. Wallingford, UK: CABI Publishing; 2003.

Radostits O, et al. Ovine encephalomyelitis (louping-ill). In: Veterinary Medicine: A Textbook of the Diseases of Cattle, Horses, Sheep, Goats and Pigs. 10th ed. London: W.B. Saunders; 2007:1414-1418.

REFERÊNCIAS BIBLIOGRÁFICAS

1. Jeffries CL, et al. J Gen Virol. 2014;95:1005.
2. Mansfield KL, et al. J Gen Virol. 2015;96:1676.
3. Ruiz-Fons F, et al. Eur J Wildl Dis. 2014;60:691.
4. Cranwell MP, et al. Vet Rec. 2008;162:28.
5. Sarginson N, et al. In Pract. 2009;31:58.
6. Johnson N, et al. Vector Borne Zoonotic Dis. 2010;10:665.
7. Harrison A, et al. J Appl Ecol. 2010;47:926.

Encefalites do Nilo Ocidental, Kunjin e do Vale Murray

Sinopse

- Etiologia: flavivírus incluindo vírus do Nilo Ocidental (linhagens 1 e 2), vírus Kunjin e vírus da encefalite do Vale Murray. Relacionados ao vírus da encefalite japonesa
- Epidemiologia: mantidos em ciclo pássaro-mosquito. Mamíferos são infectados acidentalmente. Enzoótico na África, América do Norte, Paquistão, sul da Europa e Austrália. Epizoótico. Afeta uma ampla variedade de espécies com maior impacto em humanos e equinos
- Achados clínicos: fraqueza, incoordenação, alteração do estado mental, fasciculações musculares, decúbito
- Patologia clínica: MAC-ELISA para diagnóstico
- Lesões: polioencefalomielite
- Confirmação do diagnóstico: MAC-ELISA, PCR, sinais clínicos, lesões
- Tratamento: não há tratamento específico. Tratamento de suporte
- Controle: vacinação. Controle de mosquitos.

MAC-ELISA: ensaio imunoenzimático ligado à enzima com anticorpo de captura M.

Etiologia

Encefalite em equinos, humanos e outras espécies é associada ao vírus do Nilo Ocidental, um flavivírus transmitido por artrópodes e do grupo de vírus da encefalite japonesa. Outros vírus nesse grupo incluem o vírus da encefalite japonesa (Japão e Sudeste Asiático), vírus da encefalite Saint Louis (EUA), vírus Kunjin (atualmente considerado um subtipo do vírus do Nilo Ocidental, Austrália), vírus da encefalite do Vale Murray (Austrália) e vírus Rocio (Brasil). O vírus do Vale Murray causando encefalomielite em equinos no sudeste da Austrália é endêmico ao norte da Austrália.[4] Vírus que causam ou são suspeitos de causarem encefalomielite em equídeos são listados na Tabela 14.11.[6]

O vírus foi isolado pela primeira vez em 1937 de pessoas com febre na Uganda. Existem pelo menos duas linhagens do vírus, com

Tabela 14.11 Vírus que causam encefalomielite em equinos.

Espécie do vírus	Localização geográfica	Espécies reservatório	Síndrome em equinos
Alfavírus			
Vírus da encefalite equina leste	América do Norte/Sul/Central, Caribe	Aves, roedores, cobras	Encefalomielite
Vírus da encefalite equina oeste	América do Norte/Sul	Aves, roedores, cobras	Encefalomielite
Vírus da encefalite equina venezuelana	América Central/do Sul, Caribe	Sigmodon	Encefalomielite
Vírus do Rio Ross	Austrália, Pápua Nova Guiné	Marsupiais e mamíferos placentários	Sistêmico: hemolinfático Ataxia neurológica
Vírus da floresta Semliki	Leste e oeste da África	Desconhecido	Encefalomielite
Flavivírus			
Encefalite japonesa	Ásia, Índia, Rússia, oeste do Pacífico	Aves, suínos	Encefalomielite
Vale Murray	Austrália, Pápua Nova Guiné	Aves, equinos, bovinos, marsupiais e raposas	Encefalomielite
Vírus Kunkin	Austrália	Aves aquáticas: pelicaniformes e íbis	Encefalomielite
Encefalite Saint Louis	América do Norte, Central e Sul	Aves	Apenas relatos de sorologia
Usutu	Europa, África	Aves	Apenas relatos de sorologia
Nilo Ocidental	África, Oriente Médio, Leste da Europa, América do Norte, Central e Sul, Austrália	Aves passeriformes (corvos, pardais, tordos)	Encefalomielite
Louping-ill	Península Ibérica, Reino Unido	Ovelhas, perdizes	Encefalomielite
Powassan	América do Norte, Rússia	Lagomorfos, roedores, camundongos, gambás, cães, aves	Encefalomielite
Encefalite transmitida por carrapatos	Ásia, Europa, Finlândia, Rússia	Pequenos roedores	Encefalomielite
Bunyavírus			
Sorogrupo Califórnia: encefalite da Califórnia, Canyon Jamestown, La Crosse, lebre americana	América do Norte (EUA e Canadá), partes do leste asiático	Roedores e lagomorfos	Encefalomielite

Reproduzida com autorização.[6]

uma linhagem (linhagem 1) isolada de animais na África Central e do Norte, Europa, Israel e América do Norte, enquanto a outra linhagem (linhagem 2) é enzoótica na África Central e do Sul, com surtos da doença em humanos na Europa central, Grécia e Rússia.[6-10] O surto recente na América do Norte foi associado ao vírus da linhagem 1 (clado a) de origem africana quase idêntico ao isolado da doença em gansos em Israel, e que adquiriram subsequentemente uma mutação que aumentou sua capacidade de se reproduzir em mosquitos e sua virulência em aves corvídeos e outras espécies.[11] Os vírus de ambas as linhagens podem circular ao mesmo tempo na mesma região geográfica e causar a doença, embora aqueles da linhagem 1 pareçam ser associados à doença mais grave em equinos e outras espécies. O vírus Kunjin, vírus do Nilo Ocidental (linhagem 1, clado b) causa encefalomielite em equinos na Austrália.[12,13] Um surto na Austrália em 2011 foi associado ao clima extraordinariamente úmido (ver adiante) e à emergência de uma estirpe do vírus do Nilo Ocidental (WNVNSW 2011) que tinha pelo menos duas alterações em aminoácidos associadas ao aumento da virulência de WNVNY 99 (a estirpe associada à epidemia na América do Norte em 1999).[12] A estirpe WNV (KUN) NSW2011 também apresentava adaptações que aumentaram a quantidade de vírus no material (saliva) regurgitado pelos mosquitos, que poderiam aumentar a taxa de transmissão do vírus pelo vetor.[14] A estirpe WNVNSW2011 não apresentava todos os atributos de virulência da estirpe WNVNY 99.[15]

A encefalite do Vale Murray causa encefalomielite em equinos na Austrália.[3]

O vírus do Nilo Ocidental causa doença em humanos, equinos, aves (incluindo gansos, aves de rapina e corvídeos), ovelhas, alpacas e cães. A inoculação experimental de pequenos corvos (*Corvus mellori*) com WN-VKUN resultou em infecção e viremia, mas não em doença clínica.[13]

Epidemiologia

Distribuição

O vírus da encefalite do Nilo Ocidental é enzoótico na África e surtos esporádicos da doença ocorreram em 1960 na África, Oriente Médio e sul da Europa. Recentemente, surtos afetando equinos e outros animais ocorreram no sul da França, Toscana, Israel e outras partes do sul da Europa. Existe evidência sorológica de infecção comum e disseminada de equídeos com o vírus do Nilo Ocidental no Paquistão e na Tunísia.[16,17]

O vírus foi introduzido na cidade de Nova York, na América do Norte, em 1999 e subsequentemente se disseminou amplamente através do continente, incluindo Canadá, México e Caribe, chegando à Costa Oeste em 2004. O vírus causou mortes disseminadas de aves selvagens; doença e morte em humanos e equinos; outras espécies da América do Norte durante esse período.

A introdução da infecção na América do Norte foi associada a uma epizootia da doença que, no decorrer de vários anos, se moveu através do continente. Durante os primeiros anos de epizootia, houve grande número de casos em equinos (15 mil) e humanos (4 mil), e a morte de pelo menos 16.500 aves. Conforme a frente da epizootia se movia através do país, a infecção se tornou enzoótica e o número de casos em equinos nessas regiões diminuiu acentuadamente no decorrer do primeiro ano.

A infecção pelo vírus Kunjin (uma estirpe do vírus do Nilo Ocidental) raramente causa doença em equinos em áreas nas quais é endêmica (norte da Austrália), mas foi associada a surto de doença neurológica em equinos no sudeste da Austrália após uma seca que durou uma década e que foi interrompida por recorde de chuvas, resultando em aumento de 6 vezes na densidade de vetores.[1,12] O surto não se estendeu no ano subsequente.[12] Existe evidência sorológica de infecção por flavivírus (incluindo encefalite Kunjin e/ou vírus da encefalite do Vale Murray) em 15 a 18% dos equinos no sudeste de Queensland, onde presume-se que a infecção seja endêmica e a doença clínica é rara.[18]

Ecologia viral

O vírus é mantido pela circulação entre hospedeiros de amplificação – normalmente aves – e insetos vetores. Grandes mamíferos, incluindo equinos e humanos, são infectados acidentalmente e não são importantes na propagação do vírus. Hospedeiros de amplificação são aqueles nos quais a viremia é de magnitude e duração suficientes (1 a 5 dias) para fornecer a oportunidade de infecção de mosquitos que se alimentam desses hospedeiros. Mamíferos e particularmente equinos geralmente não são hospedeiros de amplificação em razão do baixo nível de viremia.

O vírus se dissemina pelo repasto de mosquitos ornitofílicos, normalmente do gênero *Culex*, e os mosquitos do grupo *C. pipiens* são vetores efetivos.[19,20] Os principais vetores do vírus do Nilo Ocidental incluem *C. univittatus* na África; *C. pipiens*, *C. modestus* e *Coquillettidia richiardii* na Europa; *C. quinquefasciatus*, *C. tritaeniorhynchus* e *C. vishnui* na Ásia; complexo *C. pipiens* nos EUA, incluindo *C. pipiens* e *C. restuans* no nordeste e centro-norte dos EUA, *C. tarsalis* nas Grandes Planícies e oeste dos EUA e *C. nigripalpus* e *C. quinquefasciatus* no sudeste dos EUA.[21] *C. annulirostris* e uma variedade de outras espécies nativas e introduzidas de mosquitos são de fato ou potencialmente vetores do vírus do Nilo Ocidental na Austrália.[21]

Mosquitos infectados transportam o vírus nas glândulas salivares e infectam hospedeiros aviários durante o repasto. O vírus então se multiplica no hospedeiro aviário causando viremia que pode durar por até 5 dias. Os mosquitos que se alimentam em hospedeiros aviários durante a fase virêmica se infectam então pelo vírus. Esse padrão de infecção de hospedeiros de amplificação e de mosquitos é repetido de maneira que a infecção cicla nessas populações. O aumento no número de mosquitos – como ocorre no final do verão – e o aumento da replicação viral em mosquitos em maiores temperaturas ambientais aumentam a probabilidade de aves hospedeiras ou hospedeiros acidentais se tornarem infectados. Isso resulta em aumento da incidência da doença no final do verão e início do outono.

O principal hospedeiro aviário em espécies de vetores varia acentuadamente entre regiões geográficas. Na América do Norte, o pardal doméstico (*Passer domesticus*) é o principal hospedeiro de amplificação, e *C. pipiens* é o principal vetor. *C. pipiens* e outros mosquitos vetores se alimentam quase exclusivamente em passeriformes e colubriformis no início da estação, mas posteriormente no verão em regiões temperadas passam a se alimentar em hospedeiros mamíferos. Essa mudança no comportamento alimentar é associada ao aumento da frequência de infecção e doença em mamíferos, incluindo equinos e humanos no final do verão.

O vírus cicla entre hospedeiros aviários e insetos vetores durante o ano em regiões tropicais. Entretanto, em regiões temperadas nas quais os mosquitos não sobrevivem durante o inverno, o mecanismo pelo qual o vírus sobrevive durante o inverno não é conhecido.

O principal vetor envolvido na encefalite do Vale Murray e sua transmissão é o mosquito *C. annulirostris*.[1,3] Aves aquáticas, particularmente a garça noturna (*Nycticorax caledonicus*) parecem ser os principais reservatórios naturais para encefalite do Vale Murray e vírus do Nilo Ocidental na Austrália.[1]

Transmissão

Ocorre unicamente pela picada de insetos vetores infectados. Não há evidência de disseminação horizontal da infecção entre equinos. A doença pode se disseminar em humanos pela transfusão de sangue ou transplante de órgãos obtidos de uma pessoa infectada.

Fatores de risco do animal

A doença ocorre em partes do mundo como epidemias, aparentemente associadas à introdução esporádica do vírus em regiões não endêmicas, como litoral Mediterrâneo e partes da Europa central.[22] A introdução do vírus nessas regiões ocorreu de forma infrequente o suficiente, de maneira que equinos não têm imunidade ativa e são suscetíveis à infecção e doença. Equinos imunes, seja através da infecção natural ou da vacinação, são resistentes à doença. Os efeitos da imunidade foram evidenciados na América do Norte pela diminuição acentuada na morbidade e mortalidade entre equinos após a epizootia ter cedido e a doença se tornar enzoótica. A diminuição da morbidade foi atribuída tanto à imunidade natural quanto à vacinal. De forma interessante, embora o número de casos em equinos tenha diminuído rapidamente, não houve diminuição similar no número de casos em humanos, talvez em razão da falta de vacina para uso em humanos.

Equinos de todas as idades parecem ser igualmente suscetíveis à infecção. A doença é relatada em equinos com idade de 5 meses a > 20 anos. Não parece haver predileção com base na idade ou sexo. Polimorfismos no genoma equino são associados à suscetibilidade à doença, incluindo haplotipos associados ao uso de promotores da região do gene OASI.[23]

Morbidade e taxa de mortalidade

A incidência da doença durante uma epizootia pode ser tão alta quanto 74 casos para 1.000 equinos sob risco. A taxa de letalidade para encefalomielite do Nilo Ocidental em equinos na América do Norte tratados a campo é de 22 a 44%, enquanto é de 30 a 43% em equinos tratados em centros de referência.[24] A taxa de letalidade por vírus do Nilo Ocidental (Kunjin) e encefalite do Vale Murray em cavalos infectados na Austrália com sinais da doença é de 5 a 20%.[1]

Implicações zoonóticas

Infecções em humanos pelo vírus do Nilo Ocidental ou vírus da encefalite do Vale Murray podem resultar em encefalite fatal, embora a doença menos grave ou infecção inaparente sejam mais comuns.[7,12,25] O vírus tem potencial zoonótico e tecidos de animais potencialmente infectados e culturas de vírus devem ser manuseados em instalações de contenção nível 3, particularmente material de aves potencialmente infectadas.

Patogênese

Equinos são infectados por picada de mosquitos. A alimentação por sete mosquitos já é suficiente para infectar equinos soronegativos. Viremia, que persiste por menos de 2 dias, ocorre 2 a 5 dias após o repasto dos insetos. A encefalite do Nilo Ocidental ocorre apenas em uma pequena proporção dos equinos infectados. O vírus se localiza em células no SNC onde induz polioencefalomielite grave, com as lesões mais sérias na medula espinal. As lesões, com frequência, são evidentes no corno ventral da medula espinal, o que é consistente com os sinais clínicos de fraqueza.

Achados clínicos

O período de incubação do vírus do Nilo Ocidental após infecção natural é estimado entre 8 e 15 dias. A febre ocorre precocemente no curso da doença, mas é incomum no momento em que os sinais neurológicos da doença se tornam evidentes. Equinos acometidos com frequência estão sonolentos, apáticos ou deprimidos, embora hiperexcitabilidade tenha sido relatada. Os sinais de doença neurológica, incluindo fasciculações musculares, fraqueza e incoordenação se desenvolvem dentro de um período de horas e podem progredir no decorrer de vários dias. Fasciculações musculares são comuns na cabeça e pescoço, mas podem ocorrer em qualquer grupo muscular. A fraqueza é mais acentuada nos membros e músculos do pescoço, e equinos gravemente afetados estão em decúbito com paralisia flácida. Os sinais de doença neurológica normalmente, mas não de forma confiável, são bilaterais e simétricos. Alteração do estado mental, cegueira e anormalidades de nervos cranianos, caso ocorram, normalmente se tornam evidentes após os sinais de doença da medula espinal serem aparentes.

Fraqueza com ou sem ataxia está presente em quase todos os equinos afetados, enquanto alteração do estado mental é detectada em aproximadamente 66% dos equinos. Anormalidades de nervos cranianos são evidentes em aproximadamente 40% dos equinos, enquanto a cegueira aparente ou ausência do reflexo de ameaça ocorrem em 3 a 7% dos equinos.

O tempo de recuperação médio para equinos tratados a campo é de 7 dias, variando de 1 a 21 dias.

O prognóstico depende da gravidade dos sinais clínicos. Equinos que entram em decúbito e são incapazes de levantar têm probabilidade aproximadamente 50 vezes maior de morrer do que equinos que permanecem capazes de se manter em posição quadrupedal enquanto afetados pela doença. A maioria dos equinos que sobrevivem à doença inicial não apresenta sinais de disfunção neurológica 6 meses após.

Encefalite do Vale Murray em equinos causa sinais consistentes com encefalite, incluindo febre, depressão do estado mental, anormalidades em nervos cranianos incluindo paralisia de músculos faciais, ataxia e decúbito.[3,5] O curso clínico pode ser prolongado.

Outras espécies

A doença associada ao vírus do Nilo Ocidental é documentada em pequeno número de outras espécies, incluindo esquilos, morcegos, cães, gatos, renas, ovelhas, alpacas, jacarés e focas durante períodos de intensa atividade viral local. A infecção pelo vírus do Nilo Ocidental em cães normalmente é subclínica.[26] A doença em camelídeos é caracterizada por decúbito agudo e alteração do estado mental.

Patologia clínica

Equinos afetados com frequência apresentam linfopenia branda e hiperbilirrubinemia (provavelmente decorrente da anorexia) e ocasionalmente estão azotêmicos. Essas alterações não são diagnósticas em encefalite do Nilo Ocidental ou encefalite do Vale Murray.

LCE é anormal em aproximadamente 70% dos equinos com sinal de doença neurológica. Anormalidades incluem pleocitose mononuclear e aumento da concentração de proteína total.[6]

Testes sorológicos

Anticorpos podem ser identificados no soro equino por ELISA de captura [ELISA IgM, ELISA de captura de anticorpo-M (MAC ELISA)], IH, ELISA IgG ou neutralização por redução em placa (NRP).[27,28] Anticorpos IgM específicos para vírus do Nilo Ocidental equino normalmente são detectáveis inicialmente 7 a 10 dias após a infecção e persistem por 1 a 2 meses. Uma vez que o período de incubação da doença após infecção por picada de mosquitos infectados é de pelo menos 8 dias, IgM específica para vírus do Nilo Ocidental normalmente está presente no momento de desenvolvimento de sinais clínicos da doença. MAC-ELISA, portanto, é um teste útil no diagnóstico da doença.

Anticorpos neutralizantes para vírus do Nilo Ocidental são detectáveis no soro equino por 2 semanas após a infecção e podem persistir por mais de 1 ano. Em alguns ensaios sorológicos, reação cruzada de anticorpos com flavivírus relacionados (vírus da encefalite Saint Louis ou vírus da encefalite japonesa) podem ser encontrados. O NRP é o mais específico entre os testes sorológicos para Nilo Ocidental, e todos os equinos afetados têm títulos ≥ 1:100 4 a 6 semanas após a recuperação da doença, e 90% dos equinos mantém esse título por 5 a 7 meses após a recuperação.

A detecção de IgM específica para o vírus do Nilo Ocidental por MAC-ELISA em diluições superiores a 1:400 na presença de sinais clínicos adequados é considerada diagnóstica para vírus do Nilo Ocidental. De forma similar, um aumento de quatro vezes no título de NRP no soro coletado durante os estágios agudo e de convalescença da doença e na ausência de vacinação e na presença de sinais clínicos adequados, é considerado diagnóstico.

Identificação do vírus do Nilo Ocidental

O vírus pode ser cultivado em cultura de células, e o ácido nucleico viral pode ser demonstrado em tecidos de animais infectados por RT-PCR.[29,30] Note que equinos infectados apresentam concentrações muito menores do vírus do que aves infectadas, e a falha em demonstrar o antígeno viral em equinos infectados não é incomum, especialmente se técnicas menos sensíveis, como IHQ, forem utilizadas.

Achados de necropsia

Lesões macroscópicas são infrequentes. Quando presentes, elas consistem em áreas multifocais de congestão e hemorragia em bulbo, mesencéfalo e medula espinal. Alterações histopatológicas incluem poliomeningoencefalomielite não supurativa com nódulos gliais multifocais e neuronofagia. As alterações inflamatórias e a distribuição viral estão concentradas no rombencéfalo e medula espinal, com pouca lesão no cérebro. Um estudo de IHQ de equinos naturalmente infectados concluiu que o exame da medula espinal é necessário para identificar de forma precisa a infecção pelo vírus do Nilo Ocidental. Outro relato no qual RT-PCR foi usada concluiu que amostras de alta qualidade de medula eram suficientes para detectar a presença do vírus. A confirmação *post mortem* do diagnóstico através de isolamento viral é possível, mas a sensibilidade geralmente é inferior às técnicas de biologia molecular. RT-PCR geralmente é superior à IHQ. O processamento de tecido de múltiplos locais do SNC é recomendado para aumentar as chances de encontrar um foco rico em vírus. Alta concentração de vírus do Nilo Ocidental não é encontrada em tecidos que não do SNC de equídeos infectados, o que contrasta com a distribuição de vírus em muitas outras espécies.

Amostras para confirmação do diagnóstico

- Virologia: amostra mínima é metade do cérebro cortado sagitalmente (deve incluir a medula). O ideal é um segmento de medula espinal toracolombar também. Submeter as amostras resfriadas (IV, RT-PCR)
- Histologia: as mesmas amostras, fixadas em formol (MO, IHQ, RT-PCR).

Atenção ao potencial zoonótico dessa doença ao coletar e submeter amostras. Algumas autoridades recomendam usar precauções de nível de contenção três quando manuseados tecidos potencialmente infectados, como aqueles de aves.

> **Diagnóstico diferencial**
>
> Diagnósticos diferenciais para encefalite do Nilo Ocidental incluem (Tabela 14.11):
> - Encefalites do Leste e Oeste
> - Encefalite venezuelana equina
> - Mieloencefalite equina por herpes-vírus tipo 1
> - Infecção pelo vírus Hendra
> - Raiva
> - Botulismo
> - Encefalopatia hepática
> - Doença Borna
> - Mieloencefalite equina por protozoário
> - Leucoencefalomalácia
> - Doença do neurônio motor inferior.

Tratamento

Não há tratamento específico para encefalite do Nilo Ocidental, embora a administração de IFN ou globulina hiperimune tenha sido indicada. Equinos acometidos, com frequência, recebem fármacos anti-inflamatórios não esteroidais como flunixino meglumina, dimetilsulfóxido ou corticosteroides na tentativa de reduzir a inflamação no tecido neural. Administração de corticosteroides aumenta minimamente, mas de forma estatisticamente significativa, a probabilidade de sobrevivência, mas essa prática é controversa. O tratamento se baseia nos cuidados de suporte e prevenção de complicações da doença neurológica, e inclui auxílio para permanecer em posição quadrupedal com o uso de um *sling*, administração de antimicrobianos e manutenção da hidratação e nutrição.

Controle

O controle da doença associada ao vírus do Nilo Ocidental e outros flavivírus é conseguido pela vacinação e minimização da exposição. É importante reconhecer que fatores que afetam a densidade de vetores, como aconteceu na Austrália em 2011, de introdução de novos vetores ou o surgimento de estirpes virais com maior virulência podem afetar a incidência da doença e requerer a revisão das medidas de controle existentes.[12,25,31] A eliminação do vírus não é prática, dado que eles ciclam através de aves e insetos vetores e que equinos são infectados de forma acidental.

Vacinação é efetiva na prevenção do desenvolvimento da doença e reduz a probabilidade de morte em equinos com encefalite pelo vírus do Nilo Ocidental em aproximadamente duas a três vezes.[32-34] A vacinação é um aspecto importante no controle da doença. Não há evidências de que a administração de vírus vacinal inativado aumente o risco de perda fetal em éguas. A vacinação evita a viremia na maioria dos equinos após exposição a mosquitos infectados com o vírus do Nilo Ocidental. A vacinação induz resposta de IgG, mas não IgM em equinos, fornecendo meios de identificação de cavalos recentemente infectados naturalmente daqueles cujo resultado do teste sorológico decorre de indução pela vacina.[32]

Tanto vírus vacinal inativado quanto vacina recombinante com vetor *Canarypox* vivo estão disponíveis na América do Norte.[6] A vacina de vírus inativado deve ser administrada em duas doses com intervalo de 3 a 6 semanas no início do verão em um primeiro momento, e então novamente uma a duas vezes ao ano antes da estação do pico de incidência da doença. Potros nascidos de éguas não vacinadas devem receber a vacina com 2 a 3 meses de idade, e potros de éguas vacinadas devem receber a vacina com 7 a 8 meses de idade. Vacinação de potros que adquirem imunidade passiva da mãe pode ser efetiva na indução de imunidade ativa quando a primeira dose da vacina for administrada aos 3 meses de idade.[35]

A administração das duas doses recomendadas de vacina de vírus inativado falha em induzir redução adequada no título da placa em aproximadamente 14% dos cavalos 4 a 6 semanas depois da vacinação e em 30% dos equinos 5 a 7 meses após a vacinação. Esse efeito foi especialmente evidente em equinos > 10 anos de idade. Esses resultados indicam que alguns equinos não desenvolverão imunidade protetora contra o vírus do Nilo Ocidental apesar da administração da vacina na dose e intervalo recomendados.

Minimização da exposição de equinos ao vírus inclui a redução da densidade populacional de mosquitos e proteção de equinos das picadas. A redução na população de mosquitos inclui a aspersão disseminada de inseticidas e a eliminação de locais de reprodução dos mosquitos. A aspersão disseminada em cidades é usada quando a doença é um fator de risco para humanos, mas não é prática para o controle de mosquitos em áreas rurais. Preocupações ambientais tornam a abordagem de controle inaceitável em muitas regiões.

A remoção do hábitat das larvas pela drenagem de água parada é recomendada para controle do vírus do Nilo Ocidental, embora a eficácia dessa abordagem não tenha sido demonstrada. Água parada inclui não apenas poços e lagos, mas também piscinas externas com manutenção inadequada, banheiras para aves, pneus descartados e outros receptáculos que podem armazenar água. O uso de compostos larvicidas em água parada é recomendado por algumas autoridades.

A minimização da frequência com que os equinos são picados pelos mosquitos tem potencial de reduzir o risco de contraírem a doença. Entretanto, recomendações específicas não estão disponíveis. O alojamento durante períodos de pico de atividade de mosquitos, especialmente no nascer e no pôr do sol, pode reduzir o risco de doença.

LEITURA COMPLEMENTAR

Long MT. West Nile virus and equine encephalitis viruses new perspectives. Vet Clin North Am Equine Pract. 2014;30:523-540.

McVey DS, et al. West Nile Virus. Rev - Off Int Epizoot. 2015;2:431-439.

REFERÊNCIAS BIBLIOGRÁFICAS

1. Roche SE, et al. Aust Vet J. 2013;91:5.
2. Frost MJ, et al. Emerg Infect Dis. 2012;18:792.
3. Barton AJ, et al. Aust Vet J. 2015;93:53.
4. Mann RA, et al. J Vet Diagn Invest. 2013;25:35.
5. Gordon AN, et al. J Vet Diagn Invest. 2012;24:431.
6. Long MT. Vet Clin North Am Equine Pract. 2014; 30:523.
7. McVey DS, et al. Rev Sci Tec. 2015;34:431.
8. Chaintoutis SC, et al. Emerg Infect Dis. 2013;19:827.
9. Ciccozzi M, et al. Infect Genet Evol. 2013;17:46.
10. McMullen AR, et al. J Gen Virol. 2013;94:318.
11. Añez G, et al. PLoS Negl Trop Dis. 2013;7:e2245.
12. Prow NA. Int J Environ Res Public Health. 2013; 10:6255.
13. Tee SY, et al. Aust Vet J. 2012;90:321.
14. van den Hurk AF, et al. Parasit Vectors. 2014;7.
15. Setoh YX, et al. J Gen Virol. 2015;96:1297.
16. Bargaoui R, et al. Transbound Emerg Dis. 2015;62:55.
17. Zohaib A, et al. Epidemiol Infect. 2015;143:1931.
18. Prow NA, et al. Int J Environ Res Public Health. 2013;10:4432.
19. Amraoui F, et al. PLoS ONE. 2012;7.
20. Andreadis TG. J Am Mosq Control Assoc. 2012;28:137.
21. Jansen CC, et al. Int J Environ Res Public Health. 2013;10:3735.
22. Sedlak K, et al. Epid Mik Imun. 2014;63:307.
23. Rios JJ, et al. PLoS ONE. 2010;5:e10537.
24. Epp T, et al. Can Vet J. 2007;48:1137.
25. Selvey LA, et al. PLoS Negl Trop Dis. 2014;8:2656.
26. Bowen RA, et al. Am J Trop Med Hyg. 2006;74:670.
27. Long MT, et al. J Vet Intern Med. 2006;20:608.
28. Wagner B, et al. Vet Immunol Immunopathol. 2008; 122:46.
29. Brault AC, et al. J Med Entomol. 2015;52:491.
30. Toplu N, et al. J Vet Pathol. 2015;52:1073.
31. Kock RA. Rev - Off Int Epizoot. 2015;34:151.
32. Khatibzadeh SM, et al. Am J Vet Res. 2015;76:92.
33. Long MT, et al. Equine Vet J. 2007;39:491.
34. Minke JM, et al. Vaccine. 2011;29:4608.
35. Davis EG, et al. Equine Vet J. 2015;47:667.

Encefalite japonesa

Doença neurológica de humanos, equinos e bovinos causada pelo vírus da encefalite japonesa. Trata-se de uma zoonose importante na Ásia, surgindo como resultado da infecção por vírus em hospedeiros de amplificação (suínos) transmitida por mosquitos a partir de aves selvagens que são reservatórios. Equinos, bovinos e humanos não são importantes na propagação da doença em razão dos baixos níveis de viremia nessas espécies. Existe uma vacina efetiva.

Etiologia

Flavivírus da encefalite japonesa (VEJ) é um membro da família Flaviviridae (que também inclui o vírus da encefalite do Vale Murray, vírus Kunjin e vírus do Nilo Ocidental), todos causando doenças em humanos, equinos e outros mamíferos, e vírus Usutu, que causa doença apenas em aves.[1-3] VEJ, um vírus envelopado com aproximadamente 50 nm de diâmetro, tem genoma de RNA de fita simples não segmentado de aproximadamente 11 kb de comprimento.[3] O genoma apresenta uma longa sequência de leitura (ORF, do inglês *open reading frame*) que codifica uma única poliproteína clivada cotranslacional e postransnacionalmente em três proteínas estruturais e sete proteínas não estruturais. As três estruturais são as proteínas do capsídio (C), precursor da membrana (prM) e envelope (E).[3] Com base na sequência de nucleotídios de RNA genômico, VEJ é classificado em cinco genótipos principais.[4-9] O genótipo 1 ocorre na República Popular da China, Vietnã, Coreia do Sul, norte da Tailândia, Camboja, Japão, Austrália, Índia e Taipé Chinesa; o genótipo 2 ocorre no sul da Tailândia, Malásia, Indonésia, norte da Austrália e Papua-Nova Guiné; o genótipo 3 está presente na Indonésia, Malásia, Nepal, Sri-Lanka, Índia, Península da Indochina, Filipinas, Taipé Chinesa, Coreia do Sul, República Popular da China, Vietnã e Japão; e o genótipo 4 foi isolado apenas durante os anos de 1980 e 1981 na Indonésia; e o genótipo 5 ocorre na Malásia, Tibete (China) e Coreia do Sul (Figura 14.5).[2,4,5,9] RNA de VEJ foi detectado em pássaros mortos e em mosquitos *C. pipiens* na Itália.[10]

O vírus circula entre hospedeiros de amplificação aves e mamíferos e os mosquitos (Figura 14.6).[2] O reservatório natural de manutenção para VEJ são aves da família Ardeidae (garças e pelicaniformes), que não demonstram doença clínica, mas têm alto nível de viremia. O suíno é o principal mamífero hospedeiro de amplificação entre os animais domésticos. Equinos, bovinos, ovinos, caprinos, cães, gatos e humanos se tornam infectados, mas provavelmente têm papel menor na disseminação dos vírus em razão do baixo nível de viremia nessas espécies. Existem muitas espécies de mosquitos importantes na biologia do vírus.[11,12] *C. tritaeniorhynchus* é o principal vetor, enquanto *C. gelidus*, *C. fuscocephala* e *C. annulirostris* são considerados

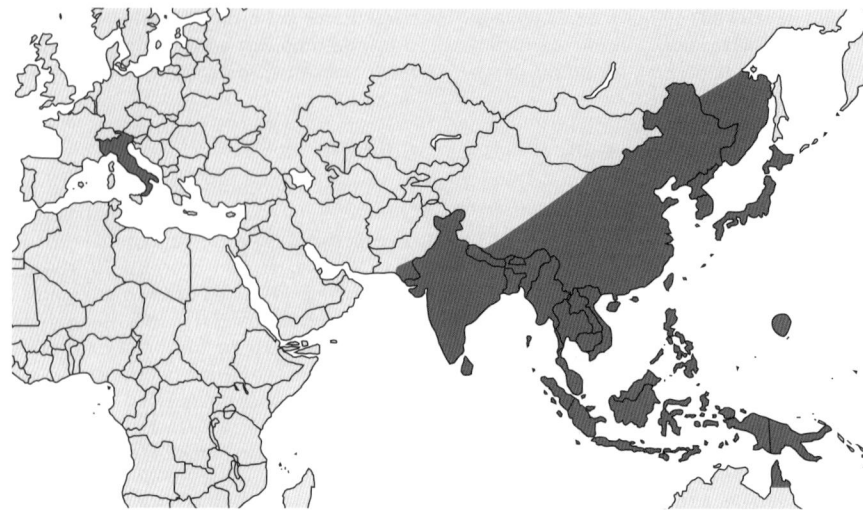

Figura 14.5 Distribuição do vírus da encefalite japonesa em 2015. O genoma viral foi detectado em aves mortas e mosquitos na Itália, mas o vírus não foi isolado, nem doença consistente com encefalite japonesa foi detectada no país. Reproduzida com a permissão da World Organisation for Animal Health (OIE, www.oie.int). Figura 2 de Morita K. et al. Japanese encephalitis. *In* New developments in major vector-borne diseases. Part II: Important diseases for veterinarians (S. Zientara, D. Verwoerd & P.-P. Pastoret..., eds). Rev. Sci. Tech. Off. Int. Epiz., 34(2), página 443. doi 10.20506/rst.34.2.2370.

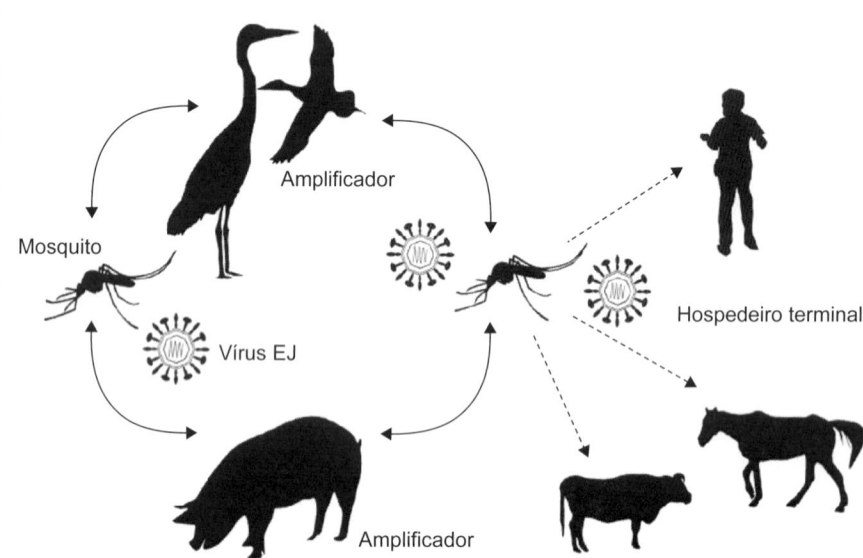

Figura 14.6 Ciclo de transissão do vírus da encefalite japonesa entre amplificadores (suínos e aves selvagens) e mosquitos vetores (especialmente *Culex tritaeniorhynchus*), incluindo a infecção de hospedeiros terminais (humanos, equinos e bovinos. Reproduzida com a permissão da World Organisation for Animal Health (OIE, www.oie.int). Figura 3 de Morita K. et al. Japanese encephalitis. *In* New developments in major vector-borne diseases. Part II: Important diseases for veterinarians (S. Zientara, D. Verwoerd & P.-P. Pastoret..., eds). Rev. Sci. Tech. Off. Int. Epiz., 34(2), página 444. doi 10.20506/rst.34.2.2370.

vetores secudário/regionais. O vírus foi detectado em *Anopheles peditaeniatus*, *Leicester*, *A. barbirostris* (*van der Walp*) e *A. subpictus* na Índia.

Aedes coreicos, um vetor potencial de VEJ, foi relatado pela primeira vez no norte da Itália/Suíça (ele também foi relatado na Bélgica e em regiões da Europa central), dando continuidade ao padrão de incursões induzidas por mudanças climáticas de insetos vetores de doenças virais importantes na Europa.[13] *Ochlerotatus detritus* (sinônimo *Aedes detritus*), um mosquito da zona temperada (Grã-Bretanha) pode ser infectado experimentalmente por VEJ e pode ser um vetor competente a campo, embora essa informação ainda precise ser estabelecida.[11]

O vírus é destruído por aquecimento por 30 min acima de 56°C e o ponto de inativação térmica (PIT) é 40°C. Ele é inativado em ambiente ácido com pH entre 1 e 3, mas é estável em ambiente alcalino com pH entre 7 e 9. O vírus é muito lábil, é sensível à luz ultravioleta e radiação gama e não sobrevive bem no ambiente.

Epidemiologia

A doença em humanos, equinos, suínos ou bovinos ocorre *por todo o Oriente e Sudeste Asiático* e se estendeu até Papua Nova Guiné, Estreito de Torres e norte da Austrália. Surtos da doença ocorreram no Estreito de Torres em 1995 e a doença em humanos ocorreu em raras ocasiões no norte da Austrália. Surtos da doença não ocorreram na Austrália, apesar das grandes populações de suínos selvagens, aves e mosquitos, provavelmente porque os mosquitos preferem se alimentar em marsupiais, que são hospedeiros ruins para VEJ.

Casos clínicos esporádicos de VEJ em equinos foram relatados em vários países, incluindo Japão, Hong Kong, Taiwan e Índia.[4,14,15] A morte de equinos atualmente é incomum no Japão, com pouco ou nenhum caso relatado em muitas décadas,[2,15] em razão da vacinação da maioria dos equinos, mas 15% a 70% dos cavalos de corrida têm anticorpos contra VEJ que não são induzidos por vacinação. Anticorpos contra VEJ foram detectados em 67 de 637 (10,5%) equinos na Índia testados entre 2006 e 2010.[14] Levantamentos soroepidemiológicos de bovinos no Japão revelam que aproximadamente 68% dos animais são positivos. A doença em equinos e humanos ocorre na China. A prevalência da doença está relacionada com populações de suínos, o principal hospedeiro de amplificação, e com mosquito vetor e hospedeiros humanos e equinos suscetíveis. A soroprevalência do vírus da encefalite japonesa por IH foi de 74,7% (95% IC = 71,5 a 77,9%), a soroprevalência de IgM para VEJ foi 2,3% (95% IC = 1,2 a 3,2%) em suínos em abatedouros no Laos, com maior prevalência durante a Estação das Monções.[16] Fatores que afetam o número de mosquitos incluem a disponibilidade de hábitat adequado, como campos de arroz no qual a sobrevivência das larvas do mosquito é aumentada pela aplicação de fertilizantes nitrogenados, e a presença de fitoplâncton, que fornece alimento e abrigo para as larvas.

Achados clínicos

Manifestações clínicas da doença em equinos variam amplamente em gravidade.[15] Casos brandos apresentam febre de até 39,5°C, anorexia, movimentos lentos e algumas vezes icterícia por 2 a 3 dias. Uma forma mais grave da doença inclui letargia com período febril variável (tão alta quanto 41°C), com estupor acentuado, bruxismo e movimentos mastigatórios, dificuldade de deglutição, presença de petéquias na mucosa, incoordenação, rigidez de pescoço, prejuízo aparente à visão, paresia e paralisia. A recuperação normalmente ocorre em aproximadamente 1 semana. Casos mais graves apresentam letargia acentuada, febre branda e sonolência. Icterícia e petéquias da mucosa nasal são comuns. Há disfagia, incoordenação, andar cambaleante e quedas. Há também a forma de hiperexcitabilidade da doença, caracterizada por febre alta (41°C ou maior), sudorese profusa e tremores musculares, andar desorientado, alterações comportamentais que se manifestam como agressão, perda da visão, colapso, coma e morte. Esse tipo grave da doença é incomum e representa apenas 5% do total de casos, mas é mais provável que termine em morte. Na maioria dos casos, a recuperação completa ocorre após 4 a 9 dias. A doença ocorre em potros e pode se manifestar como encefalite.[14]

Infecção de *bovinos, ovinos e caprinos* em geral é clinicamente inaparente e de pouca relevância, embora casos raros de doença clínica ocorram nessas espécies.[2,17,18] Perdas disseminadas, entretanto, foram relatadas em *suínos*, particularmente no Japão. A doença ocorre como encefalite não supurativa em suínos com menos de 6 meses de idade. Porcas abortam ou produzem natimortos, e a doença tem importância econômica em razão dessas perdas.

Patologia clínica

Uma variedade de testes está disponível para detectar anticorpos para VEJ ou RNA viral. O teste de aglutinação em látex fornece detecção precisa de anticorpos a campo. Entretanto, o diagnóstico definitivo da encefalite viral japonesa não deve se basear exclusivamente na sorologia, uma vez que a infecção com vírus antigenicamente relacionados, incluindo encefalite pelo vírus do Vale Murray, vírus Kunjin e vírus do Nilo Ocidental pode causar resultados falso-positivos (da perspectiva de VEJ). O isolamento desses flavivírus é difícil, e técnicas de bioensaio são comparativamente lentas. Como resultado, a detecção por PCR provavelmente é cada vez mais utilizada. Testes para detectar RNA viral em tecidos de mamíferos ou mosquitos estão disponíveis.[19-23]

Achados de necropsia

Não existem alterações macroscópicas características. Como é típico para a maioria das encefalites virais, alterações microscópicas incluem encefalomielite não supurativa, gliose focal, necrose neuronal e neuronofagia. Lesões em leitões após infecção experimental são agregados de células da glia e edema perivascular através do trato olfatório e córtex piriforme. Antígenos de VEJ foram detectados no citoplasma e processos neuronais de pequenas células nervosas na camada celular granular do bulbo olfatório, nos processos neuronais do trato olfatório e no citoplasma de neurônios no córtex piriforme.[24]

IHQ pode ser usada para demonstrar esse vírus em cortes de tecidos fixados em formol e embebidos em parafina.

Zoonose[25,26]

Vírus da encefalite japonesa é endêmico em 24 países nas regiões do Sudeste Asiático e Oeste do Pacífico, com mais de 3 bilhões de pessoas sob risco de infecção. A encefalite japonesa é a principal causa de encefalite viral em pessoas em muitos países da Ásia, ocorrendo quase 68 mil casos clínicos por ano. Crianças estão sob maior risco, e adultos em áreas endêmicas apresentam imunidade protetora como consequência de infecção durante a infância. A maioria das infecções por VEJ é branda (febre e dor de cabeça) ou sem sintomas aparentes, mas aproximadamente 1 em 250 infecções resultam em doença grave caracterizada por início rápido de febre alta, dor de cabeça, rigidez do pescoço, desorientação, coma, convulsões, paralisia espástica e morte.[25] Embora VEJ sintomático seja raro, a taxa de mortalidade entre aqueles com encefalite pode ser tão alta quanto 30%. Sequelas neurológicas e psiquiátricas permanentes ocorrem em 30 a 50% das pessoas com encefalite clínica. Não há tratamento efetivo específico e o cuidado com pessoas afetadas inclui o tratamento sintomático. Vacinas seguras e efetivas estão disponíveis para evitar VEJ em pessoas e, consequentemente, a OMS recomenda a vacinação contra VEJ em todas as regiões nas quais a doença é reconhecida como um problema de saúde pública.[25]

Amostras para confirmação do diagnóstico

- Virologia: 5 mℓ de LCE resfriado, cérebro resfriado (cortado sagitalmente; ISO, BIOENSAIO, PCR)
- Histologia: Amostras fixadas da outra metade do cérebro, pulmões, baço, fígado, coração (MO, IHQ)

Atenção ao potencial zoonótico desse organismo ao manipular a carcaça e submeter amostras.

Diagnóstico diferencial

O diagnóstico diferencial em equinos inclui[27] outras encefalites virais equinas (leste, oeste, venezuelana, Vale Murray, Nilo Ocidental) doença do cavalo africano, doença Borna, infecção por EHV, anemia infecciosa equina, babesiose aguda, encefalopatia hepática, raiva, tétano, botulismo, nematodíase cerebral ou protozoadíase ou leucoencefalomalácia (*F. moniliforme*).

Diagnósticos diferenciais em suínos incluem[27] infecção pelo vírus Menangle, infecção por parvovírus suíno, peste suína clássica, síndrome reprodutiva e respiratória suína, doença de Aujeszky (pseudorraiva), paramixovírus La Piedad Michoacan paramixovírus (*paramyxovirus* do olho azul), encefalomielite hemaglutinante, vírus da encefalomiocardite, brucelose suína, Teschen/Talfan, privação de água/excesso de sal e qualquer outro agente causal de natimortos, mumificação, morte embrionária e infertilidade (NMMEI) ou encefalite em neonatos.

Tratamento e controle

Não existe tratamento específico para a doença. O *controle* é por vacinação. *Vacinas* em formol fornecem excelente proteção em suínos e equinos. Uma vacina inativada de cultivo celular de VEJ com adjuvante delta inulina foi segura e bem tolerada e induziu forte resposta de anticorpos neutralizantes para VEJ em todos os potros e em éguas prenhes. A atividade neutralizante foi transferida passivamente para seus potros através do colostro. Potros que adquiriram imunidade passiva para VEJ pelos anticorpos maternos apresentaram evidência de interferência dos anticorpos maternos na vacinação subsequente com cerca de 35 dias de vida, mas não com 1 ano de idade.[28]

O vírus foi inativado por solventes orgânicos e lipídicos, detergentes comuns, iodo e iodo fenol em etanol 70%, glutaraldeído a 2% formaldeído, 3% a 8% e hipoclorito de sódio a 1%.

REFERÊNCIAS BIBLIOGRÁFICAS

1. Ziegler U, et al. Vector Borne Zoonotic Dis. 2015; 15:481.
2. Morita K, et al. Rev - Off Int Epizoot. 2015;34:441.
3. Unni SK, et al. Microbes Infect. 2011;13:312.
4. Cherian SS, et al. Arch Virol. 2015;160:3097.
5. Li M-H, et al. PLoS Negl Trop Dis. 2011;5:1231.
6. Nabeshima T, et al. Future Virol. 2010;5:343.
7. Schuh AJ, et al. J Gen Virol. 2010;91:95.
8. Su C-L, et al. PLoS Negl Trop Dis. 2014;8:e3122.
9. Takhampunya R, et al. Virol J. 2011;8.
10. Ravanini P, et al. Eurosurveillance. 2012;17:2.
11. Mackenzie-Impoinvil L, et al. Med Vet Entomol. 2015;29:1.
12. van den Hurk AF, et al. Annu Rev Entomol. 2009; 54:17.
13. Suter T, et al. Parasit Vectors. 2015;8:402.
14. Gulati BR, et al. J Vet Sci. 2012;13:111.
15. Yamanaka T, et al. J Vet Med Sci. 2006;68:293.
16. Conlan JV, et al. Am J Trop Med Hyg. 2012;86:1077.
17. Kako N, et al. BMC Vet Res. 2014;10.
18. Katayama T, et al. J Clin Microbiol. 2013;51:3448.
19. Cha G-W, et al. PLoS ONE. 2015;10:e0127313.
20. Chen YY, et al. Transbound Emerg Dis. 2014;61:37.
21. Deng J, et al. J Virol Methods. 2015;213:98.
22. Dhanze H, et al. Arch Virol. 2015;160:1259.
23. Glushakova LG, et al. J Virol Methods. 2015;214:60.
24. Yamada M, et al. J Comp Pathol. 2009;141:156.
25. Japanese encephalitis fact sheet 386. World Health Organisation, 2014. (Accessed 06.12.2015, at http://www.who.int/mediacentre/factsheets/fs386/en/.).
26. Ghosh D, et al. PLoS Negl Trop Dis. 2009;3:e437.
27. Japanese encephalitis. 2013. (Accessed August, 2016, at www.oie.int/fileadmin/Home/eng/Animal_Health_in_the_World/docs/pdf/Disease_cards/JAPANESE_ENCEPHALITIS.pdf.).
28. Bielefeldt-Ohmann H, et al. Vet Res. 2014;45.

Encefalomielite equina leste e oeste

> **Sinopse**
>
> - Etiologia: vírus da encefalite leste e oeste
> - Epidemiologia: doença limitada às Américas. Transmitida por artrópodes, normalmente por mosquitos. Mamíferos, incluindo equinos, são hospedeiros acidentais. O equino é hospedeiro terminal para EEL e EEO. A taxa de letalidade varia de 5 a 70%. EEO e EEL ocorrem como casos esporádicos e como surtos. Ambas as doenças afetam humanos
> - Achados clínicos: febre, fasciculação muscular, depressão grave, pressão da cabeça contra obstáculos, incoordenação, decúbito, opistótono, movimentos de pedalagem e morte
> - Patologia clínica: leucopenia
> - Lesões: encefalomielite não supurativa
> - Confirmação do diagnóstico: isolamento viral e identificação viral por imunofluorescência indireta. Confirmação sorológica da exposição, preferencialmente demonstração do aumento da inibição da hemaglutinação, virusneutralização ou título de fixação de complemento
> - Tratamento: inespecífico. Cuidados de suporte
> - Controle: vacinação com vacinas inativadas com formol (EEL, EEO), Controle de insetos.

EEL: encefalite equina leste; EEO: encefalite equina oeste.

Etiologia

Encefalomielite equina é associada a um de dois alfavírus imunologicamente distintos transmitidos por artrópodes (família Togaviridae): *vírus da encefalomielite equina leste* (EEL) e *vírus da encefalomielite equina oeste* (EEO):

- Existe uma estirpe de EEL, mas duas variantes antigênicas: América do Norte e América do Sul[1]
- EEO provavelmente surgiu como recombinante de EEL e vírus Sindbis. Existem estirpes de EEO da Argentina, Brasil e Dakota do Sul que diferem antigenicamente, e existem quatro linhagens principais de EEO na Califórnia cuja distribuição geográfica se sobrepoe.

Todos os vírus são extremamente frágeis e desaparecem de tecidos infectados em poucas horas após a morte. Tanto EEL quanto EEO causam doença em humanos.[2] *EEO* é o menos virulento em equinos e humanos e a incidência da doença em humanos parece estar diminuindo.[3,4] Os ciclos de transmissão são mostrados na Figura 14.7.

Epidemiologia

Esses vírus de encefalite causam doenças em equinos, humanos, suínos e várias aves, incluindo estrutiformes[5,6] e faisões domésticos.

Distribuição

Os vírus da encefalomielite equina leste e oeste são restritos às Américas. Os dois apresentam distribuição geográfica distinta, mas podem se sobrepor: *EEL* é restrito à América do Sul e à América do Norte, tipicamente a leste do Rio Mississipi, enquanto *EEO* é encontrado a oeste do Rio Mississipi e predominantemente no oeste dos EUA e Canadá, embora também ocorra na Flórida e

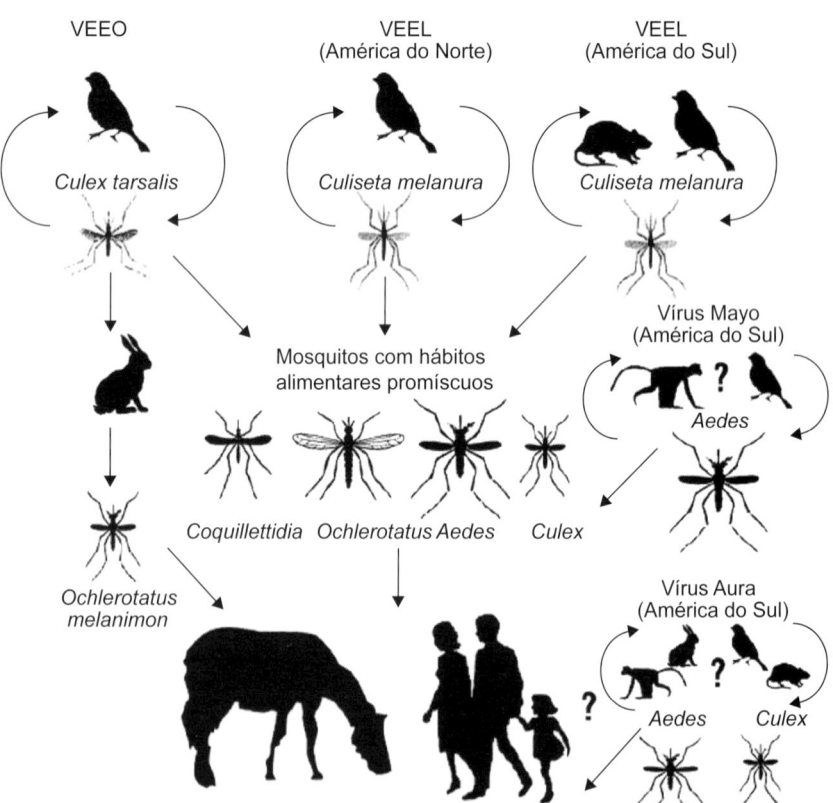

Figura 14.7 Ciclos de transmissão da infecção pelos vírus da encefalomielite equina oeste e vírus da encefalomielite equina leste nas Américas. Reproduzida com a permissão da World Organisation for Animal Health (OIE, www.oie.int). Adaptada da Figura 1 de Arechiga-Ceballos N. & A. Aguilar-Setién, encefalomielite equina por alfavírus (leste, oeste, venezuelana). *In* New developments in major vector-borne diseases. Part II: Important diseases for veterinarians (S. Zientara, D. Verwoerd & P.-P. Pastoret..., eds). Rev. Sci. Tech. Off. Int. Epiz., 34(2), página 492. doi 10.20506/rst.34.2.2370.

América do Sul. Existem evidências recentes de extensão da abrangência de EEL para o norte do Maine e Vermont e o surgimento da doença no Tennessee.[6-11]

Ecologia viral

Humanos, equinos, bovinos, suínos, cães e estrutiformes são hospedeiros acidentais do vírus. Os EEL e EEO normalmente são mantidos em uma relação hospedeiro-vetor pela circulação entre mosquitos e alguns outros insetos hematófagos e o hospedeiro definitivo. Entretanto, existem algumas diferenças importantes na ecologia dos diferentes vírus.

Encefalomielite equina oeste

Os hospedeiros definitivos de EEO endêmico são aves selvagens que não são clinicamente afetadas, e os vetores são mosquitos. *C. tarsalis* (no oeste dos EUA) e *Culiseta melanura* (no leste e sul dos EUA). Mosquitos infectados picam aves suscetíveis, normalmente filhotes ainda no ninho ou que estão aprendendo a voar, que desenvolvem viremia. Os mosquitos são infectados pela alimentação em aves virêmicas ou por transmissão vertical. A transmissão vertical provavelmente é importante como mecanismo de sobrevivência ao inverno em EEO e, possivelmente, em EEL.

Epidemias de EEO são incomuns, mas casos individuais esporádicos não são. Epidemias são associadas a fatores que aumentam o número de mosquitos infectados ou a sua alimentação em equinos suscetíveis (não vacinados). A doença em equinos ocorre no meio do verão e outono, e é associada a mudanças nos hábitos de alimentação de *C. tarsalis*. Equinos e humanos são hospedeiros terminais, uma vez que a viremia nessas espécies não é grave o suficiente para permitir a infecção de *mosquitos*.

Encefalomielite equina leste

O *ciclo de manutenção principal do vírus EEL* é a transmissão entre passeriformes pelo mosquito *C. melanura*, um habitante de canais de drenagem e pântanos. Entretanto, outros mosquitos, incluindo *Aedes sollicitans* e *A. vexans*, podem propagar o vírus através da infecção de grandes aves do litoral. O chapim da Carolina e a garça real da coroa amarela são hospedeiros aviários mais comuns no sudeste dos EUA. O vírus é detectado em mosquitos *C. melanura* e *Anopheles quadrimaculatus* na Flórida em fevereiro, sendo que ambos se alimentam na garça real de coroa preta (*Nycticorax nycticorax*). A garça real de coroa amarela (*Nyctanassa violacea*), cararã (*Anhinga anhinga*) e a garça azul grande (*Ardea herodias*) sugerem um meio para a manutenção do ciclo do vírus durante o inverno.[12] Existe evidência crescente de que cobras possam ser reservatório para o vírus, com altas taxas de soroprevalência para anticorpos contra EEL.[13,14] O reservatório do vírus durante o inverno pode envolver a transmissão vertical da infecção para larvas que sobrevivem ao inverno.

Hospedeiros vertebrados na América do Sul não foram identificados, mas tanto sigmodons quanto pardais domésticos apresentam potencial para serem vetores.[15] O vírus na América do Norte provavelmente tem a Flórida como local de sobrevivência no inverno, com disseminação sazonal subsequente para outros estados dos EUA e para o leste do Canadá.[1,12]

Equinos normalmente são hospedeiros terminais, embora viremia possa ser suficientemente grave em alguns equinos para permitir a infecção de mosquitos.

Epidemias de EEL ocorreram nas províncias de Ontário e Quebec; em virtualmente todos os estados dos EUA a leste do Rio Mississipi; no Arkansas, Minnesota, Dakota do Sul e Texas; em muitas das ilhas do Caribe; na Guatemala, México e Panamá; e na Argentina e Brasil,[2,16] Colômbia, Equador, Guiana, Peru, Suriname e Venezuela. EEL continua a causar perdas significativas por mortes anualmente em equinos na Flórida, principalmente em equinos não vacinados. Sugere-se que a incidência de doença clínica causada por EEL na Flórida seja muito maior do que o relatado, e há necessidade de aumentar a vigilância e o conhecimento públicos quanto à importância da vacinação, particularmente em potros. *Epizootias inesperadas* ocorrem nos estados do interior dos EUA e, frequentemente, a fonte de infecção não é determinada, embora *fatores meteorológicos* que permitem o movimento rápido de mosquitos infectados possam ser importantes.[5] Por exemplo, em 1972, surtos de EEL ocorreram em Quebec, no Canadá, e em Connecticut, que se originaram com mosquitos transportados por ventos de superfície de Connecticut até Quebec, uma distância de 400 km, em 14 a 16 h a uma velocidade de 25 a 30 km/h e temperatura de 15°C. Pode haver um ciclo contínuo de vírus EEL em mosquitos e aves no sudeste dos EUA, de onde os vírus podem ser distribuídos por mosquitos infectados com o vento ao longo do Golfo e Costa do Atlântico e até o Vale do Mississipi.

Existe maior probabilidade de detecção do vírus em mosquitos próximos a áreas florestais na Flórida, uma observação consistente com a ocorrência da doença no estado.[17] Um surto de EEL em equídeos, uma lhama e faisões no Maine foi associado ao número extraordinariamente alto de *C. melanura* naquele ano.[8]

Fatores de risco do animal

Cavalos que se recuperam são resistentes à infecção por pelo menos 2 anos, e a vacinação confere imunidade de duração variável (ver sob a seção "Controle"). *Equinos não vacinados* estão sob maior risco da doença; o risco de um equino vacinado contrair EEL é de apenas 0,14 do de um cavalo não vacinado. A doença é mais grave, e a taxa de mortalidade é maior em cavalos não vacinados do que em cavalos vacinados. A taxa de letalidade entre potros jovens de éguas não imunes infectadas com EEO é sempre alta, com frequência tão alta quanto 100%.

Alojamento e exposição a mosquitos são fatores de risco importantes para EEL, e presumivelmente para EEO. Durante um surto em 1831, apenas cavalos mantidos a pasto foram afetados. O uso de *repelentes de insetos* diminui a probabilidade de um cavalo ser infectado por EEL para 0,04 daquele de um cavalo não protegido. De forma similar, manter equinos a pasto próximo a áreas florestais aumenta o risco de doença em quase quatro vezes, e a presença de *terras encharcadas* aumenta o risco em mais de duas vezes. Cavalos mantidos em áreas com *alta precipitação pluviométrica* têm maior risco de doença, presumivelmente em razão da densidade de mosquitos nessas áreas.

Morbidade e taxa de mortalidade

A morbidade varia amplamente dependendo das condições sazonais e da prevalência de insetos vetores; os casos podem ocorrer esporadicamente ou na forma de surtos graves que afetam 20% ou mais de um grupo. A prevalência de infecções, como avaliada pelo exame sorológico, é muito maior do que a morbidade clínica, e cerca de 9% dos equinos em Quebec são sorologicamente positivos para EEL, mas com taxa de ocorrência da doença clínica muito menor.[18] A *taxa de letalidade* difere com a estirpe do vírus; em infecções por vírus da EEO, ela normalmente é de 20 a 30%, com EEL ela normalmente fica entre 40 e 80%, mas pode ser tão alta quanto 90%.

Implicações zoonóticas

A *suscetibilidade de humanos* ao vírus causal dá à doença grande importância em saúde pública. Humanos podem se tornar infectados com os vírus EEL e EEO.[2]

Patogênese

Infecção inaparente é a forma mais branda da doença e pode ser caracterizada apenas por febre transitória. Uma forma mais grave da doença se manifesta como taquicardia, depressão, anorexia, diarreia ocasional e febre.

Viremia transitória ocorre no pico da febre. A penetração do vírus no *cérebro* não ocorre em todos os casos, e a infecção não produz sinais além de febre, a não ser que ocorra a envolvimento do SNC. As lesões produzidas no tecido nervoso são típicas de infecção viral e estão localizadas particularmente na *substância cinzenta do córtex cerebral, tálamo e hipotálamo* com menor envolvimento do bulbo e medula espinal. Essa distribuição das lesões é responsável pelos sinais característicos de distúrbio mental, seguido por um estágio posterior de paralisia. A cegueira precoce aparente e a falha em comer ou beber parecem ter origem cortical. A cegueira verdadeira e a paralisia faríngea ocorrem apenas nos estágios finais.

Achados clínicos

As doenças associadas aos vírus EEL e EEO são *clinicamente indistinguíveis*. O período de incubação para EEL é de 1 a 3 dias, e de 2 a 9 dias para EEO. A doença não complicada normalmente dura aproximadamente 1 semana. No estágio virêmico inicial há febre, que pode ser acompanhada por anorexia e depressão, mas a reação normalmente é branda, de maneira que ela passa sem ser percebida. Na doença experimental, a temperatura pode chegar a 41°C, persistindo por apenas 24 a 48 h, com sinais de disfunção neurológica surgindo no pico da febre. Animais que apresentam sinais de doença neurológica por mais de 24 h com frequência não apresentam pirexia.

Sinais iniciais de doença neurológica incluem hipersensibilidade ao som e ao toque e, em alguns casos, períodos transitórios de excitação e inquietação, com cegueira aparente. Equinos podem apresentar períodos de anorexia e cólica antes do início dos sinais de doença neurológica. Equinos acometidos podem caminhar em direção a objetos ou andar em círculos e, em casos graves, mimetizar sinais de equinos com doença intestinal catastrófica. Ocorrem movimentos musculares involuntários, especialmente tremores das paletas e músculos faciais, e ereção do pênis. Um estado mental de depressão grave ocorre na sequência. Equinos afetados permanecem em posição quadrupedal com a cabeça baixa; eles parecem sonolentos e podem apresentar a boca cheia de comida mastigada pendendo dos lábios. Nesse estágio, o cavalo pode comer e beber se a comida for colocada na sua boca. O reflexo pupilar à luz ainda está presente. O animal pode ser acordado, mas em pouco tempo retorna ao estado de sonolência.

Estágio de *paralisia* se segue. Existe inabilidade em manter a cabeça elevada e ela com frequência fica apoiada em um suporte sólido. O lábio inferior é penduloso e a língua protrai da boca. Posturas não naturais são adotadas, e o cavalo com frequência permanece com alternância do peso entre os membros pélvicos ou com os membros cruzados. Pressão da cabeça contra objetos e apoiar nas paredes também são vistos. Não existe incoordenação óbvia ao caminhar, particularmente nos membros pélvicos, e o andar em círculos é comum. Defecação e micção são suprimidos, e o cavalo não é capaz de deglutir. Paralisia completa é o estágio terminal. O cavalo entra em decúbito, fica incapaz de levantar e normalmente morre em 2 a 4 dias após os primeiros sinais de doença. Uma proporção dos equinos acometidos não desenvolve paralisia e sobrevive, mas apresenta déficits neurológicos persistentes.

Suínos

EEL causa encefalite e miocardite em leitões com menos de 2 semanas de idade. A doença é caracterizada por incoordenação, convulsões, vômito, perda de peso e movimentos de pedalagem. Leitões que se recuperam apresentam retardo no crescimento.

Estrutiformes e faisões

A doença em emus é caracterizada por vômito, diarreia com sangue e depressão com ausência a sinais mínimos de doença neurológica.[5] Faisões apresentam sinais de doença neurológica e comportamento aberrante, como bicadas agressivas excessivas e taxas de mortalidade de 30%.[8] Perus selvagens raramente são clinicamente infectados, embora possam se tornar infectados.[8]

Patologia clínica

Não existem anormalidades hematológicas ou bioquímicas características. A ausência de indicações bioquímicas de doença hepática (hiperbilirrubinemia, aumento da atividade de enzimas hepáticas séricas específicas, como sorbitol desidrogenase ou γ-glutamiltransferase, ausência de hiperamonemia) descarta encefalopatia hepática.

A *confirmação do diagnóstico* é conseguida por um ou mais dos seguintes:

- Isolamento do vírus de um animal afetado
- Detecção do antígeno viral ou ácido nucleico em animais com sinais clínicos adequados
- Soroconversão ou aumento do título no soro de animais doentes ou que se recuperaram.

O *isolamento viral* fornece prova definitiva da infecção. Entretanto, viremia pode ter se resolvido no momento em que os sinais clínicos se desenvolvem, e pode ser vantajoso coletar amostras de animais febris, e não de animais que apresentam sinais avançados de doença. O vírus pode ser cultivado em camundongos lactentes inoculados por via intracraniana, camundongos desmamados, cobaias, cultura de células, pintinhos que acabaram de eclodir ou ovos embrionados. O genoma viral pode ser detectado, e isolados podem ser identificados por RT-PCR quantitativa[19-21], ou por fixação de complemento, IH, virusneutralização, ensaio imunofluorescente (EIF) e ELISA de captura de antígeno.

Soro da fase aguda e do período de convalescência coletados com 10 a 14 dias de intervalo para pesquisa quanto à presença de anticorpos neutralizantes, inibição de hemaglutinação ou fixação de complemento no soro de equinos infectados ou contactantes é de valor na detecção da presença do vírus no grupo ou na região. Um aumento de quatro vezes no título de anticorpos de fixação de complemento é considerado positivo.

A demonstração do ácido nucleico viral em tecidos, sangue ou insetos por teste PCR pode ser um indicador útil da presença do vírus. Pode haver antígeno viral suficiente para ser detectado por ELISA em material clínico, e isso pode fornecer um teste útil nos estágios iniciais de uma epidemia.

A presença de um alto título IH, anticorpos de fixação de complemento e anticorpos neutralizantes *em uma única amostra de soro* obtida de um equino durante a fase aguda da doença é associada ao vírus EEO e pode ser usada como evidência presuntiva da infecção pelo vírus. Entretanto, anticorpos contra o vírus EEO podem persistir por anos, e são produzidos após vacinação com vacinas contra EEO ou vacinas bivalentes EEO/EEL, e em potros pode ser causada por imunidade colostral. Portanto, uma única amostra de soro não pode ser usada para confirmar o diagnóstico de EEO usado IH, fixação de complemento ou testes de neutralização. Equinos infectados experimentalmente ou naturalmente com EEO ou o vírus EEL não produzem anticorpos IH ou neutralizantes por 5 a 10 dias após a infecção.

Anticorpos circulantes surgem no próprio ou próximo ao dia de início da doença clínica. A infecção pelo vírus EEO resulta na produção de IgM sérica específica para EEO, e o teste ELISA é um teste rápido, sensível e específico para IgM contra os vírus EEO e EEL. Adicionalmente, a razão dos títulos de EEL e EEO pode ser útil na detecção da infecção por EEL; razão > 8:1 é altamente sugestiva de infecção por EEL.

Achados de necropsia

As meninges cerebrais podem parecer congestas, mas geralmente não há alterações macroscópicas. O exame histológico do cérebro revela acúmulos perivasculares de leucócitos e lesão em neurônios. A substância cinzenta do prosencéfalo e mesencéfalo são as áreas mais gravemente afetadas. Lesões associadas ao antígeno EEL também estão presentes no miocárdio, estômago, intestino, vesícula urinária e baço.

Cultura de células e experimentos de transmissão usando tecido cerebral como inóculo são os meios tradicionais de confirmação do diagnóstico e requerem que o cérebro seja removido em até uma hora após a morte. A transmissão é por inoculação intracerebral de tecido cerebral em camundongos lactentes ou cultura de células de embriões de pato. Testes de anticorpos fluorescentes foram desenvolvidos para detectar vírus EEL no tecido cerebral. Um teste diagnóstico baseado em PCR está disponível para o vírus EEL. Lesões similares àquelas vistas em equinos também foram descritas em vacas de corte infectadas por EEL. *A doença em leitões* é caracterizada por aumento de volume perivascular, gliose, necrose focal do córtex cerebral e necrose miocárdica multifocal.

Amostras para confirmação do diagnóstico *post mortem*

- Metade do cérebro seccionado sagitalmente e fígado e baço devem ser submetidos para teste de anticorpos fluorescentes e PCR, isolamento viral e bioensaio
- Metade do cérebro seccionado sagitalmente, fixado em formol, deve ser submetido para exame de microscopia óptica.

Atenção para o potencial zoonótico desses microrganismos ao manipular carcaças e submeter amostras.

> **Diagnóstico diferencial**
>
> Clinicamente, a doença apresenta grande similaridade com outras encefalomielites virais, das quais com frequência pode ser diferenciada pela localização geográfica do cavalo, e da encefalopatia hepática e muitas outras enfermidades (ver adiante na Tabela 14.12).
> A encefalite do Nilo Ocidental é predominantemente uma mielite com desenvolvimento posterior de sinais de doença neurológica, enquanto EEL e EEO apresentam predominantemente sinais de encefalopatia.
> - Raiva
> - Doença Borna (ocorre na Europa)
> - Encefalite japonesa (ocorre na Ásia)
> - Muitas infecções virais geograficamente restritas
> - Encefalopatia hepática, como aquela associada à intoxicação por *Crotalaria*, *Senecio* e *Amsinckia* spp.; hepatite sérica aguda ou hepatopatia
> - Botulismo causa fraqueza, evidente como fasciculações musculares, decúbito e disfagia, mas não causa sinais cerebrais (irritação, anormalidades comportamentais)
> - Intoxicação por cardo amarelo (*Centaurea solstitialis*), e intoxicação por fumonisinas (*Fusarium moniliforme*) podem produzir sinais clínicos similares àqueles de encefalopatia, com exceção de febre.

Tratamento

Não há tratamento específico ou definitivo. O tratamento de suporte pode ser dado com intenção de prevenir lesões autoinflingidas e manter a hidratação e estado nutricional.

Controle

O controle de encefalomielites virais de equinos se baseia em:

- Diagnóstico clínico e laboratorial preciso da doença em equinos
- Uso de animais sentinelas para monitorar a presença do vírus na região
- Quarentena de equinos infectados para parar o movimento de doadores do vírus
- Abate de insetos quando necessário
- Vacinação de todos os equinos.

Vacinação

A vacinação de equinos é importante para o controle de EEL e EEV.[3,22] Vacinas de EEL e EEO com vírus inativado com formol estão disponíveis (ver Tabela 14.14 na Encefalite equina venezuelana) e são efetivas, embora mais de 50% dos equinos com EEL tenham sido vacinados no ano anterior. Essa baixa proteção aparente pode ser explicada pelo fato de que muitos equinos não desenvolvem alteração detectável nos títulos de anticorpos após vacinação com vacina bivalente e têm diminuição rápida nos títulos de anticorpos do valor de pico atingido 2 a 4 semanas após a vacinação. Vacinas estão disponíveis como preparações monovalentes ou bivalentes e em combinação com outros antígenos (p. ex., toxoide tetânico). Os equinos devem ser vacinados muito antes da estação prevista para ocorrência de encefalomielite em determinada área. A vacinação contra ambas as estirpes do vírus é aconselhável em áreas nas quais a estirpe não foi identificada ou onde ambas existam. O esquema de vacinação recomendado atualmente consiste em duas doses da vacina inicialmente com 10 dias de intervalo, seguido por revacinação anual usando duas a três doses.[22]

A *revacinação anual* atualmente é recomendada, uma vez que a duração da imunidade efetiva por mais de 1 ano não é conhecida. É provável que as duas doses iniciais da vacinação durem por 3 a 4 anos. A ênfase no programa de vacinação deve ser em equinos jovens.

Anticorpos colostrais podem ser detectados no sangue de potros filhos de fêmeas vacinadas por até 6 a 7 meses, tempo após o qual eles declinam rapidamente. Potros de fêmeas vacinadas devem ser vacinados com 6 a 8 meses de idade e revacinados com 1 ano de idade. Potros de fêmeas não vacinadas podem ser vacinados aos 2 a 3 meses de idade e novamente com 1 ano de idade. Anticorpos colostrais de potros evitarão o desenvolvimento de anticorpos autógenos, e potros vacinados com menos de 6 meses de idade devem ser revacinados com 1 ano de idade ou quando em áreas de maior risco. Potros de éguas vacinadas devem ser vacinados com 3, 4 e 6 meses de idade.

Vacinas experimentais de DNA prometem prevenção de EEO.

Proteção contra insetos

Abrigar equinos em ambientes internos à noite, especialmente em estábulos à prova de mosquitos, e o uso de repelentes de insetos pode conter a disseminação do vírus. O uso de repelentes de insetos diminui o risco de EEL em equinos para 0,04 daquele de equinos não protegidos.

A aspersão disseminada de inseticidas para reduzir a população de insetos vetores foi usada para controlar EEV; entretanto, tais medidas não são práticas para prevenir casos esporádicos de EEL ou EEO, e o impacto ambiental do uso disseminado de inseticidas deve ser considerado.

A erradicação completa do vírus parece impossível em razão da natureza enzoótica da ecologia do vírus. O equino é um hospedeiro acidental dos vírus da EEL e EEO, tornando a eliminação do vírus impossível com métodos disponíveis atualmente.

Aspectos zoonóticos do controle

O *controle da doença em humanos* em áreas nas quais a doença pode ocorrer depende do controle de insetos, e monitoramento um sistema de vigilância com alerta precoce são necessários para decidir se é ou não preciso tomar medidas de controle. Em áreas nas quais EEO ocorre, casos clínicos da doença em equinos não vacinados normalmente precedem a ocorrência da doença em humanos. O estabelecimento de um sistema de relatos no qual os médicos-veterinários relatam todos os casos clínicos da doença em equinos também auxiliará na previsão de uma epidemia potencial de infecção pelo vírus da EEO na população humana. Levantamentos sorológicos de animais silvestres também atuam como bons indicadores da distribuição geográfica e sazonalidade da circulação desses vírus, e fornece um sistema precoce de alerta antes da detecção de casos em humanos.

LEITURA COMPLEMENTAR

Arechiga-Ceballos N, et al. Alphaviral equine encephalomyelitis (Eastern, Western and Venezuelan). Rev - Off Int Epizoot. 2015;34:491-510.

Long MT. West Nile virus and equine encephalitis viruses new perspectives. Vet Clin North Am Equine Practice. 2014;30:523-533.

REFERÊNCIAS BIBLIOGRÁFICAS

1. White GS, et al. Am J Trop Med Hyg. 2011;84:709.
2. Carrera J-P, et al. N Engl J Med. 2013;369:732.
3. Arechiga-Ceballos N, et al. Rev - Off Int Epizoot. 2015;34:491.
4. Zacks MA, et al. Vet Microbiol. 2010;140:281.
5. Chenier S, et al. Can Vet J. 2010;51:1011.
6. Saxton-Shaw KD, et al. PLoS ONE. 2015;10:e0128712.
7. Mukherjee S, et al. J Med Entomol. 2012;49:731.
8. Lubelczyk C, et al. Am J Trop Med Hyg. 2013;88:95.
9. Lubelczyk C, et al. Vector Borne Zoonotic Dis. 2014; 14:77.
10. Molaei G, et al. Parasit Vectors. 2015;8:516.
11. Mutebi J-P, et al. Vector Borne Zoonotic Dis. 2015; 15:210.
12. Bingham AM, et al. Am J Trop Med Hyg. 2014; 91:685.
13. White G, et al. Am J Trop Med Hyg. 2011;85:421.
14. Graham SP, et al. Am J Trop Med Hyg. 2012;86:540.
15. Arrigo NC, et al. Emerg Infect Dis. 2010;16:1373.
16. de Novaes Oliveira R, et al. Arch Virol. 2014;159:2615.
17. Vander Kelen PT, et al. Int J Health Geogr. 2012;11:47.
18. Rocheleau J-P, et al. Vector Borne Zoonotic Dis. 2013;13:712.
19. Armstrong PM, et al. Vector Borne Zoonotic Dis. 2012;12:872.
20. Brault AC, et al. J Med Entomol. 2015;52:491.
21. Zink SD, et al. Diag Microbiol Infect Dis. 2013;77:129.
22. Long MT. Vet Clin North Am Equine Pract. 2014; 30:523.

Encefalomielite equina venezuelana

> **Sinopse**
> - Etiologia: vírus da encefalite venezuelana (tipos IAB, IC e, em menor extensão, IE), um alfavírus
> - Epidemiologia: doença limitada às Américas. Vírus transmitido por artrópodes, normalmente mosquitos. EEV ocorre como epidemias associadas à mutação do vírus e ao movimento de ciclos enzoóticos a epizoóticos. O vírus cicla entre roedores selvagens (e provavelmente não entre aves) e mosquitos em áreas enzoóticas. Equídeos e humanos são hospedeiros de amplificação importantes para a propagação de EEV em epizootias. A taxa de mortalidade é de 5 a 70% para equídeos
> - Achados clínicos: febre, fasciculações musculares, depressão grave, pressão da cabeça contra obstáculos, incoordenação, decúbito, opistótono e movimentos de pedalagem, e morte
> - Patologia clínica: leucopenia
> - Lesões: encefalomielite não supurativa

- Confirmação do diagnóstico: isolamento viral e identificação. RT-PCR fornece identificação mais rápida do vírus. Identificação de antígenos virais por imunofluorescência indireta. Confirmação sorológica de exposição, preferencialmente demonstrando aumento nos títulos de inibição da hemaglutinação, virusneutralização ou fixação de complemento
- Tratamento: não há tratamento específico. Tratamento de suporte
- Controle: vacinação com vírus vivo inativado em formol ou vírus vivo modificado é efetiva. Vacinas estão sendo desenvolvidas com tecnologias mais modernas. Controle de insetos.

RT-PCR: transcriptase reversa-reação em cadeia da polimerase.

Etiologia

Encefalomielite equina venezuelana (EEV) é associada a um alfavírus transmitido por artrópode (família Togaviridae). O complexo EEV tem um vírus, EEV, com seis subtipos relacionados antigenicamente: I – EEV; II – Everglades; III – Mucambo; IV – Pixuna; V – Cabassou e VI – AG80-663. Dentro do subtipo I estão pelo menos cinco variantes (IAB, IC, ID, IE e IF). EEV epidêmico (patogênico) em equinos é associado às variantes IAB (originalmente identificadas como variantes distintas, A e B atualmente são consideradas a mesma variante) IC e IE; todos os demais subtipos de I (D-F) e outras variantes de vírus EEV (II-VI) normalmente não são patogênicos para equinos e são encontrados nos ciclos silvestre ou enzoótico, não equino, embora eles possam causar doença em humanos.[1] A variante patogênica IAB foi detectada na circulação críptica por até 8 anos após uma epizootia.[2] Os ciclos de infecção entre roedores e mosquitos como um ciclo enzoótico não são associados à doença em equídeos ou humanos (Figura 14.8). Aves podem estar envolvidas nesse ciclo enzoótico.

A doença ocorre quando variantes patogênicas do vírus se estabelecem e ciclam entre humanos ou equinos, ambos apresentando altos níveis de viremia, e mosquitos.[1,3]

Surtos da doença em equinos e humanos ocorrem de forma infrequente, mas podem afetar um grande número de equídeos e humanos quando ocorrem. Surtos foram documentados no México em 1993 e 1996, e na Venezuela e Colômbia no outono de 1995. O surto colombiano afetou 90 mil pessoas e estima-se que tenha matado 4 mil equinos. A estirpe envolvida no surto colombiano foi IC, enquanto a envolvida nos surtos mexicanos foi a variante que normalmente não é patogênica IE. O surto no México foi associado à variante de EEV que não causa viremia em equinos, embora ela fosse capaz de causar doença neurológica nessa espécie, e pode ter sido esse atributo que abreviou o curso da epidemia. Há evidências de circulação enzoótica contínua de EEV IE no sul do México.[4,5]

O vírus é extremamente frágil e desaparece dos tecidos infectados em poucas horas após a morte.

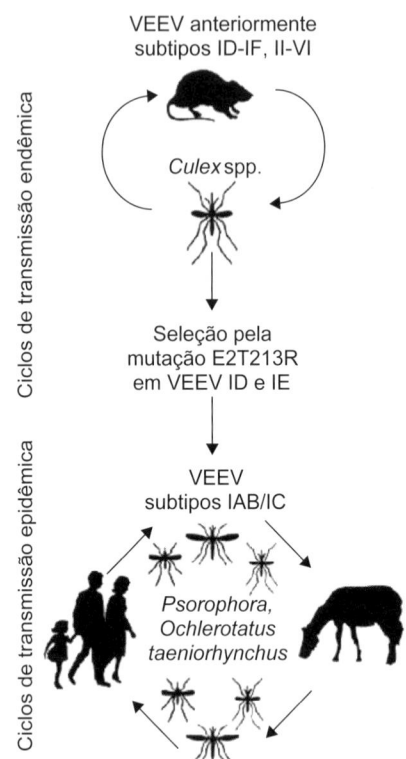

Figura 14.8 Epidemiologia do vírus da encefalomielite equina venezuelana nos ciclos enzoótico (endêmico) e epizoótico (epidêmico). Notar a necessidade de mutação do vírus para o desenvolvimento e estabelecimento de epizootias. Reproduzida, com autorização, da World Organisation for Animal Health (OIE, www.oie.int). Adaptada de Figura 1 de Arechiga-Ceballos N. & A. Aguilar-Setién, Alphaviral equine encephalomyelitis (Eastern, Western and Venezuelan). In New developments in major vector-borne diseases. Part II: Important diseases for veterinarians (S. Zientara, D. Verwoerd & P.-P. Pastoret..., eds). Rev. Sci. Tech. Off. Int. Epiz., 34 (2), page 492. doi: 10.20506/rst.34.2.2374.

Epidemiologia

O vírus da encefalite equina venezuelana infecta uma ampla variedade de espécies, incluindo roedores, humanos, equídeos, bovinos e cães.[5] Ele causa doença em humanos e equídeos.

Distribuição

EEV patogênico ou epizoótico é encontrado na América do Sul, América Central, México e raramente no sul dos EUA. As variantes epizoóticas atualmente são exóticas nos EUA. Estirpes de EEV enzoótica foram identificadas nos Everglades na Flórida (subtipo II), México (variante IE), países da América Central (variante IE), Panamá (variantes ID e IE), Venezuela (variante ID), Colômbia (variante ID), Peru (variantes ID, IIIC e IIID), Guiana Francesa (variante IIIB e subtipo V), Equador (variante ID), Suriname (variante IIIA), Trinidad (variante IIIA), Brasil (variantes IF e IIIA e subtipo IV) e Argentina (subtipo VI). Em um nicho ecológico atípico, a variante IIIB foi isolada nos EUA (Colorado e Dakota do Sul) em uma associação não usual com aves.[3]

Ecologia viral

EEV existe tanto como estirpes não patogênicas quanto patogênicas. *Vírus EEV não patogênicos* persistem no ciclo silvestre no norte da América do Sul, América Central e partes do sul dos EUA, e são importantes, pois são fonte das estirpes epizoóticas do vírus que emergem a intervalos infrequentes. As estirpes enzoóticas também confundem o diagnóstico de EEV, em razão da reatividade cruzada sorológica extensa entre vírus endêmicos e epidêmicos. Entretanto, avanços recentes nas técnicas de diagnóstico podem ter resolvido esse problema diagnóstico. Os vírus não patogênicos são mantidos em roedores associados a pântanos e transmitidos por mosquitos do gênero *Culex*, e talvez outros insetos hematófagos. Humanos, equinos, bovinos, suínos, cães e estrutiformes são hospedeiros acidentais do vírus. *Epidemias de EEV* ocorrem de forma irregular: a última ocorreu no norte de Columbia em 1995 e no México em 1993 e 1996. A fonte do vírus durante surtos é o cavalo infectado. *Equinos* desenvolvem viremia acentuada e são *hospedeiros de amplificação* que auxiliam na disseminação da epizootia; outras espécies domésticas, incluindo bovinos, suínos e caprinos não são consideradas amplificadoras do vírus. Durante epizootias, acredita-se que todas as espécies de mosquitos que se alimentam em cavalos, incluindo *Aedes*, *Psorophora* e *Deinocerites*, sejam capazes de disseminar a infecção, embora acredite-se que *O. taeniorhynchus* seja o principal vetor responsável pela transmissão de vírus da EEV durante surtos, enquanto espécies de mosquitos *Culex* (*Melanoconion*) transmitem estirpes enzoóticas do vírus da EEV.[6] Epizootias terminam conforme a população de equinos suscetíveis diminui abaixo de um nível crítico, seja pela morte ou por vacinação. O *reservatório do vírus entre surtos*, que podem ser de até 19 anos, era desconhecido até ser demonstrado que o vírus EEV tipo IAB epidêmico surge por *mutação de estirpes endêmicas* (tipos ID-F e II-VI) ou tipo IE (enzoótico) sofre mutação para a forma epizoótica muito similar sorologicamente a IE. Essa mutação do vírus endêmico para a forma epidêmica ocorreu em pelo menos três ocasiões associadas às epidemias de EEV. É provável que as estirpes patogênicas de EEV continuem a emergir em áreas nas quais as estirpes não patogênicas do vírus são endêmicas.

Fatores de risco do animal

Equinos que se recuperaram são resistentes à infecção por, pelo menos, 2 anos, e a vacinação confere imunidade de duração variável (ver a seção "Controle"). *Alojamento e exposição a mosquitos* são fatores de risco importantes para EEL e, presumivelmente, para EEV.

A morbidade varia amplamente, dependendo das condições sazonais e da prevalência de insetos vetores; casos podem ocorrer esporadicamente ou na forma de surtos graves que afetam 20% ou mais de um grupo. A prevalência de infecções, conforme julgado por exame sorológico, é muito maior do que a morbidade clínica; por exemplo, até 72% dos equinos examinados na região do Golfo do México apresentavam anticorpos para vírus da EEV (variante IE).[5] Apenas 0,8% dos equinos em Trinidad tinham evidência sorológica de infecção.[7]

A *taxa de letalidade* normalmente é de 40 a 80%, e pode ser tão alta quanto 90% com EEV.

Implicações zoonóticas

A *suscetibilidade de humanos* ao vírus causal dá à doença grande importância em saúde pública. Humanos podem se tornar infectados com os subtipos silvestre e epizoótico de EEV. Um surto recente de EEV em Columbia causou 75 mil casos em humanos, 300 mortes e matou aproximadamente 4 mil cavalos. *Infecções em humanos* geralmente ocorrem 2 semanas após as infecções em equinos. A infecção em humanos normalmente é caracterizada como uma doença branda, semelhante à gripe na qual a recuperação ocorre espontaneamente. Quando a encefalite clínica ocorre, normalmente é em pessoas muito jovens ou idosas. A ocorrência da doença em humanos pode ser limitada pelo uso de vacina em equinos, limitando, portanto, a ocorrência da doença em equinos na área. Há forte relação entre a *população de mosquitos* e a incidência da doença em equinos e humanos. A ocorrência da doença em humanos pode ser prevista por uma atividade muito intensa e fora do habitual de mosquitos. Normalmente, mas nem sempre, há mortalidade disseminada em equinos antes que a doença ocorra em humanos. Infecções e doença por EEV, de vírus epizoótico ou enzoótico, ocorreu entre *trabalhadores de laboratórios* como resultado de infecções por aerossol de acidentes de laboratório, pela manipualção de animais de laboratório infectados ou pela inalação de restos de sujeira de gaiolas de animais de laboratório infectados.[3] A infecção pelo vírus da EEV em humanos foi originada por transmissão por aerossol de restos de gaiolas de roedores infectados e por acidentes em laboratórios. Aqueles que manipulam vírus EEV infecciosos ou os antígenos preparados a partir de tecidos infectados ou cultura de células devem ser vacinados e apresentarem imunidade demonstrável na forma de anticorpos neutralizantes vírus-específico para EEV.

Todos os procedimentos que produzem aerossóis de materiais de vírus EEV devem ser realizados em cabines biosseguras no nível de contenção 3.[3]

Os vírus EEV são altamente infecciosos por aerossóis para humanos e foram desenvolvidos como armas biológicas nos EUA e na antiga União Soviética.[6]

O vírus TC83 vivo atenuado pode ser *teratogênico* em humanos.

Patogênese

Infecção inaparente é a forma mais branda da doença e pode ser caracterizada apenas por febre transitória. Uma forma mais grave da doença se manifesta como taquicardia, depressão, anorexia, diarreia ocasional e febre.

Viremia persiste por todo o curso da doença na EEV, e o sangue fornece uma fonte de infecção para insetos hematófagos. A transmissão transplacentária do vírus EEV pode ocorrer em éguas gestantes infectadas próximo ao parto. O vírus está presente na saliva e secreção nasal, e esse material pode ser usado para transmitir a doença experimentalmente por instilação intranasal.

A penetração do vírus no *cérebro* não ocorre em todos os casos, e a infecção não produz sinais além de febre, a não ser que o envolvimento do SNC ocorra. As lesões produzidas no tecido nervoso são típicas de infecção viral e são localizadas particularmente na *substância cinzenta do córtex cerebral, tálamo e hipotálamo*, com envolvimento menor do bulbo e medula espinal. É essa distribuição das lesões que é responsável pelos sinais característicos de alteração do estado mental, seguido posteriormente por paralisia. A cegueira precoce aparente e falha em comer ou beber parecem ser de origem cortical. Cegueira verdadeira e paralisia faríngea ocorrem apenas nos estágios mais tardios.

Achados clínicos

As doenças associadas a diferentes vírus são *clinicamente indistinguíveis*. O *período de incubação* para EEV é de 1 a 6 dias. Doença não complicada normalmente dura aproximadamente 1 semana. No estágio virêmico inicial há febre, que pode ser acompanhada por anorexia e depressão, mas a reação normalmente é tão branda que não é observada. Na doença experimental, a temperatura pode chegar a 41°C persistindo por apenas 24 a 48 h, com sinais neurológicos surgindo no pico da febre. Animais que apresentaram sinais neurológicos por mais de 24 h podem então apresentar temperatura dentro do intervalo normal para a espécie.

Sinais neurológicos precoces incluem hipersensibilidade a sons e toque, e em alguns casos períodos transitórios de excitação e inquietação, com cegueira aparente. Equinos acometidos podem se chocar contra objetos ou andar em círculos. Ocorrem *tremores musculares involuntários*, especialmente nas paletas e músculos faciais e ereção do pênis. Um estágio de *depressão mental grave* se segue. Equinos acometidos permanecem com a cabeça baixa; eles parecem sonolentos e podem ter a boca cheia de alimentos mastigados, com alimento caindo da boca. Nesse estágio, os equinos podem comer e beber se os alimentos forem colocados na boca. O reflexo pupilar à luz ainda pode estar presente. O animal pode ficar excitado, mas logo volta ao estado de sonolência.

Um estágio de *paralisia* se segue. Há inabilidade em manter a cabeça alta e, com frequência, ela é apoiada em um suporte sólido. O lábio inferior está penduloso e a língua pode estar para fora. Posturas não naturais são adotadas, com o equino com frequência permanecendo com o peso apoiado nos membros torácicos ou com os membros cruzados. A *pressão da cabeça contra objetos* ou apoiar o peso são vistos com frequência. Ao andar, há incoordenação óbvia, particularmente nos membros pélvicos, e o andar em círculos é comum. Defecação e micção são suprimidas e o equino é incapaz de deglutir. Paralisia completa é o estágio terminal. O cavalo vem a decúbito, é incapaz de levantar e normalmente morre em 2 a 4 dias a partir dos primeiros sinais de doença. Uma proporção dos equinos afetados não desenvolve paralisia e sobrevive, mas pode apresentar déficit neurológico persistente.

Na infecção experimental de equinos com a estirpe endêmica do *vírus da EEV*, febre e leucopenia branda podem ocorrer. Após a infecção com a estirpe epidêmica do vírus, febre alta e leucopenia grave são comuns, e altos títulos de anticorpos neutralizantes se desenvolvem em aproximadamente 5 a 6 dias após a infecção. Os sinais clínicos incluem depressão profunda, acompanhada por flacidez dos lábios, pálpebras parcialmente fechadas e orelhas caídas; alguns equinos mastigam continuamente e há espuma na boca. Nos estágios terminais, há decúbito e nistagmo.

Patologia clínica

Não existem anormalidades *hematológicas ou bioquímicas*. A *ausência de indicação bioquímica de doença hepática* (hiperbilirrubinemia, aumento da atividade de enzimas hepáticas específicas, como sorbitol desidrogenase e γ-glutamiltransferase, ausência de hiperamonemia) exclui encefalopatia hepática.

A *confirmação do diagnóstico* é conseguida por um ou mais dos seguintes:

- Isolamento do vírus de um animal acometido
- Detecção de antígeno viral ou ácido nucleico em um animal com sinais clínicos apropriados
- Soroconversão ou aumento no título sérico de animais doentes ou em recuperação.

Isolamento viral fornece prova definitiva da infecção. Entretanto, a viremia pode ter se resolvido no momento em que os sinais neurológicos se desenvolveram, e pode ser mais vantajosa a coleta de amostra de animais febris, e não de animais que apresentam sinais de doença avançada. O vírus pode ser cultivado em camundongos lactentes inoculados por via intracraniana, camundongos desmamados, cobaias, cultura de células, pintinhos recém-eclodidos ou ovos embrionados. Isolados virais podem ser identificados por fixação do complemento, IH, virusneutralização, PCR, EIF e ELISA de captura de antígeno. Um teste fluorescente indireto desenvolvido recentemente usando anticorpos monoclonais permite a diferenciação de estirpes endêmicas e epidêmicas de EEV. A interpretação dos resultados dos testes sorológicos de equinos em uma área na qual vírus EEV endêmico não patogênico existe é difícil, em razão da reação cruzada entre estirpes endêmicas e epidêmicas do vírus. Portanto, em áreas nas quais há EEV endêmico, não patogênico, a demonstração da presença de anticorpos não deve ser considerada evidência persuasiva da presença de doença.

Soro de animais na fase aguda e na fase de convalescência coletado com 10 a 14 dias de intervalo para a presença de anticorpos neutralizantes, inibição da hemaglutinação ou anticorpos fixadores de complemento no soro de equinos acometidos e contactantes tem valor para a detecção da presença de vírus no grupo ou na área. Um aumento de quatro vezes nos anticorpos de fixação de complemento é considerado positivo.

A demonstração do ácido nucleico viral nos tecidos, sangue, insetos por teste de PCR é um indicador útil da presença do vírus.[8] O uso de técnicas modernas de bioinformática pode permitir a genotipagem viral, facilitando o diagnóstico e investigações forenses e epidemiológicas.[9] Pode haver antígeno viral suficiente para ser detectado por ELISA em material clínico, e isso pode fornecer um teste útil nos estágios iniciais de uma epidemia.

Achados de necropsia

As meninges cerebrais podem parecer congestas, mas geralmente não há alterações macroscópicas. O exame histológico do cérebro revela acúmulos perivasculares de leucócitos e lesão aos neurônios. A substância cinzenta do prosencéfalo e mesencéfalo é a área mais gravemente afetada. Em alguns casos de EEV, necrose de liquefação e hemorragias são visíveis no córtex cerebral. Cultura de células e experimentos de transmissão usando tecido cerebral como inóculo são os meios tradicionais de confirmação do diagnóstico e requerem que o cérebro seja removido em até uma hora após a morte. A transmissão é por inoculação intracerebral do tecido cerebral em camundongos lactentes ou cultura de tecido de embriões de pato. Teste de anticorpos fluorescentes foram desenvolvidos para detectar vírus da EEV e vírus da EEL no tecido cerebral.

Amostras para confirmação do diagnóstico *post mortem*

- Metade do cérebro seccionado sagitalmente e fígado e baço devem ser submetidos para teste de anticorpos fluorescentes e teste de PCR, isolamento viral e bioensaio
- Metade do cérebro seccionado sagitalmente fixado em formol deve ser submetido a exame por microscopia óptica.

Atenção para potencial zoonótico desses microrganismos ao manipular carcaças e submeter amostras.

> **Diagnóstico diferencial**
>
> Clinicamente, a doença tem grande similaridade a outras encefalomielites virais, das quais ela com frequência pode ser diferenciada pela localização geográfica do cavalo, e de encefalopatia hepática e de muitas outras doenças (ver a seguir).
> - Raiva
> - Encefalomielite por virus do Nilo Ocidental
> - Doença Hendra (ocorre na Austrália)
> - Doença Borna (ocorre na Europa)
> - Encefalite japonesa (ocorre na Ásia)
> - Muitas outras infecções virais geograficamente restritas
> - Encefalopatia hepatica, como aquela associada à intoxicação por *Crotalaria*, *Senecio* e *Amsinckia* spp.; hepatite sérica aguda ou hepatopatia
> - Botulismo causa fraqueza evidente como fasciculações musculares, decúbito e disfagia, mas não causa sinais cerebrais (irritação, anormalidades comportamentais)
> - Intoxicação por cardo amarelo (*Centaurea solstitialis*) e por fumonisinas podem produzir sinais clínicos similares àqueles de encefalites, com exceção de febre.

Tratamento

Não há tratamento definitivo ou específico. Tratamento de suporte pode ser realizado com a intenção de prevenir lesões autoinfligidas e manter a hidratação e o estado nutricional.

Controle

O controle de EEV em equinos se baseia em:

- Diagnóstico clínico e laboratorial precisos da doença em equinos
- Uso de animais sentinela para monitorar a presença do vírus na região
- Quarentena de equinos infectados para frear o movimento dos doadores do vírus
- Abate de insetos quando considerado necessário
- Vacinação de todos os equinos.

Vacinação

A *vacinação* de equinos é importante não apenas porque minimiza o risco de doença em cavalos vacinados, mas também porque evita viremia, infecção subsequente de mosquitos hematófagos e propagação e disseminação de EEV. Existem muitas vacinas comerciais disponíveis (Tabela 14.12).

Um dos aspectos mais importantes do controle de EEV é a vacinação da população de equinos para minimizar o número de cavalos que estão virêmicos e atuam como hospedeiros de amplificação. Uma *vacina de vírus vivo atenuado em cultura de tecidos, TC83*, está disponível para imunização de equinos contra EEV. A vacina é considerada segura e eficaz. Preocupações quanto à reversão da virulência e segurança levaram ao desenvolvimento de vacinas de DNA e quiméricas, das quais muitas vacinas experimentais foram relatadas.[10-15] A Organização Mundial de Saúde Animal especifica a vacinação com vacina de vírus atenuado TC83 ou de vacina de vírus morto em formol.[3]

Imunidade altamente efetiva é produzida dentro de poucos dias após a vacinação, e os anticorpos persistem por 20 a 30 meses. A vacina causa febre branda, leucopenia e viremia e, em razão dos relatos contraditórios quanto à sua capacidade de causar aborto, não deve ser usada em éguas prenhes. Anticorpos para alfavírus heterólogos, EEO e EEL, que existem no momento de vacinação com TC83, podem suprimir a resposta de anticorpos contra EEV à vacina. Entretanto, a resposta à vacina é adequada para fornecer proteção contra EEV e a interferência não é considerada significativa. Há evidências inconclusivas de que anticorpos contra EEO e EEL protegem os equinos contra infecção por vírus EEV virulento, ou, contrariamente, os anticorpos EEV protegem contra infecção por vírus EEO e EEL. Simultaneamente, a vacinação usando vírus EEL, EEO e EEV inativados em formol (a estirpe TC83 de EEV) é efetivo e recomendado em áreas nas quais os três vírus podem estar presentes.

Proteção contra insetos

O *alojamento de equinos em ambientes internos à noite*, especialmente em estábulos à prova de insetos, e o uso de *repelentes de insetos* pode conter a disseminação do vírus.

A aspersão disseminada de inseticidas para reduzir a população de insetos vetores foi usada para controlar a EEV em humanos, juntamente da vacinação de equinos. A erradicação completa do vírus parece ser impossível em razão de sua natureza enzoótica: o aumento epidêmico de EEV surgindo pela possibilidade de mutação de estirpes endêmicas de EEV torna a eliminação do vírus impossível por métodos disponíveis atualmente.

REFERÊNCIAS BIBLIOGRÁFICAS

1. Arechiga-Ceballos N, et al. Rev - Off Int Epizoot. 2015;34:491.
2. Medina G, et al. Am J Trop Med Hyg. 2015;93:7.
3. Venezuelan equine encephalitis. OIE, 2008. (Accessed August, 2016, at www.oie.int/fileadmin/Home/eng/Animal_Health_in_the_World/docs/pdf/Disease_cards/VEE.pdf.).
4. Deardorff ER, et al. Am J Trop Med Hyg. 2010; 82:1047.
5. Adams AP, et al. PLoS Negl Trop Dis. 2012;6:31875.
6. Zacks MA, et al. Vet Microbiol. 2010;140:281.
7. Thompson NN, et al. Vector Borne Zoonotic Dis. 2012;12:969.
8. Belen Pisano M, et al. J Virol Methods. 2012;186:203.
9. Gardner SN, et al. J Virol Methods. 2013;193:112.
10. Paessler S, et al. Vaccine. 2009;27:D80.
11. Fine DL, et al. J Virol Methods. 2010;163:424.
12. Dupuy LC, et al. Clin Vaccine Immunol. 2011; 18:707.
13. Tretyakova I, et al. Vaccine. 2013;31:1019.
14. Carossino M, et al. Vaccine. 2014;32:311.
15. Rossi SL, et al. PLoS Negl Trop Dis. 2015;9:e0003797.

Tabela 14.12 Vacinas comerciais contra encefalomielite por alfavírus equino disponíveis para equinos.

Nome*	Usos	Administração**
Equiloid Innovator Vacina contra encefalomielite – toxoide tetânico	Para a vacinação de equinos saudáveis, como auxílio à prevenção de encefalomielite equina causada pelos vírus leste e oeste e tétano	Injetar uma dose de 1 mℓ IM, usando técnica asséptica Administrar uma segunda dose de 1 mℓ com 3 a 4 semanas de intervalo após a primeira dose
Fluvac Innovator 4 Vacina contra encefalomielite – *influenza* – toxoide tetânico	Para a vacinação de equinos saudáveis, como auxílio à prevenção de encefalomielite equina causada pelos vírus leste e oeste, *influenza* equina pelo vírus tipo A2 e tétano	Injetar uma dose de 1 mℓ IM, usando técnica asséptica Administrar uma segunda dose de 1 mℓ com 3 a 4 semanas de intervalo após a primeira dose
Fluvac Innovator 5 Vacina contra encefalomielite – rinopneumonite – *influenza* – toxoide tetânico	Para a vacinação de equinos saudáveis, como auxílio à prevenção de encefalomielite equina causada pelos vírus leste e oeste, rinopneumonite equina causada pelos herpes-vírus tipo 1 e 4, *influenza* equina causada pelo vírus tipo A2 e tétano	Injetar uma dose de 1 mℓ IM, usando técnica asséptica Administrar uma segunda dose de 1 mℓ com 3 a 4 semanas de intervalo após a primeira dose
Fluvac Innovator 6 Vacina contra encefalomielite – rinopneumonite – *influenza* – toxoide tetânico	Para a vacinação de equinos saudáveis, como auxílio à prevenção de encefalomielite equina causada pelos vírus leste, oeste e venezuelana, rinopneumonite equina causada pelos herpes-vírus tipo 1 e 4, *influenza* equina causada pelo vírus tipo A2 e tétano	Injetar uma dose de 1 mℓ IM, usando técnica asséptica Administrar uma segunda dose de 1 mℓ com 3 a 4 semanas de intervalo após a primeira dose
Fluvac Innovator Triple-E FT Vacina contra encefalomielite – *influenza* – toxoide tetânico	Para a vacinação de equinos saudáveis, como auxílio à prevenção de encefalomielite equina causada pelos vírus leste, oeste e venezuelana, *influenza* equina causada pelo vírus tipo A2 e tétano	Injetar uma dose de 1 mℓ IM, usando técnica asséptica Administrar uma segunda dose de 1 mℓ com 3 a 4 semanas de intervalo após a primeira dose
Triple-E T Innovator Vacina contra encefalomielite – toxoide tetânico	Para a vacinação intramuscular de equinos saudáveis, como auxílio à prevenção de encefalomielite equina causada pelos vírus leste, oeste e venezuelana e tétano	Injetar uma dose de 1 mℓ IM, usando técnica asséptica Administrar uma segunda dose de 1 mℓ com 3 a 4 semanas de intervalo após a primeira dose
West Nile Innovator + EW Vacina contra encefalomielite – Nilo Ocidental	Para a vacinação de equinos saudáveis, como auxílio à prevenção de viremia causada por vírus do Nilo Ocidental e como auxílio na prevenção de encefalomielite equina causada pelos vírus leste e oeste	Injetar uma dose de 1 mℓ IM, usando técnica asséptica Administrar uma segunda dose de 1 mℓ com 3 a 4 semanas de intervalo após a primeira dose
West Nile Innovator + EWT Encefalomielite – vírus do Nilo Ocidental – toxoide tetânico	Para a vacinação de equinos saudáveis, como auxílio à prevenção de viremia causada por vírus do Nilo Ocidental e como auxílio na prevenção de encefalomielite equina causada pelos vírus leste e oeste e tétano	Injetar uma dose de 1 mℓ IM, usando técnica asséptica Administrar uma segunda dose de 1 mℓ com 3 a 4 semanas de intervalo após a primeira dose
West Nile-Innovator + VEWT Encefalomielite – vírus do Nilo Ocidental – toxoide tetânico	Para a vacinação de equinos saudáveis, como auxílio à prevenção de viremia causada por vírus do Nilo Ocidental e como auxílio na prevenção de encefalomielite equina causada pelos vírus leste, oeste e venezuelano e tétano	Injetar uma dose de 1 mℓ IM, usando técnica asséptica Administrar uma segunda dose de 1 mℓ com 3 a 4 semanas de intervalo após a primeira dose

*Nome comercial e componentes da vacina. **Protocolo de vacinação recomendado.

Mieloencefalopatia, aborto e septicemia neonatal por herpes-vírus equídeo-1

Sinopse
- Etiologia: EHV-1 causa doença respiratória em adultos, aborto, septicemia neonatal e mieloencefalopatia. A infecção por variantes específicas do vírus aumenta a probabilidade de manifestações clinicamente importantes da infecção – mieloencefalopatia e/ou aborto
- Epidemiologia: transmissão entre equinos e por contágio direto. Latência da infecção por toda a vida com reativação periódica de excreção viral. Doença respiratória, aborto e mieloencefalopatia ocorrem proeminentemente como surtos, mas podem afetar apenas indivíduos
- Achados clínicos: doença do trato respiratório superior, aborto, septicemia neonatal e doença neurológica com incontinência, ataxia e decúbito
- Patologia clínica: nenhuma alteração patogênica no hemograma ou perfil bioquímico sérico. A detecção do DNA viral e genotipagem de variantes por RT-PCR em suabes nasais ou leucócitos, soroconversão ou aumento do título usando ELISA capaz de diferenciar entre EHV-1 e EHV-4
- Confirmação do diagnóstico: isolamento viral ou teste de reação em cadeia da polimerase no sangue, suabes nasofaríngeos ou tecidos. Soroconversão ou aumento no título.
- Tratamento: não há tratamento específico, embora aciclovir, um agente antiviral, tenha sido administrado. Tratamento sintomático de sinais neurológicos em equinos com mieloencefalopatia
- Controle: a infecção é ubíqua. Manejo, incluindo quarentena, manter as éguas em grupos pequenos e educação dos funcionários quanto à importância das medidas de controle para prevenir surtos de aborto ou mieloencefalopatia. Vacinação para prevenção do aborto. Quarentena. Higiene.

EHV-1: herpes-vírus equino-1; RT-PCR: reação em cadeia da polimerase com transcrição reversa.

Herpes-vírus que infectam equídeos (como equinos, jumentos, mulas e zebras) são todos vírus com genoma de DNA de fita dupla linear da ordem Herpesvirales, família Herpesviridae.[1] Herpes-vírus equídeos (EHV)-1, 3, 4, 8 (sinônimo herpes-vírus asinino-3), e 9 (um vírus que infecta gazelas) são Alphaherpesvirinae (alfa-herpes-vírus) no gênero *Varicellovirus*. EHV-6 (sinônimo herpes-vírus asinino-1) é alocado por tentativas nesse gênero. EHV-2, 5 e 7 (sinônimo herpes-vírus asinino-2) são Gammaherpesvirinae (gama-herpes-vírus).[1] Existe também um gama-herpes-vírus de zebra, que parece ser associado à doença em não equídeos alojados próximos a zebras (ver adiante).[2,3]

Cinco herpes-vírus foram associados a muitas doenças de equinos e potros (EHV-1 a 5). Nomes comuns são "vírus do aborto equino" para EHV-1, "citomegalovírus" para EHV-2, "vírus do exantema coital equino" para EHV-3 e "vírus da rinopneumonite" para EHV-4 (embora esse termo algumas vezes seja usado de maneira enganosa para EHV-1). Herpes-vírus relacionados (herpes-vírus asinino-1 a 6, alguns dos quais recentemente foram classificados ou identificados como EHV-1) infectam e alguns causam doença em jumentos, mulas ou equinos.[4-7] Alguns herpes-vírus asininos causam pneumonia intersticial fatal ou doença neurológica em jumentos.[8]

A infecção por EHV-1, EHV-4 ou ambos é comum – senão ubíqua – em equídeos mundialmente; a maioria dos animais é infectada enquanto jovem e o vírus permanece latente no gânglio do trigêmeo[9] e outros tecidos que mantêm a infecção. EHV-4 causa doença respiratória e, raramente, aborto. EHV-1 causa doença respiratória, mas também casos individuais ou surtos de mieloencefalopatia, aborto e septicemia neonatal. Determinadas variantes de EHV-1 detectáveis ao exame do genoma viral, são associadas ao aumento do risco de mieloencefalopatia, aborto ou ambos.

Uma lista parcial de síndromes atribuídas à infecção por EHV e herpes-vírus asininos e os vírus associados a eles incluem:

- *Doença do trato respiratório superior* de equinos adultos, potros desmamados e potros mais velhos é causada principalmente por EHV-4, embora a doença atribuível ao EHV-1 ocorra. EHV-2 causa doença respiratória, incluindo pneumonia de potros e raramente doença do trato respiratório superior de adultos
- *Aborto* em equinos é quase sempre associado a EHV-1, embora casos raros esporádicos sejam associados a EHV-4. EHV-7 (sinônimo herpes-vírus asinino-2, um gama-herpes-vírus) foi associado a aborto em um jumento[4]
- *Doença perinatal* em potros, incluindo nascimento de potros doentes e fracos e desenvolvimento de septicemia viral em 48 h após o nascimento foi associada a EHV-1
- *Mieloencefalopatia por EHV-1 (MHE)* é associada a EHV-1 e, raramente, se for, a EHV-4. Em jumentos, ele foi associado a um gama-herpes-vírus asinino[8]
- *Exantema coital* é associado a EHV-3, e doença genital é uma manifestação não usual de infecção por EHV-1
- *Fibrose pulmonar multinodular equina* em cavalos é associada à infecção por EHV-5[10,11]
- *Linfoma* em equinos é experimentalmente associado a EHV-5[12,13]
- *Coriorretinite* é associada à infecção por EHV-1[14]
- *Dermatite* (eritema multiforme) é associado à infecção por EHV-5 em equinos[15]
- *Doença neurológica ou aborto* em gazelas, hemíonos e ursos polares são causados por EHV-9 ou EHV-1 que se originam de zebras.[2,3,16,17]

A seguinte discussão tem como enfoque mieloencefalopatia, aborto e septicemia neonatal em equídeos associada à infecção por EHV-1. Doença respiratória causada por EHV-4 e EHV-1 é discutida em outra parte deste texto, assim como outras manifestações de infecção por EHV.

Etiologia

EHV-1 é um alfa-herpes-vírus, um vírus DNA com 76 ORF. EHV-1 e EHV-4 são relacionados e apresentam extensa reatividade antigênica cruzada, mas são vírus genetica e biologicamente distintos, e causam doenças de perfil diferente.[18,19] Mapeamento filogenético ("árvores") e impressões digitais genéticas para EHV-1 não estão disponíveis, como estão para muitos outros vírus (ver a seção "Influenza equina", no Capítulo 12, como exemplo), e são necessários para investigar a ligação entre surtos e associações com a virulência.

Embora o vírus EHV-1 seja geneticamente estável, com divergência genética limitada e diferenças nas estirpes de menos de 0,1%, existem variantes genéticas de EHV-1 e algumas têm características biológicas distintas.[20] A análise de 68 ORF revela pelo menos 19 sequências de DNA distintas, permitindo a identificação de seis grupos principais de estirpes de EHV-1.[20] De maneira importante, um único polimorfismo de nucleotídio (SPN; A-G) na posição 2254 no gene da DNA polimerase (DNApol, ORF30) que resulta em substituição da asparagina (N) por ácido aspártico (D) na posição 752 na proteína da DNA polimerase não é limitada a uma única estirpe. Variantes do vírus, portanto, são classificadas como N752 ou D752, independentemente da estirpe específica.[20] Isso sugere que a mutação D752/N752 ocorreu muitas vezes.[21] O isolamento original de EHV-1 em 1941 foi do fenótipo D752.[21]

A variante D752 é isolada com maior frequência do que N752 de equinos com mieloencefalopatia e, cada vez mais, de abortos.[22-27] A infecção pela variante D752 aumenta o risco de mieloencefalopatia em 160 vezes, quando comparado à infecção por N752.[28] Esses dados se baseiam nos dados coletados retrospectivamente que não foram coletados de forma aleatória, e essa estimativa de risco relativo não pode se modificar acentuadamente, embora a associação entre maior risco de MHE e infecção por D752 seja bem aceita.[18,19,21,23,24,29] Contudo, equinos podem desenvolver MHE quando infectados pela variante N752 em aproximadamente 25% dos casos (levando em conta a incerteza dessa estimativa).[28]

A variante N752 é uma das mais comumente relatadas como infectando equinos assintomáticos.[28,30] Embora as estimativas apresentem potencialmente vieses pela metodologia da amostragem usada nos estudos epidemiológicos, a variante D752 foi identificada em 3%, 10,8%, 19,4%, 7,4%, 24% e 10,6% dos equinos positivos para amostras de EHV-1 no Japão, EUA, Argentina, França e Alemanha, respectivamente.[31] Equinos podem ser infectados por ambas as variantes da doença simultaneamente, e cada variante pode causar uma doença (variante D752 causando doença neurológica na mãe e N752 causando aborto).[32] Tanto D752 quando N752 foram isoladas do gânglio trigêmeo de 12 de 153 equinos examinados *post mortem* por outras razões que não doença associada a EHV-1, indicando que a infecção mista sintomática é comum. Uma ou outra variante, mas não ambas, foi isolada de mais 9/153 cavalos.[9] De forma similar, dos 70 cavalos de corrida Thoroughbred examinados *post mortem* em razão de morte secundária à lesões musculoesqueléticas catastróficas, 2 eram portadores apenas uma estirpe neurotrópica latente de EHV-1, 6 eram portadores de genótipo não neurotrópico de EHV-1 e 10 foram duplamente infectados com EHV-1 neurotrópico e não neurotrópico.[33] Entre 132 éguas do Kentucky central amostradas *post mortem*, DNA latente de EHV-1 foi detectada nos tecidos dos linfonodos submandibulares de 71 (54%). Treze (18%) dos 71 equinos infectados de forma latente estavam infectados com a variante D752, dos quais 11 também estavam infectados pela variante N752.[30] Os demais estavam infectados apenas com a variante N752.

A variante D752 de EHV-1 difere da variante N752 pois causa aumentos mais acentuados na contagem de leucócitos associados à viremia (até 10 vezes), infecta células CD4+ e CD8+ em maior extensão, mas CD14+ e células B em menor extensão, e é menos sensível à afidicolina, um fármaco que tem como alvo a polimerase viral.[34] A variante D752 também é mais virulenta em equinos infectados experimentalmente, e aqueles infectados com a variante D752 apresentam maiores temperaturas retais, período de pirexia mais longo após infecção (3 dias *versus* 1 dia), e maior gravidade de secreção nasal, mas sem diferença na excreção nasal do vírus. Equinos infectados experimentalmente com a variante D752 desenvolveram MHE, enquanto aqueles infectados com a variante N752 não desenvolveram, embora o desenvolvimento uniforme de MHE em equinos e pôneis experimentalmente infectados com a variante D752 não esteja presente em outros estudos da doença.[34] A variante D752 infecta as células imunes da submucosa em explantes de mucosa respiratória em maior extensão do que a variante N752.[35] LCE de equinos infectados por D752 era anormal, enquanto aquele de equinos infectados com N752 não era anormal.[34]

Não está claro se a dose viral é associada ao desfecho da doença clínica, embora um estudo de pequeno número de equinos (sete) tratados em uma instituição de referência, tenha identificado que as cargas virais na secreção nasal e sangue eram 1.000 vezes e 100 vezes maiores em equinos com MHE que não sobreviveram. Esses achados requerem confirmação, em razão do pequeno número de equinos examinados, do grupos de sobreviventes (cinco) e não sobreviventes (dois).[36]

Tanto a variante N752 quanto D752 podem causar doença. A virulência é associada à presença de uma proteína GP2 funcional, que aparentemente é responsável pelo egresso viral das células infectadas, e glicoproteína D e glicosaminoglicanos de superfície celular que são necessários para a entrada eficiente de EHV-1 nas células.

As síndromes clínicas mais importantes associadas à infecção por EHV-1 são aborto, septicemia neonatal e mieloencefalopatia. Doença genital é uma manifestação não usual de infecção por EHV-1. A infecção por EHV-1 causa retinite e doença fatal em camelídeos. Ela também causa doença em equídeos selvagens, incluindo zebras e doença neurológica em ursos negros (*Ursus americanus*), gazelas de Thomson (*Eudorcas thomsonii*), cobaias (*Cavia porcellus f. dom.*), rinocerontes indianos (*Rhinoceros unicornis*) e ursos polares em parques zoológicos nos quais os animais estão próximos a equídeos (como zebras).[37-39] Ele é associado a abortos e natimortos em cobaias.[37]

Epidemiologia
Ocorrência

A infecção por EHV-1 é endêmica em populações de equinos em todo o mundo, e muitos equinos adultos apresentam evidência sorológica de infecção. Levantamentos sorológicos, que fornecem um índice da extensão de infecção em populações amostradas realizados antes de 1995 foram prejudicados pela falta de ensaios capazes de diferenciar a resposta imune a EHV-1 daquele de EHV-4. Ademais, o advento de vacinas que levam à produção de anticorpos contra EHV-1/4, e a incapacidade dos testes diagnósticos em diferenciar entre anticorpos induzidos por vacinação ou por infecção natural complicam a avaliação da prevalência de anticorpos séricos para EHV-1/4. A soroprevalência de anticorpos específicos para EHV-1 é de 9% a 28% em cavalos Thoroughbred adultos, 26% em éguas Thoroughbred de cria, 11% em potros Thoroughbred e 46 a 68% em cavalos de corrida Thoroughbred de 1 e 2 anos de idade na Austrália. Sessenta e um por cento de 82 equinos normais e equinos com doença do trato respiratório superior apresentam anticorpos para EHV-1 na Nova Zelândia. Dos 70 cavalos de corrida Thoroughbred examinados *post mortem*, 18 (26%) e 58 (83%) cavalos foram positivos ao PCR para o gene gB de EHV-1 e EHV-4, respectivamente, em pelo menos um dos gânglios trigêmeos, linfonodos bronquiais ou submandibulares amostrados. Doze equinos estavam infectados por ambos EHV-1 e EHV-4.[33]

A variante D752 de EHV-1 foi detectada em equídeos na América do Norte, Europa (Países Baixos, França, Bélgica e Alemanha), Austrália, Nova Zelândia e América do Sul.[18,27,30-32,40-43] Provavelmente apresenta distribuição cosmopolita, dado que não é uma mutação recente, sendo detectada em amostras coletadas em 1940.[21] MHE raramente é relatada no hemisfério sul com o primeiro caso descrito na Nova Zelândia em 2013.[18]

Doença do trato respiratório superior associada à infecção por EHV-1 foi sugerida como ocorrendo como surtos, embora isso não seja bem documentado. Sinais de doença infecciosa do trato respiratório superior afetaram 20% dos cavalos de corrida Thoroughbred em uma pista de corridas no Canadá no decorrer de um período de 3 anos, e a soroconversão para EHV-1 ocorreu em 5% a 18% daqueles equinos, enquanto a vasta maioria dos equinos soroconverteram para *influenza*. Entretanto, todos os cavalos que converteram para EHV-1 também soroconverteram para o vírus da *influenza* ou foram recentemente vacinados com vacina que continha EHV-1. Esses resultados sugerem que o estresse da doença causada pela *influenza* pode ter deflagrado a reativação de infecção latente por EHV-1 em alguns equinos, sugerindo que EHV-1 não teve papel primário no surto de doença respiratória. De forma similar, na Inglaterra, EHV-1 não foi associado à doença respiratória clínica em cavalos Thoroughbred de corrida. EHV-1 foi isolado de potros com secreção nasal purulenta e doença respiratória concomitante à doença neurológica entre éguas na Austrália.

Aborto causado por EHV-1 ocorre tanto como casos esporádicos como por epizootias (surtos de aborto).[27,40,44] Aproximadamente 3% dos abortos em éguas são atribuíveis à infecção por EHV-1, embora a incidência atual provavelmente varie amplamente entre anos e regiões geográficas. Surtos de aborto por EHV-1 e o nascimento de potros não viáveis ocorrem esporadicamente em propriedades, algumas vezes com perdas catastróficas. A perda de potros pelo aborto ou nascimento de potros não viáveis pode ser tão alta quanto cerca de 60% das éguas gestantes em uma propriedade.[27,40,44] Casos iniciais podem, na ausência de medidas de controle adequadas, disseminar rapidamente a infecção e o diagnóstico imediato e implementação de medidas de controle é importante para limitar a disseminação da infecção.[27,29] A vacinação com vacina de EHV-1 morto durante o final da gestação não evita de forma confiável a doença, embora a sabedoria convencional seja assegurar que as éguas sejam bem vacinadas (ver a seção "Controle").[27] EHV-4 raramente causa aborto em éguas. A doença de neonatos associada a EHV-1 ocorre tanto esporadicamente quanto como surtos nos quais 25% dos potros podem ser afetados. Potros infectados *in utero* normalmente morrem logo após o nascimento, enquanto aqueles infectados no período após o nascimento apresentam doença mais branda e menor taxa de mortalidade (6%). Um terço dos potros virêmicos não soroconvertem, com base no teste de fixação de complemento.

Mieloencefalopatia ocorre como casos esporádicos, mas se apresenta com maior frequência como epizootia em um estábulo ou em uma área localizada. As taxas de morbidade em equinos expostos variam de 1 a 90%. As taxas de mortalidade de 0,5 a 40%, e as taxas de mortalidade de cerca de 15 a 75%.[25,32,41,43,45,46] A taxa de ataque (número de equinos com doença/número de equinos infectados) em surtos da variante D752 é de 22 a 50%.[20] Sugere-se que éguas gestantes ou em lactação estejam sob maior risco da doença, mas surtos ocorrem no perímetro, como escolas de equitação ou pistas de corrida, onde não há potros ou éguas prenhes.

Método de transmissão

EHV-1 é altamente infectante, como evidenciado pela transmissão da infecção, apesar das medidas restritas de biosseguranca em hospitais de referência, escolas de equitação e assim por diante.[32,46,47] A transmissão ocorre pela inalação de gotículas infectadas ou pela ingestão de material contaminado por secreções nasais ou fetos abortados/fluidos fetais. As cargas virais na secreção nasal em equinos com MHE ou fetos abortados e tecidos associados e fluidos pode ser bastante alta.[36,48] Outras vias de infecção não são reconhecidas, embora EHV-1 se ligue *in vitro* a embriões, e a ligação persista após 10 ciclos de lavagem, sugerindo que a transferência de embriões tem o potencial para transmitir a infecção.[49] Essa via de infecção não foi demonstrada como sendo importante, ou de fato possível, na disseminação de doença espontânea. DNA de EHV-1, mas não de EHV-4, foi detectado em amostras de sêmen de 51 de 390 garanhões, ilustrando o potencial para disseminação do vírus durante o acasalamento ou inseminação artificial.[50]

O vírus é transmitido de forma eficiente para animais contactantes, e a disseminação rápida da infecção resulta do contato próximo de um animal infectado com um equino suscetível. A infecção pode se disseminar por distâncias curtas na ausência de contato físico ou transmissão por fômites. É provável que isso ocorra por disseminação aerógena do vírus em gotículas de secreção nasal aerossolizada.

As infecções sempre surgem de outros equinos, seja por contato direto ou por fômites. Infecção imediata do vírus em fômites, como cocho, equipamento veterinário, veículos e baias, ocorre porque o vírus sobrevive 14 a 45 dias fora do animal. A fonte do vírus é sempre uma das seguintes:

- Um equino ou potro com infecção ativa
- Um feto, membranas fetais ou secreções do trato reprodutivo de uma égua imediatamente após o aborto ou nascimento de um potro fraco
- Excreção do vírus por um equino no qual a infecção latente foi reativada.

Equinos e potros são infectantes ao decorrer do estágio ativo da doença, uma vez que os equinos se tornam *infectados de forma latente* durante períodos subsequentes de reativação viral e excreção. Infecções latentes ocorrem por inclusão do vírus em células imunes (células T CD8+) no gânglio trigêmeo, linfonodos submandibulares e provavelmente outros tecidos imunologicamente ativos.[9,30,51] A infecção latente por vírus EHV-1 pode ser reativada pela administração de corticosteroides ou outros imunossupressores mas, pelo menos em situações experimentais, o nível resultante de viremia é muito baixo e equinos contactantes suscetíveis não foram infectados.[51]

O vírus é detectável em secreções nasais de aproximadamente 70% dos equinos quando apresentam sinais clínicos de MHE pela primeira vez e por até 9 dias após o desenvolvimento da doença.[32,47] A duração da excreção nasal não é relacionada com idade, duração da febre ou gravidade dos sinais clínicos.[32]

Existem boas evidências circunstanciais, como a ocorrência de abortos, doença neonatal ou mieloencefalopatia em rebanhos fechados, para dar suporte ao papel da latência e reativação na gênese da doença, embora a importância da reversão da latência tenha sido questionada. A duração da latência não é conhecida, mas assume-se que seja por toda a vida. O vírus EHV-1 latente é detectável no gânglio do trigêmeo e linfócitos CD5/CD8. A reativação do vírus pode não resultar em sinais clínicos no animal hospedeiro, mas há excreção do vírus nas secreções nasais. Consequentemente, animais clinicamente normais albergam o vírus latente que pode infectar animais suscetíveis durante períodos de reativação. Essa característica da doença apresenta importância óbvia na prevenção, controle e manejo de surtos da doença.

Surtos de *aborto* normalmente são atribuíveis a um índice de casos como segue:

- Uma égua infectada de forma latente que excreta o vírus pelo trato respiratório, mas não aborta
- Uma égua que aborta um concepto infectado
- Uma égua que excreta o vírus do trato respiratório, e então aborta.

As éguas normalmente, mas nem sempre, abortam por infecção por EHV-1 uma única vez na vida. Um cenário provável em surtos de aborto é a reativação do vírus latente em um equino residente com excreção subsequente do vírus nas secreções nasais ou, se a égua abortar, tecidos fetais e fluidos uterinos. A contaminação do ambiente ou o contato de cavalo a cavalo disseminam a infecção para coortes suscetíveis (transmissão primária). Os coortes infectados então disseminam o vírus para outros equinos naquele grupo de éguas (transmissão secundária), que então disseminam a infecção entre outros grupos de éguas e potros, cavalos de hípicas ou de campo, ou propriedades (transmissão terciária).

Surtos de *mieloencefalopatia* provavelmente ocorrem através de mecanismos similares. A maioria dos surtos é associada a um caso índice ou à introdução de um equino com sinais de doença respiratória infecciosa, com subsequente desenvolvimento de casos novos em equinos que apresentam contato direto ou indireto (aerossol ou fômites) com o caso índice.[25,43,46,47] Cavalos com sinais clínicos de mieloencefalopatia excretam o vírus em fluidos nasais, com frequência em concentrações altas,[36] e por períodos de tempo de até 14 dias (excreção nasal do vírus foi demonstrada por até 9 dias após o início dos sinais clínicos de MHE)[32] e podem disseminar a doença, contrário às suposições prévias. Isso apresenta implicações importantes para a manipulação e cuidado de equinos acometidos, especialmente aqueles gravemente afetados que podem ser encaminhados para cuidado intensivo ou especializado. Deve-se ter extremo cuidado ao aceitar equinos com MHE, ou suspeitos de MHE, em centros de referência ou hospitais, uma vez que os animais podem causar disseminação nosocomial da infecção e doença entre equídeos especializados.[46,47] Ademais, equídeos infectados por via nosocomial podem disseminar a infecção quando retornam para casa.

Circulação da infecção

Estudos em haras de Thoroughbred na Austrália demonstraram a sequência temporal de eventos que contribuem para a disseminação de infecção por EHV-1 naquela região e esses estudos provavelmente têm relevância em outras regiões do planeta. Há um padrão cíclico no qual os equinos são infectados em idade jovem e a fonte de infecção é, dependendo da idade do potro, sua mãe ou outros potros. Potros infectados por EHV-1 excretam o vírus na secreção nasal tão jovens quanto aos 11 dias de idade – com frequência sem o desenvolvimento de sinais clínicos – mas normalmente associado à secreção nasal mucopurulenta. O pico de incidência de casos de doença respiratória associada a EHV-1 ocorre durante o final da estação de parição, antes do desmame e novamente após o desmame quando potros de vários grupos são alojados juntos. A fonte de infecção em potros antes do desmame são as éguas e, conforme o número de potros no rebanho aumenta no decorrer do curso de uma estação de parição, outros potros. Sobreanos disseminam a doença entre seu rebanho durante o período logo após o desmame, quando potros de mais de um grupo são misturados. A incidência de densidade de novos casos entre sobreanos pode ser tão alta quanto 13 casos novos para cada 1.000 potros por semana. A doença associada a esses surtos é branda e sem consequências em longo prazo para o potro ou sobreano. Entretanto, a presença de potros que excretam grandes quantidades de EHV-1 tem o potencial de aumentar o risco de aborto viral em éguas no final da gestação em contato com esses potros. Ademais, a presença de doença respiratória associada a EHV-1 e excreção do vírus por potros é associada ao desenvolvimento de mieloencefalopatia em éguas.

Fatores de risco

Fatores de risco para MHE incluem:[21]

- Equídeos suscetíveis: baseado amplamente na idade (> 5 anos) e estado imune (não há relatos de equinos afetados duas vezes pela doença, sugerindo imunidade a longo prazo)
- Introdução de EHV-1: quase sempre associado a equinos que excretam o vírus, seja como resultado de uma nova infecção ou recrudescência de infecção latente
- Variante D752: embora a doença possa ocorrer associada à infecção por N752
- Estação: parece haver maior incidência da doença no hemisfério norte, no outono, inverno e primavera
- Pirexia: equinos que apresentam pirexia durante surto mais provavelmente desenvolvem MHE
- Movimento de novos equinos na propriedade, ou o uso de equinos em escolas de equitação[32]
- Associações possíveis com sexo (aumento do risco em fêmeas) ou raça (pôneis), embora essas associações não sejam consistentes em todos ou na maioria dos estudos de utilidade limitada no controle ou manejo da doença.[43,46,47]

Imunidade

A imunidade contra EHV-1 é mediada por células T citotóxicas, o que explica a eficácia limitada das vacinas de vírus inativado, que apresentam efeito mínimo na estimulação de células T citotóxicas apesar de serem capazes de induzir resposta imune humoral.[52] A presença de precursores de células T citotóxicas contra EHV-1 se correlaciona bem com a proteção da infecção experimental, e alguns dos antígenos EHV-1 responsáveis por essa resistência foram identificados.[53-55] Éguas normalmente abortam apenas por infecção por EHV-1 uma vez na vida, e não existem relatos de equinos que desenvolvem mieloencefalopatia mais de uma vez.

A falta de anticorpos para EHV-1 foi identificada como fator de risco em um surto de MHE em um rebanho de éguas com potros ao pé. Éguas com forte resposta de anticorpos para EHV-1 não desenvolvem a doença.

Importância econômica

A doença associada a EHV-1 é de importância econômica considerável em razão da perda de tempo de treinamento e oportunidades de desempenho atlético durante períodos de convalescença e quarentena, perda de gestações durante surtos de aborto e mortes causadas por mieloencefalopatia e infecção de neonatos.

Patogênese

Os três sistemas orgânicos envolvidos na doença associada à infecção por EHV-1 são trato respiratório, útero e placenta, e SNC. A via final comum para lesão de cada um desses sistemas orgânicos é o endotélio vascular com necrose subsequente, trombose e isquemia.

Após exposição do trato respiratório superior a EHV-1, o vírus pode ser detectado no palato mole e brônquios principais em 12 h, e em todos os níveis do trato respiratório em 24 h. O vírus ganha acesso ao corpo após se ligar ao epitélio da mucosa respiratória onde ele forma placas que não se estendem para os tecidos da submucosa.[35] No trato respiratório, há uma fase inicial após a infecção do epitélio nasal[56] no qual há proliferação rápida do vírus nas mucosas nasal, faríngea e tonsilar, com subsequente penetração e infecção de vasos sanguíneos locais. Isso é seguido por uma fase virêmica na qual o vírus está associado aos linfócitos sanguíneos [especialmente CD172a(+)],[56] do qual ele pode ser isolado. A infecção induz aumento da produção de IFN-γ pelos linfócitos

T.⁵⁴ A ausência de antígenos virais na superfície de células mononucleares do sangue periférico infectadas por EHV-1 explica a sua capacidade de evitar a lise mediada pelo complemento. Essa atividade combinada à imunossupressão que acompanha a infecção por EHV-1⁵⁵,⁵⁷⁻⁵⁹ permite a disseminação da infecção para o trato reprodutivo e SNC. Imunossupressão é mediada pela produção em células infectadas por EHV-1 de uma "proteína precoce" que interfere na translocação de peptídeos pelo transportador associado ao processamento de antígeno. A imunossupressão é evidente como redução da proliferação in vitro de monócitos periféricos e diminuição da regulação da expressão de moléculas de complexo de histocompatibilidade maior de classe I nas células infectadas. É desse ponto que a invasão dos pulmões, placenta, feto e tecido nervoso ocorrem. O movimento das células mononucleares infectadas para os tecidos alvo é associado à expressão de moléculas de adesão pelo endotélio no útero gravídico e nos leucócitos.

A infecção viral do endotélio resulta em morte de células endoteliais, inflamação, ativação de fatores de coagulação e plaquetas, aumento em marcadores de degradação de fibrina e formação de coágulos sanguíneos em pequenos vasos.⁶⁰⁻⁶² Essa doença trombótica causa isquemia de tecidos adjacentes com necrose subsequente e perda de função. Outra teoria é que a deposição de complexos antígeno-anticorpo nos pequenos vasos resulta em reação Arthus com subsequente isquemia, necrose e perda de função. Entretanto, demonstração recente de que éguas sem títulos de anticorpos para EHV-1 estavam sob maior risco de desenvolvimento de mieloencefalopatia não dão suporte ao papel da hipersensibilidade tipo III nessa doença. Apesar do mecanismo subjacente, sinais clínicos são o resultado de vasculite e necrose do tecido no SNC e trato reprodutivo. Isso em contrapartida à doença neurológica associada a herpes-vírus em outras espécies, nas quais a doença do sistema nervoso é resultado direto da infecção dos tecidos neuronais.

Aborto é causado por lesão a placenta, endométrio ou feto. Lesões placentárias incluem vasculite, trombose focal e infarto dos microcotilédones do útero gestante. O feto é infectado e existem lesões diagnósticas presentes em muitos potros abortados, incluindo destruição maciça de linfócitos no baço e timo. Naqueles abortos nos quais não há lesão ou evidência de infecção pelo vírus no potro, pode haver extensa lesão do endométrio causada por lesões endoteliais e vasculite consequente, trombose e isquemia secundária.

Potros infectados in utero, mas que sobrevivem até o nascimento podem ser natimortos ou fracos e morrerem pouco após o nascimento com lesões pulmonares, hepáticas e cardíacas. Infecção por EHV-1 em potros que não foram infectados antes ou ao nascimento normalmente é autolimitante, infecção branda do trato respiratório superior com leucopenia concomitante e supressão imune transitória, embora uveíte e ocasionalmente morte ocorram em um pequeno número de potros. O vírus pode ser isolado do muco nasal e da capa leucocitária do sangue por algum tempo após os sinais clínicos terem desaparecido.

A patogênese da *mieloencefalopatia* em equinos se contrapõe à encefalite por herpes-vírus de outras espécies nas quais há infecção viral do tecido neuronal. A mieloencefalopatia em equinos é, conforme discutido anteriormente, o resultado de vasculite, trombose e subsequente isquemia do tecido neural. O prejuízo ao fluxo sanguíneo resulta em hipoxia e disfunção ou morte do tecido neural adjacente.

Achados clínicos

A infecção por EHV-1 manifesta-se como muitas formas de doença em uma propriedade, de maneira que o envolvimento do sistema nervoso pode ocorrer em um surto no qual aborto e doença respiratória também sejam característicos, embora mais comumente uma forma da doença (mieloencefalopatia ou aborto) ocorram sozinhos ou com doença respiratória branda. Potros, garanhões e éguas podem ser acometidos com uma ou outra forma da doença, embora ela seja vista mais comumente em equinos adultos. O início dos sinais neurológicos normalmente, mas não invariavelmente, é precedido por casos de doença respiratória, febre, edema de membros ou aborto.

Mieloencefalopatia

Ocorre inicialmente em um caso índice, que pode ou não ter apresentado sinais de doença respiratória infecciosa apenas ou com sinais de doença neurológica. Sinais de doença neurológica se desenvolvem em outros equinos aproximadamente 6 a 14 dias após a doença no caso índice. A doença então se desenvolve em muitos equinos no decorrer de um período curto de tempo (3 a 10 dias). Surtos em um estábulo podem evoluir rapidamente.²⁵,⁴³,⁴⁶,⁴⁷

Febre sem sinais de doença respiratória, com frequência precede os sinais de doença neurológica em 24 a 72 h. O início dos sinais neurológicos normalmente é rápido, e os sinais se estabilizam em 1 a 2 dias. A febre é mais comum (razão de probabilidade de 20 vezes, 95% IC 3,4 a 390) em equinos que evoluem para o desenvolvimento de MHE, mas a presença de edema de membros ou a gravidade da secreção nasal não são associadas à probabilidade de desenvolvimento de MHE durante um surto da doença.³²,⁴⁶ Treze por cento dos 61 equinos com febre relatados durante um surto de aborto e MHE desenvolveram sinais de MHE.²⁵ Seis de sete éguas prenhes abortaram.

Os sinais são variáveis, mas normalmente relacionados ao envolvimento da substância branca. Equinos acometidos apresentam graus variados de ataxia e paresia que se manifestam como andar cambaleante, arrastar de pinças, pivoteamento e circundução, que é mais grave nos membros pélvicos. Os sinais normalmente são simétricos. Com frequência há hipotonia da cauda e ânus.

Incontinência fecal e urinária são comuns e equinos acometidos com frequência gotejam urina, apresentam queimaduras por urina da pele do períneo e membros pélvicos e requerem evacuação manual do reto. A gravidade dos sinais pode progredir para hemiplegia ou paraplegia que se manifestam como decúbito e a incapacidade de levantar. Com menor frequência, déficits de NC, como paresia lingual e faríngea, desvio de cabeça, nistagmo ou estrabismo estão presentes. Equinos acometidos normalmente estão alertas e mantêm seu apetite.

A gravidade dos sinais neurológicos varia entre equinos em um surto, e o prognóstico está relacionado com a gravidade da doença. Em geral, equinos que entram em decúbito têm prognóstico ruim para sobrevivência a curto e longo prazo, apesar dos cuidados de enfermagem intensivos.⁴³,⁴⁶,⁴⁷ Entretanto, cavalos acometidos com menor gravidade apresentam prognóstico bom para sobrevivência, com taxas de mortalidade tão baixas quanto 2 a 3% em alguns surtos. Equinos com sinais neurológicos brandos com frequência se recuperam completamente e retornam ao seu nível de desempenho anterior, embora alguns apresentem déficits neurológicos persistentes após 1 ano.

Aborto

Surtos de aborto podem não ser precedidos por doença respiratória clínica aparente. A incidência de aborto é maior no terceiro terço da gestação, particularmente no período de 8 a 10 meses, mas pode ocorrer tão precocemente quanto no quinto mês. O aborto ocorre sem sinais premonitórios e a placenta normalmente não fica retida. Com frequência, não há desenvolvimento da glândula mamária. As éguas acometidas algumas vezes apresentam prolapso de útero. Alguns potros são natimortos, enquanto outros são fracos e morrem pouco tempo após o nascimento.

Surtos de aborto com frequência têm longa duração, com período de 17 a 22 dias separando o caso índice dos casos causados por transmissão secundária do vírus, o que sugere um período de incubação de 2 a 3 semanas. Infecções experimentais induzem aborto 15 a 65 dias após a inoculação intranasal do vírus. Embora a maioria dos abortos ocorra então 1 mês após os primeiros casos secundários, os abortos na propriedade podem continuar por muitos meses.²⁷

Viremia neonatal e septicemia

A infecção por EHV-1 *in utero* causa abortos ou o nascimento de potros infectados, alguns dos quais são normais ao nascimento, mas se tornam fracos e morrem 3 a 7 dias após o nascimento com sinais de dispneia e septicemia. Uma forma menos grave da doença, caracterizada por pirexia, secreção nasal e coriorretinite, ocorre em potros um pouco mais velhos que aparentemente são infectados após o nascimento. Potros afetados que sobrevivem algumas vezes não apresentam anticorpos séricos para EHV-1. A morte pode ser associada à infecção bacteriana secundária com *E. coli* ou *Actinobacillus equuli*, embora apenas a infecção por EHV-1 seja suficiente para causar a morte.

Doença respiratória

A forma clássica da doença do trato respiratório (rinopneumonite) é virtualmente indistinguível com base nos sinais clínicos de outras doenças do trato respiratório superior de equinos e é idêntica àquela associada a EHV-4.

Patologia clínica

Resultados de exames hematológicos e bioquímicos séricos não são nem específicos nem diagnósticos. A infecção por EHV-1 em equinos adultos resulta em leucopenia, atribuível tanto à neutropenia quanto à linfopenia de células T, e a linfocitose por células B ocorre durante o período de recuperação. Septicemia por EHV-1 de potros é caracterizada por leucopenia profunda, neutropenia com desvio à esquerda e linfopenia. Uma abordagem para chegar ao diagnóstico de MHE *ante mortem* imediatamente é sugerido na Figura 14.9.[63]

LCE de equinos com encefalomielopatia por EHV-1 é caracteristicamente xantocrômico e apresenta aumento do teor de proteína total (> 1 g/ℓ) com contagem de leucócitos normal.[32,64] A interpretação de anticorpos contra EHV-1 no LCE não foi determinada, embora espere-se que equinos normais não apresentem anticorpos detectáveis para EHV-1 no LCE.

Testes sorológicos são de importância crítica para o diagnóstico e controle de infecções por EHV. Muitos equinos apresentam anticorpos séricos para EHV-1 e EHV-4 como resultado de infecção prévia ou vacinação. Portanto, a demonstração de anticorpos por si só não é suficiente para confirmar o diagnóstico da doença. Anticorpos fixadores de complemento surgem no 10º ao 12º dias após infecção experimental, mas persistem apenas por um período limitado. A demonstração de um aumento de três a quatro vezes na concentração sérica de anticorpos fixadores de complemento específicos em amostras de soro dos períodos agudo e convalescente fornece evidência persuasiva da infecção recente. Anticorpos fixadores de complemento persistem apenas por um período curto (alguns meses), enquanto anticorpos VN persistem por mais de 1 ano, e a sua pesquisa, portanto, é o meio mais confiável de determinar que a infecção prévia com o vírus ocorreu. Até recentemente, a diferenciação sorológica de anticorpos para EHV-1 e EHV-4 não era possível. Entretanto, foram desenvolvidos testes de ELISA altamente específicos que se baseiam nas diferenças entre EHV-1 e EHV-2 na região variável C terminal da glicoproteína G, pelo menos uma das quais é comercialmente disponível, que podem diferenciar entre anticorpos para EHV-1 e EHV-4 no soro de equinos. O ELISA é relatado como mais sensível, fácil de realizar, mais rápido e mais reprodutível que o teste de virusneutralização. O fato de que o ELISA é capaz de diferenciar entre infecções associadas a EHV-1 e EHV-4 é importante.[65,66]

A *identificação do vírus* em suabes nasais ou na capa leucocitária ou tecido por cultura ou PCR fornece confirmação da infecção.[67-71] O uso de PCR *seminested* ou *multiplex* ou qPCR, que evita o risco de contaminação por transporte, fornece identificação rápida do genoma viral de EHV-1 em suabes nasofaríngeos, sangue e outros tecidos. O teste é pelo menos tão sensível quanto o isolamento viral para a identificação da presença do vírus. A identificação rápida da excreção viral usando qPCR pode facilitar o monitoramento e intervenções para evitar a disseminação da infecção e o exame adicional ou tratamento profilático de equinos infectados.

O teste de PCR adequado pode determinar se o EHV-1 é da variante D752 ou N752. Essa informação pode ser importante em investigações epidemiológicas e pode

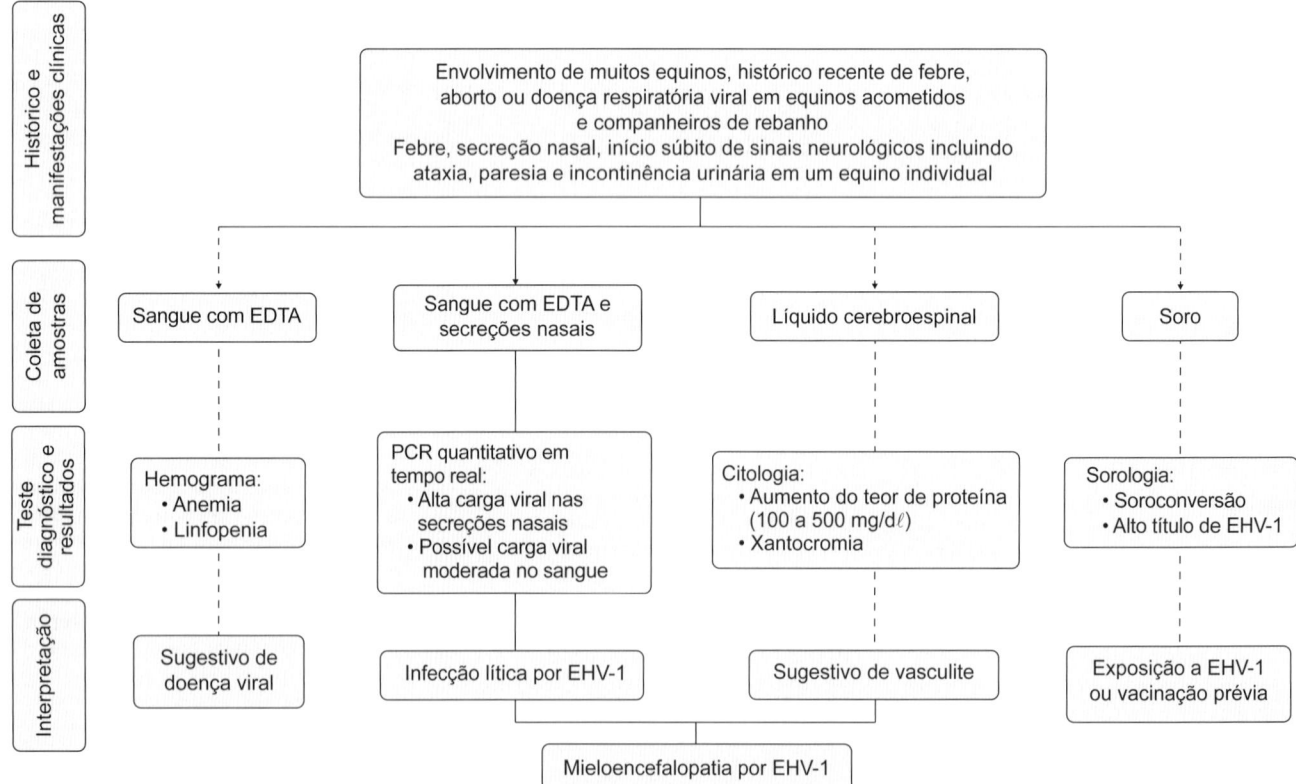

Figura 14.9 Metodologia para diagnóstico *ante mortem* rápido da mieloencefalopatia por herpes-vírus equino-1 (EHV-1) em equinos com sinais de doença do sistema nervoso. As linhas sólidas representam a via diagnóstica. EDTA: ácido etilenodiaminotetra-acético. Reproduzida, com autorização, de Pusterla N, Wilson WD, Madigan JE, Ferraro GL. Equine herpes-virus-1 myeloencephalopathy: a review of recent developments. Vet J 2009;180:279-289.

ter implicações para administração de terapia antiviral, embora isso não tenha sido esclarecido, mas geralmente não influencia o manejo do surto da doença.²¹,⁷²

O vírus pode ser isolado em cultura de tecido, embriões de galinha e hamsters, por lavado nasal ou fetos abortados, e apresenta características de crescimento que o diferenciam de EHV-4.⁷³

Amostras de exsudato nasofaríngeo para isolamento viral são mais bem obtidas de equinos durante os estágios mais precoces, febris da doença, e são coletadas pelas narinas por suabes da região nasofaríngea com uma gaze de 5 × 5 cm acoplada a uma haste flexível de aço inoxidável de 50 cm de comprimento, coberta por um tubo de látex. Um suabe uterino protegido também pode ser usado. Após a coleta, o suabe deve ser removido da haste e transportado imediatamente para o laboratório de virologia em líquido de transporte (meio essencial mínimo sem soro com antibióticos) frio (mas não gelado). A infectividade do vírus pode ser prolongada pela adição de albumina sérica bovina ou gelatina a 0,1% (p/v).

Achados de necropsia

Os achados macroscópicos em *fetos abortados* incluem hemorragias petequiais e equimóticas, especialmente sob a mucosa respiratória. O achado mais consistente é um excesso de líquido amarelo claro nas cavidades peritoneal e pleural. Necrose hepática focal e icterícia leve também podem estar presentes. Em alguns fetos abortados, a superfície de corte do baço revela folículos linfoides anormalmente proeminentes, que estão aumentados de volume por necrose e edema. Corpúsculos de inclusão intranucleares acidofílicos podem estar evidentes histologicamente em uma variedade de tipos celulares, incluindo o epitélio bronquiolar e alveolar, hepatócitos e células dendríticas do tecido linfoide. Embora a patologia microscópica não seja marcante, o exame da placenta por técnicas de IHQ pode ser um auxílio útil no diagnóstico de abortos induzidos por EHV-1 e EHV-4. Em potros vivos ao nascimento, mas que morrem pouco tempo depois, normalmente há congestão pulmonar maciça e edema, com colapso dos pulmões e desenvolvimento de membrana hialina naqueles que sobrevivem por mais tempo.

Na *forma neurológica paralítica* da doença, há mieloencefalopatia disseminada aguda. Hemorragias podem ser visíveis macroscopicamente, mas com frequência não há alterações macroscópicas. Vasculite disseminada ocorre na doença experimental, e as lesões de malácia presentes no tecido nervoso são o resultado do extravasamento desses vasos lesionados. O vírus pode ser isolado do cérebro, e o isolamento é facilitado pelo uso de uma coloração de peroxidase indireta para estabelecer sua localização. O vírus infecta as células endoteliais dentro do SNC, mas também foi demonstrado dentro dos neurônios e astrócitos e foi relacionado com coriorretinite em potros. Em casos raros, o vírus pode causar lesão em outros tecidos, como mucosa intestinal e baço ou faringe.

O exame laboratorial de fetos abortados deve incluir a pesquisa pelo vírus por cultura de tecidos e IHQ ou técnicas de PCR, assim como exame histológico dos pulmões e fígado quanto à presença de corpúsculos de inclusão. Um TAF direto também foi usado. O exame sorológico de potros pode fornecer informações úteis naqueles casos nos quais tentativas de isolamento são negativas, mas a soroconversão ocorreu. Entretanto, um estudo recente verificou que a sorologia fetal não foi um meio confiável de diagnóstico de aborto por EHV-1, e que a IHQ foi ligeiramente mais sensível do que o isolamento viral.

Amostras para confirmação do diagnóstico

- Virologia: pulmão resfriado, fígado, baço, timo e fluido torácico de fetos abortados ou neonatos. Medula espinal ou cérebro de equinos com doença neurológica (IV, PCR, TAF, sorologia)
- Histologia: pulmão, fígado, baço, timo e traqueia de fetos ou neonatos fixados
- Cérebro fixado e medula espinal de muitos locais, bem como olho de Bouin fixado devem ser examinados em adultos com doença neurológica (MO, IHQ).

Diagnóstico diferencial

Doença respiratória em equinos é associada a uma variedade de agentes (Tabela 12.14). Aborto pode ser associado a leptospirose, *Salmonella abortusequi*, placentite associada a *Streptococcus zooepidemicus* ou *Escherichia coli*, associado à síndrome da perda reprodutiva das éguas, ou anormalidades congênitas, entre outras causas. Quando outras éguas prenhes estão sob risco, o aborto no final da gestação deve sempre ser considerado como causado por EHV-1 até que se prove o contrário.
Doenças neurológicas com sinais clínicos similares a esses associadas a EHV-1 incluem raiva, mieloencefalite equina por protozoário, neurite da cauda equina (polineurite equina), trauma, compressão aguda da medula espinal (mielopatia estenótica cervical) e mielopatia degenerativa equina. A febre é rara em outras doenças neurológicas de equinos, e qualquer equino com doença neurológica e febre ou histórico de febre nas últimas semanas deve ser considerado como apresentando mieloencefalopatia por EHV-1. Surtos de paresia posterior ou ataxia, especialmente em equinos sem febre, devem levantar suspeita de ingestão de toxinas como *Astragalus* spp., *Swainsona* spp., ou sorgo. Incoordenação do azevém perene pode produzir sinais similares de ataxia.
Septicemia neonatal ode ser associada a *E. coli, Streptococci* spp., e outras bactérias, especialmente em potros com falha na transferência de imunoglobulinas maternas.

EHV-1: herpes-vírus equídeo-1.

Tratamento

Em razão da natureza altamente contagiosa das infecções por EHV-1, equinos com doença respiratória, aborto ou doença neurológica, especialmente se essas ocorrerem como surtos, devem ser isolados até que a causa da doença seja identificada.

Não há tratamento específico para doenças associadas à infecção por EHV, embora aciclovir e outros fármacos antivirais sejam usados ocasionalmente para tratar equinos em surtos de mieloencefalopatia.⁴⁶

Equinos com MHE requerem tratamento de suporte intenso. Os cuidados de enfermagem para evitar queimadura por urina, escaras de decúbito e pneumonia são importantes em equinos com mieloencefalopatia. Equinos gravemente atáxicos ou em decúbito devem ser mantidos em posição quadrupedal, se for possível. Embora uma corda amarrada à cauda e passada sobre a cabeça, onde é amarrada, possa ser usada para auxiliar o cavalo a se manter de pé, um *sling* pode ser necessário para dar suporte a equinos mais gravemente afetados. Os cuidados de enfermagem são importantes para evitar o desenvolvimento de escaras de decúbito em cavalos em decúbito ou mantidos de pé usando um *sling*. O períneo de equinos com incontinência deve ser limpo com frequência, e devem ser aplicadas pomadas para proteger a pele. Alguns equinos requerem cateterização da bexiga para aliviar a distensão. Enemas, acompanhados por evacuação manual cuidadosa do reto, podem ser necessários para promover a passagem das fezes.

A administração de corticosteroides para esses cavalos é controversa, mas muitos clínicos administram fosfato de dexametasona sódica (0,05 a 0,25 mg/kg IM, a cada 24 a 48 h) ou prednisolona (1 a 2 mg/kg VO ou parenteral a cada 24 h) por 2 a 3 dias. A administração de corticosteroides pode ser contraindicada em razão da presença de vírus em replicação em equinos acometidos. O uso de fármacos antiplaquetários ou compostos antitrombóticos recebeu suporte anedótico, mas não há evidências de que não prejudiquem os equinos afetados e, de forma similar, não há evidência de eficácia.

A administração de fármacos para inibir a replicação viral tem mérito e é tentada durante surtos da doença. Os desafios dessa abordagem são que a infecção está bem avançada no momento em que os sinais clínicos são detectados, especialmente em casos iniciais em surtos da doença antes do estabelecimento de medidas de monitoramento no local; farmacocinética e farmacodinâmica dos fármacos disponíveis não são conhecidas ou não são bem conhecidas, e os fármacos são caros. Fármacos antivirais considerados para uso em equinos com MHE incluem aciclovir, valaciclovir, penciclovir (após administração oral do seu profármaco fanciclovir), ganciclovir e valganciclovir.⁷⁴⁻⁷⁸

Aciclovir é efetivo contra EHV-1 *in vitro*, e estudos farmacocinéticos sugerem que a administração de 10 mg/kg VO, a cada 4 a 6 h (5 vezes/dia) ou 10 mg/kg IV, a cada 8 h resulta em concentrações aceitáveis de fármaco no sangue. Entretanto, mais investigações revelam que há ampla variação entre cavalos individuais quanto à absorção do aciclovir com falha consequente em obter concentrações terapêuticas em cavalos.[79] A atividade *in vitro* de aciclovir, ganciclovir, cidofovir, adefovir, 9-(2-fosfonilmetoxietil)-2,6-diaminopurina (PMEDAP) e foscarnet contra três isolados abortigênicos de EHV-1 revelou atividade variável de cidofovir e atividade limitada a inexistente de foscarnet.[80]

Recomendações atuais quanto à profilaxia e tratamento de equinos com MHE incluem a administração de aciclovir (10 a 20 mg/kg, a cada 5 a 8 h VO por 7 dias) ou ganciclovir IV a 2,5 mg/kg, a cada 8 h por 24 h, seguido por dose de manutenção de 2,5 mg/kg, a cada 12 h, ou VO a 30 a 40 mg/kg, a cada 8 a 12 h por 7 dias.[72] A eficácia desses compostos não foi demonstrada em ensaios clínicos adequados, e deve-se ter ciência quanto aos comentários mais recentes acerca da variabilidade na biodisponibilidade oral de aciclovir.

Potros neonatos com septicemia devem ser tratados agressivamente com *antibióticos* e *tratamento de suporte*, incluindo nutrição enteral e parenteral e administração de fluidos (ver a seção de "Avaliação clínica e cuidados de neonatos criticamente doentes", no Capítulo 19). O tratamento com aciclovir foi relatado. A falha na transferência de imunidade passiva deve ser corrigida com administração oral ou intravenosa de colostro ou plasma, respectivamente.

Controle

Recomendações de programas para prevenir a introdução da infecção e para controlar surtos de MHE e aborto estão disponíveis de muitas fontes e devem variar entre países.[18,21,29,81]

Prevenção da infecção

Os princípios gerais incluem:

- Aumento da imunidade, atualmente tentada pela vacinação
- Subdivisão e manutenção das populações nas propriedades em grupos de equinos para minimizar a disseminação da infecção
- Minimizar o risco de introdução de infecção por novos equinos
- Minimizar o risco de reativação de infecção latente em cavalos residentes
- Desenvolver planos para implementação dessas medidas de controle rotineiras, e para ações em caso de aborto
- Educar os funcionários quanto à importância de adesão estrita a esses procedimentos.

A importância relativa de cada uma dessas medidas não foi determinada, mas a implementação de medidas de controle, incluindo alocação de éguas em pequenos grupos com base na data prevista de parto, quarentena de novas introduções e vacinação de éguas prenhes, tem reduzido a incidência de aborto por EHV-1 na região central de Kentucky. A associação mais marcante tem sido a diminuição aparente da incidência de surtos de aborto. Deve-se enfatizar que as vacinações não substituem nenhum outro procedimento de manejo no controle dessa doença, e que ocorreram abortos entre éguas vacinadas em propriedades nas quais outros procedimentos de manejo foram ignorados.

Vacinação

A vacinação contra doença respiratória e aborto associados a EHV-1 é amplamente praticada, apesar da falta de evidências claras de que a vacinação reduz a incidência ou gravidade de ambas as doenças. Ainda não existem informações quanto à eficácia de campo de vacinas contra EHV, e aquelas derivadas de desafios experimentais são sempre contraditórios ou incompletos. Dadas essas informações, as seguintes recomedações são feitas com base em práticas geralmente aceitas.

Nenhuma das vacinas disponíveis atualmente, das quais há aproximadamente 14 por todo o mundo, evita de forma consistente a infecção dos equinos vacinados ou fornecem proteção completa contra a doença associada a EHV-1.[21,52,72]

O principal objetivo das vacinações tem sido proteger as éguas contra abortos associados a EHV-1, embora as vacinas que pretendem evitar rinopneumonite e contém ambos EHV-1 e EHV-4 estejam disponíveis. Adicionalmente, a vacinação de éguas tem como objetivo reduzir a transmissão de EHV-1 para potros na tentativa de interromper a natureza cíclica da infecção em haras. Vacinas que consistem em vírus EHV-1 vivo modificado, EHV-1 inativado, ou uma mistura de EHV-1 inativado e EHV-4 estão disponíveis para administração intramuscular ou intranasal em equinos. Tanto as vacinas vivas inativadas quanto modificadas para EHV-1 levam à resposta de anticorpos virusneutralizante e fixação de complemento em equinos, embora altos títulos de anticorpos não sejam necessariamente relacionados à resistência à infecção.

A resistência à infecção pode ser mais estreitamente relacionada à resposta de células T citotóxicas. O uso disseminado de uma vacina de vírus morto EHV-1 combinado a EHV-4 na Austrália não diminuiu a evidência sorológica de infecção em potros nas propriedades nas quais as éguas eram vacinadas, embora as vacinas tenham sido efetivas na prevenção de doença induzida por infecção experimental. Um fator que dificulta a avaliação da eficácia da resposta à vacinação por algumas éguas e potros é o fato de que alguns animais apresentam resposta vacinal mínima, enquanto em outros equinos uma forte resposta imune é induzida. Esforços estão sendo feitos para desenvolver vacinas vivas modificadas que podem ser administradas por via intranasal. A administração intranasal de uma vacina contra EHV-1 induziu proteção contra doença respiratória causada por EHV-1 (e EHV-4) induzida experimentalmente e aborto em éguas, e evitou a infecção de potros mesmo quando a administração foi realizada na presença de anticorpos maternos. Uma abordagem alternativa é o desenvolvimento de vacinas de subunidades usando a glicoproteína D envelopada, que mostrou levar à imunidade protetora em modelos de animais de laboratório de doença por EHV-1 e a administração da qual induz anticorpos VN e ELISA de anticorpos específicos contra glicoproteína D em equinos. Vacinas vivas modificadas *atuais* induzem um isótipo mais restrito de IgG do que a infecção natural, o que pode contabilizar de forma parcial para a sua eficácia limitada.[53]

Apesar da proteção incompleta fornecida pelas vacinas, a vacinação contra EHV-1 é parte importante da maioria dos programas de saúde equina na vacinação de éguas prenhes e vazias, potros e equinos adultos. A intenção da vacinação de éguas é evitar o aborto associado a EHV-1. Uma vacina de vírus inativado é relatada como reduzindo a incidência de aborto em 65%, embora outros não tenham sido capazes de replicar esse sucesso e haja relatos de surtos de aborto em propriedades de éguas vacinadas de forma adequada. Uma vacina de vírus inativado que contém EHV-1 e EHV-4 evitou o aborto em cinco de seis éguas expostas experimentalmente a EHV-1, enquanto todas as éguas não vacinadas abortaram. As éguas foram vacinadas com a vacina inativada durante o quinto, sétimo e nono meses de gestação. Vacinações adicionais na monta e 1 mês antes do parto são recomendadas por algumas autoridades.

Nenhuma vacina é licenciada atualmente com a proposta de proteger contra MHE, e a doença ocorre em equinos vacinados adequadamente. Preocupações de que a doença pode representar uma "segunda onda" como resultado de vacinação seguida por infecção subsequente não receberam suporte disseminado e não apresentam evidência empírica de que haja qualquer tipo de comprovação.[21]

Potros são uma fonte importante de infecção e seu controle nos animais é considerado crítico para controlar a infecção em uma propriedade. Consequentemente, deve-se ter atenção às respostas de potros à vacinação em diversas idades, dado o risco de a imunidade passiva interferir na vacinação e na idade jovem com a qual os potros são infectados por EHV-1. Recomendações atuais variam, e algumas autoridades recomendam a vacinação de potros após 5 meses de idade, para evitar o efeito da interferência da imunidade passiva sobre a resposta à vacinação. Entretanto, a vacinação de potros nessa idade provavelmente perde o período de tempo quando os potros são infectados pela primeira vez por EHV-1 a partir de suas mães ou outras éguas no grupo. Uma recomendação é de que potros devem ser vacinados no seu terceiro mês, com revacinação 1 mês e 6 meses após. Vacina de vírus vivo modificado é administrada a potros com 3 a 4 meses de idade e éguas vazias e outros equinos recebem duas doses administradas com 3 meses de intervalo, seguido por revacinação a cada 9 meses. Em razão da curta duração da imunidade após a vacinação, recomenda-se a vacinação frequente, talvez a intervalos tão curtos quanto 3 meses, de cavalos sob risco. Entretanto, a eficácia de tal programa não é certa.

Subdivisão de equinos em uma propriedade

A manutenção de pequenos grupos de equinos de idade e estado reprodutivo similares é recomendada para minimizar as chances de disseminação da infecção. Éguas gestantes, após o desmame dos potros, devem ser mantidas no rebanho que não apresenta acesso a potros, potros desmamados, éguas vazias ou outros equídeos (jumento). De forma similar, potros desmamados devem ser separados de cavalos de outras idades por reconhecimento de que há uma alta taxa de infecção e excreção viral em potros sobreanos. A falha em aderir a esses procedimentos pode resultar em disseminação rápida da infecção e abortos entre éguas sob alto risco. Éguas prenhes devem ser combinadas em grupos pequenos (cerca de 10) no início da gestação com base na data prevista de parto. Éguas multíparas não devem ser misturadas com éguas que estão prenhes pela primeira vez.

Devem ser introduzidas práticas de manejo que minimizem as oportunidades de disseminação viral. De maneira ideal, éguas prenhes são manejadas usando as instalações separadas daquelas usadas para manejar éguas com potros ou sobreanos. Se instalações comuns devem ser usadas, éguas prenhes devem ser manejadas primeiro, após limpeza completa da instalação, seguida por éguas com potros e, por fim, sobreanos e outros equinos.

Minimizar o risco de introdução da infecção

As únicas fontes do vírus são infecções recrudescentes ou latentes e introdução por cavalos recém-chegados que excretam o vírus. Todos os cavalos devem ser considerados como potencialmente excretando EHV-1 na chegada à propriedade, e devem ser isolados dos equinos residentes. A introdução de novos equinos a pequenos grupos de éguas gestantes deve ser evitada, se possível, ou se absolutamente necessária, precedida por um período de isolamento de 21 dias. Se for possível, evitar misturar éguas residentes e não residentes mesmo após quarentena de animais não residentes.

Prevenção da reativação da infecção latente

Os fatores que incitam a reativação de infecções latentes e excreção viral não são conhecidos. Entretanto, eventos estressantes, como transporte ou outras doenças, têm o potencial de causar reativação de infecção latente. Por essa razão, éguas prenhes não devem ser transportadas a partir de 8 semanas antes da data prevista do parto e todos os esforços, incluindo a vacinação, devem ser feitos para evitar outras doenças infecciosas.

Controle de surtos

Os princípios que orientam o controle de abortos ou MHE causados por EHV-1 incluem:

- Diagnóstico precoce e rápido
- Prevenção da disseminação da infecção
- Tratamento de casos individuais.

Esses objetivos são abordados por meio de seis estágios:

1. *Reconhecimento preliminar do problema (surto)*: tipicamente por proprietários ou treinadores que reconhecem a presença de equinos doentes.
2. *Investigação veterinária preliminar*: conduzida por um médico-veterinário, normalmente como primeira resposta às preocupações do proprietário e levando ao diagnóstico clínico presuntivo.
3. *Estabelecimento do diagnóstico*: o uso de testes laboratoriais ou outros testes para confirmar ou descartar diagnósticos específicos.
4. *Compreender e manejar o surto*: isso é complexo, uma vez que envolve a compreensão quanto à biologia e epidemiologia da doença, o contexto financeiro e social do surto, e o acesso, exiquibilidade, custo-benefício de intervenções potenciais.
5. *Estabelecer o estado de livre de infecção*: documentar o final do surto confirmando o estado de livre de infecção pelo agente causal.
6. *Retornar o local às suas atividades e funções normais*.

Controle de surtos de mieloencefalopatia

Os critérios diagnósticos para MHE são pautados nos seis estágios listados anteriormente. Equinos adultos com início rápido de sinais de doença do sistema nervoso, com ou sem febre, devem ser considerados apresentando MHE até que se prove o contrário.

Surtos de doença neurológica induzida por EHV-1 ocorrem com frequência em escolas de equitação e situações similares nas quais há movimento constante de equinos para dentro e para fora da propriedade. Dessa maneira, é extremamente difícil instituir medidas de controle para evitar a introdução da doença e que sejam compatíveis com o uso dos cavalos. Dito isso, os princípios listados anteriormente para prevenção de introdução da infecção em haras de criação também se aplicam para a prevenção de mieloencefalopatia em escolas de equitação.

Relatos de surtos de MHE em estábulos e hospitais veterinários subestimam a natureza altamente infecciosa da doença.[25,46,47] EHV-1 se dissemina de equinos infectados, nos quais o vírus pode estar presente em fluido nasal antes do início dos sinais clínicos, por aerossol e fômitos. É crítico evitar a disseminação por atenção à biossegurança, incluindo a disseminação por pessoal e aerossol. Equinos infectados devem ser isolados em um espaço aéreo separado de equinos não infectados ou sob risco.

Instruções detalhadas para o manejo de surtos de doença neurológica atribuível a EHV-1 estão disponíveis e fornecem orientações quanto a quarentena, desinfecção e coleta de amostras. Não há uma "receita de bolo", e as recomendações devem ser modificadas ou adotadas com compreensão completa do contexto financeiro, social e psicológico do manejo do surto. Orientações para o manejo de um surto de MHE incluem:[21,29,72,82]

- Equinos acometidos devem ser isolados em razão da sua infectividade
- O diagnóstico deve ser confirmado por isolamento viral, PCR ou exame histológico de tecidos de equinos acometidos que morrem ou são eutanasiados
- Equinos potencialmente acometidos devem ser testados para determinar se estão excretando o vírus (suabes nasais)
- Não deve haver movimento de equinos para dentro e para fora do perímetro por pelo menos 21 dias após a ocorrência do último caso
- O movimento entre grupos de cavalos na propriedade deve ser evitado
- Os animais devem deixar ou se movimentar entre grupos apenas quando não há evidência de atividade contínua da infecção em seu grupo
- A vacinação diante de um surto de MHE não é recomendada. Equinos clinicamente acometidos não devem ser vacinados
- O uso profilático de aciclovir foi relatado, embora a eficácia dessa prática não seja conhecida.

Uma abordagem de três níveis para o manejo de surtos de MHE é sugerida na Tabela 14.13.

Aborto

Diagnóstico rápido

Cada aborto em éguas no final da gestação deve ser considerado associado com EHV-1 até que se prove o contrário. Portanto, o diagnóstico rápido e precoce de aborto ou de MHE é importante para instituir medidas de controle. Em regiões com grande número de éguas de reprodução, *todos* os abortos em éguas devem ser investigados por exame *post mortem* detalhado do feto e exame sorológico da égua.

Prevenção da disseminação

Esforços diligentes e concentrados devem ser feitos para evitar a disseminação da infecção do foco inicial em caso de aborto. O retardo em fazê-lo aumenta a incidência de

Tabela 14.13 Abordagem de três níveis para manejar um surto de mieloencefalopatia por herpes-vírus equino.

Ação	Nível ouro	Nível prata	Nível bronze
Segregar a população em grupos pequenos que podem ser manejados discretamente para evitar transferência da infecção entre eles	*Sim* Quanto menores os grupos, melhor para minimizar o impacto da doença em curso e possivelmente diminuir os custos laboratoriais posteriores	*Sim* Quanto menores os grupos, melhor para minimizar o impacto da doença em curso e possivelmente diminuir os custos laboratoriais posteriores	*Sim* Quanto menores os grupos, melhor para minimizar o impacto da doença em curso e possivelmente diminuir os custos laboratoriais posteriores
Coletar amostras	*Coletar todas as amostras de todos os animais* Suabe NF em MTV, soro (5 a 10 mℓ) e sangue total heparinizado (30 mℓ)	*Coletar conjunto parcial das amostras de todos os animais* Suabe NF em MTV e soro (5 a 10 mℓ)	*Coletar conjunto parcial das amostras de todos os animais* Suabe NF em MTV e soro (5 a 10 mℓ)
Testar amostras	*Testar todas as amostras de todos os animais* Suabe NF por qPCR, soro por TFC e sangue heparinizado para isolamento viral	*Testar conjunto parcial de todos os animais* Suabe NF por qPCR e soro por TFC	*Não testar, mas congelar* o conjunto parcial de amostras de todos os animais para possível teste posteriormente
Observar a doença clínica (doença neurológica e/ou aborto; éguas prenhes só devem ser consideradas livres de infecção quando tiverem parido, de forma bem-sucedida, um potro saudável e que se mantenha em pé)	*Observar todos os grupos por 3 a 4 semanas:* • Se nenhuma doença clínica for observada em um grupo: coletar suabes NF e soro (pareado com amostra já testada por TFC) e testar. Considerar livre de EHV-1 se todos os resultados forem negativos • Se a doença clínica for observada em um grupo: coletar imediatamente e testar todas as amostras de todos os equinos no grupo afetado Remover positivos para uma área de isolamento Repetir após 2 a 3 semanas e considerar livre de EHV-1 apenas quando todos os resultados forem negativos	*Observar todos os grupos por 3 a 4 semanas:* • Se nenhuma doença clínica for observada em um grupo: coletar suabes NF e soro (pareado com amostra já testada por TFC) e testar. Considerar livre de EHV-1 se todos os resultados forem negativos • Se a doença clínica for observada em um grupo: coletar imediatamente e testar todas as amostras de todos os equinos no grupo afetado Remover positivos para uma área de isolamento Repetir após 2 a 3 semanas e considerar livre de EHV-1 apenas quando todos os resultados forem negativos	*Observar todos os grupos por 3 a 4 semanas:* • Se nenhuma doença clínica for observada em um grupo: coletar suabes NF e soro (pareado com amostra congelada em TFC) e testar. Considerar livre de EHV-1 se todos os resultados forem negativos • Se a doença clínica for observada em um grupo: coletar imediatamente o conjunto de amostras de todos os equinos no grupo afetado e testar todas as amostras, inclusive as congeladas Remover positivos para uma área de isolamento Repetir após 2 a 3 semanas e considerar livre de EHV-1 apenas quando todos os resultados forem negativos

TFC: teste de fixação de complemento; NF: nasofaríngeo; qPCR: reação em cadeia da polimerase quantitativo; MTV: meio de transporte de vírus.
Reproduzida de Gonzalez-Medina S et al. Equine Vet J 2015; 47:142.

aborto e prolonga os surtos.[27] Tecidos fetais infectados e materiais contaminados como camas devem ser colocados em locais impermeáveis e, ou transportados para um laboratório para exame ou destruídos por incineração. Amostras para exame laboratorial devem ser manipulados para evitar a disseminação da infecção. Instalações e equipamentos que podem ter sido contaminados devem ser desinfetados por limpeza completa seguida pela aplicação de um desinfetante fenólico ou iodóforo.

A égua deve ser isolada até que os resultados do exame laboratorial sejam negativos para EHV-1 ou até um segundo estro, momento no qual é improvável que ainda haja excreção do vírus pelo trato reprodutivo. Outras éguas no mesmo grupo que a égua que abortou devem ser consideradas expostas e sob risco de aborto. Essas éguas devem ser mantidas em isolamento estrito até que os resultados dos exames laboratoriais sejam negativos para EHV-1, ou até que o potro nasça ou a égua aborte. Outras recomendações para o movimento de equinos incluem:

• Quando um aborto ocorrer em um haras, nenhuma égua deve entrar ou deixar a propriedade até que a possibilidade de infecção por EHV-1 seja excluída. Entretanto, éguas virgens ou vazias, isto é, éguas que pariram normalmente na propriedade, mas que não estão prenhes, vindo de outros haras onde não há sinais de ocorrência sa doença, podem ser admitidas uma vez que elas são consideradas como não infectadas

• Se a infecção por EHV-1 for identificada em um haras, todas as éguas prenhes prontas para parir naquela estação (*i. e.*, éguas no final da gestação) devem permanecer na propriedade até que tenham parido. O período de incubação para aborto por EHV-1 varia entre 9 e 121 dias

• Todos os animais vazios e éguas que pariram devem permanecer no haras por 30 dias após o último aborto.

O principal problema que surge nesse programa é na decisão do que fazer com éguas que entram em contato com doença respiratória, mas não com doença abortiva. Isso pode ocorrer muito precocemente na gestação e prolongar o isolamento seria oneroso. A decisão normalmente depende do risco de aversão do proprietário e da disponibilidade de instalações para manter o isolamento a longo prazo.

LEITURA COMPLEMENTAR

Gonzalez-Medina S, Newton JR. Equine herpesvirus-1:dealing pragmatically but effectively with an ever present threat. Equine Vet J. 2015;47:142-144.

Lunn DP, et al. Equine herpesvirus-1 consensus statement. J Vet Intern Med. 2009;23:450-461.

Pusterla N, Hussey GS. Equine herpesvirus 1 myeloencephalopathy. Vet Clin North Am Equine Pract. 2014; 30:489-506.

REFERÊNCIAS BIBLIOGRÁFICAS

1. Davison AJ, et al. Arch Virol. 2009;154:171.
2. Schrenzel MD, et al. Emerg Infect Dis. 2008;14:1616.
3. Rebelo AR, et al. Can J Vet Res. 2015;79:155.
4. LeCuyer TE, et al. J Vet Diagn Invest. 2015;27:749.
5. De Witte FG, et al. J Vet Intern Med. 2012;26:1064.
6. Bell SA, et al. Vet Microbiol. 2008;130:176.
7. Rushton JO, et al. Vet J. 2014;200:200.
8. Vengust M, et al. J Vet Diagn Invest. 2008;20:820.
9. Pusterla N, et al. Vet Rec. 2010;167:376.
10. Wong D, et al. JAVMA. 2008;232:898.
11. Williams KJ, et al. PLoS ONE. 2013;8:e63535.
12. Vander Werf KA, et al. J Equine Vet Sci. 2014;34:738.
13. Vander Werf K, et al. J Vet Intern Med. 2013;27:387.
14. Hussey GS, et al. Vet Res. 2013;44:118.
15. Herder V, et al. Vet Microbiol. 2012;155:420.
16. Abdelgawad A, et al. PLoS ONE. 2015;10:e0138370.
17. Ibrahim ESM, et al. Arch Virol. 2007;152:245.
18. Dunowska M. New Zeal Vet J. 2014;62:171.
19. Ma G, et al. Vet Microbiol. 2013;167:123.
20. Nugent J, et al. J Virol. 2006;80:4047.
21. Lunn DP, et al. J Vet Intern Med. 2009;23:450.
22. Allen GP. Am J Vet Res. 2008;69:1595.
23. Pronost S, et al. Equine Vet J. 2010;42:672.
24. Pronost S, et al. Vet Microbiol. 2010;145:329.
25. Walter J, et al. Acta Vet Scand. 2013;55.
26. Stasiak K, et al. BMC Vet Res. 2015;11.
27. Schulman ML, et al. Equine Vet J. 2015;47:155.
28. Perkins GA, et al. Vet Microbiol. 2009;139:375.
29. Gonzalez-Medina S, et al. Equine Vet J. 2015;47:142.
30. Allen GP, et al. Equine Vet J. 2008;40:105.

31. Tsujimura K, et al. J Vet Med Sci. 2011;73:1663.
32. Burgess BA, et al. J Vet Intern Med. 2012;26:384.
33. Pusterla N, et al. Vet J. 2012;193:579.
34. Goodman LB, et al. PLoS Pathog. 2007;3:e160.
35. Vandekerckhove AP, et al. J Gen Virol. 2010;91:2019.
36. Estell KE, et al. Equine Vet J. 2015;47:689.
37. Wohlsein P, et al. Vet Microbiol. 2011;149:456.
38. Abdelgawad A, et al. Vet Microbiol. 2014;169:102.
39. Guo X, et al. J Vet Med Sci. 2014;76:1309.
40. Damiani AM, et al. Vet Microbiol. 2014;172:555.
41. Gryspeerdt A, et al. Vlaams Diergeneeskundig Tijdschr. 2011;80:147.
42. Mori E, et al. Rev - Off Int Epizoot. 2011;30:949.
43. van Galen G, et al. Vet Microbiol. 2015;179:304.
44. Bazanow BA, et al. Polish J Vet Sci. 2014;17:607.
45. Pronost S, et al. Transbound Emerg Dis. 2012;59:256.
46. Henninger RW, et al. J Vet Intern Med. 2007;21:157.
47. Goehring LS, et al. J Vet Intern Med. 2010;24:1176.
48. Gardiner DW, et al. Vaccine. 2012;30:6564.
49. Hebia I, et al. Theriogenology. 2007;67:1485.
50. Hebia-Fellah I, et al. Theriogenology. 2009;71:1381.
51. Pusterla N, et al. J Vet Intern Med. 2010;24:1153.
52. Paillot R, et al. Open Vet Sci J. 2008;2:68.
53. Goodman LB, et al. Clin Vaccine Immunol. 2012; 19:235.
54. Paillot R, et al. Dev Comp Immunol. 2007;31:202.
55. Wimer CL, et al. Vet Immunol Immunopathol. 2011; 140:266.
56. Gryspeerdt AC, et al. Vet Microbiol. 2010;142:242.
57. Luce R, et al. Equine Vet J. 2007;39:202.
58. Ma G, et al. J Virol. 2012;86:3554.
59. Sarkar S, et al. Vet Immunol Immunopathol. 2015; 167:122.
60. Andoh K, et al. Virus Res. 2015;195:172.
61. Goehring LS, et al. J Vet Intern Med. 2013;27:1535.
62. Stokol T, et al. PLoS ONE. 2015;10:e0122640.
63. Pusterla N, et al. Vet J. 2009;180:279.
64. Goehring LS, et al. Vet J. 2010;186:180.
65. Amer HM, et al. Afr J Microbiol Res. 2011;5:4805.
66. Yildirim Y, et al. Iranian J Vet Res. 2015;16:341.
67. Hu Z, et al. Appl Microbiol Biotech. 2014;98:4179.
68. Pusterla N, et al. J Vet Diagn Invest. 2009;21:836.
69. Pusterla N, et al. Vet J. 2009;179:230.
70. Smith KL, et al. J Clin Microbiol. 2012;50:1981.
71. Stasiak K, et al. Polish J Vet Sci. 2015;18:833.
72. Pusterla N, et al. Vet Clin North Am Equine Pract. 2014;30:489.
73. Equine rhinopneumonitis (equine herpesvirus 1 and 4). OIE, 2015. (Accessed 07.02.2016, at http://www.oie.int/fileadmin/Home/eng/Health_standards/tahm/2.05.09_EQUINE_RHINO.pdf.).
74. Carmichael RJ, et al. J Vet Intern Med. 2010;24:712.
75. Carmichael RJ, et al. J Vet Pharmacol Ther. 2013; 36:441.
76. Garre B, et al. Vet Microbiol. 2009;135:214.
77. Maxwell LK, et al. J Vet Pharmacol Ther. 2008;31:312.
78. Tsujimura K, et al. J Vet Med Sci. 2010;72:357.
79. Wong DM, et al. Equine Vet Educ. 2010;22:244.
80. Garre B, et al. Vet Microbiol. 2007;122:43.
81. Dunowska M. New Zeal Vet J. 2014;62:179.
82. Equine herpesvirus 1 and 4 related diseases. American Association of Equine Practitioners, 2013. (Accessed 07.02.2016, at http://www.aaep.org/custdocs/EquineHerpesvirusFinal030513.pdf.).

Vírus da doença peruana dos equinos

É um orbivírus associado como causa de doença neurológica em equinos no Peru com taxa de mortalidade de aproximadamente 1,25% e taxa de casos fatais de 78%.[1] Um vírus geneticamente idêntico foi isolado de equinos que morreram de doença neurológica no norte da Austrália.[2] Levantamento sorológico na área demonstra anticorpos para a doença peruana dos equinos em 11% dos equinos. A doença é descrita como causa de incoordenação motora, queda da mandíbula, ranger de dentes e enrijecimento do pescoço com morte em 8 a 11 dias.

REFERÊNCIAS BIBLIOGRÁFICAS

1. Attoui H, et al. Virology. 2009;394:298.
2. Mendez-Lopez MR, et al. J Vector Ecol. 2015;40:355.

Vírus Powassan

Flavivírus, que se dissemina pela picada de carrapatos infectados[1], ocorre em Ontário e no leste dos EUA, e produz meningoencefalite não supurativa necrosante focal em equinos. Aproximadamente 13% dos equinos amostrados em Ontario em 1983 eram sorologicamente positivos para o vírus. A inoculação intracerebral experimental do vírus Powassan em equinos resultou em uma síndrome neurológica em 8 dias. Os sinais clínicos incluem abdome enrijecido, tremores de cabeça e pescoço, movimentos com os lábios e mastigação resultando em saliva espumosa, andar rígido e decúbito. Há encefalomielite não supurativa, necrose neuronal e necrose parenquimatosa focal. O vírus não foi isolado do cérebro.

REFERÊNCIA BIBLIOGRÁFICA

1. Dupuis AP II, et al. Parasit Vectors. 2013;6:185.

Encefalite equina nigeriana

Doença com baixa morbidade, mas alta mortalidade, é caracterizada por febre, espasmos musculares generalizados, ataxia e decúbito lateral com 3 a 5 dias de duração. O vírus não foi identificado, mas o único relato descreve as lesões como consistentes com alfavírus, embora o vírus do morcego Lagos, um lissavírus patogênico, seja altamente endêmico nessa área.

Vírus da encefalite *main drain*

O *virus main drain* foi isolado de um equino com encefalite grave na Califórnia.[1] Os sinais clínicos incluíam incoordenação, ataxia, rigidez do pescoço, pressão da cabeça contra obstáculos, incapacidade de deglutir, febre e taquicardia. O vírus é transmitido por coelhos e roedores e pelo seu vetor natural, *Culicoides variipennis*.

REFERÊNCIA BIBLIOGRÁFICA

1. Wilson WC, et al. Rev - Off Int Epizoot. 2015;34:419.

Doença de Borna

Encefalomielite infecciosa de equinos e ovinos relatada pela primeira vez na Alemanha. Ela é associada a um vírus senso negativo de RNA de fita simples classificado como *Bornavirus* na ordem Mononegavirales. Há uma variante aviária reconhecida recentemente do vírus Borna, que causa doença em aves.[1]

A doença e o vírus em equinos são indistinguíveis de EEL. A doença de Borna atualmente é reconhecida como meningoencefalite subaguda em equinos, bovinos, ovinos, coelhos e gatos na Alemanha, Suécia e Suíça.[2] Existem relatos de encefalite na qual o genoma do vírus da doença de Borna foi detectado na lesão por PCR em um equino e uma vaca no Japão. A doença aparentemente ocorre em camelídeos do Novo Mundo.[3] Encefalite associada ao vírus da doença de Borna foi detectada em avestruzes jovens em Israel. A doença não parece ser causa comum de encefalite não supurativa em suínos.[4] Evidência sorológica de infecção pelo vírus da doença de Borna é disseminada tanto geograficamente quanto em uma ampla variedade de espécies.[5,6]

Suspeita-se que o *vírus da doença de Borna* cause enfermidade em humanos, incluindo meningoencefalite linfocítica, mas a infecção não é associada ao aumento da prevalência de distúrbios psiquiátricos. Outros sugerem que a presença de imunocomplexos circulantes com o vírus da doença de Borna (antígeno viral da doença de borna e anticorpos específicos) seja associada a distúrbios de humor graves em humanos. O papel, se houver, do vírus da doença de Borna em doenças neurológicas ou psiquiátricas em humanos não foi bem estabelecido com nenhuma certeza e é sujeito a debate considerável.[1]

A detecção do *genoma* do vírus da doença de Borna por análise de PCR sugere que, embora a doença espontânea em equinos e ovinos ocorra predominantemente, senão exclusivamente, na Europa, a infecção clinicamente inaparente pelo vírus da doença de Borna é disseminada em muitas espécies, incluindo equinos, bovinos, ovinos, gatos e raposas. Entretanto, preocupações foram levantadas de que alguns desses relatos possam se basear em resultados laboratoriais duvidosos e como consequência de contaminação de ensaios de PCR. *Anticorpos* para vírus da doença de Borna no soro ou LCE foram detectados em equinos no oeste dos EUA, Japão, Irã, Turquia, França e China e em ovinos saudáveis e vacas-leiteiras no Japão. Em áreas nas quais a doença não é endêmica, entre 3% (EUA) e 42% (Irã) dos equinos apresentam anticorpos ou o ácido nucleico do vírus da doença de Borna, detectados por PCR no sangue ou soro. De forma similar, aproximadamente 12% a 20% dos equinos apresentam evidência sorológica de exposição ao vírus da doença de Borna em regiões da Europa nas quais a doença é endêmica. Anticorpos para o vírus da doença de Borna e ácido nucleico foram detectados em humanos na América do Norte, Europa e Japão. Rebanhos fechados de ovinos e rebanhos de equinos apresentam evidência de infecção persistente em alguns animais com base no teste sorológico. É válido notar que animais infectados com o vírus e aqueles clinicamente doentes podem apresentar títulos de anticorpos muito baixos ou indetectáveis.

O método de transmissão da infecção entre animais não é conhecido, mas se acredita que seja horizontal, por inalação ou ingestão. Equinos e ovinos soropositivos clinicamente normais podem excretar o vírus no fluido conjuntival, secreções nasais e saliva, sugerindo que eles podem ser importantes na transmissão da infecção. Remoção de todos os ovinos soropositivos e positivos para RNA do vírus da doença de Borna de um rebanho fechado pode não evitar a sorovconversão de outros animais no rebanho no ano seguinte. A possibilidade de transmissão vertical foi sugerida pelo achado de RNA do vírus da doença de Borna no cérebro do feto de uma égua que morreu de doença de Borna.

Há distribuição sazonal da prevalência da doença, e a maioria dos casos em equinos ocorre na primavera e no início do verão. O vírus não foi isolado de artrópodes, incluindo insetos hematófagos.

A *morbidade* na doença de Borna não é alta, aproximadamente 0,006 a 0,23% dos equinos acometidos por ano em áreas endêmicas da Alemanha, mas a maioria dos animais acometidos morre.

A *patogênese* da doença envolve a infecção de células do SNC. Assume-se que o vírus ganha entrada no SNC através dos nervos trigêmeo e olfatório, com subsequente disseminação da infecção pelo cérebro. A transcrição viral e replicação ocorrem dentro no núcleo das células. A replicação viral não parece resultar em lesão ao neurônio infectado. Entretanto, células infectadas expressam antígenos virais em sua superfície, o que inicia então uma resposta imune mediada por células pelo hospedeiro, que então destrói as células infectadas (a imunossupressão evita o desenvolvimento da doença). A resposta inflamatória é amplamente composta por linfócitos CD3. A doença é subaguda; a infecção e o desenvolvimento de lesões podem levar semanas a meses. Infecção clinicamente inaparente parece ser comum em muitas espécies, incluindo equinos.

Em *surtos a campo*, o período de incubação é de aproximadamente 4 semanas e, possivelmente, de até 6 meses.

Os *sinais clínicos* da doença em equinos incluem:

- Febre moderada
- Paralisia faríngea
- Ausência de ingestão de alimentos
- Tremores musculares
- Déficits de propriocepção
- Hiperestesia
- Cegueira ou defeito visual.[7]

Letargia, sonolência e paralisia flácida são vistos nos estágios terminais, e a morte ocorre 1 a 3 semanas após os primeiros sinais clínicos. Acredita-se que a infecção sem sinais clínicos detectáveis seja comum em perímetros infectados. A frequência com que o vírus da doença de Borna é detectado em equinos com déficits da marcha é maior do que em equinos clinicamente normais, sugerindo um papel do vírus na indução de doença branda.

A apresentação da doença em bovinos é similar àquela em equinos, e os animais acometidos apresentam diminuição do apetite, ataxia, paresia e andar em círculos compulsivo. A doença termina com a morte do animal após um curso de 1 a 6 semanas.

Hematologia e bioquímica sérica de rotina tipicamente são normais, com exceção da hiperbilirrubinemia induzida pelo jejum em equinos anoréxicos. A identificação clinicopatológica de animais expostos é conseguida com fixação de complemento, ELISA, *Western blot* ou teste de imunofluorescência indireta.

Na necropsia, não há achados macroscópicos, mas histologicamente há meningoencefalite linfocítica e plasmocitária, que afeta principalmente o tronco encefálico e, em menor grau, mielite. A maior concentração do vírus é no hipocampo e tálamo. O achado microscópico diagnóstico é a presença de corpúsculos de inclusão intranucleares dentro dos neurônios, especialmente no hipocampo e bulbos olfatórios. O vírus pode ser cultivado em cultura de tecidos e demonstrado nos tecidos com técnicas de imunofluorescência e imunoperoxidase. O vírus da doença de Borna também pode ser detectado em tecido cerebral fixado em formol e embebido em parafina usando nested PCR.

Medidas de controle específicas não podem ser recomendadas em razão da ausência de conhecimento quanto aos meios de transmissão do vírus. O papel de equinos infectados de forma inaparente na transmissão da doença não é conhecido, e não há programa disseminado de teste para tais equinos. Uma vacina de vírus vivo atenuado foi produzida por passagem contínua do vírus através de coelhos e era usada na antiga Alemanha Oriental até 1992. Entretanto, seu uso foi interrompido em razão da eficácia questionável.

LEITURA COMPLEMENTAR

Lipkin WI, et al. Borna disease virus—Fact and fantasy. Virus Res. 2011;162:162-172.

REFERÊNCIAS BIBLIOGRÁFICAS

1. Lipkin WI, et al. Virus Res. 2011;162:162.
2. Lutz H, et al. J Feline Med Surg. 2015;17:614.
3. Jacobsen B, et al. J Comp Pathol. 2010;143:203.
4. Bukovsky C, et al. Vet Rec. 2007;161:552.
5. Bjornsdottir S, et al. Acta Vet Scand. 2013;55:77.
6. Kinnunen PM, et al. J Clin Virol. 2007;38:64.
7. Dietzel J, et al. Vet Pathol. 2007;44:57.

Infecção por Teschovirus

Vírus entérico importante de suínos, pertence a Picornaviridae, particularmente enterovírus, teschovirus e sapelovirus (anteriormente enterovírus suíno A ou enterovírus suíno).

Sorotipos

A doença mais importante desse grupo é a própria Teschen, que era restrita a uma região específica ao redor da cidade de Teschen, na Tchecoslováquia e regiões adjacentes do Europa Oriental.[1,2] As formas brandas da doença ocorreram em outros locais, e são conhecidas como Talfan ou poliomielite suína ou paresia enzoótica benigna, e essas provavelmente têm distribuição cosmopolita.

> **Sinopse**
> - Etiologia: enterovírus suíno capaz de causar encefalomielite. Vírus Teschen, vírus Talfan e outros
> - Epidemiologia: alguns países europeus, Escandinávia e América do Norte. Morbidade 50%; taxa de letalidade 70% a 90%. Teschen na Europa. Talfan no Reino Unido. Encefalimielite viral na América do Norte. Transmitida por contato direto
> - Sinais agudos (Teschen): febre, rigidez, incapaz de permanecer em posição quadrupedal, tremores, convulsões e morte em poucos dias
> - Sinais subagudos (Talfan): mais branda do que a forma aguda. Mais comum em suínos com menos de 2 semanas de idade. Morbidade e taxa de letalidade 100%. Surtos. Hiperestesia, tremores, emboletamento, posição de cão sentado, convulsões, cegueira e morte em poucos dias. Mais branda em suínos mais velhos em crescimento e adultos
> - Patologia clínica: teste de virusneutralização
> - Lesões: encefalomielite não supurativa
> - Confirmação do diagnóstico: demonstrar a lesão e identificar o vírus
> - Lista de diagnósticos diferenciais:
>   - Pseudorraiva
>   - Vírus da encefalomielite hemaglutinante
> - Tratamento: nenhum
> - Controle: surtos irão cessar, e o rebanho desenvolverá imunidade no rebanho.

Etiologia

Originalmente, havia pelo menos 13 membros enterovírus, e esses foram reclassificados recentemente. Os vírus são resistentes aos efeitos do ambiente (em um estudo de desinfetantes apenas hipoclorito de sódio foi efetivo), são estáveis e facilmente cultivados. O único hospedeiro conhecido é o suíno, e os vírus não são zoonóticos.

Vírus entéricos importantes pertencem a Picornaviridae e aos gêneros *Enterovirus*, *Teschovirus* e *Sapelovirus* (esses anteriormente eram conhecidos como enterovírus suíno A ou enterovírus suíno sorotipo B).[1] Em um levantamento com 206 isolados virais, 97 (47%) foram identificados como Teschovirus, 18% como Sapelovirus e 3% como adenovírus.[3]

Picornavirus entéricos suínos produzem infecções assintomáticas, bem como distúrbios reprodutivos, diarreia, pneumonia e lesões dérmicas. Esses vírus foram classificados previamente como enterovírus. Eles foram reclassificados em três grupos com base nas sequências genômicas: (1) teschovirus suínos (PTV do inglês *porcine teschovirus*) com 11 sorogrupos diferentes; (2) enterovírus suíno B, que corresponde ao antigo enterovírus suíno sorotipos 9 e 10; e (3) sapelovirus suíno (PSV do inglês *porcine sapelovirus*), que corresponde ao antigo enterovírus tipo 8 e tem um único sorotipo dividido em variantes antigênicas (PEV 8a, 8b e 9c). Ele é associado a doença reprodutiva, diarreia e pneumonia.

Parece que PTV-1 – o tipo mais virulento – é encontrado apenas na Europa central (houve muitos isolados independentes, como as estirpes Konratice e Reporyje) e África. O vírus Talfan isolado na Inglaterra e outros isolados não nomeados parecem ser menos virulentos. Os vírus Teschen e Talfan ocorrem no subgrupo 1, que é atualmente chamado enterovírus suíno grupo 1 (PEV-1 do inglês *porcine enterovirus*), mas isolados de encefalomielites também são associadas a outros subgrupos. Os outros PTV e PSV são onipresentes. Enterovírus suíno B (PEV-9 e PEV-10) são encontrados na Itália, Reino Unido e Japão.[4]

Um PTV causou distúrbio respiratório e diarreia aguda na China em suínos de 50 a 70 dias de idade.[5] PTV-8 (um sapelovirus na nova classificação) causou síndrome semelhante à SMEDI na China[6,7], na qual aproximadamente 80 marrãs abortaram e muitos leitões foram natimortos ou morreram pouco tempo após o nascimento; amostras da maioria dos casos foram positivas para PTV.

Dentro dos subgrupos, estirpes podem ainda ser diferenciadas usando teste de fixação do complemento e soro monoespecífico. Existe variação na virulência entre estirpes e, com muitas estirpes, encefalite clínica pós-infecção parece ser exceção, e não regra. A maioria das infecções é subclínica.

Polioencefalomielite é associada a PTV-1, 2, 3 e 5; doença reprodutiva é associada a PTV-1, 3 e 6; diarreia é associada a PTV-1, 2 e 5; pneumonia é associada a PTV-1, 2 e 3; pericardite e miocardite foram associadas a PTV-2 e 3; e lesões cutâneas foram associadas a PTV-9 e 10.

Epidemiologia

Ocorrência e prevalência da infecção

Existe evidência sorológica de que a doença tem distribuição cosmopolita. A forma mais grave, a doença Teschen, parece ser limitada à Europa e Madagascar, mas as formas mais brandas ocorrem extensivamente pela Europa (Hungria, 2012), Escandinávia e América do Norte (2002 a 2007) e recentemente no Japão (2012). Um surto recente nos EUA (Indiana) foi associado ao enterovírus suíno sorogrupo 5 ou 6 com a única característica sendo as lesões histológicas de polioencefalomielite. Perdas causadas por essa doença resultam principalmente de mortes.

Levantamentos sorológicos em áreas nas quais a doença ocorre indicam que uma alta proporção de suínos na população é infectada sem qualquer evidência clínica da doença. Na maioria das ocorrências a campo, encefalomielite suína é uma doença esporádica que afeta uma ou algumas ninhadas, ou um pequeno número de suínos desmamados.

Morbidade e taxa de letalidade

A taxa de morbidade normalmente é de, aproximadamente, 50% e a taxa de letalidade de 70 a 90% em Teschen. Talfan é muito mais branda, e a taxa de morbidade é inferior a 6%.

Métodos de transmissão

A infecção é transmitida pela via fecal-oral e, portanto, por ingestão e, possivelmente, por aerossol. O vírus replica principalmente no trato intestinal, particularmente no intestino grosso e íleo, mas também no trato respiratório. Acredita-se que a replicação seja nas células reticuloendoteliais da lâmina própria. Pode haver viremia na doença tipo Teschen, mas não nas formas brandas. Leitões podem adquirir a infecção após o desmame, quando os anticorpos maternos desaparecem. Muitas estirpes podem infectar suínos. Eles podem ser infectados em qualquer idade com estirpe à qual eles não foram expostos anteriormente. Quando a infecção ganha acesso ao rebanho pela primeira vez, a disseminação é rápida e suínos de todas as faixas etárias podem excretar o vírus nas fezes.

Fatores de risco

Fatores de risco do animal

Dependendo da virulência da estirpe infectante, a doença clínica afeta principalmente suínos jovens, mas pode ocorrer em suínos mais velhos no mesmo estágio. Conforme a infecção se torna endêmica e a imunidade do rebanho se desenvolve, a excreção do vírus é amplamente restrita a suínos desmamados e no início da fase de crescimento. Os adultos geralmente apresentam altos teores de anticorpos séricos, e suínos lactentes geralmente são protegidos da infecção pelos anticorpos colostrais e do leite. Sob essas circunstâncias, pode ocorrer doença esporádica em leitões desmamados em ninhadas de porcas não imunes ou com baixos teores de anticorpos, e isso também pode ocorrer em leitões desmamados conforme eles se tornam suscetíveis à infecção. Em um surto recente nos EUA, o principal fator foi o declínio rápido de anticorpos maternos em leitões (< 21 dias). A soroconversão coincidiu então com o aumento da mortalidade no rebanho.

Fatores de risco do patógeno

Os vírus causais infectarão somente suínos e não têm relação com qualquer vírus que cause encefalomielite em outras espécies. Eles são resistentes às condições ambientais, incluindo dessecação, e estão presentes principalmente no SNC e intestino de suínos acometidos.

Patogênese

O vírus se multiplica nos tratos intestinal e respiratório e Teschen produz viremia. A invasão do SNC pode ocorrer na sequência, dependendo da virulência das estirpes e da idade do suíno no momento da infecção. Existem algumas diferenças entre as estirpes quanto às áreas mais afetadas do SNC, o que contribui para variações na síndrome clínica. Evidência histopatológica de encefalite pode ser o único indício da doença.

Achados clínicos

Encefalomielite viral aguda (doença de Teschen)

Um período de incubação de 10 a 12 dias é seguido por muitos dias de febre (40 a 41°C). Sinais de encefalite ocorrem na sequência, embora esses sejam mais extensos e agudos após inoculação intracerebral. Eles incluem rigidez das extremidades e incapacidade de permanecer em posição quadrupedal, com quedas para um lado seguidas por tremores, nistagmo e convulsões clônicas violentas. Anorexia normalmente é completa e foi observado vômito. Pode haver perda parcial ou completa da voz causada por paralisia da laringe. Paralisia facial também pode ocorrer. Rigidez e opistótono com frequência são persistentes entre as convulsões, que são facilmente estimuladas por barulhos e acompanhadas por gritos agudos. O período convulsivo dura 24 a 36 h. Uma queda abrupta na temperatura pode ser seguida por coma e morte no terceiro ou quarto dias, mas em casos de duração mais longa o estágio convulsivo pode ser seguido por paralisia flácida que afeta particularmente os membros pélvicos. Em casos mais brandos, rigidez e fraqueza iniciais são seguidos por paralisia flácida sem o fenômeno de irritação de convulsões e tremores. Em um caso recente no Reino Unido, os suínos estavam brancos, apresentavam paralisia de membros torácicos, relutavam em levantar e então foram eutanasiados. Os suínos estavam alertas e continuavam a comer e beber.

Encefalomielite viral subaguda (doença de Talfan)

A doença subaguda é mais branda do que a forma aguda, e as taxas de morbidade e mortalidade são menores. A doença é mais comum e grave em suínos com menos de 2 semanas de idade. Suínos lactentes mais velhos também são acometidos, mas de forma menos grave, e muitos se recuperam completamente. As porcas que amamentam ninhadas afetadas podem estar doentes de forma transitória e branda. A taxa de morbidade em ninhadas muito jovens com frequência é de 100% e quase todos os leitões acometidos morrem. Em ninhadas com mais de 3 semanas de idade, pode haver apenas uma pequena proporção de suínos acometidos. A doença com frequência surge de forma súbita – todas as ninhadas em uma suinocultura são acometidas em poucos dias – mas desaparece rapidamente, e as ninhadas subsequentes não são afetadas. Clinicamente, a síndrome inclui anorexia, perda de peso rápida, constipação intestinal, vômito frequente de baixo grau e temperatura normal a ligeiramente aumentada. Em alguns surtos, diarreia pode preceder o início dos sinais neurológicos, que surgem muitos dias após o início da doença. Leitões de até 2 semanas de idade apresentam hiperestesia, tremores musculares, emboletamento, ataxia, andar para trás, posição de cão sentado e, na fase terminal, decúbito lateral com convulsões clônicas, nistagmo, cegueira e dispneia.

O Teschovirus tipo Dresden causou ataxia e decúbito em um grande grupo de suínos aproximadamente 5 dias após a remoção das porcas e alojamento na unidade de produção. Suínos mais velhos (4 a 6 semanas de idade) apresentaram anorexia transitória e paresia posterior – que se manifestou como andar cambaleante – e normalmente se recuperavam completamente e de forma rápida. No surto que ocorreu no Japão, os suínos tinham paralisia flácida dos membros pélvicos e entravam em decúbito aos 40 dias de idade, embora eles pudessem se mover usando os membros torácicos. A doença desaparecia após afetar esse grupo inicial de suínos.

Ocorrências individuais ou pequenos surtos de "fraqueza nos membros" com paresia posterior e paralisia em marrãs e porcas também podem ocorrer com essa enfermidade.

Patologia clínica

Sorologia

Virusneutralização e fixação de complemento são testes sorológicos úteis. Anticorpos são detectáveis nos estágios iniciais e persistem por um período considerável após a recuperação. Uma vez que quase todos os suínos são positivos, o teste é representativo apenas quando são examinadas amostras pareadas de soro. O teste ELISA é bem recomendado para detecção de Teschovirus por sorologia.

Detecção do vírus

É absolutamente necessário coletar tecidos de animais agudamente doentes. Se eles estiverem doentes por muitos dias, o vírus provavelmente desapareceu.

O vírus está presente no sangue de suínos acometidos nos estágios inciais da doença e nas fezes em quantidade muito pequena durante o período de incubação antes dos sinais de doença surgirem. Isolados virais podem ser identificados por virusneutralização, fixação de complemento e imunofluorescência. Tecido cerebral normalmente é usado como fonte de vírus em experimentos de transmissão. Uma PCR nested foi descrita recentemente na qual todos os 13 sorotipos e isolados de campo foram detectados usando três conjuntos de primers. Ela é mais rápida e consome menos tempo como teste do que a cultura em tecido e sorotipagem. Atualmente, RT-PCR pode ser usada para detectar RNA viral. Novos RT-PCR nested foram desenvolvidos para diferenciar os vírus uns dos outros.

Achados de necropsia

Não há lesões macroscópicas, exceto depauperamento muscular em casos crônicos. As lesões são encontradas apenas por microscopia e são mais graves em casos de Teschen. Microscopicamente, há encefalomielite não supurativa difusa e ganglioneurite com envolvimento da substância cinzenta predominando. Essa lesão assume a forma de infiltrado perivascular com células mononucleares, gliose focal, necrose neuronal e neuronofagia. O tronco encefálico e medula espinal apresentam as lesões mais extensas, com frequência as lesões mais graves estão presentes na medula espinal. Essas assumem a forma de células nervosas degeneradas ou necróticas nos cornos ventrais, nódulos gliais, hemorragia ocasional e infiltração difusa de células mononucleares. Na substância branca, as alterações não são tão acentuadas. Infiltração de células mononucleares também foi vista nas raízes dos gânglios dorsais (juntamente com células ganglionares degeneradas e neuronofagia), nervos espinais e nervos ciáticos. Bainhas de mielina edemaciadas e esferoides axonais foram vistos em nervos periféricos. Meningite, particularmente sobre o cerebelo, é uma manifestação inicial da doença. Nenhum corpúsculo de inclusão é visível em neurônios, contrariamente aos muitos casos de pseudorraiva. O vírus pode ser isolado do cérebro e medula espinal no início do quadro clínico da doença, e do sangue durante o período de incubação. A recuperação do vírus do trato gastrintestinal não confirma o diagnóstico, uma vez que infecção entérica assintomática é comum. Tentativas de isolamento podem se provar pouco compensadoras, sendo necessário correlação dos achados clínicos, sorológicos e de necropsia para confirmar o diagnóstico. Recentemente, uma infecção experimental com PEV-3 produziu tremores e paralisia 3 a 7 dias após a infecção, e todos os animais apresentaram pericardite e miocardite.

Amostras para confirmação do diagnóstico

- Histologia: metade do cérebro seccionado sagitalmente, medula espinal incluindo gânglios espinais, gânglios gasserianos (MO)
- Virologia: metade do cérebro seccionado sagitalmente, medula espinal (ISO, TAF).

Em casos recentes na Alemanha, o vírus foi isolado de todos os tecidos examinados, mas não do sangue. Foi descrita uma técnica usando anticorpos monoclonais que pode ser usada tanto com agente imunofluorescente ou para microscopia imunofluorescente. Na descrição recente realizada no Japão, agentes citopatogênicos foram recuperados das tonsilas, tronco encefálico e cerebelo homogeneizado. Os produtos de PCR foram então sequenciados e o isolado confirmado como PTV. O isolamento do vírus não é fácil e precisa ser realizado do cérebro e medula espinal. Não há indicações precisas de quando coletar o material e de um local adequado e consistente no cérebro para o isolamento.

> **Diagnóstico diferencial**
> O diagnóstico das enfermidades que causam sinais de doença cerebral aguda em suínos é difícil em razão da dificuldade em realizar exame neurológico nessa espécie, e o diagnóstico normalmente depende de exames laboratoriais detalhados, particularmente histopatologia.

> Pseudorraiva e encefalomielite hemaglutinante viral são síndromes clínicas similares. Em geral, doenças virais, doenças bacterianas e intoxicações devem ser consideradas como grupos de causas possíveis; é essencial realizar a seleção cuidadosa de material para exame laboratorial. A diferenciação de causas possíveis que se assemelham à encefalomielite viral é descrita na seção pseudorraiva.

Imunidade

Suínos apresentam resposta humoral clássica com IgM e IgG e pode ser que IgA seja importante para evitar a entrada além do epitélio intestinal.

Tratamento

Não há tratamento.

Controle

A ocorrência esporádica da doença em um rebanho normalmente é indicação de que a infecção é endêmica. Quando surtos ocorrem, a possibilidade de que a introdução de uma nova estirpe tenha ocorrido deve ser considerada. Entretanto, no momento em que a doença clínica é evidente, é provável que a infecção tenha se disseminado e o isolamento de animais acometidos pode ser de pouco valor. Uma política de rebanho fechado reduzirá acentuadamente o risco de introdução de novas estirpes em um rebanho, mas há evidências de que eles podem ganhar acesso por meios indiretos. A natureza esporádica da ocorrência da maioria dos incidentes de encefalomielite suína não requer um programa de controle específico.

A doença de Teschen consiste em um problema diferente. Vacinas preparadas por inativação com formol de medula espinal infectante e adsorção em hidróxido de alumínio foram usadas amplamente na Europa. Duas ou três injeções são administradas com intervalos de 10 a 14 dias e a imunidade persiste por cerca de 6 meses. Uma vacina de vírus vivo modificado também está disponível.

Caso a doença surja em um país antes considerado livre dela, se viável, deve-se tentar a erradicação da doença por abate e quarentena. A Áustria relatou erradicação da doença, presente no país por muitos anos. Além de uma política de abate, utilizou-se vacinar os animais em torno de áreas infectadas.

LEITURA COMPLEMENTAR

Kouba V. Teschen disease, eradication in Czechoslovakia: a historical report. Vet Med (Praha). 2007;54: 550-560.

REFERÊNCIAS BIBLIOGRÁFICAS

1. Tseng CH, Tsai HJ. Virus Res. 2007;129:104.
2. Kouba V. Vet Med (Praha). 2007;54:550.
3. Tseng CH, Tsai HJ. Virus Res. 2007;129:104.
4. Buitrago D, et al. J Vet Diagn Invest. 2007;22:763.
5. Sozzi E, et al. Transbound Emerg Dis. 2010;57:434.
6. Zhang CF, et al. J Virol Methods. 2010;167:208.
7. Lin W, et al. Arch Virol. 2012;157:1387.

DOENÇAS PRIÔNICAS QUE AFETAM PRINCIPALMENTE O CÉREBRO

As encefalopatias espongiformes transmissíveis (EET) são um grupo de distúrbios neurológicos progressivos que são transmissíveis e afetam muitas espécies de animais e humanos (Tabela 14.14). Elas são afebris, com período de incubação e curso da doença longos.

Há debates quanto à natureza do agente infectante que causa EET. Uma isoforma dobrada anormal, designada PrP^{Sc}, de uma glicoproteína de superfície celular codificada pelo hospedeiro (proteína priônica, PrP^c) se acumula durante a doença e é associada à infectividade. A função da PrP^c ainda não é conhecida e o mecanismo pelo qual ela é convertida em PrP^{Sc} é incerto. PrP^{Sc} é rica em folhas-β e pode ser isolada como agregados insolúveis. Uma teoria é de que o agente transmissível seja a isoforma anormal da proteína priônica e que, no hospedeiro infectado, ela possa recrutar mais proteínas priônicas dobradas de forma alternativa por atuação como modelo para a dobra da proteína. Com essa teoria, o período de incubação longo das doenças priônicas reflete o aumento na concentração e deposição de PrP^{Sc} em muitos tecidos, incluindo o cérebro, eventualmente resultando em encefalopatia espongiforme fatal.

Scrapie afeta ovinos e caprinos e é o protótipo da doença para o grupo em animais domésticos e selvagens.

Embora *scrapie* em ovinos seja reconhecida há mais de 200 anos, uma epidemia recente de encefalopatia espongiforme bovina (EEB) chamou a atenção pública e de pesquisas científicas quanto às EET. Com *scrapie* e outras EET, a transmissão pode ser efetuada por extratos crus ou purificados de cérebro ou outros tecidos de animais acometidos, e o agente infectante é muito resistente à radiação ionizante e ultravioleta e a reagentes que lesionam ou modificam os ácidos nucleicos. Isso, juntamente com outros achados experimentais, levou à proposta de que o agente infeccioso no *scrapie* e outras EET, seja PrP^{Sc} propriamente dita, e não um vírus pequeno e não convencional ou virino, como proposto anteriormente. Acredita-se que a estrutura do PrP^{Sc} infectante realize um *imprint* no precursor celular normal PrP^c, resultando em alteração na isoforma anormal, que é resistente à protease e se acumula nas células.

EET de ocorrência natural, como Creutzfeldt–Jakob esporádica (CJE) em humanos ou encefalopatia transmissível do vison, em visons, são associadas a espécies individuais ou com relação próxima, como o *scrapie* em ovinos, caprinos e muflão (*Ovis orientalis musimon*) e doença depauperante crônica (DDC) em veados-mula (*Odocoileus hemionus*), cervos de cauda branca (*O. virginianus*), e alces (*Cervus elaphus nelsoni*).

Os resultados de tentativas de transmissão interespécies são variáveis. Embora, por definição, cada EET seja transmissível, as espécies às quais elas irão transmitir varia entre as EET e pode ser influenciada pela via de desafio; os tecidos que contêm infecção também variam de acordo com a EET específica. Com frequência, elas não são transmitidas. A transmissão primária bem-sucedida entre diferentes espécies de mamíferos tipicamente requer uma dose maior para causar a doença do que seria necessário para a transmissão para a mesma espécie. Também, normalmente, as vias parenteral ou intracerebral são necessárias e o sucesso é maior com animais receptores jovens. Essa é a chamada "barreira da espécie", que pode ser absoluta ou parcial, uma vez que ela afetará apenas uma proporção dos animais na primeira passagem, ou pode resultar em período de incubação maior na primeira passagem.

Ao utilizar estudos de transmissão para detectar a presença de um desses agentes, a sensibilidade ótima é com o hospedeiro receptor da mesma espécie. Camundongos transgênicos podem eliminar a barreira.

A técnica padrão-ouro para o diagnóstico de agentes de EET é a passagem do tecido em painéis de camundongos cossanguíneos, técnica conhecida como "tipagem da estirpe". Até recentemente, essa era a única forma de diferenciar *scrapie* e EEB. EEB apresenta-se com período de incubação característico, padrão de distribuição e gravidade relativa das alterações no cérebro de diferentes estirpes de camundongos (o perfil de lesão), que é distinto de todas as estirpes de *scrapie* testadas.

Ao examinar EET como um grupo, não é possível extrapolar as particularidades da transmissão de uma EET para outra. Tampouco é possível extrapolar os fatores de risco ou a epidemiologia, e certamente generalizações de um modelo experimental para a doença natural entre barreiras de espécies é cientificamente inadequada.

A literatura quanto a esse assunto é ampla. Esta seção discutirá *scrapie* em ovinos e caprinos, e EEB, que são as duas EET de animais pecuários. Também será discutido o risco de EEB em ovinos. DDC em cervos será descrita brevemente, mas não há nenhuma evidência de transmissão para animais pecuários além de cervos.

Encefalopatia espongiforme bovina (doença da vaca louca)

A EEB clássica é um distúrbio neurológico afebril, lentamente progressivo, que afeta bovinos adultos. É uma EET subaguda, uniformemente fatal uma vez que o animal apresente sinais de doença neurológica. EET são causadas pelo acúmulo de folhas β de proteína priônica no tecido nervoso, levando à neurodegeneração lentamente progressiva e morte. O conhecimento atual sugere que a EEB clássica originada da encefalopatia espongiforme esporádica preexistente em populações bovinas, e que o príon causal foi fornecido através da dieta a bovinos geneticamente suscetíveis em alimentos com proteína de origem animal contaminados.

Tabela 14.14 Encefalopatias espongiformes transmissíveis em animais e humanos.

Doença	Sigla	Espécie	Etiologia	Primeira descrição
Doença de Creutzfeldt-Jakob	DCJ	Humanos	Familiar esporádica iatrogênica	1920
Gerstmann-Straussler-Scheinker	GSS	Humanos	Familiar	1936
Kuru		Humanos	Adquirida	1957
Insônia familiar fatal	IFF	Humanos	Familiar	1992
Variante da doença de Creutzfeldt-Jakob	DCJ_v	Humanos	Adquirida	1996
Scrapie		Ovinos, caprinos, muflão	Natural	1738
Encefalopatia transmissível do vison	ETM	Vison	Adquirida	1964
Doença depauperante crônica	DDC	Cervo, alce	Natural	1980
Encefalopatia espongiforme bovina	EEB	Bovinos	Adquirida	1986
Encefalopatia espongiforme transmissível dos ungulados de zoológico	EET dos ungulados de zoológico	Inhala, cudo, órix-do-cabo, órix	Adquirida	1986
Encefalopatia espongiforme felina	EEF	Gatos de zoológico (puma, cheeta e gatos domésticos)	Adquirida	1990

> **Sinopse**
> - Etiologia: doença epizoótica foi mais provavelmente causada pelo príon chamado estirpe da encefalopatia esponfigorme bovina clássica, fornecido a bovinos geneticamente suscetíveis em farinha de carne e ossos contaminada. Grande preocupação quanto ao potencial zoonótico. Alguns países documentaram a presença de estirpes atípicas do príon (tipo-H, tipo-L) em prevalência extremamente baixa
> - Epidemiologia: ocorreu como epidemia na Grã-Bretanha associada ao fornecimento de farinha de carne e ossos infectada. Esporádica em outros países
> - Achados clínicos: doença afebril de bovinos adultos com curso clínico longo. Distúrbio no comportamento, sensibilidade e locomoção
> - Patologia clínica: não há achados específicos
> - Confirmação do diagnóstico: histologia, demonstração da proteína priônica
> - Tratamento: não há
> - Controle: erradicação por abate. Evitar a alimentação de ruminantes com proteína derivada de ruminantes.

A doença é de importância considerável principalmente em razão do seu potencial zoonótico e se disseminou por muitos países. O custo do controle é muito alto.

Etiologia

EEB clássica é uma EET associada a príon que causa doença principalmente em bovinos e também em algumas outras espécies, incluindo humanos.

A estabilidade do perfil de lesão em bovinos e estudos de infecção experimental sugerem fortemente que a epidemia em bovinos no Reino Unido, e subsequente extensão epizoótica em outros países, foi causada pela transmissão de um único príon bovino estável.[1]

Algumas hipóteses alternativas foram originalmente oferecidas para a epidemia no Reino Unido. A teoria mais popular inicialmente era que a EEB era causada pela transmissão de uma estirpe de scrapie modificada para infectar bovinos. Entretanto, EEB apresenta muitas características que a distinguem das estirpes convencionais de scrapie, e não há evidência de que bovinos desenvolvam infecção ou doença neurológica após 8 ou 10 anos da administração oral do agente causal de scrapie.[1,2] Outra hipótese é de que o agente possa ter entrado na farinha de carne e ossos (FCO) a partir da carcaça de um animal que morreu em um zoológico ou parque de safari no Reino Unido. Essa hipótese se baseia no método de descarte de carcaças desses animais (muitos foram enviados para graxaria, e não incinerados) e em razão da alta suscetibilidade de determinados ungulados africanos e carnívoros de zoológicos à EEB. Uma hipótese adicional propôs que a FCO do subcontinente indiano era a fonte. O governo do Reino Unido conduziu muitas investigações quanto à fonte do agente de EEB e a causa do surto, incluindo o relatório Phillips em 2000 e o relatório Horn em 2001, mas estes não foram conclusivos.

Acredita-se atualmente que a exposição em massa de bovinos no Reino Unido a esse agente, e o desenvolvimento subsequente de doença epizoótica em bovinos no fim dos anos 1980 e no início dos anos 1990, tenham sido consequência de uma mudança no método de processamento de FCO preparada de bovinos abatidos e infectados de forma latente com a estirpe clássica de EEB. Essa mudança no processamento permitiu que o príon persistisse nos alimentos, que foram fornecidos novamente aos bovinos, criando um ciclo de retroalimentação positiva. A reciclagem subsequente do agente em FCO preparada de bovinos abatidos infectados de forma latente amplificou sua ocorrência até que uma epidemia de doença neurológica em bovinos foi identificada. Avaliando retrospectivamente, não foi uma decisão sábia tornar um animal que evolutivamente era herbívoro em carnívoro por meio do fornecimento de FCO contaminada na ração de bovinos.

Parece haver pelo menos três estirpes diferentes de príons identificados em bovinos com EEB. Testes discriminatórios de 370 casos de EEB na União Europeia entre 2001 e 2011 indicaram que 83% eram EEB clássica, que é transmitida para humanos como DCJ_v, 7% eram o tipo H (tipo "high") atípico de EEB diagnosticado pela primeira vez nos EUA em 2004, e 10% eram o tipo L (tipo "low") atípico de EEB.[1] O tipo L foi identificado em bovinos da Bélgica, Canadá, Alemanha, Itália e Japão, enquanto o tipo H foi identificado em bovinos da França, Alemanha, Japão, Holanda, Polônia, Suécia, Suíça, Reino Unido e EUA. É provável que as formas atípicas de EEB (tipo H e tipo L) representem uma doença rara, esporádica e espontânea em bovinos relacionada à idade avançada, com algumas similaridades com DCJ esporádica em humanos ou com a variante Nor98 de scrapie em ovinos e caprinos.[3] Apenas 42 casos de EEB atípica foram relatados até 2010, e todos foram em bovinos de pelo menos 8 anos de idade, com exceção de um possível caso em uma novilha de 23 meses de idade.[4]

Epidemiologia

Ocorrência

Ocorrência geográfica

EEB clássica foi descrita pela primeira vez na Grã-Bretanha em 1987, mas inquéritos de EEB consideraram provável que tenha havido muitos ciclos não detectados de EEB no sudoeste da Inglaterra nos anos 1970 e início dos anos 1980. Após sua descrição em 1987, a doença se desenvolveu em uma epizootia com mais de 183 mil casos, dos quais mais de 95% foram detectados antes de 2000. A epidemia no Reino Unido teve seu pico em um total anual de mais de 37 mil casos clínicos em 1992. A doença foi reconhecida na Irlanda do Norte em 1998 e na República da Irlanda em 1999. A doença foi subsequentemente reconhecida na Suíça, Portugal e França no início dos anos 1990, e então se disseminou ao ponto de envolver 27 países em 2015.

Os casos ocorreram em bovinos britânicos importados em Oman e nas ilhas Falkland e ilhas Canal. Países que tiveram casos de EEB em bovinos nativos foram Áustria, Bélgica, Canadá, República Tcheca, Dinamarca, Finlândia, Alemanha, Grécia, Irlanda, Israel, Itália, Japão, Luxemburgo, Holanda, Polônia, Portugal, Eslováquia, Eslovênia, Espanha, Suíça, Reino Unido e EUA.

Ocorrência em bovinos

Grã-Bretanha

Na Grã-Bretanha, o primeiro caso clínico conhecido de EEB clássica provavelmente ocorreu em 1985. A incidência anual aumentou subsequentemente e a doença se tornou uma epizootia importante no fim dos anos 1980. A doença foi declarada de notificação obrigatória, e um termo de proibição regulamentar quanto ao fornecimento de proteína derivada de ruminantes para esses animais foi introduzido em 1988. Uma proibição mais extensiva quanto ao fornecimento de qualquer proteína de origem animal para qualquer animal pecuário foi implementada posteriormente para evitar a contaminação cruzada de alimentos. A incidência anual teve seu pico em 1992 e diminuiu a cada ano a ponto de produzir uma curva epidêmica com formato de sino aproximadamente no ano 2000, com alguns casos a cada ano desde então (Figura 14.10). A diminuição do pico em 1992 foi atribuída à proibição de fornecimento de alimentos de origem animal para ruminantes, e o retardo na resposta foi um efeito do período de incubação da doença. A Grã-Bretanha tem apresentado o maior número de bovinos acometidos e, consequentemente, fornece a maioria das informações quanto à doença.

Tipo de rebanho

A maioria dos casos ocorreu em *rebanhos leiteiros e mestiços de raças leiteiras*, e em 2002, 62% dos rebanhos leiteiros da Grã-Bretanha apresentavam a ocorrência de um ou mais casos. Em contrapartida, 17% dos rebanhos de *corte* apresentavam casos no mesmo período de tempo. Aparentemente não há predileção por raça. Em ambos os tipos de rebanho, o risco de casos aumentou significativamente com o aumento do tamanho do rebanho. Uma proporção significativa dos casos em rebanhos de bovinos de corte ocorreu em animais comprados de rebanhos de leite. Acredita-se que a razão para essa diferença no tipo de rebanho seja o maior uso de concentrados em bovinos leiteiros.

A doença ocorreu em todas as regiões do país, mas foi mais prevalente no sudoeste da Inglaterra. Embora a doença tenha se desenvolvido em uma epizootia dentro do país, a doença não ocorre como uma epizootia dentro dos rebanhos acometidos e a maioria

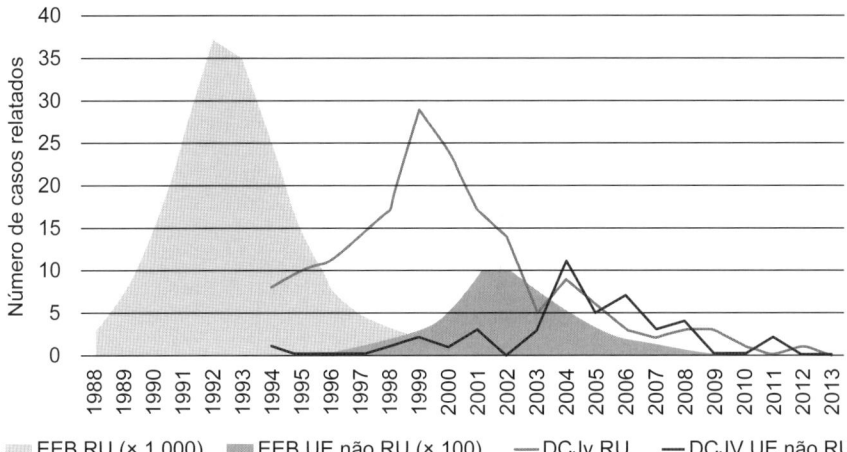

Figura 14.10 Número de casos relatados de encefalopatia espongiforme bovina (EEB) em bovinos e de casos da variante da doença de Creutzfeldt–Jakob (DCJ$_v$) em humanos por data de início no Reino Unido (RU) e na União Europeia (UE), excluindo o Reino Unido de 1988 a 2013. Notar a diferença no fator de multiplicação para casos de EEB e DCJ$_v$ no Reino Unido e na UE não Reino Unido. Publicado com permissão da European Centre for Disease Prevention and Control. http://ecdc.europa.eu/en/healthtopics/Variant_.Creutzfeldt-Jakob_disease(vCJD)/Pages/factsheet_health_professionals.aspx.

apresenta casos isolados ou um número limitado de casos. A *incidência média dentro do rebanho* permaneceu abaixo de 2% desde que a doença foi descrita pela primeira vez.

Irlanda do Norte e República da Irlanda

Na Irlanda do Norte, EEB clássica foi reconhecida em 1998 e na República da Irlanda em 1999, mas a doença epizoótica ocorreu na Grã-Bretanha e na Irlanda do Norte. As características epidemiológicas em ambos os países foram similares àquelas na Grã-Bretanha, mas a incidência foi menor. Na Irlanda do Norte, a incidência foi de, aproximadamente, um décimo daquela na Grã-Bretanha. A incidência anual da doença teve seu pico em 1994 na Irlanda do Norte, mas saltou inesperadamente na República da Irlanda em 1996 a 1998 e permaneceu alta desde então. Acredita-se que a fonte de infecção em ambos os países tenha sido FCO importada da Grã-Bretanha. Na República da Irlanda, houve agrupamento geográfico com alta incidência nos dois países, possivelmente associada à localização dos fornecedores de ração.

Continente europeu e península ibérica

No continente europeu, a EEB clássica foi reconhecida na Suíça em 1999 e pouco tempo após na Península Ibérica, em Portugal. Ambos os países apresentaram incidência de casos com evidência de curva epidêmica. Entretanto, isso não se refletiu em estados membros da União Europeia no continente, nos quais apenas casos esporádicos foram relatados nos anos de 1990, e parece que a doença nessa região não foi reconhecida, foi subnotificada e era mais disseminada do que o relatado. Aparentemente, bovinos com manifestações clínicas típicas e animais que vieram a óbito com sinais clínicos que devem levar à suspeita de EEB foram diagnosticados erroneamente ou não foram relatados.

A Suíça estabeleceu um sistema de vigilância em 1999 testando bovinos que vieram a óbito, abates emergenciais e bovinos normais usando métodos com teste de *Western blot* priônico rápido. Esse método de vigilância foi rapidamente adotado pelos países membros da União Europeia de maneira que todos, menos dois, haviam relatado casos ao final de 2001. Na França, entre a primeira notificação de caso em 1991 e o estabelecimento de testes obrigatórios em 2000, houve 103 casos detectados por vigilância passiva, mas estima-se que 301.200 bovinos foram infectados por EEB durante esse período. O primeiro relato de EEB tipo L foi na Itália em 2004.

América do Norte

Houve no Canadá um caso de EEB clássica em uma vaca importada da Grã-Bretanha em 1993, mas o primeiro caso em uma vaca canadense indígena ocorreu em 2003, em Alberta. Avaliação retrospectiva de 40 rebanhos e o abate de mais de 2 mil animais suspeitos foram todos negativos. O perfil molecular do agente de EEB desse caso foi muito similar às estirpes de EEB do Reino Unido e não teve relação com o agente associado a *DDC* em cervos e alces. Em 2003, uma vaca canadense que foi exportada para os EUA como bezerra jovem desenvolveu complicações ao parto e foi encaminhada como uma vaca não ambulatorial, e descobriu-se ser um caso de EEB clássica em programa de monitoramento rotineiro de vacas caídas. O Canadá apresentou mais dois casos de EEB clássica em 2005. Até 2009, o Canadá havia relatado 14 casos de EEB clássica, com 1 tipo H e 1 tipo L.

Os EUA apresentaram um caso de EEB tipo H atípica em uma vaca nativa em 2004. A vaca acometida apresentava um novo gene de codificação do príon (E211 K) que sugeriu a possível existência de suscetibilidade genética para o desenvolvimento de sinais clínicos.[5] Um segundo caso EEB tipo H atípica foi relatado nos EUA. Estudos genéticos indicaram que a suscetibilidade à EEB clássica não parece estar relacionada às diferenças genéticas no gene de codificação do príon.[6]

Japão

O Japão havia relatado 33 casos de EEB (32 clássicos e 1 atípico em uma vaca preta japonesa de 16 anos) em 2007. Os casos foram atribuídos a bovinos infectados e gordura importados usada em uma formulação substituta de leite fornecida a bezerros.[7]

Incidência por faixa etária

Como grupo, EET apresentam período de incubação longo e variável, com suscetibilidade genética à doença clássica tendo papel importante na idade de início dos sinais clínicos. EEB, assim como *scrapie*, tem *período de incubação* longo – 2,5 a, pelo menos, 8 anos e, possivelmente, por toda a vida de bovinos – e é uma doença que afeta animais adultos. Estudos epidemiológicos sugerem que a maioria dos bovinos acometidos foi infectada enquanto era bezerro, com período de incubação médio diminuindo com o aumento da dose. O risco é maior nos primeiros 6 meses de vida, e, entre 6 e 24 meses de idade, o risco está relacionado com o padrão de alimentação de concentrados na propriedade. Bovinos adultos estão sob baixo risco de infecção.

A *idade de início* dos sinais clínicos é entre 4 e 5 anos, mas há distribuição assimétrica, com a idade mais jovem relatada de 22 meses e a mais velha de 15 anos. Durante o curso do surto no Reino Unido, houve mudança na distribuição das idades dos casos tanto na Grã-Bretanha quanto na Irlanda do Norte, consistente com diminuição súbita na exposição como resultado da proibição de proteína na ração de ruminantes. O curso clínico é variável, mas a taxa de letalidade é de 100%. Há variação no risco associado ao mês de aniversário no calendário relacionado com as diferenças sazonais no manejo de bezerros e exposição à proteína de ruminantes na ração de bezerros. A maioria dos casos esporádicos de EEB diagnosticados atualmente no Reino Unido é atribuída à contaminação residual de alimentos crus, mas também pode refletir o nível muito baixo de prevalência de casos de EEB atípica.[1,8]

Outras espécies

Encefalopatias espongiformes foram identificadas em sete espécies de *ungulados* em zoológicos e parques de vida selvagem na Grã-Bretanha desde a ocorrência da doença em bovinos. Esses animais foram alimentados com FCO, mas o período de incubação aparentemente mais curto sugere que eles podem ser mais suscetíveis à infecção do que bovinos, e há evidência de transmissão horizontal.

A *encefalopatia espongiforme felina* (EEF) também foi relatada em *gatos domésticos* na Grã-Bretanha desde 1990 e em felídeos de zoológico. Os *felídeos de zoológico* foram alimentados com carcaças de bovinos que não eram adequadas para consumo humano, ou o zoológico apresentava histórico de EEB em ruminantes exóticos e fornecia carcaças descartadas desses animais para outros zoológicos. Estudos de transmissão em camundongos com agentes associados a essas encefalopatias em ungulados de zoológico e felídeos sugerem que se trata da mesma estirpe que causa EEB. A preocupação inicial de que poderia haver um surto de EEF em gatos domésticos não se concretizou, e apenas 89 casos foram confirmados no final de 2003.

Método de transmissão natural

Ingestão de farinha de carne e ossos

Os estudos epidemiológicos iniciais sugeriram que a doença no Reino Unido era uma extensão de uma epidemia de fonte comum, e a única fonte comum identificada nesses estudos iniciais foi o fornecimento de ração concentrada patenteada. Estudos epidemiológicos também sugeriram que a presença de FCO em concentrados patenteados era a fonte provável para que os bovinos acometidos tivessem sido expostos a um agente semelhante a *scrapie*, e essa conclusão recebeu suporte de estudos caso-controle que avaliaram as práticas de alimentação para bezerros que subsequentemente desenvolveram a enfermidade. Essa hipótese explica as *diferenças entre raças* na incidência, uma vez que os concentrados normalmente não são fornecidos para bezerros de corte no Reino Unido; ela também pode influenciar nas diferenças geográficas na incidência. A VO de desafio é conhecida como sendo uma via ineficiente para a transmissão de agentes associados às encefalopatias espongiformes, e acredita-se que essa seja a razão para a baixa incidência da doença dentro do rebanho diante de uma exposição comum. FCO é fabricada utilizando tecidos descartados e de animais de produção mortos ou abatidos enviados à graxaria em abatedouros. O surto de EEB na Grã-Bretanha foi temporariamente precedido por uma alteração no método de processamento de FCO para um processo contínuo com interrupção do uso de solventes de hidrocarbonetos de gorduras. Postulou-se que essa mudança permitiu a circulação de casos não reconhecidos, mas de baixíssima incidência, de EEB clássica. A exposição inicial provavelmente ocorreu de 1981 a 1982 e, subsequentemente, o agente reciclado de carcaças bovinas infectadas e restos foi usado na preparação de FCO. O procedimento de graxaria subsequentemente foi ajustado para minimizar a sobrevivência do agente.

A diminuição acentuada na incidência da doença após a introdução da proibição de alimentos em 1987 no Reino Unido ressaltou a importância da ingestão de FCO como o principal método de infecção. As proibições na Europa foram amplamente disseminadas em 1990.

Nascidos após a proibição

No Reino Unido e em outros países, muitos bovinos que nasceram após a proibição (NAP) desenvolveram a doença. A maioria desses nasceu nos anos imediatamente após a proibição, e seu número diminuiu nos anos subsequentes, mas ainda continua em níveis baixos. Um estudo caso-controle verificou que a transmissão vertical ou horizontal não era uma causa importante nesses casos. Acredita-se que FCO que já estava na cadeia alimentar naquele momento, em moinhos e nas propriedades, foi fornecido até ser esgotado.

Em muitos países, a ocorrência de casos de NAP foi geograficamente agrupada, e também associada a determinados coortes de nascimento. No Reino Unido, o agrupamento foi relacionado com áreas com alta concentração de suínos e frangos, e acredita-se que houve contaminação cruzada de rações em moinhos. Isso certamente é possível com uma dose inefetiva de 1 g ou menos para bovinos.

Mais recentemente, houve preocupação quanto a bovinos no Reino Unido que desenvolveram EEB, mas que nasceram após a implementação da proibição reforçada de rações em 1996 (NAPR). Até 2005, houve aproximadamente 100 casos. Novamente, não há evidência de transmissão materna ou lateral, e suspeita-se do uso inadvertido de rações ilegais residuais em propriedades.[9]

Transmissão sem origem em alimentos

Não há evidência epidemiológica para transmissão horizontal ou vertical significativa da doença em bovinos, embora os estudos sugiram que transmissão horizontal mínima possa ocorrer para coortes de nascimento de bezerros que subsequentemente desenvolvem EEB. Esse tipo de transmissão é de menor importância para a perpetuação da doença em um país, mas pode ser significativa para a saúde humana, e os coortes de nascimento são incluídos em pesquisas de origem da infecção nos EUA e Canadá.

Transmissão vertical

Na ausência de outros mecanismos de transmissão, a vertical não é considerada significativa para a perpetuação da doença de forma epidêmica. Há *aumento do risco* da doença em bezerros nascidos de vacas infectadas, e ela é maior em bezerros nascidos após a início da doença clínica na vaca. Isso pode ser resultado da exposição, ao nascimento, a produtos de alta infectividade, uma vez que não há evidência de infecção e transmissão em transferências de embrião. Entretanto, nenhuma infectividade detectável foi encontrada em placentas de vacas com a doença.

Um experimento muito elegante examinou o risco de transmissão de EEB por transferência de embrião e usou vacas receptoras com origem na Nova Zelândia e vacas doadoras clinicamente afetadas por EEB, cruzadas com touros que apresentavam ou não EEB clínica. Concluiu-se, após um período de observação de 7 anos da progênie, que era pouco provável que os embriões transportassem EEB.

A elaboração do modelo de epidemia de EEB no Reino Unido indicou um número de reprodução constante e relativamente alto ($R0$), definido como o número esperado de infecções secundárias produzidas por uma população suscetível por um hospedeiro típico infectado. Se $R0 > 1$, então o agente pode persistir indefinidamente; estimativas iniciais de $R0$ antes da primeira proibição de rações em 1988 variavam de 10 a 12. Esse grau de infectividade era consistente com o potencial de que um animal no nível máximo de infectividade poderia infectar até 400 outros bovinos. Desde a proibição das rações, acredita-se que o valor de $R0$ tenha diminuído para 0 a 0,25, indicando que a doença desaparecerá em breve.

Risco de ocorrência da doença nos países

Houve mudanças no método de processamento de FCO em países que não o Reino Unido, e *scrapie* ocorreu em ovinos em outros países. Entretanto, o principal risco de ocorrência da doença em outros países é a importação de bovinos infectados de forma latente e/ou a importação de FCO infectada. O risco pode ser substancialmente evitado proibindo o fornecimento de FCO para bovinos.

Uma avaliação em 1996 do risco de ocorrência de EEB nos EUA concluiu que o risco potencial de uma epizootia era pequeno, e que havia diferenças substanciais na força dos fatores de risco entre EUA e Reino Unido. Esses resultavam das diferenças na proporção do número de ovinos e bovinos, diferenças na natureza das indústrias de carne e leite, tipo de animal usado para produção de carne e idade ao abate, e diferenças nas práticas de fornecimento de proteína derivada de ruminantes em rações de bezerros, o que era incomum nos EUA. Portanto, o risco de um surto similar àquele que ocorreu no Reino Unido era considerado ínfimo. Entretanto, um caso ocorreu em uma vaca nativa nascida nos EUA em 2005. Isso, e casos contemporâneos no Canadá, sugeriram que FCO infectada foi importada para o continente norte-americano em algum momento, ou que, nos EUA, o caso refletia a incidência muito baixa de casos espontâneos de EEB atípica em bovinos. Os casos em ambos os países ocorreram em bovinos que nasceram antes da proibição do fornecimento de FCO imposto em alguns países em 1997.

Países com criação amplamente extensiva de bovinos a pasto estão sob baixo risco.

O Código Internacional de Saúde Animal da OIE descreveu cinco categorias de risco de EEB para países, com base na importação de bovinos de países sob risco, importação de FCO potencialmente infectada, consumo de FCO por bovinos e outros animais e práticas de alimentação dos animais, estrutura da população de animais de produção, práticas de descarte de carcaças e potencial para reciclagem de EEB. Em ordem crescente da incidência de EEB, essas categorias são: livre de EEB, temporariamente livre de EEB, risco mínimo de EEB, risco moderado de EEB e risco alto de EEB.

Reprodução experimental

Embora estudos da transmissibilidade e reprodução experimental de EEB tenham sido estabelecidos antes da ocorrência de um caso humano de EEB (DCJ$_V$), eles foram *críticos na determinação do risco* de produtos de origem bovina para doenças humanas e de doença em outras espécies.

Em bovinos, a doença foi reproduzida experimentalmente por inoculação oral e intracerebral com homogeneizados de cérebro bovino infectado.

Essa inoculação oral, intravenosa e intracerebral de ovinos também resultou na doença. Ela também foi reproduzida em cabras e visons por desafio parenteral. Em suínos, a doença foi produzida por desafio intracerebral com homogeneizados de cérebro infectado, mas não por desafio oral. Ela não foi produzida por qualquer via de desafio em frangos e não é produzida por desafio oral em cervos criados em cativeiro.

Infectividade dos tecidos

Tecidos do cérebro, medula espinal e retina de casos naturais de EEB são infectantes para bovinos ou animais de laboratório. Os tecidos de bovinos experimentalmente infectados infectantes pra bovinos ou animais de laboratório são cérebro, medula espinal, retina, íleo distal, medula óssea, nervo trigêmeo e linfonodos linguais. A dose infectante de material do cérebro de uma vaca com EEB clássica parece ser < 1 mg de tecido cerebral.[10]

> Injeção *parenteral* de cérebro de EEB:
> • Transmite de bovino para bovino, camundongo, cabras, ovinos, suínos, visons, cobaias.
> Fornecimento *oral* de cérebro de EEB:
> • Transmite de bovino para bovino, camundongo, vison, ovinos e caprinos
> • Não para suínos ou cervos criados em cativeiro.

Outros tecidos, incluindo grandes órgãos viscerais, musculatura estriada e tecidos comuns para consumo humano foram negativos no bioensaio em camundongo, indicando que nenhuma infectividade foi detectada. Esses tecidos atualmente estão sendo reexaminados quanto à infectividade usando o ensaio mais sensível conhecido, a infecção intracerebral nas espécies hospedeiras, e, nesse caso, a espécie hospedeira é a bovina. Esses estudos estão em andamento, contudo, o último relatório confirmou apenas os resultados negativos do bioensaio em camundongo. Não há evidência de infectividade no leite com base no fato de que bezerros que mamam em vacas com EEB clínica não desenvolveram EEB quando adultos, e também da ausência de infectividade da injeção intracerebral em camundongos.

> A evidência mais forte de ausência de infecção no leite é resultado do estudo que examinou e não verificou aumento da incidência de EEB em bezerros nascidos de vacas com EEB que mamaram nessas vacas durante a doença clínica, quando comparados a bezerros que mamaram em vacas clinicamente normais. Há força da suscetibilidade da espécie (sem barreira) nesse estudo.

Importância econômica

EEB não apresenta grande significância econômica para rebanhos individuais em países nos quais é endêmica em razão da baixa incidência dentro do rebanho. Na maioria dos países, a compensação cobrirá casos detectados por vigilância passiva e, com a vigilância ativa, a maioria dos custos, se houver descarte seletivo em rebanhos afetados e rastreados. Entretanto, é possível que essa enfermidade seja a *mais devastadora economicamente* para animais pecuários no mundo desenvolvido.

A doença tem grande importância econômica no Reino Unido e seu custo foi estimado em 600 bilhões de libras. Esse valor decorre dos custos nacionais associados à procedimentos de detecção e controle, ao custo da compensação e do descarte de animais acometidos. Esses custos, juntamente com os da perda de mercados de exportação, são muito altos. Mundialmente, desenvolveu-se preocupação extrema quanto ao risco de saúde pública associado à infecção por EEB em bovinos e, consequentemente, todos os países foram obrigados ou encorajados a desenvolver programas de vigilância ativa. Não o fazer leva ao risco de perda de mercados de carne em outros continentes e perda de consumo interno de carne em favor de carne de outras espécies. Ademais, a detecção de um único caso de EEB por esses programas de vigilância ativos resulta na perda de mercados de exportação para o país e queda relevante no preço da carne para países exportadores de carne bovina.

EEB possivelmente também é a doença que tem sido mais usada para influenciar o mercado de bovinos vivos e produtos de origem bovina sem dados científicos ou atenção ao Código de Saúde Animal Terrestre adotado internacionalmente da OIE. Isso decorre amplamente do sucesso da influência política local de criadores de bovinos.

É ainda possível que o dinheiro gasto, por questões de saúde pública, nessa doença zoonótica de importância relativamente menor supere bastante sua importância relativa como causa de doença em humanos.

Implicações zoonóticas

Preocupações de que essa doença pudesse ser transmitida para o homem foram levantadas em um período muito curto após seu diagnóstico inicial. Essas preocupações, infelizmente, se provaram verdadeiras em 1996, quando uma nova forma de DCJ foi relatada. Embora com os casos iniciais tenha havido espaço para a casualidade, estudos mostraram que o agente associado a essa doença é similar àquele associado a EEB e EEF; atualmente não há dúvida de que essa seja uma forma de EEB no homem. Ela difere da DCJ pois afeta pessoas jovens com idade média de início na terceira década de vida. Em humanos, há evidência de suscetibilidade genética, e todos os casos foram homozigotos para metionina no códon 129. A doença foi chamada *variante de DCJ* (DCJ$_V$).

A doença ocorreu no Reino Unido apesar da proibição progressiva de consumo humano de produtos cárneos que continham infectividade, implementada em 1998 e restrita ainda mais, conforme novas informações quanto à infectividade potencial se tornavam disponíveis. É possível que a exposição de humanos acometidos tenha ocorrido no início e meados dos anos 1980, antes do reconhecimento da doença. Inicialmente houve extrema preocupação de que haveria um grande surto em humanos. Entretanto, isso não ocorreu. O número total de mortes pela variante DCJ$_V$ no Reino Unido chegou a 150. O pico do número de mortes ocorreu no ano 2000, e o surto parece ter chegado a seu platô e, possivelmente, declínio, embora a natureza desse surto ainda dependa do período de incubação variável em humanos. Mais de 200 indivíduos sucumbiram à infecção mundialmente até 2015.

Embora não haja evidência de transmissão direta para humanos, médicos-veterinários e tratadores devem tomar precauções adequadas ao manusear tecidos do sistema nervoso de animais infectados. O risco de contrair DJC$_V$ por leite de vaca parece ínfimo.[11]

Patogênese

Informações quanto à patogênese e desenvolvimento de EEB em bovinos inicialmente foram derivadas de estudos publicados na Grã-Bretanha nos anos 1990 que avaliaram o desenvolvimento espacial e temporal da infectividade e alterações patológicas em bovinos após desafio oral com uma dose de 100 g de homogeneizado de cérebro infectado com EEB proveniente de bovinos clinicamente acometidos naturalmente. Os bovinos experimentais foram eutanasiados após o desafio, e a infectividade dos tecidos foi determinada subsequentemente, inicialmente por ensaios de infectividade por injeção intracerebral e intraperitoneal em painéis de camundongos consanguíneo e subsequentemente por estudos de infectividade por desafio intracerebral de bovinos para excluir qualquer efeito de barreira de espécie.

- Período de incubação longo (5 anos)
- Infecção oral
- Infecção das placas de Peyer, para tronco encefálico pelo nervo vago
- Acúmulo de príons anormais destrói o cérebro lentamente.

Príons de EEB se disseminam por duas vias anterógradas para o SNC a partir do trato gastrintestinal: (1) pelos nervos esplâncnicos, complexo de gânglios mesentéricos e celíacos e medula espinal lombar/torácica caudal e (2) pelo nervo vago.[12] Após desafio oral de bezerros, a infectividade inicialmente foi detectável no íleo distal, nas placas de Peyer, mas nenhuma infecção foi demonstrável nos outros órgãos linforreticulares. A infectividade foi identificada 4 meses após a infecção e não alterou sua magnitude nos 24 meses após a infecção, revelando declínio ou depuração do agente das placas de Peyer do íleo.[13] A infectividade foi demonstrável nas raízes dorsais dos gânglios cervicais e torácicos com 32 a 40 meses após a infecção e no gânglio trigêmeo aos 36 a 38 meses. Traços de infectividade foram mostrados na medula óssea do esterno em bovinos eutanasiados 38 meses após a exposição. A presença precoce de PrP anormal e infectividade no SNC ocorreram 32 meses após a exposição, antes de qualquer alteração histopatológica diagnóstica típica no cérebro. O início dos sinais clínicos e alterações patológicas no cérebro ocorreram aproximadamente ao mesmo tempo. A infectividade de nervos periféricos, como nervo ciático, parece ser um evento secundário após a infecção do SNC.[12,13]

Relatos mais recentes de estudos de administração por via oral indicaram que 50% da dose infectante para EEB clássica era 0,15 g de homogeneizado de cérebro, com doses orais maiores aumentando a probabilidade de desenvolvimento de EEB.[14] Ademais, o período de incubação diminuiu conforme a dose infectante aumentou. Em outras palavras, o aumento da incidência de EEB clássica indica o aumento na exposição, e a diminuição da idade de manifestação dos sinais clínicos indica uma dose infectante maior.

Achados clínicos

A doença tem início insidioso e o curso clínico progride no decorrer de muitas semanas, variando de 1 a 6 meses de duração. Existe uma *constelação de sinais clínicos*, com alterações de comportamento, temperamento, postura, sentidos e movimentos, mas os sinais clínicos são variáveis de 1 dia para outro, embora eles sejam progressivos no decorrer do tempo. Bovinos que apresentam anormalidades comportamentais, sensoriais e locomotoras concomitantemente são altamente suspeitos de EEB. Os *sinais neurológicos* predominantes são comportamento apreensivo, hiperestesia e ataxia, e uma alta proporção de casos perde condição corporal e diminui a produção de leite durante o curso clínico da doença. Bovinos com EEB nem sempre apresentam sinais neurológicos nos estágios iniciais da doença, e animais com EEB podem ser enviados para o abate por baixa produção antes do início dos sinais clínicos neurológicos. Bovinos com alterações vacuolares no tronco encefálico apresentam anormalidades clínicas mais graves; essa observação é consistente com alterações vacuolares que refletem uma lesão histológica mais avançada.[15]

- Alterações clínicas na EEB
- Alteração no temperamento e comportamento
- Apreensão, excitável, escoiceamento não habitual, movimentos de cabeçada quando cabresteado, separação do grupo
- Alteração na postura e movimento
- Postura anormal e ataxia
- Queda na produção de leite
- Não há teste ante mortem disponível.

Alterações comportamentais são de início gradual e incluem alterações, como relutância em passar através de corredores de ordenha ou em deixar um veículo ou baia, alteração na ordem de ordenha e relutância em passar através de corredores. Os bovinos acometidos estão desorientados e podem ter olhar fixo, presumivelmente em objetos imaginários, por longos períodos. Há hiperestesia ao som e ao toque, com tremor das orelhas ou fasciculações e tremores musculares mais gerais. Muitos animais jogam sua cabeça para os lados e apresentam balançar de cabeça quando a cabeça ou pescoço são tocados.

Outras alterações no *temperamento* incluem evitar outras vacas em galpões grandes, mas ter comportamento antagonista contra companheiros de rebanho e humanos quando em situação de confinamento. Os animais acometidos podem escoicear durante a ordenha e apresentar alguma resistência à manipulação. Algumas vacas apresentam lambedura excessiva e podem apresentar reflexo de prurido semelhante ao que ocorre em casos de *scrapie*.

Bradicardia associada ao aumento do tônus vagal, e que não ocorre em razão da diminuição da ingestão de alimentos, é relatada e pode persistir apesar do nervosismo da vaca durante o exame clínico.

Há *ataxia de membros* pélvicos de forma relativamente precoce no curso da doença, com diminuição do passo, andar cambaleante e dificuldade em fazer curvas. Isso deve ser especialmente avaliado conforme o animal deixa o veículo de transporte ou é tratado através de uma área. Emboletamento, tropeços e quedas, com subsequente dificuldade em levantar, são comuns nos estágios posteriores da doença. As vacas apresentam *fraqueza* progressiva, com ataxia e perda de peso, e antes do reconhecimento comum da doença, elas são enviadas ao abate em razão da dificuldade locomotora ou alterações no temperamento.

Recomendou-se que a reação do animal a sons, iluminação, movimentos e toque súbitos possa ser usada como um teste. O ruído súbito é testado batendo dois objetos de metal fora do campo de visão do animal (*teste da batida*), luz súbita é testada com *flash* de câmera (*teste do flash*), movimento súbito é testado balançando uma prancheta em direção à vaca por uma distância curta (*teste da prancheta*) e toque súbito é testado tocando o animal nos membros pélvicos com um bastão macio (*teste do bastão*). Reações anormais a esses testes incluem sobressalto, jogar de cabeça, salivação, bufar, correr para longe ou andar em círculos em pânico e escoicear ao toque. Esses testes tiveram resposta positiva em animais suspeitos de EEB que apresentavam histórico de alteração de comportamento, mas não apresentavam anormalidades na marcha.

Bovinos infectados com EEB atípica (tipos H e L) parecem mais apáticos e apresentam maior grau de dificuldade em levantar do que bovinos com EEB clássica; fora isso, eles apresentam sinais clínicos similares.[16] PETE anormais foram relatados no início dos sinais neurológicos em bovinos infectados por EEB clássica e se manifestam como pico de latência prolongado das ondas III e V e latência I-V aumentada.[17] O acúmulo de príons nos núcleos auditivos do tronco encefálico de bovinos infectados com EEB[18] pode contribuir para sua hiper-responsividade ao teste da batida.

Métodos de diagnóstico eletroencefalográfico e de potencial evocado foram propostos como testes diagnósticos *ante mortem*, mas requerem mais avaliações e não parecem ser práticos para uso na rotina. A avaliação *ante mortem* da função da retina e morfologia identificaram alterações 11 e 5 meses antes do início de sinais clínicos inequívocos em bovinos experimentalmente infectados por inoculação intracraniana de EEB clássica e EEB tipo H.[19] As diferenças específicas das estirpes na função da retina, a quantidade de príons que se acumulam na retina e a resposta glial da retina à doença também foram identificadas.

Achados clínicos e vigilância passiva

Não há teste pré-clínico confiável para EEB, e o reconhecimento clínico de EEB é o principal componente da vigilância passiva.

No pico do surto na Grã-Bretanha, EEB foi confirmada em 85% dos casos suspeitos escolhidos por vigilância passiva. Esse percentual caiu para 56% na fase posterior do surto. Os proprietários eram bem informados e, quando faziam a notificação, eram compensados integralmente, o que, provavelmente, os motivava a entrar em contato com seu médico-veterinário. Os médicos-veterinários também estavam cientes da apresentação clínica de EEB e observavam os mercados de animais de produção e abatedouros. Taxas de sucesso relativamente altas também foram encontradas na Suíça, onde aproximadamente 59% dos animais notificados com EEB foram confirmados. Entretanto, em outros países, a vigilância passiva foi um completo fracasso.

Embora colabore para a vigilância quanto a uma enfermidade, a vigilância passiva de EEB com base nos sinais clínicos é um método insensível de detecção de doença; o foco na vigilância de bovinos abatidos em regime de emergência e vacas caídas apresenta probabilidade 40 vezes maior de detectar casos de EEB quando comparado à notificação com base nos sinais clínicos. Um estudo verificou que a probabilidade de encontrar um caso de EEB era 49 vezes maior em vacas caídas e 58 vezes maior em bovinos com mais de 24 meses de idade abatidos em regime de emergência, quando comparado à vigilância passiva da doença clínica.

Patologia clínica

Não há teste específico para diagnóstico *ante mortem* dessa doença. Apolipoproteína E e duas proteínas não identificadas estão presentes no LCE e casos clínicos, mas não em bovinos normais, e a presença de uma proteína de 30 kDa – proteína 14-3-3 – no LCE de vacas acometidas é relatada, mas não há informações quanto à especificidade.

Achados de necropsia

Não existem anormalidades na patologia macroscópica, e o diagnóstico depende dos achados histológicos ou teste de amostras do tronco encefálico usando testes validados com base em IHQ *in situ* ou Western immunoblots, sendo o óbex e o tronco encefálico rostral as regiões de eleição para a coleta de amostras.[12] Métodos preferenciais para determinar a prevalência são os testes imunológicos rápidos, que são validados para detectar príons associados à doença EEB clássica. Esses testes tipicamente aplicam proteinase K para destruir a isoforma celular da proteína priônica (PrP[c]) enquanto mantém a isoforma resistente à proteinase K associada à doença (PrP[SC]). Essa abordagem identificou três tipos de EEB: tipo clássico (tipo C), tipo H e tipo L, com a designação dos tipos H e L se referindo aos pesos moleculares aparentes das proteínas.[20]

Alterações histológicas acentuadas estão presentes no tronco encefálico e a lesão patognomônica é vacuolização intracitoplasmática bilateral e simétrica de neurônios e neurópilo substância cinzenta. A ocorrência de vacuolização nos tratos solitário e espinal do nervo trigêmeo no bulbo é a base do diagnóstico regulamentar da doença na Grã-Bretanha, onde o diagnóstico regulamentar é conseguido pelo exame de um único corte do bulbo obtido pelo forame magno e onde se ressalta a necessidade de extrair o cérebro para evitar o risco associado de produção de aerossol. Essa localização da amostra tem o potencial de não identificar alguns bovinos infectados com EEB atípica.[21]

Fibrilas associadas a *scrapie* podem ser visualizadas por microscopia eletrônica. Agências regulatórias do governo normalmente são responsáveis pela confirmação desse diagnóstico e tipicamente distribuem protocolos específicos quanto à coleta de amostras e descarte de carcaças de animais suspeitos.

Amostras para confirmação do diagnóstico

- Testes rápidos baseados em imunologia: tronco encefálico fresco
- Histologia: cérebro fixado em formol, incluindo mesencéfalo e todo o bulbo (MO).

Atenção para o potencial zoonótico dessa enfermidade ao manipular carcaças e submeter amostras.

> **Diagnóstico diferencial**
>
> A doença deve ser considerada na lista de diagnósticos diferenciais de qualquer doença neurológica progressiva em bovinos. Diferenciais principais com base nos sinais clínicos incluem:
> - Hipomagnesemia
> - Acetonemia nervosa
> - Raiva
> - Intoxicação por chumbo
> - Listeriose
> - Polioencefalomalácia
> - Toxinas tremorgênicas.

Tratamento e controle

Não há tratamento para a doença.

Detecção de EEB em programas de vigilância e controle

Vigilância passiva foi usada em muitos países. Doença suspeita é notificável com abate compulsório e compensação e descarte da carcaça por incineração. As limitações de vigilância passiva foram descritas anteriormente e, na maioria dos países, vigilância passiva foi substituída por alguma forma de vigilância ativa.

Vigilância ativa inicialmente foi direcionada para uma proporção-alvo de animais abatidos: animais que manifestam doença neurológica, suspeitos de raiva negativos para raiva, vacas caídas e a categoria de abates de emergência, e uma proporção de bovinos, ou todos os bovinos, com mais de 24 a 30 meses (dependendo do país) encaminhados para abate para consumo humano. No abate de bovinos, *a janela de amostragem foi determinada para detectar EEB em taxas de prevalência de um animal adulto em um milhão de animais adultos*. A habilidade de conduzir vigilância ativa, particularmente em bovinos abatidos, foi permitida pelo desenvolvimento de testes rápidos que podem ser conduzidos e lidos enquanto a carcaça está sendo manuseada, de maneira que um bovino positivo ao teste não é liberado para consumo humano. Testes rápidos positivos precisam ser confirmados por histologia e IHQ. Mais recentemente, como a idade média de casos de EEB é acima de 11 anos – o que significa que esses animais nasceram antes da data de reforço da proibição da FCO – a maioria dos países da UE atualmente aumentou a idade limite do teste para 72 meses para bovinos saudáveis abatidos (ou mesmo parou de realizar o teste) e para 48 meses para as categorias de vacas caídas e abates de emergência.[1]

Nos EUA, após um caso de EEB em uma vaca importada, o *United States Department of Agriculture* implementou um programa de testes intensivo para EEB, que se concentrou em uma população-alvo de alto risco. O objetivo é ajudar a descobrir se EEB está nos EUA e, se estiver, em que nível. A intenção é amostrar a maior quantidade de bovinos possível em um período de 12 a 18 meses com o objetivo de examinar, no total, 268.500 bovinos. Isso permitiria uma taxa de detecção de 1 em 10 milhões com intervalo de confiança de 99%. Os bovinos devem ter mais de 30 meses de idade e incluirão bovinos não ambulatoriais, bovinos fracos demais para caminhar, bovinos moribundos, bovinos com sinais neurológicos, suspeitos de raiva que são negativos e bovinos mortos.

Controle de EEB em bovinos

Programas de controle usam os seguintes princípios:

- Infecção e doença em bovinos são introduzidas através do fornecimento de rações contaminadas que contêm FCO infectada
- A fonte de infecção para bovinos pode ser eliminada pela proibição efetiva de fornecimento de alimentos infectados
- Não há transmissão horizontal ou vertical significativas.

Com base nisso, a maioria dos países estabeleceu a proibição de alimentação de ruminantes com proteína de ruminantes. Isso foi feito em 1987 no Reino Unido, e meados dos anos 1990 na maior parte dos países europeus, e em 1997 no Canadá, nos EUA e no México. Existe, no entanto, um forte argumento para a proibição de todas as proteínas de mamíferos na alimentação de animais de produção. A experiência de muitos países com animais que nasceram após a proibição mostrou que pode ocorrer contaminação cruzada em moinhos. Embora a remoção de *materiais de risco especificado* (MRE; cérebro, medula espinal, olhos, tonsilas, timo, baço e intestinos) de carcaças de bovinos provavelmente reduza o risco do agente de EEB se espalhar subsequentemente pela carcaça levada à graxaria, ela obviamente não elimina esse risco. Regulamentos mais detalhados e procedimentos de controle estão disponíveis.

Esses procedimentos de controle, iniciados no Reino Unido, foram efetivos na alteração do curso da sua epidemia, que atualmente está em declínio.

Medidas para proteger a saúde humana

Animais de alto risco, como *vacas caídas*, devem ser mantidos fora da cadeia alimentar de humanos e não devem ser enviadas à graxaria para FCO. A infecção está presente em tecidos listados como *MRE* (cérebro, medula espinal, olhos, tonsilas, timo, baço e intestinos), que são removidos da carcaça ao abate. A remoção de MRE também protege contra o risco representado por bovinos que podem estar incubando a doença, mas ainda não apresentaram nenhum sinal clínico. Junto com a proibição de produtos como carne mecanicamente separada que pode ser contaminada com MRE, a exclusão de MRE da cadeia alimentar de humanos é a medida mais importante de segurança alimentar para proteção da saúde pública.

Entretanto, isso pode não ser suficiente. O método de abate com dardo cativo pode resultar em ampla disseminação do cérebro pela carcaça, com dispersão do sangue para os tecidos pulmonares e outros locais. Também, o método de separar carcaça e medula espinal pode resultar em contaminação significativa da carcaça do ambiente do abatedouro. Foram sugeridos métodos para diminuir o risco de contaminação da carcaça ao abate.

Com base em experimentos de transmissão e infectividade, bovinos com menos de 30 meses de idade são considerados com risco baixo de serem infectados, mas pode haver risco em países endêmicos com bovinos acima dessa idade. Alguns países com alta incidência de EEB proibiram consumo humano de bovinos com mais de 30 meses de idade.

LEITURA COMPLEMENTAR

Al-Zoughool M, Cottrell D, Elsaadany S, et al. Mathematical models for estimating the risks of bovine spongiform encephalopathy (BSE). J Toxicol Environ Health B Crit Rev. 2015;18:71-104.

Hamir AN, Kehrli ME, Kunkle RA, et al. Experimental interspecies transmission studies of the transmissible spongiform encephalopathies to cattle: comparison to bovine spongiform encephalopathy in cattle. J Vet Diagn Invest. 2011;23(3):407.

Harmon JL, Silva CJ. Bovine spongiform encephalopathy. J Am Vet Med Assoc. 2009;234:59-72.

REFERÊNCIAS BIBLIOGRÁFICAS

1. Acin C. Vet Rec. 2013;173:114.
2. Konold T, et al. Vet Rec. 2013;173:118.
3. Gavier-Widén D, et al. J Vet Diagn Invest. 2008;20:2.
4. Dobly A, et al. BMC Vet Res. 2010;6:26.
5. Richt JA, Hall SM. PLoS Pathog. 2008;4:e1000156.
6. Goldmann W. Vet Res. 2008;39:30.
7. Yoshikawa Y. J Vet Med Sci. 2008;70:325.
8. Ortiz-Pelaez A, et al. Vet Rec. 2012;170:389.
9. Wilesmith JW, et al. Vet Rec. 2010;167:279.
10. Wells GA, et al. J Gen Virol. 2007;88:1363.
11. Tyshenko MG. Vet Rec. 2007;160:215.
12. Hoffman C, et al. J Gen Virol. 2007;88:1048.
13. Masujin K, et al. J Gen Virol. 2007;88:1850.
14. Fast C, et al. Vet Res. 2013;44:123.
15. Konold T, et al. BMC Vet Res. 2010;6:53.
16. Konold T, et al. BMC Res Notes. 2012;8:22.
17. Arai S, et al. Res Vet Sci. 2009;87:111.
18. Greenlee MHW, et al. PLoS ONE. 2015;10:e0119431.
19. Fukada S, et al. J Comp Pathol. 2011;145:302.
20. Polak MP, Zmudzinski JF. Vet J. 2012;191:128.
21. Konold T, et al. BMC Res Notes. 2012;5:674.

Encefalopatia espongiforme bovina e ovina

Existe especulação e preocupação consideráveis quanto a se o agente de EEB poderia se estabelecer em pequenos ruminantes. EEB pode ser transmitida experimentalmente imediatamente para ovinos e caprinos e produz sinais clínicos e lesões similares à *scrapie*. Há ainda mais preocupação após um relato recente de transmissão do agente de ovelhas desafiadas para seus cordeiros. Ademais, o risco para a saúde humana pela ingestão de carne de ovelhas pode ser ainda maior do que de bovinos em razão da ampla distribuição do agente de EEB nos tecidos linfoides de ovelhas infectadas.

No Reino Unido e Europa, concentrados normalmente são fornecidos para raças de ovinos de corte no fim da gestação e início da lactação e, menos comumente, para seus cordeiros. Eles também são fornecidos para ovinos de raças leiteiras e cabras em lactação. Concentrados fornecidos durante os anos 1980 e 1990 poderiam conter FCO infectada, e esse risco teria perdurado até a proibição total de fornecimento de FCO para todas as espécies de animais de produção em 1996 no Reino Unido e 2001 na Europa.

A inclusão de FCO nas rações concentradas para pequenos ruminantes foi menor do que para bovinos, e a proporção de concentrado fornecida também era menor. Isso, associado ao fato de que a doença priônica requer uma dose infectante maior para produzir a doença em espécies cruzadas quando comparada àquela necessária para produzir a doença na mesma espécie (o efeito de *barreira da espécie*), pode ter resultado em uma dose infectante para ovinos baixa demais para estabelecer a infecção.

A possibilidade de que EEB tenha se estabelecido em ovinos durante a epidemia na Grã-Bretanha não foi confirmada por um estudo que examinou a incidência e a taxa de novas infecções por *scrapie* em rebanhos na Grã-Bretanha entre 1962 e 1998. Esse estudo não encontrou evidência de mudança na ocorrência de *scrapie* antes, durante ou após a epidemia de EEB, e não se verificou nenhuma correlação temporal ou espacial de ocorrência de *scrapie* com a epidemia de EEB. Houve outros estudos que avaliaram os fatores de risco de transmissão de EEB para ovinos e a probabilidade de que a doença pudesse ser perpetuada pela transmissão ovino a ovino. A maioria concluiu que o risco de EEB ter se estabelecido em ovinos é baixo, mas, com o conhecimento atual, não é possível excluir a possibilidade.

Não há relatos de casos de ocorrência natural de EEB detectados em ovinos. Entretanto, há um relato de EET em uma cabra na França que mostrou apresentar características de IHQ e *immunoblotting* compatíveis com EEB e, após injeção em camundongos, o tempo de incubação foi compatível com aquele relatado para EEB experimental em ovinos.[1]

Transmissão experimental

EEB pode ser transmitida experimentalmente para ovinos e caprinos pelas vias intracerebral, oral e intravenosa usando cérebro de vaca infectada com EEB. O genótipo PrP afeta o período de incubação tanto em ovinos Cheviot quanto Romney. Os genótipos PrP ARQ/ARQ e AHQ/AHQ são associados a períodos de incubação curtos (aproximadamente 18 a 36 meses) ao desafio e também suscetibilidade à doença. Um estudo sugere ainda que ovinos AHQ/ARQ apresentam suscetibilidade similar à infecção, e que ovinos homozigotos para alanina (A) no códon 131 e glutamina (Q) no códon 171 são mais suscetíveis a EEB que qualquer outro genótipo. Em contrapartida, o PrP genótipo ARR/ARR é associado a período de incubação longo em ovinos desafiados por via intracerebral, e ovinos ARR/ARR são resistentes a EEB quando desafiados VO e não apresentam infectividade em seus tecidos. O alelo ARR parece dominante nesse aspecto, porque ovinos que transportam pelo menos um alelo ARR em combinação com qualquer outro alelo têm maior período de incubação. O PrP genótipo VRQ/VRQ parece ter um período de incubação intermediário.

Ovinos Texel e Lacaune com PrP genótipo ARQ/ARQ são suscetíveis. Entretanto, nesses estudos, a sobrevivência de alguns ovinos com genótipos suscetíveis sugere que fatores que não o genótipo PrP influenciam a sobrevivência. A dose de desafio em todos esses estudos foi alta.

Em um estudo recente, 30 cordeiros fêmeas receberam, aos 6 meses de idade, 5 g de cérebro de bovino infectado VO e foram acasaladas subsequentemente. Vinte e quatro desenvolveram doença clínica entre 655 e 1.065 dias após a inoculação e dois cordeiros, nascidos antes de suas mães apresentarem doença clínica, também desenvolveram doença clínica subsequentemente. Esse estudo indicou que o agente de EEB pode ser transmitido tanto *in utero* quanto na fase perinatal em ovinos. Não há informação quanto a outras vias de transmissão e se elas existem.

Patogênese

Após desafio de ovinos com EEB, a infectividade foi verificada nas placas de Peyer intestinais tão precocemente quanto 5 meses após a infecção e em nervos entéricos e medula espinal após 10 meses, com ampla disseminação através do sistema linforreticular e sistema nervoso periférico aos 21 meses.[1]

Achados clínicos

Os sinais clínicos relatados em animais afetados experimentalmente não são bem descritos em muitos dos estudos de desafio experimental, mas variaram em diferentes estudos. Em um estudo, ovinos e caprinos apresentaram início súbito de ataxia, que progrediu rapidamente para decúbito. Havia pouca evidência de prurido e o curso clínico foi muito curto, durando entre 1 e 5 dias na maioria dos animais, e uma cabra apresentou perda de peso progressiva no decorrer de 3 semanas antes de ser abatida. O genótipo não influenciou a duração do curso clínico. Em outro estudo apenas em ovinos, o curso clínico foi de aproximadamente 3 meses e os ovinos acometidos apresentaram prurido, com perda da lã, ataxia e alteração de comportamento. Ataxia, perda de peso e prurido foram considerados constantes em outro estudo.

Em um experimento delineado para testar especificamente se os sinais clínicos poderiam ser usados para diferenciação entre *scrapie* e EEB, dois grupos de ovinos diferentes foram inoculados com cada agente. A duração dos sinais clínicos variou acentuadamente dentro de cada grupo, com média de, aproximadamente 9 dias para cada grupo, mas, em ambos, a variação foi de 1 a mais de 80 dias. Assim como em casos naturais de *scrapie*, houve variação considerável na natureza dos sinais clínicos, mas não houve diferença acentuada nas frequências dos sinais entre os dois grupos, exceto que a ataxia foi o primeiro notado em uma proporção significativamente maior de animais desafiados com EEB, enquanto prurido foi notado primeiro em uma proporção significativamente maior de animais desafiados com *scrapie*.

Disposição de PrP associado à doença

O genótipo e a via de inoculação influenciam a disposição de PrP associado à doença nos tecidos do sistema linforreticular (tonsilas, baço e linfonodos mesentéricos). O efeito mais conspícuo é a ausência de PrP associado à doença em tecidos de linfonodos periféricos em ovinos com genótipo ARR/ARR e ausência de infectividade, e parece haver uma relação inversa entre essa disposição e o período de incubação. A via de inoculação influencia a intensidade relativa de disposição nas tonsilas, baço e linfonodos mesentéricos.

Após infecção experimental de ovinos com EEB, PrP associado à doença pode ser detectado em biopsia de tonsilas 11 a 20 meses após o desafio mas, contrapondo o que ocorre com *scrapie*, PrP associado à doença não é detectado em biopsias de tecido linfoide da terceira pálpebra.

Diagnóstico

O diagnóstico de EEB em bovinos clinicamente acometidos pode ser realizado com muitas técnicas, incluindo a análise de sintomas, histopatologia e detecção da forma da proteína priônica associada à doença por imunocitoquímica, *Western blot* ou ELISA. O perfil de vacúolos no hospedeiro acometido mostrou uniformidade marcante no decorrer do ano e de diferentes regiões geográficas. Entretanto, isso não é verdadeiro com *scrapie*, e a variação no cérebro de hospedeiros com *scrapie* não permite a diferenciação de EEB com base nos achados histológicos. O diagnóstico de EEB em ovinos apresenta problemas, e a similaridade dos sinais clínicos e patologia entre *scrapie* e EEB poderia facilmente resultar em casos de ocorrência natural de EEB em ovinos diagnosticados erroneamente como *scrapie*.

Tipagem da estirpe

A técnica padrão-ouro para o diagnóstico do agente de EET é a passagem de tecido em painéis de camundongos consanguíneos, uma técnica conhecida como tipagem da estirpe. Até recentemente, essa foi a única forma de diferenciar as duas enfermidades. EEB apresenta variação característica de períodos de incubação, padrões de distribuição e gravidade relativa de alterações no cérebro de estirpes diferentes de camundongos (o perfil da lesão), distinto de todas as estirpes de *scrapie* testadas. Entretanto, esse método de diagnóstico é caro e demorado.

Houve ampla busca por um sistema de testes diferencial incluindo o perfil da proteína priônica, estudos da glicosilação e razão de glicoformas, e outros estudos moleculares e bioquímicos que serão detalhados em outro local. Um conjunto recente de testes promissores sugere que o local em que ocorre o truncamento de PrP associado à doença durante digestão parcial por proteases localizadas em lisozimas parece diferente para ovinos com *scrapie* e EEB experimental. Após digestão por enzimas exógenas, a molécula de PrP de EEB é mais curta do que a de estirpes de *scrapie*, levando a padrões diferentes de IHQ, e esse achado é confirmado por estudos de *Western blot*. Diferentemente de *scrapie*, o local de truncamento intracelular de PrP de EEB ovina é influenciado pelo tipo de célula no qual ela se acumula, levando a padrões distintos de imunomarcação com diferentes anticorpos para PrP. A marcação de epítopos mostra que o fragmento mais curto de PrP associada à doença ocorre em macrófagos corporais tangíveis, seguido por células gliais e neurônios. Parece que essa diferença no truncamento de PrP em ovinos infectados experimentalmente com EEB não é influenciada pela via de inoculação, pelo genótipo ou pela raça de ovino, e propôs-se que os padrões de truncamento – conforme detectado por *immunoblotting* e IHQ – podem ser usados em levantamentos para EEB em ovinos.

Controle

Se EEB já estiver ou vier a se estabelecer em pequenos ruminantes em um país, há preocupação significativa quanto à saúde humana. A distribuição de infecção por EEB nas carcaças de bovinos é limitada e pode ser removida pela proibição do uso de MRE (principalmente cérebro, medula espinal e restos). Em contrapartida, a distribuição do agente de EEB em ovinos infectados é disseminada, e seria virtualmente impossível retirá-la por apara e remoção seletiva de órgãos de uma carcaça para consumo humano. Também, linfócitos no leite poderiam estar infectados.

Vigilância ativa para EET em ovinos e caprinos tem aumentado na UE, e muitos testes rápidos para uso em ovinos e caprinos estão disponíveis atualmente.[2] No Reino Unido, um cenário de pior circunstância possível, publicado em 2001 em um plano de contingência para abordar EEB em ovinos, ameaçou o rebanho nacional com abate, principalmente com base no fato de que uma epidemia de EEB em ovinos poderia ser mais difícil de conter do que foi o caso de EEB em bovinos, e que cordeiros poderiam apresentar maior risco para os consumidores do que a carne bovina. Um plano de contigência mais recente no Reino Unido permitiria o consumo humano de PrP genótipo ARR homozigoto em ovinos e ARR heterozigoto em ovinos. Esse plano é o mesmo da UE, exceto por diferenças na idade máxima permitida para abate entre o Reino Unido e as recomendações da UE.

O risco de EEB em ovinos foi o principal incentivo para o desenvolvimento de programas de reprodução nacionais para o controle de *scrapie*, e possivelmente EEB, incluindo o Plano Nacional de *scrapie* no Reino Unido, lançado em 2001, e o Programa Nacional de Erradicação de *scrapie* nos EUA. O objetivo nesses programas de reprodução é selecionar genótipos altamente suscetíveis e os altamente resistentes.

REFERÊNCIAS BIBLIOGRÁFICAS

1. Harmon JL, Silva CJ. J Am Vet Med Assoc. 2009; 234:59.
2. van Keulen LJM, et al. Arch Virol. 2008;153:445.

Scrapie

> **Sinopse**
>
> - Etiologia: um agente transmissível (príon, uma partícula proteinácea infecciosa), altamente resistente a agentes químicos e físicos, e parece não conter DNA. A suscetibilidade de ovinos para o desenvolvimento de doença clínica após infecção é determinada pela genética
> - Epidemiologia: transmitido principalmente por contato com ovinos infectados e por contaminação do ambiente; período de incubação muito longo
> - Achados clínicos: doença afebril de ovinos, caprinos e muflões adultos com início insidioso e curso clínico longo. Doença clínica é rara em caprinos e muflões. Os animais acometidos apresentam alteração comportamental, tremores, prurido, distúrbio locomotor e depauperamento
> - Patologia clínica: demonstração de proteína priônica de *scrapie* por imunomarcação do óbex no cérebro e tecidos linfoides selecionados em outros locais
> - Lesões: vacuolização do neurópilo da substância cinzenta e pericárdio neuronal, degeneração neuronal, gliose
> - Confirmação do diagnóstico: demonstração da proteína priônica do *scrapie*
> - Tratamento: não há
> - Controle; abate e erradicação. Teste genético e seleção/descarte.

Scrapie é uma doença afebril, crônica e fatal de ovinos, caprinos e muflões (um dos dois ancestrais de todas as raças modernas de ovinos) adultos, caracterizada clinicamente por prurido e anormalidades da marcha, e por um período de incubação muito longo. É o protótipo de doença para um grupo de enfermidades conhecidas como EET. Esse grupo também inclui DDC de cervos e alces; *encefalopatia transmissível do vison*; EEF, DCJ e outras encefalopatias espongiformes de humanos; e a doença relativamente nova – EEB – que é descrita separadamente sob esse título. Na Islândia, *scrapie* é conhecida como *rida*, na França, como *la tremblante* e na Alemanha, como *traberkrankheit*.

Etiologia

Houve debate histórico significativo quanto à etiologia da doença. O consenso atual é de que *scrapie* é associada a um agente infeccioso, mas que o período de incubação para a manifestação clínica da doença e a suscetibilidade do hospedeiro para o desenvolvimento de doença clínica após a infecção são determinados pela genética. Em outras palavras, para o desenvolvimento de doença clínica causada por *scrapie* clássica, um animal deve ter sido exposto ao agente infeccioso e ter genótipo suscetível.

Scrapie pode ser transmitido experimentalmente para outros ovinos e para determinados animais de laboratório, e a infecção induz a produção de fibrilas amiloides no cérebro e em outros tecidos, chamadas fibrilas associadas ao *scrapie* ou bastonetes de príons. O principal constituinte desses é a glicoproteína da membrana neuronal resistente à protease e a doença específica, chamada *proteína priônica*, ou PrP^{Sc}. PrP^{Sc} é uma isoforma anormal de glicoproteína de membrana codificada pelo hospedeiro, PrP^{C}, e as EET são caracterizadas pelo acúmulo de PrP^{Sc} nos tecidos neuronais e em outros tecidos.

A transmissão pode ser efetuada por extratos brutos ou purificados de cérebro ou outros tecidos de ovinos acometidos, e o agente infeccioso é muito resistente à radiação ionizante e ultravioleta e a reagentes que lesionam ou modificam os ácidos nucleicos. Isso, juntamente com outros achados experimentais, levou à perspectiva aceita de que o agente infeccioso em *scrapie* é a própria PrP^{Sc}, e não um vírus pequeno e não convencional ou virino, como havia sido proposto anteriormente. Acredita-se que a estrutura do PrP^{Sc} realize um molde no precursor celular normal PrP^{C}, e o modelo resulta em alteração para a isoforma anormal, que é resistente à protease e se acumula nas células.

Mais de 20 *estirpes* diferentes de *scrapie* foram identificadas com base em:

- Tipagem da estirpe por diferenças no tempo de incubação da doença experimental em estirpes consanguíneas de camundongos de diferentes genótipos
- O tipo, padrão, gravidade e distribuição das lesões no cérebro de diferentes estirpes de animais experimentais (perfil das lesões)
- Resistência à inativação térmica
- O tipo de doença produzida em ovinos e em animais experimentais (p. ex., manifestações de sonolência *versus* prurido em cabras)
- A capacidade de uma estirpe em produzir doença em diferentes espécies de animais experimentais.

Propôs-se que as diferenças nas estirpes reflitam as diferenças na informação de replicação transportada dentro do estado conformacional de PrP^{Sc}.

As estirpes mais importantes identificadas são chamadas *estirpes clássicas de scrapie*, compostas pelas estirpes A e C (que, acredita-se, seja a estirpe mais prevalente nos EUA), e *estirpe de scrapie atípica (ou discordante, ou não clássica)* composta pela estirpe Nor98 e outras estirpes discordantes. Coinfecção de estirpes pode ocorrer com scrapie.

Nor98 foi relatada pela primeira vez em 1998 em cinco ovelhas Norueguesas que não eram parentes e que apresentavam PrP^{Sc} em localizações diferentes (cerebelo) do que o relatado normalmente. Atualmente, Nor98 foi identificada em ovelhas em muitos países. Acredita-se que o *scrapie* atípico surja espontaneamente e não seja associado a uma fonte infectante.[1] É interessante notar que o *scrapie* atípico não é clinicamente aparente, mas existem relatos de ovinos infectados que apresentam alguns sinais clínicos típicos de *scrapie* clássico, particularmente ataxia de membros pélvicos.[1,2] *Scrapie* atípico, causado por Nor98, foi diagnosticado em ovinos na Austrália e Nova Zelândia; esses são dois países que não apresentam *scrapie* clássico.[3] A doença também não é considerada rara, quando comparada ao *scrapie* clássico e parece ocorrer em prevalência constante em diferentes países.[4]

Epidemiologia

Ocorrência

Ocorrência geográfica e incidência

Scrapie em ovinos ocorre enzooticamente no Reino Unido, Europa e América do Norte. Surtos foram relatados na Austrália, Nova Zelândia, Índia, Oriente Médio, Japão e Escandinávia, principalmente em ovinos importados de áreas enzoóticas. Austrália e Nova Zelândia usaram políticas de importação, quarentena e descarte vigorosos para evitar a entrada subsequente da doença, e são considerados livres de *scrapie*.

A prevalência verdadeira da doença, tanto dentro quanto entre países, não é conhecida, uma vez que não há teste para detectar infecção em ovinos individuais ou rebanhos em todos os estágios de infecção. Isso é confundido ainda mais pelo sigilo quanto à existência de *scrapie* em muitos rebanhos e raças. Esse sigilo resulta do medo de penalidades econômicas que poderiam resultar da admissão da infecção.

Na Grã-Bretanha, onde a doença é enzoótica e é reconhecida há mais de 250 anos, a incidência verdadeira não é conhecida, embora um levantamento por questionário em 1988 tenha sugerido que um terço dos rebanhos ovinos são infectados. Em rebanhos infectados, a incidência anual varia de 0,4 a 10 casos para cada 100 ovinos por ano, com média de 1,1 casos por 100 ovinos por ano. Contudo, a incidência anual pode chegar a 20% dos rebanhos adultos, ocasionalmente a até 40%, e em rebanhos onde não há seleção contra a doença, a incidência anual e a mortalidade podem chegar a níveis que resultam em desmantelamento do rebanho ou na sua não sobrevivência.

A consulta de criadores com um médico-veterinário e o relato deles a respeito de casos de *scrapie* são notoriamente baixos. Historicamente, isso decorre do estigma associado a ter *scrapie* diagnosticado em um rebanho de raça pura e a preocupações quanto a vendas futuras ou, no caso de rebanhos comerciais, à falta de incentivo para consultas e ausência de preocupação, uma vez que nada pode ser feito para curar o caso atual ou evitar casos futuros. Na Inglaterra, estimou-se que apenas 13% dos criadores que apresentaram caso suspeito de *scrapie* nos últimos 12 meses relataram as ocorrências. Possivelmente, a probabilidade de melhora por seleção genética irá alterar essa característica dos criadores.

Nos EUA, acredita-se que a doença tenha sido introduzida em 1947, e em 1992 ela foi encontrada em 657 rebanhos em 39 estados. Em 2007, a prevalência de infecção nos EUA foi estimada em 0,1 a 0,3%.

Ocorrência no hospedeiro

Idade

Scrapie é uma doença de *ovinos adultos*, embora a maioria seja exposta enquanto jovem, e a incidência diminua com a idade à exposição. A incidência específica por idade em *ovinos* é maior entre 2,5 e 4,5 anos de idade, e os casos raramente ocorrem com menos de 18 meses de idade. A doença natural em *caprinos* é rara. A idade à morte é similar àquela em ovinos, com variação de 2 a 7 anos. A *taxa de mortalidade*, com o tempo, é de 100%. A perda decorrente da morte é incrementada pelo abate de animais infectados e contactantes em países nos quais o controle e a erradicação são praticados.

Raça

Scrapie ocorre em ambos os sexos e na maioria das raças, embora a incidência seja maior em algumas raças do que em outras. Diferenças nas raças quanto à prevalência ocorrem em muitos países; um exemplo seria a alta prevalência na raça Suffolk nos EUA quando comparada às raças de cara branca e algumas raças das montanhas no Reino Unido. Isso provavelmente reflete as diferenças entre rebanhos e entre raças na suscetibilidade genética ao desenvolvimento de doença clínica. De forma similar, a ocorrência de surtos de *scrapie* pode resultar da introdução de infecção em um rebanho suscetível geneticamente ou a uma alteração na estrutura genética dos rebanhos infectados.

Métodos de transmissão

O conhecimento da transmissão de *scrapie* se baseia principalmente na doença experimental e observações da doença natural em rebanhos experimentais.

Fontes e vias de infecção

O método usual de introdução em um rebanho não afetado é pela compra de ovinos infectados pré-clinicamente. A infectividade pode ser demonstrada na placenta, líquidos fetais, saliva, colostro e leite nos casos de ocorrência natural[5-7], e na cavidade oral de ovinos com *scrapie* pré-clínico[8], mas não na urina nem nas fezes de casos naturais, embora possa ser demonstrado no intestino. A ingestão de material infectado parece ser a via mais provável de infecção, mas a escarificação da pele e inoculação conjuntival também permitem a infecção. Verificou-se que ácaros do feno transportam o agente em propriedades infectadas por *scrapie* e propôs-se que eles sejam reservatórios da infecção.

Transmissão horizontal

Esse é o método usual de disseminação, e a placenta é considerada a principal fonte de infecção da mãe para o seu cordeiro e para outros cordeiros em contato próximo. Sob condições naturais, a doença em rebanhos com frequência ocorre nas famílias, e aparentemente o cordeiro contrairá ou não *scrapie* dependendo principalmente do status de *scrapie* atual ou futuro da sua mãe. É comum que todos os codeiros VQR/VQR de mães que morrem de *scrapie* clássico desenvolvam *scrapie*.

Scrapie também pode ser transmitido entre ovinos em contato próximo, e isso pode ocorrer a partir de animais na fase pré-clínica da doença. Também pode ser transmitido por transfusão de sangue. A importância dessa via de infecção em infecções de campo parece ser baixa, uma vez que a transmissão bem-sucedida parece requerer pelo menos 400 mℓ de sangue.

Sob condições naturais, *scrapie* ocorre em ovinos e, ocasionalmente, de modo espontâneo em caprinos. Sob condições experimentais, observou-se que *scrapie* se dissemina de ovinos para caprinos por contato, e a pouca evidência disponível da doença natural em caprinos é consistente com a visão de que *scrapie* pode ser mantido por contágio em um rebanho de caprinos que vivem separados de ovinos infectados.

Transmissão vertical

Há um grande risco de *scrapie* em cordeiros nascidos de mães infectadas, mas esse fato mais provavelmente reflete a transmissão horizontal ao nascimento a partir das placentas. Existem resultados contraditórios entre estudos que avaliaram a transmissão por transferência de embriões, e a importância da transmissão vertical para a epidemiologia da doença natural ainda precisa ser determinada. Entretanto, estudos epidemiológicos sugerem que é de ocorrência rara, e há evidências significativas contra a ocorrência de transmissão intrauterina. O agente não foi demonstrado no teste de sêmen de carneiros.

Ambiente

Um ambiente infectado também pode ser a fonte, e ovinos livres de *scrapie* podem desenvolver a doença após pastarem em locais utilizados previamente por ovinos infectados por *scrapie*, com infecção por ingestão ou possivelmente por lesões abrasivas. A infecção ambiental pode ocorrer a partir de produtos do parto e, embora o agente de *scrapie* não tenha sido demonstrado nas fezes, suspeita-se que seja em animais infectados. A duração da infectividade em materiais inanimados, como pastos, não foi definida, mas observações experimentais e de campo indicam que ela ocorre por um longo tempo, provavelmente por mais de 16 anos sob algumas condições.[9,10]

Transmissão iatrogênica

Um surto de *scrapie* ocorreu nos anos 1930 após o uso de vacina contra *louping-ill* preparada a partir de cérebros de ovinos. Mais recentemente, o uso de uma vacina contra agalactia contagiosa foi epidemiologicamente ligado a um surto de *scrapie* em ovinos e caprinos na Itália, onde houve alta taxa de ataque e alta mortalidade afetando muitos coortes de nascimento.

Genética

Scrapie é relatado na maioria das raças de ovinos, mas existe suscetibilidade relacionada à raça, família e diferenças individuais. Existe controle genético substancial da incidência da doença, e em ambas as doenças natural e experimental, a genética é o principal determinante de suscetibilidade, com a predisposição de ovinos fortemente relacionada a determinados polimorfismos no gene PrP ovino.

Em estudos anteriores, o desafio e reprodução experimental mostraram que ovinos poderiam apresentar período de incubação longo ou curto após desafio, e que essa diferença no período de incubação ou suscetibilidade era determinada por um único gene chamado *período de incubação de scrapie* (*Sip*, do inglês *scrapie incubation period*). Existe um gene similar em camundongos (*Sinc*) que determina o período de incubação e a suscetibilidade após o desafio experimental. O gene *Sip* tem dois alelos, *sA* e *pA*, que, respectivamente, encurtam ou prolongam o período de incubação experimental para a maioria dos agentes de *scrapie*. O reconhecimento subsequente da proteína priônica (PrP) e sua associação com *scrapie* levou ao reconhecimento do gene que codifica PrP, que verificou-se ser congruente com *Sip* em ovinos e a genética de *Sip* foi completamente suplantada pela genética de PrP.

Ovinos apresentam um par de genes que influencia a suscetibilidade a *scrapie* conhecido como genes de proteínas priônicas. Esses codificam a proteína priônica normal na célula (PrP^C), que possui 254 aminoácidos e cada códon no gene codifica para um aminoácido específico em uma localização particular no PrP^C. PrP^C pode ser convertido à molécula de proteína priônica de *scrapie* (PrP^{SC}) em ovinos infectados que, quando se acumulam no SNC, causam doença. A suscetibilidade de ovinos a essa conversão e, portanto, a *scrapie*, é *fortemente associada a determinados polimorfismos nos códons 136, 154 e 171*. Acredita-se que existam pelo menos dois grupos de estirpes de EET *scrapie*, um dos quais é influenciado principalmente pelo aminoácido no códon 136 e o outro grupo pelo aminoácido no códon 171. Dentro desses, podem haver subtipos, uma vez que a resistência a algumas EET tipo 136 pode ser afetada pelo aminoácido no códon 154:

- No codon 136, valina (V) é ligada a suscetibilidade a *scrapie* e alanina (A) é relacionada à resistência
- No códon 154, histidina (H) é ligada à suscetibilidade e arginina (R) à resistência
- No códon 171, glutamina (Q) e histidina (H) são ligadas à suscetibilidade e arginina (R) à resistência.

- As notações usadas para descrições do genótipo da proteína priônica (PrP) variam em diferentes países
- A suscetibilidade de ovinos a *scrapie* é fortemente associada a polimorfismos nos códons 136, 154 e 171 no gene da proteína priônica
- Os aminoácidos associados a esses polimorfismos são alanina, valina, histidina, arginina e glutamina
- Na descrição do genótipo PrP, esses recebem as letras A, V, H, R e Q, respectivamente
- O genótipo PrP é listado na ordem do códon 136 seguido pelo 154 e então pelo 171
- O aminoácido em cada códon é listado de acordo com a letra designada para cada um dos dois alelos, separado por uma barra. Exemplos são ARR/ARR ou ARR/VQR. Esses também podem ser expressos como AA$_{136}$RR$_{154}$RR$_{171}$ e AV$_{136}$RQ$_{154}$RR$_{171}$
- Em ovinos nos EUA, os polimorfismos no códon 171 são os principais determinantes da suscetibilidade ao *scrapie*. Polimorfismos no códon 154 têm papel menor e, normalmente, não são listados como parte do genótipo PrP
- Genótipos nos EUA normalmente são conhecidos usando as letras dos aminoácidos em ordem numérica do códon 136 seguido pelo códon 171
- Os exemplos anteriores seriam AA RR e AV RR
- Eles também podem ser referidos usando o número do códon seguido pelo aminoácido correspondente 136AA, 171RR e 136AV, 171RR ou o aminoácido seguido pelo códon
- Com frequência apenas os aminoácidos no códon 171 são listados.

Dos alelos possíveis nesses polimorfismos, apenas cinco, ARR, ARQ VRQ, AHQ, ARH são vistos normalmente. A relação entre o genótipo PrP e a suscetibilidade a *scrapie* é mostrada na Tabela 14.15, usando os agrupamentos do Plano Nacional de Scrapie britânico.

É possível ver na Tabela 14.15 que na Grã-Bretanha, o alelo VQR confere o maior grau de suscetibilidade e que ARR é associado à resistência. Estimativas que quantificam o risco no rebanho nacional britânico com base em genótipos do ovino e aqueles de ovinos afetados por *scrapie* estão disponíveis, mas eles não têm alto grau de concordância. Há também um efeito do genótipo PrP no período de incubação, com os genótipos mais suscetíveis (VQR) apresentando o menor tempo de incubação e morrendo de *scrapie* em idade mais jovem.

A frequência e distribuição de muitos genótipos PrP variam consideravelmente entre rebanhos e entre raças de ovinos. Existem também algumas diferenças marcantes na suscetibilidade entre raças com o mesmo genótipo PrP.

A suscetibilidade em Suffolk e outras raças de cara preta nos EUA parece menos complexa do que em outras raças e é fortemente associada a ovinos homozigotos para glutamina no códon 171 (171QQ) do gene PrP, mas é rara em ovinos heterólogos para glutamina e arginina (171QR) ou homozigotos para arginina (171RR) no códon 171. Suffolks são a raça predominantemente afetada por *scrapie* nos EUA. Eles não têm o alelo VRQ, e o genótipo ARQ/ARQ é o genótipo que confere a maior suscetibilidade. A associação entre genótipo e suscetibilidade, conforme definido no plano de erradicação de *scrapie* do USDA, nos EUA, é mostrada na Tabela 14.16.

Fatores além do genótipo PrP influenciam a suscetibilidade a *scrapie*, uma vez que nem todos os ovinos com genótipo suscetível desafiados com *scrapie* desenvolvem a doença. Também, existem algumas diferenças entre raças quanto à resistência ou suscetibilidade conferidas por determinado genótipo. Por exemplo, ovinos Suffolk ARQ/ARQ são altamente suscetíveis a *scrapie*, enquanto Cheviots ARQ/ARQ são relativamente resistentes. Diferenças entre raças no genótipo PrP, vínculo com a doença de *scrapie* e padrão da doença apresentam diferenças com as estirpes atípicas de *scrapie*, podendo ser associadas a polimorfismos no promotor do gene PrP. Scrapie atípico causado pela estirpe Nor98 é mais comum em ovinos na Europa transportando fenilalanina (F) na posição 141 ou nos genótipos PrP ARR/ARR, ARR/ARQ e AHQ/ARQ.[11-13]

Existe menos informação quanto à genética de *scrapie* em caprinos. Há alta variabilidade no gene PrP de cabras que possivelmente podem ser exploradas para selecionar genótipos PrP específicos de cabras resistentes a *scrapie*. Um relato inicial indicou que polimorfismos de nucleotídios únicos em H_{154}, Q_{211} e K_{222} são associados a alta resistência à *scrapie* típico.[14]

Tabela 14.15 Genótipo PrP e suscetibilidade a *scrapie* no Programa Nacional de Erradicação de *Scrapie* na Grã-Bretanha.

Tipo PNS	Característica principal	Genótipos	Comentários
1	Homozigoto ARR	ARR/ARR	Geneticamente mais resistente
2	Heterozigoto ARR não VQR	ARR/AHQ ARR/ARQ ARR/ARH	Ovinos geneticamente resistentes a *scrapie*, mas requerem seleção cuidadosa quando usados para outros cruzamentos
3	Não ARR e não VQR	AHQ/AHQ ARQ/AHQ AHQ/ARH ARH/ARH ARQ/ARH ARQ/ARQ	Ovinos que geneticamente apresentam pouca resistência a *scrapie* e precisarão de seleção cuidadosa quando usados para outros cruzamentos. O risco do Grupo 3 varia e pode depender da raça, por exemplo, Suffolk ARQ/ARQ são altamente suscetíveis. Cheviots ARQ/ARQ são relativamente resistentes
4	Heterozigoto ARR/VRQ	ARR/VRQ	Ovinos geneticamente suscetíveis a *scrapie* e não devem ser usados para reprodução a não ser no contexto de reprodução controlada
5	VQR e não ARR	AHQ/VRQ ARQ/VRQ ARH/VRQ VRQ/VRQ	Ovinos que são altamente suscetíveis a *scrapie* e não devem ser usados para reprodução

PNS: Programa Nacional de *Scrapie*.

Tabela 14.16 Suscetibilidade a *scrapie* e genótipo conforme definido pelo Plano de Erradicação dos EUA.

Genótipo	Suscetibilidade
1. AA RR	Ovinos resistentes
2. AA QR	Ovinos que raramente são suscetíveis
3. AV QR	Ovinos suscetíveis a algumas estirpes de *scrapie* que, acredita-se, ocorram com baixa frequência nos EUA
4. AA QQ	Ovinos altamente suscetíveis
5. AV QQ	Ovinos altamente suscetíveis
6. VV QQ	Ovinos altamente suscetíveis

Fatores de risco

Exposição

Há uma relação dose-resposta em *scrapie* de ocorrência natural. A alta incidência em alguns rebanhos na Islândia é atribuída ao alto nível de exposição, resultando de confinamento por longo período durante o inverno, com maior risco para doença em cordeiros nascidos durante o período de confinamento no inverno.

Fatores que influenciam o risco de exposição irão variar com os sistemas de manejo, que podem variar acentuadamente entre países. Com essa ressalva, os fatores de risco identificados em estudos caso-controle incluem:

- Maior risco de *scrapie* em rebanhos maiores e em rebanhos com *pedigree*
- Maior risco em rebanhos nos quais as parições ocorrem em baias de parição quando comparados àqueles com parições em baias individuais ou em piquetes de parição
- Maior risco e rebanhos que descartam a placenta em compostagem e disseminam a compostagem de ovelhas no solo como adubo
- Menor risco em rebanhos nos quais compostagem de vacas é espalhado na pastagem
- Maior risco em rebanhos que compraram ovinos de reposição em leilões
- Maior risco onde rebanhos diferentes partilham pastagens ou carneiros.

Idade à exposição

Cordeiros expostos ao nascimento apresentam período de incubação mais curto e maior risco de *scrapie* do que cordeiros expostos aos 6 a 9 meses de idade. De maneira similar, cordeiros ou cabritos removidos de mães infectadas ao nascimento para um ambiente livre de *scrapie* apresentam menor incidência de *scrapie* do que aqueles removidos em momentos posteriores.

Status de infecção dos pais

Cordeiros nascidos de ovelhas infectadas apresentam maior risco de *scrapie*, e os filhotes de ovelhas infectadas e de um carneiro infectado estão sob maior risco do que aqueles nascidos de uma ovelha infectada e um carneiro não infectado. Entretanto, mesmo em rebanhos de alta incidência, uma proporção considerável de doença não pode ser atribuída ao estado de *scrapie* dos pais e resulta de transmissão horizontal. Ademais, o número de ovinos suscetíveis geneticamente em um rebanho afetado pode aumentar a pressão de infecção.

Cabras

Scrapie em cabras é raro, e a maioria dos casos surge em cabras em contato mais próximo com ovinos acometidos. *Scrapie* pode se disseminar de cabra para cabra sem contato com ovinos.

Reprodução experimental

O agente está presente no cérebro, medula espinal, linfonodos, tecido do trato intestinal e baço de ovelhas infectadas, e foi extraído do cérebro de ovinos e caprinos. Experimentalmente, a doença pode ser transmitida para ovinos, caprinos, camundongos e outros animais de laboratório usando esses tecidos, e por uma variedade de vias de inoculação. A doença experimental apresenta longo período de incubação que varia com a estirpe do agente e a genética do receptor. A transmissão da doença para ovinos também foi efetuada pela administração oral ou intracerebral com material de membrana fetal de ovelhas conhecidamente infectadas. A transmissão acidental é relatada após vacinação contra *louping-ill*, com vacina contaminada pelo agente de *scrapie*, e resultou na ampla disseminação da doença.

Fatores de risco do patógeno

O agente de *scrapie* pode ser mantido em cultura de tecidos, e a infectividade é mantida com a passagem. Ele também pode ser perpetuado em animais experimentais. A infectividade também se mantém por períodos impressionantes em tecidos mortos ou em formol; homogeneizado de cérebro infectado enterrado no solo por 3 anos mantém a sua infectividade. Ele é altamente resistente a influências físicas e químicas e pode sobreviver ao processo de descontaminação contra vírus convencionais. Ele é capaz de resistir a procedimentos viricidas usuais e não é destruído por fervura, congelamento rápido e descongelamento nem exposição a éter ou formol 20%. Tratamentos térmicos convencionais podem reduzir a infectividade, mas o agente é bastante resistente ao aquecimento e esterilização por vapor a 27 psig (132°C) necessária para destruí-la completamente. A inativação química é conseguida por hipoclorito de sódio fornecido a 2% (20.000 ppm) de cloreto disponível agindo por 1 h, e por hidróxido de sódio a 4%.

Importância econômica

Scrapie é de grande preocupação para rebanhos de *pedigree* e, se presente e tornado público, terá impacto negativo nas vendas de ovinos e resultará efetivamente na dissolução do rebanho. Alguns países têm ou tiveram esquemas de erradicação. A doença também é de grande importância internacional em razão de embargos mantidos por muitos países contra ovinos de áreas enzoóticas.

Implicações zoonóticas

Não há evidência de transmissão de *scrapie* para humanos ou de risco para saúde pública.

Patogênese

Tanto em ovinos quanto em camundongos, o agente apresenta predileção por tecidos do sistema linforreticular no qual replica durante o período de incubação antes de invadir o sistema nervoso. Em ovinos naturalmente infectados, a replicação começa nas tonsilas, linfonodos retrofaríngeos e placas de Peyer, bem como no tecido linfoide associado aos intestinos, o que provavelmente reflete infecção por via oral. PrP^{Sc} subsequentemente se dissemina para outros linfonodos e para o baço. Pode haver um período considerável, de 14 meses a 7 anos, antes que haja infecção do cérebro e, durante essa infecção, o sistema linforreticular provavelmente fornecerá o reservatório de transmissão materna e horizontal. A ação do genótipo PrP pode retardar a invasão neural, caso no qual torna possível um estado portador não clínico de *scrapie*.

Não se determinou como o agente de *scrapie* chega ao SNC, mas provavelmente é transportado por enterócitos das vilosidades intestinais[15] e há infecção subsequente do sistema nervoso autônomo. Os nódulos linfoides associados ao intestino nas placas de Peyer têm ligação substancial de fibras nervosas e provavelmente são o local de neuroinvasão. O agente de *scrapie* foi detectado em nódulos linfoides das placas de Peyer do intestino tão precocemente quanto 5 meses após a infecção oral.

A infecção no cérebro de ovinos inicialmente é no diencéfalo e bulbo, com subsequente disseminação e replicação em outras áreas do cérebro. De forma característica, há degeneração não inflamatória vacuolar da substância cinzenta e a presença de PrP^{Sc} em fibrilas associadas a *scrapie*. A infecção resulta em modificação pós-translacional da proteína de maneira que ela se torne resistente a proteinases e à depuração normal e, consequentemente, se acumule na célula.

PrP^{Sc} também está presente na placenta e nas células trofoblásticas dos placentomas, mas não no endométrio, miométrio, plexos nervosos associados, ou no feto. A presença de PrP^{Sc} na placenta é determinada por gene PrP^{Sc} fetal, e PrP^{Sc} não está presente nos placentomas do feto que transporta um ou dois alelos ARR.

Achados clínicos

Incubação

O *período de incubação* varia de muitos meses a muitos anos. *Scrapie* é uma doença afebril e seu início é insidioso, mas conforme a doença progride, os sinais clínicos se tornam mais óbvios e graves. O *curso clínico* é prolongado, variando de 2 a 12 meses, mas durando, na maioria dos casos, aproximadamente 6 meses. Os animais acometidos normalmente apresentam *alteração comportamental, tremores, prurido e distúrbio locomotor*. Foi desenvolvido um protocolo de exame clínico para detectar *scrapie* clássico e atípico em ovinos.[16,17]

Sinais precoces

Os sinais mais precoces são transitórios, um fenômeno neurológico que ocorre a intervalos de muitas semanas ou sob condições de estresse. Esses episódios incluem colapso súbito e alterações súbitas de comportamento, em que ovinos investem contra cães e portões fechados.

Começa então o esfregar e morder da lã, mas, com frequência, esse fenômeno não é observado em razão da sua ocorrência infrequente. *Prurido* aparente se manifesta principalmente sobre a garupa, coxas e base da cauda. A cernelha e o dorso do pescoço também podem estar envolvidos e, de forma menos comum, o pescoço e parte anterior dos ombros e costelas cranialmente ao cotovelo. As áreas afetadas têm simetria aproximadamente bilateral. Nesse estágio precoce, uma marcha estacada é observada com frequência. Perda geral de condição corporal também pode ser observada com frequência como um sinal inicial, embora possa não ocorrer perda de apetite acentuada.

Casos avançados

Casos mais avançados apresentam prurido intenso, tremores musculares, anormalidades acentuadas de marcha e emaciação grave. *Esfregaço persistente* causa perda de lã sobre as áreas mencionadas anteriormente. Também ocorrem esfregar com os membros pélvicos e morder as extremidades. Hematoma das orelhas e aumento de volume da face podem ser resultado do prurido. Pressão leve ou intensa, picadelas e aplicação de calor ou frio podem deflagrar a reação de "*scrapie* pruriginoso" característica, durante a qual o animal eleva a cabeça e faz movimentos de mordiscar ou coçar com os lábios e movimentos de lambedura com a língua (Figura 14.11). A expressão do ovino sugere que as sensações provocadas são prazerosas. A reação pode não ser observada de forma consistente, e com frequência desaparece quando o ovino é excitado ou em novos ambientes.

Simultaneamente ao desenvolvimento de prurido, há grave *prejuízo à locomoção*. Anormalidades de membros pélvicos surgem primeiro. Há flexão incompleta do jarrete, encurtamento do passo, fraqueza e falta de equilíbrio. A sensação de relação espacial parece estar perdida, e o ovino apresenta correção lenta das posturas anormais. Adução ocorre durante a extensão, e abdução ocorre durante a flexão. Quando o animal está tentando evadir da captura, incoordenação acentuada da cabeça e movimentos dos membros são prováveis, e o animal cai com frequência.

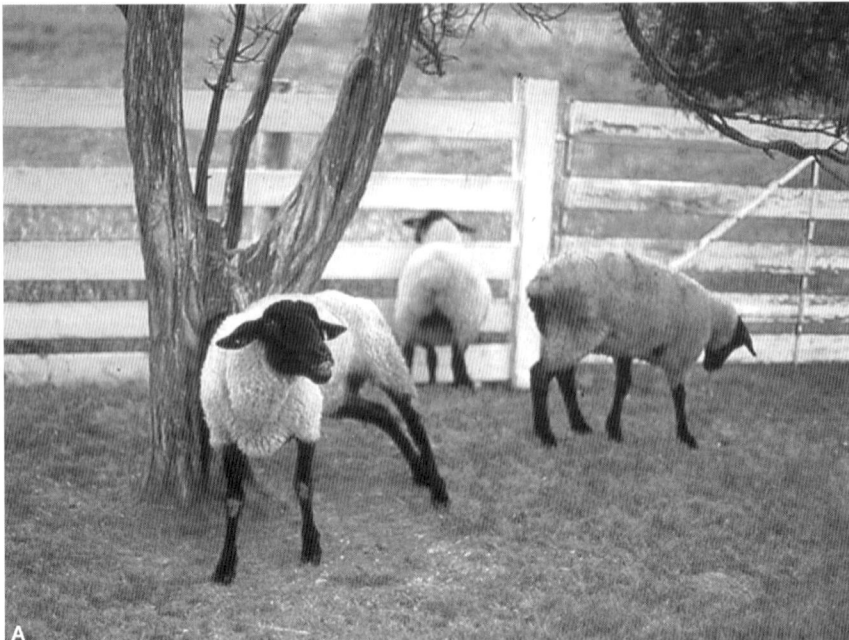
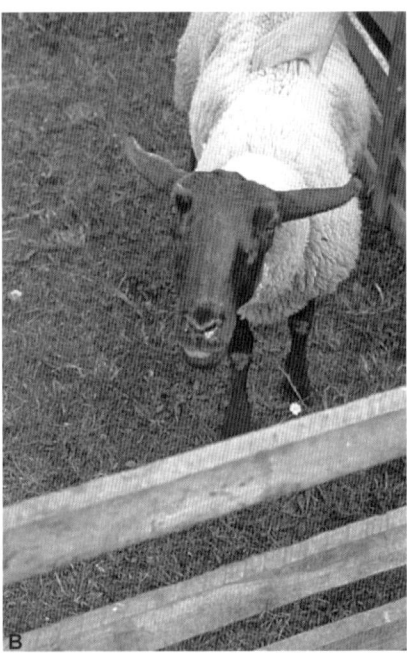

Figura 14.11 A. Sinais clínicos de *scrapie* em ovelhas Suffolk localizadas na região do meio-oeste dos EUA. A ovelha à esquerda apresenta prurido, manifesto ao se esfregar contra a árvore. A mesma ovelha também apresenta reflexo de prurido positivo com elevação do lábio superior e protração da língua. A ovelha à direita está perdendo peso e apresenta cabeça baixa, posicionada anormalmente. **B.** Resultado positivo do teste de prurido. Esfregar/coçar o dorso das vertebras torácicas resulta em ligeira elevação da cabeça e do lábio superior, lambedura dos lábios e olhar de satisfação em ovelhas com *scrapie*. (Esta figura encontra-se reproduzida em cores no Encarte.)

Convulsões, normalmente transitórias, mas ocasionalmente fatais, podem ocorrer nesse momento.

Hiperexcitabilidade geral é evidente. Nesses animais em repouso, balançar intermitente e movimentos anormais da cabeça e tremores finos dos músculos superficiais também são obervados. Em alguns casos, nistagmo pode ser produzido por rotação da cabeça para os lados. Outros sinais clínicos incluem incapacidade de deglutir, embora a apreensão não esteja afetada, vômito, perda de balido e cegueira. Alteração da voz para uma voz trêmula com frequência é mais perceptível. Anorexia não é evidente na maioria dos casos até as últimas 4 a 5 semanas, e resulta em perda rápida de PC. Distensão abomasal e compactação ocorrem em um pequeno número de casos. Toxemia da gestação pode ser uma complicação em ovelhas prenhes durante esse estágio de *scrapie*. Por fim, os ovinos chegam a um estágio de emaciação extrema e incapacidade de se mover sem se tornarem, de fato, fatigados. Decúbito esternal ocorre na sequência, e decúbito lateral com hiperextensão dos membros é o estágio final. Pirexia não é evidente em nenhum momento.

Em um estudo detalhado em 129 ovelhas com *scrapie*, a ocorrência proporcional de sinais foi: ataxia dos membros pélvicos, 71%; tremores de cabeça, 61%; estado mental alterado, 57%; reflexo de prurido positivo, 51%; posição agachado, 51%; ranger de dentes, 44%; cabeça baixa, 38%; escore de condição corporal de menos de 1,5 em 38%; e déficits proprioceptivos conscientes dos membros em 36%. A ocorrência de sinais clínicos foi avalilada com relação ao genótipo PrP. O reflexo de prurido foi fortemente associado ao genótipo PrP ARQ/ARQ e ARQ/ARH.

Em caprinos, o curso clínico em casos de ocorrência natural dura de 2 a 24 semanas. Os sinais clínicos são similares àqueles em ovinos, e hiperestesia, ataxia e prurido são comuns, mas perda de peso é menos comum. Em cabras em lactação, o primeiro sinal pode ser a relutância em permitir a ordenha. Gotejamento e regurgitação de conteúdo ruminal também são relatados em um terço dos casos.

Na maioria dos países, a doença é relatável para autoridades governamentais.

Patologia clínica

Não existem alterações nos parâmetros hematológicos e bioquímicos séricos. O teste IHQ no óbex e em outras partes do cérebro é o teste confirmatório em alguns laboratórios da OIE e considerado o teste padrão-ouro nos EUA. Ao menos quatro testes ELISA são aprovados para vigilância de *scrapie* em abatedouros na UE. *Western blots* em linfonodos retrofaríngeos obtidos ao abate têm sensibilidade próxima à da IHQ.[18] *Scrapie* atípico é mais bem diagnosticado usando cerebelo como o tecido para análise.

Até recentemente, não havia teste *ante mortem* para *scrapie*; entretanto, PrP^{Sc} pode ser detectado em células por métodos de IHQ e está presente nos tecidos linfoides de alguns ovinos com *scrapie* na fase pré-clínica da doença. Biopsia da tonsila palatina detectou PrP^{Sc} em cordeiros de genótipos suscetíveis tão jovens quanto aos 5 meses de idade e em tonsilas de cordeiros suscetíveis não desafiados aos 9 a 10 meses de idade que nasceram e mantiveram *scrapie* no ambiente. Entretanto, biopsia de tonsila requer anestesia geral e não é uma técnica de realização prática a campo.

Biopsia de *folículos linfoides da terceira pálpebra ou reto* é mais prática, requer apenas contenção, sedação usando xilazina e analgesia local, e técnicas estão sendo investigadas quanto ao diagnóstico pré-clínico de *scrapie* em programas de vigilância. Em ovinos positivos para *scrapie*, PrP^{Sc} pode ser detectado em biopsias de terceira pálpebra aos 14 meses de idade, obtidas do lado palpebral da terceira pálpebra. Colírios que contêm histamina melhoram a taxa de sucesso na coleta de amostras para exame adequado de folículos linfoides. Entretanto, folículos linfoides podem não estar presentes em número suficiente nas biopsias de terceira pálpebra para avaliação em até 60% dos ovinos adultos amostrados, e a sensibilidade da biopsia de teceira pálpebra e da mucosa retal na detecção de ovinos infectados por *scrapie* é de 40 e 36%.[19] É improvável que o tecido linfoide seja um tecido que forneça nível adequado de sensibilidade, em razão do grande número de animais infectados que apresentam PrP^{Sc} mínimo ou ausente no tecido linfoide.

Existem pesquisas em andamento quanto ao desenvolvimento de um teste preciso que detecte biomarcadores séricos de fase precoce e tardia de *scrapie* ou PrP^{Sc} no sangue.[20] Sugeriu-se que a doença possa ser diagnosticada *ante mortem* por EEG, mas isso tem sido questionado.

Achados de necropsia

Achados macroscópicos significativos são restritos às lesões traumáticas causadas pelo esfregaço e emaciação e perda de lã; distensão acentuada do abomaso foi relatada em alguns casos naturais.

As lesões histopatológicas essenciais em *scrapie* são de *vacuolização do neurópilo da substância cinzenta* na medula espinal, bulbo, ponte e mesencéfalo, e a degeneração walleriana consequente nas colunas dorsal, ventral e ventrolateral da medula espinal, e em fibras nervosas nos pedúnculos cerebelares e nervo óptico. Ademais, há degeneração dos sistemas cerebelar e hipotalamoneuro-hipofiseal. Existem estirpes diferentes de agente de *scrapie* que podem resultar em sinais clínicos e patologia diferentes. Fibrilas associadas a *scrapie* estão presentes no cérebro infectado. Os achados histológicos são diagnósticos em muitos casos, mas podem ser suplementados com a imunodetecção de PrP^{Sc} no tecido cerebral por IHQ *in situ* e Western imunoblots. A raça do ovino acometido afeta a magnitude de vacuolização do neurópilo, e a variação também é associada ao genótipo PRP dentro das raças.

São reconhecidas estirpes atípicas de *scrapie* (Nor98) que diferem das estirpes usuais no seu padrão de vacuolização e de deposição de PrP^{Sc} protease-resistente. Essas estirpes também podem produzir doença em genótipos PrP que normalmente não são afetados, incluindo genótipo PrP ARR/ARR.

> **Diagnósticos diferenciais**
>
> Os sinais característicos de alteração comportamental, tremor, prurido e distúrbio locomotor que ocorrem durante um período de doença prolongada devem sugerir a possibilidade dessa doença. O período de incubação longo, disseminação lenta e alta taxa de letalidade também devem ser considerados ao fazer o diagnóstico.
> Doenças que podem requerer a diferenciação incluem:
> - Doenças com sinais de disfunção neurológica:
>   - Louping-ill
>   - Toxemia da gestação
>   - Raiva
>   - Pseudorraiva
>   - Visna
> - Doenças de pele:
>   - Parasitas externos
>   - Perda de lã.

Tratamento

Nenhum tratamento mostrou ser capaz de alterar o curso da doença.

Controle

Rebanhos individuais

A manutenção de um rebanho fechado de ovinos é crítica para o controle da doença. Se for necessário comprar as ovelhas de rebanhos externos, eles devem ser certificados ou, ainda melhor, selecionados pelo teste de genótipo PrP para 171RR ou 171QR. Os carneiros devem ser dos genótipos 171RR ou 171QR. Ovelhas devem ser isoladas ao parto e devem parir em baias individuais e a placenta descartada e queimada.

Erradicação nacional

Em países que não têm a doença e onde ela é introduzida de maneira inadvertida em ovinos importados, a abordagem é o abate para erradicação do rebanho infectado e todos os animais contactantes. O objetivo é eliminar a doença do país, e a abordagem normalmente é bem-sucedida, uma vez que recebe todo o suporte da indústria ovina e do governo.

Erradicação do rebanho

A erradicação de *scrapie* em países nos quais a doença é enzoótica tem menor chance de sucesso. Os programas de erradicação variam e podem envolver todo o rebanho ou apenas as linhagens familiares do ovino infectado. Programas nos EUA desde 1952 variaram de erradicação por abate compulsório do rebanho afetado e rebanhos-fonte até erradicação de linhagens sanguíneas e, por fim, descontinuidade para um esquema de certificação voluntária.

Durante esse período, não houve teste diagnóstico *ante mortem* para *scrapie* e a identificação de propriedades infectadas e rebanhos se baseou na submissão dos casos suspeitos ou clínicos para exame *post mortem* e diagnóstico histológico pelos proprietários. É improvável que os proprietários coloquem seus rebanhos sob risco se houver compensação inadequada pelos resultados de suas ações, se eles perceberem que outros proprietários de rebanhos não estão cooperando com o programa de controle, ou se eles questionarem a validade da política de erradicação, o que é atestado pela experiência nos EUA.

A Islandia está tentando um programa de erradicação que envolve o despovoamento de propriedades e áreas infectadas. As propriedades são deixadas sem ovinos por um período de 2 anos, em que há limpeza extensiva e desinfecção da propriedade antes do repovoamento com ovinos livres de *scrapie*. O programa é um investimento nacional, mas é muito oneroso. Essa abordagem também tem sido aparentemente bem-sucedida em virtualmente eliminar – senão erradicar – a doença na Islandia. A Noruega também está tentando a erradicação de forma similar. Em ambos os países, a doença era agrupada geograficamente.

Controle genético e programas nacionais

A ocorrência de *scrapie* e a preocupação quanto a EEB em ovinos levaram muitos países a desenvolver programas nacionais de reprodução para o controle de *scrapie* e potencial EEB. Exemplos são o Plano Nacional de Scrapie no Reino Unido e o Programa Nacional de Erradicação de *scrapie* no Plano Nacional de Scrapie nos EUA. O objetivo geral é identificar ovinos geneticamente resistentes com base no seu genótipo (ARR) e reproduzi-los para criar um rebanho nacional com resistência a *scrapie*. O teste genético permitirá a seleção de ovinos resistentes para reprodução e o descarte de ovinos suscetíveis, particularmente em raças como Suffolk, na qual a genética da suscetibilidade parece ser relativamente simples.

O *Reino Unido* tem um Esquema Nacional de Rebanhos de *Scrapie* Voluntário e um Plano Nacional de *Scrapie* que, sob regulamentações da UE, se tornaram compulsórios para rebanhos que tiveram casos de *scrapie* após julho de 2004. Sob o Esquema Compulsório de Rebanhos de *scrapie*, os proprietários com casos confirmados de *scrapie* em suas propriedades terão o genótipo do seu rebanho testado, de maneira que os animais mais suscetíveis à doença possam ser identificados e removidos, ou todo o rebanho será abatido e descartado. Todos os caprinos nos empreendimentos afetados também serão abatidos e descartados. O teste de carneiros de reprodução também se tornará compulsório para todos os rebanhos de raça pura e qualquer outro rebanho produzindo e vendendo carneiros criados na propriedade para reprodução. Todos os carneiros transportadores dos genótipos PrP VRQ serão abatidos ou castrados. Aliado a isso, haverá um esquema de teste voluntário de ovelhas.

Um modelo matemático, em um programa, avaliou o tempo que levaria para eliminar *scrapie* do rebanho nacional. Os resultados sugerem que a erradicação é possível, mas que esse processo levaria décadas e teria alto custo. Surpreendentemente, o descarte de rebanhos inteiros mostrou-se mais eficiente em termos de tempo para erradicação do que a tipagem genética e o descarte seletivo. Não surpreende que *o fator mais importante* para eficácia do controle nacionalmente foi a capacidade de identificar os rebanhos afetados. Sugeriu-se que o investimento financeiro para obter melhores notificações, o acompanhamento e a vigilância ativa de animais abatidos para consumo humano e de animais encontrados mortos em propriedades seriam um bom investimento.

Nos *EUA*, todas as ovelhas de reprodução devem ser identificadas individualmente com um número único no rebanho. O *Programa de Certificação de Rebanhos de Scrapie* monitora rebanhos no decorrer do tempo e designa certificados para aqueles sem evidências de *scrapie*. Embora esse programa tenha requerimentos específicos de identificação e relato, ele não é baseado em testes genéticos.

Os *EUA* também têm o *Plano de Monitoramento e Limpeza de Rebanhos com Base na Genética do USDA*. Esse programa tem como alvo rebanhos infectados por *scrapie* e de reposição. Os ovinos são genotipados e os animais com genótipos suscetíveis são removidos (assim como todos os caprinos), então o rebanho é colocado sob vigilância por 5 anos. Rebanhos expostos a *scrapie* entram em um programa de monitoramento e, se a doença for detectada, o programa de eliminação com base genética deve ter início.

Há preocupação de que a reprodução para seleção de determinados genótipos PrP e redução ou eliminação de outros genótipos PrP possa afetar outras *características genéticas desejáveis* e reduzir o "*pool* genético" disponível. Será necessário determinar essas informações para raças individuais, mas análises preliminares que envolveram muitas raças sugerem que características reprodutivas, massa muscular, qualidade da lã, ganho de peso vivo e características da carcaça não são afetados, pelo menos em algumas raças.

Existe também a preocupação de que *raças raras* possam ser ameaçadas diante da ocorrência de *scrapie* e a disposição subsequente do rebanho com base no genótipo PrP. De forma interessante, há uma boa representação de ARR e algumas raças têm frequências muito altas.

LEITURA COMPLEMENTAR

Bulgin MS, Melson SS. What veterinary practitioners should know about scrapie. J Am Vet Med Assoc. 2007;230:1158-1164.
Fast C, Groschup MH. Classical and atypical scrapie in sheep and goats. In: Prions and Diseases. Vol. 2. New York: Springer; 2013.
Hunter N. Scrapie—uncertainties, biology and molecular approaches. Biochim Biophys Acta. 2007;1772:619-628.
Prusiner SB. Molecular biology of prion diseases. Science. 1991;252:1515-1522.

REFERÊNCIAS BIBLIOGRÁFICAS

1. Simmons HA, et al. BMC Vet Res. 2009;5:8.
2. Benestad SL, et al. Vet Res. 2008;39:19.
3. Kittelberger R, et al. J Vet Diagn Invest. 2010;22:863.
4. Fediaevsky A, et al. BMC Vet Res. 2008;4:19.
5. Vascellari M, et al. J Virol. 2007;81:4872.
6. Konold T, et al. BMC Vet Res. 2008;4:14.
7. Konold T, et al. BMC Vet Res. 2013;9:99.
8. Maddison BC, et al. J Infect Dis. 2010;201:1672.
9. Georgsson G, et al. J Gen Virol. 2006;87:3737.
10. Seidel B, et al. PLoS ONE. 2007;2:e435.
11. Lühken G, et al. Vet Res. 2007;38:65.
12. Andréoletti O, et al. PLoS Pathog. 2011;7:e1001285.
13. Saunders GC, et al. J Gen Virol. 2006;87:3141.
14. Corbiére F, et al. J Gen Virol. 2013;94:241.
15. Jeffrey M, et al. J Pathol. 2006;209:4.
16. Konold T, Phelan L. J Vis Exp. 2014;83:e51101.
17. Konold T, Phelan L. Vet Rec. 2014;174:257.
18. Langeveld JPM, et al. BMC Vet Res. 2006;2:19.
19. Monleón E, et al. Vet Microbiol. 2011;147:237.
20. Batxelli-Molina I, et al. BMC Vet Res. 2010;6:49.

Doença depauperante crônica

DDC surgiu ou foi reconhecida recentemente nos EUA como uma EET de cervídeos de vida livre e de cativeiro. A capacidade dessa infecção em ser transmitida lateralmente entre cervídeos, associada à longevidade do agente no ambiente e nas pastagens compartilhadas entre cervídeos infectados, bovinos e ovinos resultou em preocupação de que DDC de cervídeos possa representar risco aos animais de produção e, subsequentemente a humanos, similar a EEB. Há também preocupação de que ela possa ser transmitida diretamente de cervídeos infectados para caçadores que vestem as carcaças ou consomem a carne de veado. Não há evidência de risco para ambas as situações.

Os hospedeiros naturais de DDC conhecidos são: cervo-mula (*O. hemionus*), cervo de cauda branca (*O. virginianus*), alce das Montanhas Rochosas (*C. elaphus nelsoni*), e, com menor frequência, alce Shiras (*Alces alces shirasi*). DDC originalmente foi relatada no final dos anos 1960 como uma síndrome depauperante crônica de etiologia desconhecida em cervos-mula de cativeiro em instalações de pesquisa no Colorado e em Wyoming. Estabeleceu-se subsequentemente que a DDC era uma EET, e posteriormente, verificou-se que DDC afetava cervídeos em cativeiro em muitos estados nos EUA e também nas províncias de Saskatchewan e Alberta, no Canadá. A ocorrência em cervídeos de cativeiro e criados nessas áreas geográficas diferentes provavelmente resulta da transferência de animais entre elas, e a doença foi relatada recentemente na Coreia em cervídeos importados da América do Norte. A doença continua a se expandir em prevalência e em área na América do Norte.

DDC apresenta foco e, provavelmente, foi originada em alces e cervos de vida livre no centro-norte do Colorado e sudeste de Wyoming; entretanto, nos últimos anos, ela foi detectada em cervídeos de vida livre a leste do Mississippi e em uma área muito mais ampla da América do Norte. Ainda não foi estabelecido se isso foi decorrente da disseminação ou em razão da melhoria da vigilância. Com base na comparação das lesões de SNC e de padrões glicoformes, o agente de DDC é o mesmo em cervos de cativeiro e de vida livre.

Há forte evidência a partir de surtos em cervos de cativeiro de que a transmissão lateral é de grande importância na transmissão de DDC. O agente se acumula nos tecidos linfoides associados ao intestino precocemente no curso da infecção, e saliva e fezes provavelmente são as fontes de infecção horizontal com contaminação do ambiente.

A doença pode ser transmitida experimentalmente entre cervídeos, e há evidência de suscetibilidade genética. O príon associado a DDC não é o mesmo associado a EEB. Em um estudo recente, mostrou-se que a infecção, com amplificação da proteína priônica no tecido cerebral, pode ser transmitida a bovinos por inoculação intracerebral de cérebro de cervos infectados com DDC. Seis anos após o desafio, menos de 50% dos bovinos desafiados apresentaram amplificação da infecção e nenhum apresentou evidência histológica de encefalopatia espongiforme. Concluiu-se que se a infecção VO ocorresse em bovinos, seria improvável que resultasse em amplificação do príon anormal dentro do período de vida do bovino.

Clinicamente, a doença em cervídeos se manifesta inicialmente por alterações no comportamento – que normalmente não são observadas em cervídeos de vida livre – e a manifestação mais importante é a diminuição acentuada na condição corporal. Nos estágios terminais, pode haver ataxia acentuada e excitabilidade. O curso clínico varia de poucos dias a anos, mas é de, em média, 4 meses. O diagnóstico é por exame histológico do cérebro ou, mais comumente, por demonstração de PrPDDC em tecido cerebral por IHQ. Biopsia *ante mortem* de tecidos linfáticos em tonsilas e linfonodos retrofaríngeos, bem como biopsia retal, provaram ser úteis para o diagnóstico de animais infectados nas fases pré-clínica e subclínica, com desempenho diagnóstico próximo ao da avaliação do tecido cerebral. Uma vez que os príons em cervídeos com DDC são excretados intensamente na saliva e secreção ocular, testes diagnósticos atualmente estão sob desenvolvimento usando esses fluidos.

O controle de DDC parece não ser bem-sucedido em razão da sua transmissão horizontal, bem como da ocorrência em animais selvagens que migram por longas distâncias e que são naturalmente "tímidos". A erradicação parece muito improvável.

LEITURA COMPLEMENTAR

Gilch S, Chitoor N, Taguchi Y, et al. Chronic wasting disease. Top Curr Chem. 2011;305:51-78.
Sigurdson CJ. A prion disease of cervids: chronic wasting disease. Vet Res. 2008;39:41.

DOENÇAS PARASITÁRIAS QUE AFETAM PRINCIPALMENTE O CÉREBRO

Cenurose (torneio verdadeiro)

É a doença causada pela invasão do cérebro e medula espinal por um estágio intermediário de *Taenia multiceps*. A síndrome produzida é de lesões localizadas que ocupam espaço no SNC. Na maioria dos países, a doença é muito menos comum do que costumava ser e ocorrem relativamente poucas perdas.

Etiologia

A doença é associada a *Coenurus cerebralis*, o estágio intermediário do verme cestódeo *T. multiceps*, que habita o intestino de cães e canídeos selvagens. Os embriões, que eclodem dos ovos ingeridos em alimentos contaminados pelas fezes de cães infestados, eclodem no intestino e passam para a circulação sanguínea. Apenas aqueles embriões que se alojam no cérebro ou medula espinal sobrevivem e continuam a crescer no estágio cenurídeo. *C. cerebralis* pode amadurecer no cérebro e medula espinal de ovinos caprinos, bovinos, equinos e ruminantes selvagens e, ocasionalmente, de humanos, mas a cenurose clínica é principalmente uma doença de ovinos e, ocasionalmente, caprinos[1] e bovinos.[2] A infecção em bezerros neonatos, adquirida na fase pré-natal, foi observada ocasionalmente.

Patogênese

Os estágios iniciais de migração através do tecido nervoso normalmente não são percebidos, mas em infecções intensas, encefalite pode ser produzida. A maioria dos sinais é causada por cenuros maduros, que podem levar 6 a 8 meses para se desenvolverem até seu tamanho completo de, aproximadamente, 5 cm. O cenuro semelhante a um cisto se desenvolve gradualmente e causa pressão no tecido nervoso, resultando em irritação e eventualmente destruição. Ele pode causar pressão suficiente para levar a rarefação e amolecimento dos ossos cranianos, resultando em maior volume no calvário, quando comparado a controles não infectados.[3]

Achados clínicos

Em surtos agudos causados por migração de estágios larvais, ovinos apresentam graus variados de cegueira, ataxia, tremores musculares, nistagmo, excitabilidade e colapso. Ovinos afetados pelo *Coenurus* maduro apresentam início agudo de fenômeno de irritação, incluindo expressão selvagem, salivação, corridas frenéticas e convulsões. O desvio dos olhos e cabeça também podem ocorrer. Alguns animais podem morrer nesse estágio, mas um grande número é precedido por um segundo estágio de fenômeno de perda de função – o único estágio na maioria dos animais acometidos. O sinal mais óbvio é o desenvolvimento lento de cegueira completa ou parcial em um olho. Apatia, aparência aboolhada, pressão da cabeça, ataxia, mastigação incompleta e convulsões epileptiformes periódicas são os sinais usuais. Papiledema pode estar presente. Sinais que localizam a lesão são constituídos principalmente por desvio da cabeça e andar em círculos; há rotação da cabeça com estrabismo ventral do olho cego e desvio da cabeça com andar em círculos na direção do olho cego.

Em animais jovens, o amolecimento local do crânio pode ocorrer sobre um cisto superficial e a ruptura do cisto para o exterior pode ocorrer na sequência, culminando em recuperação. Quando a medula espinal está envolvida, há início gradual de desenvolvimento de paresia e eventualmente incapacidade de levantar. A morte normalmente ocorre após um curso longo de muitos meses.

Patologia clínica

Exames clinicopatológicos geralmente não são usados para o diagnóstico em animais, e testes sorológicos não são específicos suficientemente para ter valor. Exames radiológicos são úteis na definição da localização do cisto, especialmente se houver perspectiva de intervenção cirúrgica. IRM fornece informações mais detalhadas quanto ao tamanho e localização dos cistos.[3]

Achados de necropsia

Cistos de parede fina podem estar presentes em qualquer local do cérebro, mas são mais comuns na superfície externa dos hemisférios cerebrais. Na medula espinal, as lesões são mais comuns na região lombar, mas podem estar presentes na região cervical. Atrofia de tecido nervoso por pressão local é aparente, e pode ocorrer o amolecimento do osso acima.

> **Diagnósticos diferenciais**
>
> A condição precisa ser diferenciada de outras lesões que ocupam espaço na cavidade craniana e medula espinal, incluindo abscessos, tumores e hemorragias. Nos estágios iniciais, a doença pode ser confundida com encefalite em razão dos sinais de irritação cerebral. Clinicamente, há pouca diferença entre elas, e embora os sinais clínicos e conhecimento local possam levar ao diagnóstico presuntivo, a demonstração de metacestódeo é essencial.

Tratamento e controle

Drenagem cirúrgica do cisto pode tornar possível engordar o animal para abate, e a remoção cirúrgica com recuperação completa é possível na maioria dos casos. O ciclo evolutivo pode ser interrompido de forma mais satisfatória por meio do controle da infestação por cestódeos adultos em cães. O tratamento periódico de todos os cães das fazendas com tenicida é essencial para o controle desse e de outros cestódeos mais patogênicos. As carcaças de animais de produção infestados com os estágios intermediários não devem estar disponíveis para os cães.

Agentes anti-helmínticos parecem ter eficácia no tratamento de cenurose em ovinos infectados naturalmente, conforme demonstrado por degeneração dos cistos em animais tratados.[4] Os melhores resultados foram obtidos com albendazol (25 mg/kg), ou a combinação de fenbendazol oral (500 mg) e praziquantel oral (500 mg). O efeito clínico desses tratamentos não foi determinado.

REFERÊNCIAS BIBLIOGRÁFICAS

1. Nourani H, Kheirabadi KP. Comp Clin Pathol. 2009; 18:85.
2. Giadinis ND, et al. Vet Rec. 2009;164:505.
3. Manunta ML, et al. Am J Vet Res. 2012;73:1913.
4. Ghazaei C. Small Rumin Res. 2007;71:48.

Halicephalobus

H. gingivalis (*H. deletrix*; *Micronema deletrix*) é um nematódeo pequeno encontrado em equinos em raras ocasiões. Assim como *Pelodera*, ele é um organismo saprofítico de vida livre que tem a capacidade de se tornar um parasita oportunista. *H. gingivalis*, entretanto, invade os tecidos mais profundos nos quais se reproduz. Número enorme de parasitas pode ser visto em lesões granulomatosas que crescem até muitos centímetros de diâmetro. As lesões podem ser encontradas próximas ao olho, no prepúcio, narinas ou maxila. Nessa última, elas podem ser suficientemente grandes para causar aumento de volume do palato duro, deslocando os molares e causando dificuldade de mastigação.[1] A disseminação hematógena reputada a esse organismo dá origem a lesões similares nos rins[2], que podem ser diagnosticadas erroneamente como neoplasia renal. O parasita também invade o cérebro[3-5], medula espinal e coração[6], mas as lesões normalmente são microscópicas e consistem em granulomas discretos de orientação vascular. No encéfalo, as lesões são predominantemente no cérebro com muitos parasitas intralesionais.[5] Os equinos acometidos podem apresentar uma ampla variedade de sinais clínicos, incluindo letargia, ataxia e incoordenação, levando a decúbito e morte.[1,6] O diagnóstico de lesão superficial é constatado por parasitas e larvas nas amostras de biopsia, mas, com maior frequência, a infecção por *H. gingivalis* é identificada de forma retrospectiva em cortes histológicos após necropsia.[7] Os parasitas têm 250 a 430 μm de comprimento, faringe bilobada característica e, com frequência, contêm um único ovo grande. PCR e sequenciamento foram usados para identificar *H. gingivalis* de forma definitiva.[3] Essa infecção deve ser considerada no diagnóstico diferencial de nematodíase cerebroespinal.[3,4] Foi tentado tratamento com ivermectina na dose segura máxima, embora a suscetibilidade do parasita a esse composto seja incerta.[1] Testes experimentais indicaram que vermes e larvas de *H. gingivalis* têm acentuada tolerância à ivermectina.[8]

REFERÊNCIAS BIBLIOGRÁFICAS

1. Henneke C, et al. Acta Vet Scand. 2014;2:22.
2. Henneke C, et al. Dansk Vettisskr. 2014;56:56.
3. Akagami M, et al. J Vet Med Sci. 2007;69:1187.
4. Hermosilla C, et al. Equine Vet J. 2011;43:759.
5. Jung JY, et al. Vet Med Sci. 2014;76:281.
6. Adedeji AO, et al. Vet Clin Pathol. 2015;44:171.
7. Sant'Ana FJF, et al. Bra J Vet Res Anim Sci. 2012;5:12.
8. Fonderie P, et al. Parasitology. 2012;139:1301.

DOENÇAS METABÓLICAS QUE AFETAM PRINCIPALMENTE O CÉREBRO

Polioencefalomalácia (necrose cerebrocortical) dos ruminantes

> **Sinopse**
>
> - Etiologia: muitas causas diferentes incluindo inadequação da tiamina, intoxicação por sulfatos
> - Epidemiologia: doença esporádica em ruminantes jovens bem nutridos que recebem dieta com alto teor de grãos e não sintetizam tiamina suficiente. Ingestão de tiaminase pré-formada em determinadas plantas ou produção por micróbios ruminais também podem causar destruição da tiamina. Também pode ocorrer em bovinos e ovinos de todas as idades que ingerem quantidade excessiva de sulfatos em alimentos e na água.
> - Achados clínicos: cegueira súbita, ataxia, andar cambaleante, pressão da cabeça contra obstáculos, tremores da cabeça e pescoço, tremores de orelha, movimentos de mastigação, convulsões tônico-clônicas, decúbito, opistótono; contrações ruminais inicialmente estão normais; pupilas geralmente estão normais e responsivas; nistagmo; morte pode ocorrer em 24 a 48 h. Odor de sulfeto de hidrogênio no gás ruminal em casos de intoxicação por sulfatos

- Patologia clínica: a atividade de transcetolase eritrocitária diminui e o efeito do pirofosfato de tiamina aumenta, mas ambas as mensurações são difíceis de interpretar; as concentrações sanguíneas de tiamina diminuem, mas não são confiáveis na forma de inadequação de tiamina. Aumento da concentração de sulfeto de hidrogênio no gás ruminal e aumento da concentração de tiossulfato na urina na forma induzida pelo enxofre
- Lesões: edema cerebral difuso, achatamento dos giros dorsais, cerebelo em formato de cone, áreas multifocais a lineares de fluorescência nas bordas cinzenta e branca dos giros e sulcos corticais
- Confirmação do diagnóstico: fluorescência da substância cinzenta e branca dos giros e sulcos corticais do cérebro
- Lista de diagnósticos diferenciais:
  - Bovinos:
    - Intoxicação por chumbo
    - Hipovitaminose A
    - Intoxicação por cloreto de sódio
    - Meningoencefalite por *Histophilus somni*
  - Ovinos:
    - Toxemia da prenhez
    - Enterotoxemia por *Clostridium perfringens* tipo D
    - Encefalomalácia simétrica focal
    - Intoxicação por chumbo
  - Caprinos:
    - Toxemia da prenhez
    - Enterotoxemia por *C. perfringens* tipo D
    - Sobredose de closantel[1]
    - Intoxicação por chumbo
- Tratamento: cloridrato de tiamina por via parenteral
- Controle: suplementação de tiamina na dieta. Evitar fornecimento ou acesso a alimentos e água com sulfato.

Etiologia

Historicamente, considerava-se que a etiologia da PEM era a inadequação da tiamina. É importante ter em mente que PEM é uma descrição histológica de lesão cerebral que afeta predominantemente a substância cinzenta, e que há muitas causas diferentes de PEM em ruminantes. A preferência atual é discutir a PEM em relação à etiologia suspeita.

Inadequação da tiamina

A tiamina (vitamina B1) é sintetizada apenas em bactérias, fungos e plantas, mas é um nutriente essencial para animais. Consequentemente, os animais devem obter a tiamina da sua dieta. As evidências de que a inadequação da tiamina possa ser associada à doença incluem:

- Os animais acometidos respondem à administração parenteral de tiamina se administrada algumas horas após o início dos sinais clínicos
- Os animais acometidos apresentam achados bioquímicos consistentes com inadequação ao pirofosfato de tiamina ([PFT], também conhecido como [BFT]); PFT é a forma biologicamente ativa de tiamina
- Os sinais clínicos e lesões patológicas podem ser reproduzidos em ovinos e bovinos pela administração de grandes doses diárias de pirimidina que contenha análogos estruturais de tiamina – principalmente amprólio – administrado por via oral ou intraperitoneal.

Excesso de enxofre na dieta

O enxofre no rúmen é metabolizado por duas vias: (1) redução de sulfato (SO_4^{2-}) para sulfeto (S^{2-}), que é então incorporado a compostos com enxofre, como cisteína e metionina, usados pelas bactérias ruminais e (2) redução de sulfato a sulfeto, que é convertido a hidrossulfeto (HS^-) em pH ruminal normal (pKa of $S^{2-} + H^+ \leftrightarrow HS^-$) é 11,96. Hidrossulfeto está em equilíbrio com sulfeto de hidrogênio no rúmen uma vez que o pKa para a reação de equilíbrio ($HS^- + H^+ \leftrightarrow H_2S$) é 7,04.[2]

A implicação prática dessa reação de equilíbrio é que o metabolismo de sulfato resulta em teores maiores de H_2S no gás ruminal (e assume-se que H_2S seja um agente tóxico) em valores menores de pH ruminal. Essa reação de equilíbrio ajuda a explicar a associação entre a alta ingestão de sulfato, dietas com alto teor de grãos e o aumento do risco de PEM associada a enxofre. A ingestão de quantidade excessiva de enxofre da dieta e suprimento de água podem causar a doença em bovinos e ovinos sem alteração no status de tiamina dos tecidos. O aumento da ingestão dietética de enxofre pode aumentar a demanda metabólica de tiamina, possivelmente para contrabalançar o efeito deletério do sulfeto de hidrogênio no tecido cerebral.[3]

Epidemiologia

Ocorrência

PEM ocorre esporadicamente em bovinos jovens, ovinos, caprinos e outros ruminantes. Na América do Norte, Reino Unido, Austrália e Nova Zelândia, a doença é mais comum em bovinos e ovinos alimentados com rações concentradas sob condições de criação intensiva, como em confinamentos. Uma quantidade inadequada de forragem pode resultar em diminuição em casacata da síntese de tiamina. A doença é mais comum em bovinos bem nutridos e de bom desenvolvimento com 6 a 18 meses de idade (pico de incidência é de 9 a 12 meses de idade) no confinamento há muitas semanas. Cordeiros confinados também podem ser afetados apenas após estarem no confinamento há muitas semanas. A doença também ocorre em caprinos e em antílopes e cervos de cauda branca. Ela pode acometer caprinos de 2 meses a 3 anos de idade e é comumente associada a dietas com sucedâneo de leite em cabritos ou ração concentrada em cabras mais velhas. A doença ocorre apenas raramente em bovinos adultos, o que pode ser reflexo da maior quantidade de forragem consumida normalmente. Entretanto, existem relatos recentes de doença ocorrendo em vacas adultas a pasto que têm acesso à água de beber com concentração excessiva de sulfatos.

Morbidade e taxa de mortalidade

Dados precisos quanto à morbidade e à taxa de letalidade não estão disponíveis, mas surtos podem ocorrer subitamente nos quais até 25% do grupo de bovinos confinados pode ser acometido, com taxas de letalidade variando de 25 a 50%. As taxas de letalidade são maiores em bovinos jovens (6 a 9 meses) do que no grupo de animais mais velhos (12 a 18 meses) e a mortalidade aumenta se o tratamento com tiamina não for instituído dentro de algumas horas após o início dos sinais clínicos. Em cordeiros confinados, sugeriu-se que aproximadamente 19% de todas as mortes são causadas por PEM.

Fatores de risco

Quando PEM foi descrita pela primeira vez em 1956, e por aproximadamente 30 anos, ela foi considerada como deficiência de tiamina condicionada por fatores dietéticos, como alto teor de grãos na dieta e quantidade inadequada de forragem. PEM era mais comum em bovinos jovens bem nutridos de 6 a 12 meses de idade e que estavam recebendo dietas com alto teor de grãos. As investigações científicas eram focadas nos efeitos de fatores dietéticos, como dietas com alto teor de grãos, e a presença de tiaminases em determinadas dietas sobre o metabolismo de tiamina no rúmen. Nos últimos anos, tornou-se claro que a doença não possui etiologia específica, uma vez que muitos fatores dietéticos diferentes foram associados à ocorrência da doença, e em algumas circunstâncias, o status da tiamina dos animais acometidos estava dentro do intervalo de referência. Exemplos notáveis são as observações recentes que relacionam o enxofre da dieta à ocorrência da doença.

Fatores de risco da dieta

Embora haja concordância geral de que a inadequação da tiamina é associada às causas de PEM, os mecanismos possíveis pelos quais ela ocorre é incerto. A inadequação da tiamina em ruminantes poderia, em tese, ocorrer em qualquer uma das seguintes situações nas quais pode ocorrer síntese inadequada de tiamina pela microbiota ruminal:

- Fornecimento de alimento concentrado a animais que recebem quantidade inadequada de forragem
- Prejuízo à absorção e/ou fosforilação da tiamina
- Presença de inibidor de tiamina no tecido do hospedeiro
- Ausência de concentração suficiente ou adequada de apoenzima ou coenzima-apoenzima para ligação com sistemas dependentes de tiamina
- Aumento de demandas metabólicas para tiamina na ausência de suprimento maior
- Aumento da taxa de excreção de tiamina resultando em sua perda do corpo

Tiamina pode ser destruída por tiaminases que podem ser encontradas em quantidade significativa no conteúdo ruminal e fezes de bovinos e ovinos acometidos por PEM de ocorrência natural.

Inadequação da tiamina

Em bovinos sob condições de criação, usando a atividade de transcetolase eritrocitária como mensuração do status da tiamina, até 23% dos bovinos com menos de 2 anos de idade e 5% com mais de 2 anos podem estar em estado de baixa concentração de tiaminase. Bezerros de corte recém-desmamados em dieta de feno não estão sujeitos à deficiência de tiamina, mas uma proporção baixa e variável de bovinos jovens em dietas de confinamento à base de cevada (1,7%) podem apresentar alguma evidência de deficiência de tiamina com base na atividade de PFT excedendo 15%. A suplementação da dieta em novilhos de confinamento que recebem dieta de concentrado total à base de cevada com tiamina a 1,9 mg/kg de matéria seca resultou em aumento no ganho de peso médio e peso final de carcaça. Portanto, alguns animais podem apresentar deficiência marginal de tiamina, que pode ser associada à diminuição do desempenho em bovinos que recebem dietas à base apenas de concentrado. Entretanto, a suplementação com tiamina de bovinos em dietas à base apenas de concentrado não resulta em melhor desempenho do animal de forma consistente. A doença experimental pode ser produzida em cordeiros jovens alimentados com dieta de leite livre de tiamina, e pode ser desnecessário postular que os análogos da tiamina produzidos no rúmen são componentes essenciais da etiologia.

Tiaminases

Um dos principais fatores que contribuem para PEM em bovinos e ovinos é o status progressivo da deficiência de tiamina causado pela destruição da tiamina por tiaminases bacterianas no rúmen e intestinos. Determinadas espécies de bactérias produtoras de tiamina foram verificadas no rúmen e intestinos de animais com PEM.

Bacillus thiaminolyticus e *Clostridium sporogenes* produzem tiaminase tipo I e *B. aneurinolyticus* produz tiaminase tipo II. Embora haja boa evidência circunstancial de que as tiaminases dessas bactérias são a fonte real de tiaminases associadas à doença, ela não é inteiramente certa. A inoculação oral experimental de um grande número de bactérias *C. sporogenes* produtoras de tiaminase tipo I em cordeiros não resultou na doença.

Determinadas espécies de fungos de alimentos mofados também são produtores de tiaminase, mas a evidência de que eles destroem a tiamina e são associados a PEM é contraditória e incerta.

Os fatores que promovem a colonização e crescimento de bactérias produtoras de tiaminase no rúmen não são conhecidos. Tentativas de estabelecer o microrganismo no rúmen de bezerros ou cordeiros sadios não foram bem-sucedidas. Tiaminases também são verificadas no conteúdo ruminal e fezes de animais normais, o que pode sugerir a existência de um estado subclínico de deficiência de tiamina. O baixo crescimento de cordeiros lactentes e desmamados pode ser associado à deficiência subclínica de tiamina induzida por tiaminases. Testes semanais de cordeiros jovens no decorrer de um período de 10 semanas revelaram que 90% dos cordeiros que não se desenvolviam de forma satisfatória estavam excretando altos teores de tiaminase nas fezes; baixos teores de atividade de tiaminase estavam presentes em 20% dos animais clinicamente normais, e houve diferença significativa na atividade média de transcetolase eritrocitária de animais que não cresciam de forma adequada excretando tiaminase, quando comparados a animais normais livres de tiaminase.

Investigações de campo e de laboratório deram suporte à associação entre taxa de crescimento inferior em ovinos desmamados na Austrália e deficiência de tiamina induzida por tiaminase. A atividade de tiaminase foi detectada nas fezes de cordeiros com 2 a 5 dias de idade, com as atividades aumentando por 10 dias e então declinando nas próximas 3 a 4 semanas. A diminuição da atividade de transcetolase eritrocitária indicou insuficiência de tiamina em cordeiros com alta atividade de tiaminase, e as taxas de crescimento médias foram 17% menores do que em cordeiros com baixa atividade de tiaminase. A suplementação oral com tiamina às 2 a 3 semanas de idade foi a prevenção e tratamento mais adequados para a deficiência subclínica de tiamina.

A administração parenteral ou oral de tiamina para bezerros normais criados sob condição de fazenda resultou em diminuição acentuada na porcentagem de PFT, que é uma mensuração indireta de inadequação da tiamina. Verificou-se que cabras com PEM apresentavam elevada atividade ruminal e fecal de tiaminases, baixa atividade de transcetolase eritrocitária, elevado efeito de PFT, baixa concentração hepática e cerebral de tiamina e maior teor plasmático de glicose, quando comparadas a caprinos não acometidos pela doença. Com o maior interesse na criação de caprinos, alguns criadores tentaram melhorar a condição corporal do rebanho para venda ou exposição por meio do fornecimento de grãos ou concentrados, o que cria uma situação similar ao confinamento de ovinos ou bovinos, que conduz ao estabelecimento de tiaminases no rúmen e a ocorrência de PEM.

Altos teores de tiaminase tipo I estão presentes nos rizomas de samambaia (*Pteridium aquilinum*) e cavalinha (*Equisetum arvense*). O fornecimento de rizomas de samambaia (*P. esculentum*) para ovinos causará deficiência aguda de tiamina e lesões similares àquelas de PEM, mas nenhuma dessas plantas está envolvida normalmente na doença natural. A doença ocorreu em ovinos a pasto de capim Nardoo (*Marsilea drummondii*) em áreas sujeitas à alagamentos ou áreas de baixadas na Austrália. A samambaia contém alta atividade de tiaminase tipo I.

Amaranthus blitoides (amarantus) pode conter altos teores de tiaminases e pode ser associada a PEM em ovinos.

Polioencefalomalácia induzida pelo enxofre

PEM foi associada a dietas com alto teor de enxofre, particularmente na forma de sulfato. Uma alta concentração de sulfatos na dieta de bovinos foi associada a episódios da doença em bovinos com 6 a 18 meses de idade. Sais de sulfato inorgânico na forma de gesso (sulfato de cálcio) adicionados à ração de confinamento para controlar a ingestão diária total da dieta podem causar PEM. Surtos sazonais ocorreram em confinamentos de bovinos de corte entre 15 e 30 dias após a introdução de dieta com *alto teor de enxofre*, e o risco pode aumentar quando a água é uma fonte importante de enxofre e durante períodos de clima quente, quando a temperatura ambiente excede 32°C.

Surtos podem ter início após o uso de um *novo poço de água que contenha mais enxofre* do que a água utilizada anteriormente de outro poço, aumentando a incidência mensal de 0,07 para 0,88%. Bovinos em crescimento consomem 2,4 vezes mais água quando a temperatura é 32°C do que quando a 4°C; consequentemente, a ingestão total de enxofre por consumo de água com alto teor de enxofre aumenta durante períodos de maior temperatura ambiente. O alimento continha 2,4 g de SO_4/kg de matéria seca com concentração total de enxofre de 0,20%. Amostras de água de beber continham entre 2,2 e 2,8 g de SO_4/ℓ. Durante períodos de clima quente, a ingestão diária de enxofre no alimento combinado à água foi estimado como 64 g por animal, correspondendo à ingestão dietética total de enxofre de aproximadamente 0,67% da matéria seca. A ingestão diária de SO_4 foi de aproximadamente 160 g por animal. Os teores de sulfeto ruminal foram muito maiores 3 semanas após entrada no confinamento – quando a incidência da doença foi maior – do que 2 meses após entrada no confinamento, quando o risco da doença foi menor.

No oeste do Canadá, há uma associação entre PEM e alto teor de sulfato de sódio na água, e vacas criadas extensivamente normalmente são acometidas quando determinadas fontes de água se tornam concentradas com esse sal durante os meses de verão. Água que contém altos teores de sulfato de magnésio, com frequência chamadas *água gyp* (para água *gypsum*) é comum nas planícies ocidentais e áreas entre montanhas dos EUA e Canadá. De maneira ideal, água para consumo de animais de produção deve conter menos de 500 ppm de sulfato, e 1.000 ppm é considerado o nível máximo seguro em água para bovinos expostos a ingestão moderada de enxofre na dieta ou altas temperaturas ambientais. Um nível de 2.000 ppm de sulfato na água de beber é o limiar de discriminação do sabor para bovinos. O desempenho de animais de confinamento é diminuído quando oferecida água com sulfato a teores de 2.000 ppm ou mais. O Conselho Nacional de Pesquisa (*The National Research Council*) afirma que as necessidades de enxofre no alimento são de 1.500 a 2.000 ppm tanto para animais em crescimento quanto bovinos de corte adultos; 4.000 ppm é considerada a dose máxima tolerada. Dietas de ruminantes normalmente contêm entre 1.500 e 2.000 ppm (0,15 a 0,20% de enxofre).

Com base nas orientações do Conselho Nacional de Pesquisa (*The National Research Council*), 30 g de enxofre é a dose máxima tolerada calculada para uma novilha de 294 kg que consome 7,39 kg (2,5% PC) de alimentos diariamente. Se a temperatura ambiente chegar a 32°C, uma novilha de 294 kg pode beber 53,9 ℓ de água diariamente. O consumo de 53,9 ℓ de água contendo 3.000 ppm de sulfato resulta em ingestão diária de 55 g de enxofre. Uma ingestão de alimentos de 2,5% PC também levaria ao consumo de 22,2 g de enxofre em alimentos que contenham 3.000 ppm de enxofre para ingestão diária total de 77,2 g de enxofre tanto do alimento quanto da água, o que é 2,5 vezes a dose máxima tolerada.

Em alguns levantamentos, o suprimento de água no oeste do Canadá contina 8.447 ppm de sólidos totais dissolvidos e 5.203 ppm de sulfato. Um levantamento das concentrações de sulfato na água em propriedades verificou que altas concentrações de sulfato podem ter efeito deletério no status da tiamina em bovinos naquelas propriedades. Bovinos expostos a concentrações de sulfato > 1.000 ppm têm teores sanguíneos de tiamina menores do que a aqueles de água de beber em baixos teores (< 200 ppm). Isso levanta a possibilidade de que uma subpopulação de bovinos sob essas circunstâncias poderia ser marginalmente deficiente em tiamina.

A ingestão dietética total de enxofre por bovinos deve ser considerada quando investigando o enxofre como causa de PEM. Em um estudo em uma propriedade, água de um poço com 6,1 m contina 3.875 mg/ℓ de sólidos totais dissolvidos, com 3.285 mg/ℓ de sulfato de sódio associado a PEM em novilhas de 6 meses de idade. Entretanto, a água contribuiu para aproximadamente 20% do enxofre total na dieta de novilhas; 60% da ingestão dietética de enxofre foi fornecida pelo feno e 20% pelo suplemento de grãos. O feno continua 0,4% de enxofre total, que é o máximo tolerado por bovinos e o limite superior para feno. O feno consistia em quantidades variáveis de kochia (*Kochia scorpia*) e cardo do Canadá (*Cirsium arvense*). *K. scorpia* (*summer cypress* ou *Mexican fireweed*) apresenta alta concentração de enxofre e foi associada a doença em bovinos criados extensivamente.

Os teores de sulfato na água que afetaram a ingestão de alimentos em bovinos variaram de 2.800 a 3.340 mg de sulfato/ℓ, enquanto outros estudos não verificaram a redução na ingestão de alimentos com teores de até 7.000 mg/ℓ. Parece que os diferentes efeitos da intoxicação por enxofre para concentrações similares de enxofre em água salobra são atribuídos à ingestão total de enxofre. Surtos da doença podem ocorrer em bovinos adultos a pasto bebendo água que contenha 7.200 ppm de sulfato de sódio. Portanto, as orientações estabelecidas para ingestão de água salobra não são aplicáveis quando bovinos recebem alimentos cultivados em áreas salobras.

Uma combinação de ingestão excessiva de enxofre e baixa ingestão dietética de microminerais, especialmente cobre, pode afetar o status da tiamina em rebanhos bovinos e contribuir para PEM. O enxofre afeta adversamente tanto o status de tiamina quanto de cobre em ovinos. Uma PEM nutricionalmente relacionada também foi reproduzida em bezerros que receberam dieta semipurificada com baixo teor de forragem com concentrações variáveis de cobre e molibdênio e não foi relacionada à deficiência de cobre. A doença ocorreu em bovinos na Nova Zelândia que receberam couve (*Brassica oleracea*), que continha concentrações de enxofre de 8.500 mg/kg de matéria seca. A morbidade foi de 25% e a mortalidade 46%, apesar da terapia convencional instituída rapidamente. PEM associada a enxofre também ocorreu na Austrália em bovinos criados extensivamente em pastos de *Sisymbrium irio* (*London rocket*), *Capsella bursapastoris* (bolsa de pastor) e *Raphanus raphanistrum* (rabanete selvagem), todos contendo alto teor de enxofre e pertencentes à família Brassicaceae (Cruciferae).[4]

Sulfato de amônio usado como acidificante urinário em rações de bovinos e ovinos foi associado a surtos de PEM. As taxas de morbidade variaram de 16% a 48% e as taxas de mortalidade variaram de 0% a 8%. Animais acometidos não responderam ao tratamento com tiamina.

Surtos ocorreram em ovinos expostos a um campo de alfafa aspergido anteriormente com uma *suspensão de 35% de enxofre elementar*. A doença pode ser induzida experimentalmente em cordeiros pela administração de hidrossulfeto de sódio por via esofágica e ocorreu em cordeiros 3 a 4 semanas após receberem ração concentrada contendo 0,43% de enxofre. O fornecimento de dietas experimentais contendo enxofre inorgânico para cordeiros jovens foi associado a PEM, e a suplementação dessas dietas com tiamina diminuiu a gravidade das lesões. Microrganismos ruminais são capazes de reduzir sulfato a sulfeto, que pode ser diretamente tóxico para o sistema nervoso. Bezerros em crescimento (115 a 180 kg) recebendo dieta semipurificada em carboidratos imediatamente fermentáveis sem fibras longas e com adição de sulfato de sódio para concentração total de enxofre de 0,36% resultou em PEM 21 dias após a introdução de uma dieta experimental. Odos de sulfeto de hidrogênio frequentemente é detectado na passagem de sonda ruminal em todos os bezerros durante o experimento. As concentrações totais de tiamina em bezerros afetados e controles permaneceram nos limites normais.

A concentração dietética de cobre, zinco, ferro e molibdênio também tem influência modificadora importante na intoxicação por enxofre. Molibdênio e cobre podem se combinar com enxofre para formar tiomolibdato de cobre insolúvel. Cobre, zinco e ferro formam sais insolúveis com sulfeto, e seu efeito esperado seria diminuir a biodisponibilidade de sulfeto no rúmen. Contrariamente, concentração baixa, mas não necessariamente deficiente, na dieta desses metais bivalentes pode ser um pré-requisito para que ocorra a absorção excessiva de sulfeto. PEM não é associada a deficiência de cobre, mas o metabolismo de cobre e enxofre são interdependentes. O excesso de enxofre dietético pode resultar em depressão do cobre sérico ou, de forma alternativa, o baixo teor de cobre pode potencializar a ação dos teores tóxicos de enxofre. A intoxicação crônica por cobre em cordeiros foi associada a PEM. Sugeriu-se que a intoxicação por cobre possa ter causado diminuição da função hepática resultando em aumento da concentração plasmática de aminoácidos que contêm enxofre, que podem ter predisposto à encefalomalácia por intoxicação por enxofre.

As principais fontes de enxofre na dieta são sais inorgânicos oferecidos em dietas acidogênicas para controlar a hipocalcemia puerperal em bovinos leiteiros; subprodutos de processamento de grãos, como grãos de destilaria, farinha de milho e grãos de cervejaria, melado, polpa de beterraba e feno de alfafa. A alimentação prolongada com broto de cevada para bovinos na Turquia resultou em PEM causada pela alta concentração de enxofre dos brotos de cevada.[5] De forma similar, a intoxicação por melado ocorreu em Cuba em bovinos alimentados com melado-ureia líquida com acesso limitado a forragem. Os achados clínicos e de necropsia foram idênticos a PEM; entretanto, a toxicidade do melado não é responsiva à tiamina e pode ser revertida pelo fornecimento de forragem na dieta.

Outras circunstâncias relacionadas com a dieta

Privação de água e alimentos

Em alguns surtos há histórico de privação de água e alimentos por 24 a 28 h, seja por erro de manejo ou congelamento do suprimento de água. Em outros casos, a mudança rápida da dieta parece precipitar um surto. Alguns surtos são associados à privação temporária de água por 24 a 36 h, seguido por acesso súbito à água e suprimento excessivo de sal, uma situação análoga à intoxicação por sal em suínos, mas esses requerem mais documentação para assegurar que eles, de fato, não estão intoxicados por sal.

Em rebanhos de ovinos, uma alteração drástica no manejo, como ocorre no momento da tosquia, precipitará surtos nos quais apenas os animais mais jovens são acometidos. A alteração da dieta de ovinos de feno para silagem de milho resultou em diminuição da concentração de tiamina em líquido ruminal em, aproximadamente, 25% dos valores do controle no feno. A causa dessa diminuição na concentração de tiamina não é conhecida.

Morte súbita "semelhante à PEM" por ingestão de Phalaris aquatica em Ovinos e Bovinos

A gramínea perene mediterrânea *P. aquatica* (anteriormente *P. tuberosa*) pode causar morte súbita em ovinos e bovinos em todo o sul da Austrália. A forma nervosa da doença é similar clinicamente a PEM, mas atípica, em razão do início muito rápido e da ausência de necrose neuronal ou malácia nas seções cerebrais corticais dos animais acometidos. As evidências disponíveis sugerem que é mais provável que essa forma de morte súbita por *Phalaris* envolva uma forma hiperaguda de intoxicação por amônia do que uma forma hiperaguda de PEM.

Patogênese

Polioencefalomalácia por inadequação de tiamina

Altos teores de tiaminases são formados no rúmen, que destroem a tiamina que é sintetizada naturalmente. As circunstâncias na dieta ou no rúmen que permitem o desenvolvimento de altos teores de tiaminases não são conhecidas, mas podem estar relacionadas à natureza da microflora ruminal em bovinos jovens e ovinos alimentados com rações concentradas, o que resulta no desenvolvimento de acidose ruminal. Essas rações também podem permitir o desenvolvimento e crescimento de bactérias produtoras de tiaminases que, combinadas à menor síntese de tiamina no rúmen de ruminantes alimentados com concentrados, poderia explicar a maior incidência em animais confinados. Experimentalmente, PEM foi produzida em cordeiros por meio da infusão intrarruminal contínua de dietas altamente fermentáveis. Animais cuja dieta é alterada de forma muito rápida para uma alimentação com alto teor de grãos desenvolvem aumento dos teores de tiaminase ruminal.

A possibilidade de que as tiaminases intrarruminais possam também criar análogos capazes de atuar como antimetabólitos da tiamina e acentuem a doença foi estudada, mas os resultados são inconclusivos. A presença de substratos secundários de ocorrência natural (cossubstratos) no rúmen poderia produzir, pela reação da tiaminase tipo I, um antimetabólito potente da tiamina capaz de acentuar a condição. Estudos *in vitro* mostraram que a tiaminase causou apenas destruição rápida da tiamina quando associada a substratos secundários adicionados, e um grande número de fármacos usados comumente como anti-helmínticos ou tranquilizantes podem ser ativos como substratos secundários. Muitos compostos encontrados no rúmen de bovinos são cossubstratos potenciais.

Amprólio foi usado extensivamente para produzir lesões no cérebro de bovinos e ovinos que são indistinguíveis de doença de ocorrência natural. Entretanto, uma vez que foi verificado amprólio presente no tecido cerebral, a doença experimental talvez deva ser conhecida como "encefalopatia por intoxicação por amprólio". A administração de outros antagonistas como oxitiamina e piritiamina não produz a doença. Isso sugere que PEM é uma forma específica de deficiência de tiamina na qual o suprimento de tiamina é reduzido pela ação de tiaminase intrarruminal. Portanto, o status da tiamina do animal irá depender da ingestão dietética de tiamina, síntese de tiaminase, presença de tiaminases no rúmen e efeitos de possíveis antimetabólitos. Estados subclínicos de deficiência de tiamina provavelmente existem em bovinos aparentemente normais e ovinos que recebem dietas que levam ao desenvolvimento da doença. Isso sugere que em um surto de doença, os animais do grupo que não estão acometidos devem ser considerados potenciais casos novos e, talvez, tratados profilaticamente.

A tiamina é um componente essencial de muitas enzimas envolvidas no metabolismo intermediário e um estado de deficiência resulta em aumento da concentração sanguínea de piruvato, redução da razão do lactato para piruvato e diminuição da transcetolase eritrocitária. Essas anormalidades afetam o metabolismo de carboidratos em geral, mas diante de necessidades específicas do córtex cerebral para o metabolismo oxidativo de glicose, é possível que a inadequação da tiamina possa ter efeito metabólico direto nos neurônios. O cérebro de bezerros tem maior dependência da via das pentoses fosfato para metabolismo de glicose, e nessa via a transcetolase é uma enzima limitadora da taxa. O exame ultraestrutural do cérebro de ovinos com doença natural revela que a primeira alteração é o edema do compartimento intracelular, principalmente envolvendo os astrócitos e células satélites. Isso é seguido por degeneração neuronal, considerada secundária. Sugeriu-se que edema possa ser causado pela redução de produção de ATP após defeito no metabolismo de carboidratos nos astrócitos. Existem três lesões básicas que não são uniformes: necrose compacta, edema com necrose e apenas edema. Isso pode sugerir que uma etiologia uniforme tal como deficiência de tiamina pode não explicar completamente a patogênese.

No córtex cerebral de animais acometidos, pontos autofluorescentes são observados sob luz ultravioleta de 365 nm e são um auxílio diagnóstico útil. A distribuição da autofluorescência corresponde àquela das mitocôndrias nos neurócitos cerebrocorticais em bezerros afetados, sugerindo que prejuízo metabólico ocorre e a substância autofluorescente é produzida nas mitocôndrias. O edema mitocondrial e desorganização das cristas também são observáveis no tecido cerebral, mas não são específicos de PEM.

Polioencefalomalácia induzida por enxofre

Dietas com alta concentração de enxofre resultam na produção de sulfeto de hidrogênio no rúmen e bactérias anaeróbias das amostras ruminais de bovinos alimentados com alto teor de carboidratos, fibras curtas acrescidas de enxofre geram sulfeto de hidrogênio no líquido ruminal e meio de crescimento. A microflora ruminal se adapta a uma maior concentração dietética de sulfeto no decorrer de um período de 10 a 12 dias antes que sejam capazes de gerar concentrações potencialmente tóxicas de sulfeto. Em dietas experimentais com enxofre que induzem PEM, o pH ruminal diminui durante a transição para a dieta experimental e condições de acidose no rúmen favorecem o aumento das concentrações de sulfeto de hidrogênio no gás ruminal. Com a alteração do pH de 6,8 para 5,2, a porcentagem de sulfeto de hidrogênio na camada de gás ruminal aumenta de 47% para 97%.

A concentração de gás sulfeto de hidrogênio aumenta gradualmente no rúmen de ovinos durante as primeiras 4 semanas de ingestão de dietas com teor médio de concentrados a base de milho e alfafa que continha quantidade substancial de grão de destilaria.[6] Acredita-se que o sulfeto de hidrogênio seja destoxificado pelo fígado pela oxidação a sulfato. O sulfeto de hidrogênio absorvido através da parede ruminal para a circulação porta não é considerado um mecanismo provável de toxicidade, uma vez que o sulfeto de hidrogênio absorvido será destoxificado. Entretanto, uma porção do sulfeto de hidrogênio eructado pode ser absorvido através da membrana alveolar diretamente para os capilares pulmonares, desviando de forma efetiva da destoxificação hepática antes de chegar ao cérebro. Se ruminantes inalarem 60% dos gases eructados, a inalação de sulfeto de hidrogênio pode ser uma via de absorção sistêmica de sulfeto de hidrogênio, além da absorção gastrintestinal. O sulfeto inibe a respiração celular, levando à hipoxia, que pode ser suficiente para criar necrose neuronal na PEM. As lesões de sistema nervoso decorrentes da intoxicação por enxofre são indistinguíveis das lesões decorrentes de casos de ocorrência natural da doença.

Edema cerebral agudo e necrose laminar

Os sinais clínicos normalmente são decorrentes de aumento da pressão intracraniana pelo edema e necrose focal disseminada. Pode ocorrer recuperação com o tratamento inicial, o que sugere que a lesão seja reversível até um determinado ponto. EEG de bezerros de búfalos com PEM induzida por amprólio verificaram aumento da frequência de padrões, picos ocasionais e diminuição dos padrões da voltagem durante o início dos sinais clínicos. No estágio comatoso, houve pouca evidência de atividade elétrica. EEG de animais tratados com cloridrato de tiamina verificaram padrões de vigília normais.

Achados clínicos

Bovinos

Os animais podem ser encontrados mortos sem sinais premonitórios, especialmente bovinos de corte a pasto. Os sinais clínicos são variáveis, mas de forma característica, há início súbito de *cegueira, andar desorientado, ataxia, tremores musculares*, particularmente da cabeça, com tremores de orelha, *movimentos mastigatórios e salivação espumosa e pressão da cabeça contra obstáculos* (que, de fato, é o andar compulsivo para frente freado por uma parede), e é difícil manejar ou mover o animal (Figura 14.12). Disfagia pode estar presente quando é feita tentativa de forçar a ingestão de feno. Ranger de dentes é comum. Inicialmente, movimentos involuntários podem ocorrer em episódios, e convulsões podem ocorrer, mas dentro de poucas horas elas se tornam contínuas. O animal normalmente entra em decúbito e há opistótono acentuado, nistagmo, convulsões tônico-clônicas, particularmente quando o animal é manipulado ou movido; e tetania dos membros torácicos é comum. A temperatura geralmente é normal, mas elevada se houver atividade muscular excessiva. A frequência cardíaca pode ser normal, subnormal ou aumentada e provavelmente não é um auxílio diagnóstico confiável.

Os movimentos ruminais permanecem normais por alguns dias, o que é importante na diferenciação com a intoxicação por chumbo, na qual o rúmen está em atonia.

O reflexo de ameaça está sempre ausente no estágio agudo, e o retorno lento ao normal após tratamento é um bom sinal prognóstico. *O reflexo palpebral de preservação ocular geralmente está normal*. As pupilas em geral estão de tamanho normal e responsivas à luz. Em casos graves, as pupilas podem estar contraídas. Estrabismo dorsal causado por estiramento do nervo troclear é comum. Nistagmo é comum e pode ser vertical ou horizontal. Edema de disco óptico está presente em alguns casos, mas não é um achado constante.

Bezerros com 6 a 9 meses de idade podem morrer em 24 a 48 h, enquanto bovinos mais velhos com até 18 meses de idade podem sobreviver por muitos dias. A recuperação é mais comum em animais mais velhos.

Em animais acometidos de forma menos grave, os animais afetados estão cegos, com pressão de cabeça contra paredes e cercas e permanecem de pé por muitas horas ou poucos dias. Em surtos, alguns bovinos irão permanecer em decúbito esternal, outros permanecerão em posição quadrupedal com cegueira óbvia, enquanto outros estarão anoréxicos, levemente deprimidos e apresentarão apenas comprometimento parcial da visão. Aqueles com alguma visão comumente voltarão quase ao normal. Alguns sobreviventes ficam permanentemente cegos em graus variados, mas podem começar a comer e beber, se auxiliados. Alguns casos irão se recuperar após o tratamento e podem crescer e se desenvolver normalmente.

Evidência de recuperação em poucas horas após o tratamento com tiamina indica que a doença é associada à inadequação de tiamina. Uma falha em responder indica a possibilidade de PEM por intoxicação por enxofre.

Ovinos

Normalmente começam a caminhar de forma desorientada, algumas vezes em círculos, ou permanecem parados e estão cegos, mas em algumas horas eles entram em decúbito com opistótono, extensão dos membros torácicos, hiperestesia, nistagmo e convulsões tônico-clônicas periódicas (Figura 14.13). Cordeiros acometidos na tosquia podem apresentar cegueira e pressão da cabeça contra obstáculos mas, se alimentados e se receberem água, normalmente se recuperam em alguns dias.

Ocasionalmente, alguns animais apresentam sinais de localização unilateral da lesão, incluindo andar em círculos e desvio espasmódico da cabeça. Em caprinos, os sinais iniciais podem incluir excitabilidade e elevação da cabeça. Cegueira, opistótono extremo, rigidez extensora e nistagmo são comuns. Em PEM induzida por enxofre em ovinos que receberam dieta contendo 0,43% de enxofre, os sinais clínicos ocorreram 15 a 32 dias após e consistiram em depressão, cegueira central e pressão da cabeça contra obstáculos, mas hiperestesia, nistagmo ou opistótono não foram observados.

Na PEM induzida por enxofre em cordeiros, o conteúdo ruminal pode apresentar odor forte de sulfeto de hidrogênio (cheiro de ovo podre).

Há relatos na Austrália de retardo no crescimento em cordeiros desmamados ou lactentes associado à deficiência de tiamina causada por tiaminases no trato alimentar. Em rebanhos acometidos, a incidência de retardo no crescimento de cordeiros é muito maior do que a incidência usual e outras causas de retardo no crescimento foram descartadas. Os cordeiros acometidos perdem peso, têm diarreia crônica e se tornam emaciados e morrem de inanição. Em alguns rebanhos, sinais clínicos de PEM podem ocorrer em uma pequena porcentagem de animais. A doença é mais comum no início de julho, que é a parte mais fria do ano na Austrália para cordeiros que nascem em maio ou junho. Em cordeiros acometidos, os teores de tiaminases fecais são altos e a atividade de transcetolase eritrocitária está acima do normal. O tratamento dos cordeiros acometidos com tiamina resultou em aumento da taxa de crescimento.

Patologia clínica

Polioencefalomalácia por inadequação da tiamina

As alterações bioquímicas em bovinos e ovinos com PEM por deficiência de tiamina não foram bem definidas em termos de diagnóstico com base em investigações completas de casos de ocorrência natural. Entretanto, algumas estimativas estão disponíveis, incluindo as alterações que ocorrem na doença experimental. A interpretação de valores também

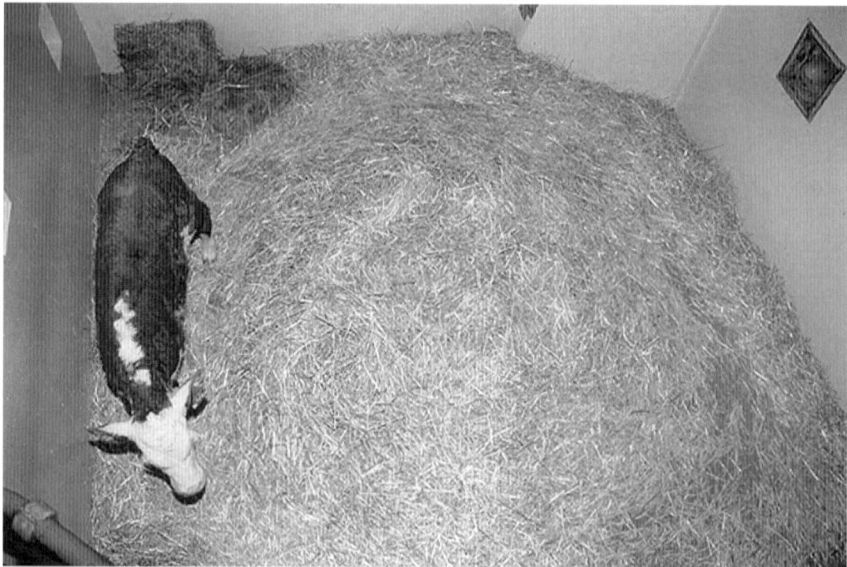

Figura 14.12 Bezerro Hereford desmamado com polioencefalomalácia. O bezerro ficou andando na baia, na mesma direção, por muitas horas (conforme indicado pela palha da cama). O diâmetro do círculo é determinado pela largura da baia. O bezerro estava cego e deprimido, mas ficou neurologicamente normal 48 h após tratamento agressivo com tiamina intramuscular.

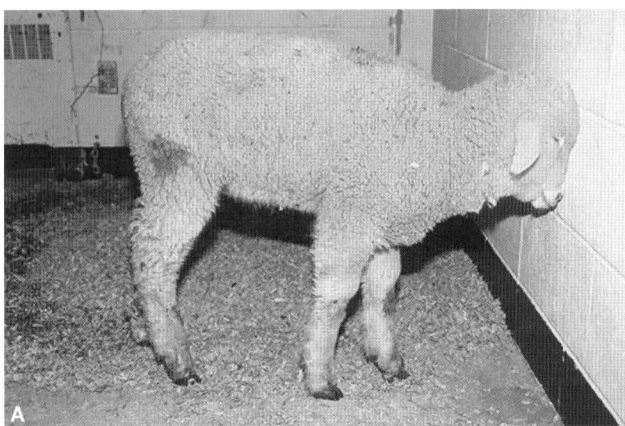
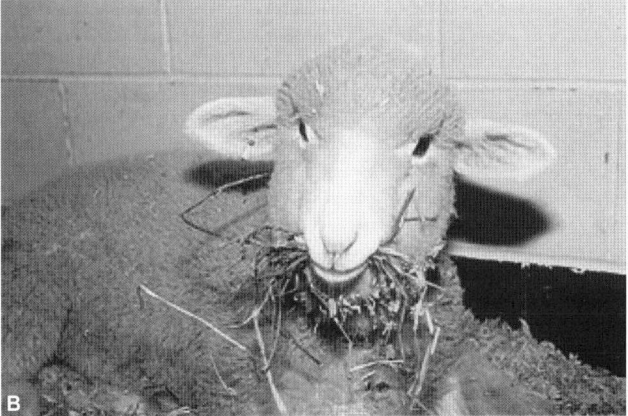

Figura 14.13 A. Ovino desmamado com polioencefalomalácia aguda, mostrando andar lento progressivo, interrompido por uma parede. Essa alteração costuma ser chamada erroneamente de pressão da cabeça contra obstáculos. **B.** Mesmo animal 24 h após injeções repetidas de tiamina IV. O ovino parou com o andar progressivo, e o apetite retornou parcialmente; entretanto, o ovino não está completamente ciente e não é capaz de identificar que ainda está comendo. Ele se recuperou por completo.

pode não ser confiável se os animais forem tratados antes da morte. Em razão dos desafios com a disponibilidade e custo de testes laboratoriais, o método mais prático para confirmar o diagnóstico de PEM causada por inadequação da tiamina é a resposta clínica ao tratamento com tiamina.

Em animais, a tiamina está presente como tiamina livre, monofosfato de tiamina (MFT), PFT (mais conhecida como BFT, que é a forma biologicamente ativa) e trifosfato de tiamina (TFT). Os papéis da MFT e PFT não são bem conhecidos até o momento. As formas críticas de mensurar são, portanto, tiamina livre e PFT.[3] As *concentrações de tiamina* no sangue de animais com PEM variaram amplamente, e pode ser difícil interpretá-las em razão da possibilidade de os análogos da tiamina induzirem a deficiência mesmo quando o teor de tiamina no sangue está normal. Entretanto, isso não se aplicaria quando as concentrações sanguíneas de tiamina estão abaixo do valor de referência. Um intervalo de referência normal de 75 a 185 nmol/ℓ é sugerido tanto para bovinos quanto ovinos, e os teores abaixo de 50 nmol/ℓ são considerados indicativos de deficiência. Em cabras normais, a concentração média de tiamina no sangue é de 108 nmol/ℓ, com variação de 72 a 178 nmol/ℓ. Em cabras com PEM, os teores sanguíneos de tiamina eram menores que 66 nmol/ℓ, com média de 29 nmol/ℓ. Teores tão baixos quanto 1,8 a 3,6 μg/dℓ (6 a 12 nmol/ℓ) foram encontrados em casos suspeitos de PEM. As concentrações de tiamina no fígado, coração e cérebro de bovinos e ovinos com PEM são reduzidas. Os teores de piruvato e lactato também estão aumentados, e enzimas dependentes de pirofosfato de tiamina, como piruvato quinase estão diminuídas. A atividade de tiaminase nas fezes está aumentada. Intervalos de referência laboratoriais devem ser usados para avaliar as concentrações sanguíneas de tiamina em razão das diferenças analíticas se as mensurações se relacionam à tiamina livre, tiamina total ou PFT.

A *atividade de transcetolase eritrocitária* é reduzida em casos confirmados de PEM por inadequação da tiamina. A transcetolase é uma enzima importante na via das pentoses fosfato e requer PFT. A mensuração da atividade de transcetolase nos eritrócitos é atraente, uma vez que a amostra de sangue pode ser obtida imediatamente e por se tratar de um ensaio biológico. Infelizmente, o ensaio deve ser realizado pouco tempo após a coleta e não está amplamente disponível. As atividades de transcetolase eritocitária em ovinos normais variam de 40 a 60 UI/mℓ de eritrócitos. Uma variante do teste da transcetolase envolve a adição de uma quantidade padronizada de PFT, com o aumento percentual na atividade de transcetolase eritrocitária sendo registrado; esse é o chamado efeito PFT. O efeito PFT de 30% a 50% é comumente encontrado em bovinos e ovinos normais e saudáveis, e um aumento acima de 70% a 80% ocorre em animais com PEM.

É importante verificar que a diminuição da atividade da transcetolase eritrocitária, o aumento no efeito PFT e diminuição das concentrações sanguíneas de tiamina seriam esperados em animais inapetentes por alguns dias, uma vez que a tiamina é uma vitamina hidrossolúvel com armazenamento mínimo pelo organismo. Por exemplo, bovinos com pneumonia ou indigestão simples têm menor teor plasmático de tiamina (1 e 0,50 μg/mℓ, respectivamente) do que bovinos saudáveis (1,70 μg/mℓ).[7] Ovinos com acidose láctica ruminal aguda apresentavam efeito PFT médio na atividade de transcetolase eritrocitária de 109%, quando comparada a 22% no grupo-controle saudável.[8] Mensurações da atividade de transcetolase eritrocitária, aumento do efeito PFT e concentração sanguínea de PFT devem, portanto, ser obtidas de animais saudáveis do mesmo piquete que os animais acometidos para ajustar para o efeito da ingestão de alimentos sobre a mensuração dos valores.

O *hemograma* em geral é normal; as contagens total e diferencial de leucócitos podem indicar reação branda de estresse, um achado que pode ser útil na diferenciação de encefalopatias causadas por infecções bacterianas.

A *pressão do LCE* aferida na cisterna magna está aumentada de normal (de 12 a 16 cm H_2O) para níveis de 20 a 35 cm H_2O. O teor de proteínas no LCE pode ser normal a ligeiramente ou extremamente elevado. A variação de 15 a 540 mg/dℓ com valor médio 90 mg/dℓ em bovinos acometidos é relatada. Pode haver também pleocitose branda a acentuada no LCE, com predomínio de monócitos ou fagócitos.

Imagens da função cerebral

IRM de um bezerro da raça Holandesa preto e branco de 2 meses de idade com PEM por inadequação da tiamina indicou imagem em T2 de hiperintensidade laminar do córtex cerebral dos lobos occipital até parietal que afetava predominantemente a substância cinzenta.[9] O potencial evocado visual era anormal em ruminantes com PEM responsiva à tiamina.

Poliencefalomalácia induzida por sulfato

PEM induzida por sulfato é mais comumente diferenciada de outras causas de PEM em ruminantes pela ausência de resposta às injeções de tiamina e cálculo da ingestão total de enxofre do alimento e água. A mensuração da concentração de sulfeto de hidrogênio ou concentração de tiossulfato urinário promete ser um teste diagnóstico útil.

Mensuração da concentração ruminal de sulfeto de hidrogênio

Alterações na concentração de H_2S na camada de gás do rúmen são maiores que as alterações na concentração de H_2S no líquido ruminal, e há estimativas de que a concentração de H_2S na camada de gás do rúmen possa ser um método prático de detecção de elevação patológica de gás sulfeto de hidrogênio ruminal. Um método simples e rápido foi desenvolvido para mensuração de H_2S do gás ruminal sob condições de campo, e uma excelente descrição do procedimento está disponível.[2,6] Resumidamente, a fossa paralombar esquerda é tricotomizada e preparada assepticamente. Uma agulha estéril de 7,6 a 10,2 cm, com 12 a 18 gauge com bisel é introduzida na camada de gás do rúmen através da fossa paralombar esquerda. A agulha é então conectada a um tubo detector calibrado de H_2S. Em bovinos com PEM induzida por sulfatos, o aumento no H_2S do gás ruminal pode ser tão alto quanto 100 vezes acima do que os animais do grupo-controle; entretanto, o pH ruminal tem efeito acentuado no valor mensurado para H_2S,[2] o que sugere que a interpretação do teste precisa ser ajustada para o pH ruminal para melhorar a acurácia diagnóstica. O teste do sulfeto de hidrogênio é mais preciso quando aplicado a animais saudáveis no mesmo piquete do que em animais que apresentam sinais clínicos de PEM induzida por enxofre, uma vez que os animais acometidos apresentam apetite acentuadamente reduzido e, portanto, menor ingestão de sulfato e maior pH ruminal.

As concentrações de tiossulfato na urina parecem fornecer uma ferramenta diagnóstica útil para o diagnóstico de PEM induzida por enxofre em ruminantes. Tiossulfato ($S_2O_3^{2-}$) é produzido por oxidação incompleta de sulfeto e redução parcial do sulfato e, portanto, aumento nas concentrações urinária e plasmática de tiossulfato reflete um aumento na ingestão dietética de sulfato ou no sulfato ruminal. As concentrações de tiossulfato na urina são estáveis por 8 h a temperatura ambiente e 24 h quando armazenadas a 4°C, e aumento acentuado nas concentrações urinárias de tiossulfato ocorrem quando bovinos são alimentados com dietas com alto teor de enxofre, com maior aumento após a ingestão de alimento.[2] A concentração urinária de tiossulfato não precisa ser ajustada à concentração de creatinina urinária.

Função cerebral

Os efeitos da alta ingestão de enxofre na dieta sobre a função cerebral foram avaliados usando técnicas de potencial evocado. Vias de condução nervosa alteradas ocorrem em ovinos que recebem dietas com alto teor de enxofre sem tiamina suplementar quando comparados a animais que receberam tiamina.

Achados de necropsia

Edema cerebral difuso com compressão e coloração amarelada dos giros corticais dorsais são evidentes, e o cerebelo é empurrado para o forame magno com distorção do seu aspecto posterior.

Em animais que se recuperam, há decorticação macroscópica na região motora e sobre os lobos occipitais. A lesão pode ser identificada macroscopicamente usando iluminação ultravioleta, que resulta em fluorescência indicando necrose do cérebro e fagocitose de tecido necrótico por lipófagos. Em geral, há boa correlação entre a presença de fluorescência característica e as alterações bioquímicas em casos de PEM. Pode ocorrer uma pequena porcentagem de falsos-negativos.

Histologicamente, as lesões são disseminadas, mas mais comuns no córtex cerebral. Há necrose laminar bilateral e das áreas cerebrais mais profundas. A necrose é mais proeminente no córtex occipital dorsal e parietal, mas áreas bilaterais de necrose também são vistas com menor frequência no tálamo, corpos geniculados laterais, gânglios basais e núcleos mesencefálicos. Lesões do cerebelo também estão presentes. A gravidade e distribuição das lesões provavelmente dependem das inter-relações entre a gravidade clínica, idade do animal acometido e curso da doença antes da morte.

Teores subnormais de tiamina são detectáveis no fígado e no cérebro de bezerros com doença natural, e baixos teores também são encontrados na doença experimental. Na doença induzida por melado em Cuba, a concentração tecidual de tiamina estava no intervalo considerado normal.

Em alguns casos de PEM associada a enxofre, o conteúdo ruminal tem odor forte de sulfeto de hidrogênio (cheiro de ovo podre).

Diagnósticos diferenciais

Os testes bioquímicos descritos sob a seção Patologia Clínica não são práticos. O diagnóstico deve ser realizado com base nos achados clínicos e testes simples disponíveis imediatamente que descartam outras doenças que se assemelham à polioencefalomalácia. Consideração cuidadosa do histórico epidemiológico, com frequência, auxilia no diagnóstico.

Bovinos
O diagnóstico diferencial clínico para bovinos está resumido na Tabela 14.12. Polioencefalomalácia em bovinos ocorre principalmente em animais jovens em crescimento, com 6 a 9 meses de idade, que recebem rações concentradas e é caracterizada clinicamente por início súbito de cegueira, tremores musculares da cabeça e pescoço, pressão da cabeça contra obstáculos, nistagmo e opistótono. A doença também ocorre em bovinos de corte adultos a pasto que ingerem alto teor de sulfato na água e alimentos. Em bovinos, a doença deve ser diferenciada de:
- *Intoxicação aguda por chumbo*, que é mais comum em bezerros soltos na primavera, mas também ocorre em bovinos adultos e é caracterizada por cegueira central, tremores, convulsões, atividade descontrolada com vocalizações, movimentos mastigatórios, hiperexcitabilidade, estase ruminal e morte em poucas horas. O tratamento inicial pode ser bem-sucedido
- *Intoxicação subaguda por chumbo* é caracterizada por cegueira, estupor, pressão da cabeça contra obstáculos, estase ruminal, reflexo palpebral fraco e ausência de resposta ao tratamento
- *Hipovitaminose A* é caracterizada por histórico de dieta deficiente em vitamina A e nictalopia, cegueira periférica, dilatação de fixação das pupilas, edema de disco óptico e convulsões transitórias seguidas por recuperação
- *Meningoencefalite por Histophilus somni* caracterizada por início súbito de ataxia, decúbito, febre, depressão com os olhos fechados, lesões do fundo de olho, alterações acentuadas no hemograma, aumento de volume das articulações e morte em poucas horas se não tratada precocemente.

Ovinos
Em ovinos, polioencefalomalácia deve ser diferenciada de:
- *Enterotoxemia (doença do rim polposo) causada por Clostridium perfringens tipo D* em ovinos não vacinados, especialmente cordeiros confinados, nos quais os sinais clínicos são quase idênticos; ela ocorre sob as mesmas condições de manejo que a polioencefalomalácia. Enterotoxemia em cordeiros normalmente se desenvolve em poucos dias após começarem a receber ração a base de grãos, enquanto polioencefalomalácia ocorre após muitas semanas de alimentação com grãos. Glicosúria na doença do rim polposo pode auxiliar no diagnóstico, mas a necropsia normalmente é mais informativa
- *Encefalomalácia simétrica focal* também se assemelha à polioencefalomalácia, mas é esporádica, normalmente envolve apenas alguns animais, e não responderá ao tratamento.

Caprinos
Em caprinos, a doença deve ser diferenciada de enterotoxemia, toxemia da prenhez, intoxicação por chumbo e meningoencefalite.

Tratamento

Cloridrato de tiamina

O tratamento de eleição para PEM por inadequação da tiamina é cloridrato de tiamina a 10 mg/kg PC por injeção intravenosa lenta incialmente, seguida por doses similares a cada 3 h por um total de cinco tratamentos. Bolus de tiamina intravenosa foram associados a colapso, mas normalmente não são fatais. Injeções intramusculares de tiamina podem ser administradas em vez de injeções intravenosas em animais difíceis de manusear sem efeito perceptível sobre a eficácia do tratamento. Quando o tratamento é administrado em poucas horas após o início dos sinais clínicos, é comum uma resposta benéfica do tratamento em 1 a 6 h, e recuperação clínica completa pode ocorrer em 24 h. Caprinos e ovinos normalmente responderão em 1 a 2 h. Para aqueles que levam mais tempo para se recuperar, a visão e o estado mental irão melhorar gradualmente em alguns dias, e o animal normalmente irá começar a comer e beber no terceiro dia após o tratamento. Transfaunação com líquido ruminal de bovinos alimentados com forragem pode melhorar o apetite e função ruminal naqueles animais que respondem lentamente. Em ovinos, após tratamento com tiamina, a atividade de transcetolase eritrocitária começa a retornar ao normal em 2 a 4 h e é considerada normal 24 h após o tratamento.

Alguns bovinos melhoram para um nível subnormal em poucos dias e falham em continuar a melhorar. Esses normalmente são afetados por necrose cortical e subcortical difusas e normalmente não melhorarão mais, apesar do tratamento contínuo. Aqueles que retornam a um estado clinicamente normal geralmente irão fazê-lo 48 h ou menos após o tratamento inicial. Aqueles que ainda estão clinicamente subnormais e anoréxicos ao final do terceiro dia normalmente permanecerão nesse nível e devem ser abatidos para aproveitamento da carcaça.

O tratamento geral de edema cerebral (como infusões intravenosas de manitol 20% a 0,25 a 1 g/kg PC ou solução de NaCl a 7,2 a 7,5% a 4 a 5 mℓ/kg PC) e dexametasona parenteral (1 mg/kg PC IV – ver seção "Aumento de pressão intracraniana e edema cerebral", no início deste capítulo) teoricamente é indicado como parte do tratamento inicial de animais gravemente afetados; entretanto, ensaios clínicos não foram conduzidos para verificar se o tratamento de edema cerebral fornece resposta benéfica além daquela decorrente da administração apenas de tiamina para ruminantes com PEM causada por inadequação da tiamina. Tanto manitol quanto dexametasona têm custo muito alto quando administrados em bovinos adultos, ovinos e caprinos.

O tratamento não é efetivo em casos avançados, mas, a não ser que um histórico fidedigno esteja disponível quanto à duração da doença, normalmente é difícil predizer o desfecho até 6 a 12 h após o tratamento. Portanto, é prática habitual tratar a maioria dos casos com tiamina ao menos duas vezes e monitorar a resposta. Se não houver resposta benéfica em 6 a 8 h, abate emergencial para aproveitamento da carcaça deve ser considerado.

A administração oral de tiamina ou derivados da tiamina é indicada quando se acredita que as tiaminases estão no trato alimentar. Cloridrato de tiamina, na dose de 1 g para cordeiros e cabritos e 5 g para bezerros em *drench* é recomendado. Entretanto, uma vez que a ação da tiaminase tipo I na tiamina pode resultar na produção de análogos da tiamina, que podem atuar como inibidores do metabolismo da tiamina, os derivados da tiamina resistentes à tiaminases, lipossolúveis e absorvidos apenas no intestino, estão sendo explorados como agentes terapêuticos e profiláticos. Dissulfeto propil tiamina pode reduzir a atividade de tiaminases no líquido ruminal de ovinos com PEM em 2 h após a administração oral. Os teores séricos de piruvato e atividade de transcetolase também são restaurados ao normal e animais tratados se recuperam clinicamente.

Manejo de surtos

Em surtos, os animais contactantes não afetados que recebem a mesma dieta que os animais acometidos podem representar o início de um surto de doença clínica. A dieta deve ser alterada para uma que contenha pelo menos 50% de forragem ou 1,5 kg de forragem para cada 100 kg PC. Tiamina pode ser adicionada à ração na dose de 50 mg/kg de alimento por 2 a 3 semanas como preventivo contra doença clínica, seguido por um nível de 20 a 30 mg/kg de alimento (bovinos e ovinos) se os animais permanecerem em uma dieta que possa predispor-lhes à doença.

Polioencefalomalácia induzida por enxofre

Não há tratamento específico para PEM por intoxicação por enxofre. Recomenda-se o uso de cloridrato de tiamina em doses fornecidas anteriormente, e o tratamento pode ser bem-sucedido em alguns casos, particularmente quando administrado precocemente no curso da doença.

Tratamento e controle

Tratamento
- Forma de inadequação da tiamina:
  - HCl de tiamina: 10 mg/kg PC por injeção IV lenta ou IM a cada 3 h por, pelo menos, 5 tratamentos (R1)
- No edema cerebral agudo grave:
  - Manitol 20% IV 0,25 a 1 g/kg ou NaCl 7,2 a 7,5% IV 4 a 5 mℓ/kg PC (R2)
  - Dexametasona 1 mg/kg IV, uma vez (R2)
- Transfaunação ruminal se em anorexia por um tempo prolongado (R2)
- *Drench* oral com tiamina: 1 g para cordeiros/cabritos, 5 g para bezerros, se houver suspeita de tiaminases (R2)
- Forma induzida pelo enxofre:
  - HCl de tiamina: 10 mg/kg PC por injeção IV lenta ou IM a cada 3 h por, pelo menos, 5 tratamentos (R2)
- Tratar o possível edema cerebral (R2).

Controle
- Forma de inadequação da tiamina:
  - Alterar o ambiente intraluminal pelo aumento do fornecimento de forragem ou alteração da fonte de forragem (R2)
  - Suplementação da ração com tiamina a 3 mg/kg de matéria seca de alimento (R2)
  - Remover o amprólio da dieta (R2)
- Forma induzida pelo enxofre:
  - Reduzir a ingestão oral total de enxofre na ração e água (R1)
  - Restringir o acesso a pastos com plantas da família Brassicaceae que contêm alto teor de enxofre (R1).

Controle

Suplementação com tiamina

Uma abordagem racional para controlar PEM associada à inadequação da tiamina é suplementar a ração de bovinos e ovinos alimentados à base de concentrado com tiamina continuamente. As necessidades diárias para proteção não foram determinadas usando ensaios de alimentação controlados, mas a taxa de 3 mg/kg de matéria seca de alimento para bovinos e ovinos foi recomendada. Esse nível pode não ser protetor em todas as circunstâncias, e os ensaios de resposta podem ser necessários para determinar os níveis protetores para diferentes situações. Teores de até 20 a 30 mg/kg de alimento podem ser necessários para proteção. A maioria dos alimentos naturais para ruminantes contém tiamina a aproximadamente 2 mg/kg de matéria seca que, quando combinado à tiamina sintetizada no rúmen irá atender às necessidades. Entretanto, a presença de tiaminases no rúmen irá requerer suplementação dietética com tiamina, mas a quantidade ótima que irá fornecer proteção sob condições práticas não foi determinada.

A administração intramuscular de 500 g de tiamina 3 vezes/semana em bezerros de 6 meses de idade criados sob condições práticas das propriedades irá reduzir gradualmente a porcentagem de PFT até zero em, aproximadamente, 6 semanas. A administração oral diária de 100 mg de tiamina para bezerros jovens inicialmente nos sucedâneos de leite e então em concentrados e feno irá resultar em diminuição da porcentagem de efeito pirofosfato.

Para animais que recebem alimentos associados à inadequação de tiamina, recomenda-se que tiamina seja adicionada à dieta na dose de 5 a 10 mg/kg de matéria seca. Bovinos e ovinos que recebem rações com concentrado também devem receber suplementos que contenham todas as vitaminas e minerais necessários, especialmente cobalto, cuja deficiência pode ser associada a alguns surtos da doença.

Fornecimento de forragem

A quantidade mínima de forragem, que deve ser fornecida a bovinos e ovinos confinados para evitar a doença e ainda manter um alto teor de concentrado não é conhecida. Um teor de 1,5 kg de forragem para 100 kg PC que foram recomendadas, mas isso pode não ser economicamente viável para confinamentos cujos lucros dependem do crescimento rápido em bovinos que recebem grãos. A suplementação da dieta com tiamina parece ser a única alternativa.

A prevenção da doença em ovinos que estão sendo movidos a longas distâncias ou agrupados para tosquia e outras práticas de manejo irá depender de assegurar o amplo suprimento de forragem e água e evitar alterações drásticas de manejo.

PEM por intoxicação por enxofre

A prevenção da doença associada à alta ingestão de enxofre nos suprimentos de água e alimentos irá depender da análise dos alimentos e da água quanto ao teor de sulfato e da realização de ajustes adequados nas fontes de água e alimentos para reduzir a ingestão de enxofre até teores seguros.

LEITURA COMPLEMENTAR

Apley MD. Consideration of evidence for therapeutic interventions in bovine polioencephalomalacia. Vet Clin North Am Food Anim Pract. 2015;31:151-161.
Burgess BA. Polioencephalomalacia. Large Animal Veterinary Rounds. 2008;8:3.
Niles GA, Morgan SE, Edwards WC. The relationship between sulfur, thiamine and polioencephalomalacia—a review. Bovine Pract. 2002;36:93-99.

REFERÊNCIAS BIBLIOGRÁFICAS

1. Sakhaee E, Derakhshanfar A. J S Afr Vet Assoc. 2010;81:116.
2. Drewnoski ME, et al. J Vet Diagn Invest. 2012;24:702.
3. Amat S, et al. Res Vet Sci. 2013;95:1081.

4. McKenzie RA, et al. Aust Vet J. 2009;87:27.
5. Kul O, et al. J Vet Med A Physiol Pathol Clin Med. 2006;53:123.
6. Neville BW, et al. J Anim Sci. 2010;88:2444.
7. Irmak K, et al. Kafkus Univ Vet Fak Derg. 1998;4:63.
8. Karapinar T, et al. J Vet Intern Med. 2008;22:662.
9. Tsuka T, et al. Vet Radiol Ultrasound. 2008;49:149.

Deficiência de tiamina (hipotiaminose)

A doença causada pela deficiência de tiamina em tecidos é caracterizada principalmente por sinais de doença neurológica. PEM de ruminantes é discutido na seção prévia.

Etiologia

Deficiência de tiamina pode ser primária; causada pela deficiência de vitamina na dieta; ou secundária, em razão da destruição de vitamina da dieta pelas tiaminases. Uma deficiência primária é improvável sob condições naturais, especialmente em sementes, leveduras e leite que contêm concentração adequada.

A tiamina é normalmente sintetizada em quantidade adequada no rúmen de bovinos e ovinos em dietas bem balanceadas à base de forragem. O grau de síntese é orientado em algum grau pela composição da ração, presença de carboidratos imediatamente fermentáveis em quantidade suficiente causando aumento da síntese da maioria das vitaminas do complexo B e alta ingestão na dieta reduzindo a síntese. A etiologia de PEM já foi discutida em detalhes anteriormente. A síntese microbiana de tiamina também ocorre no trato alimentar de animais monogástricos e em bezerros jovens e cordeiros, mas não em quantidade suficiente para evitar a necessidade de suplementação dietética, de maneira que estados de deficiência podem ser induzidos imediatamente nesses animais com dietas experimentais. Tiamina é relativamente instável e facilmente destruída por cozimento.

O coccidiostático amprólio é um antagonista da tiamina, e existem outros, que são produzidos por determinadas plantas, bactérias, fungos e peixes.

Epidemiologia

Um dos melhores exemplos de deficiência secundária de tiamina é a inclusão de excesso de peixe cru na dieta de carnívoros, resultando em destruição da tiamina em razão da alta concentração de tiaminases em peixes.

Duas principais ocorrências de deficiência secundária de tiamina são relatadas. Em equinos, a ingestão de quantidade excessiva de samambaia (*P. aquilinum*) e cavalinha (*E. arvense*) causa sinais neurológicos em razão da alta concentração de tiaminases nessas plantas. A doença foi induzida em suínos alimentados com rizomas de samambaia, e há possibilidade de que isso ocorra sob condições naturais. Isso também ocorre em equinos que recebem grande quantidade de nabo (*Beta vulgaris*) sem quantidade adequada de grãos. A segunda ocorrência importante de deficiência de tiamina está na etiologia de PEM e é discutida sob esse título.

Foi descrita uma deficiência subclínica de tiamina induzida por tiaminase causando taxa de crescimento subótimo de cordeiros desmamados. Maiores teores de atividade de tiaminase estão presentes nas fezes e conteúdo ruminal de cordeiros com baixa taxa de crescimento quando comparados a cordeiros normais. *B. thiaminolyticus* foi isolado de fezes e líquido ruminal de cordeiros acometidos e a suplementação de cordeiros que excretam tiaminase com injeções intramusculares de cloridrato de tiamina foi associada à melhora significativa da taxa de crescimento.

A deficiência de tiamina ocorre em ovinos submetidos à exportação enquanto vivos da Austrália para o Oriente Médio. Ovinos que morreram ou ficaram doentes clinicamente e foram eutanasiados apresentaram concentrações de tiaminase hepática e ruminal significativamente menores do que os animais sadios do grupo-controle. Uma alta proporção apresentava concentrações de tiamina comparáveis com aquelas encontradas em ovinos que morreram de PEM. A evidência indica que a deficiência de tiamina é primária e associada à privação de alimentos durante o transporte para os lotes pré-embarque. A baixa ingestão de alimentos e a falha dos microrganismos ruminais em se adaptar, crescer e sintetizar uma maior quantidade de tiamina durante alterações no ambiente ruminal são considerados os principais fatores que contribuem para a ocorrência da deficiência.

Patogênese

A única função conhecida da tiamina é sua atividade como cocarboxilase no metabolismo de gorduras, carboidratos e proteínas, e a deficiência de vitaminas leva ao acúmulo de piruvatos endógenos. Embora o cérebro seja conhecido como amplamente dependente de carboidratos como fonte de energia, não há relação óbvia entre deficiência de tiamina e o desenvolvimento de sinais neurológicos que a caracterizem. PEM foi produzida experimentalmente em cordeiros pré-ruminantes que recebiam dieta livre de tiamina. Há outras indicações prodrômicas de deficiência de tiamina. Por exemplo, há diminuição dos precursores de transcetolase eritrocitária. Sinais clínicos adicionais também estão presentes nos sistemas circulatório e digestório, mas sua patogênese não pode ser claramente relacionada às funções conhecidas da tiamina. A deficiência subclínica da tiamina causada por tiaminases no sistema digestório é associada a baixa atividade de transcetolases eritrocitárias e elevado efeito PFT, o que pode explicar a baixa taxa de crescimento.

Achados clínicos

Intoxicação por samambaia (*P. aquilinum*) e cavalinha (*E. arvense*) em equinos

Incoordenação, quedas e bradicardia causadas por irregularidade cardíaca são sinais clínicos cardinais de intoxicação por samambaia em equinos. Esses sinais desaparecem após a administração parenteral de tiamina. Sinais clínicos similares ocorrem na intoxicação por cavalinha. Andar cambaleante ocorre primeiro, seguido por incoordenação acentuada, incluindo cruzar dos membros torácicos e base ampla com os membros pélvicos. Quando em posição quadrupedal, os membros são mantidos afastados e agachamento e arqueamento de dorso são evidentes. Tremores musculares se desenvolvem e, eventualmente, o equino fica incapaz de se levantar. Convulsões clônicas e opistótono são o estágio terminal. O apetite é bom até o final do curso clínico, quando a sonolência evita que o animal se alimente. A temperatura é normal e a frequência cardíaca é lenta até o período terminal, quando ambos aumentam acima dos valores de referência. Há também evidências de ocorrência de hemiplegia das cordas vocais em equinos com teor de tiamina abaixo do normal. A planta não é palatável para equinos, e a intoxicação raramente ocorre a pasto. Há maior perigo quando a planta imatura é cortada e preservada em feno.

Síndromes experimentais

Essas síndromes não foram observadas em casos de ocorrência natural, mas são produzidas com rações experimentais.

Em *suínos*, ocorrem inapetência, emaciação, fraqueza de membros e diminuição da temperatura corporal, frequências respiratória e cardíaca. O ECG é anormal e insuficiência cardíaca congestiva ocorre na sequência. A morte ocorre em 5 semanas em uma dieta com deficiência acentuada. Em bezerros, ocorrem fraqueza, incoordenação, convulsões e retração da cabeça e, em alguns casos, há anorexia, diarreia grave e desidratação.

Cordeiros com 1 a 3 dias de idade colocados em dietas com deficiência de tiamina apresentam sinais após 3 semanas. Sonolência, anorexia e perda de condição ocorrem primeiro, seguidas por convulsões tetânicas.

Equinos que recebem amprólio (400 a 800 mg/kg PC diariamente) desenvolvem sinais clínicos de deficiência de tiamina após 37 a 58 dias. Bradicardia, eventualmente com momentos de ausência de batimentos cardíacos, ataxia, fasciculações musculares e hipotermia periódica dos cascos, orelhas e focinho foram sinais comuns, com cegueira, diarreia e perda de PC ocorrendo de forma inconstante.

Patologia clínica

Teores de ácido pirúvico em equinos estão acima do normal de 2 a 3 µg/dℓ a 6 a 8 µg/dℓ. Concentrações sanguíneas de tiamina estão diminuídas do normal de 8 a 10 µg/dℓ para 2,5 a 3 µg/dℓ. ECG mostram evidência de insuficiência miocárdica. Em suínos, os teores de piruvato sanguíneo estão aumentados e há diminuição da atividade de transcetolase sanguínea. Essas alterações ocorrem muito precocemente no curso da doença. Em ovinos submetidos à exportação, as concentrações hepática e ruminal de tiamina e a atividade de transcetolase eritrocitária estão abaixo do verificado em ovinos clinicamente normais.

Achados de necropsia

Não há nenhuma lesão macroscópica na deficiência de tiamina, além da insuficiência cardíaca congestiva inespecífica em equinos. As lesões miocárdicas são aquelas de edema intersticial e as lesões também estão presentes no fígado e intestino.

Na síndrome experimental em suínos, não há lesões degenerativas no sistema nervoso, mas existem múltiplas necroses focais no miocárdio atrial acompanhadas por flacidez macroscópica e dilatação sem hipertrofia cardíaca.

Diagnósticos diferenciais
O diagnóstico de deficiência secundária de tiamina em equinos deve se basear nos sinais de paralisia e acesso conhecido a samambaia ou cavalinha. Uma síndrome similar pode ocorrer na intoxicação por:
- *Crotalaria* spp.
- Azevém perene
- *Indigofera enneaphylla*
- Senécio (*Senecio jacobaea*).

Ela é acompanhada por necrose hepática e fibrose. As encefalomielites normalmente são acompanhadas por sinais de envolvimento cerebral, por febre e por falha em responder ao tratamento com tiamina.

Tratamento

Em casos clínicos, a injeção de uma solução da vitamina produz resultados dramáticos (5 mg/kg PC administrado a cada 3 h). A dose inicial normalmente é administrada por via intravenosa, seguida por injeções intramusculares por 2 a 4 dias. Uma fonte oral de tiamina deve ser administrada diariamente por 10 dias e qualquer anormalidade dietética deve ser corrigida.

Controle

A necessidade diária de tiamina para animais monogástricos geralmente é de 30 a 60 µg/kg PC. A adição de levedura, cereais, grãos, fígado e farinha de carne à ração normalmente fornece quantidade adequada de tiamina.

Intoxicação por tiaminase

Sinopse
- Etiologia: tiaminases ocorrem naturalmente em plantas do tipo samambaia *Marsilea* spp., *Cheilanthes* spp., *Pteridium* spp. e *Equisetum* spp.
- Epidemiologia: equinos que recebem feno que contenha samambaia; suínos que comem samambaia, especialmente rizomas
- Patologia clínica: baixa concentração sanguínea de tiamina, alto teor sanguíneo de piruvato
- Lesões: similar à deficiência de vitamina B1 (tiamina) em equinos; lesões cardíacas em suínos
- Confirmação do diagnóstico: baixa concentração sanguínea e urinária de tiamina
- Tratamento: tiamina injetável dá excelentes resultados, dado que a fonte de tiaminase seja retirada
- Controle: limitar o acesso a plantas.

Etiologia

As tiaminases identificadas que são importantes para animais ocorrem em plantas do tipo samambaias e catalizam a decomposição de tiamina. As tiaminases são de dois tipos: metiltransferase e hidrolase. As hidrolases não são encontradas em plantas, mas apenas no rúmen, presumivelmente como metabólitos produzidos por bactérias ruminais a partir de precursores específicos em plantas. A concentração de tiaminases nas samambaias varia amplamente, sendo maior no período de crescimento rápido e após serem intensamente pastadas. A atividade de tiaminases ocorre nas frondes das samambaias *M. drummondii*, *Cheilanthes sieberi* e *P. aquilinum* em ordem decrescente de magnitude. Plantas que contenham tiaminases normalmente são deficientes em tiamina.

As samambaias que são fontes de tiaminases e as espécies animais acometidas são:

- Equinos: *Pteridium* spp. (samambaia), *E. arvense* (cavalinha), *E. fluviatile*, *E. hyemale*, *E. palustre*, *E. ramosissimum*, *E. sylvaticum*, *M. drummondii* (Nardoo)[1]
- Ovinos: *M. drummondii*, *C. sieberi* (mulga ou samambaia das rochas)[1]
- Bovinos: *C. sieberi*, *Dryopteris borreri*, *D. filix-mas*.

Epidemiologia

Ocorrência

A intoxicação por tiaminases associada a *Pteridium* spp. e *Equisetum* spp. ocorre com maior frequência em equinos que recebem feno contaminado com samambaias e é mais tóxica se o feno for cortado quando as samambaias são muito jovens. As plantas maduras não são palatáveis, e raramente são ingeridas pelos animais, a não ser que outros alimentos não estejam disponíveis. Em equinos a pasto que ingerem 20% a 25% da sua dieta como plantas que contenham tiaminase, os sinais ocorrem em 3 a 4 semanas; equinos que pastam em locais com plantas que contêm tiaminases fornecendo aproximadamente 100% da sua dieta podem apresentar sinais em tão pouco tempo quanto 10 dias.[2,3] Equinos estabulados que recebem dieta com feno intensamente contaminado podem apresentar sinais em um período curto de tempo, dependendo de quanta tiaminase estiver presente no feno.

A deficiência de tiaminase é menos comum em suínos e os sinais clínicos não são tão óbvios.[3] Suínos que pastejam podem fuçar e ingerir rizomas de *Pteridium*, que contêm uma concentração muito maior de tiaminases do que as folhas. Ovinos que pastam em locais dominados por *M. drummondii* em planícies alagadas no interior da Austrália ou que são forçados a pastar *C. sieberi* são intoxicados.[1]

Bovinos a pasto podem ser forçados a ingerir samambaias em razão da falta de alimentos quando as samambaias estão em seu estágio mais tóxico de crescimento rápido, mas eles não são afetados por deficiência de tiamina. Eles sucumbem à doença hemorrágica.[4]

Patogênese

Um estado de deficiência de tiamina é criado pela destruição da tiamina no trato alimentar. As atividades das enzimas que requerem tiamina são prejudicadas e há acúmulo de piruvato e lactato nos tecidos.[3] A relação entre a ingestão de tiaminase e os sinais neurológicos não é explicada adequadamente. Sugere-se que exista uma relação pelo desenvolvimento de lesões cerebrais de PEM em ovinos intoxicados por *M. drummondii* e aqueles alimentados experimentalmente com rizomas de *P. aquilinum*.[3]

Achados clínicos

Equinos afetados oscilam de um lado para outro, apresentam incoordenação da marcha, incluindo cruzamento de membros torácicos e base ampla nos membros pélvicos. Posturas anormais incluem base ampla, arqueamento do dorso e agachamento. Tremores musculares, irregularidade cardíaca e bradicardia são evidentes. Nos estágios terminais, os animais caem facilmente, entram em decúbito e estão hipersensíveis a estímulos externos, realizando movimentos convulsivos. A frequência cardíaca e temperatura se tornam elevadas. Sinais adicionais vistos em equinos intoxicados por *M. drummondii* incluem manter a cabeça próxima ao chão, relinchos, cegueira parcial, balançar da cabeça, tremores das orelhas e bocejos frequentes.

Suínos alimentados com rizomas de samambaia (33% da dieta) desenvolveram anorexia e sinais inespecíficos. Com 8 semanas, eles deterioraram rapidamente e a morte ocorreu em 10 semanas.[3] Lesões *post mortem* foram de origem cardíaca. Em outro relato, 4 de 22 leitões morreram quando a porca prenhe foi intoxicada por samambaia.[3]

Ovinos intoxicados por *M. drummondii* podem ser afetados por uma síndrome aguda ou crônica. A forma aguda da doença é caracterizada por início súbito de dispneia, depressão e decúbito e morte em 6 a 8 h. A síndrome crônica é indistinguível de PEM. Ovinos afetados por intoxicação por *Cheilanthes* spp. são hipossensíveis a estímulos externos, além de serem cegos e caminhar lentamente com marcha incoordenada.

Bovinos intoxicados por *Dryopteris* spp. também são cegos e hipossensíveis. Muitos se recuperam, mas permanecem cegos.

Patologia clínica

Os achados característicos atribuídos à deficiência nutricional de tiamina estão presentes. Esses incluem depressão dos teores de tiamina e da atividade de transcetolase e elevação dos teores de piruvato sanguíneo.

Achados de necropsia

Em casos de ocorrência natural em equinos, não há lesões relatadas que não as inespecíficas de insuficiência cardíaca congestiva. PEM foi vista em ovinos e suínos, com coração aumentado e com petéquias e congestão dos pulmões e fígado que indicluem a presença de insuficiência cardíaca congestiva.

A confirmação do diagnóstico se baseia nos baixos teores de tiamina no sangue.

Diagnósticos diferenciais
- Encefalopatia hepática
- Encefalites infecciosas
- Intoxicação por *Crotalaria* spp., *Senecio jacobea*
- Síndromes cambaleantes, por exemplo, intoxicação por azevém, *paspalum, phalaris*.

Tratamento

Nos estágios iniciais, a administração de tiamina e a remoção da fonte dietética de tiaminase são procedimentos críticos e, espera-se que os animais se recuperem. Em equinos, uma injeção intravenosa de 0,5 a 1 g de tiamina seguida por administração intramuscular por 3 a 5 dias é recomendada.[2,5] A resposta ao tratamento normalmente é excelente.

Controle

Controle de larga escala é tentado pela combinação de manejo das pastagens, aplicação de herbicida e corte da pastagem no início da primavera, mas isso tem alto custo e é sujeito a erro; portanto, aconselhamento agroquímico profissional é desejável. A drenagem da água de áreas pantanosas e melhora da drenagem irão encorajar que gramíneas e leguminosas entrem em competição com e ultrapassem o crescimento dessas plantas.

LEITURA COMPLEMENTAR
Radostits O, et al. Thiaminase poisoning. In: Veterinary Medicine: A Textbook of the Disease of Cattle, Horses, Sheep, Goats and Pigs. 10th ed. London: W.B. Saunders; 2007:1882.

REFERÊNCIAS BIBLIOGRÁFICAS
1. Finnie JW, et al. Aust Vet J. 2011;89:247.
2. Martinson K, et al. Horsetail and brackenfern. In: Martinson K, Hovda LR, Murphy M, eds. Plants Poisonous or Harmful to Horses in North Central United States. Minneapolis, MN: University of Minnesota Press; 2007:17.
3. Vetter J. Acta Vet Hung. 2009;18:183.
4. Plessers E, et al. Vlaams Diergeneeskundig Tijdschr. 2013;82:31.
5. Plumb DC. Thiamine HCl (Vitamin B1). In: Plumb DC, ed. Veterinary Drug Handbook. 7th ed. New York: Wiley and Sons; 2011:970.

Intoxicação por sal (intoxicação por cloreto de sódio)

Sinopse
- Etiologia: ingestão de quantidades excessivas de cloreto de sódio ou ingestão normal de sódio, mas com ingestão limitada de água
- Epidemiologia: múltiplas fontes de excesso de sal na dieta e limitação da água de beber
- Patologia clínica: alta concentração de sódio e cloreto, aumento da osmolaridade plasmática; eosinopenia em suínos. Alto teor de sal na água ou alimentos
- Lesões:
  - Aguda: gastrenterite e anormalidades neurológicas
  - Crônica: meningite eosinofílica em suínos; polioencefalomalácia em suínos e bovinos. Altas concentrações de sódio ruminal, cerebral e no LCE
- Confirmação do diagnóstico: aumento do teor de sódio do rúmen e cérebro. Sódio do LCE excede o sódio sérico. Aumento do teor de sódio no humor aquoso e vítreo
- Tratamento:
  - Hiperagudo sem sinais: remoção da fonte de sal e permitir livre acesso a água; monitorar de perto
  - Aguda e crônica com sinais: remoção da fonte de sal; restringir a ingestão de água. Fluidos IV de reposição
- Controle: limitar a ingestão de água rica em sal, soro láctico, misturas para concentrado; assegurar suprimento de água de beber a todo tempo.

LCE: líquido cerebroespinal.

Etiologia

Sal e cloreto são os principais íons responsáveis pela manutenção do equilíbrio osmótico no FEC. Qualquer alteração nas concentrações séricas, seja pelo aumento de ingestão de sal ou pela diminuição do consumo de água provavelmente irá resultar em intoxicação por sal.[1,2]

Alimentos e água que contenham quantidade excessiva de sal não são palatáveis a animais, mas algumas vezes excesso de sal é ingerido especialmente em água de beber salina. Detalhes específicos quanto ao grau de salinidade da água de beber compatíveis com a saúde dos animais são difíceis de encontrar, uma vez que há variação nos tipos de sal que ocorrem em águas salinas naturais. Hipernatremia também pode ocorrer secundariamente à ingestão limitada de água, como ocorre em ambientes frios quando não há acesso ou a água está congelada.

Epidemiologia

Ocorrência

Intoxicação por sal irá ocorrer onde quer que água de poço seja usada como água de beber para animais de produção. Ela é relatada principalmente na Austrália, América do Norte e América do Sul. Outras fontes de excesso de sal incluem:

- Água de beber salina, especialmente após mudança de fonte de água doce, e especialmente se os animais estiverem com sede[3]
- Acúmulo de água em cochos de sal durante períodos de seca
- Pastejo ou obtenção de água de locais alagadiços com sal[3]
- Lavagem fornecida a suínos que contenha excesso de sal de resíduos de massa de padaria, restos de carne salgada de açougue, soro láctico de fábrica de queijo ou restos de peixe salgado
- Excesso de sulfato de sódio dado a suínos como tratamento de edema intestinal se a ingestão de água for restrita
- Salmouras em campos de petróleo.

A intoxicação por sal associada à privação de água pode ocorrer:

- Quando há restrição temporária do suprimento de água a suínos 8 a 12 semanas de idade e cordeiros e bezerros que recebem rações contendo as recomendações habituais de 2% de sal; a intoxicação ocorre quando os animais têm novamente acesso à quantidade ilimitada de água
- Suínos levados para baias onde a água de beber é fornecida em bebedouros automáticos aos quais eles não estão acostumados e falham em beber água por muitos dias até que aprendam a operar os bebedouros
- Cordeiros e bezerros confinados também podem ser privados de água quando suas fontes de água estão congeladas.

Fatores de risco

Fatores de risco do animal

Suínos são os animais mais suscetíveis à geração da maioria dos relatos clínicos de toxicidade.[4] Ovinos, bovinos de corte e vacas-leiteiras secas parecem ser menos suscetíveis do que vacas-leiteiras em lactação, que, por sua vez, são menos suscetíveis que equinos. Vacas de alta produção, especialmente aquelas nos estágios iniciais de lactação, são altamente suscetíveis à intoxicação por sal em razão do seu status instável de água e eletrólitos.

Muitos animais podem ser clinicamente afetados e sua taxa de mortalidade pode ser alta quando os animais são mantidos sob condições extensivas e precisam depender de suprimentos de água salobra para beber. Em animais mantidos sob condições intensivas, a intoxicação por sal ocorre apenas esporadicamente, mas a maioria dos animais acometidos morre, e grandes perdas podem ocorrer em grupos de suínos. Alta ingestão de sal pode ser usada em ovinos para restringir a ingestão de alimentos durante períodos de seca para o controle da urolitíase em carneiros castrados de engorda, mas a intoxicação por sal não ocorre se houver livre acesso à água. Rações que contêm até 13% de cloreto de sódio foram fornecidas a ovelhas por longos períodos sem efeitos deletérios aparentes, embora dietas contendo 10% a 20% e água contendo 1,5% a 2% de cloreto de sódio reduzam de fato o consumo de alimentos. Isso pode ser importante ao tentar reduzir a ingestão de alimentos, mas pode ser uma desvantagem quando ovinos recebem água de poços artesianos que contém água salobra.

Doses tóxicas para intoxicação aguda por cloreto de sódio em suínos, equinos e bovinos são de 2,2 g/kg PC e em ovinos são de 6 g/kg. A toxicidade do sal é significativamente influenciada pela idade e PC do indivíduo. Por exemplo, doses que matam suínos de 6,5 a 10 kg de PC têm pouco efeito sobre suínos de 16 a 20 kg de PC. Concentrações de 1.000 mg de Na/ℓ de água são associadas a problemas crônicos em vacas-leiteiras, incluindo diminuição da produção.[2]

Fatores de risco da propriedade

Águas salobras com frequência contêm uma mistura de sais e aquelas que contêm altos teores de magnésio e flúor podem ser bastante tóxicas. Água que contém 0,2% a 0,5% de cloreto de magésio pode ser associada a diminuição do apetite e diarreia ocasional em ovinos, especialmente se a concentração de cloreto de sódio também for alta, mas água que contém quantidades similares de sulfato de sódio não tem efeito deletério. Variações entre águas de poços incluem diferenças na proporção relativa de radicais ácidos, particularmente sulfatos, carbonatos e cloretos.

Fatores de risco do ambiente

Temperaturas ambientais têm efeito sobre a toxicidade, e os sinais ocorrem no verão em água que contém teores de sal que parecem atóxicos durante o inverno. Recomendações australianas são que a concentração máxima de cloreto de sódio ou sais totais na água de beber não deve exceder 1,3% para ovinos, 1% para bovinos e 0,9% para equinos. Teores recomendados por autoridades da África do Sul e Canadá são muito menores, mas não parece haver qualquer prova de que tais teores baixos de sais totais e individuais são necessários.

Patogênese

Intoxicação aguda

Quando quantidades excessivas de sal são ingeridas, ocorre gastrenterite em razão do efeito irritante da alta concentração de sal. Desidratação e diarreia resultam e são exacerbados pelo aumento da pressão oncótica do conteúdo do trato digestório. O sal é absorvido do trato gastrintestinal e pode ser associado ao envolvimento do SNC.

Intoxicação crônica

Quando o defeito é decorrente da diminuição da água, mais ingestão normal de sal, há acúmulo de íons sódio nos tecidos, incluindo cérebro, no decorrer de um período de muitos dias. Um acúmulo inicial alto de sódio pode inibir a glicólise anaeróbia, evitando o transporte ativo de sódio para fora do compartimento cerebroespinal. Quando a água se torna disponível em quantidades ilimitadas, ela migra para os tecidos para restaurar o equilíbrio água-sal. Isso é associado a edema cerebral agudo e o surgimento de sinais referentes ao aumento súbito da pressão intracraniana. A resposta é a mesma em todas as espécies, mas em suínos há também acúmulo de eosinófilos no tecido nervoso e nas meninges. O íon sódio é aquele que se acumula nos tecidos, e síndromes idênticas são produzidas com propionato de sódio ou sulfato de sódio. Observou-se também que o fornecimento de substâncias solúveis, como ureia, que é excretada inalterada pelos rins, pode ser associada a anidremia e aumento da concentração de íon sódio no tecido cerebral e desenvolvimento de encefalomálacia.

Essa forma de intoxicação por sal é crônica apenas no sentido de que o íon sódio se acumula gradualmente. A síndrome clínica é aguda de modo muito semelhante ao que ocorre na intoxicação crônica por cobre. Existe relação aparente entre essa forma de intoxicação por sal e PEM em todas as espécies.[5,6] Muitos surtos da segunda doença ocorrem em circunstâncias que sugerem intoxicação crônica por sal. Ovinos se adaptam à alta ingestão contínua de sal (até 1,3% de cloreto de sódio na água de beber) por alterações significativas no número da microflora do rúmen, mas isso normalmente não é acompanhado por qualquer alteração na atividade metabólica total. O mesmo nível de ingestão em ovinos é associado a alguma mortalidade; diarreia crônica, diminuição da fertilidade, ganho de peso e crescimento da lã.

Achados clínicos

Intoxicação subclínica por sal

Menores teores de ingestão podem suprimir a ingestão de alimentos e crescimento sem sinais clínicos acentuados. Isso ocorre em novilhas que bebem água que contém 1,75% de cloreto de sódio; os animais apenas mantêm o peso em concentrações de 1,5% e apresentam ganho de peso subótimo em águas que contêm 1,25% de cloreto de sódio. A água de beber que contém 0,25% de sal reduz significativamente a produção de leite de vacas de alta produção.

Intoxicação aguda por sal

Com doses altas, ocorrem vômito, diarreia com muco nas fezes, dor abdominal e anorexia. A síndrome mais comum, que ocorre 1 a 2 dias após a ingestão, inclui opistótono, nistagmo, tremores, cegueira, paresia e emboletamento.[7] Pode haver secreção nasal e poliúria. Um período de decúbito com convulsões se segue e os animais acometidos morrem em 24 h após o início dos sinais clínicos. Ovinos apresentam sinais similares. Em suínos, os sinais incluem fraqueza e prostração, tremores musculares, convulsões clônicas, coma e morte após um curso de aproximadamente 48 h.

Intoxicação subaguda

Essa síndrome em bovinos e ovinos que bebem água salobra inclui depressão do apetite, sede, vocalização constante, especialmente em bezerros; perda de PC, desidratação, hipotermia, fraqueza e ocasionalmente diarreia. Incoordenação, colapso e convulsões tetânicas com espuma na boca e narinas podem ocorrer se os animais forem forçados a se exercitar. Acetonemia pode ser uma complicação em vacas em lactação.

Intoxicação crônica por sal

Ocorre com mais frequência em suínos. Falta de apetite, constipação intestinal, sede, inquietação e prurido ocorrem 2 a 4 dias após a exposição. Uma síndrome neurológica característica ocorre após 12 a 24 h. Inicialmente, há cegueira e surdez aparentes, e o suíno permanece alheio a estímulos normais e anda desorientado, batendo em objetos e pressionando a cabeça contra obstáculos. Pode haver andar em círculos ou pivotamento de um membro torácico. A recuperação pode ocorrer nesse estágio ou convulsões epileptiformes começam a ocorrer, recidivando a intervalos acentuadamente constantes, normalmente de 7 min, acompanhados por tremores do focinho e pescoço. Contrações clônicas dos músculos do pescoço podem ser associadas a opistótono até que a cabeça esteja quase vertical, fazendo o suíno andar para trás e assumir posição de cão sentado. Isso pode ser seguido por convulsões clônicas em decúbito lateral, com movimentos de mastigação salivação e dispneia. Morte pode ocorrer em razão da insuficiência respiratória ou o suíno relaxa até um estado de coma por alguns momentos, revive e caminha desorientado até que o próximo episódio ocorra. O pulso e temperatura são normais, exceto em suínos que estão convulsionando, nos quais ambos os parâmetros estão aumentados.

Patologia clínica

Concentrações séricas de sódio estão elevadas acima dos teores normais (135 a 145 mmol/ℓ) ou para aproximadamente 160/170 a 210 mmol/ℓ.[1,8] Eosinopenia também é evidente nesse estágio e o retorno aos teores normais geralmente indica recuperação. Em bovinos, as mesmas mudanças ocorrem, mas não há eosinopenia. Concentração de sódio no LCE excede a concentração sérica de sódio.

Achados de necropsia

Na intoxicação aguda por sódio em bovinos, há congestão acentuada da mucosa do omaso e abomaso. As fezes estão líquidas e escuras. Animais que sobrevivem por muitos dias apresentam hidropericárdio e edema dos músculos esqueléticos. Gastrenterite pode ser evidente em alguns suínos intoxicados com doses grandes de sal, mas na intoxicação crônica não há lesões macroscópicas. Histologicamente, as lesões neurológicas de intoxicação aguda são restritas à expansão dos espaços perivasculares no cérebro. Em contrapartida, as alterações microscópicas na intoxicação por sal crônica em suínos são bastante diagnósticas. A expansão dos espaços perivasculares típica de edema cerebral agudo é acompanhada por meningite caracterizada por grande número de eosinófilos, que se estendem ao longo dos espaços de Virchow-Robin para tecido cerebral. Em suínos que sobrevivem, pode haver PEM residual, especialmente no córtex cerebral. Estimativas químicas da quantidade de sódio e cloreto nos tecidos, especialmente no cérebro, pode ser de valor diagnóstico. Teores cerebrais de sódio que excedem 1.800 ppm são considerados diagnósticos em bovinos e suínos.[2]

Amostras para confirmação do diagnóstico

- Toxicologia: 50 g de fígado, músculo esquelético, cérebro, LCE, humor vítreo ou aquoso, alimento, água (ensaio para concentração de sódio)
- Histologia: metade do cérebro cortado sagitalmente fixado em formol (MO).

> **Diagnósticos diferenciais**
> - Meningoencefalite bacteriana
> - Edema intestinal em suínos de crescimento rápido
> - Doença do coração de amora em suínos mais velhos
> - Polioencefalomalácia
> - Pseudorraiva
> - Encefalomielite viral.

Tratamento

O tratamento tanto da intoxicação aguda quanto crônica por sal é a remoção imediata de alimentos e água tóxicos.[8] Tratamentos adicionais envolvem a correção da hipernatremia e da hiperosmolalidade sérica.

Intoxicação aguda

Se os animais não apresentaram ainda sinais clínicos, permitir acesso à água e monitorar de perto por muitos dias. Naqueles animais que apresentam início agudo de sinais clínicos (menos de 12 a 24 h), a concentração sérica de sódio pode ser reduzida em 1 mmol/ℓ/h.[8] Fluidoterapia intravenosa de escolha inclui dextrose 5% em água ou cloreto de sódio 0,45% em animais bem hidratados e cloreto de sódio 0,9% ou um cristaloide isotônico em animais hipovolêmicos.[1,8]

Intoxicação crônica

Inicialmente, o acesso à água doce deve ser restrito a pequenas quantidades em intervalos frequentes; acesso ilimitado tem sido associado ao aumento súbito no número de animais afetados. Em casos avançados, os animais podem ser incapazes de beber e pode ser necessário administrar a água por sonda gástrica. Os teores séricos de sódio nesses animais com intoxicação de muitos dias de duração ou naqueles com duração desconhecida da hipernatremia devem ser reduzidos em não mais do que 0,5 mmol/ℓ/h.[8] Os fluidos de escolha novamente dependem de se o animal está desidratado ou bem hidratado.

Se possível, as concentrações séricas de sódio devem ser mensuradas e a seguinte fórmula deve ser usada para calcular o déficit de água livre:

$$\text{Déficit de água livre } (\ell) = 0{,}6 \times PC\,(kg) \times ([\text{concentração sérica atual de sódio/valor de referência da concentração sérica de sódio}] - 1)$$

Não mais do que 50% do deficit de água livre devem ser respostos nas primeiras 24 h, e o restante reposto no decorrer das 24 a 48 h subsequentes.

O tratamento de suporte inclui protetores gastrintestinais, diuréticos para edema pulmonar e manitol ou salina hipertônica para reduzir o edema cerebral, caso ele ocorra.

Controle

Tanto o sal quanto a água devem estar livremente disponíveis a todo momento. A água de beber para todas as classes de animais de produção não deve conter mais do que 0,5% de cloreto de sódio ou sais totais. A água que contém alta concentração de flúor ou magnésio é particularmente perigosa para animais de produção e deve ser evitada. Em locais com clima frio, o acesso à água deve ser monitorado diariamente. Dietas fornecidas a suínos não devem conter mais do que 1% de sal. A forma de fornecimento de soro láctero para suínos (com ingestão mínima de água) torna a prevenção difícil, a não ser que seja possível manter o soro láctero livre de sal já na fábrica de queijos.

LEITURA COMPLEMENTAR

Radostits O, et al. Sodium chloride poisoning. In: Veterinary Medicine: A Textbook of the Disease of Cattle, Horses, Sheep, Goats and Pigs. 10th ed. London: W.B. Saunders; 2007:1824.
Senturk S, Huseyin C. Salt poisoning in beef cattle. Vet Hum Toxicol. 2004;46:26-27.
Weeth HJ, Haverland LH. Tolerance of growing cattle for drinking water containing sodium chloride. J Anim Sci. 1961;20:518-521.

REFERÊNCIAS BIBLIOGRÁFICAS

1. Goldkamp C, et al. Comp Contin Educ Vet. 2007; 29:140.
2. Morgan SE. Vet Clin North Am Food Animal Pract. 2011;27:286.
3. Ollivett TL, et al. J Vet Intern Med. 2013;27:592.
4. Heydarpour F, et al. Toxicol Environ Chem. 2008; 90:1115.
5. de Sant'Ana FJF, et al. Braz J Vet Pathol. 2010;3:70.
6. Macri SM, et al. Vet Pathol Online. 2013; 0300985813498782.
7. Heydarpour F, et al. Toxicol Environ Chem. 2008; 90:1035.
8. Abutarbus SM, et al. Can Vet J. 2007;48:184.

Deficiência de vitamina A (hipovitaminose A)

A deficiência de vitamina A pode ser causada por suprimento insuficiente de vitamina na ração ou sua absorção deficiente do sistema digestório. Em animais jovens, as manifestações da deficiência são principalmente de compressão do cérebro e medula espinal. Em animais adultos, a síndrome é caracterizada por cegueira noturna, queratinização corneal, pitiríase, defeitos nos cascos, perda de peso e infertilidade. Defeitos congênitos são comuns nos filhotes de animais que apresentam deficiência. A vitamina A também pode prover efeito protetor contra muitos agentes infecciosos e incrementar muitos aspectos do sistema imune.

> **Sinopse**
> - Etiologia: deficiência dietética de vitamina A ou seus precursores
> - Epidemiologia: deficiência primária de vitamina A em animais alimentados com dietas deficientes em vitamina A ou seus precursores. Comum em bovinos que pastejam em áreas secas por longos períodos. Ocorre quando animais que são alimentados em cocho não recebem suplementação com vitamina A
> - Achados clínicos:
>   - Bovinos: cegueira norturna. Perda de peso corporal. Convulsões seguidas por recuperação. Episódios de síncope. Cegueira permanente com pupilas dilatadas e edema de disco óptico
>   - Suínos: Convulsões, paralisia de membros pélvicos, defeitos congênitos
> - Patologia clínica: baixos teores de vitamina A plasmática
> - Lesões: metaplasia escamosa de ductos interlobulares das glândulas parótidas. Compressão dos tratos do nervo óptico e raízes dos nervos espinais. Degeneração dos testículos
> - Confirmação do diagnóstico: baixos teores plasmáticos de vitamina A e metaplasia escamosa dos ductos interlobulares das glândulas parótidas
> - Lista de diagnósticos diferenciais:
>   - Bovinos:
>   - Polioencefalomalácia
>   - Tetania hipomagnesêmica
>   - Intoxicação por chumbo
>   - Raiva
>   - Meningoencefalite
>   - Cegueira periférica causada por oftalmite bilateral
>   - Suínos:
>   - Intoxicação por sal
>   - Pseudorraiva
>   - Encefalomielite viral
>   - Compressão de medula espinal causada por abscesso de corpo vertebral
> - Tratamento: injeções de vitamina A
> - Controle: fornecer dietas com teor adequado de caroteno. Suplementar a dieta com vitamina A. Injeções parenterais de vitamina A em momentos estratégicos.

Etiologia

A deficiência de vitamina A pode ser uma enfermidade primária, causada por deficiência absoluta de vitamina A ou seu precursor caroteno na dieta, ou uma doença secundária, na qual o suprimento dietético de vitamina ou seus precursores é adequado, mas sua digestão, absorção ou metabolismo sofrem interferência, produzindo deficiência a nível tecidual.

Epidemiologia
Deficiência primária de vitamina A
Tem grande importância econômica em grupos de animais jovens em crescimento a pasto ou alimentados com dietas deficientes na vitamina ou seus precursores. No Reino Unido, a deficiência primária de vitamina A ocorre em bovinos estabulados que recebem ração com pouca ou nenhuma forragem verde. Animais a pasto recebem suprimento adequado de vitamina, exceto durante secas prolongadas, mas os animais confinados que recebem rações preparadas podem ser deficientes se não forem adequadamente suplementados. Por exemplo, uma dieta à base de polpa de beterraba seca, concentrado e feno de baixa qualidade pode resultar em hipovitaminose A em bovinos de corte confinados.

Ruminantes a pasto
Deficiência primária de vitamina A ocorre em bovinos de corte e ovinos em pastos secos durante períodos de seca. A deficiência clínica de vitamina A nem sempre ocorre sob essas condições, uma vez que o armazenamento hepático normalmente é bom e o período de privação não é suficientemente longo para que essas reservas cheguem a níveis criticamente baixos. Ovinos jovens mantidos em pastagens secas podem sofrer depleção grave das reservas de vitamina em 5 a 8 meses, mas o crescimento normal é mantido por 1 ano, período no qual alguns sinais clínicos se desenvolvem. Ovinos adultos podem apresentar dieta deficiente por 18 meses antes que as reservas hepáticas sejam exauridas e a doença se torne evidente. Bovinos podem subexistir em dietas naturalmente deficientes por 5 a 18 meses antes que os sinais clínicos apareçam. Entretanto, durante o período de seca anual (outubro a junho), rebanhos de bovinos, ovinos e caprinos na região do Sahel da África Ocidental são manejados em pastagens secas e plantas com alto teor de lignina, que falham em fornecer teores adequados de proteína bruta e vitamina A. Essas condições abaixo do padrão resultam em deficiência de vitamina A caracterizada por cegueira noturna, xeroftalmia, retardo da taxa de crescimento, falhas reprodutivas e aumento da mortalidade. Os pastores associam a cura da cegueira noturna ao consumo de vegetação verde e irão levar os rebanhos propositalmente para locais com vegetação verde, quando disponíveis. Determinados grupos étnicos de pastores dependem do leite de ruminantes como sua principal fonte de vitamina A, e a cegueira noturna em mulheres gestantes e que estão amamentando, bem como em crianças pequenas aparece após o início da cegueira noturna em seus bovinos e ovinos durante a metade final da estação de seca. Portanto, o aumento dos teores de vitamina A no leite de vacas pode mitigar os sinais clínicos decorrentes da deficiência em famílias de pastores.

A deficiência primária de vitamina A ainda é relativamente comum em bovinos de corte que dependem das pastagens e forragens como principal porção de sua dieta. Bezerros de corte que saem de pastos secos do verão aos 6 a 8 meses de idade normalmente apresentam deficiência marginal.

Deficiência materna
Deficiência materna de vitamina A pode resultar em surtos de hipovitaminose A congênita em rebanhos de bezerros. Em uma ocasião, mais de 240 novilhas receberam ração deficiente em vitamina A, das quais 89 bezerros foram natimortos e 47 nasceram vivos, mas apresentaram cegueira e fraqueza, e morreram em 1 a 3 dias.

Cegueira com pupilas dilatadas, nistagmo, fraqueza e incoordenação eram característicos. Em outra ocorrência no Reino Unido, 25% dos bezerros que nasceram de novilhas que apresentavam deficiência de vitamina A apresentavam anormalidades oculares.

O estado da mãe é refletido no estado do feto apenas em determinadas circunstâncias, uma vez que o caroteno, como presente nos alimentos verdes, não passa através da barreira placentária, e a alta ingestão de pastagens verdes antes do parto não aumenta as reservas hepáticas de vitamina A nos bezerros, cordeiros ou cabritos neonatos e aumenta apenas de forma limitada em leitões. Entretanto, a vitamina A na forma de éster, como ocorre em óleo de peixe, passará pela barreira placentária em vacas. O fornecimento desses óleos, ou a administração parenteral de vitamina A injetável antes do parto irá causar aumento nas reservas de vitamina no fígado do feto. O fornecimento de caroteno antes do parto e a forma alcoólica da vitamina, entretanto, causam aumento do teor de vitamina A no colostro. Animais jovens dependem do colostro da mãe para suas necessidades iniciais da vitamina, que sempre são maiores no colostro e retornam a teores normais em poucos dias após o parto. Suínos desmamados muito precocemente com 2 a 4 semanas podem requerer suplementação especial. Vacas de corte prenhes confinadas durante o inverno e alimentadas com forragem de baixa qualidade normalmente precisam de suplementação com vitamina A pelos meses de inverno para assegurar o desenvolvimento normal do feto e suprimento adequado de vitamina no colostro ao parto.

Suplementos adequados
A adição de suplementos de vitamina A nas dietas pode não ser sempre suficiente para evitar a deficiência. Caroteno e vitamina A são imediatamente oxidados, particularmente na presença de ácidos graxos não saturados. Preparações oleosas, portanto, são menos satisfatórias do que preparações aquosas, particularmente se o alimento for armazenado por um longo período de tempo. A peletização dos alimentos também pode causar perda acentuada de até 32% da vitamina A no alimento original. Calor, luz e misturas minerais são conhecidas por aumentarem a taxa de destruição dos suplementos de vitamina A em rações comerciais. Em um estudo, 47 a 92% da vitamina A em muitos suplementos minerais eram destruídos após 1 semana de exposição a microminerais, alta umidade relativa, luz do sol e temperaturas quentes.

Bovinos confinados
A doença ainda ocorre em bovinos confinados em algumas regiões da América do Norte, quando esses animais são alimentados com rações com baixo teor de caroteno ou vitamina A por um período de muitos meses. O início dos sinais clínicos em bovinos de corte confinados e em crescimento tipicamente é visto em 6 a 12 meses após o fornecimento de dieta deficiente em caroteno ou vitamina A. Pequenos lotes de confinamento podem alimentar seus bovinos com grãos de cereais, como cevada e palha de cevada sem suplementação de vitaminas, ou com suplementação inadequada. Grãos, com exceção de milho amarelo, contêm quantidade ínfima de caroteno, e feno de cereais com frequência é uma fonte pobre. Qualquer feno cortado tardiamente, encharcado pela chuva, seco ao sol ou armazenado por longos períodos perde grande parte do seu caroteno. A concentração de caroteno no milho amarelo também se deteriora com o armazenamento prolongado. Ademais, sob condições que ainda não são completamente compreendidas, a conversão do caroteno presente em alimentos como silagem por ruminantes pode ser muito menos completa do que se acreditava anteriormente.

Em bovinos confinados, a doença é mais comum em novilhos alimentados com a mesma ração que novilhas que podem permanecer clinicamente normais. Sugeriu-se que dimorfismo sexual pode ser causado pela produção de vitamina A pelo corpo lúteo de novilhas.

Suínos
Suínos jovens em dietas deficientes podem apresentar sinais após muitos meses, mas como em outros animais, o período de tempo necessário antes que os sinais surjam é determinado, em grande parte, pelo estado antes do início da depleção. Como regra geral, pode-se prever que os sinais irão aparecer em suínos que recebem dietas deficientes por 4 a 5 meses; variações desses períodos provavelmente são causadas por variações no estato de vitamina A do animal quando a dieta deficiente foi introduzida. Defeitos congênitos ocorrem em ninhadas de porcas deficientes, mas a incidência é maior em marrãs na primeira ninhada do que em porcas mais velhas. Presume-se que as reservas hepáticas de vitamina A em porcas mais velhas não sejam esgotadas tão rapidamente quanto em suínos mais jovens. O fornecimento de amido

de milho sem suplementação pode resultar em defeitos congênitos em ninhadas e paralisia em suínos adultos.

Equinos

Equinos adultos podem permanecer clinicamente normais por períodos tão longos quanto 3 anos em dietas deficientes.

Deficiência secundária de vitamina A

Deficiência secundária de vitamina A pode ocorrer em casos de doença hepática ou intestinal crônicas, uma vez que grande parte da conversão de caroteno em vitamina A ocorre no epitélio intestinal e o fígado é o principal local de armazenamento da vitamina. Naftlenos altamente clorados interferem na conversão de caroteno em vitamina A, e animais intoxicados com essas substâncias têm estado de vitamina A muito baixo. A ingestão de fósforo inorgânico também afeta as reservas de vitamina A; dietas com baixo teor de fósforo facilitam o armazenamento da vitamina. Isso pode ter efeito poupador das necessidades de vitamina A durante períodos de seca, quando a ingestão de fósforo é baixa, e exacerbam o efeito em bovinos estabulados que recebem dieta com alto teor de grãos. Entretanto, a deficiência de fósforo pode diminuir a eficiência da conversão do caroteno. Vitaminas C e E ajudam a evitar a perda de vitamina A em alimentos e durante a digestão. Fatores adicionais, que podem aumentar as necessidades de vitamina A, incluem alta temperatura ambiental e alto teor de nitratos na dieta, que reduz a conversão do caroteno a vitamina A, bem como alta taxa de grãos. Tanto o baixo estado de vitamina A do animal quanto os altos teores de caroteno podem diminuir a biopotência do caroteno ingerido.

A ingestão contínua de óleo mineral, que pode ocorrer quando o óleo é usado como preventivo contra timpanismo em bovinos, pode causar depressão do teor plasmático de caroteno e ésteres de vitamina A, bem como de caroteno na gordura tamponante. Efeitos deletérios em bovinos são improváveis sob condições nas quais ele é usado ordinariamente em razão do período curto pelo qual o óleo é administrado e a alta ingestão de vitamina A e caroteno.

Patogênese

A vitamina A é essencial para a regeneração dos basonetes para a visão com baixa luminosidade, para o crescimento ósseo normal e para a manutenção de tecidos epiteliais normais. A privação de vitamina A produz efeitos amplamente atribuídos ao distúrbio dessas funções. Os mesmos tecidos são afetados em todas as espécies. Entretanto, há diferença nas respostas de tecidos e órgãos nas diferentes espécies, e sinais clínicos específicos podem ocorrer em estágios diferentes do desenvolvimento da doença. Os principais efeitos fisiopatológicos da vitamina A estão listados a seguir.

Visão noturna e anormalidades oculares

A capacidade de enxergar em baixa luminosidade é reduzida em razão da interferência na regeneração dos bastonetes. Anormalidades oculares ocorrem em razão do transtorno no desenvolvimento ocular, retiniano e do nervo óptico a partir do meio da gestação em diante.[1]

Pressão do líquido cerebroespinal

Um aumento na pressão do LCE é uma das primeiras anormalidades que ocorrem na hipovitaminose A em bezerros. Esse é um indicador mais sensível do que as alterações oculares e, nos bezerros, ela ocorre quando a ingestão de vitamina A é aproximadamente duas vezes a necessária para evitar a cegueira noturna. O aumento na pressão do LCE é causado pelo prejuízo à absorção de LCE pela menor permeabilidade tecidual das vilosidades aracnoides e espessamento da matriz do tecido conjuntivo da dura-máter cerebral. O aumento da pressão do LCE é responsável pela síncope e convulsões, que ocorrem em bezerros nos estágios inciais de deficiência de vitamina A. Síncope e convulsões podem ocorrer espontaneamente ou ser precipitadas por excitação e exercício. Sugeriu-se que a pressão do LCE está aumentada em bezerros com deficiência subclínica, e que exercícios aumentam ainda mais a pressão do LCE para níveis convulsivos.

Crescimento ósseo

A vitamina A é necessária para manter a posição e atividade normais dos osteoblastos e osteoclastos. Quando a deficiência ocorre, não há retardo do crescimento do osso endocondral, mas há incoordenação do crescimento ósseo na sua modelação, especialmente na moldura mais fina dos ossos, que não ocorre normalmente. Na maioria das localizações, isso tem pouco efeito, mas pode causar lesões graves ao sistema nervoso. A ocupação excessiva da cavidade craniana ocorre, resultando em distorção e herniação do cérebro e aumento da pressão do LCE até quatro a seis vezes o normal. Os sinais neurológicos característicos de deficiência de vitamina A incluindo papiledema, incoordenação e síncope, ocorrem na sequência. Compressão, torção e alongamento dos nervos cranianos e herniação do cerebelo para dentro do forame magno, causando fraqueza e ataxia e da medula espinal para dentro dos forames intervertebrais resultam em lesões às raízes nervosas e sinais que localizam a lesão referentes a nervos periféricos individuais. Paralisia facial e cegueira causadas por constrição do nervo óptico são exemplos típicos desse último fenômeno. O efeito do excesso de vitamina A sobre o desenvolvimento ósseo e sua interferência com a vitamina D são discutidos em outro local. Suspeitou-se que nanismo em um grupo de suínos poderia ter sido causado por intoxicação por vitamina A.

Tecidos epiteliais

A deficiência de vitamina A leva à atrofia de todas as células epiteliais, mas os efeitos importantes são limitados àqueles tipos com funções secretórias bem como de revestimento. As células secretórias não têm a capacidade de se dividir e desenvolver a partir do epitélio basal indiferenciado. Na deficiência de vitamina A, essas células secretoras são gradualmente substituídas por células estratificadas queratinizadas comuns em tecidos não secretores. Essa substituição do epitélio secretor por epitélio queratinizado ocorre principalmente nas glândulas salivares, trato urogenital (incluindo placenta, mas não ovários ou túbulos renais), e glândulas perioculares e dentes (desaparecimento dos odontoblastos do órgão do esmalte). A secreção de tiroxina é acentuadamente reduzida. A mucosa do estômago não é acentuadamente afetada. Essas alterações no epitélio levam a sinais clínicos de degeneração placentária, xeroftalmia e alterações de córnea.

A deficiência experimental de vitamina A em cordeiros resulta em alterações do epitélio do intestino delgado caracterizadas por degeneração vesicular microvilar e ruptura do endotélio capilar. Não ocorre diarreia.

Desenvolvimento embriológico

A vitamina A é essencial para a formação de órgãos durante o crescimento do feto. Múltiplos defeitos congênitos ocorrem em suínos e ratos e hidrocefalia congênita em coelhos cujas mães recebem dietas deficientes em vitamina A. Em suínos, a administração de vitamina a porcas com depleção antes do 17º dia de gestação evitou o desenvolvimento de lesões oculares, mas a administração no 18º dia falhou em fazê-lo. A deficiência materna de vitamina A em bovinos pode resultar em hipovitaminose A congênita em bezerros, caracterizada por cegueira com pupilas dilatadas, nistagmo, fraqueza e incoordenação. Constrição do canal óptico com espessamento da dura-máter resulta em necrose isquêmica do nervo óptico e edema do disco óptico resultando em cegueira. Displasia retiniana também ocorre.

Também ocorrem espessamento dos ossos occipital e basisfenoide e formação de domo nos ossos frontal e parietal com compressão do cérebro. Dilatação dos ventrículos laterais pode estar presente e é associada a aumento da pressão do LCE.

Mecanismos imunes

Os efeitos da vitamina A e do betacaroteno sobre os mecanismos de defesa do hospedeiro foram incertos e controversos por muitos anos. Alguns pesquisadores afirmam que a incidência e a gravidade de infecções bacterianas, virais, riquetsiais e parasitárias é maior em animais com deficiência de vitamina A. É possível que a vitamina

A e o betacaroteno ofereçam proteção contra infecções por meio da influência em mecanismos de defesa tanto específicos quanto inespecíficos. O efeito protetor da vitamina A pode ser mediado pela melhora da função de polimorfonucleares neutrófilos, mas esse efeito também é influenciado pelo estado fisiológico de animais como vacas-leiteiras em lactação. Experimentalmente, a deficiência grave de vitamina A em cordeiros é associada a alterações na função imune, mas o mecanismo exato não é conhecido.

Achados clínicos

Síndromes similares ocorrem em todas as espécies, mas em razão de diferenças entre espécies na resposta tecidual e de órgãos, algumas variações são observadas. Os principais sinais clínicos são apresentados a seguir.

Cegueira noturna

A incapacidade de enxergar em baixa luminosidade (crepúsculo ou luz da lua) é o sinal mais precoce em todas as espécies, exceto suínos, nos quais ela não é evidente até que os teores plasmáticos de vitamina A estejam muito baixos. Esse é um sinal diagnóstico importante.

Xeroftalmia

A xeroftalmia verdadeira, com espessamento e opacidade da córnea, ocorre apenas nos bezerros. Em outras espécies, há uma secreção seromucosa em ambos os olhos, seguido por queratinização, opacidade e algumas vezes ulceração e fotofobia.

Anormalidades oculares

Uma ampla variedade de deformidades oculares, incluindo formação de catarata, luxação da lente, microftalmia e diminuição do tamanho da cabeça do nervo óptico ocorreram em bezerros com baixa concentração sérica de vitamina A e E (Figura 14.14).[1] A concentração média de vitamina A foi de 0,47 µmol/ℓ (intervalo de referência de 0,87 a 1,75 µmol/ℓ) e a concentração média de vitamina E foi de 2,28 µmol/ℓ (intervalo de referência 3 a 18 µmol/ℓ).

Alterações na pele

Uma pelagem seca e grosseira com aparência arrepiada e quebra das extremidades das cerdas em suínos é característica, mas a queratinização excessiva, como ocorre em bovinos intoxicados por naftalenos clorados, não ocorre sob condições naturais de deficiência de vitamina A. Depósitos intensos de descamação semelhante a aveia na pele são vistos em bovinos acometidos. Doenças de pele ocorrem em bezerros Angus (cerca de 8 meses de idade) com deficiência de vitamina A e são caracterizadas por alopecia, ortoqueratose epidérmica

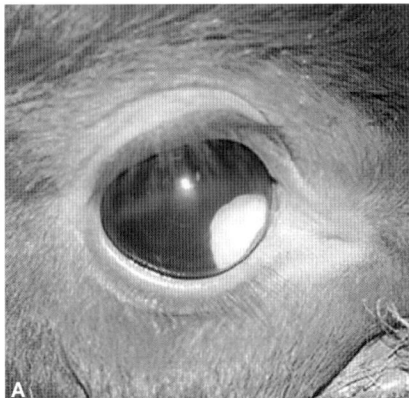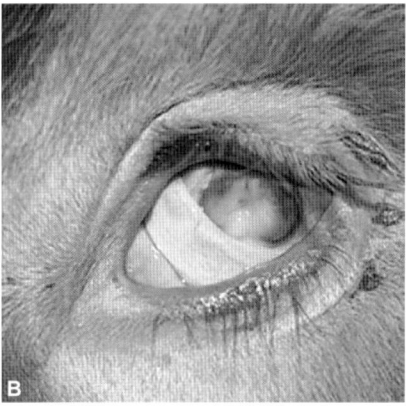

Figura 14.14 Deslocamento da lente (**A**) e ruptura ocular (**B**) em bezerros Simental com hipovitaminose A. Reproduzida, com autorização, de Anon. Vet Rec 2014;174:244. (Esta figura encontra-se reproduzida em cores no Encarte.)

e folicular intensas e acantose. Os animais acometidos responderam à suplementação com vitamina A.[2]

Cascos secos e com descamação com múltiplas rachaduras verticais são outra manifestação de alterações de pele e particularmente notáveis em equinos.

Dermatite seborreica pode ser observada em suínos deficientes, mas não é específica da deficiência de vitamina A.

Peso corporal

Sob condições naturais, é improvável que ocorra uma simples deficiência de vitamina A, e a emaciação normalmente atribuída à deficiência de vitamina A pode ser amplamente causada por múltiplas deficiências de proteínas e energia. Embora inapetência, fraqueza, retardo no crescimento e emaciação ocorram sob condições experimentais de deficiência grave, em surtos de campo, sinais clínicos graves de deficiência de vitamina A são vistos com frequência em animais em boa condição. Experimentalmente, ovinos mantêm seu PC sob condições extremas de deficiência e com concentrações plasmáticas de vitamina A muito baixas.

Eficiência reprodutiva

Perda de função reprodutiva é uma das principais causas de perdas na deficiência de vitamina A. Tanto machos quanto fêmeas são afetados. Nos machos, a libido é mantida, mas um grau de degeneração do epitélio germinativo dos túbulos seminíferos causa redução no número de espermatozoides móveis normais produzidos. Em carneiros jovens, os testículos podem ser visivelmente menores que o normal. Em fêmeas, normalmente não há interferência sobre a concepção, mas degeneração placentária leva a aborto e nascimento de animais jovens fracos. Retenção placentária é comum.

Ovelhas leiteiras que recebem dietas deficientes em vitamina A têm maior contagem de células somáticas, possivelmente indicando predisposição à mastite em animais com hipovitaminose A.[3]

Sinais neurológicos

Sinais relacionados à lesão do sistema nervoso incluem:

- *Paralisia* dos músculos esqueléticos causada por lesão das raízes dos nervos periféricos
- *Encefalopatia* causada por aumento da pressão intracraniana
- *Cegueira* causada por constrição do canal do nervo óptico.

Esses defeitos ocorrem em qualquer idade, mas são mais comuns em animais jovens e em crescimento; eles foram observados em todas as espécies, exceto equinos.

Paralisia

A forma paralítica se manifesta por anormalidades da marcha causadas por fraqueza e incoordenação. Os membros pélvicos normalmente são afetados primeiro, e os membros torácicos depois. Em suínos, pode haver rigidez dos membros, inicialmente com marcha enrijecida ou flacidez, embolamento e membros pélvicos flácidos. Paralisia completa de membros ocorre na fase terminal.

Convulsões

Encefalopatia, associada a aumento da pressão de LCE, manifesta-se por convulsões, que são comuns em bezerros de corte com 6 a 8 meses, normalmente após a remoção de pastagens secas de verão no momento do desmame. Espontaneamente, ou após exercício ou manejo, os bezerros acometidos irão entrar em colapso (síncope) e durante decúbito lateral, uma convulsão tônico-clônica irá ocorrer, durando 10 a 30 s. A morte pode ocorrer durante o episódio convulsivo, ou o animal irá sobreviver a convulsão e ficar deitado quieto por muitos minutos, como se estivesse paralisado, antes que outra convulsão possa ocorrer. Os bezerros acometidos normalmente não estão cegos e o reflexo de ameaça pode ser ligeiramente prejudicado ou hiperativo. Alguns bezerros apresentam hiperestesia ao toque e sons. Durante a convulsão, normalmente há ventroflexão da cabeça e pescoço, algumas vezes opistótono e, normalmente, fechamento tetânico das pálpebras e retração dos globos oculares. Ocorreram surtos dessa forma de hipovitaminose A em bezerros, e a taxa de letalidade pode chegar a 25%. O prognóstico geralmente é excelente; o tratamento resultará em cura em 48 h, mas as convulsões podem continuar por até 48 h após o tratamento.

Convulsões e morte agudas atribuídas à hipovitaminose A e D ocorreram em suínos confinados que recebiam trigo vermelho moído e leite integral e eram alojados em galpões sem aceso à luz do sol. Letargia, inapetência, diarreia, vômito e progressão para convulsões eram característicos.

Cegueira

A forma ocular de hipovitaminose A normalmente ocorre em bovinos jovens (12 a 18 meses de idade) e até 2 a 3 anos de idade. Esses animais normalmente vêm recebendo dieta marginalmente deficiente por muitos meses. Cegueira noturna pode ou não ter sido notada pelo proprietário. Os bovinos normalmente foram alimentados e alojados por longos períodos em locais com os quais estão familiarizados e os sinais clínicos de cegueira noturna podem ter sido súbitos e não perceptíveis. Um algoritomo de computador para o uso das respostas ao reflexo pupilar à luz para detectar bovinos com perda visual incipiente ou prejuízo brando da visão causado por hipovitaminose A não foi efetivo para detectar bovinos acometidos.[4] O primeiro sinal da forma ocular é a cegueira nos dois olhos durante a luz do dia. Ambas as *pupilas* estão *amplamente dilatadas e fixas* e não irão responder à luz. Edema de disco óptico pode ser proeminente e pode haver alguma perda das cores normalmente brilhantes do *tapetum*. Graus variados de descolamento periférico de retina peripapilar, hemorragias retinianas papilares e peripapilares e ruptura do epitélio pigmentado da retina também podem estar presentes. A *resposta de ameaça* em geral está totalmente ausente, mas os *reflexos palpebral e corneal* estão presentes. O animal está alerta ao seu ambiente e normalmente bebe e come, a não ser que seja colocado em um ambiente com o qual não esteja familiarizado. A pressão do LCE está aumentada nesses animais, mas não tão alta quanto em bezerros descritos anteriormente. Convulsões podem ocorrer nesses bovinos se eles forem forçados a caminhar e se colocados em veículos de transporte. O prognóstico para a forma ocular com cegueira é desfavorável e os tratamentos são inefetivos em razão da degeneração dos nervos ópticos. Exoftalmia e lacrimejamento excessivo estão presentes em alguns casos.

Defeitos congênitos

Observados em leitões e bezerros. Em leitões, ausência completa dos olhos (*anoftalmia*) ou olhos pequenos (*microftalmia*), fechamento incompleto da fissura óptica fetal, alterações degenerativas na lente e retina e proliferação anormal do tecido mesequimal à frente e atrás da lente são alguns dos defeitos encontrados.

Anormalidades oculares em bezerros neonatos filhos de novilhas deficientes em vitamina A incluíram dermoide corneal, microftalmia, afaquia (ausência de lente) e, em alguns casos, os dois olhos cobertos por pele com pelos.[5] Defeitos cardíacos, incluindo defeito de septo ventricular e transposição da aorta, são relatados em um número limitado de casos de bezerros com hipovitaminose A, mas sua relação não é clara.[5]

Outros defeitos congênitos atribuídos à deficiência de vitamina A em suínos incluem fenda palatina e lábio leporino, orelhas acessórias, membros pélvicos malformados, cistos subcutâneos, posicionamento anormal dos rins, defeitos cardíacos, hérnia diafragmática, aplasia da genitália, hidrocefalia interna, herniações de medula espinal e edema generalizado. Suínos acometidos podem ser natimortos ou fracos e incapazes de permanecer em posição quadrupedal, ou podem ser bastante ativos. Leitões fracos ficam em decúbito lateral, fazem movimentos de pedalagem com seus membros e vocalizam de forma lamuriosa.

Outras doenças

A maior suscetibilidade à infecção com frequência é atribuída à deficiência de vitamina A. A eficácia do colostro como preventivo contra diarreia em bezerros foi originalmente atribuída à sua concentração de vitamina A, mas a alta concentração de anticorpos do colostro é mais importante.

Anasarca

Edema dos membros e peito foi associado à deficiência de vitamina A em bovinos confinados, especialmente novilhos. A patogênese não é bem compreendida. O edema pode ser extenso, incluir todos os quatro membros, parede corporal ventral e se estender até o escroto. Novilhas não são afetadas.

Patologia clínica

Vitamina A plasmática

Os teores de vitamina A no plasma são usados extensivamente no diagnóstico de trabalhos experimentais. Concentrações plasmáticas de 20 µg/dℓ são a concentração mínima adequada de vitamina A. Papiledema é um sinal precoce de deficiência de vitamina A que se desenvolve antes da nictalopia e em concentrações plasmáticas abaixo de 18 µg/dℓ. Concentrações séricas normais de vitamina A em bovinos variam de 25 a 60 µg/dℓ. Em suínos, teores de 11,0 µg/dℓ foram relatados em casos clínicos, com concentrações normais de 23 a 29 µg/dℓ. Na deficiência experimental de vitamina A em cordeiros, teores séricos declinaram para 6,8 µg/dℓ (cordeiros normais de 45,1 µg/dℓ).

Os sinais clínicos podem se correlacionar com as concentrações séricas de vitamina A. Em um surto, bovinos confinados com concentrações séricas entre 8,89 e 18,05 µg/dℓ apresentavam apenas perda de PC, aqueles entre 4,87 e 8,88 µg/dℓ apresentavam graus variados de ataxia e cegueira, e aqueles abaixo de 4,88 µg/dℓ apresentavam convulsões e constrição de nervo óptico. Pode-se esperar sinais clínicos quando as concentrações estão abaixo de 5 µg/dℓ. Para completa segurança, teores ótimos devem ser de 25 µg/dℓ ou maiores.

Retinol plasmático

Estão disponíveis algumas informações quanto aos valores de retinol plasmático em cavalos Thoroughbred estabulados. O teor médio de retinol plasmático em 71 equinos com 2 a 3 anos de idade foi de 16,5 µg/dℓ. Os teores séricos de retinol em Trotters de corrida na Finlândia são menores do que os meses de verão, o que reflete a qualidade das dietas.

Caroteno plasmático

Teores plasmáticos de caroteno variam amplamente com a dieta. Em bovinos, teores de 150 µg/dℓ são ótimos e, na ausência de suplementação com vitamina A na ração, os sinais clínicos surgem quando os teores caem para 9 µg/dℓ. Em ovinos, o caroteno está presente no sangue em quantidades muito pequenas mesmo quando os animais estão em pastagens verdes.

Vitamina A hepática

Não há uma relação direta entre os teores plasmáticos e hepáticos de vitamina A, uma vez que os teores plasmáticos não começam a diminuir até que as reservas hepáticas estejam esgotadas. Uma queda acentuada temporária ocorre no parto e em infecções agudas na maioria dos animais. A secreção de grandes quantidades de caroteno e vitamina A no colostro de vacas durante as últimas 3 semanas de gestação pode reduzir amplamente os teores de vitamina A no plasma.

Os teores hepáticos de vitamina A e caroteno podem ser estimados em animais vivos a partir de amostras de biopsia. Mostrou-se que as técnicas de biopsia são seguras e relativamente fáceis, contanto que um instrumento adequado seja usado. Teores hepáticos de vitamina A e caroteno devem ser da ordem de 60 e 4,0 µg/g de fígado, respectivamente. Esses teores normalmente são tão altos quanto 200 a 800 µg/g. Concentrações críticas nas quais os sinais provavelmente aparecerão são de 2 e 0,5 µg/g para vitamina A e caroteno, respectivamente.

Líquido cerebroespinal

A pressão de LCE também é usada como indicador sensível de baixa concentração de vitamina A. Em bezerros, pressões normais de menos de 100 mm de salina aumentam após a depleção para mais de 200 mm. Em suínos, pressões normais de 80 a 145 mm aumentam para mais de 200 mm na deficiência de vitamina A. Um aumento na pressão é observado em teores sanguíneos de aproximadamente 7 µg de vitamina A por decilitro de plasma nessa espécie. Em ovinos, pressão normal de 55 a 65 aumenta para 70 a 150 mm quando há depleção. Na doença induzida experimentalmente em bovinos, há aumento acentuado no número de células epiteliais cornificadas em esfregaços de conjuntiva e coloração distinta do *tapetum lucidum* visto através do oftalmoscópio. Essas características podem ter valor como diagnóstico em casos de ocorrência natural.

Achados de necropsia

Alterações macroscópicas raramente são observadas na necropsia. A dissecação cuidadosa pode revelar a diminuição no tamanho da abóbada craniana e das vértebras. Compressão e lesão das raízes dos nervos cranianos e espinais, especialmente do nervo óptico, podem ser visíveis. Em surtos nos quais a cegueira noturna é o principal sinal clínico, atrofia da camada de fotorreceptores da retina é evidente histologicamente, mas não há lesões macroscópicas.

Anormalidades oculares congênitas em bezerros neonatos filhos de novilhas com deficiência de vitamina A incluem afaquia, ausência de trato uveal e humor aquoso, microftalmia, crescimentos ósseos anormais do osso occipital, compressão do cerebelo e anormalidades cardíacas similares à tetralogia de Fallot.

Metaplasia escamosa dos ductos interlobulares das glândulas salivares parótidas é fortemente sugestiva de deficiência de vitamina A em suínos e cordeiros, mas a alteração é transitória e pode desaparecer 2 a 4 semanas após o incremento da ingestão de vitamina A. Essa alteração microscópica é mais acentuada e ocorre primeiro na extremidade oral do ducto parotídeo principal. Diferenciação anormal de células epiteliais também pode ser observada histologicamente em uma variedade de outros locais, como mucosa traqueal, esofágica e ruminal, revestimento prepucial; ductos pancreáticos e epitélio urinário. Hipovitaminose A também foi associada a aumento da incidência de cistos pituitários em bovinos. Infecção bacteriana secundária, incluindo pneumonia e otite media também são comuns, pelo menos em parte, em decorrência da diminuição da função de barreira do epitélio de revestimento.

As anormalidades em suínos afetados de forma congênita já foram descritas.

Amostras para confirmação do diagnóstico

- Toxicologia: 50 g de fígado, 500 g de alimentos (ensaio [vitamina A])
- Histologia: glândula salivar parótida fixada em formol (incluindo o ducto), rúmen, pituitária, pâncreas, cérebro (incluindo nervos ópticos), medula espinal cervical (incluindo as raízes nervosas), olho fixado em Bouin (MO).

Diagnósticos diferenciais

Quando os sinais clínicos característicos de deficiência de vitamina A são observados, deve-se suspeitar da deficiência da vitamina se alimentos verdes ou suplementos de vitamina A não estão sendo fornecidos. A detecção de papiledema e teste para cegueira noturna são os métodos mais fáceis para diagnóstico de deficiência inicial de vitamina A em ruminantes. Incoordenação, paralisia e convulsões são os sinais mais precoces em suínos. Aumento na pressão do LCE é a alteração mensurável mais precoce tanto em suínos quanto em bezerros. A confirmação laboratorial depende da estimativa do teor de vitamina A no plasma e fígado, e o segundo é mais satisfatório. A não ser que a doença exista há um período considerável de tempo, a resposta ao tratamento é rápida. Para confirmação na necropsia, o exame histológico da glândula salivar parótida e o ensaio de vitamina A no fígado são sugeridos.

As características proeminentes do diagnóstico diferencial de doenças do sistema nervoso de bovinos são resumidas na Tabela 14.12.

Bovinos
A forma convulsiva de deficiência de vitamina A em bovinos deve ser diferenciada de:
- *Polioencefalomalácia*: caracterizada por início súbito de cegueira, pressão da cabeça contra obstáculos, a convulsões tônico-clônicas, normalmente animais alimentados com grãos, mas também em animais a pasto que ingerem excesso de sulfato em água e gramíneas
- *Tetania hipomagnesêmica*: principalmente em vacas-leiteiras em lactação a pasto durante períodos de tempo frio e com vento; caracterizada por hiperestesia, convulsões tônico-clônicas, visão normal, taquicardia, e sons cardíacos altos
- *Intoxicação por chumbo*: em todas as faixas etárias, mas mais comumente em bezerros a pasto na primavera; caraterizada por cegueira, convulsões tônico-clônicas, movimentos de mastigação, pressão da cabeça contra obstáculos e morte rápida
- *Raiva*: em todas as faixas etárias; caracterizada por estado mental bizarro; paralisia ascendente progressiva gradual com ataxia levando a decúbito, salivação excessiva, incapacidade de deglutir, visão normal e morte em 4 a 7 dias.

Forma ocular da deficiência de vitamina A em bovinos deve ser diferenciada daquelas doenças de bovinos caracterizadas por cegueira central ou periférica:
- Cegueira central: polioencefalomalácia, intoxicação por chumbo, meningoencefalite
- Cegueira periférica: oftalmite bilateral causada por doença ocular.

Perda de condição corporal em bovinos, falha em crescer e baixa eficiência reprodutiva são sinais clínicos gerais que não são limitados à deficiência de vitamina A.

Suínos
Forma convulsiva da deficiência de vitamina A em suínos deve ser diferenciada de:
- Intoxicação por sal
- Pseudorraiva
- Encefalomielite viral
- Intoxicação por arsênico orgânico.

A forma paralítica da deficiência de vitamina A em suínos deve ser diferenciada de:
- Compressão de medula espinal causada por abscessos de corpo vertebral.

Defeitos congênitos similares àqueles causados por deficiência de vitamina A podem ser causados por deficiências de outros nutrientes essenciais, por herança ou por infecções virais no início da gestação em todas as espécies. A deficiência materna de vitamina A é a causa mais comum de defeitos congênitos em leitões. O diagnóstico final depende dos achados de necropsia, análise de alimentos e teor sérico de vitamina A das mães.

Tratamento

Vitamina A

Animais com deficiência de vitamina A curável devem ser tratados imediatamente com vitamina A na dose equivalente a 10 a 20 vezes a necessidade diária de manutenção. Como regra geral, a dose usada é de 440 UI/kg PC. Prefere-se a injeção parenteral da forma aquosa, e não da forma oleosa. A resposta ao tratamento em casos graves com frequência é rápida e completa, mas a doença pode ser irreversível em casos crônicos. Bezerros com forma convulsiva causada por aumento da pressão do LCE normalmente irão retornar ao normal 48 h após o tratamento. Bovinos com a forma ocular de deficiência e que estão cegos não irão responder ao tratamento e devem ser abatidos para aproveitamento da carcaça.

Hipervitaminose A

A administração diária de altas doses (aproximadamente 100 vezes o normal) para bezerros causa diminuição da taxa de crescimento, claudicação, ataxia, paresia, exostoses do aspecto plantar da terceira falange do quarto dígito de todos os membros e desaparecimento da cartilagem epifisária. A administração persistente de doses altas em bezerros causa claudicação, retardo no crescimento dos cornos e diminuição da pressão de LCE. Na necropsia, exostoses estão presentes nos ossos metacárpicos proximais e ossos frontais também estão adelgaçados. Teores muito altos fornecidos na alimentação de suínos jovens podem causar morte súbita pela hemorragia interna maciça e acredita-se que doses excessivas durante o início da gestação resultem em anomalias fetais. Entretanto, é improvável que o fornecimento de vitamina A por períodos prolongados em concentrações excepcionalmente altas produza efeitos embriotóxicos ou teratogênicos graves em suínos.

Controle

Necessidades dietéticas

As necessidades dietéticas mínimas em todas as espécies são de 40 UI de vitamina A por quilograma PC, que é uma orientação para as necessidades de manutenção. Na formulação de dietas práticas para todas as espécies, o fornecimento diário de vitamina A normalmente é aumentado em 50% a 100% das necessidades mínimas diárias. Durante a gestação, lactação ou crescimento rápido, o fornecimento normalmente aumenta em 50% a 75% das necessidades. A suplementação de dietas para grupos de animais também é orientada pela ingestão prévia de vitamina e o teor provável na dieta sendo fornecida. A taxa de suplementação pode variar de 0 a 110 UI/kg PC por dia (1 UI de vitamina A equivalente em atividade a 0,3 µg de retinol; 5 a 8 µg de betacaroteno tem a mesma atividade de 1 µg de retinol).

Estudos nutricionais indicaram que bezerros da raça Holandesa pré-ruminantes alimentados com sucedâneo de leite devem receber 11.000 UI de vitamina A por quilograma de matéria seca para crescimento ótimo e para manutenção de reservas hepáticas adequadas de vitamina A.

A quantidade de vitamina que deve ser adicionada à ração para cada espécie para suprir as necessidades para todos os propósitos deve ser obtida de necessidades nutricionais recomendadas publicadas para animais domésticos. Alguns exemplos de requerimentos diários de vitamina A para animais de produção são mostrados na Tabela 14.17.

Método de suplementação

O método de suplementação varia dependendo da classe de animal de produção e da facilidade com a qual a vitamina pode ser administrada. Em *suínos*, a vitamina é incorporada diretamente na ração completa, normalmente através de suplemento proteico. Em *bovinos confinados e de leite* que recebem alimentos completos, a adição de vitamina A à dieta é simples. Em *bovinos de corte*, os quais podem ser alimentados principalmente com forragem deficiente em caroteno durante a gestação, pode não ser possível suplementar a dieta diariamente. Entretanto, pode ser possível fornecer uma fonte dietética concentrada como fonte de vitamina A regularmente fornecendo um suplemento proteico 1 vez/semana. O suplemento proteico irá conter 10 a 15 vezes a necessidade diária, que permite o armazenamento hepático da vitamina.

Injeção parenteral

Um método alternativo à suplementação dietética é a injeção intramuscular de vitamina A a intervalos de 50 a 60 dias na dose de 3.000 a 6.000 UI/kg PC. Sob a maioria das condições, o armazenamento hepático é bom e os teores plasmático e hepático ótimos são mantidos por até 50 a 60 dias. Em vacas de corte prenhes, a última injeção não deve ser aplicada mais de 40 a 50 dias antes do parto para assegurar teores adequados de vitamina A no colostro. De forma ideal, a última injeção deve ser administrada 30 dias antes do parto, mas isso pode não ser prático sob algumas condições de manejo. A administração de palmitato de vitamina A IM (3.500 UI/kg PC) aumentou as concentrações plasmáticas de vitamina A em 24 h, e essas concentrações aumentadas persistiram por pelo menos 8 dias.[6]

O efeito de uma única administração de vitamina A sobre as concentrações hepáticas de vitamina A – o reservatório biológico dessa vitamina – não foi determinado.

O método mais econômico para suplementação de vitamina A é, na maioria dos casos, através de alimentos e, quando possível, deve ser usado.

O uso de misturas injetáveis de vitaminas A, D e E nem sempre é justificável. A administração de misturas injetáveis de vitaminas A, D e E para bovinos em engorda no norte da Austrália antes do transporte, contrário a afirmações anedóticas, não reduziu a perda de peso associada ao transporte. Bovinos em Queensland e noroeste da Austrália têm concentrações muito altas de vitamina A hepática e, de fato, bovinos submetidos à seca nos estágios terminais de desnutrição também apresentaram alta concentração hepática. O uso indiscriminado de preparações de vitamina A em bovinos é uma preocupação de saúde pública, uma vez que alguns fígados bovinos podem conter altos teores de vitamina A que é potencialmente teratogênica para mulheres grávidas.

Vitamina A oral

A administração oral de um único bolus de vitamina A na dose de 2,8 mg/kg PC para bovinos Sahelian debilitados durante a estação seca foi tão efetiva para aumentar os teores lácteos de vitamina A quanto a adição de 10 g de pó na água de beber. Tanto o pó quanto o bolus ocasionaram altos teores de vitamina A no leite dentro de 3 dias após o tratamento e, de acordo com os relatos dos pastores, pessoas que apresentavam cegueira noturna e que consumiram o leite de vacas tratadas previamente com ambas as apresentações de vitamina A oral não foram mais afetadas pela cegueira noturna.

REFERÊNCIAS BIBLIOGRÁFICAS

1. Anon. Vet Rec. 2014;174:244.
2. Baldwin TJ, et al. J Vet Diagn Invest. 2012;24:763.
3. Koutsoumpas AT, et al. Small Rumin Res. 2013;110:120.
4. Han S, et al. Comput Electron Agric. 2014;108:80.
5. Millemann Y, et al. Vet Rec. 2007;160:441.
6. Koutsoumpas AT, et al. Small Rumin Res. 2013;109:28.

Deficiência de ácido nicotínico (hiponiacinose)

O ácido nicotínico ou niacina é essencial para o metabolismo normal de carboidratos. Em razão da alta concentração na maioria dos alimentos naturais de animais, estados de deficiência são raros em circunstâncias ordinárias, exceto em suínos alimentados com rações com alto teor de milho. O milho contém baixa concentração de niacina e baixa concentração de triptofano, que é o precursor da niacina. Uma baixa ingestão

Tabela 14.17 Requisições diárias de vitamina A.

Animal	Vitamina A (UI/kg PC 1 vez/dia)
Bovinos	
Bezerros em crescimento	40
Bezerros de corte desmamados com 6 a 8 meses	40
Bezerros com 6 meses a 1 ano	40
Manutenção e gestação	70 a 80
Manutenção e lactação	80
Bovinos confinados que recebem ração com alto teor de energia	80
Ovinos	
Crescimento e início da gestação e cordeiros em engorda	30 a 40
Final da gestação e lactação	70 a 80
Equinos	
Equinos em trabalho	20 a 30
Equinos em crescimento	40
Éguas prenhes	50
Éguas em lactação	50
Suínos	
Suínos em crescimento	40 a 50
Marrãs e porcas prenhes	40 a 50
Marrãs e porcas em lactação	70 a 80

de proteínas exacerba os efeitos da deficiência, mas uma alta ingestão de proteínas não é completamente protetora.

Em ruminantes, a síntese no animal fornece uma fonte adequada. Mesmo em bezerros jovens, sinais de deficiência não ocorrem e, uma vez que a atividade da microflora ruminal ainda não tem grande magnitude, a síntese extrarruminal parece provável. Existem indicações preliminares de que a suplementação da dieta com niacina altera a composição das fibras musculares (aumenta o tipo 1 [oxidativa] versus tipo 2) em suínos e ovinos.[1,2]

A suplementação oral de niacina na dieta de vacas no período periparto pode resultar em aumento na concentração de fósforo e diminuição do teor sérico de potássio, cálcio e sódio. A niacina tem sido usada para estudar os efeitos da acetonemia e hipoglicemia induzidas artificialmente em bovinos através da indução de alterações nas concentrações de ácidos graxos não esterificados.[3]

As necessidades diárias de niacina para suínos adultos são de 0,1 a 0,4 mg/kg PC, mas suínos em crescimento parecem requerer mais (0,6 a 1 mg/kg PC) para crescimento ótimo.

Deficiência de ácido nicotínico induzida experimentalmente em suínos é caracterizada por inapetência, diarreia grave, pele suja e amarelada com dermatite descamativa grave e alopecia. Paralisia posterior também ocorre. Na necropsia, hemorragias nas paredes gástrica e duodenal, congestão e edema da mucosa do intestino delgado e úlceras no intestino grosso são características e se assemelham à enterite necrótica causada por infecções por Salmonella spp.

Histologicamente, há degeneração mucoide grave seguida por necrose local na parede do ceco e cólon. A produção experimental da doença em suínos pela administração de antimetabólito da nicotinamida causa ataxia ou quadriplegia, acompanhadas por lesões características na substância cinzenta das intumescências cervical e lombar do corno ventral da medula espinal. As lesões são de malácia e ocorrem na zona intermediária a substância cinzenta. Lesões e quadro clínico idênticos foram observados na doença de ocorrência natural.

A dose terapêutica oral de ácido nicotínico em suínos é de 100 a 200 mg; 10 a 20 g/tonelada de alimento têm ácido nicotínico suficiente para suínos de todas as idades. Niacina tem baixo custo e deve sempre ser adicionada às rações à base de milho para suínos.

REFERÊNCIAS BIBLIOGRÁFICAS
1. Khan M, et al. Acta Vet Scand. 2013;55:85.
2. Khan M, et al. BMC Vet Res. 2013;9:177.
3. Pires JAA, et al. J Dairy Sci. 2007;90:3725.

Deficiência de piridoxina (vitamina B_6) | Hipopiridoxinose

Não há relato de deficiência de piridoxina de ocorrência natural na dieta. A deficiência experimental em suínos é caracterizada por convulsões epileptiformes periódicas e por hemossiderose generalizada na necropsia, com anemia microcítica, hiperplasia da medula óssea e infiltrado gorduroso no fígado. Deficiência menos grave prejudica o ganho de peso e altera os marcadores bioquímicos do metabolismo de aminoácidos que contêm enxofre.[1] As necessidades diárias de piridoxina são da ordem de 100 µg/kg PC ou 1 mg/kg de alimento sólido, embora maiores teores tenham sido recomendados em uma ocasião. Determinadas estirpes de frangos têm necessidade de piridoxina e o mesmo pode ser verdadeiro para suínos.

A deficiência induzida experimentalmente em bezerros é caracterizada por anorexia, baixa taxa de crescimento, apatia, pelagem grosseira e alopecia. Convulsões epileptiformes graves ocorrem em alguns animais. Anemia com poiquilocitose é característica dessa deficiência em vacas e bezerros.

REFERÊNCIA BIBLIOGRÁFICA
1. Zhang Z, et al. Animal. 2009;3:826.

Deficiência de ácido pantotênico (hipopantotenose)

AP é essencial para o metabolismo em razão da sua incorporação a coenzima A e proteína transportadora acil, ambas tendo papel central no metabolismo energético. AP é onipresente na forragem e, além disso, os microrganismos no rúmen sintetizam o composto.[1] Entretanto, não está claro se a síntese supre as necessidades de vacas-leiteiras. O papel do AP na nutrição de ruminantes foi revisado.[1]

A deficiência sob condições naturais foi relatada principalmente em suínos que recebem rações à base de milho.

Em suínos, a diminuição do ganho de peso causada por anorexia e utilização ineficiente dos alimentos ocorrem primeiro. Desenvolve-se então dermatite com exsudato marrom-escuro que se acumula ao redor dos olhos e há alopecia em placas. Diarreia e incoordenação com marcha espástica e andar de ganso são característicos. Na necropsia, uma colite grave, algumas vezes ulcerativa foi observada constantemente, juntamente com degeneração da mileina.

Pantotenato de cálcio (500 µg/kg PC/dia) é efetivo no tratamento e na prevenção. Como aditivo em alimentos, 10 a 12 g/tonelada de pantotenato de cálcio é adequado.

Deficiência de AP induzida experimentalmente em bezerros se manifesta por pelagem grosseira, dermatite sob a mandíbula, muco nasal excessivo, anorexia e diminuição da taxa de crescimento, e eventualmente é fatal. Na necropsia, normalmente há pneumonia secundária, desmielinização na medula espinal e nervos periféricos e amolecimento e congestão do cérebro.

REFERÊNCIA BIBLIOGRÁFICA
1. Ragaller V, et al. J Anim Physiol Nutr. 2011;95:6.

ENCEFALOMIELOPATIAS METABÓLICAS E TÓXICAS

Muitos defeitos metabólicos e um número muito grande de venenos, especialmente plantas tóxicas e químicos de fazenda, causam anormalidades na função do sistema nervoso. Aquelas plantas que causam doença neurológica degenerativa são listadas sob a seção Encefalomalácia; aquelas que não causam alterações degeneratias detectáveis nos tecidos são listadas aqui. Informações mais detalhadas quanto às toxinas – que são principalmente neurotoxinas – são abordadas neste capítulo com base na localização neuroanatômica predominantemente afetada. Esta seção inclui aquelas toxinas que não têm predileção por uma localização neuroanatômica específica.

Uma lista incompleta de anormalidades metabólicas e toxinas que podem causar disfunção do sistema nervoso é apresentada a seguir.

Anormalidades da consciência e comportamento

- Hipoglicemia e acetonemia da toxemia da prenhez (com lesões degenerativas em alguns) e acetonemia
- Depressão causada por hiponatremia e acidose de íons fortes (metabólica) associada a diarreia e desidratação, particularmente em animais neonatos
- Hipomagnesemia da tetania da lactação
- Hiper-D-lactatemia em bezerros neonatos, cordeiros e cabritos e ruminantes adultos com sobrecarga por grãos
- Hiperamonemia primária e encefalopatia hepática[1,2]
- Substâncias tóxicas inespecíficas em animais urêmicos
- Toxinas exógenas, incluindo tetracloreto de carbono, hexacloroetano e tricloroetileno
- Plantas que causam hipoxia anêmica e histotóxica, especialmente plantas que causam intoxicação por cianeto e nitrito
- Plantas tóxicas, incluindo Helichrysum spp., mostarda, samambaia macho, capim kikuyu (ou o fungo Myrothecium sp. no capim).

Anormalidades caracterizadas por tremores e ataxia

- Ervas, incluindo Conium spp. (cicuta), Eupatorium spp., Sarcostemma spp., Euphorbia spp. e Karwinskia spp.
- Intoxicação por ivermectina em equinos[3]
- Toxinas bacterianas na síndrome do potro tremedor (provavelmente)
- Toxinas fúngicas, por exemplo, Neotyphodium (Acremonium) lolii, o endófito do fungo que causa incoordenação do azevém perene.

Convulsões

- Déficits metabólicos, incluindo hipoglicemia (leitões, ovelhas com toxemia da prenhez), hipomagnesemia (da tetania do leite integral de bezerros, tetania da lactação, vacas e éguas), hipernatremia
- Deficiências nutricionais de vitamina A (compressão cerebral em bezerros e suínos), piridoxina (experimentalmente em bezerros)
- Venenos inorgânicos, incluindo chumbo (bezerros),[4] mercúrio (bezerros), químicos da fazenda, como arsenicais orgânicos (suínos), organofosforados, hidrocarbonetos clorados, estricnina, ureia, metaldeído
- Toxinas bacterianas, incluindo *C. tetani*, *C. perfringens* tipo D
- Toxinas fúngicas, por exemplo, *C. purpurea*
- Gramíneas, incluindo azevém-bastardo (*Lolium rigidum*) ou seu nematódeo, *Echinopogon ovatus*
- Leguminosas forrageiras: lupinos
- Ervas: *Oenanthe* spp. (salsa-dos-rios), *Indigofera* spp. (em equinos), *Cicuta* spp. (cicuta), *Albizia tanganyicensis*, *Sarcostemma* spp., *Euphorbia* spp.
- Árvores: chuva-de-ouro, oleandro, *Ventilago* spp.

Ataxia aparentemente causada por defeito proprioceptivo

- Gramíneas: *Phalaris tuberosa* (aquática e outras *Phalaris* spp.), *Lolium rigidum*, *E. ovatus*
- Ervas: *Romulea bulbocodium*, *Helenium* spp., *Indigofera* spp., papoula-da-Islandia (*Papaver nudicaule*), *Gomphrena* spp., *Malva* spp., *Stachys* spp., *Ipomoea* spp., *Solanum esuriale*
- Árvores: *Kalmia* spp., *Erythrophloeum* spp., *Eupatorium rugosum*
- Samambaias: *Xanthorrhoea* spp., *Zamia* spp.; deficiência induzida de tiamina causada por intoxicação por samambaia e cavalinha.

Contrações espásticas involuntárias de grandes massas musculares

Essa inclui, por exemplo, hipertonia reflexa adquirida equina australiana (anteriormente conhecida como *stringhalt* australiano) associada à ingestão de dente-de-leão australiano – *Hypochaeris radicata*; dente-de-leão europeu *Taraxacum officinale*; ou malva – *Malva parviflora*.

Tremor, incoordenação e convulsões

Há uma lista longa adicional de plantas que causam diarreia e sinais neurológicos – especialmente ataxia – concomitantemente, mas não foi identificado se a segunda é causada pela primeira, ou se é causada por neurotoxinas.

Os sinais neurológicos incluem tremor, incoordenação e convulsões.

Paresia ou paralisia

Muitas das substâncias tóxicas e defeitos metabólicos listados anteriormente causam paresia quando sua influência é branda e paralisia quando é grave. Alguns dos itens aparecem em ambas as listas. Se um agente aparece em uma lista e não em outra, não significa que o agente não cause o outro efeito. É mais provável que ele ocorra em circunstâncias que quase sempre levam ao desenvolvimento de síndrome branda (ou grave, como pode ser o caso)

- *Distúrbios da função* nas junções neuromusculares, por exemplo, hipocalcemia, hipomagnesemia, hipopotassemia (como na síndrome da vaca caída), tétano, botulismo e hipoglicemia da toxemia da gestação em vacas e ovelhas, e paralisia do carrapato. Hipofosfatemia não foi demonstrada como sendo causa definitiva de fraqueza em bovinos
- *Deficiência nutricional,* mas incluindo apenas deficiência experimentalmente induzida de ácido nicotínico e AP; biotina e colina causam paresia e paralisia posterior em suínos e bezerros
- *Doenças tóxicas* do sistema nervoso, incluindo doença associada a muitos produtos químicos usados na agricultura, por exemplo, piperazina, rotenona, 2,4-d e 2,4,5-T, organofosforados, carbamatos, hidrocarbonetos clorados, propilenoglicol, metaldeído, levamisol, tolueno, tetracloreto de carbono, estricnina e sulfato de nicotina.

LEITURA COMPLEMENTAR

Dawson DR. Toxins and adverse drug reactions affecting the equine nervous system. Vet Clin North Am Equine Pract. 2011;27:507-526.
Divers TJ. Metabolic causes of encephalopathy in horses. Vet Clin North Am Equine Pract. 2011;27:589-596.
Finnie JW, Windsor PA, Kessell AE. Neurological diseases of ruminant livestock in Australia. II: toxic disorders and nutritional deficiencies. Aust Vet J. 2011; 89:247-253.

REFERÊNCIAS BIBLIOGRÁFICAS

1. Hughes KJ, et al. Vet Rec. 2009;164:142.
2. Pillitteri CA, Craig LE. Vet Pathol. 2012;50:177.
3. Swor TM, et al. J Am Vet Med Assoc. 2009;235:558.
4. Krametter-Froetscher R, et al. Vet J. 2007;174:99.

DOENÇAS HEREDITÁRIAS QUE AFETAM PRINCIPALMENTE O CÉREBRO

Hidrocefalia congênita hereditária

Hidrocefalia é a distensão do sistema ventricular do cérebro, causada por aumento da produção de LCE pelo plexo coroide, obstrução no fluxo normal do LCE ou diminuição da absorção de LCE nas vilosidades aracnoides nos seios venosos.[1]

Bovinos

Hidrocefalia congênita sem anormalidades do osso frontal ocorre esporadicamente, mas também é conhecida como defeito hereditário em bovinos das raças Holandesa, Hereford e possivelmente Ayshire e Charolês. Duas entidades hereditárias específicas foram descritas. Em uma, há obstrução da drenagem do LCE dos ventrículos laterais, que se tornam distendidos com fluido e podem causar abaulamento da região frontal, com frequência suficiente para causar distocia fetal. Bezerros Hereford com esse defeito têm oclusão parcial do forame supraorbital, crânio com formato de domo e dentes insuficientemente desenvolvidos; na necropsia, o cerebelo é pequeno e pode haver microftalmia e miopatia de musculatura esquelética. Eles normalmente nascem prematuros por poucos dias, são pequenos e incapazes de se manter em posição quadrupedal e mamar. Em algumas vacas, há aumento do volume do líquido amniótico.

Outra forma de hidrocefalia hereditária causada por malformação do crânio e sem o aumento do crânio também foi observada em bovinos Hereford. A dilatação ventricular não é acentuada, e microftalmia e hipoplasia cerebelar não são características. Bezerros afetados podem estar vivos ao nascimento, mas estão cegos e incapazes de permanecer em posição quadrupedal. Alguns vocalizam continuamente e alguns têm retardo de desenvolvimento mental. Eles normalmente não sobrevivem por mais de alguns dias. Na necropsia, há hidrocefalia interna dos ventrículos laterais com adelgaçamento acentuado do cérebro sobrejacente. Outras lesões incluem constrição do nervo óptico, descolamento da retina, catarata, coagulação do humor vítreo e distrofia muscular progressiva. A condição é hereditária como caráter recessivo.

Hidrocefalia interna hereditária em combinação com múltiplos defeitos oftálmicos em Shorthorns brancos é abordada em outra parte do texto, assim como a formas não hereditárias da doença.

Ovinos

Um defeito comparável à síndrome Dandy-Walker em humanos, caracterizado por hidrocefalia interna causada por obstrução do forame de Magendie e Lushka, ocorre em muitas raças de ovinos, especialmente Suffolk, e em bovinos. Cordeiros acometidos são natimortos ou morrem em poucas horas após o nascimento; em razão do crânio bastante aumentado, muitos causam distocia, que pode ser aliviada apenas por fetotomia.

Equinos

Um garanhão Standardbred foi pai de alguns potros com hidrocefalia em um padrão que sugeria hereditariedade com caráter de mutação dominante na linhagem germinativa e na forma de um único *locus* defeituoso. Os potros acometidos causavam distocia e eram natimortos. Há um relato de desfecho desfavorável após colocação de *shunt* ventriculoperitoneal na tentativa de tratar a hidrocefalia em um potro Quarto de Milha.[2]

Hidrocefalia foi observada com maior frequência em equinos Frísios do que em outras raças. Potros acometidos têm osso petroso malformado, o que causa estreitamento do forame jugular.[1] Acredita-se que a hidrocefalia em potros Frísios seja causada por diminuição da absorção de LCE para a circulação sistêmica no seio venoso em razão do forame jugular anormalmente pequeno. Esse tipo de hidrocefalia foi relacionado geneticamente à condrodisplasia em humanos e cães.[1]

Suínos

Hidrocefalia congênita de suínos Yorkshire e Europeus foi relatada. A anormalidade varia de pequena protrusão da dura (meningocele) a herniação cerebral extensa na qual os hemisférios cerebrais protraem através da sutura frontal, aparentemente forçados pelo aumento da pressão de líquido nos ventrículos laterais e terceiro ventrículo. Acredita-se que a condição seja herdada de forma recessiva, mas exacerbada na sua manifestação por uma hipovitaminose A coexistente. Um surto de meningoencefalocele congênita em suínos Landrace é relatado em circunstâncias que sugerem que ela foi hereditária.

REFERÊNCIAS BIBLIOGRÁFICAS
1. Sipma KD, et al. Vet Pathol. 2013;50:1037.
2. Bentz BG, Moll HD. J Vet Emerg Crit Care. 2008; 18:170.

Hidranencefalia hereditária e artrogripose

Os defeitos relatados em ovinos Corriedale e ensaios de reprodução indicam que se trata de uma característica hereditária autossômica recessiva. A maioria dos cordeiros acometidos é encontrada morta, mas deformidade facial, incluindo encurtamento da mandíbula e distorção dos ossos faciais será evidente. Na necropsia, o achado predominante é a fixação e deformidade das articulações dos membros e coluna vertebral, e a ausência quase completa de córtex cerebral.

Prosencefalia hereditária

Relatada em ovinos Border Leicester, esse defeito se manifesta como fusão dos hemisférios cerebrais e um único ventrículo lateral. Ele é disseminado na raça na Austrália e é hereditário como característica autossômica recessiva. A maioria dos cordeiros afetados é natimorto. Aqueles que nascem vivos apresentam dispneia causada por encurtamento acentuado da região nasomaxilar criando uma mandíbula acentuadamente curta e interferência na sucção. Cegueira, nistagmo e decúbito são sinais constantes. O cérebro e a cavidade craniana são muito menores do que o normal.

Encefalopatia simétrica multifocal hereditária

Duas formas da doença são relatadas em bovinos da raça *Simmental* e em *Limousin* e cruzamentos de Limousin. Os bezerros Limousin são normais ao nascimento, mas a partir de, aproximadamente 1 mês de idade, desenvolvem hipermetria progressiva de membros torácicos, hiperestesia, cegueira, nistagmo, perda de peso e anormalidades comportamentais, especialmente agressão. Os sinais pioram gradualmente por até 4 meses, quando a eutanásia é necessária. Lesões de necropsia incluem edema cerebral; necrose de quiasma óptico e áreas de palidez simétrica multifocal com até 0,5 cm de diâmetro. Essas lesões apresentam cavitação parcial e múltiplas anormalidades patológicas, especialmente lise de mielina, vacuolização e desmielinização. A distribuição de casos sugere um defeito hereditário.

A doença em bovinos da raça Simental e seus cruzamentos relatada na Austrália e na Nova Zelândia também tem distribuição que sugere um defeito hereditário. A doença é clinicamente similar àquela de bovinos Limousin, exceto pelo fato de que os animais acometidos não estão cegos e a cegueira se desenvolve posteriormente, com 5 a 8 meses. Os bezerros podem sobreviver por mais tempo, por até 12 meses e, embora a anormalidade característica da marcha seja hipermetria, os membros pélvicos são afetados, e não os membros torácicos. Outros sinais observados são apatia, andar cambaleante e, na fase terminal, desenvolvimento gradual de opistótono e hipertonia em extensão de membros torácicos. As lesões de necropsia também são similares àquelas nos Limousins, mas a distribuição é no mesencéfalo e todo o tronco encefálico.

Uma encefalomielopatia multifocal simétrica necrosante em bezerros Angus foi descrita. Os bezerros afetados clinicamente apresentavam ataxia, nistagmo, estrabismo, tremores musculares, opistótono, bruxismo, hiperestesia, espasmos tetânicos e convulsões episódicas com 2 a 6 semanas de idade. A morte ocorreu 4 a 7 dias após o início dos sinais clínicos. As lesões consistiram em focos degenerativos simétricos que afetavam o nervo vago dorsal motor, núcleo cuneado lateral e núcleo olivar no bulbo e, ocasionalmente, na medula espinal, substância negra e pedúnculos cerebelares. Embora haja suspeita de que a doença tenha base hereditária, a etiologia não é conhecida.

Doença da urina do xarope de bordo (deficiência da desidrogenase cetoácida de cadeia ramificada)

Bezerros acometidos por essa enfermidade podem ser natimortos. Bezerros vivos são normais ao nascimento e desenvolvem sinais apenas com 1 a 3 dias de idade. Trata-se de uma mutação autossômica recessiva hereditária que ocorre principalmente em bovinos Poll Hereford, Hereford e Poll Shorthorn, mas provavelmente também ocorre em outras raças. Existe heterogeneidade molecular entre raças, e os testes de detecção da mutação podem ser sujeitos a erro. Raízes de pelos são boas fontes de DNA-alvo para genotipagem de bovinos quanto à mutação em um dos genes codificando a enzima desidrogenase α-cetoácida de cadeia ramificada. Isso evita erros criados pelo quimerismo hematopoético quando sangue é usado para o teste.

A doença é causada por um acúmulo de aminoácidos de cadeia ramificada, incluindo valina, leucina e isoleucina. A mutação responsável pela doença da urina de xarope de bordo em animais da raça Poll Shorthorn e a genotipagem de Poll Shorthorns e Poll Herefords para os alelos da doença da urina do xarope de bordo foi determinada. As mutações responsáveis pela doença da urina do xarope de bordo e mioclonia hereditária congênita estão presentes na população de bovinos Poll Hereford australianos.

Os sinais clínicos incluem apatia, decúbito, tremores, espasmos tetânicos e opistótono, pelagem arrepiada, cegueira e hipertermia grave. Quando mantidos em posição quadrupedal, alguns bezerros apresentam paralisia tetânica e outros apresentam paralisa flácida. Coma terminal é seguido por morte após um curso de 48 a 72 h. A urina tem cheiro de açúcar queimado (em razão da presença de aminoácidos de cadeia ramificada), e seu odor é a fonte do nome da doença.[1]

Na necropsia, há encefalopatia espongiforme grave similar à encontrada em aminoacidúrias hereditárias comparáveis em humanos.[1] A identificação final pode ser feita com base na elevação da razão de aminoácidos ramificados:de cadeia reta no tecido nervoso.

REFERÊNCIA BIBLIOGRÁFICA
1. O'Toole D, et al. J Vet Diagn Invest. 2005;17:546.

Citrulinemia hereditária

Essa doença autossômica recessiva é herdada em animais da raça Holandesa preto e branco australiano, Holandesa preto e branco americano e Holandesa vermelho e branco europeu.

Os bezerros acometidos são normais ao nascimento, mas desenvolvem sinais na primeira semana de vida e morrem em 6 a 12 h após o início da doença. Os sinais são depressão, andar compulsivo, cegueira, pressão da cabeça contra obstáculos, tremores, hipertermia, decúbito, opistótono e convulsões. Deficiência de argininosuccinato sintetase provavelmente é a causa. Os teores sanguíneos de citrulina são da ordem de 40 a 1.200 vezes o normal, e o ensaio pode ser usado para detectar heterozigotos. Um método alternativo de detecção de heterozigotos é usar o teste PCR para identificar a mutação que causa a doença. O diagnóstico pré-natal foi conseguido pelo exame de culturas de células derivadas do líquido amniótico.

Espasticidade neonatal hereditária

O defeito é relatado em bovinos das raças Jersey e Hereford. Bezerros acometidos são normais ao nascimento, mas desenvolvem sinais 2 a 5 dias após. Os sinais têm início com incoordenação e exoftalmia e tendência de desvio do pescoço causando desvio da cabeça para um lado. Subsequentemente, os bezerros são incapazes de permanecer em posição quadrupedal e à estimulação desenvolvem convulsões tetânicas nas quais pescoço, tronco e membros estão rigidamente estendidos e apresentam tremor acentuado. Cada convulsão tem alguns minutos de duração. Os bezerros acometidos podem sobreviver por até 1 mês se forem alimentados adequadamente. Não há lesões macroscópicas ou histológicas na necropsia. A hereditariedade do defeito é condicionada por um único alelo recessivo.

Bezerros Doddler

Esse é um defeito congênito hereditário em bovinos Hereford produzido por consanguinidade excessiva de meios-irmãos, e a condição não é mais relatada. Era caracterizada por convulsões clônicas contínuas, nistagmo, dilatação pupilar. A estimulação pelo toque ou sons exacerbava as convulsões.

Epilepsia idiopática hereditária dos bovinos

Foi relatada como uma condição hereditária em bovinos Pardo Suíço e parece ser herdada como uma característica dominante. Ocorrem convulsões epileptiformes típicas, especialmente quando os animais se tornam excitados ou são exercitados. Ataques normalmente não começam até que os bezerros tenham muitos meses de idade, e desaparecem completamente entre 1 e 2 anos de idade.

Narcolepsia familiar

Equinos acometidos, incluindo Lipizzaners[1], Shetlands, Miniaturas, potros da Islândia e potros Suffolk sofrem episódios recorrentes de muitos minutos de duração em que caem e permanecem imóveis, sem movimentos voluntários ou involuntários, exceto os movimentos respiratórios e oculares. Entre episódios, não há anormalidade clínica. O manejo ou excitação da alimentação pode precipitar os ataques, e uma batida forte pode interromper um ataque.

Suspeita-se de uma causa genética em equinos com base na ocorrência da doença em três potros filhos do mesmo pai.[1] O teste de provocação com a fisostigmina (0,06 mg/kg PC IV) foi usado, e resultado positivo é um ataque cataléptico ou piora clínica da sonolência no decorrer da hora seguinte. A base genética não foi confirmada em equinos, mas suspeita-se que seja uma característica autossômica recessiva com dominância incompleta.[1]

LEITURA COMPLEMENTAR
Mignot EJM, Dement WC. Narcolepsy in animals and man. Equine J. 1993;25:476.

REFERÊNCIA BIBLIOGRÁFICA
1. Ludvikova E, et al. Vet Q. 2012;32:99.

ENCEFALOMIELOPATIAS CONGÊNITAS E HEREDITÁRIAS

Doenças do armazenamento lisossômico hereditárias

São doenças nas quais há uma deficiência geneticamente determinada de uma enzima hidrolase lisossômica específica que causa degradação defeituosa de carboidratos, proteínas e lipídios dentro dos lisossomos. Essas doenças atualmente são agrupadas em glicoproteinoses, mucopolissacaridoses e esfingolipidoses. Deficiências enzimáticas associadas a doenças do armazenamento lisossômico em animais pecuários incluem α-manosidase, β-manosidase, gangliosidose GM_1, gangliosidose GM_2[1,2], β-glucocerebrosidase (doença de Gaucher)[3], α-N-acetilglucosaminidase (NAGLU)[4], acidoesfingomielinase (doença Niemann–Pick)[5] e uma forma que ainda não foi completamente caracterizada.[6,7] Os lisossomos propriamente ditos têm como função hidrolisar material polimérico, que entra no sistema vacuolar, e convertê-lo a unidades monoméricas, como monossacarídeos, aminoácidos e nucleotídios, que podem ser mais bem processados pelas vias metabólicas conhecidas. Como resultado da deficiência, esses precursores metabólicos se acumulam nos lisossomos e os metabólitos monoméricos têm sua concentração acentuadamente diminuída.

Doença do armazenamento lisossômico também pode ser causada por intoxicações, e essas são tratadas em outra parte deste capítulo. As mais conhecidas são causadas por *Swainsona*,[8] *Astragalus*, *Oxytropis* e *Ipomoea* spp.[9-12], *Side* spp.[13] e *Phalaris* spp. (a forma crônica da doença).

As doenças incluídas nesta seção não são estritamente do sistema nervoso, uma vez que tanto os lisossomos *neuronais* quanto *viscerais* podem ser afetados, mas os efeitos da doença são mais óbvios quando relacionados com a função do sistema nervoso.

Manosidose

Grupo mais bem conhecido de doença do armazenamento lisossômico hereditária em animais pecuários.

α-manosidose

Doença do armazenamento lisossômico na qual a deficiência de enzima α-manosidase resulta no acúmulo de um metabólito rico em manose e glucosamina em lisossomos secundários nos neurônios, macrófagos e células reticuloendoteliais dos linfonodos, causando vacuolizações aparentes nessas células. Vacúolos similares são encontrados em células exócrinas no pâncreas, abomaso e glândulas lacrimais e salivares. O armazenamento parece ser cumulativo no feto, mas após o nascimento, o material armazenado é perdido pelos rins para a urina por meio do epitélio tubular descamado. Em contrapartida, o armazenamento pós-natal continua no cérebro, pâncreas e linfonodos. A doença ocorre em bovinos Angus, Murray Grey e Galloway, é hereditária como característica autossômica recessiva e é relatada como ocorrendo nos EUA, Austrália, Nova Zelândia.

Clinicamente, é caracterizada por ataxia, tremor de cabeça lateral fino, balançar de cabeça vertical lento, tremores de intenção, tendência à agressividade, falha em se desenvolver adequadamente e morte ou necessidade de eutanásia com aproximadamente 6 meses de idade. Esses sinais aparecem quase imediatamente após o nascimento e até muitos meses depois, e pioram no decorrer de um período de até 3 a 4 meses. Os sinais são ruins o suficiente para requerer eutanásia durante a primeia semana de vida em muitos casos, O primeiro sinal observado é a oscilação dos membros pélvicos, especialmente após exercício ou excitação. A postura é com base ampla, e a marcha é cambaleante, com hipermetria, ligeira hiperflexão dos membros pélvicos, de maneira que o animal parece estar agachando enquanto se move.

Os sinais neurológicos são exacerbados pela excitação; diarreia é comum; e os bezerros normalmente apresentam retardo no crescimento. Eles também são agressivos e tentam investir, mas normalmente são impedidos pela sua incoordenação. Muitos bezerros morrem após apresentarem subdesenvolvimento geral com sinais neurológicos mínimos. A morte ocorre por paralisia e inanição, ou por acidentes, e alguns bezerros parecem morrer durante um "chilique" após um período de excitação. Muitos outros são eutanasiados em razão do decúbito persistente. A síndrome neurológica de manosidose é bem conhecida; os bezerros acometidos irão morrer. Uma α-manosidose é relatada em bovinos Galloway e se manifesta por natimortos, hidrocefalia moderada, aumento do fígado e rins e artrogripose.

Heterozigotos normais que transportam os genes para manosidose são identificáveis em razão dos seus teores reduzidos de α-manosidase tecidual ou plasmática. O teste da manosidase para α-manosidase em caprinos é específico e não há reação cruzada com α-manosidase.

Avanços na biologia molecular atualmente levaram ao desenvolvimento de testes mais precisos com base em tecnologia de DNA. Os testes de DNA baseados em PCR foram desenvolvidos para a detecção de duas mutações específicas para raças responsáveis pela α-manosidose. Uma das mutações é responsável pela α-manosidose em bovinos Galloway; a outra é associada unicamente à α-manosidose em bovinos Angus, Murray

Grey e Brangus da Austrália. A segunda mutação também foi detectada em bovinos Red Angus exportados do Canadá para a Austrália como embriões. As duas mutações específicas para a raça podem ter surgido na Escócia e foram disseminadas na América do Norte, Nova Zelândia e Austrália pela exportação de animais e germoplasmas.

Um programa de controle pode se basear na identificação de heterozigotos usando ensaios baseados em PCR para detecção de mutações específicas para as raças. Um programa de triagem de bovinos em rebanhos que produzem touros para venda para rebanhos comerciais deve interromper a disseminação da doença de forma muito rápida, uma vez que o número de fêmeas heterozigotas na população será irrelevante para a manutenção da doença na ausência de machos afetados.

A prevalência do gene da α-manosidose atualmente é insignificante e a incidência da doença foi reduzida de um valor estimado de 3.000 casos/ano para valores irrisórios.

β-manosidose

Ocorre em bovinos Salers e caprinos Anglo-nubianos e foi realatada em ovinos. Em bovinos, alguns bezerros acometidos são natimortos. Os demais bezerros são eutanasiados precocemente em razão da gravidade dos defeitos congênitos.

Os bezerros são afetados ao nascimento com deformidade craniofacial e incapacidade de permanecer em posição quadrupedal. O crânio tem formato de domo e há prognatismo brando, fissuras palpebrais estreitas e pele rígida. Quando em decúbito esternal, a cabeça é movida em um movimento combinado com andar em círculos e balanço de cabeça, eventualmente convertendo o bezerro ao decúbito lateral no qual ele permanece até ser passivamente retornado à posição esternal, em que nistagmo e tremor se tornam evidentes. Não há reflexo de sucção em nenhum momento. Em decúbito lateral, há opistótono e movimentos de pedalagem durante a convulsão.

Em caprinos, a condição está presente ao nascimento e é caracterizada clinicamente por tetraplegia, tremores, surdez e nistagmo, e é inexoravelmente fatal. Sinais adicionais incluem síndrome de Horner bilateral, contraturas cárpicas, hiperextensão da articulação do jarrete, pele espessada e crânio em formato de domo. Embora as células ganglionares retinianas estejam intensamente afetadas, parece não haver defeito na visão. Trata-se de um defeito autossômico recessivo que é muito similar à α-manosidose.

O diagnóstico é confirmado por diminuição da concentração de β-manosidose no sangue.

Achados de necropsia incluem deficiência na substância cortical cerebral e cerebelar, ventrículos laterais distendidos e renomegalia bilateral. O defeito bioquímico é de β-manosidose ácida, e é condicionado por uma característica autossômica recessiva. A taxa de animais portadores do gene causal é muito alta na raça Saler.

REFERÊNCIAS BIBLIOGRÁFICAS

1. Porter BF, et al. Vet Pathol. 2011;48:807.
2. Torres PA, et al. Mol Genet Metab. 2010;101:357.
3. Karageorgos L, et al. J Inherit Metab Dis. 2011;34:209.
4. Karageorgos L, et al. J Inherit Metab Dis. 2007; 30:358.
5. Saunders GK, Wenger DA. Vet Pathol. 2008;45:201.
6. Mikami O, et al. J Vet Med A Physiol Pathol Clin Med. 2006;53:77.
7. Masoudi AA, et al. Anim Sci J. 2009;80:611.
8. Dantas AFM, et al. Toxicon. 2007;49:111.
9. Barbosa RC, et al. Toxicon. 2006;47:371.
10. Armien AG, et al. Vet Pathol. 2007;44:170.
11. Mendonca D, et al. Acta Vet Brno. 2011;80:235.
12. Armien AG, et al. J Vet Diagn Invest. 2011;23:221.
13. Furlan FH, et al. Vet Pathol. 2009;46:343.

Gangliosidose

São conhecidos pelo menos cinco tipos de gangliosidoses em humanos e animais. Até o momento, dois deles (GM_1 e GM_2) foram identificados em animais pecuários.

Gangliosidose GM_1

Ocorre em bovinos e ovinos. Em bovino da raça Frísio, ela é hereditária como doença do armazenamento lisossômico na qual a atividade de uma enzima – β-galactosidase – no tecido nervoso está extremamente reduzida. Como resultado, há acúmulo de gangliosídeos (GM_1) no tecido. Os sinais clínicos de disfunção neuromotora progressiva e diminuição da taxa de crescimento aparecem com aproximadamente 3 meses de idade. A taxa de crescimento é bastante reduzida e o animal está em baixa condição corporal, cego e apresenta pelagem arrepiada. Os sinais neuromotores incluem ausência de resposta a estímulos externos, mastigação e deglutição lentas, oscilação dos membros pélvicos enquanto caminha, base ampla, tendência à queda, relutância em se mover, marcha com passos altos e rígidos, caminhar desorientado, pressão da cabeça contra obstáculos e convulsões. Linhas anormais de eletrocardiograma (ECG) são comuns. A cegueira resulta de lesões na retina e nervo óptico. Exame oftalmoscópico da retina é recomendado como auxílio ao diagnóstico. Um diagnóstico positivo é feito com base no armazenamento lipídico intraneuronal associado à diminuição da atividade de β-galactosidase e à identificação de lipídios armazenados. O gangliosídeo armazenado é visível sob microscopia óptica como pilhas de lamelas concêntricas e espirais. No animal vivo, ensaios enzimáticos são realizados em leucócitos. O defeito enzimático também é detectável em fígado, pele e leucócitos.

Gangliosidose GM_1 também está presente em ovinos Suffolk e seus cruzamentos. Armazenamento lisossômico tanto visceral quanto neuronal são evidentes, mas as lesões neurológicas são mais graves. Deficiência de β-galactosidase e α-neuraminidase são evidentes. Ovinos acometidos se tornam atáxicos com 4 a 6 meses de idade e pioram para decúbito e morte em até 2 meses.

Gangliosidose GM_1 foi relatada na Inglaterra em cordeiros Coopworth Romney relacionados a um carneiro importado da Nova Zelândia.

Gangliosidose GM_2

Gangliosidose GM_2 (doença Tay-Sachs) ocorre em ovinos e suínos e é uma doença do armazenamento lisossômico autossômica recessiva causada por defeito em genes que codificam para hexosaminidase. Em ovinos Jacob, o acúmulo progressivo de gangliosídeo GM_2 resulta em cegueira cortical, déficits proprioceptivos e ataxia nos quatro membros em 6 a 8 meses após o nascimento.[1,2]

A gangliosidose GM_2 também foi identificada em suínos e Yorkshire e também causa diminuição da taxa de crescimento, incoordenação após 3 meses de idade, pontos branco-acinzentado na retina, grânulos azul escuros nos neutrófilos e grânulos azurófilos nos linfócitos. O ensaio enzimático sérico é um método adequado para detectar suínos heterozigotos "portadores". Este teste se baseia na quantidade de N-acetil-β-d-hexosaminidase nos tecidos.

REFERÊNCIAS BIBLIOGRÁFICAS

1. Porter BF, et al. Vet Pathol. 2011;48:807.
2. Torres PA, et al. Mol Genet Metab. 2010;101:357.

Doença de Gaucher tipo 2

A doença de Gaucher é uma doença do armazenamento lisossômico autossômica recessiva causada por mutações no gene β-glucocerebrosidase. A doença de Gaucher é a do armazenamento lisossômico mais comum em humanos, e está dividida em três subtipos com base no nível de envolvimento neurológico e sinais clínicos: tipo 1 – não neuropática; tipo 2 – neuropática aguda; tipo 3 – neuropática subaguda.[1]

A doença de Gaucher tipo 2 foi relatada em ovinos Southdown em Victoria, Austrália.[1] Cordeiros acometidos não eram capazes de permanecer em posição quadrupedal e mostravam tremores e arrepios contínuos. Os cordeiros podiam ser alimentados em mamadeira, mas seu estado neurológico não melhorava. Os cordeiros acometidos apresentavam pele espessada e curtida nas regiões abdominal e cervical. A atividade de glucocerebrosidase era acentuadamente diminuída nos leucócitos e fibroblastos de pele cultivados e a concentração de glucocerebrosidase era aumentada no cérebro, fígado e sangue.

REFERÊNCIA BIBLIOGRÁFICA

1. Karageorgos L, et al. J Inherit Metab Dis. 2011; 34:209.

Mucopolissacaridose bovina tipo IIIB

Doença do armazenamento lisossômico autossômica recessiva causada por mutações no gene *NAGLU*. Esse gene está estreitamente envolvido na degradação de sulfato de heparina nos lisossomos; mutações no gene, portanto, resultam em armazenamento intralisossômico de sulfato de heparina.

Mucopolissacaridose IIIB foi relatada em bovinos em Queensland, Austrália.[1] Os animais eram normais ao desmame com 6 a 8 meses de idade; os sinais clínicos se desenvolveram progressivamente a partir dos 12 meses em diante, e incluíram perda do instinto de rebanho, andar desorientado, tendência a permanecer sozinho, aparência muito plácida, aparentando estarem sedados e desenvolvimento de orelhas excessivamente peludas. Os animais sobreviveram até os 3 a 5 anos de idade e, na fase terminal, desenvolviam ataxia progressiva, andar cambaleante e perda de peso excessiva.

REFERÊNCIA BIBLIOGRÁFICA
1. Karageorgos L, et al. J Inherit Metab Dis. 2007;30:358.

Deficiência de esfingomielinase (doença Niemann-Pick tipo A) em bovinos

Deficiência de esfingomielinase (doença de Niemann-Pick) é uma doença do armazenamento lisossômico causada por mutações no gene da esfingomielinase, e é descrita como três formas em humanos: tipo A (início precoce de doença neurológica na infância), B e C. A esfingomielinase está envolvida na catalização da conversão de esfingomielina a ceramida e fosforilcolina.

Deficiência de esfingomielinase (tipo A) foi diagnosticada em um bezerro Hereford de 5 meses de idade na Virgínia.[1] O bezerro tinha histórico de 4 semanas de sinais neurológicos anormais e progressivos, incluindo hipermetria, base ampla, ataxia e estrabismo posicional.

REFERÊNCIA BIBLIOGRÁFICA
1. Saunders GK, Wenger DA. Vet Pathol. 2008;45:201.

Leucodistrofia de células globoides (galactocerebrosidose)

Leucodistrofia de células globoides foi identificada em ovinos Poll Dorset na Austrália. Incoordenação dos membros pélvicos progride até que os animais fiquem tetraplégicos. Apenas alterações histológicas são evidentes na necropsia. Essas incluem destruição da mielina e acúmulo de células globoides características no tecido nervoso. Ocorre diminuição acentuada da atividade de galactocerebrosidase em tecidos afetados.

Abiotrofias hereditárias do sistema nervoso

Doenças caracterizadas por *perda prematura progressiva de pequenas populações funcionalmente relacionadas de neurônios.* Como resultado, a maioria dos animais acometidos nasce normal, mas desenvolve sinais de doença neurológica progressiva fatal ou que leva a déficits neurológicos graves, de maneira que a eutanásia é a única solução razoável. Em algumas doenças raras, o paciente pode mostrar-se anormal já ao nascimento e piorar, morrendo normalmente no período neonatal. Já se relatou também casos raros de recuperação completa. A natureza genética de algumas doenças pode não ser certa, mas elas foram incluídas aqui se presumivelmente hereditárias. Uma distinção importante é que abiotrofia implica *envelhecimento prematuro,* diferente de degeneração, um termo que implica etiologia extrínseca. De uma perspectiva clínica, a degeneração do sistema nervoso pode parecer idêntica à abiotrofia do sistema nervoso, e um diagnóstico certo de abiotrofia geralmente requer exame histológico, a não ser que a espécie, raça ou disponibilidade de testes diagnósticos específicos permita o diagnóstico *ante mortem* de abiotrofia. Até o momento, as doenças abiotróficas não podem ser tratadas. As enfermidades de armazenamento lisossômico listadas na seção anterior representam um grupo específico de doenças abiotróficas.

LEITURA COMPLEMENTAR
Siso S, Hanzlicek D, Fluehmann G, et al. Neurodegenerative diseases in domestic animals: a comparative review. Vet J. 2006;171:20-38.

Lipofucsinose ceroide neuronal

Grupo de doenças neurodegenerativas de armazenamento lisossômico hereditárias de humanos e outros animais herdadas como característica autossômica recessiva. Elas são agrupadas juntas em razão dos fenômenos clínico e patológico comuns relacionados à atrofia de cérebro e retina, morte prematura e acúmulo de lipopigmento autofluorescente nos neurônios e muitos outros tipos de células no organismo. Estudos genéticos moleculares identificaram mutações em oito genes diferentes (*CLN1, CLN2, CLN3, CLN5, CLN6, CLN7, CLN8* e *CTSD*) que podem resultar em lipofucsinose ceroide neuronal.[1-4]

A doença é relatada em bovinos Devon[1], ovinos South Hampshire[2-4], ovinos Rambouillet, ovinos Borderdale[5], caprinos Nubianos e suínos vietnamitas.[6] Ela se assemelha à lipofuscinose ceroide neuronal de humanos e não é estritamente um distúrbio lisossômico primário; é classificada como proteinose proteolipídica; e fornece um bom modelo animal para discussão de doenças similares (doença Batten) de humanos. Lisossomos secundários em animais com lipofuscinose ceroide neuronal são preenchidos com subunidades c de ATP sintase mitocondrial em razão da peroxidação excessiva de ácidos graxos poli-insaturados. O mecanismo de acúmulo é que a proteína é formada, que é normal para mitocôndria, mas é direcionada erroneamente, de maneira que se acumula nos lisossomos. A doença em bovinos Devon é causada por uma única duplicação de base no gene *CLN5*.[1] A doença em ovinos Merino é uma anormalidade de armazenamento de subunidade c, clínica e patologicamente similar à lipofuscinose ceroide em ovinos South Hampshire, causada por mutação no gene *CLN6* em ovinos que leva à troca de uma base, gerando um aminoácido diferente.[2,3] A doença em ovinos Borderdale é causada por substituição de nucleotídeo no gene *CLN5*.[5]

A ocorrência de lipofuscinose ceroide neuronal em ovinos South Hampshire e Borderdale na Nova Zelândia foi bem descrita. A gravidade de neurodegeneração e pequenas diferenças na ultraestrutura do material armazenado sugerem se tratar de doenças diferentes de outras formas de lipofuscinose ceroide ovina, que acumulam as subunidades c de ATP sintase mitocondrial. Uma forma autossômica recessiva de hereditariedade é considerada provável.

Sinais clínicos incluem ataxia lentamente progressiva dos membros pélvicos, começando normalmente com 4 meses, mas possivelmente de forma tão tardia quanto aos 18 meses de idade, e durando por 6 meses, levando à eutanásia até os 4 anos de idade. Inabilidade em acompanhar o rebanho é notada inicialmente, seguida por postura de cavalete, ataxia óbvia, depressão grave e aumento da falha da resposta de ameaça e do reflexo pupilar à luz. Cegueira terminal é um sinal constante. Nistagmo posicional, andar em círculos e pressão da cabeça contra obstáculos ocorrem em alguns animais. Ingestão de alimentos, de água e defecação estão normais, mas há ligeira perda de peso. Um teste sanguíneo foi desenvolvido para detectar a mutação genética em ovinos South Hampshire.[2] LCE está alterado em ovinos com doença avançada, caracterizado pelo aumento de concentração de lactato, acetato e tirosina e diminuição de mioinositol e ciloinositol e citrato.[3]

A lesão em cordeiros e bezerros é atrofia do cérebro, especialmente do córtex óptico com granulação eosinofílica dos neurônios e macrófagos no SNC seguido por atrofia retiniana progressiva. Ocorre armazenamento progressivo de lipopigmento no tecido nervoso, especialmente fotorreceptores retinianos; sua presença pode ser demonstrada por autofluorescência quantitativa usando um microscópio de lâmpada em fenda modificado. Os dois auxílios clinicopatológicos incluem ensaio de enzima lisossomal, biopsia de órgãos e TC, que revela aumento dos ventrículos laterais do cérebro resultando da atrofia cerebral.

Lipofuscinose ceroide neuronal foi descrita em três equinos. Clinicamente, houve desenvolvimento de retardo mental, movimentos lentos e perda de apetite aos 6 meses de idade. Torcicolo, ataxia, desvio de cabeça e perda da visão estavam presentes com 1 ano de idade. Houve anormalidades na postura, movimentação, diminuição de reflexos espinais e algumas disfunções de NC, estrabismo dorsal e ausência da resposta de ameaça. Na necropsia, verificou-se achatamento de giros e alteração da coloração do cérebro. Histologicamente, material eosinofílico autofluorescente no pericário de neurônios estava presente por todo o cérebro, medula espinal, neurônios da retina, submucosa e gânglios mioentéricos e nas células da glia.

Lipofuscinose ceroide neuronal foi descrita em um porco vietnamita de 2 anos de idade.[6] Ataxia progrediu para tetraparesia no decorrer de um período de 3 meses, com desenvolvimento terminal de desvio de cabeça e nistagmo intermitente. O suíno não pareceu estar cego.

REFERÊNCIAS BIBLIOGRÁFICAS
1. Houweling PJ, et al. Biochimi Biophys Acta. 2006; 1762:890.
2. Tammen I, et al. Biochim Biophys Acta. 2006;1762:898.
3. Pears MR, et al. J Neurosci Res. 2007;85:3494.
4. Kay GW, et al. Neurobiol Dis. 2011;41:614.
5. Frugier T, et al. Neurobiol Dis. 2008;29:306.
6. Cesta MF, et al. Vet Pathol. 2006;43:556.

Encefalopatia necrosante congênita dos cordeiros

Essa condição, definida por sua patologia, foi um diagnóstico comum de doença neurológica em cordeiros com menos de 7 dias de idade pela Agência de Laboratórios Veterinários no norte da Inglaterra.[1] Os rebanhos afetados apresentavam um ou múltiplos casos, com até 10% de morbidade de cordeiros em um rebanho. Todos os casos se originaram de ovelhas prenhes de múltiplos fetos, mas houve variação nos sinais clínicos de cordeiros irmãos. Os mais gravemente afetados podiam ser natimortos, e os cordeiros menos afetados nasciam fracos, pequenos e incapazes de levantar, com ataxia e tremores de cabeça. Alguns cordeiros sobrevivem, mas podem apresentar sinais residuais de disfunção cerebelar. As lesões comuns são necrose neuronal cerebrocortical superficial. Uma proporção significativa também apresentava necrose das células de Purkinje no cerebelo e leucoencefalopatia do tálamo e tronco encefálico. É possível que essa síndrome reflita hipoglicemia decorrente do equilíbrio energético negativo no final da gestação.

REFERÊNCIA BIBLIOGRÁFICA
1. Scholes SFE, et al. Vet Rec. 2007;160:775.

Síndrome do potro lavanda

É uma doença autossômica recessiva hereditária e congênita de potros da raça Árabe egípcios caracterizada por sinais de doença neurológica evidentes ao nascimento e, normalmente, diluição não usual da coloração da pelagem.[1] A doença é causada por mutação no gene MYO5A, que é a deleção de uma única base em uma região conservada do domínio da cauda.[2] A deleção produz uma proteína truncada através da inserção de um stop códon prematuro (p.Arg1487AlafsX13). A prevalência de portadores em equinos Árabes egípcios é de 10,3% (heterozigotos),[3] e entre cavalos Árabes, a frequência de alelos é estimada em 0,0162, sem alelos detectados em cavalos das raças Thoroughbred, Standardbred, Morgan, Quarto de Milha ou Percheron.[4] A prevalência de portadores de SPL em potros Árabes na África do Sul na estação de 2009/2010 foi de 11,7% (intervalo de confiança [IC] de 95%; 7,6 a 17,0%).[5]

Existe diluição da coloração da pelagem (lavanda) e sinais de doença neurológica central, incluindo incapacidade de permanecer em posição quadrupedal, movimentos de pedalagem, opistótono e torcicolo aparentemente com reflexos periféricos normais (pisca sob luz forte, reflexos tricipital, patelar e musculocutâneo).[1] Não existem anormalidades hematológicas e bioquímicas séricas características. Não há tratamento efetivo.

Exame macroscópico na necropsia não revela nenhuma anormalidade consistente ou diagnóstica além da diluição da coloração da pelagem. Um ensaio para mutação genética está disponível e fornece confirmação do diagnóstico. O teste de cavalos Árabes egípcios permite evitar o acasalamento entre animais portadores e, portanto, a doença.[3]

REFERÊNCIAS BIBLIOGRÁFICAS
1. Page P, et al. J Vet Intern Med. 2006;20:1491.
2. Bierman A, et al. Anim Gen. 2010;41:199.
3. Brooks SA, et al. PLoS Genet. 2010;6:e000909.
4. Gabreski NA, et al. Anim Gen. 2012;43:650.
5. Tarr CJ, et al. Equine Vet J. 2014;46:512.

Hipomielinogênese hereditária (síndrome do tremor congênito de leitões)

Tremor congênito de suínos tem etiologia múltipla e algumas causas ainda não foram identificadas. A doença também é conhecida como *mioclonia congênita* ou síndrome do suíno tremedor ou doença do suíno saltador. Marrãs são particularmente afetadas. Os tipos são mostrados na Tabela 14.18 e as características, na Tabela 14.19. Elas podem ser diferenciadas apenas por patologia e principalmente neuroquímica. A lesão essencial é a mesma em todos os casos, e há hipomielinização do cérebro e medula espinal. As formas infecciosas são discutidas em outra seção.

Existem duas formas hereditárias. Uma é o tremor congênito tipo A-III, encontrado em suínos Landrace e seus cruzamentos. Algumas vezes ele é conhecido como Landrace tremedor. O tipo A-III é um gene recessivo ligado ao sexo transportado pela porca. Ele é associado a fêmeas, alta taxa de crescimento, carcaça magra e carne de coloração pálida caracterizada pela presença de axônios pobremente mielinizados em todas as partes do SNC. Ela também é conhecida como hipomielinogênese cerebroespinal congênita. As porcas produzem leitões que têm número reduzido de oligodendrócitos e, portanto, não podem mielinizar as fibras nervosas. Os tremores desaparecem quando os leitões estão dormindo.

A outra forma hereditária é o tipo A-IV de suínos British Saddleback. Ela não é comum. O defeito específico na A-IV é de metabolismo de ácidos graxos, que resulta em hipomielinização e desmielinização (um distúrbio similar, mas de tremor de causa autossômica recessiva monogênica também foi descrito em cruzamentos Saddleback/Large White).

As anormalidades estruturais no tipo A-III foram identificadas; pernas abertas é um achado comum.

Ambas as doenças são caracterizadas por tremores musculares, incoordenação, dificuldade em permanecer em posição quadrupedal e vocalização. A doença A-III ocorre apenas em machos. Ambas são herdadas como características recessivas.

LEITURA COMPLEMENTAR
Harding DJD, et al. Congenital tremor AIII in pigs, an hereditary sex-linked cerebrospinal myelinogenesis. Vet Rec. 1973;92:527.
Kidd ARM, et al. A-IV A new genetically-determined congenital nervous disorder in pigs. Br Vet J. 1986; 142:275.

Tabela 14.18 Taxonomia diagnóstica de tremor congênito de suínos.

Causa	AI	AII	AIII	AIV	AV	B
Observações de campo	Vírus da peste suína	Vírus desconhecido	Genético – recessivo S-L	Genético – autossômico recessivo	Químico – Triclorfon	Desconhecido
Proporção de ninhadas afetadas	Alta	Alta	Baixa	Baixa	Alta	Variável
Proporção de suínos afetados dentro da ninhada (aproximadamente)	> 40%	> 80%	25%	25%	> 90%	Variável
Mortalidade entre suínos afetados	Média a alta	Baixa	Alta	Alta	Alta	Variável
Sexo dos suínos afetados	Ambos	Ambos	Machos	Ambos	Ambos	Qualquer
Raça da mãe (pura ou cruzamento)	Qualquer	Qualquer	Landrace	Saddleback	Qualquer	Qualquer
Recidiva em ninhadas sucessivas dos mesmos pais	Não	Não	Sim	Sim	Sim	?
Duração do surto	< 4 meses	< 4 meses	Indefinida	Indefinida	< 1 mês	?

Tabela 14.19 Características-chave dos seis tipos de tremor congênito descritos em suínos.

Tipo	Causa	Características-chave
AI	Peste suína	Disgenesia Hipoplasia cerebelar Medula pequena Desmielinização Oligodendrócitos edemaciados
AII	Vírus do tremor congênito CVS2	Oligodendrócitos edemaciados
AIII	Hereditário autossômico recessivo ligado ao sexo em Landrace	Diminuição de oligodendrócitos Diminuição da mielinização Hipoplasia da medula
AIV	Como observado anteriormente em Saddleback Também uma síndrome em cruzamentos Large White/Saddleback	Desmielinização Hipoplasia cerebral, cerebelar e de medula espinal
AV	Intoxicação por triclorfon	Hipoplasia cerebelar afetando animais com 45 a 79 dias de gestação, principalmente 75 a 79 dias
B	Desconhecida	Sem características especiais

DOENÇAS QUE AFETAM PRINCIPALMENTE O CEREBELO

Defeitos cerebelares hereditários

Muitos defeitos cerebelares hereditários ocorrem congenitamente em bezerros, cordeiros e potros. Lesões no cerebelo podem ou não ser macroscopicamente ou clinicamente óbvias. Todas elas precisam ser diferenciadas de defeitos similares conhecidos como causados por infecções virais intrauterinas, como peste suína, doença das mucosas bovina e língua azul.

Hipoplasia cerebelar

Ocorre nas raças Hereford, Guernsey, Holandesa, Shorthorn e Ayshire, e parece ser condicionada por um fator hereditário de caráter recessivo. A maioria dos bezerros está obviamente afetada ao nascimento. Enquanto deitados, não há anormalidade acentuada, embora ocorra tremor lateral moderado do pescoço, causando oscilação da cabeça de um lado para outro. Bezerros gravemente afetados estão cegos; eles apresentam pupilas amplamente dilatadas e sua pupila não reage à luz. Tais bezerros são incapazes de permanecer em posição quadrupedal mesmo quando auxiliados em razão da flacidez dos músculos dos membros. Quando animais menos gravemente afetados tentam se levantar, a cabeça é jogada para trás excessivamente, os movimentos dos membros são exagerados em força e amplitude e são acentuadamente incoordenados, e muitos bezerros são incapazes de levantar sem auxílio. Se forem colocados em posição quadrupedal, os bezerros adotam posição com base ampla com membros bastante afastados e pernas e pescoço excessivamente estendidos. Ao tentar se mover, os movimentos dos membros são incoordenados e os bezerros caem algumas vezes para trás em razão da hiperextensão dos membros torácicos. Animais afetados bebem bem, mas têm bastante dificuldade em apreender o teto ou balde, com tentativas normalmente bem afastadas do local. Não existem alterações da consciência e não há convulsões. Tremores podem ser evidentes enquanto em posição quadrupedal, e pode haver nistagmo rotacional após movimentos laterais rápidos da cabeça. A visão e a audição não são prejudicadas e, embora a recuperação completa não ocorra, o bezerro pode ser capaz de compensar suficientemente para permitir que ele seja criado até o peso de abate enquanto vitelo. O diagnóstico pode ser confirmado por IRM.

Na necropsia, o defeito mais grave é caracterizado por ausência completa do cerebelo; hipoplasia do núcleo olivar, ponte e nervos ópticos e ausência parcial ou completa do córtex occipital. Defeitos menos graves, incluem diminuição do tamanho do cerebelo e ausência de alguns elementos neuronais em um cerebelo de tamanho normal.

Embora a doença normalmente seja abordada como hereditária, não há evidências firmes que suportem essa visão, e existem casos esporádicos não hereditários em outras raças.

Atrofia cerebelar de cordeiros (doença do cordeiro bobo 1)

Essa doença foi relatada em muitas raças de ovinos na Grã-Bretanha, Corriadales no Canadá e Nova Zelândia, e Drysdales. Cordeiros afetados são normais ao nascimento, mas são fracos e incapazes de levantar sem auxílio. Aos 3 dias de idade, apresentam incoordenação grave e envolvimento dos membros, opistótono, tremores e base ampla. Na necropsia, o cerebelo pode ter tamanho normal, mas no exame histológico verifica-se atrofia acentuada de neurônios cerebelares. A doença parece ser condicionada a um gene recessivo, mas não como homozigose recessiva simples. Uma doença clinicamente similar foi observada em cordeiros Border Leicester. Não há lesão histopatológica no cerebelo, mas existem lesões significativas nos músculos cervicais e no suprimento nervoso para eles. A doença é hereditária, mais provavelmente com uma característica autossômica recessiva.

Olhar para as estrelas em cordeiros (doença do cordeiro bobo 2)

Uma doença hereditária clinicamente similar à atrofia cortical cerebral foi descrita em cordeiros neonatos Leicester no Reino Unido, mas sem evidências histológicas de perda de células de Purkinje, que é considerada a principal característica da "abiotrofia cerebelar". Cordeiros afetados apresentam arqueamento dorsal do pescoço com a cabeça pressionada para trás, que também é descrito como "olhar as estrelas". Lesões histológicas estão presentes nos músculos e nervos do pescoço, mas não foi determinado se essas lesões são primárias ou secundárias.

Lisencefalia hereditária e hipoplasia cerebelar em cordeiros Churra

Lisencefalia é um distúrbio intracraniano de desenvolvimento muito raro de animais que resulta de defeitos na migração neuronal. O resultado macroscópico é o pregueamento simplificado do cérebro e cerebelo com a presença de apenas alguns giros largos.

Lisencefalia e hipoplasia cerebelar foram identificadas em cordeiros Churra na Espanha. Os cordeiros afetados eram normais ao nascimento, apresentando fraqueza, inabilidade em permanecer em posição quadrupedal e rigidez muscular. O córtex cerebral era desorganizado histologicamente e o cerebelo tinha tamanho reduzido. A análise de *Pedigree* indicou um padrão autossômico monogênico de herdabilidade.[1] O defeito genético foi a deleção de 31 pares de bases na área que codifica o gene RELN, que tem papel importante na migração neuronal e formação de camadas.[2] A deleção resulta na formação de um códon de terminação prematuro, resultando na ausência da expressão de proteína.

REFERÊNCIAS BIBLIOGRÁFICAS

1. Perez V, et al. BMC Vet Res. 2013;9:156.
2. Suarez-Vega A, et al. PLoS ONE. 2013;8:e81072.

Ataxia hereditária dos bezerros

Essa é uma ataxia cerebelar verdadeira herdada como característica recessiva em bovinos das raças Jersey, Shorthorn e Holandesa. Clinicamente, a condição se assemelha à hipoplasia cerebelar, exceto pelo fato de que os sinais não ocorrem até que os bezerros tenham de alguns dias a muitas semanas de idade. Na necropsia, o cerebelo tem tamanho normal, mas a aplasia histológica de neurônios é evidente no cerebelo e também no tálamo e córtex cerebral. Uma condição hereditária que se manifesta por ataxia cerebelar e que não se desenvolve até os bezerros terem 6 semanas a 5 meses de idade também foi relatada, mas o cerebelo é pequeno e macroscopicamente anormal. Degeneração conspícua das células de Purkinje cerebelares é evidente no exame histológico.

Convulsões familiares e ataxia em bovinos

Uma doença neurológica é relatada como hereditária em bovinos Aberdeen Angus e seus cruzamentos e em Charoleses. Em bezerros jovens, ocorrem ataques intermitentes de convulsão e, em animais mais velhos, essas são substituídas por ataxia residual. Os primeiros sinais aparecem poucas horas após o nascimento; até muitos meses depois, ocorrem apenas uma ou múltiplas convulsões tetânicas que duram 3 a 12 h. Conforme esses episódios desaparecem, um andar de ganso espástico se torna aparente nos membros torácicos e há dificuldade no posicionamento dos membros pélvicos. As lesões de necropsia características são degeneração do córtex cerebelar muito seletiva. Alguns casos se recuperam completamente. A epidemiologia da doença é consistente com a ocorrência de um gene autossômico dominante com penetrância incompleta.

Espasmos congênitos hereditários em bovinos

Essa condição foi relatada apenas em bovinos da raça Jersey, e parece ser condicionada a um fator heredado de forma recessiva. Bezerros afetados apresentam tremores verticais intermitentes da cabeça e pescoço e há tremores similares em todos os quatro membros que evitam que o animal caminhe e interferem com o posicionamento em estação. Embora os bezerros sejam normais em outros aspectos, eles normalmente morrem nas primeiras poucas semanas de vida. Nenhum exame histológico foi relatado, mas uma lesão cerebelar parece provável.

Abiotrofia cerebelar

Essa doença ocorre em bezerros das raças Holandesa e Poll Hereford e seus cruzamentos; bovinos Aberdeen Angus e seus cruzamentos e bovinos da raça Charolês; ovinos Merino, alpacas[1], cavalos Árabes[2-6] e suínos. As características patológicas da abiotrofia cerebelar são a desorganização das células de Purkinje na camada granular do cerebelo, com desorganização subsequente das camadas molecular e granular. Acredita-se que a etiologia seja a migração anormal das células de Purkinje através do cerebelo durante o desenvolvimento, resultando em degeneração neuronal prematura das células de Purkinje.[4]

Bovinos

Em bezerros, a ataxia aparece pela primeira vez quando os animais têm 3 a 8 meses de idade. Os bezerros não são cegos, mas com frequência falham em manifestar a resposta de ameaça. O início dos sinais clínicos é súbito, mas a progressão é lenta ou inaparente. Alguns entram em decúbito. Aqueles que permanecem em posição quadrupedal são espásticos, apresentam ataxia dismétrica e base ampla, e caem facilmente, apresentando tremores finos de cabeça. Todos são fortes e têm bom apetite. Abiotrofia ou envelhecimento prematuro é evidente apenas microscopicamente e consiste em aumentos de volume axonais, degeneração segmentar e perda das células de Purkinje cerebelares. A doença parece ser hereditária, mas a recuperação de alguns casos é relatada.

Convulsões familiares e ataxia são caracterizadas como hereditárias em bovinos Aberdeen Angus e seus cruzamentos e em Charoleses. Em bezerros jovens, ocorrem ataques intermitentes de convulsão, e em animais mais velhos essas são substituídas por ataxia residual. Os primeiros sinais aparecem poucas horas após o nascimento; até muitos meses depois, ocorrem apenas uma ou múltiplas convulsões tetânicas que duram 3 a 12 h. Conforme esses episódios desaparecem, um andar de ganso espástico se torna aparente nos membros torácicos e há dificuldade no posicionamento dos membros pélvicos. As lesões de necropsia características são degeneração do córtex cerebelar muito seletiva. Alguns casos se recuperam completamente. A epidemiologia da doença é consistente com a ocorrência de um gene autossômico dominante com penetrância incompleta.

Ovinos

A doença em ovinos não aparece até aproximadamente os 3 anos de idade. Há incoordenação e dismetria, de maneira que a marcha é estranha e desorganizada, e há quedas frequentes. Ocorre também diminuição da resposta de ameaça, comportamento apreensivo e base ampla nos membros pélvicos. Na necropsia, há degeneração cerebelar difusa e perda grave das células de Purkinje.

Alpaca

Anormalidades neurológicas foram detectadas pela primeira vez aos 18 meses de idade, momento no qual tremores de intenção, hipermetria e base ampla foram evidentes.[1] A análise do LCE estava dentro dos limites normais e o cerebelo parecia menor do que esperado na TC.

Equinos

A doença é relatada principalmente em cavalos da raça Árabe, mas também em pôneis australianos desenvolvidos a partir da raça Árabe, e na raça Gotland da Suécia. Uma síndrome clínica similar ocorre na raça Oldenberg, mas a característica patológica é bastante diferente.

A doença pode se apresentar ao nascimento, mas com frequência não é observada até que o potro tenha 2 a 6 meses de idade, com o reconhecimento mais tardio ocorrendo entre 9 e 24 meses de idade. Sinais característicos são balançar vertical da cabeça (em alguns casos apresentando tremores de cabeça horizontais), especialmente quando excitados, e ataxia que é mais perceptível quanto mais rápida for a marcha, e pode não ser evidente enquanto o potro está caminhando. Potros intensamente afetados são incapazes de permanecer em posição quadrupedal ou mamar ao nascimento, e aqueles afetados de forma menos grave são normais até aproximadamente 4 meses de idade, quando o balançar de cabeça se torna óbvio. O grau de ataxia varia de ligeira incoordenação a incapacidade de permanecer em posição quadrupedal. Passo de ganso batendo os membros torácicos no chão ocorre em alguns animais. Todos os potros podem enxergar, mas há ausência da resposta de ameaça em muitos. Nistagmo não é relatado para essa doença. O primeiro teste confirmatório *ante mortem* a ser desenvolvido foi *morfometria cerebral auxiliada por IRM*, que foi usada para determinar a presença de cerebelo relativamente menor e espaço de LCE cerebelar relativamente maior, quando comparado a cavalos do mesmo porte.[3] Historicamente, o diagnóstico foi feito com base na raça e idade do animal, sinais clínicos, progressão lenta da doença e eliminação de outros diagnósticos diferenciais.[2] O desenvolvimento recente de um teste de DNA em raízes de pelos para detectar a presença de abiotrofia cerebelar reputada por mutação de um gene[4-6] deve tornar o diagnóstico *ante mortem* em cavalos da raça Árabe muito mais direto.

Achados de necropsia são limitados a lesões histolopatológicas no cerebelo. Essas incluem perda disseminada de células de Purkinje e gliose. Não existem lesões degenerativas da medula espinal. Na doença similar em cavalos Oldenberg, o cerebelo com frequência tem tamanho reduzido. A doença é uma abiotrofia – um envelhecimento prematuro dos tecidos.

A doença é hereditária como característica autossômica recessiva em cavalos Árabes.[4] Um SNP foi identificado em cavalos Árabes acometidos que pode induzir a doença pela redução da expressão de MUTYH, uma glicosilase DNA que remove resíduos de adenina.[5] A frequência do alelo é estimada como aproximadamente 10,5% na população de cavalos Árabes dos EUA, o que é alto.[6] A mutação do gene foi identificada em baixo nível em três raças com ancestrais Árabes (Trekehner; Cavalos Curly Bashkir, também conhecidos como cavalo encaracolado norte-americano; bem como pôneis Welsh).[6]

Suínos

Uma abiotrofia cerebelar progressiva congênita também é relatada em leitões filhos de uma porca Saddleback e um cachaço Large White não relacionados. O distúrbio se comporta epidemiologicamente como uma doença hereditária condicionada por uma característica autossômica recessiva simples. Sinais clínicos incluem dismetria, ataxia e tremores quando em posição quadrupedal, mas não em repouso. Há ajustamento gradual, de maneira que os leitões podem caminhar e permanecer em posição quadrupedal com 5 semanas de idade, mas com 15 semanas eles não são mais capazes de fazê-lo. Leitões afetados também apresentam cerdas grosseiras e opacas como resultado de um número desproporcional de pelos grossos misturados a pelos finos. Lesões histopatológicas são confinadas ao cerebelo, no qual há perda significativa de células de Purkinje.

REFERÊNCIAS BIBLIOGRÁFICAS
1. Mouser P, et al. Vet Pathol. 2009;46:1133.
2. Foley A, et al. Equine Vet Educ. 2011;23:130.
3. Cavalleri JMV, et al. BMC Vet Res. 2013;9:105.
4. Brault LS, et al. Am J Vet Res. 2011;72:940.
5. Brault LS, et al. Genomics. 2011;97:121.
6. Brault LS, Penedo MCT. Equine Vet J. 2011;43:727.

DOENÇAS QUE AFETAM PRINCIPALMENTE O TRONCO ENCEFÁLICO E O SISTEMA VESTIBULAR

Otite média/interna

Infecção da orelha média (*otite média*) ocorre em animais jovens de todas as espécies, mas especialmente em bezerros leiteiros e suínos, em menor extensão em bovinos confinados e cordeiros, e raramente em potros. A infecção pode ganhar entrada a partir da orelha externa (p. ex., causada pela infestação por ácaros da orelha) ou por via hematógena, mas a disseminação é principalmente de uma infecção ascendente das tubas de Eustáquio em um animal jovem a partir de infecção do trato respiratório. Extensão da infecção para orelha interna leva à *otite interna*.

Suínos

Otite média estava presente em 68% de 237 suínos que foram abatidos em decorrência de doenças. Sugeriu-se que otite média em suínos se desenvolve inicialmente como uma inflamação aguda das tubas auditivas, e então se estende para outras partes da orelha e cérebro. Quando abscessos se formam na região ventral do tronco encefálico, o nervo vestibulococlear normalmente está envolvido na lesão. A infecção da orelha pode se estender para o cérebro através do nervo auditivo. Perilinfa que preenche a escala vestibular e escala timpânica também é uma via possível para a extensão de infecções, uma vez que há comunicação entre os espaços preenchidos por perilinfa, o labirinto ósseo e o espaço subaracnoide.

Bezerros e cordeiros

A maior prevalência ocorre em bezerros leiteiros lactentes e bovinos e ovinos desmamados em confinamentos, onde a doença provavelmente é secundária a infecção do trato respiratório. Surtos de otite média/interna ocorreram em bezerros de corte de 6 a 10 semanas de idade a pasto com suas mães; culturas mistas de *E. coli*, *Pseudomonas* spp. e *Acinetobacter* foram isoladas. Otite média/interna em bezerros de leite lactantes também pode ocorrer em surtos, e *M. bovis* frequentemente é isolado das orelhas média e interna de bezerros acometidos.

O início dos sinais clínicos normalmente inclui apatia, febre, inapetência, taquipneia e secreção purulenta da orelha afetada, acompanhada por rotação de cabeça (na otite interna), ptose auricular alguns dias depois em razão do envolvimento do nervo facial na inflamação. A palpação profunda da base da orelha pode estimular resposta dolorosa.

Rotação da cabeça com o lado afetado para baixo e paralisia facial podem ocorrer do mesmo lado, e andar em círculos com tendência a quedas para o lado afetado é comum. Na maioria dos casos, os animais são normais em outros aspectos, embora depressão e inapetência possam ocorrer em casos avançados (Figura 14.15).

Equinos

Otite média/interna ocorre em equinos, e duas síndromes clínicas foram descritas. A *primeira síndrome* é principalmente otite média caracterizada por comportamento anormal, incluindo chacoalhar de cabeça, balançar de cabeça e esfregar de orelha. Comportamento violento e incontrolável inclui se jogar no chão e rolar. O quadro pode progredir para envolver as estruturas ósseas dos ossos temporal em estiloide proximal, resultando em artrite degenerativa e fusão eventual do osso temporal.

A *segunda síndrome* é caracterizada por início agudo de déficit neurológico. Normalmente, há disfunção do nervo vestibulococlear

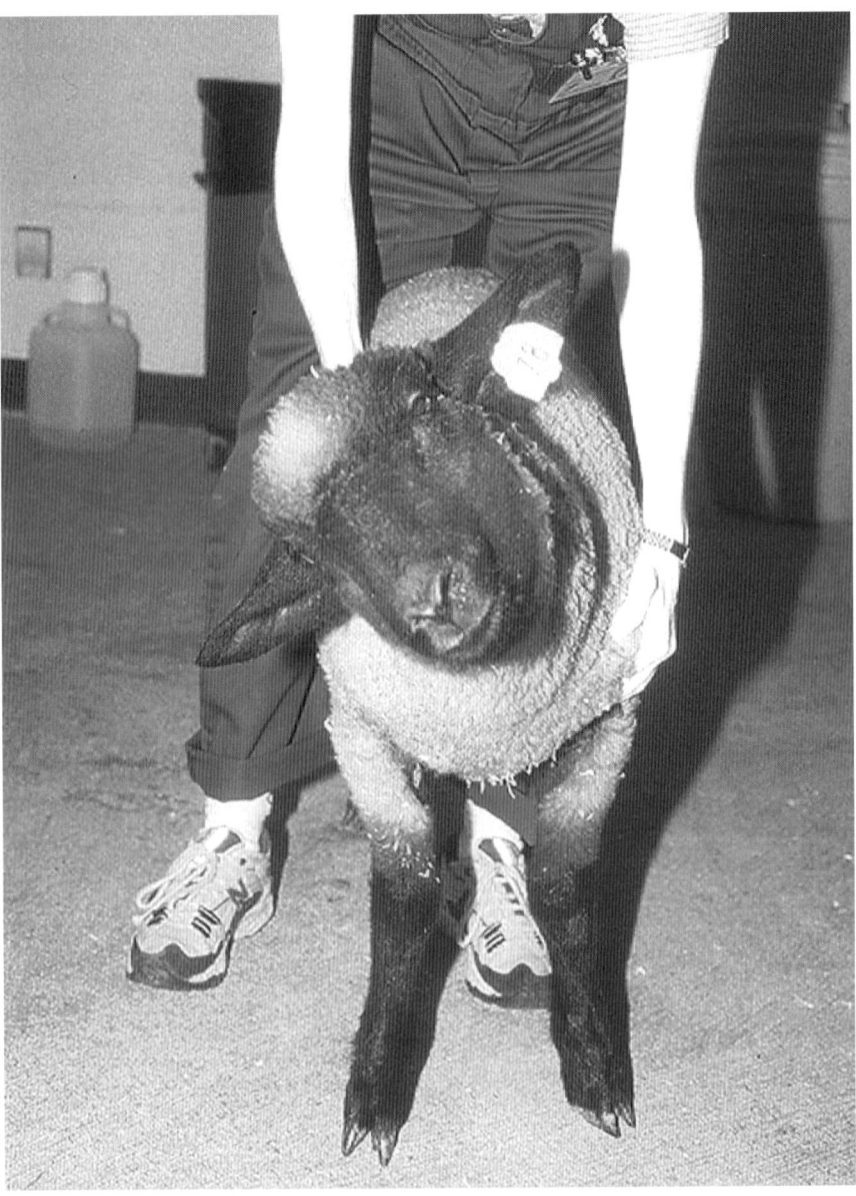

Figura 14.15 Otite média/interna do lado direito de um ovino Suffolk desmamado recentemente. Notar o desvio acentuado da linha entre os dois olhos a partir do plano horizontal. (Esta figura encontra-se reproduzida em cores no Encarte.)

e, com frequência, do nervo facial, caracterizadas por desvio de cabeça para o lado da lesão, nistagmo com fase lenta para o lado afetado e fraqueza dos músculos extensores do lado afetado, resultando em ataxia, relutância ou recusa em permanecer em posição quadrupedal. Os equinos podem permanecer de pé e, com frequência, se apoiam em paredes para dar suporte ao lado afetado.

O diagnóstico definitivo depende da timpanocentese positiva ou, na maioria dos casos, proliferação óssea do osso temporal e parte proximal do osso estiloide, ou lise da bula timpânica, conforme determinado por radiografia ou TC. Exame otoscópico deve ser realizado para determinar se há material purulento no canal auditivo, ou se a membrana timpânica está rompida ou se projetando para fora.

Radiografia foi usada para diagnosticar lesões da bula timpânica em bovinos (otite interna) caracterizada por espessamento da parede da bula, aumento da opacidade de tecidos moles dentro da bula e osteólise da parede da bula e trabeculações.[1] Radiografia não é tão sensível quanto TC para o diagnóstico de otite média, entretanto, como a TC fornece informações mais detalhadas quanto às estruturas ósseas da orelha média,[2,3] ela é mais sensível e específica do que a radiografia para o diagnóstico de otite média em bezerros.[1] TC foi usada para fornecer uma descrição anatômica excelente do meato acústico externo, cavidade timpânica e bula timpânica de lhamas.[4] Ultrassonografia também foi usada para diagnosticar otite média em bezerros.[5] Um transdutor linear de 7,5 mHz é aplicado na base da orelha sem uso de gel de acoplamento e com o bezerro em posição quadrupedal. O transdutor é aplicado ventralmente à base da orelha e caudal à mandíbula. Anormalidades detectáveis incluem conteúdo anecoico a hiperecoico, lise trabecular e adelgaçamento, deformação e ruptura da parede da bula timpânica. As lesões podem ser sutis em casos iniciais e, consequentemente, a sensibilidade do teste é baixa em animais com apresentação clínica aguda ou subaguda.

Timpanocentese é realizada sob anestesia geral em equinos ou sedação em ruminantes pelo direcionamento de uma agulha de 15 cm através da membrana timpânica visualizada com ajuda de um otoscópio. A técnica é difícil em razão do canal auditivo ser longo e angulado externamente. Solução estéril de NaCl 0,9% (0,5 a 1 mℓ) é injetada na cavidade timpânica e então, após alguns segundos, removida. O teste positivo consiste em recuperação de um líquido opaco ou amarelo, que na análise pode conter evidência de pus e pode ser utilizado para cultura e teste de ssensibilidade a antimicrobianos. Um método alternativo usa um cateter estéril de polipropileno de 15 cm que tem rigidez apropriada para punção da membrana timpânica, mas flexibilidade suficiente para avançar através do meato acústico externo.[3]

> **Diagnósticos diferenciais**
>
> A doença precisa ser diferenciada de otite externa, na qual a cabeça pode ser mantida em posição rotacionada, mas normalmente de forma intermitente, e é companhada por balançar de cabeça e presença de exsudato e odor desagradável no canal auditivo; de lesões ou abscessos cerebrais; e lesões similares da medula espinal cervical. Todas essas são caracterizadas por desvio da cabeça, e não rotação. Na necropsia, a bula timpânica contém pus, e uma variedade de microrganismos, como *Staphylococcus*, *Streptococcus*, *Pasteurella haemolytica* e *Neisseria catarrhalis* podem ser isolados.

Tratamento

Consiste em antimicrobianos de amplo espectro diariamente por 4 semanas e agentes anti-inflamatórios. O prognóstico para tratamento com fluoroquinolonas é muito bom em bezerros, embora taxa de mortalidade de 50% tenha sido relatada em bezerros que não foram tratados com outro agente antimicrobiano. O uso de lincomicina a 6,5 mg/kg PC combinada com espectinomicina a 10 mg/kg PC IV 2 vezes/dia durante 5 dias foi relatado como bem-sucedido para o tratamento de otite média em bezerros de corte. Existem relatos anedóticos do uso de agulha de tricô para ruptura da membrana timpânica em bovinos, com resolução rápida do desvio de cabeça em razão da diminuição da pressão na orelha média. Osteotomia bilateral da bula timpânica foi realizada em um bezerro acometido, resultando em resolução rápida do desvio de cabeça.

LEITURA COMPLEMENTAR

Duarte ER, Hamdan JS. Otitis in cattle, an etiological review. J Vet Med B. 2004;51:1-7.
Morin DE. Brainstem and cranial nerve abnormalities: listeriosis, otitis media/interna, and pituitary abscess syndrome. Vet Clin North Am Food Anim Pract. 2004;20:243-273.

REFERÊNCIAS BIBLIOGRÁFICAS

1. Finnen A, et al. J Vet Intern Med. 2011;25:143.
2. Lee K, et al. Vet Rec. 2009;165:559.
3. Kawasaki Y, et al. Vet Rec. 2009;165:212.
4. Concha-Albornoz I, et al. Am J Vet Res. 2012;73:42.
5. Gosselin V, et al. J Vet Intern Med. 2014;28:1594.

Listeriose

> **Sinopse**
>
> - Etiologia: *Listeria monocytogenes*. Bactéria ubíqua no ambiente de fazendas
> - Epidemiologia: ruminantes, principalmente ovinos. Ocorrência principal é sazonal e associada ao fornecimento de silagem com alta taxa de crescimento de *Listeria*. Também, após estresse induzido por manejo. Normalmente se manifesta com múltiplos casos em um grupo
> - Achados clínicos: mais comumente encefalite com disfunção de tronco encefálico e nervos cranianos ou aborto no último terço da gestação. Menos comumente, septicemia em ovinos no período periparto e ovinos e caprinos neonatos, enterite em ovinos desmamados, mielite espinal, uveíte e ocasionalmente mastite
> - Patologia clínica: cultura, PCR. Pleocitose e aumento do teor de proteína no líquido cerebroespinal com encefalite
> - Lesões: microabscessos no tronco encefálico na encefalite por *Listeria*, na medula espinal na mielite espinal, no abomaso, intestinos, fígado e linfonodos mesentéricos na enterite. Lesões viscerais na septicemia
> - Confirmação do diagnóstico: cultura e histopatologia
> - Tratamento: penicilina ou oxitetraciclina. Devem ser administradas precocemente no curso clínico da doença
> - Controle: controle do crescimento de *Listeria* em alimentos. Vacinação.

Etiologia

Atualmente existem seis espécies classificadas no gênero *Listeria*, mas apenas *L. monocytogenes* e *L. ivanovii* (previamente classificada como *L. monocytogenes* sorotipo 5) são patogênicas para animais domésticos. *L. ivanovii* é pouco patogênica, causa ocasional de aborto em ovinos e bovinos. Fetos abortados apresentam broncopneumonia supurativa e ausência de necrose hepatocelular multifocal normalmente vista em casos de abortos associados a *L. monocytogenes*. *L. innocua* ocasionalmente é associada à encefalite em ruminantes, que é clínica e patologicamente similar àquela associada a *L. monocytogenes*. A maioria, mas não todos os relatos de ambas as infecções afirmam que os animais estavam recebendo silagem.

L. monocytogenes é disseminada na natureza e apresenta características que permitem sua sobrevivência e crescimento em uma ampla variedade de ambientes. Há uma ampla variedade de estirpes, algumas das quais têm capacidade de causar doença em animais e humanos.

A temperatura ótima de crescimento é entre 30 e 37°C, mas o microrganismo pode crescer e se reproduzir em temperaturas entre 1 e 45°C. Ele pode crescer em pH entre 4,5 e 9,6, embora o crescimento em pH baixo seja mínimo em temperaturas baixas. O microrganismo é suscetível a desinfetantes comuns.

L. monocytogenes pode ser dividida em 16 sorovares com base em antígenos somáticos e flagelares, e há diversidade genética considerável entre sorovares. Os sorovares 4b, 1/2a, 1/2b e 3 são mais comumente isolados de animais doentes, mas existem diferenças geográficas. Estirpes virulentas podem se multiplicar em macrófagos e monócitos e produzem uma hemolisina, a listeriolisina O, que acredita-se ser o principal fator de virulência.

Epidemiologia

Ocorrência

Geográfica

Embora o microrganismo seja disseminado na natureza, a doença clínica em animais ocorre principalmente nas latitudes Norte e Sul, e é muito menos comum em regiões tropicais e subtropicais do que em climas temperados. A doença é importante na América do Norte, Europa, Reino Unido, Nova Zelândia e Austrália.

Sazonal

No hemisfério norte, a listeriose tem ocorrência sazonal específica, provavelmente associada ao fornecimento sazonal de silagem, com a maior prevalência nos meses de dezembro até maio, mas a ocorrência sazonal não é uma característica na Austrália.

Hospedeiro

A listeriose é principalmente uma doença de ruminantes, principalmente ovinos, e as principais doenças associadas a *L. monocytogenes* são encefalite e aborto. Em ruminantes, ela também produz síndromes de septicemia, mielite espinal, uveíte, gastrenterite e mastite. A doença septicêmica ocasional ocorre em equinos e suínos

- *Encefalite/meningite* normalmente ocorrem esporadicamente, afetando um único animal no rebanho ou alguns indivíduos no decorrer de algumas semanas. A taxa de ataque médio em 50 rebanhos afetados na Grã-Bretanha foi de 2,5%, com variação de 0,1 a 13,3%. Podem ocorrer surtos mais graves, com taxas de ataque tão altas quanto 35% e casos no decorrer de um período de 2 meses. A doença ocorre em ovinos com mais de 6 semanas, mas pode ser mais prevalente em cordeiros entre 6 e 12 semanas de idade e ovelhas com mais de 2 anos de idade. A taxa de mortalidade é alta, especialmente em ovinos, em razão do curso clínico curto que normalmente não permite o tratamento
- *Aborto* também pode ocorrer esporadicamente, o que normalmente é verdadeiro em bovinos, mas em ovinos e caprinos é mais comum como surtos com taxa de ataque que frequentemente é próxima de 10%
- *Mielite espinal* é uma manifestação incomum, mas é relatada em 0,8 a 2,5% dos ovinos em rebanhos afetados e em ovelhas de todas as faixas etárias 4 semanas após o banho de aspersão. Mielite espinal também ocorre esporadicamente em bovinos com 12 a 18 meses de idade
- *Doença septicêmica* também é uma manifestação de infecção menos comum por *L. monocytogenes*, mas pode ocorrer como o surto com alta taxa de mortalidade em cordeiros neonatos e cabritos, e também em ovelhas e cabras no período periparto
- *Ceratoconjuntivite/uveíte* ocorrem tanto em ovinos quanto em bovinos, e foram associadas ao fornecimento de silagem em grandes fardos ou em cochos circulares. Essa condição se apresenta como uma entidade distinta que não é associada à infecção sistêmica por *Listeria*
- *Gastrenterite* foi relatada principalmente por laboratórios de diagnóstico veterinário na Grã-Bretanha e na Nova Zelândia como doença esporádica que afeta ovinos após o desmame. Ela ocorre durante os meses de inverno, mais comumente em ovinos alimentados com silagem. Casos ocorrem 2 dias ou mais após o início da alimentação. De forma menos comum, os casos ocorrem em ovinos em plantações de tubérculos ou em pastagens nas quais a qualidade do pasto é ruim e os animais estão em alta densidade no rebanho
- *Mastite* é incomum, mas pode ocorrer em bovinos, ovinos e caprinos. Ela resulta em contaminação do leite com *L. monocytogenes*. A fonte mais comum de *L. monocytogenes* no leite cru é a contaminação fecal. Em um estudo dinamarquês de amostras de leite dos quartos de mais de um milhão de vacas em 36.199 rebanhos, 0,4% das vacas apresentavam mastite por *Listeria* e 1,2% dos rebanhos apresentavam vacas infectadas.

Fontes de infecção

O microrganismo é comum no ambiente e a infecção não é limitada a animais pecuários. *L. monocytogenes* foi isolada de 42 espécies de mamíferos e 22 espécies de aves, bem como de peixes, crustáceos e insetos. Ela é verdadeiramente *ubíqua no ambiente* e pode ser isolada comumente de fezes de animais, fezes de humanos, esgoto de fazendas, redes de esgoto, solo, poços de água de fazendas, água de superfície, plantas, rações para animais e das paredes, pisos, ralos etc. de fazendas e de outros ambientes. A capacidade de formar biofilmes pode auxiliar na sua sobrevivência no ambiente e pode contribuir para a perpetuação da sua presença em fontes de água em propriedades infectadas.

A maioria dos fenos, grãos e rações formulados têm potencial para conter *L. monocytogenes*, mas, na maioria, baixos níveis de água disponível restringem sua multiplicação.

Em ruminantes, *L. monocytogenes* pode ser islada das fezes e secreções nasais de animais saudáveis e foi isolada das fezes de bovinos em 46% de 249 rebanhos examinados e de 82% das amostras de alimentos. Em um levantamento realizado na França, 5% das amostras de fezes de pequenos ruminantes foram positivas para *L. monocytogenes*. Material fecal de aves selvagens em regiões agrícolas também pode conter grande quantidade de *L. monocytogenes* que pode contribuir para a contaminação de alimentos, água, material de cama e solo.[1] Ovinos expostos podem se tornar portadores latentes, excretando o patógeno nas fezes e no leite.[1]

Em locais de clima temperado, a prevalência de *L. monocytogenes* nas fezes de ruminantes parece variar com a estação do ano, sendo maior no período do inverno. Ele também aumenta durante períodos de estresse ambiental e em associação com estresse do parto e transporte. A presença de fezes e secreções também pode ser influenciada pelo número de microrganismos nos alimentos fornecidos aos animais. Em rebanhos nos quais há alta proporção de bovinos excretando nas fezes, o microrganismo pode ser isolado da poeira de fezes secas nas paredes e da maioria das superfícies da fazenda.

L. monocytogenes não é isolada das fezes ou ambiente em todas as fazendas, e sua presença em números isolados é amplamente um reflexo da sua presença em alimentos, ou da presença de animais portadores intestinais. Aparentemente, alguns rebanhos saudáveis podem albergar uma multiplicidade de estirpes diferentes na silagem e alimentos, cochos de água, fezes e ambiente em um único rebanho.

A presença de *L. monocytogenes* no leite do tanque de expansão ou em filtros de leite é usada como medida da prevalência de infecção na propriedade. Obviamente, essa medida é influenciada pelo manejo e condições ambientais em fazendas, que podem resultar em contaminação fecal dos tetos. Embora o leite do tanque de expansão e filtros de leite infectados forneçam informações quanto ao valor possível em mensurar a contaminação ambiental e o risco para exposição humana, não há evidência de que essa medida tenha qualquer relação com o risco de desenvolvimento de doença pelos animais na propriedade estudada.

Silagem

L. monocytogenes normalmente está presente na silagem, mas ela não se multiplica em quantidade suficiente em silagem preservada de forma efetiva, caracterizada por armazenamento anaeróbico, alta densidade, alta concentração de ácidos orgânicos e pH abaixo de 4,5. *Listeria* pode se multiplicar na silagem com pH acima de 5,0 a 5,5, e o pH crítico depende da quantidade de matéria seca. *L. monocytogenes* pode estar presente em silagem *pobremente fermentada*, mas também pode ocorrer em bolsões de *deterioração aeróbica* em silagem que do contrário estaria boa, e isso é o mais comum. Essas áreas com frequência são indicadas por crescimento de mofo e ocorrem nas extremidades e no topo, a alguns centímetros da superfície em silos cobertos de plástico onde o ar circula sob o plástico. Portanto, o crescimento de *L. monocytogenes* é um problema da superfície na silagem, exceto por aquela pobremente fermentada, e ocorre em pequenas áreas esporadicamente sobre a superfície da silagem.

O risco de contaminação da silagem com *Listeria* é maior quando ela contém *solo*, que pode ter sido incorporado de montículos de terra presentes no campo e na parte da frente do silo durante a embalagem final. *Conteúdo de cinzas* maior do que 70 mg/kg de matéria seca indica contaminação por solo.

Grandes fardos de silagem podem ter maior risco de infecção por *Listeria* do que a silagem convencional, em razão da sua menor densidade, baixa fermentação, maior área de superfície em relação à silagem embalada e maior risco de lesão mecânica do plástico da cobertura.

Alimentos preservados úmidos que não a silagem de gramíneas estão sob risco de crescimento de *Listeria*; a listeriose é relatada, por exemplo, em associação com fornecimento de grãos de cervejaria úmidos, bolas de feno estragadas e silagem feita de subprodutos de *commodities*, como restos de laranja e alcachofra. O método relativamente rápido para avaliação quantitativa da ocorrência e distribuição de *Listeria* em silagem suspeita está disponível.

Material infectante também deriva de animais infectados nas fezes, urina, fetos abortados, secreção uterina e no leite. Embora a disseminação imediata entre animais em um grupo tenha sido demonstrada, observações de campo sugerem que o contágio mediado por objetos inanimados também ocorre. A *ingestão de madeira* pode ser um fator de risco para cabras.

Transmissão

Com a doença septicêmica e aborto, o microrganismo é transmitido por ingestão de material contaminado. Cordeiros que desenvolvem doença septicêmica podem adquirir a infecção a partir da contaminação dos tetos da ovelha, pela ingestão de leite contendo o microrganismo de ovelhas e cabras com bacteriemia subclínica; através do umbigo a partir do ambiente; e também como infecção congênita. A forma encefálica da doença resulta da infecção das terminações do nervo trigêmeo decorrentes da abrasão da mucosa oral por alimentos ou pela infecção de cavidades dentárias. Acredita-se que mielite espinal seja o resultado da infecção ascendente pelos nervos espinais a partir de infecções locais.

Surtos de encefalite podem ocorrer em ovinos após introdução de silagem, normalmente começando 3 a 4 semanas depois, embora haja ampla variação, e um estudo de grande número de surtos verificou que a mediana do tempo para esse período era de 44 dias. Esse retardo reflete o tempo para a infecção ascendente.

Normalmente, o sorotipo isolado do cérebro de um animal acometido também está presente na silagem fornecida. Entretanto, o desenvolvimento recente de métodos de análise genética de *L. monocytogenes* demonstrou que a sorotipagem é uma ferramenta relativamente imprecisa para estudos epidemiológicos em muitas circunstâncias, embora o isolado do cérebro possa ser do mesmo sorotipo daquele presente na silagem, não há relação entre eles na análise genética. Possivelmente, isso reflete diferenças nas estirpes em locais diferentes entre o momento da amostragem da silagem e o momento no qual a vaca acometida ingeriu essa silagem.

Doença septicêmica em ovinos e caprinos normalmente ocorre 2 dias após a introdução da silagem, e os abortos 6 a 13 dias depois.

Fatores de risco

Apesar da ubiquidade de *L. monocytogenes*, apenas uma pequena proporção de animais desenvolve doença clínica. Alguns fatores predisponentes foram observados ou propostos como fatores de risco para doença. Esses incluem fatores que causam diminuição da resistência do animal hospedeiro e que aumentam a pressão de infecção pelo microrganismo. Em animais pecuários, o segundo parece ser o mais importante.

Fatores de risco do manejo e do hospedeiro

Os fatores de risco observados incluem:

- Estado nutricional ruim
- Mudança súbita do tempo para muito frio e úmido
- Estresse do final da gestação e parto
- Transporte
- Períodos longos de alagamento resultando em baixo acesso à pastagem.

Diferenças na suscetibilidade entre espécies são aparentes, e os ovinos são consideravelmente mais suscetíveis ao desenvolvimento de doença clínica do que bovinos. Surtos que afetam vários rebanhos em algumas áreas podem ocorrer em ovinos em pastagens com baixa drenagem e lamacentas após enchentes, mas surtos também são descritos durante períodos de seca. Superlotação e baixa condição sanitária com acesso restrito a suprimento de alimentos pode predispor ovinos confinados.

Foram observadas diferenças entre raças na suscetibilidade (cabras Angorá e ovinos Rambouillet) em alguns estudos, mas não em outros.

Fatores de risco do patógeno

Fatores que aumentam a pressão de infecção envolvem amplamente a multiplicação de *L. monocytogenes* no alimento ou no ambiente. Por muitas décadas, reconheceu-se o fornecimento de gramíneas ou silagem de milho como principal fator de risco para ocorrência de listeriose. O aumento no uso de silagem para alimentação de ruminantes pode ser a razão para o aumento aparente na prevalência da doença nos últimos anos. Silagem também pode exercer esse feito pelo aumento da suscetibilidade do hospedeiro à infecção por *Listeria*, embora essa informação tenha sido questionada.

O microrganismo persiste por períodos tão longos quanto 3 meses nas fezes de ovinos e mostrou-se que sobrevive por até 11,5 meses em solo alagado, por até 16,5 meses em fezes de bovinos, por até 207 dias em palha seca, e por mais de 2 anos no solo seco e nas fezes. Ele é resistente a temperaturas de −20°C por 2 anos e ainda é viável após ciclos repetidos de congelamento e descongelamento.

Reprodução experimental

O desafio oral ou parenteral de ovelhas e cabras não prenhes produzirá bacteriemia com sinais clínicos mínimos de pirexia e depressão em animais sem anticorpos preexistentes. A doença clínica é mais grave em animais jovens, e a infecção se resolve com o desenvolvimento de resposta imune. O desafio de animais com anticorpos preexistentes não é associado à doença clínica, embora possa haver bacteriemia. Animais em lactação secretam o microrganismo no leite durante o período de bacteriemia. O desafio prévio de cabras com *L. ivanovii* ou *L. innocua* não protege contra desafios subsequentes com *L. monocytogenes*.

Muitos estudos mostraram que o desafio oral, conjuntival e parenteral de *animais prenhes* resulta em sinais clínicos mais graves de sepse e pode ser seguido por *aborto*, embora essa não seja uma sequela invariável. Encefalite não foi reproduzida experimentalmente por desafio intravenoso, embora meningoencefalite possa ocorrer após essa via de desafio em cordeiros jovens. *Encefalite* foi reproduzida experimentalmente pela injeção do microrganismo na mucosa oral ou na cavidade pulpar do dente, e o microrganismo viajou centripetamente via nervo trigêmeo para chegar ao tronco encefálico.

Implicações zoonóticas

Em humanos, a listeriose é considerada uma doença de origem alimentar de ocorrência esporádica que produz septicemia, meningoencefalite, aborto e infecção em outros órgãos, bem como infecção neonatal. Embora surtos de listeriose associados a alimentos contaminados recebam a maior parte da atenção pública, *listeriose esporádica* é a apresentação mais comum. Embora todas as faixas etárias sejam suscetíveis, a incidência da doença é maior entre pessoas com 65 anos e mais velhas, seguida por crianças jovens (0 a 4 anos) e pacientes imunocomprometidos.[2] Na União Europeia, foram relatadas incidências da doença de 0,3 e nos EUA de 0,8 a cada 100.000 habitantes.[1-4] A taxa de letalidade é alta, e no geral, aproximadamente 25% dos casos relatados vêm a óbito. Embora a incidência aumente no início do milênio, taxas de incidência foram estáveis no decorrer dos últimos anos.[4]

Embora haja potencial para transmissão zoonótica, a maioria das exposições humanas ao microrganismo e o risco de doença resultam da contaminação de alimentos durante o processamento e da capacidade particular do microrganismo em crescer a temperaturas de refrigeração e em matéria orgânica com alta concentração de sal.

A alta prevalência da doença e número de *L. monocytogenes* foram relacionados a determinados alimentos, como queijos macios, peixe defumado, patê, embutidos, leite não pasteurizado, salsichas de carne crua fermentadas, salsichas e salada.[2,3]

Produtos lácteos foram incriminados em alguns surtos da doença. Muitos estudos mostraram que *L. monocytogenes* normalmente está presente em baixos números (normalmente menos de 1 microrganismo por mililitro) em leite cru em alguns rebanhos. Na vasta maioria de rebanhos, isso resulta da contaminação fecal durante o processamento do leite ou de contaminação ambiental. Raramente sua presença no leite cru é a partir de um animal com mastite subclínica e, nesse caso, os números no leite do tanque de expansão são muito maiores (2.000 a 5.000 microrganismos por mililitro), mesmo quando há uma única vaca ou cabra com mastite por *L. monocytogenes*. Em cabras e ovelhas, a presença no leite cru também pode ser resultado de bacteriemia subclínica.

Existe preocupação considerável de que o microrganismo possa sobreviver à pasteurização, especialmente se presente em fagócitos. Valores D para *Listeria* no leite foram determinados como variando de 0,9 s a 71,1°C. O limite legal para a pasteurização em alta temperatura/tempo curto nos EUA é 71,7°C por 15 s, e essa temperatura é suficiente para inativar números muito maiores do que aqueles presentes no leite cru. Não há evidência de que o microrganismo possa sobreviver a procedimentos corretos de pasteurização.

Taxas de infecção do tanque de expansão são maiores no inverno e na primavera e estudos transversais e de caso-controle mostraram que o risco de detecção de *L. monocytogenes* no leite do tanque de expansão é maior naqueles rebanhos que usaram sistema de ordenha em balde do que em sistemas de ordenha mecânica com tubulação. Ela também é maior em rebanhos que recebem compostos alimentares, restos de alimentos fornecidos em cochos plásticos e em cochos com baixa frequência de limpeza. E é menor em rebanhos que praticam desinfecção do teto antes da ordenha.

Produtores ou outros indivíduos que consomem *leite cru* precisam estar cientes do risco de infecção, especialmente se caírem em categorias sob risco. Pode haver risco particular com leite de cabras e ovelhas que recebem silagem. Pessoas associadas à agricultura também são mais suscetíveis à transmissão zoonótica direta da listeriose. *Dermatite* com lesões de pele papulares e pustulares ocorrem nos braços de *médicos-veterinários* após a manipulação de casos infectados de distocia e fetos abortados. *Conjuntivite* também é relatada em trabalhadores rurais que manejam rebanhos infectados.

Embora *L. monocytogenes* raramente cause doença em *suínos*, ela está presente nas tonsilas e nas fezes de alguns suínos no abatedouro, e essa presença é uma fonte potencial de contaminação da carcaça e do ambiente do abatedouro. Há prevalência significativamente maior nas tonsilas de suínos de engorda do que nas porcas. O microrganismo pode ser isolado de pisos, paredes e alimentos em suinoculturas. Alimentos molhados, baixa higiene e curtos períodos de vazio entre lotes de suínos no recinto de terminação foram considerados fatores de risco para infecção em suínos. Paradoxalmente, a desinfecção de tubulações utilizadas para fornecimento de alimentos úmidos foi associada a maior fator de risco de contaminação por fezes do que a desinfecção.

Outra preocupação quanto ao risco zoonótico indireto de *L. monocytogenes* é a presença do microrganismo nas fezes de propriedades infectadas e o potencial para a disseminação fecal ou por vento de poeira para campos adjacentes que podem conter plantações para consumo humano.

Patogênese

Na maioria dos animais, a ingestão do microrganismo, com penetração da mucosa do intestino, leva à infecção inaparente, com excreção fecal prolongada do microrganismo, e à bacteriemia subclínica, que cede com o desenvolvimento de imunidade. A infecção bacterêmica com frequência é subclínica e pode ser acompanhada por excreção do microrganismo no leite. Listeriose septicêmica, com ou sem meningite, é mais comum em ruminantes neonatos e em ovinos adultos e caprinos, particularmente se eles estiverem prenhes e quando o desafio pela infecção for grande.

O microrganismo é um patógeno intracelular facultativo que pode infectar células, incluindo as intestinais, por endocitose direcionada. Ele pode sobreviver e crescer em macrófagos e monócitos. Superóxido dismutase bacteriana protege contra a atividade bactericida da explosão respiratória do fagócito, e a listeriolisina O rompe as membranas lisossômicas, permitindo que o microrganismo cresça no citoplasma. O modelo experimental de camundongos indica que a imunidade mediada por células é importante para a proteção contra infecção por *Listeria*, mas estudos em caprinos sugerem que a depuração de infecção bacterêmica e a resistência à infecção sejam fortemente associadas a anticorpos humorais.

Em *fêmeas prenhes*, a invasão da placenta e do feto podem ocorrer 24 h após o início da bacteriemia. Edema e necrose da placenta levam a *aborto*, normalmente 5 a 10 dias após a infecção. A infecção no final da gestação resulta em *natimortos* ou no nascimento de neonatos que desenvolvem septicemia fatal rapidamente. *Metrite* materna é constante e se o feto for retido, septicemia fatal por *Listeria* pode ocorrer na sequência. A infecção do útero causando aborto e infecção intrauterina ocorrem em todos os mamíferos.

Encefalite e meningite

Encefalite/meningite em ruminantes ocorrem como inflamação aguda do tronco encefálico ou membranas meníngeas e normalmente são focais. A invasão do SNC pode ocorrer por, pelo menos, três mecanismos diferentes,[5] que incluem:

- Migração retrógrada (centrípeta) para o cérebro dentro do axônio dos NC
- Transporte através da barreira hematencefálica dentro de leucócitos parasitados
- Invasão direta de células endoteliais por bactérias de origem hematógena.

Em casos sem infecção sistêmica, a translocação centrípeta do patógeno ao longo do nervo trigêmeo ou outros NC após penetração da mucosa oral traumatizada, a perda de dentes decíduos ou permanentes e após periodontite pode resultar em encefalite. Acredita-se que meningite seja associada à translocação hematógena do patógeno através de células endoteliais ou leucócitos parasitados.

O período de incubação após inoculação experimental da polpa do dente é de, pelo menos, 3 semanas, embora lesões sejam detectáveis no tronco encefálico 6 dias após a inoculação.[5] Os sinais clínicos são caracterizados por distúrbio assimétrico da função de NC, particularmente os nervos trigêmeo, facial, vestibular e glossofaríngeo, mas há alguma variação no envolvimento de NC individuais, dependendo da distribuição das lesões no tronco encefálico. Lesões na porção sensorial do núcleo trigêmeo e do núcleo facial são comuns e levam a hipoalgesia facial ipsilateral e paralisia; o envolvimento do núcleo vestibular também é comum e leva à ataxia com andar em círculos e desvio de cabeça para o lado afetado. Os sinais adicionais de apatia, pressão da cabeça contra obstáculos e delírio estão relacionados a efeitos mais gerais da inflamação do cérebro e se desenvolvem nos estágios agônicos. A disseminação da infecção ao longo do nervo óptico pode resultar em endoftalmite em ovinos e bovinos.

Mielite espinal

Possivelmente resulta de infecção ascendente dos nervos sensoriais da pele após dermatite por lã molhada por tempo prolongado.

Mastite

L. monocytogenes raramente é verificada como causa de *mastite clínica* em bovinos, apesar de que ela pode ser comum no ambiente de propriedades leiteiras, o que sugere que esse patógeno não é particularmente invasivo ou se perpetua no úbere. A infecção da glândula mamária parece ocorrer principalmente por via hematógena.[1]

Enterite

Diarreia aguda em ovinos com sinais clínicos e alterações morfológicas que se assemelham à salmonelose das quais *L. monocytogenes* pode ser recuperada foi reconhecida desde o início dos anos 1990.[6] Os casos frequentemente são relacionados à alimentação com silagem de baixa qualidade e podem ocorrer em 2 dias após o fornecimento de silagem intensamente contaminada com *L. monocytogenes*. Os mecanismos através dos quais *Listeria* invade a mucosa gastrintestinal ainda não são compreendidos, mas a infecção parece depender mais da dose ingerida e da idade do animal do que de condições predisponentes ou estado imune do animal.[7] Lesões ocorrem no abomaso, intestino delgado, intestino grosso, linfonodos mesentéricos e fígado.[6]

Achados clínicos

Quando a doença ocorre, normalmente é como surto de encefalite ou aborto. Encefalite é a manifestação mais prevalente em ovinos. Septicemia em cordeiros pode ocorrer em conjunto com aborto, mas é raro que todas as três síndromes ocorram na mesma propriedade, ao menos no mesmo período. Sempre há exceções a tais generalidades, e a ocorrência de septicemia, aborto e encefalite em um rebanho de ovinos é possível.

Encefalite/meningite por *Listeria*

Ovinos

Em ovinos, os primeiros sinais são separação do rebanho e depressão com postura curvada. Ao se aproximar desses ovinos durante os estágios iniciais, eles apresentam desejo frenético de escapar, mas são incoordenados, uma vez que correm e caem facilmente. A síndrome progride rapidamente com depressão mais grave até o ponto de sonolência e o desenvolvimento de sinais de disfunção de NC. Febre – normalmente de 40°C, mas ocasionalmente tão alta quanto 42°C – é comum nos estágios iniciais da doença, mas a temperatura geralmente é normal quando sinais clínicos mais acentuados estão presentes.

Os sinais variam entre ovinos individuais, mas incoordenação, desvio de cabeça com, algumas vezes, balançar de cabeça, andar em círculos, hipoalgesia facial unilateral e paralisia facial normalmente estão presentes. Hipoalgesia facial pode ser detectada com pressão de uma pinça hemostática, e a paralisia facial se manifesta por orelha caída, paralisia dos lábios e ptose do mesmo lado da hipoalgesia facial. Isso pode ser acompanhado por ceratite de exposição, com frequência grave o suficiente para causar erosão de córnea. Estrabismo a nistagmo ocorrem em alguns animais. Panoftalmite, com pus evidente na câmara anterior de um ou de ambos os olhos, não é incomum em bovinos acometidos por muitos dias. Também há paresia dos músculos da mandíbula com tônus diminuído ou mandíbula caída, e, nesse caso, a preensão do alimento e a mastigação são lentas e o animal pode permanecer por longos períodos com saliva pendendo e alimento caindo da boca.

A posição da cabeça varia. Em muitos casos, há desvio da cabeça para um lado, sem rotação, mas em outros há rotação de cabeça. A cabeça pode estar em posição de retroflexão ou ventroflexão, dependendo da localização das lesões e, em alguns casos, pode estar na posição normal. O desvio da cabeça não pode ser corrigido ativamente pelo animal, e se ele for corrigido passivamente, a cabeça retorna à posição prévia tão logo seja solta. A progressão normalmente ocorre em círculo de pequeno diâmetro na direção do desvio. Há ataxia, com quedas consistentes para um lado, e os ovinos acometidos podem se apoiar contra o examinador ou uma cerca. O animal acometido entra em decúbito e é incapaz de levantar, embora com frequência ainda seja capaz de mover seus membros. A morte é causada por insuficiência respiratória.

Bovinos

Os sinais clínicos são essencialmente os mesmos, mas o curso clínico é mais longo (Figura 14.16). Em bovinos adultos, o curso da

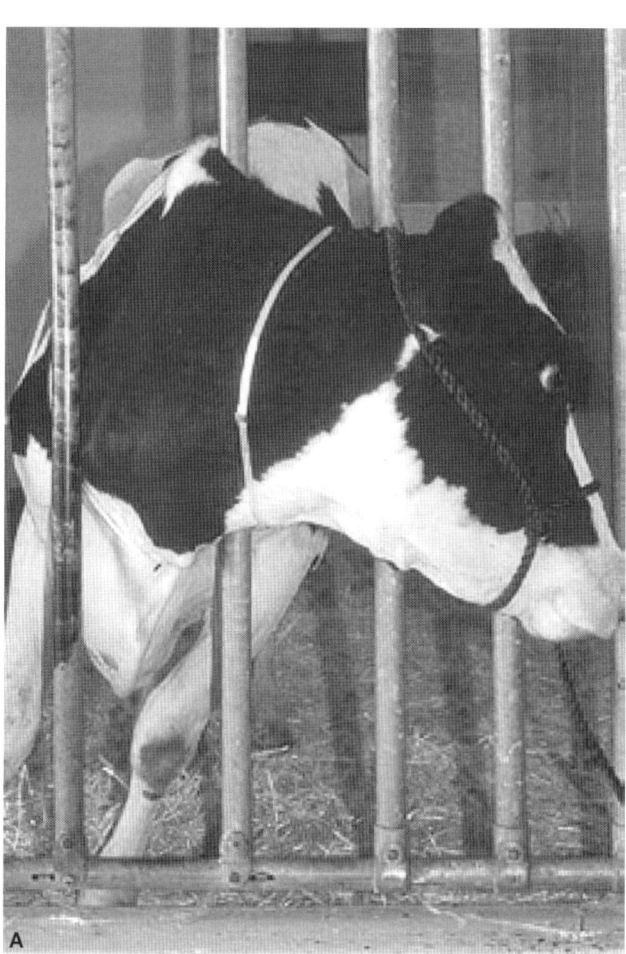
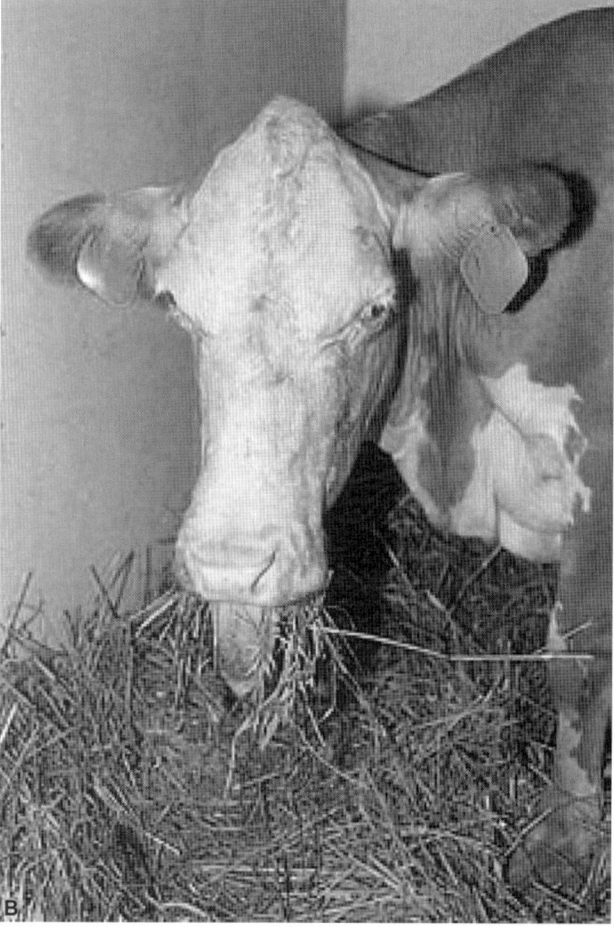

Figura 14.16 A. Novilha da raça Holandesa preta e branca com 2 anos de idade e listeriose. A novilha apresenta sinais clínicos de lesão do tronco encefálico esquerdo, próximo ao núcleo do nervo vestibulococlear (VIII par de nervos cranianos), que se manifesta como extensão do lado direito para o lado esquerdo e andar em círculos fechados para a esquerda (o andar em círculos é impedido pela colocação da cabeça no portão). **B.** Vaca Simental com 3 anos de idade e listeriose. Ela apresenta depressão, fraqueza da língua e músculos da mandíbula, bem como ausência de sensibilidade ao feno em sua boca. Alguns desses sinais clínicos também são vistos em bovinos com raiva ou obstrução esofágica (engasgo). Ambas responderam bem ao tratamento intravenoso com oxitetraciclina.

doença normalmente é de 1 a 2 semanas, mas em ovinos e bezerros a doença é mais aguda, e a morte em 2 a 4 dias.

Caprinos

A doença é similar àquela em outras espécies, mas em caprinos jovens, o início é muito súbito, o curso é curto e a morte ocorre em 2 a 3 dias (Figura 14.17).

Aborto por Listeria

Surtos de aborto são relatados em bovinos, mas são mais comuns em ovinos e caprinos. O aborto causado por esse microrganismo é raro em suínos.

Bovinos

Em bovinos, aborto ou natimortos ocorrem esporadicamente, normalmente no último terço de gestação; a retenção da placenta é comum e, nesse caso, há doença clínica e febre de até 40,5°C. Aborto foi observado pouco tempo após o início do fornecimento de silagem, mas nem sempre existe essa associação.

Ovinos e caprinos

Em ovinos e caprinos, os abortos ocorrem da 12ª semana de gestação em diante. Normalmente há retenção de placenta e secreção vaginal tingida de sangue por muitos dias. Pode haver morte de algumas ovelhas por septicemia se o feto ficar retido. Em ambas as espécies, as taxas de aborto em um grupo são baixas, mas podem chegar a até 15%. Em algumas propriedades, os abortos recidivam a cada ano.

Aborto causado por Listeria ivanovii

Ocorre como doença esporádica em bovinos e não há características clínicas distintas daquelas associadas a *L. monocytogenes*. Surtos em ovinos se manifestam com aborto e natimortos, mas particularmente com o nascimento de cordeiros vivos infectados, que raramente sobrevivem o suficiente para caminhar ou mamar.

Listeriose septicêmica

Septicemia aguda causada por *L. monocytogenes* não é comum em ruminantes adultos, mas ocorre em animais monogástricos e em cordeiros e bezerros neonatos. Não há sinais sugestivos de envolvimento do sistema nervoso, a síndrome é geral, e cursa com depressão, fraqueza, emaciação, pirexia e diarreia em alguns casos, com necrose hepática e gastrenterite na necropsia. A mesma síndrome também é vista em ovelhas e cabras após aborto, se o feto for retido. Uma síndrome mais bem definida, mas menos comum, foi descrita em bezerros com 3 a 7 dias de idade. Opacidade de córnea é acompanhada por dispneia, nistagmo e opistótono brando. A morte ocorre após 12 h. Na necropsia, há oftalmite e meningite serofibrinosa. Listeriose septicêmica foi relatada em um potro.

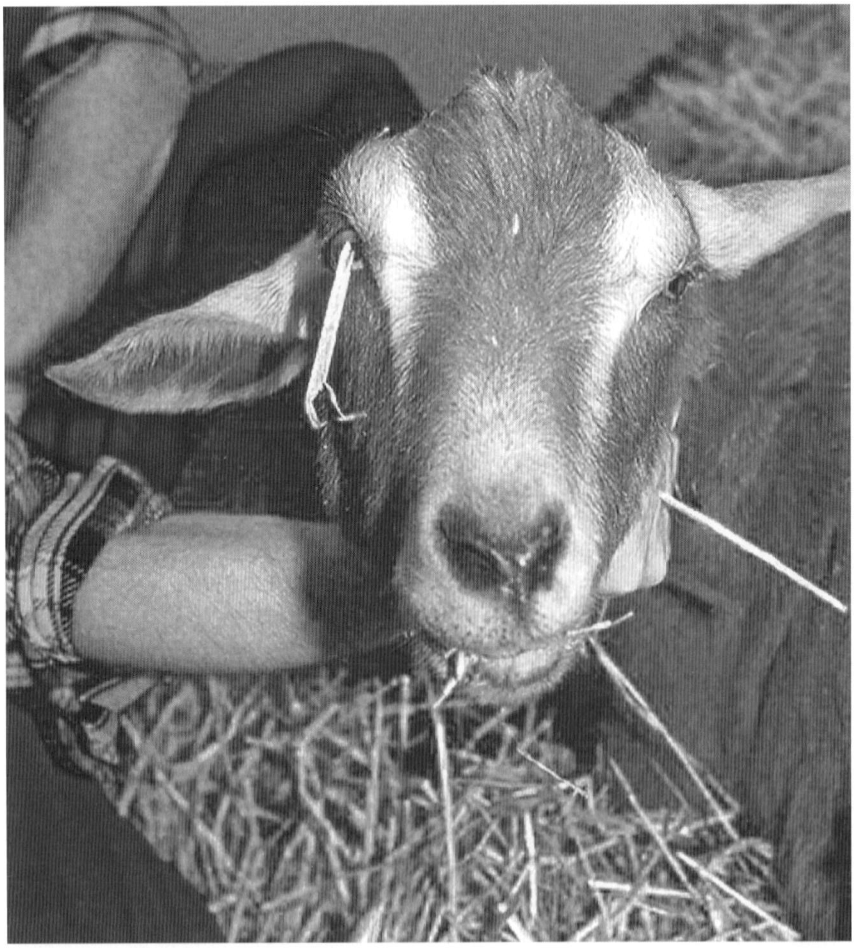

Mastite

Infecção do úbere pode envolver um único quarto ou ambos os quartos; é crônica e pouco responsiva ao tratamento. Há alta contagem de células somáticas no leite do quarto afetado, mas o leite parece normal.

Mielite espinal

Há febre, ataxia com emboletamento inicialmente dos membros pélvicos, progredindo para fraqueza dos membros pélvicos e paralisia. Em alguns casos, tanto em ovinos quanto em bovinos, há também paresia e paralisia dos membros torácicos. Não há evidência de envolvimento de NC e os animais acometidos inicialmente estão alertas, ativos e continuam a comer. Entretanto, há deterioração rápida e os animais afetados normalmente são eutanasiados.

Ceratoconjuntivite, uveíte

Há aumento de volume da íris e constrição da pupila; lesão focal branca é evidente na superfície interna da córnea com material flocular na câmara anterior. Casos avançados têm *pannus* e opacidade corneal.

Enterite em ovinos

Sinais clínicos relatados incluem letargia, anorexia e diarreia ou morte súbita. Ovelhas prenhes podem abortar.

Patologia clínica

O LCE em casos de encefalite apresenta aumento moderado a acentuado da concentração de proteína e contagem de leucócitos. Neutrófilos são o tipo celular predominante, com linfócitos contribuindo para mais de 20% das células.[8] *L. monocytogenes* não é detectável em cultura ou PCR.

O microrganismo pode ser cultivado de secreção vaginal até 2 semanas após aborto, e uma proporção de animais que abortam também têm *L. monocytogenes* no leite e fezes.

Testes sorológicos (testes de aglutinação e de fixação de complemento) foram usados, mas não apresentam o valor preditivo necessário para uso como teste diagnóstico. Ruminantes normalmente apresentam anticorpos para *Listeria* e títulos altos com frequência são encontrados em animais normais em

Figura 14.17 Cabra de 2 anos com listeriose. O animal apresenta depressão no ramo corneal direito do nervo trigêmeo (V par de nervos cranianos), pois ela não detecta a palha no seu olho direito, e do nervo facial direito (VII par de nervos cranianos), uma vez que apresenta queda da orelha direita, desvio do focinho para a esquerda e lábio superior direito flácido. A cabra não era capaz de permanecer em posição quadrupedal e parecia deprimida.

rebanhos nos quais ocorrem casos clínicos. Técnicas baseadas em ácido nucleico podem ser usadas para determinar a fonte de uma estirpe de *L. monocytogenes* em um surto.

Achados de necropsia

Tipicamente, não há alterações macroscópicas distintas associadas à *encefalite* por *Listeria*. O exame histológico de tecido do SNC é necessário para demonstrar os microabscessos característicos da doença. Esses estão presentes no tronco encefálico na encefalite por *Listeria* e na medula espinal cervical e/ou lombar em surtos de mielite espinal. A amostragem do prosencéfalo irá tipicamente resultar em diagnóstico falso negativo. Técnicas de enriquecimento a frio são aconselháveis ao tentar isolar o microrganismo. A coloração de Gram de tecido fixado em parafina pode permitir a confirmação do diagnóstico em casos nos quais material adequado para cultura não está disponível. Métodos alternativos, como anticorpos imunofluorescentes ou imunoperoxidase estão disponíveis em alguns laboratórios. Em um estudo retrospectivo que comparou os métodos diagnósticos, coloração por imunoperoxidase foi superior à cultura bacteriana quando correlacionada a alterações histopatológicas.

Lesões viscerais ocorrem como múltiplos focos de necrose em fígado, baço e miocárdio na *forma septicêmica* e em *fetos abortados*. Os fetos abortados normalmente estão edemaciados e autolisados, com número grande de bactérias visíveis microscopicamente em muitos tecidos. Em fêmeas que abortam, há placentite e endometrite além de lesões no feto.

Ovinos com *enterite* apresentam abomasite ulcerativa e hemorrágica e avermelhamento da mucosa do intestino delgado.[6] Em um pequeno número de casos, tiflocolite é diagnosticada na necropsia; histologicamente, há microabscessos por todo o intestino e infiltração característica de neutrófilos degenerados na lâmina muscular da mucosa do abomaso.[6]

Amostras para confirmação do diagnóstico

Listeriose do sistema nervoso central

- Bacteriologia: metade do cérebro seccionado sagitalmente, incluindo tronco encefálico, resfriado ou congelado (CULT, TAF)
- Histologia: metade do cérebro seccionado sagitalmente, incluindo tronco encefálico, segmento adequado de medula espinal se houver suspeita de mielite espinal (MO, IHQ).

Septicemia e aborto

- Bacteriologia: fígado, baço, pulmões, placenta, conteúdo do estômago fetal resfriados (CULT, TAF)
- Histologia: fígado, baço, pulmões, cérebro, placenta, intestino fetal fixados em formol (MO, IHQ).

Enterite

- Bacteriologia: abomaso, intestino delgado, intestino grosso, linfonodos mesentéricos (CULT)
- Histologia: abomaso fixado em formol, intestino delgado, intestino grosso, linfonodos mesentéricos (MO, IHQ).

Diagnósticos diferenciais

Encefalite
- Toxemia da prenhez em ovinos
- Cetose nervosa em bovinos
- Raiva
- Cenurose
- Polioencefalomalácia
- Doença da orelha média
- *Scrapie*.

Aborto
- Ovinos
- Bovinos.

Gastrenterite
- Salmonelose.

Ceratoconjuntivite/uveíte
- Oftalmia contagiosa
- Ceratoconjuntivite infecciosa bovina.

Tratamento

Penicilina é considerada o fármaco de eleição para o tratamento de listeriose, mas tem apenas efeito bacteriostático sobre *L. monocytogenes*.[2] Cefalosporinas são inefetivas em razão da afinidade mínima ou não existente com a proteína de ligação à penicilina 3 e 5 da *Listeria*.[2,5]

Um estudo recente que explorou a prevalência de resistência *in vitro* de estirpes de *L. monocytogenes* isoladas de propriedades leiteiras verificou que todas as estirpes são resistentes a cefalosporinas, estrepotomicina e trimetoprima. Mais de 90% das estirpes isoladas eram resistentes a ampicilina e 66% eram resistentes a florfenicol. A resistência a penicilina G foi determinada para 40% das estirpes isoladas.[9]

Penicilina administrada na dose de 44.000 UI/kg PC a cada 12 ou 24 h administrada por via intramuscular por 10 a 14 dias está entre os tratamentos mais comumente utilizados para encefalite/meningite por *Listeria*. Propôs-se iniciar o tratamento com a dose de ataque com penicilina a 200.000 UI/kg como formulação hidrossolúvel administrada por via intramuscular.[10] O tratamento intravenoso com oxitetraciclina (10 mg/kg PC a cada 12 h ou 20 mg/kg PC a cada 24 h por 10 dias) foi relatado como razoavelmente efetivo para meningoencefalite em bovinos, mas menos efetivo em ovinos.

O uso de fármacos anti-inflamatórios não esteroides (AINE) para tratar a dor resultante da meningite pode ser indicado, mas deve-se monitorar de perto o estado de hidratação do paciente para evitar lesão renal. Propôs-se o uso de glicocorticoides com o objetivo de evitar a formação de abscessos no SNC.[1] Preocupações foram levantadas, uma vez que se verificou aumento da excreção através do leite em bovinos infectados por *L. monocytogenes* e tratados com dexametasona.[11]

A taxa de recuperação depende amplamente do momento no qual o tratamento é instituído após o início dos sinais clínicos. Se sinais clínicos graves já estiverem evidentes, a morte normalmente ocorre apesar do tratamento. Normalmente o curso dos eventos em um surto é que o primeiro caso morre, mas os subsequentes são detectados suficientemente rápido para o tratamento. Desidratação, desequilíbrios ácido-base e eletrolítico também devem ser corrigidos. Casos de mielite espinal são pouco responsivos ao tratamento.

O tratamento de irite por *Listeria* é feito com antibióticos sistêmicos nos estágios iniciais, associado a corticosteroides subpalpebrais e atropina para dilatar a pupila.

O tratamento de suporte com tiamina, para compensar a diminuição da produção de tiamina durante a doença, e glicocorticoides para evitar a formação de microabscessos no SNC foi proposto. Correção da acidose metabólica, resultado do excesso de perda de bicarbonato com a queda de saliva, pode ser indicado.

Tratamento e controle

Tratamento
Encefalite:
- Penicilina G procaína: 200.000 UI/kg IV como dose de ataque inicial (R2)
- Penicilina G procaína: 22.000 UI/kg a cada 12 h ou 44.000 UI/kg a cada 24 h IM, por 10 a 14 dias (R2)
- Oxitetraciclina: 10 mg/kg IV a cada 12 h ou 20 mg/kg IV a cada 24 h por 10 a 14 dias (R2)
- Cefalosporinas (R4)
- Tiamina: 10 mg/kg, por via IV lenta a cada 24 h (R2)
- Flunixino meglumina: 1 mg/kg, a cada 24 h IV (R2)
- Dexametasona: 1 mg/kg IV, dose única (R3).

Controle
- Assegurar que o pH da silagem seja < 5,0 (R2)
- Não fornecer na alimentação porções bastante estragadas da silagem (R2).

Controle

Difícil em razão da ocorrência ubíqua do microrganismo, da ausência de um método simples de determinação quando ele está presente em grande quantidade no ambiente e pouca compreensão quanto aos fatores de risco que não a silagem. Onde o fator de risco é a silagem, pode haver algum mérito em recomendar que a alteração da dieta para incluir o fornecimento de grande quantidade de silagem seja feita de forma gradativa, particularmente se a silagem estiver estragada ou se listeriose já ocorreu no perímetro previamente. Tetraciclinas podem ser fornecidas na ração de animais sob risco em um confinamento. Quando possível, as áreas obviamente estragadas da silagem devem ser separadas e não fornecidas.

Outras recomendações para o fornecimento de silagem incluem evitar fazer silagem a partir de campos nos quais montinhos de terra podem ter contaminado as gramíneas; evitar contaminação por solo ao preencher o silo; evitar o uso de aditivos para melhorar a fermentação; e evitar silagem que obviamente está estragada, com pH maior que 5 ou com teor de cinzas de mais de 70 mg/kg de matéria seca.

Silagem removida do silo deve ser fornecida o mais rápido possível.

Nos locais em que a uveíte é um problema, os sistemas de alimentação que evitam o contato da silagem com os olhos devem ser usados.

Uma *vacina* viva atenuada mostrou induzir proteção contra desafio intravenoso, e uma vacina viva atenuada em uso na Noruega por muitos anos é relatada como redutora da incidência anual da doença em ovinos de 4% para 1,5%. Um modelo econômico está disponível para determinar se a vacinação deve ser praticada. Vacinas comerciais mortas estão disponíveis para o controle da doença em alguns países, e algumas companhias também produzem vacinas autógenas quando solicitado. A eficácia da vacinação ainda requer maiores determinações; entretanto, quando a economia ou a disponibilidade de alimentos na propriedade ditam que a silagem contaminada deve ser fornecida, deve-se considerar a vacinação como forma e fornecer alguma proteção.

LEITURA COMPLEMENTAR

Anon. Listeria monocytogenes. Recommendations by the national advisory committee on microbiological criteria for foods. Int J Food Microbiol. 1991;14:185-246.

Drevets DA, Bronze MS. Listeria monocytogenes: epidemiology human disease, and mechanisms of brain invasion. Immunol Med Microbiol. 2008;53:151-165.

Farber JM, Peterkin PI. Listeria monocytogenes, a foodborne pathogen. Microbiol Rev. 1991;55:476-511.

Fenlon DR. Listeria monocytogenes in the natural environment. In: Ryser ET, Martin EH, eds. Listeria, Listeriosis and Food Safety. 2nd ed. New York: Marcel Dekker; 1998.

Gitter M. Veterinary aspects of listeriosis. PHLS Microb Dig. 1989;6(2):38-42.

Gray ML, Killinger AH. Listeria monocytogenes and listeric infections. Bacteriol Rev. 1966;30:309.

Low JC, Donachie W. A review of Listeria monocytogenes and listeriosis. Vet J. 1997;153:9-29.

Scarratt WK. Ovine listeric encephalitis. Compend Contin Educ Pract Vet. 1987;9:F28-F32.

REFERÊNCIAS BIBLIOGRÁFICAS

1. Brugere-Picoux J. Small Rum Res. 2008;76:12.
2. Allerberger F, Wagner M. Clin Microbiol Infect. 2010; 16:16.
3. Kramarenko T, et al. Food Control. 2013;30:24.
4. European centre for disease prevention and disease control. Annual epidemiological report 2012. (Accessed 29.09.2013, at http://www.ecdc.europa.eu/en/publications/Publications/Annual-Epidemiological-Report-2012.pdf.).
5. Drevets DA, Bronze MS. Immunol Med Microbiol. 2008;53:151.
6. Fairley RA, et al. J Comp Pathol. 2012;146:308.
7. Zundel E, Bernard S. J Med Microbiol. 2006;55:1717.
8. Scott PR. Small Rum Res. 2010;92:96.
9. Srinivasan V, et al. Foodborne Pathog Dis. 2005;2:201.
10. Scott PR. Small Rum Res. 2013;110:138.
11. Welsley IV, et al. Am J Vet Res. 1989;50:2009.

DOENÇAS QUE AFETAM PRINCIPALMENTE A MEDULA ESPINAL

Lesão traumática

Trauma súbito grave da medula espinal causa síndrome de paralisa flácida súbita, completa e imediata caudal à lesão em razão do choque espinal. Ele tem duração tão breve em animais que dificilmente é reconhecido clinicamente. O choque espinal logo é seguido por paralisia flácida na área suprida pelo segmento lesionado, e espástica caudal a ele.

Etiologia

Trauma é a causa mais comum de monoplegia em grandes animais. Há graus variados de perda de sensibilidade, paresia, paralisia e atrofia muscular.

Trauma físico

- Animais que caem de veículos ou através do piso de celeiros
- Animais com osteoporose ou osteodistrofia, especialmente éguas de cria idosas e porcas, espontaneamente ao pular ou se apoiar em cercas
- Espondilose e fratura de vértebras toracolombares em touros velhos em centrais de inseminação
- Fraturas vertebrais cervicais contabilizam uma grande porcentagem de lesões de medula espinal em equinos
- Trauma causado por mobilidade excessiva das vértebras cervicais superiores pode contribuir para a lesão de medula espinal em cavalos na síndrome de Wobbler
- Deslocamento da articulação atlanto-occipital está sendo cada vez mais relatada
- Estenose do canal vertebral cervical em C2-C4 em carneiros jovens, provavelmente como resultado do choque de cabeças
- Fratura de vértebra T1 em bezerros que viram violentamente em corredores amplos o suficiente para a passagem de uma vaca
- Fraturas vertebrais em bezerros com 7 a 10 meses de idade que escapam sob portões e batem com força suas costas (imediatamente cranial à tuberosidade coxal) na parte de baixo do portão
- Fraturas vertebrais em bezerros neonatos, associadas à extração forçada durante distocia
- Queda de raios pode causar destruição tecidual dentro do canal vertebral.

Invasão parasitária

- Nematodíase cerebroespinal, por exemplo, *P. tenuis*, *Setaria* spp. em caprinos e ovinos, *Stephanurus dentatus* em suínos, causando febre do alce
- *Toxocara canis*, experimentalmente em suínos
- *S. vulgaris* em equinos e jumentos
- Larvas de *Hypoderma bovis* em bovinos.

Isquemia local da medula espinal

- Obstrução do fluxo sanguíneo para a medula espinal por embolismo, ou drenagem pela compressão da veia cava, por exemplo, em equinos durante decúbito dorsal prolongado sob anestesia geral; em suínos causado por êmbolos fibrocartilaginosos, provavelmente se originando de lesões ao núcleo polposo de um disco intervertebral.

Patogênese

A lesão pode consistir na ruptura do tecido nervoso ou sua compressão por deslocamento ósseo ou hematoma. Graus menores de lesão podem resultar em edema local ou hiperemia ou, na ausência de lesões macroscópicas, lesão transitória às células nervosas, classificadas como concussão. A resposta inicial é de choque espinal, que afeta um número variável de segmentos em ambos os lados do segmento lesionado, e se manifesta como paralisia flácida completa. A lesão deve afetar pelo menos o terço ventral da medula antes que o choque espinal ocorra. Quando o choque cede, os efeitos da lesão residual permanecem. Esse pode ser temporário e a função completamente normal pode retornar conforme o edema ou a hemorragia são reabsorvidos. Em ovinos, lesão experimental extensa à medula pode ser seguida por recuperação ao ponto de o animal ser capaz de caminhar, mas não o suficiente para apresentar qualquer relevância prática.

Lesões traumáticas normalmente afetam toda a seção transversal da medula e produzem uma síndrome típica de transecção completa. Sinais de transecção parcial são mais comuns em lesões de desenvolvimento lento. A maior parte das funções sensoriais e motoras pode ser mantida em bezerros de 3 meses de idade com hemisecção experimental esquerda da medula espinal.

Em um estudo retrospectivo de fraturas vertebrais relacionadas à distocia em bezerros neonatos, todas as fraturas estavam localizadas entre T11 e L4, e 77% ocorriam na junção toracolombar. Todos os casos, exceto um, foram associados à extração forçada usando métodos não especificados (53%), mecânicos (28%) ou manuais (17%). A tração normalmente é mais aplicada após o feto ter entrado no canal pélvico. A tração manual varia de 75 kg de pressão aplicada por um homem a 260 kg de pressão aplicada por três ou mais homens. As forças aplicadas na tração mecânica variam de 400 kg para uma corrente de tração de bezerros a mais de 500 kg de um trator. A transferência dessas forças para as vértebras e para as placas fisárias da junção toracolombar poderiam causar lesão tecidual grave imediatamente. Em um estudo prospectivo de fraturas vertebrais em bezerros neonatos, todas as fraturas estavam localizadas na região toracolombar, especialmente posterior à epífise de T13.

Achados clínicos

Choque espinal se desenvolve imediatamente após lesão grave e se manifesta por paralisa flácida (perda de reflexo) caudal à lesão grave de medula espinal. Ocorre queda concomitante na pressão sanguínea local causada por vasodilatação e pode haver sudorese local. Os reflexos extensor e flexor e a sensibilidade cutânea desaparecem, mas ressurgem em meia hora a algumas horas, embora hipotonia possa permanecer. As extremidades são afetadas na maioria dos casos, e os animais estão incapazes de levantar e podem permanecer em decúbito lateral. Os músculos da respiração também podem estar afetados, resultando em interferência na respiração. A região do corpo suprida pelos segmentos afetados eventualmente irá mostrar paralisia flácida, desaparecimento dos reflexos e depauperamento muscular, todos representativos de lesão de neurônio motor inferior.

Quando a lesão é causada pela invasão por larvas de parasita, não há estágio de choque espinal, mas o início é agudo, embora possa haver incrementos subsequentes de paralisia conforme a larva se move para uma nova localização.

Bezerros neonatos com fraturas vertebrais relacionadas à distocia são fracos imediatamente após o nascimento ou permanecem em decúbito e não fazem esforço para levantar.

A sensibilidade pode estar diminuída no local e caudalmente à lesão, e hiperestesia pode ser observada em uma faixa na borda cranial da lesão como resultado da irritação de fibras sensoriais pela inflamação local e edema. Em razão da interferência com o fluxo de saída sacral de nervos autonômicos, pode haver paralisia de bexiga e reto, embora essas alterações normalmente não sejam aparentes em grandes animais. Mobilidade excessiva, dor à pressão e mal alinhamento de processos espinhosos podem indicar deslocamentos ósseos ou fraturas. O exame retal também pode revelar lesão ou deslocamento, particularmente em fraturas de corpos vertebrais e em touros idosos com espondilose.

Sinais residuais podem permanecer quando o choque passa. Esses normalmente consistem em paralisia, que varia de acordo com a extensão e a gravidade da lesão. A paralisia é aparente caudal e no local da lesão. Os reflexos retornam exceto no local da lesão. Normalmente não há distúrbios sistêmicos, mas dor pode ser suficientemente grave para causar aumento na frequência cardíaca e causar anorexia. A recuperação pode ocorrer em 1 a 3 semanas se o tecido nervoso não for destruído, mas quando lesão extensa ocorre em uma seção suficientemente grande da medula espinal, não há recuperação e aconselha-se eutanásia. Em casos raros, animais sofrem lesão grave continuam a caminhar por até 12 h antes que a paralisia ocorra. Em tais circunstâncias, pode ser que a fratura ocorra, mas o deslocamento se segue em um estágio posterior durante o movimento mais ativo. Animais que se recuperam podem apresentar déficits neurológicos residuais ou alterações posturais, como torcicolo.

Fratura de vértebras cervicais em equinos

Em equinos, fratura/deslocamento de vértebras cervicais craniais é relativamente comum. Animais afetados estão em decúbito e incapazes de levantar a cabeça do chão. Entretanto, podem estar conscientes e capazes de comer e beber.[1] Pode ser possível palpar a lesão, mas radiografia normalmente é necessária. Lesões das vértebras cervicais caudais podem permitir a elevação da cabeça, mas os membros não se movem voluntariamente. Em todos os casos, os reflexos tendíneos e o reflexo de retirada nos membros estão normais ou aumentados.

Espondilose em touros

Touros mais velhos em centrais de inseminação artificial desenvolvem calcificação dos ligamentos vertebrais ventrais e espondilose subsequente ou rigidez da região lombar da coluna vertebral. Quando o touro ejacula vigorosamente, os ligamentos calcificados podem fraturar, e essa descontinuidade podem se estender cranialmente através da coluna vertebral. A ossificação é extensa, normalmente de T2-L3, mas as fraturas são restritas à região lombar média. Há deslocamento parcial do canal vertebral e compressão da medula. O touro normalmente está em decúbito imediatamente após a fratura ocorrer, mas pode se levantar e caminhar de forma rígida muitos dias depois. O arqueamento do dorso, movimentação lenta, rigidez do tronco e, algumas vezes, claudicação unilateral, são sinais característicos. Graus menos graves de espondilose foram relatados em uma alta proporção de touros muito mais jovens (animais com 2 a 3 anos de idade), mas as lesões não parecem causar sinais clínicos.

Patologia clínica

O exame radiológico pode revelar o local e a extensão da lesão, dependendo da quantidade de massa muscular adjacente. LCE obtido do espaço lombossacro pode revelar a presença de xantocromia ou RBC intactos, o que sugere hemorragia preexistente.

Achados de necropsia

A anormalidade é sempre visível no exame macroscópico. Em bezerros neonatos com fraturas vertebrais associadas à distocia, hemorragia ao redor dos rins, ao redor das glândulas adrenais e nos músculos perivertebrais é um achado comum e um indicador útil de que a fratura toracolombar está presente. Além da fratura vertebral, hemorragia subdural e epidural, mielomalácia, compressão da medula espinal, medula espinal lesionada e costelas fraturadas são achados comuns.

Diagnósticos diferenciais

A diferenciação de outras doenças da medula espinal normalmente não é difícil em razão da velocidade de início e histórico de trauma, embora mielite espinal e meningite também possam se desenvolver rapidamente. Outras causas de decúbito podem ser confundidas com trauma, especialmente se os animais não forem observados no período pré-clínico imediato. Na maioria das doenças caracterizadas por decúbito, como azotúria, compactação ruminal aguda e mastite coliforme aguda, há outros sinais que indicam a existência de lesão além de trauma da medula espinal. Doença do músculo branco em potros é caracterizada por fraqueza, e a atividade sérica de creatinina quinase estará aumentada.

Tratamento

É apenas conservativo, e raramente se tenta o tratamento cirúrgico. Doses grandes de corticosteroides ou anti-inflamatórios não esteroidais são recomendadas para minimizar o edema associado à lesão da medula espinal. Cuidados de enfermagem e cama macia, com mudança de decúbito a cada 3 h de intervalo (o que seria ideal, mas deve ser feito ao menos 3 vezes/dia em animais que não conseguem se levantar), massagem das protuberâncias ósseas, elevação periódica em *sling* podem ajudar manter o animal sem concussão ou outras lesões menores por um longo período de decúbito. Especialmente em bovinos bem musculosos, decúbito por mais de 48 h provavelmente resultará em necrose disseminada dos músculos caudais da coxa e a recuperação nesses casos é impossível. O diagnóstico definitivo de fratura vertebral com paralisia normalmente leva à recomendação de eutanásia.

LEITURA COMPLEMENTAR

Divers TJ. Acquired spinal cord and peripheral nerve disease. Vet Clin North Am Food Anim Pract. 2004; 20:231-242.

Dyson SJ. Lesions of the equine neck resulting in lameness of poor performance. Vet Clin North Am Equine Pract. 2011;27:417-437.

REFERÊNCIA BIBLIOGRÁFICA

1. Muno J, et al. Equine Vet Educ. 2009;21:527.

Compressão da medula espinal

O desenvolvimento gradual de lesões que ocupam espaço no canal vertebral produz uma síndrome de fraqueza progressiva e paralisia. Lesão preexistente inflamatória ou neoplásica do corpo vertebral pode resultar em fratura espontânea do corpo vertebral e compressão da medula espinal.

Etiologia

Compressão da medula espinal ocorre por lesões que ocupam espaço no canal vertebral; as causas comuns estão listadas a seguir.

Tumores

O tumor de ocorrência mais comum em animais é a linfomatose, na qual nervo se ramifica e invade o canal vertebral, normalmente na região lombossacral e, menos comumente nas regiões braquial e cervical. Esse tumor é particularmente comum em bovinos adultos com linfossarcoma multicêntrico causado por infecção pelo vírus da leucose bovina (Figura 14.18).

Tumores raros incluem fibrossarcomas, metástases, mieloma plasmocítico, angioma, melanoma em equinos, hemangiossarcoma

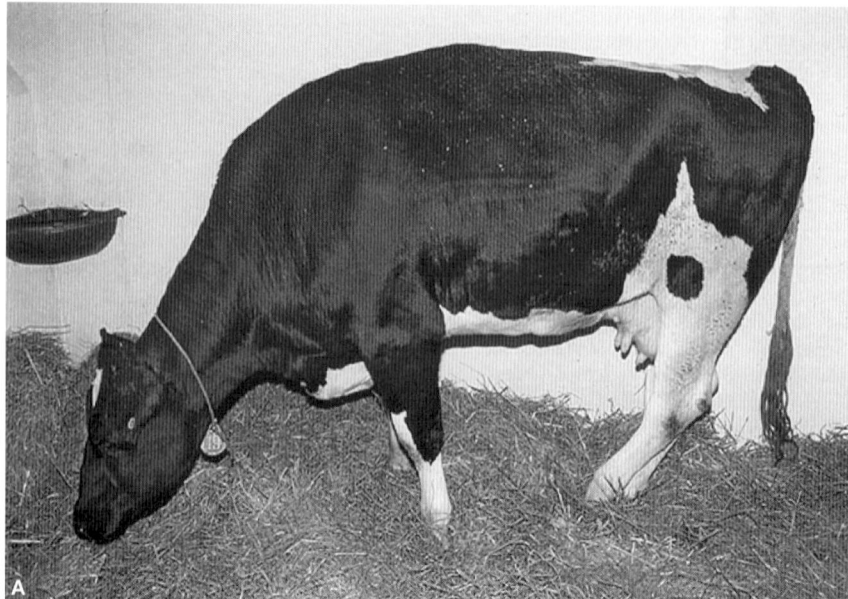
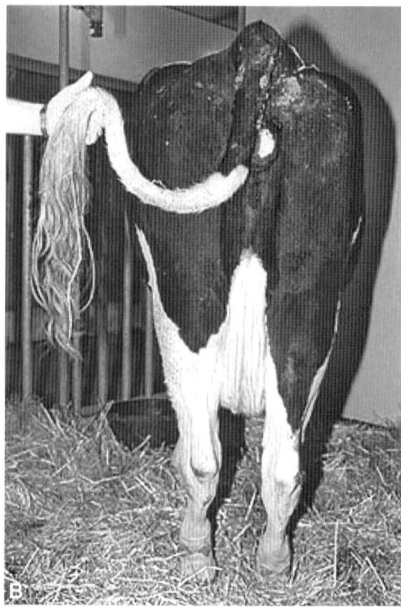

Figura 14.18 A. Paresia posterior bilateral em uma vaca da raça Holandesa preta e branca de 5 anos de idade com linfossarcoma espinal causado pela infecção por vírus da leucose enzoótica bovina. **B.** Vista caudal da mesma vaca, demonstrando paresia acentuada da cauda e membros pélvicos, e baixa produção de leite. (Esta figura encontra-se reproduzida em cores no Encarte.)

em equinos, neurofibroma e linfossarcoma (p. ex., em equinos), hemartoma vascular em caprinos.

Abscesso de corpo vertebral ou epidural

Abscessos de corpo vertebral (osteomielite) são mais comuns em animais pecuários neonatos e geralmente associados à lesão supurativa crônica em outra parte do corpo.

- Feridas de caudectomia em cordeiros, feridas por mordidas em suínos e pneumonia supurativa crônica em bezerros são causas comuns de abscessos de corpo vertebral. Poliartrite e endocardite também podem estar presentes. O local original de infecção pode ter se resolvido quando os sinais clínicos relacionados a abscesso de medula espinal surgem
- Compressão da medula espinal é causada por aumento de abscessos no corpo vertebral para o canal vertebral e pode ou não haver desvio do canal vertebral e do seu conteúdo.[1] Abscesso epidural causando compressão da medula espinal e que não é associado ao corpo vertebral ocorre em cordeiros
- Disseminação hematógena também pode ocorrer por *Trueperella* (*Arcanobacterium*, *Actinomyces* ou *Corynebacterium*) *pyogenes* em bovinos, *A. bovis* em bovinos com actinomicose e *Corynebacterium pseudotuberculosis* em ovinos
- Múltiplos casos de mielopatia compressiva foram relatados em bovinos após injeção intramuscular de uma vacina oleosa na região lombar[2]
- Mielomalácia cervical em cordeiro e uma alpaca desenvolveu-se após tentativas de injeção intramuscular no pescoço[3]

- Uma lesão piogranulomatosa na região sacral de um equino se estendeu para o canal vertebral sacral, resultando em diminuição do tônus anal e de cauda e incontinência do fluxo urinário.[4]

Lesões ósseas das vértebras

- Exostoses sobre fraturas sem deslocamento dos corpos vertebrais
- Exostoses similares nos corpos vertebrais de cordeiros que pastam ao redor de antigas minas de chumbo
- Hipovitaminose A em suínos jovens em crescimento causando compressão das raízes nervosas que passam através do forame vertebral
- Deformidade congênita ou fusão da articulação atlantooccipital-axial em bezerros, potros e caprinos
- Estenose espinal congênita de bezerros
- Protrusão de um disco intervertebral é identificável por mielograma ou na necropsia[5], embora raro em grandes animais. As lesões degenerativas nos discos do pescoço de equinos assemelham-se à prolapso de disco Hansen tipo 2 em cães
- Paresia progressiva e ataxia também ocorrem raramente na discoespondilite em equinos, uma condição inflamatória que foca em uma única articulação que, com frequência, resulta de processos sépticos.[6,7] Discoespondilite foi diagnosticada em bezerro de 4 meses de idade com andar rígido e abscesso umbilical[8], em uma cabra adulta com paraplegia[9], e em uma alpaca com paraparesia[10]
- Ocorre espondilose, a qual é uma condição degenerativa caracterizada por osteófitos extensos no corpo vertebral do áxis. *Spondylus* é um nome grego antigo que significa vértebra. Espondilose normalmente afeta os aspectos ventral e lateral de múltiplas vértebras adjacentes. É uma doença progressiva que afeta vértebras contíguas em razão de estresses biomecânicos.[6] Espondilose anquilosante tipicamente causa claudicação e não compressão da medula e paresia/paralisia.

Porcas adultas e cachaços podem apresentar degeneração dos discos intervertebrais e osteófitos nas vértebras adjacente. De forma menos comum, ocorre espondilose anquilosante, artrose das facetas articulares, defeitos do ânulo fibroso e placas terminais vertebrais e osteomielite vertebral ou fratura. Essas lesões de espondilose anquilosante causam claudicação em cachaços e porcas, e não compressão da medula e paresia/paralisia. Elas não devem ser confundidas com as muitas causas extravertebras de claudicação posterior ou paralisia em suínos adultos, que são discutidas no Capítulo 15.

Subluxação vertebral ou mielopatia compressiva

- Subluxação vertebral cervicotorácica em ovinos da raça Merino na Austrália e em cordeiros Columbia nos EUA
- Mielopatia cervical compressiva em ovinos Texel e Beltex jovens causada por nódulos adiposos que se insinuam para dentro do canal vertebral dorsal em C6-C7.[11]

Ataxia em equinos

Trata-se de um grande problema e apresenta muitas causas potenciais:

- Fraturas não fatais do crânio (basisfenoide, basioccipital e porção petrosa do osso temporal)
- Fraturas cervicais não fatais

- Instabilidade atlanto-occipital
- Malformação vertebral cervical (mielopatia estenótica vertebral cervical em equinos) causada por estenose do orifício vertebral cranial de C3-C7[12]; isso pode ser efetivo como um mecanismo de compressão apenas se vértebras adotarem posições exageradas
- Crescimento anormal de superfícies interarticulares
- Aumento dorsal de epífises vertebrais caudais e extrusão de discos intervertebrais
- Formação e protrusão de falsas cápsulas articulares e da bursa extrasinovial
- Mielite espinal causada por invasão parasitária ou vírus EHV-1, mesmo vírus *louping-ill* e provavelmente outros
- Abscesso espinal normalmente em um corpo vertebral
- Compressão e axonopatia de medula espinal induzida por *Onchocerca* sp.[13]
- Hematomas espinais[14] causando ataxia, paresia e dor no pescoço
- Hipoplasia cerebelar (mais comumente a versão hereditária em potros da raça Árabe)
- Mielomalácia/mielopatia degenerativa (causa desconhecida)
- Fusão do osso occipital com o atlas, que é fusionado com o áxis
- Neuromiopatia hipóxica-isquêmica na trombose aortoilíaca
- Tumores das meninges.

Patogênese

O desenvolvimento de qualquer das lesões listadas anteriormente resulta em surgimento gradual de paralisia motora ou hipoestesia, dependendo do local da lesão, se ventral ou dorsalmente. Na maioria dos casos, há envolvimento de todos os tratos sensoriais e motores, mas deve-se ter cuidado no exame se lesões mais bizarras forem diagnosticadas de forma precisa. Pode haver hemiparesia ou hemiplegia se a lesão for situada lateralmente. Paraparesia ou paraplegia é causada por lesão bilateral na medula torácica ou lombar e monoplegia por lesão unilateral na mesma região. Lesões bilaterais na região cervical causam tetraparesia a tetraplegia (quadriplegia).

Osteomielite vertebral em bezerros jovens é mais comum nas vértebras toracolombares e menos comum nas vértebras cervicais. O abscesso de corpo vertebral aumenta gradualmente e causa compressão gradual da medula espinal, que por sua vez causa graus variados de paresia dos membros pélvicos e ataxia. O abscesso pode se estender para os espaços intervertebrais adjacentes e resultar em artrite vertebral com lise das facetas articulares. O início da paresia e paralisia pode ser súbito em casos de abscedação ou osteomielite das vértebras, que pode causar fratura e deslocamento dos fragmentos ósseos para dentro do canal vertebral com compressão e lesão traumática da medula espinal. Abscessos de corpo vertebral entre T2 e o plexo lombar irão resultar em fraqueza dos membros pélvicos e reflexo flexor de retirada normal nos membros pélvicos. Lesões no local do plexo lombar irão resultar em paralisia flácida dos membros pélvicos.

Em equinos com malformação vertebral cervical, a compressão da medula espinal resulta em necrose da substância branca e alguma perda focal de neurônios. Com o tempo, ocorre degeneração secundária de fibras nervosas semelhante à waleriana nos tratos ascendentes da substância branca cranial à lesão focal, e nos tratos descendentes da substância branca caudais à lesão. Gliose astrocítica é proeminente e uma alteração persistente da medula espinal de equinos com mielopatia cervical compressiva crônica e é associada a degeneração de fibras nervosas no nível da compressão e em áreas bem-delineadas das fibras nervosas dos tratos ascendentes e descendentes. É possível que a gliose astrocítica persistente possa evitar ou retardar a recuperação da função neurológica em equinos acometidos.

Achados clínicos

O sinal clínico inicial pode ser graus variados de fraqueza progressiva dos membros torácicos ou pélvicos. Na maioria das lesões causa compressão gradual da medula espinal, dificuldade em levantar é o primeiro sinal, levando então à instabilidade durante a marcha causada por fraqueza, que pode ser mais acentuada em um par de membros. As pinças são arrastadas no solo enquanto caminhando e o animal emboleta sobre seus boletos quando em posição quadrupedal. Por fim, o animal pode levantar apenas com auxílio, então entra em decúbito permanente. Esses estágios podem evoluir por um período de 4 a 5 dias.

A paralisia pode ser flácida ou espástica dependendo do local da lesão e dos reflexos ausentes ou aumentados nos seus respectivos estados. A posição de cão sentado em grandes animais é compatível com uma lesão espinal caudal ao segmento da segunda vértebra torácica. Bezerros com osteomielite vertebral caudal a T2 normalmente são capazes de sentar na posição de cão sentado; eles estão alertas e ativos e mamarão se a vaca for mantida próxima a eles. Em alguns casos, rigidez extensora dos membros torácicos assemelha-se à postura da síndrome de Schiff-Sherrington e indica lesão de vértebra torácica.

Lesões que envolvem o plexo lombar resultarão em paralisia flácida dos membros pélvicos e na ausência de reflexos flexores de retirada. Lesões que envolvem as vértebras sacrococcígeas irão causar diminuição do tônus de cauda, diminuição ou ausência de reflexos perineais e distensão da bexiga urinária.

Dor e hiperestesia podem estar evidentes antes do surgimento de paralisia motora. A dor pode ser constante ou ocorrer apenas em movimento. Na osteomielite de corpos vertebrais em equinos, dor na coluna vertebral e febre são sempre as primeiras anormalidades clínicas verificadas. Neoplasias do espaço epidural, fraqueza e paralisia motora pioram gradualmente conforme o tumor aumenta.

Ocorre *variação considerável* nos sinais, dependendo do local da lesão. Pode haver hiperestesia local ao redor da lesão, e o tenesmo para defecar pode ser acentuado. Pode ocorrer retenção de urina e fezes. Normalmente, não há anormalidade detectável da vértebra no exame físico.

Bezerros com estenose espinal congênita normalmente não são capazes de permanecer em posição quadrupedal, ou podem fazê-lo apenas se auxiliados. Existem graus variados de fraqueza e ataxia dos membros pélvicos. Os animais estão alertas e ativos e irão mamar na vaca se auxiliados. Aqueles que sobrevivem por muitas semanas algumas vezes irão assumir posição de cão sentado.

Em cavalos com wobbler, a circundução dos membros com ataxia é típica. A ataxia normalmente é acentuada nos membros pélvicos, e fraqueza é evidente pelo arrastar de pinças e facilidade com a qual um equino pode ser puxado para o lado enquanto caminha. Ataxia com hipometria com frequência é evidente nos membros torácicos, especialmente enquanto caminhando o cavalo em um círculo ou com a cabeça elevada.

Patologia clínica

Exame radiográfico da coluna vertebral deve ser realizado se o animal for de tamanho adequado. Mielografia é necessária para demonstrar a compressão da medula espinal por um canal vertebral estenótico. O *LCE* pode apresentar reação celular se houver alguma invasão da medula espinal.

Achados de necropsia

Anormalidades macroscópicas das vértebras e do canal espinal ósseo normalmente são óbvias. Essas doenças da medula espinal caracterizadas por degeneração sem alterações macroscópicas requerem técnicas histológicas para o diagnóstico.

> **Diagnósticos diferenciais**
>
> A diferenciação entre abscesso, tumor e exostose no canal vertebral normalmente não é possível sem o exame radiográfico. Osteomielite vertebral é difícil de detectar radiograficamente, particularmente em grandes animais, em razão do tecido adjacente. No linfossarcoma de bovinos, com frequência há sinais causados por lesões em outros órgãos. O histórico de trauma prévio pode sugerir exostose. O histórico normalmente serve para diferenciar a lesão por trauma agudo.
> - Mielite espinal, mielomalácia e meningite podem se assemelhar à compressão da medula espinal, mas são muito menos comuns. Eles normalmente são associados a encefalite, encefalomalácia e meningite cerebral, respectivamente
> - Meningite é caracterizada por hiperestesia muito mais grave e rigidez muscular

- Raiva na forma paralítica pode ser caracterizada por síndrome similar, mas sobe para a medula e é fatal em um período de aproximadamente 6 dias.

Em neonatos pode haver muitos defeitos congênitos nos quais há defeito no desenvolvimento da medula espinal. A maioria não é caracterizada por compressão da medula, uma vez que a diminuição da função costuma ser causada, na maioria dos casos, pela ausência de tecido.

Espinha bífida, siringomielia e disrafismo são caracterizados por paralisia de membros pélvicos ou, se o animal for capaz de permanecer em posição quadrupedal, por base ampla e hiperextensão dos membros ao caminhar. Alguns animais são clinicamente normais.

Degeneração generalizada de nervos periféricos como é descrita em suínos e bovinos causa síndrome com sinais clínicos similares, assim como *polirradiculoneurite*.

Ependimite, meningite e encefalomielite como ocorre na anemia infecciosa equina também podem causar síndrome com ataxia em alguns equinos.

Paresia ou paralisia e um membro (monoplegia) é causada por lesões na substância cinzenta ventral, raízes nervosas, plexos braquial e lombossacro e nervos periféricos e músculos dos membros.

Tratamento

O tratamento bem-sucedido de vertebras lombares parcialmente colapsadas por laminectomia dorsal foi realizado em bezerros.[1] O tratamento cirúrgico de malformação de vértebras cervicais (fusão de vértebras cervicais afetadas) é realizado em equinos, mas em animais pecuários o tratamento normalmente não é possível e, na maioria dos casos, o abate para aproveitamento da carcaça é recomendado. Hematomas espinais da medula cervical em equinos podem se recuperar espontaneamente, mas descompressão cirúrgica pode ser útil em casos crônicos.[14]

LEITURA COMPLEMENTAR

Divers TJ. Acquired spinal cord and peripheral nerve disease. Vet Clin North Am Food Anim Pract. 2004; 20:231-242.

REFERÊNCIAS BIBLIOGRÁFICAS

1. Zani DD, et al. Vet Surg. 2008;37:801.
2. Ubiali DG, et al. Pesq Vet Bras. 2011;31:997.
3. Johnson AL, et al. J Vet Intern Med. 2012;26:1481.
4. Cudomre LA, et al. Aust Vet J. 2012;90:392.
5. Fews D, et al. Vet Comp Orthop Traumatol. 2006; 19:187.
6. Denoix JM. Equine Vet Educ. 2007;19:72.
7. Wong DM, et al. J Am Vet Med Assoc. 2015;247:55.
8. Hammond G, et al. Vet Rec. 2008;158:660.
9. Levine GJ, et al. Vet Radiol Ultrasound. 2006;47:585.
10. Zanolari P, et al. J Vet Intern Med. 2006;20:1256.
11. Penny C, et al. J Vet Intern Med. 2007;21:322.
12. Hoffman CJ, Clark CK. J Vet Intern Med. 2013; 27:317.
13. Hestvik G, et al. J Vet Diagn Invest. 2006;18:307.
14. Gold JR, et al. J Vet Intern Med. 2008;22:481.

Dor lombar em equinos

O assunto e sua relação com claudicação é bastante importante em equinos. Com frequência, há lesão no canal vertebral por pressão da medula em nervos periféricos, causando anormalidades na marcha que sugerem presença de dor, ou eles de fato causam dor. Espondilose, lesão aos processos espinhosos dorsais e estiramento dos músculos dorsais são causas comuns do mesmo padrão de sinais. Uma vez que esses problemas geralmente são ortopédicos, e, portanto, cirúrgicos, sua discussão é deixada para outras autoridades.

É necessário diferenciar lesões de medula óssea de miodistrofia nutricional aguda em equinos, e a síndrome de "atamento" subaguda. Essas doenças são caracterizadas por alta atividade de crestina quinase e AST.

DOENÇAS PARASITÁRIAS QUE AFETAM PRINCIPALMENTE A MEDULA ESPINAL

Mieloencefalite protozoária equina

> **Sinopse**
>
> - Etiologia: *Sarcocystis neurona*, um protozoário. *Neospora hughesi* é causa incomum
> - Epidemiologia: doença esporádica que ocorre ocasionalmente como epidemias localizadas. É endêmica na maior parte das Américas. A doença é infecciosa, mas não contagiosa. O hospedeiro definitivo na América do Norte é o gambá (*Didelphis* spp.) e outras espécies de gambás na América do Sul
> - Achados clínicos: variáveis, mas normalmente ataxia espinal assimétrica, atrofia muscular neurogênica focal, com ou sem disfunção de nervos cranianos
> - Patologia clínica: nenhuma alteração característica no sangue ou líquido cefalorradiquiano. Demonstração da produção intratecal de anticorpos para proteínas de superfície específicas (principalmente SnSAG2, 4/3) por mensuração de anticorpos pareados em soro e amostras de LCE (ELISA)
> - Confirmação do diagnóstico: demonstração histológica de *S. neurona* ou *N. hughesi* no tecido nervoso
> - Lesões: mieloencefalite não supurativa com esquizontes e merozoítos em neurônios, células da glia e leucócitos
> - Tratamento: agentes antiprotozoários, incluindo ponazuril, diclazurila ou uma combinação de sulfonamida e pirimetamina
> - Controle: evitar a exposição a *S. neurona* pela minimização da contaminação dos alimentos por fezes de gambás. Não há vacina disponível.

Etiologia

A causa é *S. neurona*, um protozoário Apicomplexa que causa mieloencefalite em equídeos, lontras-marinhas, gatos, guaxinins, pandas vermelhos, cães e um pequeno número de outras espécies de mamíferos.[1-3] Encefalite fatal na lontra-marinha do sul e EPM em equinos é fortemente relacionada a esporocistos de *S. neurona* excretados por gambás.[4,5] Isolados de *S. neurona* podem variar na sua composição antigênica, uma vez que algumas proteínas de superfície imunodominantes (SnSAG 1, 2, 3 e 4) variam tanto ou em sua presença e antigenicidade entre estirpes de *S. neurona*. Por exemplo, algumas estirpes de *S. neurona* (p. ex., SN4), incluindo algumas virulentas para equinos, não têm os principais antígenos de superfície SnSAG-1.[6] Essa heterogeneidade na composição do antígeno de superfície de diferentes isolados de *S. neurona* poderia ser importante para o desenvolvimento de testes sorológicos e vacinas propostas para EPM.[6]

Neospora spp., incluindo *N. hughesi*, causa mieloencefalite em equinos com menor frequência do que *S. neurona*.[7-9]

A discussão subsequente refere-se a EPM causada por *S. neurona*, com observações específicas a respeito de *N. hughesi*.

Epidemiologia

EPM ocorre em equinos e pôneis no Canadá, EUA, América Central e Brasil. Relatos de doença neurológica em equinos com anticorpos para *S. neurona* na França ainda precisam ser confirmados, mas podem representar casos de EPM em cavalos nativos fora das Américas. A doença é relatada em outros países apenas em equinos importados das Américas, e a soroprevalência de antígenos específicos para *S. neurona* na Europa é rara em equinos importados das Américas.[10] A distribuição da doença parece estar correlacionada à área do hospedeiro definitivo, *Didelphis virginiana* na América do Norte, ou outras espécies relacionadas, como *D. marsupialis* e *D. albiventris* na América do Sul. A doença não foi relatada em jumentos e mulas. Doença neurológica associada a *S. neurona* foi relatada em tatus, lontras-marinhas, focas, gambás, guaxinins, zebras, linces, cães, botos e gatos.[2,3,11,12]

A doença normalmente ocorre esporadicamente em áreas endêmicas, embora epidemias em propriedades individuais sejam relatadas. A incidência de EPM é estimada como sendo de 14 casos novos para cada 10.000 equinos por ano. A *taxa de letalidade* é de, aproximadamente, 7%, embora até 14% dos equinos sejam vendidos em razão do acometimento por EPM. Aproximadamente 40% dos equinos se recuperam completamente e outros 37% melhoram, mas não se recuperam da doença. Outro estudo relata que apenas 55% dos equinos com EPM examinados em hospitais de referência estavam vivos no mínimo 3 anos após o diagnóstico e tratamento.

Estudos soroepidemiológicos baseados na detecção por teste de Western immunoblot para múltiplos anticorpos para *S. neurona* no soro, indicam que 45 a 60% dos equinos nos EUA são expostos ao agente, mas não desenvolvem a doença.[13] Anticorpos para *S. neurona* estão presentes em cerca de 49% dos 495 equinos cujos soros foram testados com ELISA trivalente para rSnSAG2/4/3 no estado de Durango, no México, e anticorpos para *N. hughesi* estão presentes em 3% dos soros equinos testados (ELISA rNhSAG1 e confirmado por *Western blot* de antígeno de taquizoítos de *N. hughesi*) na mesma região.[14] Aproximadamente 26% dos equinos na Argentina têm anticorpos para *S. neurona*, e 39% dos equinos com doença neurológica são positivos, *versus* 22% dos cavalos clinicamente normais.[15] Quatro por cento dos equinos no sul do Brasil têm anticorpos séricos contra *N. hughesi*.[16] Entre equinos em Israel, 12% dos animais saudáveis são soropositivos para anticorpos contra *N. hughesi*, e 21% dos equinos com doença neurológica e 38% das éguas que abortaram são soropositivas.[17]

Taxas de soropositividade para *S. neurona*, *N. hughesi*, ou ambos na América do Norte são relatadas, e diferenças na proporção de amostras submetidas positivas para cada uma ou ambas as espécies foram identificadas com base no mês de submissão e muitos fatores relacionados ao animal. Entretanto, as amostras não foram aleatórias e os resultados podem ter sofrido interferência significativa do viés de amostragem.

Vacinação com produtos que contenham *S. neurona* morto induz resposta de anticorpos detectável no soro e, em aproximadamente 50% dos equinos, também no LCE.

Fatores de risco

Fatores de risco para o desenvolvimento de EPM incluem a estação do ano, com a maior incidência de casos novos no verão e no outono; idade, uso, proteção dos alimentos e presença de gambás na propriedade.[19] A doença ocorre em equinos com 2 meses a 19 anos de idade. Equinos com < 1 ano de idade estão sob menor risco de desenvolvimento do que equinos com 1 a 4 anos de idade. Equinos mais velhos têm menor probabilidade de desenvolver a doença. Proteger os alimentos da contaminação por fezes de gambás está associado à diminuição do risco de doença, enquanto a presença de gambás no perímetro foi associada a aumento no risco de doença. Equinos usados principalmente para corridas e exposições estão sob maior risco de desenvolvimento de EPM com incidência anual de 38 casos novos por 10.000 equinos para cavalos correndo, quando comparado à incidência de 6 casos para cada 10.000 equinos para cavalos usados para lazer ou trabalho em fazenda.

Cavalos utilizados para exposições ou competições apresentam maior taxa de incidência anual, de 51 casos para cada 10.000 equinos por ano. A presença de doença prévia é um fator de risco para o desenvolvimento de EPM. O transporte de 55 cavalos aumentou a suscetibilidade a EPM em equinos infectados experimentalmente com *S. neurona*. Com relação a cavalos controle com doença neurológica (não EPM), os equinos com EPM apresentavam maior probabilidade de ter ≥ 2 anos de idade e ter histórico de gatos que residiam no perímetro. Em relação aos equinos controle não neurológicos, cavalos com EPM apresentavam maior probabilidade de serem usados para corridas ou provas de Western.[20]

Transmissão

S. neurona apresenta ciclo evolutivo com dois hospedeiros (predador-presa) típico de outros *Sarcocystis* e *Toxoplasma* spp.[21,22] O hospedeiro definitivo é o gambá, *D. virginiana*, e hospedeiros intermediários incluem guaxinins,[23] gatos, gambás, lontras-marinhas, tatus e pássaros (*Molothrus ater*).[24] Gato doméstico, tatu-galinha, guaxinins, pássaros e gambás podem ser infectados pela ingestão de esporocistos e desenvolver sarcocistos no músculo que, então, uma vez fornecidos aos gambás, induzem a excreção de esporocistos, confirmando o potencial dessas espécies para atuarem como hospedeiros intermediários. Gatos que vivem em propriedades nas quais EPM foi diagnosticada em equinos têm maior taxa de soroprevalência (40%) do que gatos que vivem na cidade (10%), o que fornece evidências quanto ao papel dos gatos na epidemiologia da doença. Entretanto, outros estudos detectaram menor soroprevalência (5%) de *S. neurona* entre gatos no Texas e concluíram que os gatos provavelmente não têm papel importante na epidemiologia de EPM. Ao menos nessas áreas nas quais guaxinins estão presentes, eles provavelmente são os hospedeiros intermediários mais importantes.

O hospedeiro definitivo é infectado pela ingestão de sarcocistos de *S. neurona* encistados na musculatura do hospedeiro intermediário. O hospedeiro intermediário é infectado pela ingestão de esporocistos derivados da ruptura de oocistos eliminados pelas fezes do hospedeiro definitivo. Esporocistos podem permanecer infectantes no ambiente por meses, mas provavelmente, com base no comportamento de outros *Sarcocystis* spp., os oocistos são mortos por ressecamento, alta umidade ou congelamento e descongelamento. Pássaros e insetos também atuam como hospedeiros de transporte. Esporocistos ingeridos pelo hospedeiro intermediário passam por esquizogonia e, por fim, formam sarcocistos infectantes no músculo. Sarcocistos de *S. neurona* foram detectados no músculo de uma potra de 4 meses de idade, o que sugere que equinos podem atuar como hospedeiros intermediários para o microrganismo. Esse achado precisa ser confirmado em razão da sabedoria convencional de que, em equinos, *S. neurona* não completa a esquizogonia e permanece como merozoíta não infectante no tecido neuronal. Sarcocistos de *S. neurona* não ocorrem no músculo de equinos; portanto, equinos não são infectantes para outros animais.

Não há evidência de infecção transplacentária em potros. Os hospedeiros definitivos e intermediário de *N. hughesi* não foram determinados. Cães são os hospedeiros definitivos de *N. caninum*, um microrganismo relacionado. *N. hughesi* pode ser transmitido por via transplacentária de éguas para potros, e sugeriu-se que a infecção por esse microrganismo pode persistir em grupos de equinos por transmissão vertical.[25,26]

Patogênese

Detalhes quanto à patogênese de EPM são desconhecidos. Assume-se que após infecção, provavelmente por ingestão, esporocistos libertam-se dos cistos e liberam esporozoítos, que penetram no trato gastrintestinal e entram nas células endoteliais. Subsequentemente, merontes (esquizontes) desenvolvem-se e, durante a maturação, rompem e liberam merozoítos. Esquizontes estão presentes em células do SNC, incluindo neurônios, células da glia e macrófagos intratecais. Esquizontes se multiplicam em células infectadas, conforme evidenciado pela presença de merozoítos. A infecção induz inflamação não supurativa, caracterizada por acúmulo de linfócitos, neutrófilos, eosinófilos e células Gitter. A infecção de neurônios, e a reação inflamatória associada rompem a função nervosa normal e contribuem para os sinais clínicos de fraqueza, atrofia muscular e déficits na propriocepção.

Mecanismos que permitem a infecção e a poliferação do microrganismo não foram bem definidos. Equinos com EPM apresentam menor imunidade mediada por células do que equinos assintomáticos, e uma diminuição na imunidade mediada por células parece ser causada por *S. neurona*, suprimindo a resposta imune a antígenos derivados do parasita. Entretanto, potros com imunodeficiência combinada grave que recebem *S. neurona* não desenvolvem doença neurológica, apesar da parasitemia prolongada e infecção de órgãos viscerais pelo microrganismo, enquanto equinos imunocompetentes não apresentam parasitemia prolongada, mas desenvolvem doença neurológica.

Achados clínicos

O período de incubação após infecção experimental de cavalos jovens variou entre 28 e 42 dias, mas não é conhecido para doença espontânea.

Os achados clínicos de EPM em equinos são diversos e, em áreas endêmicas, EPM deve ser considerada diagnóstico diferencial em qualquer equino com sinais clínicos relacionados ao sistema nervoso. *S. neurona* pode infectar qualquer área do cérebro e medula espinal, e pode afetar mais de um lugar em um equino individual, resultando em ampla variedade de anormalidades neurológicas relacionadas a essa doença.

Sinais clínicos de EPM variam de alterações pouco perceptíveis na marcha e comportamento até decúbito, atrofia muscular ou convulsões. O início dos *sinais* pode ser insidioso e gradual, ou agudo e rapidamente progressivo. Equinos acometidos não apresentam aumento de temperatura ou frequência cardíaca, a não ser que ocorram complicações da doença no sistema nervoso.

Ataxia espinal, evidente como fraqueza, hipometria ou hipermetria e déficits na propriocepção são manifestações comuns de EPM. Lesões espinais multifocais ou doença cervical causam acometimento dos quatro membros, enquanto lesões caudais à intumescência cervical causam sinais apenas nos membros pélvicos. Sinais de atrofia espinal variam de mudanças sutis na marcha, que são difíceis de diferenciar de claudicação obscura causada por doença músculoesquelética, embora sinais óbvios de ataxia espinal estejam evidentes como balançar do tronco, arrastar de pinças e circundução dos pés a quedas espontâneas e decúbito. *Assimetria* dos sinais clínicos, no qual apenas um membro é mais afetado do que o contralateral, é altamente sugestiva de EPM, uma vez que MEC (mielopatia estenótica cervical) e mielopatia degenerativa equina normalmente causam ataxia assimétrica.

Lesões na medula sacral causam sinais de *síndrome da cauda equina*, incluindo paresia de cauda e incontinência urinária e fecal.

Lesões que afetam a substância cinzenta da medula espinal causam *atrofia muscular assimétrica*, ausência de reflexos ou áreas focais de *sudorese*. Músculos afetados com frequência incluem quadríceps, bíceps femoral, músculos epaxiais e o grupo supraespinal/infraespinal. EPM pode se apresentar como lesão do plexo braquial, evidente como paralisia do nervo radial.

Doença de NC é uma manifestação comum de EPM. Síndromes comuns incluem:

- *Doença vestibular* (NC VIII), evidente como andar em círculos, nistagmo, desvio de cabeça e queda para o lado afetado
- *Paralisia nervo facial unilateral* (NC VII), evidente como ptose auricular, ausência de reflexo palpebral ou corneal e de ameaça do lado afetado e deslocamento do lábio superior e da narina para longe do lado da lesão
- *Disfagia* (NC IX, X, XII) e deslocamento dorsal persistente do palato mole
- *Paralisia de língua* (NC XII)
- *Atrofia* e fraqueza *de masseter* (NC V)
- *Hipoalgesia* (ausência de sensibilidade) nas narinas e pele da face (NC V).

EPM também pode se manifestar como alterações na personalidade e comportamento, balançar de cabeça e convulsões.

Doença clínica causada por infecção por *N. hughesi* é clinicamente indistinguível daquela associada a *S. neurona*.[8,9]

Patologia clínica

Não existem alterações características no hemograma e avaliações bioquímicas séricas. O *diagnóstico* é focado na demonstração de anticorpos para *S. neurona* no soro e LCE por *Western blot*, teste de fluorescência indireta ou ELISA. Um conceito importante é o uso de amostras pareadas de soro e LCE para demonstrar a produção intratecal de anticorpos e diferenciar a infecção associada à doença neurológica da infecção clinicamente inaparente.[13,27-29]

A sensibilidade (Sn) e especificidade (Esp) de *Western blot* (Sn 80 a 89%, Esp 38 a 87% no soro, Sn cerca de 88% e Esp 44 a 89% no LCE); TAF indireto (TAFI; Sn 59 a 94%, Esp 71 a 100% no soro e Sn 65 a 100%, Esp 90 a 99% no LCE); ELISA SAG1 (Sn 13 a 68%, Esp 71 a 97% no soro); e ELISA SAG2,4/3 (Sn 30 a 86%, Esp 37 a 88% no soro, Sn 77 a 96% e Esp 58 a 96% no LCE) para detecção de EPM foram revisadas recentemente.[13,28,29] A combinação do soro e LCE usando testes para detectar anticorpos para detectar proteínas de superfície SAG2,4/3 foi mais sensível e específica para o diagnóstico de equinos com sinais clínicos de doença neurológica.[28,29]

A interpretação dos resultados da análise de *Western blot* do *LCE* para anticorpos IgG contra *S. neurona* é problemática em razão do potencial para contaminação por sangue da amostra durante a coleta, e da alta sensibilidade mas baixa especificidade do teste. A contaminação da amostra por sangue é problemática em equinos soropositivos para anticorpos contra *S. neurona* e nos quais deseja-se saber se anticorpos estão presentes no LCE. A contaminação do LCE por sangue pode introduzir anticorpos do soro em um liquor que antes era livre de anticorpos, causando teste "falso positivo". A contaminação do LCE por pequena quantidade de sangue com alta concentração de anticorpos contra *S. neurona* pode não ser detectável usando a contagem de eritrócitos, quociente de albumina ou índice de imunoglobulinas, mas poderia levar a resultado positivo no teste de *Western blot*.

Potros de éguas soropositivas adquirem anticorpos, mas não infecção, pela ingestão de colostro da mãe. Esses anticorpos podem ser detectados tanto no soro quanto no LCE dos potros. O tempo médio para que os potros se tornem soronegativos para anticorpos contra *S. neurona* é de 4,2 meses. A detecção de anticorpos contra *S. neurona* no soro ou LCE de potros com menos de 4 a 6 meses de idade, mesmo naqueles com doença neurológica, deve ser interpretado com cautela, uma vez que esses anticorpos provavelmente são derivados da mãe.

Um *TAFI* detecta de forma confiável anticorpos contra *S. neurona* no soro e LCE de equinos infectados.[28] Esse teste tem a vantagem de fornecer resultados quantitativos, tem menor custo e é mais preciso do que o teste de imunoblot para detecção de anticorpos.

O exame de outras variáveis no LCE é de uso limitado no diagnóstico de EPM, e a mensuração da atividade de creatinoquinase no LCE não tem utilidade diagnóstica. O uso do *quociente de albumina* ou *índice IgG* para detectar contaminação por sangue no LCE, ou a produção intratecal de IgG, não é confiável e não é útil para o diagnóstico de EPM.

Achados de necropsia

As lesões são limitadas à medula espinal e cérebro, com exceção de atrofia muscular neurogênica. Lesões macroscópicas de hemorragia e malácia podem ser visíveis no tecido do SNC. As lesões são assimétricas, mas podem ser encontradas com maior frequência nas intumescências cervical e lombar da medula espinal. O exame histológico revela necrose multifocal do tecido nervoso com infiltração concomitante por macrófagos, linfócitos, neutrófilos e ocasionalmente eosinófilos. Essa reação é predominantemente não supurativa e geralmente inclui algum grau de infiltrado perivascular. Esquizontes ou merozoítos livres podem ser evidentes no tecido, mas são difíceis de localizar sem coloração IHQ. A sensibilidade da triagem para parasita em cortes do tecido nervoso corados com hematoxilina-eosina em casos com alterações histológicas sugestivas de EPM foi de apenas 20%. A sensibilidade melhorou para 51% quando a coloração por IHQ do tecido foi usada. Os mesmos problemas de interpretação encontrados ao testar amostras de LCE *ante mortem* se aplicam quando o líquido é coletado após a morte. O isolamento em sistemas de cultura celular é possível, mas raramente tentado em laboratórios de diagnóstico. Testes PCR para esses parasitas podem levar a resultado falso negativo em razão da distribuição aleatória do parasita dentro do tecido do SNC.

Amostras para a confirmação do diagnóstico

- Histologia: medula espinal fixada (muitos locais, incluindo intumescências cervical e lombar) e metade do cérebro, incluindo todo o tronco encefálico, NC VII em alguns casos (MO, IHQ, PCR).

Diagnósticos diferenciais

O diagnóstico clínico de EPM deve se basear na detecção de anormalidades neurológicas inequívocas consistentes com EPM, descartando outras causas de doenças neurológicas (listadas a seguir) e a detecção de anticorpos contra *S. neurona* ou *N. hughesi* em amostras não contaminadas de líquido cerebroespinal e soro para confirmar a produção intratecal de anticorpos específicos.[13] Uma resposta favorável ao tratamento específico de EPM aumenta a probabilidade de que o equino tenha EPM. O diagnóstico definitivo pode ser conseguido apenas na necropsia.

- Ataxia espinal
- Síndrome da cauda equina: EPM deve ser diferenciada de polineurite equina, mielopatia por herpes-vírus equino tipo-1 e injeção de anestésicos de longa ação ou álcool ao redor das raízes de nervos sacrais
- Lesões nervosas periféricas: outras causas de atrofia muscular focal, como lesão do plexo braquial, lesão ao nervo supraespinal ou atrofia por desuso podem ser diferenciadas e EPM com base no histórico e sinais clínicos
- Doença de nervos cranianos: sinais de doença vestibular, disfunção de nervos trigêmeo ou facial, e disfagia associada a EPM devem ser diferenciadas de:
  - Infecção do orelha média
  - Micose de bolsas guturais
  - Artrite ou fratura da articulação temporo-hióidea
  - Trauma na cabeça

Tratamento

O *tratamento específico* para EPM envolve a administração de *fármacos antiprotozoários* incluindo ponazurila, diclazurila, nitazoxanida ou a combinação de pirimetamina e sulfadiazina.

A administração da combinação de sulfadiazina (ou fármaco similar a 20 mg/kg VO) e pirimetamina (1 a 2 mg/kg VO) a cada 24 h administrada 1 h antes da alimentação é efetiva em aproximadamente 60 a 70% dos casos.[13] Esse tratamento deve ser mantido por, pelo menos, 90 dias se a resolução completa das anormalidades clínicas ocorrer, ou por mais tempo se os sinais de EPM não se resolverem. *Reações adversas* à administração de uma combinação de sulfonamida e pirimetamina incluem enterocolite, anemia e aborto. Ácido fólico com frequência é adicionado à dieta de equinos sendo tratados para EPM, mas essa recomendação não pode ser feita em razão da falta de eficácia na prevenção de anemia em equinos tratados, da sua capacidade de causar anormalidades congênitas graves em potros que nascem de éguas tratadas e de causar anemia e leucopenia em equinos adultos. Folatos sintéticos administrados por via oral interferem no metabolismo normal do folato em equinos que recebem fármacos antifolato, resultando paradoxalmente em deficiência de folato. A ingestão adequada de folatos em equinos tratados com fármacos antiprotozoários pode ser assegurada por meio do fornecimento de dieta que contenha folhagem verde de boa qualidade.

Ponazurila, um metabólito ativo de toltrazurila, normalmente é administrado em uma dose de 5 mg/kg PC VO, 1 vez/dia durante 28 dias. Nessa dose e a 10 mg/kg VO 1 vez/dia durante 28 dias, a administração do fármaco resulta em resolução dos sinais clínicos em aproximadamente 60% dos equinos tratados para EPM. A dose inicial é de 5 mg/kg a cada 24 h, que é mantida por 28 dias se sinais de melhora forem evidentes após 14 dias. Se sinais de melhora não forem vistos após 14 dias, a dose é aumentada para 10 mg/kg VO a cada 24 h por 14 dias. Poucas reações adversas são notadas, mesmo com 30 mg/kg VO 1 vez/dia durante 28 dias. *Diclazurila*, que está disponível nos EUA como produto peletizado para administração oral em equinos e também é efetivo e livre de reações adversas graves.[13,30-32]

A administração de *nitazoxanida* foi associada a reações adversas incluindo febre, anorexia, diarreia e piora nos sinais clínicos de doença neurológica. Ela não é mais recomendada para o tratamento de EPM.

A decisão de *interromper o tratamento* em equinos que não se recuperaram completamente é difícil. Algumas autoridades recomendam coletar novamente amostra de LCE e continuar o tratamento até que os anticorpos contra *S. neurona* não sejam mais detectáveis. Entretanto, uma vez que equinos normais frequentemente apresentam anticorpos no seu LCE, e que alguns equinos tratados nunca perdem seu resultado positivo pelo *Western blot*, a decisão de interromper o tratamento não deve ser baseada inteiramente nessa variável.

Alguns equinos apresentam piora dos sinais clínicos na primeira semana de tratamento. Presume-se que esse fato decorra do efeito do fármaco antiprotozoário causando a morte dos protozoários com inflamação subsequente e prejuízo ainda maior à função neurológica. A recidiva da doença ocorre em alguns animais quando administração de medicação antiprotozoario é interrompida.

O *tratamento de suporte* de cavalos acometidos inclui fármacos anti-inflamatórios (flunixino meglumina 1 mg/kg IV, a cada 8 a 12 h; dimetilsulfóxido 1 g/kg como solução a 10% em solução salina isotônica IV, a cada 24 h por 3 dias) e suporte nutricional de equinos que não conseguem se alimentar. Flunixino meglumina com frequência é administrado 2 vezes/dia nos primeiros 3 a 5 dias de tratamento com ponazurila ou nitazoxanida, aparentemente para reduzir os efeitos inflamatórios da morte de protozoários no SNC.

O tratamento de EPM associado à infecção por *N. hughesi* baseia-se nos mesmos princípios e medicações que o tratamento de doença associada a *S. neurona*.[8]

Controle

A prevenção da contaminação de alimentos e água com fezes de gambás é essencial para a prevenção de EPM em animais. Esporocistos de *S. neurona* são resistentes às concentrações usuais de muitos desinfetantes convencionais, incluindo hipoclorito de sódio (água sanitária), clorexidine 2%, betadina 1%, benzila clorofenol 5%, fenol 13%, cloreto de benzila amônio 6% e formol 10%. O microrganismo é morto por aquecimento a 55°C por 15 min ou 60°C por 1 min. Embora a sobrevivência de esporocistos em condições ambientais externas diferentes não tenha sido testada, os esporocistos permaneceram viáveis a 4°C por meses.[22]

Uma vez que a proteção de alimentos da contaminação por gambás mostrou reduzir o risco de equinos desenvolverem EPM, é prudente usar medidas para reduzir a exposição de animais e alimentos a fezes de gambás e, possivelmente fezes de aves que podem atuar como hospedeiros de transporte.

Há interesse em meios farmacológicos de prevenção da infecção de equinos por *S. neurona*. Pamoato de pirantel tem alguma eficácia contra *S. neurona in vitro*, mas a administração diária (2,6 mg/kg PC no alimento) não evitou a infecção de equinos por *S. neurona*. A administração diária de doses baixas de *diclazurila* em potros em áreas endêmicas diminuiu significativamente a taxa de soroconversão.[30-32]

Não há vacina disponível para prevenção de EPM associada com *S. neurona* ou *N. hughesi*.[22]

LEITURA COMPLEMENTAR

Dubey JP, et al. An update on Sarcocystis neurona infections in animals and equine protozoal myeloencephalitis (EPM). Vet Parasitol. 2015;209:1-42.

Reed SM, et al. Equine protozoal myeloencephalitis: an updated consensus statement with a focus on parasite biology, diagnosis, treatment and prevention. J Vet Intern Med. 2016;30.

REFERÊNCIAS BIBLIOGRÁFICAS

1. Dubey JP, et al. Vet Parasitol. 2014;202:194.
2. Dubey JP, et al. Vet Parasitol. 2011;183:156.
3. Cooley AJ, et al. Vet Pathol. 2007;44:956.
4. Sundar N, et al. Vet Parasitol. 2008;152:8.
5. Rejmanek D, et al. Vet Parasitol. 2010;170:20.
6. Howe DK, et al. Int J Parasit. 2008;38:623.
7. Wobeser BK, et al. Can Vet J. 2009;50:851.
8. Finno CJ, et al. J Vet Intern Med. 2007;21:1405.
9. Finno CJ, et al. Vet Ophthalmol. 2010;13:259.
10. Arias M, et al. Vet Parasitol. 2012;185:301.
11. Ellison S, et al. Intern J Appl Res Vet Med. 2012; 10:243.
12. Hsu V, et al. J Parasitol. 2010;96:800.
13. Reed S, et al. J Vet Intern Med. 2016;30:491.
14. Yeargan MR, et al. Parasite. 2013;20:29.
15. More G, et al. J Equine Vet Sci. 2014;34:1051.
16. de Moura AB, et al. Rev Bras Parasitologia Vet. 2013; 22:597.
17. Kligler EB, et al. Vet Parasitol. 2007;148:109.
18. Pusterla N, et al. Vet J. 2014;200:332.
19. Morley PS, et al. J Vet Intern Med. 2008;22:616.
20. Cohen ND, et al. JAVMA. 2007;231:1857.
21. Howe DK, et al. Vet Clin North Am Equine Pract. 2014;30:659.
22. Dubey JP, et al. Vet Parasitol. 2015;209:1.
23. Dryburgh EL, et al. J Parasitol. 2015;101:462.
24. Mansfield LS, et al. Vet Parasitol. 2008;153:24.
25. Pusterla N, et al. J Parasitol. 2011;97:281.
26. Antonello AM, et al. Vet Parasitol. 2012;187:367.
27. Johnson AL, et al. J Vet Intern Med. 2010;24:1184.
28. Johnson AL, et al. J Vet Intern Med. 2013;27:596.
29. Reed SM, et al. J Vet Intern Med. 2013;27:1193.
30. Hunyadi L, et al. J Vet Pharmacol Ther. 2015;38:243.
31. MacKay RJ, et al. Am J Vet Res. 2008;69:396.
32. Pusterla N, et al. Vet J. 2015;206:236.

Nematodíase cerebroespinal (elafostrongilose)

Nematodíase cerebroespinal, elafostrongilose cerebroespinal (ECE) ou neurofilariose são doenças de ovinos, caprinos e camelídeos causadas por infestação do cérebro e medula espinal pelo nematódeo *Elaphostrongylus* e gêneros relacionados. O gênero está associado a vermes pulmonares de pequenos ruminantes, mas é encontrado no espaço subaracnoide craniano, seios venosos cranianos e, ocasionalmente, espaço subaracnoide espinal. *Paralaphostrongylus tenuis* ocorre em cervos de cauda-branca[1] e alces[2] no leste da América do Norte e na parte oeste do Canadá, *E. cervi* em cervos, ovinos e caprinos na Europa[3-5] e Nova Zelândia, e *E. rangiferi* em renas na Escandinávia. *P. odocoilei* foi encontrado infectando ovinos Bighorn na América do Norte.[6] Ovos ou larvas são transportados para os pulmões, passam por migração traqueal e as larvas de primeiro estágio são eliminadas nas fezes. As larvas são bastante resistentes às condições ambientais adversas e entram em caramujos e lesmas para se desenvolverem em larvas infectantes. O ciclo evolutivo se completa quando os moluscos infectados são ingeridos por cervos e as larvas penetram no abomaso e migram, possivelmente ao longo dos nervos espinais, para a medula espinal, onde se desenvolvem em adultos e migram para o espaço subaracnoide.

Os sinais clínicos não são vistos em cervos infectados, mas em ovinos, caprinos e camelídeos do Novo Mundo, o parasita se move continuamente pelo tecido do sistema nervoso causando claudicação e incoordenação seguidos por paralisia quase completa dos membros pélvicos, ou do pescoço, corpo ou todos os quatro membros.[3,7-9] Normalmente não há sinais de envolvimento cerebral, e os animais acometidos permanecem alertas e continuam a comer. Se receberem tratamento de suporte, eles podem sobreviver por pelo menos 1 mês. *P. tenuis* também é transmitido para alces, e é responsável pelos sinais neurológicos na "doença do alce" incluindo:[4]

- Fraqueza
- Incoordenação
- Andar em círculos
- Prejuízo da visão
- Cegueira
- Posicionamento anormal da cabeça
- Paralisia
- Falta de medo de pessoas
- Agressividade.

Lesões histopatológicas incluem degeneração axonal e edema, infiltrado perivascular, macrófagos com hemossiderina e aumento no número de eosinófilos.[9,10]

Sinais clínicos de doença da medula espinal atribuídos a *Parelaphostrongylus tenuis* parecem diminuir após o tratamento com doses altas de fenbendazol oral (50 mg/kg, diariamente por 5 dias), embora ensaios clínicos casualizados não tenham confirmado essa impressão.

Nenhum tratamento confiável está disponível para ECE. Ivermectina não tem efeito sobre os vermes adultos, possivelmente em razão de a grande molécula desse composto não ultrapassar a barreira hematencefálica.[5] Um relato clínico descreve o tratamento de 17 caprinos levemente ou moderadamente acometidos com AINE (flunixino meglumina) juntamente com ivermectina e fenbendazol por 5 dias.[6] A recuperação completa ocorreu em 3, recuperação parcial em 8, mas eutanásia foi necessária nos demais.

REFERÊNCIAS BIBLIOGRÁFICAS

1. Jacques CN, et al. J Wildl Dis. 2015;51:670.
2. Maskey JJ Jr, et al. J Wildl Dis. 2015;51:670.
3. Alberti EG, et al. J Helminthol. 2011;85:313.
4. Morandi F, et al. J Wildl Dis. 2006;42:870.
5. Sironi G, et al. Parasitologia. 2006;48:437.
6. Huby-Chilton F, et al. J Wildl Dis. 2006;42:877.
7. Tschuor AC, et al. Schweiz Arch Tierheilkd. 2006; 148:609.
8. Dobey CL, et al. J Vet Diagn Invest. 2014;26:748.
9. Whitehead CE, Bedenice D. Vet Clin North Am Food Anim Pract. 2009;25:385.
10. McIntosh T, et al. Can Vet J. 2007;48:1146.

Setaria

Setaria spp. são nematoides longos e filariformes (5 a 10 cm), normalmente encontrados na cavidade peritoneal da maioria dos animais domésticos. *S. labiato-papillosa* é um parasita cosmopolita de bovinos, enquanto *S. digitada* e a espécie relacionada (talvez sinônimo) *S. marshalli*, ocorre apenas na Ásia.[1] *S. equina* é encontrada mundialmente em equinos. *S. tundra* infecta e causa perdas econômicas significativas em renas na Finlândia.[2,3] Fêmeas adultas produzem embriões móveis (microfilárias) que circulam no sangue periférico de animais infectados e são ingeridas por mosquito. As larvas infectantes se desenvolvem em hospedeiros intermediários e são liberadas quando o mosquito se alimenta subsequentemente. *S. labiato-papillosa* chega à maturidade em bovinos em 8 a 10 meses. Apesar do seu tamanho, a presença desses vermes na cavidade abdominal não causa efeito clínico significativo.

Doença grave pode resultar se *S. labiato-papillosa* ou *S. digitata* infectar outros animais que não seus hospedeiros naturais, especialmente equinos, ovinos, caprinos e humanos. Nesses hospedeiros, elas migram em forma anormal, causando nematodíase cerebroespinal epizoótica (com nomes locais incluindo paralisia lombar e *kumri*) quando elas invadem o cérebro e medula espinal. *S. digitata* jovens também podem invadir o olho. Embora *Setaria* seja encontrada em bovinos em muitos países, a nematodíase cerebroespinal é amplamente restrita a Israel, Japão, China, Coreia, Índia e Sri Lanka. A incidência tem aumentado em Taiwan, e um único caso foi relatado nos EUA. Filariose ocular é vista com maior frequência no Japão. Essas doenças ocorrem durante o verão e outono quando os vetores são mais prevalentes. A forma cerebroespinal algumas vezes ocorre em proporções epidêmicas, causando a morte de equinos, ovinos e caprinos.

Nematodíase cerebroespinal pode ter início rápido, e os animais afetados morrem em poucos dias, ou pode ocorrer gradualmente no decorrer de alguns dias. Elas podem cursar com paresia aguda ou subaguda e incoordenação ou paralisia envolvendo com maior frequência os membros pélvicos, mas algumas vezes os quatro membros são acometidos. A recuperação é apenas parcial na maioria dos animais, embora outros apresentem apenas distúrbio neurológico brando, que se torna gradualmente indistinguível. Não há sinais sistêmicos, e os animais continuam a se alimentar. Outras doenças que causam sinais clínicos similares incluem ataxia enzoótica equina em cavalos e raiva paralítica em ovinos e caprinos, assim como lesões traumáticas, abscesso de medula espinal, larvas de berne, *S. vulgaris* ou *H. gingivalis*.

Na necropsia, não há alterações macroscópicas nos cortes, e estes precisam ser realizados em muitos níveis da medula espinal para encontrar as lesões histológicas. Áreas focais de malácia ou microcavitação são vistos e pode haver perda da mielina, edema de axônios, degeneração e formação de células Gitter em locais adjacentes. Vias migratórias são indicadas por tratos necrótico. Os sinais neurológicos estão presentes por apenas alguns dias, e parasitas ou fragmentos de parasitas ocasionalmente podem ser encontrados. Técnicas moleculares foram desenvolvidas para identificar as espécies responsáveis.

S. tundra causa peritonite, peri-hepatite e diminuição significativa do escore de condição corporal em bezerros de rena.[2,3] O tratamento de renas infectadas com ivermectina (0,2 mg/kg SC) tem até 95% de eficácia na eliminação de parasitas.[2] A aplicação de repelentes de insetos picadores (deltametrina) diminui significativamente as infecções por *S. tundra* em renas.[2]

Anti-helmínticos não irão resolver lesões existentes, mas podem evitar lesões adicionais. Poucas informações foram publicadas quanto ao tratamento ou controle. Ivermectina teve eficácia moderada (80 a 88%) contra *S. equina* em pôneis. Em um estudo de campo, nenhum dos 221 caprinos e ovinos que receberam duas doses de ivermectina a 0,2 mg/kg desenvolveram setaríase, enquanto 17 dos 303 animais não tratados foram acometidos pela doença.

LEITURA COMPLEMENTAR

Taylor MA, Coop RL, Wall RL. Veterinary Parasitology. Oxford, UK: Wiley-Blackwell; 2007.

REFERÊNCIAS BIBLIOGRÁFICAS

1. Laaksonen S, et al. Acta Vet Scand. 2008;50:49.
2. Laaksonen S, et al. Vet Rec. 2007;160:835.
3. Nakano H, et al. J Vet Med Sci. 2007;69:413.

DOENÇAS TÓXICAS QUE AFETAM PRINCIPALMENTE A MEDULA ESPINAL

Harpejamento

Flexão involuntária exagerada do jarrete durante a marcha. Pode afetar um ou ambos os membros pélvicos. O harpejamento clássico ocorre esporadicamente, normalmente é unilateral e habitualmente é irreversível sem intervenção cirúrgica. O harpejamento também pode ocorrer secundariamente a lesões no metatarso dorsal.

Uma doença clinicamente idêntica, o harpejamento australiano, ocorre em surtos na Austrália, Nova Zelândia, Califórnia, Japão, Europa, Reino Unido, Brasil e Chile.[1-5] Os surtos tendem a ocorrer no fim do verão ou outono e são relacionados a condições de seca ou sobrepastejo, com ingestão consequente de plantas que, em outras circunstâncias, não seriam ingeridas. Surtos na Austrália, Califórnia e Virgínia são relacionados à ingestão de *Hypochaeris radicata* (orelha de gato).[4] Outras plantas suspeitas como tendo papel na etiologia incluem *Taraxacum officinale* (dente-de-leão), *Arctotheca calendula* (erva-gorda) ou *Malva parviflora* (malva), mas há boa evidência de que o papel de qualquer uma dessas últimas plantas não foi definido.

A *patogênese* do distúrbio provavelmente é relacionada à presença de toxinas em *H. radicata*, especialmente se ela for acentuada.[6]

A toxina ou toxinas não foram identificadas, mas é improvável que sejam micotoxinas.[4] A doença foi *induzida experimentalmente* pelo fornecimento de 9,8 kg de *H. radicata* por dia por 19 dias a um potro, e a planta foi colhida fresca de uma pastagem na qual os equinos desenvolveram a doença.[5] A enfermidade se resolveu quando o potro recebeu *H. radicata* de uma pastagem na qual os equinos não foram acometidos. Os sinais nesse potro se resolveram em 15 dias após o último fornecimento da planta tóxica.[5]

Os *sinais clínicos* são nítidos. O movimento anormal é estimulado apenas quando o equino começa a se mover para frente. O movimento característico ocorre em equinos pouco afetados quando caminham para trás ou fazem curva. A maioria dos casos se manifesta por flexão da articulação do jarrete, que pode ser violenta o suficiente para fazer o equino escoicear o próprio abdome. O casco é mantido nessa posição por um momento, e então bate forte no chão. Se ambos os membros pélvicos forem acometidos, a marcha é muito lenta e difícil, e os cavalos com frequência apresentam saltitar de coelho durante a caminhada. Nos casos mais graves, os equinos são incapazes de levantar sem auxílio. A saúde geral do cavalo não é afetada, embora possa ser difícil pastar. Alguns casos apresentam outros sinais de doença neurológica, como rigidez dos membros torácicos ou dispneia causada por paralisia laríngea. Muitos equinos acometidos apresentam hemiplegia laríngea (normalmente esquerda) evidente no exame endoscópico da laringe.

O exame EMG revela atividade acentuadamente anormal, incluindo a de inserção prolongada, potenciais de fibrilação e ondas positivas no repouso e aumento da atividade de EMG no músculo extensor digital lateral direito em contrações musculares consistentes com denervação. As alterações são mais graves no músculo extensor longo. A maioria dos equinos se recupera sem tratamento, embora a recuperação completa possa não ocorrer por mais de 1 ano.

Biopsia do nervo peroneal superficial e do músculo extensor digital longo pode ser útil para fornecer o diagnóstico *ante mortem*. O nervo peroneal superficial de um equino acometido apresenta perda de grandes fibras mielinizadas, degeneração axonal e cisão da mielina.[7]

Não há anormalidades características no hemograma e no perfil bioquímico sérico. Achados patológicos são restritos a neuropatia periférica nos nervos tibial, peroneal superficial e plantar medial e nos nervos laríngeos recorrentes direito e esquerdo. Lesões em músculos afetados são consistentes com atrofia por denervação e agrupamento do tipo de fibra.

Os sinais de doença são característicos. O diagnóstico diferencial da doença envolvendo um membro é miopatia ossificante dos músculos semitendinoso e semimembranoso. Intoxicação por chumbo pode induzir sinais similares em equinos.

A recuperação é espontânea, na maioria dos casos (50% no decorrer de um período de 8 meses em uma grande série de casos).[2]

O tratamento com fenitoína (15 mg/kg VO diariamente por 14 dias) levou a alguma melhora, mas os sinais recidivaram em 1 a 2 dias após a interrupção do tratamento.[2] Miotenectomia de músculo extensor digital lateral e tendão é relatada como fornecendo alívio imediato em equinos afetados, mesmo naqueles cavalos com doença bilateral grave.

O controle envolve a prevenção do sobrepastejo, particularmente durante a seca, e restrição ou eliminação do acesso a *H. radicata*.

REFERÊNCIAS BIBLIOGRÁFICAS
1. de Pennington N, et al. Vet Rec. 2011;169:476.
2. Domange C, et al. J Anim Physiol Nutr. 2010;94:712.
3. Schultze C, et al. Pferdeheilkunde. 2009;25:115.
4. El Hage C. Investigation Into the Cause of Australian Stringhalt. Canberra: Rural Industries Research and Development Corporation; 2011:1.
5. Araujo JAS, et al. Toxicon. 2008;52:190.
6. MacKay RJ, et al. Toxicon. 2013;70:194.
7. Armengou L, et al. J Vet Intern Med. 2010;24:220.

DOENÇAS HEREDITÁRIAS QUE AFETAM PRINCIPALMENTE A MEDULA ESPINAL

Paresia espástica de bovinos (*Elso heel*)

A doença ocorre em bovinos das raças Holandesa, Aberdeen Angus, Dinamarquês Vermelho, Ayshire, Shorthorn de corte, Hereford, Murray Grey e muitas outras raças de bovinos. A doença foi observada em cruzamentos de gado Brahman e em um novilho de cruzamento Ayshire × Shorthorn de corte. A doença ocorre principalmente em bezerros, com sinais surgindo no decorrer de muitas semanas a 6 meses ou mais após o nascimento. Casos esporádicos são relatados como se desenvolvendo em bovinos europeus adultos, e há um relato de ocorrência da doença em bovinos indianos adultos. A doença foi chamada inicialmente de *Elso heel* com base na sua primeira descrição em 1922 como uma doença hereditária de um touro Friesian do Leste chamado Elso II. O nome preferencial de paresia espástica foi usado pela primeira vez em 1932 para enfatizar o defeito principal.[1]

Assumiu-se há bastante tempo que a doença era hereditária, e o principal argumento foi centrado na forma de hereditariedade. Tentativas de determinar esse fator mostraram que a taxa de ocorrência em cruzamentos-teste planejados é tão baixa que, se hereditariedade tiver envolvida, pode-se tratar apenas da herança da suscetibilidade à doença. Sugeriu-se que diferentes momentos de surgimento representam uma única entidade mórbida com expressividade variável, com as últimas formas afetadas por fatores ambientais cumulativos. Uma hipótese proposta é de um gene com maior penetrância em homozigotos, com penetrância fraca em heterozigotos, atuando com base poligênica dependente de fatores externos. Os machos parecem ser mais afetados do que as fêmeas, mas uma predileção clara pelo sexo não foi identificada. A prevalência da doença pode ser < 1% em todas as raças.[1] Os agentes infecciosos que causam encefalopatia espongiforme subaguda transmissível interagindo com microelementos, como lítio, foram sugeridos como agentes etiológicos, mas não há evidência que dê suporte a essa hipótese.

Em todas as formas da doença na maioria das raças de bovinos (sendo exceções Belga Azul e Romagnola, nos quais o tônus excessivo ocorre no músculo quadríceps femoral; a lesão normalmente é bilateral) existe tônus excessivo do músculo gastrocnêmio hiperextensão do jarrete, normalmente acentuada em um membro pélvico. Se apenas um membro for afetado, ele pode ser jogado para trás enquanto o bezerro caminha para frente, com movimentação restrita e oscilante, com frequência sem tocar no chão. Não há resistência à flexão passiva do membro, e o animal parece normal enquanto em decúbito. Os sinais clínicos são mais exagerados imediatamente após encorajamento para que um animal que estava em decúbito levante. Os músculos gastrocnêmio e perfurado são rígidos em estado de contração espástica. Há elevação característica da cauda (Figura 14.19). A claudicação se torna progressivamente pior, e os animais afetados passam muito tempo em decúbito. Há perda acentuada de condição corporal e o animal normalmente é abatido entre 1 e 2 anos de idade.

Lesões menores descritas como alterações regressivas em neurônios do núcleo rubro, na substância reticular e no núcleo vestibular lateral são de significância duvidosa, assim como a diminuição observada nos teores de fósforo e ácido ascórbico no sangue e LCE de bezerros acometidos. Uma concentração menor do que o normal de neurotransmissor central dopamina também pode ser efeito, e não a causa.

Existem lesões demonstráveis no exame radiográfico do tarso, com remodelamento do osso calcâneo e desenvolvimento de uma epífise aumentada e irregular no calcâneo causada por tensão crônica e repetitiva que hiperestende o membro pélvico.

Exames extensivos dos músculos e tendões falharam em revelar anormalidades histológicas. A ausência de qualquer lesão estrutural e a variação na intensidade das anormalidades sugere que ela seja apenas funcional. Acredita-se que o *reflexo de extensão hiper-reativo* seja responsável pelos sinais clínicos, possivelmente causado por defeito na transmissão sináptica glicinérgica e alteração das proteínas de sinalização de cálcio (Figura 14.20).[1,2]

O diagóstico de paresia espástica se baseia no histórico, sinais clínicos e natureza progressiva da doença. Um teste genético

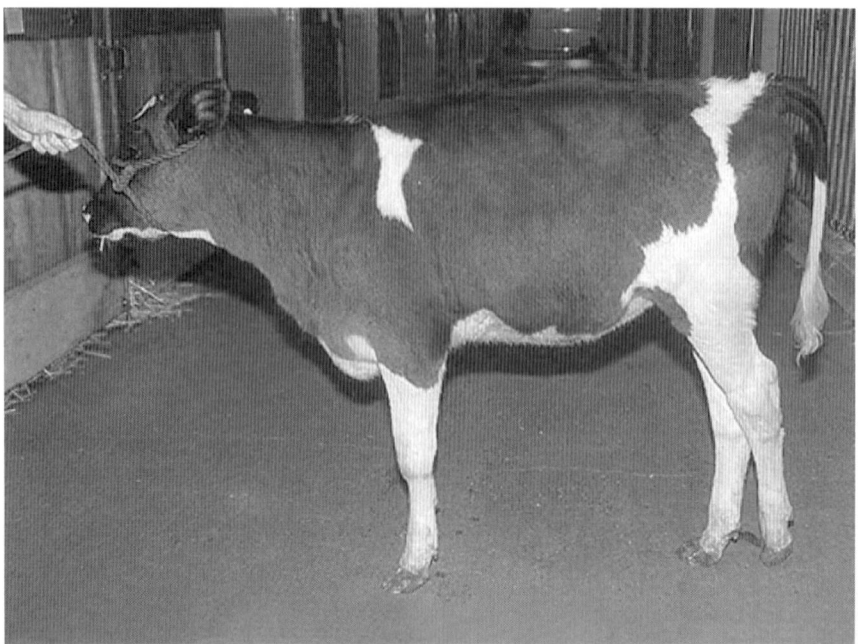

Figura 14.19 Paresia espástica em uma novilha da raça Holandesa preta e branca de 8 meses de idade. Ambos os membros pélvicos são excessivamente retos e mantidos caudalmente e acima do solo, e a cauda é caracteristicamente mantida afastada do corpo.

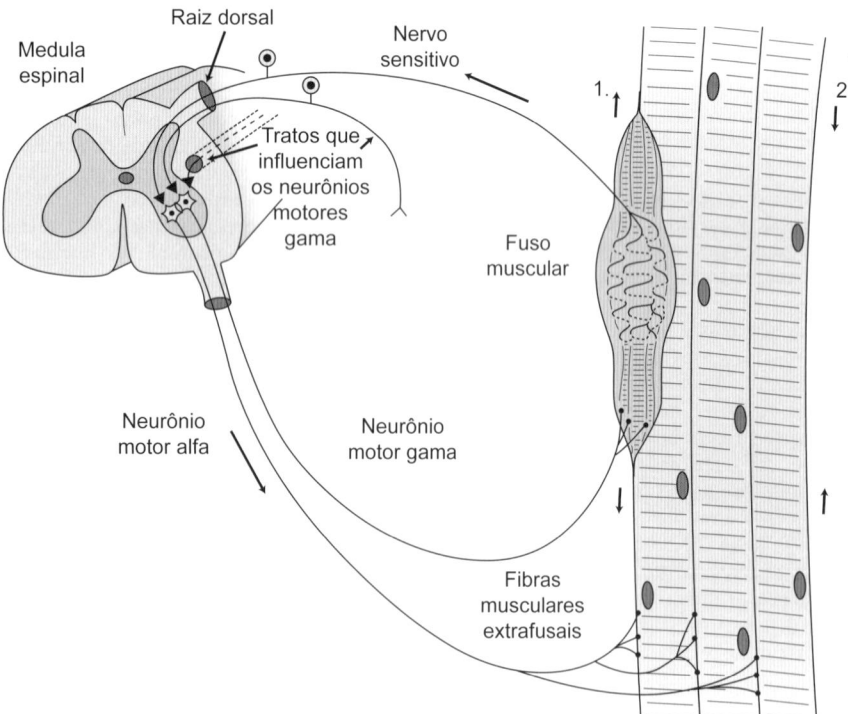

Figura 14.20 Representação gráfica simplificada do sistema de neurônios-γ. Em bovinos com paresia espástica, acredita-se que os neurônios da medula espinal forneçam controle defeituoso do sistema de neurônios-γ, mais provavelmente por superestimulação ou inibição suficiente. Durante o reflexo extensor normal, as fibras musculares extrafusais são alongadas, estirando o fuso muscular. Essa extensão é detectada como um sinal enviado pelo axônio aferente para a raiz dorsal. O sinal é então enviado diretamente para os neurônios-α, resultando em contração muscular. Neurônios motores-γ na medula espinal ventral que são controlados pelo sistema nervoso central parecem modular de forma inadequada a sensibilidade do sistema de extensão reflexo, resultando em contração excessiva e prolongada. Reproduzida, com autorização, de De Vlamynck C. Vet J 2014; 202:229-235.

atualmente não está disponível, uma vez que o(s) defeito(s) genético(s) subjacente(s) ainda não foi(ram) identificado(s). Injeção epidural de solução de procaína 0,38% diminui os sinais clínicos de contração espástica em 10 a 15 min, e forneceu suporte útil como teste diagnóstico quando o músculo gastrocnemio foi o principal que apresentou contratura; ela é menos útil em casos de contração espástica do músculo quadríceps. No segundo caso, a infiltração guiada por ultrassonografia ao redor do nervo femoral com solução anestésica local pode ser tentada.[1,3]

Na Europa, os animais afetados são mantidos para reprodução, especialmente se apresentarem musculatura dupla. Eles são mantidos em razão da eficácia na cirurgia curativa (neurectomia tibial parcial) e pela alta incidência de musculatura dupla em tais bezerros. Na raça Holandesa, e em muitas raças germânicas, verificou-se que touros que dão origem a bezerros acometidos apresentavam jarretes muito retos e sofriam de várias formas de claudicação no jarrete no início da vida.

O único tratamento efetivo é o cirúrgico. Foram descritas muitas técnicas cirúrgicas, incluindo tenectomia, neurectomia tibial parcial e tenectomia tripla. A técnica mais efetiva parece ser a neurotomia tibial parcial realizada sob anestesia epidural caudal com estimulação elétrica usada para identificar o nervo tibial.[4] Em uma grande série de casos em 113 bezerros Belga Azul com paresia espástica, o acompanhamento telefônico dos proprietários 3 meses após revelou bons resultados em 83%, melhora considerável em 4%, hiperflexão do jarrete grave sendo necessário o descarte pelo abate em 5% e em 8% houve pouca ou nenhuma melhora.

LEITURA COMPLEMENTAR

De Vlamynck C. Bovine spastic paresis: current knowledge and scientific voids. Vet J. 2014;202:229-235.

REFERÊNCIAS BIBLIOGRÁFICAS

1. De Vlamynck C. Vet J. 2014;202:229.
2. Pariset L, et al. BMC Vet Res. 2013;9:122.
3. De Vlamynck CA, et al. Am J Vet Res. 2013;74:750.
4. Milne MH. UK Vet. 2007;12:1.

Mioclonia hereditária congênita (edema neuraxial hereditário)

Esse defeito congênito do sistema nervoso foi relatado apenas em bovinos Hereford ou seus cruzamentos, e parece ser transmitido por herança autossômica recessiva. Uma doença similar foi relatada em equinos Paso Fino peruanos. Ao nascimento, os bezerros acometidos são incapazes de levantar e são muito sensíveis a estímulos externos, manifestados como espasmo extensor extremo, incluindo fixação de músculos torácicos e apneia, especialmente se levantados e mantidos de pé. A resposta é de hiperestesia com contrações mioclônicas de músculos esqueléticos – em resposta a estímulos externos ou espontaneamente. O intelecto dos bezerros não parece ser afetado, a visão é normal, eles mamam bem e podem ser criados, mas com bastante dedicação. Doenças intercorrentes são comuns, e os bezerros normalmente morrem de pneumonia ou enterite antes de terem 1 mês de idade.

Todos os bezerros acometidos apresentam subluxação da articulação do quadril ou fraturas epifisárias da cabeça femoral causadas pelos espasmos musculares no feto. Seu tempo de gestação é 9 dias mais curto do que de outros bezerros normais.

Não há lesões microscópicas no SNC, mas há um defeito bioquímico – alterações graves na concentração de neurotransmissores mediados por glicina na medula espinal. O defeito específico e acentuado nos receptores de glicina e o aumento na captação neuronal de glicina são acompanhados por alterações nos principais sistemas inibitórios do córtex cerebral. Mostrou-se também que há um déficit específico e acentuado de [^{3}H] locais de ligação da estricnina na medula espinal. A doença precisa ser diferenciada de outras duas doenças congênitas, presumivelmente hereditárias, de Herefords neonatos – a doença da urina do xarope de bordo e o "edema cerebral congênito" – no qual degeneração esponjosa do SNC é acompanhada por edema grave das substâncias cinzenta e branca. Assumiu-se que essas duas doenças representam aqueles casos de doenças congênitas, originalmente classificadas com a mioclonia congênita hereditária, nas quais havia vacuolização do tecido nervoso no SNC.

Desmielinização espinal hereditária

Demielinização espinal bovina é uma doença neurológica congênita que ocorre em muitas raças de gado nacional melhoradas com bovinos Pardo Suíço americanos. A doença foi descrita pela primeira vez na raça Dinamarquês Vermelho leiteiro. Na Dinamarca, todos os casos são geneticamente relacionados ao touro ABS White Cloud Jason's Elegant. Essa enfermidade é hereditária como característica autossômica recessiva. O mapeamento genético do gene em bovinos cruzamento de Pardo Suíço americanos foi realizado para o cromossomo II bovino.

Clinicamente, há decúbito lateral, opistótono, extensão de membro, reflexos normais a aumentados e estado mental alerta em bezerros. A desmielinização está presente, incluindo degeneração axonal e astrogliose em tratos espinais, especialmente o trato funículo grácil ascendente, trato espinocerebelar dorsolateral e trato sulcomarginal descendente. Esse provavelmente é o mesmo defeito encontrado na atrofia muscular espinal.

Neurodegeneração hereditária (síndrome do bezerro tremedor)

Esse é um distúrbio degenerativo hereditário de bezerros *Hereford*. Bezerros neonatos apresentam tremor grave, dificuldade em levantar, marcha espástica e afonia. Na fase terminal há paraplegia espástica. Histologicamente, há acúmulos de neurofilamentos dentro dos neurônios. Uma doença similar em bovinos da raça *Holandesa preta e branca* ocorre apenas em machos. Ocorrem alterações degenerativas graves na medula espinal, com lesões espongiformes e alguma cavitação. Ela apresenta distribuição epidemiológica de uma mutação recessiva ligada ao sexo.

Disrafismo espinal hereditário

Essa doença é verificada como defeito congênito em bezerros da raça Charolês e associada a artrogripose e fenda palatina. Anomalias da medula espinal podem ser associadas ao grande número de anormalidades vertebrais em razão da associação próxima entre a medula espinal e a coluna vertebral durante a embriologia. Outros defeitos de desenvolvimento que levam a anormalidades congênitas incluem hipoplasia de medula espinal e siringomielia (cavitação cística tubular contendo LCE que se estende por vários segmentos da medula espinal) em bezerros[1,2]; entretanto, muitas dessas anormalidades de desenvolvimento são acidentes da embriologia, e não necessariamente implicam a presença de uma condição hereditária.

REFERÊNCIAS BIBLIOGRÁFICAS

1. Binanti B, et al. Anat Histol Embryol. 2012;42:316.
2. Burnside WM, et al. J Am Vet Med Assoc. 2014; 244:661.

Paralisia posterior hereditária congênita

Duas formas hereditárias de paralisia posterior congênita são relatadas em bovinos. Na raça Norueguesa Vermelha, paralisia posterior é aparente em bezerros acometidos ao nascimento. Opistótono e tremores musculares também estão presentes. Não há lesões histológicas. A doença é condicionada a um fator recessivo hereditário. Em bovinos Dinamarquês Vermelho e Búlgaro Vermelho, ocorre uma condição similar, mas há extensão espástica dos membros, particularmente os membros pélvicos, e reflexos tendíneos são exagerados. O exame histológico revelou alterações degenerativas no núcleo motor do mesencéfalo. Ambos os defeitos são letais em razão do decúbito prolongado.

Paralisia posterior hereditária foi relatada em muitas raças de suínos na Europa. Suínos afetados são capazes de mover os membros pélvicos, mas não são capazes de permanecer em posição quadrupedal sobre eles. Eles são normais em outros aspectos. Degeneração de neurônios é evidente no córtex cerebral, mesencéfalo cerebelo, medula e medula espinal. A doença é condicionada por uma característica hereditária recessiva. Ataxia progressiva hereditária também é relatada em suínos Yorkshire.

Axonopatia degenerativa hereditária bovina

Relatada em bezerros da raça Holandesa preta e branca na Austrália, a maioria dos bezerros acometidos é afetada ao nascimento por decúbito, hiperestesia ou depressão, rigidez de membros; tremores, especialmente da cabeça; nistagmo, cegueira aparente e desenvolvimento de opistótono e espasmos tetânicos quando estimulados. Na necropsia, a lesão consistente é de edema axonal difuso grave e perda na medula espinal e tronco encefálico. A causa não é conhecida, mas indicadores apontam para uma causa hereditária.

Axonopatia degenerativa dos bovinos da raça Tirolesa Cinza

Uma nova doença neurológica foi identificada em bovinos da raça Tirolesa Cinza na Suíça em 2003, e inicialmente foi chamada síndrome Demetz.[1] A apresentação clínica é similar àquela vista na síndrome weaver dos bovinos Pardo Suíço, mas os sinais clínicos eram evidentes inicialmente às 4 a 6 semanas de idade. Os bezerros apresentavam paraplegia ambulatória branda com ataxia moderada a grave sendo mais gravemente afetados nos membros pélvicos. A doença é progressiva e os bezerros acometidos normalmente são abatidos aos 10 meses de idade.

A mutação do gene da mitofusina 2 (uma proteína de membrana mitocondrial) foi identificada, e causa truncamento dos últimos 22 aminoácidos. A análise de *Pedigree* indicou que a mutação do gene ocorreu antes de 1972, e testes genéticos indicaram uma frequência de portadores atual de, aproximadamente, 10%. A seleção auxiliada por marcadores atualmente está sendo usada para eliminar a axonopatia degenerativa dessa raça.

REFERÊNCIA BIBLIOGRÁFICA

1. Drogemuller C, et al. PLoS ONE. 2011;6:e18931.

Axonopatia central e periférica de bovinos Maine Anjou (Rouge-des-prés)

Uma nova doença neurológica foi identificada em bovinos Maine Anjou na França em 2008. Bezerros afetados tinham 1 a 4 meses de idade e apresentavam ataxia de tronco branda a grave, com paraparesia branda a moderada. Os membros pélvicos eram muito mais gravemente afetados que os membros torácicos. Os sinais clínicos eram rapidamente progressivos e os bezerros entravam em decúbito em 1 a 3 semanas após a avaliação, momento no qual eram eutanasiados. O estado mental permaneceu normal nos bezerros.

O exame histopatológico revelou degeneração acentuada de axônios e mielina nos funículos dorsolateral e ventromedial da medula espinal distal (tratos importantes para transmissão de informações proprioceptivas a partir dos membros pélvicos), núcleo vestibular lateral, pedúnculos cerebelares caudais e núcleo torácico.

Mieloencefalopatia degenerativa progressiva hereditária (síndrome *weaver*) de bovinos da raça Pardo Suíço

O defeito é hereditário em bovinos Pardo Suíço. Ele aparece inicialmente em bezerros quando eles têm 6 meses a 2 anos de idade, com pequeno número com mais de 2 anos, e se manifesta como fraqueza bilateral de membros pélvicos progressiva e déficits proprioceptivos causando dificuldade em levantar e marcha hipermétrica e oscilante, passo de ganso nos membros torácicos e arrastar dos membros pélvicos. Os reflexos dos membros são normais. Os bezerros estão alertas a todo momento. Eles apresentam base ampla e, por fim, decúbito, e após curso de 12 a 18 meses a eutanásia é inevitável. Lesões de necropsia incluem degeneração axonal, incluindo formação e esferoide e vacuolização da substância branca no cerebelo no nível da medula espinal, mas especialmente nos segmentos torácicos. Existe alguma atrofia neurogênica de músculos, mas não há distrofia muscular. O defeito pode ser identificado por exame dos cromossomos. Ele parece ser ligado cromossomicamente a características de alta produção de leite.

Ataxia progressiva hereditária

Essa doença bem reconhecida ocorre em bovinos da raça Charolês. O início dos sinais clínicos é com, aproximadamente, 12 meses de idade, quando a marcha é vista como rígida e cambaleante, especialmente nos membros pélvicos, e as pinças dos membros pélvicos são arrastadas. A ataxia pode ser assimétrica, e o animal não consegue andar para trás. A ataxia progride no decorrer de um período de 1 a 2 anos. Animais afetados tendem a permanecer deitados por bastante tempo, e têm dificuldade em levantar e fazer a postura de micção. A micção é anormal: ela é em esguichos, mas com fluxo contínuo, que suja a cauda. Alguns animais afetados balançam sua cabeça de um lado para o outro quando excitados. Tanto machos quanto fêmeas são afetados. Ela foi descrita como ocorrendo em uma novilha Charolês de 2 anos de idade na Nova Zelândia. Lesões características na necropsia são confinadas ao SNC, e são histopatológicas. A substância branca do cerebelo e cápsula interna contêm focos múltiplos de displasia oligodendroglial. Os linfonodos somáticos contêm nódulos de folículos linfoides hiperplásicos, algum catarro na medula dos linfonodos e acúmulo de eosinófilos.

Mielinopatia espinal hereditária

Ocorre mielinopatia espinal progressiva em bovinos Murray Gray, similar àquela vista em bovinos Charolês. Possivelmente é de origem genética. Alguns bezerros são acometidos ao nascimento; outros não se tornam afetados até 1 ano de idade. A síndrome é caracterizada por paresia progressiva, sem ataxia significativa, levando a paresia e decúbito permanente. Ocorrem lesões degenerativas na medula espinal, mesencéfalo e cerebelo. A doença é condicionada por um gene autossômico recessivo.

Espasticidade periódica hereditária de bovinos

Foi observada em bovinos da raça Holandesa e Guernsey, e normalmente não aparece até os animais serem adultos. Um relato recente descreveu a doença em touro Hereford canadense com início precoce entre 1 e 2 anos de idade. Esse é um problema específico em touros adultos mantidos em centrais de inseminação artificial. Nos estágios iniciais, os sinais são aparentes apenas ao levantar; os membros pélvicos são esticados para trás e o dorso deprimido (Figura 14.21). Pode-se verificar tremores acentuados nos membros pélvicos. Inicialmente, os ataques persistem apenas por alguns segundos, mas têm duração maior conforme a doença progride e, eventualmente, podem durar até 30 min. A movimentação normalmente é impossível durante os ataques. Os episódios tetânicos flutuam em sua gravidade de momento a momento, mas não há qualquer anormalidade da consciência. Foram relatadas lesões nas vértebras, mas nenhuma lesão foi encontrada no sistema nervoso. Câimbras musculares idiopáticas foram sugeridas como a causa. A doença é familiar, e a forma de hereditariedade parece ser por um fator recessivo único com penetrância incompleta.

A administração do depressor de medula espinal mefenesina (3 a 4 g/100 kg PC, administrado por via oral em três doses divididas e repetida por 2 a 3 dias) controla os sinais mais graves. Um único tratamento pode ser efetivo por algumas semanas.

Distrofia neuroaxonal

Representa um grupo heterogêneo de doenças degenerativas de etiologia genética ou adquirida caracterizada por aumento de volume esférico de axônios chamados corpos esferoides, que é o resultado do acúmulo de organelas axoplásmicas, incluindo neurofilamentos. As alterações podem ser fisiológicas (causadas pelo envelhecimento normal) ou patológica, e são categorizadas como primárias (familiares) ou secundárias (adquiridas).[1] MDE é considerada uma variante mais grave de distrofia neuroaxonal, e é discutida separadamente.

Distrofia neuroaxonal de ovinos (axonopatia segmentada)

É relatada em ovinos das raças Suffolk, Merino, Romney, Perendale, Coopworth e cruzamentos.[1] Suspeita-se de um defeito

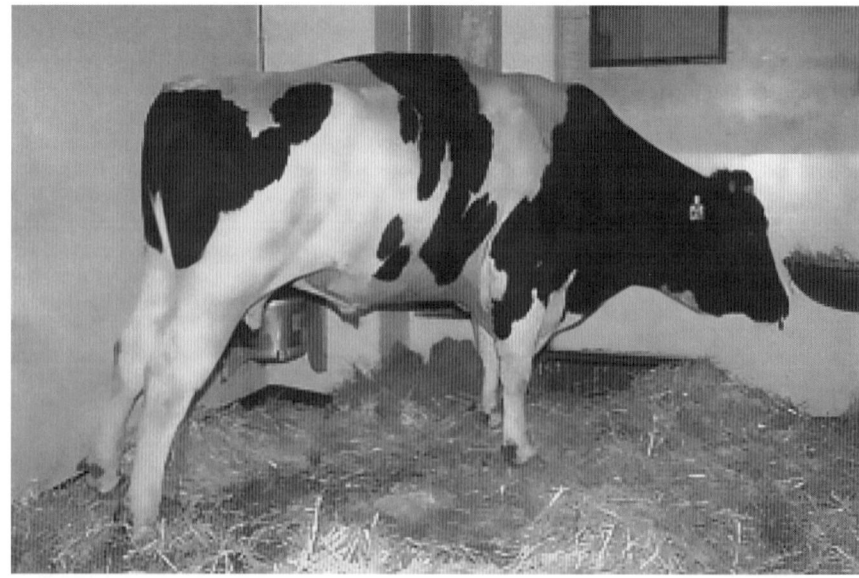

Figura 14.21 Espasticidade periódica hereditária em um touro da raça Holandesa preto e branco. Os sinais são aparentes apenas ao levantar; os membros pélvicos são esticados para trás e o dorso deprimido.

hereditário (autossômico recessivo) em todos os casos. As anormalidades parecem relacionadas ao transporte axonal anormal e à incapacidade de manter a integridade do axônio e suas bainhas de mielina associadas.[2]

Em *ovinos Coopworth*, os cordeiros são afetados ao nascimento, mas apresentam síndrome progressiva na qual os sinais cerebelares e proprioceptivos predominam. A maioria morre com 6 semanas de idade. Grandes e esferoides axonais estão presentes na medula espinal e mesencéfalo, e há depleção grave das células de Purkinje no cerebelo.

Em ovinos *Suffolk*, a doença não aparece até 1 a 6 meses; os sinais são de ataxia de início gradual, seguida por decúbito, levando à morte ou à eutanásia. Esferoides nos axônios do SNC são característicos, principalmente na medula espinal e cerebelo, e contêm grande quantidade de proteína precursora amiloide.[1]

A doença que ocorre em *Merinos* de lã fina provavelmente é a mesma chamada anteriormente de *doença Murrurrundi*, e não aparece até 4 a 6 anos de idade. A maioria dos casos requer eutanásia após aproximadamente 2 meses, mas alguns casos brandos sobrevivem por até 3 anos. Os sinais clínicos incluem base ampla, dismetria de todos os movimentos dos membros, com hipermetria acentuada dos membros torácicos resultando em quedas frequentes, tremor de intenção fino da cabeça e diminuição do reflexo de ameaça. Uma doença similar em ovelhas Merino de lã média, caracterizada por ataxia posterior progressiva e degeneração dos tratos sensoriais nos segmentos torácicos da medula espinal, que começa após 5 meses de idade e termina fatalmente antes dos 2 anos de idade também é relatada na Austrália. Provavelmente também seja um defeito hereditário.

Distrofia neuroaxonal de equinos

Em equinos, a distrofia neuroaxonal foi relatada em *Quartos de Milha, Haflingers, Morgans, Appaloosas, Paso Finos e Standardbreds* com ocorrência familiar presente em muitas raças.[3,4] O início dos sinais clínicos pode ser tão precoce quanto com alguns meses de idade. Anormalidades neurológicas comuns incluem ataxia, déficits de posicionamento proprioceptivo, dismetria, base ampla, obnubilação e resposta de ameaça inconsistente sem prejuízo visual detectável.[3] A progressão clínica pode ser muito lenta no decorrer de poucos meses a anos, e em alguns casos, pode ocorrer estabilização dos sinais clínicos.[3] Pode ser difícil diferenciar clinicamente distrofia neuroaxonal de *MDE*; entretanto, a segunda é considerada uma variante clínica mais grave da distrofia neuroaxonal.[5] Sinais clínicos de doença ocular não são detectáveis, e os resultados de ERG e EEG estão dentro dos limites de normalidade.[6] Lesões na necropsia são aparentes apenas microscopicamente, e incluem tratos específicos e núcleos no bulbo e medula espinal, com envolvimento ocasional do cerebelo.

REFERÊNCIAS BIBLIOGRÁFICAS
1. Finnie JW, et al. Aust Vet J. 2014;92:389.
2. Jolly RD, et al. New Zeal Vet J. 2006;54:210.
3. Aleman M, et al. J Am Vet Med Assoc. 2011;239:823.
4. Brosnahan MM, et al. J Vet Intern Med. 2009;23:1303.
5. Finno CJ, et al. J Vet Intern Med. 2013;27:177.
6. Finno CJ, et al. Vet Ophthalmol. 2012;15(suppl 2):3.

Espasticidade caprina progressiva

Uma paresia progressiva possivelmente hereditária de cabras da raça Angorá é relatada na Austrália. Os sinais aparecem inicialmente com aproximadamente 2 meses de idade, começando com letargia, seguida por ataxia, e então paresia progredindo para decúbito esternal e eutanásia eventual. Reflexos tendíneos são normais, mas os cabritos têm dificuldade em levantar, especialmente apoiando sobre os membros pélvicos. A marcha é atáxica, com tropeços frequentes, e os cabritos não estão dispostos a correr. Na necropsia, existem muitos vacúolos grandes e claros em muitos neurônios da medula espinal, tronco encefálico posterior e mesencéfalo, e degeneração de fibras nervosas nas mesmas áreas e em nervos periféricos.

Doenças do neurônio motor inferior espontâneas hereditárias

Doenças do neurônio motor envolvem degeneração seletiva de neurônios motores superiores e/ou inferiores. Neurônios motores superiores se originam na abóboda craniana, onde eles estimulam a contração de músculos. Em comparação, neurônios motores inferiores conectam o tronco encefálico e medula espinal às fibras musculares.[1] Tratamentos efetivos para doença do neurônio motor ainda não foram identificados.

Foi descrita uma doença do neurônio motor inferior em cordeiros Romney neonatos.[1] Os cordeiros são normais ao nascimento, mas com 1 semana de idade eles desenvolvem fraqueza e ataxia, que progridem até eles serem incapazes de permanecer em posição quadrupedal. As principais lesões histológicas eram degeneração e perda de neurônios nos cornos ventrais da medula espinal e tronco encefálico, degeneração walleriana das raízes ventrais e nervos motores e atrofia por denervação associada de fibras musculares esqueléticas. Grandes esferoides fibrilares foram encontrados na substância branca e cinzenta, incluindo núcleos do tronco encefálico. Uma mutação missense na chamada proteína de ligação ATP/GTP 1 de ovinos foi identificada em todos os animais acometidos apresentando padrão recessivo de hereditariedade.[1] Essa proteína de ligação tem papel no metabolismo proteico por meio da clivagem de peptídeos em aminoácidos. Uma doença similar – embora não idêntica – de cordeiros neonatos foi relatada em um rebanho Dorset Down afetando aproximadamente 20% dos cordeiros. Eles ficavam em decúbito com os membros pélvicos encolhidos sob o corpo e os membros torácicos dispostos lateralmente.

Presume-se que a doença progressiva de leitões Yorkshire com 5 a 10 semanas de idade seja hereditária. Os sinais clínicos incluem tremores de membros pélvicos, fraqueza e ataxia surgindo com 2 a 5 semanas de idade. A marcha inclui embolelamento, passos curtos entrecortados e tendência à queda após alguns passos. Reflexos segmentares e posturais são normais. Às 10 semanas de idade, há paralisia completa de membros pélvicos, o suíno está em decúbito esternal e tem início paralisia dos membros torácicos. O apetite é bom e o suíno está alerta. Na necropsia, há degeneração simétrica e perda de neurônios motores na medula espinal em algumas raízes ventrais de nervos espinais.

REFERÊNCIA BIBLIOGRÁFICA
1. Zhao X, et al. Heredity. 2012;109:156.

Atrofia muscular espinal hereditária

Ataxia progressiva, fraqueza, atrofia muscular e decúbito se desenvolvem em bezerros jovens, principalmente durante as 2 primeiras semanas de vida. As funções sensoriais não estão prejudicadas. Alguns animais já são acometidos ao nascimento, e alguns podem ser natimortos. Nenhum caso clínico novo ocorre após os 3 meses de idade. O defeito condicionado por um gene autossômico recessivo ocorre em bovinos da raça Dinamarquês Vermelho, que são originados de Pardos Suíços, Braunvieh Alemães e Pardos Suíços americanos. A lesão primária é a degeneração das células do corno ventral da medula espinal, sem envolvimento do tronco encefálico ou cerebelo. As lesões visíveis são de atrofia secundária dos músculos denervados.

Hipomielinogênese hereditária (tremor congênito dos suínos)

Tremor congênito de suínos tem etiologia múltipla, e algumas das causas ainda não foram identificadas. As duas doenças hereditárias são descritas aqui: tremor congênito tipo A-IV de suínos British Saddleback e tremor congênito tipo A-III, uma forma hereditária ligada ao sexo de hipomielinogênese cerebroespinal de suínos Landrace. A doença A-IV é caracterizada pela presença de axônios pouco mielinizados em todas as partes do SNC. O defeito específico na A-IV é no metabolismo de ácidos graxos. As anormalidades estruturais na doença A-III foram identificadas; pernas abduzidas são um achado comum.

Ambas as doenças são caracterizadas por tremores musculares, incoordenação, dificuldade em permanecer em posição quadrupedal e algum grunhido. A doença A-III ocorre apenas em machos. Ambas são herdadas como características recessivas.

Paresia espástica e ataxia progressiva congênita suína

Esse é um distúrbio autossômico recessivo de suínos na Suíça cujo defeito genético ainda precisa ser determinado. Os sinais clínicos de marcha espástica com ataxia progressiva se tornam evidentes 3 dias após o nascimento, e a condição é letal. Suínos machos e fêmeas são igualmente afetados. A análise de *Pedigree* identificou um cachaço nascido em 1978 que foi amplamente utilizado para inseminação artificial como origem do defeito genético.

REFERÊNCIA BIBLIOGRÁFICA
1. Genini S, et al. J Anim Breed Genet. 2007;124:269.

Mieloencefalopatia degenerativa equina (distrofia neuroaxonal equina)

MDE é caracterizada por *espasticidade e ataxia simétrica lentamente progressiva* em potros e equinos com menos de 2 anos de idade. A doença ocorre na maioria das raças na América do Norte e Europa, e é relatada em zebras em cativeiro e cavalos selvagens da Mongólia na América do Norte. Distrofia neuronal dos núcleos cuneato e gracil é considerada uma forma de MDE e, provavelmente, é o processo fisiopatológico subjacente de MDE.[1]

A prevalência da doença varia amplamente, com até 40% dos animais suscetíveis em propriedades sendo afetados, embora a doença normalmente seja esporádica. Há predisposição familiar para a doença, aparentemente envolvendo o aumento da necessidade de vitamina E, embora outros fatores, incluindo estabulação, sejam contribuintes. Potros nascidos de éguas que já pariram outros potros afetados por MDE estão sob risco significativamente maior (risco relativo = 25) de desenvolver a doença do que potros filhos de outras éguas. A ocorrência de agrupamento de casos envolvendo equinos relacionados dá suporte ao componente genético com hereditariedade como característica autossômica dominante com expressão variável ou de forma poligênica, embora isso não tenha sido confirmado em todas as raças.[2-4] A doença congênita em cavalos Quarto de Milha é altamente hereditária e parece ser poligênica.[2-4]

MDE ocorre em Standardbreds, Paso Finos, Quartos de Milha, cavalos Mongóis Appaloosas, Haflingers, Árabes, Morgans, Lusitanos, Thoroughbreds, Paint horses, Cavalos Tennessee Walking, cavalos do Fiorde Noruegueses, pôneis Welsh e vários cruzamentos.[1] Não há predileção por sexo.

A patogênese da doença é desconhecida. Expressão anormal de vesículas sinápticas integrais, vesículas sinápticas associadas a membrana plasmática pré-sináptica e proteínas citosólicas foi observada em dois cavalos Árabe com mieloencefalopatia degenerativa equina; entretanto, apenas a proteína de transferência de α-tocoferol anormal não parece contribuir para a doença.[4] Essas proteínas têm seu papel no transporte, ligação e fusão de vesículas sinápticas neuronais, e esse achado sugere que há ruptura do transporte axonal na mieloencefalopatia degenerativa equina. O papel do estresse oxidativo e a lesão a neurônios é confirmado pela verificação de marcadores de estresse oxidativo no tecido nervoso e baixas concentrações séricas e liquóricas de vitamina E em dois equinos com MDE, mas não em cavalos controle saudáveis.[5] Baixas concentrações de vitamina E no soro com frequência são associadas a essa doença, mas em um estudo pequeno, apenas potros com predisposição genética à doença e que apresentavam baixa concentração sérica de vitamina E desenvolveram a doença. Potros com baixa concentração de vitamina E que não apresentavam predisposição genética à doença não desenvolveram MDE.[6] A perda de axônios leva a defeitos na função neurológica e, consequentemente, às anormalidades na marcha.

Os sinais clínicos são de edema lentamente progressivo da medula espinal que se estabiliza quando o animal tem 2 a 3 anos de idade. A idade de início varia do nascimento aos 36 meses, embora a maioria dos casos apresente sinais clínicos aos 6 a 12 meses. Potros afetados e sobreanos apresentam sinais simétricos que são mais graves nos membros pélvicos, de ataxia caracterizada por pivoteamento, circundução, oscilação do tronco e dificuldade em realizar movimentos complexos como caminhar para trás ou caminhar com a cabeça elevada. Em repouso, equinos gravemente afetados podem apresentar postura anormal. O reflexo troncocutâneo pode estar ausente. Recuperação espontânea não ocorre, mas progressão para morte é incomum. Radiografia e mielografia da espinha cervical não revelam evidência de compressão da medula espinal. A doença não é associada a anormalidades detectadas no exame ocular, ERG ou EEG.[7]

Concentrações séricas de vitamina E podem ser normais ou baixas em equinos acometidos, e esse não é um teste confiável para diagnóstico da doença.[1-3] Hemograma, perfil bioquímico sérico e análise de LCE são normais. Não há lesões macroscópicas na necropsia. Lesões histológicas incluem atrofia neuronal, acúmulo de pigmentos semelhantes à lipofuscina e proliferação de células da glia.

Diagnósticos diferenciais são listados na Tabela 14.20 posteriormente neste capítulo, sob a seção Mielopatia compressiva vertebral cervical equina. O diagnóstico é conseguido por exclusão de outras causas, marcha anormal sem febre ou doença em outros sistemas em equinos, como mielopatia compressiva e mieloencefalopatia protozoária equina.

Tabela 14.20 Associação de fatores relacionados ao equino com diagnóstico de mielopatia estenótica cervical em 811 equinos com a enfermidade e 805 equinos controle.

Variável	RP (IC 95%)	Valor P
Sexo		
Macho castrado	2,0 (1,5 a 2,6)	< 0,001
Garanhão	2,4 (1,8 a 3,2)	< 0,001
Fêmea	1 (Referente)	NA
Raça		
Árabe	0,6 (0,3 a 0,9)	0,035
Standardbred	0,5 (0,3 a 0,7)	< 0,001
Thoroughbred	1,7 (1,3 a 2,3)	< 0,001
Cavalo Tennessee Walking	2,3 (1,1 a 4,7)	0,019
Cavalos de tração	1,9 (1,1 a 3,1)	0,020
Outras raças	0,6 (0,4 a 0,8)	0,006
Quarto de Milha	1 (Referente)	NA
Idade		
< 6 meses	2,4 (1,4 a 3,9)	< 0,001
6 a 11 meses	6,6 (3,8 a 11,5)	< 0,001
12 a 23 meses	16,4 (10,5 a 25,8)	< 0,001
2 a < 4 anos	7,2 (4,9 a 10,5)	< 0,001
4 a < 7 anos	3,1 (2,1 a 4,6)	< 0,001
7 a 10 anos	1,1 (0,7 a 1,8)	0,65
≥ 10 anos	1 (Referente)	NA

RP: razão de probabilidade; NA: não aplicável.
Fonte: Levine JM et al. JAVMA 2008; 233:1453.

Nenhum tratamento é curativo, mas vitamina E (6.000 UI VO, 1 vez/dia) pode evitar a progressão dos sinais. Suplementação de potros e sobreanos sob risco com vitamina E pode evitar a doença, embora os resultados sejam ambíguos.[1,6]

REFERÊNCIAS BIBLIOGRÁFICAS
1. Finno CJ, et al. J Vet Intern Med. 2012;26:1251.
2. Aleman M, et al. JAVMA. 2011;239:823.
3. Finno CJ, et al. J Vet Intern Med. 2011;25:1439.
4. Finno CJ, et al. J Vet Intern Med. 2013;27:177.
5. Wong DM, et al. Vet Pathol. 2012;49:1049.
6. Finno CJ, et al. J Vet Intern Med. 2015;29:1667.
7. Finno CJ, et al. Vet Ophthalmol. 2012;15:3.

Mielopatia compressiva vertebral cervical dos equinos (*wobbler*, *"wobbles"*, ataxia dos potros, ataxia sensorial dos equinos, instabilidade vertebral cervical) doença do neurônio motor de equinos

Sinopse
- Etiologia: desconhecida. Os sinais clínicos são o resultado compressão da medula espinal cervical como resultado de anormalidades na coluna cervical

- Epidemiologia: duas maifestações predominantes. Doença esporádica ou endêmica de equinos jovens, com cavalos machos jovens de crescimento rápido mais comumente acometidos. Apresentação à parte em cavalos de meia-idade e idosos nos quais a doença é esporádica
- Achados clínicos: ataxia espinal evidente como balançar de tronco, ataxia e paresia, normalmente mais graves nos membros pélvicos. Evidência radiográfica de estreitamento do canal espinal
- Patologia clínica: nenhuma
- Lesões: malácia e degeneração walleriana da medula espinal cervical
- Diagnóstico diferencial: mielopatia degenerativa equina, mieloencefalite equina por protozoário, trauma, anemia infecciosa equina, nematodíase cerebroespinal, encefalomielite por Nilo Ocidental, mielopatia por herpes-vírus equino tipo-1, osteomielite, hematoma epidural vertebral cervical, trombose aortoilíaca, malformação vertebral congênita, discoespondilite e incoordenação do azevém perene
- Confirmação do diagnóstico: radiografia. Mielografia com contraste positivo. Necropsia
- Tratamento: fármacos anti-inflamatórios. Fusão cirúrgica das vértebras
- Controle: não há.

Etiologia

A causa da doença neurológica é a compressão extradural da medula espinal cervical, por isso o termo *mielopatia compressiva*. A compressão pode ser *estática*, ou seja, a estar presente constantemente com o pescoço em posição neutra, ou *dinâmica* e presente apenas de forma intermitente quando o pescoço é flexionado ou estendido. A segunda situação com frequência é conhecida como instabilidade vertebral cervical.

A etiologia da MEC na maioria dos casos não é conhecida. A doença em equinos jovens é causada por malformação e má-articulação das vértebras cervicais, e poderia representar parte de um espectro de doenças de osteocondrite dissecante.[1,2] Pode ocorrer combinações de osteofitose em processos articulares, hipertrofia de ligamentos interarcuais, espessamento luminal dorsal, achatamento de corpo e placa terminal vertebral e cistos sinoviais. Mais importante, alterações em tecidos moles associadas às lesões ósseas podem contribuir para a mielopatia compressiva. Instabilidade dinâmica é associada à instabilidade vertebral e subluxação, e é mais comum nas vértebras craniais (C3-C5).

Deficiência de cobre foi incriminada como causa de lesões ósseas, assim como rações com alto teor de calorias e dietas ricas em carboidratos solúveis.[2]

A doença em equinos mais velhos é secundária à osteoartrite dos processos articulares. Uma causa incitante não foi identificada.

Muitas síndromes básicas de mielopatia compressiva, baseadas na idade de ocorrência, são reconhecidas:

- MEC em cavalos jovens (< 3 anos de idade, dependendo da raça) que, com frequência, é associada a doenças articulares de desenvolvimento no esqueleto axial e apendicular. Um defeito predisponente subjacente fundamental parece ser o diâmetro estreito do canal vertebral cervical. A compressão é o resultado das lesões descritas anteriormente
- Instabilidade vertebral cervical é uma doença de equinos com menos de 1 ano de idade com frequência associada a malformações de uma ou mais vértebras cervicais[3]
- Mielopatia compressiva em equinos adultos, > 4 anos (habitualmente > 7 anos) de idade, associado à osteoartrite das facetas articulares das vértebras cervicais caudais, com pinçamento subsequente do canal vertebral por ossos e tecidos moles de lesões proliferativas
- Causas diversas de compressão da medula cervical por neoplasia (melanoma, sarcoma, linfoma), trauma (fraturas de vértebras cervicais), cistos aracnoides ou sinoviais, hematoma epidural[4] ou, raramente, discoespondilite.[5]

Uma classificação alternativa se baseia na natureza da lesão óssea, e não na causa da compressão da medula espinal. *Malformação vertebral cervical tipo I* ocorre em equinos com < 2 anos de idade que apresentam alterações vertebrais que provavelmente começaram nos primeiros poucos meses de vida, incluindo malformações causando estenose do canal vertebral, malformações nas articulações das vértebras incluindo osteocondrose e aumento das regiões de crescimento fiseal. *Malformações vertebrais cervicais tipo II* tendem a ocorrer em equinos mais velhos com lesões osteoartríticas graves das articulações vertebrais.

Epidemiologia

Ocorrência

A doença em equinos adultos ocorre esporadicamente e tem distribuição cosmopolita.

Em equinos jovens algumas vezes é endêmica em propriedades ou áreas e em linhagens específicas de equinos. Sugeriu-se que há tendência familiar para a doença, embora esse fato não tenha sido bem documentado.

A *taxa de morbidade* pode ser tão alta quanto 25% dos potros nascidos em haras individuais de Thoroughbreds, embora a frequência geral da doença na população total de equinos seja muito menor. Entre Thoroughbreds nascidos em quatro haras na Europa e América do Norte, a doença tem prevalência anual de diagnóstico de 1,3% (variando de 0,7% a 2,1% no decorrer do período de estudo) e prevalência anual em propriedades variando de 0% a 5,8%.[6]

Mielopatia compressiva foi detectada em 83 de 4.318 equinos submetidos a exame de necropsia na Normandia, França.[7] Quinze por cento dos equinos com diagnóstico de doença neurológica apresentavam mielopatia compressiva cervical. Havia mais machos do que fêmeas acometidos.[7]

Fatores de risco

Fatores de risco do animal

Fatores de risco e MEC identificados em um estudo de 1.618 equinos em 22 hospitais-escola veterinários na América do Norte foram resumidos na Tabela 14.20.

A *doença em equinos jovens* normalmente é reconhecida em Thoroughbreds, Standardbreds, cavalos de tração e Quartos de Milha, com Árabes e outras raças tendo menor probabilidade de diagnóstico da doença.[8] Pôneis raramente são afetados. Equinos com menos de 4 anos de idade estão sob maior risco da doença, e a maioria dos casos ocorre em cavalos com 1 a 3 anos de idade. Machos, inteiros ou castrados, têm maior probabilidade de serem afetados do que fêmeas.[8]

A *doença em equinos mais velhos* é caracterizada por predominância ligeiramente maior de machos, com super-representação de cavalos de tração, o que poderia representar uma predisposição relacionada à raça ou uso; a idade mediana de diagnóstico é aos 8 anos.[1]

Equinos com MEC apresentam o canal espinal mais estreito do que animais não afetados, e essa condição, com doença articular degenerativa das facetas articulares e espessamento do ligamento flavo, contribui para maior probabilidade de que esses cavalos apresentem compressão de medula espinal.

Suspeita-se de que a predisposição à doença seja hereditária, mas isso não foi demonstrado por estudos adequados.

A doença em equinos adultos tende a ocorrer em cavalos usados para atividades atléticas, e é incomum em éguas de reprodução ou animais aposentados.

Patogênese

A doença é atribuída à lesão da medula espinal como resultado de compressão, seja por tecidos moles (cápsula articular, ligamento intervertebral ou, raramente, material do disco intervertebral) ou cartilagem e osso.

A pressão constante ou intermitente na medula espinal causa disfunção ou necrose da substância branca e neurônios no local da compressão, degeneração de fibras dos tratos ascendentes cranial ao local da compressão e de tratos descendentes caudal à compressão. Tratos ascendentes são aqueles associados à propriocepção geral, enquanto os tratos descendentes são neurônios motores superiores. Esses tratos estão localizados superficialmente no aspecto dorsolateral da medula espinal cervical e lesão a eles resulta em sinais de ataxia e fraqueza. Tratos dos membros pélvicos são mais superficiais e, portanto, mais facilmente lesionados do que os tratos associados aos membros torácicos. Consequentemente, os sinais clínicos normalmente são mais graves nos membros pélvicos. As lesões de medula espinal normalmente, mas nem sempre, são simétricas bilateralmente, assim como os sinais clínicos. Vias proprioceptivas são rompidas, causando sinais de ataxia (incoordenação) típicos da doença. Os sinais clínicos variam, dependendo do local da lesão (ver adiante).

Achados clínicos

O início dos sinais clínicos algumas vezes é agudo em equinos jovens com MEC, e pode haver histórico de trauma, como quedas. Entretanto, o início dos sinais clínicos de MEC tanto em cavalos jovens quanto adultos normalmente é gradual e insidioso, e em equinos afetados de forma branda, a doença neurológica pode ser confundida com claudicação de origem musculoesquelética. Equinos afetados estão alertas e apresentam apetite normal. Pode haver evidência de dor à manipulação do pescoço ou na pressão firme sobre as facetas laterais, especialmente em cavalos adultos com osteoartrite das facetas vertebrais cervicais caudais.[1] Pode haver atrofia muscular focal adjacente às vértebras cervicais afetadas em cavalos mais velhos.

A gravidade dos sinais clínicos varia de meramente detectável a decúbito. Não existem defeitos de nervos cranianos, com exceção ocasional do reflexo cervicofacial. A gravidade dos sinais de MEC com frequência é graduada de acordo com:

- Grau 0: sem déficits da marcha ao passo
- Grau 1: sem anormalidades na marcha identificadas ao passo, e os déficits são identificados apenas durante testes adicionais (elevação da cabeça, andar para trás, caminhar em rampa, passar sobre obstáculos, andar em círculos, tração da cauda em repouso e enquanto caminhando)
- Grau 2: déficits são notados ao passo
- Grau 3: déficts acentuados são notados ao passo
- Grau 4: déficits graves são notados ao passo e o animal pode cair ou quase cair em uma marcha normal
- Grau 5: decúbito ou incapacidade de levantar sem auxílio.

Os *dois defeitos principais na marcha* em equinos afetados estão relacionados a defeitos na função do neurônio motor superior e propriocepção geral. Essas duas deficiências primárias na função neurológica contribuem para os sinais clínicos caracterizados como ataxia, paresia, dismetria e espasticidade. *Ataxia* é o movimento incoordenado dos membros, evidente como interferência de um membro em outro (como pisar sobre outro membro quando o cavalo é girado em círculos fechados), emboletamento (que também pode ser sinal de fraqueza), posicionamento anormal do membro (base excessivamente ampla ou estreita, retorno incompleto ou demorado do membro ao posicionamento normal após ser colocado em posição anormal, circundução excessiva para fora durante círculo fechado), tropeços e/ou oscilação do tronco durante a marcha em linha reta. *Paresia* é fraqueza e é evidente na sua forma mais extrema como incapacidade de levantar. Em casos de manifestações menos extremas, ela é evidente como emboletamento, tropeços quando caminhando, descendo rampa ou passando sobre obstáculos, e facilidade para puxar o cavalo para um lado pela cauda enquanto caminha. *Dismetria* se refere à marcha desigual, tipificada pelo passo curto ou excessivamente longo, de maneira que o casco está em posição incorreta. *Espasticidade* é o resultado da perda de inibição de reflexos espinais inferiores pelo neurônio motor superior e resulta em marcha travada ou rígida.

Cavalos afetados de forma branda podem apresentar déficits difíceis de detectar, e aparentes apenas quando montados ou em alta velocidade. O proprietário pode se queixar de baixo desempenho de um cavalo de corrida ou de adestramento, de um animal que troca frequentemente o passo e que tem marcha incoordenada. O exame cuidadoso pode revelar circundução excessiva dos membros pélvicos, tropeços e diminuição da velocidade quando a cabeça é elevada.

Animais moderadamente afetados apresentam oscilação de tronco (o corpo do cavalo e membros pélvicos oscilam lateralmente quando o cavalo caminha em uma linha reta) e circundução excessiva dos membros pélvicos. Pode haver flutuação da marcha nos membros pélvicos e arrastar de pinças. O cavalo em movimento em um círculo muito fechado ao redor do examinador com frequência agrava a circundução no membro pélvico de fora, e o cavalo pode pisar com um membro sobre o outro. Equinos afetados algumas vezes perderão o ritmo quando puxados em linha reta com a cabeça elevada. Vendar o cavalo não exacerba os sinais. Os equinos afetados tropeçam quando caminhados sobre objetos baixos, como meio-fio, e irão emboletar e tropeçar quando descendo uma rampa.

Cavalos gravemente afetados com frequência caem com facilidade quando movidos, e são incapazes de permanecer em posição quadrupedal. Eles estão alertas, mas ansiosos, e apresentam oscilação do tronco e ataxia acentuada. Quando em posição quadrupedal, eles terão seus membros em posições acentuadamente anormais.

Equinos com lesões na medula espinal cervical cranial (C6-C7) têm sinais em ambos os membros torácicos e pélvicos. Membros pélvicos são mais gravemente afetados e os sinais normalmente, mas nem sempre, são simétricos bilateralmente.[9] Aproximadamente 43% dos equinos acometidos apresentam anormalidades assimétricas da marcha.[9] As lesões na intumescência cervical (C6-T2) podem causar sinais que são mais graves nos membros torácicos do que nos membros pélvicos. Lesões nesse local também podem causar sinais típicos de lesão ao plexo braquial. Atrofia muscular focal não é característica de MEC ou instabilidade vertebral cervical, e nunca há sinais de nervos cranianos, doença cerebral ou doença cerebelar.

Após progressão inicial, os sinais clínicos normalmente se estabilizam ou se resolvem parcialmente. Entretanto, recuperação completa espontânea é muito rara. Morte não é comum, a não ser por acidentes, embora muitos animais afetados sejam eutanasiados por questões humanitárias ou econômicas.[8]

Exame neurológico

O diagnóstico presuntivo de mielopatia compressiva cervical sempre é realizado com base no exame clínico. Embora essa avaliação seja relativamente direta para equinos gravemente afetados, a detecção de anormalidades neurológicas com base no exame físico é mais desafiadora para equinos com formas mais brandas da doença. Isso se torna importante, uma vez que investigações diagnósticas adicionais podem não ser necessárias em todos os casos de equinos com sinais claros de mielopatia compressiva cervical, mas podem ser indicadas em equinos com sinais menos graves da doença.

A confiabilidade do exame neurológico de equinos foi muito pouco investigada. A concordância entre observadores experientes ou treinados para graduação de anormalidades neurológicas foi boa (coeficiente de correlação intraclasse [CCI] 0,74) quando equinos de todos os graus foram considerados (graus 0 a 4), mas muito ruim para equinos ≤ grau 1 (coeficiente intraclasse [CCI] = 0,08) e apenas moderada (0,43) para equinos ≥ grau 2.[10] O CCI maior para a avaliação geral decorreu do fato de os observadores poderem concordar facilmente quanto às diferenças entre equinos gravemente afetados ou não afetados. A maior falta de concordância foi para equinos que apresentavam grau 2 de sinais neurológicos (Figura 14.22).[10]

Recomenda-se na medicina humana que CCI deve ser > 0,9 para que seja considerado útil na tomada de decisão em pacientes individuais[11], e, com base nisso, métodos atuais de exame neurológico de equinos não são aceitáveis para uso clínico.[10] Na opinião do autor, o sistema atual de graduação neurológica para exame de equinos deve continuar sendo usado, uma vez que fornece uma maneira estruturada de realizar o exame completo. Resultados de exames devem ser considerados diante da baixa confiabilidade, especialmente para equinos com gravidade mediana grau 2, e interpretados com cautela.

Testes diagnósticos auxiliares

O *slap test*, no qual a resposta das cartilagens aritenoides a um tapa no tórax é examinada através de um endoscópio, tem baixa sensibilidade e especificidade para detecção de doença da medula espinal, quando comparada ao exame neurológico de rotina.

Acupuntura não provou ter valor no diagnóstico de mielopatia compressiva cervical e não deve ser usada com esse objetivo.

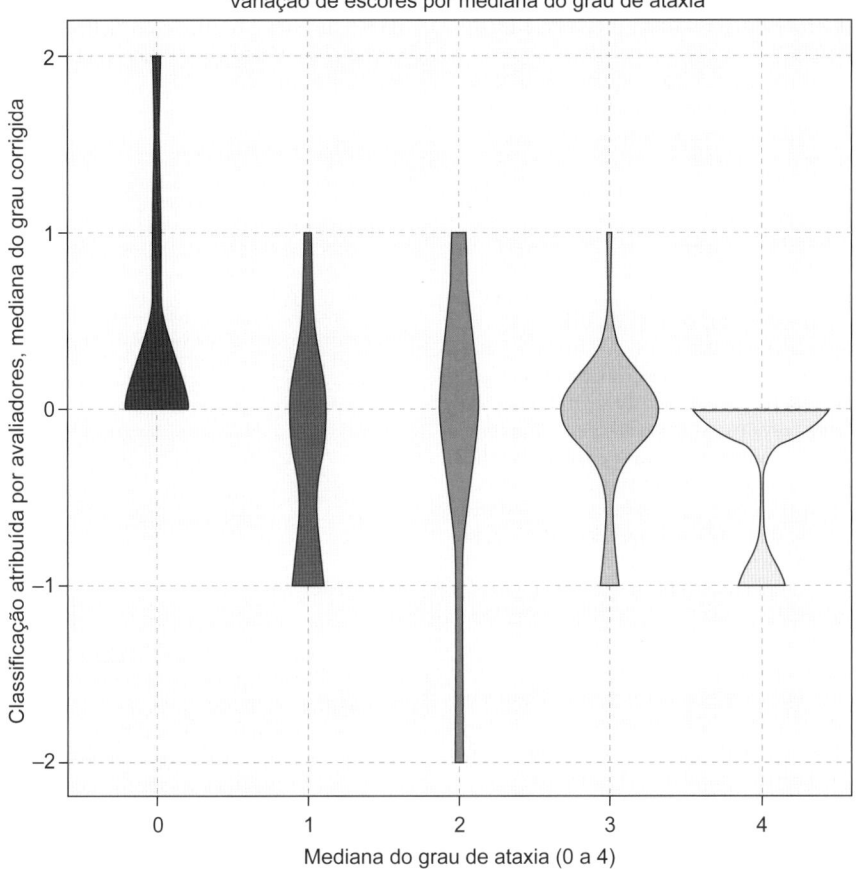

Figura 14.22 *Violin plot* da variação de graduações individuais agrupadas pela mediana da graduação para cada cavalo apenas durante o momento da avaliação. Para alinhar as graduações ao redor de 0, cada escore foi subtraído da mediana do escore do cavalo. Um *violin plot* é similar a um *boxplot*, com adição da densidade dos pontos de dados ilustrada por aumento na largura. A figura revela que a maioria dos graus apresenta flutuação de 1 grau a mais ou a menos do que a mediana; entretanto, graus 0 e 3 estão condensados ao redor da mediana, ilustrando uma melhor concordância, enquanto o grau 2 se estende de –2 a +1 a partir da mediana. Fonte: Olsen E, Dunkel B, Barker WHJ *et al.* Rater Agreement on Gait Assessment During Neurologic Examination of Horses. J Vet Int Med 2014;28:630.

Exame radiográfico

O exame radiográfico da coluna vertebral cervical de cavalos potencialmente afetados com frequência é realizado, uma vez que, normalmente, há lesões ósseas associadas à mielopatia compressiva cervical. O exame radiográfico inclui radiografias simples tiradas com projeção lateral de cavalos em posição quadrupedal ou mielografia usando injeção de contraste radiopaco para permitir a visualização do espaço subaracnoide e detecção da compressão extradural desse espaço.

O exame tanto da radiografia simples quanto contrastada é potencialmente incrementado pelo uso de uma ou mais mensurações e razões direcionadas para detecção e quantificação da compressão extradural da medula.

Sinais radiográficos detectáveis em radiografias simples da medula cervical em equinos com mielopatia compressiva incluem:

- Projeção cranial da linha fisária caudal da vértebra dorsalmente no canal espinal, causada pelo aumento fiseal
- Extensão do arco da vértebra sobre a fise cranial da vértebra seguinte
- Esclerose do canal espinal
- Cifose ou subluxação entre vértebras adjacentes
- Doença articular degenerativa das facetas articulares, evidente como osteoartrite e proliferação óssea.

Entretanto, esses sinais também são comuns em cavalos normais e têm baixo valor preditivo. A concordância geral, sensibilidade relativa e especificidade relativa – respectivamente – para identificação de anormalidades radiográficas (comparadas com o padrão-ouro exame de necropsia) em cavalos afetados é 66% (76/116 cavalos); 63 e 67% para identificação de osteófitos em processos articulares; 61% (71/116), 42 e 83% para estenose do canal vertebral e 78% (91/116), 56 e 85% para subluxação da coluna vertebral.[9] Radiografia parece ter especificidade útil, mas sensibilidade limitada para o diagnóstico de lesões ósseas associadas à mielopatia compressiva cervical. O uso de projeções adicionais, como projeção oblíqua das vértebras cervicais caudais, pode melhorar o valor diagnóstico da radiografia.[12]

Razões *intervertebral* e *intravertebral* foram calculadas para auxiliar o diagnóstico de MEC (Figura 14.23). As razões apresentam confiabilidade intraobservador e interobservador variável, e a confiabilidade das razões variando em 5 a 10% dentro e entre observadores.[13,14] A concordância interobservador na mensuração é baixa, e a concordância intraobservador é boa entre os seis pontos mais craniais, mas é baixa para os pontos mais caudais.[14] A variabilidade intraobservador e interobservador é suficiente para afetar a interpretação clínica de radiografias, e deve ser considerada ao interpretar exames radiográficos quando há suspeita de doença de medula espinal.

Uma razão sagital intravertebral do canal espinal para o diâmetro do corpo vertebral de menos de 50% para C4-C6 é associada ao aumento de 26 a 41 vezes na probabilidade de mielopatia compressiva em um equino > 320 kg; em um estudo separado, todos os cavalos com valores dessa razão de menos de 0,485 apresentaram pelo menos uma lesão compressiva.[15] Uma razão intervertebral também pode ser calculada e apresenta boa utilidade diagnóstica, que pode ser ligeiramente maior do que aquela da razão intravertebral.[2,15] Os resultados desses testes não são definitivos, e um cavalo saudável pode apresentar razões abaixo desse ponto de corte, e cavalos afetados podem ter razões normais.[16,17] É importante reconhecer que a utilidade das razões *intravertebrais* (e outras) depende da probabilidade pré-teste de que um cavalo apresente mielopatia cervical compressiva. A razão deve, portanto, ser considerada diante de outros achados clínicos. É importante ter em mente que nem a razão intravertebral,

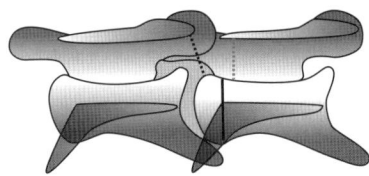

Figura 14.23 Representação esquemática das vértebras cervicais ilustrando as razões sagitais: a razão sagital intravertebral é calculada como a razão do diâmetro sagital mínimo do canal espinal (linha cinza pontilhada) para o diâmetro sagital máximo do corpo vertebral, tomado no aspecto cranial da vértebra e perpendicular ao canal espinal (linha preta). A razão intervertebral sagital é a razão da distância mínima tomada do aspecto mais cranial do corpo vertebral para o aspecto mais caudal do arco vertebral da vértebra mais cranial (linha preta pontilhada) e o diâmetro sagital máximo do corpo vertebral (linha preta). Reproduzida, com autorização, de Van Biervliet J. An evidence-based approach to clinical questions in the practice of equine neurology. Vet Clin Nth Am Equine Pract 2007;23(2):317-328.

nem intervertebral predizem o local de compressão, que pode ser detectado apenas por exame mielográfico.[2]

Mielografia foi considerada como fornecendo confirmação *ante mortem* de compressão de medula espinal, mas estudos recentes demonstraram que não é um teste diagnóstico perfeito e que os resultados devem ser interpretados com cautela.[2] A sensibilidade dessa técnica usando diminuição de 50% na largura da coluna dorsal de contraste como o valor de corte para diagnóstico da doença é de 53% (IC 95%; 34 a 72%; n = 22) e a especificidade é de 89% (IC 95% de 84 a 93%, n = 228) (Figura 14.24).[2] Outros verificaram valores similares para sensibilidade e especificidade, com valores de 47% e 78%, respectivamente, para cavalos mais velhos com mielopatia compressiva em pontos cervicais caudais.[1] Esses valores indicam o teste com taxa relativamente alta de falsos negativos, mas baixa taxa de falsos positivos para projeções neutras, e indicam que achado positivo na mielografia é altamente sugestivo da doença, mas que um achado negativo não elimina a possibilidade da doença. A *taxa de falsos positivos* aumenta para 12% a 27% para compressão na região médio-cervical durante a flexão do pescoço. Mielografia é superior no diagnóstico de lesões compressivas em C6-C7, quando comparada a locais mais proximais. Ocasionalmente, a compressão é lateral, e não dorsoventral, e isso pode não ser imediatamente aparente em uma mielografia de rotina.

Mielografia foi descrita em cavalos conscientes em posição quadrupedal, mas essa técnica não é suficientemente bem descrita para permitir a sua recomendação nesse momento.[18]

Exames de IRM *ex situ* (*post mortem*) de vértebras cervicais e medula espinal de equinos normais e afetados é mais precisa do que a interpretação de radiografias laterais de animais em posição quadrupedal.[17] Entretanto, tanto *TC quanto IRM* de equinos com MEC são limitadas pelas vistas restritas do pescoço de cavalos adultos. Isso evita o exame detalhado da medula cervical.[19,20]

Endoscopia dos espaços epidural e subaracnoide é relatada em equinos com mielopatia compressiva cervical confirmada.[21,22]

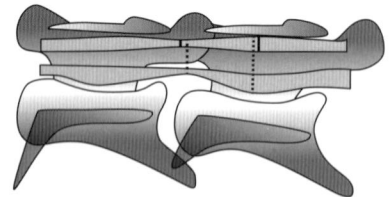

Figura 14.24 Representação esquemática de mielograma cervical ilustrando a diminuição do diâmetro dural (linhas pontilhadas) e a redução da coluna mielográfica dorsal (linhas pretas). Reproduzida, com autorização, de Van Biervliet J. An evidence-based approach to clinical questions in the practice of equine neurology. Vet Clin Nth Am Equine Pract 2007;23(2):317-328.

O valor diagnóstico ou terapêutico desse procedimento ainda precisa ser estabelecido.

O *prognóstico* para equinos com MEC é reservado. Sessenta e quatro por cento dos equinos afetados são eutanasiados, presumivelmente por motivos econômicos ou humanitários.[9] Entretanto, o prognóstico depende da gravidade dos sinais clínicos e do uso pretendido do cavalo. Os critérios para eutanásia dependem do risco que o cavalo representa para si mesmo (p. ex., queda e lesão a si próprio) ou a seu cavaleiro. Cavalos que estão sob alto risco de ferirem a si mesmos e aos seus cavaleiros devem ser qualificados para eutanásia humanitária. Entretanto, cavalos com sinais mais brandos da doença compatível com seu uso pretendido, como garanhões ou fêmeas com sinais pouco graves da doença e potencial reprodutivo, podem ser tratados de forma conservadora e podem viver vidas longas.

É imperativo considerar o risco para cavaleiros e cavalariços associado ao cuidado ou competição com cavalos quando decidindo quanto ao seu destino.

O prognóstico para cavalos de *uso atlético* é menos claro. Vinte um de 70 cavalos Thoroughbreds de corrida com mielopatia compressiva cervical participaram de corridas.[23] A probabilidade de um cavalo correr foi inversamente relacionada à gravidade dos seus sinais clínicos.[23]

Patologia clínica

Análise hematológica e valores de bioquímica sérica normalmente estão dentro dos valores de referência em cavalos afetados. LCE de equinos afetados pode ter aumento da concentração de proteína, mas esse achado não é característico nem específico de mielopatia compressiva. Entretanto, outras causas de ataxia espinal podem causar alterações características no LCE, e o exame do líquido pode auxiliar no descarte dessas doenças.

Mensuração da atividade de creatinoquinase no LCE não tem valor diagnóstico em equinos.

Achados de necropsia

Exame macroscópico revela degeneração das facetas articulares em muitos equinos acometidos.

Insinuação de tecidos moles, especialmente do ligamento flavo e estruturas articulares ou cartilagem e osteófitos no canal espinal, pode ser aparente. O canal espinal pode ser estreito. Ele pode ser indentado e macio no local ou locais de compressão. Histologicamente, há edema de fibras nervosas, degeneração disseminada de mielina e gliose astrocítica. Cranial à lesão compressiva, ocorre degeneração walleriana evidente nos funículos dorsal e lateral, embora caudal à compressão, essas alterações sejam mais evidentes nos funículos ventral e centro-lateral. Algumas vezes evidencia-se ligeira atrofia de músculos cervicais. Há evidência histológica de estiramento e laceração do ligamento flavo e cápsula articular na articulação afetada, especialmente C6 ou C7.

> **Diagnósticos diferenciais**
>
> Mielopatia degenerativa equina, mieloencefalite por protozoário equina, trauma, anemia infecciosa equina, nematodíase cerebroespinal (*Hypoderma* spp., *Setaria* sp., *Halicephalobus deletrix*), mielopatia por herpes-vírus equino tipo 1, trombose aortoilíaca, encefalomielite do Nilo Ocidental, malformação vertebral congênita (especialmente em potros da raça Árabe), discoespondilite, tumores que envolvem o canal espinal (melanoma, neoplasia linforreticular, hemangiossarcoma)[5,24], hematoma extradural[25], osteomielite vertebral, embolia fibrocartilaginosa, mielopatia pós-anestésica[26], e incoordenação do azevém perene (Tabela 14.21).

Tratamento

O tratamento clínico da doença aguda consiste em repouso e administração de fármacos anti-inflamatórios (dexametasona 0,05 a 0,25 mg/kg IV ou intramuscular a cada 24 h; flunixina meglumina 1 mg/kg IV cada 8 a 12 h; fenilbutazona 2,2 a 4,4 mg/kg VO a cada 12 a 24 h; e/ou dimetilsulfóxido 1 g/kg como solução a 10% em solução salina isotônica IV a cada 24 h por 3 tratamento).

Tratamento de artrite das facetas articulares em cavalos adultos pode ser conseguido pela administração da faceta articular com corticosteroides (40 mg de acetato de metilprednisolona).[27] A injeção da articulação é facilitada pela orientação ultrassonográfica. A injeção das articulações com fármacos anti-inflamatórios resulta na diminuição da inflamação e do edema de tecidos mole, com consequente diminuição da compressão da medula espinal cervical. Não há forma de avaliação objetiva da eficácia desse tratamento.

Um programa de "controle do crescimento" para reduzir a taxa de crescimento ou restrição nutricional de cavalos jovens (potros e sobreanos) foi sugerido como tratamento conservativo de cavalos jovens com mielopatia compressiva ou sob alto risco de desenvolvimento da doença.

Fusão cirúrgica de vértebras cervicais é útil no tratamento de equinos acometidos de forma branda a moderada, embora, em razão de questões relacionadas à segurança para futuros cavaleiros, existam preocupações de algumas autoridades quanto à indicação desse tratamento.

Controle

Medidas de controle não são utilizadas normalmente, embora assegurar dieta e taxa de crescimento adequadas para animais sob risco possa ser prudente.

LEITURA COMPLEMENTAR

Nout YS, Reed SM. Cervical stenotic myelopathy. Equine Vet Educ. 2003;15:212.

Tabela 14.21 Diagnóstico diferencial de doenças que causam ataxia espinal em equinos adultos.

Doença	Etiologia e epidemiologia	Sinais clínicos e lesões	Tratamento e prognóstico
Mielopatia compressiva cervical (mielopatia estenótica cervical, instabilidade vertebral cervical)	Esporádica; machos jovens de crescimento rápido; mais comum em Thoroughbreds, Standardbreds e cavalos de tração; síndrome em equinos adultos causada por artrite de facetas articulares	Ataxia simétrica com frequência de início súbito; pode ser associada a trauma; membros pélvicos mais gravemente afetados; compressão da medula espinal cervical demonstrada por mielografia; LCE normal	Tratamento clínico por repouso e fármacos anti-inflamatórios; prognóstico ruim; correção cirúrgica por estabilização ventral
Mielopatia degenerativa equina	Cavalos jovens (< 3 anos); incidência familiar ou aumento das necessidades de vitamina E	Início gradual de ataxia simétrica que se estabiliza com aproximadamente 3 anos de idade; não há anormalidades radiográficas na medula espinal cervical; LCE normal	Prognóstico reservado; vitamina E 5 a 20 UI/kg/dia em alimentos pode evitar a progressão; não há cura; morte é incomum
Mieloencefalite equina por protozoário	*Sarcocystis neurona* ou *Neospora hughesi* na medula espinal ou cérebro; apenas nas Américas; infecciosa, mas não contagiosa	Qualquer sinal de disfunção do sistema nervoso; normalmente há início gradual de ataxia espinal assimétrica, atrofia muscular assimétrica ou fraqueza; LCE contém anticorpos contra *S. neurona*, mas também é encontrado em equinos adultos normais	Ponazurila 5 a 10 mg/kg VO, diariamente por 28 dias; tratamento mais antigo, porém efetivo é pirimetamina, 1 mg/kg VO e sulfadiazina 20 mg/kg VO, a cada 24 h por 90 a 120 dias; nitazoxanida 25 mg/kg VO, 1 vez/dia durante 2 dias seguida por 50 mg/kg VO por 26 dias; vacinação não é recomendada
Mieloencefalopatia por herpes-vírus equino tipo 1	EHV-1; infeccioso e contagioso Esporádico; surtos com frequência são precedidos por febre ou doença do trato respiratório superior	Paralisia ascendente com incontinência fecal e urinária, decúbito, estado mental normal, LCE xantocrômico e aumento da concentração de proteína; a lesão é vasculite e malácia	Valaciclovir para tratamento profilático na dose de 30 mg/kg VO, a cada 8 h por 2 dias, então 20 mg/kg, a cada 12 h por 1 a 2 semanas Corticosteroides são controversos Cuidados de enfermagem; prognóstico desfavorável Vacinação potencialmente efetiva
Encefalite por vírus do Nilo ocidental	Vírus do Nilo ocidental; transmitido pela picada de mosquito infectado; equino é hospedeiro terminal e não desenvolve viremia prolongada; enzoótica no litoral Mediterrâneo e América do Norte; maior reconhecimento em outras áreas (Austrália, Kunjin), pico de risco da doença no final do verão	Fraqueza, fasciculações musculares, alteração do estado mental, decúbito	Não há tratamento específico; cuidados de enfermagem; corticosteroides são controversos; soro hiperimune disponível em algumas regiões, interferona foi usado, mas sua eficácia é incerta
Trauma	Início súbito; mais comum em equinos jovens	Ataxia espinal, graus variados de fraqueza e déficits proprioceptivos; decúbito Lesões radiográficas presentes ocasionalmente LCE pode conter eritrócitos	Fármacos anti-inflamatórios; repouso
Incoordenação do azevém	Intoxicação por lolitremas produzidos por *Acremonium lolii* em azevém perene; surtos da doença em equinos em pastos afetados	Ataxia, andar rígido, tremores, hipersensibilidade, decúbito; sem lesões histológicas	Remover a fonte de toxina; recuperação rápida sem outro tratamento
Migração parasitária	Esporádica. *Strongylus* sp.; *Hypoderma* sp., e filarias (*Setaria* sp.)	Ampla variedade de sinais clínicos; ataxia progressiva; LCE pode conter eosinófilos	Ivermectina 0,2 mg/kg VO. Fármacos anti-inflamatórios
Anomalias congênitas	Esporádica; causam compressão de medula espinal ou ausência de tecido neural; por exemplo, espinha bífida	Decúbito, ataxia presente ao nascimento	Não há tratamento
Neoplasia	Melanoma, linfossarcoma, hemangiossarcoma, neoplasia metastática, mieloma múltiplo	Variável, dependendo do local; normalmente tumor extradural, embora possa ser secundário ao envolvimento do corpo vertebral e fratura patológica	Não há tratamento praticável

REFERÊNCIAS BIBLIOGRÁFICAS

1. Levine JM, et al. J Vet Intern Med. 2007;21:812.
2. Van Biervliet J. Vet Clin North Am Equine Pract. 2007;23:317.
3. Unt VE, et al. Equine Vet Educ. 2009;21:212.
4. Gold JR, et al. J Vet Intern Med. 2008;22:481.
5. Nout YS. Equine Vet Educ. 2009;21:569.
6. Oswald J, et al. Vet Rec. 2010;166:82.
7. Laugier C, et al. J Equine Vet Sci. 2009;29:561.
8. Levine JM, et al. JAVMA. 2008;233:1453.
9. Levine JM, et al. JAVMA. 2010;237:812.
10. Olsen E, et al. J Vet Intern Med. 2014;28:630.
11. Kottner J, et al. J Clin Epidemiol. 2011;64:96.
12. Withers JM, et al. Equine Vet J. 2009;41:895.
13. Scrivani PV, et al. Equine Vet J. 2011;43:399.
14. Hughes KJ, et al. J Vet Intern Med. 2014;28:1860.
15. Hahn CN, et al. Vet Radiol Ultrasound. 2008;49:1.
16. Hudson NPH, et al. Equine Vet Educ. 2005;17:34.
17. Janes JG, et al. Equine Vet J. 2014;46:681.
18. Rose PL, et al. Vet Radiol Ultrasound. 2007;48:535.
19. Mitchell CW, et al. Vet Radiol Ultrasound. 2012;53:613.
20. Sleutjens J, et al. Vet Q. 2014;34:74.
21. Prange T, et al. Equine Vet J. 2012;44:116.
22. Prange T, et al. Equine Vet J. 2011;43:317.
23. Hoffman CJ, et al. J Vet Intern Med. 2013;27:317.
24. Raes EV, et al. Equine Vet Educ. 2014;26:548.
25. Santos FCCD, et al. Equine Vet Educ. 2014;26:306.
26. Ragle C, et al. Equine Vet Educ. 2011;23:630.
27. Birmingham SSW, et al. Equine Vet Educ. 2010;22:77.

Doença do neurônio motor equino

É uma *doença neurodegenerativa* de equinos nos EUA, Canadá, Europa, Reino Unido e América do Sul.[1-3] A doença é associada à baixa ingestão e concentração sérica excessivamente baixa de vitamina E, possivelmente exacerbada pela ingestão excessiva de cobre ou ferro.[4-6] A doença pode ser induzida pela alimentação de equinos com dieta com baixa concentração de vitamina E, com desenvolvimento de sinais clínicos de doença levando pelo menos 18 meses e até 38 meses.[5,7]

A doença afeta equinos de todas as raças, sendo a Quarto de Milha a mais comumente acometida, e a incidência da doença aumenta com a idade (cavalos com mais de 2 anos de idade). A doença é associada a estabulação e falta de acesso a pastagem, e o risco de doença aumenta com a diminuição da concentração sérica de vitamina E.

A patogênese da doença não é conhecida, mas suspeita-se que seja causada por lesão oxidativa de neurônios subsequente à deficiência de vitamina E. Entretanto, nem todos os equinos que desenvolvem a doença apresentam estresse oxidativo claro ou diminuição da capacidade antioxidante.[8] Os sinais clínicos são atribuídos à degeneração de neurônios motores nos cornos ventrais da medula espinal, com subsequente degeneração nervosa periférica e atrofia muscular neurogênica disseminada.

O início dos *sinais clínicos* normalmente é gradual, mas em uma pequena proporção de cavalos acometidos, o primeiro sinal é o início agudo de fraqueza muscular profunda. Equinos cronicamente afetados apresentam perda de peso apesar do apetite normal ou aumentado, tremores acentuados e fasciculação dos músculos antigravitacionais, aumento do tempo de decúbito e marcha atada. Com frequência, eles assumem postura com os quatro membros sob o corpo e cabeça baixa, alternando o apoio com frequência, todos sinais atribuídos à fraqueza muscular. A base da cauda é elevada em uma grande proporção de equinos gravemente afetados, o que provavelmente é resultado da atrofia do músculo *sacrocaudalis dorsalis medialis*. Flacidez profunda (fraqueza) da língua com lesões no núcleo do hipoglosso é relatada, e deve ser diferenciada de botulismo.[9] O exame da retina com frequência revela acúmulo de pigmento semelhante à lipofuscina no fundo tapetal.

EMG, seja sob anestesia geral ou anestesia regional é um auxílio diagnóstico útil.[8] Achados característicos incluem potenciais de fibrilação espontâneos, e ondas agudas positivas.

Lesões de redistribuição na coloração para enzimas mitocondriais e atrofia anguloide de miofibras no músculo *sacrocaudalis dorsalis medialis* de cavalos adultos com atrofia muscular responsiva a vitamina E podem representar uma variante ou estágio inicial da doença do neurônio motor equina.[10]

O prognóstico é desfavorável em equinos com doença avançada, e a maioria dos cavalos não retorna à função normal e é eutanasiado, embora a doença se estabilize em alguns casos, que podem então viver ainda por alguns anos após o diagnóstico. Aproximadamente 40% de todos os casos irão apresentar sinais clínicos estáveis (sem melhora) e 20% irão continuar a deteriorar após diagnóstico e início do tratamento. O reconhecimento precoce e correção da dieta, com ou sem suplementação com vitamina E pode resultar em recuperação.

Com frequência há aumento na atividade sérica de creatinina quinase. Cavalos com doença do neurônio motor têm teste de tolerância à glicose oral e intravenoso anormal, caracterizado por picos da concentração de glicose que são menores do que o esperado. O menor pico de concentração plasmática de glicose é atribuído a taxa três vezes maior de metabolismo da glicose (remoção do sangue) em equinos acometidos, quando comparados a equinos normais. Também há evidência de que equinos com doença do neurônio motor sejam mais sensíveis à insulina do que cavalos normais.

Equinos acometidos com frequência apresentam *concentrações séricas de vitamina E* que estão abaixo dos valores de referência (< 1 a 2 $\mu g/d\ell$; < 1 a 2 $\mu mol/\ell$). Cavalos com doença do neurônio motor apresentam maior concentração de cobre na medula espinal do que equinos normais, mas a relevância diagnóstica ou clínica dessa observação não foi confirmada.

O exame do LCE não é útil para chegar ao diagnóstico.

O exame de músculos de equinos com doença do neurônio motor revela alteração coordenada de características de músculos de contração lenta para aqueles de contração rápida, incluindo funções contráteis e metabólicas do músculo. Há menor porcentagem de fibras de miosina de cadeia pesada tipo 1, maior porcentagem de fibras híbridas IIAX e IIX, atrofia de todas as fibras e diminuição da capacidade oxidativa, aumento da capacidade glicolítica e diminuição da concentração de glicogênio intramuscular, entre outras alterações em equinos afetados quando comparados a equinos normais.

A doença deve ser diferenciada de botulismo e outras causas de fraqueza em cavalos adultos. A *confirmação do diagnóstico* pode ser conseguida pelo exame de biopsia do músculo *sacrocaudalis dorsalis medialis* ou do nervo acessório espinal, preferencialmente do músculo *sacrocaudalis dorsalis medialis*, uma vez que o músculo é composto predominantemente de fibras tipo I e está gravemente afetado pela doença. O exame de biopsia desse músculo tem sensibilidade de aproximadamente 90%.

Exame de necropsia revela atrofia muscular difusa moderada a grave. Achados histológicos predominantes na necropsia incluem degeneração de neurônios nos cornos ventrais em todos os níveis da medula espinal. Atrofia muscular é evidente uma vez que fibras angulares, com predominância de fibras tipo 1, ou combinação de fibras do tipo 1 e tipo 2, são afetadas. Há acúmulo de lipofucsina no fundo e nos capilares endoteliais do tecido nervoso.

O *tratamento* consiste na administração de vitamina E. Existem oito isoformas de vitamina E, e RRR-α-tocoferol – a forma de ocorrência natural – é o antioxidante mais potente. Vitamina E sintética contém todos os isômeros, enquanto vitamina "natural" contém apenas o isômero RRR. A administração de D-α-tocoferol liofilizado hidrossolúvel (RRR-α-tocoferol) aparentemente é superior à administração de acetato de DL-α-tocoferol para aumento da concentração de vitamina E no sangue de equinos.[4] A dose usual é de 4 UI de D-α-tocoferol (RRR-α-tocoferol) por quilograma PC VO, 1 vez/dia ou 5.000 a 7.000 UI de α-tocoferol para um equino de 450 kg/dia.[4] A suplementação resulta em melhora em 40% dos equinos acometidos em 6 semanas, e alguns parecem normais em 12 semanas.[4]

Medidas de controle devem assegurar que os equinos tenham acesso adequado à pastagem ou sejam suplementados com forragem de boa qualidade e/ou vitamina E. Cavalos sem acesso a pastagem verde devem ser suplementados com 1 U de vitamina E por quilograma PC por dia.[4]

LEITURA COMPLEMENTAR

Finno CJ, Valberg SJ. A comparative review of vitamin E and associated equine disorders. J Vet Intern Med. 2012;26:1251-1266.

Wijnberg ID. Equine motor neurone disease. Equine Vet Educ. 2006;18:126-129.

REFERÊNCIAS BIBLIOGRÁFICAS

1. McGowan CM, et al. Vet J. 2009;180:330.
2. Delguste C, et al. Can Vet J. 2007;48:1165.
3. McGorum BC, et al. Equine Vet J. 2006;38:47.

4. Finno CJ, et al. J Vet Intern Med. 2012;26:1251.
5. Divers TJ, et al. Am J Vet Res. 2006;67:120.
6. Syrja P, et al. Equine Vet Educ. 2006;18:122.
7. Mohammed HO, et al. Acta Vet Scand. 2007;49:17.
8. Wijnberg ID. Equine Vet Educ. 2006;18:126.
9. Robin M, et al. Equine Vet Educ. 2016;28:434.
10. Bedford HE, et al. JAVMA. 2013;242:1127.

DOENÇAS QUE AFETAM PRINCIPALMENTE O SISTEMA NERVOSO PERIFÉRICO

O *sistema nervoso periférico* consiste em componentes *cranianos e nervos periféricos*. Como tal, o sistema nervoso periférico inclui as raízes nervosas dorsal e ventral, gânglios espinais, nervos periféricos específicos, NC e seus gânglios sensoriais e os componentes periféricos do sistema nervoso autônomo.

Etiologia

Existem muitas causas diferentes de doença do sistema nervoso periférico.

Inflamatória

Polineurite equi, também conhecida como *neurite da cauda equina* ou *síndrome da cauda equina*, é uma doença desmielinizante rara e lentamente progressiva que afeta nervos periféricos em equinos. Polineurite equi é caracterizada por sinais de lesões do neurônio motor inferior, envolvendo principalmente a região perineal, mas também afeta outros nervos periféricos, especialmente os NC V e VI. Os NC VIII, IX, X e XII também podem estar envolvidos. Os sinais clínicos de paresia/paralisia da região perineal predominam e se manifestam como graus variados de hipotonia, hipoalgesia; e hiporreflexia da cauda, ânus e região perineal. Graus de paresia de bexiga urinária e dilatação retal também estão presentes. Diagnósticos diferenciais incluem trauma sacral ou coccígeo, mieloencefalopatia por herpes-vírus equino, mieloencefalite equina por protozoário, raiva e doença do neurônio motor equino.

Neurite craniana com micose da bolsa gutural e empiema em equinos pode causar anormalidades na deglutição, hemiplegia laríngea e síndrome de Horner se os nervos vago e glossofaríngeo estiverem envolvidos no processo inflamatório das bolsas guturais.

Miastenia gravis adquirida foi diagnosticada em uma novilha Hereford de 7 meses de idade com histórico de 5 dias de decúbito causado por fraqueza neuromuscular simétrica generalizada.[1] A novilha ficou em posição quadrupedal sem auxílio 1 min após a administração de cloreto de edrofônio (0,1 mg/kg IV) e foi capaz de ficar de pé por 24 h. Três episódios adicionais de decúbito prolongado responderam à administração de edrofônio, mas com aumento do período entre episódios. O tratamento adicional foi dexametasona IM por 5 dias. Miastenia gravis adquirida foi diagnosticada e atribuída a doença autoimune direcionada contra receptores de acetilcolina na junção neuromuscular. Miastenia gravis congênita, causada por mutação em homozigose no gene do receptor de acetilcolina foi diagnosticada em bezerros Brahmam na África do Sul.[2]

Degenerativa

Hemiplegia laríngea equina, com frequência chamada "cavalo roncador", é uma doença comum de equinos na qual há paralisia do músculo cricoaritenoide dorsal esquerdo resultando na inabilidade de abduzir a cartilagem aritenoide e prega vocal, que causa obstrução nas vias respiratórias durante a inspiração. O exame endoscópico revela assimetria da glote. No exercício, desenvolve-se estridor inspiratório conforme o fluxo de ar vibra a dobra vocal frouxa e aduzida. A anormalidade é causada por degeneração idiopática distal dos axônios no nervo laríngeo recorrente esquerdo, com a doença sendo caracterizada como mononeuropatia bilateral.[3] O nervo laríngeo recorrente esquerdo é mais gravemente afetado do que o direito pois é mais longo, e é o nervo mais longo em equinos (ver Capítulo 12 para mais detalhes).

Paralisia diafragmática foi identificada em 11 alpacas com idade entre 2 e 12 meses. Disfunção respiratória estava presente, e se manifestou como taquipneia, esforço inspiratório acentuado e hipercapnia arterial e hipoxemia.[4] A paralisia pareceu bilateral em todas as sete alpacas submetidas a imagem fluoroscópica. O exame histológico revelou degeneração do nervo frênico em todas as seis alpacas necropsiadas, com nervos longos demonstrando também degeneração em duas alpacas. A etiologia não foi identificada.[4]

Traumática

Lesões por injeção em nervos periféricos podem resultar de punção com a agulha, deposição do fármaco, pressão por abscesso ou hematoma ou tecido fibroso ao redor do nervo. O nervo ciático é mais comumente afetado em bovinos uma vez que, historicamente, a maioria das injeções intramusculares é administrada profundamente nos músculos semitendinoso/semimembranoso. Bezerros jovens são particularmente suscetíveis em razão da sua pequena massa muscular. Recomendações atuais em bovinos são de que as injeções intramusculares devem ser administradas cranialmente à paleta.

Paralisia do nervo femoral em bezerros ocorre em animais grandes que nascem de novilhas com distocia. A lesão ocorre quando os bezerros em apresentação anterior falham em entrar o canal do parto em razão da sua articulação do jarrete e ficam presos na entrada da pelve. Tração usada para auxiliar o parto causa hiperextensão do fêmur e estiramento do músculo quadríceps e seus suprimentos nervoso e vascular. Na maioria dos casos, o nervo femoral direito é afetado. Tais bezerros são incapazes de apoiar o peso no membro afetado dias após o nascimento, o músculo quadríceps é atrofiado e a paleta pode luxar facilmente. O reflexo patelar é ausente ou acentuadamente reduzido no membro afetado, uma vez que esse reflexo requer o nervo femoral intacto e músculo quadríceps funcional. O resultado são graus variados de paresia de membro pélvico acompanhada por graus variados de anormalidade da marcha nos membros pélvicos. Analgesia da pele pode estar presente no aspecto proximal lateral a cranial a medial da tíbia. Em repouso, os membros acometidos estão ligeiramente flexionados e o quadril do lado afetado é mantido ligeiramente mais baixo. Durante a marcha, o animal apresenta dificuldade em avançar o membro normalmente em razão do colapso do membro quando o peso é apoiado. Em casos graves de atrofia muscular, a patela é facilmente luxada tanto medialmente quanto lateralmente. Lesão ao nervo femoral é relativamente fácil de identificar clinicamente, e normalmente não há necessidade de realizar estudos de EMG do músculo quadríceps atrofiado para documentar a denervação.

Paralisia do parto é comum em novilhas que passaram por partos distócicos. Os animais afetados são incapazes de permanecer em posição quadrupedal sem auxílio; se ficarem de pé, os membros pélvicos serão fracos e haverá abdução acentuada e inabilidade em aduzir. Sempre se acreditou de forma errônea que lesão traumática dos nervos obturadores durante a passagem do bezerro na cavidade pélvica era a causa da paresia; entretanto, estudos patológicos e experimentais detalhados mostraram que a maioria das paresias/paralisias do parto é causada por lesão ao nervo ciático. Transecção experimental do nervo obturador não resulta em paresia. O termo *paralisia do nervo obturador* deve ser usado apenas para bovinos no pós-parto com incapacidade de aduzir um ou ambos os membros pélvicos, e a paralisia do parto é o termo descritivo preferencial para paresia/paralisia dos membros pélvicos que ocorre no período pós-parto imediato.

Lesão ao nervo ciático resulta em fraqueza de membros pélvicos e emboletamento; o segundo sinal clínico é uma forma importante de diferenciar lesão do nervo ciático de lesão do nervo obturador (Figura 14.25). O reflexo patelar em ruminantes com lesão do nervo ciático é normal ou aumentado, uma vez que a contração reflexa do grupo muscular quadríceps pelo nervo femoral não encontra oposição dos músculos dos membros pélvicos inervados pelo nervo ciático.

O nervo peroneal é lesionado com maior frequência por trauma local ao aspecto lateral do jarrete, onde o nervo peroneal corre em uma localização superficial, lateral à cabeça do osso fibular. Lesão ao nervo peroneal leva a emboletamento sobre a articulação do jarrete por lesão dos músculos extensores do

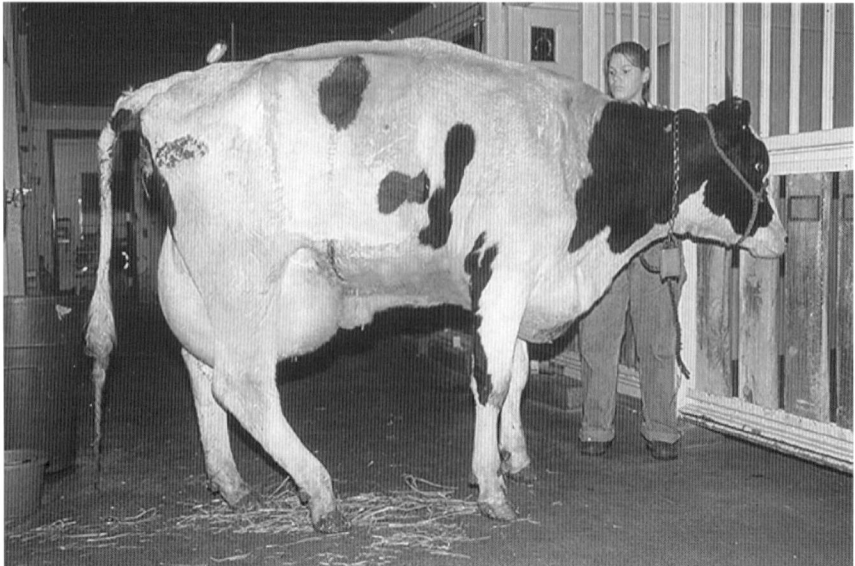

Figura 14.25 Vaca Holandesa preta e branca de 3 anos de idade com paresia branda do nervo ciático direito. O jarrete está "caído" quando comparado ao membro esquerdo não afetado, e o boleto está flexionado de forma característica. A vaca apresentava deslocamento de abomaso à esquerda corrigido cirurgicamente por incisão no flanco direito e foi tratada para mastite concomitantemente. (Esta figura encontra-se reproduzida em cores no Encarte.)

membro distal, resultando no apoio do aspecto dorsal do casco apoiando no chão quando o animal está em posição quadrupedal. Todo o peso pode ser apoiado no membro afetado quando o dígito está em posição normal, mas imediatamente ao passo, o dígito é arrastado. Há perda de sensação dolorosa na pele no aspecto anterior do metatarso e dígito.

Lesão ao nervo tibial causa hiperflexão branda do jarrete e emboletamento para frente. A lesão do nervo tibial é muito rara, e a maioria dos casos descritos como lesão do nervo tibial é, de fato, lesão do nervo ciático.

O nervo radial é mais suscetível à lesão traumática, uma vez que percorre distal e lateralmente sobre o côndilo lateral do úmero. A paresia de nervo radial é mais comum quando bovinos adultos pesados são colocados em decúbito lateral, como para casqueamento corretivo de touros. Deve-se ter cuidado nesses animais para acolchoar a área ao redor do ombro e assegurar que o tempo de permanência em decúbito lateral seja minimizado. Os sinais clínicos de paresia de nervo radial incluem a inabilidade de avançar o membro torácico com a capacidade de apoiar o peso quando o membro é colocado diretamente abaixo do animal em posição normal (Figura 14.26). Em casos avançados, o aspecto cranial do boleto é arrastado no chão e a área precisa ser protegida de abrasão grave usando uma tala ou gesso.

Lesão do plexo braquial, incluindo avulsão, é rara em grandes animais, uma vez que a massa muscular normalmente é suficiente para evitar a superextensão do membro torácico. É um desfecho raro da correção de distocia em cabras, particularmente quando tração relativamente excessiva é aplicada em um membro torácico durante o parto. Os sinais clínicos de avulsão do plexo braquial incluem inabilidade completa de apoiar o peso do membro, bem como cotovelo baixo, quando comparado ao membro não afetado (Figura 14.27).

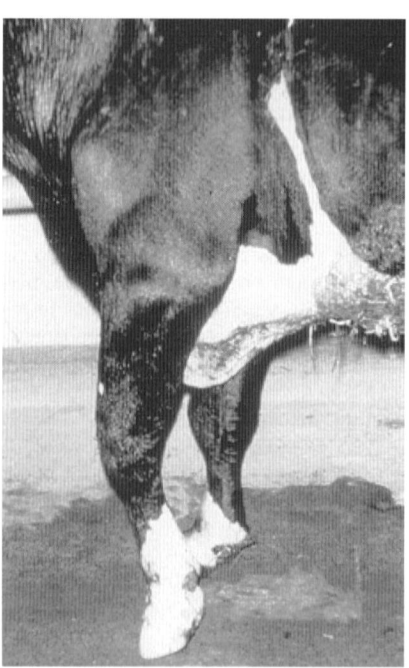

Figura 14.26 Paresia branda de nervo radial em um touro da raça Holandesa Preta e Branca. Aumento de volume está presente sobre o aspecto lateral do cotovelo. Verificou-se a paresia imediatamente após retirar o animal de tronco para contenção para casqueamento corretivo. (Esta figura encontra-se reproduzida em cores no Encarte.)

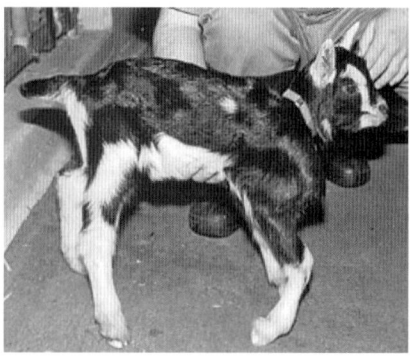

Figura 14.27 Cabrito de 1 semana com avulsão do plexo braquial do membro torácico direito. O membro torácico direito "parece" mais longo que o membro esquerdo, que não está afetado, e o cotovelo direito parece "caído". O membro torácico direito não é capaz de suportar o peso e não avança de forma normal durante a marcha. O membro torácico direito recebeu tração excessiva durante a correção de uma distocia.

Metabólica e nutricional

Deficiência de AP pode ocorrer em suínos alimentados com dietas à base apenas de milho (amido de milho). Os animais acometidos desenvolvem andar de ganso causado por alterações degenerativas nos neurônios sensoriais principais dos nervos periféricos.

Tóxica

Intoxicação por metais pesados, incluindo *intoxicação por chumbo e mercúrio* em equinos foi associada a sinais clínicos de degeneração de NC periféricos, mas não está bem documentada.

Tumores

Um schwannoma multicêntrico causando timpanismo ruminal crônico e paresia de membros torácicos foi relatado em uma vaca idosa. Massas neoplásicas estavam presentes por todo o corpo, e tanto o plexo braquial direito quanto esquerdo estavam envolvidos. Os nervos periféricos de cada plexo braquial estavam aumentados. Grandes massas tumorais estavam presentes na superfície serosa do esôfago, saco pericárdico e epicárdio, e dentro do miocárdio, endocárdio e ramos ventrais dos quatro primeiros nervos espinais torácicos. Uma grande massa estava presente no mediatino anterior, próximo à entrada torácica.

Sistema nervoso autônomo

A febre da pastagem dos equinos (disautonomia equina, febre da pastagem, mal Seco) é uma polineuropatia que envolve tanto o sistema nervoso periférico (sistema nervoso autonômico e entérico), quanto o SNC.[5-7] A febre das pastagens em equinos ocorre principalmente na Escócia, embora casos tenham sido relatados em outros locais na Europa e na

Patagônia e Ilhas Falkland.[8] O distúrbio é caracterizado por distúrbio hiperagudo a crônico do trato digestório de equinos a pasto (daí o nome). A estase gastrintestinal é parcial ou completa. Casos hiperagudos entram em choque e em estado de colapso com refluxo gástrico. Casos agudos, subagudos e crônicos também ocorrem. Alterações degenerativas ocorrem nos gânglios autonômicos (especialmente celíaco-mesentérico e estelado), cadeia simpática torácica, gânglios sensoriais ciliar, cervical cranial e caudal, cranioespinal e núcleos selecionados no SNC. EMG revela a presença de neuropatia de músculos esqueléticos.[8] A etiologia não é conhecida, mas suspeita-se do envolvimento de neurotoxina, possivelmente *Clostridium botulinum* tipo C/D.

LEITURA COMPLEMENTAR

Constable PD. Clinical examination of the ruminant nervous system. Vet Clin North Am Food Anim Pract. 2004;20:185-214.

Divers TJ. Acquired spinal cord and peripheral nerve disease. Vet Clin North Am Food Anim Pract. 2004; 20:231-242.

REFERÊNCIAS BIBLIOGRÁFICAS

1. Wise LN, et al. J Vet Intern Med. 2008;22:231.
2. Thompson PN, et al. J Anim Sci. 2007;85:604.
3. Dupuis MC, et al. Mamm Genome. 2011;22:613.
4. Byers S, et al. J Vet Intern Med. 2011;25:380.
5. Shotton HR, et al. J Comp Pathol. 2011;145:35.
6. Wales AD, Whitwell KE. Vet Rec. 2006;158:372.
7. Lyle C, Pirie RS. In Pract. 2009;31:26.
8. Wijnberg ID, et al. Equine Vet J. 2006;38:230.

Tétano

Etiologia

É causado por *C. tetani*, um bacilo Gram-positivo, formador de esporos, anaeróbio obrigatório. É um microrganismo onipresente e comensal do trato gastrintestinal de animais domésticos e humanos. O microrganismo forma esporos altamente resistentes que podem persistir no solo por muitos anos. Os esporos sobrevivem a muitos procedimentos padrão de desinfecção, incluindo aquecimento por vapor a 100°C por 20 min, mas pode ser destruído por aquecimento a 115°C por 20 min. Após um período de incubação anaeróbia, os esporos germinam para sua forma vegetativa, que começa a se replicar e produzir um complexo de exotoxinas causando os sinais clínicos característicos dessa condição. As toxinas produzidas são *tetanolisina*, *tetanoespasmina* e *neurotoxina* não espasmolítica.

> **Sinopse**
> - Etiologia: espasmos musculares pela ação de exotoxina tetanoespasmina produzida pelo estágio vegetativo de *Clostridium tetani*
> - Epidemiologia: diferenças acentuadas na suscetibilidade das espécies, e equinos são os mais e bovinos sendo os menos suscetíveis. Normalmente, há histórico de ferida ou outro trauma tecidual. Ocorre como casos isolados, mas também como surtos em ruminantes jovens após castração e caudectomia
> - Achados clínicos: rigidez muscular generalizada e espasmos, hiperestesia, prolapso de terceira pálpebra, trismo, orelhas posicionadas caudalmente, timpanismo em ruminantes, convulsões, insuficiência respiratória e morte. Alta taxa de mortalidade
> - Achados de necropsia: nenhum. Pode-se demonstrar o microrganismo em tecido necrótico em alguns casos
> - Confirmação do diagnóstico: o diagnóstico se baseia nos achados clínicos característicos e histórico de feridas. Não há teste definitivo *ante mortem* ou lesão patognomônica *ante mortem*. Um bioensaio que consiste em injetar camundongos com material infeccioso para induzir sinais clínicos característicos é utilizado
> - Tratamento: os objetivos são prevenir ainda mais produção de exotoxina, neutralizar a toxina residual, controlar os espasmos musculares até que a toxina seja eliminada ou destruída, manter a hidratação e a nutrição, fornecer tratamento de suporte
> - Controle: vacinação profilática regular com toxoide tetânico de animais suscetíveis, vacinação e administração de antitoxina tetânica em animais não vacinados com feridas recentes, antibioticoterapia em animais com feridas que são contaminadas ou sob risco de contaminação.

Epidemiologia

Ocorrência

Tétano ocorre em todas as partes do mundo, e é mais comum próximo a áreas estabelecidas de cultivo intensivo. A doença ocorre em todos os animais pecuários, principalmente como casos individuais e esporádicos, embora surtos sejam observados ocasionalmente em bovinos e suínos jovens e cordeiros após procedimentos de manejo de feridas.[1]

Taxa de letalidade

Em ruminantes jovens, a taxa de letalidade é superior a 80%, mas a taxa de recuperação é alta em bovinos adultos. Em equinos, ela varia amplamente entre regiões. Em algumas áreas, quase todos os animais morrem de forma aguda, e em outras, a taxa de mortalidade é consistentemente por volta de 50%.[2,3]

Fonte de infecção

C. tetani normalmente está presente nas fezes de animais, especialmente equinos, e em solo contaminado por essas fezes. Levantamentos em diferentes áreas do mundo mostram que ele está presente em 30 a 42% das amostras de solo. O período de sobrevivência do microrganismo no solo varia amplamente entre tipos de solos diferentes.

Transmissão

A *porta de entrada* normalmente é através de feridas penetrantes profundas, mas os esporos podem permanecer dormentes no tecido por algum tempo e produzirem doença clínica apenas quando as condições do tecido favorecerem a proliferação. Por essa razão, a porta de entrada com frequência é difícil de identificar. Feridas penetrantes dos cascos são portas de entrada comuns em equinos. A introdução no trato genital no momento do parto é a porta de entrada habitual em bovinos. Uma alta incidência de tétano pode ocorrer em suínos jovens após castração e em cordeiros após castração, tosquia, caudectomia, vacinação ou injeção de fármacos, especialmente anti-helmíntico. Caudectomia pelo uso de ligaduras com elástico é reputada como especialmente perigosa. *Tétano neonatal* ocorre quando há infecção do cordão umbilical associada a condições de baixa higiene durante o parto. Foram relatados casos de tétano em ruminantes após descorna com ferro quente e colocação de brinco.[1]

Surtos de "*tétano idiopático*" ocorrem ocasionalmente em bovinos jovens sem uma ferida aparente, normalmente associado à pastagem fibrosa, e é provável que a toxina seja produzida em feridas na boca ou trato gastrintestinal ou que seja ingerida pré-formada no alimento. A proliferação no rúmen também pode resultar em produção de toxina.

Fator de risco do animal

A neurotoxina de *C. tetani* é excessivamente potente, mas há variação considerável na suscetibilidade entre espécies de animais, e equinos são os mais suscetíveis enquanto bovinos são os menos. A variação na prevalência da doença em diferentes espécies é parcialmente causada por essa variação na suscetibilidade, mas também em razão da exposição e práticas de manejo de feridas, é mais provável que ocorra em algumas espécies do que em outras.

Importância

O tétano é importante em razão de sua alta taxa de letalidade e do período de convalescência muito longo nos sobreviventes. Em regiões do mundo onde equinos, jumentos e mulas ainda têm um papel importante na economia rural e onde a vacinação é incomum, o impacto econômico do tétano pode ser considerável.[2]

Patogênese

Os esporos de tétano permanecem *localizados* no ponto de introdução, e não invadem os tecidos adjacentes. Esporos germinam para sua forma vegetativa para proliferar e produzir tetanolisina, tetanoespasmina e neurotoxina apenas se as condições ambientais forem atendidas, particularmente diminuição da tensão de oxigênio tecidual local. A produção de toxina pode ocorrer imediatamente após a introdução, se o trauma concomitante for suficientemente grave, ou se material estranho também tiver sido introduzido na ferida, ou pode ser retardado por muitos meses até que trauma subsequente ao local cause lesão tecidual. A lesão original pode ser inaparente nesse momento. Das três exotoxinas mencionadas, *tetanoespasmina é a mais relevante* para a fisiopatologia da condição. Embora *tetanolisina* promova necrose tecidual local, seu papel na patogênese do tétano permanece duvidoso. O papel da neurotoxina identificada mais recentemente, ou toxina não espasmogênica, que é perifericamente ativa para a fisiopatologia do tétano, ainda não é conhecido.

A *tetanoespasmina* se difunde para circulação sistêmica, se liga às placas motoras terminais e viaja pelo tronco nervoso periférico por via de transporte retrógrado intra-axonal para o SNC. Os mecanismos exatos pelos quais a toxina exerce seus efeitos no tecido nervoso ainda não são conhecidos, mas ela bloqueia a liberação de neurotransmissores tais como GABA e glicina, que são essenciais para a inibição sináptica de neurônios motores da medula espinal. Isso leva à disseminação não modulada de impulsos neuronais produzidos por estímulos normalmente inócuos, causando resposta exagerada e um estado de espasticidade muscular constante. Nenhuma lesão estrutural é produzida. A morte ocorre por asfixia causada por fixação dos músculos da respiração.

Achados clínicos

O *período de incubação* varia entre 3 dias e 4 semanas, com casos esporádicos ocorrendo por tanto tempo quanto muitos meses após a infecção ser introduzida. Em ovinos e cordeiros, os casos surgem 3 a 10 dias após descorna, castração ou caudectomia.

Sinais clínicos são similares em todas as espécies animais. Inicialmente, há aumento na *rigidez muscular* acompanhada por tremores musculares. Há trismo com restrição dos movimentos da mandíbula; *prolapso de terceira pálpebra*; rigidez dos membros pélvicos causando marcha oscilante; e a cauda é mantida rígida para trás, especialmente ao andar para trás ou fazendo curvas. Retração do olho e prolapso da terceira pálpebra (um movimento rápido da terceira pálpebra cobrindo a córnea, seguido por retração lenta) é um dos sinais mais precoces e consistentes (com exceção de ovinos) e pode ser exagerado pelo levantamento rápido do focinho ou o toque na face abaixo do olho. Sinais adicionais incluem expressão ansiosa e alerta com contribuição de orelhas eretas, retração das pálpebras e dilatação das narinas e hiperestesia com resposta exagerada a estímulos normais (Figura 14.28).

O animal pode continuar a comer e beber nos estágios iniciais, mas a mastigação é evitada em pouco tempo pela tetania dos músculos masseteres, e a saliva pode pender da boca. Se o alimento ou água forem ingeridos, tentativas de deglutição são seguidas por regurgitação pela narina. Constipação intestinal é usual e a urina é retida parcialmente como resultado da incapacidade de assumir a postura normal de micção. A temperatura retal e frequência cardíaca estão dentro dos parâmetros normais nos estágios iniciais, mas podem subir posteriormente, quando tônus muscular e atividade estiverem ainda mais aumentados. Em bovinos, particularmente em animais jovens, timpanismo é um sinal inicial, mas geralmente não é grave e é acompanhado por contrações ruminais fortes e frequentes.

Conforme a doença progride, tetania muscular aumenta e o animal adota *postura de cavalete* (Figuras 14.29 e 14.30). Contrações musculares desiguais podem causar o desenvolvimento de uma curva na coluna e o desvio da cauda para um lado. Há bastante dificuldade em caminhar, e o animal tem tendência a cair, especialmente quando surpreendido. Quedas ocorrem com os membros ainda em estado de *tetania*, e o animal pode causar graves lesões a si mesmo. Uma vez em decúbito, é quase impossível fazer o animal de grande porte permanecer em posição quadrupedal novamente. Convulsões tetânicas têm início, nas quais a tetania é ainda mais exagerada. Opistótono é acentuado, os membros pélvicos são mantidos para trás e os membros torácicos para frente. Sudorese pode ser a profusa e a temperatura aumenta, com frequência acima de 42°C. As convulsões inicialmente são estimuladas apenas por sons e toques, mas em pouco tempo ocorrem de forma espontânea. Em casos fatais, com frequência há um período transitório de melhora por muitas horas antes da convulsão tetânica grave final, durante a qual a respiração é interrompida.

O *curso da doença* e o *prognóstico* variam tanto entre quanto dentro da mesma espécie. A *duração* da doença fatal em equinos e bovinos normalmente é de 5 a 10 dias, mas os ovinos costumam morrer no terceiro ou quarto dia. O período de incubação longo normalmente é associado à síndrome branda, o curso logo tem prognóstico favorável. *Casos brandos* que se recuperam normalmente o fazem de forma lenta, e a rigidez desaparece gradualmente no decorrer de um período de semanas a meses. O prognóstico é desfavorável quando os sinais progridem rapidamente. Animais vacinados no ano anterior têm prognóstico melhor, assim como equinos que receberam penicilina parenteral e antitoxina tetânica nos quais as feridas foram agressivamente limpas enquanto frescas.

Patologia clínica

Não há anormalidades específicas no sangue ou LCE, e nenhum teste confirmatório *ante mortem* de diagnóstico. Concentrações sanguíneas de toxina tetânica normalmente são baixas demais para serem detectadas. Coloração de Gram de aspirados da ferida são considerados de valor limitado, uma vez que tanto as formas esporuladas quanto vegetativas de *C. tetani* se assemelham a outras bactérias anaeróbicas. O cultivo do patógeno é difícil em razão do baixo número de microrganismos que normalmente estão presentes e a condição estritamente anaeróbia necessária para cultura. A cultura combinada com PCR foi usada para identificação de *C. tetani*.[1] É possível realizar um bioensaio que consiste na injeção de material infeccioso na base da cauda de camundongos e observação para início de sinais clínicos característicos.[2]

Achados de necropsia

Não existem achados macroscópicos ou histológicos pelos quais o diagnóstico pode ser confirmado, embora se deva fazer a busca pelo local de infecção. A cultura do microrganismo é difícil, mas deve ser tentada. Se autólise mínima tiver ocorrido no momento da necropsia, a identificação de grandes bastonetes Gram-positivos com esporos

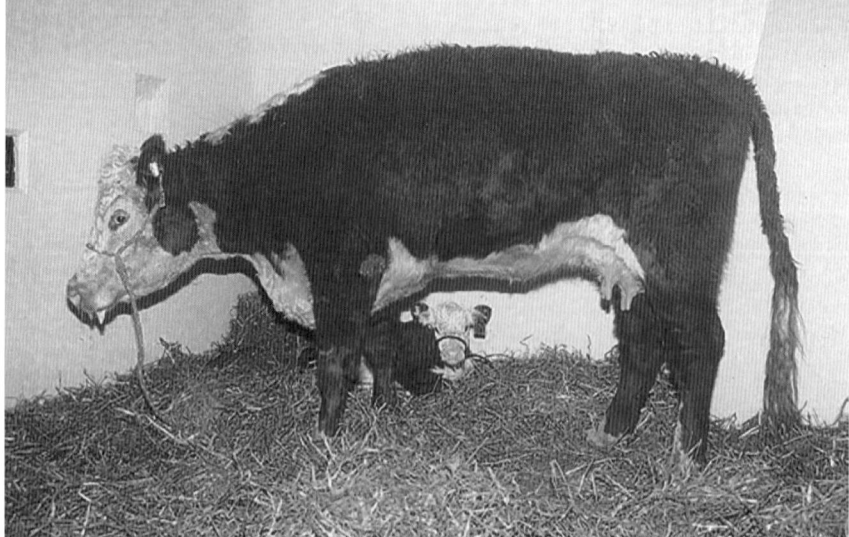

Figura 14.28 Vaca Hereford apresentando sinais iniciais de tétano com bezerro sadio. A cauda é mantida elevada ligeiramente afastada do períneo, as orelhas estão para trás, os olhos apresentam expressão de surpresa com ligeiro prolapso de terceira pálpebra, e saliva está pendendo da boca. A vaca havia parido 7 dias antes e apresentou retenção de placenta e metrite. (Esta figura encontra-se reproduzida em cores no Encarte.)

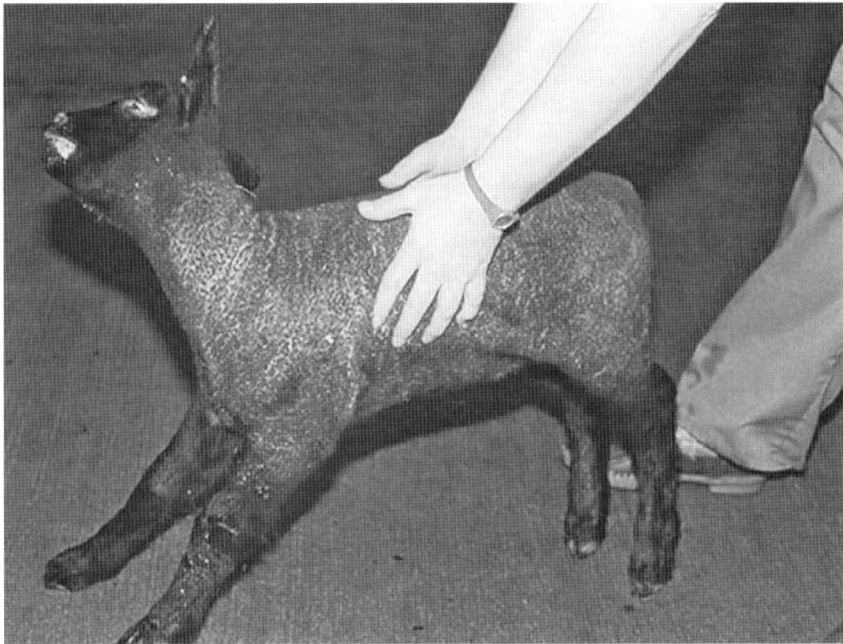

Figura 14.29 Cordeiro Suffolk com tétano após castração usando faixa elástica. O cordeiro apresenta postura de cavalete causada por rigidez muscular generalizada e sialorreia. (Esta figura encontra-se reproduzida em cores no Encarte.)

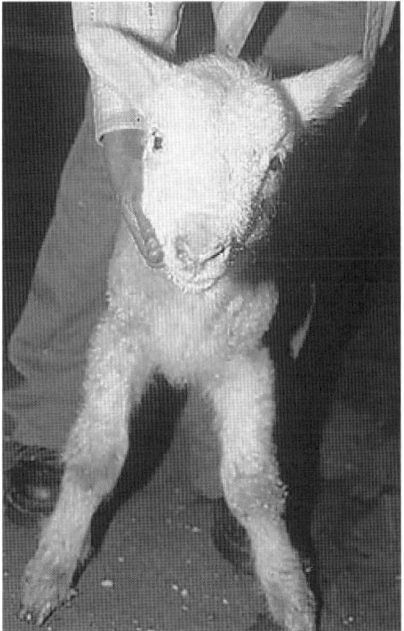

Figura 14.30 Cordeiro Corriadale com tétano após caudectomia. Observar a retração de orelha e pálpebra e rigidez generalizada. (Esta figura encontra-se reproduzida em cores no Encarte.)

terminais (morfologia de raquete de tênis) em esfregaços preparados do local da ferida ou baço dá suporte ao diagnóstico de tétano.

Amostras para confirmação do diagnóstico

- Bacteriologia: esfregaço por impressão do baço ou do local da ferida seco ao ar (CITO, coloração de Gram), cultura de suabe da ferida em meio de transporte anaeróbio; baço em recipiente estéril e hermético (CULT anaeróbica, bioensaio).

Diagnóstico diferencial

Tétano completamente desenvolvido é tão característico clinicamente que raramente é confundido com outras doenças. Os espasmos musculares, o prolapso de terceira pálpebra e o histórico recente de lesões acidentais ou cirurgia são achados característicos. Entretanto, nos seus estágios iniciais ou formas brandas, o tétano pode ser confundido com outras doenças.

Todas as espécies
- Intoxicação por estricnina
- Meningite.

Equinos
- Tetania hipocalcêmica (eclâmpsia)
- Laminite aguda
- Paralisia periódica hiperpotassêmica
- Miosite, particularmente após injeção na região cervical.

Ruminantes
- Hipomagnesemia (vacas, ovelhas e bezerros)
- Doença do músculo branco
- Polioencefalomalácia
- Enterotoxemia.

Tratamento

Esses são os principais princípios do tratamento de tétano:

- Eliminar a bactéria causal
- Neutralizar a toxina residual
- Controlar os espasmos musculares até que a toxina seja eliminada ou destruída
- Manter a hidratação e nutrição
- Fornecer tratamento de suporte.

Não há alterações estruturais no sistema nervoso, e o manejo dos casos de tétano depende amplamente de manter o animal vivo através dos estágios críticos.

A *eliminação dos microrganismos* normalmente é tentada pela administração parenteral de grandes doses de penicilina (44.000 UI/kg), preferencialmente IV. Outros antimicrobianos que foram propostos incluem oxitetraciclina (15 mg/kg), macrolídeos e metronidazol. Se o local de infecção for encontrado, a ferida deve ser agressivamente limpa e debridada, mas apenas após a antitoxina ter sido administrada, uma vez que o desbridamento, irrigação com peróxido de hidrogênio e aplicação local de penicilina podem facilitar a absorção da toxina.

O objetivo de administrar *antitoxina tetânica* é neutralizar as toxinas circulantes fora do SNC. O uso de antitoxina tetânica é mais apropriado em animais feridos que são suscetíveis à doença, mas não foram vacinados contra tétano, ou com histórico vacinal incerto. Uma vez que a ligação da tetanoespasmina às células neuronais é irreversível, e porque a antitoxina tetânica é incapaz de penetrar a barreira hematencefálica, a administração de antitoxina é de pouco valor uma vez que os sinais tenham aparecido. Após administração experimental de toxina, a antitoxina teve valor limitado em 10 h, em foi inefetiva em 48 h. As doses recomendadas variam amplamente – de 10.000 a mais de 300.000 UI por tratamento – administrada por via intravenosa, intramuscular ou subcutânea, uma vez ou repetidamente, mas o tratamento relatado tem desfecho inconsistente. A injeção local da mesma antitoxina ao redor da ferida também foi proposta. Existem muitas tentativas de justificar o tratamento de casos iniciais de tétano equino pela injeção intratecal de antitoxina, mas existem evidências limitadas do valor terapêutico e o procedimento é arriscado.

Uso de *toxoide tetânico* também foi recomendado para pacientes com tétano, mas uma resposta de anticorpos pode levar 2 a 4 semanas, e a vacinação de reforço é necessária em animais que não foram vacinados previamente. A efetividade desse tratamento em animais que não foram vacinados previamente, portanto, é duvidosa. Quando combinando toxoide tetânico e antitoxina, ambos os compostos devem ser administrados em locais diferentes usando seringas diferentes.

O *relaxamento da tetania muscular* pode ser tentado com vários fármacos. Clorpromazina (0,4 a 0,8 mg/kg PC IV, ou 1,0 mg/kg PC IM 3 ou 4 vezes/dia) e acepromazina (0,05 mg/kg PC 3 a 4 vezes/dia) são administradas até que os sinais graves tenham cedido, e são amplamente utilizadas em equinos. Uma combinação de diazepam (0,1 a 0,4 mg/kg) e xilazina (0,5 a 1 mg/kg IV ou intramuscular) pode ser efetiva em equinos refratários a tranquilizantes fenotiazínicos.

A *hidratação* pode ser mantida IV ou enteral durante os estágios críticos, quando o animal não consegue comer ou beber. O uso de uma sonda fixa deve ser considerado em razão dos distúrbios causados a cada vez que uma sonda gástrica for passada. Cochos de água e comida devem ser elevados, e o alimento deve ser macio e úmido.

Tratamento de suporte adicional inclui o uso de *sling* em cavalos durante o período de recuperação, quando a hiperestesia estiver diminuindo. Animais afetados devem ser mantidos o mais quieto possível, e devem ser mantidos em ambientes escuros, com cama alta, em piso não escorregadio e com o espaço suficiente para evitar lesões, caso ocorram convulsões. A administração de enema e a cateterização podem aliviar o desconforto do animal. Esse nível de enfermagem, associado a penicilina, fármacos atárticos e antitoxina por uma média de 14 dias pode trazer aproximadamente 50% de recuperação em uma média de 27 dias, mas o custo é alto. Rumenotomia pode ser necessária em pacientes ruminantes com timpanismo recorrente.

Equinos que caem com frequência podem apresentar fraturas ósseas, e pode ser necessário realizar eutanásia.

Tratamento e controle

Tratamento
- Penicilina G: 30.000 UI/kg IM ou IV, a cada 12 a 24 h (R1)
- Penicilina procaína: 44.000 UI/kg, IM, a cada 12 a 24 h (R1)
- Oxitetraciclina: 15 mg/kg IV, a cada 24 h (R2)
- Antitoxina tetânica: 10.000 a 50.000 UI por dose IM ou IV, uma vez ou repetidamente (R2)
- Antitoxina tetânica: 30.000 a 50.000 UI por dose intratecal (R3)
- Sedação em equinos:
  - Clorpromazina: 0,4 a 0,8 mg/kg IV ou IM, a cada 6 a 8 h (R1)
  - Acepromazina: 0,05 a 0,1 mg/kg IV ou IM, a cada 6 a 8 h (R1)
  - Diazepam: 0,01 a 0,4 mg/kg IV ou IM (R1)
  - Xilazina: 0,5 a 1 mg/kg IV ou IM (R1)
- Sedação em bovinos:
  - Acepromazina: 0,05 a 0,1 mg/kg IV ou IM, a cada 6 a 8 h (R1)
  - Diazepam: 0,2 a 0,5 mg/kg IV ou IM, a cada 6 a 8 h (R1).

Controle
- Vacinação regular se com toxoide tetânico (R1)
- Antitoxina tetânica: 1.500 UI por dose IM em animais não vacinados com feridas recentes (R1).

Controle

Muitos casos de tétano poderiam ser evitados por desinfecção adequada da pele e instrumentos para castração, caudectomia e tosquia. Essas operações devem ser realizadas em ambientes limpos; no caso de cordeiros caudectomizados a campo, currais temporários são preferenciais quando comparados alojamentos permanentes.

Imunidade passiva

Profilaxia a curto prazo pode ser conseguida pela administração de 1.500 UI de antitoxina tetânica. A imunidade é transitória, persistindo por apenas 10 a 14 dias.

Antitoxina tetânica

Deve ser administrada a qualquer equino com ferida penetrante ou laceração profunda, e a ferida também deve ser limpa agressivamente. Toxoide tetânico pode ser administrado ao mesmo tempo que a antitoxina tetânica, dado que eles sejam injetados em locais diferentes e usando seringas diferentes. Animais que sofrem lesões normalmente recebem uma injeção de antitoxina e uma de toxoide para assegurar proteção completa.

Toxina tetânica com frequência é administrada rotineiramente a *éguas* após o parto e em potros neonatos. Em algumas regiões, o risco de tétano em potros jovens é alto e doses repetidas de antitoxina a intervalos semanais podem ser necessárias para proteção.

Em propriedades nas quais a incidência de tétano em *cordeiros* é alta, a antitoxina normalmente é administrada no momento da caudectomia ou castração; 200 UI mostrou ser uma dose efetiva. O risco de tétano em bezerros é menor do que em cordeiros, e antitoxina tetânica normalmente não é administrada após a castração em bezerros.

Existe risco de *hepatite sérica* em equinos que receberam antitoxina tetânica e, embora esse risco seja pequeno, a política de administração de imunização ativa rotineira de éguas para fornecer imunidade ativa para a égua e imunidade passiva colostral ao potro é preferencial àquela que se baseia na antitoxina. Dado que os potros consigam suprimento adequado de colostro, eles estarão protegidos durante as primeiras 10 semanas de vida por vacinação ativa da égua durante as últimas semanas de gestação. A prevenção do tétano em cordeiros neonatos também é melhor conseguida pela vacinação da ovelha no final da gestação.

Imunidade ativa

Vacinas disponíveis são as de toxoide com adjuvantes e inativadas em formol; elas induzem imunidade de longa duração. A vacinação primária requer duas doses com 3 a 6 semanas de intervalo. Títulos protetores são obtidos 14 dias após a segunda dose, e duram por no mínimo 1 ano até 5 anos.

Tradicionalmente, *potros* recebem vacinação primária com 3 a 4 meses de idade; entretanto, existe evidência de que os anticorpos maternos adquiridos pelo potro nascido de éguas vacinadas pouco tempo antes do parto inibem significativamente a resposta do potro à vacinação primária até ele ter 6 meses de idade e que a vacinação primária deve ser retardada até essa idade. Embora a imunidade dure mais do que 1 ano, é comum revacinar equinos anualmente com uma única dose de reforço. Éguas prenhes devem receber uma injeção de reforço 4 a 6 semanas antes do parto para fornecer imunidade colostral adequada para o potro.

Ovelhas são imunizadas com programa similar, exceto pela dose primária que normalmente é administrada por conveniência do manejo quando o rebanho é agrupado. Uma vacinação de reforço antes do parto é administrada anualmente. Normalmente, as vacinas comerciais para ovinos também contêm antígenos para outras enfermidades causadas por clostridium para as quais os ovinos estão sob alto risco.

A vacinação de *bovinos* normalmente não é considerada, a não ser que surtos da doença tenham ocorrido no passado imediato e haja expectativa de novos casos.

REFERÊNCIAS BIBLIOGRÁFICAS
1. Valgaeren B, et al. Vlaams Tiergeneesk Tijdschr. 2011; 80:351.
2. Kay G, Knottenbelt DC. Equine Vet Educ. 2007;19:107.
3. Reichmann P, et al. J Equine Vet Sci. 2008;28:518.

Botulismo

Sinopse

- Etiologia: neurotoxina produzida por *Clostridium botulinum* durante crescimento vegetativo. *C. botulinum* tipos B, C e D e em raras ocasiões, tipo A são associados à doença em animais, mas o tipo prevalente varia geograficamente
- Epidemiologia: ingestão de toxina pré-formada na qual a preparação de alimentos, ou armazenamento permite a multiplicação do microrganismo no alimento com produção de toxina. Contaminação de alimentos com carcaças que contenham a toxina. Consumo de carcaça em pastagens por animais com deficiência de fósforo. Fatores de risco com frequência resultam em múltiplos casos. Toxicoinfecções com produção de toxina por microrganismos no intestino ou feridas são mais incomuns
- Achados clínicos: tremores musculares precoces, fraqueza simétrica progressiva e paralisia motora levando a decúbito. Midríase, ptose, retração fraca da língua; sensibilidade e consciência são mantidas até a morte
- Achados de necropsia: nenhum específico
- Confirmação do diagnóstico: demonstração de toxina no conteúdo intestinal, soro ou alimentos. Demonstração do microrganismo no alimento, conteúdo intestinal ou feridas
- Tratamento: antissoro tipo específico e tratamento de suporte
- Controle: evitar a exposição pelo manejo dos alimentos. Vacinação.

Etiologia

O microrganismo causal *C. botulinum*, uma bactéria formadora de esporos, anaeróbica obrigatória, produz neurotoxinas durante seu estágio de crescimento vegetativo. Os esporos podem sobreviver no ambiente por mais de 30 anos. Sob condições favoráveis de temperatura e umidade, os esporos germinam e as células vegetativas se multiplicam rapidamente, elaborando uma neurotoxina estável e altamente letal (BoNT) que, quando ingerida ou absorvida a partir dos tecidos causa a doença. A toxina também é capaz de sobreviver por longos períodos, particularmente em ossos. Sete *tipos de toxina* antigenicamente distintos (A a G), alguns com subtipos, foram identificados. A doença em animais de produção ocorre principalmente pelos tipos B, C, D e, ocasionalmente, tipo A. Os tipos A, B, E e F geralmente são relacionados ao botulismo humano.[1] *C. botulinum* formador de neurotoxina botulínica é dividido em grupos I a IV, dependendo das suas propriedades fisiológicas:[1]

- Grupo I: *C. botulinum* proteolítico tipos A, B e F: esses tipos degradam proteínas, como leite, soro, carne e proteína de frango
- Grupo II: *C. botulinum* não proteolítico, inclui tipos B e F e todos os do tipo E não proteolíticos
- Grupo III: *C. botulinum* tipo C e D
- Grupo IV: *C. botulinum* tipo G.

A *distribuição geográfica* desses tipos varia consideravelmente. Em um estudo nos EUA, verificou-se que o tipo A estava presente em solos neutros e alcalinos no Oeste, enquanto os tipos B e E estavam em solo úmido ou alagado em todo lugar, exceto pelo fato do tipo B não ser encontrado na região sul. O tipo C estava presente em solos ácidos na Costa do Golfo, e tipo D em solos alcalinos no Oeste. Os microrganismos capazes de inibir *C. botulinum* estavam presentes, com ou sem os clostridia, em muitos solos. O tipo B também é comum em solos no Reino Unido e na Europa. Tipos C e D são mais comuns em locais de clima quente.

O microrganismo está presente no *trato alimentar* de animais que ingeriram recentemente material contaminado, e pode ser introduzido em novas áreas dessa forma, ou por aves e moscas varejeiras. Em animais saudáveis com fauna e motilidade intestinal normais, *C. botulinum* não se multiplica no trato gastrintestinal.

Epidemiologia

Ocorrência

O botulismo *não tem limitações geográficas*, com casos isolados e surtos esporádicos ocorrendo na maioria dos países. A fonte de exposição à toxina e o risco para doença diferem entre regiões em razão de diferenças no armazenamento do alimento, na nutrição e práticas de manejo. Surtos associados com a ingestão de toxinas em alimentos conservados são mais comuns nos estados do norte dos EUA e na Europa, enquanto surtos em animais a pasto são relatados principalmente na África do Sul, Austrália e Costa do Golfo dos EUA. A doença normalmente ocorre em alguns animais em um único momento, e apresenta alta taxa de letalidade.

Fonte de infecção

A maioria dos incidentes de botulismo é associado à ingestão de toxina pré-formada (*botulismo das forragens*). A toxina em alimentos pode resultar do crescimento primário de *C. botulinum* nos alimentos e da contaminação do alimento com carcaças que contenham toxinas (*botulismo associado a carcaças*). Fontes menos comuns são o crescimento com produção de toxina em feridas (*botulismo das feridas*) ou o crescimento e produção de toxinas no trato alimentar (*botulismo tóxico-infeccioso*).

Botulismo das forragens

Ocorre quando o pH, umidade e condições anaeróbicas dos alimentos permitem o crescimento vegetativo de *C. botulinum* e a produção de toxina. Isso pode ocorrer em vários alimentos armazenados estragados. Silagem de cereais apresenta risco nos EUA. Silagem e feno podem estragar de maneira a favorecer o crescimento de *C. botulinum*. Isso é mais provável se a forragem estiver muito suculenta ou se foi molhada pela chuva quando foi feita.

Silagem em silos grandes é um risco particular. O tipo de forragem ensilada em silos grandes com frequência tem carboidratos hidrossolúveis insuficientes para fermentação adequada de ácido láctico para chegar ao pH baixo e estável, e a maior concentração de matéria seca também pode levar a um pH maior. A multiplicação de clostrídios é inibida abaixo do pH 4,5. A maioria dos casos causados por carcaças é decorrente de estirpes do tipo B, e cavalos parecem ser especialmente suscetíveis.

Proliferação do microrganismo pode ocorrer em *material vegetal estragado*. A doença também ocorreu em equinos alimentados com vegetais estragados e batatas contaminadas por *C. botulinum* e em pré-secado de alfafa embalado em envelopes de alumínio hermeticamente fechados. Aparas de grama acumuladas que acabam estragando em pilhas intoxicaram equinos, assim como bolas de feno que estragaram após a chuva. Gramíneas estragadas na base de fardos velhos são conhecidas como locais adequados para crescimento de *C. botulinum*. Casos ocorreram com grãos de cervejaria e grãos com alta umidade têm o potencial para toxicidade.

Botulismo associado a carcaças

Essa quase sempre é a causa de botulismo em animais em pastagens, e carcaças também são causas comuns de botulismo em animais que ingerem alimentos conservados. Carcaças incluem animais domésticos, selvagens e aves. Em áreas endêmicas para botulismo, as carcaças de animais mortos são invadidas por *C. botulinum* e alta concentração de toxina é produzida, de maneira que uma quantidade muito pequena de carne ou osso tem concentrações letais. A maioria dos surtos de botulismo associado a carcaças é relacionado com as *estirpes tipo C e D*; essas estirpes produzem concentração muito maior de toxina em carcaças do que os tipos A e B. A toxina pode persistir em carcaças por pelo menos 1 ano. Onde as carcaças de roedores, gatos e aves contaminam feno ou silagem, a toxina pode extravasar e contaminar o feno adjacente ou outros alimentos, causando múltiplos casos de botulismo. Em uma ocasião, acredita-se que uma única carcaça de camundongo contaminou 200 mil toneladas de cubos de alfafa. Uma fonte comum na Austrália é o feno feito na época da praga de camundongos. Nesses momentos, mesmo feno de boa qualidade e fresco pode conter grande quantidade de carcaças. Em outro incidente relatado, 427 de 444 vacas-leiteiras morreram após ingerir alimento contaminado com BoNT tipo C de uma carcaça de gato.

Fezes de aves e cama de frango ensilada têm causado surtos de botulismo quando usados como fertilizantes, assim como fezes de aves usadas como cama para bovinos.[2] Surtos de botulismo ocorreram em bovinos e ovinos em pastagens fertilizadas com esterco de frango ou cama de frango. Bovinos e ovinos podem comer cama de frango em uma pastagem antes do descarte. É provável que a fonte de toxina em cama de frango sejam as carcaças de frangos. A doença normalmente é causada por *C. botulinum* tipo D e, ocasionalmente, tipo C.[2]

Ingestão direta de carcaças pode ocorrer onde *bovinos* subsistem em *condição cronicamente deficiente em fósforo* e se manifesta como osteofagia, com ingestão subsequente de carcaças. A doença provavelmente ocorre em forma de surtos. Em *ovinos*, pica é mais comumente associada à *deficiência dietética de proteína* ou energia. Surtos ocasionais ocorrem e são causados pela *água de beber* contaminada por carcaças de animais mortos. Uma ocorrência que não é incomum em animais de produção é a ingestão de água de lagos contaminados pela carcaça de patos e outras aves aquáticas que morreram de botulismo. Áreas alagadas onde surtos de botulismo aviário ocorreram provavelmente têm reincidências em razão da contaminação do solo.

Botulismo das feridas

Forma toxicoinfecciosa de botulismo em que a toxina é produzida em feridas infectadas por *C. botulinum*.[3] O botulismo das feridas é raro, mas relatado em equinos após castração, como onfaloflebite, hérnias umbilicais tratadas com grampos, e a ferida infectada está em associação com abscesso por injeção.

Botulismo toxicoinfeccioso

Resulta quando a toxina produzida por *C. botulinum* está presente no intestino. Duas condições em equinos, a *febre das pastagens* (ver "Febre das pastagens equina", no Capítulo 7) e a *síndrome do potro tremedor* são formas potenciais de botulismo toxicoinfeccioso. A *síndrome do potro tremedor* é uma doença de potros jovens com até 8 meses de idade, com maior prevalência em potros de 3 a 8 semanas.

A doença ocorre esporadicamente nos EUA, Austrália e Reino Unido, mas pode ocorrer repetidamente em algumas propriedades. *C. botulinum* tipo B foi isolado de fezes de casos de ocorrência natural da doença, e a condição foi produzida experimentalmente pela injeção intravenosa de toxina de *C. botulinum*.

Em bovinos, suspeita-se que a toxicoinfecção com *C. botulinum* seja causa de DDC, relatada como ocorrendo com incidência crescente no norte e no leste da Alemanha.[4,5] A condição foi chamada *botulismo crônico ou "visceral"* e acredita-se que seja causada por disbiose enteral, permitindo que *C. botulinum* cresça no trato intestinal de ruminantes e a exposição do organismo a doses subclínicas de BoNT por um período longo de tempo.[4,5] Sintomas associados a essa condição são muito inespecíficos, incluindo indigestão, claudicação e ataxia, perda de peso, queda na produção de leite, abdome rígido, respiração laboriosa, edema do peito e membros, decúbito ou mesmo morte em estágios avançados.[4] Embora em muitos casos relatados de surtos em rebanhos o diagnóstico seja baseado unicamente na apresentação clínica e na exclusão de outros diagnósticos diferenciais, em muitos casos, as fezes e o conteúdo intestinal de animais acometidos ou mortos foram positivos ao teste para *C. botulinum*.[4] A relação causal, ainda sim, está sendo debatida intensamente, uma vez que esporos de *C. botulinum* podem ser isolados rotineiramente das fezes de bovinos clinicamente saudáveis.[6]

Reprodução experimental

Vacas desafiadas por toxina botulínica tipo C IV apresentaram sinais clínicos iniciais de constipação intestinal e tenesmo 48 h após a injeção, e fraqueza, diminuição do tônus da cauda, diminuição do tônus da língua e fasciculação muscular de grandes grupos musculares entre 76 e 92 h. A fraqueza progrediu para paresia posterior total em 80 e 140 h nesses bovinos. Com base na comparação peso a peso, bovinos foram considerados 13 vezes mais sensíveis do que camundongos para toxina botulínica Tipo C.

Fatores de risco

Fatores de risco do animal

Botulismo é mais comum em aves, particularmente galinhas domésticas e aves aquáticas selvagens. Bovinos, ovinos e equinos são suscetíveis, mas suínos, cães e gatos parecem resistentes. Os cavalos demonstram ser particularmente suscetíveis a toxina tipo B. Bovinos e ovinos normalmente são afetados pelos tipos C e D.

Fatores de risco do ambiente

Botulismo em animais criados extensivamente tem distribuição sazonal. Surtos são mais prováveis durante períodos de seca, quando o alimento é escasso, a ingestão de fósforo é baixa e a presença de carcaças é abundante. Botulismo associado a silagem também é sazonal, associado ao fornecimento da silagem. Um fator-chave epidemiológico identificado durante surtos recentes de botulismo na Europa e Grã-Bretanha foi a proximidade com cama de frango de corte.[2]

A variação que ocorreu na distribuição geográfica dos vários tipos, e no botulismo associado a carcaça *versus* não associado a carcaça, foi um fator importante ao considerar os programas de vacinação profiláticos.

Importância

Surtos graves com alta taxa de letalidade podem ocorrer quando alimentos contaminados são usados para alimentar um grande número de animais. Sob condições de pastejo extensivo, surtos de botulismo associado a carcaças também ocorrem, a não ser que os animais sejam vacinados.

Implicações zoonóticas

BoNT é identificada como agente possível para bioterrorismo. Ademais, o número crescente de surtos de botulismo em rebanhos bovinos nas últimas décadas levantou preocupações de saúde pública associadas ao consumo de carne ou leite originados de rebanhos afetados.[1,7,8] Na Alemanha, relatos anedóticos de proprietários que desenvolveram sinais clínicos semelhantes àqueles observados em seus animais suspeitos de apresentarem uma forma crônica de botulismo contribuiu para essa preocupação.[9] Não obstante, não há evidência para dar suporte à hipótese de que poderia haver transmissão entre humanos e animais.[1,7] Mesmo nos casos nos quais os funcionários de fazenda e bovinos foram afetados por uma condição que se acreditava ser associada a *C. botulinum*, tipos diferentes de *C. botulinum* foram isolados de pessoas e de bovinos.[4,9]

Evidências disponíveis para ocorrência de casos em humanos associados ao consumo de carne e leite foram revisadas.[7] Nenhum caso de botulismo clínico em humanos foi associado ao consumo de carne ou de leite oriundos de animais com botulismo ou de animais saudáveis de rebanhos afetados por botulismo.[7] Nenhum caso de bezerros contraindo botulismo clínico pelo consumo de leite cru em rebanhos afetados por botulismo ou casos em outra espécies (cães) contraindo botulismo pelo consumo de carne fresca está disponível.[7]

Foi publicado apenas um relato de uma vaca afetada por botulismo clínico no qual BoNT foi encontrada em um quarto mastítico. A interpretação desse resultado é complicada pelo fato de que BoNT que afetava esse animal era BoNT do tipo C, enquanto BoNT tipo E foi isolada do leite.[1] Ademais, a toxina foi recuperada de um quarto mastítico, mas não dos demais três quartos clinicamente saudáveis. Portanto, sugeriu-se que a BoNT recuperada desse quarto ou foi produzida localmente ou é o resultado de contaminação.[1] As vacas são relativamente sensíveis à BoNT, enquanto a toxina raramente é detectável no sangue de casos clínicos. A excreção de BoNT em quantidade relevante através da glândula mamária, portanto, é considerada improvável. Todavia, em razão das incertezas mencionadas, a carne e leite de bovinos que apresentaram botulismo não devem ser usadas para consumo humano.

Patogênese

As toxinas de *C. botulinum* são neurotoxinas e produzem paralisia funcional sem desenvolvimento de lesões histológicas. Toxinas de botulismo são absorvidas do trato intestinal ou de feridas e transportadas pela corrente sanguínea para terminais nervosos colinérgicos periféricos, incluindo as junções neuromusculares, nervos parassimpáticos pós-ganglionares periféricos e gânglios periféricos. A cadeia pesada da toxina é responsável pela ligação a receptores e translocação para as células, e a cadeia leve da toxina pelo bloqueio da liberação de acetilcolina na junção neuromuscular. Paralisia flácida se desenvolve e o animal pode morrer por paralisia respiratória.

Achados clínicos

Bovinos e equinos

Os sinais normalmente aparecem 3 a 17 dias após os animais terem acesso ao material tóxico, mas ocasionalmente, tão cedo quanto no dia 1. O período de incubação é mais curto conforme a quantidade de toxina disponível aumenta. *Casos hiperagudos* morrem sem sinais premonitórios de doença, embora poucos falhem em ingerir água ou alimento por 1 dia antes. A doença não é acompanhada por febre, e o quadro clínico característico é de paralisia muscular simétrica progressiva que afeta particularmente a musculatura dos membros e os músculos da mandíbula, língua e garganta. Fraqueza muscular e paralisia começam nos membros pélvicos e progridem para os membros torácicos, cabeça e pescoço. O início é marcado por tremores e fasciculações musculares muito óbvias, com frequência suficientes para fazer com que todo o membro trema. Cólica pode ser sinal inicial em equinos

Na maioria dos casos, a doença é *subaguda*. Inquietação, incoordenação, tropeços, embolamento e ataxia são seguidos por incapacidade de levantar e de manter a cabeça levantada. Midríase e ptose ocorrem precocemente no curso clínico; midríase pode ser proeminente no botulismo tipo C em equinos. A sensibilidade cutânea é mantida. Animais afetados deitam em decúbito esternal com a cabeça sobre o solo ou virada para flanco, não sendo diferente da postura de uma vaca com paresia puerperal. O tônus da língua está diminuído, assim como a força da retração da língua. Em alguns casos, a língua se torna paralisada e pende para fora da boca, o animal é incapaz de mastigar ou deglutir e apresenta sialorreia. Em outros, não há prejuízo da deglutição ou mastigação, e o animal continua a comer até o fim. Essa variação dos sinais com frequência é característica em um surto; ou todos os casos têm paralisia de língua ou nenhum tem. Movimentos ruminais estão deprimidos. Defecação e micção normalmente não são afetadas, embora os bovinos possam estar constipados. Paralisia dos músculos do peito resulta em respiração terminal do tipo abdominal. Sensibilidade e consciência são mantidas até o fim, e a morte normalmente ocorre de forma quieta e com animal em decúbito lateral, 1 a 4 dias após o início da doença.

Bovinos a campo e alguns casos experimentais apresentam sinais brandos e se recuperam após doença de 3 a 4 semanas. Esses casos crônicos apresentam inquietação e distúrbio respiratório, seguido por emboletamento, tropeços e relutância em levantar. Anorexia e adipsia são sinais iniciais importantes, mas com frequência não são observados em animais a pasto. Em alguns, há ronco acentuado a cada respiração. O ronco persiste por até 3 meses. Durante a maior parte do curso da doença, o animal passa a maior parte do tempo em decúbito esternal. Em alguns animais, há dificuldade de apreensão do feno, mas concentrado e silagem podem ser ingeridos. Essa incapacidade pode persistir por 3 semanas.

Uma síndrome associada à toxicose por BoNT tipo B que se manifesta com anorexia, diminuição da produção de leite, disfagia, diarreia fétida, regurgitação e salivação profusa sem miastenia, paresia e decúbito é relatada em bovinos na Holanda e em Israel. Nesses casos, a morte ocorreu como resultado de pneumonina por aspiração.

Com *botulismo toxinfeccioso* em potros, tremores musculares com frequência são o sinal inicial proeminente. Se o potro puder caminhar, a marcha é atada e rígida e a pinça é arrastada. Se o potro mamar, leite cai da boca; se fizer tentativas de ingerir feno, algum material é regurgitado através das narinas. Constipação intestinal ocorre consistentemente. Há progressão rápida para fraqueza muscular grave e prostração, com o potro deitando e sendo incapaz de levantar. Se for mantido de pé, há tremores musculares acentuados, que não são evidentes quando o potro está em decúbito. Potros prostrados estão alertas, apresentam estado mental normal e percepção dolorosa e têm dilatação de pupila com diminuição do reflexo pupilar à luz. Durante o período terminal da doença, há interrupção completa da peristalse. A temperatura varia de ligeiramente elevada a ligeiramente diminuída. A morte ocorre aproximadamente 72 h após o início dos sinais e é causada por insuficiência respiratória.

Ovinos

Não apresentam a paralisia flácida típica de outras espécies até o estágio final da doença. Há rigidez enquanto caminham, incoordenação e alguma excitabilidade nos estágios iniciais. A cabeça pode ser mantida só de um lado ou ser balançada para cima e para baixo enquanto caminha. Desvio lateral da cauda, salivação e secreção nasal serosa também são comuns. No estágio terminal, há respiração abdominal, paralisia de membro e morte rápida.

Caprinos

Em razão dos hábitos alimentares diferentes de ovinos e caprinos, o risco de exposição a BoNT em cabras é consideravelmente menor, quando comparado a ovinos ou bovinos. Embora cabras procurem por arbustos, bovinos e ovinos pastam próximos ao chão e, portanto, têm maior probabilidade de ingerir BoNT de resíduos contaminados espalhados sobre a pastagem.[8]

Suínos

Relatos autênticos nessa espécie são raros. Os sinais clínicos incluem andar cambaleante seguido por decúbito, vômito e dilatação pupilar. Há paralisia muscular flácida e os animais acometidos não comem nem bebem.

Patologia clínica

Não existem alterações nos valores hematológicos ou de bioquímica sérica que sejam específicos do botulismo. Em muitos casos em condições de campo, o diagnóstico se baseia unicamente na apresentação clínica e em descartar potenciais diagnósticos diferenciais.

O diagnóstico laboratorial de botulismo em animais vivos ou mortos é difícil em razão da falta de testes laboratoriais confirmatórios sensíveis. A confirmação laboratorial é tentada da seguinte forma:

- Detecção da toxina pré-formada no soro, conteúdo do trato gastrintestinal ou alimento
- Demonstração de esporos de *C. botulinum* no alimento ou conteúdo gastrintestinal
- Detecção de anticorpos em animais em recuperação ou em animais clinicamente normais sob risco.

A *detecção da toxina* usando bioensaio em camundongos, no qual os camundongos são inoculados por via intraperitoneal, associado à neutralização de toxinas com antitoxina polivalente é considerado o teste mais sensível disponível atualmente. Apesar disso, a taxa de positividade em casos clínicos, particularmente quando o teste do soro é baixo, é explicado pela sensibilidade muito maior da BoNT de bovinos e equinos, quando comparados a camundongos, e a ligação rápida da BoNT na junção neuromuscular, deixando pouca ou nenhuma quantidade de BoNT livre no sangue. Atualmente, o conteúdo gastrintestinal ou material fecal são preferidos ao soro para detecção de BoNT.[5-7]

Em surtos de botulismo, não é incomum ter apenas uma proporção de animais acometidos clinicamente – ou nenhum – que teste positivo. A proteção com antitoxina monovalente permite a identificação do tipo. A detecção de toxinas por um teste ELISA parece menos sensível do que o bioensaio em camundongos. A produção de toxina ou a contaminação por carcaças pode ocorrer potencialmente em muitos alimentos; entretanto, a maioria dos surtos é associada à contaminação em feno ou silagem, e os alimentos suspeitos devem ser testados em camundongos quanto à presença de toxinas. Para superar o problema de falta de sensibilidade com o teste em camundongos, o alimento suspeito deve ser fornecido para bovinos experimentais. De forma alternativa, pode-se fazer infusão da amostra de alimento e usar essa infusão como única fonte de água de beber para animais experimentais. O problema com todos os experimentos é que BoNT provavelmente tem distribuição muito irregular no alimento.

A falha em produzir a doença em animais vacinados contra botulismo quando mortes estão ocorrendo em animais-controle não vacinados também foi usada como procedimento diagnóstico.

Demonstração de esporos de *C. botulinum* no alimento que é fornecido nas fezes de animais afetados dá suporte ao diagnóstico de botulismo, uma vez que os esporos de botulismo raramente são detectados nas fezes de potros normais e cavalos adultos. Embora o teste do conteúdo gastrintestinal de casos clinicamente suspeitos em bovinos seja usado com frequência como ferramenta diagnóstica, particularmente quando há suspeita de botulismo toxinfeccioso, essa abordagem é considerada de baixa especificidade em razão do crescimento de esporos de *C. botulinum* ambiental *post mortem*, que poderia resultar em testes falsos positivos.[2,4,9] Ademais, *C. botulinum* pode ser isolado da maioria das amostras de fezes de vacas saudáveis abatidas.

Detecção de anticorpos em animais cronicamente afetados e em animais de rebanho sob risco, ou diagnóstico retrospectivo por um teste ELISA tem sido usado para dar suporte ao diagnóstico em surtos de botulismo tipos C e D. O aumento da prevalência de anticorpos com o decorrer do tempo ou aumento na prevalência de um grupo afetado comparado a um grupo similar próximo foi relatado por alguns autores.[10]

Achados de necropsia

Não há alterações específicas detectáveis na necropsia; embora a presença de elementos suspeitos nos pré-estomagos ou estômago possa ser sugestivo. Pode haver hemorragias subendocárdicas e subepicárdicas e congestão intestinal. Alterações microscópicas no cérebro também são inespecíficas, e consistem principalmente de hemorragia perivascular no corpo estriado, cerebelo e cérebro. Apesar disso, a não ser que a paralisia flácida clássica seja observada clinicamente, o cérebro deve ser examinado histologicamente para eliminar outras causas de doença neurológica. A presença de *C. botulinum* no trato alimentar é um teste adicional. A presença de toxinas no conteúdo intestinal é confirmatória se encontrada, mas com frequência traz confundimento, uma vez que a toxina já pode ter sido absorvida. A presença de toxina no fígado no exame pós-morte é considerada evidência de que a doença ocorreu. Ademais, além do bioensaio tradicional, como teste de proteção de camundongos, métodos de detecção de toxinas incluem técnica de ELISA e o imunoensaio de PCR descrito recentemente.

Amostras para confirmação do diagnóstico

- Bacteriologia: material alimentar suspeito contaminado, fezes, conteúdo ruminal intestinal, mais soro de animais clinicamente afetados do mesmo rebanho (BIOENSAIO, CULT anaeróbica, ELISA)
- Histologia: cérebro fixado em formol.

Diagnósticos diferenciais

O diagnóstico presuntivo é feito com base nos sinais clínicos e histórico, ocorrência em animais não vacinados e exclusão de outras doenças com apresentação clínica similar. A paralisia motora simétrica do botulismo ocorre com paralisia muscular que progride para decúito em 1 a 4 dias é o principal diferencial entre botulismo e outras causas de disfunção neurológica em grandes animais.

Ruminantes
- Hipocalcemia puerperal, caracterizada por baixa concentração sérica de cálcio e responsividade à administração de cálcio parenteral
- Hipopotassemia, caracterizada por hipopotassemia acentuada
- Paralisia do carrapato
- Raiva paralítica
- Intoxicação por *Phalaris aquatica*
- Intoxicação por organofosforados/carbamatos
- *Louping-ill* em ovinos.

Equinos
- Encefalomielite equina
- Mieloencefalopatia por herpes-vírus equino tipo-1
- Miopatia atípica de etiologia desconhecida. A condição que se apresenta frequentemente de forma fatal pode ser diferenciada pelo aumento característico na atividade de creatinina quinase no soro e a presença de hemoglobinúria
- Doença do neurônio motor equino
- Paralisia periódica hiperpotassêmica
- Encefalopatia hepática
- Raiva paralítica
- Toxicidade por ionóforos
- Miastenia *gravis*.

Tratamento

Estudos recentes relatam taxa de sobrevivência em potros de 96%, obtida pela administração precoce de antitoxina (antes do decúbito completo), associado a cuidados de enfermagem de alta qualidade, fluidoterapia, alimentação enteral ou parenteral, insuflação nasal com oxigênio e ventilação mecânica, se necessário. A duração da hospitalização foi de, aproximadamente, 2 semanas. Antitoxina foi considerada essencial para alta taxa de sucesso nesse relato, e isso limitaria geograficamente sucesso do tratamento, uma vez que antitoxina para vários tipos de BoNT não está disponível universalmente. *Antissoro específico ou polivalente* está disponível em alguns países e, se administrado precocemente no curso da doença na dose de 30.000 UI para potros e 70.000 UI para equinos adultos, pode melhorar a probabilidade de sobrevivência. Uma única dose é suficiente, mas o custo é muito alto.

Os animais devem ser confinados em baias com *fluidoterapia de suporte* e alimentação enteral. A colocação de buçal pode ser necessária para evitar a pneumonia por aspiração, e a troca frequente de decúbito para evitar a necrose muscular e úlceras de decúbito. Cateterização da bexiga pode ser necessária em equinos que não urinam, e ventilação mecânica pode ser necessária para equinos em decúbito. Óleo mineral é usado para evitar constipação intestinal, e fármacos antimicrobianos são usados para tratar complicações secundárias, como pneumonia aspirativa. O tratamento deve evitar o uso de fármacos que esgotem a junção neuromuscular de acetilcolina, como neostigmina, e aquelas como penicilina procaína, tetraciclinas e aminoglicosídeos que potencializam a fraqueza muscular.

A rápida progressão dos sinais sugere prognóstico desfavorável, e o tratamento deve ser realizado apenas em casos subagudos nos quais os sinais se desenvolvem lentamente e há alguma chance de recuperação. O prognóstico em cavalos em decúbito é desfavorável.

Onde grupos de animais são expostos ao mesmo fator, os outros animais no grupo devem ser vacinados imediatamente.

A vacinação, seja tipo-específica ou com toxoide combinado com BoNT em animais clinicamente afetados é inefetiva, uma vez que a ligação de BoNT nas junções neuromusculares é irreversível.

Tratamento e controle

Tratamento
- Antissoro polivalente: 30.000 UI para potros e 70.000 UI para equinos adultos em dose única (R2).

Controle
- Vacinar com toxoide BoNT multivalente IM (R2).

BoNT: toxina botulínica.

Controle

Em animais criados extensivamente, a *correção das deficiências da dieta* pela suplementação com fósforo ou proteína deve ser implementada se as condições permitirem. *Descarte higiênico de carcaças* é aconselhável para evitar contaminação adicional das pastagens, mas pode não ser praticável sob condições de campo. *Vacinação* com toxoide tipo-específico ou combinado (bivalente C e D) é praticada em áreas enzoóticas na Austrália e sul da África. Vacinas tipo B e tipo C seriam mais adequadas para prevenção da doença na América do Norte e Europa. A imunidade conferida pela vacinação é tipo-específica. O número e intervalo de vacinações necessárias varia com a vacina, e as instruções do fabricante devem ser seguidas. Em equinos, a doença normalmente é esporádica e causada por contaminação acidental de alimentos ou água; a vacinação raramente é praticada nessa espécie. Alguma reação local é encontrada após vacinação em equinos, mas ela raramente é grave. A vacinação de éguas pode não evitar a ocorrência de botulismo nos potros.

Um problema comum que surge quando a doença parece ter resultado da alimentação com silagem, feno ou outros alimentos contaminados, é o que fazer com o resíduo de alimentos. Nessas circunstâncias, o rebanho deve ser vigorosamente vacinado com toxoide em três ocasiões, com 2 semanas de intervalo, e então o fornecimento do mesmo material pode ser recomendado.

LEITURA COMPLEMENTAR

Jones T. Botulism. In Pract. 1996;18:312-313.
Lindström M, Myllykoski J, Sivelä S, et al. Clostridium botulinum in cattle and dairy products. Crit Rev Food Sci Nutr. 2010;50:281-304.
Smith LDS, Sugiyama H. Botulism, the Organisms, Its Toxins, the Disease. Springfield, IL: Charles C Thomas; 1988.
Whitlock RH. Botulism, type C: experimental and field cases in horses. Equine Pract. 1996;18(10):11-17.
Whitlock RH, Buckley C. Botulism. Vet Clin North Am Equine Pract. 1997;13:107-128.

REFERÊNCIAS BIBLIOGRÁFICAS

1. Lindström M, et al. Crit Rev Food Sci Nutr. 2010; 50:281.
2. Kennedy S, Ball H. Vet Rec. 2011;168:638.
3. Whitlock RH, McAdams S. Clin Tech Equine Pract. 2006;5:37.
4. Krüger M, et al. Anaerobe. 2012;18:221.
5. Böhnel H, Gessler F. Vet Rec. 2013;172:397.
6. Brooks CE, et al. Vet Microbiol. 2010;144:226.
7. ACMSF (Advisory committee on the microbiological safety of food) 2006. (Accessed August, 2016, at http://acmsf.food.gov.uk/sites/default/files/mnt/drupal_data/sources/files/multimedia/pdfs/botulismincattlereport1206.pdf.).
8. ACMSF (Advisory committee on the microbiological safety of food) 2009. (Accessed August 2016, at http://acmsf.food.gov.uk/sites/default/files/mnt/drupal_data/sources/files/multimedia/pdfs/botulisminsheepgoats.pdf.).
9. Rodloff AC, Krüger M. Anaerobe. 2012;18:226-228.
10. Mawhinney I, et al. Vet J. 2012;192:382-384.

Paralisia por carrapatos

Infestações por muitas espécies de carrapatos são associadas à paralisia em animais. Cães são acometidos com maior frequência, mas perdas podem ocorrer em bovinos, ovinos, caprinos, lhamas, equinos e muitos animais selvagens. Pelo menos 31 espécies de sete gêneros de carrapatos ixodídeos e sete espécies de três gêneros de carrapatos argasídeos foram implicadas na paralisia pelo carrapato. As espécies de carrapatos mais importantes para animais de produção são mostradas na Tabela 14.22. *D. andersoni* é a causa mais comum de paralisia do carrapato em animais de produção na América do Norte; *D. occidentalis* é associado à paralisia em bovinos, equinos e cervos.[1] *I. holocyclus* é o carrapato predominantemente associado à paralisia, enquanto *I. rubicundus* e *Rhipicephalus evertsi* são comuns na África.[1] Animais na Europa e Ásia desenvolveram paralisia do carrapato por *I. ricinus* e *Hyalomma punctata*.[1]

Tabela 14.22 Carrapatos relatados como causadores de paralisia em animais de produção.

Animal	Carrapato	País
Ovinos, bezerros, caprinos	Dermacentor andersoni D. occidentalis	EUA, Canadá EUA
Bezerros, cordeiros, potros, caprinos	Ixodes holocyclus	Austrália
Ovinos, caprinos, bezerros	I. pilosus	África do Sul
Ovinos, caprinos, bezerros, antílopes	I. rubicundus	África do Sul
Ovinos, caprinos	I. ricinus	Creta, Israel
Cordeiros	Rhipicephalus evertsi	África do Sul
Bezerros, ovinos, caprinos	Hyalomma punctata	África do Sul, Europa, Japão
Ovinos	H. aegyptium	Antiga Iugoslávia
Ovinos	Ornithodorus lahorensis	Ásia central
Bovinos, ovinos, caprinos	Amblyomma cajennense	América do Sul, Central
Bovinos	R. evertsi	África

A toxina de *D. andersoni* interfere na liberação ou síntese de acetilcolina na placa motora terminal da fibra muscular.[2] O distúrbio funcional e a paralisia dos neurônios periféricos são a base dos sinais clínicos. Secreção contínua de toxina por um grande número (35 a 150) de carrapatos fêmeas parcialmente ingurgitados no hospedeiro por 5 a 8 dias é necessária para produzir a paralisia, com recuperação completa ocorrendo em 24 h após a remoção dos carrapatos. A doença geralmente é confinada a bezerros e animais jovens. Clinicamente, há paralisia flácida ascendente, começando com incoordenação dos membros pélvicos, seguido por paralisia dos membros torácicos e músculos do peito, causando decúbito lateral.[1] A respiração é acentuadamente anormal; ocorre esforço expiratório duplo e a frequência é baixa (12 a 15 respirações por minuto), mas profunda. A morte é causada por falência respiratória e pode ocorrer em 1 a 2 dias, mas o curso normalmente é de 4 a 5 dias. A taxa de mortalidade pode ser alta de até 50% em cães, mas normalmente é muito menor em animais de produção.

Mostrou-se que *I. holocyclus* causa paralisia em bezerros de 25 a 50 kg PC. Entre 4 e 10 carrapatos fêmeas adultas são necessárias para produzir esse efeito, e a paralisia ocorre 6 a 13 dias após a infecção. Os carrapatos sob condições naturais parasitam a fauna silvestre, e infestações de outras espécies ocorrem acidentalmente. A doença tem distribuição limitada pela ecologia dos carrapatos e pelos hospedeiros da fauna natural. A paralisia característica da doença é associada à toxina secretada pelas glândulas salivares de carrapatos fêmeas, presentes em concentração muito maior nas glândulas de adultos do que em outros estágios. A gravidade da paralisia independe do número de carrapatos envolvidos; animais suscetíveis podem ser gravemente afetados por poucos carrapatos.[1]

Soro hiperimune é usado para tratamento de cães, mas em animais pecuários, a remoção dos carrapatos nos estágios iniciais normalmente é seguida por recuperação rápida. O controle requer a erradicação dos carrapatos da fauna hospedeira. Os princípios gerais de controle de carrapatos são mostrados no Capítulo 11. O uso de inseticidas adequados é uma medida preventiva efetiva.

LEITURA COMPLEMENTAR

Sonenshine DE, Lane RS, Nicholson WL. Ticks (Ixodia). In: Mullen G, Durden L, eds. Medical and Veterinary Entomology. New York: Academic Press; 2002:517-558.

REFERÊNCIAS BIBLIOGRÁFICAS

1. Gwaltney-Brant SM, Dunayer E, Youssef H. Terrestrial zootoxins. In: Gupta RC, ed. Veterinary Toxicology. Amsterdam: Elsevier; 2012:969.
2. Lysyk TJ. J Med Entomol. 2009;46:358.

"Marcha de canguru" dos ovinos e incoordenação do fenacho

Sinopse

- Etiologia: não é conhecida
- Epidemiologia: ocorrência sazonal envolvendo apenas ovinos fêmeas adultas que estão em lactação, ou, em alguns casos, prenhes. Recuperação espontânea após interrupção da lactação, mas, algumas vezes apenas em 50%, mas nem sempre em todos os ovinos acometidos
- Achados clínicos: distúrbio locomotor de membros torácicos bilateral
- Lesões: edema de cérebro e medula espinal em casos iniciais; degeneração axonal do nervo radial, seguido por regeneração em casos mais crônicos (aqueles com mais de 6 semanas de duração)
- Tratamento: suporte
- Controle: nenhum é reconhecido.

Etiologia

Essa é uma neuropatia sem causa conhecida. Na Austrália, sinais clínicos e patológicos similares são associados ao pastejo de plantas maduras ou resteva de fenacho (*Trigonella foenum-graecum*), uma leguminosa de inverno-primavera anual cujas sementes são colhidas como condimento para alimentos humanos.[1]

Epidemiologia

Ocorrência

Essa condição é relatada na Austrália, na Nova Zelândia e no Reino Unido. Ela se manifesta como incoordenação, incluindo o início agudo de marcha hipermétrica nos membros torácicos e marcha atada nos membros pélvicos.

Fatores de risco

Ela ocorre em ovelhas adultas, com início no fim da gestação ou início da lactação. A recuperação espontânea ocorre após interrupção da lactação e, ocasionalmente, enquanto as ovelhas ainda estão amamentando os cordeiros, embora na Austrália, com frequência, apenas 50% das ovelhas se recuperem completamente.[1] A incidência anual cumulativa varia entre rebanhos, mas normalmente é de menos de 1%.

Em áreas do norte da Inglaterra e sul da Escócia, a condição é significativamente mais comum em rebanhos de terras altas e de terras baixas do que naqueles que pastam em colinas. A densidade do rebanho é maior em rebanhos afetados do que em rebanhos não afetados. O início ocorre enquanto em pastos entre março e junho, com pequeno pico separado em outubro. Essa ocorrência sazonal pode ser reflexo do estado de parição do rebanho ou o efeito das influências sazonais.

Na Austrália, casos foram relatados em ovelhas em lactação pastando em pastagens melhoradas de junho (inverno) a fevereiro (verão) e o pastejo em resteva de fenacho no verão.

Patogênese

Sinais clínicos podem ser atribuídos à neuropatia generalizada que afeta principalmente o nervo radial. Subsequentemente à degeneração axonal, ocorre remielinização do nervo radial, explicando a recuperação clínica. Para casos que não foram associadas à ingestão de fenacho, compressão bilateral dos nervos radiais é sugerida como causa, mas não se conhece como tal lesão poderia ocorrer. Apesar das diferenças na dieta, os sinais clínicos e patológicos similares da marcha de canguru e da incoordenação do fenacho sugeriram imediatamente que essas podem ser entidades relacionadas.[1] Ainda assim, existem algumas diferenças-chave: o estágio agudo inicial da incoordenação do fenacho em ovinos da raça Merino algumas vezes é letal e é associado posteriormente à perda de peso, enquanto a marcha de canguru não é, e parece ser restrita raças grandes de corte.

Achados clínicos

Esses incluem incoordenação, marcha hipermétrica com os membros torácicos e marcha atada com os membros pélvicos, dorso arqueado e déficits proprioceptivos (emboletamento dos membros torácicos e ocasionalmente dos membros pélvicos). Ocorre paresia bilateral dos membros torácicos bilateral e perda palpável de massa muscular nos membros torácicos. Os membros torácicos e pélvicos de ovinos acometidos são posicionados centralmente sob o corpo, de maneira que quando são pressionados, os ovinos afetados se movem com marcha característica de canguru. Ovelhas acometidas deitam com maior frequência, e podem pastar de joelhos, mas continuam a comer e a amamentar efetivamente seus cordeiros.

Patologia clínica

Não há anormalidades consistentes na hematologia, bioquímica sanguínea ou concentração de microelementos em ovinos afetados.

Achados de necropsia

Nos casos iniciais, há sinais de edema agudo no cérebro e medula espinal (degeneração walleriana dos tratos motores ventrais, alterações esponjosas no neurópilo e edema de astrócitos). Isso progride para neuropatia periférica com degeneração axonal das fibras mielinizadas do nervo radial em casos de curso mais longo (6 semanas ou mais) e então regeneração em casos que estão se recuperando.

Diagnósticos diferenciais
Romulose, uma condição associada ao pastejo de capim-cebola infestado por fungos (*Romulea rosea*) pode causar incoordenação e marcha saltitante similar (*bunny-hopping*). Podridão de cascos ou abscessos de casco envolvendo os membros torácicos pode induzir o mesmo comportamento de pastejo, mas não há problema na diferenciação quando os membros são examinados. Hipocalcemia em ovinos ocorre no final da gestação ou durante a lactação, e nos estágios de desenvolvimento há incoordenação e fraqueza muscular. Entretanto, há progressão rápida para paresia muscular completa e resposta dramática ao tratamento. Abscesso ou fratura espinal.

Tratamento

Sem conhecimento acerca da etiologia, não há tratamento específico. Acesso fácil a alimento e água deve ser provido.

LEITURA COMPLEMENTAR

Radostits O, et al. Ovine "kangaroo gait." In: Veterinary Medicine: A Textbook of the Disease of Cattle, Horses, Sheep, Goats and Pigs. 10th ed. London: W.B. Saunders; 2007:2019.

REFERÊNCIA BIBLIOGRÁFICA

1. Bourke C. Aust Vet J. 2009;87:99.

Polineurite equi (síndrome da cauda equina)

Polineurite equi (anteriormente neurite da cauda equina) é uma doença inflamatória desmielinizante de nervos periféricos de equinos adultos. A etiologia da doença não é conhecida, embora infecções (adenovírus e EHV-1), etiologia imune (doença autoimune) e etiologias tóxicas tenham sido sugeridas, sem base conclusiva. Adenovírus foi isolado de dois de três cavalos com a doença, mas essa observação não foi relatada novamente, e parece improvável nesse momento que o adenovírus seja causa de polineurite equi. EHV-1 não é isolado consistentemente de equinos afetados.

A doença ocorre em equinos adultos na Europa e na América do Norte, mas não foi relatada no Hemisfério Sul. A prevalência em um grupo de 4.319 equinos submetidos a exame *post mortem* na Normandia foi de 0,2% (um caso).[1] A doença normalmente é esporádica, e os animais individuais em uma propriedade ou em um estábulo são afetados. Entretanto, surtos da doença podem afetar vários equinos de uma mesma propriedade no decorrer de alguns anos.

A *patogênese* da doença envolve inflamação não supurativa dos nervos extradurais e desmielinização de nervos periféricos. Inflamação inicial dos nervos causa hiperestesia, que é seguida por perda da sensibilidade conforme os nervos são desmielinizados. Tanto nervos sensoriais quanto motores são afetados, com fraqueza subsequente, paresia, atrofia muscular, retenção e incontinência urinária e fecal, e anormalidades da marcha.

A resposta inflamatória é caracterizada por abundância de *linfócitos T*, além de linfócitos B, macrófagos, células gigantes, eosinófilos e neutrófilos no perineuro e endoneuro.[2] As células T são linfócitos T citotóxicos CD8+, com raros linfócitos T auxiliar CD4+.[3] Isso, na imagem de microscopia eletrônica, evidencia o "desnudamento da mielina" por macrófagos e a presença de anticorpos para proteína mielina P2 foi interpretada como indicativa de atividade imunomediada contra a mielina.[2,4] Essa resposta imune primária pode ser direcionada contra a mielina como alvo primário, ou poderia ser resultado da atividade paralela na qual outros agentes, potencialmente vírus, induzem uma resposta imune direcionada contra a mielina.

A *doença aguda* é evidente com início abrupto de hiperestesia do períneo e base da cauda, e talvez da face, evidente como reação ao toque e mastigação ou esfregar a face. A hiperestesia progride para hipoalgesia ou anestesia das regiões afetadas.

A doença normalmente tem *início insidioso* com perda de sensibilidade e função ocorrendo no decorrer dos dias a semanas. A apresentação mais comum é de síndrome da cauda equina, com sinais bilateralmente simétricos de fraqueza posterior, paralisia de cauda, incontinência e retenção fecal e urinária e atrofia dos músculos glúteos. O tônus da cauda é diminuído ou ausente e a cauda é facilmente levantada pelo examinador. O ânus normalmente está atônico e dilatado. Há sinais de incontinência urinária com queimaduras por urina da região posterior dos membros pélvicos. O exame retal revela retenção fecal com bexiga distendida que é imediatamente pressionada. Equinos machos podem apresentar prolapso de pênis com manutenção da sensibilidade no prepúcio, o que é um achado consistente com inervação separada dessas regiões anatômicas. Equinos acometidos também podem apresentar ataxia dos membros pélvicos, mas isso sempre é combinado com sinais de doença da cauda equina.

Sinais de *disfunção de NC* ocorrem como parte da doença, mas não em todos os casos. A disfunção de NC pode ser simétrica, mas em geral é assimétrica. Nervos afetados de forma proeminente envolvidos na gênese dos sinais clínicos são nervo trigêmeo (NC V), nervo facial (NC VII) e nervo hipoglosso (NC XII), embora todos os NC possam ser afetados em alguma extensão. O envolvimento dos NC é evidente como paralisia facial (NC VII), fraqueza de língua (NC XII) e perda da sensibilidade da pele da face (NC V). Pode haver perda de movimento das orelhas (NC VII) e desvio de cabeça (NC VIII). Paralisia laríngea pode estar presente (NC X). Os ramos bucais do NC VII podem estar aumentados e palpáveis sobre os músculos masseteres, ventral à crista facial.

Nem todos os sinais clínicos ocorrem em todos os equinos e, dependendo do estágio e gravidade da doença, alguns animais podem ter perda da sensibilidade como única anormalidade, especialmente durante os estágios iniciais da doença.

EMG é consistente com denervação, com potenciais de inserção prolongados, ondas agudas positivas e fibrilação. *Exame de ultrassonografia* VR das vias nervosas sacrais extradurais conforme elas deixam os forames sacrais ventrais revela aumento e aparência difusamente pontilhada hipoecoica.[3]

Biopsia dos músculos *sacrocaudalis dorsalis lateralis* pode fornecer diagnóstico *ante mortem* da enfermidade. Equinos acometidos apresentam infiltração linfocítica histiocítica intensa ao redor das terminações nervosas dentro do músculo, com frequência obliterando a arquitetura dos nervos, mas poupando as miofibras.[3] Há atrofia neurogênica das fibras musculares.

A doença é inexoravelmente progressiva, o prognóstico para a vida é desfavorável e o curso da doença normalmente é de menos de 3 meses.

Anormalidades clínicopatológicas não são diagnósticas. Algumas vezes há leucocitose neutrofílica branda e hipergamaglobulinemia. A concentração sérica de vitamina E geralmente é normal. A análise do LCE demonstra pleocitose mononuclear branda e aumento da concentração de proteína, mas essas alterações não são diagnósticas da doença. Cavalos com polineurite equi têm anticorpos para proteína mielina P2 no soro, mas o valor diagnóstico desse teste não foi determinado.

Achados de necropsia são definitivos para doença. Alterações macroscópicas incluem espessamento das raízes nervosas epidurais, mais grave na cauda equina. Bexiga e reto estão distendidos. Pode haver evidência de queimadura fecal e urinária e autotraumatismo do períneo. Pode haver espessamento dos nervos faciais. Alterações microscópicas são caracterizadas por inflamação granulomatosa dos nervos extradurais, embora radiculoganglioneurite e mielite também possam ocorrer. Há perda de axônios com desmielinização e sinais de remielinização. Ocorre infiltração profunda de nervos por macrófagos, infiltração moderada acentuada de linfócitos T citotóxicos, e infiltração menor de linfócitos B.[3] Células inflamatórias inicialmente são linfócitos, plasmócitos e macrófagos. Conforme a inflamação se torna mais grave ou crônica, ocorre proliferação intensa de fibroblastos e fibrócitos, além de infiltração de linfócitos e macrófagos. Há degeneração axonal com proliferação do perineuro. As alterações inflamatórias crônicas resultam na perda da arquitetura neuronal periférica. As lesões estão presentes em muitas regiões da medula espinal, mas são mais graves na divisão sacral e cauda equina. Acúmulos lisossomais estão presentes nas cadeias semilunar, geniculada e simpática, e lesões granulomatosas nos gânglios celíacos-mesentéricos. Lesões de NC, de forma similar, envolvem infiltração com linfócitos e histiócitos, e a inflamação pode se estender para os ramos terminais dos nervos.

O *diagnóstico* de polineurite equi se baseia na presença de sinais clínicos da doença, exclusão de outras doenças que causam sinais clínicos similares e exame de necropsia. Doenças com manifestação clínica similar à polineurite incluem:

- Mieloencefalopatia por EHV-1
- Migração de parasitas (ver Tabela 14.21)
- Neuropatia do capim sorgo sudão
- Mieloencefalite equina por protozoário
- Incoordenação do azevém (*A. lolii*)
- Durina
- Trauma da coluna vertebral sacral
- Abscesso ou neoplasia que envolve a coluna vertebral lombar caudal ou sacral
- Meningite
- Esclerose alcoólica intencional dos nervos da base da cauda em cavalos Quarto de Milha.

Não há *tratamento* definitivo para polineurite equi. A administração de agentes anti-inflamatórios, incluindo corticoesteroides, parece não ter benefício no longo prazo. O tratamento de suporte inclui a evacuação do reto e bexiga, manutenção da hidratação e fornecimento de nutrição adequada. A dieta que amolece as fezes ou administração de laxantes ou lubrificantes pode ser benéfica. Betanecol (0,05 a 0,1 mg/kg, a cada 8 a 12 h VO) pode aumentar o tônus da bexiga. A administração tópica de vaselina ou produtos similares pode proteger a pele do períneo de queimaduras por fezes e urina.

REFERÊNCIAS BIBLIOGRÁFICAS

1. Laugier C, et al. J Equine Vet Sci. 2009;29:561.
2. van Galen G, et al. Equine Vet J. 2008;40:185.
3. Aleman M, et al. J Vet Intern Med. 2009;23:665.
4. Hahn CN. Equine Vet J. 2008;40:100.

Síndrome do emboletamento escandinávo (polineuropatia adquirida equina)

Essa é uma síndrome reconhecida recentemente de paresia extensora da articulação metatarsofalangeana em cavalos na Escandinávia.[1-3] A doença parece ser disseminada na Suécia, na Noruega e na Finlândia, e ocorre como grupos de surtos da doença em propriedades.[1] A etiologia não foi definida, embora alimentos conservados sejam considerados fonte de uma toxina não identificada.

Um relato descreveu os fatores de risco e desfecho de 42 casos distribuídos em 13 propriedades na Escandinávia de 2007 a 2009. Os casos ocorreram entre dezembro e maio, com prevalência geral de 27% e prevalência na propriedade de 11% a 71% (para propriedades com > 6 cavalos), embora o número de casos e fazendas afetadas varie acentuadamente de ano a ano.[2,4] A taxa de letalidade foi de 29% no estudo epidemiológico[1] e 53% (40 de 75) em uma série de casos.[2] A doença foi menos prevalente em equinos com > 12 anos de idade, e cavalos mais jovens apresentaram maior chance de sobreviver à doença.

Os sinais clínicos eram caracterizados por emboletamento bilateral de membros pélvicos, mais aparente no andar em círculo. Fraqueza branda a moderada de membros pélvicos foi detectada em 16 de 42 cavalos.[1] Uma pequena proporção de casos (3/42) apresentava sinais brandos de fraqueza de membros torácicos e emboletamento. Havia atrofia muscular focal da musculatura dos membros pélvicos em sete casos. Estado mental e sinais vitais (temperatura, pulso e frequência cardíaca) estavam dentro dos limites normais. A doença normalmente tem início lento, mas alguns cavalos acometidos desenvolvem sinais graves em horas.[2] A duração mediana dos sinais clínicos em cavalos afetados que se recuperam é de 4,4 meses (variação de 1 a 17 meses) e os sobreviventes podem se recuperar completamente.

Análise hematológica e bioquímica sérica de rotina não revela anormalidades consistentes além do aumento da atividade de creatinoquinase e AST em cavalos em decúbito.[2]

As lesões são restritas ao sistema nervoso periférico, e são evidentes nos nervos ciático, peroneal, radial e digital plantar.[2,3] Lesões incluem áreas de axônios espessados e edemaciados, com acúmulo subperineural de material mucoide. Ocorre infiltração linfocítica de nervos e perda branda a moderada de fibras nervosas mielinizadas.[3] Axônios edemaciados e grandes vacúolos estão presentes em cortes da intumescência lombar. Não foram detectadas lesões no cérebro.[2]

O tratamento consiste em cuidado de enfermagem de suporte. Medidas de controle não foram relatadas.

REFERÊNCIAS BIBLIOGRÁFICAS

1. Grondahl G, et al. Equine Vet J. 2012;44:36.
2. Hanche-Olsen S, et al. J Vet Intern Med. 2008;22:178.
3. Hahn CN, et al. Equine Vet J. 2008;40:231.
4. Wolff C, et al. BMC Vet Res. 2014;10:265.

Tumores da bainha de nervos periféricos

TBNP são os tumores benignos mais comuns do sistema nervoso periférico, com ocorrência rara na Medicina Veterinária.[1] As espécies mais acometidas são cães e bovinos.[1] Tumores são compostos por componentes de nervos periféricos, incluindo células de Schwann, células perineurais, fibroblastos e colágeno. Enquanto na medicina humana os TBNP são subdivididos em *neurofibromas* e *schwanomas*, dependendo do tipo celular predominante e outras características histológicas, essa distinção é menos definida na Medicina Veterinária.[2,3] A existência de neurofibromas verdadeiros, conforme descrito em humanos, tem sido questionada.[1,2] TBNP podem ocorrer em qualquer local do sistema nervoso periférico, mas se originam com maior frequência nos nervos autonômicos, como cardíaco e intercostal ou plexo braquial.

Achados clínicos

Em bovinos, TBNP geralmente são assintomáticos e encontrados acidentalmente durante o exame físico no abate. Os sinais clínicos são incomuns, mas podem incluir paresia de membro ou paralisia, timpanismo recorrente e indigestão vagal, insuficiência cardíaca e depauperamento crônico.[1,3,4] A apresentação cutânea é rara, mas podem ser observadas massas cutâneas únicas ou múltiplas, indolentes, entre 1 e 15 cm de diâmetro e bem demarcadas. Em algumas circunstâncias, pode infiltrar tecido adjacente, imobilizando a massa e complicando a excisão cirúrgica.

Patologia clínica

O diagnóstico deve ser confirmado histologicamente. Características importantes incluem a presença concomitante de áreas alta e pobremente celulares de células de Schwann. Fibras nervosas estão ausentes nos schwannomas, mas podem ser encontradas em neurofibromas. Imuno-histoquímica é usada para confirmar a presença de células de Schwann e para diferenciar entre schwannomas e neurofibromas.[1,2]

Tratamento

Tratamento de massas acessíveis (forma cutânea) raramente é necessário, mas pode ser indicado por motivos cosméticas como biopsia excisional ou para remover a massa integralmente. Embora o prognóstico na maioria dos casos seja excelente, tumores com crescimento infiltrativo podem recidivar em razão da excisão incompleta de células anormais.

REFERÊNCIAS BIBLIOGRÁFICAS

1. Schöniger S, Summer BA. Vet Pathol. 2009;46:904.
2. Nielsen AB, et al. J Comp Pathol. 2007;137:224.
3. Pavarini SP, et al. Acta Vet Scand. 2013;55:7.
4. Beytut E. J Comp Pathol. 2006;134:260.

15

Doenças do Sistema Musculoesquelético

As doenças dos órgãos de suporte, incluindo os músculos, ossos e articulações, têm muito em comum, na medida em que as principais manifestações clínicas das doenças que as afetam são claudicação, falha de suporte (fraqueza), insuficiência de movimento e deformidade. A insuficiência de movimento afeta todos os músculos voluntários, incluindo aqueles responsáveis pelo movimento respiratório e mastigação, mas a claudicação e a insuficiência de apoio são as manifestações de envolvimento dos membros.

Várias classificações das doenças do sistema musculoesquelético estão em uso e se baseiam em diferenças clínicas, patológicas e etiológicas, mas a mais simples é aquela que classifica as doenças em degenerativas e inflamatórias. Este é o sistema de classificação usado neste capítulo:

- As doenças degenerativas dos músculos, ossos e articulações são distinguidas como miopatia, osteodistrofia e artropatia, respectivamente
- As doenças inflamatórias são miosite, osteíte e osteomielite, e artrite, respectivamente.

PRINCIPAIS MANIFESTAÇÕES DA DOENÇA MUSCULOESQUELÉTICA

Claudicação

Marcha ou locomoção anormal caracterizada por mancar ou não sustentar todo o peso em uma perna, geralmente associada à dor localizada no sistema musculoesquelético. A claudicação deve ser diferenciada da *ataxia*, que é uma marcha anormal caracterizada pela falta de coordenação da ação muscular, em geral por causa de uma lesão no sistema nervoso central ou periférico.

Fraqueza (paresia) é a incapacidade de manter postura e marcha normais, geralmente devido à lesão muscular ou fraqueza generalizada como consequência de estado sistêmico anormal (p. ex., choque), anormalidade metabólica (p. ex., hipocalcemia ou hipopotassemia) ou inanição. A fraqueza também pode ser causada por lesão na medula espinal ou nos nervos periféricos.

A incidência e a gravidade da claudicação nas populações de animais pecuários variam enormemente por causa das diferenças nos sistemas de manejo [pastoreio *versus* confinamento, piso de concreto *versus* piso ripado, projeto do sistema *free stall* (sistema de criação livre em camas individualizadas, corredores de acesso e pistas de distribuição de alimentos) e uso pelo gado leiteiro, frequência do casqueamento etc.], dieta, genética, idade, peso corporal e muitos outros fatores. Por exemplo, certas raças podem ser mais suscetíveis a doenças de patas e membros do que outras. A osteoartrite ocorre mais comumente em animais idosos. As doenças de membros em gado leiteiro ocorrem mais comumente no momento do parto e durante os primeiros 50 dias de lactação. Em gado leiteiro, as doenças de patas são mais comuns aos 50 a 150 dias de lactação. A etiologia frequentemente é complexa, não sendo possível estabelecer um diagnóstico etiológico definitivo. Isso torna a conduta clínica difícil e muitas vezes insatisfatória. Os custos monetários diretos relativos ao tratamento de animais claudicantes não são altos, mas o tratamento efetivo, seja de animais individuais, seja de grupos de animais, é demorado e trabalhoso. A condenação de animais ao abate por causa de lesões do sistema musculoesquelético também contribui para a perda econômica total.

A claudicação, enquanto problema de rebanho, não apenas aumenta as perdas econômicas como também dificulta a conduta clínica. Os fatores epidemiológicos que contribuem para a ocorrência de claudicação incluem:

- Lesões resultantes de superfícies do piso
- Condições de solo persistentemente úmidas e insalubres
- Superlotação e pisoteio durante o transporte e manuseio
- Dieta inapropriada
- Conformação esquelética indesejável
- Falhas na realização regular de casqueamento.

Em virtude da dificuldade inerente à diferenciação de doenças que causam claudicação e de outras anormalidades da marcha e da postura, um resumo é apresentado na Tabela 15.1. Esta não inclui a claudicação em cavalos de corrida, que é descrita em livros didáticos sobre o tema, tampouco as doenças do sistema nervoso que interferem no movimento e postura normais, discutidas no Capítulo 14.

Postura e movimento anormais

Como um grupo, as doenças do sistema musculoesquelético caracterizam-se pela redução da atividade de levantar-se e de se movimentar, e pela adoção de posturas incomuns.[1] Os movimentos anormais incluem fraqueza (flacidez) ou rigidez e falta de flexão. As posturas anormais incluem decúbito persistente, incluindo decúbito lateral. Pode haver sinais de dor quando o animal está parado, em movimento ou à palpação. Há ausência de sinais especificamente relacionados ao sistema nervoso. A diferenciação entre doenças do sistema musculoesquelético e doenças do sistema nervoso pode ser facilitada por achados bioquímicos, radiológicos ou hematológicos específicos que indicam o sistema envolvido. Achados epidemiológicos específicos podem indicar o local da lesão (que pode ser secundária) nos músculos, ossos ou articulações, conforme apresentado na Tabela 15.1.

Deformidade

A disposição, formato ou tamanho atípicos de um componente do sistema musculoesquelético constituem deformidades. Uma deformidade pode se manifestar de várias maneiras e ser causada por:

- Anormalidades de músculos e tendões:
    - Hipermobilidade congênita das articulações, hereditária e esporádica
    - Flexão ou distensão congênita de tendões dos membros, causando contratura das articulações ou hiperextensão
    - *Splayleg* ou síndrome dos membros abertos congênita hereditária, em suínos
    - Hipertrofia muscular (musculatura dupla, *doppelender*, *culard*), em bovinos

- Síndrome da assimetria de quartos traseiros adquirida, em suínos
- Anormalidades do esqueleto:
  - Nanismo – nanismo hereditário em bezerros, acondroplasia em bezerros anões; membros curtos devido a osteopetrose congênita hereditária; deficiência nutricional de manganês; bezerro *acorn* (apresenta anormalidade congênita que consiste em encurtamento dos membros, malformação do crânio, incoordenação e timpanismo intestinal)
  - Estatura gigante – gestação prolongada hereditária; não é gigantismo, apenas o animal nasce grande
  - Assimetria – altura normal da cernelha e baixa altura da pelve, na *hyena disease*, em bovinos
  - Membros – ausência completa ou parcial hereditária, amputação esporádica; curvatura dos membros no raquitismo; doença dos membros curvados (*bowie* ou *bentleg*) em ovinos intoxicados por *Trachymene* spp.
  - Cabeça – deformidade ciclópica hereditária e esporádica; probatocefalia hereditária ("cabeça de ovino"), em bezerros; bezerro tipo Buldogue, moles hereditários, rinite atrófica adquirida, em suínos
- Anormalidades articulares:
  - Anquilose congênita hereditária de bovinos, causando rigidez da flexão
  - Aumento de volume das articulações, em casos de raquitismo e artrite crônica.

Tabela 15.1 Diagnóstico diferencial de doenças do sistema musculoesquelético.

Doença e achados clínicos	Achados epidemiológicos	Patologia clínica	Achados de necropsia	Exemplos
Miastenia				
Paresia, paralisia e incoordenação	Isquemia ou suprimento reduzido de energia ou eletrólitos	Hipoglicemia, hipocalcemia, hipopotassemia, hipomagnesemia	Disfunção muscular reversível	Trombose ilíaca, toxemia, paresia puerperal, acidose láctica, algumas plantas tóxicas
Miopatia				
Marcha rígida, recusa em se mover, músculos de consistência firme; ou fraqueza, pseudoparesia; ou paralisia, dificuldade de levantar-se, andar cambaleante, músculos flácidos. Sempre bilateral, principalmente nos membros pélvicos	Muitas vezes precipitada pelo aumento súbito do trabalho muscular. Geralmente dependente da dieta e relacionada com: • Ingestão elevada de carboidratos • Ingestão deficiente de selênio/vitamina E • Ingestão de agentes miopáticos (p. ex., plantas tóxicas, óleo de fígado de bacalhau)	Elevações significativas na atividade sérica de CK e AST. Mioglobinemia e, possivelmente, mioglobinúria	Músculo branco, pálido, intumescido, com aparência de "carne de peixe"	*Equinos*: azotúria (mioglobinúria paralítica equina, rabdomiólise por esforço transitória, rabdomiólise equina, miopatia equina atípica), miosite pós-anestésica. *Suínos*: síndrome do estresse suíno, deficiência de selênio, síndrome dos membros abertos (*splayleg*) hereditária. *Bovinos*: deficiência de selênio/vitamina E (distrofia muscular enzoótica), intoxicação por *Cassia occidentalis*, *Karwinskia humboldtiana*, necrose isquêmica de decúbito. *Ovinos*: aproximadamente o mesmo; rabdomiólise por esforço
Miosite				
Inflamação aguda, inchaço, dor; se infecciosa, pode estar associada a sinais sistêmicos. A forma crônica se manifesta por atrofia, contratura da articulação, extensão incompleta	Relacionada com trauma ou doença infecciosa específica. Na forma crônica, atrofia, palidez	Semelhante à miopatia, além de resposta hematológica, quando há infecção	Hematomas, edema e hemorragia em casos agudos	Carbúnculo sintomático, carbúnculo sintomático falso (edema maligno). Miosite eosinofílica em bovinos de corte. Lesão traumática por distensão ou impacto violento no músculo
Osteodistrofia				
Marcha rígida, claudicação moderada, frequentes desvios alternados do peso do corpo entre os membros, dorso arqueado, ruído de crepitação nas articulações durante a caminhada. Recusa a se mover, baixo desempenho dos cavalos inicialmente acometidos. Animais gravemente afetados relutam em ficar de pé, ficam a maior parte do tempo deitados. Fraturas são comuns. Ossos moles à pressão digital (p. ex., ossos frontais). Deformidade óssea (p. ex., arqueamento, colapso pélvico). Fácil descolamento de tendões e ligamentos	Deficiência absoluta e/ou desequilíbrio relativo de cálcio, fósforo e vitamina D na dieta. Mais evidente nos animais em fase de rápido crescimento, de trabalho e de alta produção de leite	Evidência radiográfica de osteoporose, deformidade de linhas epifisárias, alargamento epifisário. Osteoide não ossificado subperiosteal	Osteoporose, colapso ósseo subepifisário em pontos de pressão. Fratura de ossos moles. Determinação do conteúdo de Ca, P e Mg nas cinzas dos ossos	*Bovinos*: deficiência de fósforo, doença de Marie. Hipovitaminose D. Deficiência de cálcio. Intoxicação por *Trachymene glaucifolia* (doença dos "membros curvados", *bowie* ou *bentleg*). *Equinos*: osteodistrofia fibrosa causada por dieta pobre em cálcio, ou plantas tóxicas contendo grande quantidade de oxalato (ver Intoxicação por oxalato) *Suínos*: osteodistrofia fibrosa atribuída ao baixo teor de Ca e alto conteúdo de P na dieta

(continua)

Tabela 15.1 *(Continuação)* Diagnóstico diferencial de doenças do sistema musculoesquelético.

Doença e achados clínicos	Achados epidemiológicos	Patologia clínica	Achados de necropsia	Exemplos
Osteomielite				
Dor, inchaço (pouco), toxemia, febre; pode haver drenagem de secreção pelas fístulas	Apenas aqueles associados à doença específica	Evidência radiográfica de rarefação óssea; novo crescimento ósseo	Osteomielite	Actinomicose, brucelose em suínos e bovinos. Rinite atrófica e necrótica em suínos
Artropatia (osteoartrite)				
Claudicação com dor ao caminhar, em estação e à palpação. Algum aumento, mas não macroscópico. Frouxidão nas articulações, pode haver ruptura do ligamento, crepitação	(1) Predisposição hereditária em bovinos. (2) Excesso de fósforo na dieta, deficiência relativa de cálcio. (3) Aumento muito rápido do peso corporal em jovens. (4) Alta produção de leite durante muitas lactações	Excesso de líquido acastanhado estéril com flóculos. Evidência radiológica de erosão articular, deformidade epifisária, novo crescimento ósseo periférico	Erosão da cartilagem e osso, ruptura de ligamento, novo crescimento ósseo (como epífitas) ao redor da borda da articulação. Líquido claro estéril acastanhado excessivo, contendo flóculos	*Bovinos*: doença articular degenerativa (de touros de corte jovens), osteoartrite hereditária. *Equinos*: como estágio inicial da síndrome de osteodistrofia. *Suínos*: epifisiólise dos fêmures de machos reprodutores jovens. Osteocondrose
Artrite				
Aguda: início súbito, dor intensa, muita claudicação, dor à palpação, inchaço e hipertermia nas articulações. *Crônica*: dor contínua, decúbito; se infecciosa pode haver toxemia. A articulação pode estar visivelmente inchada, mas pode apresentar aparência normal. A dor pode ser evidente apenas quando o animal permanece de pé, com peso do corpo desviado para a articulação	Mais comum em jovens, resultante de infecção umbilical e bacteriemia, ou como sequela de sepse do recém-nascido	O aspirado de líquido obtido em condições muito estéreis contém grande número de leucócitos e células somáticas. A cultura pode ser positiva, mas muitas vezes é negativa. Em casos crônicos, o líquido articular pode parecer normal	*Aguda*: inflamação ou supuração, aumento do conteúdo de fluido. *Crônica*: membrana sinovial espessada. Quantidade aumentada de líquido claro. Erosão da cartilagem articular	*Bovinos*: *Mycoplasma* spp., *Erysipelothrix rhusiopathiae*, *Streptococcus* spp. e *Staphylococcus* spp., *Escherichia coli*. *Salmonella* spp., em recém-nascido. *Brucella abortus*, *Mycoplasma* spp. e *Chlamydophila* spp. *Suínos*: *E. rhusiopathiae*, *Mycoplasma* spp. *Ovinos*: *Corynebacterium pseudotuberculosis*, *E. rhusiopathiae*, *Histophilus somni*, *Mannheimia haemolytica*, *Actinobacillus seminis*, *Chlamydophila* spp., *Mycoplasma* spp. *Equinos*: sepse, em potro
Tenossinovite, celulite, linfangite, bursite				
Inflamação de outros tecidos de sustentação. Tumefações visíveis e doloridas	Esporádicas, resultantes de trauma ou sequela localizada de infecção sistêmica	Cultura de aspirado da lesão localizada	Inflamação da região acometida. Aguda hemorrágica ou crônica supurativa	*Equinos e bovinos*: bursite – *B. abortus*; tenossinovite – *Histophilus somni* em bovinos, *Streptococcus equi* em equinos, *Histophilus somni* em ovinos
Dermatite interdigital (podridão de casco)				
Claudicação grave nas patas. Lesão local visível na junção pele – casco, odor de necrose, desuso do casco. Condições similares associadas apresentam lesões menos graves	Epidemias graves em clima úmido e quente em ovinos. Infecção telúrica. Em algumas fazendas a doença é persistente	Cultura do agente infeccioso, esfregaço profundo da lesão	Necrose de tecido mole	*Ovinos*: podridão de casco – *Bacteroides nodosus*; escaldadura da pata – *B. nodosus* avirulento; abscesso de pata – *Fusobacterium necrophorum*, *Trueperella pyogenes*; dermatite interdigital – *F. necrophorum*. *Bovinos*: podridão de casco – *F. necrophorum*, *B. nodosus*

(continua)

Tabela 15.1 (*Continuação*) Diagnóstico diferencial de doenças do sistema musculoesquelético.

Doença e achados clínicos	Achados epidemiológicos	Patologia clínica	Achados de necropsia	Exemplos
Laminite				
Dor intensa nas patas, desprendimento do casco das lâminas sensitivas, rotação de terceira falangepata. Causas metabólicas, traumáticas ou infecciosas	Esporádica, exceto o tipo infeccioso em ovinos causado por banho de imersão. Possível suscetibilidade hereditária a laminite metabólica, em bovinos	Pressão arterial muito alta. Demonstração radiológica de rotação de terceira falange	Infecção ou hemorragia/ edema, lâminas sensíveis	*Ovinos*: *Erysipelothrix rhusiopathiae* – laminite pós-imersão da pata *Equinos* – traumática, devido ao ato de bater as patas continuamente. *Todas as espécies*: metabólica, causada por dieta com alto conteúdo de grãos – em éguas com retenção de placenta e metrite
Danos ao tecido córneo do casco				
Dor intensa na pata, se as lâminas sensitivas forem afetadas. Dano óbvio ao tecido córneo	Relacionado com superfícies duras e abrasivas – suínos e gado leiteiro; região macia sob as patas – vacas estabuladas em camas úmidas	Nenhum	Lesão somente do tecido córneo da pata	*Bovinos*: apodrecimento do casco em estábulo com piso macio; desgaste da sola em concreto áspero. *Suínos*: desgaste da sola em concreto áspero, predisposto pela deficiência de biotina na dieta. *Equinos*: mal-de-casco e úlcera, em solo molhado e macio
Lesões podais traumáticas em leitões recém-nascidos				
Claudicação grave em leitões de 1 a 8 dias de idade. Contusão, congestão e edema de sola, seguidos de descamação, erosão e fissura do tecido córneo da sola; tanto as pinças quanto os dígitos acessórios são mais frequentemente lesionados na face medial; a incidência nas patas dos membros pélvicos é o dobro da dos membros torácicos; abrasões da pele das articulações do carpo são comuns, bem como dos dígitos acessórios envolvidos. Infecção bacteriana secundária ascendente, resultando em tenossinovite e artrite séptica. A maioria dos leitões se recupera após tratamento antibacteriano	Leitões recém-nascidos criados em pisos de concreto ou de ripas. A distribuição das lesões está relacionada com o comportamento dos leitões durante a amamentação, com movimentos de empurrar as patas traseiras para trás, para fora e para baixo enquanto mamam	Nenhum	Erosão, necrose, congestão, fissuras e hemorragia no tecido córneo da sola e das lâminas sensitivas dos dígitos. Tenossinovite e artrite secundárias	*Leitões*: leitões recém-nascidos criados em pisos de concreto, de metal expandido ou de ripas de plástico
Dermatite e coronite na coroa do casco				
As lesões variam desde granuloma até vesículas, erosões. Claudicação em todas as patas, mas a gravidade varia com o tipo de lesão. É essencial examinar a mucosa bucal	Surtos agudos de claudicação resultantes de coronite em qualquer espécie aumentam a suspeita de febre aftosa	Microbiologia do material da lesão local	Apenas lesões locais	*Ovinos*: febre catarral ovina, febre aftosa, estomatite vesicular, ectima, pododermatite proliferativa, dermatose ulcerativa, dermatite dos talões (*B. nodosus*), estrongiloidose. *Bovinos*: febre aftosa, estomatite vesicular, diarreia viral bovina, febre catarral maligna bovina, epiteliogênese imperfeita. *Suínos*: febre aftosa, exantema vesicular suíno, doença vesicular suína, estomatite vesicular. *Equinos*: estomatite vesicular, dermatite das quartelas, sarna corióptica

AST: aspartato aminotransferase; CK: creatinoquinase.

Fraturas espontâneas

A ocorrência de fraturas espontâneas não é comum em animais de produção, com exceção das fraturas fisárias do metacarpo e do metatarso em ruminantes jovens; geralmente, as fraturas não causadas por acidente traumático estão associadas a doenças preexistentes, como:

- Excesso de fósforo na dieta, causando osteodistrofia em equinos
- Deficiência nutricional de cálcio, causando osteodistrofia em suínos
- Deficiência nutricional de fósforo ou vitamina D em ruminantes, causando raquitismo e/ou osteomalacia; a hipervitaminose A pode ser um fator contribuinte
- Deficiência nutricional de cobre
- Intoxicação crônica por flúor.

Manifestação de dor na claudicação

A *dor musculoesquelética* pode ser causada por lacerações e hematomas musculares, miosite e lesões musculares que ocupam espaço. Osteomielite, fraturas, artrite, luxações articulares e entorses de ligamentos e tendões também são causas óbvias de dor intensa. Entre as lesões mais dolorosas, estão as lesões inflamatórias acompanhadas de inchaço dos membros causadas por lesão penetrante profunda ou, em bovinos, por extensão do apodrecimento do casco. Amputação de dígito, laminite e artrite séptica incluem-se na mesma categoria. Parece que a isquemia de músculo e a tetania muscular generalizada, como ocorre na eletroimobilização, também causam dor.

Pesquisas sobre fisiopatologia e farmacologia da dor associada à claudicação em animais indicam que os limiares para os estímulos dolorosos mudam em resposta à dor (sistema de somação temporal), e essa mudança é observada como uma indicação de alteração na função nervosa ou no processamento nociceptivo em graus mais altos. Em rebanhos de ovinos com claudicação grave como consequência da podridão de casco, os ovinos afetados mostraram um limiar menor para um estímulo nociceptivo mecânico do que o limiar dos animais controles correspondentes, e seus limiares permaneceram baixos quando os animais foram testados 3 meses depois, após a aparente resolução das lesões podais. Assim, a hiperalgesia persistiu em ovinos com claudicação grave por pelo menos 3 meses. Sugeriu-se que os receptores de N-metil-D-aspartato estejam envolvidos no desenvolvimento dessa hipersensibilidade de longo prazo. Achados semelhantes foram relatados em novilhas leiteiras com lesões de unhas durante o período periparto.

Alívio da dor musculoesquelética

Vários fatores relacionados ao alívio da dor em animais pecuários são importantes. O custo sempre foi um impedimento para o uso de anestésicos locais e de analgésicos, porém a mudança de atitude fez com que a necessidade de controlar a dor se tornasse mais evidente. O tratamento da lesão causadora é uma prioridade importante, mas a lesão pode continuar dolorida por períodos variáveis de tempo.[2] O alívio e o controle da dor devem ser uma preocupação fundamental. Detalhes sobre o uso de analgésicos são apresentados no Capítulo 4.

REFERÊNCIAS BIBLIOGRÁFICAS

1. Shearer JK, et al. Vet Clin North Am Food A. 2012; 28:535.
2. Shearer JK, et al. Vet Clin North Am Food A. 2013; 29:135.

Exame do sistema musculoesquelético

O exame clínico do sistema musculoesquelético e das patas de animais de produção inclui os exames especiais mencionados a seguir.

Avaliação da marcha e da conformação

A inspeção da marcha do animal é necessária para localizar o sítio de origem da claudicação. A avaliação da conformação pode fornecer pistas sobre os fatores que podem contribuir para a claudicação. Informações relacionadas à marcha e anormalidades do sistema nervoso são apresentadas no Capítulo 15. Os detalhes sobre o exame de animais de produção com claudicação estão disponíveis nos livros didáticos sobre claudicação em cavalos e bovinos. A avaliação da marcha auxiliada por computador (cinemática) e da carga no casco (utilizando placas de força) são comumente usadas em medicina equina, e vêm sendo cada vez mais utilizadas em pesquisas relacionadas à claudicação em bovinos e suínos.[1]

Exame físico detalhado

Um exame físico atento e detalhado da área acometida é necessário para localizar a lesão. Inclui movimentos passivos dos membros para identificar fraturas, luxações e dor ao movimento. Os músculos podem ser palpados em busca de evidências de aumento de volume, dor ou atrofia.

Radiografia

A radiografia ainda é um método diagnóstico extremamente útil nas osteopatias e artropatias, bem como nas tumefações de tecidos moles dos membros, as quais não podem ser facilmente avaliadas durante o exame físico. Informações radiográficas detalhadas sobre a cápsula articular, cavidade articular ou cartilagem articular podem ser obtidas por meio de artrografia negativa (ar), positiva ou com duplo contraste.

Atualmente, a ampla disponibilidade de sistemas de imagem digital [radiografia digital direta (RDD)] permite que as radiografias sejam imediatamente examinadas no local, e não somente após a manipulação na clínica. Isso assegura a obtenção de imagens de boa qualidade em todas as projeções e o uso de informações em tempo real para direcionar o tratamento.[2] O preço dos aparelhos de radiografia digital tem diminuído, mas ainda é alto comparativamente ao da ultrassonografia.

Ultrassonografia

A maioria das clínicas veterinárias de animais de grande porte possui um aparelho de ultrassonografia utilizado no exame transretal para diagnóstico de gestação em vacas e éguas, e no exame transabdominal para diagnóstico de gestação em ovinos e cabras. Na fazenda, o uso desses aparelhos, com transdutor linear de 5 ou 7,5 MHz, é um procedimento rápido para avaliar doenças musculoesqueléticas, dos tendões e das articulações. A ultrassonografia é um exame mais barato e fornece informações diferentes daquelas obtidas por radiografia, além de ser menos invasiva que a aspiração e a análise do líquido articular. Há disponibilidade de informações detalhadas sobre o uso de ultrassonografia no diagnóstico de enfermidades musculoesqueléticas em bovinos.[3,4] Avanços recentes na tecnologia da ultrassonografia, incluindo imagens harmônicas, imagens compostas, imagens tridimensionais (3D), elastografia e imagens de fusão, aumentaram a utilidade clínica da ultrassonografia na prática ambulatorial.[5,6]

Em bovinos, o exame ultrassonográfico da região do joelho foi efetivo na obtenção de imagens dos ligamentos colaterais e patelares homogeneamente ecogênicos, do tendão combinado do músculo extensor longo dos dedos e do músculo fibular terceiro, do tendão poplíteo, da cartilagem articular anecoica da tróclea femoral, dos meniscos ecogênicos e das superfícies ósseas hiperecoicas – todos visualizados com sucesso. Os limites das bolsas das articulações femorotibiais medial e lateral foram parcialmente identificados apenas quando havia pequena quantidade de líquido anecoico nessas bolsas. A principal indicação da ultrassonografia do joelho de bovinos é a avaliação de doenças sépticas e traumáticas agudas na região, condições em que os sinais radiográficos característicos frequentemente são inespecíficos ou ausentes. Em bovinos vivos, não é possível visualizar os ligamentos cruzados. No entanto, esses ligamentos são identificados por ultrassonografia em equinos, nos quais a flexão do membro pélvico é um procedimento de rotina necessário para a identificação dessas estruturas.

A principal indicação do exame ultrassonográfico da região do carpo em bovinos é a avaliação de doenças sépticas e traumáticas das articulações do carpo e das bainhas dos tendões. Cada tendão e cada bainha tendinosa da região do carpo devem ser examinados separadamente. Recomenda-se o uso de uma almofada de apoio, que possibilita a adaptação do transdutor rígido aos contornos do carpo. As bolsas articulares do carpo e os lúmens das bainhas dos tendões não são claramente definidos em bovinos saudáveis. Assim, a capacidade de visualizar essas estruturas indica a presença de efusão sinovial. Imagens ultrassonográficas podem ser usadas para diferenciar as alterações patológicas nas estruturas dos tecidos moles das bainhas dos tendões flexores digitais de bovinos.

A ultrassonografia é um procedimento auxiliar valioso no diagnóstico de artrite séptica. A efusão articular, um dos primeiros sinais de artrite séptica, a localização precisa de tumefações de tecidos moles, a extensão e a caraterística da efusão articular, e o envolvimento de cavidades sinoviais periarticulares concomitantes, ou outras estruturas de tecidos moles, podem ser visualizados por meio de ultrassonografia. A ultrassonografia pode mostrar pequenos fragmentos hiperecoicos na articulação, cuja aparência é altamente heterogênea. O líquido sinovial normal é anecoico e aparece preto na imagem ultrassonográfica. Uma aparência turva geralmente está associada à presença de pus.

A ultrassonografia foi usada para avaliar a anatomia das articulações do cotovelo, do carpo, do boleto e do joelho de ovinos clinicamente normais, utilizando um transdutor linear de 7,5 MHz, com almofada de apoio. As estruturas anatômicas que puderam ser consistentemente identificadas em articulações de ovinos normais foram ossos, cartilagem articular, ligamentos e tendões. Em ovinos com artrite/sinovite crônica, o espessamento macroscópico da cápsula articular é visto como uma faixa hiperecoica de até 20 mm de espessura.

Artrocentese e interpretação do exame do líquido sinovial

O líquido articular é coletado por meio da punção, com agulha, da cavidade articular (artrocentese) e examinado quanto à presença de células, alterações bioquímicas do líquido e presença de microrganismos infecciosos.

A análise do líquido sinovial é um requisito fundamental para diferenciar artrite séptica de artrite degenerativa; os parâmetros avaliados estão resumidos na Tabela 15.3. Em pesquisas, foram avaliados vários biomarcadores inflamatórios no líquido sinovial, mas a contagem absoluta e relativa de leucócitos, a contagem de hemácias, a concentração de proteína total e o índice de viscosidade geralmente fornecem informações suficientes para o uso clínico.

A artrocentese pode resultar em contaminação da articulação com pelos ao introduzir uma agulha 20 G. A inserção oblíqua da agulha reduz essa contaminação, comparativamente à introdução perpendicular.[6] A inserção de uma agulha espinal, com estilete, também reduz a contaminação da articulação com pelos, comparativamente à inserção sem o estilete. Relata-se maior risco de contaminação com pelos após artrocentese com a utilização de agulha de maior diâmetro (19 G), comparado ao uso de agulha 20 G.[7]

Artroscopia

Existem endoscópios especiais para inspeção da cavidade e da superfície articulares (artroscopia). Atualmente, o emprego de artroscopia, diagnóstica e cirúrgica, é uma prática comum em medicina equina especializada. A artroscopia cirúrgica está rapidamente substituindo a artrotomia convencional, na correção de várias condições cirúrgicas comuns do sistema musculoesquelético dos equinos. Quando o procedimento é realizado por um artroscopista experiente, é possível a quantificação precisa de lesões do carpo de equinos. Após a cirurgia, o tempo de convalescença é menor e a aparência estética é melhor, em comparação com a artrotomia. Amostras obtidas por biopsia da membrana sinovial podem ser submetidas ao exame histológico e à cultura de microrganismos infecciosos, para fornecer informações diagnósticas úteis. A artroscopia cirúrgica vem sendo cada vez mais utilizada em hospitais de referência para bovinos.[8]

Bioquímica sérica e enzimologia

Diante da suspeita de patologia óssea ou muscular, pode ser útil mensurar a concentração sérica de cálcio e fósforo, bem como a atividade sérica de fosfatase alcalina e de duas enzimas derivadas do músculo, creatinoquinase (CK) e aspartato aminotransferase, esta última também conhecida como transaminase glutâmico oxalacética (TGO). Tanto a creatinoquinase como a aspartato aminotransferase são indicadores sensíveis de dano às células musculares; ademais, a creatinoquinase também é específica para lesão muscular. Foram desenvolvidas equações que relacionam a alteração na atividade de creatinoquinase sérica com a quantidade (gramas) de tecido muscular esquelético lesionado; essa metodologia deve ser aplicada de maneira extensa no manejo clínico de animais pecuários com lesão musculoesquelética, porque é suficientemente sensível para detectar dano ao músculo esquelético resultante de injeção intramuscular (IM) de antibiótico.[9]

Outros indicadores bioquímicos séricos de lesão muscular usados em estudos experimentais incluem mioglobina, uma proteína de baixo peso molecular que é marcador precoce de dano muscular; miosina, uma proteína de alto peso molecular; e 3-metil-histidina, um aminoácido modificado pós-translação liberado após degradação de miosina ou actina.[9] Em animais normalmente hidratados e com função renal normal, é importante lembrar que a concentração sérica de creatinina é um índice útil na avaliação da massa de músculos esqueléticos. Isso é abordado com mais detalhes no Capítulo 13.

As concentrações séricas de cálcio e fósforo e a atividade sérica de fosfatase alcalina são indicadores, muito menos sensíveis, de osteodistrofia.

Biopsia muscular

A biopsia muscular pode ser útil para exames microscópicos e histoquímicos.

Termografia por infravermelho

Tem sido cada vez mais empregada no diagnóstico de doenças inflamatórias de músculos e tendões, visto que o calor localizado na inflamação aguda pode ser detectado por uma câmera capaz de formar a imagem do espectro infravermelho.[10-12]

Cintilografia nuclear

A varredura óssea marcada com tecnécio está disponível há décadas nas principais instituições de referência, mas o uso de cintilografia nuclear diminuiu em função da maior disponibilidade e resolução dos equipamentos de ultrassonografia e de ressonância magnética. No entanto, a cintilografia ainda é um método valioso no diagnóstico de osteopatias como a osteomielite na coluna vertebral de equinos e bovinos adultos, diante de uma lesão circundada por uma grande massa de músculos sobrepostos.[13]

Imagem por ressonância magnética

Cada vez mais utilizada no diagnóstico de doença musculoesquelética e em pesquisas relacionadas.[14,15] Como uma modalidade de imagem de secção transversal, proporciona um contraste tecidual excepcional e múltiplas projeções da região de interesse. Em virtude do alto custo de aquisição e manutenção dos equipamentos de ressonância magnética, essa modalidade só está disponível em grandes centros de referência e, mesmo assim, devem-se utilizar mesas especialmente construídas para permitir a obtenção de imagens de equinos e bovinos adultos, sob anestesia geral. Imagens de alta qualidade geralmente podem ser obtidas do carpo e jarrete até o casco ou pata. Preveem-se avanços rápidos na aplicação clínica da ressonância magnética no diagnóstico de lesões musculoesqueléticas específicas em equinos, como lesão à cartilagem e doença navicular.[14,15]

Tomografia computadorizada

A tomografia computadorizada (TC) não tem sido muito utilizada como parte do exame clínico do tecido musculoesquelético.

A perspectiva é a de que os contínuos avanços na tecnologia de ressonância magnética continuarão a fazer desta a tecnologia anatômica preferida, apesar do desenvolvimento de aparelhos de tomografia computadorizada, na Europa, que possibilitam o adequado posicionamento em pé do cavalo.[16]

Histórico nutricional

Como as osteodistrofias e miopatias mais importantes são de origem nutricional, deve-se obter um minucioso histórico nutricional. O histórico deve incluir uma análise da dieta e a determinação da ingestão total de cada nutriente, inclusive das proporções entre os nutrientes contidos na dieta.

Ambiente e alojamento

Quando surtos de claudicação ocorrem em bovinos, ovinos, caprinos e suínos estabulados, a qualidade do piso deve ser examinada para avaliar a possibilidade de lesões relacionadas.

REFERÊNCIAS BIBLIOGRÁFICAS

1. Stavrakakis S, et al. Livestock Sci. 2014;165:104.
2. Nelson NC, Zekas LJ. Vet Clin Equine. 2012;28:483.
3. Kofler J. Vet Clin North Am Food A. 2009;25:687.
4. Kofler J, et al. Vet Clin North Am Food A. 2014;30:11.
5. Neelis DA, Roberts GD. Vet Clin Equine. 2012; 28:497.
6. Wahl K, et al. Vet Surg. 2012;41:391.
7. Waxman SJ, et al. Vet Surg. 2015;44:373.
8. Lardé H, Nichols S. Vet Clin North Am Food A. 2014;30:225.
9. Lefebvre HP, et al. Vet Res. 1996;27:343.
10. Stokes JE, et al. Vet J. 2012;193:674.
11. Alsaaod M, et al. Vet J. 2014;199:281.
12. Alsaaod M, et al. Sensors (Basel). 2015;15:14513.
13. Selberg K, Ross M. Vet Clin Equine. 2012;28:527.
14. Winter MD. Vet Clin Equine. 2012;28:599.
15. Pease A. Vet Clin Equine. 2012;28:637.
16. van Weeren PR, Firth EC. Vet Clin Equine. 2008; 24:153.

DOENÇAS DOS MÚSCULOS

Miastenia (astenia musculoesquelética)

O diagnóstico diferencial de paresia, paralisia e incoordenação deve incluir fraqueza de músculo esquelético não relacionada com hipotonia neurogênica primária ou lesão muscular permanente, inclusive miopatia e miosite. A maioria das síndromes que se enquadram nesse grupo de miastenia foi descrita, em detalhes, em outras partes deste livro e são aqui mencionadas resumidamente apenas para completar a lista de anormalidades do músculo esquelético que interferem na marcha e na postura do animal. Diferentemente de miopatia e miosite, são anormalidades reversíveis.

As causas comuns de miastenia em animais de produção incluem:

- *Isquemia*, na trombose ilíaca, em equinos e bezerros neonatos, e em vacas com paresia da parturiente, após decúbito. O estágio final é a mionecrose; a doença não é reversível

- *Efeito metabólico nas fibras musculares* – as causas incluem hipopotassemia, hipocalcemia e, possivelmente, hipofosfatemia (paresia da parturiente, em vacas-leiteiras), hipomagnesemia (na tetania da lactação), hipoglicemia de leitões suínos recém-nascidos, e acidemia láctica após sobrecarga de grãos

- *Toxinas* – a toxemia generalizada é uma causa. Além disso, muitas toxinas vegetais atuam na atividade dos músculos esqueléticos. Embora na maioria dos casos o modo de ação da toxina seja desconhecido (a hipoglicina A é uma exceção notável), as toxinas foram listadas como neurotoxinas.

Miopatia

O termo *miopatia* descreve a degeneração não inflamatória do músculo esquelético, caracterizada clinicamente por fraqueza muscular e patologicamente por degeneração hialina das fibras musculares. As atividades séricas de algumas enzimas musculares estão elevadas e mioglobinúria é uma ocorrência simultânea comum.

Etiologia e epidemiologia

As miopatias mais importantes em animais de produção são consequências de deficiências nutricionais de vitamina E e selênio, bem como dos efeitos de atividade física não habitual. Diferentemente, em humanos, as distrofias musculares são decorrência de defeitos hereditários dos músculos ou de lesões degenerativas causadas pela interrupção do estímulo nervoso. As miopatias de músculo esquelético podem ser classificadas como primárias e secundárias.

Uma análise retrospectiva dos registros de casos em um hospital universitário veterinário durante um período de 9 anos revelou que a miopatia mais comum em equinos era o distúrbio muscular associado ao exercício (69%). O restante dos casos consistia em síndrome pós-exaustão (9%), miopatia infecciosa (11%), miopatia imunológica (6%), miopatia nutricional (5%) e paralisia periódica hiperpotassêmica (2%).

As principais causas de miopatia em animais de produção e seus determinantes epidemiológicos são descritos a seguir.

Distrofia muscular nutricional enzoótica

A deficiência nutricional de vitamina E e/ou selênio é uma causa comum de distrofia muscular nutricional enzoótica em bezerros, cordeiros, potros e leitões jovens. Os fatores que intensificam ou precipitam o início da doença incluem crescimento rápido, ácidos graxos altamente insaturados na dieta e atividades físicas às quais os animais não estavam habituados. A doença também ocorre em cavalos adultos.

Rabdomiólise por esforço ou pós-exercício

A rabdomiólise por esforço ou pós-exercício não é considerada consequência da deficiência de vitamina E (selênio); manifesta-se como mioglobinúria paralítica equina (síndrome *tying-up*, azotúria) em cavalos submetidos à atividade física incomum ou ao treinamento insuficiente. Também ocorre em ovinos perseguidos por cães, em bovinos depois de correrem descontroladamente por vários minutos e em animais selvagens após procedimentos de captura (miopatia pós-captura).

Miopatia atípica equina (miopatia da pastagem sazonal)

A miopatia atípica equina, originalmente denominada *mioglobinúria atípica*, foi renomeada como *miopatia atípica* de modo a refletir o processo patológico primário, em vez do possível sinal clínico. Os primeiros casos da doença foram relatados no Reino Unido; depois de um grande surto no norte da Alemanha, no outono de 1995, até hoje a doença é diagnosticada na maior parte da Europa. Uma doença similar foi relatada nos EUA e denominada *miopatia da pastagem sazonal*. Casos também foram relatados na Austrália e na Nova Zelândia.

Os cavalos acometidos na pastagem manifestam início súbito de sinais clínicos compatíveis com miopatia aguda não relacionada com o exercício. A toxina causadora parece ser a *hipoglicina A*, presente nas sementes de bordo.

Miopatia por armazenamento de polissacarídeos em equinos

Doença metabólica reconhecida com frequência crescente em muitas raças de equinos. É verificada em cavalos Quarto-de-Milha, Appaloosa e cavalos aparentados da raça Paint. A doença compreende um grupo de doenças com sinais clínicos e patológicos semelhantes, mas com etiologias diferentes. Alguns cavalos, incluindo aqueles da raça Percheron e cavalos de tração belgas, têm uma mutação no gene da glicogênio sintase 1 (GYS1), que interfere no metabolismo de carboidratos.

Metabólica

A paralisia periódica hiperpotassêmica ocorre em algumas linhagens de cavalos Quarto-de-Milha norte-americanos de exposição.

Miopatia degenerativa

Verificada em bezerros, ovinos e caprinos recém-nascidos infectados pelo vírus Akabane durante a vida intrauterina.

Miopatias hereditárias

A *síndrome do estresse suíno*, agora discutida sob esse título, consiste na constatação de uma carne suína pálida, mole e exsudativa por ocasião do abate, e de hipertermia maligna após anestesia com halotano. Suínos de alguns tipos sanguíneos têm sido usados como preditores de suscetibilidade ao estresse; em suínos da raça Piétrain, a hipertermia maligna é predeterminada geneticamente. Assim, a maioria dessas miopatias de suínos é hereditária e o estresse decorrente de transporte, a superlotação e o manejo no abate desencadeiam a lesão e morte rápida.

Acredita-se que a *miopatia congênita dos bezerros da raça Pardo-Suíço*, ou *Braunvieh*, seja hereditária. Os bezerros afetados tornam-se progressivamente fracos e deitam dentro de 2 semanas após o nascimento.

A *musculatura dupla, em bovinos,* e a *síndrome dos membros abertos (ou splayleg), em leitões suínos recém-nascidos*, também são consideradas hereditárias. Foi relatado o caso de um potro com *miopatia distrofia-símile*, semelhante à distrofia muscular humana. Acredita-se que a *distrofia dos músculos diafragmáticos* em bovinos adultos da raça Meuse-Rhine-Issel seja hereditária. A *xantose* é uma patologia que ocorre nos músculos esqueléticos e cardíacos de bovinos, e caracteriza-se por uma iridescência verde.

Agentes tóxicos

Certas miopatias são causadas por plantas tóxicas, como *Cassia occidentalis*, *Karwinskia humboldtiana*, *Ixioloena* spp., *Geigeria* spp. e tremoços. Um caso especial é a calcinose enzoótica, que acomete todos os tecidos, especialmente os músculos; os principais sintomas são musculares. É causada pela intoxicação por *Solanum malacoxylon*, *Tricetum* spp. e *Cestrum* spp. Outro caso especial é a miopatia atípica equina.

Isquemia

A mionecrose isquêmica ocorre nos músculos da coxa de bovinos que permanecem em decúbito por aproximadamente 48 h ou mais. A trombose ilíaca, em cavalos, é causa importante de miopatia isquêmica; também foi relatada em bezerros recém-nascidos.

Neurogênica

A atrofia muscular neurogênica ocorre esporadicamente como resultado de lesão traumática e subsequente degeneração ou interrupção completa do estímulo nervoso ao músculo esquelético. Acredita-se que a miopatia notada na artrogripose causada pelo vírus Akabane seja devida a lesões de neurônios motores inferiores que inervam os músculos acometidos. Aventa-se a possibilidade de que bovinos com hipertrofia muscular sejam mais suscetíveis aos efeitos do exercício e à ocorrência de distrofia muscular aguda. Em equinos, a paralisia do nervo supraescapular (*sweeney*) é uma neuropatia traumática resultante da compressão do nervo contra a borda cranial da escápula.

Neoplasias

Neoplasias do músculo estriado são incomuns em animais. Os rabdomiossarcomas são relatados em equinos, nos quais envolvem o diafragma e causam perda de peso corporal, anorexia e dificuldade respiratória.

Patogênese

Miopatia primária

Na maioria dos casos de miopatia primária, a alteração característica varia de degeneração hialina a necrose de coagulação, afetando particularmente os fortes músculos da coxa e o diafragma. As lesões miocárdicas também são comumente associadas à degeneração do músculo esquelético e, quando graves, causam morte rápida, em poucas horas ou dias. Os efeitos evidentes das lesões consistem em graus variáveis de fraqueza muscular, dor muscular, decúbito, andar rígido, incapacidade de movimentação dos membros e insuficiência respiratória e circulatória.

Na distrofia muscular nutricional primária associada à deficiência de vitamina E e/ou selênio, ocorre lipoperoxidação das membranas celulares das fibras musculares, resultando em degeneração e necrose. A lesão é verificada apenas nas fibras musculares, e as alterações histológicas e bioquímicas que ocorrem no músculo são notavelmente semelhantes, independentemente da causa. Notam-se variações na lesão histológica que, no entanto, indicam sobretudo alterações em sua gravidade e rapidez de início, mais do que diferentes etiologias.

Mioglobinúria

Em razão da necrose muscular, a mioglobina é excretada na urina, sendo a *nefrose mioglobinúrica* uma complicação importante, particularmente na miopatia primária aguda. O grau de mioglobinúria depende da gravidade da lesão – os casos agudos resultam em mioglobinúria relevante –, da idade e da espécie dos animais acometidos. Cavalos adultos com miopatia podem liberar grande quantidade de mioglobina, resultando em urina marrom-escura. Bovinos com cerca de 1 ano de idade com miopatia liberam quantidade moderada de mioglobina e a urina pode ou não ser amarronzada; bezerros com distrofia muscular nutricional enzoótica grave podem apresentar urina macroscopicamente normal. Em todas as espécies, o limiar renal da mioglobina é tão baixo que não se constata alteração de cor no soro.

Enzimas musculares

Uma constatação bioquímica importante na miopatia é o aumento da liberação de enzimas musculares durante a lise dessas células. Na miopatia, tanto a atividade sérica de creatinoquinase quanto a de transaminase glutâmico oxalacética se elevam; a creatinoquinase, particularmente, é um indicador mais específico e confiável de lesão muscular aguda. Grande quantidade de creatinina também é liberada na urina, após miopatia.

Rabdomiólise por esforço

Em equinos com rabdomiólise por esforço, nota-se aumento da glicólise, com depleção de glicogênio muscular, acúmulo de grande quantidade de lactato no músculo e no sangue, e degeneração hialina de miofibras. As fibras musculares acometidas apresentam maior conteúdo de glicogênio no estágio agudo da síndrome *tying-up* do que nos estágios finais, sugerindo um maior armazenamento de glicogênio na fase inicial da doença, em comparação com os equinos saudáveis normais. Durante exercício forçado, ocorre hipoxia muscular local e oxidação anaeróbica, resultando em acúmulo de lactato e degeneração miofibrilar. Em equinos, a patogênese da miosite pós-anestésica é incerta. Em cavalos que desenvolvem miopatia pós-anestésica, verifica-se hiperemia pós-isquêmica significativa. Em equinos com miopatia por armazenamento de polissacarídeos, pode ocorrer decúbito pós-anestesia.

Tipos de fibras musculares acometidas

Na maioria dos animais, o músculo esquelético é composto por uma mistura de fibras com diferentes características contráteis e metabólicas. As fibras de contração lenta são denominadas fibras de contração lenta ou do tipo I, e aquelas com tempo de contração rápida são conhecidas como fibras de contração rápida ou do tipo II. Histoquimicamente, as fibras de tipos I e II podem ser diferenciadas pela coloração da ATPase miofibrilar. As fibras do tipo II podem ser subagrupadas nos tipos IIA e IIB, com base em pré-incubações ácidas. Várias características diferentes dessas fibras musculares foram estudadas em equinos. A porcentagem de cada tipo de fibra presente e a composição das fibras musculares apresentam variações dependentes de antecedentes genéticos, idade e estágio de treinamento. Também há variações nas fibras musculares dentro de um músculo e entre diferentes músculos. As características histoquímicas das fibras musculares equinas foram examinadas e constatou-se que:

- As fibras do tipo I são caracterizadas por alta capacidade aeróbica, em comparação com aquelas do tipo IIA
- As fibras do tipo IIA são mais glicolíticas e possuem alta capacidade aeróbica, bem como capacidade anaeróbica moderada a alta
- As fibras do tipo IIB são caracterizadas por uma capacidade aeróbica relativamente baixa e capacidade anaeróbica relativamente alta; ademais, são glicolíticas.

Foram examinadas as características histoquímicas da coloração do músculo esquelético de equinos normais, servindo como um padrão para comparação com dados obtidos em músculos esqueléticos lesionados.

Miopatia secundária resultante de isquemia

Na miopatia secundária resultante de isquemia pode haver múltiplas áreas focais de necrose, o que causa fraqueza muscular e resulta em aumento das enzimas musculares no soro sanguíneo. O grau de regeneração com miofibras depende da gravidade da lesão. Ocorre alguma regeneração, mas há uma considerável substituição tecidual. Na trombose aórtica e ilíaca, em bezerros com menos de 6 meses de idade, ocorre necrose segmentar aguda a crônica de alguns músculos esqueléticos, bem como necrose de coagulação em outros.

Atrofia muscular neurogênica

Na atrofia neurogênica ocorre paralisia flácida, diminuição acentuada da massa muscular total e degeneração de miofibras, com falha na regeneração, exceto se o estímulo nervoso for restabelecido pelo menos parcialmente.

Achados clínicos

As miopatias nutricionais associadas à deficiência de vitamina E e/ou selênio são mais comuns em animais jovens, em fase de crescimento rápido, podendo ocorrer na forma de surto, particularmente em bezerros e cordeiros. Os detalhes são apresentados sob o título "Deficiência de selênio e/ou vitamina E".

Miopatia primária

Em termos gerais, na miopatia primária aguda há início súbito de fraqueza e pseudoparalisia dos músculos acometidos, causando paresia e decúbito, em muitos casos acompanhado de insuficiência respiratória e circulatória. Os animais afetados geralmente permanecem espertos e alertas, mas podem parecer com dor. A temperatura em geral é normal, mas pode apresentar elevação discreta em casos graves de miopatia primária. Arritmia cardíaca e taquicardia podem ser evidentes, enquanto equinos adultos e bovinos com cerca de 1 ano de idade apresentam mioglobinúria. Nos casos agudos, os músculos esqueléticos afetados podem se apresentar inchados, enrijecidos e com consistência de borracha, contudo, na maioria dos casos, é difícil detectar anormalidades significativas durante a palpação. Nos casos de miopatia primária aguda, os animais podem morrer dentro de 24 h após o aparecimento dos sinais clínicos.

Miopatia nutricional aguda

Embora a miopatia nutricional aguda de equinos ocorra mais comumente em potros desde o nascimento até aos 7 meses de idade, os equinos adultos também podem apresentar miodegeneração distrófica aguda. Nota-se rigidez e dor muscular, mioglobinúria, edema de cabeça e pescoço, decúbito e morte em poucos dias. Há relato de um caso especial de miopatia em potros lactentes da raça Puro-Sangue Inglês, com até 5 meses de idade. A doença é verificada em potros que correm no pasto com suas mães, na primavera e no verão, e não está associada a exercícios excessivos. Nos casos hiperagudos, constatam-se início súbito de abatimento, rigidez, relutância em se mover e prostração, com morte em 3 a 7 dias. Letargia e andar rígido são características de casos menos agudos. Há, também, inchaço marcante e consistência firme do tecido subcutâneo na base da crina e nos músculos glúteos. Pode haver salivação excessiva, descamação do epitélio lingual e consistência firme semelhante à de uma tábua nos músculos masseteres. Os potros não conseguem mamar devido à incapacidade de virar o pescoço. Em casos brandos, ocorre recuperação espontânea, porém a maioria dos potros gravemente acometidos morre.

Há relato de miopatia nutricional grave nos músculos masseteres em um garanhão Quarto-de-Milha de 6 anos de idade. Os músculos masseteres estavam inchados e doloridos, e havia exoftalmia e quemose com protrusão das terceiras pálpebras. A boca podia ser aberta apenas levemente e os esforços mastigatórios eram fracos. A enzimologia sérica indicou diagnóstico de distrofia muscular nutricional; as concentrações de vitamina E e selênio no sangue e na ração eram normais.

Rabdomiólise por esforço transitória (síndrome *tying-up*)

Na síndrome *tying-up*, em cavalos, nota-se início muito repentino de dor muscular, 10 a 20 min depois do exercício. Há sudorese abundante e a intensidade da dor varia de leve, em que o cavalo caminha com passos curtos e membros arrastados, até dor aguda, em que o animal reluta muito para realizar qualquer movimento. Em casos graves, os cavalos não conseguem mover as patas traseiras e desenvolvem inchaço e rigidez dos músculos da garupa. A mioglobinúria é uma ocorrência comum.

Miosite pós-anestésica

Cavalos com miosite pós-anestésica apresentam dificuldade considerável de se mover durante a recuperação da anestesia. A recuperação é demorada e, quando são feitas tentativas iniciais de levantar apoiando-se nas patas, notam-se rigidez lombar, dor e dificuldade em sustentar o peso. Alguns cavalos afetados conseguem ficar em pé por várias horas, desde que sustentados por uma tipoia. Os membros podem estar rígidos e os músculos firmes à palpação. Em casos graves, a temperatura começa a subir – lembrando um quadro de hipertermia maligna. Outros achados clínicos incluem ansiedade, taquicardia, sudorese profusa, mioglobinúria e taquipneia. O animal pode morrer dentro de 6 a 12 h. Para alguns cavalos, a eutanásia é a única solução. Na forma mais branda da síndrome, os cavalos acometidos conseguem ficar em pé, mas com rigidez muscular e dor intensa por alguns dias.

Rabdomiólise por esforço

Em equinos, os achados clínicos são *variáveis*, desde baixo desempenho até decúbito e morte. Os sintomas podem ser discretos, com resolução espontânea dentro de 24 h, ou graves e progressivos.

A *manifestação habitual* é verificada em éguas de corrida jovens (2 a 5 anos de idade), com episódios recorrentes de marcha rígida pós-exercício. O desempenho do animal não corresponde à expectativa, exibindo uma *marcha com passos curtos* que pode ser confundida com claudicação na região inferior dos membros. O cavalo pode relutar em se mover quando colocado na baia, ficar apreensivo, parar de se alimentar e, com frequência, desviar o peso para outro membro. Cavalos mais gravemente acometidos podem não ser capazes de continuar a se exercitar, ter os *músculos enrijecidos e doloridos* (geralmente os músculos glúteos), manifestar sudorese excessiva, ficar apreensivos, recusar-se a andar, e apresentar taquicardia e taquipneia. Podem apresentar hipertermia. Em muitos cavalos gravemente afetados notam-se sintomas compatíveis com dor abdominal. A urina vermelho-escura (mioglobinúria) é um achado inconsistente. Os cavalos gravemente afetados podem permanecer deitados, incapazes de se levantar.

Em equinos, ocorrem diversas manifestações de miopatia por armazenamento de polissacarídeo. Todas as manifestações estão relacionadas à disfunção; notam-se dor, fraqueza, necrose de fibras segmentares, rigidez muscular, espasmo, atrofia ou qualquer combinação desses sintomas. Os músculos mais severamente afetados são os fortes músculos da garupa, da coxa e do dorso, incluindo os músculos glúteos, semimembranosos, semitendinosos e longuíssimo dorsal.

Na rabdomiólise por esforço em ovinos perseguidos por cães, os animais afetados deitam, não conseguem ficar de pé e parecem exaustos; é comum notar mioglobinúria. Geralmente esse quadro é seguido de morte. Um quadro clínico semelhante é verificado em bovinos que correm descontroladamente por vários minutos.

Paralisia periódica hiperpotassêmica

Inicialmente, há um período breve de miotonia com prolapso de terceira pálpebra. Em casos graves, o cavalo permanece em decúbito e a miotonia é substituída por flacidez. Ocorre sudorese e fasciculações musculares generalizadas aparentes, com contração simultânea de grandes grupos de fibras musculares, aleatoriamente. O animal permanece esperto e alerta, e responde a ruídos e estímulos dolorosos. Em casos mais brandos, os equinos afetados permanecem estacionados e notam-se fasciculações musculares generalizadas evidentes no pescoço, ombro e flancos. Verifica-se tendência de o animal se manter parado com os membros abertos. Quando o cavalo é solicitado a se mover, os membros podem se dobrar e o animal parece fraco. O cavalo é incapaz de levantar a cabeça, geralmente não se alimenta e pode bocejar repetidamente no início de um episódio. Durante os episódios, a concentração sérica de potássio encontra-se acima do normal.

Miopatia secundária resultante de isquemia

Na miopatia secundária resultante de isquemia (p. ex., na síndrome da vaca caída), o animal acometido é incapaz de levantar, e os membros pélvicos acometidos comumente são direcionados para trás, em posição de "pernas de sapo". Em geral, o apetite e o estado mental são normais. À palpação, não é possível notar qualquer anormalidade muscular. A maioria das vacas se recupera em poucos dias quando submetidas ao tratamento de suporte, leito adequado e prevenção de isquemia adicional por meio de rolamento frequente do animal.

Em bezerros com trombose das artérias aorta e ilíaca, há um início agudo de paresia ou paralisia flácida de um ou ambos os membros pélvicos. Os membros afetados apresentam hipotermia e diminuição dos reflexos espinais e da força do pulso arterial. O diagnóstico pode ser definido mediante angiografia. Quando não tratados, os bezerros acometidos morrem ou são submetidos à eutanásia.

Atrofia neurogênica

Na atrofia neurogênica há perda acentuada da massa muscular total, paralisia flácida, perda dos reflexos tendinosos e falha de regeneração. Quando há envolvimento de grandes massas musculares (p. ex., músculo quadríceps femoral, na paralisia do nervo femoral de bezerros ao nascimento), o animal é incapaz de sustentar o peso normal no membro acometido.

Distrofia de músculos diafragmáticos

Na distrofia de músculos diafragmáticos, em bovinos adultos da raça Meuse-Rhine-Issel, há perda de apetite, diminuição da ruminação, eructação reduzida e timpanismo recorrente. A frequência respiratória se eleva, com respiração abdominal forçada, movimentos forçados das narinas e morte por asfixia em poucas semanas.

Há relato de necrose diafragmática grave em um equino com miopatia degenerativa como consequência de miopatia por armazenamento de polissacarídeos. Os cavalos afetados podem apresentar angústia respiratória grave e acidose respiratória, e não respondem ao tratamento de suporte.

Diagnóstico

Enzimas séricas derivadas do músculo

Tipicamente, nota-se elevação da atividade sérica das enzimas musculares após miopatia, como consequência da liberação das enzimas das membranas das células musculares lesionadas. A creatinoquinase é um indicador altamente específico de degeneração tanto do miocárdio quanto de músculos esqueléticos. A atividade plasmática da creatinoquinase está relacionada com três fatores: quantidade e taxa de creatinoquinase liberada do músculo lesionado para o plasma, volume de distribuição, e a taxa de eliminação dessa enzima. A meia-vida da creatinoquinase é de cerca de 4 a 6 h; depois de um episódio inicial de miopatia aguda, a atividade sérica da enzima pode retornar ao normal dentro de 3 a 4 dias, desde que não haja degeneração muscular adicional. Os níveis de aspartato aminotransferase também se elevam após a miopatia; no entanto, como essa enzima está presente em outros tecidos, como o fígado, não é um indicador confiável da degeneração tecidual muscular primária.

Como a meia-vida da aspartato aminotransferase é mais longa que a da creatinoquinase, seus níveis podem permanecer elevados vários dias após a miopatia aguda. O monitoramento diário dos níveis de creatinoquinase e aspartato aminotransferase deve fornecer uma indicação da possível existência de degeneração muscular ativa. O decréscimo significativo da atividade sérica de creatinoquinase e a redução lenta na atividade sérica de aspartato aminotransferase sugerem que não há mais degeneração, enquanto a elevação contínua de creatinoquinase sugere degeneração ativa.

Na distrofia muscular nutricional aguda de bezerros, cordeiros e potros, a atividade sérica de creatinoquinase aumenta de valores normais abaixo de 100 UI/ℓ para 1.000 a 5.000 UI/ℓ, ou mais. Em bezerros, os teores de creatinoquinase se elevam de 50 UI/ℓ (valor normal) para, aproximadamente, 5.000 UI/ℓ poucos dias depois de serem transferidos para a pastagem, sem atividade física prévia. A quantidade de músculo esquelético lesionado pode ser estimada com base na alteração da atividade de creatinoquinase ao longo do tempo (especificamente, a área sob a curva da relação entre a atividade sérica de creatinoquinase e o tempo) e nos valores farmacocinéticos espécie-específicos relacionados à depuração da creatinoquinase.[1]

A mensuração da atividade sérica da glutationa peroxidase é um teste auxiliar útil no diagnóstico de miopatia causada por deficiência de selênio.

Em vacas com síndrome da vaca caída, com necrose isquêmica dos músculos da coxa, as atividades séricas de creatinoquinase e aspartato aminotransferase se elevam significativamente e permanecem elevadas quando a necrose muscular é progressiva, em vacas que não dispõem de leito adequado e não são roladas de um lado para outro várias vezes ao dia, de modo a minimizar o grau e a extensão da necrose isquêmica.

Em geral, o aumento da atividade sérica de creatinoquinase (1.000 UI/ℓ, ou mais) indica miopatia primária aguda. Em animais em decúbito pode ser difícil interpretar valores de 500 a 1.000 UI/ℓ, os quais podem ser consequências de outras razões que não a miopatia primária. Isso requer uma reavaliação cuidadosa dos achados clínicos, do histórico e da epidemiologia.

Em equinos com rabdomiólise por esforço aguda (mioglobinúria paralítica), a atividade sérica da creatinoquinase varia de 5.000 a 10.000 UI/ℓ. Em cavalos não condicionados, após exercício vigoroso as atividades séricas de creatinoquinase e aspartato aminotransferase aumentam devido à alta permeabilidade da membrana celular ocasionada por hipoxia nos músculos submetidos ao exercício excessivo. A atividade da desidrogenase láctica (LDH) também tem sido usada como um teste bioquímico para mensurar o grau de esforço físico realizado por equinos em treinamento. Em cavalos não previamente condicionados e submetidos ao treinamento progressivo, não se constata alteração significativa das atividades séricas de creatinoquinase, aspartato aminotransferase e LDH em repouso e após o exercício. Em cavalos com miosite pós-anestésica, a atividade sérica de creatinoquinase pode exceder 100.000 UI/ℓ, o nível sérico de cálcio encontra-se diminuído e o de fósforo inorgânico aumentado. Em equinos com rabdomiólise por esforço de ocorrência natural, a anormalidade ácido-base mais consistente pode ser a hipocloremia, em vez da acidose metabólica, como foi sugerido.

Biopsia muscular

A avaliação das alterações estruturais e bioquímicas do tecido muscular na miopatia envolvem o emprego de técnicas de biopsia. As biopsias com agulha requerem agulhas de Bergstrom, especiais para tal finalidade, de alto custo e inacessíveis à maioria dos profissionais. Para obter uma faixa de músculo fina e longa recomenda-se biopsia aberta. A biopsia do músculo semimembranoso ou semitendinoso, entre a base da cauda e a tuberosidade isquiática, possibilita uma amostra adequada. Amostras de biopsia muscular podem ser processadas tanto por congelamento das secções quanto por fixação das secções em formalina e blocos de parafina. A secção congelada é considerada padrão-ouro.

As inclusões de complexo de polissacarídeo amilase-resistentes e positivas para coloração com ácido periódico de Schiff (PAS) são achados anormais e típicos no músculo de equinos com miopatia por armazenamento de polissacarídeo.

Podem ser utilizadas técnicas histoquímicas em amostras obtidas por biopsia muscular de equinos com doença muscular, e de animais com miopatias congênitas e hereditárias.

Mioglobinúria

Trata-se de um achado comum em cavalos adultos com mioglobinúria paralítica aguda, embora seja incomum na distrofia muscular nutricional aguda em animais de produção jovens, exceto, talvez, em bovinos com cerca de 1 ano de idade que apresentam distrofia muscular aguda. A mioglobinúria pode ser clinicamente detectada como excreção de urina marrom-avermelhada ou marrom-achocolatada. Essa alteração de cor pode ser diferenciada daquela causada pela hemoglobina, por meio de exame espectrográfico ou pelo uso de tiras de papel impregnadas com ortotoluidina. A urina torna-se escura quando os níveis de mioglobina na urina excedem 40 mg/dℓ. Alteração da cor do plasma sugere hemoglobinúria. Quando há proteína na urina, os resultados tanto para mioglobina quanto para hemoglobina são positivos. A porfiria causa alteração de cor semelhante, mesmo que se torne evidente somente mediante a exposição da urina à luz por alguns minutos. A cor é mais clara e de tonalidade rosa a avermelhada, em vez de marrom, enquanto a urina é negativa ao teste de guáiaco e apresenta fluorescência sob luz ultravioleta. A creatinúria acompanha a miopatia aguda, mas a mensuração de creatinina não tem sido usada rotineiramente como teste auxiliar de diagnóstico.

A *eletromiografia* é uma técnica especial utilizada para avaliar o grau de atrofia neurogênica.

Achados de necropsia

As partes do músculo esquelético acometidas têm aparência branca, cerosa e intumescida como carne de peixe. Em geral, apenas faixas lineares de grandes massas musculares são afetadas, e a típica distribuição das lesões é bilateralmente simétrica. Do ponto de vista histológico, a lesão varia da degeneração hialina à mionecrose grave, com subsequente desaparecimento de grandes grupos de fibras musculares e sua substituição por tecido conjuntivo. Nesse caso, pode haver discreto grau de calcificação do tecido acometido.

A distribuição das lesões de rabdomiólise por esforço em equinos é focal; essas lesões consistem em degeneração hialina, com reação inflamatória irrelevante e discreta calcificação. As alterações degenerativas afetam principalmente as fibras de contração rápida, que têm baixa capacidade oxidativa e são usadas quando o cavalo corre muito próximo à sua velocidade máxima.

Diagnóstico diferencial

A maioria das miopatias em animais de criação ocorre em animais jovens em fase de crescimento rápido e caracteriza-se clinicamente por início súbito de fraqueza muscular e dor aguda, muitas vezes precipitadas por exercícios aos quais não estejam habituados. No caso da distrofia muscular nutricional, pode haver evidência de deficiência dietética de vitamina e selênio. O aparecimento repentino de decúbito ou rigidez em animais de fazenda jovens hígidos e alertas deve despertar a suspeita de distrofia muscular aguda. As miopatias primárias são incomuns em bovinos, ovinos e suínos adultos, porém esses animais manifestam miopatia secundária ao decúbito por outros motivos.

Em bezerros, a miopatia secundária à trombose aórtica e ilíaca deve ser diferenciada de outras causas comuns de paresia do membro pélvico, incluindo lesão traumática da medula espinal, compressão da medula espinal por abscesso do corpo vertebral, distrofia muscular nutricional, miosite e lesão nervosa decorrente de trauma por injeção intramuscular, e miosite causada por clostrídio.

Em cavalos em treinamento, as miopatias de esforço em geral são prontamente notadas. A mensuração de creatinoquinase é um teste valioso para o diagnóstico. Em circunstâncias especiais, tais como miopatia neurogênica, a biopsia muscular e a eletromiografia podem ser procedimentos auxiliares de diagnóstico adicionais úteis. Foram descritas as características histológicas e de coloração histoquímica do músculo de equinos que servem como padrão para comparação com músculos anormais.

A miosite pode ser acompanhada de síndrome semelhante, mas normalmente se apresenta como uma lesão secundária a uma doença primária clinicamente perceptível, ou há achados concomitantes de toxemia ou trauma evidente.

Tratamento

Vitamina E e selênio são indicados no tratamento de distrofia muscular nutricional, e os detalhes são fornecidos no tópico específico. O tratamento de rabdomiólise por esforço em equinos não foi bem definido devido à etiologia incerta, mas o repouso forçado e o alívio da dor, se necessário, parecem procedimentos lógicos. O tratamento de suporte para qualquer caso de miopatia, particularmente nos casos graves acompanhados de decúbito persistente, consiste em:

- Disponibilidade de cama espessa, com pelo menos 15 cm de feno de palha
- Remoção do animal de um ambiente com piso duro para outro com piso mais macio
- Movimentar o animal de um lado para o outro, frequentemente, para minimizar o risco de miopatia secundária
- Administração de terapia com líquidos para prevenir a ocorrência de nefrose mioglobinúrica
- Fornecer dieta palatável e nutritiva.

Com exceção das miopatias congênitas e hereditárias de ocorrência esporádica em animais de fazenda, todas as miopatias nutricionais e por esforço são passíveis de tratamento, desde que iniciado precocemente e com instituição de tratamento de suporte adequado.

Nas miopatias associadas à acidose sistêmica, pode-se indicar o uso de solução de bicarbonato de sódio. No tratamento de rabdomiólise por esforço em equinos, tem-se utilizado bicarbonato de sódio na dieta, em dose equivalente a 2% do consumo total de matéria seca. Cavalos com miosite pós-anestésica devem ser considerados pacientes críticos por um período de 18 a 24 h. A manutenção de perfusão renal adequada é vital. Deve-se administrar grande volume (50 a 100 ℓ) de soluções eletrolíticas poliônicas balanceadas, por via intravenosa (IV), ao longo de 24 h. A administração oral de dantrolene sódico, na dose de 4 mg/kg de peso corporal e imediatamente após o surgimento dos sinais clínicos, é efetiva.

Controle

As miopatias nutricionais em animais de produção podem ser satisfatoriamente prevenidas pelo fornecimento de quantidades adequadas de vitamina E e selênio na dieta materna, durante a gestação ou em momentos estratégicos da vida pós-natal. Em equinos, a prevenção de miopatia por esforço requer um programa de treinamento progressivo, além da evitação de exercício repentino não habitual, em animais apresentando boas condições corporais e que estejam inativos. Do mesmo modo, em termos gerais, a prevenção da síndrome do estresse suíno depende de manejo apropriado e de técnicas de transporte cuidadosas, combinados à seleção genética de suínos resistentes.

LEITURA COMPLEMENTAR

Naylor RJ. Polysaccharide storage myopathy–the story so far. Equine Vet Educ. 2015;27:414-419.
Valberg SJ, McCue ME, Mickelson JR. The interplay of genetics, exercise, and nutrition in polysaccharide storage myopathy. J Equine Vet Sci. 2011;31:205-210.
Votion DM. The story of equine atypical myopathy: a review from the beginning to a possible end. ISRN Vet Sci. 2012;article ID 281018.

REFERÊNCIA BIBLIOGRÁFICA

1. Lefebvre HP, et al. Vet Res. 1996;27:343.

Miopatias em equinos

Em equinos, as doenças musculares (miopatias) incluem condições que induzem rabdomiólise (literalmente, a dissolução ou liquefação do músculo) e, menos comumente, condições nas quais ocorre prejuízo à função do músculo na ausência de rabdomiólise. Bioquimicamente, a rabdomiólise caracteriza-se pelo aumento acentuado da atividade sérica de enzimas derivadas do músculo, como creatinoquinase e aspartato aminotransferase. O diagnóstico de rabdomiólise não é um grande desafio, mas a determinação da condição patológica primária geralmente requer uma abordagem mais sofisticada do que apenas a mensuração das atividades de creatinoquinase e aspartato aminotransferase no soro sanguíneo.

Etiologia

Os equinos são acometidos por várias doenças musculares (Tabela 15.2), e pode não ser possível o diagnóstico da condição em particular com base unicamente nos sinais clínicos, devido à variedade limitada de manifestações da doença muscular. Um fator de diferenciação útil é o desenvolvimento dos sintomas associado apenas à prática de atividade física ou também durante o repouso. A rabdomiólise induzida por exercício clássica se manifesta com sinais de doença muscular durante ou logo após a realização de exercício,

Tabela 15.2 Miopatias comuns ou bem caracterizadas em equídeos.*

Doença	Etiologia	Fatores de risco	Sinais clínicos	Diagnóstico	Tratamento	Controle
Miopatia por esforço						
Rabdomiólise por esforço esporádica	Desconhecida	Exercício sem condicionamento prévio, estresse por calor ou insolação, desequilíbrios eletrolíticos	Sinais de rabdomiólise aguda (ver texto)	Atividade sérica elevada de enzimas musculares	Tratamento de suporte. Alívio da dor. Assegurar hidratação adequada	Evitar fatores de risco conhecidos
Rabdomiólise por esforço recorrente (RER)	Idiopática, presume-se que seja hereditária em cavalos Puro-Sangue Inglês e Standardbred	Raça e dieta, em alguns casos	Episódios recorrentes de rabdomiólise aguda	Atividade sérica elevada de enzimas musculares. Teste genético. Biopsia muscular	Tratamento de suporte durante episódios agudos	Dieta rica em gordura – para RER em Puro-Sangue Inglês e outras raças de cavalos leves. Alteração da dieta para PSSM (ver item a seguir). Exercício regular e consistente. Transferência para pastagem. Dantroleno (1 a 3 mg/kg, VO, SID)
Miopatia por armazenamento de polissacarídeo tipo I (PSSM1)	Mutação no gene da glicogênio sintase (GYS1), causando aumento da atividade da glicogênio sintase no músculo	Cavalos Quarto-de-Milha e raças afins, raças de tração (Belga e Percheron), particularmente na Europa, e raças de sangue quente (Warmblood). Muitas raças acometidas. Exercício intermitente	Rabdomiólise por esforço (clínica ou subclínica). Marcha rígida, mialgia e intolerância ao exercício. Alguns cavalos com lesões histológicas são clinicamente normais. Os homozigotos são afetados mais gravemente do que os heterozigotos	Teste genético. Biopsia muscular	Tratamento de suporte	Controle da dieta. Dieta hiperlipídica rica em fibras, com baixo teor de carboidratos não estruturais solúveis. Exercício regular e consistente
Miopatia por armazenamento de polissacarídeo tipo II (PSSM2)	Nenhuma anormalidade constatada no gene GSY1 ou na atividade da enzima glicogênio sintase. Causa desconhecida	Doença documentada em muitas raças	Rabdomiólise por esforço (clínica ou subclínica). Marcha rígida, mialgia e intolerância ao exercício. Alguns cavalos com lesões histológicas são clinicamente normais	Exame de biopsia muscular. Excluir o tipo 1 (PSSM1) por meio de testes genéticos	Tratamento de suporte	Controle da dieta. Dieta rica em gordura e em fibras, com baixo teor de carboidratos não estruturais solúveis. Exercício regular e consistente
Entorse muscular	Associado ao exercício	Exercício	Dor muscular localizada, marcha rígida, anormalidades em exames ultrassonográficos ou cintilográficos	Sinais clínicos, resposta ao tratamento, resultados de exames de imagem. Elevação mínima em enzimas musculares	Repouso. AINE	Exercícios e programa de treinamento cautelosos
Miopatia mitocondrial	Deficiência de enzimas do complexo I na cadeia respiratória das mitocôndrias. Outras causas provavelmente serão identificadas	Exercício. Raça Árabe	*Sem rabdomiólise.* Grave intolerância a exercício, com sinais de desconforto (sudorese, passos curtos)	Sem elevação de enzimas musculares no soro. Acúmulo de lactato desproporcional à intensidade ou duração do exercício. Microscopia eletrônica de tecido muscular	Repouso	Nenhum. Ter bom senso quanto à criação de cavalos acometidos

(continua)

Tabela 15.2 (*Continuação*) Miopatias comuns ou bem caracterizadas em equídeos.*

Doença	Etiologia	Fatores de risco	Sinais clínicos	Diagnóstico	Tratamento	Controle
Miopatia não relacionada ao esforço						
Deficiência da enzima ramificadora de glicogênio	Mutação autossômica recessiva fatal da enzima ramificadora de glicogênio (GBE1)	Potros Quarto-de-Milha e raças afins	Aborto e natimorto. Os neonatos apresentam hipoglicemia, fraqueza, decúbito e morrem logo após o nascimento	Hipoglicemia. Elevações mínimas nas enzimas musculares. Acúmulo anormal de polissacarídeo no músculo	Nenhum	Programas reprodutivos
Hipertermia maligna	Polimorfismo heterozigoto não sinônimo atribuível à mutação no gene *RyR1* (receptor de rianodina 1)	Raça Quarto-de-Milha. Anestesia	Clinicamente normal até ser anestesiado; depois hipertermia, taquicardia, arritmias, rabdomiólise e morte	Sinais clínicos. Elevada atividade sérica de creatinoquinase (mas não em casos hiperagudos). Detecção de mutação por análise genética	Tratamento de suporte	Detecção da anomalia genética antes da anestesia
Paralisia periódica hiperpotassêmica	Característica autossômica dominante atribuível à mutação *missense* no gene do canal de sódio (SCN4A)	Cavalos Quarto-de-Milha ou raças afins. Familiar e congênita	Assintomática durante todo o curso da doença episódica, com morte ocasional. Fasciculação muscular e tremor. Colapso episódico com miotonia, prolapso da terceira pálpebra, sudorese, decúbito	Mensuração da concentração sérica de potássio (elevada) durante o episódio. Análise genética	Procedimento para reduzir a concentração sérica de potássio (dextrose, líquidos, insulina)	Acetazolamida. Dieta com baixo teor de potássio. Programas de reprodução preventivos
Miotonia	Hereditária. A base genética não foi identificada	Cavalos Quarto-de-Milha, potros Puro-Sangue Inglês, Anglo-Árabe	Doença evidente em potros. Rigidez muscular generalizada. Depressões na superfície muscular à pressão (percussão). Fraqueza	Eletromiografia clássica de descargas miotônicas (som de "bombardeiro de mergulho")	Nenhum	Programas de reprodução preventivos
Miopatia por púrpura hemorrágica	Púrpura hemorrágica. Infarto em músculos	Os mesmos mencionados para a púrpura hemorrágica	Geralmente 2 a 4 semanas após infecção respiratória. Dor muscular de início agudo, inchaço, marcha anormal, além de sintomas de púrpura hemorrágica. Alta taxa de letalidade	Sinais clínicos. Aumento da atividade sérica de enzimas musculares. Biopsia muscular	Tratamento de púrpura hemorrágica. Tratamento de suporte. Alívio da dor	Prevenção de doença respiratória
Miosite imune	Idiopática	Mais comum em equinos Quarto-de-Milha, mas pode acometer qualquer raça	Atrofia muscular grave. Sem rabdomiólise no momento da detecção da atrofia	Biopsia muscular – miosite linfocítica histiocítica	Administração de corticosteroides. Espera-se recuperação total com ou sem tratamento	Nenhum
Miosite estreptocócica	Infecção por *Streptococcus equi*	Fatores de risco para infecção por *S. equi*	Mialgia de início agudo a hiperagudo, marcha rígida, inchaço e edema com depressão de músculos epaxiais	Constatação de doença muscular e rabdomiólise, com infecção por *S. equi*	Tratamento de suporte agressivo, administração de antibióticos, AINE	Prevenção da infecção por *S. equi*
Miosite clostridiana	Infecção por *Clostridium septicum* ou outros clostrídios	Trauma, injeção intramuscular	Febre de início agudo, taquicardia, dor localizada em local de injeção anterior ou no local do trauma	Constatação de clostrídios em secreção de ferida	Tratamento de suporte agressivo, administração de antimicrobianos que bloqueiam a síntese proteica (tetraciclina)	Cuidados de primeiros socorros de feridas, uso de técnica asséptica de injeção

(*continua*)

Tabela 15.2 (*Continuação*) Miopatias comuns ou bem caracterizadas em equídeos.*

Doença	Etiologia	Fatores de risco	Sinais clínicos	Diagnóstico	Tratamento	Controle
Mionecrose do masseter	Provável deficiência de selênio. A participação da vitamina E não está clara	Cavalos que recebem dieta deficiente em selênio	Inchaço e dor nos músculos masseteres, trismo, alguns cavalos têm andar rígido e evidência de doença do miocárdio	Sinais clínicos. Exame ultrassonográfico de músculo e coração. Mensuração da concentração sérica de selênio ou da atividade de glutationa peroxidase nas hemácias	Tratamento de suporte. Administração de selênio com ou sem vitamina E	Assegurar que a dieta contenha teor apropriado de selênio
Doença do músculo branco	Deficiência de selênio	Potros em regiões com baixo teor de selênio na forragem	Início agudo de fraqueza, marcha rígida, decúbito, mioglobinúria	Mensuração da concentração sérica de selênio ou da atividade de glutationa peroxidase nas hemácias. Aumento da atividade sérica das enzimas musculares	Tratamento de suporte. Administração de selênio com ou sem vitamina E	Assegurar conteúdo apropriado de selênio em éguas e potros
Miopatia atípica associada à pastagem	Ingestão de hipoglicina A, presente em sementes de bordo [*Acer negundo* (EUA) ou *Acer pseudoplantanus* (Europa)]	Acesso a sementes de *A. negundo* ou de *A. pseudoplantanus*, geralmente por cavalos criados no pasto	Início agudo de fraqueza, fasciculações musculares, mioglobinúria, decúbito e morte	Aumento da concentração sérica de ácido metileno ciclopropil acético em cavalos acometidos	Tratamento de suporte	Evitar exposição a sementes de *A. negundo* ou *A. pseudoplantanus*
Intoxicação por tremetona	Plantas *rayless goldenrod* (*Isocoma pluriflora*), sanícula branca	Ingestão de plantas	Fraqueza, fasciculação muscular, taquicardia, arritmia, morte em 5 a 7 dias	Aumento da atividade sérica de CK e AST e da concentração de troponina-I. Necropsia com degeneração do miocárdio e de músculos esqueléticos	Tratamento de suporte	Prevenir acesso às plantas
Ofidismo	Documentado como consequência de envenenamento por cobra tigre australiana (*Notechis scutatus*)	Exposição ao hábitat de cobras	Início agudo de ansiedade, fraqueza, fasciculações musculares, mioglobinúria, morte	Constatação da toxina no sangue, em tecidos e líquidos corporais, ou na urina. Elevação da atividade sérica de enzimas musculares	Antídoto ao veneno. Cuidados de suporte	Evitar a exposição a cobras
Intoxicação por ionóforo	Ingestão de ionóforos, como salinomicina, monensina, lasalocida, maduramicina ou narasina	Nenhum	Anorexia, fraqueza, marcha rígida, cólica, decúbito, taquicardia, morte súbita, mioglobinúria	Histórico de exposição. Necropsia. Detecção de ionóforo no conteúdo estomacal	Tratamento de suporte. Nenhum antídoto específico	Assegurar-se de que os cavalos não tenham acesso a alimentos que contêm ionóforos
Miopatia fibrótica	Lesão de músculos isquiotibiais	Exercício. Há formas congênitas	Marcha escarvante (ou pata caída). Consistência firme dos músculos isquiotibiais à palpação. Indolor. Nenhuma resposta da marcha aos analgésicos	Diferenciar de esparavão. Palpação dos músculos acometidos. Ultrassonografia	Cirurgia	Nenhum

*Nem todas as miopatias estão associadas à rabdomiólise, e algumas são evidentes em repouso. Detalhes de cada doença podem ser encontrados nos tópicos específicos. AST: aspartato aminotransferase; CK: creatinoquinase; AINE: anti-inflamatórios não esteroides; VO: via oral; SID: 1 vez ao dia.

enquanto os sintomas decorrentes de defeitos hereditários ou intoxicações são evidentes sem o estímulo do exercício. Outras doenças musculares podem ser aparentes em repouso e exacerbadas pela atividade física.

As miopatias dos equinos podem ser agrupadas de acordo com sua etiopatogenia:

- *Anomalias genéticas* – miopatia por armazenamento de polissacarídeos (tipo I), hipertermia maligna, deficiência da enzima ramificadora de glicogênio, paralisia periódica hiperpotassêmica, rabdomiólise por esforço recorrente em cavalos Puro-Sangue Inglês (suspeita), miopatia mitocondrial (anomalia genética específica não identificada) e miotonia em potros. Mais detalhes serão obtidos com o acesso ao genoma equino e o rápido acesso a tecnologias moleculares avançadas
- *Ambiental ou de manejo* – animal submetido a exercício sem estar acostumado a ele, estresse por calor ou insolação, exercício inconsistente
- *Nutricional* – deficiência de vitamina E ou selênio (doença do músculo branco, mionecrose do masseter), dieta rica em carboidratos não estruturais (solúveis)
- *Intoxicações* – ingestão de hipoglicina A, presente em sementes de *Acer negundo* ou *Acer pseudoplantanus*, ionóforos (monensina, salinomicina), tremetona (presente na sanícula branca, "*rayless goldenrod*" [*Isocoma pluriflora*]), ou *Cassia occidentalis*, bem como picada de cobra (*Notechis scutatus* e, provavelmente, outras cobras elapídeas e crotalídeas)
- *Infecciosas* – infecções localizadas (miosite causada por clostrídios), miosite por *Streptococcus equi*, miosite por *Salmonella* spp., associada à infecção por *Anaplasma fagocitophala*
- *Inflamatória ou por infarto* – como parte da púrpura hemática (por infarto) ou miosite imune (inflamatória)
- *Metabólica* – sarcopenia com disfunção da parte intermediária da hipófise
- *Desconhecida* – rabdomiólise induzida por exercício esporádico, rabdomiólise induzida por exercício repetitivo, miopatia por armazenamento de polissacarídeos tipo II.

Patogênese

A rabdomiólise induzida pelo exercício ocorre devido a respostas anormais do músculo às contrações durante o exercício. Embora a patogênese exata do dano muscular induzido pelo exercício não tenha sido demonstrada em equinos, ela provavelmente envolve o acúmulo excessivo de metabólitos normais em toda ou em parte da célula, produção de metabólitos anormais ou fornecimento inadequado de energia para manter a homeostase dos miócitos durante contrações sustentadas ou repetitivas. O evento comum crítico provavelmente é o acúmulo de cálcio no citosol como consequência do dano ao retículo sarcoplasmático e sarcolema, e do prejuízo à função dos canais e bombas de cálcio. A redução da concentração de cálcio no citosol é função da bomba cálcio-ATPase do retículo sarcoplasmático, bem como do transporte de cálcio através do sarcolema pela bomba Na^+/K^+ e pelo trocador de Ca^+/Na^+. Concentrações anormais de cálcio no citosol resultam na ativação de proteases intracelulares e outras enzimas, danificando constituintes celulares, inclusive a membrana celular, com subsequente extravasamento do conteúdo celular para o líquido intersticial e o sangue. Isso é clinicamente evidenciado pelo aumento da atividade de enzimas derivadas do músculo (creatinoquinase, aspartato aminotransferase, lactato desidrogenase) no sangue (soro, plasma), e da concentração de mioglobina no sangue e na urina.

Diagnóstico

O diagnóstico de doenças musculares em equinos baseia-se na análise combinada do histórico e dos sinais clínicos, exame hematológico ou bioquímico do sangue ou urina, eletromiografia, testes de desafio ao exercício, biopsia muscular e testes genéticos. Os *sinais clínicos* comuns à maioria das doenças musculares são graus variados de intolerância ao exercício, anormalidades da marcha caracterizadas por passos curtos ou andar rígido, dor à palpação dos músculos afetados, fasciculação muscular, mioglobinúria e atrofia muscular. Nem todos os sinais estão presentes em todas as doenças musculares, e os cavalos podem se apresentar clinicamente normais entre os episódios. Os sinais clínicos de doenças específicas são discutidos sob esses tópicos em outras partes deste texto.

Nos exames hematológicos de rotina, não se constatam alterações que sejam características para todas as doenças dos músculos ou discriminatórias entre essas doenças. A maioria das doenças musculares está associada a elevações nas atividades séricas de *enzimas derivadas do músculo* (CK, AST, LDH). As enzimas mais comumente mensuradas são creatinoquinase e aspartato aminotransferase. A concentração sérica de creatinoquinase aumenta em minutos a horas após a lesão do músculo e cai à concentração basal em 1 a 2 dias depois que as membranas das células musculares recuperam sua integridade. Em cavalos, a meia-vida de eliminação plasmática da creatinoquinase é aproximadamente 2 h, o que explica a queda rápida de sua atividade no soro. Por outro lado, a aspartato aminotransferase tem meia-vida de eliminação mais longa, e sua atividade tanto aumenta quanto diminui mais lentamente do que a da creatinoquinase. Portanto, cavalos com lesões musculares resolvidas há vários dias podem ter atividade de creatinoquinase normal e atividade aumentada de aspartato aminotransferase no soro.

Em geral, as concentrações plasmáticas de *vitamina E e selênio*, ou a atividade da glutationa peroxidase das hemácias, encontram-se no intervalo de referência para animais saudáveis, com exceção de potros com doença do músculo branco e animais adultos com mionecrose do masseter.

O exame de amostra de urina coletada durante a fase ativa da doença pode indicar mioglobina. A *mioglobinúria* deve ser diferenciada de hematúria (pela centrifugação da amostra) ou de hemoglobinúria (pela mensuração da concentração de hemoglobina ou de mioglobina). A lesão renal por mioglobinúria pode ocasionar a formação de cilindros granulares, notados no sedimento urinário. Propôs-se a coleta de amostras de urina e soro quando o equino não apresenta sinais clínicos de doença muscular; tal procedimento seria útil na detecção de anormalidades nos conteúdos corporais de sódio, potássio, cloreto, cálcio e fosfato. O cálculo da *excreção fracionada de eletrólitos* tem utilidade limitada, se houver alguma, no diagnóstico de causas de rabdomiólise por esforço.

A *biopsia muscular* é útil para estabelecer o diagnóstico histológico; tem valor diagnóstico em várias doenças musculares em cavalos. Para que a biopsia muscular seja útil, a doença em questão deve acometer o músculo submetido à biopsia e a amostra deve ser obtida e transportada ao laboratório de modo apropriado, assegurando sua utilidade diagnóstica; ademais, a amostra deve ser processada e examinada em laboratório experiente no manuseio de amostras obtidas por biopsia muscular. As biopsias abertas, em oposição à coleta usando agulha de Bergstrom, são preferidas para amostras clínicas.

Há disponibilidade de *testes genéticos* para várias doenças, e outros testes estarão disponíveis com o avanço nessa área. A presença de mutações causadoras de doença muscular em um cavalo com sinais clínicos compatíveis pode ser considerada diagnóstica para a doença.

Testes adicionais podem incluir exames de imagem (exame ultrassonográfico, cintilografia), teste de esforço, eletromiografia, análise de compostos específicos em fluidos corporais (p. ex., ácido metileno ciclopropil acético em cavalos com suspeita de intoxicação por hipoglicina A) e necropsia.

Foi descrita uma abordagem diagnóstica racional combinando sinais clínicos, informações do histórico, testes genéticos e biopsia muscular (Figura 15.1).[1]

Tratamento

Deve ser direcionado à doença primária. Os detalhes específicos são fornecidos em cada tópico sobre a doença.

Existem alguns princípios gerais e terapêuticos para o tratamento da rabdomiólise aguda, independentemente da causa primária. O tratamento escolhido depende da gravidade da doença. Os *princípios gerais* são repouso, correção de desidratação e anormalidades eletrolíticas, prevenção de complicações, inclusive de nefrose e laminite, e analgesia.

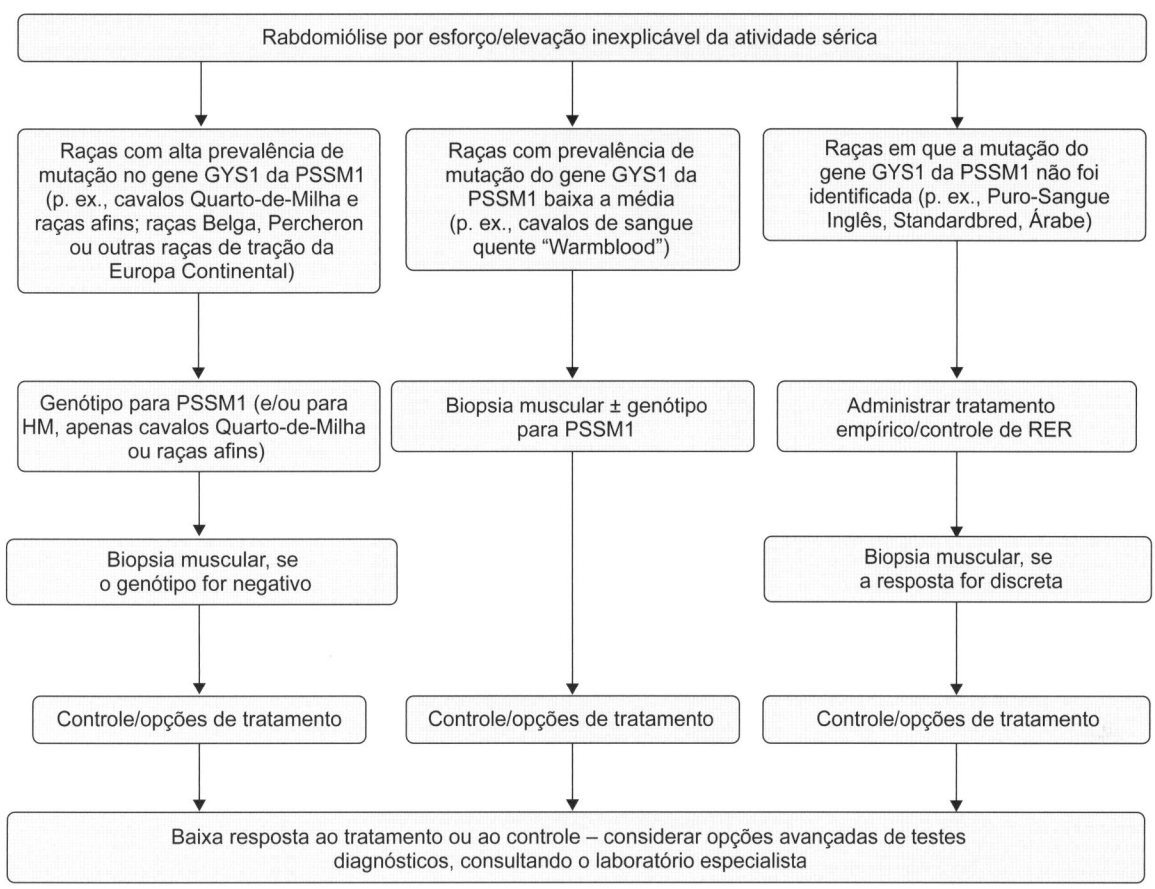

Figura 15.1 Abordagem diagnóstica para equinos com miopatia por esforço ou aumentos persistentes das atividades séricas de creatinoquinase e aspartato aminotransferase. A abordagem difere em função da raça do cavalo (e, portanto, da probabilidade pré-teste da doença e de anormalidades genéticas documentadas). HM: hipertermia maligna; RER: rabdomiólise por esforço recorrente. Reproduzida, com autorização, de Piercy R.J. e Rivero J. Muscle disorders of equine athletes. In: Hinchcliff K.W., Kaneps A.J. e Geor R.J. (orgs): Equine Sports Medicine and Surgery: Basic and clinical sciences of the equine athlete, 2ª edição, W.B. Saunders, Londres, 2014: 109.

Os *cavalos discretamente acometidos* (frequência cardíaca < 60 bpm, temperatura retal e frequência respiratória normais, ausência de desidratação) podem ser submetidos ao repouso e tratamento com fenilbutazona (2,2 mg/kg, via oral [VO] ou intravenosa [IV], a intervalos de 12 h, por 2 a 4 dias). Assim que deixam de apresentar sinais de dor muscular, os equinos devem praticar exercícios leves com aumento progressivo na carga de trabalho. O acesso à água deve ser irrestrito.

Os *cavalos gravemente acometidos* (frequência cardíaca > 60 bpm, temperatura retal > 39°C, com 8 a 10% de desidratação, que relutam ou não conseguem andar) não devem ser submetidos ao exercício, inclusive a caminhada de volta ao estábulo, a menos que seja inevitável. Os equinos gravemente acometidos devem ser tratados com *soluções isotônicas poliiônicas*, como solução de lactato de Ringer intravenosa, para corrigir a hipovolemia e assegurar uma diurese branda, prevenindo assim a nefropatia mioglobinúrica. Cavalos menos severamente afetados podem receber terapia com líquido por meio de intubação nasogástrica (4 a 6 ℓ, a cada 2 a 3 h). Embora se recomende alcalinizar a urina com administração de manitol e bicarbonato de sódio (solução a 1,3% IV, ou 50 a 100 g de bicarbonato de sódio, VO, a cada 12 h) para minimizar a nefrotoxicidade da mioglobina, esse procedimento terapêutico não é efetivo em seres humanos que apresentam risco de nefrose mioglobinúrica. Os cavalos afetados não devem receber diuréticos (p. ex., furosemida), a menos que apresentem anúria ou oligúria após o restabelecimento da hidratação normal. Para obter *analgesia,* deve-se administrar *fenilbutazona* (2,2 a 4,4 mg/kg, IV ou VO, a intervalos de 12 a 24 h), *flunixino meglumina* (1 mg/kg, IV, a cada 8 h) ou *cetoprofeno* (2,2 mg/kg, IV, a intervalos de 12 h). Uma *sedação leve* (0,02 a 0,04 mg de acepromazina/kg, IM, ou 0,1 mg de xilazina/kg, IM, ambas com 0,01 a 0,02 mg de butorfanol/kg) pode aliviar a dor muscular e a ansiedade. Tranquilizantes com atividade vasodilatadora, como a acepromazina, só devem ser administrados em equinos bem hidratados. Os *relaxantes musculares,* como o metocarbamol, são frequentemente utilizados, mas não são efetivos. Dantrolene é usado como procedimento preventivo e não foi efetivo no tratamento da doença aguda.

Os *cavalos em decúbito* devem ser mantidos em cama espessa e reposicionados por rolamento a intervalos de 2 a 4 h. Os cavalos severamente acometidos não devem ser forçados a ficar de pé.

Controle

As medidas de controle devem ser específicas para a doença em particular, sempre que possível (ver discussões sobre as doenças específicas em outras partes deste capítulo).

O objetivo da prevenção de doença idiopática esporádica é garantir que os equinos sejam alimentados com ração balanceada, contendo teores apropriados de vitamina E, selênio e eletrólitos, e que tenham um programa de atividade física regular e consistente. Apesar da falta de evidências claras que indiquem um papel extensivo da *deficiência de vitamina E ou de selênio* na ocorrência de rabdomiólise por esforço, os equinos são frequentemente suplementados com 1 UI de vitamina E/kg e 2,5 μg de selênio/kg, diariamente, na ração. Deve-se ter cuidado para não induzir toxicose por selênio.

Com frequência, adiciona-se *bicarbonato de sódio* (até 0,5 a 1 g/kg de peso corporal [PC], diariamente, na ração) e outros eletrólitos aos alimentos fornecidos aos cavalos acometidos, mas sua eficácia não foi documentada. A *fenitoína* tem se mostrado útil no tratamento da rabdomiólise recorrente. Esse fármaco é administrado na dose de 6 a 8 mg/kg, VO, a cada 12 h, com ajustes que dependem do grau de sedação induzida (deve-se reduzir a dose caso o animal seja sedado) ou da ausência de efeito na atividade sérica de creatinoquinase ou aspartato aminotransferase. A fenitoína pode ser administrada aos cavalos durante meses. *Dimetilglicina*, *altrenogeste* e *progesterona* são usados algumas vezes em cavalos com rabdomiólise recorrente, porém igualmente sem eficácia comprovada. O *dantrolene* pode ser efetivo no tratamento de rabdomiólise por esforço recorrente em cavalos da raça Puro-Sangue Inglês (ver seção sobre rabdomiólise por esforço recorrente, mais adiante, neste capítulo).

O fornecimento de dieta com alto teor de gordura e baixo teor de carboidratos solúveis é útil na prevenção de rabdomiólise por esforço recorrente em cavalos da raça Puro-Sangue Inglês, e de miopatia por armazenamento de polissacarídeos em cavalos Quarto-de-Milha. A utilidade dessa prática na prevenção de rabdomiólise por esforço ou de rabdomiólise por esforço idiopática e esporádica não foi comprovada.

LEITURA COMPLEMENTAR

Piercy RJ, Rivero J. Muscle disorders of equine athletes. In: Equine Sports Medicine and Surgery: Basic and Clinical Sciences of the Equine Athlete. 2nd ed. London: W.B. Saunders; 2014:109.

REFERÊNCIA BIBLIOGRÁFICA

1. Piercy RJ, Rivero J. Muscle disorders of equine athletes. In: Equine Sports Medicine and Surgery: Basic and Clinical Sciences of the Equine Athlete. 2nd ed. London: W.B. Saunders; 2014:109.

Miosite

Pode surgir de traumatismo direto ou indireto ao músculo e ocorre como parte de uma síndrome em várias doenças específicas, incluindo carbúnculo sintomático, febre aftosa, febre catarral ovina, febre efêmera bovina, *influenza* suína, sarcosporidiose e triquinose, embora os sinais clínicos de miosite geralmente não sejam evidentes nesta última. Casos esporádicos de miosite infecciosa localizada de músculos esqueléticos, associada a *Escherichia coli*, podem ocorrer em bezerros. A miosite eosinofílica assintomática não é incomum em bovinos de corte, e pode causar perda econômica devido à condenação de carcaça. A causa não foi determinada.

Miosite aguda dos músculos dos membros

A miosite aguda é acompanhada de claudicação grave, inchaço, calor e dor à palpação (Figura 15.2). Pode haver toxemia e febre associadas. Na miosite crônica, há atrofia marcante dos músculos afetados, a qual é difícil de diferenciar clinicamente da atrofia decorrente de outras causas. A biopsia dos músculos pode ser necessária para confirmar o diagnóstico.

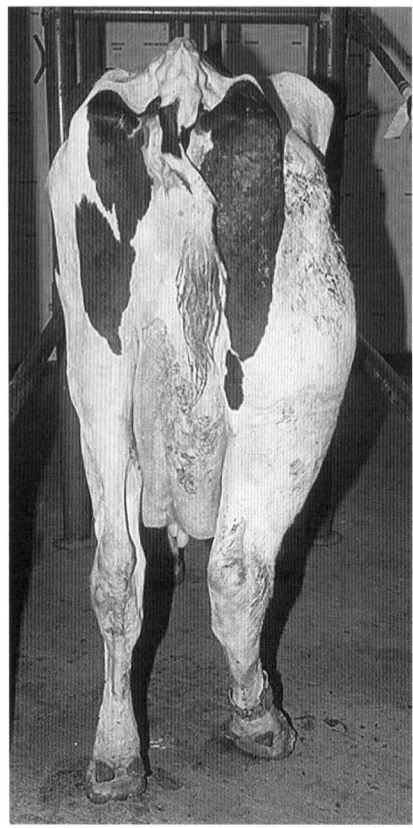

Figura 15.2 Miosite localizada na região distal lateral do fêmur direito de uma vaca-leiteira em lactação causada por um ferimento penetrante. A vaca também apresenta cauda fraturada, curta, resultante de uma lesão traumática que sofreu quando era bezerra. (Esta figura encontra-se reproduzida em cores no Encarte.)

A lesão no músculo grácil pode causar claudicação aguda grave, comprometendo o desempenho de cavalos Quarto-de-Milha. Cavalos que participam da prova do tambor podem estar sujeitos a lesões no músculo grácil, que é o músculo responsável pela adução do membro pélvico. O prognóstico quanto ao retorno à atividade atlética é bom, após um período adequado de cicatrização muscular e exercício leve. Entretanto, a miopatia fibrótica ou a atrofia muscular podem ser uma complicação da lesão, resultando em déficit persistente da marcha.

Nos equinos, a miosite traumática dos músculos posteriores da coxa pode ser seguida de formação de aderências fibrosas entre os músculos (miopatia fibrótica), e da subsequente calcificação dessas aderências (miopatia ossificante). Traumas externos podem resultar em miopatia fibrótica que, no entanto, também pode ser causada por exercícios excessivos ou por injeção intramuscular. Ocasionalmente, lesões semelhantes podem ser observadas no membro torácico. As lesões causam uma anormalidade característica na marcha, com passos curtos e elevação súbita da pata na iminência de atingir o solo. À palpação, nota-se anormalidade na área acometida.

A miosite ossificante generalizada, doença hereditária em suínos, também é caracterizada pela deposição de osso em tecidos moles. Em lesões traumáticas causadas pela penetração de corpos estranhos em massas musculares, pode-se utilizar ultrassonografia para detectar fístulas e corpos estranhos.

Verifica-se dano extenso ou perda de músculo na infestação por bicheira e às vezes por infestação de moscas varejeiras, embora esta última seja principalmente uma lesão cutânea, bem como após a injeção de agentes necrosantes. Por exemplo, podem-se formar amplas cavidades nos músculos cervicais de equinos após a injeção intramuscular de preparações escaróticas de ferro destinadas apenas para injeção intravenosa lenta. Da mesma maneira, a injeção intramuscular de produtos contaminados ou irritantes pode ocasionar lesões necrosantes. Os cavalos são particularmente sensíveis à lesão tecidual, ou pelo menos são mais comumente afetados. Algumas causas comuns de lesão são hidrato de cloral, antimicrobianos suspensos em propilenoglicol e, em alguns equinos, até mesmo o uso isolado de antimicrobianos.

Lesões no local de injeção em bovinos

As lesões musculares em locais de injeção são consideradas causas de importante perda econômica na indústria de bovinos, devido à quantidade de aparas que são eliminadas por ocasião do abate. A presença de lesão decorrente de injeção em cortes musculares completos, como peça de contrafilé, alcatra e coxão duro, limita seu uso e valor. A ocorrência de lesão no local da injeção muscular é um dos cinco principais desafios de qualidade na criação de vacas e touros para o mercado tanto de corte quanto leiteiro. Como as lesões no local da injeção ficam ocultas nos músculos e/ou na gordura subcutânea, raramente são vistas durante o processamento no frigorífico, contudo são notadas durante o processamento no atacado/varejo ou ao nível do consumidor.

Historicamente, a maioria das injeções intramusculares eram administradas nos músculos glúteo e bíceps femoral, que são cortes de carne bovina de primeira qualidade. Pesquisas realizadas em sítios de injeção em bovinos de corte na América do Norte constataram a presença de lesões em uma porcentagem significativa de cortes de carne de primeira. As lesões, que consistem em cicatrizes claras e calos, são firmes e provavelmente originadas ainda na fase de vitelo; por outro lado, as cicatrizes com nódulos ou cistos são menos firmes e notadas mais tardiamente no período de engorda. Atualmente, recomenda-se que toda *injeção intramuscular seja administrada nos músculos cervicais* (na frente do ombro). A redução na incidência de lesões no sítio da injeção requer que os fabricantes de preparações biológicas e antibióticas desenvolvam formulações menos irritantes. Os produtos devem ser elaborados para uso subcutâneo, sempre que possível, ou administrados nos músculos do pescoço, que não são cortes de carne bovina de primeira.

A consequência de uma injeção intramuscular depende da natureza da lesão produzida. A miodegeneração após injeção intramuscular de antibiótico em ovinos resulta em regeneração completa do músculo em menos de 3 semanas. A necrose após a injeção resulta em formação de cicatriz, com restos celulares encapsulados, que persistem por mais de 1 mês e origina um tecido cicatricial persistente.

Há relato de surto de miosite, claudicação e decúbito subsequente à injeção de vacinas com adjuvantes hidrossolúveis nos músculos dos quadris esquerdo e direito de vacas de corte prenhes, próximo ao parto. Em 24 h, algumas vacas estavam em decúbito, outras apresentavam claudicação sem apoio da pata no solo; em 10 dias, 50% do rebanho desenvolveu tumefações firmes de até 24 cm nos sítios de vacinação. A histologia revelou miosite granulomatosa com presença de substância oleosa no interior da lesão. As tumefações regrediram ao longo de 6 meses. A claudicação transitória aguda foi atribuída ao uso de duas vacinas biológicas irritantes nos músculos do quadril de vacas próximo ao parto.

Infecções clostridianas no sítio de injeção em equinos

Miosite clostridiana, mionecrose, celulite e edema maligno são termos usados para descrever uma síndrome infecciosa de tecido mole, necrosante e grave, causada por *Clostridium* spp. Os cavalos afetados tipicamente desenvolvem tumefação enfisematosa hiperaguda em tecidos moles no sítio da injeção, ou ainda uma ferida, algumas horas após o fator causal desencadeante.

Pode ocorrer miosite após a administração intramuscular ou perivascular acidental de uma ampla variedade de medicamentos comumente utilizados. Em uma série de 37 casos, notou-se na maioria deles que a lesão ocorreu dentro de 6 a 72 h após a injeção no tecido mole, com a maior parte das lesões situada na musculatura do pescoço.

O tratamento agressivo da miosite clostridiana pode estar associado a uma taxa de sobrevivência de até 81%, em casos resultantes apenas de *Clostridium perfringens*; as taxas de sobrevivência para outras infecções causadas por *Clostridium* spp. são mais baixas. Recomenda-se uma combinação de altas doses de antibióticos IV, fenestração cirúrgica e desbridamento agressivo, terapia anti-inflamatória e analgésica, e cuidados gerais de suporte.[1]

REFERÊNCIA BIBLIOGRÁFICA
1. Adam EN, et al. Vet Clin Equine. 2006;22:335.

DOENÇAS DOS OSSOS

Osteodistrofia

Termo geral usado para descrever osteopatias em que há uma falha do desenvolvimento ósseo normal ou uma anomalia metabólica no osso já maduro. As principais manifestações clínicas incluem deformidades e aumento dos ossos, suscetibilidade a fraturas e interferência na marcha e na postura.

Etiologia

As causas comuns de osteodistrofia em animais de fazenda são descritas a seguir.

Causas nutricionais

Cálcio, fósforo e vitamina D

Deficiências absolutas ou desequilíbrio na proporção cálcio:fósforo na dieta causam as seguintes condições:

- Raquitismo em animais jovens (p. ex., cordeiros em fase de crescimento alimentados com dieta rica em farelo de trigo)
- Deficiência absoluta de cálcio em bezerros de corte sob regime de ração intensiva com suplementação inadequada
- Osteomalacia em ruminantes adultos.

A *osteodistrofia fibrosa em equinos* ocorre mais comumente em animais que recebem dieta com teores elevados de cálcio e baixos de fósforo.

A *osteodistrofia fibrosa em suínos* é sequela de raquitismo e osteomalacia, as quais podem ocorrer juntas em suínos jovens em fase de rápido crescimento que recebem dieta deficiente em cálcio, fósforo e vitamina D, após o desmame.

Deficiência de cobre

- Osteoporose em cordeiros
- Epifisite em bovinos jovens.

Outras causas nutricionais

- Conteúdo inadequado de proteína na dieta e desnutrição geral de bovinos e ovinos podem resultar em osteoporose grave e alto risco de ocorrência de fratura
- Parasitismo crônico pode causar osteodistrofia em ruminantes jovens em fase de crescimento rápido
- Hipovitaminose A e hipervitaminose A podem causar alterações osteodistróficas em bovinos e suínos
- Fornecimento prolongado de dieta rica em cálcio para touros (como alfafa de alta qualidade) pode causar hipercalcitoninismo nutricional, substituição de osso trabecular nas vértebras e nos ossos longos por osso compacto, bem como neoplasia na glândula ultimobranquial
- Várias deficiências de vitaminas e minerais são relatadas como causas de osteodistrofia em bovinos. Em vacas, as demandas minerais da lactação podem resultar em diminuição no conteúdo mineral dos ossos durante a lactação, com aumento subsequente no período seco.

Agentes químicos

- Considera-se que a intoxicação crônica por chumbo causa osteoporose em cordeiros e potros
- A intoxicação crônica por flúor causa lesões características de osteofluorose, inclusive osteoporose e exostose
- O pastoreio em áreas onde há plantas tóxicas das espécies *Setaria sphaceleta*, *Cenchrus ciliaris* e *Panicum maximum* variante *trichoglume* causa osteodistrofia em cavalos
- A calcinose enzoótica de músculos e outros tecidos é causada pela ingestão de *Solanum malacoxylon*, *Solanum torvum*, *Trisetum flavescens* (aveia amarela) e *Cestrum diurnum*, que apresentam atividade semelhante à vitamina D
- A doença das pernas curvadas em cordeiros (*bowie* ou *bentleg*), causada por intoxicação por *Trachymene glaucifolia*, é caracterizada pela curvatura extrema para fora dos ossos dos membros torácicos.

Causas hereditárias e congênitas

Em animais de produção recém-nascidos ocorrem muitos defeitos ósseos hereditários e congênitos, descritos e discutidos mais adiante neste capítulo. Em resumo, incluem:

- Acondroplasia e condrodistrofia em bezerros anões e alguns casos de gestação prolongada
- Osteogênese imperfeita em cordeiros e bovinos da raça Charolês. Nota-se fragilidade óssea acentuada e alterações características no exame radiológico
- Osteopetrose em bezerros das raças Hereford e Angus
- Condrodistrofia congênita de origem desconhecida (bezerro *acorn*)
- Exostoses hereditárias em equinos, hiperostose (*thickleg*) hereditária e raquitismo hereditário em suínos, anormalidades bem estabelecidas.

As *deformidades angulares* das articulações dos ossos longos, como resultado da atividade assimétrica da placa de crescimento, são comuns em potros e normalmente reparadas com cirurgia. As partes distais do rádio e do metacarpo são mais frequentemente acometidas, enquanto o envolvimento das partes distais da tíbia e do metatarso é menos comum. Potros fisiologicamente imaturos submetidos ao exercício podem apresentar fraturas por compressão do terceiro osso tarsiano ou tarso central. Alguns desses potros nasceram prematuros ou de gestação gemelar. A cartilagem retida na fise radial distal de potros com 3 a 70 dias de idade não apresenta sinais clínicos aparentes.

Fisite é a displasia da placa de crescimento, caracterizada por uma borda irregular entre a cartilagem e a zona metafisária de ossificação, aumento do diâmetro lateromedial da fise e fissuras em direção distoproximal na face medial da metáfise, originárias da fise. Em alguns casos, essas fissuras podem resultar em fraturas metafisárias tibiais bilaterais por estresse em potros.

O *modelamento anormal* do osso trabecular foi relatado em bezerros, nos períodos pré-natal e neonatal. Entre as anormalidades, havia linhas de retardo de crescimento e estruturas em treliça, retenção focal de osso esponjoso primário e persistência de osso esponjoso secundário. A infecção viral intrauterina, como a diarreia viral bovina (BVD), pode ser um fator causal.

Causas físicas e ambientais

Osteodistrofia moderada e artropatia podem ser notadas em suínos em fase de rápido crescimento, bem como em bovinos estabulados e alimentados com dieta contendo quantidades adequadas de cálcio, fósforo e vitamina D. Os animais criados em estrados de ripa ou em piso de concreto são mais comumente afetados, e acredita-se que lesões traumáticas das epífises e dos côndilos de ossos longos sejam fatores predisponentes para osteocondrose e artrose em suínos ("fraqueza dos membros"), e epifisite em bovinos. A criação experimental de bezerros jovens em pisos de ripas metálicas pode resultar em lesões epifisárias mais graves e mais numerosas, em comparação ao observado em bezerros criados em piso de terra. A criação de cordeiros em confinamento total pode resultar no desenvolvimento de epifisíolise e deformidades de membros. No entanto, a importância da lesão que permite ao animal sustentar seu peso sobre o membro como uma causa de osteodistrofia em animais de fazenda ainda é incerta. Na maioria dos relatos a respeito dessa condição, as outras causas conhecidas não foram excluídas.

Em equinos, osteodistrofia e artropatia crônicas foram associadas a conformações indesejáveis.

As *exostoses vertebrais* não são incomuns em touros idosos e geralmente acometem as vértebras torácicas (T2 e T12) e as lombares (L2 a L3), que são submetidas a uma maior pressão na flexão da coluna vertebral durante a cópula. As exostoses ocorrem principalmente nas faces ventrais das vértebras, fundindo-as e causando imobilidade da região. Pode ocorrer fratura da ossificação, resultando em deslocamento parcial da coluna vertebral e compressão da medula espinal. A doença é comumente referida como espondilite ou osteocondrose vertebral e também ocorre, ainda que com menor frequência, em vacas adultas e suínos. Sugere-se que a degeneração do anel fibroso e, em consequência, o mau funcionamento do disco intervertebral permite mobilidade excessiva dos corpos vertebrais, resultando na estimulação de neoformação óssea. Uma lesão semelhante ocorre com frequência em cavalos e pode comprometer o desempenho, particularmente em corridas com barreiras e em corridas com obstáculos naturais *cross-country*. A lesão inicial pode ser a degeneração do disco intervertebral.

Alguns tipos de defeitos na placa de crescimento são constatados em potros jovens em fase de rápido crescimento e são considerados de origem traumática. A falha na condrogênese da placa de crescimento pode ser decorrência de lesões por esmagamento em potros pesados de crescimento rápido, com interrupção do suprimento vascular às células germinativas da placa de crescimento. Pressões assimétricas, como consequência de tração muscular anormal ou frouxidão articular, podem retardar o crescimento no lado acometido e resultar em angulação do membro.

Fraturas do fêmur são verificadas em bezerros recém-nascidos durante a tração no parto assistido. A compressão laboratorial de fêmures obtidos de bezerros revelou que as configurações e as localizações das fraturas são semelhantes às encontradas em casos clínicos associados à extração forçada da cria. A força de ruptura de todos os fêmures encontrava-se dentro da magnitude das forças calculadas a serem geradas com o uso de dispositivos mecânicos para auxiliar o parto distócico. Sugere-se que a forma de cunha do fêmur na pelve materna e a compressão resultante durante extração forçada da cria expliquem a ocorrência de fraturas supracondilares do fêmur de bezerros nascidos em apresentação anterior utilizando dispositivos mecânicos, como fazem comumente os veterinários e fazendeiros.

Tumores

Os *osteossarcomas* são tumores altamente malignos do mesênquima osteoblástico, nos quais as células tumorais produzem osteoide ou osso. Os osteossarcomas são o tipo mais comum de tumor ósseo primário em animais, como cães e gatos, mas são raros em equinos e bovinos. A maioria dos tumores ósseos em grandes animais se instala no crânio. Há relato de sarcoma periosteal na escápula de um cavalo, e de osteossarcoma na mandíbula de uma vaca.

Patogênese

Osteodistrofia é um termo geral usado para descrever a osteopatia em que há falha no desenvolvimento ósseo normal ou anormalidade no metabolismo do osso já maduro. Existem algumas diferenças entre as espécies quanto às osteodistrofias que ocorrem nas deficiências nutricionais de cálcio, fósforo e vitamina D. Raquitismo e osteomalacia têm patogênese similar, com o resultado final sendo uma mineralização óssea reduzida ou defeituosa. Em termos gerais, o raquitismo é a falha na ossificação endocondral do osso em crescimento, enquanto osteomalacia é uma anormalidade no remodelamento no osso maduro. Raquitismo e osteomalacia ocorrem principalmente em ruminantes alimentados com dieta deficiente, enquanto a osteodistrofia fibrosa acomete equinos; essas três enfermidades podem ser verificadas em suínos.[1]

Raquitismo

Raquitismo é uma doença de animais jovens em fase de rápido crescimento, em que há *falha na calcificação provisória do osteoide*, além de *falha na mineralização da matriz cartilaginosa do osso em desenvolvimento*. Ocorrem, também, falha de degeneração da cartilagem em crescimento e formação de osteoide na cartilagem persistente, com irregularidade das junções osteocondrais e crescimento excessivo de tecido fibroso na zona osteocondral. O raquitismo é constatado mais comumente em ruminantes com deficiência de vitamina D ou fósforo.[2] Entre as causas genéticas de raquitismo, está a herança autossômica recessiva simples em ovinos da raça Corriedale, na Nova Zelândia.[3,4]

A falha na calcificação provisória da cartilagem resulta em maior profundidade e largura das placas epifisárias, particularmente dos ossos longos (úmero, rádio, ulna e tíbia) e das cartilagens costais das costelas. Os tecidos não calcificados, portanto moles, das metáfises e epífises são distorcidos sob a pressão da sustentação do peso, o que também causa desvio medial ou lateral dos eixos dos ossos longos. Há diminuição da taxa de crescimento longitudinal e aumento das extremidades dos ossos longos, como consequência do efeito do peso, causando alargamento da diáfise adjacente à placa epifisária. Na placa epifisária espessada e alargada, pode haver hemorragias e minúsculas fraturas do osso trabecular adjacente da metáfise, sendo que nos casos crônicos, a zona hemorrágica pode ser amplamente substituída por tecido fibroso. Radiograficamente, essas alterações podem ser vistas como "epifisite", enquanto aparecem na clínica como ampliações das extremidades dos ossos longos e das junções costocondrais das costelas. Tais alterações nas epífises podem resultar em uma separação epifisária que comumente afeta a cabeça do fêmur. As cartilagens articulares podem permanecer normais, ou pode haver um colapso subarticular que resulta na formação de sulcos e dobramentos nessas cartilagens, culminando em artropatia degenerativa e osteocondrose. No raquitismo, a erupção dos dentes é irregular e o desgaste dentário é rápido. O crescimento da mandíbula é retardado e combinado com dentição anormal. Pode haver maloclusão acentuada dos dentes.

Osteomalacia

Consiste no *amolecimento do osso maduro como resultado da extensa reabsorção dos depósitos minerais* ósseos e da falha na mineralização da matriz recém-formada. Não há alargamento das extremidades nem distorções em ossos longos, mas são comuns as fraturas espontâneas de qualquer osso submetido à sustentação do peso.

Osteodistrofia fibrosa

Pode se sobrepor ao raquitismo ou à osteomalacia; é verificada no hiperparatireoidismo secundário. Dietas com baixo teor de cálcio ou que contêm excesso relativo de fósforo causam hiperparatireoidismo secundário. Ocorre reabsorção óssea extensa e substituição de tecido ósseo por tecido conjuntivo. A doença é mais bem conhecida em equinos e resulta em tumefação da mandíbula, da maxila e dos ossos frontais (a *síndrome "da cabeça inchada"* ou *bighead*). A fratura espontânea de ossos longos e costelas é comum. Radiograficamente, nota-se porosidade extrema em todo o esqueleto.

Osteoporose

Definida como uma doença esquelética sistêmica caracterizada por escassez de massa óssea e deterioração da microarquitetura do tecido ósseo, com consequente aumento da fragilidade óssea e da susceptibilidade a fraturas.[5] Na osteoporose, o osso torna-se poroso, leve e frágil, e fratura facilmente. A osteoporose é incomum em animais de produção e em geral está associada à desnutrição geral e ao parasitismo intestinal, em vez de especificamente à deficiência de cálcio, fósforo ou vitamina D.[6] A deficiência de cobre em cordeiros pode resultar em osteoporose como consequência da atividade osteoblástica prejudicada. A intoxicação crônica por chumbo em cordeiros também resulta em osteoporose, devido à produção deficiente de osteoide. Em um grupo de 19 porcas em lactação ou recém-desmamadas, com histórico de claudicação, fraqueza ou paralisia, constatou-se que 10 apresentavam osteoporose e fraturas patológicas, enquanto seis tinham osteomielite em vértebra lombar. O conteúdo de cinzas ósseas, a densidade óssea e a proporção de osso cortical em relação ao osso total eram significativamente menores em porcas com osteoporose e fraturas patológicas.

Ovinos submetidos à ovariectomia alimentados com dieta acidogênica (exacerba a excreção de cálcio) e que recebem corticosteroides desenvolvem osteoporose; isso está sendo usado como modelo experimental para o estudo da doença no ser humano.[6,7]

Osteodistrofia na fluorose crônica

Caracteriza-se pelo desenvolvimento de exostoses em diáfises dos ossos longos, como resultado de hiperostose periosteal. As superfícies articulares permanecem essencialmente normais, mas há claudicação grave por causa do envolvimento do periósteo e invasão dos osteófitos nos tendões e ligamentos.

Defeitos ósseos congênitos

Incluem falha total (*acondroplasia*) e parcial (*condrodistrofia*) do desenvolvimento normal da cartilagem. O crescimento da cartilagem é restrito e desorganizado, e a mineralização é reduzida. Os ossos afetados não crescem, ocasionando deformação macroscópica, particularmente dos ossos da cabeça.

Achados clínicos

Em termos gerais, ocorre enfraquecimento dos ossos como consequência da mineralização defeituosa e da osteoporose, que resultam na *curvatura dos ossos*. Isso provavelmente causa dor e claudicação alternante – um dos primeiros sinais clínicos de osteodistrofia adquirida. O estresse induzido pelo peso normal e pela tensão causam distorção das relações axiais normais dos ossos, o que resulta em curvatura dos ossos longos. As distorções ocorrem mais comumente em animais jovens e naqueles em fase de crescimento. As extremidades distais dos ossos longos comumente se apresentam ampliadas ao nível da placa epifisária; tumefações circunscritas do tecido mole ao redor das epífises podem ser proeminentes e doloridas à palpação.

As consequências da osteodistrofia no apetite e no peso corporal dependem da gravidade das lesões e de sua distribuição. Em bezerros e suínos, nos estágios iniciais do raquitismo, o apetite e a taxa de crescimento podem não ser grandemente afetados até que a doença esteja avançada e cause dor considerável. O decúbito persistente resultante da dor compromete indiretamente a ingestão de alimentos, a menos que os animais sejam alimentados à mão.

Em geral, as *fraturas espontâneas* são comuns e normalmente ocorrem em animais adultos. Os sítios comuns de fraturas incluem ossos longos dos membros, cintura pélvica, cabeça do fêmur, vértebras, costelas e processos transversos das vértebras. A pressão manual habitual ou a contenção moderada de animais com osteomalacia e osteodistrofia fibrosa frequentemente é suficiente para causar fratura. A caixa torácica tende a se tornar achatada e, nos estágios finais, os animais afetados exibem o tórax e o abdome com aparência esguia. Ademais, é mais frequente observar o desprendimento dos tendões de suas inserções ósseas, resultando em claudicação marcante. A condição de osteoporose facilita esse desprendimento. Qualquer grupo muscular pode ser acometido, mas em bovinos jovens confinados o desprendimento do tendão gastrocnêmio é mais comum. O espessamento dos ossos pode ser detectável clinicamente, quando ocorre deposição excessiva de osteoide ou de tecido fibroso, ou se há desenvolvimento de exostoses como acontece na fluorose. A compressão da medula espinal ou dos nervos espinais pode ocasionar parestesia, paresia ou paralisia, possivelmente localizada. Detalhes dos achados clínicos nas osteodistrofias causadas por deficiências nutricionais são mencionados mais adiante, neste capítulo.

A *calcinose em bovinos* caracteriza-se clinicamente por debilitação crônica, claudicação, calcificações ectópicas do sistema cardiovascular, pulmões e rins, ulceração da cartilagem articular e extensa calcificação dos ossos.

Diagnóstico

As *análises laboratoriais* indicadas incluem:

- Concentração sérica de cálcio e fósforo
- Atividade sérica de fosfatase alcalina
- Análise do alimento quanto aos teores de cálcio, fósforo, vitamina D e outros minerais (como cobre, molibdênio e flúor), quando indicado
- Análise química das cinzas ósseas
- Histopatologia de amostra de osso obtida por biopsia
- Exame radiográfico do esqueleto
- Atualmente, há disponibilidade de absorciometria por fóton único, um método seguro e não invasivo de mensuração do conteúdo mineral dos ossos.

Na suspeita de osteodistrofia, indica-se a comparação de *exame radiográfico* dos ossos acometidos e radiografias de ossos normais. O exame radiográfico de seções de placa do osso é um método sensível para detectar anormalidades do osso trabecular em bezerros abortados e bezerros jovens.

Nas osteodistrofias nutricionais, as *concentrações séricas de cálcio e fósforo* podem permanecer no intervalo de variação normal por longo período, notando-se valores anormais apenas quando as lesões estiverem em estágio bem avançado. Podem ser necessárias várias amostragens sucessivas para identificar uma tendência anormal.

A *atividade sérica da fosfatase alcalina* pode estar elevada quando há aumento da reabsorção óssea, mas essa enzima não é um indicador confiável de osteodistrofia. A elevação da atividade sérica de fosfatase alcalina pode ser decorrente de tecidos ósseos, intestino ou fígado, mas o tecido ósseo parece ser a principal fonte da enzima.

O *histórico nutricional* e os resultados da *análise dos alimentos* frequentemente fornecem a melhor evidência circunstancial de osteodistrofia. No raquitismo dependente de vitamina D, a concentração sérica de $25(OH)D_3$ encontra-se diminuída. No raquitismo dependente de fósforo, a concentração sérica de $25(OH)D_3$ está normal ou aumentada, com concentração de paratormônio (PTH) normal ou diminuída. Uma proporção cálcio:fósforo na urina inferior a 0,05 sugere deficiência de cálcio ou vitamina D, enquanto acima de 1 indica deficiência de fósforo.[1]

O diagnóstico definitivo é mais bem obtido pela combinação dos resultados da análise química, do exame histopatológico e da radiografia do osso. Os detalhes de cada um dos tipos de osteodistrofia comuns são discutidos em tópicos apropriados.

Achados de necropsia

Os achados patológicos variam em função da causa, e os detalhes são descritos em outras partes do livro, nos tópicos referentes a cada um dos tipos de osteodistrofia. Em termos gerais, as osteodistrofias nutricionais caracterizam-se por deformidades ósseas, por ossos que podem ser cortados facilmente com faca e que se dobram ou quebram facilmente sob pressão manual e, em casos crônicos, pela presença de artropatia degenerativa. Em animais jovens em crescimento, as extremidades dos ossos longos podem estar aumentadas e as epífises podem estar proeminentes e circunscritas pelo espessamento do periósteo e de tecido fibroso. Em cortes longitudinais, a região cortical pode parecer mais delgada que o normal e o osso trabecular pode ter sido reabsorvido, deixando uma cavidade medular aumentada. A placa epifisária pode estar aumentada em profundidade e largura, além de parecer macroscopicamente irregular, enquanto pequenas fraturas envolvendo a placa epifisária e a metáfise adjacente podem estar presentes. A separação das epífises é comum, particularmente da cabeça do fêmur. Os calos de fraturas consolidadas de ossos longos, costelas, vértebras e cintura pélvica são comuns em suínos com osteodistrofia. Ao exame histológico, notam-se vários graus de gravidade do raquitismo em animais jovens de crescimento rápido, bem como de osteomalacia em animais adultos; é possível notar osteodistrofia fibrosa tanto em animais jovens quanto em adultos.

Diagnóstico diferencial

Tanto na osteodistrofia congênita quanto na adquirida, os achados clínicos em geral são sugestivos da doença. Existem graus variados de claudicação, marcha rígida, longos períodos de decúbito e incapacidade de realizar trabalho físico normalmente e, em alguns casos, perda progressiva de peso corporal; pode haver deformações evidentes dos ossos longos, costelas, cabeça e coluna vertebral. A causa mais comum de osteodistrofia em animais jovens de crescimento rápido é deficiência alimentar ou desequilíbrio nos teores de cálcio, fósforo e vitamina D. Se os detalhes do histórico nutricional estiverem disponíveis e se uma amostra representativa da alimentação fornecida for analisada, o diagnóstico pode ser definido com base no quadro clínico, no histórico nutricional e na resposta ao tratamento. Em alguns casos, a osteodistrofia pode ser atribuída à superalimentação, como pode ocorrer em potros grandes em fase de rápido crescimento. No entanto, muitas vezes o histórico nutricional pode indicar que os animais têm recebido quantidades adequadas de cálcio, fósforo e vitamina D, o que exige que outras causas menos comuns de osteodistrofia sejam consideradas. Com frequência, o primeiro indício é uma resposta insatisfatória ao tratamento com cálcio, fósforo e vitamina D. Exemplos incluem deficiência de cobre em bovinos, fraqueza dos membros de etiologia incerta em suínos – mas, talvez, haja traumatismo em componentes de sustentação do peso e carência relativa de exercício devido ao confinamento – ou intoxicação química, como acontece na calcinose enzoótica ou na fluorose. Essas condições requerem avaliação laboratorial do perfil bioquímico sérico, radiografia dos ossos afetados e exame patológico. A presença de deformidades ósseas ao nascimento sugere condrodistrofia congênita, alguns casos dos quais aparentemente hereditários, enquanto outros são atribuíveis a influências ambientais.

Tratamento

Em geral, as osteodistrofias nutricionais comuns atribuídas à deficiência ou ao desequilíbrio na relação entre cálcio, fósforo e vitamina D na dieta respondem bem à administração oral de uma fonte adequada de cálcio e fósforo, combinada com injeções parenterais de vitamina D. Recomenda-se a administração oral de fosfato bicálcico, equivalente a três a quatro vezes a necessidade diária, durante 6 dias, seguido de redução para a necessidade diária até o 10º dia, combinada com uma injeção de 10.000 UI de vitamina D/kg de peso corporal. Os animais afetados são submetidos a uma dieta que contém as necessidades e a proporção adequada entre cálcio, fósforo e vitamina D. A administração oral de cálcio e fósforo resulta em maior absorção dos minerais, restabelecendo as reservas ósseas esgotadas. Em animais adultos, a absorção de cálcio aumenta após um período de deficiência do mineral; em animais jovens com alta necessidade de cálcio para o seu crescimento, ocorrem absorção e retenção de cálcio em proporção direta com a ingestão desse elemento. As medidas gerais de suporte incluem cama adequada para os animais em decúbito.

O tratamento de osteodistrofias resultantes de outras causas, além das deficiências de cálcio e fósforo, depende da etiologia. Animais com deficiência de cobre respondem gradualmente à suplementação com esse mineral. Não há tratamento específico para osteodistrofia associada à síndrome da fraqueza dos membros em suínos, sendo frequentemente necessário o abate para o aproveitamento da carcaça. Em potros jovens em fase de rápido crescimento, a supernutrição pode exigir uma redução acentuada na quantidade total de alimento disponível diariamente.

A oxitetraciclina tem sido utilizada no tratamento de deformidades de flexão das articulações interfalangianas distais de potros jovens. É postulado que a oxitetraciclina causa quelação do cálcio, tornando-o indisponível para uso na contração de músculos estriados. Em potros recém-nascidos, esse antimicrobiano é considerado efetivo, ocasionando redução moderada, em curto prazo, no ângulo da articulação metacarpofalangeana.

A transecção hemicircunferencial do periósteo, com elevação do periósteo, é amplamente aceita para a correção das deformidades angulares de membros de potros jovens.

REFERÊNCIAS BIBLIOGRÁFICAS

1. Madson DM, et al. J Vet Diagn Invest. 2012;24:1137.
2. Mearns R, et al. Vet Rec. 2008;162:98.
3. Dittmer KE, et al. J Comp Path. 2009;141:147.
4. Dittmer KE, et al. Vet J. 2011;187:369.
5. Klopfenstein Bregger MD, et al. Vet Comp Orthop Traumatol. 2007;20:18.
6. Braun U, et al. Vet Rec. 2009;164:211-217.
7. Kielbowicz Z, et al. Pol J Vet Sci. 2015;18:645.

Osteopatia hipertrófica (doença de Marie)

Embora a osteopatia hipertrófica seja mais comum em cães do que em outros animais domésticos, há relato de sua ocorrência em cavalos[1-4], bovinos[5], ovinos, camelídeos do Novo Mundo e cervídeos criados em cativeiro.[6] Em humanos, utiliza-se o termo *osteoartropatia hipertrófica*, com envolvimento articular, mas em grandes animais prefere-se o termo *osteopatia hipertrófica* porque as articulações nunca são afetadas.

A osteopatia hipertrófica caracteriza-se pela proliferação do periósteo, ocasionando formação de osso periosteal e aumento bilateral simétrico dos ossos, geralmente dos ossos longos dos membros e, em casos avançados em equinos, da mandíbula ventral.[1,4] O aumento é bastante evidente e nos estágios iniciais em geral é dolorido e muitas vezes acompanhado de edema local. Ao exame radiográfico, notam-se periostite irregular e evidência de exostose periosteal. A patogênese é obscura, mas a lesão parece ser de origem neurogênica associada ao aumento do fluxo sanguíneo para os membros; a vagotomia unilateral causa regressão das alterações ósseas. Geralmente, verificam-se rigidez da marcha e relutância em se movimentar, podendo haver evidência clínica de lesão pulmonar com a qual a doença está frequentemente (ainda que nem sempre) associada (durante muitos anos, tal condição foi denominada *osteopatia pulmonar hipertrófica*). Essas lesões pulmonares normalmente são crônicas, neoplásicas ou supurativas, como acontece na tuberculose. Osteopatia hipertrófica foi diagnosticada em equinos sem evidência de doença intratorácica.[1] Em uma égua com um grande tumor de células de teca e granulosa, os sinais clínicos de osteopatia hipertrófica diminuíram após a excisão cirúrgica do tumor.[2]

Em grandes animais, a maioria dos relatos envolve cavalos, nos quais as lesões são mais comumente vistas ao redor das articulações dos membros distais, sem envolvê-las.[1] As radiografias dos membros distais revelam um novo osso periosteal envolvendo a metáfise e/ou diáfise. O novo osso tem aparência lisa e especulada, ou é semelhante a uma paliçada perpendicular ao córtex; nos casos crônicos, notam-se outras alterações ósseas menos ativas.[1]

A doença é considerada incurável, a menos que a lesão torácica possa ser removida, mas há relatos ocasionais de melhora clínica após a administração prolongada de anti-inflamatórios[1] ou antibióticos.[3] Os animais afetados geralmente são submetidos à eutanásia. Periostite e exostose são lesões evidentes à necropsia, enquanto a maioria dos animais mostra evidência macroscópica de doença intratorácica crônica.[1,2] Não há envolvimento das articulações.

REFERÊNCIAS BIBLIOGRÁFICAS

1. Enright K, et al. Equine Vet Educ. 2011;23:224.
2. Packer M, McKane S. Equine Vet Educ. 2012;24:351.
3. Lewis NL, et al. Equine Vet Educ. 2011;23:217.
4. Bayless R, et al. Israel J Vet Med. 2014;69:151.
5. Guyot H, et al. Can Vet J. 2011;52:1308.
6. Ferguson NM, et al. J Vet Diagn Invest. 2008;20:849.

Osteomielite

Etiologia e patogênese

A inflamação do osso (*osteíte*) ou do osso e da medula óssea (*osteomielite*) é incomum em animais de grande porte, exceto quando a infecção é introduzida por lesão traumática ou pela via hematogênica. As bactérias podem atingir o osso por qualquer uma das seguintes vias:

- Hematogênica
- Por extensão, a partir de um foco adjacente de infecção
- Por inoculação direta por meio de trauma ou cirurgia.

Em equinos, pode ocorrer osteomielite metafisária focal após fratura exposta. Doenças específicas que podem ser acompanhadas de osteomielite incluem actinomicose, em bovinos, e brucelose, rinite atrófica e rinite necrótica em suínos. A infecção hematogênica inespecífica causada por outras bactérias é esporádica e, com frequência, está associada com onfalite, abscesso por mordida da cauda em suínos ou contaminação de ferida de castração, ou ainda caudectomia em cordeiros.

Potros e bezerros com menos de 1 mês de idade e bovinos em fase de crescimento com 6 a 12 meses de idade podem desenvolver osteomielite em um ou mais ossos. A maioria dos potros com poliartrite supurativa apresenta poliosteomielite em ossos adjacentes às articulações afetadas. Em uma série de casos de osteomielite tarsal em potros, foi comum notar evidências de artrite infecciosa. Há relato de osteomielite da sínfise púbica causada por *Rhodococcus equi* em um equino de 2 anos de idade. A claudicação tinha origem na pelve e estava associada com febre e leucograma indicativo de inflamação.

As infecções ocorrem comumente na metáfise, na fise e na epífise, que são locais de crescimento ósseo, portanto suscetíveis a infecções hematogênicas. Os vasos sanguíneos da metáfise desviam-se em direção à fise e ramificam-se nos sinusoides, espalhando-se por toda a região metafisária. O fluxo sanguíneo nos sinusoides é lento, sendo um ambiente ideal para a propagação de bactérias. As lesões ocorrem nos dois lados da fise, tanto na metáfise quanto na epífise. Lesões múltiplas são comuns e sustentam a hipótese de que os êmbolos sépticos são liberados de um foco central.

Em um grupo de 445 bovinos com infecção óssea no esqueleto apendicular, fez-se a diferenciação entre lesão de origem hematogênica e lesão pós-traumática (ferimento/fratura). A infecção óssea foi classificada em quatro tipos, de acordo com o local da infecção, os quais são: tipo 1, osteomielite metafisária e/ou epifisária nas proximidades da placa de crescimento; tipo 2, osteomielite subcondral primária acompanhada, principalmente, de artrite séptica; tipo 3, osteoartrite infecciosa com osteomielite subcondral, indicando que a lesão do osso subcondral é oriunda de infecção; e tipo 4, inclui infecções ósseas que não podem ser incluídas nos outros tipos. A osteomielite hematogênica foi 3,2 vezes mais frequente do que a osteomielite pós-traumática. *Trueperella* (*Arcanobacterium* ou *Corynebacterium*) *pyogenes* foi o agente etiológico mais comum. Aproximadamente, 55% dos animais com sequestro ósseo apresentavam evidências físicas de lacerações, contusões, escoriações ou feridas perfurantes decorrentes de um evento traumático prévio.

Em bovinos, pode haver dois tipos de *osteomielite hematogênica*:

- Tipo fisário, em que uma infecção, normalmente do osso metafisário, se origina na placa de crescimento ou próximo a esta, em geral afetando metacarpo distal, metatarso, rádio ou tíbia
- Tipo epifisário, em que uma infecção origina-se próximo à junção do osso subcondral com a cartilagem articular epifisária imatura, afetando mais frequentemente a epífise do côndilo femoral distal, a patela e o rádio distal.

Quase sempre a osteomielite epifisária é uma consequência da infecção por *Salmonella* spp., sendo mais comum em bezerros com menos de 12 semanas de idade. Em geral, as infecções fisárias são causadas por *T. pyogenes* e são mais frequentes em bovinos com idade acima de 6 meses.

Sequestro ósseo em bovinos

O sequestro ósseo é uma anormalidade ortopédica comum em bovinos e equinos. Na maioria dos casos, as lesões desenvolvem-se nos ossos da parte distal dos membros (Figuras 15.3 e 15.4). O sequestro está associado

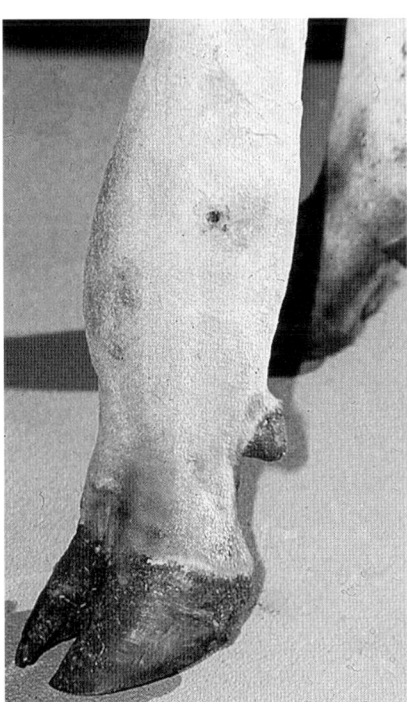

Figura 15.3 Novilha Holstein-Friesian com sequestro do terceiro metacarpo distal esquerdo, com fístula associada a uma tumefação dura.

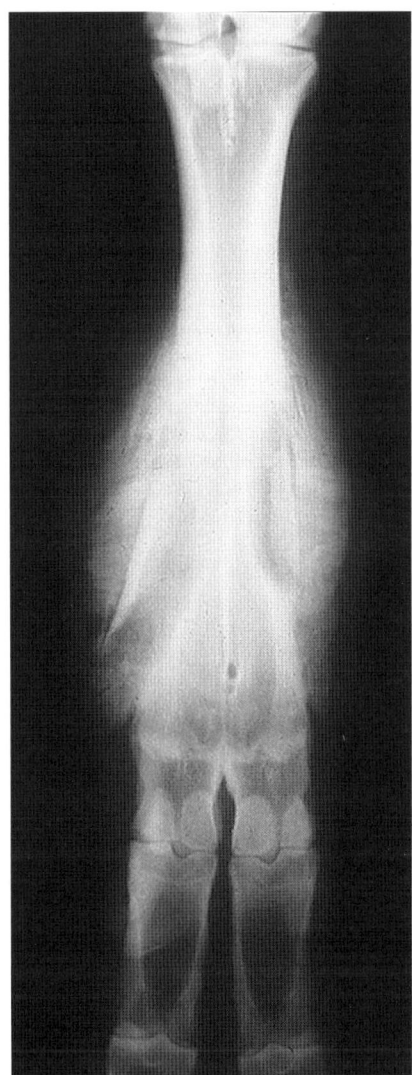

Figura 15.4 Radiografia palmodorsal do membro da novilha mencionada na Figura 15.3, mostrando invólucro nas faces lateral e medial (bainha espessa do novo osso periosteal ao redor do sequestro ósseo), e proliferação óssea marcante na superfície cortical.

ao traumatismo que resulta em isquemia cortical localizada e invasão bacteriana secundária à perda de integridade e viabilidade do periósteo e dos tecidos moles adjacentes. Os tecidos moles que recobrem os ossos que compõem as porções distais dos membros falham em conferir proteção adequada e suprimento sanguíneo colateral ao osso.

Osteomielite secundária ao traumatismo

Nos equinos, a osteomielite é uma sequela frequente de ferimentos nos ossos metacarpianos, metatarsianos e do calcâneo. Esses ossos possuem uma cobertura limitada de tecidos moles, o que pode predispô-los à osteomielite após uma lesão traumática. Da mesma maneira, uma parte da face lateral da extremidade proximal do rádio possui cobertura limitada de tecido mole. Portanto, ferimentos penetrantes e não penetrantes nessa região podem resultar em sérias consequências, embora a princípio possam parecer de menor relevância. Como as lesões podem ser uma extensão da artrite séptica, é necessário um exame minucioso do local do ferimento.

Inflamação da medula óssea

A inflamação aguda da medula óssea comumente é simultânea à sepse bacteriana, resultando em microabscessos multifocais ou em infiltrados perivasculares de neutrófilos, deposição de fibrina, edema e hemorragia. A anormalidade mais comum associada à inflamação fibrinosa é a coagulopatia intravascular disseminada. Granulomas discretos podem ser vistos na medula óssea de animais com micose sistêmica, doença granulomatosa idiopática e atrofia serosa de gordura.

Achados clínicos

Os achados clínicos comuns de osteomielite incluem:

- Claudicação
- Tumefação e inflamação generalizadas em tecidos moles
- Dor à palpação da área acometida
- Secreção persistente crônica
- Atrofia muscular secundária no membro acometido.

Ocorre erosão do osso e secreção purulenta nos tecidos adjacentes, causando celulite ou fleimão, e para o exterior através de seios, com persistência por longos períodos. Com frequência, nota-se tumefação no osso acometido, que pode fraturar facilmente devido ao enfraquecimento de sua estrutura. Quando há envolvimento dos ossos da mandíbula, muitas vezes os dentes caem e isso, juntamente com a dor e a deformação mandibular, interfere na preensão e na mastigação dos alimentos. O envolvimento dos corpos vertebrais pode levar ao envolvimento secundário das meninges e ao desenvolvimento de paralisia. Claudicação e tumefação local são as principais manifestações indicativas de envolvimento dos ossos dos membros.

Em bovinos, a maioria dos sequestros ósseos está associada aos ossos das extremidades, porém a associação mais comum é com o terceiro metacarpo ou metatarso. Bovinos com 6 meses a 2 anos de idade são mais sujeitos ao sequestro ósseo, comparativamente aos animais com menos de 6 meses de idade.

As lesões ósseas são tipicamente destrutivas, causando dor e claudicação graves. Em potros e bezerros, aquelas causadas por *Salmonella* spp. são radiograficamente características. *T. pyogenes, Corynebacterium* spp. e *E. coli* também podem ser agentes causadores. Nos animais afetados a claudicação é marcante e sua origem pode não ser evidente. Muitas vezes, a primeira indicação é uma discreta tumefação dolorida em tecidos moles das extremidades dos ossos longos. Tipicamente, a claudicação persiste, mesmo após o tratamento médico, e o animal pode manifestar claudicação em dois ou mais membros e permanecer longos períodos em decúbito.

A osteomielite em vértebras cervicais, geralmente da quarta à sexta vértebra, causa uma síndrome típica de postura anormal e dificuldade de locomoção. Inicialmente, nota-se uma marcha vacilante que, então, se torna rígida e limitada, com uma certa relutância em virar o pescoço. Logo o animal tem dificuldade para se alimentar no solo e precisa se ajoelhar durante o pastejo. Nesse estágio da doença, nota-se atrofia evidente dos músculos cervicais; a dor pode ser induzida por meio de compressão profunda e vigorosa das vértebras com os punhos. Não há resposta ao tratamento e, durante a necropsia, constatam-se osteomielite irreparável do corpo vertebral e compressão da medula espinal cervical. Em geral, o exame radiológico define o diagnóstico.

A *osteomielite vertebral cervicotorácica* em bezerros com 2 a 9 semanas de idade é caracterizada por dificuldade de se levantar, com tendência a ajoelhar ou apoiar-se na articulação dos membros pélvicos, os quais apresentam hipotonia e hiporreflexia. A manipulação do pescoço pode ocasionar dor. A lesão geralmente envolve uma ou mais vértebras, de C6 a T1. *Salmonella* Dublin é comumente isolada da lesão vertebral.

Diagnóstico

As radiografias são parte essencial do diagnóstico. As *alterações radiográficas* incluem:

- Inicialmente, sequestro de osso necrosado
- Neoformação óssea
- Perda da densidade óssea.

Tipicamente, as lesões radiográficas situam-se na placa de crescimento e estendem-se tanto para a metáfise quanto para a epífise.

A cintilografia nuclear, disponível apenas em grandes centros de referência, pode ser útil para detectar osteomielite em partes do osso envolvidas por uma grande massa muscular, condição que minimiza a capacidade de detectar lesões radiográficas discretas.

Uma cultura do exsudato inflamatório e do sequestro do osso necrosado removido cirurgicamente se faz necessária para determinar as espécies de bactérias e suas respectivas sensibilidades antimicrobianas. As amostras de osso obtidas por meio de cirurgia fornecem resultados de cultura mais precisos, em comparação com as amostras de secreção coletadas em fístulas, as quais podem conter flora bacteriana mista. As amostras devem consistir em sequestros ósseos e tecidos moles imediatamente adjacentes ao osso considerado infectado. Para a obtenção de ótimos resultados na cultura microbiológica, recomendam-se meios especiais de transporte das amostras. Bactérias anaeróbias frequentemente estão associadas à osteomielite e essa característica do microrganismo deve ser considerada ao enviar amostras para cultura.

Achados de necropsia

Na necropsia, a osteomielite pode não ser evidente, a menos que os ossos sejam abertos longitudinalmente e as superfícies de corte da metáfise e da epífise sejam examinadas.

> **Diagnóstico diferencial**
>
> No caso de lesão destrutiva na extremidade de um osso longo de um potro ou bezerro, os diagnósticos diferenciais incluem: fratura em cicatrização, periostite ou osteíte traumática, neoplasia óssea, osteodistrofia nutricional e infecção do osso como resultado de trauma externo, fratura, extensão de infecção adjacente ou disseminação hematógena. A ausência de envolvimento patológico igual em partes comparáveis dos ossos longos e a idade jovem do animal geralmente sugerem infecção óssea. Há descrição das características patológicas das infecções em múltiplos ossos em potros.

Tratamento

Apesar dos avanços na terapia antimicrobiana e das técnicas de diagnóstico refinadas, o manejo clínico da osteomielite é difícil. O tratamento clínico exclusivo é completamente efetivo apenas em casos raros, devido a baixa vascularização no osso sólido acometido, inacessibilidade à infecção e capacidade da bactéria de produzir uma camada de biofilme. Em casos de infecção prolongada ou naqueles com extensa necrose óssea, geralmente recomenda-se cirurgia para remover sequestros ósseos, tecidos desvitalizados e fístulas que abrigam grande número de bactérias. Bons resultados são obtidos quando o osso acometido é removido e quando se empregam práticas padrão de manejo de feridas.[1] O estudo retrospectivo de um grupo de 108 potros Puro-Sangue Inglês com osteomielite séptica secundária à bacteriemia indicou que 81% dos animais tiveram alta hospitalar e 48% voltaram às corridas com sucesso.[2]

Na fisite séptica, a combinação de implante de enxerto ósseo esponjoso homólogo após desbridamento do osso necrosado, aplicação de bota de gesso por 4 a 5 semanas e terapia antimicrobiana por 2 semanas geralmente é um procedimento efetivo. A assepsia rigorosa é um requisito fundamental para o sucesso da aplicação do enxerto ósseo; após o desbridamento do osso necrosado, a cavidade é lavada com solução salina e ampicilina aquosa ou com uma combinação de penicilina G potássica e ceftiofur.

Os antimicrobianos são parte integrante do tratamento, e a seleção do fármaco mais apropriado deve ser baseada na identificação e no teste de sensibilidade do microrganismo. O tratamento inicial pode ser baseado nas bactérias mais comumente isoladas; a combinação de penicilina G e gentamicina ou amicacina é um excelente tratamento inicial para equinos, até que os resultados da cultura e do teste de sensibilidade estejam disponíveis. Os aminoglicosídeos, como gentamicina e amicacina, não são opções ideais de tratamento inicial em animais destinados à produção de alimento, devido ao seu longo período de carência antes do abate. O ideal é que a terapia antimicrobiana parenteral seja mantida no mínimo por 10 dias, e por 4 a 6 semanas após a curetagem cirúrgica. Entretanto, em uma série de casos de osteomielite do calcâneo em equinos adultos, não se constatou diferença na taxa de sobrevivência entre os animais tratados cirurgicamente e aqueles submetidos ao tratamento clínico. Do mesmo modo, um estudo retrospectivo com 108 potros Puro-Sangue Inglês que apresentavam osteomielite secundária à sepse não indicou melhora na taxa de sucesso após o desbridamento cirúrgico.[2]

A maioria das bactérias anaeróbias associadas à osteomielite é sensível à penicilina e às cefalosporinas, mas algumas cepas de *Bacteroides fragilis* e *Bacteroides asaccharolyticus* e outras espécies de *Bacteroides* são conhecidas por produzirem betalactamases, que podem inativar a penicilina e a cefalosporina. O metronidazol e a clindamicina penetram no osso e podem ser utilizados em cavalos; contudo, em alguns países, não é permitido o uso de metronidazol em animais destinados à alimentação humana.

A perfusão regional do membro distal com antibiótico pode ser útil como parte do tratamento inicial, proporcionando maior concentração do antimicrobiano no local da infecção. Aplica-se um torniquete feito com tubo de látex no membro posicionado adequadamente, proximal ao local da infecção. Na perfusão regional intravenosa, identifica-se uma veia superficial de grande calibre e faz-se desinfecção da pele sobrejacente. Em seguida, um dispositivo agulhado (*scalp*) é introduzido na veia e injeta-se um agente antimicrobiano hidrossolúvel minimamente citotóxico, como a penicilina G potássica ou ceftiofur, mantendo o torniquete no local por 30 min, com o intuito de facilitar a difusão do medicamento nos tecidos infectados.

Na perfusão óssea regional, um parafuso de infusão intraóssea é introduzido na cavidade medular, por meio de uma técnica asséptica, e os antimicrobianos hidrossolúveis apropriados são infundidos periodicamente, sem o uso de torniquete. O parafuso intraósseo é deixado no local, sendo recoberto com um curativo estéril entre as infusões.

LEITURA COMPLEMENTAR

Goodrich LR. Osteomyelitis in horses. Vet Clin Equine. 2006;22:389-417.
Hardy J. Etiology, diagnosis, and treatment of septic arthritis, osteitis, and osteomyelitis in foals. Clin Tech Equine Pract. 2006;5:309-317.

REFERÊNCIAS BIBLIOGRÁFICAS

1. Neil KM, et al. Aust Vet J. 2010;88:4.
2. Lischer CJ. Equine Vet Educ. 2009;21:76.

Necrose da ponta da cauda em bovinos de corte

A necrose da ponta da cauda ocorre em bovinos alojados em confinamento com piso de ripas. A doença acomete novilhos, novilhas e touros criados para produção de carne, sendo menos frequente em gado leiteiro.

A necrose se deve mais comumente a uma lesão traumática da cauda causada por pisada de outros animais.[1] A ponta da cauda de um touro deitado geralmente está posicionada longe do corpo do animal e, portanto, acessível à pisadura por companheiros do rebanho. O dano focal é mais grave quando a ponta da cauda é pisoteada em pisos de ripas. A necrose da ponta da cauda é rara em bovinos leiteiros confinados em sistema *free-stall*, porque nesse tipo de criação a maioria das vacas se deita e, assim, suas caudas são relativamente protegidas de pisoteio. Menos frequentemente, a lesão começa como uma bola de esterco na vassoura da cauda de animais com diarreia; ocorre acúmulo de fezes até que se forme uma grande massa fecal seca (com até 15 cm de diâmetro) na ponta da cauda. A presença da massa fecal dura aumenta a probabilidade de danos na ponta da cauda, particularmente quando os animais estão confinados.

A lesão inicia na extremidade da cauda, seguida de graus variados de propagação proximal. Inicialmente, a ponta da cauda apresenta tumefação, seguida de inflamação e infecção por *Trueperella pyogenes*. As alterações histopatológicas são compatíveis com isquemia cutânea, como um mecanismo patogênico. A disseminação da infecção pode resultar em metástase em outras partes do corpo, causando abscessos e osteomielite. Os bovinos afetados não crescem normalmente; pode ocorrer morte em decorrência da piemia. A taxa de morbidade é cerca de 5%. Ao redor de 10% dos animais acometidos podem ter a carcaça condenada, por causa de osteomielite e abscedação.

Fatores de risco

Incluem pisos de concreto ripados, contato próximo dos animais confinados, clima quente e peso corporal superior a 200 kg. O risco aumenta à medida que a distribuição espacial, expressa em quilos de animal por metro quadrado do curral, aumenta para cerca de 165 kg/m². O pisoteamento da cauda é mais frequente em currais com piso de ripas cuja distribuição espacial é menor (1,5 m²/animal), do que em currais similares com distribuição espacial maior (2,4 m²/animal). Em estudo realizado em Ontário, não se constatou necrose da cauda em estábulos de piso sólido, enquanto 1,36% dos bovinos mantidos em estábulos de piso ripado foram tratados ou abatidos em razão da necrose da ponta da cauda. Uma pesquisa conduzida em confinamentos em Ontário, via correio, mostrou que 96% de 71 confinamentos com piso ripado e apenas 5% de 184 confinamentos com piso sólido relataram ocorrência de necrose de cauda, no período de 1982 a 1986. Em um grupo de 441 animais inspecionados em abatedouros, verificou-se que 35% apresentavam lesões de cauda, e 3% dessas lesões eram lacerações cutâneas e infecção, enquanto 4% tinham sido amputadas antes do abate. A maioria dos casos ocorre de maio a setembro, quando a temperatura é superior a 18°C. Isso pode estar associado a maior contaminação, devido à elevação da umidade e da temperatura nas condições de confinamento.

Nos estábulos com piso de ripas, notam-se padrões de locomoção anormais em 20 a 25% das vezes em que os animais se levantam e deitam. Quando os animais se levantam de modo anormal, erguem primeiro a parte anterior, assumindo uma postura conhecida como "posição de cão sentado". Durante o impulso para erguer a parte traseira, eles se balançam para frente e para trás. A cauda pode ficar presa entre o jarrete do animal e o piso, resultando em traumatismo por contusão na extremidade da cauda.

Tratamento

Consiste na amputação precoce combinada com terapia antimicrobiana intensiva. A detecção antecipada é importante. Durante os meses quentes, os bovinos confinados em pisos de ripas e pesando mais de 200 kg devem ser inspecionados cuidadosamente, pelo menos 2 ou 3 vezes/semana. Isso inclui a palpação de todas as extremidades da cauda, porque é difícil ver as lesões iniciais.

Controle

Depende da disponibilização de espaço suficiente para os bovinos alojados sobre pisos de ripas.

REFERÊNCIA BIBLIOGRÁFICA

1. Ural K, et al. Kafkas Univ Vet Fak Derg. 2007;13:203.

Laminite em cavalos

Sinopse

- Etiologia: degeneração das lamelas (ou lâminas) sensíveis do casco. São conhecidas as seguintes síndromes: laminite endocrinopática, laminite associada à sepse, laminite de membro de sustentação de peso e laminite concussiva. A laminite associada à pastagem é considerada uma forma de laminite endocrinopática
- Epidemiologia: doença que acomete animais isoladamente. Sequela de doença sistêmica grave induzida por cólica, enterocolite, metrite e ingestão de sobrecarga de grãos. Cavalos que trabalharam em pisos duros. Cavalos ou pôneis criados em pasto e, especialmente, animais obesos e aqueles com hiperinsulinemia por resistência à insulina ou síndrome metabólica equina. Equinos com disfunção da parte intermediária da hipófise. Cavalos com claudicação unilateral frequentemente desenvolvem laminite no membro contralateral, que sustenta o peso do animal
- Achados clínicos: claudicação branda a suficientemente grave para fazer com que o cavalo se posicione em decúbito, envolvendo as duas patas dianteiras e, ocasionalmente, as quatro patas
- Patologia clínica: nenhum achado característico da doença

- Confirmação do diagnóstico: exame físico. Radiografia
- Tratamento: não existe tratamento efetivo único. É importante o controle da dor pela administração de anti-inflamatórios não esteroides. A administração de medicamentos vasodilatadores e anticoagulantes, bem como suporte de ranilha, sola, casqueamento e ferrageamento corretivo do casco, são usados com sucesso variável. O resfriamento do membro (crioterapia) em cavalos de alto risco (p. ex., com diarreia, metrite), durante a fase prodrômica ou aguda da doença, é um procedimento promissor, mas de efetividade ainda não comprovada em estudos clínicos prospectivos
- Controle: profilaxia de doenças agudas graves. Tratamento agressivo da doença sistêmica decorrente de metrite, cólica e enterocolite, incluindo crioterapia digital. Impedir o acesso irrestrito a alimentos ricos em carboidratos solúveis. Manter uma condição corporal ideal. Caso presente, tratar a síndrome metabólica equina (resistência à insulina) ou a disfunção da parte intermediária da hipófise.

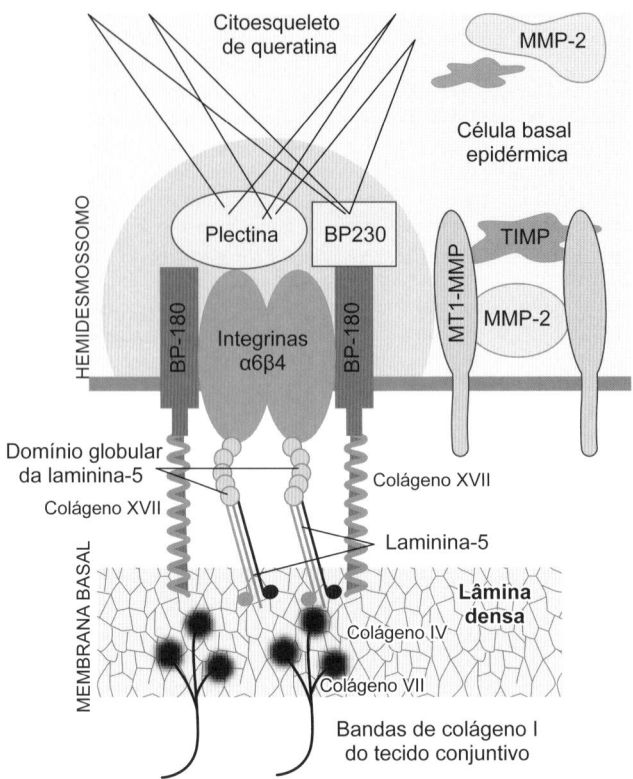

Figura 15.5 Representação da estrutura de um hemidesmossomo e da lâmina densa, que possibilita a conexão entre a célula basal e a membrana basal. Notar a variedade de proteínas, inclusive glicoproteínas e colágeno, que possibilitam a firme fixação da falange distal ao casco. Reproduzida, com autorização, de Pollit C. The anatomy and phyisiology of the suspensory apparatus of the distal phalanx. Vet Clin North Am Equine 2010; 26: 29-49.

A laminite refere-se a um espectro de processos e sinais clínicos relacionados ao comprometimento da junção entre a membrana basal das lamelas dérmicas secundárias e as células basais das lamelas epidérmicas secundárias, e subsequente alteração na relação anatômica entre o casco e a falange distal. A compreensão da doença requer o conhecimento de vocabulário e jargões específicos, incluindo:[1,2]

- *Casco*: são as camadas de tegumento da pata, a partir da lamela epidérmica secundária, distalmente (para fora, em direção à superfície do casco). A parte queratinizada do casco é a cápsula ou estojo do casco
- *Falange distal*: o mais distal dos ossos do membro do cavalo (sinônimo de osso podal, F3 ou terceira falange)
- *Lamelas* (comumente denominadas "lâminas"): as lamelas primárias e secundárias originam-se do interior do casco e da superfície da falange distal. As lamelas primárias dão origem às lamelas secundárias. As células basais das lamelas epidérmicas primárias e secundárias fixam o casco à membrana basal das lamelas primárias e secundárias da falange distal por meio de numerosos pontos de ancoragem, os hemidesmossomos (Figura 15.5).[3] Os hemidesmossomos são compostos por múltiplos filamentos de ancoragem que se ligam à laminina-5, uma glicoproteína ímpar que se liga ao colágeno tipo IV na lâmina densa da membrana basal. O colágeno tipo VII conecta a lâmina densa à falange distal. A laminina-5 da membrana basal é conectada aos hemidesmossomos pela integrina (que atravessa a parede celular) e ao citoesqueleto basocelular pela plectina. A proteína BP-180 está associada aos hemidesmossomos e pode estar envolvida na ancoragem. As células basais são conectadas umas às outras pelos desmossomos (contêm cadeinas, um grupo de compostos responsáveis pela adesão célula-célula)[3]
- *Tegumento parietal* (incorretamente denominado "tegumento lamelar"): parte do espaço entre a cápsula do casco e a falange distal ocupada pelas lamelas, por parte da derme e pelo tecido subcutâneo
- *Laminite*: a definição convencional consiste em uma síndrome clínica dolorida na pata de equinos, geralmente aguda, resultante da separação das lamelas dérmica e epidérmica. A laminite envolve um componente inflamatório ou etiopatogênese que parece não estar sempre presente em todas as fases da doença
- *Laminite em fase prodrômica* (laminite em desenvolvimento): é a fase desde o início da doença da pata até o surgimento de sinais clínicos
- *Laminite aguda*: é a fase desde o surgimento inicial de sinais de dor na pata até o deslocamento da falange distal (normalmente 72 h, mas é variável; o deslocamento da falange não ocorre em todos os casos)
- *Laminite crônica*: fase da doença em seguida ao deslocamento da falange. Pode, ainda, ser classificada em laminite crônica precoce, laminite ativa crônica e laminite estável crônica
- *Aguamento agudo*: sinais clínicos de laminite (pulso digital forte, postura de alívio do casco e mudanças frequentes da pata que apoia o peso), além de sinais de alteração macroscópica evidente da anatomia normal da pata, como depressões supracoronárias ou evidência radiográfica de rotação ou deslocamento distal da falange distal dentro do casco ("afundamento")
- *Aguamento crônico*: sinais clínicos de concavidade da parede do casco dorsal, linhas brancas dorsais anormalmente amplas e anéis de crescimento divergentes na parede do casco. Às vezes, referida como "laminite crônica", essa síndrome não é caracterizada por comprometimento contínuo das lamelas; em vez disso, representa sequelas da laminite ou de aguamento agudo. Se houver alteração contínua da junção epiderme-derme, trata-se de laminite ou aguamento agudo
- *Prolapso da sola*: é uma consequência do deslocamento distal da falange distal, resultando em perda da concavidade da sola
- *Penetração da sola*: é a progressão do prolapso da sola, a ponto de a derme ou o osso da pata se projetar através da sola.

Etiologia

A causa imediata da laminite é a degeneração aguda das conexões entre as células basais das lamelas epidérmicas primária e secundária e a membrana basal das lamelas dérmicas primária e secundária. A perda dessas conexões pode comprometer a aparência microscópica e macroscópica normal da arquitetura da pata e ocasionar sinais clínicos de dor na pata. Os fatores que desencadeiam ou provocam alteração nas conexões epiderme-derme dentro do casco são incertos e objetos de muitas pesquisas em curso.

A laminite é reconhecida em vários contextos, que podem ter diferentes causas desencadeantes:

- Laminite *endocrinopática*: laminite associada a influências hormonais que favorecem a hiperinsulinemia, e que está frequentemente associada com resistência à insulina como parte da síndrome metabólica equina (SME) ou laminite associada à pastagem.[4] A hiperinsulinemia é um modelo experimental para indução de laminite.[5,6] A laminite endocrinopática, seja associada à síndrome metabólica equina ou à disfunção da parte intermediária da hipófise, é responsável pela maioria dos casos de laminite, com estimativa que varia de 71 a 89% dos casos[4,7]
- Laminite *relacionada com sepse*: cavalos com doença séptica caracterizada por sinais de resposta inflamatória sistêmica (febre, taquicardia, depressão), como aquela verificada em equinos com enterocolite, pneumonia e/ou pleurite e metrite séptica pósparto, ou após a ingestão de grande quantidade de carboidratos solúveis, apresentam alto risco de laminite
- Laminite no membro *de apoio do peso*: cavalos que apoiam o peso cronicamente em um membro, como acontece em animais com claudicação unilateral persistente grave, costumam desenvolver esse tipo de laminite
- Laminite *concussiva*: associada a exercícios prolongados ou aos quais o animal não está costumado, em uma superfície dura
- Laminite *tóxica*: a ingestão de aparas de nogueira-negra (*Juglans nigra*) causa laminite. A fisiopatologia envolve uma resposta inflamatória sistêmica grave; os mecanismos fisiopatológicos básicos desse tipo de laminite podem ser semelhantes àqueles mencionados para laminite associada à sepse. A nogueira-negra tem sido usada como modelo experimental de laminite, mas atualmente é considerada menos relevante do ponto de vista clínico[8]
- Hipertermia digital sustentada (com duração de 48 h) não causa laminite.[9]

Epidemiologia

Para uma doença tão comum e importante, a epidemiologia da laminite é pouco documentada.[10] A análise quantitativa e a identificação dos supostos fatores de risco estão disponíveis em alguns estudos que, em muitos casos, não apresentam definições claras de casos ou baseiam-se em relatos leigos do diagnóstico e presença de fatores de risco potenciais, resultando em conclusões não confiáveis e conflitantes. Há necessidade urgente de estudos abrangentes e bem delineados, que abordem a prevalência, os fatores de risco e as consequências da laminite de ocorrência natural em ambientes não hospitalares.

Uma recente revisão sistemática da literatura científica sobre os fatores de risco para laminite mostrou que há evidências limitadas para comprovar a participação de muitos dos supostos fatores de risco para essa enfermidade.[10] Com base nas informações contidas em seis relatórios de maior qualidade dentre os 17 revisados, foram estabelecidas as seguintes conclusões:[10]

- Idade: há boa evidência de que o avanço da idade é um fator de risco para laminite, embora alguns estudos não tenham comprovado essa associação com a laminite aguda
- Sexo: evidência inconsistente; a maioria dos estudos não constatou associação entre o sexo e a ocorrência de laminite
- Raça: evidência inconsistente, a maioria dos estudos não constatou associação entre a raça e a ocorrência de laminite
- Altura: nenhuma evidência de associação entre a altura do animal e a ocorrência de laminite
- Peso corporal: evidência inconsistente
- Obesidade geral: sem evidência
- Pescoço com crina: pouca evidência
- Variáveis de saúde: sem evidência
- Exercício: há pouca evidência de que níveis baixos de exercício sejam um fator de risco
- Endotoxemia: pouca evidência; notou-se que a endotoxemia experimental não causa laminite
- Disfunção da parte intermediária da hipófise: sem evidência
- Sazonalidade: evidência inconsistente
- Condições climáticas: pouca evidência.

Alguns desses resultados são surpreendentes e provavelmente serão revisados, à medida que novos estudos forem realizados. Conforme ressaltado na discussão a seguir, há consenso sobre vários fatores de risco para desenvolvimento de laminite que não estão refletidos nos resultados da revisão sistemática citada anteriormente. Na ausência de múltiplos estudos epidemiológicos de alta qualidade, os resultados da revisão sistemática devem ser considerados à luz de outros conhecimentos.

Ocorrência

Casos esporádicos isolados são a regra aos *equinos*, nos quais a doença geralmente está relacionada com fatores de risco individuais, como obesidade, doença sistêmica ou claudicação. Estima-se que 13% das criações de equinos nos EUA tenham um cavalo com laminite em algum momento, sendo a laminite responsável por 7,5 a 15,7% de todas as claudicações, em equinos.[11] Em um estudo com 1.000 cavalos em uma única fazenda em East Anglia (Reino Unido), verificou-se que as taxas anuais de incidência de laminite variaram de 7,9 a 17,1%, que 33% dos animais diagnosticados uma vez com laminite repetiram outro episódio da doença, e que 24% dos animais com laminite tiveram recidiva da doença no mesmo ano.[12] A laminite é responsável por até 40% dos problemas de cascos em cavalos, dependendo do uso do equino. Aproximadamente 5% dos cavalos com laminite morrem ou são submetidos à eutanásia. Considerando os casos de campo (diferentemente dos atendidos em hospitais veterinários), cerca de 74% dos animais se recuperam e tornam-se saudáveis; 8% dos animais melhoram, mas continuam com claudicação.[11] No entanto, cerca de 10% dos cavalos que desenvolveram laminite tiveram alteração permanente em seu uso primário em consequência da doença.

No Reino Unido, considera-se que 30% dos casos de laminite sejam causados pelo pastoreio em pastagem viçosa, 21% sejam consequências de disfunção da parte intermediária da hipófise, 13% se devam à obesidade e 9% sejam atribuídos à síndrome metabólica equina.[4] A laminite é responsável por aproximadamente 4,4% das doenças relatadas em equídeos, no Reino Unido.[13]

Fatores de risco

Fatores de risco do animal

Existem poucos estudos que fornecem estimativas quantitativas de fatores de risco para equídeos que desenvolvem laminite.

Fenótipo

Há consenso de que pôneis e cavalos com risco aumentado de desenvolver laminite associada à pastagem exibem um fenótipo particular caracterizado por obesidade local e generalizada.[14] Apesar de não corroborado pela revisão sistemática, parece haver evidências diversas consideráveis de que os pôneis e, especialmente, pôneis obesos, têm alto risco de desenvolver laminite associada à pastagem.[14,15] Esse risco também se aplica a cavalos obesos e especialmente àqueles de raças "fáceis de cuidar" ou "parcimoniosas", como Andaluz, Quarto-de-Milha, Morgan e Árabe. O risco de laminite está associado à resistência à insulina, mas nem todos os cavalos ou pôneis obesos são resistentes à insulina. Os pôneis com maior risco podem ser identificados por uma variedade de meios, incluindo a mensuração da concentração plasmática ou sérica de insulina 2 h após a ingestão de glicose (1 g/kg, VO).[16] Pôneis com resposta exagerada à insulina apresentam alto risco de desenvolver laminite.

Hiperinsulinemia

A evidência disponível indica claramente uma propensão de pôneis e equinos com risco de resistência à insulina (obesidade, síndrome metabólica equina) a terem maior incidência de laminite, especialmente se forem mantidos em pastagem. Considera-se que esses equídeos desenvolvem laminite endocrinopática.[15-20] Uma característica semelhante desses equinos e pôneis é a (possível) presença de hiperinsulinemia.[14] Os relatos indicam que, na Austrália, 10 a 22% dos cavalos obesos e 28% dos pôneis apresentam hiperinsulinemia. As concentrações de insulina são mais elevadas (138 ρmol/ℓ versus 315 ρmol/ℓ) em pôneis com histórico de laminite, do que em pôneis mais jovens de condição corporal semelhante que nunca tiveram laminite[15,21], e são maiores em pôneis que já tiveram laminite, com escore de condição corporal mais alto, do que em pôneis que não tiveram a doença.[14] Os pôneis acometidos também são resistentes à insulina, com base na maior proporção insulina:glicose ou na recíproca da raiz quadrada da concentração plasmática de insulina (RISQI, do inglês *reciprocal of the square root of plasma insulin concentration*).[15,21] Similarmente, a hiperinsulinemia é comum em equinos encaminhados a hospitais veterinários com queixa de laminite – 21 de 36 (58%) a 13 de 30 (43%).[7,22]

Cavalos ou pôneis com hiperinsulinemia ou disfunção da parte intermediária da hipófise (PPID, do inglês *pituitary pars intermedia dysfunction*) comprovada apresentam maior risco de laminite.[7] Em Queensland, cavalos com 15 anos de idade ou mais apresentando disfunção da parte intermediária da hipófise diagnosticada com base nas concentrações plasmáticas de hormônio adrenocorticotrófico (ACTH) ajustadas sazonalmente eram 4,7 vezes mais propensos ao desenvolvimento de laminite, em comparação com cavalos na mesma faixa etária sem essa disfunção.[23] A probabilidade de cavalos idosos com hiperinsulinemia (> 20 μU/mℓ) desenvolverem laminite foi 10 vezes maior, comparativamente aos cavalos sem hiperinsulinemia documentada.[23] A laminite em equinos com disfunção da parte intermediária da hipófise está associada à hiperinsulinemia, mas não a uma taxa maior do que aquela observada em equinos sem a disfunção.[23] Isso sugere que a hiperinsulinemia presente em alguns equinos com disfunção possa ser coincidente tanto em equinos com síndrome metabólica quanto naqueles com disfunção da parte intermediária da hipófise, e que é a síndrome metabólica que predispõe à hiperinsulinemia e à laminite. Apesar de não apoiada pela revisão sistemática, a evidência clínica sustenta claramente que há uma relação entre resistência à insulina (hiperinsulinemia) ou PPID e risco de laminite.

Nos EUA, a doença é mais comum durante a primavera e o verão (1,3% na primavera e 0,4% no inverno, na região central dos EUA); no Reino Unido, é mais comum em maio.[12] O maior número de horas de luz solar foi associado ao risco de laminite em cavalos criados em pastagem – um reflexo do efeito da luz solar no aumento do conteúdo de carboidratos não estruturais em pastagens, e não do efeito biológico da luz solar sobre os cavalos.[12]

A doença é muito rara em potros e cavalos com menos de 8 meses de idade; sua frequência aumenta conforme o animal envelhece, de modo que a incidência da doença é cerca de três vezes maior em equinos com mais de 20 anos de idade, em comparação ao observado em equinos com 5 a 20 anos de idade. Essa aparente distribuição etária pode representar, entre outros fatores, um aumento da prevalência de disfunção da parte intermediária da hipófise, à medida que cavalos e pôneis envelhecem.

Traumatismos e outros fatores físicos, como trabalho excessivo em superfícies duras, aumento do apoio do peso sobre um dos membros e o ato de bater com a pata persistentemente podem contribuir para o desenvolvimento da doença em cavalos. A permanência estacionária por dias durante o transporte pode predispor à laminite.

A laminite está associada com muitas *doenças sistêmicas* dos equinos. São fatores de risco para laminite: enfermidades atribuíveis a cólica, diarreia, pleuropneumonia e metrite. Com frequência, a *febre do cavalo de Potomac* (neorriquetsiose equina) é causa de laminite em cavalos, sendo a laminite a principal causa de morte associada a essa doença. Aproximadamente 28% dos equinos com *enterite anterior* (duodenite/jejunite proximal) desenvolvem laminite, em geral dentro de 2 dias após o desenvolvimento da enterite. Relatos casuais sugerem que a administração de *corticosteroides* (dexametasona, triancinolona) causa ou exacerba a laminite, mas essa associação não foi comprovada.[24-26] A laminite é comum em cavalos que se alimentam de grãos ou de alimentos similares contendo alta concentração de carboidratos solúveis. Também, há relatos casuais de que a ingestão de grande quantidade de pastagem viçosa aumenta o risco de laminite, especialmente em pôneis. Acredita-se que a alta concentração de carboidratos solúveis na gramínea seja responsável pelo risco aumentado de laminite.

Laminite no membro de apoio

O desenvolvimento de laminite em um membro que suporta uma quantidade desproporcional de peso por períodos prolongados é frequente entre equinos tratados por claudicação unilateral crônica grave, ou submetidos ao reparo de fratura que requer imobilização com gesso. Relata-se que dentre 113 cavalos submetidos à imobilização com gesso de metade ou de todo o membro, um total de 14 animais (12%) desenvolveu laminite comprovada no membro usado para apoiar o peso.[27] Os fatores de risco significativamente associados ao desenvolvimento de laminite incluíram o peso corporal do cavalo e a duração (em semanas) da imobilização com gesso, sendo que os cavalos necessitados de imobilização do membro inteiro com gesso ou com aplicação de pino de transfixação são mais propensos ao desenvolvimento da doença do que os cavalos necessitados de imobilização por engessamento apenas de metade do membro. O risco de laminite nos membros pélvicos que sustentavam o peso (em relação ao membro pélvico contralateral) foi semelhante ao dos membros torácicos na mesma situação.

Cavalos hospitalizados para tratamento de laminite, ou aqueles que desenvolvem laminite durante a hospitalização por outras doenças, têm fatores de risco diferentes de cavalos com laminite associada à pastagem. A endotoxemia (não definida clinicamente pela mensuração da concentração sanguínea da endotoxina sendo, portanto, mais apropriado denominar a condição como toxemia) foi o único fator associado ao desenvolvimento de laminite.[28] Esse estudo fornece evidências de que a inflamação sistêmica grave aumenta o risco de laminite, mas não indica evidência do efeito da endotoxemia.

Importância

A morte é um desfecho raro em cavalos com laminite que não apresentam outras doenças sistêmicas importantes, mas a claudicação grave pode causar grandes transtornos, e os cavalos afetados podem desenvolver deformidades permanentes das patas. Alguns precisam ser submetidos à eutanásia por motivos humanitários.

Relata-se que dentre 107 cavalos com laminite associada à pastagem, um total de 77 animais alcançaram boa recuperação, de acordo com a avaliação de um grupo de veterinários; e 47 dos 79 animais utilizados para cavalgar antes de manifestarem laminite foram montados 8 semanas depois. Cinco dos 107 animais foram submetidos à eutanásia em 8 semanas após o desenvolvimento da doença; os equinos mais gravemente afetados (com base no grau de claudicação de Obel) foram mais propensos à eutanásia.[29]

Em 247 cavalos hospitalizados que morreram ou foram submetidos à eutanásia devido à laminite, e em 344 cavalos que desenvolveram laminite e sobreviveram, os fatores que aumentaram o risco de morte em decorrência de laminite foram a raça Puro-Sangue Inglês [razão de possibilidades ou *odds ratio* (OR) = 1,57] ou a condição de cavalo de corrida (OR = 1,76), o tratamento com flunixino meglumina (OR = 1,76), o deslocamento distal da terceira falange (OR = 2,68), pneumonia (OR = 2,87), e claudicações grau II de Obel (OR = 2,99), grau III (OR = 9,63) ou grau IV (OR = 20,48), comparativamente à claudicação grau I de Obel.[30]

Patogênese

A patogênese da laminite é complexa e, na maioria dos casos, envolve uma doença sistêmica acometendo ao menos parcialmente a pata. A evidência de que a laminite é parte de uma doença sistêmica e não apenas uma doença localizada na pata baseia-se em observações obtidas da análise de um painel de amostras de tecido obtidas de cavalos com laminite induzida experimentalmente, revelando que a degradação da laminina-332 e do colágeno tipo IV, ambas proteínas encontradas na membrana basal do casco, ocorre na pele e no estômago, além de ocorrer nas lamelas do casco.[31] Ademais, respostas inflamatórias sistêmicas, inclusive infiltração de neutrófilos, são observadas no pulmão, pele, fígado e trato gastrintestinal de cavalos com laminite induzida por nogueira-negra.[32-34] Esses achados sugerem que a inflamação sistêmica e a degradação de proteínas comuns a uma ampla gama de tecidos, inclusive a membrana basal, ocorrem em muitos tecidos epiteliais durante a laminite equina, sugerindo uma patogênese sistêmica ao menos para algumas formas da doença.

O processo patogênico local comum a todas as formas de laminite é o comprometimento do tecido conjuntivo (envolvendo a laminina-5 e os colágenos tipos IV e VII), que possibilita as conexões entre as células basais lamelares e a membrana basal da terceira falange.[35] A sobrecarga de carboidratos está associada ao aumento de atividade de genes que expressam MMP-13 (metaloproteinase de matriz 13) e perda localizada de colágeno I, fibronectina, condroitina e glicosaminoglicanos de sulfato de queratina em lamelas secundárias.[36]

É possível, e certamente provável, que mais de um tipo de dano às células basais ou à membrana basal possam resultar em perda de adesão entre a célula basal e a membrana basal – por vezes denominada desprendimento – ou em degeneração da membrana basal. Como consequência da perda dessas conexões, o peso do cavalo não é mais direcionado das numerosas lamelas para a parede do casco, mas para a sola da pata.

A perda de conexão entre a terceira falange e o casco possibilita a *rotação* da terceira falange dentro da cápsula do casco, provavelmente em resposta à força aplicada pelo tendão flexor digital profundo e/ou pelo deslocamento ventralmente (*afundamento*) dentro do casco, como resultado do peso transmitido através da terceira falange; ainda, alternativamente, pode haver uma combinação dessas alterações. A rotação da terceira falange faz com que a sola seja empurrada para baixo ou fique "caída", e a ponta da terceira falange pode penetrar na sola. Ocorre acúmulo de soro no espaço criado pela degeneração das lâminas e o deslocamento da terceira falange, além de ruptura da linha branca.

Não se sabe qual é o mecanismo que associa os fatores de risco listados anteriormente à degeneração laminar, que é a base para a perda de conexão, ou da separação. Existem diferenças nas lesões microscópicas induzidas tanto pela *hiperinsulinemia* quanto por *modelos de laminite induzida por sepse* [sobrecarga de carboidratos, administração de oligofrutose (OF)], sugerindo que os mecanismos desencadeadores podem diferir em cada caso[37], com eventos subsequentes comuns que resultam nos sinais clínicos de laminite.[38] A expressão de calprotectina, um marcador de presença ou ativação de neutrófilos, era nula nas lamelas de equinos do grupo-controle, moderada em equinos com hiperinsulinemia, e acentuada em equinos tratados com oligofrutose, indicando que a hiperinsulinemia induz menor migração de leucócitos do que a sobrecarga de carboidratos, decorridas 48 h do início da ação da causa desencadeante.[37] A laminite induzida pela administração de nogueira-negra caracteriza-se por infiltração acentuada e precoce de neutrófilos (1,5 h) aliada à expressão de moléculas de adesão neutrofílicas nas células endoteliais lamelares e de citocinas, favorecendo a migração de neutrófilos para dentro das lamelas.[39-42] Alterações semelhantes ocorrem durante a fase prodrômica da laminite por sobrecarga de carboidratos, mas com certo retardo na migração de alguns leucócitos, predominantemente monócitos e macrófagos (em comparação com a migração de neutrófilos na laminite induzida por nogueira-negra), com acúmulo máximo nos tecidos lamelares no início dos sinais clínicos.[43-46] Similarmente, ocorre aumento das concentrações de mRNA para IL-1 beta, IL-6, IL-12 p35, COX-2, E-selectina e ICAM-1 nas lâminas de equinos com claudicação grau I de Obel, mas não na fase prodrômica de cavalos com laminite induzida por carboidratos.[43]

No modelo experimental de laminite por sobrecarga de carboidratos, a maioria dos eventos inflamatórios laminares parece ocorrer no início da claudicação, ou próximo disso, enquanto no modelo experimental com extrato de nogueira-negra muitos desses eventos atingem o pico em fase mais precoce do estágio prodrômico (de desenvolvimento). Isso sugere que, além das moléculas inflamatórias circulantes, pode haver um fenômeno local no modelo por sobrecarga de carboidratos, resultando no início simultâneo de múltiplos eventos laminares, inclusive ativação endotelial, migração de leucócitos e expressão de citocinas pró-inflamatórias.[43] A laminite por sobrecarga de carboidratos está associada ao aumento do mRNA de várias quimiocinas CXC e CC durante a fase prodrômica e/ou clínica, e ao aumento da expressão de uma ampla variedade de genes pró-inflamatórios.[45,47] A laminite induzida por sobrecarga de carboidratos está associada a mudanças marcantes na microbiota fecal, inclusive crescimento exagerado de bactérias Gram-negativas.[48] A sinalização inflamatória é uma ocorrência consistente na fisiopatologia da laminite, embora haja evidências de que o surgimento de leucócitos em tecidos lamelares não seja o primeiro evento na patogênese da laminite, ainda assim com participação importante no início do desenvolvimento das lesões e na progressão da doença.

A *hiperinsulinemia* (com euglicemia) induzida por infusão prolongada (até 72 h) de insulina e glicose resulta no desenvolvimento de sinais clínicos e histológicos de laminite em equinos e em pônei sensíveis à insulina.[5,49-51] A concentração de insulina necessária para induzir laminite em equinos com sensibilidade à insulina é muito alta (> 1.000 µU/mℓ), embora as lesões (mas não os sinais clínicos) tenham sido detectadas em equinos com concentração de insulina ao redor de 200 µU/mℓ, como consequência da infusão de glicose.[6] As lesões microscópicas induzidas pela infusão de insulina durante a fase prodrômica (de desenvolvimento) da laminite foram bem caracterizadas e contrastaram com aquelas da laminite por sobrecarga de carboidratos.[51-53] Não se detecta calprotectina antes de 48 h (próximo ao momento do início dos sinais clínicos de laminite), até que haja redução da largura da lamela epidérmica secundária; ademais, há evidências histomorfológicas de morte de células epidérmicas basais (e suprabasais) depois de 6 h de hiperinsulinemia.[50,53] O aumento da proliferação celular nas lamelas epidérmicas secundárias, a infiltração da derme por pequeno número de leucócitos e o dano na membrana basal são ocorrências mais tardias (após 24 e 48 h). Notou-se estreitamento progressivo das lamelas epidérmicas secundárias, ao longo 6 a 48 h.[50] Havia sinais de apoptose de células basais. As lesões celulares precederam a infiltração de leucócitos e as lesões da membrana basal, indicando que, na laminite hiperinsulinêmica causada por danos iniciais às células basais, essas últimas alterações podem ser eventos secundários ou a jusante.[50]

Foi proposta a participação do fator de crescimento semelhante à insulina (IGF, do inglês *insulin growth factor*), com a insulina atuando como agonista do receptor de IGF. Na laminite induzida por insulina, ocorre proliferação celular nas lamelas; em outras espécies, a alta concentração de insulina pode ativar receptores do potente mitógeno celular IGF-1.[54] Considera-se que a estimulação do receptor de IGF-1 pela insulina pode ocasionar proliferação celular inapropriada da epiderme lamelar e enfraquecimento lamelar, um potencial mecanismo para ocorrência de laminite hiperinsulinêmica.[54]

A hiperinsulinemia induz aumento da concentração plasmática de pentosidina, um produto final da glicoxidação avançada indicativo de inflamação, o que pode indicar sua participação na toxicidade da glicose na etiologia da laminite endocrinopática.[21] No entanto, a falha em detectar produtos da glicoxidação avançada nas lamelas de cavalos durante a fase prodrômica da laminite induzida pelo *clamp* hiperinsulinêmico-hiperglicêmico, ainda que tenham sido detectados no momento do aparecimento dos sinais clínicos de laminite, aliada à falta de evidência de estresse oxidativo, não sustenta a hipótese de que o estresse oxidativo e a glicosilação proteica tenham uma participação fundamental na patogênese da laminite aguda induzida por insulina.[55] Notou-se aumento do conteúdo do transportador de glicose independente de insulina, GLUT-1, no tecido lamelar, durante os estágios de desenvolvimento da laminite induzida por insulina, comparativamente ao observado em equinos do grupo-controle, porém a importância dessa observação não está esclarecida.[55] Não parece haver participação do receptor tipo *toll* 4 (TLR4) no desenvolvimento de laminite hiperinsulinêmica em equinos saudáveis.[56]

Em cascos isolados (*ex vivo*) de equinos saudáveis, a hiperinsulinemia aumenta a resistência vascular e a expressão de endotelina-1 lamelar, bem como a perfusão de veias lamelares isoladas, com cortisol e insulina.[57] A exposição de veias lamelares isoladas ao cortisol aumenta a contratilidade máxima aos vasoconstritores (norepinefrina e 5-hidroxitriptamina) e diminui a contração máxima à endotelina-1 (ET-1), enquanto a exposição à insulina diminui a contratilidade dos vasos à fenilefrina e à endotelina-1.[58] É possível que o excesso de cortisol, em curto prazo, intensifique as respostas vasoconstritoras à 5-hidroxitriptamina e à norepinefrina nas veias laminares *in vivo*, predispondo assim à laminite.[58] Os autores concluíram que a redução na capacidade da insulina de equilibrar a ação de receptores alfa-adrenérgicos e a contração mediada por ET-1, que provavelmente ocorre em indivíduos com resistência à insulina, pode exacerbar ainda mais a vasoconstrição em animais propensos à laminite. Esses mecanismos também podem causar predisposição à laminite em cavalos com disfunção da parte intermediária da hipófise ou com síndrome metabólica equina.[58] Outros pesquisadores demonstraram que a resistência à insulina, associada à hiperinsulinemia, aumenta a reatividade vascular e a resposta a vários vasoconstritores; em adição, na ausência de evidência experimental direta em cavalos ou pôneis, aventou-se a possibilidade de sua contribuição para a vasoconstrição excessiva na derme de equinos suscetíveis.[20] Em curto prazo, a hiperinsulinemia aumenta a resistência vascular no casco de equinos, bem como a expressão de ET-1 no tecido laminar, fornecendo uma possível explicação para a participação da insulina na perfusão do casco.[57] Além disso, a laminite induzida pela infusão intravenosa de insulina está associada ao aquecimento do casco, o que é considerado evidência de vasodilatação na pata. É plausível que exista uma combinação desses mecanismos, começando com vasoconstrição digital e terminando em um desvio ("*shunt*") arteriovenoso que pode ocasionar hipoxemia na lamela e perda da integridade basocelular ou da membrana basal.

Outras teorias propostas para a etiopatogênese da laminite incluem:

- Isquemia das lâminas com subsequente disfunção ou morte de células basais, ou degeneração da membrana basal – as causas de isquemia propostas incluem vasoconstrição, desenvolvimento de desvios arteriovenosos, edema intersticial e presença de microtrombos em vasos digitais. A isquemia subsequente à formação de microtrombos não é mais considerada uma causa potencial de laminite. Por outro lado, estudos de laminite experimental em modelos que utilizam tanto nogueira-negra quanto carboidratos forneceram evidências da ocorrência de alterações na microvasculatura da derme, possivelmente secundárias à alteração nas concentrações circulantes de aminas vasoativas ou à atividade contrátil dos vasos no casco.[57,59-63] Alternativamente, o aumento da pressão de filtração capilar, resultante da vasoconstrição, pode causar edema e aumento da pressão intersticial, com subsequente isquemia nas lâminas[11]
- A digestão enzimática de tecido conjuntivo lamelar pela ação de metaloproteínas de matriz (MMP) e induzida por fatores circulantes, inclusive produtos da infecção por *Streptococcus bovis*, foi proposta como causa da perda da integridade da junção célula basal-membrana basal. Evidências recentes indicam que a MMP-9 não está envolvida nesse processo, dado que permanece na forma de pró-enzima inativa durante a fase prodrômica (de desenvolvimento) da laminite induzida por oligofrutose, embora a MMP-13 possa estar envolvida.[36,64,65] Entretanto, outras proteinases, como ADAMT-4 (do inglês, *a disintegrin-like and metalloproteinase with thrombospondin*), e as metaloproteinases podem estar envolvidas no comprometimento da função basocelular ou da membrana basal. O interessante é que a ADAMT-4 está presente principalmente nas células basais e não na matriz, colocando em questão sua participação na integridade da membrana basal ou no comprometimento da adesão entre células basais e membrana basal.[66,67] Alternativamente, a alta expressão de ADAMT-4 e a depleção de versicana podem estar associadas à função basocelular anormal e ao comprometimento da adesão[68]
- A infusão de endotoxina não induz laminite em equinos ou pôneis saudáveis, assim como a resposta inflamatória sistêmica induzida pela administração de endotoxina não se manifesta como expressão de genes de citocinas pró-inflamatórias nas lamelas.[69] Muitas das causas desencadeantes de laminite são doenças associadas à *endotoxemia* ou, mais precisamente, à toxemia; em modelos experimentais, a endotoxina foi detectada no sangue de cavalos que desenvolveram laminite, sugerindo que a endotoxina pode contribuir para o desenvolvimento da doença. No entanto, infusões de endotoxina não causam laminite, embora a endotoxina prejudique o relaxamento endotélio-dependente e aumente a contração adrenérgica das artérias digitais palmares
- As teorias sobre o desenvolvimento de laminite em um membro de sustentação do peso incluem perda intermitente do apoio do peso aliada à redução da perfusão vascular do casco e à isquemia das lamelas[70]
- Não há evidência de que a laminite seja uma doença autoimune.[71]

A doença ocorre em três fases distintas: (1) uma fase de desenvolvimento, na qual as lesões são detectadas nas lâminas sensíveis, mas durante a qual não há sinais clínicos; (2) uma fase aguda, desde o desenvolvimento dos primeiros sinais clínicos até a resolução rápida ou a rotação ou deslocamento ventral da terceira falange; e (3) um estágio crônico evidenciado pela rotação da terceira falange, com ou sem deslocamento ventral, e caracterizado por uma dor persistente e de intensidade variável.

Achados clínicos

A doença apresenta-se tanto na forma aguda quanto na crônica. A gravidade da doença aguda varia consideravelmente, de muito branda e com recuperação rápida (5 a 7 dias) a grave e com progressão para o estágio refratário e crônico.

A gravidade da claudicação atribuída à laminite pode ser graduada, de acordo com uma escala proposta por Obel, em 1948:

- Grau 0: normal
- Grau 1: o cavalo ergue as patas de modo alternado e intermitente; a claudicação não é evidente durante a caminhada, mas a marcha é curta e rígida em um trote
- Grau 2: nota-se marcha rígida durante a caminhada, porém o cavalo se move à vontade; uma pata pode ser levantada pelo tratador sem que o cavalo resista ao procedimento
- Grau 3: o cavalo reluta em se mover e resiste às tentativas do tratador de levantar uma pata
- Grau 4: o cavalo se recusa a se mover e só o faz se forçado.

A confiabilidade desse sistema foi avaliada e considerada razoável intraobservadores (estatística kappa ponderada de 0,54), quando todos os quatro (cinco) graus são usados, e aumentou (para 0,69) com a redução a três categorias (saudável, graus I e II combinados, e graus III e IV combinados).[72] A concordância interobservadores (opinião primária de 58 veterinários que atuavam na clínica de equinos) foi de 0,43 (concordância moderada) para a estatística kappa não ponderada, e de 0,65 (concordância substancial) para a estatística kappa ponderada, quando todos os quatro (cinco) graus foram usados. Quando os graus foram agrupados em três categorias, a concordância interobservadores aumentou para 0,52 e 0,54 para as estatísticas kappa não ponderada e ponderada, respectivamente. É importante ressaltar que houve 83% de concordância na detecção de animais gravemente afetados (dos três graus em conjunto).[72] Esses resultados são semelhantes aos de um estudo que comparou o uso de uma escala analógica visual, os graus de Obel e o sistema de classificação clínica. Todos os métodos de avaliação da gravidade da laminite mostraram concordância intra- e interobservadores aceitável; a confiabilidade foi maior com observadores mais experientes.[73] Esses estudos demonstram que o sistema de graduação de Obel é útil para a descrição clínica de laminite e, portanto, para avaliação da resposta à terapia.

A *doença aguda* desenvolve-se de maneira rápida; cavalos aparentemente normais podem apresentar aguamento em poucas horas. Os sinais da doença são inteiramente atribuídos à dor nas patas. Todos os cascos podem ser afetados, porém mais comumente são acometidas as patas dos membros torácicos, enquanto as patas dos membros pélvicos são poupadas. A doença raramente é unilateral, exceto nos casos em que se deve à claudicação grave no membro contralateral, ou ao ato de bater as patas repetidamente. A doença branda ou inicial manifesta-se como resistência do animal em se movimentar aliada a trocas frequentes e repetidas do apoio do peso de uma pata para a outra. Nota-se um andar arrastando a pata característico.

A *doença mais grave* expressa-se como recusa do animal em se mover ou erguer a pata. Nesse estágio, o cavalo exibe uma expressão ansiosa, que pode ser acompanhada de fasciculação muscular, sudorese, aumento acentuado da frequência cardíaca (até 75 bpm) e respiração rápida e superficial. A postura é característica, com as quatro patas posicionadas à frente de sua posição normal, cabeça abaixada e dorso arqueado. Geralmente, é muito difícil fazer o animal se mover, mas quando o faz, a marcha é trôpega e as patas são arrastadas; ademais, o animal manifesta dor intensa quando coloca a pata no chão. O animal se deita com dificuldade, muitas vezes depois de várias tentativas. Também, é difícil fazer os animais se levantarem e alguns cavalos podem ficar deitados por longos períodos. Não raramente, os cavalos se deitam de lado. Ocasionalmente, a separação da parede das lâminas é aguda e o casco se desprende. Pode haver exsudação serosa na coroa do casco, o que é considerado um sinal de desprendimento iminente do casco e cujo prognóstico é ruim.

Os *sinais clínicos* de laminite incluem dor à palpação em torno da coroa do casco e resposta de retirada marcante durante o teste da pinça no casco. A intensidade do pulso na artéria digital palmar das patas acometidas, palpável na parte abaxial do sesamoide proximal, encontra-se muito aumentada em relação ao normal. Em cavalos com deslocamento distal da terceira falange (aguamento), pode-se palpar uma concavidade na banda coronária. A infiltração dos nervos digitais palmares com anestésico local, na altura do sesamoide proximal, propicia grande alívio da dor, porém não total.

Nos *estágios crônicos* da doença, ocorre separação das paredes das lâminas sensíveis e consequente rebaixamento da sola. A parede do casco se expande e desenvolve cristas horizontais marcantes, enquanto a inclinação da superfície anterior da parede torna-se acentuada e côncava. Cavalos com laminite crônica ou refratária podem continuar a sentir muita dor, perder peso e desenvolver úlceras de decúbito nos pontos de pressão, devido ao decúbito prolongado. A perda da integridade da sola e o rompimento da linha branca podem permitir que a infecção se desenvolva nas lamelas degeneradas. A infecção pode se disseminar e envolver o osso podal, causando osteíte podal séptica. A claudicação pode diminuir, mas o animal facilmente apresenta claudicação após exercício e pode manifestar repetidos episódios brandos de laminite.

O *exame radiográfico* das patas é um componente essencial na avaliação de equinos com laminite. As projeções radiográficas padrão que devem ser obtidas para auxiliar na avaliação de equinos com laminite são as projeções lateromedial, dorsopalmar horizontal e palmarodistal dorsal proximal oblíqua em 45°.[74] Diversas medidas objetivas foram desenvolvidas para auxiliar na interpretação dos exames radiográficos das patas de cavalos com laminite (Figuras 15.6 e 15.7), discutidas em detalhes em outras partes.[74]

Inicialmente e em casos discretos, as alterações na posição da falange distal não são evidentes. Em casos mais graves ou avançados, as radiografias mostram rotação da falange distal no interior do casco, evidenciada como uma inclinação da face mais distal da terceira falange em direção à sola. O espaço criado pela rotação do osso podal pode ser preenchido por gás ou soro, sendo evidenciado como uma linha radiotransparente entre o osso podal e a parede dorsal do casco. Em aproximadamente 25% dos casos, o deslocamento do osso podal em direção à sola é visto como um espessamento da parede dorsal do casco e redução da distância entre a sola e a face solar da falange distal. Em casos crônicos ou refratários, pode haver osteopenia do osso podal com proliferação óssea no dígito.

Prognóstico

O exame radiográfico fornece informações de valor prognóstico, embora a elaboração de diretrizes sólidas seja dificultada pelas diferentes técnicas radiográficas e interpretações combinadas de valores obtidos em pesquisas distintas.[74] Cavalos que retomam o nível anterior de atividade atlética após um episódio de laminite apresentam rotação de osso podal inferior a 5,5°, enquanto naqueles que não retornam à atividade atlética anterior, a rotação é superior a 11,5°, embora haja exceções a essa regra e a definição do prognóstico deva levar em conta a avaliação holística do cavalo (nível de dor, número de patas envolvidas, perfuração da sola).[74] Portanto, esses valores devem ser usados apenas como diretrizes aproximadas. De acordo com a regra geral, quanto maior for o grau de rotação ou de extensão do deslocamento da falange distal, pior será o prognóstico quanto ao retorno à função normal e à vida livre de dor.

As variáveis radiográficas objetivas incluem a distância entre a face proximal da parede do casco (marcada na imagem radiográfica por um pedaço de arame ou tira

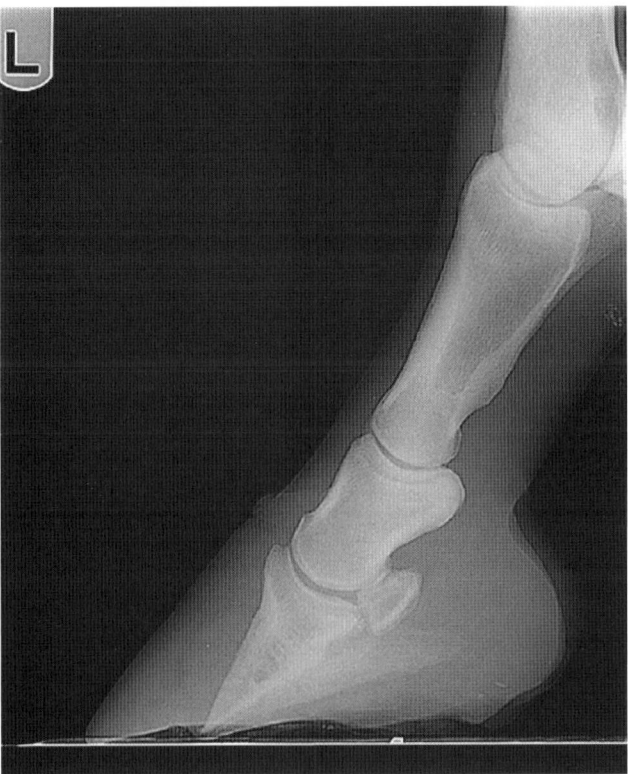

Figura 15.6 Radiografia de um cavalo mostrando rotação da falange distal, com provável penetração da sola. A banda coronária está alinhada e não há evidência de afundamento. Não há osteólise da falange distal. Reproduzida, com autorização.[75]

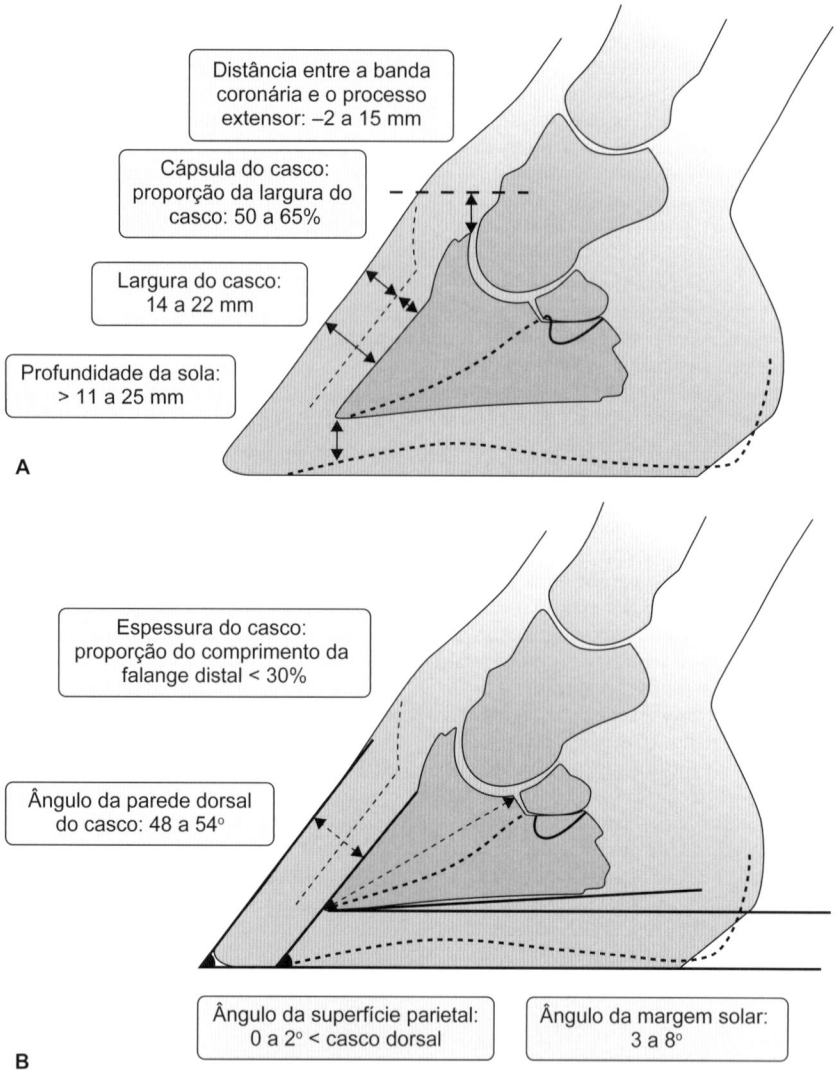

Figura 15.7 Diagramas mostrando as distâncias e proporções radiológicas normais das patas dos membros torácicos de cavalos saudáveis. Deve-se ter cuidado na interpretação desses valores, porque há uma variabilidade individual (raça e tamanho) acentuada; ademais, muitos podem ser alterados pelo ferrageamento. As medidas que constam nestes diagramas não representam os valores absolutos mínimos e máximos normais, mas sim o valor central do intervalo. Reproduzida, com autorização.[74]

de metal presa à parede dorsal do casco) e o limite proximal do processo extensor da falange distal (a distância do "aguamento"), e a distância entre a parede dorsal do casco e o córtex dorsal da falange distal. Apesar da variação nos valores dessas medidas em função da raça e do tamanho do animal, a maioria dos cavalos normais apresenta distância de "aguamento" de 4,1 ± 2,2 (desvio-padrão) mm e espessura da parede de 16,3 ± 2,4 mm. Cavalos com manejo intensivo apresentando sinais de afundamento (medial, lateral ou vertical) alcançaram uma taxa de sucesso total de 18% (17/95), enquanto aqueles sem afundamento (cavalos com ou sem rotação aparente) e com laminite tiveram uma taxa de sucesso de 71% (107/150).[75]

Patologia clínica

Não há alteração característica da doença.

Achados de necropsia

Em geral, a doença não é fatal, mas os animais gravemente afetados são com frequência submetidos à eutanásia. Em casos agudos, pode haver evidências de colite, sobrecarga de grãos ou retenção de placenta e metrite em éguas. Nenhum achado macroscópico confiável é visto nas patas, mas em casos graves, a secção sagital mediana do casco pode revelar congestão, hemorragia e discreta separação entre a superfície dorsal da terceira falange e as lâminas epidérmicas da superfície interna da parede córnea do casco. A separação da terceira falange é mais evidente nos casos subagudos e crônicos, ocasionando a rotação ventral da falange. Em alguns casos, o grau de rotação da terceira falange resulta em perfuração da sola.

O exame histológico é necessário apenas em casos agudos, quando a confirmação do diagnóstico requer análise de cortes da pata em placas fixadas logo após a morte do animal, antes que ocorra autólise moderada. Microscopicamente, as lesões consistem em degeneração e necrose das células epiteliais das lâminas, separação das células epiteliais da membrana basal e perda da membrana basal.

> **Diagnóstico diferencial**
> Cavalos
> Rabdomiólise, tétano, cólica e ataxia espinal podem mimetizar a imobilidade e a dor notadas na laminite, porém nessas doenças não há sinais de dor nas patas; ademais, outras características distintivas são evidentes ao exame clínico cuidadoso.

Tratamento

O dito "onde os fatos são poucos, os especialistas são muitos" (Donald R. Gannon) aplica-se bem ao tratamento da laminite. Há poucos estudos bem delineados sobre o tratamento da laminite de ocorrência natural e, portanto, a escolha do tratamento baseia-se na experiência pessoal, na extrapolação da compreensão incerta da patogênese da doença, na disponibilidade de medicamentos e no modismo corrente. De fato, o tratamento de laminite poderia ser narrado um dia destes, apenas para demonstrar o poder da opinião "especializada" na determinação dos tratamentos, muitos dos quais atualmente são reconhecidos como inúteis. Um exemplo claro é o da aplicação de adesivos de nitroglicerina nas quartelas de cavalos com laminite ou com risco aumentado de laminite. Um grande número de cavalos recebeu esse tratamento, alguns a ponto de se tornarem hipotensos, a custos direto e de oportunidade consideráveis, e tudo em vão. Embora não se tenha a intenção de desconsiderar a opinião de especialistas no tratamento da laminite, essa é uma história salutar que demonstra a força do modismo e da novidade na promoção de tratamentos ineficazes para essa importante doença.

Em geral, os tratamentos podem ser agrupados em várias classes, com base na intervenção pretendida. São elas:

- Remoção do agente causador ou tratamento da doença desencadeante
- Alívio da dor e redução da inflamação
- Prevenção de danos adicionais às lamelas e da rotação ou deslocamento distal do osso podal
- Facilitação da queratinização e do crescimento do casco.

A eficácia de fármacos analgésicos, anti-inflamatórios, anticoagulantes e vasodilatadores, bem como do suporte mecânico do casco, nunca foi demonstrada em testes clínicos apropriados. Há evidências de que a crioterapia local (resfriamento do membro distal) é efetiva na redução dos sinais clínicos e da gravidade das lesões de laminite experimental induzida por oligofrutose[76], apesar das evidências clínicas de suporte limitadas.[77]

A *laminite aguda* é uma emergência e seu tratamento deve ser iniciado sem demora, porque a terapia precoce e agressiva pode aumentar a chance de recuperação.

Tratamento do processo ou da doença desencadeante

A doença incitante deve ser tratada de maneira agressiva, e todos os esforços devem ser feitos para remover qualquer agente causador.

Cavalos com doença inflamatória sistêmica (colite, metrite etc.) devem ser tratados agressivamente, para reduzir o risco de laminite. O tratamento de colite, metrite, pleuropneumonia, cólica e outras doenças é discutido nos respectivos tópicos.

Cavalos com laminite devem ser mantidos em descanso e alojados em baias com boa cama de areia ou de aparas macias. Cavalos com suspeita de disfunção da parte intermediária da hipófise, resistência à insulina ou síndrome metabólica equina[17] devem ter o diagnóstico confirmado e ser submetidos à terapia apropriada.

Crioterapia ou resfriamento digital

Há evidências experimentais e alguma evidência clínica de que o resfriamento das patas é efetivo na prevenção de laminite e no alívio dos efeitos da laminite experimental estabelecida (aguda).[77,78]

A progressão da laminite experimental (utilizando o modelo da sobrecarga de carboidratos) pode ser prevenida pelo resfriamento (crioterapia) das patas dos equinos durante as fases prodrômica e aguda da doença.[76,78] O resfriamento dos membros distais de equinos que receberam 10 g de oligofrutose/kg de peso corporal reduziu acentuadamente os sinais clínicos de laminite e o desenvolvimento de lesões histológicas nas patas de equinos tratados. Nesse modelo experimental, o resfriamento começou no momento da administração de oligofrutose e continuou por 72 h. Os cavalos tratados por meio da imersão dos membros em água fria (0,5 a 2°C) apresentaram apenas sinais leves de claudicação (grau I ou menor) em todos os momentos, até a eutanásia realizada em 72 h.[76] Além disso, o resfriamento dos membros reduziu significativamente a expressão de uma variedade de genes de proteínas pró-inflamatórias e aumentou a expressão de uma proteína anti-inflamatória tanto durante a fase prodrômica quanto na fase clínica da doença.[79]

O resfriamento dos membros depois do início da laminite induzida por oligofrutose previne a falha estrutural lamelar e reduz a gravidade dos danos às lamelas.[80] O resfriamento (crioterapia) das patas foi iniciado assim que se detectou claudicação grau II de Obel (os cavalos foram examinados a cada 4 h) e continuou até a eutanásia, 36 h após o início da claudicação. Os equinos também receberam fenilbutazona (8 mg/kg, IV – uma dose alta) e foram submetidos ao bloqueio contínuo dos nervos periféricos, com intuito de aliviar a dor na pata. A frequência da troca de apoio do peso entre os membros foi significativamente reduzida nos animais cujas patas foram resfriadas, com base na avaliação por pedômetro que, por inferência, indicou menos dor nas patas resfriadas. É importante ressaltar que o modelo foi de laminite experimental, o resfriamento foi iniciado em menos de 4 h após o início da claudicação, e o resfriamento foi mantido continuamente no decorrer do estudo (36 h). Não se sabe se o tratamento seria tão efetivo em outras formas de laminite ou se iniciado mais tarde após o surgimento de claudicação, nem o tempo ideal de resfriamento.

Um *estudo retrospectivo de casos controlados* detectou que cavalos com risco de desenvolver laminite secundária à colite foram 0,14 vez [intervalo de confiança (IC) de 95% = 0,04 a 0,51] menos propensos a desenvolver laminite quando submetidos à crioterapia digital.[77]

Há algum tempo, tanto leigos quanto veterinários têm empregado a prática de resfriamento das patas de cavalos com laminite aguda. Com as evidências de que o resfriamento abranda os sinais clínicos e bioquímicos/genéticos da inflamação das patas de cavalos com laminite induzida, justifica-se a realização de testes clínicos para determinar a utilidade desse tratamento em cavalos com laminite aguda ou continuada (crônica, ativa). Pode-se realizar o resfriamento profilático das patas de cavalos com alto risco de desenvolver laminite, como aqueles com colite, pleuropneumonia, metrite e sobrecarga por grãos, reconhecendo que há um histórico de tratamentos propostos para laminite que não corresponderam às expectativas. Protocolos para resfriamento das patas em um ambiente clínico não foram desenvolvidos ou não se mostraram efetivos e sem efeitos adversos significativos. É importante que tais protocolos abordem questões como o momento ideal para iniciar o resfriamento das patas em cavalos com laminite aguda, a duração do tratamento, o modo de reaquecimento da pata, se todos os membros ou apenas os membros torácicos devem ser resfriados, a eficácia do procedimento em diferentes formas de laminite (laminite endocrinopática, laminite associada à sepse, laminite do membro de apoio do peso, laminite concussiva), e a evolução a longo prazo. Foram desenvolvidas técnicas para auxiliar no monitoramento da temperatura dos membros distais dos cavalos durante o resfriamento das patas.[81]

Fármacos analgésicos e anti-inflamatórios

Um dos pilares do tratamento das laminites aguda e crônica é o uso de fármacos anti-inflamatórios não esteroides (AINE). Esses medicamentos são administrados para aliviar a dor e não há evidência de que retardem a progressão da doença.

A *fenilbutazona*, em dose de 2,2 a 4,4 mg/kg, administrada por via intravenosa ou oral, a cada 12 ou 24 h, é um analgésico eficaz em casos de laminite branda a moderada. Em casos graves, podem ser necessárias doses maiores (6,6 mg/kg, em intervalos de 12 ou 24 h). Entretanto, o risco de intoxicação por fenilbutazona, manifestada como cólica, ulceração gastrintestinal, nefrose, hipoproteinemia, leucopenia e hiponatremia, está relacionado com a dose; altas doses de fenilbutazona devem ser usadas, no máximo, apenas por vários dias e somente em equinos que apresentam dor intensa. *Flunixino meglumina* (1,1 mg/kg, IM ou IV, a cada 8 ou 12 h) ou *cetoprofeno* (2,2 mg/kg, IM, em intervalos de 12 ou 24 h) também são analgésicos eficazes. Seu uso concomitante com fenilbutazona pode intensificar o alívio da dor, mas também aumenta o risco de intoxicação por anti-inflamatório não esteroide. Vários outros desses anti-inflamatórios estão disponíveis para uso em cavalos (meloxicam, firocoxibe) e podem ser úteis no alívio da dor em alguns cavalos. O uso de ácido acetilsalicílico é discutido no item "Anticoagulantes".

Analgésicos narcóticos, como butorfanol, morfina e meperidina (petidina), proporcionam alívio efetivo da dor; α_2 agonistas, como *xilazina e detomidina* apenas aliviam brevemente a dor.

Cavalos com claudicação grave (grau III ou IV de Obel) podem se beneficiar da administração de coquetéis de fármacos, incluindo tramadol e dose subanestésica de quetamina (0,6 mg/kg/h, IV)[82] ou infusão contínua da mistura de α_2 agonista, narcótico e cetamina.[83] O uso de procedimentos de avaliação objetivos para estimar a intensidade da dor e a resposta à administração de analgésicos é preferível à avaliação não estruturada da dor.[83]

A *analgesia local* da pata com anestésicos como lidocaína ou bupivacaína proporciona alívio acentuado da dor. Entretanto, a analgesia geralmente é apenas breve, dependendo do agente utilizado, e tem a desvantagem de fazer com que o animal suporte mais peso nos membros afetados. A analgesia local pode ser útil para facilitar a relocação do cavalo, o casqueamento, o ferrageamento corretivo ou a aplicação de suporte de sola e ranilha, mas não como um tratamento de rotina.

A *lidocaína*, administrada por via intravenosa como infusão contínua, tem sido recomendada como uma fármaco anti-inflamatório para o tratamento da laminite. No entanto, evidências obtidas no modelo de indução de laminite com nogueira-negra não indicaram eficácia na redução de marcadores de inflamação.[84]

Dada a suspeita de que os *corticosteroides* induzem ou exacerbam a laminite, atualmente seu uso é contraindicado no tratamento dessa enfermidade.[24-26,85,86]

Fármacos vasodilatadores

Os fármacos vasodilatadores são usados com base na premissa de que a vasoconstrição é um importante mecanismo subjacente no desenvolvimento ou na progressão da laminite aguda. Várias classes de fármacos têm sido usados, incluindo antagonistas alfa-adrenérgicos, como fenoxibenzamina e fentolamina, fármacos com múltiplos mecanismos de ação, como acepromazina e isoxsuprina, e fármacos doadores de óxido nítrico, como trinitrato de glicerila (nitroglicerina) e L-arginina. Nenhum dos fármacos vasodilatadores deve ser usado em equinos desidratados ou com comprometimento da função cardiovascular.

A fenoxibenzamina e a fentolamina não estão disponíveis prontamente e têm uso limitado. A fenoxibenzamina causa sedação. A *acepromazina* é um vasodilatador potente, sobretudo por sua atividade antagonista alfa-adrenérgica, é usada ocasionalmente no tratamento da laminite aguda.[12] A acepromazina aumenta o fluxo sanguíneo no dígito, mas seu efeito no fluxo nutritivo lamelar é desconhecido, assim como para todos os vasodilatadores. Após a administração intravenosa, o efeito da acepromazina dura, aproximadamente, 90 min. A acepromazina pode ser administrada em doses de 0,01 a 0,05 mg/kg, IM, a cada 6 a 12 h. A sedação pode ser considerável em doses maiores e/ou quando a administração é mais frequente, e pode ser um efeito desejável na redução do movimento (portanto, um risco adicional para lesões nas lamelas) e da ansiedade. A *isoxsuprina* é uma combinação de alfa-antagonista e beta-agonista, que aumenta o fluxo sanguíneo no membro e não na pata de cavalos normais. Tem sido utilizada na dose de 1 a 1,5 mg/kg, VO, a cada 12 h. A pentoxifilina (4,4 mg/kg, VO, a cada 8 h) aumenta a deformabilidade das hemácias, mas não aumenta o fluxo sanguíneo digital em equinos normais.

Relatou-se que a aplicação de *nitroglicerina*, um doador de óxido nítrico, nas artérias digitais palmares de cavalos afetados aumentou ou não afetou o fluxo sanguíneo na parede dorsal do casco. Todavia, o efeito dessas substâncias no curso da doença é desconhecido. Em casos espontâneos de laminite aguda, a nitroglicerina tem sido aplicada na pele sobre ambas as artérias digitais palmares das patas afetadas, na dose de 15 a 30 mg por artéria, 1 vez/dia. No entanto, devido à falta de evidências de eficácia e ao risco de hipotensão sistêmica secundária à absorção sistêmica do fármaco, seu uso não é mais recomendado.

Anticoagulantes

Os medicamentos anticoagulantes são administrados para prevenir o desenvolvimento de microtrombos no casco. A evidência atual não ampara um papel importante dos microtrombos no desenvolvimento de laminite. No entanto, as plaquetas ativadas se acumulam nos vasos lamelares e liberam compostos vasoativos.[59] O ácido acetilsalicílico é um analgésico muito fraco para cavalos, mas usado porque reduz a agregação plaquetária em equinos normais ao inibir a produção de tromboxano A2. Entretanto, o tromboxano pode não ser uma causa importante de agregação plaquetária em cavalos. O ácido acetilsalicílico é administrado na dose de 10 mg/kg, VO, a intervalos de 48 h. A eficácia do ácido acetilsalicílico no tratamento da laminite não foi comprovada.

Em dose suficiente, a *heparina* prolonga o tempo de coagulação sanguínea, desde que haja conteúdo apropriado de antitrombina III no sangue do paciente. Relata-se que a heparina previne ou não participa no desenvolvimento de laminite em cavalos com enterite anterior e cólica, respectivamente. A heparina pode ser administrada na dose de 40 a 80 UI/kg, IV ou subcutânea (SC), a cada 8 ou 12 h, por 3 a 5 dias. Durante o uso de heparina, pode ocorrer uma anemia que se resolve rapidamente quando a administração do fármaco é interrompida.

O uso de heparina de baixo peso molecular é proposto como medida preventiva para laminite em equinos com alto risco da doença. Em um estudo com cavalos encaminhados para cirurgia em decorrência de cólica, foram incluídos 304 cavalos tratados com heparina de baixo peso molecular, atendidos no período de 1995 a 2007, e 56 cavalos atendidos antes de 1995 e não tratados com o composto. Constatou-se que a taxa de prevalência de cavalos que desenvolveram laminite no grupo de animais tratados [3,3%; IC (95%) = 1,7 a 6,2%] foi significativamente inferior àquela do grupo-controle [10,7%; IC (95%): 4,4 a 22,6%].[87] Entretanto, os cavalos do grupo-controle tinham sido submetidos ao controle prévio e poderia haver outros fatores que contribuíram para a menor incidência de laminite, como melhores cuidados pré, intra e pós-operatórios. Não se pode considerar que esse único estudo comprove a eficácia do tratamento.

Suporte mecânico

O suporte mecânico para aliviar a dor, que minimiza maiores danos às lamelas e impede a rotação ou o deslocamento distal do osso podal, é uma parte importante dos cuidados de equinos com laminite aguda.

O *suporte da ranilha* e/ou da sola pode ser conseguido usando material de sustentação, como acrílico ortodôntico ou plástico firme ou silicone, moldado para se adaptar à forma da sola. Alguns clínicos preferem usar *palmilhas em cunha* para elevar os talões e reduzir a tensão no tendão flexor digital profundo, com o objetivo de impedir a rotação da falange distal, reduzindo as forças de "ruptura". O casqueamento pode ter o mesmo efeito.

Recomenda-se, frequentemente, que se abrigue o cavalo em cama de areia ou outro material macio.

O ferrageamento corretivo de cavalos com laminite crônica é amplamente praticado, e uma grande variedade de tipos de ferraduras (oval, em forma de coração, *glue-on*) são propostos. O cuidado apropriado com o casco, que pode incluir o ferrageamento, é importante no manejo de cavalos com laminite crônica. Curiosamente, não se constatou diferença entre os tipos de ferraduras no alívio da dor em cavalos com laminite crônica.

Estímulo à cicatrização

A *metionina* foi administrada tanto em casos de laminite aguda quanto crônica, com base na necessidade conhecida da metionina no complexo condroitina-colágeno. Embora exista alguma lógica para o tratamento, seu uso parece mais apropriado como terapia de suporte do que como tratamento principal. A dose oral é 10 g/dia durante 3 dias, seguida de 5 g/dia durante 10 dias.

Antibióticos podem ser indicados para tratar a infecção secundária das lamelas degeneradas.

O *repouso* é importante na fase de convalescença. Cavalos sem rotação ou com afundamento da terceira falange devem ser mantidos em repouso após a resolução dos sinais clínicos. O retorno ao trabalho deve ser gradual. Cavalos que desenvolvem rotação ou afundamento da terceira falange precisam ser monitorados por exames físico e radiográfico. Demora muitos meses até que os cavalos com rotação de terceira falange, mesmo que discreta, possam retornar ao trabalho. Cavalos com rotação ou afundamento grave provavelmente nunca retomarão o trabalho ativo, embora possam se manter saudáveis em pastagem.

> **Tratamento**
> Dependendo da causa, o tratamento da laminite aguda deve incluir:
> - Resfriamento do membro (crioterapia; R-1)
> - Administração de anti-inflamatórios não esteroides (R-1)
> - Administração de vasodilatadores (acepromazina; R-2)
> - Suporte de ranilha e/ou de sola (R-1)
> - Aplicação de nitroglicerina (R-4)
> - Tratamento agressivo da doença incitante (R-1)
> - Casqueamento, realinhamento da falange distal e ferrageamento corretivo (R-1).

Laminite crônica

O *prognóstico* quanto à volta ao normal de equinos com laminite crônica ou refratária (laminite com mais de 1 semana de duração) é ruim (ver discussão anterior sobre o uso da radiografia na determinação do prognóstico).

O tratamento inclui anti-inflamatórios não esteroides para alívio da dor, ferrageamento corretivo (ferradura oval ou ferradura em forma de coração), casqueamento (encurtamento do casco ou remoção completa da parede dorsal do casco) e realinhamento da falange distal (ou terceira falange).[88] A correção do deslocamento rotacional geralmente envolve alterações no ferrageamento, de modo a transferir caudalmente o centro de pressão da pata de sua posição normal sob o casco, diminuir a tensão no tendão flexor digital profundo para reduzir as forças rotacionais na falange distal que atuam aumentando a distância entre a falange distal e a parede dorsal do casco, propiciar suporte axial de estruturas de carga dentro do perímetro da parede (sola, ranilha, barras) e facilitar o movimento em todas as direções (medial, lateral e dorsal) na tentativa de reduzir as forças de distração nas lamelas durante o movimento.[75] Recomendam-se métodos de transferência do centro de pressão caudalmente e diminuição da tensão no tendão flexor digital profundo, utilizando-se ferraduras de barra e elevando o talão.[75] O uso de um aparato em forma de cunha para neutralizar as forças rotacionais pode ser benéfico.[75]

A *tenotomia* do tendão flexor digital profundo pode propiciar alívio, mas a eficácia desse procedimento em interferir nos resultados a longo prazo ainda não foi bem demonstrada.[11,75]

Controle

A doença não é controlada de imediato, devido a sua natureza esporádica. A exceção é o controle de doenças que aumentam o risco de laminite, como disfunção da parte intermediária da hipófise (PPID), resistência à insulina e síndrome metabólica equina (SME). Os detalhes sobre o controle dessas condições são mencionados em outra parte deste livro.

Em pôneis não obesos previamente afetados por laminite, relata-se que o exercício moderado diminuiu as concentrações séricas de amiloide A e de haptoglobina, bem como o aumento exercício-induzido da concentração sérica de insulina pós-exercício.[89] Esses resultados sugerem um efeito benéfico de exercícios de intensidade relativamente baixa (10 min de caminhada forçada seguida de 5 min de trote) na inflamação, em pôneis com risco de laminite.

LEITURA COMPLEMENTAR

Katz LM, Bailey SR. A review of recent advances and hypotheses on the pathogenesis of acute laminitis. Equine Vet J. 2012;44:752-761.

Pollitt C. Advances in laminitis. Parts 1 and 2. Vet Clin North Am-Equine. 2010;26(1-2):1-466.

REFERÊNCIAS BIBLIOGRÁFICAS

1. Eustace RA. Vet J. 2010;183:245.
2. Parks AH, et al. Equine Vet Educ. 2009;21:102.
3. Pollitt CC. Vet Clin Equine. 2010;26:29.
4. Wylie CE. Vet J. 2013;196:139.
5. Asplin KE, et al. Vet J. 2007;174:530.
6. de Laat MA, et al. Vet J. 2012;191:317.
7. Karikoski NP, et al. Dom Anim Endocrin. 2011;41:111.
8. Belknap J, et al. Equine Vet J. 2012;44:749.
9. de Laat MA, et al. Equine Vet J. 2012;192:435.
10. Wylie CE, et al. Vet J. 2012;193:58.
11. Radostits O, et al. Laminitis of horses. In: Veterinary Medicine: A Textbook of the Diseases of Cattle, Horses, Sheep, Goats and Pigs. 10th ed. London: Saunders; 2007:2030.
12. Menzies-Gow NJ, et al. Vet Rec. 2010;167:690.
13. Slater J. Vet Rec. 2014;175:271.
14. Treiber KH, et al. JAVMA. 2006;228:1538.
15. Carter RA, et al. Equine Vet J. 2009;41:171.
16. Borer KE, et al. J Anim Sci. 2012;90:3003.
17. Frank N, et al. J Vet Int Med. 2010;24:467.
18. Geor RJ. Vet Clin Equine. 2009;25:39.
19. McGowan C. J Equine Vet Sci. 2008;28:603.
20. Tadros EM, et al. Equine Vet Educ. 2013;25:152.
21. Valle E, et al. Vet J. 2013;196:445.
22. Knowles EJ, et al. Equine Vet J. 2012;44:226.
23. McGowan TW, et al. Equine Vet J. 2013;45:74.
24. Bailey SR. Vet Clin Equine. 2010;26:277.
25. Bailey SR, et al. Equine Vet J. 2007;39:7.
26. Bathe AP. Equine Vet J. 2007;39:12.
27. Virgin JE, et al. Equine Vet J. 2011;43:7.
28. Parsons CS, et al. JAVMA. 2007;230:885.
29. Menzies-Gow NJ, et al. Vet Rec. 2010;167:364.
30. Orsini JA, et al. Can Vet J. 2010;51:623.
31. Visser MB, et al. J Comp Pathol. 2011;145:80.
32. Chiavaccini L, et al. Vet Immunol Immunopath. 2011;144:366.
33. de la Rebiere de Pouyade G, et al. Vet Immunol Immunopath. 2010;135:181.
34. Stewart AJ, et al. Vet Immunol Immunopath. 2009;129:254.
35. Pollitt CC. Equine Laminitis: Current Concepts. Canberra, Australia: Rural Industries Research and Development Corporation; 2008.
36. Wang L, et al. J Vet Int Med. 2014;28:215.
37. de Laat MA, et al. J Comp Pathol. 2011;145:399.
38. Katz LM, et al. Equine Vet J. 2012;44:752.
39. Belknap JK, et al. Equine Vet J. 2007;39:42.
40. Black SJ. Vet Immunol Immunopath. 2009;129:161.
41. Loftus JP, et al. Am J Vet Res. 2007;68:1205.
42. Faleiros RR, et al. J Vet Int Med. 2009;23:174.
43. Leise BS, et al. Equine Vet J. 2011;43:54.
44. Faleiros RR, et al. J Vet Int Med. 2011;25:107.
45. Faleiros RR, et al. Vet Immunol Immunopath. 2011;144:45.
46. Visser MB, et al. Vet Immunol Immunopath. 2011;144:120.
47. Budak MT, et al. Vet Immunol Immunopath. 2009;131:86.
48. Moreau MM, et al. Vet Microbiol. 2014;168:436.
49. Asplin KE, et al. Equine Vet J. 2010;42:700.
50. de Laat MA, et al. Vet J. 2013;195:305.
51. Nourian AR, et al. Equine Vet J. 2009;41:671.
52. Nourian AR, et al. Equine Vet J. 2007;39:360.
53. Karikoski NP, et al. Am J Vet Res. 2014;75:161.
54. de Laat MA, et al. Vet J. 2013;197:302.
55. de Laat MA, et al. Vet Immunol Immunopath. 2012;145:395.
56. de Laat MA, et al. Vet Immunol Immunopath. 2014;157:78.
57. Gauff F, et al. Equine Vet J. 2013;45:613.
58. Keen JA, et al. J Vet Pharmacol Ther. 2013;36:382.
59. Bailey SR, et al. Vet Immunol Immunopath. 2009;129:167.
60. Eades SC, et al. Am J Vet Res. 2007;68:87.
61. Eades SC, et al. Am J Vet Res. 2006;67:1204.
62. Peroni JF, et al. Equine Vet J. 2005;37:546.
63. Peroni JF, et al. J Appl Phys. 2006;100:759.
64. de Laat MA, et al. Vet Immunol Immunopath. 2011;140:275.
65. Loftus JP, et al. Vet Immunol Immunopath. 2009;129:221.
66. Pawlak E, et al. Am J Vet Res. 2012;73:1035.
67. Wang L, et al. Am J Vet Res. 2012;73:1047.
68. Belknap JK, et al. Equine Vet J. 2012;44:738.
69. Kwon S, et al. Vet Immunol Immunopath. 2013;155:1.
70. Orsini JA. Equine Vet J. 2012;44:741.
71. Steelman SM, et al. Vet Immunol Immunopath. 2013;153:217.
72. Menzies-Gow NJ, et al. Vet Rec. 2010;167:52.
73. Vinuela-Fernandez I, et al. Vet J. 2011;188:171.
74. Sherlock C, et al. Equine Vet Educ. 2013;25:524.
75. Morrison S. J Equine Vet Sci. 2011;31:89.
76. van Eps AW, et al. Equine Vet J. 2009;41:741.
77. Kullmann A, et al. Equine Vet J. 2014;46:554.
78. van Eps AW, et al. Equine Vet J. 2014;46:625.
79. van Eps AW, et al. Equine Vet J. 2012;44:230.
80. van Eps A, et al. Equine Vet J. 2014;46:625-630.
81. Reesink HL, et al. Am J Vet Res. 2012;73:860.
82. Guedes AGP, et al. Am J Vet Res. 2012;73:610.
83. Dutton DW, et al. Equine Vet Educ. 2009;21:37.
84. Williams JM, et al. Equine Vet J. 2010;42:261.
85. Cornelisse CJ, et al. Equine Vet Educ. 2013;25:39.
86. Dutton H. Equine Vet J. 2007;39:5.
87. de la Rebiere de Pouyade G, et al. J Vet Emerg Crit Care. 2009;19:113.
88. O'Grady SE. Equine Vet Educ. 2006;18:214.
89. Menzies-Gow NJ, et al. Equine Vet J. 2013;46:317-321.

Laminite em ruminantes e suínos

Sinopse
- Etiologia: degeneração das lamelas sensíveis do casco
- Epidemiologia em bovinos: doença endêmica em alguns rebanhos de gado leiteiro de alta produção e em confinamento. Associada à acidose ruminal, clínica ou subclínica
- Achados clínicos em bovinos: imperceptível a claudicação grave, principalmente nas patas dos membros pélvicos. Predisposição a outras doenças podais infecciosas ou traumáticas
- Patologia clínica: nenhum achado característico da doença
- Confirmação do diagnóstico: exame físico e radiografia
- Tratamento em bovinos: anti-inflamatórios não esteroides. Cuidados corretivos do casco
- Controle em bovinos: controle da dieta para prevenir acidose ruminal. Correção de problemas de alojamento e de piso.

Etiologia

A laminite é causada pela degeneração aguda das lamelas primárias e secundárias sensíveis do casco. A causa dessa degeneração é desconhecida, embora a doença possa ser induzida pela administração de oligofrutose (17 g/kg, VO) a novilhas leiteiras.[1,2] A doença não é tão bem caracterizada quanto em equinos, e várias condições frequentemente são classificadas como laminite. Em bovinos leiteiros, a laminite faz parte de um espectro de doenças podais.[3,4] Há descrição detalhada da anatomia radiográfica (TC) do dígito de bovinos.[5]

Epidemiologia

Ocorrência

Em *bovinos*, a doença pode ocorrer em grupos de animais de rebanhos e fazendas onde a predisposição parece ser hereditária ou onde há livre acesso a grande quantidade de carboidratos solúveis, como acontece com vacas-leiteiras de alta produção ou gado confinado. Em fazendas de gado leiteiro de alta produção, a prevalência pode chegar a 78%. Em bovinos leiteiros noruegueses, a prevalência de lesões podais relacionadas à laminite é de 18%[6]; todavia, essa taxa é menor na Suíça.[7] Entre bovinos suíços, sinais de laminite subclínica estavam presentes em 5,4% dos animais, enquanto 3,3% apresentavam sintomas de laminite crônica.[7] Em Israel, um estudo recente com 1.352 vacas-leiteiras detectou claudicação em 387 (28,6%) delas.[8] Dentre essas vacas claudicantes, havia 320 (82,7%) com 591 lesões que poderiam estar associadas à laminite subclínica.[8]

Fatores de risco

Bovinos e ovinos

A *laminite subclínica*, que predispõe ao desenvolvimento de outras doenças podais, acomete bezerros e novilhas de primeira cria, sendo comum em bovinos de confinamento submetidos à alimentação intensiva. Há relato de laminite condicionada pela herança de um gene autossômico recessivo em novilhas da raça Jersey.[9] Pode haver relação entre a doença em ruminantes confinados e a ocorrência de *acidose ruminal*. A administração de oligofrutose a novilhas leiteiras induziu acidose ruminal, com surgimento de sinais clínicos de laminite (dor no casco e marcha anormal) em até 30 h após sua administração, sendo mais grave depois de 3 a 5 dias.[1]

Com frequência, os bovinos de corte preparados para exposições são superalimentados com rações ricas em grãos e desenvolvem uma forma crônica da doença que compromete significativamente sua marcha e pode causar deformidade permanente da pata. A doença ocorre em gado leiteiro alimentado com ração inapropriada, especialmente novilhas de primeira cria e bovinos de rebanho tentando aumentar a produção de leite; não raro, a doença apresenta-se como um problema de rebanho.

Entre as *vacas-leiteiras*, geralmente as novilhas são as mais afetadas e quase sempre a doença surge logo após o parto, com mais de 50% dos casos ocorrendo no período de 30 dias antes e 30 dias depois do parto. Pode haver uma relação com a introdução do animal no rebanho, com assédios frequentes de vacas dominantes, quando a gestação é avançada e quando a superfície do pátio estábulo é áspera. A estabulação pode ser importante, inclusive a permanência de pé na lama ou a necessidade de girar e virar em passagens estreitas e em corridas; há relação entre a prevalência da doença e a permanência em piso de concreto áspero.

A dieta é um fator de risco importante para o desenvolvimento de laminite em novilhas. As dietas de silagem de capim fermentada e úmida estão associadas a um risco de laminite maior, do que as dietas ricas em palha seca não fermentada e a dieta à base de concentrado. Além disso, a transição de uma dieta com baixo conteúdo total de energia para uma dieta com alto conteúdo de energia logo após o parto aumenta o risco de mastite subclínica em vacas leiteiras holandesas.

Relatou-se, também, que a doença ocorreu após metrite, retenção de placenta, mastite e edema mamário, mas a incidência não costuma ser muito alta.

Suínos

Há relato de laminite em suínos, mas nessa espécie a doença é difícil de diagnosticar e muitos casos secundários a outras doenças (p. ex., febre pós-parto) podem ser ignorados. Ademais, há relato da doença quando os animais suínos são alimentados com dietas contendo alto teor de concentrados.

Importância

A laminite subclínica do gado leiteiro predispõe a outras doenças podais que diminuem a produção de leite.[10]

Patogênese

A patogênese da laminite em bovinos, ovinos e suínos não é clara, mas provavelmente tem alguma semelhança com aquela de cavalos (ver "Laminite em cavalos"), havendo aumento da expressão de genes que codificam produtos inflamatórios ou pró-inflamatórios no cório de bovinos com laminite induzida.[11] As relações entre dieta e claudicação em bovinos foram revisadas.[12] A laminite crônica induz baixa resistência do tecido córneo da pinça a danos mecânicos nas paredes dorsal e abaxial do casco e na sola[13], o que poderia explicar porque a laminite predispõe os bovinos a outras lesões podais.

Achados clínicos

Bovinos e ovinos

Em bovinos e ovinos, o quadro clínico é semelhante, porém menos evidente do que o observado no equino.

Em *bezerros com 4 a 6 meses* de idade e em novilhas, foi descrita uma síndrome aguda semelhante àquela verificada em equinos. Os animais afetados permanecem deitados durante a maior parte do tempo, e relutam em se levantar. Quando tentam se levantar, permanecem ajoelhados por longo tempo. Sua postura estacionária caracteriza-se pelo agrupamento das quatro patas e o dorso arqueado, pelas frequentes trocas de peso de uma pata para outra, e pelo andar arrastando as patas e demonstrando sinais de dor. As patas são doloridas ao serem comprimidas, e depois ficam achatadas e aumentadas de volume, como quando se usam chinelos. Ocorre rotação ventral grave da terceira falange.

Em *vacas adultas*, alguns casos são acompanhados de sinais agudos, enquanto outros manifestam apenas lesões locais. Estas incluem úlcera de sola e alterações no tecido córneo, inclusive amolecimento, manchas amareladas cerosas e manchas marrom-avermelhadas sugestivas de hemorragia prévia. A vaca apresenta claudicação crônica.

Os *touros jovens* são muito suscetíveis à laminite e podem apresentar marcha e postura anormais, como marcha empolada e apoio frequente nas articulações dos boletos, o que pode dificultar o diagnóstico.

Em vacas adultas, a laminite crônica caracteriza-se por um ângulo menor da sola com a parede anterior do casco, diminuído de 55º para 35º, parede anterior côncava e aparecimento de sulcos horizontais (linhas de parada de crescimento) ao redor de toda a pinça. A sola geralmente apresenta discreta protuberância, podendo haver feridas e úlceras de sola. O crescimento excessivo da sola da pinça lateral pode chegar ao ponto de criar uma sola falsa ou dupla. A linha branca encontra-se muito alargada e interrompida, e nela pode haver retenção de pedras e outros detritos.

A laminite traumática crônica é mais comum em novilhas introduzidas pela primeira vez nos rebanhos de vacas em lactação ou de vacas secas. O alojamento desses animais em piso de concreto e sua exposição a confrontos frequentes com vacas dominantes levam ao desenvolvimento de hemorragias na sola e inflamação das lâminas.

Em bovinos, os *sinais radiográficos* incluem rarefação do osso podal, particularmente do dígito, e desenvolvimento de osteófitos nos talões e no processo piramidal.

Suínos

Em porcas, os sinais clínicos são semelhantes e incluem arqueamento do dorso, agrupamento das patas, dificuldade de locomoção, aumento do pulso das artérias digitais e dor quando se aplica pressão nas patas.

Patologia clínica

Não há alteração considerada característica da doença.

Achados de necropsia

O exame histológico das pinças de novilhas que morreram 72 h depois de sobrecarga alimentar mostrou alterações compatíveis com laminite aguda, incluindo estiramento de lamelas, aumento de volume basocelular com baixa densidade de cromatina e aparência espessa, ondulada e indistinta da membrana basal.[2,14]

> **Diagnóstico diferencial**
> **Bovinos**
> Doença do músculo branco, epifisite e outras doenças primárias da pata.

Tratamento

Embora princípios semelhantes àqueles usados para determinar o tratamento da laminite em equinos sejam provavelmente aplicáveis aos bovinos, o tratamento em bovinos geralmente se limita à administração de anti-inflamatórios não esteroides (20 mg de ácido acetilsalicílico/kg, VO, a cada 12 h, ou 4,4 mg de fenilbutazona/kg, VO, a intervalos de 48 h, ou ainda 1 mg de flunixino meglumina/kg, IV, a cada 12 h). A causa desencadeante (metrite, acidose ruminal) deve ser tratada de forma agressiva.

Controle

Bovinos e cordeiros destinados ao confinamento devem ser gradualmente introduzidos à alimentação com grãos e à ração contendo maior proporção de forragem:grãos. Os bezerros não devem ser submetidos à alimentação intensiva com grãos até completarem 14 meses de idade, devido à alta frequência de lesões internas do casco em idade mais jovem. Obtém-se alguma proteção contra laminite em bovinos de leite em unidades de criação intensiva mediante o planejamento cuidadoso de baias mais confortáveis e menos danosas às patas, providas de maior quantidade de palha. Próximo à data do parto, a vaca deve ser submetida ao exercício. A aplicação de uma vacina contendo a combinação endotoxoide-bacterina Gram-negativa propiciou alguma proteção contra laminite induzida por sobrecarga de grãos. A suplementação de biotina (20 mg/animal/dia) na dieta melhora a higidez do casco de vacas-leiteiras primíparas e pode ser benéfica na redução da incidência ou gravidade da claudicação no rebanho. Esse tratamento pode não melhorar os indicadores objetivos da higidez do casco, mas melhora a produtividade.

A seleção de características de conformação de pata e membro em bovinos da raça Norueguesa-vermelha não está associada com menor risco de doença das pinças.[15]

REFERÊNCIAS BIBLIOGRÁFICAS

1. Danscher AM, et al. J Dairy Sci. 2009;92:607.
2. Danscher AM, et al. J Dairy Sci. 2010;93:53.
3. Capion N, et al. Vet Rec. 2008;163:80.
4. Capion N, et al. Vet J. 2009;182:50.
5. Tsuka T, et al. J Dairy Sci. 2014;97:6271.
6. Fjeldaas T, et al. Acta Vet Scand. 2007;49.
7. Becker J, et al. Schweiz Arch Tierheilkd. 2014;156:71.
8. Sagliyan A, et al. Israel J Vet Med. 2010;65:27.
9. Radostits O, et al. Laminitis in ruminants and pigs. In: Veterinary Medicine: A Textbook of the Diseases of Cattle, Horses, Sheep, Goats and Pigs. London: Saunders; 2006:2034.
10. Vatandoost M, et al. J Anim Vet Adv. 2009;8:880.
11. Osorio JS, et al. J Dairy Sci. 2012;95:6388.
12. Lean IJ, et al. Livestock Sci. 2013;156:71.
13. Hinterhofer C, et al. Vet J. 2007;174:605.
14. Mendes HMF, et al. Pesquisa Veterinaria Brasileira. 2013;33:613.
15. Odegard C, et al. J Dairy Sci. 2014;97:4522.

DOENÇAS DAS ARTICULAÇÕES

Doença articular degenerativa (osteoartropatia) e osteocondrose

Existem duas condições articulares não infecciosas comuns: a doença articular degenerativa e a osteocondrose. Os termos *doença articular degenerativa* e *osteoartropatia* são usados aqui para descrever lesões não infecciosas das superfícies articulares das articulações caracterizadas por:

- Degeneração e erosão da cartilagem articular
- Osteosclerose dos ossos subcondrais
- Hipertrofia do osso ao redor da cartilagem articular, resultando em formação de osteófitos e de esporão nas bordas da articulação.

Em contraste, uma doença diferente é a *osteocondrose* (discondroplasia), que envolve a degeneração das camadas profundas da cartilagem articular e da placa epifisária – *um defeito na ossificação endocondral* – mais comumente verificada em suínos e cavalos, mas também em bovinos. A osteocondrose em cavalos é uma das várias condições incluídas como *doença ortopédica do desenvolvimento*, que é uma denominação que inclui várias doenças esqueléticas do cavalo em fase de rápido crescimento.[1]

Etiologia e epidemiologia

Em alguns casos, a etiologia da doença articular degenerativa e da osteocondrose não é clara. Na maioria dos casos de ocorrência frequente, considera-se que as lesões têm uma base genética e são multifatoriais e, talvez, secundárias a defeitos de conformação que resultam em frouxidão articular excessiva, lesão traumática aguda na articulação, processo normal de envelhecimento e deficiências nutricionais. A informação etiológica é principalmente circunstancial, e algumas das constatações epidemiológicas associadas à doença articular degenerativa e à osteocondrose de animais de fazenda são descritas a seguir.

Causas nutricionais

- Secundária ou associada ao raquitismo, osteomalacia, "doença das pernas curvadas" (*bowie*) e osteodistrofia fibrosa
- Artropatia coxofemoral em bovinos leiteiros associada à afosforose
- Dietas experimentais deficientes em manganês ou magnésio, causando artropatia e deformidade articular em alguns bezerros – a suplementação de potros com magnésio diminuiu a taxa de prevalência de osteocondrose[2]
- Acredita-se que a deficiência de cobre esteja relacionada com osteocondrose e aumento de volume das articulações dos membros em potros criados em pastagem, bem como em suínos alimentados com dieta experimental deficiente em cobre; a deficiência parece prejudicar o reparo do osso danificado[1]
- Deficiência experimental de riboflavina em suínos.

Causas tóxicas

- Como parte da síndrome da calcinose enzoótica causada por intoxicação por *Solanum malacoxylon* e outras plantas
- Fluorose em bovinos
- Intoxicação crônica por zinco em suínos e potros.

Induzida por esteroides

A injeção intra-articular ou a administração parenteral prolongada de corticosteroides em equinos pode ocasionar doença articular degenerativa.

Trauma biomecânico

- *Lesões traumáticas agudas*: por exemplo, lesões em superfícies articulares, meniscos e ligamentos, especialmente os ligamentos cruzados das articulações fêmoro-rotibiopatelares de touros reprodutores, podem ocasionar osteoartrite progressiva crônica. Lesões nos ligamentos femorotibiais de equinos podem predispor à osteoartropatia da articulação do joelho
- *Traumatismos subagudos repetidos* nas superfícies articulares podem causar artropatia degenerativa. Isso é comum em cavalos de corrida jovens em treinamento, que podem ter suas superfícies articulares e tecidos adjacentes suscetíveis a lesões, devido a defeitos de conformação e deficiências discretas de cálcio e fósforo. Superfícies de raias de corrida duras também podem contribuir para a ocorrência de doença articular degenerativa
- Suspeita-se que o *trauma causado pelo movimento* contribua para o desenvolvimento de lesões erosivas nas superfícies articulares de alguns equinos com incoordenação enzoótica, nas articulações intervertebrais das vértebras torácicas caudais e lombares craniais de touros idosos com espondilite, e para a doença em touros com espasticidade hereditária. A osteoartrite coxofemoral pode ocorrer em equinos idosos com instabilidade articular e em bezerros com displasia coxofemoral.

A *artropatia coxofemoral degenerativa* ocorre em *touros de corte jovens* a partir dos 9 meses de idade. Um acetábulo raso congênito pode predispor os touros a essa condição. Esse tipo de artropatia pode ser secundária à displasia coxofemoral, mas em alguns casos não se constata tal evidência. As grandes articulações de sustentação de peso sujeitas a maior movimentação e a concussão parecem ser mais suscetíveis. Bezerros machos em fase de rápido crescimento parecem ser mais sujeitos à doença, e em alguns deles a suscetibilidade é hereditária.

Processo de envelhecimento

A artropatia degenerativa em vacas-leiteiras e touros idosos pode ser uma manifestação do processo natural de envelhecimento. Doença articular degenerativa e osteofitose vertebral ocorrem em touros de meia-idade.

A osteoartrose das articulações distais do tarso (jarrete), comumente conhecida como *esparavão ósseo*, é comum em equinos islandeses e fortemente relacionada com a idade. Em equinos islandeses com 6 e 12 anos de idade usados para cavalgar, a prevalência de sinais radiográficos de osteoartrose no tarso distal aumentou de 18% em cavalos com 6 anos de idade para até 54% em equinos com 12 anos de idade. A idade de início dos sinais radiográficos reflete uma predisposição ao esparavão ósseo e indica uma característica de herdabilidade média a alta. Há alta prevalência de condronecrose em cavalos islandeses jovens, indicando início precoce e progressão lenta da doença. A condição é a causa mais comum de abate como resultado de doença em cavalos de equitação na faixa etária de 7 a 17 anos.

Há relato de osteoartrose da articulação antebraquial de equinos de equitação. Os animais afetados eram éguas idosas com osteoartrose e anquilose. A causa é desconhecida.

Osteocondrose

Ocorre em *bovinos* em fase de rápido crescimento, criados sob confinamento em pisos duros, geralmente de concreto, com mínimo exercício. A osteocondrose foi relatada em bezerros machos de corte em fase de crescimento rápido alimentados com dieta com teores inadequados de cálcio, sódio, cobre e vitaminas A, D e E criados em pastagens nativas melhoradas, em que um garanhão ancestral comum e o sexo (todos são machos) podem ter sido fatores contribuintes. Descreveu-se osteocondrose grave em múltiplas articulações, com alterações notáveis na cabeça do úmero e na glenoide de ambas as articulações do ombro em bezerros de corte com 10 meses de idade.

A osteocondrose em bovinos confinados pode estar associada à dieta hipercalórica e à taxa de crescimento rápida. Acredita-se que o traumatismo ocasionado pela sustentação do peso nesses animais que crescem rapidamente é suficiente para causar lesões degenerativas em algumas articulações, especialmente naqueles com uma conformação esquelética que resulta em estresse anormal em alguns côndilos de ossos longos que sustentam peso. Em uma série de 42 casos de claudicação de joelho em bovinos, em 18 deles havia evidência de cisto ósseo subcondral e a idade variava de 6 a 18 meses. O cisto ósseo subcondral é considerado uma manifestação clínica comum da osteocondrose.

A osteocondrose semelhante à observada em suínos foi relatada em *cordeiros da raça Suffolk* pura criados em um sistema projetado para produzir *carneiros* de alto valor e crescimento rápido. A doença foi registrada em um único carneiro Suffolk.

A osteocondrose é uma importante causa de claudicação em *cavalos*. É geralmente observada em animais jovens de crescimento rápido, sendo mais comum em machos do que nas fêmeas. As éguas alimentadas com dieta à base de concentrado durante a gestação têm maior probabilidade de produzir potros que desenvolvem sinais clínicos associados à osteocondrose. Além disso, os potros mantidos apenas em pastagens durante seu primeiro ano de vida são menos sujeitos à osteocondrose do que aqueles estabulados em baias.[3,4] Os locais de predileção de osteocondrose no equino e sua ordem geral de incidência são jarrete, joelho, articulação escapuloumeral, boleto e coluna cervical. As articulações do joelho, do jarrete e a escapuloumeral são mais comumente afetadas, mas muitas outras articulações também podem ser afetadas, incluindo aquelas dos ossos metatarsianos e metacarpianos e, raramente, o acetábulo de potros jovens. Há participação de um componente nutricional na ocorrência de osteocondrose; a suplementação de potros com magnésio diminui a prevalência[2] e a deficiência de cobre parece interferir nos processos normais de reparo ósseo.[1] Há também um componente genético na etiologia da osteocondrose, mas o mecanismo ainda não foi identificado.

Foram avaliados epidemiologia, herdabilidade, medidas corporais e achados clínicos da osteocondrose nas articulações do jarrete e do boleto em cavalos trotadores da raça Standardbred. A incidência da doença é alta na população de animais Standardbred suecos bem desenvolvidos, com até 18 meses de idade. A incidência de osteocondrose é maior nos equinos nascidos mais tardiamente na estação de parição, do que naqueles nascidos antes disso, e a incidência estava relacionada com o tamanho corporal: a altura até a cernelha e a circunferência do carpo dos cavalos afetados eram maiores. Isso sugere que os diferentes tamanhos corporais ao nascer e nos primeiros meses de vida do potro são muito importantes no desenvolvimento de osteocondrose. As estimativas de herdabilidade da osteocondrose nas articulações do jarrete e do boleto de 753 cavalos trotadores da raça Standardbred com 6 a 21 meses de idade foram 0,52 e 0,21, respectivamente.

Osteocondrose e artrose são consideradas as principais causas de "fraqueza das pernas" em *suínos* em fase de crescimento rápido. A restrição à ingestão de energia parece diminuir a prevalência e a gravidade da osteocondrose, quando as marrãs são examinadas ao atingirem 100 kg de peso; a osteocondrose é mais comum em suínos com maior taxa de crescimento mensurada por ocasião do desmame, aos 3 meses de idade.[5] A prevalência e a gravidade da osteocondrose em suínos em fase de crescimento provavelmente não estão relacionadas ao tipo de piso. Trabalhos recentes mostraram uma relação significativa entre a conformação corporal e a presença de lesões articulares. Suínos com região lombar estreita, região traseira ampla e uma largura relativa ampla entre as articulações do joelho são altamente suscetíveis à baixa capacidade locomotora, em razão de lesões nas articulações do cotovelo e do joelho, bem como nas articulações intervertebrais lombares e articulação coxofemoral.

Patogênese

Uma breve revisão da estrutura e da bioquímica da cartilagem articular normal serve como base para a compreensão da patogênese da osteoartropatia.

A cartilagem articular é um tecido que consiste em condrócitos espalhados em uma matriz de fibras de colágeno e uma substância intercelular amorfa contendo proteoglicanos. A cartilagem articular não contém nervos, tampouco vasos sanguíneos, e apresenta uma alta proporção matriz:células. Os condrócitos são as únicas estruturas vivas na cartilagem; produzem os delgados filamentos de colágeno e estão envolvidos na síntese de proteínas e proteoglicanos. A matriz da cartilagem contém proteoglicanos hidrossolúveis intercalados com fibras de colágeno, dispostas em fileiras paralelas superficialmente, e em fileiras entrelaçadas mais próximas da camada calcificada. Isso possibilita que a cartilagem resista ao estresse de cisalhamento junto à superfície e à compressão mais profundamente.

Os proteoglicanos são complexos de glicosaminoglicanos-proteínas, unidos por uma glicoproteína de ligação a uma molécula linear de ácido hialurônico. Os glicosaminoglicanos da cartilagem articular são sulfato de condroitina 4, sulfato de condroitina 6 e sulfato de queratano. Cerca de 75% dos proteoglicanos apresentam-se como agregados que os protegem da degradação e, devido ao seu alto teor de água, formam grandes complexos polianiônicos de considerável resistência elástica à compressão.

A nutrição da cartilagem articular é suprida pelo líquido sinovial e depende do fluxo capilar para a membrana sinovial. Os nutrientes fluem através do líquido sinovial e difundem-se através da cartilagem para os condrócitos. Os proteoglicanos são sintetizados pelos condrócitos e secretados para o exterior da célula. Os proteoglicanos também são degradados no ambiente intracelular pelos lisossomos. O equilíbrio normal entre anabolismo e catabolismo é mantido por diversas proteínas de baixo peso molecular. Quando o equilíbrio é comprometido e se desvia para o catabolismo, ocorre degeneração.

Osteoartropatia primária

Resulta de processos normais de envelhecimento e do uso contínuo das articulações. As lesões iniciais ocorrem nas camadas superficiais das cartilagens articulares onde, com o aumento da idade, há perda da resiliência normal, diminuição do teor de sulfato de condroitina e redução da permeabilidade da matriz cartilaginosa, o que resulta em degeneração progressiva da cartilagem articular. Há formação de sulcos na cartilagem articular, osteosclerose do osso subcondral e hipertrofia secundária do osso e da cartilagem marginal, com formação de osteófitos semelhantes a pérolas. Na artrite induzida experimentalmente em equinos, as principais alterações são sinovite, aumento da efusão sinovial e fibrilação superficial com necrose de condrócitos na cartilagem articular. Essas alterações são comparáveis àquelas lesões iniciais notadas na doença articular degenerativa de ocorrência natural.

Osteoartropatia secundária

A osteoartropatia secundária parece ser desencadeada por lesões ou defeitos de conformação congênitos que ocasionam maior força de cisalhamento em pontos específicos, diferentemente do estresse compressivo intermitente típico da sustentação do peso habitual. Esse estresse irregular resulta em erosão da cartilagem, aumento da densidade do osso subcondral em pontos de estresse físico e proliferação de osso e cartilagem nas margens articulares.

Após um trauma agudo, as alterações iniciais são frequentemente caracterizadas por sinovite aguda e capsulite. Como consequência da resposta inflamatória, leucócitos, prostaglandinas, enzimas lisossomais e hialuronidase alcançam o líquido sinovial, que se torna menos viscoso, comprometendo a nutrição da cartilagem. Existem algumas evidências de imunocomplexos associados a anticorpos específicos do tipo colágeno em cavalos com osteoartrite secundária. Em cavalos com doença articular degenerativa, podem-se detectar citocinas no líquido sinovial, após uma corrida. A matriz cartilaginosa sofre uma variedade de alterações, possivelmente por causa do dano dos condrócitos, com liberação de enzima lisossomal, ou devido à lesão da fibra de colágeno. Ocorre aumento no teor de água e perda de organização das fibras de colágeno. Os proteoglicanos são perdidos e, embora a maior atividade dos condrócitos aumente sua síntese, eles apresentam menor peso molecular e alteração na composição dos glicosaminoglicanos. Isso ocasiona perda da elasticidade e da integridade da superfície da cartilagem, resultando em maior atrito, abaulamentos e ulceração. Ocorre liberação adicional de enzima lisossomal nos condrócitos, resultando na destruição da matriz e em dano extra aos proteoglicanos. As enzimas de degradação penetram na matriz alterada e exacerbam a degradação.

O primeiro estágio de degradação da matriz consiste em descoloração, amolecimento e formação de abaulamentos na camada tangencial à superfície da cartilagem, uma condição conhecida como fibrilação precoce. À medida que a fissura se estende até a camada radial, ocorrem microfraturas, com presença de fragmentos de cartilagem (detritos) no líquido sinovial. Como a cartilagem é destruída, o osso subjacente é exposto e sofre esclerose. A proliferação óssea ocorre na base das lesões da cartilagem, enquanto a formação de osteófitos é verificada nas margens da articulação. A patogênese da doença articular degenerativa indica que o tratamento ideal seria o uso de uma substância que promovesse a síntese de componentes da matriz e retardasse os processos catabólicos.

O principal proteoglicano da cartilagem é um agrecano de alto peso molecular que contém cadeias de sulfato de condroitina e sulfato de queratina em regiões específicas da proteína central. Essas macromoléculas são continuamente liberadas no líquido sinovial durante o metabolismo normal da matriz cartilaginosa. Os proteoglicanos da cartilagem são degradados precocemente no curso da doença articular e liberados da cartilagem para o líquido sinovial, onde podem ser detectados.

Em *equinos* com doença articular degenerativa, os fragmentos de proteoglicanos – glicosmoglicanos – no líquido sinovial foram considerados indicadores do metabolismo da cartilagem em vários tipos de artrites. A injeção intra-articular de corticosteroides deprime o metabolismo dos condrócitos, altera sua composição bioquímica e causa alterações morfológicas na cartilagem articular, a qual permanece bioquímica e metabolicamente comprometida por várias semanas ou mais.

Na *osteoartrose femorotibial de touros*, as lesões articulares degenerativas secundárias são consequências da ruptura dos anexos do menisco lateral, resultando em instabilidade mecânica na articulação, com estresse mecânico incomum na cartilagem articular, levando à degeneração. O ligamento cruzado cranial desgasta-se progressivamente e, por fim, rompe-se, resultando na perda total da estabilidade articular e no desenvolvimento de artrose evidente. Em bovinos com doença articular degenerativa grave nas articulações coxofemorais, pode se desenvolver uma bolha óssea acetabular na borda cranial do forame obturado.

Osteocondrose

A *osteocondrose (discondroplasia)* caracteriza-se pelo comprometimento focal da diferenciação normal das células na cartilagem em crescimento como resultado da falha no suprimento de sangue. Essa falha está associada ao processo de inclusão de vasos sanguíneos na ossificação durante o crescimento[6], mas, experimentalmente, uma condição de bacteriemia também pode acabar em oclusão vascular. O resultado final é uma condronecrose isquêmica focal, que pode levar à formação de pseudocistos e cistos verdadeiros no osso subcondral.[7] *A osteocondrose deve, portanto, ser considerada uma doença multifocal em locais de predileção.* Tanto a placa de crescimento metafisária (zona de crescimento da diáfise) quanto a cartilagem articular imatura (zona de crescimento da epífise) são afetadas. A incapacidade de diferenciação normal das células da cartilagem resulta em falha na calcificação provisória da matriz e a ossificação endocondral cessa. A degeneração e a necrose dos vasos sanguíneos nos canais da cartilagem resultam em isquemia em uma área da cartilagem em crescimento, seguida de degeneração e morte de condrócitos. A lesão inicial ocorre na cartilagem em crescimento, o que é mais apropriadamente designado pelo termo *discondroplasia*. A lesão primária da osteocondrose afeta diretamente a diferenciação e a maturação das células da cartilagem e da matriz circundante, necessárias para a substituição do osso. Em ossos longos, isso pode ocorrer nos dois locais de ossificação endocondral – o complexo cartilagem epifisária/articular e a placa de crescimento metafisária. Na osteocondrose, os botões capilares não penetram na região distal da zona hipertrófica, condição que ocasiona falha nos estágios finais de maturação da cartilagem e modificação da matriz circundante. Essas alterações causam retenção e espessamento da cartilagem e subsequente enfraquecimento do complexo cartilagem epifisária/articular.

Em equinos, as lesões típicas consistem em extensa degeneração de osso cartilaginoso e subcondral, acompanhada de formação de aresta e, por fim, do desprendimento de fragmentos na articulação. Essa condição geralmente é denominada osteocondrite dissecante, e está associada à efusão sinovial e a graus variados de sinovite. A ocorrência de fratura osteocondral associada a alterações patológicas graves do osso subcondral é mais comum nos sulcos trocleares e no maléolo lateral ou medial dos jarretes. É provável que as lesões de osteocondrose se desenvolvam nos potros durante os primeiros meses de vida extrauterina, muito mais precocemente do que se pensava.

Em *suínos em fase de crescimento rápido* criados em confinamento e submetidos ao exercício mínimo, osteocondrose e artrose são vistas como degeneração da camada profunda da cartilagem articular e do osso subcondral adjacente, com lesões degenerativas na placa epifisária. As lesões na placa epifisária podem resultar em epifisiólise, mais comumente na cabeça do fêmur. Em geral, as lesões típicas são simétricas e normalmente envolvem as articulações dos cotovelos, tarsocrurais, dos joelhos e coxofemorais, bem como a placa epifisária distal da ulna.[5] As lesões também ocorrem nas articulações intervertebrais. É comum notar lesões em suínos examinados por ocasião do abate (quando pesam 90 a 100 kg); pode não haver evidência de anormalidade clínica, ou parte dos suínos com lesões graves pode estar afetada pela síndrome da fraqueza das pernas. Osteocondrose e *Erysipelothrix rhusiopathiae* são as causas mais comuns de doença articular não supurativa em suínos examinados no abatedouro. Assim, nem todas as lesões causam sinais clínicos.

Achados clínicos

A principal característica clínica é claudicação crônica que se agrava progressivamente ao longo de um período prolongado, e geralmente não responde ao tratamento. A doença é insidiosa e, de modo geral, não é clinicamente aparente nos estágios iniciais. Um histórico clínico comum é o animal acometido apresentar claudicação progressiva ao longo de um período de semanas e meses, permanecendo deitado por tempo prolongado. A lesão pode se desenvolver lentamente, no decorrer de semanas ou meses, durante o estágio de convalescença de uma lesão traumática aguda na articulação, quando a recuperação é esperada. No entanto, o animal continua a claudicar.

Em geral, há dificuldade em flexionar de modo normal as articulações afetadas, o que resulta em marcha rígida e empolada. Em bovinos confinados em cubículos, um dos sinais mais precoces e persistentes é o desvio de sustentação do peso de um membro para outro. No gado leiteiro, à medida que as lesões se tornam mais dolorosas, notam-se redução do apetite e da produção de leite, decúbito prolongado e dificuldade considerável para se levantar. Nos estágios iniciais, pode haver uma aparente remissão da claudicação, mas as recaídas são comuns. As proeminências ósseas da articulação eventualmente parecem mais protuberantes do que o normal, devido à atrofia muscular por desuso dos membros afetados.

A distensão aguda acentuada da cápsula articular não é tão comum quanto na artrite infecciosa ou supurativa, mas as articulações podem se distender lentamente ao longo de semanas a meses (Figura 15.8). A cápsula articular das articulações geralmente não é dolorida à palpação. A flexão passiva das articulações afetadas pode ser dolorosa, podendo haver crepitação devido à presença de fragmentos que se desprenderam da cartilagem e do osso, além de osteófitos ao redor da cartilagem articular. No entanto, a crepitação é mais comum nas grandes articulações móveis, como o joelho, sendo frequente na osteoartropatia secundária à lesão traumática aguda do menisco e do ligamento cruzado cranial da articulação.

A *osteocondrose em bovinos* caracteriza-se por claudicação crônica de longa duração, com ou sem efusão articular. Em geral, o exame do líquido articular é normal ou indica inflamação não infecciosa. A articulação do joelho é a mais comumente acometida, seguida da articulação do jarrete. Na osteocondrose em touros jovens em fase de rápido crescimento, o animal reluta em se mover, além de apresentar marcha rígida, aumento de volume das extremidades dos ossos longos e distensão articular. Embora possa haver evidência clínica de claudicação em menos de 40% dos bovinos afetados, as radiografias mostram que 88% das lesões são bilaterais. Nos estágios iniciais da artropatia coxofemoral, os touros reprodutores jovens podem relutar em realizar o ato de monta e, mesmo assim, parecer terem libido suficiente.

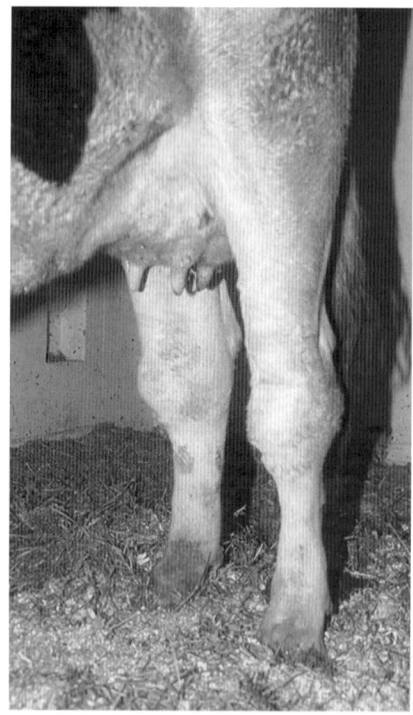

Figura 15.8 Tarsite bilateral em uma vaca lactante Holstein-Friesian. Notar a marcante efusão articular em ambas as articulações do tarso e os membros pélvicos excessivamente estendidos. (Esta figura encontra-se reproduzida em cores no Encarte.)

A *osteocondrose em equinos* caracteriza-se por uma ampla variedade de sinais clínicos que, em alguns casos, não acompanham as lesões. O sintoma mais comum de osteocondrose é a distensão não dolorosa da articulação acometida. Em potros com menos de 6 meses de idade, é comum a tendência de permanecer mais tempo deitado. Isso é acompanhado de inchaço articular, rigidez e dificuldade para acompanhar os outros animais do grupo. Também é possível notar uma conformação vertical dos membros. Em animais com cerca de 1 ano de idade, ou mais velhos, os sinais clínicos comuns são rigidez das articulações, respostas à flexão e vários graus de claudicação.

No cavalo com osteocondrose da articulação do ombro, notam-se claudicação intermitente caracterizada por uma perna oscilante e claudicação originada no ombro com dor induzida por extensão, flexão ou abdução do membro. A doença articular secundária é também um achado comum. Em um estudo retrospectivo sobre osteocondrose dissecante em 21 equinos, os animais afetados tinham de 8 meses a 5 anos de idade. A idade usual no momento do aparecimento das anormalidades clínicas era 18 a 24 meses. As queixas comuns por ocasião da consulta médica incluíam derrame articular e claudicação de início gradual ou súbito. A prevalência foi maior em machos do que em fêmeas.

Os achados clínicos comuns em *suínos com osteocondrose* são hiperflexão do carpo, arqueamento do membro, adução de ambos os membros torácicos ao nível do carpo, hiperextensão das falanges anteriores e posteriores, e curvatura anterior do tarso. Uma das primeiras anormalidades clínicas da osteocondrose e da epifisiólise em machos reprodutores jovens pode ser a incapacidade de montar a porca – *impotentia coeundi*. A disfunção locomotora envolve principalmente os membros pélvicos. Notam-se balanço marcante dos quartos traseiros e cruzamento das patas traseiras a cada passo, fazendo com que o suíno pareça ter incoordenação. A epifisiólise da cabeça do fêmur ocorre em suínos jovens, com 5 meses a 1 ano de idade. Geralmente, há histórico de claudicação discreta a moderada, de início súbito, em um ou ambos os membros pélvicos. O início da claudicação pode coincidir com alguma atividade física, como acasalamento, parto ou transporte. A claudicação é progressiva e, em cerca de 7 a 10 dias, o animal torna-se incapaz de usar os membros pélvicos. A crepitação pode ser audível na circundução do membro acometido e a radiografia pode revelar a separação.

Diagnóstico

Líquido articular

As alterações no líquido sinovial das articulações com artropatia degenerativa em geral não são marcantes e podem ser facilmente distinguidas das alterações verificadas na artrite infecciosa. Um resumo dos resultados dos exames laboratoriais do líquido sinovial nas doenças das articulações é apresentado na Tabela 15.3. O isolamento de um agente infeccioso do líquido sinovial de uma articulação doente sugere a presença de artrite séptica, mas a falha em isolar um microrganismo não deve ser interpretada como a presença, necessariamente, de artrite não infecciosa. Em casos bem avançados de artrite

Tabela 15.3 Avaliação laboratorial do líquido sinovial nas doenças das articulações.

Análise do líquido sinovial	Articulação normal	Artropatia degenerativa	Artrite infecciosa
Aparência macroscópica	Incolor, claro	Amarelo pálido, pode conter detritos floculentos	Turvo, amarelo
Volume total	–	Normal ou discreto aumento	Aumento geralmente marcante
Formação de coágulo	Sem coágulo	Sem coágulo	Pode coagular minutos após a coleta
Hemácias (/μl)	< 4.000	6.000 a 12.000	4.000 a 8.000
Leucócitos (/μl)	< 250	250 a 1.000	50.000 a 150.000
Neutrófilos (%)	7	10 a 15	80 a 90
Linfócitos (%)	35 a 40	45 a 50	4 a 8
Monócitos (%)	45 a 50	35 a 40	1 a 3
Microbiologia	–	–	É possível isolar bactérias, micoplasmas ou vírus, mas nem sempre
Proteína total (g/dl)	1,2 a 1,8	1,6 a 1,8	3,2 a 4,5
Viscosidade relativa	–	Levemente reduzida	Reduzida
pH	–	–	Reduzido

Outros exames laboratoriais do líquido sinovial incluem: teor de glicose, atividades das enzimas fosfatase alcalina, desidrogenase láctica, aldolase, transaminase glutâmico-oxalacética e transaminase glutâmico-pirúvica, bem como a qualidade do precipitado de mucina.

séptica, a quantidade de microrganismos pode ser pequena ou eles podem ter sido fagocitados por neutrófilos no líquido articular.

Podem-se determinar a *concentração de proteína total e a viscosidade* do líquido sinovial de equinos. Os valores normais estão disponíveis; foram comparados à concentração e ao peso molecular do hialuronato no líquido sinovial de equinos clinicamente normais e de cavalos com doenças articulares. A viscosidade do líquido sinovial é menor em cavalos com artrite infecciosa crônica e com evidência radiográfica de degeneração da cartilagem. A concentração de hialuronato no líquido sinovial pode ser usada como um marcador diagnóstico de artrite traumática crônica. No entanto, não é possível utilizar proteoglicanos de alto peso molecular ou outros marcadores do líquido sinovial no diagnóstico ou no monitoramento da doença articular degenerativa.

A *espectroscopia infravermelha* mensura os padrões de absorção infravermelha de moléculas presentes no líquido sinovial expostas à luz infravermelha. A espectroscopia infravermelha do líquido sinovial indicou que os padrões infravermelhos nas articulações com artrite traumática em equinos diferiam do padrão das articulações saudáveis correspondentes.[8] Ainda resta determinar se essa tecnologia fornece informações clínicas adicionais àquelas obtidas no exame de rotina do líquido sinovial. Quando indicado, devem-se combinar *hematologia e testes bioquímicos séricos* com exames hematológicos e bioquímicos séricos apropriados, embora raramente os resultados modifiquem os protocolos de tratamento ou o prognóstico. A concentração de ácido hialurônico no líquido sinovial pode ser determinada por meio de técnica apropriada. As medidas das concentrações séricas de cálcio e fósforo podem indicar deficiência dietética ou desequilíbrio de minerais.

Radiografia

As radiografias das articulações dos jarretes em projeção oblíqua craniomedial-caudolateral e das articulações do boleto em projeção lateromedial são técnicas padrão para o diagnóstico de osteocondrose em equinos. As articulações cujo exame radiográfico é anormal podem ser radiografadas de outras maneiras. Cavalos com fragmentos ósseos, anormalidades na borda cranial da crista intermediária da face distal da tíbia, ou alterações na tróclea lateral do tálus podem ser classificados como portadores de osteocondrose. Avaliou-se a progressão radiográfica da osteocondrose femoropatelar em equinos com menos de 1 ano de idade, no início dos sinais clínicos. O desenvolvimento total das lesões radiográficas pode demorar várias semanas.

Artroscopia

Os exames artroscópico e cirúrgico das articulações de cavalos com osteocondrose podem fornecer um volume de informações consideravelmente maior do que é possível obter apenas com os exames clínico e radiográfico.

Achados de necropsia

Na *doença articular degenerativa*, a cartilagem articular é delgada ou irregularmente ausente, e o osso subcondral polido é evidente. As superfícies articulares são irregulares e às vezes enrugadas. O osso exposto pode apresentar extensa área de erosão e pode haver osteófitos (pequenas projeções ósseas semelhantes a pérolas) nas partes não articuladas da articulação, junto à circunferência da cartilagem articular. De modo geral, o líquido sinovial apresenta apenas um ligeiro aumento do volume e cor âmbar. Pode ocorrer ausência total das cartilagens e ligamentos dos meniscos e intra-articulares, além de áreas de calcificação na cápsula articular e cartilagens livres na sinóvia. Quando o joelho é acometido, as fraturas da cabeça da tíbia são ocorrências comuns; com frequência, há desprendimento de um fragmento do côndilo lateral. Em seguida, pode ocorrer fratura do côndilo lateral da extremidade distal do fêmur. Qualquer que seja a fratura, a claudicação é extrema e o animal muitas vezes pode se recusar a se levantar. Quando a articulação do quadril de touros é acometida, nota-se que a cabeça do fêmur está menor e mais plana que o normal, o acetábulo é mais raso e o ligamento redondo está rompido.

Na *osteocondrose*, ocorre fissura e invaginação da cartilagem articular, perda de cartilagem articular, fratura cominutiva dos côndilos, exposição e colapso do osso subcondral, formação de osteófitos na circunferência da cartilagem articular e desprendimento de fragmentos de cartilagem na articulação. Na *osteocondrose equina (discondroplasia)*, as lesões histológicas podem ser incluídas em dois grupos. Em um grupo, tem-se acúmulo de pequenos condrócitos arredondados, áreas de necrose e agrupamentos de condrócitos. No segundo grupo, tem-se alterações na aparência da matriz mineralizada, áreas de necrose, agrupamentos de condrócitos e anormalidade na imunorreatividade do colágeno tipo VI nos agrupamentos de condrócitos.

Nas placas epifisárias (p. ex., a ulna distal em suínos com osteocondrose), a cartilagem apresenta-se desigual e espessada, com hemorragia, tecido fibroso, colapso do tecido ósseo na metáfise e separação epifisária. A separação completa da epífise ocorre mais comumente na cabeça do fêmur. Analisou-se o aspecto ultraestrutural da cartilagem epifisária normal do complexo articular/cartilagem epifisária em suínos em fase de crescimento, que serviu de padrão para comparação com as lesões em suínos afetados. As lesões podem estar presentes em suínos com idade precoce, como parte do padrão usual de crescimento das cartilagens.

> **Diagnóstico diferencial**
>
> A osteoartropatia caracteriza-se clinicamente por uma claudicação crônica que piora progressivamente e, de modo geral, não responde ao tratamento. A marcha é rígida, há atrofia muscular por desuso, as proeminências ósseas da articulação estão mais aparentes, mas normalmente não há distensão acentuada nem dor na cápsula articular, como acontece na artrite infecciosa. O exame do líquido sinovial pode auxiliar na diferenciação da artrite séptica.
>
> À radiografia, notam-se erosão da cartilagem articular, esclerose do osso subcondral e acúmulos periarticulares de osteófitos. Nos estágios iniciais da doença em grandes animais, as alterações radiográficas podem não ser visíveis e a repetição dos exames pode se fazer necessária.
>
> As anormalidades radiográficas de osteocondrose da articulação do ombro do cavalo consistem em:
>
> - Alteração no contorno da cabeça do úmero e da cavidade glenoide
> - Formação de osteófitos periarticulares
> - Esclerose do osso subcondral
> - Formação de cisto ósseo.

Tratamento

Em grande parte, o tratamento de artropatia depende da correção da causa, mas na maioria dos casos as lesões são progressivas e irreparáveis, e os animais destinados à produção de alimentos devem ser abatidos para aproveitar a carcaça. Em bovinos, a doença articular degenerativa do tarso foi tratada com injeções intra-articulares de corticosteroides que promoveram alívio temporário da dor e do desconforto. No entanto, os corticosteroides não promovem a cicatrização da articulação e seu uso na artropatia pode, na verdade, acelerar a erosão da cartilagem articular, a perda da sensibilidade articular e o desenvolvimento de "artropatia por esteroide".

No cavalo, há muitas opções disponíveis para controlar a inflamação que acompanha a osteoartrite. O tratamento é sintomático e altamente inespecífico, mas a administração prolongada de anti-inflamatórios continua sendo uma parte fundamental no tratamento da doença articular equina.[9]

Anti-inflamatórios não esteroides e opioides

Vários anti-inflamatórios não esteroides (AINE), como *fenilbutazona, flunixino meglumina, cetoprofeno, naproxeno e carprofeno*, são opções de tratamento disponíveis. Todos apresentam toxicidade. São os medicamentos mais comumente usados, devido a suas propriedades analgésica, antipirética e anti-inflamatória. Inibem algum componente do sistema enzimático que transforma ácido araquidônico em prostaglandinas e tromboxanos. Todas as células, inclusive condrócitos e sinoviócitos, possuem ácido araquidônico como componente de ácidos graxos dos fosfolipídios. Uma vez liberado, o ácido araquidônico é oxidado pela enzima ciclo-oxigenase (COX) ou pela 5-lipo-oxigenase. A oxidação por ação da ciclo-oxigenase origina prostaglandinas, enquanto a oxidação promovida pela lipo-oxigenase leva à formação de leucotrienos. O principal efeito dos AINE é inibir a ciclo-oxigenase, o que impede a conversão do ácido araquidônico em prostaglandinas.

A *fenilbutazona* é o anti-inflamatório mais comumente utilizado no tratamento de artrite em equinos, em todo o mundo; todavia, a administração oral de 2 mg de fenilbutazona/kg, a cada 12 h, não parece ter efeito clínico relevante no metabolismo do tecido articular.[10] Isso sugere que o principal efeito clínico da fenilbutazona em cavalos com osteoartrite é a analgesia. Alguns países, como os EUA, não permitem o uso de fenilbutazona em animais destinados à produção de alimentos. A administração oral de *meloxicam* (0,6 mg/kg de peso corporal, 1 vez/dia) alterou o metabolismo do tecido articular, demonstrado pela diminuição das concentrações de prostaglandina E_2 (PGE_2), substância P e bradicinina, bem como a atividade de metaloproteinases de matriz no líquido sinovial de cavalos com sinovite induzida experimentalmente.[9] Isso sugere que o meloxicam pode ter efeito benéfico na limitação do catabolismo da cartilagem durante a sinovite aguda.

A administração intra-articular de morfina (0,05 mg/kg de peso corporal ou 120 mg) induz importante efeito analgésico e efeito anti-inflamatório benéfico, resultando em menor inchaço das articulações, menor concentração de proteína total, bem como diminuição da contagem de leucócitos e das concentrações de PGE_2, bradicinina e substância P no líquido sinovial de equinos com sinovite aguda experimentalmente induzida.[11,12] O mecanismo do efeito anti-inflamatório da morfina é desconhecido.

Esteroides intra-articulares

Há disponibilidade de várias formulações de esteroides para administração intra-articular, devendo-se considerar a dose correta, a frequência de administração, as indicações e a toxicidade para cada fármaco. Estes incluem o acetato de metilprednisolona, betametasona e triancinolona acetonida.

Agentes condroprotetores

Vários fármacos *condroprotetores*, como *ácido hialurônico* e o *glicosaminoglicano polissulfatado*, aplicados por via intra-articular, e os agentes neutracêuticos *sulfato de glucosamina e condroitina*, administrados por VO, também são usados para controlar a inflamação e fornecer viscossuplementação. O alotransplante de líquido sinovial nas articulações de equinos com artropatias tem sido investigado.

Em equinos, há uma notável carência de informações sobre o tratamento baseadas em ensaios clínicos aleatórios, cegos e controlados com placebo, para estabelecer a eficácia dos agentes terapêuticos sintomáticos e de modificadores da enfermidade na doença articular degenerativa. Enquanto não forem estabelecidos resultados validados que possam ser aplicados em testes clínicos, sempre haverá incerteza quanto a esses agentes terapêuticos terem qualquer ação modificadora real sobre a doença.

Ácido hialurônico

Afirma-se que os efeitos benéficos do ácido hialurônico devem-se à melhora na viscosidade do líquido sinovial e, desse modo, à melhora das propriedades reológicas, da lubrificação das articulações que não sustentam peso, e da indução de efeito anti-inflamatório e analgésico. Foram examinadas as alterações da sinóvia após a injeção intra-articular de *hialuronato de sódio* em articulações normais de equinos, e após a artrotomia e lesão experimental da cartilagem, mas em geral os resultados foram inconclusivos.

Glicosaminoglicano polissulfatado

Relatou-se que o glicosaminoglicano polissulfatado induz a síntese da matriz da cartilagem articular e diminui a degradação da matriz. Experimentalmente, a injeção intra-articular de *glicosaminoglicano polissulfatado* proporciona alguma proteção contra danos na cartilagem articular induzidos quimicamente, mas não contra os defeitos físicos na cartilagem articular de cavalos. Os glicosaminoglicanos polissulfatados inibem enzimas lisossomais e proteases neutras. Uma pesquisa sobre o uso de glicosaminoglicanos polissulfatados por médicos-veterinários de equinos no tratamento de claudicação em cavalos constatou que, de modo geral, o fármaco apresenta eficácia moderada, sendo considerado mais benéfico no tratamento da doença articular degenerativa subaguda. Sua eficácia para formas incipientes e crônicas da doença articular degenerativa é considerada comparável à do hialuronato de sódio.

Deve-se assegurar a prevenção de um trauma adicional; ademais, possíveis causas nutricionais devem ser corrigidas. O tratamento da doença ativa, particularmente de tecidos moles, que contribui para a degeneração articular, consiste em repouso, imobilização, fisioterapia, injeções intra-articulares de corticosteroides, anti-inflamatórios não esteroides, lavagem articular e injeção intra-articular de hialuronato de sódio. Todos esses procedimentos foram usados com sucesso variável.

Outros tratamentos

O *tratamento cirúrgico* inclui curetagem da cartilagem articular, remoção de osteófitos e artrodese cirúrgica. Em um estudo retrospectivo sobre claudicação originada no joelho, envolvendo 42 bovinos atendidos em dois hospitais-escola veterinários durante um período de 6 anos, constatou-se que 18 animais apresentavam evidência radiográfica de cisto ósseo subcondral sem evidência radiográfica de doença articular degenerativa.

O prognóstico dos animais com cisto ósseo subcondral foi favorável, com 75% dos equinos retornando à função pretendida; por outro lado, nos casos de artrite séptica, apenas 22% dos pacientes voltaram ao normal.

A *artrodese química* utilizando injeções intra-articulares de monoiodoacetato (MIA) foi descrita como uma alternativa à artrodese cirúrgica, no tratamento da doença articular degenerativa em articulações distais do tarso. O monoiodoacetato ocasiona aumento da concentração intracelular de trifosfato de adenosina, resultando na inibição da glicólise e morte celular. Causa degeneração dose-dependente da cartilagem, caracterizada por fibrilações de cartilagem, morte de condrócitos e depleção de glicosaminoglicanos e proteoglicanos. O MIA produz anquilose radiográfica e histológica segura nas articulações distais do tarso. A resolução da claudicação demorou 12 meses ou, às vezes, mais tempo. Obteve-se a cura de 82% e 85% dos cavalos aos 12 e 24 meses, respectivamente. As complicações decorrentes das injeções foram raras e provavelmente estavam relacionadas à injeção periarticular ou ao extravasamento de MIA, ou ainda ao uso de concentrações ou volumes maiores. Embora a dor pós-injeção tenha sido relevante em um pequeno número de equinos, foi transitória e tratada de maneira efetiva com medicamentos analgésicos. O procedimento é controverso. Alguns clínicos argumentam que a artrodese deve ser realizada apenas quando a claudicação tem origem nas articulações tarsometatársicas e centrodistais, empregando meios objetivos como as técnicas analgésicas locais, e nos casos em que outros tratamentos mais conservadores falharam.

Controle e prevenção

A prevenção de osteoartropatia depende da detecção e da eliminação de causas predisponentes: fornecimento de dieta apropriada e prevenção de supernutrição nos primeiros 3 meses de vida, exercícios regulares para animais confinados, fornecimento de piso adequado para minimizar concussão persistente, e uso de um lote de animais reprodutores cuja conformação corporal não predisponha a lesões articulares.

LEITURA COMPLEMENTAR

Laverty S, Girard C. Pathogenesis of epiphyseal osteochondrosis. Vet J. 2013;197:3-12.
Lewcuk D, Korwin-Kossakowska A. Genetic background of osteochondrosis in the horse–a review. Anim Sci Papers Rep. 2012;30:205-218.
Olstad K, Ekman S, Carlson CS. An update on the pathogenesis of osteochondrosis. Vet Pathol. 2015;52:785-802.
Richardson DW, Loinaz R. An evidence-based approach to selected joint therapies in horses. Vet Clin Equine. 2007;23:443-460.
Ytrehus B, Carlson CS, Ekman S. Etiology and pathogenesis of osteochondrosis. Vet Pathol. 2007;44:429-448.

REFERÊNCIAS BIBLIOGRÁFICAS

1. van Weeren PR, Jeffcott LB. Vet J. 2013;197:96.
2. Counotte G, et al. J Equine Vet Sci. 2014;34:668.
3. Robert C. Vet Rec. 2013;doi:10.1136/vr.f310.
4. Vander Heyden J, et al. Vet Rec. 2012;doi:10.1136/vr.101034.

5. van Grevenhof EM, et al. Livestock Sci. 2012;143:85.
6. Lecocq M, et al. Equine Vet J. 2008;40:442.
7. Olstad K, et al. Vet Pathol. 2015;52:862.
8. Vijarnsorn M, et al. Am J Vet Res. 2006;67:1286.
9. de Grauw JC, et al. Equine Vet J. 2009;41:693.
10. de Grauw JC, et al. Vet J. 2014;201:51.
11. Lindegaard C, et al. Am J Vet Res. 2010;71:69.
12. van Loon JPAM, et al. Equine Vet J. 2010;42:412.

Sinovite por artrite séptica

A inflamação da membrana sinovial e das superfícies articulares como resultado de infecção é uma ocorrência comum em animais de fazenda. Caracteriza-se por diversos graus de claudicação e uma articulação quente, inchada e dolorida. O líquido sinovial geralmente é anormal, contendo maior quantidade de leucócitos e de patógenos causadores da artrite. A artrite pode ser grave o suficiente para causar doença sistêmica e, em alguns casos, é possível notar uma fístula drenante.

Etiologia e epidemiologia

Infecções bacterianas específicas das articulações são mais comuns em animais de fazenda recém-nascidos, nos quais a infecção se instala nas articulações após bacteriemia ou sepse. Pesquisas com equinos reprodutores da raça Puro-Sangue Inglês mostraram que a incidência de artrite infecciosa é maior em potros com outras anormalidades perinatais e cuja ingestão de colostro foi postergada por mais de 4 h após o nascimento. Bezerros com hipogamaglobulinemia são particularmente suscetíveis a bacteriemia, meningite, oftalmite e artrite. Algumas causas de artrite infecciosa importantes são:

- Bezerros:
  - Doença articular inespecífica decorrente de onfaloflebite causada por *Trueperella pyogenes*, *Fusobacterium necrophorum*, *Staphylococcus* spp.
  - Infecção esporádica causada por *Erysipelothrix rhusiopathiae* em bezerros mais velhos
  - *Salmonella* Dublin, *Salmonella typhimurium* e *Mycoplasma bovis*
- Cordeiros:
  - Infecção por *E. rhusiopathiae* em cordeiros recém-nascidos e após caudectomia recente
  - Casos esporádicos causados por *F. necrophorum*, *Staphylococcus* spp., *Corynebacterium pseudotuberculosis*, *Histophilus somni*, *Mannheimia haemolytica*
  - *Chlamydophila* spp. causa extensa poliartrite em cordeiros criados sob confinamento
  - A piemia por carrapato é causada por *Staphylococcus aureus*
- Potros:
  - Parte da sepse neonatal, com predomínio de bactérias Gram-negativas[1]
  - *Actinobacillus equuli*, *Rhodococcus equi*, *Salmonella abortivoequina* em recém-nascidos
  - *Chlamydophila* spp. é causa de poliartrite em potros
- Leitões:
  - *Streptococcus* spp., dos grupos C, E e L de Lancefield
  - *Streptococcus suis*
  - *E. rhusiopathiae* em suínos de qualquer idade – constatou-se que até 65% das articulações de suínos encontram-se acometidas por ocasião do abate e que até 80% das fazendas de onde os suínos vieram não vacinavam contra erisipela. A mortalidade em grupos de suínos pré-desmame pode afetar 18% das leitegadas e 3,3% dos leitões, com ocorrência de mortes em 1,5% do rebanho
  - Em uma estação de pesquisa suína, em um período de 4 anos constatou-se que 9.411 leitões nasceram vivos e 9,8% foram submetidos ao tratamento para claudicação. Cerca de 75% dos casos foram observados em leitões com menos de 3 semanas de idade. A incidência de claudicação foi muito maior nos leitões nascidos de porcas com história de 3 partos (11,4%), em comparação com leitões nascidos de porcas com história de 4 a 7 partos (8%)
- Bovinos:
  - *Histophilus somni* causa sinovite
  - *Mycoplasma agalactiae* var. *bovis* é causa comum de sinovite, artrite e pneumonia em bovinos jovens em confinamento
  - *Mycoplasma bovigenitalium* pode causar mastite em vacas, com desenvolvimento de artrite em alguns animais
  - *Micoplasma mycoides* pode causar artrite em bezerros que recebem vacina contra a pleuropneumonia contagiosa bovina, que contém o microrganismo. Bezerros já sensíveis ao microrganismo desenvolvem reação alérgica do tipo imediata na membrana sinovial
  - *Brucella abortus* – ocasionalmente, as vacas com brucelose desenvolvem sinovite articular
  - Alguns casos de febre efêmera bovina causam artrite asséptica
  - Vírus da diarreia viral bovina (BVD) em touros jovens raramente causa a doença
  - Artrite séptica idiopática em novilhas leiteiras – a etiologia é desconhecida
  - Artrite séptica da articulação interfalangeana proximal (quartela) em bovinos como resultado de ferimentos perfurantes – *T. pyogenes* é a causa mais comum em bovinos
- Ovinos e caprinos:
  - Como parte da melioidose
  - *Mycoplasma* spp. causador da síndrome serosite–artrite
  - *Streptococcus dysgalactiae* em cordeiros e cabritos[2,3]
- Equinos:
  - Artrite séptica após ferimentos penetrantes, injeção intra-articular de corticosteroides e cirurgia; em potros jovens com menos de 6 meses de idade, geralmente está associada à sepse; em cavalos adultos a etiologia é desconhecida
  - Em uma série de 34 casos de artrite infecciosa monoarticular em equinos adultos atendidos em um hospital de ensino veterinário, durante um período de 10 anos, constatou-se que 16 equinos apresentavam ferimento penetrante sobre a articulação, 4 animais tinham ferida perfurante na sola e 5 cavalos apresentavam infecção iatrogênica (três deles haviam recebido corticosteroides por via intra-articular, um havia recebido anestesia intra-articular e outro apresentava sepse pós-tromboflebite purulenta); em 9 casos, não foi possível determinar a causa
  - Disseminação de garrotilho generalizado às articulações
  - Casos raros de polissinovite não erosiva em equinos, possivelmente polissinovite imune, e polissinovite imunomediada em potros
  - *Acedosporium prolificans*, um fungo oportunista recentemente identificado, foi associado com artrite e osteomielite incuráveis em um equino adulto
- Suínos:
  - Doença de Glasser
  - *Mycoplasma* spp. na sinovite e artrite de suínos em fase de crescimento, especialmente em animais estabulados
  - *Brucella suis* comumente infecta ossos, sobretudo vértebras e articulações
- Todas as espécies:
  - Casos esporádicos resultam de:
    - Perfuração traumática da cápsula articular
    - Disseminação a partir dos tecidos adjacentes (p. ex., do local da podridão de casco para as articulações interfalangeanas em bovinos e suínos, abscesso interdigital em ovinos)
    - Disseminação hematogênica a partir de lesões supurativas, geralmente de úbere, útero, abscesso diafragmático, umbigo ou cauda infectados, ferida de castração.

Patogênese

Na artrite infecciosa de origem hematogênica, quase sempre no início há sinovite, seguida de alterações nas cartilagens articulares e, às vezes, no osso. Em quase todas as infecções sistêmicas, o agente infeccioso pode se instalar na membrana sinovial e na cavidade articular. A membrana sinovial torna-se inflamada e edemaciada, e notam-se vários graus de hipertrofia das vilosidades e deposição de fibrina. A colonização das membranas sinoviais por bactérias dificulta o tratamento. A sinovite causa distensão da cápsula articular por líquido, e a articulação é dolorida e quente. O sucesso do tratamento e a eliminação da infecção nessa fase inicial da sinovite minimizam as alterações na cartilagem articular e no osso, e resultam em cicatrização. A sinovite infecciosa progressiva comumente resulta em formação de *pannus* entre as superfícies articulares, com erosão da cartilagem, infecção do osso subcondral e osteomielite. Nos estágios crônicos, há extensa formação de tecido de granulação, sinovite crônica e doença articular degenerativa com formação de osteófitos; a anquilose é uma possibilidade. Dependendo do microrganismo, a artrite pode ser supurativa ou serofibrinosa. A artrite supurativa é particularmente destrutiva à cartilagem e ao osso, sendo comum haver ruptura da cápsula articular. Em potros com artrite séptica, pode haver poliosteomielite concomitante, geralmente na epífise e/ou na metáfise dos ossos longos.

Bezerros com artrite infecciosa induzida experimentalmente

A artrite séptica induzida por *E. coli* é um modelo confiável e reproduzível de artrite infecciosa em animais de laboratório, bem como em cavalos e bezerros. A inoculação de *E. coli* na articulação társica de bezerros recém-nascidos alimentados com colostro resultou em artrite séptica em todos os animais do estudo. Os sinais clínicos de artrite séptica surgiram no segundo dia após a infecção e persistiram até o nono dia, em todos os bezerros. *E. coli* foi isolada do líquido sinovial em um bezerro no dia 2, e até o dia 4 em outros cinco animais. As amostras de líquido sinovial de todos os bezerros foram positivas no teste de reação em cadeia da polimerase (PCR) para *E. coli*. As contagens de leucócitos e de neutrófilos no líquido sinovial aumentaram nos dias 2 a 4. Todas as culturas bacterianas foram negativas no oitavo dia, embora os sinais clinicopatológicos de inflamação tenham persistido até o dia 20. Quando o tratamento apropriado foi instituído logo no início da doença, verificou-se rápida recuperação dentro de 1 semana.

Cordeiros com poliartrite causada por *Streptococcus dysgalactiae*

A poliartrite causada por *Streptococcus dysgalactiae* é a causa mais comum de artrite séptica em cordeiros com menos de 4 semanas de idade, no Reino Unido.[3] Parece que um pequeno número de ovinos carreiam *S. dysgalactiae* na secreção vaginal, leite e outras secreções; *S. dysgalactiae* pode sobreviver na palha ou no feno por até 5 a 6 semanas.[2] Em cordeiros, a porta de entrada de *S. dysgalactiae* é desconhecida, mas parece ser o umbigo ou a VO.[4]

Potros com sepse

Potros septicêmicos podem desenvolver artrite infecciosa e poliosteomielite concomitante, devido à patência dos vasos transfisários no potro recém-nascido, o que possibilita a disseminação da infecção através das fises, com desenvolvimento de lesões na metáfise, na epífise e em locais adjacentes à cartilagem articular. A síndrome é classificada em quatro tipos, de acordo com a localização das lesões:

- Um potro com artrite séptica do *tipo S* apresenta sinovite, sem evidência marcante de osteomielite. É mais comumente observada nas duas primeiras semanas de vida
- Os potros com artrite séptica do *tipo E* também apresentam osteomielite da epífise na junção cartilagem-osso subcondral. É mais comumente verificada em animais com 3 a 4 semanas de vida
- Os potros com infecção *tipo P* têm osteomielite adjacente à fise e não apresentam artrite séptica, embora possa haver efusão não séptica na articulação mais próxima
- Os potros com infecção *tipo T* apresentam infecção inicial nos pequenos ossos cuboides do carpo e do tarso, a qual se dissemina para as articulações do carpo ou do tarso.

Equinos

A artrite séptica foi reproduzida experimentalmente em equinos e monitoraram-se as alterações sequenciais do líquido sinovial. Depois da inoculação intra-articular de *S. aureus*, os sinais clínicos são evidentes em 8 h após a infecção. A neutrofilia marcante e persistente é uma das anormalidades diagnósticas mais precoces e confiáveis. A contagem total de leucócitos aumenta após 12 a 24 h, atingindo um valor médio de 100×10^9 leucócitos/ℓ. A concentração de proteína total também aumenta. A acidose do líquido sinovial também ocorre na artrite infecciosa, o que pode interferir na atividade antibacteriana de alguns antimicrobianos. Na artrite experimental, o pH sinovial caiu de um valor médio de 7,43 para 7,12. Bactérias podem ser detectadas em 40% dos esfregaços de amostras de líquido sinovial infectado, enquanto as culturas primárias do líquido foram positivas em 70% dos casos. A inoculação intra-articular de *E. coli* em cavalos induz um modelo confiável, reproduzível e controlado de artrite infecciosa compatível com a doença de ocorrência natural, e foi utilizada para avaliar a eficácia da gentamicina no tratamento. A injeção de lipopolissacarídeo de *E. coli* em várias articulações de equinos pode causar sinais clínicos de endotoxemia; a contagem total de células nucleadas e a concentração de proteína total no líquido sinovial são linearmente responsivas ao aumento da endotoxina.

A endotelina 1 (ET-1), um polipeptídeo de 21 aminoácidos, é sintetizada localmente nas articulações de cavalos com várias formas de doença articular. Induz vasoconstrição potente e prolongada. Nos equinos com doença articular, a concentração dessa endotelina no líquido sinovial é variável, observando-se maiores concentrações em animais com sepse articular que sugerem a sua participação na patogênese da artrite séptica.

Na artrite infecciosa equina, o líquido sinovial pode conter as enzimas proteolíticas colagenase e caseinase, oriundas tanto das células sinoviais quanto dos neutrófilos. Essas enzimas estão envolvidas na degradação do tecido conjuntivo e na perda da matriz da cartilagem. A lavagem das articulações acometidas tem como meta remover essas enzimas.

A artrite infecciosa pode se instalar após lesão traumática em uma articulação, mas a patogênese não foi esclarecida. A lesão traumática da cápsula articular, resultando em edema e inflamação, pode permitir que microrganismos latentes se concentrem, proliferem e iniciem uma artrite séptica.

A artrite séptica raramente é notada em equinos adultos após a injeção de medicação intra-articular ou a realização de artroscopia eletiva sem profilaxia antimicrobiana. Em uma série retrospectiva e prospectiva de casos envolvendo 16.624 articulações injetadas, o risco de artrite séptica foi de um caso a cada 1.279 injeções, sendo que o veterinário e o tipo de corticosteroide (triancinolona e dexametasona) foram fatores de risco de infecção.[5] O efeito significativo do veterinário sugere atenção variável à técnica de assepsia rigorosa. Em 444 artroscopias consecutivas realizadas sem terapia antimicrobiana profilática, a incidência de artrite séptica em equinos após a cirurgia foi de 0,7%, semelhante à taxa de infecção (0,9%) mencionada em outros estudos em que os equinos recebiam profilaxia antimicrobiana.[6]

Achados clínicos

A inflamação da membrana sinovial causa dor e claudicação do membro acometido, às vezes a ponto de o animal não apoiar o membro no chão. Quase sempre há dor e calor à palpação, e o movimento passivo da articulação induz desconforto ao animal. A articulação pode apresentar inchaço, cujo grau depende do tipo de infecção. As bactérias piogênicas causam maior inchaço, podendo resultar em ruptura da cápsula articular. É comum haver algum aumento da epífise, e este pode ser o único sintoma nas infecções não piogênicas, particularmente aquelas causadas por *E. insidiosa*.

Febre, inapetência ou anorexia, endotoxemia, perda de peso corporal e desconforto podem ser notados em animais com acometimento grave de apenas uma articulação, ou quando várias articulações são menos gravemente acometidas. Em muitas infecções neonatais, também há onfaloflebite concomitante (Figura 15.9) e evidência de lesões em outros órgãos e tecidos, particularmente no fígado, endocárdio e meninges. A artrite em animais mais velhos também pode ser acompanhada de sinais de inflamação das membranas serosas e do endocárdio, quando a infecção é do tipo hematogênica localizada.

As articulações mais comumente envolvidas são o jarrete, a rótula e o joelho, mas não são raras as infecções das articulações

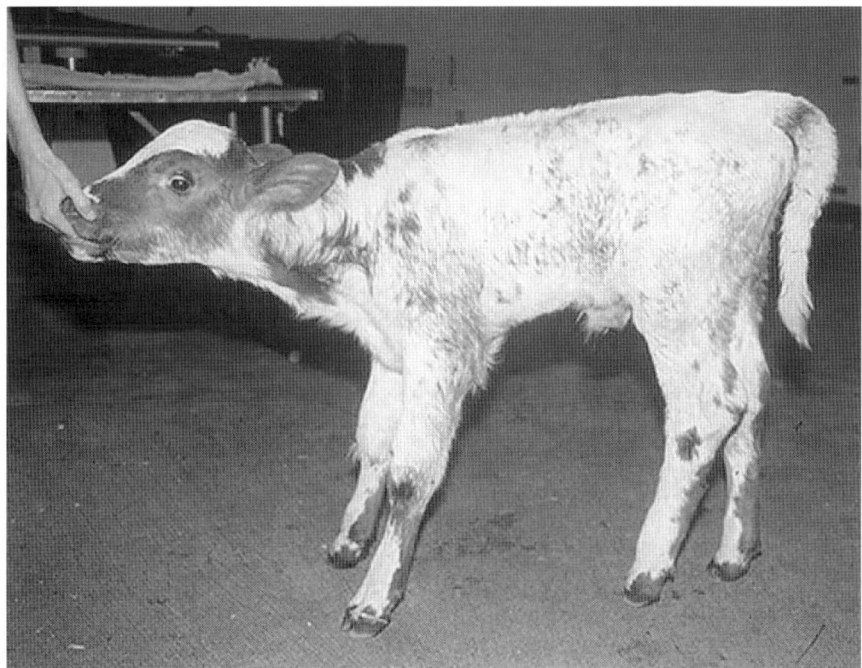

Figura 15.9 Sinais muito precoces de artrite séptica na articulação do jarrete esquerdo de um bezerro Shorthorn com 7 dias de idade. O bezerro não mamou colostro e apresentava uma tumefação discreta e dolorida no umbigo, há 2 dias. O menor tempo de sustentação do peso sobre a perna esquerda, com distensão palpável da articulação do jarrete esquerdo, acaba de se tornar evidente. (Esta figura encontra-se reproduzida em cores no Encarte.)

do boleto, interfalangeanas e intervertebrais. Nos casos crônicos, pode haver comprometimento físico do movimento articular devido ao espessamento fibroso da cápsula articular, ossificação periarticular e, raramente, anquilose das articulações. Nas articulações com alto grau de erosão, pode-se detectar crepitação.

Em animais recém-nascidos e jovens, o envolvimento de várias articulações é comum. As inflamações das articulações podem ocorrer simultaneamente ou em sequência. Quase sempre a claudicação é tão grave que os potros afetados permanecem a maior parte do tempo em decúbito lateral, e podem necessitar ajuda para se levantar. As úlceras de decúbito resultantes do decúbito prolongado são comuns. A marcha pode ser prejudicada a ponto de se pensar em ataxia de origem central.

Na artrite séptica avançada, o *prognóstico* é ruim. Animais negligenciados podem morrer ou são abatidos por apresentarem articulações expostas ou úlceras por pressão. O desenvolvimento subsequente de artrite crônica e anquilose pode dificultar bastante a locomoção e interferir no uso do animal.

Diagnóstico

O diagnóstico de artrite séptica requer artrocentese asséptica da(s) articulação(ões) infectada(s) e análise do líquido sinovial, inclusive cultura bacteriana. Uma questão terapêutica importante a ser respondida é se a infecção está confinada à estrutura sinovial da articulação ou se está presente também na cartilagem e no osso subcondral (osteomielite). As modalidades de imagem são utilizadas para detectar a propagação da infecção mais profundamente nas estruturas sinoviais, para as quais a radiografia é amplamente utilizada, além de muito útil em casos crônicos.

Artrocentese

Para o diagnóstico definitivo, é necessária a aspiração do líquido articular para cultura microbiológica e outras análises. A desinfecção cuidadosa da pele e o uso de material estéril é essencial para evitar a introdução de novas infecções. A administração intravenosa de diazepam (0,1 mg/kg de peso corporal) é útil para a sedação de potros que serão submetidos à artrocentese. O líquido articular deve ser coletado com agulha calibre 18 ou 16 G, de modo a facilitar a remoção de líquido viscoso ou purulento.

Análise do líquido articular

São determinadas as contagens total e diferencial de células, a concentração de proteína total e a densidade. Em grandes animais com artrite séptica, as alterações clássicas no líquido sinovial são uma alta contagem de leucócitos (particularmente neutrófilos), aumento da concentração de proteína e diminuição da viscosidade do líquido.

Na artrite infecciosa, notam-se aumento do volume do líquido articular e alta contagem total de leucócitos, com elevada porcentagem (80 a 90%) de neutrófilos. A gravidade da artrite infecciosa pode se manifestar sistemicamente como leucocitose, com um desvio regenerativo marcante à esquerda. Na doença articular degenerativa, o volume pode ser normal ou apenas discretamente aumentado, enquanto as contagens total e diferencial de leucócitos podem estar dentro do intervalo de variação normal. Na artrite traumática, pode haver aumento significativo da quantidade das hemácias. Há disponibilidade de exames bioquímicos especiais do líquido articular para avaliação da viscosidade, tensão do coágulo de mucina e atividades de algumas enzimas. Os achados laboratoriais no exame do líquido articular estão resumidos na Tabela 15.3.

Cultura do líquido articular

O líquido articular deve ser semeado em meios de cultura para bactérias aeróbias e anaeróbias, bem como em meios específicos quando há suspeita de infecção por *Mycoplasma* spp. Muitas vezes, é difícil isolar bactérias do líquido sinovial purulento. A taxa de isolamento de microrganismos varia de 40 a 75%. Em um estudo de casos suspeitos de artrite infecciosa em 64 cavalos atendidos em um hospital de ensino veterinário, no período de 8,5 anos, foram obtidas culturas positivas de 55% das articulações examinadas. Os microrganismos mais comumente isolados foram *S. aureus*, *E. coli* e *Pseudomonas aeruginosa*, representando mais da metade dos isolados obtidos.

Não há um teste único que seja confiável para o diagnóstico de artrite séptica. A falha em isolar microrganismos em meio de cultura não exclui a possibilidade de uma causa bacteriana; ademais, os microrganismos frequentemente não são observados no esfregaço do líquido sinovial. Coleta, armazenamento e técnicas laboratoriais inapropriadas, administração prévia de antibióticos ou sucesso parcial do sistema imune em conter a infecção podem explicar a falha na detecção de microrganismos. A artrocentese deve ser realizada antes da administração de antibiótico, e o frasco para hemocultura deve ser inoculado imediatamente; faz-se a cultura para os anaeróbios incluídos, seguida de coloração pela técnica de Gram. Uma cultura de líquido sinovial positiva é esperada em apenas 65% dos casos.

Uma amostra de membrana sinovial obtida por biopsia pode ser mais confiável do que a cultura do líquido sinovial, mas há poucas evidências baseadas em avaliações comparativas para sustentar tal alegação. Um teste de PCR foi avaliado em estudos *in vitro*, para detectar espécies de bactérias isoladas do líquido articular, em comparação com aquelas isoladas em cultura microbiana. Os benefícios incluem diagnóstico rápido e preciso de artrite infecciosa, possibilidade de detectar bactérias no líquido sinovial na presença de agentes antimicrobianos, e diagnóstico de artrite infecciosa diante de resultados de cultura inconclusivos. No entanto, estudos preliminares não constataram diferença entre os resultados da cultura microbiana e do teste PCR.

Sorologia do líquido articular

Os testes sorológicos podem ser valiosos na determinação de infecções específicas por *Mycobacterium mycoides*, *Salmonella* spp., *Brucella* spp. e *E. insidiosa*. O exame radiográfico pode auxiliar na detecção de lesões articulares e ser usado para diferenciar entre alterações inflamatórias e degenerativas. Em potros com artrite e suspeita de osteomielite, pode haver evidência radiográfica de osteólise da metáfise ou da epífise.

Radiografia

A radiografia da articulação acometida frequentemente revela a natureza e a gravidade das lesões. Os achados radiográficos típicos de artrite séptica incluem lesões osteolíticas da cartilagem articular, aumento da largura do espaço intra-articular e inchaço dos tecidos moles. Alterações osteomielíticas são observadas em alguns casos. Como as alterações radiográficas geralmente aparecem após 2 a 3 semanas, quando a destruição do osso subcondral já se tornou extensa, podem ser necessárias radiografias seriadas, obtidas a intervalos de vários dias, antes que as lesões sejam detectáveis.

Ultrassonografia

A *artrossonografia* é um exame complementar efetivo, rápido e não invasivo, em comparação às técnicas de diagnóstico tradicionais (artrocentese e radiografia), para uma avaliação abrangente da patologia das articulações e tendões associados em bovinos e cavalos.[7] A ultrassonografia deve ser realizada antes da artrocentese, porque a distensão articular facilita a obtenção da imagem; além disso a introdução de ar na articulação durante a artrocentese pode interferir na interpretação das imagens ultrassonográficas. A ultrassonografia é particularmente útil em casos de artrite séptica decorrentes de trauma, e como auxiliar na detecção de corpos estranhos.

As alterações ultrassonográficas são variáveis e dependem, principalmente, do tempo da infecção.[7] É possível visualizar a distensão das cavidades articulares; há boa correlação entre a ecogenicidade, o realce acústico e a característica ultrassonográfica do exsudato com os achados de artrocentese, artrotomia ou necropsia. A efusão articular, considerada o indicador mais precoce de artrite séptica, geralmente pode ser detectada nos estágios iniciais da doença, por meio de ultrassonografia manuseada por um operador experiente. As imagens da membrana sinovial, do líquido sinovial, dos ligamentos, dos tendões e do tecido mole periarticular, apenas mostradas de maneira inadequada na radiografia, podem ser visualizadas na ultrassonografia. Na artrite séptica avançada, a ultrassonografia fornece informações precisas sobre a localização do edema de tecidos moles, a extensão e a característica da efusão articular, bem como o envolvimento concomitante de cavidades sinoviais periarticulares.

Artroscopia

A endoscopia é agora amplamente utilizada para detectar com maior clareza as anormalidades articulares, e possibilitar o acesso à cavidade articular, como um meio auxiliar no tratamento da artrite séptica.

Cintilografia nuclear

É considerada muito mais sensível do que a radiografia para detectar o envolvimento do osso subcondral (cortical). Pode ser realizada no cavalo sedado estacionário. A cintilografia está disponível apenas em grandes hospitais de referência, e geralmente não é possível agendá-la no mesmo dia do atendimento, pois os agentes diagnósticos precisam ser solicitados e entregues. Consequentemente, há pouco uso de cintilografia nuclear para identificar a extensão da infecção em casos agudos de artrite séptica. A cintilografia continua sendo uma valiosa técnica diagnóstica em equinos adultos com artrite séptica crônica, particularmente na parte proximal dos membros e na coluna vertebral.

Ressonância magnética e tomografia computadorizada

Essas modalidades de imagem estão disponíveis apenas em grandes hospitais de referência e requerem anestesia geral para evitar a movimentação do animal durante a obtenção da imagem. Em geral, na ressonância magnética (RM) a duração da anestesia para obtenção da imagem é menor, comparativamente à TC. A ressonância magnética e a tomografia computadorizada fornecem excelentes informações anatômicas sobre as estruturas articulares, mas a imagem geralmente se restringe à parte distal do membro, incluindo carpo e jarrete, de equinos e bovinos adultos, pois os aparelhos são projetados para uso em pessoas.

Em medicina humana, a ressonância magnética é considerada o método padrão-ouro no diagnóstico de osteomielite subcondral associada à artrite séptica, portanto é provável que seja a melhor modalidade de imagem para identificar a localização anatômica de casos iniciais de artrite séptica em grandes animais.[8] Em cavalos adultos com artrite séptica, os achados de ressonância magnética incluem hiperintensidade difusa no osso e no tecido extracapsular em imagens livres de gordura, esclerose óssea e danos da cartilagem e do osso subcondral.[9] A administração intravenosa de gadolínio geralmente identifica o realce sinovial.[9] A tomografia computadorizada tem a vantagem da rapidez, permitindo a avaliação de múltiplas articulações, o que é particularmente útil em potros com artrite séptica.

Achados de necropsia

A natureza das lesões varia de acordo com o microrganismo causador. Notam-se espessamento e rugosidade da membrana sinovial, bem como inflamação e erosão da cartilagem articular. Quase sempre há aumento da quantidade de líquido sinovial, que varia desde um líquido acastanhado fino, claro e seroso, até um líquido serofibrinoso mais espesso ou purulento. Pode haver algum grau de inflamação nos tecidos periarticulares em casos agudos, e proliferação da membrana sinovial em casos crônicos. Nestes últimos, as placas de material necrosado espesso e fibrina podem flutuar livremente no líquido sinovial. A artrite infecciosa causada por *T. pyogenes* caracteriza-se por ampla erosão e destruição da cartilagem articular, acompanhada de extensa supuração. Pode haver onfaloflebite primária em animais recém-nascidos, além de abscessos metastáticos em outros órgãos.

Diagnóstico diferencial

A *artrite infecciosa* caracteriza-se clinicamente por tumefação articular dolorida e quente à palpação, com claudicação de graus variados de gravidade. O volume do líquido articular em geral aumenta significativamente; a contagem de leucócitos também aumenta, notando-se alta porcentagem de neutrófilos. Nos estágios iniciais da sinovite e na artrite crônica não supurativa, a articulação pode não estar visivelmente aumentada, podendo ser necessário um exame cuidadoso, por meio de palpação, para detectar anormalidades da cápsula articular. Claudicação é um sintoma comum e mesmo que seja apenas discreta em alguns casos, deve despertar a suspeita de artrite.

As doenças do sistema musculoesquelético que causam claudicação e rigidez da marcha incluem:
- Doença articular degenerativa
- Osteodistrofia e epifisite
- Osteomielite
- Miopatia degenerativa
- Miosite
- Lesões traumáticas de tendões e ligamentos.

As doenças do sistema nervoso, em especial dos nervos periféricos e da medula espinal, podem ser confundidas com artrite, a menos que as articulações sejam examinadas cuidadosamente.

Alguns casos graves de poliartrite podem causar decúbito, que pode ser erroneamente atribuído ao sistema nervoso.

A *doença articular degenerativa* caracteriza-se pelo início insidioso de claudicação moderada e rigidez da marcha, com agravamento progressivo ao longo de várias semanas. Em geral, não se nota aumento da cápsula articular, tampouco dor, e o animal geralmente não apresenta reação sistêmica. A contagem total de leucócitos no líquido articular sofre uma elevação discreta, enquanto a contagem diferencial pode ser normal. Muitas vezes, é difícil diferenciar clinicamente artrite crônica de doença articular degenerativa. A artrite crônica é mais comum em animais jovens do que em animais mais velhos, como em touros com cerca de 1 ano de idade em fase de crescimento rápido, touros adultos, vacas-leiteiras e cavalos idosos, nos quais a artropatia degenerativa é mais comum.

O aparecimento súbito de claudicação e inchaço acentuado de uma articulação, acompanhado de dor intensa, sugere artrite infecciosa ou lesão traumática da articulação.

O inchaço marcante de várias articulações sugere poliartrite infecciosa.
A *osteodistrofia* caracteriza-se por:
- Claudicação e rigidez da marcha
- Geralmente, ausência de anormalidades na cápsula articular
- Aumento e deformidades dos ossos longos em animais em fase de crescimento
- Ocorrência da doença em uma série de animais, mais ou menos ao mesmo tempo.

A radiografia pode mostrar ossos anormais e o histórico nutricional pode esclarecer a causa.

A *miopatia degenerativa* causa claudicação aguda e marcha rígida e trêmula, frequentemente levando ao decúbito, na ausência de comprometimento articular ou ósseo.

Entorses traumáticas de tendões ou ligamentos e fraturas das epífises podem causar claudicação e dor local; quando envolvem tecidos periarticulares, podem ser difíceis de diferenciar da artrite.

A *artrite nunca está presente ao nascimento* e a aparente rigidez das articulações deve despertar a suspeita de anomalia congênita. A diferenciação entre artrite e doença de nervo periférico ou da medula espinal, as quais podem causar claudicação ou decúbito, será difícil se a artrite não for clinicamente evidente. As doenças de nervos periféricos causam claudicação como resultado de paralisia flácida e atrofia neurogênica. As lesões da medula espinal em geral se devem à fraqueza dos membros pélvicos, reflexo de retirada fraco ou ausente, e perda da sensibilidade cutânea.

Tratamento

Administração parenteral de antimicrobianos

O tratamento deve envolver *diagnóstico precoce, remoção de líquidos e tecidos infectados* por meio de lavagem articular (drenagem ou lavagem completa), artroscopia, artrotomia ou, possivelmente, drenagem por meio de sucção fechada, *tratamento antimicrobiano efetivo* e *controle da inflamação*. A artrite séptica aguda deve ser tratada como uma emergência, de modo a evitar anormalidades irreversíveis na articulação. A abordagem conservadora consiste na administração parenteral diária de agentes antimicrobianos durante vários dias ou, em alguns casos, por algumas semanas. Entretanto, essa abordagem proporciona uma taxa de cura menor, comparativamente ao tratamento antimicrobiano acompanhado de remoção de líquido e tecidos infectados. Os antimicrobianos que conseguem penetrar no interior das articulações infectadas em concentração terapêutica, quando administrados por via parenteral, são as penicilinas naturais e sintéticas, cefalosporinas, tetraciclinas, combinação sulfonamida-trimetoprima, neomicina, gentamicina, canamicina e amicacina. A escolha do protocolo antimicrobiano deve considerar aquele apropriado para a espécie animal em questão.

A eficácia relativa dos antimicrobianos administrados por via parenteral, em comparação com a injeção intra-articular, é incerta. Em bezerros, a combinação sulfadiazina-trimetoprima administrada por via parenteral alcança a concentração terapêutica do fármaco no líquido sinovial; notou-se que a absorção do medicamento não foi intensificada ou restringida pela inflamação articular experimental. A oxitetraciclina e a penicilina, administradas por via parenteral, penetram imediatamente na membrana sinovial tanto de bezerros neonatos normais quanto naqueles com artrite experimental. Como os teores máximos de oxitetraciclina e penicilina no líquido articular sinovial excederam as concentrações inibitórias mínimas para microrganismos como *T. pyogenes*, o uso parenteral de antimicrobianos no tratamento de artrite infecciosa em bezerros é apropriado. O ceftiofur, na dose de 1 mg/kg de peso corporal, IV, a cada 12 h, durante 20 dias, aliado à lavagem articular, foi efetivo no tratamento da artrite séptica experimental causada por *E. coli*. A duração do tratamento antimicrobiano é empírica; recomendam-se 3 semanas. A administração parenteral de cefapirina em bezerros normais ou com artrite resultou em uma concentração no líquido sinovial correspondente a cerca de 30% da concentração sérica. O uso de ampicilina triidratada em bezerros com artrite supurativa, na dose de 10 mg/kg de peso corporal, IM, resultou em uma concentração sérica máxima de 2,5 µg/mℓ, decorridas 2 h da injeção; a maior concentração no líquido sinovial normal foi 3,5 µg/mℓ, em 4 h após a injeção, e no líquido sinovial purulento foi 2,7 µg/mℓ, em 2 h após o tratamento. A administração intramuscular diária de 4 mg de marbofloxacino/kg de peso corporal, durante 10 dias, foi efetiva no tratamento de artrite infecciosa em bezerros.

Em *potros e cavalos* com artrite séptica, a escolha do antimicrobiano depende da suspeita da causa de artrite. Observa-se uma ampla variação das suscetibilidades antimicrobianas de isolados bacterianos de cavalos com sinovite/artrite séptica ou osteomielite, após o reparo de fraturas. Recomenda-se usar uma combinação de cefalosporina e amicacina, antes da disponibilização dos resultados da cultura e do teste de suscetibilidade. Os protocolos terapêuticos mais comuns incluem penicilina G potássica (22.000 UI/kg de peso corporal, IV, a cada 6 h) combinada com o aminoglicosídeo gentamicina (11 mg/kg de peso corporal, IV, a intervalos de 24 h) ou amicacina (20 mg/kg de peso corporal, IV, a cada 24 h), ou ainda uma cefalosporina de terceira geração conhecida como ceftiofur (2,2 mg/kg de peso corporal, IM, a cada 12 h). Em potros com azotemia, deve-se ter cuidado durante a administração de aminoglicosídeos; o paciente deve ser monitorado quanto à ocorrência de nefrotoxicidade. A amoxicilina, na dose de 40 mg/kg de peso corporal, IV, é efetiva no tratamento de doença articular infecciosa em cavalos. A administração oral de sulfadiazina-trimetoprima, na dose de 30 mg/kg de peso corporal, 1 vez/dia, em equinos com artrite induzida experimentalmente por *S. aureus*, não foi efetiva na manutenção de concentrações adequadas de ambos os antimicrobianos no líquido sinovial infectado. Diferentemente, o uso do mesmo fármaco na dose de 30 mg/kg de peso corporal, VO, a intervalos de 12 h, foi efetivo na manutenção de concentrações terapêuticas de ambos os antibióticos no soro sanguíneo e no líquido articular. A administração intravenosa diária de anfotericina B, por até 30 dias, combinada com drenagem articular, tem sido usada no tratamento de atrite causada por *Candida* sp., em cavalos.

Em *leitões com 2 semanas de idade, a artrite estreptocócica* é a mais provável e responde rapidamente ao tratamento parenteral com penicilina. Da mesma maneira, a artrite aguda associada à erisipela suína responde bem se tratada precocemente, antes da formação de tecido cicatricial (*pannus*).

A *sinovite causada pela infecção por Histophilus somni* responde rapidamente ao tratamento sistêmico. No entanto, em outros tipos específicos de artrite infecciosa, esse tratamento não é efetivo e a recuperação, quando ocorre, requer vários dias ou 1 semana. Em bovinos, a resposta ao tratamento de artrite causada por micoplasma é relativamente baixa; os bovinos afetados podem apresentar claudicação durante várias semanas, antes que ocorra melhora; a recuperação total pode não acontecer. A artrite crônica, consequente à infecção de suínos por *E. insidiosa*, geralmente se desenvolve como artrite reumatoide e é refratária ao tratamento.

A *falta de resposta ao tratamento conservador* tem sido atribuída aos seguintes fatores:

- Baixas concentrações de antimicrobianos na cavidade articular
- Quantidade excessiva de exsudato e fibrina na articulação, tornando o agente infeccioso inacessível ao antimicrobiano
- Infecções resistentes aos agentes antimicrobianos.

Muitas vezes, não é possível determinar qual fator é o responsável. Se o tratamento conservador não proporciona uma melhora suficiente e o valor do animal justifica uma terapia prolongada, deve-se obter uma amostra de material da articulação para cultura microbiólogia e teste de sensibilidade bacteriana (antibiograma). Assim, é possível administrar, por via parenteral e/ou intra-articular, o antimicrobiano mais apropriado. Uma assepsia rigorosa se faz necessária para evitar a introdução de nova infecção.

Administração intra-articular de antimicrobianos

Os antimicrobianos infundidos na articulação não devem ser citotóxicos; gentamicina (500 mg), amicacina (125 mg), ceftiofur solúvel e cefazolina (500 mg) são comumente usados com mínimo ou nenhum efeito aparente no desenvolvimento da cartilagem. Em equinos normais, a administração combinada de gentamicina pelas vias intra-articular e intravenosa pode resultar em concentrações 10 a 100 vezes maiores do que aquela obtida após a administração unicamente intravenosa. Além disso, a concentração de gentamicina no líquido sinovial permaneceu acima da concentração inibitória mínima para muitos patógenos bacterianos comuns de equinos, pelo menos por 24 h depois do tratamento. A administração intra-articular de gentamicina é útil no tratamento de artrite infecciosa em animais nos quais a administração sistêmica do fármaco pode ser contraindicada, especialmente na presença de função renal comprometida ou endotoxemia. A infusão contínua de gentamicina na articulação tarsocrural de cavalos, por 5 dias, é um método aceitável de tratamento de artrite séptica.

Esferas de polimetilmetacrilato impregnadas com antimicrobianos e esponjas de colágeno impregnadas com gentamicina têm sido usadas no tratamento de infecções ortopédicas envolvendo ossos, estruturas sinoviais e outros tecidos moles. Os antimicrobianos sofrem difusão bimodal a partir das esferas não biodegradáveis. Há uma liberação rápida ("explosão") de 5 a 45% da quantidade total de antimicrobianos nas primeiras 24 h após o implante. Em seguida, ocorre uma eluição sustentada que persiste por semanas a meses, dependendo do antimicrobiano utilizado. Para uma difusão eficaz, os antimicrobianos devem ser hidrossolúveis, termoestáveis e disponíveis na forma de pó. Os aminoglicosídeos (gentamicina, amicacina) e cefalosporinas de terceira geração (p. ex., ceftiofur) são os mais comumente incorporados às esferas, contudo a efetividade do fármaco implica retenção de seu efeito antimicrobiano após o aquecimento. A principal desvantagem das esferas de polimetilmetacrilato é a necessidade de sua remoção, uma vez que atuam como corpos estranhos, além de terem um período de carência indeterminado para o abate em animais destinados à produção de alimentos. A introdução de cateter intra-articular por tempo prolongado também tem sido utilizada em cavalos com artrite séptica, mas exige medidas de assepsia no local do cateter e durante a infusão contínua ou intermitente do agente antimicrobiano, o que pode ser um desafio em um animal que se movimenta. Além disso, o cateter deve ser sempre considerado uma via de mão dupla e um meio potencial de contaminação bacteriana da articulação. Não foi determinado se a colocação de um cateter intra-articular e as esferas de polimetilmetacrilato ou esponjas de colágeno impregnadas com gentamicina apresentam vantagens clínicas significativas em comparação às injeções intra-articulares aplicadas a intervalos aproximados de 3 dias. A injeção intra-articular de ceftiofur a cada 3 dias, acompanhada do tratamento das feridas, é o método preferido por alguns profissionais no tratamento da artrite séptica da articulação interfalangeana distal, em bovinos.

A *perfusão regional do membro* com antimicrobianos tem sido utilizada no tratamento de artrite séptica experimental. O antimicrobiano é infundido sob pressão em uma região selecionada do membro, através do sistema venoso. A concentração do antimicrobiano no líquido sinovial infectado normalmente excede a obtida por administração intravenosa. No entanto, não há dados suficientes disponíveis para avaliar esse procedimento em casos naturais de artrite séptica. Uma concentração terapêutica de cefazolina é obtida no líquido sinovial de vacas clinicamente normais, quando o fármaco é injetado por via intravenosa, em um sítio distal ao torniquete. A técnica pode ser usada como alternativa à administração sistêmica de antimicrobianos, para propiciar uma concentração adequada do medicamento na cavidade articular. A perfusão regional do membro parece ser mais adequada para o tratamento de infecções mais extensas, como a artrite séptica secundária a feridas penetrantes ou acompanhada de infecção de tendão ou osteomielite.

Lavagem da articulação

A drenagem da articulação acometida e a lavagem completa da articulação também são desejáveis, em combinação com a administração sistêmica de agentes antimicrobianos. Recomendam-se aspiração e distensão-irrigação da cavidade articular utilizando soluções eletrolíticas poliônicas tamponadas, pH 7,4 (Figura 15.10). A irrigação remove os exsudatos e lisozimas que destroem a cartilagem articular. Um sistema de lavagem por completo também pode ser usado, empregando tubos de drenagem. Deve-se aplicar anestesia geral ou local. A articulação distendida é identificada por meio de palpação e, em seguida, procede-se à tricotomia do local e à desinfecção cirúrgica adequada da pele. Uma agulha de 2 cm, calibre 16 G, é introduzida na cavidade articular, evitando-se o contato direto com os ossos da articulação. Uma segunda agulha é inserida na articulação, o mais distante possível da primeira agulha, de modo a fazer com que qualquer líquido perfundido na articulação percorra a maior distância possível na cavidade articular. Em seguida, faz-se a lavagem da articulação com 0,5 a 1 ℓ de uma solução de cristaloide balanceada, como a solução lactato de Ringer aquecida a 37°C, usando uma bomba de pressão manual para manter um fluxo constante de líquido entrando na articulação. A única solução antimicrobiana comprovadamente segura para ser adicionada à solução de lavagem articular é a solução de iodo-povidona 0,1%, que causa grau mínimo de sinovite e não danifica a cartilagem articular, nem causa irritação articular.

Artroscopia

Proporciona uma visualização excelente da maioria das partes de uma articulação acometida, e pode ser usada para acessar a articulação no tratamento da artrite séptica. O endoscópio pode ser usado para explorar e debridar a articulação acometida durante a mesma intervenção. O exsudato purulento pode ser removido, e as áreas necrosadas dentro da membrana sinovial podem ser debridadas.

Drenagem cirúgica e artrotomia

A falha em responder à medicação parenteral e intra-articular pode requerer a abertura cirúrgica da cápsula articular, desbridamento cuidadoso e excisão da sinóvia e da cartilagem e osso infectados. Na sequência, a cavidade articular pode ser irrigada diariamente

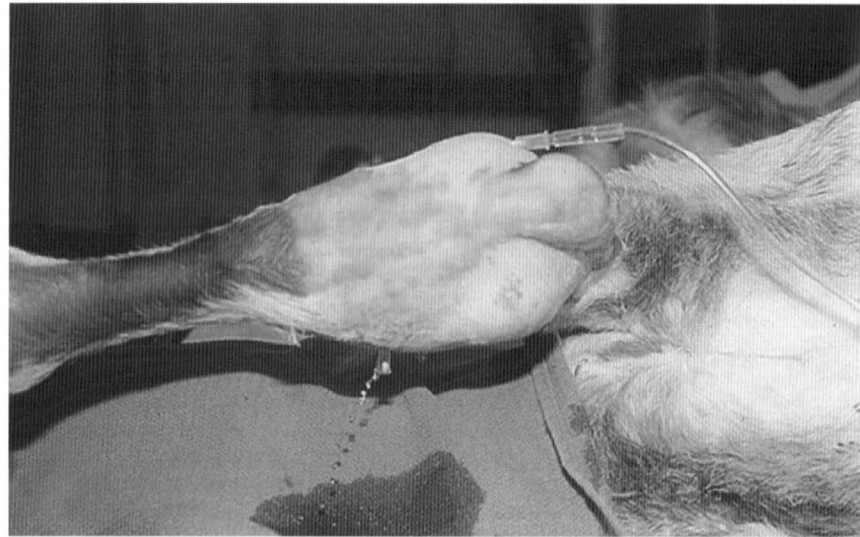

Figura 15.10 Lavagem completa (*through-and-through*) com agulha da articulação do jarrete do membro esquerdo do bezerro Shorthorn da Figura 15.9. A solução de lactato de Ringer aquecida é lavada pela articulação com distensão articular periódica (presente) para facilitar a lavagem de toda a articulação. O bezerro recuperou-se completamente. (Esta figura encontra-se reproduzida em cores no Encarte.)

com antimicrobianos e solução salina. É possível estabelecer um sistema de lavagem e a cavidade articular pode ser infundida com agente antimicrobiano e solução salina, diariamente, por vários dias. A artrotomia com lavagem foi mais eficaz na eliminação das infecções articulares, por proporcionar uma drenagem mais eficiente do que a conseguida com artroscopia, sinovectomia e lavagem. No entanto, com a artrotomia, o risco de contaminação bacteriana ascendente é maior e a principal dificuldade é eliminar a infecção da articulação e do sítio de incisão. O sequestro infectado e a osteomielite do osso subcondral impedem a cura adequada. Em potros, a curetagem de lesões fisárias sépticas pode ser necessária.

A drenagem aberta e antimicrobianos intra-articulares e parenterais têm sido usados para tratar artrite/tenossinovite séptica persistente ou grave. Embora a lavagem articular por meio de agulhas ainda seja eficaz em muitos equinos com artrite ou tenossinovite infecciosa aguda, naqueles com artrite séptica crônica ou recorrente, a drenagem aberta é indicada para remover o exsudato inflamatório do espaço sinovial. As estruturas sinoviais infectadas são drenadas através de uma incisão de artrotomia pequena (3 cm), que é deixada aberta e fica protegida com um curativo estéril. A lavagem articular utilizando antimicrobianos é feita diariamente, e os antimicrobianos são administrados de modo intensivo por via parenteral.

A *artrite séptica podal em bovinos* pode ser tratada com sucesso por meio da criação de um ponto de drenagem para promoção de drenagem adequada. Em bovinos com artrite séptica do dígito, a colocação de um bloco de madeira sob o dígito não acometido diminui a sustentação de peso no dígito acometido e proporciona uma deambulação mais precoce e menos dolorosa.

Artrodese ou anquilose artificial

A artrodese cirúrgica pode ser usada para tratar artrite séptica crônica em equinos e bezerros. A artrite séptica da articulação interfalangeana distal é uma complicação comum das doenças das patas de bovinos. A anquilose facilitada da articulação é uma alternativa satisfatória à amputação do dígito acometido em animais reprodutores valiosos. Em uma série de 12 casos de artrite séptica da articulação interfalangeana distal tratados com anquilose facilitada, a taxa de sucesso foi de 100%.

Fisioterapia

Apesar de trabalhosa, a aplicação local de calor por meio de compressas quentes ou outros meios físicos, de maneira frequente e vigorosa, reduzirá a dor e o inchaço local. Analgésicos são recomendados para casos de decúbito prolongado. O decúbito persistente é um dos principais problemas no tratamento da artrite, particularmente em potros. O animal passa pouco tempo se alimentando ou mamando e emagrece. A necrose por compressão sobre proeminências ósseas é uma complicação comum e requer medidas preventivas enérgicas.

Recomenda-se repouso em baia por pelo menos 3 a 4 semanas, para minimizar o exercício excessivo, porque a cartilagem articular parece mais vulnerável a lesões após um episódio inflamatório agudo.

Medicamentos anti-inflamatórios e terapia adjuvante

Os anti-inflamatórios não esteroides são usados rotineiramente, por via parenteral, para diminuir a resposta inflamatória e proporcionar analgesia. Uma dose comum de flunixino meglumina aplicada em potros com artrite séptica é 1,1 mg/kg de peso corporal, IV, a cada 24 h. Na sinovite experimental em equinos, à semelhança da artrite séptica, a fenilbutazona foi mais eficaz que o cetoprofeno na redução da claudicação, da temperatura articular, do volume do líquido sinovial e da concentração de prostaglandina no líquido sinovial. A aplicação tópica de um adesivo transdérmico de fentanila no tórax ou na virilha pode proporcionar analgesia adicional, mas as necessidades de programação e notificação dos medicamentos podem tornar esse tratamento impraticável.

O ácido hialurônico protege a saúde das articulações, porque é um importante componente constitutivo da cartilagem articular e do líquido sinovial. Cavalos com artrite séptica apresentam depleção de ácido hialurônico e, consequentemente, potros com artrite séptica beneficiam-se da administração intra-articular dessa substância (10 mg), que promove perda de glicosaminoglicanos da cartilagem articular e tem propriedades anti-inflamatórias.

Prognóstico para sobrevida e uso atlético de cavalos com artrite séptica

Foram avaliados os fatores que afetam o prognóstico quanto à sobrevivência e o uso atlético de 93 potros tratados para artrite séptica. As articulações femoropatelar e tarsocrural foram as mais comumente afetadas. Osteomielite ou doença articular degenerativa foram detectadas em 59% dos potros. Falha de transferência de imunidade passiva, pneumonia e enterite foram ocorrências comuns. O tratamento consistia em lavagem, lavagem aliada ao desbridamento artroscópico com ou sem sinovectomia parcial, ou lavagem mais artrotomia para desbridamento de ossos infectados e uso parenteral de antibióticos. Setenta e cinco potros sobreviveram e receberam alta hospitalar, e aproximadamente um terço retornou às corridas. O isolamento de *Salmonella* sp. do líquido sinovial foi associado a um prognóstico desfavorável quanto à sobrevivência, enquanto a doença multissistêmica foi associada a um prognóstico desfavorável quanto à sobrevida e à capacidade de corrida. A chave para um desfecho bem-sucedido da artrite séptica é o diagnóstico e o início do tratamento precoces. A presença de infecção em múltiplas articulações está associada a um prognóstico desfavorável.[1]

Em uma série de 507 equinos tratados para doença articular em um hospital de equinos, durante um período de 7 anos, foram avaliados os fatores de risco que afetaram a alta hospitalar; 58% dos potros, 78% dos animais com 1 ano, e 94% dos competidores adultos receberam alta. Potros apresentando claudicação menos grave com duração inferior a 1 dia, bem como artrite infecciosa, tiveram maior probabilidade de alta.

Foram avaliados os fatores associados à taxa de sobrevida de curto prazo de 81 potros com artrite séptica. Setenta e sete por cento dos potros receberam alta do hospital de referência, com a não sobrevivência sendo associada a múltiplos comprometimentos articulares, detecção de infecção intra-articular bacteriana mista Gram-negativa e presença de neutrófilos degenerados no líquido articular.[10] O início do tratamento em até 24 h após o aparecimento das primeiras evidências de anormalidade clínica e o uso de múltiplas modalidades de tratamento foram positivamente associados à sobrevida.[10] De modo geral, há poucas informações disponíveis sobre o desempenho atlético de cavalos após a artrite séptica.

Controle

O controle da artrite infecciosa é de importância fundamental em animais de fazenda recém-nascidos. A ingestão precoce de quantidades adequadas de colostro de boa qualidade e um ambiente limpo para o neonato são necessários. O uso profilático de antimicrobianos pode ser considerado para reduzir a incidência. Algumas artrites infecciosas associadas a doenças específicas podem ser controladas por meio de programas de imunização. Por exemplo, a vacinação de leitões com 6 a 8 semanas de idade confere proteção tanto contra a forma septicêmica quanto contra a forma artrítica da erisipela.

LEITURA COMPLEMENTAR

Annear MJ, Furr MO, White NA 2nd. Septic arthritis in foals. Equine Vet Educ. 2011;23:422-431.
Desrochers A, Francoz D. Clinical management of septic arthritis in cattle. Vet Clin North Am Food A. 2014;30:177-203.
Haerdi-Landerer MC, Habermacher J, Wenger B, Suter MM, Steiner A. Slow release antibiotics for treatment of septic arthritis in large animals. Vet J. 2010;184:14-20.
Hardy J. Etiology, diagnosis, and treatment of septic arthritis, osteitis, and osteomyelitis in foals. Clin Tech Equine Pract. 2006;5:309-317.
Paradis MR. Septic arthritis in the foal: what is the best imaging modality? Equine Vet Educ. 2010;22:334-335.

REFERÊNCIAS BIBLIOGRÁFICAS

1. Hepworth-Warren KL, et al. J Am Vet Med Assoc. 2015;246:785.
2. Rutherford SJ, et al. Vet Rec. 2014;10.1136/vr101753.
3. Rutherford SJ, et al. Vet Rec. 2015;10.1136/vr.102781.
4. Lacasta D, et al. Small Ruminant Res. 2008;78:202.
5. Steel CM, et al. Aust Vet J. 2013;91:268.
6. Borg H, et al. Vet Surg. 2013;42:262.
7. Beccati F, et al. Vet Radiol Ultrasound. 2015;56:68.
8. Gaschen L, et al. Vet Radiol Ultrasound. 2011;52:627.
9. Easley JT, et al. Vet Radiol Ultrasound. 2011;52:402.
10. Vos NJ, Ducharme NG. Irish Vet J. 2008;61:102.

Claudicação em suínos e doença articular degenerativa (osteocondrose, osteoartrose, epifisiólise e apofisiólise, síndrome da "fraqueza das pernas" em suínos)

Anormalidades nas pernas

São divididas em três grupos principais:[1] (1) artrite infecciosa, (2) lesões físicas e (3) osteocondrose.

A fraqueza das pernas é uma incapacidade locomotora dos suínos que não está associada a doenças infecciosas. É uma combinação de artropatia não infecciosa e osteopatia, e causa significativa de abate em rebanhos de suínos. As causas são defeitos de conformação, osteocondrose (incluindo epifisiólise), artrose, degeneração do disco intervertebral lombar e espondilose. A síndrome clínica varia de claudicação até dificuldade em se levantar. Os sinais característicos são arrastar um membro posterior, sentar no quadril por longos períodos de tempo e marcha arrastada. Todas as condições que afetam os membros estão relacionadas aos padrões de crescimento nos respectivos ossos dos membros. O raquitismo é visto a partir das 8 semanas de idade até o fechamento fisário; a osteomalacia, a partir de 8 semanas; a osteocondrose (OCD) do nascimento, em até 30 semanas; a separação epifisária, de 15 semanas até o fechamento fisário; e espondilose, em porcas ou varrões mais velhos.

Claudicação

Desvio da marcha normal. Descreveu-se a cinética articular[2]; a claudicação está intimamente associada às condições do piso.[3] Uma das principais decisões no exame dos suínos que não mostram sinais de locomoção normal é determinar se eles apresentam anormalidades relacionadas aos sistemas nervoso, esquelético, muscular ou articular. Na maioria dos casos, a claudicação envolve as articulações por várias razões, uma vez que estas são as estruturas do sistema locomotor que sustentam mais peso. A paciência no exame é essencial, e observar a progressão dos sinais também é muito importante. O que o clínico observará e o que o patologista e o médico laboratorial verão normalmente são duas coisas diferentes.

A claudicação em suínos está associada a vários grupos de doenças de diferentes etiologias: (1) trauma e fraturas ósseas; (2) infecções, como artrite, abscessos, tendinites e osteomielites; (3) crescimento excessivo de patas, talões/pinças e conformação por desgaste; e (4) osteocondrose/osteoartropatia, que provavelmente é o grupo mais importante. A combinação mais comum é trauma/infecção/conformação inapropriada.

Alterações em suínos relacionadas com a idade

Suínos jovens

O exame de suínos jovens quanto à claudicação é difícil. São animais muito rápidos, que frequentemente correm agrupados e precisam receber marcação individual para posterior identificação. É preciso identificar e marcar aqueles que não estão andando ou se comportando de maneira normal, ou, se forem muito jovens, os que não estiverem mamando adequadamente. Em suínos jovens, a artrite purulenta é comum (geralmente, causada por *S. suis*, mas pode também ser causada por estreptococos, *S. aureus*, *E. coli*).[4-6] Em um estudo sueco, constatou-se que 75% dos leitões claudicantes tinham poliartrite (mais de uma articulação acometida).[5]

Os fatores de risco[7] incluem:

- Instinto de maternidade ruim, suprimento de leite insuficiente, proteção inadequada induzida por anticorpos colostrais e agalaxia
- Lesões de pele, particularmente nas articulações do carpo, como em leitões que brigam para mamar
- Lesões nas patas associadas a pisos muito ruins – bordas ásperas, metal recortado (sempre pior que plástico), plástico velho, acabamento de concreto ruim e assim por diante – que causam danos às patas sensíveis dos recém-nascidos, levando a talões machucados, erosão dos talões, lesões da banda coronária e, subsequentemente, artrite séptica
- A artrite é onipresente, principalmente como resultado de má higiene na unidade de maternidade, importação de marrãs não imunes, manejo inadequado, não utilização do sistema "todos dentro/todos fora", limpeza, desinfecção e secagem inadequadas, falta de cama, pisos totalmente ripados e ausência de aquecimento no comedouro ou nos alimentadores.

A maioria dos fatores nas duas primeiras categorias desaparecem na época do desmame, porque a pele do leitão endurece e as condições do solo geralmente melhoram.

A situação pode ser melhorada pelo manejo adequado de porcas e marrãs, parto em lote seguido de limpeza, desinfecção e secagem, manutenção adequada da instalação, controle de aves e roedores, tratamento de porcas para agalaxia, uso de uniformização cruzada (se houver grandes leitegadas) e, quando apropriado, uso de vacinas. Demonstrou-se que o reparo de pisos e a duplicação da quantidade de palha diminuiu a ocorrência de abrasões[5], enquanto o nível de claudicação diminuiu da primeira semana para a terceira semana.

A osteodistrofia foi associada à hipervitaminose A em suínos em fase de crescimento.

Fases de crescimento e terminação

Nos suínos em fases de crescimento e terminação, todos os agrupamentos dos tipos de doença são importantes. Deve-se observar como os animais reagem ao andar. Normalmente, os suínos que claudicam apresentam dorso arqueado, ficam sentados por períodos mais longos, relutam em ficar em pé ou se movimentar, são facilmente intimidados e tendem a se sentar ou a deitar o mais rápido possível. Quando não estão claudicantes, levantam-se e movem-se rapidamente. Nesses animais, as causas infecciosas envolvem *M. hyosynoviae*, *M. hyorhinis*, *S. aureus*, *Erysipelothrix* spp. e *H. parasuis*. Além disso, a osteocondrose (OCD) é importante. Em uma pesquisa com 1.000 suínos[8], verificou-se que 14% apresentavam osteocondrose, e o suíno acometido pela doença apresentou uma diferença diária de 100 g a menos no ganho de peso, em comparação aos suínos não afetados.

Os fatores de risco incluem baixa imunidade do rebanho (necessidade de maior exposição ou vacinação), importação de portadores para dentro da fazenda (p. ex., *S. suis*, *Erysipelas* spp., *M. hyosynoviae*, e *H. parasuis* em particular), mistura de suínos de diferentes idades (necessidade de emprego do sistema "todos dentro/todos fora" por idade) e estresse como resultado de mistura, movimentação e manuseio excessivos (quando possível, deve ser minimizado).

Foi descrita uma forma hereditária de raquitismo na qual não existe enzima para transformar vitamina D_2 em vitamina D_3 no rim. Normalmente, o raquitismo derivado de causas dietéticas é visto em suínos com 2 a 6 meses de idade, que apresentam inchaço nas articulações, em particular nas articulações do carpo, úmero, cotovelo e joelho. Casos de raquitismo dietético são muito incomuns e não deveriam acontecer nos dias de hoje, todavia ainda ocorrem, particularmente em suínos de "fundo de quintal" criados por amadores entusiastas. Os sinais clínicos incluem aparência atrofiada e perda de condição corporal, claudicação, fratura de ossos longos e paresia. Em suínos jovens, desmamados e em fase de crescimento, existe falha na mineralização do osteoide e da matriz cartilaginosa, especialmente nas placas de crescimento. À necropsia, os ossos são pálidos e moles, em especial as costelas, que se curvam em vez de se quebrarem sob pressão, além de serem radiotransparentes. Como os ossos se dobram e não fraturam, muitas vezes há evidências de fraturas recentes ou cicatrizadas.

O raquitismo se desenvolve como resultado dos seguintes fatores:

- Concentrações inadequadas de cálcio, fósforo e/ou vitamina D na ração
- Cálcio e fósforo inadequadamente equilibrados na ração, resultando em uma relação bastante diferente de 1 a 2:1

- Concentrações inadequadas da vitamina D ativa
- Ausência de síntese de vitamina D em um ambiente escuro
- Falta de avaliação adequada de uma ração apropriada
- Excesso de ferro na dieta.

A cifose/lordose pode ser observada como uma anomalia congênita, mas também foi vista em associação ao comportamento precoce, causando relaxamento dos ligamentos da coluna vertebral, e também pela reprodução por vértebras extras na coluna vertebral, resultando em peso muscular excessivo para o esqueleto.

Animais mais velhos

Em animais mais velhos, a doença pertence principalmente ao grupo de doenças infecciosas, em particular a poliartrite e a espondilite. Os fatores de risco são baixa imunidade do rebanho, importação de animais portadores, mistura de suínos com diferentes imunidades e episódios de estresse. Nesses animais, a prevenção é por meio do isolamento e quarentena de novas importações, mistura completa de suínos para garantir a mesma suscetibilidade e resistência, vacinação sempre que possível (usar a cepa apropriada, armazenar as vacinas corretamente e usá-las de maneira adequada) e, o mais importante, redução dos efeitos adversos da nutrição (é preciso assegurar não só uma proporção cálcio:fósforo adequada como também uma mistura dos minerais nas proporções corretas).

Um estudo de casos controlados de fatores associados à artrite detectada no abate de suínos de 49 fazendas na Finlândia mostrou que 93 a 96% dos suínos tinham lesões de osteocondrose nas articulações, tanto no grupo-controle quanto no grupo com alta incidência de artrite no abate; a infecção foi encontrada apenas raramente.[9] A bursite é uma característica comum nessa faixa etária[10], assim como outras lesões nas patas.[11,12] A osteomielite é um problema incomum, mas pode resultar em claudicação ou fraturas patológicas de vértebras com compressão da medula espinal; pode ser acompanhada de sepse ou progressão local, como na abscedação por mordida da cauda.

Adultos

Em uma pesquisa sobre a integridade dos ossos e das articulações de porcas refugadas no rebanho da *Moorepark Research Farm*, na Irlanda, verificou-se que não havia relação entre a claudicação e a patologia articular em porcas. Lesões de osteocondrose foram encontradas em todas as porcas e eram mais comuns no côndilo medial do úmero e no processo ancôneo da ulna.[13,14] Um estudo sobre claudicação e fertilidade em porcas e leitoas em rebanhos de criação livre em currais, com repouso coletivo, na Finlândia[15], mostrou que 8,8% dos animais (646 em 21 rebanhos) claudicavam. Os diagnósticos clínicos mais comuns foram osteocondrose, lesões de pele infectadas e lesões da pinça. Porcas mantidas em pisos de ripas apresentavam uma probabilidade duas vezes maior de claudição, em comparação com as porcas em pisos sólidos. Os suínos da raça Yorkshire eram mais propensos à claudicação do que os suínos da raça Landrace ou mestiços. A claudicação não era um fator de risco para ausência de prenhez. Em porcas, as brigas em sistemas de criação livre no curral é um fator importante, especialmente se o número de comedouros for limitado. Escorregar em sistemas de piso de concreto com superfícies mal drenadas e encharcadas de água também é um risco. Nesses casos, a colocação de tapetes de borracha pode ajudar. De modo geral, as porcas apresentam atrofia da pinça medial (hipoplasia) e supercrescimento da pinça lateral. Com bastante frequência, os animais mais jovens são os afetados, especialmente os que ficam soltos na pocilga. Lesões na banda coronária também não são incomuns. As lesões da pinça podem ser primárias, seguidas de condições secundárias. Em dois rebanhos comerciais de porcas[16], menos de 4% apresentavam claudicação, sendo as erosões do calcanhar a causa mais comum e, em segundo lugar, o crescimento excessivo do dígito vestigial.

Uma das lesões mais comuns nessa faixa etária são as patas rachadas, seja na sola, na parede ou nos talões; os animais afetados claudicam, mas uma proporção destes sempre melhora com o tratamento. A osteocondrose em porcas muitas vezes causa claudicação intermitente, enquanto os animais com artrite claudicam de modo persistente. Em um levantamento de porcas de descarte no abate, conduzido em 2005, notou-se que 22% tinham fraturas, 12% estavam com artrose e 15% tinham osteomielite na coluna vertebral; ainda, outras apresentavam artrite. Todos os quatro grupos de doenças são problemas que ocorrem em porcas. Porcas com claudicação sempre estão na lista de descarte.[17]

A prevenção consiste na atenção a todos os itens listados anteriormente: inspecionar, casquear e tratar as patas regularmente; verificar se há pisos molhados, bordas afiadas e concreto recém-colocado (tratar com carbonato de sódio); largura correta de ripas para a idade do animal; remover degraus e declives acentuados; verificar os ângulos de drenagem; melhorar a higiene; realizar limpeza, desinfecção e secagem regulares; minimizar as brigas; fornecer materiais manipuláveis, particularmente palha; ter subgrupos estáveis e fornecer boa alimentação e água à vontade; melhorar a qualidade do tecido córneo, possivelmente aumentando os conteúdos de biotina e vitamina E na dieta; e, o mais importante, melhorar as técnicas de seleção genética.

Os leitões costumam sofrer fraturas quando as porcas se deitam junto deles, especialmente se forem hipoglicêmicos ou fracos. Leitões mais velhos podem fraturar os ossos quando ficam presos em cercas ou equipamentos. Suínos em fase de terminação podem fraturar os ossos durante o transporte. As fraturas encontradas ao mesmo tempo em vários animais podem ser resultado de eletrocussão ou, às vezes, de raios. As vértebras, particularmente na parte torácica da coluna vertebral, úmero, colo da escápula, pelve e colo do fêmur, são os locais habituais de fraturas. Há casos em que as fraturas ocorrem na junção lombossacra, resultando na separação da medula espinal e dos nervos. Nesses casos, a decomposição ocorre rapidamente. As fraturas foram descritas como parte da osteoporose lactacional (porcas caídas), que ocorreram em porcas de primeira cria durante a remoção das unidades de maternidade; envolveram a pelve, coluna, fêmur e outros ossos. Esse quadro é causado por acasalamento precoce, taxas de crescimento rápido, alta produção de leite das porcas, leitegadas grandes e nutrientes insuficientes na dieta para suprir tanto a produção de leite quanto o crescimento da porca; assim, cálcio e fósforo são mobilizados do esqueleto. A osteoporose lactacional é resultado de um desequilíbrio entre a formação óssea (atividade osteoblástica) e a reabsorção óssea (atividade osteoclástica). Muitas vezes, há deficiência de cálcio. Os ossos das porcas descalcificam-se para mobilizar cálcio destinado à produção de leite. A densidade específica do osso nesses animais é de 1,018, enquanto a normal é 1,022. A relação entre o córtex e a área total é de 0,2 ou menos, em comparação com 0,3 na seção transversal normal da sexta costela. Os ossos são estruturalmente normais, porém de massa inferior. Entre os fatores agravantes, estão longos períodos de restrição ao exercício (baias de porcas, gaiolas de parto), o que é particularmente problemático durante a primeira leitegada, quando as marrãs ainda estão crescendo e há uma demanda ainda maior de cálcio e fósforo. Na necropsia, os sítios mais frequentes de lesões são o terço proximal do úmero e o terço proximal do fêmur. Fraturas espirais cominutivas estendem-se desde a metáfise até a diáfise.

A osteomalacia tem sido descrita como resultado de deficiências ou desequilíbrios de cálcio, fósforo e vitamina D, mas também pode ser resultado da incapacidade de consumir alimentos suficientes. Há desenvolvimento de grandes quantidades de osteoides não mineralizados, levando ao enfraquecimento dos ossos. Isso é atribuível a uma maior secreção do paratormônio na porca lactante.

A osteíte proliferativa do trocânter maior do fêmur e do epicôndilo medial do úmero já foram descritas, geralmente em leitoas após o primeiro desmame. Os animais afetados são vistos sentados como cães, e levantam-se com dor e desconforto; a patologia consiste na presença de uma massa hemolítica no músculo.

A *espondilite anquilosante* foi identificada em porcas e varrões descartados nos abatedouros, mas se acredita que essa condição comece já no primeiro ano de vida. Os suínos apresentam dor na região lombar, podem desenvolver cifose e gingar quando caminham, ou arrastar as patas traseiras. A causa provavelmente é múltipla – desgaste, traumatismo da coluna vertebral, má nutrição, genética, artrite das articulações da coluna vertebral e assim por diante. Enfim, as vértebras podem se fundir, quando ocorre alívio. A espondilose resulta em formação de ponte nas vértebras, com possível aprisionamento vertebral.

A *artrose* por vezes é referida como artropatia, osteoartrose ou osteoartrite, e é uma condição degenerativa inespecífica da cartilagem, a qual se desenvolve na doença articular crônica. A incidência aumenta com a idade (entre os animais com menos de 18 meses, houve 7% de incidência, mas entre aqueles com mais de 18 meses, a incidência foi de 82%). É a consequência da instabilidade resultante da osteocondrose e das lesões superficiais articulares preenchidas com tecido de reparo ósseo. Patologicamente, as lesões incluem formação de fibrilas na cartilagem articular, ulceração da superfície articular, produção de osteófitos e espessamento das membranas sinoviais e da cápsula articular.

Os tumores não são comuns, mas incluem osteossarcoma da maxila ocluindo a cavidade nasal, tumores secundários a um melanoma maligno, melanomas congênitos e mieloma múltiplo[18], e glioblastoma no córtex cerebral ventral de uma porca Yorkshire de 6 meses de idade.

Osteocondrose

A fraqueza das pernas em suínos é um termo muito vago, que inclui uma grande variedade de condições, por isso é melhor não empregá-lo. O termo geral "doença articular degenerativa" é muito melhor para descrever a claudicação de suínos jovens em fase de rápido crescimento afetados por doenças articulares não infecciosas, incluindo osteocondrose (OCD), epifisiólise e osteoartrose degenerativa (OA). A doença articular degenerativa caracteriza-se por graus variáveis de claudicação intermitente, mas progressiva, em suínos de crescimento rápido desde os 4 a 8 meses de idade, e caracteriza-se patologicamente pela presença de osteoartrose degenerativa e osteocondrose. A doença é de grande importância econômica devido à alta taxa de abate de suínos em idade reprodutiva.

A doença articular degenerativa é, na verdade, uma discondroplasia que afeta a cartilagem de crescimento, tanto fisária quanto epifisária, na maioria das raças de suínos de crescimento rápido, o que resulta em lesões de cartilagem e ossos.

O termo *discondroplasia* deve ser usado para descrever a maioria das lesões que afeta as placas de crescimento, especialmente cartilagem de crescimento fisário ou fises e lesões envolvendo o complexo cartilagem articular epifisária (CCAE). Os focos discondroplásicos podem sofrer calcificação e ossificação. Alternativamente, os condrócitos podem morrer, e os condrócitos necróticos e a matriz desnaturada são substituídos por tecido conjuntivo fibroso que ossifica. Ocasionalmente, características se desenvolvem na interface condro-óssea com a metáfise ou dentro da porção calcificada da zona de condrócitos hipertróficos; cistos ou fendas contendo sangue persistem e parecem parar a frente de ossificação. A osteocondrose é definida como uma anormalidade focal da ossificação endocondral e é considerada uma condição de etiologia multifatorial, sem um fator único responsável por todos os aspectos da doença. Os fatores mais comumente citados são genética, crescimento rápido, conformação anatômica, trauma e desequilíbrios dietéticos. Apenas a hereditariedade e a conformação anatômica são confirmadas pelos dados científicos. O termo *osteocondrose* deve ser usado para descrever um grupo de síndromes que causam deformidades nos membros ou doença articular degenerativa em suínos jovens em fase de crescimento rápido, de ambos os sexos. O consenso atual é que se trata do resultado do efeito do crescimento rápido (excesso de peso precoce) e da falta de exercício sobre a cartilagem em desenvolvimento. As lesões parecem se desenvolver quando os suínos têm menos de 1 mês de idade, quando há pouca massa muscular, indicando que a musculatura pesada não é a principal causa, mas ajuda na exacerbação do distúrbio. A condição foi observada em suínos com apenas 1 dia de idade. No entanto, nesses suínos jovens, o complexo cartilagem articular epifisária e as placas de crescimento são proporcionalmente mais espessas e podem ser suscetíveis ao estresse. Isso resulta em um espessamento de parte da placa de crescimento, o que causa interferência no crescimento da metáfise. Por sua vez, isso resulta na deformação dos ossos, das articulações e, finalmente, dos membros. É essa distorção que pode levar à incongruência das articulações, com subsequente desenvolvimento de osteoartrite e outras doenças articulares degenerativas.

No passado, muitas das lesões que afetavam o complexo cartilagem articular epifisária foram examinadas em um estágio em que a doença articular degenerativa já havia se estabelecido. Nesses casos, a superfície articular estava avançada e o osso subcondral estava frequentemente exposto. No entanto, o exame de lesões precoces mostra que as lesões se iniciam como focos microscópicos de condrólise na ou perto da interface entre a cartilagem articular e a placa de crescimento epifisária. As lesões podem progredir nesse local, e a cartilagem lesionada persiste nas camadas mais profundas do complexo cartilagem articular epifisária, na interface condro-óssea e no interior do osso da epífise. As células recentemente replicadas morrem e há falha na produção da matriz ou ruptura da matriz formada. Aglomerados de condrócitos geralmente se desenvolvem na periferia da lesão na tentativa de reparar a lesão. A cartilagem desnaturada macia provavelmente está sujeita a danos adicionais durante o movimento articular, de modo que se desenvolvem arestas, fissuras e crateras. Quando o complexo cartilagem articular epifisária é rompido e o osso subcondral entra em contato com o espaço articular, a articulação torna-se dolorida e ocorre claudicação.

Existe um ponto de vista consensual de que a lesão vascular dentro dos canais da cartilagem é parte da patogênese, embora haja controvérsias. Sem a vascularização normal, não há ossificação subsequente. A posição em relação à osteocondrose foi recentemente resumida[19] e descreve-a como uma regressão prematura do suprimento sanguíneo para a cartilagem de crescimento epifisário, levando à necrose isquêmica dos canais da cartilagem. Pesquisas sugerem que existem três diferentes manifestações da osteocondrose: (1) *osteocondrose latente* (OCL), em que há áreas focais de necrose na cartilagem de crescimento epifisário invisíveis macroscopicamente, porém visíveis ao exame microscópico; (2) *osteocondrose manifesta* (OCM), em que a ossificação endocondral se torna visível ao exame microscópico e radiográfico, aparecendo como uma cartilagem espessa ou irregular; e (3) *osteocondrite dissecante* (OCD), caracterizada por lesões de cartilagem articular fissurada salientes no osso subjacente.

Ainda há muita discussão sobre a possível existência de uma associação entre osteocondrose e claudicação. Nossa opinião é a de que tal associação se refere ao animal individual e depende inteiramente da extensão e da gravidade da lesão, das articulações afetadas, do peso do animal e da idade em que o animal é acometido. Em muitos casos, a situação é complicada por enfermidades secundárias, como osteomielite, fraturas e danos ao trocanter maior e ao tubérculo.

A epifisiólise e a apofisiólise são agora consideradas parte das anormalidades do complexo cartilagem articular epifisária (CCAE), com fraturas ocorrendo nos sítios epifisários enfraquecidos no fêmur e no tubérculo isquiático, respectivamente.

O diagnóstico dessas condições é estabelecido por meio da exclusão de outras causas de claudicação, seguida pela confirmação no exame *post mortem* das porcas abatidas.

> **Sinopse**
> - Etiologia: apesar de desconhecida, a causa específica é provavelmente uma falha da vascularização da cartilagem
> - Epidemiologia: ocorre na maioria das raças de suínos de crescimento rápido e de fêmeas e machos reprodutores jovens. As lesões comumente estão presentes no abate. Pode estar relacionada com nutrição e taxa de crescimento acelerada, predisposição genética e tipo de piso, mas não há correlações confiáveis
> - Achados clínicos: pode não haver achados clínicos ou, possivelmente, claudicação e incapacidade de se reproduzir
> - Patologia clínica: evidências radiográficas de osteocondrose
> - Lesões: lesões de osteocondrose em vários graus de desenvolvimento, gravidade e cicatrização
> - Confirmação do diagnóstico: lesões de necropsia
> - Lista de diagnósticos diferenciais: conforme listado para as várias idades
> - Outras causas de claudicação incluem:
>   - Poliartrite atribuível a causas infecciosas
>   - Laminite
>   - Osteodistrofia nutricional atribuível ao desequilíbrio de cálcio, fósforo e vitamina D
>   - Hipovitaminose A causando paresia de membros pélvicos
> - Tratamento: nenhum
> - Controle: incerto. Selecione o plantel para reprodução com pernas saudáveis e marcha normal.

Etiologia

A causa das anormalidades articulares é desconhecida. A etiologia e os fatores subjacentes a essas síndromes são pouco definidos, em parte devido à dificuldade do exame clínico definitivo dos suínos afetados e à frequente ausência de alterações patológicas aparentemente significativas na necropsia de casos brandos. Não há associações específicas entre doença articular degenerativa e doenças infecciosas.

As placas de crescimento que se fecham por último são as mais suscetíveis (côndilos mediais do úmero e do fêmur, ulna, junções costocondrais e sexta a oitava vértebras lombares). Muitos termos têm sido usados para descrever a condição, incluindo osteocondrite, osteoartrite, doença articular degenerativa, artropatia, artrite, poliartrite e displasia metafisária, para citar apenas alguns. A maioria desses termos é imprecisa, porque a condição tem sua origem na cartilagem de crescimento e os ossos são afetados secundariamente.

Epidemiologia

Ocorrência

Recentemente, um estudo envolvendo 9.411 leitões recém-nascidos mostrou que 9,8% dos animais foram tratados para claudicação. Em porcas com histórico de 3 partos, esse percentual subiu para 11,4%, mas entre aquelas com histórico de 4 a 7 partos, apenas 8% foram tratadas. Os tratamentos foram instituídos em suínos com menos de 3 semanas de idade, em 73% dos casos. As leitegadas com 12 ou mais leitões tiveram as maiores incidências de claudicação. As alterações de osteoartrose estão fortemente associadas a alterações nos côndilos umeral e femoral. Os registros de osteocondrose ocorreram a partir de 1 dia de vida, portanto, as lesões podem ser congênitas. Algum grau de alteração poder ser observado em até 85% dos suínos.

O complexo osteocondrose (OCD) é a causa mais comum de claudicação em suínos reprodutores.[20] No entanto, um estudo recente[14] falhou em demonstrar qualquer relação entre a claudicação e o complexo osteocondrose, ainda que todas as porcas estudadas apresentassem evidências de osteocondrose (particularmente no côndilo medial do úmero e no processo ancôneo da ulna).

Em resumo, é possível dizer que quase todas as porcas têm alguma evidência de fraqueza das pernas, a qual, em muitas circunstâncias, é causa de abate. A razão para isso é bastante simples: as pernas são os componentes da locomoção mais influenciados pela genética, nutrição, manejo, meio ambiente, e microrganismos e infecções. A superalimentação é a causa que resulta em alto ganho de peso e em insuficiência óssea para suportar esse peso.

Existe uma correlação entre a conformação corporal e a presença de lesões articulares. Os suínos com região lombar estreita, região traseira larga e grande largura relativa entre as articulações do joelho eram altamente suscetíveis à baixa capacidade locomotora decorrente de lesões nas articulações do cotovelo e do joelho, nas articulações intervertebrais lombares e na articulação do quadril. Postula-se que a fraqueza hereditária dos músculos, ligamentos e cartilagens, bem como a conformação da articulação, resulte em sobrecarga local da articulação e no desenvolvimento de osteocondrose e osteoartrose degenerativa. Algumas raças, como a Duroc, têm mais problemas de estrutura e movimento nas patas dianteiras do que nas traseiras, mas a osteocondrose não é responsável pela fraqueza das pernas. A osteocondrose foi relatada em suínos mestiços da raça Swedish Yorkshire com javali selvagem, com baixa taxa de crescimento. É provável que a condição não esteja relacionada com o tipo de piso, e seguramente não está associada à bursite casual.

O recrudescimento da indústria suína exigiu que os suínos crescessem rapidamente e com alta eficiência alimentar. Em tais condições intensificadas, os suínos de crescimento rápido desenvolvem lesões nos ossos e nas articulações, especialmente no fêmur. A maioria dos suínos com peso próximo ao de mercado tem graus variados de osteocondrose. Exceto por lesões graves, que costumam ocorrer em uma proporção relativamente pequena da população total examinada, as lesões observadas no abate em geral não têm efeito prejudicial sobre a taxa de crescimento de suínos até o peso de mercado. Um grau avançado de osteocondrose, no entanto, pode resultar em doença articular degenerativa grave e claudicação no plantel de reprodutores. A doença ocorre tanto em suínos machos quanto em fêmeas, e a incidência de suínos claudicantes pode atingir 20 a 30%. É um problema particular em estações de teste de varrões e marrãs, onde pode ser necessário abater os animais afetados antes da conclusão do período de teste. As lesões desenvolvem-se mais comumente em suínos em crescimento, sobretudo em machos com 20 a 30 semanas de idade, criados em confinamento. O início ocorre quando os suínos têm entre 4 e 8 meses de idade, o que coincide com um período de taxa máxima de crescimento. O período de pico da manifestação clínica se estende do final do estágio de crescimento até os 18 meses de idade, embora o efeito da osteoartrose possa se prolongar até a fase adulta. A doença articular degenerativa multicêntrica extensa em porcas e suínos adultos pode causar claudicação grave, o que muitas vezes justifica a eutanásia. Entretanto, porcas com idade variando de 1,5 a 3 anos sacrificadas por desempenho reprodutivo comprometido e sem histórico de claudicação podem apresentar lesões na superfície do côndilo do fêmur.

Fatores de risco

Inúmeros fatores de risco contribuem para a doença, incluindo dieta e taxa de crescimento, predisposição genética e racial, sexo, tipo e qualidade do piso, e atividades físicas e confinamento. Quando jovem, o suíno sustenta 51 a 53% do seu peso nos membros torácicos, e 47 a 49% nas patas traseiras, mas o peso suportado sobre os membros pélvicos é maior quando o animal atinge pesos corporais de 90 e 105 kg. Em um estudo com marrãs e porcas realizado na Dinamarca, cerca de 12% das marrãs apresentaram marcha rígida, mas 53% das marrãs haviam mostrado previamente o mesmo sinal em algum momento. As pernas dianteiras curvadas para dentro, as quartelas verticais, as pernas amplamente viradas para fora, a permanência abaixo da posição nos membros pélvicos e os quartos traseiros balançando estavam associados a uma locomoção rígida ou à claudicação. As quartelas das patas traseiras fracas estavam associadas à marcha rígida e à claudicação. As quartelas das patas traseiras fracas e os dedos abertos nas patas dianteiras foram associados a movimentos ativos (livre de problemas locomotores). Considerou-se que os seguintes sinais de fraqueza das pernas no estágio de marrã têm efeito significativo na longevidade das porcas: membros torácicos curvados para dentro, quartos traseiros balançando e permanência com os membros pélvicos abaixo da posição.

Nutrição e taxa de crescimento

A doença está associada ao rápido crescimento inicial, mas não parece relacionada com proteína, vitaminas A e D, ou ao desequilíbrio de cálcio e fósforo na ração. A mineralização máxima dos ossos não é necessária para prevenir a fraqueza das pernas. Apenas a quase completa ausência de cálcio e fósforo causa claudicação. Para causar claudicação, são necessários desequilíbrios que gerem uma relação Ca:P abaixo de 0,5 ou acima de 3. Recentemente, sugeriu-se que a acidose crônica pode estar associada à condição, porque o osso não se forma quando há remoção óssea de fósforo. Nesse contexto, a acidificação de dietas de suínos tem sido sugerida como causa contribuinte. Também foi demonstrado que a presença de membros torácicos deformados não está associada a baixos teores de vitamina C no plasma. Acredita-se que o crescimento rápido, especialmente durante o período inicial, tenha influência significativa na ocorrência da condição, e que também haja alguma variação racial na suscetibilidade. Todavia, em alguns experimentos sobre a alimentação de suínos desde o desmame até o peso de abate, não houve efeito direto da taxa de crescimento rápido na incidência e na gravidade da osteocondrose. Em outros experimentos de alimentação, o ganho médio de peso diário das leitoas foi um fator importante na gravidade das lesões da osteocondrose. A diminuição da taxa de ganho de peso pela restrição da ingestão energética pareceu diminuir a prevalência e a gravidade da osteocondrose, quando as leitoas foram abatidas com 110 kg. No entanto, foi demonstrado que quando os suínos eram alimentados com restos de comida e cresciam mais lentamente, apresentavam maior prevalência e pontuação mais alta para osteocondrose, em comparação aos suínos alimentados com um concentrado alimentar comercial. A diminuição de 16 para 12% na concentração de proteína da dieta de leitoas resultou em menor crescimento ósseo longitudinal, mas não diminuiu a incidência de osteocondrose. A existência de uma simples associação entre a taxa de crescimento e a incidência ou a gravidade das lesões articulares não foi demonstrada de maneira consistente, e uma redução na taxa de crescimento de suínos não controla a doença.

Uma significativa associação favorável entre a movimentação da perna e o ganho de peso diário foi observada. Também tem havido especulações acerca de uma possível influência do hormônio do crescimento sobre o desenvolvimento de lesões de osteocondrose, exercendo um efeito direto na diferenciação e na colonização de condrócitos epifisários. Não existe uma relação consistente entre a incidência de osteocondrose e a seleção de suínos por taxa de crescimento de tecido magro. Pode ser simplesmente que mais alimentos signifiquem mais crescimento, o que faz com que a tensão na cartilagem em desenvolvimento seja maior e, portanto, predisponha à osteocondrose.

Predisposição genética e racial

Há muitos anos, tem-se proposto que a seleção de suínos por aumento da taxa de crescimento resulta em aumento concomitante na incidência e na gravidade da doença musculoesquelética. Estudos genéticos indicam que as herdabilidades da fraqueza das pernas são baixas a moderadas (0,1 a 0,3). Um estudo mais recente sugeriu taxas de 0,01 a 0,42 para a fraqueza das pernas e osteocondrose, e afirmou que ambas estão associadas a características de produção (porcentagem de carne magra e espessura de gordura no dorso). A análise genética da incidência de osteocondrose e fraqueza das pernas em testes de progênie de suínos suecos revelou uma herdabilidade baixa a moderada. O controle genético da fraqueza das pernas foi obtido por vários pesquisadores, portanto a herança provavelmente é um fator de risco importante para essa complexa doença. A genética da fraqueza das pernas foi descrita em populações de suínos Large White finlandeses e Landrace. As raças destinadas à produção de carne são as mais afetadas, incluindo Duroc e Landrace holandês e sueco.

A herança pode não ser poligênica, mas oriunda de apenas um gene que controla a osteocondrose, o *MEP*.

A osteocondrose também ocorre em suínos mestiços da raça Yorkshire e javali selvagem, com taxa de crescimento geneticamente diminuída, criados nas mesmas condições que os suínos em fase de terminação. A distribuição e a extensão da osteocondrose foram semelhantes às dos suínos de raça pura Yorkshire suecos. Isso sugere que a doença não se limita aos suínos que crescem rápido. Existem diferenças raciais significativas nas ossificações periarticulares e de meniscos, visualizadas em radiografias. Recentemente, os *loci* de características quantitativas para locomoção e de características relacionadas com osteocondrose foram identificados em suínos mestiços das raças Large White e Meishan. As correlações entre os valores reprodutivos para longevidade e osteocondrose foram baixas, mas significativas, em uma direção favorável. Os maiores escores de osteocondrose foram associados a um risco aumentado de descarte.

Essa condição foi observada em javalis selvagens na Eslovênia.

Tipo de piso

O apoio inseguro das patas sobre superfícies desfavoráveis do piso e a presença de lesões nos membros podem alterar a postura do animal e causar a sobrecarga local de certas articulações. O efeito da qualidade do piso foi examinado, e não há evidências claras de que a dureza do solo contribua para um aumento da incidência de fraqueza das pernas associada à doença articular. Entretanto, a incidência e a gravidade das lesões articulares podem estar relacionadas à duração do confinamento, em suínos confinados individualmente. O exercício previnirá que anormalidades como pernas arqueadas, flexão do carpo e pernas falciformes prejudiquem a mobilidade dos suínos machos, porém isso não influencia a gravidade das lesões articulares. As síndromes mais brandas de movimentos inapropriados e claudicação associadas a defeitos na conformação da perna durante o estágio de crescimento não estão necessariamente associadas a lesões ósseas ou articulares, e podem regredir espontaneamente ou melhorar, se os suínos afetados forem colocados no pasto. Contudo, a ocorrência de claudicação grave nessa idade, em grupos de animais de reposição e em adultos jovens, está frequentemente associada a lesões ósseas e articulares graves, que podem ser irreversíveis. Um estudo recente analisou o tipo de piso (piso duro com palha, piso duro sem palha e piso totalmente ripado). Os pisos de ripas foram os que mais causaram fraqueza das pernas; naqueles com palha, a incidência da doença foi menor. Os diferentes tipos de piso afetaram diferentemente a fraqueza das pernas e os distúrbios da pinça.

O trauma provavelmente exacerba as lesões tardias, ao danificar ainda mais o suprimento de sangue para os vasos sanguíneos da cartilagem.

Exercício e confinamento

Há algumas evidências limitadas de que uma alta taxa de crescimento de carne magra pode predispor à fraqueza das pernas durante a criação em confinamento. Pode ser que a taxa de crescimento em diferentes idades seja mais importante. Os traumatismos durante o manuseio, armazenamento e transporte podem estar associados a uma frequência relativamente alta de osteocondrose, mas as evidências são muito limitadas. A alta densidade populacional teve um efeito adverso em quatro dos sinais de fraqueza das pernas (joelhos valgos, membros torácicos ou membros pélvicos virados para fora, permanência das pernas sob o corpo). Um estudo recente sobre alojamento e treinamento em esteira não mostrou qualquer efeito adverso na ocorrência da fraqueza das pernas. A condição foi observada até em suínos que ficavam na grama e em camas espessas, bem como em javalis.

Importância econômica

Na Escandinávia, os suínos reprodutores abatidos por causa da claudicação tiveram uma frequência de 100% de osteocondrose ou osteoartrose, e até 40% dos machos em uma estação de testes de desempenho apresentaram osteocondrose ou osteoartrose. Uma estimativa conservadora sugere que 3% das porcas e 10% dos porcos são abatidos por falta de firmeza dos membros associada à osteocondrose ou à osteoartrose. Os custos ocultos incluem um pequeno grupo de animais reservados para seleção de varrões e marrãs de alto desempenho, a manutenção de suínos que não podem ser utilizados para reprodução, o aumento da mortalidade entre leitões esmagados por porcas claudicantes, a redução do consumo de ração e da taxa de crescimento em suínos claudicantes, e os custos de transporte de animais de reposição.

Patogênese

Acredita-se que o estágio inicial da patogênese consiste na formação de cartilagem frágil, falha na diferenciação dos condrócitos, necrose do osso subcondral e falha no suprimento de sangue à cartilagem de crescimento. Parte da literatura apoia a ideia de que a falha no suprimento de sangue é o fator crucial, tanto na epífise quanto na metáfise. Em resumo, a lesão primária poderia ser descrita como uma necrose isquêmica focal da cartilagem de crescimento iniciada pela necrose dos vasos sanguíneos do canal cartilaginoso. A cartilagem necrosada não sofre mineralização ou penetração vascular, de modo que a falha focal da ossificação endocondral ocorre quando a frente de ossificação se aproxima da lesão.

A condição foi observada a partir do 1 dia de vida, enquanto as lesões se desenvolvem com o avanço da idade. A lesão essencial é a necrose dos canais cartilaginosos e da cartilagem circundante. As lesões podem ser vistas em desenvolvimento e em cicatrização, ao mesmo tempo. Nos animais em crescimento, a camada superficial da cartilagem da articulação é a cartilagem articular, e a camada mais profunda é a cartilagem epifisária, que sofre ossificação endocondral à medida que o animal cresce. A cartilagem articular persiste no animal maduro, enquanto a cartilagem epifisária se torna uma camada de cartilagem calcificada e osso subcondral subjacente. A cartilagem da fise é conhecida como placa de crescimento e está envolvida no crescimento da metáfise. A cartilagem da placa de crescimento normal tem uma estrutura bem ordenada, com os condrócitos das regiões proliferativa e hipertrófica dispostos em colunas.

A osteocondrose é uma doença generalizada em que há áreas focais de falha da ossificação endocondral na cartilagem de crescimento fisária (crescimento metafisário) e epifisária. O defeito subjacente pode ser uma anormalidade dos condrócitos, que não sofrem ossificação hipertrófica normal. Eles acumulam retículo endoplasmático rugoso, gotículas lipídicas e mitocôndrias. A matriz circundante contém depósitos de material eletrodenso, que podem impedir a vascularização normal e, portanto, a ossificação. A região hipertrófica é desorganizada e bastante estendida, em comparação com o tecido normal. A matriz que envolve os condrócitos agrupados está alterada, em comparação com a cartilagem normal. A anormalidade primária consiste na espessura aumentada da cartilagem articular combinada a alterações degenerativas que resultam em invaginações e erosão da cartilagem articular. Os defeitos das placas de crescimento (fises) resultam em ossos curtos e deformados.

Do ponto de vista patológico, os casos clínicos graves caracterizam-se por osteocondrose e doença articular degenerativa secundária, especialmente envolvendo os aspectos mediais das articulações maiores, epifisiólise e degeneração dos discos intervertebrais lombares, além de espondilose. A osteocondrose tem sido utilizada para limitar as lesões envolvendo as fises e os complexos epifisários articulares. No entanto, a observação de alterações morfológicas em suínos em crescimento fez com que o termo "discondroplasia" passasse a ser preferido para uso genérico e, então, para o uso qualificado pela localização e pela natureza da descrição morfológica, dado que as causas podem ser diferentes.

A osteocondrose é comum em suínos em crescimento e nos locais de predileção, como o côndilo medial do úmero e fêmur, as placas epifisárias da ulna distal e cabeça do fêmur, e as articulações intervertebrais. A sexta à oitava junções costocondrais também podem ser afetadas. A osteocondrose pode curar espontaneamente ou progredir para osteocondrite dissecante e osteoartrose. Sua progressão em qualquer direção é influenciada pela carga local e pela estabilidade articular, que depende da forma articular e do suporte muscular e ligamentar. Foram descritas alterações relacionadas à idade e à osteocondrose na cartilagem articular e epifisária. Até 5 semanas, a cartilagem aumenta com a idade, e depois começa a diminuir de espessura. Influências deletérias, como defeitos na conformação, musculatura pesada com imaturidade esquelética, fraqueza muscular resultante de hipoplasia miofibrilar, miopatias ou falta de exercício, piso inadequado, ou até mesmo traumas simples podem afetar adversamente essa progressão e levar a alterações esqueléticas graves.

O líquido sinovial suíno contém tanto ácido hialurônico quanto sulfato de condroitina, e a proporção entre sulfato de condroitina e ácido hialurônico não é influenciada por estágios relativamente avançados da osteocondrose. O tratamento de machos claudicantes com glicosaminoglicano polissulfatado melhora o escore de capacidade de sustentação da perna e resulta em aumento da concentração de ácido hialurônico no líquido sinovial da articulação da ulna, bem como na proporção de proteoglicanos agregados na cartilagem articular do côndilo medial do fêmur. Sugere-se que o ácido hialurônico seja o responsável pela maior parte da viscosidade do líquido sinovial e pela lubrificação eficiente da articulação.

Lesões típicas de osteocondrose, bem estabelecidas e associadas às fises podem ser encontradas em suínos jovens com 25 a 30 dias de idade. A alteração mais precoce associada à discondroplasia da fise é um foco persistente de condrócitos hipertrofiados que progride, mas é curado. As lesões associadas às fises e aos complexos articulares epifisários desenvolvem-se continuamente e regridem à medida que os suínos envelhecem. Alterações nos vasos do canal cartilaginoso parecem ser importantes na patogênese. Não há evidências de que o dano vascular seja um fator na patogênese das lesões.

Como os focos de lesões discondroplásicas estão associados às fises dos suínos entre o nascimento e o estágio de crescimento rápido, podem ser considerados parte dos padrões usuais de crescimento em suínos comerciais contemporâneos. No entanto, os sinais clínicos de discondroplasia, ou de doença articular degenerativa secundária a discondroplasias, geralmente não surgem antes de os suínos completarem cerca de 6 meses de idade.

Monitoramento radiológico das lesões

A osteocondrose pode ser diagnosticada radiologicamente. Nas radiografias, as lesões são semelhantes em suínos das raças Yorkshire e Landrace, porém mais graves na raça Landrace e semelhantes às de animais Landrace dinamarquês.

O desenvolvimento da osteocondrose epifisária em suínos dos 42 aos 147 dias de idade foi acompanhado radiologicamente. Lesões de osteocondrose foram observadas radiologicamente nos complexos articulares epifisários dos côndilos umerais de suínos com 42 dias de idade, e nos côndilos femorais aos 63 dias de idade, em contraste com relatos anteriores que indicavam que as lesões não eram visíveis radiologicamente até 100 dias de idade. As lesões de osteocondrose dos complexos articulares epifisários desenvolvem-se, tornam-se progressivas e, subsequentemente, estáveis, regressivas ou até mesmo ainda mais progressivas, à medida que os suínos crescem. Isso sustenta as observações de que as lesões se desenvolvem, progridem e, então, regridem conforme os suínos crescem. Os côndilos mediais do úmero apresentam lesões mais pronunciadas e com mais frequência que os côndilos laterais.

O monitoramento radiológico do desenvolvimento e das sequelas de lesões de osteocondrose fisária da cartilagem da placa de crescimento e dos complexos articulares epifisários dos membros torácicos e posteriores em suínos reprodutores jovens mostrou que a maioria das lesões ulnares distais cicatrizou em 18 a 20 meses, e algumas começaram a se fundir com 18 a 21 meses. A ulna distal cicatrizou sem complicações na maioria dos animais, e as lesões mais graves curaram-se mais rapidamente que as discretas ou moderadas. Em um estudo radiográfico recente, constatou-se prevalência de 0,9% de ossificações periarticulares na articulação do cotovelo. As ossificações em meniscos foram vistas como focos únicos ou múltiplos no aspecto cranial da articulação, com prevalência de 2,6% e ocorrência bilateral de 20%. As ossificações em meniscos foram associadas à ocorrência de membros pélvicos virados para fora e marcha rígida, e associadas negativamente à taxa de crescimento.

Achados clínicos

A palpação é um importante método de exame em suínos claudicantes. Geralmente, os suínos com claudicação apresentam rigidez nos membros torácicos e/ou pélvicos. A solução principal é enviar rapidamente os animais afetados para o abate, tão logo o diagnóstico seja estabelecido e desde que eles estejam aptos para deslocamento, e inspecioná-los no abatedouro ou colocá-los rapidamente em uma área de quarentena para prevenir lesões adicionais e supervisionar os efeitos do tratamento.

A osteocondrose e a osteoartrite causam uma fraqueza das pernas que varia quanto à gravidade, desde uma anormalidade locomotora resultante de defeitos de conformação e nas pernas, como estreitamento da área lombar e alargamento dos quadris, hiperflexão do carpo, curvatura dos membros torácicos e "joelhos valgos", hiperextensão das falanges, e angulação lateral da pata e jarretes falciformes, até uma claudicação mais grave e, no extremo, incapacidade de levantar-se e paresia. Nove sinais de fraqueza das pernas são descritos: membros torácicos curvados para dentro, articulações do jarrete inclinadas, membros torácicos e pélvicos virados para fora, quartelas verticais nos membros pélvicos, marcha rígida, permanecer em pé sobre os membros posteriores, oscilação dos quartos traseiros, membros pélvicos com "passos de ganso", claudicação e tendência a escorregar. Os quatro sinais mais comuns são joelhos curvados para dentro, pequenas pinças internas das patas dianteiras, pequenas pinças internas nas patas traseiras e quartelas, padrões verticais dos membros pélvicos.

A síndrome clínica é um distúrbio locomotor geralmente envolvendo os membros pélvicos. Com frequência, os suínos que crescem mais rapidamente são claudicantes. A claudicação pode ser aguda, intermitente, crônica, progressiva ou uma combinação dessas formas. Um ataque insidioso é comum, e os suínos relutam em se mover, a passada é encurtada e os membros são mantidos em flexão parcial. As articulações do carpo podem estar subestendidas, enquanto as articulações metacarpofalangeanas estão hiperestendidas, conferindo ao membro um perfil anormal em forma de "S". Os membros pélvicos em geral são mantidos retos, e o dorso, discretamente arqueado. Em alguns casos, os animais afetados assumirão uma posição ajoelhada, com as articulações dos carpos flexionadas, e caminharão sobre essas articulações.

Os animais com a forma branda da doença apresentam rigidez, especialmente logo após um período de decúbito, e claudicação. É comum observar uma lentidão para se levantar e a tendência a andar com passos curtos, na ponta das patas, frequentemente em associação com uma curvatura para dentro acentuada do movimento do membro posterior, durante a progressão para frente e no movimento lateral da região glútea. Os suínos mais gravemente afetados sentam-se em seus quartos traseiros e relutam em ficar de pé. Eles mantêm um ou ambos os membros pélvicos mais para frente, sob o corpo, e caminham em marcha curta, semelhante à de um ganso. A caquexia não é uma característica, exceto em animais gravemente afetados, e o distúrbio locomotor pode ser discreto, a menos que exacerbado pelo esforço físico.

A síndrome é de particular importância nos animais reprodutores, porque pode interferir no sucesso do acasalamento. Os machos reprodutores podem mostrar interesse inicial na monta, mas acabam escorregando e deixando a porca ou o manequim antes de completar o acasalamento, presumivelmente como resultado da dor decorrente das lesões nos membros.

Pode não haver uma associação significativa entre os escores visuais para a integridade física do animal vivo e o grau de dano articular. Alguns suínos com lesões graves não claudicam, diferentemente de outros que manifestam claudicação grave com lesões menores.

Epifisiólise

A separação das epífises provavelmente ocorre quando o processo de ossificação endocondral atinge ou se aproxima do defeito da cartilagem. A fratura resultante pode se estender em uma fenda dentada, através da camada esponjosa primária e secundária. É possível que as forças traumáticas aplicadas à cartilagem epifisária no local dos espaços vazios próximos aos vasos sanguíneos atróficos, ou nas estrias eosinofílicas, causem separação adicional e lise epifisária.

O defeito envolve a epífise proximal do fêmur. Há separação ao longo da epífise proximal do fêmur e do osso metafisário. É uma ocorrência traumática no sítio de um defeito de crescimento junto à cartilagem, com uma combinação de tensão excessiva na articulação do quadril através de uma região fisária enfraquecida no fêmur que, então, se separa. Ocorre a partir de 5 meses até 3 anos de idade (as epífises se fundem aos 3 a 7,5 anos de idade). A condição pode desenvolver-se a partir de uma estria eosinofílica extensa (área de degeneração da matriz) ou de áreas de necrose na cartilagem de crescimento, em vez de áreas de displasia metafisária.

Em geral, é uma claudicação grave e de início súbito, ocasionalmente insidiosa. Os animais deitam-se, somente conseguem se levantar com ajuda e, em geral, comem e bebem normalmente. Pode ser uni- ou bilateral, e a manipulação revela crepitação. A epifisiólise pode ser confundida com fraturas do fêmur, abscessos do canal vertebral ou fraturas lombossacrais; caso ocorra infecção bacteriana secundária, pode se tornar um centro de necrose.

A epifisiólise contribui para a ocorrência da síndrome da fraqueza das pernas. Nesse caso, traumatismos repetidos e as microfraturas resultantes contribuem significativamente para a retenção de uma cartilagem epifisária espessa e irregular, e para a formação de tecido fibroso. A epifisiólise da cabeça femoral produz uma grave claudicação unilateral, cuja ocorrência na forma bilateral geralmente se manifesta como uma relutância significativa em se levantar e por uma incapacidade locomotora grave. Os sinais iniciais costumam ser enganosamente brandos e surgem após o esforço físico, como no acasalamento, transporte, parto ou brigas, contudo progridem para claudicação grave ao longo de um período de 7 a 10 dias.

Apofisiólise

A epifisiólise do tubérculo isquiático é conhecida como apofisiólise. Essa condição também pode ocorrer após o esforço físico, no entanto é mais comum em porcas de segundo ou terceiro parto e manifesta-se como uma "paralisia", com os membros pélvicos estendidos para a frente, sob o corpo da porca. Esses animais se sentam como cachorros e são incapazes de se levantar. Em muitos casos, a lesão ocorre quando os animais chegam à fazenda ou acasalam pela primeira vez. Em suínos, o processo ancôneo não surge de um centro de ossificação separado, de modo que o termo "apofisiólise do processo ancôneo" é uma descrição melhor do que "epifisiólise do processo ancôneo".

A separação bilateral das tuberosidades isquiáticas ao longo de suas fises foi diagnosticada em porcas jovens. Os animais mais afetados são aqueles em fase avançada da gestação; a maioria senta-se como cachorro, com os membros pélvicos para a frente, e a palpação provoca crepitação. Essa condição está associada a pisos escorregadios que tracionam excessivamente os tendões do bíceps femoral do tubérculo isquiático. As lesões unilaterais causam claudicação moderada a grave, mas a separação bilateral pode impedir que a porca se levante ou caminhe. A dor e a contração muscular frequentemente dificultam a determinação do local e da gravidade da lesão ao exame clínico simples, e a palpação após anestesia geral ou radiografia pode ser necessária para uma avaliação clínica adequada. O exame físico deve incluir a palpação completa de todos os membros, avaliando-se a presença de hipertermia, inchaço e dor. As partes palpáveis da pelve devem ser examinadas, com ênfase particular nas tuberosidades isquiáticas. A flexão, a extensão e a rotação passivas de cada membro, juntamente com a auscultação sobre a articulação, podem revelar evidência de crepitação ou uma resposta dolorosa.

Embora as lesões das fises e dos complexos articulares epifisários sejam detectáveis em suínos com menos de 14 dias de idade, somente são detectáveis radiograficamente em animais vivos com mais de 100 dias de idade. Apenas 21% das lesões associadas às fises e 22% das lesões associadas aos complexos articulares epifisários foram detectáveis em radiografias de ossos de suínos vivos.

As ossificações dos meniscos foram observadas como tumefações pequenas, lisas, firmes e irregulares, simples ou múltiplas, no corno cranial do menisco lateral. Os focos ósseos periarticulares foram vistos como tumefações firmes focais no aspecto craniomedial da articulação do cotovelo.

Patologia clínica

As articulações do carpo, cotovelo, tarso e joelho podem ser radiografadas para avaliar a presença de lesões articulares, com as lesões então sendo pontuadas de acordo com um sistema. Também é possível utilizar a ultrassonografia para o diagnóstico.

Achados da necropsia

A necropsia mostra que a cartilagem é anormal, e revela a presença de rachaduras, fissuras e necrose abaixo da cartilagem. A patologia da osteocondrose foi revisada.[19]

As articulações escapuloumeral, umerorradioulnar, carpal, coxofemoral, femorotibial e tarsal devem ser examinadas. Tipicamente, na osteocondrose, as alterações são a hipertrofia alada das vilosidades, saliências focais de espessura total na cartilagem e úlceras ou retalhos (*flaps*) de cartilagem; nenhuma alteração é observada nos linfonodos de drenagem. Fragmentos livres de ossos articulares e sinovite também podem ser vistos. Os ossos longos podem apresentar deformação ou até mesmo fraturas.

Histologicamente, aglomerados de condrócitos são observados nas trabéculas ósseas; adipócitos estão presentes entre as trabéculas revestidas por osteoblastos achatados. O centro ósseo é formado por cartilagem mineralizada, misturada em cartilagem mais ou menos fibrosa, enquanto na direção da cavidade articular as ossificações dos meniscos são cobertas por cartilagem hialina.

Diagnóstico diferencial

A síndrome deve ser diferenciada de outras doenças que causam claudicação e paralisia em suínos em fase de crescimento e em adultos jovens, incluindo:
- Poliartrite infecciosa
- Laminite
- Lesões traumáticas na pata
- Lesões nas patas por deficiência de biotina e podridão do casco
- Osteodistrofia resultante do desequilíbrio entre cálcio, fósforo e vitamina D nas rações
- Deficiência de vitamina A
- Encefalomielite viral.

Tratamento

Não há tratamento efetivo. Os casos iniciais podem apresentar recuperação espontânea após os animais serem colocados no pasto ou alojados individualmente, em ambiente interno, em uma cama de palha profunda. Recentemente, sugeriu-se que o meloxicam, na dose de 0,4 mg/kg, é efetivo e seguro no tratamento de distúrbios locomotores não infecciosos em suínos. O tratamento com 2,5-vitamina D não teve efeito sobre a incidência e a gravidade das lesões de osteocondrose ou osteoartrite. Os animais afetados apresentando sinais clínicos devem ser rapidamente removidos do rebanho para abate e, se necessário, devem ser submetidos à eutanásia humanitária o mais rápido possível.

Controle

Como a etiologia é desconhecida, não é possível disponibilizar medidas de controle específicas. A natureza hereditária da doença sugere que a seleção do plantel de reprodutores com membros normais e baixa incidência de lesões seria uma medida de controle efetiva a longo prazo. O controle genético da síndrome da fraqueza das pernas foi documentado por vários pesquisadores. A seleção de machos quanto à normalidade das pernas tem efeitos dramáticos sobre a saúde estrutural de sua progênie mestiça e, portanto, a seleção de substitutos estruturalmente saudáveis deve ser mantida, caso se pretenda evitar a fraqueza das pernas em suínos destinados à reprodução ou ao mercado. A seleção divergente quanto à integridade das pernas em suínos Duroc tem sido drástica. A progênie de machos reprodutores com pernas normais teve resultados significativamente melhores para todas as características da perna em animais com 104 kg, comparada à progênie de machos reprodutores com fraqueza das pernas. As diferenças entre os dois grupos de progênies indicaram que a herdabilidade da normalidade do membro torácico excedeu a 0,50.

A seleção do plantel de reprodutores requer cuidadosa seleção genética, exame de todos os suínos que serão mantidos como reprodutores e necropsia de irmãos de suínos afetados do mesmo sexo, para identificar linhagens genéticas que apresentam baixa incidência de lesões. Um estudo recente mostrou que o aumento de alelos em javalis acasalados com porcas Large White reduziu a prevalência de osteocondrose. Sugeriu-se que a seleção de suínos com base no escore de lesão articular poderia levar a uma melhor condição da perna e da articulação, tanto visual quanto patologicamente. A redução da taxa de crescimento e do exercício pode ajudar, mas não é um método real de controle. A melhoria da nutrição e do alojamento pode ajudar a remover o componente traumático dos danos da cartilagem. O aumento dos conteúdos de cálcio e fósforo na dieta também não ajuda.

REFERÊNCIAS BIBLIOGRÁFICAS

1. Jensen TB, Toft N. Pig News Info. 2009;30:1.
2. Thorup VM, et al. J Anim Sci. 2008;86:992.
3. Kilbride AL, et al. Animal Welfare. 2009;18:215.
4. Zoric M, et al. Acta Vet Scand. 2009;51:23.
5. Zoric M, et al. Acta Vet Scand. 2008;50:37.
6. Zoric M. Pig J. 2010;63:1.
7. Holmgren N, et al. Swedish, Vet J. 2008;60:11.
8. Busch ME, Wachmann H. Vet J. 2010;188:197.
9. Heinonen M, et al. Vet Rec. 2007;160:573.
10. Gillman CE, et al. Prev Vet Med. 2009;doi:10.1016/j.prevet-med.2009.05.023.
11. Gillman CE, et al. Prev Vet Med. 2008;83:308.
12. Kilbride AL, et al. Prev Vet Med. 2008;83:272.
13. Kirk RK, et al. Acta Vet Scand. 2008;50:5.
14. Ryan WF, et al. Vet Rec. 2010;166:268.
15. Heinonen M, et al. Vet Rec. 2006;159:383.
16. Sonderman J, et al. Proc Am Assoc Swine Vet. 2009;40:283.
17. Engblom L, et al. Livestock Sci. 2009;106:76.
18. Rintisch V, et al. Berl Munch Tierarztl Wschr. 2010;123:70.
19. Ytrehus B, et al. Vet Pathol. 2007;44:429.
20. Busch ME, et al. Dansk Vet. 2007;2:24.

DOENÇAS INFECCIOSAS DO SISTEMA MUSCULOESQUELÉTICO

Borreliose (borreliose de Lyme, doença de Lyme)

Sinopse

- Etiologia: espiroquetas do complexo *Borrelia burgdorferi sensu lato* com diferentes genoespécies. Na América do Norte, as genoespécies *B. burgdorferi sensu stricto*; na Europa, *B. burgdorferi sensu stricto*, *B. afzelii* e *B. barinii*. Outras genoespécies possivelmente associadas à doença clínica são *B. spielmanii*, *B. bisentii*, *B. lusitaniae* e *B. valaisiana*
- Epidemiologia: ocorre nas Américas do Norte e do Sul, Europa, Ásia e Austrália, em bovinos, ovinos, cavalos, cães e no ser humano. Transmitida por carrapatos *Ixodes* spp. de pequenos animais silvestres, que são hospedeiros reservatórios para os animais domésticos e o ser humano. Os carrapatos no estágio de larva alimentam-se em pequenos mamíferos; os carrapatos no estágio de ninfa se alimentam de uma gama mais ampla de hospedeiros, incluindo roedores, aves, ovinos e bovinos; e os carrapatos adultos alimentam-se em veados, cavalos, bovinos e cachorros. Todos os estágios alimentam-se no ser humano.
- Achados clínicos: em equinos, perda de peso crônica, claudicação esporádica, febre persistente, articulações inchadas, rigidez muscular, depressão, uveíte anterior, sinais neurológicos, aborto e potros fracos. Em bovinos e ovinos: poliartrite, perda de peso crônica, febre
- Patologia clínica: sorologia [teste para pesquisa de anticorpos imunofluorescentes indiretos (IFI), ensaio imunoabsorvente ligado à enzima (ELISA)], cultura microbiológica, reação em cadeia de polimerase (PCR), imunoistoquímica (IHC)
- Lesões: polissinovite, linfadenopatia, miocardite intersticial, nefrite, meningoencefalite
- Tratamento: tetraciclinas e penicilina
- Controle: nenhuma medida de controle específica disponível, controle de carrapatos.

Etiologia

Borrelia burgdorferi, uma bactéria em forma de espiral, aeróbica, Gram-negativa, microaerofílica, móvel, pertencente à família Spirochaetaceae, é o agente causador da borreliose de Lyme (doença de Lyme). O complexo *Borrelia burgdorferi sensu lato* compreende pelo menos 12 genoespécies, das quais apenas algumas foram associadas à doença clínica. Dessas diferentes espécies, *B. burgdorferi sensu stricto*, *B. afzelii* e *B. garinii* foram reconhecidas como patógenos associados à doença clínica em mamíferos. As espécies mais recentemente identificadas, *B. spielmanii*, *B. bisentiii*, *B. lusitaniae* e *B. valaisiana*, também foram referidas como espécies potencialmente patogênicas ao ser humano e outros mamíferos.[1]

Epidemiologia

Ocorrência e prevalência da infecção

Uma doença complexa compatível com borreliose de Lyme no ser humano, com lesões cutâneas características, foi descrita pela primeira vez no fim do século XIX, mas sua etiologia permaneceu desconhecida até 1982, quando W. Burgdorfer identificou o agente causador.[2] Atualmente, a borreliose de Lyme é reconhecida como a doença mais comum transmitida por vetores no hemisfério norte.[3] A doença ocorre predominantemente na América do Norte e na Europa, mas também foi relatada em partes da Ásia e em países da América Latina, incluindo Brasil, México e Colômbia.[1]

Nos EUA, a infecção é prevalente principalmente em três regiões: nordeste (de Massachusetts a Maryland), centro-oeste (Wisconsin e Minnesota) e região do Pacífico (Califórnia e Oregon). A doença ocorre mais comumente em áreas com população adequada do inseto vetor, de hospedeiros intermediários e de condições ambientais favoráveis à transmissão.

As diferentes genoespécies de *B. burgdorferi sensu lato* diferem em sua ocorrência geográfica. Enquanto na *América do Norte* a doença de Lyme é mais comumente associada a *B. burgdorferi sensu stricto*, na *Europa*, *B. afzelii* é mais prevalente no norte, *B. burgdorferi sensu stricto* na parte ocidental do continente, e *B. lusitaniae* na bacia do Mediterrâneo. *B. spielmanii* foi isolada na Alemanha, França, Holanda, Hungria, Eslovênia, Ucrânia e outros países. *B. valaisiana* foi encontrada na Europa central, no Reino Unido e na Rússia.[1]

A prevalência de carrapatos vetores infectados com *B. burgdorferi sensu lato* tem sido estudada em diferentes países e ocorre em taxas de 22 a 35% na Alemanha, 10 a 35% nos Países Baixos, 40% na Bulgária, 38% na Eslováquia, 5,4% na Polônia e 12,9% em Ontário, Canadá.[4-9] A prevalência de infecção por *B. burgdorferi* em diversas espécies animais tem sido estudada em diferentes regiões geográficas. Esses dados devem ser interpretados com cautela, pois refletem o grau de exposição de uma população animal (soroprevalência), mas não estão associados à prevalência de doença clínica (prevalência da doença).

Bovinos

Estudos da soroprevalência em bovinos no Reino Unido indicam que a taxa de soropositividade aumentou de 44 para 67% após o gado ser transferido para um pasto altamente infestado por carrapatos. Constatou-se uma taxa de soropositividade maior em bovinos com dermatite digital ("Morbus Mortellaro", 71%) do que em bovinos sem essa lesão (7,3%). Essa observação, no entanto, deve ser interpretada com cautela, pois houve uma diferença significativa de idade entre vacas com dermatite digital (vacas adultas) e vacas não afetadas (novilhas de 1 a 3 anos de idade), e um efeito da idade sobre a taxa de soroprevalência está bem estabelecido em outras espécies animais.[4]

Em um estudo realizado durante o período de pastejo de 2002, na Baviera, Alemanha, incluindo quase 300 bovinos, verificou-se uma soroprevalência de 45,6%. As taxas de prevalência no rebanho variaram de 20 a 100%. O título de anticorpos estava associado ao número de carrapatos encontrados no animal, mas não à sua idade.[10]

No Japão, a soroprevalência da infecção variou de 8 a 15% e foi maior nos meses de verão; as vacas com artrite apresentaram maior título de anticorpos contra o microrganismo do que as vacas saudáveis. Observações semelhantes foram feitas em vacas-leiteiras em Minnesota e Wisconsin, em áreas com infecções endêmicas por *B. burgdorferi*. Em Wisconsin, o pico de incidência sazonal da doença clínica em cavalos e bovinos ocorre em maio, junho e outubro, o que se correlaciona com o surgimento de *I. dammini* na primavera, geralmente em março e abril, e de novo em setembro.

Ovinos

Estudos sobre soroprevalência em ovinos infestados por *Ixodes ricinus* na Escócia indicam uma taxa de infecção em cordeiros de 2,7%, com 24 a 40% em ovinos jovens e 0 a 6% em ovinos adultos. Também há evidências de transmissão da doença de Lyme em ovinos de Cumbria, no Reino Unido, em áreas de pastagens e naquelas não utilizadas para cultivo agrícola, mas onde crescem forragens e outras pequenas plantas, além de algumas árvores e arbustos, nas quais a fauna silvestre é incomum; acredita-se que os ovinos sejam os principais hospedeiros para todos os estágios do carrapato que neles se alimenta. No entanto, não houve evidência de doença clínica associada à infecção. Inquéritos sorológicos sobre a infecção em ovinos na Noruega indicam que 10% dos animais testados são soropositivos no teste enzimático ligado à enzima (ELISA), com uma variação de 0 a 20% entre os municípios. A distribuição geográfica dos animais soropositivos correlacionou-se com a distribuição conhecida de *I. ricinus*, com a maior proporção de animais soropositivos encontrada nas áreas costeiras do sul da Noruega. A maioria dos animais parece ser infectada durante os primeiros 2 anos de vida; todos os animais estavam saudáveis no momento da amostragem.

Equinos

A vigilância geográfica de cavalos na Europa e na América do Norte sugere que a exposição de cavalos a *B. burgdorferi* é generalizada. Foram notificadas taxas de soroprevalência em cavalos de vários países europeus, incluindo França (31 a 48%)[11], Alemanha (16,1%), Suécia (16,8%), Dinamarca (29%), Itália (15,3 a 24,3%)[12,13], Polônia (25,6%)[14], e Eslováquia (47,8%).[13]

Inquéritos sorológicos em populações de equinos nos EUA revelaram que, na região de Nova Jersey, Pensilvânia, aproximadamente 10% dos equinos apresentam títulos séricos significativos de anticorpos contra o microrganismo. A infecção parece ser incomum em cavalos no Texas. Em equinos de Cabo Cod, a soroprevalência foi de 35%, que se descobriu ser específica para a idade e considerada um reflexo da exposição, devido à relativa ausência de doença. Constatou-se que 7 a 13% dos equinos admitidos em um hospital de ensino veterinário eram soropositivos para o microrganismo, e a frequência de resposta de anticorpos variou de acordo com a origem geográfica dos equinos. Um estudo retrospectivo sobre a soroprevalência da infecção por *B. burgdorferi* em Minnesota, com base em 1.260 amostras de soro enviadas a um laboratório de diagnóstico entre 2001 e 2010, revelou uma soroprevalência média de 58,7%.[15] Devido à tendenciosidade da seleção nesse estudo, que foi baseado em amostras de sangue obtidas de cavalos com problemas de saúde, esse valor provavelmente superestima a prevalência geral na população equina da região.

A doença de Lyme no cavalo é rara, mas clinicamente importante no Reino Unido. Em áreas onde a doença ocorre no ser humano, a soroprevalência da infecção em equinos foi de 49%, em comparação com 3 a 4% em cavalos de outras áreas. Cavalos com claudicação inexplicada associada a febre e infestação por carrapato apresentaram altos títulos de anticorpos contra o microrganismo. Dentro de áreas endêmicas, até 60% das éguas e crias com 1 ano de uma fazenda eram sorologicamente positivas. Em tais fazendas, poderia haver um agrupamento de casos clínicos em potros após o desmame. No entanto, não há evidência de que o aborto em éguas esteja associado à infecção.

Animais silvestres

Em Ontário, estudos epidemiológicos indicam uma distribuição generalizada, mas de baixo teor ou dispersa, de infecções em reservatórios de vida silvestre localizados no sul, com contaminações ocasionais das populações humana e canina. Sorologicamente, constatou-se que o microrganismo estava circulando em populações de camundongos de patas brancas, camundongos do campo e veados de cauda branca.

Uma pesquisa sorológica com mais de 600 javalis na República Tcheca encontrou taxas de soroprevalência entre 8,9 e 25%, dependendo da região do país, com as maiores prevalências nas regiões rurais e florestais. As taxas de soroprevalência aumentaram durante os meses de primavera, de março e abril, atingindo o valor máximo em maio.[16]

Implicações zoonóticas

A borreliose de Lyme foi diagnosticada pela primeira vez quando foi relatada uma série de casos suspeitos de artrite reumatoide juvenil em residentes de Lyme, Connecticut. A causa suspeita era uma doença transmitida por artrópodes, visto que, além de dores articulares recorrentes e de curta duração, os pacientes apresentavam um exantema anular avermelhado em expansão, parecido com um eritema crônico migratório semelhante a uma lesão descrita na Europa, no fim do século XIX, causada por picada de carrapato; além disso, a erupção foi responsiva ao tratamento com penicilina. Uma causa infecciosa foi confirmada quando se demonstrou que as bactérias do tipo espiroquetas isoladas dos carrapatos *Ixodes* spp. e de sangue, líquido cefalorraquidiano (LCR) e outros tecidos de pacientes eram idênticas. Subsequentemente, *B. burgdorferi* foi identificada em carrapatos em numerosas regiões dos EUA, e a infecção foi associada à doença clínica em outros animais, incluindo cães e cavalos.

A doença foi diagnosticada na maioria das áreas dos EUA e em pelo menos 20 países, abrangendo todos os continentes. Nos EUA, os estados do nordeste (Connecticut, Massachusetts e Nova York), do meio-oeste (Wisconsin, Minnesota, Michigan, Illinois e Indiana) e do oeste (Califórnia e Nevada) são considerados as áreas mais endêmicas, especialmente as áreas arborizadas e recobertas de gramíneas dessas regiões.

A borreliose de Lyme é a doença transmitida por carrapatos mais comum no ser humano, em todo o hemisfério norte. Nos EUA, aproximadamente 20 mil casos clínicos são relatados ao Centro de Controle e Prevenção de Doenças, todos os anos. Dependendo da região, isso equivale a taxas de incidência na população de até 10 por 100 mil habitantes.[1] As taxas de incidência relatadas em países europeus variam amplamente, de 0,6 casos por 100 mil habitantes na Irlanda e no Reino Unido a 130 casos por 100 mil habitantes na Áustria e 155 casos por 100 mil habitantes na Eslovênia.[17]

A prevalência geográfica de borreliose no ser humano e em animais está relacionada com a distribuição dos vários carrapatos *Ixodes* spp. e a existência de rebanhos de cervos, que são os hospedeiros preferidos dos carrapatos. Áreas geográficas com vegetação densa e alta umidade facilitam o desenvolvimento do carrapato. O risco de infecção está correlacionado com a oportunidade de ser picado por um carrapato infectado e depende da densidade de carrapatos vetores em uma área endêmica, da proporção de carrapatos infectados, e da duração e extensão das atividades do hospedeiro suscetível naquela área.

Métodos de transmissão

B. burgdorferi completa o seu ciclo biológico em hospedeiros reservatórios e carrapatos vetores. Os hospedeiros reservatórios são definidos como aquelas espécies animais capazes de infectar um número significativo de carrapatos que nelas se alimentam, contudo normalmente sem desenvolver a doença clínica. Os reservatórios são fundamentais para manter o agente etiológico em uma região geográfica. Atualmente, 16 espécies de aves, sete espécies de mamíferos de médio porte e nove espécies de pequenos mamíferos são consideradas capazes de transmitir *B. burgdorferi* aos carrapatos vetores.[4] O camundongo de patas brancas (*Peromyscus leucopus*) é considerado o principal reservatório de *B. burgdorferi* no leste dos EUA. Os roedores apontados como hospedeiros reservatórios no oeste dos EUA incluem o camundongo de patas brancas, o camundongo-escova (*Peromyscus boylii*), o esquilo cinzento ocidental (*Sciurus griseus*), o rato de patas de cor parda da madeira (*Neotoma fuscipes*) e o rato-canguru da Califórnia (*Dipodomys californicus*).[1] Sugere-se que as aves migratórias que atuam como portadores podem ser responsáveis pela natureza disseminada da infecção. Faisões e algumas aves passeriformes, incluindo o melro-preto europeu e o tordo-músico, são considerados hospedeiros de manutenção da infecção.

Os ungulados, incluindo veados, ovinos, bovinos e caprinos, alimentam um grande número de carrapatos, e as taxas de soroprevalência nessas espécies, em regiões infestadas por carrapatos, podem ser altas. Não obstante, um volume crescente de evidências sugere que os ungulados não infectam uma alta proporção de carrapatos – a maioria dos quais no estágio adulto – que neles se alimentam.[17]

A espiroqueta é transmitida por *carrapatos Ixodes* spp., incluindo *I. scapularis*, o carrapato de veado, no nordeste e centro-oeste dos EUA; *I. pacificus*, o carrapato de patas negras, no oeste dos EUA; *I. ricinus*, o carrapato de ovino, na Europa; e *I. persulcatus*, na Ásia. O ciclo biológico de um carrapato ixodídeo é de 2 a 3 anos e inclui as fases de ovo, larva, ninfa e adulto. Os carrapatos transmitem espiroquetas durante a alimentação, em sua saliva. As espiroquetas migram do intestino médio (em carrapatos não alimentados) para as glândulas salivares do vetor, em uma migração que se acredita ser ativada pelo repasto sanguíneo. Como os carrapatos ixodídeos só se alimentam uma vez em cada estágio do desenvolvimento, a infecção geralmente é adquirida de um estágio e transmitida pelo seguinte (transmissão transestadial). Carrapatos em estágio larval alimentam-se de pequenos mamíferos e não são infectados antes do repasto, sugerindo que não ocorre transmissão transovariana. Ambos os estágios imaturos (larvas e ninfas) alimentam-se no camundongo de patas brancas, o que torna o ciclo de vida do microrganismo dependente da transmissão horizontal de ninfas infectadas aos camundongos no início do verão, e de camundongos infectados para as larvas no final do verão. Os camundongos de patas brancas são suscetíveis à infecção oral e transmitem a infecção uns aos outros por contato direto. A infecção com a espiroqueta não causa alterações clínicas ou patológicas, tampouco altera as características biológicas do camundongo. Esses fatores combinados indicam uma relação duradoura entre o camundongo e a espiroqueta. Os carrapatos em estágio de ninfa alimentam-se de uma gama mais ampla de espécies animais, como roedores, esquilos, pássaros, cães, ovinos e bovinos. As ninfas infectadas podem transmitir *B. burgdorferi* ao seu segundo hospedeiro, e as ninfas não infectadas podem contrair a infecção de um hospedeiro infectado. O carrapato adulto alimenta-se principalmente de animais maiores, como veados, cavalos, bovinos, ovinos e cães. Todos os três estágios do carrapato alimentam-se no ser humano.

O veado de cauda branca é o hospedeiro preferido do estágio adulto do carrapato, e muitas vezes abriga um grande número de carrapatos adultos. É provável que os carrapatos adultos sejam responsáveis pela transmissão da infecção em cavalos e bovinos.

A transmissão da doença de Lyme requer uma fixação prolongada do carrapato ao seu hospedeiro, durante pelo menos 18 h.[4] Propôs-se que esse tempo entre a fixação do carrapato e a infecção do hospedeiro se deve à demora entre a ativação de *B. burgdorferi* no intestino médio do carrapato, no início do repasto sanguíneo, e o aparecimento da bactéria nas glândulas salivares do carrapato.[17]

Também se demonstrou que os carrapatos *Dermacentor variabilis* e *Amblyomma americanum*, moscas tabanídeas e mosquitos transportam o microrganismo.

Este pode ser encontrado na urina de animais infectados, e é possível que a transmissão ocorra por contato próximo, sem picada do carrapato. O gado infectado comprado de uma área endêmica pode eliminar os microrganismos na urina e transmiti-los aos animais de outro rebanho.

A transmissão transplacentária do microrganismo, de mães infectadas para seus fetos, também ocorre por meio de infecção intrauterina e pode ser causa de morte em potros e bezerros.

Patogênese

As borrelias são altamente móveis e invasivas, e localizam-se em tecidos selecionados, evitando dessa maneira a resposta imune do hospedeiro.[4] Elas se disseminam pelos tecidos e podem atravessar diretamente as camadas endoteliais por transcitose. *B. burgdorferi* migra predominantemente no tecido conjuntivo, o que pode protegê-la dos anticorpos humorais. Depois da infecção, ocorre inflamação multissistêmica, resultando em poliartrite, linfadenite generalizada, pleurite, peritonite, pneumonia intersticial, encefalite e infecção intrauterina que causa infecção fetal.

No ser humano, a progressão da borreliose de Lyme envolve os estágios precoce localizado, precoce disseminado e tardio. A pele é o tecido mais frequentemente acometido. Eritema migratório, linfocitoma causado por borrélia, acrodermatite crônica atrófica, neuroborreliose, miocardite, artrite e doença ocular são possíveis consequências da infecção.

A borreliose foi reproduzida em pôneis por meio da exposição a carrapatos *Ixodes* spp. infectados com *B. burgdorferi*. A infecção por *B. burgdorferi* foi detectada em biopsias de pele e vários tecidos, durante a necropsia, em cultura e teste PCR. Os sinais clínicos foram limitados a lesões cutâneas; todos os pôneis apresentaram soroconversão e não houve outras lesões significativas.

Mecanismos imunológicos

B. burgdorferi é capaz de persistir no hospedeiro mamífero por causa da supressão imune ativa, indução de tolerância imunológica, fase e variação antigênica, reclusão intracelular, e incursão em sítios imunológicos privilegiados, sendo todas elas estratégias de sobrevivência. Estudos demonstraram que a vacinação com proteína A da superfície externa (OspA) do microrganismo preveniu a infecção por *B. burgdorferi* em animais e seres humanos. A vacinação de pôneis de 1 ano de idade com a proteína A recombinante (gene *osp. A* derivado de *B. burgdorferi* B31) em adjuvante (hidróxido de alumínio), seguida de desafio com carrapatos adultos infectados por *B. burgdorferi*, conferiu proteção contra a infecção da pele, comparativamente aos animais não vacinados do grupo-controle.

Achados clínicos

Os sintomas de borreliose de Lyme em animais são mal definidos, e um amplo espectro de manifestações clínicas tem sido atribuído à infecção por *B. burgdorferi*. Altas taxas de soroprevalência em diferentes espécies animais, em regiões endêmicas com baixa prevalência da doença, sugerem que a grande maioria dos animais infectados permanece assintomática.[18] Por outro lado, o diagnóstico da borreliose de Lyme frequentemente se baseia em sinais clínicos compatíveis com a doença (p. ex., claudicação ou artrite) combinados a uma sorologia positiva que, na melhor das hipóteses, pode ser considerada um diagnóstico presuntivo. Para complicar a questão, muitos dos sintomas associados à doença de Lyme não foram reproduzidos em condições experimentais.[18]

Equinos

A infecção por *B. burgdorferi* em cavalos não causa doença clínica na maioria dos casos, como é sugerido pelo grande número de animais que apresentam soroconversão sem histórico de doença. Os sinais clínicos atribuídos à infecção por *B. burgdorferi* em equinos incluem perda de peso crônica, febre branda persistente, claudicação intermitente ou com troca do membro de apoio, laminite, articulações inchadas, rigidez muscular e uveíte anterior. Sinais neurológicos como depressão, alterações comportamentais, disfagia, rotação e desvio da cabeça, e encefalite também foram relatados. Poliartrite e inchaço das bainhas dos tendões em cavalos de todas as idades são comumente relatados. A infecção de éguas prenhes tem sido associada a aborto e nascimento de potros fracos que morrem logo após o parto. Um aumento inexplicável de perda embrionária precoce ou falha de concepção em éguas tem sido associado à presença de anticorpos contra a doença de Lyme, mas isso não está confirmado.

Bovinos

Nos bovinos, os sinais e sintomas atribuídos à infecção por *B. burgdorferi* incluem febre moderada persistente, perda de peso crônica, diminuição da produção de leite, claudicação e poliartrite.[1] O eritema do úbere ou da pele interdigital, além de lesões edematosas na pele glabra da glândula mamária foram descritos em vacas com infecção por *B. burgdorferi*.

Ovinos

Em ovinos, claudicação, articulações inchadas, perda de condição corporal e febre persistente são sinais clínicos comumente relatados.

Patologia clínica

Detecção do microrganismo

B. burgdorferi é difícil de isolar porque está presente em baixo número no sangue ou nos tecidos. O microrganismo é fastidioso, microaerofílico e requer meios bacteriológicos enriquecidos, tornando sua cultura lenta, difícil e cara; ademais, colorações especiais são necessárias para visualizá-lo. Sangue, líquido cefalorraquidiano, urina e colostro coletados assepticamente podem ser examinados por microscopia de campo escuro ou em cultura.

A amplificação do DNA plasmidial ou cromossômico do microrganismo pela *reação em cadeia da polimerase (PCR)* pode ser tentada, porém o baixo número de microrganismos impede que um resultado negativo exclua a possibilidade de infecção.[1] Por outro lado, um teste PCR positivo confirma a presença de DNA bacteriano, mas não prova que o patógeno estava vivo, e poderia ser resultado de fragmentos remanescentes de uma infecção anterior.[18] A *imuno-histoquímica* tem sido usada para detectar o antígeno bacteriano no tecido.[1]

Sorologia

O teste sorológico é o método mais prático para estabelecer ao menos um diagnóstico presuntivo de infecção por *B. burgdorferi*. Amostras de soro e líquido sinovial podem conter anticorpos contra o microrganismo em cavalos. O teste de pesquisa de anticorpo por imunofluorescência indireta (IFI) tem sido usado com resultados confiáveis em equinos e bovinos. O ELISA é ideal para testes de alto volume; os resultados são quantitativos e o teste pode detectar imunoglobulina total ou anticorpos das classes IgM e IgG específicos contra o microrganismo. Os testes de ELISA e *immunoblot* usando alguns antígenos da espiroqueta são mais específicos para o diagnóstico de borreliose de Lyme em cavalos. As técnicas de *Western blotting* e ELISA têm sido usadas em levantamentos sorológicos e no exame de líquidos sinoviais de cavalos, no Reino Unido, onde a incidência da infecção é comum em algumas áreas. Os resultados positivos em cavalos não apresentam reação cruzada com *Leptospira* sp., o que anteriormente era uma suspeita.

Infecções subclínicas são comuns em animais domésticos, e a interpretação dos resultados sorológicos deve ser feita em conjunto com os achados clínicos. Os títulos de anticorpos acima de 1/64 ou 1/100 são considerados positivos. Resultados de anticorpos positivos auxiliam no diagnóstico, mas não são evidências conclusivas de infecção atual ou doença clínica. Resultados falso-positivos podem ser devidos à infecção por outras espécies de *Borrelia* spp.

Achados de necropsia

Polissinovite, linfadenopatia e emagrecimento estão presentes. Miocardite intersticial multifocal, glomerulonefrite, pneumonite intersticial e polissinovite foram descritas em bovinos. No cavalo, foram relatadas polissinovite e meningoencefalite. Usando a amplificação do DNA por PCR, os tecidos de necropsia podem ser positivos para o DNA de *B. burgdorferi*.

Amostras para confirmação do diagnóstico

- *Bacteriologia* – rim, líquido sinovial, pulmão, plexo coroide (PCR)
- *Histologia* – rim fixado em formol, líquido sinovial, coração, cérebro, pulmão, linfonodo (microscopia óptica – MO, imuno-histoquímica – IHC).

Diagnóstico diferencial

O diagnóstico depende do reconhecimento dos sinais clínicos, do histórico de possível exposição à infecção por picada de carrapatos, e da identificação da espiroqueta no animal infectado. Como os animais clinicamente normais possuem anticorpos contra o microrganismo, um resultado positivo no teste de pesquisa de anticorpos é inconclusivo para infecção atual ou doença clínica. Outras doenças que causam rigidez muscular, claudicação, poliartrite, linfadenopatia e febre devem ser consideradas no diagnóstico diferencial.

Tratamento

Penicilina procaína, oxitetraciclina, doxiciclina (10 mg/kg, VO, a cada 12 h, por 3 semanas) e ceftiofur (2,2 mg/kg, IM, a cada 12 h) têm sido usados no tratamento da doença de Lyme em equinos. Cavalos infectados experimentalmente tratados com oxitetraciclina por 3 semanas apresentaram resultados negativos de cultura e de PCR após o tratamento.[4] A administração diária de penicilina ou oxitetraciclina, durante 3 semanas, também tem sido recomendada em bovinos.

As recomendações de tratamento baseiam-se amplamente em evidências empíricas, e a eficácia desses tratamentos é difícil de avaliar. Em muitos casos nos quais o tratamento foi considerado efetivo, o diagnóstico foi presuntivo, e não se pode excluir a possibilidade de uma infecção concomitante inaparente causada por outro patógeno. Por exemplo, cavalos com suposta doença de Lyme que responderam à oxitetraciclina podem ter sido infectados por *Anaplasma phagocytophilum*, que é transmitido pelo mesmo vetor, causa sinais clínicos semelhantes e é altamente suscetível à tetraciclina.[4]

> **Tratamento**
> - Penicilina procaína G (44.000 UI/kg, SID, IM, por 3 semanas; R-2)
> - Oxitetraciclina (6 a 12 mg/kg, IV, SID, por 3 semanas; R-2).

Controle

A prevenção da borreliose de Lyme em animais domésticos e no ser humano depende da redução do risco de picadas de carrapatos, no ambiente, ou de transmissão entre os animais. O conhecimento dos requisitos ecológicos para as doenças transmitidas por carrapatos presentes em uma área é necessário para a seleção e a implementação de estratégias de prevenção integradas mais eficazes. As medidas de proteção podem incluir evitar áreas infestadas por carrapatos, uso de roupas de proteção, repelentes e acaricidas, checagem da presença de carrapatos e modificações do cenário em áreas residenciais ou próximo a elas. Depois que uma pessoa é picada por carrapato, o corpo do carrapato deve ser arrancado com uma pinça de ponta média, o mais próximo possível da pele, puxando-o com cuidado, sem movimento de torção.

Uma vacina comercial com adjuvante está disponível para uso em cães. Uma vacina experimental composta de proteína A da superfície externa (OspA) recombinante protegeu pôneis contra a infecção por *B. burgdorferi*; são necessários mais estudos para determinar a duração da proteção após a vacinação, a segurança e a proteção cruzada contra possíveis estruturas de OspA heterogêneas que podem estar presentes em novas estirpes de *B. burgdorferi* isoladas nos EUA.

Uma vacina humana estava disponível nos EUA, mas deixou de ser fabricada em 2002. Os problemas que levaram a isso foram baixa demanda, alto custo, necessidade de uma série de três doses de vacina e reforços para manter um título adequado de anticorpos, falha em obter título adequado em um pequeno subconjunto de vacinas, e preocupações teóricas com artrite autoimune induzida pela vacina.[1]

LEITURA COMPLEMENTAR

Butler CM, Houwers DJ, Jongejan F, van der Kolk JH. Borrelia burgdorferi infections with special reference to horses: a review. Vet Quart. 2005;27:146-156.
Divers TJ, Chang YF, Jacobson RH, McDonough SP. Lyme disease in horses. Comp Cont Educ Pract Vet. 2001;23:375-381.
Embers ME, Ramamoorthy R, Phillip MT. Survival strategies of Borrelia burgdorferi, the etiologic agent of Lyme disease. Microbes Infect. 2004;6:312-318.
Fritz CL, Kjemtrup AM. Lyme borreliosis. J Am Vet Med Assoc. 2003;223:1261-1270.
Littman MP, Goldstein RE, Labato MA, Lappin MR, Moore GE. ACVIM small animal consensus statement on lyme disease in dogs: diagnosis, treatment, and prevention. J Vet Intern Med. 2006;20:422-434.
Stanek G, Strle F. Lyme borreliosis. Lancet. 2003;362:1639-1647.

REFERÊNCIAS BIBLIOGRÁFICAS

1. The Center for Food Security and Public Health. At <http://www.cfsph.iastate.edu/Factsheets/pdfs/lyme_disease.pdf>; 2011 Accessed 09.02.14.
2. Gern L, Falco RC. Rev Sci Tech Off Int Epiz. 2000;19:121-135.
3. Higgins R. Rev Sci Tech Off Int Epiz. 2004;23:569-581.
4. Butler CM, et al. Vet Quart. 2005;27:146-156.
5. Runge M, et al. J Verbr Lebensm. 2010;5:317-375.
6. Strube C, et al. Berl Münch Tierärztl Wschr. 2011;124:512-517.
7. Morshed MG, et al. J Med Entomol. 2006;43:762-773.
8. Cisak E, et al. Ann Agric Environ Med. 2006;13:301-306.
9. Gassner F, et al. Appl Environ Microbiol. 2008;74:7136-7144.
10. Lengauer H, et al. Berlin Münch Tierärztl Wschr. 2006;119:335-341.
11. Maurizi L, et al. Vector-Borne Zoonot. 2010;10:535-537.
12. Ebani VV, et al. Ann Agric Environ Med. 2012;19:237-240.
13. Veronesi F, et al. Vet Microbiol. 2012;160:535-538.
14. Stefancikova A, et al. Ann Agric Environ Med. 2008;15:37-43.
15. Durrani AZ, et al. J Equine Vet Sci. 2011;31:427-429.
16. Juricova Z, Hubalek Z. Vector-Borne Zoonot. 2009;9:479-482.
17. EUCALB. At <http://www.eucalb.com>; 2009 Accessed 10.02.14.
18. Littman MP, et al. J Vet Intern Med. 2006;20:422-434.

Edema maligno, mionecrose clostridiana (gangrena gasosa)

> **Sinopse**
> - Etiologia: infecção aguda de ferida causada por bactérias do gênero *Clostridium*
> - Epidemiologia: todas as idades e espécies de animais são suscetíveis. Doença esporádica que afeta animais individuais após injeções; surtos após a contaminação de feridas produzidas por procedimentos de manejo
> - Achados clínicos: início agudo com febre e toxemia. Inflamação e inchaço no local de uma ferida, com hiperemia, edema, dor à palpação e, geralmente, enfisema subcutâneo
> - Patologia clínica: nenhuma alteração diagnóstica nos exames hematológicos ou no perfil bioquímico sérico. Coloração de anticorpo fluorescente
> - Achados de necropsia: gangrena da pele com edema do tecido conjuntivo subcutâneo e intermuscular ao redor do local da infecção
> - Confirmação do diagnóstico: demonstração dos microrganismos causadores pela coloração de anticorpos fluorescentes
> - Tratamento: antibióticos, desbridamento cirúrgico
> - Controle: vacinação. Profilaxia antimicrobiana.

Etiologia

Clostridium septicum, *C. chauvoei*, *C. perfringens*, *C. sordellii* e *C. novyi* foram isolados de lesões típicas de edema maligno em animais. Em alguns casos, pode haver infecções mistas. A ocorrência de edema maligno causado por *C. chauvoei* é discutida na seção sobre carbúnculo sintomático.

C. sordellii tem sido associado principalmente com edema maligno em bovinos, mas verificou-se que é uma causa de edema maligno e de cabeça inchada em ovinos. No entanto, a cabeça inchada de carneiros, em que as lesões de edema maligno são restritas à cabeça, é mais comumente causada pela infecção por *C. novyi*.

Em um estudo retrospectivo de 37 equinos com mionecrose clostridiana, *C. perfringens* foi isolado em 68% dos animais, *C. septicum* de 16%, e o restante foram infecções mistas por essas duas espécies. *C chauvoei*, *C. novyi* e *C. fallax* foram isolados casuais.

Epidemiologia

Todas as idades e espécies de animais são afetadas. Os clostrídios que causam edema maligno são *habitantes comuns* do *ambiente* e do trato intestinal do animal. Embora algumas das espécies causadoras tenham distribuição restrita, a doença é cosmopolita. Sua ocorrência é esporádica, afetando animais individuais, exceto em circunstâncias em que um procedimento de manejo em um grupo de animais resulta em surto.

Fonte de infecção

A infecção geralmente é *transmitida pelo solo*, e a resistência dos esporos dos clostrídios à influência ambiental leva à *persistência* da infecção por longos períodos em determinada área. Um ambiente sujo, que permite a contaminação de feridas com solo, é a causa predisponente comum.

Transmissão

Na maioria dos casos, uma ferida é a *porta de entrada*. As feridas perfurantes profundas acompanhadas de trauma proporcionam as condições mais favoráveis para o crescimento anaeróbio, e o edema maligno ocorre mais frequentemente nessas condições. A infecção pode ocorrer por feridas cirúrgicas ou acidentais, após a vacinação, injeção intramuscular de fármacos, punção venosa, ou através do cordão umbilical no recém-nascido. Esporos dormentes de *C. perfringens* e outras espécies de clostrídios podem ser encontrados no músculo normal de cavalos, e é possível em alguns casos que estes possam ser ativados por condições anaeróbicas ocasionadas pelo material injetado.

Fatores de risco do animal e do manejo

Em cavalos, a injeção intramuscular de medicamentos, geralmente no tratamento de cólica, é um fator desencadeador comum.[1] Certos fármacos podem ter uma propensão maior a iniciar necrose e doença muscular, e esses medicamentos também são comumente usados no tratamento de cólica. O extravasamento perivascular de fármacos também é uma causa precipitante em cavalos. Em todas as espécies, há risco associado à injeção intramuscular de fármacos como anti-helmínticos e suplementos nutricionais, alguns dos quais podem causar danos teciduais significativos no local, particularmente se a assepsia adequada for negligenciada.

Surtos podem ocorrer em ovinos após práticas de manejo como tosquia e caudectomia, ou após o parto. Observaram-se também surtos em bovinos após o parto, às vezes associados a lacerações da vulva. Um método incomum de infecção ocorre quando os corvos que se alimentam de carcaça infectada transmitem a bactéria para ovinos fracos vivos e para cordeiros, ao atacarem seus olhos. Feridas de castração em suínos e bovinos também podem se tornar infectadas. A menos que o tratamento seja instituído nos estágios iniciais, a taxa de mortalidade é extremamente alta.

A prática de imersão de ovinos imediatamente após a tosquia pode causar alta incidência de edema maligno, quando a solução de imersão se apresenta altamente contaminada. A doença da "*cabeça inchada*", uma forma de edema maligno, ocorre em ovinos jovens, dos 6 meses aos 2 anos de idade, quando eles correm em bandos e brigam entre si.

Importância

Os surtos de edema maligno provavelmente são menos comuns quando os fazendeiros são orientados e há disponibilidade de vacinas. Mesmo assim, em condições inapropriadas e de higiene precária, ainda pode ocorrer doença grave.

Patogênese

Necrotoxinas potentes são produzidas na lesão focal e causam morte quando absorvidas na corrente sanguínea. Localmente, as exotoxinas causam edema extenso e necrose, seguidos de gangrena.

Achados clínicos

Os sinais clínicos surgem 6 a 48 h após a infecção. Existe sempre uma lesão no *sítio de infecção*, consistindo em tumefação macia e pastosa, com eritema local acentuado, acompanhado de dor intensa à palpação. Em um estágio posterior, o inchaço torna-se tenso e a pele fica escura e esticada. Enfisema pode ou não estar presente, dependendo do tipo de infecção, e pode ser tão acentuado a ponto de causar uma exsudação espumosa intensa na ferida. Nas infecções por *C. novyi* não há enfisema. Uma febre alta (41 a 42°C) está sempre presente, os animais afetados estão deprimidos, são fracos, apresentam tremor muscular e, geralmente, rigidez ou claudicação. As membranas mucosas estão secas e congestas e o preenchimento capilar é muito lento. A doença é de curta duração e os animais afetados morrem dentro de 24 a 48 h após o início dos sintomas. Novos casos continuam a surgir por 3 a 4 dias após a tosquia ou outra causa precipitante.

Quando a infecção ocorre no *parto*, nota-se edema da vulva acompanhado de secreção fluida castanho-avermelhada, dentro de 2 a 3 dias. O edema se estende até os tecidos pélvicos e a região perineal. As lesões locais são acompanhadas de toxemia grave e o animal morre em 1 a 2 dias.

Na "*cabeça inchada*" dos carneiros, o edema é restrito inicialmente à cabeça. Ocorre primeiro sob os olhos e se espalha para os tecidos subcutâneos da cabeça e do pescoço.

Nos *suínos*, as lesões geralmente são restritas à axila, membros e pescoço, além de serem edematosas, com mínima evidência de enfisema. Lesões cutâneas locais, que consistem em placas avermelhadas opacas proeminentes, distendidas por líquido seroso transparente contendo *C. septicum* e que não causam doença sistêmica, podem ser encontradas em suínos, nos abatedouros.

Em cavalos, o enfisema, detectado por palpação ou ultrassonografia, é um sinal precoce.[1]

Patologia clínica

O exame laboratorial *antemortem* dos animais de produção afetados geralmente não é realizado, por causa da disponibilidade das carcaças para exame após a morte.

O exame de um esfregaço de líquido aspirado de tumefação edematosa ou de suabes de feridas corados pela técnica de Gram possibilita um diagnóstico precoce, permitindo a instituição da terapia no início da doença. Um teste de PCR foi desenvolvido para permitir a rápida identificação e diferenciação dos clostrídios causadores de edema maligno em animais pecuários.

O exame hematológico em equinos pode revelar contagens anormais de leucócitos, tanto leucocitose quanto leucopenia, com degeneração tóxica de granulócitos e desvio à esquerda regenerativo. A atividade elevada de enzimas musculares, como CPK, AST e LDH, corresponde ao grau de envolvimento do tecido muscular. Análises de gases sanguíneos realizadas em equinos afetados revelaram acidemia grave e acidose metabólica.[1]

Achados de necropsia

As alterações teciduais ocorrem rapidamente após a morte, particularmente em clima quente, e isso deve ser levado em consideração ao avaliar os achados pós-morte. Geralmente, nota-se gangrena da pele com edema do tecido conjuntivo subcutâneo e intermuscular ao redor do local da infecção. Pode haver algum envolvimento do músculo subjacente, mas isso não é relevante. O líquido do edema varia de aquoso fino a um depósito gelatinoso. Geralmente, é sanguinolento e contém bolhas de gás, exceto nas infecções por *C. novyi*, quando o depósito é gelatinoso, claro e não contém gás. Um odor pútrido frequentemente está presente em infecções por *C. perfringens* e *C. sordellii*.

Hemorragias subserosas e acúmulos de líquido serossanguinolento nas cavidades corporais são comuns. Na "cabeça inchada" dos carneiros, o edema da cabeça e do pescoço pode se estender até a cavidade pleural e também envolver os pulmões.

O quadro *histológico* do edema maligno consiste em abundante quantidade de líquido de edema, enfisema e neutrófilos nos tecidos conjuntivos. O músculo não é poupado, mas o dano é focal, ao longo dos planos fasciais.

Amostras para confirmação do diagnóstico

- Bacteriologia – tecido fascial, colocado em um recipiente hermético; quatro esfregaços de líquido da lesão secos ao ar (cultura anaeróbia, teste de anticorpo fluorescente)
- Histologia – amostra da lesão fixada.

Diagnóstico diferencial

A associação de toxemia grave e inflamação local e enfisema no local de uma ferida é característica.
- *Carbúnculo sintomático*: a gangrena gasosa diferencia-se do carbúnculo sintomático pela ausência do envolvimento muscular típico e pela presença de feridas.
- *Antraz* em suínos e cavalos
- *Fotossensibilidade* em ovinos de cara branca, com cabeça inchada.

Tratamento

Os animais afetados devem ser tratados como casos de emergência, devido à natureza aguda da doença. O tratamento específico requer a administração de penicilina (altas doses de penicilina cristalina, por via IV, repetidas a intervalos de 4 a 6 h) ou de um antibiótico de amplo espectro. A antitoxina ajuda a controlar a toxemia, mas é cara e deve ser administrada no início da doença. Um anti-inflamatório não esteroide e terapia de suporte são recomendados. O tratamento local consiste em incisão cirúrgica para proporcionar drenagem, aliada à irrigação com peróxido de hidrogênio. Em cavalos, relatou-se que o tratamento precoce e agressivo com miotomia e fasciotomia, repetido quando indicado e associado a penicilina potássica IV, propicia taxas de recuperação próximas de 70%. A taxa de sucesso no tratamento de cavalos com infecções por *C. perfringens* foi maior do que no caso de *C. septicum*.

Tratamento e controle

Tratamento
- Penicilina G sódica/potássica: 40.000 UI/kg, IV, a cada 6 ou 8 h (R-2)
- Incisões cirúrgicas para drenar e irrigar com H_2O_2 diluído
- Flunixino meglumina: 2,2 mg/kg, IV, a cada 24 h (R-2)
- Cetoprofeno: 3 mg/kg, IM, a cada 24 h (R-2)
- Carprofeno: 1,4 mg/kg, IM, em dose única (R-2)
- Meloxicam: 0,5 mg/kg, SC/IV, dose única (R-2)
- Diclofenaco: 2,5 mg/kg, IM, dose única (R-2).

Controle
- Penicilina: 44.000 UI/kg, IM, SID, por 3 dias, para animais em risco (R-2).

Controle

A higiene no parto, tosquia, castração e caudectomia é essencial para o controle da infecção em ovinos. A aplicação de vacina composta de bacterina-toxoide de clostrídio, específica ou multivalente, prevenirá a ocorrência da doença em áreas enzoóticas. A penicilina pode ser administrada profilaticamente em animais com risco de doença.

LEITURA COMPLEMENTAR

Hatheway CL. Toxigenic clostridia. Clin Microbiol Rev. 1990;3:66-98.
Lewis C. Aspects of clostridial disease in sheep. In Pract. 1998;20:494-500.
Songer JG. Clostridial diseases of animals. In: Rood JI, McClane BA, Songer JG, Titball RW, eds. The Clostridia: Molecular Biology and Pathogenesis. London: Academic Press; 1997:153-182.
Songer JG. Clostridial diseases of small ruminants. Vet Res. 1998;29:219-232.

REFERÊNCIA BIBLIOGRÁFICA

1. Recknagel S, et al. Tierarztl Prax Grosstiere. 2009; 37:255-262.

Carbúnculo sintomático

Sinopse
- Etiologia: miosite necrosante infecciosa causada por *Clostridium chauvoei*. Comum em bovinos, mas ocorre ocasionalmente em outras espécies
- Epidemiologia: bovinos de 6 meses a 2 anos de idade, que estão crescendo rapidamente e em um plano nutricional intenso. Ocorrência sazonal durante os meses quentes e úmidos. Muitas vezes, há vários casos em animais de risco. Ovinos de todas as idades – ocorre como surtos secundários a feridas causadas por tosquia, caudectomia, castração, distocia
- Achados clínicos: claudicação e inchaço pronunciado na parte superior do membro. Mionecrose dos músculos esqueléticos ou do miocárdio, toxemia grave e alta taxa de mortalidade. Os animais podem ser encontrados mortos
- Patologia clínica: cultura de amostra obtida por biopsia com agulha. Nenhuma alteração diagnóstica nos exames hematológicos ou no perfil bioquímico sérico
- Achados de necropsia: miosite; superfície de corte escura com odor rançoso, brilho metálico
- Confirmação do diagnóstico: identificação de anticorpos fluorescentes contra *C. chauvoei* na lesão
- Tratamento: altas doses de penicilina nos estágios iniciais. Desbridamento cirúrgico
- Controle: vacinação.

Etiologia

O *carbúnculo sintomático*, ou miosite clostridiana do tecido muscular esquelético e/ou do miocárdio, é causado por *Clostridium chauvoei* (*feseri*), uma bactéria em forma de bastonete, formadora de esporos e Gram-positiva. Os esporos normalmente são encontrados no solo e são altamente resistentes a mudanças ambientais e desinfetantes; persistem no solo por muitos anos.

Epidemiologia

Ocorrência

O carbúnculo sintomático é uma doença febril aguda cosmopolita, que afeta principalmente bovinos e ovinos. A doença caracteriza-se por miosite necrosante grave de tecido muscular estriado e, ocasionalmente, do músculo cardíaco, além de toxemia grave com alta taxa de mortalidade. Embora o carbúnculo sintomático seja amplamente considerado uma doença de ruminantes, os relatos disponíveis sugerem que suínos, martas, peixes de água doce, *wales*, sapos e avestruzes também são suscetíveis à infecção. Nos últimos anos, pelo menos dois casos de doença fatal associada a *C. chauvoei* no ser humano foram relatados.[1,2] Embora ovinos de qualquer idade possam ser afetados, bovinos com idade entre 6 meses e 2 anos mais comumente desenvolvem doença clínica. A incidência da doença mostra um padrão sazonal, com picos de incidência observados durante o período mais quente do ano. Em geral, vários animais de um rebanho ou bando são afetados dentro de um curto período. A doença é enzoótica em áreas particulares, especialmente quando estão sujeitas a inundações. A *taxa de mortalidade* do carbúnculo sintomático aproxima-se de 100%.

Fonte de infecção

Carbúnculo sintomático é uma infecção *transmitida pelo solo*. Em ovinos, presume-se que a infecção por *C. chauvoei* ocorra predominantemente através de lesões penetrantes da pele ou da mucosa, mas a porta de entrada primária do microrganismo em bovinos ainda não foi definida. Presume-se que a infecção ocorra primariamente através da mucosa do trato digestivo, após a ingestão de alimento contaminado, ou que possa estar associada à erupção de dentes. Esporos de *C. chauvoei* foram encontrados no baço, no fígado e no trato alimentar de animais saudáveis, e a contaminação do solo e da pastagem pode ocorrer a partir de fezes infectadas ou da decomposição de carcaças de animais que morreram em decorrência da doença. A doença clínica se desenvolve quando mecanismos ainda indeterminados causam a proliferação dos esporos. O trauma tecidual e a anoxia foram apontados como potenciais desencadeantes.

Transmissão

Enquanto em bovinos a doença geralmente ocorre sem histórico de trauma, em ovinos, as feridas cutâneas causadas por *tosquia, caudectomia e lacerações vulvares ou vaginais pelo parto* ou do *umbigo* do recém-nascido são as vias mais comuns pelas quais *C. chauvoei* penetra e infecta os tecidos musculares, causando a doença clínica. As infecções da vulva e da vagina do animal durante o *parto* podem causar sérios surtos; a doença ocorreu em grupos de ovinos e carneiros jovens de até 1 ano de idade, geralmente como resultado da infecção de feridas cutâneas causadas por *brigas*. Ocorreram surtos ocasionais em ovinos *após a vacinação* contra enterotoxemia. Presumivelmente, a vacina formalizada causa dano tecidual suficiente para permitir que os esporos latentes do organismo proliferem.

Uma ocorrência especial é em *fetos de ovinos*. Ovinos fêmeas expostas à infecção na tosquia desenvolvem lesões típicas, mas aquelas tratadas com penicilina não são afetadas, exceto quando as ovinos prenhes desse último grupo apresentam abdome distendido, fraqueza e decúbito como consequência do edema, além de formação de gás no feto, do qual *C. chauvoei* pode ser isolado.

Fatores de risco

Fatores de risco do ambiente

O carbúnculo sintomático em bovinos tem uma *incidência sazonal*, com a maioria dos casos ocorrendo nos meses quentes do ano. A incidência mais alta pode variar da primavera ao outono, provavelmente dependendo de quando os bezerros atingem a faixa etária suscetível. Parece haver um aumento da incidência da doença em anos de alta pluviosidade, fato que foi explicado pelo aumento da anaerobiose em solos saturados de água em combinação com o maior crescimento da pastagem, estimulando o consumo de alimento pelo gado no pasto.[3] Ocorreram surtos de carbúnculo sintomático em bovinos depois de escavação do solo, o que sugere que o dano ao solo pode expor e ativar esporos latentes.

Um surto de carbúnculo sintomático também foi relatado em bovinos alojados em uma área não endêmica para a doença, na Noruega.[4]

Fatores de risco do animal

O carbúnculo sintomático normalmente é uma doença de bovinos e, em menor grau, de ovinos, mas surtos foram relatados em cervos e cavalos. Em bovinos, a doença é mais comumente observada em animais jovens, entre as idades de 6 meses e 2 anos, embora ela ocorra ocasionalmente em animais mais jovens e em bovinos de até 3 anos. No campo, os *fatores de risco* incluem bovinos de crescimento acelerado e um alto nível de nutrição. A elevação do estado nutricional de ovinos pelo aumento da ingestão proteica aumenta sua suscetibilidade ao carbúnculo sintomático. Em ovinos, não há restrição quanto à faixa etária. Em bezerros e ovinos, ocorrem surtos atípicos de morte súbita, nos quais a lesão letal é uma miosite cardíaca clostridiana.

Em suínos, o carbúnculo sintomático é incomum, embora uma lesão de gangrena gasosa possa estar associada à infecção por *C. chauvoei* ou *C. septicum*.

Importância econômica

O carbúnculo sintomático é uma causa de graves perdas financeiras para pecuaristas, em muitas partes do mundo. Na maioria dos casos, os principais surtos são evitados pela vacinação, embora ainda ocorram surtos ocasionais em rebanhos vacinados ou bovinos vacinados inadequadamente.

Patogênese

Como os esporos de *C. chauvoei* normalmente são encontrados no solo, a ingestão destes com pastagem ou silagem contaminada é inevitável. Esporos de *C. chauvoei* foram encontrados não apenas no trato digestório, mas também no baço e no fígado de animais saudáveis. Como *C. chauvoei* parece estar presente no tecido em estado dormente antes da manifestação da doença, o carbúnculo sintomático – pelo menos em bovinos – também tem sido denominado uma infecção clostridiana "endógena", diferentemente do edema maligno, que é considerado uma infecção exógena, porque o patógeno tem acesso ao tecido por meio de lesões na mucosa ou na pele e causa diretamente a doença clínica.[5]

Enquanto em ovinos a doença clínica na maioria dos casos tem sido relacionada com laceração e trauma tecidual, o estímulo que resulta no crescimento dos esporos bacterianos latentes em bovinos é desconhecido. Geralmente, não há história de trauma. Uma vez retornado ao seu estado vegetativo, *C. chauvoei* produz uma série de toxinas, como hemolisinas oxigênio-estáveis e oxigênio-lábeis, DNase, hialuronidase e neuramidase, que causam *miosite necrosante* grave focal nos músculos esqueléticos e *toxemia sistêmica*, geralmente fatal.

Achados clínicos

Bovinos

Se o animal for observado antes da morte, haverá claudicação grave, geralmente com inchaço pronunciado na parte superior do membro acometido. Em um exame mais detalhado, o animal será considerado muito deprimido, terá anorexia completa e estase ruminal, além de temperatura (41°C) e frequência de pulso (100 a 120 bpm) elevadas. A pirexia não está presente em todos os casos. Nos estágios iniciais, o inchaço é quente e dolorido à palpação, mas logo se torna frio e indolor, enquanto o edema e o enfisema podem ser sentidos. A pele apresenta alteração de cor e logo se torna seca e rachada.

Embora as lesões geralmente estejam confinadas à parte superior de um membro, casos esporádicos são vistos onde as lesões estão presentes em outros locais, como base da língua, músculo cardíaco, músculos diafragma e psoas, região peitoral e úbere. Às vezes, as lesões estão presentes em mais de um desses locais, em um animal. A doença progride rapidamente e o animal morre despercebidamente em 12 a 36 h após o aparecimento dos sintomas. Muitos animais morrem sem que sinais tenham sido observados.

Ovinos

Quando ocorrem lesões de carbúnculo sintomático na musculatura do membro de ovinos, nota-se marcha rígida, e os animais relutam em se mover devido à claudicação grave em um membro ou, mais comumente, em vários membros. A claudicação pode ser intensa o suficiente para evitar que alguns animais andem, mas moderada em outros. O edema subcutâneo é incomum e a crepitação gasosa não pode ser sentida antes da morte. A alteração na cor da pele pode ser evidente, mas não ocorre gangrena nem necrose cutânea.

Nos casos em que a infecção se instala através de *feridas* da pele, vulva ou vagina, nota-se uma lesão local extensa. As lesões da cabeça podem ser acompanhadas de inchaço local grave decorrente de edema, e pode haver sangramento nasal. Em todos os casos, há febre alta, anorexia e depressão, e o animal morre muito rapidamente. Ovinos e bovinos com miosite cardíaca causada por *C. chauvoei* geralmente são encontrados mortos.

Cavalos

A síndrome clínica em cavalos não está bem definida. Há relato de edema peitoral, marcha rígida e incoordenação.

Patologia clínica

A doença costuma ser tão aguda que o material de necropsia está prontamente disponível, mas, na falta deste, é possível coletar material adequado para cultura microbiológica por meio de punção com agulha ou de suabes de feridas. Não há alterações uniformes nos parâmetros hematológicos ou do perfil bioquímico sérico.

Achados de necropsia

Os *bovinos* com carbúnculo sintomático encontrados mortos estão frequentemente em uma posição característica: deitados de lado com o membro pélvico acometido esticado de modo rígido. O inchaço e a putrefação ocorrem rapidamente, e uma espuma sanguinolenta emana das narinas e do ânus. O sangue coagula rápido. A incisão da massa muscular acometida revela um tecido inchado, vermelho-escuro a preto, com odor rançoso e um líquido sanguinolento fino contendo bolhas de gás. Superfícies de corte recentes frequentemente estão secas e podem exibir um brilho metálico. O coração e todos os músculos esqueléticos, incluindo língua, diafragma e musculatura da região lombar, devem ser examinados, porque a lesão pode ser pequena e escapar ao exame superficial. A cavidade torácica e o saco pericárdico podem conter excesso de líquido sanguinolento com quantidade variável de fibrina. Essa serosite com frequência é negligenciada ou é mal interpretada como um componente de pleuropneumonia. Os pulmões em geral estão congestos e podem apresentar atelectasia, devido ao timpanismo abdominal.

Em *ovinos fêmeas*, as lesões musculares são mais localizadas e profundas, e o *edema subcutâneo não é tão acentuado, exceto na região da cabeça*. O gás está presente nos músculos afetados, mas não em quantidade tão grande como em bovinos. Quando a doença resulta de infecção de feridas cutâneas, as lesões são mais evidentes superficialmente, com edema subcutâneo, inchaço e envolvimento da musculatura subjacente. Quando ocorre invasão do trato genital, as lesões típicas são encontradas nos tecidos perineais, na parede da vagina e, ocasionalmente, na parede do útero. No caso especial de ovinos prenhes, as lesões típicas podem envolver todo o feto e causar distensão abdominal na mãe.

Histologicamente, os casos de carbúnculo sintomático apresentam mionecrose, edema, enfisema e celulite neutrofílica inexpressiva. Os microrganismos podem estar presentes em baixos números, mas em geral são visualizados em secções de tecido. É necessário fazer esfregaços do tecido acometido e coletar material para exame bacteriológico. O isolamento e a identificação de *C. chauvoei* e *C. novyi* são difíceis, devido ao caráter fastidioso dessas bactérias em cultura e à rápida contaminação pós-morte dos tecidos por espécies de clostrídios que habitam o trato gastrintestinal. Assim, é essencial que os tecidos sejam examinados o mais rápido possível após a morte. A maioria dos laboratórios realiza teste para pesquisa de anticorpos fluorescentes em esfregaços de tecido para complementar (ou substituir) a cultura anaeróbica.

O "carbúnculo sintomático falso" pode estar associado a *C. septicum* e *C. novyi*, porém essa doença é mais precisamente classificada como edema maligno. Infecções mistas por *C. chauvoei* e *C. septicum* não são incomuns, mas a relevância de *C. septicum* como causa da doença é controversa. Entretanto, em um estudo de 176 casos de miosite clostridiana em bovinos, a presença de *C. chauvoei* (isoladamente ou com *C. septicum*) foi demonstrada em 56% dos casos. Em 36% deles, *C. novyi* foi encontrado sozinho ou com *C. septicum*. Isso indica que a proteção máxima aos bovinos somente pode ser proporcionada por uma vacina multivalente que contenha os antígenos de *C. chauvoei*, *C. novyi* e *C. septicum*. Um teste de PCR multiplex baseado na sequência do gene flagelina tem sido usado para identificar clostrídios patogênicos em amostras clínicas.

Amostras para confirmação do diagnóstico

- Bacteriologia: músculo, condicionado em recipiente hermético, quatro esfregaços obtidos por *imprint* da superfície da lesão recém-cortada e secos ao ar (cultura anaeróbica, teste de anticorpos fluorescentes, PCR)
- Histologia: amostras fixadas da lesão muscular suspeita.

Diagnóstico diferencial

Para estabelecer um diagnóstico quando vários animais são encontrados mortos em um grupo não mantido sob estreita observação, e a decomposição *post mortem* é tão avançada que poucas informações podem ser obtidas, deve-se depender do conhecimento da incidência local da doença, estação do ano, faixa etária acometida, e condições da pastagem, além de uma inspeção detalhada do ambiente no qual os animais foram mantidos. Observações mais frequentes devem ser estabelecidas para que animais doentes ou cadáveres frescos estejam disponíveis para o exame.

- Edema maligno: em casos típicos de carbúnculo sintomático em bovinos, um diagnóstico definitivo pode ser estabelecido baseado nos sinais clínicos e nos achados de necropsia. A identificação definitiva de *Clostridium chauvoei* é obtida por coloração de anticorpos fluorescentes. O diagnóstico com base em achados macroscópicos *post mortem* de outras causas de miosites clostridianas é um risco e pode resultar em recomendações inapropriadas de controle
- Antraz
- Relâmpagos
- Hemoglobinúria bacilar
- Outras causas de morte súbita inesperada.

Tratamento

O tratamento de animais afetados com *penicilina e desbridamento cirúrgico* da lesão, incluindo fasciotomia, é indicado se o animal não estiver moribundo. As taxas de recuperação são baixas devido à natureza extensa das lesões. Doses elevadas (44.000 UI/kg de peso corporal) devem ser administradas, começando com a penicilina cristalina IV e seguida por preparações de ação mais longa. É improvável que o *antissoro* para o carbúnculo sintomático seja de muito valor no tratamento, a menos que sejam administradas doses muito altas.

Tratamento e controle

Tratamento
- Penicilina G sódica/potássica: 44.000 UI/kg, IV, a cada 6 ou 8 h (R-2)
- Antitoxina de *Clostridium chauvoei* (somente em estágios iniciais, mas a eficácia é duvidosa).

Controle
- Vacina multivalente contra clostrídio incluindo pelo menos *C. chauvoei*, *C. septicum* e *C. novyi* (R-2)
- Penicilina: 44.000 UI/kg, IM, a cada 24h, por 3 dias, aos animais em risco (R-2).

Controle

Bovinos

Em fazendas onde a doença é enzoótica, geralmente recomenda-se a vacinação anual de todos os bovinos entre 3 e 6 meses com duas doses de vacina em intervalo de 4 semanas, seguidas de vacinação de reforço anual. Isso deve ser feito logo antes do período de risco previsto, geralmente na primavera e no verão. A imunidade materna persiste por pelo menos 3 meses e interferirá na imunidade ativa em bezerros vacinados antes dessa idade.

Em um *surto*, todos os bovinos não afetados devem ser vacinados imediatamente e medicados com penicilina IM. Recomenda-se a transferência dos bovinos do pasto acometido. Se os antibióticos não forem administrados, novos casos de carbúnculo sintomático podem ocorrer por até 14 dias até que a imunidade se desenvolva, e vigilância constante e tratamento precoce dos casos serão necessários.

Ovinos

No caso de ovinos criados em áreas onde a doença é enzoótica, as *ovinos fêmeas virgens* devem ser vacinadas duas vezes, com a última vacinação administrada cerca de 1 mês antes do parto, e reforço anual subsequente administrado na mesma época antes do parto. Isso evitará a infecção das ovinos no parto e também protegerá os cordeiros contra a infecção umbilical ao nascimento e a infecção da ferida da cauda na caudectomia, desde que a cauda seja cortada em uma idade jovem. Se um *surto* começar em um rebanho de ovinos no momento do parto, recomenda-se administrar injeções profiláticas de penicilina e antissoro nos animais que necessitarem de assistência.

Uma única vacinação de *carneiros castrados* também pode ser realizada em 2 a 3 semanas antes da *tosquia*, se a infecção for esperada. Por causa das ocorrências comuns da doença em ovinos jovens, sua vacinação antes de ida para o pasto e da exposição à infecção de feridas cutâneas ocasionadas por brigas é recomendada em áreas de risco. A duração da imunidade nesses animais jovens vacinados é relativamente curta, e as ovinos fêmeas, em particular, devem ser revacinadas antes do primeiro parto. As vacinas contra clostridiose têm uma *antigenicidade pior* em ovinos e caprinos do que em bovinos.

Tanto em ovinos quanto em bovinos, é aconselhável usar uma *vacina combinada* contendo pelo menos *C. chauvoei*, *C. septicum* e *C. novyi*, onde esses organismos ocorrem na área e causam miosite clostridiana.

As informações nas quais se baseiam as recomendações anteriores são limitadas, dada a escassez de informações sobre a *eficácia* das vacinas de fabricantes individuais disponíveis.[6] Existe variabilidade na resposta imune e em sua duração com diferentes vacinas. A *falha vacinal* tem sido associada à presença de tipos inapropriados de antígenos na vacina e, nessas circunstâncias, prefere-se uma bacterina preparada a partir de uma cepa local de *C. chauvoei*. Vacinas combinadas com anti-helmínticos ou com oligoelementos são usadas em algumas áreas para minimizar o número de injeções necessárias, durante o manejo dos ovinos.

É importante que as *carcaças* de animais que morrem em decorrência de carbúnculo sintomático sejam destruídas por incineração ou enterramentos profundos, para limitar a contaminação do solo.

LEITURA COMPLEMENTAR

Hatheway CL. Toxigenic clostridia. Clin Microbiol Rev. 1990;3:66-98.

Songer JG. Clostridial diseases of animals. In: Rood JI, McClane BA, Songer JG, Titball RW, eds. The Clostridia: Molecular Biology and Pathogenesis. London: Academic Press; 1997:153-182.

Songer JG. Clostridial diseases of small ruminants. Vet Res. 1998;29:219-232.

Useh NM, Nok AJ, Esievo KAN. Pathogenesis and pathology of blackleg in ruminants; the role of toxins and neuraminidase. A short review. Vet Q. 2003; 25: 155-158.

REFERÊNCIAS BIBLIOGRÁFICAS

1. Nagano N, et al. J Clin Microbiol. 2008;46:1545-1547.
2. Wearherhead JE, Tweardy DJ. J Infect. 2012;64:225-227.
3. Useh NM, et al. Vet Rec. 2006;158:100-101.
4. Groseth PK, et al. Vet Rec. 2011;169:339.
5. Odani JSJ. Vet Diagn Invest. 2009;21:920-924.
6. Uzal F. Vet Clin North Am Food A Pract. 2012;28: 71-77.

Podridão do casco em bovinos (pododermatite infecciosa bovina, fleimão interdigital, necrobacilose interdigital, podridão da pata)

Sinopse

- Etiologia: biotipos A e AB de *Fusobacterium necrophorum*. Outros microrganismos podem facilitar a infecção
- Epidemiologia: todas as idades são suscetíveis. Patas infectadas são fontes de infecção. Maior taxa de transmissão quando o piso do abrigo dos animais for úmido e nas estações úmidas e chuvosas
- Achados clínicos: início súbito de claudicação e febre, queda na produção de leite com lesão necrótica na pele e fissura típica no topo da fenda interdigital
- Patologia clínica: não são realizados exames laboratoriais rotineiramente
- Confirmação do diagnóstico: achados clínicos. Cultura pode ser feita
- Tratamento: antimicrobianos
- Controle: prevenção de pisos abrasivos. Pedilúvio, antimicrobianos, vacinação.

Etiologia

A podridão de casco em geral é descrita como uma doença contagiosa decorrente de uma infecção localizada por *F. necrophorum*, uma bactéria anaeróbia Gram-negativa não formadora de esporos.[1,2] Outras bactérias, sobretudo *Porphyromonas levii* (originalmente classificada como *Prevotella melaninogenica* ou *Bacteroides melaninogenicus*)[3] estão presentes em taxas variáveis em bovinos clinicamente infectados, e podem participar no desenvolvimento da doença clínica. Experimentalmente, a inoculação subcutânea apenas de *F. necrophorum* na pele interdigital de bovinos resulta em lesões típicas de fleimão interdigital.

Tradicionalmente, *F. necrophorum* é classificado em quatro biotipos: A (denominado *F. necrophorum* subspécie *necrophorum*), B (*F. necrophorum* subspécie *funduliforme*), AB (classificação taxonômica indefinida) e C (que é não patogênico). A maioria dos isolados de *F. necrophorum* obtidos das patas de bovinos e ovinos pertence aos biotipos A e AB; estes produzem uma exotoxina solúvel, a *leucotoxina*, que é produzida por cepas de *F. necrophorum* portadoras do gene *lktA*. A leucotoxina parece desempenhar um papel importante na patogênese da doença clínica. Os isolados obtidos de lesões que não são classificadas como necrobacilose interdigital e de patas clinicamente normais são na maioria do biotipo B, e causam poucas lesões experimentais e produzem pouca ou nenhuma leucotoxina.

Cepas de *Bacteroides nodosus* que estão associadas à forma não progressiva de podridão do casco em ovinos ocasionalmente são isoladas das patas de bovinos com podridão do casco[1,2] e causam dermatite interdigital branda. É possível que predisponham à dermatite muito mais grave que caracteriza o fleimão interdigital bovino.

Epidemiologia

Ocorrência

A doença é comum na maioria dos países e responsável por 5 a 15% dos casos de claudicação em bovinos leiteiros.

Normalmente, embora a doença seja esporádica, sob condições favoráveis, até 25% de um grupo pode ser acometido de uma só vez. Um estudo epidemiológico sobre a podridão do casco em bovinos mantidos em pastagens na Dinamarca, ao longo de um período de 12 anos, revelou que a incidência anual variou de 0,1 a 4,8%, apesar de ter sido inferior a 1% na maior parte do tempo. A incidência foi maior em algumas raças do que em outras, mais alta em algumas áreas geográficas do que em outras (geralmente, onde os campos eram menores e o pH do solo era mais elevado) e maior em 4 a 8 semanas após os períodos de alta pluviosidade.

Transmissão

A secreção das patas de *animais infectados* é a provável fonte de infecção. A duração da infectividade do pasto ou da cama é desconhecida. As portas de entrada da infecção são *abrasões* ou danos à pele da fenda interdigital. A introdução da infecção em uma fazenda por bovinos transitórios é observada com frequência, entretanto a doença também pode não se desenvolver em algumas fazendas, apesar da introdução da infecção. Pedilúvios contaminados podem ser uma fonte de infecção.

Fatores de risco do ambiente

Em muitas regiões, mas não em todas, a incidência é bem maior durante o *clima úmido e chuvoso* ou quando o piso do alojamento for *úmido*. Terrenos pedregosos, buracos preenchidos com cascalho cortante e pastagens com restolho grosso também predispõem à condição. Uma incidência elevada pode ocorrer em bovinos de corte vivendo sob condições de alta densidade populacional em pastagens irrigadas. A observação de que a doença é comum em algumas fazendas e que jamais ocorre em outras sugere a possível existência de fatores que limitam a persistência da infectividade em certos solos ou ambientes.

A ocorrência de abrasões na pele das patas são mais prováveis quando ela está inchada e macia, como resultado de umedecimento contínuo. O aumento da incidência nos meses úmidos do verão e do outono pode ser explicado em parte, embora as condições úmidas também possam favorecer a persistência da infecção no pasto. Entre os bovinos estabulados, a incidência é maior em bovinos *soltos* do que em bovinos mantidos amarrados. Corredores de serviço das baias pouco higiênicos e camas de palha mal conservadas podem predispor à infecção.

Fatores de risco do hospedeiro

Bovinos de todas as idades, incluindo bezerros jovens, podem ser afetados, mas a doença é muito mais comum em adultos. A incidência mais alta ocorre em vacas no *primeiro mês de lactação*. Uma observação de campo é que os bovinos *Bos indicus* são muito mais resistentes à podridão de casco infecciosa do que as raças *Bos taurus*. Além disso, variações na prevalência foram observadas entre as raças leiteiras.

Importância econômica

A podridão de casco é de maior importância econômica na pecuária de leite, na qual atinge o nível mais alto de incidência devido às condições intensivas de manutenção das vacas. Um estudo de 2010 estimou que cada caso de podridão de casco custa aos produtores da indústria leiteira US$ 121.[4] Em bovinos de corte, a incidência geralmente é baixa, mas muitos casos podem ocorrer em rebanhos de raça pura e em bovinos confinados. As vacas claudicantes permanecerão deitadas por mais tempo e comerão menos, terão dificuldade para se levantar e estarão expostas a um risco aumentado de pisoteamento das tetas e de mastite. Há perda de produção, e um animal ocasionalmente pode apresentar um grave envolvimento da articulação e de outras estruturas profundas da pata, necessitando de amputação do dígito. A doença não é fatal, mas alguns animais precisam ser abatidos, devido ao envolvimento das articulações.

Patogênese

Não é completamente compreendida, mas com a inoculação experimental, SC, do biotipo virulento *F. necrophorum* na pele interdigital de bovinos, a lesão típica da podridão de casco desenvolve-se em cerca de 5 dias. Isso sugere que qualquer lesão ou o umedecimento constante da pele da fenda que interfira na sua integridade permitirá a penetração do microrganismo nos tecidos. Ocorre inchaço agudo e necrose da pele e dos tecidos subcutâneos, que podem se propagar para bainhas do tendão, cápsulas articulares e ossos adjacentes, se o tratamento for retardado ou ineficaz.

Achados clínicos

A intensa *claudicação* do membro aparece de modo repentino, geralmente em um único membro, e pode ser acompanhada de resposta sistêmica moderada, com *febre* de 39 a 40°C. Há uma redução temporária da produção de leite nas vacas, e os touros afetados podem apresentar infertilidade temporária. O animal apoia pouco peso sobre o membro, embora este seja arrastado apenas quando há envolvimento articular grave. O inchaço da coroa e a *abertura das pinças* são evidentes.

A lesão típica ocorre na pele da parte superior da *fenda interdigital*, assumindo a forma de *fissura* com bordas salientes e inchadas que podem se estender ao longo do comprimento da fenda, ou ficar confinadas à parte anterior ou à parte situada entre os bulbos dos talões. O pus nunca está presente em grande quantidade, porém as bordas da fissura estão cobertas com *material necrosado*, e a lesão tem *odor característico*. Ocasionalmente, nos primeiros casos, nenhuma lesão externa pode ser visível, mas há claudicação e inchaço da coroa. Tais casos em geral são denominados "podridão escondida" e respondem bem ao tratamento parenteral. Uma unidade termográfica infravermelha portátil pode ser útil na identificação de bovinos com podridão de casco, particularmente quando a temperatura da face plantar é comparada com a da pata do membro pélvico ou do membro torácico.[5]

Uma forma mais grave da doença, hiperaguda no início e refratária à terapia convencional, tem sido denominada "superpodridão" ou "superpodridão de casco", embora não pareça haver uma razão persuasiva para desenvolver um termo descritivo de podridão de casco independente. Nesse tipo, há um início súbito de claudicação aguda, inchaço interdigital grave e progressão rápida para necrose e erosão profunda do espaço interdigital, acompanhada de inchaço dos tecidos moles acima da banda coronária. Tanto os membros pélvicos quanto todos os quatro membros podem ser afetados.

A recuperação espontânea não é incomum, mas se a doença não for tratada, a claudicação geralmente persiste por várias semanas, com efeitos adversos na produção de leite e na condição corporal. A incidência de *complicações* também é maior se o tratamento for postergado, e alguns animais podem ter que ser abatidos devido ao *envolvimento local das articulações e bainhas dos tendões*. Em tais casos, a claudicação é grave, geralmente o animal arrasta o membro e manifesta sinal de dor intensa durante o manuseio da pata. O inchaço normalmente é mais evidente e se estende até a parte posterior do membro. Há pouca resposta ao tratamento médico e são necessários procedimentos cirúrgicos para possibilitar a drenagem da lesão. O *exame radiológico* pode ser valioso para determinar o grau exato de envolvimento do tecido ósseo.

Uma irritação extensa e contínua pode resultar no desenvolvimento de uma massa semelhante a verrugas de tecido fibroso, o *fibroma interdigital*, na parte anterior da fenda, bem como em uma discreta claudicação crônica. O fibroma interdigital ocorre comumente sem interferência da podridão do casco, enquanto os defeitos hereditários na conformação da pata são as causas importantes em animais pesados.

Patologia clínica

O diagnóstico em geral dispensa o exame bacteriológico; por outro lado os esfregaços diretos da lesão costumam revelar a presença de um grande número de microrganismos, com infecção mista por *Fusobacterium* spp. e *Bacteroides* spp. A diferenciação de rotina entre isolados virulentos e não virulentos de *F. necrophorum*, em bovinos, pode ser feita pela avaliação das características da cultura das colônias cultivadas em ágar-sangue. Na análise proteômica do plasma de bovinos com podridão de casco, identificou-se aumento da concentração de moléculas de reconhecimento imune inato, proteínas de fase aguda e proteínas do citoesqueleto e de adesão celular.[6]

> **Diagnóstico diferencial**
> O local característico, a natureza e o odor exalado da lesão, o padrão da doença no grupo de animais, e a estação e o clima em geral são suficientes para indicar a presença de uma real podridão de casco.

Achados de necropsia

Os exames de necropsia raramente são realizados em casos de podridão de casco. A dermatite é seguida de necrose da pele e tecidos subcutâneos. Em casos complicados, pode haver supuração nas articulações e nas bainhas dos tendões.

Dermatite interdigital/podridão de casco no estábulo

A dermatite interdigital ocorre comumente em bovinos estabulados por longos períodos. Embora a doença seja mais frequente quando o bovino é mantido em condições insalubres, também é vista em rebanhos que recebem manejo adequado. O agente causador não foi estabelecido, mas *Bacteroides nodosus* pode ser isolado da lesão.

A lesão inicial é uma efusão de exsudato sebáceo na junção pele-tecido córneo, particularmente nos bulbos dos talões. Há um odor fétido intenso, a lesão é dolorida à palpação e há inchaço discreto sem nenhuma reação sistêmica. Normalmente, mais de uma pata é afetada. Em casos de longa duração, ocorre separação do tecido córneo do bulbo do talão, seguida de infecção bacteriana secundária das estruturas sensíveis da pata. Muitas vezes, há dermatite purulenta no espaço interdigital. A podridão de casco estável não responde satisfatoriamente aos tratamentos padrões parenterais usados na podridão de casco, contudo os tratamentos locais indicados na sequência são efetivos.

Dermatite verrucosa

Lesão inflamatória proliferativa da *pele da superfície plantar* da pata, que se estende dos bulbos dos talões à articulação do boleto. A doença é observada particularmente em bovinos sob confinamento em condições de superlotação e em pisos enlameados; pode ocorrer na forma de surtos. *Todas as quatro patas* podem ser afetadas, há dor e claudicação consideráveis, e o esfregaço da lesão mostra um grande número de *F. necrophorum*. O tratamento de dermatite verrucosa consiste na lavagem da pele acometida com sabão desinfetante, seguida de aplicações diárias de solução de sulfato de cobre 5%. Quando muitos animais são afetados, a passagem diária em solução de pedilúvio contendo sulfato de cobre é muito efetiva.

Lesão traumática

Lesões traumáticas de ossos e articulações, perfurações por corpos estranhos, contusões nos talões e crescimento excessivo do casco geralmente podem ser distinguidos pelo exame cuidadoso da pata. A *laminite* é a principal causa de claudicação na maioria dos rebanhos, mas nesse caso não há lesões cutâneas.

Tratamento

A administração parenteral de antibióticos ou sulfonamidas e o tratamento local da lesão podal são necessários para obter melhores resultados. O *tratamento imediato*, logo após o início do inchaço e da claudicação, propicia uma excelente recuperação em 2 a 4 dias. Na doença experimental, quando o tratamento foi postergado por alguns dias após o aparecimento dos sintomas, houve desenvolvimento de lesões graves e a recuperação foi demorada. Em condições de campo, a doença que acomete os bovinos no pasto pode estar presente há vários dias antes de ser reconhecida, levando à necessidade de confinar os animais para receberem tratamento diário, até que a recuperação seja evidente.

Antimicrobianos

A preferência é por formulações antimicrobianas de ação prolongada, para diminuir o trabalho associado ao tratamento diário e a necessidade de espaço em um piquete "hospitalar".[7] A oxitetraciclina, na dose diária de 10 mg/kg de peso corporal, IV, ou tetraciclina de ação prolongada, na dose de 20 mg/kg de peso corporal, IM, são as opções preferidas devido ao custo e à excelente eficácia. Entretanto, alguns clínicos preferem ceftiofur, por causa do inchaço no sítio da injeção e do maior período de carência da oxitetraciclina. A tulatromicina (2,5 mg/kg, SC) e o florfenicol (40 mg/kg, SC) também são efetivos como medicação única. O ceftiofur, na dose de 1 a 1,1 mg/kg de peso corporal, IM, ou a penicilina G procaína, na dose de 22.000 UI/kg de peso corporal, IM, a cada 12 ou 24 h, durante 3 dias consecutivos, requerem múltiplas doses para serem efetivos. A solução de sulfadimidina sódica (150 a 200 mg/kg de peso corporal, IV) é altamente efetiva. A sulfabromometazina, na dose de 30 g/kg de grãos, foi administrada por 2 dias consecutivos a bezerros pesando 150 kg, e os resultados foram excelentes. As sulfonamidas não são aprovadas para uso em vacas-leiteiras lactantes, em muitos países.

Tratamento local

Requer a contenção da pata acometida, e esse procedimento é bastante facilitado por uma mesa de contenção ou pela administração de uma dose muito pequena de xilazina. A pata é lavada e esfregada, todo o tecido necrosado é curetado e um curativo local é aplicado sob uma almofada ou bandagem. Qualquer curativo *antibacteriano* e, de preferência, *adstringente* parece ser satisfatório. Uma bandagem umedecida com solução de sulfato de cobre 5% é econômica e eficaz. Qualquer preparação adequada de pomada antibacteriana pode ser aplicada e fixada com um curativo, que pode ser mantido por vários dias. A principal vantagem do tratamento local é que a pata é limpa e permanece limpa. Se o animal for criado em piso úmido, deve ser transferido para uma baia do estábulo.

Em bovinos soltos no pasto, ou no caso de um grande número de bovinos em confinamento, o exame da pata e o tratamento local são frequentemente omitidos devido ao tempo e aos inconvenientes envolvidos. No entanto, a identificação do animal com um marcador é considerada necessária durante os surtos, para evitar confusões desnecessárias nos dias seguintes, e o exame da pata é considerado relevante para garantir que não haja envolvimento de corpos estranhos. O tratamento local pode ser dispensável nos estágios iniciais da doença, desde que seja possível impedir o acesso do animal a locais úmidos e lamacentos.

Drenagem cirúrgica

Pode ser necessária em casos refratários ou quando ocorrem complicações com disseminação da infecção para tecidos mais profundos.

Controle

A prevenção de lesões nas patas pelo preenchimento com pedregulhos de currais e caminhos reduz a incidência da doença. Os corredores de serviço e a cama devem ser mantidos limpos e secos. A inclusão de biotina à dieta, apesar de reduzir a incidência de claudicação causada por lesões na linha branca, não tem efeito na incidência de fleimão interdigital.

Pedilúvio

A disponibilidade de um pedilúvio contendo solução de formaldeído ou sulfato de cobre 5 a 10%, em um local em que o gado tenha que atravessar 2 vezes/dia, praticamente elimina a doença nas fazendas leiteiras. Uma mistura de sulfato de cobre 10% em cal hidratada frequentemente é usada da mesma maneira. Medidas similares podem ser adotadas para pequenos grupos de animais de corte; no entanto, acredita-se que a provisão de um piso seco e a remoção de objetos abrasivos proporcionam um controle mais efetivo do que o pedilúvio.

Antibacterianos

Tem sido recomendada a adição de clortetraciclina ao alimento para bovinos mantidos em confinamento, na dose de 500 mg/animal/dia, durante 28 dias, seguida de 75 mg/dia, durante todo o período de terminação; entretanto, não foram realizados testes comparativos controlados. O fornecimento de iodetos orgânicos (200 a 400 mg) de di-hidroiodeto de etilenodiamina (EDDI) na ração diária vem sendo realizado há muitos anos, como medida de prevenção da doença em bovinos confinados. A adição *ad libitum* de EDDI na mistura mineral, a um teor de 0,16% de EDDI (0,125% de iodo), é igualmente eficaz na redução da incidência de podridão de casco. A administração diária de sulfato de zinco aos bovinos, adicionado à ração, não tem efeito profilático.

Vacinação

Vacinas comerciais contra fleimão interdigital bovino estão disponíveis, mas sua eficácia não foi comprovada em estudos comparativos controlados. Uma vacina com óleo mineral como adjuvante e contendo células inteiras ou frações de *F. necrophorum* forneceu cerca de 60% de proteção contra fleimão interdigital induzido experimentalmente. Uma vacina semelhante contendo *Bacteroides nodosus* pareceu reduzir a gravidade das lesões, mas não a incidência, em comparação com os animais não vacinados.

Tratamento e controle

Tratamento
- Oxitetraciclina de ação prolongada: 20 mg/kg, IM/SC (R-1)
- Ceftiofur, em suspensão cristalina, de ação prolongada: 6,6 mg/kg, dose única (R-1)
- Tulatromicina: 2,5 mg/kg, SC, dose única (R-1)
- Florfenicol: 40 mg/kg, SC, dose única (R-1)
- Penicilina procaína: 22.000 UI/kg/dia, IM, durante pelo menos 3 dias (R-2)
- Oxitetraciclina: 6,6 mg/kg/dia, IM, por 3 dias (R-2)
- Ceftiofur sódico: 1,1 ou 2,2 mg/kg de peso corporal, IM, diariamente, durante 3 dias (R-2)
- Florfenicol: 20 mg/kg, IM, repetido após 48 h (R-2).

Controle
- Diminuir a umidade do solo por meio de raspagem e melhora de sua drenagem (R-1)
- Minimizar a exposição a itens que traumatizam a fenda interdigital (R-1)
- Vacinação usando uma bacterina contra *Fusobacterium necrophorum* e leucotoxina (R-3).

LEITURA COMPLEMENTAR

Apley MD. Clinical evidence for individual animal therapy for papillomatous digital dermatitis (hairy heel wart) and infectious bovine pododermatitis (footrot). Vet Clin North Am Food A. 2015;31:81-95.

Nagaraja TG, Narayanan SK, Stewart GC, Chengappa MM. Fusobacterium necrophorum infections in animals: pathogenesis and pathogenic mechanisms. Anaerobe. 2005;11:239-246.

REFERÊNCIAS BIBLIOGRÁFICAS

1. Bennett G, et al. Res Vet Sci. 2009;87(3):413.
2. Sun DB, et al. African J Microbiol Res. 2011;5:667.
3. Sweeney M, et al. Vet Ther. 2009;10:E1.
4. Cha E, et al. Prev Vet Med. 2010;97:1.
5. Main DCJ, et al. Vet Rec. 2012;doi:10.1136/vr100533.
6. Sun D, et al. PLoS ONE. 2013;8:e55973.
7. van Donkersgoed J, et al. Vet Ther Res Applied Vet Med. 2008;9:157.

Dermatite digital bovina, dermatite digital papilomatosa de bovinos (doença de Mortellaro), verrugas podais, verrugas podais com pelos, "verrugas no talão"

Sinopse
- Etiologia: agente(s) etiológico(s): acredita-se que os agentes etiológicos primários sejam as espiroquetas anaeróbias *Treponema medium/Treponema vincentii*-símile, *Treponema phagdenis*-símile, e *Treponema denticola/Treponema putidum*-símile, além de outras cepas de *Treponema* spp. adaptadas à pata. Outras bactérias podem participar no desenvolvimento da doença clínica
- Epidemiologia: doença cosmopolita, após o primeiro relato em 1974; mais comum em bovinos leiteiros alojados sob condições de ambiente úmido e higiene precária
- Achados clínicos: lesões localizadas mais comumente na face caudal dos membros pélvicos; as lesões iniciais têm aparência granular avermelhada (semelhante a um morango) e são muito doloridas, enquanto as lesões maduras são menos doloridas e mais proliferativas, podendo apresentar longas projeções semelhantes a verrugas
- Confirmação do diagnóstico: os sinais clínicos são suficientemente diagnósticos; nenhum teste diagnóstico adicional é necessário
- Tratamento: o tratamento tópico, consistindo em aplicação de gaze contendo 10 m*l* de oxitetraciclina em veículo oleoso (100 mg/m*l*) fixada com bandagem, é considerado o padrão-ouro
- Controle: pedilúvios – solução de sulfato de cobre 5% (exceto na União Europeia), solução de formaldeído 5% (novas formulações patenteadas estão em desenvolvimento ativo); a vacinação é ineficaz.

A dermatite digital (DD) é uma lesão da pele das patas de bovinos, do tipo papilomatosa, dolorida e erosiva. A região proximal e adjacente à pele interdigital entre os bulbos dos talões da superfície plantar da pata é a mais frequentemente acometida. As lesões iniciais são circunscritas, com aspecto granular vermelho e graus variáveis de proliferação de papilas filiformes. As lesões maduras tendem a ser mais proliferativas e podem ter frondas papilares longas. A claudicação é grave, particularmente quando avaliada em relação ao tamanho e à localização da lesão, e as perdas econômicas resultam da queda na produção de leite e no desempenho reprodutivo.

Etiologia

Apesar da incerteza, é muito provável que espiroquetas anaeróbias do gênero *Treponema* tenham um papel primordial na ocorrência da infecção. Uma população mista de bactérias Gram-negativas, incluindo anaeróbicas, microaerofílicas e espiroquetas, foi detectada ou isolada de lesões de dermatite digital, mas as espiroquetas são consistentemente observadas em lesões superficiais e em camadas mais profundas da epiderme em bovinos com dermatite digital. Pelo menos 17 filotipos diferentes de espiroquetas do gênero *Treponema* foram identificados nas lesões[1], e os isolados mais comuns são *Treponema medium/Treponema vincentii*-símile, *Treponema phagdenis*-símile e *Treponema denticola/Treponema putidum*-símile, sendo este último reconhecido como uma nova espécie, *Treponema pedis*.[2-4] Outras bactérias podem desempenhar um papel no estabelecimento da doença clínica. A mensuração de uma pequena subunidade do RNA ribossômico ou de seu gene (16S rDNA) por PCR tem sido utilizada para análise filogenética, com detecção da espiroqueta *T. phagedenis*-símile ou *T. denticola/T. putidum*-símile em 51% dos casos de dermatite digital, e *T. medium/T. vincentii*-símile em 38% dos casos da doença.[2,5] A distribuição de agregados filogenéticos parece variar de país para país, levando à sugestão de que a quantidade total de treponemas é um determinante importante no desfecho da doença, com a presença de filotipos específicos sendo de menor importância.[6] A análise clonal quantitativa do 16S RNAr indica que, de todos os isolados de dermatite digital, mais de 99% são idênticos ao tipo *T. phagedenis*, habitante do trato genital humano.[7] *Treponema* spp. foram isolados do tecido gengival em 14% dos bovinos leiteiros, mas apenas na estação de estabulação e apenas em bovinos com lesões visíveis de dermatite digital; e também do tecido retal de 15% dos bovinos leiteiros.[8] Esse achado sugere a colonização de outros locais além da pata de bovinos leiteiros. Foi demonstrado que as fezes de vacas e a lama de esterco do ambiente são reservatórios potenciais de treponemas causadores de dermatite digital.[9]

Uma espiroqueta virulenta isolada casos graves de podridão do casco em ovinos na Austrália, Reino Unido e Irlanda apresenta estreita relação com um treponema isolado de periodontite humana e de dermatite digital bovina. Isso sugere a possibilidade de transmissão entre espécies, e que certo número de espiroquetas podem estar envolvidas na patogênese tanto da dermatite digital quanto da podridão do casco virulenta grave em ovinos.

Epidemiologia

Ocorrência e prevalência da infecção

A doença foi descrita pela primeira vez na Itália, em 1974, como *doença de Mortellaro*. Ocorre principalmente no gado leiteiro, sendo relatada como causa de claudicação em bovinos leiteiros em todo o mundo, ainda que os bovinos de corte também possam ser afetados. Levantamentos realizados em fazendas leiteiras na Califórnia, EUA, constataram que 25 a 75% das fazendas já tiveram a doença, com cerca de 10% das vacas afetadas, com uma variação de 1 a 99% dos animais nos rebanhos afetados.

Os fatores associados à alta incidência de dermatite digital no rebanho (> 5%) incluem localização geográfica, tamanho do rebanho, tipo de piso da sala de ordenha acessada diariamente, tipo de piso onde as vacas em lactação andaram, porcentagem de vacas nascidas fora da fazenda, uso de um aparador de cascos usado em outras fazendas e falta de lavagem do equipamento de casqueamento entre os usos em diferentes vacas. É provável que o equipamento de casqueamento não desinfetado desempenhe um papel na transmissão da infecção de fazenda para fazenda.[10] As diferenças sazonais observadas podem ser resultado de uma combinação de clima, estabulação e manejo. A incidência pode ser maior durante os meses de inverno, quando o clima é frio e úmido, e as vacas são mantidas confinadas em estábulos, do que durante os meses de verão, quando as vacas ficam no pasto.

Fatores de risco

Fatores de risco do hospedeiro

A probabilidade de ocorrência de dermatite digital é maior em vacas de primeira cria e esse risco diminui à medida que aumenta o número de partos. As probabilidades de dermatite digital aumentam com o aumento dos dias em lactação.

Outros fatores de risco incluem criação solta em currais de repouso coletivo, piso com ripas, alojamento em piso úmido e com condições de higiene precárias, e introdução de vacas com infecção subclínica em populações suscetíveis. As regiões plantar e palmar da pata podem ser mais propícias ao desenvolvimento da dermatite digital, porque esses locais anatômicos são expostos a mais umidade. A exposição à lama aumenta a permeabilidade da pele e, portanto, a suscetibilidade à dermatite digital.[11] Observações epidemiológicas indicam que o risco de dermatite digital está associado a condições ambientais que favorecem a umidade das patas, em rebanhos leiteiros comerciais. A dermatite interdigital e a erosão do tecido córneo dos talões predispõem a pata à dermatite digital, e todas as três doenças parecem ter mecanismos causais similares relacionados à maior exposição das patas à umidade.[6] Além disso, as patas com dermatite digital clínica têm maior prevalência de erosão da parte córnea dos talões, sustentando ainda mais a existência de uma etiologia comum para essas condições podais.[12] A doença da linha branca que não cicatriza e as úlceras de sola parecem ser mais comuns em rebanhos endemicamente afetados com dermatite digital[13]; nessas lesões, *T. medium/T. vincentii*-símile são isolados de maneira consistente.[14]

Considera-se que a maior incidência das lesões nos membros pélvicos está associada a uma exposição maior à lama mais profunda durante os períodos de alimentação, em comparação aos membros torácicos. As regiões plantar e palmar da fenda interdigital são, portanto, mais sujeitas à umidade contínua, em comparação com as localizações dorsais mais abertas. O intestino e as fezes de bovinos parecem ser reservatórios importantes da infecção[15], mas o contato direto pele-pele também pode ser uma via de transmissão importante de treponemas na dermatite digital.[16] A localização anatômica das lesões de dermatite digital também influencia a eficácia do tratamento tópico com antibióticos.

Mecanismos imunes

As espiroquetas *T. phagedenis*-símile isoladas de lesões ativas de dermatite digital em bovinos leiteiros estão associadas a anticorpos séricos IgG$_2$, a maioria dos quais reage com lipopolissacarídeo. Tanto o título de anticorpo quanto as respostas blastogênicas estavam reduzidos em bovinos leiteiros convalescentes, sugerindo que a resposta imune às espiroquetas tem curta duração. A presença de anticorpos IgG$_2$ contra espiroquetas detectados por ELISA não indica, necessariamente, uma resposta imune protetora ativa nas vacas afetadas, mas reflete infecção prévia e exposições repetidas a treponemas.

Bovinos com dermatite digital e ovinos com podridão do casco virulenta grave podem estar infectados pelo mesmo grupo de treponema e apresentar taxas de soropositividade aumentadas para ambos os isolados de *Treponema* spp., com diferentes padrões de reatividade entre as fazendas.

Fatores de risco do ambiente e do manejo

Estudos de casos controlados em fazendas leiteiras indicam que a probabilidade de uma proporção mais alta (> 5%) de vacas afetadas era cerca de 20 vezes maior em fazendas leiteiras cujos currais tinham mais lama, do que em fazendas com curral de piso mais seco. A doença parece ser mais comum em rebanhos confinados em baias livres ou "*free-stall*", onde as patas são constantemente expostas à umidade e ao esterco. As patas muitas vezes ficam revestidas com uma camada de fezes secas, o que pode proporcionar as condições anaeróbicas necessárias para o crescimento bacteriano.

A compra de novilhas de reposição foi associada a um aumento de 4,7 vezes na probabilidade de ocorrência de doença, em relação ao observado em rebanhos que não compraram novilhas. Também pode haver uma relação positiva entre o risco e o número de novilhas compradas. O tamanho do rebanho foi positivamente associado à presença da doença. Vacas em rebanhos leiteiros que usavam pedilúvio tinham menor probabilidade de ter dermatite digital do que os rebanhos que não usavam. Animais alojados em piquete com palha foram 3,2 vezes menos propensos a ser afetados, em comparação com bovinos mantidos em pisos de ripas. A alimentação com maior variedade de componentes dietéticos (feno, leite, concentrado mais silagem) foi uma medida de proteção.

Fatores de risco dos patógenos

A tipagem molecular dos isolados de *Treponema* spp. causadores de dermatite digital mostrou certa relação genética com *Treponema* spp. causador de infecção humana e relacionado com a doença periodontal humana. Essas cepas de *Treponema* spp. têm propriedades aderentes e produzem altas concentrações de protease quimotripsina-símile e de prolina iminopeptidase, que são os principais fatores de virulência.

Importância econômica

As perdas econômicas associadas à claudicação que acompanham a dermatite digital em vacas em lactação incluem redução na produção de leite, comprometimento do desempenho reprodutivo e custos do tratamento, incluindo o tempo necessário para reconhecer as lesões, os custos da medicação individual de vacas afetadas quando necessário, e os custos da construção e da manutenção de um pedilúvio. A claudicação tem efeito importante na produção de leite, com redução média total estimada na produção de leite de 360 kg a cada 305 dias de lactação. A claudicação também tem significativo impacto no desempenho reprodutivo. Vacas-leiteiras com lesões de pinça têm intervalo maior entre o parto e a concepção, e maior número de acasalamentos/inseminações por concepção.

Patogênese

A dermatite digital é uma lesão ulcerativa aguda ou crônica da pele dos bulbos ou talões ou da fenda interdigital. Nos estágios iniciais da lesão, há perda de queratina superficial, com espessamento concomitante do epitélio tanto por hiperplasia quanto por hipertrofia de células epiteliais. As camadas superficiais são eosinofílicas e sofrem alteração necrótica com o aparecimento de pequenos orifícios. Nota-se grande número de espiroquetas em torno desses orifícios. A perda de camadas superficiais de queratina estimula a proliferação e a hiperplasia da epiderme. Em casos avançados, um grande número de espiroquetas penetra na erosão dérmica e pode destruir a epiderme. A dermatite digital caracteriza-se pela erosão das camadas superficiais da epiderme, hiperplasia e hipertrofia epiteliais, dor e tumefação discreta. As lesões geralmente ocorrem nos membros pélvicos e são propensas ao sangramento. As lesões iniciais são circunscritas e apresentam aspecto granular avermelhado (semelhante a um morango), além de graus variáveis de proliferação de papilas filiformes. As lesões maduras são mais proliferativas e podem ter projeções longas, semelhantes a verrugas, daí o termo doença das "verrugas peludas".

Achados clínicos

A dermatite digital normalmente ocorre em bovinos leiteiros, como episódios de claudicação de gravidade variável. Os bovinos afetados podem claudicar e relutam em se mover. O membro acometido frequentemente é trêmulo e se mantém em flexão parcial, como se o animal estivesse com dor. Para andar, os animais apoiam-se nas unhas das patas menos gravemente afetadas, as quais ficam bastante desgastadas e podem até mesmo expor as lâminas sensíveis. Os bovinos afetados perdem peso e podem não se alimentar normalmente se tiverem que caminhar certa distância para obter alimento. A produção de leite pode diminuir se as lesões forem suficientemente graves.

A inspeção clínica da pata tem sido o procedimento diagnóstico mais efetivo. As lesões ficam confinadas aos dígitos e não ocorrem acima dos dígitos rudimentares. As patas dos membros pélvicos são as mais comumente afetadas. A superfície plantar das patas em geral é mais acometida, mas a região palmar também pode apresentar envolvimento. A maioria das lesões é média a grande, mede 2 a 4 cm na sua maior dimensão e está *localizada na pele, na junção com o cório perióplico macio do talão e a meio caminho entre as duas unhas*. A localização, na maioria das vezes, é proximal e adjacente ao espaço interdigital plantar/palmar, e raramente há envolvimento da pele interdigital. A superfície da lesão é úmida, propensa a sangramento e intensamente dolorida à palpação. As lesões são circulares a ovais, proeminentes, de cor variável e com graus variáveis de proliferação papilar. As superfícies lavadas são tipicamente granulares e vermelhas ou compostas de áreas papilares branco-amareladas, cinzas, marrons ou pretas, misturadas com áreas granulares vermelhas (parecidas com morangos; Figura 15.11). Geralmente, há papilas filiformes projetando-se da superfície das lesões. A maioria das lesões é circunscrita ou delineada por uma discreta linha de pele hiperceratótica saliente, com projeções longas semelhantes a verrugas.

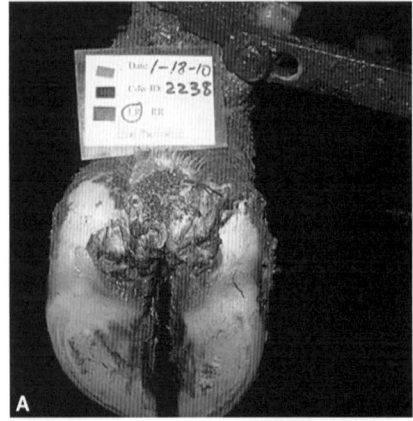
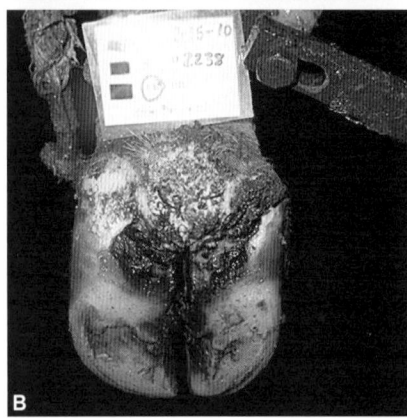

Figura 15.11 Progressão de lesão de categoria M2 dolorida (**A**) para lesão M4 madura, acompanhada de erosão do tecido córneo do talão (**B**), 4 semanas mais tarde, na mesma pata de uma vaca Holstein-Friesian de 3 anos de idade. Fotos gentilmente fornecidas pela Dra. Tessa Marshall, EUA. (Esta figura encontra-se reproduzida em cores no Encarte.)

As lesões são restritas à pele e não se estendem aos tecidos moles mais profundos. Se não tratada, a dermatite digital pode persistir por meses, associada à claudicação persistente, produção de leite reduzida, desempenho reprodutivo prejudicado e abate prematuro. Lesões mais avançadas podem levar à separação progressiva do tecido córneo das lâminas sensíveis, resultando em desgaste típico da sola, que pode se estender para frente a partir do talão até a metade do dedo. Surtos da doença podem ocorrer em rebanhos leiteiros, nos quais até 75% das vacas podem ser afetadas ao longo de um período de vários meses.

A presença e a natureza de quaisquer lesões de dermatite digital na face plantar da pata são classificadas com base em um sistema de pontuação.[17] Esse sistema leva em conta o tamanho da lesão, a reação à dor e a aparência clínica, e consiste em cinco categorias:

- M0: pele normal, sem sinais de doença
- M1: pequena lesão de dermatite digital (0,5 a 2 cm de diâmetro), geralmente indolor
- M2: lesão de dermatite digital hiperêmica erosiva, com mais de 2 cm de diâmetro, normalmente dolorida à palpação (Figura 15.11)
- M3: o estágio de cicatrização de M2; nota-se uma crosta com dor mínima
- M4: lesão cutânea hiperceratótica de dermatite digital, geralmente indolor à palpação (Figura 15.11)

Embora faltem evidências experimentais definitivas, o consenso é que a progressão da lesão ocorre da seguinte forma: M0 → M1 → M2 → M3 → M4. A duração de M3 parece ser muito curta. A área da lesão (mensurada por meio de fotografia digital) parece fornecer a medida mais sensível da eficácia do tratamento, mas não tem sido usada com frequência.

Descreveu-se um método de triagem para a detecção de lesões em bovinos leiteiros. Na sala de ordenha e uma vez que as vacas estejam prontas para serem ordenhadas, uma mangueira de água é usada para lavar as patas das vacas. Então, com auxílio de uma lanterna potente, os dígitos são cuidadosamente inspecionados em busca de lesões de dermatite digital. Um caso de dermatite digital é definido como uma vaca apresentando uma lesão podal erosiva, circular ou oval, bem delimitada, alopécica, úmida, circundada por uma crista hiperceratótica branca ou por pelos hipertróficos. As lesões sangram com facilidade e são muito doloridas. Quando atingidas pelo jato forte de água da mangueira, o animal frequentemente reage afastando a pata e, às vezes, sacudindo-a. O método de triagem tem uma sensibilidade de 0,72 e uma especificidade de 0,99. Uma aproximação desse método consiste em abrir completamente a torneira de uma mangueira na sala de ordenha e adotar o seguinte sistema de pontuação: (0) nenhum movimento da pata após a aplicação do fluxo de água; (1) a vaca levanta a pata e retorna ao solo dentro de 2 s após a aplicação do fluxo de água; (2) a vaca levanta a pata e a mantém erguida por mais de 2 s. O uso de um boroscópio (um tubo rígido estendido que fornece uma imagem visual focal da pata em sua extremidade) na sala de ordenha não fornece informação diagnóstica adicional àquela fornecida pela aplicação de uma mangueira de água para lavar as patas das vacas.[18]

A termografia infravermelha não parece ter valor clínico na detecção de lesões de dermatite digital e tem pouca utilidade clínica para detectar outras lesões de pele e das pinças.[18] A melhora na utilidade clínica pode ser obtida examinando as patas limpas e comparando as patas dos membros pélvicos com as dos membros torácicos[19], mas isso torna o teste impraticável.

Patologia clínica

Detecção do microrganismo

Esfregaços do exsudato e raspados da superfície das lesões são submetidos à cultura e coloração para espiroquetas. A cultura é extremamente difícil, o que resultou no aumento da aplicação do teste PCR para identificar espiroquetas. A microscopia de campo escuro dos raspados pode revelar espiroquetas móveis profusas com movimentos de rotação e flexão vigorosos. As amostras das lesões obtidas por biopsia podem ser submetidas a exame histológico e coloração especial com prata para identificar as espiroquetas.

Sorologia

Usando um teste de ELISA em bovinos com dermatite digital, há uma resposta humoral significativa a certas cepas de espiroquetas isoladas de lesões.[20] Animais sem lesões de dermatite digital apresentam pouca ou nenhuma resposta.

Patologia

A maioria das lesões têm 2 a 4 cm ao longo de sua maior dimensão, são circulares a ovais, elevadas e de cor variável. As superfícies lavadas ficam típica ou extensivamente vermelhas e granuladas, ou nota-se um conjunto de áreas papilares branco-amareladas, cinzas, marrons e/ou pretas intercaladas com áreas granulares vermelhas. A superfície das lesões é recoberta por papilas filiformes de 0,5 a 1 mm de diâmetro e 1 a 3 mm de comprimento. A maioria das lesões caracteristicamente é circunscrita ou delimitada por uma linha discreta de pele hiperceratótica proeminente, muitas vezes com pelos eretos que são duas a três vezes mais longos que o normal. As superfícies também são parcial a completamente alopécicas, úmidas, propensas a sangrar e intensamente doloridas à palpação. Do ponto de vista histológico, as lesões ativas caracterizam-se por áreas de degeneração aguda, necrose e infiltração de células inflamatórias no estrato córneo, geralmente associadas a adelgaçamento focal. Em amostras de lesões obtidas por biopsia submetidas à coloração imunocitoquímica e teste PCR é possível a identificação consistente de *Treponema* spp.

Diagnóstico diferencial

A dermatite digital deve ser diferenciada de:
- Dermatite interdigital: espessamento acinzentado e úmido da pele, com áreas focais de ulceração superficial e hiperqueratose. É menos dolorida e raramente possui uma superfície granular, tufada ou papilomatosa
- Erosão do tecido córneo do talão ("talão amolecido por lama"): ocorre comumente em vacas-leiteiras que permanecem com as patas na lama por longos períodos. O tecido córneo liso intacto do talão desenvolve fissuras profundas e negras, que podem se tornar totalmente erodidas. Não há necrose por liquefação da queratina, característica da dermatite digital
- Necrobacilose interdigital (podridão de casco): é uma infecção necrosante da pele interdigital. Nota-se tumefação marcante e muito dolorida nos tecidos da fenda interdigital; pode haver rachaduras na pele, com liberação de uma secreção fétida. A resposta ao tratamento com antimicrobianos é boa, a menos que haja lesão avançada
- Dermatite verrucosa: ocorre em bovinos mantidos em piquetes com solo muito lamacento e caracteriza-se por dermatite proliferativa, com dor intensa na superfície plantar, da quartela dos bulbos dos talões até os boletos. *Fusobacterium necrophorum* geralmente está presente nas lesões. Os bovinos afetados claudicam e respondem ao tratamento tópico e ao uso de pedilúvio com uma solução antimicrobiana apropriada
- Fibroma interdigital (calo): desenvolve-se a partir da dobra da pele adjacente à parede axial do casco, no espaço interdigital. A lesão consiste em tecido fibroso firme e pode se estender por toda a extensão da fenda interdigital. A claudicação é causada pela presença do calo na fenda interdigital, os calos em estágio avançado devem ser removidos cirurgicamente.

Tratamento

No tratamento e no controle da dermatite digital têm-se utilizado duas abordagens principais: (1) tratamento individual das lesões com aplicação de um antibiótico tópico ou desinfetante no local da lesão ou, menos frequentemente, tratamento parenteral com antibiótico; ou (2) tratamento do rebanho usando pedilúvio.[21,22] A avaliação da eficácia do tratamento é difícil, porque a lesão de M2 parece ter um nível de infectividade muito mais alto do que outras categorias de lesões. Modelos de taxas de transição derivadas matematicamente indicam que a velocidade de identificação de lesões agudas de M2 e a eficácia do tratamento de lesões de M2 desempenham papéis importantes para determinar se as lesões se tornam mais graves ou se curam.[17] O desafio está no fato de o diagnóstico preciso requerer inspeção clínica da pata, o que é um trabalho intensivo.[20] Em consequência disso, os estudos de eficácia são frequentemente confundidos pelas definições de caso. Muitos tratamentos não foram submetidos a avaliações rigorosas e provavelmente são ineficazes. Como exemplo, uma pesquisa com 65 produtores de leite franceses identificou 30 produtos diferentes que foram usados no tratamento individual de dermatite digital, e 31 produtos que foram usados para o tratamento do rebanho de vacas com dermatite digital.[23] Esses grandes números enfatizam a necessidade de mais estudos clínicos aleatórios sobre o tratamento e o controle da dermatite digital.

Antimicrobianos tópicos

É consenso que o tratamento padrão-ouro é a aplicação tópica de 10 ml de oxitetraciclina de ação prolongada (200 mg/ml em veículo oleoso) em um chumaço de algodão ou em gaze, coberto por uma bandagem, resultando na aplicação de 2 g de tetraciclina por tratamento. Acredita-se que a formulação em veículo oleoso ajuda a reter o antimicrobiano na gaze, resultando na exposição continuada ao antimicrobiano. Esse protocolo de tratamento não resulta em resíduos detectáveis no leite, e a eficácia no campo é sustentada por resultados de teste de suscetibilidade *in vitro* (antibiograma); no entanto, esse tratamento não é prático quando um grande número de animais é acometido. Além disso, há relato de que esse protocolo de tratamento resultou em baixa taxa de cicatrização em vacas de um rebanho endêmico que apresentavam lesões grandes e foram submetidas à aplicação de tetraciclina por tempo prolongado, para o tratamento de dermatite digital.[24] Um tratamento alternativo equivalente que não requer bandagem é a aplicação de uma pasta de tetraciclina que contém 175 ml de propilenoglicol, 175 ml de vinagre e 150 g de cloridrato de tetraciclina diretamente na lesão, com auxílio de um pincel, resultando na aplicação de 2 a 5 g de tetraciclina por tratamento.[25] Esse protocolo expõe mais a tetraciclina ao meio ambiente do que o tratamento envolvendo a aplicação de uma bandagem na pata. Em geral, a aplicação de uma bandagem sobre a lesão após a aplicação de um medicamento deve resultar em intervalos de aplicação tópica mais longos e, consequentemente, deve-se esperar que um tratamento tópico que utiliza bandagem seja mais efetivo do que a aspersão tópica sem bandagem.[26]

Estudos *in vitro* identificaram as seguintes concentrações bactericidas mínimas para 90% de *Treponema* spp. isolados de lesões de dermatite digital:[2,7,16] penicilina G (< 0,06 a 0,19 μg/ml), eritromicina (< 0,06 a 0,19 μg/ml), ampicilina (< 0,06 a 4 μg/ml), oxitetraciclina (0,5 a 6 μg/ml), ceftiofur (6 a 8 μg/ml), espectinomicina (48 μg/ml), lincomicina (8 a 48 μg/ml), enrofloxacino (8 a 192 μg/ml), rifampicina (> 128 μg/ml). Esses resultados sustentam o uso rotineiro de oxitetraciclina tópica e sugerem que a lincomicina tópica é ineficaz, e que os macrolídeos tópicos podem proporcionar um tratamento efetivo.

Os produtos para aspersão ou os unguentos antimicrobianos tópicos são utilizados individualmente nos animais, após a limpeza das lesões. A pulverização direta das lesões com uma solução de oxitetraciclina a 25 mg/ml em glicerina 20% em água deionizada, 1 vez/dia, durante 5 dias, utilizando um *spray* semelhante ao utilizado em jardinagem, foi efetiva. Apenas vacas afetadas e lesões individuais devem ser tratadas. A localização anatômica das lesões de dermatite digital afeta a eficácia dos tratamentos tópicos. O uso de solução de oxitetraciclina (25 mg/ml em água destilada) como *spray* tópico em vacas com dermatite digital foi mais efetivo nas lesões localizadas nos talões ou no dígito rudimentar, em comparação com aquelas da fenda interdigital; esse resultado reforça a conclusão evidente de que os tratamentos tópicos precisam ser aplicados diretamente na lesão, e não em suas proximidades, para serem eficazes.

As soluções de oxitetraciclina (100 mg/ml), de cobre ionizado acidificada, clorito de sódio acidificado ou placebo administrados na forma de *spray* tópico, 3 vezes/dia, depois da lavagem das lesões e por um período de 3 semanas, foram efetivos na redução da claudicação associada à doença. Em um rebanho leiteiro sueco, a oxitetraciclina tópica foi mais efetiva no tratamento de dermatite digital em bovinos com erosão do tecido córneo do talão, em comparação ao procedimento isolado de casqueamento do casco, e mais eficaz que o glutaraldeído. O uso tópico de uma solução de oxitetraciclina, na dose de 15 mℓ de uma solução contendo 100 mg/mℓ, pulverizada 2 vezes/dia, por 7 dias, ou uma aplicação única de bandagem de algodão embebida em 20 mℓ de uma solução contendo 100 mg de oxitetraciclina/mℓ, apresenta baixo risco de geração de resíduos antibióticos voláteis no leite. O tratamento tópico com clortetraciclina curou lesões doloridas de dermatite digital em 79% de casos, semanalmente (categoria M2 a outras categorias).[27] O uso de uma solução de lincomicina contendo 0,6 mg/mℓ, ou de uma solução de valnemulina contendo 100 mg/mℓ, administrada na forma de *aspersão* tópica individual em duas aplicações, com intervalo de 48 h, resultou em melhora dentro de 14 dias após o primeiro tratamento.

Formulações tópicas não antibióticas

A eficácia da oxitetraciclina no tratamento da dermatite digital foi comparada à eficácia de soluções não antibióticas, de uma preparação comercial de cobre solúvel, composto de peróxido e agente catiônico, de sulfato de cobre a 5%, de uma solução de cobre ionizado acidificada, de uma solução de peróxido de hidrogênio-ácido peroxiacético e da água de torneira. A formulação comercial de cobre solúvel, composto de peróxido e um agente catiônico pareceu tão efetiva quanto a oxitetraciclina. Um creme não antimicrobiano contendo cobre solúvel com peróxido e um agente catiônico foi comparado com a lincomicina tópica. A eficácia dos tratamentos não diferiu quanto à redução da dor ou da atividade da lesão, mas a lincomicina foi mais efetiva por diminuir o tamanho da lesão e prevenir recorrência. Vacas com três ou mais lactações foram mais propensas à cicatrização da lesão em 29 dias, em comparação com as vacas de primeira e segunda lactações.

A eficácia de vários desinfetantes, incluindo formulações patenteadas, foi avaliada *in vitro*. Uma solução de sulfato de cobre a 5% foi extremamente eficaz em matar *Treponema* spp., mas sua eficácia foi significativamente comprometida pela presença de esterco.[28] Substâncias químicas orgânicas como glutaraldeído e formaldeído (formalina) foram eficazes *in vitro*, além do benefício de serem degradadas no esterco, contudo não são tão eficazes quanto o sulfato de cobre a 5%. O ácido salicílico aplicado sob uma bandagem é eficaz.[26] Uma formulação patenteada não antibiótica baseada em uma solução de cobre solúvel reduzida, um composto de peróxido e um agente catiônico, administrada 1 vez/dia durante 5 dias, foi mais efetiva no tratamento da dermatite digital do que outras formulações similares e do que a oxitetraciclina.

Uma pasta não antibiótica (Protexin HoofCare®) contendo ácido fórmico (6,8%), ácido acético (3,74%), cobre (3,29%) e sulfato de zinco (0,40%), e óleos essenciais (hortelã/eucalipto 0,16%), de pH 3,5, foi comparada à oxitetraciclina tópica em condições controladas e considerada uma alternativa eficaz ao antibiótico no tratamento de dermatite digital. Apenas uma aplicação tópica é necessária, após a limpeza da lesão. As vantagens incluem: não exigência de receita e não é necessário período de carência, fato que não resulta em qualquer preocupação com resíduos de antibióticos na carne ou no leite.

Limpeza da superfície da lesão

É muito importante lavar e limpar a superfície da lesão com um sabão desinfetante antes da administração tópica de qualquer medicação. Falhas no tratamento tópico são comumente associadas à falha em lavar e limpar adequadamente a superfície da lesão.

Aplicação de bandagem na lesão

É controverso se a lesão deve ou não ser enfaixada após a limpeza e a aplicação da medicação. A bandagem requer contenção adicional para manusear o membro e a pata, é um trabalho intensivo e representa um custo adicional. No entanto, observações de campo indicam que o tratamento tópico sob um curativo é particularmente efetivo, com a maioria das vacas apresentando melhora notável em 24 a 48 h. Além disso, quando adequadamente aplicadas, a bandagem e a medicação tópica têm o potencial de atingir lesões na fenda interdigital.

Aplicações parenteral e tópica de antimicrobianos

A terapia antimicrobiana é indicada e efetiva, sendo utilizados vários métodos de administração, incluindo aplicações parenteral e tópica em animais individuais, e pedilúvios para medicação de grande número de animais.

Administração parenteral de antimicrobianos

Embora o tratamento parenteral com antibióticos possa ser efetivo (dependendo da classe de antimicrobianos), o período de carência para o uso do leite e o custo são preocupações importantes que influenciam a recomendação de tal procedimento na rotina. A penicilina procaína, na dose de 18.000 UI/kg de peso corporal, IM, 2 vezes/dia, por 3 dias, ou ceftiofur sódico, IM, na dose de 2 mg/kg/dia, durante 3 dias, foram altamente efetivos no tratamento de dermatite digital em bovinos leiteiros, na Califórnia. Embora se faça a administração intravenosa regional de cloridrato de tetraciclina na veia digital lateral inferior ou na veia mediana, após aplicação de um torniquete na parte proximal do membro[29], este parece ser um protocolo de tratamento muito mais complicado do que o uso de tetraciclina tópica e de bandagem. No entanto, o tratamento parenteral individual com agentes antimicrobianos é trabalhoso, dispendioso e inviável quando há grande número de animais envolvidos. Além disso, a presença de resíduos de fármacos no leite é mais provável quando os animais são tratados por via parenteral. Também pode haver recorrência após o tratamento. Em um relato, as lesões ocorreram em 18% das vacas tratadas com antibióticos por via parenteral.

Pedilúvios

Alguns veterinários preferem utilizar pedilúvios nos protocolos de tratamento. Entre os benefícios obtidos com os pedilúvios, estão o tratamento em massa e menor risco de transmissão da infecção de vacas portadoras para animais não infectados. Pedilúvios contendo antimicrobianos e germicidas têm sido usados no tratamento de grupos de animais e para o controle da doença. O principal benefício do uso de pedilúvios é que todos os animais são tratados para dermatite digital ao mesmo tempo. Os tipos de pedilúvio incluem o pedilúvio de passagem e o pedilúvio de contenção. O pedilúvio de passagem, comumente localizado na saída da sala de ordenha, é mais popular em sistemas de alojamento livres. Pedilúvios de passagem portáteis construídos de borracha, fibra de vidro ou plástico rígido também estão disponíveis e podem ser realocados conforme a necessidade. O pedilúvio portátil também é o tipo mais conveniente para situações de tratamento individual que pode envolver a lavagem de duas ou, possivelmente, das quatro patas, por períodos prolongados. Infelizmente, há apenas um pequeno número de testes clínicos aleatórios publicados que documentam a eficácia de soluções de pedilúvios ou de soluções antissépticas tópicas no tratamento e na prevenção de dermatite digital em vacas-leiteiras em lactação. O sulfato de cobre é a solução antisséptica de pedilúvio mais comumente usada para tratar e controlar a dermatite digital, devido a sua ampla disponibilidade, baixo custo e facilidade de uso. A aplicação tópica repetida de uma solução de sulfato de cobre a 8% demonstrou ser eficaz na cicatrização de lesões de dermatite digital, mas não é tão efetiva quanto a aplicação diária de aspersão tópica de clortetraciclina na lesão.[30] Os pedilúvios com sulfato de cobre mostraram alguma eficácia na redução das lesões da dermatite digital, enquanto outros estudos mostraram pouca ou nenhuma resposta. Uma revisão sistemática[31] de 2015 identificou apenas um estudo que demonstrou claramente a eficácia dos pedilúvios com sulfato de cobre na diminuição do número de bovinos com lesões de dermatite digital; no entanto, esse estudo forneceu evidência inequívoca da eficácia.[32] O estudo demonstrou que uma solução de sulfato de cobre a 5% para pedilúvios, utilizada após quatro ordenhas consecutivas por semana, foi eficaz na cicatrização de lesões de dermatite digital, mas não alterou a taxa de novas infecções em vacas com dermatite digital.[32] Os pedilúvios com sulfato de cobre também ajudam a endurecer o tecido córneo da pata[33], mas não está claro como isso pode atuar na prevenção ou no tratamento da dermatite digital. Demonstrou-se que uma solução de sulfato de cobre ionizado acidificado para pedilúvio é superior à solução de formaldeído (formalina) 4% na prevenção de novos casos de dermatite digital.[34] Os aspectos negativos do uso de formaldeído incluem irritação das membranas mucosas e efeito carcinogênico no ser humano.[33]

Depois de 150 a 300 vacas utilizarem o pedilúvio de passagem, considera-se que a solução de sulfato de cobre se torna ineficaz, por isso é retirada do pedilúvio e lançada no solo. Agências governamentais expressaram a preocupação de que a aplicação frequente de soluções de $CuSO_4$ em pedilúvios resultará em concentrações inaceitavelmente altas de cobre no solo; por exemplo, o uso de soluções de $CuSO_4$ em pedilúvios foi restrito a baixas concentrações ($CuSO_4$ a 0,5%) na Holanda[27], enquanto as soluções de $CuSO_4$ a 5% para pedilúvios são proibidas na União Europeia. Existe, portanto, amplo interesse no desenvolvimento de soluções antissépticas alternativas para o tratamento e o controle da dermatite digital em bovinos de leite. Um estudo bem controlado conduzido na Dinamarca falhou em documentar a eficácia de produtos para cuidados dos cascos contendo glutaraldeído, compostos de amônio quaternário ou ácidos orgânicos (ácido acético, ácido peracético e peróxido de hidrogênio), disponíveis no mercado, no tratamento e na prevenção da dermatite digital em bovinos leiteiros.[35]

As dimensões ideais de um pedilúvio são 3 a 3,7 m de comprimento por 0,5 a 0,6 m de largura, e 28 cm de altura do degrau da entrada.[36] A construção adequada inclui sistemas eficientes de drenagem, limpeza e reabastecimento. Os pedilúvios devem ser preenchidos a uma profundidade de pelo menos 10 cm, de modo a garantir a cobertura do sítio de lesão típico da dermatite digital. A capacidade de um pedilúvio retangular varia de acordo com suas dimensões, que podem ser calculadas usando a fórmula: largura × comprimento × profundidade × 7,46 = capacidade (em galões; a multiplicação do número de galões por 3,8 fornece a capacidade em litros). O tamanho do pedilúvio necessário dependerá do número de patas que serão tratadas com o sistema. Os pedilúvios devem ser cuidadosamente monitorados quanto à contaminação excessiva com sujeira e fezes.

Não apenas a formulação ideal para pedilúvios é desconhecida, mas também a frequência de uso ideal para pedilúvio. Tem sido sugerido o uso de um escore de higiene para determinar a frequência de pedilúvios em que 20% das vacas do estábulo, mantidas em sistema "*free stall*", são pontuadas; se mais de 50% das vacas receberem pontuação "ruim", então a frequência de uso do pedilúvio deve ser de 5 dias por semana. O número máximo de vacas que podem ser tratadas em um pedilúvio varia de acordo com a limpeza das vacas, o tamanho do pedilúvio, o tipo e a concentração do medicamento utilizado, o sistema de alojamento, as condições climáticas e os padrões de fluxo de vacas. Uma recomendação sugere que um pedilúvio é suficiente para 150 a 200 vacas e que a dermatite digital pode ser controlada com uma única passagem mensal por um pedilúvio contendo 5 a 10 g de oxitetraciclina por litro, ou 1 a 3 g de lincomicina por litro, em 200 ℓ de água, ou ainda 50 g de eritromicina/150 ℓ de água. Uma recomendação comum é que um pedilúvio possa tratar 150 a 200 vacas antes da substituição da solução, com uma frequência de uso de 3 vezes/semana nos casos de surto, e de 1 ou 2 vezes/semana como medida de manutenção. Outras observações, entretanto, sugerem que a passagem de apenas 30 a 50 vacas pelo pedilúvio pode causar grandes alterações no pH e na carga de sólidos, sendo que o maior incremento de mudança do pH ocorreu com a passagem das primeiras 32 vacas pelo pedilúvio.

Alguns pedilúvios são construídos com um banho de água para "pré-lavagem", a fim de reduzir a contaminação por componentes ativos de matéria fecal grosseira presentes nas patas das vacas. Não está claro se esse pedilúvio com pré-lavagem proporciona quaisquer vantagens. Em resumo, em termos biológicos, faz sentido utilizar pedilúvios no tratamento e no controle de dermatite digital. No entanto, a maioria das recomendações relativas ao seu uso, às soluções de banho utilizadas nos pedilúvios, à frequência de uso e ao número ideal de vacas é baseada em observações de campo, sem controle.

Uso de antibióticos em pedilúvios

Antibióticos são comumente usados em pedilúvios para tratamento e controle da dermatite digital, mas seu uso deve ser desencorajado. O uso de soluções para pedilúvios contendo antimicrobianos, como tetraciclina, clortetraciclina, lincomicina ou eritromicina, está diminuindo devido à preocupação com os resíduos de antimicrobianos no ambiente e o risco de aumento da resistência antimicrobiana das bactérias. A maioria dos antibióticos requer prescrição veterinária e eles devem ser usados de acordo com recomendações específicas e em conformidade com os períodos de carência, quando necessário. Em pedilúvios, os antibióticos são rapidamente neutralizados quando há contaminação excessiva por lama e esterco. Esta é uma importante limitação em grandes rebanhos ou em condições de estabulação em piso com lama.

A tetraciclina, na dose de 6 a 8 g por litro de água, foi usada em um pedilúvio para tratamento de dermatite digital. Utilizou-se tetraciclina em pó (715 g/kg), na taxa de 20 a 40 g para cada 3,8 ℓ, com o intuito de obter 0,5 a 1% da medicação no preparo. A mistura de 0,5 a 4 g de lincomicina/3,8 ℓ também é utilizada. Misturas de lincomicina e espectinomicina na dose de 150 g/200 ℓ de água, como tratamento, e 125 g/200 ℓ de água, para controle, também foram efetivas. A passagem de vacas em pedilúvio contendo eritromicina, na concentração de 35 mg de eritromicina/ℓ, após duas ordenhas consecutivas, é eficaz. Quatro dias após o tratamento, todos os quatro sintomas avaliados (exsudação, hiperemia, cremosidade e dor) melhoraram significativamente.

Falha do tratamento

As possíveis causas de falha do tratamento incluem sua aplicação inconsistente ou falha na repetição periódica do tratamento de todas as patas de todas as vacas do rebanho, a cada 2 a 3 meses com *aspersão* tópica, formulação inadequada do medicamento, neutralização da ação dos antibióticos pelo esterco e inacessibilidade da medicação quando a lesão se situa na fenda interdigital. Além disso, o ideal é que as lesões sejam lavadas e limpas completamente antes da aplicação da medicação.

Controle

Como os fatores de risco que predispõem às lesões são incertos, estratégias específicas de controle ambiental não foram avaliadas em testes de campo controlados. As taxas de recorrência de dermatite digital variam de 40 a 52%, após 7 a 12 meses. Assim, da perspectiva biológica, faz sentido implantar um sistema de controle de doenças infecciosas no rebanho para proporcionar um controle ótimo.

- *Alojamento, meio ambiente e manejo.* A alta incidência da doença em bovinos leiteiros em currais com piso de terra e em estábulos onde se pratica *free-stall* sugere que uma alta taxa de infecção pode estar associada à alta densidade populacional e à contaminação da cama e do meio ambiente. Condições ambientais que disponibilizam piso e cama limpos e secos parecem ser uma estratégia lógica. Melhorar o conforto das vacas, fornecendo baias, currais e corredores limpos, e camas secas e confortáveis, reduzindo a taxa de ocupação e melhorando a ventilação para permitir a secagem de baias e corredores, pode diminuir a incidência e a gravidade dos casos clínicos. Os materiais utilizados no casqueamento, mesa de contenção, móveis e reboques para animais devem ser cuidadosamente limpos e desinfetados para evitar possível transmissão do microrganismo causador de dermatite digital. O desinfetante ideal não foi identificado
- *Biossegurança.* Em rebanhos livres de dermatite digital, a principal medida de controle refere-se à aquisição de animais de reposição do rebanho. De acordo com uma pesquisa de 1996 do *National Animal Health Monitoring System* (NAHMS), nos EUA, a probabilidade de dermatite digital

infecciosa foi oito vezes maior nos rebanhos com animais de reposição adquiridos de fontes externas, em comparação com os rebanhos sem aquisição de animais. As reposições de rebanho devem ser adquiridas de rebanhos comprovadamente livres de dermatite digital. Os procedimentos de quarentena podem ser aplicáveis, mas muitas vezes são impraticáveis

- *Pedilúvio*. O controle bem-sucedido é conseguido com uma passagem única do gado através de um pedilúvio contendo 5 a 6 g de oxitetraciclina/ℓ ou 150 g de lincomicina ou espectinomicina em 200 ℓ de água; no entanto, o uso de antimicrobianos em pedilúvios deve ser desencorajado. Para melhores resultados, os talões das vacas afetadas devem ser lavados por aspersão antes da entrada no pedilúvio. Recomenda-se repetir a passagem no pedilúvio após 4 a 6 semanas. Em algumas condições, pode ser necessária a desinfecção regular em pedilúvio contendo solução de sulfato de cobre 5% e solução de formalina 3 a 5%, 1 vez/semana, dependendo da incidência da doença. Recomenda-se a inspeção regular das patas dos bovinos para monitorar a ocorrência das lesões
- *Vacinação*. Não há evidências de que a vacinação seja efetiva no controle de dermatite digital. A produção de uma vacina efetiva é um desafio. Na dermatite digital, os postulados de Koch não são satisfeitos e a imunidade natural não parece ser duradoura. A imunidade humoral é induzida em vacas com dermatite digital, e a doença clínica é menos comum em vacas mais velhas.

Tratamento e controle

Tratamento
- Aplicação tópica de antimicrobiano na pata, utilizando 10 mℓ de oxitetraciclina de ação prolongada (200 mg/mℓ) em chumaço de algodão ou gaze, coberta por uma bandagem (R-1)
- Aplicação de pasta de tetraciclina composta por 175 mℓ de propilenoglicol, 175 mℓ de vinagre e 150 g de cloridrato de tetraciclina, diretamente na lesão, com auxílio de um pincel (R-2)
- Aspersão direta das lesões com 25 mg de oxitetraciclina/mℓ de solução de glicerina 20%, em água deionizada, 1 vez/dia, por 5 dias (R-2).

Controle
- A solução desinfetante ideal para pedilúvio e a frequência de aplicação são desconhecidas; algumas evidências indicam passagens semanais (ou mais frequentes) dos animais em pedilúvios contendo solução de sulfato de cobre 5% (proibida na União Europeia) ou solução de formaldeído 3 a 5% (R-2)
- Passagem em pedilúvio contendo antimicrobiano (R-3)
- Vacinação com bacterina de *Treponema* sp. (R-3).

LEITURA COMPLEMENTAR

Apley MD. Clinical evidence for individual animal therapy for papillomatous digital dermatitis (hairy heel wart) and infectious bovine pododermatitis (footrot). Vet Clin North Am Food A. 2015;31:81-95.

Refaai W, Van Aert M, Abd El-Aal AM, Behery AE, Opsomer G. Infectious diseases causing lameness in cattle with a main emphasis on digital dermatitis (Mortellaro disease). Livestock Sci. 2013;156:53-63.

REFERÊNCIAS BIBLIOGRÁFICAS

1. Rasmussen M, et al. Vet Microbiol. 2012;160:151.
2. Evans NJ, et al. J Clin Microbiol. 2009;47:689.
3. Sullivan LE, et al. Vet Microbiol. 2015;178:77-87.
4. Klitgaard K, et al. J Clin Microbiol. 2013;51:2212.
5. Evans NJ, et al. Vet Microbiol. 2008;130:141.
6. Knappe-Poindecker M, et al. J Dairy Sci. 2013;96:7617.
7. Yano T, et al. J Clin Microbiol. 2009;47:727.
8. Evans NJ, et al. Vet Microbiol. 2012;156:102.
9. Klitgaard K, et al. Appl Environ Microbiol. 2014; 80:4427.
10. Sullivan LE, et al. Vet Rec. 2014;doi:10.1136/vr.102269.
11. Palmer MA, et al. Animal. 2013;7(10):1731.
12. Gomez A, et al. J Dairy Sci. 2014;98:927.
13. Kofler J, et al. Vet J. 2015;204:229.
14. Sykora S, et al. Vet J. 2015;205:417.
15. Zinicola M, et al. PLoS ONE. 2015;10(3):doi:10.1371/journal.pone.0120504.
16. Evans NJ, et al. Vet Microbiol. 2012;156:102.
17. Döpfer D, et al. Vet J. 2012;193:648.
18. Stokes JE, et al. Vet J. 2012;193:679.
19. Alsaaod M, et al. Vet J. 2014;199:281.
20. Gomez A, et al. J Dairy Sci. 2014;97:4864.
21. Laven RA, Logue DV. Vet J. 2006;171:79.
22. Nuss K. Vet J. 2006;171:11.
23. Relun A, et al. Animal. 2013;7(9):1542.
24. Nishikawa A, Taguchi K. Vet Rec. 2008;163:574.
25. Cutler JHH, et al. J Dairy Sci. 2013;96:7550.
26. Scultz N, Capion N. Vet J. 2013;198:518.
27. Holzhauer M, et al. Vet Rec. 2008;162:41.
28. Hartshorn RE, et al. J Dairy Sci. 2013;96:3034.
29. Rodrigues CA, et al. J Vet Pharmacol Ther. 2010; 33:363.
30. Stevancevic M. Acta Vet. 2009;59:437.
31. Thomsen PT. J Dairy Sci. 2015;98:2539.
32. Speijers MHM, et al. J Dairy Sci. 2010;93:5782.
33. Fjeldaas T, et al. J Dairy Sci. 2013;97:2835.
34. Holzhauer M, et al. Vet J. 2012;193:659.
35. Thomsen PT, et al. J Dairy Sci. 2008;91:1361.
36. Cook NB, et al. Vet J. 2012;193:669.

Podridão de casco infecciosa em ovinos

Sinopse

- Etiologia: *Dichelobacter nodosus*. As cepas variam em virulência para produzir a podridão de casco benigna e virulenta
- Epidemiologia: a principal fonte de infecção é a secreção de lesões de outros ovinos infectados. *D. nodosus* tipicamente sobrevive no ambiente por apenas alguns dias. Doença altamente contagiosa, com alta taxa de prevalência em condições de clima quente e úmido. As lesões estão presentes em ambas as pinças da pata e comumente em mais de uma pata. Efeito significativo na produtividade
- Achados clínicos: inflamação da pele na junção pele-tecido córneo da região interdigital, com comprometimento do tecido córneo mole, na podridão de casco benigna (não progressiva). Na podridão de casco virulenta (progressiva) com claudicação grave, a doença progride com o comprometimento do tecido córneo duro e a inflamação das lâminas sensíveis
- Patologia clínica: esfregaço corado pela técnica de Gram e cultura microbiológica para confirmar a presença do microrganismo, teste de protease e reação em cadeia da polimerase (PCR) para avaliar a virulência da estirpe
- Confirmação do diagnóstico: clínica
- Tratamento e controle: tratamento tópico com bactericidas em pedilúvios, no momento da transmissão, a fim de minimizar a ocorrência de novas infecções; tratamento parenteral com antibióticos para podridão de casco virulenta; vacinação; abate. Caprinos e bovinos podem ser portadores de *D. nododus* e, assim, devem ser incluídos nos programas de controle.

Etiologia

Dichelobacter (*Bacteroides*) *nodosus* é o principal patógeno envolvido. É um microrganismo altamente especializado do pequeno grupo taxonômico Cardiobacteriaciae. *F. necrophorum* favorece a penetração de *D. nodosus* na pata e contribui na reação inflamatória. Duas outras bactérias, um treponema originalmente conhecido como *Spirochaeta* (*Treponema*) *penortha* e um bacilo fusiforme móvel, estão comumente presentes nas patas afetadas, mas acredita-se que não tenham importância etiológica primária.

As fímbrias tipo IV de *D. nodosus*, reconhecidas como importante fator de virulência, são altamente imunogênicas e servem de base para a classificação das cepas de *D. nodosus* em duas classes principais, conforme a organização genética da região do gene fimbrial; a classe I consiste nas cepas dos sorogrupos A, B, C, E, F, G, I e M; e a classe II contempla os sorogrupos D e H. A diversidade sorológica observada nas fímbrias é consequência da variação sequencial na proteína da subunidade fimbrial e as fímbrias são os principais antígenos imunoprotetores, embora a proteção seja específica para o sorogrupo.

Nesse esquema de tipagem, existem cepas com maior e menor prevalência na doença. Por exemplo, na podridão de casco introduzida em rebanhos noruegueses por volta de 2008, havia predominância do sorogrupo A, com 96% dos isolados virulentos pertencentes a esse sorogrupo.[1]

Epidemiologia

Ocorrência geográfica

A podridão de casco em ovinos é comum em todos os países onde há grande número de animais dessa espécie, exceto em regiões áridas e semiáridas, onde somente ocorre se os ovinos tiverem acesso a áreas úmidas, como os vales subirrigados.

Ocorrência do hospedeiro

Os ovinos são as espécies primariamente afetadas, mas os caprinos também são suscetíveis. A infecção foi identificada em veados-vermelhos criados em fazendas e em bovinos, sendo considerada a causa de crescimento excessivo e deformação das pinças em muflões selvagens, na Europa. Sob condições ambientais de umidade e calor, a doença em ovinos tem uma taxa de prevalência elevada, e grande parte de um grupo pode ser acometida dentro de 1 a 2 semanas. Em ovinos, ambas as pinças de uma pata e mais de um membro (geralmente todos) serão afetados. A doença é comum e, em áreas de alto risco, a prevalência de rebanhos infectados é alta.

Fonte de infecção

A fonte de infecção de *D. nodosus* é a secreção da infecção ativa ou crônica nas patas dos animais infectados. O principal reservatório da infecção por cepas virulentas em ovinos são outros ovinos, porque os isolados de bovinos e veados geralmente produzem a forma benigna de podridão de casco nessa espécie animal. A cultura microbiológica mostrou que essa bactéria normalmente não sobrevive no ambiente por mais de alguns dias, no máximo 2 semanas, embora as técnicas de PCR sugiram que a sobrevivência máxima no ambiente possa ser de até 24 dias.[2] O microrganismo pode sobreviver quase indefinidamente em lesões podais com infecção crônica.

Duas classificações de podridão de casco foram feitas com base no local de sobrevivência e perpetuação do microrganismo no rebanho, e na sua importância para as estratégias de controle:

1. *Podridão de casco virulenta (podridão de casco progressiva) e podridão de casco intermediária* – as cepas sobrevivem entre os períodos de transmissão da podridão de casco em focos infecciosos prévios em cascos de ovinos.
2. *Podridão de casco benigna (podridão de casco não progressiva)* – as cepas sobrevivem na pele interdigital, onde o microrganismo pode ser detectado em grande parte de ovinos e bovinos assintomáticos.

Métodos de transmissão

A infecção geralmente se instala em um rebanho após a introdução de ovinos portadores, embora a infecção a partir do meio ambiente seja possível, quando ovinos livres de podridão de casco usam piquetes, estradas ou caminhões recém-utilizados por ovinos infectados. Por exemplo, houve transmissão quando ovinos foram mantidos durante 1 h em um piquete que, 4 h antes, havia abrigado um grupo de ovinos no qual menos de 1% dos animais tinham podridão de casco. A disseminação dentro de um lote é facilitada pelo comportamento de agrupamento dos ovinos e pela alta contaminação ambiental ao redor de bebedouros e comedouros. A disseminação da ovelha para os cordeiros em sistema intensivo de criação pode ser rápida, dentro de 5 a 13 h.[3,4]

Fatores de risco do hospedeiro

Idade e sexo

A podridão de casco ocorre em ovinos de todas as idades, e com frequência os carneiros ou cordeiros machos são mais gravemente afetados do que as ovelhas.[4] Em um surto no rebanho, a incidência específica relacionada à idade e à gravidade das lesões em ovinos tende a aumentar com a idade; cordeiros mais velhos têm lesões mais graves que a dos cordeiros mais jovens. A infecção natural prévia não confere imunidade em um desafio subsequente aos ovinos que tiveram a doença. No entanto, os ovinos variam em sua resistência ou suscetibilidade à infecção relecionada à podridão de casco. Esta parece ser, em parte, mediada imunologicamente, com a capacidade de alguns ovinos de estabelecer uma potente resposta de células T e produzir anticorpos aglutinantes contra as fímbrias de *D. nodosus*, um fator importante de resistência a infecções graves.

Raça

Ovinos da raça Merino são os mais suscetíveis à podridão de casco. As raças britânicas, particularmente Romney Marsh, são menos suscetíveis e sofrem de uma forma mais branda da doença; respondem melhor à vacinação com menos episódios subsequentes de podridão de casco, mas apresentam reações piores a uma vacina multivalente, em comparação aos ovinos da raça Merino. Na doença natural, alguns animais nunca são infectados, alguns se tornam infectados e se recuperam, mas a maioria se infecta e persiste como casos crônicos. Há evidências de que essa variação seja geneticamente determinada; a seleção para resistência, baseada na exposição à doença e em um rigoroso procedimento de abate dos animais afetados, foi demonstrada nas raças Merino, Corriedale, Romney, Perrendale e Targhee.[4] Demonstrou-se uma variação genética substancial na resistência à podridão de casco, tanto dentro de rebanhos quanto entre progênies de diferentes machos, nas raças Merino e Sottish Blackface.[5,6]

Fatores de risco do ambiente

Clima e estação do ano

A umidade na pastagem e a temperatura ambiente são os principais determinantes da transmissão de podridão de casco. A umidade e o calor favorecem a persistência da bactéria na pastagem e aumentam a suscetibilidade das patas a lesões e dermatite, facilitando a disseminação da doença a partir de ovinos portadores. Deve haver umidade contínua no solo para que a transmissão ocorra. Assim, em climas temperados mais secos, como na Austrália, a transmissão tende a ocorrer predominantemente na primavera e, em menor grau, no outono. Em climas temperados mais frios e úmidos, como na Nova Zelândia e no Reino Unido, o período de transmissão pode ser muito mais longo. A temperatura média diária também deve estar acima de 10°C para que a transmissão ocorra, assim, nas regiões de climas mais frios, a transmissão é reduzida ou não ocorre durante o inverno. Existe uma relação linear entre a prevalência de fazendas com animais com podridão de casco e a precipitação pluviométrica anual.

A transmissão e os surtos de podridão de casco ocorrem durante o inverno, quando os ovinos são estabulados e o piso está úmido, e no verão quando os ovinos são mantidos em pastagens irrigadas.

Manejo

Qualquer prática que concentre ovinos em pequenas áreas favorecerá a disseminação da doença quando as condições ambientais propiciarem a transmissão. O casqueamento rotineiro da pata pode aumentar o risco de infecção e de doença clínica.

São fatores de risco comprovados para a introdução da doença em um rebanho: falha em isolar ovinos recém-chegados na fazenda até determinar sua condição; ovinos errantes; e localização dentro de um raio de 1 km de distância de outra(s) fazenda(s) que tenha(m) animais com podridão de casco grave.[7,8]

Tipo de pastagem

A podridão de casco comumente está associada a pastagens viçosas ou melhoradas, irrigadas e com predomínio de trevos. Uma forragem longa e madura pode resultar em abrasões interdigitais, porque se enrosca no espaço interdigital e favorece tanto a infecção quanto a penetração da pele interdigital por sementes de cevada-de-rato (*Hordeum murinum*). A penetração da pele por larvas do nematoide *Strongyloides* spp. também pode predispor à infecção.

Fatores patogênicos

Os principais fatores de virulência codificados para *D. nodosus* implicados na etiologia da doença são as fímbrias tipo IV e as proteases extracelulares; o gene da subunidade fimbrial, *fimA*, é essencial no processo.

Há uma variação considerável na virulência de cepas de *D. nodosus*. Algumas produzem podridão de casco benigna, enquanto outras induzem lesões profundas que facilitam sua sobrevivência e comprometem os programas de erradicação. Como resultado, as cepas dessa espécie são tradicionalmente subdivididas em benignas, intermediárias e virulentas, para se adequarem aos tipos de podridão de casco clínica que causam no campo. A virulência de cada cepa depende da sua capacidade ceratinolítica; assim, as cepas virulentas apresentam produção aumentada de protease extracelular e produção mais precoce de elastase, comparativamente às cepas benignas. A separação do tecido córneo duro da pinça da camada germinativa, uma característica da podridão de casco virulenta, foi associada à infecção por cepas produtoras de uma protease estável ao calor, com um único padrão de isoenzima, enquanto as cepas benignas têm protease termolábil. Há relato de infecção causada por mais de uma cepa, bem como de envolvimento de até cinco sorogrupos, incluindo até oito cepas, em uma única pata.

O genoma de *D. nodosus* foi totalmente sequenciado[9] e isso possibilitou pesquisar ainda mais os fatores que determinam sua virulência. A protease ácida V2 (AprV2) é a principal protease termoestável responsável pela maior parte da atividade da elastase e difere de sua contraparte benigna, AprB2, por apresentar apenas um aminoácido.[10] A AprV2 é uma das três proteases termoestáveis que atuam sinergicamente; as outras são a protease AprV5 e uma protease básica, BprV. A AprV5 é necessária para ativar todas as três proteases, enquanto a BprV degrada a matriz do tecido córneo do casco de maneira mais eficiente do que sua contraparte das cepas benignas, a protease BprB.[11]

A análise genética molecular de isolados de *D. nodosus* de quatro países europeus (Suíça, França, Alemanha e Noruega) mostrou uma correlação perfeita entre a manifestação clínica de podridão de casco e a presença de AprV2 ou AprB2.[12]

Importância econômica

Geralmente, considera-se que a podridão de casco benigna causa pouco ou nenhum efeito econômico, e sua ocorrência é limitada às estações de clima quente e úmido. No entanto, mesmo a podridão de casco benigna pode reduzir o peso corporal, bem como o crescimento e a qualidade da lã em alguns países, especialmente em ovinos da raça Merino.

Em contraste, a podridão de casco virulenta provoca uma grave queda da condição corporal que, combinada a uma taxa de mortalidade moderada, redução na produção de lã, comprometimento da rotina geral da fazenda e gasto com mão de obra e produtos para o tratamento apropriado da doença, faz com que a podridão de casco seja uma das doenças de ovinos mais onerosas. As estimativas do prejuízo anual total para a indústria na Austrália são calculadas em 32,3 milhões de dólares e 12,1 milhões de dólares para podridão de casco virulenta e benigna, respectivamente, e em 24 milhões de libras na Grã-Bretanha.[13,14] Além disso, há preocupações com o bem-estar animal, pressões da sociedade aos proprietários de rebanhos com podridão de casco e, nas áreas de controle, com os custos comunitários dos programas estatutários de controle de podridão de casco.

Em estudos controlados, constatou-se que a podridão de casco virulenta causa redução de 11% no peso corporal e de 8% no peso do velo de lã limpa de ovinos acometidos. A magnitude da perda pode estar relacionada à virulência do microrganismo infectante e à gravidade da doença.

Os efeitos sobre o peso corporal são mais graves durante os períodos de transmissão ativa do microrganismo e de desenvolvimento de doença clínica, mas pode haver um crescimento compensatório durante o período de recuperação. Tanto o peso do velo de lã gordurosa quanto o do velo de lã limpa são significativamente reduzidos pela podridão de casco, com uma associação linear entre a extensão da redução e a gravidade da doença. O diâmetro da fibra de lã também diminui, o que pode compensar parcialmente a redução do peso do velo da lã no preço final da lã. Alguns ovinos com doença grave podem apresentar lã quebradiça e, então, o prejuízo pode ser de até 50%.

As patas dos ovinos com podridão de casco apresentam lesões que atraem mosca-varejeira. As larvas presentes no exsudato necrótico, notadas simultaneamente à lesão da pata, podem ser depositadas no velo e resultar em foco de miíase.

Patogênese

A *maceração* da pele interdigital em razão da condição úmida prolongada do piso possibilita a infecção por *F. necrophorum*. Essa dermatite local inicial associada à infecção por *F. necrophorum* na pele e na junção pele-tecido córneo pode não progredir, mas a hiperqueratose induzida por essa infecção facilita a infecção por *D. nodosus*, quando presente. Antigamente, a dermatite era denominada "dermatite interdigital ovina", sendo conhecida também como "escaldadura da pata".

Dermatite interdigital ovina, escaldadura da pata

Essa doença é sazonal e ocorre quando o piso úmido ou o traumatismo ocasionado pela pastagem ou pela geada causam maceração da pele interdigital, permitindo a penetração de *Fusobacterium necrophorum*, um microrganismo onipresente nas fezes e no solo.
As lesões instalam-se no espaço interdigital, notando-se hiperemia, ou inchaço e escaldadura, e umedecimento da pele interdigital. Ocorre mínima ou nenhuma separação na junção pele-tecido córneo (*underrun*). Os cordeiros são mais comumente afetados, em especial na primavera, mas a doença pode afetar ovinos de todas as idades. A maioria ou todas as patas de um ovino são acometidas e isso é notado em grande proporção de faixas etárias do rebanho.
Na Austrália e na Nova Zelândia, a doença geralmente não está associada à claudicação grave ou crônica, e com frequência é encontrada incidentalmente durante o exame dos ovinos por outros motivos.
Na Grã-Bretanha, a dermatite interdigital é relatada como causa comum de claudicação, mas isso pode refletir uma falta de diferenciação cultural das formas menos virulentas da podridão de casco infecciosas, as quais podem apresentar achados clínicos idênticos. O exame de esfregaços de amostras de lesão secos ao ar e corados pela técnica de Gram revela ausência de *Dichelobacter nodosus*.
O controle consiste em evitar que os cordeiros pastem em forragens longas ou locais enlameados. A doença regride espontaneamente quando a pastagem seca ou os ovinos são transferidos para piquetes mais secos; todavia, pode ser tratada com oxitetraciclina, via aplicação tópica, ou pela passagem dos animais em pedilúvio contendo solução de sulfato de zinco 10% (de preferência, permanecendo na solução durante 1 a 3 min e, em seguida, possibilitando que as patas sequem em um galpão de madeira ou grade) ou solução de formalina 3%.
A dermatite interdigital ovina pode predispor à podridão de casco infecciosa ou ao abscesso de pata.

Podridão de casco benigna e virulenta

Considera-se que as microfibrilas (*pili*) de *D. nodosus* facilitam a fixação do microrganismo no epitélio da pata. Quando as patas de ovinos com dermatite interdigital são colonizadas por uma cepa de *D. nodosus* que tem baixa ação ceratinolítica, ocorre desprendimento do tecido córneo macio, mas nenhuma progressão adicional; essa infecção é denominada podridão de casco benigna ou não progressiva. Ao exame clínico, pode ser difícil diferenciar entre podridão de casco benigna e dermatite interdigital ovina. A colonização com cepas ceratinolíticas virulentas causa doença clínica conhecida como podridão de casco virulenta. A separação na junção pele-tecido córneo (*underrunning*) é resultado da atividade ceratolítica, e a inflamação associada é consequência da atividade combinada de *D. nodosus* e *F. necrophorum*. A denominação "podridão de casco intermediária" é usada para indicar uma classificação de gravidade medianamente situada entre a podridão de casco benigna e a podridão de casco virulenta, sendo a classificação de ovinos infectados nessas categorias baseada em um sistema de pontuação de lesão da pata (ver discussão a seguir). Há muita dificuldade em especificar exatamente as características dessas formas clínicas em surtos de ocorrência natural, em parte porque é comum o envolvimento de mais de uma cepa, mas também porque a gravidade das lesões é influenciada pela raça, por tratamentos prévios e por condições geográficas e climáticas variadas.

Achados clínicos

Ovinos

Podridão de casco virulenta

Em um rebanho, o aparecimento repentino de claudicação em vários ovinos é o sinal habitual de manifestação da podridão de casco, antes do qual a doença não é detectada. A dor associada à infecção é intensa e os ovinos afetados apresentam claudicação ou arrastam o membro afetado. Normalmente, mais de uma pata é afetada, e os ovinos afetados podem pastejar ajoelhados.

Em um exame minucioso, os sinais mais precoces de podridão de casco virulenta são inchaço e umedecimento da pele da fenda interdigital, e aspecto escaldado e corroído da junção pele-tecido córneo na fenda. Essa inflamação é acompanhada de uma claudicação leve que se agrava com o avanço da necrose por baixo do tecido córneo da fenda. A lesão inicia com a separação da junção pele-tecido córneo da superfície axial imediatamente anterior ao bulbo do talão e prossegue descendo pela superfície axial, para frente e para trás. Há destruição da matriz epidérmica abaixo do tecido córneo duro, a qual subsequentemente é separada dos tecidos subjacentes. Em casos graves, tanto a parede axial quanto a abaxial e a sola se desprendem, e a necrose profunda do tecido pode levar à queda do revestimento do tecido córneo. A separação pode não ser evidente ao exame visual superficial, mas pode ser detectada durante o casqueamento das patas com faca ou rinete. Existe uma pequena quantidade de exsudato distinto, cinzento e fétido, contudo sem formação de abscesso.

Ambas as pinças de uma única pata estarão envolvidas, e geralmente mais de um membro está comprometido. Quando ocorre um deslocamento extenso, a claudicação é grave. Uma reação sistêmica, manifestada por anorexia e febre, pode ocorrer em casos graves. Animais em decúbito ficam emaciados e podem morrer de fome. A invasão bacteriana secundária e/ou miíase podem resultar na disseminação da inflamação nos membros.

Podridão de casco benigna

A podridão de casco benigna manifesta-se por lesões interdigitais, ruptura na junção pele-tecido córneo e separação do tecido córneo mole, mas a doença não progride além desse estágio, para um deslocamento grave do estojo córneo duro da pata. A pele interdigital fica inflamada e coberta por uma película fina de material necrosado úmido, o estojo córneo apresenta sulcos e aspecto esbranquiçado.

É difícil distinguir entre a podridão de casco benigna instalada e os estágios iniciais da podridão de casco virulenta. Na podridão de casco virulenta, é comum encontrar todos os estágios e níveis de gravidade da doença no mesmo rebanho. Um grande número de ovinos (p. ex., 100 em grandes rebanhos ou populações) deve ser examinado para diferenciar podridão de casco benigna daquela virulenta, e pode ser necessário reexaminar o rebanho após determinado período, para verificar se a doença progrediu para o tipo virulento.

Sistemas de pontuação

Foram criados vários sistemas de pontuação ou escore baseados na gravidade e na persistência, para auxiliar programas epidemiológicos e de controle. Esses sistemas podem ser usados para categorizar a gravidade da doença e, desse modo, a virulência das cepas de *D. nodosus*, dentro de um rebanho. No sistema australiano, uma pontuação de 0 (pata normal) a 4 (deslocamento, ou "*underrun*", grave) é atribuída a cada pata de cada ovino, e o escore é usado para classificar a gravidade da doença naquele rebanho ou grupo.[4] Patas pontuadas com escore 0 não apresentam evidência de necrose, inflamação ou fissura do estojo córneo. Os escores 1 e 2 estão restritos aos ovinos com lesões interdigitais, enquanto os escores 3 a 4 indicam separação progressiva na junção pele-tecido córneo (*underrunning*) e separação do estojo córneo do tecido laminar subjacente, com o escore 3 representando o desprendimento do estojo córneo mole. Nesse sistema de pontuação, a maioria dos casos de podridão de casco benigna atinge 1 ou 2 pontos, com alguma possibilidade de chegar a 3 pontos. A podridão de casco intermediária em um grupo de animais é definida quando 1 a 10% do grupo tem pontuação 4. A podridão de casco virulenta é definida por mais de 10% do grupo de animais com pontuação 4. Sugeriu-se que o sistema de pontuação nem sempre é confiável, porque a gravidade da doença pode ser influenciada pelo clima. No entanto, um amplo estudo de campo realizado na Austrália concluiu que um grupo de ovinos com escores indicativos de podridão de casco intermediária manteve essa classificação clínica mesmo ao ser transferido para uma região de condições climáticas que normalmente ocasionariam o desenvolvimento de uma doença mais grave. A avaliação da reprodutibilidade dos sistemas de pontuação constatou que a pontuação geralmente é consistente para um mesmo observador, mas que variações podem surgir entre observadores diferentes, em razão da tendência e dos diversos limiares do observador.[15,16]

Portadores assintomáticos

Podem ser afetados por períodos de até 3 anos. A maioria desses animais tem uma pata deformada, com um bolsão de infecção abaixo do estojo córneo comprometido evidenciado quando a pata é desbastada. Uma forma menos comum da doença crônica é uma área de pele úmida entre as unhas, sem envolvimento evidente da unha.

Caprinos

A podridão de casco está associada à infecção por *D. nodosus* e manifesta-se como dermatite interdigital grave. Pode haver algum grau de separação da junção pele-tecido córneo na superfície axial, mas a doença é menos invasiva, e há muito menos desprendimento do estojo córneo da sola ou da superfície abaxial da pata, em comparação com o que ocorre em ovinos.

Bovinos

A infecção por *D. nodosus* também está associada principalmente à dermatite interdigital grave, e pode haver claudicação. Há fissuras e hiperqueratose da pele interdigital, com sulcos e erosão na junção pele-tecido córneo da fenda. Há também fissuras, sulcos e erosão nos bulbos córneos do talão. Pode ocorrer desprendimento do talão, mas geralmente é mínimo.

Dermatite digital contagiosa dos ovinos (DDCO)

A dermatite digital contagiosa dos ovinos é uma doença relativamente recente, descrita no Reino Unido e ainda pouco compreendida.[17,18]
Manifesta-se com claudicação grave, de rápida disseminação, e mais comum em ovinos adultos do que em cordeiros. Comumente, há histórico de resposta precária aos métodos convencionais de controle da podridão de casco. A lesão inicial é uma lesão proliferativa ou ulcerativa na coroa, com subsequente deslocamento ("*underruning*") extenso do tecido córneo do casco e, em alguns casos, separação completa do casco. As lesões interdigitais estão ausentes. Pode afetar apenas uma unha de uma pata. Espiroquetas semelhantes aos isolados de *Treponema* spp. na dermatite digital bovina estão associadas às lesões da dermatite digital contagiosa dos ovinos, mas estas também são isoladas em patas saudáveis.[19] *Fusobacterium necrophorum* e *Dichelobacter nodosus* também podem estar presentes em alguns rebanhos. Sua contribuição para a ocorrência de dermatite digital contagiosa dos ovinos não está clara, embora a vacinação contra *D. nodosus* tenha um efeito protetor leve contra novas infecções de dermatite digital contagiosa dos ovinos (32% *versus* 62% de podridão de casco).[18]
Observa-se uma baixa resposta à imersão das patas em pedilúvios contendo formalina e sulfato de zinco, mas a doença responde à administração parenteral de amoxicilina de ação prolongada.[17,18] A aplicação tópica de soluções de lincomicina e espectinomicina também tem sido usada.

Patologia clínica e achados da necropsia

Em países onde a indústria da criação de ovinos não é desenvolvida, a identificação de *D. nodosus* na maioria dos laboratórios é feita pelo exame de um esfregaço de exsudato seco ao ar, coletado por baixo de um casco comprometido, na borda extrema. Os esfregaços podem ser corados pela técnica de Gram ou com anticorpo marcado com fluoresceína.

Em países onde a indústria da criação de ovinos é mais desenvolvida e a podridão de casco é mais comum, realizam-se cultura de *D. nodosus*, exame do tipo de protease e teste PCR altamente sensível. Testes PCR podem ser usados para detectar sequências gênicas e identificar cepas particulares, sendo úteis quando o objetivo é erradicar a infecção de rebanhos ou áreas.[20,21] Também são utilizadas sondas de hibridização genética e sequenciamento de nucleotídeo para diferenciar entre cepas virulentas e benignas, tanto em regiões com programas de erradicação quanto em estudos epidemiológicos.

Os dois testes de protease mais comumente usados são os de termoestabilidade da protease elastase e de gelatina gel. Uma comparação dos testes, usando mais de 2.800 isolados coletados de 12 rebanhos no sudeste da Austrália, mostrou que 91%, 64% e 41% foram classificados como virulentos pelos testes de gelatina gel, elastase e *intA* PCR, respectivamente.[19] Os últimos testes para um elemento genético inserido não relacionado com a protease foram desenvolvidos como testes adicionais para os casos em que o teste de gelatina gel indicou um isolado de *D. nodosus* virulento, mas isso foi inconsistente com uma avaliação de campo da podridão de casco benigna.[22]

O anticorpo sérico pode ser produzido a partir de 2 semanas após a infecção natural, e o título obtido é proporcional à gravidade da doença clínica inicial. A resposta de anticorpos não é duradoura, caindo aos níveis pré-infecção dentro de alguns meses após a resolução das lesões podais. Um teste ELISA para detecção sorológica de ovinos infectados tem algum valor no diagnóstico de infecção do rebanho, mas não tem especificidade e não é preciso em ovinos mais velhos, por isso não é usado rotineiramente.

Para o diagnóstico de podridão de casco em ovinos, não há necessidade de *necropsia*.

Diagnóstico diferencial

O diagnóstico de podridão de casco virulenta é clínico e baseia-se no exame geral de todo o rebanho; não é necessário exame pós-morte.

Devido às rigorosas medidas de controle por vezes exigidas pela lei, para controlar ou erradicar a podridão de casco infecciosa dos ovinos, é imperativo que o diagnóstico seja feito com muito cuidado. O maior problema é a identificação dos ovinos portadores nos períodos em que não transmitem a doença. Várias doenças podem ser confundidas com a podridão de casco, especialmente quando ocorrem sob as mesmas condições ambientais (Tabela 15.4).

- Abscesso de pata: é um diferencial importante que pode estar presente em vários ovinos do rebanho, ao mesmo tempo. Geralmente, afeta apenas uma pata, não é contagioso e caracteriza-se por extensa supuração. O abscesso ocorre em uma única pata, sendo acompanhado de hipertermia local e dor evidentes à palpação
- Dermatite digital contagiosa dos ovinos
- Pata em concha: nome dado a uma condição em que há separação da parede da pata em ovinos da raça Merino, e ocasionalmente de outras raças, criados em pastagens melhoradas. A parede abaxial do casco separa-se da sola nas proximidades do dígito, e a fissura formada é preenchida com lama, cascalho e esterco. No local, o casco apresenta-se seco e quebradiço. A causa é desconhecida, mas provavelmente é uma forma de laminite
- Celulite supurativa: causada por *Fusobacterium necrophorum*, inicia como dermatite ulcerativa na quartela acima do bulbo do talão e estende-se pelo membro até o joelho ou o jarrete, mais profundamente nos tecidos subcutâneos.

Tabela 15.4 Diagnóstico diferencial de claudicação acompanhada de lesões nas patas de ovinos.

Doença	Epidemiologia	Lesões nas patas	Outras lesões	Outros sinais clínicos	Resposta ao tratamento	Microbiologia diagnóstica
Podridão de casco infecciosa	Surtos graves em clima úmido e quente. Alta morbidade. Poucos casos crônicos de ovinos com claudicação em estações secas	Dermatite interdigital, descolamento (*underrunning*) da face medial do estojo córneo da unha. Forte odor de tecido córneo necrosado	–	Claudicação muito grave. Anda apoiado nos joelhos	Excelente resposta à penicilina e estreptomicina e à eritromicina	*Dichelobacter nodosus* em esfregaço ou teste de anticorpo fluorescente
Podridão de casco benigna (escaldadura)	Alta morbidade em clima úmido e quente. Desaparece em clima seco	Dermatite interdigital, não há odor fétido, quase não há deslocamento do casco	–	Claudicação discreta	Não é tratada	Cepas avirulentas de *D. nodosus* não são distinguíveis em exame microbiológico
Necrose bulbar infecciosa	Ovinos adultos, geralmente menos de 10% afetados. Sério problema em estações chuvosas	Abscesso do dígito, geralmente nas patas dos membros torácicos. Abscesso no talão de membros pélvicos. Inchaço, dor, secreção purulenta	–	Claudicação muito grave	Boa resposta às sulfonamidas ou à combinação penicilina-estreptomicina	*F. necrophorum* e *Actinomyces* (*Corynebacterium pyogenes*)
Ectima contagioso	Mais comum em cordeiros ou em adultos não imunes. Verão seco	Lesões proliferativas protuberantes com crostas duras na pele de coroa	Quase sempre, lesões ao redor da boca	Raramente os cordeiros apresentam sepse. Apenas claudicação discreta	–	–
Dermatite ulcerativa	Disseminação por contato físico durante o acasalamento. Morbidade geralmente de 20%	Úlceras com granulação em carne viva no espaço interdigital e na coroa do casco. Ausência de secreção purulenta	Normalmente, ao redor da boca e da genitália	Claudicação moderada	–	–
Febre catarral ovina	Doença transmitida por insetos. Morbidade variável	Coronite, separação do estojo córneo. Sintomas de ocorrência em fase tardia da síndrome	Erosões graves ao redor da boca e das cavidades nasais	Febre alta, salivação. Claudicação marcante e decúbito	–	Isolamento do vírus
Pododermatite proliferativa	No verão, alta morbidade; ovinos portadores infectantes	Dermatite proliferativa, crostas agregadas. Cicatrizam em 5 a 6 semanas. Coroa do casco até joelho ou jarrete	–	Ausência de prurido ou claudicação	–	*Dermatophilus congolensis*
Febre aftosa	Pode se apresentar na forma de surto de podridão de casco contagiosa	Vesículas na banda coronária e na pele da fenda interdigital	Vesículas na boca	Todas as idades	–	Demonstração do vírus
Infestação por *Strongyloides* sp. ou ácaros trombiculídeos	Condições úmidas de verão. Distribuição apenas local	Dermatite inespecífica na parte inferior dos membros	–	–	Organofosforados para trombiculídeos	Presença de parasitas em raspados

> Outras doenças acompanhadas de claudicação incluem:
> - Ectima contagioso
> - Febre catarral ovina
> - Febre aftosa
> - Dermatose ulcerativa
> - Pododermatite proliferativa ("*strawberry footrot*")
> - Laminite
> - Laminite causada por *Erysipelothrix insidiosa*, após passagem por imersão em pedilúvio.

Tratamento e controle

O método de tratamento da podridão de casco consagrado pelo tempo tem sido a aplicação tópica de agentes bactericidas na pata. Esses agentes são mais eficazes no início do período de transmissão da doença, antes que ocorra extensa separação na junção pele-tecido córneo (*underrunning*). Quando isso ocorre, o casco acometido deve ser removido de modo a expor a infecção ao medicamento tópico. Essa abordagem tem sido usada com sucesso para fins de tratamento, controle e erradicação. No entanto, requer amplo desbaste dos cascos afetados, o que exige trabalho intensivo e tempo, além de causar desconforto tanto para o tratador quanto para os ovinos. Consequentemente, o desbaste é agora recomendado principalmente para o diagnóstico, e os tratamentos geralmente minimizam a necessidade de desbaste extenso dos cascos. Isso inclui o uso tópico de sulfato de zinco, o uso parenteral de antibióticos e o reconhecimento da vacinação como adjuvante do tratamento e uma estratégia de controle.

Quando a erradicação da podridão de casco virulenta ou intermediária de um rebanho é o objetivo, as medidas de controle são geralmente aplicadas durante os períodos favoráveis à transmissão. Isso reduz o número de ovinos infectados que precisam ser tratados mais intensamente, uma vez que a transmissão é reduzida ou insignificante.

Tratamento tópico

Em geral, o tratamento parenteral com antibióticos, sem desbaste das patas, substituiu o tratamento antimicrobiano tópico individual ou de pequeno número de ovinos. Para ser razoavelmente efetivo, a maioria dos tratamentos tópicos requer que o estojo córneo desprendido seja cuidadosamente removido, de modo que o agente antibacteriano possa entrar em contato com o material infectante. Isso exige um exame meticuloso e cuidadoso e o desbaste de todas as patas, pois um desbaste incompleto deixará bolsões de infecção. Em patas com descolamento grave da junção pele-tecido córneo, é impossível expor todas as áreas envolvidas sem causar hemorragia, pois pode ser necessária a remoção de toda a sola e da parede da unha. Instrumentos muito afiados, incluindo rinetes e aparadores de cascos, são necessários para fazer o trabalho corretamente e devem ser desinfetados após cada uso. As aparas dos cascos devem ser enterradas ou queimadas.

Os aparatos de contenção de ovinos tornam a tarefa de aparar mais segura, mais precisa e menos árdua para o tratador.

Em pequeno número de ovinos, o tratamento tópico pode ser feito por meio de pincel, *aspersão* ou aerossol. É provável que os medicamentos tópicos não sejam retidos nas patas e, assim, sua eficácia em condições de umidade é inevitavelmente prejudicada. As aplicações locais incluem cloranfenicol (em solução alcoólica metilada ou de propilenoglicol 10%), oxitetraciclina (em solução alcoólica metilada 5%), brometo de cetilatrimetilamônio ou cetrimida (em solução alcoólica 20%), sulfato de zinco (solução 10%), sulfato de cobre (solução 10%) e diclorofeno, em solução de diacetona álcool ou álcool etílico 10%.

O uso de cloranfenicol é proibido em animais destinados ao consumo humano, em muitos países. Também é caro, mas é razoavelmente efetivo tanto em condições de umidade quanto em secas. A oxitetraciclina deve ser usada como solução 5% para resultado ótimo; não é tão efetiva quanto o cloranfenicol, em condições úmidas, mas a sua eficácia é razoável em clima seco. A cetrimida é um produto relativamente barato e parece ser tão eficaz quanto o cloranfenicol, em todas as condições. É provável que em diferentes países, com diferentes climas e condições ambientais, a eficiência de alguns tratamentos possa ser variável. Quando apenas alguns ovinos são afetados, o uso de uma bandagem pode ajudar a manter a concentração local do medicamento tópico.

Uso de pedilúvios para tratamento e controle

O uso de pedilúvio é um procedimento mais prático no tratamento tópico e é empregado para controle da infecção durante os períodos de transmissão, quando se lida com grande número de ovinos. Todos os ovinos devem passar pelo pedilúvio, mas é uma boa prática a separação do rebanho em grupos de animais afetados e de sadios, após exame prévio antes da passagem inicial pelo pedilúvio; em seguida devem ser colocados em pastos separados para minimizar a ocorrência de infecção subsequente de ovinos sadios. Depois de várias inspeções e passagens pelo pedilúvio, a maioria do rebanho deve estar livre da infecção; os ovinos ainda infectados são descartados.

As preparações adequadas para pedilúvio incluem solução de sulfato de zinco a 10% com ou sem surfactante, para favorecer a penetração nos tecidos, solução de formalina a 5% ou solução de sulfato de cobre a 5%. Independentemente do produto utilizado, recomenda-se que os ovinos sejam mantidos de pé em piso de concreto, ripas de madeira ou solo seco por 1 a 2 h após o tratamento, embora isso, na prática, possa ser difícil em grandes rebanhos.

As vantagens e desvantagens relativas das várias preparações utilizadas são discutidas a seguir.

Solução de sulfato de zinco (10 a 20%)

A solução de sulfato de zinco é tão efetiva quanto a de formalina, seu uso é mais fácil e geralmente é o produto químico de uso tópico preferido para o tratamento de podridão de casco. Sua capacidade de penetração no tecido córneo do casco é exacerbada pela adição do surfactante lauril sulfato de sódio na solução utilizada no pedilúvio. Taxas de cura significativas podem ser alcançadas sem aparar previamente o casco, o que elimina um custo significativo de mão de obra relativa ao tratamento e controle da doença.

As taxas de cura, sem desbaste do casco, são maiores em ovinos com lesões podais moderadas, comparativamente às lesões graves. Pode ser necessário algum desbaste em casco com lesão crônica, com crescimento excessivo, de modo a possibilitar o acesso do medicamento aos bolsões de infecção na parte anterior da sola e também em patas que apresentavam descolamento do estojo córneo que progrediu até a área abaxial do dígito. Os ovinos são mantidos durante 1 h em um pedilúvio contendo solução de sulfato de zinco a 10 a 20%, com lauril sulfato de sódio a 2%, e profundidade suficiente para cobrir a coroa do casco. O tratamento é repetido por 5 dias; em seguida, decorridos 21 dias, os ovinos são examinados um a um, para determinar sua condição, e novamente tratados ou abatidos, dependendo da estratégia de tratamento e controle da doença no rebanho. O pedilúvio com solução de sulfato de zinco pode proteger a pata contra reinfecção durante pelo menos 2 semanas, e pode ser usado efetivamente nos períodos de disseminação ativa da doença. O resultado de repetidas passagens diárias em pedilúvio (10 min por dia, durante 5 dias) contendo solução de sulfato de zinco com surfactante foi a erradicação (diferentemente do observado no grupo-controle) da podridão de casco virulenta em ovinos, causada por algumas cepas; contudo, esse procedimento foi inefetivo na eliminação de uma cepa que causou graves descolamentos do estojo córneo.

Os ovinos com sede e que ingerem a solução do pedilúvio podem morrer por intoxicação aguda pelo zinco; ademais, a contaminação com zinco da pastagem junto à saída do pedilúvio pode danificar a folhagem da forrageira.

Solução de formalina (5%)

Não se deteriora com os poluentes, mas provoca extremo desconforto aos ovinos cujos cascos foram profundamente aparados. Consequentemente, seu uso em ovinos com lesões graves é desencorajado por motivos humanitários. Os cascos dos ovinos devem ser aparados e todas as áreas infectadas devem ser expostas antes do tratamento. A formalina, além de desagradável para trabalhar em áreas fechadas, é tóxica para o ser humano, por isso seu uso pode ser proibido em alguns países. Os ovinos devem passar pelo pedilúvio a cada 1 a 4 semanas, durante os períodos de alto risco de transmissão.

O uso de soluções contendo mais de 5% de formalina, a passagem em pedilúvio em intervalos de menos de 1 semana ou a passagem prolongada podem causar irritação da pele. Os fazendeiros podem ser negligentes em manter a concentração adequada de formalina no pedilúvio, e o uso frequente combinado ao clima quente pode resultar em uma concentração de 30% de formalina no pedilúvio. Tais concentrações causam extensa celulite ao redor das coroas dos cascos, e uma proporção elevada de animais pode ser tão seriamente acometida que acaba indo para o abate. O estojo córneo do casco também endurece e se deforma. A precaução mais segura é esvaziar o pedilúvio e preparar uma nova solução.

Solução de sulfato de cobre (5%)

Mancha a lã, deteriora-se com os poluentes, corrói metal e pode causar contaminação excessiva do ambiente com o cobre. Os cascos dos ovinos devem ser aparados e todas as áreas infectadas devem ser expostas antes do tratamento. O pedilúvio com sulfato de cobre parece endurecer o estojo córneo, o que pode ser uma vantagem, no entanto isso também pode ser desvantajoso se for necessário aparar o casco posteriormente. Uma preparação de sal de cobre patenteada (não sulfato de cobre) tem eficácia razoável, sem as desvantagens do sulfato de cobre.

Tratamento antimicrobiano

A podridão de casco pode ser tratada com antibióticos, sem a necessidade de aparar o casco. O tratamento é consideravelmente mais efetivo se realizado durante os períodos de seca e quando os ovinos são mantidos em piso seco durante 24 h após o tratamento, porque em condições de umidade a concentração de antibiótico no tecido é muito baixa. Em condições desfavoráveis à erradicação, como acontece no Reino Unido, o tratamento antibiótico parenteral imediato dos ovinos com claudicação está associado a uma prevalência de claudicação significativamente menor, em comparação ao observado em fazendas que realizavam tratamento tópico e desbaste dos cascos (< 2%, comparado com 9%).[23,24]

D. nodosus é sensível *in vitro* a penicilina, cefamandol, clindamicina, tetraciclina, cloranfenicol, eritromicina, cefoxitina sódica, tartarato de tilosina, nitrofurazona e tinidazol; sua sensibilidade é menor às sulfonamidas e aos aminoglicosídeos. No entanto, os testes *in vitro* podem ter pouca relevância para aplicação no campo, devido aos diferentes graus de penetração dos antibióticos na parte acometida da pata.

Os antibióticos e as dosagens que se mostraram efetivas no tratamento de podridão de casco virulenta são apresentados no quadro a seguir. Muitos desses tratamentos utilizados não têm indicação na bula e alguns não são aprovados para o uso em ovinos, em alguns países. A escolha do antibiótico é influenciada pelo período de carência exigido antes do abate dos ovinos, pois caso não ocorra a cura, esses animais podem ser comercializados. O uso de lincomicina/espectinomicina em ovinos desencadeou surtos graves de salmonelose em alguns rebanhos.

Tratamento e controle

Tratamento
- Penicilina/estreptomicina: dose única de 70.000 UI de penicilina procaína/kg, e 70 mg de di-hidroestreptomicina/kg, IM (R-1)
- Eritromicina: dose única de 10 mg/kg, IM (R-1)
- Oxitetraciclina de ação prolongada: dose única de 20 mg/kg, IM (R-1)
- Lincomicina/espectinomicina: dose única de 5 mg de lincomicina/kg e 10 mg de espectinomicina/kg SC (R-2)
- Gamitromicina: dose única de 6 mg/kg (R-2)[25]
- Amoxicilina de ação prolongada: dose única de 15 mg/kg, IM (R-2).[18]

Controle
- Uso de vacina polivalente ou autógena monovalente ou bivalente (R-1).

Estudos australianos envolvendo um grande número de ovinos relataram taxas de cura aproximadas de 90% com o uso de oxitetraciclina, eritromicina e lincomicina/espectinomicina, e um pouco menores para penicilina/estreptomicina. Depois do tratamento, os ovinos são mantidos em piso seco por 24 h, como um galpão de tosquia, e em seguida transferidos para um pasto seco "limpo". Após 3 a 4 semanas, esses animais são inspecionados. Nesse momento, os ovinos que ainda são sintomáticos (*i. e.*, não curados) são abatidos.

A reinfecção ocorre nos períodos de disseminação da podridão de casco; assim, em geral, o uso de antibióticos para o controle da podridão de casco deve ser restrito ao período de verão, quando há redução ou ausência de disseminação. A cura pode ocorrer mesmo em ovinos gravemente enfermos, e o desbaste extenso do casco antes do tratamento não melhora a taxa de cura. Se os ovinos permanecerem em piso úmido após o tratamento, as taxas de cura caem para 60%, embora melhorem discretamente se os animais passarem no pedilúvio durante a administração do antibiótico.

Em ovinos naturalmente infectados em 10 fazendas no sul da Alemanha, taxas de cura significativamente maiores foram registradas 3 semanas após o tratamento com gamitromicina (94%), comparado ao observado com oxitetraciclina (79%), embora esse estudo envolvesse apenas 20 ovinos por fazenda.[25] Há relatos de resistência antimicrobiana em bactérias anaeróbias isoladas de podridão de casco em ovinos[26], e todas as fazendas usaram oxitetraciclina em aplicações tópicas durante pelo menos 3 anos. Consequentemente, uma diminuição da sensibilidade à oxitetraciclina pode ter contribuído para esse resultado.

Os antibióticos são particularmente úteis no tratamento de ovelhas em final de gestação que desenvolvem podridão de casco, nas quais o uso mais prolongado do estábulo para passagem no pedilúvio, a apara dos cascos e o tratamento tópico poderiam levar a problemas como a toxemia da prenhez. Os antibióticos não têm nenhum papel na prevenção da podridão de casco, mas uma combinação de vacinação e tratamento antimicrobiano pode aumentar as taxas de cura, especialmente em áreas que têm períodos de transmissão prolongados e, portanto, não se adequam bem aos programas de erradicação.[18]

Vacinação

A vacinação contra podridão de casco pode aumentar significativamente a resistência em curto prazo à infecção e é um componente importante das estratégias de controle, especialmente em circunstâncias nas quais o clima e as práticas de manejo dificultam a aplicação de outras estratégias de controle. A vacinação também encurta o curso clínico em ovinos infectados e pode ser usada como um procedimento terapêutico. Em nenhum dos casos a vacinação é 100% efetiva.

Os antígenos da fímbria (*pili*) são os principais imunógenos protetores do hospedeiro e conferem proteção contra o desafio com cepas homólogas. A imunidade está associada ao anticorpo circulante, mas é necessário um alto título de anticorpos circulantes específicos antifímbria para haver difusão adequada na epiderme e proteção contra a doença. Existe uma correlação positiva entre o título de anticorpos e a resistência à podridão de casco nos primeiros meses subsequentes à vacinação. Pode haver transferência de imunidade passiva (via gamaglobulinas colostrais) de ovelhas imunizadas para receptores que ainda não tiveram contato com o microrganismo, e de ovelhas vacinadas para os seus cordeiros, conferindo proteção durante as primeiras 8 semanas de vida.

As vacinas devem conter adjuvantes para uma resposta de anticorpos adequada, e a aplicação de vacinas com adjuvantes oleosos ocasiona reação local significativa, incluindo inchaço no local da injeção e formação de abscesso em alguns animais. Essa reação é mais grave em ovinos de raças britânicas do que em ovinos da raça Merino. Em caprinos e ovinos leiteiros, a vacinação pode resultar em uma queda significativa na produção de leite. Os ganhos potenciais da vacinação precisam ser ponderados *versus* esse efeito na tomada de decisão sobre o uso de vacina como método de prevenção da doença, em vez de outros procedimentos de controle.

Vacinas polivalentes

As vacinas polivalentes comerciais contêm até 10 cepas de *D. nodosus* representativas dos sorogrupos mais comuns associados à podridão de casco. A extensão da proteção ou da promoção de uma cura mais precoce por essas vacinas depende da relação entre os tipos de fímbrias contidos na vacina e aqueles causadores da podridão de casco. A falha da vacinação geralmente é atribuída à ocorrência de podridão de casco causada por cepas bacterianas não inclusas na vacina ou para as quais não ocorre proteção cruzada, bem como à variação individual da resposta imune do animal. Atualmente, sabe-se que a competição antigênica limita o número de cepas que podem ser incluídas nas vacinas atuais. A mistura de diferentes fímbrias de *D. nodosus* nas vacinas pode levar a respostas inadequadas do hospedeiro aos antígenos individuais; uma abordagem alternativa é identificar cepas de *D. nodosus* presentes em determinada região geográfica, possibilitando o desenvolvimento de vacinas cepa-específicas otimizadas para a região.[5,27-30]

Ensaios de campo demonstraram uma grande variação no efeito terapêutico da vacinação polivalente, com uma redução de 27 a 54% na incidência da podridão de casco em ovinos não submetidos aos cuidados de rotina com as patas, e de 69 a 91% em rebanhos nos quais a vacinação foi associada aos cuidados de rotina das patas, como casqueamento e uso de pedilúvio. O intuito é reduzir a incidência, a gravidade e a duração da infecção. A melhora parece ser o resultado da cicatrização acelerada das lesões aliada a alguma proteção contra reinfecção. Para um efeito ótimo, duas vacinações são necessárias, e a duração desse efeito depende do adjuvante e da raça dos ovinos. Mesmo assim, a duração da proteção é limitada a 4 a 12 semanas, na maioria dos estudos. A vacinação pode ser muito eficaz no controle da doença quando associada a uma política de abate de ovinos que permanecem clinicamente infectados.

Considerando que a vacinação é valiosa no controle de uma infecção existente no rebanho, pode não ser econômico usar a vacinação como estratégia para prevenir a infecção de um rebanho livre de podridão de casco. O uso de vacinas contra podridão de casco pode ser proibido em áreas onde há programas de erradicação dessa doença.

Vacinas monovalentes e bivalentes

O uso de vacinas visando apenas às cepas de *D. nodosus* presentes foi testado inicialmente em 40 rebanhos no Nepal, com uma vacina de fímbria recombinante contra dois sorogrupos virulentos. Esses rebanhos foram vacinados anualmente, por 4 anos, sem que fosse detectado nenhum caso de podridão de casco virulenta após o primeiro ano de vacinação.[5] Posteriormente, uma vacina monovalente de células inteiras foi usada por 2 anos em um rebanho cronicamente infectado no Butão, e a podridão de casco não foi detectada após o primeiro ano de vacinação.[27] Estudos adicionais foram conduzidos em dois rebanhos australianos.[28] No primeiro, a prevalência de infecção foi reduzida de 44% para 0,5% em 4 meses após a aplicação de vacina monovalente, e nenhum caso foi detectado 16 meses depois. No segundo, uma vacina bivalente reduziu a prevalência de 8,5% para 0,3% após 6 meses, sem nenhum caso detectado 18 meses após a vacinação. Em ambos os casos, alguns ovinos que não foram totalmente curados dentro de 6 a 12 semanas após a segunda dose da vacina ("não responsivos") tiveram que ser abatidos.

Quando múltiplos sorotipos virulentos estão presentes, demonstrou-se que a vacinação sequencial com vacinas mono- ou bivalentes específicas é uma estratégia efetiva.[29] Isso foi verificado após a constatação de competição antigênica quando vacinas bivalentes foram administradas concomitantemente, mas não quando administradas com um intervalo de 3 meses ou mais entre as aplicações.[29] A podridão de casco virulenta foi erradicada de 5 dos 12 rebanhos comerciais que tinham até três sorogrupos no início do estudo.[5,29] Onde um ou dois sorogrupos estavam presentes, houve uma redução rápida na prevalência. No entanto, quando múltiplos sorogrupos estavam presentes, rodadas adicionais de vacinação com diferentes vacinas bivalentes foram administradas a intervalos de 1 ano.[29] Isso controlou, mas não eliminou todas as cepas de microrganismos causadores de podridão de casco virulenta nos rebanhos remanescentes do estudo, e assim propôs-se encurtar o intervalo de vacinação como meio de acelerar esse programa.[5,29,30]

Resumo dos procedimentos de controle em rebanhos infectados

O objetivo dos programas de controle em um rebanho infectado com podridão de casco é manter a mínima prevalência possível da doença, reduzir a incidência de novas infecções e prevenir o desenvolvimento de lesões avançadas. Isso é conseguido com o melhor custo-benefício por meio de estratégias baseadas no controle de todo o rebanho, com necessidade mínima de manuseio de animais individuais. Essa abordagem menos intensiva do trabalho é mais provável de ser adotada pelos proprietários de ovinos e inclui uso de pedilúvio na rotina, com ou sem vacinação, durante os períodos de transmissão. Os ovinos com podridão de casco virulenta também podem ser tratados com antibióticos administrados por via parenteral ou serem abatidos, dependendo do número relativo de animais afetados. O momento exato desses procedimentos varia de acordo com o país e as condições climáticas predominantes.

Seleção genética

Considerando os efeitos da raça na suscetibilidade, além de uma aparente herdabilidade alta para resistência, a seleção genética para resistência não tem sido usada em programas de controle em fazendas. A resistência pode ser determinada pelo desafio direto de um carneiro candidato, o que é indesejável em rebanhos de carneiros reprodutores, mas a resposta de anticorpos à vacinação não pode ser usada como uma alternativa.

Erradicação

A erradicação da podridão de casco virulenta é um objetivo desejável, mas nem sempre factível. A forma mais simples de erradicação é o abate de todos os animais do rebanho ou apenas dos animais com podridão de casco. Isso supõe que será possível formar um novo grupo de ovinos que tenham um alto grau de segurança de não serem infectados com podridão de casco virulenta, mas isso nem sempre é o que acontece. A erradicação também pode ser alcançada por meio de programas de tratamento e controle, especialmente em regiões com climas em que os períodos de transmissão são mais curtos. Por outro lado, a erradicação é mais difícil quando as chuvas são intensas e os pastos permanecem úmidos durante a maior parte do ano.

A erradicação em uma área de podridão de casco virulenta é uma tarefa mais difícil, mas tem sido satisfatória em várias regiões da Austrália e da Noruega.[31,32] No estado australiano de New South Wales, a escolha da estratégia de erradicação foi influenciada pelo tamanho do rebanho, sendo o abate o mais preferido para rebanhos menores (aqueles com menos de 500 ovinos). O tempo gasto em quarentena diminuiu consideravelmente com a contratação de profissionais especializados para inspecionar e tratar ovinos, porém foi mais longo quando o pedilúvio foi escolhido como principal opção de erradicação.[31] Na Noruega, erradicou-se a podridão de casco virulenta de cerca de 70% dos rebanhos em que esse procedimento foi tentado.[32]

Atualmente, a erradicação da podridão de casco benigna não se justifica do ponto de vista econômico, nem é possível com o conhecimento existente, porque as cepas da doença podem ser transportadas na pele interdigital de ovinos assintomáticos.

Os princípios para a erradicação bem-sucedida de um rebanho foram descritos da seguinte maneira:[5]

1. Diagnóstico correto da forma de podridão de casco presente no rebanho.
2. Conhecimento das tendências sazonais e dos padrões de transmissão naquele ambiente.
3. Capacidade do tratador (ou contratado) para reconhecer a podridão de casco em suas diferentes formas.
4. Aceitação de que a erradicação é um investimento caro e demorado.
5. Compreensão de que em rebanhos com alta prevalência inicial pode-se demorar 2 anos ou mais para erradicar a doença.
6. Aceitação de que a erradicação deve ser tentada apenas se o rebanho puder se proteger da reinfecção, seja de rebanhos vizinhos ou de ovinos recém-introduzidos no rebanho.

Além disso, os programas de erradicação baseiam-se nos seguintes fatos:

1. *D. nodosus* persiste no rebanho, nas patas infectadas.

2. A infecção de pata pode ser detectada e o ovino infectado, curado ou abatido.
3. O microrganismo não persiste no pasto por longos períodos e não é transmitido em períodos secos.

Piquetes mantidos livres de ovinos por 14 dias podem ser considerados livres de infecção. Se todos os animais infectados forem abatidos ou curados e a infecção removida do pasto, a erradicação é alcançada. A erradicação da doença deve ser realizada durante uma estação seca de verão, mas medidas ativas devem ser tomadas para reduzir a incidência de infecção e a disseminação durante o período de transmissão na primavera precedente. Uso regular de pedilúvio, a intervalos de 1 a 4 semanas, aliado a uma possível vacinação geralmente são partes dessa estratégia.

Na fase de erradicação durante o período de não transmissão, todas as patas de ovinos são examinadas e os ovinos afetados ou suspeitos são segregados. Quando os exames são realizados durante o clima seco, é provável que as patas estejam duras e a doença, em estágio quiescente. Em tais circunstâncias, lesões menores podem não ser vistas, necessitando de casqueamento e exame "diagnóstico" cuidadoso de todas as patas. Ovinos limpos são passados através de um pedilúvio (com solução de sulfato de zinco a 10% ou formalina a 5%) e colocados em pastagens novas, enquanto os ovinos afetados são isolados e tratados com antibióticos e/ou passagem em pedilúvio. Os ovinos que não respondem podem ser tratados intensivamente, por exemplo, com tratamento antimicrobiano adicional ou duas passagens em pedilúvio, durante 1 h, em solução de sulfato de zinco 10%; contudo, de preferência devem ser abatidos. Os animais aparentemente limpos devem ser reinspecionados pelo menos mais duas vezes, durante o período de não transmissão, para garantir que de fato não estão infectados. Os programas de erradicação muitas vezes falham porque é investido muito esforço na tentativa de curar os ovinos infectados, em vez de reinspecionar os ovinos limpos.

Em áreas onde os rebanhos são pequenos e há campos insuficientes para realizar esse programa completamente, constatou-se que é suficiente tratar todos os ovinos semanalmente e retorná-los ao rebanho, o qual somente volta para a pastagem infectante em condições de clima seco.

O abate é uma estratégia importante na erradicação da podridão de casco, e, se o número de ovinos infectados for pequeno, o abate imediato pode ser a estratégia mais econômica. O uso de vacinas mono- e bivalentes autógenas pode erradicar com sucesso a podridão de casco virulenta, com uma redução dramática nos casos dentro de 3 a 6 meses após a vacinação.[27-30] O abate de casos persistentes que não respondem à vacina é uma parte importante dessa estratégia.

Ovinos recém-introduzidos no rebanho

A maioria das quebras na erradicação ocorre por causa do exame e do tratamento ineficientes, ou pela introdução de ovinos afetados sem antes verificar se estão livres da doença. Os ovinos introduzidos devem ser considerados um grupo à parte do rebanho principal, até que se prove a ausência da podridão de casco nos animais após um período de transmissão. Um isolamento semelhante de ovinos introduzidos também deve ser praticado em grupos livres da doença. Esta é também uma importante prática de manejo em rebanhos onde há doenças, para minimizar o risco de introdução de diferentes cepas do microrganismo.

LEITURA COMPLEMENTAR

Abbot KA, Lewis J. Current approaches to the management of ovine footrot. Vet J. 2005;169:28-41.
Allworth B. Challenges in ovine footrot control. Small Rum Res. 2014;118:110.
Bennett GN, Hickford JG. Ovine footrot: new approaches to an old disease. Vet Microbiol. 2011;148:1-7.
Radostits O, et al. Infectious footrot in sheep. In: Veterinary Medicine: A Textbook of the Diseases of Cattle, Horses, Sheep, Goats and Pigs. 10th ed. London: W.B. Saunders; 2007:1070-1077.

REFERÊNCIAS BIBLIOGRÁFICAS

1. Cederlöf SE, et al. Acta Vet Scand. 2013;55:4.
2. Gilhuus M, et al. Vet Microbiol. 2013;163:142.
3. Raadsma HW, Egerton JR. Livestock Prod Sci. 2013; 156:106.
4. Muzafar M, et al. Vet Microbiol. 2015;179:53.
5. Raadsma HW, Dhungyel OP. Livestock Prod Sci. 2013;156:115.
6. Nieuwhof GJ, et al. Animal. 2008;2:1427.
7. Kaler J, Green LE. Prev Vet Med. 2009;92:52.
8. Grøneng GM, et al. Prev Vet Med. 2014;113:241.
9. Myers GS, et al. Nat Biotechnol. 2007;25:569.
10. Kennan RM, et al. PLoS Pathog. 2010;6:e1001210.
11. Wong W, et al. J Biol Chem. 2011;286:42180.
12. Straube A, et al. Vet Microbiol. 2014;168:177.
13. Lane J, et al. MLA Report BAHE.0010, March 2015.
14. Nieuwhof GJ, Bishop SC. Anim Sci. 2005;81:57.
15. Conington J, et al. Vet Res Commun. 2008;32:583.
16. Foddai A, et al. BMC Vet Res. 2012;8:65.
17. Duncan JS, et al. Vet Rec. 2011;169:606.
18. Duncan JS, et al. Vet J. 2014;201:295.
19. Sayers G, et al. J Clin Microbiol. 2009;47:1199.
20. Dhungyel O, et al. Vet Microbiol. 2013;162:756.
21. Frosth S, et al. Acta Vet Scand. 2012;54:6.
22. Cheetham BF, et al. Vet Microbiol. 2006;116:166.
23. Wassink GJ, et al. Prev Vet Med. 2010;96:93.
24. Kaler J, et al. J Vet Intern Med. 2010;24:420.
25. Strobel H, et al. Vet Rec. 2014;174:46.
26. Lorenzo M, et al. Vet Microbiol. 2012;157:112.
27. Gurung RB, et al. Vet J. 2006;172:356.
28. Dhungyel OP, et al. Vet Microbiol. 2008;132:364.
29. Dhungyel OP, et al. Vacc. 2013;31:1701.
30. Dhungyel OP, Whittington RJ. Vacc. 2010;28:470.
31. Mills K, et al. Aust Vet J. 2012;90:14.
32. Vatn S, et al. Small Rumin Res. 2012;106:11.

Abscesso podal em ovinos

O abscesso podal consiste em duas doenças: abscesso do talão e abscesso do dígito.

Abscesso do talão/necrose bulbar infecciosa

O abscesso do talão é consequência de lesões na pele interdigital. Esta pode ser um dano físico causado por pedras ou aparas afiadas, ou por fricção ocasionada pelo crescimento exagerado do casco, mas resulta mais comumente da extensão da dermatite interdigital ovina nos tecidos moles do talão causada por *Fusiformis necrophorum* e *Arcanobacterium* (*Actinomyces, Corynebacterium*) *pyogenes*. Na dermatite interdigital, os microrganismos podem penetrar profundamente na pele interdigital. A cápsula articular da articulação interfalangeana distal é extremamente vulnerável à invasão da região interdigital axial, e isso leva à formação de abscesso.

A maioria dos rebanhos apresenta abscesso do talão, mas a incidência anual é geralmente menor que 1%. O abscesso do talão ocorre principalmente durante as estações muito úmidas, como acontece com a podridão de casco, mas o primeiro é limitado em grande parte aos ovinos adultos, especialmente ovelhas prenhes e carneiros. A dermatite interdigital e o abscesso do talão estão frequentemente presentes no rebanho ao mesmo tempo. Um aumento da prevalência em um rebanho de carneiros jovens pode ser uma consequência de superpopulação e aumento da quantidade de lama nas pastagens devido a essa alta concentração de animais. Normalmente, apenas uma unha ou uma pata está envolvida, embora em surtos graves as quatro patas possam ser afetadas. Mais comumente, a unha medial da pata do membro pélvico é acometida.

Nos estágios iniciais, o dígito acometido é quente e dolorido. Nota-se claudicação aguda – o ovino acometido não apoia a pata enquanto caminha. Há inchaço e inflamação da pele interdigital e dor à palpação em todo o talão. A pressão nessa área pode resultar na saída de pus em fístulas do espaço interdigital. Quando as articulações falangeanas estão envolvidas, há inchaço grave na parte posterior da unha, e a infecção pode estender-se e romper em um ou mais pontos acima da coroa do casco, com profusa secreção purulenta.

Tratamento de abscesso do talão

O tratamento de abscesso do talão é feito por meio de drenagem cirúrgica, tratamento parenteral com sulfonamidas ou com uma combinação de penicilina e estreptomicina, bem como aplicação de uma bandagem local. A terapia deve ser continuada por vários dias. A recuperação não é rápida. Devido ao envolvimento frequente das articulações interfalangeanas distais com abscesso de talão, é improvável que o tratamento com antibióticos, sem intervenção cirúrgica, seja efetivo; no entanto, alguns casos cicatrizam espontaneamente após 6 a 8 semanas.

Abscesso de dígito

O abscesso de dígito é uma supuração lamelar acompanhado de descolamento ("*underrunning*") purulento do estojo córneo do dígito. Ele resulta de danos na sola, na linha branca ou na parede da pata, sendo uma sequela comum de supercrescimento podal. Mais comumente, envolve um dígito da pata do *membro torácico*. O dígito acometido é quente e dolorido quando se faz pressão na sola e no dígito. Notam-se claudicação grave, inchaço da coroa do casco com dor e calor aparente, e geralmente ruptura e secreção purulenta na coroa entre os dedos. A penetração em estruturas mais profundas também pode ocorrer.

Tratamento de abscesso do dígito

O único tratamento de abscesso do dígito é pela drenagem cirúrgica, e a resposta é rápida. O granuloma do dígito pode ser uma sequela, porém mais comumente esse granuloma é uma resposta ao desbaste excessivo do casco.

LEITURA COMPLEMENTAR

Radostits O, et al. Foot abscess in sheep. In: Veterinary Medicine: A Textbook of the Diseases of Cattle, Horses, Sheep, Goats and Pigs. 10th ed. London: W.B. Saunders; 2007:1077-1079.

Artrite em cordeiros

No Reino Unido, *Streptococcus dysgalactiae* é uma importante causa de surtos de artrite em cordeiros, especialmente durante as primeiras 3 semanas de vida. Ocorre mais comumente em cordeiros que nascem em ambientes internos. Os cordeiros afetados apresentam claudicação em um ou mais membros e frequentemente são encontrados em decúbito. Nota-se inchaço articular mínimo na fase inicial da doença e, por essa razão, os diagnósticos diferenciais incluem miopatia nutricional, ataxia enzoótica e abscesso espinal. A infecção está presente em qualquer articulação, mas é mais comum nas articulações társicas e atlanto-occipital. Alguns animais morrem em consequência de doença sistêmica e miocardite. Os sobreviventes podem manifestar claudicação crônica.

Poliartrite causada por *Chlamydia* sp.

Clamídias patogênicas, inclusive *Chlamydia* (anteriormente denominada *Chlamydophila*) *pecorum*, podem ser isoladas de articulações e olhos de cordeiros com poliartrite.[1,2] A infecção intestinal por *C. pecorum* também é comum em cordeiros com 3 a 9 meses de idade, criados em pasto, mas não está associada à doença clínica.

A poliartrite causada por clamídia é uma doença comum em ovinos em confinamento nos EUA, mas a taxa de mortalidade é baixa. A cepa associada à artrite não é comum no Reino Unido, e a poliartrite nesse país tem sido associada a uma cepa de clamídia distinta de *C. pecorum*. Surtos de poliartrite causada por *C. pecorum* também foram relatados com maior frequência em cordeiros de 3 a 6 meses de idade na Austrália.[2] Em ovinos criados em pastagens, a morbidade pode chegar a 80%, mas a taxa de mortalidade geralmente é inferior a 1%. O teste PCR demonstrou que infecções mistas de *Chlamydophila* spp. estão frequentemente presentes na conjuntiva de ovinos, mas não há uma associação consistente com o início da doença.[2]

Em bezerros, a doença é incomum, mas frequentemente fatal, e a resposta ao tratamento é ruim; os bezerros afetados frequentemente são descartados. A doença experimental em bezerros começa como clamidiose, seguida de infecção nas articulações.

Os sinais clínicos em bezerros e cordeiros incluem inchaço evidente na maioria das articulações dos membros, mas especialmente nas articulações maiores, claudicação, rigidez, indisposição para se mover, decúbito, depressão, conjuntivite e febre de 39 a 42°C. O umbigo não é acometido, mas pode haver sintomas causados pela instalação da infecção em outros órgãos (p. ex., pneumonia, encefalomielite e abscesso renal). Clinicamente, a doença é indistinguível da poliartrite causada por outras infecções, tais como *Mycoplasma* spp. e *Haemophilus* spp.

A resposta ao tratamento com oxitetraciclina é variável e os efeitos residuais da infecção, tais como crescimento deficiente e baixa condição corporal, ocorrem comumente.

LEITURA COMPLEMENTAR

Jelocnik M, Frentiu FD, et al. Multilocus sequence analysis provides insights into molecular epidemiology of Chlamydia pecorum infections in Australian sheep, cattle and koalas. J Vet Micro. 2010;140:405-417.
Nietfeld JC. Chlamydial infections in small ruminants. Vet Clin N Am Food A. 2001;17:301.

REFERÊNCIAS BIBLIOGRÁFICAS

1. Jelocnik M, et al. J Vet Microbiol. 2010;140:405.
2. Polkinghorne A, et al. Vet Microbiol. 2009;135:142.

Abscesso peitoral e da linha média ventral crônico em cavalos ("febre do pombo")

C. pseudotuberculosis biovar equi tem sido associado a uma prevalência regional elevada de abscesso crônico em equinos na Califórnia, Texas e Colorado e pode causar doença em cavalos em outros estados.[1] Seis fenótipos são reconhecidos em cultura, mas não há associação entre o fenótipo e a forma clínica da doença.[2]

A incidência da doença é de 9,2 casos para cada 10 mil cavalos e parece estar aumentando, possivelmente devido às mudanças climáticas.[1,3] A doença é mais prevalente no Texas (35 casos para cada 10 mil cavalos), Colorado (18 casos por 10 mil) e Oregon (12 casos por 10 mil), com a Califórnia relatando seis casos para cada 10 mil cavalos.[1] No Texas, a prevalência da doença aumentou de 0,9 em 2005 para 10 casos a cada 100 mil cavalos em risco em 2011.[4] Não há predisposição racial ou sexual aparente e os casos ocorrem em cavalos de todas as idades, mas a maioria é de equinos adultos e há poucos casos em equinos com menos de 1 ano de idade.[1] Geralmente, apenas um único cavalo em uma fazenda é acometido. Uma pequena proporção de fazendas tem infecção endêmica, com prevalência de doença de 5 a 10%, e infecções recorrentes a cada ano. Em alguns anos, a disseminação para cavalos ainda não expostos ao microrganismo resulta em doença epidêmica.

Os casos podem ocorrer em todos os meses do ano, mas são mais comuns em meses secos no outono, com um pico de prevalência em novembro, dezembro e janeiro (NT: nos EUA); abscessos internos são mais comuns no final do outono e janeiro, com um pico menor em junho e julho, enquanto a linfangite ulcerativa é mais comum em março, abril e maio.[1,4] Há uma variação na prevalência de ano para ano[1,4] e, tanto no Texas quanto na Califórnia, anos com alta prevalência da doença foram precedidos por estações com chuvas acima do normal e condições que promovem altas populações de insetos. Insetos como a mosca-do-chifre (*Haematobia irritans*), que causa dermatite na linha média ventral durante sua alimentação, podem predispor à infecção, além disso o microrganismo foi detectado no teste PCR em populações de *H. irritans*, *Stomoxys calcitrans* e *Musca domestica*. A alimentação de moscas domésticas infectadas (*Musca domestica*) em feridas induzidas experimentalmente na região peitoral causou a doença em pôneis, demonstrando que as moscas domésticas são vetores mecânicos da infecção e podem disseminar a doença em equídeos.[5] As moscas não atuam como hospedeiro do microrganismo, sendo somente vetores mecânicos, e a fonte de infecção parece ser o solo. *C. pseudotuberculosis* persiste e multiplica-se em vários tipos de solo e em diversas condições ambientais.[6] A presença de fezes no solo intensifica a multiplicação do microrganismo.[6]

Os padrões de agrupamento espacial e temporal indicam que a doença é transmitida direta ou indiretamente de cavalo a cavalo, com um período de incubação de 3 a 4 semanas. A doença ocorre em uma região onde a linfadenite caseosa também é comum em ovinos, embora a enfermidade em ovinos seja geralmente causada por *C. pseudotuberculosis biovar ovis*. A higienização do estábulo, o controle de insetos e o isolamento de cavalos infectados podem ajudar no controle da doença.

A doença causada por *C. pseudotuberculosis* ocorre em alces criados em cativeiro, embora o biovar envolvido não seja conhecido.[7]

Abscessos externos

A forma mais comum da doença é um abscesso externo (97% dos casos relatados), enquanto o abscesso interno (2%) e a linfangite ulcerativa (1%) são manifestações muito menos comuns da infecção.[1] No entanto, a manifestação clínica mais comum da infecção varia geograficamente; na Califórnia, há relato de que 49% dos casos são abscessos internos; a linfangite ulcerativa é a manifestação mais comum no Texas (96%).[1] Os abscessos ocorrem em várias regiões do corpo, mas na maioria dos casos situam-se nas regiões peitoral, axilar e inguinal, ou na linha média ventral.[8] Os cavalos afetados geralmente apresentam claudicação marcante. Os abscessos podem atingir diâmetro de 10 a 20 cm, com uma área circundante edematosa, antes de se romperem 1 a 4 semanas depois. Os sinais clínicos incluem tumefação local, claudicação, dor à palpação, edema ventral, relutância em se mover, dermatite na linha média, febre e depressão no estágio inicial e, por fim, ruptura dos abscessos.

O tratamento de abscessos externos consiste na aplicação de compressas quentes para estimular seu rompimento e na drenagem e lavagem cirúrgica da lesão. A ultrassonografia pode auxiliar na detecção de abscessos mais profundos. Os anti-inflamatórios não esteroides (AINE) podem ser usados para controlar o inchaço e a dor. As taxas de recuperação são excelentes e não melhoram com terapia antimicrobiana.

Abscessos internos

Os abscessos internos formam-se em vários locais, mas predominantemente no fígado, e podem ser notados em cavalos sem abscesso externo. Deve-se suspeitar desse diagnóstico em equinos, na região e na estação do ano, com histórico clínico de abscesso externo, febre, anemia e cólica, e evidência laboratorial de leucocitose com neutrofilia, anemia, hiperglobulinemia, hiperfibrinogenemia e elevada atividade de enzimas hepáticas.[8] A abdominocentese, na maioria dos casos, mostra alta concentração de proteínas e contagem elevada de células nucleadas, além de permitir o isolamento do microrganismo.

O tratamento consiste em terapia antimicrobiana, mas a taxa de mortalidade é alta quando o abscesso não pode ser drenado. *C. pseudotuberculosis* é sensível às concentrações dos antibióticos mais comuns obtidas *in vivo*, com concentração inibitória mínima 90 (CIM90) para cloranfenicol $\leq$ 4 µg/mℓ, enrofloxacino $\leq$ 0,25 µg/mℓ, gentamicina $\leq$ 1 µg/mℓ, penicilina 0,25 µg/mℓ, tetraciclina $\leq$ 2µg/mℓ, sulfametoxazol-trimetoprima (TSM) $\leq$ 0,5 µg/mℓ, ceftiofur 2 µg/mℓ e doxiciclina $\leq$ 2 µg/mℓ.[9]

Avaliou-se o valor do *teste sorológico de inibição da hemólise sinérgica* no diagnóstico. O teste foi útil para detectar infecção interna em cavalos que não tinham abscesso externo [razão de probabilidade de 2,98 [intervalo de confiança (IC) de 95%: 2,2 a 4,1] com título $\geq$ 512], mas não foi útil em equinos com abscesso externo.[10]

Uma vacina autógena tem proporcionado proteção contra um desafio experimental, mas em testes de campo não se constatou diferença nas incidências da infecção entre cavalos vacinados e aqueles do grupo-controle.

Otite média interna, meningite e orquite unilateral são formas documentadas da doença.[11,12] *C. pseudotuberculosis* também é relatado como causa de pericardite e pleurite em um equino e associada à dermatite facial supurativa após traumatismo.

REFERÊNCIAS BIBLIOGRÁFICAS

1. Kilcoyne I, et al. JAVMA. 2014;245:309.
2. Britz E, et al. Vet J. 2014;200:282.
3. Spier SJ. Equine Vet Educ. 2008;20:37.
4. Szonyi B, et al. J Equine Vet Sci. 2014;34:281.
5. Barba M, et al. J Vet Int Med. 2015;29:636.
6. Spier SJ, et al. Vet Rec. 2012;170.
7. Kelly EJ, et al. J Wildlife Dis. 2012;48:803.
8. Nogradi N, et al. JAVMA. 2012;241:771.
9. Rhodes DM, et al. J Vet Int Med. 2015;29:327.
10. Jeske JM, et al. JAVMA. 2013;242:86.
11. Gonzalez M, et al. Equine Vet Educ. 2008;20:30.
12. Rand CL, et al. Equine Vet Educ. 2012;24:271.

Poliartrite infecciosa (doença de Glässer, polisserosite e artrite suína)

Sinopse

- Etiologia: *Haemophilus parasuis* (HPS); raramente um patógeno primário de doença respiratória
- Epidemiologia: comum em suínos após o desmame, até os 4 meses de idade. Surtos esporádicos. Condições de estresse ambiental são fatores de risco. Pode causar perdas significativas
- Achados clínicos: início súbito de anorexia, dispneia, claudicação, tumefação em articulações, febre, sinais nervosos e morte. Três tipos: hiperaguda (morte), aguda e endêmica.
A doença de Glässer ainda não foi observada em javali
- Patologia clínica: cultura do microrganismo em amostras de membranas serosas
- Lesões: peritonite, pleurite, sinovite, meningite
- Confirmação do diagnóstico: detecção do microrganismo em cultura microbiológica e emprego de uma variedade de novas técnicas
- Diagnóstico diferencial: erisipela, artrite causada por micoplasma e estreptococos, outros tipos de serosite; também, infecção por *Actinobacillus pleuropneumoniae*, deficiência de vitamina E, *Escherichia coli* e *Actinobacillus suis*
- Tratamento: antimicrobianos
- Controle: minimizar os fatores estressantes por ocasião do desmame e nas creches. Vacinas comerciais limitadas.

A doença de Glässer é uma enfermidade contagiosa de suínos jovens, caracterizada por artrite, pericardite, pleurisia, peritonite e meningite. Em um estudo no Reino Unido, verificou-se que é comum em pocilgas com histórico de doença respiratória crônica.

Etiologia

Inicialmente, acreditava-se que o agente etiológico era *Haemophilus influenzae suis*, mas agora sabe-se que é *Haemophilus parasuis* (HPS). Embora hoje seja reconhecido como uma espécie, é extremamente pleomórfico. Trata-se de uma bactéria Gram-negativa que requer o fator V para seu crescimento. Uma classificação modificada de 15 sorotipos principais foi alcançada, embora muitos ainda não sejam passíveis de tipificação. A sorotipagem atual é baseada em reações entre antissoros e antígenos de superfície, o que leva a uma classificação baseada em 15 sorotipos. Na sorotipagem utilizou-se originalmente um teste de imunodifusão em gel (IDG), mas este foi substituído pela hemaglutinação indireta (HAI), que aumentou a proporção de cepas passíveis de tipagem de 60 para 80%. O estudo desses polissacarídeos está em andamento.[1-3]

A maioria dos estudos mostrou que os sorotipos 4 e 5 são as cepas mais envolvidas na doença de Glässer. Em muitos casos, o sorotipo não é um indicador de virulência, porque cepas diferentes dentro de um sorotipo podem ter virulência diferente. *Haemophilus parasuis*, como verificado com outros *Haemophilus* spp., tem afinidade pela mucosa orofaríngea e do trato respiratório superior. *H. parasuis* pode ser isolado da cavidade nasal, das tonsilas e da traqueia. Várias linhagens podem ser encontradas na mesma nasal, e pode haver vários tipos no mesmo grupo de animais.[4] Os isolados de *H. parasuis* são geneticamente heterogêneos dentro do mesmo sorovar e entre sorovares. O conteúdo genético e a diversidade dos *loci* que codificam a biossíntese dos polissacarídeos capsulares dos 15 sorovares foram recentemente descritos.[5]

Epidemiologia

A colonização do trato respiratório é rápida, com 50% das cavidades nasais de suínos colonizadas em 7 dias e 100% em 60 dias[4]; há uma rotação na ocorrência das cepas.

A maioria dos países tem diferentes distribuições de sorotipos. No Reino Unido, o sorotipo 5 é o mais comum, seguido pelos sorotipos 4 e 7 em iguais ocorrências, e os demais praticamente são passíveis de tipagem. Na Dinamarca, o sorotipo 5 é o mais comum, seguido dos sorotipos 13 e 4 e, em seguida, daqueles não passíveis de tipagem.

O microrganismo pode ser comensal verdadeiro no trato respiratório superior. É responsável por polisserosite grave em suínos jovens e às vezes pode causar artrite em suínos mais velhos e em porcas, individualmente. O microrganismo, assim como outros de nomes semelhantes, *Actinobacillus suis* e *Streptococcus suis*, tem sido chamado de "*suis*-cida"; esses microrganismos são responsáveis por perdas econômicas consideráveis em pocilgas de alto padrão sanitário e naquelas em que se pratica desmame muito precoce. *H. parasuis* também é comumente isolado de pulmões com lesões de pneumonia enzoótica.

Os suínos infectados por isolados virulentos de *H. parasuis* podem permanecer saudáveis e atuar como reservatórios para transmissão aos suínos que não tiveram contato prévio com o microrganismo: a proteção heteróloga é possível.[6]

Embora a doença seja cosmopolita, os relatos costumam ser raros e ocorrem principalmente na Europa. No entanto, a bactéria *Haemophilus parasuis* tornou-se uma das infecções secundárias mais comuns desde o início da produção em locais diferentes e da ocorrência de síndrome reprodutiva e respiratória dos suínos, formas virulentas da *influenza* suína e doenças associadas ao circovírus suíno tipo 2 (PCV-2). É um importante fator contribuinte na ocorrência do complexo de doenças respiratórias dos suínos (PRDC). Quando o microrganismo surge pela primeira vez em rebanhos cujos suínos não tiveram contato prévio com a bactéria ou são animais livres de patógenos específicos (LPE), pode ser uma causa comum de morte súbita; a prevalência da doença pode ser alta e, nessas situações, também afeta animais mais jovens. Quando a doença se torna endêmica, pode afetar animais mais velhos, com menor ocorrência de morte súbita, mas a polisserosite é mais crônica. A doença também foi observada na Austrália, nos EUA, no Canadá e no Reino Unido. A doença foi responsável por menos de 1% da mortalidade total de suínos enviados para exame em laboratórios de diagnóstico veterinário, durante um período de 11 anos, em Ontário. No entanto, a doença foi a segunda causa mais comum de morte de javalis de uma estação experimental. Em uma pesquisa com 19 excelentes rebanhos de suínos livres de patógenos específicos, havia 16 positivos, enquanto o número médio de suínos com cultura positiva por rebanho foi de 6/10, nos rebanhos positivos.

É provável que o microrganismo se dissemine por meio de aerossol, enquanto a disseminação pelo contato nariz com nariz é certa. A doença ocorre como surtos esporádicos – geralmente em suínos por ocasião do desmame, aos 4 meses de idade, e que foram recentemente submetidos ao clima frio, transportados, desmamados ou transferidos para diferentes alojamentos. O início da doença é repentino, com vários suínos do grupo afetados dentro de 2 a 7 dias após o início da condição estressante. Ocasionalmente, causa artrite em animais mais velhos, ou até mesmo em grupos de porcas. A taxa de mortalidade é alta em suínos não tratados. A miosite aguda em porcas livres de patógenos específicos tem sido associada à infecção por *Haemophilus parasuis*.

Pouco se conhece sobre o meio de transmissão da doença. Os microrganismos causadores são patógenos facultativos e podem ser isolados com frequência dos pulmões de suínos doentes por outras causas, mesmo que geralmente estejam ausentes em pulmões normais. É provável que haja um estado de portador respiratório e que a invasão bacteriana, com sepse e polisserosite subsequentes, seja iniciada por situações de estresse em suínos jovens que perderam a imunidade passiva obtida da mãe, mas que ainda não desenvolveram imunidade ativa. Os leitões provavelmente adquirem a infecção logo após o nascimento, mas os anticorpos maternos conferem proteção contra a doença clínica até a idade de 2 a 4 semanas. É provável que os animais desmamados precocemente adquiram essa infecção; portanto, considera-se que a maioria dos suínos adquire a infecção logo após o nascimento. *H. parasuis* foi detectado na tonsila por meio de imuno-histoquímica e microscopia eletrônica.

Existem vários sorovares patogênicos de *H. parasuis*. Os sorotipos 3, 6, 7, 8, 9 e 11 são considerados avirulentos, o sorotipo 15 é o mais patogênico e os sorotipos 1, 4, 5, 10, 12, 13 e 14 são virulentos. No entanto, esse padrão não pode ser considerado permanente, porque os genes podem ser compartilhados e, em qualquer caso, até 50% dos isolamentos não são considerados passíveis de tipagem. Nos EUA e no Canadá, um total de 15,2% foram classificados como não tipáveis; essa taxa foi de 26,2% na Alemanha, chegou a 29,3% na Espanha e foi de 41,9% na Austrália. Muitas cepas podem ser isoladas em um rebanho particular de suínos, mas somente uma ou duas cepas predominam na maioria dos casos. Em muitos rebanhos, o número de sorotipos não tipáveis supera o de tipáveis. De sete cepas de referência examinadas, apenas as sorotipos 1 e 5 eram patogênicos, e as sete cepas tinham determinantes antigênicos comuns. Em rebanhos livres de patógenos específicos, muitos têm cepas comuns, mas nenhuma cepa é comum a rebanhos convencionais e rebanhos livres de patógenos específicos, o que reflete pouca ou nenhuma transferência de suínos entre esses tipos de rebanho. Os suínos livres de patógenos específicos costumam ser livres desse microrganismo e mostram-se altamente suscetíveis à infecção, mesmo com vários meses de idade, ao serem misturados com suínos criados do modo convencional que podem estar infectados. Surtos com disseminação rápida e alta taxa de mortalidade foram relatados em suínos livres de patógenos específicos. Tem-se sugerido que as bactérias causadoras são comuns na maioria dos rebanhos e que a doença surge somente quando os suínos de rebanhos não infectados são introduzidos em um ambiente contaminado, especialmente se forem expostos a estresse ambiental durante o transporte. Quando a infecção é introduzida em um rebanho não infectado anteriormente, a enfermidade pode atuar como uma doença contagiosa até o rebanho desenvolver imunidade ou a infecção ser eliminada. Recentemente, sugeriu-se que as cepas da cavidade nasal podem ser não patogênicas e formar uma população completamente diferente de cepas patogênicas. Sorotipos de culturas nasais e traqueais mostraram-se semelhantes, em um estudo. Constatou-se uma taxa mais baixa de colonização nas leitegadas de porcas jovens. A diversidade genética das cepas é pouco conhecida. Vários sorotipos podem ser isolados do mesmo rebanho ou do mesmo suíno. Demonstrou-se que a alta patogenicidade do vírus da síndrome reprodutiva e respiratória de suínos (PRRSV) acelera a colonização e a carga de *H. parasuis* em suínos de rebanhos convencionais.[7]

O microrganismo provavelmente não sobrevive fora do hospedeiro e, portanto, a transmissão é direta, com a maior parte ocorrendo durante o nascimento.

Patogênese

Um dos fatores-chave pode ser o fato de o anticorpo materno ter meia-vida curta e poder estar ausente em 2 a 4 semanas de idade, embora persista até 6 a 8 semanas se o título de anticorpos da porca for alto. Os animais que apresentam a doença clínica resultante são aqueles que se infectam depois que a proteção materna diminui. O sorovar 5 é altamente virulento quando inoculado em leitões livres de patógenos específicos com 6 a 8 semanas de idade. *Bordetella bronchiseptica* exacerba a colonização por *H. parasuis* na cavidade nasal. No entanto, também é dito que a infecção anterior pelo vírus da síndrome reprodutiva e respiratória de suínos (PRRSV) não tem efeito sobre a ocorrência. A gravidade da doença aumenta com o aumento do inóculo dos microrganismos.

Os isolados não patogênicos provavelmente colonizam apenas o trato respiratório superior. Os patógenos colonizam o trato respiratório superior e então alcançam o trato respiratório inferior, evitando a fagocitose[8,9] e usando fatores de adesão.[10] Os patógenos deixam o trato respiratório[11], entram na corrente sanguínea e ligam-se às células endoteliais[11,12]; sobrevivem porque a cápsula impede a morte do microrganismo.[4] A entrada na corrente sanguínea é mais provável quando o animal está estressado ou provavelmente sua imunidade é baixa. O microrganismo então causa danos nas superfícies serosas por ação de hemolisinas, proteases e neuraminidases. O desfecho é determinado pela imunidade inata e adaptativa (colostro, exposição prévia à bactéria, infecções concomitantes etc.). Foram relatadas respostas imunes celulares sanguíneas, o que sugere maior trânsito de células inflamatórias.[13] Há resposta à restrição de ferro.[14] O patógeno penetra nas células endoteliais, induz apoptose e produz IL-6 e IL-8.[15,16] As cepas virulentas sobrevivem à ação dos fagócitos e do sistema complemento, enquanto as não virulentas são fagocitadas. *H. parasuis* adquire ferro para sua multiplicação, por meio de receptores de superfície.[17]

A relação precisa entre padrões de proteína, sorovares e potencial de virulência ainda precisa ser definida. Os principais fatores de virulência e os antígenos protetores ainda são amplamente desconhecidos. Apenas um pequeno número (104 a 106) de microrganismos é suficiente para produzir doença. A patogênese foi descrita recentemente.[15] Uma nova técnica denominada PCR via transcriptase reversa (RT-PCR) tem sido usada para pesquisar fatores de virulência. *H. parasuis* patogênico pode ter uma proteína de membrana externa, fímbrias e lipopolissacarídeos; ainda não se descreveu uma citotoxina, mas pode ser uma neuraminidase de membrana. A proteína de membrana externa pode ser importante, sendo regulada pelo ferro.[18] Meningite fibrinosa, polisserosite e poliartrite são lesões típicas. A sepse fatal pode ocorrer espontaneamente ou depois da inoculação intraperitoneal de suínos com *H. parasuis*. A inoculação intranasal de *H. parasuis* em leitões que nasceram por meio de cesariana e privados de colostro resulta em rinite supurativa, que pode representar um evento inicial na patogênese da infecção sistêmica em suínos. Depois da infecção por *H. parasuis*, houve um aumento altamente significativo na formação de radicais livres e a proliferação de monócitos foi reduzida. A resposta dos neutrófilos foi inconsistente. Nesse estudo experimental, os marcadores de células CD25+ diminuíram acentuadamente. Infecções experimentais mostraram que nem todos os isolados de campo são patogênicos, e pode ser que a via de infecção e a dose de inóculo sejam mais importantes na determinação da indução de infecções. Em estudo recente, foram analisados conjuntamente eletroforese em gel de poliacramida (PAGE), tipagem de *H. parasuis* e potencial de virulência com base no local avaliado. O grupo I PAGE apresentou 83,4% dos isolados do trato respiratório superior (estes eram principalmente do sorotipo 3 ou não tipável), porém constatou-se que 90,7% dos isolados do grupo II PAGE eram provenientes de sítios sistêmicos (em sua maioria, sorotipos 1, 2, 4, 5, 12 e 14). Outra possibilidade é a existência de tropismo para alguns sítios, porque algumas cepas são encontradas apenas no cérebro e outras no pericárdio. Isso significa que os sítios sistêmicos são os melhores para identificar *H. parasuis* patogênico. A maioria dos pesquisadores considera que o problema é mais evidente quando há infecção viral predisponente, em particular síndrome reprodutiva e respiratória de suínos (PRRS), *influenza* suína ou circovírus suíno tipo 2 (PCV-2). Embora a maioria dos profissionais considere que a prevalência de infecções por *H. parasuis* associadas à síndrome reprodutiva e respiratória de suínos aumentou a ocorrência natural de *H. parasuis*, não há comprovação experimental. A síndrome reprodutiva e respiratória de suínos apenas aumentou consistentemente o isolamento de *H. parasuis* do pulmão.

Por outro lado, tanto a síndrome reprodutiva e respiratória de suínos quanto a infecção por *B. bronchiseptica* exacerbam a colonização do trato respiratório superior por *H. parasuis*. Nesse caso, não há efeito aditivo. Não há dúvida de que a ocorrência da vasculite participa da patogênese.

Achados clínicos

O período de incubação depende da cepa.[11] A doença clínica ocorre devido a um desequilíbrio entre imunidade e colonização de cepas virulentas. Isso pode ser consequência de um declínio precoce da imunidade colostral, colonização tardia ou lenta de *H. parasuis*, mistura de grupos de suínos e compra de reprodutores portadores da infecção.

Em rebanho sem contato prévio com a bactéria e naqueles animais livres de patógenos específicos introduzidos em rebanhos comerciais, a morte súbita pode ser a única característica. Algumas pessoas consideram que pode haver polisserosite, artrite e meningite. Um surto do tipo 10 virulento já foi descrito.[19] Uma grande variedade de sintomas pode ser observada, incluindo febre, depressão e relutância em se mover, progredindo para prostração, convulsões e morte súbita. A depressão é uma característica marcante. A taxa de mortalidade pode ser alta, e muitos suínos que sobrevivem se desenvolvem mal.

O início é repentino, com febre, dispneia com respiração rápida e superficial incomum com ruídos nos campos pulmonares, expressão ansiosa, extensão da cabeça e respiração pela boca. Pode haver secreção nasal serosa e tosse. Depressão e anorexia são observadas. Os animais claudicam muito, permanecem estacionários apoiando-se nos dígitos e movem-se com marcha curta e pata arrastada. Todas as articulações estão inchadas e doloridas à palpação, e a tumefação líquida na bainha do tendão também pode ser clinicamente evidente. Em muitos animais, pode haver apenas uma única articulação acometida, que geralmente é o jarrete. Uma coloração avermelhada a azul da pele parece indicar morte iminente. Na maioria dos casos o animal morre 2 a 5 dias após o início da doença. Os animais que sobrevivem ao estágio agudo da doença podem desenvolver artrite crônica, e há casos de obstrução intestinal causada por aderências peritoneais. A meningite ocorre em alguns suínos, particularmente os que não tiveram contato prévio com o microrganismo ou que apresentam doença de início agudo, que se manifesta como tremores musculares, paralisia e convulsões. Embora a doença de Glässer possa ocorrer em suínos de qualquer idade, os suínos recém-desmamados são afetados de maneira mais frequente e séria. Em casos crônicos, os suínos podem perder parte da orelha como resultado da necrose isquêmica. Pode haver também caquexia em leitões, que enfraquecem e morrem. Em alguns casos nos quais há peritonite grave, pode haver tumefação do escroto, à medida que o líquido drena em sentido descendente pela túnica vaginal.

Relatou-se outro tipo de síndrome de necrose do músculo masseter, em que as porcas apresentavam cabeças cianóticas inchadas, com isolamento de *H. parasuis* nos músculos afetados. A ocorrência de rinite purulenta também foi descrita.

Patologia clínica

Em essência, a doença manifesta-se como polisserosite e artrite; consequentemente, o microrganismo é isolado no líquido articular e no exsudato pleural. O material aspirado das articulações pode ser seroso, fibrinoso ou purulento. Pode haver apenas alguns filamentos de fibrina que se organizaram no exsudato fibrinoso inicial. A doença pode ser diagnosticada por meio de sorologia, com base na presença de precipitinas no soro de suínos recuperados; anticorpos fixadores de complemento podem ser detectados após a infecção. Todavia, esses métodos não são confiáveis. Em um experimento no qual 183 suínos livres de patógenos específicos foram infectados, a concentração de hemoglobina e o valor do hematócrito diminuíram. Constatou-se leucopenia em 1 a 2 dias após a infecção, com ocorrência de leucocitose mais tardia. Quaisquer alterações no líquido cefalorraquidiano não foram relacionadas aos sinais clínicos. Um dos achados comuns nas infecções por *H. parasuis* é a deficiência de vitamina E, e é mais provável que isso seja resultado dos danos causados por radicais de oxigênio tóxicos.

Achados de necropsia

A doença de Glässer geralmente está associada a três lesões principais: polisserosite fibrinosa com artrite, sinais de sepse e toxemia.

Em alguns casos, não há lesões macroscópicas, e tudo o que se observa é uma pequena quantidade de líquido peritoneal ou um filamento muito delgado de fibrina.

Em geral, uma pleurite serofibrinosa ou fibrinosa, pericardite e peritonite estão presentes, mas o exsudato é escasso em alguns casos. Uma pneumonia também pode ser evidente. Há inflamação e edema dos tecidos periarticulares; as cavidades articulares contêm um líquido turvo e depósitos discoides de fibrina verde-amarelada. Também pode haver rinite supurativa, enquanto a meningite fibrinopurulenta é comum. Em suínos livres de patógenos específicos, as lesões podem ser mínimas, e somente o isolamento bem-sucedido do microrganismo permite diferenciar a doença de Glässer de outras causas de morte súbita. A distinção pode ser dificultada em função dos requisitos exigentes da cultura do *H. parasuis*. Por fim, todas as superfícies são cobertas por uma camada espessa de fibrina, e pode ser difícil reconhecer os órgãos individuais. Essas lesões eventualmente se tornam fibrosadas. Pode haver aumento de volume do baço e do fígado.

Histologicamente, as superfícies serosas com infecção aguda são espessadas por neutrófilos aprisionados na matriz de fibrina. À medida que essas lesões progridem, aderências fibrosas podem se desenvolver e ocasionar pleurite, artrite e pericardite crônicas. Com frequência, esses casos apresentam cultura negativa, até mesmo quando são usados meios seletivos. A maioria dos isolados é obtida dos pulmões. Hemorragias petequiais também podem ser encontradas no rim (quadro conhecido como "ovo de perua", que não é patognomônico para nada, a não ser para sepse em seu sentido mais amplo, com mais de 30 agentes etiológicos conhecidos).

Amostras para confirmação do diagnóstico

Bacteriologia

Não vale a pena coletar amostras de animais que morreram há várias horas, até mesmo no melhor dos momentos e, certamente, nem quando há suspeita de *H. parasuis*. Um suíno vivo com infecção aguda, recém-necropsiado, dará resultados muito melhores, especialmente se não ocorre aquecimento excessivo da carcaça após a morte ou resfriamento subsequente, porque o microrganismo é termossensível. Meios de transporte apropriados para o laboratório também melhoram as taxas de isolamento microbiano. Diz-se que a cultura de suabe nasal é tão efetiva quanto a de suabe traqueal, mas é provável que os suabes de laringe e de regiões abaixo da laringe sejam normalmente estéreis. Os isolados da cavidade nasal podem ser microrganismos comensais de espécies amplamente não tipáveis, enquanto a traqueia abriga as formas patogênicas. Outros autores afirmam que são os mesmos sorotipos. Esses autores também constataram uma taxa menor de colonização em leitegadas de porcas jovens e concluíram que uma taxa menor de colonização no desmame provavelmente predispôs os suínos a doenças clínicas na creche, aventando-se a possibilidade da presença de um sorotipo virulento.

Deve-se fazer a cultura de suabes de superfícies serosas, inclusive de articulações e meninges. É essencial coletar amostras de áreas não envolvidas em fibrina. Os suabes nasais são mais facilmente coletados do que os de traqueia, mas podem indicar uma população diferente de *H. parasuis*. Costuma-se dizer que é difícil isolar o microrganismo de líquidos; o isolamento é mais fácil em amostras obtidas de lesões. É necessário obter amostra de um suíno vivo não submetido à terapia antimicrobiana. Também, para envio ao laboratório pode-se precisar utilizar meio de transporte Amies, a fim de preservar *H. parasuis*.

H. parasuis é um bastonete Gram-negativo que se apresenta como um cocobacilo ou como longas cadeias filamentosas. Em geral, tem uma cápsula, cuja expressão é influenciada pelo meio de cultura. O fator NAD ou V é necessário para o crescimento (ágar chocolate ou técnica "*staph streak*", seguida de teste de satelitismo). A disponibilidade do fator NAD pode determinar a capacidade de crescimento. Após 24 a 48 h, notam-se colônias pequenas, translúcidas e não hemolíticas no ágar chocolate.

Histologia

Inclui amostras de cérebro, membranas sinoviais, fígado e pulmão fixadas em formol (para microscopia óptica). A imuno-histoquímica pode ser usada para mostrar microrganismos no citoplasma de neutrófilos e macrófagos, nos pulmões e nas células mononucleares dos seios subescapular e medular dos linfonodos. Notou-se imunofluorescência no epitélio bronquiolar dos alvéolos e do parênquima pulmonar.

Técnicas modernas foram aplicadas. Os resultados são melhores quando se usa tanto a técnica de PCR de Angen[20] quanto a de Olvera[8], com poucos resultados falso-positivos.

Sorologia

Recentemente, um teste de hemaglutinação indireta foi descrito para a sorotipagem de isolados de campo. Acaba de ser descrita uma nova técnica de hemaglutinação indireta, rápida e eficaz, que é muito mais sensível do que o teste de imunodifusão.

Diagnóstico

Os melhores resultados são obtidos em suínos com doença aguda e que não receberam tratamento antibiótico. É muito provável que o microrganismo morra se for submetido ao calor ou frio excessivo.

É necessário que as amostras sejam obtidas das lesões o mais rápido possível, levadas rapidamente ao laboratório em meio de transporte apropriado (meio Amies), de preferência resfriadas em caso de transporte no dia seguinte ao da coleta, e cultivadas em placas o quanto antes. O cultivo necessita ser em ágar chocolate ou ágar-sangue, e pela técnica "*staph streak*".

Uma vez estabelecida a cultura, é possível fazer a tipagem da cepa. Existem 15 cepas e muitas delas não são passíveis de tipagem. A Tabela 15.5 mostra a virulência relativa das cepas.

A nova genotipagem foi descrita pela primeira vez em 2008, e desde então relata-se uma técnica de PCR espécie-específica melhorada.[15] Obteve-se a descrição completa do genoma de *H. parasuis*.[2,10] A demonstração de *H. parasuis* requer cultura e identificação por PCR. Existe uma correlação entre o resultado clinicopatológico e a tipagem das cepas de campo de *H. parasuis*.[21]

Há disponibilidade de uma avaliação detalhada das análises diagnósticas e da ocorrência de cepas na Holanda[22]; as cepas 3 e 10 não foram identificadas. Nesse estudo, também utilizou-se ERIC-PCR (do inglês, *enterobacterial repetitive intergenic consensus-polymerase chain reaction*) e tipagem do gene *hsp60*, porque 145 cepas não puderam ser sorotipadas.

Descreveu-se[23] uma técnica de *nested*-PCR multiplex, indicada para *S. suis*, *M. hyorhinis* e *H. parasuis*. É extremamente útil quando as amostras são negativas após o isolamento da bactéria, e também pode ser usada em amostras de tecidos fixadas em formol, seguido de inclusão em parafina.

Normalmente, *H. parasuis* pode ser identificado pelo teste PCR20 convencional ou RT-PCR[24], mas *A. indolicus* por vezes induz resultado falso-positivo. Um teste PCR via transcriptase reversa (RT-PCR) para *H. parasuis* foi validado.[25] No entanto, um artigo recente sugeriu que essa técnica pode falhar em reconhecer uma cepa de *H. parasuis*, por isso é possível obter resultado falso-negativo.[26] Na China, pesquisadores descreveram a amplificação isotérmica mediada por alça (LAMP) para detecção rápida de *H. parasuis* e essa técnica foi considerada mais sensível do que a *nested*-PCR. A técnica parece ser mais apropriada para tecidos e órgãos internos, porque existem muitos tipos não patogênicos de *H. parasuis* no trato respiratório.

A primeira melhoria no diagnóstico de *H. parasuis* ocorreu com o desenvolvimento de um teste de hibridização em placa com oligonucleotídio específico que pode ser utilizado em suabes nasais. O teste detecta menos de 100 unidades formadoras de colônias (ufc)/mℓ, em cultura pura, e fornece resultado positivo quando *H. parasuis* está presente na proporção de 1:10³ a 1:10⁴, em cultura mista. O teste é mais sensível que a cultura para detecção de *H. parasuis* em suabes nasais.

A hibridização *in-situ* mostra uma distribuição irregular a multifocal de *H. parasuis* no pulmão. Desenvolveu-se um teste PCR baseado em elementos repetitivos (rep-PCR), que é uma técnica que se compara muito favoravelmente com o exame microbiológico convencional. Essa técnica consiste em sequências repetitivas no genoma bacteriano para produzir impressões digitais específicas das cepas, permitindo a comparação e a diferenciação entre cepas de *H. parasuis*. Isso possibilita a comparação dessas cepas e a identificação da fonte de cepas virulentas.

Outra técnica recente é ERIC-PCR, que é muito efetiva em comparação com técnicas microbiológicas convencionais. A identificação e a diferenciação de *H. parasuis* foram descritas utilizando uma técnica de PCR espécie-específica com subsequente impressão digital do DNA por meio da digestão de produtos do PCR com endonuclease Hind III. Esse polimorfismo no comprimento de fragmentos de restrição (PCR-RFLP; do inglês, *polymerase chain reaction-restriction fragment length polymorphism*) permitiu determinar oito padrões de cepas não passíveis de tipagem.

Recentemente, descreveu-se uma técnica de análise computadorizada baseada em impressões digitais de proteínas de *H. parasuis* considerada um avanço significativo na sorotipagem. Demonstrou-se que existe uma

Tabela 15.5 Virulência das cepas.

Sorotipo de *H. parasuis*	Virulência	Efeitos
1, 5, 10, 12, 13, 14	Alta	Morte no período de 96 h
2, 4, 15	Moderada	Poliartrite grave
8	Baixa	Lesões discretas
3, 6, 7, 9, 11	Não patogênica	Sem lesões

alta diversidade genética dentro dos sorovares. Também foram descritas pelo menos 12 diferentes cepas no sorovar 4, bem como diversidade genética nos outros sorotipos. Os isolados não passíveis de tipagem foram classificados em 18 genótipos. A principal vantagem dessa técnica é que não há necessidade de isolamento, cultura e identificação bioquímica dos isolados. Além disso, todas as cepas podem ser identificadas, não apenas aquelas de alguns sorotipos. No momento, não há demonstração de uma relação direta entre PCR-RFLP, padrões de OMP, sorotipagem e rep-PCR. Em estudo recente, 32 cepas foram agrupadas em seis sorovares e 11 genótipos. Isso levou à hipótese de que as cepas de *H. parasuis* com distribuição semelhante de sequências repetitivas podem expressar diferentes antígenos. Ainda é necessário muito trabalho para relacionar a classificação do genoma com a verdadeira virulência da cepa.

Diagnóstico diferencial

Os sinais clínicos e a patologia não são patognomônicos, porque podem-se observar quadros semelhantes nas infecções causadas por *Escherichia coli*, *Mycoplasma hyosynovia*, *Mycoplasma hyorhinis*, *Erysipelothrix rhusiopathiae* e *Streptococcus suis*.
A combinação incomum de artrite, serosite fibrinosa e meningite é suficiente para estabelecer o diagnóstico da doença de Glässer, mas a diferenciação das numerosas entidades patológicas semelhantes, aparentemente causadas por outros microrganismos, só pode ser confirmada por exame bacteriológico.
Ao exame clínico, a doença pode ser confundida com erisipela, artrite causada por micoplasma e artrite estreptocócica. A micoplasmose é uma doença muito mais branda e manifesta-se principalmente pela presença de poucos leitões com baixa condição corporal ou claudicação na leitegada, próximo ao desmame, em vez de surto agudo com alta taxa de mortalidade. A diferenciação entre doença de Glässer e meningite e outras doenças do sistema nervoso em suínos jovens, especialmente meningite estreptocócica e doença de Teschen, pode não ser possível sem o exame necroscópico.

Tratamento

Os suínos em geral manifestam doença clínica e, portanto, inicialmente é necessário tratamento parenteral. Uma alta proporção de cepas de *H. parasuis* são resistentes ou multirresistentes.[27] Na China, mais de 70% das cepas eram resistentes à enrofloxacina.[28] A resistência à penicilina foi relatada; algumas cepas são resistentes a tetraciclinas, eritromicina e outros aminoglicosídeos (Tabela 15.6). Isso requer atenção aos padrões de sensibilidade do microrganismo nos diferentes países. Se os suínos apresentam infecção por *H. parasuis*, o primeiro procedimento deve ser o tratamento parenteral. Este pode ser seguido de adição de medicação à água por pelo menos 5 dias. Há muito é sabido que os animais doentes não se alimentam, mas atualmente se estima que os suínos doentes não bebem tanto como quando estão saudáveis; portanto, existe uma tendência de subdosagem até que os animais doentes estejam suficientemente bem para ingerir a quantidade normal de água.

Nos estágios iniciais da doença o tratamento com penicilina, trimetoprima-sulfadoxina ou oxitetraciclina é efetivo.

O tratamento com tilmicosina pode ser efetivo, porque esse antibiótico se concentra nos macrófagos e nos neutrófilos. Essas células podem migrar para o local da infecção e, portanto, possibilitar níveis mais elevados de anticorpos no tecido. O uso de medicamento de ação prolongada (tulatromicina, ceftiofur) também pode ser útil.

Controle

É essencial proteger as unidades de criação com um padrão sanitário de alto nível, mediante a não importação de novos animais que não sejam oriundos de uma criação também livre da infecção, e vice-versa, porque ambos os grupos podem ser expostos. Nunca se devem transportar animais de uma criação de alto padrão sanitário para um grupo de animais criados em condições sanitárias precárias. A introdução de suínos de múltiplas origens em uma unidade de animais em fase de crescimento é um procedimento suicida.

O controle da síndrome reprodutiva e respiratória de suínos (PRRS) e da infecção por circovírus suíno tipo 2 (PCV-2) é importante, porque *H. parasuis* está associado a ambas.[29,30] O controle só é possível se houver (1) diagnóstico da infecção, (2) identificação das cepas prevalentes, (3) uso de vacinas autógenas e (4) controle de novas cepas.

Existem três abordagens principais:

1. Medicação profilática.
2. Otimização da imunidade dos suínos.
3. Técnicas de manejo para maximizar a imunidade.

Tabela 15.6 Resistência antimicrobiana na Espanha e no Reino Unido.[27]

Antimicrobiano	Espanha	Reino Unido
Florfenicol	0	0
Penicilina	60	0
Eritromicina	40	0
Tilmicosina	40	0
Enrofloxacino	20	0
Ceftiofur	7	0
Tiamulina	40	3
Ampicilina	57	7
Oxitetraciclina	40	7
Trimetropim/sulfadoxina	53	10
Espectinomicina	23	10
Gentamicina	27	10
Neomicina	33	20

Os anticorpos IgG matam *H. parasuis* por meio da via clássica do complemento.[31,32] Portanto, é melhor vacinar os leitões antes do desmame, ou as porcas para estimular a produção de anticorpos maternos; mas se essa for a opção, deve-se postergar a vacinação dos leitões até que os anticorpos maternos desapareçam. É necessário sempre vacinar o plantel de reposição de reprodutores.

Recomenda-se evitar a exposição indevida a condições ambientais adversas por ocasião do desmame. É absolutamente essencial evitar oscilações indevidas de temperatura. A medicação profilática no momento do embarque ou a administração de medicamento no alimento ou na água quando da chegada dos animais, utilizando os medicamentos mencionados anteriormente, pode ser valiosa na prevenção de surtos. O fornecimento de uma mistura de 3% de sulfamonometoxina e 1% de trimetoprima, na dose de 160 e 240 ppm, respectivamente, durante 5 dias, seguido de desafio com *H. parasuis* no terceiro dia preveniu a doença clínica e não houve isolamento da bactéria. Existem genes de resistência para tetraciclinas e antibióticos betalactâmicos.[33] O anticorpo materno não interfere na vacinação de suínos com 1 a 3 semanas de idade. A imunidade materna dura cerca de 20 dias, mas se as porcas forem vacinadas, então pode durar 60 dias.[4]

A imunidade humoral protege contra a doença de Glässer experimental.[34] Uma bacterina morta em formalina e administrada antes do desmame, em duas injeções (5 e 7 semanas de idade), mostrou-se altamente efetiva na prevenção da doença. Uma bacterina obtida de cultura de bactérias inteiras mortas em formalina, desenvolvida em Ontário, é efetiva na proteção de suínos com 4 semanas de idade contra o desafio experimental com o microrganismo. Estudo recente mostrou que a vacinação de porcas aos 80 e 95 dias de gestação, com uma bacterina comercial contendo os sorovares 2, 3 e 5 de *H. parasuis*, foi útil na redução de lesões pulmonares e de lesões articulares de artrite em leitões subsequentemente desafiados. A vacinação dos leitões parece não ter efeito, enquanto a vacinação das porcas parece não ter efeito na colonização da mucosa nasal por *H. parasuis* ou no momento da colonização.

Demonstrou-se que as vacinas autógenas contra cepas homólogas são efetivas, mas ocorrem falhas na vacinação. Pode haver alguma proteção cruzada entre as cepas. Foi relatado que o uso de uma nova vacina contendo o sorotipo 5, seguida de desafio com os sorotipos 1, 12, 13 e 14, induziu diferentes respostas nos suínos do grupo-controle.

As vacinas contra essa bactéria são bacterinas de microrganismos inteiros que protegem apenas contra os sorotipos 1, 4, 5 e 6.[35] A vacinação consiste em três componentes importantes. Primeiro, deve-se decidir quanto ao uso de vacina comercial ou autógena, o que depende das cepas de campo e de sua inclusão na vacina comercial. Segundo, o momento da vacinação deve levar em consideração a duração da persistência do anticorpo materno e o pico de mortalidade dos leitões. Se esse pico for de 2 a 3 semanas, então as porcas devem ser vacinadas. Nesse caso, os leitões devem ser vacinados ao desmame e após 2 semanas. Em terceiro lugar, como não se recomenda a vacinação de porcas e leitões em conjunto, porque a vacinação da porca pode produzir anticorpos maternos que interferem na imunidade ativa do leitão, deve-se optar por um ou outro procedimento. A próxima etapa é a produção de uma vacina geneticamente inativada, a "vacina fantasma".[36]

Recentemente, defendeu-se a prática de introdução de cepas vivas conhecidas de *H. parasuis* no leitão, logo após o nascimento, permitindo assim uma taxa lenta de aquisição da bactéria. O sistema de manejo "todos dentro/todos fora", com base na idade, é absolutamente essencial para evitar a veiculação do agente infeccioso; é provável que a transmissão nariz-nariz seja importante e, portanto, a colocação de divisórias sólidas entre as diferentes leitegadas pode ser útil.

Quando se trata de desinfecção, sugeriu-se que a cloramina pode ser útil na inativação de *H. parasuis*.[37]

LEITURA COMPLEMENTAR

Kielstein P, Rapp-Gabriel V. Designation of the 15 serovars of H. parasuis on the basis of immunodiffusion using heat-stable antigen extracts. J Clin Microbiol. 1992;30:862-865.

Olvera A, Segales J, Aragon V. Update on the diagnosis of HPS infections in pigs and novel genotyping methods. Vet J. 2007;174:523-529.

REFERÊNCIAS BIBLIOGRÁFICAS

1. Perry MB, et al. Carb Res. 2013;doi:10.1016/J. carres.04.023.
2. Xu C, et al. Vet J. 2013;195:200.
3. Martinez-Moliner V, et al. Vet Microbiol. 2012;158:2117.
4. Cerdd-Cuellar M, et al. Vet Microbiol. 2010;145:315.
5. Howell KJ, et al. J Bacteriol. 2013;195:e 4264.
6. Brockmeier SL, et al. Clin Vacc Immunol. 2013; 20:1466.
7. Yu J, et al. Vet Microbiol. 2012;158:316.
8. Olvera AM, et al. Vet Microbiol. 2007;123:230.
9. Costa-Hurlado M, et al. Vet Res. 2012;43:57.
10. Olvera AM, et al. Vet J. 2007;174:522.
11. Aragon V, et al. Vet Microbiol. 2010;142:387.
12. Frandoloso R, et al. Vet Microbiol. 2012;154:347.
13. de la Fuente AJM, et al. Res Vet Sci. 2009;86:230.
14. Metcalf DS, MacInnes JL. Can J Vet Res. 2007;71:181.
15. Bouchet B, et al. Microbial Pathogen. 2009;46:108.
16. Vanier G, et al. Microbiol. 2006;152:135.
17. del Rio M, et al. Vet Res. 2006;37:49.
18. Mullins MA, et al. J Bacteriol. 2009;191:5988.
19. Strugnell BW, Woolfenden NJ. Pig J. 2011;65:43.
20. Angen V, et al. Vet Microbiol. 2007;119:266.
21. Yue M, et al. J Bacteriol. 2009;191:1359.
22. Dijkman R, et al. Res Vet Sci. 2012;93:585.
23. Kang I, et al. Can J Vet Res. 2012;76:195.
24. Turni C, et al. Vet Microbiol. 2009;108:1123.
25. Turni C, et al. J Appl Microbiol. 2010;108:1323.
26. Turni C, Blackall PJ. J Vet Diag Invest. 2011;23:355.
27. de la Fuente AJM, Tucker AW. Vet Microbiol. 2007; 120:184.
28. Zhou M, et al. Vaccine. 2009;27:5271.
29. Li JK, et al. Prev Vet Med. 2009;91:274.
30. Palzer A, et al. Vet Rec. 2008;162:267.
31. Zhou SM, et al. FEMS Microbiol Lett. 2012;326:109.
32. Zhou SM, et al. Vet J. 2013;196:111.
33. De la Fuente AJM, et al. J Com Path. 2009;140:169.
34. san Millan A, et al. Antomicrob Agents Chemother. 2007;51:2260.
35. Dijkman R, et al. Res Vet Sci. 2012;93:589.
36. Hu M, et al. Clin Vacc Immunol. 2013;20:795.
37. Rodriguez-Ferri EF, et al. Res Vet Sci. 2010;88:385.

Artrite resultante de erisipelas

Erisipela em ovinos

Em ovinos, a erisipela é causada pelo microrganismo telúrico *Erysipelothrix rhusiopathiae* (anteriormente denominado *Erysipelothrix insidiosa*). Os suínos são os principais reservatórios da infecção, sendo que até 50% de suínos saudáveis possuem a bactéria em tecidos linfoides. A doença em ovinos manifesta-se como artrite em cordeiros, claudicação após banho de imersão da pata e, raramente, endocardite. Outros ovinos, que não sejam os cordeiros recém-nascidos privados da ingestão de colostro, geralmente são bastante resistentes à infecção por esse microrganismo.

Artrite em cordeiros

São observadas as formas aguda e crônica de artrite.[1] A artrite não supurativa aguda é mais comum após caudectomia, especialmente quando se utiliza uma faca fria, mas também pode ser consequência de infecções umbilicais durante ou logo após o nascimento. O microrganismo persiste no solo e a porta de entrada da infecção é o umbigo ou a lesão decorrente de caudectomia e/ou da cirurgia de Mules. Essa última prática é usada para tornar os cordeiros da raça Merino menos suscetíveis à miíase, principalmente na Austrália, mas o seu uso está gradualmente diminuindo. Até 50% dos cordeiros comercializados podem estar afetados, especialmente se o corte da cauda for realizado em ambiente com lama ou em condições higiênicas precárias. A taxa de mortalidade é baixa, mas alguns cordeiros afetados perdem peso e apresentam tumefação articular permanente, levando a desbaste de carne ou rejeição de toda a carcaça, nos abatedouros.

Os sinais clínicos aparecem cerca de 14 dias após o nascimento ou a caudectomia. Nota-se início súbito de claudicação, com algum inchaço das articulações afetadas, tipicamente as do carpo, tarso, jarrete ou joelho. A recuperação é lenta, e uma proporção elevada dos cordeiros afetados apresentam claudicação crônica e tumefação articular.

A poliartrite fibrinosa crônica também ocorre em cordeiros com 2 a 6 meses de idade, afetando várias articulações, e os cordeiros podem apresentar claudicação nas quatro patas.[1] Até 20% dos cordeiros podem ser afetados, embora surtos graves com maior prevalência estejam associados ao acesso de ovinos aos ambientes lamacentos onde vivem suínos, ou à criação de suínos livres em pastagem utilizada por ovinos. Nessas condições, os ovinos adultos também podem adquirir artrite.[2]

Durante a necropsia, notam-se espessamento da cápsula articular e possíveis erosões na cartilagem articular, bem como ligeiro aumento da quantidade de líquido sinovial de aparência turva. Não há supuração evidente, como ocorre na artrite séptica causada por infecção estreptocócica. Em casos crônicos, o microrganismo geralmente é isolado só das articulações, mas o teste PCR indica que também se trata de uma doença multissistêmica.[1] Melhorar a higiene durante o corte da cauda geralmente reduz a prevalência de artrite causada por *Erysipelothrix rhusiopathiae*; ademais, em muitos países, há disponibilidade de uma bacterina inativada por formalina, que pode ser indicada nos casos de persistência de uma alta prevalência da infecção.

Claudicação após banho de imersão da pata

O uso de banho de imersão da pata para controlar ectoparasitas em ovinos pode ser seguido de alta incidência de laminite, se a solução inseticida não contiver um desinfetante adequado. A solução de imersão que apresenta alto grau de contaminação por matéria orgânica é mais propensa a causar infecção por *Erysipelothrix* sp. A bactéria penetra através de abrasões da pele e causa celulite, a qual se estende às lâminas das patas, mas sem envolver as articulações. Até 90% do rebanho pode ser afetado, embora normalmente a incidência gire em torno de 25%. Surtos semelhantes de claudicação causada por *Erysipelothrix rhusiopathiae* ocorreram sem o uso de banho de imersão, em geral quando os ovinos têm que caminhar por áreas úmidas e lamacentas, provavelmente contaminadas com o microrganismo.

A claudicação grave começa 2 a 4 dias após o banho de imersão, geralmente em uma pata. As patas afetadas apresentam hipertermia e tumefação, desde a coroa do casco até a metade do metacarpo ou metatarso, e os pelos sobre a área acometida normalmente caem. Os ovinos perdem rapidamente a condição corporal, mas as mortes são raras, exceto em cordeiros recém-desmamados, os quais podem desenvolver sepse. Os cordeiros infectados apresentam febre, indisposição e anorexia.

Na necropsia, nota-se edema subcutâneo na área, às vezes com hemorragia e inflamação que se estende até a coroa das patas. A maioria dos casos recupera-se espontaneamente em 10 a 14 dias, mas a administração de penicilina de ação prolongada auxilia na recuperação. Atualmente, utiliza-se menos banho de imersão, mas onde tal procedimento ainda é praticado de modo rotineiro, a troca diária da solução de imersão e a adição de um agente bacteriostático nessa solução ajuda a evitar a doença.

A claudicação pós-imersão pode ser diferenciada da podridão de casco com base no histórico recente de imersão e falha na secagem do tecido do casco; de abscesso da pata, pela ausência de abscesso; e de pododermatite proliferativa, pela ausência de qualquer lesão sugestiva de dermatite proliferativa.

REFERÊNCIAS BIBLIOGRÁFICAS

1. Ersdal C, et al. Vet Path. 2015;52:635.
2. Scott P. Livestock Health. 2013;18:80.

Infecção causada por *Mycoplasma hyosynoviae* em suínos

A artrite causada por M. hyosynoviae ocorre em suínos nas fases de crescimento e de terminação, com peso acima de 35 kg, e caracteriza-se clinicamente por claudicação, frequentemente em animais recém-adquiridos.

Etiologia

M. hyosynoviae causa artrite em suínos em fase de crescimento. M. hyoarthrinosa tem sido associado a uma síndrome semelhante à ocasionada por M. hyosynoviae, mas essas bactérias podem ser uma mesma espécie. Outros micoplasmas, incluindo M. flocculare e Acholeplasma spp., foram isolados de suínos e aparentemente não causam artrite.

Epidemiologia

M. hyosynoviae é o agente etiológico amplamente heterogêneo; é residente da mucosa da faringe e de tonsilas. Dissemina-se de maneira menos frequente do que M. hyorhinis, e geralmente não pode ser isolado da faringe de leitões com menos de 7 semanas de idade; é considerado raro antes de 12 semanas de idade. Isso é válido até mesmo quando a maioria das porcas de um plantel são portadoras da bactéria nas tonsilas. Existe um padrão muito variado de transmissão. Parece que a transmissão é bastante rara, mas pode ser a fonte de infecção para outros irmãos da leitegada.

Existe alguma variação na virulência entre as cepas. Nas cepas virulentas, a bacteriemia acompanhada de artrite subsequente instala-se poucos dias depois do evento de um fator estressante de menor relevância, como vacinação, transporte, reagrupamento ou alterações climáticas. A prevalência global da doença clínica parece ser baixa, mas é relevante em certos rebanhos que desenvolvem doença persistente. As razões para isso ainda não foram esclarecidas. Os perfis de infecção entre os rebanhos variam consideravelmente. Em alguns rebanhos do Reino Unido, a incidência pode ser maior, com abate de 21% das matrizes devido à claudicação primariamente causada por M. hyosynoviae. Parece que há um período latente entre a infecção da tonsila e o desenvolvimento de infecção generalizada e artrite, o que pode ser explicado pela longa persistência de anticorpos maternos (8 a 16 semanas). A resposta sorológica ativa, possivelmente indicando imunidade, parece ocorrer apenas no início da artrite. Esta é mais prevalente em suínos musculosos com conformação de pernas retas, e há variação na suscetibilidade em função da raça. A taxa de morbidade em rebanhos problemáticos geralmente é de 5 a 15%, mas pode chegar a 50%. A morte de animais é rara, sendo que 2 a 15% podem apresentar doença crônica.

Estudos conduzidos em abatedouros sugeriram que 5 a 10% dos suínos podem ser afetados. O meio de transmissão da infecção é o contato direto ou, possivelmente, aerossol. M. hyosynoviae pode sobreviver à dessecação por até 4 semanas; pode ser capaz de sobreviver no ambiente por períodos mais longos do que a maioria dos micoplasmas. Outra consideração importante sobre essa doença é sua possível contribuição na condenação de carcaça em decorrência de artrite.

Patogênese

Quanto à patogênese o fato mais importante a lembrar é que os suínos podem carrear a infecção nas tonsilas e no líquido sinovial, na ausência de sinais clínicos de claudicação; portanto, podem não ser diagnosticados como portadores e atuarem como fonte potencial de infecção para outros animais.

A infecção sistêmica por micoplasma pode ocorrer após o estresse. A doença clínica manifesta-se quando há infecção local, mas provavelmente isso é mais uma exceção do que a regra. Na doença experimental, o período de incubação varia de 4 a 10 dias. Após infecção intranasal experimental com M. hyosynoviae, a sepse geralmente se instala em cerca de 2 a 4 dias. M. hyosynoviae provoca sinovite com algum grau de artrite, em especial nas articulações maiores dos membros pélvicos.

Achados clínicos

Muitas vezes é difícil estabelecer o diagnóstico clínico. Com frequência, não há febre, talvez apenas alteração na marcha do suíno. Nesses rebanhos, as porcas são quase sempre abatidas em decorrência da claudicação antes da quarta parição, o que representa uma enorme perda econômica. A falha de tratamento ocasiona claudicação crônica. A doença clínica ocorre primariamente em suínos com mais de 3 meses de idade e em animais de reposição trazidos para esses rebanhos problemáticos.

Na infecção por M. hyosynoviae, há início súbito de claudicação aguda em um ou mais membros, geralmente sem febre. A claudicação pode estar relacionada a uma ou mais articulações, e as articulações do joelho, do jarrete e do cotovelo são as mais comumente afetadas. Em muitos casos, os suínos podem permanecer em decúbito esternal. A claudicação é grave, embora o inchaço clínico da articulação acometida possa ser mínimo. Na maioria dos suínos afetados, a recuperação clínica ocorre após 3 a 10 dias, mas alguns podem ficar permanentemente em decúbito. No Reino Unido, a doença é frequentemente associada à introdução de marrãs de rebanhos de alto padrão sanitário em fazendas de criação mais convencional, com a ocorrência da doença em 2 dias a 4 semanas após a introdução ou a mudança de alojamento. Outros surtos aconteceram depois da introdução de suínos em ambiente com palha, enquanto os animais contemporâneos mantidos em alojamentos totalmente com estrados de madeira não foram afetados. Suínos infectados por M. hyosynoviae podem necessitar de abate humanitário.

Patologia clínica

As contagens de células sanguíneas permanecem na faixa de variação normal, mas nota-se no líquido sinovial um aumento da contagem de leucócitos e da concentração de proteínas. Os microrganismos podem ser detectados por meio de técnicas imunofluorescentes; após a infecção, ocorre produção de anticorpo fixador de complemento.

Patologia

Nas articulações infectadas por M. hyosynoviae, nota-se hipertrofia sinovial, com aumento da quantidade de líquido sinovial serossanguinolento. Às vezes, a quantidade de líquido é considerável. Nos casos crônicos, ocorre espessamento da cápsula articular, com grau variável de erosão articular e formação de *pannus*. As lesões articulares são mais prováveis de ser encontradas no carpo, ombro, joelho e tarso. Com bastante frequência, nas infecções por M. hyosynoviae, uma articulação – geralmente o jarrete – é acometida. Microscopicamente, quase sempre se notam edema, hiperemia, hiperplasia de células sinoviais e aumento da densidade de células subsinoviais. Em casos subagudos a crônicos, há linfócitos e plasmócitos nas membranas sinoviais e serosas afetadas. Uma hipertrofia significativa das vilosidades da membrana sinovial é frequente. Na fase crônica, pode haver algum grau de fibrose. Uma descrição completa das fases da infecção foi recentemente descrita. O microrganismo é mais facilmente detectado na fase aguda da doença.

Diagnóstico

Os sinais clínicos podem auxiliar no estabelecimento do diagnóstico. O exame do líquido das articulações pode ser útil, por muitas vezes exibir uma tonalidade clara ou marrom-amarelada e poder conter flocos de fibrina. Na artrite estreptocócica, o líquido frequentemente é hemorrágico e turvo.

Amostras para confirmação do diagnóstico

- Histologia: membrana sinovial, fígado, pulmão, coração. Às vezes, os micoplasmas podem ser vistos entre os sinoviócitos das extremidades das vilosidades da membrana sinovial
- Cultura microbiológica para micoplasma – cultura de suabes obtidos em superfícies serosas e articulações. Geralmente, é necessário meio de cultura seletivo para suprimir a multiplicação de M. hyorhinis
- M. hyosynoviae é mais bem cultivado em condições anaeróbicas, onde sua multiplicação supera a de M. hyorhinis
- Para cultura, tem-se obtido líquido sinovial da articulação do jarrete, sob anestesia geral. O isolamento da bactéria em articulações de suínos com claudicação foi duas vezes maior do que o de irmãos de leitegada não claudicantes. Cerca de 8

a 9% das amostras de líquido sinovial de artrite não evidente em suínos de abatedouros dinamarqueses foram positivas. Ademais, os autores mostraram que a hemocultura também foi efetiva
- Detecção de antígeno. Foi descrita uma técnica de hibridização *in situ* para diferenciação de *M. hyosynoviae*, *M. hyorhinis* e *M. hyopneumoniae*, para uso em amostras de tecidos fixadas em formol
- Pode-se utilizar um teste PCR para amplificar os genes *p36* ou *p46*, com o objetivo de diferenciar infecções causadas por *M. hyorhinis* e *M. hyosynoviae*, em culturas e em amostras de sangue
- Sorologia: demonstrou-se que os rebanhos com artrite causada por *M. hyosynoviae* tiveram respostas sorológicas mais evidentes, bem como maior número de portadores, em criações de suínos com 16 semanas de idade, comparativamente aos rebanhos não afetados; contudo, ao final da fase de terminação, a resposta sorológica e a prevalência de portadores foram igualmente altas tanto nos rebanhos com artrite quanto naqueles sem artrite
- Foi desenvolvido um teste ELISA indireto usando antígenos de lipoproteínas de membrana, aparentemente específico.

No diagnóstico diferencial de infecções por micoplasma, devem ser incluídos *S. suis* e *H. parasuis*.

Tratamento

Quando marrãs e porcas são tratadas, aparentemente não apresentam diminuição no tempo de sobrevida global, indicando que o custo/benefício do tratamento é favorável.

Recomenda-se o tratamento intramuscular com 1 a 2 mg até 15 mg de tilosina/kg de peso corporal (PC) ou 2,5 mg de lincomicina/kg PC, por 3 dias consecutivos. A lincomicina foi efetiva em um surto, mas este novamente assim que o fármaco foi removido. A oxitetraciclina também pode ser usada. Constatou-se que o tratamento intramuscular precoce da artrite causada por *M. hyosynoviae* com 8 mg de betametasona reduz a ocorrência de claudicação crônica. A tiamulina, tanto na dose diária de 10 mg/kg PC quanto na de 15 mg/kg PC, durante 3 dias, é efetiva no tratamento de suínos com artrite causada por *M. hyosynoviae*, sendo tão efetiva quanto a lincomicina. Recentemente, utilizaram-se 2,1 mg de enrofloxacino/kg, IM ou subcutânea (SC), durante 3 dias. É essencial tratar os suínos contactantes e isolar os animais tratados até o desaparecimento dos sinais clínicos. A valnemulina foi altamente efetiva contra *M. hyosynoviae*, enquanto a tiamulina e o enrofloxacino foram muito menos efetivos.

Controle

O controle da doença articular causada por micoplasma baseia-se largamente na prevenção de situações de estresse. A administração de tilosina ou tetraciclinas adicionadas na água de beber ou nos alimentos, durante um período de estresse inevitável como o desmame, pode reduzir a incidência da infecção. O uso de uma dose única injetável de tiamulina antes de transferir os suínos de uma instalação para outra, foi suficiente para prevenir 50% dos casos da doença. O desmame precoce, com 3 a 5 semanas de idade, tem sido recomendado como método de prevenção da infecção de suínos por *M. hyosynoviae*, para assim minimizar a ocorrência da doença em suínos em fase de crescimento. No entanto, um estudo mostrou que *M. hyosynoviae* não foi eliminado em plantéis onde os leitões eram misturados após 4 semanas e criados em grupos, utilizando-se o sistema de manejo "todos dentro/todos fora". Na verdade, ocorreu infecção generalizada no rebanho quando os animais tinham 4 meses de idade. Os autores concluíram que a eliminação de *M. hyosynoviae* requer a remoção imediata dos suínos logo após o desmame, com idade não superior a 4 semanas. Se as marrãs recém-introduzidas no grupo estiverem em risco, geralmente após 14 a 21 dias da chegada, o tratamento por 2 a 3 dias com lincomicina adicionada na água, por exemplo, pode prevenir a infecção.

LEITURA COMPLEMENTAR

Hagedorn-Olsen T Mycoplasma hyosynoviae arthritis in pigs. PhD thesis, Royal Veterinary and Agricultural University, Copenhagen, Denmark; 1997.

Podridão de casco em suínos

A podridão de casco em suínos é clinicamente semelhante à podridão de casco de outras espécies. Esse termo descreve as condições sépticas das unhas da pata, que ocasionam a ruptura da coroa do casco.

Etiologia

A maioria dos casos se deve à infecção secundária de lesões traumáticas. São erosões da sola e da parede da unha, notadas em suínos criados em ambiente de piso áspero e abrasivo. Essas lesões geralmente não causam claudicação, a menos que sejam extensas, entretanto a criação dos suínos em condições higiênicas precárias pode acarretar infecção e claudicação subsequente.

Lesões podais são comuns em suínos de todas as idades; as contusões da junção sola-talão, uma das primeiras lesões observadas, podem ser vistas em leitões com menos de 24 h de vida. Se a contusão for grave e o trauma adicional não for impedido, rapidamente ocorre necrose. A causa pode ser uma combinação de fatores, incluindo trauma, dermatite de contato e infecção subsequente. O piso úmido pode causar maceração do estojo córneo e exacerbar o efeito abrasivo do piso. O abscesso de pata em suínos neonatos está associado à criação em locais com pisos de tela de arame. A deficiência dietética, especialmente a carência de biotina, também pode resultar em lesões podais que predispõem à infecção secundária.[1,2]

Fusiformis necrophorum, *Trueperella pyogenes*, *Staphylococcus* spp. e uma espiroqueta não identificada foram isolados das patas afetadas. Em um surto da doença ocorrido numa fazenda de criação semiextensiva de suínos, *Dichelobacter nodosus* e outras bactérias anaeróbicas, incluindo *Prevotella* sp., *Peptostreptococcus* sp., *Fusobacterium* sp., *Porphyromomonas* sp., *Bacteroides* sp. e *Eubacterium* sp., também foram isoladas de patas afetadas.

Epidemiologia

A doença provavelmente é cosmopolita. Um estudo sobre a prevalência e a distribuição de lesões podais em suínos em fase de terminação, na Inglaterra, revelou que 94% dos animais tinham pelo menos uma lesão na pata. As prevalências das diferentes lesões foram: erosão de dígito (33%), erosão da sola (62%), erosão do talão (13%), aba de talão (14%), lesões na linha branca (55%), fenda que inicia na face plantar e se estende até o casco (*false sand crack*) (24%) e separação da parede da unha (11%). As patas dos membros pélvicos são mais comumente afetadas que as dos membros torácicos e, em cada pata, os dígitos laterais foram significativamente mais afetados que os mediais. Erosões de sola, abas de talão, separação da parede da unha e fenda que inicia na face plantar e se estende até o casco foram observadas com maior frequência no dígito lateral do que no medial.

Lesões podais erosivas são comuns e a incidência relatada chega a 65%. Essas lesões foram reproduzidas experimentalmente, e demonstrou-se que o tipo de piso tem influência significativa no desgaste das unhas de suínos. O concreto alcalino recém-colocado e o concreto mal feito, com componentes que criam uma superfície áspera e abrasiva, levam a uma alta incidência. Outro possível fator predisponente importante é uma inclinação inadequada, que não permite drenagem apropriada. Suínos de todas as idades são suscetíveis, mas claudicação clínica é incomum. Nos rebanhos individuais em que prevalecem fatores predisponentes desfavoráveis, pode ocorrer uma incidência elevada de infecção e claudicação clínica. A doença pode causar ineficiência reprodutiva como resultado da relutância do animal em se levantar ou montar para o acasalamento.

Patogênese

A perfuração do estojo córneo leva à infecção das lâminas sensíveis. A infecção pode se estender desde as lâminas sensíveis até a banda coronária, e originar fístula. A atividade elastolítica é um fator de virulência envolvido na patogênese da podridão de casco causada por *Dichelobacter nodosus* e *Prevotella melaninogenica*, em suínos.

Achados clínicos

Quando a causa da doença é a abrasão do estojo córneo por contato com uma superfície áspera de concreto, ocorrem várias lesões características, incluindo:

1. Erosão da sola no dígito ou no talão.
2. Contusão da sola com estrias hemorrágicas no estojo córneo.
3. Separação da parede córnea rígida do talão ou sola, causando fissura na linha branca.
4. Fenda que inicia na face plantar e se estende até o casco, no terço posterior da parede lateral da unha.

Na maioria dos casos, essas lesões não causam claudicação e também não têm nenhum efeito evidente na produtividade. Contudo, em presença de extensas lesões infectadas e envolvimento de mais de uma pata, nota-se claudicação grave. Na maioria dos casos, apenas o dígito lateral de uma pata é acometido. Hipertermia e dor evidente quando se aplica pressão moderada à unha acometida são achados comuns. A necrose estende-se até a região entre a sola e a lâmina sensível, podendo originar fístula na coroa e subsequente desenvolvimento de lesão granulomatosa, ou pode se estender até estruturas mais profundas da pata, originando várias fístulas externas. Uma quantidade mínima de material purulento é observada. A produtividade é comprometida por esse tipo de lesão. No caso das patas com infecção grave, a taxa de recuperação pós-tratamento é apenas razoável. Os casos graves podem resultar na deformação permanente da pata e isso pode levar à necessidade de descartar o suíno. A abscedação secundária em outras partes do corpo é uma sequela ocasional e pode resultar em condenação parcial da carcaça.

Abscessos podais em leitões neonatos caracterizam-se por pododermatite necrótica, osteomielite grave, artrite e tenossinovite. Os principais locais da lesão são a extremidade do dígito na linha branca, no bulbo do talão ou na pele coberta de pelos ao redor da coroa do casco, incluindo a região interdigital. As lesões menos graves são escoriações superficiais ou ulcerações da parede da unha, bulbo do talão ou pele interfalangiana, com apenas alterações inflamatórias mínimas nos tecidos profundos. Os dígitos mais gravemente afetados apresentam abscessos superficiais focais, ou inflamação purulenta profunda e difusa, além de fibrose ao redor dos tendões, articulações e ossos. Os membros pélvicos são mais comumente afetados do que os membros torácicos; as unhas mediais nos membros pélvicos são mais propensas a lesões, enquanto as pinças laterais nos membros torácicos estão mais sujeitas a ser afetadas. Cerca de 6% dos leitões desenvolvem abscesso podal antes do desmame; aproximadamente um terço das leitegadas pode ser acometido, a maioria com apenas um ou dois leitões afetados. Uma secreção purulenta na banda coronária é comum, e a parte córnea da unha pode se desprender, expondo as lâminas sensíveis de uma ou mais unhas ou os dígitos acessórios. Pode haver necrose cutânea sobre o carpo, boletos, jarretes, bandas coronárias e cotovelos em cerca de 75% dos suínos, durante a primeira semana de vida.

Patologia clínica

O exame bacteriológico das secreções das lesões pode auxiliar na tomada de decisão sobre o tratamento a ser utilizado. Nos abscessos podais de leitões neonatos, as bactérias isoladas incluem:

- *Trueperella pyogenes*
- *Staphylococcus* spp.
- *Streptococcus* spp. beta-hemolítico
- *Actinobacillus* spp.
- *Escherichia coli*.

Achados de necropsia

Necrose do tecido laminar com indicações de progressão da infecção da sola são os achados usuais. A lesão pode progredir para tenossinovite.[3]

> **Diagnóstico diferencial**
>
> A maioria das outras causas de claudicação em suínos não está relacionada com lesões podais. Bursite, bursite adventícia e laminite podem ser vistas ocasionalmente. Em suínos jovens, em decorrência de pisos ruins (metal e plástico afiados e concreto grosseiro), essas condições não são incomuns. As lesões são observadas a partir de 24 h de vida, atingem o pico aos 4 a 8 dias, e geralmente desaparecem antes de 14 dias. Em suínos adultos alojados em ambiente interno, pode ocorrer crescimento excessivo do casco, seguido de descolamento (*underruning*) da sola, necrose e protrusão do tecido de granulação, o que causa claudicação grave e decúbito frequentemente persistente. A aparência geral das patas não difere daquela da podridão de casco em cavalos. O inchaço do casco é causado por uma extensa reação de tecido fibroso. O exantema vesicular e a febre aftosa caracterizam-se por lesões vesiculares na coroa do casco e no focinho.

Tratamento

Existem poucos relatos publicados sobre o tratamento da podridão de casco em suínos. Tapetes de borracha na unidade de maternidade podem prevenir alguns dos piores efeitos para os leitões. O uso parenteral de antimicrobianos de amplo espectro ou de penicilina parece racional; o tratamento com florfenicol (Nuflor®) foi considerado efetivo.

Controle

A prevenção do desgaste excessivo das patas por meio da disponibilização de camas adequadas e de pisos menos abrasivos nas pocilgas é o que se sugere como medida de controle razoável. As ripas do piso devem ser arredondadas com largura mínima de 100 mm. Qualquer deficiência dietética deve ser corrigida. A resposta dos suínos à suplementação de biotina na dieta, para prevenção de vários tipos de lesões podais, é de particular interesse. O cuidado regular das patas e o desbaste do seu crescimento excessivo são procedimentos importantes. A imersão das patas em pedilúvio com solução de formalina (5 a 10%, 2 a 3 vezes/semana) também pode reduzir o risco de infecção bacteriana.

REFERÊNCIAS BIBLIOGRÁFICAS

1. Fitzgerald RF, et al. Livestock Sci. 2012;145:230.
2. Knauer M, et al. Prev Vet Med. 2007;82:198.
3. Kilkbride AL, et al. BMC Vet Res. 2009;5:31.

Vírus do rio Ross

Etiologia

O vírus do rio Ross é um alfavírus pertencente ao complexo de togavírus da Floresta de Semliki. São pequenos vírus com envelope e genoma consistindo em uma fita única de RNA de sentido positivo. Existe considerável homologia das sequências entre os genomas dos vírus Getah e do rio Ross.[1] O vírus do rio Ross causa doença tanto no ser humano quanto em cavalos.

Epidemiologia

O vírus do rio Ross é encontrado na maioria das regiões da Austrália continental, Tasmânia, Papua Ocidental e Papua Nova Guiné, Nova Caledônia, Ilhas Fiji, Samoa e Ilhas Cook.[2] Há uma variabilidade genética entre os isolados do vírus. Existem evidências sorológicas de ausência de infecção em bovinos pelo vírus do rio Ross na região de Coromandel, na Nova Zelândia.[3]

O vírus é transmitido por artrópodes e a infecção é causada pela picada de mosquito infectado. O vírus é mantido no ciclo típico do arbovírus: mosquito hospedeiro – vertebrado – mosquito. Os hospedeiros vertebrados do vírus do rio Ross incluem grande número de mamíferos eutérios, marsupiais e monotremados, além de aves.[2] As espécies de macrópodes, incluindo cangurus e *wallabies*, são consideradas os hospedeiros amplificadores mais importantes, embora isso seja controverso. Há alta prevalência de cangurus cinzentos ocidentais sorologicamente positivos (48%).[4]

A incidência de infecção pelo vírus do rio Ross em cavalos em regiões endêmicas da Austrália é alta, tendo sido demonstrado um aumento da prevalência com a atividade do mosquito durante todo o ano. A proporção de cavalos soropositivos em Queensland, uma área com atividade de mosquitos durante o ano, foi de aproximadamente 80%, enquanto a de cavalos ao redor dos lagos Gippsland, no sul da Austrália, uma região com atividade sazonal do mosquito, foi de 50%. Surtos de doença clínica atribuídos à infecção equina pelo vírus do rio Ross ocorreram no sudeste da Austrália, no final de 2010 e início de 2011, e também foram associados a evidências sorológicas e virológicas de infecção pelo vírus da encefalite Murray Valley e pelo vírus Kunjin (uma linhagem do vírus do Nilo Ocidental).[5] Durante o surto, que foi associado a um verão excepcionalmente úmido em uma área caracterizada por verão quente e seco, um total de 392 cavalos de 271 criações foram suspeitos ou confirmados de terem sido infectados por um ou mais desses arbovírus.

Implicações zoonóticas

A doença causada pelo vírus do rio Ross é comum em pessoas na Austrália, com uma estimativa de 4.800 casos por ano, atingindo números muito maiores durante epidemias da doença.[2] Acredita-se que um hospedeiro amplificador do vírus seja o cavalo, que é capaz de infectar mosquitos ao ser experimentalmente infectado. A transmissão direta do cavalo, no entanto, seria principalmente ocupacional. A doença no ser humano caracteriza-se por pirexia branda e sinais constitucionais, com subsequente surgimento de erupção cutânea e lesões bucais. Artrite ou artralgia é comum, sobretudo nos pulsos, joelhos, tornozelos e pequenas articulações das extremidades. Esses sinais e sintomas podem persistir por 2 a 3 meses, e pode haver recaída da doença.

Achados clínicos

A doença associada à infecção causada pelo vírus do rio Ross, em equinos, caracteriza-se por pirexia, hemorragias petequiais, linfadenopatia submandibular, claudicação, inclusive "rigidez", tumefação articular ou da parte distal dos membros, inapetência, relutância em se mover e cólica branda.[5,6] Os equinos frequentemente são descritos como atáxicos, embora a base neurológica desse sintoma não seja clara. Qualquer dúvida que havia em relação à patogenicidade do vírus do rio Ross em equinos foi esclarecida pelo surto da doença causada por esse vírus nos anos 2010 e 2011, no sudeste da Austrália. A doença associada à infecção pelo vírus foi caracterizada por ataxia, marcha rígida, depressão, edema, apatia, pirexia e relutância em andar. Cavalos infectados experimentalmente com o vírus do rio Ross exibem sinais clínicos mínimos da doença. A duração da enfermidade em equinos é incerta, e alguns veterinários consideram que ela pode persistir por semanas a meses, e que pode ocorrer recidiva em cavalos.

Os relatos da doença existentes são insuficientes para determinar se há anormalidades características ou diagnósticas no perfil bioquímico sérico ou hematológico em equinos infectados. Foi relatada a elevação da concentração plasmática de fibrinogênio em três cavalos com suspeita da doença.

Diagnóstico

É confirmado pelo isolamento do vírus em amostras de sangue heparinizadas, ou de soro coletadas durante a fase aguda da doença, ou mediante a detecção de anticorpos contra o vírus no soro sanguíneo. A detecção de anticorpos IgM contra o vírus do rio Ross indica infecção recente, enquanto a detecção de anticorpos IgG ou anticorpos neutralizantes indica infecção mais remota. A soroconversão confirma a exposição e presumivelmente a infecção pelo vírus. O isolamento do vírus do rio Ross foi realizado em equinos com anticorpos IgM contra o microrganismo, mas não com anticorpos IgG, provavelmente devido ao padrão temporal de surgimento de anticorpos no sangue de cavalos infectados.[6]

Além da cultura do vírus em camundongos ou tecidos, o vírus do rio Ross pode ser detectado no sangue e no líquido sinovial usando um teste PCR via transcriptase reversa (RT-PCR). É importante lembrar que a infecção subclínica de cavalos em regiões endêmicas é muito comum, e que essa alta taxa de doença subclínica aumenta o risco de diagnóstico incorreto da infecção pelo vírus. Na verdade, é possível que anormalidades clínicas em um cavalo com viremia pelo vírus do rio Ross ou a detecção de anticorpos séricos contra o vírus não sejam atribuíveis à infecção pelo vírus do rio Ross. Isso é extremamente significativo na medida em que não há relato de exame *post mortem* de cavalos com doença confirmada como sendo causada pelo vírus do rio Ross. Assim, a definição do caso em termos de diagnóstico confirmatório *post mortem* não foi estabelecida.

Tratamento

Baseia-se em terapia de suporte. Os cavalos afetados podem se beneficiar da administração de analgésicos e antipiréticos, como fenilbutazona. A administração de antimicrobianos não é indicada em casos não complicados.

Controle

As medidas de controle não foram avaliadas, mas é prudente minimizar a exposição de cavalos a mosquitos infectados, embora a eficácia dessa técnica na prevenção da infecção seja desconhecida. Não há vacina para prevenir a infecção ou a doença causada pelo vírus do rio Ross em cavalos. Existe uma vacina experimental de uso humano.[7]

REFERÊNCIAS BIBLIOGRÁFICAS

1. Zhai Y-g, et al. J Gen Virol. 2008;89:1446.
2. Jacups SP, et al. Vector-Borne Zoonot. 2008;8:283.
3. McFadden AMJ, et al. NZ Vet J. 2009;57:116.
4. Potter A, et al. Vector-Borne Zoonot. 2014;14:740.
5. Roche SE, et al. Aust Vet J. 2013;91:5.
6. El-Hage CM, et al. Aust Vet J. 2008;86:367.
7. Wressnigg N, et al. Clin Vac Immunol. 2015;22:267.

DOENÇAS NUTRICIONAIS QUE AFETAM O SISTEMA MUSCULOESQUELÉTICO

Deficiência de selênio e/ou vitamina E

Várias doenças de animais de fazenda são causadas por deficiência de selênio (Se) e/ou vitamina E (VitE), geralmente associada a fatores predisponentes como a presença de ácidos graxos poli-insaturados na dieta, realização de exercícios não habituais e rápido crescimento em animais jovens. Todas essas doenças são descritas sob um único título, pois tanto o selênio quanto a vitamina E são importantes na etiologia, no tratamento e no controle das principais doenças causadas por suas deficiências.

Há, também, *doenças responsivas ao selênio/vitamina E*; ou seja, com algumas exceções, existem enfermidades que podem ser prevenidas pela suplementação com ambos os nutrientes. Em alguns países, particularmente na Nova Zelândia e em partes da Austrália e da América do Norte, doenças como falha de crescimento em ovinos e bovinos e baixo desempenho reprodutivo respondem bem à suplementação com selênio. Embora esses casos geralmente ocorram em regiões deficientes em selênio, podem não ser atribuídos apenas à deficiência desse elemento. Assim, existem algumas *doenças por deficiência de selênio* razoavelmente bem definidas e algumas *doenças "responsivas ao selênio"* mal definidas.

Atualmente, existe uma preocupação maior com essas doenças, porque está se tornando cada vez mais importante garantir que o leite e a carne não sejam deficientes em selênio e vitamina E, do ponto de vista da nutrição humana. Carne deficiente contribui para pessoas deficientes.

Mais e mais oxidantes, antioxidantes e anormalidades por estresse oxidativo figuram entre as doenças humanas e animais. Pelo menos em teoria, o estresse oxidativo deve ser facilmente prevenido com antioxidantes, mas essa terapia é controversa.[1]

Além disso, há um crescente reconhecimento da importância dos radicais de oxigênio tóxicos (radicais de oxigênio livres) produzidos no corpo e que são neutralizados efetivamente ou não pelos antioxidantes, o que resulta em estresse oxidativo.[2,3] Esse tema é particularmente importante na medicina de ruminantes[4], no que se refere à sepse, à mastite, à pneumonia e à retenção de placenta.

Etiologia

As doenças responsivas ao selênio e à vitamina E ou resultantes das deficiências desses nutrientes em animais de produção são causadas por dietas pobres em selênio e/ou vitamina E, com ou sem fatores condicionantes como uma quantidade excessiva de ácidos graxos poli-insaturados na dieta. Quase todas as doenças de ocorrência natural foram reproduzidas experimentalmente usando dietas deficientes desses nutrientes. Por outro lado, as lesões em geral podem ser prevenidas com a suplementação de selênio e vitamina E. Em certos casos, como em bezerros leiteiros alimentados à mão, a adição de quantidade excessiva de ácidos graxos poli-insaturados foi um fator importante na indução de doença experimental. Essas gorduras podem causar deficiência condicionada de vitamina E, que atua como antioxidante. Na distrofia muscular de ocorrência natural em bezerros, cordeiros e potros criados em pastagens, o agente miopático (se houver) é desconhecido, e o selênio atua como nutriente protetor. No entanto, o selênio não protege contra distrofia muscular associada ao fornecimento de óleo de fígado de bacalhau aos bezerros.

Selênio é um nutriente essencial para os animais, e as doenças causadas por sua suplementação inapropriada, em bovinos, são cosmopolitas.

Sinopse

- **Etiologia:** deficiência de selênio e vitamina E na dieta, aliada a fatores condicionantes como ácidos graxos poli-insaturados na dieta
- **Epidemiologia:**
  - A distrofia muscular enzoótica ocorre em bezerros, cordeiros, cabritos e potros em fase de rápido crescimento nascidos em áreas deficientes em selênio, em cujas dietas não há selênio suplementar. Ocorre em todo o mundo, sendo comum na Australásia, no Reino Unido e nas Grandes Planícies da América do Norte, onde os solos são deficientes em selênio. Deficiência de vitamina E em animais alimentados com forragem de baixa qualidade e dieta rica em ácidos graxos poli-insaturados. Surtos de distrofia muscular desencadeados por exercício
  - Doença do coração em amora em suínos em fase de terminação
  - Doenças responsivas ao selênio ocorrem na Australásia e não são clinicamente evidentes, mas respondem à suplementação de selênio. As deficiências de selênio e vitamina E podem estar envolvidas no baixo desempenho reprodutivo, retenção de placenta em vacas e baixa resistência a doenças infecciosas, como mastite bovina. Há controvérsias
- **Achados clínicos:** distrofia muscular caracterizada por grupos de animais com andar rígido, fraqueza e decúbito; grave na forma miocárdica. A doença do coração em amora é caracterizada por surtos de morte súbita em suínos em fase de terminação
- **Patologia clínica:** aumento na atividade plasmática de creatinoquinase. Baixos teores séricos de selênio e vitamina E. Mensurar a atividade da glutationa peroxidase
- **Achados de necropsia:** músculo esquelético pálido com simetria bilateral, estrias pálidas no miocárdio. Degeneração hialina do músculo acometido
- **Confirmação do diagnóstico:** baixos teores de selênio e vitamina E na dieta e nos tecidos, aumento da atividade de creatinoquinase e degeneração muscular
- **Lista de diagnósticos diferenciais:**
  - Distrofia muscular aguda em bezerros e animais com cerca de 1 ano de idade
  - Sepse por *Haemophilus somnus*
  - Pneumonia
  - Distrofia muscular enzoótica subaguda:
    - Doenças musculoesqueléticas: poliartrite, miopatias traumáticas ou infecciosas (carbúnculo sintomático), osteodistrofia e fraturas de ossos longos
    - Doenças do sistema nervoso: compressão da medula espinal, meningoencefalite e mielite por *Haemophilus somnus*, intoxicação por inseticida organofosforado
    - Doenças do trato digestório: sobrecarga de carboidratos, resultando em acidose láctica, choque, desidratação e fraqueza
  - Distrofia muscular em cordeiros e cabritos: ataxia enzoótica e *swayback*
  - Distrofia muscular em potros: lesão traumática no sistema musculoesquelético e poliartrite, meningite, lesão traumática na medula espinal
- **Tratamento:** vitamina E e selênio, por via parenteral
- **Controle:** suplementação de selênio e vitamina E na dieta; administração oral e/ou parenteral estratégica de vitamina E e selênio para fêmeas prenhes ou animais jovens criados em pastagem.

Funções biológicas do selênio e da vitamina E

Selênio

O selênio é componente de mais de 30 selenoproteínas[5] que protegem as células contra os danos produzidos pelos radicais livres, causa de muitas doenças crônicas.[6] Nas selenoproteínas, o selênio está presente como selenocisteína. É o 21º aminoácido. As selenoproteínas também participam do metabolismo dos hormônios tireoidianos, controlam as funções reprodutivas e atuam como neuroprotetores. Além de seus efeitos antiproliferativos e anti-inflamatórios, o selênio também estimula o sistema imune por meio de macrófagos, neutrófilos e linfócitos. O selênio estimula os linfócitos T-*helper*, linfócitos T-citotóxicos e as células *natural killer* (NK). É auxiliado pela vitamina E e por aminoácidos que contêm enxofre. Proteínas contendo selênio podem participar na formação e no reparo muscular.[7] Deficiências podem resultar em distrofia muscular nutricional (doença do músculo branco) em cordeiros, cabritos, bezerros e aves domésticas; diátese exsudativa em aves domésticas; e degeneração necrótica do fígado e doença do coração em amora em suínos. Em bovinos, também estão associadas com problemas de parto, retenção de placenta e metrite. A deficiência de selênio também contribui para a formação de cistos ovarianos e aumenta a taxa de morte embrionária precoce. Ademais, a vitamina E e o selênio facilitam a migração de leucócitos para a glândula mamária e exacerbam a fagocitose por neutrófilos, o que auxilia na resolução da mastite.

Uma dessas proteínas é a selenoproteína W, identificada primeiramente em ovinos com deficiência de selênio; a maioria de suas funções é desconhecida, mas atua como antioxidante, responde ao estresse e está envolvida na imunidade celular.[8] Em ovinos que receberam selenito de sódio e nanopartículas de selênio, constatou-se aumento considerável na expressão de transferrina e seus genes receptores durante a suplementação de ambos os compostos de selênio por 10 a 20 dias, seguido de diminuição significativa.[9] Em termos de propriedades biológicas, o selênio assemelha-se ao enxofre.[10] É largamente absorvido no duodeno e no ceco, por meio de transporte ativo pela bomba de sódio.

A suplementação com selênio orgânico (0,3%) em longo prazo modula os perfis de expressão gênica de leucócitos de suínos adultos; a suplementação de selênio induziu regulação crescente (*upregulation*) em 28 genes, e decrescente (*downregulation*) em 24 genes, com maior expressão de genes relacionados ao aumento da imunidade em suínos.[11]

Glutationa peroxidase e peroxidação tecidual

O selênio é um componente bioquímico da enzima glutationa peroxidase (GSH-Px).[12] A atividade da enzima em hemácias está positivamente relacionada com concentração sanguínea de selênio em bovinos, ovinos, equinos e suínos e é um auxiliar útil para o diagnóstico da deficiência de selênio, bem como para determinar o conteúdo de selênio nos tecidos desses animais. A enzima dos eritrócitos, tanto de bovinos quanto de ovinos, contém 4 g de átomos de selênio para cada mol da enzima. O selênio também é um componente de hormônios da glândula tireoide, muito importante na conversão de T4 para T3 (ou seja, hormônio inativo para hormônio ativo).[13]

A glutationa peroxidase plasmática confere proteção contra o dano peroxidativo às membranas e organelas celulares, que contêm lipídios, por inibir e destruir peróxidos endógenos, atuando em conjunto com a vitamina E na manutenção da integridade dessas membranas. O peróxido de hidrogênio e os peróxidos lipídicos são capazes de causar desnaturação irreversível de proteínas celulares essenciais, ocasionando degeneração e necrose. A glutationa peroxidase catalisa a quebra do peróxido de hidrogênio e de alguns hidroperóxidos orgânicos produzidos pela glutationa durante o ciclo de oxirredução. Essa dependência da atividade da glutationa peroxidase da presença de selênio explica a inter-relação entre selênio, vitamina E e aminoácidos contendo enxofre observada nos animais. Esses aminoácidos podem ser precursores da glutationa que, por sua vez atua como substrato para a glutationa peroxidase e mantém grupos sulfidrila na célula. O selênio também é um componente de várias outras proteínas, como a selenoproteína do músculo (selenoflagelina), proteínas de transporte de selênio, e as enzimas bacterianas como desidrogenases e glicina redutase. O selênio também facilita alterações significativas no metabolismo de muitos fármacos e xenobióticos. Por exemplo, o selênio neutraliza a toxicidade de vários metais, como arsênio, cádmio, mercúrio, cobre, prata e chumbo.

Vitamina E

Importante na resposta imune geral, por influenciar as populações de células sanguíneas e, em particular, a persistência da resposta imune. Juntamente com as vitaminas A e D, além do selênio, melhora o desempenho reprodutivo.[14]

O termo "vitamina E" é uma descrição genérica que abrange dois grupos de compostos lipossolúveis – os tocoferóis e os tocotrienóis –, sendo o alfatocoferol o mais ativo.[15] A vitamina E é um antioxidante que previne o dano oxidativo aos lipídios de membrana sensíveis, diminuindo a formação de hidroperóxido. A vitamina tem um papel central na proteção das membranas celulares à lipoperoxidação, especialmente membranas ricas em lipídios insaturados, como mitocôndrias, retículo endoplasmático e membranas plasmáticas.

As vacas discriminam os isômeros 2S da forma sintética, que contém todos os oito isômeros (quatro de 2R e quatro de 2S).

Isso significa que 1 g de *all-rac*-alfa-tocoferol corresponde, na verdade, a 0,5 g da forma RRR-alfa-tocoferol.[15]

Constatou-se que baixos teores séricos de alfa-tocoferol são possivelmente indicativos de predisposição ao deslocamento de abomaso para o lado esquerdo, em vacas-leiteiras em início da lactação.[16] Em fazendas orgânicas, nota-se maior conteúdo de vitamina E do que nas fazendas convencionais; também, a silagem de trevo forrageiro é melhor fonte de vitamina E do que feno, milho ou grãos. A silagem é a melhor fonte de tocoferóis do que o feno, devido à alta perda durante o armazenamento deste último; as silagens de gramíneas e leguminosas contêm mais vitamina E do que a silagem de milho.[17]

Inter-relações entre selênio e vitamina E

Existe uma inter-relação importante entre selênio, vitamina E e aminoácidos contendo enxofre na prevenção de algumas doenças nutricionais causadas por sua deficiência. Se a vitamina E impede a formação de hidroperóxido de ácidos graxos, enquanto os aminoácidos sulfurados (precursores da glutationa peroxidase) e o selênio estão envolvidos na inativação do peróxido, esses nutrientes ocasionam resultado bioquímico similar, ou seja, redução da concentração de peróxidos ou de seus produtos nos tecidos. A proteção contra o dano oxidativo às proteínas suscetíveis, não aquelas de membrana, pelo selênio da dieta, mas não pela vitamina E, pode explicar por que algumas doenças nutricionais respondem ao selênio e não à vitamina E. Por outro lado, certos tecidos ou componentes subcelulares podem não ser adequadamente protegidos contra os danos oxidativos, dado que neles a atividade de glutationa peroxidase é inerentemente baixa, mesmo quando há conteúdo apropriado de selênio na dieta. Espera-se que os danos a esses tecidos sejam agravados por dietas ricas em ácidos graxos insaturados e que respondem adequadamente à vitamina E, mas não ao selênio. As variações na atividade da glutationa peroxidase entre certos tecidos, como fígado, coração, músculo esquelético e miocárdio, explicam as variações na gravidade das lesões entre as espécies.

Nos tecidos e no sangue, a atividade da glutationa peroxidase pode ou não ser dependente de selênio. A enzima independente de selênio não o contém e não reage com peróxido de hidrogênio, mas mostra atividade frente aos substratos orgânicos de hidroperóxido. Baço, miocárdio, hemácias, cérebro, timo, tecido adiposo e músculos estriados de bezerros contêm apenas enzima dependente de selênio. Fígado, pulmões, glândulas suprarrenais, testículos e rins contêm ambas as enzimas. O tecido hepático contém a maior atividade de enzima não selênio-dependente.

A vitamina E pode prevenir a reação tóxica à administração oral de ferro (sulfato ferroso) ou à injeção intramuscular de ferro dextrana. Quando se administra 0,1 ppm de selênio e 50 UI de vitamina E/kg durante a gestação de porcas, ocorre aumento da atividade da glutationa peroxidase em leitões com 2 dias de vida, especialmente se a injeção de ferro for administrada antes da ingestão do colostro.

Epidemiologia

Distrofia muscular nutricional enzoótica

A distrofia muscular nutricional enzoótica (DMN) foi a primeira enfermidade associada ao selênio, com alta taxa de mortalidade, especialmente em ruminantes; compromete a produtividade de animais em fase de crescimento e em adultos.

Ocorrência

Esse tipo de distrofia muscular ocorre em todas as espécies de animais pecuários, mais comumente em bezerros, cordeiros, cabritos jovens em fase de crescimento rápido e potros filhos de éguas alimentadas por longos períodos, geralmente durante os meses de inverno, com dieta pobre em selênio e vitamina E. É uma causa importante de morte em cabritos, desde o nascimento até cerca de 3 meses de idade. Cabritos podem necessitar de mais selênio do que cordeiros ou bezerros, o que pode explicar a maior incidência da doença nesses animais. A doença em cabritos também pode estar associada a um baixo teor de alfa-tocoferol e a um conteúdo corporal normal de selênio.

A DMN em equinos é mais comum em potros com até cerca de 7 meses de idade. Nos casos relatados, a concentração de selênio no sangue das éguas era subnormal, as concentrações de selênio e vitamina E nos alimentos eram subnormais, o teor de ácidos graxos insaturados no alimento era alto, e a suplementação com vitamina E e selênio preveniu a doença. A doença é pouco reconhecida em equinos adultos, mas casos esporádicos de miodegeneração distrófica são registrados em cavalos com 5 a 10 anos de idade. A doença também ocorre em bovinos com cerca de 1 ano de idade alimentados com grãos. Fatores estressantes como transferência para o ambiente externo após a estabulação no inverno, longas caminhadas, choques com outros animais e movimentação associada à vacinação, bem como aos procedimentos de descorna e práticas de manejo semelhantes, são frequentemente fatores desencadeantes. Há relato da doença em novilhos e touros com 12 a 18 meses de idade, criados em confinamento. Pode até haver evidências laboratoriais de miopatia subclínica em animais normais de um grupo no qual houve um caso da doença. Foram relatados surtos de DMN grave e fatal em novilhas, no momento do parto, as quais tinham sido alimentadas com dieta deficiente tanto em selênio quanto em vitamina E. A doença também pode ocorrer esporadicamente em equinos adultos com deficiência de selênio. Constatou-se distrofia muscular em vacas-leiteiras adultas da raça Bohemian Red Poll, na República Tcheca, transferidas de um estábulo com cubículos para uma instalação coletiva, que resultou em maior atividade locomotora e estresse associado à mudança nas condições de alojamento.

Miopatia e lipidose hepática em cordeiros desmamados deficientes em vitamina E e sem deficiência concomitante de selênio têm sido descritas.

Existem duas síndromes principais de miopatia:

- Forma aguda: distrofia miocárdica, que ocorre com mais frequência em bezerros e cordeiros jovens, e ocasionalmente em potros
- Forma subaguda: distrofia de músculo esquelético, que ocorre em bezerros mais velhos e naqueles com cerca de 1 ano de idade.

As duas formas não são mutuamente exclusivas.

Distribuição geográfica

A DMN ocorre na maioria dos países, mas é comum no Reino Unido, nos EUA, na Escandinávia, na Europa, no Canadá, na Austrália e na Nova Zelândia. Na América do Norte, é comum no nordeste e noroeste, e incomum nos solos relativamente ricos em selênio das Grandes Planícies, onde foi relatada intoxicação por selênio. É uma das doenças carenciais mais comuns em rebanhos pecuários nos EUA. Na República Tcheca, a incidência de deficiência de selênio em bovinos é alta e mais frequentemente diagnosticada em novilhas, touros em engorda, bovinos de corte criados em pastagem e vacas-leiteiras no período seco. Pesquisas conduzidas na República Tcheca com bovinos vivos e com tecidos de bovinos obtidos no abatedouro constataram deficiência significativa de selênio. Notou-se baixo conteúdo corporal de selênio, considerando a concentração desse nutriente no sangue, no músculo e no fígado em 80%, 70% e 73% dos animais examinados, respectivamente. A doença do músculo branco ocorreu em cordeiros na Turquia, onde os níveis de selênio no feno e no solo são deficientes. Os conteúdos médios de selênio no solo e no feno foram 0,03 ppm e 0,07 ppm, respectivamente.

A DMN é endêmica em caprinos em pastejo no planalto mexicano, devido à deficiência de selênio no solo e nas forragens. Em dois locais diferentes do planalto, a concentração de selênio no solo foi de 0,047 e 0,051 ppm; nas forragens, era de 0,052 e 0,075 ppm; e no soro de caprinos, foi de 0,02 e 0,21 ppm, respectivamente. O pH do solo estava em 6,1 e 5,9, respectivamente. A concentração média de selênio no soro de cabritos com sinais clínicos de DMN foi 36% menor do que em cabritos normais da mesma fazenda.

Com base nas concentrações de selênio no leite de tanque, comparado às concentrações de selênio no soro de animais de rebanhos leiteiros em Prince Edward Island, Canadá, notou-se que 59% dos rebanhos apresentavam deficiência marginal ou evidente de selênio em algum momento, o que os colocava em risco de desenvolvimento da doença e de redução da produtividade. Os períodos de maior risco foram outono e inverno, quando 5% e 4%, respectivamente, dos rebanhos estavam na faixa de deficiência real. Os rebanhos em que a suplementação de selênio foi fornecida por meio de um concentrado lácteo comercial apresentaram probabilidade quatro vezes maior de terem níveis adequados de selênio, em comparação aos rebanhos que não receberam tal alimento; além disso, a produção diária média de leite ajustada foi 7,6% maior em rebanhos com níveis adequados de selênio, em comparação com rebanhos com deficiência marginal de selênio. No Chile, as amostras de leite de tanque podem apresentar baixo teor de selênio devido ao baixo conteúdo do mineral no solo.[18]

O conteúdo de selênio nos solos e, portanto, nos pastos que neles crescem, varia muito, dependendo em grande parte de sua origem geológica. Em geral, solos oriundos de rochas de origem recente (p. ex., as areias graníticas e áreas de pedra-pomes da Nova Zelândia) são notavelmente deficientes em selênio. Solos oriundos de rochas ígneas provavelmente são pobres nessa substância. As rochas sedimentares, principal fonte dos solos agrícolas, são mais ricas em selênio. As culturas de forrageiras, grãos de cereais e milho nessas áreas costumam ser pobres em selênio [abaixo de 0,1 mg/kg de matéria seca (MS)], em comparação com a concentração presente em culturas de áreas onde a disponibilidade do elemento no solo é muito maior e geralmente adequada (acima de 0,1 mg/kg de MS). A doença ocorre em suínos, geralmente em associação com outras doenças mais graves, como a doença do coração em amora e a hepatose dietética.

Selênio em solo, plantas e animais

Selênio no solo

É presumível que solos contendo menos de 0,5 mg/kg de selênio originam culturas e pastagens com concentrações potencialmente inadequadas do mineral (< 0,05 mg/kg de matéria seca).

Selênio em plantas

A absorção de selênio pelos vegetais é variável, mas esta não é uma necessidade para o crescimento das plantas. O conteúdo de selênio em diferentes espécies de pastagem cultivadas no mesmo tipo de solo é muito variável, mas as espécies de crescimento lento e de enraizamento mais profundo contêm concentrações um pouco maiores. Na Nova Zelândia, os solos mais deficientes são aqueles de pedras-pomes riolíticas, no planalto vulcânico central da Ilha do Norte. Solos de turfa, no Vale do Rio Waikaito, também são deficientes. As areias costeiras da Ilha do Norte e os solos pedregosos de várias locais são considerados responsivos ao selênio, enquanto a maior parte da Ilha do Sul apresenta, no mínimo, deficiência marginal.

A deficiência de selênio ocorre na maioria dos solos da região dos Bálcãs: por exemplo, o teor no trigo é tão baixo que a necessidade diária dos animais não é suprida.[19] Nos EUA, os estados do Noroeste do Pacífico e do litoral nordeste e sudeste geralmente são pobres em selênio. No Canadá, os grãos das pradarias ocidentais geralmente contêm teores relativamente altos, enquanto nas províncias do leste os solos e rações geralmente têm baixas concentrações. A maioria dos solos das províncias atlânticas do Canadá é ácida e, consequentemente, as forragens são deficientes em selênio. A maioria das amostras de forragem contém menos de 0,10 mg de selênio/kg de matéria seca e a DMN é comum em toda a região.

Pesquisas no Reino Unido descobriram que o conteúdo corporal de selênio pode ser baixo em ovinos e bovinos que recebem alimentos produzidos no local, sem qualquer suplementação mineral. Em algumas pesquisas, constatou-se que os níveis eram baixos em até 50% das fazendas, o que coloca um grande número de animais em risco. Existem também diferenças nas concentrações de selênio nos diferentes alimentos cultivados na mesma área. Por exemplo, em algumas áreas, 75% dos bovinos alimentados principalmente com silagem de milho, ou 50% do gado alimentado com feno de capim, podem estar recebendo dietas com teor inadequado de selênio.

Fatores que influenciam a disponibilidade do selênio do solo às plantas

A concentração de selênio no solo varia com o tipo, a textura e o teor de matéria orgânica do solo, e também com a pluviosidade. Em um estudo relacionado com várias dietas, verificou-se que a disponibilidade do mineral aumentou com o fornecimento de uma dieta contendo 70% de grãos, em razão do conteúdo elevado de carboidratos não estruturais.[20] Outros fatores que influenciam a disponibilidade de selênio são:

- *pH do solo*: a alcalinidade, que facilita a absorção da substância pelas plantas, e a presença de alto teor de enxofre, que compete por sítios de absorção com o selênio nas plantas e nos animais, reduzem a disponibilidade
- A absorção pelas plantas é influenciada pelas propriedades físico-químicas do solo (reação de oxirredução, pH e atividade microbiana)
- A capacidade de absorção pelas plantas é variável; *plantas "seletivas" e "conversoras"* são listadas no tópico sobre "Intoxicação por selênio"; as leguminosas absorvem muito menos selênio do que as gramíneas
- As *condições sazonais também influenciam o conteúdo de selênio na pastagem*, sendo menor na primavera e quando há alta precipitação pluviométrica. Constatou-se que a concentração sanguínea de selênio em vacas-leiteiras, nos EUA, foi menor durante o verão e outono, do que durante o inverno e primavera. Desse modo, um solo com deficiência marginal pode produzir uma pastagem extremamente deficiente, caso seja fortemente adubado com superfosfato e isso resulte em aumento de seu teor de sulfato, se houver uma alta precipitação pluviométrica e se a pastagem for viçosa, com predomínio de trevos, como é provável nos meses de primavera.

Suspeita-se que o *enxofre do ambiente*, oriundo de várias atividades antropogênicas, seja um fator que contribui de maneira significativa na ocorrência de vários problemas sanitários em animais pecuários. Pecuaristas cujas fazendas estão nas proximidades de usinas de dessulfuração de gás ácido natural relataram que as emissões de enxofre são responsáveis pelo aumento na ocorrência de distrofia muscular nutricional, bezerros fracos e crescimento retardado. Experimentalmente, um aumento moderado do enxofre na dieta não prejudica os conteúdos corporais de selênio e cobre, tampouco causa doença relacionada em bovinos.

Selênio em animais

Pode haver grandes variações na concentração sérica de selênio e na atividade de glutationa peroxidase em bovinos que consomem forrageiras com diferentes concentrações de selênio, em uma mesma região geográfica. O conteúdo corporal em vacas de corte pode variar entre as áreas geográficas, dentro de regiões de um mesmo país, fato provavelmente atribuível a variações nas concentrações de selênio no solo e nas plantas dessas regiões. Rebanhos de bovinos de corte criados em áreas com teor adequado do mineral no solo, rebanhos que recebem suplementação alimentar na pastagem e rebanhos diagnosticados com prenhez apresentaram concentração sanguínea média de selênio maior que a dos outros rebanhos. Em bovinos em fase de crescimento, a dose recomendada é 100 μg/kg de matéria seca; para fêmeas prenhes e lactantes, a dose é 200 μg/kg. Em um estudo com bovinos da raça Belgian Blue, verificou-se que esses animais têm maior necessidade de selênio, devido à hipermusculatura da raça[21], e que o selenito-levedura proporcionou a melhor resposta das vacas.

Algumas espécies têm maior capacidade de concentrar selênio do que outras. Por exemplo, a carne de rena norueguesa tem mais selênio do que a de bovino de corte, cordeiro, carneiro, suíno ou frango.[22]

Vitamina E
Pode haver uma interação antioxidante com cascatas pró-inflamatórias envolvendo importantes componentes da transdução de sinal. Outra possibilidade é a existência de uma propriedade anti-inflamatória de compostos capazes de deslocar o equilíbrio imune tipo Th1-Th2 para imunidade tipo Th2.[23]

Vacas suplementadas com vitamina E apresentaram taxas menores de descarte e de mastite, bem como menos retenção (de 6,5 para 3%) de membranas fetais, em comparação com vacas não suplementadas com vitamina E. Nenhum efeito foi observado na produção de leite, no desempenho reprodutivo ou na ocorrência de infecção uterina.[24] Há uma baixa relação entre os conteúdos de vitamina E no plasma e no leite, de modo que o teor de vitamina E no leite não pode ser utilizado como teste principal para o diagnóstico de deficiência da vitamina.[25]

A deficiência de vitamina E é mais comum quando os animais são alimentados com feno, palha ou aparas de raízes de baixa qualidade. Grãos de cereais, pastagem verde e feno novo bem curado contêm quantidades adequadas da vitamina.

Os teores de alfa-tocoferol são altos em gramíneas e trevos, mas há grandes variações nas concentrações de uma área para outra. As concentrações séricas de alfa-tocoferol são maiores em bezerros de vacas alimentadas com silagem de capim, do que nos filhotes de vacas alimentadas com feno da mesma gramínea. Muitos fatores influenciam o conteúdo de alfa-tocoferol na pastagem e, consequentemente, o consumo pelos animais. À medida que as pastagens amadurecem, o teor de alfa-tocoferol diminui em até 90%. Conteúdos mínimos a partir de 0,7 mg/kg de matéria seca foram relatados em pastagens secas de verão consumidas por ovinos. Os conteúdos de alfa-tocoferol nas pastagens de azevém e trevo variam de 22 a 350 mg/kg de matéria seca e de 90 a 210 mg/kg de matéria seca, respectivamente. Após a coleta e o armazenamento, o teor de alfa-tocoferol da pastagem e de outras culturas pode diminuir ainda mais, por vezes caindo a zero. A preservação dos grãos com ácido propiônico não impede esse declínio. Assim, pode-se esperar que a ingestão dietética de alfa-tocoferol pelos bovinos e ovinos varie amplamente e ocasione flutuações significativas nos conteúdos teciduais. No Canadá, o nível de vitamina E no plasma de equinos é maior nos meses de maio a agosto, quando o capim fresco é pastado; e é mais baixo quando os cavalos são alimentados com alimentos colhidos ou armazenados durante o mesmo período. Nos EUA, os níveis plasmáticos de vitamina E em vacas-leiteiras foram maiores durante o verão e o outono, do que no inverno e na primavera.

Surtos de DMN podem ocorrer em bovinos com cerca de 1 ano de idade alimentados com grãos contendo elevado teor de umidade tratados com ácido propiônico, como um método de armazenamento e tratamento antifúngico de baixo custo. Esse ácido provoca queda acentuada do conteúdo de vitamina E dos grãos, bem como aumento dos teores de peróxidos de gordura, o que é compatível com uma perda de antioxidantes naturais como os tocoferóis (deficiência de vitamina E secundária). Nessas situações, os teores de selênio na ração são inferiores a 0,05 mg/kg de matéria seca, o que é inadequado, enfatizando a interdependência de selênio e vitamina E. O teor de alfa-tocoferol de grãos úmidos (cevada e milho) armazenados durante 6 meses, com ou sem ácido propiônico, diminui a teores extremamente baixos, em comparação com os grãos armazenados de modo convencional, nos quais os teores de alfa-tocoferol normalmente persistem ao longo do mesmo período. A cevada deficiente em selênio tratada com hidróxido de sódio para provocar depleção de vitamina E pode ser usada para induzir distrofia muscular nutricional, quando fornecida como alimento a bovinos com cerca de 1 ano de idade. A doença pode ocorrer em cordeiros lactentes com baixa concentração plasmática de alfa-tocoferol e conteúdo corporal de selênio adequado, indicando que o efeito poupador de cada nutriente pode não ocorrer em um amplo espectro de deficiências clínicas.

Ácidos graxos poli-insaturados na dieta

Dietas ricas em ácidos graxos poli-insaturados (PUFA, de *polyunsaturated fatty acids*), como óleo de fígado de bacalhau, outros óleos de peixe, farinha de peixe usada como concentrado proteico, banha, óleo de linhaça e óleos de soja e milho, foram implicados na ocorrência de DMN, particularmente em bezerros alimentados com substitutos do leite contendo esses ingredientes. A doença pode ser reproduzida experimentalmente em rebanhos de ruminantes jovens, com 6 a 9 meses de idade, mediante o fornecimento de dieta pobre em vitamina E e selênio aliada à adição de ácido linolênico. Os animais apresentam lesões miodegenerativas generalizadas nos músculos esqueléticos e no miocárdio. A pastagem viçosa da primavera, que contém concentração de ácido linoleico suficiente para causar DMN em bezerros, pode explicar a ocorrência da doença naturalmente durante a primavera. A oxidação que acompanha a rancificação dos óleos destrói a vitamina, aumentando sua necessidade dietética (deficiência condicionada de vitamina E); a presença de agentes miopáticos nos óleos também pode contribuir para a ocorrência da doença. Em algumas circunstâncias, a carência de especificidade da vitamina E na prevenção de distrofia muscular é indicada por sua falha e pela eficiência do selênio como agente preventivo em cordeiros alimentados com pastagem de leguminosa viçosa.

Avaliaram-se suplementação com óleo de peixe e selenito de bário e seus efeitos sobre as características da carcaça e do conteúdo muscular de ácidos graxos em cordeiros no fim do período de terminação, alimentados com capim ou concentrado.[26] Verificou-se que o óleo de peixe é de alguma ajuda em dietas concentradas, mas não em dietas à base de gramíneas. O sulfato de bário é útil, desde que não haja concentrado na dieta, mas é de pouca utilidade se os cordeiros forem alimentados com dietas enriquecidas com concentrado ou óleo de peixe.

Outros agentes miopáticos na dieta

Nem todos os agentes miopáticos, que podem ser importantes no desenvolvimento da DMN em animais pecuários, foram identificados.

Ácidos graxos insaturados em óleos de peixes e vegetais podem ser agentes miopáticos em alguns surtos de distrofia muscular nutricional em bezerros e cordeiros. A miopatia associada à lupinose, em ovinos, é uma importante miopatia de músculo esquelético que acomete ovinos desmamados que pastejam restolhos de tremoço contaminados com o fungo *Phomopsis* spp. Os ovinos afetados apresentam marcha rígida, relutam em caminhar e posicionam-se com o dorso arqueado e as patas sob o corpo; esses animais têm dificuldade em se levantar.

Atividade física não habitual

Historicamente, a DMN é mais usual em bezerros de corte com 2 a 4 meses de idade, em fase de rápido crescimento e bem nutridos, logo após atividade física não habitual. Comum em países onde os bezerros nascem e eram criados em ambiente interno até cerca de 6 a 8 semanas de idade, quando eram transferidos para nova pastagem na primavera. Esta tem sido uma prática padrão em pequenos rebanhos de bovinos de corte no Reino Unido, Europa e América do Norte. Uma situação semelhante aplica-se a ovelhas cuja parição ocorreu em estábulo e os cordeiros foram levados à pastagem com 1 a 3 semanas de idade. Assim, a atividade não habitual de bezerros e cordeiros, como correr e brincar após serem transferidos para o pasto, é um importante fator de risco, mas não necessariamente um pré-requisito para a doença. Nos cordeiros, o esforço físico vigoroso associado com corrida e amamentação pode ser responsável pela forma hiperaguda de distrofia miocárdica em cordeiros jovens criados em pastagens deficientes, e em filhotes de ovelhas com deficiência. Em cordeiros mais velhos, com até 3 meses de idade, os surtos de distrofia muscular nutricional aguda e de doença do cordeiro rígido podem estar associados ao transporte de rebanhos por longas distâncias. Situação semelhante aplica-se aos bezerros que são transportados para longe do local de nascimento e das pastagens do início da primavera, seguindo para pastagens viçosas do verão. A inquietação e os mugidos de bezerros de corte desmamados com 6 a 8 meses de idade podem desencadear surtos de distrofia muscular nutricional subaguda. A miopatia degenerativa de bovinos com cerca de 1 ano de idade (animais confinados, touros com cerca de 1 ano de vida estabulados e novilhas de reposição) atualmente é detectada com maior frequência. A doença assemelha-se à distrofia muscular nutricional subaguda de bezerros, sendo observada muitas vezes no Reino Unido, quando os animais dessa faixa etária são transferidos para o ambiente externo na primavera, após terem permanecido estabulados durante o inverno do ano anterior e recebido alimentação à base de feno ou palha de má qualidade, ou contendo grãos tratados com ácido propiônico. A atividade física não habitual é um fator predisponente comum. No entanto, há relato da doença em touros com cerca de 1 ano de idade estabulados, sem histórico de estresse ou exercício não habitual, mas cuja dieta era deficiente em selênio e vitamina E.

Em equinos submetidos ao exercício, nota-se aumento na concentração eritrocitária de malondialdeído, um produto da peroxidação, mas a suplementação com selênio não induz efeito benéfico. Há evidências inconclusivas de que a deficiência de selênio e vitamina E causa distrofia muscular nutricional em equinos adultos. Não há evidência de que a mioglobinúria paralítica e a síndrome do "enrijecimento" sejam consequências da deficiência de selênio e vitamina E.

Distrofia muscular nutricional congênita

A *distrofia muscular nutricional congênita* é rara em animais pecuários. Casos isolados foram relatados.

Do mesmo modo, a distrofia muscular nutricional pode ocorrer em bezerros e cordeiros com apenas alguns dias de idade, ainda que raramente. O selênio atravessa prontamente a placenta das vacas, e no feto, seu conteúdo é sempre maior do que o materno. Não há evidência de que a síndrome do bezerro fraco esteja associada à deficiência de selênio. A suplementação parenteral em longo prazo, seja exclusivamente com selênio ou combinada com vitamina E, não influenciou a incidência dessa síndrome.

Realizou-se um exame comparativo entre fetos bovinos abortados apresentando lesões de insuficiência cardíaca, especificamente dilatação ou hipertrofia cardíaca, fígado nodular e ascite; fetos abortados sem lesões; e fetos não abortados de abatedouro. Constataram-se necrose de miocárdio e níveis médios de selênio de 5,5 μmol/kg nos fetos com lesões cardíacas, de 6,5 μmol/kg nos fetos sem lesões cardíacas, e de 7,5 μmol/kg nos fetos de abatedouro. Isso sugere que a deficiência de selênio em fetos bovinos pode causar necrose de miocárdio e insuficiência cardíaca. Os níveis normais nos tecidos hepático e renal de fetos bovinos de abatedouro foram de 7,5 ± 5,2 μmol/kg e 4,4 ± 1,1 μmol/kg, respectivamente.

Síndrome da deficiência de vitamina E e selênio

A combinação de doença do coração em amora, hepatose dietética, diátese exsudativa e miopatia nutricional, também conhecida como síndrome da deficiência de vitamina E e selênio, é verificada em suínos, geralmente como uma doença grave. A distrofia muscular nutricional também pode acometer suínos. A ocorrência de edema em vários tecidos também foi sugerida como possível consequência da deficiência de selênio ou vitamina E. O prejuízo à espermatogênese e uma suscetibilidade aumentada aos efeitos da disenteria suína também foram sugeridos como respostas aos baixos teores dessas duas substâncias. Existe suspeita de que os problemas se tornam mais comuns à medida que o suíno cresce mais rapidamente e as necessidades e demandas por antioxidantes aumentam, ao mesmo tempo em que a provisão de vitaminas lipossolúveis se torna cada vez mais difícil. Além disso, há uma diferença muito pequena entre os níveis terapêutico e tóxico de selênio; foi relatada a ocorrência de intoxicação por selênio quando da tentativa de prevenir a deficiência desse nutriente. Uma complicação mais recente é a constatação de que o selênio inorgânico tem sido usado na dieta, enquanto nos vegetais a maior parte do selênio é orgânico e está na forma de L-selenometionina, um análogo de selênio do aminoácido metionina. No suíno, como em outras espécies, acredita-se que o selênio atua como antagonista dos radicais livres tóxicos, juntamente com outras substâncias, como a vitamina C. Pouco se sabe sobre o metabolismo de selênio em suínos. Nessa espécie, ocorre escassa transferência de produtos lipossolúveis através da placenta, portanto os leitões recém-nascidos apresentam reserva muito pequena de vitamina E. Imediatamente após o nascimento, os leitões obtêm vitamina E do colostro e do leite da porca. Se a porca tiver um estoque corporal baixo ou for alimentada com ração pobre em vitamina E, então o leitão terá um teor muito baixo de vitamina E, quando desmamado. O selênio e a vitamina E podem substituir um ao outro, de maneira limitada, em suínos. Nestes, a dieta tem mais influência. Dietas ricas em ácidos graxos poli-insaturados, cobre, vitamina A ou micotoxinas podem reduzir a disponibilidade de vitamina E. À medida que os teores dietéticos de vitamina A aumentam, as concentrações sérica e hepática de alfa-tocoferol diminuem, sugerindo redução na absorção e na retenção de alfa-tocoferol quando os leitões desmamados são alimentados com dieta rica em vitamina A. Antagonistas do selênio ou culturas oriundas de solos inerentemente pobres em selênio também podem agravar a situação. Em suínos, a distrofia muscular nutricional foi induzida experimentalmente, por meio do fornecimento de rações deficientes em vitamina E e selênio, mas em geral representa apenas uma parte do complexo mais sério da doença do coração em amora e da hepatose dietética. A microangiopatia é mais comum em leitões desmamados e pode estar particularmente relacionada à deficiência de vitamina E.

Há evidências conflitantes sobre o efeito das vitaminas antioxidantes C e E no desempenho reprodutivo de porcas. Em alguns estudos, o aumento do teor de vitamina E na dieta durante a gestação pode ter aumentado o tamanho da leitegada e reduzido a mortalidade pré-desmame de leitões. Uma resposta semelhante foi observada após a injeção intramuscular de vitamina E e selênio em porcas, enquanto a injeção de vitamina C não produziu melhora. Um estudo recente confirmou que não houve efeito no desempenho reprodutivo de porcas e na taxa de crescimento dos leitões, quando suplementados tanto com vitamina E quanto com vitamina C. A administração de vitamina E e selênio a marrãs jovens, com intuito de elevar abruptamente os teores desses nutrientes antes do acasalamento (*flushing*), induziu a formação de corpo lúteo em menor quantidade, porém de tamanho maior, após a ovulação, provavelmente devido à progressão de um número menor de folículos para o estágio ovulatório. A vitamina E e o selênio aumentaram o desenvolvimento do útero, mas não influenciaram o número de leitões por parição.

A síndrome da deficiência de vitamina E e selênio ocorre naturalmente em suínos em fase de crescimento rápido, geralmente durante o período pós-desmame (3 semanas a 4 meses), particularmente no período inicial da fase de terminação. A menor concentração de vitamina E em leitões foi verificada 45 dias após o nascimento, mas pode ser que o conteúdo corporal de selênio dos leitões recém-nascidos possa ser mais importante para sua saúde do que o conteúdo de vitamina E. As primeiras 3 a 4 semanas após a mudança para a unidade de terminação é o período de maior probabilidade de ocorrência de baixo teor de vitamina E; é importante lembrar que há uma variação individual considerável. A concentração sérica de vitamina E diminui após o desmame e, mesmo com a suplementação com essa vitamina, seu aumento demora 2 a 3 dias. Parece haver diminuição temporária da absorção da vitamina no período logo após o desmame, fato que, por sua vez, ocasiona redução da reserva de vitamina E. A síndrome em geral está associada a dietas deficientes tanto em selênio quanto em vitamina E e naquelas que podem conter alta concentração de ácidos graxos insaturados. Tais dietas incluem aquelas que contêm misturas de soja, milho muito fresco e úmido e grãos de cereais cultivados em solos com baixo teor de selênio. O fornecimento de uma ração basal de refugo de ervilhas, pobre em selênio e vitamina E aos suínos em fase de crescimento pode causar a síndrome típica, e baixos teores teciduais de selênio estão presentes em suínos com hepatose dietética de ocorrência natural. Demonstrou-se que o fornecimento de dietas contendo óleo de linhaça reduziu o teor de vitamina E na dieta, mas aumentou o de escatol. No entanto, há relatos de ocorrência natural da doença do coração em amora em suínos na Escandinávia, nos quais os teores teciduais de selênio e vitamina E estão dentro dos limites normais, em comparação com suínos saudáveis. Na Irlanda, apesar da suplementação das rações de suínos com vitamina E e selênio em teores mais altos do que o necessário para prevenir a doença experimental, ainda pode ocorrer a doença do coração em amora espontânea. Os suínos afetados têm teores teciduais mais baixos de vitamina E do que os suínos do grupo-controle, sugerindo alteração no metabolismo de alfa-tocoferol não relacionada aos teores de selênio e ácidos graxos poli-insaturados na dieta.

Não é rara a ocorrência natural do complexo patológico em suínos, associada a dieta que contém 50% de farinha de coco, emulsão de fígado de peixe, restos de peixe com alto teor de ácidos graxos insaturados ou semente de linhaça, a qual provoca manchas lipídicas amarelas e marrons que podem ser evitadas pela adição de quantidade adequada de alfa-tocoferol ou de um antioxidante apropriado. A qualidade da gordura da dieta não influencia, necessariamente, a concentração sanguínea de vitamina E, mas a presença de gordura oxidada diminui a resistência das hemácias à peroxidação. A maior necessidade de vitamina E de suínos alimentados com gordura oxidada pode ser decorrência do baixo conteúdo de vitamina E nesse tipo de gordura. Recentemente, demonstrou-se que a adição de 0,3 ppm de selênio na dieta de leitões pós-desmame resultou em melhor desempenho em comparação com dietas não suplementadas com o nutriente, independentemente do teor de vitamina E na ração (até 200 ppm).

Doença do coração em amora

A doença do coração em amora é a forma mais comum de manifestação clínica da deficiência de selênio e vitamina E em suínos. Ocorre mais comumente em suínos de engorda em fase de crescimento rápido (60 a 90 kg), em excelente condição corporal, alimentados com dieta de alto teor calórico e baixo conteúdo de vitamina E e selênio. O real mecanismo etiológico não é conhecido, mas a doença pode ser evitada pela suplementação com vitamina E. A enfermidade também pode ocorrer quando os teores na dieta e no soro ou tecidos parecem satisfatórios. Os alimentos mais comumente responsabilizados são soja, milho e cevada. A concentração hepática média de vitamina E foi menor em suínos com doença do coração em amora do que naqueles que morreram por outras causas. O teor de alfa-tocoferol geralmente é baixo no milho e quase nulo no farelo de soja extraído com solvente. Ambos são carentes em selênio. O uso de milho com grãos muito frescos pode exacerbar, ainda mais, a deficiência de tocoferol.

Pensava-se que o conteúdo de ácidos graxos poli-insaturados na dieta fosse um importante fator etiológico, mas atualmente não é considerado um pré-requisito necessário. Os surtos da doença podem acometer 25% dos suínos suscetíveis, e a taxa de mortalidade é de cerca de 90%. A doença acomete leitões jovens e porcas adultas.

Hepatose dietética

Parece ser menos comum do que a doença do coração em amora, porque o teor de selênio nos alimentos aumentou para 0,3 ppm, mas as características epidemiológicas são semelhantes. A doença acomete suínos jovens em fase de rápido crescimento, com até 3 a 4 meses de idade. Em geral, nota-se distrofia muscular nutricional em suínos nos casos de doença do coração em amora e hepatose dietética, mas ocorre isoladamente em marrãs.

Distúrbios responsivos ao selênio

Várias doenças são conhecidas como distúrbios responsivos ao selênio porque respondem bem à administração estratégica do mineral. Estes incluem: *falha de crescimento*, em cordeiros e bezerros criados em pastagem; *redução na produção de leite*, em vacas; *doença do músculo branco*, em cordeiros, bezerros e cabritos; *baixa fertilidade* e *morte embrionária*, em ovinos e bovinos; *retenção de membranas fetais, metrite, anormalidade na involução uterina e ovários císticos*, em vacas; *mastite subclínica* e *comprometimento da função imune*, em bovinos; e *prematuridade, morte perinatal e aborto*, em vacas. Destes, apenas a falha de crescimento, a baixa fertilidade, a redução na produção de leite e a doença do músculo branco foram relatadas na Nova Zelândia.

A patogênese dessas doenças responsivas ao selênio não é bem compreendida, mas parece que a deficiência da substância é apenas marginal. A maioria das pesquisas sobre doenças que respondem ao selênio foi realizada em áreas com deficiência do mineral, nas quais ocorriam doenças como distrofia muscular nutricional de bezerros e cordeiros. A evidência de que a deficiência de selênio em ovelhas reprodutoras pode resultar em baixo desempenho reprodutivo não foi comprovada experimentalmente. O desempenho reprodutivo não foi influenciado em ovinos alimentados com dieta livre do nutriente.

A falha de crescimento responsiva ao selênio em ovinos tem recebido considerável atenção na Nova Zelândia, onde a resposta à sua administração foi mais notável, em comparação com a Austrália, onde a síndrome também foi reconhecida, mas a resposta foi muito menor. Nessas áreas, a administração oral de selênio aos cordeiros resulta em maior ganho de peso corporal desde o desmame até 1 ano de idade, em comparação com os cordeiros que não receberam selênio suplementar. O peso médio do velo dos cordeiros tratados com o elemento também é maior.

O diagnóstico de falha de crescimento responsiva ao selênio depende da mensuração do teor do nutriente no solo, na pastagem e nos tecidos animais, bem como da resposta aos testes de suplementação de selênio. Uma condição de deficiência pode ser verificada quando o conteúdo de selênio no solo é inferior a 0,45 mg/kg, inferior a 0,02 mg/kg de matéria seca na pastagem, inferior a 21 µg/kg [0,27 µmol/kg de peso úmido (WW)] no fígado, e inferior a 50 a 60 µg/kg (0,63 a 0,76 µmol/kg) na lã. Para a falha de crescimento responsiva ao selênio, são sugeridas as seguintes concentrações sanguíneas médias como critérios para a definição do estado de selênio (µg/dℓ):

- Deficiente: 1
- Suspeito: 1,1 a 1,9
- Normal: cerca de 2.

A atividade da glutationa peroxidase é um bom indicador do conteúdo corporal de selênio em ovinos com doença responsiva ao selênio. Se mensurada regularmente, pode fornecer uma indicação do conteúdo do mineral em ovinos criados em pastagem, em rebanhos individuais. Uma única mensuração da atividade da glutationa peroxidase pode falhar em detectar alterações recentes na área de pastagem, diferenças entre as espécies e a composição da pastagem, bem como alterações fisiológicas dos animais.

Deficiência de selênio subclínica

Carências de selênio subclínicas em ruminantes criados em pastagem são constatadas em grandes áreas do sul da Austrália. As concentrações plasmáticas dos animais dos rebanhos de ovinos acometidos são baixas, não há sinais clínicos evidentes de carência nos ovinos, porém respostas significativas à suplementação de selênio são observadas na produção de lã e no diâmetro da fibra. A manifestação de cio e a fertilidade não são afetadas pela suplementação de selênio. Notou-se aumento do peso corporal ao nascimento, na metade da lactação e ao desmame, em cordeiros de ovelhas mestiças suplementadas com selênio e em cordeiros nascidos de parto de única cria. Em cordeiros de ovelhas suplementadas com selênio, o peso do velo limpo aos 10 meses de idade aumentou em 9,5% e o diâmetro da fibra de lã, em 0,3 µm. Não foram detectadas diferenças no peso do velo e no peso corporal aos 22 meses, sugerindo que a carência de selênio subclínica no início da vida não causa prejuízo permanente à produtividade, desde que o conteúdo corporal do mineral aumente de modo subsequente.

As variações temporais na atividade da glutationa peroxidase em ovinos podem ser usadas para identificar as estações do ano com maior risco de deficiência de selênio. Na região do Mediterrâneo, os cordeiros nascidos na primavera/verão apresentam maior risco de doenças relacionadas à deficiência de selênio. Os cordeiros nascidos no outono/

inverno são crias de ovelhas cuja gestação se desenvolveu ao longo do verão, quando é feita a suplementação com grãos de cereais.

O selênio é um componente da iodotironina deiodinase tipo I, que catalisa a conversão extratireoidiana da tiroxina (T_4) em tri-iodotironina (T_3), mais ativa. Ovinos criados em pastagens com baixo teor do mineral frequentemente apresentam maior concentração de T4 circulante e menor concentração de T3 circulante do que ovinos que receberam selênio suplementar.

Quando os ovinos mantidos em pastagem em áreas com baixo teor do nutriente foram suplementadas com tiocianato (para indução de carência de iodo), iodeto e selênio, não se constatou evidência clínica de deficiência. A taxa de crescimento dos cordeiros não foi influenciada pelo tiocianato fornecido às mães durante metade da gestação, mas as concentrações plasmáticas de T3 e T4 em ovelhas que receberam tiocianato diminuíram. A suplementação com iodeto aumentou as concentrações dos hormônios tireoidianos em ovelhas, mas reduziu a concentração de T3 no plasma de cordeiros. A administração suplementar de selênio e de hormônios da tireoide a ovinos criados em pastagem carente em selênio fez melhorar as características da lã, o ganho de peso corporal e a concentração sanguínea de selênio, mas não houve evidência de interação entre o selênio e os hormônios. Assim, parece improvável que a menor síntese de T3 ou de T4 utilizado na produção de T3 em ovinos com deficiência de selênio seja responsável pelas diferenças observadas na produtividade de ovinos com carência de selênio e daqueles que receberam selênico suplementar. A tireoide tem importante participação na regulação da termogênese, e os cordeiros de ovelhas suplementadas com iodeto tendem a apresentar temperatura retal mais elevada durante estresse pelo frio. A capacidade termorreguladora do cordeiro neonato não é comprometida pela carência de selênio subclínica.

Em um levantamento sobre os conteúdos de vitamina E e selênio no fígado de ovelhas descartadas e cordeiros comercializados, criados em Ontário, uma concentração marginal de selênio foi encontrada em 3,3% das amostras das ovelhas e em 43% das amostras dos cordeiros. A concentração de vitamina E estava baixa ou deficiente em 10% das amostras das ovelhas e em 90% das amostras dos cordeiros. Nas ovelhas descartadas, notou-se forte relação entre os teores de selênio e vitamina E. Uma alta porcentagem das amostras com valores marginais de selênio apresentava níveis de vitamina E adequados, o que pode indicar que as ovelhas receberam suplemento alimentar com teor apropriado de vitamina E, mas não de selênio.

Uma avaliação do conteúdo de microelementos em vacas de corte, em Ontário, mostrou que 96% das vacas de descarte apresentavam carência de selênio no sangue. Com base na análise de amostras de soro de bovinos nos estados americanos de Iowa e Wisconsin, verificou-se que a carência de selênio subclínica é comum na população de bovinos. Os níveis séricos podem ser adequados para o desempenho reprodutivo, mas são marginais para a resistência ótima à mastite ou para a transferência adequada de selênio ao bezerro.

No noroeste do estado de Minnesota, o número decrescente de alces tem sido associado a baixos níveis de oligoelementos, particularmente cobre e selênio.[27]

Desempenho reprodutivo

A participação das espécies reativas de oxigênio na reprodução feminina foi revisada[28], e o manejo nutricional é importante.[29] As informações publicadas sobre os efeitos das deficiências de vitamina E e selênio ou da suplementação dietética com um ou outro, ou ambos, sobre o desempenho reprodutivo em animais pecuários são conflitantes e controversas. O desempenho reprodutivo é complexo e depende da interação de muitos fatores. A ineficiência reprodutiva é igualmente complexa, sendo difícil isolar um fator, por exemplo deficiência de vitamina E ou selênio, como causa de ineficiência reprodutiva. Por outro lado, é difícil provar que a suplementação com esses nutrientes garantirá um ótimo desempenho reprodutivo. A participação das espécies reativas de oxigênio celular, do estresse oxidativo e de antioxidantes no desfecho da gestação foram revisados.[30] Nos mamíferos, muitas vitaminas e oligoelementos têm dupla participação, na medida em que (a) controlam ou estão envolvidos nos processos metabólicos e/ou expressão gênica, e (b) passam a maior parte do tempo inativando espécies de radicais livres de oxigênio. Quaisquer deficiências levarão a altas taxas de produção de radicais livres de oxigênio.[31]

Suínos

O selênio e a vitamina E melhoram a maturação, a fertilização e o desenvolvimento *in vitro* de oócitos a blastocistos, em suínos.[32]

Ovinos

As evidências sobre o efeito da deficiência de selênio e vitamina E no desempenho reprodutivo em ovinos são controversas. Observações da década de 1960 concluíram que a deficiência de selênio causava morte embrionária 20 a 30 dias após a fertilização, em ovelhas. Contudo, a suplementação de ovelhas que apresentavam conteúdo corporal baixo ou marginal de selênio não melhorou o desempenho reprodutivo. Estudos experimentais utilizando dietas com carentes em selênio, em ovelhas, não constataram quaisquer efeitos adversos da depleção do mineral na taxa de concepção de ovelhas, na taxa de morte embrionária ou no número de cordeiros nascidos. A administração parenteral a ovelhas prenhes 15 a 35 dias após o acasalamento resultou em menor taxa de sobrevivência embrionária, não sendo recomendada durante o primeiro mês de gestação.

Bovinos

A suplementação de vitamina E em bovinos pode ter efeitos relevantes na saúde e em alguns aspectos da fertilidade em vacas-leiteiras em lactação. O efeito mais benéfico da suplementação de vitamina E em vacas-leiteiras é a redução na incidência de mastite quando utilizada dose diária de, no mínimo, 1.000 UI da vitamina, durante o período seco e início da lactação. O principal efeito da suplementação com vitamina E é no sistema imune. A importância do selênio e da vitamina E para a manutenção do desempenho reprodutivo ideal não está clara. A injeção intramuscular em vacas-leiteiras 3 semanas antes do parto não influenciou a média de dias de manifestação do primeiro cio ou da primeira cobertura, a média de dias para a concepção, o número de coberturas por concepção ou o número de infusões uterinas requerido. A injeção intramuscular de vitamina E e selênio 3 semanas antes do parto aumentou a porcentagem de vacas prenhes no primeiro acasalamento, reduziu o número de cobertura por concepção, diminuiu a incidência de retenção de placenta e reduziu o intervalo entre o parto e a concepção. Nos EUA, um teste clínico aleatório realizado em um rebanho leiteiro de grande porte constatou que a suplementação oral de novilhas leiteiras de primeira gestação com selênio, utilizando um bolus de selênio intrarruminal de liberação prolongada, disponível no mercado, manteve elevada a concentração sanguínea do mineral em animais tratados, desde 30 dias após o tratamento até depois do parto. No entanto, com base nos dados analisados na metade do período de lactação e no final da lactação, não se verificou diferença entre os grupos tratado e controle quanto à contagem de células somáticas, ao número de dias sem prenhes, à produção total de leite ou o número de crias. Em rebanhos leiteiros na Nova Zelândia, o uso de um *pellet* intrarruminal de selênio em duas diferentes concentrações foi avaliado em novilhas com cerca de 1 ano de idade. A dose recomendada foi efetiva em aumentar a atividade de glutationa peroxidase e a concentração de selênio em mais de 10 vezes àquela verificada em animais do grupo-controle, em amostras de sangue total. A produção de leite aumentou, e houve tendência à diminuição da contagem de células somáticas. Não se constatou diferença nos intervalos entre o primeiro acasalamento e o parto ou entre o parto e a concepção, nem na porcentagem de vacas prenhes após a primeira cobertura ou às demais. Em outras observações, notaram-se melhora na taxa de concepção após a primeira cobertura e atividade significativamente maior de glutationa peroxidase no sangue após o tratamento de vacas-leiteiras com *pellets* de selênio, VO. Os resultados inconsistentes obtidos após o uso de selênio e vitamina E em vacas prenhes podem estar relacionados ao conteúdo corporal de selênio dos animais, uma vez que em alguns rebanhos, os níveis sanguíneos desse nutriente são marginais, enquanto, em outros, estão na faixa normal.

Constatou-se que as vacas-leiteiras norueguesas em lactação alimentadas no inverno apresentavam concentração plasmática adequada de vitamina E e níveis sanguíneos marginais ou apropriados de selênio. A silagem foi a principal fonte de vitamina E, e os concentrados comerciais suplementados com selênio foram a fonte mais importante desse nutriente. Não se constatou diferença significativa no conteúdo corporal de vitamina E ou de selênio entre as vacas com ou sem histórico de tratamento para mastite, paresia da parturiente ou anormalidades reprodutivas.

Retenção de placenta

Uma alta incidência (mais de 10%) de retenção de membranas fetais foi associada a uma concentração plasmática de selênio marginal, em comparação com rebanhos livres de problema. Em alguns casos, a incidência pode ser reduzida a menos de 10% após a injeção de selênio e vitamina E em vacas prenhes, ao redor de 3 semanas antes do parto; entretanto, em outros estudos, injeções pré-parto semelhantes não reduziram a incidência de retenção de placenta, tampouco melhoraram o desempenho reprodutivo. Uma única injeção de selênio aplicada 3 semanas antes do parto pode reduzir o número de dias pós-parto necessários para que o útero alcance um tamanho mínimo, bem como diminuir a incidência de metrite e ovários císticos no início do período do pós-parto. A administração parenteral de uma única injeção de 3.000 mg de vitamina E no período pré-parto, em vacas-leiteiras de todas as idades, diminuiu a incidência de retenção de placenta e metrite para 6,4% e 3,9%, respectivamente, no grupo tratado, comparado com 12,5% e 8,8% no grupo-controle. A injeção de 50 mg de selênio e 680 UI de vitamina E, 20 dias antes do parto, reduziu a incidência de retenção de membranas fetais em um grupo de vacas, mas não em outro. No momento do parto, a concentração plasmática de selênio variou de 0,02 a 0,05 ppm nas vacas do grupo-controle, em que houve uma incidência de 51% de retenção de placenta, e de 0,08 a 0,1 ppm nas vacas tratadas, nas quais a incidência de retenção caiu para 9%. O nível recomendado para a dieta é 0,1 mg de selênio/kg de matéria seca, para minimizar a incidência do problema. A natureza complexa da etiologia da retenção de membranas fetais também requer um teste experimental bem planejado, considerando todos os possíveis fatores envolvidos. Em um estudo conduzido na Croácia, onde os solos geralmente são deficientes, verificou-se que há alta prevalência de retenção de membranas fetais em vacas associada a baixos teores de selênio e vitamina E.[33] A suplementação com vitamina E durante o período seco diminuiu o risco de retenção de membranas fetais; a esse respeito, comenta-se que as formas sintéticas de vitamina E são mais efetivas.[34]

Função da glândula mamária

Em vacas, uma das maneiras de proteger contra a mastite é aumentar a imunidade da glândula mamária bovina. O selênio influencia os mecanismos imunes inatos e adaptativos da glândula mamária.[35] A vitamina E também reduz a incidência de mastite.[36] A suplementação com altas doses de vitamina E mostrou efeito adverso na ocorrência de mastite clínica e subclínica. Níveis de 14,5 μmol/ℓ por ocasião da cessação da lactação (secagem) constituíram um fator de risco para mastite clínica. Portanto, é necessário avaliar o nível exato em que a vitamina E interfere na sanidade do úbere.

Em búfalas, o selênio ajuda a combater a mastite, porque aumenta a fagocitose pelos neutrófilos, bem como os níveis de antioxidantes durante a mastite aguda, em búfalas ribeirinhas.[37]

Estresse de transporte

Demonstrou-se que a vitamina E, o selênio e as vitaminas A e D previnem a lipoperoxidação e o estresse oxidativo associado ao estresse induzido pelo transporte prolongado em bovinos.[38]

Resistência às doenças infecciosas

Vários oligoelementos, particularmente o cobre, o selênio e o zinco, influenciam a função imune, mas os efeitos da suplementação são questionáveis. No entanto, a adição de vitamina E pode reduzir a morbidade por doenças respiratórias dos bovinos; ademais, tem algum efeito no desempenho.[39]

Muitos estudos avaliaram a participação do selênio e da vitamina E na resistência às doenças infecciosas. A maioria das evidências é baseada em estudos *in vitro* dos efeitos das deficiências de selênio ou vitamina E, ou da suplementação com os nutrientes nas respostas dos leucócitos a mitógenos, ou nas respostas de anticorpos dos animais a uma variedade de patógenos. O estado dos níveis de selênio e de vitamina E do animal pode alterar a produção de anticorpos, a função fagocitária, a resposta linfocitária e a resistência contra doenças infecciosas. A deficiência de vitamina E ou selênio reduz a função neutrofílica durante o período periparto. A administração de selênio e iodo em vacas antes do parto pode exacerbar a ação do sistema imune do bezerro.[40] A administração de vitamina E e selênio durante o período seco pode influenciar a saúde da glândula mamária e a contagem de células somáticas do leite de ovelhas leiteiras. Em geral, a deficiência de selênio resulta em imunossupressão, e a suplementação com baixas doses desse nutriente aumenta as funções do sistema imune.

Demonstrou-se que a deficiência de selênio inibe as seguintes funções:

- Resistência às infecções microbianas e virais
- Função neutrofílica
- Produção de anticorpos
- Proliferação de linfócitos T e B em resposta a mitógenos
- Citodestruição de linfócitos T e linfócitos *natural killer*.

A vitamina E e o selênio promovem efeitos interativos sobre as respostas dos linfócitos a antígenos experimentais.

Em bovinos criados em confinamento e submetidos ao estresse do transporte, a suplementação com vitamina E reduz as concentrações séricas de proteínas de fase aguda, em comparação com os animais do grupo-controle. Nos bovinos que chegam ao confinamento, a suplementação da dieta com vitamina E foi benéfica na resposta imune humoral e na recuperação de animais com doença respiratória.

Em vacas-leiteiras, a administração parenteral de selênio e vitamina E durante a gestação elevou as concentrações desses nutrientes no sangue, as concentrações de selênio e imunoglobulinas no colostro, e os níveis de T_3 no sangue, no dia do parto. Além disso, foi observada uma tendência à diminuição da incidência de mastite clínica.

Função dos neutrófilos

A deficiência de selênio pode comprometer a função dos neutrófilos polimorfonucleares (PMN) em razão de alterações fisiológicas na atividade da glutationa peroxidase. Em bezerros submetidos à dieta experimental deficiente em selênio, o consumo de oxigênio e a atividade da glutationa peroxidase em neutrófilos foram menores que o normal. O fornecimento *ad libitum* de uma mistura mineral contendo 80 a 120 mg de selênio/kg é um método efetivo para aumentar os níveis sanguíneos do elemento em um grupo de bovinos, bem como de otimizar experimentalmente a resposta imune humoral. Sugere-se que uma concentração sanguínea de selênio acima de 100 μg/ℓ seja necessária para manter a imunocompetência ideal em bovinos de corte em fase de crescimento. Em caprinos com deficiência de selênio, a produção de leucotrieno B_4, um produto da lipoxigenação do ácido araquidônico em neutrófilos e potente estímulo quimiotático e quimiocinético para os neutrófilos, encontra-se diminuída, resultando em disfunção dessas células. A deficiência de selênio em porcas prenhes prejudica a função neutrofílica, enquanto a deficiência de vitamina E compromete tanto a função dos neutrófilos quanto dos linfócitos, o que pode resultar em maior susceptibilidade dos leitões a doenças infecciosas. É sugerido que a suplementação de selênio seja mantida em 0,3 mg/kg da dieta.

Após o parto, os neutrófilos das vacas-leiteiras com níveis de selênio mais altos têm maior potencial para matar microrganismos; as vacas com maior produção de superóxido podem ter maior produção de leite. A vitamina E é um antioxidante de membrana lipossolúvel que aumenta a eficiência funcional dos neutrófilos, protegendo-os contra o dano oxidativo após o *killing* intracelular das bactérias fagocitadas. A imunossupressão periparto em vacas-leiteiras é multifatorial, mas está associada a alterações endócrinas e à ingestão reduzida de nutrientes essenciais. A diminuição da fagocitose e do *killing* intracelular pelos neutrófilos ocorrem em paralelo com a diminuição da ingestão de matéria seca e da concentração de vitamina E circulante. Como os neutrófilos representam o mecanismo primário de defesa uterina e saúde mamária, avaliou-se o papel da vitamina E na condição de saúde das vacas-leiteiras durante o período de transição. Em comparação com as vacas do grupo-controle tratadas com placebo, a administração parenteral de vitamina E em 1 semana antes do parto não influenciou a incidência de retenção de placenta, mastite clínica, metrite, endometrite, cetose, deslocamento do abomaso ou claudicação. No entanto, houve diminuição da incidência de retenção de placenta em vacas que apresentavam níveis marginais de vitamina E antes do tratamento. Um aumento de 1 μg/mℓ nos níveis de alfa-tocoferol na última semana pré-parto diminuiu o risco de retenção de placenta em 20%. Além disso, uma concentração sérica de ácidos graxos não esterificados igual ou maior que 0,5 mEq/ℓ tendeu a aumentar o risco de retenção de placenta em 80%; na última semana antes do parto, um aumento de 100 ng/mℓ na concentração sérica de retinol diminuiu em 60% o risco de mastite clínica no início da lactação.

Resposta imune

Os efeitos da deficiência e da suplementação de selênio na resposta imune de bovinos à infecção experimental pelo vírus da rinotraqueíte infecciosa bovina e na resposta imune de ovinos ao vírus parainfluenza-3 indicam que a resposta imune humoral pode ser prejudicada pela deficiência e intensificada pela suplementação. A administração de selênio, isoladamente ou combinada com vitamina E, pode aumentar a produção de anticorpos contra *E. coli* em vacas-leiteiras. Suínos que recebem dieta deficiente desenvolvem comprometimento da imunidade mediada por células, demonstrado pela resposta dos linfócitos a estímulos mitogênicos. A suplementação de dietas de suínos jovens com teores de selênio acima do necessário para o crescimento normal melhorou a resposta imune humoral; contudo, isso não foi constatado em porcas. As grandes variações nas respostas de anticorpos que ocorreram nesses experimentos indicam a existência de uma relação complexa entre o estado dos níveis de selênio do hospedeiro, as respostas imunes humorais e a imunidade protetora. A conceito de utilização selênio suplementar para intensificar a produção de anticorpos induzida em ovinos por vacinas provavelmente é infundado. Por outro lado, a administração de selenito de sódio a ovinos vacinados contra aborto enzoótico (*Chlamydophila abortus*) somente aumentou a produção de anticorpos quando não combinada à administração de vitamina E. As fontes de selênio fornecidas às éguas podem influenciar a função imune de potros com 1 mês de idade.[41] Em ovinos com podridão de casco, nota-se exacerbação da resposta imune quando há maior concentração de selênio no soro sanguíneo.[42]

Experimentalmente, a vitamina E pode estimular os mecanismos de defesa imune de animais de laboratório e bovinos. Na maioria dos casos, os efeitos imunoestimuladores adicionais da vitamina E estão associados à suplementação acima do conteúdo necessário para o crescimento normal. Em bezerros, a administração parenteral de 1.400 mg de vitamina E, semanalmente, eleva a concentração sérica da vitamina e o grau de estimulação linfocitária. De modo semelhante, em suínos em fase de crescimento, uma concentração sérica de vitamina E superior a 3 mg/ℓ é necessária para obter uma resposta significativa dos linfócitos à estimulação por mitógenos.

A administração diária de 2.500 UI de RRR-alfa-tocoferol em éguas prenhes estimulou a produção materna de anticorpos IgG e IgM no colostro, e aumentou os níveis de vitamina E e IgM nos potros.[43]

Resistência geral

As alterações mencionadas podem tornar os animais deficientes em selênio mais suscetíveis às doenças infecciosas, mas não há evidências disponíveis indicando que as deficiências de ocorrência natural estejam associadas a um aumento da incidência ou da gravidade de doenças infecciosas. Os neutrófilos de animais deficientes de selênio apresentam certo grau de perda da capacidade de fagocitar alguns microrganismos, mas a relevância dessa observação em infecções de ocorrência natural não está clara. Estudos de campo sobre a incidência e a ocorrência de pneumonia em bezerros estabulados mostraram que o estado dos níveis de selênio no animal não era um fator de risco.

Transferência de selênio e vitamina E para o feto, colostro e leite

Selênio

Em ovinos, o selênio é transferido ao feto através da placenta, e há correlação positiva entre o estado materno dos níveis de selênio durante a gestação e o estado dos níveis de selênio no feto e no cordeiro recém-nascido. A suplementação de ovelhas prenhes com selênio aumentará o estado dos níveis de selênio dos cordeiros ao nascimento. A suplementação de ovelhas com vitamina E e selênio durante a gestação aumentou em cerca de 2 kg o peso dos cordeiros ao desmame, em comparação ao peso dos animais com níveis marginais de selênio; o selênio orgânico melhorou a viabilidade dos cordeiros.[44] No entanto, após o nascimento, os níveis de selênio dos cordeiros foram esgotados rapidamente, em cerca de 18 dias após o nascimento. Assim, uma ingestão continuada de selênio pelo cordeiro se faz necessária para manter a normalidade dos níveis do nutriente no período pós-natal. Em ovelhas, o colostro contém maior concentração de selênio do que o leite. O teor do mineral no leite diminui rapidamente após o parto, estabilizando-se em 1 semana. A suplementação de ovelhas durante a lactação resulta em maior concentração de selênio no leite, bem como no sangue dos cordeiros. Demonstrou-se que a suplementação de ovelhas previne a miodegeneração nutricional em cordeiros lactentes, em rebanhos com deficiência de selênio.

Existe uma relação altamente significativa entre a concentração sanguínea de selênio em vacas e a concentração desse nutriente no leite. Assim como nas ovelhas, o selênio é transferido da vaca para o feto através da placenta e da barreira mamária ao colostro e leite.

Suínos

A ingestão materna de selênio influencia a concentração do nutriente no fígado do feto; leitões recém-nascidos apresentam níveis hepáticos menores do que os de suas mães, independentemente do consumo de selênio pelas porcas durante a gestação. Assim, em comparação com vacas e ovelhas, a necessidade de um conteúdo relativamente alto de selênio na dieta dos leitões jovens em fase de crescimento rápido pode ser devida, em parte, à limitação do transporte placentário ou da reserva hepática de selênio; isso pode explicar por que o leitão é mais suscetível à deficiência de selênio do que a porca.

Vitamina E

A transferência de vitamina E através da placenta ao feto de ovelhas e vacas é limitada. Os níveis plasmáticos de vitamina E no feto e em cordeiros recém-nascidos (antes da ingestão de colostro) são menores do que na ovelha. A suplementação de vitamina E das ovelhas em final de gestação resulta em aumento insignificante nos níveis séricos dessa vitamina no cordeiro. No entanto, a suplementação da ovelha no último mês de gestação aumenta o conteúdo da vitamina no colostro e no leite. O colostro de ovelha é uma fonte rica em vitamina E para o cordeiro neonato – após 1 semana do parto, contém 5 a 11 vezes mais vitamina E do que o leite. A administração parenteral de selenito de sódio às ovelhas por ocasião do parto aumenta o conteúdo de vitamina E no leite das ovelhas durante as primeiras 5 semanas de lactação, indicando um efeito positivo potencial da repleção de selênio na transferência de vitamina E ao leite.

Morbidade e mortalidade neonatal

Com base em algumas observações preliminares sobre o conteúdo de selênio em amostras de pelos de bezerros jovens, é possível que teores mais elevados de selênio em bezerros recém-nascidos tenham algum efeito protetor contra a morbidade resultante de patologias neonatais. Da mesma maneira, leitões neonatos com elevada atividade de glutationa peroxidase no sangue podem ser mais resistentes a doenças infecciosas ou a outras causas de mortalidade neonatal. A administração de vitamina E e selênio a vacas-leiteiras em final de gestação resultou na produção de maiores quantidades de colostro, enquanto os bezerros apresentaram maior atividade de glutationa peroxidase ao nascimento e aos 28 dias de idade, embora o conteúdo aumentado de selênio não tenha resultado em melhora na imunidade passiva ou no crescimento.

A suplementação de selênio para vacas de corte criadas em pastagem, em áreas deficientes na substância, usando uma mistura de sais minerais contendo 120 mg de selênio/kg de mistura, elevou o estado dos níveis corporais desse nutriente nos animais, bem como a concentração sérica de IgG, ou intensificou a transferência de IgG do soro para o colostro e elevou o estado dos níveis de selênio nos bezerros. A administração parenteral de 0,1 mg de selênio e 1 mg de vitamina E/kg de peso corporal no meio da gestação não influenciou a produção de anticorpos sistêmicos ou colostrais. A suplementação de vacas-leiteiras na secagem com 3 mg de selênio/dia, na forma de *bolus* intrarruminal de selenito, resultou em uma transferência de selênio suficiente para suprir uma concentração-alvo superior a 2,2 µg de selênio/g de matéria seca do fígado, em bezerros recém-nascidos. O teor do mineral no leite é um indicador útil do estado dos níveis de selênio em animais e rebanhos.[45]

Mastite

Há alguma evidência de que a deficiência dietética de vitamina E pode estar associada ao aumento da incidência de mastite em vacas-leiteiras. A elevação da incidência de mastite nos estágios iniciais da lactação coincide com a concentração plasmática mínima de vitamina E. A suplementação da dieta de vacas-leiteiras iniciada em 4 semanas antes do parto e mantida por até 8 semanas no pós-parto, com 3.000 UI de vitamina E/vaca/dia, combinada à injeção de 5.000 UI da vitamina 1 semana antes do parto, evitou a supressão da função de macrófagos e neutrófilos do sangue no início do período pós-parto, em comparação ao observado nas vacas do grupo-controle. A vitamina E preveniu a supressão de neutrófilos do sangue durante o período pós-parto. As vacas de ambos os grupos, tratado e controle, foram alimentadas com dieta com contendo 0,3 ppm de selênio na matéria seca total. Quando o estado dos níveis do mineral em vacas-leiteiras é marginal, a concentração plasmática mínima de alfa-tocoferol deve ser de 3 µg/mℓ. Em vacas que receberam dieta suplementada com cerca de 1.000 UI de vitamina E/dia, a taxa de prevalência de mastite clínica foi 30% menor, comparativamente à prevalência nas vacas suplementadas com 100 UI de vitamina E/dia. Houve uma redução de 88% na prevalência quando as vacas receberam 4.000 UI de vitamina E/dia durante os últimos 14 dias do período seco.

O estado do níveis de selênio em vacas-leiteiras também pode influenciar a prevalência de mastite e a saúde da glândula mamária. Rebanhos leiteiros com baixa contagem de células somáticas no leite apresentaram atividade média de glutationa peroxidase no sangue significativamente maior, além de elevação da concentração de selênio no sangue total, em comparação ao observado em rebanhos com alta contagem de células somáticas. A prevalência da infecção causada por *Streptococcus agalactiae* e *Staphylococcus aureus* foi maior nos rebanhos com altas contagens de células somáticas, do que naqueles com baixas contagens. Isso sugere que a função fagocítica na glândula mamária pode estar diminuída na deficiência marginal de selênio. Em um estudo com vacas de rebanhos na Suíça, aquelas com mastite crônica apresentavam níveis séricos do nutriente menores do que os das vacas saudáveis nos rebanhos do grupo-controle. A mastite coliforme experimental é muito mais grave em vacas deficientes de selênio do naquelas com níveis de selênio adequados. No caso, a gravidade foi parcialmente resultante do aumento das concentrações de eicosanoides.

Os neutrófilos no leite de vacas alimentadas com dieta deficiente em selênio mostraram uma capacidade significativamente menor de matar *E. coli* e *S. aureus* ingeridos, em comparação aos neutrófilos de vacas alimentadas com dieta suplementada com selênio. No entanto, outros resultados experimentais foram menos convincentes.

No primeiro mês de lactação, não havia mastite clínica em novilhas que se alimentavam basicamente de pastagem e receberam injeção de sulfato de bário antes do parto e dietas que forneciam 1,3 e 2,5 mg de selênio por dia, antes do parto e durante a lactação, respectivamente.[46] A deficiência do mineral pode predispor à mastite em ovelhas, e a avaliação do estado dos níveis de selênio pode indicar quais ovelhas poderão desenvolver a condição.[47]

Cordeiros suplementados com selênio também conseguiram superar o estresse oxidativo gerado pela infecção por *H. contortus*, graças ao aumento dos níveis de glutationa peroxidase.[48]

Anormalidades sanguíneas

Em regiões com distrofia muscular nutricional endêmica e, particularmente, no fim do período de estabulação do inverno, os bovinos jovens apresentam hemácias que são mais suscetíveis à hemólise após a exposição à solução salina hipotônica. Em bezerros com as formas clínica e subclínica da doença do músculo branco, nota-se aumento significativo tanto na hemólise osmótica quanto na peroxidativa. Acredita-se que essa anormalidade resulte de alterações na integridade das membranas celulares, das quais os tocoferóis são componentes essenciais. Há relatos de anormalidades da medula óssea associadas à deficiência de vitamina E em ovinos; ademais, foram descritas respostas hematológicas anormais em leitões jovens em fase de crescimento rápido que receberam dieta experimental deficiente em selênio e vitamina E. A deficiência de vitamina E em ovinos resulta em maior suscetibilidade à hemólise, fato que pode servir de base para um teste funcional único de detecção de deficiência de vitamina E nesses animais.

Em bovinos que pastejavam gramíneas cultivadas em solos dos charcos da Flórida, observou-se anemia, caracterizada por diminuições do volume globular e da concentração de hemoglobina, e pela formação de corpúsculos de Heinz. A suplementação de selênio corrigiu a anemia, preveniu a formação de corpúsculos de Heinz, aumentou o peso corporal de vacas e bezerros e elevou a concentração de selênio no sangue. Em um estudo sobre suplementação[49], verificou-se que os níveis de selênio no fígado e no plasma foram estabilizados em 56 a 112 dias, enquanto as concentrações do nutriente no sangue total e nas hemácias continuavam aumentando após 224 dias de suplementação, independentemente da forma de fornecimento do selênio.

Em cordeiros com doença do músculo branco, notou-se aumento significativo dos níveis séricos totais de ácido siálico (TSA) e na concentração de ácido siálico ligado a lipídios (LBSA), de modo concomitante a uma diminuição significativa das concentrações séricas de selênio e vitamina E. Após 1 mês de tratamento, as anormalidades foram revertidas.[50]

Miopatia nutricional equina

Em regiões onde o solo apresenta forte deficiência de selênio, como na costa do oceano Pacífico, noroeste dos EUA, a miopatia por deficiência de selênio pode se desenvolver em equinos de qualquer idade, mas sobretudo em potros, normalmente com até 2 semanas de idade. A deficiência de vitamina E é constatada em equinos alimentados com feno de forrageira de baixa qualidade ou que apresenta conteúdo marginal de selênio, sem acesso à pastagem nem suplementação de vitamina E. Os potros afetados são crias de éguas deficientes e apresentam fraqueza ao nascer ou pouco depois. Podem permanecer em decúbito, mas geralmente são espertos e alertas. A astenia da língua e dos músculos da faringe dificulta a amamentação. Em geral, os equinos afetados são animais estabulados, e a doença ocorre principalmente no final do inverno ou início da primavera; na região Noroeste, muito deficiente, a condição pode ocorrer em qualquer época do ano. Os músculos temporal ou masseter são frequentemente os mais predispostos; apresentam tumefação e rigidez, comprometendo a mastigação. Pode haver disfagia e comprometimento da preensão dos alimentos. Muitas vezes notam-se fraqueza geral e marcha rígida com passos curtos. Os músculos podem exibir palidez e aqueles mais gravemente afetados são os mais submetidos à atividade. Muitas vezes, isso é notado nos músculos do pescoço durante as tentativas de mamar. A aparência macroscópica depende da duração da doença; pode haver envolvimento do coração. Nos animais que morrem, muitas vezes notam-se áreas de necrose intensa. Nos casos subagudos, são observadas áreas de reparação e regeneração ao lado de novas áreas de necrose. Nesses animais, o diagnóstico baseia-se na região geográfica, no histórico, nos sinais clínicos, no aumento das atividades de creatininoquinase e aspartato aminotransferase, e nas lesões macroscópicas e histológicas.

Foi relatado um caso de degeneração miocárdica fatal em um cavalo Quarto-de-Milha adulto que apresentava deficiência de vitamina E e níveis normais de selênio.[51] Havia focos pálidos e firmes no coração.

A doença do músculo branco congênita também acomete crias de porcas.[52]

Mieloencefalopatia degenerativa em equinos

Por vezes denominada distrofia neuronal, é uma patologia que acomete raças puras e equinos mestiços. Também foi observada em zebras e equinos das raças Morgan e Haflinger. Clinicamente, manifesta-se como espasticidade simétrica com ataxia e paresia dos membros.

A mieloencefalopatia degenerativa em equinos, que pode ser hereditária, foi associada à deficiência de vitamina E. O conteúdo da vitamina é baixo em alguns equinos afetados, e sua suplementação foi associada a uma redução acentuada na incidência da doença. Em algumas propriedades afetadas pela doença, a administração de vitamina E aos animais reduziu a incidência. Por outro lado, as determinações de vitamina E sérica e atividade da glutationa peroxidase no sangue de equinos com diagnóstico histologicamente confirmado da doença, em comparação aos controles de idades correspondentes, não revelaram quaisquer diferenças, e os achados não sustentaram um possível papel causal da deficiência de vitamina E. Potros descendentes de um garanhão com mieloencefalopatia degenerativa e exibindo déficits neurológicos consistentes com a doença no primeiro ano de vida apresentaram níveis plasmáticos de alfa-tocoferol mais baixos quando a determinação foi realizada de maneira seriada, a partir de 6 semanas até os 10 meses de idade, em comparação ao observado nos controles de idades correspondentes. Os testes de absorção com vitamina E revelaram que os níveis inferiores de alfa-tocoferol não eram atribuíveis a um defeito de absorção. As lesões geralmente são microscópicas e encontradas como degeneração axonal na medula espinal, com os tratos espinocerebelares dorsais nos funículos laterais e algumas áreas dos funículos ventrais seriamente afetados. A perda de mielina é secundária à perda axonal. No cérebro, existem esferoides eosinofílicos nos núcleos do tronco encefálico.

Doença do neurônio motor em equinos

É uma patologia neurodegenerativa dos neurônios motores somáticos inferiores, que resulta em uma síndrome neuromuscular difusa no equino adulto. Estudos de casos controlados descobriram que as concentrações médias de vitamina E no plasma de cavalos afetados eram menores do que no grupo-controle. A doença afeta cavalos adultos, com pico de risco aos 16 anos de idade. Além do papel da depleção da vitamina E, outros fatores individuais e relacionados à fazenda contribuem para o risco de desenvolver a doença.

Esteatite generalizada

A esteatite em animais pecuários e outras espécies pode estar associada à deficiência de vitamina E e/ou selênio. A maioria dos casos em cavalos envolveu potros lactentes ou recém-desmamados. A esteatite generalizada no potro tem sido descrita como uma caquexia generalizada resultante de esteatite isolada, ou como miosite ou miopatia primária com esteatite de importância secundária. Os termos utilizados incluem esteatite, esteatite generalizada, necrose gordurosa, doença da gordura amarela, polimiosite e distrofia muscular. As relações entre esteatite e deficiência de vitamina E e selênio no cavalo não são claras, inclusive pode não haver nenhuma. Muitos outros casos clínicos precisam ser examinados em detalhes para que uma relação de causa e efeito possa ser considerada.

Patogênese

O selênio, os aminoácidos contendo enxofre e a vitamina E da dieta atuam sinergicamente para proteger os tecidos contra danos oxidativos. A glutationa peroxidase, que é dependente de selênio, atua inibindo a ação nociva de peróxidos lipídicos, reduzindo-os a hidroxiácidos graxos não tóxicos. A vitamina E impede a formação de hidroperóxido de ácidos graxos. Altos teores de ácidos graxos poli-insaturados na dieta aumentam a necessidade de vitamina E; somando-se a isso, um teor inadequado de selênio na dieta resulta em oxidação tecidual, levando a degeneração e necrose celulares. A vitamina E protege as membranas celulares contra a lipoperoxidação, especialmente aquelas ricas em lipídios insaturados, como as membranas mitocondriais, membranas do retículo endoplasmático e membrana plasmática. Assim, os ácidos graxos poli-insaturados da dieta não são pré-requisitos para a ocorrência da doença. Dietas pobres em selênio e/ou vitamina E não conferem proteção suficiente contra a lipoperoxidação "fisiológica" que ocorre normalmente ao nível celular.

A importância relativa do selênio, da vitamina E e dos aminoácidos contendo enxofre no fornecimento de proteção em cada uma das doenças conhecidas causadas por suas deficiências ainda não foi esclarecida. O selênio tem efeito poupador de vitamina E e é um agente profilático eficiente contra a distrofia muscular de bezerros e cordeiros criados em pastagem, mas não previne a distrofia muscular em bezerros alimentados com uma dieta contendo óleo de fígado de bacalhau. O conhecimento atual sobre a função bioquímica do selênio e sua relação com a vitamina E, bem como sobre os mecanismos de ação do selênio e da vitamina E na proteção de membranas biológicas, foi revisado.

Distrofia muscular nutricional

Um conceito integrado simplificado da patogênese da distrofia muscular nutricional seria: dietas deficientes em selênio e vitamina E possibilitam uma lipoperoxidação tecidual disseminada, levando à degeneração hialina e à calcificação das fibras musculares. Uma das primeiras alterações na deficiência experimental de selênio em cordeiros é a retenção anormal de cálcio nas fibras musculares com distrofia, e a suplementação de selênio previne a retenção de cálcio. O exercício não habitual pode acelerar o processo oxidativo e precipitar a doença clínica. A degeneração muscular permite a liberação de enzimas como lactato desidrogenase, aldolase e creatina fosfoquinase, sendo esta última essencialmente importante no diagnóstico. A degeneração do músculo esquelético é rápida e sucessivamente seguida de migração de fagócitos e regeneração. No miocárdio, a regra é a fibrose por substituição tecidual.

Em bezerros, cordeiros e potros, os principais músculos envolvidos são os esqueléticos, o miocárdio e o diafragmático. As formas miocárdica e diafragmática da doença são mais comuns em bezerros, cordeiros e potros jovens, resultando em insuficiência cardíaca aguda, desconforto respiratório e morte súbita, frequentemente a despeito do tratamento. A forma esquelética da doença é mais comum em bezerros mais velhos, em bovinos com cerca de 1 ano de idade e em potros mais velhos, resultando em fraqueza e decúbito; geralmente, é menos grave e responde ao tratamento. Em bezerros, o músculo bíceps femoral é particularmente suscetível, e a biopsia muscular é um procedimento auxiliar de diagnóstico confiável.

Em potros com distrofia muscular nutricional, há maior quantidade de fibras do tipo IIC e um número menor de fibras dos tipos I e IIA do que em potros sadios. As fibras do tipo IIC estão presentes no músculo fetal, são indiferenciadas e ainda em desenvolvimento. Durante o período de recuperação, há aumento de fibras dos tipos I, IIA e IIB, enquanto a quantidade de fibras do tipo IIC diminui. Uma composição de tipo de fibra normal está presente na maioria dos potros sobreviventes, em 1 a 2 meses após o início da doença.

A distrofia muscular nutricional aguda provoca liberação de mioglobina no sangue e isso resulta em mioglobinúria. Esse achado é mais comum em equinos, bezerros mais velhos e bovinos com cerca de 1 ano de idade, do que em bezerros jovens, cujos músculos têm menor concentração de mioglobina. Portanto, a tendência à mioglobinúria varia de acordo com a espécie e a idade do animal envolvido.

Carência de selênio subclínica

A deficiência de selênio afeta o metabolismo dos hormônios tireoidianos e pode explicar a causa da baixa taxa de crescimento. A conversão do hormônio que contém iodo, a tiroxina (T_4), em tri-iodotironina (T_3), a forma mais ativa, é prejudicada em animais com estado de níveis de selênio diminuídos; a iodotironina deionidase é uma selenoproteína mediadora dessa conversão.

Síndrome da deficiência de vitamina E e selênio, e outras

A doença do coração em amora, hepatose dietética, diátese exsudativa e distrofia muscular de suínos têm patogênese ainda pouco conhecida. A vitamina E e o selênio são necessários para evitar a degeneração generalizada e a necrose dos tecidos, especialmente do fígado, coração, músculo esquelético e vasos sanguíneos. A deficiência de selênio e vitamina E em suínos resulta em necrose hepática maciça (hepatose dietética), miopatia degenerativa dos músculos cardíaco e esquelético, edema, microangiopatia e manchas amareladas de tecido adiposo. As concentrações de cálcio no miocárdio e no fígado estão aumentadas nos suínos com doença do coração em amora. Além disso, pode haver ulceração esofagogástrica, mas não está esclarecido se essa lesão é ou não causada por deficiência de selênio e/ou vitamina E. Também houve desenvolvimento de anemia, que foi atribuída à supressão da maturação na medula óssea, resultando em eritropoese inadequada, hemólise, ou ambos. Entretanto, não há evidências claras de que a anemia seja uma característica da deficiência de selênio e vitamina E em suínos. Todo o espectro de lesões foi reproduzido experimentalmente em suínos usando dietas naturais ou purificadas deficientes em selênio e vitamina E, ou uma dieta a qual foi adicionado um antagonista para inativação da vitamina E ou do selênio. No entanto, em alguns estudos, o conteúdo de selênio dos tecidos de suínos que morreram em consequência de doença do coração em amora era semelhante ao dos suínos controle sem doença.

A extensa destruição tecidual observada em suínos pode ser responsável pela morte súbita ocasionada pela síndrome (doença do coração em amora e hepatose dietética) e pela rigidez muscular que ocorre em alguns suínos de engorda e em porcas com distrofia muscular, na época do parto. A degeneração tecidual está associada a um aumento acentuado das enzimas séricas relacionadas ao tecido envolvido. Uma correlação indireta entre o consumo de vitamina E e a hemólise por peróxidos em suínos alimentados com dieta deficiente sugere que a lipoperoxidação é o defeito bioquímico final nesses animais, e que a vitamina E e o selênio atuam como protetores.

Hoje, acredita-se que a doença está associada à ausência de equilíbrio entre a geração e a inativação de radicais livres, condição conhecida como estresse oxidativo. Os inativadores incluem as enzimas superóxido dismutase e glutationa peroxidase, bem como vitamina C e vitamina E. O selênio é incluído por ser um componente da glutationa peroxidase. A deficiência desses inativadores pode causar dano e morte celular.

Nesses suínos, existem outros fatores complicadores que podem tornar a condição multifatorial. Estes incluem estresse, aumento da concentração tecidual de ferro, aumento da concentração de cálcio, diminuição da concentração de magnésio e dietas contendo óleo de milho, ácidos graxos poli-insaturados, aflatoxinas, excesso de vitamina A ou grãos utilizados em destiladores secos. Alguns animais também podem ter predisposição genética.

Achados clínicos

A distrofia muscular nutricional frequentemente é diagnosticada em bovinos na Europa, mas o diagnóstico baseado em amostras é a única maneira de confirmar o diagnóstico, porque os sinais clínicos raramente são patognomônicos.[53]

Distrofia muscular enzoótica aguda

Os animais afetados podem entrar em colapso e morrer subitamente após o exercício, sem quaisquer outros sinais premonitórios. A excitação associada à alimentação manual de bezerros leiteiros pode ocasionar morte hiperaguda. Em bezerros sob observação cuidadosa, podem-se notar alguns casos com início súbito de apatia e angústia respiratória grave, acompanhados de secreção nasal espumosa ou sanguinolenta. Os bezerros, cordeiros e potros afetados geralmente estão em decúbito lateral e podem ser incapazes de assumir o decúbito esternal mesmo quando auxiliados. Ao serem levantados e ajudados a ficar de pé, eles caem e parecem flácidos, no entanto seus reflexos neurológicos são normais. A visão e a atitude mental são normais e, em geral, os animais têm sede e conseguem engolir, a menos que a língua seja acometida. A frequência cardíaca geralmente está aumentada, chegando a 150 a 200 bpm, muitas vezes acompanhada de arritmia; a frequência respiratória aumentada chega a 60 a 72 mpm, e ruídos respiratórios altos são audíveis em toda a área pulmonar. A temperatura geralmente é normal ou ligeiramente elevada. Os animais afetados normalmente morrem 6 a 12 h após o início dos sinais, mesmo quando tratados. Surtos da doença ocorrem em bezerros e cordeiros; até 15% dos animais suscetíveis podem desenvolver a forma aguda, e a taxa de mortalidade se aproxima de 100%.

Distrofia muscular enzoótica subaguda

Forma mais comum em bezerros em fase de rápido crescimento; muitas vezes é referida como "doença do músculo branco" e, em cordeiros jovens, "doença do cordeiro rígido". Os animais afetados podem ser encontrados em decúbito esternal e incapazes de se levantar, mas alguns tentam ficar em pé (Figura 15.12). Se estiverem de pé, os sinais evidentes são rigidez, tremor dos membros, fraqueza e, na maioria dos casos, incapacidade de permanecer parados por mais do que alguns minutos. Em bezerros, a marcha é acompanhada de movimentos rotatórios dos jarretes e, em cordeiros, a marcha é rígida com andar semelhante a "passos de ganso". O tremor muscular é evidenciado quando o animal é forçado a permanecer em pé por mais de alguns minutos. À palpação, as massas musculares dorsolombar, glútea e do ombro podem estar simetricamente aumentadas e mais firmes que o normal (embora isso possa ser difícil de detectar). Os animais mais afetados mantêm o apetite e mamam se forem mantidos em pé junto à mãe ou se forem alimentados manualmente. O envolvimento importante do diafragma e dos músculos intercostais causa dispneia, com respiração abdominal laboriosa. A temperatura geralmente está na faixa normal, mas pode haver febre transitória (41°C) como resultado dos efeitos da mioglobinemia e da dor. A frequência cardíaca pode estar elevada, mas geralmente não há arritmia. Depois do tratamento, os animais afetados em geral respondem em poucos dias, e dentro de 3 a 5 dias conseguem ficar em pé e andar sem ajuda. Nos ovinos com doença do cordeiro rígido, notou-se arritmia cardíaca decorrente da degeneração miocárdica. Nesses cordeiros, cujos níveis de vitamina E e selênio estão baixos, foram detectados sete tipos diferentes de arritmias.[54]

Nas alpacas pastando nas mesmas pastagens que os ovinos, notou-se que os ovinos tinham maior concentração de selênio no sangue, mas as alpacas apresentavam concentração plasmática de selênio superior.[55]

Em alguns casos, as bordas superiores das escápulas projetam-se acima da coluna vertebral e estão amplamente afastadas do tórax. Isso tem sido chamado de "escápula voadora" e ocorreu em surtos envolvendo novilhas de 18 a 24 meses de idade, em questão de poucos dias a até 3 semanas após a transferência para ambiente externo durante

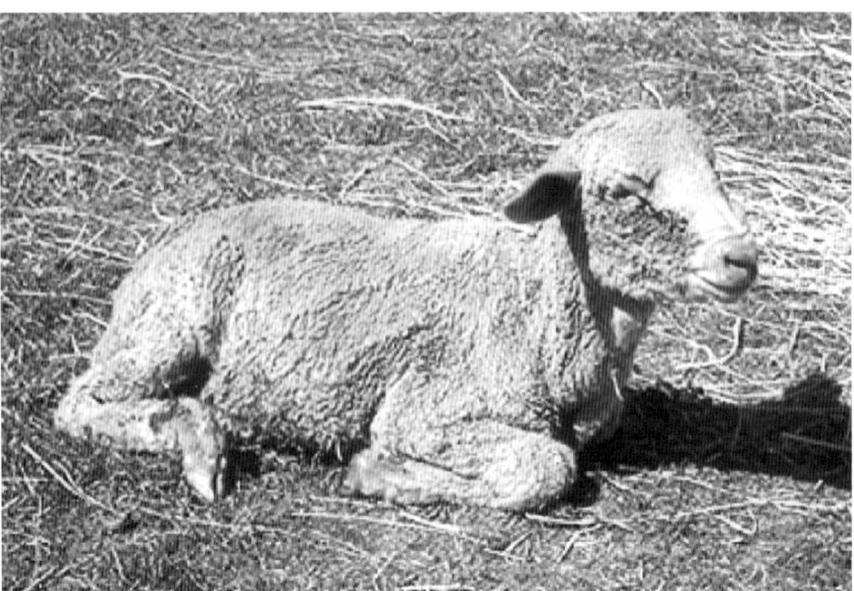

Figura 15.12 Distrofia muscular enzoótica subaguda em cordeiro da raça Merino recém-desmamado. O animal está esperto, alerta e responsivo, com bom apetite, mas não consegue permanecer em pé mais do que alguns segundos.

a primavera, depois de terem permanecido estabuladas livremente por todo o inverno.[56] A anormalidade é resultado de ruptura bilateral dos músculos serráteis ventrais, e também foi relatada em um veado-vermelho. Ocasionalmente, notam-se patas em abdução, relaxamento das articulações do carpo e do metacarpo, ou flexão do boletos e apoio na ponta do casco, incapacidade de levantar a cabeça, dificuldade de deglutição, incapacidade de usar a língua e relaxamento dos músculos abdominais. Pode ocorrer sufocamento quando os animais tentam beber. Na "mioglobinúria paralítica" em bovinos com cerca de 1 ano de idade, geralmente há histórico recente de transferência para o pasto em seguida à estabulação no inverno. Os sinais clínicos surgem dentro de 1 semana e consistem em rigidez, decúbito, mioglobinúria, hiperpneia e dispneia. Animais com doença grave podem morrer em poucos dias e alguns são encontrados mortos sem sinais premonitórios. Em casos raros, letargia, anorexia, diarreia e fraqueza são as primeiras anormalidades clínicas reconhecidas, seguidas de decúbito e mioglobinúria.

A *distrofia muscular congênita* foi descrita em um bezerro recém-nascido. O bezerro ainda estava em decúbito 13 h após o nascimento e apresentava aumento de atividade de creatinoquinase sérica, além de diminuição dos níveis séricos de vitamina E e selênio. A recuperação ocorreu após a terapia de suporte e administração de vitamina E e selênio.

A *ruptura hepática subcapsular em cordeiros* tem sido associada à deficiência de vitamina E, geralmente naqueles com menos de 4 semanas de idade. Os cordeiros afetados colapsam repentinamente, tornam-se flácidos e morrem em poucos minutos ou várias horas depois do início da fraqueza.

Nos *potros*, a *distrofia muscular* ocorre mais comumente nos primeiros meses de vida e é comum na primeira semana. Os achados clínicos usuais são incapacidade de mamar, decúbito, dificuldade para se levantar e instabilidade e tremor quando forçados a ficar de pé. A temperatura em geral está normal, mas comumente nota-se polipneia e taquicardia. A doença em potros pode ser caracterizada por uma síndrome aguda, fulminante, que é rapidamente fatal, ou por uma síndrome subaguda caracterizada por fraqueza muscular profunda. A falha de transferência passiva, pneumonia por aspiração e baixa taxa de crescimento são complicações frequentes. Na forma subaguda, a taxa de mortalidade pode variar de 30 a 45%.

Em *equinos adultos com distrofia muscular*, são comuns marcha rígida, mioglobinúria, depressão, incapacidade de comer, manutenção da cabeça bem abaixada e edema da cabeça e do pescoço. Inicialmente, o cavalo pode apresentar sinais clínicos de cólica.

Em *suínos*, a *distrofia muscular* não costuma ser reconhecida clinicamente, porque faz parte de um complexo de doenças mais graves, a doença do coração em amora e a hepatose dietética. No entanto, em surtos dessa síndrome, leitões lactentes, suínos de engorda e porcas no pós-parto podem exibir uma marcha descoordenada e cambaleante, sugestiva de distrofia muscular.

A *distrofia muscular nutricional subclínica* ocorre em animais aparentemente normais de rebanhos, no momento em que os casos clínicos estão presentes. A atividade de creatinoquinase sérica pode permanecer elevada por vários dias em animais suscetíveis, antes do início dos sinais clínicos; após o tratamento com vitamina E e selênio, a atividade enzimática sérica retorna ao normal. Eletrocardiogramas extremamente anormais são obtidos de alguns animais e podem ser detectáveis antes de os sinais clínicos serem evidentes.

Há relato de morte juvenil em cudu mantido em cativeiro no Zoológico de Basle como resultado principalmente de distrofia muscular nutricional causada por dieta deficiente em vitamina E e selênio.[57]

Deficiência de vitamina E/selênio em suínos

Em suínos, a reserva total de antioxidantes é uma característica importante, pois o selênio e o ácido ascórbico são poupadores de vitamina C e de alfa-tocoferol.[58] Em geral, ocorrem separadamente; é raro a doença do coração em amora e a hepatose dietética acontecerem de modo simultâneo. Pode haver, também, distrofia muscular nutricional, ainda mais rara. Há uma suspeita de que a ocorrência concomitante de duas delas, ou mais, se tornou mais comum recentemente, mas isso, na verdade, pode ser resultado da maior conscientização sobre ambas as condições. Duas ou mais doenças requerem suplementação de vitamina E e de selênio.

Doença do coração em amora

A doença do coração em amora geralmente é observada em suínos de algumas semanas a 4 meses de idade. A incidência da doença em geral é baixa. Esses suínos são quase sempre os melhores do grupo; pode ser que essa taxa de crescimento aumente a demanda por vitamina E e selênio. Quase sempre os animais são encontrados mortos, de modo que os sinais clínicos não são vistos com frequência. A morte normalmente resulta de arritmias associadas à necrose miocárdica.

Mais de um suíno pode ser encontrado morto. Quando vistos vivos, os animais apresentam dispneia grave, cianose e decúbito, e o caminhar forçado pode causar morte imediata. Em alguns surtos, cerca de 25% dos suínos mostrarão inapetência leve e inatividade; é provável que estejam nos estágios subclínicos da doença. O estresse induzido pela movimentação dos animais, o clima rigoroso ou o transporte desencadeiam morte súbita. A temperatura é geralmente normal, a frequência cardíaca encontra-se aumentada e podem ser detectadas irregularidades do ritmo cardíaco. As fezes em geral estão normais.

Hepatose dietética

Na hepatose dietética, a maioria dos suínos é encontrada morta. Poucas ocorrências mostram outros sinais. Em casos esporádicos, antes da morte há dispneia, apatia marcante, vômitos, cambaleio, diarreia e colapso. Alguns suínos apresentam icterícia. Os surtos também ocorrem de modo semelhante ao padrão verificado na doença do coração em amora. A distrofia muscular é um achado de necropsia basicamente compatível tanto com a doença do coração em amora quanto com a hepatose dietética, mas em geral não é reconhecida clinicamente devido à gravidade dessas duas doenças. A distrofia muscular clínica foi descrita em leitoas aos 11 meses de idade. Cerca de 48 h após o parto, houve fraqueza muscular, tremores musculares e incoordenação. Esse quadro foi seguido de colapso, dispneia e cianose. Não houve lesões no fígado ou no coração. Na deficiência experimental de selênio e vitamina E em suínos jovens em fase de crescimento rápido, houve uma rigidez discreta acompanhada de aumento significativo nas atividades séricas de creatinoquinase e aspartato aminotransferase.

Patologia clínica

Miopatia

Atividade de creatinoquinase plasmática/sérica

A atividade de creatinoquinase plasmática/sérica é o teste auxiliar de laboratório mais usado no diagnóstico de distrofia muscular nutricional. A enzima é altamente específica para os músculos cardíaco e esquelético, e é liberada no sangue após o exercício excessivo e a miodegeneração. Em bovinos e ovinos, sua meia-vida é de 2 a 4 h, e os níveis plasmáticos caracteristicamente declinam rápido, a menos que a miodegeneração persista, entretanto continuam sendo uma referência eficiente como indicador de dano muscular prévio por um período aproximado de 3 dias. As atividades plasmáticas normais de creatinoquinase são: ovinos, 52 ± 10 UI/ℓ; bovinos, 26 ± 5 UI/ℓ; equinos, 58 ± 6 UI/ℓ; e suínos, 226 ± 43 UI/ℓ. Em bovinos e ovinos com distrofia muscular nutricional, os níveis de creatinoquinase estarão aumentados, de modo geral acima de 1.000 UI/ℓ, mas comumente chegando a 5.000 a 10.000 UI/ℓ, e não raro atingindo valores ainda maiores. Após a transferência de bovinos estabulados para a pastagem, os níveis de creatinoquinase aumentarão para até 5.000 UI/ℓ em poucos dias. Os níveis de creatinoquinase geralmente retornam aos valores normais dentro de alguns dias após o tratamento bem-sucedido. As atividades persistentemente elevadas sugerem que a degeneração muscular continua ou que ocorreu nos últimos 2 dias. A mensuração da atividade de creatinoquinase plasmática pode ser usada para monitorar a recuperação de animais tratados para miopatia nutricional.

Atividade de aspartato aminotransferase plasmática/sérica

A *atividade de aspartato aminotransferase plasmática/sérica* também é um indicador de dano muscular, contudo é menos confiável quanto à creatinoquinase, porque o aumento dos níveis de aspartato aminotransferase também pode indicar lesão hepática. A atividade da aspartato aminotransferase permanece elevada por 3 a 10 dias em razão de sua meia-vida muito mais longa do que a da creatinoquinase. Em casos agudos, foram observados valores de 300 a 900 UI/ℓ, em bezerros, e 2.000 a 3.000 UI/ℓ, em cordeiros. Em animais normais dessas espécies, os teores séricos geralmente são inferiores a 100 UI/ℓ. A magnitude do aumento da aspartato aminotransferase e da creatinoquinase é diretamente proporcional à extensão do dano muscular. Ambas se elevam no início da doença; o aumento de aspartato aminotransferase com diminuição de creatinoquinase sugerem que a degeneração muscular não está mais ativa. Os valores de ambas as enzimas estarão levemente aumentados em animais que acabaram de ser transferidos para o ambiente externo e submetidos ao exercício não habitual, em cavalos em treinamento, e em animais com necrose muscular isquêmica decorrente de decúbito causado por outras doenças que não a distrofia muscular. No entanto, na distrofia muscular aguda, as atividades dessas enzimas em geral estão significativamente elevadas.

Concentração de selênio

Embora as informações sobre os teores críticos de selênio no solo e nas plantas estejam aumentando gradualmente, as análises são difíceis e onerosas. Grande parte dos diagnósticos de campo é estabelecida com base nos achados clinicopatológicos, na resposta ao tratamento e nos procedimentos de controle usando selênio. A distrofia muscular nutricional é aceita como evidência presumível de deficiência de selênio, que agora pode ser confirmada pela mensuração de glutationa peroxidase (GHS-Px) e pela determinação das concentrações de selênio no solo, em amostras de rações e em tecidos animais. Os teores críticos experimentais do elemento são:

- *Forrageiras e grãos*: um teor de 0,1 mg/kg de matéria seca é considerado adequado
- *Solo*: é provável que os solos contendo menos de 0,5 mg/kg produzam culturas cuja concentração de selênio é inadequada
- *Tecidos animais, sangue e leite*: as concentrações de selênio em vários tecidos são indicadores confiáveis do conteúdo do nutriente no animal. Existe correlação positiva entre o conteúdo de selênio no alimento e nos tecidos e sangue dos animais que ingerem esse alimento, sendo que os valores variam em função da ingestão do mineral na dieta.

Três testes podem ser usados para avaliar o conteúdo de selênio em bovinos e ovinos: concentração sérica de selênio, nível de selênio no sangue total e atividade de glutationa peroxidase sérica. O selênio sérico responde mais rapidamente à administração de selênio, do que o selênio do sangue total. Há um atraso semelhante na atividade de glutationa peroxidase, após a suplementação com selênio. O estado dos níveis de selênio no sangue ou no soro é mais consistentemente avaliado ao nível do rebanho. Existem diferenças interlaboratoriais quanto aos limiares de deficiência, e os resultados devem ser considerados com base nas diretrizes laboratório-específicas.

Os intervalos de referência recomendados para os níveis de selênio no sangue de bovinos, na Nova Zelândia, foram utilizados em várias publicações.

Os intervalos de referência para selênio e vitamina E no soro, sangue e fígado de ovinos e caprinos dos EUA estão disponíveis.

Concentração de selênio em equinos

Na Nova Zelândia, os intervalos de referência para o conteúdo de selênio no sangue de equinos são: adequado, maior que 1.600 nmol/ℓ (128 ng/mℓ); marginal, 450 a 1.600 nmol/ℓ (36 a 128 ng/mℓ); e deficiente, menor que 450 nmol/ℓ (36 ng/mℓ).

Córtex renal e fígado

As concentrações normais de selênio no fígado variam de 1,2 a 2 µg/g de matéria seca, independentemente da espécie ou da idade. Valores de 3,5 a 5,3 µg/g (44 a 67 nmol/g) de matéria seca no córtex renal e de 0,90 a 1,75 µg/g (11 a 22 nmol/g) de matéria seca no fígado de bovinos são indicativos de nível de selênio adequado. Valores de 0,6 a 1,4 µg/g (8 a 18 nmol/g) no córtex renal e de 0,07 a 0,60 µg/g (0,9 a 8 nmol/g) no fígado representam um estado deficiente.

O conteúdo de selênio em amostras de fígado de feto bovino coletados em um abatedouro continham 0,77 µg/mℓ e 0,13 µg/mℓ de peso úmido em raças leiteiras e de corte, respectivamente. Os níveis médios no fígado de fetos bovinos abortados apresentando lesões miocárdicas foram de 5,5 µmol/kg; em fetos sem lesões miocárdicas, esses níveis foram de 6,5 µmol/kg; e nos fetos do abatedouro eram de 7,5 µmol/kg, sugerindo que a deficiência de selênio pode causar aborto.

Sangue e leite

Os níveis de selênio no sangue e no leite são usados como indicadores do estado dos níveis do mineral em bovinos, bem como do efeito da suplementação dietética. A concentração sérica aumenta gradualmente com a idade, a partir de intervalos de variação iniciais para bezerros e cordeiros neonatos de 50 a 80 ng/mℓ, e para potros e leitões de 70 a 90 ng/mℓ. Os valores esperados ou normais para os adultos situam-se no intervalo de 70 a 100 ng/mℓ para bovinos, 120 a 150 ng/mℓ para ovinos, 130 a 160 ng/mℓ para equinos e 180 a 220 ng/mℓ para suínos.

As mães de bezerros afetados apresentam valores de 1,7 ng/mℓ (22 nmol/ℓ) no sangue e 4,9 ng/mℓ (62 nmol/ℓ) no leite; seus bezerros têm níveis sanguíneos de 5 a 8 ng/mℓ (63 a 102 nmol/ℓ). As vacas normais suplementadas com selênio têm 19 a 48 ng/mℓ (241 a 609 nmol/ℓ) no sangue e 10 a 20 ng/mℓ (127 a 253 nmol/ℓ) no leite, enquanto seus bezerros apresentam concentrações sanguíneas de 33 a 61 ng/mℓ (419 a 774 nmol/ℓ).

As concentrações médias de selênio no sangue de éguas normais variam de 26 a 27 ng/ml (329 a 342 nmol/l). Em cavalos da raça Puro-Sangue Inglês, as concentrações no soro variam de 39,5 a 118,5 mg/ml (40 a 160 ng/ml; 0,5 a 2 μmol/l), e existem diferenças significativas entre os vários haras.

Leite de tanque de resfriamento

Os teores de selênio no leite do tanque de resfriamento estão intimamente relacionados com os níveis médios no sangue e no leite do rebanho, e têm o potencial de servirem como um meio não invasivo e de baixo custo para avaliar os níveis de selênio do rebanho, com intuito de determinar se há deficiência do mineral no rebanho leiteiro. A concentração no leite do tanque de resfriamento é um reflexo preciso do estado dos níveis de selênio no rebanho em uma gama de ingestas do nutriente consideradas típicas em rebanhos leiteiros de uma mesma área.

Glutationa peroxidase

Existe uma relação direta entre a atividade sanguínea de glutationa peroxidase e os níveis de selênio no sangue e nos tecidos de bovinos, ovinos, equinos e suínos. O estado normal dos níveis de selênio em bovinos é indicado por uma concentração de selênio no sangue total de 100 ng/ml (1.270 nmol/l) e por uma atividade aproximada de glutationa peroxidase no sangue de 30 mU/mg de hemoglobina.

Existe uma relação positiva elevada (r = 0,87 a 0,958) entre a atividade da glutationa peroxidase e a concentração de selênio no sangue de bovinos. Níveis sanguíneos de selênio menores que 50 ng/ml são considerados deficientes, níveis entre 50 e 100 ng/ml (126,6 nmol/l) são marginais, e níveis acima de 100 ng/ml são adequados. A atividade de glutationa peroxidase no sangue total é considerada deficiente quando inferior a 30 mU/mg de hemoglobina, marginal entre 30 e 60 mU/mg de hemoglobina, e adequada se maior que 60 mU/mg de hemoglobina. Há alguma evidência de variação nas atividades da glutationa peroxidase entre raças de ovinos; esses valores também podem diminuir com o aumento da idade. Níveis baixos em algumas raças de ovinos também podem ser reflexo da adaptação à baixa ingestão de selênio, por causa dos baixos teores do mineral no solo e nas forrageiras.

A atividade da glutationa peroxidase é um indicador sensível do conteúdo de selênio ingerido na dieta e da resposta à administração oral ou parenteral do elemento. Como o selênio é componente da glutationa peroxidase da hemácia apenas durante a eritropoese, não haverá aumento da atividade enzimática no sangue antes de 4 a 6 semanas após a administração de selênio. A glutationa peroxidase plasmática aumenta de modo rápido e contínuo, com o incremento do teor de selênio na dieta, porque independe da incorporação do selênio nas hemácias. O fígado e a concentração de selênio, bem como a atividade sérica de glutationa peroxidase, podem responder às alterações no conteúdo de selênio da dieta de maneira mais rápida do que a concentração de selênio no sangue total ou a atividade da glutationa peroxidase na hemácia. A resposta da atividade da glutationa peroxidase pode depender do estado dos níveis de selênio dos animais no momento em que esse elemento é fornecido. Aumentos maiores na atividade enzimática ocorrem em animais deficientes em selênio. A atividade da glutationa peroxidase em potros reflete a quantidade de selênio fornecida para a égua durante a gestação.

O teste ELISA-sanduíche é um método simplificado para estimar a atividade da glutationa peroxidase e a concentração de selênio no sangue bovino, e pode ser usado para a triagem rápida do estado dos níveis de selênio em um grande número de bovinos. A atividade da glutationa peroxidase em amostras de sangue total tem sido usada para avaliar o estado dos níveis de selênio em bovinos na República Tcheca.

A atividade da glutationa peroxidase pode ser determinada rapidamente usando o *spot test*, um teste semiquantitativo que pode classificar um grupo de amostras de animais do mesmo rebanho ou lote em uma das três categorias de conteúdo de selênio no sangue: deficiente, marginal baixo e marginal adequado. Atualmente, existe um *kit* de teste comercializado como Kit Ransel`. Devido à instabilidade da glutationa peroxidase no plasma, a atividade dessa enzima em ovinos, bovinos e suínos deve ser mensurada em amostra de plasma fresco ou armazenado a –20°C. Para determinações absolutas, sugere-se que a medida da atividade de glutationa peroxidase plasmática em suínos seja feita logo após a centrifugação e a separação das células do sangue, ou que a análise seja realizada dentro de 24 h, sob condições laboratoriais controladas.

Concentração de vitamina E

A vitamina E ocorre na natureza como uma mistura de tocoferóis em proporções variadas. Estes variam amplamente em sua atividade biológica, de modo que a determinação química dos tocoferóis totais tem valor muito inferior ao do teste biológico. Os níveis de tocoferol no sangue e no fígado fornecem boas informações sobre o estado dos níveis de vitamina E do animal. No entanto, devido ao grau de dificuldade da determinação laboratorial de tocoferóis, esse procedimento não é realizado com frequência; há poucos dados confiáveis disponíveis. A análise do fígado de animais clinicamente normais criados em pastagem revela um nível médio de alfa-tocoferol de 20 mg/kg de peso úmido para bovinos, e de 6 mg/kg de peso úmido para ovinos. Os intervalos correspondentes são 6 a 53 mg/kg peso úmido para bovinos, e 1,8 a 17 mg/kg peso úmido para ovinos. O nível crítico abaixo do qual podem-se esperar sinais de deficiência é 5 mg/kg de peso úmido em bovinos e 2 mg/kg de peso úmido em ovinos. Um nível sérico de tocoferol inferior a 2 mg/l é considerado crítico em bovinos e ovinos; abaixo desse valor, podem ocorrer doenças por deficiência. No entanto, se a dieta contém quantidade adequada de selênio, sem quantidade excessiva de ácidos graxos poli-insaturados (PUFA), os animais podem se manter com baixos níveis séricos de tocoferóis. Nos suínos em fase de crescimento, os níveis séricos de vitamina E situam-se entre 2 e 3 mg/l. Em resumo, não há disponibilidade de dados confiáveis suficientes sobre o conteúdo da vitamina E em animais com distrofia muscular nutricional, que sejam de valor diagnóstico.

O nível plasmático médio de vitamina E em equinos clinicamente normais, de várias idades e raças, é de 2,8 μg/ml. O método ideal para armazenar a amostra de sangue de equinos antes da mensuração de alfa-tocoferol é em posição vertical, na geladeira, por até 72 h. Se for necessário um período mais longo, o soro ou o plasma deve ser separado e recoberto com nitrogênio gasoso e congelado em um frasco de menor tamanho possível; nessas amostras, o alfa-tocoferol é estável a –16°C, durante pelo menos 3 meses.

Um resumo da atividade de glutationa peroxidase, dos níveis de tocoferol e dos níveis de selênio no sangue e nos tecidos corporais de animais com deficiência de selênio é mostrado na Tabela 15.7. Os valores normais também são expressos para fins de comparação. Tanto os valores anormais quanto os normais devem ser considerados como referências para o diagnóstico, devido às amplas variações nos níveis entre os grupos de animais. O conteúdo de selênio na dieta pode oscilar consideravelmente, o que pode explicar as variações na atividade de glutationa peroxidase. Na Tabela 15.8, são mostrados os intervalos de referência das concentrações de selênio usados para determinação de seu conteúdo em ovinos e bovinos na Nova Zelândia.

Nos estágios iniciais da forma subclínica da distrofia muscular nutricional em cordeiros, pode haver diminuição na concentração sérica de selênio e na atividade da glutationa peroxidase, bem como aumento na atividade de aspartato aminotransferase, creatinoquinase e lactato desidrogenase (LDH), em comparação com cordeiros saudáveis. A mensuração da atividade de isoenzima de LDH é útil para detectar a forma subclínica de distrofia muscular nutricional, em razão do aumento significativo da atividade da fração de LDH_5 muscular.

Veado-vermelho criado em fazenda

Os dados do intervalo de referência para os níveis de selênio no fígado e no sangue de veados-vermelhos são limitados. A doença do músculo branco ocorreu em veados jovens

Tabela 15.7 Atividade de glutationa peroxidase (GSH-PX) e concentração de selênio no sangue e em tecidos corporais de animais com deficiência de selênio.

Espécie	Estado clínico ou grau de deficiência	Atividade de GSH-PX nas hemácias em μmol/min a 37°C por g de hemoglobina	Teor sérico de selênio (μg/mℓ)	Teor hepático de selênio (μg/g MS)
Bovinos	Normal ou adequado	19 a 36	0,08 a 0,3	0,9 a 1,75
	Marginal	10 a 19	0,03 a 0,077	0,45 a 0,9
	Deficiente	0,2 a 10	0,002 a 0,025	0,07 a 0,6
Ovinos	Normal ou adequado	60 a 180	0,08 a 0,5	0,9 a 3,5
	Marginal	8 a 30	0,03 a 0,05	0,52 a 0,9
	Deficiente	2 a 7	0,006 a 0,03	0,02 a 0,35
Equinos	Adequado	30 a 150	0,14 a 0,25	1,05 a 3,5
	Deficiente	8 a 30	0,008 a 0,55	0,14 a 0,7
Suínos	Adequado	100 a 200	0,12 a 0,3	1,4 a 2,8
	Deficiente	< 50	0,005 a 0,6	0,1 a 0,35

Tabela 15.8 Intervalo de referência dos teores de selênio para determinar o conteúdo de selênio de ovinos e bovinos na Nova Zelândia.

Selênio	Deficiente	Marginal	Adequado
Ovinos			
No sangue (nmol/ℓ)	< 130	130 a 250	> 250
Hepático (nmol/kg de tecido fresco)	< 250	250 a 450	> 450
Bovinos			
No sangue (nmol/ℓ)	< 130	130 a 250	> 250
Hepático (nmol/kg de tecido fresco)	< 600	600 a 850	> 850
Sérico (nmol/ℓ)	< 85	85 a 140	> 250
Glutationa peroxidase no sangue (Ku/ℓ −25°C)	< 0,5	0,5 a 2	> 2

com concentrações de selênio no sangue e no fígado de 84 a 140 nmol/ℓ e 240 a 500 nmol/kg de tecido fresco, respectivamente. Em termos de taxa de crescimento, não foi observada nenhuma resposta à suplementação de selênio em veados com 1 ano de idade; a concentração de selênio no sangue era inferior a 130 nmol/ℓ e seria esperada uma resposta na taxa de crescimento em ovinos diante desse valor.

Suínos

Nota-se aumento na atividade de várias enzimas plasmáticas nas deficiências de selênio e vitamina E, em suínos. As mensurações de aspartato aminotransferase, creatinoquinase, LDH e isocitrato desidrogenase podem ser usadas para detectar o início da degeneração do músculo esquelético, miocárdico e fígado. No entanto, essas medidas não são comumente usadas para fins de diagnóstico, devido à forma aguda da doença. A determinação das concentrações de selênio nas rações, tecidos e sangue dos suínos afetados é muito mais útil como exame auxiliar de diagnóstico, bem como para orientar a suplementação dos nutrientes na dieta.

Na deficiência de selênio e vitamina E em suínos, valores séricos de selênio menores que 2,5 ng/mℓ (3,2 nmol/ℓ), selênio hepático menor que 0,10 mg/kg (1,3 μmol/kg), valores plasmáticos de alfa-tocoferol inferiores a 0,40 μg/mℓ e concentrações hepáticas de alfa-tocoferol inferiores a 0,75 μg/g de tecido são achados comuns. Em estudo recente, o nível de vitamina E estava abaixo de 2 ppm em 25% dos suínos com lesões macro- e microscópicas de doença do coração em amora. Em outro estudo recente, os resultados sugeriram que a suplementação com teor excessivo de vitamina E diminuiu a resposta à endotoxina (ou seja, uma baixa resposta ao valor máximo de IL-6).

Os critérios diagnósticos para a síndrome da deficiência de vitamina E e selênio em suínos na Nova Zelândia indicam que concentrações hepáticas de vitamina E maiores que 10 μmol/kg são adequadas, e que concentrações inferiores a 2,5 μmol/kg estão associadas à deficiência. As estimativas de correspondência para as concentrações séricas de vitamina E são valores adequados acima de 2,5 μmol/ℓ, e valores deficitários abaixo de 0,8 μmol/ℓ. Concentrações hepáticas de selênio superiores a 2.200 nmol/kg são adequadas, concentrações de 1.100 a 2.200 nmol/kg são marginais, e concentrações inferiores a 1.100 nmol/kg são deficientes. Os níveis de deficiência no sangue estão na faixa de 400 a 1.500 nmol/ℓ. Esses valores devem ser interpretados em conjunto com a concentração de ácidos graxos poli-insaturados na dieta.

Existe uma relação estreita entre a vitamina E no sangue e a resistência das hemácias à lipoperoxidação. A suplementação da dieta de suínos com vitamina E aumenta tanto os níveis séricos de vitamina E quanto a resistência das hemácias à lipoperoxidação.

Achados da necropsia

A constatação macroscópica das lesões musculares é bastante comum, mas a distribuição dos músculos afetados varia amplamente nos diferentes animais. Os grupos de músculos esqueléticos afetados são bilateralmente simétricos e contêm áreas esbranquiçadas ou acinzentadas de degeneração e necrose. Essas áreas podem se apresentar na forma de estrias, envolvendo um grande grupo de fibras musculares que atravessam o centro do músculo aparentemente normal, ou como uma margem periférica em torno de um centro de músculo normal. No diafragma, a distribuição de feixes danificados confere ao tecido uma aparência radialmente estriada. O músculo acometido é friável e edematoso, e pode estar mineralizado. A pneumonia secundária geralmente ocorre nos casos em que os músculos do pescoço e do tórax são afetados. Em caso de envolvimento do miocárdio, notam-se áreas esbranquiçadas de degeneração, particularmente sob o endocárdio do ventrículo esquerdo em bezerros e de ambos os ventrículos em cordeiros. As lesões podem se propagar e envolver o septo interventricular e os músculos papilares, e exibem uma característica arenosa compatível com mineralização. Congestão pulmonar e edema são comuns.

Histologicamente, as lesões musculares em todas as espécies *não são inflamatórias*. A degeneração hialina é seguida de necrose de coagulação e graus variáveis de mineralização.

Além de um grau variável de atrofia muscular, não são observadas lesões macroscópicas em equinos com *doença do neurônio motor*. A confirmação do diagnóstico baseia-se na identificação histológica de degeneração característica e perda de neurônios motores dos cornos ventrais da medula espinal. No entanto, um diagnóstico presuntivo muito forte pode ser obtido por confirmação microscópica de atrofia neurogênica no músculo sacrocaudal dorsal ou de degeneração axonal no nervo acessório espinal.

Esteatite generalizada foi descrita em potros recém-nascidos com menos de 2 meses de idade. A aparência microscópica dessa gordura marrom-amarelada consiste em gordura necrosada infiltrada por neutrófilos, macrófagos e células gigantes. Esteatite e paniculite nodular também foram relatadas em uma égua com 3 anos de idade que apresentava deficiência de vitamina E e selênio.

Na *doença do coração em amora*, a carcaça está em boas condições. Todas as cavidades do corpo contêm quantidades excessivas de líquido e fragmentos de fibrina. Na cavidade peritoneal, a fibrina muitas vezes está na forma de uma rede entrelaçada que recobre todas as vísceras. O fígado apresenta aumento de volume e aparência mosqueada, com superfície de corte de aparência característica de noz-moscada. Os pulmões apresentam edema e o excesso de líquido nas cavidades pleurais é seguido de colapso da área pulmonar ventral. O saco pericárdico é preenchido com líquido gelatinoso entrelaçado com faixas de fibrina. Abaixo do epicárdio e do endocárdio há múltiplas hemorragias de vários tamanhos. Geralmente, essa hemorragia é mais grave no lado direito do coração. Isso dá ao órgão a aparência típica mosqueada, que é causada por áreas de necrose e de hemorragia.

Histologicamente, a lesão característica é composta de hemorragia, degeneração de miofibras e congestão miocárdica disseminada. Microtrombos fibrinosos múltiplos são vistos no interior dos capilares do miocárdio e, ocasionalmente, alterações degenerativas são visíveis nas paredes de pequenas arteríolas, em muitos órgãos, incluindo o coração. Pode-se notar malacia da substância branca cerebral ou, mais raramente, da camada molecular do cerebelo, atribuível ao dano microvascular. Lesões microscópicas compatíveis com microangiopatia alimentar também podem ser vistas em arteríolas e capilares do coração, rins, fígado, estômago, intestino, mesentério, músculo esquelético e pele. Deve-se ressaltar que, em alguns casos, o curso da doença é tão rápido que as alterações morfológicas não são discerníveis nas células do miocárdio. Como pode ser extremamente difícil fazer a distinção histológica entre doença do coração em amora e sepse por *S. suis*, é prudente realizar também a cultura bacteriológica quando se tenta confirmar o diagnóstico.

Na *hepatose dietética*, o fígado está inchado e túrgido, e exibe aparência mosqueada ou semelhante a um mosaico em todos os seus lóbulos. Muitos desses lóbulos estão distendidos e avermelhados. Há distribuição irregular de necrose e hemorragia hepática. A vesícula biliar pode estar edematosa e, também, pode haver necrose miocárdica e edema pulmonar. Tipicamente, o curso da doença é tão rápido que não se constata icterícia. Histologicamente, nota-se distribuição lobular distinta de hemorragia, degeneração e necrose.

Na *distrofia muscular nutricional* de suínos, com frequência as lesões são visíveis apenas no exame microscópico e consistem em áreas de degeneração muscular bilaterais. As alterações incluem hialinização, perda de estrias e fragmentação de miofibras. O corte tecidual é difícil devido à presença de cálcio nos miócitos. Um grau discreto de distrofia muscular nutricional pode acompanhar alguns casos de hepatose dietética.

Amostras para confirmação do diagnóstico

- Toxicologia: 50 g de fígado (mensurações de selênio e vitamina E)
- Histologia: amostras de músculo esquelético (múltiplos locais), coração (ambas as paredes ventriculares, esquerda e direita) e cérebro (incluindo o hemisfério cerebral), fixadas em formol (para microscopia óptica). Podem ser necessárias colorações especiais para detectar a presença de cálcio nos cortes histológicos. Nas amostras obtidas por biopsia dos músculos glúteos mediais, utilizando uma agulha de Bergstrom, notam-se fibras vermelhas irregulares dos tipos I e IIA. Atrofia das fibras musculares e agregados subsarcolemais nas fibras dos tipos I e IIA também foram encontrados. Os equinos mais gravemente acometidos apresentavam infiltrado inflamatório, proliferação de colágeno, fagocitose, necrose e calcificação[59]
- Bacteriologia (somente para a doença do coração em amora): amostras de coração, fígado, suabe do saco pericárdico (para cultura microbiológica).

Diagnóstico diferencial

Distrofia muscular nutricional (DMN)
A distrofia muscular nutricional é mais comum em animais jovens, em fase de crescimento rápido, alimentados com ração deficiente em selênio e vitamina E, ou cujas mães recebiam ração deficiente e não eram suplementadas durante os meses de inverno. Tipicamente, o início da doença é súbito, acometendo vários animais em poucos dias, particularmente após exercício não habitual. Na forma aguda, fraqueza generalizada e colapso são comuns. Na forma subaguda, os principais achados clínicos são rigidez de marcha, longos períodos de decúbito ou decúbito total, incapacidade de se levantar, atitude mental e apetite normais, e nenhum achado neurológico anormal que justifique o decúbito. A atividade de creatinoquinase eleva-se significativamente.

Bezerros novos e novilhos com cerca de 1 ano de idade
A distrofia muscular enzoótica aguda em bezerros com envolvimento miocárdico deve ser diferenciada de outras doenças que causam fraqueza generalizada, toxemia e choque. Estas incluem:
- Sepse: sepse por *Haemophilus* spp. resulta em fraqueza, decúbito e febre
- Pneumonia: pasteurelose pulmonar causa dispneia, toxemia, febre e fraqueza.

A *distrofia muscular enzoótica subaguda*, na qual predominam lesões de músculos esqueléticos, deve ser diferenciada de outras doenças de bezerros jovens e daqueles com cerca de 1 ano de idade, caracterizadas clinicamente por paresia e paralisia. A forma subaguda é mais comum em bovinos com até 1 ano de idade e bovinos jovens e caracteriza-se por decúbito; outros sistemas corporais apresentam-se relativamente normais. As outras doenças incluem:
- Doenças musculoesqueléticas: poliartrite, miopatias traumáticas ou infecciosas (carbúnculo sintomático), osteodistrofia e fraturas de ossos longos
- Doenças do sistema nervoso: compressão da medula espinal, meningoencefalite e mielite causada por *Haemophilus* sp., intoxicação por inseticida organofosforado
- Doenças do trato digestório: sobrecarga de carboidratos, resultando em acidose láctica, choque, desidratação e fraqueza.

Cordeiros e cabritos
Em cordeiros com "doença do cordeiro rígido", notam-se rigidez e marcha tipo "perna-de-pau"; os animais afetados preferem decúbito, são espertos e alertas, e mamam se auxiliados. As atividades séricas de creatinoquinase e aspartato aminotransferase também estão significativamente elevadas. Pode ser necessária a diferenciação entre ataxia enzoótica e *swayback*, embora a fraqueza e a paresia sejam características nessas doenças, e não a rigidez.

Potros
Nos potros, a distrofia muscular nutricional deve ser diferenciada de doenças agudas dos sistemas musculoesquelético e nervoso que ocasionam marcha anormal, fraqueza e decúbito. Estas incluem:
- Poliartrite
- Meningite
- Lesão traumática da medula espinal.

Doença do coração em amora
A doença do coração em amora deve ser diferenciada de outras causas comuns de morte súbita em suínos, cujo diagnóstico é feito durante a necropsia:
- Sepse aguda causada por salmonelose, erisipela, pasteurelose e antraz
- Síndrome do estresse suíno
- Edema intestinal
- Vólvulo intestinal, exaustão pelo calor, sufocamento durante o transporte.

Tratamento

Como as funções do selênio e da vitamina E se sobrepõem, nem sempre é possível saber a importância etiológica relativa de um ou outro nutriente em algumas das manifestações agudas já descritas, portanto, recomenda-se o tratamento com uma mistura combinada de selênio e alfa-tocoferol. O alfa-tocoferol é a forma mais potente dos tocoferóis e está disponível em várias formulações farmacêuticas; também varia a sua atividade biológica. Torna-se necessário expressar a concentração de vitamina E como unidade internacional de atividade biológica (1 UI = 1 mg de acetato de alfa-tocoferol racêmico sintético; 1 mg de acetato de D-alfa-tocoferol natural = 1 UI; e 1 mg de D-alfa-tocoferol natural = 0,92 UI). Também, é óbvia a necessidade de saber como usar o selênio orgânico (levedura enriquecida com selênio), pois é provável que este seja um suplemento muito mais valioso do que o selenito de sódio, como um componente das mais de 30 selenoproteínas.

Em bovinos, uma mistura de cloreto de amônio, vitamina E e selênio é recomendada para o tratamento da retenção de membranas fetais.[60]

O fornecimento de selênio orgânico (levedura enriquecida com selênio) é uma estratégia para aumentar os benefícios da substituição do selenito de sódio.[61] A levedura enriquecida com selênio aumenta o conteúdo do mineral no leite por ocasião do parto e do desmame.[62]

Distrofia muscular nutricional

Para o tratamento da distrofia muscular nutricional em bezerros, cordeiros e potros, recomenda-se uma mistura contendo 3 mg de selênio (como selenito de sódio ou de potássio) e 150 UI de acetato de DL-alfa-tocoferol/mℓ, administrada por via intramuscular, na dose de 2 mℓ/45 kg de peso corporal. Geralmente, apenas uma dose é suficiente. Animais com envolvimento miocárdico grave em geral não respondem ao tratamento, e a taxa de mortalidade é cerca de 90%. No entanto, todos os animais contactantes do rebanho (bezerros, cordeiros e potros) devem ser tratados profilaticamente com a mesma dose de selênio e vitamina E. Os animais devem ser manuseados com cuidado durante o tratamento para evitar a precipitação da distrofia muscular aguda. Os animais com distrofia de músculo esquelético subaguda normalmente começam a melhorar 3 dias após o tratamento e podem conseguir ficar em pé e andar sem ajuda dentro de 1 semana.

Às vezes, os animais não respondem ao tratamento com vitamina E e/ou selênio.

Em cordeiros, a suplementação com selênio não teve efeito significativo no desempenho e na hematologia; todavia, aumentou o G-Th-P no sangue e o T_3 sérico e diminuiu o T_4 sérico, em comparação com os cordeiros não suplementados. A levedura enriquecida com selênio melhorou significativamente a digestibilidade.[63] Em surtos de doença do coração em amora, hepatose dietética e doenças relacionadas à deficiência de selênio e vitamina E, em suínos, todos os animais com doença e todos em risco devem ser tratados individualmente, a princípio, com uma combinação de selênio e vitamina E, por via parenteral, para prevenir mortes súbitas adicionais. Em seguida, a administração pode ser VO.

Controle

É necessário adaptar os sistemas de produção considerando as mudanças climáticas, que podem alterar os constituintes da alimentação e aumentar as necessidades de vitaminas e minerais, bem como alterar o equilíbrio entre a gestação e as fontes de estresse.[31]

O conteúdo de selênio está agora associado à melhora da função imune, artropatia e cardiomiopatia. Mais importante, protege contra estresse oxidativo e auxilia na regulação do metabolismo dos hormônios tireoidianos.[64]

O controle e a prevenção das principais doenças causadas por deficiência de selênio e vitamina E podem geralmente ser alcançados pelo fornecimento de ambos os nutrientes aos animais suscetíveis que recebem dieta deficiente.

Fornecimento de selênio e vitamina E

Ao longo dos anos, tanto os teores de vitamina E quanto os de selênio nas dietas aumentaram, mas particularmente os da vitamina E. Isso ocorreu em resposta às taxas de crescimento mais rápidas dos suínos, mas também à percepção de que esses animais estão cada vez mais sujeitos a doenças oxidativas. Suínos criados em ambiente externo geralmente obtêm teores suficientes dos dois nutrientes, a menos que o solo seja deficiente em selênio. Um estudo recente na China sugeriu que o fornecimento, na dieta, de 85 mg de zinco/kg, de 0,40 mg de selênio/kg e de 45 UI de vitamina E/kg é apropriado para porcas mestiças.

Embora o fornecimento exclusivo de selênio proteja contra um espectro maior de doenças do que a vitamina E, há situações em que a vitamina E tem maior efeito protetor. Tanto o selênio quanto a vitamina E devem ser fornecidos quando as dietas carecem desses nutrientes, mas isso pode não se aplicar em todas as situações. A maior ênfase é dada à suplementação de selênio em vez de vitamina E, que é mais cara e menos estável. A maioria das preparações injetáveis de vitamina E e selênio contém teor adequado de selênio, mas insuficiente de vitamina E.

Houve várias tentativas para suplementar leitões desmamados com uma preparação de vitamina E. Além de injeções individuais, é possível suplementar leitões desmamados por meio do fornecimento na água. Os suínos geralmente bebem água até mesmo se não estiverem se alimentando. Um estudo recente mostrou que a suplementação da água de beber com alta dose de vitamina E (150 mg de acetato de DL-alfa-tocoferol) foi efetiva na manutenção dos níveis séricos de vitamina E ao longo do período de desmame. Isso ocorreu mesmo quando a ingestão de alimentos durante esse período era muito baixa (a partir de 0,2 a 0,3 kg), e houve má absorção intestinal temporária. São necessárias 100 UI da vitamina/ℓ de água para se obter um nível adequado de vitamina E no soro sanguíneo.

Transferência materna aos recém-nascidos

O tratamento com selênio orgânico e inorgânico melhora a taxa de crescimento, a resposta imune humoral e a condição antioxidante dos cordeiros.[65] A suplementação de selênio às vacas e ovelhas está associada a maior produção de embriões, maior massa fetal e menor ocorrência de retenção de placenta. Existe uma relação complexa entre as suplementações (fonte de selênio, momento, duração, presença de elementos interferentes e regime alimentar). O fornecimento de um comprimido contendo 79 mg de selênio para vacas-leiteiras 3 semanas antes da data prevista para o parto elevou significativamente o nível sanguíneo desse mineral nos animais, após o parto.[66] Quase sempre, o nível de vitamina E do bezerro é menor do que o das vacas.[67]

Doenças causadas pela deficiência de selênio são evitáveis pela administração do nutriente à mãe durante a gestação, ou diretamente ao animal jovem em fase de rápido crescimento. O selênio é transportado através da placenta e confere proteção ao recém-nascido. Em bovinos de corte, a suplementação oral fornece conteúdo suficiente para manter os níveis sanguíneos na mãe e para uma transferência adequada ao feto, que pode sequestrar selênio quando o nível desse mineral na mãe é baixo. O colostro de vacas suplementadas com selênio também contém quantidade adequada para prevenir doenças graves por deficiência desse nutriente. No entanto, aos 7 dias após o parto, o conteúdo no leite pode ser insuficiente para manter um nível sérico adequado em bezerros. A administração estratégica de selênio e vitamina E antes da ocorrência esperada da doença também é um método confiável de prevenção da deficiência.

Potencialidade tóxica do selênio

A intoxicação por selênio manifesta-se como enfermidade crônica (*alkali disease*) ou como selenose aguda (*blind staggers*). Em estudo sobre a intoxicação por selênio em cordeiros, verificou-se que a administração de selenito de sódio ocasionou redução no conteúdo hepático de vitamina E, o que não ocorreu com o fornecimento de selenometionina (selênio orgânico).[68] Esse estudo sugere que a forma química do selênio ingerido deve ser conhecida para a adequada interpretação das concentrações sérica, tecidual e sanguínea. Isso pode causar depressão grave, dispneia, membranas mucosas congestas, diarreia aquosa e espasmos associados à cólica[69]; níveis elevados de selênio podem ser encontrados no músculo cardíaco, fígado e rins. A selenose crônica também foi descrita em camelos.[70]

Como o selênio é tóxico, qualquer programa de tratamento e controle deve ser cuidadosamente monitorado. O selênio injetado ou fornecido no alimento aos animais concentra-se no fígado, músculo esquelético, rins e outros tecidos, devendo ser respeitado o período de carência antes do abate. Existe alguma preocupação de que o selênio pode ser carcinogênico às pessoas. Os únicos tecidos que parecem acumular consistentemente mais de 3 a 4 mg de selênio/kg são rins e fígado, sendo muito improvável que constituam mais do que uma parte muito pequena da dieta humana. Não há relato de efeitos indesejáveis do selênio na saúde humana quando utilizado em teor nutricional em animais produtores de alimentos. A adição de selênio em rações comerciais preparadas para algumas classes de bovinos e suínos foi aprovada em alguns países. Na Noruega, um caso recente mostrou riscos de contaminação de um suplemento de ferro por selênio. A intoxicação por selênio é relatada com bastante regularidade. A intoxicação descrita em suínos manifesta-se como apatia progressiva, paralisia e morte súbita.[71]

Suínos com deficiência do nutriente podem ser mais suscetíveis a outras doenças. Aqueles com distrofia muscular nutricional muitas vezes são confundidos com suínos com pneumonia, pois ocorre enfraquecimento do diafragma e dispneia.

Suínos deficientes e pequenos podem ser mais suscetíveis aos efeitos do ferro, e quando este é administrado por via injetável, vários leitões podem morrer devido à intoxicação por esse mineral. Nesses casos, as lesões cardíacas assemelham-se àquelas da doença do coração em amora.

Em um caso recente de intoxicação por selênio em ovinos causada por excesso de selenito de sódio no suplemento comercial[72], ocorreram edema e hemorragia em todos os lobos pulmonares. Ocorre intoxicação quando o teor de selênio é superior a 250 µmol/kg de matéria seca e, nesses ovinos, os teores variaram de 325 a 400 µmol/kg de matéria seca. Acredita-se que no Reino Unido não há plantas acumuladoras de selênio; supõe-se que esses ovinos tiveram livre acesso a sacos de suplemento mineral contendo 7.628 a 8.771 ppm de selênio.

Selênio nos suplementos lácteos

O uso de selênio na dieta de vacas-leiteiras em lactação tem causado preocupação quanto à possível adulteração dos suplementos lácteos. No entanto, a adição de selênio às dietas de vacas-leiteiras lactantes em teor que não protege contra as doenças causadas por sua deficiência não resulta em teor láctico com risco ao consumo humano. O fornecimento de quantidade excessiva de selênio aos bovinos leiteiros causam intoxicação neles antes que o teor do nutriente se torne tóxico às pessoas. A adição de selênio ao colostro aumentou as concentrações plasmáticas de IgG e de selênio em bezerros recém-nascidos.[73]

Necessidade de selênio na dieta

A necessidade de selênio na dieta, tanto de ruminantes quanto de não ruminantes, é de 0,1 mg do elemento/kg de matéria seca da dieta. Pode haver diferenças nutricionais importantes no conteúdo de selênio entre os mesmos alimentos cultivados em diferentes regiões e entre diferentes alimentos cultivados na mesma região. Mesmo em uma área com alta concentração de selênio, alguns alimentos podem apresentar teor abaixo de 0,1 mg/kg, a necessidade mínima para bovinos. Assim, para a suplementação adequada de bovinos parece ser necessária a mensuração do conteúdo de selênio nos alimentos. Algumas áreas geográficas são conhecidas por serem deficientes em selênio, e os alimentos cultivados nessas áreas devem ser suplementados com selênio e vitamina E, continuamente. Alguns relatórios indicam que os produtores de leite estão fornecendo selênio suplementar na ração insuficiente para suprir a ingestão recomendada de selênio para vacas-leiteiras em lactação. A administração de selênio orgânico na forma de levedura enriquecida com o mineral por longo tempo fornece concentrações sanguínea e tecidual mais elevadas do que a administração parenteral de repetidas doses terapêuticas recomendadas de selênio inorgânico.

Dietas à base de gramíneas elevam os precursores das vitaminas E e A. Bovinos de corte argentinos apresentam maior quantidade de alfa-tocoferóis, betacaroteno, ácido ascórbico e glutationa do que bovinos de corte criados em confinamento.[74]

Há melhora nos sistemas antioxidantes preventivos de vacas alimentadas com leveduras enriquecidas com selênio.[75]

Recomenda-se evitar dieta com alto teor de sulfato; contudo, o suprimento apropriado de selênio inibe o efeito do sulfato.

Atividade de glutationa peroxidase

A mensuração da atividade de glutationa peroxidase no sangue total é uma maneira de monitorar o conteúdo corporal de selênio, mas não é tão confiável em suínos como em ovinos e bovinos. A atividade da enzima eleva-se significativamente durante um período de 12 semanas, quando os bovinos de corte recebem selênio orgânico ou inorgânico. A atividade foi maior no grupo que recebeu selênio orgânico. Demonstrou-se que a combinação de injeção de selênio e suplementação podem ajudar a manter o conteúdo sanguíneo de selênio e glutationa peroxidase em novilhas de corte.[76]

Suínos

Em suínos em fase de crescimento, há necessidade tanto de selênio quanto de vitamina E, na dose de 30 UI/kg de matéria seca da ração, para prevenir doenças causadas por dieta deficiente em vitamina E e selênio. A suplementação da dieta da porca resulta em transferência adequada dos nutrientes aos leitões. A proteção satisfatória das doenças dos suínos causadas pela deficiência de vitamina E e selênio depende do equilíbrio correto entre os teores de selênio, alfatocoferol e ácidos graxos poli-insaturados na dieta, bem como da presença de um antioxidante adequado para conservar o alfa-tocoferol.

Diferentes métodos de suplementação

A prevenção das principais doenças causadas pelas deficiências de selênio e vitamina E pode ser obtida por diferentes métodos, incluindo:

- Suplementação dietética no alimento ou na água
- Injeções individuais, por via parenteral
- Administração oral
- Adubação da pastagem.

O método usado depende das condições da fazenda, da facilidade de administração, do custo, da mão de obra disponível, da gravidade da deficiência e se os animais estão ou não sendo medicados regularmente para outras doenças, como enfermidades parasitárias. Comparou-se a eficácia da injeção subcutânea de selenato de bário, da administração de um comprimido intrarruminal e da adição de selênio à água, em bovinos; todos os métodos foram efetivos por períodos que variaram de 4 a 12 meses.

Suplementação na dieta

A adição de selênio e vitamina E aos alimentos ou às misturas minerais geralmente é efetiva na prevenção das principais doenças causadas por deficiências desses dois nutrientes. Os dados atualmente disponíveis não sustentam o uso de injeções suplementares de vitamina E para bovinos de corte, pois os benefícios são maiores quando a vitamina E é adicionada ao alimento.[77]

Dose de selênio

Injeção individual

As injeções de selênio e vitamina E são medidas preventivas bem-sucedidas, principalmente quando há dificuldade de suplementação na dieta. Depois das injeções intramusculares de selenito de sódio em bezerros, cordeiros e leitões, a concentração de selênio nos tecidos, particularmente no fígado, sofre aumento seguido de diminuição, atingindo os níveis pré-injeção em 23 dias em bezerros, e em 14 dias em cordeiros e leitões. Fontes adequadas de vitamina E também devem ser fornecidas. As preparações injetáveis de selênio e vitamina E geralmente apresentam teor adequado de selênio e teor deficiente em vitamina E; pode não ser possível corrigir uma deficiência marginal de vitamina E em vacas de corte prenhes usando, por exemplo, injeção intramuscular de uma preparação de selênio e vitamina E contendo concentração inadequada de vitamina E. A dose de 0,055 mg de selênio/kg de peso corporal atualmente indicada na bula das soluções de selênio injetáveis, considerada apropriada para tratamento de distrofia muscular nutricional, é insuficiente para a suplementação em longo prazo de bovinos alimentados com dieta deficiente em selênio. A suplementação de cobre e selênio por via parenteral pode ser combinada, quando ambas as deficiências estão presentes.

Injeção subcutânea

Bovinos e ovinos

Atualmente, existe uma preparação de selenato de bário de liberação lenta, para injeção subcutânea, disponibilizada para uso em bovinos e ovinos. Em ovelhas, uma injeção subcutânea de 1 mg de selênio/kg de peso corporal 3 semanas antes do parto elevou o teor do mineral no leite durante a lactação, bem como aumentou a concentração de selênio e a atividade da glutationa peroxidase no sangue dos cordeiros durante o período de risco aumentado de doenças causadas por deficiência de selênio. Em ovelhas prenhes, uma dose de 1 mg de selênio/kg de peso corporal elevou a atividade da glutationa peroxidase, mantendo-a em níveis adequados por até 5 meses. Há transferência adequada de selênio aos cordeiros, proporcionando proteção por até 12 semanas de idade, o que abrange o período de maior risco para os cordeiros. Uma dose de 1,2 mg de selênio/kg de peso corporal proporcionou um conteúdo de selênio adequado por um período longo, de até duas gestações consecutivas. A injeção subcutânea de selenato de bário, em dose que corresponde a 1 mg selênio/kg de peso corporal, fornece proteção a cordeiros durante, pelo menos, 3 meses, sem risco de intoxicação por selênio ou de resíduos inaceitáveis do elemento em diferentes tecidos do local da injeção. Em bovinos, uma dose subcutânea de 1 mg de selênio/kg de peso corporal (selenato de bário) aumentou a atividade da glutationa peroxidase em 4 semanas, mantida elevada por até 5 meses.

Suínos

Em porcas prenhes, a injeção subcutânea de selenato de bário, equivalente à dose de 0,5 a 1 mg de selênio/kg de peso corporal, resultou em diferença significativa na atividade da glutationa peroxidase nos leitões das porcas tratadas, em comparação com os animais do grupo-controle, não tratados. A injeção subcutânea de selenato de bário, na dose de 2,5 mg de selênio/kg de peso corporal em suínos pesando 20 kg, também manteve o nível sanguíneo de selênio e a atividade da glutationa peroxidase durante a fase de crescimento mais rápido. A segurança relativa do selenato de bário se deve a sua baixa taxa de liberação do local da injeção. Diferentemente, quando o selênio é administrado na forma de sal solúvel, como selenito de sódio, pode ocorrer intoxicação aguda ao usar a dose de 0,45 mg de selênio/kg de peso corporal. O tratamento com selenato de bário aumenta a concentração de selênio no sangue, fígado e músculos, e persiste por pelo menos 4 meses. Uma desvantagem do selenato de bário é a persistência prolongada de um alto conteúdo de resíduo no sítio da injeção. O uso de selenito de sódio também aumenta as concentrações de selênio nos tecidos e no sangue, mas estas começam a diminuir em 23 dias. O fígado de bovinos remove rapidamente cerca de 40% dos sais de selênio (solúveis) injetados presentes no plasma sanguíneo, ligando o elemento a um componente plasmático e liberando-o de volta à circulação dentro de 1 h após a injeção.

Veados-vermelhos criados em fazenda

Em veados-vermelhos criados em pastagem, a administração subcutânea de selenato de bário de ação prolongada, nas doses de 0,5, 1 e 2 mg de selênio/kg de peso corporal, elevou a concentração de selênio no sangue por no mínimo 377 dias, de 105 nmol/ℓ antes da injeção para níveis máximos de 1.894, 1.395 e 818 nmol/ℓ após doses alta, média e baixa, respectivamente. As pastagens continham 10 a 30 mg selênio/kg de matéria seca. Não houve diferença significativa na taxa de crescimento entre os veados tratados e os animais do grupo-controle. O medicamento causou menos reações no tecido subcutâneo, as quais foram menos graves, comparativamente ao uso das preparações já mencionadas. Considerando como parâmetro o ganho de peso, os veados jovens em fase de crescimento rápido parecem menos sensíveis à deficiência de selênio do que os ovinos e bovinos, sugerindo que os intervalos de referência para essas espécies não são apropriados para os veados.

Administração oral de selênio e anti-helmínticos

A administração oral de selenito de sódio às vezes é combinada à administração de anti-helmínticos e vacinas. A dose deve aproximar-se de 0,044 mg/kg de peso corporal. Um programa de rotina em uma área bastante deficiente consiste em três doses de 5 mg de selênio (11 mg de selenito de sódio) para ovelhas: a primeira antes do acasalamento, a segunda na metade da gestação e a terceira 3 semanas antes do parto. Os cordeiros devem receber quatro doses: a primeira dose (de 1 mg) é administrada no momento do corte da cauda e as demais (2 mg cada), no desmame, e, então, a intervalos de 3 meses. Aos 100 dias, o fornecimento de uma cápsula de anti-helmíntico contendo 13,9 mg de selênio, de liberação prolongada, protege os cordeiros contra a deficiência do mineral por pelo menos 180 dias.

Tanto o selênio quanto o cobalto podem ser incluídos em um programa anti-helmíntico. A atividade de glutationa peroxidase pode ser monitorada regularmente, após a administração oral de selênio misturado à água (*drenching*), e fornece uma boa indicação da disponibilidade de selênio e do conteúdo corporal do elemento em ovinos criados em pastagem.

Adubação da pastagem

A aplicação de selenato de sódio na pastagem, na forma de cobertura, é agora praticada e permitida em alguns países. A aplicação como cobertura, na dose aprovada de 10 g de selênio por hectare, é efetiva por 12 meses e apresenta uma margem de segurança de toxicidade aproximada de 20 vezes. O selenato de sódio é usado em substituição ao selenito de sódio, porque basta apenas cerca de 1/5 da quantidade para elevar o teor de selênio da pastagem ao equivalente à concentração propiciada pelo selenito de sódio. Na Nova Zelândia, a aplicação em forma de cobertura em solos de pedra-pomes severamente deficientes preveniu a deficiência por pelo menos 12 meses; os ovinos foram protegidos da doença do músculo branco e apresentaram melhora no desempenho reprodutivo e no ganho de peso. Recomenda-se que o selenato de sódio seja aplicado anualmente em todos os solos deficientes em selênio, na dose de 10 gramas de selênio por hectare, adicionado ao fertilizante superfosfato ou isoladamente, na forma de pequenos agregados de selenato de sódio. A aplicação, na forma de cobertura, é uma alternativa econômica à administração individual aos animais, em particular nas áreas severamente deficientes e com alta densidade populacional. O uso na dose aprovada garante a ausência de efeitos adversos à saúde humana ou animal, ou ao meio ambiente. O fertilizante enriquecido com selênio incrementa o teor do nutriente no feno a um valor recomendado para equinos (0,1 mg/kg MS).[78]

Distrofia muscular

Na maioria das condições, a distrofia muscular nutricional de bezerros e cordeiros pode ser prevenida fornecendo selênio e vitamina E na dieta da vaca ou de ovelhas durante a gestação, nas doses de 0,1 mg de selênio efetivo/kg de matéria seca e 1 g de alfa-tocoferol/dia/vaca ou 75 mg/dia/ovelha. Se possível, a suplementação deve ser continuada durante a lactação para proporcionar uma fonte contínua de selênio aos bezerros e cordeiros. Sob algumas condições, a dose de 0,1 mg/kg de matéria seca pode ser insuficiente. Em algumas circunstâncias, a concentração ideal de selênio na ração é consideravelmente maior que 0,1 mg/kg de matéria seca. Teores de até 1 mg/kg de matéria seca na ração resultam em aumento da atividade de glutationa peroxidase, o que pode ser benéfico; no entanto, a relação custo-benefício não foi determinada. Ovelhas gestantes alimentadas com feno de alfafa podem necessitar até 0,2 mg de selênio/kg de matéria seca para prevenir doença do músculo branco em seus cordeiros. Os bovinos jovens em fase de crescimento rápido, em particular os bovinos de corte, que provavelmente recebem feno e palha deficientes em selênio, bem como aqueles alimentados com grãos muito verdes, devem receber selênio suplementar na dose de 0,1 mg/kg de matéria seca e 150 mg de alfa-tocoferol/dia/animal. Se forem usados concentrados suplementados com selênio como parte de um programa alimentar para vacas leiteiras, não é necessário seu fornecimento adicional via injeção parenteral.

Os cordeiros nascem com um baixo nível sérico de vitamina E, mas a concentração aumenta rapidamente após a ingestão do colostro. A suplementação de ovelhas prenhes com alfa-tocoferol, em uma única dose IM (500 mg, 2 semanas antes do parto) ou VO (150 mg/dia, 3 a 4 semanas antes do parto), resulta em aumento acentuado dos níveis da vitamina no soro e no colostro. A concentração de vitamina E no colostro foi 5 a 11 vezes maior do que a do leite, 1 semana após o parto.

A suplementação de vitamina E na dieta de ovinos desmamados, misturada à água (*drenching*) ou como aditivo alimentar, é efetiva para elevar a concentração plasmática de alfa-tocoferol. Este é o método mais prático para ovinos estabulados e previne miopatia subclínica. A injeção intramuscular em veículo oleoso demorou para aumentar os níveis plasmáticos de tocoferóis e não preveniu miopatia, em testes em pastagem. Os suplementos de vitamina E não têm efeitos benéficos na qualidade nem na quantidade de lã em ovinos criados em pastagem, a menos que alguns rebanhos sejam suscetíveis à miopatia por deficiência de vitamina E, por isso não são recomendados.

Ovinos e bovinos de corte
Mistura mineral

Em bezerros de corte e cordeiros desmamados, a distrofia muscular nutricional pode ser prevenida com a adição de selênio (14,8 mg/kg) e vitamina E (2.700 UI/kg) ao suplemento mineral fornecido *ad libitum* às vacas e ovelhas prenhes que receberam ração deficiente em selênio nos últimos dois terços da gestação e no primeiro mês de lactação. Na maioria das condições, essa adição fornece 0,1 mg de selênio/kg de matéria seca da dieta.

O fornecimento de *selenito de sódio na mistura mineral* de modo a propiciar 90 mg de selênio/kg de mistura mineral, durante todo o ano e mesmo em condições de criação extensiva, aumentou a atividade de glutationa peroxidase de volta para a faixa de variação normal em vacas de rebanhos de corte, durante 3 meses, quando adicionado ao alimento fornecido a animais extremamente deficientes. Nos bezerros dessas vacas, o peso ao desmame aumentou e a incidência de doenças infecciosas diminuiu; todavia, o estudo não foi controlado. O fornecimento de 30 mg de selênio/kg de mistura mineral não foi suficiente para elevar a atividade de glutationa peroxidase ao valor normal. Os teores máximos de selênio no sangue foram verificados em bezerros de corte desmamados, suplementados com 80 e 160 mg de selênio/kg de mistura mineral fornecida *ad libitum*, por um período de 108 dias. Em algumas jurisdições, pode ser necessária a prescrição pelo veterinário de suplementos contendo teores superiores aos permitidos pela legislação. Um teor de 25 mg de selênio/kg de mistura mineral fornecida *ad libitum* aos ovinos resulta em níveis do nutriente no sangue e no leite materno suficientes para prevenir doenças causadas por deficiência de selênio. Cada ovelha deve consumir 8 a 12 g da mistura mineral por dia.

Nos EUA e em outros países, existe uma deficiência generalizada de selênio em bovinos criados em pastagem, sem suplementação mineral. Os bezerros podem apresentar grave depleção de selênio e de glutationa peroxidase selênio-dependente, mas não manifestam sinais clínicos de deficiência, a menos que sejam sujeitos à ação de um oxidante ou outros tipos de estresse. Os bezerros de corte lactentes podem estar em risco de deficiência de selênio, se suas mães não forem suplementadas com o elemento. Mesmo quando o selenito de sódio é adicionado ao suplemento mineral fornecido *ad libitum* para obtenção diária de 2 mg de selênio, os bezerros correm risco de deficiência por até 90 dias. Em vacas de corte prenhes, a suplementação de selênio com levedura enriquecida com o nutriente e adicionada a uma mistura mineral de livre acesso, aumentou o conteúdo de selênio no sangue total, bem como a atividade de glutationa peroxidase tanto em vacas quanto em bezerros, além de ter sido muito superior ao selenito de sódio.

Em algumas partes do mundo, recomenda-se permitir que os animais pastoreiem em erva-sal, o que produz ovinos com carne de melhor qualidade e caprinos com menor conteúdo de gordura, mais carne magra e maior concentração de vitamina E.[79]

Em vacas de corte no final da gestação, a suplementação oral diária de com 1.000 UI de vitamina E/animal influenciou mais extensivamente o conteúdo de vitamina E nas vacas que pariram no final do inverno, do que nas vacas que pariram no final do verão, devido ao alto conteúdo de vitamina E na dieta baseada na pastagem de verão. Bezerros de vacas suplementadas apresentaram níveis séricos de vitamina E mais altos que os de bezerros de vacas não suplementadas. Os bezerros nascidos no inverno de vacas da raça Hereford suplementadas tiveram pesos maiores ao desmame aos 205 dias de idade do que bezerros nascidos no inverno de vacas não suplementadas. A suplementação não influenciou as concentrações de vitamina E ou de IgG em vacas que pariram no final do verão, nem afetou o crescimento dos bezerros.

Bovinos leiteiros
Selênio

Nos EUA, a suplementação de selênio comercial legal de rações completas para bovinos leiteiros aumentou de 0,1 para 0,3 mg/kg de matéria seca de ração completa. Nessa taxa, uma vaca em lactação consumindo 20 kg de matéria seca por dia consumiria cerca de 6 mg de selênio suplementar, além do conteúdo naturalmente presente nos alimentos. As recomendações atuais indicam que a ingestão de selênio para vacas-leiteiras em lactação e gestação deve variar de 5 a 7 mg/dia para concentrações adequadas no soro ou plasma, que variariam de 70 a 100 ng de selênio/mℓ de soro. Essa suplementação deve resultar em melhora do conteúdo de selênio do recém-nascido, melhora da concentração de selênio no colostro e melhora na saúde dos bezerros. Os efeitos da suplementação de selênio em bovinos leiteiros no desempenho reprodutivo são controversos. Alguns estudos, ao longo de duas lactações, não constataram nenhum efeito no desempenho reprodutivo, enquanto outros relataram melhora no desempenho de gado leiteiro em um distrito considerado como área de deficiência marginal de selênio. A ingestão de selênio inorgânico na forma de selenito de sódio e em quantidades de 50 mg/dia durante 90 dias ou 100 mg/dia durante 28 dias, em vacas-leiteiras adultas (10 a 30 vezes a necessidade nutricional), não causou qualquer problema de saúde. A dose tóxica para bovinos varia de 0,25 a 0,5 mg/kg de peso corporal.

Os sucedâneos de leite para bezerros leiteiros devem conter um antioxidante adequado e neles ser adicionadas 300 UI de acetato de alfa-tocoferol/kg de matéria seca, na dose de 0,1 mg/kg de matéria seca do sucedâneo do leite.

Vitamina E

A suplementação dietética ou parenteral de vitamina E a vacas-leiteiras durante o período periparto melhorou consistentemente a função de neutrófilos e macrófagos. No entanto, os efeitos na incidência de doença após suplementação de vacas-leiteiras secas com vitamina E no alimento ou pela administração parenteral de vitamina E antes do parto foram variáveis. A quantidade de suplementação de vitamina E por dia no alimento durante o período antes do parto variou de 1.000 a 3.000 UI/dia. O fornecimento na alimentação de 1.000 UI/dia de vitamina E suplementar para vacas secas, quando selênio adequado foi suplementado, reduziu a incidência de retenção de placenta. A injeção subcutânea pré-parto de vacas-leiteiras com 3.000 UI de vitamina E, 1 semana antes da data prevista do parto, não teve efeito significativo sobre a incidência de retenção de placenta, mastite clínica, metrite, endometrite, cetose, deslocamento de abomaso ou claudicação. A vitamina E administrada a vacas com conteúdo de vitamina marginal antes do tratamento reduziu o risco de retenção de placenta. Em vacas com concentração sérica de vitamina E adequada, não se constatou redução na incidência de nenhuma doença.

Com base na saúde e na função imune das vacas, suas concentrações plasmáticas de alfa-tocoferol no período periparto devem ser de aproximadamente 3 μg/mℓ. Para manter esses valores sanguíneos, vacas secas e novilhas alimentadas com forragens armazenadas durante os últimos 60 dias de gestação requerem aproximadamente um suplemento de 1,6 UI de vitamina E/kg de peso corporal (aproximadamente 80 UI/kg de matéria seca consumida). O aumento da ingestão de vitamina E de vacas e novilhas durante o período pré-parto também aumenta a vitamina E no colostro. O leite não é uma fonte importante de vitamina E, mas o colostro contém altas concentrações de alfa-tocoferol (3 a 6 μg/mℓ). Para reduzir a incidência de mastite em vacas lactantes alimentadas com forrageiras armazenadas, a recomendação para vitamina E é de 0,8 UI/kg de peso corporal (aproximadamente 20 UI/kg de matéria seca consumida). Quando forrageira fresca é fornecida, há menos necessidade de vitamina E suplementar. A ingestão de ácidos graxos poli-insaturados aumenta a necessidade de vitamina E, e uma quantidade adicional da vitamina pode ser necessária quando são fornecidos na dieta ácidos graxos insaturados. A suplementação de vitamina E aumenta a resposta à vacinação[80], e a suplementação de ovelhas prenhes e em lactação atenua a supressão imunológica que ocorre durante o período do parto. Altos teores de cobre administrados a ovelhas durante as últimas 3 semanas de gestação têm um efeito negativo nas concentrações séricas de vitamina E, 72 h após o parto.[81] Teores elevados de iodo no final da gestação também parecem predispor ovelhas a baixos teores de vitamina E no colostro[82] e, portanto, deve-se verificar a presença de distrofia muscular nutricional no recém-nascido.

Embora o selênio suplementar, exclusivamente, seja protetor contra um espectro maior de doenças do que a vitamina E, há situações em que a vitamina E é mais protetora. Tanto o selênio quanto a vitamina E devem ser fornecidos quando as dietas são deficientes em ambos os nutrientes, mas isso pode não se aplicar em todas as situações. A distrofia muscular nutricional pode ocorrer em ruminantes com deficiência de vitamina E e com estado adequado dos níveis de selênio. A maior ênfase tem sido na suplementação de selênio, em vez de vitamina E, que é mais cara e menos estável. A maioria das preparações de vitamina E e selênio injetáveis contém teor adequado de selênio, mas insuficiente em vitamina E.

Desempenho reprodutivo e crescimento em resposta ao selênio

Ovinos

Em situações de deficiência de selênio, o desempenho reprodutivo dos ovinos pode ser melhorado pela suplementação de selênio ou de selênio com vitamina E. A sobrevivência de cordeiros e os pesos vivos ao nascimento e ao desmame podem ser aumentados pela suplementação de selênio. Injeções únicas do mineral antes do acasalamento e do parto não tiveram efeitos significativos sobre o cio, a fertilidade, a fecundidade e o número de cordeiros nascidos e criados até 28 dias, em ovelhas de 2 anos de idade. Duas injeções consecutivas de selênio (antes do acasalamento e do parto) aumentaram significativamente a manifestação de cio, fertilidade e peso corporal de cordeiros aos 28 dias, bem como os ganhos de peso diários até 28 dias, em ovelhas com 3 anos de idade, em comparação com os animais do grupo-controle. A injeção de selênio e vitamina E não melhorou significativamente o desempenho reprodutivo de ovelhas com 2 ou 3 anos de idade, em rebanho não considerado deficiente em selênio. A injeção de vitamina E e selênio pode melhorar a qualidade do sêmen e o desempenho reprodutivo dos carneiros durante estação de clima quente.[83]

Síndrome do bezerro fraco

Na Irlanda, a injeção parenteral de selênio e iodo em vacas prenhes não reduziu significativamente a incidência da síndrome do bezerro fraco, que com frequência é atribuída à deficiência de selênio.

Suínos

Uma medida eficaz é a injeção de selênio (0,06 mg/kg de peso corporal) em leitões com menos de 1 semana de idade (repetida no momento do desmame) e na porca 3 semanas antes do parto. A dose letal mínima de selênio para leitões é 0,9 mg/kg de peso corporal, o que propicia uma margem de segurança razoavelmente ampla. Uma alta concentração na dieta de porcas prenhes na última metade da gestação foi associada a lesões hemorrágicas nas unhas de leitões recém-nascidos.

Equinos

Pouca informação está disponível sobre a necessidade de selênio em equinos, mas a ingestão ideal é de 6 mg/semana ou 2,4 μg/kg de peso corporal diariamente. A suplementação oral de 1 mg de selênio/dia aumenta suas concentrações no sangue acima dos níveis que causam miodegeneração em equinos e potros. Na Nova Zelândia, para equinos criados em pastagem, a injeção de selenato de bário na dose de 0,5 mg selênio/kg de peso corporal, de maneira asséptica e profunda por via IM, foi eficaz na correção do estado dos níveis de selênio em éguas criadas em pastagem com teores de 0,01 a 0,07 mg/kg de matéria seca. Algum inchaço local é esperado.

Para garantir a adequação nutricional e ter uma margem de segurança adequada, os equinos adultos Standardbred devem receber 600 a 1.800 mg de DL-alfa-tocoferol diariamente em sua dieta. A administração parenteral de vitamina E e selênio às éguas no final da gestação e aos seus potros a partir do nascimento aumenta a concentração sanguínea de selênio para teores adequados. Em áreas com deficiência de selênio ou quando as éguas são alimentadas com feno deficiente nesse mineral, injeções pré-parto de selênio e vitamina E são indicadas, seguidas de injeção intermitente dos potros ou suplementação da dieta com 0,1 mg de selênio/kg de matéria seca.

Administração intrarruminal de selênio peletizado

Ovinos

A administração de grânulos (*pellets*) intrarruminais de selênio, semelhantes aos utilizados na deficiência de cobalto, propiciou níveis sanguíneos satisfatórios de selênio por até 4 anos, em ovinos criados no pasto. Um grânulo satisfatório é composto de 0,5 g de selênio elementar e ferro metálico na forma de pó. Esse método é eficiente, mas não completamente, devido às grandes variações na taxa de absorção de selênio entre os animais. O fornecimento médio do nutriente é 1 mg/dia, sem risco de intoxicação. Em ovinos que pastejam em campos deficientes em selênio, o fornecimento de grânulos de selênio intrarruminal aumentou o estado dos níveis do elemento e os ganhos de peso, em comparação com os animais do grupo-controle. Cerca de 15% dos ovinos tratados expelem esses grânulos dentro de 12 meses e, em graus variados, esses grânulos adquirem depósitos de fosfato de cálcio. Ovinos que se alimentam com grânulos recuperados de outros ovinos têm baixos níveis de selênio, o que sugere uma baixa liberação de selênio por grânulos que permaneceram no rúmen de outros ovinos por vários meses. Os teores máximos de selênio ocorrem 3 meses após a administração; ocorre declínio rápido na atividade entre 5 e 13 meses. *Bolus* de liberação prolongada contendo selenito de sódio, sulfato de cobalto, iodeto de potássio, sulfato de manganês, óxido e sulfato de zinco, e vitaminas A, D e E também foram formulados para propiciar manutenção prolongada dos teores de selênio.

Um *bolus* de vidro solúvel contendo zinco, cobalto e selênio, administrado a cordeiros, aumentou o estado dos níveis de selênio dos animais e a motilidade dos espermatozoides, a porcentagem de espermatozoides vivos e aqueles que respondem ao teste de inchaço hiposmótico (um teste para determinar a permeabilidade da membrana plasmática).

Grânulos de alta densidade comprimidos contendo tanto selenito de sódio quanto carbonato de cobalto foram desenvolvidos para bovinos e ovinos. O grânulo para ovinos que pesa 6 g contém 276 mg de selênio e 765 mg de cobalto. O fornecimento de um *bolus* de 6 g aos ovinos antes do acasalamento resultou em melhor desempenho no parto e aumento na porcentagem de cordeiros gêmeos.

Bovinos

O grânulo de selênio contendo 10% de selênio e 90% de grãos de ferro está disponível para bovinos e mantém o teor plasmático de selênio e a atividade da glutationa peroxidase acima do valor crítico, por até 2 anos. Quando administrado a vacas de corte nos últimos 3 meses de gestação, constatou-se que os teores de selênio no leite foram maiores do que em animais do grupo-controle, e o estado dos níveis de selênio dos bezerros foi suficiente para prevenir distrofia muscular nutricional. O uso desses grânulos em dose que corresponde a duas, três e quatro vezes a dose recomendada aos bovinos em crescimento pesando entre 300 e 350 kg, não causou intoxicação, e os níveis de selênio nos tecidos por ocasião do abate não representaram risco à saúde humana.

Na Nova Zelândia, o uso de grânulos intrarruminais de selênio em bovinos leiteiros resultou em melhora do crescimento e da produção de leite em rebanhos em que o conteúdo de selênio estava abaixo da faixa de variação normal, mas não houve efeito na sanidade do úbere e no desempenho reprodutivo. Grânulos comprimidos de alta densidade contendo tanto selenito de sódio quanto carbonato de cobalto foram desenvolvidos para bovinos e ovinos. Para bovinos, os grânulos pesam 18 g e contêm 4,6% de selênio e

12,75% de cobalto (828 mg de Se e 2.295 mg de Co). Tanto em vacas de corte quanto em bovinos em crescimento, o *bolus* aumenta a atividade da glutationa peroxidase no sangue por pelo menos 1 ano.

Um *bolus* intrarreticular de liberação prolongada é uma "bomba" osmótica projetada para liberar 3 mg de selênio no retículo-rúmen. O objetivo é fornecer suplementação do mineral por 120 dias a novilhas adultas e vacas de corte prenhes.

Um *bolus* de vidro solúvel contendo zinco, cobre e selênio resultou em maior produção de anticorpos.[84]

Toxicidade e resíduos de selênio

A intoxicação por selênio pode ocorrer após a administração de quantidades tóxicas de um sal do elemento. A utilização de selenito de selênio, em vez de selenato de sódio, com a administração de uma dose de cinco vezes maior que pretendida resultou em alta taxa de mortalidade algumas horas após a administração. Animais deficientes em selênio são mais suscetíveis à intoxicação pelo mineral do que aqueles que estão com teores adequados. A farmacocinética da toxicidade do selênio em ovinos que receberam selenito de selênio por via parenteral foi avaliada. Quando as preparações de selênio e monensina são administradas por via oral, concomitantemente como parte de uma prática de manejo dietético rotineira, existe um risco maior de intoxicação por selênio do que se o nutriente for administrado isoladamente. A administração de monensina sódica em uma dose constante e segura potencializou a toxicidade do selênio, fato demonstrado pelo aumento da gravidade dos sinais de intoxicação, mortes e concentrações do elemento no tecido, bem como exacerbação das alterações macroscópicas, histopatológicas e bioquímicas. Há alguma preocupação com a suplementação de selênio em bovinos de corte como fonte potencial de contaminação de sistemas aquáticos próximos, mas não há evidência de que isso tenha ocorrido.

Resposta ao selênio

A resposta à suplementação de selênio é proporcional ao grau de deficiência, sendo improvável que a suplementação de animais que tenham ingestão adequada do mineral melhore significativamente a taxa de crescimento. Na Nova Zelândia, em cordeiros deficientes em selênio, o potencial de resposta de crescimento com a suplementação está fortemente relacionado à concentração de selênio no sangue. Ganhos de peso corporal economicamente significativos, superiores a 10 g/dia, podem ocorrer quando as concentrações iniciais no sangue são inferiores a 130 nmol/ℓ. Esta é a base para a elaboração de curvas de referência para uso da concentração sanguínea de selênio no diagnóstico da deficiência do nutriente e na previsão de resposta do crescimento em cordeiros.

Embora muitos métodos de suplementação de selênio sejam eficazes, eles podem diferir amplamente em seu custo e praticidade de administração. O objetivo de qualquer programa de suplementação de micronutrientes deve ser otimizar o retorno do investimento. A opção de menor custo que proporciona suplementação adequada para o período necessário deve ser recomendada inicialmente.

Os veterinários são os profissionais mais bem capacitados para aconselhamentos sobre a suplementação, quanto ao custo-efetividade. Para manter essa posição, eles devem fornecer recomendações consistentes com base na análise de micronutrientes do tecido animal e em intervalos de referência defensáveis apoiados pelos dados de resposta da produção. O monitoramento do conteúdo de micronutrientes no tecido animal deve ser incentivado para garantir que as necessidades do animal sejam supridas e que tanto a deficiência quanto o uso excessivo sejam evitados. O não envolvimento do veterinário no diagnóstico e no tratamento de suplementação com micronutrientes pode levar a um uso maior de suplementos quando não indicado, custo mais alto aos produtores e baixa relação custo-benefício para a indústria.

As medicações em forma de depósito e *bolus* revolucionaram o tratamento de deficiências em bovinos e ovinos submetidos à criação extensiva em pastagem, na qual há pouca oportunidade de administração frequente de medicamento. Deve-se levar em conta a duração relativamente curta de uma única administração oral (*drenching*) ou injeção de sais de selênio, como selenito de sódio. A adubação está ganhando ampla aceitação em fazendas com altas taxas de lotação.

LEITURA COMPLEMENTAR

Baldi A, et al. Influence of antioxidants on ruminant health. Feed Comp. 2006;26:19-25.
Faye B, Seboussi R. Selenium in camels–a review. Nutrients. 2009;1:30.
Guyot H, Rollin F. Diagnosis of selenium and iodine deficiencies in bovines. Ann Med Vet. 2007;151:166.
Lykkesfeldt J, Svendsen O. Oxidants and antioxidants in disease: oxidative stress in farm animals. Vet J. 2007;173:502.
Lyons MP, et al. Selenium in food chain and animal nutrition: lessons from nature–review. Asian-Australasian J Anim Sci. 2007;20:1136.
Mehdi Y, et al. Selenium in the environment, metabolism and involvement in body functions. Molecules. 2013;18:3292.
Willshire JA, Payne JH. Selenium and vitamin E in dairy cows–a review. Cattle Practice. 2011;19:22.
Zarczynska K, et al. Effects of selenium on animal health. J Elem. 2013;18:329.

REFERÊNCIAS BIBLIOGRÁFICAS

1. Lykkesfeldt J, Svendsen O. Vet J. 2007;173:502.
2. Spears JW, Weiss WP. Vet J. 2008;176:70.
3. Sordillo LM, Aitken SL. Vet Immunol Immunopathol. 2009;128:104.
4. Celi P, et al. Immunopathol Immunotoxicol. 2011;33:233.
5. Lyons MP, et al. J Anim Sci. 2007;16:435.
6. Zarczynska KP, et al. J Elem. 2013;18:329.
7. Rederstorff M, et al. Cellular Molec Life Sci. 2006;63:52.
8. Whanger PD, et al. Biochim Biophys Acta-General. 2009;1790:1448.
9. Kojouri GA, et al. Res Vet Sci. 2012;93:275.
10. Mehdi Y, et al. Molecules. 2013;18:3292.
11. Song K-D, et al. Anim Sci J. 2013;84:238.
12. Elijah MRH, et al. Jap J, Vet Res. 2007;54:163.
13. El Ghany Hefnawy A, Tortora-Perez JL. Small Rumin Res. 2010;89:185.
14. Ahmed WM, et al. Global Vet. 2012;8:172.
15. Politis I, et al. Animal. 2012;6:1427.
16. Qu Y, et al. J Dairy Sci. 2007;96:3012.
17. Kalac P. Fd Chem. 2011;125:307.
18. Ceballos A, et al. Archiv Med Vet. 2013;45:33.
19. Manojlovic M, Singh BR. Acta Agric Scand B. 2012;62:673.
20. Del Razo-Rodriguez OE, et al. Czech, J Anim Sci. 2013;58:253.
21. Guyot H, et al. Livestock Sci. 2007;111:259.
22. Hassan AA, et al. Nutrients. 2012;4:724.
23. Zaknun D, et al. Int Arch Allergy Immunol. 2012;157:1130.
24. Bourne N, et al. Vet J. 2008;177:381.
25. Bourne N, et al. Livestock Sci. 2007;106:57.
26. Annett RW, et al. Animal. 2011;5:1923.
27. Murray DL, et al. Wildl Monog. 2006;166:1.
28. Rizzo A, et al. Reprod Dom Anim. 2012;47:344.
29. Roche JF. Anim Reprod Sci. 2006;96:282.
30. Al-Gubory KHY, et al. Int J Biochem Cell Biol. 2010;42:1634.
31. Aurorusseau B, et al. Reprod Nutr Develop. 2006;46:601.
32. Tareq KMA, et al. J Reprod Develop. 2012;58:621.
33. Asic K, et al. Acta Agric Sloven. 2008;92(Supp2):155.
34. Bourne N, et al. Theriogenol. 2007;67:494.
35. Salman S, et al. Anim Hlth Res Rev/Conf Res Work Anim Dis. 2009;10.
36. Heinrichs AJ, et al. Vet Microbiol. 2009;134:172.
37. Muicheljee R. Vet Res Commun. 2008;32:305.
38. Aktas MS, et al. Livestock Sci. 2011;141:76.
39. Duff CC, et al. J Anim Sci. 2007;85:823.
40. Giles A, et al. Rev Med Vet. 2009;160:10.
41. Montgomery JB, et al. J Eq Vet Sci. 2012;32:352.
42. Hall JA, et al. Vet Res. 2011;42:99.
43. Bondo T, Jensen SK. J Anim Physiol Anim Nutrit. 2011;95:214.
44. Munoz C, et al. Animal. 2008;2:64.
45. Bertoni G, et al. Italian J Anim Sci. 2009;8:491.
46. Ceballos-Marquez A, et al. J Dairy Sci. 2010;93:4602.
47. Giadinis ND, et al. Small Rum Res. 2011;95:193.
48. do Reo Leal ML, et al. Vet Res Commun. 2010;34:549.
49. Brennan KM, et al. Biol Trace Element Res. 2011;144:504.
50. Deger Y, et al. Biol Trace Element Res. 2008;121:39.
51. Bargiye R, et al. J Eq Vet Sci. 2007;27:405.
52. Pourliotis K, et al. NZ Vet J. 2009;57:44.
53. Guyot H, Rollin F. Ann Med Vet. 2007;151:166.
54. Kojouri GA, et al. Small Rum Res. 2009;84:65.
55. Judson GJ, et al. Anim Product Sci. 2011;51:873.
56. Jobse KW, et al. Tijd Diergeneesk. 2008;133:704.
57. Besselmann D, et al. J Zoo Wildl Med. 2008;39:86.
58. Bertinato J, et al. Nutrition J. 2007;6:7.
59. Amorim RM, et al. Pesq Vet Brasil. 2011;31:579.
60. Brozos CN, et al. Livestock Sci. 2009;124:210.
61. Cozzi G. Animal. 2011;5:1531.
62. Davis PA, et al. Prof Anim Scient. 2008;24:52.
63. Alimohamady R, et al. Biol Trace Elem Res. 2013;154:45.
64. Palmieri C, Szarek J. J Elementology. 2011;16:143.
65. Kumar N. Anim Fd Sci Technol. 2009;153:77.
66. Geishauser T, et al. Pract Tierarzt. 2012;93:938.
67. Maas J, et al. J Vet Diag Invest. 2008;20:86.
68. Tiwary AK, et al. J Vet Diag Invest. 2006;18:61.
69. Schiavon E, et al. Large Anim Rev. 2007;13:3.
70. Seboussi R, et al. J Camel Pract Res. 2009;16:25.
71. Nathues H, et al. Can Vet J. 2010;51:515.
72. Strugnell BW, et al. Vet Rec. 2010;167:707.
73. Kamada H, et al. J Dairy Sci. 2007;90:5665.
74. Descalzo AM, Sancho AM. Meat Sci. 2008;79:423.
75. Calamari L, et al. Livestock Sci. 2011;142:128.
76. Chorfi Y, et al. Can Vet J. 2011;52:1089.
77. Cusack P, et al. Prev Vet Med. 2009;88:229.
78. Montgomery JB, et al. Anim Fd Sci Tech. 2011;170:63.
79. Pearce KL, et al. Small Rum Res. 2010;91:29.
80. Anugu S, et al. Small Rum Res. 2013;111:83.
81. Boland TM, et al. Animal. 2008;2:197.
82. Boland TM, et al. Anim Sci. 2008;82:310.
83. Ali ABT, et al. Italian J Anim Sci. 2009;8:743.
84. Kendall NR, et al. Livestock Sci. 2012;148:81.

Mionecrose do masseter

A degeneração dos músculos masseter causa disfagia e trismo em equinos adultos e cavalos-miniatura.[1] A doença está associada a concentrações sanguíneas ou séricas anormalmente baixas de vitamina E ou selênio em alguns cavalos afetados. Além disso, a ingestão de tetraclorvinfós, um organofosforado, foi associada à doença em cavalos-miniatura.[1,2] Além do músculo masseter, a doença pode acometer os músculos locomotores e o miocárdio. Os sinais clínicos consistem em início agudo de disfagia, trismo, salivação e inchaço dos músculos masseteres. Pode acontecer progressão para perda de peso, anormalidades da marcha, atrofia do músculo masseter, ranger de dentes, queda do alimento da boca e morte inesperada. A ultrassonografia dos músculos masseter revela lesões hiperecoicas com manchas irregulares nas fáscias, indicativas de inflamação e edema.[3] Existem evidências eletrocardiográficas e ecocardiográficas de doença miocárdica em alguns equinos. Esses sinais consistem em taquicardia (após resolução de hipovolemia e dor) com extrassístoles supraventriculares e ventriculares e diminuição da função sistólica ventricular esquerda (dimunição da fração de ejeção e da fração de encurtamento) e da função diastólica ventricular esquerda (aumento do tempo de relaxamento isovolumétrico).[3]

Cavalos com envolvimento extenso de outros músculos podem apresentar mioglobinúria. Os sinais de disfagia e trismo estão relacionados à disfunção do músculo masseter.[4] As anormalidades da marcha estão relacionadas à doença nos músculos locomotores e morte inesperada é provavelmente decorrente das lesões cardíacas. Nos casos agudos, as atividades séricas de creatinoquinase e aspartato aminotransferase aumentam. As concentrações séricas de troponina estão elevadas em equinos com envolvimento do miocárdio.[3] O exame necroscópico revela tumefação difusa, palidez muscular e estrias brancas no músculo masseter em animais com doença aguda. As lesões também são detectadas nos músculos de locomoção e no miocárdio, em alguns cavalos. Nos casos crônicos nota-se atrofia do músculo acometido. As alterações histológicas incluem inchaço, fragmentação e perda de estriações de miócitos, nos casos agudos, e fibras degeneradas substituídas por tecido fibroso, em casos crônicos. O tratamento é sintomático e os equinos afetados podem requerer a administração de nutrientes por via enteral ou parenteral. Devem-se mensurar as concentrações de vitamina E e selênio, com administração de suplementos, se indicado. A prevenção deve se concentrar em garantir que cavalos em regiões geográficas nas quais há deficiência alimentar de vitamina E ou selênio sejam suplementados com esses micronutrientes.

REFERÊNCIAS BIBLIOGRÁFICAS
1. Myers CJ, et al. Equine Vet J. 2006;38:272.
2. Radostits O, et al. Masseter myonecrosis. In: Veterinary Medicine: A Textbook of the Diseases of Cattle, Horses, Sheep, Goats and Pigs. 10th ed. London: W.B. Saunders; 2006:1686.
3. Schefer KD, et al. J Vet Int Med. 2011;25:1171.
4. Aharonson-Raz K, et al. Vet Rec. 2009;164:597.

Rabdomiólise por esforço esporádica em equinos (azotúria, síndrome *tying-up*)

Rabdomiólise por esforço esporádica aguda que ocorre como um evento único em um cavalo e não tende a se repetir. A doença recorrente é discutida no fim deste capítulo em "Doença musculoesquelética congênita/hereditária".

Etiologia

A etiologia da maioria dos casos de rabdomiólise por esforço *esporádica* aguda é desconhecida; as possíveis causas apontadas são hipotireoidismo, deficiência de sódio ou potássio, infecção viral, dieta rica em carboidrato e anormalidades na função metabólica. A causa mais comum é a realização de exercícios de intensidade ou duração incomuns, que podem resultar em exaustão metabólica e hipertermia. No entanto, a doença nem sempre está associada a esforços intensos ou hipertermia, e pode ocorrer com tão pouco exercício quanto o trabalho de tração lento ou a transferência para o pasto após o parto. Um fator contribuinte importante é um período prolongado (dias a semanas) de descanso em um cavalo previamente acostumado a exercícios regulares. A doença ocorre em equinos jovens, como resultado da deficiência de vitamina E e selênio, embora seja uma causa incomum em equinos adultos.

A rabdomiólise não associada ao exercício ocorre durante anestesia geral mantida por inalação de halotano em cavalos de um genótipo específico ou em equinos criados em pastagem, na Europa. A rabdomiólise também ocorre em cavalos com infecção por *S. equi* (adenite equina).

A rabdomiólise por esforço recorrente é uma síndrome reconhecida em cavalos da raça Puro-Sangue Inglês, discutida separadamente neste livro.

É provável que a maioria dos casos de rabdomiólise por esforço esporádica seja resultado de uma combinação de fatores predisponentes, sendo a doença precipitada por um período de exercício. A dificuldade em detectar a presença de fatores predisponentes contribui para a natureza esporádica da doença.

Epidemiologia

A doença esporádica está quase sempre associada a exercício forçado, como acontece em equinos em treinamento ou competição, ou exercício espontâneo, como ocorre em cavalos jovens transferidos para o pasto após um período prolongado de estabulação.[1] Em cavalos, os sinais clínicos surgem poucos minutos a horas depois do encerramento do exercício, embora possam ser aparentes em cavalos durante exercício prolongado. A epidemiologia da doença esporádica não foi bem definida, em contraste com a da rabdomiólise por esforço recorrente, e a discussão subsequente inclui uma breve epidemiologia de cada tipo, porque nem sempre é possível determinar se um único episódio de rabdomiólise por esforço é a única ocorrência nesse animal ou se acontecerá novamente.

A interpretação de relatos de prevalência e fatores de risco para rabdomiólise por esforço é difícil porque os estudos até o momento na maioria das vezes não estabeleceram a diferenciação entre rabdomiólise por esforço recorrente do cavalo Puro-Sangue Inglês, miopatia por armazenamento de polissacarídeos do cavalo Quarto-de-Milha e raças relacionadas e doença esporádica em outras raças. A *incidência* ou a prevalência anual de rabdomiólise por esforço é: 1,5% em pôneis na Austrália; 4,9% em cavalos de corrida da raça Puro-Sangue Inglês nos EUA, Austrália e Grã-Bretanha; 6,1% em cavalos Puro-Sangue Inglês National Hunt, na Grã-Bretanha; 4 a 5% em Puro-Sangue Inglês com 2 a 3 anos de idade no Reino Unido[2]; e até 13,5% em pôneis nos EUA e na Grã-Bretanha. Polo, corrida, rodeio, *shows* de faroeste e provas de salto estão associados a uma alta prevalência anual (> 5%) de rabdomiólise por esforço.

Os *fatores de risco* para rabdomiólise por esforço incluem exercício, raça/uso e sexo. No geral, cavalos que se exercitam são aproximadamente 10 vezes mais propensos a desenvolver a doença do que os cavalos sedentários, e entre os grupos de raça/uso, os cavalos de polo são aproximadamente três vezes mais propensos a desenvolver a doença do que os cavalos usados para corridas. Cavalos usados para corridas são mais propensos a episódios da doença do que cavalos usados para recreação ou "outros" usos, embora corridas e raças (Puro-Sangue Inglês ou Standardbred) sejam fatores que causam confusão. Éguas de corrida são três vezes mais propensas à rabdomiólise por esforço do que os cavalos de corrida (castrados ou não); as fêmeas jovens da raça Puro-Sangue Inglês são as de maior risco. Entre os cavalos National Hunt na Grã-Bretanha, as fêmeas têm 24 vezes mais chances de ter um episódio da doença do que os machos. As femeas de pôneis de polo não são mais propensas a desenvolver a doença. Cavalos de corrida Puro-Sangue Inglês e pôneis de polo, mas não cavalos National Hunt, com temperamento nervoso ou "inconstante", são mais propensos a manifestar episódios da doença. Outros fatores de risco aparentes são: dia de descanso antes de exercício intenso, consumo diário de grãos superior a 4,5 kg, claudicação, partida de polo em alto nível em que o cavalo não está apto e competições em início de temporada.

A doença ocorre repetidamente em 74% dos cavalos de corrida Puro-Sangue Inglês na Grã-Bretanha e em 20% dos pôneis de polo.

A doença tem *impacto econômico* considerável devido à ocorrência frequente em equinos atletas, à natureza recorrente e à necessidade de descanso dos cavalos afetados.

Em média, os cavalos de corrida Puro-Sangue Inglês acometidos não podem treinar por 6 dias após um episódio da doença, e aproximadamente dois terços dos cavalos afetados são incapazes de correr como resultado da doença. Os pôneis de polo perdem, em média, 7 dias de treinamento após um episódio de rabdomiólise por esforço. O efeito da perda de dias de treinamento em cada episódio é ampliado, devido à natureza recorrente da doença em um grande número de cavalos afetados. Aproximadamente 6% do descarte de cavalos de corrida da raça Puro-Sangue Inglês na Austrália são atribuídos à rabdomiólise por esforço.

Patogênese

A doença é resultado de disfunção e morte de miócitos e subsequente liberação de componentes celulares, inclusive das enzimas creatinoquinase, aspartato aminotransferase e anidrase carbônica, bem como mioglobina. A causa imediata da morte do miócito é incerta, mas não está relacionada ao acúmulo de ácido láctico como se supunha anteriormente. Os mecanismos propostos incluem lesão celular oxidativa decorrente da maior geração de produtos oxidantes durante exercício, ou resultante de atividade antioxidante inadequada. Além dos cavalos deficientes em vitamina E e/ou selênio, que são raros, não há indicação de que a lesão oxidativa seja uma causa comum de rabdomiólise em cavalos.

A morte celular provavelmente é causada pelo acúmulo anormal de cálcio nos líquidos intracelulares devido ao desequilíbrio energético e/ou da função da membrana. A necrose de miócitos causa dor e inflamação no músculo, com infiltração de células inflamatórias. A cicatrização e a regeneração dos miócitos ocorre ao longo de semanas, na ausência de novos episódios de mionecrose.

A liberação de componentes celulares resulta em anormalidades eletrolíticas, principalmente alcalose metabólica hipoclorêmica, resposta inflamatória sistêmica e pigmentúria. Cavalos gravemente afetados podem manifestar acidose metabólica. A mioglobina e possivelmente outros constituintes celulares são nefrotóxicos e pode haver insuficiência renal aguda devido à nefrose mioglobinúrica. A dor e a perda da função muscular causam uma marcha com passos curtos e empolados.

Achados clínicos

Variam desde baixo desempenho a decúbito e morte. Os sintomas podem ser brandos, com cura espontânea dentro de 24 h, ou graves e progressivos.

Os achados clínicos são muito semelhantes àqueles observados em cavalos com rabdomiólise por esforço esporádica aguda que ocorre como um evento único em um cavalo (ver seção anterior, neste capítulo), exceto que os sinais clínicos são recorrentes. A manifestação mais comum de rabdomiólise por esforço recorrente é um cavalo que não atende às expectativas e exibe uma marcha rígida ou de passo curto que pode ser confundida com claudicação por lesão na região inferior dos membros. O cavalo pode relutar em se mover quando colocado na baia, manifesta apreensão e anorexia, bate as patas no solo e frequentemente transfere o apoio de peso a outro membro. Os cavalos mais gravemente enfermos podem ser incapazes de continuar a se exercitar, apresentam *músculos rígidos e doloridos* (em geral, os músculos glúteos), suam excessivamente, tremem ou apresentam fasciculações musculares generalizadas, ficam apreensivos, recusam-se a andar e possuem frequências cardíaca e respiratória elevadas. Os cavalos afetados podem apresentar hipertermia, especialmente logo após o exercício. Sinais compatíveis com dor abdominal estão presentes em muitos cavalos gravemente acometidos. Nota-se urina vermelho-escura (mioglobinúria), embora não seja um achado consistente. Os cavalos gravemente afetados frequentemente permanecem deitados.

Patologia clínica

Os equinos pouco afetados ou aparentemente não acometidos apresentam aumentos moderados das atividades séricas de creatinoquinase (20.000 a 50.000 UI/ℓ), *aspartato aminotransferase* e *lactato desidrogenase* (LDH). Cavalos severamente afetados apresentam grandes aumentos de creatinoquinase (> 100.000 UI/ℓ) e outras enzimas oriundas dos músculos. As atividades séricas de creatinoquinase e de aspartato aminotransferase atingem o pico em aproximadamente 5 a 6 h e 24 h após o exercício, respectivamente; na ausência de dano muscular adicional, a aspartato aminotransferase sérica pode demorar de 7 a 10 dias para retornar à atividade normal. A meia-vida da atividade sérica de creatinoquinase é de aproximadamente 12 h; o seu valor diminui rapidamente na ausência de lesão muscular ativa. A persistência do aumento da atividade da aspartato aminotransferase, em comparação com o da creatinoquinase, é útil na identificação de cavalos afetados, dias ou semanas após o episódio.

Nos cavalos afetados, as *concentrações séricas de mioglobina* aumentam acentuadamente durante o exercício e diminuem após 24 a 48 h. A atividade sérica de anidrase carbônica III aumenta em cavalos com rabdomiólise por esforço.

Cavalos gravemente afetados apresentam *hiponatremia* (< 130 mEq/ℓ), *hiperpotassemia* (> 5,5 mEq/ℓ), *hipocloremia* (< 90 mEq/ℓ), *azotemia* (aumento das concentrações séricas de ureia nitrogenada e creatinina) e *acidose* ou *alcalose*. Hemoconcentração (hematócrito > 50%, 0,5 ℓ/ℓ) e aumento da concentração sérica de proteína total (> 80 g/ℓ), indicativos de desidratação, são comuns. A concentração sérica de bicarbonato pode estar falsa e significativamente elevada em animais com rabdomiólise grave, devido aos constituintes celulares liberados do músculo lesionado que interferem no método analítico, quando se utilizam analisadores bioquímicos clínicos automáticos. A *mioglobinúria* é detectada no exame macroscópico ou por análise química e deve ser diferenciada de hemoglobinúria e hematúria. A mensuração da *excreção urinária de eletrólitos*, embora comumente utilizada no passado, não tem utilidade no diagnóstico, tratamento ou prevenção de rabdomiólise por esforço.

A *biopsia muscular* durante a fase aguda ou de convalescência revela mionecrose de fibras do tipo II (fibras rápidas, oxidativas), miosite leve e fibrose.

Achados de necropsia

Cavalos que morrem em decorrência de rabdomiólise por esforço apresentam degeneração generalizada do músculo estriado, principalmente da musculatura relacionada com o esforço, porém com envolvimento frequente do diafragma e do coração. Os músculos afetados tendem a estar escuros e inchados, mas podem ter uma aparência pálida e com estrias. Os rins apresentam tumefação e estrias medulares marrom escuras. Nota-se urina marrom escura na bexiga. O exame histológico revela necrose generalizada e degeneração hialina de fibras predominantemente do tipo II (contração rápida, oxidativas). Em cavalos com doença recorrente, pode haver evidências de regeneração de fibras musculares. A nefrose mioglobinúrica está presente em cavalos gravemente afetados.

Amostras para confirmação do diagnóstico *post mortem*

- Amostras de rim e músculo acometido fixadas em formol para exame em microscópico óptico (MO).

Confirmação do diagnóstico

A confirmação bioquímica de lesão muscular mediante demonstração de aumento da atividade sérica de creatinoquinase ou aspartato aminotransferase, com sinais clínicos compatíveis, define o diagnóstico.

Diagnóstico diferencial

- Cãibras musculares induzidas pelo carrapato do ouvido (*Otobius megnini*)
- Miopatia por armazenamento de polissacarídeos em cavalos da raça Quarto-de-Milha e raças relacionadas
- Miopatias emergentes ou recém-reconhecidas, como miopatia vacuolar em cavalos Warmblood[3]
- Intoxicação por ionóforos (monensina, lasalocida, salinomicina, narasina, maduramicina)
- Infecção por *Anaplasma phagocytophilum*[4]
- Doença do neurônio motor inferior dos equinos (forma aguda)
- Intoxicação pelo vegetal *Eupatorium rugosum* ou *Isocoma pluriflora*
- Paralisia periódica hiperpotassêmica
- Laminite
- Cólica
- Pleurite
- Trombose aorto-ilíaca

Tratamento

Depende da gravidade da doença. Os *princípios gerais* são repouso, correção da desidratação e de anormalidades eletrolíticas, prevenção de complicações, incluindo nefrose e laminite, e analgesia.

Cavalos com doença branda (frequência cardíaca < 60 bpm, temperatura retal e frequência respiratória normais, sem desidratação) podem ser tratados com repouso e fenilbutazona (2,2 mg/kg, VO ou intravenosa, a cada 12 h, por 2 a 4 dias). Os equinos devem fazer exercícios leves, com aumento gradativo na carga de trabalho, assim que cessam os sinais de dor muscular. O acesso à água deve ser à vontade.

Cavalos com doença grave (frequência cardíaca > 60 bpm, temperatura retal > 39°C, 8 a 10% de desidratação, relutantes ou incapazes de andar) não devem ser submetidos a exercício, mesmo que caminhada de volta ao estábulo, a menos que seja inevitável. *Líquidos* isotônicos e poliônicos, como a solução de Ringer-lactato, devem ser administrados por via intravenosa a equinos gravemente enfermos para corrigir hipovolemia e assegurar diurese discreta, para prevenir nefropatia mioglobinúrica. Cavalos moderadamente afetados podem ser tratados com administração de líquidos por meio de intubação nasogástrica (4 a 6 ℓ a cada 2 a 3 h). Embora tenha sido recomendada alcalinização da urina pela administração de manitol e bicarbonato de sódio (solução 1,3 %, IV, ou 50 a 100 g de bicarbonato de sódio, VO, a cada 12 h), para minimizar a nefrotoxicidade da mioglobina, essa terapia não é efetiva em pessoas com risco de nefrose mioglobinúrica. Os cavalos afetados não devem receber diuréticos (p. ex., furosemida), exceto quando apresentam anúria ou oligúria após a correção de hipovolemia.

Fenilbutazona (2,2 a 4,4 mg/kg, IV ou oral, a cada 12 a 24 h), *flunixino meglumina* (1 mg/kg IV, a cada 8 h) ou *cetoprofeno* (2,2 mg/kg, IV, a cada 12 h) devem ser administrados para induzir *analgesia*. Uma *sedação leve* (0,02 a 0,04 mg de acepromazina/kg, IM, ou 0,1 mg de xilazina/kg, IM, ambas com 0,01 a 0,02 mg de butorfanol/kg) pode diminuir a dor muscular e a ansiedade. Tranquilizantes com atividade vasodilatadora, como a acepromazina, só devem ser administrados a equinos bem hidratados. Os *relaxantes musculares*, como o metocarbamol, são frequentemente utilizados, mas sua eficácia não foi comprovada.

Cavalos em decúbito devem ser mantidos em cama espessa e reposicionados, por meio de rolamento, a cada 2 a 4 h. Cavalos severamente afetados não devem ser forçados a ficar de pé.

Controle

A prevenção da doença esporádica idiopática concentra-se em garantir que os equinos recebam dieta balanceada com teores adequados de vitamina E, selênio e eletrólitos, e que sejam submetidos a um programa regular e consistente de exercícios. Embora não haja evidências claras de uma ampla participação da *deficiência de vitamina E ou selênio* na ocorrência de rabdomiólise por esforço, os equinos são frequentemente suplementados com 1 UI de vitamina E/kg e 2,5 μg de selênio/kg, diariamente, na ração. Deve-se ter cuidado para não induzir intoxicação por selênio.

Bicarbonato de sódio (até 0,5 a 1 g/kg de peso corporal, diariamente, na ração) e outros eletrólitos são frequentemente adicionados ao alimento dos cavalos afetados, mas sua eficácia não foi comprovada. A *fenitoína* tem se mostrado útil no tratamento de rabdomiólise recorrente. É administrada na dose de 6 a 8 mg/kg, VO, a cada 12 h, e a dose é ajustada dependendo do grau de sedação induzida (no caso de sedação, o animal deve receber dose menor) ou ausência de efeito na atividade sérica de creatinoquinase ou aspartato aminotransferase. A fenitoína pode ser administrada a cavalos durante meses. *Dimetilglicina, altrenogeste e progesterona* são usados ocasionalmente em cavalos com rabdomiólise recorrente, mas, novamente, sem eficácia comprovada.

O fornecimento de dietas com alto teor de gordura e carboidratos pouco solúveis é útil na prevenção da rabdomiólise por esforço recorrente em animais da raça Puro-Sangue Inglês e de miopatia por armazenamento de polissacarídeos em cavalos Quarto-de-Milha. A utilidade dessa prática na prevenção de rabdomiólise por esforço idiopática e esporádica não foi demonstrada.

LEITURA COMPLEMENTAR

Piercy RJ, Rivero J. Muscle disorders of equine athletes. In: Equine Sports Medicine and Surgery: Basic and Clinical Sciences of the Equine Athlete. 2nd ed. London: W.B. Saunders; 2014:109.

REFERÊNCIAS BIBLIOGRÁFICAS

1. Radostits O, et al. Sporadic exertional rhabdomyolysis of horses. In: Veterinary Medicine: A Textbook of the Disease of Cattle, Horses, Sheep, Goats and Pigs. 10th ed. London: W.B. Saunders; 2007:1683.
2. Wilsher S, et al. Equine Vet J. 2006;38:113.
3. Massey CA, et al. Neuromusc Dis. 2013;23:473.
4. Hilton H, et al. J Vet Int Med. 2008;22:1061.

Deficiência de fósforo, cálcio e vitamina D na dieta e desequilíbrio da relação cálcio:fósforo

A deficiência dietética ou anormalidade no metabolismo de cálcio, fósforo ou vitamina D, incluindo desequilíbrio da relação cálcio:fósforo, é a principal causa das *osteodistrofias*, que podem ocorrer de várias formas:

- Osteomalacia: uma redução na resistência dos ossos secundária a defeitos na mineralização óssea, tipicamente causada por teores inadequados ou desequilibrados de fósforo e cálcio disponíveis, deficiência de vitamina D, ou devido à reabsorção excessiva de cálcio dos ossos, como acontece no hiperparatireoidismo. Há uma redução na proporção mineral:matriz óssea, na qual há menor conteúdo de minerais do que o esperado para a massa óssea. A doença é histologicamente evidente como aumento de osteoide (matriz não mineralizada)
- Osteoporose: uma redução na massa óssea, com maior risco de fratura, na qual há uma redução proporcional tanto no conteúdo mineral quanto no conteúdo de matriz (proteína, osteoide) dos ossos. O osso remanescente é essencialmente normal, mas insuficiente em quantidade. A doença é tipicamente evidente como córtex ósseo delgado na superfície de corte ou no exame radiográfico
- Raquitismo: uma doença causada por deficiência de vitamina D, resultando em metabolismo anormal de cálcio e fósforo, que afeta animais jovens e caracteriza-se por osteomalacia. Os animais acometidos são denominados "raquíticos"
- Osteodistrofia fibrosa: também se refere à osteíte fibrosa (incorretamente porque ela não é uma doença inflamatória). Uma forma de osteomalacia na qual o osso mineralizado é substituído por tecido fibroso não mineralizado sob a influência de hiperparatireoidismo prolongado, secundário a uma alta relação fósforo:cálcio na dieta de equinos, deficiência de cálcio em suínos ou doença renal crônica em algumas espécies.

A etiologia e a patogênese dessas anormalidades são discutidas mais detalhadamente nas seções deste texto que abordam essas doenças. É importante ressaltar que as inter-relações do metabolismo de cálcio, fósforo e vitamina D são complexas, e a importância destes e dos fatores relacionados (idade, estado nutricional geral, outras deficiências ou excessos de minerais) na doença clínica é muitas vezes muito difícil de definir.

Na tentativa de simplificar essa situação, as doenças são abordadas nesta seção na seguinte ordem:

- Deficiência de cálcio (hipocalcinose):
  - Primária: uma deficiência absoluta na dieta
  - Secundária: quando a deficiência é condicionada por algum outro fator, principalmente ingestão excessiva de fósforo
- Deficiência de fósforo (hipofosfatose):
  - Primária: uma deficiência absoluta na dieta
  - Secundária: quando a deficiência é condicionada por algum outro fator; embora em termos gerais uma ingestão excessiva de cálcio possa ser um fator desse tipo, faltam casos específicos dessa situação
- Deficiência de vitamina D (hipovitaminose D)
  - Primária: uma deficiência absoluta de ingestão da vitamina
  - Secundária: quando a deficiência é condicionada por outros fatores, dos quais a ingestão excessiva de caroteno é o mais conhecido.

Em países com climas, tipos de solo e métodos de criação diferentes, essas deficiências individuais são de importância variável. Por exemplo, na África do Sul, no norte da Austrália e na América do Norte, a mais comum das deficiências listadas é a deficiência de fósforo; a deficiência de vitamina D é incomum. Na Grã-Bretanha, Europa e partes da América do Norte, a deficiência de vitamina D também pode ser de grande importância.[1,2] Os animais são alojados em ambientes internos durante grande parte do ano, são expostos a pouca radiação ultravioleta e a forrageira que recebem pode conter pouca vitamina D. Sob tais condições, as quantidades absolutas e relativas de cálcio e fósforo na dieta precisam ser maiores do que em outras áreas, caso se pretenda prevenir deficiência de vitamina D. Na Nova Zelândia, onde são utilizadas muitas pastagens viçosas e pastagem de cereais para alimentação, o conteúdo da vitamina D é reduzido não apenas pela baixa radiação solar dos animais e por esteróis vegetais, mas, além disso, por um fator antivitamina D presente na dieta, possivelmente na forma de caroteno.

Agora que os erros grosseiros de manejo com relação ao cálcio, fósforo e vitamina D são amplamente evitados, dedica-se mais interesse aos erros marginais, cujo diagnóstico não é tão fácil, e a deficiência pode ser evidente somente em determinadas épocas do ano. A realização de um teste de resposta, em que parte do rebanho é tratada, é difícil, a menos que sejam alimentados à mão diariamente e que não haja *pellets* de retenção reticular adequados ou injeções de cálcio ou fósforo de efeito prolongado, porque a necessidade diária é muito alta. Dois métodos são sugeridos:

1. Análise do teor de cinzas de amostras de osso esponjoso da tuberosidade isquiática.
2. Análise do perfil metabólico.

Este último método pode ter algum valor no monitoramento e no diagnóstico de campo de doenças metabólicas, deficiências nutricionais e excessos nutricionais.

Absorção e metabolismo de cálcio e fósforo

Em ruminantes, o cálcio da dieta é absorvido no intestino delgado de acordo com as necessidades corporais, enquanto nos equídeos há maior absorção obrigatória de cálcio, a qual é menos dependente da vitamina D (e seus metabólitos) do que em ruminantes.[3,4] Enquanto os animais jovens com necessidades elevadas de crescimento absorvem e mantêm o cálcio em relação direta com a ingestão ao longo de uma ampla gama de ingestões, os ruminantes adultos machos, independentemente da ingestão, absorvem apenas o cálcio suficiente para substituir o que é perdido por excreção na urina e no intestino, não retendo nada dele. A absorção de cálcio é maior em animais adultos durante períodos de alta demanda, como gestação e lactação, ou após um período de deficiência de cálcio, mas uma perda substancial das reservas corporais de cálcio parece ser necessária antes que esse aumento ocorra. Os fatores dietéticos que influenciam a eficiência da absorção de cálcio incluem a natureza da dieta, as quantidades absolutas e relativas de cálcio e fósforo existentes na dieta e a presença de substâncias interferentes. O cálcio no leite está basicamente todo disponível para absorção, mas a disponibilidade do cálcio da dieta à base de forrageira é de apenas cerca de 50%. A adição de grãos a uma dieta total de forrageira melhora significativamente a disponibilidade do cálcio.

O fósforo é absorvido por animais jovens tanto do leite quanto de dietas contendo forragem de alta disponibilidade (80 a 100%), mas a disponibilidade é muito menor (50 a 60%) em animais adultos. Cavalos alimentados com dietas contendo quantidades adequadas de cálcio e fósforo absorvem 50 a 65% do cálcio e pouco menos de 50% do fósforo presente em uma variedade de alimentos. Em grãos, 50 a 65% do fósforo está na forma de fitato, que é utilizável por ruminantes, mas não tão eficientemente por não ruminantes como cavalos e suínos. Presumiu-se uma disponibilidade média de 70% de fósforo em dietas de desmame precoce para suínos jovens, e um valor de 50% é presumido para alimentos à base de cereais, como os fornecidos a suínos em fase de crescimento, porcas e varrões.

O metabolismo do cálcio e do fósforo é influenciado pelo paratormônio, pela calcitonina e pela vitamina D (Figura 15.13), embora haja diferenças importantes na homeostase do cálcio entre ruminantes e equídeos.[5-8] Por exemplo, os equídeos têm concentrações séricas de vitamina D muito menores, maior absorção de cálcio no intestino delgado (duodeno) e maior excreção renal de cálcio do que os ruminantes.[4,8,9] Em todas as espécies de mamíferos, o paratormônio é secretado em resposta à hipocalcemia e estimula a conversão de 25-hidroxicolecalciferol em 1,25-di-hidroxicolecalciferol (1,25-DHCC). Juntos, o paratormônio e o 1,25-DHCC estimulam a reabsorção óssea, enquanto o 1,25-DHCC sozinho estimula a absorção intestinal ativa de cálcio.[10] O cálcio alcança o sangue a partir do osso e do intestino e, quando o teor sérico de cálcio aumenta acima do normal, o paratormônio é inibido e a secreção de calcitonina é estimulada. O aumento da concentração de calcitonina inibe a reabsorção óssea, e a diminuição da concentração do paratormônio reduz a absorção de cálcio. A maior parte da absorção de cálcio ocorre no intestino delgado, com os equídeos absorvendo uma proporção maior de cálcio da dieta do que os ruminantes.[5] Descrições detalhadas da fisiologia do metabolismo do cálcio estão disponíveis na seção "Febre do leite (Hipocalcemia)" e em revisões de literatura.[6]

REFERÊNCIAS BIBLIOGRÁFICAS

1. Hymoller L, et al. J Dairy Sci. 2010;93:2025.
2. Hymoller L, et al. Brit J Nutr. 2012;108:666.
3. Breidenbach A, et al. Vet Res. 1998;29:173.
4. Rourke KM, et al. Gen Comp Endocrin. 2010;167:6.
5. Cehak A, et al. Comp Biochem Physiol. 2012;161:259.
6. Goff JP. Vet Clin North Am Food A. 2014;30:359.
7. Hymoller L, et al. J Equine Vet Sci. 2015;35:785.
8. Toribio RE. Vet Clin Equine. 2011;27:129.
9. Pozza ME, et al. Vet J. 2014;199:451.
10. Christakos S. Arch Biochem Biophys. 2012;523:73.

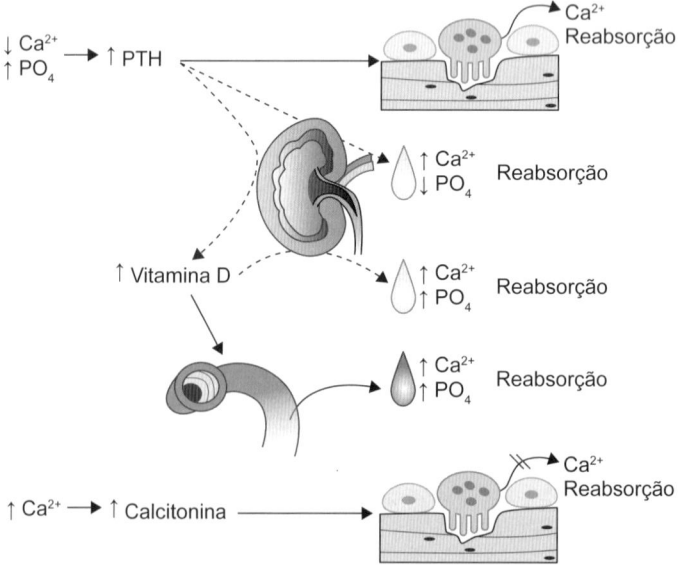

Figura 15.13 Homeostase de cálcio e fosfato. A diminuição na concentração de Ca^{2+} extracelular ou o aumento na concentração de fosfato (PO_4) induz a liberação de paratormônio (PTH) pela glândula paratireoide, que aumenta a reabsorção renal de Ca^{2+}, a ativação renal de vitamina D, a excreção urinária de PO_4 e a reabsorção óssea. Por sua vez, a vitamina D aumenta a absorção intestinal e a reabsorção renal de Ca^{2+} e PO_4. O aumento na concentração de Ca^{2+} estimula a glândula tireoide a secretar calcitonina para inibir a reabsorção óssea osteoclástica. Cortesia de Ramiro E. Toribio, DVM, MS, PhD e Tim Vojt, Columbus, OH; reproduzida com autorização.[8]

Deficiência de cálcio

Pode ser primária ou secundária, mas em ambos os casos, o resultado final é um tipo de osteodistrofia, com a doença específica dependendo em grande parte da espécie e da idade dos animais afetados.

Sinopse

- Etiologia: a deficiência dietética primária de cálcio é incomum. A deficiência secundária de cálcio pode ser induzida pela ingestão marginal de cálcio e ingestão elevada de fósforo
- Epidemiologia: esporádica. Sua ocorrência é incomum quando as dietas são adequadas
- Achados clínicos: crescimento e dentição ruins. A tetania pode ocorrer em ovelhas lactantes. Inapetência, rigidez, fratura de ossos longos. Doenças específicas incluem raquitismo, osteomalacia e osteodistrofia fibrosa
- Patologia clínica: teores séricos de cálcio e fósforo. Radiografia
- Achados de necropsia: osteoporose, baixo conteúdo de cinzas no osso
- Confirmação do diagnóstico: histologia óssea e mensuração do conteúdo de cinzas no osso
- Lista de diagnósticos diferenciais: ver diagnóstico diferencial para cada doença específica
- Tratamento: sais de cálcio por via parenteral (para tetania) e VO (para correção prolongada de deficiência)
- Controle: teores adequados de cálcio e fósforo na dieta

Etiologia

A deficiência primária atribuível à falta de cálcio na dieta é incomum; entretanto, não é rara a deficiência secundária atribuível a uma ingestão marginal de cálcio e agravada por uma alta ingestão de fósforo. Em pôneis, essa dieta reduz a absorção intestinal e a retenção de cálcio no corpo; a reabsorção de cálcio dos ossos aumenta no caso de hiperparatireoidismo (hiperparatireoidismo nutricional secundário – veja a discussão sobre osteodistrofia fibrosa mais adiante, nesta seção). O hipoparatireoidismo, seja primário ou secundário à doença renal, reduz a absorção intestinal e renal de cálcio e causa convulsões e fasciculação muscular.[1-3]

Epidemiologia

A deficiência de cálcio é uma doença esporádica que ocorre em grupos específicos de animais, em vez de em áreas geograficamente limitadas. Embora a morte geralmente não ocorra, pode haver perda considerável de função e lesões incapacitantes em ossos ou articulações.

Cavalos em treinamento, bovinos montados em *shows* e carneiros reprodutores de alto valor são frequentemente alimentados com dietas artificiais contendo cereais ou fenos de capim que contêm pouco cálcio e grãos com alto teor de fósforo. A deficiência secundária de cálcio que ocorre nessas circunstâncias é frequentemente acompanhada de deficiência de vitamina D, devido à tendência em manter os animais confinados em locais fechados. Os suínos são frequentemente alimentados com rações concentradas com suplemento de cálcio insuficiente. Os bovinos leiteiros podem ocasionalmente ser alimentados com dietas similarmente desequilibradas, cujos efeitos são exacerbados pela alta produção de leite.

Não há registros bem estabelecidos de deficiência de cálcio em bovinos criados em pastagem, mas há relatos de baixa ingestão de cálcio em animais de confinamentos associada à osteodistrofia clínica. Há, também, ocorrência em campo bem reconhecida de deficiência de cálcio em ovinos jovens, no sudeste da Austrália. Os surtos podem afetar muitos ovinos, e geralmente são observados no inverno e na primavera, após exercício ou inanição temporária. Na maioria dos surtos, a osteoporose característica resulta de uma privação prolongada de alimentos em razão do baixo crescimento das pastagens. Surtos ocasionais ocorrem pastagem de aveia verde. Em alguns casos, a ingestão de cálcio é tão baixa que chega a 3 a 5 g/semana, enquanto a necessidade é de 3 a 5 g/dia. No deserto do Kalahari, os ovinos desenvolvem osteoporose como consequência da baixa ingestão de cálcio e fluorose de baixo grau.[4] Os caprinos deficientes em cálcio, fósforo e vitamina D desenvolvem osteoporose.[5] A deficiência de cobre está associada à osteoporose em ovinos jovens.

O alto consumo de proteínas e o rápido crescimento têm sido sugeridos como fatores que contribuem para o desenvolvimento de problemas ósseos em equinos jovens [doenças ortopédicas do desenvolvimento (DOD)]. A causa dessas doenças em equinos jovens é multifatorial e está relacionada a desequilíbrios minerais na dieta, predisposição genética[6], trauma e estado nutricional da mãe[7] e do potro. Por exemplo, a altura da cernelha aos 30 dias de idade, idade da égua, raça, prática regular de exercício, teor de Ca/P nas rações da égua e dos potros, tamanho do grupo em pastagem e tipo e frequência de manuseio foram identificados como fatores de risco para doenças ortopédicas do desenvolvimento em potros, na França.[8] Embora a ingestão excessiva de energia por vezes seja a causa, um teor de 20% de proteína na dieta, significativamente acima dos 14% recomendados pelo National Research Council (NRC), não é útil nem prejudicial para equinos em fase de crescimento. A ingestão elevada de proteína não afetou a taxa de crescimento, a altura e a circunferência dos ossos metatarsianos, em comparação com equinos que receberam dieta com menos de 14%. A dieta rica em proteínas não resultou em hipercalciúria e não afetou a absorção ou a retenção de cálcio.

Em fêmeas, é provável que ocorra um ciclo de alterações no equilíbrio de cálcio, balanço negativo comum no fim da gestação e no início da lactação, e balanço positivo no fim da lactação, início da gestação e no período seco. O balanço negativo no final da gestação acontece mesmo com um aumento natural na absorção intestinal de cálcio nesse período, pelo menos em ovinos.

Patogênese

As principais funções fisiológicas do cálcio são formação de osso e produção de leite, participação na coagulação sanguínea e manutenção da excitabilidade neuromuscular. No desenvolvimento de osteodistrofias, defeitos dentários e tetania, a participação do cálcio é bem compreendida; no entanto, a relação entre a deficiência do elemento e inapetência, baixa taxa de crescimento, perda da condição corporal, infertilidade e redução da produção de leite não é prontamente evidente. A indisposição dos animais para se movimentar e pastejar e o precário desenvolvimento dental podem contribuir para a ocorrência desses efeitos.

Experimentalmente, a alimentação de cordeiros jovens com dieta com baixos teores de cálcio e fósforo por 12 semanas resulta em costelas amolecidas e flexíveis, com espessamento das junções costocondrais, redução de cerca de 34% no consumo de ração, alterações significativas nas concentrações plasmáticas de cálcio e fósforo e alterações na digestibilidade da matéria seca. O fornecimento de dietas apropriadas resulta na remineralização óssea completa das costelas, mas em uma remineralização óssea apenas parcial dos metatarsianos.

Fatores nutricionais, além de cálcio, fósforo e vitamina D, podem ser importantes na ocorrência de osteodistrofias, que também acontecem na deficiência de cobre, na fluorose[4] e na intoxicação crônica por chumbo. A vitamina A também é essencial para o desenvolvimento dos ossos, particularmente os do crânio.

Achados clínicos

Além das síndromes específicas descritas a seguir, os achados clínicos são menos evidentes em animais adultos do que em jovens, nos quais há cessação ou diminuição da taxa de crescimento e mau desenvolvimento dentário. Este último é caracterizado pela deformação da gengiva, mau desenvolvimento dos incisivos, falha de erupção dos dentes permanentes por período de até 27 meses e desgaste anormal dos dentes permanentes como resultado do desenvolvimento anormal da dentina e do esmalte, principalmente em ovinos.

A deficiência de cálcio pode ocorrer em ovelhas lactantes e em cordeiros lactentes, cujas necessidades metabólicas de cálcio são maiores do que em ovelhas não lactantes e prenhes. Ocorre redução marcante no teor sérico de cálcio. Nessas circunstâncias, tetania e hiperirritabilidade geralmente não acompanham a hipocalcemia provavelmente porque seu desenvolvimento é lento. No entanto, o exercício e o jejum frequentemente induzem convulsões tetânicas e paresia da parturiente nessas ovelhas, o que é típico da doença que ocorre em ovinos jovens no sudeste da Austrália. Na doença, chama atenção a ocorrência de tetania, convulsões e paresia, mas os sinais importantes são baixa taxa de crescimento e falha em responder aos tratamentos com anti-helmínticos. Os teores séricos de cálcio são tão baixos que chegam a 5,6 mg/dℓ (1,4 mmol/ℓ). Ocorre claudicação, mas fraturas são incomuns, embora haja amolecimento ósseo. Um método simples para avaliar esse amolecimento é a compressão dos ossos frontais do crânio com os polegares. Nos ovinos afetados, é possível sentir flutuação óssea.

Suínos alimentados com rações muito concentradas podem desenvolver tetania hipocalcêmica, que responde ao tratamento com sais de cálcio. A tetania também pode ocorrer em bovinos jovens em fase de crescimento rápido, nas mesmas circunstâncias.

Inapetência, rigidez, tendência a fraturas ósseas, indisposição para levantar, parto laborioso, redução da produção de leite, emagrecimento e redução da fertilidade são sinais inespecíficos relatados em animais adultos.

Síndromes específicas

Deficiência primária de cálcio

Não há relato de qualquer síndrome específica, embora se deva observar a relação complexa entre a dieta geral, inclusive a concentração ou a quantidade de cálcio na dieta, e o desenvolvimento ósseo.

Deficiência secundária de cálcio

Raquitismo, osteomalacia, osteoporose, osteodistrofia fibrosa de equinos, caprinos e suínos e artropatia degenerativa de bovinos são as síndromes comuns nas quais a deficiência secundária de cálcio é um dos fatores etiológicos específicos.[5] Em ovinos, o raquitismo é raramente constatado, mas há anormalidades dentárias relevantes. Raquitismo foi induzido experimentalmente em cordeiros alimentados com dieta com baixo teor de cálcio. Há uma forma hereditária de raquitismo em ovinos da raça Corriedale.[9-11]

Patologia clínica

Devido ao efeito dos outros fatores listados anteriormente nos constituintes corporais, o exame de amostras de animais vivos pode dar pouca indicação da causa primária de uma anormalidade. Por exemplo, a hipocalcemia não indica necessariamente baixa ingestão dietética de cálcio. Dados sobre concentrações séricas de cálcio e fósforo e atividade plasmática de fosfatase alcalina, exame radiográfico dos ossos e estudos do equilíbrio de retenção de cálcio e fósforo são valiosos na determinação da presença de doença osteodistrófica, mas a determinação da causa primária ainda dependerá da análise de alimentos e da comparação com as necessidades recomendadas. A concentração sérica de cálcio pode estar dentro da faixa normal na maioria dos casos, embora a deficiência de cálcio seja seguida, pelo menos em ovinos, de redução marcante nos teores séricos de cálcio para valores tão baixos quanto 3,5 mg/dℓ (0,87 mmol/ℓ). Na deficiência nutricional não complicada de cálcio em ovinos, há apenas discreta redução na radiopacidade óssea, diferentemente do que acontece com ovinos que apresentam baixos níveis de fósforo e vitamina D, que desenvolvem osteoporose evidente. A resposta à suplementação dietética com cálcio também tem valor diagnóstico.

Achados de necropsia

A deficiência primária verdadeira de cálcio é extremamente rara, mas, quando ocorre, osteoporose grave e hipertrofia da glândula paratireoide são achados relevantes. A parte cortical do osso é delgada e o tamanho e a quantidade de trabéculas metafisárias parecem reduzidos. O teor de cinzas do osso é baixo porque este é reabsorvido antes de ser devidamente mineralizado.

A deficiência de cálcio secundária a outros fatores nutricionais é comum e ocasiona tipicamente um tipo de osteodistrofia conhecida como osteodistrofia fibrosa (ver descrição a seguir). Na maioria dos casos, a confirmação do diagnóstico necroscópico de hipocalcinose consiste em mensuração dos conteúdos de cálcio, fósforo e vitamina D na dieta.

Amostras para confirmação do diagnóstico

- Toxicologia: osso longo (mensuração do conteúdo de cinzas); alimentos (determinação das concentrações de Ca, P, vitamina D)
- Histologia: fragmentos de ossos longos fixados em formol (incluindo metáfise); paratireoide (para exame em microscopia óptica).

> **Diagnóstico diferencial**
> O diagnóstico de deficiência de cálcio depende da comprovação de que a dieta, em termos absolutos ou relativos, é deficiente em cálcio, que as lesões e sintomas observados são característicos e que a adição de cálcio na dieta minimiza a doença. As doenças que podem ser confundidas com deficiência de cálcio são descritas no tópico sobre o diagnóstico de cada uma das enfermidades específicas. Em razão da estreita similaridade entre os defeitos dentários notados na deficiência grave de cálcio em ovinos e aqueles constatados na fluorose crônica, pode ser necessário determinar o teor de flúor nos dentes ou no osso para estabelecer a causa.

Tratamento

A resposta ao tratamento é rápida e as preparações e doses aqui recomendadas são procedimentos terapêuticos efetivos. Injeções parenterais de sais de cálcio são aconselháveis quando há tetania. Quando os animais foram expostos à depleção dietética de cálcio e fósforo durante algum tempo, é necessário suplementar a dieta com cálcio e fósforo durante a repleção mineral dietética.

Controle

O fornecimento de conteúdo adequado de cálcio na dieta, a redução da ingestão de fósforo quando em excesso e o fornecimento de vitamina D em teor apropriado são os fatores essenciais tanto no tratamento quanto na prevenção. Alguns exemplos de necessidades diárias mínimas estimadas para cálcio, fósforo e vitamina D são apresentados na Tabela 15.9. É preciso ressaltar que os valores apresentados são estimativas das necessidades mínimas e, por questões de segurança, pode ser necessário acrescentar 10% para considerar a variação nas necessidades individuais dos animais, na disponibilidade biológica de nutrientes nos alimentos, e no efeito da quantidade total de alimentos consumidos sobre a ingestão absoluta de minerais. Por exemplo, o uso restrito de uma ração completa de suínos pode requerer aumento da concentração tanto de cálcio quanto de fósforo, para que a ração forneça a quantidade total de cálcio e fósforo que atende às necessidades particulares para crescimento, gestação ou lactação. As informações contidas na Tabela 15.9 são apenas referências. Ao investigar um problema nutricional relacionado com a formulação de rações, recomenda-se a consulta de publicações mais recentes disponíveis sobre as necessidades nutricionais de animais domésticos.

O calcário moído é mais comumente usado como fonte de cálcio suplementar na ração, mas deve ser utilizado calcário calcítico e não dolomítico. Ocorrem variações na disponibilidade do cálcio nesse produto, quanto ao tamanho das partículas; uma preparação finamente moída é superior. O custo de farinha de ossos e fosfato bicálcico é maior e o fósforo adicional pode ser uma desvantagem quando há alta relação cálcio:fósforo. Alfafa, trevo e melaço também são boas fontes de cálcio, mas o conteúdo desse mineral é variável. A relação cálcio:fósforo ideal varia de 2:1 a 1:1. Em bovinos, a absorção de ambos os elementos é melhor na relação de 2:1. Para uma ótima prevenção de urolitíase em ovinos, recomenda-se uma relação cálcio:fósforo 2 a 2,5.

O pó de calcário tem a desvantagem de se espalhar muito facilmente, o que pode ser minimizado umedecendo o alimento ou adicionando melaço. A adição ao sal ou à mistura mineral tem efeito limitado, uma vez que nem todos os animais o aceitam quando fornecido *ad libitum*, mas esse método de suplementação é frequentemente necessário em animais criados em pastagem. Vacas-leiteiras de alta produção devem receber a mistura mineral adicionada à ração e ter acesso a esta em cochos ou blocos.

REFERÊNCIAS BIBLIOGRÁFICAS

1. Durie I, et al. J Vet Int Med. 2010;24:439.
2. Schwarz B, et al. Equine Vet Educ. 2012;24:225.
3. Toribio RE. Vet Clin Equine. 2011;27:129.
4. Simon MJK, et al. Osteoporosis Int. 2014;25:1891.
5. Braun U, et al. Vet Rec. 2009;164:211.
6. Corbin LJ, et al. Mamm Genome. 2012;23:294.
7. Vander Heyden L, et al. Vet Rec. 2013;172:68.
8. Lepeule J, et al. Prev Vet Med. 2011;101:96.
9. Thompson KG, et al. NZ Vet J. 2007;55:137.
10. Dittmer KE, et al. J Comp Pathol. 2009;141:147.
11. Zhao X, et al. PLoS ONE. 2011;6.

Tabela 15.9 Exemplos de necessidades diárias estimadas de cálcio, fósforo e vitamina D.

Espécies, peso corporal (kg) e função	Cálcio (g/animal)	Fósforo	Vitamina D
Bovinos leiteiros			
Novilhas em crescimento (raças grandes)			
159	15	12	300 UI/kg de matéria seca (MS) ingerida
300	24	18	
400	26	20	
Novilhas em crescimento (raças pequenas)			
100	9	7	300 UI/kg de matéria seca (MS) ingerida
200	15	11	
300	19	14	
Touros em crescimento (raças grandes)			
300	27	20	300 UI/kg de matéria seca (MS) ingerida
400	30	23	
500	30	23	
Manutenção de vacas adultas lactantes			
400	17	13	300 UI/kg de matéria seca (MS) ingerida
500	20	15	
600	22	17	
Manutenção e gestação			
400	23	18	300 UI/kg de matéria seca (MS) ingerida
500	29	22	
600	34	26	
Produção de leite	Adicione 2 a 3 g de cálcio e 1,7 a 2,4 g de fósforo às necessidades de manutenção para cada kg de leite produzido		

Espécies, peso corporal (kg) e função	Cálcio (% de ração)	Fósforo	Vitamina D
Bovinos de corte			
Vacas adultas prenhes e não lactantes	0,16	0,16	300 UI/kg MS ingerida
Vacas amamentando bezerros	0,30	0,25	
Touros; crescimento e manutenção	0,26	0,20	
Novilhas em crescimento (200 kg de peso vivo, ganhando 0,8 kg/dia)	0,33	0,26	
Novilhos em crescimento (200 kg de peso vivo, ganhando 0,8 kg/dia)	0,36	0,28	
Ovinos			
Ovelhas			
Manutenção	0,30	0,28	250 a 300 UI/kg de MS ingerida
Gestação (início)	0,27	0,25	
Gestação (final)	0,24	0,23	
Lactantes	0,52	0,37	200 UI/kg de MS ingerida
Carneiros			
(40 a 120 kg de peso corporal)	0,35	0,19	200 UI/kg de MS ingerida
Cordeiros			
Desmamados precocemente (10 a 30 kg de peso corporal)	0,40	0,27	150 UI/kg de MS ingerida
Fase de terminação (30 a 55 kg de peso corporal)	0,30	0,20	
Equinos			
Cavalos adultos (400 a 600 kg de peso corporal)			
Éguas (400 a 600 kg de peso corporal)	0,30	0,20	6 a 8 UI/kg de peso corporal
Últimos 90 dias de gestação	0,38	0,30	
Pico da lactação	0,50	0,40	
Cavalos em fase de crescimento (400 kg de peso corporal)			
3 meses de idade	0,68	0,43	6 a 8 UI/kg de peso corporal
6 meses de idade	0,68	0,48	
12 meses de idade	0,45	0,30	
Cavalos em fase de crescimento (500 kg de peso corporal)			
3 meses de idade	0,69	0,44	6 a 8 UI/kg de peso corporal
6 meses de idade	0,82	0,51	
12 meses de idade	0,43	0,28	
Suínos			
Suínos em fase de crescimento (10 a 100 kg de peso corporal)	0,65	0,50	200 UI/kg de ração
Suínos reprodutores (marrãs, porcas, varrões)	0,75	0,50	275 UI/kg de ração

Deficiência de fósforo

Sinopse

- Etiologia: em geral, uma deficiência primária na dieta; pode ser condicionada pela deficiência de vitamina D
- Epidemiologia: a deficiência primária de fósforo (P) ocorre em regiões áridas, com baixo teor de fósforo no solo. Mais comumente crônica, porém acredita-se que a deficiência de fósforo transitória e aguda ocorra em vacas-leiteiras lactantes, no início da lactação. Ocorre em bovinos de corte e ovinos submetidos à criação extensiva. Acomete suínos não suplementados com teor suficiente de fósforo
- Achados clínicos: redução no consumo de alimentos e anorexia são os sinais mais comumente constatados na deficiência crônica de fósforo. Os animais jovens crescem lentamente e desenvolvem raquitismo. Os adultos desenvolvem osteomalacia, má condição corporal, perda de peso, redução do consumo de alimento, relutância em se mover, aparência "pernalta" e fraturas. Comprometimento da produção de leite, da taxa de crescimento e da fertilidade, presumivelmente devido à deficiência de energia e nutrientes ocasionada pela menor ingestão de alimentos. Decúbito e hemólise intravascular aguda (hemoglobinúria pós-parto) em vacas de alto rendimento, no início da lactação, foram empiricamente associados a hipofosfatemia e depleção de fósforo
- Patologia clínica: concentração sérica de fósforo inorgânico. Teor de fósforo da dieta
- Achados de necropsia: raquitismo e osteomalacia, ausência de mineralização dos ossos
- Confirmação do diagnóstico: radiografia de ossos longos, histologia de lesões ósseas, mensuração do conteúdo de cinzas nos ossos
- Diagnóstico diferencial: doenças que se assemelham ao raquitismo e à osteomalacia. Febre do leite e síndrome da vaca caída, em vacas periparturientes em decúbito. Outros transtornos associados à hemólise intravascular em casos de hemoglobinúria da periparturiente
- Tratamento: administração oral ou intravenosa de sais de fosfato ou vitamina D
- Controle: dietas suplementadas com teores adequados de fósforo, cálcio e vitamina D

Etiologia

A deficiência de fósforo (P) ocorre predominantemente em regiões áridas, com baixo teor de fósforo no solo, em todo o mundo. A deficiência de fósforo instala-se sempre que a ingestão dietética diária de fósforo é insuficiente para suprir as necessidades de manutenção e produção e o organismo precisa recorrer à mobilização de fósforo dos ossos. Na maioria das vezes, a deficiência de fósforo é crônica e os sinais e sintomas associados ocorrem após uma privação de fósforo na dieta por meses a anos.

Em bovinos leiteiros, acredita-se que um período um tanto agudo e transitório de deficiência de fósforo ocorra nos primeiros dias a semanas de lactação, o qual foi associado a decúbito e hemólise intravascular aguda em vacas no início da lactação. Acredita-se que as rações com conteúdo marginal de fósforo, em combinação com o baixo consumo de alimentos próximo ao parto, resultem em consumo de fósforo inadequado para suprir o aumento repentino da sua necessidade para a produção de leite, no início da lactação. A suposição de que a hipofosfatemia da periparturiente, comumente observada, seja um indicador de depleção de fósforo é muito controversa e a relevância clínica de teor plasmático subnormal de fósforo inorgânico (Pi) em vacas é incerta.[1] Hipofosfatemia marcante também é constatada próximo ao parto, em vacas submetidas à mastectomia e que, portanto, não produzem leite. Além disso, até mesmo hipofosfatemia grave é observada frequentemente em vacas recém-paridas e saudáveis que não apresentam qualquer sinal clínico ou sintoma.[1]

Epidemiologia

Ocorrência geográfica

A deficiência crônica de fósforo tem uma distribuição geográfica distinta, dependendo em grande parte do conteúdo do elemento na rocha-mãe de onde derivam os solos da área, mas também é consequência da influência de outros fatores, como excesso de cálcio, alumínio ou ferro, que reduz a disponibilidade de fósforo às plantas. Em muitos países, grandes áreas de pastagens sem suplementação de fósforo têm pouco valor para a produção pecuária. Na Nova Zelândia, por exemplo, onde a adubação de pastagens com superfosfato tem sido praticada há muitos anos, a deficiência de fósforo ainda pode ocorrer em rebanhos leiteiros devido à manutenção inadequada da adubação por vários anos. Animais em áreas afetadas desenvolvem-se lentamente e apresentam baixo desempenho reprodutivo; ademais, podem ocorrer perdas adicionais como resultado de botulismo e defeitos e lesões de ossos. Além das áreas em que a deficiência franca de fósforo é vista, é provável que em muitas outras áreas um grau leve de deficiência seja um fator limitante à produção de carne, leite e lã.

A lixiviação intensa provocada pela chuva e a constante remoção de culturas contribuem para a deficiência de fósforo no solo, e o baixo teor desse nutriente nos vegetais pode ser ainda menor em condições de clima seco. Tipicamente, as pastagens deficientes em fósforo são, também, deficientes em proteína.

Bovinos

O primeiro relato de deficiência de fósforo de ocorrência natural em bovinos criados em pastagem foi em Armoedsvlakte, no Cabo Setentrional da África do Sul. A doença era conhecida como *afosforose*, e os animais enfermos apresentavam apetite depravado caracterizado pela ingestão de madeira, ossos, pedras e outros materiais semelhantes, comportamento conhecido como *pica*. Em regiões severamente afetadas, o gado frequentemente morria de botulismo por comer ossos de carcaças contaminadas com a toxina de *Clostridium botulinum*. Em estados avançados de afosforose, os animais desenvolviam malformações ósseas que estavam associadas à rigidez de membros torácicos, com claudicação característica denominada "*styfsiekte*", na África do Sul, "*creeps*" ("rastejo"), no Texas, e "*pegleg*" na Austrália.

Uma pesquisa sobre o conteúdo mineral de ossos de bovinos, em abatedouros do oeste de New South Wales, Austrália, encontrou evidências de osteodistrofia, com base na densidade das cinzas. Os animais eram bovinos em fase de crescimento coincidente com período de escassez de alimentos, geralmente fêmeas, com taxa de gordura corporal precária, baixo peso corporal e principalmente criados em solos vermelhos conhecidos por serem deficientes em fósforo.

Em áreas do hemisfério sul, bovinos em pastejo constante parecem necessitar de um pouco menos de fósforo na dieta (0,20% provavelmente é adequado) do que os bovinos de produção mais alta, parcialmente estabulados. As necessidades de fósforo na dieta, segundo a recomendação do National Research Council (NRC) para vacas de corte pesando 450 kg, podem exceder as necessidades básicas. Durante um período de várias gestações, uma provisão diária de 12 g de fósforo por animal foi considerada adequada para vacas de corte. Bovinos que receberam dieta deficiente em fósforo não desenvolveram sinais detectáveis de deficiência antes de 6 meses de privação desse mineral.[2]

A hipofosfatemia em vacas-leiteiras periparturientes é generalizada, afetando pelo menos 10% das vacas-leiteiras novas, e é frequentemente interpretada como sinal de deficiência dietética de fósforo no período periparturiente.[1,3,4] A hipofosfatemia no início da lactação tem sido associada a síndromes como hemoglobinúria pós-parto, uma forma de hemólise intravascular que se acredita ser causada pelo aumento da fragilidade das hemácias em estados deficientes de fósforo e decúbito pós-parto que não responde ao tratamento intravenoso com sais de cálcio.[1,5]

Ovinos e equinos

Ovinos e equinos criados em pastagem são muito menos suscetíveis à osteodistrofia por deficiência de fósforo do que os bovinos, e sua incapacidade de crescer em pastagens deficientes do elemento provavelmente é atribuída, em parte, ao baixo teor de proteína no pasto. De fato, não há demonstração clara de deficiência natural de fósforo em ovinos.

Há algumas evidências limitadas de que o teor plasmático de fósforo inorgânico (Pi) em cavalos de corrida da raça Puro-Sangue Inglês pode estar relacionado com certos protocolos de alimentação e com o desempenho em corridas. Cavalos alimentados com suplemento dietético em cubos ou peletizado têm concentrações plasmáticas de fósforo inorgânico consistentemente abaixo do valor médio recomendado de

1,03 mmol/ℓ (3,2 mg/dℓ). Sugere-se que uma rápida taxa de passagem da ingesta pode afetar a absorção de fósforo. Outras observações indicam que alguns dos animais com melhores desempenhos na pista tinham concentrações de fósforo inorgânico no plasma significativamente menores, comparadas com alguns animais de pior desempenho.

Suínos

Uma deficiência primária pode ocorrer em suínos mantidos em confinamento e não providos de dieta suficiente em fósforo. As porcas em lactação são mais comumente afetadas do que os suínos em crescimento. Em algumas situações, o teor de fitato nos grãos de cereais é tão alto e o de fitase tão baixo que a ocorrência de raquitismo e osteomalacia se torna comum na população de suínos.

Deficiência secundária de fósforo

Resulta de hiperparatireoidismo ou deficiência de vitamina D. Isso tem menor importância do que a deficiência primária de fósforo. A deficiência de vitamina D não é necessária para o desenvolvimento de osteodistrofia, embora a condição se torne crítica com uma ingesta subnormal de fósforo. A ingestão excessiva de cálcio não causa necessariamente deficiência secundária de fósforo, embora possa reduzir o ganho de peso, provavelmente como resultado de interferência na digestão, além de contribuir para o desenvolvimento de deficiência de fósforo quando a ingestão deste é marginal. A presença de ácido fítico nos tecidos vegetais, que torna o fosfato indisponível às espécies não ruminantes, é um fator importante em suínos, mas de importância menor em ruminantes, exceto o fato de que o consumo crescente de cálcio pode reduzir a disponibilidade de fitato-fósforo, mesmo em ruminantes. Demonstrou-se que fosfato de rocha contendo grandes quantidades de ferro e alumínio não têm valor como fonte de fósforo para ovinos. O alto consumo de magnésio, como o que pode ocorrer quando magnesita é fornecida para prevenir tetania da lactação, pode causar hipofosfatemia, se a ingestão de fósforo pelas vacas-leiteiras já for baixa.

Patogênese

Cerca de 80 a 85% do total do fósforo corporal está contido nos ossos, onde se deposita em uma forma metabolicamente inerte, junto ao cálcio, como hidroxiapatita. A hidroxiapatita é o composto que confere a característica rigidez e estabilidade estrutural ao osso. O fósforo ósseo também atua como importante reservatório de fósforo que pode ser mobilizado quando as necessidades corporais excedem, temporariamente, a ingestão dietética. O restante do fósforo corporal está disponível como fósforo dissolvido, na forma de fosfato inorgânico (Pi) ou como constituinte de moléculas orgânicas, como fosfolipídios, fosfocreatina, diferentes moléculas de adenosina ou vários metabólitos de carboidratos. O fósforo é um mineral predominantemente intracelular; apenas pequena quantidade é encontrada no espaço extracelular. O fósforo ligado às moléculas de fosfolipídios é essencial para a estabilidade estrutural das membranas celulares compostas por esses fosfolipídios. A disponibilidade de fósforo inorgânico solúvel no espaço intracelular é essencial para uma infinidade de reações bioquímicas, especialmente aquelas relacionadas ao metabolismo e à transferência de energia. Além disso, o fósforo atua como um tampão no líquido ruminal, na urina e no compartimento intracelular. Os microrganismos do rúmen, fundamentais para a nutrição de ruminantes, são inerentemente dependentes do suprimento adequado de fósforo, não apenas fornecido na ração, mas também oriundos das glândulas salivares, que produzem grande quantidade de saliva rica no elemento.

A oferta inadequada de fósforo na dieta resulta na mobilização da hidroxiapatita, a qual libera fósforo com cálcio. A deficiência crônica de fósforo, portanto, está associada ao desenvolvimento anormal de tecido ósseo, condição conhecida como osteodistrofia.

Experimentalmente, as vacas de corte alimentadas com dietas contendo menos de 6 g de fósforo/dia desenvolveram uma síndrome complexa insidiosa caracterizada por perda de peso, pelame áspero, postura anormal e claudicação. Fraturas espontâneas ocorreram nas vértebras, na pelve e nas costelas. Alguns ossos afetados foram severamente desmineralizados, e as superfícies corticais eram porosas, brancas como giz, moles e frágeis. O tecido osteoide não estava adequadamente mineralizado.

A depleção experimental de fósforo na dieta de bovinos resulta em declínio rápido e acentuado no teor sérico de fósforo inorgânico. Quando dietas significativamente deficientes em fósforo são fornecidas ao longo de meses, os animais afetados desenvolvem um ávido apetite por ossos de carcaças. Os sinais em longo prazo incluem menor taxa de ganho de peso em animais em fase de crescimento ou emagrecimento em animais adultos, redução na ingestão de alimentos, baixa densidade óssea demonstrada em radiografia e redução do peso ósseo, que são compatíveis com osteodistrofia. A concentração sérica de fósforo inorgânico tende a aumentar, mesmo com a privação continuada de fósforo na dieta, com ativação de mecanismos contrarreguladores que elevam o teor plasmático de 1,25-di-hidroxivitamina D, reduzem a concentração plasmática de paratormônio e aumenta a excreção renal de cálcio.

Acredita-se que o enfraquecimento muscular chegando ao decúbito seja outro sintoma da depleção de fósforo, particularmente em vacas-leiteiras em início de lactação. O mecanismo primário proposto é a deficiência de fósforo inorgânico, que pode resultar na diminuição da concentração de moléculas fosforiladas como a fosfocreatina e o trifosfato de adenosina (ATP), essenciais para o armazenamento de energia nas células. Foi proposto que é por meio da depleção dessas moléculas armazenadoras de energia que a deficiência de fósforo pode resultar em fraqueza muscular e decúbito em vacas, no período periparto.[6] No entanto, deve-se ressaltar que a disfunção muscular foi associada apenas à hipofosfatemia em vacas recém-paridas, mas não é uma característica comum da privação crônica de fósforo em bovinos. Dúvidas sobre a associação causal entre a deficiência de fósforo e o decúbito em bovinos têm sido levantadas devido à impossibilidade de induzir experimentalmente o decúbito por meio da depleção de fósforo na dieta de bovinos e devido à resposta variável ao tratamento com sais de fósforo em vacas com hipofosfatemia em decúbito.[1]

Um declínio da concentração intracelular de ATP nas hemácias é o mecanismo aventado para a hemólise intravascular observada em vacas com hemoglobinúria pós-parto (ver também Hemoglobinúria pós-parto). As hemácias necessitam de ATP para manter sua estabilidade osmótica. Uma diminuição da concentração de ATP nas hemácias de humanos com depleção de fósforo a 15% do valor normal resultou no aumento da fragilidade osmótica dessas células associado à hemólise intravascular. Em bovinos, a hipofosfatemia tem sido relatada em muitos casos de hemoglobinúria pós-parto, e a resposta ao tratamento com sais de fosfato é variável.[5,7] Em um estudo publicado recentemente, em que vacas-leiteiras foram alimentadas por várias semanas com uma ração cuja deficiência era superior a 40%, a concentração plasmática de fósforo inorgânico diminuiu mais de 60% em questão de dias, enquanto a contagem de hemácias e sua resistência osmótica permaneceram inalteradas.[7] Os autores concluíram que a depleção dietética de fósforo com consequente hipofosfatemia marcante em geral não está associada à depleção de fósforo intracelular nas hemácias, tampouco a uma maior fragilidade osmótica, e que a concentração plasmática de fósforo inorgânico é um indicador inadequado do estado dos níveis intracelulares do elemento em hemácias.[7]

Historicamente, a redução da fertilidade é um dos sintomas predominantes associados à deficiência de fósforo em bovinos. Como não há qualquer mecanismo conhecido pelo qual essa deficiência possa afetar diretamente a fertilidade e como a depleção de fósforo é comumente associada à redução na ingestão de alimentos, perda de peso, diminuição da produção de leite e falha reprodutiva, é mais provável que a baixa fertilidade resulte de um balanço energético negativo e da carência de nutrientes, em vez de um efeito específico do fósforo na função reprodutiva (ainda indeterminada).

Os efeitos fisiopatológicos da dieta com baixo teor de fósforo em suínos foram avaliados. As concentrações séricas de paratormônio, de 1,25-$(OH)_2$D e de osteocalcina foram monitoradas em suínos da raça Landrace romenos oriundos de rebanhos com deficiência de fósforo na dieta. As concentrações séricas de fósforo inorgânico foram negativamente correlacionadas com aquelas de 1,25-$(OH)_2$D. Em animais lactantes e lactentes, as relações lineares não estavam presentes. As concentrações séricas de fósforo inorgânico correlacionaram-se positivamente com as do paratormônio, e as concentrações de 1,25-$(OH)_2$D foram negativamente correlacionadas. As concentrações séricas de 1,25-$(OH)_2$D e de osteocalcina foram positivamente correlacionadas. As concentrações de fósforo no leite, variando de 3,1 a 7,5 mmol/ℓ, foram correlacionadas positivamente; as concentrações urinárias de fósforo inorgânico variaram de 0,3 a 11,4 mmol/ℓ. Concluindo, em suínos, como acontece em outras espécies, a homeostase do fósforo é controlada por mecanismos de retroalimentação que envolvem fósforo, paratormônio (PTH) e 1,25-$(OH)_2$D e a produção de osteocalcina induzida por 1,25-$(OH)_2$D.

Achados clínicos

Uma infinidade de sinais e condições clínicas, como perda de condição corporal, anorexia, pica, crescimento e fertilidade prejudicados, fraqueza muscular, claudicação, decúbito, hemólise intravascular, osteomalacia e muitos outros, tem sido associada à deficiência de fósforo em ruminantes e em outras espécies.

A deficiência primária de fósforo é comum apenas em bovinos e está associada à privação crônica do elemento na dieta. Na indução experimental da deficiência de fósforo em bovinos de corte ou leiteiros é necessário o fornecimento de uma dieta deficiente durante vários meses a anos, até que os sinais clínicos se desenvolvam.

Os animais jovens crescem lentamente e desenvolvem raquitismo. Nos adultos, há um estágio subclínico inicial seguido de osteomalacia. Em ruminantes de todas as idades, a redução no consumo voluntário de ração é o primeiro sinal de deficiência de fósforo, sendo a base da maioria dos sintomas sistêmicos gerais que se seguem, os quais consistem em crescimento retardado, perda de peso, baixa produção de leite e redução da fertilidade. Por exemplo, na deficiência grave de fósforo em bovinos de corte em criação extensiva, sabe-se que a porcentagem de partos caiu de 70% para 20%. O desenvolvimento e o desgaste dos dentes não são muito afetados, diferentemente das graves anormalidades dentárias que ocorrem na deficiência nutricional de cálcio. Entretanto, a maloclusão pode resultar da mineralização deficiente e da consequente fraqueza da mandíbula. Estágios mais avançados de deficiência de fósforo notados em regiões severamente deficientes estão associados à relutância em se mover, postura anormal e maior incidência de fraturas ósseas. Os animais têm uma aparência "pernalta", com tórax estreito e circunferência abdominal estreita, pelve pequena e ossos delgados que se fraturam facilmente. A região peitoral é achatada como consequência da fraqueza das costelas, e o pelame é áspero e descorado. Em áreas de deficiência grave, a taxa de mortalidade pode ser alta devido à inanição, especialmente durante os períodos de seca, quando as deficiências de fósforo, proteína e vitamina A são graves. A osteofagia é comum e pode ser acompanhada de alta incidência de botulismo.

As vacas em fase final de gestação muitas vezes permanecem deitadas e, embora continuem a se alimentar, não conseguem levantar. Esses animais representam um problema real durante as épocas de seca, quando muitos animais da área podem ser afetados ao mesmo tempo. As injeções parenterais de sais de fósforo não são efetivas e o único tratamento que pode ser benéfico é a interrupção da gestação pelo uso de corticosteroides ou por meio de cesariana.

Acredita-se que uma forma mais aguda de deficiência de fósforo ocorra nos primeiros dias a semanas de lactação, em vacas-leiteiras adultas de alto rendimento. A hipofosfatemia nesses animais tem sido associada a decúbito periparto que não responde ao tratamento intravenoso com sais de cálcio. Os animais afetados estão em decúbito, mas mentalmente alertas, com ingestão de alimento normal ou levemente diminuída. Eles continuam fazendo tentativas de ficar de pé e tendem a se arrastar.

Outra condição associada à depleção de fósforo e hipofosfatemia em vacas-leiteiras no início da lactação é a hemoglobinúria pós-parto. O distúrbio afeta animais adultos individuais nos primeiros dias a semanas de lactação e caracteriza-se por hemólise intravascular intensa, resultando na excreção de grande quantidade de hemoglobina na urina (ver também Hemoglobinúria pós-parto).[7]

Embora ovinos e equinos criados em áreas deficientes em fósforo não desenvolvam osteodistrofia clinicamente evidente, muitas vezes apresentam baixa estatura e má condição corporal e podem manifestar perversão do apetite. Uma associação entre baixo teor sérico ou plasmático de fósforo inorgânico e infertilidade em éguas tem sido sugerida, mas as evidências não são conclusivas. O principal sinal nas porcas afetadas é paralisia dos membros pélvicos.

Patologia clínica
Concentração sérica de fósforo

A concentração sérica ou plasmática de fósforo inorgânico é o parâmetro mais comumente usado para avaliar o conteúdo do elemento em um animal individual, independentemente da espécie. Embora a concentração sérica de fósforo inorgânico reflita razoavelmente bem o suprimento dietético de fósforo em curto prazo e o conteúdo de fósforo do corpo, é menos adequada para o diagnóstico de deficiência crônica, porque a mobilização compensatória da reserva óssea de fósforo tende a aumentar a concentração de fósforo inorgânico no soro ou no plasma, mascarando a depleção de fósforo, ao menos parcialmente. Oscilações individuais e diurnas significativas da concentração sérica de fósforo inorgânico complicam ainda mais a interpretação desse parâmetro, em termos de animal individual.[1]

Os teores séricos de fósforo inorgânico são afetados por fatores como idade, produção de leite, estágio da gestação, raça, conteúdo de fósforo na dieta, momento de coleta da amostra em relação à alimentação e o vaso sanguíneo do qual a amostra de sangue é coletada. Alterações rápidas e marcantes do nível sérico de fósforo inorgânico, na faixa de 10 a 30%, podem ocorrer como resultado da transferência repentina do elemento do compartimento extracelular para o intracelular, como acontece, por exemplo, após exercício físico extenuante ou administração oral ou parenteral de carboidratos.[1] A hipofosfatemia diagnosticada em uma única amostra coletada de um animal, portanto, não é um indicador confiável do conteúdo de fósforo desse indivíduo ou de um grupo de animais. O valor diagnóstico da concentração sérica é complicado pelo fato de que os sinais clínicos não são consistentemente observados com um certo grau de hipofosfatemia. Por exemplo, teores séricos de fósforo inorgânico abaixo de 0,6 mmol/ℓ (1,9 mg/dℓ) em bovinos têm sido associados com hemólise intravascular e decúbito, enquanto concentrações inferiores a esta são frequentemente constatadas em vacas-leiteiras saudáveis.[1] Para obter resultados comparáveis, é aconselhável coletar amostras de sangue do mesmo vaso sanguíneo, em horários padronizados em relação à alimentação.

Os intervalos de referência para bovinos fornecidos na literatura são de 1,4 a 2,6 mmol/ℓ (4 a 8 mg/dℓ) e 1,9 a 2,6 mmol/ℓ (6 a 8 mg/dℓ) para animais adultos e em fase de crescimento, respectivamente. Os intervalos de referência para ovinos e caprinos são 1,6 a 2,4 mmol/ℓ (5 a 7,3 mg/dℓ) e 1,3 a 3 mmol/ℓ (4,2 a 9,1 mg/dℓ), respectivamente. Os jovens que estão em fase de crescimento apresentam nível sérico de fósforo inorgânico mais elevado, devido à maior absorção intestinal de fósforo inorgânico, presumivelmente para propiciar fósforo inorgânico suficiente para uma adequada mineralização óssea. Os intervalos de referência dos níveis séricos de fósforo inorgânico para cavalos e suínos são 1 a 1,8 mmol/ℓ (3,1 a 5,6 mg/dℓ) e 2,1 a 3,3 mmol/ℓ (6,5 a 10,2 mg/dℓ), respectivamente.

Conteúdo de fósforo na dieta

A estimativa do teor de fósforo na dieta é um dos métodos mais confiáveis para estimar o conteúdo do nutriente em um ou vários animais, desde que o consumo de alimento também possa ser quantificado. Para bovinos criados em pastagem, propôs-se uma estimativa do conteúdo dietético com base no teor do solo. Um teor de fósforo no solo acima de 8 ppm não foi associado a quaisquer sinais de deficiência de fósforo, enquanto os efeitos negativos sobre o consumo de alimento, crescimento e fertilidade tornaram-se aparentes no gado criado em pasto por períodos prolongados, em solos com conteúdo de fósforo entre 7 e 8 ppm. Os sinais foram mais evidentes nos animais mantidos em pastagens cujos solos continham 4 a 6 ppm de fósforo; a deficiência foi mais grave quando o solo continha menos de 4 ppm desse nutriente.

A associação entre o consumo de fósforo na dieta e suas concentrações nas fezes foi alvo de pesquisa em vários estudos. Embora o efeito do teor de fósforo na dieta na taxa de absorção intestinal esteja bem estabelecido, nem amostras de líquido ruminal nem amostras fecais foram consideradas confiáveis para identificar os animais com depleção de fósforo. Especificamente, quando animais com depleção apresentam redução na ingestão de alimento, um sinal clínico frequentemente associado à deficiência de fósforo, seu conteúdo nas fezes diminui. Isso pode explicar o fato de se constatar teor fecal inalterado ou até mesmo aumentado, embora o conteúdo total de fósforo nas fezes esteja diminuído.[1]

Concentrações nas cinzas dos ossos

A determinação da concentração total de cinzas nos ossos e das concentrações ósseas de cálcio e fósforo em uma amostra de costela pode fornecer informações diagnósticas úteis, que podem ser comparadas com valores normais. No entanto, o conteúdo de fósforo ósseo responde lentamente às mudanças na oferta do nutriente na dieta, o que significa que o histórico nutricional tem um forte impacto no conteúdo mineral do osso fresco. A concentração de fósforo no osso fresco é considerada um excelente indicador das reservas do corpo, mas não da oferta atual na dieta ou do tamanho da reserva de fósforo no corpo. Como a obtenção de amostras de ossos por meio de biopsia é impraticável em condições de campo, a determinação do conteúdo ósseo limita-se amplamente ao exame pós-morte ou a pesquisas.[1]

Achados de necropsia

Os achados de necropsia são aqueles verificados nas doenças específicas, raquitismo e osteomalacia.

> **Diagnóstico diferencial**
>
> O diagnóstico de deficiência de fósforo (P) depende de evidências de que a dieta carece do elemento e que as lesões e os sinais são típicos da deficiência de fósforo e podem cessar ou ser revertidos pela administração do nutriente. A diferenciação daquelas doenças que podem se assemelhar ao raquitismo e à osteomalacia é tratada nos tópicos específicos. Febre do leite e síndrome da vaca caída em vacas periparturientes em decúbito.
> Outros transtornos associados à hemólise intravascular, no caso de hemoglobinúria periparto.

Tratamento

Para a suplementação de fósforo em ruminantes, tem sido proposto o tratamento oral ou parenteral. Para o metabolismo e a função celular, o organismo requer fósforo na forma de fosfato inorgânico (PO_4). Consequentemente, o nutriente deve ser suplementado em uma forma que contenha fosfato ou como um composto que possa ser hidrolisado a fosfato. A maioria dos produtos farmacêuticos contendo fósforo e com indicação em bula para administração parenteral aos animais contém fosfito (P_{O2}), hipofosfito (PO_3), ou compostos orgânicos de fósforo tais como toldimfós (dimetilamino-metilfenil-fosfinato) ou butafosana (ácido butilamino-metil-etil-fosfórico), que o organismo não parece converter em fosfato. Esses compostos devem, portanto, ser considerados inadequados para suplementação de fósforo.

Propôs-se na literatura a preparação de soluções com 300 mℓ de água destilada contendo 30 g de NaH_2PO_4 ou 500 mℓ de água deionizada com 90 g de $Na_2HPO_4 \times 12 H_2O$, que devem ser administradas em dose única por via intravenosa em uma vaca adulta (ambas equivalentes a, aproximadamente, 8 g de fósforo), mas esses tratamentos não são indicados na bula. Ambas as soluções são adequadas apenas para administração intravenosa, e seu efeito na concentração plasmática de fósforo inorgânico tem curta duração, sendo de menos de 2 h quando administrada na forma de bolus IV.

Devido ao efeito rápido e de ação prolongada dos sais de fósforo administrados por via oral, essa via é preferível ao tratamento parenteral. A administração oral de fosfato monossódico-di-hidrogenado (300 g), ou di-hidrogenofosfato monopotássico (250 g), forneceu aproximadamente 60 g de fósforo e aumentou a concentração plasmática de fósforo inorgânico em vacas-leiteiras com hipofosfatemia dentro de 3 a 4 h após o tratamento, que se manteve por, pelo menos, 12 h.[8] O fosfato monocálcico (250 g, que também equivale a aproximadamente 60 g de fósforo) foi menos efetivo que o fosfato monossódico e o fosfato monopotássico, porém mais efetivo que o fosfato bicálcico.[8,9]

> **Tratamento e controle**
>
> **Tratamento de bovinos**
> - Di-hidrogenofosfato monossódico: 36 g de NaH_2PO_4 di-hidratado em 300 mℓ de água destilada, IV, em dose única (R-2)
> - Monoidrogenofosfato dissódico: 90 g $Na_2HPO_4 \times 12 H_2O$ em 500 mℓ de água destilada, IV, em dose única (R-2)
> - Di-hidrogenofosfato monossódico: 300 g NaH_2PO_4, VO, 2 vezes/dia, por 1 a 3 dias (R-1)
> - Di-hidrogenofosfato monopotássico: 250 g KH_2PO_4, VO, 2 vezes/dia, por 1 a 3 dias (R-2)
> - Di-hidrogenofosfato monocálcico: 250 g $Ca[HPO_4]_2$, VO, 2 vezes/dia, por 1 a 3 dias (R-3)
> - Monoidrogenofosfato bicálcico: 300 g $CaHPO_4 \times 2 H_2O$, VO, 2 vezes/dia, por 1 a 3 dias (R-3)
> - Butafosfana (ácido butilamino-metil-etil-fosfórico; R-3)
> - Toldinfós (dimetilamino-metilfenil-fosfinato; R-3)
>
> **Controle**
> - Farinha de osso, sais de fosfato de cálcio, sais de fosfato de sódio e pirofosfato de sódio podem ser fornecidos em rações suplementadas, ou permitindo livre acesso à mistura mineral que contém fósforo
> - Adubação de pastagens deficientes em fósforo com fosfato.

Controle

A deficiência de fósforo em animais pecuários criados em pastagem pode ser evitada por meio do tratamento direto do animal com suplementação do nutriente na dieta ou na água, ou indiretamente, mediante adubação aproximada do solo. Os animais alimentados manualmente recebem fósforo suplementar na dieta.

Necessidades de fósforo

Bovinos

As necessidades de fósforo de bovinos em vários estágios do ciclo de produção variam amplamente em todo o mundo. As estimativas das necessidades diárias dos bovinos foram ajustadas nas últimas décadas, com base em evidências indicando que a digestibilidade do fósforo na dieta foi subestimada no passado, particularmente em ruminantes.[10] As necessidades aparentes podem ser influenciadas por várias razões: diferenças entre raças de bovinos, disponibilidade de fósforo nos alimentos, se os animais são alimentados em curral ou pastoreiam livremente, possíveis interações entre os nutrientes e efeitos de doença e parasitismo.

Bovinos leiteiros

Há uma crença generalizada entre produtores e consultores de que o desempenho reprodutivo de vacas-leiteiras pode ser melhorado pela ingestão de fósforo acima dos teores recomendados. As recomendações atuais do National Research Council (NRC) para dietas de início da lactação (90 dias de lactação) são de 0,36% de fósforo (com base na matéria seca) para vacas que produzem 45 kg de leite/dia; e 0,35% de fósforo para vacas que produzem 35 kg de leite/dia. O National Research Council (NRC) recomenda até 0,42% de fósforo na dieta de vacas de maior produção, nas primeiras semanas de lactação.[10]

Vários estudos indicam que o conteúdo de fósforo da dieta entre 0,38 e 0,40% é suficiente para vacas-leiteiras de alta produção. Dependendo dos componentes da dieta, essa concentração pode ser obtida sem qualquer suplementação ou com suplementação mínima de fósforo em uma ração padrão para vacas-leiteiras norte-americanas ou europeias. Efeitos negativos na produção de leite e no consumo de alimentos foram observados em vacas-leiteiras alimentadas com ração que rendia um conteúdo de fósforo na dieta abaixo de 0,31% da matéria seca, fornecida ao longo de vários meses.[1] Quando alimentadas com dietas com baixo teor de fósforo, as vacas retêm esse nutriente reduzindo sua excreção nas fezes.

O período de transição, desde o fim da gestação até a lactação, representa um desafio particular aos mecanismos que regulam a homeostase do fósforo. Nas últimas semanas de gestação, o conteúdo do elemento na dieta frequentemente é limitado, sendo incapaz de reduzir o risco de ocorrência de paresia da periparturiente.[10] Com o início da lactação, as necessidades diárias aumentam repentinamente, enquanto sua ingestão diária é a mais baixa. Essa situação pode, de fato, resultar em um balanço de fósforo negativo transitório nos primeiros dias de lactação, o que provavelmente contribui para a hipofosfatemia comumente verificada em vacas recém-paridas. No entanto, os mecanismos que ocasionam essa hipofosfatemia em periparturientes não são bem compreendidos, e o grau de depleção de fósforo em vacas afetadas nunca foi examinado em detalhes, mas sim extrapolado das reduções observadas nos teores plasmáticos de fósforo inorgânico.[1] A hipofosfatemia logo após o parto não é um indicador confiável de depleção, pois esse declínio nos níveis plasmáticos de fósforo inorgânico não foi atribuído apenas à transferência de fósforo para a glândula mamária, mas também às transferências mediadas por hormônios do compartimento extracelular para o intracelular.[1]

Considera-se improvável que o aumento da quantidade de fósforo na dieta, no fim da gestação e início da lactação, seja capaz de prevenir hipofosfatemia da periparturiente, uma vez que esse desequilíbrio parece ser secundário à hipocalcemia.[10]

Implicações do fornecimento de fósforo aos animais pecuários para o ambiente

Na União Europeia e nos EUA, a poluição ambiental com fósforo oriundo de esterco bovino tem recebido atenção crescente nas últimas décadas, e incentivos com o objetivo de reduzir o conteúdo do elemento em material fecal de ruminantes foram implementados em muitos países.

Idealmente, o fósforo é reciclado no sistema solo/planta/animal, do qual apenas o fósforo incorporado no sistema animal escapa. Em um sistema de produção de leite sustentável, a quantidade de fósforo eliminada na forma de esterco deve ser limitada à quantidade que as culturas precisam para seu crescimento máximo. No entanto, devido à alta intensidade da pecuária e à excessiva quantidade de fósforo na dieta, ocorre eliminação excessiva nas fezes, levando ao acúmulo no solo e, por fim, à lixiviação e consequente eutrofização de águas superficiais. A redução do consumo de fósforo na dieta foi identificada como uma maneira eficaz de reduzir sua quantidade no esterco e, portanto, de conter a poluição ambiental com fósforo.

As recomendações atuais do National Research Council (NRC) para bovinos leiteiros consistem no fornecimento de fósforo na proporção de 0,32 a 0,42% da matéria seca consumida.[10] Essas proporções são inferiores à recomendação anterior de 0,5% da matéria seca consumida. Com base no cálculo das perdas de fósforo e do coeficiente de absorção verdadeira usando dados da produção de saliva, conteúdo na saliva e eficiência de absorção, o requerimento de fósforo recomendado para vacas-leiteiras na Holanda é assim estimado: necessidade de fósforo (g/dia/vaca de 600 kg) = 19 + 1,43 × 1 kg de leite. Essa recomendação é até 22% menor que a atual para vacas-leiteiras de alto rendimento, no Reino Unido.

Pesquisas conduzidas nos EUA revelaram que as dietas de vacas-leiteiras contêm aproximadamente 0,45 a 0,50% de fósforo (com base na matéria seca), uma quantidade cerca de 20% acima da necessidade estimada. Estimou-se que uma redução de 20% no teor de fósforo na dieta resultou em diminuição de 25 a 30% no teor das fezes, e em redução semelhante na área necessária para depositar o estrume. O fósforo é o nutriente mais caro em formulações típicas de minerais e vitaminas de bovinos leiteiros. O fornecimento aos animais de uma dieta contendo 0,45% de fósforo *versus* uma dieta com 0,55% propiciaria uma economia de US$ 0,05 por vaca por dia; portanto, em um grupo de 100 vacas, ao longo de 1 ano haveria uma economia de cerca de US$ 1.825,00.

Modelos de simulação dos efeitos em longo prazo de mudanças na dieta, coleta e outras estratégias de produção sobre o conteúdo de fósforo e a economia de fazendas leiteiras com 100 e 800 vacas, no sudeste do estado de Nova York, concluíram que a mudança implementada mais fácil foi reduzir o teor de fósforo da mistura mineral para o teor apenas necessário para atender às atuais quantidades recomendadas pelo National Research Council (NRC), o que proporcionaria um aumento anual no lucro da propriedade em cerca de US$ 22,00 por vaca.

A superalimentação de fósforo tem implicações ambientais importantes. A excreção de fósforo aumenta linearmente com o aumento de sua ingestão acima da necessidade. Uma vez suprida a necessidades de fósforo, o excesso na dieta é excretado nas fezes. Esse excesso acumula-se no ambiente principalmente pela reciclagem do esterco para a terra como fertilizante, para a produção agrícola. O escoamento superficial desse excesso de fósforo promove a eutrofização de águas rasas (a eutrofização é a indução acidental ou deliberada do crescimento excessivo de um tipo de microrganismo em detrimento de outros, no ecossistema). Portanto, o monitoramento rigoroso dos insumos de fósforo na indústria pecuária é importante para reduzir o risco de eutrofização de lagos e córregos. A redução da ingestão alimentar a um teor mais próximo possível da necessidade irá exigir análises frequentes e precisas da dieta, quantificação do consumo de matéria seca e manejo da ração de modo a garantir que as dietas formuladas sejam misturadas e ofertadas às vacas adequadamente. A redução de fósforo será obtida pela precisão da alimentação do gado leiteiro. Atualmente, existem testes portáteis e rápidos disponíveis para determinar o teor nas fezes de bovinos leiteiros. Esses dispositivos portáteis podem fornecer medições em tempo real do fósforo dissolvido e do fósforo total das fezes.

Os efeitos do fornecimento de baixa quantidade de fósforo na dieta de vacas-leiteiras de alta produção foram extensivamente examinados em numerosos estudos.[10] As vacas-leiteiras lactantes foram alimentadas com dietas contendo 67, 80 e 100% da necessidade de fósforo recomendada pelo Dutch Committee on Mineral Nutrition para um período de 21 meses. Quase 5 meses após o início do teste alimentar, a produção de leite e o teor de lactose do leite do grupo que recebeu 67% da necessidade de fósforo diminuíram significativamente. Concluiu-se que as rações para vacas-leiteiras de alta produção não devem apresentar conteúdo de fósforo inferior a 3 g/kg (ou 0,3%) de matéria seca. O suprimento 80% da necessidade de fósforo na ração foi considerado suficiente.

A suplementação de fósforo na dieta acima dos teores recomendados pelo NRC (0,38% considerado adequado, ou 0,48% considerado excessivo) não aumentou a duração ou a intensidade do cio em vacas-leiteiras. Amplos estudos durante a lactação mostraram que a ingestão de fósforo em teor excessivo de 0,37% da matéria seca na dieta, que corresponde a um teor próximo à necessidade recomendada pelo NRC, não afetou a produção ou a composição do leite, tampouco a saúde animal. Estudos sobre digestibilidade e dados sobre retenção de fósforo também corroboram as recomendações do NRC.[10]

Bovinos de corte

Há uma notável carência de pesquisas sobre as necessidades de fósforo em bovinos de corte criados em pastagem, de vários grupos etários e sob condições variáveis de solo e pastagem, o que criou uma confusão considerável e controvérsias sobre as necessidades de fósforo. Os efeitos da adubação do solo com fósforo no teor da forrageira e as alterações sazonais na concentração do elemento são bem compreendidos, mas a disponibilidade nas diferentes espécies de forrageiras, em diferentes estágios de maturação e cultivadas sob diferentes esquemas de manejo e condições ambientais não foi bem esclarecida.

Os detalhes sobre as necessidades de fósforo para bovinos de corte de vários grupos etários estão disponíveis na publicação do NRC, *Nutrient Requirements of Beef Cattle*, atualizada em 2000.[2]

Bovinos em confinamento

A necessidade de fósforo de bezerros em fase de terminação confinados é inferior a 0,16% da matéria seca da dieta ou 14,2 g/dia. As dietas típicas para bovinos confinados, à base de grãos, não requerem suplementação de fósforo inorgânico para suprir a necessidade de fósforo. A concentração plasmática de fósforo, o desempenho e as características ósseas indicam que as necessidades são menores do que as necessidades previstas e assim devem ser modificadas. A suplementação nas dietas de terminação representa um prejuízo econômico e ambiental desnecessário aos criadores de gado de corte em confinamento e deve ser descontinuada.

Suínos

As necessidades dietéticas de fósforo estimadas para eficiência alimentar e crescimento máximo de suínos de 3 a 5 kg, 5 a 10 kg, 10 a 20 kg, 20 a 50 kg, 50 a 80 kg e 80 a 120 kg, como porcentagem da dieta (90% da matéria seca) são 0,70%, 0,65%, 0,60%, 0,50%, 0,45% e 0,40%, respectivamente. A forma na qual o fósforo existe em alimentos naturais influencia a eficiência de sua utilização. Em grãos de cereais, subprodutos de grãos e farelo de sementes de oleaginosas, cerca de 60 a 75% do fósforo está organicamente ligado na forma de fitato, que é pouco disponível às espécies não ruminantes. A disponibilidade biológica em grãos de cereais é variável, variando de menos de 15% no milho a aproximadamente 50% no trigo, que contém a enzima fitase de ocorrência natural. Em suplementos inorgânicos, a biodisponibilidade também é variável. O fósforo nos fosfatos de amônia, cálcio e sódio é altamente disponível.

Suplementação de fósforo

Farinha de osso, sais de fosfato de cálcio, sais de fosfato de sódio e pirofosfato de sódio podem ser fornecidos como suplementos nos alimentos, permitindo livre acesso à mistura mineral simples ou mais complexa. A disponibilidade de fósforo nos suplementos alimentares é variável, e isso precisa ser levado em consideração na composição das rações. Para bovinos, as fontes minerais com os maiores coeficientes de absorção de fósforo são di-hidrogenofosfato monossódico (coeficiente de absorção 0,9), fosfato de amônio e fosfato monocálcico (coeficiente de absorção 0,80), seguidos de fosfato bicálcico (coeficiente de absorção 0,75).[10] Os valores biológicos relativos para suínos jovens, em termos de fósforo, são: fosfato bicálcico ou fosfato de rocha, 83%; farelo de osso cozido no vapor, 56%; e argila coloidal ou fosfato mole, 34%. Sugere-se que em áreas deficientes as vacas adultas não lactantes e os bezerros com até 150 kg de peso corporal devem receber 225 g de farinha de ossos por semana, os animais em fase de crescimento com mais de 150 kg de peso corporal devem receber 350 g/semana e as vacas lactantes devem receber 1 kg/semana, mas a experiência em áreas específicas pode indicar a necessidade de modificar essas quantidades. A adubação por cobertura da pastagem com superfosfato é um método adequado para corrigir a deficiência e tem a vantagem de aumentar o rendimento em massa vegetal e proteína da pastagem, mas muitas vezes é impraticável nas condições em que a doença ocorre.

A adição de fosfato à água de beber é um método muito mais satisfatório, desde que o produto químico possa ser adicionado por meio de um dispositivo de distribuição automática à água encanada que chega aos cochos. A adição de produtos químicos em reservatórios fixos pode ocasionar erros na concentração do nutriente, estimulação excessiva do crescimento de algas e precipitação em águas duras. O di-hidrogenofosfato monossódico (ortofosfato monossódico) é o aditivo preferido, geralmente adicionado na dose de 10 a 20 g/20 ℓ de água. O superfosfato pode ser usado em substituição, mas não é apropriado para dispositivo de distribuição automático, deve ser adicionado em quantidade maior (50 g/20 ℓ) e pode conter excesso de flúor. Um método razoavelmente efetivo e prático preferido por criadores de bovinos leiteiros na Austrália é o fornecimento de um suplemento referido como "supersuco". O superfosfato simples, na dose de 2,5 kg em 40 ℓ de água, é misturado e agitado vigorosamente em um barril. Depois de deixado em repouso por 1 dia o "supersuco" está pronto para uso, sendo administrado após retirada do sobrenadante e pulverizando 100 a 200 mℓ no alimento fornecido a cada vaca.

LEITURA COMPLEMENTAR

Grünberg W. Treatment of phosphorus balance disorders. Vet Clin North Am Food A. 2014;30:383-408.
Karn JF. Phosphorus nutrition of grazing cattle: a review. Anim Feed Sci Technol. 2001;89:133-153.
National Research Council. Minerals. In: Nutrient Requirements of Beef Cattle. 7th rev. ed., updated 2000. Washington, DC: National Academy of Sciences; 2000 [Ch. 5].
National Research Council. Minerals. In: Nutrient Requirements of Dairy Cattle. 7th rev. ed. Washington, DC: National Academy of Sciences; 2001 [Ch. 7].
National Research Council. Minerals. In: Nutrient Requirements of Swine. 10th rev. ed. Washington, DC: National Academy of Sciences; 1998 [Ch. 4].
Valk H, Beyen AC. Proposal for the assessment of phosphorus requirements of dairy cows. Livestock Prod Sci. 2003;79:267-272.

REFERÊNCIAS BIBLIOGRÁFICAS

1. Grünberg W. Vet Clin North Am Food A. 2014; 30:383-408.
2. National Research Council. Minerals. In: Nutrient Requirements of Beef Cattle. 7th rev. ed., updated 2000. Washington, DC: National Academy of Sciences; 2000 [Ch. 5].
3. Macrae AI, et al. Cattle Practice. 2012;20:120-127.
4. Macrae AI, et al. Vet Rec. 2006;159:655-661.
5. Stockdale C, et al. Aust Vet J. 2005;83:362-366.
6. Goff JP. Vet Clin North Am Food A. 2014;30:359-381.
7. Grünberg W, et al. J Vet Intern Med. 2014;doi: 10.1111/jvim.12497.
8. Idink MJ, Grünberg W. Vet Rec. 2015.
9. Grünberg W, et al. Br J Nutr. 2013;110:1012-1023.
10. National Research Council. Minerals. In: Nutrient Requirements of Dairy Cattle. 7th rev. ed. Washington, DC: National Academy of Sciences; 2001 [Ch. 7]

Deficiência de vitamina D

> **Sinopse**
>
> - Etiologia: deficiência de vitamina D pré-formada e, menos comumente, exposição insuficiente à radiação ultravioleta solar
> - Epidemiologia: incomum porque as dietas são suplementadas. Acomete animais criados em países com carência relativa de radiação ultravioleta, especialmente nos meses de inverno, animais criados ao abrigo da luz por longos períodos. Pode ser constatada em animais jovens mantidos em pastagem nos meses de inverno. Entre as espécies, há uma marcante variação na suscetibilidade aos efeitos da deficiência de vitamina D
> - Achados clínicos: baixa produtividade, baixo ganho de peso, baixo desempenho reprodutivo. Raquitismo em animais jovens (ver esse tópico), osteomalacia em adultos
> - Patologia clínica: concentrações séricas de cálcio e fósforo. Concentração plasmática de vitamina D
> - Achados de necropsia: carência de mineralização dos ossos
> - Confirmação do diagnóstico: histologia das lesões ósseas
> - Lista de diagnósticos diferenciais: ver raquitismo e osteomalacia
> - Tratamento: administrar vitamina D por via parenteral, e cálcio e fosfato por VO
> - Controle: suplementar as dietas com vitamina D. Injeções de vitamina D quando a suplementação oral não for possível.

A deficiência de vitamina D geralmente é causada pela exposição insuficiente dos animais ou de seus alimentos à radiação solar, ou por uma concentração inadequada de vitamina D na ração fornecida aos animais estabulados; manifesta-se como inapetência, baixa taxa de crescimento e, em casos avançados, osteodistrofia (raquitismo ou osteomalacia).

Etiologia

A exposição insuficiente da pele à radiação solar ultravioleta, aliada à deficiência de vitamina D pré-formada na dieta, ocasiona deficiência de vitamina D nos tecidos.

Epidemiologia

Embora os efeitos da deficiência de vitamina D clinicamente aparente tenham sido eliminados de modo amplo pelo aprimoramento da nutrição, os efeitos subclínicos receberam pouca atenção. Por exemplo, o crescimento retardado em ovinos jovens na Nova Zelândia e no sul da Austrália durante os meses de inverno é corrigido ou prevenido pela administração de vitamina D.

No entanto, a percepção geral da importância dessa deficiência subclínica de vitamina D na limitação da produtividade de animais pecuários só ocorreu nos últimos anos.

Esta é, em parte, uma consequência da complexidade das relações entre cálcio, fósforo e vitamina D e sua associação comum com proteínas e outras deficiências na dieta. Ainda há muito trabalho a ser feito antes que esses nutrientes essenciais possam ser avaliados em sua real perspectiva econômica.

A vitamina D é disponibilizada aos animais a partir de uma ou de ambas as isomerizações do 7-deidrocolesterol (7-DHC) à vitamina D_3 na pele, durante a exposição à luz ultravioleta ou mediante ingestão de dietas contendo vitamina D_2 ou D_3.[1]

Radiação ultravioleta

A intensidade da luz ultravioleta que atinge a pele do animal depende da latitude e da altitude. A carência de radiação ultravioleta torna-se importante à medida que aumenta a distância do equador, e os raios solares são filtrados e sofrem refração conforme aumenta a altitude da atmosfera terrestre. Céus nublados e com nebulosidade, atmosfera carregada de fumaça e meses de inverno exacerbam a falta de radiação. Quando o ângulo de incidência do sol na pele é inferior a 35°, como acontece durante o inverno em latitude de 31° ou mais, a penetração de luz ultravioleta não é suficiente para transformar 7-DHC em pré-vitamina D_3.[1] O menor tempo de pastejo dos bovinos durante o verão em latitudes mais altas (56°) está linearmente associado à concentração sérica de vitamina D.[2] A produção de vitamina D_3 pelas vacas-leiteiras está diretamente relacionada com a área cutânea exposta à radiação ultravioleta e a proteção das vacas à radiação solar reduz a produção de vitamina D_3.[3]

Os efeitos da baixa radiação são sentidos primeiro por animais de pele escura (particularmente suínos e algumas raças de bovinos) ou com pelame denso (particularmente ovinos), por animais em fase de crescimento rápido e por aqueles alojados ao abrigo da luz por longos períodos. A concentração plasmática de vitamina D_3 registrada em ovinos em pastejo varia bastante ao longo de todo o ano. Durante os meses de inverno, no Reino Unido, os teores em ovinos caem abaixo do que é considerado ideal, enquanto nos meses de verão os teores são mais que adequados. Há uma diferença marcante no conteúdo da vitamina D entre ovinos com velo longo e aqueles recentemente tosquiados, especialmente em períodos de luz solar máxima. Os teores sanguíneos mais elevados de vitamina D no último grupo se devem, provavelmente, à maior exposição à luz solar. Suínos submetidos a condições de criação intensiva e animais preparados para exposições são suscetíveis, especialmente se a dieta for marginal ou deficiente em vitamina D.[4]

Vitamina D na dieta

A importância das fontes alimentares de vitamina D pré-formada não deve ser subestimada. Esteróis vegetais irradiados, com potencial antirraquítico, estão presentes nas folhas secas de plantas em crescimento. O conteúdo de vitamina D no feno pode variar em função dos diferentes métodos de cura. A exposição à radiação solar por longos períodos causa um aumento acentuado no potencial antirraquítico da forrageira cortada, enquanto a técnica moderna de produção de feno, com ênfase na cura rápida, tende a manter teor mínimo de vitamina D. A silagem de forrageiras também contém quantidade muito pequena da vitamina.

Com base em um estudo sobre a concentração sérica de vitamina D em equinos, no Reino Unido, constatou-se que o teor dessa vitamina pode ser baixo. Na ausência de um suplemento dietético contendo vitamina D, as concentrações de 25-OH D_2 e 25-OH D_3 são, respectivamente, reflexos da absorção da vitamina D_2 da dieta e da biossíntese da vitamina D_3.

As informações sobre as necessidades de vitamina D em bovinos leiteiros estabulados são incompletas e contraditórias. Parece, no entanto, que, em alguns casos, os alimentos naturais fornecem quantidades de vitamina menores que as adequadas para um desempenho reprodutivo ideal em vacas de alta produção.

Animais criados em pastagem

O pastoreio dos animais, especialmente no inverno e em pastos verdes viçosos, inclusive em culturas de cereais, ocasiona alta incidência de raquitismo em animais jovens. Suspeita-se da existência de um fator antivitamina D, porque o consumo de cálcio, fósforo e vitamina D geralmente é normal, mas a carência pode ser prevenida pela administração de calciferol. O caroteno, presente em grande quantidade nesse tipo de alimento, tem demonstrado potencial antivitamina D, mas parece provável a existência de uma substância raquitogênica adicional. O potencial raquitogênico desses alimentos verdes varia amplamente de acordo com o estágio de desenvolvimento da planta e praticamente desaparece no início da floração. A sobredose experimental de vitamina A provoca retardo marcante do crescimento ósseo, em bezerros. Tal sobredose pode ocorrer quando as dietas são suplementadas com a vitamina, com possíveis consequências clínicas.

A exposição dos animais à radiação solar é importante no metabolismo da vitamina D, com produção da pré-vitamina D_3 na pele. A pigmentação da pele – especificamente, a melanina – influencia a quantidade de exposição ultravioleta necessária para a síntese de vitamina D_3. Uma exposição maior à luz solar é necessária para a máxima produção de pré-vitamina D_3, em animais de pele escura.[1]

Atualmente, a importância da vitamina D aos animais é bem conhecida, e a suplementação da dieta, quando necessária, em geral é realizada pelo proprietário. Surtos ocasionais de deficiência são verificados em sistemas de criação intensiva, em que os animais são mantidos estabulados e em áreas com problemas locais específicos (p. ex., raquitismo em ovinos criados em pastagens de cereais verdes, na Nova Zelândia).

Fatores de risco do animal

A maioria dos herbívoros produz, eficientemente, vitamina D_3 na pele; ovinos tosquiados apresentam maior concentração de vitamina D_3 do que aqueles não submetidos à tosquia.[1] No entanto, os camelídeos do Novo Mundo são particularmente suscetíveis à deficiência de vitamina D, provavelmente devido ao seu extenso velo, bem como à expansão nos Andes e à consequente exposição a um alto nível de radiação solar. A transferência para áreas de altitudes menores, maiores latitudes ou o alojamento ao abrigo da luz solar nega-lhes o acesso à quantidade necessária de radiação solar.[1,5-7] O raquitismo hereditário em ovinos da Corriedale é causado pelo excessivo catabolismo da vitamina D como resultado da superexpressão do gene para 25-hidroxivitamina D_3-24-hidroxilase, a enzima responsável pelo catabolismo da vitamina D.[8,9] A doença ocorre em suínos de engorda estabulados, provavelmente por erro na formulação da ração, resultando em deficiência da vitamina.[4]

Os potros têm concentrações séricas mais baixas do que os equinos adultos.[10]

Patogênese

A vitamina D envolve um complexo de substâncias com atividade antirraquitogênica. Em medicina, cada vez mais a vitamina é reconhecida como participante importante também na função imune e na resistência a neoplasias e doenças cardiovasculares.[11,12] Os principais componentes são:

- A vitamina D_3 (colecalciferol) é produzida a partir de seu precursor 7-di-hidrocolesterol na pele de mamíferos, pela radiação natural com luz ultravioleta (270 a 315 nm) ao longo de 3 dias[1]
- A vitamina D_2 está presente em alguns vegetais, como no feno desidratado pela ação da radiação solar, como resultado da conversão de ergosterol em vitamina D_2 pela luz ultravioleta. A vitamina D_2 está presente e é produzida pela irradiação ultravioleta de esteróis vegetais
- As vitaminas D_4 e D_5 ocorrem naturalmente nos óleos de alguns peixes.

A vitamina D produzida na pele ou ingerida na dieta e absorvida no intestino delgado é transportada ao fígado, onde se produz 25-hidroxicolecalciferol, que é então transportado ao rim, no qual pelo menos outros dois derivados são formados pela ação da 1-alfa-hidroxilase. Um é o 1,25-di-hidroxicolecalciferol (DHCC) e o outro é o 24,25-DHCC. Em condições de necessidade ou privação de cálcio, a forma predominantemente sintetizada no rim é 1,25-DHCC. Atualmente, parece provável que o 1,25-DHCC seja a forma metabólica da vitamina D mais ativa para induzir o transporte e a absorção do cálcio intestinal; no mínimo, é o metabólito conhecido mais próximo da forma de vitamina D que atua na mineralização óssea. O metabólito também atua na regulação da absorção e do metabolismo do íon fosfato e, principalmente, de sua excreção renal. A deficiência do metabólito pode ocorrer em animais com doença renal, resultando em menor absorção de cálcio e fósforo, menor mineralização do osso e perdas renais excessivas dos minerais. A relevância da deficiência de vitamina D em si é devida a sua importância no controle do conteúdo de cálcio e fósforo do animal.

Dada a necessidade de conversão da vitamina D em metabólitos ativos, é necessário esperar 2 a 4 dias após a administração parenteral da vitamina para se obter um efeito significativo na absorção de cálcio e fósforo. O uso de análogos sintéticos dos metabólitos ativos, como 1-alfa-hidroxicolecalciferol (um análogo de 1,25-DHCC), pode aumentar a concentração plasmática de cálcio e fósforo dentro de 12 h após a administração e tem sido recomendado para o controle de paresia da parturiente, em vacas.

Conteúdo materno de vitamina D

Importante na determinação da concentração plasmática de cálcio do neonato. Existe uma correlação significativa entre as concentrações plasmáticas de 25-$(OH)D_2$, 25-$(OH)D_3$, 24,25-$(OH)_2D_2$, 24,25-$(OH)_2D_3$ e 25,26-$(OH)_2D_3$ na mãe e no bezerro neonato. Isso indica que o estado dos metabólitos da vitamina D do neonato depende principalmente dos níveis de 25-(OH)D da mãe. As concentrações séricas maternas de cálcio, fósforo e magnésio não influenciam os níveis desses minerais no bezerro recém-nascido. A capacidade da placenta em manter concentração plasmática de cálcio ou fósforo elevada no feto depende, em parte, do estado materno de 1,25-$(OH)_2D$. O tratamento parenteral com colecalciferol de porcas antes do parto é um método efetivo de suplementação de colecalciferol em leitões neonatos por meio do leite da porca, bem como de seu metabólito, via transporte placentário.

Relação cálcio:fósforo

Quando a relação cálcio:fósforo é maior do que a ideal (1:1 a 2:1), uma quantidade maior de vitamina D se faz necessária para uma boa retenção de cálcio e fósforo, e para uma mineralização óssea adequada. O mínimo grau de deficiência da vitamina em uma condição em que ocorra desequilíbrio de cálcio e fósforo pode causar doença, enquanto uma deficiência de vitamina de mesmo grau com uma ingestão normal de cálcio e fósforo pode passar despercebida. Por exemplo, em suínos em fase de crescimento, a suplementação de vitamina D não é essencial, desde que a ingestão de cálcio e fósforo seja rigidamente controlada, mas na prática isso pode não ser possível.

As funções secundárias da vitamina incluem manutenção da eficiência na utilização de alimentos e ação calorigênica; na carência, ocorre redução da taxa metabólica. Essas funções são, provavelmente, responsáveis pela baixa taxa de crescimento e de produtividade, quando há deficiência de vitamina D. Algumas evidências sugerem que a vitamina pode influenciar o sistema imune. A síntese local de 1,25-$(OH)_2D$ pelos monócitos pode ser importante na função imune, particularmente em vacas-leiteiras parturientes.

Outras funções da vitamina D

Atualmente, no ser humano, considera-se que a vitamina D é importante na função imune e na ocorrência de câncer e doenças cardiovasculares, devido a uma gama diversificada de ações biológicas, incluindo indução de diferenciação celular, inibição do crescimento celular, imunomodulação e controle de sistemas hormonais. Além disso, a 1,25-di-hidroxivitamina D (calcitriol), por meio do receptor da vitamina D, tem ação imunorreguladora no sistema imune, tanto inato quanto adaptativo, além de efeitos pleiotrópicos em numerosos tecidos.[12]

Achados clínicos

A principal consequência da carência de vitamina D em animais pecuários é a redução da produtividade. Redução do apetite e da eficiência na utilização de alimentos causa baixa taxa de ganho de peso em animais em fase de crescimento e baixa produtividade em adultos. A eficiência reprodutiva também diminui e o efeito global na economia animal pode ser marcante. Os mecanismos primários não estão claros, mas podem estar relacionados aos efeitos pleiotrópicos recentemente reconhecidos da vitamina D (calcitriol).

Nos estágios finais, em animais jovens, a claudicação, mais perceptível nos membros torácicos, é acompanhada de curvatura de ossos longos e aumento de volume das articulações. Essa última fase do raquitismo clínico pode ocorrer simultaneamente à osteomalacia, em adultos. Parece ser necessária a ingestão de quantidade adequada de vitamina D para a manutenção da fertilidade em bovinos, particularmente se a ingestão de fósforo for baixa. Em um estudo em vacas-leiteiras, a primeira ovulação após o parto foi antecipada significativamente em vacas que receberam vitamina D suplementar.

Patologia clínica

Concentrações séricas de cálcio e fósforo

Hipofosfatemia marcante é constatada nos estágios iniciais, seguida, alguns meses depois, de redução dos níveis séricos de cálcio. Quase sempre, a atividade plasmática de fosfatase alcalina encontra-se elevada. Esses valores sanguíneos retornam rapidamente aos normais após o tratamento, muitas vezes vários meses antes de o animal se apresentar clinicamente normal. Os valores típicos para bovinos de corte alojados ao abrigo da luz solar são: cálcio sérico = 8,7 mg/dℓ (normal: 10,8) ou 2,2 mmol/ℓ (normal: 2,7); fosfato inorgânico sérico = 4,3 mg/dℓ (normal: 6,3) ou 1,1 mmol/ℓ (normal: 1,6); e fosfatase alcalina = 5,7 unidades (normal: 2,75).

Concentração plasmática de vitamina D

Os intervalos normais das concentrações plasmáticas de vitamina D e dos seus metabólitos em animais de produção estão agora disponíveis e podem ser utilizados para monitorar a resposta à sua administração parenteral ou oral em ovinos. As concentrações séricas de vitamina D em equinos foram determinadas.[10]

Achados de necropsia

As alterações patológicas em animais jovens são as do raquitismo, enquanto nos animais mais velhos ocorre osteomalacia. Em todas as idades, um grau variável de osteodistrofia fibrosa pode se desenvolver, e a distinção da origem dessa osteodistrofia com base apenas nos exames macro e microscópico é impraticável. A revisão dos fatores de manejo e a análise nutricional da alimentação são essenciais. As amostras para a confirmação do diagnóstico à necropsia são as mesmas mencionadas para a deficiência de cálcio.

> **Diagnóstico diferencial**
>
> O diagnóstico da deficiência de vitamina D depende da evidência da provável ocorrência da carência e da resposta do animal à administração da vitamina. A diferenciação das síndromes clinicamente semelhantes é discutida nos tópicos específicos sobre as osteodistrofias.

Tratamento

É comum a administração de vitamina D, nas doses mencionadas na seção "Controle". Os animais afetados também devem receber dieta com quantidades apropriadas de cálcio e fósforo.

Controle

Suplementação

A administração de vitamina D suplementar aos animais, adicionando-a à dieta ou por meio de injeção, é necessária apenas quando a exposição à luz solar ou a provisão de uma ração natural contendo quantidade adequada do nutriente é impraticável.

Uma ingestão diária total de 7 a 12 UI/kg de peso corporal é ideal. O feno seco ao sol é uma boa fonte da vitamina, mas as forrageiras verdes geralmente são deficientes. Os óleos de fígado de peixes são ricos em vitamina D, mas estão sujeitos à deterioração durante o armazenamento, principalmente quanto à vitamina A. Outras desvantagens desses óleos é a perda das vitaminas A e D em alimentos pré-misturados, inativação de vitamina E quando o alimento sofre rancificação e redução acentuada no conteúdo de gordura do leite. As preparações hidrossolúveis estáveis de vitaminas A e D não apresentam essas desvantagens. A levedura seca irradiada é provavelmente um método mais simples e mais barato de adicionar vitamina D em alimentos misturados com grãos.

Atualmente, existem preparações hidros solúveis estáveis de vitamina D disponíveis que são comumente adicionadas às rações concentradas fornecidas aos animais. As categorias de animais pecuários que normalmente precisam de suplementação dietética incluem:

- Bezerros criados em ambientes internos e alimentados com substitutos de leite
- Suínos criados em ambientes internos alimentados com ração à base de grãos
- Bovinos de corte que recebem alimentos volumosos de baixa qualidade durante o inverno
- Bovinos criados em ambientes internos por longos períodos, sem receber forrageiras secas ao sol, com teor adequado de vitamina D – incluem bezerros criados como reposições do rebanho, bovinos com cerca de 1 ano de idade alimentados com ração concentrada, touros de centros de inseminação artificial e touros de raça pura mantidos em ambientes internos
- Cordeiros em confinamento alimentados com ração à base de grãos durante os meses de inverno ou sob confinamento totalmente coberto
- Equinos jovens em fase de crescimento rápido criados em ambiente interno ou ao ar livre alimentados com ração que pode não conter concentrações adequadas de cálcio e fósforo – isso pode ser um problema em equinos musculosos em fase de crescimento rápido que recebem dieta rica em grãos

Como o armazenamento de vitamina D no organismo é limitado, em comparação com o armazenamento de vitamina A, recomenda-se a suplementação dietética diária da vitamina, sempre que possível, para um efeito ótimo.

Injeção de vitamina D

Em situações em que a suplementação dietética não é possível, o uso de injeção intramuscular única de vitamina D_2 (calciferol), em veículo oleoso, protege os ruminantes durante 3 a 6 meses. Recomenda-se uma dose de 11.000 U/kg de peso corporal, que deve manter um conteúdo adequado de vitamina D durante 3 a 6 meses.

Em ovelhas adultas não grávidas pesando cerca de 50 kg, uma única injecção intramuscular de 6.000 UI/kg de peso corporal propiciou concentração de 25-hidroxivitamina D_3 adequada por 3 meses. A administração parenteral de vitamina D_3 resulta na elevação de seus níveis tanto nos tecidos quanto no plasma, em comparação com a administração oral; contudo, a administração intravenosa propicia uma concentração plasmática maior do que a conseguida com injeção intramuscular. O momento da injeção deve ser definido de tal modo que o estado dos níveis de vitamina D da ovelha esteja adequado no momento do parto. O estado dos níveis de vitamina D_3 de cordeiros pode ser aumentado pela administração parenteral da vitamina à ovelha prenhe. Em ovelhas prenhes, a administração de uma dose de 300.000 UI de vitamina D_3, em uma formulação rapidamente disponível, aproximadamente 2 meses antes do parto, é um meio seguro de aumentar o estado dos níveis de vitamina D das ovelhas e dos cordeiros recém-nascidos, evitando concentrações sazonalmente baixas de 25-hidroxivitamina D_3. Em ovinos adultos, existe uma ampla margem de segurança entre as necessidades recomendadas e a dose oral tóxica, o que propicia um amplo escopo de suplementação segura, caso seja desejável. Em ovinos adultos que recebem uma dose equivalente a 20 vezes a necessidade recomendada, por 16 semanas, não se constatou evidência de calcificação patológica. Doses orais com 30 a 45 unidades/kg de peso corporal são adequadas, desde que o tratamento possa ser administrado diariamente. Doses orais maciças também podem ser usadas para induzir ação prolongada (p. ex., dose única de 2 milhões de unidades propicia 2 meses de proteção em cordeiros). Doses excessivas podem ser tóxicas, com sinais de letargia, fraqueza muscular, fragilidade óssea e calcificação nas paredes de vasos sanguíneos. Esse último achado foi relatado em bovinos que receberam 10 milhões de unidades por dia e em cordeiros com baixa taxa de crescimento tratados com dose única de 1 milhão de unidades, embora doses maiores sejam toleradas por cordeiros saudáveis.

LEITURA COMPLEMENTAR

Dittmer KE, Thompson KG. Vitamin D metabolism and rickets in domestic animals: a review. Vet Pathol. 2011; 48:389-407.
O'Brien MA, et al. Vitamin D and the immune system: beyond rickets. Vet J. 2012;194:27.

REFERÊNCIAS BIBLIOGRÁFICAS

1. Dittmer KE, et al. Vet Pathol. 2011;48:389.
2. Hymoller L, et al. Brit J Nutr. 2012;108:666.
3. Hymoller L, et al. J Dairy Sci. 2010;93:2025.
4. Madson DM, et al. J Vet Diagn Invest. 2012;24:1137.
5. Stieger-Vanegas SM, et al. Aust Vet J. 2013;91:437.
6. Van Saun RJ. Small Rumin Res. 2006;61:153.
7. Van Saun RJ. Vet Clin North Am Food A. 2009;25:797.
8. Dittmer KE, et al. Res Vet Sci. 2011;91:362.
9. Zhao X, et al. PLoS ONE. 2011;6.
10. Pozza ME, et al. Vet J. 2014;199:451.
11. Dittmer K. Vet J. 2012;194:5.
12. O'Brien MA, et al. Vet J. 2012;194:27.

Intoxicação por vitamina D

Há relato de intoxicação por vitamina D em bovinos, cavalos, alpacas, lhamas e suínos, após administração parenteral ou oral de dose excessiva da vitamina. Também foi relatada em equinos, bovinos e ovinos, após ingestão de feno ou silagem contendo grande quantidade de *Trisetum flavescens* (aveia amarela forrageira).[1,2]

Em bovinos, a administração parenteral de altas doses de vitamina D_3 (15 a 17 milhões de UI) resulta em hipercalcemia prolongada, hiperfosfatemia e elevação marcante das concentrações plasmáticas de vitamina D_3 e seus metabólitos. Os sinais clínicos de intoxicação surgem dentro de 2 a 3 semanas e incluem anorexia acentuada, perda de peso corporal, dispneia, taquicardia, aumento dos ruídos cardíacos, fraqueza, decúbito, torcicolo, febre e alta taxa de mortalidade. Vacas prenhes, 1 mês antes do parto, são mais suscetíveis do que vacas não prenhes.

Hipercalcemia e hipervitaminose D foram constatadas em cordeiros com 17 dias de idade alimentados com substitutos do leite. O conteúdo de vitamina D desse alimento não era excessivo; não houve explicação para as anormalidades em cordeiros que se recuperaram quando o substituto do leite foi trocado. Em dois cordeiros, as concentrações séricas de cálcio foram altas: 23,61 e 23,09 mg/dℓ, respectivamente.

Ocorreu intoxicação acidental por vitamina D_3 em equinos cuja dieta era à base de cereais que receberam 12.000 a 13.000 UI de vitamina D_3/kg de peso corporal, diariamente, durante 30 dias, o equivalente a cerca de 1 milhão de UI de vitamina D_3/kg de alimento. Os achados clínicos consistiam em anorexia, rigidez, perda de peso corporal, poliúria e polidipsia. Havia, também, evidências de hipostenúria, acidúria, mineralização de tecidos moles e fraturas de costelas. A calcificação do endocárdio e das paredes dos grandes vasos sanguíneos é característica.

A intoxicação por vitamina D é verificada em suínos, geralmente devido a erro na mistura de rações, e pode resultar em polidipsia, poliúria e perda de peso.[3] A intoxicação grave em suínos ocorre após administração de dose oral diária de 50.000 a 70.000 UI/kg de peso corporal. Os sinais incluem início súbito de anorexia, vômitos, diarreia, dispneia, apatia, afonia, emaciação e morte. Os sinais clínicos são comumente observados dentro de 2 dias após o consumo da ração contendo excesso de vitamina D. Na necropsia, gastrite hemorrágica e pneumonia intersticial discreta são achados comuns. Arteriosclerose com calcificação de vasos da base do coração também pode ser vista macroscopicamente, em bovinos intoxicados. Osteoporose com múltiplas fraturas foi observada na hipervitaminose D subaguda ou crônica em suínos. Histologicamente, nota-se mineralização difusa de tecidos moles, com uma predileção por pulmão e mucosa gástrica, bem como tecidos ricos em elastina, como os vasos sanguíneos. As alterações ósseas variam com a duração da exposição a teor tóxico da vitamina.

Uma pesquisa relata intoxicação por vitamina D em crias de camelídeos do Novo Mundo que receberam suplementos vitamínicos que forneciam doses de 4.000 a 13.000 UI da vitamina/kg, diariamente, por vários dias.[4] A dose de vitamina D recomendada para crias é uma dose parenteral de 1.000 a 2.000 UI/kg de peso corporal, a cada 7 a 11 semanas.[4] Os sinais clínicos de intoxicação nas crias suplementadas incluíam fraqueza e inapetência. Havia azotemia, hipercalcemia e hiperfosfatemia.[4] O tratamento era para insuficiência renal aguda.

A mensuração dos vários metabólitos da vitamina D nos tecidos é difícil. O diagnóstico é, portanto, geralmente confirmado pela correlação de alterações microscópicas com um histórico de exposição a teor tóxico da vitamina.

Amostras para confirmação do diagnóstico

- Toxicologia: 500 g do alimento suspeito (mensuração de vitamina D)
- Histologia: amostras de pulmão, estômago/abomaso, artéria aorta proximal e osso, fixadas em formol (microscopia óptica).

REFERÊNCIAS BIBLIOGRÁFICAS
1. Bockisch F, et al. Tieraerztliche Praxis Ausgabe Grosstiere Nutztiere. 2015;43:296.
2. Franz S, et al. Vet Rec. 2007;161:751.
3. Anon. Vet Rec. 2014;175:452.
4. Gerspach C, et al. J Vet Intern Med. 2010;24:443.

Raquitismo

Sinopse

- Etiologia: deficiência de fósforo ou vitamina D ou, menos comumente, cálcio, ou uma combinação desses nutrientes. Formas hereditárias foram identificadas em ovinos e suínos
- Epidemiologia: animais jovens em fase de crescimento rápido. Atualmente, sua ocorrência é incomum. Em bezerros alimentados com dieta carente em fósforo (submetidos à criação extensiva ou estabulação). Nos cordeiros em pastoreio devido à insuficiente radiação solar. Raro em potros e suínos
- Achados clínicos: marcha rígida e claudicação, aumento de volume das extremidades dos ossos longos, curvatura de ossos longos, períodos prolongados de decúbito. Atraso na erupção dos dentes
- Patologia clínica: fosfatase alcalina elevada, baixos níveis séricos de cálcio e fósforo. Ausência de densidade óssea em exame radiográfico
- Achados de necropsia: ossos e dentes anormais. Amolecimento de diáfises ósseas e aumento de volume nas epífises. Diminuição da proporção das cinzas ósseas em relação à matéria orgânica
- Confirmação do diagnóstico: histologia do osso, especialmente de epífises
- Lista de diagnósticos diferenciais:
  - Epifisite
  - Anormalidades congênitas e adquiridas
  - Sinovite infecciosa
- Tratamento: injeções de vitamina D; administração oral de cálcio e fosfato
- Controle: suplementação de dietas deficientes com cálcio, fósforo e vitamina D.

O raquitismo é uma doença de animais jovens em fase de crescimento causada por mineralização prejudicada das cartilagens fisária e epifisária durante a ossificação endocondral e do osteoide recém-formado.[1] A osteomalacia é a falha da calcificação do osteoide (ou seja, após o fechamento da placa de crescimento), em animais adultos. A lesão fundamental é uma falha da calcificação provisória com persistência de cartilagem hipertrófica e aumento das epífises dos ossos longos e das junções costocondrais (condição conhecida como "rosário raquítico", em pessoas). Os ossos pouco mineralizados são suscetíveis a fratura e/ou compressão.

Etiologia

O raquitismo é causado pela deficiência absoluta ou relativa de cálcio, fósforo ou vitamina D, ou qualquer combinação destes, em animais jovens em fase de crescimento. Os efeitos da deficiência são também exacerbados por uma taxa de crescimento rápida.

Uma forma hereditária de raquitismo foi descrita em suínos. É indistinguível do raquitismo causado por inadequação nutricional. A forma hereditária da doença em ovinos da raça Corriedale está associada com o aumento da expressão do gene da 25-hidroxivitamina D_3-24-hidroxilase, a enzima responsável pelo catabolismo da vitamina D.[2,3]

Epidemiologia

O raquitismo clínico não é tão importante economicamente quanto os estágios subclínicos das várias deficiências nutricionais que o causam. O fornecimento de dietas apropriadas e adequadamente equilibradas quanto à relação cálcio:fósforo e a exposição suficiente à luz solar são fundamentais para uma boa produtividade do rebanho. Atualmente, o raquitismo não é uma doença comum porque essas necessidades são amplamente reconhecidas, mas a incidência pode ser alta em condições extremas, como pastoreio estritamente extensivo, alimentação intensiva em unidades de engorda e alta dependência de pastagens viçosas, especialmente nos meses de inverno.

O raquitismo é uma doença de animais jovens em fase de rápido crescimento e ocorre naturalmente nas condições que seguem.

Bezerros

A deficiência primária de fósforo, em áreas de criação extensiva deficientes nesse elemento e em vitamina D em bezerros estabulados por longos períodos é uma causa comum. A deficiência de vitamina D é a forma mais comum de raquitismo em bovinos criados em ambientes internos por períodos prolongados, na Europa e na América do Norte. Animais em pastejo também podem desenvolver raquitismo por deficiência de vitamina D nas regiões em cujas latitudes a radiação solar durante o inverno é insuficiente para induzir fotobiossíntese dérmica adequada de vitamina D_3 a partir do 7-di-hidrocolesterol. Há relato de raquitismo em novilhos com cerca de 1 ano de idade, na Nova Zelândia, no inverno, que pastejavam em cultura de colza (*Brassica napus*) deficiente em fósforo.

Em bovinos jovens em fase de rápido crescimento criados intensivamente em ambientes internos, uma deficiência combinada de cálcio, fósforo e vitamina D pode resultar em fraqueza nas pernas caracterizada por rigidez, relutância em se mover e retardo no crescimento. Em alguns casos, a ruptura do tendão calcâneo e fraturas espontâneas podem ocorrer. O tendão pode se romper na inserção do calcâneo ou próximo dele.

Cordeiros

São menos suscetíveis à deficiência primária de fósforo do que os bovinos, mas o raquitismo ocorre sob as mesmas condições. O pastoreio em áreas de cereais verdes e, em menor extensão, em pastagem de azevém viçosa durante os meses de inverno podem causar alta incidência de raquitismo em cordeiros, que é considerado uma deficiência secundária de vitamina D. Há relato de um surto de raquitismo causado por deficiência de vitamina D que acometeu 50% dos cordeiros com 6 a 12 meses de idade pastejando em áreas de forrageira nova e colza, nos primeiros meses de inverno, na Escócia. Na Ilha do Sul da Nova Zelândia, onde a radiação solar no inverno é baixa, nota-se raquitismo em carneiros com 1 a 2 anos de idade que pastejam aveia verde ou outras culturas verdes contendo alto teor de carotenos raquitogênicos. A doença ocorre em rebanhos de ovinos no norte da Inglaterra, provavelmente por motivos semelhantes à doença relatada na Nova Zelândia.[4] Há relato de raquitismo responsivo à vitamina D, em cordeiros gêmeos com 3 a 4 semanas de idade.

Suínos

O raquitismo em suínos jovens ocorre em unidades intensivas de engorda.[5] Considera-se que a causa seja desequilíbrio ou erro na mistura de nutrientes que resultam em ração com excesso de fosfato (dieta rica em cereais) ou deficiência de vitamina D e cálcio.

Potros

O raquitismo é incomum em potros em condições naturais, embora tenha sido induzido experimentalmente.

Camelídeos do Novo Mundo

Lhamas e alpacas são particularmente suscetíveis ao raquitismo secundário à deficiência de vitamina D[6-9], como resultado de sua expansão em regiões de altitudes elevadas e consequente exposição elevada à radiação solar. A transferência desses animais para locais de menor altitude, onde há menor radiação solar, ou o alojamento em ambiente interno, ao abrigo de luz solar, reduz a possibilidade de síntese dérmica de vitamina D.

Patogênese

As deficiências nutricionais de cálcio, fósforo e vitamina D resultam em prejuízo à mineralização do osteoide e da matriz cartilaginosa do osso em desenvolvimento. Há crescimento contínuo e persistente da cartilagem epifisária hipertrófica, aumentando a largura da placa epifisária. As espículas mal calcificadas do osso diafisário e da cartilagem epifisária ocasionam tensão normal, resultando no arqueamento dos ossos longos e no alargamento das epífises, com aparente aumento das articulações. Animais em fase de rápido crescimento que recebem boa dieta, são primeiramente acometidos devido a sua maior necessidade de nutrientes específicos.

Achados clínicos

Os efeitos subclínicos de uma doença específica causada por deficiência são evidentes no grupo de animais afetados e foram descritos no início da seção geral. O raquitismo clínico caracteriza-se por:

- Marcha rígida
- Aumento de volume das articulações dos membros, especialmente dos membros torácicos
- Aumento de volume das junções costocondrais
- Curvatura anormal de ossos longos, geralmente nas faces anterior e externa do carpo, em ovinos e bovinos
- Claudicação e tendência ao decúbito por longos períodos.

Foram descritos surtos que acometeram 50% dos cordeiros de um grupo. Ocorre arqueamento do dorso e contração da pelve, muitas vezes até ao ponto de virtual colapso, e há tendência crescente de fratura óssea.

Há *atraso e irregularidade na erupção dos dentes*; os dentes são mal calcificados e apresentam sulcos, ranhuras e pigmentação. Estão frequentemente mal alinhados e desgastam-se de modo rápido e irregular. Essas anormalidades dentárias, aliadas ao espessamento e amolecimento dos ossos da mandíbula, podem impossibilitar que os bezerros e cordeiros gravemente afetados fechem a boca. Como consequência, ocorre protrusão da língua, sialorreia e dificuldade para se alimentar. Em animais menos afetados, a maloclusão dentária pode ser uma ocorrência relevante. A acentuada deformidade do tórax pode resultar em dispneia e timpanismo ruminal crônico. Nos estágios finais, o animal apresenta hipersensibilidade, tetania e decúbito e, finalmente, morre por inanição.

Patologia clínica

A atividade plasmática da fosfatase alcalina está comumente elevada, mas os níveis séricos de cálcio e fósforo dependem do fator causador. Se a causa for deficiência de fósforo ou vitamina D, o nível sérico de fósforo geralmente estará abaixo do limite inferior de normalidade, de 3 mg/dℓ. No raquitismo causado por deficiência de vitamina D, as concentrações séricas de 25-hidroxivitamina D_3 e 25-hidroxivitamina D_2 diminuem significativamente, em comparação com o valor normal, superior a 5 ng/mℓ. Há relato de concentrações séricas de vitamina D a partir de 0,4 ng/mℓ em cordeiros com raquitismo responsivo à vitamina. Ocorre redução dos níveis séricos de cálcio apenas nos estágios finais. No caso da síndrome da fraqueza dos membros, em bovinos jovens em fase de crescimento rápido, a concentração sérica de 25-hidroxivitamina D pode não ser detectável e os níveis séricos de cálcio e fósforo inorgânico podem ser baixos.

O *exame radiográfico dos ossos e das articulações* é um dos procedimentos auxiliares de diagnóstico mais valiosos na detecção de raquitismo. Os ossos raquíticos apresentam como característica baixa densidade, em comparação com os ossos normais. As extremidades dos ossos longos têm aparência "lanuginosa" ou "corroída por traça", com contorno côncavo ou achatado, em vez do contorno convexo normal. A remoção cirúrgica de um pequeno fragmento da junção costocondral para exame histológico tem sido amplamente utilizada em estudos experimentais e deve ser realizada no diagnóstico de campo.

Achados de necropsia

Além da condição geral precária, os achados de necropsia restringem-se a ossos e dentes anormais. As diáfises ósseas são amolecidas e com maior diâmetro, em parte devido à deposição subperiosteal de tecido osteoide. As articulações apresentam volume aumentado, e, na superfície de corte, a cartilagem epifisária pode parecer mais espessa do que o normal. Recomenda-se o exame histológico da epífise para a definição do diagnóstico. Em ovinos, os melhores resultados são obtidos no exame das cartilagens distais dos ossos metacarpianos e metatarsianos.

Um valioso auxílio ao diagnóstico é a determinação da proporção entre o conteúdo de cinzas e o de matéria orgânica nos ossos. Normalmente, a proporção é de três partes de cinzas para duas partes de matéria orgânica, mas no osso raquítico esta pode estar reduzida para 1:2 ou 1:3, em casos extremos. Redução abaixo de 45% do peso do osso como cinzas também sugere osteodistrofia. Em razão da dificuldade na repetibilidade dos resultados das mensurações de cinzas do osso, foi desenvolvido um método padrão em que se determina o teor de cinzas do osso fresco examinando o metacarpo ou o metatarso, e o conteúdo de cinzas em função da idade do animal, o que é expresso pelo comprimento do osso. Embora os padrões normais estejam disponíveis apenas para suínos, o método parece ser bastante adequado para todas as espécies.

Amostras para confirmação do diagnóstico

- Toxicologia: osso longo (mensuração do conteúdo de cinzas), 500 g de alimento (mensuração das concentrações de Ca, P, vitamina D)
- Histologia: osso longo fixado em formol (incluindo a placa de crescimento) (microscopia óptica).

Diagnóstico diferencial

O raquitismo ocorre em animais jovens em fase de crescimento rápido e caracteriza-se por marcha rígida e aumento de volume das fises distais dos ossos longos, particularmente evidentes nos metacarpos e metatarsos, como tumefações dolorosas circunscritas. Um histórico de deficiência alimentar de cálcio, fósforo ou vitamina D corrobora o diagnóstico clínico. Evidências radiográficas de fises alargadas e irregulares sugerem raquitismo. A deficiência de cobre em bovinos jovens com menos de 1 ano de idade também pode resultar em achados clínicos, radiográficos e patológicos semelhantes ao do raquitismo. Clinicamente, notam-se arqueamento do dorso, rigidez marcante ao andar, relutância em se mover e perda de peso. Há tumefações evidentes na face distal do metacarpo e do metatarso; radiograficamente, notam-se uma zona alargada de cartilagem e supercrescimento das faces medial e lateral da placa fisária. A concentração de cobre no plasma e no fígado são baixas, e geralmente há evidência de deficiência de cobre na dieta.

- *Epifisite* é verificada em bovinos com cerca de 1 ano de idade, em fase de crescimento rápido, criados e alimentados intensivamente em confinamento. Notam-se claudicação grave, inchaço das fises distais e evidência radiográfica e patológica de epifisite necrosante. A etiologia é incerta, mas acredita-se que esteja relacionada ao tipo de alojamento
- *Anomalias congênitas e adquiridas* do sistema esquelético são frequentes em potros recém-nascidos e naqueles em fase de crescimento rápido. O raquitismo ocorre, mas apenas ocasionalmente. A "epifisite" em potros jovens assemelha-se ao raquitismo e é caracterizada por aumento e anormalidades das fises distais do rádio, da tíbia, do terceiro metacarpo e dos ossos metatarsianos e da extremidade proximal da falange proximal. Pode haver ou não um desvio dos membros causado por taxas de crescimento desiguais em várias placas de crescimento. As causas sugeridas incluem dieta inadequada, conformação e crescimento do casco defeituosos, desequilíbrio muscular, excesso de peso e compressão da placa de crescimento. A recuperação pode ocorrer espontaneamente ou requerer correção cirúrgica
- *Raquitismo* em suínos é incomum e o diagnóstico pode ser difícil. Suspeita-se da doença geralmente em suínos jovens, em fase de crescimento rápido, nos quais se notam marcha rígida, andar na ponta das patas, aumento de volume das extremidades distais dos ossos longos e evidência de deficiência marginal de cálcio ou fósforo na dieta. Os achados radiográficos e patológicos podem sugerir lesão semelhante àquela verificada no raquitismo
- *Sinovite e artrite causada por micoplasma* assemelham-se clinicamente ao raquitismo dos suínos. Notam-se início súbito de rigidez da marcha, decúbito habitual, diminuição no consumo de ração e aumento das partes distais dos ossos longos, que podem ou não mostrar-se doloridos; a recuperação

espontânea geralmente ocorre em 10 a 14 dias. Os problemas locomotores em suínos jovens em fase de crescimento criados em confinamento e com exercício limitado devem ser considerados no diagnóstico diferencial. Nos testes de desempenho em estação, até 20% dos machos podem manifestar fraqueza dos membros
- O raquitismo em cordeiros deve ser diferenciado da artrite causada por clamídia e erisipela, prontamente diagnosticadas durante a necropsia.

Tratamento e controle

As recomendações para o tratamento das deficiências alimentares individuais (cálcio, fósforo e vitamina D) são apresentadas sob os respectivos títulos. Deformidades menores recuperam-se com tratamento adequado, mas deformidades graves geralmente persistem. Uma melhoria geral no apetite e na condição corporal ocorre rapidamente, acompanhada de retorno aos teores sanguíneos normais de fósforo e fosfatase alcalina. O tratamento parenteral do raquitismo em cordeiros com vitamina A, vitamina D_3, solução de borogliconato de cálcio contendo magnésio e fósforo e a suplementação da dieta com farinha de ossos e proteína resultam em excelente resposta. Os animais em decúbito passam a caminhar dentro de alguns dias.

LEITURA COMPLEMENTAR

Dittmer KE, Thompson KG. Vitamin d metabolism and rickets in domestic animals: a review. Vet Pathol. 2011; 48:389-407.

REFERÊNCIAS BIBLIOGRÁFICAS

1. Dittmer KE, et al. Vet Pathol. 2011;48:389.
2. Dittmer KE, et al. Res Vet Sci. 2011;91:362.
3. Zhao X, et al. PLoS ONE. 2011;6.
4. Mearns R, et al. Vet Rec. 2008;162:98.
5. Madson DM, et al. J Vet Diagn Invest. 2012;24:1137.
6. Schroeder C, et al. Tieraerztliche Praxis Ausgabe Grosstiere Nutztiere. 2008;36:343.
7. Stieger-Vanegas SM, et al. Aust Vet J. 2013;91:437.
8. Van Saun RJ. Small Rumin Res. 2006;61:153.
9. Van Saun RJ. Vet Clin North Am Food A. 2009;25:797.

Osteomalacia

Sinopse
- Etiologia: deficiência absoluta ou relativa de cálcio, fósforo ou vitamina D, ou da combinação desses elementos, em animais adultos
- Epidemiologia: principalmente em bovinos e ovinos que recebem dieta deficiente em fósforo. Em animais de confinamento, devido ao excesso de fósforo, sem suplementação de cálcio e vitamina D
- Achados clínicos: baixa produtividade, ato de lamber e mastigar objetos inanimados, marcha rígida, claudicação moderada inespecífica, mudança de apoio do peso de um membro para o outro, ruídos de crepitação ao caminhar, dorso arqueado, decúbito por longos períodos. "Milk lameness" em vacas-leiteiras de alta produção que recebem dieta deficiente
- Patologia clínica: aumento da atividade de fosfatase alcalina, diminuição da concentração sérica de fósforo. Diminuição da densidade radiográfica dos ossos longos
- Achados de necropsia: diminuição da densidade óssea, erosão de cartilagens articulares
- Confirmação do diagnóstico: histologia dos ossos
- Lista de diagnósticos diferenciais:
  - Fluorose crônica
  - Polissinovite e artrite
  - Compressão da medula espinal
- Tratamento: semelhante ao mencionado para as deficiências de cálcio, fósforo e vitamina D
- Controle: suplementação adequada na dieta.

A osteomalacia é uma doença de animais adultos que afeta os ossos nos quais a ossificação endocondral se completou. A lesão característica é osteoporose e formação excessiva de matriz não calcificada (osteoide). Claudicação e fraturas patológicas são sinais clínicos comuns.

Etiologia

Em geral, a etiologia e a ocorrência de osteomalacia são semelhantes às mencionadas para o raquitismo, exceto que a causa predisponente não é o aumento da necessidade de nutriente devido ao crescimento, mas ao consumo adicional decorrente da lactação e/ou da gestação.

Epidemiologia

A osteomalacia ocorre em animais adultos criados nas mesmas condições e nas mesmas áreas dos animais jovens com raquitismo, mas é relatada menos comumente. Sua principal ocorrência é em bovinos criados em áreas com deficiência grave de fósforo. Acomete cabras.[1] Também é relatada em ovinos, novamente em associação com hipofosfatemia. Em animais mantidos em pastagem, a osteomalacia é mais comum em bovinos; os ovinos criados na mesma área são menos afetados. Em animais criados em confinamento, a ingestão excessiva de fósforo, sem suplementação de cálcio e vitamina D, é uma causa provável, especialmente se os animais são mantidos em ambiente interno, protegidos da luz solar. Também, ocorre em porcas que recentemente desmamaram seus leitões após um longo período de lactação (6 a 8 semanas) e que recebiam dieta deficiente em cálcio. Uma deficiência marginal tanto de fósforo quanto de vitamina D agrava a condição. O fornecimento intensivo de suplementação mineral inadequada a bovinos com cerca de 1 ano de idade pode ocasionar fraturas espontâneas dos corpos vertebrais, de ossos pélvicos e de ossos longos, levando ao decúbito.[1] O simples manejo dos animais fazendo-os caminhar por uma rampa para realização de atividades de rotina, como o teste de tuberculina, pode ocasionar fraturas.

Patogênese

O aumento da reabsorção de minerais dos ossos para suprir as necessidades de gestação, lactação e metabolismo endógeno leva à osteoporose e à fraqueza e deformidade dos ossos. Grandes quantidades de osteoide não calcificado são depositadas ao redor das diáfises. Fraturas patológicas são comumente ocasionadas por exercício repentino ou manuseio do animal durante o transporte. Há um entendimento crescente da participação do fator de crescimento de fibroblastos 23 na ocorrência dessa e de outras doenças (raquitismo) associadas a anormalidades no metabolismo de cálcio, fósforo ou vitamina D.[2]

Achados clínicos

Ruminantes

Nos estágios iniciais, os sinais são semelhantes àqueles da deficiência de fósforo, incluindo baixa produtividade e fertilidade, e deterioração da condição corporal. O ato de lamber e mastigar objetos inanimados começa nesse estágio e pode causar problemas concomitantes, como obstrução oral, faríngea e esofágica, reticuloperitonite traumática, intoxicação por chumbo e botulismo.

Os sinais específicos de osteomalacia são aqueles de uma condição dolorida dos ossos e articulações e incluem marcha rígida, claudicação moderada, muitas vezes com troca de apoio de um membro para o outro, ruídos de crepitação durante a caminhada e dorso arqueado. Os membros pélvicos são mais severamente afetados, e os jarretes podem estar rotacionados para dentro. Os animais tendem a não se mover, permanecem deitados por longos períodos e não se dispõem a levantar. Os nomes coloquiais "perna de pau", "andar rastejando como gato", "andar rígido", "andar estropiado" e "andar como se estivesse atolado" descrevem a síndrome apropriadamente. Os sinônimos *milkleg* e *milk lameness* são comumente aplicados à doença, quando acomete vacas de alta produção. Fraturas ósseas, e ruptura de tendão ocorrem com frequência, muitas vezes sem aparente estresse desencadeante. Em casos extremos, ocorrem deformidades ósseas, e quando a pelve é acometida pode ocorrer distocia. Por fim, a fraqueza leva ao decúbito permanente e morte por inanição.

Suínos

As porcas afetadas geralmente são encontradas em decúbito e incapazes de se levantar do decúbito lateral ou da posição de "cão sentado". Comumente, há fratura da diáfise ou do colo do fêmur. A fratura em geral ocorre dentro de alguns dias após o desmame dos leitões. A colocação da porca com outros suínos adultos normalmente resulta em brigas e maior atividade física que costumam ocasionar fraturas patológicas.

Patologia clínica

Em geral, os achados são os mesmos mencionados para raquitismo, incluindo aumento da atividade sérica de fosfatase alcalina e diminuição da concentração sérica de fósforo. O exame radiográfico de ossos longos mostra diminuição da densidade da silhueta óssea.

Achados de necropsia

Pode ser difícil discernir quaisquer alterações macroscópicas, pois as epífises raramente estão aumentadas e o caráter alterado do osso esponjoso pode não ser macroscopicamente visível. A parte cortical do osso pode estar um pouco delgada, e erosões das cartilagens articulares foram relatadas em bovinos que apresentavam deficiência primária de fósforo. As glândulas paratireoides podem estar aumentadas. À histologia, as trabéculas são recobertas por osteoide anormal e um grau de proliferação de tecido fibroso é frequentemente evidente. O exame revela que os ossos são mais leves que o normal e apresentam baixa proporção de cinzas em relação à matéria orgânica.

Amostras para confirmação do diagnóstico

- Toxicologia: osso longo (mensuração do conteúdo de cinzas), 500 g de alimento (mensuração das concentrações de Ca, P e vitamina D)
- Histologia: osso fixado em formol, glândula paratireoide (microscopia óptica).

Diagnóstico diferencial

A ocorrência de claudicação inespecífica com fraturas patológicas em animais adultos deve despertar a suspeita de osteomalacia. Pode haver evidência adicional de produtividade e desempenho reprodutivo abaixo do normal, além de evidência de deficiência recente de cálcio, fósforo ou vitamina D na dieta.
Uma condição semelhante a osteoporose, em bovinos criados no Japão, foi atribuída à deficiência de magnésio na dieta. Os bovinos são alimentados com dietas ricas em concentrado e com pouco volumoso e apresentam altos níveis séricos de cálcio e fosfatase alcalina, mas um baixo nível sérico de magnésio. A osteoporose é observada por ocasião do abate e os sinais clínicos observados são os de doença intercorrente, especialmente cetose, febre do leite e hipomagnesemia. Os distúrbios reprodutivos e renais ocorrem concomitantemente.
Em bovinos, deve ser diferenciada de fluorose crônica, em animais adultos, mas as manchas e as erosões dentais típicas e os alargamentos das diáfises dos ossos longos são característicos. Em algumas áreas (p. ex., no norte da Austrália), onde o suprimento de água é oriundo de poços subartesianos profundos, as duas doenças podem ocorrer ao mesmo tempo. Em casos suspeitos, pode ser necessária a mensuração do conteúdo de flúor em suprimentos de água e alimentos.
Em porcas, a osteomalacia, com ou sem fraturas patológicas, deve ser diferenciada da compressão da medula espinal causada por abscesso do corpo vertebral, bem como de artrite crônica resultante de erisipela.

Tratamento e controle

As recomendações para tratamento e controle das deficiências nutricionais específicas são descritas em seus respectivos títulos. A melhor clínica é verificada algumas semanas após o início do tratamento; as deformidades ósseas provavelmente são permanentes.

REFERÊNCIAS BIBLIOGRÁFICAS

1. Braun U, et al. Vet Rec. 2009;164:211.
2. Hardcastle MR, et al. Vet Pathol. 2015;52:770.

Osteodistrofia fibrosa

A patogênese da osteodistrofia fibrosa é semelhante à de osteomalacia, mas difere na medida em que ocorre deposição de tecido fibroso, macio e celular em razão da fragilidade dos ossos, em vez de tecido osteoide não calcificado típico da osteomalacia.[1] Acomete equinos, caprinos e suínos.[2-4] A doença é verificada em grandes animais, principalmente equídeos, que apresentam hiperparatireoidismo nutricional secundário.[4] O hiperparatireoidismo renal, amplamente diagnosticado em cães, é raro ou ausente em equídeos.[1]

Etiologia

A deficiência secundária de cálcio resultante do consumo excessivo de fósforo é uma causa comum em equinos e, provavelmente, em suínos. A doença também ocorre em equinos que pastejam em regiões tropicais ou subtropicais onde há capim buffel, pangola, setária, *kikuyu*, *green panic*, guiné, braquiária e *Setaria incrassata*. Essas gramíneas tropicais contêm oxalato, que interfere na utilização de minerais pelos equinos devido à formação de oxalato de cálcio, o que torna o cálcio indisponível para a absorção intestinal.[4] Gramíneas com mais de 0,5% de oxalato ou relação cálcio:oxalato inferior a 0,5 resultam em balanço negativo de cálcio e são capazes de induzir hipocalcemia em equinos.[4] A doença pode ser prontamente induzida em equinos que recebem dieta com relação cálcio:fósforo igual ou maior que 1:2,9, seja qual for a ingestão total de cálcio. Relações cálcio:fósforo de 1:0,9 a 1:1,4 apresentaram efeitos preventivos e curativos. No caso de ingestão de cálcio muito baixa (2 a 3 g/dia) e uma relação cálcio:fósforo de 1:13, a doença pode surgir dentro de 5 meses. No caso de ingestão normal de cálcio de 26 g/dia e uma relação cálcio:fósforo igual a 1:5, surgem sinais evidentes em cerca de 1 ano, mas pode ocorrer claudicação inconstante a partir dos 3 meses.

A doença é reproduzida em suínos que recebem dietas semelhantes às descritas anteriormente e também com baixo conteúdo tanto de cálcio quanto de fósforo. A relação cálcio:fósforo ideal é 1,2:1 e, para suínos, a ingestão deve variar de 0,6 a 1,2% da dieta.

Epidemiologia

A osteodistrofia fibrosa é principalmente uma doença de cavalos e outros equídeos e, em menor grau, de suínos. Também acomete caprinos. Anteriormente, entre os cavalos, aqueles envolvidos em trabalho urbano pesado e em corridas eram os mais propensos à doença devido à tendência de fornecimento de dieta não balanceada a esses animais. O fornecimento generalizado de dietas comerciais e o reconhecimento da importância da nutrição mineral correta provavelmente diminuíram a importância dessa doença nesses animais. A doença nos países desenvolvidos está agora restrita a equídeos alimentados com dietas inadequadas ou não balanceadas. A principal ocorrência é em cavalos alimentados com dieta com alto teor de fósforo e baixo conteúdo de cálcio. Essas dietas incluem fenos de cereais juntamente com grande quantidade de grãos ou farelo. Os fenos de leguminosas, devido ao seu alto teor de cálcio, são alimentos preventivos.

A doença pode atingir proporções endêmicas em equinos de exército transferidos para novos territórios; os equinos da região, mais habituados à dieta, sofrem menos. Embora os equinos possam ser afetados em qualquer idade após o desmame, a faixa etária de 2 a 7 anos é a de maior ocorrência, provavelmente porque representa o grupo com maior probabilidade de receber ração que predispõe à doença.

Há relato de ocorrência recente de uma forma endêmica da doença em grande número de equinos criados em pastagem.[4] A ingestão de cálcio e fósforo e suas proporções na dieta eram normais. Acredita-se que a doença foi causada pela ingestão contínua de oxalato presente em gramíneas específicas: *Cenchrus ciliaris*, *Panicum maximum* var. *trichoglume*, *Setaria anceps*, *Brachiaria mutica* e *Pennisetum clandestinum*.

Patogênese

A deficiente mineralização óssea segue o desequilíbrio de cálcio e fósforo na dieta; ocorre displasia fibrosa. Esta pode ser em resposta à fragilidade dos ossos ou, mais precisamente, uma resposta ao hiperparatireoidismo estimulado pela ingestão excessiva de fósforo. A fragilidade óssea predispõe a fraturas e ruptura de ligamentos de músculos e tendões. Erosões articulares são comuns, e o envolvimento da medula óssea pode causar anemia.

Achados clínicos

Equinos

Como acontece na maioria das osteodistrofias, as maiores perdas são provavelmente nos estágios iniciais da doença, antes que apareçam sinais clínicos, ou em dietas em que a deficiência é marginal. Em equinos, uma claudicação inconstante é característica desse estágio da doença e, às vezes, pode ocorrer arqueamento do dorso. O animal apresenta claudicação, mas apenas discreta, e em muitos casos, sem deformidade física no local de origem do sintoma. Esses sinais provavelmente resultam do relaxamento de tendões e ligamentos e aparecem em diferentes membros em diferentes momentos. Erosões articulares podem contribuir para a claudicação. Em casos mais avançados, podem ocorrer lesões graves, incluindo fraturas e entorses visíveis de tendões, mas que não são específicas da osteodistrofia fibrosa, embora sua incidência seja maior em equinos afetados do que naqueles normais. Demonstrou-se que a fratura das vértebras lombares durante corrida ocorre em cavalos afetados.

Em grande parte, não se constata o quadro mais clássico da doença porque raramente se permite que a enfermidade progrida até esse estágio avançado. A tumefação local das margens inferior e alveolar da mandíbula é seguida de aumento de volume mole e simétrico dos ossos faciais, cujo inchaço pode interferir na respiração. Inicialmente, essas tumefações ósseas são firmes e piramidais e começam logo acima e anteriormente às cristas faciais. As lesões são bilaterais e simétricas e impedem a oclusão completa dos dentes incisivos. O achatamento das costelas pode ser aparente, e fraturas e ruptura ou avulsão de ligamentos podem ocorrer se o cavalo for submetido a trabalho. Pode haver tumefação evidente das articulações e curvatura dos ossos longos. Emaciação grave e anemia ocorrem nos estágios finais.

Suínos

As lesões e os sinais clínicos são semelhantes aos mencionados para equinos e, em casos graves, os suínos podem ser incapazes de se levantar e andar, apresentando distorção macroscópica dos membros e aumento de volume das articulações e da face. Em casos menos graves, há claudicação, relutância em se levantar, dor em estação e curvatura dos ossos dos membros, mas os ossos faciais e as articulações são normais. Com tratamento adequado, a claudicação desaparece, mas os suínos afetados podem não se desenvolver completamente. A relação dessa doença com rinite atrófica é discutida sob esse último tópico.

Caprinos

Um surto da doença foi relatado em caprinos que recebiam dieta composta de 60% de palha de trigo e 40% de cevada, por 89 meses. A relação cálcio:fósforo na dieta era 1:1,8. Os caprinos afetados tinham 9 a 10 meses de idade, com histórico de baixa taxa de crescimento, claudicação, diarreia e protrusão da língua. Clinicamente, havia aumento simétrico da face e da mandíbula, protrusão da língua, globos oculares proeminentes e tremor. Os ossos aumentados de volume eram firmes e doloridos à palpação. Os membros pélvicos estavam curvados para fora, simetricamente, a partir das articulações do tarso.

Patologia clínica

Não há alterações significativas no perfil bioquímico sanguíneo dos equinos com osteodistrofia fibrosa grave. No entanto, o teor sérico de cálcio tende a ser inferior ao normal, o de fósforo inorgânico acima do normal e a atividade da fosfatase alcalina mais elevada que o normal. A atividade da fosfatase alcalina, como teste diagnóstico, não foi avaliada. Nos equinos acometidos, o teor sérico de cálcio pode não retornar ao normal após infusão de um sal de cálcio. O exame radiográfico revela aumento da translucência óssea, principalmente nas mandíbulas.

Achados de necropsia

Notam-se anormalidades ósseas generalizadas nessa forma grave de doença óssea metabólica, mais evidente nos ossos mandibular, maxilar e nasal, que podem estar espessados e deformados. O tecido fibroso que substitui o osso esponjoso normal nesses locais também está presente nas metáfises dos ossos longos. Microscopicamente, notam-se proliferação de tecido fibroso e aumento marcante da atividade dos osteoclastos nas trabéculas ósseas delgadas e anormalmente dispostas. As glândulas paratireoides estão aumentadas. Deve-se ressaltar que a osteodistrofia fibrosa é uma lesão, não uma doença. A ocorrência dessa lesão geralmente envolve um desequilíbrio de cálcio e fósforo na dieta, mas os rins também devem ser examinados para descartar a possibilidade de hiperparatireoidismo secundário renal.

Amostras para confirmação do diagnóstico

- Toxicologia: osso (mensuração do conteúdo de cinzas), 500 g de alimento (mensuração das concentrações de Ca, P e vitamina D)
- Histologia: amostras de osso, glândula paratireoide e rim fixadas em formol (microscopia óptica).

> **Diagnóstico diferencial**
>
> Nos estágios iniciais, o diagnóstico pode ser difícil devido à ocorrência comum de lesões traumáticas nos membros dos equinos. Alta incidência de claudicação em um grupo de equinos justifica a análise da ração e a mensuração de seu conteúdo de cálcio e fósforo. Um quadro clínico semelhante foi descrito em uma égua com adenoma na glândula paratireoide. Exostose múltipla hereditária foi descrita em equinos. Em suínos, a osteodistrofia pode ser consequência de hipovitaminose A e, experimentalmente, da deficiência de manganês.

Tratamento e controle

O fornecimento de ração com relação cálcio:fósforo adequadamente balanceada (ao redor de 1:1 e não maior que 1:1,4) é um procedimento preventivo em equinos; os animais afetados podem ser tratados apenas corrigindo o desequilíbrio existente. Mesmo as lesões graves podem desaparecer depois de algum tempo, após tratamento apropriado. Feno de cereais pode ser suplementado com feno de alfafa ou de trevo, ou pode-se fornecer calcário finamente moído (30 g/dia). Fosfato bicálcico e farinha de ossos não são tão eficientes devido ao seu conteúdo adicional de fósforo.

LEITURA COMPLEMENTAR

Stewart J, et al. Bighead in horses–not an ancient disease. Aust Equine Vet. 2010;29:55-62.

REFERÊNCIAS BIBLIOGRÁFICAS

1. Toribio RE. Vet Clin Equine. 2011;27:129.
2. Braun U, et al. Vet Rec. 2009;164:211.
3. John E, et al. Intas Polivet. 2007;8:458.
4. Stewart J, et al. Aust Equine Vet. 2010;29:55.

Doença das pernas curvadas (*bowie* ou *bentleg*) em cordeiros

É uma doença de cordeiros de etiologia desconhecida, caracterizada por carpo valgo e, menos comumente, carpo varo, resultando em deslocamentos lateral do carpo e medial dos cascos. As lesões diferem daquelas do raquitismo. A doença foi observada apenas em extensas pastagens não melhoradas na Nova Zelândia e na África do Sul. A causa é desconhecida, embora tenha sido sugerida uma deficiência de fósforo. Uma síndrome semelhante foi observada após ingestão de pastinaca silvestre (*Trachemene glaucifolia*) e, experimentalmente, pelo fornecimento de dieta com baixo teor tanto de cálcio quanto de fósforo. Não existe a participação evidente de um componente genético na ocorrência da doença na África do Sul.

O melhoramento da pastagem mediante adubação por cobertura com superfosfato e plantio de gramíneas melhoradas geralmente é seguido de desaparecimento da doença. Apenas cordeiros lactentes são afetados, e a doença ocorre apenas na primavera, época em que não há raquitismo. Até 40% dos cordeiros de um grupo podem ser acometidos, independentemente da raça. Os sinais da doença podem ser evidentes entre 3 e 4 semanas de idade.

A doença também foi relatada na África do Sul, onde ocorre principalmente em cordeiros machos e surge a partir de 3 meses até 1 ano de idade. Nota-se curvatura gradual dos membros torácicos, com os cascos voltados para dentro e as articulações do carpo para fora. Os animais da raça South African Mutton Merino apresentam concentração plasmática de fósforo significativamente maior do que a das raças Merino e Dohne Merino. A relação cálcio:fósforo no plasma foi menor nos cordeiros afetados e em suas mães e acredita-se que essa relação inversa resulte em deficiência de cálcio ionizado induzida no plasma, ocasionando calcificação inadequada dos ossos.

Algum grau de amolecimento das patas e curvatura lateral dos joelhos podem ser observados entre 2 e 3 semanas de idade, e uma deformação acentuada é notada em 6 a 8 semanas, com gravidade máxima ao desmame. Os membros torácicos são mais comumente afetados do que os membros pélvicos. A ocorrência de carpo varo é rara. As laterais dos cascos ficam muito desgastadas e as faces laterais das partes inferiores dos membros podem ser lesionadas e causam claudicação. No início, os cordeiros crescem bem, mas na época do desmame apresentam mau estado devido à incapacidade de se movimentar e se alimentar adequadamente. Uma síndrome bastante semelhante foi observada em cabritos jovens da raça Saanen, mas notou-se tendência de recuperação espontânea.

Na necropsia, as lesões são restritas ao rádio e ao metacarpo, com colapso medial da epífise radial distal e consequente ocorrência de carpo valgo. Muitas vezes há excesso de líquido sinovial nas articulações do carpo e, nos estágios avançados, há erosões articulares. Aumento da deposição de osteoide não é observado.

A suplementação da dieta com fósforo ou melhoria da pastagem parece reduzir a incidência da doença. A administração de vitamina D ou o fornecimento de mistura mineral com todos os oligoelementos não é efetivo.

Doença articular degenerativa e osteoartrite

A doença articular degenerativa em animais de produção envolve um quadro de artropatia asséptica progressiva grave em animais em fase de crescimento, que é resultado de um ou mais processos que ocasiona lesão na cartilagem articular e consequente osteoartrite. O dano pode ser à cartilagem ou ao osso subjacente, em decorrência de anormalidades metabólicas, nutricionais, congênitas ou traumáticas, mas pode ser difícil detectá-lo porque a lesão aos tecidos que causam a doença geralmente ocorre semanas a meses antes dos seus sinais clínicos. A doença articular degenerativa pode afetar quase todas as articulações diartrodiais. A doença mais grave instala-se quando as articulações afetadas sustentam peso.[1] A doença é bem documentada e pesquisada em cavalos de corrida, nos quais é o resultado final de danos à cartilagem articular.[2,3]

Segundo alguns estudos, mais de 90% dos novilhos apresentam osteoartrite, uma causa importante de infertilidade em touros de corte.[4] A doença é vista mais frequentemente na articulação do joelho, cujos locais de predileção são os côndilos medial e lateral e o sulco patelar. A maioria das lesões é bilateral.[1,4,5]

A artropatia degenerativa acomete bovinos de todas as raças, mas com maior incidência como doença esporádica de touros de corte jovens. A doença foi identificada como displasia coxofemoral, devido à preexistência do contorno acetabular raso. Considera-se que é uma enfermidade hereditária, com característica recessiva, agravada pelo rápido ganho de peso de animais jovens. A ocorrência da condição nesses animais normalmente está associada com a amamentação em vacas-madrinhas, estabulação por longos períodos, fornecimento de ração rica em grãos de cereais e subprodutos (p. ex., alta relação fósforo:cálcio) e, possivelmente, com uma conformação reta hereditária dos membros pélvicos. Embora a doença ocorra em todas as raças de corte, existe uma forte tendência familiar que parece estar diretamente relacionada à taxa de ganho de peso corporal e à linearidade do membro pélvico. Se o potencial para ganho de peso rápido está sendo estimulado em animais alimentados à força, a taxa de ocorrência parece depender de sua criação; os animais de um mesmo rebanho, em criação extensiva, não são acometidos ou são afetados em idade muito mais avançada. Assim, animais de um rebanho suscetível podem manifestar sintomas tão cedo quanto 6 meses de idade, caso sejam alimentados intensivamente à mão e criados por vacas-leiteiras que atuam como mães adotivas. No mesmo rebanho, os sintomas não surgem antes de 1 a 2 anos de idade, caso a suplementação alimentar não seja introduzida até o desmame e não surgirão por até 4 anos, se não houver alimentação adicional significativa.

Clinicamente, nota-se um início gradual de claudicação em um ou em ambos os membros pélvicos. A doença progride e a claudicação torna-se mais grave ao longo de um período de 6 a 12 meses. Em alguns animais, ocorre agravamento repentino marcante, geralmente relacionado com movimentos musculares violentos, como acontece durante o acasalamento ou em brigas. Nos animais gravemente enfermos, o membro acometido é quase não funcional e, quando em movimento, nota-se crepitação distinta audível nas articulações afetadas. Isso pode ser feito balançando o animal de um lado para o outro ou fazendo-o caminhar enquanto se mantêm as mãos nas articulações coxofemorais.

Outro método de exame é a palpação retal, examinando o local próximo à articulação coxofemoral, enquanto o animal se move. O movimento passivo do membro também pode provocar crepitação ou tinidos ou estalidos mais altos. As articulações coxofemorais são sempre mais gravemente afetadas, mas em casos avançados, pode haver comprometimento moderado dos joelhos e lesões mínimas em outras articulações. Os animais afetados permanecem deitados a maior parte do tempo e relutam em levantar e caminhar. As articulações não apresentam aumento de volume, mas, em casos avançados, a atrofia local dos músculos pode ser tão acentuada que as articulações parecem aumentadas. Há relato em que as lesões se restringiram principalmente aos boletos dos membros torácicos.

O exame radiográfico pode fornecer evidências confirmatórias ou diagnósticas, mas está restrito a instalações que possuem equipamentos adequados a esses exames.

Na *necropsia*, o achado mais evidente é a erosão extensa das superfícies articulares, muitas vezes penetrando no osso esponjoso, bem como o desaparecimento dos contornos normais da cabeça do fêmur ou das epífises da articulação do joelho. A cavidade sinovial está distendida, com maior volume de líquido turvo acastanhado, a cápsula articular é muito espessa e frequentemente contém placas calcificadas. Múltiplas exostoses pequenas estão presentes nas superfícies periarticulares. Quando há envolvimento do joelho, os meniscos cartilaginosos, particularmente o medial, apresentam redução do tamanho, podendo estar ausentes. Em bovinos com alterações degenerativas graves na articulação coxofemoral, uma bolha óssea acetabular pode estar presente na margem cranial do forame obturado.[1]

Deve-se assegurar ingestão adequada de cálcio, fósforo e vitamina D, bem como uma relação cálcio:fósforo apropriada na ração. A suplementação da ração com 15 mg de cobre/kg também tem sido recomendada para o controle de uma doença semelhante.

A doença articular degenerativa em bovinos é relatada em escala enzoótica no Chile e acredita-se que seja decorrente de deficiência nutricional generalizada. As articulações coxofemorais e do tarso são as únicas afetadas, e os sinais clínicos surgem quando os animais têm 8 a 12 meses de idade. Notam-se claudicação e emagrecimento progressivo. Osteoartrite hereditária é descrita no tópico de mesmo nome. Casos esporádicos de artropatia degenerativa, com sinais e lesões semelhantes, ocorrem em vacas-leiteiras de alta produção de idade avançada e acredita-se que sejam causados pelo longo e contínuo balanço de cálcio negativo. Casos raros também ocorrem em vacas de corte de idade avançada, mas acredita-se que estejam associados à predisposição hereditária. Em ambos os casos, as lesões são comumente restritas às articulações dos joelhos.

Em bezerros, relata-se artropatia degenerativa nas articulações interfalangianas distais e dos ossos sesamoides (Figura 15.14). Os animais afetados apresentam claudicação moderada a grave de um ou ambos os membros torácicos, mas não se constata aumento de volume evidente na articulação. O tratamento é paliativo e consiste na administração de anti-inflamatórios não esteroides (AINE) (meloxicam ou fenilbutazona, quando permitido pelas autoridades reguladoras) ou em cirurgia.[6]

A osteoartrite acomete a articulação do joelho de touros de raças leiteiras. Setenta e dois por cento (39/54) das articulações do joelho e 85% (23/27) dos touros leiteiros com 31 a 60 meses de idade tiveram pelo menos

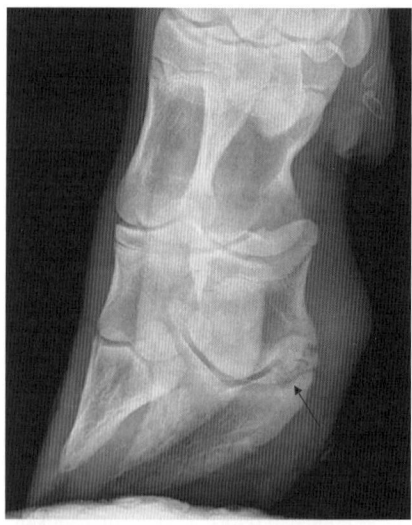

Figura 15.14 Doença articular degenerativa (seta) na segunda e na terceira falange de um bezerro. Reproduzida com autorização.[6]

uma lesão macroscópica, e 94% das lesões estavam localizadas na extremidade distal do fêmur, sendo os locais de predileção o sulco patelar e a crista lateral da tróclea.

Nota-se osteoartrite em uma ou ambas as articulações temporomandibulares em aproximadamente 1,3% dos ovinos Soay, na ilha de St. Kilda, sendo mais comum em animais mais velhos.[7] A osteoartrite também acomete os cotovelos de ovinos.[8] Pode ser bilateral, condição em que os ovinos apresentam postura característica, com os dois membros pélvicos posicionados mais cranialmente, sob o abdome, aparentemente na tentativa de reduzir a sustentação de peso nos membros torácicos. Não há tratamento definitivo.[8]

LEITURA COMPLEMENTAR

Nichols S, Larde H. Noninfectious joint disease in cattle. Vet Clin North Am Food A. 2014;30:205-220.

REFERÊNCIAS BIBLIOGRÁFICAS

1. Heinola T, et al. J Comp Pathol. 2013;148:335.
2. McCoy AM. Vet Pathol. 2015;52:803.
3. Nichols S, et al. Vet Clin North Am Food A. 2014; 30:205.
4. Persson Y, et al. Acta Vet Scand. 2007;49.
5. Heinola T, et al. Vet J. 2014;200:88.
6. Mulon P-Y, et al. JAVMA. 2009;234:794.
7. Arthur C, et al. Vet J. 2015;203:120.
8. Scott PR. Vet Rec. 2001;149:652.

Deficiência de manganês

A deficiência de manganês (Mn) na dieta pode causar deformações esqueléticas, tanto congênitas quanto após o nascimento, e infertilidade.

Etiologia

A deficiência primária ocorre endemicamente em algumas áreas, devido à carência geológica de manganês em locais de formações rochosas. Além da deficiência primária de manganês na dieta, suspeita-se da existência de fatores que reduzem a disponibilidade do elemento ingerido. Considera-se que o excesso de cálcio e/ou fósforo na dieta aumenta a necessidade de manganês na dieta de bezerros e geralmente reduz a disponibilidade do nutriente na dieta de bovinos.

A condrodistrofia congênita em bezerros tem sido associada à deficiência de manganês, e há surtos de defeitos esqueléticos congênitos em bezerros possivelmente atribuídos a essa deficiência.[1-3]

Epidemiologia

É improvável que os solos que contêm menos de 3 mg de manganês/kg sejam capazes de manter a fertilidade normal em bovinos. Em áreas onde se constata infertilidade responsiva ao manganês, os solos das fazendas com o problema continham menos de 3 mg de manganês/kg, enquanto os solos de fazendas vizinhas sem problema de infertilidade apresentavam teor superior a 9 mg/kg. Acredita-se que ocorra deficiência secundária no solo, e um dos fatores suspeitos de reduzir a disponibilidade de manganês do solo às plantas é a elevada alcalinidade. Assim, a calagem intensa do solo está associada à ocorrência de infertilidade responsiva ao elemento. Existem três tipos principais de solo nos quais a doença ocorre:

- Solos com baixo teor de manganês, com baixo rendimento até mesmo quando o pH é inferior a 5,5
- Solos arenosos, cuja disponibilidade de manganês começa a diminuir
- Solos pesados, nos quais a disponibilidade do nutriente começa a diminuir em um pH 7.

Muitos outros fatores são sugeridos como redutores da disponibilidade de manganês do solo, mas as evidências não são conclusivas. Por exemplo, acredita-se que a calagem intensa do solo, com intuito de neutralizar a emissão de dióxido de enxofre de uma fundição vizinha, reduza o consumo de manganês pelos animais mantidos na pastagem.

Os vegetais que crescem em solos com baixo teor de manganês, ou em solos com deficiência marginal do elemento, nos quais a disponibilidade é reduzida (possivelmente até mesmo em solos com teor normal), apresentam baixo conteúdo de manganês. Vários parâmetros são disponibilizados como teores críticos. Sugere-se que as pastagens contendo menos de 80 mg de manganês/kg sejam incapazes de manter a fertilidade normal em bovinos, e que vegetações contendo menos de 50 mg do mineral/kg estão frequentemente associadas à infertilidade e anestro. O Agricultural Research Council acredita que, embora os números definitivos não estejam disponíveis, teor de 40 mg/kg de matéria seca da dieta deve ser adequado. Outros autores afirmam que rações contendo menos de 20 mg/kg de matéria seca podem causar anestro e redução na taxa de concepção de vacas, bem como produção de sêmen de baixa qualidade pelos touros. A maioria das pastagens contém 50 a 100 mg de manganês/kg de matéria seca. Deformações ósseas em bezerros ocorrem quando a deficiência é muito maior do que o valor anteriormente mencionado; por exemplo, uma dieta contendo mais de 200 mg/kg de matéria seca é considerada suficiente para prevenir tais anormalidades.

As rações fornecidas aos suínos geralmente contêm mais de 20 mg de manganês/kg de matéria seca e a deficiência é improvável, a menos que haja interferência no metabolismo do nutriente por outras substâncias.

Existem variações importantes no teor de manganês nas sementes, uma questão relevante na nutrição de aves. O milho e a cevada têm o menor conteúdo. Trigo ou aveia têm três a cinco vezes mais, e o farelo e *pollard* são as fontes naturais mais ricas, com 10 a 20 vezes o teor do milho ou do trigo. O leite de vaca é excepcionalmente pobre em manganês.

Dietas ricas em ferro reduzem a atividade duodenal dos transportadores de manganês em bezerros, embora a importância clínica desse achado não tenha sido esclarecida.[4]

Patogênese

O manganês tem participação ativa na formação da matriz óssea e na síntese de sulfato de condroitina, responsável por manter a rigidez do tecido conjuntivo. Na deficiência de manganês, essas funções são comprometidas, causando anormalidades ósseas. Apenas 1% do manganês da dieta é absorvido e o fígado remove a maior parte dele, ocasionando concentração sanguínea muito baixa do elemento.

Achados clínicos

Em bovinos, as síndromes comuns de deficiência de manganês, confirmada ou suspeita, são infertilidade, natimortos, morte perinatal, bezerros com deformidades congênitas nos membros e bezerros com baixa taxa de crescimento, pelos secos e descoloração do pelame.[2,3] As deformidades consistem em flexão dos boletos, aumento de volume das articulações e, possivelmente, torção dos membros. Os ossos dos cordeiros afetados são mais curtos e fracos que o normal, e há sinais de dor nas articulações, marcha saltitante e relutância em se mover.

Novilhas alimentadas com dieta pobre em manganês (16 mg/kg de matéria seca da dieta) durante a gestação tiveram prejuízo no crescimento e no desenvolvimento fetal evidenciados por peso ao nascer inferior ao de bezerros de novilhas que recebiam 50 mg de manganês/kg de matéria seca, braquignatismo superior, instabilidade, nanismo desproporcional e tumefação nas articulações.[5] Uma condrodistrofia congênita grave em bezerros Charolês ocorreu em uma fazenda. Os animais apresentaram membros encurtados e aumento de volume das articulações. As vacas prenhes foram alimentadas com polpa de maçã e silagem de milho, ambas com baixo teor de manganês.

Um surto de malformações esqueléticas congênitas em bezerros da raça Holandesa caracterizou-se, clinicamente, por baixo peso ao nascer (média de 15 kg). As anormalidades consistiam em frouxidão articular, fronte em forma de domo, braquignatismo superior e aparência anã, devido ao curto comprimento dos ossos longos. As características da cabeça eram semelhantes às de gnus. A maioria dos bezerros afetados apresentava dispneia ao nascimento; ruídos respiratórios de roncos e grunhidos eram comuns. Os bezerros afetados manifestavam falha no crescimento e a maioria foi abatida devido ao baixo desempenho.

Infertilidade responsiva ao manganês foi descrita em ovinos. Bem conhecida em bovinos, manifesta-se pela demora no cio ou pela incapacidade de concepção, com frequência acompanhadas de tamanho abaixo do normal de um ou ambos os ovários. Subestro e cio fraco também foram observados.

Já se pensou outrora que a infertilidade funcional ocorria em bovinos que recebiam dieta com relação cálcio:fósforo fora do intervalo normal de 1:2 a 2:1. Isso não foi confirmado em pesquisas, mas poderia estar correto se a alta ingestão de cálcio e fósforo reduzissem diretamente a disponibilidade de manganês (ou cobre ou iodo) em dietas com deficiência marginal de um ou outro desses elementos.

Em suínos, dietas experimentais pobres em manganês causam redução no crescimento ósseo; fraqueza muscular; obesidade; cio irregular, diminuído ou ausente; agalaxia; reabsorção fetal ou nascimento de leitões natimortos. Também ocorrem enfraquecimento dos membros, arqueamento dos membros torácicos e encurtamento dos ossos.

Patologia clínica

O sangue de bovinos normais contém 18 a 19 µg de manganês/dℓ (3,3 a 3,5 µmol/ℓ), embora às vezes sejam citados níveis consideravelmente inferiores. O fígado de bovinos normais contém 12 mg de manganês/kg (0,21 mmol/kg), com valor inferior de 8 mg/kg (0,15 mmol/kg) em bezerros recém-nascidos, os quais também apresentam conteúdo menor do mineral nos pelos. O conteúdo de manganês dos pelos varia em função da sua ingestão. A concentração normal é de cerca de 12 mg/kg (0,21 mmol/kg) e nota-se infertilidade quando a concentração do elemento é inferior a 8 mg/kg (0,15 mmol/kg). Em vacas normais, o conteúdo nos pelos diminui durante a gestação, caindo de um valor normal de 12 mg/kg (0,21 mmol/kg), no primeiro mês de gestação, para 4,5 mg/kg (0,08 mmol/kg) no dia do parto. Todos esses valores requerem uma avaliação muito mais crítica do que a que receberam antes de serem usados como teste diagnóstico.

Embora os níveis de manganês nos tecidos de animais normais tenham sido descritos como 2 a 4 mg/kg (0,04 e 0,07 mmol/kg), na maioria dos tecidos parece haver uma variação maior. No entanto, os níveis de manganês nos tecidos não parecem estar diminuídas em animais com deficiência do elemento, exceto nos ovários, onde foram relatados níveis de 0,6 mg/kg (0,01 mmol/kg) e 0,85 mg/kg (0,02 mmol/kg), em contraste com a concentração normal de 2 mg/kg (0,04 mmol/kg).

Assim, não há teste diagnóstico simples e único que permita detectar deficiência de manganês em animais. As funções reprodutivas, de machos e fêmeas, são mais sensíveis à deficiência do nutriente e afetadas antes das alterações significativas nos possíveis parâmetros bioquímicos (p. ex., fosfatase alcalina sérica e óssea e concentração hepática de arginase). A única maneira correta de detectar estados de deficiência moderados é a avaliação da resposta à suplementação do elemento. Os achados clínicos em resposta ao tratamento, que podem fornecer evidências contributivas de deficiência de manganês, são mencionados na discussão a seguir.

Achados de necropsia

Na condrodistrofia congênita de bezerros, os membros apresentam-se curtos e todas as articulações aumentadas. Histologicamente, nota-se deficiente maturação da cartilagem, com quantidade excessiva de matriz cartilaginosa rarefeita. A principal anormalidade histológica nas fises é o desenvolvimento desordenado das zonas de hipertrofia de cartilagem, com número reduzido e arranjo irregular de condrócitos hipertróficos; alterações semelhantes, mas menos graves, estão presentes nas zonas de proliferação da cartilagem.[3] Há alterações degenerativas nos condrócitos e redução acentuada no conteúdo de mucopolissacarídeo de todas as cartilagens hialinas do corpo.

Tratamento e controle

O National Research Council (NRC) estimou a necessidade de manutenção (0,002 de manganês disponível/kg de peso vivo) de vacas-leiteiras, a partir da concentração de manganês na dieta, relatada como causa de deficiência do elemento em bovinos. Com base nas equações do NRC de 2001, a necessidade de manutenção de manganês representa 82% da necessidade total de uma vaca no fim da gestação, não lactante, e 53% de uma vaca que produz 40 kg de leite/dia. Presume-se que a perda fecal de manganês endógeno represente toda a necessidade de manutenção. Considerando a típica ingestão de matéria seca (IMS), uma dieta com aproximadamente 14 mg de manganês/kg de matéria seca supre a necessidade de uma vaca não lactante de 700 kg, durante o último mês de lactação. Pesquisa recente determinou que a ingestão deve ser de 580 mg/dia, para suprir a necessidade metabólica de manganês fecal. As concentrações correspondentes nas dietas, considerando ingestões de matéria seca de 21 e 12 kg/dia, para vacas lactantes e secas, respectivamente, foram 28 e 49 mg/kg de matéria seca. Essas concentrações são aproximadamente 1,6 e 2,7 vezes maiores do que as necessárias para suprir as necessidades de manganês de vacas lactantes e secas, respectivamente, conforme cálculo baseado no modelo de necessidades nutricionais de bovinos leiteiros, do National Research Council (NRC) de 2001. A suplementação de 50 mg de manganês/kg de matéria seca à dieta-controle de novilhas foi suficiente para impedir quaisquer sinais de deficiência do nutriente em bezerros; a dieta-controle continha aproximadamente 17 mg/kg de matéria seca.[5]

Para suínos, a ingestão recomendada na dieta é de 24 a 57 mg de manganês/45 kg de peso corporal. Expresso como uma proporção de alimento ingerido, o teor recomendado na dieta é de 40 mg/kg de matéria seca. A necessidade durante a gestação e a lactação é de 20 ppm da dieta.

A suplementação de alto teor de manganês em bovinos que recebem dieta deficiente em cobre pode prejudicar, ainda mais, a absorção de cobre, com consequente prejuízo ao crescimento e à saúde dos bovinos.[6]

REFERÊNCIAS BIBLIOGRÁFICAS
1. Anon. Vet Rec. 2013;172:389.
2. Cave JG, et al. Aust Vet J. 2008;86:130.
3. McLaren PJ, et al. Vet Pathol. 2007;44:342.
4. Hansen SL, et al. J Dairy Sci. 2010;93:656.
5. Hansen SL, et al. J Dairy Sci. 2006;89:4305.
6. Hansen SL, et al. Brit J Nutr. 2009;101:1068.

Deficiência de biotina (vitamina H) | Hipobiotinose

A biotina, ou vitamina H, tem várias funções bioquímicas importantes. É um cofator em vários sistemas enzimáticos envolvidos em reações de carboxilação e transcarboxilação e, consequentemente, tem um efeito significativo no metabolismo de carboidratos, síntese de ácidos graxos, desaminação de aminoácidos, síntese de purinas e metabolismo de ácido nucleico. A biotina é encontrada em quase todos os vegetais e tecidos animais e, sendo necessária em quantidades muito pequenas, é improvável que seja deficiente em dietas sob condições naturais, especialmente porque a síntese microbiana ocorre no trato alimentar.

Bovinos

Atualmente, a biotina é considerada um fator significativo na claudicação de bovinos.[1-5] Essa vitamina é importante para a diferenciação de células epidérmicas, necessárias para a produção normal de queratina e do tecido córneo do casco. Também atua como cofator da enzima carboxilase, sendo importante tanto na gliconeogênese quanto na síntese de ácidos graxos. Foram observadas diferenças significativas no perfil de ácidos graxos do tecido córneo de bovinos que apresentam lesões de unhas. A suplementação de biotina reduz a doença da linha branca, na forma clínica, diminui as lesões do tecido córneo e melhora sua qualidade, fortalecendo o material de cimentação intercelular entre os queratinócitos. Notou-se melhora da integridade do casco de vacas-leiteiras submetidas ao manejo intensivo após a suplementação com biotina. No entanto, um longo período de suplementação é necessário antes que ocorra efeito positivo da vitamina na sanidade do casco. Além disso, podem-se melhorar a produção de leite, a composição do leite e a fertilidade da vaca com suplementação de biotina, embora esse achado não seja consistente entre os estudos.[6]

A biotina é sintetizada no rúmen e sua deficiência absoluta não foi reconhecida. No entanto, a síntese ruminal de biotina pode ser comprometida por condições ácidas no rúmen, o que pode aumentar a necessidade de suplementação dessa vitamina na dieta de vacas-leiteiras de alta produção. Em vacas-leiteiras, no período periparturiente e no início da lactação, os níveis de biotina podem diminuir. Observou-se diminuição dos níveis de biotina no plasma de vacas leiteiras aos 25 dias de lactação, retornando aos valores constantes do 100º dia até o final da lactação. A suplementação de biotina na dieta com a dose de 20 g/dia nos últimos 16 dias antes do parto, e com 30 g/dia do momento do parto até 70 dias após, elevou as concentrações no plasma e no leite, em comparação com vacas não suplementadas com a vitamina. A suplementação de biotina também elevou a concentração plasmática de glicose e reduziu a de ácidos graxos não esterificados, o que indica que a suplementação de biotina está envolvida na gliconeogênese hepática. A concentração de triacilglicerol no fígado tendeu a diminuir mais rapidamente dentro de 2 dias após o parto.

Notou-se que a suplementação de bovinos jovens submetidos a manejo extensivo, com 12,5 mg de biotina em pó diluída e com tratamento controle, por 40 dias consecutivos, aumentou o crescimento médio dos cascos em 11,3 ± 0,72 mm nos bovinos suplementados e em 7,2 ± 0,78 mm nos bovinos-controle, nesse período.[2] Houve um efeito positivo da suplementação de biotina sobre o crescimento do ângulo e comprimento da parede dorsal do casco e do comprimento da sola, bem como na resistência ao desgaste, em bovinos jovens submetidos ao manejo extensivo.[2] Em Atherton Tablelands, na Austrália, a suplementação de vacas holandesas com 20 mg de biotina/animal/dia resultou em melhor escore de locomoção, em comparação com vacas não suplementadas. No período úmido do verão, o número de vacas claudicantes observadas pelo produtor foi significativamente menor durante o período chuvoso em rebanhos suplementados com biotina, e os animais do rebanho precisaram de tratamento com antibióticos com menor frequência, comparativamente aos rebanhos não suplementados. A maioria das lesões do casco foi mais comumente observada nas unhas externas dos membros pélvicos.

Em um estudo de campo com controle aleatório, em cinco fazendas leiteiras comerciais de Gloucestershire, sudoeste do Reino Unido, avaliou-se o efeito do número de parições e da duração da suplementação oral com biotina, na dose de 20 mg/dia, sobre a ocorrência da doença da linha branca, durante um período de 18 meses. A incidência anual dessa doença aumentou com o crescimento do número de partos, independentemente da suplementação de biotina, de dois casos por grupo de 100 vacas primíparas para 15,5 casos por 100 vacas multíparas, e até 47,7 casos por 100 vacas com 5 parições. A suplementação com biotina minimizou a claudicação que ocorre na doença da linha branca em 45%, em vacas multíparas, até 8,5 casos anuais por grupo de 100 vacas, enquanto o efeito da suplementação de biotina em vacas primíparas não foi significativo. Uma suplementação durante pelo menos 6 meses foi necessária para reduzir o risco de claudicação em vacas multíparas com doença da linha branca. A taxa de incidência total de claudicação (por 100 vacas por ano) foi de 68,9, com variação de 31,6 a 111,5 casos por fazenda. As taxas anuais de incidência das quatro causas de claudicação relatadas com maior frequência foram úlcera de sola: 13,8; separação da linha branca: 12,7; dermatite digital: 12; e necrobacilose interdigital: 7,1 por grupo de 100 vacas. A incidência de claudicação foi altamente variável entre as propriedades. No entanto, quando os dados de todas as fazendas foram reunidos, o risco de claudicação causado pela separação da linha branca em bovinos suplementados com biotina foi de aproximadamente 50%. São necessários cerca de 130 dias de suplementação com biotina para observar uma diferença significativa na claudicação ocasionada pela lesão da linha branca.

Um experimento de campo controlado de 14 meses avaliou o efeito da suplementação de biotina em lesões de casco, produção de leite e desempenho reprodutivo de vacas-leiteiras estabuladas na mesma instalação *free-stall*, no mesmo ambiente, com a mesma base e manejo. As vacas suplementadas receberam 20 mg de biotina/dia, por meio de alimentador computadorizado. Os cascos de um número seleto de vacas foram aparados três vezes, em intervalos de 6 meses, e a saúde dos cascos foi avaliada. No desbaste final do casco, a incidência de hemorragias de sola foi significativamente maior no grupo-controle (50%), em comparação com o grupo suplementado (24%). Nenhum caso de claudicação ocorreu. A produção de leite e o conteúdo de gordura aumentaram em todas as parições e a fertilidade melhorou em novilhas de primeira cria.

É possível que a biotina melhore a qualidade do tecido córneo das unhas, o que favorece a substituição do tecido córneo defeituoso, melhora a cicatrização e torna menos provável o desenvolvimento de lesões de sola associadas à laminite, em seus estágios iniciais. A administração de 40 mg de biotina/dia durante 50 dias a vacas-leiteiras com úlcera de sola não complicada resultou em melhoria significativa na qualidade histológica do tecido córneo da epiderme recentemente formada que cobre a úlcera de sola. A suplementação de 20 mg de biotina/dia não afetou a resistência à tração da linha branca.

Fissuras verticais, ou "fendas de areia", são rachaduras verticais do casco que podem se estender desde a banda coronária até a superfície de apoio da parede dorsal da pinça. As "fendas de areia" são comuns em bovinos de corte criados no oeste do Canadá. Em uma pesquisa notou-se que 37,5% das vacas de corte apresentavam uma ou mais fendas. A suplementação de biotina na dieta, na dose de 10 mg/animal/dia, aumentou significativamente o nível sérico de biotina e aumentou a dureza da unha, em comparação com as vacas não suplementadas. Depois de 18 meses, 15% das vacas suplementadas com biotina tinham fissuras verticais, em comparação com 35% nas vacas não suplementadas.

Ovinos

Há evidências, em pequeno número de estudos, que a suplementação de biotina na dieta de ovinos melhora a higidez dos cascos.[7]

Suínos

A principal fonte de biotina para suínos é a ração que recebem; o conteúdo e a disponibilidade biológica de biotina nos alimentos é muito variável. Dietas à base de cereais com baixo teor de biotina disponível podem fornecer quantidade insuficiente do nutriente na dieta para a manutenção da integridade do tecido córneo dos cascos, em suínos. O teor de biotina em dietas basais fornecidas aos suínos variou de 29 a 15 µg de biotina disponível/kg; essa suplementação resultou em maior tamanho de leitegadas. O fornecimento contínuo de sulfonamidas ou de antibióticos pode induzir deficiência da vitamina. Há uma antivitamina da biotina (avidina) em clara de ovo, e a deficiência de biotina pode ser induzida experimentalmente pelo fornecimento de grande quantidade de clara de ovo não cozida.

Em suínos, a deficiência experimental manifesta-se como alopecia, dermatite e rachaduras doloridas nas solas e nas paredes dos cascos.

Surtos naturais de claudicação em marrãs e porcas associados a lesões de sola e parede dos cascos que respondem à suplementação com biotina já foram bem descritos. Claudicação grave e longo período de convalescença são responsáveis por uma alta taxa de descarte de animais reprodutores. Em marrãs de 25 kg alimentadas com dieta basal com baixo teor de biotina (32 µg de biotina disponível/kg) até completarem 170 dias de idade, não se constatou diferença significativa no número de lesões e de unhas acometidas, comparativamente às marrãs alimentadas com dieta suplementada com biotina (350 µg de biotina disponível/kg). No entanto, entre os 170 dias de idade e o primeiro desmame, a incidência de lesões no casco aumentou acentuadamente. Nas quatro leitegadas seguintes, a incidência de lesões aumentou com a idade da porca. As lesões predominantes nas patas foram as fendas, que se situavam principalmente em duas regiões associadas: a junção talão/dígito e a região do talão e parede lateral da linha branca adjacente ao dígito. A suplementação da dieta de porcas reprodutoras com biotina em um estágio inicial de desenvolvimento contribui de maneira significativa para a manutenção da integridade do tecido córneo.[8]

Os animais afetados tornam-se progressivamente claudicantes após receberem ração deficiente em biotina por vários meses. No início, ocorrem arqueamento do dorso e postura encurvada com os membros pélvicos posicionados para frente. Essa postura foi descrita como posição de "canguru sentado". Os coxins das patas tornam-se mais amolecidos e o tecido córneo dos cascos menos resilientes. As patas são doloridas e algumas porcas não permanecem em pé para o acasalamento. Fissuras profundas na junção parede-sola podem se estender para cima, sob o tecido córneo da parede, e rachaduras abertas podem separar as superfícies volares dos talões e dos dígitos. Os coxins das patas mostram inicialmente desgaste excessivo e, mais tarde, desenvolvem-se rachaduras longitudinais doloridas. Em casos bem desenvolvidos, os coxins parecem aumentados e as rachaduras são evidentes e cobertas por restos teciduais necrosados. Em geral, os coxins das patas dos membros pélvicos são mais gravemente afetados do que os das patas dos membros torácicos, e o dígito lateral é mais frequentemente acometido. Os dígitos rudimentares também são afetados por rachaduras e acúmulo de tecido necrosado.

Lesões cutâneas também se desenvolvem em marrãs e porcas afetadas. Há alopecia gradual, particularmente no dorso, na base da cauda e nos quartos traseiros. Os pelos são mais eriçados do que o normal e quebram com facilidade. A alopecia é acompanhada de ressecamento da pele.

À medida que as lesões das patas e da pele se desenvolvem, ocorre queda acentuada na concentração sérica de biotina, condição considerada um indicador sensível de deficiência do nutriente. O conteúdo de biotina pode ser indicado pelo seu nível sérico, sendo que um valor de 700 ng/ℓ é considerado adequado, de 600 a 700 ng/ℓ considerado marginal, de 400 a 600 ng/ℓ considerado inadequado e abaixo de 400 ng/ℓ considerado deficiente. Testes de compressão e dureza feitos na face externa do casco também foram usados como indicador indireto da adequação do conteúdo de biotina em suínos. Os testes indicam que a vitamina melhora significativamente a resistência e a dureza do tecido córneo dos cascos de suínos. A suplementação da dieta com biotina não afeta o crescimento do tecido córneo nem sua taxa de desgaste. A suplementação afeta a estrutura da epiderme coronária; ocorre aumento de densidade dos túbulos córneos do estrato médio, as estruturas córneas do estrato médio são mais compactas e os túbulos são mais claramente definidos.

O desempenho reprodutivo das porcas também é influenciado pelo conteúdo de biotina. A suplementação da dieta pode aumentar o tamanho da leitegada e o número de leitões desmamados, diminuir o intervalo médio, em dias, entre o desmame e o acasalamento e melhorar a taxa de concepção. Durante um período de quatro parições, a produção anual de leitões aumentou em 1,42/porca.

Necessidades de biotina
Suínos
As necessidades diárias de biotina para suínos não foram bem definidas, mas certas quantidades foram associadas com ausência de claudicação e melhor desempenho reprodutivo. A dieta básica de marrãs contém 35 a 50 μg de biotina/kg, e recomenda-se a adição de 350 a 500 μg da vitamina/kg. Isso propicia uma ingestão diária de 4 a 5 mg/porca. A resposta à suplementação dietética pode demorar vários meses; portanto, a suplementação deve começar no desmame. Os detalhes dos estudos sobre biotina em suínos, inclusive deficiência experimental, absorção e síntese, disponibilidade em alimentos e necessidade de biotina para suínos em fase de crescimento, estão disponíveis.

A suplementação da dieta basal de modo a fornecer 56 μg de biotina disponível/kg, com adição diária de 1.160 μg/porca durante a gestação, e 2.320 μg/porca durante a lactação, ocasionou aumento significativo no tamanho da leitegada, no segundo e quarto partos. Sugere-se que a necessidade seja acima de 175 μg de biotina disponível/kg de ração. Em um rebanho suíno com problema de claudicação, constatou-se que a suplementação da ração da porca durante a gestação e a lactação, com de 400 e 800 μg de biotina/porca/dia, respectivamente, e da ração de leitões desmamados e em fase de crescimento com 150 μg da vitamina/animal/dia e 250 μg/animal/dia foi efetiva.

Equinos
A suplementação diária da dieta de equinos com 10 a 30 mg de biotina, por 6 a 9 meses, é considerada efetiva como auxiliar no tratamento de fragilidade do estojo córneo dos cascos. A qualidade do estojo córneo de mais de dois terços dos cavalos da raça Lippizaner apresenta alterações moderadas a graves: microrrachaduras visíveis na transição da zona média para a região interna do tecido córneo coronário; e separação da sola do tecido córneo coronário da zona branca. A suplementação com biotina por 19 meses melhorou a qualidade do tecido córneo do casco. A suplementação contínua da dieta com uma dose diária de 20 mg de biotina é necessária para melhorar e manter a qualidade do tecido córneo do casco de cavalos com cascos de qualidade inferior.

REFERÊNCIAS BIBLIOGRÁFICAS
1. Barker ZE, et al. Animal Welfare. 2012;21:563.
2. Franco Da Silva LA, et al. Can Vet J. 2010;51:607.
3. Lean IJ, et al. Livestock Sci. 2013;156:71.
4. Osorio JS, et al. J Dairy Sci. 2012;95:6388.
5. Randhawa SS, et al. Vet Res Comm. 2008;32:599.
6. Ferreira G, et al. J Dairy Sci. 2007;90:1452.
7. Bampidis VA, et al. Anim Feed Sci Tech. 2007;134:162.
8. van Riet MMJ, et al. Livestock Sci. 2013;156:24.

AGENTES TÓXICOS QUE AFETAM O SISTEMA MUSCULOESQUELÉTICO

"Doença da hiena" em bovinos

A "doença da hiena" em bovinos é cosmopolita; caracterizada clinicamente por uma aparência corporal lateral semelhante à hiena. A causa é desconhecida em alguns casos, mas a ingestão excessiva prolongada de vitaminas A e D_3 por bezerros jovens parece ser a causa mais provável da doença, ao suprimir a diferenciação e a proliferação em condrócitos e osteoblastos. Esse efeito é clinicamente detectável por causa do *fechamento prematuro das fises dos ossos longos*. Um pequeno número de casos pode ser resultado de doença viral sistêmica, em bezerros jovens.

Em alguns casos de ocorrência natural em novilhos com cerca de 1 ano de idade de um grande rebanho leiteiro, cerca de 1% dos bezerros foram acometidos, anualmente. Os bezerros doentes haviam recebido vitaminas A e D_3 imediatamente após o nascimento e, do nascimento ao desmame, receberam as mesmas vitaminas contidas no leite cru, no milho integral, na mistura de ração feita sob encomenda e no suplemento lácteo. A ingestão diária média de vitamina A desde o nascimento até 6 semanas de idade foi de aproximadamente 80.000 UI, e de vitamina D_3 foi de 6.300 UI, e progressivamente menos vitamina A e D_3 foram fornecidas nos alimentos a partir de 6 semanas até o desmame, aos 3 meses. As recomendações do National Research Council (NRC) para o fornecimento diário de vitaminas são: 2.100 UI de vitamina A ao nascimento, aumentando para 6.360 UI em 2 meses; e 330 UI de vitamina D_3, aumentando para 990 UI ao longo do mesmo período. Experimentalmente, a injeção intramuscular de vitaminas A e D (2.000.000 UI e 300.000 UI, respectivamente) no primeiro dia após o nascimento, seguido de 30.000 UI/kg de peso corporal adicionada ao sucedâneo de leite, diariamente, resultou em lesões macroscópicas nas placas de crescimento proximal da tíbia em 3 semanas. Quantidades excessivas de vitamina D_3 parecem promover o efeito primário da vitamina A no fechamento prematuro da fise. Por exemplo, a administração diária de vitamina A (30.000 UI/kg de peso corporal) em um substituto de leite fornecido a cordeiros resultou em fechamento prematuro da placa de crescimento distal do fêmur e da placa de crescimento proximal da tíbia, mas não foram detectados os sinais clínicos da "doença da hiena".[1]

O fechamento prematuro das placas de crescimento dos ossos longos resulta em acentuada dissimilaridade no crescimento e no desenvolvimento dos quartos anterior e posterior, sendo este último, comparativamente, subdesenvolvido. Isso dá ao animal os contornos clássicos da hiena, e essa semelhança é intensificada por uma crista de cerdas grossas e duras ao longo do dorso, na linha média. Uma atitude agressiva também é notada. Os bezerros afetados são normais ao nascimento e desenvolvem a anormalidade apenas aos 5 a 6 meses de idade. O fêmur e a tíbia são mais curtos em animais afetados do que em animais normais. Há dificuldade de locomoção associada, com tendência de o animal cair para o lado e a adotar frequentemente a posição de decúbito lateral. A marcha é descrita como "saltar de coelho".

Bovinos das raças Simental alemão, Charolês, Black Pied, Holstein-Friesian alemão e German Red Pied são acometidos. A análise genética parece indicar que a doença é hereditária, como característica recessiva simples com penetrância incompleta, mas isso não é evidente em alguns rebanhos.

A lesão é uma condrodistrofia que afeta particularmente os ossos longos e as vértebras lombares. O exame macroscópico e a radiografia das placas longitudinais do úmero, tíbia e fêmur revelam fechamento focal a quase completo das fises, sendo que as fises submetidas à compressão são mais seriamente afetadas do que as submetidas à tensão.

LEITURA COMPLEMENTAR

Espinasse J, Parodi AL, Constantin A, Viso M, Laval A. Hyena disease in cattle: a review. Vet Rec. 1986;118: 328-330.

Rothenberg AB, Berdon WE, Woodard JC, Cowles RA. Hypervitaminosis A-induced premature closure of the epiphyses (physeal obliteration) in humans and calves (hyena disease): a historical review of the human and veterinary literature. Pediatr Radiol. 2007; 37:1264.

REFERÊNCIA BIBLIOGRÁFICA

1. Azimpour S, Mortazavi P. Comp Clin Pathol. 2013; 22:941.

Intoxicação por glicosídeo calcinogênico (calcinose enzoótica)

Sinopse

- Etiologia: ingestão de glicosídeos calcinogênicos, presentes em algumas plantas tóxicas específicas
- Epidemiologia: doença enzoótica em todas as espécies criadas em regiões onde há as plantas tóxicas
- Patologia clínica: concentração elevada de cálcio e fósforo no sangue, calcificação tecidual visível na radiografia
- Lesões: calcificação em todos os tecidos, artrite degenerativa em todas as articulações dos membros
- Confirmação do diagnóstico: identificação da planta específica
- Tratamento: nenhum
- Controle: remoção e manutenção dos animais longe das plantas tóxicas.

Etiologia

Os glicosídeos calcinogênicos ocorrem em quantidade muito pequena nas folhas das plantas. O radical aglicona (sem açúcar) é um esterol da vitamina D_3, um composto do tipo $1,25\text{-}(OH)_2D_3$. A hidrólise do glicosídeo libera um análogo da vitamina D_3, ocasionando calcificação de tecidos moles, semelhante ao que acontece na hipervitaminose D. As plantas nas quais esses glicosídeos foram identificados são *Solanum malacoxylon* (p. ex., *S. glaucophyllum*, *S. glaucum*, *S. glaucescens*, *S. glaucunfrutescens*), *Nierembergia veitchii* e *Cestrum diurnum* (jesmim selvagem).[1]

Outras plantas em que se suspeita da presença de glicosídeos calcinogênicos são *Stenotaphrum secundatum* (grama de Santo Agostinho) na Jamaica, *S. linnaeanum* (= *S. hermannii*); *S. sodomaeum* (maçã de Sodoma), *S. torvum* (figueira do diabo) e *Trisetum flavescens* (aveia amarela ou dourada) na Europa.[1,2]

As plantas são ervas daninhas de pastagem e prontamente consumidas pelo gado, especialmente em épocas secas, quando outras forrageiras são escassas.[2] Os glicosídeos são muito estáveis e resistem à dessecação e armazenamento por períodos superiores a 1 ano. O aquecimento reduz significativamente a toxicidade do *Solanum malacoxylon*, mas tem pouco efeito em *Trisetum flavescens*.

Epidemiologia

Ocorrência

Calcinose enzoótica e as plantas que a desencadeiam ocorrem na maioria dos países. A doença associada causada por *Solanum* spp. é constatada em regiões tropicais e subtropicais, incluindo África, Argentina, Brasil, Cuba, Papua-Nova Guiné, Índias Ocidentais e Havaí. A intoxicação por *Cestrum diurnum* ocorre no extremo sul dos EUA, especialmente na Flórida, no Texas e na Califórnia. Diagnósticos não confirmados foram relatados na Índia e em Israel. Na Jamaica, a doença é conhecida como "doença debilitante de Manchester", no Havaí como "*naalehu*", e na América do Sul como "espichamento" (Brasil) ou "enteque seco" (Argentina).

Na Áustria e na Alemanha, *T. flavescens* é um componente comum da pastagem alpina e está associado ao aparecimento de sinais cerca de 18 meses após o gado ser colocado no pasto infestado. Os bovinos nativos apresentam sinais clínicos por volta dos 3 anos de idade. O capim é mais tóxico quando jovem, e os sinais clínicos são piores quando os bovinos estão no pasto.

Fatores de risco

Fatores de risco do animal

Ambos os sexos e todas as idades de todas as espécies de animais são afetados – ruminantes com mais frequência e equinos mais raramente. Suínos e cordeiros lactentes são menos suscetíveis.

Patogênese

O glicosídeo da planta, quando ingerido, é hidrolisado por microrganismos do rúmen, enzimas da mucosa intestinal e células ósseas, originando um análogo da vitamina D_3.[2] A absorção da substância ativa resulta em aumento marcante na absorção de cálcio da dieta. Os níveis sanguíneos de cálcio aumentam acentuadamente, e isso é seguido de deposição de cálcio nos tecidos moles. O modo de ação do glicosídeo é semelhante ao do 1,25-di-hidroxicolecalciferol.

Achados clínicos

A doença é crônica e pode persistir por vários anos. Caracteriza-se por condição corporal, relutância em andar, marcha rígida, troca constante do apoio do peso de um membro para o outro e falta de vontade de se levantar ou de se deitar.[1,2] O exercício forçado está associado a aflição grave, alguns animais podem se tornar agressivos. Os animais afetados permanecem em estação por longos períodos com o dorso arqueado e os membros rigidamente estendidos. A calcificação dos vasos sanguíneos pode ser palpável, por exemplo, durante o exame retal. Sopros cardíacos são audíveis. Os sinais clínicos desaparecem quando os animais deixam de ingerir o alimento causador, mas a reabsorção dos depósitos de cálcio nos tecidos é mínima, até mesmo anos após a transferência das pastagens tóxicas. Os animais deixados no pasto tóxico acabam, por fim, ficando em decúbito e morrem. Fetos podem ser afetados.

Patologia clínica

As concentrações séricas de cálcio e fósforo elevam 20 a 25%, com aumentos de até 3,4 mmol de cálcio/ℓ e 4 mmol de fósforo/ℓ.[2] A calcificação tecidual deve ser detectada por meio de radiografia. A anemia é comum em animais intoxicados por *Solanum malacoxylon*.

Achados de necropsia

Emaciação inespecífica, anasarca e ascite são comuns. Calcificação de todos os vasos sanguíneos, incluindo as artéria aorta e coronárias, e do endocárdio, é a lesão característica mais facilmente visível. A calcificação também está presente na pleura, no parênquima pulmonar, que geralmente está enfisematoso, na maioria das outras vísceras, e nos tendões e ligamentos.[3] Artrite degenerativa ocorre nas articulações dos membros.

Diagnóstico diferencial

O histórico, os achados clínicos e a constatação de plantas tóxicas específicas propiciam a confirmação do diagnóstico. Sobredoses repetidas de vitamina D, injetável ou adicionada a alimentos, reproduz os achados clínicos e de necropsia.

Tratamento e controle

Nenhum tratamento praticável está disponível. O manejo cuidadoso das pastagens tóxicas na Europa reduziu significativamente as perdas resultantes da doença.

LEITURA COMPLEMENTAR

Haussler MR, Wasserman RH, McCain TA, et al. 1,25-dihydroxyvitamin D3-glycoside: identification of a calcinogenic principle of Solanium malocoxylon. Life Sci. 1976;15:1049-1056.

Hughes MR, McCain TA, Chang SY, et al. Presence of 1,25-dihydroxyvitamin D3-glycoside in the calcinogenic plant Cestrum diurnum. Nature. 1977;268:347-349.

Mello JRB. Calcinosis–calcinogenic plants. Toxicon. 2003; 41(1):1-12.

REFERÊNCIAS BIBLIOGRÁFICAS

1. Y Santos C, Capelli A, Sosa S, et al. Enzootic calcinosis of sheep in Uruguay. In: Riet-Correa, Pfister J, Schild AL, Wierenga TL, eds. Poisoning by Plants, Mycotoxins, and Other Toxins. Oxfordshire: CAB International; 2011:448.
2. Santos C, et al. J Vet Diag Invest. 2012;24:423.
3. Barros SS, et al. Vet Path. 2006;43:494.

Intoxicação por hipoglicina A em equinos (miopatia atípica ou mioglobinúria nos equinos em pastagem)

Em equinos, a intoxicação por hipoglicina A é uma síndrome caracterizada por mioglobinúria aguda que acomete equinos mantidos em pastagem, na Grã-Bretanha, Irlanda, Europa, América do Norte e, possivelmente, Austrália e Nova Zelândia.[1-6] A doença é causada pela ingestão de sementes do bordo *Acer negundo* (também conhecido como *boxelder maple*), nos EUA, e *Acer pseudoplantanus* na Europa.[6-8] O composto tóxico é a hipoglicina A (ácido L-amino-metilenociclopropilpropiônico), que é metabolizada em ácido metilenociclopropilacético (MCPA). O MCPA pode ser detectado no sangue de cavalos afetados[9] e é um potente inibidor de múltiplas enzimas acil-CoA desidrogenases, causando um padrão anormal específico de acúmulo de acilcarnitinas no sangue, e de ácidos orgânicos na urina.[7] Esse padrão foi reconhecido em cavalos afetados antes que o agente causador fosse identificado.[5]

O potencial tóxico de outras árvores de bordo, por exemplo, *Acer palmatum* (bordo japonês), *A. saccharum* (bordo de açúcar), *A. spicatum* (bordo da montanha) e, possivelmente, outras, é desconhecido, embora essas espécies (provavelmente ou de fato) contenham hipoglicina A.[10]

A doença tem uma forte distribuição sazonal, com a maioria dos casos ocorrendo no outono.[1,4,11,12] Trata-se de uma doença esporádica, mas que geralmente afeta mais de um animal em um plantel de equídeos. Cavalos, pôneis e zebras foram afetados.[11] Surtos localizados envolvendo um grande número de equinos são relatados.[11] O risco da doença na Europa aumenta com o aumento do tempo de pastejo, presença de árvores ou folhas secas no pasto, falta de alimentação suplementar e a presença de árvores.[11,12] A velocidade do vento e as rajadas de vento são maiores imediatamente antes dos surtos da doença do que em outros momentos.[7]

Não parece haver predileção racial ou sexual para o desenvolvimento da doença. Cavalos mais jovens podem estar em maior risco, mas isso pode simplesmente refletir a distribuição etária de cavalos em pastejo nas áreas em que a doença ocorre. A miopatia atípica é quase exclusivamente observada em cavalos mantidos em pastagem e não está associada a exercícios forçados.

A taxa de mortalidade é geralmente 60 a 70%, mas pode ser muito maior.[11] O prognóstico está diretamente relacionado com a gravidade dos sinais clínicos, como taquicardia, taquipneia, decúbito, sudorese, anorexia e dispneia.[13]

Os sinais clínicos são característicos de rabdomiólise aguda e consistem em rigidez abrupta e relutância em se mover. Pode-se notar que os cavalos afetados estão deprimidos ou têm uma atividade reduzida 1 a 2 dias antes do início dos sinais clínicos.[11] Os equinos podem ser afetados até 4 dias após serem removidos do pasto.[11] A progressão para decúbito lateral é rápida, ocorrendo poucas horas após o surgimento dos sintomas. O decúbito é frequentemente o primeiro indício da doença observada em cavalos criados em pastagem. Os animais forçados a ficar em pé apresentam tremores e dificuldade em caminhar. Os músculos lombares e glúteos podem estar rígidos. Os cavalos afetados manifestam taquicardia e taquipneia. A angústia respiratória, presumivelmente secundária à degeneração dos músculos intercostais e do diafragma, é comum em equinos em decúbito, nos estágios terminais da doença. Nota-se alteração na cor da urina (pigmentúria). Há arritmias ventriculares anormais e comprometimento da função miocárdica, que podem persistir por pelo menos 10 semanas, em equinos afetados.[14] Esses cavalos geralmente morrem ou são submetidos à eutanásia dentro de 24 a 72 h após o início dos sinais clínicos.[11]

As anormalidades bioquímicas séricas incluem aumento marcante das atividades séricas de creatinoquinase, lactato desidrogenase e aspartato aminotransferase. As concentrações séricas de troponina T, um marcador de dano miocárdico, estão acima do normal na maioria dos cavalos afetados. As concentrações séricas de vitamina E e/ou selênio e atividade da glutationa peroxidase eritrocitária não estão anormalmente baixas de maneira consistente. As concentrações séricas de acilcarnitinas estão anormais, com elevações de concentrações de compostos de cadeias curta, média e longa.[6,7] Em equinos acometidos nota-se elevação nas concentrações urinárias de ácido etilmalônico, ácido metilsuccínico, ácido láctico, ácido adípico, butilglicina, isovalerilglicina e hexanoglicina.[7]

A condição ácido-base dos equinos intoxicados é uma mistura de alcalose respiratória, acidose láctica e alcalose por diferença de íon forte (SIDm).[15] As anormalidades nas concentrações séricas de sódio, potássio e cloreto em geral são discretas.[15]

A necropsia não revela, de modo confiável, evidência macroscópica de doença muscular, embora possa haver inchaço, edema e hemorragia nos músculos. Existem áreas hemorrágicas ou pálidas no miocárdio ventricular de alguns cavalos. O exame histológico revela degeneração generalizada de miócitos, sem inflamação, nos músculos locomotores e respiratórios. Dentro de um grupo muscular, algumas fibras estão severamente afetadas, enquanto outras fibras vizinhas estão aparentemente normais. O miocárdio ventricular tem lesões de degeneração muscular em alguns cavalos. A nefrose mioglobinúrica é um achado consistente em equinos que morrem espontaneamente ou são submetidos à eutanásia, nos estágios terminais da doença.

O diagnóstico definitivo é baseado na presença de sinais clínicos de doença muscular, elevações marcantes nas atividades séricas de enzimas musculares e nos achados de necropsia.

O tratamento consiste em terapia de suporte, porque não existe um antídoto definitivo para hipoglicina A.[16,17] Os equinos afetados e em risco devem ser removidos da pastagem e impedidos de ingerir mais sementes de *A. negundo* ou *A. pseudoplantanus*. Deve-se administrar carvão ativado para reduzir a absorção adicional de toxinas no trato gastrintestinal (500 g por equinos de 500 kg, VO). Alguns cavalos intoxicados manifestam sinais de dor e devem receber analgésicos. A hidratação e o equilíbrio eletrolítico e ácido-base devem ser mantidos. Recomenda-se a administração de antioxidantes e relaxantes musculares, mas sem evidência objetiva de eficácia.[16,17]

O controle implica impedir que cavalos e pôneis consumam sementes (sâmaras) de *Acer negundo* ou *A. pseudoplantanus*. Sementes de árvores na margem das pastagens podem nelas cair – ocorrência compatível com o fato de a velocidade do vento ser maior imediatamente antes dos surtos da intoxicação do que nos momentos em que a doença não ocorre.[7]

REFERÊNCIAS BIBLIOGRÁFICAS

1. Hollyer J, et al. Irish Vet J. 2010;63:612.
2. McKenzie RK, et al. NZ Vet J. 2013;61:367.
3. Quist EM, et al. Vet Pathol. 2011;48:E52.
4. Sponseller BT, et al. J Vet Int Med. 2012;26:1012.
5. van der Kolk JH, et al. Mol Gen Metab. 2010;101:289.
6. Votion DM, et al. Equine Vet J. 2013;n/a.
7. Valberg SJ, et al. Equine Vet J. 2013;45:419.
8. Unger L, et al. J Vet Int Med. 2014;28:1289.
9. Votion DM, et al. Equine Vet J. 2014;46:146.
10. Gillman JH, et al. Equine Vet J. 2014;46:135.
11. van Galen G, et al. Equine Vet J. 2012;44:614.
12. van Galen G, et al. J Vet Emerg Crit Care. 2010;20:528.
13. van Galen G, et al. Equine Vet J. 2012;44:621.
14. Verheyen T, et al. J Vet Int Med. 2012;26:1019.
15. van Galen G, et al. J Vet Int Med. 2013;27:186.
16. van Galen G, et al. Equine Vet Educ. 2013;25:264.
17. van Galen G, et al. Equine Vet Educ. 2013;25:308.

Intoxicação por plantas que contêm toxinas conhecidas

Aminopropionitrila

A 3-aminopropionitrila é uma substância tóxica encontrada em *Lathyrus* spp. (ervilha silvestre), por exemplo, *Lathyrus hirsutus* (ervilha silvestre de inverno), às vezes semeadas com gramíneas para propiciar pastagem no início da primavera. Os sinais de toxicidade em bovinos que pastoreiam plantas maduras repletas de vagens com sementes consistem em salivação, animal com postura de "cavalete", cabeça abaixada, movimentos contínuos da cabeça e das orelhas, olhar em "transe", baixa responsividade, relutância em mover-se, dor nas patas e consequente claudicação, ato de deitar com as patas sob o corpo e evidente indisposição para se levantar. Outros sinais incluem claudicação, marcha cambaleante, decúbito e convulsões com movimentos de pedalagem. Os sintomas são exacerbados por caminhada ou outro estímulo. Os achados de necropsia limitam-se a lesões inespecíficas, como congestão pulmonar.

Intoxicação por plantas que contêm toxinas suspeitas ou não identificadas

Juglona

A juglona, um resinoide tóxico encontrado nas aparas de *Juglans nigra* (nogueira preta), foi apontada como causa de claudicação e edema das partes inferiores dos membros em equinos mantidos em camas feitas com essas aparas; todavia, a juglona está presente na casca e nas folhas, não no cerne do qual se obtém as aparas. As lesões são decorrências do aumento da pressão arterial capilar local.

Uma síndrome semelhante está associada à ingestão de *Berteroa incana* (*Hoary alyssum*). Inchaço das partes distais dos membros e febre são sinais consistentes da ingestão dessa planta. Os sintomas surgem 18 a 36 h após o consumo e desaparecem 2 a 4 dias após cessada a ingestão da planta. Abortos foram relatados, mas podem ser secundários à febre alta. Outra síndrome caracterizada por gastrenterite grave e hemólise intravascular também foi relatada em cavalos alimentados com feno contaminado por *Berteroa incana*.

Miopatia | Incoordenação da marcha, decúbito e elevação da atividade de creatinoquinase

- *Karwinskia humboldtiana* – nome comum: coyotillo
- Pequenas quantidades de *Senna* spp. (ou *Cassia* spp.) ingeridas durante um longo período estão associadas a miopatia e/ou paralisia de músculos esqueléticos. Na intoxicação por *Senna occidentalis* em equinos e caprinos, os sinais precoces são anorexia e diarreia, seguidos de hiperpneia, taquicardia, ataxia, cambaleio e decúbito. Durante a necropsia nota-se cardiomiopatia fatal. A lesão muscular é acompanhada de elevação marcante das atividades de aspartato aminotransferase e creatinoquinase. Do mesmo modo, em suínos, a diarreia inicial pode ser seguida de decúbito lateral e miopatia em músculos esqueléticos.

LEITURA COMPLEMENTAR

Radostits O, et al. Veterinary Medicine: A Textbook of the Disease of Cattle, Horses, Sheep, Goats and Pigs. 10th ed. London: W.B. Saunders; 2007:1883.

Intoxicação por alumínio

O alumínio é um dos elementos potencialmente tóxicos introduzidos nas dietas de animais pela deposição de sais solúveis oriundos de chuva ácida, partículas de pó em efluentes industriais, ingestão acidental ou absorção pelas plantas.

Relatos de casos em grandes animais são raros, e a maioria das informações toxicológicas são de dados humanos ou estudos experimentais em ratos, camundongos e coelhos. Frank et al. relataram polioencefalomalacia associada a níveis elevados de alumínio em bezerros da raça Simental[1], enquanto Easterwood et al. relataram a geração de gás fosfina em equinos que acidentalmente receberam fosfeto de alumínio na dieta.[2] Deve-se ressaltar que a toxina associada à intoxicação por fosfeto de alumínio é o gás tóxico fosfina e não o alumínio.

A absorção do alumínio é baixa após exposição oral, dérmica e inalação. Depois da absorção, é distribuído a outros tecidos, com maior concentração nos ossos.[3] A exposição crônica ao alumínio resulta em sequestro nos ossos, dos quais é liberado lentamente. O alumínio atravessa prontamente as barreiras hematencefálica e placentária, resultando em neurotoxicidade e comprometimento do desenvolvimento.[4,5] O elemento é excretado por via urinária, com escassa excreção biliar e fecal.[3]

Os sinais clínicos dependem dos órgãos específicos envolvidos, mas a deposição nos ossos está associada com osteoartrite e anemia. Outros órgãos afetados incluem coração (infarto do miocárdio), cérebro (disfunção cognitiva e outros efeitos neurotóxicos), fígado e rins.

Não há tratamento, e o diagnóstico depende da detecção do alumínio no fígado e nos rins. Concentrações de alumínio de 6 a 11 ppm no fígado e de 4 a 5 ppm nos rins de ovinos e bovinos são consideradas tóxicas.

LEITURA COMPLEMENTAR

Allen VG, Robinson DL, Hembry FG. Aluminum in the etiology of grass tetany in cattle. J Anim Sci. 1980;50:44.
Allen VG. Influence of dietary aluminum on nutrient utilization in ruminants. J Anim Sci. 1984;59:836-844.
Frank AA, Hedstrom OR, Braselton WE, et al. Multifocal polioencephalomyelomalacia in Simmental calves with elevated tissue aluminum and decreased tissue copper and manganese. J Vet Diagn Invest. 1992;4:353-355.

REFERÊNCIAS BIBLIOGRÁFICAS

1. Frank AA, et al. J Vet Diagn Invest. 1992;4:353-355.
2. Easterwood L. J Am Vet Med Assoc. 2010;236:446.
3. Krewski D, et al. J Toxicol Environ Health B. 2007;10:1.
4. Domingo JL, Aluminum, Gupta RC, eds. Reproductive and Developmental Toxicology. Elsevier; 2011:407.
5. Kumar V, Gill KD. Arch Toxicol. 2009;83:965.

Intoxicação por fluoreto

Sinopse

- Etiologia: quantidades tóxicas de fluoreto são encontradas na água (natural ou contaminada), solo e plantas contaminadas por poluição industrial, misturas minerais com excesso de fluoreto e em inseticidas, anti-helmínticos e rodenticidas mais antigos à base de fluoreto de sódio, fluorossilicato de sódio e fluoracetato de sódio. O fluoracetato também pode ser encontrado em várias espécies de plantas, como *Dichapentalum* spp., *Gastrolobium* spp. e *Oxylobium* spp., entre outras
- Epidemiologia: frequentemente associada à ingestão contínua de pequenas, mas tóxicas, quantidades de fluoreto, na dieta ou na água fornecida
- Patologia clínica: teores elevados de fluoretos no soro e na urina; em alguns casos, elevada concentração sérica de cálcio, ureia nitrogenada no sangue (BUN) e fosfatase alcalina
- Lesões:
  - Animais vivos: fluorose dentária – manchas e erosões em dentes permanentes. Osteofluorose com claudicação e perda da condição corporal
  - *Post mortem*: osteoporose, exostoses generalizadas. Hipoplasia do esmalte dentário e da dentina
- Confirmação do diagnóstico: mensuração do conteúdo de fluoretos na forragem, solo ou água; sangue e urina de animais intoxicados; ossos e dentes, à necropsia
- Tratamento: principalmente de suporte; carvão ativado não é recomendado; cálcio, magnésio ou alumínio VO, para neutralizar o fluoreto no trato gastrintestinal
- Controle: dieta de boa qualidade; restringir a exposição dos animais jovens e realizar rotação o plantel caso a água ou a forragem estiverem contaminadas; manter teor de fluoreto na ração inferior a 2%; o uso de sais de alumínio em rações tem eficácia questionável.

Etiologia

Há algum conteúdo de fluoreto em quase todos os alimentos e fontes de água fornecidos aos animais; portanto, a exposição não é apenas momentânea, mas continua durante toda a vida. Ocorre tanto a intoxicação aguda quanto crônica. A intoxicação aguda em grandes animais é muito rara e geralmente ocorre após exposição a um produto comercial mais antigo, como fluoreto de sódio, fluorossilicato de sódio ou fluoracetato de sódio, ou a cinzas vulcânicas.[1,2] A intoxicação crônica está associada à ingestão de suplementos de fosfato de sais de rocha contendo um alto teor de fluoreto, de forragem ou solo contaminado com fluoreto e de água que contém naturalmente excesso de fluoreto ou que tenha sido contaminada com fluoreto.[3-6] A gravidade da intoxicação depende da quantidade ingerida, da solubilidade do composto fluoretado, da espécie, da dieta e da idade do animal.[1,7] As perdas por morte são raras e restritas, em grande parte, à intoxicação aguda, sendo as maiores perdas decorrentes da condição corporal causada por fluorose crônica.

Epidemiologia

Ocorrência

A intoxicação por fluoreto foi observada na maioria dos países, geralmente associada a riscos naturais ou industriais específicos. Na Europa e na Grã-Bretanha, as perdas são maiores durante o pastoreio de verão em pastagens contaminadas por vapores industriais, incluindo fumaça de indústrias que transformam fosfato de rocha em superfosfato, e efluentes de fundições de alumínio. A Islândia e partes do sul da Cordilheira dos Andes são extensivamente contaminadas por cinzas vulcânicas. A água de poços profundos fornecida aos animais, a contaminação industrial das pastagens e o fornecimento de suplementos de fosfatos que contém alto teor de fluoreto são causas comuns de intoxicação na América do Norte. Os poços profundos também são fontes importantes de intoxicação na Austrália e na América do Sul. Na África, uma causa importante é o fornecimento de suplementos de rocha fosfática.

Na fluorose induzida experimentalmente em bovinos, ocorrem manchas no esmalte dentário após ingestão de 27 mg/kg na dieta, mas não ocorre erosão de dentes até que seja fornecido teor de 49 mg/kg. As lesões ósseas são discretas após ingestão de 27 mg/kg, moderadas com 49 mg/kg e significativas com 93 mg/kg, e acredita-se que a produção de leite em vacas-leiteiras não é acometida pela ingestão de 50 mg de fluoreto/kg na dieta até aproximadamente a quarta lactação. Uma visão mais recente é que o limiar de tolerância de vacas-leiteiras de 40 mg/kg é muito alto e ocasiona séria perda de produtividade e algum grau de fluorose dentária em vacas de alta produção.[1]

Fatores de risco

Fatores de risco do animal

Os fatores de risco relacionados ao animal são a idade e a espécie. A ingestão diária de 0,5 a 1,7 mg de fluoreto/kg de peso corporal, na forma de fluoreto de sódio, ocasiona lesões dentárias em animais em crescimento sem afetar o bem-estar geral. Ingestão de equivalente ao dobro dessa quantidade não causam intoxicação em animais adultos. Em novilhas, uma ingestão contínua de 1,5 mg/kg de peso corporal por dia é suficiente para causar fluorose dentária grave, sem afetar a taxa de crescimento ou a função reprodutiva. Entretanto, ocorrem osteofluorose extensa e períodos de claudicação grave. O teor de fluoreto nos ossos de bezerros recém-nascidos depende da ingestão pela mãe nos últimos 3 a 4 meses de gestação e não da sua própria composição óssea.

A maioria das ocorrências de fluorose são relatadas em bovinos. Os ovinos são menos suscetíveis que os bovinos, e raramente são relatados casos da intoxicação em equinos. A ingestão contínua de 1 mg/kg de peso corporal é o limite máximo seguro para ruminantes; ingestão de 2 mg/kg de peso corporal provoca sinais clínicos. Em suínos, ingestão de 1 mg de fluoreto/kg de peso corporal por longos períodos não tem efeito deletério.

Os efeitos nos fetos são discretos. A visão atual é que a passagem transplacentária de fluoreto ocorre em quantidade infinitesimal, mas, historicamente, foram identificados casos de fluorose dentária em bovinos neonatos.[3] O fluoreto não ocorre em quantidades significativas no leite ou no colostro de vacas intoxicadas.[1]

Fatores de risco do ambiente

O fluoreto ocorre naturalmente nas rochas, particularmente em associação com o fosfato, e essas rochas, os solos delas derivados e a água de superfície lixiviada pelos solos podem conter quantidades tóxicas de fluoreto. Em tais áreas, o teor no solo pode ser tão alto quanto 2.000 a 4.000 mg/kg, e até mesmo acima de 12.000 mg/kg, e conteúdo na água de até 8,7 mg/kg; a solubilidade no solo varia de 10 a 20%. Os teores de fluoreto provavelmente tóxicos aos animais geralmente não são encontrados em condições naturais; a interferência do ser humano é necessária na maioria dos casos para aumentar a ingestão acima do teor crítico.

A contaminação a partir de fábricas industriais por fumaça, vapor ou poeira pode produzir pastagens contendo 20 a 50 mg de fluoreto/kg. Fábricas que produzem alumínio pelo processo eletrolítico, ferro e aço com fluxos contendo fluoreto, superfosfato, tijolos envidraçados, cobre, vidro e esmaltes são provavelmente fontes potentes e podem estar associadas à contaminação com teores tóxicos em distâncias tão longas quanto 14 km a favor do vento, a partir da fábrica. A poeira das indústrias que fabricam superfosfato a partir de fosfato de rocha pode conter até 3,3% de fluoreto. Indústrias envolvidas na calcinação de canga também foram apontadas como fontes de fluoreto.

A contaminação por efluente é um problema complexo devido à variação na forma do composto contaminante. O capim pode absorver e reter fluoreto gasoso do ar ambiente, mas o depósito físico de líquidos e poeira é a forma crítica de contaminação.[5,6] Duas das substâncias efluentes comuns são o ácido fluorídrico e o tetrafluoreto de silício, ambos tão tóxicos quanto o fluoreto de sódio; as lesões dentárias ocorrem em 100% dos ruminantes jovens que ingerem 14 a 16 mg dessas substâncias/kg de matéria seca. Casos graves ocorrem em pastagens ou fenos contendo mais de 25 mg/kg de matéria seca, e lesões semelhantes desenvolvem-se muito mais rapidamente em pastagens contendo 98 mg/kg de matéria seca. A fluoracetamida é também conhecida por ser um efluente industrial tóxico.

Poeira e gases de erupções vulcânicas também podem causar intoxicação aguda fatal por fluoreto logo após a erupção, e a contaminação de pastagem pode ser suficiente para ocasionar intoxicação crônica subsequente em animais que consomem a forrageira, embora o teor de fluoreto nos materiais contaminados diminuam muito rapidamente quando há chuva. A Islândia é particularmente acometida pela intoxicação por fluoreto oriundo dessa fonte.

A adubação da pastagem com calcário fosfático, por meio de aplicação por cobertura, é comumente associada à fluorose. A maioria dos calcários fosfatados, particularmente os do norte da África, é rica em fluoreto (0,9 a 1,4%). Os calcários não fosfáticos contêm quantidades insignificantes.

Alimentação com suplementos à base de fosfato

A ocorrência comum de deficiência de fósforo em animais levou à busca por materiais fosfáticos de baixo custo apropriados para a alimentação animal. Os fosfatos de rocha são comumente usados, e muitos deles contêm quantidade perigosa de fluoreto (3 a 4%).[8] O teor de fluoreto do mineral pode ser reduzido, mas o custo estimula o uso de material pouco seguro.

A maior ocorrência de intoxicação por fluoreto transportado por água é a água obtida de poços profundos ou artesianos. Os dados disponíveis sugerem que, embora pequenas lesões dentárias ocorram com 5 mg/kg, não ocorre desgaste excessivo dos dentes e a dieta do animal não é prejudicada até que seja excedido o teor de 10 mg/kg. Não ocorrem efeitos sistêmicos mais graves até que a água contenha 30 mg de fluoreto/kg.

Diversas fontes de fluoreto levam à ingestão do próprio superfosfato, mas o líquido sobrenadante de uma suspensão do fertilizante não contém fluoreto. Alguns conservantes de madeira podem conter grande quantidade da substância, que pode causar intoxicação aguda, em algumas circunstâncias.

Fatores de risco da fazenda

Os animais estabulados no inverno e que pastejam apenas durante o verão e o outono em pastagens contaminadas por efluentes industriais podem apresentar melhora considerável nos sinais clínicos durante o inverno e um recrudescimento anual dos sintomas quando os animais são colocados em ambiente externo.[9]

Fatores de risco das pessoas

Embora seja possível que os tecidos animais contenham quantidade de fluoreto acima da admitida, geralmente isso não ocorre na fluorose crônica. O teor no leite, nessas circunstâncias, é inferior ao permitido na água potável fluoretada (1 mg/ℓ).

Patogênese

A absorção no trato gastrintestinal (GI) depende da forma de fluoreto ingerida, sendo as formas solúveis como o fluoreto de sódio mais biodisponíveis do que o fluoreto encontrado em alimentos, solo ou água contaminados. Uma vez absorvido, o fluoreto é distribuído por todo o corpo, principalmente aos ossos e dentes. A excreção é renal.[10]

A intoxicação aguda, decorrente da ingestão de grande quantidade de fluoretos solúveis (p. ex., fluoreto de sódio), ocorre rapidamente, com início dos sintomas 30 a 60 min após a ingestão. O mecanismo de ação é desconhecido, mas pode ser atribuído à produção de ácido fluorídrico no trato gastrintestinal, à hipocalcemia sistêmica, à diminuição da atividade da Na/KATPase ou à inibição da glicólise.[10]

A ingestão crônica resulta na deposição de fluoreto no sangue, ossos e/ou dentes dos animais intoxicados.[7] A deposição óssea ocorre ao longo da vida, mas nos dentes apenas nos estágios de formação.[1,7] Nos ossos, os fluoretos comprometem a mineralização, a estrutura cristalina e o remodelamento ósseo, substituindo grupos hidroxila na hidroxiapatita da estrutura cristalina do osso. O grau de deposição é variável, sendo maior na superfície periosteal dos ossos longos onde geralmente se desenvolvem exostoses. Essas alterações ósseas são, com frequência, referidas como fluorose óssea ou osteofluorose.

Durante a formação dos dentes, os fluoretos inibem a ação dos ameloblastos e dos odontoblastos, resultando na falha de deposição mineral no dente em desenvolvimento. Assim, as lesões dentárias ocorrem apenas no caso de alta ingestão antes que os dentes tenham irrompido, mas as lesões ósseas ocorrem em qualquer estágio.

Quando a concentração tecidual de fluoreto é moderada, surgem lesões dentárias características decorrentes da hipoplasia do esmalte. Durante esse tempo, o teor no osso pode aumentar lentamente sem alterações ósseas apreciáveis. A facilidade de armazenamento no osso explica o longo período latente notado em animais sujeitos à intoxicação crônica. As lesões geralmente começam na face medial dos ossos metatarsianos proximais e se propagam incluindo a mandíbula, os ossos metacarpianos e as costelas. Assim que se instalam, as anormalidades resultam em claudicação e geralmente são bilaterais e simétricas.[1] No caso de conteúdo de fluoreto muito alto, a capacidade de armazenamento dos ossos e dos dentes é excedida e os níveis no sangue e na urina aumentam. As lesões ósseas, de osteomalacia e osteoporose, acompanhadas de fraturas patológicas, estão associadas com a mobilização excessiva de cálcio e fósforo para compensar o aumento da excreção urinária, juntamente com o fluoreto.

O rim é o principal órgão acometido, mas outros locais nos quais podem ocorrer alterações degenerativas incluem medula óssea, glândulas suprarrenais, músculo cardíaco e sistema nervoso central.[2,10,11] Anemia grave pode ocorrer raramente como consequência da depressão tóxica da atividade da medula óssea, embora este não seja um sinal constante ou esperado.

Achados clínicos

Intoxicação aguda

A síndrome consiste em dispneia, anorexia, vômitos e diarreia em suínos, e estase ruminal acompanhada de constipação intestinal ou diarreia em ruminantes.[1,2] O vômito representa um mecanismo de proteção e doses tóxicas em suínos podem ser eliminadas dessa maneira, sem o desenvolvimento de outros sintomas. Os sinais nervosos são característicos e incluem ataxia, tremores musculares e fraqueza, expressão assustada, dilatação de pupila, hiperestesia e mastigação constante. Tetania, convulsões, colapso e morte ocorrem em poucas horas.

Intoxicação crônica

Por causa da separação clínica distinta entre animais com lesões dentárias e aqueles que têm, além disso, sinais de claudicação e problemas gerais de saúde, costuma-se referir a duas formas da doença como: fluorose dentária e osteofluorose. As lesões dos dentes e dos ossos são características e os sinais são em grande parte devido a essas lesões. As alterações dentárias são os sinais mais precoces e de maior valor diagnóstico, mas pode não haver consequências clínicas até que outros sinais tenham se desenvolvido.[12] Por isso, muitas vezes são ignoradas até que outros achados clínicos sugiram a necessidade de exame dos dentes.

Fluorose dentária

Os dentes permanentes expostos à intoxicação antes da erupção serão afetados e talvez também os dentes dos animais expostos ao fluoreto no útero. Os primeiros e mais discretos sinais são as manchas, com aparecimento de pontos ou estrias pigmentadas (amarelo muito claro, verde, marrom ou preto) dispostas horizontalmente ao longo dos dentes. Estrias verticais ocasionais podem ser observadas onde o pigmento é depositado ao longo das fissuras do esmalte. Notam-se manchas e mosqueamento nos dentes incisivos e molares, não sendo evidentes por ocasião da erupção do dente acometido e, na verdade, podem não surgir antes de alguns meses depois. Os dentes molares geralmente são mais gravemente afetados do que os incisivos, mas seu exame clínico é muito difícil. Se o período de exposição à intoxicação foi limitado, apenas alguns dentes podem ser afetados, mas os defeitos sempre são bilaterais.

O mosqueamento pode não progredir, mas se a intoxicação foi suficientemente grave, a calcificação defeituosa do esmalte causa rápido desgaste por atrito ou erosão dos dentes, geralmente nos mesmos em que havia manchas. Nas áreas mosqueadas notam-se depressões e os dentes são frágeis e quebram e desgastam-se de maneira fácil e irregular. Os padrões de desgaste por atrito rápido dependem da ocorrência cronológica da intoxicação e do momento da erupção dos dentes. O desgaste desigual e rápido dos molares impossibilita uma mastigação adequada. Em seguida, geralmente ocorrem infecção dos alvéolos dentais e queda de dentes. Sua condição dolorosa e a incapacidade de preensão dos alimentos e de mastigação reduzem seriamente a ingestão de alimentos e estão associadas com baixa taxa de crescimento em animais jovens e emagrecimento e acetonemia em adultos. Os bovinos intoxicados podem beber água fria para evitar o desconforto ocasionado pelo consumo de água em temperatura ambiente. A erupção dos dentes pode ser anormal, resultando em alinhamento irregular.

Propôs-se um padrão para a classificação da fluorose com base no grau de mosqueamento, erosão e taxa de desgaste dos dentes. Os efeitos do mosqueamento e da erosão dos dentes e o desgaste excessivo dos incisivos podem ser usados para estimar o período de exposição dos bovinos durante a odontogênese. As anormalidades clinicamente aparentes adicionais incluem erupção retardada de dentes incisivos permanentes, necrose do osso alveolar resultando em recessão do osso e da gengiva, erupção oblíqua dos dentes permanentes, hipoplasia dental, espaços amplos entre os dentes e desenvolvimento rápido de quaisquer lesões dentárias.

Osteofluorose

Claudicação, mais acentuada no quadril, nas articulações coxofemorais e nos membros pélvicos, e emagrecimento em animais de qualquer idade são os primeiros sintomas em geral observados.[11,12] Em bovinos, acredita-se que a ocorrência de claudicação coxofemoral ou fratura da terceira falange em vários animais do rebanho seja indicador diagnóstico de fluorose. A dor é evidenciada pela pressão sobre os ossos dos membros e particularmente sobre os bulbos dos talões. Os ossos podem ser palpáveis e visivelmente aumentados de volume. Isso é mais facilmente observado nos ossos mandibulares, esterno, metacarpianos e metatarsianos e nas falanges. Esse espessamento generalizado pode ser subsequentemente substituído por exostoses bem definidas. Os ossos são facilmente sujeitos à fratura. Essas lesões bem definidas ocorrem apenas em casos avançados e são frequentemente acompanhadas de extensas lesões dentárias em animais jovens. Além dos casos em que ocorre claudicação generalizada, há casos que apresentam início súbito de claudicação muito intensa, geralmente em um dos membros torácicos, associada à fratura transversa da terceira falange.

Outras consequências

Em geral, não se considera que a reprodução, a produção de leite e o crescimento de lã sejam afetados adversamente, exceto de modo indireto pelo menor consumo de alimentos. Animais com claudicação grave podem ter baixo desempenho reprodutivo, como resultado indireto da disfunção física que interfere no acasalamento.

Sinais adicionais, incluindo diarreia e anestro e outras formas de infertilidade, em bovinos, diarreia em ovinos e polidipsia e poliúria em suínos, são relatados na doença de ocorrência natural, mas não podem ser considerados como sinais constantes ou patognomônicos. Equinos com fluorose crônica apresentam claudicação, lesões dentárias, incluindo abrasão excessiva de dentes molares e lesões hiperostóticas dos metatarsos, metacarpos, mandíbula e costelas.

Patologia clínica

Os bovinos normais apresentam níveis sanguíneos de até 0,2 mg de fluoreto/dℓ, e 2 a 6 mg/kg na urina. Bovinos que ingerem fluoreto em quantidade suficiente para causar intoxicação podem apresentar níveis sanguíneos de 0,6 mg/dℓ e níveis urinários de 16 a 68 mg/kg, embora a concentração sanguínea seja frequentemente normal. Esses teores elevados podem não indicar alta ingestão de fluoreto imediatamente antes do exame, porque grande depósito nos ossos pode estar associado a concentrações anormalmente altas de fluoreto no sangue e na urina alguns meses depois de a ingestão ter sido reduzida ao normal. O conteúdo na urina deve ser corrigido de modo a obter densidade específica de 1,040. A concentração sérica de cálcio pode estar diminuída ou normal, e a de fósforo geralmente encontra-se normal; ademais, nota-se uma correlação significativa entre a quantidade de fluoreto na dieta e a atividade de fosfatase alcalina no soro.[2,12] O aumento da atividade de fosfatase alcalina provavelmente está relacionado com a formação anormal dos ossos e pode ser três a sete vezes o valor normal.

As alterações radiográficas dos ossos que contêm mais de 4.000 mg de fluoreto/kg incluem aumento da densidade ou porosidade anormal, enrugamento e espessamento do periósteo, elevação do número de trabéculas, espessamento de osso compacto e estreitamento da cavidade medular. Fraturas espontâneas de costelas apresentam cicatrização incompleta. Há disponibilidade de boas informações sobre as concentrações de fluoreto nas costelas; estimativas do conteúdo de fluoreto em amostras de costelas obtidas por biopsia têm sido usadas no estudo clinicopatológico da doença. Amostras do osso da cauda e da parte esponjosa da tuberosidade coxofemoral também foram usadas para tal finalidade.

Achados de necropsia

Na intoxicação aguda, nota-se gastrenterite grave e pode haver alterações degenerativas no epitélio dos túbulos renais. Na fluorose crônica, os ossos têm aparência branca e calcária, são frágeis e apresentam exostoses focais ou disseminadas, particularmente ao longo das diáfises. As estruturas intra-articulares não são primariamente afetadas, embora possa haver alguma formação de osteófitos e pontes articulares. A histologia mostra calcificação irregular e defeituosa do osso trabecular formado recentemente e formação óssea periosteal ativa. A hipoplasia de esmalte e dentina é uma anormalidade física e histológica consistente nos dentes de animais jovens intoxicados. Esses animais também podem apresentar placas de crescimento espessadas e metáfises alargadas, macroscopicamente semelhantes às alterações verificadas no raquitismo. Alterações degenerativas nos rins, fígado, músculo cardíaco, glândulas adrenais e sistema nervoso central foram relatadas em casos graves. Degeneração da medula óssea e consequente anemia aplásica também ocorrem.

O exame químico das amostras obtidas à necropsia é valioso para o diagnóstico, uma vez que o conteúdo de fluoreto nos ossos de animais intoxicados é muito alto. Concentrações de até 1.200 mg/kg de osso dessecado e livre de gordura são observadas em animais normais, mas os valores podem chegar a 3.000 mg/kg em animais expostos ao fluoreto e que apresentam apenas mosqueamento dos dentes. Os animais que manifestam sinais clínicos graves apresentam teor superior a 4.000 mg/kg de osso dessecado e livre de gordura; após o fornecimento de uma grande quantidade por tempo prolongado, os níveis de fluoreto podem chegar a 1,04%. Cuidados devem ser tomados na seleção das amostras ósseas, devido à grande variação na concentração que ocorre entre os diferentes ossos. Bons dados estão disponíveis para comparação entre os ossos metacarpo, metatarso, costela, pelve e mandíbula, bem como em cornos de veados. A mandíbula geralmente apresenta a maior concentração; nos ossos longos, os quartos distal e proximal são indicadores mais sensíveis do que a metade central desses ossos.

A confirmação do diagnóstico depende da mensuração do teor de fluoreto na forrageira, solo ou água, sangue e urina de animais intoxicados, bem como de ossos e dentes obtidos à necropsia.

Amostras para confirmação do diagnóstico

- Toxicologia: mandíbula/metacarpo/metatarso, costela, vértebras, para verificar evidência de osteofluorose; urina de animais acometidos em busca de evidências de exposição recente (mensuração da concentração de flúor)
- Histologia: metacarpo/metatarso/mandíbula, fixadas em formol (microscopia óptica).

Diagnóstico diferencial

- Intoxicação aguda:
  - Intoxicação por metais pesados
  - Micotoxicose nefrotóxica
  - Intoxicação por carvalho (*Quercus* spp.)
  - Toxinas vegetais (*Amaranthus* spp., *Isotropis* spp., *Lantana* spp.)
- Intoxicação crônica:
  - Intoxicação crônica por selênio
  - Doença articular degenerativa/osteoartrite
  - Calcinose enzoótica
  - Febre efêmera de bovinos
  - Deficiência nutricional de fósforo
  - Deficiência nutricional de vitamina D
  - Osteodistrofia fibrosa em equinos
  - Doença do músculo branco.

Tratamento

Além da remoção dos animais da fonte de fluoreto, o tratamento é quase impraticável e basicamente de suporte. Na intoxicação aguda, a maioria dos animais morre antes que haja tempo para o tratamento. Na intoxicação crônica, nenhuma melhora nas lesões dentárias ou ósseas pode ser prevista, mas pode haver melhora dos outros sinais clínicos. Carvão ativado não é recomendado, porque não se liga bem ao fluoreto. Cálcio, magnésio ou alumínio podem ser usados para se ligar ao ácido fluorídrico produzido no estômago e, por causa de sua insolubilidade, são seguros mesmo em grande quantidade.[13,14] No caso de hipocalcemia ou tetania, recomenda-se administração intravenosa de cálcio.

Controle

- Em condições em que os teores de fluoreto são marginais, o manejo cuidadoso – incluindo o acesso de animais jovens em fase de crescimento à fontes de água livre de fluoreto, de modo que só os adultos tenham acesso a fontes de água perigosas, bem como a rotação dos animais entre fontes de água seguras e perigosas em intervalos de 3 meses – pode possibilitar a utilização de áreas que, de outro modo, seriam inadequadas para a criação de bovinos. Em alguns locais, a manutenção dos rebanhos leiteiros pode requerer a compra de animais de reposição em vez da criação de animais jovens. Em áreas onde é provável que ocorra a ingestão de fluoreto em longo prazo, o objetivo deve ser fornecer uma dieta com menos de 50 mg/kg da dieta total de vacas-leiteiras. O consumo adequado de cálcio e fósforo desfluorado deve ser assegurado, pois isso reduz o armazenamento ósseo de fluoreto
- Suplementos de fosfato na dieta não devem conter mais que 0,2% de fluoreto, para vacas-leiteiras ou reprodutores, ou 0,3%, para bovinos de corte, e não devem compreender mais de 2% da ração à base de grãos, se o teor for dessa ordem. Alguns depósitos de fosfato de rocha apresentam teor muito maior de fluoreto do que outros, e a desfluoração comercial torna esses depósitos tóxicos seguros para a alimentação animal
- A farinha de ossos em algumas áreas pode conter quantidades excessivas de fluoreto e deve ser avaliada quanto ao teor desse elemento
- A água de poços profundos e artesianos devem ser analisadas quanto ao conteúdo de fluoreto, antes do uso. O teor na água potável pode ser reduzido (de 10 a 0,95 mg/kg) pela adição de cal recém-hidratada à água, 500 a 1.000 mg/kg devem ser adicionados e a água deve ser deixada em repouso por 6 dias. O procedimento requer o uso de grandes tanques de armazenamento
- Os sais de alumínio são as principais substâncias usadas para inibir a toxicidade de alimentos e água. Relativamente ineficazes, por reduzirem o acúmulo de fluoreto no osso em apenas 20 a 30%, eles também não são palatáveis, portanto, são considerados apenas "aliviadores". Amplos testes de campo utilizando alumínio como um aliviador não justificaram seu uso como medida de controle praticável em circunstâncias habituais.

LEITURA COMPLEMENTAR

Clark RG, Hunter AC, Steward DJ. Deaths in cattle suggestive of subacute fluoride poisoning following ingestion of superphosphate. NZ Vet J. 1976;24:193.

Radostits O, et al. Fluorine poisoning. In: Veterinary Medicine: A Textbook of the Disease of Cattle, Horses,

Sheep, Goats and Pigs. 10th ed. London: W.B. Saunders; 2007:1816.

Wheeler SM, Fell LR. Fluorides in cattle nutrition. Nutr Abst Rev. 1983;53:741-766.

REFERÊNCIAS BIBLIOGRÁFICAS

1. Poppenga RH. Vet Clin North Am Food A. 2011; 27:373.
2. DeBey BM, et al. J Vet Diagn Invest. 2007;19:305.
3. Begum A, et al. Rasayan J Chem. 2008;4:774.
4. Bombik E, et al. Bull Vet Inst Pulawy. 2010;54:63.
5. Skinner G, et al. Bios. 2008;79:61.
6. McGrath D, et al. J Plant Nutr Soil Sci. 2010;173:548.
7. Mishra PC, et al. Bioscan. 2007;2:31.
8. Zanetti MC, et al. Fluoride availability from rock phosphate in sheep. In: Schlegel P, Durosy A, Jongbloed A, eds. Trace Elements in Animal Production Systems. Netherlands: Wageningen Academic Pub; 2008:303.
9. Grace ND, et al. NZ Vet J. 2007;55:77.
10. Barbier O, et al. Chem Biol Interact. 2010;188:319.
11. Ulemale AH, et al. Vet World. 2010;3:526.
12. Ranjan RD, et al. Indian J Anim Sci. 2009;79:546.
13. Lohakare J, et al. Revista Brasileira de Zootecnia. 2013;42:751.
14. Whitford AM. Monogr Oral Sci. 2011;22:66.

DEFEITOS CONGÊNITOS DE MÚSCULOS, OSSOS E ARTICULAÇÕES

Os defeitos do sistema musculoesquelético estão entre as anormalidades congênitas mais comuns em animais de pecuários. Em bovinos, foram descritos 476 defeitos dessa natureza, muitos deles letais, enquanto a maioria dos restantes ameaça a vida devido à interferência com o pastoreio ou a preensão de alimentos. Muitos ocorrem de maneira combinada, portanto, defeitos únicos são incomuns. Por exemplo, a maioria dos defeitos esqueléticos axiais e fissuras palatinas ocorrem em bezerros que já apresentam artrogripose.

Devido ao grande volume de literatura envolvida, não é possível relatar aqui todos os defeitos, e o texto limita-se àqueles considerados de importância geral. Com frequência não se sabe se esses defeitos são ou não hereditários ou se têm uma causa ambiental, portanto uma classificação etiológica é de pouca utilidade, assim como uma classificação anatômica ou patológica. Isso levou a optar por uma classificação com base na função anormal.

Fraqueza dos músculos esqueléticos

Várias miopatias esporádicas são relatadas em bovinos e ovinos. As causas não foram determinadas na maioria delas. A "síndrome dos membros abertos" de suínos foi bem descrita e ocorre em grande parte dos países.

Hiperplasia congênita de miofibras

Existe apenas uma condição de hiperplasia congênita identificada: a forma hereditária de "*doppelender*", conhecida como músculo duplo ("*culard*") em bovinos, descrita no tópico "Hiperplasia de miofibras". A principal causa do maior volume muscular é um aumento no número de miofibras no músculo.

Ausência evidente ou deformidade de partes específicas do sistema musculoesquelético

Alguns desses defeitos são hereditários e incluem:

- Nanismo acondroplásico, bezerros miniaturas hereditários, bezerros tipo "*bulldog*"
- Hérnia umbilical ou escrotal, criptorquidismo
- Deformidade da cauda (torção), ausência de cauda
- Falanges reduzidas, incluindo hemimelia (ausência de ossos individuais), amputadas (ausência de todo o membro), membros vestigiais (possuem todas as partes, mas com membros em tamanho miniatura) – há relato da forma amputada, em surtos, em bovinos, bem como induzida experimentalmente por irradiação de porcas, vacas e ovelhas no início da gestação
- Aracnomielia hereditária (membros em forma de aranha) em bezerros
- Hiperostose congênita de suínos, osteopetrose de bezerros, hipertrofia muscular de bezerros
- Deformidade tipo ciclópica – a forma hereditária está associada com gestação prolongada. A forma tóxica está associada com ingestão de *Veratrum californicum*
- Deslocamento dos dentes molares, prognatismo mandibular – a agnatia em cordeiros tem uma variedade de formas, incluindo ausência completa de maxilar inferior e língua.

Fixação das articulações

Devido à artrogripose, termo utilizado para descrever a fixação da articulação, e que significa estritamente fixação em flexão, foi introduzido o termo *rigidez articular congênita*. A imobilização da articulação pode ser atribuída à falta de extensibilidade dos músculos, tendões, ligamentos ou outros tecidos que envolvem a articulação, à deformidade das superfícies articulares ou, teoricamente, à fusão entre os ossos da superfície articular. A contratura muscular, principal causa de fixação articular, foi induzida experimentalmente e resulta naturalmente da atrofia muscular primária ou da atrofia resultante de desnervação. A deformidade da superfície articular geralmente está associada à deformidade macroscópica dos ossos dos membros e normalmente é identificável, mas o principal problema no diagnóstico de rigidez articular congênita é determinar a patogênese envolvida, bem como a causa específica.

A fixação congênita das articulações pode ser causada por algumas condições bem conhecidas, como:

- Bovinos:
    - Rigidez articular congênita hereditária, com fenda palatina, em animais da raça Charolês
    - Rigidez articular congênita hereditária, com palato normal, em animais das raças Friesian, Danish Red, Swedish, Shorthorn
    - Artrogripose hereditária
    - Contratura hereditária de múltiplos tendões
    - Casos esporádicos de deformidade articular congênita, como descrita em potros
    - Anquilose múltipla hereditária em animais Holstein-Friesian
    - Rigidez articular congênita induzida pelo ambiente causada por:
        - Infecção intrauterina pelo vírus Akabane
        - Ingestão de tremoço
        - Ingestão de *Astragalus* spp. e *Oxytropis* spp. (astragalos)
        - Sorgo, capim Johnson, capim Sudão
        - Deficiência de manganês na dieta
- Ovinos e caprinos:
    - Rigidez articular congênita hereditária em animais da raça Merino
    - Infecção pelo vírus Akabane
    - Infecção pelo vírus Schmallenberg
    - Plantas tóxicas, como mencionadas para bovinos
    - Intoxicação por parbendazol e cambendazol
- Potros:
    - *Contratura dos potros,* manifestada por contraturas congênitas axiais e apendiculares das articulações foi relatada nos EUA. A causa é desconhecida, mas não se acredita que seja hereditária. As deformidades incluem torcicolo, escoliose e adelgaçamento da parede abdominal ventral, às vezes acompanhadas de eventração, assimetria do crânio e contratura por flexão das articulações distais dos membros
    - *Rigidez articular congênita* também acomete potros de éguas alimentadas com pastagens de capim Sudão híbrido
    - *Casos esporádicos de deformidade articular congênita* ocorrem em potros e bezerros. Geralmente se manifestam por flexão excessiva das articulações metacarpofalangianas, fazendo com que os animais afetados apoiem o peso sobre as articulações dos boletos e, às vezes, apoiam-se na parte anterior da quartela. Um defeito semelhante ocorre nos membros pélvicos. Muitos casos brandos recuperam-se espontaneamente, mas o tratamento cirúrgico pode ser necessário em animais seriamente afetados. A causa, nesses casos esporádicos, é desconhecida e a necropsia não revela outras anormalidades além da flexão excessiva das articulações causada pelo encurtamento dos tendões flexores. Raramente, tais condições de fixação estão associadas à espinha bífida ou à ausência de células do corno ventral da medula espinal
- Leitões:
    - Rigidez articular congênita hereditária
    - Deficiência nutricional de vitamina A

- Plantas tóxicas, cicuta (*Conium maculatum*), *Prunus serotina*, trombeteira ou figueira-do-inferno (*Datura stramonium*), resíduos de tabaco.

Síndrome da artrogripose e hidranencefalia congênita, doença de Akabane, doença do vírus Cache Valley, vírus Schmallenberg

Sinopse
- Etiologia: vírus Akabane, sorogrupo Simbu, gênero *Orthobunyavirus*; vírus Cache Valley, sorogrupo Bunyamwera, gênero *Orthobunyavirus*; vírus Schmallenberg, sorogrupo Simbu, gênero *Orthobunyavirus*
- Epidemiologia: transmissão por insetos hematófagos. Os surtos ocorrem quando vacas ou ovelhas são infectadas no início da gestação
- Achados clínicos: patógeno teratogênico que causa aborto, natimortos e nascimento de bezerros (vírus Akabane, vírus Schmallenberg) e cordeiros ou cabritos (vírus Cache Valley, vírus Schmallenberg) com deformidades esqueléticas e distúrbios neurológicos (síndrome da artrogripose – hidranencefalia)
- Achados de necropsia: encefalomielite não supurativa necrosante e polimiosite. Artrogripose e hidranencefalia
- Controle: vacinação ou exposição de fêmeas reprodutoras à infecção natural antes da gestação.

Etiologia

Os vírus Akabane e Cache Valley pertencem ao gênero *Orthobunyavirus*, família Bunyaviridae, sendo o vírus Akabane e o vírus Schmallenberg membros do sorogrupo Simbu, gênero *Orthobunyavirus*, e o vírus Cache Valley, membro do sorogrupo Bunyamwera, gênero *Orthobunyavirus*. Há um grande número de membros no gênero *Orthobunyavirus*, e vários podem causar infecções clinicamente inaparentes em ruminantes, mas o vírus Akabane e o vírus Cache Valley provocam doença no feto, quando infectam a mãe no início da gestação. Existem subtipos desses vírus.

Outros *Bunyavirus* associados à doença do feto de ocorrência natural ou induzida experimentalmente em ruminantes incluem:

- Sorogrupo Simbu: vírus Aino e Peaton
- Sorogrupo Bunyamwera: vírus Main Drain
- Sorogrupo Califórnia: vírus LaCrosse e San Angelo

Em bovinos, ovinos, caprinos, búfalos e veados foram detectados anticorpos contra vírus relacionados – vírus Douglas australiano e vírus Tinaroo –, mas até o momento são considerados não patogênicos

Epidemiologia

Ocorrência

Infecção pelo vírus Akabane

Estudos sorológicos sugerem que a infecção ocorre em bovinos, ovinos, caprinos, cavalos, burros, camelos, suínos e búfalos, mas a doença é constatada apenas em bezerros, cordeiros e cabritos.

A doença é mais comum em bezerros e foi relatada como causa de epizootias de aborto, natimortos e malformação congênita, com alta taxa de prevalência em rebanhos criados em duas faixas geográficas norte-sul. A primeira faixa estende-se do Japão/Coreia, passando por Taiwan, até a Austrália.[1,2] A segunda faixa vai do Oriente Médio à África do Sul. A doença congênita em cordeiros é menos comum, mas foi relatada em Israel e na Austrália. O vírus também foi isolado em insetos vetores na África, senda a causa provável da "síndrome do cordeiro rígido", no Zimbábue.

Levantamentos sorológicos sugerem uma distribuição generalizada do vírus no Oriente Médio, Ásia e Sudeste Asiático, e em partes da África. Considerando que a infecção em bovinos adultos é comum em áreas endêmicas, relatos de doença clínica são raros, mas observou-se doença neurológica associada com a infecção em bovinos com 2 a 7 anos de idade. Os vírus Akabane foram geneticamente classificados em quatro grupos (I a IV), incluindo dois subgrupos no grupo I (Ia, Ib).[1,3,4] As cepas do genogrupo Ia são encontradas principalmente no Japão e em Taiwan, e parecem ter neurovirulência mais potente do que as cepas do genogrupo II, que foram isoladas no Japão e na Coreia. Cepas do genogrupo Ib foram isoladas no Japão e em Israel. Cepas do genogrupo III foram isoladas em Queensland, na Austrália, enquanto a cepa isolada no Quênia pertence ao genogrupo IV.[1,3,4]

Infecção pelo vírus Cache Valley

Há evidências sorológicas de que a infecção ocorre em ovinos, caprinos, equinos, bovinos, suínos e várias espécies de animais selvagens, mas a doença clínica foi relatada apenas em ovinos. A doença em ovinos é relatada como uma epizootia ocasional em rebanhos da América do Norte. O vírus Cache Valley é um dos vírus do gênero *Orthobunyavirus* mais comuns na América do Norte e foi isolado de reservatórios de mosquitos coletados em 22 estados e várias províncias, no Canadá e no México, e também na América Central e América do Sul. O Vale de Cache é um vale agrícola, situado no norte de Utah e sudeste de Idaho, nos EUA.

Infecção pelo vírus Schmallenberg

Uma nova doença em bovinos leiteiros foi identificada no outono de 2011, no noroeste da Alemanha e na Holanda. As sequências do genoma viral foram identificadas em amostra de sangue coletadas de três vacas leiteiras doentes de uma fazenda próxima a Schmallenberg, no noroeste da Alemanha, daí o nome vírus Schmallenberg (SBV). Estudos sorológicos indicam que o vírus não estava presente em ruminantes domésticos no norte da Europa antes de 2011, e que as epizootias foram as fontes de introdução do novo vírus em uma população suscetível. Estudos genômicos indicam que o vírus Schmallenberg pertence à espécie Sathuperi e pode ser o ancestral do vírus Shamonda recombinante.

Foram detectados anticorpos contra o vírus Schmallenberg em corças, veados-vermelho, gamos europeus, muflões, bisontes, camelídeos do Novo Mundo e javalis, no norte e centro-oeste da Europa.[5]

Infecção pelos vírus Aino e Shamonda

O vírus Aino está presente na Austrália, no Japão e em Israel, e acredita-se que seja causador de doença. Estudos sorológicos em bovinos, na Austrália, mostraram distribuição semelhante ao vírus Akabane, mas com menor prevalência, e a doença clínica é muito menos comum do que aquela causada pelo vírus Akabane. O vírus Aino e o vírus Shamonda podem causar malformações congênitas em ovinos e caprinos.

Fonte de infecção

Os vírus são mantidos mediante um ciclo que envolve vetores, nos quais provavelmente ocorre transmissão transovariana, bem como uma população de vertebrados suscetíveis. A replicação ocorre tanto em vertebrados quanto em insetos.

Infecção pelo vírus Akabane

A viremia em bovinos é de curta duração, de 1 a 9 dias, e não se acredita que ocorram portadores crônicos. Os herbívoros parecem essenciais para o ciclo vetor-vírus-hospedeiro, e há evidências sorológicas de infecção em bovinos, ovinos, caprinos, camelos, equinos e búfalos. Em áreas endêmicas, as fêmeas reprodutoras são infectadas antes da primeira gestação e, portanto, os sinais clínicos não são observados em sua prole. Sinais clínicos ocorrem nos extremos norte e sul das duas faixas geográficas, onde os efeitos climáticos determinam a propagação de vetores para fora da região endêmica. Isso explica os "surtos" intermitentes em bezerros, por infecção congênita, no sul da Austrália, Japão e Coreia.

Na Austrália, a transmissão acontece por meio de picada dos mosquitos *Culicoides brevitarsis* e *C. nebeculosus*. O vírus foi isolado de *C. brevitarsis*, e este é provavelmente o principal vetor; os dados sorológicos obtidos na Austrália mostram que as infecções mais comumente identificadas ocorrem em hábitat conhecido de *C. brevitarsis*. Há infecção vertical, mas a introdução uterina do vírus presente no sêmen em vacas não causa anomalias de desenvolvimento. Os ruminantes não se tornam persistentemente infectados.

Os vetores da infecção pelo vírus Akabane no Japão e na Coreia são *C. brevitarsis*, *Culicoides oxystoma*, *Aedes vexans* e *Culex tritaeniorhynchus*.

Infecção pelo vírus Cache Valley

O vírus Cache Valley foi isolado predominantemente em mosquitos. Os hospedeiros vertebrados amplificadores primários são desconhecidos, mas suspeita-se que os cervos de cauda branca atuem como reservatórios da doença.[6]

Infecção pelo vírus Schmallenberg

Acredita-se que mosquitos mordedores, incluindo C. dewulfi, C. chiopterus e C. obsoletus, sejam vetores importantes para a transmissão do vírus Schmallenberg na Bélgica e na Dinamarca e, presumivelmente, em países contíguos.

Infecção pelo vírus Aino

O vírus Aino foi isolado em mosquitos, inclusive em C. brevitarsis. Estudos sorológicos detectaram anticorpos contra o vírus em bovinos, ovinos, caprinos e búfalos, mas não em camelos, cães e equinos.

Fatores de risco do hospedeiro e do ambiente

O padrão sazonal e geográfico das epizootias de abortos e nascimentos prematuros é determinado pela distribuição dos vetores e por populações de ruminantes suscetíveis, no início da gestação. Acredita-se que o aquecimento global esteja contribuindo para a propagação dos vetores em regiões geográficas ao norte e ao sul dos cinturões de infecção típicos e, portanto, para a ocorrência de epidemia da doença.[1,3,7]

Infecção pelo vírus Akabane

No norte da Austrália, C. brevitarsis é ativo durante todo o ano; as vacas são infectadas pelo vírus Akabane antes da primeira gestação, mas não ocorre doença. As epizootias ocorrem no sul da Austrália, quando C. brevitarsis amplia sua faixa de propagação, provavelmente pela disseminação pelo vento, a partir do norte, para infectar rebanhos imunologicamente suscetíveis. Abortos e nascimentos prematuros começam no outono, com casos clínicos de artrogripose e hidranencefalia na metade do inverno.

Introdução de Culicoides spp. pela ação do vento também foi considerada o meio de inserção da infecção em Israel. A transferência de vacas gestantes imunologicamente suscetíveis em uma área enzoótica pode resultar em surtos graves nesses rebanhos.

É provável que a doença desapareça por intervalos de 5 a 10 anos, até que haja uma combinação de população suscetível e grande população de vetores. A ocorrência da doença também depende da presença de fêmeas suscetíveis em início da gestação, no momento em que os vetores são abundantes. Essas condições são proporcionadas por uma série de anos de seca em uma área enzoótica, de modo que não há insetos vetores, nenhuma infecção e nenhum procedimento de imunização de fêmeas pré-púberes, seguida de estação chuvosa, quando aumenta a população de vetores.

Infecção pelo vírus Cache Valley

Os surtos da infecção ocorrem após um longo período de seca e geadas no inverno, condições que reduzem a população de mosquitos vetores e resultam em populações de ovinos soronegativos. O acasalamento no verão parece ser um importante fator de risco, possibilitando que os ovinos estejam na fase suscetível de gestação durante a temporada de vetores. Muitos surtos ocorrem em áreas de interface entre ambientes suburbanos e rurais.

Infecção pelo vírus Schmallenberg

A análise retrospectiva de amostras de soro armazenadas indica que o vírus Schmallenberg foi introduzido na Europa na primavera ou no início do verão de 2011, provavelmente primeiro ao longo da fronteira dos Países Baixos com o noroeste da Alemanha. É interessante ressaltar que o vírus Schmallenberg emergiu na mesma região da Europa, em 2011, onde surgiu a cepa 8, causadora da doença da língua azul (febre catarral ovina), em 2006.

Reprodução experimental

A doença foi reproduzida por meio de inoculação em vacas, ovelhas e cabras em início da gestação.

Implicações zoonóticas

Infecções por Bunyavirus ocorrem no ser humano, a partir de picadas de insetos vetores infectados.

Patogênese

Infecção pelo vírus Akabane

A viremia ocorre na mãe durante 2 a 4 dias, com um pico de produção de anticorpos 4 a 5 dias após a viremia e, em seguida, um aumento secundário no conteúdo de anticorpos. A mãe não é acometida, mas há persistência viral focal nos cotilédones e subsequente viremia no feto.

As lesões inflamatórias e degenerativas ocorrem no sistema nervoso central, mas o tropismo e o dano tecidual são determinados pela idade do feto e sua capacidade de estimular uma resposta imune. Três formas, ou manifestações principais, da doença em um rebanho acometido são descritas. A primeira é a artrogripose, que ocorre em bezerros infectados em uma idade mais avançada que os outros (feto infectado com 105 a 174 dias de gestação). A segunda é a artrogripose acompanhada de hidranencefalia. A terceira é somente hidranencefalia (feto infectado com 76 a 104 dias de gestação).

Na artrogripose, ocorre ausência quase total de células do corno ventral, na medula espinal, acompanhada de insuficiência neurotrópica do desenvolvimento muscular. A consequência é a contratura das articulações. A hidranencefalia manifesta-se como uma falha parcial ou total do desenvolvimento do córtex cerebral. O tronco encefálico e o cerebelo geralmente estão normais.

Várias outras manifestações foram descritas, incluindo grupos de bezerros com pré-artrogripose, incoordenação e encefalite não supurativa branda a moderada, ao lado de outros bezerros apresentando paralisia flácida e desmielinização secundária ativa em áreas motoras da medula espinal. Alguns bezerros são incapazes de permanecer em pé e mostram espessamento de ossos cranianos dorsais, hidranencefalia envolvendo o tronco encefálico anterior e médio e cerebelo de menor tamanho. A infecção pelo vírus Akabane também é responsável pela ocorrência de aborto, natimorto e parto prematuro. Há relatos da doença no Japão e na Coreia do Sul, onde se acredita que a encefalomielite causada pelo vírus Akabane foi adquirida após o nascimento[2,8], e a inoculação experimental de bezerros jovens com a cepa variante Iriki do vírus Akabane induziu encefalite.

Lesões produzidas em cordeiros por meio de inoculação experimental das ovelhas no início da gestação (dias 32 a 36) incluem atrofia e degeneração de músculos esqueléticos e lesões inflamatórias e degenerativas no cérebro; as lesões no sistema nervoso central variam de porencefalia a hidranencefalia. Há também braquignatismo, escoliose, hipoplasia pulmonar, agenesia ou hipoplasia da medula espinal e artrogripose. As lesões também estão presentes em fetos de ovelhas inoculadas entre o 29º e o 45º dias de gestação.

Infecção pelo vírus Cache Valley

Os fetos ovinos são suscetíveis aos efeitos teratogênicos entre 28 e 48 dias de gestação.[9] Lesões destrutivas ocorrem no sistema nervoso central, mas se acredita que a infecção das membranas fetais, com redução do volume do líquido amniótico e constrição por membranas ao redor do feto, contribuam para a ocorrência de artrogripose.

Infecção pelo vírus Schmallenberg

A fase aguda da infecção em ruminantes adultos induz viremia de 5 a 6 dias de duração.[10] A infecção intrauterina do cordeiro parece ser determinada pela ausência ou presença de uma barreira hematencefálica funcional, o que explica a janela de infecção experimental, de 28 a 50 dias (os placentomas surgem no 28º dia e a barreira hematencefálica torna-se funcional no 50º dia de gestação).

A artrogripose é secundária à infeção transplacentária, resultando no desenvolvimento anormal de neurônios motores do corno ventral da medula espinal do feto. Isso resulta em hipoplasia da musculatura do membro, atrofia muscular neurogênica e subsequente fixação (anquilose) das articulações.

Achados clínicos

Infecção pelo vírus Akabane

Em bovinos adultos, o mais comum é uma infecção clinicamente inaparente, a menos que haja distocia; contudo, há relato de doença neurológica que se manifesta com hipersensibilidade, tremor e ataxia. Em bezerros, as duas síndromes – artrogripose e hidranencefalia – ocorrem separadamente: a artrogripose nos estágios iniciais do surto e a hidranencefalia no final. Casos de bezerros com ambos os defeitos ocorrem na metade do surto. Em alguns surtos, apenas uma das manifestações da doença é vista.

Bezerros com artrogripose quase sempre são aqueles oriundos de parto distócico, que necessitou de assistência física. São animais pequenos e com peso significativamente menor, porém completamente maduros em termos de erupção dos dentes e desenvolvimento do pelame e dos cascos. Não são capazes de se levantar, ficar de pé ou andar. Um ou mais membros apresentam articulações que não se flexionam; nota-se rigidez articular congênita. O membro geralmente se mantém flexionado, mas pode estar estendido. A articulação torna-se livremente móvel se os tendões circundantes forem seccionados, ou seja, não há anormalidade na superfície articular. Os músculos dos membros afetados estão seriamente atrofiados. Cifose ou escoliose são comuns.

Bezerros com hidranencefalia não têm dificuldade para levantar e andar. As anormalidades principais são incapacidade de raciocínio e cegueira. Eles mamam se colocados na teta, caso contrário, ficam em pé e berram, sem qualquer reflexo aparente de procura pela mãe. Alguns bezerros têm microencefalia e são afetados mais gravemente; são patéticos, apresentam incoordenação marcante ao andar e não conseguem ficar de pé adequadamente, e movimentam-se de modo errático quando estimulados. Esses casos surgem no final do surto.

Além das doenças esqueléticas e neurológicas, os casos de aborto, natimortos e partos prematuros também são considerados decorrências da infecção pelo vírus Akabane em vacas. Em geral, são vistos no início do surto, antes da manifestação das anormalidades neurológicas.

Infecção pelo vírus Cache Valley

Os rebanhos afetados têm uma taxa maior de fetos natimortos e mumificados. As malformações congênitas em cordeiros nascidos vivos incluem artrogripose em um ou mais membros, escoliose e torcicolo; os sinais neurológicos são semelhantes aos observados em bezerros com a doença causada por infecção pelo vírus Akabane.

Infecção pelo vírus Schmallenberg

Os bovinos adultos apresentam sinais clínicos que consistem em diminuição da produção de leite e em febre; alguns animais apresentam diarreia e a duração da doença varia de 1 a 6 dias. A doença clínica não foi relatada em ovinos e caprinos.

Mortes embrionárias, abortos, natimortos e a síndrome artrogripose-hidranencefalopatia em cordeiros e cabritos recém-nascidos são as anormalidades clínicas mais comuns observadas na infecção de ovelhas e cabras prenhes. Essas anormalidades em cordeiros e cabritos são quase idênticas às causadas pelo vírus Akabane em bezerros. Efeitos teratogênicos também foram observados em bovinos, mas em uma taxa muito menor do que em ovinos e caprinos. Um diagnóstico presuntivo de teratogenicidade do vírus Schmallenberg é estabelecido em cordeiros, cabritos e bezerros na Europa, se fetos natimortos, prematuros ou mumificados ou neonatos anormais apresentam duas ou mais das seguintes anormalidades: artrogripose, hidranencefalia, torcicolo, escoliose, cifose, braquignatia inferior, atrofia muscular, malformações articulares, ataxia, paresia, anormalidades comportamentais ou cegueira.

Patologia clínica

A presença de anticorpos específicos no soro do feto ou de neonato antes da ingestão de colostro tem valor diagnóstico, mas sua ausência não exclui o diagnóstico da doença se a infecção preceder o desenvolvimento de competência imunológica. Devem ser examinadas amostras de soro sanguíneo de vários animais, antes da ingestão de colostro; a maioria delas apresenta alto título de anticorpos. Um título crescente em amostras pareadas da mãe, ou um título elevado no soro de recém-nascidos sobreviventes, é sugestivo de infecção recente, mas não confirmatório para a doença. Os testes sorológicos incluem microneutralização, inibição da hemaglutinação, imunodifusão em gel de ágar (IDGA) e teste ELISA.

O vírus pode ser detectado por meio de PCR em tempo real (RT-PCR) e em cultura de linhagens celulares específicas. O teste RT-qPCR do sangue é de valor reduzido porque o período de viremia é curto, mas o material do tronco encefálico fornece o melhor tecido para o teste teratogênico do feto.[11] Uma resposta imune humoral induzida pelo feto pode eliminar o vírus Schmallenberg durante a gestação; assim, a pesquisa de anticorpo contra o vírus Schmallenberg no sangue do coração do feto ou no sangue da mãe deve ser combinada com RT-PCR de tecido do tronco encefálico para confirmação da infecção pelo vírus Schmallenberg.[11,12]

Achados de necropsia

As principais lesões observadas em fetos nas infecções pelos vírus Akabane, Cache Valley e Schmallenberg são *a encefalomielite não supurativa necrosante e a polimiosite*.

Em bezerros e cordeiros com artrogripose, há atrofia muscular grave, rigidez de articulações por contratura do tendão e superfícies articulares normais. Os movimentos articulares são facilmente liberados pela secção dos tendões circundantes. Histologicamente, pode haver ausência quase total de células do corno ventral da medula espinal. Essa lesão pode estar localizada em um segmento da medula e o antígeno viral pode ser detectado em exame imuno-histoquímico.

Em bezerros e cordeiros com hidranencefalia, há ausência total dos hemisférios cerebrais e o espaço livre é preenchido com líquido circundado pelas meninges normais. Em alguns casos, as lesões limitam-se à porencefalia. Na maioria dos casos, o tronco encefálico e o cerebelo não apresentam cavitações, mas a diminuição do seu tamanho pode ser registrada.

Amostras para confirmação do diagnóstico

- Virologia: 2 ml de sangue do coração do feto e de soro materno para sorologia pelo teste ELISA[13]
- Histologia: cérebro, medula espinal, músculo (microscopia óptica, imuno-histoquímica).

Diagnóstico diferencial

Doenças causadas pelo vírus Akabane em bezerros, pelo vírus Cache Valley em cordeiros e cabritos, e pelo vírus Schmallenberg em bezerros, cordeiros e cabritos são enfermidades epidemiologicamente bem definidas e de fácil diagnóstico. Os diagnósticos diferenciais incluem:
- Artrogripose causada pela ingestão de tremoço, em bezerros
- Deficiência de manganês, em bezerros
- Formas hereditárias de artrogripose e/ou microencefalia
- Infecção fetal pelo vírus da doença da língua azul (febre catarral ovina), vírus da febre do Vale Rift ou pestivírus.

Os bovinos no Japão também podem gerar bezerros com hidranencefalia, que estão em decúbito, com opistótono e incapazes de mamar ao nascer, quando infectados durante a gestação pelo vírus Chuzan. O vírus, um membro do subgrupo Polyam dos orbivírus, é transmitido por *Culicoides oxystoma*.
Na África, a infecção por flavivírus, incluindo os vírus West Nile, Banzi e AR5189, também causa aborto, natimortos e malformações cerebrais congênitas.

Tratamento e controle

Não se realiza tratamento algum porque os bezerros, cordeiros e cabritos afetados não são viáveis e não podem ser mantidos vivos de maneira humanitária.

Com base nos conhecimentos atuais, o controle de vetores não é possível e a vacinação é o método mais efetivo de controle.

As vacinas com vírus Akabane morto mostraram-se muito eficazes contra a exposição natural e estão disponíveis no Japão e na Austrália. Dados japoneses sugerem que as vacinas devem incluir cepas do genogrupo Ia, porque essas cepas apresentam neurovirulência mais potente[14], e falhas vacinais têm sido atribuídas à variação antigênica entre as cepas do vírus Akabane.[15] A vacinação requer duas doses antes da gestação, seguida de reforço anual. Os anticorpos maternos contra o vírus Akabane parecem persistir por 4 a 5 meses, em bezerros que consomem colostro, persistindo um pouco mais em bezerros de corte do que em bezerros leiteiros[16], possivelmente devido ao maior título de anticorpos no colostro ingerido pelos bezerros de corte como resultado do menor volume de colostro produzido pela mãe. O custo-benefício da vacinação anual contra o vírus Akabane depende do risco da doença em regiões sujeitas a surtos periódicos da infecção.

As vacinas contra o vírus Cache Valley não estão disponíveis no mercado.

As vacinas mortas contra o vírus Schmallenberg estão disponíveis comercialmente no Reino Unido e na França, mas não têm sido amplamente utilizadas. A vacinação de bezerros com uma vacina japonesa disponível comercialmente contra os vírus Akabane, Aino e Chuzan não propiciou proteção cruzada contra o vírus Schmallenberg.[17] Dados preliminares com base em um pequeno número de ovinos vacinados sugerem que a proteção contra a viremia detectável é obtida após uma dose de vacina contra o vírus Schmallenberg.[18] No Reino Unido, o uso de vacinas é mais provável em rebanhos de ovinos com histórico de parto prematuro e naqueles de animais de raça.[19] A soroprevalência varia amplamente de rebanho para rebanho, e a determinação da soroprevalência dentro de um rebanho pode ser usada para orientar a tomada de decisão sobre a necessidade de vacinação. Nesse cenário, o exame de sangue individual não é prático e, para bovinos, a determinação do título em uma amostra de leite de tanque de resfriamento não é um teste suficientemente preciso para a determinação da soroprevalência no rebanho.[20] Os anticorpos maternos contra o vírus Schmallenberg persistem por pelo menos 2 anos em bovinos adultos, após infecção natural, e por 5 meses em bezerros que receberam colostro[21]; nessa condição, uma série inicial de vacinas pode começar aos 6 meses de idade, se indicada.

A propagação da infecção pelo vírus Schmallenberg entre as fazendas parece ser resultado do alastramento dos vetores pelo vento, portanto, a restrição da movimentação de animais, incluindo proibição total da transferência, provavelmente tem pouco impacto na propagação da infecção entre as fazendas.[22] No surto de infecção pelo vírus Schmallenberg na Europa, em 2011, as vacas que tiveram acesso à pastagem foram 2,6 vezes mais propensas a gerar bezerros com malformações do que as que eram estabuladas em ambiente fechado.[23] Medidas específicas de controle podem não ser economicamente viáveis em vacas porque a diminuição da produção de leite é discreta e transitória, a taxa de mortalidade não está associada ao vírus Schmallenberg em bovinos adultos e a incidência de anormalidades fetais é baixa.[24] A estabulação de ovinos para minimizar o contato com mosquitos diminuiu a soroprevalência no rebanho. A soroprevalência na área endêmica é menor em rebanhos de caprinos do que nos de ovinos, o que tem sido atribuído a diferenças no alojamento, sendo mais provável que as cabras sejam mantidas em ambiente interno, com menor exposição aos mosquitos. O uso de inseticidas ou repelentes em ovelhas e cabras prenhes provavelmente não é efetivo, mas há falta de dados experimentais. Teoricamente, a alteração do momento do parto de ovelhas e cabras, de modo que o segundo mês de gestação ocorra durante o período de baixa temperatura ambiente, quando os mosquitos não estão ativos, diminui a incidência de efeitos teratogênicos resultantes da infecção pelo vírus Schmallenberg. Essa recomendação tem sido apoiada por estudos epidemiológicos que indicam uma menor chance de malformações fetais induzidas pelo vírus Schmallenberg em rebanhos de ovelhas com parição que inicia em outubro, em vez de agosto.[25]

Diversos países europeus, incluindo Alemanha, França e Holanda, tornaram obrigatória a notificação do nascimento de cordeiros, cabritos e bezerros com malformações em fazendas soropositivas para o vírus Schmallenberg. O número de nascimentos de cordeiros, cabritos e bezerros anormais diminuiu em 2013 e 2014, provavelmente devido ao desenvolvimento de imunidade no rebanho e à alta soroprevalência. Considera-se provável a reemergência e a disseminação do vírus Schmallenberg na Europa.

LEITURA COMPLEMENTAR

Beer M, Conraths FJ, van der Poel WHM. Schmallenberg virus–a novel orthobunyavirus emerging in Europe. Epidemiol Infect. 2013;141:1-8.
Ganter M, Eibach R, Helmer C. Update on Schmallenberg virus infections in small ruminants. Small Rumin Res. 2014;118:63-68.
Lievaart-Peterson K, Luttikholt SJM, van den Brom R, Velleme P. Schmallenberg virus infection in small ruminants–first review of the situation and prospects in northern Europe. Small Ruminant Res. 2012;106:71-76.
Tarlinton R, Daly J, Dunham S, Kydd J. The challenge of Schmallenberg virus emergence in Europe. Vet J. 2012;194:10-18.

REFERÊNCIAS BIBLIOGRÁFICAS

1. Oem JK, et al. Vet Microbiol. 2012;158:250.
2. Kamata H, et al. J Comp Path. 2009;140:187.
3. Kobayashi T, et al. Virus Res. 2007;130:162.
4. An DJ, et al. Vet Microbiol. 2010;140:49.
5. Mouchantat S, et al. Vet Res. 2015;46:99.
6. Andreadis TG, et al. Vector-Borne Zoonot. 2014;14:763.
7. Oem JK, et al. J Comp Path. 2012;147:101.
8. Lee JK, et al. Vet Rec. 2007;161:236.
9. Hoffmann AR, et al. J Virol. 2012;86:4793.
10. Wernike K, et al. Vet Microbiol. 2013;166:461.
11. de Regge N, et al. Vet Microbiol. 2013;162:595.
12. Bouwstra RJ, et al. Vet Microbiol. 2013;165:102.
13. Oem JK, et al. Trop Anim Health Prod. 2014;46:261.
14. Kono R, et al. BMC Vet Res. 2008;4:20.
15. Bangphoomi N, et al. J Vet Med Sci. 2014;76:1471.
16. Tsutsui T, et al. J Vet Med Sci. 2009;71:913.
17. Hechinger S, et al. Vet Res. 2013;44:114.
18. Hechinger S, et al. Vet Res. 2014;45:79.
19. Roger P. In Pract. 2015;37:33.
20. Daly JM, et al. BMC Vet Res. 2015;11:56.
21. Elbers ARW, et al. BMC Vet Res. 2014;10:103.
22. Gubbins S, et al. Prev Vet Med. 2014;116:380.
23. Veldhuis AMB, et al. Prev Vet Med. 2014;116:412.
24. Veldhuis AMB, et al. Vet Microbiol. 2014a;168:281.
25. Luttikholt S, et al. PLoS ONE. 2014;9(6):e100135.

Hipermobilidade das articulações

- Essa condição é relatada como um defeito hereditário em bovinos da raça Jersey. Os animais afetados são incapazes de se levantar ou de permanecer em pé devido à falta de estabilidade das articulações dos membros. Geralmente todas as articulações e os membros são acometidos simultaneamente e são tão flexíveis que os membros podem ser entrelaçados. As causas incluem:
  - Hipermobilidade articular hereditária em bovinos da raça Jersey
  - Hereditariedade em bovinos Holstein-Friesian, que também apresentam dentes de coloração rósea devido a ausência de esmalte
  - Defeitos congênitos hereditários na produção de colágeno, incluindo dermatosparaxia, hiperelastose cutânea e síndrome de Ehlers-Danlos, em bovinos
  - Esporadicamente, acomete animais recém-nascidos.

DOENÇAS MUSCULARES HEREDITÁRIAS

Doenças do armazenamento de glicogênio

Várias doenças do armazenamento de glicogênio foram detectadas em espécies de animais de grande porte. As doenças do armazenamento de glicogênio discutidas aqui são aquelas que resultam no acúmulo de concentrações anormais de glicogênio no músculo, nos lisossomos ou nos miócitos. Essas doenças incluem miopatia por armazenamento de polissacarídeos (doença do armazenamento de glicogênio tipo I) em várias raças de equinos, bem como a consequência da mutação no gene que codifica a enzima glicogênio sintase (discutida em detalhes posteriormente, em tópicos referentes a outras miopatias hereditárias dos equinos), a deficiência de glicosidase (doença do armazenamento de glicogênio tipo II) em ovinos e bovinos, e a deficiência de glicogênio fosforilase (doença do armazenamento de glicogênio tipo V) em ovinos e bovinos. As doenças do armazenamento de glicogênio tipo II e V são discutidas nas seções a seguir.

Glicogenose generalizada (doença do armazenamento de glicogênio tipo II)

Doença que acomete o armazenamento de glicogênio, que se assemelha à doença de Pompe no ser humano, acomete ovinos da raça Corriedale e bovinos de corte das raças Shorthorn e Brahman; é causada por alelos mutantes da ácido alfa-glicosidase (GAA), ocasionando perda de função. A glicosidase é uma enzima lisossômica que transforma glicogênio em glicose. A hereditariedade é autossômica recessiva. Em bovinos da raça

Brahman, a glicogenose é causada por duas mutações: a mutação no éxon 7 é uma deleção de dinucleotídios (c.1057_1058 delTA) que causa deslocação no quadro de leitura, enquanto a mutação no éxon 13 é a transição de citosina para timina (c.1783C→T) que codifica códons de terminação nos éxons 8 e 13, respectivamente.[1] A mutação no éxon 9 (c.1351C→T) reduz a atividade da glicosidase, e o polimorfismo MspI é uma mutação silenciosa no éxon 16 (c.2223 G→A). Em bovinos da raça Shorthorn, a glicogenose tipo II é causada por uma única mutação que consiste em uma deleção (c.2454_2455 delCA). A anomalia genética não foi detectada em uma pesquisa com touros das raças Charolês, Malhado Tcheco (Simental Tcheco), Belgian Blue, Limousine, Blonde d'Aquitaine, Aberdeen Angus e Simental de corte criados na República Tcheca, embora o número de animais testados tenha sido pequeno para algumas raças (Simental Tcheco, 62; Charolês, 34; Belgian Blue, 6; Limousine, 4; Blonde d'Aquitaine, 4; Simental de corte, 2; e Aberdeen Angus, 1).[1]

Em bovinos da raça Brahman, ocorre uma mutação comum que afeta muitos animais Brahman australianos, e outra menos comum envolvendo descendentes de um touro importado. Além disso, uma terceira mutação está associada à atividade significativamente reduzida da alfa-glicosidase, mas não é suficiente para causar doença clínica em homozigoto.

Os sinais clínicos incluem baixa taxa de crescimento, fraqueza muscular, incoordenação da marcha e dificuldade para levantar. Os animais ficam permanentemente em decúbito. A doença é identificada como uma doença de armazenamento lisossômico, com lesões nos músculos esquelético e cardíaco e no tecido nervoso central. Durante o curso da doença, há dano muscular progressivo e degeneração aguda das fibras musculares no estágio terminal. Os bezerros Brahman afetados morrem com 8 a 9 meses de idade, e os bovinos de raças britânicas morrem com mais de 1 ano de idade. Apenas lesões histopatológicas são evidentes e consistem em vacuolização extensa e acúmulo de material granular nos tecidos afetados. Entre as anormalidades bioquímicas citam-se redução marcante na atividade da alfa-glicosidase no fígado e no músculo, bem como um teor correspondentemente elevado de glicogênio. Os animais de rebanhos afetados são classificados como homozigotos e heterozigotos normais, com base na atividade da alfa-1,4-glicosidase nos linfócitos ou no músculo, especialmente no músculo semitendinoso.

Estão disponíveis métodos de genotipagem usando raiz do pelo e amostras de sangue para detectar bovinos da raça Shorthorn com glicogenose generalizada; ademais, foram desenvolvidos testes PCR para obter o genótipo de bovinos da raça Brahman para verificar perda de função de alelos no gene da alfa-glicosidase ácida.

LEITURA COMPLEMENTAR

Jolly RD, Blair HT, Johnstone AC. Genetic disorders in sheep in New Zealand: a review and perspective. NZ Vet J. 2004;52:52-64.<TIT9>Referência bibliográfica

REFERÊNCIA BIBLIOGRÁFICA

1. Citek J, et al. J Vet Med A. 2007;54:257.

Doença do armazenamento de glicogênio tipo V (deficiência de glicogênio fosforilase muscular)

A doença do armazenamento de glicogênio tipo V (semelhante à doença de McArdle no ser humano) foi relatada em bovinos da raça Charolês na América do Norte e em ovinos da raça Merino na Austrália.[1] A doença do tipo V é herdada como uma característica autossômica recessiva, e a mutação em ovinos foi identificada como uma substituição de adenina por guanina no sítio de *splicing* 3´ do íntron 19, e subsequente ausência de atividade da miofosforilase.[2] Notam-se uma concentração de glicogênio muscular discretamente elevada e aumento das atividades séricas de creatinoquinase e aspartato aminotransferase. Os animais gravemente afetados podem desenvolver rabdomiólise, que pode ser acompanhada de mioglobinúria.

Em bovinos da raça Charolês, a doença do armazenamento de glicogênio tipo V geralmente é observada em bezerros com várias semanas ou meses de idade e está associada à intolerância ao exercício ou à menor capacidade ao exercício. Os bezerros, lentos, caminham atrás de sua mãe ou do rebanho e podem ficar temporariamente em decúbito por vários minutos após atividade de física contínua; há períodos adicionais de colapso e decúbito, que podem ser duradouros. Nem todos os animais homozigotos são clinicamente afetados se lhes for permitido "regular o ritmo de suas atividades físicas", e sabe-se que alguns animais se reproduzem apesar da fraqueza muscular.

A doença em ovinos da raça Merino está associada à intolerância ao exercício e ao aumento da concentração de glicogênio no músculo.[1,2]

Um teste de polimorfismo de comprimento de fragmentos de restrição, por PCR, foi usado para identificar indivíduos heterozigotos em um rebanho de bovinos normais da raça Charolês na Nova Zelândia. Usando um teste semelhante, um bezerro mestiço da raça Blonde d'Aquitaine com fenótipo de músculo duplo e com suspeita de deficiência de miofosforilase, com base em achados clínicos de urina amarronzada transparente após exercício, dor e elevada atividade de creatinoquinase foi considerado negativo. O gene foi mapeado para o cromossomo 29.[3]

REFERÊNCIAS BIBLIOGRÁFICAS

1. Howell JM, et al. Neuromusc Dis. 2014;24:167.
2. Tan P, et al. Neuromusc Dis. 1997;7:336.
3. Citek J, et al. J Vet Med A. 2007;54:257.

Distrofia muscular diafragmática hereditária

Defeito hereditário no músculo diafragmático de bovinos das raças Meuse-Rhine-Issel e Holstein-Friesian, notado em animais adultos e caracterizado por anorexia, diminuição da ruminação e eructação que ocasiona timpanismo recorrente, dispneia, respiração abdominal, dilatação das narinas e morte por asfixia após um curso de várias semanas. A doença decorre de uma mutação envolvendo um dos genes da proteína de choque térmico 70 (HSP70), resultando em concentrações significativamente reduzidas de HSP70 no músculo dos animais afetados.[1] A perda da função dessa proteína causa acúmulo da proteína enzima glicogênio fosforilase no músculo. As lesões de necropsia compreendem alterações degenerativas nos músculos diafragmático e torácicos.

REFERÊNCIA BIBLIOGRÁFICA

1. Sugimoto M, et al. Anim Genet. 2003;34:191.

Miastenia *gravis* congênita

A síndrome miastenia *gravis* congênita ocorre em bovinos Brahman na África do Sul e foi relatada em uma novilha Hereford nos EUA. Os bezerros Brahman afetados desenvolvem fraqueza muscular progressiva, desde o nascimento até 3 a 4 semanas de idade. No período de 1 semana são incapazes de ficar em pé sem auxílio. Alguns bezerros são capazes de ficar de pé e andar por 30 a 45 min antes de entrar em colapso, mas ainda conseguem mamar em suas mães. Os bezerros permanecem alertas e continuam mamando, mas podem entrar em colapso após 20 a 60 s. A fraqueza agrava-se progressivamente e os bezerros afetados geralmente são submetidos à eutanásia. Os resultados de exames hematológicos, inclusive do perfil bioquímico sérico, são normais e as amostras obtidas por biopsia muscular não revelam qualquer anormalidade.

A doença foi rastreada em dois animais considerados como os portadores iniciais mais prováveis. A análise genealógica não revelou ancestrais comuns a todos os portadores conhecidos; em vez disso, constatou-se que a mutação foi introduzida pelo menos duas vezes na população sul-africana de bovinos Brahman, provavelmente por animais importados dos EUA.[1]

O defeito primário é uma deleção homozigota de 20 pares de bases (pb) do gene do receptor da acetilcolina muscular (bovCHRNE), que codifica a subunidade do receptor nicotínico da acetilcolina (nAChR) na junção neuromuscular. Um teste de DNA baseado em PCR, usando sangue ou sêmen, foi desenvolvido e validado. O teste possibilita diferenciar rapidamente e com precisão animais homozigotos do tipo selvagem, heterozigotos e homozigotos afetados. A prevalência geral de portadores em 1.453 animais testados na África do Sul foi de 0,97% (0,50 a 1,68%, com intervalo de confiança de 95%). A heterozigose para a mutação 470 del20 do gene do receptor de acetilcolina muscular (bov*CHRNE*) está associada a um aumento de 13,3 kg no peso corporal ajustado aos 600 dias, evidenciando uma vantagem na seleção de animais portadores e uma explicação para a prevalência relativamente alta da doença.[1]

A doença em uma novilha Hereford foi caracterizada por decúbito recorrente e ptose da pálpebra superior. Tanto o decúbito quanto a ptose desapareceram 1 min após a administração intravenosa de edrofônio (0,1 mg/kg) e assim persistiu por até 48 h.[2] A novilha foi examinada pela primeira vez aos 7 meses de idade e foi abatida aos 11 meses de idade.

REFERÊNCIAS BIBLIOGRÁFICAS

1. Thompson PN, et al. J Anim Sci. 2007;85:604.
2. Wise LN, et al. J Vet Int Med. 2008;22:231.

Doença neuromuscular degenerativa familiar bovina

Foi relatada em bovinos Gelbveih em vários rebanhos de corte distintos nos EUA. Os animais afetados apresentavam 4 a 20 meses de idade e a taxa de mortalidade foi de 100%. Os achados clínicos consistiam em ataxia, fraqueza e decúbito terminal. As lesões musculares macroscópicas e histológicas eram indicativas de distrofia muscular nutricional, sem lesão miocárdica. Na maioria dos grandes grupos de músculos esqueléticos, as lesões agudas a crônicas consistiam em degeneração, necrose, regeneração, fibrose e atrofia. A necrose fibrinoide das arteríolas é uma característica comum em vários tecidos. As lesões na substância branca da medula espinal e nos nervos periféricos consistiam em degeneração das colunas dorsais e dos axônios, respectivamente. Nefrite intersticial crônica com fibrose, presença de gotículas hialinas e alteração vacuolar do epitélio tubular foram mais graves em bezerros mais velhos. O teor de vitamina E estava anormalmente baixo na maioria dos bezerros afetados. A análise genealógica constatou um ancestral comum para todos os bezerros afetados, exceto um. Aventou-se a hipótese de que um defeito metabólico hereditário, possivelmente envolvendo o metabolismo antioxidativo, pode ser o fator causador.

Hérnia umbilical hereditária

As hérnias umbilicais em bovinos foram consideradas defeitos hereditários por muitos anos, mas as evidências são incertas.

As hérnias umbilicais são comumente identificadas em novilhas leiteiras. Em 18 rebanhos leiteiros comerciais em Nova York, foi constatado que 15% dos bezerros de novilhas apresentaram a patologia nos primeiros 3 meses de idade. Os custos econômicos dessa doença incluem gasto com tratamento médico e cirúrgico e perda do valor em animais reprodutores.

Tem sido geralmente aceito que as hérnias umbilicais podem ser herdadas em um modo dominante ou recessivo. Alguns estudos constataram que o risco de ocorrência de hérnia era maior em algumas raças, com incidência muito maior em bovinos holandeses do que em outras raças como Angus, Ayrshire, Pardo Suíço, Charolês, Guernsey, Hereford, Jersey e Shorthorn. No entanto, outros aspectos além dos fatores genéticos podem ser importantes. Por exemplo, muitos veterinários observaram que as infecções umbilicais comumente levam à hérnia umbilical por retardarem o fechamento do umbigo. É improvável que os genes responsáveis sejam ligados ao sexo, apesar da aparente maior incidência nas fêmeas. Hérnias umbilicais em bovinos Holstein-Friesian também podem ser condicionadas por uma característica dominante com penetrância incompleta ou ser causadas por fatores ambientais. Em um estudo de casos controlados para determinar os fatores de risco associados à detecção de hérnia umbilical nos dois primeiros meses após o nascimento, em novilhas holandesas, o pai e a infecção umbilical foram associados ao risco de ocorrência de hérnia. Novilhas filhas de touros com três progênies, com hérnia umbilical, tiveram 2,31 vezes mais chance de desenvolver a condição do que novilhas filhas de touros com duas progênies, também com hérnia umbilical. Novilhas com infecção umbilical tiveram 5,65 vezes mais chance de desenvolver hérnia do que novilhas sem infecção umbilical. A análise da proporção atribuível constatou que a frequência da doença em novilhas holandesas com infecção umbilical teria sido reduzida em 82% se a infecção umbilical tivesse sido prevenida.

Foram avaliados os fatores de risco para hérnia umbilical congênita em bezerros Fleckvieh alemães oferecidos para venda em leilões de gado. A patologia foi definida como uma abertura (anel) palpável na parede abdominal da região umbilical maior que 1,5 cm de diâmetro, mesmo na ausência de hérnia visível. Inflamação, abscesso ou fístula foram excluídos. Foram coletados dados de 53.105 bezerros de 77 leilões de gado durante um período de 2 anos. A incidência total de hérnia congênita foi de 1,8%. As análises indicaram efeitos significativos relacionados ao sexo do bezerro, tipo de nascimento, idade do bezerro ao exame, local e data do leilão, linhagem do reprodutor, touro e frequência em bezerros machos acometidos no mesmo rebanho. A incidência foi de 2,2% em machos e de 1,5% em fêmeas. Os bezerros apresentavam 3 a 8 semanas de idade. O diâmetro dos anéis herniários variou de 1,5 a 9 cm; 47% dos bezerros afetados apresentavam anel herniário maior que 3 cm. Uma incidência significativamente maior foi verificada em bezerros gêmeos ou trigêmeos. Períodos de gestação mais curtos aumentaram o risco de hérnias linearmente, por um fator de 1,3%, para 10 dias. Notou-se diferença na incidência de hérnias de acordo com as linhagens do touro, mas as estimativas de herdabilidade foram baixas, variando de h = 0,04 (> 100 progênies) ou h = 0,05 (> 25 ou 50 progênies). No entanto, a análise dos dados não mostrou evidências de herança autossômica recessiva monogênica. As análises indicaram que a incidência de hérnia umbilical congênita observada poderia não ser explicada por um lócus gênico autossômico recessivo; parece muito mais provável que mais de um lócus gênico esteja envolvido, ou um modo monogênico multifatorial misto de herança pode ser o mecanismo genético primário. Sugere-se que a incidência de hérnias umbilicais congênitas poderia ser reduzida se todos os touros reprodutores fossem examinados enquanto bezerros e um certificado veterinário confirmasse ausência de anel umbilical.

Os criadores devem estar cientes das implicações das hérnias congênitas e, assim, a doença deve receber mais atenção no processo de seleção de touros jovens.

Estudos de reprodução e genotipagem usando o touro holandês canadense "Glenhapton Enhancer" forneceram evidências de que esse touro é portador de um gene dominante ou codominante principal com penetrância parcial para hérnia umbilical. Cinco filhos do touro produziram progênie com mais de 10% de frequência de hérnia umbilical, enquanto a progênie de três filhos tinha menos de 3% de frequência da condição. A genotipagem da progênie maior indicou diferença significativa nas frequências do alelo paterno entre os grupos de progênies acometidos e não acometidos, para o marcador BMS1591, no cromossomo bovino 8 (BTA8). O alelo paterno associado à hérnia umbilical originou-se do touro Enhancer.

Hiperplasia de miofibras (músculo duplo, *doppelender*, *culard*)

Epidemiologia

A hiperplasia de miofibras é uma condição hereditária caracterizada pelo aumento de volume de músculos esqueléticos devido à presença de um número de fibras musculares maior que o normal, em bovinos das raças Charolês, Belgian Blue (Figura 15.15), Piedmont e Devon South. A condição é relatada apenas raramente em ovinos (da raça Texel).[1] Os suínos Pietrain (ver discussão a seguir) exibem muitas das características dos bovinos com músculo duplo, inclusive grande massa muscular e suscetibilidade ao estresse.

Em bovinos da raça Belgian Blue, a condição é atribuída a uma mutação no gene *MSTN*, que regula a produção de miostatina.[1-3] A inibição da miostatina, via mutação por perda de função, resulta em aumento no número de fibras musculares e na massa muscular. A doença em bovinos Belgian Blue e, presumivelmente, em outras raças de bovinos e ovinos, é transmitida como uma característica autossômica recessiva. Uma mutação

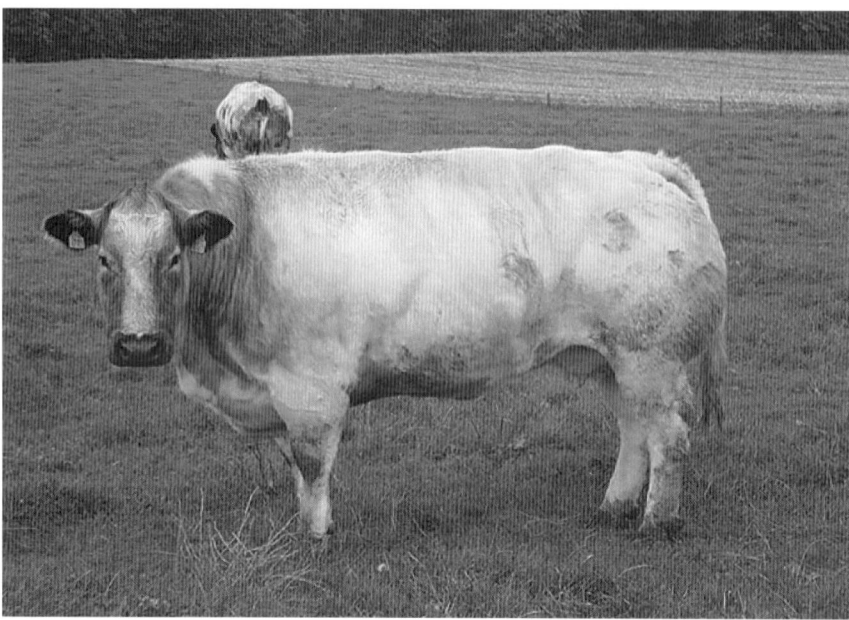

Figura 15.15 Hiperplasia de miofibras em uma vaca da raça Belgian Blue.

semelhante em cavalos de raça Puro-Sangue Inglês está associada a um desempenho superior em corridas em velocidade máxima (< 1.600 m).[4,5] A mutação foi induzida experimentalmente em suínos da raça Meishan.[6]

A mutação no gene *MSTN* foi "corrigida" em bovinos Belgian Blue na década de 1990, como resultado da forte pressão de seleção pelo fenótipo do músculo duplo.[2] A subsequente pressão de seleção contínua resultou em aumento na frequência de outros haplótipos, favorecendo o aumento da massa muscular magra, resultando em uma base poligênica para o fenótipo atual. A seleção do fenótipo atualmente é limitada por causa da ocorrência da síndrome da cauda torta (ver tópico sobre "Ausência e deformidade da cauda" mais adiante, neste capítulo) em animais homozigotos para o gene *MRC2*, que codifica a proteína Endo180. Animais heterozigotos para a mutação em *MRC2* não apresentam síndrome da cauda torta e possuem musculatura mais desenvolvida.[7]

Achados clínicos

Os bovinos gravemente afetados apresentam aumento acentuado da massa muscular, mais facilmente observado nos quartos traseiros, dorso e ombros, maior proporção músculo:osso e menor quantidade de gordura corporal.[8] Os bezerros afetados apresentam ganho de peso acima da média no primeiro ano de vida, se bem alimentados e manejados, embora o tamanho adulto seja um pouco menor. Sulcos bem definidos ao longo dos septos intramusculares nos quartos traseiros são características da doença, assim como é um aparente posicionamento da base da cauda para frente. Macroglossia, prognatismo e tendência à distrofia muscular e raquitismo foram observados em bezerros afetados. Anormalidades eletrocardiográficas foram relatadas.

A condição frequentemente dá origem à distocia e à necessidade frequente de cesariana, para o nascimento de bezerros viáveis.[9] Também, há uma incidência muito alta de paresia espástica nos bovinos afetados, e isso compromete muito o valor do animal. Outros defeitos associados são braquignatia, desvio do arco incisivo e, em bovinos Belgian Blue and White, maior suscetibilidade do que o normal a laringite e broncopneumonia.

Patologia clínica

Nota-se aumento da concentração sanguínea de lactato, bem como maior suscetibilidade ao estresse. Esses achados são interpretados como indicadores da fragilidade da membrana celular, que também se manifesta como fragilidade das hemácias.

Achados de necropsia

A pele é mais delgada que o normal e a massa muscular, caracterizada por um número desproporcional de fibras anaeróbicas glicolíticas.

REFERÊNCIAS BIBLIOGRÁFICAS

1. Clop A, et al. Nat Genet. 2006;38:813.
2. Druet T, et al. BMC Genet. 2014;15.
3. Grobet L, et al. Nat Genet. 1997;17:71.
4. McGivney BA, et al. Anim Genet. 2012;43:810.
5. Petersen JL, et al. Anim Genet. 2014;45:827.
6. Qian L, et al. Sci Rep. 2015;5.
7. Sartelet A, et al. Anim Genet. 2012;43:604.
8. Kolkman I, et al. Animal. 2010;4:661.
9. Kolkman I, et al. Reprod Dom Anim. 2012;47:365.

Abertura de unhas hereditária

Relatado apenas em bovinos Jersey, esse defeito parece ser condicionado por um gene herdado, mais provavelmente um gene autossômico recessivo monogênico. A claudicação torna-se aparente aos 2 a 4 meses de idade, com as unhas ficando cada vez mais alargadas e deformadas. Os atos de caminhar e de ficar em pé são dolorosos, especialmente nas patas dos membros torácicos, de modo que alguns animais pastejam e andam de joelhos. Os animais afetados deitam-se cada vez mais ou ficam em pé por períodos muito longos. A anormalidade aparente é um defeito de músculos e ligamentos que mantém as falanges unidas.

Distrofia muscular progressiva hereditária

Doença primária do músculo esquelético de ovinos, com alta probabilidade de ser geneticamente transmitida. Foi relatada em rebanhos de ovinos da raça Merino, na Austrália, e caracteriza-se por uma falha progressiva gradual na flexão das articulações dos membros pélvicos, iniciando com 3 a 4 semanas de idade. Por fim, ocorre rigidez contínua dos membros, impossibilitando a caminhada. Os movimentos dos membros torácicos, da cabeça e do pescoço são normais. Os ovinos afetados são facilmente detectados quando têm 1 ano de idade e terão problemas de mobilidade na época em que completarem 2 a 3 anos de idade. A necropsia mostra áreas pálidas nos músculos esqueléticos e, às vezes, no diafragma de ovinos com tendência ao timpanismo. Os resultados dos exames histopatológicos e histoquímicos das lesões musculares são semelhantes aos da atrofia muscular hereditária no ser humano.

Pseudomiotonia de bovinos, distonia muscular congênita tipo 1

> **Sinopse**
>
> - Etiologia: a pseudomiotonia (PMT) e a distonia muscular congênita tipo 1 (CMD1) são causadas pela disfunção da Ca^{2+}-ATPase do retículo sarcoplasmático (SERCA1), causada por uma mutação no gene *ATP2A1* que codifica SERCA1
> - Epidemiologia: a pseudomiotonia é observada predominantemente em raças de bovinos de corte italianas; a distonia muscular congênita tipo 1 foi relatada apenas em bovinos Belgian Blue
> - Achados clínicos: aumento do tônus muscular em repouso, rigidez muscular transitória induzida por exercício que regride em segundos a minutos e pode resultar na adaptação de uma postura do tipo "cavalete" ou de se virar em movimento brusco. Anormalidade congênita, não progressiva. Animais com pseudomiotonia podem atingir idade adulta; bezerros com distonia muscular congênita tipo 1 morrem nas primeiras semanas de vida
> - Confirmação do diagnóstico: análise do genoma para identificar a mutação gênica
> - Tratamento: nenhum disponível
> - Controle: verificar os pais de casos confirmados quanto à presença do defeito genético e excluí-los do plantel de reprodutores. Em população com alta prevalência da doença, examinar os touros reprodutores quanto à possibilidade de carrear o defeito genético

Etiologia

A pseudomiotonia (PMT) de bovinos é uma anormalidade muscular congênita semelhante à doença de Brody no ser humano; clinicamente é indistinguível da miotonia.[1,2] A distonia muscular congênita tipo 1 (CMD1) é uma condição até agora relatada apenas em bezerros Belgian Blue; é clinicamente distinta da pseudomiotonia.[3] A causa primária para ambas as condições foi definida como sendo uma disfunção da *isoforma 1 da Ca^{2+}-ATPase do retículo sarcoplasmático (SERCA1)*, como resultado de uma *mutação missense no gene ATP2A1*, que codifica SERCA1.[1,2] Essa condição é herdada de modo autossômico recessivo.[4]

Epidemiologia

A pseudomiotonia congênita bovina foi descrita em bovinos das raças italianas Chianina e Romagnola e, como caso único, em um bezerro mestiço Holandês vermelho-branco melhorado.[1,5] A distonia muscular congênita, em contraste, só foi descrita em bovinos Belgian Blue.[3] Foram identificadas duas mutações pontuais distintas no gene *ATP2A1*, uma ocorrendo consistentemente em bovinos de raças italianas e uma em bovinos da raça Belgian Blue e em um bezerro mestiço Holandês vermelho-branco melhorado.[4] Embora a mutação descrita em raças italianas tenha sido associada somente com pseudomiotonia, a mutação observada em bezerros Belgian Blue e, portanto, geralmente associada à distonia muscular congênita tipo 1, também foi constatada em um único animal, que clinicamente manifestava pseudomiotonia.[1,5]

Constatou-se que a incidência de distonia muscular congênita em bezerros Belgian Blue, que compreende a distonia muscular congênita tipo 1 e também a distonia muscular congênita 2, uma condição clinicamente semelhante com etiologia diferente, foi de 0,1 a 0,2%.[3] A prevalência do defeito no gene da pseudomiotonia na população de touros reprodutores da raça italiana Chianina usados em inseminação artificial foi de 13,6%, no período de 2007 a 2011, e a prevalência na progênie de machos selecionados para um programa de teste de desempenho foi de 13,4%.[6]

Patogênese

Pseudomiotonia e distonia muscular congênita tipo 1 são causadas por disunção da *isoforma 1 da Ca^{2+}-ATPase do retículo sarcoplasmático (SERCA1)*.[1,5] Em fibras de músculos esqueléticos normais, a contração e o relaxamento são determinados pela interação do Ca^{2+} com proteínas contráteis. O Ca^{2+} normalmente é armazenado no lúmen do retículo sarcoplasmático e sua liberação no citoplasma celular induz à contração muscular. No final de um ciclo de contração, as proteínas SERCA1 bombeiam o excesso de íons Ca^{2+} de volta do citoplasma para o retículo sarcoplasmático, para iniciar o relaxamento muscular. A função prejudicada da SERCA1 retarda a remoção de Ca^{2+} do citosol das fibras musculares e, assim, prolonga a fase de contração.[5]

Achados clínicos

Embora a pseudomiotonia e a distonia muscular congênita tipo 1 sejam causadas pelo mesmo defeito genético, as manifestações clínicas de ambas diferem significativamente.

Distonia muscular congênita tipo 1

A distonia muscular congênita tipo 1 é uma doença congênita fatal não progressiva de bezerros Belgian Blue.[3] A doença é caracterizada por episódios marcantes de contratura muscular generalizada, induzidos pelo exercício. Durante esses episódios, o bezerro acometido apresenta rigidez dos membros e é incapaz de se mover, ou pode até virar-se com as extremidades estendidas. O comprometimento da deglutição também foi relatado, e os bezerros afetados geralmente morrem nas primeiras semanas de vida, como resultado de complicações respiratórias.[3]

Pseudomiotonia

Em bovinos, a pseudomiotonia é uma doença congênita não progressiva caracterizada por tônus muscular geralmente aumentado e episódios de rigidez muscular generalizada induzida por exercício. Relata-se que os animais afetados apresentam marcha rígida ou descontrolada desde o nascimento, e forçá-los a se mover mais rápido do que o seu próprio ritmo desencadeia episódios de contratura muscular transitória que dura 20 s a mais de 1 min. Durante esse episódio, o animal não consegue se mover por causa da rigidez dos membros, ou adota uma postura do tipo "cavalete", ou pode ainda se virar com todos os membros estendidos. Após um período variável, que dura alguns segundos a mais de 1 min, a contratura muscular cessa progressivamente e o animal retorna ao seu comportamento normal. Embora se acredite muitas vezes que os animais afetados tenham uma doença neurológica, a condição é puramente uma desordem muscular e não está associada a qualquer déficit neurológico. Em contraste com a distonia muscular congênita tipo 1, os animais com pseudomiotonia podem atingir idade adulta.[5]

Patologia clínica

Clinicamente, a doença é indistinguível da miotonia, um distúrbio do canal de cloreto, que ocorre incidentalmente em bovinos como consequência de uma mutação espontânea no gene *ClCN1* (ver também Miotonia em caprinos). A percussão digital ou com martelo e plexímetro de grandes músculos abdominais não induz fasciculação muscular local (*miotonia por percussão*) em bezerros com pseudomiotonia ou distonia muscular congênita tipo 1, o que seria característico de miotonia. O exame *eletromiográfico* não é digno de nota, o que também possibilita diferenciar essa anormalidade da miotonia.[1,5]

A análise do genoma para confirmar a presença de uma mutação no *gene ATP2A1* é necessária para estabelecer o diagnóstico definitivo. A análise de DNA também é necessária para descartar a possibilidade de miotonia congênita tipo 2 (CMD2) em bovinos da raça Belgian Blue, que é causada por uma mutação *nonsense* no gene que codifica o receptor inibidor da glicina.[3]

Tratamento

Atualmente não há tratamento específico disponível.

Achados de necropsia

Não há relato de achados dignos de nota na necropsia.

Controle

Como a doença é hereditária, de modo autossômico recessivo, recomenda-se o exame dos pais do bezerro confirmado com pseudomiotonia ou distonia muscular congênita tipo 1, à procura do defeito genético. Os animais progenitores carreadores do defeito genético recessivos são clinicamente saudáveis, mas não devem ser usados como reprodutores. Em populações com alta prevalência do defeito genético, é aconselhável verificar sistematicamente os touros reprodutores quanto à presença das mutações antes de usar o seu sêmen para inseminação.[6]

REFERÊNCIAS BIBLIOGRÁFICAS

1. Testoni S, Boni P, Gentile A. Vet Rec. 2008;163:252.
2. Drögemüller C, et al. Genomics. 2008;92:474-477.
3. Charlier C, et al. Nat Genet. 2008;40:449-454.
4. Murgiano L, et al. BMC Vet Res. 2012;8:186.
5. Grunberg W, et al. Neuromuscular Disord. 2010;20: 467-470.
6. Murgiano L, et al. Vet J. 2013;195:238-240.

Ovinos com dorso arqueado (*Humpyback*)

Em ovinos, a postura de dorso arqueado (*Humpyback*) é provavelmente uma forma de insolação que afeta carneiros castrados da raça Merino no oeste de Queensland (Austrália). É caracterizada por marcha rígida e curta quando os ovinos são forçados a andar por cerca de um quilômetro. O ovino para de caminhar e adota uma postura com o dorso arqueado; a temperatura corporal aumenta significativamente. Amostras de sangue revelam baixo número de linfócitos. A condição ocorre predominantemente no verão, quando os ovinos apresentam velo; a hipertermia e a ataxia desaparecem quando os ovinos são tosquiados. A temperatura ambiente na época de maior prevalência da doença geralmente é de 40°C.

LEITURA COMPLEMENTAR

Radostits O, et al. Focal symmetrical encephalomalacia. In: Veterinary Medicine: A Textbook of the Diseases of Cattle, Horses, Sheep, Goats and Pigs. 10th ed. London: W.B. Saunders; 2007:2015.

Miotonia em caprinos
(fainting goats)

Sinopse
- Etiologia: anormalidade do canal de cloreto causada por uma mutação genética no gene *ClCN1*
- Epidemiologia: a miotonia em caprinos é uma ocorrência típica de uma raça incomum de caprino americana, os *fainting goats*
- Achados clínicos: aumento do tônus muscular em repouso, rigidez muscular transitória após o animal ser assustado, condição que se cessa dentro de segundos a minutos e pode resultar na adaptação de uma postura tipo "cavalete" ou com movimentos bruscos. Congênita, não progressiva
- Confirmação do diagnóstico: percussão muscular, eletromiografia, análise genética para identificar a mutação gênica
- Tratamento: não tratado
- Controle: não aplicável.

Etiologia

A miotonia em caprinos é uma condição hereditária caracterizada por retardo anormal no relaxamento muscular após uma contração muscular voluntária vigorosa.[1] A causa primária é um defeito estrutural e funcional do *canal de cloreto 1 do músculo esquelético (ClC1)* que é essencial para restabelecer e manter o potencial de membrana das células musculares em repouso. Nos chamados *fainting goats*, foi identificada uma mutação *missense* no gene *ClCN1*, que codifica o C1C1 do músculo esquelético, a qual foi associada à diminuição da condutância do cloreto muscular devido ao número reduzido de canais de cloreto funcionais nas membranas das células musculares.[2]

A evidência anedótica sugere que o fenótipo miotônico dos caprinos é transmitido como uma característica autossômica dominante, embora muitos rebanhos tenham sido acasalados de modo endogâmico, resultando em uma manifestação clínica que lembra a miotonia generalizada recessiva humana (ou miotonia de Becker), com herança recessiva.[1]

Historicamente, esses *fainting goats* desempenham um papel importante no processo de desvendar a etiologia e a fisiopatologia da miotonia congênita, uma condição que também afeta o ser humano e outras espécies.[2]

Epidemiologia

Ocorrência

A miotonia em caprinos foi relatada pela primeira vez na década de 1880 no Tennessee, EUA, onde várias cabras e um bode com sinais de nervosismo e rigidez muscular parecem ter sido introduzidos por um trabalhador rural temporário.[3] Desde então, a progênie desses animais se estabeleceu na área. Esses caprinos, que são agora uma raça reconhecida, os *fainting goats*, tornaram-se populares na região visto que pastores os utilizam para proteger os seus rebanhos dos predadores. Durante um ataque de predador, esses *fainting goats* se assustam e manifestam um episódio característico de rigidez muscular, tornando-se uma presa fácil, enquanto o resto do rebanho consegue escapar.

Atualmente, existem duas linhagens dessa raça, nativa dos EUA. A linhagem original no Tennessee e na parte leste dos EUA consiste em animais menores, enquanto os *fainting goats* encontrados no Texas e nos arredores foram seletivamente criados para o mercado de carne e são maiores e com quarto traseiro pesado e com região peitoral profunda. A Livestock Breed Conservancy tem essa raça de caprino listada como uma raça pecuária prioritária para a conservação, com uma população mundial estimada em menos de 10 mil animais.[4]

Importância econômica

Os caprinos com miotonia são considerados uma raça rara. Embora historicamente seu objetivo principal parece ter sido servir de presas para proteger os rebanhos de predadores, esse uso ficou fora da prática. Hoje, os principais objetivos são a produção de carne e recreação. A miotonia geralmente é acompanhada de hipertrofia de fibras musculares, produzindo maior massa muscular, menor quantidade de gordura corporal e maior proporção carne:osso do que em outras raças. Frequentemente, essa raça é mantida como animal de estimação, porque seus desmaios representam diversão aos proprietários, o que levou a preocupações éticas sobre a criação de animais com esse defeito genético.

Patogênese

A mutação *missense* no gene *ClCN1* resulta na transcrição deficiente para uma proteína do canal 1 de cloreto, que reduz a condutância do cloreto no sarcolema. Com a condutância normal do cloreto através das membranas das células musculares, o cloreto entra e sai da célula até que a concentração intracelular esteja ajustada para estabelecer um potencial de equilíbrio do cloreto igual ao potencial de repouso. A função do cloreto é retornar rapidamente o potencial de membrana da célula contraída (portanto, despolarizada) de volta ao potencial de membrana em repouso, e assim possibilitar o relaxamento muscular. Um número reduzido de canais funcionais de cloreto na membrana do sarcolema reduz a velocidade em que o potencial de membrana pode retornar ao potencial de repouso, o que tem duas consequências importantes: (1) um estímulo elétrico menor é necessário para desencadear um potencial de ação, resultando em aumento da excitabilidade da célula muscular; e (2) após a despolarização inicial, o potencial de membrana retorna muito lentamente a um potencial de membrana de repouso normal. Até que o potencial de membrana em repouso seja atingido, o potencial de membrana real está mais próximo da voltagem limiar necessária para desencadear um novo potencial de ação, o que pode resultar em potenciais de ação espontâneos que não são desencadeados pela transmissão neuromuscular. Esses potenciais de ação autônomos causam contração muscular persistente e retardam o relaxamento muscular após uma atividade muscular voluntária inicial, característica da miotonia.[1,5]

Achados clínicos

A condição congênita que se caracteriza por um retardo no relaxamento muscular após uma contração voluntária inicial está presente desde o nascimento e não é progressiva. Embora os caprinos afetados sejam referidos como *fainting goats*, a anormalidade é uma desordem puramente muscular e não está associada a qualquer déficit neurológico. A gravidade pode variar de muito discreta a grave, e parece que os caprinos são capazes de se adaptar à condição com o avanço da idade. A miotonia não está associada à dor.

Uma manifestação típica é um tônus muscular de repouso leve a moderadamente aumentado, que pode resultar em marcha descontrolada ou rígida em animais com miotonia grave. Episódios miotônicos e rigidez muscular podem ser desencadeados ao assustar o animal e, assim, induzir um movimento inicial vigoroso. Por causa do relaxamento muscular retardado, os músculos inicialmente contraídos permanecem tensos por um período de 10 s a 1 min ou mais, e então relaxam progressivamente. Durante essa fase prolongada de contração muscular, os animais podem permanecer em postura do tipo "cavalete" ou podem se virar com os membros estendidos e rígidos. Uma vez que a contração muscular se resolve, o animal retorna à atitude e comportamento normais.

Patologia clínica

A manifestação é característica, com os animais sendo afetados desde o nascimento por episódios miotônicos induzidos. Clinicamente, o diagnóstico pode ser suportado pela percussão digital ou com martelo e plexímetro de grandes músculos abdominais. Nos animais com miotonia, a percussão muscular desencadeia fasciculação muscular local (*miotonia por percussão*) que dura vários segundos. O *exame eletromiográfico* revela aumento da atividade de inserção ao introduzir agulhas de miografia no tecido muscular e descargas contínuas de alta frequência que superam, em vários segundos, as respostas normais da unidade motora.

Para confirmar o diagnóstico, é necessária uma análise de DNA para corroborar a presença de mutação no gene *ClCN1*.[6]

Achados de necropsia

Geralmente, não se realiza necropsia para fins de diagnóstico.

LEITURA COMPLEMENTAR

Lossin C, George AL. Myotonia congênita. Adv Genet. 2008;63:25-55.

Tang CY, Chen TY. Physiology and pathophysiology of ClC-1: mechanisms of a chloride channel disease, myotonia. J Biomed Biotech. 2011;article ID 685328,

REFERÊNCIAS BIBLIOGRÁFICAS

1. Lossin C, George AL. Adv Genet. 2008;63:25-55.
2. Beck CL, et al. Proc Nat Acad Sci. 1996;93:11248-11252.
3. Clark SL, et al. J Nerv Ment Dis. 1939;90:297-309.
4. American Livestock Conservancy. At <http://albc-usa.etapwss.com/images/uploads/docs/PriorityLivestock2013.pdf>; 2013 Accessed 10.01.13.
5. Tang CY, Chen TY. J Biomed Biotech. 2011;article ID 685328.
6. Wijngber ID, et al. Neuromuscular Dis. 2012;22:361-367.

Miotonia congênita e distrofia miotônica

Miotonia é a contração prolongada do músculo como resultado do relaxamento muscular retardado. Pode estar presente logo após o nascimento ou desenvolver-se como uma doença progressiva.

A forma *congênita* em equinos (pôneis New Forest)[1], caprinos e búfalos da raça Murrah é um distúrbio hereditário de hiperexcitabilidade da membrana muscular causada por mutações no gene *ClCN1* do canal de cloreto controlado por voltagem. A mutação reduz a condutância do cloreto no sarcolema e retarda o relaxamento do músculo.[1,2] A doença é transmitida como uma característica autossômica recessiva em pôneis[1] e manifesta-se como miotonia generalizada notada logo após o nascimento. A doença não é progressiva, mas não há tratamento. O controle é baseado em programas de melhoramento genético.

Em equinos, a *distrofia miotônica* apresenta-se como aumento do tônus muscular, aumento da massa muscular ou atrofia muscular, marcha empolada e fraqueza.[3] O exame eletromiográfico revela descargas miotônicas clássicas. Os equinos afetados podem apresentar atrofia testicular e catarata. A doença é progressiva. Não há alterações características nos exames de sangue ou de soro sanguíneo. O exame de amostras de músculo obtidas por biopsia indica alterações distróficas, com variações no tamanho das fibras e no agrupamento dos tipos de fibras. Não há tratamento efetivo e o controle baseia-se na prevenção do acasalamento dos animais afetados.

REFERÊNCIAS BIBLIOGRÁFICAS

1. Wijnberg ID, et al. Neuromusc Dis. 2012;22:361.
2. Borges AS, et al. Neuromusc Dis. 2013;23:206.
3. Ludvikova E, et al. Vet Quart. 2012;32:187.

Rabdomiólise por esforço recorrente em cavalos das raças Puro-Sangue Inglês e Standardbred

Etiologia

A rabdomiólise por esforço recorrente é uma síndrome reconhecida em cavalos de corrida das raças Puro-Sangue Inglês, Standardbred e Árabe. Uma causa genética é considerada provável, com herdabilidade de 0,42[1], mas isso não foi comprovado. Varreduras de todo o genoma e análises de ligação mapeiam os genes candidatos à região genômica entre *UCDEQ41* e *TKY499* no ECA12 (cromossomo 12 de *Equus caballus*) ou regiões no ECA16 ou ECA20.[1,2] As diferenças entre os dois estudos, um com mapeamento de ECA16[2] e o outro de ECA12 e ECA20[1], pode ser atribuída à análise de diferentes populações de equinos (América do Norte *vs.* Japão), fenotipagem (classificação da doença) ou técnicas laboratoriais. Os genes *RYR1*, *CACNA1S* e *ATP2A1* não estão associados à ocorrência de rabdomiólise por esforço recorrente em cavalos Puro-Sangue Inglês[3]; ademais, os cavalos Standardbred afetados têm a mutação GSY1 identificada como uma causa de miopatia por armazenamento de polissacarídeos em cavalos Quarto-de-Milha, cavalos de tração e outras raças.[4] Mutações nos genes que expressam o transportador de monocarboxilato 1 e CD147 não estão associadas à doença.[5]

A rabdomiólise por esforço recorrente em cavalos Puro-Sangue Inglês é provavelmente uma doença genética complexa resultante de um ou mais genes com um efeito principal, cuja expressão é influenciada por genes modificadores, fatores ambientais ou sexo.[2,6]

Epidemiologia

A interpretação dos relatos de prevalência e fatores de risco para rabdomiólise por esforço é imprecisa devido às dificuldades em distinguir a doença de outras causas de rabdomiólise, inclusive de doença esporádica. A *incidência* ou prevalência anual de rabdomiólise por esforço é de: 4,9% em cavalos de corrida da raça Puro-Sangue Inglês, nos EUA, Austrália e Grã-Bretanha; 6,1% em cavalos Puro-Sangue Inglês *National Hunt*, na Grã-Bretanha; e 4 a 5% em cavalos Puro-Sangue Inglês de 2 a 3 anos de idade, no Reino Unido.[7] A incidência anual em cavalos de corrida da raça Standardbred na Suécia é de 6,4% (4,6 a 8,2%, com intervalo de confiança de 95%)[4]. A incidência anual em 22 locais de treinamento de cavalos Standardbred na Suécia variou de 1,7 a 20 casos para cada grupo de 100 cavalos.[4]

Os *fatores de risco* para rabdomiólise de esforço recorrente incluem exercício e sexo. As éguas de corrida têm três vezes mais probabilidade de ter episódios de rabdomiólise por esforço do que os cavalos de corrida (castrados ou não castrados), e as fêmeas jovens da raça Puro-Sangue Inglês são mais suscetíveis. No Reino Unido, entre os animais Puro-Sangue Inglês com 2 a 4 anos de idade, cerca de 76 a 78% das ocorrências de rabdomiólise pós-esforço são em fêmeas; na Suécia, as fêmeas Standardbred são sete vezes mais suscetíveis (2,1 a 23,4, IC = 95%) à doença do que os machos.[4] Entre os cavalos *National Hunt*, na Grã-Bretanha, as fêmeas são 24 vezes mais propensas do que os machos a terem um episódio da doença. Os cavalos de corrida Puro-Sangue Inglês e aqueles da raça Standardbred [razão de probabilidade (OR, do inglês *odds ratio*) = 7,9; de 2,3 a 27, com IC = 95%][4], mas não os cavalos *National Hunt*, de temperamento nervoso ou "amalucado", são mais propensos a episódios da doença.[8]

Na Grã-Bretanha, a patologia ocorre repetidamente em 74% dos cavalos de corrida da Puro-Sangue Inglês e em 20% dos pôneis de polo.

A doença tem um *impacto econômico* considerável devido à ocorrência frequente em equinos atletas, a sua natureza recorrente e à necessidade de período de repouso dos cavalos afetados.[8] Em média, os cavalos de corrida Puro-Sangue Inglês afetados não podem treinar por 6 dias, e aqueles da raça Standardbred por 7 dias, após um episódio[4,8]; ademais, aproximadamente dois terços dos cavalos afetados são incapazes de competir em razão da doença. O efeito da perda de dias de treinamento para cada episódio é ampliado devido à natureza recorrente da doença em uma grande proporção de cavalos afetados. Na Austrália, aproximadamente 6% da perda de cavalos da raça Puro Sangue Inglês é atribuída à rabdomiólise por esforço.

Curiosamente, no Reino Unido, os cavalos Standardbred com rabdomiólise por esforço recorrente têm melhor desempenho.[4]

Patogênese

O defeito celular não foi identificado e totalmente esclarecido. O músculo de cavalos afetados têm uma cinética anormal de contração e relaxamento, e é hipersensível à exposição à cafeína, *in vitro*, mas a relação com o desenvolvimento da doença não está clara. Os cavalos da raça Trotador Francês afetados têm um perfil de micro-RNA característico no músculo, embora isso possa representar uma resposta ao dano muscular, em vez do envolvimento do micro-RNA no desenvolvimento da doença.[9]

A rabdomiólise por esforço é atribuída à disfunção e morte de miócitos, com liberação subsequente de componentes celulares, inclusive as enzimas creatinoquinase, aspartato aminotransferase e anidrase carbônica, bem como mioglobina. A causa imediata de morte do miócito é incerta, mas não está relacionada ao acúmulo de ácido láctico.

A morte celular está provavelmente relacionada ao acúmulo anormal de cálcio nos líquidos intracelulares, secundário ao desarranjo de energia e/ou função da membrana. A necrose dos miócitos causa dor e inflamação no músculo, com infiltração de células inflamatórias. A cicatrização e regeneração dos miócitos ocorre ao longo de um período de semanas, na ausência de novos episódios de mionecrose.

A liberação de componentes celulares resulta em anormalidades eletrolíticas, principalmente alcalose metabólica hipoclorêmica, resposta inflamatória sistêmica e pigmentúria. Cavalos gravemente afetados podem desenvolver acidose metabólica. A mioglobina, e possivelmente outros constituintes celulares, é nefrotóxica e a insuficiência renal aguda pode se desenvolver como consequência da nefrose mioglobinúrica. A dor e a perda da função muscular causam uma marcha com passos curtos e empolados.

Achados clínicos

Os achados clínicos variam desde um baixo desempenho, passando por sinais clássicos de dor muscular, rigidez e relutância em se mover, até decúbito e morte, embora estes últimos sejam raros na rabdomiólise por esforço recorrente. Os cavalos mais afetados têm mais de um episódio da doença por ano durante o treinamento, e alguns podem ter vários episódios (até 20).[4,8]

A manifestação mais comum é de um cavalo que apresenta desempenho abaixo da expectativa e exibe uma *marcha rígida ou com passos curtos* que pode ser confundida com claudicação oriunda da região inferior dos membros. O cavalo pode manifestar relutância em se mover quando colocado na baia, apreensão e anorexia, bater a pata no solo e alternar frequentemente o apoio do seu peso. Cavalos mais gravemente afetados podem ser incapazes de continuar a se exercitar, apresentam *músculos duros e doloridos* (geralmente os músculos glúteos), sudorese excessiva, tremores ou fasciculações musculares generalizadas, apreensão, recusa a andar e elevação das frequências cardíaca e respiratória. Os cavalos acometidos podem apresentar hipertermia, especialmente logo após o exercício. Sinais consistentes de dor abdominal estão presentes em muitos cavalos gravemente afetados. Nota-se urina vermelho-escura (mioglobinúria), mas não é um achado consistente. Cavalos gravemente afetados frequentemente ficam deitados.

Entre os cavalos Standardbred atingidos, os sinais clínicos são evidentes em 98% dos animais 1 h após o exercício e incluem rigidez em todos os casos (44), sudorese (86%), dor ou angústia evidente (43%), músculos glúteos inchados ou firmes (23%) e decúbito (2%).[4]

Patologia clínica

Cavalos levemente afetados ou aparentemente não afetados têm aumentos moderados na *atividade sérica de creatinoquinase* (20.000 a 50.000 UI/ℓ), *aspartato aminotransferase* e *lactato desidrogenase*. Cavalos severamente afetados apresentam elevação marcante de creatinoquinase (> 100.000 UI/ℓ) e de outras enzimas musculares. Nota-se atividade sérica máxima de creatinoquinase e aspartato aminotransferase cerca de 5 a 6 h e 24 h após o exercício, respectivamente; na ausência de lesão muscular adicional, a atividade sérica de aspartato aminotransferase pode demorar 7 a 10 dias para retornar ao valor normal. A meia-vida sérica da atividade da creatinoquinase é de aproximadamente 2 h, e sua atividade sérica diminui rapidamente na ausência de lesão muscular ativa. A persistência de aumento da atividade de aspartato aminotransferase, em comparação com a creatinoquinase, é útil na identificação de cavalos afetados, dias ou semanas após o episódio.[8]

A *concentração sérica de mioglobina* aumenta acentuadamente durante o exercício nos cavalos acometidos e diminuem em 24 a 48 h. A atividade sérica da anidrase carbônica III está aumentada em cavalos com rabdomiólise por esforço.[8]

Com frequência, os cavalos gravemente afetados apresentam *hiponatremia* (< 130 mEq/ℓ), *hiperpotassemia* (> 5,5 mEq/ℓ), *hipocloremia* (< 90 mEq/ℓ), *azotemia* (aumento das concentrações séricas de ureia nitrogenada e creatinina) e *acidose* ou *alcalose*. Os achados comuns incluem hemoconcentração (hematócrito > 50%, 0,5 ℓ/ℓ) e aumento da concentração sérica de proteína total (> 80 g/ℓ), indicadores de desidratação. Em animais com rabdomiólise grave, a concentração sérica de bicarbonato pode apresentar aumento significativo, todavia falso, porque as constituintes celulares liberados do músculo lesionado interferem no método analítico quando se utiliza analisador bioquímico automático. A *mioglobinúria* é detectável macroscopicamente ou por análise química, e deve ser diferenciada de hemoglobinúria e hematúria. A mensuração da *excreção urinária de eletrólitos*, embora comumente utilizada no passado, não tem utilidade no diagnóstico, no tratamento ou na prevenção da rabdomiólise por esforço.

A *biopsia muscular* obtida no estágio agudo ou durante o período de convalescência, revela mionecrose de fibras do tipo II (fibras rápidas, oxidativas), miosite branda e fibrose.

Achados de necropsia

Cavalos que morrem em decorrência de rabdomiólise por esforço apresentam degeneração generalizada do músculo estriado, principalmente dos músculos de esforço, mas frequentemente envolvem o diafragma e o coração. Os músculos afetados tendem a ser escuros e inchados, mas podem ter aparência pálida e com estrias. Os rins apresentam aumento de volume e contêm estrias medulares marrom-escuras. Nota-se urina marrom-escura na bexiga. O exame histológico revela necrose generalizada e degeneração hialina de fibras predominantemente do tipo II (contração rápida, oxidativas). Em cavalos com doença recorrente, pode haver evidência de regeneração de fibras musculares. Nota-se nefrose mioglobinúrica em cavalos gravemente afetados.

Amostras para confirmação do diagnóstico *post mortem*

- Amostras de rim e músculo acometido fixadas em formol, para exame em microscópico óptico (MO).

Confirmação do diagnóstico

A confirmação bioquímica da lesão muscular pela demonstração do aumento da atividade sérica de creatinoquinase ou de aspartato aminotransferase, com os sinais clínicos compatíveis, define o diagnóstico.

> **Diagnóstico diferencial (ver Tabela 15.2)**
> - Cãibras musculares induzidas pelo carrapato do ouvido (*Otobius megnini*)
> - Intoxicação por ionóforos (monensina, lasalocida, salinomicina, narasina, maduramicina)
> - Infecção por *Anaplasma phagocytophilum*[10]
> - Intoxicação pelas plantas sanicle branco (*Eupatorium rugosum*) ou "*rayless goldenrod*" (*Isocoma pluriflora*)
> - Laminite
> - Cólica
> - Pleurite
> - Trombose aorto-ilíaca.

Tratamento e controle

> **Tratamento**
> Tratamento da doença aguda
> - Anti-inflamatórios não esteroides: *fenilbutazona* 2,2 a 4,4 mg/kg, IV ou VO, 1 ou 2 vezes/dia; ou cetoprofeno 2,2 mg/kg, IV, 2 vezes/dia (R-1)
> - Repouso (R-1)
> - Fluidoterapia, conforme necessária (R-1)
> - Acepromazina ou sedativos similares (R-2)
> - Furosemida (R-3).
>
> Controle
> - Cronograma de exercício compatível (R-1)
> - Modificações na dieta (R-1)
> - Dantroleno sódico (R-2)
> - Fenitoína (R-3).

A opção de tratamento depende da gravidade da doença. Os *princípios gerais* são repouso, correção da desidratação e anormalidades eletrolíticas, prevenção de complicações, inclusive nefrose e laminite, e analgesia; os procedimentos terapêuticos são os mesmos para todas as miopatias agudas com rabdomiólise.

Cavalos levemente acometidos (frequência cardíaca < 60 bpm, temperatura retal e frequência respiratória normais, sem desidratação) podem ser tratados com repouso e fenilbutazona (2,2 mg/kg, VO ou intravenosa, a cada 12 h, por 2 a 4 dias). Os equinos devem fazer exercícios leves com aumento gradativo na carga de trabalho assim que cessam os sinais de dor muscular. O acesso à água deve ser irrestrito.

Cavalos gravemente acometidos (frequência cardíaca > 60 bpm, temperatura retal > 39°C, 8 a 10% de desidratação, relutantes ou incapazes de andar) não devem ser submetidos a atividades físicas, inclusive caminhada de volta ao estábulo, a menos que seja inevitável. *Fluidos* isotônicos e poliônicos, como a solução de lactato de Ringer, devem ser administrados por via intravenosa aos equinos seriamente afetados, para corrigir a hipovolemia e assegurar uma diurese branda para prevenir nefropatia mioglobinúrica. Cavalos com doença menos grave podem ser tratados mediante a administração de fluidos, por intubação nasogástrica (4 a 6 ℓ a cada 2 a 3 h). Embora tenha sido recomendado que a urina seja alcalinizada pela administração de manitol e bicarbonato de sódio (solução 1,3%, IV, ou 50 a 100 g de bicarbonato de sódio, VO, a cada 12 h), a fim de minimizar a nefrotoxidade da mioglobina, essa terapia não é efetiva em pessoas em risco de nefrose mioglobinúrica. Os cavalos afetados não devem receber diuréticos (p. ex., furosemida), exceto se apresentarem anúria ou oligúria após a correção da hipovolemia.

Fenilbutazona (2,2 a 4,4 mg/kg, IV ou oral, a cada 12 a 24 h), *flunixino meglumina* (1 mg/kg, IV, a cada 8 h) ou *cetoprofeno* (2,2 mg/kg, IV, a cada 12 h) devem ser administrados para proporcionar *analgesia*. *Sedação leve* (0,02 a 0,04 mg de acepromazina/kg, IM, ou 0,1 mg de xilazina/kg, IM, ambos com 0,01 a 0,02 mg de butorfanol/kg) pode minimizar a dor muscular e a ansiedade. Tranquilizantes com atividade vasodilatadora, como a acepromazina, só devem ser administrados a equinos bem hidratados. Os *relaxantes musculares*, como o metocarbamol, são frequentemente utilizados, mas não há eficácia comprovada.

Cavalos em decúbito devem permanecer em cama espessa e reposicionados, por meio de rolamento, em intervalos de 2 a 4 h. Equinos seriamente afetados não devem ser forçados a ficar de pé.

Controle

Embora a causa não tenha sido identificada, várias medidas preventivas são utilizadas, incluindo: assegurar a consistência do exercício (ou seja, todos os dias), intervenções dietéticas para fornecer uma dieta com alto teor de gordura e carboidratos pouco solúveis, com redução da quantidade de carboidratos solúveis nos dias em que o equino não se exercita, e administração de dantroleno sódico.

Apesar da falta de evidências claras da participação da deficiência de *vitamina E ou selênio* na ocorrência de rabdomiólise por esforço recorrente, os equinos são frequentemente suplementados com 1 UI de vitamina E/kg e 2,5 µg de selênio/kg, diariamente na ração. Deve-se tomar cuidado para não induzir intoxicação por selênio.

Bicarbonato de sódio (até 0,5 a 1 g/kg de peso corporal, diariamente) e outros eletrólitos são frequentemente adicionados à ração dos cavalos afetados, mas sua eficácia não foi documentada. A *fenitoína* é administrada na dose de 6 a 8 mg/kg, VO, a cada 12 h, e a dose é ajustada dependendo do grau de sedação induzida (deve-se utilizar a menor dose que induz sedação) ou ausência de influência na atividade sérica de creatinoquinase ou de aspartato aminotransferase. A fenitoína pode ser administrada aos cavalos durante meses, embora sua eficácia não tenha sido demonstrada. *Dimetilglicina, altrenogeste e progesterona* são usados em alguns casos em cavalos com rabdomiólise recorrente, mas igualmente sem eficácia comprovada.

O fornecimento de dieta com alto teor de gordura e carboidratos pouco solúveis é útil na prevenção de rabdomiólise por esforço recorrente, em cavalos da raça Puro-Sangue Inglês[4]; modificações dietéticas que reduzem o fornecimento de grãos (aveia) são comuns em cavalos Standardbred, na Suécia (e provavelmente em outros países).[4]

A administração de *dantroleno sódico* (1 a 3 mg/kg, VO, a cada 24 h) tem sido preconizada para prevenir ou melhorar a rabdomiólise por esforço recorrente; a farmacocinética do dantroleno foi determinada em equinos.[11,12] O dantroleno reduz o efluxo de cálcio do retículo sarcoplasmático; ademais, é relaxante muscular. Sua concentração plasmática é maior quando é administrado com o alimento; a restrição alimentar por mais de 4 h antes da administração oral diminui a absorção gastrintestinal do dantroleno.[11] Há apenas evidências relativamente fracas de laboratório ou de estudos de campo sobre a eficácia do dantroleno na prevenção da doença.[13]

LEITURA COMPLEMENTAR

Piercy RJ, Rivero J. Muscle disorders of equine athletes. In: Equine Sports Medicine and Surgery: Basic and Clinical Sciences of the Equine Athlete. 2nd ed. London: W.B. Saunders; 2014:109.

REFERÊNCIAS BIBLIOGRÁFICAS

1. Tozaki T, et al. Anim Genet. 2010;41:80.
2. Fritz KL, et al. Anim Genet. 2012;43:730.
3. Dranchak PK, et al. Am J Vet Res. 2006;67:1395.
4. Isgren CM, et al. PLoS ONE. 2010;5.
5. Mykkanen AK, et al. Res Vet Sci. 2011;91:473.
6. Barrey E, et al. Anim Genet. 2012;43:271.
7. Wilsher S, et al. Equine Vet J. 2006;38:113.
8. Radostits O, et al. Sporadic acute exertional rhabdomyolysis in horses. In: Veterinary Medicine: A Textbook of the Diseases of Cattle, Horses, Sheep, Goats and Pigs. 10th ed. London: W.B. Saunders; 2007:1683.
9. Barrey E, et al. Equine Vet J. 2010;(suppl):303.
10. Hilton H, et al. J Vet Int Med. 2008;22:1061.
11. McKenzie EC, et al. Equine Vet J. 2010;42:613.
12. Knych HKD, et al. J Vet Pharmacol Ther. 2011;34:238.
13. Holmes MA. Equine Vet Educ. 2007;19:97.

Miopatia por armazenamento de polissacarídeos em equinos

Trata-se de uma miopatia relacionada principalmente com cavalos Quarto-de-Milha e raças relacionadas, mas que também apresenta alta frequência em animais de tração. Caracteriza-se por acúmulo excessivo de glicogênio resistente à amilase (evidenciado pela constatação de polissacarídeo resistente à amilase em coloração de ácido periódico de Schiff) no músculo e por sinais de rabdomiólise por esforço. Uma forma da doença está associada à mutação específica no gene *GYS1* (miopatia por armazenamento de polissacarídeo tipo 1), e outra tem associação com um fenótipo idêntico, contudo sem a mesma anormalidade genética (miopatia por armazenamento de polissacarídeo tipo 2).[1]

Etiologia

A miopatia por armazenamento de polissacarídeo tipo 1 é resultado de uma única mutação *missense* com ganho de função G para A no gene da enzima glicogênio sintase (*GYS1*) do músculo esquelético, que resulta em substituição de histidina (H) pela arginina (R) nessa enzima.[1,2] A mutação é dominante, tanto em animais homozigotos (AA, ambos os alelos H) quanto em heterozigotos (GA, um alelo H, um alelo R) afetados. Os homozigotos para o alelo H são mais gravemente afetados que os heterozigotos, fato evidenciado pelo acúmulo de polissacarídeo resistente à amilase no músculo e elevação das atividades séricas de creatinoquinase e aspartato aminotransferase, em repouso.[3] A mutação é conservada no haplótipo de muitas raças de cavalos afetados, estando presente em cavalos há mais de 1.200 anos e sendo amplamente distribuída entre suas raças, sendo a mutação identificada em mais de 30 delas.[2] O gene é bem caracterizado em equídeos.[4]

A etiologia da miopatia por armazenamento de polissacarídeo tipo 2 não é conhecida, mas não está associada à mesma mutação mencionada para o tipo 1.

Epidemiologia

A miopatia por armazenamento de polissacarídeo é caracterizada por acúmulo da substância no músculo e foi descrita em cavalos Quarto-de-Milha e outras raças, tendo sido subsequentemente reconhecida como uma condição associada a um polissacarídeo resistente à amilase ou a polissacarídeo sensível à amilase. Aproximadamente 48% das 831 amostras de múculos de equinos com miopatia por armazenamento de polissacarídeo foram positivas para a mutação no gene *GYS1*, com 16% dos animais com acúmulo de polissacarídeos sensíveis à amilase apresentando o alelo H, e 70% dos animais com acúmulo de polissacarídeos resistentes à amilase apresentando o alelo. Entre os 831 equinos, havia 31 (3,7%) homozigotos para o alelo H (gene *AA*), 379 (45,6%) heterozigotos (HR para enzima, GA para gene) e 430 homozigotos normais (RR para enzima, GG para gene). A presença do gene que sofreu mutação (forma heterozigota) aumenta o risco de rabdomiólise por esforço clínica em sete vezes em cavalos de sangue quente (*warmblood*).[5]

A doença e a mutação são reconhecidas em muitas raças, com mais frequência em cavalos Quarto-de-Milha e raças relacionadas, bem como em animais de tração, em todo o mundo.[1,6-14] As frequências de alelos estão disponíveis para a miopatia por armazenamento de polissacarídeo em cavalos, nos EUA (Percheron, 0,346; Belga, 0,242; Paint, 0,041; Quarto-de-Milha, 0,034; Appaloosa, 0,030; Morgan, 0,005; Shire, 0,003; Puro-Sangue Inglês, 0,000) e na Europa (Sangue Frio Alemão do Sul, 0,117; Sangue Frio Saxon – Thuringian, 0,068; Shire, 0,000; Hanoveriano, 0,000).[14] A mutação no gene *GYS1* foi detectada em 11 raças, com prevalência de suscetibilidade genética para miopatia por armazenamento de polissacarídeo tipo 1 de 0,5 a 62,4%. A mutação no gene *GYS1* não foi detectada em cavalos das raças Puro-Sangue Inglês,

Akhal Teke, Connemara, Clydesdale, Fiorde Norueguês, Pônei Galês, Islandes, Schleswig Coldblood ou Hanoveriano examinados, mas a falha em detectar a mutação não garante sua ausência na raça, embora implique baixa prevalência.[14]

A miopatia por armazenamento de polissacarídeo, com base no exame de amostras de músculos obtidas por biopsia, de 164 cavalos Quarto-de-Milha, acomete 6 a 12% dos cavalos dessa raça, francamente saudáveis, nos EUA.[6] A frequência de alelos para miopatia por armazenamento de polissacarídeo do tipo 1 em cavalos Quarto-de-Milha, nos EUA, varia de 0,055 a 0,155, dependendo da população examinada.[15]

A mutação e a doença são comuns em cavalos de tração Percheron e Belgas, na Europa, e a doença é relatada em cavalos de tração Normandy Cob.[11,16] Em uma seleção não aleatória de cavalos de tração europeus de 13 raças, constatou-se que 62% (250 de 403) dos animais examinados eram portadores do alelo mutante.[9] As maiores porcentagens de cavalos positivos para *GYS1* foram notadas em equinos de tração belga (Belgian trekpaard) (92%, 35 de 38 cavalos testados), Comtois (80%, 70 de 88), cavalo de tração holandês (Netherlands trekpaard) (74%, 17 de 23), cavalo de sangue frio Renano alemão (68%, 30 de 44) e Bretão (64%, 32 de 51).[9] Há evidências genéticas de pressão de seleção histórica em favor do genótipo que sofreu mutação em cavalos de tração belgas, mas não em equinos Quarto-de-Milha americanos.[17]

A mutação não foi detectada em cavalos das raças Puro-Sangue Inglês, Standardbred e Árabe.[1,18]

Parece que a mutação no gene *GYS1* surgiu em raças de cavalos pesadas (de tração), na Europa, há mais de 1.200 anos, indicada por sua alta frequência em raças de tração europeias, mas não inglesas; ademais, a menor prevalência da mutação é verificada em raças mais leves.[9] As raças leves, com rigorosos registros genealógicos que impediram a introdução de genes durante de séculos, como Puro-Sangue Inglês e Standardbred, não são portadoras do gene mutante.

Os fatores de risco relacionados ao animal, para rabdomiólise por esforço, incluem raça (conforme discutido anteriormente), mas não sexo ou idade.[6,19] Cavalos Quarto-de-Milha portadores de uma mutação no gene *RYR1* (rianodina) e do gene *GYS1* que sofreu mutação manifestam doença mais grave.[20]

Períodos prolongados de descanso ou cronogramas irregulares de exercício são fatores de risco para o desenvolvimento clínico de rabdomiólise por esforço.

Patogênese

A mutação no gene *GYS1* causa aumento da atividade da enzima glicogênio sintase do músculo, sem elevação da atividade da enzima ramificadora de glicogênio.[2] Ocorre subsequente acúmulo de polissacarídeo (poliglucosan) resistente à amilase (diastase) – proglicogênio e macroglicogênio com menos pontos de ramificação e maior quantidade de cadeias retas – no músculo esquelético.[2,21] O motivo pelo qual o acúmulo de polissacarídeo causa miopatia e rabdomiólise por esforço não está claro. Não parece estar relacionado com a disponibilidade de energia dentro da célula, embora isso seja incerto, e poderia estar relacionado com danos físicos causados pelo acúmulo de polissacarídeo em vacúolos no interior de fibras, predominantemente do tipo 2A, em equinos homozigotos.[3]

Achados clínicos

Os achados clínicos são variáveis, desde rabdomiólise por esforço esporádica a episódica, de gravidade variável. Notavelmente, nos EUA, cerca de 6 a 12% dos equinos Quarto-de-Milha declaradamente saudáveis (assintomáticos) apresentam evidência histológica da doença.[6] A síndrome clínica aguda não é muito diferente das outras síndromes de rabdomiólise por esforço. Cavalos com miopatia por armazenamento de polissacarídeo do tipo 1 não têm anormalidades cardíacas importantes como parte da doença.[22]

O exame de *amostras de músculos* obtidas por meio de *biopsia* mostra acúmulo de inclusões de polissacarídeos (PAS-positivo) resistentes à amilase (diastase) predominantemente em vacúolos, em fibras do tipo 2A e do tipo 2X.[3] O exame de amostras de músculo obtidas por meio de biopsia em equinos candidatos deve ser feito levando-se em consideração o risco de achados falso-positivos, especialmente se a natureza resistente à amilase do polissacarídeo não foi determinada. Cavalos com miopatia por armazenamento de polissacarídeo do tipo 2 apresentam acúmulo excessivo de polissacarídeo resistente à amilase, mas não a mutação no gene *GYS1*. A miopatia por armazenamento de polissacarídeo é diagnosticada com mais precisão em amostras de músculos obtidas por biopsia, com base na detecção do polissacarídeo anormal, resistente à amilase, e não do glicogênio sensível à amilase, independentemente da técnica de fixação utilizada.[23]

Patologia clínica

A maioria dos cavalos Quarto-de-Milha e raças relacionadas, mas não de tração, com mutação no gene *GYS1*, apresentam elevações nas atividades séricas de creatinoquinase e de aspartato aminotransferase, em repouso.[3] Os cavalos moderadamente afetados ou que aparentam não terem sido acometidos mostram aumento moderado das atividades séricas de creatinoquinase, aspartato aminotransferase e LDH depois de exercício moderado. Os equinos severamente afetados apresentam grande aumento de creatinoquinase e de outras enzimas musculares. As atividades séricas máximas de creatinoquinase e aspartato aminotransferase são constatadas aproximadamente 5 a 6 h e 24 h após o exercício, respectivamente, e na ausência de lesão muscular adicional, a atividade sérica de aspartato aminotransferase pode demorar 7 a 10 dias para voltar ao normal.

Achados de necropsia

As lesões macroscópicas podem variar conforme a morte do cavalo tenha sido ou não causada por rabdomiólise grave, ou se o cavalo foi submetido à eutanásia após um período de decúbito. Os músculos afetados podem exibir cor rosa-pálido ou difusamente avermelhada, o que pode ser confundido com autólise. Qualquer um dos grupos musculares de grande esforço e o diafragma podem ser afetados. Os rins podem apresentar aumento de volume e cor vermelho-escura devido à mioglobinúria. Nos casos crônicos, com repetidos episódios, a atrofia muscular pode ser marcante, ou os músculos terem tamanho normal, mas conterem listras pálidas onde as miofibras foram substituídas por gordura.

Microscopicamente, a presença de inclusões anormais de polissacarídeos resistentes à amilase no citoplasma de miócitos tipo 2 indica diagnóstico mais sensível e específico de miopatia por armazenamento de polissacarídeos.[23] Outras lesões, tais como a atrofia de fibras, núcleos internos e infiltração gordurosa, podem estar presentes. Os músculos mais frequentemente acometidos são: semimembranoso, semitendinoso, glúteo, longo e peitoral, além do diafragma.[24]

Amostras para confirmação do diagnóstico *post mortem*

Amostras dos músculos semimembranoso, semitendinoso, glúteo e diafragmático coradas por hematoxilina-eosina (H & E) e ácido periódico de Schiff (PAS) são examinadas para a confirmação do diagnóstico. As secções de amostras congeladas, obtidas por biopsia, são mais adequadas para estudar miopatias, porque muitas características histopatológicas do músculo esquelético são ocultadas pela fixação em formol.[23]

Confirmação do diagnóstico

A confirmação bioquímica da lesão muscular é obtida pela demonstração do aumento da atividade sérica de creatinoquinase ou de aspartato aminotransferase em cavalos com sinais clínicos compatíveis. Em raças com base genética conhecida ou com forte suspeita de miopatia por armazenamento de polissacarídeo tipo 1, o teste genético para a mutação de *GYS1* propicia evidência da doença. A confirmação é obtida pelo exame de amostra de músculo obtida por biopsia (ver o algoritmo diagnóstico na Figura 15.1). Se a biopsia muscular indicar presença de polissacarídeo resistente à amilase e o cavalo for negativo para a mutação AA ou AG no gene *GYS1*, então o animal apresenta miopatia por armazenamento de polissacarídeo tipo 2.

> **Diagnóstico (ver Tabela 15.2)**
> - Cãibras musculares induzidas pelo carrapato do ouvido (*Otobius megnini*)
> - Laminite
> - Cólica
> - Pleurite
> - Trombose aorto-ilíaca
> - Outras miopatias.

Tratamento

Depende da gravidade da doença. Os *princípios gerais* consistem em repouso, correção da desidratação e de anormalidades eletrolíticas, prevenção de complicações, inclusive de nefrose e laminite, e analgesia. São os mesmos indicados para todas as miopatias agudas acompanhadas de rabdomiólise (ver Miopatias em equinos).

Controle

O fornecimento de dieta com alto teor de gordura e carboidratos pouco solúveis é útil na prevenção de sinais clínicos em equinos afetados pela miopatia por armazenamento de polissacarídeo tanto de tipo 1 quanto de tipo 2; relata-se que é útil no controle da doença.[19] Os cavalos devem ter um programa regular de exercícios, preferencialmente com saídas frequentes para o pasto, e receber dieta rica em ácidos graxos de cadeia longa com baixo teor de amido (< 10%) e rica em gordura (10% de energia digestível).[25-27]

LEITURA COMPLEMENTAR

Piercy RJ, Rivero J. Muscle disorders of equine athletes. In: Equine Sports Medicine and Surgery: Basic and Clinical Sciences of the Equine Athlete. 2nd ed. London: W.B. Saunders; 2014:109.

REFERÊNCIAS BIBLIOGRÁFICAS

1. McCue ME, et al. J Vet Int Med. 2008;22:1228.
2. McCue ME, et al. Genomics. 2008;91:458.
3. Naylor RJ, et al. PLoS ONE. 2012;7.
4. Echigoya Y, et al. Molecular Bio Rep. 2011;38:461.
5. Johlig L, et al. Equine Vet J. 2011;43:240.
6. McCue ME, et al. JAVMA. 2007;231:746.
7. McGowan CM, et al. Vet J. 2009;180:330.
8. Stanley RL, et al. Equine Vet J. 2009;41:597.
9. Baird JD, et al. Vet Rec. 2010;167:781.
10. Schwarz B, et al. Vet Rec. 2011;169:583.
11. Herszberg B, et al. Anim Genet. 2009;40:94.
12. Colgan S, et al. Aust Vet J. 2006;84:436.
13. Stanley R, et al. Equine Vet Educ. 2007;19:143.
14. McCue ME, et al. Anim Genet. 2010;41:145.
15. Tryon RC, et al. JAVMA. 2009;234:120.
16. Larcher T, et al. Vet Pathol. 2008;45:154.
17. McCoy AM, et al. J Heredity. 2014;105:163.
18. Isgren CM, et al. PLoS ONE. 2010;5.
19. Hunt LM, et al. Equine Vet J. 2008;40:171.
20. McCue ME, et al. Neuromusc Dis. 2009;19:37.
21. Brojer JT, et al. Am J Vet Res. 2006;67:1589.
22. Naylor RJ, et al. J Vet Int Med. 2012;26:1464.
23. Firshman AM, et al. Vet Pathol. 2006;43:257.
24. van Vleet J, et al. Maxie M, ed. Jubb, Kennedy and Palmers' Pathology of Domestic Animals. 5th ed. Edinburgh: W.B. Saunders; 2007:185.
25. Aleman M. Neuromusc Dis. 2008;18:277.
26. Borgia LA, et al. Am J Vet Res. 2010;71:326.
27. Finno CJ, et al. Equine Vet J. 2010;42:323.

Paralisia periódica hiperpotassêmica equina

> **Sinopse**
> - Etiologia: defeito no canal de sódio do músculo esquelético
> - Epidemiologia: doença de cavalos Quarto-de-Milha e mestiços. Herdada como característica autossômica codominante, com penetrância variável
> - Achados clínicos: episódios de fasciculação muscular, estridor, fraqueza muscular e paralisia flácida
> - Patologia clínica: hiperpotassemia durante os episódios. Estudo genético para detectar a mutação no gene
> - Lesões: nenhuma
> - Tratamento: paliativo. Administração IV de fluidos livres de potássio. Acetazolamida
> - Controle: reprodução seletiva. Dieta com baixo teor de potássio.

Etiologia

A paralisia periódica hiperpotassêmica (PPH) é causada por um defeito hereditário no canal de sódio do músculo esquelético. A mutação, da qual apenas uma forma foi identificada, resulta na substituição de citosina por guanina, e consequente substituição de fenilalanina por leucina, em uma proteína transmembrana que regula o fluxo de sódio pela membrana celular e do túbulo-T.[1] A doença é transmitida como uma característica autossômica codominante; os homozigotos são mais gravemente afetados do que os heterozigotos, e a expressão fenotípica (gravidade da doença) difere entre os heterozigotos.

Epidemiologia

A doença é familiar e afeta cavalos Quarto-de-Milha e mestiços descendentes de um único reprodutor dessa raça, o Impressive. Mais de 50 mil cavalos dessa raça registrados são portadores conhecidos da doença. Os cavalos Quarto-de-Milha com a doença são presumivelmente escolhidos porque apresentam melhor desempenho do que os animais não afetados nas competições com cabrestos nas quais participam, embora as mudanças recentes de regras tenham alterado essa prática. A doença ocorre em raças oriundas da Quarto-de-Milha ou seus mestiços, incluindo Appaloosa, American Paint Horse e mestiços. Considerando 651 cavalos Quarto-de-Milha americanos de elite, 200 cavalos Quarto-de-Milha americanos controles e 180 American Paint Horse controles, a frequência de alelos para paralisia periódica hiperpotassêmica em todos os animais foi de 0,008. Os equinos American Paint Horse controles tiveram alta prevalência de paralisia periódica hiperpotassêmica, de 0,025, e os cavalos de cabresto tiveram uma frequência do alelo para paralisia periódica hiperpotassêmica significativamente maior, de 0,299[2], compatível com os alelos associados ao fenótipo desejado. No México, cerca de 14% de 51 cavalos da raça Quarto-de-Milha têm genótipo N/H, sendo que 2% destes apresentam genótipo H/H. As frequências dos alelos N e normal foram 0,157 e 0,843, respectivamente.[3]

A doença é herdada de modo *autossômico codominante*. Portanto, 50% dos descendentes do acasalamento de um animal heterozigoto com um animal normal são portadores da característica, bem como 75% dos descendentes do acasalamento de dois animais heterozigotos. Do acasalamento de dois heterozigotos, 50% da progênie será de heterozigotos, 25% homozigotos para o gene que sofreu mutação e 25% homozigotos para o gene normal. Animais homozigotos para o gene anormal são incomuns, representando apenas 0,9% daqueles testados para a doença. A baixa prevalência do genótipo homozigoto provavelmente é um reflexo da gravidade da doença e da menor probabilidade de que os animais homozigotos atinjam a maturidade sexual.

O risco de um animal *heterozigoto* apresentar paralisia periódica é variável. A maioria dos cavalos heterozigotos parece normal e nunca manifesta um episódio da doença, enquanto outros apresentam episódios graves já em uma idade jovem. Cavalos *homozigotos* são muito mais propensos a manifestações graves da doença em idade jovem.

Patogênese

A anormalidade no canal de sódio codificada pelo gene que sofreu mutação predispõe o equino a episódios de despolarização completa da membrana muscular e paralisia flácida. A mutação no canal de sódio aumenta a probabilidade de que qualquer canal esteja aberto; como resultado, o potencial de membrana em repouso nos equinos afetados é maior (menos negativo e mais próximo do limiar de despolarização) do que o de equinos normais. Isso resulta em despolarizações frequentes de fibras musculares individuais, causando fasciculações musculares. A fraqueza associada a episódios graves da doença decorre da falha no fechamento dos canais de sódio após a despolarização. A abertura dos canais de potássio quando o músculo é despolarizado resulta na transferência de potássio para fora da célula muscular e desenvolvimento de hiperpotassemia.

Achados clínicos

A doença em animais *heterozigotos* caracteriza-se por períodos de fasciculação muscular e tremores que progridem para fraqueza, paralisia e decúbito. Tais episódios podem durar minutos a horas e a maioria se resolve espontaneamente. Durante os episódios os cavalos geralmente manifestam sudorese, prolapso da terceira pálpebra e contrações dos músculos faciais e locomotores. Os episódios podem ser confundidos com cólica. Estertores inspiratórios comumente constatados durante os episódios provavelmente são decorrências de disfunção da laringe e da faringe.

Os episódios são mais frequentes e graves em animais *homozigotos*, e sinais de *disfunção de laringe e faringe*, como estridores e disfagia, são notados em quase todos eles. O exame endoscópico de animais homozigotos revela colapso de faringe, luxação laringopalatal e paralisia de laringe. A doença pode se manifestar em potros a partir dos 7 dias de idade. A gravidade dos sintomas, em alguns homozigotos, diminui com a idade.

A demonstração *eletromiográfica* de descargas miotônicas, atividade de inserção prolongada e dupletos e tripletos é um indicador sensível e específico da doença.

Cavalos com paralisia periódica hiperpotassêmica possuem menor tolerância ao exercício em comparação com cavalos normais. Cavalos homozigotos apresentam laringospasmo, obstrução de vias respiratórias, hipoxia, hipercapnia e despolarizações ventriculares durante exercício intenso, atividade que não é recomendada para esses equinos.

Patologia clínica

Hiperpotassemia (> 5,5 mEq/ℓ), durante ou logo após os episódios, é característica da doença, embora tenha sido sugerida a existência de uma variante normocalêmica.

No passado, a *confirmação do diagnóstico* dependia de teste provocativo, administrando-se cloreto de potássio (88 a 166 mg/kg, VO) em equinos suspeitos. Entretanto, o desenvolvimento de genotipagem tornou obsoleto o teste provocativo e, por motivos humanitários e por causa do risco de morte, seu uso não é recomendado. O *teste de escolha* para demonstrar a presença do gene mutante é um *teste genético* específico. O teste pode ser realizado em vários tecidos, mas prefere-se amostra de sangue ou de pelo com a raiz (pelo arrancado), em teste diagnóstico de animais vivos. Esse teste classifica os equinos como normais, heterozigotos ou homozigotos, mas não indica a propensão dos heterozigotos em manifestar a doença. As amostras podem ser examinadas no Laboratório de Genética Veterinária da Universidade da Califórnia (www.vgl.ucdavis.edu), nos EUA.

Diagnóstico diferencial
- Cólica
- Laminite
- Hipocalcemia
- Botulismo
- Rabdomiólise por esforço
- Obstrução de vias respiratórias superiores.

Achados de necropsia

Não há achado característico à necropsia.

Tratamento

Episódios de paralisia agudos

A maioria dos episódios agudos de paralisia regride espontaneamente ou apenas com mínimo tratamento. O objetivo de tratar episódios mais graves ou prolongados é reduzir a *concentração plasmática de potássio* por meio da administração intravenosa de fluidos isotônicos livres de potássio, como cloreto de sódio, bicarbonato de sódio ou dextrose.[4] Alguns autores recomendam a infusão de gliconato de cálcio, porém outros são contra o seu uso. Uma abordagem prática é a administração intravenosa lenta de 0,25 a 0,5 mℓ de solução de gliconato de cálcio 23%/kg de peso corporal (125 a 250 mℓ para um cavalo de 500 kg) diluída em cloreto de sódio isotônico ou, de preferência, em solução de dextrose 5%. Sugeriu-se a administração intravenosa de 1 mℓ de bicarbonato de sódio (NaHCO$_3$)/kg.

Prevenção dos episódios de paralisia

Em cavalos afetados, o fornecimento de *dieta com baixo teor de potássio* reduz a frequência de ocorrência dos episódios. Alfafa (luzerna), alguns óleos, incluindo óleo de soja, melaço, sal *light* (mistura de KCl e NaCl) e vários alimentos doces apresentam alto teor de potássio e devem ser evitados. Feno de gramínea (capim Timothy), palha, aveia, milho e cevada possuem baixo conteúdo de potássio. Existem alimentos comerciais que, comprovadamente, têm baixa concentração de potássio. Alternativamente, as dietas podem ser formuladas utilizando alimentos com concentração de potássio conhecida, com base na análise dos alimentos. Deve-se ter cuidado para que as dietas sejam nutritivas e contenham concentrações e proporção adequadas de cálcio e fósforo.

A acetazolamida (2 a 4 mg/kg/12 h) reduz a gravidade e a frequência dos episódios, sendo amplamente utilizada no controle da doença. O fármaco é pouco absorvido em equinos, mas a concentração necessária no plasma de cavalos para alcançar um efeito farmacodinâmico é menor do que a necessária para o ser humano.

Controle

A doença é hereditária e os portadores são prontamente identificados; assim, um programa de melhoramento genético para eliminar a doença é viável.

REFERÊNCIAS BIBLIOGRÁFICAS

1. Radostits O, et al. Equine hyperkalemic periodic paralysis. In: Veterinary Medicine: A Textbook of the Diseases of Cattle, Horses, Sheep, Goats and Pigs. 10th ed. London: W. B. Saunders; 2007:1965.
2. Tryon RC, et al. JAVMA. 2009;234:120.
3. Riojas-Valdes V, et al. African J Biotech. 2014;13:1323.
4. Pang DSJ, et al. Vet Anaesth Analg. 2011;38:113.

Hipertermia maligna em cavalos

A hipertermia maligna é uma doença de cavalos Quarto-de-Milha e de outras raças, induzida pela exposição ao halotano, à succinilcolina ou a agentes despolarizantes similares, bem como a vários outros fatores estressantes. Também ocorre em suínos, cães e no ser humano.[1] A doença em cavalos Quarto-de-Milha é causada por uma mutação no gene *RyR1*, com subsequente disfunção no controle de cálcio no interior da célula.[2] Na exposição ao halotano ocorre liberação excessiva de cálcio do retículo sarcoplasmático, com desenvolvimento de hipertermia, hipercapnia e acidose láctica; frequentemente o animal morre.[2] Não há predileção aparente por raça, idade ou sexo para a doença esporádica. A raça Quarto-de-Milha é claramente uma das mais acometidas. Em cavalos dessa raça, a mutação pode ser detectada pela análise do genoma.[3]

Os sinais clínicos consistem em início brusco de hipertermia, sudorese, fasciculação muscular, taquicardia, taquipneia e rigidez muscular em cavalos sob anestesia. Ocorre acidose, hipercapnia e, em casos agudos, aumento da atividade sérica da creatinoquinase. Elevações nessa enzima podem não ser evidentes em cavalos que morrem por apresentarem a forma hiperaguda da doença. O tratamento consiste em medidas de suporte e inclui a remoção imediata do agente desencadeante (halotano), resfriamento do animal, correção de anormalidades ácido-base e eletrolíticas e prevenção de nefrose mioglobinúrica.

REFERÊNCIAS BIBLIOGRÁFICAS

1. Aleman M. Neuromusc Dis. 2008;18:277.
2. Aleman M, et al. J Vet Int Med. 2009;23:329.
3. Nieto JE, et al. J Vet Int Med. 2009;23:!619.

Síndrome do estresse suíno (hipertermia maligna)

Sinopse

- Etiologia: defeito hereditário causado por um gene autossômico recessivo de lócus simples, com penetrância incompleta. É também conhecido como gene da sensibilidade ao halotano ou mutação da síndrome do estresse suíno (SES), que é uma mutação em único ponto do nucleotídio 1843 do gene do músculo esquelético, que atua no canal de liberação de cálcio do retículo sarcoplasmático
- Epidemiologia: ocorrência cosmopolita; acomete as principais raças de suínos (Landrace, Yorkshire, Duroc, Pietrain e Poland China). É notada em suínos com peso de abate, bem como porcas e varrões adultos. A prevalência de genes defeituosos varia entre raças e países. A síndrome é desencadeada pelo estresse ocasionado por transporte, temperatura e umidade ambiente elevadas, exercícios exaustivos e anestesia com halotano. Tem grande importância econômica devido ao número de suínos mortos e à baixa qualidade da carne
- Achados clínicos:
  - Síndrome do estresse suíno: morte durante o transporte
  - Hipertermia maligna: induzida por anestesia com halotano, resulta em rigidez muscular e morte
  - Carne de suíno pálida, macia e exsudativa: nota-se *rigor mortis* imediatamente após o abate, seguido de gotejamento excessivo da carcaça e carne pálida e aguada; uma variante é a carne escura, firme e seca
  - Necrose de músculos do dorso: o animal reluta em se movimentar, há tumefação aguda e dor na região dorsal; alguns animais podem morrer; também é possível notar a forma subaguda da doença

- Patologia clínica: teste de halotano. Mensuração da creatinoquinase no sangue. Tipagem sanguínea. Teste para o gene da mutação SES baseado em DNA
- Lesões: músculos esqueléticos pálidos, nas mortes causadas pela síndrome do estresse suíno. Músculos pálidos na necrose de músculos do dorso
- Confirmação do diagnóstico: achados de necropsia. Teste para identificação de animais homozigotos
- Lista de diagnósticos diferenciais:
  - Doença do coração em amora
  - Sepse agudo atribuído à salmonelose, erisipela, pasteurelose e antraz
  - Vólvulo intestinal
  - Exaustão pelo calor
  - Asfixia durante o transporte
- Tratamento: nenhum
- Controle: seleção genética. Redução de fatores estressantes associados ao ambiente e ao manejo.

Etiologia

A atenção considerável dos criadores reduziu muito a ocorrência dessa doença nos últimos anos.

Três síndromes de estresse estreitamente relacionadas acometem os suínos. A síndrome do estresse suíno (SES) caracteriza-se por morte aguda induzida por fatores estressantes, como transporte, alta temperatura ambiente, exercício e briga, o que resulta em dispneia progressiva, hipertermia, vasoconstrição disseminada e rápida instalação de *rigor mortis*. Em alguns suínos abatidos por métodos convencionais nota-se carne pálida, macia e exsudativa (SES) no exame *post mortem*. A hipertermia maligna (HM) é uma síndrome causada por estresse induzido por drogas, caracterizada por rigidez muscular e hipertermia, verificada em suínos suscetíveis após o uso de halotano ou do miorrelaxante suxametônio. Em suínos, a necrose dos músculos do dorso é uma manifestação especial da síndrome do estresse suíno.

Hipertermia maligna também ocorre no ser humano. A síndrome do estresse suíno é causada por um defeito hereditário, ocasionado por um gene autossômico recessivo de lócus simples e penetração incompleta. É também conhecido como gene da sensibilidade ao halotano, ou mutação SES, que é a mutação de um único ponto do nucleotídio 1843, no gene do músculo esquelético, que atua no canal de liberação de cálcio do retículo sarcoplasmático. Na SES, o defeito torna o músculo hipersensível à estimulação por vários fatores estressantes. Em suínos suscetíveis ao estresse ocorre início brusco de glicólise anaeróbica e perda do controle do metabolismo do músculo esquelético em resposta ao estresse e à anoxia.

O gene é comumente conhecido como gene da sensibilidade ao halotano (gene *HAL*), porque os suínos com genótipo homozigoto podem ser identificados pelo teste do halotano, que resulta em hipertermia maligna. O gene halotano situa-se em um grupo de genes do tipo sanguíneo, no mesmo cromossomo, o que possibilita a identificação dos suínos afetados por meio da tipagem sanguínea. Uma mutação em um único ponto do gene suíno para o canal receptor rianodina no músculo esquelético foi associada à ocorrência de hipertermia maligna em cinco importantes raças de suínos com músculos pesados. Assim, ocorre potente contração muscular e liberação de calor. A comparação das sequências do gene *HAL* de animais com síndrome do estresse suíno e de suínos normais revelou uma única mutação no nucleotídio 1843 no cDNA derivado do gene *HAL*.

Epidemiologia

Prevalência e ocorrência

Este assunto precisa ser tratado de modo mais abrangente. Sugeriu-se, recentemente, que apenas 4% da carne de baixa qualidade é uma consequência da genética (halotano positivo), sendo o restante causado pelo tratamento pré- e pós-abate.

A síndrome do estresse suíno é cosmopolita, mas há considerável variação entre raças e áreas de prevalência. Em alguns países europeus, a prevalência da doença é um importante problema na criação de suínos, devido à seleção inadvertida para essa característica em programas de melhoramento genético. Isso é consequência dos problemas de seleção baseados puramente em características de desempenho e produção.

A prevalência da síndrome do estresse suíno na população suína pode ser determinada pelo uso de testes de triagem aplicados na fazenda ou quando os suínos chegam em estações de teste de desempenho. O teste do halotano e a mensuração da atividade de creatinoquinase são úteis para esse propósito. Um teste baseado em DNA, com 99% de precisão, também está disponível. Nas raças europeias, a prevalência varia de 0 a 88%, com até 100% na raça Pietrain. A prevalência de suscetibilidade ao halotano é baixa na raça Landrace dinamarquês, na Dinamarca. Com base no teste do halotano, os reagentes positivos representaram 1,5% dos reprodutores jovens que entraram no Registro da Estação de Testes de Desempenho, no Canadá. Os reagentes eram oriundos de 7,5% dos 107 rebanhos. O teste de halotano ou succinilcolina foi mais sensível, identificando 18% dos mesmos suínos como reagentes.

Usando um teste baseado em DNA, em uma pesquisa com 10.245 criadores suínos de várias raças, em 129 fazendas dos EUA, Canadá e Inglaterra, aproximadamente um de cada cinco suínos era portador heterozigoto da mutação SES; apenas 1% era homozigoto. A prevalência da mutação SES na síndrome do estresse suíno foi de 97% em 58 suínos Pietrain; 35% em 1.962 suínos Landrace; 15% em 718 suínos Duroc; 19% em 720 suínos Large White; 14% em 496 suínos Hampshire; 19% em 1.727 suínos Yorkshire; e 16% em 3.446 suínos mestiços. As frequências do gene *SES* para essas raças foram 0,72, 0,19, 0,08, 0,10, 0,07, 0,10 e 0,09, respectivamente. A mutação SES também foi identificada nas raças Poland China e Berkshire. Essas frequências gênicas foram 30 a 75% menores em suínos do Canadá do que em suínos dos EUA, com exceção da raça Yorkshire, cuja frequência gênica é três vezes maior em suínos no Canadá.

Fatores de risco

Fatores de risco do animal

A suscetibilidade à síndrome do estresse suíno é hereditária, e os eventos bioquímicos que levam a essa síndrome, à morte durante o transporte ou à hipertermia maligna são desencadeados por várias influências externas ou fatores estressantes ao animal. A síndrome do estresse suíno provavelmente ocorre em todas as raças, mas a incidência é maior em suínos selecionados para ter uma musculatura pesada; os sensíveis ao estresse são mais magros e mais carnudos. Estes incluem as raças Pietrain e Poland China, além de algumas linhagens europeias de Landrace, nas quais o escore para musculatura, bem como a taxa crescimento, a conversão alimentar e a gordura no dorso são incluídos no índice de seleção. Um estudo recente mostrou que existem diferenças consideráveis entre as raças quanto à suscetibilidade dos suínos ao estresse induzido por halotano. Suínos da raça Hampshire apresentam grau mais grave de estresse pelo calor do que os machos das raças Yorkshire, Landrace dinamarquês e Duroc.

Existe uma correlação entre a suscetibilidade ao halotano e as características da carcaça. O conteúdo de halotano é o fator mais importante que influencia a qualidade da carne suína, embora o manejo no pré-abate e o método de atordoamento também influenciem a qualidade da carcaça.

Os animais positivos ao teste do halotano geralmente têm uma pontuação mais alta para a conformação visual do lombo e do pernil do que os suínos negativos a esse teste. A progênie de suínos reagentes também é mais suscetível que a de não reagentes. Até recentemente, acreditava-se que a principal limitação do teste do halotano era que ele identificava apenas suínos suscetíveis à síndrome do estresse. Sabe-se, agora, que o gene da sensibilidade ao halotano é expresso em suínos heterozigotos, nos quais é provável que cause má qualidade de carcaça.

Os suínos Landrace podem ser classificados em animais sensíveis ao halotano que desenvolvem a síndrome da carne pálida, macia e exsudativa (PSE) após a morte; animais resistentes ao halotano, mas que desenvolvem síndrome; e suínos resistentes ao halotano e à síndrome mencionada (suíno normal). Os músculos de suínos suscetíveis à hipertermia maligna e à síndrome da carne pálida, macia e exsudativa apresentam níveis significativamente maiores de glicose-6-fosfato e menores de fosfocreatina sob anestesia com tiopental, do que os músculos de suínos suscetíveis à síndrome e de suínos normais. O tipo alterado de fibra muscular não é a base primária do complexo da doença.

Fatores de risco do ambiente e do manejo

Os fatores desencadeantes mais importantes são transporte em temperatura e umidade ambiente elevadas, exercício exaustivo e, em condições experimentais, reação mais específica ao anestésico halotano. A resposta dos suínos ao transporte, particularmente em altas temperaturas, como 36°C, depende do genótipo. Experimentalmente, mecanismos psicológicos podem desencadear a síndrome do estresse suíno. Os efeitos de aglomeração, transporte e a duração do confinamento podem ter efeitos profundos nas características da carcaça de suínos suscetíveis. A morte durante o transporte e na síndrome da carne pálida, macia e exsudativa está associada a reações de medo, defensivas ou agressivas em ambientes sociais desconhecidos, bem como brigas com outros suínos ou presença de pessoas desconhecidas. Outras atividades que podem desencadear hipertermia maligna incluem contenção, acasalamento, parto, brigas e exercícios vigorosos.

Importância econômica

As perdas econômicas associadas à síndrome do estresse suíno são atribuídas à morte durante o transporte e à baixa qualidade da carne devido à síndrome da carne pálida, macia e exsudativa. Em consequência das taxas excessivas de produção de ácido láctico e calor, ocorre desnaturação das proteínas do sarcoplasma subsequente prejuízo da capacidade do músculo em se ligar à água. O aumento da atividade osmótica resultante dos produtos finais do hipermetabolismo causa um influxo de água do espaço extracelular, resultando em hemoconcentração e aumento no conteúdo de água no interior das fibras musculares. O músculo torna-se pálido, macio e exsudativo, com odor ácido e textura frouxa. A redução da carcaça resultante da perda de água durante o armazenamento, transporte e processamento é a principal causa de perdas na venda por atacado nos frigoríficos. As carcaças de animais com a síndrome da carne pálida, macia e exsudativa produzem menos *bacon*, e a perda por gotejamento da carne fresca de suínos com essa síndrome é mais do que o dobro do que a de carcaças normais. Outra causa de perda econômica em suínos suscetíveis à hipertermia maligna é o menor ganho de peso médio diário, baixa taxa de concepção, menor tamanho da leitegada e baixo desempenho reprodutivo dos machos.

Patogênese

A base molecular para a suscetibilidade à síndrome do estresse suíno é um mecanismo de desencadeamento hipersensível do canal de liberação de cálcio do retículo sarcoplasmático do músculo esquelético. O canal de cálcio, também conhecido como receptor rianodina, tem função crucial no início da contração muscular. O defeito da síndrome do estresse suíno torna o músculo hipersensível ao estímulo por vários fatores estressantes. Suínos suscetíveis ao estresse não conseguem tolerar uma condição de estresse e perdem o controle do metabolismo no músculo esquelético. O estresse pode ser oriundo de influências externas, como transporte, medo e excitação, ou da anestesia com halotano. Ocorre liberação excessiva de catecolaminas e o início repentino de glicólise anaeróbica no músculo esquelético, a produção excessiva de lactato e a produção excessiva de calor, o que, juntamente com a vasoconstrição periférica, ocasionam hipertermia. Depois do estresse físico ou térmico, os suínos suscetíveis sofrem mudanças fisiológicas mais extensas do que os suínos resistentes. Os suínos sensíveis ao halotano são mais sujeitos a se manter parados quando submetidos a múltiplos fatores estressantes e podem ser mais propensos a produzir derivados de carne de qualidade inferior. A concentração de glicose no sangue depende do genótipo MH. Os animais homozigotos positivos apresentam glicemia mais elevada, e em homozigotos negativos, o nível de glicose no sangue é menor. As alterações no metabolismo de carboidratos em animais positivos para o genótipo MH, em repouso, são causadas por aumentos latentes da concentração intracelular de Ca^{2+}. Sob condições de esforço físico, ocorre maior grau de lipólise, que pode ser decorrência da ativação indireta do sistema lipolítico via *turnover* do cAMP induzido por catecolaminas.

Dependendo da natureza, da gravidade e da duração do estresse, a síndrome pode se manifestar de diferentes maneiras:

- A síndrome do estresse suíno causa morte brusca após estresse intenso
- As síndromes da carne suína pálida, macia e exsudativa e da carne suína escura, firme e seca são constatadas após o abate, que pode ter sido precedido por fatores estressantes discretos enquanto o animal aguardava o abate
- A hipertermia maligna é induzida por fármacos.

A síndrome da carne pálida, macia e exsudativa é atribuída ao aumento da glicólise, após o abate. Nos músculos que apresentam carne escura, firme e seca, o conteúdo de glicogênio muscular já está esgotado antes do abate. Quando a síndrome da carne pálida, macia e exsudativa acomete o músculo, o pH cai a menos de 5,8 em 45 min após a morte. Nos músculos normais, o pH cai de aproximadamente 7 nos músculos de animais vivos, para 5,3 a 5,8 em 24 h após a morte. O pH mais baixo nos músculos com síndrome da carne pálida, macia e exsudativa, combinado à alta temperatura da carcaça na primeira hora após a morte, causa desnaturação das proteínas musculares. Isso contribui para a palidez da carne na síndrome da carne pálida, macia e exsudativa, bem como para a menor capacidade de retenção de água. O desenvolvimento de músculos com características da síndrome da carne pálida, macia e exsudativa parece ser iniciado por uma combinação de baixo pH muscular, já presente na sangria, e uma diminuição mais rápida do pH.

A hipertermia maligna é a síndrome do estresse induzido por fármacos, muitas vezes fatal, que ocorre em suínos suscetíveis dentro de 3 min após a inalação da mistura de halotano e oxigênio. Suínos suscetíveis desenvolvem rigidez dos membros e hipertermia, que não são facilmente revertidas e podem resultar em morte. Aumenta a taxa de hidrólise do ATP intracelular que provoca prejuízo progressivo ao acúmulo de Ca^{2+} dependente do ATP pelo retículo sarcoplasmático e/ou mitocôndria, com aumento da concentração mioplasmática de Ca^{2+} e consequente contração do músculo. O mesmo defeito molecular ocorre nos linfócitos de suínos suscetíveis afetados. Não há evidência histomorfométrica de anormalidades cardíacas em suínos suscetíveis à hipertermia maligna. As mitocôndrias de fibras musculares predominantemente vermelhas têm maior capacidade de ligação ao cálcio do que aquelas de fibras musculares predominantemente brancas. Ocorre rigidez extrema dos músculos esqueléticos, hipertermia, taquicardia, arritmia cardíaca, aumento do consumo de oxigênio, produção de lactato e hidrólise de fosfato de alta energia nos músculos, acidose metabólica e respiratória, bem como aumento da atividade da creatinoquinase e das concentrações de potássio, lactato, glicose, ácidos graxos livres e catecolaminas, no sangue. Há grande liberação de glicose e potássio do fígado, o que contribui para a ocorrência de hiperglicemia e hiperpotassemia. Nota-se marcante estímulo alfa-adrenérgica, responsável pela produção de calor, em suínos suscetíveis à hipertermia maligna. No entanto, a resposta beta-adrenérgica é inconsistente em suínos sensíveis e resistentes ao estresse. A acidemia láctica é grave devido à produção periférica exagerada de lactato e à falha na captação normal de lactato.

A hipertermia maligna também pode ser induzida por metoxiflurano, isoflurano, enflurano e succinilcolina.

A exposição de suínos sensíveis ao estresse ao halotano ou ao exercício induz glicólise, mas os mecanismos são diferentes. Não há diferença histoquímica entre os músculos dos suínos suscetíveis e os de suínos normais. Há certa evidência de que o halotano provoca vasoconstrição transitória, porém significativa, o que pode ser um fator contribuinte para iniciar as reações graves na hipertermia maligna. O exame de plaquetas de suínos suscetíveis ao estresse em microscopia eletrônica revela um defeito caracterizado pela dilatação do sistema canalicular aberto.

Achados clínicos

Síndrome do estresse suíno (morte por transporte)

A taxa de mortalidade durante ou após o transporte para comercialização pode ser significativa, sendo maior em caso de superlotação e durante o período quente do verão. Se observados vivos, os suínos acometidos inicialmente manifestam tremores rápidos da cauda, rigidez generalizada associada ao aumento da rigidez muscular e dispneia ao ponto de o animal respirar pela boca. A temperatura corporal aumenta, muitas vezes além dos limites indicados no termômetro clínico, e notam-se áreas de formatos irregulares de branqueamento e eritema na pele. Nesse estágio, o suíno acometido frequentemente é atacado por outros animais do grupo. Ele entra em colapso e morre pouco depois; o curso total da síndrome em geral é cerca de 4 a 6 min.

Hipertermia maligna

Trata-se de uma manifestação da síndrome do estresse suíno. Pode ser induzida em suínos suscetíveis a fatores estressantes e anestesia injetável (succinilcolina, acepromazina, quetamina) ou inalatória com anestésicos voláteis potentes, como halotano ou isoflurano. Caracteriza-se pela ocorrência durante a anestesia, pelo aumento do metabolismo muscular com rigidez muscular, por acidose láctica, aumento acentuado da taxa metabólica basal, maior consumo de oxigênio e maior produção de dióxido de carbono, hipertermia e taquicardia graves, taquiarritmia e morte. Esta se deve a alterações circulatórias periféricas decorrentes de acidose grave, vasoconstrição, hiperpotassemia, menor débito cardíaco e hipotensão. Uma vez totalmente desenvolvida, a doença é irreversível. A síndrome representa um risco na anestesia de suínos e pode ser evitada com administração prévia de dantroleno; essa síndrome tem sido consideravelmente estudada como modelo de síndrome análoga no ser humano. Além disso, tem sido usada como um meio para determinar a suscetibilidade ao estresse em programas de seleção genética.

Síndrome da carne suína pálida, macia e exsudativa

Após o abate de suínos suscetíveis ao estresse, torna-se evidente a baixa qualidade da carne, com suas características de palidez, maciez e exsudação. Isso se deve à excessiva glicólise pós-morte, com produção de ácido láctico e diminuição brusca do pH muscular, e consequente palidez da carne e redução de sua capacidade em se ligar com a água. No músculo acometido, nota-se instalação de *rigor mortis* rapidamente após o abate, mas depois diminui, de modo que as carcaças afetadas ficam "firmes", com excessivo gotejamento *post mortem*. A carne suína acometida apresenta pH inferior a 6 e geralmente temperatura igual ou maior que 41°C, 45 min após o abate, em comparação ao pH acima de 6 e à temperatura inferior a 40°C da carne suína normal. A consequência é a desnaturação das proteínas musculares, fazendo com que a carne tenha baixa qualidade quanto ao sabor, ao cozimento e ao processamento; além disso a cura da carne não é tão facilmente conseguida. A ocorrência dessa síndrome é consideravelmente influenciada pelo estresse ocasionado por transporte e manuseio antes e durante o abate, característica da síndrome de grande importância econômica. O resfriamento rápido ajuda a evitar a ocorrência da síndrome PMSE, mas o tipo de resfriamento não tem relevância.

Síndrome da carne suína escura, firme e seca

A carne suína escura, firme e seca apresenta cor mais escura e pH final mais elevado que a carne normal. Nos músculos que desenvolvem síndrome da carne suína escura, firme e seca, o glicogênio muscular já se esgota antes do abate, o que pode estar relacionado com o transporte prolongado, em jejum.

Necrose de músculos do dorso

A necrose aguda do músculo longuíssimo do dorso ocorre em suínos da raça Landrace alemã e em outras raças. A síndrome aguda dura aproximadamente 2 semanas e caracteriza-se por tumefação e dor nos músculos do dorso, com arqueamento ou flexão lateral da coluna e relutância em se movimentar. A tumefação e a dor desaparecem em seguida, mas ocorre atrofia do músculo acometido e desenvolvimento de uma crista espinal proeminente. Após vários meses, pode haver alguma regeneração. Casos agudos podem progredir para a morte do animal. A síndrome ocorre em adultos jovens com peso entre 75 e 100 kg. A forma branda pode não ser detectada, exceto em suínos que ficam deitados próximo ao cocho de ração. Na forma grave, os suínos afetados podem assumir a postura de "cão sentado" e dorso arqueado.

Patologia clínica

Há vários tipos de teste disponíveis para prever a suscetibilidade.

Teste do halotano

Altamente confiável para a identificação de suínos homozigotos para o gene recessivo simples responsável pela suscetibilidade à síndrome do estresse suíno. No entanto, o teste não é 100% preciso devido à penetrância incompleta da característica de sensibilidade ao halotano (nem todos os suínos homozigotos suscetíveis à hipertermia maligna reagem com desenvolvimento de rigidez dos membros). A penetração da característica de sensibilidade ao halotano é estimada em 50 a 100%, dependendo da raça, do rebanho e dos pesquisadores. O teste detecta as piores consequências clínicas e não identifica todos os suínos que desenvolverão a síndrome da carne suína pálida, macia e exsudativa. Atualmente, há evidência de detecção de animal heterozigoto. Os suínos suscetíveis ao estresse são sensíveis ao halotano com 8 semanas de idade, e se o uso do anestésico for cessado imediatamente após o desenvolvimento de sinais evidentes de rigidez dos membros, e antes da ocorrência de hipertermia fulminante, a taxa de mortalidade do procedimento é insignificante. Suínos que permanecem não reagentes por um período de anestesia de 5 min são considerados normais.

Um defeito muscular por sensibilidade ao halotano pode estar presente em alguns indivíduos que não desenvolvem episódios de rigidez durante a hipertermia maligna após exposição breve ao halotano. É necessária uma exposição mais longa ao halotano, combinado com succinilcolina, para a identificação desses animais falso-negativos. O teste do halotano apresenta um bom valor preditivo para a ocorrência da síndrome da carne pálida, macia e exsudativa. No entanto, pode haver variações entre as raças, como mencionado anteriormente.

A diminuição da amplitude do sinal da fosfocreatina (PCr) no espectro da ressonância magnética nuclear com 31P, *in vivo*, do esqueleto de suínos é uma medida precoce e 100% preditiva para a detecção de hipertermia maligna em leitões anestesiados. As técnicas de ressonância magnética nuclear, como a imagem e a espectroscopia por ressonância magnética, são métodos auxiliares de diagnóstico sensíveis na detecção do início da síndrome do estresse suíno em animais jovens e no monitoramento das alterações metabólicas no tecido muscular durante a síndrome.

A concentração de halotano influencia significativamente o resultado do teste do halotano, e pode ser necessária maior concentração ou maior exposição à substância para identificar reagentes positivos, em uma população heterogênea. O ionóforo A23187, um antibiótico carboxílico lipofílico que se liga e transporta cátions divalentes através de membranas de dupla camada, naturais ou artificiais, possibilita uma clara diferenciação entre os músculos de animais normais e daqueles com a síndrome, podendo ser um complemento útil ao teste do halotano.

Atividade de creatinoquinase no sangue

A atividade de creatinoquinase no sangue é mais elevada em suínos suscetíveis ao estresse. Os animais são submetidos a um teste de esforço padrão e as amostras de sangue coletadas após 8 a 24 h, mensurando-se a atividade de creatinoquinase. A pesquisa original indicou boa correlação entre a atividade de creatinoquinase e o teste do halotano. Há também aumento da atividade dessa enzima em suínos transportados da fazenda para o abatedouro. No entanto, nem todos animais que desenvolvem a síndrome da carne pálida, macia e exsudativa apresentam elevação na atividade sérica de creatinoquinase. O aumento da atividade dessa enzima é maior em suínos suscetíveis ao estresse devido a um fenótipo Phi-B; a sua atividade plasmática total de creatinoquinase é maior do que a de animais não reagentes. O teste inicial foi modificado para que o sangue pudesse ser coletado na forma de gotas em papel-filtro e enviado ao laboratório para identificação por meio de uma técnica de bioluminescência. Uma avaliação recente de um teste de triagem comercial para creatinoquinase, usando o método de bioluminescência comparado ao teste de desafio do halotano em varrões jovens que entraram no Registro da Estação de Testes de Desempenho, revelou que este era um indicador inadequado de suscetibilidade à síndrome do estresse suíno ou à hipertermia maligna. Em outro estudo, a atividade de creatinoquinase em leitões com 8 a 10 semanas de idade previu a síndrome do estresse induzido por halotano com precisão de 87 a 91%.

A atividade plasmática da enzima piruvato quinase foi comparada com a atividade de creatinoquinase como indicador da síndrome do estresse suíno. Ambas as enzimas aumentam significativamente em suínos homozigotos que reagem ao halotano, em comparação com suínos não reagentes. A atividade de piruvato quinase foi menos variável nos grupos do que a atividade da creatinoquinase, o que pode possibilitar uma discriminação mais efetiva entre os dois diferentes genótipos. No entanto, os efeitos relacionados à idade e à incapacidade de identificar os heterozigotos podem restringir o uso da mensuração da piruvato quinase no plasma como teste diagnóstico.

Tipagem sanguínea

Também utilizada como método de identificação de suínos suscetíveis. Em um dos cromossomos de suínos, foi identificada uma região com quatro *loci* conhecidos. Esses *loci* contêm os genes responsáveis pelas variantes da enzima 6-fosfogliconato desidrogenase e fosfoferose isomerase (PHI). O sistema de grupo sanguíneo H é determinado por um dos *loci*, e a sensibilidade ao halotano também é determinada por genes em um lócus dessa região, a qual é de especial interesse, porque observou-se uma estreita relação com importantes características da carcaça, como a síndrome da carne pálida, macia e exsudativa. Assim, o grupo sanguíneo pode ser utilizado para detectar suínos sensíveis ao halotano e portadores heterozigotos.

Atualmente, é possível utilizar um exame de sangue baseado em DNA para detectar a condição do gene *HAL*. Ele pode ser adaptado para análise rápida em lotes de muitas amostras, simultaneamente, é menos invasivo e pode ser realizado com quantidade muito pequena de sangue (50 µℓ). O teste tem mais de 99% de precisão, baixo custo e pode ser usado para determinar a prevalência da mutação SES em várias raças de suínos, em diversos países. Um estudo recente mostrou que 23% dos suínos classificados como livres de Hal-1843, com base em um teste de DNA, responderam anormalmente à anestesia com halotano.

Síndrome da carne suína pálida, macia e exsudativa

Essa síndrome é avaliada pelo índice de qualidade da carne, que combina a cor da carne, seu pH após 24 h da morte, e sua capacidade de retenção de água. As linhagens suscetíveis podem ser identificadas pela inspeção da carcaça e os resultados são aplicados à seleção de irmãos ou de progênie. Um procedimento recente é a mensuração do efluxo de cálcio mitocondrial. As mitocôndrias isoladas do músculo longuíssimo dorsal possuem taxa de efluxo de Ca^{2+} duas vezes superior à dos suínos normais. A maioria dos testes prevê facilmente os piores exemplos da síndrome, mas não é suficientemente precisa para identificar tendências de desenvolvimento, o que restringe seu valor em programas de reprodução.

Fragilidade osmótica de hemácias

Pode estar relacionada com hipertermia maligna e sendo avaliada como um possível meio auxiliar na determinação da suscetibilidade.

Outros testes

Qualquer teste confiável que possa identificar suínos suscetíveis ao estresse sem usar o teste do halotano é atrativo. O aumento da peroxidação das hemácias pode ser um teste melhorado para o diagnóstico da síndrome do estresse suíno. Entre as linhagens sensíveis ao halotano e aquelas negativas ao anestésico, as diferenças nos níveis de cortisol, creatinina, aspartato aminotransferase e lactato desidrogenase são altamente significativas.

Foi desenvolvida uma técnica de PCR alelo-específica (PCR-AE). Um PCR seguido do teste de redução da endonuclease foi desenvolvido e usado em amostras de pelos arrancados, como fonte de DNA genômico. Em um teste com esse método, constatou-se que 9 dos 12 suínos Pietrain testados eram homozigotos ou heterozigotos. Foi desenvolvido um procedimento de etapa única denominado PCR mutagenicamente separada (PCR-MS).

Achados de necropsia

Na síndrome do estresse suíno, o *rigor mortis* instala-se imediatamente após a morte, e a putrefação da carcaça ocorre mais rapidamente que o normal. As vísceras estão congestas, e geralmente há aumento da quantidade de líquido pericárdico, bem como congestão e edema pulmonares. Os músculos – especialmente o glúteo médio, o bíceps femoral e o longuíssimo dorsal – são pálidos, úmidos e macios. Na necrose muscular do músculo dorsal, essas alterações parecem grosseiramente restritas à musculatura epaxial. À histologia, as lesões no músculo esquelético podem ser mínimas e facilmente obscurecidas pela autólise. Em alguns casos, apenas o edema intersticial é visível, enquanto nos animais que sobreviveram a episódios repetidos, nota-se fagocitose evidente de miofibras degeneradas, com regeneração e fibrose contínuas. O achado microscópico mais típico é a hipercontração de miofibras, caracterizada pela divisão da célula em segmentos de tamanhos irregulares por bandas transversais e, por vezes, ramificadas. Sarcoplasma degenerado, com característica flocular ou, às vezes, hialina, pode estar presente. Alterações degenerativas também podem ser detectadas nas células do miocárdio.

Amostras para confirmação do diagnóstico

- Análise genética: 50 g de músculo congelado (análise de DNA) e amostra de pelos arrancados para teste PCR
- Histologia: músculo esquelético (várias secções, incluindo o músculo longo dorsal), amostras de coração fixadas em formol (para exame em microscopia óptica)
- Bioquímica: relatou-se que suínos com a síndrome do estresse suíno desenvolvem acidose metabólica associada com acidose respiratória, que se manifesta como valores mais baixos de excesso ácido-base e de bicarbonato (HCO_3) – e maiores concentrações de H^+ e PCO_2, comparativamente aos suínos resistentes.

Diagnóstico diferencial

A natureza aguda da síndrome do estresse suíno (SES) e sua relação com o estresse servem para diferenciá-la da maioria das outras síndromes que causam morte súbita em suínos adultos e em idade de comercialização. A síndrome da morte súbita deve ser diferenciada de:
- Doença do coração em amora
- Sepse aguda atribuída à salmonelose, erisipela, pasteurelose e antraz
- Outras causas de morte súbita, incluindo vólvulo intestinal, exaustão pelo calor e asfixia durante o transporte
- Tetania hipocalcêmica resultante de grave deficiência de vitamina D, que pode causar síndrome clínica semelhante
- Encefalomielite viral suína, que também pode resultar em síndrome clínica semelhante em suínos após o desmame; exames patológicos e bioquímicos diferenciam essa doença da síndrome do estresse suíno.

Tratamento

O diagnóstico precoce possibilita um tratamento efetivo. Qualquer administração de medicamentos deve cessar. Deve-se realizar resfriamento agressivo usando pacotes de gelo e banhos de álcool. As síndromes agudas geralmente não são tratadas. Vários fármacos estão disponíveis para a proteção de suínos contra hipertermia maligna induzida por fármacos. Uma combinação de acepromazina e droperidol retarda o início ou previne a ocorrência de hipertermia maligna induzida por halotano. O dantroleno também é efetivo no tratamento e na prevenção. A dose terapêutica é de 1 a 3 mg/kg de peso corporal, IV, e a dose para prevenção é 5 mg/kg, VO. O carazolol é efetivo na prevenção de morte durante o transporte, quando administrado 3 a 8 h antes do transporte; ademais, melhora a qualidade da carne em comparação com animais suscetíveis não tratados. A necrose muscular dorsal aguda foi tratada com sucesso com isopirina e fenilbutazona. Experimentalmente, a suplementação da dieta de suínos suscetíveis ao estresse com vitaminas E e C propicia algum efeito protetor na integridade da membrana celular.

Controle

O controle dessa síndrome depende da seleção genética e possível erradicação da mutação SES, além de reduzir o grau de estresse imposto aos suínos.

Seleção genética

A melhor estratégia para o controle desse complexo de doenças não está bem estabelecida. Vários fatores devem ser considerados. Suínos homozigotos para a mutação SES apresentam risco muito alto de desenvolvimento de quadros graves da síndrome do estresse suíno (SES) e da síndrome da carne pálida, macia e exsudativa para torná-los apropriados ao mercado. São usados principalmente como fontes da mutação SES para programas de reprodução e para fins de pesquisa. A utilização de animais heterozigotos para a mutação SES como suínos comerciais pode ser vantajosa. São beneficiados pelos efeitos positivos da mutação, têm risco mínimo de desenvolver SES e podem apresentar a síndrome da carne pálida, macia e exsudativa com taxas de prevalência e gravidade aceitáveis, se os fatores de risco ambientais e de manejo que desencadeiam essa síndrome forem minimizados durante a comercialização e o abate. A mutação não é um pré-requisito para uma carcaça com pouca gordura e musculosa; ademais, é possível aos criadores erradicarem o gene de seu plantel de reprodutores. Os efeitos negativos do gene do halotano na qualidade da carne suína fresca são bem conhecidos. No entanto, tal política pode resultar na perda de um critério de seleção facilmente acessível e de relação custo/benefício vantajosa para características favoráveis da carcaça. A mutação SES tem sido usada com sucesso na maioria das raças suínas para aumentar a quantidade de carne magra e de músculos. Com o desenvolvimento do teste baseado em DNA para detectar a mutação SES, os animais portadores da mutação podem ser selecionados com alta precisão e exatidão, e sua expressão pode ser rigorosamente controlada em um programa de reprodução.

Os vários métodos laboratoriais descritos no tópico "Patologia clínica" são usados para identificar suínos com o gene halotano. Os testes podem ser aplicados no plantel de reprodutores que chegam a estações de teste de desempenho de suínos ou no rebanho. Um teste diagnóstico confiável, como um exame de sangue baseado em DNA, para identificar o gene, propicia a base para a eliminação do gene ou a sua inclusão controlada em programas de reprodução de suínos.

Controle dos fatores estressantes

O controle da doença mediante a redução do estresse não é facilmente aplicado, porque a síndrome frequentemente é induzida por procedimentos menores empregados na rotina da pocilga. A ocorrência de mortes durante o transporte ou a necessidade de abate imediato para salvamento da carcaça, em suínos severamente estressados na chegada ao abatedouro, e a ocorrência da síndrome da carne pálida, macia e exsudativa são problemas econômicos relevantes em alguns países. A necessidade de subida para um "andar" mais alto para o transporte representa um fator de estresse significativo, o transporte em um único "andar" ou o uso de elevador mecânico para o transporte em vários "andares", bem como o embarque de suínos em gaiolas, resultaram em menor incidência. A disponibilização de veículos de transporte espaçosos e bem ventilados e o resfriamento por meio de pulverização dos suínos na chegada aos currais de retenção também são procedimentos benéficos. Os suínos não devem ser abatidos logo após a chegada ao abatedouro e devem permanecer em repouso durante pelo menos 1 a 2 h, se sofreram estresse apenas pelo transporte. No caso de esforço físico intenso, ainda mais tempo deve ser permitido para a recuperação. Sempre que possível, a distância do transporte deve ser mínima, devendo-se evitar o transporte em dias excessivamente quentes.

Suínos da raça Pietrain rastejantes

Fraqueza muscular progressiva é notada em suínos da raça Pietrain suscetíveis ao estresse. Uma condição semelhante pode ser constatada na raça Landrace. A doença foi originalmente descrita em um a três rebanhos do Reino Unido. Provavelmente, a enfermidade, causada por um gene autossômico recessivo, manifesta-se como miopatia familiar progressiva. Em cada leitegada, um quarto a um terço dos leitões podem ser afetados. A síndrome inicia com tremor muscular nos membros pélvicos entre 2 e 4 semanas de idade e progride para os membros torácicos, seguindo-se a relutância em ficar em pé. Os membros ficam flexionados e o animal posiciona-se de pé, com os membros apoiados nas pontas das patas, caminhando apoiado nas articulações flexionadas do carpo e, por fim, assume postura de decúbito total com 12 semanas de idade. Nessa fase, os suínos caminham com marcha rastejante, com os membros flexionados. Os animais permanecem alertas, alimentam-se e crescem normalmente. Não há lesões neuropatológicas, mas há alterações miopáticas, especialmente nos membros torácicos. Nesses músculos há ampla variedade de células musculares, com núcleos internos.

LEITURA COMPLEMENTAR

Wells GAH, et al. A progressive familial atrophy of the Pietrain pig: the clinical syndrome. Vet Rec. 1980;106:556.

Síndrome dos quartos traseiros assimétricos em suínos

Essa anormalidade foi descrita pela primeira vez na Alemanha e na Bélgica, e detectada no Reino Unido em 1968. Nesses casos, a fibrose perineural era uma característica, e acreditava-se que tal condição era decorrência de atrofia neurogênica ou de fibrose periarticular, que se estendia aos nervos periféricos.

Nessa síndrome, a assimetria variável dos quartos traseiros é evidente durante a fase de crescimento inicial do animal, sendo evidente quando o suíno atinge 80 kg de peso corporal. Uma distribuição assimétrica de gordura subcutânea também é notada, bem como, possivelmente, ondulação da pele. O músculo mais frequentemente acometido é o semimembranoso, seguido dos músculos semitendinoso, bíceps femoral, adutores do fêmur e grácil. Os músculos apresentam alterações que podem ser descritas como degeneração miofibrilar, fibrose intersticial e alterações distróficas.

Constatou-se que várias raças, inclusive Landrace, Large White e Hampshire, foram afetadas, mas o problema geralmente se restringe a alguns rebanhos e algumas famílias dentro desses rebanhos, sugerindo um fator etiológico genético na ocorrência dessa condição. O mecanismo de herança avaliado a partir de testes de acasalamento não é simples. Seja qual for a causa, há uma redução acentuada no número de fibras musculares. Ambos os sexos podem estar envolvidos, e a anormalidade pode incluir ambos os membros pélvicos.

Apesar da redução acentuada da massa muscular, não há anormalidade de marcha detectável. A causa é desconhecida, embora pareça resultar de um crescimento muscular abaixo do ideal, em vez de perda degenerativa. Nos únicos casos registrados fora da Europa, um grupo de sete suínos australianos foi examinado em detalhes; em um desses animais, o músculo semitendinoso acometido pesava apenas 41% do peso do músculo normal, não acometido. Fibrose perineural e miopatia foram observadas em alguns casos.

LEITURA COMPLEMENTAR

Done JT, et al. Asymmetric hindquarter syndrome (AHQS) in the pig. Vet Rec. 1975;96:482.

Síndrome dos membros abertos congênita em suínos (síndrome das pernas abertas em leitões recém-nascidos)

Também chamada de "síndrome das pernas abertas" e, mais comumente, hipoplasia miofibrilar. Este pode ser um termo incorreto, porque a hipoplasia é notada em muitos suínos saudáveis e pode ser uma característica normal do crescimento muscular após o nascimento. A condição clínica da síndrome dos membros abertos é verificada em leitões recém-nascidos, na maioria dos países, e caracteriza-se pela incapacidade temporária de ficar em pé com os membros pélvicos.

Etiologia

A etiologia é desconhecida, mas com base em evidências epidemiológicas é multifatorial. A hipótese atual é que a doença seja causada por uma interação de fatores genéticos e não genéticos, um modo poligênico, ou a expressão de muitos genes sem dominância.

A síndrome dos membros abertos não é caracterizada por atrofia muscular generalizada nos membros pélvicos afetados.[1]

Estudos com trabalhadores tchecos sugeriram que a patomorfologia da doença se assemelha à da miopatia induzida por glicocorticoides no ser humano e em animais. A administração de dexametasona em miniporcas, do primeiro ao último dia de gestação, ocasionou um distúrbio caracterizado pela síndrome dos membros abertos, com retardo do desenvolvimento muscular bem como da miofibrilogênese em suas crias. A síndrome também foi induzida experimentalmente após administração de pirimetamina.

Pode haver vias indicadas na expressão gênica para pesquisa adicional da síndrome dos membros abertos congênita.[2] A expressão diferencial combinada de MAFbx (um importante marcador de atrofia) e P311 (uma nova proteína cuja quantidade diminui em todos os músculos acometidos pela síndrome) pode ter potencial diagnóstico na síndrome dos membros abertos subclínica.[3]

Epidemiologia

A prevalência da doença no Reino Unido é de 0 a 4% e a taxa de morbidade nos rebanhos afetados varia de 2 a 27%. A taxa de letalidade é de aproximadamente 50%, sendo atribuída a esmagamento, resfriamento e fome, porque os leitões acometidos não são capazes de se movimentar normalmente. A doença é mais comum em suínos das raças Pietrain, Welsh, Landrace e Large White; os animais Landrace podem ser especialmente suscetíveis. Isso sugere uma base genética, mas os testes de acasalamento, com exceção de alguns, não tiveram sucesso na reprodução da doença. Na maioria das fazendas, a doença acomete tanto leitões machos quanto fêmeas. Em uma análise retrospectiva recente sobre a incidência da doença em um rebanho suíno, durante um período de 5 anos, a frequência total foi 1,74 vezes maior em machos do que em fêmeas, e o peso ao nascimento de leitões com a síndrome tendeu a ser abaixo do normal. Os fatores ambientais associados com alguns surtos da doença foram pisos escorregadios, deficiência de colina na dieta e a ingestão da *toxina de Fusarium sp.* por porcas prenhes. É improvável que a deficiência de colina seja um fator relevante, e nenhum outro fator foi considerado, comprovadamente, como fator etiológico ou determinante epidemiológico dessa síndrome.

Patogênese

A patogênese da doença não foi esclarecida. Nos suínos afetados, nota-se hipoplasia miofibrilar, mas isso também é uma característica em muitos músculos de suínos normais. Simplesmente, constata-se quantidade muito pequena de fibrilas do tipo I em fase de amadurecimento nos músculos, particularmente dos membros torácicos, do grupo epaxial lombar, e nos membros pélvicos, para sustentar o peso do animal. O músculo semitendinoso parece ser o mais significativamente acometido. No entanto, como a hipoplasia miofibrilar também pode estar presente em leitegadas normais não afetadas, é difícil explicar a patogênese da fraqueza muscular. O uso de morfometria permitiu a determinação detalhada da hipoplasia miofibrilar. Além da hipoplasia miofibrilar, em suínos com a síndrome há maior conteúdo de RNA no sarcoplasma, refletido pela presença de numerosos ribossomos em exame ultraestrutural. Em suínos com síndrome dos membros abertos, o espaço extramiofibrilar também é preenchido com glicogênio. Na hipoplasia miofibrilar induzida por glicocorticoide administrado à porca prenhe, nenhuma delas apresentava síndrome dos membros abertos, mas o espaço extramiofibrilar continha pouco glicogênio. Havia, também, muitos fagossomos repletos de glicogênio e corpúsculos residuais, indicando alteração no metabolismo do glicogênio nos primeiros 2 ou 3 dias após o nascimento. Em um estudo de casos naturais constatou-se hipoplasia, mas houve maior acúmulo de glicogênio, especialmente nos grandes espaços extramiofibrilares, em comparação com os suínos normais. Esses autores também verificaram uma distribuição anômala de glicose-6-fosfatase nos músculos acometidos pela síndrome dos membros abertos, nos quais a atividade estava concentrada na periferia das cisternas extremamente dilatadas do retículo sarcoplasmático. Nos músculos normais, essa atividade enzimática era normal. Essa distribuição pode explicar a utilização mais lenta do glicogênio nos músculos afetados e, portanto, responsável pelo acúmulo. A análise quantitativa da imagem do músculo esquelético revelou diferença no arranjo das miofibrilas nos fascículos musculares de suínos afetados e não afetados.

Alguns estudos constataram déficit tanto quantitativo (tipo hipoplásico) quanto qualitativo (tipo distrófico) em suínos acometidos, condição que representa uma anormalidade temporária no desenvolvimento perinatal. Isso pode explicar a ocorrência de fraqueza muscular e recuperação.

Achados clínicos

Existe um comprometimento temporário da função dos músculos dos membros pélvicos logo após o nascimento. Essencialmente, os músculos adutores não são tão potentes quanto os abdutores.

As leitegadas maiores podem ser mais afetadas, possivelmente porque tendem a nascer mais cedo. Os sinais clínicos são geralmente evidentes 2 a 3 h após o nascimento, quando os leitões recém-nascidos devem ficar em pé e andando ao redor do comedouro. Os leitões acometidos não são capazes de ficar de pé, os seus membros pélvicos estão abertos para os lados ou para a frente, e os animais deitam em decúbito esternal. Às vezes, os membros torácicos também estão abertos. Os leitões mais severamente afetados são incapazes de se movimentar; animais menos seriamente afetados movimentam-se levemente. Muitos suínos apresentam sujidades nos membros pélvicos e no períneo, porque não conseguem se levantar. Como consequência, é provável que os leitões sejam esmagados ou tenham dificuldade em alcançar o comedouro. Os leitões afetados são normais em outros aspectos; têm apetite normal e mamam na porca se colocados próximo a uma teta. Na indução experimental da doença notou-se hipoplasia, porém sem sinais clínicos, o que é uma evidência adicional sugestiva de que a síndrome tem um limiar para sinais clínicos, bem como forte influência materna.

Tratamento

O tratamento pode ser efetivo. Se os suínos forem capazes de mamar ou se alimentados artificialmente por 1 a 4 dias, ocorre recuperação dentro de 1 semana, em cerca de 50% dos casos. A capacidade de deambulação dos suínos afetados pode ser melhorada e a taxa de mortalidade reduzida, enfaixando ou amarrando de modo frouxo os membros pélvicos juntos, por um período de até 1 semana. O método de amarração frouxa dos membros pélvicos consiste no uso de uma faixa em forma de "oito" (fita adesiva de 2,5 cm de largura) fixada ao redor dos ossos metatarsianos, deixando um espaço entre os membros de até 7 cm, dependendo do tamanho do leitão. Os membros devem ser amarrados juntos algumas horas após a manifestação óbvia da síndrome; um atraso de várias horas agrava o prognóstico. A provisão de uma superfície de piso antiderrapante, como um tapete ou manto, também pode ser útil. Muitos criadores relatam que massagens repetidas dos membros também aumenta a taxa de sobrevivência.

Controle

A tomada de decisão sobre o abate ou não do reprodutor depende do *pedigree* do animal, da incidência da doença e da probabilidade de ser o reprodutor o responsável pela síndrome. Não há evidência de que a doença seja monogênica. No entanto, a incidência é maior em suínos da raça Landrace, o que sugere uma predisposição hereditária. Ao decidir pelo uso ou não de um animal portador suspeito, é necessário distinguir as diferentes situações. As consequências da doença são percebidas de modo distinto nos diferentes níveis de organização da criação de suínos. Pode ser mais econômico manter no plantel reprodutor um animal de alto valor para características de desempenho, embora algumas progênies sejam afetadas pela doença, do que um reprodutor menos superior, cuja progênie não é acometida. Se o estresse da porca prenhe for um fator, o controle da doença pode depender da seleção de machos e fêmeas resistentes ao estresse.

Doenças concomitantes devem ser controladas; produtores relatam maior porcentagem de leitões com síndrome dos membros abertos após um período de infecção pelo vírus da síndrome reprodutiva e respiratória dos suínos (VSRRS). Há, também, relatos de que a indução precoce do parto e a intoxicação por zearalenona podem ser fatores complicadores para a prevenção.

LEITURA COMPLEMENTAR

Papatsiros VG, et al. The splay leg syndrome in piglets: a review. Am J Anim Vet Sci. 2012;7:80-83.

REFERÊNCIAS BIBLIOGRÁFICAS

1. Boettcher D, et al. Dev Biol. 2008;132:301.
2. Maack S, et al. Int J Biol Sci. 2009;5:331.
3. Ooi P, et al. BMC Vet Res. 2006;2:23.

DOENÇAS HEREDITÁRIAS DOS OSSOS

As anormalidades esqueléticas congênitas são relativamente comuns em animais de grande porte e podem ter origem genética, teratogênica ou nutricional.[1-3] Exposição de fetos em desenvolvimento a uma ampla variedade de compostos tóxicos, deficiências ou desequilíbrios minerais maternos ou exposição a um de vários agentes infecciosos em algumas fases da gestação pode ocasionar lesões esqueléticas indistinguíveis daquelas causadas por uma anomalia genética. Em alguns casos, as causas teratogênicas ou nutricionais das anormalidades esqueléticas podem parecer muito semelhantes às causas genéticas, e a distinção entre elas pode ser um desafio.[3] Por exemplo, a condrodisplasia associada à deficiência intrauterina de zinco ou manganês tem características clínicas e lesões histológicas semelhantes às formas brandas de condrodisplasia hereditária.[3] Portanto, os dados do histórico clínico são essenciais em qualquer tentativa de distinguir causas genéticas e adquiridas de lesões esqueléticas, assim como o maior número possível de animais deve ser examinado e amostras devem ser coletadas para análises futuras, como teste genético.

Etiologia

Mais de 350 defeitos de desenvolvimento da cartilagem e do osso são identificados no ser humano.[4] Embora substancialmente poucos sejam identificados em animais de grande porte, esse grande número no ser humano ressalta a possibilidade de muitas doenças potenciais em animais. A situação em muitas unidades de produção animal envolve o "efeito fundador" e o uso generalizado de reprodutores de elite por meio de inseminação artificial, ocasionando o surgimento frequente de defeitos genéticos recessivos, que causam importantes perdas econômicas e comprometimento do bem-estar animal.[2,5] A Tabela 15.10, modificada de Dittmer e Thompson, contém uma lista das doenças esqueléticas hereditárias atualmente reconhecidas em animais pecuários, as mutações associadas e os mecanismos primários da doença.[3]

Patogênese

O desenvolvimento e o remodelamento ósseos são processos complexos que envolvem expressão oportuna e controle de numerosos genes e fatores epigenéticos, e há uma crescente compreensão da participação desses fatores na formação de ossos e cartilagens.[4,6] O grande número de genes envolvidos na osteogênese e na formação e desenvolvimento de cartilagens, e a participação crucial e não redundante de muitos desses genes, significa que uma ampla variedade de defeitos esqueléticos ocorre no ser humano e em animais domésticos. Uma variedade de fatores de transcrição e crescimento é identificada como envolvida na patogênese dos defeitos esqueléticos. Isso permite uma classificação etiológica, em vez de morfológica, das doenças e anormalidades. A *osteocondrodisplasia* (ou displasia esquelética) inclui anormalidades generalizadas nos tecidos condro-ósseos, enquanto a *disostose* refere-se a uma malformação localizada de um osso ou de um grupo de ossos.[2] Atualmente, as osteocondrodisplasias são classificadas principalmente de acordo com a anormalidades primárias e não em função da apresentação morfológica.[7] A maior parte do desenvolvimento ósseo envolve a ossificação endocondral, e anormalidades na formação ou estrutura da cartilagem podem ter efeitos generalizados no esqueleto. Os defeitos na formação de cartilagem que resultam em anormalidades esqueléticas são denominados *condrodisplasia*. O termo *acondroplasia*, ou ausência de cartilagem, deve ser reservado para doenças caracterizadas por falta de cartilagem, em vez de anormalidades em sua composição ou estrutura.[2]

Achados clínicos

Animais com defeitos adquiridos frequentemente apresentam uma variação substancial nos sinais clínicos e nas lesões, e podem melhorar ao longo do tempo, enquanto os animais com doença causada por defeitos genéticos geralmente apresentam manifestações clínicas e patológicas consistentes. Os sinais clínicos das várias doenças são descritos sob os títulos específicos.

Diagnóstico

Se uma doença é definida como de origem genética, várias abordagens podem ser usadas para detectar mutações, inclusive sequenciamento de genes candidatos, matriz de polimorfismo de nucleotídeo único com estudo da associação genômica ampla e sequenciamento do exoma ou do genoma completo.[3] O uso de painéis de polimorfismo de nucleotídio único de alta densidade (SNP) de genoma completo, ou análise genômica de última geração, combinada com a compreensão das populações de animais pecuários, possibilita rápida identificação da posição de genes e mutações que causam os defeitos hereditários.[5] No entanto, o conhecimento geral do histórico da doença, de sua manifestação clínica e das lesões que ocasiona são essenciais para estabelecer um diagnóstico confiável.

Os diagnósticos diferenciais de doenças esqueléticas hereditárias de animais são mostrados na Tabela 15.11 (adaptada de Dittmer e Thompson).[3]

Tratamento e controle

Não há tratamento efetivo para doenças genéticas, e os animais afetados geralmente são submetidos à eutanásia. O controle é baseado na compreensão do modo de herança, na identificação de animais portadores (para doenças com herança recessiva) e na reprodução seletiva ou teste e remoção de heterozigotos do plantel de reprodutores.

LEITURA COMPLEMENTAR

Thompson KG, et al. Inherited disorders of skeletal development in sheep. Vet J. 2008;177:324-333.
Online Mendelian Inheritance of Animals. University of Sydney. (Accessed June 30, 2016 at <http://omia.angis.org.au/home/>.)

REFERÊNCIAS BIBLIOGRÁFICAS

1. Thompson KG. Small Rumin Res. 2008;76:112.
2. Thompson KG, et al. Vet J. 2008;177:324.
3. Dittmer KE, et al. Vet Pathol. 2015;52:851.
4. Krakow D, et al. Genet Med. 2010;12:327.
5. Charlier C, et al. Nat Genet. 2008;40:449.
6. Pitsillides AA, et al. Nat Rev Rheum. 2011;7:654.
7. Rimoin DL, et al. Am J Med Genet. 1998;79:376.

Osteogênese imperfeita hereditária

O termo *osteogênese imperfeita* abrange um grupo heterogêneo de doenças do tecido conjuntivo causadas por defeitos quantitativos ou qualitativos no colágeno tipo I.

A doença é relatada como hereditária em bovinos Holstein-Friesian e ovinos Romney, na Nova Zelândia.

Bovinos

É transmitida como uma característica autossômica dominante. Os bezerros são clinicamente anormais ao nascimento, sendo os principais sinais clínicos a presença de dentes rosa-claros e frouxidão dos tendões flexores dos quatro membros, de modo que os animais não conseguem ficar em pé. Os bezerros tornam-se progressivamente acometidos, a ponto de não poderem andar. A lista completa de anormalidades nessa síndrome consiste em tamanho corporal menor que o normal ao nascimento, calota craniana em forma de cúpula e fragilidade dos ossos,

Tabela 15.10 Doenças esqueléticas hereditárias em animais pecuários, com as mutações conhecidas e os mecanismos propostos.

Doença	Raça/mutação/nº OMIA	Mecanismo proposto
Condrodisplasia tipo *bulldog*	Bovinos Dexter, outras raças de bovinos miniaturas Gene mutante: agrecano (*ACAN*), OMIA: 001271-9913	O agrecano é o principal proteoglicano expresso pelos condrócitos durante a formação da cartilagem no broto do membro primordial
Nanismo dolicocefálico de focinho comprido em bovinos Angus	Bovinos Angus Gene mutante: proteinoquinase tipo II dependente de cGMP (*PRKG2*); OMIA: 001485-9913	PRKG2 é necessária para o desenvolvimento da placa de crescimento porque regula SOX9, um fator de transcrição crítico envolvido na ossificação endocondral e no controle dos colágenos tipos II e X da placa de crescimento
Síndrome de Ellis van Creveld 2	Bovino Pardo japonês, bovino Alpino cinza	Parte dos cílios primários, que se acredita ter participação na regulação de *sonic hedgehog*, um regulador chave do desenvolvimento do esqueleto
Aracnomelia	Bovinos Pardo italiano, Simental, Fleckvieh alemão e Pardo Suíço Gene mutante: etapa 1 de síntese do cofator de molibdênio (*MOCS1*), sulfito oxidase (*SUOX*); OMIA: 001541-9913, 000059-9913	Teores aumentados de sulfito resultam em desenvolvimento ósseo atípico
Osteopetrose com hamartomas de gengiva	Bovino Belgian Blue Gene mutante: permutador cloreto/próton, transportador de ânion lisossômico (*ClCN7*); OMIA: 001887-9913	ClCN7 e subunidade associada à proteína transmembrana relacionada com osteopetrose (Ostm1) estão presentes nas membranas dos lisossomos e na borda pregueada dos osteoclastos. Mutações em ClCN7 e Ostm1 prejudicam a acidificação das lacunas de reabsorção
Osteopetrose	Bovino Red Angus Gene mutante: transportador de troca de ânions (*SLC4A2*); OMIA: 000755-9913	O transportador SLC4A2 permuta íons bicarbonato por íons cloreto. Como resultado da secreção de prótons durante a acidificação das lacunas de reabsorção, as mutações nesse transportador resultam no acúmulo de íons bicarbonato, ocasionando alcalinização tóxica dos osteoclastos
Síndrome de Marfan	Bovinos Japanese Black Gene mutante: fibrilina 1 (*FBN1*); OMIA: 000628-9913	A fibrilina é um componente das microfibrilas extracelulares presentes nos tecidos conjuntivos. As fibrilinas regulam as disponibilidades de TGF-beta e BMP e, acredita-se que a diminuição da densidade mineral óssea e a redução da força mecânica observadas na síndrome de Marfan sejam atribuíveis ao aumento da ativação da sinalização de TGF-beta
Raquitismo hipofosfatêmico autossômico recessivo, tipo I	Ovinos Corriedale Gene mutante: proteína 1 da matriz da dentina (*DMP1*); OMIA: 001542-9940	A proteína 1 da matriz da dentina (DMP1) é uma proteína óssea não colagenosa envolvida na mineralização óssea. Além disso, a diminuição de DMP1 resulta em aumento de FGF23 e subsequente fosfatúria
Síndrome do cordeiro aranha	Ovinos das raças Suffolk e Hampshire Gene mutante: receptor do fator de crescimento de fibroblastos 3; OMIA: 001703-9940	A mutação impede a inibição de FGFR3 dos condrócitos, que entram na fase de condrócitos hipertróficos, resultando no aumento do comprimento dos ossos longos
Condrodisplasia em ovinos da raça Texel	Ovinos Texel Gene mutante: transportador de sulfato de sódio (*SLC13A1*); OMIA: 001400-9940	Além das alterações na matriz da cartilagem, a subsulfatação dos proteoglicanos da cartilagem leva à alteração da sinalização de *Indian hedgehog*, resultando menor proliferação dos condrócitos[2,5]
Condrodisplasia metafisária de Schmid	Suínos Yorkshire Gene mutante: colágeno tipo X, cadeia alfa 1 (*COL10A1*); OMIA: 001718-9825	O colágeno tipo X é expresso por condrócitos hipertróficos, e essa mutação impede a trimerização das cadeias de colágeno X
Raquitismo tipo I dependente de vitamina D	Suínos Hannover Gene mutante: 25-hidroxivitamina D 1-alfa-hidroxilase (*CYP27B1*); OMIA: 000837-9825O	CYP27B1 é necessário para a produção de vitamina D ativa (1,25-di-hidroxivitamina D). A diminuição de vitamina D ativa ocasiona hipocalcemia e hipofosfatemia, prejudica a cartilagem e a mineralização óssea e diminui a apoptose de condrócitos

OMIA: *Online Mendelian Inheritance in Animals*
Adaptada de Dittmer e Thompson.[3]

Tabela 15.11 Diagnósticos diferenciais de doenças esqueléticas hereditárias de animais.

Doença	Sinais clínicos e lesões
Formato anormal da cabeça	
Genético	Geralmente tem herança recessiva, portanto apenas um pequeno número de animais é acometido. Raças: bovinos Angus, Dexter, Pardo japonês, Tirol Cinza e Holstein-Friesian; ovinos Texel, Merino e Cabugi; suínos Landrace dinamarquês. A manifestação dos sinais clínicos é consistente, tipicamente com variação mínima. Concentrações normais de zinco e manganês no fígado. Encurtamento de ossos longos (discreto a grave, dependendo do gene envolvido), epífises geralmente em forma de cogumelo, cabeça em formato de cúpula, braquignatia inferior. Menor espessura das fises, particularmente na zona hipertrófica, constatação de lesões histológicas nas formas graves, porém discretas ou ausentes em outras formas
Condroplasia – nutricional	Prevalência geralmente maior que o esperado para formas hereditárias de condrodisplasia. Histórico de clima seco ou eventos climáticos adversos durante a gestação e exposição de animais prenhes à alimentação suplementar incomum ou com plantas tóxicas. Variação na gravidade do nanismo e torção dos membros, animais com doença branda melhoram após o nascimento. Encurtamento de ossos longos, as epífises podem ter forma de cogumelo. Menor espessura das fises, particularmente na zona hipertrófica; histologicamente, as lesões podem ser discretas ou ausentes. Baixa concentração de zinco ou manganês no fígado, se a deficiência ocorreu por um período finito durante a gestação, as concentrações de zinco ou manganês podem retornar ao normal
Toxinas vegetais	Intoxicação por *Veratrum californicum* em ovinos: encurtamento dos metacarpos/metatarsos e outros ossos, fusão de ossos metacarpianos, artrogripose, hipermobilidade das articulações dos jarretes. Tremoço silvestre (*Lupinus* spp.): em bovinos notam-se encurtamento e rotação dos ossos dos membros, contratura por flexão, artrogripose
Intoxicação por vitamina A	Suínos: encurtamento de ossos longos, formato anormal de ossos longos e ossos do carpo/tarso, osteoporose. Bezerros: possivelmente associada à "doença da hiena", fechamento prematuro das placas de crescimento dos membros pélvicos, estreitamento segmentar das fises
Anormalidades vertebrais	
Síndrome braquispina	Bovinos: tamanho menor que o normal, encurtamento da coluna vertebral devido à fusão de vértebras e membros longos e finos. Áreas irregulares de ossificação separadas por cartilagem, fusão de epífises e diáfise de vértebras adjacentes
Complexo malformação vertebral	Bovinos: tamanho menor que o normal, artrogripose consistente nos membros torácicos e pélvicos, encurtamento das regiões cervical e torácica da coluna vertebral, hemivértebras, vértebras fundidas, escoliose. Anormalidades cardíacas em cerca de 50% dos casos
Encurtamento de medula espinal	*Veratrum californicum*: em bovinos, vértebras coccígeas diminuídas, artrogripose. Intoxicação por parbendazol: compressão/fusão de vértebras, ausência de vários ossos dos membros, curvatura de ossos longos
Escoliose, cifose, torcicolo	Tremoço silvestre: notam-se, também, defeitos craniofaciais e encurtamento de membros. *Conium maculatum*: bovinos, ovinos, suínos, + artrogripose, flexura do carpo, fenda palatina. *Nicotiana tabacum, N. glauca*: bovinos/suínos, + artrogripose, braquignatia. Astrágalo (*Astragalus* spp., *Oxytropis* spp.): bovinos/ovinos, também braquignatia. *Lathyru* spp., *Vicia* spp.: bovinos/ovinos, + artrogripose, rotação de membros torácicos
Deficiência de manganês	Bovinos: estenose espinal congênita e fechamento prematuro de placas de crescimento associados à deficiência de Mn, mas sem comprovação
Anormalidades dos membros	
Sindactilia	Autossômica recessiva com penetrância incompleta e expressão variável em bovinos Holstein-Friesian, Angus, Chianina, Hereford, Simental, German Red Pied, Indian Hariana e nativo japonês. Membro torácico direito mais comumente envolvido, mas todos os membros podem ser afetados Intoxicação por *Veratrum californicum* em bovinos
Deformidade angular do membro	*Trachymene* spp.: ovinos, curvatura para fora, particularmente dos membros torácicos. Astrágalo (*Astragalus* spp., *Oxytropis* spp.): bovinos/ovinos, também contraturas de membros, osteoporose
Hiperostose congênita	Edema grave: tecidos moles dos membros (particularmente antebraço). Radiação trabecular do novo osso periosteal
Hemimelia tibial	Hemimelia tibial bilateral, criptorquidismo, hérnia abdominal ventral, meningocele
Anormalidades em múltiplos ossos axiais e apendiculares	
Síndrome do cordeiro aranha	Membros e pescoço excessivamente longos, levando a deformidades angulares do membro, escoliose/cifose, deformidades esternais, focinho arredondado, doença articular degenerativa. Múltiplas ilhas de ossificação irregulares na cartilagem epifisária
Vírus Schmallenberg, vírus Akabane, buniavírus	Artrogripose (Schmallenberg, Akabane), torcicolo, cifose, escoliose, lordose (Schmallenberg), braquignatia inferior (Schmallenberg) e anormalidades do sistema nervoso central (Schmallenberg, Akabane, vírus da febre catarral ovina)
Toxinas vegetais	Tremoço silvestre, *Conium maculatum*, *Nicotiana* spp.

Adaptada de Dittmer KE, Thompson KG. Approach to investigating congenital skeletal abnormalities in livestock. Veterinary pathology. 2015; 52:851.

manifestada por múltiplas fraturas durante o nascimento. O defeito está relacionado com as células do tecido conjuntivo, em que há produção defeituosa de colágeno e cimento intercelular. O exame radiológico mostra linhas de parada de crescimento e fraturas múltiplas em ossos longos e camadas delgadas de dentina e esmalte nos dentes, que são róseos devido à exposição da polpa dentária aumentada. A mobilidade excessiva das articulações decorre do pequeno tamanho dos ligamentos e tendões.

Uma síndrome de fragilidade óssea simples é relatada em bovinos Charolês, conhecida como osteogênese imperfeita.

Ovinos

Em ovinos Romney, na Nova Zelândia[1], a doença é semelhante à observada em bovinos Holstein-Friesian, com lesões adicionais que consistem em espessamento das diáfises e redução no tamanho da cavidade medular, braquignatia inferior moderada, edema subcutâneo, fragilidade da pele e esclera azul-escura. É uma doença hereditária, com característica autossômica dominante, e acredita-se que tenha se desenvolvido como uma nova mutação na linhagem celular testicular do carneiro ancestral.

REFERÊNCIA BIBLIOGRÁFICA
1. Thompson KG, et al. Vet J. 2008;177:324.

Nanismo hereditário

A maioria dos animais de produção com nanismo hereditário apresenta condrodisplasia; a doença acomete bovinos e ovinos.

Ovinos

Os ovinos brasileiros de pelos da raça Cabugi, que são tipicamente mais curtos e compactos do que outras raças, têm uma forma de displasia esquelética caracterizada por cordeiros nascidos com anomalias craniofaciais e nanismo que morrem com 2 a 6 meses de idade.[1] Cordeiros anões são muito menores que o normal, com membros curtos, cabeça abaulada com braquignatismo superior, deformidades esternais e olhos exoftálmicos situados mais lateralmente na cabeça do que o normal. Há um encurtamento desproporcional dos ossos apendiculares. A doença é herdada como uma característica dominante incompleta, com a face encurtada, uma característica da raça Cabugi, representando o estado heterozigoto e o nanismo mais grave, muitas vezes letal, ocorrendo em homozigotos.

Uma *síndrome de nanismo, braquignatia, cardiomegalia e hipoplasia renal* acomete ovinos Poll Merino/Merino, na Austrália.[2] A doença é um distúrbio genético letal associado à homozigose em material genético situado na extremidade distal do cromossomo OAR2, de 220.932.050 a 221.939.408, que inclui aproximadamente 25 genes.[3] A análise de segregação sugere que a anormalidade é transmitida como uma característica autossômica, como um modo de herança recessiva. Os cordeiros afetados são anões e apresentam múltiplas anormalidades no esqueleto, coração, fígado e rins.

Bovinos
Nanismo tipo Snorter (Braquicefálico)

O nanismo do tipo Snorter já não é importante, graças aos esforços bem-sucedidos no sentido de eliminar os portadores do gene. Esses bezerros apresentam membros curtos, cabeça curta e larga e protrusão do maxilar inferior. Os dentes mandibulares podem se projetar 2 a 4 cm para além do coxim dentário, impossibilitando o pastejo efetivo, e o animal precisa ser alimentado manualmente para sobreviver. Há protrusão da testa e deformidade mandibular; a obstrução de vias respiratórias resulta em respiração com estertores e dispneia. A extremidade da língua geralmente se projeta para fora da boca e os olhos são protuberantes. Há alguma variação entre os animais afetados quanto à sua aparência ao nascimento. Na maioria dos casos, os defeitos são os já mencionados, mas se tornam mais evidentes à medida que o bezerro cresce. Além disso, ocorre aumento abdominal e timpanismo persistente. A cabeça é desproporcionalmente grande. Os bezerros não crescem normalmente e têm cerca de metade do peso de bezerros normais da mesma idade.

A forma predominante da doença parece hereditária, como uma característica recessiva simples, embora a relação dos tipos "*comprest*" com a síndrome total seja mais complexa. A conformação dos animais heterozigotos é muito variável, mas alguns deles apresentam pequenos defeitos que podem ser atraentes para os pecuaristas que preferem um tipo de animal de raça mais volumoso e compacto e de membros curtos. Por essa razão, ocorreu seleção indiscriminada de animais heterozigotos, resultando em ampla disseminação dessa característica genética. As raças Hereford e Aberdeen Angus são as mais comumente afetadas, mas anões semelhantes também são verificados em bovinos das raças Holandesa e Shorthorn; os animais anões típicos são obtidos pelo acasalamento de animais heterozigotos das raças Aberdeen Angus e Hereford. Além de membros mais curtos, notam-se frouxidão da conexão dos membros e mobilidade anormal das articulações. Em bovinos Angus americano, o nanismo dolicocefálico de focinho comprido é atribuído a uma mutação *nonsense* no éxon 15 da proteinoquinase tipo II dependente de GMPc (PRKG2).[4]

A *síndrome de Ellis van Creveld* (nanismo condrodisplásico bovino) acomete bovinos das raças Alpino Cinza, Pardo Japonês e Tirol Cinza, nos quais é considerado um defeito autossômico recessivo com o fenótipo de membros curtos, anormalidade articular e ateliose.[5,6] Os ossos longos dos animais afetados apresentam ossificação endocondral insuficiente com arranjos irregulares de condrócitos, formação anormal de matriz cartilaginosa e desaparecimento parcial das placas de crescimento epifisárias. O gene mutante é o da síndrome 2 de Ellis van Creveld (EVC2)[5,6], também conhecido como limbina (número OMIA: 000187-9913), causador de um defeito em cílios primários que, acredita-se, tenha participação na regulação do *sonic hedgehog*, um regulador fundamental do desenvolvimento do esqueleto.

Esses distúrbios não devem ser confundidos com as condrodisplasias causadas por deficiências nutricionais que tipicamente ocorrem com incidência muito maior em rebanhos afetados, após períodos de seca ou estresse nutricional.[7-9]

Acondroplasia congênita hereditária com hidrocefalia

Relatado pela primeira vez como *bezerros buldogue* em bovinos Dexter, esse defeito hereditário tem sido observado em uma variedade de formas em outras raças de bovinos, incluindo Jersey, Guernsey, Holandesa e Pardo Japonês. A condrodisplasia constatada em bovinos Holstein-Friesian, que compartilha características morfológicas com os bezerros buldogue da raça Dexter, foi relatada nos EUA, Holanda, Grã-Bretanha e, recentemente, na Dinamarca. Bezerro buldogue do tipo Dexter foram relatados em animais da raça Holandesa franceses e dinamarqueses, em um padrão familiar relacionado com o reprodutor Igale Masc; é provável que o distúrbio genético esteja presente na raça Holandesa, em todo o mundo.

Os aspectos característicos da condrodisplasia letal (buldogue Dexter) em bovinos Dexter australianos consistem em aborto, nanismo desproporcional, coluna vertebral curta, micromelia acentuada, cabeça relativamente grande com focinho retraído, fenda palatina e protrusão de língua, bem como ampla hérnia abdominal.[5] As alterações histológicas nos ossos dos membros são compatíveis com falha na ossificação endocondral. Considera-se que a condrodisplasia de bovinos Dexter é hereditária, com dominância incompleta; animais homozigotos apresentam uma condição congênita letal. Com base na análise da contribuição de três reprodutores heterozigotos obrigatórios cujo sêmen tem sido amplamente utilizado em inseminação artificial na Austrália, estima-se que a frequência de heterozigotos em rebanhos de bovinos Dexter australiano registrados seja de 19%.

Os bezerros afetados são frequentemente abortados, mas em alguns o período de gestação é normal, ocorrendo distocia fetal devido à hidrocefalia extrema. A testa é protuberante sobre uma face condensada, com nariz curto e afundado. Notam-se protrusão da língua, fissura ou ausência de palato, pescoço curto e grosso e membros curtos. As anormalidades concomitantes são anasarca fetal e hidropsia amniótica materna.

O defeito principal é condrodistrofia, em vez de acondroplasia; os ossos nasais e maxilares não crescem. A hidrocefalia desenvolve-se devido à deformação do crânio. Na maioria das raças, a condição é herdada como uma característica recessiva simples, mas uma forma dominante foi relatada na raça Jersey. Em bovinos da raça Dexter a forma heterozigota é facilmente reconhecida pela presença de membros curtos. A aparência de animais heterozigotos de outras raças é normal.

Miscelânea de nanisno

Outros tipos de nanismo foram descritos e incluem bovinos *"comprimidos"* e *"compactos"* das raças Hereford e Shorthorn e várias outras formas de *anões proporcionais*. Por exemplo, em bovinos Charolês, foram registrados bezerros miniaturas que são réplicas exatas de bezerros normais, mas pesam apenas 5 a 16 kg ao nascer e nascem prematuramente, 2 ou mais semanas antes do período gestacional normal. A maioria deles nasce morta ou morre logo depois do nascimento, de modo que a condição é efetivamente letal. Anões proporcionais também são relatados na raça Simental.

Outras formas de condrodistrofia, inclusive "bezerros buldogue", e uma que causa obstrução nasal fatal em bovinos da raça Black Spotted alemães também foram relatadas. Nesta última, notam-se múltiplas deformidades dos ossos dos membros, e a condição parece ser hereditária como resultado da influência de um único gene recessivo.

REFERÊNCIAS BIBLIOGRÁFICAS
1. Dantas FPM, et al. J Comp Pathol. 2014;150:245.
2. Shariflou MR, et al. Aust Vet J. 2011;89:254.
3. Shariflou MR, et al. Anim Genet. 2013;44:231.
4. Koltes JE, et al. Proc Nat Acad Sci. 2009;106:19250.
5. Murgiano L, et al. PLoS ONE. 2014;9.
6. Muscatello LV, et al. Vet Pathol. 2015;52:957.
7. Dittmer KE, et al. NZ Vet J. 2015;63:174.
8. White PJ, et al. Prev Vet Med. 2010;94:178.
9. White PJ, et al. Vet J. 2012;193:336.

Osteopetrose congênita

Osteopetrose é uma anormalidade esquelética de humanos e animais caracterizada pela formação de ossos excessivamente densos. A doença é relatada em bovinos das raças Angus, Red Angus, Hereford, Simental e Holandesa.[1] O defeito hereditário é descrito em bezerros Aberdeen Angus, que são natimortos e de tamanho reduzido. As principais manifestações são encurtamento da mandíbula acompanhada de protrusão da língua, impactação dos molares inferiores, fontanela patente e lesão característica de encurtamento dos ossos longos, com ausência de cavidade medular. Essa ausência de cavidade de medular, causada pelo remodelamento defeituoso do osso, confere-lhe uma diáfise homogênea, levando ao nome coloquial de "osso de mármore". Tipicamente, ocorre aborto dos bezerros geneticamente afetados no final da gestação; esses animais exibem deformidades cranianas e redução acentuada na quantidade de osteoclastos. A doença é causada por uma mutação por deleção no gene *SLC4A2* bovino,[1] que codifica uma proteína trocadora de ânions, ocasionando perda da função do *SLC4A2*, que induz morte celular prematura e, provavelmente, resulta em alcalinização citoplasmática de osteoclastos que, por sua vez, pode interromper a acidificação das lacunas de reabsorção.

REFERÊNCIA BIBLIOGRÁFICA
1. Meyers SN, et al. BMC Genet. 2010;11.

Probatocefalia hereditária (cabeça de carneiro)

Esse defeito é hereditário em bovinos da raça Limousin. Há deformação de ossos cranianos, de modo que a cabeça parece com a de um carneiro. Os defeitos concomitantes no coração, cavidade bucal, língua e abomaso aumentam o risco de morte prematura.

Deformidade atlanto-occipital hereditária

Ver "Defeitos congênitos do sistema nervoso".

Agnatia hereditária

É a ausência parcial ou completa das mandíbulas com o deslocamento ventral das orelhas; acomete ovinos, sendo classificada como doença recessiva letal porque os ovinos não conseguem pastejar adequadamente.

Deslocamento hereditário de dentes molares

Herdado como uma caraterística recessiva simples, o deslocamento de dentes molares geralmente resulta na morte dos bezerros afetados na primeira semana de vida. Os seis pré-molares do maxilar inferior são impactados ou sua erupção acontece em posições anormais, muitas vezes em ângulos grotescos. A mandíbula é mais curta e mais estreita que o normal. Não há anormalidade em dentes incisivos ou na maxila.

Aposição mandibular incorreta hereditária

A aposição defeituosa dos incisivos superiores e inferiores, ou dos incisivos inferiores e do coxim dentário em ruminantes pode resultar em pastejo ineficiente e desnutrição. A protrusão anormal da mandíbula (*prognatismo mandibular*) é muito importante em ruminantes, e há claras evidências de que o comprimento anormal da mandíbula é hereditário. Entre as raças britânicas de *bovinos*, o defeito é mais comum em rebanhos de corte do que nas raças leiteiras. Em bovinos das raças Hereford e Angus, acredita-se que a herança seja condicionada por um único gene recessivo.

Braquignatia, ou subdesenvolvimento da mandíbula, também foi relatada em bovinos leiteiros das raças Shorthorn, Jersey, Holandesa, Ayrshire e Simental; em alguns casos, o defeito é tão grave que os animais não conseguem mamar. Na raça Angus, a braquignatia pode estar associada a uma doença articular degenerativa generalizada, na qual estão envolvidas todas as superfícies articulares. Os animais acometidos, detectados em alguns dias até os 4 meses de idade, não são viáveis. A herança do defeito provavelmente é condicionada por um gene recessivo.

Um grau menos grave de *braquignatia* foi relatado em *ovinos* das raças Merino e Rambouillet. Sugeriu-se que o modo de herança envolve a interação de vários pares de genes. Braquignatia é notada em ovinos Poll Merinos, na Austrália, como parte da síndrome letal de braquignatia, cardiomegalia e hipoplasia renal.[1] A anormalidade também é causada por infecção intrauterina pelo vírus de Schmallenberg.[2]

O *prognatismo mandibular* ocorre como parte de outros defeitos mais gerais, incluindo nanismo acondroplásico e deslocamento de dentes molares hereditário. Está associado a mutações no gene *MATN1*, em jumentos.[3]

A *braquignatia* também é observada em *cavalos*, mas não considerada hereditária. O prognatismo maxilar está associado a duas substituições de nucleotídios (SNP) em uma região da extremidade distal do cromossomo ECA 13, em equinos.[4]

REFERÊNCIAS BIBLIOGRÁFICAS
1. Shariflou MR, et al. Anim Genet. 2013;44:231.
2. Wagner H, et al. Berliner Munchener Tierarztliche Wochenschrift. 2014;127:115.
3. Rodrigues JB, et al. Gene. 2013;522:70.
4. Signer-Hasler H, et al. PLoS ONE. 2014;9.

Craniosquise hereditária (crânio bífido)

A doença acomete várias raças de suínos, mas é hereditária apenas na raça Poland China e seus mestiços. Há carência de ossos cranianos; pode haver meningocele ou encefalocele. Os suínos não são viáveis. Estudos genéticos mostraram que a herança é de característica recessiva, com penetrância variável.

Muitos casos isolados de deformidade craniana e espinal em animais pecuários foram comparados à malformação de Arnold-Chiari no ser humano, mas em um contexto hereditário nessas espécies não foi identificada uma síndrome específica de protrusão da bulbo e do cerebelo através do forame magno, para dentro do canal espinal. Casos de crânio bífido são relatados em cordeiros e bezerros, mas a base hereditária, se houver, não foi esclarecida.[1-3]

REFERÊNCIAS BIBLIOGRÁFICAS
1. Lopez MJ, et al. Large Anim Pract. 2000;21:16.
2. Mirshahi A, et al. Iran J Vet Surg. 2012;7:85.
3. Yadegari M, et al. Res Op Anim Vet Sci. 2013;3:387.

Deformidade craniofacial hereditária

O defeito é incompatível com a vida. Uma forma da anormalidade detectada em cordeiros Border Leicester caracteriza-se por grau variável de hipoplasia nasomaxilar, muitas vezes associada a desenvolvimento cerebral incompleto, com sulcos e circunvoluções menos evidentes do que o normal. O defeito parece ser hereditário, autossômico recessivo simples. Uma anormalidade letal semelhante é relatada em bovinos Angus (como braquignatia superior), em associação com doença articular degenerativa generalizada.

A *ciclopia* (anomalia ciclope) comumente está associada à ingestão de plantas, como *Veratrum californicum*, que contém ciclopamina, que é um inibidor da via do *sonic hedgehog*.[1-3] Ciclopias de outras etiologias, ou de causa desconhecida, são esporádicas.[4]

REFERÊNCIAS BIBLIOGRÁFICAS
1. Lee ST, et al. J Agric Food Chem. 2014;62:7355.
2. Welch KD, et al. J Appl Toxicol. 2009;29:414.
3. Welch KD, et al. Int J Poison Plant Res. 2012;2:54.
4. Zeiss CJ, et al. Vet Ophthalmol. 2008;11:30.

Aracnomelia hereditária (condrodisplasia hereditária)
Bovinos

A aracnomelia, supostamente uma doença hereditária em bezerros das raças Simental, Pardo Suíço, Pardo Italiano e Fleckvieh[1], e outras raças europeias de bovinos, manifesta-se por extremidades distais excessivamente longas e delgadas, que conferem aos bezerros um aspecto de aranha – daí o termo *aracnomelia*. Os ossos são frágeis e há curvatura da coluna vertebral, escorço da mandíbula e defeitos cardíacos e vasculares associados. Em bovinos suíços Braunvieh está associada com artrogripose. A mutação é por deleção de dois pares de bases (2-pb) c.1224_1225 delCA no éxon 11 do gene da proteína 1 de biossíntese do cofator de molibdênio (MOCS1), em bovinos das raças Simental e Fleckvieh[1,2], e inserção de um par de bases (1-pb) c.363-364insG no gene da sulfito oxidase (SUOX), em bovinos Pardo Suíço.[3] É uma doença hereditária com característica recessiva simples.

Ovinos
Síndrome do cordeiro-aranha

Uma condrodisplasia hereditária é relatada em cordeiros das raças Suffolk e Hampshire, nos quais os membros são delgados e desproporcionalmente longos e possuem ossos em posições anormais próximo às articulações, ocasionando postura anormal. A doença é causada por uma transversão T → A não similar no domínio altamente conservado da tirosinoquinase II de um gene candidato posicional, o do receptor 3 do fator de crescimento de fibroblastos (*FGFR3*).[4] O alelo *FGFR3* mutante tem um efeito aditivo no comprimento do osso longo, sugerindo que a doença não é herdada como uma característica recessiva mendeliana monogênica estrita, mas é determinada principalmente pela presença do alelo *FGFR3* mutante e influenciado pela base genética do animal. Em contraste com as mutações do gene *FGFR3*, que causa nanismo no ser humano, essa mudança de base única resulta em crescimento esquelético excessivo. Também, há menos músculos que o normal. Em casos graves, as deformidades são óbvias ao nascimento e podem ser letais. Em casos menos graves, as deformidades não são aparentes até que os cordeiros tenham várias semanas de vida. As anormalidades são facilmente vistas nas radiografias, antes do surgimento dos sinais clínicos, e os cordeiros afetados podem ser assim detectados. A lesão diagnóstica é representada por múltiplas ilhas de ossificação irregulares nas articulações das partes superiores do membro. Deformidades da coluna vertebral, especialmente cifoescoliose, e deformidades cranianas, incluindo nariz arredondado, desvio do eixo das narinas e encurtamento da mandíbula, são observadas em alguns cordeiros (Figura 15.16).

Definiu-se que em ovinos da raça Suffolk a causa é a herança por um gene autossômico recessivo, com penetrância completa e expressividade variável. Acredita-se que a anormalidade seja devido à deficiência de um fator de crescimento semelhante à insulina (IGF) e de proteínas ligadoras de IGF. A diferenciação de artrogripose-hidranencefalia é importante devido à similaridade superficial das duas doenças.

Condrodisplasia hereditária em ovinos da raça Texel

Relata-se *condrodisplasia* resultando em um fenótipo de nanismo em um rebanho de ovinos Texel, como uma doença genética hereditária recessiva, reconhecida recentemente. Nessa raça, a anormalidade é atribuída à deleção de um par de bases de tiamina (g.25513 delT) na posição 107 pb do éxon 3, no gene *SLC13A1* [família de carreadores de soluto 13 (simportador de sódio/sulfato), membro 1]. A mutação g.25513 delT modifica o quadro de leitura aberto de *SLC13A1* para introduzir um códon de parada e truncar os aminoácidos C-terminais.[5] Os animais heterozigotos parecem clinicamente normais. Os cordeiros afetados parecem normais ao nascimento, mas apresentam evidências de nanismo, postura de base ampla e intolerância ao exercício, a partir de 1 semana de idade. A morte geralmente ocorre dentro de 3 meses, muitas vezes após o desenvolvimento de deformidade varo bilateral nos membros

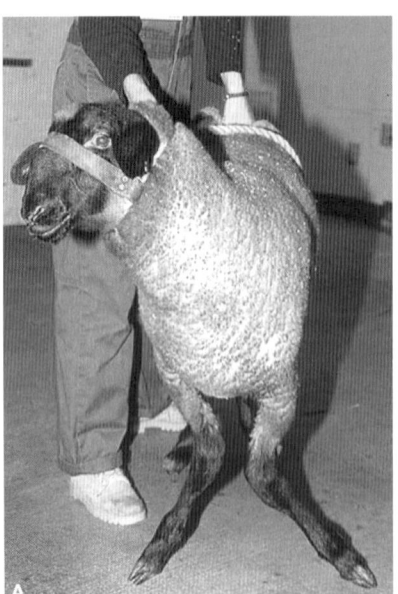
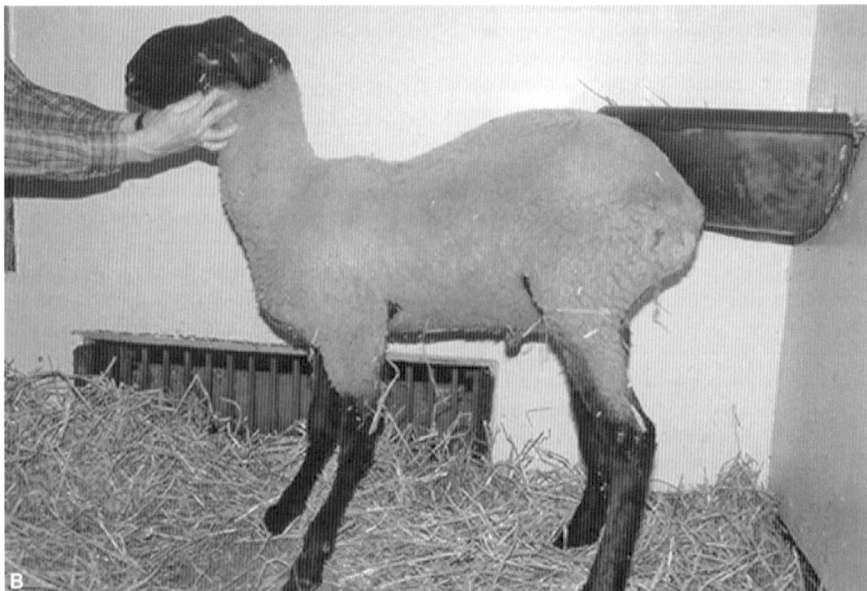

Figura 15.16 Síndrome do cordeiro-aranha em dois cordeiros da raça Suffolk com cerca de 1 ano de idade. **A.** Carneiro com anormalidades angulares evidentes nos membros e pernas desproporcionalmente longas e finas. **B.** Carneiro com nariz arredondado, encurtamento da mandíbula e cifoescoliose.

torácicos. Alguns cordeiros gravemente afetados morrem com angústia respiratória, provavelmente devido ao colapso da traqueia. Havia lesões macroscópicas e microscópicas com graus variáveis de gravidade nas cartilagens traqueal, articular, epifisária e fisária. Em casos graves, a cartilagem articular, nas principais articulações, apresentavam erosão nas superfícies de sustentação do peso. A traqueia era flácida, anormalmente torcida, com espessamento dos anéis cartilaginosos e estreitamento do lúmen. Os ovinos acometidos que sobreviveram até a idade reprodutiva comumente desenvolveram doença articular degenerativa grave. Histologicamente, os condrócitos eram desorganizados e circundados por anéis concêntricos de material fibrilar anormal, e a matriz frequentemente continha áreas focais a coalescentes de condrólise. A doença tem um potencial considerável como modelo adequado ao estudo de várias formas de tratamento de condrodisplasia no ser humano.

REFERÊNCIAS BIBLIOGRÁFICAS

1. Seichter D, et al. Anim Genet. 2011;42:544.
2. Jiao S, et al. PLoS ONE. 2013;8.
3. Chu Q, et al. Yichuan. 2013;35:623.
4. Beever JE, et al. Anim Genet. 2006;37:66.
5. Zhao X, et al. Anim Genet. 2012;43:9.

Complexo de malformação vertebral em bezerros da raça Holandesa

Um defeito congênito letal do esqueleto axial de bezerros da raça Holandesa foi relatado na Dinamarca, nos EUA e no Reino Unido. É causado por uma mutação no gene *SLC35A3*, que codifica um transportador de uridina difosfato-N-acetilglicosamina.[1] Uma transversão de base única de guanina para timina foi detectada no alelo anormal, na posição 559. É notadas em ambas as cópias do alelo; a mutação é letal. É um defeito genético recessivo simples que requer que tanto o pai quanto a mãe do bezerro acometido sejam portadores.

Os bezerros mais afetados nascem entre o 250º e o 285º dias de gestação. Aproximadamente 80% dos fetos homozigotos afetados são abortados antes do 260º dia de gestação. O peso ao nascer é baixo. Os bezerros mais afetados são natimortos, mas ocasionalmente os bezerros acometidos nascem vivos. Os animais devem ser submetidos à eutanásia por motivos humanitários.

Em bezerros prematuros, natimortos e neonatos afetados, o defeito caracteriza-se por retardo de crescimento congênito, malformação de vértebras e artrogripose tetramélica. Há encurtamento das partes cervical e torácica da coluna vertebral devido à presença de múltiplas hemivértebras, vértebras fundidas e deformadas e escoliose. O retardo de crescimento e a malformação vertebral são lesões típicas. A malformação da cabeça, principalmente na forma de displasia ou palatosquise, também ocorre.

Flexuras simétricas das articulações do carpo e metacarpofalangianas acompanhadas de leve rotação lateral das falanges também são notadas. Artrogripose de baixo grau semelhante está presente nos membros pélvicos. Os defeitos cardíacos estavam presentes em 50% dos bezerros afetados (defeitos do septo interventricular, dextroposição da artéria aorta e hipertrofia excêntrica do ventrículo direito).

A genotipagem retrospectiva dos bezerros afetados de acordo com a mutação no gene *SLC35A3* mostrou que havia genótipos homozigotos afetados, heterozigotos e homozigotos normais. A expressão morfológica da malformação é ampla, mas alguns aspectos, como retardo do crescimento, malformação vertebral e artrogripose simétrica são achados quase constantes. Um diagnóstico presuntivo da malformação pode ser feito na maioria dos casos com base em achados de necropsia combinados com a análise da linhagem do animal e genotipagem. Estudos de melhoramento foram realizados na Dinamarca utilizando vacas selecionadas, progênies de touros com genótipo heterozigoto para a malformação, cuja prenhez era decorrente de inseminação com sêmen de outro reprodutor com genótipo heterozigoto para a malformação. O número de bezerros nascidos com a malformação foi menor do que o esperado, sugerindo aumento da mortalidade intrauterina. As características de fertilidade em vacas Holandesas são severamente afetadas pelo fenótipo de malformação do feto. Se o feto for homozigoto para a malformação, 29% das vacas abortam antes do 100º dia de gestação, e esse percentual aumenta para 45% no 150º dia e para 77% no 260º dia. Taxas de falha no retorno ao cio, frequência de partos após a primeira inseminação e intervalo entre a inseminação e o próximo parto foram significativamente reduzidos por um fenótipo para malformação fetal.

O estudo da linhagem do animal e análises de DNA do sêmen de touros usados para inseminação indicaram uma ocorrência familiar amplamente distribuída de malformação em bovinos da raça Holandesa. A mutação no gene *SCL35A3* foi rastreada no touro norte-americano Penstate Ivanhoe Star, nascido em 1963, e o seu filho, amplamente utilizado, Carlin-M Ivanhoe Bell, nasceu em 1974. Na China, os descendentes desse touro têm uma frequência de portadores heterozigotos de 9,54%; na Polônia a taxa é 16,7%.[2,3] A frequência de portadores em bovinos leiteiros da raça Girolando no Brasil é inferior a 2%.[4] A mutação para malformação não se restringe a descendentes do touro americano Holstein-Friesian, Carlin-M Ivanhoe Bell. A partir desses touros e de touros de elite geneticamente relacionados, o defeito foi disseminado em animais da raça Holandesa, em todo o mundo. Há disponibilidade de teste PCR para detectar heterozigotos.[2] Os testes estão disponíveis para animais da raça Holandesa registrados ou registráveis apenas na Holstein Association (*Holstein EUA*), por meio de uma organização membro da National Association of Animal Breeders, ou no Van Haeringen Laboratorium, em Wageningen, na Holanda.

REFERÊNCIAS BIBLIOGRÁFICAS

1. Thomsen B, et al. Genome Res. 2006;16:97.
2. Zhang Y, et al. J Anim Sci, Biotech. 2012;3.
3. Rusc A, et al. Pol J Vet Sci. 2013;16:579.
4. Paiva DS, et al. Gen Mol Res. 2013;12:3186.

Redução hereditária de falanges (amputação, acroteríase, ectromelia)

A redução hereditária de falanges foi relatada em bovinos e parece ser herdado como uma característica recessiva única.[1,2] Os membros são normais até os ossos metacarpianos e metatarsianos, mais curtos que o normal, mas as duas primeiras falanges estão ausentes e o casco e a terceira falange, normais, estão conectadas ao resto do membro apenas por meio de tecidos moles. Os bezerros não conseguem ficar de pé, mas podem rastejar apoiados em seus joelhos e jarretes.

Hemimelia hereditária

A ausência bilateral da metade distal do membro (p. ex., a patela) e o encurtamento ou ausência da tíbia, frequentemente acompanhados de hidrocefalia, meningocele, hérnia abdominal ventral e criptorquidismo, compreende a síndrome conhecida como hemimelia tibial. É hereditária em bovinos da raça Galloway. Considera-se que seja um modo de herança autossômico recessivo. Realiza-se um programa de erradicação do defeito, baseado em testes de acasalamento e no exame de defeitos em fetos de 90 dias após a cessação da prenhez com prostaglandina. Hemimelia e amelia também ocorrem em ovinos.[3]

Peromelia hereditária em caprinos da raça Angorá (Mohair)

A síndrome da peromelia hereditária de caprinos Angorá inclui agenesia das falanges e partes do metacarpo e metatarso, em um ou mais membros; é herdada como uma característica autossômica recessiva.

Mutilados

Um defeito ainda mais grave, no qual a mandíbula e todos os ossos abaixo do úmero e do joelho são vestigiais ou ausentes, foi relatado em bovinos Friesian ingleses, franceses e alemães. Parece estar condicionado à herança de um único gene recessivo. Demonstrou-se que "mutilações" semelhantes não eram hereditárias.

A doença acomete búfalos italianos, nos quais está associada à instabilidade cromossômica.[4,5]

REFERÊNCIAS BIBLIOGRÁFICAS

1. Droegemueller C, et al. BMC Genet. 2007;8.
2. Duchesne A, et al. Genomics. 2006;88:610.

3. Scholes SFE, et al. Vet Rec. 2008;163:96.
4. Albarella S, et al. Mutagenesis. 2009;24:471.
5. Szczerbal I, et al. Vet Pathol. 2006;43:789.

Deformidade de unhas hereditária

Unhas extras (*polidactilismo*) e fusão de unhas (*sindactilismo*) são defeitos hereditários conhecidos em bovinos, o primeiro na raça Normanda e o último nas raças Holandesa, Angus, Hereford e Chianina.[1,2] Algumas formas de polidactilia em suínos parece ser hereditária, como uma característica autossômica recessiva com penetrância incompleta, embora a anormalidade genética não tenha sido esclarecida.[3]

A *dactilomegalia* (aumento de volume de dígitos rudimentares), frequentemente associada à sindactilia ou ao desvio do dígito principal adjacente, dando uma aparência de pé torto, pode ser hereditária em bovinos da raça Shorthorn. Na maioria dos casos, não causam mais que incômodo; contudo, há relato de associação entre sindactilia e suscetibilidade à hipertermia, e alguns desses animais morrem de hipertermia quando submetidos a alta temperatura ambiente.

A *adactilia* é um defeito relatado, porém pouco definido, em bovinos e ovinos que nascem sem dígitos.

Há claras evidências de campo de que a *unha em forma de saca-rolhas* ou *dedo espiralado* é um defeito hereditário verificado em bovinos, especialmente em raças de corte, mas também em Holstein-Friesian. Quase sempre a unha acometida é a lateral. Em algumas raças, é mais comum nas patas dos membros posteriores, em outras, é mais comum nas patas anteriores. No dígito acometido, a terceira falange é muito menor que o normal, além de ser mais estreita e mais longa. Ocorre deformação do tecido mole e do tecido córneo correspondentes; o tecido córneo cresce muito mais estreito e longo e tende a dobrar sobre a sola, fazendo com que a vaca ande se apoiando na parede do casco. A unha também se curva à frente do outro dígito do membro. Muitas vezes ocorrem rachaduras na parte anterior da unha, originadas na coroa e causando claudicação marcante. Todos os animais acometidos apresentam anormalidades de marcha à medida que envelhecem e se tornam mais pesados. Muito disso é atribuído à deformação e desgaste das superfícies articulares da unha vizinha, que precisa sustentar muito mais peso do que o normal. As alterações marcantes no dígito acometido são detectadas por meio de radiografias, em projeção anteroposterior.

REFERÊNCIAS BIBLIOGRÁFICAS
1. Droegemueller C, et al. BMC Genet. 2007;8.
2. Duchesne A, et al. Genomics. 2006;88:610.
3. Gorbach D, et al. J Hered. 2010;101:469.

Exostoses múltiplas hereditárias

Exostoses múltiplas que se desenvolvem tanto a parte cortical quanto a medular dos ossos dos membros e das costelas foram descritas em cavalos das raças Quarto-de-Milha e Puro-Sangue Inglês, nos EUA. As lesões são visíveis externamente, mas parecem causar pouco incômodo. O defeito é hereditário, causado por um único gene autossômico dominante. Para o diagnóstico da doença utiliza-se a análise de restrição da nuclease.

Hiperostose congênita hereditária (espessamento dos membros torácicos dos suínos)

Acredita-se que essa anormalidade seja causada pela herança de uma característica recessiva simples. Os leitões acometidos apresentam lesões evidentes ao nascimento e embora muitos deles morram ou sejam eliminados imediatamente, parte deles pode sobreviver. Os membros torácicos apresentam marcante aumento de volume abaixo dos cotovelos e a pele mostra-se distendida, podendo apresentar alteração de cor. Há dificuldade em ficar de pé e de se movimentar; inanição e esmagamento contribuem para elevar a taxa de mortalidade. Notam-se extenso edema de tecidos subcutâneos, espessamento dos ossos e rugosidades no periósteo. Acredita-se que a lesão primária seja a separação do periósteo do osso.

Raquitismo hereditário

Uma forma hereditária de raquitismo é verificada em ovinos da raça Corriedale, na Nova Zelândia, com incidência de até 20 cordeiros para cada 1.600 ovinos, no período de 2 anos. Os ovinos acometidos apresentam baixa taxa de crescimento, lordose torácica e deformidades angulares nos membros, bem como baixas concentrações séricas de cálcio e fósforo e concentrações normais de 25-hidroxivitamina D e 1,25-dihidroxivitamina D_3.[1-3] A doença é hereditária, causada por uma anormalidade autossômica recessiva simples decorrente por mutação 250C/T *nonsense* no éxon 6 do gene da proteína 1 da matriz dentina (DMP1).[4] Essa mutação introduziu um códon de parada (R145X) e pode truncar os aminoácidos C-terminais. Os ovinos acometidos apresentam genótipo "T T", os portadores possuem genótipo "C T", aqueles aparentados fenotipicamente normais apresentam "C T" ou "C C", e os ovinos normais não aparentados de outras raças possuem genótipo "C C". Um teste de diagnóstico simples pode identificar os portadores do alelo "T" defeituoso. O exame à necropsia revela espessamento segmentar das fises, linhas de parada de crescimento, colapso do osso subcondral da cabeça do úmero, espessamento da parte cortical e entesófitos ao redor das articulações da parte distal do membro.[5] Outras características incluem hipertrofia de condrócitos em locais de ossificação endocondral, reabsorção osteoclástica inapropriada e excessiva, microfraturas e junções osteoides não mineralizadas e largas revestindo trabéculas e preenchendo ósteons (ou sistema de Havers) secundários.[5]

A doença em suínos é indistinguível do raquitismo causado por deficiência nutricional.[6] Os animais são saudáveis ao nascer. Subsequentemente, notam-se hipocalcemia, hiperfosfatemia e aumento da atividade sérica de fosfatase alcalina. O defeito se deve a uma falha no transporte ativo de cálcio através da parede do intestino delgado.

REFERÊNCIAS BIBLIOGRÁFICAS
1. Dittmer KE, et al. Vet J. 2011;187:369.
2. Dittmer KE, et al. Res Vet Sci. 2011;91:362.
3. Thompson KG, et al. NZ Vet J. 2007;55:137.
4. Zhao X, et al. PLoS ONE. 2011;6.
5. Dittmer KE, et al. J Comp Pathol. 2009;141:147.
6. Dittmer KE, et al. Vet Pathol. 2011;48:389.

Ausência e deformidade hereditárias da cauda

A ausência completa da cauda ou a deformidade do apêndice é de ocorrência relativamente comum como um defeito congênito. A "síndrome da cauda torta" em bovinos da raça Belgian Blue é atribuída a uma mutação por perda de função do gene *MRC2* bovino, que compromete a produção da proteína Endo18. Os bovinos afetados apresentam sinais de prejuízo à ossificação endocondral e malformações esqueléticas e musculares. A mutação também está associada a atributos musculares em animais heterozigotos, incluindo musculatura dupla (como resultado de um defeito no gene da miostatina), que são características desejáveis; 25% dos bovinos da raça Belgian são portadores dessa anormalidade.[1]

Bovinos da raça Holandesa manifestam uma *síndrome de displasia vertebral e espinal*. Notam-se malformações da cauda e disfunção neurológica, com anormalidades na marcha dos membros pélvicos. As deformidades e disfunções neurológicas variam de sutil ou branda (limitada a deformidades da cauda) a paraparesia. A síndrome é hereditária, com característica dominante e penetrância incompleta.[2]

REFERÊNCIAS BIBLIOGRÁFICAS
1. Fasquelle C, et al. PLoS Genet. 2009;5.
2. Kromik A, et al. Vet J. 2015;204:287.

Condrodistrofia congênita de origem desconhecida (bezerros "bolotas", nanismo e frouxidão articular congênita, estenose espinal congênita)

Uma anormalidade não hereditária que se assemelha ao nanismo hereditário foi descrita nos EUA, Europa, África, Austrália e Nova Zelândia.[1] A doença ocorre em pastagens de baixa qualidade utilizadas em criação extensiva de animais pecuários e acredita-se que seja causada por deficiência nutricional materna durante o segundo trimestre da gestação.[2] Os fatores dietéticos específicos envolvidos não foram determinados.

A enfermidade caracteriza-se por danos nas placas de crescimento fisário e subsequente falha de crescimento dos ossos longos. O desenvolvimento ósseo anormal da cabeça ocasiona braquignatia superior. O encurtamento das físes dos ossos longos dos membros é acompanhado de rotação dos membros e curvatura nas articulações; os bezerros mamam e ficam em pé com dificuldade. As deformidades dos ossos turbinados nasais e da traqueia são frequentes e quase sempre causam dificuldade respiratória. Também ocorrem incoordenação, arqueamento do dorso e tendência a timpanismo, que pode causar morte. A dentição é normal. Raramente se notam espasticidade muscular, pescoço torto, andar em círculo, queda para trás e "andar de ganso". Tipicamente, os resultados de testes sorológicos para o vírus Akabane, vírus Aino, vírus da diarreia bovina e vírus da febre catarral ovina são negativos.[3]

A maioria dos bezerros nasce viva; em rebanhos seriamente afetados, até 15% dos bezerros podem ser acometidos. O nome original da anormalidade ("bezerro bolota") deveu-se à ocorrência comum de bolotas (frutos do carvalho) na dieta dos animais de rebanhos afetados, embora não se acredite que essas bolotas tenham qualquer relevância na etiologia. Atualmente, acredita-se que a causa seja uma ou mais deficiências nutricionais desconhecidas, possivelmente incluindo carência de manganês[3], durante o segundo trimestre de gestação.

REFERÊNCIAS BIBLIOGRÁFICAS
1. White PJ, et al. Prev Vet Med. 2010;94:178.
2. White PJ, et al. Prev Vet Med. 2010;96:36.
3. Cave JG, et al. Aust Vet J. 2008;86:130.

DOENÇAS ARTICULARES HEREDITÁRIAS

Artrogripose hereditária (contratura de múltiplos tendões hereditária)

A fixação hereditária das articulações dos membros, notada ao nascimento, é relatada em muitas raças de bovinos, especialmente em Belgian Blue, Shorthorn, Charolês, Piemonte e Swedish Dole. É herdada como uma mutação recessiva única no gene *PIGH* de bovinos Belgian Blue.[1] A doença acomete suínos da raça Large White suíços como parte do complexo *artrogripose múltipla congênita*, cujas anormalidades clínicas incluem braquignatismo inferior e curvatura espinal.[2]

Há muitas causas ambientais da doença, sendo a mais conhecida a infecção pelo vírus Schmallenberg e vírus Akabane, no início da gestação (discutida sob esse título).[3]

Artrogripose simples

Os membros dos bezerros afetados estabilizam-se em posição de flexão ou extensão e causam distocia como resultado do posicionamento anormal e da falta de flexibilidade. Não há envolvimento das superfícies articulares; as articulações podem ser liberadas após a secção dos tendões ou músculos circundantes. Há atrofia dos músculos dos membros, e os bezerros que nascem vivos não conseguem ficar de pé e geralmente morrem ou são eliminados em poucos dias.

Artrogripose com displasia dentária

A artrogripose com displasia dentária em bovinos parece ser hereditária, com característica dominante. Os dentes são moles, polpudos e curvam-se facilmente. Não há anormalidades ósseas ou articulares, exceto o amolecimento marcante e o excesso de cartilagem nas epífises. Ocorre ossificação anormal da cartilagem. Os bezerros apresentam tamanho normal, não ocasionam distocia e mesmo não sendo capazes de ficar em pé devido à flexibilidade excessiva dos membros, conseguem mamar. Geralmente, ocorre pneumonia hipostática e subsequente morte do bezerro.

Artrogripose com palatosquise (ou fenda palatina)

A artrogripose com palatosquise é herdada como uma característica recessiva simples com baixa penetrância, em bovinos da raça Charolês franceses, na França, e alta penetrância em bovinos Charolês 7/8 no Canadá, onde a frequência gênica é alta em bovinos Charolês puros e mestiços. Entre os mestiços, a condição de homozigoto é quase sempre marcadamente expressa e letal, mas uma alta porcentagem de bovinos homozigotos de raça pura mostra efeito discreto ou nenhum efeito visível do gene e sobrevive. Devido à baixa taxa de prevalência na França, a tentativa de erradicação não parece ser econômica.

Nessa síndrome, todos os membros do animal em geral são afetados, mas os membros torácicos são mais acometidos do que os pélvicos, e as articulações mais distais são mais rigidamente estáveis que as proximais. Os músculos dos membros afetados apresentam atrofia e palidez. Alterações histológicas na medula espinal sugerem que a atrofia muscular é neurogênica. O período de gestação de bezerros acometidos pode ser maior do que o normal, em média, de 2 semanas.

Artrogripose com defeitos múltiplos

Em bovinos da raça Simental, um conjunto combinado de defeitos inclui artrogripose, muitas vezes com os membros em uma posição flexionada ao redor do corpo, subdesenvolvimento da mandíbula, curvatura da coluna vertebral e defeitos cardíacos e de vasos sanguíneos principais.

Artrogripose em outras espécies além de bovinos

A artrogripose hereditária também foi relatada em *ovinos* das raças Merino e Corriedale e em *suínos* da raça Landrace norueguesas, nos quais se acredita que seja herdada como uma característica recessiva simples. O defeito em ovinos Corriedale está associado a outras lesões, incluindo braquignatia inferior, hidranencefalia e escoliose torácica. Foi descrita artrogripose hereditária em cordeiros da raça Suffolk.[1] Foram realizados testes de reprodução utilizando superovulação e transferência de embriões para aumentar os números de descendentes de fêmeas portadoras do gene ou genes responsáveis pela anormalidade, que é herdada como uma característica autossômica recessiva.

A *artrogripose múltipla congênita hereditária ovina* é uma síndrome que acomete cordeiros caracterizada por curvatura, arqueamento e torção da coluna torácica, com anormalidades associadas nas costelas e no esterno, artrogripose distal das articulações do carpo e do tarso e fenda nos palatos duro e mole, ou palatosquise (uma fissura mediana do palato); é uma doença hereditária autossômica recessiva.[4] Os cordeiros afetados nascem a termo, mas morrem logo após o nascimento. Os cordeiros afetados apresentam peso corporal um pouco menor (em decorrência da baixa massa muscular), em comparação com cordeiros recém-nascidos normais do mesmo rebanho. A síndrome é semelhante à *artrogripose múltipla congênita hereditária bovina*, em bovinos Angus, e à *artrogripose múltipla congênita hereditária suína*.[2]

Artrogripose hereditária também ocorre em *cavalos* Fjord noruegueses. A artrogripose acomete os membros pélvicos e, de modo concomitante, notam-se polidactilia, palatosquise e braquignatia, em alguns cavalos. A maioria dos potros não consegue ficar de pé e o defeito deve ser considerado letal.

Anquilose múltipla hereditária

A anquilose múltipla que afeta todas as articulações dos membros foi relatada como um defeito congênito hereditário de bezerros da raça Holandesa. O abdome da mãe aumenta muito no sexto e sétimo meses de gestação, e isso pode ocasionar algum desconforto respiratório. Há excesso de líquidos fetais; a palpação retal é impedida pelo útero distendido. Aborto no último mês de gestação é uma ocorrência comum. Os fetos acometidos apresentam pescoço muito curto, anquilose nas articulações intervertebrais e vários graus de anquilose em todas as articulações dos membros. Os membros estabilizam-se flexionados e há algum garu de curvatura da coluna vertebral. Sempre ocorre distocia fetal, sendo necessária embriotomia ou cesariana para a parição do bezerro.

A anquilose das articulações dos membros combinada com *fenda palatina* é uma ocorrência ocasional em bovinos da raça Charolês e há suspeita de que seja hereditária. A anquilose da articulação da falange distal, que se desenvolve após várias semanas de vida, foi relatada em bezerros da raça Simental. A etiologia não foi esclarecida.

REFERÊNCIAS BIBLIOGRÁFICAS
1. Sartelet A, et al. BMC Genet. 2015;16:316.
2. Haubitz M, et al. Mol Cell Prob. 2012;26:248.
3. Agerholm JS, et al. Acta Vet Scand. 2015;57.
4. Tejedor MT, et al. J Comp Pathol. 2010;143:14.

Subluxação patelar hereditária

A subluxação, unilateral ou bilateral, ocorre como um defeito hereditário em bovinos *Bos indicus* e em búfalos (*Bubalus bubalis*). Pôneis Shetland também são predispostos e suspeita-se de uma transmissão autossômica recessiva monogênica. Ocorre claudicação periódica, com o membro acometido mantido em extensão rígida; a patela é deslocada medialmente.[1]

REFERÊNCIA BIBLIOGRÁFICA
1. Busschers E. Equine Vet Educ. 2009;21:464.

Hipermobilidade hereditária (frouxidão) das articulações

Relatada apenas em bovinos Jersey, assumiu grande importância devido à boa popularidade de um touro portador do gene. Notam-se flexão e extensão anormais de todas as articulações, mas especialmente das articulações do jarrete, do joelho, do quadril, do cotovelo e do ombro. Os músculos apresentam atrofia marcante e, em consequência, as articulações parecem muito aumentadas. Os bezerros não conseguem ficar em pé, mas são espertos, alertas e alimentam-se bem. Os membros são tão flexíveis que podem ser dobrados em posições extraordinárias e quase amarrados em nó. O sinal de gaveta, um deslocamento das superfícies articulares lateralmente, provocado por pressão manual, pode ser estimulado facilmente e com deslocamento de até 2 cm. Não há lesão detectável no sistema nervoso ou musculoesquelético. Embora se saiba que a doença é herdada como uma característica autossômica recessiva simples, ela também tem sido observada em circunstâncias que excluem a hereditariedade como causa.

Displasia coxofemoral hereditária

Um defeito de desenvolvimento hereditário do acetábulo é notado em cavalos da raça Dole. Não há evidência clínica da doença ao nascimento, mas subsequentemente desenvolvem osteoartrite na articulação e ruptura do ligamento redondo. A displasia coxofemoral acomete bovinos da raça Belgian Blue.[1]

REFERÊNCIA BIBLIOGRÁFICA
1. Van Vlierbergen B, et al. Vet Rec. 2007;160:910.

Doenças de Pele, Olhos, Conjuntiva e Orelha Externa

INTRODUÇÃO

As principais funções da pele são:

- Manter uma temperatura normal do corpo
- Manter o equilíbrio hidreletrolítico normal do animal
- Criar uma barreira mecânica para proteger o corpo de agentes e organismos nocivos
- Atuar como um órgão sensitivo, percebendo as características ambientais importantes para a sobrevivência do animal.

Em geral, essas funções não são muito prejudicadas pela maioria das doenças da pele de grandes animais, com as exceções de falhas no mecanismo de sudorese, que interferem sobremaneira na regulação da temperatura corporal, e de queimaduras graves ou outros traumas da pele, que podem causar morte em consequência da perda de líquidos e eletrólitos.

Os principais efeitos das doenças de pele em animais de grande porte são estéticos e econômicos, mas também podem representar uma preocupação considerável com o bem-estar animal. O desconforto e o prurido interferem no repouso e alimentação normais e, quando os lábios são acometidos, pode haver comprometimento à preensão dos alimentos. O proprietário fica insatisfeito com a aparência desagradável do animal. Há perda econômica da pelagem, e redução no valor de venda e na aceitação de transporte de animais e a participação em exposições são grandemente reduzidas.

Lesões primárias/secundárias

Quanto à origem, as doenças da pele podem ser primárias ou secundárias. Na doença cutânea primária, as lesões são restritas inicialmente à pele, embora possam se disseminar posteriormente da pele para envolver outros órgãos. Por outro lado, as lesões cutâneas podem ser secundárias à doença originada em outros órgãos. A diferenciação entre doenças de pele primárias e secundárias deve ser tentada procurando evidências de que outros órgãos, que não a pele, estão acometidos. Se não houver tal evidência durante um exame clínico completo do paciente, é razoável supor que a doença é primária. Mesmo diagnosticado o envolvimento de outros órgãos, ainda é necessário determinar se o envolvimento constitui o estado primário ou se desenvolveu secundariamente à doença de pele. Esta decisão pode basear-se na cronologia dos sinais, deduzida pela anamnese cuidadosa, e no conhecimento detalhado das doenças individuais que podem ser encontradas.

A realização de uma anamnese minuciosa e de um exame clínico completo deve preceder o exame cuidadoso da pele, por meio da técnica adequada de exame. O veterinário pode precisar empregar procedimentos diagnósticos avançados como, por exemplo, o exame histopatológico de uma amostra obtida por biopsia para definir o tipo de lesão presente.

O objetivo deste capítulo é descrever as lesões básicas da pele para que o diagnóstico diferencial possa ser realizado até o ponto de definir o tipo e a natureza da lesão pelo diagnóstico anatomopatológico. Um diagnóstico etiológico definitivo requer um exame mais detalhado e está incluso na discussão das doenças específicas.

Sinais clínicos e exame especial

O exame clínico geral é seguido de exame especial da pele e deve incluir inspeção e, na maioria dos casos, palpação. Informações adicionais podem ser obtidas com a coleta de suabes para exames bacteriológicos, raspados de pele para exame de parasitas dermatófitos e metazoários e biopsia para exame histopatológico.

A amostra obtida por biopsia deve conter pele anormal, marginal e normal. Artefatos são comuns, incluindo amostragem não representativa, esmagamento da amostra pela pinça ou pinça hemostática e fixação inadequada.

A lâmpada de Wood tem utilidade especial no exame da pele para pesquisa de dermatófitos.

As descrições das lesões devem incluir o tamanho, a profundidade na qual elas penetram, a distribuição topográfica no corpo e o tamanho da área acometida. Anormalidades das secreções sebácea e sudorípara, mudanças no pelo ou no pelame lanoso e alterações na cor e temperatura da pele devem ser observadas, assim como a presença ou ausência de dor ou prurido.

Lesões

A definição precisa das lesões, resumida na Tabela 16.1, é parte essencial do registro clínico de um paciente com doença cutânea. A tabela faz uma diferenciação primária em lesões discretas e difusas, e essas categorias precisam ser categorizadas adicionalmente em termos de tamanho (p. ex., podem ser lesões difusas limitadas ou localizadas extensas).

Coloração anormal

O parâmetro de coloração anormal inclui icterícia, palidez e eritema. Nos animais de pele clara, estas condições raramente são visíveis. A coloração vermelho-púrpura de suínos de pele branca com septicemia pode ser intensa, mas seu grau não tem relevância no diagnóstico. O eritema precoce é um achado comum em que lesões de pele mais definidas se desenvolverão, como acontece no início da fotossensibilização. A coloração azulada vista no início da gangrena (p. ex., do úbere e da pele do teto nos estágios iniciais de mastite bovina hiperaguda causada por *Staphylococcus aureus*) caracteriza-se por pele fria e perda da elasticidade cutânea.

A hipopigmentação da pele pode ser generalizada, como em albinos, pseudoalbinos e animais brancos letais. Locais de hipopigmentação localizados são característicos de vitiligo e leucodermia.

Prurido

- *Prurido ou coceira* é a sensação que leva o animal a se arranhar
- *Hiperestesia* é quando há maior sensibilidade aos estímulos normais
- *Parestesia* é uma perversão da sensação, subjetiva e não diagnosticada em animais.

Assim, todas as sensações que levam o animal a esfregar-se e arranhar-se são consideradas prurido, mais apropriadamente definidas como coceira. O prurido pode ser desencadeado por estímulo periférico ou central. Quando de origem periférica, é uma sensação cutânea primária, semelhante a calor, frio, dor e toque; difere da dor porque envolve puramente a epiderme, enquanto a dor ainda pode ser sentida em áreas de pele desnudadas da epiderme.

Tabela 16.1 Termos usados para identificar as lesões cutâneas.

Nome da lesão	Natureza da lesão	Relação com superfície cutânea	Superfície cutânea
Escamas	Esfoliações secas e escamosas	Apenas na superfície, sem penetração na pele	Íntegra
Escoriações	Abrasões e arranhões traumáticos	Penetração abaixo da superfície	Lesões variáveis na superfície cutânea – depende da gravidade
Fissuras	Rachaduras profundas	Penetração no tecido subcutâneo	Lesionada
Gangrena seca	Seca, queratinosa, preta, avascular, em forma de escudo	Acima da pele, geralmente acometendo todas as camadas	Desprende-se
Gangrena úmida, inicial	Preto-azulada, fria, exsudação serosa	No plano cutâneo ou abaixo dele	Todo o tecido subcutâneo
Queratose	Crescimento excessivo de epitélio seco, córneo e queratinizado	Acima da pele	O estrato córneo não danificado é mantido
Acantose	Semelhante à queratose, porém úmida e macia	Acima da pele	Tumefação da camada celular escamosa; realmente, faz parte da pele
Hiperqueratose	Crescimento excessivo de crostas, tipo epitélio queratinizado	Acima da pele	Superfície cutânea íntegra
Paraqueratose	Aderida à pele	Acima da pele	Células do estrato córneo nucleadas e retidas; faz parte da pele
Eczema	Dermatite eritematosa pruriginosa	Camada superficial da epiderme acometida	Rompimento crostoso e úmido na superfície
Hipermelanose	Aumento dos depósitos de melanina (p. ex., melanose, melanoderma)	Na epiderme ou derme	Íntegra
Hipomelanose	Diminuição dos depósitos de melanina	Na epiderme ou derme	Íntegra
Lesões discretas			
Vesícula, bolha	Bolha preenchida com líquido (soro ou linfa), com 1 a 2 cm de diâmetro	Acima da superfície cutânea, superficial	Íntegra, mas se desprende
Pústula	Tumefação preenchida com pus, com 1 a 5 mm de diâmetro	Acima da pele, superficial	Rompe-se
Vergão/pápula	Protuberância edematosa eritematosa transitória	Acima da pele, acometendo todas as camadas	Íntegra
Pápulas (espinhas)	Elevadas, inflamadas, com centro necrosado, com até 1 cm de diâmetro	Acima da superfície cutânea, acometendo todas as camadas	Se exteriorizam e se rompem
Nódulos, nodos	Protuberâncias sólidas, com até 1 cm de diâmetro. Inflamação aguda ou crônica. Ausência de centro necrosado	Acima da superfície cutânea, acometendo todas as camadas	Íntegra
Placa	Nódulo maior, com até 3 a 4 cm de diâmetro	Acomete todas as camadas; protuberâncias acima da superfície cutânea	Íntegra
Acne	Termo usado como sinônimo de espinha, mas o significado correto é infecção da glândula sebácea	Acima da superfície cutânea, acometendo todas as camadas	Pode se exteriorizar e se romper
Comedão	Folículo piloso obstruído (sebo, queratina)	Cresce sobre a pele	Pode se romper
Impetigo	Vesícula flácida que progride para pústula e, depois, crosta, com até 1 cm de diâmetro	Cresce sobre a pele; muito superficial	As camadas mais superficiais são destruídas
Crosta	Crosta de sangue coagulado pus e restos de tecido cutâneo	Cresce sobre a pele	Rompe-se, a profundidade varia dependendo da lesão original
Mácula (mancha)	Pequena área com alteração de cor; a mancha é maior	No interior das camadas superficiais	Íntegra

Assim, o prurido não ocorre no centro de ulcerações profundas ou em lesões muito superficiais, como as verificadas na micose, em que apenas as fibras do pelo e o epitélio queratinizado estão envolvidos. A coceira pode ser provocada em toda a superfície da pele, mas é mais grave nas junções mucocutâneas. As causas comuns incluem:

- Bovinos:
    - Sarna sarcóptica e corióptica
    - Infestação por piolhos
    - Acetonemia nervosa
    - Doença de Aujeszky
- Ovinos:
    - Infestações por piolhos, sarna, *Melophagus ovinus*, mosca-varejeira e ácaros da coceira
    - Paraplexia enzoótica dos ovinos ("scrapie")
- Equinos:
    - Sarna corióptica nas pernas
    - Coceira doce (coceira de *Queensland*) sobre o dorso do animal
    - Infestação por piolhos
    - Prurido perianal causado pela infestação por *Oxyuris equi*
- Suínos:
    - Sarna sarcóptica e corióptica
    - Infestação por piolhos
- Todas as espécies animais:
    - Estágios iniciais da dermatite por fotossensibilização
    - Urticária por reação alérgica
    - "Síndromes da lambedura", como as que ocorrem em bovinos que recebem dieta

deficiente em cobre, são acompanhadas de pica e lambedura de outros animais ou de si próprio. São exemplos de depravação do apetite que se desenvolvem em resposta à deficiência nutricional e não são respostas ao prurido

- O *prurido de origem central* deriva principalmente do centro do prurido, situado abaixo do núcleo acústico na medula. Ele pode ter uma base estrutural, como na paraplexia enzoótica dos ovinos ("*scrapie*") e pseudorraiva, ou pode ter origem funcional, como na forma nervosa da acetonemia. As únicas lesões observadas são aquelas de dermatite traumática, com remoção das camadas superficiais em profundidade variável, quebra ou remoção dos pelos e distribuição de lesões em locais onde o animal pode morder ou esfregar facilmente.

Anormalidades da secreção das glândulas cutâneas

A atividade das *glândulas sudoríparas* é controlada pelo sistema nervoso simpático sendo, na maior parte, um reflexo da temperatura corporal. Excitação e dor podem causar sudorese como consequência da atividade do córtex cerebral. Uma forma generalizada de hiperidrose, aparentemente hereditária, foi relatada em bezerros da raça Shorthorn. Áreas locais de aumento ou diminuição da sudorese podem surgir de lesões nervosas periféricas ou obstrução dos ductos das glândulas sudoríparas. Anidrose generalizada é relatada em equinos e, ocasionalmente, em bovinos.

O excesso de secreção pelas *glândulas sebáceas* causa oleosidade da pele ou seborreia, mas sua patogênese é pouco conhecida.

Anormalidades da lã e das fibras dos pelos

A deficiência de pelos ou lã, em comparação com a pilosidade normal de uma área da pele é conhecida como *alopecia* ou *hipotricose*.

Hirsutismo é uma pilosidade anormal que se manifesta pela presença de pelagem longa, felpuda e geralmente encaracolada; é mais comum em pôneis idosos portadores de adenoma da parte intermediária da hipófise.

A característica da fibra também pode mudar com variações no ambiente interno. Por exemplo, na deficiência de cobre, o ondulamento de fibras finas de lã é perdido e a lã torna-se reta e "dura". A alternância na cor da pelagem, a acromotriquia, pode ser generalizada ou acometer segmentos ao longo da fibra.

LEITURA COMPLEMENTAR

Knotterbelt DC. The approach to the equine dermatology case in practice. Vet Clin Equine. 2012;25:131-153.

Metz M, et al. Pruritus: an overview of current concepts. Vet Dermatol. 2011;22:121-131.

Outerbridge CA. Cutaneous manifestations of internal diseases. Vet Clin North Am Small. 2013;43:135-152.

Paterson S, Ball C. A practical approach to equine dermatology. In Pract. 2013;35:190-196.

PRINCÍPIOS DO TRATAMENTO DAS DOENÇAS DA PELE

Tratamento primário

Para um tratamento específico, o diagnóstico preciso da doença e a identificação da causa subjacente devem preceder a escolha de qualquer tratamento tópico ou sistêmico. Pelos e restos teciduais na área acometida e em torno desta devem ser removidos para permitir que os medicamentos de uso tópico entrem em contato direto com a pele acometida. Nas doenças bacterianas, recomenda-se cultura microbiológica e teste de sensibilidade (antibiograma). A resistência bacteriana aos antimicrobianos usados na clínica veterinária dermatológica é uma preocupação. O uso indiscriminado de antimicrobianos, local ou sistêmico, deve ser evitado para conter o desenvolvimento de resistência bacteriana aos microrganismos. Doenças cutâneas específicas causadas por bactérias, fungos e metazoários são razoavelmente passíveis de tratamento com um medicamento específico apropriado. A identificação de fungos ou parasitas que presumivelmente causam a doença permite a seleção de um produto farmacológico e da via de administração com eficácia documentada contra esses microrganismos e pode prevenir falhas frustrantes de tratamento.

A remoção do agente causador de doenças alérgicas e fotossensibilização pode ser impossível e o tratamento sintomático pode ser a única solução viável. O tratamento sintomático também pode ser indicado por motivos de bem-estar, quando a causa primária da doença não pode (ainda) ser identificada. O veterinário deve estar ciente de que, nesses casos, o tratamento anti-inflamatório, embora indicado, pode complicar a pesquisa diagnóstica posterior. Em alguns casos, a doença primária pode ser confundida pela presença de um agente secundário, o que pode dificultar o diagnóstico.

Tratamento de suporte

Pode incluir a prevenção de infecção secundária pelo uso de pomada bacteriostática ou curativos, bem como a prevenção de danos adicionais por arranhadura.

- O tratamento efetivo do prurido depende da redução da percepção central das sensações de coceira pelo uso de fármacos ataráticos, sedativos ou narcóticos, administrados por via sistêmica, ou pela contenção efetiva do mediador entre a lesão e o órgão sensorial final. Na ausência de conhecimento exato da patogênese da dor, é comum recorrer a anestésicos locais, que têm meia-vida curta, e corticosteroides, que são de ação mais longa e eficazes, desde que a congestão vascular seja parte do mecanismo estimulador do prurido

- Quando grandes áreas da pele estão envolvidas, é importante evitar a absorção de produtos tóxicos pela irrigação contínua ou pela aplicação de curativos absorventes. As perdas de fluidos e eletrólitos devem ser compensadas pela administração oral ou parenteral de fluidos contendo os eletrólitos necessários

- Garantir uma ingestão dietética adequada de proteínas, particularmente aminoácidos contendo enxofre, para facilitar o reparo dos tecidos cutâneos

- O tédio contribui significativamente para a resposta de um animal a estímulos pruriginosos, e é melhor evitar o confinamento dos animais acometidos.

LEITURA COMPLEMENTAR

Matousek JL, Campbell KL. A comparative review of cutaneous pH. Vet Dermatol. 2002;13:293-300.

Schwarz S, Noble WC. Aspects of bacterial resistance to antimicrobials used in veterinary dermatological practice. Vet Dermatol. 1999;10:163-176.

Scott DW. Large Animal Dermatology. Philadelphia: WB Saunders; 1988.

DOENÇAS DA EPIDERME E DA DERME

Pitiríase

A *pitiríase primária* se caracteriza por descamação cutânea excessiva, tipo farelo, na pele; é causada por produção exagerada de células epiteliais queratinizadas. A etiologia é incerta. O diagnóstico é baseado no quadro clínico e pode ser apoiado por testes diagnósticos adicionais para excluir outros diagnósticos diferenciais. Os fatores causadores ou predisponentes propostos são:

- Hipovitaminose A
- Deficiência nutricional de vitaminas do complexo B, especialmente riboflavina e ácido nicotínico, em suínos, ou ácido linolênico e, provavelmente, outros ácidos graxos insaturados essenciais
- Intoxicação por iodo.

A *pitiríase secundária* se caracteriza por descamação excessiva de células epiteliais e geralmente está associada aos seguintes fatores:

- Coceira, nas infestações por pulgas, piolhos e sarna
- Infecção ceratolítica (p. ex., na dermatofitose).

As escamas da pitiríase são acúmulos de células epiteliais queratinizadas, às vezes amolecidas, e tornadas gordurosas pela exsudação de soro ou secreção sebácea. A superprodução, quando ocorre, começa em torno dos orifícios dos folículos pilosos e se espalha para o estrato córneo circundante.

As escamas de pitiríase primária são superficiais, acumulam-se onde a pelagem é longa e geralmente estão associadas a uma pelagem seca e sem brilho. Coceira ou outras lesões de pele não são características. A pitiríase secundária geralmente é acompanhada de lesões da doença primária.

A *pitiríase rósea* ou *dermatite psoriasiforme pustular* é uma doença da pele de leitões, clínica e histopatologicamente distinta da pitiríase rósea humana (ver também "Pitiríase rósea").

A pitiríase é identificada pela ausência de parasitas e fungos em raspados de pele.

> **Diagnóstico diferencial**
> - Hiperqueratose (ver discussão a seguir)
> - Paraqueratose (ver discussão a seguir)
> - Erisipela suína (para pitiríase rósea em suínos suínos)
> - Síndrome nefropática e dermatite suína (para pitiríase rósea em suínos suínos)
> - Dermatofitose (para pitiríase rósea em suínos).

Tratamento

O *tratamento primário* requer a correção da causa primária.

O *tratamento de suporte* começa com uma lavagem completa das lesões, seguida de aplicações alternadas de uma pomada emoliente suave e uma loção alcoólica. O ácido salicílico é frequentemente adicionado a uma loção ou pomada à base de lanolina.

Hiperqueratose

As células epiteliais se acumulam na pele em consequência da excessiva queratinização das células epiteliais e pontes intercelulares, interferência na divisão celular normal da camada granular da epiderme e hipertrofia do estrato córneo.

A *hiperqueratose local* pode ser causada pelo seguinte:

- Estresse mecânico nos pontos de pressão (p. ex., cotovelos, jarretes ou peito) quando os animais se deitam habitualmente em superfícies duras
- Estresse mecânico e/ou químico (p. ex., *hiperqueratose da extremidade do teto* de vacas-leiteiras, que pode ser causada por regulação inadequada da máquina de ordenha, excesso de ordenhas, uso inapropriado de desinfetantes de teto ou clima frio)
- Parasitismo (p. ex., forma hiperqueratótica da sarna sarcóptica de suínos e pequenos ruminantes).

A *hiperqueratose generalizada* pode ser causada pelo seguinte:

- Intoxicação por compostos de naftaleno altamente clorados
- Intoxicação crônica por arsênico
- Ictiose congênita hereditária
- Diseritropoese: disqueratose hereditária
- Infecção pelo fungo *Scopulariopsis brevicaulis*, recentemente associada à hiperqueratose generalizada em um bezerro e um cabrito.[1,2]

Nota-se pele seca, com escamas, mais espessa do que o normal, geralmente enrugada, sem pelos e com fissuras em um padrão de rede. Pode ocorrer infecção secundária de fissuras profundas se a área estiver continuamente úmida. No entanto, a lesão é geralmente seca, e os tampões de material hiperqueratótico podem ser removidos, deixando a pele subjacente intacta.

A confirmação do diagnóstico é pela demonstração do estrato córneo caracteristicamente espessado em uma amostra obtida de biopsia, que também serve para diferenciar a condição de paraqueratose (ver também "Paraqueratose") e ictiose hereditária (ver também "Defeitos congênitos e hereditários da pele").

O tratamento primário depende da correção da causa. O tratamento de suporte consiste na aplicação de um produto ceratolítico (p. ex., pomada de ácido salicílico).

REFERÊNCIAS BIBLIOGRÁFICAS
1. Ogawa S, et al. J Comp Pathol. 2008;138:145-150.
2. Ozturk D, et al. Bull Vet Pullawy. 2009;53:361-363.

Paraqueratose

Doença da pele caracterizada por queratinização incompleta das células epiteliais e pode ter várias causas:

- Inflamação crônica inespecífica da epiderme celular
- Deficiência de zinco na dieta
- Parte de uma doença hereditária (descrita mais adiante).

A lesão inicial consiste em edema da camada espinhosa, dilatação dos vasos linfáticos intercelulares e infiltração de leucócitos. A queratinização imperfeita das células epiteliais na camada granulosa da epiderme ocorre em seguida, e as células córneas produzidas são espessas e macias, mantêm seus núcleos e se aderem para formar grandes massas, que permanecem fixas aos tecidos subjacentes ou são desprendidas como escamas espessas.

As lesões podem ser extensas e difusas, mas com frequência limitam-se aos locais de flexão das articulações (historicamente referidas como como eczema da parte posterior do joelho (*mallender*) e eczema no jarrete (*sallender*), em equinos. Inicialmente a pele fica avermelhada, seguida de espessamento e descoloração cinza. Escamas grandes e macias se acumulam, muitas vezes agregando pelos, e geralmente ocorrem rachaduras e fissuras; sua remoção deixa uma superfície vermelha e em carne viva. Na hiperqueratose, as escamas são finas e secas e acompanham uma pele intacta e normal.

A paraqueratose em suínos é mais comumente observada em animais com 2 a 4 meses de idade e responde favoravelmente à suplementação dietética de zinco. A deficiência de zinco nos animais acometidos pode ser absoluta ou relativa. Esta última pode ser causada pelo excesso de cálcio na dieta ou pelo conteúdo de ácido fítico ou deficiência de ácidos graxos essenciais; todos estes fatores interferem na absorção intestinal de zinco.

O diagnóstico é feito com base na apresentação clínica e pode ser confirmado pela identificação de queratinização imperfeita em um exame histopatológico de uma amostra obtida por biopsia ou durante a necropsia.

> **Diagnóstico diferencial**
> - Hiperqueratose
> - Paquidermia
> - Dermatofitose
> - Sarna sarcóptica
> - Doença do suíno gorduroso (infecção por *Staphylococcus hyicus*)
> - Ictiose hereditária
> - Paraqueratose hereditária de bezerros
> - Dermatose vegetante hereditária em suínos
> - Displasia epidérmica hereditária.

Tratamento

O *tratamento primário* requer a correção de qualquer deficiência nutricional (corrigindo especificamente o teor de zinco e evitando o conteúdo excessivo de cálcio na dieta).

O *tratamento de suporte* inclui a remoção das crostas com o uso de um produto ceratolítico (p. ex., pomada à base de ácido salicílico) ou pela esfregação vigorosa com água e sabão, seguida de aplicação de um produto adstringente (p. ex., "*white lotion paste*", pasta adstringente que coném acetato de chumbo e sulfato de zinco, comumente utilizada no tratamento de escoriações superficiais), que deve ser aplicado com frequência e por algum tempo após o desaparecimento das lesões.

Paquidermia

A paquidermia, incluindo a esclerodermia, é o espessamento da pele que acomete todas as camadas cutâneas, frequentemente incluindo o tecido subcutâneo. Normalmente é localizada, mas muitas vezes extensa, como na linfangite e na dermatite da quartela de equinos. Não há causas específicas, e a maioria dos casos é resultado de uma inflamação crônica ou recorrente inespecífica.

Nas áreas acometidas, a pelagem é fina ou ausente; a pele é mais espessa e rígida do que o normal. A pele parece tensa e, devido à sua espessura e volume reduzido de tecido subcutâneo, não é possível realizar a preensão por beliscamento, e ela tampouco desliza facilmente sobre o tecido subjacente. A superfície cutânea se apresenta íntegra, e não há lesão, crosta ou escama como acontece na paraqueratose e hiperqueratose.

A confirmação do diagnóstico depende do exame histopatológico de uma amostra obtida por biopsia. As células em todas as camadas geralmente são normais, mas as camadas individuais têm uma espessura aumentada. Ocorre hipertrofia da camada espinhosa da epiderme e aumento dos processos interpapilares.

Diagnóstico diferencial
- Paraqueratose
- Neoplasia cutânea
- Papilomatose.

Tratamento

O *tratamento primário* requer a remoção da causa da irritação, mas, em casos bem estabelecidos, espera-se pouca melhora; quando uma pequena área é acometida, a remoção cirúrgica pode ser uma solução prática. Nos casos iniciais, a administração local ou sistêmica de corticosteroides pode ser efetiva.

Impetigo

Erupção superficial de pequenas vesículas de paredes finas, circundadas por uma área eritematosa. Essas vesículas se transformam em pústulas, que se rompem e originam crostas.

No ser humano, o impetigo é especificamente uma infecção estreptocócica, mas quase sempre as lesões apresentam infecção secundária por estafilococo. Em animais, o principal microrganismo isolado é o estafilococo. Parece que a bactéria causadora penetra no local através de pequenas escoriações e se dissemina após o rompimento das lesões, contaminando a pele adjacente e originando lesões secundárias. A disseminação entre os animais ocorre facilmente.

Dois exemplos específicos de impetigo em grandes animais são:

- *Impetigo do úbere* (acne do úbere) de vacas
- *Impetigo contagioso*, também conhecido como *epidermite exsudativa* (ver também "Impetigo do úbere") ou "doença do porco gorduroso", causado por *Staphylococcus hyicus* (ver também "Epidermite exsudativa/doença do suíno gorduroso").

A confirmação do diagnóstico depende do isolamento de estafilococos no líquido vesicular.

Diagnóstico diferencial
- Varíola bovina/varíola bufalina, em que as lesões ocorrem quase exclusivamente nos tetos e passam pelos estágios característicos da varíola
- Pseudovaríola bovina, na qual as lesões são características e também se instalam nos tetos
- Pitiríase rósea (para epidermite exsudativa/doença do suíno gorduroso)
- Sarna Sarcóptica (para epidermite exsudativa/doença do suíno gorduroso)
- Dermatofitose.

Tratamento

O *tratamento primário*, com aplicação tópica de antibiótico normalmente é o necessário, porque as lesões individuais se curam muito rapidamente (ver também em "Epidermite exsudativa/doença do suíno gorduroso").

O *tratamento de suporte* visa a prevenir a ocorrência de lesões secundárias e a disseminação da doença a outros animais. Banho com solução germicida, 2 vezes/dia, com lavagem vigorosa da pele geralmente é efetivo.

Urticária

Doença da pele caracterizada pelo desenvolvimento de edema da derme, que se torna aparente como pápulas cutâneas. O equino é a espécie mais comumente acometida. Nos casos agudos, a urticária surge de repente e regride em poucas horas. Casos de duração mais longa, ou mesmo crônicos, são caracterizados pela recorrência contínua de novas pústulas na pele, ao longo de dias ou meses. A urticária pode ser decorrência de uma reação alérgica localizada, acometendo apenas partes da pele ou ser parte de uma reação alérgica sistêmica mais grave.

Etiologia

Embora a urticária, em muitos casos, seja de origem alérgica, causas não alérgicas, como estresse físico à pele [p. ex., compressão (urticária por compressão ou dermatografismo) ou exposição à baixa temperatura ambiente (urticária fria)] podem resultar no seu desenvolvimento.

Nos equinos, a urticária crônica é mais comumente associada a alergias alimentares. Especificamente, em alguns casos crônicos e recorrentes, não é possível detectar o alergênio causador e a causa primária permanece indefinida. No soro sanguíneo de humanos, há relato da presença do autoanticorpo imunoglobulina G (IgG) contra a imunoglobulina E (IgE) ou o receptor de IgE em um subconjunto de pacientes com urticária crônica de etiologia desconhecida. Assim, foi proposta uma base autoimune como causa de urticária crônica.[1,2]

A *urticária primária* pode ser causada por:

- Picadas de insetos
- Contato com urtiga
- Ingestão de alimentos incomuns, que apresentam o alergênio, geralmente uma proteína
- Ingestão acidental de um produto estranho à dieta (p. ex., alho para um equino)
- Administração de um fármaco específico (p. ex., penicilina, estreptomicina e, possivelmente, guaifenesina ou outro anestésico)
- Em bovinos, reação alérgica após vacinação contra febre aftosa
- Morte de larvas da mosca do berne (*Hypoderma bovis*) no tecido
- Alergia ao leite, em bezerros de vacas da raça Jersey, que mamam em outra vaca, por ocasião da secagem de suas mães
- Reação à transfusão sanguínea
- Vasculite cutânea (púrpura hemorrágica)
- Trauma cutâneo localizado (dermatografismo)
- Induzida por temperatura (calor, frio, luz solar)
- Infecção – parasitária, bacteriana, fúngica, viral.

A *urticária secundária* ocorre como parte de uma síndrome, por exemplo:

- Infecções do trato respiratório de equinos, incluindo adenite equina e infecções virais do trato respiratório superior
- Erisipela suína.

Patogênese

A degranulação de mastócitos liberando mediadores químicos da inflamação que resultam, subsequentemente, em edema dérmico é a possível causa de urticária. Uma dilatação primária dos capilares causa eritema cutâneo. A exsudação das paredes dos capilares danificados causa edema local na derme e surgimento de pápula. Apenas há envolvimento da derme e, às vezes, da epiderme. Em casos extremos, as pápulas podem se expandir e se transformar em seromas, que podem originar úlceras com secreção. As lesões da urticária geralmente desaparecem em 12 a 24 h, mas na urticária recorrente, um equino acometido pode apresentar erupção crônica e persistente durante dias ou meses.

Achados clínicos

As pápulas, elevações na sua maioria circulares e bem delimitadas, que surgem muito rapidamente, são facilmente vistas na pele, aparecem muito rápido e quase sempre em grande número. Tais lesões iniciam no pescoço, porém são mais numerosas no corpo. O seu diâmetro varia de 0,5 a 5 cm, apresentam superfície achatada e são firmes à palpação. Frequentemente não há prurido, exceto com picadas de plantas ou insetos, e sem descontinuidade da superfície epitelial, exsudação ou umidade. A palidez da pele nas pápulas pode ser observada somente na pele não pigmentada. Outros fenômenos alérgicos, incluindo diarreia e febre baixa, podem acompanhar a erupção. O início das lesões é agudo a hiperagudo, e as pápulas se desenvolvem em questão de minutos a horas após a exposição ao agente desencadeante. Quando associada a respostas sistêmicas adversas graves, incluindo apneia, parada respiratória, fibrilação atrial, parada cardíaca ou morte súbita, o caso é denominado anafilaxia.

Normalmente, as urticárias regridem dentro de 24 a 48 h, mas podem persistir por 3 a 4 dias por causa do aparecimento de novas lesões. Em alguns equinos muito sensíveis, há relato de ocorrência de dermatografismo, a produção de uma pápula contínua cujo padrão lembra a marca feita por um instrumento de ponta romba na pele, cerca de 30 min após a fricção da pele.

A urticária com duração de 8 semanas ou mais é classificada como urticária crônica ou recorrente, podendo ser necessários exames para diagnóstico de doença atópica, que consistem em testes intradérmicos e pesquisa de IgE antígeno-específica no soro sanguíneo.

As reações adversas em vacas-leiteiras após a vacinação anual contra febre aftosa se caracterizam pela formação de pápulas (com 3 a 20 mm de diâmetro) que recobrem a maior parte do corpo, seguida de dermatite exsudativa e necrosante. As áreas acometidas tornam-se alopécicas e as pápulas exsudam um líquido seroso, com formação de crostas. É comum notar edema dos membros; há vesículas nos tetos. As lesões surgem 8 a 12 semanas após a vacinação e podem persistir por 3 a 5 semanas. Também ocorrem perda de peso corporal e linfadenopatia. Prurido, depressão e redução na produção de leite são comuns. Relatam-se efeitos adversos à administração parenteral de penicilina e estreptomicina na forma de reação de hipersensibilidade tipo I, associada ao rápido desenvolvimento de urticária.[3]

Patologia clínica

O diagnóstico na maioria dos casos se baseia na manifestação clínica, possivelmente em combinação com um histórico de exposição local ou sistêmica a um potencial alergênio. O exame de amostra obtida por biopsia indica aumento do conteúdo de histamina nos tecidos, além de acúmulo local de eosinófilos. Os teores séricos de histamina e a contagem de eosinófilos no sangue também podem apresentar elevações transitórias.

Há opiniões controversas sobre a utilidade dos testes cutâneos intradérmicos em equinos. Em alguns casos, embora os testes intradérmicos possam ser úteis, quase sempre é difícil interpretar os resultados; ademais, o painel de alergênios disponíveis pode não ser o mais apropriado para equinos.[4] Testes intradérmicos em equinos sem atopia e naqueles com dermatite atópica ou urticária recorrente, utilizando alergênios ambientais, indicam um maior número de reações positivas nos testes intradérmicos realizados em equinos com dermatite atópica ou urticária recorrente, em comparação com equinos sem atopia. Isto é evidência de que, nessas doenças, ocorre hipersensibilidade tipo I mediada por IgE.

> **Diagnóstico diferencial**
> A urticária manifesta-se pelo aparecimento súbito de um conjunto de pápulas cutâneas, às vezes acompanhada de inquietação, principalmente em equinos e, ocasionalmente, em bovinos. A identificação da etiologia também é útil no diagnóstico, mas muitas vezes é difícil, dependendo da obtenção de um histórico minucioso e do exame do ambiente.
> A *lista de diagnósticos diferenciais* se limita ao angioedema, mas na urticária as lesões podem ser palpadas na própria pele.
> O angioedema envolve o tecido subcutâneo, em vez da pele, e as lesões são muito maiores e mais difusas. As duas condições podem aparecer no mesmo animal, ao mesmo tempo.

Tratamento

Tratamento primário

A cura espontânea é comum em casos agudos com exposição acidental a um alergênio. Em casos crônicos ou recorrentes, a identificação e a remoção do alergênio deve ser prioridade. Uma mudança da dieta e no ambiente, especialmente a exposição a insetos ou plantas suspeitas de causar a doença, é um procedimento padrão.

Tratamento de suporte

A injeção parenteral de corticosteroides, anti-histamínicos ou de epinefrina é o tratamento mais efetivo e racional, principalmente no alívio do prurido. Uma dose geralmente é suficiente, mas as lesões podem reaparecer. A aplicação local de loções adstringentes refrescantes, como calamina ou "*white lotion paste*", ou de solução de bicarbonato de sódio diluída, é benéfica. Na clínica de grandes animais, utiliza-se injeção parenteral de sais de cálcio, com resultados aparentemente bons.

O tratamento clínico de urticária persistente/crônica, a longo prazo, consiste na administração de corticosteroides e/ou anti-histamínicos. A administração oral de prednisona ou prednisolona, na menor dose possível e em dias alternados, é o método de escolha. O anti-histamínico preferido é o cloridrato de hidroxizina VO, inicialmente na dose de 1 a 2 mg/kg, 2 ou 3 vezes/dia, seguida de redução gradual para a menor dose de manutenção, suficiente para manter o equino livre de lesões.

> **Tratamento**
> Anafilaxia aguda com urticária em equinos:
> - Epinefrina: 3 a 5 mℓ/450 kg, em solução 1:1000, via IM ou SC (pode ser combinada com esteroides; R-1).
>
> Urticária aguda em equinos:
> - Dexametasona solúvel: 0,01 a 0,1 mg/kg IV ou IM, 1 vez/dia, por 3 a 7 dias (R-1).
>
> Urticária crônica ou recorrente:
> - Prednisolona: 0,25 a 1 mg/kg IV ou VO, 1 vez/dia. Reduzir a dose para 0,2 a 0,5 mg/kg, em intervalos de 48 h (R-1)
> - Dexametasona: 0,01 a 0,02 mg/kg VO, em intervalos de 48 a 72 h (R-1). Em seguida, reduzir até a menor dose de manutenção, suficiente para manter o animal livre de sintomas
> - Cloridrato de hidroxizina: 0,5 a 1 mg/kg IM ou VO, 3 vezes/dia (R-2)
> - Cloridrato de difenidramina: 0,7 a 1 mg/kg, 2 vezes/dia (R-2)
> - Clorfeniramina: 0,25 a 0,5 mg/kg, 2 vezes/dia (R-2).

LEITURA COMPLEMENTAR

Evans AG. Urticaria in horses. Compend Contin Educ Pract Vet. 1997;15:626-632.
Knottenbelt DC. The approach to the equine dermatology case. Vet Clin Equine. 2012;28:131-153.
Stannard AA. Immunologic diseases. Vet Dermatol. 2000; 11:163-178.

REFERÊNCIAS BIBLIOGRÁFICAS

1. Caplan AP, Greaves M. Clin Exp Allerg. 2009;39: 777-787.
2. Vonakis BM, Saini SS. Curr Opin Immunol. 2008; 20:709-716.
3. Omidi A. Can Vet J. 2009;50:741-744.
4. Knottenbelt DC. Vet Clin Equine. 2012;28:131-153.

Dermatite e dermatose

> **Sinopse**
> - Etiologia: qualquer doença da pele, inclusive aquelas caracterizadas por inflamação. Todos os patógenos infecciosos e agentes químicos, físicos, alérgicos e autoimunes
> - Epidemiologia: ocorrência esporádica ou na forma de surto, com curso agudo ou crônico. Podem comprometer apenas a aparência do animal ou podem ser letais, mas a maior importância dessas doenças é que restringem o transporte, a venda ou a participação dos animais em exposição; pode interferir no bem-estar do animal
> - Achados clínicos: inicialmente, as lesões surgem na pele, e consistem em lesões que variam de paraqueratose e paquidermia exsudativa, até necrose, vesículas e edema. Secundariamente, há sinais de choque, toxemia, anafilaxia
> - Patologia clínica: resultados positivos em material obtido de suabes ou raspados de pele
> - Lesões de necropsia: lesões inflamatórias, degenerativas ou vasculares em amostra de pele obtida por biopsia
> - Confirmação diagnóstica: achado positivo na biopsia de pele
> - Tratamento: o tratamento primário é a remoção do agente causador (presumível); a terapia de suporte consiste no tratamento de prurido, infecção secundária, choque, toxemia ou perda de líquido e eletrólitos

Etiologia

Algumas dermatites diagnosticadas em animais de produção e equinos são:

- Todas as espécies animais:
  - Dermatite micótica causada por *Dermatophilus congolensis* em equinos, bovinos e ovinos
  - *S. aureus*, uma bactéria comum em casos da doença em todas as espécies, tanto como patógeno único quanto em infecção mista com outros microrganismos
  - Dermatofitose
  - Dermatite por fotossensibilização
  - Irritação pelo uso tópico de produto químico (dermatite de contato)
  - Arsênico: intoxicação sistêmica
  - Infestação por ácaros da sarna: sarnas sarcóptica, psoróptica, corióptica, demodécica
  - Infestação por ácaros trombidiformes (tiroglifose)
  - Mordidas de moscas, especialmente *Culicoides* spp., mais comumente em equinos, mas também em outras espécies animais
  - Dermatite causada por *Stephanofilaria* spp.
  - Dermatite causada por *Strongyloides* (*Pelodera*) spp.
  - Besnoitiose (*Besnoitia* spp.)
- Bovinos:
  - Impetigo do úbere (acne do úbere): causado por *Staphylococcus* spp.
  - Dermatite na fenda mamária em vacas

- Dermatite interdigital (ver discussão a seguir)
- Mamilite ulcerativa: somente úbere e tetos
- Botriomicose cutânea do úbere causada pela combinação de trauma e infecção por *Pseudomonas aeruginosa*
- Varíola bovina/varíola bufalina
- Seborreia de flexuras
- Doença nodular cutânea de bovinos: nódulos doloridos (2 a 5 cm) surgem em todo o corpo; causada pelo vírus da varíola, sorotipo vírus da doença nodular cutânea (LSDV; acrônimo de "*lumpy skin disease vírus*")
- Febre aftosa: vesículas em torno dos orifícios naturais; estomatite vesicular com lesões nos tetos e coroa do casco
- Vírus da diarreia bovina, febre catarral maligna de bovinos, febre catarral ovina: lesões erosivas ao redor dos orifícios naturais, olhos, coroa do casco
- Dermatite causada pelo consumo prolongado de batata em bovinos, equinos e suínos, causada pela ingestão prolongada de resíduos de destilaria de batata; doença cutânea eritematosa que acomete a parte distal dos membros; suspeita-se de etiologia alérgica
- Dermatite resultante da ingestão de *Vicia villosa* e *Vicia dasycarpa*
- Dermatite esfoliativa bovina

- Ovinos e caprinos:
  - Pododermatite proliferativa ou podridão dos cascos ("*strawberry footrot*" – dermatose pustular proliferativa): causada por microrganismos semelhantes a espiroquetas, *Dermatophilus* spp. e *Rhizobium* spp.
  - Dermatofilose ("*lumpy wool disease*", assadura pela chuva): *Dermatophilus congolensis*
  - Podridão do velo: umidade constante; associado a *Pseudomonas aeruginosa*
  - Dermatite estafilocócica: dermatite exsudativa ao redor dos olhos, orelhas e base dos chifres, em ovinos; vesículas possivelmente presentes nos tetos e úbere de caprinos
  - Varíola ovina
  - Ectima contagioso: Parapoxvírus (Orf)
  - Dermatoses ulcerativas: causadas por um vírus semelhante ao Parapoxvírus, porém antigenicamente distinto
  - Peste bovina, peste de pequenos ruminantes, ou língua azul: como mencionado em bovinos
  - Febre aftosa e estomatite vesicular
  - Infestação por ácaros da coceira (*Psorergates ovis*)
  - Infestação por mosca-varejeira (miíase cutânea)
  - Eleoforose (infestação por *Elaeophora* spp.)
  - Dermatite idiopática caprina
  - Dermatite necrosante após imersão do teto em solução desinfetante (ver discussão a seguir)

- Equinos:
  - Piodermite estafilocócica causada por *S. aureus*/*Staphylococcus intermedius*
  - *Staphylococcus hyicus*, em uma síndrome que lembra a dermatite de quartela
  - Dermatófitos, inclusive tinha, dermatite folicular, hifomicose (pitiose), tínea versicolor
  - Eczema de verão (também coceira de *Queensland* ou coceira doce): sensibilidade à picada do flebótomo *Culicoides* spp.
  - Dermatofilose/assadura pela chuva: *D. congolensis*
  - *Actinomyces viscosum*; causa pústulas e nódulos cutâneos
  - Varíola equina
  - Varíola equina canadense
  - Dermatite papular viral (ver discussão a seguir)
  - Estomatite vesicular: vesículas ao redor dos orifícios naturais
  - Dermatite vesicular ao redor da região nasal, olhos e orelhas em equinos estabulados em piso de aparas de madeira de de *Quassia* spp.
  - Dermatite vesicular espongiótica de etiologia desconhecida
  - Esporotricose
  - Dermatite atópica (hipersensibilidade mediada por IgE)
  - Dermatite eosinofílica crônica (ver discussão a seguir)
  - Pênfigo, lupus eritematoso, eritema multiforme, dermatite e estomatite eosinofílica (descritos separadamente na discussão a seguir)
  - Molusco contagioso (ver discussão a seguir)
  - Hiperqueratose linear (ver discussão a seguir)
  - Necrobiose nodular
  - Placa aural em equinos (ver discussão a seguir)
  - Doença de Uasin Gishu
  - Habronemose cutânea
  - Líquen tropical equino (ver discussão a seguir)
  - Dermatite na linha média ventral resultante de infestação por *Hydrotaea irritans* (mosca-dos-chifres e mosca-do-búfalo)
  - Ácaros trombidiformes, por exemplo, *Pyemotes tritici* e *Acarus* (*Tyroglyphus*) *farinae*
  - Dermatite ulcerativa, trombocitopenia e neutropenia em potros recém-nascidos

- Suínos:
  - Granuloma ulcerativo: *Borrelia suilla*
  - Epidermite contagiosa: *Staphylococcus hyicus* ("doença do porco gorduroso")
  - Varíola suína
  - Doença vesicular suína, exantema vesicular dos suínos, febre aftosa: vesículas ao redor de orifícios naturais
  - Contato com talos frescos de pastinaca fresca e aipo
  - Queimadura solar
  - Síndrome da necrose da orelha, em suínos (ver discussão a seguir)
  - Dermatite nutricional inespecífica: deficiência nutricional experimental de ácido nicotínico, riboflavina, ácido pantotênico, biotina
  - Pitiríase rósea
  - Dermatose recorrente crônica idiopática.

Dermatites localizadas especiais

As dermatites localizadas especiais são as de tetos e úbere, focinho, coroa dos cascos de bovinos e a seborreia de flexuras, assuntos tratados nos respectivos tópicos.

Patogênese

Dermatite é a inflamação das camadas mais profundas da pele, envolvendo vasos sanguíneos e linfáticos. As camadas unicamente celulares da epiderme estão envolvidas apenas secundariamente. O agente nocivo causa danos celulares, muitas vezes ao ponto de necrose, e, dependendo do tipo de agente responsável, a dermatite resultante varia em suas manifestações. Ela pode ser aguda ou crônica, supurativa, úmida, seborreica, ulcerativa ou gangrenosa. Em todos os casos, há aumento da espessura e da temperatura do local. Nota-se dor ou prurido, sendo evidente eritema na pele não pigmentada. Histologicamente, constata-se vasodilatação, infiltração por leucócitos e necrose celular. Essas alterações são muito menos significativas na dermatite crônica.

Achados clínicos

As áreas cutâneas acometidas apresentam, inicialmente, eritema e hipertermia. Os estágios subsequentes variam de acordo com o tipo e a gravidade do agente causador. Pode haver desenvolvimento de lesões vesiculares discretas ou dermatite úmida difusa. Edema da pele e tecidos subcutâneos pode ocorrer em casos graves. A fase seguinte pode ser a de cicatrização em formação de escamas; se a lesão for mais grave, pode haver necrose ou até mesmo gangrena da área cutânea acometida. A disseminação da infecção aos tecidos subcutâneos pode resultar em uma celulite difusa ou lesão flegmonosa. Uma lesão supurativa distinta é geralmente classificada como piodermite. Lesões profundas que causam danos ao colágeno dérmico podem causar cicatrizes focais e dermatite fibrosante idiopática (ver discussão a seguir).

É provável que ocorra reação sistêmica quando a área da pele acometida for extensa. Choque, com insuficiência circulatória periférica, pode ser verificado nos estágios iniciais. Nos estágios finais, pode ocorrer toxemia, em consequência da absorção de produtos de degradação tecidual, ou septicemia, devido à invasão de microrganismos em tecidos desprotegidos.

As dermatites individuais são:

- *Dermatite interdigital*, uma inflamação exsudativa de baixo grau da pele interdigital de bovinos alojados em ambientes internos que permanecem continuamente em piso lamacento. Esta doença foi associada à presença de *Dichelobacter nodosus*
- *Dermatite necrosante causada pela imersão do teto em solução desinfetante, em ovinos*, está associada à presença de *P. aeruginosa* e relacionada à imersão em soluções que não contêm produto bacteriostático. As lesões necrosantes (1 a 3 cm de diâmetro), com presença de celulite até o músculo subjacente, são constatadas apenas ao longo da linha dorsal e podem estar relacionadas a trauma durante a imersão. Pode ser acompanhada de surto de otite média fatal causada por *P. aeruginosa* presente na lesão
- *Dermatite atópica ovina*: apenas as partes da pele sem lã são acometidas, notando-se eritema simétrico, alopecia, liquenificação e escoriação. Somente alguns ovinos do rebanho são acometidos, no verão, com remissão nos meses de inverno
- *Dermatite idiopática caprina*: dermatite exsudativa alopécica, constatada em todas as idades, em machos e fêmeas de caprinos-anão e caracteriza-se por perda de pelos e presença de escamas e crostas ao redor dos olhos, lábios e queixo, orelhas, crista occipital, períneo e parte ventral do abdome. Histologicamente, as lesões são semelhantes às da psoríase
- *Dermatite eosinofílica equina crônica*, é caracterizada por acantose e hiperqueratose marcantes e granulomas eosinofílicos no pâncreas, glândulas salivares e outros órgãos epiteliais. O envolvimento sistêmico é acompanhado de grave perda de peso. A doença é crônica e a causa é desconhecida
- *Dermatite vesicular espongiótica* foi descrita em equinos. As lesões se apresentam como dermatite multifocal exsudativa, caracterizada histologicamente pela presença de vesículas espongióticas epidérmicas e inflamação perivascular com infiltração mista de mononucleares, de eosinófilos e de neutrófilos. Alguns equinos apresentam prurido
- *Necrobiose nodular equina (granuloma eosinofílico)*: Verificam-se nódulos pequenos (até 1 cm de diâmetro), firmes, geralmente em grande quantidade, nas laterais do tronco e do pescoço. Propôs-se como causa primária uma reação de hipersensibilidade à picada de insetos. As lesões consistem, basicamente, em um acúmulo de eosinófilos
- *Molusco contagioso* é uma dermatite crônica progressiva, caracterizada por lesões proeminentes, alopécicas, com 0,5 a 2 cm de diâmetro e recobertas por tecido queratinizado mole, que sangram profusamente no momento do *grooming* do animal. As lesões surgem na face, ombros, tronco, faces laterais dos membros, boletos e quartelas. O exame histológico possibilita o diagnóstico da doença, devido à presença de inclusões típicas nas células. Acredita-se que essas inclusões sejam vírion do poxvírus, mas não é possível o cultivo do vírus em material das lesões. Não há tratamento específico
- *Lúpus eritematoso sistêmico (LES)* é uma dermatite extensa que se manifesta como dermatite escamosa crostosa na face, pescoço e tronco, com perda de pelos nas lesões, edema de membros e aumento discreto a moderado dos linfonodos. Notam-se várias úlceras, com mais de 1 cm de diâmetro, na mucosa bucal, especialmente nas junções mucocutâneas dos lábios e narinas, e na língua. Ocorre grave reação sistêmica, incluindo acentuada perda de peso corporal, temperatura de até 39,5°C, frequência cardíaca de 80 bpm, frequência respiratória de até 60 movimentos/minuto, articulações doloridas e inchadas contendo líquido seroso estéril, marcha rígida, relutância em se movimentar e decúbito lateral persistente. O lúpus eritematoso sistêmico é uma doença imunomediada com histopatologia característica, que consiste em dermatite linfocítica necrosante e acúmulos focais de linfócitos no fígado, glomerulonefrite membranosa e hiperplasia dos sinoviócitos. O teste de anticorpo antinuclear é diagnóstico. Não há tratamento efetivo e a doença segue um curso crônico progressivo marcado por remissões e exacerbações dos sintomas
- *Lúpus eritematoso discoide* é uma variante benigna e rara do LES, cujas lesões cutâneas são semelhantes àquelas do LES, porém sem envolvimento de outros tecidos
- *Eritema multiforme* é uma doença de pele autolimitante de equinos e bovinos, caracterizada por lesões maculares, papulares, urticariformes ou bolhosas, mas sem qualquer anormalidade da epiderme, tampouco perda de pelos, prurido ou dor aparente. As lesões, simétricas, são verificadas na maior parte do corpo, persistem por longos períodos e aumentam de tamanho até 5 cm para formar pápulas anulares ou em forma de lua crescente. O desaparecimento espontâneo das lesões após cerca de 3 meses é comum. O tratamento sintomático pode ser efetivo, mas em geral não é necessário
- *Placa aural equina* consiste em placas brancas múltiplas que se assemelham às lesões papilomatosas, com cerca de 1 cm de diâmetro, que se formam na superfície interna do pavilhão auricular de equinos. Essa doença foi associada ao papilomavírus que, se acredita, é transmitido pela picada de insetos
- *Líquen tropical equino* é uma erupção de pápulas que causa intensa irritação da pele da lateral do pescoço, sob a crina, nos ombros e na extremidade da cauda; ocorre, anualmente, no verão. A doença se assemelha muito à sensibilidade cutânea a *Culicoides* spp., mas responde dramaticamente ao tratamento com ivermectina. Microfilárias, possivelmente de *Onchocerca* spp., podem ser encontradas em cortes histológicos
- *Hiperqueratose linear* é mais comum em equinos, especialmente em animais da raça Quarto-de-Milha. Há relato de um caso em bovinos. As lesões surgem espontaneamente em equinos com 1 a 5 anos de idade e, geralmente, persistem por toda a vida. Elas aparecem inicialmente como nódulos escamosos isolados, que então coalescem para formar uma crista de pele com hiperqueratose e alopecia, em geral vertical, com 3 a 4 cm de largura e até 70 cm de comprimento. Pode haver uma ou mais lesões, comumente nas laterais do pescoço e do tórax. O tratamento sintomático parece não ser efetivo na cura das lesões
- *Dermatite fibrosante idiopática* como um estágio final de várias dermatoses graves, causa dano ao colágeno da derme. Se apresenta como múltiplas placas cutâneas fibrosas oriundas da esclerose da pele ou do tecido subcutâneo; assemelha-se à morfeia, em humanos, e aos granulomas cutâneos dos animais
- *Síndrome nefropatia-dermatite suína*, uma doença idiopática de baixa morbidade, mas altamente fatal em suínos de engorda, é caracterizada por dermatopatia vascular papular, vasculite necrosante sistêmica e glomerulonefrite exsudativa proliferativa. As lesões de pele consistem em necrose profunda, que surgem como múltiplas pápulas vermelho-azuladas planas, com até 2 cm de diâmetro, (que podem se unir e formar grandes placas), em qualquer parte do corpo. Alguns suínos morrem em decorrência de glomerulonefrite, sem manifestar lesões cutâneas evidentes. Muitos animais que apresentam apenas lesões cutâneas se recuperam espontaneamente, após várias semanas. A doença pode desaparecer se os grãos da ração comercial fornecida for moído mais grosseiramente
- A *síndrome da necrose de orelha em suínos* é uma necrose extensa das bordas das orelhas. A causa é desconhecida, mas aventa-se a possibilidade de que seja uma combinação de infecção por *S. hyicus* e de trauma por mordedura de companheiros de pocilga
- A *dermatite recorrente crônica idiopática em suínos* foi relatada em porcas em salas de parição específicas. Varrões e leitões não foram acometidos, e as lesões desapareceram assim que as porcas foram retiradas dessas salas. Máculas anulares com 11 cm de diâmetro e manchas eritematosas de 11 cm de diâmetro são notadas apenas na pele branca. Não há sinais sistêmicos
- *Piodermite estafilocócica equina* é uma doença grave porque as lesões não respondem ao tratamento e são tão doloridas à palpação que é difícil manusear o

equino, e a presença das lesões embaixo dos arreios, onde comumente se instalam, impede que o equino trabalhe docilmente. Os equinos com arreio estão em particular desvantagem. As lesões individuais são nódulos proeminentes, com 3 a 5 mm de diâmetro, recobertos por uma pequena crosta facilmente removível. Quando essa crosta se desprende, ela leva junto um tufo de pelos, deixando uma pequena cratera. Nota-se apenas discreta exsudação de pus e de um líquido fluido seroso avermelhado. As lesões individuais persistem por muito tempo, pelo menos várias semanas, e a ocorrência de novas lesões faz a doença se disseminar lentamente por todo o corpo do animal.

Pênfigo

Doença autoimune da pele notada em equinos adultos, geralmente com 5 anos de idade, ou mais, bem como em potros. Vesículas e pústulas normalmente são muito difíceis de encontrar porque progridem rapidamente para crostas, esfoliação, alopecia e descamação.[1] Há várias manifestações, das quais o pênfigo foliáceo é o mais comum. O pênfigo vulgar e o penfigoide bolhoso, em contraste, são raros. O pênfigo é uma doença autoimune crônica frequentemente acompanhada de perda de peso marcante.

O *pênfigo foliáceo* não é apenas a forma predominante de pênfigo, mas também a doença autoimune mais comum de equinos. A lesão primária clássica, mas raramente observada, é uma vesícula ou pústula. Geralmente, as lesões mais precocemente vistas são pápulas crostosas, mais bem visualizadas em pele com pouco ou sem pelos, adjacente às junções mucocutâneas – das narinas, pálpebras ou lábios. As lesões coalescem rapidamente para formar áreas multifocais ou difusas de crostas. O pênfigo foliáceo ocorre como uma dermatite úmida crostosa generalizada, mas pode ser localizado, na forma de lesões circulares circunscritas na boca, na vulva e na pele das junções mucocutâneas. As lesões são bolhas subepidérmicas, das quais a camada superior pode se desprender e ser doloridas à palpação. Em alguns casos, as lesões situam-se ao redor das bandas coronárias, em todos os membros. Edema, urticária, prurido e dor nas extremidades, especialmente nos membros pélvicos e na região ventral do abdome, podem resultar em claudicação marcante.

Os diagnósticos diferenciais incluem todas as doenças de pele acompanhadas de descamação e crostas. Estas incluem dermatofitose, dermatofilose, dermatite e foliculite estafilocócica, doença granulomatosa sistêmica e anormalidades primárias ou idiopáticas da queratinização.

O diagnóstico se baseia no histórico, no quadro clínico, no exame citológico da pele e na histopatologia. A coloração imuno-histoquímica e o exame de imunofluorescência direta, consistindo de uma combinação de IgG antiequino e fluoresceína aplicada à lesão podem confirmar o diagnóstico. Há relato de que a terapia com corticosteroides ou com ouro (aurotioglicose) resulta em melhora, mas uma deterioração inexorável é comum. O pênfigo foliáceo é relatado em caprinos como uma doença disseminada caracterizada pela presença de escamas, às vezes crostas densas, e envolvimento da coroa dos cascos.

Patologia clínica

É fundamental o exame de raspados de pele ou de suabes para a identificação de bactérias, parasitas ou outros agentes etiológicos. Recomendam-se cultura bacteriológica e teste de sensibilidade antimicrobiana (antibiograma) para a escolha do melhor tratamento. A biopsia de pele pode ser valiosa na confirmação do diagnóstico e na determinação do agente causal. Em doenças alérgicas ou parasitárias, geralmente há um acúmulo de eosinófilos na área inflamada. Na dermatite micótica, os microrganismos são em geral detectados nas camadas profundas da pele, embora possam não ser isolados de amostras superficiais.

Diagnóstico

As características clínicas da dermatite são visíveis. Os aspectos característicos dos tipos etiológicos de dermatite são descritos em cada doença específica. A *confirmação diagnóstica* depende da demonstração histopatológica em uma amostra obtida por biopsia.

> **Diagnóstico diferencial**
>
> *Hiperidrose* e *anidrose* são anormalidades da sudorese e não há lesão cutânea.
> A *neoplasia cutânea* é diferenciada no exame histopatológico.
> A *epiteliogênese imperfeita* é a ausência congênita de todas as camadas da pele.
> O *nevo vascular* é uma lesão congênita comumente referida como "marca de nascença".

Tratamento

O *tratamento primário* deve consistir na remoção do agente físico ou químico nocivo presente no ambiente ou no suplemento alimentar fornecido para corrigir uma deficiência nutricional. A escolha do tratamento adequado à doença infecciosa da pele depende da identificação precisa do agente etiológico.

O *tratamento de suporte* consiste em terapia local e sistêmica. Nos estágios de dermatite úmida, o medicamento tópico, tanto na forma de pó quanto de loção, deve ser adstringente; portanto, no estágio de descamação da dermatite, é melhor a aplicação tópica de pomadas oleosas. Recomenda-se a inclusão de preparações com corticosteroides ou anti-histamínicos em estados alérgicos, e é desejável prescrever sedativos ou anestésicos quando a dor ou o prurido graves for intenso.

Nos casos de choque, devem ser administrados líquidos por via parenteral. Se as lesões são extensas ou se é provável que ocorra invasão bacteriana secundária, os antibióticos ou antifúngicos, administrados por via parenteral, podem ser preferidos às aplicações tópicas. Para facilitar a cicatrização da pele, uma dieta rica em proteínas ou a administração de hidrolisados de proteínas ou combinações de aminoácidos podem ter indicação no tratamento de animais de alto valor. Medicamentos não específicos, como aqueles que contêm ouro (p. ex., aurotioglicose) são comumente usados em doenças autoimunes, como pênfigo.

O uso de vacinas na prevenção de dermatites virais e bacterianas não deve ser descartado. As vacinas autógenas podem ser mais satisfatórias em infecções bacterianas. Recomenda-se particularmente uma vacina autógena no tratamento da dermatite estafilocócica em equinos e no impetigo do úbere de vacas, nos quais os cursos longos e repetidos de tratamento com penicilina produzem apenas remissão temporária. Em muitos casos, uma vacina autógena induz à cura.

REFERÊNCIA BIBLIOGRÁFICA
1. Yu A. Proc Am Assoc Eq Pract. 2006;52:492-497.

Fotossensibilização

> **Sinopse**
>
> - Etiologia: causada pelo acúmulo de substâncias fotossensibilizantes na pele, resultando na irritação local da pele não protegida e não pigmentada após exposição à luz solar. Quatro tipos de fotossensibilização são diferenciados com base na causa primária:
>   - Tipo I, ou primária, causada pela ingestão de substância fotossensibilizante primária
>   - Tipo II, uma consequência de defeitos hereditários no metabolismo da porfirina
>   - Tipo III, ou hepatógeno, uma consequência de lesão no fígado e subsequente prejuízo à excreção de filoeritrina
>   - Tipo IV, ou idiopática, de causa desconhecida
> - Epidemiologia: exposição a substâncias fotossensibilizantes e luz solar de comprimento de onda específico. Incidência semelhante, na forma de casos esporádicos e de surtos. É sempre uma doença com risco à vida, a menos que a exposição à luz solar possa ser evitada.
> - Achados clínicos: na fotossensibilização primária notam-se apenas sintomas cutâneos (eritema, edema, necrose, gangrena de pele não pigmentada ou mucosas expostas à luz solar). Na fotossensibilização secundária, também há sinais de disfunção hepática (icterícia, prostração, curso clínico de curta duração, morte) ou sintomas relacionados à anormalidade no metabolismo da porfirina.
> - Patologia clínica: não há exame laboratorial que indique fotossensibilidade. Na fotossensibilização secundária, há testes que evidenciam os sintomas da doença primária.
> - Lesões de necropsia: na fotossensibilização primária notam-se apenas lesões de pele. Na secundária, constatam-se lesões no fígado ou evidências do acúmulo de porfirina.
> - Diagnóstico diferencial: sinais clínicos restritos a áreas de pele despigmentada e sem lã, no dorso do animal e nas faces laterais dos membros, tetos, córnea, língua e lábios
> - Tratamento primário: remoção do animal da exposição à luz solar e às substâncias fotossensibilizantes. O tratamento de suporte consiste em tratar infecções, choque e toxemia.

Etiologia e epidemiologia

A fotossensibilização é causada pela exposição de tecidos que contêm certas substâncias fotoativas à luz de comprimento de onda específico. As substâncias capazes de se acumular na pele e serem ativadas pela radiação solar são denominadas *substâncias fotossensibilizantes*. A pele mais acometida é a que contém quantidade excessiva de substâncias fotossensibilizantes e exposta à luz solar, quando não protegida por pelos, lã ou pigmentação. As substâncias fotossensibilizantes liberam moléculas instáveis de alta energia, quando expostas à luz de comprimento de onda acima de 320 nm, as quais reagem com moléculas de substrato na pele. O resultado é a produção de radicais livres que causam danos às células da camada externa, os quais se manifestam clinicamente como inflamação, edema, ulceração e, até mesmo, necrose da pele.

A fotossensibilização difere da queimadura solar na medida em que requer um agente fotossensibilizante, é desencadeada pela exposição a um comprimento de onda de 320 a 400 nm (diferentemente da queimadura solar que, na maioria dos casos, se deve à exposição à luz de comprimento de onda menor), tem início brusco (em contraste com o início mais tardio das queimaduras solares) e as lesões cutâneas da fotossensibilização são consideravelmente mais graves do que aquelas das queimaduras solares.

Com base na origem do agente fotossensibilizante, a fotossensibilização foi classificada em quatro tipos:

- *Tipo I*, fotossensibilização primária causada por substâncias fotossensibilizantes de origem exógena (sem doença primária)
- *Tipo II*, fotossensibilização devido ao metabolismo aberrante de pigmento
- *Tipo III*, fotossensibilização hepatógena causada por disfunção hepática
- *Tipo IV*, fotossensibilização idiopática de etiologia desconhecida.

Outra forma de fotossensibilização, de pouca importância na pecuária, é a *fotoalérgica*, relacionada a uma resposta imune que envolve hipersensibilidade tardia mediada por células T.

Fotossensibilização primária (tipo I)

As substâncias fotossensibilizantes exógenas podem penetrar no organismo por meio de ingestão (p. ex., substâncias fotossensibilizantes contidas na ração), mediante administração parenteral (p. ex., alguns fármacos) ou absorção direta na pele. Em animais pecuários, a ingestão é a via mais comum de exposição; as substâncias fotossensibilizantes estão presentes na dieta ou, menos comumente, em um fármaco administrado por via oral. A fotossensibilização que resulta da ingestão de agentes fotodinâmicos exógenos geralmente ocorre quando a planta está no estágio verde exuberante e está crescendo rapidamente. O rebanho é acometido dentro de 4 a 5 dias após o início do pastejo e a ocorrência de novos casos cessa logo após a remoção dos animais da pastagem. Na maioria dos casos, a planta responsável deve ser ingerida em grandes quantidades e, portanto, normalmente descobre-se que é uma espécie habitante dominante do pasto. Todas as espécies de animais são acometidas por agentes fotodinâmicos, embora a suscetibilidade possa variar entre espécies e entre animais da mesma espécie. As substâncias fotossensibilizantes que ocorrem naturalmente nas plantas incluem:

- Derivados da diantrona – hipericina, presente em *Hypericum perforatum* (erva de São João) e outras espécies de *Hypericum*, e fagopirina, contida em sementes e *Fagopyrum esculentum* (trigo sarraceno) seco
- Furocumarinas, presentes em *Cymopterus* spp. (cenoura silvestre), *Ammi majus* e *Thamnosma texana*
- Perlolina, presente no azevém perene (*Lolium perenne*)
- Casca de cacau, contida em rações de confinamento, causam fotossensibilização em bezerros confinados
- Metabólitos do glúten, constatados em alimentos concentrados destinados a vacas leiteiras e utilizados na alimentação de equinos
- *Erodium moschatum*, uma erva exótica da África do Sul, que causa fotossensibilização em ovinos
- Substâncias fotodinâmicas não identificadas, presentes em *Medicago denticulata* (Luzerna) e pulgões que o infestam, e em *Brassica* spp., *Erodium* spp. e *Trifolium* spp.

Há relato de fotossensibilização relacionada a fármacos após a administração oral de fenotiazina, um antiparasitário; também há relato casual da doença após o tratamento de vacas com corticosteroide, para a indução do parto (dermatite fotossensível nos tetos, na face interna da coxa e no úbere).

Fotossensibilização decorrente do metabolismo aberrante do pigmento (tipo II)

As substâncias fotossensibilizantes que causam fotossensibilização do tipo II são porfirinas que podem se acumular no organismo devido a uma anormalidade na síntese do radical heme. Os únicos exemplos conhecidos em animais domésticos são duas doenças hereditárias: a *porfiria eritropoética congênita* (dente-cor-de-rosa) e a *protoporfiria eritropoética congênita*, descritas em bovinos da raça Limousin.

Fotossensibilização hepatógena (tipo III)

A fotossensibilização hepatógena é a forma mais comum de doença fotossensibilizante em bovinos. A substância fotossensibilizante invariavelmente é a *filoeritrina*, um produto final normal do metabolismo da clorofila, excretado na bile. Quando ocorre obstrução do fluxo biliar devido à hepatite ou obstrução do ducto biliar, a filoeritrina se acumula no corpo e pode atingir níveis na pele que a tornam sensível à luz. Embora a fotossensibilização hepatógena seja mais comum em animais que consomem pastagens verdes, ela pode ser constatada em animais alimentados exclusivamente com feno ou outros alimentos armazenados e em animais expostos a produtos químicos hepatotóxicos (p. ex., tetracloreto de carbono). Parece haver teor de clorofila, ou produtos de seu metabolismo, em alimentos armazenados, suficiente para ocasionar concentração tecidual crítica de filoeritrina nos acometidos. A lista a seguir inclui as substâncias ou plantas que são causas comuns de fotossensibilização hepatógena. As plantas individuais são discutidas com mais detalhes na seção sobre plantas tóxicas.

Plantas que contêm hepatotoxinas

- Azevém perene, que contém o fungo *Pithomyces chartarum*, que causa *eczema facial em ovinos*
- Capim-bermuda, que contém o fungo *Periconia* spp.
- Cianobactérias, também conhecidas como algas azul-esverdeadas, presentes na superfície da água) de lagoas, açudes e canoas consumidas pelos animais, está associada ao fungo *Microcystis flosaquae*
- Tremoço – *Lupinus angustifolius*, com o fungo *Phomopsis leptostromiformis*
- *Brachiaria decumbens* e *Brachiaria brizantha*, forrageiras comumente utilizadas como pastagens no Brasil
- Erva-de-jacaré (*Alternanthera philoxeroides*), uma planta aquática sul-americana que causa fotossensibilização em bovinos leiteiros na Austrália e na Nova Zelândia
- Plantas daninhas, incluindo lantana (*Lantana camara*), *Lippia rehmanni*, *Nolina texana*, óleo de carvão vegetal (*Tetradymia* spp.), alecrim (*Holocalyx glaziovii*), mioporo (*Myoporum laetum*), *Crotalaria retusa*, erva-de-santiago (*Senecio jacobea*), *Sphenosciadium* spp.

Plantas que contêm saponinas esteroides

As seguintes plantas contendo saponinas esteroides causam colangioepatopatia associada a cristais:

- *Agave lecheguilla*, *Nartecium ossifragum*, *Panicum* spp. (painço) e *Tribulus terrestris* (tríbulo), pastagens consumidas particularmente por ovinos
- *Narthecium ossifragum* – ovinos (cordeiros) que consumiram pastagem que contém *N. ossifragum*, na costa oeste da Noruega e na Escócia, no norte da Inglaterra, na Irlanda e nas Ilhas Faroé, manifestaram fotossensibilização hepatógena. A doença é conhecida como "*alveld*" (literalmente, "fogo dos elfos"), na Noruega, "*plochteach*", "*saut*" ou "*yellowses*", nas

Ilhas Britânicas, e *"ormajuka"* ("doença do verme"), nas Ilhas Faroé. Nesses países, pastagens contendo *N. ossifragum* são comumente usadas como pastagem para ovinos. A fotossensibilização de ovinos que pastam esta planta geralmente ocorre em cordeiros com 2 a 6 meses de idade e é raramente vista em ovinos adultas. Ocasiona sinais clínicos semelhantes aos do eczema facial, uma doença mais comumente observada na Nova Zelândia e associada à micotoxina esporidesmina.

Anormalidade congênita da função hepática

A fotossensibilidade congênita hereditária em cordeiros das raças Corriedale e Southdown é um defeito hereditário na excreção do pigmento biliar.

Fotossensibilização de etiologia desconhecida (tipo IV)

Nas seguintes condições não foi possível verificar se a fotossensibilização é primária ou uma consequência de insuficiência hepática:

- Consumo de colza ou canola (*Brassica rapa*), couve, luzerna ou alfafa (*Medicago sativa*), carrapicho *Medicago denticulata*, *Medicago minima*, *Trifolium hybridum* (trevo híbrido ou trevo sueco), *Erodium cicutarium* e *Erodium moschatum* (agulheira-moscada, bico-de-cegonha)
- Surtos extensos, geralmente sem sinais sugestivos de doença hepática, em bovinos alimentados com feno ou silagem de alfafa mofados
- Vários casos clínicos de ocorrência esporádica em bovinos, ovinos e equinos que consomem pastagem viçosa
- Aplicação sistêmica de corticosteroide para indução do parto em vacas
- Uso de fenantridinas para tratamento de tripanossomíase.

Patogênese

A penetração de raios solares em tecidos sensibilizados causa morte celular local e edema tecidual. A irritação é intensa devido ao edema que se forma na camada inferior da pele; desprendimento de pele decorrente de necrose ou gangrena é comum nos estágios finais. Podem ocorrer sinais nervosos causados pelo agente fotodinâmico, como na intoxicação por trigo sarraceno, ou por disfunção hepática.

A fotossensibilização hepatógena envolve o consumo de uma toxina produzida por planta, fungo ou cianobactéria (alga), que causa lesão ou disfunção hepática e resulta na retenção do pigmento filoeritrina, uma substância fotossensível.

Achados clínicos

Sintomas gerais

As lesões cutâneas se restringem à pele pouco ou não pigmentada diretamente exposta à luz solar; as áreas de pele pigmentada permanecem íntegras. Os sintomas iniciais consistem em eritema e edema do focinho, secreções nasal e ocular e fotofobia. O edema local é frequentemente grave e pode causar abaixamento das orelhas, fechamento das pálpebras, estreitamento das narinas causando dispneia, e disfagia devido ao edema dos lábios. À medida que a doença progride, observam-se fissuras seguidas de desprendimento da pele espessada. A ceratite pode estar presente e se tornar grave o suficiente para causar cegueira. Alterações comportamentais são uma consequência da irritação intensa e incluem inquietação, e a coceira e fricção das partes acometidas da pele. Quando os tetos são acometidos, a vaca pode escoiceá-los e entrar nas lagoas para imergir as tetos na água, às vezes balançando para trás e para a frente como para resfriar as partes acometidas. Nas ovinos em lactação, pode haver indisposição em amamentar os cordeiros, fato que pode resultar em alta taxa de mortalidade de cordeiros, em decorrência da fome. Depressão geral, anorexia e até mesmo decúbito podem ocorrer, mas estão relacionados à lesão e à disfunção hepáticas.

Lesões cutâneas

Inicialmente, consistem em eritema, seguido de edema e subsequente exsudação com embaraçamento dos pelos que se desprendem na forma de placas; por fim, ocorre gangrena. As lesões têm uma distribuição característica, restrita às áreas não pigmentadas da pele e às partes expostas aos raios solares. Elas são mais evidentes no dorso do animal; são menos graves nas laterais do corpo e ausentes no tegumento ventral. A delimitação das lesões e da pele normal é muito nítida, particularmente em animais com pelagem de mais de uma cor.

Os locais de ocorrência mais comuns das lesões são orelhas; conjuntiva ocular, causando opacidade da face lateral da córnea; pálpebras; focinho; face; laterais dos tetos; e, em menor grau, vulva e períneo. Em bovinos de pele preta, nota-se dermatite nos lábios vulvares, nas bordas das pálpebras e na córnea. Erosões lineares ocorrem frequentemente na ponta e nas laterais da língua, em animais com mucosa bucal não pigmentada. Em casos graves, a exsudação e o emaranhado de pelos e o edema local ocasionam oclusão das pálpebras e das narinas. Nos estágios finais, a necrose ou gangrena seca das áreas acometidas leva ao desprendimento de grandes áreas da pele.

Sinais sistêmicos

Consistem em choque nos estágios iniciais, como consequência da extensa lesão tecidual. Há um aumento na frequência do pulso, com ataxia e fraqueza. Subsequentemente, pode ocorrer elevação considerável da temperatura corporal (41 a 42°C).

Sinais nervosos

Os sinais nervosos, incluindo ataxia, paralisia posterior e cegueira, e depressão ou excitação, são frequentemente observados. Uma sensibilidade peculiar à água é observada às vezes em ovinos com eczema facial: quando conduzidos dentro da água, podem deitar-se e manifestar convulsão.

Patologia clínica

Na maioria dos casos, um diagnóstico presuntivo pode ser feito com base no quadro clínico, com o histórico do paciente (introdução recente em pastagem, acesso a algumas plantas etc.). Não há teste diagnóstico específico para fotossensibilização.

A fotossensibilização hepatógena pode ser diagnosticada pela mensuração da concentração plasmática de filoeritrina, por meio de espectroscopia. A fluorescência do plasma ou soro pode ser usada para avaliar a elevação de filoeritrina acima dos níveis normais, antes da manifestação de fotossensibilização hepatógena. Notou-se que os teores plasmáticos de filoeritrina de cordeiros que consomem pastagem de *N. ossifragum* aumentaram de um valor normal de menos de 0,05 µg/mℓ para mais de 0,3 µg/mℓ, quando são observados sinais clínicos de fotossensibilização. O conteúdo na pele também aumenta.

Em cordeiros nos quais o eczema facial foi induzido experimentalmente pela administração da micotoxina esporidesmina, as concentrações plasmáticas de filoeritrina aumentaram de um valor normal de menos de 0,1 para 0,3 µmol/ℓ, quando os sinais clínicos eram evidentes. A concentração de filoeritrina na pele começou a aumentar 2 a 3 dias após sua elevação no sangue.

Recomenda-se verificar se há dano hepático ou comprometimento da função hepática. Icterícia é altamente sugestiva de fotossensibilização hepatógena, mas deve ser confirmada pela mensuração da atividade sérica de enzimas hepáticas específicas e da concentração sérica de bilirrubina.

Achados de necropsia

Na fotossensibilização primária, as lesões cutâneas são restritas a áreas de pele ou pelos não pigmentados ou em mucosas expostas à luz solar, e variam de necrose à gangrena. As lesões características de lesão hepática ou de anormalidades no metabolismo de porfirina são descritas em outra parte do livro.

Degeneração hepatocelular hidrópica difusa e hiperplasia do retículo endoplasmático liso associado à colangite multifocal marcante na tríade portal, com proliferação de ductos biliares, são características das lesões hepáticas de ovinos que pastejam em *Brachiaria decumbens*. Notam-se células espumosas no fígado e em linfonodos mesentéricos e hepáticos de bovinos que consomem *Brachiaria* spp. A degeneração hepatocelular é o evento primário na fotossensibilização verificada em ovinos que consomem pastagem que contém *Narthecium ossifragum*. Notam-se altas concentrações de episapogeninas conjugadas tanto no fígado quanto na bile de cordeiros com a doença.

Diagnóstico diferencial

O diagnóstico de fotossensibilização depende quase inteiramente da distribuição das lesões. Ela pode ser facilmente confundida com outras dermatites, caso não se considere que a doença se restringe a partes não pigmentadas e sem pelos.

A dermatite micótica é muitas vezes confundida com fotossensibilização devido à sua tendência para começar ao longo da linha dorsal e sobre o quadril, mas ocorre igualmente em partes pigmentadas e não pigmentadas.

Umidade constante, como acontece em períodos de chuvas fortes, pode ocasionar lesão cutânea no dorso de equinos ou bovinos com pelame denso.

A macrocefalia de ovinos causada pela infecção por *Clostridium novyi* também pode ser confundida com fotossensibilização, mas tumefação local é um edema inflamatório agudo; ademais, há muitos clostrídios na lesão.

A ceratite observada às vezes na fotossensibilização pode ser confundida com aquela verificada na ceratoconjuntivite infecciosa bovina, mas essa doença não é acompanhada de dermatite extensa.

A queimadura solar é um diferencial muito raramente relatado apenas em suínos brancos, ovinos bem tosquiados e equinos com face branca.

Tratamento

O *tratamento primário* consiste na remoção imediata do contato com a luz solar direta, prevenção da ingestão de quantidade adicional de material tóxico e administração de laxantes para eliminar os materiais tóxicos já consumidos. Em áreas onde a doença é enzoótica, o uso de raças de pele escura pode tornar possível a utilização de pastagens que, de outra forma, seriam muito perigosas.

O *tratamento local* depende do estágio das lesões. Anti-inflamatórios não esteroides (AINE), corticosteroides ou anti-histamínicos podem ser administrados por via parenteral e mantidos em doses adequadas. Para evitar septicemia, alguns casos a administração profilática de antibióticos pode ser útil.

LEITURA COMPLEMENTAR

House JK, et al. Primary photosensitization in cattle ingesting silage. J Am Vet Med Assoc. 1996;209:1604.
Plumlee KH. Photosensitization in ruminants. Vet Med. 1995;90:605-612.

DOENÇAS DE PELO, LÃ, FOLÍCULOS E GLÂNDULAS DA PELE

Alopecia e hipotricose

Etiologia

A alopecia e a hipotricose são definidas como a carência de pelos, em qualquer quantidade, na superfície corporal que normalmente apresenta pelos.[1] Diferentemente da alopecia, que consiste na perda de pelos de uma superfície da pele com crescimento prévio de pelos normal, a hipotricose refere-se a uma condição em que, inicialmente, não havia crescimento de pelos ou o crescimento de pelos era anormalmente baixo. Alguns textos definem alopecia simplesmente como perda de pelos e a subdivide em alopecia congênita e alopecia adquirida, a primeira também é denominada hipotricose. As alopecias adquiridas são subdivididas, adicionalmente, em alopecia cicatricial e não cicatricial. Ambas podem ser causadas por:

- Falha no desenvolvimento de folículos:
  - Hipotricose congênita
  - Hipotricose em leitões sem displasia dentária
- Perda de folículos:
  - Alopecia cicatricial como resultado de cicatrização após feridas profundas na pele que destroem os folículos – A alopecia cicatricial ocorre após a destruição permanente dos folículos pilosos e não ocorre novo crescimento de pelos. Os exemplos incluem lesões físicas, químicas ou térmicas, furunculose grave, neoplasia e algumas infecções, como a oncocercose cutânea
- Falha do folículo em produzir pelos:
  - Congênita:
    o Alopecia simétrica hereditária
    o Hipotricose congênita/hipotricose e anodontia (alopecia de grau variável associada à dentição incompleta, ocorrendo principalmente em bezerros machos)
    o Hipotricose em bezerros da raça Polled Hereford
    o Hipotricose letal em bezerros da raça Holstein-Friesian (alopecia generalizada, com pelos esparsos no focinho, pálpebras e orelhas – os bezerros acometidos morrem poucas horas após o nascimento)
    o Hipotricose viável em diferentes raças de bovinos (Guernsey, Jersey, Holstein-Friesian: alopecia generalizada com crescimento esparso de pelos nos membros, cauda, pálpebras e pavilhão auricular)
    o Displasia folicular ligada à cor do pelame
    o Diseritropoese e disqueratose hereditárias
    o Bezerros calvos combinada com hipoplasia adeno-hipofisária
    o Hipotireoidismo congênito (bócio) devido à deficiência de iodo na mãe
  - Adquirida:
    o Alopecia neurogênica como resultado de lesão de nervo periférico
    o Infecção em folículo
    o Epidermólise bolhosa em bezerros[2]
    o Alopecia areata de equinos e, menos comumente, de vacas, caracterizada por uma ou mais lesões alopécicas não pruriginosas arredondadas, não cicatriciais, na face, pescoço, ombros e peito[3]
    o Besnoitiose bovina[4]
- Perda de pelos pré-formados:
  - Dermatomicose – dermatofitose/tinha
  - Dermatite micótica, em todas as espécies, causada por *D. congolensis*
  - Alopecia metabólica subsequente a um período de desnutrição ou de doença grave [p. ex., bezerros que apresentaram diarreia grave ou bezerros com reflexo do sulco reticular ainda não completamente desenvolvido (*rumen drinker calves*)][5]
  - Alopecia em bezerros alimentados com substitutos do leite contendo gorduras de origem não animal (óleo de baleia, palma ou soja); os pelos que crescem durante o período de estresse nutricional ou metabólico possuem um local de fragilidade e se quebram facilmente
  - Alopecia traumática devido ao ato de se coçar ou se esfregar excessivamente, nas infestações por piolhos, carrapatos ou ácaros; atrito da pele contra portões estreitos, cochos de alimentação, corda em animais confinados e arreio em animais de trabalho
  - Intoxicação por tálio, selênio, arsênico, mercúrio ou por *Leucaena leucocephala*
  - Perda de pelos idiopática na extremidade da cauda, em touros de raças de corte bem alimentados
  - Foliculite eosinofílica estéril de bovinos
  - Desprendimento de lã
  - Em muitas doenças primárias da pele (p. ex., paraqueratose, hiperqueratose, dermatite, neoplasia cutânea, sarcoide, pitiose), com perda de pelos nos locais das lesões.

Patogênese

Nos defeitos hereditários dos pelos, a causa primária pode ser uma anormalidade na formação do folículo piloso, resultando em quantidade reduzida de folículos pilosos e disfunção dos folículos pilosos, presentes em quantidade adequada. A alopecia não cicatricial é causada por trauma reversível em folículos pilosos previamente funcionais devido à inflamação ou trauma mecânico, o que resulta em cessação ou comprometimento da síntese no bulbo piloso e subsequente queda ou quebra de pelos. A alopecia cicatricial caracteriza-se por uma destruição irreversível de folículos pilosos causada, mais comumente, por lesão física, química ou térmica ou por inflamação grave.

A depilação química ocasionada por agentes citotóxicos, como a ciclofosfamida, resulta da degeneração citoplasmática induzida em algumas células germinativas do bulbo do folículo piloso. A alteração na função celular é temporária, de modo que, posteriormente, os pelos voltam a crescer.

A patogênese da alopecia areata, que ocorre principalmente em equinos, mas também em bovinos, foi associada a anormalidades no crescimento de pelos mediadas por linfócitos T, presumivelmente específicos para antígenos da matriz pilosa (doença autoimune).³ Em humanos, relata-se a possibilidade de predisposição genética à alopecia areata.

Achados clínicos

Quando a alopecia resulta em quebra de pelos, podem-se observar resquícios de pelos antigos ou o crescimento de novos. Quando os pelos não crescem, a pele se apresenta brilhante e, na maioria dos casos, mais delgada do que o normal. Na aplasia folicular congênita, os pelos de revestimento comuns estão ausentes, mas os mais grossos e táteis ao redor dos olhos, lábios e extremidades estão frequentemente presentes. A ausência do pelame torna o animal mais suscetível aos efeitos de mudanças repentinas de temperatura ambiente. Pode haver manifestações de uma doença primária e evidência de coçar ou esfregar.

Em equinos, a alopecia areata é notada principalmente na região de crina, cabeça e cauda, enquanto em bovinos há relato de alopecia extensa em grande parte do corpo.[3,6] Os casos relatados na literatura são principalmente de animais que manifestam os primeiros sintomas na idade adulta.[3,6] Em bovinos, aventou-se a possibilidade de predisposição em raças de pelos negros (Black Angus, Aberdeen Angus, Eringer).³

A hipotricose congênita resulta em alopecia evidente ao nascimento ou no período neonatal.

Patologia clínica

Se a causa da alopecia não for aparente após o exame de raspados ou esfregaços cutâneos, uma biopsia da pele indica o estado do epitélio folicular. A alopecia areata caracteriza-se por infiltração linfocitária bulbar e peribulbar, principalmente em folículos pilosos em fase anágena.³ Nos estágios iniciais, podem ser necessárias várias biopsias para identificar esse padrão de infiltração. Estágios mais avançados mostram folículos displásicos com fibrose concêntrica discreta a moderada em torno de rudimentos de bulbos pilosos.⁵

Diagnóstico diferencial

A confirmação do diagnóstico de alopecia é obtida por meio de inspeção visual, sendo o problema do diagnóstico a determinação da causa primária da perda de pelos ou lã.

Tratamento

O tratamento primário consiste em remover as causas do trauma ou de outros danos às fibras. Em casos de desenvolvimento defeituoso de folículos ou pelos, geralmente não se realiza tratamento.

LEITURA COMPLEMENTAR

Anonymous. Alopecia in the horse—an overview. Vet Dermatol. 2000;11:191-203.
Mecklenburg L. An overview on congenital alopecia in domestic animals. Vet Dermatol. 2006;17:393-410.
Pascoe RR. Alopecia, diagnosis and treatment. Equine Pract. 1993;15:8-16.

REFERÊNCIAS BIBLIOGRÁFICAS

1. Mecklenburg L. Vet Dermatol. 2006;17:393-410.
2. Foster AP, et al. J Comp Pathol. 2010;142:336-340.
3. Valentine B, et al. J Vet Diagn Invest. 2012;24:405-407.
4. Rostaher A, et al. Vet Dermatol. 2010;21:329-334.
5. Lorenz I, et al. Dtsch Tierarztl Wochenschr. 2007; 114:231-235.
6. Hoolahan DE, et al. Vet Dermatol. 2013;24:282-285.

Acromotriquia

Pigmentação deficiente de pelos ou da fibra de lã; pode se manifestar da seguinte forma:

- Faixas de despigmentação em um velo de lã preto causadas por deficiência transitória de cobre na dieta
- Bovinos que recebem dieta com excesso de molibdênio e deficiente em cobre apresentam manchas típicas na pelagem devido à ausência de pigmento em parte dos pelos. Geralmente, a mancha é mais evidente ao redor dos olhos, aparentando óculos
- Perda total de pigmentação nas pelagens de todos os tons de cores (p. ex., bovinos da raça Hereford deixam de apresentar a cor vermelha-escura normal e passam a ter coloração alaranjada-clara).

Leucodermia e leucotriquia

Várias doenças de pele dos equinos caracterizam-se por perda adquirida de pigmento de melanina na epiderme ou nos pelos. Os melanócitos da epiderme e aqueles dos bulbos pilosos são frequentemente acometidos, de forma independente. A leucotriquia ocorre quando os melanócitos dos bulbos pilosos perdem seu conteúdo normal do pigmento melanina. Quando os melanócitos da epiderme são acometidos e a pele perde a pigmentação normal, a anormalidade é denominada leucodermia. Enquanto a leucotriquia pode ser observada como uma entidade única, a leucodermia é mais comumente associada à leucotriquia.

Etiologia

A etiologia e a patogênese da leucodermia não são conhecidas, mas se aventa a possibilidade de envolvimento de trauma, inflamação, reação autoimune contra melanócitos, injeção de anestésico local contendo epinefrina e anormalidades do sistema nervoso autônomo. Formas específicas de leucodermia foram associadas a defeitos genéticos hereditários (ver discussão a seguir).

Fisiopatologia

A causa primária, desconhecida, parece ser a perda adquirida de melanócitos funcionais.

Achados clínicos

Em equinos, foram relatadas as seguintes formas de leucotriquia/leucodermia:

- *Leucotriquia reticulada*: alopecia e leucotriquia subsequente, em um padrão reticulado ou hachurado característico. Animais de 1 ano de idade e, ocasionalmente, animais mais velhos, são acometidos; os equinos da raça Quarto-de-Milha parecem predispostos
- *Leucotriquia manchada*: várias áreas de 1 a 3 cm de diâmetro nitidamente delimitadas por leucotriquia
- *Leucodermia do cavalo árabe jovem*: forma mais comum de leucodermia em equinos, relatada em cavalos da raça Árabe jovens e, ocasionalmente, naqueles da raça Quarto-de-Milha. Animais de 1 a 2 anos de idade desenvolvem leucodermia nas pálpebras, pele periocular, focinho, narinas, genitália, períneo e região inguinal
- *Leucotriquia hiperestésica*: doença de etiologia desconhecida que se caracteriza pelo desenvolvimento de crostas muito doloridas, únicas ou múltiplas, na linha média dorsal, desde a cernelha até à cauda. As crostas desaparecem e a dor cessa após 2 a 3 meses, enquanto a leucotriquia persiste
- *Albinismo* e *síndrome letal do potro branco*: o albinismo refere-se a uma ausência congênita do pigmento melatonina na pele, nos pelos e em outros tecidos normalmente pigmentados. O albinismo pode ser parcial ou total, sendo esse último hereditário como uma característica autossômica dominante, viável somente na condição de heterozigoto. A condição de homozigoto resulta em embrião não viável, que é reabsorvido no início da gestação. Uma forma diferente da síndrome letal do potro branco resulta na expressão homozigota da característica associada e acomete um subconjunto de equinos American Paint que apresentam um padrão de cor overo.

Patologia clínica

Um número reduzido de melanócitos na epiderme e no epitélio folicular, com a ausência total do pigmento melanina na epiderme, são achados típicos.

Tratamento

Nenhum tratamento específico está disponível atualmente.

LEITURA COMPLEMENTAR

Pigmentary disorders. Vet Dermatol. 2000;11:205-210.

Vitiligo

O vitiligo é presumivelmente um distúrbio autoimune adquirido, caracterizado por despigmentação irregular da pele, descrito em equinos, bovinos e outras espécies.

Etiologia

Embora a etiologia do vitiligo ainda não esteja esclarecida, evidências que corroboram a hipótese de que o vitiligo é uma doença autoimune adquirida associada à produção de anticorpos antimelanócitos se acumularam nas últimas décadas.¹ Outras etiologias possíveis mencionadas na literatura são maior suscetibilidade dos melanócitos a algumas moléculas precursoras de melatonina e lesões nervosas locais. Em cavalos da raça Árabe e bovinos da raça Holstein-Friesian, suspeita-se de etiologia genética.

Fisiopatologia

A causa primária resulta em perda total, embora às vezes reversível, dos melanócitos funcionais, em uma pequena área da derme.

Achados clínicos

O vitiligo foi relatado em diferentes raças, sem predisposição aparente de gênero. Embora a condição possa se desenvolver em qualquer idade, ela é mais comumente observada em animais jovens. A apresentação típica é uma despigmentação irregular da pele do focinho, das pálpebras e ocasionalmente do ânus e de outras regiões do corpo. O grau de despigmentação pode variar ao longo do tempo e a condição pode até mesmo regredir completamente, tornando difícil a interpretação da eficácia de tratamentos anedóticos. O defeito é apenas estético.

Patologia clínica

O exame histopatológico revela ausência completa de melanócitos nas áreas acometidas. Em alguns casos, foram relatados grande número de células de Langerhans e vacuolização epidérmica.[1]

Tratamento

Nenhum tratamento específico com eficácia confirmada está disponível atualmente. Relatos anedóticos de melhora após a suplementação com vitaminas e minerais (vitamina A e cobre) estão disponíveis.[1] Devido à possível predisposição genética, desencoraja-se o uso dos animais acometidos para reprodução.

LEITURA COMPLEMENTAR

Montes LF, et al. Value of histopathology in vitiligo. J Dermatol. 2003;42:57-61.
Sandoval-Cruz M, et al. Immunopathogenesis of vitiligo. Autoimmun Rev. 2011;10:762-765.

REFERÊNCIA BIBLIOGRÁFICA

1. Montes LF, et al. J Eq Vet Sci. 2008;28:171-175.

Seborreia

Etiologia

A etiologia da seborreia ainda não foi esclarecida. Historicamente, a seborreia é considerada o resultado da secreção sebácea excessiva na superfície da pele. Mais recentemente, a seborreia foi classificada como uma doença de cornificação e queratinização anormais da pele, em vez de produção excessiva de secreção sebácea, porque há pouca evidência de função anormal das glândulas sebáceas. Em grandes animais, é sempre secundária à dermatite ou outras irritações da pele que resultem em crostas, descamação ou oleosidade excessiva, como:

- Epidermite exsudativa de suínos, causada por S. hyicus
- Dermatite das quartelas ("greasy heel") em equinos, incluindo infecção por S. hyicus
- Dermatite seborreica da quartela de bovinos
- Seborreia de flexuras em bovinos
- Besnoitiose bovina causada por Besnoitia besnoiti.

Achados clínicos

Na seborreia primária não há lesões, apenas oleosidade excessiva da pele. A secreção sebácea pode se espalhar pela superfície do corpo como um filme de óleo ou ser seca, na forma de crostas que podem ser removidas facilmente. As glândulas sebáceas podem apresentar hipertrofia.

Seborreia de flexuras

É mais comum em vacas-leiteiras jovens periparturientes. Nota-se inflamação marcante e uma profusa produção de secreção sebácea na virilha, entre o úbere e a face medial da coxa, ou no sulco mediano entre as duas metades do úbere. Ocorre necrose cutânea extensa, causando um marcante odor pútrido, que pode ser o primeiro sintoma observado pelo proprietário (ver também "Dermatite no sulco do úbere"). A irritação pode causar claudicação e a vaca pode tentar lamber essa região. A descamação da pele oleosa e fétida deixa uma superfície em carne viva; a cicatrização ocorre em 3 a 4 semanas.

Dermatite seborreica da quartela em vacas

Vacas mantidas em pastagem constantemente úmida, irrigada ou em locais muito lamacentos, em regiões tropicais, podem desenvolver edema local, com fissuras profundas na pele e eliminação de um exsudato fétido na face posterior da quartela das quatro patas, mais grave nos membros pélvicos. Os animais acometidos apresentam claudicação marcante e sua produção de leite diminui drasticamente. A transferência das vacas para local de solo seco e o tratamento sistêmico com antibiótico de amplo espectro propicia rápida recuperação.

Dermatite seborreica da quartela em equinos

A dermatite seborreica da quartela se instala principalmente na face posterior da quartela de equinos mantidos continuamente em baia úmida, em condições higiênicas precárias. Alguns casos ocorrem em baias com bom manejo. Sugeriu-se que infecções secundárias causadas tanto por S. aureus quanto por D. congolensis podem ser fatores causais. Dermatofitose, sarna corióptica e fotossensibilização também são possíveis fatores causais.

A claudicação e a dor à palpação se devem às escoriações denominadas arranhões, na face posterior da quartela, que se estendem até a banda coronária. A pele é espessa e oleosa e, se negligenciada, a lesão se espalha em torno da face anterior e no alto da face posterior do membro. Esse envolvimento pode ser grave o suficiente para interferir no movimento normal do membro.

Patologia clínica

O diagnóstico se baseia no quadro clínico e na exclusão de outras lesões cutâneas que resultam em cornificação e queratinização anormais. A causa primária da seborreia pode ser diagnosticada por meio de exame apropriado para pesquisa de parasitas ou bactérias patogênicos. A histopatologia pode ser útil para descartar outras causas.

> **Diagnóstico diferencial**
>
> A lesão é característica, e confirma-se o diagnóstico no exame histopatológico de uma amostra de pele obtida por biopsia. A principal dificuldade é determinar a causa primária. Todas as condições listadas a seguir podem confundir o diagnóstico:
> - Lesões, normalmente cortes causados por arame ou queimaduras por cordas
> - Seborreia de flexuras causada por lesão geralmente provocada pela passagem por uma porteira ou cerca de arame
> - Dermatite seborreica da quartela em equinos em consequência de sarna corióptica.

Tratamento

No caso de seborreia secundária, o objetivo primário do tratamento deve ser a cura da causa primária. Indica-se tratamento tópico e sintomático da pele acometida, a fim de aliviar os sintomas e auxiliar no controle da doença. Os xampus e loções utilizadas no tratamento de seborreia podem ser tanto ceratolíticos quanto ceratoplásticos. Os produtos ceratolíticos podem, inicialmente, exacerbar a produção de escamas devido ao desbridamento químico do estrato córneo, mas, por fim, resultam em redução na formação de escamas. Particularmente nessa fase inicial, é importante lavar frequentemente a pele acometida para remover os restos celulares. As pomadas ceratoplásticas retardam a taxa mitótica da epiderme e, assim, reduzem a formação de escamas. Os produtos emolientes são úteis, após a lavagem da pele, para reidratar, lubrificar e amaciar a pele. Em casos graves associados à piodermite ou mesmo necrose da pele, o uso de antibióticos locais e sistêmicos de amplo espectro pode ser indicado.

Foliculite

Etiologia

A etiologia inclui inflamação e, possivelmente, infecção de folículos pilosos que pode ser causada por microrganismos supurativos (geralmente estafilococos), secundária a trauma folicular, obstrução de ductos das glândulas sebáceas ou, mais raramente, se deve à reação autoimune. Formas identificáveis de foliculite como doenças individuais incluem:

- Dermatite estafilocócica em equinos
- Acne contagiosa dos equinos
- Foliculite facial benigna de cordeiros lactentes
- Foliculite estafilocócica em caprinos
- Foliculite eosinofílica estéril em bovinos.

Patogênese

Dependendo da causa primária, as células inflamatórias se infiltram nas paredes e no lúmen dos folículos pilosos. Em uma inflamação mais extensa, os neutrófilos também podem se infiltrar no tecido perifolicular, resultando na formação de abscessos maiores (*furunculose*). O aumento da compressão e a lise tecidual resultam em ruptura do folículo piloso e subsequente reação dérmica granulomatosa.

Achados clínicos

A foliculite pode se manifestar como lesões cutâneas localizadas em praticamente todas as partes da pele. Nos estágios iniciais apresentam-se como pápulas ou pústulas, com pelos emergindo das lesões. O envolvimento do folículo piloso permite diferenciar foliculite de impetigo, no qual não há envolvimento do folículo piloso.[1] Posteriormente, podem surgir incrustações focais, alopecia e prurido.

A ruptura da pústula ocasiona contaminação da pele circundante e surgimento de outras lesões, como úlceras e fístulas. Nos casos graves pode haver dor, pirexia e redução no consumo de alimentos. A foliculite crônica pode interferir na pigmentação da pele e causar destruição permanente dos folículos pilosos, resultando em alopecia cicatricial.

Na *foliculite eosinofílica estéril de bovinos*, as múltiplas lesões são do tipo nodular com crostas, alopecia, com 3 a 5 cm de diâmetro, em todas as partes do corpo, exceto nos membros. Em geral, são compostas de eosinófilos e a cultura microbiológica é negativa.

A *foliculite estafilocócica de caprinos* pode ser generalizada, com desenvolvimento de pústulas nas regiões periocular e periauricular, abdome ventral, face medial das coxas e membros distais.[1] Ocasionalmente, pode haver envolvimento da pele do úbere.

A *foliculite benigna de cordeiros lactentes* pode surgir na primeira semana de vida e consiste em pequenas pústulas e crostas nos lábios, narinas, face ventral da cauda e períneo. A lesão regride espontaneamente após várias semanas.

Patologia clínica

Devem ser preparados esfregaços para exames bacteriológicos e parasitológicos. Os achados histopatológicos consistem em microabscessos em folículos pilosos, com abscessos e necrose da epiderme, derme e tecido subcutâneo. A infiltração celular com células mononucleares e granulócitos é outro achado comum.

> **Diagnóstico diferencial**
> Faz-se a confirmação do diagnóstico pela constatação de infecção dos folículos pilosos em uma amostra de pele obtida por biopsia.
> - Impetigo do úbere de vacas: no início, as lesões não se instalam nos folículos pilosos
> - Dermatofitose
> - Dermatofilose
> - Besnoitiose bovina
> - Infecções virais causadas por herpes-vírus bovino (HVB) tipos 1, 2 e 4 e pelos vírus da diarreia bovina (BVD), pseudovaríola bovina, varíola bovina, varíola bufalina, língua azul, estomatite vesicular e febre aftosa
> - Epidermite exsudativa de suínos (doença do porco gorduroso) causada por *S. hyicus*, com extensa dermatite seborreica
> - Dermatite ulcerativa na face de ovinos adultos
> - Ectima contagioso (Orf)
> - Eczema facial em ovinos, decorrente de fotossensibilização hepatógena
> - Dermatite dos membros de ovinos, atingindo a coroa do casco
> - Abscessos crônicos na linha média ventral e peitoral, em equinos, causados pela infecção por *Corynebacterium pseudotuberculosis*, não são lesões de pele, mas se assemelham à furunculose.

Tratamento

O *tratamento primário* consiste em identificar e eliminar as possíveis causas primárias. O tratamento tópico começa com tricotomia e limpeza da pele por meio de lavagem, seguido de um enxágue com desinfetante como, por exemplo, produtos à base de clorexidina. As áreas acometidas devem ser tratadas com pomadas ou loções antibacterianas. Se as lesões forem extensas, recomenda-se a administração parenteral de antibióticos. O curso do tratamento deve durar 1 semana e, em casos crônicos, pode ser necessário pelo menos 1 mês. Recomenda-se um antimicrobiano de amplo espectro.

O *tratamento de suporte* consiste no isolamento dos animais infectados e na desinfecção do material utilizado no *grooming* e de mantas.

REFERÊNCIA BIBLIOGRÁFICA

1. Foster AP. Vet Dermatol. 2012;23:e42-e63.

DOENÇAS DO TECIDO SUBCUTÂNEO

Edema subcutâneo (anasarca)

Etiologia

O acúmulo de grande quantidade de líquido edematoso no tecido subcutâneo é parte do edema generalizado, sendo causado pelas mesmas doenças, listadas a seguir.

- Aumento da pressão hidrostática:
  - Insuficiência cardíaca congestiva
  - Compressão vascular por uma massa tecidual (p. ex., linfossarcoma no mediastino anterior, hematoma de grande tamanho)
  - Obstrução de vasos sanguíneos ou de vasos linfáticos (p. ex., devido à tromboflebite ou trombose)
- Edema causado por hipoproteinemia (hipo-oncótico):
  - Redução da síntese hepática de albumina devido à inflamação crônica ou insuficiência hepática (como acontece, por exemplo, na fasciolose ou cirrose hepática)
  - Síndrome nefrótica com perda de proteína na urina (como acontece, por exemplo, na amiloidose renal em bovinos)
  - Enteropatia com perda de proteínas (como acontece, por exemplo, na nematodíase intestinal ou paratuberculose em bovinos)
- Aumento da permeabilidade dos vasos sanguíneos:
  - Inflamação (p. ex., durina e anemia infecciosa em equinos, infecções causadas pelas bactérias *Clostridium* spp. e *Anthrax*)
  - Reação alérgica (como acontece, por exemplo, na púrpura hemorrágica equina, nas picadas de insetos)
- Anasarca fetal:
  - Alguns suínos com bócio congênito também manifestam mixedema, especialmente no pescoço
  - Casos esporádicos de causas desconhecidas são, às vezes, associados com deformidades (p. ex., em ovinos da raça Awassi)
  - Ausência congênita de linfonodos e alguns vasos linfáticos causam edema ao nascimento.

> **Diagnóstico diferencial**
> Faz-se a confirmação do diagnóstico mediante a detecção clínica de líquido seroso no tecido subcutâneo.
> Em ruminantes machos, *extravasamento de urina* devido à obstrução e ruptura de uretra.
> *Hemorragia subcutânea, hematoma* ou *seroma*, que não são necessariamente dependentes, tampouco estruturas simétricas bilaterais.
> *Hérnia ventral*, geralmente é unilateral e não se constata sinal de Godet positivo.
> *Celulite*, geralmente é assimétrica, o local é quente e muitas vezes dolorida, não se constata sinal de Godet positivo e pode-se obter amostra mediante punção com agulha.

Patogênese

A alteração no equilíbrio entre a pressão hidrostática dos líquidos intravasculares, o sangue e a linfa, e a pressão osmótica desses líquidos ou a alteração na integridade do mecanismo de filtração do endotélio capilar (extravasamento vascular) ocasiona aumento da pressão hidrostática no sistema e extravasamento de líquido dos vasos para os tecidos.

Achados clínicos

Nota-se tumefação evidente, local ou difusa. A pele fica intumescida e cede sob pressão; não há dor, a menos que também haja inflamação. Em grandes animais, geralmente o edema se limita às faces ventrais da cabeça, pescoço e tronco e, raramente, nos membros.

Patologia clínica

Anasarca é um diagnóstico clínico, mas estimativas de alguns valores (p. ex., pressão arterial, teores de proteínas no soro e na urina) fornecem evidências que contribuem para o seu diagnóstico. Concentração normal de proteína total no soro ou plasma possibilita excluir o diagnóstico de edema hipo-oncótico. A diferenciação entre edema inflamatório e obstrutivo pode ser feita por meio de exames citológico e bacteriológico do líquido.

Tratamento

O tratamento primário requer a correção da anormalidade relacionada à causa primária. O tratamento de suporte também depende da causa primária, mas pode consistir na transfusão de plasma ou sangue total, em casos de edema hipo-oncótico, ou de terapia anti-inflamatória ou diurética em casos de edema inflamatório ou alérgico.

Angioedema (edema angioneurótico)

Etiologia

O edema subcutâneo localizado transitório, como consequência de uma reação alérgica e causado por alergênios endógenos e exógenos, provoca lesões tanto locais quanto difusas. O angioedema ocorre mais frequentemente em bovinos e equinos criados em pastagem, especialmente durante o período de florescência da pastagem. Isso sugere que o alergênio é uma proteína vegetal. Farinha de peixe também pode desencadear uma crise. A recidiva em individuais é comum. O angioedema também pode ocorrer como reação adversa à administração parenteral de certos antibióticos, vacinas, sangue, plasma ou outros líquidos aplicados IV.

Patogênese

O tipo exato de reação de hipersensibilidade ainda não foi determinado, mas na maioria dos casos o angioedema parece associado a uma reação de hipersensibilidade do tipo I ou do tipo III. Depois de um eritema inicial, a dilatação vascular local é seguida de extravasamento de plasma através de vasos comprometidos.

Achados clínicos

As *lesões localizadas* se instalam mais comumente na cabeça, com edema difuso no focinho, pálpebras, conjuntiva e bochechas. Ocasionalmente, apenas a conjuntiva é acometida, de modo que as pálpebras ficam edemaciadas; a terceira pálpebra fica intumescida e proeminente; e o lacrimejamento é profuso. As partes acometidas não são doloridas ao toque, mas o ato de sacudir a cabeça e de friccionar o local contra objetos sugere que há irritação. Salivação e secreção nasal podem ser sinais coexistentes.

O *envolvimento perineal* consiste em edema vulvar, frequentemente assimétrico; a pele perianal e, às vezes, a pele do úbere, se apresentam intumescidas e edemaciadas. Quando o *úbere* é acometido, os tetos e a base do úbere ficam edematosos e as vacas podem fazer movimentos de remo com os membros pélvicos, sugerindo irritação nos tetos. O edema da parte inferior dos membros, geralmente dos joelhos ou dos jarretes até as coroas dos cascos, é um sintoma raro.

Sinais sistêmicos estão ausentes, exceto naqueles casos raros em que o angioedema faz parte de uma resposta alérgica mais ampla, quando podem ocorrer timpanismo, diarreia e dispneia, muitas vezes com gravidade suficiente para exigir tratamento urgente.

Patologia clínica

A contagem de eosinófilos no sangue está frequentemente dentro da faixa normal, mas pode estar elevada em 4 a 5% até 12 a 15% acima do valor normal.

> **Diagnóstico diferencial**
> A confirmação do diagnóstico baseia-se no início e desaparecimento súbito do edema nos locais típicos.
> O *edema subcutâneo, como resultado da compressão vascular*, ocorre principalmente em partes dependentes do vaso sanguíneo comprimido e não é irritante.
> Em equinos, e raramente em bovinos, o angioedema pode ser confundido com *púrpura hemorrágica*, mas nesta as hemorragias em geral são visíveis nas membranas mucosas.

Tratamento

Normalmente, é impossível o *tratamento primário* para remover a causa específica, mas os animais acometidos devem ser retirados de locais suspeitos de serem fontes de alergênios. Bovinos criados em pastagem devem ser confinados e alimentados com ração seca por pelo menos 1 semana.

Sempre se administra *tratamento de suporte* para atenuar a lesão vascular, embora a cura espontânea seja a regra. Nos casos agudos com suspeita de anafilaxia, a epinefrina deve ser administrada por via parenteral. Nos casos subagudos, preferem-se corticosteroides ou outros anti-inflamatórios aos anti-histamínicos ou epinefrina; geralmente, é necessária apenas uma injeção.

> **Tratamento**
> Anafilaxia aguda com angioedema:
> • Epinefrina: 3 a 5 ml de uma solução 1:1.000/450 kg IM ou SC (pode ser combinada com esteroides; R-1).
> Angioedema agudo em equinos:
> • Dexametasona solúvel: 0,01 a 0,1 mg/kg IV ou IM, 2 vezes/dia, por 3 a 7 dias (R-1)
> • Cloridrato de hidroxizina: 0,5 a 1 mg/kg IM ou VO, 3 vezes/dia (R-2)
> • Cloridrato de difenidramina: 0,7 a 1 mg/kg, 2 vezes/dia (R-2)
> • Clorfeniramina: 0,25 a 0,5 mg/kg, 2 vezes/dia (R-2).

Enfisema subcutâneo

Etiologia

O enfisema, um acúmulo de gás livre no tecido subcutâneo, ocorre quando ar ou gás se acumula no tecido subcutâneo em consequência de:

• Entrada de ar por uma ferida cutânea cirúrgica ou acidental, particularmente na região axilar ou inguinal
• Extensão do enfisema pulmonar
• Entrada de ar nos tecidos através de uma descontinuidade no revestimento do trato respiratório (p. ex., na fratura de ossos nasais, lesão nas mucosas da faringe, laringe e traqueia causada por traumatismo externo ou interno, como perfuração pulmonar por fratura de costela, lesão de traqueia durante a introdução de tubo nasoesofágico, após lavagem traqueal para auxiliar no diagnóstico de doença respiratória em que a traqueia não se fecha rapidamente à entrada de de ar após a remoção do trocarte)
• Extensão de laceração vaginal em vacas, principalmente naquelas com prolapso de vagina e após parto distócico, ou em vacas com metrite puerperal e acúmulo de gás no útero
• Gases que migram de uma cirurgia abdominal, porque a cavidade abdominal geralmente apresenta pressão negativa em relação à pressão atmosférica
• Infecção que causa gangrena gasosa.

Patogênese

O ar move-se muito rapidamente para a parte dorsal através dos planos fasciais, especialmente quando há movimento muscular local. Por exemplo, quando ocorre perfuração do pulmão ou quando há edema pulmonar intersticial grave, o ar atravessa a pleura visceral e passa para o hilo pulmonar e daí passa abaixo da pleura parietal, entre os músculos, e para o tecido subcutâneo, principalmente entre as faces dorsais das escápulas.

Achados clínicos

As tumefações subcutâneas visíveis são macias, indolores, flutuantes e grosseiramente crepitantes ao toque, mas não há lesão cutânea externa. Na gangrena gasosa, podem ser evidentes mudança de cor, esfriamento e exsudação serosa no local da lesão. As áreas de pele acometidas apresentam dor moderada à palpação. O enfisema pode ser suficientemente grave e generalizado para causar andar rígido e comprometer a alimentação e respiração. Em geral, a causa do enfisema subcutâneo situa-se na parte ventral da região mais gravemente acometida, que geralmente é ao longo do dorso.

Patologia clínica

Não há necessidade de exames laboratoriais, exceto no caso de gangrena gasosa, em que se deve realizar exame bacteriológico do líquido presente na tumefação a fim de identificar o microrganismo presente.

> **Diagnóstico diferencial**
>
> A confirmação do diagnóstico baseia-se na constatação de crepitação e na mobilidade extrema da tumefação, pois esses sintomas possibilitam diferenciar enfisema de outras tumefações superficiais.
> - *Anasarca*: é dependente e nota-se prova de Godet positiva (ver discussão anterior)
> - *Hematoma, seroma nos locais da lesão*: confirmados pela punção com agulha (ver discussão a seguir)
> - *Celulite*: é acompanhada de toxemia e confirmada pela punção com agulha.

Tratamento

O *tratamento primário* visa a origem do ar presente na lesão, mas pode ser impossível de localizar ou de impedir a entrada de ar. O *tratamento de suporte* é necessário apenas no caso extremamente raro em que o enfisema é extenso e incapacitante; nessa condição, podem ser necessárias múltiplas incisões na pele. A gangrena gasosa requer tratamento imediato e drástico com antibióticos.

Linfangite

A linfangite caracteriza-se por inflamação e aumento de volume dos vasos linfáticos e normalmente está associada à linfadenite.

Etiologia

A linfangite, na maioria dos casos, deve-se à infecção local da pele e subsequente disseminação ao sistema linfático. As causas comuns são:

- Bovinos:
  - Mormo cutâneo causado por Mycobacterium farcinogenes e Mycobacterium senegalense
  - Tuberculose cutânea causada por micobactérias atípicas, raramente *Mycobacterium bovis*
- Equinos:
  - Linfangite epizoótica (histoplasmose equina) causada por *Histoplasma capsulatum* var. *farciminosum*
  - Linfangite ulcerativa causada por *Corynebacterium pseudotuberculosis*
  - Mormo (cutâneo) causado por *Burkolderia mallei*
  - Esporotricose
  - Linfangite esporádica
  - Garrotilho, nos casos em que sua localização é incomum
  - Linfangite ulcerativa de potros causada por *Streptococcus zooepidemicus*.

Patogênese

A disseminação da infecção ao longo dos vasos linfáticos causa inflamação crônica e espessamento das paredes desses vasos. Quase sempre se formam abscessos, com extravasamento de secreção para a superfície cutânea, através de fístulas.

Achados clínicos

Geralmente, nota-se uma úlcera indolor no local da origem da infecção. Os vasos linfáticos que drenam essa úlcera se apresentam dilatados, espessos e tortuosos; com frequência, há úlceras secundárias ou fístulas ao longo de seu curso. Edema local pode ser decorrência da obstrução linfática. Nos casos crônicos, pode haver deposição de grande quantidade de tecido fibroso no subcutâneo, podendo ocorrer espessamento crônico da pele. A face medial do membro pélvico é o local mais frequentemente acometido, principalmente em equinos.

Patologia clínica

O exame bacteriológico da secreção para pesquisa de bactérias ou fungos específicos é uma prática comum.

Tratamento

O *tratamento primário* é a excisão cirúrgica precoce e vigorosa ou terapia antibiótica específica.

O *tratamento de suporte* objetiva remover o líquido e o exsudato inflamatório e aliviar a dor.

Paniculite

Inflamação difusa do tecido adiposo subcutâneo associada a várias causas, como trauma, infecção, inflamação local após injeção, picada de inseto, neoplasia, erupção medicamentosa e fatores dietéticos (consumo excessivo de ácidos graxos poli-insaturados ou deficiência de vitamina E). Placas ou nódulos profundos, firmes e doloridos que podem atingir 15 cm ou mais de diâmetro, com frequência em um grande número, em qualquer parte do corpo, mas especialmente no pescoço e nas laterais, ocorrem mais comumente em equinos jovens e raramente em bovinos. O tamanho e a quantidade de lesões podem ser muito variáveis, ou até desaparecer espontaneamente. Em alguns casos, há febre transitória, redução no consumo de alimentos e perda de peso. A claudicação pode ser evidente em equinos com lesões extensas.

O diagnóstico baseia-se no exame histológico de uma amostra obtida por biopsia. No exame necroscópico, não se constatam outras lesões. O tamanho e a quantidade de lesões diminuem após a administração de dexametasona, mas reaparecem quando o tratamento é interrompido.

Hematoma

Refere-se ao extravasamento de sangue total aos tecidos subcutâneos.

Etiologia

O acúmulo de sangue nos tecidos subcutâneos, além do limite normalmente causado por traumatismo, pode ser devido a anormalidades no mecanismo de coagulação ou ao aumento da permeabilidade da parede vascular.

Causas comuns incluem:

- Ruptura traumática de vaso sanguíneo de grande calibre
- Intoxicação por dicumarol, presente em feno de trevo-doce mofado
- Púrpura hemorrágica equina
- Intoxicação por samambaia em bovinos, outras doenças granulocitopênicas manifestadas principalmente por petéquias, com lesões restritas às membranas mucosas
- Doença sistêmica associada à coagulopatia intravascular disseminada (CID)
- Hemangiossarcoma subcutâneo
- Pancitopenia neonatal bovina
- Hemofilia hereditária.

Patogênese

O extravasamento de sangue do sistema vascular pode causar tumefações locais que interferem nas funções corporais normais, mas raramente são suficientemente extensas para causar anemia.

Achados clínicos

As tumefações subcutâneas resultantes de hemorragia são difusas e macias, sem qualquer efeito visível na superfície da pele. Pode não haver evidência de traumatismo. Locais específicos de hemorragias subcutâneas em equinos incluem a região frontal do peito – em consequência de fratura da primeira costela em trombada em pleno galope, quase sempre com hemorragia interna fatal – e a região perivaginal, durante o parto, causando tumefação extensa do períneo e da face medial da coxa.

Patologia clínica

O exame visual de uma amostra obtida por aspiração com agulha confirma a existência de hemorragia subcutânea. O diagnóstico da causa primária é auxiliado, sobremaneira, pela contagem de plaquetas e pelas mensurações do tempo de protrombina, tempo de coagulação e tempo de sangramento.

Tratamento

Tratamento primário

Objetiva remover ou corrigir a causa da hemorragia.

Tratamento de suporte

O hematoma não deve ser aberto até que ocorra coagulação completa, exceto no caso de hemorragia intensa que comprometa respiração, defecação ou micção. Se a perda de sangue for grave, podem ser necessárias transfusões de sangue. A injeção parenteral de coagulantes pode ser justificada em casos de hemorragias recentes graves.

> **Diagnóstico diferencial**
>
> Os hematomas secundários a coagulopatias geralmente estão associados com hemorragias em outros tecidos, sendo ambas as manifestações resultantes de anormalidades na coagulação ou na integridade da parede capilar. Hematomas isolados (p. ex., causados por traumatismo) devem ser diferenciados de abscessos, seromas e neoplasias.

> A confirmação do diagnóstico requer punção da tumefação com agulha, evitando a perda excessiva de sangue (que diminui a pressão no vaso com extravasamento) e a contaminação da bolsa de hidroterapia possivelmente estéril.

Necrose e gangrena

Necrose é a morte do tecido e gangrena é o desprendimento do tecido morto. Quando uma ou outra alteração ocorre na pele, ela envolve a derme, a epiderme e o tecido subcutâneo. São conhecidos diferentes tipos de gangrena:

- *Gangrena seca* é causada principalmente por oclusão arterial, resultando em isquemia tecidual. O tecido acometido se apresenta seco, enrugado e escuro; há uma linha que delimita claramente o tecido saudável. Não há infecção bacteriana, tampouco putrefação, porque as bactérias não conseguem sobreviver no tecido dessecado
- *Gangrena úmida* é mais comum após obstrução abrupta do fluxo de sangue venoso, resultando em isquemia, enquanto o tecido acometido se apresenta saturado com sangue estagnado. A lesão tecidual (p. ex., traumatismo mecânico ou queimadura) e a isquemia resultam em exsudação tecidual que dão à região acometida uma aparência úmida e de tumefação. Como o tecido úmido, rico em proteínas, favorece a multiplicação de bactérias, é comum a infecção por microrganismos saprogênicos. Esta infecção resulta em tecido com aspecto e odor pútrido, em decomposição, e pode causar septicemia
- *Gangrena gasosa* é causada por *C. perfringens* (ver também "Edema maligno").

Etiologia

As *lesões cutâneas graves* das seguintes categorias causam gangrena:

- Traumas graves ou contínuos (p. ex., ferida por pressão, esfoladura causada por sela e arreio, necrose de tarso ou carpo em animais em decúbito)
- Produtos químicos fortemente cáusticos (p. ex., creosoto)
- Frio ou calor intenso, como em queimadas de matas e incêndios de estábulos, consideradas as condições mais agressivas. Congelamento é uma ocorrência rara em animais, a menos que apresentem insuficiência circulatória (como, por exemplo, o recém-nascido em choque grave ou toxemia)
- Radiação beta
- *Infecções*, principalmente:
  - Erisipela e salmonelose, em suínos
  - Infecções por clostrídios que acometem os tecidos subcutâneo e muscular, em bovinos
  - Mastite estafilocócica bovina, mastite causada por pasteurelas, em ovelhas
  - Mamilite ulcerativa bovina, que acomete o úbere e os tetos
- *Obstrução vascular localizada* – obstrução por trombos ou espasmo arterial causa gangrena da pele e estruturas mais profundas. A obstrução também pode ser causada por intoxicação por:
  - *Claviceps purpurea*
  - *Festuca arundinacea* (provavelmente devido a um fungo nela presente)
  - *Aspergillus terreus*
  - Cogumelos
- A injeção intradérmica de anestésicos locais contendo epinefrina foi associada à gangrena seca da pele, no local da injeção, em bovinos.

Envolvimento semelhante do tecido cutâneo e de estruturas mais profundas ocorre em infecções sistêmicas nas quais êmbolos de bactérias obstruem vasos locais (p. ex., na salmonelose de bezerros e após vacinação de bezerros contra *Mycoplasma mycoides*).

Outras causas

- Estágios finais da dermatite causada por fotossensibilização e dermatite seborreica de flexuras
- Infestação por larvas de mosca *Cochliomyia hominivorax*.

Patogênese

A causa fundamental da gangrena é o comprometimento do suprimento sanguíneo local por pressão externa, tumefação marcante da pele, como acontece na fotossensibilização, ou por espasmo arteriolar ou lesão a vasos sanguíneos causada por toxinas bacterianas.

Achados clínicos

Na *gangrena seca*, a lesão se apresenta seca desde o início; ademais, a área é fria e retraída, marrom-avermelhada e sem odor desagradável, assemelhando-se a tecido mumificado. Geralmente não há infecção bacteriana. O desprendimento do tecido seco pode demorar muito tempo e a superfície subjacente em geral consiste em tecido de granulação.

Na *gangrena úmida*, a lesão inicial é úmida, com exsudação, e a área acometida se apresenta inchada, elevada, com alteração de cor e fria. Ocorre separação tecidual na margem e a pele acometida pode se desprender antes de ressecar; a superfície subjacente fica em carne viva e exsudativa. Como na maioria dos casos a gangrena úmida é acompanhada de infecção por patógenos saprófíticos, quase sempre o tecido acometido tem aparência de decomposição e odor pútrido. A doença sistêmica pode ser decorrência da absorção de produtos tóxicos originados da decomposição tecidual e de bactérias, resultando em septicemia.

A descrição de *gangrena gasosa* é discutida no item sobre "Edema Maligno".

> **Diagnóstico diferencial**
> A confirmação do diagnóstico baseia-se no reconhecimento visual:
> - Mastite gangrenosa em vacas ou ovinos
> - Dermatite por fotossensibilização
> - Intoxicação por *Claviceps purpurea*.

Tratamento

O *tratamento primário* visa a remover o agente etiológico.

Em casos de gangrena úmida pode ser necessário *tratamento de suporte* que consiste na aplicação de pomadas adstringentes e antibacterianas, a fim de facilitar o desprendimento do tecido gangrenoso e prevenir infecção bacteriana. Podem ser necessários o desbridamento tecidual agressivo do tecido necrosado e, em casos graves, a amputação das partes do corpo acometidas. Os antibióticos sistêmicos não atingem o tecido gangrenoso, mas são indicados sempre que houver suspeita de septicemia.

Abscesso subcutâneo

A maioria dos abscessos subcutâneos tem importância simplesmente local e no que diz respeito à estética, mas se forem suficientemente extensos e apresentarem *infecção localizada* ativa, podem causar toxemia discreta. Suas origens são mencionadas a seguir.

Trauma

A maioria dos abscessos subcutâneos é causada por penetração traumática da pele, seguida de infecção. Por exemplo, *abscessos subcutâneos na face* são comuns em bovinos que se alimentam de forragem que contém capim rabo-de-raposa (*Hordeum jubatum*). Vários animais em um rebanho podem ser acometidos ao mesmo tempo. As arestas destas plantas migram pela mucosa da bochecha, causando abscessos subcutâneos dos quais são isolados *Trueperella* (anteriormente *Arcanobacterium*) *pyogenes* e *Actinobacillus* spp. Os abscessos contêm material purulento, são bem encapsulados e devem ser drenados cirurgicamente e tratados como uma ferida aberta. A terapia medicamentosa com antimicrobianos, por via parenteral, e iodo não é efetiva.

Via hematógena

Raramente, a infecção atinge o local por via hematógena (p. ex., abscessos peitorais crônicos de equinos, infecções em potros causadas por *R. equi*, infecções em todas as espécies causadas por *Corynebacterium pseudotuberculosis*, infecções em cordeiros provocadas por *Histophilus somni* ou *Pseudomonas pseudomallei*).

Extensão

Os abscessos podem ser *extensões* de furunculose, piodermite ou impetigo ou decorrências da *disseminação contígua*, pelo contato de um órgão interno (p. ex., na reticuloperitonite traumática).

Cistos cutâneos

Os cistos revestidos por uma parede epitelial que inclui conteúdo amorfo ou tecido vivo podem ser anormalidades congênitas ou hereditárias ou, ainda, adquiridas, como resultado de cicatrização inapropriada de feridas acidentais. Eles são lisos, indolores, redondos com cerca de 1,5 a 2,5 cm de diâmetro e geralmente são flutuantes, embora o conteúdo espesso possa torná-los bastante rígidos. A pele e os pelos que a recobre em geral estão normais, embora alguns cistos possam extravasar uma secreção mucoide na pele. Cistos epidermoides são revestidos por pele; os cistos dermoides normalmente contêm tecido diferenciado, como glândulas sebáceas e folículos pilosos; e os cistos dentígeros contêm dentes ou parte deles. Os cistos adquiridos incluem as variedades apócrina, sebácea e queratinosa.

Os cistos de origem desenvolvimental, presentes desde o nascimento, geralmente estão localizados em sítios anatômicos específicos e incluem:

- *Cistos branquiais* no pescoço, formados devido o fechamento incompleto de uma fenda branquial
- *Cistos da falsa narina*, em equinos
- *Cistos de barbela*, em caprinos.

Cistos podem ocorrer em qualquer parte do corpo, porém mais comumente próximo à linha média dorsal. Nos equinos, um local comum é a base da orelha.

Outras doenças que causam nódulos cutâneos em equinos incluem granuloma colagenolítico, mastocitoma, amiloidose, linfoma, sarcoidose e infestação por *Hypoderma* spp.

A excisão cirúrgica por motivos estéticos é uma prática comum.

Lesões granulomatosas da pele

São placas, úlceras e nódulos inflamatórios crônicos; lesões frias e duras, progridem lentamente, muitas vezes acompanhadas de linfangite e linfadenite. Em muitos casos, não há descontinuidade cutânea nem alopecia. Algumas das causas comuns em animais são:

- Bovinos:
  - Mormo cutâneo bovino causado por *M. farcinogenes* e *M. senegalense*
  - Actinobacilose (botriomicose) causada por *Actinobacillus lignieresi*
  - Infestação por *Onchocerca* spp.
  - Infestação por larvas de *Hypoderma* spp.
  - Infecção causada pelo fungo *Mucor* spp. em nódulos de parede espessa na pele, na face posteroventral do úbere
  - Lechiguana associada à infecção sequencial causada por *Dermatobia hominis* e *Mannheimia granulomatosis*. Essa condição foi relatada em bovinos, no Brasil, os quais desenvolvem granulomas muito grandes, consistindo de tecido fibroso que se desenvolve em locais subcutâneos, em qualquer parte do corpo[1]
- Ovinos:
  - Pododermatite proliferativa, podridão dos cascos por *D. congolensis*
  - Ectima contagioso
  - Lesões ulcerativas no maxilar inferior e barbela causadas por *A. lignieresi*

- Equinos:
  - Calcinose tumoral, que causa granulomas duros, indolores e esféricos, com até 12 cm de diâmetro, próximos às articulações e bainhas de tendões, especialmente na articulação do joelho
  - Amiloidose cutânea
  - Granuloma colagenolítico (necrobiose nodular): doença nodular de pele mais comum de equinos. A etiologia é desconhecida. Notam-se múltiplos nódulos firmes na derme, com 0,5 a 5 cm de diâmetro. A superfície da pele sobrejacente e os pelos geralmente são normais. A biopsia revela colagenólise. O tratamento consiste na remoção cirúrgica e, possivelmente, administração de corticosteroides
  - Botriomicose, ou pseudomicose bacteriana, deve-se à infecção bacteriana em vários locais, frequentemente com a presença de corpo estranho. O tamanho das lesões nos membros, peito, abdome ventral e escroto variam desde nódulos até extensas proliferações fúngicas compostas de tecido inflamatório firme, repletas de fístulas necróticas que alcançam seios secretores e que, muitas vezes, contêm pequenos grânulos ou "grãos" branco-amarelados. A excisão cirúrgica é a única solução viável
  - Granuloma eosinofílico equino: nódulos firmes, sem alopecia, indolores, sem prurido, com 2 a 10 cm de diâmetro e recobertos por pele normal; se desenvolvem no pescoço, na cernelha e no dorso dos equinos, especialmente no verão. A causa é desconhecida; geralmente faz-se tratamento paliativo, excisão cirúrgica ou uso de corticosteroides
  - Doença granulomatosa sistêmica (sarcoidose equina): uma doença rara de equinos caracterizada por lesões na pele e disseminação nos pulmões, linfonodos, fígado, trato gastrintestinal, baço, rim, ossos e sistema nervoso central
  - *Burkolderia mallei*: mormo cutâneo
  - *Actinomadura* spp. e *Nocardia brasiliensis*: micetomas indolores
  - *Histoplasma farciminosum*: linfangite epizoótica
  - *Corynebacterium pseudotuberculosis* – linfangite ulcerativa
  - *Habronema megastoma* e *Hyphomyces destruens* como causas de pitiose ou "câncer do pântano", "*bursattee*", sanguessuga em equinos na Flórida e micetoma de grãos pretos
  - Infestação por *Onchocerca* spp.
  - Urticária crônica
- Suínos:
  - *Actinomyces* spp. e *B. suilla* causam lesões no úbere.

REFERÊNCIA BIBLIOGRÁFICA

1. Andrade GB, et al. Vet Res Comm. 2008;32:65-74.

DOENÇAS NÃO INFECCIOSAS DA PELE

Hipersensibilidade à picada de insetos em equinos (dermatite alérgica sazonal em equinos)

A hipersensibilidade à picada de inseto é uma dermatite intensamente pruriginosa de equinos causada por hipersensibilidade a picadas de insetos, especialmente *Culicoides* spp. e, menos frequentemente, *Simulium* spp.

Etiologia

A doença é causada por reação de hipersensibilidade do tipo I (imediata) aos antígenos salivares introduzidos na pele durante as picadas de flebótomos e outros insetos. Pode haver uma menor participação da hipersensibilidade do tipo IV (mediada por células), na doença. *Culicoides brevitarsus* é a causa da doença na Austrália, *Culicoides pulicaris* no Reino Unido e Europa, e *Culicoides obsoletus* no Canadá. *Stomoxys calcitrans*, a mosca dos estábulos, e *Simulium* spp., causam a doença. A distribuição das lesões na pele e a natureza sazonal da doença estão relacionadas aos hábitos alimentares do inseto envolvido. Por exemplo, *C. pulicaris* tem predileção pela região da crina e cauda, e nesses locais a lesão é mais comumente vista.

Epidemiologia

A prevalência da doença varia dependendo dos fatores ambientais e, possivelmente, das características da população local de equinos. Relata-se que até 60% dos equinos são acometidos em regiões de Queensland, Austrália, 22% em Israel e 18% dos cavalos de raça Islandesa na Noruega. A prevalência na Suíça é muito baixa nas regiões acima de 1.000 metros de altitude, sendo de 1,6% nas áreas mais baixas. A prevalência da doença em mais de 7.000 pôneis da raça Shetland holandeses avaliados por um período de 3 anos foi de 8,8%.[1]

A doença é bastante comum em todo o mundo, em regiões em que o *clima quente e úmido do verão* favorece a multiplicação dos insetos causadores: Suécia, Reino Unido, Japão, Israel, Hong Kong, América do Norte, Austrália, Filipinas, Índia e França. A maioria dos casos ocorre no *verão* e as lesões desaparecem durante o clima mais frio. Também, as lesões desaparecem quando os equinos são estabulados em locais à prova de insetos durante várias semanas ou quando são transferidos para uma região geográfica onde não há insetos causadores da doença.

A doença é caracteristicamente esporádica e acomete apenas alguns animais de um grupo de equinos. No entanto, como a ocorrência da doença é hereditária, pode haver vários casos em animais aparentados de uma fazenda. A prevalência da doença aumenta com a idade; em cavalos de raça Islandesa, constatou-se a doença em 3,4% dos animais com 1 a 7 anos de idade, em comparação com 32% dos equinos com mais de 14 anos.

Em algumas raças, demonstrou-se que a doença tem uma base genética, incluindo herdabilidade de 0,08 [desvio padrão (DP) = 0,02], na escala binária observada, e 0,24 (DP = 0,06) na escala contínua subjacente em pôneis da raça Shetland holandeses.[1] Variantes na região do complexo principal de histocompatibilidade (MHC) classe II estão associadas à suscetibilidade à doença, com o mesmo alelo (COR112:274) associado à doença em pôneis das raças Islandesa e Exmoor. Além disso, a homozigose em toda a região do MHC classe II está associada a um risco maior de da doença (p = 0,0013).[2] Os genes que não codificam MHC e estão associados à hipersensibilidade à picada de inseto em equinos da raça Kladruber incluem interferona gama (IFN-γ), fator transformador de crescimento beta 1 (TGF-β1), janus quinase 2 (JAK-2), linfopoietina estromal tímica (TSLP) e involucrina (IVL).[3] A expressão de genes associados à alergia e imunidade da pele de equinos acometidos indica a participação dessas vias na ocorrência da doença.

Patogênese

Anticorpos reagênicos (IgE) produzidos em resposta à exposição a proteínas presentes na saliva de insetos se ligam a mastócitos da pele; quando expostos ao antígeno, eles estão associados à degranulação de mastócitos. Equinos com hipersensibilidade à picada de inseto têm anticorpos IgE que reagem com constituintes da glândula salivar de *Culicoides* spp., enquanto equinos que não manifestam a doença têm anticorpos IgG, mas não IgE, contra antígenos das glândulas salivares de *Culicoides* spp. Equinos que não foram expostos a *Culicoides* spp. não têm ambos os anticorpos contra o antígeno da glândula salivar dos insetos. Anticorpos IgE contra *Culicoides* spp. estão presentes sazonalmente em equinos que não apresentam evidência da doença, indicando que a presença desses anticorpos, embora necessária para o desenvolvimento da doença, não é suficiente e que outros fatores estão envolvidos.[4]

O antígeno presente na saliva de *Culicoides* spp. e *Simulium* spp. têm epítopos de IgE idênticos, indicando que a doença, em alguns equinos, é causada por reação cruzada com alergênios homólogos na saliva de ambas as espécies, mediada por IgE.[5] Um antígeno específico na saliva do mosquito (*Culicoides sonorensis*) associado a anticorpos reagênicos IgE e com atividade in vivo e in vitro que mimetiza a hipersensibilidade à picada de inseto é uma proteína de 66 kDa denominada "Cul s 1".[6]

A *degranulação de mastócitos* e os linfócitos intradérmicos ou subcutâneos liberam várias substâncias vasoativas e citocinas que causam inflamação e acúmulo de eosinófilos na pele das áreas acometidas, bem como eosinofilia. A distribuição das lesões nos pacientes reflete os locais de alimentação preferidos dos insetos. Pôneis com dermatite alérgica sazonal têm maior número de linfócitos T CD5+ e CD4+ circulantes do que os animais normais. Números aumentados de linfócitos T CD3+, a maioria dos quais são CD4+, e eosinófilos estão presentes na pele dos pôneis acometidos, após a injeção do antígeno de *Culicoides* spp. Além disso, na eotaxina e na proteína que estimula a quimiotaxia de monócitos (MCP) MCP-1, mas não na MCP-2 ou MCP-4, a expressão do mRNA é regulada positivamente em amostras de pele obtidas por biopsia de lesões da coceira-doce, indicando um mecanismo de acúmulo de eosinófilos e linfócitos T-2 nas lesões.

Achados clínicos

As *lesões* geralmente se limitam à base da cauda, garupa, ao longo do dorso, cernelha, margem superior do pescoço, topo da cabeça, orelhas e, menos comumente, linha média ventral. Em casos graves, as lesões podem se estender para baixo, nas laterais do corpo e do pescoço, bem como na face e nos membros.

O *prurido* é intenso, especialmente à noite, e o equino se esfrega contra qualquer objeto fixo por horas a fio. Nos estágios iniciais, observam-se pápulas discretas com os pelos eretos. O ato de coçar constante pode causar automutilação, lesões inflamatórias graves e perda de pelos. Formação de escamas e perda de pelos nas orelhas e base da cauda podem ser as únicas lesões em equinos discretamente acometidos.

Patologia clínica

Os animais acometidos apresentam *eosinofilia* e trombocitose. O *diagnóstico* é facilitado pela biopsia de pele, cultura de fungos, exame parasitológico em raspado de pele e testes de sensibilidade intradérmicos. A *biopsia de pele* nas lesões iniciais, antes de o trauma mascarar o quadro clínico real, revela edema, congestão capilar e infiltração perivascular eosinofílica e mononuclear. A cultura de fungos e o exame parasitológico em *raspados de pele* são úteis apenas para excluir a possibilidade de dermatofitose, oncocercose e estrongiloidose. Os *testes cutâneos intradérmicos* revelam reações de hipersensibilidade imediata e tardia aos extratos obtidos de *Culicoides* spp. e *Stomoxys* spp. As concentrações de antígeno de inseto recomendadas na solução-teste variam de 60 a 250 PNU/mL[7], ou uma concentração 1:1000 p/v de extratos obtidos de *Culicoides* spp., relevante para a região, são meios auxiliares para o diagnóstico clínico de hipersensibilidade de equinos a picadas de insetos.[8]

A pesquisa de anticorpos IgE específicos no soro sanguíneo é capaz de melhorar as estratégias de diagnóstico, mas devido à presença de anticorpos IgE contra antígenos de *Culicoides* spp. e *Simulium* spp. em equinos saudáveis[4], à baixa concordância entre os resultados dos testes de hipersensibilidade cutânea e a concentração sérica de IgE[9] e o baixo desempenho do teste sorológico comparativamente ao teste enzimático (ELISA) que utiliza o receptor de alta afinidade para IgE (subunidade alfa de Fc épsilon R1)[10], atualmente os testes sorológicos não são recomendados.

> **Diagnóstico diferencial**
> - A infestação por larvas de *Onchocerca* spp., *Strongyloides* spp. ou *Dermatophilus congolensis* pode causar lesões semelhantes
> - Alopecia da base da cauda pode ser causada por *Oxyuris equi*.

Tratamento

Os princípios do tratamento consistem na remoção da causa desencadeante e na supressão da reação de hipersensibilidade.

A *remoção da causa desencadeante* é conseguida impedindo que os equinos sejam expostos aos insetos que causam hipersensibilidade. Isso pode ser obtido mediante a transferência do equino para uma região geográfica em que não existem esses insetos; a colocação do animal em uma baia à prova de insetos durante o dia (e começo da noite) quando os insetos são mais ativos; ou aplicação de inseticidas ou de produtos que impeçam o ataque ao equino.

A *supressão da reação de hipersensibilidade imediata* ou de suas sequelas pode ser obtida pela administração de corticosteroides (prednisolona, na dose inicial de 1 mg/kg/24 h VO, reduzindo-a para a menor dose de manutenção possível).

A hipossensibilização (imunoterapia específica para o alergênio) tem recebido atenção por sua eficácia potencial na dessensibilização de equinos acometidos. Dois ensaios clínicos controlados não mostraram efeito benéfico (embora o efeito placebo verificado pelos proprietários tenha sido impressionante) em uma amostra representativa de equinos. Essas pesquisas foram estudos cegos que utilizaram medidas objetivas de eficácia.[11] Um estudo retrospectivo utilizando respostas relatadas pelos proprietários (redução na terapia antipruriginosa) constatou eficácia em 57% dos animais.[12] Não há evidências suficientes de eficácia para a indicação do uso de imunoterapia específica a determinado alergênio como tratamento de rotina de hipersensibilidade à picada de inseto.

Controle

Redução da exposição a picadas de insetos

Os equinos devem ser alojados em baias à prova de insetos ou, no mínimo, em abrigos que limitem a exposição aos mosquitos-pólvora pelo fechamento de portas e colocação de telas nas janelas. A impregnação da tela com um inseticida reduz ainda mais as ocorrências de picadas. Os estábulos devem estar situados em áreas que tenham populações mínimas de mosquitos, como em colinas ou locais bem drenados. A população de mosquitos-pólvora em fazendas individuais deve ser reduzida pela alteração do hábitat, de modo que sejam eliminadas as áreas de solos úmidos enriquecidos com material orgânico.[13] É improvável que o uso disseminado de inseticidas seja aceitável, em termos de proteção ambiental.

O padrão de alimentação dos mosquitos-pólvora é tal que o abrigo dos equinos no fim do dia e à noite reduz significativamente a ocorrência de picadas e o risco de infecção. Em equinos mantidos em pastagens devem ser aplicados repelentes contra insetos, regularmente, principalmente para propiciar proteção durante os períodos de alta atividade desses mosquitos. A dietiltoluamida (N,N-dietil-meta-toluamida), ou DEET, é o único repelente com atividade documentada contra Culicoides spp. disponível no mercado. Em um estudo experimental no Reino Unido, constatou-se que a aplicação de deltametrina (10 ml de solução 1%) na pele de equinos não reduziu a frequência de alimentação do mosquito.[14] A instalação de tela impregnada com alfacipermetrina, pulverizada em baias, reduziu a taxa de ataque de Culicoides spp. em 6 a 14 vezes; ademais, reduziu acentuadamente a quantidade de Culicoides spp. coletados de equinos alojados nas baias, em comparação com a de equinos sentinelas, sugerindo que este procedimento pode ser útil na redução de exposição de equinos estabulados aos mosquitos.[15]

REFERÊNCIAS BIBLIOGRÁFICAS

1. Schurink A, et al. J Anim Sci. 2009;87:484.
2. Andersson LS, et al. Immunogenetics. 2012;64:201.
3. Vychodilova L, et al. Vet Immunol Immunopath. 2013;152:260.
4. Wilkolek PM, et al. Polish J Vet Sci. 2014;17:331.
5. Schaffartzik A, et al. Vet Immunol Immunopath. 2010;137:76.
6. Langner KFA, et al. Int J Parasit. 2009;39:243.
7. Baxter CG, et al. Vet Dermatol. 2008;19:305.
8. van Oldruitenborgh-Oosterbaan MMS, et al. Vet Dermatol. 2009;20:607.
9. Morgan EE, et al. Vet Immunol Immunopath. 2007; 120:160.
10. Frey R, et al. Vet Immunol Immunopath. 2008;126:102.
11. Ginel PJ, et al. Vet Dermatol. 2014;25:29.
12. Stepnik CT, et al. Vet Dermatol. 2012;23:29.
13. Carpenter S, et al. Med Vet Ent. 2008;22:175.
14. Robin M, et al. Vet Rec. 2015;176.
15. Page PC, et al. Vet Parasitol. 2015;210:84.

Dermatite alérgica sazonal de ovinos

Relata-se a ocorrência de uma doença semelhante à dermatite sazonal verificada em equinos (hipersensibilidade à picada de insetos; ver "Dermatite alérgica sazonal em equinos", neste capítulo) em ovinos criados no Reino Unido, Brasil, Israel e, provavelmente, em outras regiões.[1-3] A doença também foi relatada em caprinos, no Brasil, e há suspeita de sua ocorrência em camelídeos do Novo Mundo (alpacas), no Estado de Nova York.[4,5] Até um terço de um rebanho de ovinos pode ser acometido, e a doença diminui de intensidade e os ovinos acometidos parecendo totalmente ou quase completamente recuperadas durante a estação seca, no Brasil, ou durante o inverno em regiões de latitudes mais elevadas.[1] Devido à ocorrência sazonal da doença nos períodos em que os mosquitos estão presentes ou mais ativos, suspeita-se de uma sensibilidade cutânea a Culicoides spp., especialmente C. obsoletus, no Reino Unido, ou a Culicoides insignis, no Brasil.[6] Nota-se sensibilidade cutânea a Culicoides spp. de hábito rasteiro em ovinos; em ovinos criados no Brasil verificaram-se picadas por C. insignis, que causaram prurido.[6] Nota-se dermatite alérgica em ovinos infestados por pulgas (Ctenocephalides spp.), embora tal infestação seja de rara ocorrência.[7] Lesões de pele semelhantes podem ser constatadas em ovinos infestados por piolhos (Bovicola ovis) ou sarna (Psoroptes ovis).[8] A doença similar em equinos tem uma base genética, e isso também deve ser considerado em ovinos.[2,9]

As lesões são semelhantes às dos equinos e localizam-se principalmente nos tetos, no úbere e na linha média ventral, além de extremidades das orelhas, ao redor dos olhos, no nariz e nos lábios (Figura 16.1). Inicialmente, nota-se eritema e pequenas pápulas avermelhadas, seguidas de alopecia e formação de crostas. A pele do ovino acometido é esbranquiçada e irregularmente espessa, com alopecia, crostas e prurido intenso. Histologicamente, as lesões representam as alterações características de hipersensibilidade imediata (tipo I), manifestada como dermatite eosinofílica perivascular.[6] As lesões histológicas da epiderme consistem em hiperqueratose, acantose, hipergranulose e espongiose moderada, com infiltração da derme por eosinófilos, macrófagos e plasmócitos. Não há alterações úteis ao diagnóstico na contagem diferencial de células do sangue. O tratamento, se instituído, deve incluir administração tópica ou sistêmica de anti-histamínicos ou corticosteroides, embora o uso de ambos em animais destinados ao consumo humano possa ser proibido; ademais, não há evidência formal de eficácia. Os animais acometidos se recuperam quando deixam de ser expostos aos mosquitos.[1] O controle se baseia na prevenção ou minimização da exposição aos mosquitos.

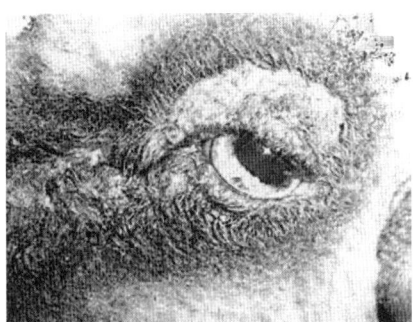

Figura 16.1 Lesões de dermatite alérgica sazonal em um ovino da raça Hampshire Down. Reproduzida, com autorização, de Correa TG et al. Vet Parasitol 2007; 145:181.[6] (Esta figura encontra-se reproduzida em cores no Encarte.)

Uma doença muito parecida foi relatada em bovinos criados no Japão. Acredita-se que seja decorrência de alergia à picada de um parasita externo.

REFERÊNCIAS BIBLIOGRÁFICAS

1. Portela RA, et al. Pes Vet Brasil. 2012;32:471.
2. Shrestha M, et al. J Heredity. 2015;106:366.
3. Yeruham I, et al. Vet Rec. 2000;147:360.
4. Macedo JTSA, et al. Pes Vet Brasil. 2008;28:633.
5. Scott DW, et al. Vet Dermatol. 2011;22:2.
6. Correa TG, et al. Vet Parasitol. 2007;145:181.
7. Yeruham I, et al. Vet Dermatol. 2004;15:377.
8. Shu D, et al. Vet Immunol Immunopath. 2009;129:82.
9. Schurink A, et al. J Anim Sci. 2009;87:484.

Anidrose (síndrome da ausência de suor, ofegação seca, pelame seco)

A anidrose refere-se à capacidade reduzida ou ausente de produzir suor. Acomete equinos e bovinos. A menor produção de suor é observada em equinos criados em regiões de clima quente e úmido. Os animais acometidos não são capazes de manter a temperatura corporal em uma faixa de variação segura, especialmente durante ou após exercício, e manifestam estresse pelo calor e menor desempenho atlético. O único tratamento efetivo é a transferência dos animais para um ambiente mais frio.

Etiologia

É desconhecida, mas envolve redução na sensibilidade da glândula sudorípara à estimulação β-2 adrenérgica, o estímulo normal para a transpiração no equino. O hipotireoidismo não contribui para a ocorrência de anidrose, embora os equinos com tal anormalidade manifestem uma resposta exagerada do hormônio estimulante da tireoide à administração do hormônio liberador da tireotrofina.[1] A importância etiológica ou patogênica dessa observação não está clara.

Epidemiologia

A doença é notada em equinos, e raramente em bovinos, em países de clima quente e úmido, incluindo regiões tropicais e semitropicais.

A prevalência geral da enfermidade em equinos é cerca de 2 a 6%, na Flórida, com a maior prevalência no sul desse Estado (4,3%) e menor no norte (0,08%).[2] A prevalência de fazendas com tal problema é de 11%. Não há relato de predileção por sexo ou cor. Na Flórida, os cavalos da raça Puro-sangue Inglês e aqueles considerados de sangue quente (warmblood) têm 4,4 vezes [intervalo de confiança (IC) de 95% = 1,2 a 15,5] e 13,9 vezes (IC = 2,5 a 77,5) mais probabilidade de ter a doença do que os os cavalos da raça Quarto-de-Milha.[2] Nenhum dos 190 cavalos da raça Árabe avaliado manifestou a anormalidade.[2] Equinos com histórico familiar da doença têm cerca de 6 vezes mais chance de serem afetados.[2]

Tanto equinos nativos quanto aqueles importados são sujeitos à doença, embora aqueles nascidos no Oeste e no Meio-Oeste dos EUA tenham risco 2,5 vezes maior de desenvolver a doença, comparativamente aos equinos nativos.[2] Nos animais nativos, a anidrose surge entre 1 e 10 anos de idade. Os potros, especialmente de raças selecionadas, podem ser acometidos. Equinos importados de áreas endêmicas geralmente não desenvolvem a doença antes de 1 ano. A incidência e a gravidade da doença são maiores na estação do ano mais quente; a maioria dos animais acometidos manifesta os primeiros sinais de anidrose no verão.[2]

A doença raramente é fatal, a menos que os equinos gravemente enfermos sejam submetidos a exercício em consição de calor; nessa situação, o animal pode morrer devido à insolação. A importância maior da doença é a incapacidade de os equinos acometidos se exercitarem e competirem em eventos esportivos.

Patogênese

Em equinos, o suor é produzido por glândulas sudoríparas apócrinas, que têm um único tipo de célula secretora. As glândulas sudoríparas são epitriquiais (associadas a um folículo piloso), havendo cerca de 800 por centímetro quadrado, com maior densidade volumétrica de glândulas sudoríparas no verão, em comparação com o inverno, na pele de cavalos da raça Puro-sangue Inglês saudáveis.[3] A evaporação por meio da sudorese é responsável pela eliminação de, aproximadamente, 70% da carga térmica de equinos em exercício (com um adicional de cerca de 20% atribuível à evaporação via trato respiratório).[4] A evaporação é essencial para a transferência de calor porque a energia latente da evaporação de 1 mℓ de água é de 2,2 kJ (2.260 kJ/kg de água). A alta transferência de calor do equino para o meio ambiente é possível devido à *alta taxa de sudorese* de animais que se exercitam vigorosamente, de até 3.300 g por metro quadrado de área superficial da pele por hora, ou 10 a 12 ℓ por equino, a cada hora.[4] O suor dos equinos durante o exercício é alcalino (pH 8 a 8,9), ligeiramente hiperosmolar em comparação com o plasma (290 a 340 mm Osmol), possui concentração de sódio próximo à do plasma, conteúdo de potássio cerca de 10 vezes maior que o do plasma e o dobro da concentração cloreto, comparativamente à do plasma.

As glândulas sudoríparas são bem inervadas, e a sudorese é controlada por uma combinação de fatores hormonais (β-2 adrenérgicos) e neurais.[4] As glândulas sudoríparas apócrinas respondem, *in vitro*, tanto aos estímulos purinérgicos, incluindo trifosfato de adenosina (ATP), difosfato de adenosina (ADP) e trifosfato de uridina (UTP), quanto à aplicação de isoprenalina, uma substância β-agonista.[5,6] Tanto β-adrenorreceptores quanto os receptores purinérgicos estão presentes nas faces basolaterais das glândulas sudoríparas, mas não na região apical.[6] Em equinos com anidrose, as respostas à isoprenalina ou a estimulantes purinérgicos das glândulas sudoríparas são muito baixas, em comparação com as glândulas sudoríparas de equinos não afetados.[6] A anormalidade de sudorese em equinos com anidrose é consequência da falha da glândula sudorípara em responder a um dos agonistas que participam na produção de suor. Acredita-se que esse colapso da função secretora celular seja a principal causa de ausência de transpiração, afirmação que difere de sugestões anteriores de que havia obstrução dos ductos das glândulas sudoríparas.[6]

A produção de suor aumenta em função da elevação da concentração de epinefrina no sangue, até um valor máximo após o qual a taxa de transpiração diminui. Equinos com anidrose apresentam taxa inicial e valor máximo de produção de suor inferiores, e produção total de suor inferior àquela de equinos normais durante a infusão intravenosa (IV) de epinefrina.[7] Os mecanismos sugeridos, mas não comprovados, de diminuição da produção de suor pelos equinos com anidrose incluem menor sensibilidade glandular à epinefrina, insuficiência da função secretora, bloqueio dos ductos das glândulas sudoríparas, bem como fadiga e atrofia da glândula.

A transpiração é o principal meio de dissipação de calor em equinos. A redução na capacidade de produzir suor resulta na incapacidade de controlar efetivamente a temperatura corporal durante o exercício e quando a temperatura e a umidade estão altas. A elevação na temperatura corporal resulta em taquipneia, na tentativa de dissipar o calor via trato respiratório. A hipertermia prejudica o desempenho e, se for grave, pode resultar em choque térmico, síndrome da resposta inflamatória sistêmica e morte.

Achados clínicos

O sinal clínico mais evidente é a ausência de sudorese em resposta a um estímulo apropriado, como o exercício. Nos equinos com anidrose grave, a sudorese se limita ao períneo, ao peito e às áreas sob a crina e a sela. Animais menos severamente acometidos apresentam baixa resposta de sudorese e não babam durante o exercício. A pele fica seca e escamosa e perde a elasticidade; pode haver alopecia, principalmente na face.

Os animais acometidos manifestam taquipneia marcante quando estressados pelo calor, daí o uso do termo coloquial para a doença, "ofegação seca".[1] Os animais com anidrose apresentam frequência respiratória anormalmente elevada após o exercício, por pelo menos 30 min depois de 30 min de exercício respiratório. Os equinos acometidos apresentam frequência respiratória duas vezes maior do que aqueles saudáveis após exercício (60 bpm *vs*. 120 bpm).[1] O apetite do animal diminui e ele perde peso. O desempenho atlético é severamente comprometido.

Os equinos com anidrose apresentam temperatura corporal mais elevadas durante o exercício, comparativamente aos equinos sadios, e essa diferença pode persistir por pelo menos 30 min.[1]

A *confirmação do diagnóstico* baseia-se na constatação de baixa taxa de sudorese em resposta à injeção intradérmica de epinefrina ou dos agonistas β-2 adrenérgicos, terbutalina e salbutamol. Um teste grosseiro consiste na injeção intradérmica de 0,1 mℓ de solução de epinefrina 1:1.000. Se o equino transpirar, então não é considerado portador de anidrose total. Um teste semiquantitativo, que utiliza epinefrina, terbutalina ou salbutamol, pode ser útil na detecção de equinos com anidrose parcial. Os equinos normais produzem suor quando recebem injeção de 0,1 mℓ de solução de epinefrina 1:1.000.000, enquanto aqueles com anidrose parcial produzem suor apenas quando recebem concentração mais elevada (1:10.000 ou 1:1000). As injeções costumam ser feitas com agulhas de pequeno calibre (25 G), na pele que recobre as faces laterais do pescoço. Terbutalina (0,1 mg/mℓ), injetada por via intradérmica, induz sudorese em, aproximadamente, 4 min (± 1,7 min), em equinos saudáveis, e 10,5 min (± 7 min) em equinos com anidrose.[1]

Um refinamento adicional é o teste quantitativo de suor após injeção intradérmica de terbutalina, no qual injeta-se 0,1 mℓ de soluções de terbutalina nas concentrações de 0,001 mg/mℓ, 0,01 mg/mℓ, 0,1 mg/mℓ, 1 mg/mℓ, 10 mg/mℓ, 100 mg/mℓ e 1.000 mg/mℓ na pele do cavalo.[8] Em seguida, são fixadas compressas absorventes previamente pesadas sobre cada local de aplicação, que são removidas após 30 min. A quantidade de suor produzido é obtida com base na alteração no peso da compressa. Esta técnica, embora não descrita em equinos com anidrose, é um meio de quantificar a produção de suor.

Quanto à função atlética, o *prognóstico* é ruim nos animais acometidos que permanecem em ambiente quente e úmido, mas a anormalidade pode se resolver quando o animal é transferido para um ambiente frio.

Patologia clínica

Relatou-se que as concentrações plasmáticas de epinefrina são maiores nos equinos com anidrose do que naqueles sadios, mas este não tem sido um achado consistente, entre os estudos.

Achados de necropsia

Não há lesões macroscópicas características na necropsia. O exame histológico da pele dos equinos acometidos revela anormalidades na morfologia da glândula sudorípara que consistem em achatamento das células, perda das microvilosidades luminais e redução na quantidade de vesículas secretoras.[7] Acredita-se que esses achados são consequências da doença, não a causa.

Tratamento e controle

Não há *tratamento específico* que restabeleça a capacidade de produção de suor do equino, além da transferência do animal para um ambiente mais frio. Os equinos com anidrose para os quais a transferência para um ambiente mais frio não é viável, se beneficiam do abrigo em baias com ar-condicionado, de forma a minimizar a exposição à alta temperatura ambiente. É sensato submeter os equinos com anidrose a exercício durante os períodos mais frios do dia. Frequentemente são administrados *suplementos eletrolíticos* aos equinos acometidos, mas tal procedimento não mostrou nenhum benefício. Entretanto, como acontece com todos os equinos de trabalho, deve-se assegurar uma ingestão adequada de sódio, potássio e cloreto.

A administração de *suplemento de hormônio tireoidiano* não é segura e pode ser perigosa, pois causa aumento da taxa metabólica e, portanto, da produção de calor em equinos com anidrose. A administração de *vitamina E* não tem eficácia demonstrada.

Muitas vezes é necessária a transferência dos animais acometidos para um ambiente de clima mais frio, embora a instalação de ar-condicionado nas baias e a condução dos animais a um local de altitude mais elevada após um dia de corrida possam colaborar para a permanência dos equinos suscetíveis no local.

LEITURA COMPLEMENTAR

Jenkinson DM, Elder HY, Bovell DL. Equine sweating and anhidrosis part 1: equine sweating. Vet Derm. 2006;17:361-392.
Jenkinson DM, Elder HY, Bovell DL. Equine sweating and anhidrosis part 2: anhidrosis. Vet Derm. 2007; 18:2-11.

REFERÊNCIAS BIBLIOGRÁFICAS

1. Breuhaus BA. J Vet Int Med. 2009;23:168.
2. Johnson EB, et al. J Am Vet Med Assoc. 2010; 236:1091.
3. Sneddon JC, et al. Vet Dermatol. 2008;19:163.
4. Jenkinson DM, et al. Vet Dermatol. 2006;17:361.
5. Bovell DL, et al. Vet Dermatol. 2013;24:398.
6. Wilson DCS, et al. Vet Dermatol. 2007;18:152.
7. Jenkinson DM, et al. Vet Dermatol. 2007;18:2.
8. MacKay RJ. Equine Vet J. 2008;40:518.

Umidade (maceração)

A exposição frequente à umidade, o suficiente para manter a pele permanentemente úmida por longos períodos, resulta em maceração com perda da integridade dérmica e predispõe à podridão do velo em ovinos e dermatite bacteriana ou micótica em todas as espécies. Nos equinos, ocasiona dermatite superficial ao longo do dorso, especialmente na garupa, sendo conhecida como escaldadura. A imersão frequente da parte inferior dos membros de bovinos em pastagens irrigadas causa dermatite no dorso dos metatarsos (quartelas), levando à dermatite micótica. A dermatite digital de bovinos pode ser induzida pela umidade prolongada da pele, resultando em maceração e penetração de *Treponema* spp.[1] A umidade também predispõe à hipotermia em neonatos.

Permanecer em água fria por um período de mais de 3 dias faz as partes imersas se tornarem edematosas e congestas e desprenderem da pele, na forma de manguito, ao redor do membro. A recuperação é lenta e parcial.

REFERÊNCIA BIBLIOGRÁFICA

1. Gomez A, et al. J Dairy Sci. 2012;95:1821.

Dermatite nodular inflamatória

A doença é uma dermatite nodular superficial de ovinos, registrada apenas na Nova Zelândia, que resulta em nódulos na pele de importância econômica na indústria de couro. A presença da lesão diminui o valor do couro, pois se torna inapropriado para a confecção de calçados e roupas.

Esse tipo de dermatite não costuma ser clinicamente diagnosticada, mas a inspeção minuciosa da pele da parte superior do ombro, após tosquia bem feita, tem alta especificidade para a detecção da lesão. As lesões resultam de uma resposta imune à infestação pelo piolho mordedor *B. ovis*, em alguns ovinos. Há correlação positiva entre a ocorrência da dermatite e sua gravidade com a magnitude da infestação por piolhos; as ovinos que desenvolvem lesões têm anticorpos homocitotrópicos específicos contra *B. ovis*. As concentrações séricas de histamina são significativamente maiores nos cordeiros infestados por piolhos do que naqueles não infestados.

As lesões começam no pescoço e nos ombros e podem se estender por toda a pele, danificando o couro. Lesões amplamente distribuídas, denominadas dermatite nodular inflamatória disseminada, são atribuídas à infestação por *B. ovis*, sendo esta a causa mais comum; contudo, a dermatite nodular na região das costelas pode ser hipersensibilidade à infestação por *Melophagus ovinus*. As lesões de pele e o dano ao couro, na região dorsal da linha média geralmente resultam da infecção por *D. congolensis*.

Controle

Baseia-se no controle de *B. ovis*. Para isso, as ovinos devem ser tratadas fora da época de tosquia com aplicação de inseticida no dorso (*pour-on*) ou mediante aspersão e, assim que possível após a tosquia, tratadas por meio de imersão por saturação. Essa imersão é necessária para reduzir significativamente as populações de piolhos. Recomenda-se, também, a imersão pré-parto para reduzir o risco de os cordeiros serem infestados por piolhos.

LEITURA COMPLEMENTAR

Radostits O, et al. Cockle. In: Veterinary Medicine: A Textbook of the Disease of Cattle, Horses, Sheep, Goats and Pigs. 10th ed. London: W.B. Saunders; 2007:2041.

Queda de lã, perda de lã

A queda de lã é uma condição na qual os ovinos estabulados, tosquiados no inverno, perdem parte de seu velo e desenvolvem locais calvos em uma grande área da metade posterior do dorso. Isso costuma iniciar na base da cauda e progride em direção à garupa e dorso e, menos comumente, ao pescoço. Não há doença sistêmica, a pele é normal. O exame histológico de amostra de pele obtidas por biopsia mostra que nos ovinos acometidos os folículos de lã se encontram na anágena ativa, em vez de estarem na telógena inativa, como acontece nos ovinos do grupo não acometido; a lã cresce novamente logo após sua queda. A perda de lã começa 2 a 3 semanas após a tosquia. Todas as raças são igualmente suscetíveis e não há efeito da idade, tampouco do número de crias dos ovinos prenhes (gestação gemelar ou de um cordeiro); até 40% do rebanho pode ser acometido. A perda de lã ocorre devido à queda prematura e sincronizada da lã e não a um processo patológico que danifica a lã. A queda da lã pode ser induzida experimentalmente pelo tratamento prolongado com corticosteroides; a explicação atual para a síndrome da queda de lã é que a concentração sanguínea de corticosteroides aumenta em decorrência do estresse da tosquia, sendo assim mantida por longo período devido ao trauma por que passa o animal estabulado e tosquiado e mantido em ambiente frio. A concentração sanguínea de zinco em ovinos portadores dessa síndrome situa-se na faixa de variação normal, e não há alteração da epiderme, como ocorre na deficiência de zinco.

A prevenção da doença visa a reduzir a gravidade e a duração do período de estresse, tosquiando os ovinos no momento da entrada no estábulo de inverno e assegurando um bom plano nutricional no período pós-tosquia. Esta hipótese sobre a causa pode não ser correta, porque a síndrome também foi observada no verão, em ovinos da raça Wiltshire tosquiados, cujo histórico indicava baixo nível de estresse no período imediatamente anterior à queda da lã.

A queda de lã não deve ser confundida com a perda normal de lã que ocorre em raças como Wiltshire ou Shetland, na primavera. A perda de lã ao longo da linha dorsal também ocorre em ovinos mais velhos de velo longo e pode ser exacerbada por cordeiros que brincam ou dormem sobre a ovelha.

Podem ocorrer prejuízo ao crescimento da lã e adelgaçamento do diâmetro da fibra durante o curso de qualquer enfermidade grave, como doença da língua azul, toxemia da prenhez ou podridão de cascos, que comprometem temporariamente o crescimento da lã. Isso resulta em um segmento da fibra de lã de menor resistência à tração, e tal condição é denominada *lã fraca*. Após a cura da doença incitante, o crescimento da lã é normal, mas no velo persiste um segmento com lã de baixa resistência à tração. Isto pode ser observado no velo íntegro como um segmento de fibras com menor diâmetro, muitas vezes com alteração na característica de ondulamento e com manchas em consequência da retenção de pó. A lã pode se romper se a mecha de cada lado for bruscamente quebrada entre os dedos. Subsequentemente, no local da anormalidade da lã, parte do velo, ou todo ele, pode se desprender, uma condição conhecida como quebra da lã. A lã fraca reduz o valor do velo e tem importância econômica em ovinos produtoras de lã.

A deficiência de zinco pode reduzir a queratinização, o crescimento da lã e, ocasionalmente, resultar em perda do velo em ovinos. Ocorre perda de lã associada a prurido nas infestações por parasitas externos e na paraplexia enzoótica dos ovinos e na pseudorraiva em ruminantes.

A dermatite causada por *Pelodera*, caracterizada por espessamento cutâneo e perda completa de lã nas áreas de pele acometidas, foi relatada em ovinos estabulados no inverno, com manejo inadequado da cama. A doença afetou a maioria dos ovinos em risco. O parasita *Pelodera* (*Rhabditis*) *strongyloides* é um nematoide de vida livre comumente presente em material orgânico em decomposição, mas que pode penetrar nos folículos pilosos e ocasionar uma resposta inflamatória. O exame histológico da pele mostra a presença do parasita nos folículos de lã e a infiltração de eosinófilos e mastócitos no tecido conjuntivo. As áreas de pele acometidas são aquelas que tiveram contato com a cama, quando os ovinos estavam deitados; um grande número de nematoides é encontrado na cama. Os sinais clínicos regrediram após trocas mais frequentes da cama e desinfecção do estábulo.

Malofagia

O ato de ingerir lã (malofagia) pode ser decorrência de pica, como consequência da deficiência de micronutrientes. A condição conhecida como *shimao zheng*, que ocorre em uma região da província de Gansu, na China, tem como principal manifestação a ingestão de lã. A ocorrência da doença é sazonal, com maior incidência no período de janeiro a abril. Tanto caprinos quanto ovinos são acometidos, mas a incidência e a gravidade são muito maiores em caprinos, em que 90% deles podem apresentar sinais clínicos. Os animais acometidos mordem e arrancam lã ou pelos de seus próprios corpos ou de outros animais, especialmente nas regiões do quadril, da parte ventral do abdome e dos ombros. O exame histológico de amostras obtidas por biopsia mostra células epiteliais fortemente queratinizadas, pequena quantidade de folículos pilosos e focos de agregação de linfócitos na derme. Testes controlados mostraram que essa condição pode ser corrigida pela suplementação com enxofre, cobre e ferro. Também há relato de malofagia em Israel, possivelmente associada à deficiência dos microelementos cobre e zinco, bem como em ovinos da raça Merino de alto padrão estabulados, na Austrália, alimentados com dieta à base de grãos, suplementada pelo fornecimento de forrageira na forma de feno.

A perda individual de lã e de pelos em ovinos e bovinos causada por lambedura excessiva foram relatadas e consideradas dermatoses psicogênicas.

LEITURA COMPLEMENTAR

Radostits O, et al. Wool slip, wool loss. In: Veterinary Medicine: A Textbook of the Disease of Cattle, Horses, Sheep, Goats and Pigs. 10th ed. London: W.B. Saunders; 2007:2041-2042.

Dermatose com hiperqueratose nasal/perioral idiopática de camelídeos (*mouth munge*)

Esse tipo de dermatose é uma doença cutânea comum em lhamas e foi informalmente relatada em alpacas. A doença caracteriza-se pelo espessamento do estrato córneo da epiderme, resultando em placas de hiperqueratose e crostas nas regiões perinasal e perioral. Lesões cutâneas semelhantes podem ocorrer no períneo, abdome ventral, parte medial dos membros pélvicos e torácicos, axilas e região inguinal; nesse caso, a enfermidade é geralmente denominada hiperqueratose idiopática.[1] A etiologia dessa doença é pouco compreendida, mas foi classificada como dermatose responsiva ao zinco, pois há relatos de casos responsivos a altas doses orais de zinco.

Achados clínicos

Animais com 6 a 24 meses de idade, machos ou fêmeas, são comumente acometidos. Eles apresentam placas e crostas papulares espessas recobrindo as regiões periocular e perioral e, ocasionalmente, obstruindo as narinas. A dermatite secundária, que desaparece e reaparece, é comum, mas o prurido costuma ser discreto ou ausente.[2]

Patologia clínica

O diagnóstico se baseia na manifestação clínica e na exclusão de outros diagnósticos diferenciais. O exame histológico de amostra de pele obtida por biopsia mostra hiperqueratose ortoqueratótica epidérmica e folicular que pode estar associada à infiltração de linfócitos, macrófagos e, ocasionalmente, eosinófilos, na derme.[1] O grau de infiltração depende da extensão da inflamação secundária.[3] A resposta ao tratamento com suplementação oral de zinco contribui para confirmar ou refutar o diagnóstico.[3]

Há dúvida quanto à utilidade da mensuração da concentração sérica de zinco em animais acometidos porque a doença pode não estar associada à concentração plasmática de zinco subnormal, em animais afetados.[4]

Diagnóstico diferencial
- Sarna corióptica
- Dermatofilose
- Dermatofitose
- Dermatite pustular viral contagiosa
- Dermatite bacteriana.

Tratamento

Tem-se sugerido a suplementação da dieta com zinco, mediante o fornecimento de ração enriquecida com zinco ou de zinco orgânico ou inorgânico suplementar por, no mínimo, 2 meses. As recomendações atuais consistem na suplementação com sulfato de zinco (2 g/dia/animal) ou com produto que contenha metionina e zinco (4 g/dia/animal) por um período de 2 a 3 meses, antes da reavaliação do paciente, a fim de determinar a eficácia do tratamento.

Os tratamentos que visam à cura da dermatite secundária consistem na aplicação tópica e/ou sistêmica de antibióticos. Recomenda-se o uso tópico de tintura de iodo 7%, para controlar a dermatite secundária, e de xampu à base de clorexidina para desprender as crostas de hiperqueratose. Tem-se proposto o uso tópico ou sistêmico de glicocorticoide nos casos que não respondem à terapia antibiótica.

Tratamento

Tratamento oral
- Sulfato de zinco: 2 g/dia/animal VO, 1 vez/dia, por 2 a 3 meses (Q2)
- Preparação contendo metionina e zinco: 4 g/dia/animal VO, 1 vez/dia, por 2 a 3 meses (Q2).

Tratamento tópico
- Xampu à base de clorexidina: 3%, 1 ou 2 vezes/semana, no local (Q1)
- Tratamento tópico para dermatite secundária:
  - Tintura de iodo: 7%, 1 ou 2 vezes/semana, no local (Q2)
  - Pomadas dermatológicas à base de antibiótico, de uso tópico [escolhida com base na cultura microbiológica e teste de sensibilidade (antibiograma), para controlar a dermatite secundária] (Q2)
  - Pomadas dermatológicas à base de glicocorticoide, de uso tópico nos casos que não respondem ao tratamento com antibiótico (Q2).

Tratamento sistêmico
- Administração sistêmica de antibiótico (com base na cultura microbiológica e teste de sensibilidade para controlar a dermatite secundária; Q2)
- Administração sistêmica de glicocorticoide nos casos que não respondem à suplementação oral com zinco e à terapia antibiótica (atenção especial: fêmeas prenhes; Q2).

REFERÊNCIAS BIBLIOGRÁFICAS

1. Foster A, et al. In Pract. 2007;29:216-223.
2. Scott DW, et al. Vet Dermatol. 2010;22:2-16.
3. Zanolari P, et al. Tierarztl Prax. 2008;36:421-427.
4. Clauss M, et al. Vet J. 2004;167:302-305.

DOENÇAS DA PELE CAUSADAS POR BACTÉRIAS

Doença da pele causada por *Staphylococcus aureus* resistente à meticilina

A doença cutânea estafilocócica em animais[1] não é incomum e inclui dermatite do úbere de vacas; infecção secundária à sarna corióptica ou ao ectima contagioso, em caprinos (também pode ser infecção por *S. chromogenes* e, ocasionalmente, *S. hyicus*); dermatite de cabeça em ovinos; e, em suínos, infecção geralmente por *S. hyicus*, mas também, possivelmente, por *S. sciuri*, *S. rostri*, *S. pasteuri*, *S. hominis*, *S. warneri*, *S. hemolyticus*, *S. epidermidis* (podem ser resistentes à meticilina) e *S. chromogenes*.[2]

Introdução

A meticilina foi introduzida na medicina na década de 1950 para tratar infecção causada por *S. aureus* resistente à penicilinase (SA).

As cepas de *S. aureus* resistentes à meticilina (MRSA, sigla de meticilina-resistant *S. aureus*) possuem uma proteína ligadora à penicilina alterada (PBP2a) que tem pouca afinidade a todos os antibióticos betalactâmicos (i. e., penicilinas e cefalosporinas). A proteína é codificada pelo gene mecA.

As cepas de MRSA também podem ter, ou não, uma enzima penicilinase (betalactamase). A tipagem do gene do *Staphylococcus* tipo A (tipagem *spa*) é um método de tipagem de *S. aureus* baseado em repetições localizadas em vários genes de manutenção.

A tipagem de sequência multilocus (MLST) é um método de tipagem baseado na sequência de vários genes de manutenção. Tipos de sequência semelhantes podem ser agrupados em complexos clonais (CC).

Esta proteína é codificada pelo gene mecA, situado em um elemento genético móvel conhecido como cassete cromossômico estafilocócico (SCCmec). A detecção desse gene é a melhor maneira de detectar MRSA.[3]

A meticilina não é mais usada em medicina, mas oxacilina, nafcilina e cloxacilina, muito semelhantes a ela, ainda são usadas, embora a resistência a esses antibióticos geralmente seja menor do que a da meticilina.

Um problema sério é que os microrganismos MRSA também são frequentemente resistentes a outros antimicrobianos, em particular, aos aminoglicosídeos, macrolídeos, tetraciclinas e fluoroquinolonas.[4]

Saúde pública humana

Os microrganismos MRSA causam infecções, podem ser transportados tanto de modo persistente quanto intermitente, podem ser capazes de colonizar determinado local e também podem ocasionar contaminação. A infecção pode ser discreta ou grave e, às vezes, fatal. Existe um amplo intervalo de prevalência no ser humano em muitos países. Em alguns desses, uma certa linhagem pode ser mais comum.

Ao longo dos anos, os tipos de MRSA encontrados no ser humano se modificaram à medida que novos clones surgiram e introduziram novas toxinas.[5] O tipo CC398 é o MRSA de origem animal mais comumente isolado no ser humano e está associado com maiores taxas de mortalidade e de morbidade. Ele também tem genes de endotoxina, mas apenas uma vez foi associado com intoxicação alimentar.

Essas bactérias são importantes causas de infecções hospitalares há mais de 40 anos.[6]

O tipo CC398 é um colonizador persistente pouco agressivo ao ser humano.[7] Também é menos transmissível que o tipo não ST398, no ser humano e em animais holandeses.[8]

Muito raramente, o MRSA associado a grandes animais é responsável por infecções graves no ser humano, embora tenha sido isolado em infecções profundas da pele e de tecidos moles, e em casos de pneumonia e septicemia. No entanto, a maioria dessas infecções causadas por MRSA adquiridas em hospital (HA-MRSA) são inaparentes, exceto quando o paciente é submetido a estresse, como em situações cirúrgicas, ou apresenta imunossupressão.

Uma nova cepa surgiu nos Países Baixos, sem relação com os fatores de risco para aquisição do microrganismo, estabelecidos na Holanda. Em um estudo, constatou-se que um quarto dos 5.545 isolados de MRSA eram de grupos de risco definidos; 26% eram do tipo CC398 e 74% eram do tipo não CC398.[9] Aumento na ocorrência de CC398 foi verificado em pacientes com ou sem contato com animais pecuários e elevaram o número de portadores e infecções.[10] No período de 2002 a 2008, houve um aumento de 925% no número de casos, com base em dados do laboratório. A maioria dos casos envolveu o CC398, com o tipo spa t567 particularmente super-representado na sepse e na osteomielite pós-traumática. O tipo CC398 também foi o mais provável de desenvolver multirresistência do que outros tipos de MRSA. Simplificando, o aumento de ocorrência de CC398 elevou o número de portadores e de infecções.

O MRSA é responsável por, aproximadamente, 20% de todas as infecções sanguíneas nos hospitais dos EUA e cerca de 65% das infecções causadas por *S. aureus* em unidades de terapia intensiva; causou a morte de, aproximadamente, 18 mil americanos, em 2005.

Veterinários

Em 2009, na Austrália, investigou-se a participação de veterinários que participavam de uma conferência como meio de transporte de MRSA.[11] Constatou-se que os veterinários da indústria e do governo tiveram as menores taxas de transporte de MRSA, com prevalência de 0,9%. Naqueles veterinários que tinham como atividade principal o atendimento a equinos a prevalência foi de 11,8% e, naqueles que atendiam apenas equinos, a prevalência foi de 21,4%. Em veterinários que atuavam na clínica de cães e gatos a prevalência foi de 4,9%. Concluiu-se que o MRSA representa um risco ocupacional para os veterinários que atuam na prática clínica na Austrália.

Um estudo com veterinários mostrou que as prevalências de MRSA e de MRSA associado a animais pecuários (LA-MRSA) foram de 9,5 e 7,5%, respectivamente, na Bélgica e na Dinamarca (todos os MRSA isolados na Dinamarca eram LA-MRSA). Notou-se forte relação com os suínos vivos.[12] Na reunião do American College of Veterinary Surgeons, realizada em 2008, uma pesquisa analisou amostras de 341 pessoas; 17% dos veterinários e 18% dos técnicos foram positivos para MRSA. O contato com pequenos ruminantes nos 30 dias anteriores, a convivência com uma pessoa com MRSA diagnosticada no ano anterior e o trabalho juntamente com uma pessoa especificamente responsável por um programa de controle da infecção estavam associados com a colonização da bactéria.[13]

Estudantes veterinários que participavam de pesquisas diagnósticas também foram examinados.[14] Trinta estudantes visitaram 40 granjas de suínos e isolaram MRSA em 30% das propriedades; 22% dos estudantes adquiriram a infecção após a exposição, mas todos ficaram livres da bactéria dentro de 24 h após a visita.

Proprietários de granjas de suínos

Trinta e cinco proprietários de granjas de suínos foram rastreados quanto à presença de MRSA e saíram de férias; 27 deles (77%) foram transportadores de MRSA, pelo menos transitoriamente. Cinquenta e nove por cento dos proprietários não se livraram da infecção depois do período de férias, longe dos suínos.[15]

Açougueiros

A infecção de açougueiros pelo LA-MRSA foi documentada em mercados de Hong Kong[16]; foram obtidas amostras de 300 açougueiros que trabalhavam com suínos e em 17 deles constatou-se positividade à bactéria. Embora cinco cepas tenham sido associadas a cuidados com a saúde, a alta incidência de t899 (CC9) sugere que ocorre, com muita frequência, a contaminação cruzada de produtos oriundos de suínos.

Cepas de MRSA em animais

As cepas de MRSA são encontradas em animais pecuários, e é provável que pessoas em contato com esses animais, como veterinários, fazendeiros, trabalhadores rurais e funcionários de matadouros, bem como seus familiares, possam ser infectados por esses microrganismos. Na União Europeia, há vários tipos de MRSA em animais, porém o tipo mais comum em animais de fazenda é o CC398. Ele é encontrado comumente em suínos, vitelos e frangos de corte. Este tipo não parece representar risco aos funcionários de abatedouros. Também, ainda não há evidências de que essa cepa, quando presente em alimentos, possa causar infecção ou tornar o ser humano portador. Quando os funcionários trabalham em período integral, a incidência de MRSA é maior; ela é menor quando o trabalho é de meio período.

Em geral, múltiplos perfis de virulência dentro de um genótipo de MRSA, em uma espécie animal, sugerem zoonose reversa e potencial para novos clones de MRSA, adquirindo ou perdendo outros genes.[16]

Se os estafilococos são resistentes, então o tratamento com antibióticos aos quais eles são resistentes pode aumentar a quantidade de suínos infectados e a população de bactérias presentes. Geralmente, o MRSA responde mal ao tratamento e nos pacientes infectados nota-se alta taxa de mortalidade.

Durante anos, o problema ficou restrito aos hospitais (HA-MRSA). Essas cepas representaram o principal grupo de MRSA, por mais de 40 anos; são resistentes a vários antibióticos. Desde então, a incidência de HA-MRSA diminuiu e atualmente representa apenas cerca de 20% de todas as infecções, particularmente aquelas que ocorrem em unidades de terapia intensiva.

O MRSA associado à comunidade (CA-MRSA) foi isolado na década de 1960, sendo encontradas cepas fora do ambiente hospitalar. Em particular, estas foram isoladas de gatos, cães e equinos, e consistiam de S. intermedius e S. pseudointermedius. Atualmente, estima-se que o CA-MRSA pode responder por cerca de 13 mil infecções por ano, que requerem hospitalização, e 1.400 mortes resultantes da infecção.

Em 2003, foram isoladas cepas de MRSA associadas a grandes animais (LA-MRSA). Eram, em grande parte, CC398, com base no teste MLST (sigla de "Multilocus Sequence Typing"). Em diferentes países, são encontrados vários tipos. Por exemplo, na Alemanha, frequentemente são isolados CC5, CC9 e CC97. Em um estudo realizado naquele país, utilizando-se 14.036 amostras de MRSA, constatou-se 578 tipos de spa.[17] Onde há grande número desse tipo, como em granja de suínos, a possibilidade de colonização e infecção é maior.[18] As cepas LA-MRSA compartilham alguns fatores de virulência com as cepas humanas, mas também têm fatores de virulência distintos.[19] A troca desses genes que codificam fatores de virulência pode estender a faixa de hospedeiros e, assim, ameaçar a saúde pública.

Etiologia

Atualmente, são reconhecidos três tipos de MRSA, conforme descrito nas seções anteriores: HA-MRSA, CA-MRSA e LA-MRSA. Antigamente, as cepas de HA-MRSA eram mais comuns; as cepas de CA-MRSA tornaram-se problemáticas à medida que a incidência de HA-MRSA diminuiu e, atualmente, as cepas de LA-MRSA estão recebendo cada vez mais atenção.[20]

O transporte do tipo CC398 (ST 398) por suinocultores é 12 vezes mais provável do que por pessoas não envolvidas com criação de suínos; os criadores de bovinos são mais de 20 vezes mais propensos a se tornarem portadores. As cepas de LA-MRSA, que não se espalham rapidamente na população humana, surgiram na década de 1960, após baixa resposta ao tratamento. Atualmente, acredita-se que metade dos rebanhos suínos de Iowa é portadora de LA-MRSA CC398. Na Suíça, constatou-se que suinocultores eram portadores do CC398.[21]

As cepas LA-MRSA foram descritas pela primeira vez em suínos em 2003 e em outras espécies em 2005 e 2007[22,23] e, desde então, casos têm ocorrido em vários países.[24-28] As cepas LA-MRSA são importantes causas de infecção no ser humano. Acredita-se que as pessoas que passam muito tempo com suínos tenham um risco maior de serem testadas positivas.[29] As cepas LA-MRSA foram notadas inicialmente como disseminadas para o ser humano em 2008, depois que os casos chegaram aos hospitais da Holanda[30] e da Dinamarca. A exposição de suínos tem sido citada como um fator importante na colonização de LA-MRSA no ser humano.[31,32] Há uma aparente transmissão entre suínos, suinocultores e suas famílias.[33] Os suinocultores têm 760 vezes mais probabilidade de serem colonizados por LA-MRSA do que a população geral.[22] Não é possível realizar a tipificação das cepas LA-MRSA por eletroforese em gel de campo pulsado (PFGE, sigla de pulsed field gel electrophoresis) devido à presença de uma enzima de metilação do DNA recentemente identificada. Por esse motivo, tipos spa foram isolados de suínos e seus contactantes humanos, no entanto, a maioria é classificada como tipo de sequência (ST) 398, por meio de MLST, sugerindo que a cepa ST398 é apta à colonização de suínos e pode ser transmitida de suínos a seus contactantes humanos.

Infecções causadas por MRSA, transmitidas de cães e equinos para o ser humano, geralmente não são causas importantes de infecção, tendem a ser esporádicas e consistem em infecção cutânea no ser humano.

Em um estudo, constatou-se que quatro de 13 funcionários de uma fazenda de ensino e pesquisa estavam contaminados com MRSA, o que não aconteceu com várias espécies animais (bovinos leiteiros, bovinos de corte, ovinos, equinos, suínos e caprinos).[34] Uma única sequência foi encontrada em suínos na Europa e descobriu-se que o novo clone de MRSA, ST398, pertencia principalmente aos tipos aleatórios de spa t034, t011 e t108. O ST398 é considerado o principal reservatório da infecção causada por LA-MRSA, sendo o principal tipo causador de infecção subclínica em suínos. A transmissão de ST398 ao ser humano depende da intensidade do contato com o animal[35], mas a disseminação para a comunidade local não é muito frequente.[36]

O CC398 é o clone predominante em animais.[37] Genes que confirmam a resistência a metais estão comumente presentes no CC398, e apenas alguns poucos tipos não CC398 têm esses genes. Isto sugere que o uso de compostos contendo metais na produção de suínos pode auxiliar na seleção de LA-CC398.

Epidemiologia

Distribuição

O MRSA pode estar presente em praticamente todos os locais. Foi isolado na Coreia[38], em diversas formas (ST398, ST541 e HA-ST72), em suínos. Em um estudo em abatedouros, realizado na Itália, constatou-se a presença de MRSA, sugerindo alto risco de infecção relacionada a produtos suínos. Foi isolado na Suécia, em bovinos.[39] Nos EUA, no Reino Unido e na Dinamarca, o MRSA foi encontrado em suínos e suinocultores.[40] Em um hospital de equinos na Turquia[41], verificou-se que 48% dos equinos, 92,3% dos membros da equipe clínica e 71,4% das amostras obtidas do ambiente foram positivas para MRSA. Na França, foram identificadas três cepas de MRSA pertencentes ao grupo spa T034.[42] S. aureus foi isolado em 59/60 amostras obtidas durante a necropsia, em que os estafilococos estavam implicados e essa bactéria causou 1,7% do total de mortes de equinos. No outro caso foi isolado S. pseudointermedius.

Em um estudo de ambientes de hospitais veterinários, isolou-se MRSA em 12% dos ambientes. No hospital de pequenos animais a taxa de isolamento foi de 16%, no hospital de equinos de 4% e no hospital de grandes animais de 0%. A cepa geralmente era do tipo spa 100, comumente encontrado nos EUA.[43] O MRSA foi isolado em suínos de engorda na Alemanha (152 de 290), e em todos os casos havia envolvimento de ST398. Na Bélgica, notou-se que os suínos já estavam infectados na sala de parto.[44] Foram identificadas várias cepas no Japão, incluindo ST398 e ST9, mas também ST5, ST97 e ST705.[45] Na Bélgica, constatou-se que 94% das fazendas abertas e 56% das fazendas fechadas estavam infectadas[46], e considerou-se importante a tendência de associação com a idade e o manejo. Há baixa prevalência de MRSA na Suíça.[21] Na Irlanda, isolou-se MRSA em equinos e cães, mas não em gatos[47], verificando-se três clones distintos (CC5, CC8 e CC22).[47]

Colonização

Começa no nascimento e os leitões filhos de porcas positivas ao MRSA são rapidamente infectados; assim, na época do desmame, todos os descendentes são positivos.

A infecção nasal subclínica é comum em suínos.[25,48] Em outros estudos, notou-se que a prevalência aumentou rapidamente após o desmame, mas, em seguida, diminuiu durante a fase de terminação[44]; ademais, constatou-se circulação das cepas desde a unidade de berçário até a instalação de terminação. Relata-se que onde há uma população mista de vitelos, bovinos adultos e suínos em um região, parece haver maior prevalência de MRSA, comparativamente aos outros tipos de S. aureus, na população.[18]

Notou-se que, em abatedouros em diferentes países da União Europeia, os suínos estavam infectados por MRSA.[24,29,40,49]

Transmissão

Relata-se a contaminação de entradas e saídas de ar, condição que contribui para a transmissão de MRSA. Em granjas de suínos positivos para MRSA, constatou-se transmissão por via respiratória regular de LA-MRSA e sua presença em até 300 m de distância, fato fortemente influenciado pela direção do vento e estação do ano.⁵⁰,⁵¹ LA-MRSA é comumente encontrado em granjas de suínos e aves (73% e 44%, respectivamente) situadas na direção do vento, porém em baixa concentração, sugerindo ser improvável a contaminação dos animais.

Em um estudo realizado na Dinamarca, isolou-se MRSA na poeira e em cinco grupos etários diferentes de suínos.⁵²,⁵³ No interior das granjas de suínos e aves, a quantidade da bactéria foi muito maior. MRSA também foi encontrado no ar do sistema de exaustão de pocilgas. Em um estudo, verificou-se que em 85% de todas as granjas havia MRSA no ar; em amostras de suabes de botas e de fezes também foram verificados resultados positivos.⁵¹

Em um estudo, foram examinados nove fômites, e todos foram considerados transmissores de MRSA à pele dos suínos, exceto o sabão.⁵⁴ Os fômites não porosos foram capazes de transmitir o microrganismo à pele dos suínos muitas semanas após sua contaminação. Em um estudo, constatou-se que o uso de telefone celular por funcionários do setor de saúde saudáveis aumentou o risco de transferência da infecção aos trabalhadores, pacientes e pessoas não pertencentes ao hospital.⁵⁵

MRSA pode ser considerado um contaminante do meio ambiente⁵¹ e foi detectado em superfícies do campo.⁵⁶ Há uma correlação positiva altamente significativa entre a veiculação nasal de MRSA em animais e a possibilidade de isolamento de MRSA em superfícies secas.⁵⁷

Os funcionários de suinoculturas têm um risco significativo de transmissão.⁵⁸ A transmissão ao ser humano está associada ao tempo de contato, razão pela qual os trabalhadores são mais propensos a serem portadores do que os outros membros da família. As pessoas que visitam fazendas, regularmente, para comprar ovos ou leite, ou mesmo para visitas a fazendas particulares, são mais propensas a serem infectadas.

Relata-se a contaminação das unidades de chuveiro das granjas de suínos convencionais.⁵⁹ MRSA pode ser isolado durante o exame pós-morte.⁶⁰ Em estudo recente, constatou-se que os tecidos da faringe apresentavam grande quantidade de MRSA e, portanto, podem ser mais importantes na transmissão da bactéria do que se acreditava anteriormente, porque é possível o contato do nariz com os tecidos faríngeos infectados.⁶¹

Em uma infecção induzida experimentalmente com dois tipos de sequência (ST398 e ST9) e quatro tipos de *spa* comumente encontrados (t011, t08, t034 e t899), verificou-se que é difícil induzir a veiculação do microrganismo após infecção nasal ou gastrintestinal de leitões. A inoculação vaginal da porca resultou em veiculação persistente de t011-ST398 e t899-ST9, em todos os leitões recém-nascidos.⁶² Uma inoculação de dose baixa mostrou ser capaz de causar transmissão horizontal entre suínos.⁶³ O maior risco de transmissão de ST398 ocorre, provavelmente, por meio da comercialização de leitões.

Em um estudo realizado em Ohio, EUA, verificou-se que 3% dos suínos eram positivos para MRSA antes do abate, 11% eram positivos enquanto permaneciam em instalações à espera de comercialização ou abatedouros e em 2% das carcaças, além de contaminar 4% das amostras de carne suína vendida no varejo.⁶⁵ O tipo mais comum foi ST5, seguido de ST398.

Fatores de risco

O manejo é um fator importante, embora a transmissão direta seja provavelmente o principal. Os animais e as pessoas portadoras representam um risco.

Os fatores de risco também incluem o tamanho do rebanho. Quanto maior, mais provável a presença de MRSA.

A baixa incidência ao nascimento é comum; ela aumenta lentamente e permanece positiva por semanas, e então a prevalência diminui gradativamente. Em um estudo, constatou-se que 33% das porcas estavam infectadas antes do parto, mas essa taxa aumentou para 77% antes do desmame. As taxas de transmissão foram maiores em leitões pré-desmame do que em leitões pós-desmame⁶⁶ e a infecção se disseminou rapidamente em leitões desmamados.⁶⁷ Geralmente, há até três tipos de *spa* por vara (coletivo de suínos). O lote de porcas determina os níveis de infecção na cadeia de produção. O nível de infecção nos leitões depende da contaminação da porca.

Em todos os sistemas, a prevalência diminui com o avanço da idade.⁶⁸,⁶⁹ Se uma vara de suínos é positiva, as pessoas podem ser positivas. Se os suínos são positivos, então a poeira da fazenda certamente será. A contaminação ambiental é, portanto, um risco. Em um estudo, isolou-se MRSA em amostras de poeira, botas, meias, fezes, ar e chuveiros.⁵⁹

Nos rebanhos leiteiros, o uso de antibióticos é um fator de risco, assim como a higiene da instalação leiteira e a idade das vacas do rebanho. Em suínos, o LA-MRSA pode persistir sem o uso de antibióticos.⁷⁰

Se não houver suínos positivos, então em geral não há pessoas positivas.⁷¹ As visitas à fazenda estão associadas à contaminação pelo MRSA, mas a maioria desses casos é apenas temporária.²⁷ Na conferência da *International Pig Veterinary Society* (IPVS) de 2006, foram examinados 276 veterinários de suínos de um grande número de países e constatou-se que 12,5% eram positivos para MRSA.

Em suinoculturas, na Suíça, mostrou-se que os níveis de *S. aureus* resistente à penicilinase (incluindo MRSA), endotoxinas e fungos foram maiores no inverno; portanto, pode haver um efeito sazonal.⁷² A incidência de MRSA é maior em leitões tratados com zinco e naqueles tratados com antibióticos.⁷³

Suínos

É geralmente reconhecido que o suíno é o principal reservatório de MRSA em grandes animais. *S. hyicus* em geral está presente em suínos, mas difere de *S. aureus* por não possuir o gene mecA. Outras espécies em suínos podem incluir *S. chromogenes*, *S. epidermidis*, *S. sciuri*, *S. warneri* e *S. xylosus*. Uma nova espécie (*S. rostri*) foi isolada da cavidade nasal de suínos, na Suíça.⁷⁴

Existe uma transferência conhecida entre suínos e homens²³,³³,⁷⁵,⁷⁶, mas raramente se espalha para a comunidade.⁷⁷ Em algumas circunstâncias, as cepas de MRSA também podem produzir enterotoxina. As cepas de MRSA foram incriminadas como causas de edema de orelhas, abscessos umbilicais, endocardite vegetativa, abscessos subcutâneos, lesões podais, artrite, osteomielite, mastite, metrite e enterite.

Nos EUA, há baixa incidência de MRSA, em comparação com a Europa. MRSA foi isolado em suínos na França, Holanda, Dinamarca e Singapura.²⁴,⁴⁰,⁷⁸ Em um estudo com suínos da Irlanda, nenhum caso de MRSA foi encontrado, e apenas dois trabalhadores testaram positivo.⁷⁹ Em unidades de terminação de suínos, na Itália, foram encontrados 11 diferentes tipos de *spa*; e este estudo identificou ST9 pela primeira vez na Europa e ST1 e ST97 pela primeira vez em suínos.⁸⁰ Na Espanha, os suínos abatidos comumente estão infectados com CC398 e CC97.⁸¹ Suínos criados soltos, na Espanha, também estavam infectados (CC398 e t1011).⁸² Na Bélgica, constatou-se que 94% dos suínos de fazendas abertas estavam infectados; em fazendas fechadas essa taxa foi de 56%.⁶⁷ Até o momento, o ST398 não parece ser altamente resistente à maioria dos antibióticos, com exceção das tetraciclinas e, talvez, dos macrolídeos, em suínos criados na Europa.

Demonstrou-se a existência de linhagens nas espécies animais; por exemplo, com frequência os bovinos apresentam CC133 e CC151. CC5 é comum em aves domésticas e CC8 é comum em equinos. Em suínos, o complexo clonal mais comum é o CC398⁸³, que é diferente do HA-MRSA e do CA-MRSA, em cepas humanas⁴⁸,⁸⁴, mas tem-se encontrado CC30, CC9 e CC49. Existem diferenças nos padrões de colonização dos diferentes tipos de MRSA em suínos.⁸⁵ O CC9 é mais comum na Ásia; ST8 foi encontrado em uma suinocultura norueguesa, e sua baixa ocorrência sugere que esta cepa pode ser menos capaz de colonizar e persistir em criações de suínos.⁸⁶ Existe considerável heterogeneidade dos genes de resistência no complexo, de modo que o CC398 pode adquirir múltiplos genes de antirresistência antimicrobiana.⁸⁷ Ele adquire facilmente material genético e, portanto, desenvolvem-se cepas de maior resistência.

O ST398 parece preferir suínos, mas não tem especificidade para o hospedeiro.⁸⁸ Os mesmos autores sugeriram que o ST398 tem uma aparente carência de genes de virulência, em uma base genética única. Por exemplo, ele não produz habitualmente leucocidina de Panton-Valentine.

Em um estudo na Holanda, verificou-se que as cepas de MRSA normalmente eram resistentes a pelo menos três, e às vezes cinco, dos seis antibacterianos testados.[89]

Pode haver uma relação com o uso de cefalosporina em suínos.[90]

Na Suíça, há baixa quantidade de MRSA em suínos, embora a transferência para o ser humano possa ocorrer com frequência. Esse baixo nível é resultado do uso muito baixo de antibióticos em suínos naquele país.[21] MRSA ST49 foi encontrado na Suíça e sugeriu-se que foi selecionado na criação de suínos porque notou-se aumento de quase três vezes na prevalência dessa bactéria em um período de 3 anos.[91]

MRSA está comumente presente em suínos na Dinamarca, os quais atuam como reservatório; isso não ocorre em outras espécies.[92] Em suínos, foi demonstrado que 74% das cepas CC398 tinham menor suscetibilidade ao cloreto de zinco[93], um importante reflexo do uso de óxido de zinco para prevenir infecção por *Escherichia coli*.

Na Suíça, em um estudo realizado com suínos em abatedouros verificou-se que 89% das suinoculturas pesquisadas[54] eram positivas para *S. aureus* resistente à penicilinase. Embora não tenham sido encontradas cepas de MRSA, constatou-se resistência antimicrobiana generalizada, particularmente à penicilina (62,5%) e à tetraciclina (33,3%). Os isolados de *S. aureus* pertenciam aos tipos de *spa* Ridon t034, t208 e t899.[94]

Em um grande estudo de campo na Holanda (202 suinoculturas), constatou-se a presença de MRSA em 67% dos lotes de reprodutores e 71% nos lotes de suínos em fase de terminação. MRSA foi encontrado em 40% das criações de pequeno porte e em 80% das granjas maiores.

Um estudo realizado em suínos e pessoas no Canadá, em 2008, mostrou que 45% das suinoculturas estavam contaminadas, porém apenas 24,9% dos animais[29] e 20% dos criadores. O tipo mais comum foi o mesmo isolado na Europa, o CC398 do *spa* tipo 539 (Ridon t034). As mesmas cepas foram encontradas em suínos e nos funcionários das cinco propriedades onde havia contaminação humana.

Um suíno pode ser contaminado por várias cepas ao mesmo tempo.

Bovinos

MRSA foi incriminado como causa de mastite bovina.[95,96] Em um estudo realizado na Bélgica, pesquisou-se a presença de mecA em 118 cepas de MRSA isoladas em 118 diferentes fazendas com problema de mastite causada por *S. aureus*; MRSA foi encontrado em 11 amostras; em todas, era CC398 (t011 ou t567).[97] Cepas de MRSA não *S. aureus* também foram estudadas em vitelos, vacas-leiteiras e bovinos de corte, e a maioria dos microrganismos encontrados foi *S. sciuri, S. lentus, S. fleurette* e, ocasionalmente, *S. epidermidis*.[98] Em um estudo a longo prazo com MRSA ST1, relatou-se mastite causada por t127 em uma vaca-leiteira.[99]

Os primeiros isolamentos em leite de tanque de resfriamento, no Reino Unido, foram descritos em 2012[100], e essas cepas tinham mecC homólogo. Em um estudo subsequente com veterinários de bovinos, no Reino Unido, apenas oito de 307 representantes foram positivos para MRSA, e nenhum apresentava o homólogo de mecC.[101,102]

O MRSA foi isolado no leite obtido diretamente do úbere, na Suíça, e em níveis elevados em leite, na África. Verificou-se que estava presente em níveis bastante elevados no Irã (28%), mas em baixo nível na Índia e no Japão. O microrganismo pode ser encontrado, invariavelmente, na pele do úbere e na face interna da coxa. Geralmente, na Europa, nos EUA e no Canadá, a quantidade de MRSA em bovinos é bastante baixa. Em um estudo com amostras de leite de tanque de resfriamento, notou-se que em apenas 4% delas foi isolado MRSA (6 de 150).[103]

Geralmente, a cepa de MRSA mais comum é CC398, mas pode haver mais de uma cepa de tipos diferentes na mesma fazenda, o que sugere que os subtipos podem ter sido importados pela fazenda ou que uma cepa CC398 sofreu variação.[104]

Em um estudo, constatou-se que 88% das propriedades leiteiras estavam contaminadas com MRSA (90 de 102), que 458 de 2.151 bovinos (28%) eram positivos, que 32% dos criadores estavam infectados e que apenas 8% dos familiares estavam contaminados; a prevalência em pessoas diminuiu nos períodos de férias.

Um novo homólogo mecA foi encontrado no ser humano e em bovinos na Dinamarca. Em um estudo nesse país, um novo gene mecC foi identificado. Em um estudo com 411 vacas, verificou-se que 3,9% tinham MRSA, e todas eram positivas para mecA e negativas para mecC e para leucocidina de Panton-Valentine (LPV).[105] A taxa de positividade para MRSA foi muito menor do que em suínos e vitelos holandeses.

Na Alemanha, em um estudo com 36 rebanhos leiteiros, notou-se que todos apresentavam a cepa CC398; nenhum gene de leucocidina de Panton-Valentine foi detectado, mas sim um gene da hemolisina.[106] Em outro estudo alemão, concluiu-se que em bovinos leiteiros mantidos em uma área com grande número de suínos, a taxa de MRSA era de, aproximadamente, 2%; onde não havia suínos, a taxa era inferior a 1%.[107]

Na Holanda, em um estudo realizado entre 2008 e 2009, foram examinadas mais de 50 mil amostras de leite de 14 rebanhos leiteiros diferentes, sendo encontradas apenas 14 cepas de MRSA. Todas eram CC398 e os tipos de *spa* eram aqueles usuais (t011, t108 e t889), comumente encontrados em suínos. Nem todas as cepas tinham genes de leucocidina de Panton-Valentine, e todas eram resistentes a dois ou mais antibióticos.

No Reino Unido, um estudo referente a *S. aureus* em amostras de leite mostrou que 31 de 940 isolados eram resistentes à cefoxitina e/ou oxacilina, e 3 de 24 apresentavam a nova variante mecA. Esta variante é 70% homóloga ao gene mecA e situa-se em um elemento SCC mecA recentemente reconhecido e denominado SCC mecXI. A maioria dos isolados era MLST 1245, CC130 e tipo de *spa* t843.[100]

Um estudo mostrou correlação entre a taxa de MRSA no ser humano e a porcentagem de vacas infectadas pela bactéria em um rebanho; 36% dos suabes nasais obtidos de pessoas e 61% dos obtidos de bovinos eram positivos. Além disso, 44% das amostras coletadas do tanque de resfriamento também eram positivas.

Um novo tipo de bactéria resistente à cefoxitina e/ou à oxacilina foi detectado em leite de tanque de resfriamento, bem como em leite obtido de úbere com mastite, na Inglaterra e no País de Gales, e em pessoas, na Inglaterra e Dinamarca. Os isolados não apresentam o gene mecA e em testes de aglutinação em látex para PBP2, codificados por mecA em teste padrão. Esta nova variante do gene mecA foi encontrada em 13 das 940 amostras examinadas. A maioria dos isolados foi MLST 1245, CC130 e o *spa* tipo t843.

Em um estudo com bovinos de corte nos EUA, não se isolou MRSA em 491 suabes nasais e 488 amostras de fezes.[108]

Vitelos

Em um estudo em fazendas de criação de vitelos, notou-se que 38% dos fazendeiros e 16% de seus familiares estavam contaminados com MRSA. A contaminação estava relacionada ao contato, e um membro da família tinha maior probabilidade de ser positivo quando o fazendeiro era positivo. Apenas uma pequena porcentagem consistia de portadores persistentes, e somente 7,5% não eram CC398.[109]

Em um estudo com vitelos de carne rosa ou branca, verificou-se que a taxa de MRSA naqueles de carne rosa era menor do que em vitelos de carne branca, concluindo-se que a proteção estava associada ao gene oriundo do uso de antibióticos.[110] Por outro lado, tem sido sugerido que a taxa de MRSA aumentou em bezerros com a duração do ciclo de produção, mas não foi relacionado ao uso de antibióticos.[109]

Na Bélgica, verificou-se uma alta taxa de veiculação de LA-MRSA em vitelos, em comparação com outros tipos de fazendas, e esses microrganismos foram significativamente mais resistentes aos antibióticos do que aquelas linhagens isoladas em suínos. Em estudo de múltiplas espécies, notou-se que a maioria era CC398; todavia, foram detectados MRSA CC130 e CC599 que possuíam o gene mecC, em bovinos leiteiros e de corte.[111]

Ovinos e caprinos

S. aureus é amplamente veiculado entre ovinos e caprinos e apresenta considerável variação.[112,113] Foi isolado de caprinos com mastite.[114] Em um estudo com 179 ovinos, 41% eram positivos; em uma pequena amostra de cabritos, 11 de 17 foram positivos. Doze tipos ST foram encontrados e 26 tipos de *spa*. Mais comumente, estes eram ST133. Apenas três cepas de MRSA foram isoladas entre todas as cepas positivas; duas foram ST130 e ST398.[115]

Pequenos animais

MRSA foi reconhecido pela primeira vez em cães e gatos nos EUA. Em animais de estimação, as cepas de MRSA podem incluir várias espécies, inclusive *S. epidermidis*, *S. pseudoepidermidis*, *S. hemolyticus*, *S. hominis*, *S. capitis*, *S. cohnii* e *S. warneri*.[116,117] A bactéria geralmente é transmitida do ser humano aos animais de estimação e, depois, desses animais novamente ao ser humano. Normalmente, em animais de estimação as cepas são as mesmas encontradas nos hospitais locais.

Uma cepa com o gene mecA foi isolada de pessoas, cães, gatos e de um porquinho-da-índia, na Alemanha.[118]

Nos EUA, em um estudo com cães, gatos, equinos, suínos e outras espécies, 24 isolados foram distribuídos em quatro clones (USA100, USA300, USA500 e USA800), obtidos por meio de PFGE, e em tipos de sequência (ST5, ST8, ST105, ST830 e ST956, ou dois complexos clonais, CC5 e CC8).[119]

Um estudo com animais de companhia, em Londres, mostrou que 26 de 1.692 amostras foram positivas para MRSA. Os animais apresentados para tratamento eram mais prováveis de serem positivos do que os saudáveis. A veiculação de MRSA era rara, sendo provável que os animais de companhia representem vetores contaminados, em vez de reservatórios verdadeiros.[120,121] Um estudo de casos controlados no Reino Unido mostrou que os fatores de risco significativos para MRSA eram o número de tratamentos antimicrobianos, o número de dias de internação nas clínicas veterinárias e a presença de implantes cirúrgicos. Nos EUA e Canadá, um estudo de riscos em cães mostrou que tanto MRSA como *S. aureus* sensível à meticilina (MSSA) eram bactérias comuns nas orelhas dos animais de estimação e que os fatores de risco foram os tratamentos com antibióticos (betalactâmicos e fluoroquinolonas) e o uso de cateter intravenoso. Em estudo realizado em um centro de resgate de animais, verificou-se que MRSA não foi facilmente transmitido de um cão aparentemente saudável para um cão saudável.[122]

Equinos

Pessoas que trabalham com equinos às vezes são infectadas por MRSA. Essa bactéria pode causar graves doenças de pele e infecções em tecidos moles, em equinos. É mais facilmente cultivada a partir de amostra obtida da narina, com período de veiculação de 55 a 771 dias.[123] Os equinos mais vulneráveis parecem ser aqueles hospitalizados por tempo prolongado.[124] A exposição aos cuidados veterinários pode predispor tanto os equinos saudáveis quanto seus tratadores à infecção causada por MRSA.[125]

MRSA foi reconhecido pela primeira vez em equinos em 1996 e desde então se tornou um problema clínico nessa espécie, na Europa e na América do Norte. Originalmente, a cepa era CC8 (t8 e t254), mas ela cepa foi substituída pela cepa CC398, e evidências recentes sugerem que cepas humanas podem ser isoladas em equinos. É provável que o equino seja um contribuinte pouco importante para LA-MRSA, na Bélgica, onde CA-MRSA se apresenta em uma baixa taxa.[126]

Nos EUA, MRSA foi isolado em equinos em 2005. Em um estudo realizado nos EUA, não foi encontrado em um haras de animais de lazer, mas em um de animais de corrida, em que 61% das amostras nasais e 71% das amostras do ambiente estavam contaminadas com o microrganismo.[127]

Nos EUA, a cepa mais comum é CC500, enquanto na Europa é CC398, que é altamente prevalente em equinos e veterinários que militam na área de clínica de equinos.

Nos Países Baixos, não havia casos de infecção por MRSA em 2002, mas em 2008 constatou-se MRSA em 375 das amostras de *S. aureus*. Atualmente, há predomínio da cepa CC398 (t1011, t2123 e t064).

Durante um surto em um hospital-escola, alguns profissionais testaram positivo, além de 57% das amostras obtidas do ambiente, incluindo amostras das salas dos alunos e de funcionários. Em outro estudo, foram examinados 81 suabes de 42 equinos de quatro fazendas e foram isoladas 11 espécies de estafilococos; 17 de 42 não foram tipificáveis.[128]

MRSA foi relatado na Suécia em 2012, onde oito de 10 equinos de um hospital veterinário estavam infectados; dois outros equinos infectados eram criados nas proximidades. Em outro estudo hospitalar, notou-se que 12 de 84 equinos e 16 de 139 funcionários de um hospital-escola estavam infectados por MRSA. A cepa envolvida era ST5. O risco foi maior em veterinários e na equipe que trabalhavam em tempo integral, em vez de parcial.[129]

A primeira cepa de MRSA isolada em equinos no Reino Unido foi a ST398, de dois animais, conforme relatado em 2009.[130]

Uma pesquisa com equinos internados na Clínica da Universidade de Berna mostrou que 2,2% deles estavam contaminados com MRSA.[131]

MRSA foi isolado em equinos Puro-sangue Lusitano, no hospital-escola de Lisboa.[132]

Em um amplo estudo com amostras obtidas de 209 cavalos de corrida, 13 veterinários e 14 superfícies do ambiente, constatou-se que 48,3% dos equinos, 92,3% dos veterinários e 71% das amostras do ambiente foram positivos para várias espécies de estafilococos.[41]

Em outro estudo de amostras de suabes nasais de equinos, foram isoladas 42 cepas de MRSA[133], a partir de diversas espécies de estafilococos (*S. sciuri*, *S. xylosus*, *S. lentus*, *S. aureus* e *S. capitis*). Todas as espécies tinham o gene mecA.

Outras espécies
Aves domésticas

Na Holanda, as pessoas que trabalham com frangos de corte apresentam maior taxa de infecção causada por MRSA do que a população geral (5,5%, em comparação com < 0,1%). No entanto, a taxa é menor do que naqueles que trabalham com suínos e vitelos.[134] Em outro estudo holandês que envolveu granjas de frangos de corte, abatedouros e funcionários, verificou-se que o risco era maior quando se tratava de animais vivos. Mais de 36% das granjas estavam contaminadas e 6% dos frangos de corte estavam infectados. Durante o dia de produção, a taxa de infecção por MRSA aumentou de 8% para 35%. A maioria das cepas era ST398, mas também havia um grande número de cepa ST9.

Em um estudo de granjas de criações mistas de suínos e aves[135], o isolamento de MRSA foi mais frequente em amostras da cloaca, nariz, faringe e da pele sob as asas. Notou-se baixa prevalência em frangos de corte (0 a 28%), mas 82% a 92% dos suínos estavam infectados por MRSA. Os frangos de corte podem ser menos sensíveis à cepa ST398 do que os suínos. O fazendeiro pode ter contribuído, em parte, na disseminação de MRSA, dos suínos para as aves, em uma mesma granja de criação mista.

Perus

Um estudo mostrou que 18 de 120 granjas de criação de perus estavam contaminadas com MRSA, bem como 22 das 59 pessoas das granjas. Indivíduos com acesso frequente foram mais propensos à infecção.[136]

Burros

Em um estudo com burros, na Sicília, 40 de 46 animais foram considerados positivos para estafilococos. Dos 80 isolados examinados, 52 eram *S. aureus*. Nove gêneros foram encontrados, a maioria era MSSA e apenas 14 eram MRSA. O gene mecA foi identificado em seis dos 52 isolados de *S. aureus* resistente à penicilinase (SA).

Os burros podem ser reservatórios da linhagem CC133.

Javalis

Até o momento, nenhum caso importante de infecção por MRSA foi constatado em javalis.[137]

Suínos criados em quintal

Nos EUA, um estudo com suínos criados em quintal sugeriu que não há grandes diferenças dos suínos domésticos comerciais[138], e que não há maior risco de infecção humana transmitida por esses animais.

Em um estudo em granjas de Connecticut (consideradas não comerciais) e seus tratadores de suínos (263 suínos e nove pessoas em 35 fazendas), verificou-se que 51% das fazendas, 30% dos suínos e 22% dos tratadores eram positivos para MRSA. Os suínos estavam contaminados pelas cepas HA-MRSA, CA-MRSA e LA-MRSA, mas os tratadores só tinham a cepa HA-MRSA. O gene da leucocidina de Panton-Valentine (LPV) foi encontrado em sete dos oito isolados de MRSA, e esta foi a primeira vez que esse gene foi encontrado em suínos nos EUA.[139]

Camelídeos
MRSA foi isolado em uma alpaca infectada por um clone humano epidêmico.[140]

Peixes
MRSA foi isolado em tilápia. Em um estudo, foram examinados 559 isolados de estafilococos, dos quais 198 (35%) eram *S. aureus* e 98 (50%) destes eram MRSA.[141]

Animais de zoológico
Existem poucos relatos de MRSA em animais de zoológico (na pele de um elefante, no rúmen de um muflão, no dígito de um rinoceronte).[142]

Outras fontes

Áreas de contenção
A área de contenção do abatedouro pode atuar como reservatório de MRSA, mas parece não ocorrer disseminação de MRSA nas linhas de processamento.[143]

O trabalho na área de contenção ou em uma área de remoção de pelos e cerdas de suínos com auxílio de raspadeira após escaldadura em tanque de água quente foi o principal fator de risco de veiculação de MRSA em funcionários de abatedouros de suínos. A prevalência geral é baixa e diminui ao longo da linha do abatedouro.[144]

A alta prevalência de veiculação nasal em funcionários de abatedouros está amplamente associada ao trabalho com suínos.[144,145]

Feiras e exposições
Um estudo em duas feiras estaduais nos EUA mostrou que apenas 25 de 157 suínos (15,9%) eram positivos para *S. aureus*, sendo constatados apenas dois casos de MRSA.[146]

Alimentos
Não há dúvida de que o MRSA adquirido na fazenda pode ser veiculado durante o processamento de abate, mas não há evidências significativas de contaminação cruzada entre as carcaças.[147]

Em um estudo realizado na Alemanha, verificou-se que a taxa de contaminação foi maior em esfregaços nasais, após o atordoamento (64,7%) e foi baixa em carcaças (6%), carne em processamento (4,2%) e produtos finais (2,8%). MRSA pode ser identificado em todos os pontos da cadeia alimentar.[148,149]

Os alimentos podem estar contaminados por MRSA, mas não há evidência de que isso ocasione aumento da taxa de veiculação no ser humano (manipuladores de alimentos ou público em geral). MRSA foi isolado em carne[150,151]; sua incidência em carne não era incomum.[152] MRSA pode contaminar o abatedouro vindo dos animais e, portanto, está presente em carne crua oriunda de abatedouro. A cepa ST398 foi isolada em até 11,9% das amostras de carnes vendidas no varejo, em diversos estudos de diferentes partes do mundo.[153]

Em um estudo com amostras de carnes vendidas no varejo (carnes cruas de suíno, frango, bovina e de peru), em açougues de Iowa, notou-se taxa total de positividade para MRSA de 16%, mas apenas dois isolados de suínos foram positivos, embora em um tenha sido detectado o gene da leucocidina de Panton-Valentine. O estudo sugeriu que as taxas de contaminação por MRSA nos estoques de carne vendida no varejo, especialmente carne suína, eram baixas.[154]

Na Dinamarca, a carne de frango importada apresentava as maiores taxas de contaminação por MRSA (18%), seguida da carne suína importada (7,5%) e da carne suína dinamarquesa (4,6%). No mesmo estudo, isolou-se a cepa CC398 na carne bovina dinamarquesa (1,4%). Além da cepa ST398, a CC30 também foi isolada pela primeira vez.[155]

Há relato de veiculação de MRSA presentes em produtos suínos vendidos no varejo para superfícies de contato com os alimentos e o risco de exposição do consumidor.[156] Lombo de suíno, bacon e linguiça de porco fresca foram inoculados com uma mistura de MRSA, embalados a vácuo e armazenados por 2 semanas em temperatura de 5°C; os produtos foram então colocados em contato com material utilizado no corte de carne, bancada para o corte de carne e um modelo de pele humana por cinco minutos. Verificou-se que a taxa de transferência (ou veiculação) do microrganismo para a bancada de corte da carne foi de 39 a 49%; para o material utilizado para cortar a carne foi de 17 a 42%; e para o modelo de pele humana foi de 26 a 36%. Em todos os produtos e superfícies de contato da carne a taxa de transferência variou de 2,2 a 5,2%.

Patogênese
S. aureus pode produzir muitos fatores de virulência, incluindo proteína A, ácido tecnoico, coagulase, estafiloquinase, desoxirribonuclease (DNase), lipase, ácido hialurônico, leucocidina, enterotoxinas e toxinas esfoliativas.

Patologia
MRSA foi isolado em menos de 1% de todos os exames pós-morte de suínos. É encontrado tanto como um patógeno principal quanto um participante de infecções mistas, principalmente em leitões lactentes e desmamados. As articulações são acometidas com mais frequência do que os tecidos. Esses microrganismos vivem em grupos entre os cílios ou individualmente nos cílios do trato respiratório. Na infecção experimental de explantes traqueais de suínos não se constata alteração morfológica. Em uma infecção experimental[157], notou-se colonização de linfonodos (ileocecocólicos).

Diagnóstico
MRSA pode ser identificado por métodos fenotípicos ou por meio de genotipagem. As amostras são coletadas diretamente de lesões, de amostras obtidas por biopsia ou pela hemocultura em meios seletivos e não seletivos. A contaminação pode ser detectada por meio de suabes nasais (indivíduos), amostra de poeira (em rebanhos e lotes) e em amostra de alimentos. A sensibilidade do teste é exacerbada quando se utilizam meios de enriquecimento líquidos seletivos. Há disponibilidade da tipagem do *spa* para estudos de linhagens.[158]

O diagnóstico da infecção causada por MRSA se baseia em cultura microbiológica, morfologia da colônia, MLST para sequenciamento do gene da proteína A (tipagem do *spa*), teste de coagulase, teste de sensibilidade antimicrobiana (antibiograma) e confirmação de resistência ao ceftiofur e reação em cadeia da polimerase (PCR) para o gene mecA.

Controle
O controle deve se concentrar no uso cuidadoso de antimicrobianos e no emprego consistente de medidas de higiene para reduzir a propagação da infecção.[159] A redução do acesso e exposição aos suínos é mais importante. Isso significa que as restrições à movimentação dos animais e as medidas higiênicas na propriedade são as únicas possibilidades.

Deve haver métodos para harmonizar amostragem, detecção e quantificação de MRSA no ser humano e em animais e para detectar MRSA como um contaminante de alimento e de ambiente. Os profissionais que lidam com animais também devem ser testados ao dar entrada no hospital. É difícil controlar a veiculação da bactéria de animais para as pessoas. Lavar as mãos antes e depois do contato é essencial, bem como evitar contato direto com secreção nasal, saliva e feridas. O MRSA pode ser eliminado por meio fotodinâmico.[160] Há uma clara diferença entre colonização e infecção por MRSA.[161] Os programas de desinfecção podem reduzir temporariamente as cepas de MRSA em porcas e leitões, mas não resultam em eliminação completa do microrganismo.[162] Esses programas são mais efetivos em unidades de maternidade do que em unidades de terminação.[163] Programas de controle em abatedouros devem envolver a redução na contaminação da carcaça.[164]

LEITURA COMPLEMENTAR

Fitzgerald JR. Livestock associated Staphylococcus aureus; origin, evolution, and public health threat. Trends Microbiol. 2012;20:192-198.

Heller J, Hughes K. MRSA in horses. In Pract. 2013; 35(1):30-35.
Voss A, et al. MRSA in pig farming. Emerg Infect Dis. 2005;11:1965-1966.

REFERÊNCIAS BIBLIOGRÁFICAS

1. Foster AP. Vet Derm. 2012;23:342.
2. Vanderhaeghen W, et al. Vet Microbiol. 2012;158:123.
3. Vanni M, et al. Veterinaria. 2012;26:19.
4. Deurenberger RH, et al. Clin Microbiol Infect. 2007;13:222.
5. Graveland H, et al. Prev Vet Med. 2012;107:180.
6. de Lencastre H, et al. Curr Opin Microbiol. 2007; 10:428.
7. Graveland H, et al. Int J Med Microbiol. 2011; 301:630.
8. Bootsma MCJ, et al. J Roy Soc Interface. 2011;8:578.
9. Lekkerkerk WSH, et al. Clin Microbiol Infect. 2012;18:656.
10. Wulf MWH, et al. Europ J Clin Microbiol Inf Dis. 2012;31:61.
11. Jordan D, et al. Aust Vet J. 2011;89:152.
12. Garcia-Graelis C, et al. Epid Infect. 2012;140:388.
13. Burstiner L, et al. Vet Surg. 2010;39:150.
14. Frana TS, et al. PLoS ONE. 2013;8:1.
15. Koeck R, et al. J Hosp Infect. 2011;79:292.
16. Lin Y, et al. Clin Med Res. 2011;9:7.
17. Koeck R, et al. PLoS ONE. 2013;8:2.
18. Feingold BJ, et al. Emerg Infect Dis. 2012;18:1841.
19. Fluit AC, et al. Clin Microbiol Infect. 2012;18:735.
20. Koeck R, et al. Deutsch Arz Int. 2011;108:761.
21. Oppliger A, et al. Appl Env Micrbiol. 2012;78:8010.
22. Voss A, et al. Emerg Infect Dis. 2005;11:1965.
23. Van Loo I, et al. Emerg Infect Dis. 2007;13:1834.
24. de Neeling AJ, et al. Vet Microbiol. 2007;122:366.
25. Smith TC, et al. PLoS ONE. 2009;4:e4258.
26. Huber H, et al. Euro Surveill. 2010;15:19542.
27. van Cleef BA, et al. Epidemiol Infect. 2010;138:756.
28. Horgan M, et al. Vet J. 2011;190:255.
29. Khanna T, et al. Vet Microbiol. 2008;128:298.
30. Van Rijen MM, et al. Clin Infect Dis. 2008;46:261.
31. Vandenbroucke-Grauls CMJE, Beaujen DJMA. Ned Tijds Gen. 2006;150:1710.
32. Rijen MV, et al. Clin Microbiol Infect. 2007;13:S446.
33. Huijsdens XW, et al. Ann Clin Microbiol Antimicrob. 2006;5:26.
34. Aquino GDV, et al. Zoonoses Public Health. 2012; 59:1.
35. Graveland H, et al. PLoS ONE. 2011;6:e16830.
36. Cuny C, et al. PLoS ONE. 2009;2:e6800.
37. Otter JA, French GL. Lancet Infect Dis. 2010;10:227.
38. Lim S-K, et al. Vet Microbiol. 2012;155:88.
39. Unnerstad HE, et al. Svensk Vet. 2012;64:35.
40. Guardabassi L, et al. Vet Microbiol. 2007;122:384.
41. Asiantas O, et al. J Vet Med Sci. 2012;74:1583.
42. Haenni M, et al. J Vet Diagn Invest. 2010;22:953.
43. Hoet AE, et al. Vector Zoo Dis. 2011;11:609.
44. Dewaele I, et al. Vet Sci Dev. 2011;1:e1.
45. Asai T, et al. Jpn J Infect Dis. 2012;65:551.
46. Crombe F, et al. Microb Drug Resist. 2012;18:125.
47. Abbott Y, et al. Epidem Infect. 2010;138:764.
48. Smith TC, Pearson N. Vector Zoo Dis. 2009;11:327.
49. Schwarz S, et al. J Antimicrob Chemother. 2008; 61:282.
50. Schulz J, et al. Appl Environ Microbiol. 2012;78:5666.
51. Friese A, et al. Vet Microbiol. 2012;158:129.
52. Espinosa-Gongora C, et al. Vet Rec. 2012;170:564.
53. Espinosa-Gongora C, et al. Epidem Infect. 2012; 140:1794.
54. Desai R, et al. Am J Infect Control. 2011;39:219.
55. Ustun C, Cihanigiroglu M. J Occup Environ Hyg. 2012;9:538.
56. Friese A, et al. Berl Munch Tierarztl Wschr. 2013; 126:175.
57. Peterson AE, et al. Vet Microbiol. 2012;160:539.
58. Comland O, Hoffmann L. Ann Agric Env Med. 2012;19:637.
59. Larson KRL, et al. J Ag Safety Health. 2012;18:5.
60. Wolf PJ, et al. Vet Microbiol. 2012;158:136.
61. Gibbons JF, et al. Vet Microbiol. 2013;162:771.
62. Moodley W, et al. Epidem Infect. 2011;139:1594.
63. Jovy E, et al. Lett Appl Microbiol. 2012;54:518.
64. Espinosa-Gongora C, et al. Vet Rec. 2012;doi: 10.1136/vr.100704.
65. Molla B, et al. J Clin Microbiol. 2012;50:3687.
66. Broens EM, et al. Vet Microbiol. 2012;155:381.
67. Crombe F, et al. Appl Env Microbiol. 2012;78:1631.
68. Verhegghe M, et al. Vet Microbiol. 2013;162:679.
69. Weese JS, et al. Zoonoses Public Health. 2011; 58:238.
70. Broens EM, et al. BMC Vet Res. 2012;8:58.
71. Overesch G, et al. Schweiz Arch Tierheilk. 2013; 155:339.
72. Masclaux FG, et al. Annls Occup Hyg. 2013;57:550.
73. Moodley A, et al. Vet Microbiol. 2011;152:420.
74. Stegman R, Perreten V. Vet Microbiol. 2010;145:165.
75. Denis O, et al. Emerg Infect Dis. 2009;15:98.
76. Graveland H, et al. PLoS ONE. 2011;6:e16830.
77. Cuny C, et al. PLoS ONE. 2009;4:e6800.
78. Sergio DMB, et al. J Med Microbiol. 2007;56:1107.
79. Horgan M, et al. Vet J. 2012;190:255.
80. Battisti A, et al. Vet Microbiol. 2010;142:361.
81. Gomez-Sanz E, et al. Food Pathog Dis. 2010;7:1269.
82. Porrero MC, et al. Vet Microbiol. 2012;156:157.
83. Vanderhaeghen W, et al. Vet Microbiol. 2012;158:123.
84. Smith TC, Pearson N. Vector Zoo Dis. 2010;11:327.
85. Szabo I, et al. Appl Environ Microbiol. 2012;78:541.
86. Sunde M, et al. J Vet Diagn Invest. 2011;23:348.
87. Argudin MA, et al. Appl Env Microbiol. 2011; 77:3052.
88. Jamrozy DM, et al. PLoS ONE. 2012;7:e40458.
89. Van Der Wolf PJ, et al. Vet Microbiol. 2012;158:136.
90. Burch DGH. Pig Progress. 2010;26:14.
91. Overesch G, et al. BMC Vet Res. 2011;7:30.
92. Hasman H, et al. Vet Microbiol. 2012;141:326.
93. Aarestrup FM, et al. Vet Microbiol. 2010;142:455.
94. Riesen A, Perreten V. Schweiz Arch Tierheilk. 2009; 151:425.
95. Frey Y, et al. J Dairy Sci. 2013;96:2247.
96. Pilla RVV, et al. Vet Rec. 2012;170:312.
97. Vanderhaeghen W, et al. Vet Microbiol. 2010;144:166.
98. Vanderhaeghen W, et al. J Anim Chemother. 2013; 68:300.
99. Pilla R, et al. Vet Rec Case Rep. 2013;doi:10.1136/vetreccr.100510rep.
100. Paterson GK, et al. Eurosurveillance. 2012;17:20327.
101. Paterson GK, et al. J Anitmicrob Chemother. 2012; 67:2809.
102. Paterson GK, et al. PLoS ONE. 2013;8:e68463.
103. Haran KP, et al. J Clin Microbiol. 2012;50:688.
104. Fessler AT, et al. Vet Microbiol. 2012;160:77.
105. Van Duijkeren E, et al. Vet Microbiol. 2010;141:96.
106. Kreauskon K, et al. J Dairy Sci. 2012;95:4382.
107. Friedrich A, et al. Ther Umsch. 2012;66:195.
108. Weese JS, et al. Zoonoses Public Health. 2012; 59:144.
109. Graveland H, et al. PLoS ONE. 2012;6:2.
110. Bos MEH, et al. Prev Vet Med. 2012;105:155.
111. Vandendriessche S, et al. J Anim Chemother. 2013; 68:1510.
112. Porrero MC, et al. Lett Appl Microbiol. 2012;54:280.
113. Gharsa H, et al. Vet Microbiol. 2012;156:367.
114. Aras Z, et al. Small Rum Res. 2012;102:68.
115. Eriksson J, et al. Vet Microbiol. 2013;163:110.
116. Cooper KS. Vet Med. 2012;107:516.
117. Kern A, Perrenden VD. J Ant Chemother. 2013; 68:1266.
118. Walther B, et al. Emerg Inf Dis. 2012;18:2017.
119. Lin Y, et al. Clin Med Res. 2011;9:17.
120. Loeffler A, Lloyd DH. Epidem Infect. 2010;138:595.
121. Loeffler A, et al. Epidem Infect. 2011;139:1019.
122. Loeffler A, et al. Vet Microbiol. 2010;141:178.
123. Bergstrom K, et al. Vet Microbiol. 2013;163:388.
124. Van den Eede A, et al. Vet Microbiol. 2012;193:408.
125. Van den Eede A, et al. Vet Micrbiol. 2013;163:313.
126. Maddox TW, et al. Eq Vet J. 2012;44:289.
127. Peterson AE, et al. Vet Microbiol. 2012;160:539.
128. Van Meurs MLJGM, et al. Infection. 2013;41:339.
129. Schwabe MJ, et al. Vet Microbiol. 2013;162:907.
130. Loeffler A, et al. J Hosp Infect. 2009;72:1.
131. Panchaud Y, et al. Schweiz Arch Tierheilk. 2010; 152:176.
132. Couto N, et al. J Equine Vet Sci. 2012;32:300.
133. Mallardo K, et al. Irpologia. 2010;21:23.
134. Geenen P, et al. Epidem Infect. 2013;141:1099.
135. Pletinckx LJ, et al. Inf Gen Evol. 2011;11:2133.
136. Richter A, et al. Epidem Infect. 2012;140:2223.
137. Meemken D, et al. Appl Environ Microbiol. 2013; 79:1739.
138. Gordoncillo MJ, et al. Zoonoses Public Health. 2012;59:212.
139. Osadebe LU, et al. Zoonoses Public Health. 2013; 60:234.
140. Still JW, et al. Canad Vet J. 2012;53:670.
141. Atyaih MAS, et al. Vet Microbiol. 2010;144:502.
142. Vercammen F, et al. J Zoo Wildl Med. 2012;43:159.
143. Hawken P, et al. Food Control. 2013;31:473.
144. Gilbert MJ, et al. Occup Environ Med. 2012;69:472.
145. Van Cleef BAGL, et al. Epidem Infect. 2012;138:706.
146. Driessler AE, et al. Vet Rec. 2012;170:495.
147. Hawken P, et al. J Food Protect. 2013;76:624.
148. Beneke B, et al. J Food Prot. 2011;74:126.
149. Tenhagen B-A, et al. Vet Rec. 2009;165:589.
150. Lozano C, et al. J Antimicrob Chemother. 2009; 64:1325.
151. de Jonge R, et al. Eurosurveillance. 2010;15:19712.
152. Weese JS, et al. Lett Appl Microbiol. 2010;51:338.
153. Kluytermans JA. Clin Microbiol Infect. 2010;16:11.
154. Hanson BM, et al. J Infect Public Health. 2011;4:169.
155. Agerso Y, et al. Vet Microbiol. 2012;157:246.
156. Snyder HL, et al. J Food Protect. 2013;76:2087.
157. Szabo I, et al. Appl Envir Microbiol. 2012;78:541.
158. Graveland HJ, et al. Vet Microbiol. 2009;139:121.
159. Nes A, Wolf MWH. Wien Tierartzl Mschr. 2012; 99:315.
160. Eichner A, et al. Photochem Photoderm Sources. 2013;12:135.
161. Brasse K, et al. Tier Umschau. 2012;67:260.
162. Pletinckx LJ, et al. J Appl Microbiol. 2013;114:1634.
163. Merialdi G, et al. Res Vet Sci. 2013;94:425.
164. Lassok B, Tenhagen BA. J Food Protect. 2013;76:1095.

Dermatofiloses (dermatite micótica, estreptotricose cutânea, doença de Senkobo dos bovinos, doença da lã empelotada de ovinos)

A doença é comumente conhecida como dermatite micótica de ovinos e estreptotricose cutânea de bovinos, embora existam outros nomes regionais, que incluem doença cutânea de Senkobo, na África Central, Kirchi, na Nigéria, e Saria, no Malaui. A dermatofilose é um nome comum à doença em todas as espécies.

Sinopse

- Etiologia: *Dermatophilus congolensis*
- Epidemiologia: microrganismo presente em pequenas lesões na face e nos pés. A doença grave ocorre quando a pele é lesionada pela tosquia ou por picadas de insetos, ou macerada por umedecimento prolongado, associadas a práticas de manejo que facilitam sua transmissão. A doença tem importância significativa em bovinos criados em regiões tropicais; em regiões de clima temperado de alta pluviosidade acomete principalmente ovinos e equinos. Em regiões tropicais, os carrapatos causam infecção grave em bovinos devido a supressão da função imune
- Achados clínicos:
  - Ovinos: crostas endurecidas distribuídas na linha dorsal, percebidas pela palpação do velo
  - Bovinos e equinos: dermatite crostosa não pruriginosa, inicialmente com tufos de pelos semelhantes a pincel. Em bovinos criados em regiões tropicais, as lesões cutâneas são extensas
- Patologia clínica: filamentos ramificados contendo cocos aos pares
- Confirmação do diagnóstico: quadro clínico. Identificação do microrganismo em raspado de pele ou amostras obtida por biopsia, cultura microbiológica, reação em cadeia da polimerase (PCR)

- Tratamento: antibióticos. Antibacteriano tópico, em equinos
- Controle: evitar traumatismos cutâneos e práticas de manejo que favoreçam a transmissão do microrganismo. Uso tópico de bactericidas para prevenir a infecção de lesões de tosquia e da pele em períodos de risco. Acaricidas, em bovinos.

Etiologia

D. congolensis é o agente infeccioso, mas requer danos à pele por outras causas para estabelecer a infecção. O microrganismo é dimórfico e se multiplica na forma de micélios filamentosos ramificados contendo zoósporos dormentes que, em condições de umidade favoráveis, progridem para o estágio infeccioso, de cocos isolados móveis. Existe considerável diversidade genética entre os isolados. Não há, necessariamente, uma estreita relação genética entre os isolados de uma mesma região geográfica, embora a variação genotípica entre os isolados esteja correlacionada com a espécie hospedeira.

Epidemiologia

Ocorrência

Ocorrência geográfica

A doença ocorre em todas as áreas do mundo, mas pode ser epizoótica em áreas tropicais e subtropicais do mundo, onde pode resultar em perdas econômicas consideráveis. Pesquisas de um grande número de bovinos na África reportam taxas de prevalência que se aproximam dos 15%, com uma taxa de infecção de 100% em alguns rebanhos no momento do pico da prevalência sazonal. Em climas temperados, a doença geralmente é esporádica, mas ainda pode ser de considerável importância econômica em que os fatores predisponentes estão presentes. Por exemplo, uma incidência variando de 10 a 66% foi registrada em nove rebanhos leiteiros, onde o resfriamento do chuveiro foi o fator predisponente para a doença.

A alta prevalência em rebanhos de ovinos ocorre nas áreas de precipitação alta e média de chuvas da Austrália. Doença clínica significativa foi registrada até o norte do Canadá, norte dos EUA e Escócia, e até o sul da Nova Zelândia.

Ocorrência no hospedeiro

A doença ocorre em bovinos, ovinos, caprinos, equinos e burros, e ocasionalmente em veados, suínos, camelos e espécies selvagens. Animais de todas as idades são suscetíveis, incluindo lactentes de algumas semanas de idade.

Fonte de infecção

As principais fontes de infecção em surtos de doença clínica são pequenas lesões ativas na face e nos pés de animais portadores de outra forma saudáveis, bem como em crostas de lesões cicatrizadas que ainda permanecem aderidas aos pelos e lã.

D. congolensis não é altamente invasivo e normalmente não rompe as barreiras da pele saudável. Essas barreiras incluem o estrato córneo, a camada de cera superficial produzida pelas glândulas sebáceas e, no corpo dos ovinos, a barreira física da lã. Nos pés e face, estas barreiras são facilmente e comumente rompidas por solos abrasivos ou forragens e rações grosseiras e espinhosas.

Dermatophilus pode infectar estas lesões e pode ser transmitido mecanicamente durante o repasto sanguíneo de moscas, resultando em pequenos focos de infecção na face e nos pés. Esta forma de portador subclínico da doença é comum na maioria dos rebanhos e lotes de animais, e as lesões menores são mais evidentes nas áreas de junção pilosa e não pilosa das narinas, unhas e cascos. Pequenas lesões também podem estar presentes nas áreas de pelos da face e dos pés e no escroto e, em cordeiros, na pele ao longo da linha média do dorso. Elas não têm relevância clínica ao animal, exceto que representam uma fonte de infecção mais séria quando outras áreas da superfície cutânea são predispostas à infecção.

Transmissão

Ocorre a partir das lesões do portador, por contato da face de um animal com a lã ou pele de outro, e dos pés com a pele durante a monta. A infecção pode ser transmitida mecanicamente por moscas e carrapatos e por líquido de imersão contaminado.

Fatores de risco do ambiente e do manejo

Ovinos

O umedecimento prolongado do velo é o principal fator de risco e leva à emulsificação da barreira de cera e maceração da superfície da pele, com ruptura do estrato córneo. Uma chuva prolongada e intensa é suficiente para fazer isso, especialmente se seguida por um tempo quente e úmido que retarda a secagem do velo. O aumento da umidade e temperatura ambiente, diferentemente do umedecimento da pele, não parece predispor ao desenvolvimento de lesões. A umidade libera zoósporos infectantes das lesões, e estes podem ser transportados mecanicamente por moscas atraídas pela lã molhada. O movimento dos zoósporos na superfície da pele pode ser facilitado pela umidade do velo, bem como pela resposta quimiotática positiva ao dióxido de carbono presente na superfície da pele.

Um período de umedecimento do velo prolongado também pode ocorrer após banho de imersão ou pulverização de ovinos para eliminação de parasitas externos, quando esses procedimentos são realizados em períodos maiores que 1 a 2 meses após a tosquia; a incidência de dermatite micótica em ovinos aumenta dependendo do período de tempo entre a tosquia e o banho de imersão. A contaminação da lã é oriunda, principalmente, das lesões da face e dos pés, sendo favorecida ao se colocar os ovinos em curral pequeno, com superpopulação, após tais procedimentos.

Cortes ocasionados por tosquia também rompem as barreiras da pele e podem ser infectados mecanicamente por moscas; fisicamente pela colocação dos animais em curral com superpopulação após a tosquia; e pelo contato com líquido de imersão quando os ovinos são mergulhados imediatamente após a tosquia. As lesões resultantes não se espalham pelo corpo, mas representam uma importante fonte de infecção para outros ovinos do rebanho, quando o manejo ou as condições climáticas propiciam alta suscetibilidade da pele. A infecção da pele também pode ocorrer após a instalação de ectima contagioso.

Bovinos

Regiões de clima temperado

Surtos em rebanhos e doença grave individual são incomuns, mas podem ocorrer quando há alta incidência de chuvas, com taxas de prevalência de 50%. Existe uma tendência particular para que ocorram lesões na garupa e nas costas, em fêmeas e machos, provavelmente como consequência da introdução da infecção através de pequenas abrasões na pele causadas pela monta. As lesões nos flancos dos bovinos também podem ser decorrentes de escoriações e infecção direta das unhas durante a monta.

Outras lesões penetrantes causadas por brincos de identificação ou mordidas de moscas também podem resultar em ferimentos leves.

O uso periódico de chuveiro ou a nebulização contínua com intuito de resfriar os bovinos durante os períodos de clima quente é um fator de risco de infecção em rebanhos leiteiros. Doenças intercorrentes e estresse também são fatores de risco e em rebanhos leiteiros infectados uma incidência maior tem sido observada nas primeiras semanas após o parto, em novilhas de primeira cria, que também tiveram mastite ou endometrite.

Regiões de clima tropical

O clima é o principal fator de risco; nas regiões de clima tropical e subtropical, a doença tem sua maior incidência e gravidade durante a estação úmida e de alta pluviosidade. Animais nos quais a doença regride em geral são reinfectados repetidamente em estações úmidas sucessivas. Como acontece em ovinos, a ocorrência da doença em bovinos requer a ruptura das barreiras naturais da pele. No entanto, o umedecimento prolongado da pele de bovinos, por si só, não parece ser um fator predisponente importante; a ocorrência sazonal está associada com aumento concomitante da infestação por carrapatos e moscas.[1] Por exemplo, um estudo na Etiópia constatou que embora a prevalência seja maior em bovinos na estação chuvosa, em ambas as estações a infestação por *Ambyomma variegatum* influenciou significativamente a ocorrência da doença, com risco sete vezes maior em bovinos infestados.

Infestação por carrapatos, particularmente *A. variegatum*, *Hyalomma asticum*, e *Boophilus microplus*, está fortemente associada à ocorrência de lesões extensas de dermatofilose, que podem ser minimizadas pela utilização de acaricidas.

Os locais de lesões cutâneas de dermatofilose não são os mesmos preferidos pelos carrapatos, e acredita-se que a importância da infestação por carrapatos está relacionada à supressão da função imune do hospedeiro induzida pelo carrapato, em vez de transmissão mecânica ou biológica.

As lesões ocorrem em locais de predileção das picadas de insetos, principalmente *Stomoxys* spp., *Lyperosia* spp., *Glossinia* spp., *Calliphoria* spp. e pernilongos. Na África, a doença é frequentemente combinada com demodicose, ocasionando a doença de Senkobo, uma condição mais grave e frequentemente fatal.

O trauma cutâneo provocado por arbustos espinhosos e pelo pássaro Pica-boi (*Buphagus africanus africanus*) também pode ser o dano inicial das lesões.

Equinos

Acredita-se que as moscas picadoras (*Stomoxys calcitrans*) atuam como vetores mecânicos da infecção; a mosca doméstica (*Musca domestica*) pode transmitir a doença. Lesões cutâneas causadas por traumas ou ectoparasitas podem predispor à doença, bem como o umedecimento pela chuva ou *banhos frequentes*.

Fatores de risco do hospedeiro

Existem diferenças de raça na suscetibilidade de bovinos e ovinos. Na África, as raças de bovinos N'dama e Muturu e os ovinos nativos são resistentes, enquanto as raças zebuínas, White Fulani, Renitelo[2] e as raças europeias são suscetíveis. As diferentes suscetibilidades entre as raças também são aparentes e foram identificados marcadores genéticos em bovinos zebuínos e ovinos da raça Merino. A suscetibilidade em bovinos pode ser influenciada pela seleção genética. Por exemplo, a seleção para resistência à dermatofilose, com base em haplótipos classe II BoLA-DRB3/DQB, reduziram a prevalência da doença em bovinos da raça Brahman, na Martinica, de 76 para 2%, em 5 anos.

Em ovinos da raça Merino, os animais de linhagem de lã forte ou média são os mais suscetíveis. Ovinos de velo aberto e aqueles com baixo teor de cera e alto teor de gordura na lã são mais propensos à infecção.

Fatores de risco dos patógenos

D. congolensis não vive bem fora do animal e no ambiente normal, sendo suscetível às influências externas de pH e oscilações de umidade. Em laboratório, ele pode sobreviver por 4 anos em caldo para cultura microbiológica estéril e por, no mínimo, 13 anos em material de descamação mantido em temperatura ambiente.

Doença experimental

Lesões locais, mas não doença extensa disseminada, podem ser facilmente reproduzidas em ovinos e bovinos mediante a remoção da camada de cera da pele, seguida de desafio local. As diferenças genéticas modulam a gravidade da lesão.

Importância econômica

Ovinos

Danos ao velo causam perdas graves, de até 30% do valor da lã e 40% do valor do couro, e podem ser tão relevantes em ovinos que a parição na primavera deve ser abandonada. Outras perdas em ovinos são decorrências da interferência na tosquia, bem como um aumento marcante na suscetibilidade à infestação por mosca-varejeira.

Bovinos

Na África, a doença em bovinos causa grandes perdas e muitas mortes, sendo considerada uma das quatro principais doenças bacterianas, com importância equivalente à pleuropneumonia contagiosa bovina e à brucelose. Em caprinos criados na mesma área a incidência também é alta. As perdas são causadas diretamente pela perda de animais, diminuição da capacidade de trabalho dos bois acometidos, insuficiência reprodutiva devido à infecção vulvar ou infecção dos membros de machos, impedindo a monta, morte de bezerros de vacas com infecção mamária, por inanição, perda de produção de carne e leite e depreciação do couro. Em regiões de clima temperado, as mortes são incomuns, mas são frequentes os casos de vacas que não respondem ao tratamento e precisam ser submetidas à eutanásia. Em estudo com nove rebanhos de Israel, as taxas de mortalidade ou abate em razão dessa doença variaram de 2% a 17%; ademais, notou-se redução média de 23% na produção de leite em vacas acometidas. A ineficiência reprodutiva é um sintoma comum em casos graves.

Implicações zoonóticas

A infecção é descrita no ser humano, como na mão de um veterinário que trata de ovinos infectados, mas o contágio a partir de animais pecuários é raro, apesar da ampla exposição.

Patogênese

A pele natural e as ceras da lã atuam como barreiras efetivas à infecção. Um trauma menor, ou maceração por umedecimento prolongado do velo, possibilita o estabelecimento da infecção e a multiplicação do microrganismo na epiderme. A formação das crostas típicas, em forma de pirâmide, deve-se aos repetidos ciclos de invasão na epiderme por hifas, à multiplicação bacteriana na epiderme, à rápida infiltração de neutrófilos e à regeneração da epiderme. O microrganismo presente na crosta é a causa das repetidas invasões expansivas que ocorre até que a imunidade se desenvolva e a lesão cicatrize. A crosta, então, se desprende da lesão cicatrizada, mas ainda permanece aderida nos pelos ou na lã. Em ovinos, a extensa maceração da pele que pode ocorrer com o umedecimento prolongado do velo pode resultar em lesões cutâneas extensas sob o velo. Em bovinos, a infestação por carrapatos suprime a função imune e promove a disseminação da lesão. Pode ocorrer invasão bacteriana secundária seguida de supuração extensa e toxemia grave.

Achados clínicos

Ovinos

As lesões não são comumente vistas em ovinos porque são encobertas pelo velo, mas as crostas podem ser palpadas como massas duras na superfície da pele (*doença da lã encaroçada*) e, tipicamente, são distribuídas irregularmente ao longo da linha média dorsal, espalhando-se lateral e ventralmente. As crostas são grosseiramente circulares, espessas, com até 3 cm, com frequência distintamente *piramidais*, com uma base côncava e pigmentadas; a pele subjacente é úmida e hiperêmica. Focinho, face e orelhas, bem como o escroto de carneiros, também podem ser envolvidos. A saúde do animal não é prejudicada, a menos que as lesões sejam generalizadas.

É possível notar alta taxa de mortalidade em *cordeiros* muito jovens, podendo, nesses animais, haver lesões extensas pelo corpo. Muitos desenvolvem miíase cutânea e, ocasionalmente, uma pneumonia secundária causada pelo microrganismo pode causar a morte do animal.

Bovinos

A lesão inicial é uma pústula; os pelos sobre o local infectado são eretos e emaranhados na forma de tufos (lesões em pincel), com exsudato oleoso formando crostas quebradiças de difícil remoção. Tais lesões progridem originando crostas gordurosas e fissuras em locais de flexão que, finalmente, tornam-se duras, córneas e confluentes. A cor das crostas é variável, de creme a marrom; elas apresentam 2 a 5 cm de diâmetro e, muitas vezes, em estreita aposição que dão a aparência de mosaico. Nos estágios iniciais, as crostas são muito firmes e as tentativas de desprendê-las causam dor. Abaixo das crostas há um tecido de granulação e um pouco de pus. Nos estágios seguintes, ocorre cura da dermatite e as crostas se desprendem da pele e permanecem aderidas nesses locais por pelos que as penetram, mas são facilmente removidas.

As lesões ocorrem no pescoço, corpo e parte dorsal do úbere, e podem se estender para os lados, aos membros e à superfície ventral do corpo. Comumente surgem no dorso, desde a cernelha até a garupa e se estendem para baixo até a metade da caixa torácica. Em alguns animais, o único local acometido é a face flexora das articulações dos membros, a região inguinal ou entre os membros torácicos.

Em bezerros jovens, a infecção inicia no focinho, provavelmente pelo contato com o úbere infectado ou devido à escaldadura pelo leite em bezerros alimentados em balde, podendo se espalhar pela cabeça e pescoço.

Equinos

Em equinos, as lesões são semelhantes àquelas verificadas em bovinos. Os pelos ficam aderidos à lesão, e a dermatite exsudativa causa um agregado firme de pelos e restos teciduais sobre a superfície cutânea. Se estes pelos forem arrancados, toda a estrutura pode se desprender, resultando em uma área cutânea ovoide característica e sangramento discreto. Não se constata prurido, tampouco irritação, embora as lesões sejam sensíveis ao toque.

A infecção pode surgir na cabeça, começando no focinho e se espalhando pela face até os olhos, e se for suficientemente extensa pode ser acompanhada de lacrimejamento e secreção nasal mucopurulenta profusa. Em alguns equinos, as lesões se limitam à parte inferior dos membros, com algumas na barriga. Em condições ambientais precárias, as lesões podem ser generalizadas e cobrir praticamente todo o dorso e as laterais do animal. As lesões da parte inferior dos membros são mais comuns na face posterior da quartela, ao redor da coroa do casco e na face anterior dos metatarsos. Se a pele subjacente apresentar fissura, o equino pode manifestar claudicação marcante. Essa distribuição variável das lesões pode depender do trauma cutâneo desencadeante.

Caprinos

As lesões aparecem inicialmente nos lábios e focinho e depois se espalham, possivelmente por mordidas, até os pés e o escroto. Elas podem se estender a todas as partes do corpo, especialmente na linha média dorsal e na face interna das coxas. Em alguns casos, as lesões começam na orelha externa. A formação de muitas crostas pode obstruir o canal auricular e as narinas externas.

Patologia clínica

O microrganismo causador pode ser isolado de raspados de pele ou de amostra obtida por biopsia, sendo muito mais fácil seu isolamento em caso agudo do que em caso crônico da doença. O sulfato de polimixina B pode ser usado para suprimir contaminantes. Microrganismos ramificados típicos, com dupla fileira de zoósporos, podem ser observados em esfregaço por compressão ("*imprint*") corado, obtido diretamente da superfície ventral de uma crosta espessa pressionada firmemente em uma lâmina. O microrganismo também pode ser demonstrado em teste de anticorpo fluorescente. O teste ELISA e a contraimunoeletroforese são utilizados para detectar evidências sorológicas de infecção; e um teste PCR em tempo real para detecção rápida de *D. congolensis* foi desenvolvido na Espanha.[3]

Achados de necropsia

Nos animais que morrem, há dermatite extensa, às vezes pneumonia secundária, e frequentemente evidência de doença intercorrente.

Amostras para confirmação do diagnóstico

- Bacteriologia: pele infectada e linfonodo de drenagem (citologia, cultura fúngica)
- Histologia: amostras desses tecidos fixadas em formalina (microscopia óptica – MO).

> **Diagnóstico diferencial**
> - Dermatofitose
> - Dermatite/foliculite estafilocócica
> - Sarna
> - Pediculose
> - Podridão do velo – ovinos
> - Outras causas de dermatite estão listadas nas Tabelas 16.3 e 16.4.

Tratamento

Ovinos

São utilizados banhos de imersão em soluções bactericidas, mas sua eficácia é limitada porque os tratamentos tópicos não penetram nas crostas até a lesão ativa; são mais apropriados para o controle da doença.

O tratamento antibiótico, administrado uma única vez, em alta dose, é efetivo na redução da quantidade de lesões ativas em um lote de animais infectado. Os antibióticos eficazes incluem 70.000 UI de penicilina procaína/kg combinada com 70 mg de estreptomicina/kg, 10 mg de eritromicina/kg, 20 mg de tetraciclina de ação prolongada/kg, ou a combinação de 5 mg de lincomicina/kg e 10 mg de espectinomicina/kg. Todos os tratamentos são administrados por via intramuscular. Os tratamentos parecem efetivos em condições de clima úmido. A estratégia usual é tratar por 8 semanas antes da tosquia, de modo a haver tempo para a cicatrização das lesões e a tosquia seja realizada sem lesões ativas. Os ovinos podem ser submetidos a banhos de imersão em uma solução bactericida, após a tosquia, como mencionado no item "Controle". Uma abordagem alternativa é o descarte dos ovinos infectados.

Bovinos

No caso de doença em regiões de clima temperado, recomenda-se tetraciclina [5 mg/kg de peso corporal (PC)], uma vez por semana, conforme necessário; relata-se que a tetraciclina de ação prolongada (20 mg/kg de PC), em dose única, é muito efetiva em bovinos. Também, relata-se que a administração intramuscular de 22.000 UI de penicilina G procaína, 1 vez/dia, durante 3 dias, é efetiva.

No caso de doença em regiões de clima tropical, com infestação de carrapatos, não há tratamento totalmente satisfatório em rebanhos com lesões extensas ou naqueles constantemente reinfectados ou expostos a causas predisponentes. Em termos gerais, os melhores resultados são obtidos durante a estação de clima seco. Na África tropical, os tratamentos razoavelmente efetivos em outros locais têm pouco ou nenhum valor.

Pode-se utilizar tratamento parenteral com antibióticos, como descrito anteriormente, devendo ser administrado com acaricidas, quando o animal apresenta infestação por carrapatos.

Equinos

Em equinos, o tratamento tópico é o mais comumente empregado, junto com a remoção da causa de umidade prolongada da pele. Embora os equinos geralmente respondam bem, em condições climáticas ruins eles podem não responder ao tratamento. As crostas podem ser removidas por meio de escovação, com o animal sedado, e as lesões devem ser submetidas ao tratamento tópico, uma vez ao dia, com iodopovidona ou clorexidina, até que as lesões cicatrizem. O peróxido de benzoíla tem propriedades ceratolíticas, antibacterianas e de limpeza folicular e relata-se que é efetivo quando se faz a aplicação tópica de uma solução 2,5%.

Os casos graves podem ser tratados uma vez ao dia, durante 3 dias, com 20.000 UI de penicilina G procaína/kg por via intramuscular (IM), exclusivamente ou combinada com 10 mg de estreptomicina/kg IM.

Controle

O principal meio, quando possível, é evitar os fatores predisponentes. A doença geralmente desaparece em período de clima seco. É desejável realizar o isolamento dos animais infectados e a prevenção de contato de animais livres da infecção com materiais infectados, como material de *grooming*. Os ovinos infectados devem ser tosquiados e/ou submetidos ao banho de imersão, no final, depois da imersão dos animais não infectados.

Deve-se evitar a aglomeração dos ovinos, bem como os fatores que favoreçam o contato da face com a pele, imediatamente após a tosquia ou o banho de imersão. Os inseticidas utilizados na imersão devem conter um produto bactericida. Quando o banho de imersão, logo após a tosquia, é um fator de risco, a gravidade da infecção pode ser reduzida retardando o banho, por exemplo, do primeiro para o 10º dia após a tosquia, ou realizando imersão em sulfato de zinco logo após a tosquia, seguida de imersão em uma solução inseticida. Como alternativa, pode-se aplicar inseticidas no dorso do animal.

O banho de imersão em solução bactericida propiciam alguma proteção aos ovinos. A pulverização ou a imersão de ovinos em solução de sulfato de zinco 0,5 a 1% logo após a tosquia, é um procedimento utilizado para prevenir a infecção em cortes decorrentes da tosquia. A pulverização ou imersão de ovinos em solução de alúmen (sulfato de alumínio e potássio) a 1% confere proteção contra a infecção por até 70 dias; o alúmen imobiliza o microrganismo, podendo ser usado para fornecer proteção durante a estação chuvosa, em ovinos lanados. O alúmen se deteriora na solução de imersão, necessitando de reabastecimento frequente com a quantidade que depende do comprimento da lã. Um tratamento alternativo é a aplicação de alúmen em pó no dorso das ovinos.

No caso de bovinos de regiões tropicais, o *controle de carrapatos* (ver "Infestações por carrapatos", neste capítulo) é o procedimento mais importante no controle de dermatofilose. As tentativas de profilaxia por meio de vacinação, tanto em ovinos quanto em bovinos, não foram bem-sucedidas; a imunidade parece ser específica do microrganismo isolado.

LEITURA COMPLEMENTAR

Norris BJ, Colditz IG, Dixon TJ. Fleece rot and dermatophilosis in sheep. Vet Microbiol. 2008;128:217-230.
Radostits O, et al. Dermatophilosis (mycotic dermatitis, cutaneous streptotrichosis, Senkobo disease of cattle, lumpy wool of sheep). In: Veterinary Medicine: A Textbook of the Diseases of Cattle, Horses, Sheep, Goats and Pigs. 10th ed. London: W.B. Saunders; 2007:1048-1051.

REFERÊNCIAS BIBLIOGRÁFICAS

1. Chatikobo P, et al. Trop Anim Health Prod. 2009; 41:1289.
2. Razafindraibe H, et al. Annal NY Acad Sci. 2006; 1081:489.
3. Garcia A, et al. J Vet Sci. 2013;14:491.

Tuberculose cutânea

As lesões crônicas endurecidas da pele de bovinos, geralmente na parte inferior dos membros, são denominadas "tuberculose cutânea", pois com frequência nota-se sensibilização dos animais à tuberculina.

Etiologia

Nas lesões, pode ser encontrado pequeno número de microrganismos ácido-resistentes. Eles não foram identificados e provavelmente não são patógenos verdadeiros. As lesões iatrogênicas podem ser causadas por vacinas adsorvidas em alumínio, que causam granulomas subcutâneos colonizados por bactérias ácido-resistentes.

Epidemiologia

A doença ocorre na maioria dos países, particularmente onde os animais são estabulados e sofrem pequenas abrasões e feridas por compressão. A ocorrência frequente de lesões nas extremidades inferiores sugere que as *abrasões cutâneas* são as prováveis portas de entrada do microrganismo causador.

As lesões causam pouco desconforto, mas tem má aparência; igualmente, os animais podem manifestar reação suspeita ou positiva no teste de tuberculina, quando, na verdade, não apresentam tuberculose. Isso é importante quando os rebanhos e as regiões estão passando por erradicação de tubérculos e o foco da atenção é qualquer condição que interfira no resultado do teste de tuberculina.

Patogênese

Granulomas tuberculoides ocorrem no local da infecção, com disseminação ao longo dos vasos linfáticos locais, mas sem comprometimento dos linfonodos.

Achados clínicos

Pequenos nódulos de 1 a 2 cm de diâmetro aparecem sob a pele. A *parte inferior dos membros* é o local mais comum, particularmente dos membros torácicos; os nódulos podem se espalhar para as coxas e os antebraços e, até mesmo, para o ombro e abdome. As lesões podem ser únicas ou múltiplas e ocorrem frequentemente em *cadeias* conectadas por cordões finos de tecido. Os nódulos estão ligados à pele, eles podem se romper e eliminar um pus espesso de cor creme a amarelo. As úlceras não persistem. Lesões individuais podem desaparecer, mas a recuperação completa até o ponto de desaparecimento de todas as lesões é improvável, quando as lesões forem grandes e múltiplas.

Patologia clínica

Os animais acometidos podem apresentar resultado positivo no teste de tuberculina. O exame bacteriológico de esfregaços de pus pode revelar bactérias ácido-resistentes.

Achados de necropsia

As lesões consistem em muito tecido fibroso, geralmente contendo focos de pus pastoso ou espesso e, às vezes, calcificação.

> **Diagnóstico diferencial**
>
> Em rebanhos com tuberculose, os animais reagentes ao teste de tuberculina que apresentam lesões de tuberculose cutânea são normalmente descartados. Em rebanhos livres de tuberculose, uma reação positiva ao teste em animais com tuberculose cutânea em geral é considerada inespecífica; o animal é mantido no rebanho, desde que seja negativo em um novo teste.
> - *Mormo cutâneo bovino* (ver também "Mormo cutâneo bovino")
> - *Linfangite ulcerativa* (ver também "Linfangite Ulcerativa").

Tratamento e controle

Geralmente, não são instituídas medidas de tratamento e controle, embora a remoção cirúrgica possa ser realizada por motivos estéticos.

Infecção causada por *Mycobacterium ulcerans* (úlcera de Buruli ou de Bairnsdale)

Mycobacterium ulcerans causa úlceras progressivas na pele de humanos, cães, gatos, alpacas, equinos e animais selvagens.[1-5] Suínos podem ser infectados experimentalmente.[6] A doença no ser humano ocorre em pelo menos 30 países[5], com frequência em agregados geográficos associados a corpos de água, como lagos e lagoas. Animais selvagens, como o gambá comum (*Trichosurus vulpecula*) e o gambá de cauda anelada (*Pseudocheirus peregrinus*), no sudeste da Austrália, são considerados componentes importantes no ciclo da doença, pois *M. ulcerans* é detectado nas fezes de 41% dos gambás em áreas nas quais a doença é endêmica e em menos de 1% em áreas não endêmicas.[5] Os casos de doença em humanos estão espacialmente associados à presença de gambás.[7] Uma relação entre a vida selvagem e a doença dos animais domésticos não foi investigada ou relatada. O microrganismo pode ser detectado em várias espécies de mosquitos, embora a importância dessas espécies na disseminação da infecção e na etiologia da doença não seja clara.[7]

A infecção por *M. ulcerans* causa necrose extensa e progressiva da pele e do tecido mole subjacente, geralmente em membros ou extremidades. Há relato da infecção na coxa de um equino e na cernelha e boleto de outro[1], bem como na parte distal do membro e na face, respectivamente, de duas alpacas.[4] Um dos dois equinos e as duas alpacas morreram em consequência da doença.[1,4] A infecção causa lesões granulomatosas, ulceradas ou não, em cães e gatos.[2]

O diagnóstico baseia-se na constatação do microrganismo em amostras de lesões obtidas por biopsia, pela coloração de Ziehl-Neelsen, e confirmação por meio de cultura microbiológica ou, de modo mais prático e possivelmente com maior sensibilidade, pela detecção do genoma de *M. ulcerans* por meio da reação em cadeia da polimerase (PCR).[1,2,4]

O tratamento consiste na excisão cirúrgica da lesão. A terapia com fármacos antimicobacterianos, como rifampicina, claritromicina ou fluoroquinolonas, pode ser utilizada, mas é limitada pela toxicidade dos fármacos, causando inclusive diarreia, pela dificuldade de administração por longo tempo e pelo alto custo.

Não há medidas de controle comprovadamente efetivas. A doença tem potencial zoonótico e os animais infectados e as amostras biológicas deles obtidas devem ser manuseados com cautela.

REFERÊNCIAS BIBLIOGRÁFICAS

1. van Zyl A, et al. Aust Vet J. 2010;88:101.
2. O'Brien CR, et al. Aust Vet J. 2011;89:506.
3. Malik R, et al. Vet Dermatol. 2013;24:146.
4. O'Brien C, et al. Aust Vet J. 2013;91:296.
5. Fyfe JAM, et al. PLoS Neglect Trop Dis. 2010;4.
6. Bolz M, et al. PLoS Neglect Trop Dis. 2014;8.
7. Carson C, et al. PLoS Neglect Trop Dis. 2014;8.

Podridão do velo em ovinos

> **Sinopse**
>
> - Etiologia: dermatite associada ao crescimento de *Pseudomonas aeruginosa* cromogênico, após umedecimento prolongado da pele de ovinos
> - Epidemiologia: ocorre com alta incidência em ovinos que apresentam velo com características de lã suscetíveis, em estações chuvosas. É principal fator de risco para infestação por larvas de mosca-varejeira no animal

> - Achados clínicos: dermatite com manchas do velo, sobre a linha dorsal
> - Confirmação do diagnóstico: achados clínicos
> - Controle: seleção de ovinos que apresentam velo com características de lã resistentes.

Etiologia

A podridão do velo desenvolve-se como uma dermatite exsudativa, após o umedecimento do velo pela chuva. Acredita-se que o crescimento de cepas toxigênicas de *Pseudomonas aeruginosa* seja a principal causa da dermatite e das manchas na lã que geralmente a acompanha, mas outras espécies de *Pseudomonas*, inclusive *P. maltophilia*, foram incriminadas como causas da doença. A enzima fosfolipase C, de *P. aeruginosa*, é um determinante de virulência para essa doença.

Epidemiologia

Ocorrência

A doença é comum na maior parte da Austrália, na África do Sul e em algumas regiões da Nova Zelândia. Sua ocorrência está associada a anos com muita umidade e, nessas condições, a incidência em rebanhos acometidos varia de 40 a 100%.[1,2]

Fatores de risco do ambiente e do hospedeiro

A podridão do velo ocorre em ovinos apenas em estações chuvosas e quando o velo consiste em lã predisposta a molhar, por suas características físicas.

A precipitação prolongada, suficiente para molhar as ovinos até a pele durante 1 semana, é necessária para a ocorrência da doença. Os ovinos jovens (com < 10 meses de idade) são mais suscetíveis do que os mais velhos, e as diferenças hereditárias nas características do velo influenciam a suscetibilidade do ovino. Essas características provavelmente estão relacionadas à facilidade com que a pele é molhada.

Características do velo

O grau de "firmeza" e ondulação da pele do animal não são fatores importantes que afetam a suscetibilidade; todavia, o peso do velo, o diâmetro e a variabilidade da fibra, a densidade da lã e a ondulação do pescoço estão positivamente correlacionados com a suscetibilidade. Essas características possibilitam verificar diferenças evidentes entre os velos. Os ovinos com lã resistente apresentam fibras de lã elípticas, bem compactas, com extremidades agregadas e até mesmo onduladas. Os velos suscetíveis apresentam fibras de lã finas, com ondulação desigual e aparência de ponta franzida devido à sobreposição de fibras de lã mais grossa no topo da mecha. Esta aparência de franjas é evidente ao longo do dorso e nas laterais do corpo. Os lotes suscetíveis se caracterizam por velos com mechas mais longas, mais pesadas e mais espessas, com menor frequência de ondulação e maior diâmetro e variabilidade das fibras.

Velos com alto teor de cera são menos suscetíveis, provavelmente devido ao efeito impermeabilizante da cera. Tal afirmação é apoiada pela constatação de que o dano à camada sebácea na pele aumenta sua suscetibilidade ao umedecimento.

Em alguns estudos, porém não em outros, verificou-se que a cor de lã oleosa é um bom indicador de suscetibilidade à podridão do velo. A lã com alto teor de gordura é altamente suscetível.

Produção experimental

A doença pode ser reproduzida experimentalmente inoculando *P. aeruginosa* por via epicutânea e molhando o velo.

Importância econômica

A podridão do velo causa perdas financeiras consideráveis devido à depreciação da lã danificada e à maior necessidade de aplicações de produtos químicos para tratar ou prevenir a infestação por larvas de mosca-varejeira no animal, pois a podridão do velo é um importante fator de risco de infestação.

Patogênese

Com o umedecimento prolongado, as condições de alta umidade no microambiente do velo e a farta disponibilidade de nutrientes nos exsudatos serosos, bem como a oleosidade natural, favorecem a proliferação de bactérias oportunistas da pele e da lã, inclusive *P. aeruginosa*, resultando em dermatite. A bactéria predominante geralmente é *P. aeruginosa*, que inibe o crescimento de outras bactérias; o seu pigmento, piocianina, provoca manchas esverdeadas. A rápida multiplicação da bactéria é acompanhada da produção da toxina dermonecrótica fosfolipase C, que exacerba a gravidade da dermatite e inicia uma cascata inflamatória que estimula a migração de neutrófilos e linfócitos para a pele.

Na doença experimental há eliminação de exsudato seroso e infiltração de leucócitos na derme; no entanto, *P. aeruginosa* se instala como agregados na borda principal do exsudado seropurulento e nunca penetra na derme.

Outras manchas podem ser observadas, dependendo da predominância de determinada bactéria cromogênica, muitas delas são espécies de *Pseudomonas*. *P. maltophilia* pode resultar em mancha marrom-amarelada e *P. indigofera* em mancha azulada.

O odor produzido pelas bactérias e a proteína do soro na superfície da pele é muito atraente para as moscas-varejeiras, e a maioria das infestações corporais é consequência de lesões preexistentes associadas à podridão do velo. Um fator complicador é que *P. aeruginosa* também se prolifera na presença de inseticidas organofosforados e facilita sua biodegradação.

O sequenciamento do gene 16SrRNA para identificar as bactérias presentes antes e depois do início da doença em um lote experimental em Trangie, na Austrália, possibilitou a identificação de várias novas bactérias associadas à podridão do velo e verificou-se que as populações de bactérias diferiram entre ovinos suscetíveis e resistentes.[3] Concluiu-se que embora *P. aeruginosa* possa estar associado a lesões graves da podridão do velo, pode haver outras bactérias associadas à suscetibilidade ou resistência a esta enfermidade. Subsequentemente, a pesquisa de polimorfismos de nucleotídio único entre ovinos suscetíveis e resistentes identificou 155 genes, que foram expressos diferencialmente.[4] A fibulina (FBLN1) e a proteína ligadora de ácidos graxos 4 (FABP4) foram identificadas como fatores-chave na resistência à podridão do velo. Se validado em populações maiores, isso possibilitará a seleção auxiliada por marcadores a fim de aumentar a resistência das ovinos da raça Merino à podridão do velo.[4]

Achados clínicos

As lesões ocorrem mais comumente na cernelha e ao longo do dorso. Em casos ativos, a lã sobre a parte acometida permanece saturada e a parte externa da mecha de lã é mais aberta do que nas áreas não acometidas. A lã se apresenta permeável e desbotada e em casos graves pode ser facilmente arrancada. A pele encontra-se inflamada e o exsudado seroso origina faixas de fibras emaranhadas e coloridas na mecha. A coloração das fibras comumente é verde, mas pode ser amarela, marrom-amarelada ou marrom-avermelhada, em fibras rentes à pele ou se estende por todo o comprimento da mecha.

Na podridão do velo típica, a saúde geral dos ovinos não é comprometida, mas pode ocorrer dermatite ulcerativa grave fatal, na presença de *P. aeruginosa*. Por exemplo, dermatite ulcerativa e necrótica crônica causada por *P. aeruginosa*, na cauda, úbere e membros de ovinos, acompanhada de coloração esverdeada no velo circundante, foi relatada após chuva excessiva em região de clima mediterrâneo, em Israel.

Patologia clínica e achados de necropsia

Não são realizados exames de necropsia e o exame laboratorial do animal vivo geralmente não é necessário.

Existem diferenças na resposta inflamatória e nos subgrupos de linfócitos do sangue periférico entre os ovinos resistentes à podridão do velo e aqueles suscetíveis à doença, com a provável participação de vários mecanismos diferentes em ovinos resistentes.[2]

Diagnóstico

A distribuição corporal e os fatores predisponentes de podridão do velo assemelham-se aqueles da dermatite micótica, mas a descamação típica observada nesta última não está presente na podridão do velo.

Controle

É improvável que o tratamento seja útil; pode-se obter algum grau de controle mediante a seleção de ovinos resistentes à podridão do velo para criações em regiões suscetíveis. Nessas mesmas regiões, a tosquia antes da estação chuvosa pode facilitar a secagem do velo e diminuir a suscetibilidade, embora o momento variável e imprevisível da chuva não previna em nenhum momento da tosquia a ocorrência de podridão do velo. A herdabilidade de resistência à podridão do velo foi estimada em 0,35 a 0,4; assim, tem-se recomendada a implantação de programas de reprodução seletiva, com linhagens geneticamente selecionadas para maior resistência em ambientes de alto risco.[2]

Fez-se um esforço considerável na pesquisa de vacinas contra a podridão do velo nas décadas de 1980 e 1990.[2] Em pesquisas de campo, isso reduziu a gravidade da doença, muitas vezes em até 60%; contudo, quando o sorotipo infectante de *P. aeruginosa* era diferente da cepa vacinal, notou-se baixa proteção cruzada.

REFERÊNCIAS BIBLIOGRÁFICAS

1. Radostits O, et al. Fleece rot in sheep. In: Veterinary Medicine: A Textbook of the Diseases of Cattle, Horses, Sheep, Goats and Pigs. 10th ed. London: W.B. Saunders; 2007:1081-1082.
2. Norris BJ, et al. Vet Microbiol. 2008;128:217.
3. Dixon TJ, et al. Aust J Agric Res. 2007;58:739.
4. Smith WJM, et al. BMC Vet Res. 2010;6:27.

Doença de Bolo

Esta doença do velo de ovinos, predominantemente nas raças Merino e Merino Dohne, parece confinada à província do Cabo Oriental da África do Sul; o seu nome se deve à região onde foi descrita pela primeira vez. Uma espécie de *Corynebacterium* não classificada, assemelhando-se estreitamente a *Corynebacterium pseudodiphtheriticum* e *Corynebacterium urealyticum* pode ser isolado da pele de ovinos acometidos. Esse microrganismo raramente é isolado da pele de ovinos com velo normal. A doença pode ser reproduzida experimentalmente pela aplicação tópica do microrganismo na pele íntegra de ovinos recém-tosquiados e em ovinos lanado com 5 meses de idade; a bactéria persiste nas lesões por pelo menos 169 dias.

A doença de Bolo é constatada em ovinos da raça Merino que apresentam lã de resistência média a relativamente forte, com velo denso e alto conteúdo de gordura. É verificada em ovinos criados em pastagem natural. Não há predileção por sexo, mas os ovinos mais velhos e mantidos em condições higiênicas precárias são mais gravemente acometidos.

A doença pode ocorrer em regiões de clima semiárido e não há influência sazonal ou climática aparente, tampouco a influência de parasitas externos. A taxa de prevalência em um lote de animais pode chegar a 90%; a doença tem um impacto econômico considerável porque a lã é de qualidade inferior e de baixo valor econômico.

As lesões ocorrem mais comumente nas laterais do pescoço e nos ombros, e são mais facilmente observadas em ovinos que não foram tosquiados, na forma de manchas e faixas cinza-escuras a pretas, bem delimitadas, que variam em número e tamanho (20 mm a 30 cm de diâmetro); situam-se profundamente, abaixo da superfície da mecha circundante. A cor da pele subjacente é vermelho-púrpura, é macia ao toque e se rompe facilmente. Nota-se um exsudato pegajoso amarelo na superfície da pele e entre as fibras de lã, resultando em uma mecha "espetada". Em ovinos recentemente tosquiados, as áreas acometidas tem coloração branco-calcária.

Histologicamente, nota-se acantose, hiperqueratose superficial e folicular e hiperpigmentação e hipertrofia das glândulas sebáceas.

Não foram estabelecidos protocolos de tratamento, mas a aplicação parenteral de altas doses de penicilina, como a utilizada na dermatite micótica, pode ser efetiva.

A doença de Bolo deve ser diferenciada de podridão do velo e de dermatite micótica com base em sua manifestação clínica e nas circunstâncias epidemiológicas em que ocorre.

LEITURA COMPLEMENTAR

Radostits O, et al. Bolo disease. In: Veterinary Medicine: A Textbook of the Disease of Cattle, Horses, Sheep, Goats and Pigs. 10th ed. London: W.B. Saunders; 2007:798.

Podridão de casco em ovinos (dermatite proliferativa)

Trata-se de dermatite proliferativa da parte inferior dos membros de ovinos.

Etiologia

Acredita-se que o agente causador seja *D. congolensis* (*Dermatophilus pedis*).[1]

Epidemiologia

Relatou-se a doença no Reino Unido e ela ocorre extensivamente em algumas partes da Escócia e na Austrália. A doença não é fatal, mas os animais gravemente acometidos não atingem ganho de peso normal. Até 100% dos animais de um lote acometido podem exibir a forma clínica da doença.

Todas as idades e raças parecem suscetíveis, mas em condições naturais, os cordeiros são mais comumente infectados. A maioria dos surtos ocorre nos meses de verão e as lesões tendem a desaparecer em época de clima frio. Embora haja relato de ocorrência natural da doença apenas em ovinos, ela pode ser transmitida experimentalmente em humanos, caprinos, porquinhos-da-índia e coelhos. Após a ocorrência da doença não há desenvolvimento da imunidade completa, embora os ovinos recentemente recuperados de ectima contagioso possam apresentar resistência transitória.

O método natural de transmissão é desconhecido, mas a frequência de ocorrência de lesões no joelho e na coroa do casco sugere infecção a partir do solo, através de lesões cutâneas. As crostas secas que contêm o agente causador permanecem infectantes por longo período; a provável fonte de infecção é a contaminação do solo por animais infectados ou infecção oriunda de animais portadores.

Patogênese

Histologicamente, as lesões são as de uma epidermite superficial, semelhante ao que ocorre no ectima contagioso.

Achados clínicos

A maioria dos casos surge 2 a 4 semanas após a transferência dos ovinos para pastagens contaminadas; todavia, foram observados períodos de incubação de 3 a 4 meses. Surgem pequenas crostas empilhadas no membro, desde a coroa do casco até o joelho ou o jarrete. Elas aumentam para 3 a 5 cm de diâmetro e tornam-se espessas e semelhantes a verrugas. Ocorre perda de pelos e as lesões podem coalescer. A remoção das crostas revela uma massa carnuda sanguinolenta semelhante a um morango fresco, circundada por uma úlcera superficial. Nos estágios posteriores, a *úlcera* é profunda e contém pus. Não há prurido, tampouco claudicação, a menos que haja lesões no espaço interdigital. A maioria das lesões cicatriza em 5 a 6 semanas, mas os casos crônicos podem persistir por 6 meses.

Patologia clínica

Deve-se examinar suabes e raspados de pele em busca do microrganismo causador.

> **Diagnóstico diferencial**
>
> As lesões da podridão de casco se assemelham muito àquelas do ectima contagioso, mas sua distribuição se restringe à parte inferior dos membros, enquanto as lesões do ectima contagioso ocorrem principalmente na face e, menos frequentemente, nos membros pélvicos. Em um exame cuidadoso, muitas vezes se constatam tanto lesões de membro quanto da face. A ausência de reação sistêmica e a característica proliferativa das lesões as diferenciam da varíola ovina.

Tratamento

Há pouca informação sobre tratamento. Os antibióticos, como aqueles utilizados na dermatofilose, devem ser efetivos. Em um surto incomum de claudicação afetando 40% de um lote de animais, com lesões parecidas à podridão de casco, mas sem isolamento de qualquer microrganismo, a resposta ao antibiótico e às preparações de uso tópico não foi efetivo, embora as lesões tenham se tornado menos doloridas após a lavagem das áreas acometidas com solução à base de lincomicina e espectinomicina.[2] O tratamento sistêmico com tilmicosina e amoxicilina de longa duração favoreceu a cicatrização.[2]

Controle

À luz do conhecimento atual, o isolamento de ovinos infectados e das pastagens contaminadas são as únicas medidas que podem ser recomendadas.

REFERÊNCIAS BIBLIOGRÁFICAS

1. Radostits O, et al. Strawberry footrot. In: Veterinary Medicine: A Textbook of the Disease of Cattle, Horses, Sheep, Goats and Pigs. 10th ed. London: W.B. Saunders; 2007:1051.
2. van Burgt GM, et al. Vet Rec. 2011;168:569.

Acne contagiosa dos equinos (varíola equina canadense, dermatite pustular contagiosa)

A acne contagiosa dos equinos se caracteriza pelo desenvolvimento de pústulas, particularmente onde a pele entra em contato com os arreios.

Etiologia

Corynebacterium pseudotuberculosis é a causa específica desta doença.

Epidemiologia

A doença é transmitida de animal para animal por meio de utensílios utilizados no *grooming* ou de arreios contaminados. Seborreia ou foliculite resultante do bloqueio dos ductos das glândulas sebáceas pela compressão do arreio provavelmente predispõe à infecção. Procedimentos de *grooming* ineficientes também podem ser causas contribuintes.

A acne contagiosa é de ocorrência limitada e causa um problema temporário quando os equinos acometidos não são capazes de trabalhar.

Patogênese

A infecção do folículo piloso leva à supuração local e à formação de pústulas, que se rompem e contaminam as áreas circundantes da pele. Lesões ocasionais penetram profundamente e originam úlceras indolentes.

Achados clínicos

As lesões cutâneas geralmente se desenvolvem em grupos em áreas que entram em contato com os arreios. As lesões assumem a forma de pápulas que se desenvolvem em pústulas com 1 a 2,5 cm de diâmetro. Não há prurido, mas as lesões podem ser sensíveis ao toque. A ruptura das pústulas leva à formação de crostas sobre um acúmulo de pus esverdeado. A cicatrização das lesões ocorre em cerca de 1 semana, mas a doença pode persistir por 4 semanas, ou mais, se houve produção sucessiva de lesões.

Patologia clínica

Podem ser coletados suabes das lesões para verificar se há *C. pseudotuberculosis*.

Diagnóstico diferencial
- Dermatofitose
- Piodermite estafilocócica
- Necrobiose nodular.

Confirmação do diagnóstico:
- Isolamento de *C. pseudotuberculosis* das lesões.

Tratamento

Os animais infectados devem permanecer em repouso até que todas as lesões cicatrizem. A lavagem frequente das lesões com solução suave de desinfetante de pele, seguida de aplicação de pomada antibacteriana, deve favorecer a cicatrização e prevenir o desenvolvimento de novas lesões. A administração parenteral de antibióticos pode ser aconselhável em casos graves.

Controle

Os equinos infectados devem ser rigorosamente isolados e todos os materiais utilizados no *grooming*, os arreios e as mantas devem ser desinfetados. Os materiais de *grooming* devem ser desinfetados antes de cada uso. É provável que a vacinação não seja efetiva devido à baixa antigenicidade do microrganismo.

Epidermite exsudativa (doença do porco gorduroso)

Etiologia

A dermatite exsudativa é semelhante à síndrome da pele escaldada estafilocócica humana, causada por *S. aureus*. É uma doença cutânea de suínos de todas as idades. Há relato de um caso de septicemia causada por *S. hyicus*, no ser humano.

S. hyicus causa epidermite exsudativa (EE) em leitões lactentes e desmamados. Esporadicamente, essa bactéria desencadeia, também, várias outras doenças, em diferentes espécies animais, além de bacteriúria, poliartrite e aborto em suínos, bem como mordidas no flanco, lesões necrosantes nas orelhas e pneumonia. É um habitante normal da pele de animais adultos. A virulência está associada a toxinas.[1,2]

Em outras espécies, foi associada à infecção cutânea em equinos, burros e bovinos, mastite subclínica em vacas e osteomielite em novilhas.

Uma segunda espécie, *Staphylococcus chromogenes*, faz parte da flora normal da pele de suínos, bovinos e aves domésticas. Foi considerada uma bactéria não patogênica até que a ela se associou a ocorrência de epidermite exsudativa em 2005. Essa cepa produz toxina esfoliativa tipo B (ExhB), identificada por meio do teste PCR. Uma terceira espécie, *Staphylococcus sciuri*, também causa epidermite exsudativa.[3]

Sinopse
- Etiologia: *Staphylococcus hyicus* de, pelo menos, seis sorotipos e muitos tipos de fagos
- Epidemiologia: infecta leitões lactentes e desmamados com menos de 6 semanas de idade, com pico de incidência em animais com menos de 1 semana de idade. A taxa de morbidade varia de 20 a 100% e a de mortalidade, de 50 a 75%. O microrganismo é transportado por porca, sendo introduzido no lote por animais portadores
- Sintomas: eritema cutâneo marcante e dor, desidratação, exsudato oleoso extenso; os animais com infecção hiperaguda morrem e aqueles com doença menos grave podem sobreviver. Pode causar síndrome da necrose de orelha
- Patologia clínica: cultura bacteriana de amostra de pele
- Achados de necropsia: epidermite exsudativa, alterações degenerativas no rim
- Confirmação do diagnóstico: cultura do microrganismo
- Diagnóstico diferencial: ver Tabela 16.2
- Tratamento: penicilina por via parenteral
- Controle: medidas sanitárias e higiene das instalações. Em caso de surtos, isolar os leitões e as porcas infectadas.

Epidemiologia

Ocorrência

A doença ocorre em todos os países produtores de suínos. A maioria dos casos de epidermite exsudativa é verificada em leitões lactentes e desmamados com menos de 6 semanas de idade, com pico de incidência em leitões com menos de 1 semana de vida. Ocasionalmente, lotes de suínos com até 3 meses de idade podem ser infectados. Nas ninhadas, a incidência é alta; muitas vezes todos os leitões são acometidos. A taxa de morbidade varia de 20 a 100% e a taxa de mortalidade de 50 a 75%. O microrganismo foi isolado de líquido articular de suínos que apresentavam claudicação devido à artrite.[3] Em 28% e 26% dos estudos de casos de epidermite exsudativa, não foi possível constatar *S. hyicus* toxigênico. Em estudo recente de 314 casos, na Dinamarca, verificou-se que em 20% havia envolvimento da toxina esfoliativa A, em 33% havia a toxina B, em 18% havia toxina C e em 22% havia toxina D, em 60% dos casos de epidermite exsudativa avaliados.

Meio de transmissão

A origem do microrganismo é desconhecida, mas a marrã e a porca são, provavelmente, as portadoras assintomáticas. A bactéria pode ser isolada da pele de leitões e porcas saudáveis contactantes. Pode ser frequentemente isolada da vagina de leitoas pré-púberes, e a maioria das ninhadas da mesma marrã pode ser contaminada pelo microrganismo dentro de 24 h após o parto. As linhagens maternas de *S. hyicus* persistem na pele dos leitões da prole durante as primeiras 3 semanas de vida – período crítico para a ocorrência de surtos de epidermite exsudativa. A bactéria também foi isolada do ambiente de abrigos de suínos infectados. A tipagem de bacteriófagos de *S. hyicus* subspécie *hicus*, isolado de suínos com ou sem epidermite exsudativa, revelou dois ou mais padrões de fagos nos isolados de suínos com a doença e um único padrão de fago em isolados de suínos saudáveis. O microrganismo também pode se espalhar por meio de aerossóis.

Tabela 16.2 Diagnóstico diferencial de doenças acompanhadas de lesões cutâneas em suínos.

Doença	Epidemiologia	Achados clínicos e laboratoriais	Resposta ao tratamento
Varíola suína	Principalmente leitões lactentes. Alta morbidade, mas baixa mortalidade, exceto em leitões muito jovens. Geralmente associada à infestação por piolhos de suínos	Pápulas, vesículas e crostas circulares marrom-avermelhadas na parede abdominal ventral, nas laterais do corpo e no dorso. Típicas de varíola	Não é necessário, exceto para o controle de insetos e piolhos. Recuperação espontânea em 3 semanas
Necrose da pele	Leitões lactentes. Alta morbidade em piso abrasivo	Abrasão e necrose que surge logo após o nascimento e atinge gravidade máxima após cerca de 1 semana. A face anterior do carpo é o local mais comum, além do boleto, jarrete, cotovelo e coroa. Bilateral. Necrose e erosão de dois ou três pares de tetos anteriores	Geralmente não é necessário. Recuperação em 3 a 5 semanas. Em caso grave, deve-se proteger o local com faixa e utilizar antissépticos tópicos. A necrose dos tetos torna o animal inadequado para seleção e reprodução. Correção do piso
Epidermite exsudativa (doença do porco gorduroso)	Ninhadas inteiras de leitões lactentes, mais grave naqueles com menos de 1 semana de idade, ocorre até 10 semanas, alta taxa de mortalidade em suínos mais jovens	Eritema cutâneo acentuado, com seborreia, desidratação grave e morte de leitões com menos de 10 dias. Leitões mais velhos são recobertos por exsudato oleoso e se recuperam. Isolamento de *S. hyicus* em cultura	Leitões com menos de 10 dias de idade morrem mesmo quando tratados. Os suínos mais velhos podem sobreviver com tratamento tópico e parenteral à base de penicilina
Dermatose vegetante	Hereditária e congênita, alta morbidade. Alta letalidade por 8 semanas	Eritema e edema da coroa dos cascos, cascos frágeis e desiguais, crostas marrons secas na parede do abdome, pneumonia de células gigantes. Pés tortos	Não indicado. Controle genético
Pitiríase rósea	Um ou mais leitões em uma ninhada, após o desmame. Alta morbidade, sem morte	As lesões começam como placas pequenas, vermelhas e achatadas, que aumentam de 1 a 2 cm de diâmetro, com um anel proeminente de pele eritematosa, coberta no centro por escamas finas, secas, marrons e soltas. As lesões geralmente coalescem, formando um padrão de mosaico, especialmente no abdome. Raspado de pele negativo. Sem prejuízo ao crescimento	Não é necessário. Emoliente para abrandar a lesão. A recuperação ocorre em 4 a 8 semanas
Paraqueratose (deficiência de zinco)	Leitões desmamados e de engorda que recebem dieta pobre em zinco e rica em cálcio. Problema de rebanho, alta morbidade, sem morte	Áreas eritematosas no abdome ventral; simétricas no dorso e pernas; originam crostas espessas e fissuras. Sem prurido. Raspado de pele negativo. Reduz a taxa de crescimento	Adicione 100 ppm de zinco à dieta. Ajuste o teor de cálcio. Recuperação em 2 a 6 semanas
Dermatofitose/tinha	Suínos de engorda adultos. Geralmente vários suínos dentro de um chiqueiro ou galpão. Alta morbidade com *M. nanum* em porcas	Anel inflamatório que progride centrifugamente em torno de uma área com crostas, escamas e exsudato marrom ou preto. Pode atingir um grande tamanho. Cerdas geralmente íntegras. Sem prurido. Raspado de pele e pelos positivos. Sem área de depressão na base da lesão	Fungicidas. Em animais em crescimento, ocorre recuperação espontânea em 8 a 10 semanas se bem alimentados. *M. nanum* em porcas é persistente e responde mal ao tratamento
Dermatite facial	Leitões lactentes. Alta incidência em ninhadas associada a brigas. Baixa taxa de mortalidade	Lesões nas bochechas – geralmente escoriações bilaterais que se tornam infectadas. Crostas duras e marrons, difíceis de remover. Recobre uma úlcera hemorrágica superficial e em carne viva. Extensão ocasional para outras áreas	Geralmente não é indicado. Uso tópico de antibacterianos. Aparar os dentes ao nascimento
Granuloma ulcerativo	Principalmente em suínos jovens, mas acomete todas as idades. Esporádica. Infecção após abrasão. Falta de higiene	Grande massa tumoral com várias fístulas. Desprendimento do tecido central e úlcera	Razoável, dependendo do local. Remoção cirúrgica e/ou sulfadimidina e estreptomicina
Sarna sarcóptica	Suínos de todas as idades. Problema de rebanho. Porcas são reservatórios da infecção. Alta morbidade. Sem morte	Prurido intenso. Presença de sarna no raspado de pele. Pontos eritematosos com escamas e pouca exsudação marrom. Especialmente evidente em áreas de pele fina. Trauma secundário à pele e às cerdas, por fricção. Se a lesão for grave, nota-se eritema intenso. Infecções crônicas, espessamento e enrugamento da pele. Redução ou ganho de peso	Boa resposta à terapia vigorosa com acaricidas. Tratamento de todo o rebanho
Dermatoses por alergia a *Tyroglyphus* spp. (ácaros da coleta)	Leitões desmamados e de engorda poucas semanas depois de consumirem ração seca presente no piso, oriunda de alimentadores automáticos	Locais eritematosos pontuais e escamas frágeis. Prurido intenso. Raspado de pele positivo para ácaros	Recuperação espontânea é comum. O uso de inseticida é efetivo
Erisipela	Suínos de engorda e adultos, ocasionalmente desmamados. Morbidade variável. Baixa taxa de mortalidade se tratada precocemente	Pequenas manchas avermelhadas que se desenvolvem até formar uma lesão típica romboide, proeminente e avermelhada. As lesões podem se unir e perder sua forma típica. Progride para necrose e descamação. Febre e outros sinais de septicemia	Penicilina

Fatores de risco

Fatores de risco do animal

Evidências de campo sugerem que vários tipos de estresse ambiental, inclusive agalactia e infecção intercorrente, predispõem à doença. As lesões comumente se iniciam na cabeça, aparentemente associadas com feridas provocadas por mordida, condição notada quando as presas não foram cortadas ou foram mal cortadas. Outros fatores incluem brigas após a mistura de ninhadas, umidade excessiva, acima de 70% e após ocorrência de sarna sarcóptica. A presença da doença em um rebanho suíno pode responder pela redução de 35% na produção, com gastos com ração e assistência veterinária, em um período de 2 meses. A doença também pode ser resultado de ferimentos relacionados ao piso.

Fatores de risco dos patógenos

Quanto à capacidade de causar epidermite exsudativa experimental em leitões, as cepas de S. hyicus podem ser classificadas em virulentas e não virulentas; ambas podem ser isoladas simultaneamente em leitões doentes. Demonstrou-se que diferentes cepas de S. hyicus, expressando diferentes toxinas, podem estar presentes no mesmo suíno doente.

S. hyicus produz uma toxina esfoliativa que pode ser usada para reproduzir a doença. Existem várias toxinas, incluindo ExhA, ExhB, ExhC, ExhD, SHETA e SHETB.[4] O S. hyicus toxigênico é isolado mais amplamente em suínos doentes do que naqueles saudáveis.[5] As cepas do microrganismo isoladas em um grande número de granjas de suínos, na Dinamarca, indicaram diferentes mobilidades no traçado eletroforético, bem como diferentes padrões de resistência a antibióticos mediada pelo plasma. O perfil de antibióticos e plasmídeos de cepas isoladas de rebanhos de suínos pode ser um reflexo do uso de antibióticos nesses rebanhos. Diferentes tipos de toxinas são produzidos.

Recentemente, foram identificados e sequenciados os genes que codificam as toxinas esfoliativas SHETB, ExhA, ExhB, ExhC e ExhD.

A condição foi observada com mais frequência em casos de infecções por PRRSV e PCV-2. A bactéria é muito resistente ao ressecamento e pode persistir no ambiente.

Encontrou-se o microrganismo como um habitante frequente da pele de bovinos; foi isolado de bovinos com lesões de pele. Foram relatadas lesões de dermatite de ocorrência natural na parte inferior dos membros de equinos e lesões semelhantes no pescoço e no dorso de burros. Experimentalmente, o microrganismo pode causar lesões semelhantes às de epidermite exsudativa, em equinos. Também há relato de infecção simultânea com D. congolensis.

Patogênese

S. hyicus tem atividade citotóxica aos queratinócitos de suínos, em cultura, particularmente às células do estrato granuloso. Pelo menos seis toxinas foram encontradas. Há, também, um fator de virulência que ajuda a resistir à fagocitose pela ligação com a imunoglobulina IgG.[6] A bactéria também produz uma coagulase, a estreptoquinase lipase, e possui uma substância semelhante à fibronectina, que favorece sua ligação às células da pele.

Na realidade, as toxinas esfoliativas são epidermolisinas, ativas contra a desmogleína 1, molécula do desmossomo semelhante à caderina, envolvida na adesão célula-célula. As toxinas esfoliativas podem causar formação de bolhas na pele de suínos devido à digestão da desmogleína 1 suína, como acontece com as toxinas esfoliativas de S. aureus.

A lesão mais precoce é uma dermatite pustular subcórnea envolvendo a epiderme interfolicular. A esfoliação segue com exsudação sebácea e formação de crosta. Nos casos avançados, nota-se uma crosta superficial espessa de hiperqueratose ortoqueratótica e paraqueratótica, além de microabscessos com neutrófilos e numerosas colônias de cocos Gram-positivos.

Embora a lesão principal seja uma reação inflamatória-exsudativa no cório e nas camadas superiores da epiderme, provavelmente a doença é uma enfermidade sistêmica, em vez de localizada. A infecção experimental de suínos gnotobióticos ocasiona dermatite de focinho e orelhas, seguida de lesão na face medial das coxas, na parede abdominal e na coroa dos cascos. As lesões podem ser induzidas experimentalmente usando produtos extracelulares brutos e uma toxina esfoliativa parcialmente purificada.

Achados clínicos

A taxa de morbidade varia de 10 a 100% e a de mortalidade de 5 a 90%, com taxa média de 25%. Geralmente é autolimitante, e à medida que a imunidade aumenta, pode desaparecer.

Na forma hiperaguda, que ocorre mais comumente em leitões com apenas alguns dias de vida, há um início súbito de eritema cutâneo acentuado, com dor intensa à palpação, evidenciada por guinchos. Anorexia, desidratação grave e fraqueza estão presentes, e a morte ocorre em 24 a 48 h. Todo o pelame apresenta ondulação e pele avermelhada, recoberta por exsudato oleoso marrom-acinzentado que se acumula em agregados espessos ao redor dos olhos, atrás das orelhas e na parede abdominal. Na forma menos aguda, observada em suínos mais velhos com 3 a 10 semanas de idade, o exsudato oleoso marrom torna-se espesso e origina crostas, com a superfície da pele normal ou rosa-escura. Não há irritação ou prurido. Na forma subaguda, o exsudato seca e origina escamas marrons que são mais proeminentes na face, ao redor dos olhos e atrás das orelhas. Em uma pequena porcentagem de suínos, nota-se a forma crônica da doença, sendo o curso muito mais longo; há espessamento e enrugamento da pele, e formação de crostas espessas que ao longo das linhas de flexão originando fissuras profundas. A maioria dos animais com a forma hiperaguda morre, enquanto os leitões com forma menos grave sobrevivem, se tratados. Alguns suínos manifestam glossite ulcerativa e estomatite.

Nos suínos mais velhos, as lesões podem ser muito limitadas. Às vezes, apenas as orelhas são acometidas. Há relato de aborto causado pelo microrganismo em uma porca. Em alguns casos, os suínos apresentam desidratação e emaciação. Os linfonodos superficiais podem estar aumentados de volume ou edemaciados. A doença é muito mais comum quando há anormalidades acompanhadas de imunossupressão (infecções causadas por vírus da síndrome reprodutiva-respiratória suína, circovírus suíno tipo 2, vírus da influenza suína).

Patologia clínica

O exame bacteriológico dos raspados de pele pode revelar S. hyicus. Um sistema de tipagem de fagos pode ser usado para determinar cepas virulentas e para distingui-las de cepas menos virulentas.

Achados de necropsia

A necropsia desses leitões desidratados e fracos geralmente revela um precipitado branco nas papilas e na pelve renais. Ocasionalmente, esses restos celulares causam bloqueio de ureter. Alguns leitões também têm estomatite e glossite ulcerativa discreta. Microscopicamente, nota-se separação das células da epiderme no estrato espinhoso superior, esfoliação da pele, eritema e exsudação serosa. A dermatite crostosa é característica de foliculite superficial e dermatite perivascular hiperqueratótica, com pústulas intracorneais e colônias de bactérias evidentes. Alterações degenerativas são vistas no epitélio dos túbulos renais.

Diagnóstico

Baseia-se, em geral, nos sinais clínicos e nas lesões.

As amostras obtidas para a confirmação do diagnóstico incluem:

- Bacteriologia: amostras de lesões cutâneas agudas para cultura são de melhor qualidade quando se obtém a pele sob as crostas ou fragmentos de linfonodos locais. Em ágar-sangue, o microrganismo forma colônias sem hemólise, brancas, de 3 a 4 mm. Ele é negativo para catalase e manitol, mas positivo para hialuronidase. Meios seletivos podem ser usados (tiocianato de potássio)
- Histologia: pele (obtida de vários locais) fixada em formol, rim [microscópio óptico (MO)]
- Um teste PCR está disponível, mas requer cultura pura e grande número de microrganismos, para ser bem-sucedido. Um teste ELISA foi desenvolvido para as toxinas.[7]

> **Diagnóstico diferencial**
> A epidermite exsudativa pode assemelhar-se a várias doenças da pele de suínos de todas as faixas etárias (ver Tabela 16.2). No entanto, na epidermite exsudativa não há prurido ou febre. Na sarna há prurido, e as lesões podem ser raspadas. Na dermatofitose, é possível fazer cultura microbiológica ou raspados de pele examinados em microscópio óptico. A pitiríase rósea é eritematosa e autolimitante. A deficiência de zinco em suínos com 2 a 4 meses de idade é particularmente encontrada em suínos da raça Landrace e as lesões são secas. A varíola suína é geralmente localizada e raramente fatal. Deve-se realizar o exame macroscópico cuidadoso das lesões, principalmente sua distribuição, o estado da haste capilar, a característica do exsudato e a presença ou ausência de prurido, além de raspados de pele e biopsia.

Tratamento

Nos animais gravemente acometidos, o melhor é fazer tratamento injetável seguido de medicação na água e na ração. Os leitões experimentalmente infectados respondem favoravelmente à aplicação tópica de uma preparação contendo 10.000 UI de cloxacilina/g de lanolina e 1% de hidrocortisona, com a administração parenteral de cloxacilina. O tratamento deve ser administrado assim que as lesões são detectadas. Também se recomenda injeção intramuscular de 20.000 UI de penicilina G procaína/kg de peso corporal, diariamente, durante 3 dias. Um estudo de campo em que se determinou a sensibilidade antimicrobiana do microrganismo revelou que todos os isolados eram sensíveis a novobiocina, neomicina e cloxacilina. A novobiocina pode ser o antimicrobiano de escolha porque os estafilococos são universalmente sensíveis a esse antibiótico. No entanto, não há informações disponíveis sobre a eficácia dos antimicrobianos para os casos de ocorrência natural de epidermite exsudativa. Um estudo no Reino Unido sugeriu que lincomicina, amoxicilina e cetaloxina (uso não indicado na bula) parecem efetivas. Eritromicina, sulfatiazol e trimetoprima podem ser os fármacos mais efetivos, enquanto penicilina e tetraciclinas podem não ser muito efetivas. A resistência à penicilina, eritromicina, estreptomicina, sulfonamidas e tetraciclina é razoavelmente comum. Não há, no entanto, correlação entre genes e padrões de resistência.[2] Casos que ocorrem naturalmente em leitões com menos de 10 dias de idade respondem mal ao tratamento, enquanto os suínos mais velhos se recuperam com a lavagem da pele com sabonete desinfetante adequado. O tratamento mais efetivo é a combinação de antibiótico e lavagem da pele por um período de pelo menos 5 a 7 dias. Também, é essencial certificar-se de que há suprimento dietético suficiente de zinco, biotina, gordura, selênio e vitamina E na ração. Como há desidratação, a terapia eletrolítica pode ser útil.

Controle

Melhorar as condições de higiene, reduzir a umidade e ajustar a iluminação com controle automático podem auxiliar no controle da enfermidade, bem como a controlar doenças infecciosas concomitantes. Ademais, o corte dos dentes reduz a ocorrência de lesões de pele. Cama macia (p. ex., palha cortada é melhor que palha não cortada) também diminui os danos à pele.

A instalação contaminada deve ser limpa, desinfetada e deixada livre de animais, antes que outra porca próximo ao parto seja colocada na baia-maternidade. É necessário o isolamento rigoroso dos leitões acometidos e de sua mãe para evitar a disseminação da doença em todo o rebanho. Os leitões mortos devem ser removidos prontamente das instalações e as porcas contactantes devem ser lavadas com sabão desinfetante adequado. Os anticorpos maternos protegem os leitões nas primeiras semanas de vida. A medicação profilática na alimentação ou na água também é útil.

Vacinas autógenas têm sido usadas com vários graus de sucesso. É importante usar uma cepa que produza a toxina esfoliativa; assim, o desenvolvimento recente de testes PCR que identificam os genes que controlam a produção das toxinas garante o uso do isolado correto em vacina autógena. Também facilita a produção de uma vacina comercial.

Uma nova abordagem de controle é a intervenção bacteriana. Experimentalmente, a pré-colonização da pele de leitões gnotobióticos com uma cepa avirulenta de *S. hyicus* impede a reprodução experimental da doença com a cepa virulenta do microrganismo.

REFERÊNCIAS BIBLIOGRÁFICAS

1. Futagawa-Saito F, et al. Vet Microbiol. 2007;124:370.
2. Futagawa-Saito F, et al. J Vet Med Sci. 2009;71:681.
3. Chen S, et al. PLoS ONE. 2007;2:e147.
4. Nishifuji K, et al. J Derm Sci. 2008;49:21.
5. Kanbar T, et al. J Vet Sci. 2008;9:327.
6. Rosander A, et al. Vet Microbiol. 2011;149:273.
7. Voytenko AV, et al. Vet Microbiol. 2006;116:211.

Dermatite ulcerativa (dermatite granulomatosa) de suínos

O granuloma ulcerativo é uma doença infecciosa de suínos associada originalmente à espiroqueta *Borrelia suilla* (anteriormente denominada *B. suis*) e mais recentemente a *T. pedis*.[1] Em alguns casos, é mais comum onde há infecção pelo circovírus suíno tipo 2 (PCV-2). Ela caracteriza-se pelo desenvolvimento de úlceras crônicas da pele e tecidos subcutâneos. Pode ser confundida com a síndrome da necrose da orelha e, mais importante, com a doença vesicular suína, quando há lesões de granulação no sulco coronário.

Em porcas, ocorre mais comumente sob condições de higiene precária. As lesões acontecem na parte central do abdome de porcas, bem como nas glândulas mamárias. As lesões se expandem, muitas vezes até 20 a 30 cm de diâmetro no abdome. Geralmente são individuais ou em pequeno número. Em animais adultos, a doença é um problema quando se permite que as lesões se desenvolvam. As úlceras necróticas nos úberes de porcas podem progredir e se estender mais profundamente, originando áreas com fístulas, podendo resultar em descamação.

As faces dos leitões lactentes são acometidas, sugerindo infecção de escoriações cutâneas ou mucosas como a porta de entrada do microrganismo. Em alguns casos, esses surtos ocorrem após episódios de brigas intensas. Inicialmente, as lesões são pequenas tumefações fibrosas e duras que originam úlceras em 2 a 3 semanas, formando uma úlcera persistente com bordas elevadas e um centro de tecido de granulação excessiva recoberto de pus acinzentado e viscoso. Tudo o que se pode ver é uma lesão exsudativa acinzentada, com crostas, que pode se espalhar. Muitas vezes há infecção concomitante por *S. hyicus* ou estreptococos beta-hemolíticos, e as lesões podem ser contaminadas por *Trueperella* (*Arcanobacterium*) *pyogenes*. As lesões começam nos lábios e danificam as bochechas e, às vezes, o osso mandibular, e muitas vezes causam queda dos dentes.

Em suínos jovens, geralmente com 5 a 7 semanas de idade, a ninhada inteira pode ser acometida. Nesse caso, é acometida a margem inferior de ambas as orelhas, próximo à junção com o pescoço, com extensa destruição tecidual e descamação. O principal problema no diagnóstico é que as lesões iniciais causadas por espiroquetas podem ser secundariamente infectadas com microrganismos do ambiente, como *Fusobacterium* spp. ou *T. pyogenes*, e as espiroquetas podem ser negligenciadas, a menos que se sejam detectadas em raspados de pele. Os achados patológicos geralmente consistem em edema, eritema, necrose, ulceração e lesões purulentas. Nos suínos jovens pode haver grandes perdas como consequência de danos graves na face.

Os diagnósticos diferenciais podem incluir abscessos, corpos estranhos, granulomas e necrose por compressão. Em suínos em crescimento, as lesões precisam ser diferenciadas das lesões necróticas resultantes da fricção do focinho e da mordida da orelha, bem como daquelas resultantes de autotraumatismo excessivo em casos de infestação por ácaros da sarna. A dermatite ulcerativa pode ser confundida com lesões provocadas por *Actinomycosis* e *Nocardia* em porcas, devendo ser realizados esfregaços das úlceras para exame bacteriológico. Um esfregaço fresco do exsudato geralmente mostra espiroquetas e, se necessário, elas podem ser coradas pelo uso de corante de prata ou visualizadas em cortes histológicos. Os métodos terapêuticos consistem no uso de iodeto de potássio, administrado por via oral (1 g/35 kg, até a dose total de 3 g), ou uma série de cinco injeções diárias de penicilina. A aspersão de tetraciclina tem sido usada de forma eficaz nas lesões precoces, seguida de injeção de tetraciclina, nos casos de lesões mais profundas e mais crônicas. A pulverização com sulfanilamida, trióxido de arsênico ou tártaro emético também foi recomendada. Tentou-se, também, a remoção cirúrgica dos granulomas maiores. Repelentes de insetos devem ser usados para prevenir infestação por larvas de moscas.

Relatou-se bom resultado com a injeção de 0,2 mℓ de solução de arsenito de sódio 5% na lesão. A melhora nas condições de higiene, particularmente durante o tratamento de rotina e a desinfecção das feridas cutâneas devem reduzir a incidência da doença nas pocilgas acometidas.

REFERÊNCIA BIBLIOGRÁFICA
1. Pringle M, Fellstrom C. Vet Microbiol. 2010;142:461.

DOENÇAS DA PELE CAUSADAS POR VÍRUS

Infecção por papilomavírus (papilomatose, verruga)

Sinopse
- Etiologia: papilomavírus (PV), incluindo papilomavírus bovino tipos 1 a 13, papilomavírus equino tipos 1 a 7 e vários outros papilomavírus específicos de determinado hospedeiro
- Epidemiologia: ocorre em todos os países, em todas as espécies, sendo mais comum em equinos e bovinos jovens. A transmissão acontece por contato direto e por meio de fômites. Os fatores de risco de doenças associadas ao papilomavírus incluem ingestão de samambaia (hematúria enzoótica, carcinoma de célula escamosa do trato alimentar de bovinos) e idade avançada (carcinoma de célula escamosa de pênis de equídeos)
- Achados clínicos: os crescimentos externos sólidos da epiderme podem ser sésseis ou pedunculados. O tipo mais comum em bovinos ocorre na cabeça e no pescoço e tem aparência de couve-flor, mas o local e a aparência da lesão variam com o tipo de papiloma. Papilomas no trato alimentar (epitélio escamoso) e carcinoma de célula escamosa em bovinos. Hematúria enzoótica (carcinoma de bexiga) em bovinos. Nos equinos, as lesões se desenvolvem no rosto e nos lábios. Papilomatose peniano e prepucial e carcinoma de célula escamosa em equinos. Placa aural em equinos. Sarcoidose em equinos
- Patologia clínica: nenhum achado específico
- Lesões: papiloma ou fibropapiloma
- Confirmação do diagnóstico: histologia e identificação do DNA por meio de reação em cadeia da polimerase (PCR), em amostra obtida por biopsia ou de raspado do tecido
- Tratamento: remoção mediante extirpação cirúrgica ou criocirurgia. Vacinação com vacina autógena. Aplicação de creme à base de imiquimode 5%, para tratamento de placa aural.

Os papilomavírus parecem infectar todos os grupos de amniotas, tendo sido isolados de 54 espécies, incluindo mamíferos, aves e répteis.[1] O estudo desse grupo de vírus é historicamente importante no contexto da demonstração da possibilidade de uma etiologia viral para algumas doenças neoplásicas.[2] As doenças associadas à infecção por papilomavírus variam de lesões não neoplásicas em superfícies epiteliais (pele, trato urogenital, trato gastrointestinal) até neoplasias, inclusive no ser humano (papilomavírus humano e câncer do colo uterino).[3] Verrugas cutâneas em bovinos, equinos, ovinos e caprinos são tumores benignos causados por papilomavírus específicos do hospedeiro. Estes infectam células epiteliais, causando lesões hiperproliferativas benignas e autolimitantes e que, na maioria dos casos, regridem espontaneamente. O vírus também está associado a doenças neoplásicas, incluindo câncer de bexiga em bovinos que ingerem samambaia, carcinoma do trato digestório superior de bovinos (em geral associado à samambaia) e carcinoma de célula escamosa de pênis e prepúcio em equinos. Os papilomavírus geralmente são bastante específicos para o hospedeiro, com exceção de alguns de bovinos, e requerem contato próximo para a disseminação da infecção.

Etiologia

Os papilomavírus (PV) são membros da família *Papillomaviridae*, que têm um genoma de DNA circular de cadeia dupla característico, com cerca de oito kilobases pareadas (kbp), que geralmente contêm pelo menos seis fases de leitura aberta (ORF, do inglês: "*open reading frame*") relativamente conservadas em regiões precoce (E1, E2, E6, E7) e tardia (L1, L2).[4] Os papilomavírus se caracterizam geneticamente pela fase de leitura aberta L1.[4] Até o momento, pelo menos 112 papilomavírus não humanos foram identificados, e há expectativa de que outros sejam detectados.[1] Parece que cada espécie transporta um conjunto de papilomavírus – por exemplo, 13 tipos de papilomavírus bovino (BPV) foram identificados nessa espécie (BPV-1 a BVP-13), 15 tipos de papilomavírus canino (CPV) em cães (CPV-1 a CPV15) e 7 tipos de papilomavírus equino (EcPV) em equídeos (EcPV-1 a EcPV-7). Relata-se a possibilidade de o vírus causador de sarcoide felino ser o BPV-14; ele pode infectar bovinos, mas não foi isolado em equinos.[5]

De maneira incomum, os equinos também são infectados por BPV-1 e/ou BPV-2 e, possivelmente, por BPV-13[6], associados com o desenvolvimento de sarcoides (ver discussão em "Sarcoide").[7] Os papilomavírus foram isolados em camelos, caprinos, veados, ovinos e suínos, geralmente de papilomas ou lesões epiteliais semelhantes.[1] BPV-1 e BPV-2 estão associados com a ocorrência de papilomas em iaques e sarcoides em zebras, girafas e no antílope palanca-negro.[8-10] Novos papilomavírus continuam a ser identificados.[11]

Os tipos de papilomavírus de bovinos têm alguma predileção ou especificidade pelo sítio de infecção, como exemplificado na seguinte listagem parcial:

- BPV-1: fibropapiloma frôndeos do teto e fibropapiloma da pele e do pênis
- BPV-1 e BPV-2: fibropapiloma da pele da parte anteroventral do corpo, incluindo testa, pescoço e dorso[12], verruga cutânea comum
- BPV-2: fibropapiloma tipo couve-flor na pele abdominal ventral e anogenital
- BPV-2: associado ao câncer de bexiga em bovinos que consomem samambaia (*Pteridium* spp.; ver "Hematúria Enzoótica")[13]
- BPV-3: papiloma cutâneo
- BPV-4: papiloma do esôfago, sulco esofágico, pré-estômagos e intestino delgado, capaz de se tornar maligno, particularmente em animais que consomem samambaia; tem especificidade para o trato digestório superior
- BPV-5 e, em menor grau, BPV-1 e BVP-2 fibropapiloma/papiloma de boca, esôfago, rúmen e retículo de bovinos e búfalos[14]
- BPV-5: fibropapiloma em forma de grão de arroz no úbere; também foi isolado em verruga cutânea
- BPV-6 -papiloma epitelial frôndeo no úbere e tetos de vacas
- BPV-7, BPV-9 e BPV-10: lesão de tetos e úbere[15,16]
- BPV-10: papiloma lingual[17]
- BPV-12: associado a papiloma.[18]

Embora um único tipo de papilomavírus bovino seja detectado em um papiloma individual, um mesmo animal pode ter papilomas em diferentes locais associados a diferentes tipos de papilomavírus bovino.

Outros papilomas de bovinos que apresentam distribuição regional e podem ter identidade antigênica distinta são:

- Papilomas bucais, principalmente em bovinos adultos e que parecem ter incidência de até 16%, em algumas regiões, provavelmente são causados por BPV-4
- Papiloma de laringe em novilhos
- O papilomavírus foi observado no carcinoma de célula escamosa dos olhos de bovinos, embora sua participação na etiologia não tenha sido esclarecida.

Outras lesões cutâneas nas quais o papilomavírus tem participação na etiologia são:

- Sarcoide equino, causado por BPV-1, BPV-2 e, possivelmente, BPV-13 (ver "Sarcoide" neste capítulo)
- Carcinoma de célula escamosa de ovinos (provavelmente causado por OvPV-3, embora possa ser isolado da pele de ovinos saudáveis)[19]
- Tumores epiteliais em caprinos (embora a relação causal não seja clara)[20]
- Tumor semelhante à couve-flor na parte externa das narinas, em uma camurça, espécie de caprino montês.[21]

Equídeos

Papilomas, placa aural e carcinoma de célula escamosa em equinos estão associados à infecção por um dos sete papilomavírus equino.[1] O papiloma cutâneo, inclusive o de pênis, e a placa aural ou genital estão associados à infecção por EcPV-1 a EcPV-6.[1] O papilomavírus EcPV-7 foi isolado de um tumor de pênis, ainda não classificado histologicamente.[4] Os papilomas de pênis estão associados à infecção por EcPV-2.[22] O DNA do

EcPV-2 foi detectado em tecido anormal de 15 de 16 casos de carcinoma de célula escamosa do pênis, em todos os oito casos de neoplasia intraepitelial de pênis, em todos os quatro casos de papiloma de pênis e em um dos dois linfonodos que continham células tumorais metastáticas. O DNA do EcPV-2 foi detectado em quatro dos 39 suabes obtidos de pênis de equinos saudáveis e em nenhum dos 20 suabes da região vulvovaginal.[23] A infecção concomitante por mais de um tipo de papilomavírus equino parece ser comum.[4] A infecção pelo papilomavírus equino EcPV-2, comprovada pela detecção do DNA do EcPV-2 nas lesões[24], está associado ao carcinoma de célula escamosa da genitália de cavalos[25], notando-se transcrição ativa no tumor, mas não no sêmen ou em suabes obtidos de cavalos saudáveis[26]; ademais, foi detectada em 91 de 103 amostras de tecidos de cavalos com carcinoma de pênis ou de prepúcio e em uma de 12 amostras de cavalos livres da doença.[27] Não há evidência até o momento de que o EcPV-3 esteja associado a carcinoma de pênis ou prepúcio. O DNA do papilomavírus não é detectado no carcinoma de célula escamosa periocular de equinos.[28]

Os sarcoides de equídeos são discutidos em tópico específico.

Suínos

O papilomavírus específico para suínos foi isolado da pele de suínos saudáveis, mas não foi associado à doença.[29]

Epidemiologia

Ocorrência

A papilomatose tem ocorrência mundial em todas as espécies animais, e os sarcoides e os tumores urogenitais são constatados em quase todas as populações de equinos. Existem poucos estudos a respeito da soroprevalência do papilomavírus em animais saudáveis. Cinco de 50 equinos sem evidência de doença cutânea ou de tumores urogenitais, na Suíça, tinham DNA específico do EcPV-2 amplificado, mas não anticorpos específicos contra EcPV-2; 14 de 50 equinos possuíam anticorpos contra EcPV-2, mas não se detectou DNA, e tanto anticorpos quanto DNA viral foram detectados em quatro de 50 equinos. Nem anticorpos específicos nem DNA viral foram encontrados em 27 de 50 equinos (54%).[30]

A infecção por BPV-1 ou BPV-2 é comum em equinos e bovinos, sendo detectada, por meio de teste PCR e/ou PCR via transcriptase reversa (RT-PCR), em 14 de 70 amostras de sangue (20%) e 11 de 31 amostras de sêmen (35%) de equinos saudáveis[31], em 8 de 12 amostras de sangue de bovinos saudáveis e em 8 de 9 amostras de bovinos com papilomatose. Seis de oito bovinos livres de papiloma que eram positivos para papilomavírus bovino também tinham evidências de expressão do papilomavírus bovino no sangue.[32]

Papilomavírus foi detectado em 28 de 45 amostras de equinos com placa aural; quatro dessas 45 amostras continham unicamente EcPV-3, 17 apenas EcPV-4 e sete amostras de infecções concomitantes. O DNA viral não foi detectado em 17 das 45 amostras. Nem o EcPV-3 nem o EcPV-4 foram detectados em amostras de 10 equinos que não apresentavam lesões de placa aural.[33] Resultados semelhantes, mostrando a presença de antígeno de papilomavírus ou DNA de papilomavírus equino, em lesões papilomatosas, placa aural e sarcoides reforçam a associação etiológica entre o vírus e essas doenças.[34]

Origem da infecção e da transmissão

O método de disseminação é o *contato direto* com animais infectados; a porta de entrada da infecção são *abrasões cutâneas*. Os vírus também podem persistir em objetos inanimados das instalações onde os animais são mantidos e infectar animais que se esfregam contra esses objetos. O DNA do BPV-1 está presente em moscas (*Musca domestica*, *Fannia carnicularis* e *Stomoxys calcitrans*) capturadas em criações de burros com sarcoide, sugerindo a possibilidade de que as moscas, especialmente moscas picadoras (*S. calcitrans*), são vetores em potencial do vírus.[35] Os papilomavírus bovinos BPV-1 e BPV-2 no sangue tanto de equinos quanto de bovinos aumentam a possibilidade de propagação por moscas picadoras, independentemente se elas se alimentam de lesões atuais.

Os meios de transmissão dos vírus que causam papilomas de pênis e prepúcio e carcinoma de célula escamosa não são claros. A transmissão venérea é possível, mas as lesões ocorrem em animais que não são e não foram sexualmente ativos (p. ex., animais castrados).

Às vezes, ocorre disseminação de verrugas em torno dos brincos de identificação em locais de marcações ou em arranhões provocados por arame farpado, e podem se espalhar por meio de instrumentos utilizados para tatuagem de identificação, por material de descorna e por procedimentos como o teste de tuberculina.

Há relato de um extenso surto de verrugas perianais em novilhas de corte, nas quais a infecção foi disseminada pelo exame retal para diagnóstico de prenhez. Uma alta prevalência de papilomas na laringe de novilhos confinados é atribuída à instalação do vírus em úlceras de contato, que também são portas de entrada para *Fusobacterium nodosus* (causa de difteria de bezerros), de modo que as duas doenças podem ocorrer em um mesmo animal. Há relato de um surto de papilomatose periorbital em bovinos associado com uma alta infestação de *Haematopinus quadripertusus* na região periorbital.

Fatores de risco do animal

Todas as espécies podem apresentar papiloma ou fibropapiloma, sendo mais comumente relatado em bovinos e equinos. Em bovinos, geralmente vários animais de mesma faixa etária são acometidos. Os papilomas de trato alimentar são constatados em até 20% dos bovinos que ingerem samambaia, mas em menos de 4% dos outros bovinos.[3]

Há relato de surtos em ovinos e caprinos, mas a doença é incomum em ovinos. Também é rara em suínos, nos quais geralmente acometem a genitália.

A infecção por papilomavírus é generalizada em espécies não domésticas, incluindo aves e répteis, e está associada com doença em muitas dessas espécies (ver discussão anterior).

Idade

Os papilomas cutâneos de cabeça e pescoço ocorrem predominantemente em animais jovens, sendo que a não suscetibilidade dos adultos à infecção natural é atribuída à imunidade adquirida por infecção aparente ou inaparente, quando jovens. A ocorrência e a gravidade das verrugas cutâneas podem ser influenciadas por fatores que induzem a imunossupressão; a infecção latente se transforma em doença clínica após a administração de agentes imunossupressores. Há relato de infecção congênita em potros e bezerros, mas é rara.

Papilomas de trato alimentar de bovinos, papilomas de teto em vacas e papilomas de glândula mamária em caprinos ocorrem, ou persistem, em todas as idades de produção.

O carcinoma de célula escamosa do pênis ou prepúcio é verificado principalmente em equinos mais velhos (idade média de 20 anos), sem predileção aparente por raça.[36]

Indução experimental

O sobrenadante de uma suspensão de tecido de verrugas, injetado por via intradérmica ou aplicado mediante escarificação da pele, é um meio efetivo de indução experimental da doença. As lesões são restritas ao local da inoculação. Os papilomas cutâneos e bucais foram transmitidos aos bovinos e os papilomas cutâneos foram transmitidos aos ovinos e equinos. O período de incubação após a inoculação experimental em bovinos é de 3 a 8 semanas, mas geralmente é um pouco mais longo na exposição natural.

Importância econômica

As verrugas cutâneas são bastante comuns em bovinos jovens, especialmente quando estabulados, mas normalmente causam pouco dano e regridem espontaneamente. Em animais de raça pura, podem interferir nas vendas e na participação em exposições por causa de sua aparência desagradável. Animais com lesões extensas podem emagrecer; além disso, pode ocorrer contaminação secundária de verrugas lesionadas por bactérias. As verrugas em tetos de vacas-leiteiras frequentemente interferem na ordenha. Em equinos, as lesões em geral são pequenas e causam pouco transtorno, mas representam um problema estético.

Lesões urogenitais em equinos, predominantemente papilomas de pênis e prepúcio, podem progredir para carcinoma de célula escamosa, o que representa um mau prognóstico, a menos que sejam tratadas precocemente.³⁶

Patogênese

O vírus infecta os queratinócitos basais, replicando seu genoma nas camadas espinhosa e granular diferenciadas e causando o crescimento excessivo, que caracteriza a formação de verrugas.² A expressão das proteínas estruturais tardias do vírus é limitada às células diferenciadas da camada escamosa, onde as novas partículas virais são encapsuladas e eliminadas no ambiente à medida que as células morrem. O tumor contém tecidos epitelial e conjuntivo e pode ser papiloma ou um fibropapiloma, dependendo das proporções relativas dos tecidos conjuntivo e epitelial presentes; os papilomas contêm pouco tecido conjuntivo e os fibropapilomas são constituídos principalmente de tecido fibroso, com muito pouco tecido epitelial. Os papilomas resultam da hiperplasia basocelular, sem produção de antígeno viral. Os fibropapilomas são raros em equinos, mas são comuns em bovinos, ovinos e ruminantes silvestres. A infecção latente na pele e nos linfócitos foi demonstrada em bovinos.

Achados clínicos

As verrugas são proliferações epidérmicas sólidas, sésseis ou pedunculadas. Outras doenças associadas ao vírus do papiloma são lesões de pênis ou prepúcio em equinos, tumor de trato alimentar em ruminantes, hematúria enzoótica em bovinos que ingerem samambaia e carcinoma de célula escamosa do trato urogenital ou gastrintestinal.

Bovinos

Em bovinos, as verrugas ocorrem em quase todas as partes do corpo, mas quando vários animais de um grupo são acometidos, costuma ser na mesma parte do corpo. Os papilomas mais comuns ocorrem na pele de bovinos com menos de 2 anos de idade, mais comumente na cabeça (Figura 16.2), especialmente ao redor dos olhos, no pescoço e ombros (Figura 16.3), mas eles podem se

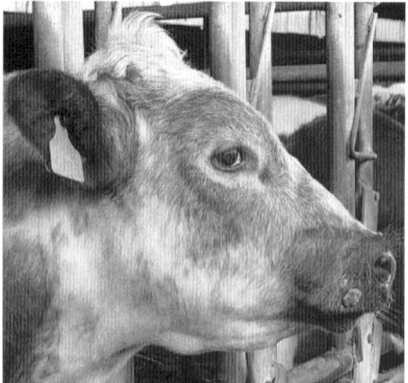

Figura 16.2 Verrugas na face de um touro da raça Belga Azul com cerca de 1 ano de idade. (Esta figura encontra-se reproduzida em cores no Encarte.)

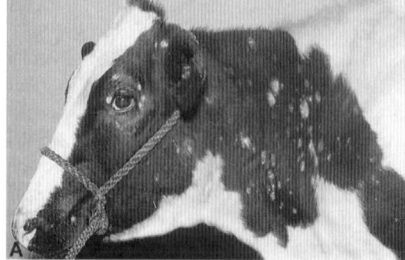

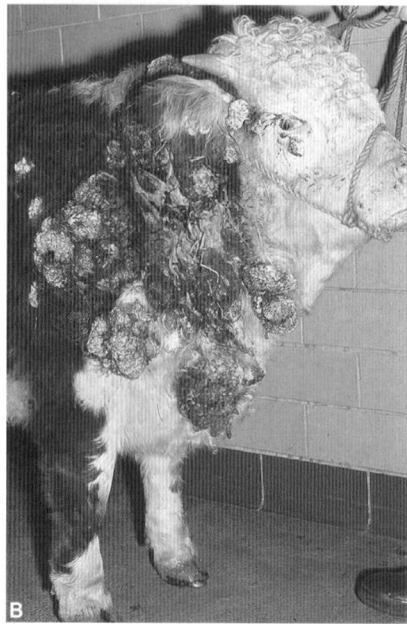

Figura 16.3 A. Verrugas (papilomas) no pescoço e ombros de uma novilha da raça Holstein-Friesian. **B.** Verrugas (papilomas) extensas em face, pescoço e ombro de um touro da raça Hereford com cerca de 1 ano de idade. (Esta figura encontra-se reproduzida em cores no Encarte.)

espalhar para outras partes do corpo. O tamanho das lesões varia de 1 cm para mais; elas se caracterizam por uma aparência seca, córnea e com forma de couve-flor. Na maioria dos animais as verrugas regridem espontaneamente, mas podem persistir por 5 a 6 meses e, em alguns casos, por até 36 meses, com importante perda da condição corporal.

As verrugas de *tetos* manifestam-se com formas diferentes, dependendo do tipo de papilomavírus envolvido e podem ser mais frequentes com o avanço da idade. As *formas de frondes* têm projeções filiformes e parecem ter sido desenhadas em uma forma alongada de cerca de 1 cm de comprimento por ação da ordenhadeira. Caso se aplique tração aguda, elas podem ser arrancadas pelas raízes.

A segunda forma de verruga é achatada, redonda, geralmente há múltiplas lesões, sempre sésseis e com até 2 cm de diâmetro. A terceira forma tem forma alongada que parece um *grão de arroz*. As verrugas de tetos podem regredir durante o período seco e surgirem novamente na lactação seguinte.

As verrugas *perianais* representam um problema estético, mas não parecem reduzir a atividade ou a produtividade. As *verrugas genitais*, na vulva e no pênis, tornam o acasalamento impraticável porque as lesões são grandes, friáveis e sangram facilmente. Quase sempre se tornam infectadas e infestadas por larvas. São vistas na base do pênis ou na glande de touros jovens, podem ser únicas ou múltiplas, são pedunculadas e, em geral, regridem espontaneamente.

Os papilomas do *trato digestório* podem se desenvolver em qualquer local, desde a boca até o rúmen. Geralmente aparecem como linhas de verrugas, sugerindo um efeito predisponente da lesão causada pela ingestão de forragem. Os papilomas são vistos nas faces laterais e dorsais da língua, no palato mole, na orofaringe, no esôfago, no sulco esofágico e no rúmen. Os papilomas de sulco esofágico e retículo causam timpanismo ruminal crônico. Os papilomas também podem progredir para carcinoma de célula escamosa, em bovinos, com um desfecho fatal inevitável.³

Manifestações menos comuns da papilomatose em bovinos incluem lesões de *bexiga*, que não causam sinais clínicos, mas podem predispor à hematúria enzoótica. Os papilomas de trato gastrintestinal superior em bovinos que ingerem samambaia, provocados por BPV-4, são focos que se transformam em carcinomas de célula escamosa. Bovinos que ingerem samambaia apresentam imunossupressão, condição que favorece a persistência e disseminação do papilomavírus; as substâncias mutagênicas presentes na samambaia causam transformação neoplásica das células do papiloma.

Caprinos

Os papilomas ocorrem mais comumente no rosto e nas orelhas, mas podem ser vistos generalizados na pele, especialmente na pele não pigmentada. A maioria das lesões regride completamente, outras regridem e surgem novamente; ocasionalmente, progridem para carcinomas. Os papilomas de tetos são persistentes e podem se espalhar pelo rebanho.

Equinos

As verrugas se limitam à porção inferior da face, a focinho, nariz e lábios, e geralmente são sésseis e muito pequenas, raramente excedendo 1 cm de diâmetro. Os papilomas também ocorrem no pênis e no prepúcio, tanto em animais castrados quanto em garanhões³⁶, e, muito menos comumente, na vulva. Animais de todas as idades podem ser acometidos. A recuperação espontânea dos papilomas de cabeça é comum, mas as verrugas podem persistir por 5 a 6 meses.

As *placas aurais* em equinos são lesões bem delimitadas vistas na face côncava do pavilhão auricular; têm superfície plana de crostas queratinosas esbranquiçadas que recobre uma superfície de pele brilhante e eritematosa. As lesões são únicas ou múltiplas e coalescentes e, em alguns casos, podem cobrir quase toda a superfície de uma ou ambas as orelhas (Figura 16.4).³⁷ As lesões geralmente não são pruriginosas, mas alguns equinos com placa aural resistem à

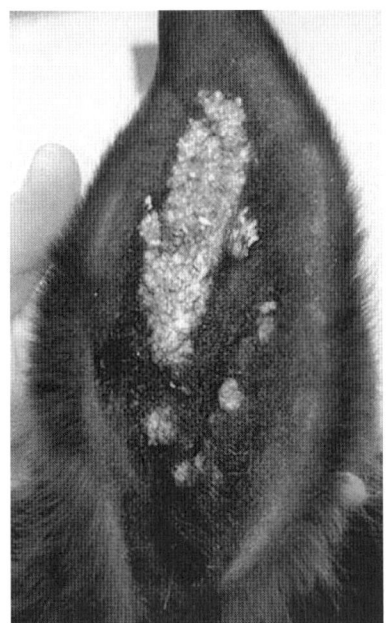

Figura 16.4 Placas coalescentes recobertas por uma crosta queratinosa que ocupa a maior parte da face côncava da orelha esquerda do equino, visto de frente. Reproduzida de Torres SMF et al. Vet Dermatol 2010; 21:503. (Esta figura encontra-se reproduzida em cores no Encarte.)

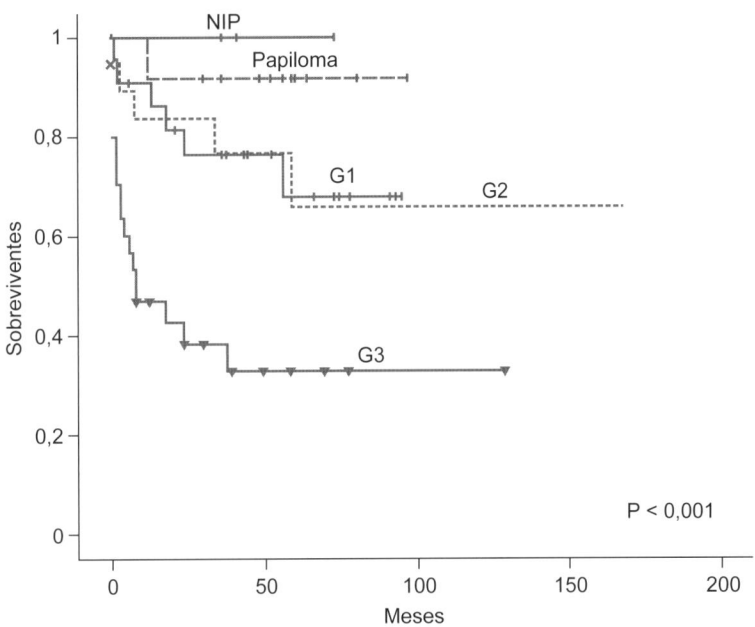

Figura 16.5 Sobrevivência de equinos com papiloma de pênis ou prepúcio ou carcinoma de célula escamosa. G1: bem diferenciado; G2: moderadamente diferenciado; G3: pouco diferenciado. NIP: neoplasia intraepitelial peniana. Reproduzida de van den Top JGB et al. Equine Vet J 2015; 47:188.

colocação do arreio ou ao manuseio das orelhas. Em equinos de exposição, uma preocupação comum é com a estética do animal.

O *carcinoma de célula escamosa* de pênis e prepúcio geralmente é visto como ulceração ou lesão tumoral e pode ser complicado por infecção bacteriana secundária.[36] Cerca de 40% dos equinos acometidos apresentam secreção prepucial purulenta ou sanguinolenta. Edema de prepúcio ou incapacidade de exteriorizar o pênis ocorrem em aproximadamente 10% dos equinos.[36] As lesões são mais comumente (cerca de 80%) localizadas na glande peniana e pode haver papilomas vizinhos ao tumor neoplásico. A metástase aos linfonodos inguinais é comum à medida que a doença progride, sendo mais provável em equinos com tumor pouco diferenciado.[27] As metástases intratorácicas (pulmonares) são raras. A sobrevida está relacionada ao grau de diferenciação do tumor (teste de log-rank P < 0,001), sendo maior a taxa de mortalidade em equinos com tumores menos diferenciados (papiloma = 8,3%; G1 = 26,1%; G2 = 26,3%; G3 = 63,3%, em que G1 = tumor bem diferenciado, G2 = tumor moderadamente diferenciado e G3 = tumor pouco diferenciado; Figura 16.5).[27]

Patologia clínica

Não há alterações específicas no hemograma ou no perfil bioquímico sérico de bovinos acometidos. Como mencionado anteriormente, o papilomavírus pode ser detectado no sangue e no sêmen de animais saudáveis e naqueles com papiloma, variando com a espécie animal e o tipo de papilomavírus.

Amostra obtida de uma lesão por meio de biopsia pode ser usada para diferenciar papiloma de carcinoma de célula escamosa. A biopsia de "verrugas" clássicas é desnecessária. No entanto, pode ser recomendada quando grandes lesões são detectadas em equinos, a fim de determinar se a lesão é uma forma verrucosa de sarcoide. Microscopicamente, os papilomas verdadeiros consistem em epiderme hiperplásica com escasso tecido dérmico, enquanto nos fibropapilomas o componente dérmico tende a predominar. A necessidade de identificar o vírus específico em uma cultura de verrugas requer exames sorológicos e histológicos.

A detecção do DNA viral é realizada pelo teste RT-PCR ou PCR; testes sorológicos estão disponíveis para determinar se houve exposição a alguns papilomavírus.[16,18,27,38-40] Como indicado a todos os testes PCR, deve-se assegurar o uso de *primers* apropriados.[40]

> **Diagnóstico diferencial**
> Clinicamente, há pouca dificuldade para se estabelecer um diagnóstico de papilomatose dérmica, com a possível exceção de papilomas atípicos de bovinos, provavelmente causados por um tipo de papilomavírus não identificado. Essas lesões se caracterizam pela ausência de fibroplasia dérmica e são papilomas verdadeiros, e não fibropapilomas. Animais de todas as idades podem ser acometidos, e as lesões persistem por longos períodos. Tipicamente, são lesões discretas, baixas, achatadas e circulares, e geralmente se unem para formar grandes massas tumorais. Não se projetam como verrugas comuns, e as frondes externas são muito finas e frágeis.
> Equinos:
> • Sarcoide
> • Melanoma

Tratamento

As verrugas podem ser removidas por meio de cirurgia ou criocirurgia. O esmagamento de uma proporção de pequenas verrugas, ou a remoção cirúrgica de algumas verrugas, tem sido recomendado como uma maneira de acelerar a regressão, mas a tendência de recuperação espontânea das lesões dificulta muito a avaliação dos resultados desses tratamentos. A ressecção parcial de uma verruga ou de verrugas em um equino nem sempre induz à cura das lesões residuais. A remoção cirúrgica pode ser seguida de vacinação com uma vacina autógena, embora a eficácia desse procedimento não tenha sido comprovada. Há uma preocupação de que a intervenção cirúrgica, e até mesmo a vacinação, nos estágios iniciais do desenvolvimento das verrugas possam aumentar o tamanho das verrugas residuais e prolongar o curso da doença.

As placas aurais de equinos podem ser tratadas com a aplicação de imiquimode, um imunomodulador, e medicamentos antivirais, na forma de creme 5%, aplicado 3 vezes/semana, a cada 2 semanas, durante 6 semanas a 8 meses. As crostas são removidas antes de cada aplicação do creme, o que requer a sedação da maioria dos equinos. A cura completa das lesões foi observada em todos os equinos ao término do tratamento, e a taxa de cura a longo prazo foi de 88%.[37] Imiquimode é usado no tratamento de papiloma de pênis e carcinoma de célula escamosa, no ser humano, mas não há relato de seu uso em equinos, para este propósito. O imiquimode foi utilizado no tratamento de sarcoide em equinos.[41]

Vacinação

Em bovinos, as vacinas autógenas preparadas com tecidos de verrugas do animal acometido são efetivas em muitos casos. Há disponibilidade de vacinas comerciais para bovinos, mas podem ser menos efetivas, pois a vacina autógena preparada para um rebanho específico tem a vantagem de incluir os tipos de vírus locais. A vacina é preparada com tecido de verrugas homogeneizado, filtrado e inativado com formol. Por causa dos diferentes tipos de papilomavírus bovino é necessário ter cuidado na seleção dos tecidos. Em termos gerais, eles podem ser selecionados com base no tipo de tumor, na localização e na composição histológica. Uma alternativa é usar muitos tipos de tecido na vacina. A variação entre os animais na cura após a vacinação de um grupo de bezerros com uma vacina preparada com material obtido de um único bezerro do grupo foi atribuída à presença de mais de um tipo de papilomavírus bovino causador da doença no grupo. O estágio de desenvolvimento também é importante, estando o vírus presente em concentração muito maior no tecido epitelial das verrugas mais antigas, em comparação com as mais recentes. A vacina pode ser administrada por via subcutânea, mas relatam-se melhores resultados com a injeção intradérmica. Os protocolos de dosagem são variáveis, mas comumente recomendam-se duas a quatro injeções com 1 a 2 semanas de intervalo. Relata-se cura dentro de 3 a 6 semanas em 80% a 85% dos casos em que as verrugas estão localizadas na superfície do corpo ou no pênis de bovinos, mas em apenas 33% dos animais quando as verrugas estão presentes nos tetos. A resposta de verrugas baixas, planas e sésseis à vacinação é deficiente. O desenvolvimento de vacinas de DNA para profilaxia ou terapia (as quais provavelmente possuirão diferentes genes) está em curso, mas é experimental neste momento.[42]

Outros tratamentos comumente usados incluem injeção de preparações comerciais contendo antimônio e bismuto, na verruga, ou injeção intralesão do bacilo Calmette–Guérin (BCG).

Controle

Procedimentos de controle específicos geralmente não são instituídos ou justificados por causa da natureza imprevisível da doença e sua baixa importância econômica.

A vacinação tem sido demonstrada experimentalmente como um método de prevenção eficaz e oferece proteção completa em bovinos contra o desafio experimental rígido. A vacina deve conter todos os sorotipos do papilomavírus, porque eles são muito específicos para cada tipo.

Deve-se recomendar a prevenção de estreito contato entre animais infectados e não infectados, e deve-se evitar o uso de materiais comuns em animais acometidos e não acometidos.

LEITURA COMPLEMENTAR

Munday JS. Bovine and human papillomaviruses: a comparative review. Vet Pathol. 2014;51:1063-1075.
Rector A, van Ranst M. Animal papillomaviruses. Virology. 2013;445:213-223.

REFERÊNCIAS BIBLIOGRÁFICAS

1. Rector A, et al. Virol. 2013;445:213.
2. Cheville NF. Vet Pathol. 2014;51:1049.
3. Munday JS. Vet Pathol. 2014;51:1063.
4. Lange CE, et al. J Gen Virol. 2013;94:1365.
5. Munday JS, et al. Vet Microbiol. 2015;177:289.
6. Lunardi M, et al. J Clin Micro. 2013;51:2167.
7. Nasir L, et al. Vet Microbiol. 2013;167:159.
8. Bam J, et al. Transbound Emerg Dis. 2013;60:475.
9. van Dyk E, et al. J S Afr Vet Assoc. 2011;82:80.
10. Williams JH, et al. J S Afr Vet Assoc. 2011;82:97.
11. Melo TC, et al. Gen Mol Res. 2014;13:2458.
12. Pangty K, et al. Transbound Emerg Dis. 2010;57:185.
13. Cota JB, et al. Vet Microbiol. 2015;178:138.
14. Kumar P, et al. Transbound Emerg Dis. 2015;62:264.
15. Hatama S, et al. Vet Microbiol. 2009;136:347.
16. Tozato CC, et al. Brazil J Micro. 2013;44:905.
17. Zhu W, et al. Vet J. 2014;199:303.
18. Araldi RP, et al. Gen Mol Res. 2014;13:5644.
19. Alberti A, et al. Virol. 2010;407:352.
20. Simeone P, et al. Open Vet J. 2008;2:33.
21. Mengual-Chulia B, et al. Vet Microbiol. 2014;172:108.
22. Knight CG, et al. Vet Dermatol. 2011;22:570.
23. Bogaert L, et al. Vet Microbiol. 2012;158:33.
24. Lange CE, et al. Vet Pathol. 2013;50:686.
25. Scase T, et al. Equine Vet J. 2010;42:738.
26. Sykora S, et al. Vet Microbiol. 2012;158:194.
27. van den Top JGB, et al. Equine Vet J. 2015;47:188.
28. Newkirk KM, et al. J Vet Diagn Invest. 2014;26:131.
29. Stevens H, et al. J Gen Virol. 2008;89:2475.
30. Fischer NM, et al. Vet Dermatol. 2014;25:210.
31. Silva MAR, et al. Transbound Emerg Dis. 2014;61:329.
32. Silva MAR, et al. Gen Mol Res. 2013;12:3150.
33. Gorino AC, et al. Vet J. 2013;197:903.
34. Postey RC, et al. Canad J Vet Res. 2007;71:28.
35. Finlay M, et al. Virus Res. 2009;144:315.
36. van den Top JGB, et al. Equine Vet J. 2008;40:528.
37. Torres SMF, et al. Vet Dermatol. 2010;21:503.
38. Bogaert L, et al. BMC Biotechnol. 2006;6.
39. Kawauchi K, et al. J Virol Meth. 2015;218:23.
40. Silva MAR, et al. J Virol Meth. 2013;192:55.
41. Nogueira SAF, et al. Vet Dermatol. 2006;17:259.
42. Lima EG, et al. Gen Mol Res. 2014;13:1121.

Sarcoide

Sinopse

- Etiologia: tumores fibroblásticos benignos da pele localmente agressivos causados por papilomavírus bovino (BVP) tipos 1 e 2 (BVP-1 e BVP-2)
- Epidemiologia: tumor comum de equídeos, incluindo cavalos, burros, mulas e zebras. Prevalências diferentes entre as raças. Transmissão por contato estreito e infecção de feridas
- Achados clínicos: lesões únicas ou múltiplas na pele dos membros, lábios, pálpebras, olhos, bainha do pênis e base das orelhas. Pode se apresentar como um crescimento verrucoso ou ter aparência de tecido de granulação ou como nódulos abaixo da pele. A cura espontânea é rara
- Confirmação do diagnóstico: histopatologia
- Tratamento: nenhum tipo único de tratamento é efetivo. São utilizados excisão cirúrgica, criocirurgia, imunoterapia, radiação e substâncias químicas locais (cisplatina intralesão, aciclovir)
- Controle: nenhuma medida de controle conhecida.

Etiologia

A causa do sarcoide em cavalos, mulas e burros está associada à infecção pelo papilomavírus bovino (BPV) tipos 1 ou 2 e, possivelmente, ao BPV-13.[1-6] A infecção de equinos jovens com viriões do BPV-1 causa lesões cutâneas nodulares 11 a 32 dias após a inoculação.[7] O DNA de ambos os tipos pode ser demonstrado em tumores sarcoides por meio do teste PCR, como também o principal gene transformador do papilomavírus bovino, E5, embora o papilomavírus não tenha sido isolado desses tumores, tampouco as partículas de papilomavírus tenham sido detectadas.[8] Variantes do BPV-1 associado à ocorrência de sarcoide em equinos têm maior atividade em células de equinos do que em células de bovinos, indicando alguma adaptação ou predileção dessa variante aos tecidos de equinos.[9] A ocorrência geográfica do vírus causador (BPV-1 ou BPV-2) parece ser variável, com aproximadamente 80% de casos no oeste do Canadá causados por BPV-2, diferentemente do que acontece em outros países nos quais o BPV-1 predomina.[10]

Estudos genômicos revelam que o BPV-1 associado à ocorrência de sarcoide em equinos divergiu provavelmente, em várias ocasiões, daquele de bovinos há, pelo menos, 50.000 anos (e mesmo bem antes da domesticação de equinos e bovinos).[11]

Aventa-se a possibilidade de que esta é uma infecção não produtiva na qual o DNA viral existe na forma episomal e tem-se proposto um mecanismo patogênico "hit-and-run", no qual a infecção pelo vírus, que se cura, induz mudanças que ocasionam transformação neoplásica do tecido.[6]

Entretanto, dada a demonstração de susceptibilidade genética ao sarcoide[12], é quase certo que a causa seja multifatorial, sendo a infecção viral um evento desencadeador em animais suscetíveis. Não parece haver participação da mutação do gene supressor de tumor, p53, no desenvolvimento de sarcoide em equinos.

Epidemiologia

Ocorrência e prevalência

Cavalos, burros, mulas e zebras são acometidos, bem como girafas e o antílope palanca-negro.[13-16] Lesões cutâneas histologicamente semelhantes às dos equídeos também ocorrem em felídeos.[17] O sarcoide equino é a *neoplasia mais comum* em equinos, representando cerca de 20% de todos os tumores diagnosticados durante a necropsia de equinos, aproximadamente 46% de todas as lesões de pele neoplásicas em equinos em dois locais da América do Norte, e lesões em 21 de 68 equinos examinados em uma clínica de referência no Reino Unido.[18,19] Sarcoide foi o diagnóstico histológico em 42% das amostras de pele enviadas a laboratórios de diagnóstico veterinário no Canadá.[10]

Os tumores sarcoides ocorrem em 0,7% a cerca de 11% dos cavalos de raça de sangue quente suíços com 3 anos de idade[20] e 0,4% dos cavalos da raça Freiberger, na Suíça. Os sarcoides representaram 53% de todos os tumores localizados na cabeça e em outras partes do corpo.[18] Eles se manifestaram como tumores solitários em mais de 99% dos equinos.[18]

Meios de transmissão

A transmissão pode ocorrer por infecção de feridas; acredita-se que a castração é um fator de risco, e as moscas são possíveis vetores. O contato estreito pode facilitar a transmissão. O DNA do papilomavírus bovino foi detectado em moscas (*M. autumnalis, M. domestica*), inclusive em moscas dos estábulos picadoras (*S. calcitrans*), associadas com cavalos e burros com sarcoide.[21]

Reprodução experimental

A doença foi reproduzida por meio de tecido sarcoide e de sobrenadante livre de células de fragmentos de tumores sarcoides. A doença também foi reproduzida pela inoculação de papilomavírus bovino, porém os tumores produzidos experimentalmente subsequentemente regrediram, o que raramente ocorre em caso de sarcoide de ocorrência natural.[6]

Fatores de risco do animal

Equinos com sarcoide apresentam idade média de 7 anos (IC = 95%, 7,9 a 8,5 anos). Aqueles com sarcoides fibroblásticos são mais jovens (idade mediana de 5 anos, variando de 0,6 a 25 anos) do que aqueles com sarcoides nodulares (idade mediana de 7 anos, variando de 1 a 23 anos), ocultos (idade mediana de 7 anos, variando de 1,1 a 21 anos), verrucosos (idade mediana de 6 anos, variação de 0,5 a 19 anos) ou mistos (idade mediana de 6 anos, variação de 0,5 a 31 anos).[10] Essa ampla variação da faixa etária enfatiza que os sarcoides ocorrem tanto em equinos jovens quanto naqueles mais idosos. O risco de sarcoide não foi associado com idade ou raça, em dois estudos[10,18], mas outros estudos relatam que os cavalos das raças Appaloosa, Árabe e Quarto-de-Milha são mais propensos à doença do que aqueles das raças Standardbred ou Puro-sangue Inglês. Em um estudo, os burros foram sobrerrepresentados[10]; a prevalência da doença foi maior em populações de zebras endogâmicas do que em populações não endogâmicas (53% *vs.* 2%).[13]

A *suscetibilidade genética* à doença e a predisposição de equinos ao sarcoide está associada ao tipo de *complexo principal de histocompatibilidade*, embora essa associação não seja universalmente aceita.[12] Há locos de características quantitativas no cromossomo equino (ECA) 20, 23 e 25 associados a genes que regulam a replicação do vírus e as respostas imunes do hospedeiro.[22] Aproximadamente 40% da suscetibilidade à doença em equinos mestiços suecos são atribuídas a um gene ligado ao antígeno leucocitário equino (ELA) autossômico dominante. No entanto, não é provável que os cavalos de raças de sangue quente suíços, filhos de pais diagnosticados com sarcoide, sejam mais propensos à doença, comparativamente aqueles filhos de pais livres da doença.[20]

Fatores de risco do ambiente

As lesões geralmente ocorrem em áreas traumatizadas.

Patogênese

O vírus infecta fibroblastos, e a infecção é improdutiva. O DNA viral pode ser detectado na lesão tecidual, embora a variação da carga viral em relação ao tipo clínico de sarcoide seja apenas discreta.[2,23] No entanto, a carga viral intralesão está diretamente relacionada à gravidade da doença.[24] Acredita-se que no sarcoide equino não há capsídios do vírus do papilomavírus bovino porque os papilomavírus geralmente são específicos do hospedeiro, e a expressão dos capsídios virais do papilomavírus bovino requer o ambiente celular dos queratinócitos da espécie hospedeira. Os fibroblastos isolados de sarcoides são altamente invasivos, um atributo relacionado ao alto nível de expressão gênica viral[2,24], suprarregulação de metaloproteinases da matriz[25] e produção de oncoproteínas virais.[26-28] Produtos proteicos de E5 e E6 aumentam a proliferação celular e, *in vitro*, facilitam a invasão em células EqS02a; E7 exacerba a independência das células independentes de ancoragem, todos atributos de células neoplásicas.[29] Nota-se alta expressão de p38 fosforilada em fibroblastos infectados por BPV-1 devido à expressão de BPV-1 E5 e E6, com aumento da fosforilação da quinase MK2, um substrato da p38, sugerindo o envolvimento de mecanismos celulares na transformação neoplásica de células infectadas.[30] Os níveis de expressão de FOXP3, interleucina-10 e interferona gama (marcadores de células T reguladoras) e os números de cópia de BPV-1 E5 aumentam significativamente em amostras de lesões de pele, em comparação com amostras de pele distantes do tumor de equinos com sarcoide, sugerindo que há imunossupressão induzida por células T reguladoras locais.[27]

Os sarcoides não regridem, diferentemente do que acontece na maioria das infecções causadas por papilomavírus, provavelmente porque a expressão do papilomavírus bovino nas células de equinos induz mecanismos de evasão imune.

Achados clínicos

Os sarcoides são proliferações de tecidos epidérmico e dérmico localizados, que podem permanecer pequenos e dormentes por muitos anos e, então, passar por um estágio de rápido crescimento, semelhante ao que ocorre no câncer. As lesões têm malignidade moderada, mas não ocorre metástase, embora às vezes ocorram múltiplas lesões (cerca de 2% da população de equinos ou 20 a 30% dos equinos com sarcoide).[10,20] Os sarcoides se manifestam como lesões únicas ou, mais comumente, lesões múltiplas ou agrupamentos na pele. As lesões ocorrem em qualquer parte do corpo, sendo mais comuns na cabeça. A possibilidade de os tumores de cabeça serem sarcoides é 2,3 vezes maior (IC = 95%, variação de 2 a 2,7) em comparação com qualquer outro tipo de tumor. Dos 746 equinos com sarcoide, constatou-se que 41% estavam na cabeça, 20% nos membros, 16% no pescoço ou ombro, 11% no abdome, 8% na axila ou tórax e 5% nas regiões paragenitais.[10] Várias formas de sarcoide são descritas:

- O sarcoide verrucoso é uma superfície ressecada e córnea em forma de couve-flor; em geral, há ausência parcial ou completa de pelos. Ele pode ser de base ampla (séssil) ou pedunculado. Os sarcoides verrucosos ocorrem mais comumente na face, pelo corpo, na virilha e em áreas de bainhas
- O sarcoide fibroblástico tem uma aparência semelhante à do tecido com granulação excessiva. Muitas vezes, é um nódulo fibroso e firme na derme, embora a superfície possa estar ulcerada. Encontra-se mais comumente em locais de feridas prévias e também nas pálpebras e membros
- Combinação de ambas as formas já descritas ("sarcoide misto")
- O sarcoide oculto é tipicamente uma área de pele levemente espessada que possui uma superfície rugosa. Quase sempre se encontra parcialmente sem pelos. Deve-se evitar a interferência com esses sarcoides de crescimento lento, inclusive tentativas de tratamento, pois tal interferência pode causar a proliferação do tumor. Eles ocorrem mais comumente ao redor da boca e dos olhos e no pescoço.

Patologia clínica

A confirmação do diagnóstico requer uma *amostra da lesão obtida por biopsia* para exame histológico. Como os sarcoides são geralmente associados com excessivo tecido de granulação e restos teciduais piogranulomatosos, a amostra de preferência consiste em um *corte transversal do tumor extirpado*. Caso se opte pela coletada da amostra por meio de biopsia por perfuração (*punch*), deve-se tomar cuidado para incluir uma seção representativa do tumor, não apenas de tecido de granulação periférico e material edematoso não tumoral. É importante realizar o exame por um patologista com prática em examinar cortes de pele de equinos, pois o tumor tem algumas características em comum com papilomas e sarcomas e pode facilmente resultar em erro de diagnóstico.

O teste de PCR tem sido usado para detectar e quantificar o DNA do papilomavírus bovino.[31,32]

> **Diagnóstico diferencial**
> - Habronemose cutânea
> - Ficomicose
> - Fibroma
> - Tecido de granulação
> - Carcinoma de célula escamosa, especialmente de pênis e pálpebra
> - Outros tumores cutâneos, incluindo melanoma, pelo exame de amostra da lesão obtida por biopsia
> - Papilomatose

Tratamento

A *extirpação cirúrgica* resulta no retorno do tumor em uma proporção significativa de animais dentro de 6 meses, frequentemente com superproliferação. O DNA do papilomavírus bovino pode ser detectado na pele normal próxima ao sarcoide, e aventa-se a possibilidade de que a recorrência reflete a ativação do papilomavírus bovino latente no tecido normal situado ao redor do tumor, embora essa interpretação não seja sustentada pela mensuração objetiva da carga viral nas margens cutâneas das lesões extirpadas.[33]

A administração de *cisplatina*, um agente oncolítico com atividade *in vitro* contra células de sarcoide[34], por meio da injeção no sarcoide ou mediante eletroquimioterapia, resulta em taxas de cura de 96 e 98%, respectivamente.[35,36] O protocolo para injeção intratumoral de solução de cisplatina em óleo de semente de gergelim é o seguinte:[36]

1. O pó de cisplatina cristalina liofilizada é reconstituído com água estéril, de modo a obter uma concentração de 10 mg/mℓ, misturando-a com óleo de semente de gergelim de uso medicinal (60%) e monoleato de sorbitana (7%) pelo método de bombeamento imediatamente antes da administração (3,3 mg de cisplatina/mℓ de mistura).
2. O objetivo terapêutico é administrar 1 mg de cisplatina por centímetro cúbico do tumor. O volume do tumor é calculado a partir da fórmula $V = \pi \times D1 \times D2 \times D3/6$, em que D1 a D3 são diâmetros de tumor medidos com paquímetro de Vernier.
3. São administradas quatro injeções intratumorais de cisplatina em intervalos de 2 semanas, de uma série de injeções intratumorais e peritumorais em um ou dois planos paralelos, dependendo do tamanho do tumor. A emulsão de cisplatina é injetada com agulha de pequeno calibre (22 ou 25 G). O espaçamento entre as linhas de injeção é uniforme, com uma distância de 6 a 8 mm. O espaçamento entre os planos de injeção é de, aproximadamente, 1 cm.

A maior dose de cisplatina para um equino adulto não deve ser superior a 85 mg. As reações adversas incluem irritação moderada da pele. O tratamento pode ser combinado com a citorredução cirúrgica da lesão, iniciando a administração de cisplatina quando a ferida cirúrgica estiver cicatrizada.[36]

A aplicação de creme de *imiquimode* 5% em sarcoides, 3 vezes/semana, resultou em taxa de cura de 60% em um estudo com 15 equinos.[37] A aplicação tópica diária de aciclovir (creme 5%) por 2 meses em 47 sarcoides, de 22 equinos, resultou em cura de 68%, com regressão do tamanho do tumor nos outros equinos.[38]

A *crioterapia* está associada a uma taxa de recorrência muito menor, mas seu uso é limitado pela localização anatômica do tumor. Por exemplo, a crioterapia não é recomendada para lesões perioculares devido ao risco de dano aos tecidos oculares próximos. A eficácia da crioterapia pode ser exacerbada pelo uso de termopares para monitorar a temperatura da lesão, de modo a garantir o congelamento adequado. Pelo menos dois ou três ciclos de congelamento e descongelamento são necessários.

A *radioterapia* usando radônio-222, ouro-198, rádio-226, cobalto-60 ou irídio-192 tem sido utilizada e é indicada para sarcoides recorrentes ou cirurgicamente inacessíveis, como o sarcoide periocular. A radioterapia também é útil no tratamento de sarcoides do corpo, inclusive dos membros. Também há relato de eficácia da hipertermia local induzida por uma corrente de radiofrequência de 2 MHz.

A *imunoterapia*, por meio da injeção de microrganismos vivos, bacilos mortos ou extratos da parede celular do bacilo de Calmette-Guérin (BCG) às vezes é bem-sucedida, mas sua eficácia depende do tamanho da lesão, de sua localização anatômica e, possivelmente, do tipo de tumor. A imunoterapia pode atuar induzindo imunidade específica contra o tumor. Os efeitos adversos incluem reações locais caracterizadas por edema e reações anafilactoides sistêmicas após a segunda ou terceira injeção, caso sejam usadas vacinas comerciais de célula total. Vacinas oleosas compostas de frações da parede celular não causam tais reações e propiciam bons resultados em lesões perioculares, eficácia não constatada em sarcoides de axila. Sarcoides grandes ou casos com múltiplas lesões também podem responder mal ao tratamento. A imunoterapia com emprego do esqueleto da parede celular de micobactéria combinado com dimicolato de trealose resultou na regressão total do tumor.

As vacinas autógenas podem resultar na regressão dos sarcoides existentes, mas têm o risco de induzir novos tumores e não são recomendadas na terapia de rotina. O uso de acupuntura no tratamento de sarcoides é relatado, mas há pouca comprovação científica para o uso desse procedimento.[39]

Até o momento, nenhuma modalidade única de tratamento é universalmente bem-sucedida no tratamento do sarcoide. Em um estudo comparativo com 92 equinos, obteve-se resultado bem-sucedido em 79% dos equinos submetidos à criocirurgia, 67% daqueles que receberam vacina BCG, 82% daqueles tratados com extirpação cirúrgica convencional e 71% daqueles tratados com *laser* de dióxido de carbono. As maiores taxas de eficácia são relatadas com a administração intratumoral de cisplatina e, possivelmente, de imiquimode e aciclovir.[35-38]

LEITURA COMPLEMENTAR

Taylor S, Haldorson G. A review of equine sarcoid. Equine Vet Educ. 2013;25:210-216.

REFERÊNCIAS BIBLIOGRÁFICAS

1. Lunardi M, et al. J Clin Micro. 2013;51:2167.
2. Bogaert L, et al. J Gen Virol. 2007;88:2155.
3. Nasir L, et al. Vet Microbiol. 2013;167:159.
4. Rector A, et al. Virol. 2013;445:213.
5. Torres SMF, et al. Vet Clin Equine. 2013;29:643.
6. Munday JS. Vet Pathol. 2014;51:1063.
7. Hartl B, et al. J Gen Virol. 2011;92:2437.
8. Wilson AD, et al. Vet Microbiol. 2013;162:369.
9. Nasir L, et al. Virol. 2007;364:355.
10. Wobeser BK, et al. Can Vet J. 2010;51:1103.
11. Trewby H, et al. J Gen Virol. 2014;95:2748.
12. Christen G, et al. Vet J. 2014;199:68.
13. Marais HJ, et al. J S Afr Vet Assoc. 2007;78:145.
14. Marais HJ, et al. J Wildl Dis. 2011;47:917.
15. van Dyk E, et al. J S Afr Vet Assoc. 2011;82:80.
16. Semieka MA, et al. J Adv Vet Res. 2012;2:276.
17. Orbell GMB, et al. Vet Pathol. 2011;48:1176.
18. Schaffer PA, et al. J Am Vet Med Assoc. 2013;242:99.
19. van der Zaag EJ, et al. Pferdeheilkunde. 2012;28:697.
20. Studer S, et al. Schweiz Arch Tierheilkd. 2007; 149:161.
21. Finlay M, et al. Virus Res. 2009;144:315.
22. Jandova V, et al. Schweiz Arch Tierheilkd. 2012; 154:19.
23. Bogaert L, et al. Vet Microbiol. 2010;146:269.
24. Haralambus R, et al. Equine Vet J. 2010;42:327.
25. Yuan Z, et al. Virol. 2010;396:143.
26. Corteggio A, et al. J Gen Virol. 2011;92:378.
27. Maehlmann K, et al. Vet J. 2014;202:516.
28. Mosseri S, et al. Vet J. 2014;202:279.
29. Yuan Z, et al. J Gen Virol. 2011;92:773.
30. Yuan Z, et al. J Gen Virol. 2011;92:1778.
31. Bogaert L, et al. Vet Pathol. 2011;48:737.
32. Wobeser BK, et al. J Vet Diagn Invest. 2012;24:32.
33. Taylor SD, et al. J Equine Vet Sci. 2014;34:722.
34. Finlay M, et al. Vet Res. 2012;43.
35. Tamzali Y, et al. Equine Vet J. 2012;44:214.
36. Theon AP, et al. J Am Vet Med Assoc. 2007;230:1506.
37. Nogueira SAF, et al. Vet Dermatol. 2006;17:259.
38. Stadler S, et al. Vet Rec. 2011;168:187.
39. Thoresen AS. Am J Trad Chin Vet Med. 2011;6:29.

Varíolas bovina e bufalina

Sinopse

- Etiologia: os vírus cowpox (da varíola bovina) e buffalopox (da varíola bufalina) são membros do gênero *Orthopoxvírus*, da família Poxviridae. O buffalopox é um variante próxima do vírus *Vaccinia*
- Epidemiologia: o cowpox é endêmico na população de alguns roedores, na Europa e no leste da Ásia. O bovino é um hospedeiro raro e acidental. A varíola bufalina é uma doença (re)emergente que ocorre em búfalos, bovinos e no ser humano, na Índia e países vizinhos. O hospedeiro natural do vírus buffalopox ainda não foi identificado. A disseminação desses dois vírus ocorre por contato
- Achados clínicos: lesões típicas de varíola nos tetos e no úbere. Eritema, pápulas com uma zona de hiperemia ao redor da base, formação de vesículas, pústulas e crostas
- Patologia clínica: microscopia eletrônica, reação em cadeia da polimerase (PCR)
- Confirmação do diagnóstico: microscopia eletrônica, PCR e isolamento do vírus
- Tratamento: paliativo
- Controle: medidas higiênicas para evitar a propagação entre as vacas.

Etiologia

O vírus da varíola bovina (vírus cowpox, CPXV) e o vírus da varíola bufalina (vírus buffalopox, BPXV) são membros do gênero *Orthopoxvírus*, família Poxviridae. Outros ortopoxvírus que infectam animais pecuários são aqueles que causam varíola equina, doença de Uasin Gishu e varíola de camelos. Todos os ortopoxvírus são antigenicamente muito semelhantes, mas podem ser identificados pela combinação de testes fenotípicos e genéticos.

O nome do vírus da varíola bovina (CPXV) se deve à sua relação com a ocorrência de lesões de pele nos tetos e no úbere de vacas-leiteiras. Todavia, isso provavelmente é um equívoco porque a infecção em bovinos é rara, enquanto em roedores da Europa e Ásia Ocidental a infecção é generalizada.

Epidemiologia

Ocorrência

A infecção pelo vírus da varíola bovina (CPXV) é endêmica em *roedores silvestres*, como rato do mato (*Microtus* spp.), na Grã-Bretanha, Europa e Ásia Ocidental, sendo que diferentes espécies de roedores infectados atuam como hospedeiros reservatórios em diferentes regiões geográficas. Os gatos domésticos são comumente infectados por roedores caçados, mas a infecção por CPXV pode ocorrer em várias espécies de mamíferos, como a bovina. Atualmente, a síndrome clínica da varíola bovina, em bovinos, é extremamente rara, mas ocorre esporadicamente na Europa. Nas últimas décadas, relatou-se a reemergência de infecções pelo vírus da varíola bovina em gatos, animais de zoológicos e no ser humano.[1]

O vírus da varíola bufalina foi isolado pela primeira vez na Índia, no início da década de 1930 e, desde então, surtos da doença em búfalos, bovinos e seres humanos foram relatados em Índia, Nepal, Paquistão, Egito e Indonésia.[2] A doença causada pelo vírus da varíola bufalina é considerada uma importante infecção zoonótica emergente ou reemergente em regiões com grande população de búfalos.[3] Um *vírus Vaccinia distino*, porém semelhante, foi associado a surtos de doenças em bovinos e pessoas no Brasil.[2]

Origem e transmissão da infecção

A origem da infecção pelo vírus da varíola bovina (CPXV) se deve, mais provavelmente, a pessoas ou gatos de fazendas infectados. A *transmissão* entre vacas de um rebanho ocorre pelas mãos de ordenhadores ou copos de ordenhadeira. A propagação entre rebanhos provavelmente ocorre pela introdução de animais infectados, por transporte do vírus pelas mãos dos ordenhadores e, na ausência de qualquer um desses meios, é possível que os insetos picadores transportem o vírus. Em um rebanho no qual a doença é enzoótica, apenas novilhas e animais recentemente introduzidos desenvolvem lesões. Os ordenhadores recentemente vacinados contra varíola podem atuar como fonte de infecção para bovinos, embora o *vírus Vaccinia*, presente na vacina contra varíola, seja um vírus diferente.

O vírus da varíola bufalina (BPXV) é mais comumente isolado de búfalos, bovinos e pessoas que têm contato direto e frequente com esses animais. Embora ainda não tenha sido identificada uma espécie hospedeira primária como reservatório do vírus BPXV, os roedores peridomésticos foram incriminados como potenciais vetores.[4] Como os surtos da doença em rebanhos de búfalos estão frequentemente associados à alta ocorrência da doença em manipuladores e cuidadores de animais, considera-se que a transmissão entre animais, por meio de pessoas como vetores, tenha um papel importante.[3]

Assume-se, em geral, que o vírus tem acesso aos tecidos devido a lesões na pele do teto e, provavelmente, ocorrem surtos extensos quando o ambiente é propício a lesões de tetos. A disseminação é rápida dentro de um rebanho e a imunidade é sólida, de modo que a doença tende a ocorrer em surtos agudos com vários meses de duração, com imunidade subsequente que protege os bovinos durante, pelo menos, vários anos.

Importância econômica

As perdas se devem a problemas no momento da ordenha, em razão da sensibilidade dos tetos e de casos esporádicos de mastite que se instalam quando as lesões envolvem o esfíncter do teto, e à menor produção de leite.

Implicações zoonóticas

A infecção pelo vírus cowpox (varíola bovina) não é comum no ser humano, embora a incidência da doença tenha aumentado nas últimas décadas, fato que foi explicado pelo aumento da suscetibilidade da população humana à infecção por poxvírus após a descontinuação de vacinação contra varíola na maior parte do mundo.[5] Casos clínicos em pessoas geralmente consistem em uma ou algumas lesões na mão e na face, com reação sistêmica mínima; mais comumente, a infecção se origina de gatos infectados ou, ocasionalmente, de ratos, em vez de bovinos.[1]

Há relato de incidência crescente de infecções clínicas causadas pelo vírus da varíola bufalina (BPXV) e pelo vírus semelhante ao vírus *Vaccinia* isolado no Brasil, principalmente em treinadores e tratadores de animais na Índia, mas também no Brasil; em alguns países, representa um sério problema de saúde pública.[2,3] O consumo de leite não pasteurizado de animais infectados tem sido incriminado como um meio potencial de transmissão do vírus do animal para o ser humano.

Patogênese

Podem ser observados cinco estágios da *erupção típica de varíola*. Após um período de incubação de 3 a 6 dias, um eritema roseolar é seguido de pápulas firmes e proeminentes claras, mas com uma zona de hiperemia ao redor da base. A seguir ocorre formação de vesícula, uma bolha amarela com um centro retraído. O estágio pustular subsequente é seguido de formação de uma crosta firme, espessa e avermelhada.

Na mamilite induzida experimentalmente pelo vírus Vaccinia (pela inoculação de vacina contra varíola), as lesões apresentam três zonas: uma área central marrom necrosada e com crosta, circundada por uma zona branco-acinzentada de formação de microvesículas, outra vez circundada por uma borda avermelhada decorrente de congestão. As lesões são essencialmente hiperplásicas.

Achados clínicos

As *lesões* típicas são semelhantes nas infecções causadas por CPXV e BPXV e podem ser observadas em qualquer estágio de desenvolvimento, mas são observadas principalmente durante o estágio de crostas, com a vesícula comumente rompida durante a ordenha. As crostas da varíola bovina verdadeira apresentam 1 a 2 cm de diâmetro e são espessas, firmes e marrom-amareladas a avermelhadas. Nas vacas submetidas à ordenha, a formação de crosta é incomum, sendo ela substituída por uma úlcera profunda.

Em geral, a *distribuição* das lesões se limita aos tetos e à parte inferior do úbere. Os tetos ficam sensíveis, o que dificulta a ordenha; a vaca geralmente sente dor ao ser ordenhada. Em alguns casos, ocorre mastite secundária. As lesões individuais cicatrizam dentro de 2 semanas, mas em alguns animais o agrupamento de novas lesões pode fazer a doença persistir por 1 mês ou mais. Em casos graves, as lesões podem se disseminar na face interna das coxas e, raramente, no períneo, vulva e boca. Os bezerros lactentes podem desenvolver lesões ao redor da boca. Nos touros, as lesões geralmente aparecem no escroto.

Lesões cutâneas ulcerativas com bordas proeminentes, frequentemente com infecção bacteriana ou fúngica secundária, são comumente observadas nas orelhas de vacas e búfalas não lactantes infectadas com o vírus da varíola bufalina.[3]

Patologia clínica

O vírus pode ser cultivado em cultura de tecido, sendo possível sua diferenciação em microscopia eletrônica. A presença de sequências de DNA relacionadas ao vírus pode ser identificada por meio do teste PCR.

> **Diagnóstico diferencial**
>
> Várias doenças de pele podem ser acompanhadas de lesões no úbere, podendo ser facilmente confundidas com varíola bovina se as lesões forem antigas. A maioria dos surtos de doença cutânea dos tetos clinicamente semelhantes à varíola bovina clássica é causada pelo vírus Vaccinia, a partir do contato com uma pessoa recentemente vacinada.
> - Pseudovaríola bovina
> - Mamilite ulcerativa bovina causada por herpes-vírus bovino tipos 2 e 4
> - Estomatite vesicular e febre aftosa
> - Impetigo do úbere
> - Fissuras e queimaduras dos tetos causadas pelo frio
> - Mancha ou pústula negra.

Controle

A prevenção da disseminação torna-se difícil porque o vírus causador da doença é transmitido prontamente por contato direto ou indireto. Toalhas utilizadas na limpeza do úbere, ordenhadeiras e mãos dos ordenhadores devem ser desinfetadas após contato com animais infectados. A imersão dos tetos em uma tintura alcoólica de um desinfetante apropriado, como os compostos de amônio quaternário, geralmente é satisfatória para prevenir a disseminação imediata. Embora a prevalência e importância da infecção pelo vírus da varíola bovina, em bovinos, sejam baixas demais para justificar o desenvolvimento de vacinas, o surgimento de varíola bufalina em rebanhos de búfalos e bovinos, e o risco zoonótico subsequente em algumas partes do mundo podem justificar o desenvolvimento de vacinas contra o vírus da varíola bufalina em algumas partes do mundo.[3]

REFERÊNCIAS BIBLIOGRÁFICAS

1. Kurth A, Nitsche A. The challenge of highly pathogenic microorganisms. In: Schafferman A, et al., eds. Berlin: Springer Science+Business Media BV. 2010: 157-164.
2. Singh RK, et al. Indian J Virol. 2012;23:1-11.
3. Venkatesan G, et al. Vet Ital. 2010;46:439-448.
4. Abrahao JS, et al. PLoS ONE. 2009;10:e7428.
5. Bray M. Am J Trop Med Hyg. 2009;80:499-500.

Pseudovaríola bovina (nódulo dos ordenhadores)

Sinopse
- Etiologia: parapoxvírus
- Epidemiologia: infecta principalmente vacas em início de lactação. Morbidade baixa, mas progressiva, no rebanho. Disseminação durante a ordenha
- Achados clínicos: vesículas, pústulas, formação de crosta espessa elevada por tecido de granulação. A principal característica evidente é o anel em forma de ferradura de pequenas crostas ao redor do tecido de granulação no teto
- Patologia clínica: amostra de líquido de vesícula para microscopia eletrônica
- Confirmação do diagnóstico: microscopia eletrônica
- Tratamento: antissépticos e pomada emoliente
- Controle: medidas de higiene durante a ordenha.

Etiologia

O vírus da pseudovaríola bovina (vírus pseudocowpox) é um membro do gênero *Parapoxvírus*, muito parecido com os da estomatite papular bovina e do ectima contagioso de ovinos e caprinos. É possível que o vírus da pseudovaríola bovina (PCPV) seja idêntico ao da estomatite papular bovina (BPSV).[1,2] Antigamente, o vírus da pseudovaríola bovina era denominado parapoxvírus bovis 2.

Epidemiologia

Ocorrência

A pseudovaríola bovina é relatada na *maioria dos países*. Em um rebanho infectado, a disseminação é relativamente lenta, fato que pode fazer a doença persistir no rebanho por até 1 ano. A taxa de *morbidade* aproxima-se de 100%, mas em determinado momento varia de 5 a 10% e, ocasionalmente, até 50%.

Origem e transmissão da infecção

A fonte de infecção é o *bovino infectado*. O método de *transmissão* inclui o transporte físico por meio das mãos de ordenhadores, toalhas utilizadas na limpeza dos tetos e teteiras da ordenhadeira contaminados. O vírus não consegue penetrar na membrana mucosa, sendo necessário um dano preexistente à mucosa para a penetração do vírus. A transmissão por insetos picadores parece provável. O vírus pode ser isolado da boca de bezerros lactentes filhos de vacas infectadas e do sêmen de touros.

Fatores de risco do animal

Vacas recém-paridas e *bovinos recentemente introduzidos* no rebanho são os mais suscetíveis, mas *todos os bovinos adultos* do rebanho, incluindo vacas secas, podem ser infectados. A doença não parece ocorrer em bovinos com menos de 2 anos de idade, a menos que sejam novilhas recém-paridas. Não há variação sazonal na incidência. A infecção induz baixa imunidade e, provavelmente, ocorre recidiva da doença no rebanho dentro de um curto período de tempo.

Importância econômica

A pseudovaríola bovina é relativamente benigna, sendo a maioria das perdas decorrentes da dificuldade de ordenha e maior incidência de mastite.

Implicações zoonóticas

A doença é transmissível ao ser humano; geralmente a infecção resulta no desenvolvimento de nódulos nas mãos dos ordenhadores.

Patogênese

A transmissão ocorre mais comumente no momento da ordenha e é mecânica, com risco potencial de transmissão da vaca ao bezerro durante a amamentação. A doença pode ser reproduzida pela introdução do vírus em áreas escarificadas da pele. As lesões se caracterizam por hiperplasia do epitélio escamoso.

Achados clínicos

Lesões agudas e crônicas ocorrem e pode haver até 10 lesões em um teto (o úbere é muito raramente infectado). As *lesões agudas* começam como eritema, seguido de formação de vesícula ou pústula, que se rompe após cerca de 48 h, resultando na formação de crosta espessa. A dor é moderada e presente apenas no estágio anterior à formação de crosta. Essa crosta, com 0,5 a 25 mm de diâmetro, torna-se muito proeminente devido ao desenvolvimento de tecido de granulação abaixo dela; elas se desprendem 7 a 10 dias depois do surgimento das lesões, deixando um *anel em forma de ferradura* de pequenas crostas ao redor de um pequeno granuloma semelhante à verruga, que pode persistir durante meses. A doença tende a desaparecer de um rebanho depois de 18 a 21 dias, mas pode ocorrer recidiva cerca de 1 mês depois. Há relatos de lesões ocasionais na boca das vacas.

As *lesões crônicas* também iniciam como eritema, mas progridem para um estágio no qual se desenvolvem crostas amarelo-acinzentadas escamosas e moles. As crostas se desprendem facilmente durante a ordenha, deixando a pele enrugada e propensa a fissuras. Não há dor, e as lesões podem persistir por meses.

Os *nódulos dos ordenhadores* são clinicamente indistinguíveis das lesões humanas causadas pelo vírus do ectima. As lesões variam de vesículas múltiplas a um único nódulo endurecido.

Há relato de um surto de infecção pelo vírus da pseudovaríola bovina no Brasil, caracterizado por graves lesões vesiculares escamosas, papulopustulares e proliferativas no focinho de 14 bezerros mestiços que não tiveram contato com o rebanho leiteiro.[2] As lesões iniciaram-se como máculas e pápulas no focinho que progrediram para vesículas, pústulas e crostas, com curso clínico de 10 a 15 dias, momento em que ocorreu cura espontânea das lesões. O sequenciamento de nucleotídios do vírus isolado das lesões revelou uma homologia de 97% com o vírus da pseudovaríola bovina e apenas 84% de homologia com o vírus da estomatite papular bovina.[2]

Patologia clínica e achados de necropsia

O material para cultura de tecidos ou exame em microscopia eletrônica, sendo este último altamente recomendado como procedimento diagnóstico, deve incluir amostra de líquido de vesícula.

> **Diagnóstico diferencial**
> A diferenciação das doenças nas quais as lesões do teto são marcantes é tratada na seção anterior, sobre a varíola bovina.

Tratamento

Vários tipos de pomadas de uso tópico parecem pouco efetivos na cura das lesões. O tratamento recomendado consiste na remoção das crostas, que devem ser incineradas para evitar a contaminação do ambiente; aplicação de solução adstringente, como o corante triplo, após a ordenha; e uso de pomada emoliente imediatamente antes da ordenha.

Controle

As medidas recomendadas, como o tratamento e o isolamento das vacas infectadas ou a ordenha delas no final, o uso de toalhas de papel descartáveis para limpeza do úbere e a desinfecção dos tetos, parecem ter pouco efeito na disseminação da doença. Recomenda-se imersão do teto em uma solução à base de iodo como a medida de controle mais efetiva, pois parece ter algum efeito antiviral. Deve ser feito esforço para reduzir o trauma do teto porque a infecção é facilitada pela lesão da pele.

REFERÊNCIAS BIBLIOGRÁFICAS
1. Yaegashi G, et al. J Vet Med Sci. 2013;75:1399.
2. Cargnelutti JF, et al. J Vet Diagn Invest. 2012;24:437.

Dermatose nodular contagiosa

Sinopse

- Etiologia: vírus da dermatose nodular contagiosa do gênero *Capripoxvírus* (estreitamente relacionado aos vírus das varíolas ovina e caprina)
- Epidemiologia: antigamente, era uma infecção enzoótica na África Subsaariana, mas se disseminou para a maior parte da África na década de 1970. Atualmente, a doença está se propagando ativamente no Oriente Médio, com surtos em Israel, Líbano, Turquia, Síria, Irã, Azerbaijão e Chipre do Norte. Doença epizoótica intercalada com períodos de ocorrência esporádica. Transmissão por contato; há uma variedade de vetores artrópodes sugadores/picadores
- Achados clínicos: febre, lesões nodulares na pele e membranas mucosas e linfadenopatia. Uma parte dos bovinos desenvolve infecção generalizada, com alta taxa de mortalidade. As perdas se devem a danos ao couro, diminuição da produção de leite, menor taxa de crescimento, aborto, morte e interrupção do comércio internacional. Os tampões de tecido necrosado são muito suscetíveis à infecção secundária e ataque de moscas
- Patologia clínica: corpúsculos de inclusão intracelulares eosinofílicos em amostra obtida por biopsia. Isolamento do vírus. Pesquisa de anticorpos fluorescentes, teste de neutralização sérica e reação em cadeia da polimerase (PCR)
- Achados de necropsia: nódulos na pele, trato digestório superior, trato respiratório
- Confirmação do diagnóstico: coleta de amostra por biopsia e histologia. Isolamento do vírus para diferenciar de pseudodermatose nodular contagiosa causada pelo herpes-vírus bovino tipo 2
- Tratamento: de suporte
- Controle: vacinação, controle de transferência de bovinos de áreas contaminadas.

Etiologia

A dermatose nodular contagiosa (DNC) é uma doença sistêmica grave de bovinos causada pelo poxvírus de Neethling, um capripoxvírus. Este vírus tem estreita relação antigênica com os vírus das varíolas ovina e caprina, que pertencem ao mesmo gênero. Parece haver diferença na virulência das cepas.

Epidemiologia

Ocorrência

A doença estava restrita à África Subsaariana, mas se disseminou para muitos outros países africanos nos anos 1970, depois no Egito (surtos em 1988 e 2006; atualmente a doença é enzoótica) e em Israel (surtos em 1989, 2006 a 2007 e 2012). Em Israel, foi inicialmente erradicada mediante o abate dos animais infectados e dos animais contactantes; desde então, é realizada vacinação utilizando vacina contra varíola ovina, e mais recentemente a vacina contra a cepa Neethling. O vírus está se propagando ativamente, dentro e fora do Oriente Médio, com casos confirmados no Kuwait (1991), Líbano (1993), Emirados Árabes Unidos (2000), Bahrein (2003), Omã (2010), Turquia e Síria (2013), Jordânia (2013), Irã e Iraque (2013), Azerbaijão e Chipre do Norte.[1-3] Existe o risco de ser introduzida nos países europeus, principalmente por meio da transferência ilegal de animais, além de vetores.[2,3]

Alguns surtos estão associados a infecções generalizadas graves e alta taxa de mortalidade, enquanto em outros o número de animais claramente infectados é pequeno e não há morte. Em geral, os surtos são mais graves após a introdução da infecção em uma região; em seguida desaparecem, provavelmente devido à indução de imunidade generalizada. A taxa de morbidade pode chegar a 80% durante as epizootias, mas normalmente varia de 10 a 30%, nas áreas enzoóticas. No Quênia, a doença é mais branda, com menor taxa de morbidade e taxa de mortalidade média de 2%. Surtos da doença em Israel não causaram, diretamente, a morte dos animais. O ressurgimento da doença na África do Sul foi associado com maior precipitação pluviométrica e redução no uso de vacina.

Origem e transmissão da infecção

O vírus está presente nas secreções nasais e lacrimais, sêmen e leite de animais infectados. No entanto, não se acredita que o contato direto seja a principal fonte de transmissão, sendo a maioria dos casos associada à transmissão do microrganismo por um artrópode vetor. O vírus da dermatose nodular contagiosa foi isolado em *S. calcitrans* e *M. confiscata* e transmitido experimentalmente usando *S. calcitrans* e os carrapatos *Amblyomma* spp. e *Rhipicephalus* spp., com evidência de que a transmissão do vírus pode ser vertical e durante o inverno, nestas espécies de carrapatos.[4,5] Outros vetores suspeitos incluem *Biomyia* spp., *Culicoides* spp., *Glossina* spp. e *Musca* spp. No entanto, embora o vírus tenha sido detectado em pernilongos (*Anopheles stephensi*, *Culex quinquefascuatus*), moscas dos estábulos e mosquitos picadores (*Culicoides nebeculosis*) após o repasto em bovinos com dermatose nodular contagiosa, a infecção não foi transmitida a bovinos suscetíveis quando se permitiu subsequentemente que esses artrópodes se alimentassem deles.

A transmissão pelo sêmen contaminado utilizado em inseminação artificial foi demonstrada experimentalmente.[6]

Fatores de risco

Fatores de risco do animal

Todas as idades e tipos de bovinos são suscetíveis, embora os bezerros muito jovens, vacas lactantes e bovinos desnutridos desenvolvam doença clínica mais grave. Os animais recentemente recuperados adquirem imunidade por cerca de 3 meses. Raças britânicas, particularmente da Ilha do Canal, são muito mais suscetíveis que as zebuínas, tanto em relação ao número de animais acometidos quanto à gravidade da doença. Em condições naturais, não ocorre surto nas espécies selvagens, embora haja preocupação de que possam ser hospedeiras reservatórias em períodos interepidêmicos, como acontece com os búfalos africanos (*Syncerus caffer*), no Parque Nacional Kruger, na África do Sul.[7]

Lesões cutâneas típicas, sem doença sistêmica, foram induzidas experimentalmente pela inoculação do vírus Neethling em ovinos, caprinos, girafas, impalas e gazelas de Grant; os gnus foram resistentes. Casos naturais de dermatite nodular contagiosa foram relatados em búfalos d'água (*Bubalis bubalis*) durante um surto no Egito em 1988, mas a morbidade foi muito inferior daquela verificada em bovinos (1,6% vs 30,8%).

Fatores de risco do ambiente

Os surtos tendem a seguir qualquer curso de água navegável. Epizootias extensas estão associadas à alta pluviosidade e altos níveis de atividade de insetos, com picos no fim do verão e início do outono. A introdução de novos animais e áreas comuns de pastagem foram identificadas como fatores de risco à infecção pelo vírus da dermatose nodular contagiosa, na Etiópia.[8]

Fatores de risco dos patógenos

O capripoxvírus é resistente ao ressecamento, sendo capaz de sobreviver ao congelamento e descongelamento, mas a maioria é inativada por temperatura acima de 60°C.

Transmissão experimental

Pode ser conseguida pela administração intranasal, intradérmica ou intravenosa de tecido nodular moído, sangue ou vírus cultivado em cultura de tecido. Embora a dermatose nodular contagiosa seja caracterizada por lesões cutâneas nodulares generalizadas, em menos de 50% das infecções naturais ou experimentais nota-se desenvolvimento de nódulos cutâneos generalizados. A duração da viremia não está relacionada à gravidade da doença clínica.

Importância econômica

A taxa de mortalidade geralmente é baixa (embora possa ser de 10% ou mais), mas as perdas econômicas são altas. Há redução no consumo de ração, redução na produção de leite e ocorrência de mastite secundária associada a lesões de tetos. As perdas também decorrem de danos causados ao couro, redução da condição corporal, diminuição da fertilidade em touros e aborto em vacas. Sempre houve alto risco de a dermatose nodular contagiosa se disseminar para fora da África; atualmente está se propagando ativamente no Oriente Médio. O vírus também é um agente potencial para bioterrorismo agrícola.

Patogênese

Na doença generalizada, nota-se viremia e febre, seguidas de lesão na pele e desenvolvimento de nódulos inflamatórios. Após a inoculação intradérmica, as lesões locais desenvolvem-se no local do desafio, mas sem viremia e infecção sistêmica.

Achados clínicos

O período de incubação é tipicamente de 2 a 4 semanas, em surtos de campo, e de 7 a 14 dias após o desafio experimental. Em casos graves, há uma elevação inicial da temperatura, que dura mais de 1 semana, ocasionalmente acompanhada de lacrimejamento, secreção nasal, salivação e claudicação. Nódulos intradérmicos múltiplos aparecem repentinamente cerca de 1 semana depois, muitas vezes inicialmente no períneo. Estes são redondos e firmes, medem 1 a 4 cm de diâmetro e são planos; apresentam pelos eretos. Eles variam de alguns poucos a centenas e, na maioria dos casos, estão confinados à pele. No entanto, as lesões podem ocorrer em outros locais, como nas narinas e nos ossos turbinados, causando secreção nasal mucopurulenta, obstrução respiratória e ronco; na boca, como placas e depois úlceras, causando salivação; na conjuntiva, causando lacrimejamento intenso e no prepúcio ou vulva, espalhando-se para superfícies mucosas próximas. Na maioria dos casos, os nódulos desaparecem rapidamente, mas podem persistir como nódulos duros ou tornarem-se úmidos e necrosados e depois se desprenderem.

Os linfonodos que drenam a área acometida aumentam e pode ocorrer edema local, principalmente nos membros. Quando o centro amarelo dos nódulos se desprende, pode ocorrer exposição dos tecidos subjacentes, incluindo testículos ou tendões. As lesões nas quais a pele é perdida podem permanecer visíveis por longos períodos. Quando as lesões coalescem, grandes áreas de tecido em carne viva podem ser expostas, e estas são suscetíveis à invasão por larvas de mosca-varejeira. Lesões no trato respiratório são frequentemente seguidas de pneumonia.

O período de convalescença geralmente dura 4 a 12 semanas e as vacas prenhes podem abortar.

Patologia clínica

O vírus pode ser cultivado a partir de lesões, e o antígeno viral pode ser detectado por uma variedade de testes de PCR. O DNA viral pode ser detectado na pele até 90 dias após a infecção, no teste PCR, período muito mais longo do que o vírus pode ser isolado. A pesquisa de antígeno pelo teste ELISA também tem sido utilizada em amostras coletadas no estágio inicial da doença, antes da produção de anticorpos neutralizantes. A microscopia eletrônica possibilita a identificação de viriões do capripoxvírus em fragmentos de crostas e amostras de pele obtidas por biopsia. Isso deve ser usado em combinação com o histórico de doença cutânea nodular generalizada. O capripoxvírus pode ser distinguido do parapoxvírus (o agente etiológico da estomatite papular bovina) e do vírus da pseudovaríola bovina (vírus pseudocowpox), mas é morfologicamente semelhante ao vírus da varíola bovina (vírus cowpox) e ao vírus Vaccinia. A histopatologia das lesões revela uma reação granulomatosa na derme e na hipoderme, com corpúsculos de inclusão eosinofílicos intracelulares nas lesões iniciais.

O teste de neutralização do vírus é o exame sorológico mais específico, mas a imunidade é predominantemente mediada por células e, portanto, pode falhar na detecção de baixas concentrações de anticorpos, em muitos bovinos expostos ao microrganismo. Os testes de imunodifusão em gel de ágar (IDGA) e a pesquisa de anticorpos por meio de imunofluorescência indireta são menos específicos, produzindo resultados falso-positivos como consequência da reação cruzada com os vírus da estomatite papular bovina e da pseudovaríola bovina.

Achados de necropsia

As lesões cutâneas são descritas no tópico "Achados clínicos". Lesões semelhantes estão presentes na boca, faringe, traqueia, músculo esquelético, brônquios e estômagos, podendo haver pneumonia associada. Os linfonodos superficiais em geral estão aumentados. A angústia respiratória e a morte são frequentemente o resultado de obstrução respiratória pelas úlceras necrosadas e inflamação circundante no trato respiratório superior, muitas vezes com pneumonia por aspiração concomitante. Histologicamente, uma vasculite disseminada reflete o tropismo viral pelas células endoteliais. Os corpúsculos de inclusão viral intracitoplasmáticos podem ser vistos em uma variedade de tipos celulares.

Amostras para confirmação do diagnóstico

- Histologia: amostras de lesões de pele, tecido dos tratos digestório e respiratório e linfonodo fixadas em formol digestório (MO)
- Virologia: amostras de linfonodo e de lesão cutânea [isolamento do vírus e microscopia eletrônica (ME)]
- Detecção de antígeno: amostras de tecido infectado, sangue, sêmen (PCR, pesquisa de antígeno pelo teste ELISA).

> **Diagnóstico diferencial**
>
> A rápida disseminação da doença e o aparecimento súbito de nódulos na pele após uma febre inicial tornam esta doença bastante diferente de qualquer outra de bovinos. A pseudodermatose nodular contagiosa (também conhecida como infecção pelo vírus Allerton e infecção generalizada de bovinos por herpes-vírus bovino tipo 2) é causada por herpes-vírus bovino tipo 2, o agente etiológico da mamilite bovina. Ocorre principalmente na África Meridional, embora casos esporádicos aconteçam nos EUA, na Austrália e no Reino Unido. As lesões multifocais, distribuídas pelo corpo, são circulares, medem até 2 cm de diâmetro e apresentam área central íntegra e bordas elevadas, acompanhadas de perda de pelos. Algumas lesões têm um anel circular de necrose em torno de uma crosta central. As crostas se desprendem, deixando lesões discretas sem pelos, que podem ser despigmentadas. A doença dura aproximadamente 2 semanas e não há mortalidade. Apenas as camadas superficiais da pele são envolvidas. Isto está em contraste com as lesões da dermatose nodular contagiosa, que são muitas vezes suficientemente profundas para expor os tecidos subjacentes.
> O herpes-vírus pode ser isolado da periferia das lesões. O diagnóstico pode ser feito pela reação em cadeia da polimerase (PCR) em amostra de pele com espessura total, obtida por biopsia.

Tratamento

Não há tratamento específico disponível, mas se recomenda a prevenção de infecção secundária com antibióticos ou sulfonamidas.

Controle

A dermatose nodular contagiosa entra em novo território principalmente pelo transporte de bovinos infectados e, possivelmente, por vetores transportados pelo vento. Uma vez em nova área, a propagação posterior provavelmente ocorre via insetos vetores; carrapatos são considerados fatores de manutenção do vírus no período entre as epidemias.[4,5] O controle do transporte de bovinos de áreas não infectadas para locais infectados é uma medida importante para prevenir a introdução do vírus. Uma vez instalada em determinada região, o controle é feito por vacinação.

Vacinação

Vacinas vivas atenuadas liofilizadas estão comercialmente disponíveis e são as mais comumente usadas. Existe homologia antigênica entre os membros do gênero *Capripoxvírus* e, deste modo, a vacinação de bovinos com o vírus da varíola ovina atenuada é utilizada para proteger contra a infecção pelo vírus da dermatose nodular contagiosa. Esta foi utilizada em países anteriormente livres do vírus causador de dermatose nodular contagiosa, porque eliminou qualquer risco de escape do vírus da vacina viva atenuada dos rebanhos vacinados. No entanto, verificou-se proteção parcial com o uso de uma vacina que continha vírus que se pensava ser de um ovino queniano e de varíola caprina, durante um surto de dermatose nodular contagiosa em 2006, no Egito, e após o uso de uma vacina contra varíola ovina em Israel, em 2006 e 2007, em que 11% dos bovinos vacinados desenvolveram lesões de pele.[3] Consequentemente, a vacina constituída da cepa Neethling atenuada do vírus da dermatose nodular contagiosa foi usada em um grave surto da doença em

Israel, em 2012. Foi desenvolvida uma bateria de três testes moleculares capaz de diferenciar a infecção pela cepa vacinal daquela ocasionada por um vírus patogênico; não há relato de disseminação de vacas vacinadas para vacas não vacinadas.[9]

Uma pequena porcentagem de bovinos vacinada com o vírus da varíola ovina desenvolveu reações granulomatosas locais, mas sem disseminação do vírus aos ovinos mantidos em pastagem com bovinos. No entanto, o vírus da vacina da varíola ovina e da varíola caprina queniana comumente usado (denominado O-240) foi identificado como um vírus da dermatose nodular contagiosa; a baixa atenuação deste vírus provavelmente torna inseguro o seu uso em bovinos devido ao risco de causar doença clínica em animais vacinados.[10] Outros vírus capazes de infectar ovinos, caprinos e bovinos foram identificados como candidatos potenciais para uso em vacinas contra todas as doenças causadas por vírus do gênero *Capripoxvírus*.[10]

A vacinação de um rebanho no início de um surto tem sua limitação. A maioria dos animais já estará no estágio de incubação da doença e, nessa circunstância, a falha na esterilização das agulhas pode disseminar a doença. O abate de animais infectados e daqueles contactantes, a destruição de couro contaminado e a vacinação dos animais em risco são procedimentos comuns, quando a doença é introduzida em um país anteriormente livre da infecção.

LEITURA COMPLEMENTAR

OIE Terrestrial Manual, Chapter 2.4.14. Lumpy skin disease. Accessed at: <http://www.oie.int/fileadmin/Home/eng/Animal_Health_in_the_World/docs/pdf/Disease_cards/LUMPY_SKIN_DISEASE_FINAL.pdf> Accessed July 16, 2016.
Tuppurainen ESM, Oura CAL. Review: lumpy skin disease: an emerging threat to Europe, the Middle East and Asia. Transbound Emerg Dis. 2012;59:40-48.

REFERÊNCIAS BIBLIOGRÁFICAS

1. Fernandez P, et al. Atlas of Transboundary Animal Diseases. OIE; 2010.
2. EFSA Panel on Animal Health & Welfare. EFSA J. 2015;13:3986.
3. Tuppurainen ESM, Oura CAL. Transbound Emerg Dis. 2012;59:40.
4. Lubinga JC, et al. Ticks Tick Borne Dis. 2014;5:113.
5. Lubinga JC, et al. Transbound Emerg Dis. 2015;65:174.
6. Annadale CH, et al. Transbound Emerg Dis. 2015; 61:443.
7. Shamsudeen F, et al. J S Afr Vet Assoc. 2014;85:1075.
8. Hailu B, et al. Prev Vet Med. 2014;115:64.
9. Menasherow S, et al. J Virol Methods. 2014;199:95.
10. Tuppurainen ESM, et al. Antiviral Res. 2014;109:1.

Varíolas ovina e caprina

Sinopse

- Etiologia: *Capripoxvírus*. As cepas variam em termos de virulência e especificidade ao hospedeiro
- Epidemiologia: altamente contagiosa, disseminada por meio de aerossol, contato e moscas. Animais jovens e não nativos da região são mais suscetíveis. As taxas de morbidade e de mortalidade são altas

- Achados clínicos: febre, lesões de varíola cutânea generalizadas, linfadenopatia, secreção nasal mucopurulenta, alta taxa de mortalidade
- Patologia clínica: pesquisa de anticorpo por meio de imunofluorescência e microscopia eletrônica de material obtida por biopsia, sorologia, isolamento do vírus
- Achados de necropsia: lesões nodulares de varíola nos tratos digestivo e respiratório
- Confirmação do diagnóstico: coloração de anticorpo por imunofluorescência, isolamento do vírus
- Controle: vacinação.

Etiologia

Os vírus das varíolas ovina, caprina e da dermatite nodular contagiosa dos bovinos são membros do gênero *Capripoxvírus*, um dos seis gêneros de poxvírus. As doenças produzidas pelos vírus das varíolas ovina e caprina são coletivamente denominadas infecções por capripox. Eles são nomeados com base em sua especificidade ao hospedeiro, em surtos de ocorrência natural, e geralmente são altamente específicos para os hospedeiros, nas infecções naturais, embora existam exceções. Por exemplo, os vírus da varíola ovina e da varíola caprina do Quênia, e os isolados de ovinos do Iêmen e Omã infectam tanto ovinos quanto caprinos, embora a doença causada pelo mesmo isolado possa ser muito variável nos dois hospedeiros.[1] Há estreita relação genética entre os vírus e, portanto, eles podem provocar reações cruzadas em testes sorológicos, e muitos podem atravessar barreiras de espécies nas infecções experimentais. A recombinação também pode ocorrer naturalmente entre os isolados de diferentes espécies de hospedeiros.

Epidemiologia

Prevalência da infecção

As varíolas ovina e caprina são prevalentes na África do Norte e Central, ao norte do equador, no subcontinente indiano, no Oriente Médio, na China, no sudoeste da Ásia e na região da antiga União Soviética. Surtos esporádicos ocorrem no sul da Europa, incluindo Turquia, Grécia, Bulgária e outros países.[2] As infecções de pequenos ruminantes por *Capripoxvírus* são as mais graves de todas as doenças causadas por vírus da varíola em animais; são caracterizadas por febre e lesões cutâneas.[3] Em rebanhos e lotes suscetíveis, a taxa de morbidade varia de 75 a 100%; nos surtos frequentemente ocorre morte de 10 a 85% dos animais infectados, dependendo da virulência da cepa infectante.

Meios de transmissão

As varíolas ovina e caprina são altamente contagiosas. A porta de entrada do vírus é o trato respiratório e a transmissão comumente ocorre por meio de aerossol, associada ao contato próximo com animais infectados. O vírus está presente nas secreções nasais e bucais várias semanas após a infecção e pode persistir em crostas que se desprenderam do animal por vários meses. A propagação também pode ocorrer a partir do contato com materiais contaminados, abrasões cutâneas iatrogênicas ou por insetos. Foi demonstrado que o capripoxvírus se dissemina por meio de picadas de *S. calcitrans* e da mosca tsé-tsé.

Reprodução experimental

A doença pode ser reproduzida por inoculação intradérmica, intravenosa e subcutânea e por meio de aerossóis que contêm o vírus. O antígeno do capripox é detectado 6 e 8 dias após a infecção na pele e nos pulmões, respectivamente.[4]

Fatores de risco

Fatores de risco do animal

Tanto a varíola ovina quanto a caprina acometem ovinos e caprinos de todas as idades e as raças, fêmeas ou machos; porém, os animais jovens e idosos, e as fêmeas em lactação são acometidos mais gravemente. Em áreas onde a varíola ovina é enzoótica, as raças importadas, como Merino ou algumas raças europeias, podem apresentar maior suscetibilidade do que as raças nativas. Animais jovens são mais suscetíveis.

Fatores de risco dos patógenos

O vírus é resistente ao ressecamento e sobrevive ao congelamento e descongelamento. Ele é sensível a extremos de pH e à solução de formol 1%. A sensibilidade ao calor varia entre as cepas, mas a maioria é inativada em temperatura de 60°C por 60 min. Isolados da maioria das regiões são específicos do hospedeiro, mas isolados do Quênia e Omã infectam naturalmente tanto caprinos quanto ovinos. As crostas que se desprendem dos animais doentes permanecem infectadas por vários meses.

Importância econômica

A perda se deve a morte, aborto, mastite, perda de lã, condenação do couro e perda com exportação. Em ovinos e caprinos, podem ocorrer perdas graves se houver infecção secundária do úbere e instalação de mastite aguda. Em alguns surtos, os ovinos adultos são acometidos pela forma mais grave da doença. A varíola ovina é uma importante ameaça em países que têm grande população de ovinos e onde a doença não ocorre, porque a erradicação é difícil e a taxa de mortalidade é alta.

Em um surto natural em uma criação intensiva de ovelhas leiteiras em Israel, as perdas foram ocasionadas por doença aguda, morte, redução da produção de leite e baixa taxa de fertilidade. A produção de leite diminuiu por 8 semanas após o início da doença e foi acompanhada de aumento na contagem de células somáticas.[5]

Implicações zoonóticas

Infecções em pessoas que manipulam animais infectados não são relevantes.

Patogênese

No início da viremia, o vírus é transportado por monócitos/macrófagos infectados para diversos tecidos, particularmente a pele e tratos respiratório e gastrintestinal.[4] Células sinciciais são vistas na pele e provavelmente facilitam a disseminação local do vírus. O desenvolvimento de lesões típicas de varíola, como acontece na infecção pelo vírus Vaccinia, é uma característica da doença. O vírus está presente em maior quantidade 7 a 14 dias após a inoculação. A proteção sérica passiva protege o animal contra a infecção. Os anticorpos circulantes limitam a disseminação da infecção, mas não impedem a replicação do vírus no local da inoculação.

Achados clínicos

Em ovinos, o período de incubação da varíola é de 12 a 14 dias, sendo a forma maligna o tipo mais comum em cordeiros. Notam-se depressão e prostração marcantes, febre muito alta e secreção ocular e nasal. Os cordeiros infectados podem morrer nesse estágio da doença, antes que as lesões típicas de varíola se desenvolvam. Quando essas lesões surgem, elas aparecem na pele sem lã e nas membranas mucosas da boca e dos tratos respiratório, digestório e urogenital. Iniciam como pápulas, depois se tornam nódulos e, ocasionalmente, vesículas e pústulas e, por fim, crostas. Algumas progridem de nódulos para massas semelhantes a tumores. A taxa de mortalidade nessa forma da doença pode chegar a 50%. Na forma benigna, mais comum em adultos, ocorrem apenas lesões cutâneas, particularmente sob a cauda, não há reação sistêmica e os animais se recuperam em 3 a 4 semanas. Aborto e pneumonia secundária são complicações possíveis. Em ovinos, a infecção pelo vírus da varíola caprina é mais grave do que aquela causada pelo vírus da varíola ovina, com lesões nos lábios e na mucosa bucal, tetos e úbere.

A varíola caprina é clinicamente muito semelhante à varíola ovina. Cabritos pequenos manifestam doença sistêmica, com lesões disseminadas geralmente na pele e nas membranas mucosas dos tratos respiratório e digestório. Caprinos adultos podem manifestar doença sistêmica e lesões extensas, mas em animais adultos a doença em geral é discreta, e as lesões são semelhantes às descritas anteriormente na forma benigna, em ovinos. Uma forma hemorrágica plana de infecção por capripoxvírus é vista em alguns caprinos europeus; causa alta taxa de mortalidade.

Patologia clínica

Pesquisa de antígenos

O diagnóstico baseia-se nos sinais clínicos típicos de varíola, combinados com a confirmação laboratorial da presença do vírus ou do antígeno viral. No exame de amostras de pele obtidas por biopsia em microscopia eletrônica, é possível notar grande número de "células de varíola ovina" características, contendo corpúsculos de inclusão e viriões típicos do vírus da varíola caprina. O vírus pode ser cultivado em cultura de tecidos, mas seu isolamento como método de diagnóstico rápido é limitado pelo longo tempo necessário para a manifestação dos efeitos citopáticos do vírus e pela necessidade, em algumas cepas, de várias passagens cegas antes que isso aconteça. O teste de pesquisa de anticorpo por imunofluorescência direta é usado para detectar a presença de poxvírus no líquido do edema; o antígeno pode ser detectado em amostras de linfonodos obtidas por biopsia, por meio de imunodifusão em gel de ágar (IDGA), usando soro imune específico. Um teste ELISA para detecção do antígeno também está disponível.

Sorologia

O exame sorológico pode consistir de teste de neutralização do vírus, que é 100% específico, ou de pesquisa de anticorpo por meio de imunofluorescência indireta ou de teste de precipitação em gel de ágar (AGPT); ambos apresentam reação cruzada com o anticorpo contra o vírus Orf. Um teste ELISA indireto tem sensibilidade diagnóstica semelhante e especificidade um pouco menor do que o tese de neutralização do vírus.[6] A análise específica da resposta de anticorpos contra o vírus, pelo método *Western blot*, pode diferenciar as infecções.

Foram desenvolvidos teste PCR e do ponto de fusão para detecção do antígeno de capripoxvírus, alguns como ensaios duplos ou múltiplos para diferenciar as infecções causadas por capripoxvírus e pelo vírus Orf.[7] Estes testes são apropriados para uso em países que não têm a doença e não mantém o capripoxvírus vivo. Os ensaios de amplificação isotérmica de DNA mediada por *loop* (LAMP) apresentam relação custo:benefício muito favorável para diferenciar rapidamente varíolas ovina e durante surtos.[8]

Achados de necropsia

Na forma maligna, as lesões de varíola se propagam até a boca, faringe, laringe e vagina, além de se constatar linfadenopatia e hemorragia no baço. As lesões também podem aparecer na traqueia. As lesões no pulmão são graves, manifestando-se como nódulos de varíola brancos do tamanho de uma lentilha até consolidação pulmonar e pneumonia necrosante. Ocasionalmente, as lesões atingem o abomaso e são acompanhadas de enterite hemorrágica.

Histologicamente, as células infectadas pelo capripoxvírus apresentam uma aparência característica com núcleos e citoplasma vacuolizados, cromatina na borda celular e múltiplos corpúsculos de inclusão (células de varíola ovina). Na reação de dupla marcação imuno-histoquímica, o antígeno viral aparece nas células de linhagens de monócitos e macrófagos dentro de 6 a 8 dias após a infecção e, posteriormente, nos pneumócitos.[4]

Diagnóstico diferencial

- Ectima contagioso (Orf)
- Língua azul.

Tratamento

Nenhum tratamento específico é recomendado, mas o tratamento paliativo pode ser necessário em animais gravemente acometidos.

Controle

O controle em países ou regiões livres dessa doença consiste na proibição da importação de animais vivos e de produtos não processados, de áreas infectadas e, se a infecção for introduzida, vacinação abrangendo a área contaminada, abate dos rebanhos infectados e a quarentena antes do uso das instalações infectadas.

A vacinação com linfa natural tem sido usada em algumas áreas acometidas, mas ela pode disseminar a doença. A infecção natural com uma cepa de capripoxvírus confere imunidade a todas as infecções causadas por esse vírus; a vacinação com uma única vacina contra capripoxvírus confere proteção a todas as espécies e contra todas as infecções causadas por esse microrganismo.

No mercado há disponibilidade de diversas vacinas, e não há um critério fácil para comparação. As vacinas que contêm vírus mortos estimulam uma proteção apenas temporária, mas as vacinas com vírus vivo atenuado protegem contra a infecção por mais de 1 ano. Os anticorpos colostrais podem interferir na resposta à vacinação até os 6 meses de idade. Programas de vacinação em áreas endêmicas recomendam a vacinação de cordeiros com 2 e 10 semanas de idade, seguida de reforço anual.[5] Foi desenvolvida uma vacina da subunidade do vírus capripox.

Em um surto, é improvável que a vacinação evite mortes nas 2 semanas subsequentes; se a esterilização da agulha não for apropriada, a aplicação da vacina pode facilitar a disseminação da doença.

LEITURA COMPLEMENTAR

Embury-Hyatt C, Babiuk S, et al. Pathology and viral antigen distribution following experimental infection of sheep and goats with Capripoxvírus. J Comp Pathol. 2012;146:106-115.

Radostits O, et al. Sheeppox and goatpox. In: Veterinary Medicine: A Textbook of the Diseases of Cattle, Horses, Sheep, Goats and Pigs. 10th ed. London: W.B. Saunders; 2007:1430-1431.

REFERÊNCIAS BIBLIOGRÁFICAS

1. Babiuk S, et al. Transbound Emerg Dis. 2008;55:263.
2. Bowden TR, et al. Virol. 2008;371:380.
3. Babiuk S, et al. J General Virol. 2009;90:105.
4. Embury-Hyatt C, et al. J Comp Pathol. 2012;146:106.
5. Yeruham I, et al. Vet Rec. 2007;160:236.
6. Babiuk S, et al. Transbound Emerg Dis. 2009;56:132.
7. Venkatesan G, et al. J Virol Methods. 2014;195:1.
8. Zhao Z, et al. BMC Microbiol. 2014;14:10.

Ectima contagioso (dermatite pustular contagiosa, Orf)

Sinopse

- Etiologia: vírus do ectima. Gênero: *Parapoxvírus*. Família: Poxviridae
- Epidemiologia: acomete principalmente cordeiros e cabritos jovens. A taxa de morbidade pode atingir 100% e a de

mortalidade 5 a 15%. Ocorre rápida disseminação em grupos de animais, por meio de contato entre eles ou por objetos inanimados, como cochos de alimentação, equipamentos utilizados na colocação de brincos de identificação e emasculadores. As crostas das lesões permanecem infectantes no ambiente por longo tempo. As infecções causadas pelo vírus do ectima podem causar problema considerável em cordeiros jovens e sua importância econômica se deve à restrição de transporte e do comércio de ovinos infectados. O vírus pode infectar o ser humano
- Achados clínicos: pápulas, pústulas, crostas que recobrem úlceras, granulação, proliferação e inflamação. As lesões iniciam na junção mucocutânea bucal e nas comissuras bucais, e se propagam para o focinho e a cavidade bucal. Os cordeiros não conseguem mamar nem pastejar. Na forma maligna ocorre invasão do trato digestório. Podem ocorrer reação sistêmica grave e lesões na coroa dos cascos, orelhas, ânus e vulva. Em caprinos, as lesões podem ser multifocais
- Patologia clínica: microscopia eletrônica, reação em cadeia da polimerase (PCR)
- Lesões: crostas, pústulas, tecido de granulação e lesões secundárias. Corpúsculos de inclusão eosinofílicos no citoplasma
- Confirmação do diagnóstico: sinais clínicos, diferenciação do vírus pelo teste PCR
- Lista de diagnósticos diferenciais:
  - Dermatose ulcerativa
  - Dermatite proliferativa (podridão de casco)
  - Língua azul
  - Febre aftosa
  - Varíola ovina e varíola caprina
- Tratamento: nada específico, cuidados gerais das lesões
- Controle: isolamento de animais infectados. Vacinação.

Etiologia

O ectima contagioso é causado pelo vírus do ectima, uma espécie do gênero *Parapoxvírus* (família Poxviridae). Além do vírus do ectima (parapox ovis), o gênero inclui os vírus da estomatite papular bovina (parapox bovis 1), da pseudovaríola bovina (parapoxvírus bovis 2) e um vírus parapox de veados. O vírus do ectima resiste ao ressecamento e é capaz de sobreviver à temperatura ambiente por pelo menos 15 anos. Endonuclease de restrição do DNA mostram heterogeneidade considerável entre os diferentes isolados de campo.

Epidemiologia

Ocorrência

A doença é cosmopolita em ovinos e caprinos.[1] Causa emagrecimento, intensidades variadas de dor e alguma perda econômica. Acomete mais comumente cordeiros com 3 a 6 meses de idade criados em pastagem, embora cordeiros com 10 a 12 dias de idade e animais adultos possam ser gravemente acometidos. Surtos com lesões nos lábios e na face de cordeiros jovens e no úbere de ovelhas são comuns. Esta doença pode ocorrer a qualquer momento, mas os surtos são mais comuns em ovinos mantidos em pastagem durante o período seco, em cordeiros em confinamento e em ovinos estabulados e alimentados em cochos. Há relato da doença em um boi-almiscarado, no qual causou grandes perdas, e em renas, cabras-montês e carneiros-selvagens, camurças, caribus, carneiros-de-Dall, búfalos, caprinos selvagens e camelos. O vírus pode ser transmitido aos coelhos, quando se inocula grande dose em pele escarificada ou o microrganismo é injetado por via intradérmica. Lesões discretas desenvolvem-se na membrana corioalantoide do embrião de pintinhos de 9 a 12 dias de idade. Porquinhos-da-índia e ratos não são suscetíveis.

A doença também ocorre em pessoas que trabalham com ovinos infectados. Em funcionários de abatedouros, é mais comum naqueles que lidam com lã e couro.

Taxas de morbidade e mortalidade

Os surtos podem ocorrer em ovinos e caprinos, com taxa de morbidade próxima a 100% e taxa de mortalidade de 5 a 15%. As mortes se devem à extensão das lesões ao trato respiratório. A taxa de mortalidade pode chegar a 15% quando os cordeiros gravemente acometidos não recebem cuidados e suporte adequados ou se ocorre infecção secundária e se permite a instalação de miíase cutânea. Nos raros surtos em que ocorre invasão sistêmica, a taxa de mortalidade média é de 25%, podendo chegar a 75%. Em condições de campo, os animais recuperados se tornam imunes por 2 a 3 anos, mas nenhum anticorpo parece ser transferido ao colostro; os cordeiros recém-nascidos, filhos de ovelhas imunes, são suscetíveis.

Meios de transmissão

As crostas que se desprendem das lesões em cicatrização contêm o vírus e permanecem altamente infectantes por longos períodos de clima seco, mas a persistência da doença em um rebanho pode ser devido às lesões crônicas, de longo tempo, em animais individuais. A fonte de infecção pode ser o vírus que persiste no ambiente ou aquele de ovinos infectados. A propagação da doença em um lote de animais é muito rápida e ocorre pelo contato entre os animais ou pelo contato com objetos inanimados contaminados, por exemplo, cochos de alimentação ou alicates utilizados na colocação de brincos de identificação. Relata-se um surto, com lesões na cauda, causado pelo uso de material de corte de cauda contaminado.

Aventa-se a possibilidade de que as infecções naturais em animais criados em pastagem se devam à penetração do vírus após danos à pele causados por aparas ou plantas espinhosas. A aplicação de uma suspensão viral à pele escarificada é o método estabelecido para induzir ectima contagioso. No entanto, ocorreram surtos da doença em grupos de cordeiros recolhidos de várias fazendas e transportados em um veículo durante 23 h, nos quais não havia evidência de lesões bucais.

Reprodução experimental

A doença é facilmente reproduzida pela introdução do vírus em áreas escarificadas da pele. A imunidade à reinfecção é relativamente efetiva no local da infecção inicial, mas é possível causar lesões de menor duração submetendo esses animais a um novo desafio em outras áreas cutâneas.

Fatores de risco

Os principais fatores de risco são a presença do vírus e a condição imune dos ovinos. A mistura de ovinos, como acontece em um confinamento de ovinos oriundos de diversas propriedades, possibilita a transmissão da infecção. Em raras ocasiões, as infecções intercorrentes podem exacerbar a ocorrência da doença. Por exemplo, a doença se propagou de ovelhas clinicamente normais às ovelhas com 2 a 4 anos de idade suscetíveis, persistentemente infectadas pelo vírus da doença da fronteira. Cordeiros experimentalmente infectados por *Ehrlichia phagocytophilia* e posteriormente desafiados com o vírus do ectima desenvolveram lesões mais graves, com um curso mais longo, do que os cordeiros do grupo-controle.

Importância econômica

A doença ocasiona apenas problema irrelevante, exceto quando acomete cordeiros lactentes jovens cujas mães apresentavam lesões nos tetos e no úbere. Nessas circunstâncias, a perda por morte de cordeiros e mastite secundária pode ser significativa.

A doença assumiu importância econômica na Austrália, quando a exportação de ovinos por esse país, no período de 1989 a 1990, foi rejeitado em alguns portos do Oriente Médio por causa da doença. A doença também é um problema quando ocorre infecção zoonótica em zoológicos de estimação ou em exposição de animais.

Implicações zoonóticas

O vírus do ectima é rapidamente transmitido ao ser humano e, historicamente, tem sido um risco aos funcionários de indústrias que manuseiam lã em estado natural.

As lesões se instalam no local da infecção, geralmente uma escoriação infectada durante o manejo de ovinos doentes durante a tosquia do animal ou da região perineal para evitar ataque de mosca-varejeira, desverminação oral, ou inoculação acidental de vacina viva contra ectima contagioso. As lesões progridem do estágio de mácula para o de pápula, geralmente são únicas e se localizam nas mãos, braços ou face. As lesões são autolimitantes e se curam sem cicatriz permanente após 6 a 7 semanas. Elas são pruriginosas e respondem mal ao tratamento local. O ectima contagioso também é uma preocupação zoonótica em zoológicos de animais de estimação e exposições, onde se permite que os cordeiros lambam os dedos das crianças ou, de outra forma, infectem pelo manuseio de ovinos em exposições interativas.

Patogênese

Lesões de pele são essenciais para a instalação da infecção pelo vírus do ectima e o desenvolvimento de lesões típicas. Após o desafio viral em escoriação cutânea discreta, o vírus não se instala na epiderme lesionada; em vez disso, se replica nas células de reposição de uma camada da epiderme subjacente, oriundas das paredes dos folículos pilosos. Após a escarificação da pele do ovino e a aplicação tópica do vírus do ectima, não é possível detectar o antígeno na pele durante o período de renovação da epiderme. O vírus pode ser primeiro detectado no centro da epiderme recentemente diferenciada, logo abaixo do estrato córneo, 72 h após a infecção. A localização do vírus durante o período em que não é detectado é desconhecida. A infecção se dissemina lateralmente e de modo uniforme, a partir da nova epiderme, inicialmente no estrato espinhoso externo e, subsequentemente, por toda a epiderme. A reação cutânea consiste em uma resposta celular com necrose e descamação da epiderme acometida e do estrato papilar subjacente da derme. A resposta cutânea à infecção consiste em reação de hipersensibilidade do tipo tardia e influxo de células inflamatórias envolvendo neutrófilos, basófilos e, possivelmente, mastócitos. Células dendríticas classe II também estão envolvidas e parecem ser a base de um mecanismo de defesa dérmica local altamente integrado. As lesões progridem e passam pelos estágios de mácula, pápula, vesícula, pústula, formação de crostas e cura. As pústulas se desenvolvem dentro de poucos dias e depois se rompem, resultando em úlceras e, posteriormente, na formação de crostas espessas que as recobrem e se desprendem dentro de 3 a 4 semanas, sem deixar cicatriz. A imunidade é sólida, mas dura apenas cerca de 8 meses. Embora exista uma resposta imune com produção de anticorpos contra o vírus, a cura se deve a mecanismos imunes mediados por células. Experimentalmente, notou-se que uma infecção secundária que se instala após a cura de uma infecção primária, é mais branda e breve. Em um segundo desafio, as pústulas e crostas se desenvolvem mais cedo, as lesões regridem mais rapidamente e pode não ocorrer o estágio vesicular.

Achados clínicos

Ovinos

Inicialmente, as lesões se apresentam como pápulas, seguidas de pústulas, estágios que geralmente não são observados no início da infecção, e progridem originando uma área proeminente e moderadamente proliferativa de granulação e inflamação recoberta por uma crosta espessa e firme. O tempo desde o surgimento das lesões até a formação de crostas é de, aproximadamente, 6 a 7 dias. Novas lesões se desenvolvem nos primeiros 10 dias de infecção. As lesões iniciais se desenvolvem na junção mucocutânea da boca, em geral nas comissuras bucais, e são acompanhadas de edema dos lábios. A partir daí elas se espalham para o focinho e narinas, para superfície cutânea pilosa adjacente e, em menor grau, para a mucosa bucal. As lesões podem surgir como crostas espessas individuais com 0,5 cm de diâmetro, ou se unirem firmemente como se fosse uma placa contínua. Ocorrem fissuras e as crostas são doloridas ao toque. Elas se desprendem facilmente, mas sua remoção do tecido de granulação subjacente é difícil. A doença é um importante problema em cordeiros acometidos porque restringe a capacidade de amamentação e pastejo. Em casos benignos, as crostas secam e se desprendem, e nota-se cura completa dentro de cerca de 3 semanas.

Os cordeiros lactentes infectados podem disseminar a doença para o úbere da ovelha, nas quais nota-se semelhante progressão da lesão nos tetos (Figura 16.6). As lesões do úbere predispõem à mastite; em alguns casos, ocorre infecção secundária das lesões cutâneas por bactérias ou larvas de moscas. Nos carneiros, as lesões de escroto podem ser acompanhadas de acúmulo de líquido na bolsa escrotal e associada à infertilidade temporária. Também pode ocorrer alta incidência de infecção quando há predomínio das lesões nas patas, ao redor da banda coronária, nos cascos rudimentares e nas plantas dos pés.

Ocasionalmente, é possível notar grave edema na face, associado com lesões bucais. Em um surto grave da doença na Irlanda, verificou-se que mais de 50% dos cordeiros da raça Texel, com 4 meses de idade e mantidos em pastagens de boa qualidade, foram infectados.[2] O edema desapareceu depois

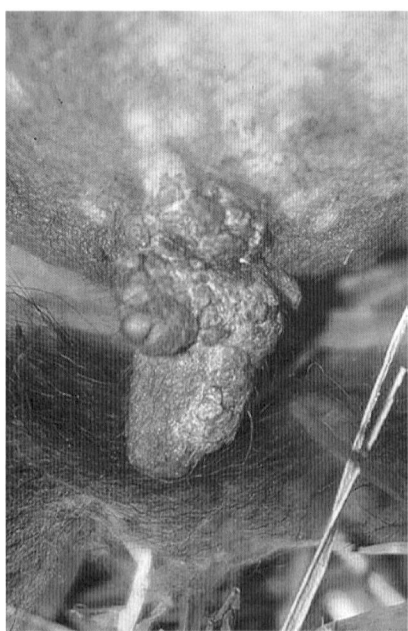

Figura 16.6 Ectima contagioso no teto de uma ovelha. O animal contraiu a infecção durante amamentação de um cordeiro com lesões de ectima contagioso nas comissuras bucais. (Esta figura encontra-se reproduzida em cores no Encarte.)

de 10 dias, e foi muito parecido com aquele observado em infecções experimentais pelo vírus causador de língua azul, em ovinos.

Raramente ocorre infecção sistêmica e surgem lesões na coroa dos cascos e nas orelhas, ao redor do ânus e vulva ou prepúcio e nas membranas mucosas nasal e bucal. Ocorre resposta sistêmica grave, e a propagação das lesões ao trato digestório pode ocasionar gastrenterite grave; a propagação para abaixo da traqueia pode ser seguida de broncopneumonia. As lesões também podem ser vistas na boca, envolvendo língua, gengiva, coxim dentário ou uma combinação desses locais. Estas são mais comumente observadas em surtos que acometem cordeiros com menos de 2 meses de idade. Na mucosa bucal, essas lesões não originam crostas; são papulares, erosivas e circundadas por uma área hiperêmica proeminente. Notam-se lesões extensas doloridas e proliferativas nas margens gengivais dos dentes incisivos.

Em alguns surtos, as lesões cutâneas são altamente proliferativas e apresentam-se como lesões de granulação proeminentes e em carne viva, sem cobertura crostosa. Essa manifestação parece mais comum em ovinos da raça Suffolk, com lesões nos lábios, na parte superior do nariz e ao redor dos olhos (Figura 16.7). Também foram relatados casos dessa forma proliferativa nas patas.

Também foi observada uma forma maligna da doença em ovinos. Ela inicia com um episódio agudo manifestado por vesículas bucais, seguido de propagação descendente dessas lesões pelo trato gastrintestinal e, posteriormente, lesões granulomatosas e descamação dos cascos.

Há relato de um caso atípico da doença em ovinos, após extensa lesão cutânea térmica. O vírus estava presente nas lesões de tecido verrucoso proliferativo, na margem da lesão térmica original. As lesões consistiam de projeções papilares de 0,5 mm de diâmetro, firmemente aderidas.

Caprinos

Há relato de um caso raro de ectima contagioso em um grupo de cabras, com lesões multifocais em cabeça, pescoço, tórax e flancos. As lesões surgiram cerca de 2 semanas depois que os animais retornaram de uma exposição, em que os animais foram alojados por 3 dias em baias anteriormente ocupadas por ovinos. As lesões começaram como placas, seguidas de proliferação epidérmica e intensa formação de crostas. As áreas acometidas eram discretas, com cerca de 2 a 7 cm de diâmetro. Não havia lesões de focinho, lábios, úbere ou tetos. A recuperação ocorreu sem intercorrências, dentro de 3 a 6 meses, sem tratamento. As crostas cutâneas gradualmente secaram e se desprenderam, deixando áreas de alopecia e despigmentação cutânea. Em seguida, ocorreu crescimento de novos pelos.

Após um surto de ectima contagioso em caprinos da raça Boer, notou-se persistência da doença em parte dos animais. Na maioria

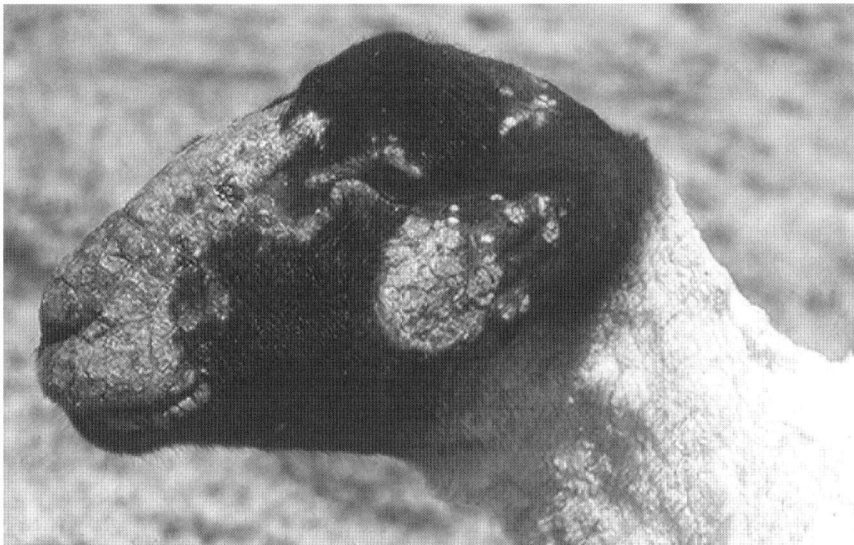

Figura 16.7 Lesões crônicas extensas resultantes da infecção crônica pelo vírus do ectima em um cordeiro da raça Suffolk. Essas lesões faciais são frequentemente acompanhadas de lesões semelhantes na parte distal dos membros. (Esta figura encontra-se reproduzida em cores no Encarte.)

- Língua azul é sempre acompanhada de alta taxa de mortalidade e grave reação sistêmica; ademais, notam-se lesões no focinho, coroa dos cascos e, extensamente, na mucosa bucal. É mais comum em adultos do que em cordeiros lactentes. Por ser transmitida por insetos vetores, a taxa de morbidade geralmente é muito menor do que a taxa de 90% comumente constatada no ectima contagioso
- A varíola ovina pode apresentar um quadro clínico bastante semelhante, mas as lesões são típicas e há uma reação sistêmica grave e alta taxa de mortalidade
- Febre aftosa: as lesões clássicas verificadas no ectima contagioso são facilmente diferenciadas das observadas na febre aftosa, mas os estágios de pápula e de vesícula notados no início do curso do ectima contagioso, particularmente as lesões de boca, podem ser difíceis de diferenciar, especialmente quando é necessária uma diferenciação imediata na fazenda. A natureza erosiva, papular, firme e proeminente da lesão, com área hiperêmica circundante, é uma característica de diferenciação fundamental no campo.

dos animais, a doença teve um curso clínico típico de 3 a 4 semanas, mas em 2% dos animais ela persistiu por vários meses, com lesões disseminadas pelo corpo. Não houve diferenças específicas no genoma do vírus em comparação com outros vírus do ectima; possivelmente, a persistência resultou de fatores individuais de suscetibilidade do hospedeiro.

Patologia clínica

A identificação do vírus em várias amostras de um rebanho ou lote acometido, por meio de microscopia eletrônica, é rápida e, geralmente, confiável. O DNA viral também pode ser detectado por meio de vários testes PCR, inclusive PCR em tempo real e PCR multiplex, para diferenciar o vírus do ectima daqueles das varíolas ovina e caprina.[3] Também, foram desenvolvidos testes de amplificação isotérmica do DNA mediada por loop (LAMP).[4] Eles são comparáveis ao PCR em tempo real, mas requerem equipamento menos sofisticado e, portanto, podem ser apropriados onde há recursos limitados, mas é necessária uma diferenciação rápida do vírus do ectima dos poxvírus.

Os animais que se recuperam têm alto título de anticorpos neutralizantes no soro sanguíneo, detectado por um teste de difusão em gel. Foram desenvolvidos outros testes sorológicos, mas não estão amplamente disponíveis e provavelmente têm pouco valor clínico.

Achados de necropsia

Nos casos de malignidade, notam-se lesões de formatos irregulares, com uma borda hiperêmica, na cavidade bucal e no trato respiratório superior, com raro envolvimento das mucosas do esôfago, do abomaso e do intestino delgado. As lesões típicas são, na verdade, proliferativas, com subsequente perda de células na região central, com aparência semelhante à úlcera. Microscopicamente, o epitélio hiperplásico contém células degeneradas inchadas, algumas das quais podem abrigar corpúsculos de inclusão eosinofílicos no citoplasma.

Amostras para confirmação do diagnóstico

- Histologia: amostras de lesões fixadas em formol (MO)
- Virologia: líquido de vesículas, raspado da lesão (ME).

Diagnóstico diferencial

Na maioria dos surtos de ectima contagioso, os casos são suficientemente discretos para não causar preocupação real com perdas ou com o diagnóstico.
Contudo, podem ocorrer surtos expressivos de uma forma muito grave da doença que podem ser confundidos com língua azul, de ovinos. Casos experimentais muito graves também são comumente observados em ovinos estabulados, especialmente em cordeiros que não receberam colostro.

- Dermatose ulcerativa é semelhante a ponto de confundir o diagnóstico, mas essa doença não é relatada há muitos anos
- Dermatite micótica geralmente se instala na pele com lã, mas é possível notar lesões nos lábios e nas patas (podridão do casco); apresentam crostas espessas secas semelhantes a amianto, sendo facilmente diferenciadas em cultura laboratorial
- O eczema facial é diferenciado por apresentar dermatite difusa com edema intenso e lesões nas orelhas
- A papilomatose (verrugas) também deve ser considerada no diagnóstico diferencial das manifestações proliferativas do ectima contagioso, embora essas verrugas sejam muito raras em ovinos

Tratamento

Faz-se a remoção das crostas e aplicação de pomadas ou loções adstringentes, mas na maioria dos casos isso retarda a cicatrização. Medicamentos antivirais foram combinados com emolientes em preparações na forma de gel e *spray* (p. ex., cidofovir e sucralfato).[5] Essas formulações podem diminuir o tempo de cicatrização e a quantidade de vírus eliminada nas crostas, mas são impraticáveis e a relação custo:benefício não é favorável na maioria dos rebanhos. O tratamento de suporte, como fornecimento de alimentos tenros e palatáveis, pode ser útil.

Controle

Nos estágios iniciais de um surto, os animais infectados devem ser isolados e o restante do rebanho vacinado. A vacinação tem pouco valor quando um grande número de animais já se econtra acometido. É comum a persistência da doença de ano para ano. Se as lesões forem graves e causem importante perda econômica, os cordeiros devem ser vacinados com 6 a 8 semanas de idade. A vacinação de animais com alguns dias de idade induz uma resposta protetora. Contudo, a vacinação pré-parto da ovelha não traz benefício ao cordeiro e, por isso, não é recomendada. A vacinação de cordeiros estabulados deve ser feita antes do momento em que surgiram as lesões nos anos anteriores.

As vacinas comercialmente disponíveis são, tipicamente, uma suspensão do vírus vivo, a partir de cultura de tecido que, frequentemente, contém um corante azul. Uma vacina autógena também pode ser preparada a partir de uma suspensão de crostas em solução salina e glicerol. Faz-se a escarificação cutânea com a vacina, em uma linha de 5 cm, geralmente na face interna do membro torácico, no peito ou na face interna da coxa. Como alternativa, pode-se aplicar a vacina autógena em uma pequena área da pele escarificada ou picar a orelha com uma agulha embebida na vacina. A vacinação é efetiva por pelo menos 2 anos, mas os cordeiros devem ser inspecionados 1 semana após a vacinação para verificar se ocorreu uma reação local. Um pequeno número de cordeiros vacinados pode desenvolver lesões discretas ao redor da boca, devido ao ato de mordiscar o local da vacinação. A ausência de reação local indica falha na viabilidade da vacina ou existência de imunidade prévia. A imunidade não se completa até 3 semanas após a vacinação. Como medida de proteção adicional, recomenda-se a remoção de material abrasivo do ambiente, mas geralmente isso é impraticável. Para o comércio de exportação de ovinos vivos da Austrália para o Oriente Médio, os animais devem ser vacinados pelo menos 3 semanas antes do embarque, de modo a obter imunidade.

Como as vacinas são compostas de vírus vivos e as crostas desprendidas os contêm, não se recomenda a vacinação rotineira contra ectima contagioso em rebanhos que não manifestaram a enfermidade. Há relato de surtos da doença ocasionados pelo vírus da vacina.

LEITURA COMPLEMENTAR

Fleming SB, Wise LM, et al. Molecular genetic analysis of orf virus: a parapox virus that has adapted to skin. Viruses. 2015;7:1505-1539.

Radostits O, et al. Contagious ecthyma (contagious pustular dermatitis, orf, scabby mouth, soremouth). In: Veterinary Medicine: A Textbook of the Diseases of Cattle, Horses, Sheep, Goats and Pigs. 10th ed. London: W.B. Saunders; 2007:1418-1421.

REFERÊNCIAS BIBLIOGRÁFICAS

1. Nandi S, et al. Small Rumin Res. 2011;96:73.
2. Casey MJ, et al. Vet Rec. 2007;161:600.
3. Venkatesan G, et al. J Virol Methods. 2014;195:1-8.
4. Venkatesan G, et al. Mol Cell Probes. 2015;29:93.
5. Sonvinco F, et al. AAPS J. 2009;11:242.

Dermatose ulcerativa de ovinos

Doença infecciosa caracterizada pela destruição dos tecidos epidérmico e subcutâneo, bem como pelo desenvolvimento de úlceras com tecido de granulação em carne viva, na pele dos lábios, narinas, patas, membros e órgãos genitais externos. As lesões nos lábios situam-se entre o lábio e a narina; aquelas das patas nos espaços interdigitais e acima da coroa do casco; e as lesões genitais são vistas na glande e na abertura externa do prepúcio dos carneiros e da vulva das ovelhas.

Um vírus muito semelhante ao do ectima contagioso, porém antigenicamente diferente, é a causa da doença, que pode ser confundida com ectima contagioso. No entanto, as lesões são ulcerativas e destrutivas, em vez de proliferativas como acontece no ectima contagioso; ademais, sangram facilmente. A dermatose não é altamente infecciosa como a língua azul e a varíola ovina, e a distribuição das lesões nos lábios e nos membros a diferencia da balanopostite, em carneiros castrados, da dermatofilose, da podridão de casco e de abscesso interdigital. A presença de lesões na glande peniana e sua ausência na mucosa, a forma ulcerativa típica da lesão, a ausência de pus e a suscetibilidade dos animais recuperados à infecção pelo vírus do ectima contagioso são características diagnósticas da dermatose ulcerativa.

A taxa de morbidade típica é de 15 a 20%, mas até 60% dos animais de um rebanho podem ser acometidos. A taxa de mortalidade é baixa quando os ovinos se encontram em boas condições e as lesões não apresentam infecção bacteriana secundária ou infestação por larvas de moscas. O contato físico no momento do acasalamento parece ser o meio mais provável de disseminação da doença.

A forma cutânea labial dessa doença é muito rara e possivelmente desapareceu desde a sua descrição original, ou é muito rara. Uma doença clinicamente semelhante à dermatose ulcerativa em órgãos genitais, com balanopostite e vulvovaginite, é causada por *Mycoplasma mycoides*.

LEITURA COMPLEMENTAR

Radostits O, et al. Ulcerative dermatosis of sheep. In: Veterinary Medicine: A Textbook of the Diseases of Cattle, Horses, Sheep, Goats and Pigs. 10th ed. London: W.B. Saunders; 2007:1432.

Infecções por poxvírus em equinos (varíola equina, doença de Uasin Gishu, dermatite papular viral, molusco contagioso equino)

Os equídeos podem ser infectados pelo vírus horsepox ou pelo vírus vaccinia. A infecção está associada à varíola equina clássica, molusco contagioso equino, dermatite papular viral ou doença de Uasin Gishu e, possivelmente, uma forma de dermatite de quartela em cavalos e burros. A varíola equina clássica, causada pela infecção por um poxvírus específico (vírus horsepox, HSPV), era comum antes do século XX e foi considerada uma doença rara, se não extinta, em equinos até ser novamente detectada no Brasil em 2010.[1] Determinou-se o genoma do vírus horsepox (HSPV) e notou-se que, embora estreitamente relacionado ao do vírus vaccinia, ele contém material genético adicional que parece conferir alguma especificidade e patogenicidade ao hospedeiro.[2] O vírus horsepox, juntamente com o da varíola bovina, foram usados para a vacinação de pessoas contra varíola antes do uso do vírus vaccinia.[3] Enquanto a maioria dos poxvírus é altamente adaptada ao hospedeiro e não infectam outras espécies (p. ex., o vírus que causa varíola humana não ocasiona infecção natural em animais), os vírus da varíola bovina (cowpox), da varíola equina (horsepox) e o vírus vaccinia podem causar zoonoses ou antroponoses. O amplo uso de vacinas com vírus vaccinia vivo ao ser humano foi associado a uma doença semelhante a varíola equina.[3] Essa doença deixou de ocorrer amplamente desde a cessação do programa de vacinação contra varíola, mas há relato de outras doenças causadas por poxvírus em equinos, e as infecções pelos vírus da varíola equina e da varíola bovina parecem ter risco zoonótico, ou no caso do vírus vaccinia, risco antroponótico (zoonose reversa).[3-5]

A erradicação da varíola e a descontinuação da vacinação humana na maioria dos países foram seguidas de uma redução gradual do número de casos em equinos[1-3], embora a doença não esteja erradicada e ocorram infecções em bovinos, equinos e seres humanos no Brasil.[4] Os vírus isolados em equinos no Brasil [vírus Pelotas 1 (P1V) e vírus Pelotas 2 (P2V)] são altamente patogênicos aos coelhos.[6,7] A origem do vírus vaccinia nestes surtos (p. ex., animais silvestres, roedores) não foi determinada.[4]

Equinos infectados com o *vírus vaccinia* usado em programas de vacinação humana desenvolvem uma doença transitória e autolimitante caracterizada por lesões semelhantes à varíola (papulopustulares) nas membranas mucosas da boca e na pele dos lábios e nariz. A infecção por cepas específicas do vírus vaccinia (P1V e P2V) no Brasil ocasiona pápulas e vesículas, progredindo para lesões proliferativas e exsudativas no focinho, narinas externas e partes externa e interna dos lábios (Figura 16.8).[1] As vesículas se rompem e as lesões proliferativas progridem para crostas úmidas e cicatrização. Os sinais clínicos duram cerca de 6 a 12 dias. A duração total do surto é de 90 dias.

A infecção pelo vírus horsepox (HSPV) clássico causa doença relativamente benigna ou doença mais grave, às vezes fatal.[1,2] A forma benigna ou localizada (estomatite pustular contagiosa) causa lesões no focinho e na cavidade bucal. A forma mais grave (estomatite pustular equina) é uma doença generalizada, altamente contagiosa, que causa febre e lesões cutâneas que podem envolver o úbere, bem como morte de alguns animais. Tanto equinos adultos quanto potros são suscetíveis.[2] A imunidade após a infecção é sólida.

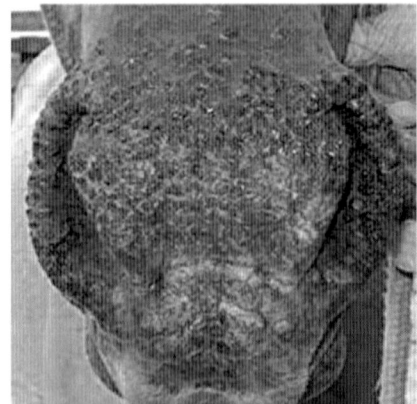

Figura 16.8 Focinho de uma égua com infecção aguda causada pelo vírus vaccinia. Notam-se múltiplas pápulas confluentes e lesões proliferativas no focinho, entre e ao redor das narinas, estendendo-se em direção aboral. Reproduzida, com autorização, de Brum MCS et al. J Vet Diagn Invest 2010; 22:143. (Esta figura encontra-se reproduzida em cores no Encarte.)

As lesões típicas de varíola desenvolvem-se no *membro* ou na *boca*. No *membro*, notam-se nódulos, vesículas, pústulas e crostas, nessa ordem, na parte posterior da quartela e causam dor e claudicação. Pode haver discreta reação sistêmica, com elevação da temperatura. Na *boca*, inicialmente surgem lesões semelhantes na face interna dos lábios e depois se espalham por toda a mucosa bucal, às vezes atingindo a faringe e a laringe e, ocasionalmente, as narinas. Em casos muito graves, podem ser vistas lesões na conjuntiva, na vulva e, às vezes, em todo o corpo. As lesões bucais causam estomatite dolorida, acompanhada de salivação e anorexia, como sintomas marcantes. A maioria dos animais se recupera, com cicatrização das lesões em 2 a 4 semanas.

A *doença de Uasin Gishu* é uma enfermidade cutânea de equinos não nativos do planalto de mesmo nome, no Quênia, e de regiões vizinhas nas quais há escasso relato de poxvírus. A origem do vírus e seu meio de transmissão são desconhecidos, embora se presuma haver um hospedeiro da vida selvagem. Foram relatadas preocupações sobre o risco de disseminação do vírus da varíola equina (horsepox) ou do vírus vaccínia, como zoonose ou antroponose (zoonose reversa), respectivamente.[4,5] As lesões notadas na doença de Uasin Gishu situam-se na cabeça, pescoço e flancos, e se assemelham a papilomas. Vários estágios das lesões podem estar presentes no mesmo equino, e essas lesões podem se desenvolver e regredir de forma intermitente, ao longo de anos. Não há tratamento específico, tampouco relato de qualquer método de controle.

A *dermatite papular viral* é uma doença de equinos, nos EUA, Reino Unido e Austrália. Contagiosa, caracteriza-se por lesões cutâneas na forma de pápulas firmes, com 0,5 a 2 cm de diâmetro. Nenhuma vesícula ou pústula é formada, mas após 7 a 10 dias uma crosta seca se desprende, deixando pequenas áreas de alopecia circunscritas. As lesões não são pruriginosas, não há doença sistêmica e a distribuição das lesões e a maneira pela qual elas podem se desenvolver simultaneamente em grande número em equinos introduzidos na propriedade, sugere uma doença transmitida por insetos.

O curso da doença varia de 10 dias a 6 semanas. Há forte suspeita de que a doença é causada por um poxvírus.[1,2] Resposta febril, de até 40,2°C, precede o aparecimento de lesões cutâneas em cerca de 24 h. Não há descrição histológica. A recuperação geralmente é completa e sem complicações. A doença é clinicamente semelhante ao *molusco contagioso* em equinos, causado pelo poxvírus. Nesta doença notam-se lesões papulares semelhantes, hipopigmentadas e cobertas por tufos de pelos eretos; tem um curso clínico longo. Histologicamente, as lesões apresentam proliferação de queratinócitos contendo grandes inclusões intracitoplasmáticas, conhecidas como corpúsculos moluscos, que contêm vários viriões de varíola.

Os diagnósticos diferenciais incluem dermatite de quartela, estomatite vesicular, dermatite papular viral, molusco contagioso e doença de Uasin Gishu. Ver Tabelas 16.3 e 16.4.

Não existe tratamento específico. Indicam-se cuidados locais da ferida. Devido à natureza contagiosa da doença, é fundamental o rigoroso isolamento dos equinos infectados, bem como a higiene no manejo desses animais. Nenhuma vacina está disponível.

REFERÊNCIAS BIBLIOGRÁFICAS

1. Brum MCS, et al. J Vet Diagn Invest. 2010;22:143.
2. Tulman ER, et al. J Virol. 2006;80:9244.
3. Sanchez-Sampedro L, et al. Viruses. 2015;7:1726.
4. Campos RK, et al. Arch Virol. 2011;156:275.
5. Osadebe LU, et al. Clin Infect Dis. 2015;60:195.
6. Cargnelutti JF, et al. Microb Pathogen. 2012;52:192.
7. Cargnelutti JF, et al. Res Vet Sci. 2012;93:1070.

Varíola suína

Sinopse

- Etiologia: vírus da varíola suína (suipoxvírus)
- Epidemiologia: doença generalizada esporádica, geralmente benigna, com baixas taxas de morbidade e de *mortalidade* em suínos mais velhos. Alta taxa de mortalidade em leitões com infecção congênita e leitões lactentes muito jovens. Transmitido mecanicamente e pelo piolho de suínos
- Achados clínicos: lesões características de varíola, principalmente na pele da cabeça, membros e abdome
- Patologia clínica: presença de lesões típicas no exame histológico e do vírus em microscopia eletrônica
- Lesões: lesões típicas de varíola
- Confirmação do diagnóstico: presença de lesões típicas no exame histológico e do vírus em microscopia eletrônica
- Tratamento: nenhum
- Controle: controle do piolho de suínos.

O vírus da varíola suína (suipoxvírus) provoca uma doença aguda discreta em suínos, caracterizada por lesões cutâneas típicas de poxvírus. Não é um problema de saúde pública.

Etiologia

A causa é o vírus da varíola suína (suipoxvírus), o único membro do gênero *Suipoxvírus*, família Poxviridae.

Epidemiologia

Ocorrência

O vírus da varíola suína (suipoxvírus) ocorre em todos os países onde há criação de suínos, sendo mais comum em pocilgas em que as condições de higiene são precárias.

Meios de transmissão

Não foram bem esclarecidos. A infecção ocorre por contato e mecanicamente pelo piolho de suínos (*Haematopinus suis*); como estes nem sempre podem ser encontrados, suspeita-se que, possivelmente, moscas e outros insetos também possam estar envolvidos. Leitões lactentes jovens podem apresentar lesões na face, semelhantes àquelas vistas no úbere da porca; portanto, há evidência de disseminação por contato direto. A transmissão vertical também é possível; há relato de infecção congênita. O vírus pode sobreviver em crostas por vários meses, bem como em poeira e secreções secas.

Fatores de risco do animal

O vírus infecta apenas suínos, pode acometer animais de qualquer idade, mas a doença clínica é mais comumente observada em leitões jovens. Geralmente é uma doença esporádica, com surtos ocasionais em um grupo de ninhadas dentro de um rebanho; é de curta duração. Alguns ou todos os leitões de uma ninhada podem apresentar sinais clínicos. A doença pode surgir de forma aparentemente espontânea ou pode ocorrer apenas em suínos introduzidos em ambiente contaminado, oriundos de um rebanho em que os animais nativos da região eram imunes.

A incidência em rebanhos individuais pode ser alta. A taxa de mortalidade em geral é baixa, exceto em leitões muito jovens e naqueles com infecção congênita, nos quais a taxa de mortalidade pode ser alta. Na infecção congênita nota-se baixa taxa de morbidade, mas alta de mortalidade. Em animais mais velhos a doença parece ser pouco prejudicial.

Patogênese

O vírus pode penetrar na pele através de lesões cutâneas preexistentes e, em seguida, se replicar nos queratinócitos do estrato espinhoso. Raramente infecta outros tecidos. Pode ser isolado da pele tão brevemente quanto 3 dias após a inoculação intradérmica. Nos casos de campo, as lesões progridem através das fases clássicas das infecções por poxvírus, mas geralmente não passam do estágio pustular ou vesicular. Nesse momento, ocorre ruptura da vesícula e formação de crostas, que cicatrizam e se desprendem. Acredita-se que a infecção congênita ocorra quando ocorre infecção das porcas prenhes que não tiveram contato prévio com o vírus, as quais desenvolvem viremia e infecção das membranas fetais. Nem todos os fetos nascem infectados, e a compartimentalização das placentas pode restringir uma maior disseminação uterina, como acontece nas infecções causadas por parvovírus.

Achados clínicos

A taxa de morbidade pode ser alta em rebanhos individuais em que ocorre infecção de suínos jovens, mas a taxa de mortalidade geralmente é muito baixa. O período de incubação pode variar de 4 a 14 dias. Inicialmente, surgem pequenas pápulas de 1 a 1,5 cm de diâmetro que podem passar pelos estágios pustular e vesicular muito rapidamente, com formação de crostas arredondadas marrom-avermelhadas. Em suínos neonatos, a ruptura simultânea de muitas vesículas pode causar umedecimento e formação de crostas nas bochechas; notam-se conjuntivite e ceratite

Tabela 16.3 Diagnóstico diferencial das doenças de equinos caracterizadas apenas por lesões discretas da pele.

Doença	Epidemiologia			Patologia clínica
	Meio de disseminação	Comportamento no rebanho	Lesões	
Varíola equina	Extremamente rara, geralmente benigna. Pode ser grave. Disseminação por contato, mantas, ferramentas de grooming	Imunidade sólida após a infecção. Sem recidiva. As lesões se curam em 2 a 4 semanas	Lesões típicas da varíola na boca ou na parte posterior das quartelas. Em casos raros há lesões na boca, narinas, vulva	Microscopia eletrônica de amostra da lesão obtida por suabe. Presença de poxvírus – vírus da varíola equina ou vírus vaccinia. Reação em cadeia da polimerase (PCR)
Estomatite vesicular	Acomete equinos, bovinos e suínos. Disseminação por insetos ou contato. Surtos ocorrem no verão e outono	As lesões duram apenas 3 a 4 dias. Imunidade sólida por 6 meses	Na língua e nos lábios. Rara no úbere ou prepúcio. Vesículas de até 2 cm se rompem, deixando uma área em carne viva; saliva viscosa e profusa. Cicatriza rapidamente	Isolamento do vírus, PCR. Há disponibilidade de vários testes sorológicos
Dermatite papular viral	Insetos são vetores. Pode acometer vários equinos ao mesmo tempo. Equinos nativos são imunes. Verão e outono	Recuperação em 10 dias a 6 semanas. Benigna, desaparece sem deixar vestígios	Pápulas cutâneas generalizadas com 0,5 a 2 cm de diâmetro, crostas secas após 7 a 10 dias, seguidas de pontos de alopecia	Provavelmente poxvírus
Dermatite estafilocócica	Esporádica. Lesões na área sob o arreio sugerem compressão ou disseminação por contato. Doença comum	Nenhuma informação; não é muito disseminada. Muito difícil de curar. O equino não é utilizado em trabalho com arreio	Nódulos de 5 mm, seguidos de pústulas. Descamação, com desprendimento de pequenas crostas e pelos. Muito dolorida ao toque	Cultura de Staphylococcus aureus em amostra da lesão obtida por suabe
Dermatofitose profunda	É a micose difusa mais comum. Se dissemina facilmente por contato direto, pelo arreio ou por ferramentas	Geralmente esporádica. Difícil de curar	Nódulo folicular com 3 mm de diâmetro, perda de pelos deixando uma área alopécica. Nenhuma lesão extensa. Dolorida ao toque, pruriginosa. Disseminação a partir da axila	Isolamento de Trichophyton spp. ou Microsporum spp. em amostra obtida por suabe
Sarna demodécica	Disseminação por meio de ferramentas de grooming e tapetes. Rara	Propagação lenta	Inicialmente, lesões ao redor da face e dos olhos	Isolamento de Demodex spp. no raspado de pele
Dermatite micótica	Clima úmido é um fator predisponente. Umidade prolongada. Lama causa lesões nas patas. Moscas picadoras podem espalhar outras formas	Pode haver grande número de animais acometidos se as condições climáticas forem favoráveis	As lesões começam na cabeça, no focinho e ao redor dos olhos, com lacrimejamento e secreção nasal mucopurulenta; na parte inferior dos membros ou são generalizadas. Não são pruriginosas; podem ser doloridas. Pelos emaranhados e crostas podem se desprender de uma área ovoide, um pouco hemorrágica	Notam-se filamentos ramificados de Dermatophilus congolensis no esfregaço da lesão
Tiroglifose	Em equinos alimentados com grãos recém-colhidos ou pastagem contaminada	Doença transitória e autolimitante	Dermatite pruriginosa e descamação; com fricção, ocorre alopecia e formação de crostas no focinho e face, parte inferior dos membros, nas flexuras	Notam-se larvas de ácaros Pediculoides spp. e Trombicula spp. no raspado de pele
Fotossensibilização	Rara em equinos. Ingestão de erva-de-São-João ou plantas hepatotóxicas; secundária à colangioepatite ou colelitíase	Ocorre apenas à luz solar. Desaparece com a remoção dos alimentos tóxicos e abrigo do sol	Edema extenso, dermatite exsudativa ou descamação da pele em partes não pigmentadas. Também pode haver sintomas de insuficiência hepática	Nenhuma alteração
Coceira doce (prurido de Queensland)	Esporádica. Durante a temporada de insetos. Apenas em equinos mantidos em ambiente externo	Apenas os equinos hipersensíveis são acometidos. A doença persiste enquanto os insetos estão presentes. Interfere no trabalho e pastejo	Prurido intenso. Lesões na extremidade da cauda, ao longo do dorso, cernelha, crista occipital, orelhas, se propaga pelas laterais. Pápulas, remoção de pelos por fricção. Paquidermia, sem exsudato	Hipersensibilidade indicada por eosinofilia em amostra de pele obtida por biopsia
Tinha	Transmissão fácil por contato e por equipamentos e instalações. Mais grave no inverno	Recuperação espontânea em cerca de 3 meses. A disseminação no rebanho pode ser muito rápida	Crosta espessa, seca e friável, com 2 a 3 cm de diâmetro, ou alopecia difusa com descamação que inicia na cintura ou debaixo da cabeça	Nota-se Trichophyton spp. ou Microsporum spp. em amostra da lesão obtida por suabe

Nota: ver também globidiose cutânea, abscessos múltiplos causados por Corynebacterium pseudotuberculosis, anidrose e ausência congênita de pele.

Tabela 16.4 Diagnóstico diferencial de doenças de equinos caracterizadas por lesões de pele apenas na parte inferior dos membros.

Doença	Epidemiologia			Patologia clínica
	Meio de disseminação	Comportamento no rebanho	Lesões	
Mormo	Contato com equinos infectados. Ingestão a partir de ambiente contaminado	Esta é a forma crônica. Outros casos de mormo clássico com envolvimento pulmonar e da mucosa nasal	Nódulos e úlceras na mucosa nasal, secreção purulenta. Cicatrizes estreladas no septo. Lesões nos membros, principalmente no jarrete (face medial): nódulos de 1 a 2 cm, com secreção purulenta tipo mel	Teste de maleína. Teste de fixação de complemento no soro. Transmissão para porquinhos-da-índia. Nota-se *Burkholderia mallei* em esfregaços
Linfangite epizoótica (blastomicose equina)	Ocorre em surtos. Disseminação por meio de esporos presentes em cama contaminada. Pode sobreviver no solo. Porta de entrada: escoriações cutâneas	Os equinos não podem ser utilizados em trabalho. Comum em grandes grupos (p. ex., equinos militares)	Úlceras nos jarretes; aumento de volume de linfonodos dos jarretes, que drenam pus espesso. Linfangite. Alguns casos generalizados, com abscessos pulmonares	Nota-se *Histoplasma farciminosum* em esfregaços de pus. Teste de sensibilidade cutânea
Esporotricose	Disseminação lenta. Casos esporádicos. Disseminação por contato e contaminação do ambiente	As lesões se curam em 3 a 4 semanas, mas novos crescimentos dos microrganismos mantêm a doença ativa	Os nódulos indolores nos boletos ulceram e, então, se curam. Linfangite em alguns animais	Nota-se *Sporotrichum schenckii* no esfregaço
Pitiose (câncer do pântano)	Esporádica. Infecção ou invasão de ferida	Não se dissemina	Parte inferior dos membros, abdome ventral ou abaixo do canto medial do olho, lábios. Pápulas a placas de 1 cm de espessura, tecido conjuntivo com úlceras de até 20 cm, com pus espesso em bolsões	Biopsia e raspados para pesquisa de hifas de *Pythium insidiosum*, *Entomophthora coronata*, larvas de *Habronema megastoma*
Dermatite da quartela	Apenas casos esporádicos. Equinos mantidos em locais com estrume e urina	Não é contagiosa, mas pode ser crônica e incapacitante	Rachaduras horizontais e fissuras na parte posterior da quartela, claudicação intensa. Muito exsudato sebáceo. Pode desenvolver celulite	Nenhuma alteração
Linfangite ulcerativa	Infecção de feridas cutâneas em estábulo sujo	As lesões cicatrizam em 1 a 2 semanas. Novas lesões se desenvolvem por até 12 meses	Nódulos doloridos ao redor da quartela se rompem, pus verde espeso. Claudicação. Linfangite com úlceras	Nenhum envolvimento de linfonodos. *Corynebacterium pseudotuberculosis* no pus. Outros microrganismos podem causar doença semelhante
Sarna corióptica	Disseminada. Principalmente em equinos de tração e outros equinos de trabalho	A maioria dos equinos do grupo é acometida	Ato de bater a pata no chão violentamente, esfrega a parte posterior da quartela, tumefação, descamação, fissuras, seborreia, dor ao toque, claudicação	Os raspados revelam o ácaro *Chorioptes equi*

Nota: ver também varíola equina na Tabela 16.3.

em muitos animais acometidos. Na maioria dos casos, as lesões são restritas ao abdome e à face interna dos membros superiores, mas podem ser vistas no dorso e nos flancos e, às vezes, se propagam até a face. As lesões podem coalescer. Pode haver uma discreta resposta febril nos estágios iniciais, em animais jovens; leitões lactentes podem morrer. Em suínos adultos, as lesões cutâneas detectáveis não são bem definidas e se restringem às áreas cutâneas sem pelos e mais delgadas, e frequentemente não progridem em estágios que ocasionam a formação de crostas. A varíola suína congênita caracteriza-se por lesões marcantes em leitões ao nascimento, envolvendo a pele, além de língua e palato duro. Os leitões infectados são filhos de porcas saudáveis. Podem ser natimortos ou morrer alguns dias após o nascimento.

Patologia clínica

O diagnóstico é confirmado pelo exame de amostra de pele obtida por biopsia, que mostra degeneração hidrópica de queratinócitos do estrato espinhoso. Erosões superficiais focais, hiperplasia epidérmica acentuada com acantose, degeneração em balão de células epidérmicas e, ocasionalmente, grandes corpúsculos de inclusão eosinofílicos intracelulares são constatados no exame histológico. A degeneração hidrópica também pode ser vista nas bainhas externas dos folículos pilosos. Não há acúmulo de líquido entre os queratinócitos. A necrose pode ser verificada mais tardiamente. Células inflamatórias invadem a derme subjacente. A microscopia eletrônica pode ser usada para detectar as partículas virais; ademais, o vírus pode ser isolado em cultura primária de células renais de suínos após, no mínimo, sete passagens. Crostas, pápulas ou pústulas são as melhores amostras para esse isolamento. Os suínos produzem anticorpos neutralizantes e anticorpos precipitantes contra o vírus, mas não em concentração suficientemente alta para tornar os testes de pesquisa de anticorpos confiáveis. Nota-se forte imunidade em animais recuperados da doença.

Diagnóstico diferencial

A distribuição das lesões de varíola e a associação da doença com infestações por piolhos sugerem o diagnóstico. A varíola suína pode assemelhar-se à doença vesicular dos suínos, que se caracteriza por vesículas nas bandas coronárias, lábios, língua e focinho.

As lesões causadas pelo ácaro *Tyroglyphus* spp. geralmente são maiores, vistas em qualquer parte do corpo e, como aquelas da sarna sarcóptica, em geral são acompanhadas de prurido. Os ácaros causadores são detectados em raspados de pele. Na dermatofitose e pitiríase rósea, as lesões características, não pruriginosas, ocorrem em suínos mais velhos do que os tipicamente acometidos por varíola suína; ademais, notam-se esporos de fungos em raspados de pele de animais com a primeira doença.

Uma doença vesicular com necrose semelhante à varíola suína foi atribuída à infecção por parvovírus, mas há poucas evidências de que o parvovírus seja um patógeno primário da pele.

Tratamento

Nenhum tratamento específico está disponível, e as lesões causam problema tão irrelevante aos suínos, e cicatrizam tão rapidamente, que não se tenta nenhum tratamento.

Controle

A vacinação geralmente não é praticada, e o controle dos piolhos de suínos é a principal medida profilática tentada na maioria dos surtos.

DERMATOMICOSES

Tinha

Sinopse

Invasão de células do epitélio cutâneo queratinizado e contaminação de fibras de pelos por dermatófitos.
- Etiologia: fungos *Trichophyton* spp., *Microsporum* spp.
- Epidemiologia: os animais portadores são a fonte da infecção; a disseminação ocorre por contato direto ou com objetos inanimados contaminados. Os animais estabulados são mais suscetíveis
- Achados clínicos: áreas circunscritas de pele sem pelos, crostas espessas friáveis acinzentadas (bovinos) ou áreas brilhantes e alopécicas (equinos), pitiríase intensa. Em geral, as lesões surgem em locais em que o contato é mais frequente (p. ex., pescoço, flancos)
- Patologia clínica: esporos e micélios em raspado de pele ou em cultura microbiológica
- Lesões de necropsia: micélios identificados em cortes de pele
- Confirmação do diagnóstico: identificação laboratorial do fungo em raspado de pele ou tecido cutâneo
- Tratamento: em geral, ocorre recuperação espontânea. Uso tópico de pomadas, como pomada de Whitfield; griseofulvina sistêmica. A vacinação é amplamente utilizada em países europeus, bem como tratamento de suporte.

Etiologia

Os fungos associados que se multiplicam nos pelos e/ou pele são:

- Bovinos: *Trichophyton verrucosum* (mais comum), *T. mentagrophytes*, *T. megninii*, *T. rubrum*, *T. simii*, *T. verrucosum* var. *album*, *T. verrucosum* var. *discoides*, *Microsporum gypseum*
- Ovinos: *T. verrucosum* var. *ochraceum*, *T. quinckeanum*, *T. mentagrophytes*, *M. gypseum* (dermatofitose ovina), *Microsporum canis*
- Caprinos: *T. verrucosum*
- Equinos: *T. equinum*, incluindo uma variante escura capaz de corroer pelos "*in vitro*" (*T. equinum* var. *equinum*), *T. quinckeanum*, *T. mentagrophytes*, *T. verrucosum*, *Microsporum equinum* (sin.: *M. canis*), *M. gypseum*, *Equicapillimyces hongkongensis*
- Burros: *T. mentagrophytes*, *T. verrucosum*
- Suínos: *T. mentagrophytes*, *T. rubrum*, *T. verrucosum* var. *discoides*, *M. canis*, *Microsporum nanum*

Dermatófitos incomuns também encontrados em lesões cutâneas de animais pecuários e equinos incluem: *M. gypseum* e *Keratinomyces allejoi*, em equinos; a levedura *Malassezia* spp., que causa de micose superficial em equinos com imunossupressão; *Scopulariopsis brevicaulis*, em bovinos; *M. nanum*, em suínos adultos, nos quais a doença é mais comum e as lesões são muitas vezes tão discretas que passam despercebidas pelo fazendeiro; e *Alternaria alternata*, em equinos, caprinos, suínos, ovinos e bovinos.

Uma doença rara, mas semelhante, é a tínea versicolor, uma dermatomicose causada por *Malassezia furfur* (sin.: *Pityrosporum orbiculare*) nos tetos de cabras. As lesões são circulares, discretas, levemente espessadas e escamosas nas bordas, mas não doloridas. As lesões se caracterizam pela alteração da cor da pele ao seu redor, que pode ser mais escura ou mais clara. A infecção persiste no paciente por pelo menos 1 ano e no rebanho por um período mais longo. Em cortes das lesões notam-se hifas.

Epidemiologia

Ocorrência, fonte de infecção e transmissão

As tinhas são constatadas em todas as espécies de animais, em todos os países, porém mais comumente onde estes são alojados em grupos com alta densidade populacional, especialmente em ambiente fechado.

O contato direto com animais infectados é o meio de disseminação comum da dermatofitose, mas o contato indireto com objetos inanimados, principalmente cama, arreios, instrumentos utilizados em *grooming* e mantas de equinos, provavelmente é o principal meio de transmissão. Esporos podem existir na pele sem causar lesões, e até 20% dos animais normais em um grupo infectado atuam como portadores. Instalações e arreios podem permanecer infectados por longos períodos, porque os esporos dos fungos permanecem viáveis por anos, se mantidos secos e em baixa temperatura. Calor moderado e dessecação os destroem.

Nos EUA, a dermatofitose de cordeiros, também conhecida como "*club lamb fungus*", acomete cordeiros durante a participação desses animais em exposição. Aproximadamente um terço das famílias relatou que crianças ou proprietários envolvidos no cuidado desses cordeiros durante exposição de animais desenvolveram lesões de pele compatíveis com tinha.

Em equinos com cerca de 1 ano de idade, a tinha pode interferir no treinamento, causando perdas econômicas decorrentes do isolamento do animal, necessário para evitar a disseminação da infecção para outros equinos e pessoas, bem como para diminuir a contaminação ambiental.

Fatores de risco

Fatores de risco do patógeno

M. gypseum, *K. allejoi* e *M. nanum* são microrganismos saprófitas presentes no solo, e as razões de sua possível patogenicidade não estão claras.

Fatores de risco do ambiente e do hospedeiro

É comum uma alta incidência de casos clínicos no inverno, que se recuperam espontaneamente na primavera; contudo, também ocorrem surtos no verão, de modo que o estreito confinamento e, possivelmente, a dieta parecem mais importantes na disseminação da doença do que outros fatores ambientais, como temperatura e radiação solar. Sabe-se que a umidade é um fator importante; alta umidade favorece a multiplicação do fungo. Nas unidades de criação de bezerros e vitelos, a prevalência é maior naquelas que, continuamente, introduzem ou removem animais do grupo, um tipo de manejo conhecido como "todos dentro, todos fora"; nestas, o risco de disseminação da doença é menor.

A suscetibilidade do animal é determinada, em grande parte, pela condição imunológica e, portanto, os animais jovens são mais suscetíveis.

Considerações zoonóticas e importância econômica

A propagação entre espécies ocorre rapidamente e, nas áreas rurais, 80% dos casos de tinha humana pode ser oriunda de animais. Infecções por *Trichophyton* spp. são comumente contraídas de equinos e bovinos[1], e a fonte de infecção por *M. canis* são os cães. A tinha de origem animal acomete pessoas adultas e crianças; em geral, o diagnóstico e o tratamento são muito difíceis.[2]

A lesão nos animais acometidos é de baixa relevância, mas ocorrem danos suficientes ao couro para justificar alguma tentativa de controle da doença.

Patogênese

Os fungos causadores de tinha infectam principalmente os tecidos queratinizados, particularmente o estrato córneo, bem como as fibras dos pelos, resultando em autólise da estrutura da fibra, quebra do pelo e alopecia. A exsudação nas camadas epiteliais invadidas, fragmentos de epitélio e hifas ocasionam formação de crostas secas, características da doença. As lesões progridem, se existirem condições ambientais adequadas ao crescimento dos micélios, incluindo clima quente e úmido e pH da pele levemente alcalino. Todos os fungos que causam tinha são estritamente aeróbicos e morrem sob a crosta, no centro da maioria das lesões, permanecendo ativos apenas na borda da lesão. É este modo de multiplicação do fungo que ocasiona a progressão centrífuga e a forma característica de anel das lesões.

A importância do pH da pele no desenvolvimento de tinha é amplamente conhecida. A suscetibilidade do ser humano à infecção é muito maior antes da puberdade do que depois, quando o pH cutâneo diminui de cerca de 6,5 para, aproximadamente, 4. Muito dessa mudança é atribuída à excreção de ácidos graxos na secreção sebácea, e estes, com frequência, são altamente fungistáticos. Os bezerros são mais comumente infectados do que os bovinos adultos, mas ainda não se determinou se isso é resultado da maior suscetibilidade dos bezerros ou do desenvolvimento de imunidade em adultos.

Há evidência experimental de que a lesão traumática da pele é um fator importante para o desenvolvimento de lesões de tinha em bezerros. Diferentes quantidades de microconídios de *T. verrucosum* são necessárias para induzir tinha, dependendo do grau de tricotomia e escarificação da pele. *T. mentagrophytes* secreta um pequeno peptídeo (hemolisina) que, suspeita-se, causa dano à membrana celular e favorece a infecção da pele.[3]

A invasão bacteriana secundária dos folículos pilosos é comum. O período após a infecção experimental, antes de aparecerem lesões evidentes, é cerca de 4 semanas em bezerros, mas consideravelmente mais curto em equinos. A recuperação espontânea ocorre em bezerros com 2 a 4 meses de vida, sendo que a duração e gravidade da doença depende, muitas vezes, do estado nutricional do hospedeiro. A resistência à reinfecção ocorre após a recuperação da infecção experimental ou natural, embora possa ocorrer dermatite micótica no local da reinfecção. A imunidade é específica para as espécies de fungos em questão e, em equinos, dura até 2 anos.

Achados clínicos
Bovinos

A lesão típica é uma crosta branco-acinzentada espessa e proeminente acima da pele. As lesões são quase circulares e com cerca de 3 cm de diâmetro. Nos estágios iniciais, a superfície abaixo da crosta é úmida; nas lesões mais antigas a crosta se desprende, podendo ser pitiríase e alopecia as únicas anormalidades evidentes. As lesões são mais comumente vistas no pescoço, cabeça e períneo, mas podem ter uma distribuição generalizada, por todo o corpo, particularmente em bezerros; em casos graves, as lesões podem coalescer. Não há prurido e acne secundária é incomum.

Ovinos

As lesões situam-se na cabeça e, raramente, nas áreas de velo; embora estas geralmente desapareçam em 4 a 5 semanas, a doença pode persistir no grupo de animais por alguns meses. As lesões são discretas, arredondadas, com partes quase alopécicas e deslanadas, recobertas com uma crosta acinzentada. Lesões semelhantes ocorrem em caprinos, mas quase sempre são distribuídas em todas as partes do corpo. A exceção a essa descrição é uma nova dermatofitose causada por *Trichophyton* ainda não identificado isolado de ovinos nos estados do Oeste dos EUA, além dos estados da Geórgia e Kentucky, desde 1989. As lesões se desenvolvem amplamente em áreas do velo e se caracterizam pelo desprendimento de mechas de lã e exsudação cutânea. Há grave disseminação da infecção aos cuidadores de animais.

Surtos de tinha em grupos de ovinos, causados por *T. verrucosum*, foram relatados na Escócia. Os surtos têm sido raros devido à alta taxa de morbidade e à persistência das lesões ativas por até 6 meses. A presença de lesões causadas por tinha impediu a venda de carneiros de grupos infectados.

Na dermatofitose de cordeiros, conhecida como "Club lamb" nos EUA, as lesões macroscópicas típicas da doença foram constatadas em todas as partes do corpo e consistiam de áreas circulares de lã emaranhada, crostas e manchas.

Equinos

As lesões podem ser superficiais ou profundas. As infecções superficiais são mais comuns. Lesões resultantes de *T. equinum* começam como manchas redondas de pelos eriçados e sensibilidade das lesões ao toque. Esta etapa é seguida, cerca de 7 dias depois, de focos de pelos emaranhados, que se desprendem, deixando uma área alopécica, acinzentada e brilhante com cerca de 3 cm de diâmetro. Surgem crostas finas e a recuperação, com crescimento de novos pelos começa em 25 a 30 dias. Crostas mais espessas e lesões maiores normalmente resultam da fricção do arreio. As lesões causadas por *M. gypseum* são menores, com cerca de 10 mm de diâmetro, e se consistem tanto no desenvolvimento de crostas espessas quanto, mais comumente, pela aparência difusa da pelagem como se os pelos tivessem sido corroídos por traças, com descamação e alopecia. Menos comumente, são infectadas estruturas mais profundas através dos folículos pilosos, causando pequenos focos de inflamação e supuração. Uma pequena crosta se forma sobre o folículo e os pelos se desprendem, mas não ocorre alopecia extensa e formação de crostas. Esse tipo de micose pode causar alguma irritação e prurido. Em equinos, a distribuição das lesões difere daquela verificada em vacas, com lesões geralmente aparecendo primeiro na região da axila, e quase sempre se disseminando sobre o tronco e a garupa; as lesões podem se espalhar para o pescoço, cabeça e membros. Alguns casos são clinicamente impossíveis de diferenciar de dermatofilose.

A cromoblastomicose é uma infecção cutânea granulomatosa crônica de desenvolvimento lento, esporádica, causada por fungo, que surge após lesão traumática, relatada ocasionalmente em equinos. Nódulos semelhantes a granulomas nodulares surgem gradualmente e são clinicamente indistinguíveis da habronemose.

A síndrome da cauda quebradiça (*brittle-tail syndrome*) de equinos consiste, tipicamente, em alteração na estrutura dos pelos da cauda, que se tornam quebradiços e brilhantes. É uma doença recentemente relatada em equinos criados em Hong Kong e causada por *Equicapillimyces hongkongensis*, um fungo ceratinolítico. Os equinos acometidos apresentam cauda curta e atarracada, como resultado da quebra de pelos em sua superfície dorsal.[4] A doença é contagiosa e os reservatórios ambientais ou animais (além dos equinos) são desconhecidos.

Suínos

A tinha não é comum em suínos. Nesses animais, as lesões são regulares, desenvolvem-se como um anel inflamatório que progride centrifugamente em torno de um centro alopécico crostoso. A lesão causada por *M. nanum* é diferente – não há prurido, tampouco alopecia, e a reação cutânea é mínima, mas o aumento centrífugo da lesão pode fazer com que atinja um tamanho enorme.[5] Crostas marrons superficiais e secas recobrem a área acometida, mas não são nitidamente elevadas, exceto nas bordas, em alguns casos. As crostas são formadas por flocos ou caspas compostos de restos epiteliais. A maioria das lesões é vista no dorso e nos flancos. Não ocorre recuperação espontânea em suínos adultos.

Patologia clínica

O diagnóstico laboratorial depende da detecção de esporos e micélios em raspados de pele da borda da lesão e na cultura microbiológica. O raspado da pele deve ser realizado após a desinfecção da pele com álcool etílico 70%, colocando-se o raspado em uma solução de hidróxido de potássio 10% e adicionando o corante lactofenol azul algodão antes do exame microscópico. A característica diagnóstica é a presença de esporos, que parecem corpúsculos arredondados ou poliédricos, em cadeia, altamente refringentes (*Trichophyton* spp.) ou mosaicos (*Microsporum* spp.) nos folículos pilosos, em escamas epiteliais e no interior ou sobre a superfície dos pelos. Utiliza-se um teste laboratorial de picotamento de pelos, que mede a capacidade de um fungo isolado picotar as fibras de pelos de humanos, a fim de diferenciar espécies de dermatófitos. A cultura fúngica pode demorar 2 a 6 semanas para fornecer o diagnóstico; assim, foi desenvolvido um teste PCR que utiliza o par de *primers* para o gene da quitina sintase 1 (CHS1), para uso em equinos.[6] Foi desenvolvido um teste ELISA para sorodiagnóstico em bovinos, porém parece mais útil no monitoramento da resposta à vacinação e em estudos epidemiológicos.[7]

A técnica mais útil para o diagnóstico precoce de tinha em bovinos consiste no uso de uma pequena escova de cabelo esterilizada. Inicialmente, esfrega-se a lesão cutânea com um cotonete contendo álcool etílico 70 a 90%, para remover os contaminantes ambientais, e deixa o local secar. Em seguida, a lesão é escovada e a escova é colocada em um saco plástico esterilizado para transporte imediato ao laboratório[8] e subsequente cultura fúngica dentro de algumas horas.

O exame da pele de animais infectados para detectar fluorescência emitida em algumas infecções fúngicas também pode ser um teste clínico auxiliar útil, porém muitos fungos *Trichophyton* spp. não emitem fluorescência, enquanto a vaselina e outros curativos oleosos da pele podem fazê-lo. Hifas fúngicas em tecidos podem ser identificadas, até mesmo pelo gênero, por uso de coloração imunofluorescente. A técnica foi concebida para uso em material de necropsia, mas pode ser utilizada em amostra obtida por biopsia e em raspado de pele. As amostras enviadas para exame laboratorial devem ser embaladas em envelopes, pois latas e frascos herméticos favorecem a multiplicação de fungos não patogênicos durante o transporte.

Diagnóstico diferencial

O diagnóstico de tinha depende da evidência de infecção e da presença de lesões características e de micélios e esporos de fungos. A confirmação do diagnóstico requer a detecção de elementos fúngicos em raspado de pele ou em amostra obtida por biopsia.

A lista de diagnósticos diferenciais de tinha que pode ser confundida com doenças com quadro clínico semelhante é:

- Bovinos:
  - Dermatite micótica, que apresenta crostas firmes que recobrem uma lesão cutânea em carne viva
  - Paraqueratose hereditária, caracterizada por crostas espessas firmes que respondem rápida e completamente à suplementação de zinco na dieta
  - Sarna sarcóptica, na qual os ácaros podem ser detectados em raspado de pele; nota-se prurido intenso e rápida resposta aos inseticidas comuns
  - Sarna psoróptica, identificada pela presença de ácaros em raspado de pele, prurido, ocorrência em bovinos estabulados e localização das lesões no quarto traseiro
- Equinos:
  - Dermatite micótica, cuja distribuição se limita ao dorso dos equinos, sendo possível cultura e isolamento de *Dermatonomus congolensis*
  - Coceira doce ou eczema de verão (prurido de Queensland), é diagnosticado apenas no verão, somente ao longo do dorso, associada com prurido intenso
  - Outras dermatites em equinos
- Suínos:
  - Pitiríase rósea, na qual não se detecta nenhum ácaro; a doença se restringe a um grupo de faixa etária específica
  - Epidermite exsudativa se manifesta como lesões extensas com cobertura oleosa característica
  - Tiroglifose é autolimitante, está associada à ingestão de uma nova fonte de grãos e caracterizada por prurido
  - Sarna sarcóptica, diagnosticada pela constatação de ácaros no raspado de pele, pelo prurido intenso e pela pronta resposta ao tratamento com inseticida.

Tratamento

Muitas curas registradas são, sem dúvida, um resultado do tratamento estratégico pouco antes da recuperação espontânea, mas o tratamento é amplamente praticado e recomendado porque reduz bastante a contaminação do meio ambiente por animais infectados. Utiliza-se tratamento local ou sistêmico, este último quando as lesões são generalizadas. Devem ser utilizadas luvas e roupas de proteção no tratamento de animais infectados, devido ao risco de disseminação zoonótica.[2] A administração de uma vacina viva atenuada contra *T. verrucosum* em bovinos com tinha é efetiva para abreviar a cura das lesões.[9] A vacinação com duas dose de vacina liofilizada inativada contra *T. verrucosum*, com intervalo de 14 dias, foi relatada como efetiva em equinos com múltiplas lesões de tinha.[10]

Tratamento local

As crostas devem ser removidas, por meio de raspado ou escovação com escova de aço macia, e queimadas; o medicamento selecionado deve ser esfregado vigorosamente. A tricotomia pode facilitar a aplicação do produto.

Produtos de uso tópico apropriados incluem pomada de Whitfield (uma mistura composta de 6% de ácido benzoico e 3% de ácido salicílico)[11,12]; pomada à base de ácido propiônico e ácido undecilênico; pomada de iodo-povidona, de tiabendazol 1% a 5% e de captan; pomadas contendo compostos azólicos, como imidazol, miconazol ou tioconazol (1%)[13], ou enilconazol (0,2%)[5], e pomada de mercúrio amoniacal 10%; própolis (uma substância resinosa coletada de plantas, por abelhas)[11]; medicamentos homeopáticos[12]; óleo de motor queimado[14]; solução de iodo-povidona 10%; solução de sulfato de cobre 5 a 10%[14,15]; soluções à base de amônio quaternário (1:200 a 1:1.000); solução de hexadecametileno-1 a 0,25%, cloreto de 16-bis-isoquinolínico (Tinevet) e complexo borotânico hexetidina (bis-1,3-betaetil-hexil-5-metil-5-amino-hexa-hidropirimidina); e ivermectina (200 µg/kg de peso corporal, via SC).[16] A longa lista de possíveis tratamentos indica a carência de um teste clínico aleatório definitivo, com grande população de animais, utilizando medidas objetivas de eficácia do tratamento, bem como um grupo-controle negativo. A pomada de Whitfield parece ser a mais efetiva e considera-se que tenha efeitos ceratolítico, antimicrobiano e antifúngico. Provavelmente, o tratamento tópico é mais útil nos estágios iniciais de um surto, quando as lesões são pequenas e pouco numerosas; em animais mais jovens é provável haver cura espontânea.

Pulverização e banho

Quando a infecção está disseminada em um grupo de animais, pode-se utilizar pulverização ou banho, em toda a superfície do corpo de todos os animais; todavia, a eficácia dessas preparações é menor que a das pomadas, além de ser necessária a aplicação diária por, pelo menos, 5 dias. A pulverização propicia bom resultado, desde que se utilize o tratamento profilático de todos os animais contactantes. Exemplos de produtos empregados são a mistura agrícola de Bordeaux, calda sulfocálcica 5% (solução de polissulfeto 20%, na diluição 1:20); captan (N-(tricloromethiltio)-ciclohex-4-eno-1,2-dicarboxamida) 3%, N-triclorometiltio-tetra-hidroftalimida, iodóforos, hipoclorito de sódio 0,5% e natamicina (100 ppm). Esses produtos podem não estar disponíveis ou o seu uso ser permitido em todos os países.

Tratamento sistêmico

Os tratamentos sistêmicos recomendados para uso em animais de fazenda incluem injeção intravenosa de solução de iodeto de sódio 10% (1 g/14 kg de peso corporal), repetida em várias ocasiões; e, caso não se considere o alto custo do tratamento, há recomendação empírica de se administrar oralmente griseofulvina, 7,5 a 10 mg/kg de peso corporal, 1 vez/dia, sem evidência suficiente para indicar ou refutar este protocolo terapêutico.

A recuperação espontânea é comum em animais individuais, dentro de 90 dias, sendo necessária uma avaliação cuidadosa dos resultados em testes clínicos. Muitos fazendeiros submetem os animais a tratamento excessivo com preparações irritantes, administradas diariamente por longo tempo. Isso pode resultar em dermatite crostosa ou, até mesmo, acantose neoplásica.

Controle

Higiene

Quase sempre, a falha no controle de um surto de tinha se deve à contaminação generalizada do ambiente, antes de iniciar o tratamento. O isolamento e o tratamento dos animais infectados, o uso individual de ferramentas utilizadas no *grooming*, mantas de equinos e utensílios de alimentação, bem como a desinfecção desses itens após o uso em animais infectados são necessários para o controle da doença. Todas as ferramentas de *grooming* devem ser cuidadosamente lavadas e desinfetadas com solução de enilconazol ou de alvejante doméstico na diluição 1:10. Recomenda-se limpeza e desinfecção dos estábulos com detergente comercial ou soluções de desinfetante fenólico forte (2,5 a 5%), calda sulfocálcica 5%, formol 5%, captan 3% ou hipoclorito de sódio 5%, quando praticáveis. Bons resultados também são mencionados com a desinfecção mediante a pulverização das edificações com soluções de formaldeído 2% e soda cáustica 1%. A radiação solar e uma baixa densidade populacional são medidas de controle muito eficazes, razão pela qual a ocorrência de tinha em bezerros de corte lactentes mantidos em pastagem é muito menor do que em bezerros leiteiros criados em grupos estabulados, sem luz solar direta.

Vacinação

Uma vacina desenvolvida na antiga União Soviética fez grande sucesso na prevenção da infecção em bovinos e equinos, na maioria dos países da Europa e da Escandinávia. A vacina, sem adjuvante, contém microconídios liofilizados e partes de hifas de uma cepa altamente imunogênica e não virulenta de *T. verrucosum*. Em bezerros vacinados, nota-se pequenas lesões cutâneas no local da injeção, por algumas semanas.[17] Recomenda-se a vacinação de todos os animais do grupo, bem como o isolamento e tratamento dos animais infectados e a desinfecção de instalações e equipamentos, simultaneamente.

A vacina quase não ocasiona efeitos colaterais, exceto os casos muito raros de morte decorrente de anafilaxia, aparentemente relacionada com a manutenção da vacina reconstituída por um período muito longo. Campanhas nacionais de vacinação foram bem-sucedidas na erradicação de *T. verrucosum* de rebanhos bovinos.[17]

Nutrição

Embora a tinha ocorra tanto em animais bem quanto mal alimentados, parece que há uma tendência destes últimos se infectarem mais prontamente e desenvolverem lesões mais extensas. A suplementação da dieta, particularmente com vitamina A para animais jovens estabulados, deve ser encorajada como uma medida preventiva. Deve-se determinar a adequada ingestão de selênio e zinco na dieta.[18]

Tratamento e controle

Tratamento
- Lesões discretas em bezerros ou equinos:
  - Uso tópico diário da pomada de Whitfield: 6% de ácido benzoico, 3% de ácido salicílico (R-2)
  - Solução de sulfato de cobre 5 a 10%, diariamente, por 15 dias, ou quatro aplicações em intervalos de 5 dias (R-2)
  - Pomada de tioconazol 1%, pomada de miconazol 2%, solução de enilconazol 0,2% (R-2)
  - Ivermectina: 200 mg/kg de peso corporal SC (R-2)
- Lesões múltiplas disseminadas:
  - Uso tópico de xampu de cetoconazol 2% 2 vezes/semana durante 4 semanas em equinos (R-2)
  - Administração oral de griseofulvina: 7,5 a 10 mg/kg de peso corporal 1 vez/dia em todas as espécies; todavia, o custo é alto e o uso pode não ser permitido em muitos países (R-2).

Controle
- Bezerros:
  - Vacina com *Trichophyton verrucosum* vivo modificado (R-1)
- Todos os animais:
  - Não compartilhar equipamentos de *grooming* entre os animais (R-1)
  - Propiciar luz solar adequada e manter os animais em pastagem com baixa densidade populacional (R-2)
  - Assegurar conteúdo apropriado de vitamina A, selênio e zinco (R-2).

LEITURA COMPLEMENTAR

Cafarchia C, Figueredo LA, Otranto D. Fungal diseases of horses. Vet Microbiol. 2013;167:215-234.
Chermette R, Ferreiro L, Guillot J. Dermatophytoses in animals. Mycopathologia. 2008;166:385-405.
Lund A, DeBoer DJ. Immunoprophylaxis of dermatophytosis in animals. Mycopathologia. 2008;166: 407-424.

REFERÊNCIAS BIBLIOGRÁFICAS

1. Aghamirian MR, Ghiasian SA. Mycoses. 2009;54: e52-e56.
2. Agnetti F, et al. Mycoses. 2014;57:400.
3. Schaufuss P, et al. Vet Microbiol. 2007;122:342.
4. Wong SSY, et al. Vet Microbiol. 2012;155:399.
5. Garcia-Sánchez A, et al. Mycoses. 2009;54:179.
6. Chung TH, et al. Equine Vet J. 2010;42:73.
7. Bağut ET, et al. Clin Vaccine Immunol. 2013;20:1150.
8. Papini R, et al. Zoonoses Public Health. 2009;56:59.
9. Arslan HH, et al. Revue Med Vet. 2007;10:509.
10. Ural K, et al. J Equine Vet Sci. 2008;10:590.
11. Cam Y, et al. Vet Rec. 2009;165:57.
12. Gupta VK, et al. Intas Polivet. 2013;14:333.
13. Kirmizigül AH, et al. Kafkas Univ Vel Fak Derg. 2013;19(suppl–A):A191.
14. Ghodasara SN, et al. Intas Polivet. 2013;14:336.
15. Kachhawaha S, et al. Vet Practitioner. 2011;12:106.
16. Kirmizigül AH, et al. Kafkas Univ Vel Fak Derg. 2012;18(3):523.
17. Lund A, et al. Vet Immunol Immunopathol. 2014; 158:37.
18. Kojouri GA, et al. Comp Clin Pathol. 2009;18:283.

Mucormicose

Doença rara em humanos, equinos, bovinos e suínos, causada por fungos cenocíticos da ordem Mucorales. *Lichtheimia corymbifera* (antigamente denominado *Absidia corymbifera*, *Mycocladus corymbiferus*) causa doença grave e morte de equinos, abscesso de linfonodos em suínos e mastite e aborto em vacas.[1,2] A doença em geral é aguda e progressiva, e o diagnóstico *ante mortem* é difícil. Os sinais clínicos incluem febre, diarreia, andar em círculos, convulsões e morte aguda. Os equinos podem ter lesões cutâneas ulceradas no focinho, narinas, joelhos e jarretes, que podem se desenvolver em animais que sobrevivem à doença aguda. O exame necroscópico revela necrose delimitada ou lesões hemorrágicas nas mucosas respiratória e gastrintestinal, pulmões, baço e cérebro. Hifas de paredes finas são vistas em cortes histológicos de rotina, no exame microscópico. Não há tratamento ou controle efetivo. Linfadenite zigomicótica atribuída a *Rhizomucor pusillus* ou *Lichtheimia corymbifera* (antigamente denominada *Absidia corymbifera*) foi detectada em 0,04% dos novilhos de confinamento abatidos no estado da Califórnia. As lesões foram mais comumente notadas nos linfonodos mesentéricos.[3]

REFERÊNCIAS BIBLIOGRÁFICAS

1. Piancastelli C, et al. Repro Biol Endo. 2009;7.
2. Zeeh F, et al. Schweiz Arch Tierheilkd. 2010;152:523.
3. Ortega J, et al. Vet Pathol. 2010;47:108.

Dermatite causada por *Malassezia* spp.

Antigamente conhecida como *Pityrosporum* spp., trata-se de um fungo. A dermatite causada por *Malassezia* spp. foi diagnosticada em caprinos e equinos. Várias espécies de *Malassezia* spp., incluindo *M. furfur, M. obtusa, M. globosa, M. pachydermatis, M. restrita, M. slooffiae, M. sympodialis* e *M. equina*, estão presentes na pele normal e anormal de cavalos.[1,2] Isolou-se *Malassezia* spp. em em 5 de 44 suabes e o fungo foi detectado no exame microscópico de 40 dos 44 suabes de pele prepucial ou mamária de 11 equinos saudáveis, indicando a necessidade de cautela ao atribuir importância etiológica à detecção deste microrganismo em amostras de pele de equinos com dermatite.[1]

Lesões em um equino com alopecia areata incluíram dermatite escamosa e crostosa caracterizada histologicamente por hiperplasia discreta a moderada, exocitose linfocítica branda, dermatite eosinofílica discreta e paraqueratose difusa com numerosas leveduras em desenvolvimento. A alopecia areata pode predispor o equino à infecção; a doença causada por *Malassezia* spp., ou o fungo, pode ser um achado acidental.[2] A suposta doença em caprinos não está bem caracterizada.[3]

REFERÊNCIAS BIBLIOGRÁFICAS

1. White SD, et al. J Vet Int Med. 2006;20:395.
2. Kim DY, et al. Vet Pathol. 2011;48:1216.
3. Eguchi-Coe Y, et al. Vet Dermatol. 2011;22:497.

Esporotricose

Doença contagiosa de equinos, cães, gatos, bovinos e ser humano, caracterizada pelo desenvolvimento de *úlceras e nódulos cutâneos* nos membros, que podem ser acompanhados de linfangite.

Etiologia

Sporotrichum schenckii (*Sporothrix beurmanii, S. schenckii, S. equi*) é um fungo dimórfico Gram-positivo que forma esporos de parede simples. O microrganismo sobrevive em um estágio de micélio, em matéria vegetal viva ou em decomposição, mas muda para um estágio de levedura quando penetra em mamífero, através de uma ferida perfurante ou mordida.

Epidemiologia

A ocorrência da doença é relatada na Europa, Índia, África e EUA; provavelmente é cosmopolita.[1] Os hospedeiros incluem o ser humano, equinos, bovinos, gatos, camelos, camundongos, ratos e chimpanzés. A perda econômica causada pela esporotricose não é grande porque ela se dissemina lentamente, a taxa de mortalidade é baixa e o tratamento é efetivo. Surtos de esporotricose em vacas-leiteiras causam redução na produção de leite.

O agente causador persiste na matéria orgânica e a contaminação das feridas cutâneas pode ocorrer tanto por contato direto quanto por secreções de animais infectados ou de ambientes contaminados. A doença é facilmente transmitida de gatos infectados ao ser humano. Não há relato de transmissão de equinos ao ser humano.

Patogênese, achados clínicos e patologia clínica

A invasão local através de feridas resulta no desenvolvimento de abscessos e úlceras exsudativas. Nódulos cutâneos pequenos e múltiplos se desenvolvem nas partes inferiores dos membros, geralmente próximo ao boleto. O desenvolvimento dos nódulos pode seguir o trajeto dos vasos linfáticos e se estender até a parte proximal do membro. Os nódulos são indolores, recobertos por crosta, drenam pequena quantidade de pus e cicatrizam em 3 a 4 semanas. Reinfecções sucessivas das lesões podem fazer a doença persistir no animal durante meses. Ocorre linfangite, fazendo os trajetos dos vasos linfáticos parecerem cordões.

A detecção de esporos Gram-positivos nas secreções define o diagnóstico, mas isso é difícil devido ao seu baixo número em equinos e bovinos, ao contrário do grande número de esporos nas lesões em gatos. O microrganismo pode ser visto em esfregaços de exsudato secos ao ar e corados pela técnica de de Wright ou de Romanowsky. Nos tecidos, o estágio de hifas é raro. A injeção de secreção purulenta em ratos ou hamsters produz uma lesão local contendo um grande número de células tipo levedura. O fungo pode ser *cultivado* em ágar Sabourard.

Diagnóstico diferencial
- Mormo
- Linfangite epizoótica
- Linfangite ulcerativa.

Tratamento e controle

O tratamento sistêmico com *iodeto* (iodeto de potássio VO ou iodeto de sódio IV) é o procedimento terapêutico mais efetivo. Em casos discretos, a aplicação local diária de tintura de iodo nas úlceras pode ser suficiente. O *itraconazol* pode ser efetivo.

O tratamento profilático de todos os cortes e escoriações, o isolamento e o tratamento dos animais com doença clínica e a desinfecção de camas, arreios e equipamentos evitam a disseminação da doença em áreas enzoóticas. Recomenda-se rigorosa lavagem de mãos e braços com iodo-povidona ou clorexidina de pessoas que manuseiem animais infectados ou matéria vegetal contaminada.

REFERÊNCIA BIBLIOGRÁFICA
1. Dalis JS, et al. Vet Microbiol. 2014;172:475.

Linfangite epizoótica (pseudomormo, blastomicose equina, histoplasmose equina)

Sinopse
- Etiologia: histoplasma capsulatum var. farciminosum, um fungo
- Epidemiologia: doença epizoótica que causa baixa taxa de mortalidade de equinos na Ásia, África e no Mediterrâneo. A doença ocasiona efeitos adversos importantes ao equino, ao proprietário e à sociedade em geral, em comunidades que dependem dos equinos como animais de tração
- Achados clínicos: nódulos, linfadenopatia e linfangite, geralmente nos membros pélvicos. Os nódulos drenam pus espesso. Conjuntivite e pneumonia podem ocorrer. A cura espontânea após um longo curso é comum
- Patologia clínica: pesquisa do microrganismo em secreção purulenta, teste de imunofluorescência para pesquisa de anticorpos. Teste cutâneo para histofarcina
- Lesões: linfangite, linfadenite
- Diagnóstico diferencial: mormo, linfangite ulcerativa, esporotricose
- Confirmação do diagnóstico: detecção do fungo em secreção purulenta. Características clínicas da doença
- Tratamento: administração parenteral de iodeto. Anfotericina
- Controle: higiene, abate, vacinação.

A doença é importante em países em desenvolvimento, como a Etiópia, que dependem do uso de equídeos como animais de tração. Nessas comunidades, a doença tem um impacto negativo nos equídeos infectados, além daquele causado pelas lesões, pois esses animais continuam a ser utilizados como animais de tração; ademais, os equinos deixam de ser úteis aos proprietários e tem-se um impacto social mais amplo pela perda de grande número de animais de tração.[1] A renda gerada pela prestação de serviço de um carroceiro é, muitas vezes, a única fonte de renda de famílias em países em desenvolvimento, e a presença da doença reduz a utilidade do equídeo e, portanto, a renda da família.[1,2]

Etiologia

A doença é causada pelo fungo *Histoplasma capsulatum* var. *farciminosum*, um fungo saprófito dimórfico presente no solo fúngico. O microrganismo também foi classificado pelo nome do gênero em *Zymonema*, *Cryptococcus*, *Saccharomyces* ou *Blastomyces*. A doença é listada pela Organização Mundial da Saúde Animal (OIE) como uma doença de notificação obrigatória.

Epidemiologia

A doença ocorre na forma de surtos em cavalos, burros e mulas, em partes do Irã, Ásia, Índia, Norte da África e costa do Mediterrâneo. A maioria dos surtos ocorre no outono e no inverno ou quando um grande número de equinos é reunido para fins militares ou outros propósitos. A doença foi detectada em 19% dos equinos na Etiópia, em um período de 18 meses; a taxa de prevalência da doença variou de 0 a 39%, dependendo da região geográfica.[3] A doença foi mais prevalente em áreas com temperatura média mais alta.[3] A taxa de mortalidade variou de 10 a 15%, mas o curso da enfermidade é longo. Bovinos e camelos raramente são acometidos.

Os esporos do fungo são transferidos de animais infectados aos não infectados por contato direto ou com camas, utensílios de *grooming*, mantas ou arreios, e penetram no animal através de escoriações, geralmente na parte inferior dos membros. Sugeriu-se que um estágio saprófito no solo é a causa da difícil erradicação da doença. O microrganismo foi isolado do trato digestório de moscas picadoras, as quais podem participar na transmissão da doença.

Potencial zoonótico

A infecção é relatada no ser humano.

Patogênese

Após a penetração através de feridas, o fungo alcança o tecido subcutâneo, forma um granuloma ou uma úlcera local e se dissemina ao longo dos vasos linfáticos. A forma ocular da doença se deve à inoculação do fungo no olho, provavelmente por moscas picadoras.

Achados clínicos

A doença é primariamente uma dermatite piogranulomatosa, ulcerada, supurativa, na maioria dos casos acompanhada de linfangite. A forma ocular da doença se caracteriza por conjuntivite ulcerativa. Das 65 mulas de carroça examinadas na Etiópia, 92% tinham lesões cutâneas, 5% lesões pulmonares e 3% lesões oculares.[4] O período de incubação em dois equinos com infecção experimental variou de 4 semanas a 3 meses.[5]

Na *forma cutânea* da doença, uma úlcera indolente se desenvolve na porta de entrada do fungo, várias semanas a 3 meses após a infecção. A pele lesionada acometida e o tecido subcutâneo encontram-se espessados e firmes.[4] Os nódulos que não se rompem são alopécicos. Instala-se dermatite e linfangite disseminadas, vistas nos trajetos dos vasos linfáticos como cordões e nódulos intermitentes. Os nódulos se rompem e drenam secreção purulenta espessa e cremosa. Os linfonodos locais também aumentam de volume e podem se romper. O espessamento da pele na área acometida e o edema em todo o membro são comuns. As lesões são indolores.

Quase sempre as lesões se desenvolvem nos membros, principalmente ao redor dos jarretes, mas também podem ser vistas no dorso, nos flancos, no pescoço, na vulva e no escroto. Ocasionalmente, as lesões surgem na mucosa nasal, na entrada das narinas, e não envolvem o septo nasal. Na forma ocular nota-se ceratite e conjuntivite. Sinusite e pneumonia ocorrem em outras formas da doença.

A doença é crônica, persistindo por 3 a 12 meses. Ocorre cura espontânea e a imunidade é sólida após a infecção, mas muitos animais são abatidos devido à natureza crônica da doença.

Patologia clínica

Células Gram-positivas semelhantes a leveduras, com uma cápsula típica de parede dupla, são facilmente encontradas nas secreções. Os microrganismos se instalam em células gigantes e macrófagos, tanto no meio extracelular quanto intracelular. O fungo pode ser cultivado em meio especial, mas ele morre rapidamente nas amostras biológicas, a menos que sejam coletadas em solução que contém antibiótico, refrigeradas e cultivadas prontamente. A amostra deve ser coletada em uma solução contendo 500 UI de penicilina/mℓ.

O teste de maleína é negativo; contudo, um filtrado estéril de cultura de *H. capsulatum* var. *farciminosum* é utilizado em teste de sensibilidade cutânea. Ademais, há disponibilidade de vários testes sorológicos, inclusive teste de imunofluorescência para pesquisa de anticorpos. Anticorpos contra *H. capsulatum* var. *farciminosum* são detectados no soro, antes ou no momento do desenvolvimento das lesões.

Achados de necropsia

As lesões geralmente se limitam à pele, tecido subcutâneo, vasos linfáticos e linfonodos. Em alguns casos, é possível notar lesões granulomatosas nos pulmões, fígado e baço. Histologicamente, a lesão é bastante característica e consiste em inflamação piogranulomatosa com fibroplasia. As células gigantes de Langerhans são comuns. A presença de numerosos microrganismos, alguns dos quais com brotamento, em ambos os cortes de tecido, intracelular e extracelular, corados com hematoxilina-eosina (H&E), a coloração ácido periódico de Schiff (PAS) e a coloração metenamina-prata de Gomori são de valor diagnóstico.

Diagnóstico diferencial
Ver Tabela 16.4.
- Mormo (*Burkholderia mallei*)
- Linfangite ulcerativa (*Corynebacterium pseudotuberculosis*)
- Esporotricose (*Sporothrix schenckii*)
- Histoplasmose (*Histoplasma capsulatum*).

Tratamento e controle

Muitos tratamentos foram tentados, a maioria sem sucesso. Relata-se que, em alguns casos, a administração parenteral de iodeto é efetiva, bem como de anfotericina. O iodeto de sódio é administrado como uma solução 10%, na dose de 1 mℓ/5 kg de peso corporal IV, 1 vez/semana, durante 4 semanas. A anfotericina é administrada na dose de 0,2 mg/kg de peso corporal, a cada 48 h, no total de três doses, mas pode não ser economicamente viável para uso em países em desenvolvimento.

Surtos em áreas não infectadas provavelmente são mais bem controlados pelo *abate dos animais infectados*. Em áreas enzoóticas, os animais com doença grave devem ser abatidos e aqueles com um quadro clínico menos grave são mantidos em quarentena rigorosa durante o tratamento. No entanto, a alta prevalência da doença em algumas regiões (39%) e a importância econômica para o proprietário, no sentido de que o animal continue a trabalhar, dificulta a realização desse procedimento. Camas, arreios e utensílios contaminados devem ser destruídos ou desinfetados rigorosamente. Vacinas atenuadas pelo calor e adsorvidas em hidróxido de alumínio formalizado são amplamente utilizadas, aparentemente com sucesso.

LEITURA COMPLEMENTAR
Cafarchia C, et al. Fungal diseases of horses. Vet Microbiol. 2013;167:215-234.
Stringer AP. Infectious diseases of working equids. Vet Clin Equine. 2014;30:695.

REFERÊNCIAS BIBLIOGRÁFICAS
1. Scantlebury CE, et al. Prev Vet Med. 2015;120:265.
2. Nigatu A, et al. 6th Inter Coll Working Equines. 2010:83.
3. Ameni G. Vet J. 2006;172:160.
4. Gobena A, et al. J Equine Sci. 2007;18:1.
5. Ameni G. Vet J. 2006;172:553.

Ficomicose equina (câncer do pântano, pitiose, hifomicose, sanguessuga de equinos da Flórida, *Bursattee*)

Sinopse
- Etiologia: *Pithyium insidiosum, Basidiobolus haptosporus* ou *Conidiobolus coronatus*
- Epidemiologia: áreas tropicais e subtropicais do mundo. A pitiose ocorre durante o período chuvoso, mas não há distribuição sazonal para *B. haptosporus* ou *C. coronatus*
- Achados clínicos: todos os agentes etiológicos causam granulomas ulcerativos. *P. insidiosum* causa lesões nos membros e abdome ventral; *B. haptosporus* causa lesões nos flancos, pescoço e cabeça, e *C. coronatus* causa lesões nas membranas mucosas bucal, nasal, faríngea e traqueal
- Patologia clínica: teste de dupla difusão em gel de ágar, exame histológico e coloração imuno-histoquímica de cortes de tecido
- Lesões: granulomas ulcerativos com fístulas que drenam material coagulado amarelado
- Confirmação do diagnóstico: exame histológico do tecido
- Tratamento: excisão cirúrgica. Iodeto de sódio ou iodeto de potássio. Vacinação
- Controle: nenhum.

Etiologia

As causas são fungos, inclusive *Pythium insidiosum* (sinônimo: *Hyphomyces destruens*), *Basidiobolus haptosporus* (sinônimo: *B. haptosporus* var. *minor*), *Conidiobolus coronatus* (sinônimo: *Entomophthora coronata*) e *Rhinosporidium* spp.

Pseudoallescheria boydii causa lesões granulomatosas na cavidade nasal. *Alternaria alternata* causa pequenas lesões granulomatosas na cabeça de equinos, especialmente em animais jovens.[1] *Scedosporium prolificans* causa lesões de conjuntiva, artrite e osteomielite em equinos.[2] Fungos não identificados também causam lesões contendo grânulos ou grãos negros, denominados "micetomas de grãos negros".

As lesões cutâneas em equinos têm sido associadas à infecção por uma ampla variedade de fungos, incluindo[3] *Madurella mycetomatis, Curvularia erruculosa, Bipolaris speciferum, Cladosporium* spp. e *Exserohilum rostratum*. Fungos não pigmentados que causam infecções localizadas em equinos incluem *P. boydii, Aspergillus versicolor, Alternaria tenuis* e *Scedosporium apiospermum*.[3] *B. haptosporus* é um fungo telúrico que vive em vegetais em decomposição.

Epidemiologia

Ocorrência

A doença ocorre mais comumente em regiões de *climas tropical e semitropical*, mas pode acometer animais estabulados em clima temperado. Embora a doença seja relatada mais comumente em equinos, ela foi diagnosticada em bovinos jovens, cães e no ser humano.[4] As micoses, excluindo a causada por dermatófitos, foram responsáveis por 2,5% dos diagnósticos de lesões cutâneas nodulares não neoplásicas examinadas no Colorado e em províncias das pradarias do Canadá.[5]

Pitiose ocorre principalmente durante a estação chuvosa, em regiões de clima tropical, enquanto as infecções causadas por *B. haptosporus* e *C. coronatus* ocorrem durante todo o ano. Uma pesquisa na região tropical do norte da Austrália mostrou que granulomas de equinos foram causados por *P. insidiosum*, em 77% dos casos, *B. haptosporus*, em 18%, e *C. coronatus*, em 5% dos casos.

Fatores de risco do animal

Os fungos penetram no tecido subcutâneo através de feridas ou outras lesões que comprometem a integridade da pele ou da membrana mucosa. Relata-se forte correlação entre a ocorrência de lesões e o umedecimento frequente e a exposição à água, sendo compatível com o conceito de um ciclo de vida aquático e *zoósporos móveis* de *P. insidiosum*. Não há predileção por raça, idade ou sexo. Podem ocorrer vários casos em equinos mantidos na mesma baia.

Potencial zoonótico

Muitos destes fungos causam doenças no ser humano; por exemplo, a infecção por *P. boydii* causa granulomas nas extremidades inferiores de pessoas que vivem em regiões de clima tropical, comumente denominada maduromicose. No entanto, não há evidência de disseminação da infecção de equinos ou outros animais infectados para o ser humano, embora se deva tomar cuidado rigoroso ao manusear tecidos infectados, especialmente por indivíduos com função imune comprometida.

Patogênese e achados clínicos

O *ciclo de vida* de *P. insidiosum* envolve a colonização de folhas de plantas aquáticas onde o fungo sofre reprodução sexuada e produz esporângios. Os zoósporos móveis, liberados dos esporângios, aderem-se aos tecidos vegetais e animais. Também, os zoósporos se aderem aos tecidos lesionados, nos quais encistam e desenvolvem tubos germinativos. As hifas penetram no tecido e induzem reação granulomatosa e ulceração. Os grânulos desprendidos (material necrótico contaminado por hifas) podem produzir esporângios.

Granulomas ulcerados, fibrosados, circulares, grandes (20 cm) e de rápido crescimento, causados por *P. insidiosum*, geralmente se desenvolvem na parte inferior dos membros, abdome ventral ou tórax e contêm concreções amareladas na secreção que drena das fístulas.[4,6,7] As lesões são pruriginosas e crescem rapidamente, muitas vezes atingindo 20 cm de diâmetro em 1 mês. As lesões causadas por *P. insidiosum* podem envolver o osso subjacente, podendo ser a *osteomielite* uma característica comum da pitiose crônica da parte inferior dos membros. A infecção causada por *Pithyium* spp. no intestino delgado causa *enterite eosinofílica* e formação de granuloma, resultando em cólica e necessidade de ressecção cirúrgica. Ocorre disseminação da infecção do subcutâneo para o fígado, pulmão e baço, resultando em perda progressiva de peso e, por fim, morte.

C. coronatus causa lesões semelhantes, mas menores do que aquelas constatadas na pitiose.[8] No entanto, as lesões situam-se apenas nas narinas, nas fossas nasais, na cavidade bucal, na faringe ou na traqueia. Algumas lesões podem crescer muito lentamente e demorar 1 a 2 anos para se tornarem invasivas, enquanto outras crescem rapidamente. *P. boydii* causa lesões granulomatosas na cavidade nasal de equinos. *B. haptosporus* causa lesões ulcerativas granulomatosas, com superfície hemorrágica e edemaciada, diferentemente das lesões fibrosadas causadas por *Pithyium* spp., nas laterais do *tronco, tórax, pescoço e cabeça*. As lesões causadas por *B. haptosporus* são pruriginosas.

A. alternata produz nódulos cutâneos indolores ou pruriginosos na cabeça de equinos. Os nódulos podem ser solitários, mas geralmente são múltiplos e de progressão lenta.[1]

S. prolificans causa infecção de estruturas musculoesqueléticas, inclusive articulações e ossos, geralmente secundária a feridas perfurantes ou cirurgia. Esse microrganismo causa lesões disseminadas e doença fatal em pessoas com imunossupressão.

Patologia clínica

A cultura do fungo causador requer muito trabalho, mas é necessária para detectar o microrganismo, embora seja possível a detecção por teste PCR, capaz de substituir a cultura fúngica como teste diagnóstico definitivo. Foi desenvolvido um teste PCR para identificar *Pythium* spp. e este teste também é útil para a detecção de *C. coronatus*. Equinos infectados por *P. insidiosum* têm reação positiva no *teste de dupla difusão em gel de ágar*. Também, o teste de fixação de complemento e o teste de hipersensibilidade intradérmica têm valor diagnóstico.

O exame de amostra obtida por biopsia também é importante, mas é necessário cuidado para incluir uma porção de tecido necrosado, no qual é mais provável que se encontrem as hifas. No exame microscópico do tecido, *P. boydii* é indistinguível de *Aspergillus* spp. Os métodos de coloração imuno-histoquímica, usando técnica de peroxidase (indireta, são importantes para diferenciar *Pythium* spp. de outros fungos, em lesões de câncer do pântano.

O exame necroscópico de equinos com pitiose disseminada revela massas pequenas, firmes, irregularmente ramificadas, amarelo-esbranquiçadas nos linfonodos regionais, que drenam lesões cutâneas e no fígado, pulmões e baço. Histologicamente, as tumefações são granulomas eosinofílicos com hifas de *Pythium* spp.

> **Diagnóstico diferencial**
> - Habronemose
> - Tecido de granulação
> - Sarcoide
> - Fibrossarcoma
> - Amiloidose do septo nasal
> - Carcinoma de célula escamosa
> - Aspergilose do septo nasal
> - Osteomielite

Tratamento

O *tratamento mais efetivo* para a pitiose e conidiobolomicose é a excisão cirúrgica, embora seja comum recidiva (30%) quando as lesões são maiores. A ablação a *laser* do leito do granuloma do pode reduzir a taxa de recidiva. No caso de lesões maiores, geralmente faz-se o tratamento clínico. As lesões fúngicas respondem ao tratamento com *iodeto de sódio* (20 a 40 mg/kg de peso corporal IV, a cada 24 h, em solução a 20%), seguido de administração oral de *iodeto de potássio* (10 a 40 mg/kg, em intervalos de 24 h, durante 7 a 120 dias). O iodeto de potássio também pode ser administrado na dose de 10 g/425 kg, 1 vez/dia, aumentando a dose em 2 g/dia até que o equino recusa alimentos, ou até que se obtenha a dose de 20 g/dia. O tratamento deve continuar até a cura dos sintomas da micose, o que frequentemente demora semanas a meses. Uma alternativa ao iodeto de potássio é o di-hidroiodeto de etilenodiamina (1,3 mg/kg/12 h VO, por até 4 meses, e em intervalos de 24 h por até 1 ano). Iodismo é um efeito adverso potencial da administração de iodeto de potássio ou iodeto de sódio, embora seja raramente observado.

A *anfotericina* também dá bons resultados como tratamento sistêmico (IV, na dose de 0,4 mg/kg de peso corporal, aumentando para 1,5 mg/kg/dia durante 10 a 40 dias), combinada com infiltração local após excisão cirúrgica de lesões extensas. A administração de anfotericina pode ser limitada por sua nefrotoxicidade, que deve ser monitorada durante o tratamento. O *itraconazol* (3 mg/kg/12 h VO, durante 3 a 4 meses) é efetivo no tratamento de infecção do septo nasal causada por *C. coronatus*. O *fluconazol* (14 mg/kg, como dose de ataque VO, seguido de 5 mg/kg/12 h VO, durante 6 semanas) é efetivo no tratamento de conidiobolomicose nasal em equinos. Determinou-se a farmacocinética do fluconazol em equinos, fato que possibilita a dosagem racional desse fármaco. O cetoconazol não é efetivo no tratamento de infecção por *C. coronatus* em equinos.

O *miconazol* (5 g em solução a 2%), infundido por 4 semanas em lesões da cavidade nasal, em combinação com a administração sistêmica de iodeto, foi efetivo no tratamento de lesões nasais causadas por *P. boydii*.

S. prolificans é resistente aos fármacos antifúngicos comumente utilizados.

Uma *vacina* composta de partes de *P. insidiosum* induz cura ou melhora, na maioria dos casos. Ela também causa uma reação grave, às vezes um abscesso frio, no local da injeção. Outras complicações incluem osteíte e laminite, que levam à necessidade de eutanásia.

REFERÊNCIAS BIBLIOGRÁFICAS

1. Dicken M, et al. NZ Vet J. 2010;58:319.
2. Berzina I, et al. Vet Clin Pathol. 2011;40:84.
3. Valentine BA, et al. Vet Dermatol. 2006;17:266.
4. Martins TB, et al. J Comp Pathol. 2012;146:122.
5. Schaffer PA, et al. Can Vet J. 2013;54:262.
6. Mosbah E, et al. J Equine Vet Sci. 2012;32:164.
7. Salas Y, et al. Mycopathologia. 2012;174:511.
8. Schumacher J, et al. Equine Vet Educ. 2007;19:405.

Maduromicose

Doença da pele de equinos caracterizada por granuloma cutâneo, causada por diversos fungos, incluindo *Helminthosporium spiciferum*, *Brachycladium spiciferum*, *Curvularia geniculate* e *Monosporium apiospermum*. Uma ou mais lesões de 1 a 2,5 cm de diâmetro aparecem em qualquer parte da pele, mas com maior frequência na coroa do casco. A superfície da lesão seccionada tem aparência mosqueada e drena secreção purulenta que contêm fungos.

DOENÇAS DA PELE CAUSADAS POR PROTOZOÁRIOS

Besnoitiose (lesão cutânea que parece com a pele de elefante)

> **Sinopse**
> - Etiologia: cistos teciduais específicos do hospedeiro intermediário de *Besnoitia besnoiti*, *B. caprae* e *B. bennetti*
> - Epidemiologia: doença endêmica em algumas áreas de climas tropical e subtropical, com alta taxa de morbidade e baixa taxa de mortalidade. A doença é rara em outras regiões. O hospedeiro definitivo é desconhecido. A doença acomete burros, nos EUA. Possível transmissão da doença por insetos, aos bovinos e caprinos
> - Achados clínicos: anasarca, alopecia, hiperpigmentação, esclerodermia e infertilidade
> - Dispneia inspiratória e perda da condição corporal: nódulos pontuais (cistos) na conjuntiva escleral e nas membranas mucosas nasal, faríngea e/ou laríngea
> - Lesões: cistos de parasitas na derme, no tecido subcutâneo e em outras fáscias
> - Confirmação do diagnóstico: detecção de bradizoítos em amostra de pele obtida por biopsia ou raspado da conjuntiva escleral
> - Tratamento e controle: há pouca informação disponível.

A besnoitiose é uma doença parasitária de bovinos, caprinos, equinos e alguns animais selvagens. Infecções no estágio cístico crônico podem resultar em doença grave e/ou redução da produtividade.[1-5]

Etiologia

Besnoitia spp. são coccídios parasitas (apicomplexanos) formadores de cisto. O ciclo biológico envolve um hospedeiro definitivo e um hospedeiro intermediário. Existem sete espécies classificadas, das quais três ocorrem em animais pecuários domésticos, ou seja, *B. besnoiti*, em bovinos; *B. caprae*, em caprinos; e *B. bennetti*, em cavalos, burros e mulas. As outras quatro espécies conhecidas de *Besnoitia* infectam espécies selvagens. Gatos são hospedeiros definitivos de algumas espécies de *Besnoitia* que infectam animais selvagens, mas o(s) hospedeiro(s) definitivo(s) das três espécies de animais pecuários domésticos é(são) desconhecido(s). Evidências recentes sugerem que *B. besnoiti* e *B. capri* são geneticamente semelhantes, têm bradizoítos com a mesma ultraestrutura e podem não ser espécies diferentes.[2,3]

Epidemiologia

Ocorrência

A besnoitiose de animais pecuários ocorre na forma de surtos em algumas regiões de climas tropical e subtropical e, esporadicamente, em outras áreas. Em regiões endêmicas, a doença pode acometer grande parte do rebanho e causar perda econômica significativa.[1-3] A *besnoitiose bovina* é relatada no continente africano, sul da Europa[1], América do Sul, Israel, Ásia e antiga União Soviética; a *besnoitiose caprina* foi diagnosticada no Quênia, Uganda, Irã e Cazaquistão. A besnoitiose é relatada em equídeos da África e recentemente foi considerada doença emergente em burros nos EUA.[4,5]

Fatores de risco

Os hospedeiros das espécies de *Besnoitia* são relativamente específicos. *B. besnoiti* infecta bovinos e, na África, também acomete caprinos e ruminantes selvagens. A espécie queniana de *B. caprae* não infecta bovinos ou ovinos. O meio de transmissão natural não é conhecido, mas presume-se que seja pela ingestão de oocistos do(s) hospedeiro(s) definitivo(s). A infecção por *B. besnoiti* e *B. caprae* pode ser induzida experimentalmente pelo fornecimento de endozoítos e bradizoítos e mecanicamente por infecções ou moscas picadoras. Surtos da doença em bovinos ou caprinos ocorrem em estações de alta população de moscas e aventa-se a possibilidade de que insetos mordedores podem ser vetores importantes. A transmissão pelo uso de sêmen de machos infectados também é sugerida.

Importância econômica

B. besnoitia é um parasita de bovinos economicamente importante na África e em Israel.[2,3] Embora a taxa de mortalidade seja geralmente baixa, a taxa de morbidade pode se aproximar de 10% na doença crônica. Há perda da condição corporal; a fertilidade de bovinos e caprinos machos pode ser significativamente prejudicada por lesões cutâneas crônicas no escroto. O couro não tem valor para curtume. Em equídeos, a besnoitiose parece ser rara, mas há evidência de doença emergente em burros, nos EUA.[4,5]

Patogênese

Após a infecção do hospedeiro intermediário, os endozoítos (taquizoítos) se proliferam nos macrófagos, fibroblastos e células endoteliais, causando *vasculite* e trombose, particularmente em capilares e pequenas veias da derme, do tecido subcutâneo e dos testículos. Eles, então, amadurecem para formar cistos de bradizoítos (cistozoítos) no interior de fibroblastos. A replicação é acompanhada de destruição celular e liberação de mediadores inflamatórios, resultando em anorexia, letargia, degeneração testicular, edema cutâneo generalizado, alopecia e esclerodermia.[2-5] Os cistos de *Besnoitia* spp. se formam em grande número na derme e no tecido subcutâneo. A dispneia inspiratória está associada à infecção no trato respiratório superior.

Achados clínicos

Besnoitiose bovina

Os sintomas típicos envolvem dois estágios: o estágio agudo de anasarca associado à proliferação de endozoítos e o estágio crônico de esclerodermia associado à formação de cistos.[2,3]

Estágio agudo

No estágio agudo, nota-se febre e aumento das frequências do pulso arterial e respiratória; surgem tumefações quentes e doloridas na parte ventral do corpo, que interferem com os movimentos. Há, também, edema cutâneo generalizado. Nota-se aumento de volume dos linfonodos superficiais, pode ocorrer diarreia e as vacas prenhes podem abortar. Lacrimejamento e aumento da secreção nasal são evidentes; pequenas máculas proeminentes e esbranquiçadas podem ser observadas na conjuntiva e na mucosa nasal. A secreção nasal inicialmente é serosa, mas em seguida se torna mucopurulenta e pode conter sangue.

Estágio crônico

À medida que a doença progride para um estágio crônico, a pele torna-se visivelmente espessada e ondulada; há alopecia. *Dermatite grave* está presente na maior parte da superfície corporal. Os touros infectados muitas vezes tornam-se estéreis por longo período, particularmente se a pele do escroto for acometida. Os estágios císticos de *Besnoitia* spp. foram vistos em lesões vasculares dos testículos de animais acometidos e podem ser um dos principais fatores que contribuem para a esterilidade. Os *cistos na conjuntiva escleral* são de particular importância diagnóstica.[3]

Em áreas endêmicas, os sintomas que chamam atenção são alopecia e intenso espessamento e enrugamento da pele, que muitas vezes se dobra ao redor de pescoço, ombro e região glútea, bem como de carpo e tarso. Pequenos nódulos subcutâneos semelhantes a caroços podem ser palpados. Em bovinos, a infecção da pele do teto pode resultar em lesões em torno da boca de bezerros lactentes. A taxa de mortalidade pode ser de, aproximadamente, 10% e o período de convalescença dos sobreviventes é longo, durando meses.

Besnoitiose caprina

O estágio agudo não é comumente visto em caprinos; em bovinos, a doença apresenta-se como estágio crônico[3], com dispneia e lesões cutâneas. A lesão cutânea consiste em dermatite crônica nos membros, particularmente nas regiões do carpo e do tarso e na superfície ventral do abdome. Varia desde um espessamento discreto com descamação superficial até um espessamento marcante com hiperpigmentação e secreção serosa. Os pelos são esparsos.

Besnoitiose equídea

Os sinais clínicos são semelhantes nas diferentes espécies de equídeos (cavalos e burros).[4,5] Os animais podem apresentar intolerância ao exercício, secreção nasal e dispneia inspiratória. As lesões de pele, como aquelas mencionadas em bovinos e caprinos, estão presentes no abdome ventral e nos membros ou em toda a superfície do corpo. Nódulos pontuais brancos podem ser vistos nas narinas e na esclera e, por endoscopia, no palato mole, faringe e/ou laringe.[4,5]

Patologia clínica

Há pouca informação sobre alterações hematológicas e do perfil bioquímico sérico. Relatou-se hipergamaglobulinemia em um equino. Cistos contendo vários zoítos em forma de banana ou fuso podem ser detectados em raspado de pele, em cortes de tecido cutâneo ou em raspado de conjuntiva escleral. Amostras da ponta da orelha obtidas por biopsia são comumente usadas em pesquisas com caprinos; muitos animais infectados não apresentam sinais clínicos de infecção. Anticorpos séricos contra *Besnoitia* spp. podem ser detectados pela técnica de imunofluorescência indireta ou ELISA, mas tais testes provavelmente têm baixas sensibilidade e especificidade.

Achados de necropsia

Na necropsia, além das lesões detectadas no exame clínico, os animais que morrem no estágio agudo da doença geralmente apresentam petéquias e equimoses disseminadas no tecido subcutâneo e edema de linfonodos e testículos.

No estágio crônico, pequenos grânulos brancos (do tamanho dos grânulos de açúcar) podem ser encontrados em vários músculos, fáscias intermusculares e tendões, particularmente nos membros, pescoço e mucosa nasal. Estágios de parasitas são vistos nas lesões, no exame histológico, e são encontrados nas células endoteliais e na túnica íntima dos vasos sanguíneos, frequentemente associados à necrose e discreta reação inflamatória.

Confirmação do diagnóstico

O método de diagnóstico da doença clínica mais efetivo e de melhor relação custo-benefício é a detecção de braditozoítos de *Besnoitia* spp. em esfregaço de amostra de pele obtida por biopsia ou em raspado de conjuntiva escleral. Técnicas baseadas em PCR também podem ser usadas.[5,6]

Tratamento e controle

Há pouca informação sobre o tratamento. Relatou-se cura clínica de um burro com histórico de doença cutânea crônica por 9 meses, após administração oral prolongada da combinação sulfametoxazol-trimetoprima.[1] Os animais devem receber terapia de suporte e ser submetidos ao tratamento sintomático para enterite ou dermatite. Tem-se utilizado uma vacina contendo *Besnoitia besnoiti*, cultivado em tecidos e originalmente isolado de gnus azuis, na vacinação de bovinos. Há relato de associação entre imunidade prolongada e a ocorrência da forma clínica da doença, mas a infecção era subclínica discreta.[1]

LEITURA COMPLEMENTAR

Bigalke RD, Prozesky L. Besnoitiosis. In: Coetzer JAW, Tustin RC, eds. Infectious Diseases of Livestock. Vol. 1. 2nd ed. Oxford: Oxford University Press; 2005:351.

REFERÊNCIAS BIBLIOGRÁFICAS

1. Radostits O, et al. Veterinary Medicine: A Textbook of the Disease of Cattle, Horses, Sheep, Goats and Pigs. 10th ed. London: W.B. Saunders; 2007:1517.
2. Olias P, et al. Infect Genet Evol. 2011;11:1564.
3. Jacquiet P, et al. Vet Parasitol. 2010;174:30.
4. Elsheikha HA. Vet Parasitol. 2007;145:390.
5. Ness SL, et al. J Am Vet Med Assoc. 2012;240:1329.
6. Schares G, et al. Vet Parasitol. 2011;178:208.

INFECÇÕES DA PELE CAUSADAS POR NEMATOIDES

Feridas de verão em equinos (habronemose)

Sinopse
- Etiologia: três espécies de nematoides, *Habronema muscae*, *H. majus* (sinônimo: *H. microstoma*) e *Draschia megastoma*, infectam os equinos
- Epidemiologia: os ovos larvados nas fezes são ingeridos por larvas de moscas; moscas adultas depositam larvas infectantes na pele
- Achados clínicos: as larvas depositadas em feridas ou nos olhos causam inflamação local e desenvolvimento de extenso tecido de granulação
- Patologia clínica: as larvas podem ser encontradas em raspado de pele, amostra de pele obtida por biopsia ou em secreção cutânea; marcante infiltração local de eosinófilos
- Lesões: *D. megastoma* adulto causa lesões semelhantes a tumores no estômago; outras espécies causam enterite catarral
- Confirmação do diagnóstico:
  - Forma gástrica: é difícil encontrar ovos nas fezes
  - Forma cutânea: detecção de larvas e eosinófilos em raspado ou amostra de pele obtida por biopsia
- Tratamento: ivermectina
- Controle: proteger os equinos das moscas; tratar todas as feridas de pele prontamente.

Etiologia

As diferentes formas de habronemose cutânea, com nomes locais como "ferida de verão", "câncer do pântano" e "*Bursattee*", envolvem três espécies de nematoides, *Habronema muscae*, *Habronema majus* (sinônimo: *H. microstoma*) e *Draschia megastoma*; os vermes adultos infectam o estômago de equinos.

Ciclo biológico

Habronema spp. adulto é maior (1 a 2,5 cm de comprimento) do que *D. megastoma* adulto (1,25 cm). O ciclo biológico é indireto e todas as espécies requerem moscas como hospedeiros intermediários. *H. muscae* e *D. megastoma* têm como principal hospedeiro a mosca doméstica (*Musca domestica*)[1], mas outras espécies de muscídeos podem atuar como hospedeiro. O hospedeiro de *H. majus* geralmente é a mosca dos estábulos (*Stomoxys calcitrans*)[2], embora *Haematobia irritans exigua*, *Sarcophaga melanura* e a mosca doméstica também possam atuar como hospedeiros. Os ovos larvados de parede fina eclodem nas fezes e as larvas dos nematódeos são ingeridas por larvas de moscas, nas quais se desenvolvem. A forma infectante surge ao mesmo tempo em que a mosca adulta emerge do pupário. Os equinos se infectam ao ingerir moscas mortas junto com alimentos ou água ou, alternativamente, as larvas infectantes podem passar pela probóscide da mosca, quando ela está se alimentando nos lábios ou em feridas.[3] As larvas deglutidas atingem a maturidade no estômago, enquanto aquelas depositadas em feridas causam habronemose cutânea. Larvas erráticas podem ser encontradas em qualquer parte do corpo, mas, ocasionalmente, observa-se invasão maciça dos pulmões.

Epidemiologia

Habronema spp. e *Draschia* spp. são cosmopolitas. São importantes apenas em regiões de clima mais quente, onde são comumente encontrados, especialmente em áreas mais úmidas, onde os hospedeiros intermediários são comuns.[4-6] Em outros locais tendem a ser um problema esporádico. Granulomas gástricos e a maioria das lesões cutâneas parecem ser causados por *D. megastoma*, embora lesões cutâneas típicas ocorram naturalmente e, experimentalmente, foram causadas pela inoculação cutânea de larvas de *H. majus* ou *H. muscae*. Este último, no entanto, causa apenas uma reação transitória. Equinos de todas as idades são suscetíveis, mas a doença é mais comum em adultos.

Patogênese

Há dois tipos de habronemose gástrica. A mais grave é causada por *D. megastoma*. As larvas penetram na mucosa gástrica e causam o desenvolvimento de grandes massas granulomatosas que, posteriormente, tornam-se fibrosadas. Esses tumores contêm vermes adultos e têm um orifício central através do qual os ovos e as larvas escapam para o lúmen estomacal. Em muitos equinos, as lesões causam apenas gastrite crônica discreta. Em casos raros, ocorre perfuração do estômago seguida de peritonite localizada, que pode envolver o intestino, causando constrição, ou o baço, originando abscessos. *H. majus* e *H. muscae* não causam tumores, mas penetram nas glândulas do estômago e causam gastrite catarral, com produção de muco espesso e aderente. Alta carga de parasitas podem causar ulceração. Em burros, há relato de hiperoxemia, edema, erosões e úlceras, além de lesões parasitárias.[7]

Na *habronemose cutânea e conjuntival*, as larvas de *Habronema* spp. depositadas em feridas causam inflamação local e desenvolvimento de extenso tecido de granulação.[5] Pode ocorrer contaminação secundária por bactérias ou fungos. No olho, formam-se lesões semelhantes no canto interno do olho, na membrana nictitante ou na pálpebra. Podem causar lacrimejamento profuso e outros sinais de irritação local.

Achados clínicos

A *habronemose gástrica* geralmente é assintomática, mas os animais acometidos podem, ocasionalmente, apresentar pelagem de má qualidade e apetite variável. Tumores grandes podem causar obstrução do piloro e distensão gástrica. Quando ocorre perfuração do estômago, nota-se depressão, febre de 39,5 a 40,5°C, bem como sensibilidade e hipertermia no lado esquerdo, logo atrás do arco costal. Cólica discreta a moderada pode ser evidenciada quando há estenose intestinal. Se ocorrer envolvimento do baço, haverá anemia marcante e aumento acentuado na contagem total de leucócitos, com desvio à esquerda.

A *habronemose cutânea* manifesta-se pelo aparecimento de lesões nas partes do corpo onde é mais provável que ocorram feridas ou escoriações na pele e onde o equino não possa se livrar facilmente das moscas vetores. Assim, são mais comuns na face, abaixo do canto medial do olho, e na linha média do abdome, estendendo-se, nos machos, até o prepúcio e o pênis. Menos comumente, as lesões podem ser encontradas nos membros e na cernelha; aquelas que ocorrem na região do boleto e da banda coronária são especialmente graves. As lesões cutâneas começam como pequenas pápulas com erosão central, recobertas por crosta. O desenvolvimento é rápido e as lesões individuais podem aumentar para até 30 cm de diâmetro em poucos meses. O centro é mais baixo que o restante da lesão e composto de extenso tecido de granulação avermelhado coberto por uma membrana necrosada acinzentada; as bordas das lesões são elevadas e espessadas. Embora geralmente não ocorra cura espontânea das lesões, elas podem regredir em condições climáticas mais fria, com recidiva no verão seguinte. Há pouca secreção. A aparência das feridas é desagradável, e elas são incômodas e causam certa irritação.

Na *habronemose conjuntival*, as lesões na membrana nictitante podem apresentar até 5 mm de diâmetro. A conjuntivite manifesta-se como pequenas massas necróticas amareladas, com cerca de 1 mm de diâmetro, acompanhadas de dor e lacrimejamento, que não respondem ao tratamento padrão para conjuntivite bacteriana.

Patologia clínica

O diagnóstico da forma gástrica da doença é difícil porque não é fácil encontrar ovos e larvas do parasita nas fezes. A biopsia de uma lesão cutânea revela tecido conjuntivo contendo pequenas áreas caseosas amareladas com até 5 mm de diâmetro. As larvas podem ser encontradas em raspado ou amostra de pele obtida por biopsia; nas lesões oculares podem ser encontradas no saco conjuntival ou na secreção. Ocorre infiltrado local de eosinófilos significativo.

Achados de necropsia

Lesões causadas por *D. megastoma*, semelhantes a tumores, projetam-se no lúmen do estômago e podem atingir o tamanho de uma bola de golfe. *Habronema* spp. adulto é um vermes robusto, mas sua presença é frequentemente mascarada por uma camada de muco espessa e aderente. Encontra-se na parte glandular do estômago, muitas vezes próximo da margem preguesada (*margo plicatus*).

Lesões granulomatosas podem ser vistas em todos os locais mencionados na descrição dos sinais clínicos e, embora seu tamanho seja variável, elas apresentam, basicamente, a mesma composição, já descrita anteriormente no tópico "Biopsia". Equinos que tiveram a forma cutânea da doença podem ter pequenos nódulos no parênquima pulmonar. São duros e amarelados e contêm secreção purulenta espessa e larvas.

Confirmação do diagnóstico

A biopsia confirma o diagnóstico clínico das formas cutânea e conjuntival de habronemose. Experimentalmente, foram desenvolvidos testes PCR visando a aplicação do espaçador interno transcrito 2 (ITS2) do DNA ribossômico na identificação específica de *Habronema* spp. em fezes e amostras obtidas por biopsia.[8,9]

Diagnóstico diferencial
É difícil diferenciar a forma gástrica de habronemose da infestação por larvas de *Gasterophilus* spp. ou de *Trichostrongylus axei*. Esses parasitas frequentemente coexistem no mesmo animal. A habronemose cutânea deve ser diferenciada de:
- Granuloma fúngico causado por *Hyphomyces destruens*
- Crescimento excessivo de tecido de granulação após uma lesão
- Sarcoide equino.

Tratamento

Tratamento
- Ivermectina: 0,2 mg/kg SC (R-1)
- Moxidectina: 0,4 mg/kg (R-1)
- Fenbendazol: 10 mg/kg, 1 vez/dia, durante 5 dias (R-2).

Poucos anti-helmínticos foram adequadamente testados contra *Habronema* spp. e *D. megastoma*. Uma única dose de ivermectina de 0,2 mg/kg SC elimina essas espécies do estômago[10], mas uma segunda dose às vezes é necessária para promover a cicatrização de lesões cutâneas. A moxidectina (0,4 mg/kg) é efetiva contra *Habronema muscae* adulto. Relatou-se que o fenbendazol, na dose de 10 mg/kg/dia VO, durante 5 dias, é altamente efetivo contra *D. megastoma* e, possivelmente, *Habronema* spp.

Controle

A interrupção do ciclo biológico, por meio da eliminação cuidadosa do esterco de equinos e do controle da população de moscas, é um procedimento óbvio. Em regiões enzoóticas, todas as feridas e escoriações cutâneas devem ser tratadas prontamente de modo a abreviar sua cicatrização e protegê-las contra moscas.

LEITURA COMPLEMENTAR
Hodgikinson JE. Molecular diagnosis and equine parasitology. Vet Parasitol. 2006;136:109.

REFERÊNCIAS BIBLIOGRÁFICAS
1. Traversa D, et al. Vet Parasitol. 2007;150:116.
2. Traversa D, et al. Vet Parasitol. 2006;141:285.
3. Traversa D, et al. Med Vet Entomol. 2008;22:283.
4. Naem S. Parasitol Res. 2007;101:1303.
5. Yarmut Y, et al. Isr J Vet Med. 2008;63:87.
6. Schuster RK, et al. Vet Parasitol. 2010;174:170.
7. Teixeira WF, et al. Rev Bras Parasitol Vet. 2014;23:534.
8. Buzzell GR, et al. Parasitol Res. 2011;108:629.
9. Al-Mkaddem AK, et al. Equine Vet J. 2014;10(1111):doi.
10. Cutolo AA, et al. Rev Bras Parasitol Vet. 2011;20:171.

Dermatite causada por rabditídeos

Pelodera é um subgênero do nematoide telúrico *Rhabditis*. A dermatite causada por larvas de *P. strongyloides* é rara. Ela é relatada mais comumente no cão[1], mas há relatos de surtos em bovinos, ovinos e equinos. Também é um achado acidental em outras doenças de pele decorrentes de práticas de manejo inapropriadas. Nota-se alopecia marcante, particularmente no pescoço e nos flancos. Em casos moderados, a pele das áreas acometidas encontra-se espessada, enrugada e com descamação; há algumas pústulas no abdome ventral e no úbere. As pústulas têm até 1 cm de diâmetro e contêm um material caseoso espesso amarelado e vermes. Ocorre irritação significativa e, em casos graves, as áreas acometidas apresentam tumefação, em carne viva e com exsudação serosa.

Pelodera strongyloides é um nematoide telúrico de vida livre encontrado particularmente em folhas em decomposição mofadas e material similar. Quando os animais de sangue quente ficam deitados por longo tempo em seu hábitat, o parasita aproveita para penetrar na pele. Assim, a infestação é favorecida pelo abrigo dos animais em cama quente e úmida. Em condições favoráveis, a doença pode se disseminar rapidamente. Nestas circunstâncias, as lesões ocorrem mais frequentemente nos locais de contato da pele com o material da cama. Os nematoides são facilmente detectados em raspado ou amostra de pele obtida por biopsia e em amostra da cama, de preferência coletadas nos primeiros centímetros da superfície superior, no estábulo.

As *medidas de controle* consistem na remoção regular de cama suja e em medidas que assegurem que a palha da cama se mantenha seca. Geralmente ocorre cura espontânea quando são tomadas essas precauções; entretanto, a aplicação local de parasiticida e o tratamento sintomático abreviam o tempo de cura.

REFERÊNCIA BIBLIOGRÁFICA
1. Saari SA, Nikander SE. Acta Vet Scand. 2006;48:18.

Oncocercose (doença do nódulo verminótico)

Onchocerca spp. são nematoides filamentosos filiformes encontrados principalmente como massas enroladas em tecidos fibrosos. O comprimento é variável; aqueles que parasitam equinos têm 15 a 18 cm de comprimento, enquanto os parasitas da espécie bovina podem ser tão longos quanto 75 cm. São vermes filariais e as fêmeas produzem embriões móveis (microfilárias). Elas se aglomeram na pele e tecido subcutâneo no local de alimentação preferido do seu hospedeiro intermediário. Cada espécie de *Onchocerca* tem como hospedeiro uma mosca picadora, normalmente uma espécie de *Culicoides* (mosquito-pólvora) ou *Simulium* (mosca-negra). A transmissão ocorre quando larvas infectantes, que se desenvolvem na mosca, são depositadas na pele de seu hospedeiro, no repasto subsequente.

A infestação por vermes adultos frequentemente é assintomática e a prevalência tende a aumentar com a idade. Espécies relativamente não patogênicas de ampla ocorrência em bovinos incluem *O. gutturosa*, no ligamento da nuca, e *O. lienalis*, no ligamento gastresplênico, enquanto os equinos frequentemente abrigam *O. cervicalis* no ligamento da nuca e *O. reticulata* ao redor dos tendões flexores. Nos equinos, *O. cervicalis* pode causar massas recidivantes preenchidas com líquido, na cernelha, que ocasionam discreta lise óssea nos processos espinhosos dorsais e mineralização no interior da tumefação de tecidos moles.[1,2] Em alguns casos ocorre rejeição da carne para o consumo humano. Por exemplo, *O. gibsoni* em bovinos australianos, ocasiona nódulos de até 3 cm no tecido subcutâneo, especialmente na região peitoral. *O. ochengi* produz nódulos subcutâneos em bovinos africanos[3,4], mais comumente no escroto e no úbere. Outras espécies podem ser mais patogênicas, como *O. armillata*, que se instala na artéria aorta de bovinos, búfalos e caprinos, na Índia e no Irã.

As *perdas causadas por vermes adultos* são pequenas, embora *O. gibsoni*, em bovinos, cause lesões de aparência desagradável e rejeição de carcaças no comércio de carne bovina de alta categoria. Em geral, os nódulos característicos de *O. gibsoni* são livremente móveis e consistem em tecido fibroso canalizado pelo corpo longo dos vermes. No caso de *O. armillata*, pode-se notar enrugamento e tumefação da parede interna da artéria aorta. Em equinos, infecções recentes por *O. reticulata* podem causar inchaço do ligamento suspensor e tumefação edematosa quente na parte posterior da canela, que persiste por 3 a 4 semanas. Após a diminuição do inchaço, o ligamento suspensor permanece espessado, sendo possível palpar pequenos nódulos caseosos ou calcificados. Os animais acometidos apresentam claudicação enquanto o local apresenta edema e tumefação, mas muitos animais se recuperam quando o inchaço desaparece. *O. cervicalis* causa lesões fibrosas, caseosas e calcificadas no ligamento da nuca, mas o animal se apresenta assintomático. Já não se acredita que as condições conhecidas como "mal da nuca" e "cernelha fistulosa" sejam causadas por este parasita.

As *microfilárias* podem, às vezes, ser prejudiciais. Aquelas de *O. cervicalis*, por exemplo, são observadas ocasionalmente na córnea de equinos, mas suspeita-se que a proposta de relação causal com oftalmite periódica não é mais considerada válida. Elas podem, no entanto, induzir reações de hipersensibilidade na pele de alguns indivíduos. As lesões se caracterizam por alopecia, descamação e prurido, particularmente ao longo do abdome ventral. Podem se estender por entre os membros torácicos e pélvicos, incluindo a coxa e, em casos graves, podem se estender até a parede abdominal ventral. Alguns equinos apresentam lesões na face, pescoço ou tórax. As lesões podem ser confundidas com aquelas associadas ao repasto pela mosca-do-chifre, mas estas mais provavelmente consistem em dermatite crostosa e ulcerativa. Na oncocercose, as microfilárias não são detectadas na corrente sanguínea, mas podem ser encontradas em amostra de pele obtida por biopsia. Em bovinos africanos, *O. ochengi* foi associado à ocorrência de dermatite semelhante àquela verificada na sarna demodécica e na varíola; na Turquia, microfilárias de *O. gutterosa*, *O. lienalis* e de uma espécie não identificada foram recentemente relatadas como causas de lesões de teto, incluindo feridas, fissuras e nódulos.[5] Em bovinos, ovinos e equinos, as lesões patológicas comumente observadas em fáscia muscular e tecido conjuntivo incluem coloração cinza-esverdeada, edema e pequenos nódulos granulomatosos pálidos (3 a 10 mm) nas fáscias. No fígado, notam-se nódulos multifocais pequenos (2 a 6 mm), agregados, pálidos ou amarelados. O exame histopatológico dos nódulos mostra infiltração discreta a intensa de granulócitos eosinofílicos e agregados linfoplasmocíticos nodulares multifocais.[5]

Tratamento
- Ivermectina: 0,2 mg/kg VO (R2)
- Moxidectina: 0,4 mg/kg VO (R2).

O *controle* dos hospedeiros intermediários é praticamente impossível, mas os equinos de alto valor propensos à hipersensibilidade às microfilárias de *O. cervicalis* podem ser parcialmente protegidos por estabulação à noite, pois a maioria das espécies de *Culicoides* se alimentam durante o crepúsculo e/ou à noite. Usar repelentes de insetos e, se possível, evitar o uso de pastagem onde há possibilidade de grande número de insetos também são benéficos. Não há tratamento específico para vermes adultos. Um procedimento experimental recente é o uso de tetraciclina para matar a bactéria simbiótica *Wolbachia*, encontrada em muitas, mas não em todas as espécies filariais, a qual alberga *O. ochengi*.[6,7] Uma vacina composta de subunidade multivalente experimental à base de proteínas recombinantes de *O. volvulus* induziu proteção parcial contra infecção patente causada por *O. ochengi* em bovinos.[8,9] O tratamento experimental com três doses de 4 mg de cloridrato de melarsomina/kg, em solução aquosa IV lenta, em dias alternados, mostrou-se macrofilaricida em bovinos com infecção por *O. ochengi*.[10] A administração oral de 0,2 mg de ivermectina/kg ou de 0,4 mg de moxidectina/kg pode ser utilizada para eliminar microfilárias em equinos, mas notou-se recorrência de microfilárias e de lesões mesmo após a repetição do tratamento com ivermetina.[1,11] Cerca de 10% dos equinos tratados desenvolvem reação edematosa dentro de 24 h. Esta reação geralmente se restringe à área da lesão, mas alguns animais podem desenvolver edema ventral pruriginoso.

REFERÊNCIAS BIBLIOGRÁFICAS
1. Metry CA, et al. J Am Vet Med Assoc. 2007;231:39.
2. Hestvik G, et al. J Vet Diagn Invest. 2006;18:307.
3. Hildebrandt JC, et al. Parasitol Res. 2012;111:2217.
4. Eisenbarth A, et al. Acta Trop. 2013;127:261.
5. Solismaa M, et al. Acta Vet Scand. 2008;50:20.
6. Bah GS, et al. Antimicrob Agents Chemother. 2014; 58:801.
7. Hoerauf A, et al. Med Microbiol Immunol. 2008; 197:295.
8. Makepeace BL, et al. PLoS Negl Trop Dis. 2009;3:10.
9. Achukwi MD, et al. Parasite Immunol. 2007;29:113.
10. Tchakoute VL, et al. Proc Natl Acad Sci USA. 2006; 103:5971.
11. Katabarwa MN, et al. J Parasitol Res. 2013;2013: 420928.

Parafilariose

Na Europa, particularmente na Europa Oriental, na China, na América do Sul e no Norte da África, às vezes os equinos são infectados por *Parafilaria multipapillosa*, um nematoide com 3 a 6 cm de comprimento. A fêmea vive em um nódulo cutâneo e o perfura para depositar ovos na superfície nodular. Os nódulos subcutâneos originam úlceras, sangram e cicatrizam espontaneamente. O exudato hemorrágico da lesão atrai moscas hematófagas, como *Haematobia* spp., que ingerem os ovos e atuam como hospedeiros intermediários. A doença é relativamente benigna e ocorre na primavera, verão e outono. O equino pode apresentar vários nódulos, mas, apesar da aparência desagradável, causam pouco dano, a menos que comprometam a colocação do arreio.

Lesões semelhantes em bovinos são causadas por *P. bovicola*, que é endêmica nos países do leste e em alguns do oeste da Europa[1-4], na Índia, nas Filipinas, no Japão e na África do Sul. A doença estabeleceu-se recentemente no Canadá, na Irlanda e na Suécia, onde se disseminou em uma taxa de 50 km por ano. Na Suécia e na Bélgica, as moscas Muscidae como, por exemplo, *Musca autumnalis*[1], atuam como hospedeiras intermediárias; em bovinos, o período pré-patente varia de 7 a 9 meses.[1] A doença ocorre principalmente no final do inverno, primavera e verão e causa perdas econômicas generalizadas devido à qualidade inferior da carcaça e ao dano ao couro. A maioria das lesões é superficial e localizada, mas às vezes elas se disseminam por toda a carcaça. Em tais casos, são constatadas lesões intermusculares na fáscia dos músculos adjacentes. Lesões subperitoneais, abdominais, subpleurais e torácicas também podem ocorrer e ocasionar condenação de toda a carcaça. *Suifilaria suis* causa lesões semelhantes em suínos na África do Sul.

Os sinais clínicos se restringem a pontos de sangramento; o diagnóstico pode ser estabelecido por meio do exame microscópico de um esfregaço do exsudato à busca de ovos larvados.[1]

Diagnóstico diferencial
- Picadas de insetos (principalmente por tabanídeos)[1]
- Ferimentos[1]
- Granulomas causados por bernes, bactérias ou fungos.[1]

Tratamento
- Ivermectina: 0,2 mg/kg IM (R-1)
- Nitroxinila: duas doses de 20 mg/kg SC, com intervalo de 72 h (R-2).

A ivermectina reduz significativamente a área das lesões e a massa de tecido infectado.[1] Avaliou-se um programa de controle de *P. bovicola* com o uso de ivermectina. As manchas de sangue foram drasticamente reduzidas, mas a transmissão não foi interrompida. A administração de duas doses de 20 mg de nitroxinila/kg, em intervalo de 72 h, é efetiva na redução do número e da área das lesões, mas deve-se ter cuidado para garantir uma dose precisa, ou podem ocorrer sintomas de intoxicação por dose excessiva do fármaco.[5] O uso tópico de levamisol também pode ser efetivo.

REFERÊNCIAS BIBLIOGRÁFICAS

1. Caron Y, et al. Vet Rec. 2013;172:129.
2. Losson B, et al. Vet Rec. 2009;164:623.
3. Galuppi R, et al. Vet Parasitol. 2012;184:88.
4. Hamel D, et al. Res Vet Sci. 2010;89:209.
5. Borgsteede FH, et al. Vet Parasitol. 2009;161:146.

Estefanofilariose

Stephanofilaria spp. são nematoides filariais muito pequenos (até 8 mm) que vivem em cistos na base dos folículos pilosos. Causam lesões de tecido subcutâneo em bovinos e búfalos. Há várias espécies, incluindo *S. dedoesi* (sinônimos *S. assamensis*, *S. kaeli* e *S. okinawaensis*), que provocam dermatite ("cascado") que acomete olhos, pescoço, cernelha, ombros e barbela em bovinos, em regiões da Ásia, além de dermatite conhecida como "humpsore" na Índia, feridas em membros de bovinos na Malásia e lesões de focinho e tetos no Japão. *S. zaheeri* causa dermatite conhecida como "earsore" na Índia, e *S. stilesi* causa dermatite no abdome ventral em regiões dos EUA e Rússia. Uma espécie similar em Queensland, Austrália, infecta cabeça, pescoço, barbela e esterno. *S. boomkeri* foi recentemente descrita em suínos, na África. Os vermes adultos liberam microfilárias que, posteriormente, se desenvolvem em moscas que se alimentam das feridas. O vetor de *S. dedoesi* é a mosca *Musca conducens*, enquanto a mosca-do-chifre, *Haematobia irritans*, é a hospedeira intermediária de *S. stilesi* nos EUA. A espécie australiana é provavelmente espalhada pela mosca do búfalo, *Haematobia irritans exigua*.

A estefanofilariose cutânea começa com pequenas pápulas que depois coalescem para produzir lesões cujos diâmetros variam de 3 a 15 cm. São muito irritantes, pois notam-se evidências de fricção. Há perda parcial dos pelos, e o exsudato ressecado forma uma crosta espessa e friável que pode se quebrar e expor sangue. Raspados de pele obtidos abaixo da crosta podem revelar fragmentos de vermes. Se ocorre cicatrização, a crosta desaparece, deixando uma cicatriz. A infecção não interfere na taxa de crescimento, e o tratamento e o controle são necessários apenas em bovinos reprodutores, nos quais as lesões são esteticamente indesejáveis.

Tratamento
- Levamisol: 7,5 mg/kg VO (R-2).

A ivermectina, além de ser um microfilaricida efetivo em búfalos, reduz o número de vermes adultos. Relata-se que a dose oral de 7,5 mg de levamisol/kg, uma ou duas vezes com intervalo de 3 a 4 semanas é efetiva. Pomadas contendo inseticidas podem auxiliar no controle. As espécies asiáticas requerem uma ferida preexistente para que a infecção ocorra. Portanto, a prevenção e o tratamento de feridas simples reduzem o risco de doenças nessa região.

MIÍASE CUTÂNEA

A infestação cutânea por larvas de moscas, conhecidas como miíase causa sérias perdas para as indústrias pecuárias em todo o mundo. As perdas incluem morte de animais, aumento da taxa de morbidade e redução da produção de carne, leite e lã. A doença está associada à presença de larvas de moscas de duas grandes famílias de dípteros, Calliphoridae e Sarcophagidae.

Dois tipos de miíase cutânea podem ser distinguidos: primária, na qual as larvas de moscas são parasitas obrigatórios que se alimentam de tecidos vivos, e secundária, na qual as larvas se alimentam primariamente de tecidos necrosados e só invadem secundariamente um tecido não lesionado. Claramente, a miíase primária é mais relevante para a saúde animal e, portanto, a que causa mais prejuízo, não apenas em termos de morte dos animais, taxa de morbidade e redução da produtividade, mas também implica gastos com medidas de controle. No entanto, pode ser difícil diferenciar miíase primária de secundária, porque as larvas apresentam superfícies semelhantes.

Três estágios principais da doença por ataque de mosca, resultantes das atividades de diferentes espécies são bem conhecidos e descritos. O ataque de mosca-varejeira por califorídeos, como *Lucillia cuprina* e *Lucillia sericata*, é um grande problema, particularmente aos criadores de ovinos, na Austrália, Nova Zelândia e Grã-Bretanha. Outro problema é a infestação por larvas de *Cochliomyia hominivorax* (no Novo Mundo) e *Chrysomyia bezziana* (no sul da Europa, África e Ásia), parasitas importantes em todas as espécies de animais pecuários e que resultam em gasto relevante para o seu controle. A mosca sarcofagídea *Wohlfahrtia magnifica* causa miíase traumática em uma ampla gama de espécies de animais pecuários, sendo mais prejudicial na produção de caprinos e ovinos. Esta espécie ocorre no sul da Europa, particularmente no Mediterrâneo, e nas regiões de estepes do continente. Devido às diferenças na natureza da doença e nas práticas de controle para cada um desses três grupos, elas serão tratadas como entidades separadas.

Ataque (miíase) de mosca-varejeira em ovinos

O ataque de moscas-varejeiras é uma causa muito importante de perdas de produção e econômica na maioria dos países onde grandes quantidades de ovinos são criados. Nos anos críticos, muitos ovinos podem morrer (até 30% de um rebanho), e o gasto com medidas de controle das moscas e a baixa produção de lã após a recuperação podem representar um custo relevante, tanto para os fazendeiros individuais quanto para a indústria como um todo. Por exemplo, na Austrália, o custo anual no controle de moscas-varejeiras e as perdas de produção, em 2014, foi estimado em cerca de 170 milhões de dólares australianos.[1] Os ovinos da raça Merino, especialmente aqueles com pregas de pele intensas e sujidades fecais são, de longe, a raça mais suscetível.

Sinopse

- **Etiologia:** *Lucilia cuprina* e *L. sericata* são as moscas invasoras primárias mais importantes; outras moscas califóreas atuam como invasoras secundárias
- **Epidemiologia:** o número de moscas depende da temperatura e umidade. As moscas são atraídas pela lã úmida ou por áreas que apresentam podridão do velo, dermatite micótica ou lã impregnada com sujidades de fezes e urina. A incidência de miíase está positivamente correlacionada com o número de moscas, pluviosidade, umidade, tempo nublado e crescimento das pastagens. Miíases escondidas (despercebidas) são fontes de larvas para futuras gerações
- **Achados clínicos:** os ovinos se mostram inquietos, mordem a área acometida e balançam constantemente a cauda. O local infectado é úmido e fétido; a temperatura corporal pode atingir 42°C e nota-se aumento da frequência respiratória e do pulso
- **Patologia clínica:** o exame clínico é suficiente para estabelecer o diagnóstico. As larvas das moscas primárias e secundárias podem ser diferenciadas, mas isso é de pouca utilidade e raramente é feito
- **Lesões:** áreas úmidas e fétidas contendo larvas ativas. Doenças predisponentes, como dermatofilose, podridão do velo, gastrenterite parasitária e podridão do casco ou pododermatite proliferativa são facilmente identificadas
- **Confirmação do diagnóstico:** os sinais clínicos têm valor diagnóstico
- **Diagnóstico diferencial:** infestações por piolhos, sarna de ovinos, moscas-da-bicheira
- **Tratamento:** reguladores de crescimento de insetos (principalmente ciromazina e diciclanil), endectocidas à base de lactona macrocíclica, espinosad ou organofosforados (o uso destes últimos é controlado ou não autorizado em muitos países devido a questões ambientais, de saúde ocupacional e de segurança)
- **Controle:** o diciclanil protege contra os ataques de moscas por até 18 semanas, dependendo da formulação, e a ciromazina e ivermectina propiciam proteção por 10 a 12 semanas. Spinosad é uma opção de tratamento orgânico, com breve ou nenhum período de carência, mas sua proteção se limita a apenas 2 a 3 semanas.

Os reguladores de crescimento de insetos não matam as larvas já existentes até que sofram muda para o próximo estágio; assim, caso se pretenda a morte rápida das larvas, recomenda-se ivermectina, espinosad ou organofosforado (se permitido). A criação e o manejo de ovinos, de modo que se tornem menos suscetíveis aos ataques de meoscas, incluindo a aplicação estratégica ou oportuna de inseticidas, devem incluir um programa de controle integrado. No caso de miíases nas partes posteriores das coxas, o controle requer, predominantemente, a seleção genética para diminuir a rugosidade da região e a suscetibilidade à diarreia, bem como o controle de doenças predisponentes, especialmente a infestação por nematoides gastrintestinais. A cirurgia de Mules minimiza a suscetibilidade, reduzindo muito as rugosidades da parte posterior da coxa, mas é um procedimento controverso porque causa dor e redução da produtividade logo após sua realização. O corte de cauda, no comprimento correto, e o momento estratégico da tosquia, inclusive da região da parte ventral do ânus até o escroto, no macho, e área equivalente na fêmea são outros importantes fatores de manejo. No caso de miíase corporal, é importante a redução da suscetibilidade dos ovinos à podridão do velo, por meio de seleção genética e controle da dermatite micótica mediante manejo apropriado como, por exemplo, não agrupar ovinos com pelame úmido.

Etiologia

Apesar do grande número de espécies capazes de causar a doença, há duas espécies que iniciam a maioria dos casos de miíase e representam os principais problemas: *Lucilia cuprina* e *Lucilia sericata*. Os locais de ocorrência das espécies típicas são:

- Austrália: *L. cuprina, L. sericata* (moscas secundárias incluem *Calliphora stygia, Calliphora novica, Calliphora augur, Calliphora hilli, Calliphora albifrontalis, Chrysomyia rufifacies* e *Chrysomyia varipes*)
- Nova Zelândia: *L. sericata, L. cuprina* (*C. stygia*)
- Grã-Bretanha e norte da Europa: *L. sericata* (moscas secundárias incluem *Calliphora erythrocephala, Calliphora vomitoria* e *Phormia terra-novae*)
- América do Norte: *Phormia regina, P. terra-novae*.

Ciclo biológico e epidemiologia

As moscas primárias que causam miíase são parasitas obrigatórios. *L. cuprina* é extremamente importante, uma vez que iniciam a miíase em ovinos da Austrália e da África do Sul. A presença de *L. cuprina* foi confirmada na Nova Zelândia em 1988 e, atualmente, a miíase cuasada por moscas desta espécie é uma doença importante naquele país. No norte da Europa, a mosca primária que causa miíase é *L. sericata*, embora existam outras espécies de menor importância oriundas de ovinos infestados.

A incidência é muito variável e dependendo, em grande parte, do clima; clima quente e úmido é o mais propício à alta incidência. Nas regiões de chuvas de verão, o ataque de moscas pode ser visto na maior parte do ano, sendo limitado apenas pelo clima seco do inverno. Em áreas de inverno chuvoso, geralmente o clima é muito frio no inverno e seco demais no verão, para que ocorram surtos.[2] Nestas condições, podem ser necessárias chuvas anormalmente intensas no verão ou no outono, antes que ocorra um surto.

População de moscas

As moscas primárias são de particular importância porque iniciam a infestação e propiciam condições adequadas à invasão subsequente por moscas secundárias. Estas últimas não têm importância econômica, mas podem infestar a lã emaranhada com exsudato seco ou alimentar-se de tecido necrosado que circunda uma miíase em fase de cicatrização. Em regiões de clima quente, o desenvolvimento de pupas pode continuar durante todo o ano, mas à medida que a temperatura do solo diminui, um número crescente de larvas não consegue desenvolver pupa e pode passar por um período de hibernação até a primavera seguinte. As moscas adultas emergem na primavera e após um ou dois ciclos reprodutivos, a população aumenta, atingindo o pico no verão.[3] A população de moscas pode permanecer alta quando as condições climáticas são favoráveis, sendo a umidade adequada de primordial importância; todavia, diminui de modo marcante em condições de clima quente e seco durante o verão. Um aumento na quantidade de moscas pode ocorrer, novamente, no outono.

Todas as moscas adultas necessitam de carboidratos e água, mas as fêmeas precisam de proteínas para o desenvolvimento do ovário. As moscas são atraídas por ovinos que passaram por longo tempo com o pelame umedecido, condição que favorece a multiplicação de bactérias e decomposição da pele. A associação entre a instalação de miíase na região perianal e a presença de fezes diarreicas e restos de urina, bem como entre o ataque de moscas e a ocorrência de podridão do velo, dermatite micótica e podridão de casco ou pododermatite proliferativa, está relacionada à umidade excessiva na pele ou à produção de exsudato seroso. Demonstrou-se que a podridão do velo ocasionada por *Pseudomonas aeruginosa* estimula a oviposição.

L. cuprina deposita até 300 ovos; e a quantidade real depende do tamanho da mosca e de sua capacidade de localizar conteúdo de proteína suficiente para o desenvolvimento dos ovos. *L. sericata* deposita cerca de 200.

A longevidade média da fêmea no campo, na Austrália, é de cerca de 2 semanas, e as fêmeas raramente vivem o suficiente para amadurecer mais de dois ou três lotes de ovos. No Reino Unido, a longevidade média da fêmea é inferior a 5 dias.

Os ovos eclodem em 12 a 24 h, e o primeiro ínstar (cada um dos estados da metamorfose de um animal invertebrado, compreendido entre dois períodos de muda) se alimenta de exsudato seroso rico em proteínas oriundas da lesão causada por bactéria ou alguma irritação. A presença de "ganchos" na boca da larva e de enzimas na saliva e na excreta favorecem o amolecimento da pele. Grandes grupos de larvas, particularmente ninfas de segundo e terceiro ínstares, danificam ainda mais a pele, ampliando a lesão e assegurando o fornecimento contínuo de alimentos. Os segundo e terceiro ínstares têm 6 a 12 mm de comprimento, são espessos e de cores amarela e branca, e se movem ativamente. As larvas atingem a maturidade após cerca de 72 h. Elas deixam a lesão na qual se alimentavam, caem no chão, vagam por alguns instantes e, então, penetram no solo para se transformarem em pupas. A duração do ciclo biológico dependente muito da temperatura, podendo se completar em apenas 8 dias ou pode demorar até 6 semanas em regiões de clima temperado, como no Reino Unido. Os estágios de ovos e larvas são muito suscetíveis à dessecação, e a taxa de mortalidade é alta quando a umidade relativa do velo for inferior a 60%. Em regiões de clima temperado, quando a temperatura diminui no outono, as larvas errantes que se desprenderam dos ovinos penetram no solo, mas cessam o desenvolvimento, mantendo-se em hibernação como larvas maduras aprisionadas.

São necessárias algumas gerações de moscas primárias antes que sua população seja alta o suficiente para causar surtos graves; assim, o clima quente e úmido deve persistir por um tempo razoável antes que ocorram esses surtos. A ocorrência de miíase corporal aumenta em função do aumento da quantidade de moscas grávidas e está positivamente correlacionada com a precipitação pluviométrica, tempo nublado e taxa de crescimento das pastagens. Outras moscas primárias não são tão efetivas quanto *L. cuprina* para iniciar uma miíase; na Austrália e na África do Sul, 85 a 90% de todas as miíases primárias resultam da infestação por *L. cuprina*. Larvas de moscas primárias, além de *L. cuprina*, e de moscas secundárias desenvolvem-se em carcaça ou em vegetais em decomposição e seu principal papel é invadir a lesão e ampliar o ataque de moscas primárias. *Ch. rufifacies* é a mosca secundária mais importante na Austrália. Ela requer temperaturas mais altas do que as outras moscas, surge em uma fase mais tardia da estação e é a primeira a desaparecer quando a temperatura diminui.

Foram desenvolvidos modelos detalhados de população para o ataque da mosca *Lucilia* spp., na Austrália e no norte da Europa, e ambos foram usados para prever o início do ataque dessas moscas nas populações de ovinos.[4,5] O último modelo foi extensivamente validado, sendo suficientemente confiável para estabelecer um sistema de alerta precoce para os produtores sobre o início iminente do ataque de moscas e o melhor momento para o tratamento profilático.

A distribuição de miíases em grupos de animais é altamente agregada, e um pequeno número de ovinos apresenta grande quantidade de larvas nas lesões, um número moderado de ovinos tem baixa quantidade de larvas e não ocorre infestação na maioria dos ovinos. Em parte, isso se deve à atratividade de ovinos já infestados por moscas em fase de oviposição, embora haja, também, a participação de outros fatores, como a atratividade inata às moscas mostrada pela propensão de alguns ovinos apresentarem reinfestação em uma mesma estação de moscas.

Suscetibilidade dos ovinos

De longe, o local mais comum de ocorrência de miíase é a região perianal, devido a sujidades e irritação cutânea causadas por fezes amolecidas e a urina de ovelhas. Pastagem viçosa, gastrenterite parasitária e comprimento do velo são fatores predisponentes; contudo, os ovinos, individualmente, são predispostos à miíase devido à conformação anatômica da pelve. Enrugamento excessivo da pele na face posterior das coxas e do períneo, área perineal estreita, tosa da lã da região do períneo e cauda excessivamente longa ou curta favorecem a persistência de sujidade no local e facilitam a instalação de miíase na região perianal ou de miíase da cauda.

A "miíase corporal" é notada ao longo do dorso, especialmente em ovinos jovens, nas estações úmidas, quando é comum ocorrer podridão do velo ou dermatofilose. Locais de infestação menos comuns incluem a região do prepúcio ("miíase do pênis") e na parte dorsal da cabeça, quando há dobras excessivas da pele ("miíase da nuca"). Os ovinos mantidos em pastagem alta e densa comumente apresentam miíase corporal, porque as plantas molhadas mantêm úmido o velo na parte inferior do corpo. Lesões decorrentes de podridão do casco e feridas, especialmente incisões de castração, corte de cauda e lesão de cabeça de carneiros causadas por brigas, também são locais que favorecem a infestação de moscas-varejeiras. Os ovinos jovens são os mais suscetíveis.

Patogênese

Os primeiros ínstares se alimentam do exsudato ocasionado pela infecção bacteriana da pele, mas as larvas também produzem enzimas excretoras/secretoras que podem causar algum dano à pele após sua eclosão dos ovos e disponibilização de moléculas solúveis que podem servir de alimento aos primeiros ínstares. Os ínstares que surgem posteriormente podem causar lesões graves à pele quando se alimentam. Também, as larvas podem migrar do local original da miíase, ao longo da superfície cutânea, e causar lesões focais adicionais.

Muitas miíases primárias se mantêm pequenas e passam despercebidas pelo fazendeiro. A quantidade dessas miíases "escondidas" pode ser maior do que a de miíases evidentes e são importantes como fonte de futuras gerações de moscas. Uma vez instalada a miíase inicial, o local se torna adequado às moscas secundárias, que o invadem e ampliam a lesão. As consequências da miíase incluem toxemia, em decorrência da absorção de produtos tóxicos oriundos da decomposição tecidual, perda de pele e subsequente perda de líquido e infecção bacteriana secundária.

Achados clínicos

Os ovinos, individualmente, podem ser acometidos a qualquer momento, desde que estejam em uma condição suscetível. Surtos maciços tendem a se limitar a períodos de clima quente e úmido e, portanto, geralmente sua duração se restringe a período relativamente curto, de 2 a 3 semanas, em regiões de clima temperado; no entanto, em regiões subtropicais caracterizadas por chuvas de verão podem ocorrer miíases graves ao longo de muitos meses.

As consequências clínicas da miíase da mosca-varejeira variam dependendo do local acometido, mas todos os ovinos atingidos têm um padrão básico de comportamento causado pela irritação provocada pelas larvas. Os ovinos se apresentam inquietos, movendo-se de um lugar para outro com a cabeça abaixada, próxima ao solo, e manifestam anorexia. Tendem a morder ou escoicear a área atingida e balançam continuamente a cauda.

Se a área acometida for ampla, nota-se um odor característico e a lã pode ser vista levemente elevada acima da lã normal adjacente. A lã acometida é úmida e geralmente acastanhada, embora nas estações úmidas (quando predomina podridão do velo) outras cores podem ser evidentes. Na fase inicial da miíase, as larvas ainda podem estar em bolsões na lã, sem contato com a pele. Quando atingem a pele, provocam inflamação e ulceração, e as larvas começam a migrar para o tecido subcutâneo.

Três dias após a oviposição primária, ocorre redução do apetite, aumento da temperatura retal para cerca de 42°C e elevação da frequência respiratória e do pulso. Ocorre redução no consumo de ração e emagrecimento; alguns ovinos podem morrer.[6] Ao ser manuseada, a lã pode estar muito quente, devido à inflamação causada pela massa de larvas, que pode ser vista ao se abrir o velo de lã sobre a miíase. Quando as miíases primárias são invadidas por moscas secundárias, particularmente *Ch. rufifacies*, ocorre ampliação da área acometida e as larvas podem penetrar profundamente nos tecidos. Os ovinos acometidos podem perder a lã que recobre a miíase (Figura 16.9) e o velo restante pode tornar-se alterado. Áreas de lã manchadas podem ser vistas em outros locais da pele acometidos. À medida que a área atingida se amplia, forma-se uma crosta no centro, a lã se desprende e as larvas ficam ativas apenas na periferia da lesão.

Patologia clínica e achados de necropsia

O exame clínico é suficiente para estabelecer o diagnóstico, mas a identificação das moscas responsáveis pode ser importante quando se pretende conhecer a epidemiologia. A identificação das larvas deve ser realizada por um especialista. Há disponibilidade de técnicas moleculares para a identificação exata, mas são técnicas utilizadas em pesquisas especializadas e não como procedimentos de

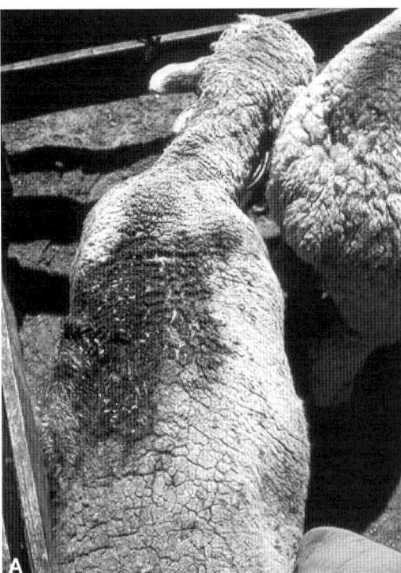
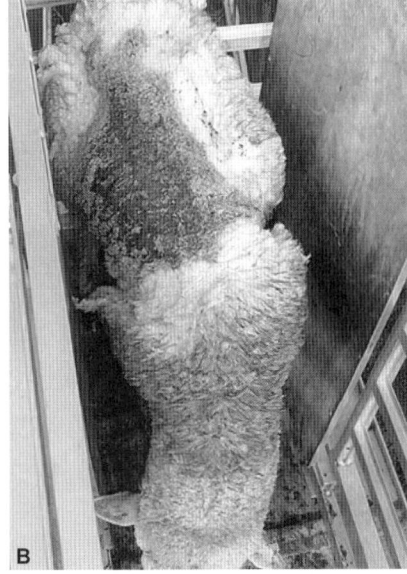

Figura 16.9 A. Miíase corporal em um carneiro castrado, vista de cima. O carneiro se apresenta apático e as larvas (brancas) são observadas na superfície da área atingida (lã enegrecida). **B.** Miíase corporal em um carneiro desmamado, vista de cima. Fez-se tricotomia das bordas da lesão antes da aplicação do medicamento. (Esta figura encontra-se reproduzida em cores no Encarte.)

diagnóstico de rotina. A preservação dos estágios larvais é fundamental para essas técnicas; as larvas devem ser rapidamente congeladas ou mantidas em etanol 70%. Pode não haver correlação entre o aprisionamento de moscas e a detecção de larvas, pois nem todas as moscas são atraídas igualmente pelas iscas comumente utilizadas.

> **Diagnóstico diferencial**
>
> Deve-se dar atenção especial aos ovinos acometidos, observando batidas das patas no solo, balanço da cauda e mordedura na área atingida. Os ovinos com miíase podem ser facilmente identificados ao constatar uma área úmida, de odor repugnante, infestada por larvas. É possível que haja muitas miíases não vistas pelo fazendeiro ("escondidas"), assintomáticas. Doenças predisponentes como podridão de casco ou pododermatite proliferativa, feridas infectadas, dermatofilose e diarreia resultante de gastrenterite parasitária geralmente são diagnosticadas com facilidade, e a podridão do velo é indicada pela presença de lã emaranhada e manchada.

Tratamento

A tosa da lã da área circundante à miíase remove a maioria das larvas e a aplicação de uma bandagem impede a reinfestação da ferida. Bandagens contendo ciromazina, spinosad, ivermectina ou um organofosforado, como diazinon, tetraclorfenvinfós ou propetamfós (se permitidos), são as mais comumente utilizadas. A ciromazina é um regulador do crescimento de insetos e, então, larvas vivas são vistas no velo por alguns dias após o tratamento. Assim, se a intenção for causar a morte imediata das larvas, devem-se incluir outros produtos químicos na bandagem. A ivermectina, na dose de 0,3 mg/kg, é altamente efetiva na eliminação de todos os estágios de larvas; ainda não há relato de resistência. No entanto, a resistência aos organofosforados é generalizada, na Austrália; muitos produtos não matam todas as larvas resistentes e alguns são pouco efetivos mesmo contra larvas suscetíveis. É importante evitar reinfestação e, portanto, é fundamental a aplicação de larvicida na lã que circunda a área de miíase tratada.

Controle

Na Austrália, o controle prático da infestação das partes posteriores das coxas de ovinos da raça Merino em regiões de criação extensiva tem se baseado no uso da cirurgia de Mules, que remove as rugas dessas regiões e amplia as áreas livres de lã ao redor do períneo e da cauda. Esta cirurgia foi combinada com outros procedimentos, de modo a reduzir a suscetibilidade de ovinos da raça Merino à miíase, como o controle efetivo de vermes para reduzir a ocorrência de diarreia e, assim, a contaminação da região perineal sujidades fecais, o corte da cauda em comprimento apropriado, o momento estratégico de tosa da lã da região perineal e tosquia e aplicação oportuna de inseticidas (uma abordagem integrada de manejo de pragas).[2,7] O controle da miíase em outras situações é baseado no uso de inseticida e tratamento de feridas à medida que surgem.

Em condições de criação extensiva de ovinos, como acontece na Austrália, na Nova Zelândia e na África do Sul, e onde as condições climáticas favorecem o desenvolvimento da doença, o controle da miíase de moscas varejeiras é um grande desafio. Há extensa literatura sobre o assunto, então neste texto será apresentado apenas um resumo do tema.

Pode-se considerar que os programas de controle compreendem três componentes: redução da população de moscas (principalmente pela aplicação estratégica de inseticida e armadilhas de moscas), previsão dos períodos de risco (de modo a saber qual o momento mais apropriado para atividades de manejo, como a tosa da lã da região perineal e tosquia ou aplicação de inseticida) e redução da suscetibilidade dos ovinos (cirurgia de Musle em ovinos da raça Merino, seleção genética com intuito de obter animais cujas partes posteriores das coxas apresentam menos rugosidades e/ou ampliar as áreas livres de lã na região perianal, bem como o controle de fatores predisponentes, particularmente diarreia e podridão do velo).

Redução da população de moscas

Tem valor limitado porque, geralmente, em condições favoráveis, há quantidade suficiente de moscas para infestar todos os ovinos suscetíveis. No entanto, caso seja possível controlar a mosca primária responsável pelo início da miíase, o acúmulo de moscas primárias e o envolvimento e importância das moscas secundárias serão grandemente reduzidos. As medidas de controle consistem em tratamento precoce com inseticida, imediatamente antes ou depois do surgimento da primeira geração de moscas primárias em áreas que têm um padrão sazonal de aparecimento de moscas; captura de moscas em armadilhas; tratamento precoce de casos clínicos; e descarte adequado de carcaças e resíduos de lã. Propôs-se o controle biológico com uso de insetos parasitas de moscas-varejeiras, mas ainda não foi utilizado.

Um modelo sobre risco de ataques de moscas com base nas condições climáticas do sudeste da Austrália previu que o tratamento estratégico precoce reduziria o número de tratamentos e teria um resultado custo-benefício favorável em áreas de alto risco, onde os tratamentos preventivos eram administrados rotineiramente, mas que o benefício seria menor nas áreas de baixo risco, visto que não havia necessidade de tratamento todos os anos.[8] Um amplo estudo de campo comparando o tratamento estratégico precoce de ovinos da raça Merino não submetidos à cirurgia de Mules com ovinos da mesma raça submetidos à cirurgia e que não foram tratados com inseticida, mostrou prevalência de miíase similar em ambos os grupos e concluiu que esta era uma estratégia potencial de médio prazo para o controle da miíase em ovinos da raça Merino não submetidos à cirurgia de Mules nessa região.[2,9]

A captura de moscas com auxílio de armadilhas, desde que cuidadosamente vigiadas e com uso de iscas apropriadas, pode reduzir a população de moscas-varejeiras. No entanto, há pouca evidência de que os benefícios desse procedimento reduzem a prevalência de miíase. O uso de uma armadilha projetada especificamente para L. sericata, a mosca primária no Reino Unido, reduziu a taxa de ocorrência de miíase em 55%.[10] Entretanto, apesar de reduzir a população de L. cuprina em 60 a 80%, o uso de uma armadilha específica para esta espécie (LuciTrap™) não reduziu consistentemente a ocorrência de miíase na Austrália nem na África do Sul.[7,11] Além disso, é um procedimento dispendioso e, logisticamente, difícil de utilizar em grandes rebanhos na distribuição sugerida de uma armadilha para 100 ovinos. No entanto, as armadilhas podem ser úteis para indicar a presença e a abundância de moscas-varejeiras e o momento mais apropriado para o emprego de um tratamento estratégico precoce.[11]

Também é importante identificar e tratar os ovinos clinicamente acometidos, particularmente aqueles infectados no início da estação. Se as miíases de início da estação não são tratadas, elas podem possibilitar uma segunda ou terceira geração de moscas em uma fazenda, pois L. cuprina não percorre grande distância. Assim, as grandes fazendas geram a maioria de suas próprias moscas e os surtos de miíase serão potencialmente mais problemáticos no final da estação. Ao fazer a tosa da lã em regiões do corpo infectadas, elas devem ser recobertas com uma bandagem apropriada para matar as larvas; em seguida, essas bandagens serão queimadas ou enterradas.

O controle por meio de manipulação genética da mosca é algo promissor no controle a longo prazo, mas esse procedimento ainda não foi empregado em L. cuprina, tampouco em L. sericata. Por exemplo, há relato de redução da fertilidade em machos dessas moscas e mutantes letais, como moscas que, em condições de campo, são cegas e morrem. O sequenciamento do genoma de L. cuprina pode facilitar esses e outros estudos, como a pesquisa de mecanismos genéticos de resistência a inseticidas, planejamento de novos inseticidas e de outras estratégias.[12]

Previsão dos períodos de risco

A instalação de miíase requer uma interação complexa entre a abundância de moscas e a suscetibilidade dos ovinos, ambas as situações diretamente relacionadas com o clima, as condições geográficas e o manejo dos animais. Modelos preditivos que incluem componentes climáticos e de produção foram desenvolvidos no Reino Unido e são utilizados para alertar os produtores sobre iminentes ataques de moscas.⁵ Na Austrália, modelos foram incluídos em programas on-line que orientam agricultores e consultores (Flyboss®), possibilitando a comparação de sistemas de gerenciamento do risco de ataque de moscas.

Os surtos de infestação nas partes posteriores das coxas surgem quando os ovinos apresentam diarreia ou umidade por acúmulo de urina na região, pois a cauda foi cortada muito curta ou longa. Se um surto é rotineiramente esperado, como acontece na primavera em uma região de chuvas de inverno ou de chuvas uniformes, a tosa da lã das partes posteriores das coxas ou a tosquia e/ou aplicação profilática de inseticidas eliminam ou reduzem, em grande parte, a gravidade da miíase. A tosa da lã das partes posteriores das coxas de ovinos é um procedimento de rotina, antes do parto ou de um aumento esperado na população de moscas; possibilitam proteção contra ataques de moscas por cerca de 6 semanas, em ovinos mestiços e naqueles da raça Merinos submetidos à cirurgia de Mules, mas por um período mais curto em ovinos dessa raça não submetidos à cirurgia. A tosa da lã das partes posteriores das coxas de ovinos tem um custo significativo em razão do trabalho envolvido e da perda de lã, assim, muitos criadores de ovinos preferem o tratamento profilático com inseticida.

Casos esporádicos de miíase corporal podem ser verificados em ovinos, a qualquer momento, e nem sempre é possível preveni-los; caso se constatem condições ambientais favoráveis, alta população de moscas e alta suscetibilidade dos ovinos, então podem ser tomadas medidas profiláticas a curto prazo. O clima quente e chuvoso que se estende por várias semanas possibilita o desenvolvimento de várias gerações de moscas, com disponibilidade de moscas suficiente para causar um surto de miíase. Uma quantidade suficiente de moscas pode resultar em um surto de miíase sempre que os ovinos se apresentem suscetíveis. Clima quente e úmido, chuva por 2 ou 3 dias ou pastagem alta e úmida podem ser condições apropriadas para que os ovinos se tornem suscetíveis à miíase corporal. Ovinos com formação física inadequada (p. ex., omoplatas elevados), velo amarelo com alta hidrossolubilidade e baixo teor de cera, e uma estrutura de mecha de lã mais propensa ao umedecimento (mechas pontiagudas e finas que são menos densamente compactadas) são mais propensos à miíase. A época do ano em que a tosquia é realizada também tem forte influência na frequência e na gravidade dos surtos de miíase corporal, pois o comprimento da mecha de lã quando o ovino é molhado determina o grau de umedecimento e a rapidez da secagem. Ademais, influencia a suscetibilidade à miíase nas partes posteriores das coxas; um comprimento de mecha mais longo geralmente facilita um maior acúmulo de fezes.

Tratamento e prevenção

Há muitos anos, o tratamento profilático com inseticida é um importante procedimento no controle da mosca-varejeira; pesquisas em países com populações significativas de ovinos mostram que até 90% dos fazendeiros em regiões de alto risco tratam, rotineiramente, seus ovinos. Os produtos químicos atualmente disponíveis incluem os reguladores do crescimento de insetos (diciclanil e ciromazina), lactonas macrocíclicas (ivermectina) e espinocina (spinosad). Os produtos químicos organofosforados também são muito utilizados, mas a resistência das moscas é generalizada e, assim, o período de proteção é reduzido para apenas 3 a 5 semanas. Há, também, uma preocupação crescente com os efeitos desses produtos no ambiente, na saúde e segurança ocupacional e, portanto, seu uso é restrito ou proibido em muitas regiões. A resistência da *L. cuprina* à ciromazina foi detectada na Austrália, mas a aplicação desse produto, na concentração recomendada, ainda é efetivo na prevenção de reinfestações.¹³

Dependendo da formulação utilizada, os reguladores do crescimento de insetos podem propiciar 10 a 12 (ciromazina) a 18 a 24 (diciclanil) semanas de proteção, e podem ser aplicados por meio de jatos de alto volume (ciromazina) ou aspersão em baixa dose (ciromazina e diciclanil). Sua ação é específica para larvas de dípteros, embora inibam a síntese de quitina e, assim, as larvas não morrem até que sofram muda.

Os métodos de aplicação consistem em banho de imersão, aspersão e pulverização. No entanto, o banho de imersão requer equipamento especializado, tem custo de mão de obra maior, além de ser muito mais demorado; portanto, não é recomendado, a menos que haja, também, infestação por piolhos. Recomenda-se o uso de aspersão nos casos de miíase nas partes posteriores das coxas; se o bico de aspersão for passado como um pente na lã, desde a nuca até a garupa, com solução em alta pressão (500 a 900 kPa), esse método também evita a ocorrência de miíase corporal.

Redução da suscetibilidade dos ovinos

O principal método de redução da suscetibilidade dos ovinos da raça Merino à miíase nas partes posteriores das coxas é a cirurgia de Mules modificada e a remoção de estreita faixa de pele com lã de cada lado da cauda.¹⁴ A cirurgia de Mules, originalmente desenvolvida para remover a pele enrugada das partes posteriores das coxas, foi modificada pela inclusão de analgésico, pensando no bem-estar do animal, cuja dose deve levar em conta os efeitos da miíase. Embora ainda seja permitida por códigos de prática animal, na Austrália, a técnica ainda é controversa devido à contínua oposição de ativistas do bem-estar animal e à preocupação com as perdas de produtividade. Esta última se deve à redução significativa da taxa de crescimento quando os cordeiros são operados em tenra idade (6 a 10 semanas de idade), muitas vezes ocasionando menor peso ao desmame e maior taxa de mortalidade após o desmame. A proteção obtida com a cirurgia de Mules supera aquela induzida por seleção genética; ademais, seu efeito é imediato e permanente.

A cirurgia de Mules quase sempre é combinada com a remoção de estreita faixa de pele com lã de cada lado da cauda. Isso resulta em área livre de lã em grande parte da cauda, reduzindo a contaminação com fezes e urina. Infelizmente, alguns criadores cortam a cauda, deixando-a muito curta, com coto tão pequeno que o ovino não consegue elevá-lo ao defecar, aumentando a quantidade de sujidades nas partes posteriores das coxas. Quando se realiza a cirurgia de Mules, combinada com um corte de cauda muito curta, muitas vezes nota-se alta prevalência de carcinoma de célula escamosa da vulva. Consequentemente, é importante o corte da cauda no comprimento correto (parte mais alta da vulva, em ovelhas), deixando uma aba em forma de V de pele lanada na extremidade da cauda.

Em um projeto de pesquisa em andamento, financiado por criadores de ovinos destinados à produção de lã, australianos, foram desenvolvidas e avaliadas alternativas à cirurgia de Mules.¹⁵ Esses procedimentos consistem na aplicação de clipes de plástico, nas partes posteriores das coxas de cordeiros em idade similar àquela em que se realiza a cirurgia de Mules e na injeção intradérmica de compostos, como lauril sulfato de sódio, nessa região.¹⁶ Infelizmente, até o momento, nenhuma das alternativas proporcionou um grau de redução de dobras cutâneas nessa região similar ao obtido com a cirurgia de Mules, tampouco reduziu significativamente a prevalência ou o risco de miíase na região em comparação com as ovinos não submetidos à cirurgia. Por exemplo, em um estudo de campo envolvendo mais de 6.000 ovinos, constatou-se redução significativa na quantidade de rugas nas partes posteriores das coxas de ovinos nos quais, quando cordeiros, foram aplicados clipes plásticos. No entanto, essa mudança representou apenas uma fração da redução observada em ovinos submetidos à cirurgia de Mules. Comparativamente aos ovinos submetidos à cirurgia, os ovinos castrados que receberam clipes tiveram risco 3 a 27 vezes maior de ocorrência de miíase nas partes posteriores das coxas enquanto esse risco foi 2 a 8 vezes maior em ovelhas virgens.²,⁹

Consequentemente, recomenda-se o acasalamento seletivo para reduzir a suscetibilidade de ovinos da raça Merino à miíase das partes posteriores das coxas. Essa possibilidade foi mencionada pela primeira vez na década de 1930, quando se constatou que os ovinos com certas características morfológicas nas partes posteriores das coxas apresentavam risco muito maior de miíase nessa região, enquanto outros eram relativamente imunes.¹⁴ Contudo, essas pesquisas foram descontinuadas devido à eficácia e ampla utilização da cirurgia de Mules, além do desenvolvimento de inseticidas altamente efetivos. A seleção genética possibilita mudanças cumulativas e permanentes, embora não propicie redução total do risco. Em um amplo estudo no oeste da Austrália, envolvendo mais de 2.800 cordeiros não submetidos à cirurgia de Mules, filhos de 49 carneiros, foram identificados vários fatores de risco para miíase nas partes posteriores das coxas.[17] Os mais importantes foram sujidade nas partes posteriores das coxas, impregnação de urina e a "cobertura" dessas partes com lã (o oposto da área deslanada), os quais tiveram correlações genéticas com a ocorrência de miíase nas partes posteriores das coxas de 0,64 a 0,81, 0,54 e 0,32, respectivamente. A presença de rugas nessas regiões não foi identificada como um fator de risco, porque os ovinos possuíam um genótipo de pele sem rugas. Entretanto, um estudo similar com ovinos da raça Merino típicos, com pelame fino e enrugado, criados em uma região de chuvas de verão confirmou a existência de forte relação entre a ocorrência de miíase nas partes posteriores das coxas e a presença de rugas nessas partes.[18] Esta pesquisa foi publicada, resumidamente, em um site de acesso aberto conhecido como Flyboss®.[19] Relata-se uma relação genética e fenotípica similar de sujidade nas partes posteriores das coxas e a ocorrência de miíase nesses locais, em ovinos da raça Romney, na Nova Zelândia e no Reino Unido.[20]

Outras boas práticas de manejo são essenciais para a prevenção de miíases. Estas consistem no controle de nematoides gastrintestinais para prevenção de diarreia ("disenteria"), corte de cauda no comprimento correto e tosa da lã da região perineal antes do período de risco (tipicamente antes do parto, em ovelhas) com intuito de reduzir a sujidade na região, condição que predispõe à ocorrência de miíase nas partes posteriores das coxas.

A miíase de prepúcio pode ser drasticamente reduzida ou eliminada pelo uso de implantes de testosterona para prevenir a ocorrência de postite (podridão do prepúcio); a tosa da região prepucial propicia 6 a 8 semanas de proteção contra miíases. A descida do pênis (separação cirúrgica da bainha prepucial da parede abdominal) também propicia boa proteção. No entanto, a tosquia dos ovinos assim tratados pode ser mais difícil; ademais, essa prática não será aceitável quando os padrões australianos de bem-estar animal forem aprovados.[21] A podridão do velo ocorre mais comumente na cernelha dos ovinos; a conformação que permite o acúmulo de umidade e desenvolvimento de podridão do velo e instalação de miíases tem característica hereditária. Ovinos com tal conformação devem ser descartados. Embora o manejo seja a principal medida de controle, pode ser necessária a aplicação de inseticida quando as condições climáticas são particularmente favoráveis ao ataque de moscas, como as tempestades de verão.

LEITURA COMPLEMENTAR

James PJ. Genetic alternatives to mulesing and tail docking in sheep: a review. Aust J Exper Agric. 2006;46:1-18.
Radostits O, et al. Blow fly strike. In: Veterinary Medicine: A Textbook of the Diseases of Cattle, Horses, Sheep, Goats and Pigs. 10th ed. London: W.B. Saunders; 2007:1590-1593.
Wall R. Ovine cutaneous myiasis: effects on production and control. Vet Parasitol. 2012;189:44-51.

REFERÊNCIAS BIBLIOGRÁFICAS

1. Report B. AHE.0010. Meat and Livestock Australia. Sydney: 2015.
2. Tyrell L, et al. Aust Vet J. 2014;92:348.
3. De Cat S, et al. Aust J Entomol. 2012;51:11.
4. Wardhaugh K, et al. Med Vet Entomol. 2007;21:153.
5. Wall R, et al. Med Vet Entomol. 2002;16:335.
6. Colditz I, et al. Aust Vet J. 2005;83:695.
7. Scholtz AJ, et al. J S Afr Vet Assoc. 2011;82:107.
8. Horton BJ. Anim Prod Sci. 2015;55:1131.
9. Larsen JWA, et al. Aust Vet J. 2012;90:158.
10. Broughan JM, Wall R. Vet Para. 2006;135:57.
11. Urech R, et al. Aust J Entomol. 2009;48:182.
12. Anstead CA, et al. Nature Comms. 2015;6:7344.
13. Levot GW. Aust Vet J. 2012;90:433.
14. James PJ. Aust J Exper Agric. 2006;46:1.
15. <http://www.wool.com/on-farm-research-anddevelopment/sheep-health-welfare-andproductivity/sheep-health/breech-flystrike/>; Accessed 07.12.2015.
16. Colditz IG, et al. Aust Vet J. 2010;88:483.
17. Greef JC, et al. Anim Prod Sci. 2014;54:125.
18. Smith J, et al. Proc Assoc Advanc Anim Breed Genet. 2009;18:334.
19. <http://www.flyboss.com.au/breeding-and-selection.php>; Accessed 07.12.2015.
20. Pickering NK, et al. New Zeal Vet J. 2015;63:98.
21. <http://www.animalwelfarestandards.net.au/files/2011/02/Sheep-Standards-and-Guidelines-for-Endorsement-May-2014-080714.pdf>; Accessed 07.12.2015.

Infestação por moscas-da-bicheira (*Cochliomyia hominivorax* e *Chrysomyia bezziana*)

A miíase cutânea causada por larvas das moscas-da-bicheira causa grandes prejuízos financeiros à pecuária do hemisfério ocidental, na África e na Ásia. A taxa de mortalidade pode ser alta em rebanhos submetidos à criação extensiva e vistos esporadicamente.

Sinopse

- **Etiologia:** *Cochliomyia hominivorax*, no Novo Mundo (mosca-da-bicheira do Novo Mundo), e *Chrysomyia bezziana* (mosca-da-bicheira do Velho Mundo), na África e na Ásia
- **Epidemiologia:** os ovos são depositados em feridas recentes. As moscas são mais ativas em temperatura de 20 a 30°C. A doença dissemina-se por meio da migração de moscas ou pelo transporte de animais infestados
- **Achados clínicos:** as larvas penetram no tecido e ocasionam grandes lesões características, contendo larvas maduras e exsudato amarronzado de odor pútrido
- **Patologia clínica:** não aplicável
- **Lesões:** ferida profunda contendo material amarronzado de odor pútrido e larvas de terceiro estágio
- **Confirmação do diagnóstico:** notam-se fileiras de espinhos na parte anterior de cada segmento da larva de terceiro estágio
- **Diagnóstico diferencial:** nenhuma outra doença causa essas lesões

- **Tratamento:** a injeção subcutânea de 0,2 mg de ivermectina/kg elimina muitas larvas e propicia proteção por 16 a 20 dias. Outros inseticidas, utilizados como gel ou pomada, 2 vezes/semana, também são efetivos. Injeção subcutânea de doramectina
- **Controle:** a erradicação foi alcançada nas Américas do Norte e Central por meio da liberação de uma população de machos estéreis. Iscas com atrativos químicos reduzem a prevalência e o ataque de moscas. Os procedimentos de acasalamento e manejo, como castração e tosquia, devem ser realizados em épocas de clima frio.

Etiologia

Larvas das moscas *C. hominivorax* e *C. bezziana* causam miíase ou "bicheira" nos animais. As moscas são varejeiras típicas, sendo a *C. hominivorax* (mosca-da-bicheira do Novo Mundo) azul-esverdeada e com cabeça alaranjada; a cor de *C. bezziana* (mosca-da-bicheira do Velho Mundo) é semelhante. *C. hominivorax* ocorre nas Américas e *C. bezziana* no Golfo Pérsico, na África e na Ásia. A ocorrência de *C. bezziana* em Papua-Nova Guiné representa uma constante ameaça à pecuária no continente australiano. Uma mosca semelhante é *Callitroga* (*Cochliomyia*) *macellaria*, que não é uma "mosca-da-bicheira" verdadeira, pois as larvas se alimentam apenas de carcaça ou tecidos necrosados.

Epidemiologia

As larvas das moscas-da-bicheira são parasitas obrigatórios sem qualquer especificidade de hospedeiro. Assim, todos os mamíferos domésticos e selvagens, marsupiais e aves são hospedeiros potenciais. As fêmeas são atraídas por feridas recentes, onde depositam ovos. O umbigo de um animal recém-nascido é um dos locais preferidos, mas feridas recentes, acidentais ou cirúrgicas, como as decorrentes de castração, caudectomia e descorna, são prontamente infestadas. Feridas já infestadas atraem muito as moscas devido ao seu odor. Nas estações adversas, as moscas depositam ovos em pequenas feridas, como escoriações, picadas de carrapatos, secreção ocular, feridas de marcação ou tatuagem de identificação, e no períneo contaminado com secreção vaginal e uterina, em fêmeas recém-paridas. A lesão não é necessariamente um pré-requisito para a infestação em ovinos, cuja fossa infraorbital e vulva íntegra podem ser infestadas. Pode ocorrer fragilidade e perda de lã, e o velo restante pode estar manchado.

O desenvolvimento da mosca é favorecido por clima quente e úmido. A faixa de temperatura ótima para *C. bezziana* varia de 20 a 30°C. Abaixo dessa temperatura as moscas ficam lentas e, aos 10°C e abaixo, as moscas não se movem. Temperaturas acima de 30°C podem ser toleradas, desde que haja sombra disponível. *C. hominovorax* é ativa o ano todo em áreas onde a temperatura excede 16°C e se dispersa rapidamente desses locais quando a temperatura aumenta nas áreas vizinhas mais frias. A doença pode ser disseminada pela migração das moscas ou pelo transporte de animais pecuários em navios ou aviões comerciais, bem como pelo transporte marítimo de bovinos ou outros animais de fazenda infestados e transporte de animais selvagens infestados. A distância média que *C. bezziana* pode voar e depositar seus ovos é de 11 km. A distância máxima é de 100 km; provavelmente, o voo de longa distância é auxiliado pela direção do vento. No novo ambiente, as moscas podem desaparecer, se o clima for inadequado, ou persistir e originar uma nova área enzoótica. A persistência da mosca em um local pode depender da presença de animais selvagens ou domésticos maltratados, embora normalmente estes últimos não sobrevivam por mais de 2 semanas se não forem tratados.

Em muitas áreas enzoóticas é comum a presença da mosca em locais vizinhos de clima mais quente durante o inverno, retornando ao seu hábitat normal de verão conforme a temperatura aumenta. Este padrão é exemplificado pela introdução de moscas-da-bicheiras no sudeste dos EUA em 1933, região em que jamais haviam sido encontradas. No inverno, a maioria das moscas morreu, mas persistiram aquelas no sul da Flórida. Nas estações de verão seguintes, a migração de moscas para o norte causaram surtos. A doença já foi erradicada nessa área.

A doença é importante em regiões tropicais e subtropicais de África, Ásia, Américas do Norte e do Sul, ilhas do Caribe, México, em estados americanos que fazem fronteira com o México e, especialmente, na América Central. A prevalência da mosca em áreas enzoóticas impõe rigorosa restrição quanto ao melhor momento de realização de cirurgias profiláticas.

O risco potencial de distribuição geográfica mundial e a abundância de *C. bezziana* foram avaliados por meio de um programa de computador. As diferenças entre a distribuição global observada e a distribuição potencial prevista indicam as áreas de risco de infestação.

Ciclo biológico

As moscas-da-bicheira têm um ciclo biológico típico, com oviposição de desenvolvimento de três estágios larvais e a formação de pupa. As fêmeas depositam 150 a 500 ovos brancos, com aparência de cascalho, nas bordas de feridas recentes. As larvas eclodem dentro de, aproximadamente, 12 h e penetram nos tecidos vizinhos. As larvas se alimentam preferencialmente de tecidos frescos vivos, que são digeridos por uma ampla variedade de enzimas salivares regurgitadas. A presença de larvas na ferida estimula a oviposição de outras moscas-da-bicheira. As larvas se alimentam em grupo e durante os estágios de desenvolvimento, ocasionam uma lesão profunda, com 10 a 12 cm de diâmetro. O desenvolvimento das larvas se completa em 5 a 7 dias; depois disso elas deixam a ferida e caem no solo. Esse terceiro estágio larval maduro se abrigam nas camadas superiores do solo e se transforma em pupas. No solo, o desenvolvimento das pupas depende muito da temperatura, variando de 3 a 60 dias. As moscas que surgem iniciam a oviposição em cerca de 1 semana, completando seu ciclo biológico, em condições ambientais ideais, em menos de 3 semanas. Pode haver 15 ou mais gerações por ano.

A sensibilidade à temperatura do estágio pupal, que é incapaz de sobreviver ao congelamento além de um curto período, limita a distribuição desse parasita. Como acontece com todas as moscas, o desenvolvimento das pupas é estreitamente regulado pela temperatura. O desenvolvimento da pupa da mosca-da-bicheira é inibido quando a temperatura do solo é inferior a 15°C. Temperaturas abaixo dessa por mais de 2 meses matam a pupa. Assim, a ocorrência da doença se limita a regiões de clima quente. Também, o teor de umidade do solo interfere no desenvolvimento das pupas. O surgimento de moscas adultas é menor quando o teor de umidade é superior a 50%; inundações temporárias podem afogar as pupas.

Patogênese

Após a invasão da ferida, forma-se uma lesão cavernosa, caracterizada por liquefação progressiva, necrose e hemorragia. Anemia e diminuição da concentração sérica de proteína total se devem à hemorragia no local da ferida. Infecção bacteriana secundária, toxemia e desidratação contribuem para a morte do animal. Os bezerros sobreviventes frequentemente desenvolvem poliartrite infecciosa.

Achados clínicos

As larvas jovens invadem vigorosamente os tecidos vizinhos saudáveis; não se alimentam do tecido superficial necrosado. Na ferida, nota-se um exsudato acastanhado profuso, composto de excretas de larvas e líquido do hospedeiro, com presença de um odor fétido. Esta lesão atrai muitas moscas e em poucos dias é possível notar infestações múltiplas em uma mesma ferida. O dano tecidual resultante pode ser tão extenso que o animal é virtualmente "comido vivo". Os animais acometidos manifestam sinais de irritação na fase inicial da infestação e no terceiro dia apresentam pirexia. Eles não se alimentam e vagueiam inquietos, buscando sombra e abrigo.

Patologia clínica

É importante diferenciar a infestação por larvas de mosca-da-bicheira (*Cochliomyia*) da infestação por larvas de outras moscas. A aparência e o odor da ferida são relevantes, mas é necessário realizar exame cuidadoso das larvas para confirmar o diagnóstico. As larvas maduras, de cor rósea, medem 1 a 2 cm de comprimento, têm extremidade anterior afilada e extremidade posterior romba; duas linhas escuras são vistas, desde a extremidade posterior até o meio do corpo, apresentando fileiras de espinhos finos e escuros na parte anterior de cada segmento. As amostras enviadas ao laboratório para sua identificação devem ser conservadas em álcool 70%.

Achados de necropsia

O exame superficial das feridas infestadas geralmente é suficiente para indicar a causa da morte.

> **Diagnóstico diferencial**
> Geralmente, a presença de larvas na ferida é evidente. É importante diferenciá-las de larvas de mosca-varejeira, como descrito anteriormente.

Tratamento

As feridas infectadas devem ser tratadas com bandagem contendo um larvicida eficiente e, de preferência, um antisséptico. O larvicida deve ser capaz de permanecer na ferida por algum tempo, a fim de evitar nova infestação. Um produto na forma de pomada ou gel é preferível, de modo a liberar o máximo possível do ingrediente ativo no local. O larvicida deve ser aplicado abundante e vigorosamente com auxílio de um pincel, para assegurar a morte das larvas nas partes mais profundas da ferida. Para evitar nova infestação em lesões extensas ou em estações adversas, o tratamento deve ser repetido 2 vezes/semana.

Avaliou-se a eficácia de treze acaricidas comumente utilizados no controle de *Boophilus microplus* na infestação por larvas de *C. bezziana*. Embora não sejam suficientemente ativos para serem utilizados como tratamento primário, seu uso continuado no controle de carrapatos pode reduzir a população de moscas-da-bicheira.

A injeção subcutânea de 200 μg de ivermectina/kg mata todas as larvas de *C. bezziana* com até 2 dias de vida, bem como muitas larvas mais velhas. Ela propicia proteção residual por 16 a 20 dias. Os bezerros tratados com ivermectina no momento da castração ficam completamente protegidos da infestação pelas larvas. Um estudo preliminar mostrou que o uso de closantel, na dose de 15 mg/kg de peso corporal, foi efetivo, propiciando proteção residual de 8 a 15 dias. A injeção subcutânea de 200 mcg de doramectina/kg eliminou completamente as larvas de *C. hominivorax* em 8 dias. O uso profilático de ivermectina e doramectina reduziu significativamente a ocorrência de larvas de *C. hominivorax* em bovinos. O uso de fipronil teve um efeito profilático, reduzindo a ocorrência de infestações de *C. hominivorax* em bovinos, e um efeito terapêutico efetivo naqueles animais já infestados pelas larvas.[1]

Controle

Em uma área enzoótica, a incidência da doença pode ser mantida em um nível baixo pela instituição de medidas gerais destinadas a interromper o ciclo biológico da mosca. Os procedimentos cirúrgicos devem ser adiados, sempre que possível, até a estação fria. Nos meses de clima quente todas as feridas, inclusive os ferimentos causados pela tosquia, devem ser imediatamente recobertas com uma bandagem contendo uma das preparações descritas no tópico "Tratamento". Todos os animais submetidos à criação extensiva devem ser inspecionados 2 vezes/semana e os animais acometidos devem ser prontamente tratados. A infestação do umbigo de animais recém-nascidos é comum, devendo ser tratados profilaticamente. Se possível, o manejo reprodutivo deve ser elaborado de modo que as parições ocorram nos meses de clima frio. O uso rotineiro de ivermectina para controle de endoparasitas propicia proteção por cerca de 2 semanas.

Nos EUA, Caribe e América Central, um programa de erradicação de *C. hominivorax*, utilizando-se a técnica de insetos estéreis (TIE)[2], foi bem-sucedido. Um grande número de pupas cultivadas em meio semiartificial foram expostas aos efeitos esterilizantes do cobalto 60. Os machos estéreis resultantes são liberados em grandes áreas, principalmente por meio de aspersão aérea, onde competem com os machos nativos pelas fêmeas disponíveis, que se acasalam apenas uma vez. Agora, *C. hominivorax* foi eliminada dos EUA, Caribe e de toda a América Central, até o estreito de Darién, no Panamá. *C. hominivorax* surgiu na Líbia em 1988, aparentemente oriunda de ovinos importados da América do Sul, mas foi erradicada pelo uso de machos estéreis fornecidos pelos EUA.[3]

Substâncias que atraem moscas também podem ser usadas para reduzir sua população. Foi desenvolvida uma isca química que, quando combinada com um inseticida, propicia um sistema de supressão de moscas *C. hominivorax* adultas (SWASS, do inglês *screwworm adult suppression system*) que reduz a população de moscas e o número de ataques desses insetos. Um teste de eficácia envolvendo vários métodos de uso da isca mostrou que os sachês de polietileno que contêm *sworm-lure 2*, uma mistura irritante composta de 11 produtos químicos, atraíram moscas (não *C. bezziana*) por, no mínimo, 2 semanas e foram tão eficientes quanto as iscas em potes. Este resultado precisa ser comprovado em um país em que a mosca *C. hominivorax* é endêmica.

REFERÊNCIAS BIBLIOGRÁFICAS

1. Lima WS, et al. Vet Parasitol. 2004;125:373.
2. Spradbery JP, Evans K. Agric Zool Rev. 1994;6:1.
3. Chaudhury MF. Vet Parasitol. 2004;125:99.

Wohlfahrtiose (moscas de carne fresca, *Wohlfahrtia magnifica*)

A infestação cutânea por larvas da mosca sarcofágidea *Wohlfahrtia magnifica* tornou-se uma das principais doenças de animais de fazenda, inclusive aves submetidas à criação extensiva (p. ex., gansos) na bacia do Mediterrâneo, leste da Europa e regiões ocidentais da China. A doença é particularmente relevante em ovinos criados nessas regiões, e seu ataque é mais frequente que o da mosca califorídea *L. sericata*.

Outras espécies do gênero são conhecidas na América do Norte, mas não infestam animais domésticos. Elas são relatadas predominantemente em roedores e aves muito jovens, embora haja relatos ocasionais em crianças.[1] A taxa de mortalidade de hospedeiros infestados tende a ser muito alta.

Ciclo biológico e epidemiologia

As larvas desta espécie são parasitas obrigatórios que se desenvolvem apenas na carne de vertebrados de sangue quente, vivos. Elas não são específicas do hospedeiro. Os adultos são típicos deste grupo de moscas; apresentam cor cinza-escuro, com três faixas pretas distintas no tórax, onde as asas estão presas.

Wohlfahrtia magnifica, ativas durante os períodos quentes do dia, depositam os primeiros ínstares no hospedeiro, geralmente em pequenos grupos de 15 a 20. Cada fêmea pode produzir até 170 larvas. O desenvolvimento dos três estágios larvais demora 5 a 7 dias, após os quais o terceiro instar, maduro, deixa a lesão e cai no solo, onde ocorre a fase de pupa. O desenvolvimento da mosca na pupa é regulado pela temperatura e pode demorar 7 a 21 dias.

Geralmente as larvas são depositadas próximo a pequenas feridas (picadas de artrópodes hematófagos são suficientes para atrair as larvas), mas os locais preferidos parecem ser os órgãos genitais.[2] A irritação da vulva ocasionada pelo uso de esponja vaginal para sincronização do cio pode ser um fator predisponente em ovinos.

As moscas são ativas no período de abril a outubro, sendo produzidas várias gerações. Há pouca informação disponível sobre como se mantém durante o inverno. Suspeita-se que os animais selvagens sejam hospedeiros reservatórios, mas se tem pouca informação a respeito.

Patogênese

As larvas têm ganchos bucais bem desenvolvidos, utilizados para desbastar a superfície da pele e, com ajuda de uma ampla variedade de enzimas salivares, rapidamente ocasionam uma lesão grave. O tamanho das lesões aumenta à medida que as larvas crescem e necessitam de tecido fresco adicional. Cada animal pode ter uma ou mais lesões focais repletas de larvas. Em casos graves, várias lesões podem coalescer e originar uma lesão maior.

Os animais são frequentemente infestados várias vezes durante uma temporada, sugerindo ausência de imunidade protetora. Isso aumenta o impacto da doença porque os animais devem ser constantemente monitorados.

Patologia clínica e achados de necropsia

O exame clínico é suficiente para estabelecer o diagnóstico. As larvas podem ser diferenciadas daquelas das moscas-da-bicheira ou das da miíase pela presença de uma grande cavidade posterior circundada por vários tubérculos proeminentes. No entanto, a identificação específica deve ser feita por um especialista. As larvas devem ser conservadas em etanol a 70%.

Os animais acometidos se apresentam claramente estressados, inquietos e sem apetite. As lesões de vulva ou prepúcio são as mais relevantes, causando grande desconforto e prejuízo à função reprodutiva. Não se constata comprometimento da produtividade em animais com infestação discreta.[2] Os animais infestados desenvolvem potente resposta de anticorpos contra componentes da secreção salivar, particularmente larvas de terceiro estágio.[3]

Tratamento

Atualmente, não há produtos especificamente registrados para o tratamento dessa doença. Foram realizadas várias avaliações de diversos fármacos e procedimentos terapêuticos. De particular interesse são os resultados questionáveis de testes com lactonas macrocíclicas. Em ovinos, a ivermectina e a moxidectina não foram efetivas no tratamento de infestações existentes; ademais, não tiveram efeito profilático, ou induziram apenas proteção de curta duração contra os estágios larvais iniciais. Diferentemente, a doramectina proporcionou proteção profilática total por 21 dias e redução significativa de infestações por 40 dias.

Também foi avaliada a eficácia do diciclanil, um regulador do crescimento de insetos; constatou-se que reduziu a prevalência da infestação em ovinos. A redução não ocorreu apenas em animais tratados, mas também em companheiros de rebanho não tratados, possivelmente devido à redução geral na população de moscas.

Recomendações

Os animais suscetíveis ao ataque de *Wohlfahrtia magnifica* devem ser monitorados semanalmente, e o tratamento apropriado iniciado assim que as larvas da mosca forem detectadas.

REFERÊNCIAS BIBLIOGRÁFICAS

1. Colwell DD, O'Connor M. J Med Ent. 2000;37:854.
2. Sotiraki S, et al. Vet Parasitol. 2005;131:107.
3. Sotiraki S, et al. Vet Parasitol. 2003;116:327.

INFESTAÇÕES POR ÁCAROS

Ácaros da coleta (ácaros "chigger")

As infestações por ácaros trombidiformes causam dermatite em todas as espécies animais. Com exceção de *Psorgerates ovis*, *P. bos* e *Demodex* spp., eles são denominados ácaros da coleta ou ácaros de grãos. Esses ácaros são predadores primariamente de outros artrópodes presentes nos grãos colhidos e a infestação de animais é apenas secundária e geralmente transitória. Quase sempre são os estágios larvais encontrados alimentando-se em animais, enquanto as ninfas e os adultos são de vida livre. Geralmente, a perda de pelos e anormalidades da pelagem em bovinos mantidos em camas de excelente qualidade são causadas por esses ácaros; todavia, podem ser confundidas com infestações por piolhos.

As larvas de *Pyemotes ventricosus*, *Neotrombicula autumnalis*, *Neotrombicula heptneri*, *Eutrombicula alfreddugesi*, *Eutrombicula splendens*, *Eutrombicula batatas*, *Trombicula* spp., e algumas espécies de *Leptotrombidium* e *Schoengastia* são parasitas de humanos e da maioria dos animais, causando dermatite; no ser humano, transmite doenças causadas por riquétsias. Ninfas e adultos são predadores de vida livre que se alimentam principalmente de artrópodes presentes em grãos e no feno. As larvas são mais ativas no outono, época de coleta, e podem causar dermatite em animais criados em pastagem ou naqueles confinados em estábulos e alimentados com grãos recém-colhidos.

Equinos, bovinos e caprinos[1] geralmente apresentam lesões na face e nos lábios condição que em equinos de face com pele não pigmentada pode sugerir fotossensibilização, e ao redor das patas e parte inferior dos membros, principalmente nos locais de flexão. As áreas acometidas são pruriginosas e escamosas, e com a fricção é possível notar pequenas crostas frágeis e ausência de pelos. A infestação de equinos por *Trombicula sarcina* causa prurido intenso e os animais com cerca de 1 ano de idade mostram irritação mordendo seus membros e se esfregando contra as paredes do estábulo. O ato de bater as patas é incomum e geralmente é notado quando os animais com essa faixa etária são estabulados em cama fresca contaminada. Os ovinos, quando acometidos pela primeira vez, batem as patas repetidamente e as mordem. A pele ao redor dos calcanhares, da coroa dos cascos, das quartelas e, às vezes, da canela, torna-se eritematosa e com exsudato. Os ácaros desprendem-se depois de 3 a 5 dias e deixam uma pequena área ulcerada. Nas infestações discretas, os ácaros podem se limitar à região entre os dígitos acessórios, mas nas infestações intensas, a pele das partes inferiores de todos os membros pode apresentar edema e espessamento. A infestação é autolimitante e, normalmente, não há necessidade de tratamento.

Em suínos, a infestação por *Tyroglyphus* spp. parece manifestar-se com prurido e desenvolvimento de crostas frágeis, com cerca de 3 cm de diâmetro, espalhadas pelo corpo. Diferentemente da lesão cutânea verificada sob as crostas espessas notadas na sarna sarcóptica, a pele dos suínos infestados parece normal. As infestações ocorrem em suínos alimentados com grãos secos moídos fornecidos em alimentadores automáticos, com surgimento das lesões várias semanas após o início da dieta seca e desaparecimento espontâneo cerca de 3 semanas depois. Não há necessidade de tratamento. Os suínos acometidos não apresentam sinais de doença, contudo as lesões podem ser confundidas com as de varíola suína ou sarna sarcóptica. A ingestão de grande quantidade de ácaros parece não ter efeito negativo à saúde dos animais.

Trabalhos recentes sobre a participação de *N. autumnalis* sugeriram que esses ácaros podem atuar como reservatórios de *Borrelia burgdorferi*[2], mas isso ainda precisa ser comprovado.

Recomendações

Geralmente não se recomenda nenhum tratamento, mas, se necessário, o uso de uma lactona macrocíclica é efetivo.

REFERÊNCIAS BIBLIOGRÁFICAS
1. Stelnikov AA, Kar S. Acarologica. 2015;55:355-359.
2. Kampen H, et al. Exp App Acarol. 2004;33:93-102.

Ácaro do prurido (*Psorergates ovis, Psorergates bos*)

O "ácaro do prurido" ou "ácaro da coceira", *Psorergates ovis*, foi relatado como parasita de ovinos em Austrália, Nova Zelândia, África do Sul, EUA, Argentina e Chile. *Psorergates bos* também foi relatado em bovinos, no Reino Unido.

Ciclo biológico e epidemiologia

O ciclo biológico completo desse ácaro – ovo, larva, dois estágios de ninfa e adulto – ocorre exclusivamente no hospedeiro. Nos ovinos, o ciclo demora 4 a 5 semanas. Todos os estágios ocorrem nas camadas superficiais da pele. Os adultos são extremamente pequenos e só podem ser vistos em exame microscópico. Somente os adultos são móveis na superfície cutânea e são capazes de disseminar a infecção por meio de contato direto. Nos ovinos, muitas vezes a transmissão da infecção ocorre entre animais recentemente tosquiados, quando o contato é próximo e prolongado, como acontece quando os ovinos tosquiados são colocados em baias após a tosquia, ou pode ocorrer durante o contato da ovelha com o cordeiro durante a amamentação. A atividade de alimentação dos ácaros, além das excretas, causa irritação da pele, levando à fricção e mordida das partes infectadas (principalmente laterais do corpo, flancos e coxas), além de escoriações, e, às vezes, perda de lã. A lã que recobre estas áreas torna-se filamentosa e em tufos, e contém escamas secas.

Patogênese

A pele não apresenta nenhuma anormalidade macroscópica, além de descamação excessiva. Histologicamente, nota-se hiperqueratose, descamação e aumento do número de mastócitos. A irritação parece ser causada por hipersensibilidade, resultando em mordedura e mastigação de lã dos flancos e da garupa, atrás de uma linha, aproximadamente, do cotovelo até o quadril. Nos ovinos, individualmente e nos rebanhos, a doença se dissemina lentamente e, portanto, pode demorar vários anos para se constatar os casos clínicos e uma quantidade apreciável de animais claramente acometidos. A incidência de casos clínicos em um rebanho maltratado pode ser tão alta quanto 15%. Ovinos malnutridos apresentam população de ácaros significativamente maior, descamação mais evidente e maior dano ao velo. Os ovinos infectados podem se tornar resistentes após 1 a 2 anos e não manifestar sintomas, mesmo quando infestados.

Entre os ovinos, aqueles da raça Merino são os mais comumente acometidos. A maior incidência da infestação é observada particularmente em regiões de inverno frio e úmido. Há uma oscilação sazonal significativa no número de ácaros; a quantidade é muito baixa no verão, começam a aumentar no outono e com valor máximo na primavera. A tosquia na primavera ou no verão favorece a diminuição da quantidade de ácaros. Clinicamente, a doença se assemelha à infestação por piolhos, mas pode ser diferenciada pelo menor número de rebanhos infectados (10% a 15%), pela irritação menos intensa e pela tendência de os ovinos morderem os locais que podem alcançar. Por isso, as lesões ficam restritas à região do flanco e dos membros pélvicos; os tufos de lã têm uma aparência mastigada.

Achados clínicos

O diagnóstico depende da detecção de ácaros em raspado de pele. A seleção de ovinos com descamação excessiva e danos do velo aumenta a chance de encontrar ácaros e, caso não haja infestações por piolhos, melófagos e sementes de gramínea, cerca de 75% desses ovinos encontram-se infectados por *P. ovis*. A lã deve ser cortada o mais curta possível e a pele ligeiramente esfregada com óleo e, em seguida, obtém-se o raspado de uma área de cerca de 25 cm². A incidência dos ácaros é sazonal e pode ser muito difícil encontrá-los no verão e no outono. Para melhor resultado, o raspado de pele deve ser obtido na região da costela ou do ombro, no inverno ou na primavera. Geralmente o material obtido do raspado é imerso em óleo e examinados em microscópio, sem digestão. Podem ser necessários vários raspados de cada ovino para a detecção dos ácaros. Em razão da dificuldade de encontrar os ácaros no verão e no outono, os ovinos submetidos a banho de imersão nesse período não podem ser considerados livres da infestação até apresentarem resultado negativo no raspado de pele, na primavera seguinte, época em que a quantidade de ácaros deve alcançar valor máximo.

Tratamento e controle

Não há disponibilidade de produtos efetivos na erradicação do ácaro da coceira, após um único tratamento. São utilizados arsênico, calda sulfocálcica e pó de enxofre; esses produtos reduzem muito a quantidade de ácaros. Como os ácaros se multiplicam lentamente, o banho de imersão a cada 2 anos mascara os sinais de infestação. No entanto, o arsênico não é mais usado na maioria dos países. A rotenona em pó, exclusivamente ou misturada com o agente sinérgico butóxido de piperonila, reduz a população de ácaros. Ela geralmente é combinada com um organofosfato, de modo que um mesmo produto controla, também, piolhos e melófagos. O foxim, um composto organofosforado, é efetivo, mas são necessários dois banhos com intervalo de 1 mês para erradicar as infestações. O amitraz reduz muito a quantidade de ácaros, e tal redução persiste por alguns meses.

Uma única injeção subcutânea de 0,2 mg de ivermectina/kg manteve os ovinos livres de ácaros por até 56 dias após o tratamento. No entanto, foi preciso monitorar esses animais durante um período mais longo, a fim de assegurar a erradicação. Outros produtos à base de lactonas macrocíclicas, em várias formulações, mostraram uma boa eficácia. A ausência de relato de ácaros da coceira nos últimos 15 anos sugere que o amplo uso de produtos à base de lactonas macrocíclicas diminuiu a prevalência da infestação.

Sarna demodécica (sarna folicular)

Ácaros *Demodex* spp. infestam os folículos pilosos de todas as espécies de animais domésticos. A doença causa pouca preocupação, mas em bovinos e caprinos pode ocorrer importante dano ao couro e, raramente, morte devido à invasão bacteriana secundária.

Etiologia

Os ácaros infestam diferentes espécies hospedeiras e são considerados específicos, sendo denominados *Demodex bovis* para bovinos, *Demodex ovis* para ovinos, *Demodex caprae* para caprinos, *Demodex equi* para equinos e *Demodex phylloides* para suínos.

A demodiciose pode ocorrer em animais de fazenda de qualquer idade, especialmente naqueles criados em condições precárias; contudo, em bovinos a maioria dos casos é verificada em vacas-leiteiras, no final do inverno e início da primavera. Isso difere da doença bem conhecida em cães, constatada em animais jovens com imunossupressão.

Ciclo biológico e epidemiologia

Todos os estágios do ciclo biológico ocorrem em um hospedeiro. Os ácaros adultos invadem os folículos pilosos e as glândulas sebáceas, que se distendem em razão do acúmulo de ácaros e de material inflamatório. O ciclo biológico passa pelas fases de ovo, larva e dois estágios de ninfa. A doença se dissemina lentamente e acredita-se que a transmissão de ácaros ocorra por contato direto, provavelmente no início da vida. Os bezerros podem adquirir ácaros da mãe infectada no prazo de meio dia. No entanto, em equinos, os instrumentos utilizados no *grooming* e as mantas podem transmitir a infecção.

Patogênese

A invasão dos folículos pilosos e das glândulas sebáceas ocasiona inflamação crônica, perda de pelos e, em muitos casos, desenvolvimento de pústulas ou pequenos abscessos devido à infecção estafilocócica secundária. São esses focos de infecção que causam os pequenos orifícios no couro que interferem no seu processamento industrial e limitam seu uso. Na maioria dos animais de fazenda é difícil a visualização externa das lesões, e somente as mais avançadas são detectadas.

Achados clínicos

O sinal clínico importante é o aparecimento de pequenos nódulos (3 mm de diâmetro) e pústulas, que podem progredir para abscessos maiores, especialmente em suínos e caprinos. As pequenas lesões podem ser vistas prontamente em animais de pelo curto e, à palpação, parecem chumbinhos de arma de caça sob o couro. Nos casos graves, pode haver perda de pelos generalizada e espessamento cutâneo no local, mas geralmente não há prurido, e a perda de pelos não é suficiente para chamar atenção. O conteúdo das pústulas quase sempre é branco e de consistência caseosa. Em grandes abscessos, o pus é mais fluido. Em bovinos e caprinos as lesões ocorrem mais comumente na região peitoral, na parte inferior do pescoço, antebraço e ombro, podendo, ainda, ser vistas na metade dorsal do corpo, particularmente atrás da cernelha. As lesões maiores são facilmente vistas, mas aquelas muito pequenas só podem ser detectadas ao rolar uma dobra de pele entre os dedos. Nos equinos, a face e a região ao redor dos olhos são os locais preferidos. Em suínos, a demodiciose geralmente começa na face e se espalha para a superfície ventral do pescoço e peito, até o abdome. Há pouca irritação e a infecção é observada principalmente quando a pele é raspada, por ocasião do abate. A doença pode ser especialmente grave em caprinos, pois espalha-se amplamente antes que se suspeite dela e, em alguns casos, causa morte do animal. Os casos graves em caprinos geralmente envolvem várias doenças da pele, como dermatite micótica, tinha, besnoitiose e miíase. A demodiciose é rara em ovinos. Nessa espécie, surgem pústulas e crostas na coroa dos cascos, nariz e ponta das orelhas e ao redor dos olhos, mas normalmente não se constatam sinais clínicos; os ácaros podem ser encontrados em raspados de pele de locais que não apresentam lesões.

Patologia clínica

Os ácaros são tipicamente alongados e quase sempre é fácil encontrá-los em grande número no material sebáceo espremido das lesões pustulares. Eles são muito mais difíceis de detectar em lesões escamosas. As lesões cutâneas podem ser vistas como manchas escuras, quando o couro fresco é inspecionado contra uma fonte de luz forte. No entanto, as lesões podem não ser facilmente vistas até que os pelos sejam removidos e a pele umedecida por algum tempo.

> **Diagnóstico diferencial**
> - O erro mais comum é diagnosticar a doença como uma infecção estafilocócica inespecífica
> - Em bovinos e caprinos, com frequência a doença passa despercebida, a menos que os nódulos sejam palpados
> - Tinha profunda em equinos tem muito em comum com a demodiciose
> - Um diagnóstico satisfatório só pode ser estabelecido pela detecção do ácaro

Tratamento e controle

Geralmente, realizam-se repetidos banhos de imersão ou pulverização com acaricidas recomendados para outros tipos de sarna, porém servem mais para evitar a disseminação dos ácaros do que para curar as lesões existentes. Relata-se que a ivermectina, droga que não elimina a infecção em cães possivelmente devido à dificuldade de seu contato com o ácaro, curou 98% dos bovinos de corte, quando usada na dose de 0,3 mg/kg. O recente desenvolvimento de testes de diagnóstico pode possibilitar o uso de técnicas mais efetivas na detecção das infestações.[1]

REFERÊNCIA BIBLIOGRÁFICA

1. Wells B, et al. Mol Cell Probes. 2012;26:47-53.

Sarna sarcóptica (coceira de estábulo)

Acomete uma ampla variedade de espécies hospedeiras, causando dermatite pruriginosa grave. Embora na maioria dos países tenha sido um grande problema e considerada uma doença de notificação obrigatória, o advento de endectocidas à base de lactonas macrocíclicas reduziu drasticamente a incidência da doença.

Etiologia

Em geral, considera-se que o ácaro causador, *Sarcoptes scabiei*, tenha várias subespécies, normalmente específicas para determinada espécie hospedeira. Pesquisas morfológicas, imunológicas e moleculares confirmam a estreita relação entre as subespécies, mas não explicam as diferenças biológicas, particularmente no que diz respeito à especificidade do hospedeiro. Como não há total especificidade ao hospedeiro, e pode ocorrer a transmissão de uma espécie de um hospedeiro para o outro, há certa preocupação quando se tenta controlar a doença.

Os animais criados em condições precárias parecem mais suscetíveis; contudo, nessas condições, especialmente superlotação, nas quais ocorre sarna sarcóptica, a ocorrência da doença está muitas vezes estreitamente relacionada com alimentação inapropriada e condições gerais de manejo inadequadas. A doença é mais ativa em clima frio e úmido e se espalha lentamente durante os meses de verão.

Ciclo biológico e epidemiologia

Os ácaros, fêmeas, formam galerias rasas no estrato córneo da pele, nas quais depositam os ovos. O desenvolvimento de machos e fêmeas inclui um estágio larval e dois estágios de ninfa, antes da muda para a fase adulta. Todos os estágios do ciclo biológico, exceto o de ovo, podem ser vistos se movimentando na superfície da pele e, portanto, são facilmente transmitidos a outros hospedeiros. A esfoliação normal da pele, por fim, expõe as galerias, expondo também os ovos. O ciclo biológico, desde o ovo até o adulto, demora 10 a 13 dias.

Embora o contato direto entre os hospedeiros seja o método mais efetivo de transmissão, materiais inertes como camas, mantas, ferramentas utilizadas no *grooming* e roupas podem atuar como portadores. Os ácaros adultos geralmente não sobrevivem por mais de alguns dias longe do hospedeiro, mas em condições laboratoriais ideais eles podem permanecer vivos por até 3 semanas. Nos suínos, as porcas adultas são muitas vezes a fonte de infestação de suínos jovens, apesar de não manifestarem sinais da doença. Muitas vezes é possível encontrar grande quantidade de ácaros nas orelhas de porcas normais; esses ácaros são transmitidos logo após o parto. Não se constata prurido significativo até que se desenvolva hipersensibilidade, 8 a 10 semanas depois e que pode se manter até o abate. Um pequeno número de suínos jovens não desenvolve hipersensibilidade e eles se tornam cronicamente infectados.

Entre as espécies domésticas, os suínos são mais comumente acometidos; todavia, a sarna sarcóptica é uma doença importante em bovinos e camelos; também, infecta ovinos. Na maioria dos países, é uma doença de notificação obrigatória devido à sua gravidade, mas a redução de sua prevalência, juntamente com o advento de novos tratamentos, resultou na extinção dessa exigência em alguns países. As pessoas que manipulam animais infectados podem adquirir a infecção, mas as lesões desaparecem quando se evita um contato posterior.

Os animais infestados desenvolvem imunidade protetora e são capazes de eliminar rapidamente as infestações induzidas por um teste de desafio. No entanto, parte dos hospedeiros infestados permanece cronicamente infestada e a população de ácaros pode aumentar após o parto, facilitando a transmissão da doença à prole suscetível.

Patogênese

Os animais jovens, em particular os leitões, infectam-se nas primeiras semanas de vida e desenvolvem hipersensibilidade dentro de 8 a 10 semanas. Esta fase alérgica dura 8 a 9 meses, e durante esse período os animais acometidos se coçam constantemente. A doença, se não tratada, progride com formação de crostas localizadas características de um estado de hiperqueratose crônica.

Em suínos, muitas infestações têm pouca ou nenhuma influência no ganho de peso, embora haja controvérsia; o tratamento dos animais melhora a produtividade (ver discussão a seguir). Em outros hospedeiros, sugere-se que ocorre redução da eficiência alimentar. Em alguns suínos, as perdas de condição corporal, de produção e de vitalidade podem ser graves, e a aparência dos animais acometidos é, esteticamente, desagradável. É possível notar eritema, pápulas e prurido intenso. Podem ser necessários poucos ácaros para causar reação em um animal previamente sensibilizado. A doença crônica é incomum, mas é observada em suínos com imunossupressão.

Em bovinos e camelos, ocorrem lesões graves associadas à hipersensibilidade e muitas vezes ocasionam morte. Inicialmente, os ovinos apresentam prurido intenso e esfregam o local infectado contra cercas ou mordem a pele. Posteriormente formam-se pápulas e vesículas, a pele torna-se espessa e recoberta por crostas esbranquiçadas, e ocorre perda de pelos.

Achados clínicos

As lesões iniciais se caracterizam por pequenas pápulas avermelhadas e eritema generalizado na pele. A área acometida apresenta prurido intenso e quase sempre há escoriações causadas por arranhões e mordeduras. Logo em seguida ocorrem perda de pelos, crostas espessas amarronzadas que recobrem uma superfície em carne viva bem como espessamento e enrugamento da pele adjacente. Nos suínos, as lesões começam no tronco; em ovinos e caprinos na face; em bovinos na face interna das coxas, na parte inferior do pescoço, na região peitoral, e ao redor da base da cauda; e em equinos e camelos, na cabeça e no pescoço. Em ovinos, nos quais as lesões não se espalham à pele coberta por lã, elas podem se disseminar quando negligenciadas, e os animais podem apresentar sinais sistêmicos, incluindo emagrecimento, anorexia e fraqueza. Os casos negligenciados podem progredir para a morte.

O curso da sarna sarcóptica é mais agudo do que nas outras formas de sarna e pode envolver toda a superfície do corpo de bovinos em um período curto de 6 semanas.

Patologia clínica

Geralmente não se realiza necropsia. Para um diagnóstico preciso são necessários raspados de pele profundos até ocorrer extravasamento de sangue; eles devem ser obtidos das bordas de quaisquer lesões evidentes (os raspados obtidos da parte central das lesões são, muitas vezes, negativos). O exame dos raspados, tanto diretamente quanto após a digestão do material em hidróxido de potássio 10% revela ácaros e/ou ovos. Quando praticável, devem ser realizados vários raspados em animais acometidos. Quando não se detecta ácaro no raspado de pele, com frequência no exame do cerume da orelha de suínos constatam-se ácaros.

A mudança de comportamento, devido ao intenso prurido, é um sinal utilizado em suínos como meio de diagnóstico inicial. O aumento da frequência de esfregação de uma área do corpo é indicativo de infestação, mas é necessária confirmação clínica adicional.

Foi desenvolvido um teste ELISA para detecção de anticorpos contra *Sarcoptes scabiei*. O teste apresenta alta especificidade e sensibilidade moderada, sendo mais sensível em animais jovens que apresentam a primeira infestação. Demonstrou-se que é um bom teste nos programas de erradicação da parasitose no rebanho; ademais, posteriormente, é um procedimento efetivo no monitoramento de infestação.

Uma descrição recente do genoma de uma variedade canina elucidou vários aspectos da resposta do hospedeiro e da biologia do ácaro.[1]

> **Diagnóstico diferencial**
> - A sarna sarcóptica é a única forma de sarna que acomete suínos. Ela pode ser confundida com infestação por ácaros *Tyroglyphus* spp. ou piolhos, bem como varíola suína, paraqueratose, dermatite infecciosa, pitiríase rósea e tinha. Na maioria dessas doenças há sinais clínicos característicos, e o diagnóstico definitivo pode ser estabelecido pela presença ou ausência do ácaro
> - Os mesmos comentários aplicam-se à diferenciação, em bovinos, entre as sarnas sarcóptica corióptica e psoróptica e a intoxicação por naftaleno clorado e tinha
> - Os equinos podem ser infectados pelas sarnas psorótica e corióptica, mas as lesões são mais comuns na base da crina e cauda e na face posterior da quartela, respectivamente
> - Infestação por ácaros trombidiformes e fotossensibilização podem assemelhar-se à sarna sarcóptica
> - A doença é rara em ovinos.

Tratamento e controle

Os endectocidas à base de lactonas macrocíclicas (incluindo ivermectina, eprinomectina, moxidectina e doramectina) são os produtos preferidos para o tratamento da sarna sarcóptica. Esses produtos em formulações *pour-on* ou injetáveis são muito efetivos quando utilizados na dose recomendada na bula. Devido à atividade residual destes compostos, o geralmente não há necessidade de repetição do tratamento, embora a administração subcutânea de 0,2 mg de moxidectina/kg em ovinos infestados tenha resultado em melhora clínica rápida, mas não eliminou os ácaros. A aplicação de duas doses, com intervalo de 10 dias, resultou em raspado de pele negativo até 14 dias após o tratamento. Em bovinos, uma única injeção eliminou os ácaros no 14º dia. A cura das lesões pode demorar um tempo considerável e não deve ser interpretada como falha do produto.

O tratamento pré-parto de porcas com ivermectina para prevenir a transmissão aos leitões recém-nascidos melhora o ganho de peso e a conversão alimentar.

Caso outros tratamentos sejam utilizados, eles devem ser aplicados cuidadosamente de forma que todas as partes da pele, especialmente sob a cauda, nas orelhas e entre os membros sejam molhadas pelo acaricida. Embora as instalações, o material de cama e outros materiais inertes não possibilitem a sobrevivência do ácaro por mais de alguns dias, eles também devem ser banhados pelo produto, a menos que possam ser deixados secos por um período de 3 semanas.

Recomendações

Tratar sempre os animais infectados. Para controlar a disseminação do ácaro, os animais devem ser isolados ou submetidos a quarentena.

REFERÊNCIA BIBLIOGRÁFICA
1. Rider SD, et al. Parasites Vectors. 2015;8:585.

Sarna psoróptica (sarna ovina, sarna corporal, sarna auricular)

A sarna psoróptica tem mais importância em ovinos, nos quais causa crosta; desencadeia também sarna corporal em bovinos e equinos e sarna auricular em equinos, ovinos, caprinos e coelhos. A doença é um importante problema para o bem-estar animal.

Etiologia

As várias espécies de *Psoroptes* atualmente se limitam a duas ou três espécies. Com base em evidências moleculares, *Psoroptes ovis*, *Psoroptes cuniculi* e *Psoroptes cervinus* são idênticos, apesar de diferenças morfológicas e biológicas. Está claro que *P. ovis* de bovinos e ovinos são idênticos, embora a transmissão cruzada nem sempre seja bem-sucedida. *P. equi* infecta cavalos, burros e mulas, na Grã-Bretanha, e *P. natalensis* infecta bovinos e búfalos. Todos os ácaros de orelha são *P. cuniculi*; trabalhos recentes sugerem que é uma variante de *P. ovis* adaptada ao ambiente auricular. *P. cervinus* tem envolvimento duplo, infestando orelhas de carneiros selvagens americanos e o corpo do cervo canadense (uapiti).

Ciclo biológico e epidemiologia

A sarna psoróptica é uma importante doença em ovinos e praticamente foi eliminada nos países desenvolvidos, onde a produção de lã é uma atividade industrial significativa. Com a cessação do uso de banhos de imersão em produtos organofosforados no Reino Unido, o problema ressurgiu. Nos EUA, a doença estava disseminada em bovinos, mas atualmente está, em grande parte, sob controle. Se negligenciada, essa parasitose pode se espalhar rapidamente e causar sérias perdas em bovinos, demonstradas pelos graves prejuízos que podem ocorrer em confinamentos. A sarna auricular causa irritação e, em equinos, irritabilidade por toda a cabeça.

Os ácaros da sarna psoróptica destroem a superfície cutânea e se alimentam do exsudato contendo lipídios, bactérias e fragmentos de pele. Normalmente, os ácaros não se alimentam de eritrócitos, os quais podem ser acidentalmente ingeridos quando o ato de coçar do hospedeiro resulta em lesão de pele. Tem-se a formação de crostas, abaixo das quais os parasitas vivem. Os ovos são depositados na pele, na borda de uma crosta, e eclodem em 1 a 3 dias, embora esse tempo seja maior quando os ovos não estão em contato com a pele. Ocorrem os estágios habituais de larva e ninfa, e o ciclo biológico se completa em 10 a 11 dias. Todos os estágios sobrevivem fora do hospedeiro por até 10 dias, e em condições ideais, as fêmeas adultas podem sobreviver por 3 semanas.

As condições ideais de desenvolvimento incluem umidade elevada e clima frio. Assim, a doença é mais ativa nos meses de outono e inverno. Esta é uma consequência não apenas do aumento da atividade dos ácaros, mas também do desenvolvimento mais rápido em animais estabulados e da tendência de a doença ser mais grave em animais criados sob condições precárias. Quando as condições são desfavoráveis, como no verão, os ácaros sobrevivem em ovinos, em partes protegidas do períneo, nas regiões inguinal e interdigital, nas fossas infraorbitais, no interior das orelhas e no escroto. A disseminação ocorre de ovino para ovino, bem como pela transmissão a partir de instalações infectadas e pela disseminação passiva por meio de chumaços de lã.

Acredita-se que o ciclo biológico das outras espécies seja semelhante. A propagação do ácaro da sarna auricular em equinos pode ocorrer durante o *grooming* ou pelo uso de arreio contaminado.

Patogênese

Os ácaros migram para todas as partes da pele e preferem áreas cobertas de pelos ou lã. A secreção salivar e as excretas dos ácaros contêm proteinases, que resultam em prurido intenso devido à alergia. Ocorre acúmulo de exsudato seroso e formação de crosta. Em bovinos, os ácaros são mais ativos na borda das crostas e a lesão se espalha em direção à periferia. Os bezerros infestados apresentam ganho de peso, conversão alimentar e retenção de energia menores do que os bezerros não infestados. Nos ovinos, os ácaros apresentam distribuição mais generalizada, sendo mais comum a ocorrência de infecção bacteriana da pele.

Achados clínicos

Ovinos

Podem ocorrer lesões cutâneas em qualquer parte do corpo, porém em ovinos mais gravemente acometidos elas costumam ser mais evidentes nas laterais do corpo.[1] As lesões muito recentes são pápulas pequenas (6 mm de diâmetro), com exsudação serosa. Podem chamar a atenção áreas com lã de aparência anormal decorrente de mordidas e esfregação. Em lesões mais antigas, notam-se crostas finas amareladas, e a lã começa a cair. A lã pode conter grandes massas de material de crostas que agregam tufos de lã formando um emaranhado. Em condições favoráveis, a infestação se espalha rapidamente e, em 6 a 8 semanas, três quartos do corpo do animal podem ficar acometidos.

Em um surto típico de sarna ovina, a parasitose acomete vários animais, que apresentam prurido e queda de lã. Alguns manifestam emaciação e fraqueza significativas, podendo morrer. No entanto, é possível a ocorrência da doença no rebanho, com taxa de incidência muito baixa e com lesões mínimas. Em geral, isso ocorre quando os ovinos são altamente resistentes em razão da boa nutrição, das condições climáticas desfavoráveis à multiplicação dos ácaros, ou ao tratamento realizado, porém de modo incompleto. Em tais casos, pode haver pouca ou nenhuma evidência clínica da doença, podendo ser necessária e uma busca cuidadosa por casos latentes da doença. Tal procedimento é facilitado reunindo os animais em um espaço confinado, de modo que os ácaros se tornem ativos, resultando em sinais de prurido.

Em ovinos infestados, as mudanças de comportamento são marcantes; os animais mordem as áreas acometidas e as esfregam ou arranham. Além disso, os ovinos infestados manifestam comportamentos estereotipados típicos de animais sob estresse. A combinação dessas mudanças reduzem a produtividade. Os animais que exibem tais alterações comportamentais devem ser cuidadosamente examinados por meio de palpação da superfície da pele, verificando se há pápulas e crostas. Atenção especial deve ser dada às orelhas, à base dos chifres, à fossa infraorbital e às regiões perineal e escrotal dos carneiros.

Caprinos

As lesões podem variar desde sarna crostosa seca no canal auditivo externo, sem sinais clínicos, até lesões graves em grande parte do corpo, causando morte. No entanto, ela comumente se manifesta como sarna auricular, em que os ácaros se alimentam de sangue e originam crostas que variam desde uma simples camada que reveste o grande sulco na base da orelha, até a abundante formação de crostas laminadas que oclui o meato auditivo. Em casos graves, é possível notar lesões na nuca e crostas nas quartelas. As cabras atuam como fontes de infecção para os cabritos; os ácaros podem ser encontrados aos 5 dias de vida, e os sinais clínicos surgem até a terceira semana de vida. *Raillietia caprae* também pode ser encontrada na orelha de caprinos, mas esse ácaro é facilmente diferenciado, microscopicamente, porque todas as pernas situam-se na parte anterior do corpo.

Equinos

P. equi ocasiona a formação de crostas grandes e espessas nas partes do corpo que possuem pelos compridos, como as bases da crina e da cauda, bem como em regiões desprovidas de pelos, como úbere, prepúcio e axila. Nas partes acometidas nota-se prurido, queda de pelos e, com a esfregação constante, espessamento da pele circundante. As infestações por *P. cuniculi* em equinos causam irritação intensa nas orelhas, acompanhada de secreção, movimentos anormais da cabeça e esfregação e sensibilidade da cabeça.

Bovinos

As lesões típicas surgem, inicialmente, na cernelha, no pescoço e ao redor da base da cauda. Em casos graves, podem se espalhar para o resto do corpo. As lesões são intensamente pruriginosas. Elas surgem como pápulas, mas logo são recobertas por uma crosta que se amplia em direção à periferia e as lesões se unem, de modo que podem envolver áreas cutâneas muito extensas. Ocorre perda de pelos e a pele torna-se espessa, enrugada e coberta de crostas. Animais gravemente acometidos se tornam fracos e emaciados e podem morrer.

Patologia clínica

Os ácaros podem ser facilmente vistos em raspados de pele obtida nas bordas das lesões. O exame é facilitado pela digestão prévia do material do raspado em solução morna de hidróxido de potássio 10%.

Foi desenvolvido um teste ELISA para o diagnóstico de infestação por *Psoroptes* spp., em ovinos.[2] Ele é empregado no monitoramento de infestações como parte de programas de controle eficientes.

Diagnóstico diferencial

- Os casos graves de sarna psoróptica em ovinos são semelhantes à dermatite micótica, exceto que nesta última o animal não apresenta prurido. As doenças que causam prurido, como "scrapie" e infestações por melófagos, piolhos, *Psorergates ovis* e ácaros da coleta, não ocasionam lesões cutâneas típicas, e os componentes deste último grupo geralmente podem ser detectados pela pesquisa destes parasitas causadores.
- Em equinos, o que chama a atenção na doença é o ato de esfregação da cabeça, edema ao redor da base da orelha ou irritação do animal durante a colocação do freio. Em alguns equinos, é possível notar ptose da orelha infectada.

Tratamento e controle

Os endectocidas à base de lactonas macrocíclicas são usados com mais frequência no controle da sarna psoróptica. Os bovinos tratados com ivermectina devem ser separados daqueles não infestados por 9 a 14 dias; caso contrário, podem ocorrer propagação e reinfecção. Em ovinos, para eliminar as infestações são necessárias duas doses de 0,2 mg de ivermectina/kg SC.

Em bovinos, a aplicação *pour-on* de solução de moxidectina 0,5%, na dose de 0,5 mg/kg, é efetiva contra os piolhos *P. ovis* e *Chorioptes bovis*; foi igualmente efetiva contra *P. ovis*, na dose de 0,2 mg/kg SC. Em ovinos, embora uma única injeção subcutânea de 0,2 mg de moxidectina/kg tenha propiciado rápida melhora clínica, para a eliminação dos ácaros foram necessárias duas doses, com intervalo de 7 dias. No uso em grande escala no campo, os ovinos que recebem uma única injeção no outono permaneceram livres da infestação durante todo o inverno; outrossim, duas injeções com 10 dias de intervalo foram efetivas no tratamento de surtos.

A injeção subcutânea de 0,2 mg de doramectina/kg foi muito efetiva na eliminação de ácaros, constatada em raspados de pele de bovinos infestados. Constatou-se que o mesmo tratamento protegeu bovinos da infestação por até 3 semanas.

Caso os ovinos sejam submetidos a banho de imersão, é importante molhar completamente a pele e dar atenção especial aos casos graves em que os ácaros provavelmente se alojam em locais do corpo inacessíveis. Assim, o banho de imersão é praticamente essencial, e os ovinos devem ser mantidos em imersão por pelo menos 1 min. Pode ser aconselhável a tosquia previamente ao banho, mas tal procedimento pode favorecer uma maior propagação da infestação. Deve-se ter cuidado para assegurar que a concentração do acaricida na imersão seja mantida, especialmente quando se trata um grande número de ovinos. Os animais gravemente acometidos devem ser separados e os locais inacessíveis, incluindo orelhas, base do chifre e períneo, devem ser tratados manualmente, com a mesma solução utilizada no banho de imersão. Os ovinos banhados não devem retornar à pastagem ou ao estábulo, a menos que todos os animais do lote tenham sido completamente limpos e pulverizados com a solução de imersão.

A eficácia dos piretroides sintéticos é variável. A flumetrina, usada como solução de imersão não esfoliante, erradicou *P. ovis* de ovinos, quando utilizada na concentração de 55 ppm, propiciando pelo menos 7 semanas de proteção.

Em equinos, todo o cerume das orelhas infectadas deve ser limpo, devendo-se utilizar preparações de uso auricular à base de hexacloreto de benzeno, em intervalos semanais. O benzoato de benzila é um tratamento seguro e efetivo, quando administrado em intervalo de 5 dias, no total de três aplicações. A ivermectina é muito efetiva contra *P. equi*.

Em geral, a erradicação de sarna ovina em determinada região consiste em quarentena e tratamento compulsório de todos os animais suscetíveis ao mesmo tempo. Atualmente, com a disponibilidade de tratamentos eficazes que não exigem imersão, a erradicação da sarna de determinada região deve ser facilitada. A necessidade de banhar todos os animais da região em um curto período é uma dificuldade; ademais, o custo de construção de locais apropriados para banho de imersões e o desinteresse em realizar o banho em locais de clima frio são outros fatores problemáticos. O uso de parasiticida *pour-on* ou na forma injetável é uma alternativa atraente ao banho de imersão no outono e tem a vantagem de possibilitar o controle de helmintos no final da estação, em cordeiros e em ovelhas.[3] Além disso, até mesmo as ovelhas prenhes podem ser levadas ao curral para tratamento *pour-on* ou por meio de injeção subcutânea, contanto que sejam tomados os cuidados apropriados nos currais. Nas propriedades em que se pretende manter a doença em nível baixo, próximo da erradicação, a doença torna-se de notificação obrigatória, o transporte de animais é restrito e as fazendas infestadas são colocadas em quarentena.

Recomendação

O tratamento é absolutamente necessário para impedir que a sarna se torne uma questão de bem-estar animal.

REFERÊNCIAS BIBLIOGRÁFICAS

1. Nunn FG, et al. Mol Cell Probes. 2011;25:212-218.
2. Losson BJ. Vet Parasit. 2012;189:24-43.
3. Wells B, et al. Mol Cell Probes. 2012;26:47-53.

Sarna corióptica (sarna da cauda, sarna dos membros, sarna do escroto)

A sarna corióptica é a forma mais comum de sarna em bovinos e equinos. Embora o principal efeito em bovinos seja estético, ela interfere na produtividade de vacas-leiteiras. Nos equinos, a sarna de membros é uma causa de desconforto e ineficiência no trabalho. Em ovinos, a doença acomete o escroto e pode diminuir a fertilidade.

Etiologia

Antigamente, os ácaros da sarna corióptica eram denominados de acordo com a espécie hospedeira; atualmente, os ácaros de bovinos, equinos, caprinos e ovinos são considerados uma espécie, *Chorioptes bovis*. Outra espécie, *Chorioptes texanus*, foi relatada em caprinos, bovinos e renas canadenses.[1] Em bovinos, os ácaros são muito mais ativos no final do inverno e tendem a desaparecer naqueles criados em pastagem. Esta redução da atividade não é observada em bovinos estabulados durante o verão.

Ciclo biológico e epidemiologia

C. bovis alimentam-se de material da superfície da pele, destruindo as camadas superficiais com suas peças bucais e contaminando a área com secreção salivar e excretas. Os estágios de desenvolvimento são semelhantes aos de *Psoroptes* spp., e um ciclo completo, de ovo a adulto, requer cerca de 3 semanas. A quantidade de parasitas é influenciada por temperatura e umidade; em ovinos, a população de ácaros começa a aumentar no início do outono, com número máximo no final do outono ou início do inverno, diminuindo na primavera. Em bovinos, o ciclo é mais longo, com população máxima no final do inverno e início da primavera e diminuindo no verão. A transmissão provavelmente ocorre por contato direto, na maioria dos casos, embora em animais estabulados, os utensílios utilizados no *grooming* podem ser um método adicional de propagação da doença. A infestação da cama não é um método comum de transmissão.

Em equinos, quase todos os parasitas são vistos em pelos longos das partes inferiores dos membros; raramente são encontrados em outras partes do corpo. Em bovinos, a doença é mais evidente no inverno, mais comumente com lesões no períneo e na face posterior do úbere, estendendo-se, em casos graves, até as partes posteriores dos membros e na garupa. Nos meses de verão, os ácaros persistem na área acima dos cascos, particularmente nas quartelas das patas posteriores. Nos ovinos, as lesões se limitam às áreas desprovidas de lã, principalmente nas partes inferiores dos membros posteriores e no escroto. Os carneiros são mais gravemente infectados do que as ovelhas e, provavelmente, as infectam durante a cópula. Ovelhas lactantes provavelmente atuam como fontes de infecção para cordeiros.

Patogênese

Os ácaros causam dermatite alérgica exsudativa; o exsudato seroso amarelado coagula e se quebra à medida que os pelos crescem, de modo que pequenas crostas são observadas nos pelos. Nos equinos, os ácaros causam irritação e prurido intensos. Em bovinos, a lesão inicial é um pequeno nódulo com exsudação serosa, que causa a aglutinação dos pelos. Em casos graves, eles se unem e originam crostas duras e causam espessamento e enrugamento da pele. Os ácaros podem ser isolados de muitos animais que não apresentam evidência clínica da doença. Embora a maioria dos casos seja assintomática, há relato de uma síndrome que se espalha rapidamente caracterizada por coronite, irritação intensa e redução marcante na produção de leite.[2] *C. bovis* é um parasita comum de ovinos nos EUA, Nova Zelândia e Austrália; causa dermatite alérgica exsudativa no escroto de carneiros. Esta condição pode causar aumento na temperatura do conteúdo escrotal e degeneração testicular grave, quando a área da lesão maior é superior a 10 cm².

Achados clínicos

Em geral, o primeiro sintoma em equinos é o ato de bater as patas violentamente e a esfregação da face posterior das quartelas dos membros pélvicos em arames, balaústres ou postes. Isso é mais evidente durante os períodos de descanso e à noite. O exame da área é dificultado devido à presença de pelos longos; ademais, os equinos podem sentir desconforto durante a manipulação. Em casos de longa duração, nota-se pele edemaciada, com crostas, fissuras e, geralmente, oleosidade; pequenas quantidades de exsudato seroso podem ocasionar a agregação dos pelos na área acometida.

Os bovinos apresentam poucas evidências de irritação cutânea, mas as pequenas crostas duras (3 mm de diâmetro) no escudete, úbere e coxas têm aparência desagradável. Embora os ácaros pareçam causar poucos problemas no verão, observam-se, ocasionalmente, animais com crostas espessa e duras na pele, logo acima da coroa dos cascos e ao redor do focinho.

Em ovinos, a principal lesão é observada no escroto de carneiros, onde a dermatite alérgica resulta na produção de exsudato seroso amarelado nas áreas, cuja extensão varia de poucos milímetros a vários centímetros.

Patologia clínica

Os raspados de pele das áreas acometidas geralmente contêm grande quantidade de ácaros.

Diagnóstico diferencial

A dermatite das quartelas ("*greasy heel*") em equinos se assemelha à sarna coriótica, exceto pelo fato de que a dor é mais evidente na primeira e o prurido, na última. Sugere-se que as duas doenças são etiologicamente relacionadas. Em bovinos, as lesões podem passar despercebidas, sendo improvável que sejam confundidas com qualquer doença, com a possível exceção de outras sarnas. A presença de ácaros da sarna coriótica em lesões da pododermatite proliferativa ou podridão dos cascos e em lesões de doença da mucosa pode ser puramente uma coincidência, mas os casos de sarna coriótica que têm lesões ao redor da coroa dos cascos e no focinho podem ser confundidos com doenças erosivas. Ovinos com crostas e prurido nos membros podem estar infestados por outras formas de sarna, com ectima contagioso ou pododermatite proliferativa.

Tratamento e controle

Os endectocidas à base de lactonas macrocíclicas mostraram eficácia contra *Chorioptes* spp., mas a erradicação dos parasitas do rebanho é difícil. A aplicação *pour-on* de moxidectina, na dose de 0,5 mg, eliminou *C. bovis*, bem como piolhos sugadores e *P. ovis*. Quando administrada como injeção única de 0,2 mg/kg, houve redução marcante na quantidade de ácaros, mas poucos bovinos ficaram livres da infecção. Em bovinos, a doramectina é altamente efetiva na dose indicada na bula mas a dose única não eliminou os ácaros de todos os animais do estudo. O tratamento com eprinomectina, nas doses recomendadas, foi muito efetivo, mas os ácaros persistiram por pelo menos 14 dias.

A solução de amitraz 0,05% eliminou 98% dos parasitas, e as de foxima 0,05% e 0,1%, aplicadas duas vezes em intervalo de 10 dias, também erradicaram a infecção em bovinos. Outros compostos, se usados repetidamente, reduzem a população de ácaros, mas pode ocorrer recrudescência. A aplicação subcutânea de duas doses de 0,2 mg de ivermectina/kg reduziu, mas não eliminou, a infestação em bovinos. Um único tratamento de equinos infestados com pasta de ivermectina também não eliminou todos os ácaros, mas quando combinado com tricotomia, limpeza das áreas crostosas com óleo de ácido salicílico e posterior remoção das crostas com uma escova rígida, obteve-se a erradicação dos parasitas.

REFERÊNCIAS BIBLIOGRÁFICAS

1. Lusat J, et al. Med Vet Entomol. 2011;25:370.
2. Villarroel A, Halliburton MK. Vet J. 2013;197:233-237.

INFESTAÇÕES POR MELÓFAGOS "*KED*" E PIOLHOS

As infestações por melófagos e piolhos causam irritação, resultando em danos à pele ou à lã. Algumas espécies podem causar perda de sangue.

Infestação por melófago (*Melophagus ovinus*) em ovinos

Os melófagos são moscas achatadas, marrons e sem asas, com cerca de 6 a 7 mm de comprimento, encontradas em ovinos, em todo o mundo. Atualmente, há raros relatos dessas moscas em muitos países, em razão das boas práticas de manejo e controle. Por exemplo, elas não foram mencionadas em uma revisão sobre ectoparasitas de animais pecuários na Europa e no Mediterrâneo[1], embora evidências casuais sugiram sua possível presença em grupos isolados associados à produção orgânica.[2] Os melófagos podem transmitir *Trypanosoma melophagium* e *Rickettsia melophagi*, considerados hemoparasitas não patogênicos de ovinos. Estudos recentes sugerem que este melófago pode ser mais importante do que se menciona.[3] As manchas na lã decorrentes das fezes dos melófagos reduz seu valor e confere-lhe um odor peculiar de mofo. Infestações maciças causam danos à pele, que causam prejuízo à indústria de couro. Os ovinos criados em condições precárias são mais frequentemente infestados. Os caprinos também podem apresentar infestação pelo parasita.

Ciclo biológico

Os melófagos passam todo o ciclo biológico no hospedeiro. Os adultos, machos e fêmeas, são hematófagos e embora os graus de infestação geralmente encontrados causem apenas irritação, resultando em esfregação, mordidas e danos ao velo, infestações muito altas podem causar anemia grave. Em geral, a propagação ocorre por contato direto entre os hospedeiros. Uma revisão recente[2] sugere que essa transmissão dos parasitas ocorre, principalmente, entre as mães e suas crias, e que os parasitas são, predominantemente, moscas adultas recém-emergentes que migram para os novos hospedeiros. As larvas únicas desenvolvem-se no interior das fêmeas e são depositadas no hospedeiro como larvas de terceiro estágio madura, que se transformam em pupa dentro de algumas horas. A fêmea vive por

4 a 5 meses e pode depositar de 10 a 15 larvas; portanto, a exacerbação da infestação é lenta. As larvas se aderem à lã, um pouco acima da superfície cutânea, e muitas larvas e pupas são removidas durante a tosquia. Geralmente, o melófago jovem emerge em 20 a 22 dias, mas no inverno esse período pode se prolongar por até 35 dias. O ciclo biológico completo demora 5 a 6 semanas, em condições ideais. Em geral, as infestações maciças são constatadas nos meses de inverno e diminuem no verão. O parasita é encontrado principalmente em regiões de clima mais frio e úmido, e as infestações podem desaparecer quando os ovinos são transferidos para regiões de clima quente e seco. A resistência ao parasita é adquirida com o tempo; os ovinos resistentes apresentam maior taxa de crescimento e produzem maior quantidade de lã.

Nota-se um padrão sazonal de infestação. Os melófagos são sensíveis ao clima quente e seco e sua população diminui acentuadamente no verão. As populações aumentam lentamente durante o outono e o inverno. Embora as moscas desalojadas do hospedeiro possam viver por até 2 semanas em condição de umidade moderada, a maioria morre em 3 a 4 dias e, provavelmente, não participam de nova infestação de ovinos.

Os melófagos foram recentemente incriminados como transmissores de *Anaplasma ovis* em ovinos infestados.[3] Esta doença potencialmente zoonótica pode infectar pessoas, com sérias implicações.

Controle

Na tosquia, um grande número de moscas adultas e pupas é removido. A tosquia pode ser uma medida de controle efetivo em ovinos adultos, principalmente quando há uma combinação de clima quente e velo curto, condição que elimina a maioria dos melófagos remanescentes. No entanto, alguns parasitas podem permanecer vivos em locais protegidos, como na parte ventral do pescoço e na região perianal, bem como em rebanhos mais jovens. Se o tratamento for realizado nas 2 a 4 semanas seguintes, obtém-se erradicação dos parasitas, desde que todos os ovinos sejam tratados e o inseticida utilizado propicie proteção residual mais longa que o tempo necessário para a última eclosão de pupas.

A ivermectina e seus análogos, em dose anti-helmíntica padrão, eliminam as populações de melófagos. Closantel também é efetivo contra essas moscas.

REFERÊNCIAS BIBLIOGRÁFICAS
1. Wall R. Vet Parasitol. 2007;148:62-74.
2. Small RW. Vet Parasitol. 2005;130:141.
3. Hornock S, et al. Vector Borne Zoonotic Dis. 2011;11:1319-1321.

Infestações por piolhos (pediculose)

As infestações por piolhos são comuns em todo o mundo. As espécies têm hospedeiros específicos e são classificadas em piolhos mastigadores e sugadores.

Sinopse
- Etiologia: piolhos sugadores e mastigadores espécie-específicos que infestam todos os animais
- Epidemiologia: transmissão entre os hospedeiros. Os piolhos apresentam evidente infestação sazonal, com baixa população após o verão, alcançado um pico populacional no final da primavera seguinte. Ocorre infestação de piolhos das patas oriundos da pastagem
- Achados clínicos: irritação que leva à esfregação, dano ao velo ou pele e redução na produção de leite. Algumas espécies de piolhos causam anemia. Os piolhos de patas fazem os equinos bater as patas no solo
- Patologia clínica: a perda de pelos pode ser decorrente de hipersensibilidade
- Lesões: lesões cutâneas resultantes de esfregação, velo com tufos proeminentes e perda de brilho
- Confirmação do diagnóstico: os piolhos podem ser visualizados em uma inspeção cuidadosa. Os locais preferidos variam dependendo do hospedeiro e das espécies de piolhos
- Diagnóstico diferencial: em ovinos, a pediculose deve ser diferenciada de infecções por *Psorergates* spp., melófagos e *Psoroptes* spp. Em outros animais, deve ser diferenciada de dermatite alérgica
- Tratamento: lactonas macrocíclicas e piretroides sintéticos (quando disponíveis)
- Controle: os tratamentos com produtos *pour-on* e injetáveis controlam os piolhos em bovinos, equinos, ovinos e suínos. Boas práticas de manejo reduzem as infestações. Banhos de imersão dos ovinos; todos os ovinos devem ser tratados e molhados completamente com solução de imersão. O tratamento deve ser feito após a tosquia, que remove muitos piolhos; ademais, é mais fácil molhar os ovinos com lã curta.

Etiologia

As principais espécies de piolhos são:

- Bovinos:
  - Piolhos sugadores – *Linognathus vituli* (piolho sugador de nariz comprido), *Solenopotes capillatus* (pequeno piolho sugador azul), *Haematopinus eurysternus* (piolho sugador de nariz curto), *Haematopinus quadripertusus* (piolho da cauda), *Haematopinus tuberculatus* (piolho de búfalos)
  - Piolho mastigador – *Damalinia (Bovicola) bovis*
- Ovinos:
  - Piolhos sugadores – *Linognathus ovillus* (piolho sugador da face), *Linognathus africanus*, *Linognathus stenopsis* ("piolho dos caprinos"), *Linognathus pedalis* ("piolho do pé")
  - Piolhos mastigadores – *Damalinia ovis*
- Caprinos:
  - Piolho sugador – *L. africanus* (piolho azul)
  - Piolhos mastigadores – *Damalinia caprae*, *Damalinia limbata*, *Damalinia crassiceps*
- Suínos:
  - Piolho sugador – *Haematopinus suis*
- Cavalos:
  - Piolho sugador – *Haematopinus asini*
  - Piolho mastigador – *Damalinia equi*
- Burros:
  - Piolho mastigador – *Werneckiella (Bovicola) ocellatus*.

Ciclo biológico e epidemiologia

Piolhos sugadores

Todos os estágios do ciclo biológico dos piolhos sugadores são encontrados no hospedeiro. Tanto machos quanto fêmeas se alimentam obrigatoriamente de sangue, fazendo pequenos repastos em capilares da superfície cutânea.[1] A sobrevivência fora do hospedeiro é limitada, embora algumas espécies, como os piolhos de patas de ovinos, possam sobreviver fora do hospedeiro por até 2 semanas. As fêmeas depositam dois a seis ovos por dia, que se aderem às hastes de pelos individuais. Após o desenvolvimento do embrião, os ovos eclodem dentro de 5 a 11 dias após a oviposição. Os piolhos apresentam três estágios de ninfas, com morfologia semelhante a do estágio adulto sexualmente maduro. Cada estágio de ninfa demora 2 a 4 dias para ser concluído. A taxa de desenvolvimento do piolho, em todos os estágios, depende muito da temperatura, requerendo uma estreita faixa de variação. Temperaturas acima de 41°C e 46°C são letais para ovos e *L. vituli* adultos, respectivamente.[2] O desenvolvimento ideal ocorre na faixa de 33°C a 37°C. Portanto, a população de piolhos apresenta variação sazonal, sendo muito baixa no verão, quando o clima é quente. As populações começam a aumentar no outono, em temperatura mais baixa, alcançando população máxima no final do inverno.[3]

Piolhos mastigadores

Todos os estágios do ciclo biológico de piolhos mastigadores são encontrados no hospedeiro. Os piolhos alimentam-se de células mortas da pele, pelos e secreções oleosas, que eles raspam da superfície cutânea com auxílio de suas partes bucais mastigadoras. Pode ocorrer alguma escoriação nas camadas superficiais da pele; demonstrou-se que os ovinos desenvolvem anticorpos contra componentes da saliva de *Damalinia bovis* (ou *Bovicola bovis*). Na população de piolhos, tende a haver mais fêmeas e sugere-se que em algumas espécies ocorre partenogênese. As fêmeas depositam menos de um ovo por dia. O desenvolvimento do embrião se completa em 7 a 10 dias, produzindo ninfas que sofrem três mudas antes de atingir a maturidade sexual. Tal como acontece com os piolhos sugadores, há uma forte relação entre temperatura e desenvolvimento dos piolhos, que é altamente regulada, com estreito intervalo para o desenvolvimento ideal e sobrevivência desses parasitas. Piolhos mastigadores podem sobreviver fora do hospedeiro por até 2 semanas.

A transmissão de ambos os tipos de piolhos ocorre por contato direto, mas objetos inertes como mantas, ferramentas utilizadas para *grooming* e arreios podem permanecer contaminados por vários dias. A infestação de ovinos por piolhos de patas pode ser oriunda da pastagem. Os suínos jovens podem ser infectados cerca de 10 h após o nascimento. Bezerros recém-nascidos adquirem rapidamente a infestação pelo contato com suas mães.

Achados clínicos e diagnóstico

Piolhos sugadores

Todas as espécies causam irritação da pele, que estimulam o animal a se coçar, esfregar e lamber, ocasionando inquietação, danos ao pelame ou velo e ao couro, e redução na produção de leite. Essas mudanças comportamentais resultam em baixa produtividade, particularmente em bovinos confinados.

Os piolhos parecem estar presentes em grande número de bovinos, mas a mensuração de seu impacto na produtividade mostra resultados controversos. Muitas vezes, acredita-se que a infestação tem pouco ou nenhum efeito no ganho de peso e nos valores hematológicos. Entretanto, parece haver um efeito sinérgico das infestações por piolhos e por nematoides gastrintestinais no ganho de peso. Anemia é rara, mas tem sido relatada nas infestações maciças por *L. vituli* e *H. eurysternus*. O tratamento, no entanto, pode ser recomendado para reduzir o dano ao couro e evitar danos a cercas e outras instalações. Ocasionalmente, são encontrados tricobezoares em bezerros, decorrentes de lambedura contínua. Relata-se que os piolhos de bovinos e suínos são vetores de várias riquetsioses, mas isso ainda não foi comprovado.[4]

O piolho de suínos propaga a varíola suína; embora possa não haver perda de peso, mesmo com carga parasitária maciça, alguns suínos desenvolvem dermatite alérgica e a consequente esfregação ocasiona lesões cutâneas.

Acredita-se que os piolhos de patas de ovinos sejam hematófagos. Infestações discretas podem ser assintomáticas, porém as infestações moderadas a graves fazem os animais bater as patas e morder as áreas acometidas. Os piolhos estimulam os caprinos a se esfregar ou morder o pelame, que fica com pelos emaranhados e danificados. Caprinos da raça Angorá podem danificar as hastes dos pelos e perder sua pelagem. Os sinais de infestação consistem em inquietação, perda de pelos e diminuição da produção de leite. Em equinos, *H. asini* é a espécie mais prejudicial porque se alimenta de sangue e pode causar algum grau de anemia.

Piolhos mastigadores

Causam irritação e esfregação. Em ovinos, a lã perde o brilho e pode ficar emaranhada e mais amarela. Há evidências de que um defeito de pele caracterizado por rugosidades está associado à infestação de piolhos pelo corpo. A quantidade e qualidade do velo são prejudicadas, com menor valor; foram estimadas perdas de até AUS$ 3,20 por ovino infestado.

Piolhos mastigadores em bovinos também causam maior frequência de esfregação e lambedura, contribuindo para a redução da produtividade e danos às instalações. A infestação por esses piolhos foi incriminada como causa de perda de pelos, mas essa afirmação é controversa porque há muitas outras causas prováveis. Os piolhos também foram incriminados como transmissores de várias bactérias patogênicas, mas tal fato não foi comprovado.[5]

O diagnóstico de infestação por piolhos em bovinos e equinos requer uma inspeção visual rigorosa, dando especial atenção aos locais de predileção conhecidos, ou seja, cabeça, laterais do pescoço, barbela, escudete e vassoura da cauda.

O diagnóstico confiável requer o afastamento e o exame da pele em vários pontos, em cada um dos locais de predileção. O uso de uma fonte de luz suplementar e a contenção do animal são muito úteis.

Os piolhos mastigadores de bovinos, ovinos e equinos são reconhecidos por sua cabeça marrom-claro arredondada. Esses piolhos são altamente móveis e se afastam dos locais de inspeção. Seus ovos são difíceis de ver, a não ser em bovinos ou equinos de pelos escuros. Os piolhos sugadores são reconhecidos pela cor cinza ou azul-acinzentado e sua cabeça pontiaguda. Tendem a permanecer aderidos à pele.

Os piolhos mastigadores podem se reunir na superfície dorsal e nos flancos, enquanto os piolhos sugadores são encontrados na cabeça e nos pelos longos da crina e da cauda, em infestações maciças no inverno; no entanto, os piolhos podem ser encontrados em qualquer parte do corpo. Em ovinos com velo longo, o maior número de *D. ovis* pode ser visto em áreas centrais do corpo, principalmente nos ombros, de onde se espalham para o dorso e a garupa. Após a tosquia, pequenas infestações residuais podem ser encontradas na parte ventral do pescoço. Os piolhos de patas geralmente são encontrados agrupados nas partes cobertas por pelos, principalmente nas partes inferiores dos membros; contudo, nas infestações maciças podem ser encontrados agrupados acima do jarrete, no escroto, na lã da região abdominal e, mais raramente, na face.

Tratamento e controle

As atitudes de limpeza e higienização do próprio animal (*grooming*) e entre os companheiros de rebanho controlam efetivamente as populações de piolhos na maioria dos hospedeiros, mas a eficácia desses procedimentos é limitada quando o pelame ou o velo é longo demais para a remoção efetiva de piolhos e ovos por meio de lambedura. Da mesma forma, a tosquia é um fator importante na redução de populações de piolhos do corpo, em ovinos. Cerca de 30 a 50% da população de piolhos é removida juntamente com o velo aqueles piolhos restantes ficam expostos a um microclima mais variável. As menores populações de piolhos são constatadas 30 a 60 dias após a tosquia. A inversão dos gradientes de temperatura quando os ovinos entram e saem de áreas sombreadas e condições muito úmidas também reduzem a quantidade de piolhos.

A erradicação dos piolhos do corpo de ovinos é relativamente fácil, desde que se consiga um lote de animais limpo, o tratamento de todos os ovinos e a prevenção de nova infestação. No entanto, na prática, geralmente não é possível a erradicação devido à incapacidade de molhar completamente o velo, à formulação inapropriada dos produtos ou porque os piolhos são resistentes ao produto químico utilizado. O principal problema na erradicação de piolhos dos rebanhos em uma grande área é a detecção de piolhos em lotes com infestação discreta. Foram desenvolvidos métodos de detecção de anticorpos contra piolhos no velo, para uso no campo, com bons resultados. O uso é limitado e, em muitos casos, os métodos não são utilizados na rotina porque os resultados dos testes demoram para ser disponibilizados. Da mesma forma, foram desenvolvidas técnicas para pesquisa de piolhos, por meio da digestão de lã e exame do resíduo de piolhos, mas a demora inerente ao teste geralmente é um problema, pois no momento em que o fazendeiro obtém o resultado o tempo ideal para o tratamento dos ovinos já passou.

Os ovinos infestados podem ser efetivamente tratados com produto à base de lactona macrocíclica ou de inibidores da síntese de quitina. Relatou-se que a aspersão de solução de ivermectina 0,03% foi muito efetiva no tratamento de piolhos em ovinos com 3 a 9 meses de lã, mas não conseguiu erradicar esses parasitas. Não se conhece tratamento efetivo na erradicação de piolhos em ovinos de velo longo, em condições de campo. Após o tratamento de piolhos das patas, os ovinos devem ser transferidos para um piquete livre de ovinos há 1 mês.

O tratamento de caprinos não foi estudado extensivamente; os tratamentos utilizados em ovinos e bovinos são considerados efetivos em caprinos. Cabras lactantes não devem ser tratadas.

Os produtos à base de lactona macrocíclica (ivermectina, moxidectina, doramectina e eprinomectina) estão disponíveis para aplicação *pour-on* ou injetável para bovinos e mostraram excelente eficácia contra piolhos sugadores e piolhos mastigadores. A persistência de atividade é um dos benefícios excepcionais desses produtos.

Avaliou-se o tratamentos vários produtos à base de óleos essenciais contra *W. ocelatus*, em burros, e constatou-se que é uma alternativa efetiva aos produtos químicos sintéticos.[4]

Notou-se que os piolhos de ovinos desenvolvem, rapidamente, resistência aos inseticidas; cepas de *D. ovis* resistentes aos inseticidas são comuns no Reino Unido e Austrália.[6] A tolerância também foi relatada em outras espécies.[7] Atualmente, as estratégias de manejo de resistência que usam tratamentos combinados são consideradas os melhores procedimentos de manejo do problema.

Os tratamentos devem ser programados de modo a coincidir com o início do aumento da população de piolhos (ou seja, outono ou início do inverno). Tratamentos muito precoces frequentemente resultam em surtos na primavera, causados por populações de piolhos residuais muito pequenas, em alguns animais.[8] Produtos cuja atividade persiste além de 21 dias (p. ex., lactonas macrocíclicas) não requerem uma segunda aplicação.

O controle efetivo de piolhos em um rebanho requer o isolamento de animais recém-adquiridos por um período suficiente para que todos os piolhos sejam eliminados pelo tratamento. A introdução de um ou dois indivíduos infestados, como ocorre quando se permite a entrada de animais errantes em um rebanho, ocasiona uma lenta infestação cumulativa. Na Austrália, foram desenvolvidos modelos de procedimentos terapêuticos para ovinos.[9]

Recomendações

Para o controle de piolhos, todos os animais do rebanho devem ser tratados, de modo a evitar o aumento da população de piolhos a ponto de ser prejudicial.

REFERÊNCIAS BIBLIOGRÁFICAS

1. Colwell DD. Vet Parasitol. 2002;104:319-322.
2. Colwell DD. Vet Parasitol. 2014;194:144-149.
3. Otter A, et al. Vet Record. 2003;153:176-179.
4. Ellse L, Wall RL. Med Vet Entomol. 2014;28:233-243.
5. Hornok S, et al. Vet Parasitol. 2010;174:355-358.
6. Sands B, et al. Vet Rec. 2014;doi:10.1136/vr.102777.
7. Ellse L, et al. Vet Parasitol. 2012;188:134-139.
8. James PJ, et al. An Prod Sci. 2011;51:753-762.
9. Lucas PG, Horton BJ. Aust Vet J. 2014;92:8-14.

MISCELÂNEA DE DOENÇAS CUTÂNEAS CAUSADAS POR MOSCAS, MOSQUITOS-PÓLVORA E PERNILONGOS

Embora esses insetos sejam muito diferentes, eles são abordados conjuntamente porque seus efeitos deletérios são semelhantes. A atividade desses insetos causa estresse e induz mudanças comportamentais; em muitos casos, são importantes vetores de diversos parasitas e de várias doenças infecciosas.

Mosca dos estábulos (Stomoxys calcitrans)

Etiologia

A mosca dos estábulos, *Stomoxys calcitrans*, tem distribuição cosmopolita. Outras espécies, incluindo *Stomoxys nigra*, ocorrem na África do Sul. *S. calcitrans* é uma mosca de tamanho médio, semelhante ao da mosca doméstica, acinzentada a negra. São as espécies de mosca economicamente mais importantes em bovinos criados em confinamento na América do Norte.

Ciclo biológico e epidemiologia

Esses insetos têm um ciclo biológico típico de mosca; os ovos são depositados em áreas ricas em matéria orgânica e elevada umidade, como alimentos derrubados de cochos ou presente nas bordas dos poços de silagem. O desenvolvimento das larvas depende da temperatura nesta área rica em matéria orgânica, passando por três estágios. As pupas se formam em material seco presente nas margens das áreas onde as larvas se desenvolvem. As moscas pousam em cercas e superfícies de estruturas em posição característica, com a cabeça direcionada para cima, e podem ser prontamente reconhecidas pela probóscide pontiaguda proeminente, para a frente, localizada entre os palpos curtos.

Tanto os machos quanto as fêmeas são hematófagos, atacando principalmente bovinos, equinos, seres humanos e, em menor escala, suínos. As picadas das moscas são doloridas e muitas vezes sangram bastante, quando recentes. As moscas se alimentam de modo intermitente, ficando apenas curtos períodos no hospedeiro; na maior parte do tempo permanece descansando em cercas e paredes. Os ovos são depositados em feno ou palha em decomposição, muito úmidos, nas bordas de poços de silagem e de montes de esterco, em confinamentos, e depósitos de compostagem. As larvas maduras deixam os locais de alta umidade para formar pupas em locais mais secos, nas proximidades. O tempo de desenvolvimento depende da temperatura; em temperatura mais alta o desenvolvimento é mais rápido. O ciclo evolutivo completo demora 3 a 4 semanas no verão. Em regiões de clima temperado, a presença das moscas é claramente sazonal, com populações máximas na metade até o final do verão. Em regiões de clima mais quente as larvas hibernam em montes de silagem. As moscas apresentam grande mobilidade, viajando até 20 km à procura de hospedeiros apropriados. Essas moscas já se adaptaram às pastagens, onde podem infestar bovinos alimentados com fardos de feno redondos ali deixados como fontes de alimento.[1]

A atividade alimentar das moscas resulta em estresse aos animais e reduz a produtividade devido ao menor tempo para se alimentar. Quando há um grande número de moscas, os animais se juntam para reduzir a quantidade de picadas. Em altas temperaturas, o agrupamento dos bovinos pode resultar em hiperaquecimento.

Patogênese

As moscas *S. calcitrans* são vetores mecânicos dos agentes etiológicos de antraz, anemia infecciosa equina, diarreia viral bovina e tripanossomíase (*Trypanosoma evansi*). As moscas atuam como hospedeiros intermediários do nematoide *Habronema majus*[3], supostamente a causa de dermatite alérgica em equinos, no Japão.

Achados clínicos

É possível notar um local dolorido nos membros torácicos de bovinos, com formação de bolhas intradérmicas que se unem para formar feridas hemorrágicas. Nas infestações maciças, alguns animais podem morrer. As populações de moscas podem ser estimadas contando quantas há nos membros torácicos dos bovinos. Quando o número médio excede duas moscas por membro, ocorrem perdas significativas, sendo necessário o controle da população.

Tratamento e controle

O controle efetivo das moscas dos estábulos requer a remoção de matéria orgânica em decomposição e a redução da umidade do ambiente.[2] As bordas de poços de silagem, os montes de esterco e os depósitos de compostagem devem ser mantidos secos, e as camas contaminadas com esterco devem ser removidas regularmente. Os tratamentos com inseticidas devem ser aplicados em todas as superfícies externas (p. ex., paredes do estábulo, cercas e a parte externa dos cochos de alimentação). A pulverização de instalações e paredes, principalmente as paredes que recebem iluminação solar, onde muitas vezes as moscas permanecem despercebidas, com compostos de ação prolongada reduz as infestações por 2 semanas ou mais.

A aplicação de inseticidas ou repelentes diretamente nos animais geralmente é impraticável devido à curta duração da eficácia. A baixa frequência de aplicação de inseticidas, quando necessário, retarda o desenvolvimento de resistência a esses produtos. A permetrina, aplicada na forma microencapsulada, propicia proteção mais longa do que um concentrado em forma de emulsão. Em equinos acometidos, o tratamento pode ser local, utilizando um creme analgésico; se a irritação for intensa, eles podem ser tratados com o tranquilizante acetilpromazina.

Recomendações

O tratamento é absolutamente necessário para impedir que essas moscas atinjam níveis populacionais excessivos, acima do limiar econômico, bem como dos níveis em que representem um problema ao bem-estar animal. A população de moscas também é um problema às pessoas.

REFERÊNCIAS BIBLIOGRÁFICAS

1. Taylor DB, Berkebile DR. Environ Entomol. 2011; 40:184.
2. Kneeland KM, et al. USDA ARS. Washington: 2012: 173.
3. Amado S, et al. Exp Parasitol. 2014;136:35.

Moscas dos equinos, mutucas (*Tabanus* spp.) e moscas do cervo (*Chrysops* spp., *Haematopota* spp. e *Pangonia* spp.)

As moscas dos equinos (ou mutucas) e as do cervo são grandes, robustas, hematófagas e se disseminam tanto em regiões de clima temperado quanto tropical. Somente as fêmeas são hematófagas, mas as picadas são doloridas e causam desconforto significativo em grandes animais, particularmente equinos e bovinos. Essas moscas podem atuar como vetores mecânicos de doenças causadas por vírus (anemia infecciosa equina, leucose enzoótica bovina, estomatite vesicular, cólera suína), bactérias (antraz, tularemia) e tripanossomas (surra ou mal das cadeiras). Os ovos são depositados nas folhas de vegetais que crescem em água parada ou próximo a ela. Os estágios de larva e pupa ocorrem na água ou na lama e o ciclo biológico se completa em 4 a 5 meses. As moscas são ativas no verão e atacam os animais principalmente nos membros e no abdome ventral. O período ativo pode ser relativamente curto (3 a 4 semanas), mas, durante esse tempo, o estresse que causa aos animais pode ser muito elevado. Os ataques de moscas ocasionam o agrupamento de animais, com risco de superaquecimento e, em alguns casos, fugas dos animais em debandada ao atravessar cercas. As moscas adultas são atraídas por substâncias voláteis do hospedeiro, inclusive componentes da urina.[1] O controle é difícil, a menos que as áreas úmidas possam ser drenadas ou os animais mantidos longe dos locais onde as moscas são mais ativas. Avaliou-se o uso de repelentes, os quais se mostraram eficácia razoável em equinos que se mostravam inquietos com o ataque das moscas. O uso de dietiltoluamida (DEET) propicia proteção por apenas alguns dias e é caro, mas seu uso em vacas-leiteiras aumenta a produção de leite e seu teor de gordura. Os brincos de identificação impregnados com piretroides sintéticos dão muito pouca proteção contra essas moscas.

Recomendação

O controle é extremamente difícil, tanto de larvas quanto de moscas adultas, mas deve ser tentado com intuito de reduzir o desconforto dos animais ocasionado pelas moscas adultas.

REFERÊNCIA BIBLIOGRÁFICA

1. Mihok S, Mulye H. Med Vet Entomol. 2010;24: 266-272.

Infestação por *Hypoderma* spp. (mosca do berne)

As infestações de bovinos com as larvas de *Hypoderma* spp. causam sérios danos a couros e carcaças, além de perdas de produção. As mortes ocasionais são decorrências de choque anafilático ou toxemia e lesões no sistema nervoso central ou no esôfago. Várias outras moscas muito semelhantes infestam caprinos (*Przhevalskiana silenus*) e renas semidomesticadas (*Hypoderma tarandi*), além de causar desconforto aos ruminantes selvagens. Na América do Sul, as larvas de *Dermatobia hominis* parasitam todas as espécies de ruminantes e o ser humano (mosca do berne tropical).

> **Sinopse**
> - Etiologia: *Hypoderma bovis* e *H. lineatum*, em bovinos; *H. sinense*, em bovinos e iaques; *H. diana*, em veados; *H. tarandi*, em renas e caribus; *Przhevalskiana silenus*, em caprinos. Equinos são ocasionalmente acometidos
> - Epidemiologia: os ovos permanecem aderidos aos pelos desde a primavera até o fim do verão; as larvas penetram na pele e migram para o esôfago (*H. lineatum* e *H. sinense*) ou coluna vertebral (*H. bovis*), onde permanecem por 2 a 3 meses. Então se transferem para o tecido subcutâneo, ao longo do dorso, e depois de 2 a 3 meses emergem do orifício para respirar, caem no solo, tornam-se pupas e emergem como moscas adultas 3 a 5 semanas mais tarde. As larvas de *P. silenus* e *H. tarandi* não migram para os tecidos profundos do hospedeiro
> - Achados clínicos: redução da taxa de crescimento e da produtividade. No dorso, as larvas originam tumefações evidentes e, na medula espinal, podem causar paralisia da região posterior. O tratamento de larvas, enquanto estão no esôfago, pode causar edema grave; quando na medula espinal, desencadear edema e paraplegia
> - Patologia clínica: há disponibilidade de um teste imunoenzimático (ELISA)
> - Lesões: larvas são encontradas em tecidos com cor anormal
> - Confirmação do diagnóstico: tumefações características ao longo do dorso
> - Diagnóstico diferencial: lesão traumática na coluna vertebral; larvas de *S. vulgaris* erráticas em equinos
> - Tratamento: endectocidas à base de lactonas macrocíclicas
> - Controle: deve-se evitar o tratamento quando as larvas se encontram no esôfago ou na medula espinal. (Geralmente faz-se o tratamento no outono e na primavera, mas a época varia de acordo com a região.)

Etiologia

Há duas espécies que parasitam especificamente os bovinos: *Hypoderma bovis* e *H. lineatum*. Uma terceira espécie, *H. sinense*, acomete bovinos e iaques na Ásia Central.[1,2] As moscas adultas são robustas e peludas, com tamanho parecido com o de abelha (12 a 18 mm de comprimento), amarelo-alaranjadas e têm duas asas. Não são facilmente vistas devido à rapidez de seu voo. A reinfestação resulta em imunidade adquirida e isso faz animais mais velhos serem menos gravemente acometidos que os mais jovens.

Ocasionalmente, os equinos são infectados por espécies de *Hypoderma* de bovinos. As larvas são encontradas em cistos subcutâneos no dorso dos animais, mas não há relato de que completem o desenvolvimento. Esta localização causa problema quando as larvas se instalam na região da sela.

Os prejuízos causados à indústria pecuária pelas moscas do berne não foram estimados recentemente, mas em 1965 a perda anual foi estimada em US$ 192 milhões nos EUA; em 1976 foi de, aproximadamente, US$ 100 milhões. Em 1982, na Grã-Bretanha, o prejuízo causado pela mosca do berne foi estimado em 35 milhões de libras; contudo, atualmente o parasita está erradicado no Reino Unido e na Irlanda. O advento dos endectocidas à base de lactonas macrocíclicas reduziu muito a prevalência das espécies que parasitam bovinos, na América do Norte; entretanto, ainda há moscas em algumas áreas.[2]

Hypoderma tarandi, *H. acteon* e *H. diana* infectam renas, caribus e veados. *H. diana* é encontrada em toda a Europa, em várias espécies de cervídeos, mas também pode ocorrer em ovinos. *H. actaeon*, também encontrada em toda a Europa, é detectada apenas em veado-vermelho. Estas espécies não migram para tecidos profundos, condição que caracteriza o ciclo biológico das espécies que parasitam bovinos.

Przhevalskiana silenus é semelhante às espécies descritas anteriormente; é um parasita de caprinos criados na bacia do Mediterrâneo, partes da Europa Oriental, Paquistão e Índia. Esta espécie também não migra para tecidos profundos, e as larvas tendem a se desenvolver no tecido subcutâneo muito próximo do local da penetração inicial na pele. As perdas causadas por este parasita são relevantes, resultando em baixa qualidade da carcaça e prejuízo à saúde do animal.

As larvas de *Dermatobia hominis*, uma mosca pequena (com 12 mm de comprimento), parasitam uma grande variedade de hospedeiros e causam sérias perdas econômicas em fazendas produtoras de bovinos na América do Sul. Elas também acometem humanos e representam uma zoonose importante às pessoas que viajam para a região. As larvas maduras têm cerca de 2,5 cm de comprimento e se desenvolvem em um cisto subcutâneo que pode ser bastante dolorido. A oviposição das fêmeas de *Dermatobia hominis* é feita em moscas zoófilas, "portadoras", como mosquitos e moscas dos estábulos, que elas capturam com a asa.[2] Os ovos são transportados para o hospedeiro mamífero e eclodem em resposta ao aumento da temperatura, durante o pouso da mosca. As larvas penetram na pele, mas não migram. Os procedimentos de tratamento e controle são os mesmos mencionados para *Hypoderma* spp., em bovinos.

Ciclo biológico e epidemiologia

Historicamente, as moscas do berne eram parasitas comuns de bovinos criados no hemisfério Norte, incluindo América do Norte e Europa; são comuns em partes da Ásia. Recentemente a distribuição destes parasitas se modificou devido ao uso generalizado de endectocidas à base de lactonas macrocíclicas e à adoção de programas de erradicação em muitos países europeus. As infestações ao sul do Equador são raras e se devem à importação de bovinos, embora tenham ocorrido casos endêmicos no Chile.

As moscas adultas são ativas desde a primavera até o fim do verão; geralmente surge *H. lineatum* 3 a 4 semanas antes de *H. bovis*. *H. lineatum* consegue depositar até 600 ovos, em fileiras de 5 a 25, nos pelos dos membros ou das partes inferiores do animal, enquanto *H. bovis* deposita um ovo por vez, nos pelos da garupa e nas partes superiores dos membros pélvicos. O voo de oviposição de *H. bovis*, que se arremessa para depositar cada ovo, aterroriza os bovinos. Os ovos eclodem em 4 a 6 dias. As larvas penetram na pele utilizando enzimas proteases e migram através dos tecidos conjuntivos até alcançar o esôfago (*H. lineatum*) ou a gordura epidural da coluna vertebral (*H. bovis*), onde aí permanecem, alimentando-se e se desenvolvendo, por 2 a 4 meses. Depois disso, as larvas continuam a migrar para alcançar o tecido subdérmico do dorso, no início da primavera. Nesse local, elas fazem um orifício para respirar e ficam envoltas em um cisto granulomatoso. Completam o desenvolvimento em 1 a 2 meses, passando pelo segundo e terceiro estágios larvais, e emergem através do orifício, caem no solo e formam pupas. As moscas adultas surgem cerca de 3 a 5 semanas depois. As larvas totalmente desenvolvidas são grossas e longas (25 a 30 mm), de cor creme-esbranquiçada, mas no terceiro estágio larval maduro elas escurecem e sua cor é quase negra. Um único animal pode produzir até 300 larvas, que se desenvolvem em cistos granulomatosos, com orifícios respiratórios, sob a pele do dorso.

Fêmeas de *Hypoderma tarandi* depositam ovos nos pelos de renas ou de caribus e as larvas eclodem em, aproximadamente, 7 a 10 dias. As larvas penetram na pele próximo ao local onde os ovos são depositados e não migram para tecidos profundos. As moscas são ativas durante o verão ártico, e as larvas permanecem no dorso até o início da primavera.

Os ovos de *Przhevalskiana silenus* se aderem aos pelos do hospedeiro e as larvas eclodem após 7 a 8 dias. As larvas penetram na pele da área onde os ovos foram depositados e aí permanecem durante todo o período de desenvolvimento. Sabe-se que as moscas são ativas de maio a junho, no sul da Itália, e podem ser encontradas nos tecidos do hospedeiro de maio a fevereiro do ano seguinte.

O tempo do ciclo evolutivo, período em que as larvas estão presentes nos animais e o momento em que as moscas estão presentes em grande número, depende do clima, e é importante na implementação de um programa de controle. *H. lineatum* geralmente surge 1 a 2 meses antes de *H. bovis*; quando as duas moscas estão presentes simultaneamente, tanto a estação de bernes quanto a de moscas podem ser muito longas. No sul dos EUA, a estação de moscas se estende de fevereiro a março; no Canadá é de junho a agosto. Os meses em que as larvas estão presentes no dorso são dezembro, no sul, e fevereiro a maio, no Canadá. Na Europa, as larvas migram para o dorso de janeiro a julho.

Patogênese

A migração dos primeiros ínstares causa pouco dano quando eles expelem suas enzimas proteolíticas para migrarem através do tecido conjuntivo. No entanto, as enzimas possuem um efeito anti-inflamatório, em parte devido à clivagem de componentes do sistema complemento. As larvas que amadurecem sob a pele do dorso formam orifícios cutâneos e a reação do hospedeiro faz cada larva ser envolvida por um cisto granulomatoso. Em raras ocasiões, pode ocorrer reação anafilática em um animal sensibilizado devido à morte de larvas em migração; ademais, pode ocorrer migração ocasional de larvas para o cérebro. Em equinos, também há relato de miíase intracraniana como resultado da infestação por *H. bovis*. O tratamento de animais, quando os primeiros ínstares estão no esôfago, pode causar extenso edema inflamatório que pode impedir o animal de se alimentar e engolir saliva; pode cessar a eructação e o animal desenvolve timpanismo. No período em que a larva está no canal vertebral, o tratamento de *H. bovis* também pode ocasionar edema e paraplegia discreta a grave.

Achados clínicos

Os bovinos criados em pastagem podem ser incomodados pelos ataques de moscas adultas, que interferem em sua atividade de pastejo e no desempenho reprodutivo, condições que são exacerbadas quando há altas populações de moscas. O comportamento de fuga, chamado de "vagueação", pode resultar em ferimentos quando os bovinos correm contra cercas e outros obstáculos naturais. As infestações maciças por larvas são comumente associadas a baixa taxa de crescimento, condições corporais precárias e perda de produtividade, mas tais infestações costumam ser complicadas por outras formas de manejo inapropriado, como desnutrição e gastrenterite parasitária. A imunossupressão se deve ao efeito das secreções das larvas. Ocorre redução na produção de leite em vacas infectadas, notando-se aumento considerável na produção de leite e no seu teor de gordura após o tratamento.

A presença de larvas no tecido subcutâneo provoca tumefação evidente dolorida ao toque. Em geral, essas tumefações são macias e contêm uma abertura evidente. Pode haver até 200 a 300 dessas lesões no dorso de um animal.

No caso de envolvimento da medula espinal ocorre súbita paralisia da região posterior, sem febre e outros sinais clínicos sistêmicos. Início súbito e quadro clínico que não progride geralmente sugerem lesão traumática. Uma doença semelhante pode acometer equinos e supostamente é mais comum nessa espécie do que em bovinos.

Patologia clínica

Foi desenvolvido um teste ELISA que detecta anticorpos contra enzimas secretadas por *H. lineatum* e *H. bovis*. Ele é empregado para monitorar o programa de erradicação da parasitose na Grã-Bretanha e na França.[3] Além disso, foi desenvolvido um teste ELISA de captura de antígeno, usado para detectar a presença de quantidades circulantes da enzima larval predominante. Esse teste ELISA possibilita diferenciar as infestações ativas daquelas curadas, sendo útil em programas de vigilância minuciosos, desde que realizado no momento apropriado do ciclo biológico.

Achados de necropsia

Os primeiros ínstares, que migram no tecido conjuntivo, geralmente são circundados por uma zona verde-amarelada. Os estágios larvais posteriores são vistos em um cisto granulomatoso subcutâneo que pode conter líquido claro. Em casos raros, nota-se grande quantidade de secreção purulenta no interior do cisto. Outros achados característicos incluem:

- Nenhuma outra doença provoca tumefações características no dorso
- Os diagnósticos diferenciais de paralisia de membros posteriores e de anafilaxia são discutidos em detalhes nos tópicos referentes a "Doenças da medula espinal" e "Anafilaxia", respectivamente
- Os sinais clínicos de intoxicação por lactonas macrocíclicas não foram relatados como causas destes sintomas
- Geralmente ocorre paralisia de membros posteriores em consequência da morte de larvas no espaço epidural, mas não há relato de que as lactonas macrocíclicas causem esses sintomas

Tratamento

Produtos à base de lactonas macrocíclicas

Todos os estágios larvais do berne de bovinos, bem como outras moscas da família Oestridae, são muito sensíveis à ação dos endectocidas à base de lactonas macrocíclicas. Seu amplo uso em programas de controle de nematoides tem papel importante no controle das moscas do berne. Sua atividade residual persiste por cerca de 4 semanas.[4,5]

Recomendações de tratamento

O tratamento com um produto à base de lactona macrocíclica é muito recomendado, tanto para aumentar a produtividade quanto para manter o controle populacional.

Remoção manual das larvas

Quando apenas alguns bovinos são parasitados por uma quantidade relativamente pequena de larvas, é possível removê-las manualmente. A remoção incompleta ou a quebra das larvas durante o processo pode ocasionar resposta sistêmica grave. Essa resposta, bem como aquela às vezes notada após o tratamento sistêmico de bovinos infectados por berne, tem sido atribuída à anafilaxia. No entanto, há evidências de que a resposta é resultado direto da ação de toxinas liberadas por larvas mortas e que a fenilbutazona pode controlar os efeitos dessa toxina. Os sinais clínicos incluem embotamento, salivação, lacrimejamento, dispneia, enrugamento da pele na lateral do pescoço e edema submandibular.

Controle

No caso de endectocidas à base de lactonas macrocíclicas, quase sempre administra-se tratamento sistêmico no fim da estação de moscas e na primavera, depois que os primeiros ínstares deixam os tecidos sensíveis. Nas espécies em que não ocorre migração a tecido profundo, o tratamento pode ser instituído a qualquer momento, após o final da estação de moscas.

Em bovinos, o berne foi erradicado na Noruega, Suécia, Dinamarca, Malta, Irlanda e Grã-Bretanha. Os programas de erradicação foram iniciados na França.[3] Na maioria dos países a vigilância diminuiu como resultado da excelente eficácia dos produtos à base de lactonas macrocíclicas. No entanto, no Canadá evidências sugerem que ainda há populações de moscas residuais.[4] Um estudo realizado conjuntamente por pesquisadores canadenses e americanos, utilizando machos estéreis das espécies de *Hipoderma*, mostrou a erradicação dessas espécies da região de teste, mas a dificuldade da produção em massa destas moscas, na ausência de um sistema de criação *in vitro*, torna essa técnica impraticável no controle da mosca do berne em grande escala.[6]

A vacinação de bovinos usando extratos de larvas brutas reduziu tanto o número de bernes no dorso quanto a quantidade de larvas que chegaram ao estágio de pupa.[7] Os resultados de estudos sobre o uso de vacina contendo antígenos recombinantes foram variáveis, e sua produção comercial cessou. O uso de antígenos derivados de locais "ocultos", como a gordura corporal, produziu excelentes resultados[5]; foram identificados componentes potenciais, mas não houve trabalhos adicionais a respeito.[8] O sequenciamento do genoma mitocondrial de *H. lineatum* não foi concluído.[9]

REFERÊNCIAS BIBLIOGRÁFICAS

1. Otranto D, et al. J Parasitol. 2004;90:958.
2. Colwell DD, et al., eds. CABI Publishing. 2006.
3. Boulard C, et al. Vet Parasitol. 2008;158:1-10.
4. Colwell DD. Vet Parasitol. 2013;197:297-303.
5. Rehbein S. Vet Parasitol. 2013;192:353-358.
6. Colwell DD. Vet Parasitol. 2011;175:313-319.
7. Dacal V, et al. J Comp Path. 2011;145(2–3):282-288.
8. Sandeman RM. Parasite Immunol. 2014;111:214-222.
9. Weigl S, et al. Med Vet Entomol. 2010;24:329-335.

Mosca-dos-chifres e mosca do búfalo (*Haematobia* spp.)

Etiologia

Essas moscas acinzentadas pequenas (6 mm) da espécie *Haematobia*, conhecidas como moscas-dos-chifres e moscas dos búfalos, têm distribuições geográficas distintas – *H. irritans exigua*, na Austrália e Sudeste Asiático; *H. irritans irritans*, em toda a América do Norte e América do Sul e no Havaí; e *H. minuta*, na África. *H. irritans irritans* é comum na Europa, onde causa poucos problemas. Esta espécie foi transportada para a América do Norte no final de 1800, onde rapidamente se instalou e se espalhou. Subsequentemente, alcançou a América do Sul, onde também se tornou um grande problema. As espécies de *Haematobia* são conhecidas como vetores do nematoide *Stephanofilaria stilesi*, mas acredita-se que a sua participação como tal seja de pouca importância.

Ciclo biológico e epidemiologia

Esses insetos têm ciclo biológico e hábitos típicos de moscas. Os ovos são depositados longe do animal, em fezes recém-excretadas, onde o desenvolvimento dos estágios larvais é altamente controlado pela temperatura. O início da diapausa, na fase de pupa, é regulado neste estágio e requer que as larvas sejam expostas a horas crescentes de baixas temperaturas para que as pupas entrem em diapausa. Nas fezes, ocorrem três estágios larvais, e as larvas se alimentam principalmente de bactérias. As pupas se formam nas regiões secas, fora do bolo fecal. Tanto os machos quanto as fêmeas dessas moscas são hematófagos obrigatórios, atacando principalmente bovinos e búfalos d'água criados em pastagem. As moscas não sobrevivem fora do hospedeiro, a não ser por curtos períodos. Elas não são consideradas vetores para quaisquer agentes patológicos, exceção ao nematoide *Stephanofilaria* spp. Causam redução significativa na produtividade de bovinos mantidos em pastagem em razão da indução de estresse, mudanças nos padrões de pastoreio e, em casos extremos, perda de sangue. Infestações com 200 a 500 moscas reduzem o ganho de peso de bovinos de corte (em até 14%) e a produção de leite de vacas-leiteiras. Infestações maciças (mais de 1.000 moscas) podem causar sérias perdas da condição corporal e, raramente, morte. O controle das moscas resulta em maior eficiência alimentar, maior taxa de crescimento e maior peso dos bezerros ao desmame.

As moscas são facilmente reconhecidas pelo modo como as asas são mantidas em repouso, ligeiramente divergentes e inclinadas para cima, afastadas do corpo. As moscas adultas permanecem no hospedeiro na maior parte do tempo, a menos que sejam espantadas. As fêmeas deixam o hospedeiro, assim que ele defeca, para depositar os ovos em torno das bordas das fezes recém-excretadas. As larvas desenvolvem-se no bolo fecal, alimentando-se principalmente de bactérias. O desenvolvimento é regulado pela temperatura ambiente; se a temperatura for muito baixa as larvas são estimuladas a entrar em diapausa (interrupção do desenvolvimento). As larvas maduras saem do bolo fecal e se desenvolvem em pupa, no solo seco abaixo e ao redor das fezes. O ciclo biológico completo pode demorar até 3 semanas, em condições ambientais ideais. Assim, em temperaturas mais altas, podem ser produzidas até 15 gerações em uma única estação, enquanto em climas temperados, como no Canadá e no norte dos EUA, pode ocorrer apenas cinco gerações.

Patogênese

As moscas se concentram principalmente na cernelha, ombros e flancos e ao redor dos chifres e olhos. As moscas fazem vários pequenos repastos sanguíneos (15 a 20) por dia. Na América do Norte, frequentemente as moscas se alimentam na linha média ventral e normalmente são observadas várias lesões ocasionadas pelos repastos, de 2 a 5 cm de diâmetro. Bovinos de raças zebuínas são menos atacados pelas moscas do que aqueles de raças britânicas e, embora possam albergar grandes populações de moscas, eles apresentam quantidade menor de lesões decorrentes do repasto sanguíneo.

Achados clínicos

Enquanto as moscas adultas raramente saem do hospedeiro, exceto para oviposição, *H. irritans irritans* surgidas recentemente viajam até 20 km à busca de novos hospedeiros. Podem também se dispersar por ventos fortes, e serem transportadas por longas distâncias pelo transporte de bovinos para novas pastagens. A distribuição de *H. irritans exigua* é controlada por fatores ambientais, particularmente temperatura e umidade. Em temperatura abaixo de 21°C, as moscas tornam-se lentas, e em temperatura de 5°C, letárgicas.

Tratamento e controle

As infestações são controladas pelo uso de armadilhas e pulverização com inseticidas, bem como borrachas de dorso, sacos de inseticida em pó ou brincos de identificação impregnados com inseticidas. As armadilhas são projetadas para uso em vacas-leiteiras que passam pelas moscas, inclusive no seu caminho de ida e volta à sala de ordenha. As moscas são desalojadas por tiras de gaze e, então, retidas na armadilha e mortas quando pousam nas paredes revestidas com inseticida. Atualmente, o uso de armadilhas é raro, mas estudo recente com armadilhas modificadas controlou 80 a 90% das moscas.

As borrachas de dorso consistem em material absorvente impregnado com inseticida ou óleo, enrolado em arame ou corrente suspensa pouco acima de 1 m do solo, entre dois postes com 4 a 5 m de distância. Rapidamente, os bovinos aprendem a usar essas borrachas para desalojar moscas, e seus pelos ficam repletos do produto. Os brincos de identificação impregnados com inseticida, juntamente das borrachas de dorso e dos sacos de inseticida em pó controlam as moscas-do-chifre por cerca de 6 semanas, enquanto os brincos impregnados com fenvalerato são ainda efetivos 18 semanas após a aplicação.

Brincos de identificação impregnados com uma mistura de compostos organofosforados e piretroides sintéticos foram amplamente utilizados, mas a resistência das moscas alcançou níveis que tornam essa técnica ineficiente. A interrupção do uso de brincos de identificação impregnados com piretroide durante uma estação não permite que ocorra redução substancial na resistência. Brincos de identificação impregnados com compostos de ambas as classes são efetivos no monitoramento do aumento de resistência aos piretroides. Atualmente, a recomendação de uso de brincos de identificação impregnados se restringe às vacas (porque elas abrigam a maioria das moscas e apresentam a maior área superficial para exposição ao inseticida), na dose máxima recomendada. Embora tal procedimento seja menos prático, ele ajuda a evitar uma das principais causas de resistência aos inseticidas, ou seja, a diluição do inseticida à medida que se espalha dos bezerros para as vacas. As moscas também podem ser controladas por meio de banho de imersão, mas essa técnica raramente é usada unicamente para moscas. Os produtos comerciais atualmente disponíveis são combinados com piretroides sintéticos, a fim de prolongar o período de proteção. Em áreas onde os carrapatos de bovinos requerem tratamento regular, o controle adequado das moscas pode ser obtido incidentalmente, mas se os tratamentos não forem eficazes, os bovinos podem ser pulverizados com dose maior de piretroides. Foram realizadas algumas pesquisas sobre o controle de moscas na América do Norte[1] utilizando óleos essenciais; também, o microbioma[2] foi sequenciado.

Os endectocidas à base de lactonas macrocíclicas são altamente efetivos contra larvas de moscas-dos-chifres e larvas de moscas da face, moscas do estábulo e moscas domésticas, muitas vezes eliminando larvas por períodos superiores a 8 semanas. No entanto, em termos de controle prático, onde as moscas migram dos rebanhos vizinhos, a duração da eficácia não é superior a 2 semanas. Além disso, as lactonas macrocíclicas geralmente causam reduções significativas de insetos não alvos na população de moscas nas fezes[3], muitos dos quais são benéficos porque são inimigos naturais da mosca-do-chifre e da mosca de búfalos. Os vários produtos à base de lactonas macrocíclicas têm diferentes efeitos em moscas e outros insetos presentes nas fezes; parece que a moxidectina tem o menor impacto.[3] Praticamente todos os bovinos criados em pastagem na América do Norte são atacados pela mosca-do-chifre, exceto aqueles mantidos em altitudes mais elevadas.[1] O efeito é influenciado por vários fatores, incluindo as características físicas e biológicas das moscas e de seus hospedeiros.

As formulações de piretroides de aplicação *pour-on* são muito efetivas, como mostrado pela aplicação de solução de ciflutrina 1%. Os reguladores de crescimento de insectos (p. ex., diflubenzuron), aplicados na forma de "bolus", possibilitou controle de 80% dos estágios imaturos da mosca da face e da mosca-do-chifre no bolo fecal, durante pelo menos 20 semanas; ademais, reduziu a quantidade de besouros rola-bosta durante 7 semanas. A aplicação de um "bolus" de metopreno 3% também foi efetiva contra moscas, mas, aparentemente, não foi efetiva contra os besouros. O uso de óleos essenciais mostrou bom controle de moscas, mas seu uso requer estudos adicionais.[1]

Recomendação

O tratamento é necessário para manter as populações abaixo do limiar econômico e evitar que a infestação de moscas se torne uma questão de bem-estar animal.

REFERÊNCIAS BIBLIOGRÁFICAS

1. Scasta JD. J Int Pest Manage. 2015;6:8.
2. LaChance S, Grange G. Med Vet Entomol. 2013;28:193-200.
3. Floate KD, et al. Bull Entomol Res. 2002;92:471-481.

Mosquitos negros, borrachudos (*Simuliidae*)

Esses pequenos mosquitos (5 mm), acinzentados a pretos, pertencem à família Simuliidae e incluem várias espécies e gêneros. Os mosquitos importantes parecem ser *Cnephia pecuarum*, comum nos estados do sul dos EUA; *Simulium arcticum* e *Simmulium luggeri*, no Canadá; *Austrosimulium pestilens* e *Austrosimulium bancrofti*, na Austrália; e *Simulium ornatum*, na Grã-Bretanha. Estes mosquitos muito pequenos ocorrem na maior parte do mundo. Com exceção de *S. arcticum* e de duas ou três outras espécies comuns nas regiões do norte da América do Norte, os borrachudos são uma preocupação principalmente nas regiões tropicais.

As fêmeas são hematófagas vorazes. São ativas nos meses de verão, quando grandes quantidades emergem dos córregos e rios, onde passaram seus estágios de larva e pupa.

A. pestilens adaptou-se de modo a alcançar grandes números, acasalar e realizar oviposição em um período muito curto de tempo, para aproveitarem as inundações que ocorrem no norte da Austrália. Os mosquitos se reúnem em enxames e atacam todos os animais, causando muita preocupação e desconforto. Tendem a picar os animais ao redor dos membros, no abdome e ao redor da cabeça, causando vergões e pápulas. O desconforto pode ser tão intenso que os animais fogem em debandada ou andam em círculos, e os animais jovens podem ser feridos ou mesmo pisoteados até a morte e frequentemente separam-se de suas mães. Os bovinos podem passar grande parte do tempo chafurdando na lama ou levantando poeira para manter as moscas distantes. O pastoreio de bovinos em áreas com capim baixo reduz os ataques de mosquitos, porque eles geralmente pousam em capim alto; contudo, isso reduz o tempo de alimentação dos animais. A causa da morte é desconhecida, embora haja suspeita de edema de garganta, causando asfixia, anafilaxia e toxicidade direta. O parasita filariforme *Onchocerca* spp. é transmitido por esses mosquitos; tem-se discutido a sua participação como hospedeiro intermediário de nematoides.

Uma situação semelhante ocorre no norte do Canadá, onde grandes números de *S. arcticum* causaram estresse intenso e mortes ocasionais de bovinos introduzidos na região do rio Athabasca e áreas similares na província de Saskatchewan. Quando a população de mosquitos borrachudos é extrema, os bovinos ainda não previamente expostos a eles desenvolvem sintomas de choque resultantes da perda de sangue e dos efeitos cumulativos das secreções salivares do mosquito. No norte de Saskatchewan, *S. luggeri* causa problemas semelhantes ao longo dos principais vias fluviais.

Como os estágios larvais dessas moscas ocorrem em cursos de água naturais, onde as peças bucais são desenvolvidas em estruturas semelhantes a leques para filtrar as partículas da água corrente, as medidas de controle em larga escala devem ser direcionadas para eliminar as larvas nesse estágio. No passado, a inoculação anual de metoxicloro rio acima, nos principais locais de larvas, mostrou-se efetivo na redução das populações de mosquitos-pólvora, mas os efeitos colaterais foram indesejáveis. Os repelentes tem alguma utilidade, soluções alcoólicas ou aquosas e a forma de pó de permetrina, cipermetrina e resmetrina podem ser aplicados em todo o corpo e, por alguns dias, repelem mosquitos-pólvora. Recentemente, foram utilizados inóculos de toxinas de *Bacillus thuringiensis* variante *israelensis* em de rios do norte de Saskatchewan, os quais possibilitaram o controle de várias espécies. É possível utilizar um pulverizador eletrostático que permite a aplicação eficiente de repelentes ou inseticidas em bovinos em condições de pastagem. Faz-se a dispersão do inseticida ou da solução repelente como gotículas carregadas que são atraídas para os pelos dos animais.

Mosca doméstica (*Muscidae – Musca domestica*)

A mosca doméstica comum é cosmopolita, sendo de importância veterinária porque é capaz de transmitir, de maneira mecânica, bactérias causadoras de muitas doenças infecciosas. Frequentemente é mencionada como um meio de disseminação de antraz, erisipela e brucelose, mas nesse aspecto sua importância não é amplamente comprovada. As moscas domésticas são hospedeiros intermediários de larvas de *Habronema muscae* e *Draschia megastoma*.

Os ovos são depositados em qualquer tipo de matéria orgânica em decomposição. O desenvolvimento das larvas depende da temperatura; o ciclo biológico completo pode demorar 12 a 14 dias, de modo que no verão quente e úmido a população de moscas pode aumentar muito rapidamente, causando incômodo aos rebanhos e trabalhadores agrícolas.

O controle da população das moscas domésticas requer remoção frequente e completa de esterco e outros resíduos ricos em matéria orgânica. Em clima seco, o estrume pode ser espalhado em camadas finas nos campos, mas um método mais confiável é colocá-lo em uma armadilha especial de moscas (p. ex., armadilhas para moscas de Baber), de onde as larvas e as moscas adultas não podem escapar. O tratamento químico para o controle de moscas requer a aplicação em locais de repouso desses insetos, em edifícios e outras instalações, ou a colocação de iscas contendo metomil, propoxur, naled ou diclorvós em locais apropriados. Rapidamente as moscas podem desenvolver resistência aos inseticidas, e há numerosos exemplos de resistência a múltiplas classes de inseticidas em um único local. O uso rotacional de classes de inseticidas é absolutamente essencial no manejo da resistência.

O manejo de populações de moscas domésticas pode ser ampliado mediante a liberação de vespas parasitas (família Pteromalidae) que matam as pupas. Essas vespas minúsculas (1 a 2 mm de comprimento) procuram ativamente as pupas das moscas e depositam um ou mais ovos dentro delas. As vespas em desenvolvimento devoram a mosca presente no interior da pupa. Constatou-se que é um procedimento auxiliar útil para outras medidas de controle de moscas, quando usado em instalações de confinamento, como as pocilgas. A liberação maciça em confinamentos de milhares de vespas em intervalos regulares durante a estação de moscas mostrou alguma eficácia, mas requer uma abordagem integrada com bom manejo do esterco e aplicação seletiva de inseticidas.

A redução da população de moscas em edifícios é um importante procedimento em saúde pública, sendo recomendadas muitas medidas. Não é possível discuti-las detalhadamente neste capítulo porque é preciso levar em conta muitos fatores, incluindo a toxicidade dos produtos utilizados para o ser humano e animais, o desenvolvimento de resistência aos inseticidas e a contaminação de produtos alimentícios, como o leite, por inseticidas.

Recomendação

O controle de moscas deve sempre ser realizado de maneira integrada, com o uso racional de pesticidas, bem como de outras abordagens.

Moscas de arbustos australianas (*Musca vetustissima*)

As moscas de arbusto australianas ocorrem comumente na Austrália, em áreas mais secas; causam estresse em bovinos, nos meses de verão. No sul da Austrália, essas moscas morrem a cada inverno, mas a reprodução continua no norte do país, e os ventos regulares dessa região, que começam em setembro, transportam as moscas para o sul, que, então, repovoam as áreas agora adequadas para reprodução. As larvas geralmente se desenvolvem em matéria fecal oriunda de vários animais. *Musca vetustissima* adultas ocorrem em grande número; durante o dia se reúnem em torno dos olhos, nos lábios, em qualquer membrana mucosa visível e em feridas, para obter umidade. Acredita-se que sejam portadoras dos agentes etiológicos de oftalmia contagiosa dos ovinos, ceratoconjuntivite infecciosa bovina e ectima contagioso em ovinos; retardem a cicatrização de feridas; contribuam para o agravamento das lesões causadas pelas moscas do búfalo (*Haematobia irritans exigua*); e atuem como hospedeiros intermediários de larvas de *Draschia megastoma*, *Habronema muscae* e *Thelazia* spp. O controle da população de moscas é praticamente impossível, porém é possível proteger os animais, individualmente, com o uso de repelentes, como ftalato de dimetila ou dietiltoluamida (DEET). As soluções de pulverização que contêm diclorvós 1% são efetivas, mas devem ser aplicadas diariamente. Os besouros rola-bosta, introduzidos da África, quebram as placas de fezes, auxiliando no controle dos estágios larvais e na redução do número de moscas. A mosca de arbusto australiana foi incriminada como meio de disseminação de vários patógenos transmitidos por alimentos que podem causar sérias consequências.[1]

Recomendação

Recomenda-se o controle de moscas adultas, evitando-se preocupações com o bem-estar animal.

REFERÊNCIA BIBLIOGRÁFICA

1. Vriesekoop F, Shaw R. Foodborne Pathol Dis. 2010; 7:275-729.

Mosca da face (*Musca autumnalis*)

Esta mosca de tamanho médio, originária da Europa e da Ásia, surgiu pela primeira vez na América do Norte em 1952 e está presente atualmente em grandes áreas do Canadá e do nordeste e centro-norte dos EUA. As moscas lembram as moscas domésticas, mas são um pouco maiores. Elas se reúnem na face dos bovinos, alimentando-se de secreções nasais e lacrimais e saliva. Quantidade muito grande causa certo desconforto e petéquias oculares; ademais, atuam como meio de transmissão de ceratoconjuntivite infecciosa bovina ("olho rosado"). As moscas da face são vetores do parasita ocular *Thelazia* spp., que infestam sacos conjuntivais e ductos lacrimais de animais domésticos.

As moscas depositam ovos em fezes frescas de bovinos, onde ocorre o desenvolvimento larval. Como acontece com todas as moscas, o desenvolvimento depende da temperatura. Em latitudes de clima temperado, as moscas hibernam como adultos, dentro de casas e outras instalações da fazenda.

A população de moscas atinge capacidade máxima no verão, e os bovinos ficam particularmente incomodados quando estão ao ar livre. Repelentes são amplamente utilizados, mas não muito efetivos. Inseticidas são bastante adotados, na forma de pó, administrados manualmente ou autoaplicados. A redução das populações de moscas de face em bovinos pode ser obtida mediante o uso de brincos de identificação impregnados com piretroides sintéticos, mas seu uso é complicado pela presença de moscas-dos-chifres resistentes a inseticidas. A administração de "bolus" de diflubenzuron propicia controle de 80% dos estágios imaturos de *M. autumnalis*, nas fezes, por até 20 semanas.

Recomendação

Deve-se tentar o controle, mas pode ser difícil em áreas onde a resistência das moscas aos inseticidas é um problema.

Mosca da cabeça (*Hydrotoea irritans*)

Esta mosca de tamanho médio, com aparência semelhante à mosca doméstica, mas com abdome verde-oliva e base das asas amareladas, é encontrada no Reino Unido e na Europa. É uma mosca da família Muscidae não mordedora; ocorre aglomeração de moscas ao redor de animais e pessoas do fim de junho até setembro. As larvas se desenvolvem no solo e em material da cama e, geralmente, há apenas um ciclo biológico por ano. Em ovinos, as lesões são causadas por automutilação, na tentativa de aliviar a irritação ocasionada pelas moscas. Geralmente, as feridas são amplas e abertas, podendo se agravar por invasão bacteriana secundária.[1] As feridas podem predispor à miíase pela mosca *Lucilia sericata*. Os patógenos causadores da mastite de verão em vacas podem ser disseminados mecanicamente por estas moscas, bem como por várias moscas muscídeas relacionadas; mostrou-se que *Trueperella* (*Actinomyces* ou *Corynebacterium*) *pyogenes* persiste na mosca *H. irritans* por até 4 dias.

O controle é difícil, sendo semelhante àquele usado para outra mosca muscídea mordedora, *M. autumnalis*. Brincos impregnados com cipermetrina 8,5% ou permetrina 10% reduzem a gravidade das lesões causadas por moscas em ovinos, e as ovelhas com brinco protegem seus cordeiros. No entanto, é provável que rapidamente ocorra resistência, como acontece com a mosca da face. Capuzes de proteção da cabeça são mais efetivos, porém sua colocação é trabalhosa.

REFERÊNCIA BIBLIOGRÁFICA

1. Milne CE, et al. Livestock Sci. 2008;118:20-33.

Mosquitos-pólvora (*Ceratopogonidae*)

Estes minúsculos mosquitos (1 a 3 mm de comprimento) são membros da família Ceratopogonidae, da qual o gênero mais importante é *Culicoides*. São mosquitos hematófagos que causam desconforto aos hospedeiros e podem transmitir doenças infecciosas, como língua azul em ovinos, peste equina africana e febre efêmera em bovinos.[1] Os mosquitos também são hospedeiros intermediários de nematoides do gênero *Onchocerca*. Devido à sua importância como vetores de arbovírus, foram realizados estudos sobre seus hábitos alimentares. Bovinos e ovinos são os hospedeiros mais comuns, mas algumas espécies de mosquitos também se alimentam em pássaros ou cães. A hipersensibilidade à mordidas de *Culicoides* spp. resulta em dermatite alérgica (coceira doce) em equinos na Austrália e na América do Norte, doença discutida em outro tópico. Os bovinos também manifestam irritação considerável durante ataques por grande número de mosquitos. Reagem vigorosamente, batendo os pés, balançando a cauda e com movimentos contínuos.

Os mosquitos são abundantes nos meses de clima mais quente, sendo mais ativos ao amanhecer e anoitecer. Em razão de seu pequeno tamanho, eles podem ser transportados por longas distâncias pelo vento. As larvas desenvolvem-se em locais ricos em matéria orgânica e com alto teor de umidade. O controle das larvas e dos mosquitos é praticamente impossível, e a maioria das medidas para reduzir sua importância se baseia na prevenção do acesso das moscas aos animais. Repelentes, especialmente ftalato de dimetila ou DEET, são eficazes por um curto período de tempo. Os anti-histamínicos podem ser usados regularmente, mas são muito caros para uso de rotina. Aconselha-se manter os equinos longe de áreas onde há grande quantidade de mosquitos. O tratamento *pour-on* na linha do dorso de equinos com 40 mℓ da solução de alto cispermetrina 4%, 3 vezes/semana, resultou em boa resposta em 86% dos equinos. A ivermectina, na dose recomendada de 0,2 mg/kg, não ocasiona concentração sérica efetiva contra o hematófago *C. variipennis*. Recentemente, um modelo de mudanças nos padrões climáticos indica que tais padrões podem alterar a distribuição de vetores importantes e, assim, influenciar a ocorrência de doenças.[2]

REFERÊNCIAS BIBLIOGRÁFICAS
1. Ruder MG, et al. Vector Borne Zoonotic Dis. 2015; 15(6):348-363.
2. Zuliani A, et al. PLoS ONE. 2015;10(8):e0130294.

Pernilongos (*Culicidae*)

Vários pernilongos, incluindo *Psorophora* spp., *Aedes* spp., *Mansonia* spp., *Culex* spp. e *Anopheles* spp. são importantes parasitas de animais domésticos. Quando as fêmeas, hematófagas, estão presentes em grande número, elas causam desconforto aos animais e são conhecidos por causar morte de suínos jovens e filhotes de cães devido à anemia grave que ocasionam. Embora tais ocorrências sejam raramente registradas, a perda de sangue que pode ocorrer em infestações maciças é surpreendente. O desconforto associado ao ataque dos pernilongos é suficiente para causar redução na produtividade, mesmo em animais de grande porte adultos.

O papel mais importante desses insetos é como vetor de doenças. *Culex tarsalis*, *Aedes dorsalis* e *Aedes nigromaculis* transmitem encefalomielite equina. *Culex tritaeniorhyncus* é o principal vetor da encefalite japonesa B no Japão. Várias espécies de *Culex* são vetores dos agentes etiológicos da encefalite equina ocidental e da encefalite equina oriental, bem como do vírus do Nilo Ocidental. Estes vírus podem ocasionar problemas sérios em equinos desprotegidos e são transmitidos ao ser humano por meio de picadas dos pernilongos. Há vacinas disponíveis para proteção contra todos esses arbovírus. *Psorophora confinnis* dissemina ovos de *Dermatobia hominis*, a mosca do berne tropical, e *Mansonia* spp. transmite a febre do Vale do Rift. O verme filarídeo *Setaria digitata* também é transmitido por pernilongos.

O controle desses insetos em uma grande área deve incluir a drenagem de acúmulos de água parada na superfície ou a destruição das larvas pela aplicação de qualquer um dos diversos inseticidas disponíveis. Para pequenos grupos de animais, o controle dos ataques de pernilongos pode ser satisfatório apenas pela colocação de telas à prova de insetos. A proteção temporária por meio de repelentes, como o ftalato de dimetila, é apenas parcial. A aplicação de 100 mℓ de emulsão de permetrina, a 0,5%, com um pulverizador eletrostático, propicia proteção superior a 70% durante, no mínimo, 72 h.

INFESTAÇÕES POR CARRAPATOS

Sinopse
- Etiologia: muitas espécies de carrapatos atuam como vetores de doenças ou causam morte por anemia; outras causam paralisia. Infestações maciças ocasionam redução da produtividade
- Epidemiologia: o ciclo biológico varia amplamente, tanto no número de hospedeiros necessários quanto na especificidade do hospedeiro. Os animais são infestados por larvas ou ninfas presentes no solo
- Achados clínicos: anemia, paralisia, febre pelos carrapatos e desconforto ocasionado por eles
- Patologia clínica: detecção evidente de carrapatos durante o exame clínico. Esfregaços sanguíneos para pesquisa de agentes etiológicos da febre pelo carrapato (*Babesia* spp., *Theileria* spp. e *Anaplasma* spp.)
- Lesões: lesões cutâneas como consequência de mordedura e esfregação das regiões infestadas; anemia. Ver outros capítulos que descrevem as lesões constatadas em animais portadores de doenças transmitidas por carrapatos
- Confirmação do diagnóstico: os carrapatos são facilmente encontrados, devendo-se identificar a espécie
- Tratamento: aplicação de carrapaticida por meio de banho de imersão e pulverização, bem como uso *pour-on* e injetável
- Controle: tratamento regular periódico conforme o ciclo biológico do carrapato; rodízio de pastagem para destruir os estágios de vida livre; a utilização de bovinos resistentes e de vacinas são medidas importantes.

As infestações por carrapatos são de grande importância na ocorrência de doenças em animais, particularmente naqueles estabulados em regiões tropicais e subtropicais. Além de atuarem como vetores de doenças infecciosas, como as discutidas a seguir, as infestações maciças podem causar perdas diretas. Muitos carrapatos são hematófagos ativos e podem causar morte por anemia. Algumas espécies causam paralisia, sendo possível que alguns carrapatos produzam toxinas diferentes daquelas que causam paralisia. Infestações maciças por carrapatos causam irritação e estresse suficientes para ocasionar anorexia, que pode interferir negativamente na produtividade. Relata-se que o carrapato *Boophilus microplus* infesta mais de 75% da população mundial de bovinos. A perda econômica foi estimada em US$ 7 por animal por ano; no Brasil, que tem o quinto maior rebanho bovino, as perdas são estimadas em US$ 2 bilhões por ano.

Os carrapatos são agrupados em duas famílias: Argasidae (carrapatos de corpo mole) e Ixodidae (carrapatos de corpo duro). O ciclo biológico dos carrapatos é muito variável. Algumas espécies passam toda a vida em um hospedeiro, outras passam por diferentes estágios do ciclo em hospedeiros sucessivos, e algumas spp parasitas apenas em certos estágios de vida. Os ovos são depositados no solo e as larvas se aderem a um hospedeiro que passa pelo local infestado, no qual podem desenvolver um ou mais estágios de ninfa, antes de se tornarem adultos. As fêmeas adultas ingurgitam-se de sangue ou linfa e caem no solo para a oviposição. O controle dos carrapatos de um único hospedeiro é mais fácil do que daqueles que passam parte de seu ciclo biológico fora do hospedeiro. A Tabela 16.5 contém uma lista dos carrapatos de hospedeiro único ou de múltiplos hospedeiros.

Embora muitos carrapatos prefiram um hospedeiro em particular, geralmente não são totalmente específicos do hospedeiro e muitos parasitam uma ampla variedade de animais. No espaço limitado disponível nesta seção, as espécies são listadas em função de sua capacidade de transmitir doenças bacterianas, virais ou riquetsioses em animais pecuários, ou de apenas causarem desconforto. Os carrapatos que transmitem protozooses economicamente importantes em animais pecuários, como babesiose e teileriose, são discutidos no Capítulo 11 (Tabela 11.7). Os carrapatos que causam paralisia e outros sinais neurológicos são discutidos no Capítulo 15.

Tabela 16.5 Carrapatos que necessitam de hospedeiro único ou de múltiplos hospedeiros.

Carrapatos que necessitam de hospedeiro único
• *Boophilus* spp. • *Margaropus winthemi* • *Otobius megnini* (adultos não são parasitas) • *Dermacentor albipictus*
Carrapatos que necessitam de dois hospedeiros
• *Rhipicephalus evertsi* • *Rhipicephalus bursa* • *Hyalomma* spp. (a maioria necessita de dois ou três hospedeiros)
Carrapatos que necessitam de três hospedeiros
• *Ixodes* spp. • *Rhipicephalus* spp. (exceto *R. evertsi* e *R. bursa*) • *Haemaphysalis* spp. • *Amblyomma* spp. • *Hyalomma* spp. (a maioria necessita de dois ou três hospedeiros) • *Ornithodorus* spp. (muitos hospedeiros) • *Dermacentor* spp.

Doenças bacterianas, virais e riquetsioses transmitidas por carrapatos

A transmissão de doenças causadas por esses microrganismos pode ocorrer por outros meios além dos carrapatos. *Anaplasma marginale* pode ser transmitido por moscas mordedoras, caso haja alta população na época em que os animais apresentam parasitemia intensa. Também podem ocorrer surtos de anaplasmose após o uso de instrumentos contaminados durante descorna, vacinação, castração ou coleta de sangue; há alto risco de ocorrência de anaplasmose após transfusão sanguínea. A Tabela 16.6 lista os carrapatos mais comumente envolvidos na transmissão de bactérias, vírus e riquétsias. A transmissão de *Anaplasma* spp. pode ser transovariana; um estágio torna-se infectado e um estágio subsequente transmite a infecção para um novo hospedeiro, ou os carrapatos podem transmitir a infecção dentro de um estágio, se eles se desprendem e se alimentam em um novo hospedeiro.

Carrapatos que causam perdas diretas

Quando presentes em grande quantidade, os carrapatos causam dano à pele, queda de produção, anemia e morte. Também causam altas taxa de morbidade e mortalidade em períodos secos, além de atraso na engorda, retardando o momento de abate dos animais. Os carrapatos que interferem na produção animal, mas ainda não são incriminados como causas de paralisia ou como transmissores de doenças infecciosas em animais pecuários são:

• *Otobius megnini*: o "carrapato espinhoso das orelhas", nos EUA e Canadá
• *Amblyomma americanum*: o "carrapato da estrela solitária", nos EUA

Tabela 16.6 Doenças causadas por bactérias, vírus e riquétsias e consideradas como transmitidas por carrapatos.

Doença	Agente etiológico	Carrapatos vetores	País
Piemia por carrapato (cordeiros)	*Staphylococcus aureus*	*Ixodes ricinus*	Grã-Bretanha
Tularemia (ovinos)	*Francisella tularense*	*Haemaphysalis leporispalustris, H. otophila*	EUA
		Dermacentor andersoni, D. variabilis, D. pictus, D. marginatus; Ixodes luguri	Noruega, Europa, Rússia e estados da antiga URSS
Anaplasmose			
Bovinos	*Anaplasma marginale*	*Boophilus annulatus; Argas persicus; Dermacentor albipictus, D. andersoni, D. occidentalis, D. variabilis; Ixodes scapularis; Rhipicephalus sanguineus*	América do Norte
		Boophilus microplus	Austrália e América do Sul
		B. decoloratus; Hyalomma excavatum; Rhipicephalus bursa, R. simus	África
		Haemaphysalis punctata; Ixodes ricinus	Europa
		Boophilus (annulatus) calcaratus	Rússia e estados da antiga URSS
Ovinos e caprinos	*Anaplasma ovis*	*Dermacentor silvarum, Rhipicephalus bursa, Ornithodorus lahorensis*	Rússia e estados da antiga URSS
Brucelose	*Brucella abortus* e *B. melitensis*	Muitos carrapatos podem estar infectados, mas a infecção do hospedeiro parece ocorrer somente se os carrapatos ou suas fezes forem ingeridos	Rússia e estados da antiga URSS
Cowdriose	*Ehrlichia ruminantium*	*Amblyomma* spp.	África e Caribe
Peste suína africana	Vírus	*Ornithodous* spp.	África, Espanha, Portugal
Encefalite viral ovina	Vírus	*Rhipicephalus appendiculatus* (somente em laboratório)	África
		Ixodes ricinus	Inglaterra
Febre transmitida por carrapatos	*Anaplasma phagocytophila*	*Ixodes ricinus*	Grã-Bretanha, Noruega
		Rhipicephalus haemaphysaloides	Índia
Linfadenite caseosa de ovinos	*Corynebacterium pseudotuberculosis*	*Dermacentor albipictus*	América do Norte
Aborto epizoótico bovino	Espiroqueta	*Ornithodorus coriaceus*	EUA
Doença dos ovinos de Nairobi	Vírus	*Rhipicephalus appendiculatus*	África
Doença de Lyme	*Borrelia burgdorferi*	*Ixodes dammini, I. pacificus, I. rieini*	EUA, Europa, Austrália

- *Amblyomma maculatum*: o "carrapato da Costa do Golfo", nos EUA
- *Margaropus winthemi*: na América do Sul e África
- *Ornithodorus moubata*: na África e Sudeste Asiático
- *Ornithodorus savignyi*: na África e Sudeste Asiático
- *Haemaphysalis longicornis*: na Austrália e Nova Zelândia.

Tratamento e controle de infestações por carrapatos

Atualmente, há disponibilidade de quatro métodos de tratamento e controle de infestações por carrapatos; os acaricidas químicos continuam sendo os mais importantes:

- Administração de produtos acaricidas
- Manejo de pastagens
- Utilização de bovinos resistentes
- Vacinação.

Produtos acaricidas

Os animais, individualmente, podem ser efetivamente tratados mediante a administração de qualquer um dos diversos acaricidas aplicados tanto na forma de pulverização quanto de banho de imersão. A escolha do acaricida depende, em grande parte, de três fatores:

- Persistência do composto na pele e no pelame
- Risco de resíduos tóxicos às pessoas no leite ou na carne
- Possibilidade de os carrapatos da área infestada terem ou não desenvolvido resistência ao acaricida em particular.

Os compostos arsenicais, na forma de sais de arsênico hidrossolúveis, foram amplamente utilizados para tratar infestações por carrapatos, porém não são mais usados em diversas partes do mundo devido à resistência, toxicidade e preocupações com a contaminação do ambiente.

Os hidrocarbonetos clorados substituíram o uso dos compostos arsenicais, mas foram retirados da maioria dos mercados devido à alta toxicidade e efeito prolongado. A resistência aos acaricidas químicos, inclusive lactonas macrocíclicas, tornou-se um importante problema para o controle efetivo do carrapato de bovinos *Boophilus microplus*. Em muitos casos, ocorre resistência cruzada entre grupos químicos, complicando ainda mais o uso de esquemas terapêuticos rotacionais destinados a monitorar o desenvolvimento e o grau de resistência.

Os mesmos critérios se aplicam tanto no controle quanto no tratamento, exceto que o custo é um fator limitante quando há necessidade de tratamentos frequentes de grande número de animais e, evidentemente, em certos casos em que há pouco efeito da infestação por carrapatos, em novilhos mestiços Brahman, para justificar o tratamento. É impossível fazer recomendações específicas sobre os métodos de aplicação e o inseticida mais eficiente, pois estes variam amplamente entre espécies de carrapatos. No entanto, sempre que possível, o tratamento deve ser realizado de modo sistemático, em um programa baseado no ciclo biológico e na epidemiologia do carrapato. Diversos tratamentos podem ser usados no início da estação de carrapatos, de modo a evitar o aumento da população de carrapatos. Nas áreas em que ocorre, também, febre pelo carrapato deve-se tomar cuidado para não romper a transmissão dos microrganismos que causam essa enfermidade, deixando os bovinos suscetíveis a infecções posteriores. Outros casos especiais incluem *Otobius megnini*, cujas ninfas deixam a muda e depositam ovos em locais protegidos, havendo necessidade de pulverização de edifícios, postes de cercas, cochos de alimentação e troncos de árvores, em confinamentos onde as infestações maciças são mais comuns. É difícil o controle do carrapato *Ornithodorus* spp. porque as ninfas e os adultos se alimentam apenas por breves períodos.

Nos locais onde são comuns os carrapatos que causam paralisia, pode ser necessária a aplicação de inseticida, na forma de pó e banho de imersão, em intervalos curtos.

Organofosforados

Os organofosforados, como um grupo, são efetivos, mas surgiram linhagens de carrapatos resistentes a muitos deles. Outros produtos atualmente utilizados incluem dioxation, diazinon, carbofenotion, cumafós, etion, etilbromofós, clorpirifós e fosmet. Foram avaliadas aplicações *pour-on* de clorpirifós e de fosmet, as quais não foram tão eficazes quanto às pulverizações. Também, tentou-se a adição de acaricidas à ração, mas sem sucesso; outrossim, os brincos de identificação impregnados com tetraclorvinfós propiciaram controle satisfatório e aumentaram o risco de desenvolvimento de resistência ao organofosforado.

As preparações variam em função da duração da proteção que propiciam; ao definir os intervalos entre as pulverizações ou os banhos de imersão, devem ser consideradas as condições locais de chuvas e a população de carrapatos. Um caso especial é o de cordeiros jovens expostos à piemia pelo carrapato. As pulverizações, os banhos de imersão e o uso de pomadas são muito tóxicos; o procedimento mais efetivo é a aplicação de uma emulsão que contém o inseticida nas partes do corpo sem lã. O clorpirifós, na concentração de 0,48 kg/ha, reduz acentuadamente a quantidade de carrapatos na pastagem, mas é muito caro para o uso na rotina.

Piretroides

O amitraz, uma formamidina, e os piretroides sintéticos têm sido amplamente utilizados na Austrália, provando ser seguros e efetivos contra cepas resistentes aos organofosforados. Em um estudo realizado nos EUA, utilizou-se uma solução de amitraz a 0,025%, na forma de pulverização de corpo inteiro ou banho de imersão, obtendo-se controle de 86% e 99,8%, respectivamente. Carrapatos resistentes ao DDT também são resistentes aos piretroides sintéticos e, para contornar esse problema, os piretroides podem ser combinados com um organofosforado. Na Austrália, as combinações bem-sucedidas são cipermetrina com clorfenvinfós e deltametrina com etion. Um piretroide sintético, a flumetrina, é comercializado em concentrações maiores, tanto em banho de imersão quanto na aplicação *pour-on*. A administração *pour-on* de uma solução 1%, a dose de 1 mℓ/10 kg de peso corporal, resultou em 97% de eficácia, e a pulverização de uma solução 0,0033% resultou em 99% de eficácia, com ação mais rápida. Relatou-se que o uso de brincos impregnados com piretroide sintético é efetivo, mas é provável que induzam à resistência. A cialotrina controla, também, cepas multirresistentes, sendo utilizada em banho de imersão.

Resultados de ensaios biológicos mostram que a lambda-cialotrina é tão efetiva quanto a cialotrina, quando se faz a pulverização de corpo todo; todavia, a eficácia da aplicação *pour-on* de uma solução 1% é inferior a 50%. Relatou-se resistência a todos os piretroides. Três acaricidas piretroides reduziram significativamente a eclosão dos ovos. Soluções de permetrina a 0,1% ou de cipermetrina e ciflutrina a 0,05% podem ser úteis na limpeza e desinfecção de instalações.

Lactonas macrocíclicas

A ivermectina administrada por via subcutânea propicia um controle satisfatório de *Boophilus microplus* durante 21 dias, após um período inicial de 2 dias. Doses tão baixas quanto 0,015 mg/kg/dia propiciam controle total e aumentam a possibilidade de um implante subcutâneo de liberação lenta. Duas aplicações de 0,2 mg/kg, com intervalo de 4 dias, são consideradas satisfatórias na eliminação de carrapatos em bovinos em sistema de criação extensiva. No entanto, a ivermectina pode não ser efetiva contra *Ixodes ricinus*; todavia, um "bolus" de liberação lenta, ativo por 90 dias, propiciou um bom controle de diversos carrapatos. Quando administrada topicamente, foi necessária uma dose de 0,5 mg/kg para atingir a eficiência obtida com a dose de 0,2 mg/kg SC.

A injeção subcutânea de 0,2 mg de moxidectina/kg, em intervalo de 4 semanas, ou a aplicação *pour-on* de 0,5 mg/kg no dorso, induz boa proteção contra *B. microplus* resistente aos inseticidas organofosforados e ao DDT; ademais, cada tratamento ocasiona rápida redução na população de mosca do búfalo. A administração subcutânea de 0,2 mg de doramectina/kg é altamente efetiva na remoção de *B. microplus* e na prevenção de reinfestação. Em bovinos, a administração oral de 22,2 mg de closantel/kg (maior que a dose oral convencional) interrompeu o ciclo biológico de *Rhipicephalus appendiculatus*; aqueles capazes de oviposição, excretaram poucos ovos, e a maioria não eclodiu. Poucas larvas ou ninfas alcançaram o estágio de muda.

Em *equinos*, os carrapatos de orelhas devem ser tratados com o gotejamento auricular de algumas gotas de uma preparação acaricida oleosa.

Uso de bovinos resistentes

É possível reduzir as perdas causadas pelos carrapatos e pelas doenças transmitidas por carrapatos mediante a introdução de bovinos da raça Brahman e seus mestiços, mais resistentes do que aqueles de raças britânicas e de bovinos africanos.[1] Constatou-se que a resistência é uma característica fortemente adquirida, expressa principalmente contra larvas nas primeiras 24 h após se fixarem nos animais. Na Austrália, notou-se que *B. microplus* pode escapar de sua área de controle devido ao aumento de resistência aos acaricidas. Por esta razão, está sendo dada atenção especial à possibilidade de selecionar bovinos resistentes aos carrapatos. Na maioria das áreas infestadas por carrapatos, os bovinos devem ter até 50% de sangue *Bovis indicus*, uma vez que isso permite a redução na frequência de tratamentos. As perdas, como redução no ganho de peso, maturidade tardia e temperamento inapropriado são evidentes em bovinos com mais de 50% de sangue *B. indicus*. A resposta à ação de *B. microplus* altera-se à medida que os bovinos sofrem infestações sucessivas. Assim, há maior grau de irritação e os animais tendem a se lamber mais frequentemente e diminuir sua população de carrapatos. Demonstrou-se que a resistência aos carrapatos está relacionada à espessura da pele e a outros fatores; é hereditária.[2] A seleção para resistência aos carrapatos não interfere na produção de leite.

Manejo de pastagens

Outras medidas além da aplicação de acaricidas no controle da infestação por carrapatos incluem queima da pastagem, remoção da fauna nativa e aração do solo. Sabe-se tão pouco a respeito das características bionômicas de certos carrapatos em áreas específicas que essas medidas têm se mostrado muito inefetivas, não sendo possível fornecer detalhes que permitam sua adequada implementação.

Em contrapartida, em algumas áreas, a desocupação temporária da pastagem e o pastoreio rotativo são capazes de reduzir muito a população de carrapatos nas fazendas. Se os bovinos são colocados em pastagem temporariamente desocupada, no início do inverno, quando os carrapatos estão produzindo pouca ou nenhuma progênie, e a rotação da pastagem em intervalos de 4 meses, a população de carrapatos pode ser controlada, com número significativamente menor de tratamentos. A praticabilidade do procedimento depende da avaliação financeira, em grande escala, do aumento do ganho de peso em relação aos custos de manejo. A duração da desocupação da pastagem varia de 2 a 3 meses, no verão, de 3 a 4 meses no inverno, mas esses intervalos precisam ser determinados para cada região. Na prática, raramente se faz a desocupação temporária da pastagem.

Nas áreas em que a epidemiologia é conhecida, foi demonstrado que em regiões com inverno frio as fêmeas interrompem a postura de ovos e que o desenvolvimento desses ovos é prolongado. Isso resulta em poucas larvas disponíveis na primavera, e caso se apliquem tratamentos repetidos nesta época, a contaminação da pastagem permanece baixa por alguns meses. Em regiões tropicais quentes, onde a temperatura favorece a reprodução dos carrapatos, o período seco pode causar morte de larvas por dessecação.

Algumas leguminosas tropicais do gênero *Stylosanthes* podem matar ou imobilizar as larvas de carrapatos e o uso dessas plantas pode melhorar a qualidade da pastagem e, simultaneamente, reduzir a contaminação da pastagem por larvas de carrapatos, desde que haja alta proporção leguminosa:capim. *Brachiaria brizantha* também se mostrou letal às larvas de *Boophilus microplus*.

Vacinação

As vacinas brutas obtidas de extratos de fêmeas adultas de *B. microplus* semi-ingurgitadas conferem imunidade efetiva. O anticorpo produzido destrói as células que revestem o intestino médio do carrapato e permite que o sangue escape para o hemocele; alguns carrapatos morrem e a fertilidade dos que restam é reduzida em até 70%. A fertilidade dos machos também é reduzida. Foi desenvolvida uma vacina recombinante à base de glicoproteína ligada à membrana Bm86 do intestino médio do carrapato; ela mostrou ser tão eficaz quanto o antígeno nativo, em estudos conduzidos entre 1993 e 1997[2], e ser efetiva contra carrapatos resistentes aos acaricidas. Seu principal efeito é o controle progressivo do número de carrapatos em sucessivas gerações por meio da diminuição de sua capacidade reprodutiva.[2] Como a vacina atua contra um antígeno do intestino do carrapato ao qual o bovino nunca é exposto, esses animais devem receber doses de reforço em intervalos regulares. Esta foi a primeira vacina recombinante contra o parasita vendida no comércio (Tick Gard®) e inicialmente comercializada em 1994, na Austrália.[3] Atualmente, foi adicionado um segundo antígeno que aumenta significativamente a eficácia da vacina e não prejudica a resposta à glicoproteína Bm86[4,5], disponível como um produto comercial (Gavac®), na América do Norte e América do Sul.[3] Embora as vacinas propiciem controle em longo prazo, elas precisam ser utilizadas juntamente com a aplicação de acaricidas, o uso de bovinos resistentes a carrapatos e o manejo das pastagens, como parte de um sistema de controle de manejo de pragas integrado.

O manejo integrado de infestações por carrapatos requer o uso de vários procedimentos complementares para reduzir as populações desses parasitas abaixo dos limites aceitáveis. Um componente dessas estratégias é o desenvolvimento de patógenos acaricidas que podem exacerbar outras abordagens, como vacinação e aplicação seletiva de acaricidas. Há pesquisa em andamento para avaliar o uso de fungos neste tipo de programa, em particular *Metarhizium anisopliae* e *Beauvaria bassiana*.

Erradicação

Na maioria dos países, tenta-se unicamente a redução da população de carrapatos por meio de banhos de imersão ou pulverizações periódicas. A erradicação total é extremamente difícil devido à persistência dos carrapatos, especialmente aqueles que necessitam de múltiplos hospedeiros, na fauna silvestre e a capacidade de os carrapatos adultos viverem por períodos muito longos fora do hospedeiro. Por outro lado, o tratamento contínuo para conter a população de carrapatos é altamente propício ao desenvolvimento de resistência, um problema que se tornou frequente em muitas áreas infestadas por carrapatos. *Boophilus annulatus* foi erradicado do sudeste dos EUA por meio de um programa de banhos de imersão contínuo, em intervalos curtos, de todos os animais dos rebanhos criados na área. *B. microplus* também foi erradicado da Flórida utilizando-se um procedimento semelhante; contudo, foi preciso abater 20 mil cervos, importantes hospedeiros alternativos na região. Há preocupação de que os cervos e outras espécies de animais selvagens possam ameaçar os esforços de prevenção, com restabelecimento de *B. microplus* e *B. annulatus* no sul dos EUA, depois de introduzidos no México. Em outros países, as tentativas de erradicação de outros carrapatos que requerem um único hospedeiro, em geral, não foram bem-sucedidas.

Embora tanto os banhos de imersão quanto as pulverizações sejam recomendadas para o controle de carrapatos, em um programa de erradicação é fundamental o umedecimento total dos animais pela solução acaricida, que só é possível com o banho de imersão. Isso representa outro problema na implantação de programas de erradicação, devido ao custo da construção de banheiros e currais apropriados. Quando se considera que os banhos de imersão devem ser realizados a cada 14 dias, durante 15 meses; que todos os animais da área de erradicação devem ser submetidos ao banho; e que deve-se adotar quarentena rigorosa da área, fica evidente que a erradicação não é um procedimento fácil.

LEITURA COMPLEMENTAR

Ghosh S, Azhahianambi P, Yadav MP. Upcoming and future strategies of tick control: a review. J Vector Borne Dis. 2007;44:79-89.

REFERÊNCIAS BIBLIOGRÁFICAS

1. Shyma KP, et al. J Parastit Dis. 2015;39:1.
2. Canales M, et al. BMC Biotechnol. 2009;9:29.
3. Guerrero FD, et al. Intern J Parasitol. 2012;42:421.
4. de la Fuente J, et al. Anim Health Res Rev. 2007;8:23.
5. Domingos A, et al. Rev Soc Bras Med Trop. 2013; 46:265.

DEFICIÊNCIAS E TOXICIDADES QUE AFETAM A PELE

Deficiência de zinco (paraqueratose)

Sinopse

- Etiologia: deficiência dietética de zinco e de fatores que interferem na absorção ou utilização do zinco
- Epidemiologia: suínos, bovinos e ovinos em fase de crescimento. O excesso de cálcio predispõe à doença em suínos
- Achados clínicos:
  - Suínos: baixo ganho de peso corporal. Lesões cutâneas simétricas e crostosas (paraqueratose) no dorso, orelhas e cauda; a pele torna-se espessada e com fissuras. Sem prurido
  - Ruminantes: alopecia no focinho, orelhas, base da cauda, membros pélvicos, flanco e pescoço. Andar rígido e inchaço das coroas dos cascos. Perda de lã e espessamento da pele em ovinos. Infertilidade em carneiros. Retardo do crescimento em caprinos e lesões de pele
- Patologia clínica: concentração sérica de zinco abaixo do normal
- Achados de necropsia: paraqueratose
- Confirmação do diagnóstico: histologia das lesões cutâneas e mensuração do teor sérico de zinco
- Lista de diagnósticos diferenciais:
  - Sarna sarcóptica, em bovinos e suínos
  - Epidermite exsudativa, em leitões
- Tratamento: adicionar zinco à dieta
- Controle: zinco suplementar na dieta.

Etiologia

Suínos

A deficiência de zinco em suínos jovens em fase de crescimento pode causar paraqueratose, a qual, às vezes, não se deve a uma simples deficiência de zinco. Suínos em fase de rápido crescimento requerem alta concentração de zinco na dieta.[1] A disponibilidade de zinco na dieta é influenciada negativamente pela presença de ácido fítico, um constituinte de fontes de proteínas vegetais, como o farelo de soja. Grande parte do zinco contido em proteínas vegetais encontra-se na forma ligada, indisponível para os animais monogástricos, como os suínos. O uso de farinha ou resíduos de carne na dieta evita a doença devido à sua alta disponibilidade de zinco. Outra característica particular da etiologia da paraqueratose em suínos é que um excesso de cálcio na dieta (0,5 a 1,5%) pode favorecer o desenvolvimento da doença e a adição de zinco à ração, em teor muito maior (0,02% de carbonato de zinco ou 100 mg de zinco/kg) do que aquele normalmente necessário para esses suínos em fase de crescimento, previne a ocorrência da doença. O conteúdo de cobre na dieta também pode ter alguma importância, pois o aumento do teor de cobre reduz a necessidade de zinco. Em suínos, uma infecção intestinal concomitante, com diarreia, exacerba o dano causado pela deficiência de zinco.

O desmame pode ser acompanhado de diminuição transitória na concentração sérica de zinco em leitões; isso pode ser evitado pela suplementação oral de óxido de zinco.[2] A importância clínica desse declínio não foi esclarecida.

Ruminantes

Uma deficiência primária de zinco resultante de baixo teor de zinco na dieta em ruminantes é rara, mas pode ocorrer. Muitos fatores influenciam a disponibilidade de zinco dos solos, incluindo o grau de compactação e as concentrações de nitrogênio e fósforo no solo. O risco de deficiência de zinco é maior quando o pH do solo se eleva para mais de 6,5 e a adubação com nitrogênio e fósforo é mais intensa. Algumas leguminosas contêm menos zinco do que as gramíneas que crescem no mesmo solo; outrossim, a concentração de zinco diminui com o amadurecimento da planta. Vários fatores podem influenciar negativamente a disponibilidade de zinco aos ruminantes e causar deficiência secundária desse mineral. Tais fatores incluem o consumo de forragem imatura, que interfere na digestibilidade; o fornecimento de feno cortado tardiamente, que pode ser pouco digerível; e o excesso de enxofre na dieta. A contaminação da silagem com solo, durante a coleta, também pode interferir na digestibilidade do zinco.

Epidemiologia

Suínos

Em suínos, a paraqueratose foi relatada pela primeira vez na América do Norte, em animais em fase de crescimento rápido, particularmente aqueles alimentados com dieta contendo promotor de crescimento. A doença ocorre mais comumente na fase de crescimento rápido, após o desmame, e entre 7 e 10 semanas de idade. Cerca de 20 a 80% dos suínos dos rebanhos acometidos podem apresentar lesões; a principal perda econômica se deve à redução na taxa de crescimento. Em geral, a incidência é maior em suínos que se alimentam com grande quantidade de ração seca, em autoalimentadores, do que naqueles com acesso a algumas pastagens, cuja ingestão tem efeito preventivo e curativo.

Baixo teor de zinco na dieta de marrãs durante a gestação e a lactação pode resultar em lesões cutâneas, parto distócico com maior taxa de mortalidade de leitões durante o parto e prejuízo ao crescimento dos neonatos.

Tem sido sugerido que a paraqueratose ocorre porque o crescimento muito rápido dos suínos supera sua biossíntese de ácidos graxos essenciais, ao mesmo tempo em que a digestibilidade da gordura é reduzida devido ao alto teor de cálcio na dieta. O efeito final em suínos em fase de rápido crescimento pode ser uma deficiência relativa de ácidos graxos essenciais.

Ruminantes

Existem casos de deficiência de zinco de ocorrência natural em bovinos, ovinos e caprinos. A doença é bem conhecida na Europa, especialmente em bezerros. É comum em algumas famílias de bovinos e suspeita-se que a causa seja uma necessidade maior, hereditária, de zinco na dieta. A deficiência hereditária é constatada em bovinos das raças Friesian e Black Pied, sendo conhecida como característica letal A46. Os sinais de deficiência surgem entre 4 e 8 semanas de idade. A principal anormalidade é a incapacidade quase total de absorção intestinal de zinco; a administração de zinco tem efeito curativo.

Em *bovinos*, a doença é induzida experimentalmente por meio do fornecimento de dieta com baixo teor de zinco; os casos de ocorrência natural respondem à suplementação da dieta com zinco. Os bezerros se mantêm saudáveis com dietas experimentais que contêm 40 mg de zinco/kg, mas constatou-se paraqueratose em bovinos criados em pastagens com 20 a 80 mg de zinco/kg (normal: 93 mg/kg) e teor de cálcio de 0,6%. Também, parece que há uma resposta melhor em bovinos suplementados com zinco, caso se administre cobre, simultaneamente. A paraqueratose também foi induzida experimentalmente em caprinos e ovinos.

O fornecimento de zinco pode influenciar a resposta imune de bezerros confinados. Quando os bezerros são submetidos a estresse por transporte ou são desafiados com o vírus da rinotraqueíte infecciosa bovina, eles tendem a ter febre mais branda, maior ingestão de matéria seca e menor perda de peso corporal quando alimentados com fontes orgânicas de zinco e manganês, comparativamente àqueles que recebem esses minerais na forma de óxido.

Há relato de surtos da doença em *ovelhas do deserto do Sudão* e em seus cordeiros, alimentados com capim Rhodes deficiente em zinco, com menos de 10 mg de zinco/kg. A doença também foi diagnosticada em *ovinos e caprinos adultos*, e não foi possível determinar a causa da deficiência. A deficiência marginal de zinco, caracterizada por crescimento e fertilidade subnormais e baixa concentração sérica de zinco, mas sem outros sinais clínicos, pode ser constatada em ovinos criados em pastagens com menos de 10 mg de zinco/kg.

Na Alemanha, foram verificadas lesões cutâneas em alpacas e lhamas que apresentavam baixos teores de zinco e cobre. No rebanho acometido, as concentrações séricas médias de zinco e cobre foram 0,17 e 0,49 µg/mℓ, em alpacas, e 0,22 e 0,38 µg/mℓ, em lhamas, respectivamente. Em lhamas, os valores considerados normais são 0,30 µg de zinco/mℓ e 0,40 a 0,70 µg de cobre/mℓ.

Patogênese

A patogênese da deficiência de zinco não é bem conhecida. O zinco é um componente da enzima anidrase carbônica, presente nas hemácias e nas células parietais do estômago, e está relacionada ao transporte respiratório de dióxido de carbono e à secreção de ácido clorídrico na mucosa gástrica. O zinco também está associado à função do RNA e relacionado à insulina, glucagon e outros hormônios. Também, participa nos mecanismos de queratinização, calcificação, cicatrização de feridas e desenvolvimento somático e sexual. Por ter uma participação fundamental no metabolismo de ácidos nucleicos e proteínas, a deficiência de zinco pode influenciar negativamente no sistema imunocelular.

As deficiências de zinco e vitamina A podem ocorrer simultaneamente, com interações complexas entre os compostos que interferem no metabolismo hepático da vitamina A.[3] A deficiência de zinco prejudica a mobilização de vitamina A do fígado.

Em todas as espécies, a deficiência de zinco resulta em menor consumo de alimento sendo, provavelmente, a causa da redução na taxa de crescimento, em animais jovens, e do peso corporal em animais adultos. A deficiente queratinização, resultando em paraqueratose, o crescimento inadequado e a perda de lã e pelos, bem como as lesões das bandas coronárias, provavelmente refletem a importância do zinco na síntese de proteínas. Notam-se lesões nas paredes de arteríolas da derme. Em ruminantes com deficiência de zinco, os ossos apresentam mineralização anormal e baixas concentrações de zinco nos ossos e nas cartilagens; ademais, deve-se considerar a possibilidade de deficiência em animais com evidência de condrodisplasia.[4] Em cordeiros, nota-se retardo no desenvolvimento dos testículos e a cessação total da espermatogênese sugere comprometimento da síntese proteica.

Achados clínicos

Suínos

Taxa reduzida e eficiência de ganho de peso são características. Áreas circunscritas de eritema surgem na pele no abdome ventral e na face interna das coxas. Essas lesões progridem para pápulas de 3 a 5 mm de diâmetro, que logo são cobertas por escamas e, então, por crostas espessas. Essas crostas são mais visíveis em áreas próximas às articulações dos membros, orelhas e cauda e, em todos os casos, sua distribuição é simétrica. As crostas desenvolvem fissuras e rachaduras, tornam-se bastante espessas (5 a 7 mm) e são facilmente removidas da pele. São quebradiças e não apresentam lâminas ou escamas. Não se constata oleosidade, exceto nas partes profundas das fissuras. Poucas vezes os animais arranham ou esfregam o local lesionado. Diarreia de grau moderado é comum. Com frequência, notam-se abscessos subcutâneos secundários; contudo, em casos não complicados, as lesões cutâneas desaparecem espontaneamente em 10 a 45 dias, desde que se faça correção da dieta. Os varrões acometidos apresentam anormalidades testiculares que prejudicam a fertilidade.[5]

Ruminantes

Em bovinos, na doença de ocorrência natural grave, é possível notar sinais de paraqueratose e alopecia em cerca de 40% da área cutânea. As lesões são mais evidentes no focinho, vulva, ânus, base da cauda, orelhas, face posterior dos membros pélvicos, dobras dos joelhos, flanco e pescoço. A maioria dos animais apresenta condição corporal abaixo da média e retardo de crescimento. Após o tratamento com zinco, a melhora é aparente em 1 semana e completa em 3 semanas. Os animais com doença induzida experimentalmente manifestam:

- Baixa taxa de crescimento
- Andar rígido
- Edema das coroas dos cascos, jarretes e joelhos
- Tumefação de consistência mole que contém líquido, na face anterior dos boletos dos membros pélvicos
- Alopecia
- Enrugamento da pele dos membros, escroto, pescoço, cabeça e, especialmente, ao redor das narinas
- Hemorragias peridentais
- Úlceras na gengiva peridental.

Em bovinos, a doença experimental manifesta-se por paraqueratose cutânea, principalmente nos membros pélvicos e no úbere, bem como lesões semelhantes nos tetos, que tendem a sofrer erosão durante a ordenha. Os boletos e as quartelas são recobertos por lesões crostosas. Inicialmente, nota-se exsudação com aglutinação de pelos, seguida de ressecamento e rachaduras. A pele torna-se espessa e perde a elasticidade. Histologicamente, constata-se paraqueratose. Os sinais clínicos surgem cerca de 2 semanas após o início do fornecimento de dieta deficiente aos bezerros e cordeiros, não havendo evidência de que ocorre armazenamento de zinco nos tecidos desses animais. Em caprinos, verifica-se redução do crescimento dos pelos, do tamanho dos testículos e da espermatogênese; ademais, a taxa de crescimento é menor que o normal. O retorno à dieta normal não, necessariamente, reverte esses sintomas, e a taxa de mortalidade é alta. Há um retardo marcante na cicatrização de feridas.

A deficiência de zinco aumenta o risco de mastite em vacas-leiteiras, devido, principalmente, às alterações no epitélio do ducto mamário.[6] A deficiência está associada com aumento do número de células somáticas no leite, diminuição da espessura do estrato córneo do ducto papilar e maior infiltração leucocitária no parênquima do úbere.[6]

A deficiência hereditária de zinco em bovinos (característica letal A46), verificada em bovinos Holstein-Friesian e causada por uma mutação em variante do sítio *splice* (processo que remove os íntrons e junta os éxons depois da transcrição do RNA, em células eucarióticas), SLC39A4, é descrita sob o título "Paraqueratose hereditária de bezerros", mais adiante, neste capítulo.[7]

Uma síndrome hereditária em bovinos da raça Simental (Fleckvieh) com fenótipo similar não se deve à deficiência de zinco, e não causa a mesma anomalia genética.[8]

Ovinos

Em ovinos, a doença de ocorrência natural caracteriza-se pela perda de lã e desenvolvimento de pele espessa e enrugada. Nesses animais, também se constata ingestão de lã, que pode ser um dos sintomas mais precoces em cordeiros, após o consumo de uma dieta deficiente em zinco por 4 semanas. Na doença induzida em cordeiros nota-se baixa taxa de crescimento, salivação, tumefação nos jarretes, pele enrugada e lesões cutâneas abertas ao redor do casco e dos olhos. Em caprinos, a doença experimental é semelhante à dos cordeiros.

Um dos efeitos mais notáveis da deficiência de zinco em *cordeiros não castrados* é o comprometimento do crescimento testicular e ausência total da espermatogênese. Dietas com 2,44 mg de zinco/kg de matéria seca (MS) causam baixa taxa de crescimento, prejuízo ao desenvolvimento testicular, cessação da espermatogênese e outros sintomas de deficiência de zinco, dentro de 20 a 24 semanas. Uma dieta com 17,4 mg de zinco/kg de matéria seca é adequada para o crescimento, mas para o desenvolvimento testicular e espermatogênese normais é necessário um teor de 32,4 mg de zinco/kg de matéria seca. Carneiros jovens que recebem dietas experimentais muito deficientes, apresentam outros sinais clínicos, como:

- Salivação abundante durante a ruminação
- Paraqueratose ao redor dos olhos e nariz, patas e escroto
- Desprendimento dos cascos
- Distrofia e queda da lã, que apresenta marcante alteração da cor
- Desenvolvimento de um odor fétido.

Carneiros que manifestam deficiência de ocorrência natural apresentam cifose e os pés são mantidos juntos.

Em ovinos, a deficiência marginal de zinco pode ser caracterizada por apenas uma redução na ingestão de alimento e discreta perda de peso, sem qualquer outro sintoma externo de doença. Isso é importante porque, em ruminantes criados em pastagem a ausência de sintomas externos indica que a deficiência de zinco pode passar facilmente despercebida.

Infertilidade em ovelhas

Não há comprovação científica da relação entre infertilidade de ovelhas e deficiência de zinco na dieta; no entanto, há relato de infertilidade responsiva ao zinco em ovelhas. Mais uma vez, chama-se a atenção para a necessidade de testes de resposta quando as concentrações de um elemento no solo e na pastagem são marginais.

A *deficiência experimental de zinco em ovelhas gestantes* resulta em menor peso dos cordeiros ao nascimento e baixa concentração de zinco nos tecidos; esses efeitos se devem ao baixo consumo alimentar, característico da deficiência de zinco. O teor de zinco na dieta não influenciou significativamente a capacidade de as ovelhas tornarem-se prenhes ou manterem a gestação. A combinação de gestação e da deficiência de zinco em ovelhas leva a altíssima eficiência na utilização do zinco ingerido; os fetos em desenvolvimento acumulam cerca de 35% do total de zinco consumido pelas ovelhas, na dieta, durante o último trimestre da gestação. A doença é corrigida pelo fornecimento de de zinco suplementar na dieta.

Caprinos

Em caprinos, a deficiência de zinco induzida experimentalmente resulta em baixa taxa de crescimento, redução na ingestão de alimentos, hipoplasia testicular, pelagem opaca e áspera com perda de pelos, bem como acúmulo de tecido cutâneo queratinizado, duro, seco nos membros pélvicos, escroto, cabeça e pescoço. Na parte inferior dos membros, formam-se fissuras nas crostas, com produção de algum exsudato. Em caprinos pigmeus, a deficiência de ocorrência natural constata-se por extensa área de alopecia, cifose, extensas áreas de paraqueratose, crescimento anormal do casco e bandas coronárias doloridas e escamosas. Em caprinos da raça Angorá, notam-se alopecia e hiperqueratose responsivas ao zinco. Os animais acometidos apresentam prurido recidivante; hiperemia; descamação, com perda de lã nos quartos posteriores, face e orelhas; e redução do desempenho reprodutivo. Em cabras-da-Caxemira, notou-se que a suplementação com zinco (40 ou 80 mg/dia) aumentou a taxa de crescimento da lã, a concentração plasmática de testosterona e a atividade sérica de fosfatase alcalina em caprinos.[9]

Em vacas, imediatamente antes do parto, ocorre diminuição abrupta da concentração plasmática de zinco, que retorna ao normal lentamente após o parto. A diminuição do teor de zinco é maior em vacas que tiveram parto distócico. Isso levou à hipótese de que, em novilhas de corte, em algumas condições, a distocia pode ser causada por deficiência nutricional de zinco e que a suplementação pré-parto de zinco na dieta pode reduzir a ocorrência de parto distócico. Isso parece não ocorrer em ovelhas. Em bovinos, a concentração sérica de zinco aumenta durante a época de ocorrência de eczema facial, quando a intoxicação por esporidesmina causa depleção do zinco no fígado.

Patologia clínica

Raspado de pele

O exame laboratorial de raspados de pele revela resultados negativos, mas a biopsia cutânea confirma o diagnóstico de paraqueratose.

Concentração de zinco no soro e pelos

A concentração sérica de zinco pode ter um bom valor diagnóstico. Em ovinos e bovinos, os teores normais variam de 80 a 120 µg/dℓ (12,2 a 18,2 µmol/ℓ). Bezerros e cordeiros que recebem dieta deficiente podem ter concentração tão baixa quanto 18 µg/dℓ (3 µmol/ℓ). Vacas-leiteiras com teor sérico de zinco inferior a 9,7 µmol/ℓ apresentam maior risco de alterações que predispõem à mastite.[6]

Em ovinos, a concentração sérica normal de zinco situa-se acima de 78 µg/dℓ (12 µmol/ℓ); valores abaixo de 39 µg/dℓ (6 µmol/ℓ), ou menos, são considerados evidência de deficiência. Existe relação entre o teor de zinco nos pelos e o teor desse elemento na dieta, mas a análise dos pelos não é considerada um indicador suficientemente preciso da condição de zinco do animal. Em leitões com deficiência experimental nota-se redução nas concentrações séricas de zinco e cálcio, bem como na atividade sérica de fosfatase alcalina, sugerindo que a doença pode ser detectada mediante a mensuração das concentrações séricas de zinco e fosfatase alcalina. O teor de zinco no sangue é muito instável e a sua determinação, isoladamente, provavelmente é sujeita a erro. Por exemplo, outras doenças intercorrentes geralmente reduzem os teores séricos de cálcio e cobre. Além disso, em vacas, a concentração plasmática de zinco diminui abruptamente por ocasião do parto; ela também diminui pela ação do estresse hipertérmico. Após 1 semana de fornecimento de uma dieta altamente deficiente, o teor sérico de zinco diminui em cerca de 50% do normal ou do teor pré-tratamento.

Achados de necropsia

Geralmente, não são realizados exames de necropsia, mas o exame histológico de amostras obtidas por biopsia cutânea revela aumento marcante da espessura de todas as camadas da epiderme. Os teores teciduais de zinco diferem entre animais deficientes e normais, mas as diferenças são mais estatísticas do que de valor diagnóstico.

> **Diagnóstico diferencial**
> - A sarna sarcóptica pode assemelhar-se à paraqueratose, mas é acompanhada de muito prurido e esfregação. Os parasitas podem ser encontrados em raspados de pele. O tratamento com parasiticidas apropriados melhora o quadro clínico.
> - A aparência de epidermite exsudativa é bastante semelhante, mas ocorre principalmente em leitões não desmamados. As lesões têm característica seborreica, muito diferente das lesões secas e descamativas da paraqueratose. A taxa de mortalidade é mais elevada.

Tratamento

Em surtos de paraqueratose em suínos, o zinco deve ser adicionado à dieta, imediatamente, na quantidade de 50 mg/kg de matéria seca (200 mg de sulfato ou de carbonato de zinco por quilo de ração). O conteúdo de cálcio da dieta deve ser mantido entre 0,65 e 0,75%. A injeção diária de 2 a 4 mg de zinco/kg de peso corporal, durante 10 dias, também é efetiva.

A suspensão de óxido de zinco em azeite, administrada por via intramuscular, na dose de 200 mg de zinco, para ovinos adultos, e 50 mg de zinco, para cordeiros, resulta em cura clínica dentro de 2 meses. Em caprinos, a administração oral de 250 mg de sulfato de zinco/dia, durante 4 semanas, resulta em cura clínica da deficiência de zinco dentro de 12 a 14 semanas.

Controle

Suínos

O conteúdo de cálcio na dieta de suínos em fase de crescimento deve ser restrito a 0,5 a 0,6%. No entanto, rações que contêm apenas 0,5% de cálcio e teor de zinco normal (30 mg/kg de matéria seca) podem ocasionar a doença. A suplementação com zinco (até 50 mg/kg de matéria seca), na forma de sulfato ou carbonato, é altamente efetiva na prevenção de deficiência, e parece haver uma ampla margem de segurança em seu uso, pois dietas com 1.000 mg de zinco/kg de matéria seca ocasionaram sintomas de toxicidade aparente. Os suplementos orgânicos e inorgânicos de zinco são digeridos de maneira diferente pelos suínos, com maior biodisponibilidade das formas orgânicas de zinco.[1] Os suínos em fase de rápido crescimento necessitam de 75 mg de zinco orgânico/kg de dieta complexa de creche, a fim de maximizar o crescimento, a saúde e o bem-estar dos animais.[1] A recomendação padrão é adicionar 200 g de carbonato ou de sulfato de zinco para cada tonelada de alimento. O ganho de peso nos grupos de suínos acometidos é sensivelmente aumentado pela adição de zinco à dieta. A adição de óleos que contêm ácidos graxos insaturados também é uma medida de prevenção efetiva. O acesso à pastagem verde, a redução na ingestão de alimentos e a supressão de estimulantes de crescimento na ração reduzem a incidência da doença, mas geralmente não são praticáveis.

Ruminantes

Recomenda-se aos bovinos, o fornecimento de sulfato de zinco (2 a 4 g por dia) como uma medida de emergência, seguida de aplicação de fertilizante que contém zinco na pastagem. Para ruminantes, verificou-se que uma alternativa à suplementação de zinco na dieta é o uso de um comprimido intrarruminal em ovinos. Foi eficaz por apenas 7 semanas, não sendo satisfatório para uso a longo prazo. Demonstrou-se a possibilidade de indução de depósitos subcutâneos de zinco pela injeção de óxido de zinco ou de pó de zinco metálico. O pó de zinco propiciou um efeito mais prolongado. Um "bolus" de vidro solúvel contendo zinco, cobalto e selênio corrigiu a deficiência de zinco induzida experimentalmente em ovinos. O "bolus" supriu a necessidade diária de zinco dos ovinos, sem efeito prejudicial à condição de cobre, embora alta dose de zinco suplementar prejudique a absorção de cobre em bovinos que recebem cobre adicional na dieta.[10]

Metionina de zinco, um suplemento de zinco orgânico para cabras leiteiras, melhorou a saúde do úbere e aumentou a absorção e a retenção de nitrogênio. A ingestão dietética recomendada de zinco para cabras-da-Caxemira é de 86 mg/kg de matéria seca, durante a época de reprodução e o período de crescimento da lã.[9]

REFERÊNCIAS BIBLIOGRÁFICAS

1. Hill GM, et al. J Anim Sci. 2014;92:1582.
2. Davin R, et al. J Anim Physiol Nutr. 2013;97:6.
3. Khakzad P, et al. J Vet Res. 2014;69:173.
4. Dittmer KE, et al. Vet Pathol. 2015;52:851.
5. Cigankova V, et al. Acta Veterinaria Beograd. 2008; 58:89.
6. Davidov I, et al. Rev Med Vet. 2013;164:183.
7. Yuzbasiyan-Gurkan V, et al. Genomics. 2006; 88:521.
8. Jung S, et al. BMC Genomics. 2014;15.
9. Liu HY, et al. J Anim Physiol Nutr. 2015;99:880.
10. Smith SL, et al. New Zeal Vet J. 2010;58:142.

Intoxicações por plantas causadas por toxinas conhecidas

Derivados da diantrona

A hipericina, um derivado complexo da diantrona, é encontrada em *Hypericum perforatum* (erva-de-São-João ou hipérico) e *Hypericum triquetrifolium*, sendo considerada um clássico agente fotossensibilizante primário.[1] Todas as partes dessas plantas causam dermatite fotossensível quando ingeridas por ovinos e bovinos, mas devem ser consumidas em grande quantidade. Elas não são muito palatáveis e a maioria dos surtos ocorre quando estão no estágio jovem e predominam na pastagem.

As variedades de folhas estreitas contêm duas ou três vezes mais hipericina do que aquelas de folhas largas, e a parte superior florida é seis a nove vezes mais tóxica que as outras partes do vegetal. Os sinais clínicos podem surgir alguns dias após os animais terem acesso à pastagem infestada e geralmente desaparecem dentro de 1 a 2 semanas após sua remoção da pastagem. A indução experimental da intoxicação por *H. perforatum* mostrou que a planta contém um agente fotodinâmico primário. Não há lesão no fígado, tampouco ocorre insuficiência hepática.

Fagopirina

A fagopirina, um pigmento heliantrona vermelho, encontrada em *Fagopyrum sagittatum* (trigo-sarraceno), causa fotossensibilização primária em todas as espécies.

Furocumarina (furonacumarina)

As plantas que contêm furocumarinas (como os psoralenos) são:

- *Ammi majus* – erva-de-bispo ou *meadow sweet*, salsa de burro
- *Ammi visnaga* – paliteira
- *Cooperia pedunculata* – lírio-da-campina
- *Cymopterus longipes*
- *Cymopterus watsonii* – salsa selvagem ou da primavera
- *Heracleum mantegazzianum* – salsa de vaca gigante
- *Petroselinum* spp. – salsa
- *Thamnosma texana* – Dutchman's breeches, blister weed.

Furocumarinas semelhantes, identificadas como 4,5,8-trimetilpsoraleno, 5-metoxipsoraleno e 8-metoxipsoraleno, também estão presentes em *Pastinaca sativa* (pastinaca), infestada com o fungo *Ceratocystis fimbriata*, e *Apium graveolens* (aipo), infestado com *Sclerotinia* spp. (fungo da podridão cor-de-rosa). Essas toxinas têm a característica particular de serem fotossensibilizantes por contato, sem a necessidade de ingestão, causando lesões graves no ser humano. *A. majus* é mais tóxico aos animais pecuários quando possui sementes maduras. Sua ocorrência mais séria é como um contaminante no feno de *C. pedunculata*, uma planta perene do oeste dos EUA, que ocorre em épocas de alta umidade ou após a chuva ter molhado sua folhagem, sendo as folhas tóxicas tanto vivas e quanto mortas.

A síndrome clínica causada por plantas que contêm furocumarinas consiste em séria dermatite fotossensibilizante, às vezes tão grave como gangrena cutânea, nas partes não pigmentadas da pele, nas faces dorsal e lateral do corpo, e edema de cabeça e orelhas, nas faces laterais dos tetos, na conjuntiva não pigmentada, no focinho e na membrana mucosa bucal, na parte interna do lábio inferior, e na superfície inferior da extremidade da língua. Em suínos, a dermatite fotossensível pode ser acompanhada de vesículas distintas no focinho e induzir ao falso alarme de doença viral vesicular.

Houve um sério incidente internacional decorrente do consumo de pastinaca mofada.

Intoxicações por plantas causadas por toxinas não identificadas

Dermatite

- *Entandrophragma cylindricum* – pau-brasil, o uso de aparas como cama foram associadas à ocorrência de balanopostite em carneiros
- *Excoecaria* spp.
- *Heracleum mantegazzianum* – pastinaca
- *Vicia benghalensis* – ervilhaca; causa dermatite, conjuntivite, rinite, febre e granulomas eosinofílicos múltiplos em diversos órgãos[1]
- *Vicia dasycarpa* – ervilhaca-glabra; causa os mesmos sintomas mencionados para *V. benghalensis*
- *Vicia villosa* – ervilhaca-peluda, causa os mesmos sintomas mencionados para *V. benghalensis*.

Fotossensibilização primária, sem lesão hepática

- *Echinochloa utilis* – milheto
- *Erodium cicutarium* – storksbill
- *Froelichia humboldtiana*[2]
- *Holocalyx glaziovii*
- *Lachnanthes tinctoria*
- *Mentha satureioides*
- *Sphenosciadium capitellatum*
- *Medicago polymorpha* – trevo-preto
- *Verbena* spp.

A fotodermatite causada por *M. polymorphia* e *F. humboldtiana* acomete todas as espécies animais criadas em pastagens onde há predomínio dessas plantas, geralmente na primavera. As lesões em partes não pigmentadas da pele desaparecem rapidamente quando os animais são retirados da pastagem, não ocorre lesão hepática ou sequelas permanentes.[2] Os pulgões, que comumente infestam essas plantas em grande número, contêm grande quantidade de agente fotodinâmico e podem ser importantes em alguns surtos da doença.

REFERÊNCIAS BIBLIOGRÁFICAS

1. Soliva CR, et al. J Anim Feed Sci. 2008;17:352.
2. Souza PEC, et al. Res Vet Sci. 2012;93:1337.

Intoxicação por selênio

Sinopse

- Etiologia: ingestão de plantas ou suplementos alimentares ou injeção de alta dose de produtos farmacêuticos que contêm selênio
- Epidemiologia: doença enzoótica em regiões cujos solos e pastagens contêm quantidades tóxicas de selênio. Surtos após erros de dosagem na suplementação alimentar ou na administração oral ou injetável
- Patologia clínica: alta concentração de selênio nos tecidos e líquidos corporais
- Lesões:
  - Animais vivos:
    º Aguda: dispneia, diarreia, prostração, curso breve, morte
    º Crônica: emaciação, pelagem áspera, andar rígido, claudicação, deformidade de casco
  - Exame *post mortem*:
    º Aguda: evidência de comprometimento cardiovascular, hemorragias
    º Crônica: miopatia em músculos esquelético e cardíaco
- Confirmação do diagnóstico: alta concentração de selênio nos líquidos e tecidos corporais
- Tratamento: nenhum; evitar pastagens onde há plantas que contêm selênio; atentar para o uso de medicamentos e aditivos alimentares que contêm selênio.

Etiologia

A intoxicação por selênio em animais é um problema mundial, seja como intoxicação aguda ou crônica. É causada por ingestão ou injeção dos seguintes compostos orgânicos ou inorgânicos de selênio:

- Compostos inorgânicos de selênio administrados como suplementos alimentares

- Compostos orgânicos de selênio (selenometionina e metilselenocisteína) contidos em plantas invasoras de pastagem[1-2]
- Preparações farmacêuticas administradas por via oral ou injetável, frequentemente combinadas com vitamina E.[3]

Existem discrepâncias nas doses tóxicas citadas na literatura, e as razões para isso não são totalmente compreendidas. Os fatores relacionados aos animais identificados são: espécie, idade e condições de saúde, reprodutiva e nutricional.[4] Outros fatores incluem dose, via de administração e interações desses produtos com outros substratos da dieta.[3] O consumo diário de dieta com 2 mg de selênio/kg de peso corporal pode ocasionar intoxicação marginal em ovinos, mas as ovelhas prenhes e lactantes toleraram doses tão altas quanto 12 mg de selênio dietético (na forma de selenito de sódio) por quilograma de peso corporal, durante 72 semanas, sem desenvolver quaisquer sinais clínicos ou patológicos de intoxicação por esse mineral.[5] A ingestão oral de 1 a 2,2 mg de selênio/kg de peso corporal, na forma de selenito de sódio, causou morte de cordeiros; contudo, outros cordeiros sobreviveram à dose de 4 mg/kg de peso corporal.[6,7] Alimentos com 44 mg de selênio/kg, para equinos, e 11 mg/kg, para suínos, são incriminados como causas de intoxicação. As doses orais únicas tóxicas (em mg/kg de peso corporal) são: 2,2 para ovinos, 1,49 para equinos[3], 9 para bovinos e 15 para suínos.

Epidemiologia

Ocorrência

Na pastagem
A intoxicação por selênio ocorre em áreas restritas, na América do Norte, Irlanda, Israel, Canadá, Austrália e África do Sul, onde os solos são originários de formações rochosas particulares que contêm alto teor de selênio. A alta concentração do mineral nessas plantas se deve ao alto teor de selênio encontrado naturalmente no ambiente.

Também é possível constatar alto conteúdo de selênio nas plantas, em áreas onde o solo não é naturalmente rico em selênio. Isso se deve à liberação industrial ou comercial de selênio na água e no solo.

Erros de dosagem
Perdas relevantes decorrentes da intoxicação por selênio também ocorrem devido à falta de conhecimento das dosagens dos compostos de selênio utilizados para fim terapêutico ou profilático.

Fatores de risco

Fatores de risco do animal
Os bovinos são mais tolerantes à intoxicação do que os ovinos. É improvável que os suínos sejam expostos, mas eles podem desenvolver a doença no campo. Os animais jovens são menos tolerantes do que os adultos.

A suplementação dietética é utilizada na prevenção de síndromes de deficiências conhecidas, como a doença do músculo branco em cordeiros; como estimulante inespecífico do crescimento; e na prevenção de diversas síndromes indefinidas. A administração concomitante de monensina e selênio aumenta a toxicidade do selênio fornecido. Há muitos relatos de casos de doença inesperada e morte de animais medicados com preparações de selênio; aparentemente, nem todos os fatores que interferem na toxicidade do selênio são conhecidos.

Os compostos orgânicos de selênio, especialmente aqueles constatados naturalmente em plantas, podem ser mais tóxicos do que os compostos inorgânicos, mas essa diferença pode não ser aparente em ruminantes devido às alterações por que passam os compostos ingeridos, causadas por mecanismos digestivos no rúmen.[4] O selenito é mais tóxico do que o selenato, e ambos são mais tóxicos do que o dióxido de selênio.

Fatores de risco do ambiente
Demonstrou-se que a deposição de material industrial (p. ex., cinzas de carvão leves depositadas nas pastagens) está associada a alto teor de selênio em tecidos de ovinos criados nessas pastagens.

Fatores de risco da fazenda
A intoxicação por selênio em animais que ingerem plantas que crescem em solos seleníferos pode ser restrita a áreas muito distintas, tão pequenas quanto uma única pastagem. A baixa precipitação pluviométrica predispõe à intoxicação porque os compostos de selênio solúveis disponíveis não são lixiviados do solo superficial, e a falta de forragem competitiva pode forçar os animais a ingerir grande quantidade de plantas que contêm selênio.

O selênio efetivo está presente nos 60 a 90 cm da superfície do solo; o selênio contido em local abaixo desse nível não está ao alcance da maioria das plantas. A intoxicação por selênio pode ocorrer em solos que possuem tão pouco selênio quanto 0,01 mg/kg, mas alguns solos podem conter até 1.200 mg de selênio/kg. A maioria das plantas presentes nas pastagens raramente contém quantidade de selênio superior a 100 ppm, mas várias delas, as chamadas plantas conversoras ou indicadoras, absorvem o elemento em quantidade tão grande que o conteúdo de selênio pode ser tão elevado quanto 10.000 ppm. Nesta categoria de plantas, incluem-se *Acacia cana*, *Artemisia canescens*, *Aster* spp., algumas plantas dos gêneros *Astragalus*, *Atriplex* e *Castilleja*, *Comandra pallida*, *Descurainia pinnata*, *Grindelia* spp., *Machaeranthera ramosa*, *Morinda reticulata*, *Neptunia amplexicaulis*, *Oonopsis* spp., *Penstemon* spp. e *Sideranthus* spp., *Stanleya pinnata* e *Xylorrhiza* spp.

Essas plantas tendem a crescer preferencialmente em solos ricos em selênio e são, portanto, plantas "indicadoras". Em geral, não são palatáveis por apresentarem odor forte e, assim, uma síndrome aguda é improvável; no passado, sérias perdas foram atribuídas a uma forma crônica da doença conhecida como doença alcalina.

Patogênese

Os compostos de selênio ingeridos são absorvidos principalmente no duodeno, com alguma absorção no restante do intestino delgado. Pouca absorção, se houver, ocorre no rúmen. O mecanismo de absorção varia de acordo com a forma específica do selênio, sendo que a absorção de selenito envolve transferência passiva e a de selenometionina e selenocisteína transporte ativo.[1,2] A distribuição tecidual também depende da forma de selênio fornecida; o rim e o fígado apresentam a maior concentração de selênio. A transferência placentária acontece especialmente no último trimestre de gestação; apenas pequena quantidade é excretada no leite.[5] A metabolização do selênio acontece nas hemácias e no fígado, e a excreção ocorre principalmente pela urina; uma pequena quantidade de selênio metabolizado é excretado na bile e nas fezes.[1]

O mecanismo de ação não foi esclarecido e tem-se proposto diversas teorias diferentes.[3] Nos vegetais, o selênio se apresenta como análogos de aminoácidos que contêm enxofre (p. ex., selenocisteína); um possível mecanismo de intoxicação consiste na interferência com sistemas enzimáticos que contêm esses aminoácidos. Outros mecanismos propostos incluem a geração de radicais livres, causando dano tecidual oxidativo, e a incorporação de proteínas, prejudicando a função celular normal.[3,4]

Achados clínicos

Intoxicação aguda

Nos casos de intoxicação natural e experimental nota-se angústia respiratória marcante, inquietação, anorexia, salivação, diarreia aquosa, febre, taquicardia, postura e andar anormais, prostração e morte após curto período de doença. Equinos com intoxicação aguda manifestam evidentes sintomas relacionados ao sistema nervoso central (SNC), com ataxia e excitação, sudorese, pirexia, taquicardia, dispneia e morte dentro de 6 h.[3] Os suínos com intoxicação branda apresentam ataxia de membros posteriores, andar na ponta das patas, dificuldade de se levantar, decúbito esternal e, em alguns casos, tremores e vômito. Em casos extremos, os animais assumem uma postura de decúbito lateral.

Intoxicação crônica

A intoxicação crônica se manifesta por apatia, emaciação, pelagem áspera, falta de vitalidade, rigidez e claudicação. Em bovinos, cavalos e mulas, ocorre perda dos pelos da base e da vassoura da cauda, e em suínos, caprinos e equinos pode haver alopecia generalizada. Notam-se anormalidades de casco, incluindo inchaço da banda coronária e deformidade ou separação e desprendimento dos cascos, em todas as espécies. A claudicação é marcante. Em animais recém-nascidos podem ocorrer deformidades congênitas do casco. Lesões hemorrágicas na parede proximal e base das unhas das quatro patas podem acompanhar essas deformidades. A intoxicação crônica em suínos alimentados com ração com 20 a 27 mg de selênio/kg também está associada a uma síndrome que consiste na redução da ingestão de alimentos e paraplegia e quadriplegia devido à polimielomalacia. Suínos que consomem dieta com níveis marginais de selênio (10 mg/kg) desenvolvem necrose da banda coronária, redução da taxa de concepção e aumento da taxa de mortalidade neonatal.

Patologia clínica

Nas intoxicações agudas e crônicas, nota-se anemia moderada; a diminuição do teor de hemoglobina para cerca de 7 g/dℓ é uma das primeiras indicações de intoxicação por selênio. O conteúdo de selênio pode ser mensurado na urina, no leite e nos pelos dos animais acometidos. A doença clínica é evidente quando a concentração sanguínea de selênio alcança 3 mg/kg e a concentração urinária é superior a 4 mg de selênio/kg. O teor sérico normal de 140 a 190 ng/mℓ pode se elevar até 1.500 ng/mℓ.

Os seguintes conteúdos de selênio nos pelos são considerados críticos:

- Menos de 5 mg/kg sugere ser improvável que haja selenose crônica
- Valores de 5 a 10 mg/kg sugerem problemas limítrofes
- Valor superior a 10 mg/kg confirma o diagnóstico de selenose crônica.

Achados de necropsia

Intoxicação aguda

Em casos confirmados de intoxicação aguda por selênio, de ocorrência natural ou experimentalmente induzida, a maioria dos achados macroscópicos pode ser atribuída ao comprometimento cardiovascular. Notam-se edema e congestão pulmonar, hemorragias petequiais em vísceras torácicas e congestão hepática, renal e no trato gastrintestinal. Em cordeiros e leitões que recebem sobredose por via parenteral, geralmente há hidrotórax, hidropericárdio e ascite.

As lesões histológicas podem ser mínimas se o curso clínico for breve. Alterações que podem ser observadas em animais que sobrevivem mais de 24 h incluem efusão serosa nos alvéolos pulmonares, discreta degeneração hialina ou granular das fibras de músculos esqueléticos, degeneração hidrópica nas células do epitélio dos túbulo renais, bem como degeneração periacinar e necrose de hepatócitos. Os miócitos cardíacos podem parecer inchados e conter áreas de granulação e lise no citoplasma.

Intoxicação crônica

Em animais com intoxicação subaguda a crônica por selênio, ocorre miopatia em músculos esquelético e cardíaco. As deformidades de patas e da pele geralmente são evidentes. Também há relato de atrofia e dilatação do coração e edema pulmonar, cirrose e atrofia do fígado, glomerulonefrite, gastrenterite branda e erosão de superfícies articulares.

Polimielomalacia simétrica foi detectada tanto nos casos naturais quanto experimentais da intoxicação, em suínos alimentados com excesso de selênio. As áreas primariamente acometidas são os cornos ventrais das intumescências cervical e lombar, com menor dano aos núcleos do tronco encefálico. O aspecto microscópico da medula espinal inclui vacuolização do neurópilo e, algumas vezes, do citoplasma dos neurônios. A cromatólise neuronal, o inchaço axonal e a tumefação e proliferação das células endoteliais estão consistentemente presentes.

Amostras para confirmação do diagnóstico

- Toxicologia: 50 g de fígado, rim; 500 g do alimento suspeito (mensuração do teor de [Se])
- Histologia: músculo esquelético, coração, fígado, rim, ± medula espinal das intumescências cervical e lombar, fixados em formalina (MO).

Teores de selênio nos tecidos

Na selenose crônica em ovinos, os teores hepático e renal de selênio são, aproximadamente, 20 a 30 mg/kg, e na lã situa-se na faixa de 0,6 a 2,3 mg/kg. Em equinos, relata-se que a concentração do mineral nos pelos é superior a 5 mg/kg.

O diagnóstico de intoxicação por selênio depende, em grande parte, do reconhecimento das síndromes típicas em animais, em áreas onde o conteúdo de selênio no solo é elevado ou quando há administração de selênio como medicamento ou como aditivo alimentar. As lesões clínicas e de necropsia associadas à intoxicação consistem em uma ampla gama de sinais e lesões, não facilmente resumidas. A confirmação do diagnóstico depende da constatação de níveis tóxicos de selênio em tecidos ou líquidos corporais.

Diagnóstico diferencial

- Intoxicação aguda:
  - Intoxicação aguda por arsênico
  - Anafilaxia
  - Ionóforos/tiamulina em suínos
  - Septicemia
  - Toxemia
- Intoxicação crônica:
  - Hipovitaminose A
  - Laminite
  - Intoxicação por cloreto de sódio

Tratamento

Várias substâncias foram testadas no tratamento de intoxicação por selênio, como iodeto de potássio, ácido ascórbico e pectina de beterraba, mas sem eficácia aparente. O uso de dimercaprol ou British anti-Lewisite (BAL) é contraindicado.

Controle

Para evitar riscos, o teor de selênio nos alimentos não deve exceder 5 mg/kg de matéria seca, e acredita-se que a alimentação em pastagens contendo 25 mg/kg de matéria seca por várias semanas esteja associada à intoxicação crônica por selênio. A pastagem pode conter até 2.000 a 6.000 mg de selênio/kg, causando a forma aguda da doença quando consumida por alguns dias.

A proteção contra os efeitos tóxicos do selênio em quantidades de até 10 mg/kg na dieta é obtida pela inclusão de 0,01 a 0,02% de ácido arsanílico ou 0,005% de ácido 3-nitro-4-hidroxifenilarsônico na ração fornecida aos suínos. Em bovinos, 0,01% de ácido arsanílico na ração ou 550 mg/dia para novilhos a pasto propicia apenas proteção discreta. A adição de óleo de linhaça à ração melhora a eficiência dessa proteção. Dieta com alto teor proteico também tem efeito protetor.

Ao usar o selênio como agente farmacêutico, deve-se prestar muita atenção para a dose recomendada e a via de administração.

LEITURA COMPLEMENTAR

Blodgett DJ, Bevill RF. Acute selenium toxicosis in sheep. Vet Hum Tox. 1987;29:233-236.
Casteel SW, Osweiler GD, Cook WO, et al. Selenium toxicosis in swine. J Am Vet Med Assoc. 1985;186:1084-1085.
O'Toole T, Raisbeck MF. Pathology of experimentally induced chronic selenosis (alkali disease) in yearling cattle. J Vet Diagn Invest. 1995;7:364-373.
Perry TW, Beeson WM, Smith WH, et al. Effect of supplemental Se on performance and deposit of Se in blood and hair of finishing beef cattle. J Anim Sci. 1976;42:192-195.
Radostits O, et al. Selenium poisoning. In: Veterinary Medicine: A Textbook of the Disease of Cattle, Horses, Sheep, Goats and Pigs. 10th ed. London: W.B. Saunders; 2007:1811.
Raisbeck MF, Dahl ER, Sanchez DA, et al. Naturally occurring selenosis in Wyoming. J Vet Diagn Invest. 1993; 5:84-87.

REFERÊNCIAS BIBLIOGRÁFICAS

1. Herdt TH. Vet Clin North Am Food A. 2011;27:255.
2. Nogueira CW, et al. Arch Toxicol. 2011;85:1313-1359.
3. Desta B, et al. J Vet Diagn Invest. 2011;23:623.
4. Kienzle E, et al. Eur Eq Nutr Health Con. 2006;3:1.
5. Davis PA, et al. J Anim Sci. 2006;84:660.
6. Faye B, et al. Nutrients. 2009;1:30.
7. Tiwary AK, et al. J Vet Diagn Invest. 2006;18:61.

Intoxicação por iodo

Etiologia

O iodo é encontrado em baixas concentrações na natureza, tanto na forma inorgânicas quanto na orgânica. As fontes comuns de iodo incluem sal iodado (100 ppm de iodo), etilenodiamino di-hidroiodeto (EDDI) e aditivos alimentares que contêm iodo, como iodato de cálcio, iodeto de potássio e iodeto de sódio.[1] O iodeto de potássio, a forma mais solúvel em água e quimicamente instável, é o produto menos comumente usado na alimentação de bovinos; o iodato de cálcio é o produto mais estável. O etilenodiamino di-hidroiodeto é frequentemente usado para prevenir ou tratar podridão de cascos em bovinos, mas foi utilizado em outros países para tratar pitiose em cavalos.[2]

A intoxicação pela forma inorgânica de iodo raramente está associada a doenças em animais. A excreção no leite e nos ovos é linear, e a dose tóxica é alta. À medida que a quantidade de iodo inorgânico ingerido aumenta, também aumenta a quantidade excretada no leite, com taxa de excreção constante de 8 a 12% de iodo.[3] Normalmente, para causar doença fatal em bezerros são necessárias doses diárias de 10 mg/kg de peso corporal. Há um caso particular de bócio em potros, quando ele e a mãe são alimentados com quantidade excessiva de iodo, principalmente quando se fornece a alga marinha *kelp* como suplemento alimentar. Em éguas, a ingestão diária de 35 a 40 mg de iodo pode causar bócio em seu potro.

Também, constatou-se intoxicação por iodetos orgânicos quando sua ingestão era muito menor (p. ex., 160 mg/dia/vaca) e parece ser um risco potencial quando vacas ou bezerros são alimentados com EDDI, continuamente com iodetos orgânicos, como profilaxia da podridão de cascos.

Achados clínicos

Os sinais clínicos variam dependendo da espécie e da forma de iodo. Os equinos parecem ser os animais mais sensíveis à intoxicação por iodo, seguidos de ruminantes e suínos.[1,2] Em bovinos e ovinos, os sintomas consistem em pelame coberto com grande quantidade de caspas finas, perda de pelos, pelame ressecado, tosse e abundante secreção nasal.[1] O consumo de ração e a produção de leite frequentemente diminuem. Outros sintomas comuns em ruminantes são lacrimejamento, hipertermia e salivação excessiva. Em alguns casos, nota-se exoftalmia e os animais gravemente acometidos podem morrer devido à broncopneumonia. Em equinos, uma característica é a presença de alopecia e intensa quantidade de caspas. Também há relato de anidrose, rabdomiólise e intolerância ao exercício.[2]

Patologia clínica e achados de necropsia

A concentração sérica de iodo situa-se acima do valor normal[3], de 5 µg/100 mℓ até 20 a 130 µg/100 mℓ.

No exame *post mortem,* a maioria das lesões está associada a alterações no trato respiratório, com relato de traqueíte, broncopneumonia e pleurisia em bovinos. O tecido pulmonar apresenta inflamação exsudativa, hipertrofia das membranas mucosas brônquicas, necrose de bronquíolos e exsudato fibrinoso nos alvéolos. Ovinos intoxicados por iodo manifestam broncopneumonia supurativa e pneumonia fibrinosa.

LEITURA COMPLEMENTAR

Baker DH. Iodine toxicity and its amelioration. Exp Biol Med. 2004;229:473-478.
Paulikova I, Kovac G, Bires J, et al. Iodine toxicity in ruminants. Vet Med Czech. 2002;12:343-350.
Thompson LJ, Hall JO, Meerdink GL. Toxic effects of trace mineral excess. Vet Clin North Am Food A. 1991; 7:277-306.

REFERÊNCIAS BIBLIOGRÁFICAS

1. Schone F, Rajendram R. Iodine in farm animals. In: Preedy VR, Burrow GN, Watson RR, Burlingham MA, eds. Comprehensive Handbook of Iodine: Nutritional, Biochemical Pathologic and Therapeutic Aspects. Academic Press; 2009:151.
2. Doria RGS, et al. Arq Bras Vet Med Zootec. 2008; 60:521.
3. Norouzian MA, et al. J Anim Vet Adv. 2009;8:111.

NEOPLASIAS CUTÂNEAS

Papilomatose e sarcoide

O sarcoide, em equinos, e a papilomatose cutânea, em equinos, caprinos e bovinos, são doenças específicas (ver também "Sarcoide" e "Papilomatose"). Tipicamente, as lesões são proliferações cutâneas nodulares de tecido viável e, não havendo lesão traumática, sem descontinuidade da epiderme que as recobrem.

Os *papilomas (verrugas) planos aurais (placa aural)* são comuns em equinos, cuja causa é um papilomavírus. Os mosquitos-borrachudos podem atuar como vetores. As lesões consistem em uma a várias placas acinzentadas ou brancas na superfície interna do pavilhão auricular. Lesões semelhantes podem ser vistas ao redor do ânus, vulva e região inguinal. Em geral, as lesões são assintomáticas, podem persistir indefinidamente, regredir espontaneamente e não respondem ao tratamento.

Carcinoma de célula escamosa

Pode se desenvolver em qualquer parte da pele, bem como na boca e no seio maxilar. Em bovinos e equinos, o carcinoma de célula escamosa pode se desenvolver como uma complicação incomum da infecção por papilomavírus bovino tipos 1 e 2.[1] Os tipos comuns dessa neoplasia são:

- *Carcinoma de célula escamosa ocular* (câncer de olho): é a lesão mais comum de pálpebras e globo ocular de equinos e bovinos (ver também "Carcinoma de célula escamosa ocular em bovinos" e "Carcinoma de célula escamosa ocular em equinos")
- *Carcinoma de célula escamosa em equinos:* é a segunda neoplasia cutânea mais comum (depois do sarcoide equino) nessa espécie; se instalam, principalmente, na glande peniana e no prepúcio, bem como na região perianal de equinos idosos.[2] O carcinoma de célula escamosa pode causar metástases fatais, a menos que se faça a extirpação precoce do tumor primário. Lesões macroscopicamente semelhantes são causadas por hiperplasia epitelial, habronemose e papilomatose escamosa
- *Carcinoma de célula escamosa vulvar:* com frequência, surge em ovinos da raça Merino como resultado da exposição excessiva da pele vulvar à luz solar, após cirurgia perineal radical com intuito de controlar miíase. O carcinoma de célula escamosa também se desenvolve na vulva de vacas, sendo que a maior incidência é verificada em vulva não pigmentada do que naquela pigmentada
- *Carcinoma de base do chifre:* se desenvolve em bovinos e raramente em ovinos, caprinos e búfalos, é um carcinoma de célula escamosa que surge no epitélio colunar pseudoestratificado da mucosa da parte central do chifre, sendo mais prevalente em bovinos *Bos indicus*. Este tumor acomete cerca de 1% da população de bovinos na Índia e é responsável por mais de 80% das neoplasias relatadas em bovinos indianos. Relata-se que o tumor é mais comum em bois castrados do que em vacas. Nos estágios iniciais, os animais acometidos podem esfregar os chifres contra um objeto fixo ou sacudir a cabeça com frequência. Nota-se secreção sanguinolea inicialmente na narina do lado acometido ou na base do chifre, e o animal mantém a cabeça abaixada e direcionada para um lado. O chifre se desprende e cai, deixando o tumor exposto à infecção e à infestação por moscas. Metástases secundárias à neoplasia são comuns. A alta prevalência de metástases em linfonodos regionais e órgãos internos desencoraja o tratamento; no entanto, um extrato do tecido central do chifre obtido em fenol é imunogênico e a imunoterapia pode ser um procedimento terapêutico efetivo. Também são utilizadas outras formas de tratamento de carcinoma de célula escamosa em geral, incluindo extirpação cirúrgica, preferencialmente por meio de crioterapia, e hipertermia por radiofrequência
- O *câncer de orelha* em ovinos é, na maioria dos casos, um carcinoma de célula escamosa. A lesão começa ao redor da borda livre da orelha e, em seguida, invade toda a orelha, que se torna um grande tumor em forma de couve-flor. Em alguns rebanhos a incidência pode ser alta, mas a causa não é conhecida; a presença de papilomavírus em muitas lesões aurais pré-cancerosas sugere que o vírus pode participar da etiologia
- *Câncer de pele de ovinos*: relata-se alta incidência de epiteliomas em algumas famílias de ovinos da raça Merino, na Austrália. As lesões se desenvolvem em pele lanada e são acompanhadas de muitos cistos cutâneos. Sugere-se que a predisposição à neoplasia é hereditária. A ocorrência de metástase é comum, tanto no caso de epitelioma quanto de carcinoma de célula escamosa
- O *"câncer na marcação com ferro quente"*, que se apresenta como uma massa granulomatosa no local da marcação cutânea com ferro quente ou por congelamento, geralmente é considerado mais uma inflamação crônica do que de origem neoplásica; todavia, há relato de carcinoma de célula escamosa em marcas de identificação de ovinos e bovinos

- *Em caprinos*, o períneo é um local comum de carcinoma de célula escamosa. Úbere, orelhas e base dos chifres também podem ser acometidos. Ulceração, miíase e aglutinação de pelos são sequelas de aparência desagradável. É provável que uma tumefação vulvar bilateral simétrica causada por tecido mamário ectópico cujo tamanho aumenta por ocasião do parto seja confundida com carcinoma de célula escamosa. É possível aspirar leite dessa tumefação.

REFERÊNCIAS BIBLIOGRÁFICAS
1. Nasir L, Campo MS. Vet Dermatol. 2008;19:243-254.
2. Schaffer PA, et al. J Am Vet Med Assoc. 2013;242: 99-104.

Melanoma

São neoplasias cutâneas comuns em suínos, equinos, bovinos, pequenos ruminantes e camelídeos.[1] Em equinos, 4 a 15% de todos os tumores relatados eram melanomas; em bovinos, essa taxa é cerca de 6%.[1-3] Em equinos, os melanomas acometem principalmente equinos adultos de pelagem cinza e branca, chegando a uma prevalência de mais de 80% nesse subgrupo de animais.[4] Embora historicamente os melanomas fossem considerados proliferações cutâneas benignas, mais recentemente o conceito de melanoma como neoplasia com potencial maligno tornou-se mais aceito. Alguns estudos relatam que pelo menos 66% dos tumores melanocíticos de equinos, por fim, se tornam malignos.[4]

Em equinos, são conhecidos quatro tipos de anormalidades melanocíticas:[2-4]

- *Nevos melanocíticos*, observados em equinos mais jovens, independentemente da cor da pelagem; são discretas manchas cutâneas benignas. A presença de vários nevos é considerada um fator predisponente ao desenvolvimento de melanoma dérmico[1]
- *Melanomas dérmicos discretos* se apresentam como massas únicas, mais comumente em locais típicos como cauda e regiões anal, perianal, perineal e genital. São mais comuns em equinos acinzentados adultos, com idade média de 13 anos. Embora os melanomas dérmicos frequentemente sejam benignos, alguns casos são malignos. Recomenda-se a extirpação cirúrgica nos estágios iniciais, procedimento curativo, na maioria dos casos[1,4]
- *Melanomatose dérmica* refere-se à ocorrência de vários melanomas dérmicos, com alta incidência de metástase. Em geral, acomete equinos com mais de 15 anos de idade e não é passível de ressecção cirúrgica. A metástase visceral não é uma complicação incomum; esse tipo de melanoma é considerado potencialmente fatal[4]
- *Melanomas malignos anaplásicos* ocorrem em equinos não acinzentados mais velhos, com alta incidência de metástase.

A apresentação de melanoma dérmico discreto e melanomatose dérmica são referidas como *melanoma dérmico*.

Fisiopatologia

Embora o início da maioria dos melanomas de animais ainda seja pouco compreendido, o desenvolvimento dessas neoplasias está epidemiologicamente associado a mutações geradas tanto por radiação solar UV-A quanto por UV-B. As células malignas podem se infiltrar no tecido circundante e causar metástase via vasos linfáticos ou sanguíneos, sendo os linfonodos regionais em geral o primeiro alvo.[1] A predisposição genética para o desenvolvimento de melanomas foi relatada em suínos miniaturas da raça Sinclair, bem como naqueles da raça Duroc, além de caprinos da raça Angorá, os quais foram propostos como modelos experimentais potenciais para o melanoma humano.[1] Em equinos, a relação bem conhecida entre a pelagem acinzentada e o maior risco de melanoma levou à suposição de que mutações genéticas específicas em equinos com tal pelagem podem predispor ou favorecer o desenvolvimento de melanomas. Considera-se que a presença de múltiplos nevos melanocíticos aumenta o risco de melanoma. Os tumores melanocíticos também podem ser congênitos (ver também "Melanoma hereditário").

Achados clínicos

Inicialmente, o melanoma se apresenta como nódulo único, pequeno, firme e elevado, de crescimento lento. São frequentemente encontrados acidentalmente durante o *grooming* ou o exame físico de rotina. Os melanomas podem ter qualquer cor, desde cinza ou marrom até preto, vermelho ou mesmo azul-escuro.[1] Os locais típicos de ocorrência de melanoma são períneo, base da cauda, bainha, comissuras labiais, sulco jugular e linfonodos subauriculares.[4] Embora em muitos casos os tumores possam permanecer muitos anos sem causar nenhum sinal clínico, a pele que recobre tumores de rápido crescimento pode ulcerar, predispondo à infecção bacteriana secundária. Grandes massas tumorais na região perianal podem dificultar a defecação e resultar em impactação fecal. Da mesma forma, grandes tumores na região do pescoço podem dificultar o movimento da cabeça e a capacidade de se alimentar, beber e engolir. Em casos mais avançados é possível haver neoplasias metastáticas nas vísceras.[4]

Patologia clínica

Embora a localização, a aparência e a cor de uma massa tumoral possam ser altamente sugestivas da neoplasia, recomenda-se, sempre que possível, a obtenção de amostra de tecido por biopsia, procedimento que envolve a remoção cirúrgica de pequenos tumores, integralmente, e o envio ao laboratório para confirmação histológica do diagnóstico.[4]

Tratamento

Tumores não invasivos individuais, de tamanho pequeno a moderado, são removidos cirurgicamente com bons sucesso e prognóstico. A extirpação cirúrgica não é compensadora em casos com múltiplos tumores, neoplasias infiltrantes ou localizadas ao redor da glândula parótida, condição que complica consideravelmente o procedimento cirúrgico.[4]

Em equinos, o tratamento oral com cimetidina, um antagonista do receptor de histamina tipo 2, na dose de 2,5 mg/kg de peso corporal (PC) a cada 8 h ou de 7,5 mg/kg PC/24 h, durante, no mínimo, 60 dias, propiciou respostas variáveis.[3] Resultados promissores em equinos foram relatados com o uso de cisplatina, tanto na forma de injeção intratumoral repetida quanto de esferas biodegradáveis.[4]

LEITURA COMPLEMENTAR
Moore JS, Shaw C, Shaw E, et al. Melanoma in horses: current perspectives. Equine Vet J. 2013;25:144-151.
Smith SH, Goldschmidt MH, McManus MP. A comparative review of melanocytic neoplasms. Vet Pathol. 2002;39:651-678.

REFERÊNCIAS BIBLIOGRÁFICAS
1. Smith SH, et al. Vet Pathol. 2002;39:651-678.
2. Schaffer PA, et al. J Am Vet Med Assoc. 2013;242:99-104.
3. MacGillivray KC, et al. J Vet Intern Med. 2002;16:452-456.
4. Moore JS, et al. Equine Vet J. 2013;25:144-151.

Lipoma

Os lipomas são tumores subcutâneos ou submucosos benignos que podem ser localmente amplos, consistindo de adipócitos bem diferenciados. Os lipomas são vistos ocasionalmente em equinos, mas são raros em bovinos. Nos equinos, esses tumores se apresentam como lipomas mesentéricos ou cutâneos. Os lipomas mesentéricos se desenvolvem predominantemente em equinos mais velhos, apresentando-se como lipomas pedunculados que podem causar complicações secundárias, como estrangulamento de alça intestinal.

Os lipomas subcutâneos são a forma predominante em equinos jovens, com menos de 2 anos de idade. A grande maioria dos lipomas cutâneos é encapsulada e bem delimitada por tecido circundante, tornando fácil sua ressecção, com risco mínimo de recidiva. Ocasionalmente, os lipomas podem ser invasivos, infiltrando-se nos tecidos circundantes, como músculos, tendões, articulações e ossos. Apesar de seu crescimento invasivo, os lipomas infiltrativos são benignos porque não causam metástase.[1] O padrão de crescimento invasivo impossibilita a ressecção completa do tecido tumoral e resulta em altas taxas de recidiva após a intervenção cirúrgica.[1] A diferenciação entre lipomas e lipomas infiltrativos é importante para determinar a elegibilidade para a ressecção cirúrgica e o prognóstico, mas isso pode ser um desafio em condições de campo.[1]

Em potros e bezerros, há relatos de lipomas infiltrativos externos congênitos.[2,3]

REFERÊNCIAS BIBLIOGRÁFICAS
1. Pease A. Equine Vet Educ. 2010;22:608-609.
2. Rebsamen E, et al. Equine Vet Educ. 2010;22:602-607.
3. Sickinger M, et al. J Vet Diagn Invest. 2009;21: 719-721.

Mastocitoma

O tumor de mastócito (mastocitoma) é uma neoplasia rara que acomete principalmente a pele de bovinos, equinos, suínos e camelídeos do Novo Mundo. A grande maioria dos mastocitomas em bovinos e equinos é benigna, mas formas malignas já foram descritas. Menos de 6% de todas as neoplasias de equinos e menos de 1% de todas as neoplasias de bovinos foram identificadas como mastocitomas.[1-3] Casos acidentais de mastocitomas foram relatados em suínos, pequenos ruminantes e camelídeos do Novo Mundo. Mastocitomas nas espécies supracitadas são mais frequentemente localizados na pele, sem local de predileção aparente. Em equinos, além da pele, foram detectados mastocitomas também no trato gastrintestinal, glândulas salivares, olhos, testículos e baço.[1] Em bovinos, além da forma cutânea, os mastocitomas foram constatados no baço, pulmão, fígado, linfonodos, tecido muscular, omento, abomaso, língua e útero.

Achados clínicos

Animais de todas as idades podem ser acometidos, sem relato de predileção por gênero e raça.[2] A lesão individual é a apresentação mais comum, mas foram relatados casos de mastocitoma multicêntrico em diferentes espécies.[1,4,5] Na maioria dos casos, apresenta-se como um tumor cutâneo ou subcutâneo indolente, de crescimento lento. As lesões normalmente são bem delimitadas, com 0,5 a 20 cm de diâmetro, podendo ser firmes ou flutuantes à palpação. Neoplasias localizadas nos membros quase sempre são firmes e sem mobilidade.[1] A pele sobrejacente geralmente se encontra íntegra, embora possa haver alopecia, hiperpigmentação ou ulceração.[1]

Patologia clínica

O diagnóstico de mastocitoma cutâneo é obtido pelo exame de amostra coletada por meio de aspiração com agulha fina ou biopsia excisional, removendo todo o tumor. Histologicamente, os mastocitomas são caracterizados pela predominância de mastócitos bem diferenciados. Há poucas figuras de mitose, sendo a infiltração eosinofílica um achado consistente.[1] As lesões mais antigas podem conter grau considerável de fibrose, mineralização e necrose.[1]

Tratamento

Em bovinos e equinos quase sempre os mastocitomas cutâneos são benignos e indolentes, e raramente se resolvem espontaneamente. Assim, pode-se indicar extirpação cirúrgica por motivos estéticos ou quando os tumores causam desconforto; geralmente a cirurgia é curativa.

Outros tratamentos relatados incluem criocirurgia e injeção intratumoral ou subtumoral de corticosteroides (p. ex., 10 a 20 mg de acetato de metilprednisolona).[1]

REFERÊNCIAS BIBLIOGRÁFICAS

1. Mair TS, Krudewig C. Equine Vet J. 2008;20:177-182.
2. Schaffer PA, et al. J Am Vet Med Assoc. 2013;242:99-104.
3. Tzu-Yin L, et al. J Vet Diagn Invest. 2010;22:808-811.
4. Martinez J, et al. J Vet Diagn Invest. 2011;23:1222-1225.
5. Millward LM, et al. Vet Clin Pathol. 2010;39:365-370.

Linfomatose

Em bovinos e equinos, as lesões cutâneas da linfomatose se apresentam como nódulos no tecido subcutâneo, mais comumente nas fossas paralombares e no períneo. Em bovinos, as lesões são causadas pelo vírus da leucose enzoótica bovina (LEB) e são apenas uma das manifestações da doença, geralmente acompanhadas de lesões em outros órgãos. Em equinos, não há lesões leucêmicas em linfonodos ou órgãos viscerais.

Neurofibromatose

Em bovinos, essa lesão comum de nervos geralmente só é observada em abatedouros, mas pode ocorrer em uma forma cutânea que se assemelha à doença em humanos; há relato de prevalência particularmente alta dessa doença benigna em bovinos da raça Pied europeia. Casos clínicos em geral são relatados em bezerros, nos quais há lesões cutâneas que surgem como nódulos parecidos com tumores, entre os olhos e as bochechas. São tumores redondos e achatados com até 8 cm de diâmetro e de consistência elástica nodular.

Histiocitoma

Originam-se de célula de Langerhans epidérmica de linhagem apresentadora de antígenos. É uma neoplasia benigna muito rara em animais de fazenda, mas há relato da doença na forma de nódulos ou placas cutâneas que sangram facilmente, em caprinos e bovinos. As lesões regridem espontaneamente.

Angiomatose cutânea

Angiomatose é uma proliferação vascular que se origina nas células endoteliais dos vasos sanguíneos. A etiologia dessa condição não foi bem esclarecida; raramente é observada em equinos, bovinos, suínos, pequenos ruminantes e camelídeos do Novo Mundo. As causas mencionadas na literatura incluem reações inflamatórias, infecção bacteriana ou viral, anormalidades congênitas e transformações hiperplásicas ou neoplásicas.

Em bovinos, a angiomatose cutânea apresenta-se mais comumente como lesões cutâneas únicas ou múltiplas normalmente na parte dorsal do pescoço, caracterizadas por hemorragia abundante recorrente. As lesões consistem no que parece ser um tecido de granulação proeminente; são benignas. Histologicamente, os angiomas caracterizam-se por proliferação não encapsulada de tecido vascular que pode ou não apresentar infiltração com células inflamatórias.

Em bezerros, um tipo juvenil de angiomatose se caracteriza por lesões semelhantes, porém em muitos órgãos e, às vezes, envolve a pele.

A extirpação cirúrgica da lesão é um procedimento efetivo.

Hemangioma e hemangiossarcoma

Proliferações vasculares benignas ocasionalmente são encontradas na maioria das espécies animais. As lesões observadas nos hemangiomas cutâneos de equinos jovens são morfologicamente semelhantes àquelas da angiomatose cutânea bovina. Equinos jovens quase sempre apresentam lesões solitárias de 1 a 30 cm de diâmetro, nas partes distais dos membros. As lesões podem consistir de nódulos ou placas de consistência firme a flutuante, que sangram com facilidade. A pele que recobre a proliferação tende a ser escura, com hiperqueratose, e associada à alopecia localizada.

Hemangiossarcomas (hemangioepiteliomas) são tumores malignos relatados com relativa frequência em equinos mais velhos. São tumores subcutâneos grandes, altamente vascularizados, geralmente associados a uma ou mais lesões internas. A lesão primária pode ser interna, comumente no baço, ou cutânea. Recidiva após extirpação cirúrgica, ampla infiltração local e morte devido à anemia são sequelas comuns.

Tumores congênitos da pele

Os tumores congênitos são definidos como aqueles já existentes ao nascimento. Uma definição mais ampla cita que os tumores congênitos podem ser detectados em fetos e recém-nascidos até os 2 meses de idade. Os tumores embrionários são aqueles que surgem durante o desenvolvimento do embrião ou do feto ou no início do período pós-natal, de um tecido ou órgão rudimentar particular, ainda imaturos. Os hamartomas são nódulos benignos, semelhantes a tumores, oriundos do crescimento excessivo de células maduras, que normalmente ocorrem na parte acometida, mas com frequência com um elemento predominante. Os hamartomas incluem hemangiomas, ameloblastomas e rabdomiomas. Os teratomas são neoplasias verdadeiras constituídas de diferentes tipos de tecidos não nativos da área em que ocorrem.

Bovinos

As neoplasias cutâneas congênitas de bovinos relatadas são mastocitoma, linfossarcoma, mixoma e hamartoma vascular. Em bezerros, também foram relatados melanomas e mastocitomas benignos, bem como hemangiomas e linfangiomas, fibrossarcomas, neurofibromatose, lipomas subcutâneos, lipomas múltiplos e lipomas retroperitoneais. Foram descritos aspectos comparativos dos tumores em bezerros.

Suínos

Há revisão de literatura sobre tumores congênitos e hereditários em leitões. Sarcoma de célula fusiforme, melanoma maligno e papilomatose são tumores cutâneos congênitos comuns em leitões. Há relato de papilomatose cutânea congênita na cabeça e pescoço de um leitão recém-nascido em uma pocilga onde, anteriormente, havia ocorrido papilomatose cutânea esporádica do prepúcio e do escroto em diversos varrões.

Potros

Tumores congênitos em potros são raros. Os tumores cutâneos congênitos são dos tipos papilomatoso, vascular e melanocítico. Os tumores vasculares são hemangiomas capilares, hemangiomas cavernosos e hemangiossarcomas.

LEITURA COMPLEMENTAR

Misdorp W. Congenital tumours and tumour-like lesions in domestic animals. 1. Cattle: a review. Vet Q. 2002;24:1-11.

Misdorp W. Congenital tumours and tumour-like lesions in domestic animals. 2. Pigs: a review. Vet Q. 2003;25:17-30.

Misdorp W. Congenital tumours and tumour-like lesions in domestic animals. 3. Horses: a review. Vet Q. 2003;25:61-71.

DEFEITOS CUTÂNEOS CONGÊNITOS E HEREDITÁRIOS

Exemplos de defeitos cutâneos hereditários comuns ao nascimento são:

- *Paraqueratose hereditária* (característica letal A46, doença de Adema, deficiência nutricional hereditária de zinco) acomete bovinos
- *Dermatose vegetante* de suínos da raça Landrace é uma doença cutânea hereditária caracterizada por lesões cutâneas rugosas, proeminentes e bem delimitadas; cascos com aumento de volume, sulcados e descorados; e pneumonia por células gigantes características
- A *ictiose congênita hereditária* (doença da escama de peixe) de bezerros é caracterizada por hiperqueratose cutânea difusa, dando à pele uma aparência de escamas de peixe. São reconhecidas duas formas, a *ictiose fetal*, mais grave e letal (feto arlequim bovino) e a *ictiose congênita*, mais branda[1]
- *Hipotricose e alopecia hereditária* foram descritas em diversas raças de bovinos. A hipotricose hereditária é frequentemente associada a outros defeitos congênitos, como anomalias dentais, ausência de desenvolvimento do chifre, coloração anormal do pelame, entre outros
- A *epiteliogênese imperfeita*, um defeito congênito raro relatado em bezerros, suínos, cordeiros e potros, caracteriza-se por uma descontinuidade do epitélio escamoso. Notam-se áreas nitidamente delimitadas nas quais há ausência de epiderme. A condição é herdada como uma característica autossômica recessiva única, fatal quando as lesões cutâneas são extensas
- *Epiteliogênese imperfeita (aplasia cutânea)* é verificada em leitões que consumiram a toxina de *Fusarium* spp.
- A *síndrome da epidermólise bolhosa* é observada em bezerros, cordeiros e potros (especialmente da raça Belga) e caracteriza-se pela separação da junção dermoepidérmica abaixo do epitélio basal. As lesões envolvem a pele, as junções mucocutâneas e a mucosa bucal. O defeito está presente ao nascimento, mas pode demorar vários meses até que a doença seja clinicamente aparente
- A *astenia dérmica regional hereditária equina (hiperelastose cutânea)* é uma anormalidade hereditária do tecido conjuntivo, verificada principalmente em equinos da raça Quarto-de-Milha. Essa condição é caracterizada por áreas nitidamente delimitadas de pele frouxa, extremamente frágil, que se rasga facilmente e apresenta dificuldade de cicatrização. A causa primária é um defeito na produção de fibras de colágeno
- *Diseritropoese e disqueratose congênitas* de bezerros da raça Polled Hereford é uma síndrome caracterizada por alopecia e anemia. Essa condição se caracteriza por anemia não regenerativa acompanhada de lesões cutâneas que se agravam progressivamente, culminando com alopecia generalizada e dermatite hiperqueratótica
- *Displasia folicular relacionada com cor do pelame*
- *Acantólise familiar* em bezerros da raça Angus, na Nova Zelândia, é caracterizada por defeito na adesão entre células da epiderme. A pele é normal ao nascimento, mas surgem erosões e crostas na pele exposta. Pode ocorrer o desprendimento parcial dos cascos e da pele que recobre o carpo
- *Astenia cutânea, dermatosparaxia e síndrome de Ehlers-Danlos* são relatadas em bovinos, ovinos, suínos e equinos, sendo caracterizadas por produção defeituosa de colágeno. A pele é frágil e extremamente extensível desde o nascimento, com comprometimento na cicatrização de feridas
- *Nevo* é um defeito cutâneo de formato irregular, presente ao nascimento e originalmente coberto de pelos e, subsequentemente, alopécico. Dependendo das células envolvidas, o nevo é denominado nevo vascular, epidérmico, de tecido conjuntivo ou melanocítico. As lesões individuais apresentam 3 a 4 cm de diâmetro, cor rosa-brilhante, úlceras e inflamação. Os nevos vasculares consistem em vasos sanguíneos convolutos e densamente compactados, que sangram com facilidade. A maioria das lesões ocorre na parte inferior dos membros, especialmente na coroa dos cascos
- Os *cistos dermoides* são estruturas císticas ocasionalmente observadas em equinos e outras espécies; contêm pelos, pele esfoliada e detritos glandulares. Os cistos dermoides estão presentes ao nascimento, mas podem ser aparentes posteriormente na vida, à medida que crescem
- A *displasia epidérmica hereditária* ("síndrome do bezerro careca"), verificada em bezerros da raça Holstein-Friesian é uma condição hereditária autossômica recessiva letal. Os bezerros parecem normais ao nascimento, mas perdem progressivamente os pelos e a condição corporal, os cascos se tornam longos e estreitos e a pele escamosa. Secundariamente, ocorrem ulceração cutânea e falha no desenvolvimento dos chifres.[2]

REFERÊNCIAS BIBLIOGRÁFICAS

1. Gentile A, Testoni S. Slov Vet Res. 2006;43:17-29.
2. Windsor PA, Agerholm JS. Aust Vet J. 2009;87:193-199.

Albinismo hereditário

O albinismo é uma deficiência congênita do pigmento melanina na pele, nos pelos e em outras estruturas normalmente pigmentadas, como o trato uveal. O albinismo é classificado como generalizado ou localizado e como completo, parcial ou incompleto. No albinismo, a pele acometida é caracterizada microscopicamente como melanopênica, em vez de melanocitopênica, o que distingue o albinismo parcial do piebaldismo. A maioria das manchas brancas herdadas normais que ocorrem em equinos é uma forma localizada de piebaldismo. Animais com albinismo generalizado e completo (albinismo oculocutâneo) apresentam pelos e pele brancos e íris cor-de-rosa, e geralmente manifestam fotofobia. Em equinos, o albinismo generalizado é hereditário como uma característica autossômica dominante, viável apenas em caso de heterozigose. Esses equinos são considerados portadores de albinismo incompleto porque há algum grau de coloração na íris.

Anormalidades na cor da pelagem, pseudoalbinismo e albinos letais

Em animais domésticos, há várias formas de pseudoalbinismo e anormalidades na cor da pelagem que envolvem doença sistêmica congênita.[1-5] Existe uma forma não letal em bovinos e uma forma dominante letal em equinos, na qual 25% das concepções oriundas do acasalamento de equinos brancos dominantes morrem no útero no início da gestação. A única pigmentação notada nos potros acometidos é verificada nos olhos.

Em bovinos, a doença ocorre em animais das raças Angus, Pardo-Suíça, Holandesa e Hereford. Os bovinos Angus têm pelame castanho e íris com duas tonalidades, com um anel marrom-claro externo e um anel azul interno. Parece não haver anormalidade na digestão ou no metabolismo. Os albinos incompletos da raça Hereford manifestam a síndrome de Chediak-Higashi. As outras raças não parecem apresentar anormalidades além da pigmentação, e o defeito em bovinos Angus provavelmente é mais bem denominado "hipopigmentação oculocutânea". Eles têm um problema: manifestam fotofobia e preferem permanecer em locais livres de sol.

O albinismo completo em *ovelhas* islandesas se manifesta como pele branca, olhos cor-de-rosa e visão deficiente à luz brilhante. É uma característica autossômica recessiva. Albinismo é verificado em ovinos da raça Karakul. Relata-se que cordeiros brancos de um rebanho consanguíneo da raça Camarões, nascidos com olhos azul-claros, morreram horas ou dias após o nascimento, com sinais de obstrução intestinal. Os cordeiros acometidos apresentavam deleção de ambas as cópias do gene para o receptor da endotelina tipo B e deleção de uma única cópia do gene em ovelhas, mães, fenotipicamente normais e em muitos outros ovinos não acometidos, do mesmo rebanho.[6,7]

Raramente ocorre na natureza, se houve alguma vez, *equinos* albinos verdadeiros; contudo, há relato de equinos brancos com olhos pigmentados. São mais corretamente denominados pseudoalbinos. Veja, no tópico "Albino letal", discussão sobre aganglionose de cólon causada por mutação no gene do receptor da endotelina do tipo B em equinos da raça Paint brancos, com padrão overo.[5]

REFERÊNCIAS BIBLIOGRÁFICAS
1. Bettley CD, et al. Anim Welfare. 2012;21:59.
2. Charon KM, et al. Annals Anim Welfare. 2015;15:3.
3. Webb AA, et al. Can Vet J. 2010;51:653.
4. Bellone RR. Anim Genet. 2010;41:100.
5. Finno CJ, et al. Vet J. 2009;179:336.
6. Luehken G, et al. PLoS ONE. 2012;7.
7. Pauciullo A, et al. Cytogen Genom Res. 2013;140:46.

Alopecia simétrica hereditária

Defeito hereditário da pele de bovinos em que animais nascidos com pelame normal perdem os pelos de áreas simétricas do corpo. Foi observada em bovinos da raça Holandesa como uma doença rara, mas sua ocorrência em bovinos de raça de alto valor tem importância econômica. A alopecia parece ser hereditária como uma característica autossômica recessiva única. A perda de pelos começa em 6 semanas a 6 meses de idade. A alopecia é simétrica e inicia na cabeça, pescoço, dorso e quartos traseiros, progredindo até a base da cauda e para a parte inferior dos membros pélvicos e nos membros torácicos. As áreas de pele acometidas tornam-se completamente alopécicas. A pele pigmentada e a pele não pigmentada são igualmente acometidas, não há irritação cutânea e, no mais, os animais são normais. A falha das fibras pilosas em desenvolver folículos aparentemente normais pode ser detectada por meio de biopsia cutânea.

Hipotricose congênita hereditária

Na hipotricose congênita hereditária há ausência parcial ou completa do pelame, com ou sem outros defeitos de desenvolvimento. A principal importância da doença é em bovinos, nos quais existem seis formas da síndrome. Também, a doença é hereditária em *suínos*, nos quais está associada a baixo peso ao nascimento, fraqueza e alta taxa de mortalidade. *Ovinos* da raça Dorset mocha apresentam alopecia na face, orelhas e parte inferior dos membros, bem como ausência de cílios; nota-se lacrimejamento abundante. A pele é espessa, enrugada, oleosa, escamosa e eritematosa. Há ausência total de fibras pilosas nos folículos, mas as fibras de lã e os folículos são normais.

Hipotricose viável

A hipotricose viável é relatada na América do Norte, em bovinos das raças Guernsey e Jersey. Os bezerros são viáveis, desde que mantidos em abrigos. Eles crescem normalmente, mas não resistem à exposição ao clima frio ou ao calor do sol. Na maioria dos casos, nota-se ausência total de pelos na maior parte do corpo ao nascimento, mas há cílios e pelos táteis ao redor das patas e na cabeça. Ocasionalmente, pode haver quantidade variável de pelos ao nascimento, mas eles caem logo em seguida. Não há defeito de crescimento de chifres ou cascos. A pele é normal, mas tem aparência brilhante e bronzeada e no corte histológico não se observam folículos pilosos. A condição é herdada como uma característica recessiva simples.

Há relato de hipotricose congênita em um equino de tração da raça Percheron. Ao nascimento, o animal apresentava áreas irregulares circunscritas de alopecia progressiva, com alopecia total com 1 ano de idade. A biopsia cutânea aos 7 meses de idade revelou hipoplasia folicular grave; o animal permanecia vivo aos 6 anos de idade.

Hipotricose não viável

Tipo de hipotricose completa na qual a tireoide se apresenta anormalmente pequena e hipofuncional; os bezerros morrem logo após o nascimento.

Hipotricose congênita e anodontia (displasia ectodérmica anidrótica)

A hipotricose congênita ligada ao cromossomo X, com ausência de dentes em bezerros, caracteriza-se por morfogênese anormal dos dentes, folículos pilosos e glândulas sudoríparas écrinas.[1-4] A doença também foi relatada em um bezerro mestiço, no Canadá. Com base na gravidade dos defeitos dentais, podem ser distinguidas duas formas da anomalia: hipotricose congênita com anodontia total ou quase total; e hipotricose congênita com ausência total ou defeitos de dentes incisivos. A precária condição corporal e a baixa taxa de crescimento dos animais acometidos se devem à falta de dentes. Além disso, os animais com pelos esparsos são mais suscetíveis ao frio e mais propensos a lesões cutâneas.

O fenótipo e a herança da hipotricose com anodontia quase completa foram descritos em bezerros da raça Holandesa, de linhagens canadense e alemã. O fenótipo é herdado como uma característica recessiva monogênica ligada ao cromossomo X. Utilizou-se um teste RT-PCR (PCR em tempo real) para detectar a grande deleção genômica causada no gene EDA bovino. O gene EDA bovino codifica a ectodisplasina A, uma proteína de membrana expressa nos queratinócitos, folículos pilosos e glândulas sudoríparas, envolvida nas interações entre células e/ou entre célula e a matriz.[1] Nota-se polimorfismo de nucleotídio único (SNP, do inglês *single-nucleotide polymorphism*) na nona base do éxon do gene EDA nos intensificadores exônicos de *splicing* (ESE), reconhecidos pela proteína SRp40. Por conseguinte, o processo de *splicing* já não é capaz de reconhecer a sequência como exônica e faz o éxon ser "pulado".[1] A mutação ocasiona a deleção total do éxon (131 pb) no processamento do RNA, causando alteração grave na estrutura da proteína e a doença. A análise do polimorfismo de nucleotídio único permite a identificação de portadores que podem transmitir a doença à prole.[1]

REFERÊNCIAS BIBLIOGRÁFICAS
1. Gargani M, et al. BMC Vet Res. 2011;7.
2. Karlskov-Mortensen P, et al. Anim Genet. 2011;42:578.
3. Ogino A, et al. Hereditas. 2011;148:46.
4. Ogino A, et al. Anim Genet. 2012;43:646.
5. Barlund CS, et al. Can Vet J. 2007;48:612.

Alopecia em faixa

Um gene semidominante ligado ao sexo causa alopecia em faixas, na qual se notam faixas estreitas e irregulares de hipotricose, em vacas da raça Holandesa.

Hipotricose parcial

Há relato de hipotricose parcial em bovinos da raça Hereford, tanto naqueles com chifres quanto nos mochos. Ao nascimento, há uma fina camada de pelos finos curtos e anelados que posteriormente é completada pelo surgimento de pelos muito grossos e ásperos. Os bezerros sobrevivem, mas a taxa de crescimento é baixa. Essa anomalia é hereditária, sendo uma característica recessiva simples. Em bovinos da raça Hereford mocha, a doença resulta na mesma pelagem curta e encaracolada, mas também, em alguns animais, nota-se deficiência de pelos na vassoura da cauda, bem como na nuca, peito, pescoço e membros. Alguns bovinos apresentam cor de pelagem muito mais clara. Histologicamente, verifica-se acúmulo característico de grandes grânulos de tricoialínicos nos folículos pilosos.

Hipotricose e diluição da cor da pelagem | "Síndrome da cauda de rato" em bezerros

A anormalidade caracteriza-se por pelos curtos, crespos, malformados, às vezes escassos, e falha de desenvolvimento normal na vassoura da cauda. Diluição da cor da pelagem e hipotricose ocorrem quando bovinos de pelame vermelho, particularmente da raça

Simental e portadores da mutação causadora da anomalia, são acasalados com bovinos pretos ou malhados de preto.[1] Essa condição é herdada como uma característica dominante; 50% da progênie desses acasalamentos apresentam pelame de coloração preta diluída em um pelame cor de carvão ou de chocolate e graus variáveis de hipotricose. Esta anormalidade também é verificada em crias de acasalamentos das raças Hereford-Friesian, sendo evidente como diluição da cor do pelame escuro e hipotricose principalmente a vassoura da cauda, quando os pelos da cauda são coloridos (daí o nome "cauda de rato"). Não ocorre alteração nos pelos brancos.

A anormalidade envolve o gene 17 da proteína pré-melanossoma (PMel17) e os animais acometidos são heterozigotos. Os bovinos que expressam a síndrome devem ter pelo menos um gene dominante para a cor preta e ser heterozigoto em outros *locus*.

Estudo da hereditariedade da anomalia constatou que todos os bezerros com "cauda de rato" eram crias de touros da raça Simental e de vacas com vários tipos de sangue da raça Angus. A anormalidade não interferiu no peso ao nascimento, peso ao desmame ou ganho de peso desde o nascimento até o desmame. No entanto, bezerros com "cauda de rato" tiveram taxas de ganho significativamente inferiores durante os meses de inverno, desde o desmame até a idade de 1 ano, em comparação aos bezerros sem tal condição. Histologicamente, notam-se grânulos de melanina agregados, em maior quantidade e distribuídos irregularmente nas hastes dos pelos, que se apresentam assimétricos, curtos, encrespados e em pequena quantidade. A superfície da camada fina é áspera e com depressão e não é verificada em algumas áreas.

REFERÊNCIA BIBLIOGRÁFICA
1. Jolly RD, et al. New Zeal Vet J. 2008;56:74.

Displasia folicular hereditária ligada à cor da pelagem

Displasia folicular com coloração "camurça" é notada em bovinos da raça Holandesa "portugueses", uma variante dos bovinos da raça Holandesa vermelho, com coloração castanha, em vez de vermelha. Este defeito consiste em displasia do folículo piloso ligada à cor da pelagem, na qual os pelos coloridos são mais curtos e menos brilhantes do que os pelos brancos, tornando a pelagem muito mais fina e macia. Os testes dos acasalamentos parecem confirmar uma herança autossômica dominante.

Displasia folicular em pelame de coloração negra também é registrada em bovinos da raça Holandesa. As manchas de falta de pelos, que variam de hipotricose à alopecia total, são aleatórias, mas apenas em áreas escuras. A displasia folicular é evidente em amostras obtidas por biopsia. A anormalidade persiste durante a vida do animal e tem importância apenas cosmética. Presume-se que a etiologia seja hereditária.

Há relato de displasia folicular em uma vaca adulta mestiça da raça Brangus e em uma vaca adulta da raça Angus. Nesses animais, a alopecia surgiu no início da idade adulta e a biopsia cutânea revelou distorção e atrofia folicular, com agregado de melanina no epitélio folicular, células da matriz do bulbo piloso, hastes dos pelos e queratina infundibular.

Retenção hereditária do pelame de nascença

Há relato de retenção hereditária do pelame de nascença em ovinos da raça Merino e em ovinos galeses da montanha; caracteriza-se por um pelame composto de fibras pilosas com medula, diferentemente das fibras de lã sem medula do velo de ovinos normais.

Leucodermia hereditária

A *síndrome do desbotamento de equinos da raça Árabe* inicia em animais jovens, em famílias particulares de equinos puro sangue árabes, como manchas arredondadas e não pigmentadas da pele ao redor dos lábios, olhos, períneo e orifício prepucial. Alguns casos se recuperam espontaneamente, mas, em geral, a mancha é permanente.

Displasia epidérmica hereditária ("síndrome do bezerro calvo")

É um defeito letal notado em bezerros mestiços Holstein-Friesian, herdado como característica autossômica recessiva. Os bezerros, mais comumente as fêmeas, são normais ao nascimento, mas dentro de 1 a 2 meses de idade começam a perder a condição corporal, mesmo com bom apetite. A pele recobre a maior parte do corpo, é um pouco espessa, escamosa e relativamente glabra. Há, também, áreas de pele escamosa, espessada e pregueada, especialmente no pescoço e ombros, bem como áreas glabras, escamosas e muitas vezes em carne viva, nas axilas e flancos e joelhos, jarretes e articulações do cotovelo. A pele sobre as articulações não apresenta mobilidade. Geralmente, há alopecia em torno da base das orelhas e dos olhos. As pontas das orelhas são inclinadas para trás. Os chifres não se desenvolvem, e há salivação persistente, mesmo sem lesão bucal. Os cascos são longos, estreitos e pontudos devido ao crescimento excessivo e grosseiro de suas paredes que, em combinação com a rigidez das articulações, ocasionam andar arrastado e restrito. Os bezerros assumem postura em decúbito na maior parte do tempo. A emaciação grave leva à morte ao redor dos 6 meses de idade.

As alterações histológicas de pele incluem acantose, hiperqueratose e infiltração irregular de neutrófilos. A semelhança desta condição com a paraqueratose hereditária e com a deficiência experimental de zinco sugere um erro no metabolismo do zinco, mas o tratamento com zinco não impede o desenvolvimento da doença.

Paraqueratose hereditária de bezerros (característica letal A46, doença de Adema)

Ver "Deficiência da maturação de linfócitos hereditária" no Capítulo 11.

Diseritropoese | Disqueratose hereditária

Ver "Doenças sanguíneas hereditárias".

Ausência congênita hereditária da pele

Epiteliogênese imperfeita (aplasia cutânea)

Há relato de ausência de membrana mucosa ou, mais comumente, de pele em uma área da superfície corporal ao nascimento, em suínos, bezerros, cordeiros e potros. Ocorre ausência total de todas as camadas da pele em segmentos de tamanho e distribuição variados. Nos *bovinos*, o defeito geralmente é verificado nas partes inferiores dos membros e, às vezes, no focinho e se estendem até a membrana mucosa bucal. A doença é mais conhecida em animais da raça Holstein-Friesian, mas também é relatada em bovinos das raças Japanese Black, Shorthorn, Sahiwal e Angus. Nos *suínos*, as áreas sem pele são vistas nos flancos, nas laterais, no dorso e outras partes do corpo, e nessas áreas se desenvolvem úlceras frequentemente com infecção secundária, necessitando o abate dos animais.[1] O defeito em geral é incompatível com a vida e a maioria dos animais acometidos morre dentro de alguns dias. Nos bovinos, a herdabilidade do defeito é condicionada por um gene autossômico recessivo simples e, acredita-se, que os suínos tenham a mesma causa genética. A cultura tecidual de fibroblastos de animais acometidos produz quantidade de colágeno e lipídios abaixo do normal.

REFERÊNCIA BIBLIOGRÁFICA
1. Benoit-Biancamano MO, et al. J Vet Diagn Invest. 2006;18:573.

Acantólise familiar

Suspeita-se que esta anormalidade é uma doença hereditária; a acantólise familiar em bezerros da raça Angus caracteriza-se por pontes de colágeno defeituosas nas camadas basal e espinhosa da epiderme, de modo que a pele, normal ao nascimento, posteriormente se desprende das articulações do carpo e metacarpofalangiana, bem como da coroa do casco, com separação da camada córnea da coroa.

Epidermólise bolhosa

Doença congênita de ovinos das raças Suffolk e South Dorset Down e de bezerros das raças Simental e Brangus e caracteriza-se pela formação de bolhas epidérmicas na boca e em áreas expostas da pele, como as extremidades dos membros, focinho e orelhas, levando à descamação da superfície de cobertura e separação do corno da coroa. As lesões podem estar presentes ao nascimento. Os bezerros da raça Simental apresentam baixa taxa de crescimento, hipotricose e repetidas lesões na pele, aparentemente devido à maior suscetibilidade ao traumatismo. A maioria dos bezerros morre, mas alguns sobrevivem e as lesões desaparecem. Em bovinos da raça Simental, a doença é hereditária como uma característica autossômica dominante. A doença em bezerros da raça Brangus é muito semelhante à acantólise familiar verificada em bovinos da raça Angus.

A forma grave de epidermólise bolhosa juncional de Herlitz, que ocorre no ser humano, foi relatada em potros de raças de tração francesas. Uma mutação no gene LAMC2 é responsável pelo defeito. Os potros acometidos nascem com bolhas na pele e úlceras cutâneas e bucais, seguidas de desprendimento de cascos. Na pele acometida, na junção dermoepidérmica, ocorre separação entre a epiderme e a derme subjacente. O teste de DNA genômico é utilizado para determinar a presença da mutação em animais portadores.

Epidermólise bolhosa juncional (doença mecanobolhosa juncional hereditária)

A epidermólise bolhosa juncional é hereditária em potros belgas; em bezerros dinamarqueses Hereford, Belga Azul, Charolesa, Angus e Simental; e em cordeiros das raças Suffolk, Churra e South Dorset Down.[1-4] A doença é hereditária, com característica autossômica recessiva.

Em equinos, a epidermólise bolhosa juncional é uma característica autossômica recessiva que acomete as raças belgas, outras raças de tração e equino de sela americano.[5,6] O haplótipo heterozigoto é comum em raças de tração, sendo que 17% dos equinos belgas são portadores, na América do Norte, e 8 a 27% dos equinos das raças de tração Bretão, Comtois, Vlaams Paard e Belgische Koudbloed Flander, na Europa.

O defeito genético responsável pela epidermólise bolhosa juncional nas raças de tração belgas e europeias é uma inserção de citosina (1368insC), criando um códon de parada prematura no gene LAMC2, que codifica a cadeia da subunidade gama-2 da laminina. A cadeia da subunidade gama-2 da laminina truncada não possui o domínio C-terminal e, portanto, não pode interagir com as outras duas subunidades, impedindo, assim, a formação da laminina 5. O defeito em bovinos Belga Azul situa-se no gene LAMA3, que codifica a subunidade alfa 3 da laminina-332 heterotrimérica.[4] A laminina é amplamente distribuída na membrana basal dos tecidos epiteliais, e a falta dessa família de proteínas resulta na perda de adesão celular entre a derme e a epiderme.[4] A doença em bezerros da raça Charolesa se deve a uma mutação no gene da integrina beta 4 (como na doença no ser humano) e à perda funcional desta proteína.[2] A doença em bovinos da raça Hereford é consequência de uma mutação no gene LAMC2, codificador da subunidade gama-2 da proteína laminina, que resulta na perda funcional do gene e na falta da subunidade gama-2 da proteína laminina.[3]

Tipicamente, os potros nascem vivos, mas desenvolvem erosões avermelhadas irregulares e ulcerações na pele e na boca, em pontos de pressão ou após um trauma leve. Muitas vezes ocorrem erosões extensas ao longo das bandas coronárias, com desprendimento dos cascos, e nas junções mucocutâneas da boca, reto e vulva. Os dentes distróficos, vistos ao nascimento, são brancos e com bordas serrilhadas irregulares e esmalte poroso. O diagnóstico definitivo em equinos de tração requer teste de DNA para epidermólise bolhosa juncional.

Não há tratamento para os potros, cordeiros e bezerros acometidos; esses animais, por fim, acabam sucumbindo a infecções secundárias ou desprendimento total dos cascos.

Doença do pé vermelho dos ovinos

A doença do pé vermelho dos ovinos é semelhante à epidermólise bolhosa juncional, verificada em ovinos galeses da montanha e naqueles da raça Scotish Blackface. As lesões não estão presentes ao nascimento, mas tornam-se aparentes aos 2 a 4 dias de idade, quando ocorre descamação cutânea nos membros, dígitos acessórios, pavilhão auricular e camadas epidérmicas da córnea e da mucosa bucal, especialmente no dorso da língua. Nota-se, também, ausência de chifres e separação entre o estojo córneo do casco e a coroa. Partes do estojo córneo se desprendem completamente, expondo o cório avermelhado abaixo, daí o termo "pé vermelho". Quase sempre as lesões cutâneas e mucosas iniciam como bolhas preenchidas com sangue ou outro líquido. As lesões córneas são, de maneira semelhante, o resultado da descamação das camadas epidérmicas. Embora a causa seja desconhecida, há indícios de que seja hereditária.

LEITURA COMPLEMENTAR

Jolly RD, Blair HT, Johnstone AC. Genetic disorders of sheep in New Zealand: a review and perspective. New Zeal Vet J. 2004;52:52-64.

REFERÊNCIAS BIBLIOGRÁFICAS

1. Benavides J, et al. Vet Dermatol. 2015;26:367.
2. Michot P, et al. Genet Select Evol. 2015;47.
3. Murgiano L, et al. BMC Vet Res. 2015;11:334.
4. Sartelet A, et al. Anim Genet. 2015;46:566.
5. Finno CJ, et al. Vet J. 2009;179:336.
6. Cappelli K, et al. BMC Vet Res. 2015;11:374.

Hiperbilirrubinemia e fotossensibilização hereditária

Fotossensibilização hereditária, com hiperbilirrubinemia, foi observada em ovinos da raça Southdown, na Nova Zelândia e nos EUA, e naqueles da raça Corriedale, na Califórnia. É uma doença herdada como característica autossômica recessiva.

Há insuficiência hepática, mas o fígado é histologicamente normal. Não ocorre excreção hepática de filoeritrina e bilirrubina; o acúmulo de filoeritrina na corrente sanguínea causa fotossensibilização. Ademais, ocorre insuficiência renal relevante. O tratamento sintomático da fotossensibilização e o confinamento dos animais em estábulo coberto podem possibilitar a engorda dos cordeiros até o peso de abate. A hiperbilirrubinemia persistente é acompanhada de incapacidade dos rins desses ovinos em concentrar urina e, por fim, morte dos ovinos por insuficiência renal.

Os ovinos acometidos vivem por vários anos, desde que protegidos da luz solar; às vezes morrem devido à insuficiência renal decorrente do fibrosamento progressivo do rim.

Uma doença semelhante em ovinos da raça Corriedale, na Califórnia, é herdada como uma característica autossômica recessiva. O defeito funcional não está na captação de bilirrubina não conjugada e filoeritrina, mas em sua excreção do fígado, via bile. A doença acomete os cordeiros quando eles começam a consumir pastagem. Os cordeiros vivem até os 6 meses de idade, desde que mantido em locais sombreados. Nota-se, também, importante pigmentação tipo melanina no fígado.

Estas duas doenças são exemplos de enfermidade que envolve fatores ambientais e doença genética: dieta à base de forragem verde (clorofila) e luz solar, simultaneamente a um erro inato do metabolismo, induzindo fotossensibilização.

Ictiose congênita hereditária (doença da escama de peixe)

Doença caracterizada por alopecia e placas de epiderme queratinizada que cobrem toda a superfície cutânea. Em animais domésticos, foi relatada apenas em bezerros das raças Holandesa e Norwegian Red Poll e, provavelmente, em bezerros da raça Pardo Suíça; também, é verificada em humanos.

O bezerro recém-nascido parece apresentar alopecia parcial ou total e a pele é coberta por escamas queratinizadas espessas, separadas por fissuras que seguem as linhas de rugas da pele. Estas podem penetrar profundamente e se tornarem ulceradas. Há muitos folículos pilosos e pelos normais, mas estes são escondidos nas áreas cobertas pelo crescimento das escamas. Uma amostra de pele obtida por biopsia mostra uma camada espessa de células queratinizadas firmemente aderida. A doença é incurável e, embora possa ser compatível com a vida, os animais mais gravemente acometidos são descartados por motivos estéticos. Mostrou-se que o defeito é hereditário, como consequência da influência de um gene recessivo simples.

Dermatose vegetativa hereditária em suínos

A dermatose vegetativa hereditária de suínos parece ser hereditária e condicionada a um fator semiletal recessivo. Os suínos acometidos podem apresentar anomalias ao nascimento, mas na maioria dos casos, as lesões surgem após o nascimento, até 3 semanas de idade. As lesões ocorrem nas coroas dos cascos e na pele. Aquelas que se desenvolvem nas coroas dos cascos consistem em eritema e edema, com a parede do casco irregular, espessada e quebradiça. As lesões no abdome e na face interna da coxa iniciam como áreas eritematosas e se tornam semelhantes a verrugas, cobertas por crostas marrom-acinzentadas.

Muitos suínos acometidos morrem; alguns parecem se recuperar completamente. Muitas das mortes parecem ser consequência de pneumonite por células gigantes, um componente fundamental da doença. A fisiopatologia da doença indica que ela se deve a um defeito genético que acomete, seletivamente, o tecido mesodérmico. Sabe-se que esta enfermidade se originou na raça Danish Landrace.

Dermatosparaxia (hiperelastose cutânea)

Trata-se de uma fragilidade excessiva da pele e do tecido conjuntivo, com ou sem edema. Provavelmente, é hereditária com característica recessiva. Acomete bovinos, equinos (ver "Astenia dérmica regional hereditária em equinos"), ovinos das raças Finish e Whith Dorper e, de forma branda, ovinos da raça Merino. Nestes últimos, a doença é hereditária como uma característica autossômica recessiva simples. A pele é hiperelástica, bem como os ligamentos articulares, sendo também característicos a fragilidade cutânea acentuada, a cicatrização demorada das lesões cutâneas e o desenvolvimento de cicatrizes papiráceas. Quando as ovinos acometidos são manuseados, fragmentos de pele podem se desprender. Em equinos, a pele de algumas partes do corpo é mais fina do que em outros lugares (p. ex., a pele do abdome ventral) e os feixes de colágeno no local são mais frouxamente compactados; ademais, são mais encurvados do que retilíneos. A proporção de colágeno solúvel em ácido também é muito maior na pele anormal. A doença envolve um defeito molecular de uma proteína de ligação ao colágeno e está relacionada a um problema reconhecido em cães e gatos identificado como "defeito da compactação de colágeno dominante".

A astenia dérmica regional hereditária de equinos é discutida sob esse título na seção seguinte.[1] A síndrome de Ehlers-Danlos, relatada em bovinos das raças Charolesa e Simental, equinos da raça Quarto-de-Milha (independentemente do gene da ciclofilina-B)[2], potros de raças Warmblood (independentemente do gene da ciclofilina-B)[3,4] e ovinos da raça Rippolesa, também é caracterizada pela extrema fragilidade da pele e frouxidão das articulações, em recém-nascidos. Há um defeito na síntese de colágeno e os achados histopatológicos consistem em fragmentação e desorganização das fibras de colágeno. A doença em potros Warmblood é bem conhecida; é causada por um defeito no gene da pró-colágeno-lisina, 2-Oxoglutarato 5-dioxygenase 1 equina (PLOD1 ou lisil hidroxilase 1).[5] Os potros acometidos, nascidos a termo, apresentam pele fina e friável, lesões cutâneas nos membros e na cabeça, bem como abdome aberto.[5] O exame histológico revela derme anormalmente fina e quantidade muito pequena de feixes de colágeno dérmico, com espaços anormalmente grandes e não compactos entre as fibras profundas da derme. Há disponibilidade de um teste genético, que deve ser realizado em éguas Warmblood que abortaram, geraram potros natimortos ou cujos potros apresentam lesões características.[5] Há relato de um caso de astenia dérmica em um potro Warmblood com 6 semanas de idade, na Austrália. Não foi realizado o teste genético confirmatório.[3]

A síndrome também foi relatada em cordeiros. Nesses animais, a pele se apresenta frouxa e em quantidade excessiva, com dobras sobre as articulações do carpo e nas partes inferiores dos membros. Em alguns cordeiros, a epiderme pode se separar da derme, com cavitações preenchidas com sangue; a pele íntegra pode ser facilmente lacerada.

REFERÊNCIAS BIBLIOGRÁFICAS
1. Rashmir-Raven AM, et al. Equine Vet Educ. 2015; 27:604.
2. Steelman SM, et al. J Equine Vet Sci. 2014;34:565.
3. Marshall VL, et al. Aust Vet J. 2011;89:77.
4. Ruefenacht S, et al. Schweiz Arch Tierheilkd. 2010; 152:188.
5. Monthoux C, et al. BMC Vet Res. 2015;11.

Melanoma hereditário

O melanoma maligno cutâneo hereditário é descrito em suínos do National Institute for Health (NIH) e em suínos miniaturas Sinclair. Sua expressão está associada a dois loci genéticos, um dos quais relacionado ao complexo principal de histocompatibilidade suína. Melanomas familiares também foram relatados em membros de ninhadas sucessivas do acasalamento de um reprodutor da raça Duroc com uma porca da raça Slovak White.

Hiperidrose hereditária

Uma condição caracterizada por sudorese excessiva e considerada hereditária é relatada em bezerros de corte da raça Shorthorn. A síndrome consiste em conjuntivite, evoluindo, em alguns casos, para opacidade total da córnea, descamação abundante e umidade persistente do pelame.

Síndrome do potro lavanda

A síndrome do potro lavanda é uma doença congênita hereditária, com característica autossômica recessiva, que acomete potros Egyptian Arab, caracterizada por uma cor de pelame esmaecida, incomum, e sintomas de doença neurológica evidente ao nascimento. Detalhes adicionais são apresentados no Capítulo 14 ("Doenças do sistema nervoso").

Astenia dérmica regional hereditária de equinos (hiperelastose cutânea)

A astenia dérmica regional hereditária de equinos (ADRHE) é uma doença cutânea degenerativa causada por uma característica autossômica recessiva, de equinos Quarto-de-Milha e raças relacionadas, atribuída a uma mutação no cromossomo 1 de Equus caballus (ECA1).[1] A anormalidade é uma mutação (c.115 G>A) no gene da peptidil-propil cis-trans isomerase B (PPIB).[2] As anormalidades resultantes na ciclofilina B reduzem em duas a três vezes a força de tensão e a capacidade de elasticidade da pele nos equinos acometidos.[3,4] A frequência de alelos em 651 equinos da raça Quarto-de-Milha americano de elite, 200 equinos dessa mesma raça controles (não de elite) e 180 equinos da raça American Paint controles foi 0,021, com valor de corte para frequência de 0,142; 28% dos equinos com valor de corte eram portadores.[5] Estima-se que a frequência de portadores seja 3,5%, em equinos da raça Quarto-de-Milha, nos EUA, e 1,6% na França.[1,6] No Brasil, a frequência de alelos em equinos Quarto-de-Milha americano foi estimada em 2,9% e a frequência de portadores em 5,8%.[2] Há relato de doença hereditária semelhante em equinos Warmblood, embora a base genética não tenha sido determinada.[7,8] A doença pode ocorrer em equinos Quarto-de-Milha sem a mutação no gene PPIB.[9]

Tipicamente, os sinais clínicos surgem entre 1 e 2 anos de idade, próximo à época apropriada para cavalgada e são evidentes como feridas abertas, desprendimento da pele, hematomas e seromas. Os sinais clínicos podem ser vistos em potros. A pele dos animais acometidos é "elástica" e permanece deformada por tempo considerável quando esticada. As lesões são mais graves no dorso, embora haja anormalidades mecânicas em todos os locais.[4] Em equinos com ADRHE, a incidência de úlcera de córnea é maior do que naqueles sem a doença.[10] A córnea de equinos com ADRHE é mais delgada do que aquela de equinos normais.[10]

O diagnóstico baseia-se nos sinais clínicos, no exame histológico da pele e em testes genéticos. O exame histológico da pele dos animais antes do desenvolvimento dos sintomas não é conclusivo para o diagnóstico da doença, embora os equinos acometidos tenham pele mais fina, ao exame histológico, do que os sadios.[11,12] A sensibilidade e a especificidade da mensuração da espessura da pele são, respectivamente, 73 a 88% e 35 a 75%.[12] A espessura da pele não é igual em todas as regiões do corpo, em equinos acometidos. O teste genético proporciona o diagnóstico.

Não há tratamento definitivo. As éguas acometidas podem levar a gestação a termo, com parto seguro do potro.[11] O controle envolve a criação seletiva de animais não acometidos e daqueles não portadores da doença, levando em conta que essa doença é autossômica recessiva. No entanto, a alta prevalência da doença em alguns tipos de equinos (equinos de corte) sugere uma seleção para a característica, talvez por estar intimamente associada a um fenótipo desejado.

REFERÊNCIAS BIBLIOGRÁFICAS

1. Tryon RC, et al. Genomics. 2007;90:93.
2. Badial PR, et al. Vet J. 2014;199:306.
3. Bowser JE, et al. Equine Vet J. 2014;46:216.
4. Grady JG, et al. Vet Dermatol. 2009;20:591.
5. Tryon RC, et al. J Am Vet Med Assoc. 2009;234:120.
6. White SD, et al. Vet Dermatol. 2011;22:206.
7. Ruefenacht S, et al. Schweiz Arch Tierheilkd. 2010; 152:188.
8. Marshall VL, et al. Aust Vet J. 2011;89:77.
9. Steelman SM, et al. J Equine Vet Sci. 2014;34:565.
10. Mochal CA, et al. J Am Vet Med Assoc. 2010;237:304.
11. White SD, et al. Vet Dermatol. 2007;18:36.
12. Badial PR, et al. Vet Dermatol. 2014;25:547.

Dermatose vegetativa

Doença rara de suínos descrita pela primeira vez em 1967, originada pela importação de suínos da raça Swedish Landrace pelo Reino Unido. A doença é controlada por um fator semiletal, com herança autossômica recessiva. Muitas vezes, apenas dois ou três leitões da ninhada são acometidos. Em geral, os animais inicialmente manifestam redução na taxa de crescimento e, em seguida, morrem após 7 a 8 semanas; contudo, alguns ocasionalmente se recuperam. A dermatose vegetativa é enquadrada como três condições clínicas:

- Dermatite maculopapular eritematosa, frequentemente presente ao nascimento ou em torno de 2 a 3 semanas de idade. As lesões são encontradas no abdome ou na face interna das coxas e podem se disseminar e passar por uma fase semelhante à pitiríase. Após 5 a 8 semanas, as lesões tornam-se espessas e cobertas por crostas
- O segundo grupo de lesões, em geral presentes ao nascimento, ocorre na forma de "pata torto", com tumefação, eritema e defeito no estojo córneo, sola e bulbo da pata
- A terceira condição clínica importante consiste em disfunção respiratória devido à pneumonite por células gigantes. É típica da doença em leitões com mais de 1 semana de idade. Notam-se grânulos em todo o pulmão, e estes são inativados por meio de fibrose. Os diagnósticos diferenciais incluem pitiríase rósea, dermatite exsudativa crônica e deficiências de vitaminas.

Não há tratamento, e o controle envolve o abate dos animais reprodutores acometidos.

LEITURA COMPLEMENTAR

Done JT, et al. Dermatosis vegetans in the pig. Vet Rec. 1967;80:292.

Dermatite psoriaforme pustular (pitiríase rósea)

A pitiríase rósea humana não é semelhante à doença em suínos; assim, o termo dermatite psoriaforme pustular (DPP) é muito mais apropriado para o que é, de fato, um anel ou anéis de células queratinizadas inicialmente eritematosos e proeminentes, ao redor de uma depressão central. A doença ocorre em suínos jovens, com 3 a 14 semanas de idade, é autolimitante e geralmente desaparece 4 a 6 semanas após a parição. Acredita-se que a causa seja um gene autossômico dominante, com penetração incompleta. É seguramente familiar e pode ser mais comum em animais da raça Landrace.

Clinicamente, nota-se um acúmulo de escamas na superfície cutânea, com pelame seco e sem brilho.

As escamas da pitiríase são acúmulos de células epiteliais queratinizadas, às vezes amolecidas e oleosas devido à exsudação de soro ou secreção sebácea. A superprodução, quando ocorre, começa em torno dos orifícios dos folículos pilosos e se espalha para o estrato córneo circundante. As lesões não são pruriginosas.

O diagnóstico baseia-se na idade, no quadro clínico, na ausência de prurido e de ácaros ou dermatófitos nos raspados de pele. A amostra de pele obtida por biopsia também é útil porque ocorre hiperplasia epidérmica e dermatite perivascular superficial.

A pitiríase é diagnosticada pela ausência de parasitas e fungos nos raspados de pele.

> **Diagnóstico diferencial**
>
> O diagnóstico diferencial de uma condição caracterizada por excesso de descamação semelhante a farelo sobre a pele, com produção excessiva de células epiteliais queratinizadas, deve incluir deficiência de vitaminas do complexo B, especialmente riboflavina e ácido nicotínico, ou ácido linoleico e, possivelmente, outros ácidos graxos essenciais, e intoxicação por iodo. Também, pode ser secundária a infestações por pulgas, piolhos e sarna, bem como à dermatofitose. Além disso, devem ser consideradas doenças acompanhadas de hiperqueratose e paraqueratose.

Tratamento

O tratamento parece não ter qualquer eficácia, sendo a autocura uma regra. Se há infecção secundária em condições precárias de higiene, o tratamento de suporte pode ser útil. Aconselha-se o abate dos animais reprodutores que originaram os animais acometidos.

DOENÇAS DOS OLHOS E DA CONJUNTIVA

Conjuntivite e ceratoconjuntivite

Conjuntivite refere-se à inflamação da membrana que recobre o olho, incluindo a órbita e a superfície interna das pálpebras. A inflamação comumente se estende às camadas abaixo da conjuntiva, condição denominada ceratoconjuntivite.

Etiologia

As causas da inflamação da conjuntiva podem ser várias e incluem infecções bacterianas, virais, parasitárias e fúngicas, bem como reações alérgicas e imunes, corpos estranhos e traumas conjuntivais.

Conjuntivites específicas

- Bovinos:
  - *Ceratoconjuntivite infecciosa bovina* ("olho vermelho") é uma forma comum e altamente contagiosa de ceratoconjuntivite causada por *Moraxella bovis* (ver também "Ceratoconjuntivite infecciosa bovina")
  - Ceratoconjuntivite e uveíte causadas por Listeria (doença da silagem) causada por *Listeria monocytogenes*[1] (ver também "Ceratoconjuntivite causada por Listeria")
  - Blefarite e conjuntivite ulcerativas causadas por *Moraxella bovoculi*, em bovinos[2,3]
- Ovinos e caprinos:
  - Ceratoconjuntivite infecciosa ("olho vermelho") de ovinos e caprinos causada por *Mycoplasma conjunctivae* e *Chlamydia psittaci*
- Suínos:
  - Conjuntivite suína causada por *Chlamydia* spp.[4]
- Equinos:
  - Ceratoconjuntivite eosinofílica de etiologia desconhecida[5]
  - Habronemose conjuntival causada pela larva de *Habronema* spp.
  - Oncocercose ocular causada pelas microfilárias de *Onchocerca* spp. Há controvérsia quanto à associação etiológica entre estas microfilárias e a doença ocular em equinos
  - Ceratomicose em potros e equinos adultos; *Aspergillus flavus* foi identificado em alguns casos.

A. fumigatus é listado entre as causas de ceratite micótica em animais. A maioria dos casos começa como lesões traumáticas com infecção secundária ou surge em olhos tratados com antibióticos de amplo espectro por longo período.

Doenças secundárias nas quais a conjuntivite é um componente relevante, porém secundário, da síndrome

- Bovinos:
  - Diarreia viral bovina
  - Febre catarral maligna
  - Peste bovina
  - Rinotraqueíte infecciosa bovina
  - Pneumonia viral causada por diversos vírus
  - Língua azul (especificamente causada pelo vírus BTV-8)
  - Besnoitiose
- Ovinos:
  - Língua azul
- Suínos:
  - Gripe suína
  - Rinite por corpúsculo de inclusão

- Equinos:
  - Arterite viral equina
  - Rinopneumonite viral equina.

Conjuntivites inespecíficas

Conjuntivite inespecífica refere-se à inflamação causada por corpos estranhos ou substâncias químicas, ou, secundariamente, como ceratite por exposição, e conjuntivite/ceratite no caso de paralisia das pálpebras, como acontece na listeriose. A conjuntivite por picada de formiga ocorre em circunstâncias similares.

Achados clínicos

Blefaroespasmo e lacrimejamento do olho acometido são os sinais iniciais. As lágrimas, aquosas, se transformam em secreção ocular mucopurulenta e, em seguida, purulenta, se a lesão se estender abaixo da conjuntiva. Vários graus de opacidade da conjuntiva podem se desenvolver, dependendo da gravidade da inflamação. Nas lesões mais graves ocorre comprometimento da conjuntiva, com formação de pus acompanhada de vascularização da córnea. Durante o estágio de recuperação, frequentemente nota-se opacidade difusa e duradoura do olho e, em alguns casos, por fim, forma-se uma cicatriz esbranquiçada crônica.

Patologia clínica

Em surtos de rebanhos ou grupos de animais, devem ser obtidos suabes e/ou raspados de conjuntiva para cultura microbiológica e exame citológico, empregando-se técnicas histológicas e colorações especiais.

REFERÊNCIAS BIBLIOGRÁFICAS
1. Erdogan HM. Vet Clin North Am Food A. 2010; 26:505-510.
2. Angelos JA, et al. Int J Syst Evol Microbiol. 2007; 57:789-795.
3. Galvao KN, Angelos JA. Can Vet J. 2010;51:400-402.
4. Becker A, et al. J Vet Med A Physiol Pathol Clin Med. 2007;54:307-313.
5. Wolfe JE, et al. Equine Vet J. 2010;22:375-381.

Ceratoconjuntivite e uveíte causadas por Listeria (doença da silagem, irite bovina)

Sinopse
- Etiologia: *Listeria monocytogenes* é o patógeno causador; possivelmente atinge o olho por meio de partículas de alimento contaminadas. A doença se deve à infecção local por *Listeria*, que acomete especificamente o olho e não está associada à infecção sistêmica por *L. monocytogenes*. Bovinos, ovinos e equinos são acometidos.
- Epidemiologia: os bovinos alimentados com silagem de baixa qualidade, na forma de fardos redondos ou alimentadores de anel são mais sujeitos à doença; permitir que o alimento caia na cabeça das vacas aumenta o risco. Na maioria dos casos, ocorre a infecção em animais, individualmente, mas ocorreram surtos. A incidência é maior no inverno e início da primavera, quando os animais são mantidos em ambiente interno e alimentados com silagem
- Achados clínicos: epífora, conjuntivite, blefaroespasmo, fotofobia, edema de córnea e uveíte. Geralmente, a doença não está associada à doença sistêmica
- Confirmação do diagnóstico: cultura, reação em cadeia de polimerase (PCR)
- Tratamento: doença autolimitante. Antibióticos de uso tópico e sistêmico
- Controle: evitar o fornecimento de silagem de baixa qualidade, bem como sistemas de alimentação que liberam alimentos na altura dos olhos do animal, ou acima deles.

Etiologia

Listeria monocytogenes é o único agente etiológico de conjuntivite causada por *Listeria*, uma condição que acomete especificamente o olho.[1] A doença não está associada à infecção sistêmica por essa bactéria, causadora das formas clássicas de listeriose (ver também "Listeriose"). Há relato de uveíte local causada por *L. monocytogenes* em bovinos, ovinos, equinos, gamos e no ser humano.[2]

Listeria spp. é uma bactéria Gram-positiva, asporogênica e ubíqua que sobrevive bem em matéria orgânica, em temperaturas de 3 a 45°C e pH tão baixo quanto 3,8, em um ambiente aeróbico. Silagem de má qualidade não conservada em condição anaerobica ou não suficientemente ácida facilita a multiplicação de *Listeria* spp. A conjuntivite causada por *Listeria* está quase invariavelmente associada à alimentação com silagem de baixa qualidade, tanto diretamente de um grande fardo quanto em alimentadores de anel. Com o emprego desses sistemas de alimentação, os animais tendem a enterrar a cabeça no fardo, o que expõe os olhos ao patógeno e também predispõe à lesão mecânica da conjuntiva, criando uma porta de entrada para o microrganismo.[1]

Epidemiologia

Ocorrência

Há relatos da doença em diferentes partes do mundo, embora a maioria dos casos seja relatada no Reino Unido, provavelmente devido à maior conscientização da existência dessa enfermidade. A incidência da doença é maior no *fim do outono, inverno e início da primavera*, quando os animais são mantidos em estábulos e alimentados com silagem. Frequentemente, ocorrem apenas casos individuais, mas há relatos de surtos com taxas de morbidade muito acima de 25%.[1,2] No Reino Unido, constatou-se incidência geral em animais é de 3,4%, com incidência média nos rebanhos acometidos de 66,5%.[1]

Fonte de infecção

Como a maioria dos casos de ceratoconjuntivite causada por *Listeria* está relacionada à alimentação com silagem, esse tipo de alimento, obtido com capim de baixa qualidade e contaminado com *L. monocytogens* é amplamente aceito como a principal fonte de infecção.

Fatores de risco do ambiente

A alimentação com silagem de capim em fardos grandes ou com alimentadores de anel é considerada um fator predisponente importante. Como as vacas começam a se alimentar da parte inferior do fardo, partículas de alimento da parte superior caem continuamente em sua cabeça, aumentando o risco de contato o patógeno com os olhos.

Achados clínicos

Embora na maioria dos casos apenas um olho seja acometido, podem ocorrer lesões bilaterais. Geralmente não se constata doença sistêmica. Os primeiros sinais clínicos consistem em lacrimejamento excessivo e conjuntivite catarral, acompanhados de fotofobia e blefarospasmo. A inflamação da córnea, iniciando na borda límbica e se espalhando de modo centrípeto, resulta em opacidade branco-azulada dessa estrutura. Úlcera de córnea é incomum.[1] Em casos avançados, agregados focais de fibrina que se acumula na câmara anterior do olho podem ser vistos como focos esbranquiçados abaixo da superfície da córnea. O curso da doença, que é considerada autolimitante, dura 1 a 3 semanas, quando não tratada.[2]

Patologia clínica

A tentativa de diagnóstico pode se basear no quadro clínico, em combinação com o histórico (estação do ano e fornecimento de dieta à base de silagem), mas deve ser confirmado pelo isolamento de *L. monocytogenes* em *suabe* obtido dos olhos acometidos. Para a identificação do patógeno realizam-se cultura micobiológia e teste PCR.

Diagnóstico diferencial
- Ceratoconjuntivite infecciosa bovina tem sazonalidade diferente (maior incidência estação de clima quente). A inspeção do alojamento e do sistema de alimentação pode fornecer pistas adicionais para diferenciar essas condições. Úlcera de córnea é um achado comum na ceratoconjuntivite infecciosa bovina, mas não na conjuntivite causada por *Listeria*
- *Pasteurella multocida* (sorotipo capsular A) foi isolada de olhos de novilhas estabuladas que passaram por surto de ceratite grave, com perda do estroma corneano dentro de 72 h após o início dos sintomas
- *Mycoplasma bovis* foi isolado de olhos de bovinos em um surto de conjuntivite grave, com opacidade e úlcera de córnea, sendo a doença seguida de conversão sorológica em animais acometidos. O envolvimento das pálpebras, com edema marcante, foi evidente. A conjuntivite é proeminente em outras micoplasmoses que ocasionam ceratoconjuntivite

- Na ceratoconjuntivite causada por clamídia notam-se sinais clínicos idênticos, mas o seu curso é prolongado, apesar do tratamento, e a taxa de morbidade é maior. O DNA de *Chlamydophila* pode ser detectado em reação em cadeia de polimerase (PCR), em suabes obtidos da conjuntiva. É possível que esta doença seja uma zoonose
- Rinotraqueíte infecciosa bovina
- Febre catarral maligna bovina
- Diarreia viral bovina
- Língua azul (vírus BTV-8)
- Telazíase
- Carcinoma de célula escamosa.

Tratamento

Há relatos de diversos procedimentos terapêuticos empíricos, com resultados variáveis. A ceratoconjuntivite causada por *Listeria* é considerada uma doença autolimitante, sendo difícil determinar se os tratamentos relatados foram eficazes ou se a recuperação se deveu, principalmente, ao impedimento de acesso à causa primária.[3]

Os tratamentos propostos incluem o uso tópico de pomadas oftálmicas à base de oxitetraciclina ou cloxacilina, bem como a administração parenteral de repetidas doses de oxitetraciclina, penicilina procaína ou ampicilina. Foi proposto o uso tópico ou a aplicação subconjuntival de dexametasona, com resultados variáveis.[1-3]

Tratamento

Tratamento tópico
- Pomada oftálmica de cloxacilina benzatina: 250 mg a cada 48 h (R-2)
- Pomada oftálmica de oxitetraciclina 1 vez/dia (R-2).

Tratamento sistêmico
- Penicilina procaína G: 40.000 UI/kg IM 1 vez/dia (R-3)
- Oxitetraciclina: 10 mg/kg IM 1 vez/dia (R-3)
- Ampicilina: 10 mg/kg SC 1 vez/dia (R-3).

Controle

As medidas de controle mais importantes consistem em evitar o fornecimento de silagem de baixa qualidade e usar sistemas de alimentação que disponibilizem alimentos a uma altura abaixo da cabeça dos animais.

REFERÊNCIAS BIBLIOGRÁFICAS

1. Laven RA, Lawrence KR. New Zeal Vet J. 2006; 54:151-152.
2. Staric J, et al. Bull Vet Inst Pulawy. 2008;52:353-355.
3. Erdogan HM. Vet Clin North Am Food A. 2010; 26:505-510.

Ceratoconjuntivite infecciosa bovina (olho vermelho)

Sinopse

- Etiologia: *Moraxella bovis* é o agente infeccioso primário. Fímbrias (pili) e hemolisina são os principais fatores de virulência. Radiação solar, moscas e poeira são fatores contribuintes
- Epidemiologia: bovinos de todas as idades são suscetíveis. A fonte é o bovino portador assintomático, com transmissão por contágio direto e por meio de moscas. Mais comum nos meses de verão. Geralmente ocorrem vários casos em um rebanho
- Achados clínicos: conjuntivite, lacrimejamento, blefaroespasmo, fotofobia, edema de córnea, úlcera de córnea
- Confirmação do diagnóstico: cultura microbiológica
- Tratamento: doença autolimitante. Antibióticos tópicos; administração subconjuntival de penicilina G; aplicação parenteral de oxitetraciclina, florfenicol e tulatromicina. Proteção dos olhos à luz solar
- Controle: as vacinas atuais têm eficácia limitada. Controle de moscas.

Etiologia

O único agente infeccioso para o qual os postulados de Koch foram estabelecidos para ceratoconjuntivite infecciosa bovina é *Moraxella bovis* hemolítica, embora haja implicação de outros microrganismos, como *Moraxella ovis*, *Moraxella bovoculi*, *Neisseria* spp., *Mycoplasma* spp. e *Chlamydia* spp.[1] As infecções experimentais em bezerros e os estudos relativos à cultura de tecido da córnea mostram uma ampla variação na virulência entre as cepas. Dois fatores de virulência são determinantes na ocorrência de doença clínica: *a presença de fímbrias, também denominadas pili*, na superfície bacteriana e a *produção de β-hemolisina*. Outros fatores de virulência contribuintes incluem fosfolipases, sistemas de aquisição de ferro e enzimas hidrolíticas e proteolíticas.[1] *M. bovis* tem epítopos de fímbrias variáveis e compartilhados, sorologicamente distintos; as cepas podem ser distinguidas por seus antígenos fimbriais em sete diferentes *sorogrupos*. Há dois tipos distintos de *pili*, I e Q (antigamente denominados α e β). Os *pili Q atuam na mediação da adesão bacteriana* à córnea e estabelecimento da infecção, impedindo a remoção do patógeno pelo efeito contínuo de lavagem das secreções oculares e pelo ato mecânico do piscar. A beta-hemolisina é *citotóxica* e causa danos à córnea. Em alguns surtos de ceratoconjuntivite infecciosa bovina, podem ser isolados mais de um sorotipo, em olhos infectados.

Além de *M. bovis*, outros patógenos, como *M. bovoculi*, *M. ovis*, *Chlamydia* spp., *Neisseria* spp., *Mycoplasma* spp., *Acholeplasma* spp., e vírus foram identificados como participantes comuns e provavelmente contribuintes no desenvolvimento da doença clínica. O vírus da rinotraqueíte infecciosa bovina, por si só, causa doença ocular, mas também pode ocorrer infecção concomitante com *M. bovis* e causar doença mais grave. Na ceratoconjuntivite infecciosa bovina experimentalmente induzida, a doença clínica mostrou ser mais grave quando os bezerros receberam, simultaneamente, uma vacina viva modificada do vírus da rinotraqueíte infecciosa bovina.

Propôs-se que a infecção conjuntival por *M. bovoculi* participa na fisiopatologia da ceratoconjuntivite infecciosa bovina, segundo alguns autores.[2,3] As evidências que apoiam essa hipótese não são consistentes. Um estudo clínico demonstrou, consistentemente, o desenvolvimento de úlcera de córnea após a inoculação com *M. bovis* hemolítico, mas não com *M. bovoculi*.[3] *Branhamella ovis* causa conjuntivite grave em ovinos e caprinos e também é relatada em surtos de ceratoconjuntivite em bovinos, em Israel; pode ser uma causa da falha de vacina em outros países.

Como a doença de ocorrência natural geralmente é muito mais grave do que a induzida experimentalmente, foram examinados outros fatores além dos microrganismos infecciosos. Demonstrou-se que *radiação solar, moscas e poeira* exacerbam a doença. As características das culturas dos organismos isolados de conjuntiva podem ser modificadas pelo nível de radiação solar ultravioleta.

Epidemiologia

Ocorrência

A doença ocorre na maioria dos países. Embora possa ocorrer em todas as estações do ano, é mais comum no *verão* e no *outono*. A prevalência e gravidade da doença variam muito de ano para ano, podendo atingir proporções epizoóticas tanto em bovinos mantidos em confinamentos quanto naqueles criados a pasto. Não ocorre morte dos animais; são raros os casos em que há cegueira permanente ou perda de um olho. No entanto, a taxa de morbidade pode chegar a 80%, com incidência máxima da infecção depois de 3 a 4 semanas do surto. Podem ocorrer sérios surtos no inverno, especialmente quando os bovinos são confinados em áreas próximas, como estábulos ou confinamentos com criação intensiva.

Fontes de infecção

Os bovinos são os únicos reservatórios conhecidos, e o microrganismo é transportado na conjuntiva, além de narinas e vagina, dos bovinos. A persistência da doença de ano para ano ocorre por meio de animais infectados, porém assintomáticos, que podem atuar como portadores por períodos superiores a 1 ano. Receptores das fímbrias I podem ser encontrados em outros tecidos, além da córnea, facilitando a colonização de tecido não corneano e a ocorrência de infecção inaparente; ademais, o microrganismo pode alterar a expressão de um tipo de fímbria para outro.

Fatores de risco do ambiente

A incidência da doença mostra uma *clara sazonalidade*, com maior incidência nos meses mais quentes do ano. Essa manifestação sazonal foi associada à exposição prolongada dos olhos à *radiação UV*, ao aumento da *população de moscas* e ao *capim alto*.[1] A exposição dos olhos à radiação UV aumenta a suscetibilidade à doença e a gravidade dos sintomas dela resultantes. A mosca da face (*Musca autumnalis*) e a mosca da face asiática (*Musca bezzii*), devido à preferência alimentar pela área ao redor dos olhos, são vetores importantes.

Outros fatores ambientais, como poeira, vento e capim alto, podem aumentar a incidência da doença, por causar irritação mecânica da córnea.

Transmissão

Acredita-se que a transmissão seja por meio de moscas contaminadas com secreções ocular e nasal de bovinos infectados. Em condições experimentais, a transmissão é incomum na ausência de moscas e ocorre geralmente na sua presença. *M. autumnalis* é conhecida por permanecer infectada por períodos de até 3 dias. *M. bovis* pode ser isolado em culturas de *M. autumnalis* que se alimentaram de secreção ocular de bovinos infectados.

Fatores de risco do animal

Somente bovinos são acometidos, sendo o jovem mais suscetível; todavia, em uma população suscetível, é provável que bovinos de todas as idades sejam infectados.

É comum notar prevalência muito maior da doença em bovinos *B. taurus* do que em *B. indicus*; ademais, a gravidade e o número de infecções bilaterais são muito maiores em bovinos *B. taurus* do que em mestiços. Bovinos da raça Hereford e seus mestiços apresentam risco significativamente maior de desenvolver ceratoconjuntivite infecciosa bovina do que outras raças ou de animais não oriundos de acasalamentos com bovinos Hereford.[1] Acredita-se que essa maior predisposição se deva à relação entre taxa e gravidade da infecção e o grau de *pigmentação palpebral*, pois os olhos totalmente pigmentados são menos acometidos.

Mecanismos imunes

Uma infecção prévia parece conferir imunidade significativa, que dura até a próxima estação, quando novas reinfecções, geralmente com doença clínica branda, conferem imunidade adicional. As secreções lacrimais contêm anticorpos e os anticorpos contra os *antígenos de fímbrias* de *M. bovis* impedem a aderência da bactéria à córnea. Em infecções experimentais, pode-se obter proteção significativa contra o desafio por meio de vacinação prévia com antígenos de fímbrias de cepa homóloga.

No entanto, há diversidade antigênica nas fímbrias de diferentes cepas de *M. bovis*, e as vacinas compostas de fímbrias de uma cepa apenas conferem proteção contra a infecção por microrganismos do mesmo sorogrupo. Além disso, no olho *M. bovis* pode *modificar* a antigenicidade da fímbria em resposta à presença do anticorpo e tornar as vacinas monovalentes ineficazes.

Uma vacina polivalente pode fornecer proteção, mas essas vacinas são menos imunogênicas do que as monovalentes, devido à competição antigênica.

Importância econômica

A ceratoconjuntivite infecciosa bovina é uma doença importante em pesquisas das doenças predominantes em bovinos, sendo considerada a doença ocular economicamente mais importante nessa espécie. As perdas decorrem do baixo ganho de peso ou perda da condição corporal; redução na produção de leite; gastos com medicamentos e cuidados veterinários; e perda do valor de animais de exposição. As condições em que os bezerros são criados podem influenciar a importância da doença. Em bezerros criados como vitelos, a doença pode não ter efeito mensurável no crescimento, mas naqueles criados no pasto pode haver redução significativa do peso ao desmame. Ocasionalmente, os animais manifestam cegueira total e os que são criados em pastagem podem morrer de fome. Os cuidados com o bem-estar animal é uma preocupação crescente.

Patogênese

Como já mencionado, apenas cepas de *M. bovis* com fímbrias e hemolisinas (fatores determinantes de virulência) são patogênicas aos bovinos. A fixação de *M. bovis* no epitélio da córnea requer a presença de fímbrias; os microrganismos com fímbria Q são mais infecciosos do que as cepas com fímbria I. As hemolisinas produzidas por essas cepas virulentas são citotóxicas e causam úlcera corneana por destruir as células epiteliais da córnea.

Notam-se erosões microscópicas da córnea dentro de 12 h após a infecção, sem resposta inflamatória relevante, indicando que a produção inicial de úlcera de córnea se deve à atividade citotóxica direta da bactéria. Isso é seguido por perda focal do epitélio corneano, degeneração de queratócitos e invasão do estroma corneano, com destruição fibrilar. Ocorre reação inflamatória vários dias após a instalação da infecção e resulta em maior quantidade de úlceras de córnea com envolvimento mais profundo do estroma, edema corneano e neovascularização da córnea. As lesões se restringem ao olho, não ocorrendo infecção sistêmica.

Achados clínicos

Em geral, o período de incubação varia de 2 a 3 dias, embora tenham-se constatados intervalos maiores, de até 3 semanas, após a inoculação experimental da bactéria. Congestão dos vasos sanguíneos da córnea e edema da conjuntiva são os sintomas precoces, acompanhados de lacrimejamento aquoso abundante, blefaroespasmo, fotofobia e, em alguns casos, febre discreta a moderada, com redução na produção de leite e inapetência.

Dentro de 1 a 2 dias, o edema da córnea se apresenta como uma pequena opacidade na parte central da córnea, podendo se tornar protuberante e ulcerado nos próximos 2 dias, embora a recuperação espontânea neste estágio seja bastante comum. À medida que a doença progride, a opacidade torna-se ampla e, no pico da inflamação, cerca de 6 dias após o surgimento dos primeiros sintomas, pode cobrir toda a córnea. A opacidade varia de branca a amarela-escuro (Figura 16.10). À medida que a inflamação aguda

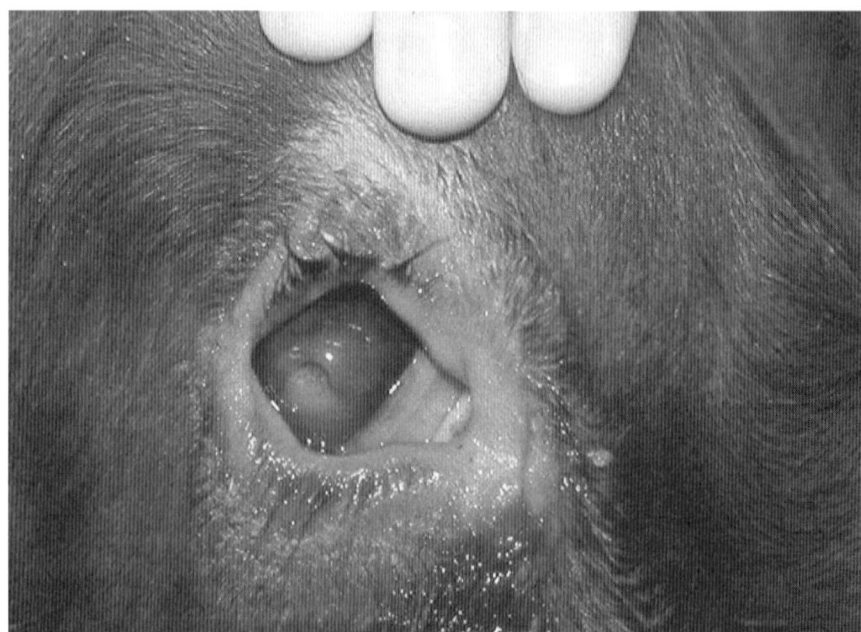

Figura 16.10 Ceratoconjuntivite infecciosa bovina em um novilho de corte. Notar o lacrimejamento abundante e o blefarospasmo, bem como a úlcera de córnea central localizada, com ceratite e conjuntivite. (Esta figura encontra-se reproduzida em cores no Encarte.)

diminui, a secreção ocular se torna purulenta e a opacidade começa a regredir; nota-se recuperação completa após um curso total de 3 a 5 semanas.

Um ou ambos os olhos podem ser acometidos. O grau de ulceração nos estágios iniciais pode ser prontamente determinado pela infusão de uma solução de fluoresceína a 2% no saco conjuntival; a área ulcerada retém o corante.

Cerca de 2% dos olhos apresentam *opacidade residual* total, mas a maioria cicatriza completamente; em alguns animais persiste uma pequena cicatriz esbranquiçada. Em casos graves, a córnea se apresenta cônica, vascularização marcante; a ulceração na parte proeminente da tumefação compromete a córnea e nota-se pus amarelo-brilhante envolto em uma área de eritema. Os olhos assim acometidos podem se romper e resultar em cegueira total.

Uma parte dos casos desenvolve lesões clínicas mínimas e cicatriza espontaneamente; também, a gravidade da doença clínica pode variar entre os surtos.

Patologia clínica

A bactéria pode ser identificada por meio de cultura microbiológica ou pesquisa de anticorpos fluorescentes. A cepa hemolítica da bactéria é claramente mais patogênica do que a não hemolítica. Constatam-se aglutininas séricas (1:80 a 1:640) 2 a 3 semanas após o início dos sinais clínicos e um teste de precipitação por difusão em gel modificado é capaz de detectar anticorpos contra *M. bovis*. Um teste ELISA também é usado para detecção de anticorpos em estudos experimentais; no entanto, nem o anticorpo aglutinante nem o anticorpo detectado por ELISA correlacionam-se bem com a resistência individual do animal à infecção. Na rotina clínica há pouca indicação para exames sorológicos. Em geral, não há necessidade de exames necroscópicos.

> **Diagnóstico diferencial**
> - Em geral, a *conjuntivite traumática* é facilmente diferenciada devido à presença de substâncias estranhas no olho ou no saco conjuntival ou à evidência de lesão física
> - *Pasteurella multocida* (tipo capsular A) foi isolada dos olhos de novilhas estabuladas que passaram por surtos de ceratite grave, com grave perda do estroma corneano dentro de 72 h após o início da infecção
> - *Mycoplasma bovis* foi isolado dos olhos de bovinos em um surto de conjuntivite grave com opacidade e ulceração da córnea, sendo a doença seguida de conversão sorológica em animais acometidos. O envolvimento das pálpebras, com edema acentuado, foi evidente. Conjuntivite é um sintoma evidente em outras infecções causadas por micoplasmas que ocasionam ceratoconjuntivite
> - *Ceratoconjuntivite e uveíte causada por Listeria* (doença da silagem) têm uma sazonalidade diferente e estão associadas ao uso de sistemas específicos de alimentação. Na ceratoconjuntivite causada por *Listeria* não é comum a formação de úlcera de córnea

- Os sinais clínicos notados na *ceratoconjuntivite causada por clamídia* são semelhantes, mas seu curso é longo, mesmo quando tratada, e a taxa de morbidade é maior. O DNA da *Chlamydophila* pode ser detectado por meio de reação em cadeia de polimerase (PCR) em suabes de conjuntiva. É possível que esta doença seja uma zoonose
- Rinotraqueíte infecciosa bovina
- Febre catarral maligna bovina
- Diarreia viral bovina
- Língua azul (vírus BTV-8)
- Telazíase
- Carcinoma de célula escamosa.

Tratamento

Com frequência, a ceratoconjuntivite infecciosa bovina é uma *doença autolimitante*. A recuperação comumente ocorre sem tratamento, embora a terapia precoce reduza a incidência de cicatriz ocular. Quase sempre utiliza-se tratamento antibacteriano. O tratamento em massa do rebanho, e não apenas dos indivíduos acometidos, pode interromper a ocorrência de novos casos. A via de administração é muitas vezes determinada pela eficiência das opções de tratamento disponíveis, facilidade de acesso aos animais, disponibilidade de instalações para conter os animais para tratamento, mão de obra necessária ao tratamento, custo do medicamento e tempo de carência.

Tratamento tópico

Os casos agudos iniciais respondem ao tratamento com pomadas oftálmicas e soluções que contêm antibióticos, mas elas precisam ser instiladas no saco conjuntival em intervalos frequentes, o que pode ser impraticável em condições de campo. A bactéria é *sensível* à maioria dos antibióticos e sulfonamidas; é resistente à eritromicina, lincomicina e tilosina. A administração de uma preparação oleosa de cloxacilina benzatina (250 a 375 mg por dose de tratamento) mostrou ser efetiva na terapia em estudos controlados. Recomendam-se duas doses, com 72 h de intervalo, tratando ambos os olhos, mesmo que apenas um olho esteja acometido. O uso do mesmo tubo de pomada em olhos infectados e não infectados provavelmente representa um risco de transmissão do patógeno.

Tratamento subconjuntival

O objetivo do tratamento subconjuntival é reduzir a dose e o número de tratamentos, obtendo concentrações antimicrobianas mais altas nos tecidos.[4] Embora a terapia antibiótica subconjuntival tenha se mostrado efetiva no tratamento de ceratoconjuntivite infecciosa bovina, em vários estudos, há controvérsia sobre se o efeito do tratamento se deve à difusão direta do fármaco para o tecido circundante ou se à transferência contínua do antibiótico para a conjuntiva, a partir do local da injeção.[4] Quase sempre, injeta-se um pequeno volume (1 a 2 mℓ) de penicilina G procaína (300.000 UI/mℓ) sob a conjuntiva escleral. Constatou-se que duas doses, com intervalo de 48 a 72 h, foram igualmente eficazes ao tratamento parenteral único com oxitetraciclina de ação prolongada (20 mg/kg).[4] A terapia deve ser administrada sob a conjuntiva bulbar; não foi considerada efetiva quando aplicada na conjuntiva palpebral superior. Um estudo controlado demonstrou que a injeção subconjuntival de penicilina foi eficaz no tratamento, mas a recorrência foi maior do que aquela verificada após administração parenteral de oxitetraciclina; ademais, o tratamento em massa de bezerros com penicilina subconjuntival não elimina a infecção.

A injeção intrapalpebral de 2 mℓ de uma solução de oxitetraciclina a 10% foi igualmente eficaz ao tratamento sistêmico com esse antimicrobiano (20 mg/kg).[5] Em alguns casos, notou-se edema temporário das pálpebras, ocasionando o fechamento total da fissura palpebral, após injeção intrapalpebral de oxitetraciclina. Sugeriu-se que esse fechamento transitório do olho pode favorecer a cicatrização, protegendo a córnea e a conjuntiva.[5]

Outra maneira de prolongar a manutenção de altos teores de antibiótico no saco conjuntival é a inoculação de colágeno impregnado com antibiótico.

Tratamento parenteral

O tratamento parenteral com duas doses de oxitetraciclina de longa duração (20 mg/kg), com intervalo de 72 h, abranda os sinais clínicos da ceratoconjuntivite infecciosa bovina de ocorrência natural.[4,5]

Estudos recentes documentaram que o florfenicol, quando administrado em dose única subcutânea de 40 mg/kg, ou duas doses de 20 mg/kg com intervalo de 48 h, é efetivo no tratamento de ceratoconjuntivite infecciosa bovina clínica em vitelos. O tempo de cura foi mais curto e a ocorrência de recidivas foi menor quando se utilizou florfenicol, em vez de oxitetraciclina de ação prolongada, no tratamento de ceratoconjuntivite infecciosa bovina em bezerros.

Em um estudo, constatou-se que o uso de tulatromicina, um antibiótico macrolídeo, mostrou-se efetivo no tratamento da ceratoconjuntivite infecciosa bovina induzida experimentalmente em bezerros.[6] A dose única de 2,5 mg/kg resultou em cura mais rápida e maior taxa de cura bacteriológica, em comparação com animais controle não tratados.

A administração subcutânea de uma dose de 5 ou 10 mg de tilmicosina/kg foi considerada eficaz no tratamento de ceratoconjuntivite infecciosa bovina, em um estudo a campo.[4]

Em um estudo avaliou-se a eficácia de uma formulação de ácido livre cristalino de ceftiofur (CCFA) de ação prolongada, administrada em dose única subcutânea na base da orelha, para tratar ceratoconjuntivite infecciosa bovina de ocorrência natural. Uma dose equivalente a 6,6 mg de ceftiofur/kg resultou em maior taxa de cura e tempo de cura mais rápido da ceratoconjuntivite de ocorrência natural, em comparação com animais controles não tratados.[7]

Tratamento auxiliar

Os animais com infecção grave devem ser colocados em um abrigo escuro, distante da luz solar direta. Se a estabulação não for possível, há disponibilidade de *tapa-olho*, que é efetivo. São colados acima do olho e podem ser movidos durante a medicação.

Quando há úlcera de córnea, a recuperação é sempre mais demorada. O uso tópico de anestésicos oftálmicos combinado com a administração de atropina pode ser indicado para minimizar o espasmo ciliar e a dor. Casos graves podem requerer a sutura temporária da terceira pálpebra em todo o globo ocular, por vários dias, a fim de facilitar a cicatrização. O uso de anti-inflamatórios não esteroides (AINE) deve ser considerado em casos mais avançados e graves.

Tratamento e controle

Tratamento
- Tratamento tópico:
  - Pomada de cloxacilina benzatina: duas doses de 250 a 375 mg, em intervalo de 72 h (R-1)
- Injeção subconjuntival:
  - Penicilina G procaína: injeção subconjuntival de duas doses de 300.000 a 600.000 UI, em intervalo de 48 a 72 h (R-1)
- Injeção intrapalpebral:
  - Oxitetraciclina (injeção intrapalpebral de 1 a 2 mℓ de solução a 10%; dose única (R-2)
- Tratamento sistêmico:
  - Oxitetraciclina em formulação de ação prolongada: duas doses de 20 mg/kg IM, em intervalo de 48 h (R-1)
  - Florfenicol: duas doses de 20 mg/kg SC, em intervalo de 48 h ou 40 mg/kg SC; dose única (R-1)
  - Tulatromicina: 2,5 mg/kg SC; dose única (R-2)
  - Tilmicosina: 5 mg/kg SC; dose única (R-3)

Controle
- Reduzir a exposição à poeira e implementar um programa de controle de moscas, principalmente de moscas da face (R-2)
- Vacinar com bacterinas disponíveis no mercado ou usar vacinas autógenas (R-3)

Controle

A erradicação ou prevenção da doença não parece possível em condições de criação extensiva devido ao método de disseminação, mas se for possível acrescentar o *controle de moscas* no programa de manejo da fazenda, isso deve reduzir significativamente a taxa de infecção. Brincos de identificação impregnados com inseticidas podem auxiliar no controle da doença, mas não a impedem. Em muitos rebanhos, o melhor que pode ser feito é manter os animais sob vigilância e isolar e tratar qualquer bovino que apresente lacrimejamento excessivo e blefarospasmo. Os bovinos que tiveram a doença não devem ser misturados com aqueles que não a manifestaram até passar a estação da mosca.

Vacinação

Houve um considerável esforço para desenvolver métodos de imunoprofilaxia, no entanto, as bacterinas comerciais, embora disponíveis por mais de 30 anos, apresentam resultados inconsistentes, propiciando, no máximo, proteção limitada contra infecções subsequentes e doenças clínicas. As vacinas compostas de células inteiras, mortas, requerem injeções repetidas, podem estar associadas a reações anafiláticas e não se mostraram efetivas no campo. Para evitar a necessidade de injeções repetidas, uma vacina adjuvante foi testada, mas sem benefício aparente.

Vacinas que contêm antígenos de fímbrias, com ou sem antígenos contra a enzima de degradação da córnea, protegem contra o desafio com cepas homólogas de *M. bovis*, e alguns estudos de campo relatam eficácia em surtos de ocorrência natural. No entanto, outros estudos não mostram isso; os resultados de estudos a campo que indicaram um efeito benéfico da vacinação foram criticados devido à tendenciosidade na seleção de animais controles. É provável que as vacinas atualmente disponíveis não contenham a diversidade de antígenos necessários para proteger contra as várias cepas que ocorrem em surtos naturais. As vacinas autógenas seriam uma possibilidade em rebanhos individuais, mas um estudo controlado recente com uma vacina autógena administrada por injeção subcutânea ou subconjuntival não mostrou efeito significativo de nenhuma das vias ou da vacina na ocorrência da doença.

O tratamento semanal de ambos os olhos de bezerros, mas não de vacas, mediante aspersão ocular com solução de furazolidona mostrou ser um procedimento profilático mais eficaz do que a vacinação com bacterina comercial, em algumas áreas.

A taxa de prevalência da doença em animais que apresentam pálpebras com pigmentação total pode reduzir a incidência dessa doença, mas é improvável que as diferenças registradas despertem entusiasmo por uma abordagem genética do problema.

LEITURA COMPLEMENTAR

Angelos JA. Infectious bovine keratoconjunctivitis (pinkeye). Vet Clin North Am Food A. 2015;31(1):61-79.
McConnel CS, Shum L, House JK. Infectious bovine keratoconjunctivitis antimicrobial therapy. Aust Vet J. 2007;85:65-69.
O'Connor AM, Brace S, Gould S, Dewell R, Engelken T. A randomized clinical trial evaluating a farm-of-origin autogenous Moraxella bovis vaccine to control infectious bovine keratoconjunctivitis (pinkeye) in beef cattle. J Vet Intern Med. 2011;25:1447-1453.
Postma GC, Carfagnini JC, Minatel L. Moraxella bovis pathogenicity: an update. Comp Immunol Microbiol Infect Dis. 2008;31:449-458.

REFERÊNCIAS BIBLIOGRÁFICAS

1. Postma GC, et al. Comp Immunol Microbiol Infect Dis. 2008;31:449-458.
2. Angelos JA. Vet Clin North Am Food A. 2010;29:73-78.
3. Gould S, et al. Vet Microbiol. 2013;164:108-115.
4. McConnel CS, et al. Aust Vet J. 2007;85:65-69.
5. Starke A, et al. Dtsch Tierarztl Wochenschr. 2007;114:219-224.
6. Lane VM, et al. J Am Vet Med Assoc. 2006;229:557-561.
7. Dueger EL, et al. Am J Vet Res. 2004;65:1185-1188.

Oftalmia contagiosa ovina e caprina (ceratoconjuntivite infecciosa ovina e caprina, ceratoconjuntivite contagiosa, olho vermelho em ovinos e caprinos)

Sinopse

- Etiologia: *Mycoplasma conjunctivae* é uma causa significativa, mas outros microrganismos, em particular *Chlamydia pecorum*, *Moraxella ovis* e outros *Mycoplasma* spp., podem causar doença clinicamente idêntica
- Epidemiologia: rápida disseminação por contato com animais portadores. Geralmente ocorre como surto no verão e quando as condições são secas e empoeiradas. A doença é mais grave em cordeiros desmamados
- Achados clínicos: lacrimejamento, hiperemia conjuntival, pano (*pannus*), neovascularização, irite, ceratite em um ou ambos os olhos
- Confirmação do diagnóstico: exame clínico do rebanho, citologia esfoliativa, cultura microbiológica e reação em cadeia de polimerase (PCR)
- Tratamento: tetraciclina tópica ou, de preferência, parenteral
- Controle: evitar confinamento e movimentação em condições de poeira. Controle de moscas.

Etiologia

Diversos microrganismos foram isolados dos olhos de ovinos e caprinos com ceratoconjuntivite. Alguns são patógenos primários, outros invasores secundários. É difícil atribuir uma causa etiológica primária a um único microrganismo, pois todos os supostos agentes causais também foram isolados dos olhos de ovinos normais. Durante um surto ocorrem infecções mistas, com potencial sinergismo entre *Mycoplasma* spp. e outros agentes infecciosos. As condições de manejo que ocasionam surtos de doenças com cada microrganismo, e as respectivas síndromes clínicas, não são suficientemente distintas para permitir a diferenciação das várias etiologias com base nas condições clínicas ou epidemiológicas. Há estudos limitados sobre a prevalência relativa de surtos da doença em rebanhos associados às várias causas supostas, mas há forte evidência para incriminar *Mycoplasma* spp., particularmente *M. conjunctivae*, como a principal causa em ovinos e caprinos domésticos e ruminantes selvagens, como camurça, íbex alpino, muflão europeu e carneiro selvagem.

Mycoplasma conjunctivae

Isolado comum em surtos da doença. No entanto, não está presente em todos os ovinos acometidos e, também, pode ser isolado, com menor frequência, de olhos de ovinos clinicamente normais. A doença pode ser reproduzida mediante a inoculação de cultura pura desae bactéria no olho de ovinos que é, então, disseminada para outros ovinos por contato. Assim, acredita-se que esta seja uma das principais causas de conjuntivite ou "olho vermelho" em ovinos e caprinos.

Outros Mycoplasmas

São frequentemente identificados nos olhos de ovinos e caprinos com olho vermelho. *M. agalactiae* foi considerado a principal causa de um surto na Espanha, enquanto *M. arginini* e *Acholeplasma oculi* foram isolados de casos clínicos de oftalmia contagiosa. A infecção por outros micoplasmas, como *M. capricolum* subespécie *capricolum* e *M. mycoides* subespécie *capri*, pode ser acompanhada de conjuntivite, mas há predomínio de outros sinais clínicos, como pneumonia.

Chlamydophila pecorum

Chlamydophila pecorum (*Colesiota conjuntivae*) foi inicialmente incriminada como causa de oftalmia contagiosa em ovinos e caprinos na África do Sul e na Austrália. Foi isolada de surtos de ceratoconjuntivite em ovinos nos EUA e no Reino Unido, e a doença foi reproduzida experimentalmente. As cepas estão relacionadas àquelas causadoras de poliartrite em ovinos, e não àquelas que ocasionam aborto. Uma riquétsia, *Rupricapra rupricapae*, foi isolada de ceratoconjuntivite em camurça (*R. tragis*) e íbex (*Capra ibex*) nos Alpes franceses. No Egito, a taxa de isolamento de *Chlamydophila psittaci* foi maior nos olhos doentes, em comparação com olhos assintomáticos, tanto em ovinos (80 e 68%, respectivamente) quanto em caprinos (92 e 76%, respectivamente).[1]

Diversas bactérias, incluindo *Branhamella* (*Neisseria*) *ovis*, *S. aureus* e *E. coli*, podem ser isoladas dos olhos de animais com oftalmia contagiosa, com taxas de isolamento dos olhos acometidos superiores aos dos ovinos normais. Elas nem sempre ocasionam doenças após o desafio experimental. Consequentemente, são consideradas infecções secundárias, em vez de terem um papel causal primário, exacerbando as lesões produzidas pelo agente primário. *B. ovis* é considerada uma causa de conjuntivite folicular. Da mesma forma, *Moraxella bovis*, que está associada à ceratoconjuntivite contagiosa em bovinos, não tem associação causal aparente com a doença em ovinos, embora tenha sido isolada de casos clínicos em caprinos na Nigéria.[2] *Listeria monocytogenes* pode ser uma causa primária de ceratoconjuntivite e irite em ovinos.

Epidemiologia

Ocorrência

A doença encontra-se disseminada em ovinos de todas as raças, na maioria dos países. Com frequência, os animais recém-desmamados são os mais gravemente acometidos.

Fontes de infecção e transmissão

As fontes de infecção são os animais infectados ou portadores. A doença é transmitida indiretamente por moscas, capim alto e poeira contaminada com secreção lacrimal de ovinos infectados, ou diretamente por meio de gotículas exaladas ou por contato próximo. *M. conjuntivae* infecta muitas espécies de pequenos ruminantes selvagens e pode ocorrer transmissão entre animais domésticos e selvagens.[3,4]

Fatores de risco

A prevalência é maior nos meses quentes de verão e quando as condições são secas e poeirentas e as moscas são abundantes. A taxa de morbidade varia amplamente, dependendo das condições sazonais; geralmente é cerca de 10 a 15%, mas pode chegar a 80%. A resistência à infecção é prejudicada por doenças concomitantes, mal estado nutricional e condições climáticas adversas. Surtos generalizados ocorrem em alguns anos, ocasiões em que a doença contribui para a baixa taxa de crescimento e a fragilidade do quadro de saúde, presumivelmente devido à menor capacidade de se alimentar de forrageira, especialmente em rebanho jovem. Durante o acasalamento, o surto da doença pode reduzir as taxas de concepção e de parição.

Em muitos rebanhos criados em pastagem, a doença ocasiona apenas problemas de menor importância. Entretanto, em outros rebanhos, e em alguns anos, ocorrem maior morbidade, lesões graves e prejuízos relevantes à produtividade. A experiência clínica sugere que a incidência e gravidade da doença em um rebanho acometido são exacerbadas por estresse, poeira e contato próximo devido à aglomeração e estabulação do rebanho. Assim, a decisão pelo tratamento durante um surto pode depender de uma aparente exacerbação da doença clínica.

Patogênese

O início brusco da inflamação aguda da conjuntiva é seguido de hiperemia da esclera e pano (*pannus*) e opacidade de córnea.

Achados clínicos

Os achados clínicos são semelhantes em relação a todos os microrganismos causadores da doença. Nota-se conjuntivite, lacrimejamento e blefarospasmo, seguidos de ceratite, opacidade de córnea e certo aumento da vascularização. O lacrimejamento é abundante e, portanto, os sintomas iniciais no rebanho podem ser uma coloração amarronzada abaixo do olho, juntamente com acúmulo de poeira na secreção lacrimal.

Inicialmente, a opacidade de córnea é mais evidente na junção córneo-escleral dorsal. Em seguida ocorre vascularização e formação de uma zona horizontal de opacidade associada a uma área de vascularização orientada verticalmente, na região superior do olho. Em casos graves, toda a córnea é acometida, podendo haver ulceração.

Nos rebanhos que passaram por um surto, a doença na maioria dos ovinos é discreta, desde que não haja influência de condições complicantes; a secreção ocular aquosa inicial torna-se purulenta, mas a recuperação inicia em 3 a 4 dias, sendo total em cerca de 20 dias. Em alguns animais, a opacidade de córnea pode persistir por várias semanas ou mesmo ser permanente. A ulceração da córnea pode causar colapso do globo ocular. Um ou ambos os olhos pode ser acometido, mas, em caso de surtos, muitos ovinos têm ambos os olhos acometidos e a disseminação da infecção no rebanho é rápida.

A conjuntivite é seguida de desenvolvimento de lesões granulares de conjuntivite folicular na conjuntiva palpebral e na terceira pálpebra e acredita-se que são específicas para infecções causadas por *B. ovis*.

Em caprinos, a doença é mais branda, com discreta oftalmia ou ceratite aparente. Em alguns surtos em caprinos, nota-se ceratoconjuntivite mais grave do que aquela causada por *M. conjunctivae*, manifestada com edema de córnea, mas sua causa ainda não foi estabelecida. Todas as faixas etárias são acometidas e embora a taxa de morbidade seja geralmente situa-se entre 12 e 20%, ela pode atingir 50%. Para a propagação da infecção parece ser necessário o contato direto entre os animais; entretanto, a doença não foi transmitida experimentalmente. Conjuntivite, opacidade de córnea, vascularização e, às vezes, ulcera de córnea são acompanhadas de secreção ocular e blefaroespasmo. Em alguns caprinos nota-se edema intenso da córnea, com edema intracorneano que se agrava ao ponto de ocasionar vesículas corneanas. Em caprinos discretamente acometidos, a recuperação inicia em 4 a 7 dias, mas em casos graves a cicatrização pode não ser total por 2 a 4 semanas, ou mais.

Patologia clínica

Podem ser obtidos raspados da conjuntiva palpebral, preferencialmente em casos clínicos iniciais para citologia esfoliativa. *Mycoplasma* spp., *Branhamella* spp. e *Chlamydophila* spp. têm morfologias características, podendo ser vistas em esfregaços corados pelo Giemsa ou por imunofluorescência. As amostras também podem ser enviadas para identificação do microrganismo em cultura; amostras de soro pareadas podem ser enviadas para pesquisa de anticorpos contra *Chlamydophila* spp.

Atualmente, a determinação do agente etiológico tem importância limitada na definição subsequente de medidas de controle e tratamento da doença, sendo praticamente de uso acadêmico. No entanto, pode-se utilizar PCR convencional e PCR em tempo real para detectar *M. conjuntivae* e *Moraxella* spp.; PCR é um teste mais sensível para detectar a infecção do que a cultura microbiológica.[5,6]

Tratamento

Deve-se tomar a decisão quanto ao tratamento levando-se em consideração os efeitos adversos da movimentação dos animais na sua condição clínica e o estreito contato dos animais do rebanho. Tratamentos repetidos de ovinos mantidos em pastagem, em sistema de criação extensiva são impraticáveis; ocorre recuperação espontânea dentro de 3 semanas. Consequentemente, em condições de pastejo extensivo, quase sempre toma-se a decisão de não realizar nenhum tipo de tratamento.

Uma única injeção intramuscular de tetraciclina de longa duração, na dose de 20 mg/kg, impede o desenvolvimento adicional de conjuntivite clínica, quando administrada durante o desenvolvimento dos sinais clínicos, resultando em cura clínica rápida dos animais com ceratoconjuntivite causada por *M. conjuntivae*. O florfenicol penetra rapidamente no fluido lacrimal; são necessárias doses superiores a 20 mg/kg para se obter concentração inibitória mínima contra a maioria dos *Mycoplasma* spp.[7] No entanto, nenhum tratamento antibiótico parenteral ou tópico elimina a infecção, assim, infecções repetidas em animais individuais e recorrência de surtos em rebanhos são comuns. Quando a etiologia não é conhecida e o tratamento é considerado desejável, as tetraciclinas administradas topicamente ou por via parenteral, ou o tratamento tópico com pomadas oftálmicas de cloxacilina ou eritromicina, demonstraram ser benéficos.

Controle

A erradicação total da doença não é tentada, mas o isolamento dos ovinos infectados e sua transferência para pastagem com mais capim e menos poeira podem reduzir a taxa de disseminação da doença. O confinamento dos ovinos acometidos também deve ser evitado.

LEITURA COMPLEMENTAR

Radostits O, et al. Ovine and caprine contagious ophthalmia (ovine and caprine infectious keratoconjunctivitis, contagious conjunctivokeratitis, pinkeye in sheep and goats). In: Veterinary Medicine: A Textbook of the Diseases of Cattle, Horses, Sheep, Goats and Pigs. 10th ed. London: W.B. Saunders; 2007:1142-1143.

REFERÊNCIAS BIBLIOGRÁFICAS

1. Osman KM, et al. Transbound Emerg Dis. 2013; 60:245.
2. Ojo OE, et al. Niger Vet J. 2009;30:56.
3. Jansen BD, et al. J Wildl Dis. 2006;42:407.
4. Fernandez-Aguilar X, et al. BMC Vet Res. 2013; 9:253.
5. Vilei EM, et al. J Microbiol Meth. 2007;70:384.
6. Shen HG, et al. J Appl Microbiol. 2011;111:1037.
7. Regnier A, et al. J Am Vet Med Assoc. 2013;74:268.

Doenças oculares causadas por *Mycoplasma* spp.

Mycoplasma conjuntivae é o agente etiológico da *ceratoconjuntivite infecciosa de pequenos ruminantes e ruminantes selvagens* (ver também "Ceratoconjuntivite infecciosa em ovinos e caprinos").

Em bovinos, *M. bovoculi* é frequentemente isolado de suabes conjuntivais, sem estar necessariamente associado à doença clínica. A taxa de isolamento de *M. bovoculi* em esfregaços oculares obtidos de bovinos clinicamente saudáveis e de animais com conjuntivite foi cerca de 40%, em ambos os casos. *M. bovoculi* foi isolado mais frequentemente de animais com menos de 2 anos de idade do que de animais mais velhos; todavia, a incidência de ceratoconjuntivite infecciosa foi semelhante nos dois grupos etários. A maior taxa de isolamento de *M. bovoculi* em animais jovens foi explicada pelo desenvolvimento de imunidade depois da infecção inicial.

Outros *Mycoplasma* spp. isolados de bovinos com ceratoconjuntivite são *M. bovis*, *M. bovigenitalium*, *M. bovirhinis*, *M. verecundum*, *Ureaplasma diversum*, *Acholeplasma laidlawii* e *Acholeplasma oculi*, alguns dos quais incriminados como fatores que contribuem para a ocorrência de *ceratoconjuntivite infecciosa bovina*.

Telazíase (verme do olho)

Várias espécies do nematoide do gênero *Thelazia* instalam-se no saco conjuntival e nos ductos lacrimais de mamíferos, em todo o mundo. *T. gulosa* e *T. skrjabini* são as principais espécies em bovinos do Novo Mundo, *T. rhodesi* é o mais comum no Velho Mundo e *T. lacrymalis* é comum em equinos. São vermes finos com até 2 cm de comprimento. A infestação geralmente é inaparente, mas pode causar lacrimejamento excessivo, fotofobia, conjuntivite[1], opacidade de córnea[2], ceratite, úlcera de córnea e formação de abscesso palpebral. Em equinos, essa doença ocorre principalmente em animais jovens.[3] Uma pesquisa realizada em Kentucky, EUA, mencionou que 43% dos equinos com até 4 anos de idade estavam infectados. Nas espécies estudadas, o ciclo biológico é indireto, sendo os hospedeiros intermediários as moscas Muscidae, particularmente a mosca da face *M. autumnalis*. Essas moscas depositam larvas na conjuntiva quando se alimentam de líquido ao redor do olho. A doença é observada principalmente no verão e no outono, quando as moscas estão ativas. Geralmente é mais comum em bovinos[1] e búfalos africanos[2] do que em equinos, e os vermes podem ser mais abundantes em bovinos de corte do que em bovinos leiteiros. Em bovinos, o verme do olho deve ser distinguido de ceratite infecciosa, pela observação do verme adulto no saco conjuntival ou pela demonstração de larvas de primeiro estágio em lavados oculares. A ivermectina (três doses de 0,2 mg/kg, em intervalos de 1 mês) é efetiva contra vermes em búfalos africanos.[2] Ivermectina e doramectina são efetivas contra vermes adultos em bovinos, porém relatos não publicados sugerem que pode ser menos efetiva em equinos.[3]

REFERÊNCIAS BIBLIOGRÁFICAS

1. Djungu DF, et al. Trop Biomed. 2014;31:844.
2. Munangandu HM, et al. Korean J Parasitol. 2011; 49:91.
3. Lyons ET, et al. Parasitol Res. 2006;99:114.

"Cegueira com olhos brilhantes" em ovinos causada pela ingestão de samambaia

No Reino Unido, notou-se degeneração progressiva da retina causada por ptaquilosídeo em ovinos mantidos por mais de 3 anos em pastagens com alta infestação por samambaia. A doença foi reproduzida experimentalmente em ovinos alimentados com samambaia. Os ovinos acometidos manifestam cegueira, relutam em se mover, mas são espertos e alertas. As pupilas se apresentam dilatadas e baixa resposta aos reflexos à luz e de ameaça; no exame oftalmoscópico constata-se degeneração da retina. Essa degeneração pode ser observada em muito mais ovinos, além daqueles que apresentam cegueira clínica. Leucopenia é uma anormalidade característica.

Carcinoma de célula escamosa ocular em bovinos

O carcinoma de célula escamosa ocular de bovinos, muitas vezes denominado "olho canceroso", é uma das neoplasias mais comuns de bovinos.

Sinopse

- Etiologia: interação genético-ambiental. Ausência de pigmentação ao redor dos olhos e radiação solar
- Epidemiologia: uma das neoplasias mais comuns de bovinos, principalmente em raças de gado de corte com pelame branco na cabeça (Hereford, Simental), ausência de pigmento ao redor dos olhos e animais com mais de 5 anos de idade. A radiação solar é um fator de risco importante
- Achados clínicos: lesões preexistentes, placas únicas ou múltiplas na pálpebra ou conjuntiva, exceto na córnea ou pálpebra pigmentada, podem regredir ou ocasionar carcinoma de esclerótica que se assemelham à papiloma, com massa ulcerada necrótica e friável na pálpebra, causando irritação no olho e conjuntiva, bem como lacrimejamento excessivo e formação de pus. Ocorre invasão nos tecidos que circundam os olhos e, possivelmente, nos linfonodos regionais
- Patologia clínica: histologia da lesão
- Lesões: carcinoma de célula escamosa
- Confirmação do diagnóstico: biopsia e histologia
- Lista de diagnósticos diferenciais:
  - Ceratoconjuntivite infecciosa bovina
  - Linfoma em tecidos periorbitais
- Tratamento: extirpação por meio de criocirurgia. Pode ser necessária cirurgia radical. Tem-se tentado imunoterapia com vacinas
- Controle: programa reprodutivo com seleção de animais com maior grau de pigmentação periocular, em bovinos de corte de face branca, e retirada dos bovinos geneticamente suscetíveis do rebanho de reprodutores.

Etiologia

Como causa da doença, propôs-se uma interação genético-ambiental. A *ausência* relativa de *pigmentação ao redor dos olhos e na região corneoescleral*, ambas altamente hereditárias, aumenta o risco de ocorrência da lesão, quando o animal é exposto a um agente carcinogênico, como o *componente ultravioleta da luz solar*.[1] O carcinoma é considerado um tumor associado ao papiloma porque o papilomavírus pode ser encontrado nas lesões preexistentes e o DNA do papilomavírus é encontrado nos carcinomas. É possível que a infecção pelo papilomavírus predisponha ao carcinoma de célula escamosa ocular em bovinos, pela indução de lesões precursoras, mas parece que o papilomavírus não é necessário para a manutenção do tumor. Além disso, técnicas virológicas avançadas falharam em revelar qualquer associação entre o vírus e o surgimento do tumor.[2]

Em bovinos com carcinoma de célula escamosa ocular há alta expressão do produto do gene p53, fato que reforça a possibilidade de seu envolvimento na ocorrência desse tumor ocular em bovinos.

Epidemiologia

Ocorrência

O carcinoma de célula escamosa ocular bovino é uma neoplasia muito comum de pálpebras e globo ocular de bovinos e um dos tumores mais comuns em bovinos. A doença é mais frequente em bovinos de corte, mais expostos à luz solar do que o gado leiteiro. As raças mais comumente acometidas são Hereford e Simental; entretanto, o carcinoma de célula escamosa ocular bovino também foi relatado em bovinos das raças Shorthorn, Holstein-Friesian, Guernsey, Jersey, Ayrshire, Pardo-Suíça, Normandia, Holstein, Javanês-Mongol e Brahman.

Essas neoplasias são incomuns em bovinos com menos de 5 anos e quase nunca vistos naqueles com menos de 3 anos. No Canadá, a taxa de condenação de bovinos com carcinoma de célula escamosa ocular no abate é cerca de 30%. Há relato de carcinoma de célula escamosa nas regiões anal e perianal de um touro de 15 anos de idade.

Fatores de risco

As correlações fenotípicas, de herdabilidade e genéticas da pigmentação das pálpebras e da região corneoescleral com a ocorrência de lesões oculares associadas ao câncer de olho foram avaliadas em 2.831 bovinos da raça Hereford de 34 rebanhos, em 21 estados dos EUA e de uma província canadense. Os resultados indicam que a pigmentação periocular, bem como das pálpebras e da região corneoescleral, era hereditária e com alta correlação genética. Esses achados levam à conclusão geral de que o efeito genético na pigmentação determina, em grande parte, o grau de suscetibilidade do olho a um agente carcinogênico do ambiente, como a luz ultravioleta. Há relato de estimativa de herdabilidade muito alta ($h^2 = 0,79$) para a pigmentação ao redor dos olhos, em 3.579 bovinos da raça Simental, na Alemanha.[1]

No Zimbábue, relatou-se ocorrência frequente de carcinoma de célula escamosa ocular em cinco rebanhos de bovinos reprodutores da raça Simental. Nestes rebanhos, os sinais iniciais da doença eram evidentes em bovinos com cerca de 3 anos de idade e, gradualmente, a prevalência aumentou para mais de 50% em animais com mais de 7 anos de idade. Sugere-se que, como a maioria dos bovinos do Zimbábue são abatidos aos 10 anos de idade, mais de 67% dos bovinos sem pigmentação na pele periorbital desenvolveriam o tumor. Os tumores eram múltiplos e quase sempre bilaterais. Os bovinos da raça Simental apresentam face total ou parcialmente não pigmentada, e a falta de pigmentação facial aumenta o risco de exposição à radiação solar intensa, quando mantidos em atitude elevada (1.500 m), em clima ensolarado e quente. A prevalência foi muito menor em bovinos da raça Friesian de face não pigmentada, criados no mesmo ambiente, o que indica uma predisposição genética à neoplasia em bovinos da raça Simental, independentemente da pigmentação periocular. No Zimbábue, o tumor não é relatado em raças de bovinos totalmente pigmentados.

A associação positiva entre a prevalência de carcinoma de célula escamosa ocular em bovinos e várias medidas de radiação solar indica uma correlação significativa entre a ocorrência de câncer ocular e os níveis de radiação. Em geral, a luz ultravioleta é considerada um fator de risco importante. A maioria dos tumores localiza-se apenas nas áreas mucocutâneas expostas ao sol, não protegidas por pelos. A neoplasia se instala predominantemente na terceira pálpebra e no limbo lateral, e o seu crescimento quase sempre inicia na borda externa, que recebe mais luz solar. Bovinos expostos a altos níveis de radiação ultravioleta desenvolvem a doença em idades mais jovens.

Importância econômica

A doença resulta em sérios problemas econômicos, decorrentes da menor produtividade e da condenação de carcaças. Os bovinos comerciais podem ser abatidos precocemente, sem muita perda, porque somente a cabeça é condenada. Em bovinos de raça pura um problema adicional é a dificuldade em optar pela eutanásia humanitária ou a tentativa de extirpação do olho. Outra questão em bovinos de raça pura é se a linhagem sanguínea do animal acometido deve ser preservada.

Patogênese

A lesão inicial pode surgir na pálpebra ou em qualquer estrutura do saco conjuntival, exceto na córnea avascular ou na pálpebra pigmentada. As lesões podem invadir esses tecidos, a partir de tecidos próximos, transportando consigo um suprimento sanguíneo.

As lesões se desenvolvem em quatro estágios. Os três primeiros – placa, queratoma e papiloma – não são malignos e apresentam taxa de cura espontânea relativamente alta. O quarto estágio é o de carcinoma de célula escamosa, que não regride. O tumor se desenvolve na esclera adjacente ao limbo lateral, na membrana nictitante (terceira pálpebra) ou na pálpebra inferior (Figura 16.11). É um tumor invasivo, disseminando-se ao longo dos vasos linfáticos que drenam a região para os linfonodos cervicais. As lesões primárias das pálpebras são as que mais provavelmente ocasionam metástase para esses linfonodos.

Os animais não parecem desenvolver resistência à neoplasia; apenas algumas vacas com a doença produzem anticorpos mensuráveis no soro sanguíneo. É uma das características desta doença que os carcinomas parecem produzir substâncias imunossupressoras, e a remoção da massa tumoral reduz suas concentrações sanguíneas.

Nos países e rebanhos nos quais é comum a ocorrência de carcinoma ocular não é raro encontrar animais com lesões nos lábios vulvares, especialmente se houver áreas de pele não pigmentada.

Achados clínicos

Lesões precursoras típicas são placas únicas ou múltiplas de tecido hiperplásico a hiperqueratinizado branco-acinzentado, lisas ou ásperas, em qualquer parte da conjuntiva (estágio 1). As placas podem progredir para queratomas ou queratoacantomas (estágio 2) e papilomas (estágio 3), que também são consideradas lesões precursoras. Os carcinomas de célula escamosa (estágio 4) podem se desenvolver a partir de qualquer uma dessas lesões preexistentes, as quais também podem regredir espontaneamente. As *lesões clássicas do carcinoma de célula escamosa ocular* assemelham-se aos papilomas, com massa tumoral que se desagrega, às vezes friável, muitas vezes necrosada e ulcerada, aderida à pálpebra ou à órbita por ampla base. São visíveis mesmo quando as pálpebras estão fechadas, e causam irritação evidente à conjuntiva adjacente, resultando em lacrimejamento excessivo e, às vezes, secreção purulenta. É comum a invasão dos tecidos vizinhos, porém apenas em alguns casos e no estágio tardio da doença ocorrem metástases em linfonodos regionais e vísceras. Em geral, todas as lesões maiores que 2 cm são cancerígenas (estágio 4). A taxa de regressão de pequenas lesões precursoras sem tratamento específico é de até 88%, o que complica a avaliação da eficácia do tratamento.

O local mais comum de desenvolvimento do tumor é a junção corneoscleral lateral (limbo), que em geral representa três quartos de todas as lesões. Outros locais de

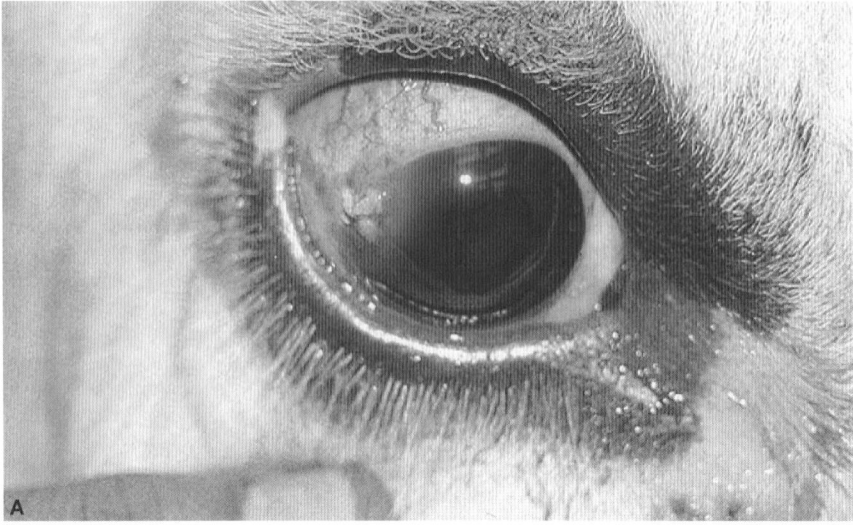
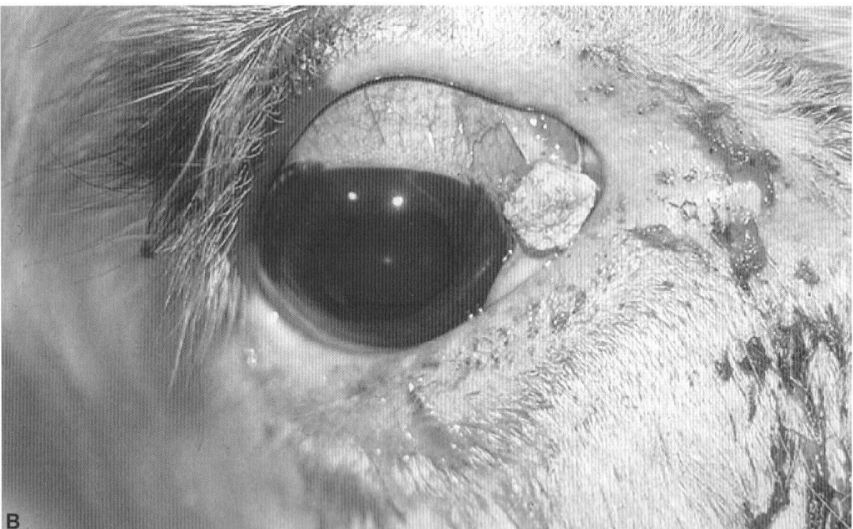
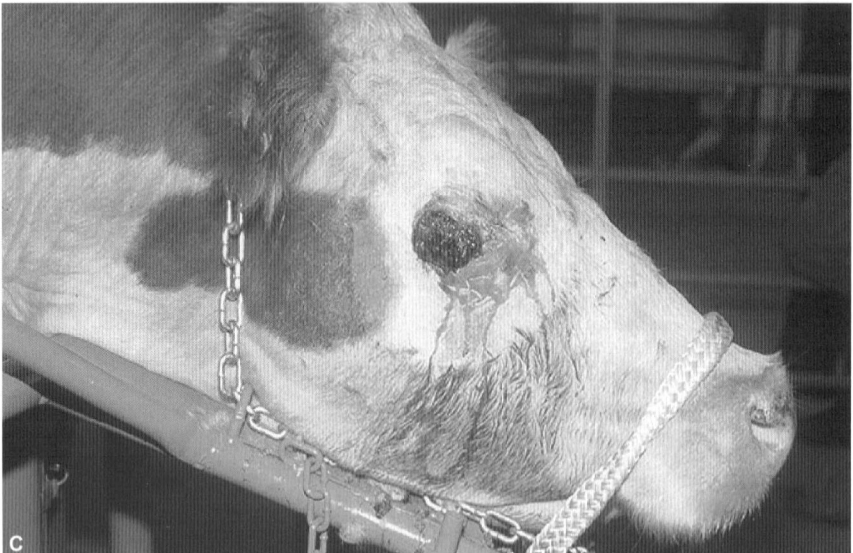

Figura 16.11 A. Placa avançada no limbo lateral do olho direito de uma vaca da raça Simental. Esta é uma lesão precursora de carcinoma de célula escamosa ocular. **B.** Papiloma avançado na terceira pálpebra do olho direito de uma vaca Simental. Esta é uma lesão precursora de carcinoma de célula escamosa. Notar a discreta pigmentação na pálpebra periocular. **C.** Carcinoma de célula escamosa avançado na pálpebra inferior direita de uma vaca Simental. A massa tumoral é grande o suficiente para provável metástase no linfonodo regional. (Esta figura encontra-se reproduzida em cores no Encarte.)

predileção são membrana nictante (terceira pálpebra) e parte média a medial da pálpebra inferior. Os tumores de membrana nictante parecem crescer mais rapidamente do que aqueles localizados em outras partes.[3] A frequência de metástase de tumores de pálpebras é maior do que a de neoplasias de córnea ou do limbo; isso, provavelmente, reflete o volume total do tumor no momento do diagnóstico, sendo as lesões da pálpebra tipicamente mais amplas quando o animal é examinado pela primeira vez, para tratamento.

Patologia clínica

A diferenciação entre carcinomas e lesões precursoras é clinicamente difícil, e recomenda-se exame citológico ou biopsia para o diagnóstico definitivo. Há descrição da citologia de carcinomas de célula escamosa em animais domésticos.

Diagnóstico diferencial

Uma das dificuldades encontradas no campo é a diferenciação clínica entre as lesões precursoras benignas os carcinomas malignos. Tal fato pode explicar as altas taxas de regressão espontânea registradas, especialmente em bovinos da raça Hereford, relatada como 88%. Para evitar essa imprecisão, a citologia esfoliativa mediante o exame de esfregaços das lesões é útil. Combinado com a avaliação clínica, este é o método recomendado para confirmar o diagnóstico. A diferenciação de lesões semelhantes, porém que não são carcinomas de célula escamosa ocular de bovinos, só pode ser conseguida por por exame histológico apropriado da lesão.
O carcinoma de célula escamosa ocular de bovinos deve ser clinicamente diferenciado de:
- Ceratoconjuntivite infecciosa bovina e suas complicações, que resultam em lacrimejamento excessivo e secreção purulenta
- Linfoma dos tecidos periorbitais, o qual geralmente é acompanhado de exoftalmia.

Tratamento

A extirpação cirúrgica de pequenas lesões com uma margem de segurança de 2 a 3 mm, acompanhada de crionecrose (dois ciclos de congelamento – descongelamento) do local do tumor usando *probes* de cobre de tamanho apropriado colocadas em nitrogênio líquido, é amplamente praticada em bovinos. Os resultados são bons a excelentes em bovinos com pequenas lesões (< 2 cm). A enucleação (remoção do olho) e a extirpação ou exenteração (remoção do olho e tecido paraorbital) são comumente realizadas em animais com lesões maiores (> 2 cm), as quais indicam a presença de carcinoma *in situ* que são localmente invasivos. Os principais desafios relacionados à enucleação são hemorragia intraoperatória e infecção pós-operatória, relatadas em 19% de 53 bovinos.[4] A cirurgia radical, incluindo a remoção dos linfonodos regionais e parte da glândula salivar, pode ser indicada em casos avançados de carcinoma de célula escamosa ocular de bovinos.

O reaparecimento ou desenvolvimento de novas lesões no mesmo local é uma ocorrência comum. O tratamento também pode ser combinado com imunoterapia, por exemplo, com a vacina contendo o bacilo Calmette-Guérin (BCG) injetada por via sistêmica ou direta na lesão, ou com a vacina preparada a partir de material do carcinoma de célula escamosa ocular de bovinos. Em bovinos com carcinoma de célula escamosa ocular ocorre uma resposta imune mediada por células significativa e, acredita-se, este mecanismo imune tem um ação importante na rejeição de tumores. Um estudo controlado em bovinos mostrou que a injeção da vacina BCG direto na lesão pode interromper a progressão neoplásica e prevenir tumores malignos. Pode-se esperar uma regressão permanente após a injeção da vacinação BCG em 37% dos casos, o reaparecimento no mesmo local em 26% e um crescimento continuado em 37%.

Uma resposta favorável a uma única injeção de extrato de tecido tumoral fresco em fenol salino pode induzir alta taxa de regressão de tumores oculares, com taxa de recuperação maior, após a administração de 200 mg de extrato de tumor liofilizado, comparativamente a uma dose de 100 mg. Pode ser necessária a repetição da injeção. Ocasionalmente, os tumores apresentam aumento de tamanho após a vacinação, especialmente se ela for repetida. A vacina não precisa ser autóloga, sendo necessária apenas uma dose. Uma preparação liofilizada de antígeno tumoral tem sido utilizada com sucesso. Em geral, parece que o uso de vacina é um procedimento satisfatório para o controle de uma doença esteticamente angustiante e financeiramente importante. Os relatos sobre o efeito do uso de uma vacina de tumor contra a forma vulvar de carcinoma de célula escamosa são controversos.

Injeções peritumorais diárias de 5.000 a 1.000.000 U de interleucina-2 em lesões de carcinoma de célula escamosa ocular de bovinos com até 2,8 cm², por 10 dias, foram efetivas para induzir a regressão total da lesão em 50% a 69% dos tumores, aos 20 meses, comparado com 14% de regressão em bovinos do grupo-controle que receberam injeção de solvente.[3] Doses diárias menores de IL-2 (< 200.000 U) foram tão efetivas quanto doses maiores, na regressão tumoral aos 9 meses, mas a sua eficácia não foi mantida aos 20 meses. Acredita-se que a interleucina-2 induza regressão do tumor ocasionando, inicialmente, edema, angiogênese, recrutamento de monócitos e ativação de macrófagos e linfócitos. No entanto, a taxa de resposta do tumor ao tratamento com IL-2 é menor do que a obtida pela cirurgia, a qual continua sendo o tratamento preferido para carcinoma de célula escamosa ocular de bovinos.

O tratamento com o uso de implantes radioativos ou de aplicação tópica de radiação também foi bem-sucedido, mas sua menor disponibilidade e as preocupações com o uso de radioatividade em um animal produtor de carne diminuíram sobremaneira a aplicação de radioterapia no local. Outros tratamentos que receberam comentários favoráveis, mas precisam ser avaliados à luz da taxa de recuperação natural conhecida das lesões precursoras benignas, incluem hipertermia por radiofrequência e combinações dos procedimentos previamente descritos.

Tratamento e controle

Tratamento
- Extirpação cirúrgica de lesões com > 2 cm de tamanho (estágio 4; R-1)
- Extirpação cirúrgica de lesões com < 2 cm de tamanho (estágios 1, 2, 3 ou 4; R-1)
- Criocirurgia (crionecrose): 2 ciclos de congelamento-descongelamento (R-2)
- Injeção(ões) de BCG direto na lesão (R-2)
- Injeção de IL-2: 200.000 a 2.000.000 U/dia, durante 10 dias, direto na lesão (R-2)
- Hipertermia por radiofrequência local (2 ciclos de aquecimento; R-2)
- Radioterapia local (se disponível e permitida; R-2).

Profilaxia
- Diminuir a exposição à luz ultravioleta (geralmente não é um procedimento prático; R-1)
- Implementar um programa reprodutivo que possibilite a seleção de animais com maior pigmentação periocular (R-1)
- Descartar descendentes diretos e touros e vacas de bovinos diagnosticados com a doença (R-2).

Controle

Devido à alta correlação entre a ausência de pigmentação nas pálpebras e a ocorrência da doença, e em razão da alta herdabilidade desta pigmentação em bovinos das raças Hereford e Simental, supõe-se que a implantação de um programa reprodutivo com o objetivo de aumentar o grau de pigmentação das pálpebras pode reduzir rapidamente a incidência da doença nesta raça. Uma abordagem positiva para o problema seria o acasalamento de bovinos B. taurus suscetíveis com bovinos B. indicus, que sempre apresentam pálpebras pigmentadas e taxas muito mais baixas de câncer de olho. Em bovinos da raça Ayrshire há uma predileção correspondente pela forma vulvar de carcinoma de célula escamosa, mas a neoplasia não ocorre em ambos os locais na mesma vaca. A seleção com base apenas na ocorrência de lesões resulta em uma redução apenas limitada na incidência.

LEITURA COMPLEMENTAR

Tsujita H, Plummer CE. Bovine ocular squamous cell carcinoma. Vet Clin North Am Food A. 2010;26:511-529.

REFERÊNCIAS BIBLIOGRÁFICAS

1. Pausch H, et al. PLoS ONE. 2012;7:e36346.
2. Nasir L, Campo MS. Vet Dermatology. 2008;19:243.
3. Stewart RJE, et al. Vet Rec. 2006;159:668.
4. Schulz KL, Anderson DE. Can Vet J. 2010;51:611.

Carcinoma de célula escamosa ocular em equinos

É uma das neoplasias mais comuns em equinos, sendo a neoplasia de olho e órbita mais comum nessa espécie.

Em equinos, o carcinoma de célula escamosa ocular está associado a uma série de fatores, incluindo ausência de pigmentação ao redor dos olhos, exposição à radiação solar, mutações no gene p53 e DNA do vírus do papiloma *caballus* equino tipo 2 (EcPV-2) e do papilomavírus bovino tipo 1 (BPV-1).[1,2] O papilomavírus equino EcPV-2 também é encontrado no carcinoma escamoso do pênis de cavalos, mas não no tecido da membrana nictitante clinicamente normal (75 equinos).[3] Embora o DNA do papilomavírus bovino tipo 1 possa ser encontrado na pele de equinos normais, há evidências crescentes de uma relação etiológica entre o carcinoma de célula escamosa mucocutâneo em equinos e a infecção por EcPV-2. Aproximadamente 25% desses tumores expressam atividade da ciclo-oxigenase-2.[4-6]

A frequência relatada foi maior em animais sem pigmentação periocular, sendo mais comum em equinos Appaloosa, albinos e de cor clara. Há relato de maior prevalência de carcinoma de célula escamosa de olho e anexos em equinos de raças de tração belgas, bem como naqueles das raças Appaloosa, Paint, Puro-sangue Inglês e Quarto-de-Milha. Uma predisposição ao desenvolvimento de carcinoma de célula escamosa de olho e anexos também foi relatada em equinos castrados. O risco foi maior em raças de tração do que em outras raças pigmentadas, provavelmente devido à grande extensão de pele clara na face e ao redor do olhos notada em raças de tração. A faixa etária média geral dos animais acometidos é de 8 a 10 anos. Em uma série de neoplasias de limbo em equinos atendidos em Hospital-Escola de Faculdade de Veterinária, na Holanda, o carcinoma de célula escamosa foi o tipo de tumor predominante, sendo os equinos da raça Haflinger responsáveis por 69% dos casos, enquanto sua ocorrência na população hospitalar foi de 5%.

Em um estudo retrospectivo de 50 casos atendidos no Hospital-Escola da Faculdade de Veterinária da Universidade da Flórida, equinos da raça Appaloosa foram os mais acometidos, podendo ser reflexo do alto nível de radiação solar no sudeste dos EUA. A idade média em que o tumor foi inicialmente diagnosticado foi de 11,8 anos; os machos representaram 64% dos casos e as fêmeas 36%. A taxa de metástase foi de 18%.

No estudo da Flórida, a maior taxa de cura, de 75%, foi associada à extirpação cirúrgica, seguida de radioterapia; quando se utilizou apenas extirpação cirúrgica, a taxa de cura foi de 55%. Os melhores resultados terapêuticos são observados quando a intervenção cirúrgica é precoce. Em equinos, o tratamento mais utilizado é o cirúrgico, porém todas as técnicas imunológicas desenvolvidas para os bovinos têm sido usadas, incluindo a radioterapia local.

A parte do olho mais frequentemente envolvida é a membrana nictitante e a conjuntiva, mas as pálpebras e a córnea também são envolvidas.

O tratamento do carcinoma de célula escamosa do olho e anexos incluiu vários tipos de terapia, com e sem radioterapia adjuvante. Os tratamentos sem radioterapia adjuvante incluem extirpação cirúrgica, crioterapia, hipertermia por radiofrequência, imunoterapia, quimioterapia com cisplatina e ablação com *laser* de dióxido de carbono. O tratamento concomitante à radioterapia adjuvante inclui o uso de estrôncio (Sr) 90, cobalto (Co) 60, ouro 198, irídio (Ir) 192, césio 137, iodo (I) 125 e radônio (Rn) 222. Em uma série de 157 casos de carcinoma de célula escamosa de olho e anexos, aqueles tratados com radioterapia adjuvante tiveram uma taxa de recorrência significativamente menor, em comparação com aqueles tratados sem radioterapia adjuvante, independente da localização anatômica da neoplasia.

A ceratectomia superficial seguida de criocirurgia é um procedimento simples e efetivo no tratamento de tumores de limbo pequenos (menos de 2 cm), em equinos. Não são necessários equipamentos sofisticados, e as restrições legais associadas ao uso de substâncias radioativas em muitos países não são levadas em conta.

A prevenção implica redução da exposição à luz solar mediante o uso de máscara contra moscas e tatuagem no tecido ocular.

Pseudotumores oculares foram descritos em equinos. São lesões inflamatórias proliferativas envolvendo o olho, os anexos ou a órbita, que mimetizam clinicamente as neoplasias verdadeiras. Esses casos são caracterizados por lesão proliferativa cor-de-rosa em um olho, no limbo ou no perilimbo. Os equinos acometidos podem ter 5 a 9 anos de idade. A maioria dos casos ocorreu nos meses de verão e nenhum dos animais tinha histórico de traumatismo ou desverminação recente. A conjuntiva bulbar dorsal foi a mais comumente acometida, seguida da terceira pálpebra. As lesões eram relativamente planas, com margens nodulares indistintas ou discretas. Histologicamente, a lesão é do tipo inflamatória e caracteriza-se por infiltrados predominantemente de linfócitos. A causa é desconhecida, mas suspeita-se de uma patogênese imunomediada com base no predomínio de imunócitos, principalmente de linfócitos. O tratamento consiste extirpação cirúrgica exclusivamente, ressecção parcial com terapia anti-inflamatória ou somente terapia anti-inflamatória.

LEITURA COMPLEMENTAR

Dugan SJ, et al. Epidemiological study of ocular/adnexal squamous cell carcinoma in horses. J Am Vet Med Assoc. 1991;198:251-256.

Giuliano EA. Equine periocular neoplasia: current concepts and aetiopathogenesis and emerging treatment modalities. Equine Vet J. 2010;42:9-18.

REFERÊNCIAS BIBLIOGRÁFICAS

1. Kainzbauer C, et al. Equine Vet J. 2012;44:112.
2. Sykora S, et al. Vet Microbiol. 2012;158:194.
3. Knight CG, et al. Vet Microbiol. 2013;166:257.
4. McInnis CL, et al. Am J Vet Res. 2007;68:165.
5. Rassnick KM, et al. J Vet Diagn Invest. 2007;19:436.
6. Smith KM, et al. Vet Ophthalmol. 2008;11:8.

Defeitos oculares hereditários

Os defeitos oculares hereditários de animais pecuários e equinos não são incomuns e normalmente ocorrem em raças oriundas de uma raça composta de poucos animais, por exemplo, as anormalidades oculares complexas de "equinos da Montanha Rochosa" (que, na verdade, são oriundos do Vale do Rio Ohio, nos EUA) ou de ovinos da raça Texel.[1,2] As anormalidades oculares incluem estrabismo; microftalmia; anormalidades intraoculares simples, múltiplas ou complexas; catarata; anormalidades de retina (cegueira noturna); lesões de córnea, inclusive tecido anormal na superfície da córnea (dermoides) ou opacidade da córnea; conformação anormal da pálpebra (entrópio); distiquíase; e ausência de ducto nasolacrimal. Determinou-se a base genética para algumas das lesões mais comuns.[3-7]

O *estrabismo medial* convergente hereditário *com exoftalmia* é constatado em bovinos das raças German Brown, Jersey, Shorthorn, Ayrshire, Bulgarian Grey, Irish Friesian, German Fleckvieh, German Black and White e Dutch Black Pied.[7] A incidência de estrabismo bilateral convergente com exoftalmia em bovinos German Brown é de 0,9%, em vacas adultas, e de 0,1% em animais jovens. A doença parece ser hereditária como característica autossômica dominante e de penetrância incompleta, com diminuição relativa dos neurônios na região nuclear do nervo abducente. Essa redução de neurônios ocasiona paresia dos músculos retos laterais e da parte lateral dos músculos retratores do globo ocular, resultando nos sinais clínicos de exoftalmia e estrabismo. Acredita-se que os supostos genes envolvidos na ocorrência do defeito em bovinos estejam nos cromossomos 5 e 18.[8,9]

A doença se caracteriza por um início tardio (> 1 ano de idade) dos sinais clínicos progressivos, incluindo rotação bilateral e simétrica permanente dos globos oculares em uma direção anterior-medial e exoftalmia latero-dorsal discreta a grave (Figura 16.12).[7] Partes do músculo reto lateral ou do coxim de gordura retrobulbar podem ser visíveis em animais gravemente acometidos. Epífora é comum em bovinos com estrabismo bilateral convergente e exoftalmia avançada. A esclera se torna intensamente pigmentada, de cor escura. Os animais com doença branda compensam bem o defeito e pode ser difícil detectá-los sem um exame minucioso dos olhos, enquanto os animais mais gravemente acometidos manifestam claramente a deficiência visual, inclusive cegueira. Não há tratamento efetivo.

Em bovinos da raça Holandesa ocorre *opacidade de córnea* congênita hereditária. A córnea apresenta uma cor azul-opaca ao nascimento, envolvendo os dois olhos. Embora a visão desses animais acometidos seja restrita, eles não são completamente cegos, e não há outras anormalidades da órbita ou das pálpebras. Histologicamente, nota-se edema e ruptura das lamelas da córnea.

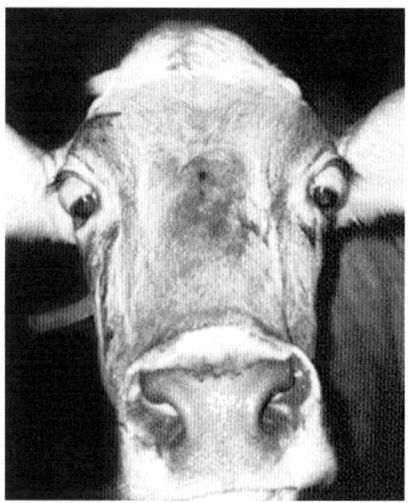

Figura 16.12 Caso avançado de estrabismo bilateral convergente com exoftalmia em uma vaca German Brown. Reproduzida, com autorização, de Mömke S, Distl O. Bilateral convergent strabismus with exophthalmus [BCSE] in cattle. An overview of clinical signs and genetics traits. Vet J 2007; 173:272-277.7 (Esta figura encontra-se reproduzida em cores no Encarte.)

A *distrofia do cristalino* ocorre em bovinos da raça Pardo-Suíça, que apresentam cegueira congênita hereditária. Bovinos da raça Japanese Black também manifestam cegueira hereditária causada por defeitos na pupila, retina e disco óptico.

A *catarata congênita* ocorre em diversas raças de bovinos; em algumas suspeita-se da participação de um componente genético.[10] Relata-se que várias cataratas múltiplas em um rebanho de bovinos da raça Ayrshire, na Irlanda, não foram claramente herdadas, mas a causa não foi determinada.[10] Constatou-se que a catarata bilateral de ovinos da raça Romney era um defeito hereditário. Ela é herdada como uma característica autossômica dominante e pode ser erradicada facilmente pelo descarte do animal. As cataratas congênitas em pôneis da raça Exmoor, no Canadá, são hereditárias e ligadas ao sexo, sendo sua ocorrência significativamente maior em fêmeas.[11]

A *ausência completa da íris* (aniridia) em ambos os olhos também é relatada como um defeito hereditário em equinos belgas. Os potros acometidos desenvolvem catarata secundária ao redor de 2 meses de idade. A *ausência total de retina* em potros também foi descrita como uma anomalia hereditária de característica recessiva.

A cegueira noturna congênita estacionária em equinos da raça Appaloosa está associada à homozigose para o gene que confere o padrão de manchas do pelame em equinos; é causada por um único gene dominante incompleto (LP).[5,12] O gene LP situa-se na região 6-cM do ECAl. A expressão de receptor do canal catiônico de potencial transiente, subfamília m, membro 1 (TRPM1), na retina de equinos Appaloosa homozigotos é de 0,05% do nível encontrado em equinos não de raça Appaloosa. A diminuição da expressão de TRPM1 no olho e na pele pode alterar a sinalização das células bipolares e a função dos melanócitos, causando tanto cegueira noturna congênita estacionária quanto LP em equinos.[5]

A *microftalmia* é um defeito hereditário constatado em ovinos da raça Texel, mas sua incidência é baixa. É um defeito genético bem conhecido em ovinos Texel, na Europa. Após a importação e "*breeding up*" da raça na Nova Zelândia na década de 1990, os animais foram liberados da quarentena para a expansão da raça. A anormalidade foi verificada em vários rebanhos da Nova Zelândia, sendo mantido um rebanho de reprodução experimental para estudos genéticos moleculares. A microftalmia é herdada como uma característica autossômica recessiva. Há relato de um surto em ovinos Texel, na Nova Zelândia. O globo ocular tem cerca de metade do tamanho normal; também, o nervo óptico, no quiasma óptico, tem cerca de metade do tamanho normal. Não há nenhuma outra lesão em nenhum órgão. A retina consiste em uma massa irregular unida e contínua ao aparelho ciliar, em um polo, e conectada na parte posterior do nervo óptico por meio de um pedúnculo curto. A morfologia e a morfogênese do defeito foram avaliadas em embriões de diferentes idades oriundos de ovelhas sabidamente portadoras do fator de microftalmia. O evento primário foi o desenvolvimento anormal da vesícula do cristalino, com desintegração dessa estrutura e subsequente supercrescimento de tecido mesenquimal. Posteriormente, o tecido mesenquimal se diferencia de várias maneiras, enquanto as estruturas epiteliais de olhos com microftalmia aos 56 e 132 dias de gestação e em cordeiros recém-nascidos pareciam ser remanescentes do epitélio da vesícula do cristalino.

Os *colobomas típicos*, defeitos de uma ou mais estruturas do olho visto em exame oftalmoscópico, causados por ausência de tecido, assumiram uma posição de maior destaque do que anteriormente devido à sua alta ocorrência em bovinos da raça Charolesa. As lesões estão presentes ao nascimento e não progridem além desse estágio. Comprometem, caso comprometam, muito pouco a visão. No entanto, por serem defeitos, devem ser declarados em certificados de saúde, mas geralmente não são considerados motivos de desqualificação dos programas reprodutivos. Em bovinos da raça Charolesa, a herança do defeito envolve um gene autossômico dominante com penetrância completa em machos e penetrância parcial (52%) nas fêmeas. A prevalência pode alcançar a taxa de 6% e, na maioria dos casos, há comprometimento de ambos os olhos. O defeito é resultado do fechamento incompleto de uma das estruturas oculares na linha da fissura coroidal embrionária, ou próximo dela. A falha no fechamento da fissura representa o início do coloboma. Geralmente há envolvimento da retina, coroide e esclera.

O *entrópio* é hereditário em várias raças de ovinos, incluindo Oxford, Hampshire e Suffolk. Os cordeiros acometidos não são detectados até cerca de 3 semanas de idade, quando dá-se atenção às pálpebras, no caso de conjuntivite aparente. Resulta em cegueira temporária, mas mesmo sem tratamento ocorre melhora evidente nas pálpebras. O entrópio congênito é verificado em cabritos da raça Boer aparentados, mas o modo de herança, se houver, é desconhecido.[13]

A *distiquíase*, na qual há cílios aberrantes na margem da pálpebra, parece ocorrer com maior frequência em equinos da raça Friesian, nos quais os cílios rígidos causam irritação ou úlcera na córnea. Embora haja suspeita de causa hereditária, a etiologia não foi esclarecida.[14]

Relata-se que os *dermoides oculares* são transmitidos geneticamente em bovinos da raça Hereford. Surgem como pequenas massas múltiplas de pele distrófica com pelos, na conjuntiva de ambos os olhos dos bovinos. Podem se desenvolver em qualquer parte da córnea, na terceira pálpebra ou na pálpebra, podendo substituir completamente a córnea; como resultado, é possível haver displasia marcante das estruturas oculares internas.

Os *cistos dermoides oculares* são massas de tecido solitárias, sólidas, semelhantes à pele, que geralmente se aderem à superfície anterior do olho, causando irritação e comprometendo a visão (Figura 16.13). A pálpebra, a terceira pálpebra e o canto do olho também podem estar envolvidos, e as lesões podem ser unilaterais ou bilaterais. Quando ocorrem com alta frequência em uma população, é provável que sejam hereditários, como acontece em bovinos da raça Hereford. Os cistos dermoides também são relatados em potros. O defeito é por vezes associado à microftalmia. Recomenda-se a ablação cirúrgica.

As *fístulas do ducto nasolacrimal*, tanto unilaterais quanto bilaterais, ocorrem em bovinos da raça Pardo-Suíça. O defeito, manifestado como epífora persistente e presença de uma fístula nasolacrimal medial no canto medial do olho, é hereditário, embora o modo de herança não seja claro.[15,16]

Defeitos oculares combinados

Embora a visão pareça não ser acometida, grande número de defeitos oculares congênitos foram observados em bovinos, inclusive da raça Hereford, com albinismo parcial. Os defeitos incluem heterocromia da íris, tapete fibroso e colobomas. Cegueira congênita também é observada em bovinos de pelagem clara, especialmente da raça Shorthorn. As lesões são múltiplas e incluem descolamento de retina, catarata, microftalmia, membrana pupilar persistente e hemorragia vítrea. Em alguns casos, nota-se hidrocefalia interna, bem como hipoplasia dos nervos ópticos.

Notou-se uma combinação de *hipoplasia da íris, dermoides límbicos e catarata* na progênie de um garanhão Quarto-de-Milha, presumivelmente como resultado de uma mutação no garanhão e transmissão aos potros por meio de um gene autossômico dominante. A herança é autossômica recessiva simples.

Em bezerros da raça Jersey há relato de irideremia (ausência total ou parcial da íris), microfaquia (cristalino pequeno), cristalino ectópico (subluxação do cristalino) e catarata. O modo de herança das características é recessivo simples. Os bezerros são praticamente cegos, mas são normais em outros aspectos e podem ser criados satisfatoriamente se forem alimentados manualmente. Embora a doença tenha sido relatada apenas em bovinos da raça Jersey, defeitos semelhantes, possivelmente hereditários, também foram vistos em bovinos das raças Holandesa e Shorthorn.

Anormalidades oculares congênitas múltiplas ocorrem com muita frequência em equinos das Montanhas Rochosas e nas raças bem

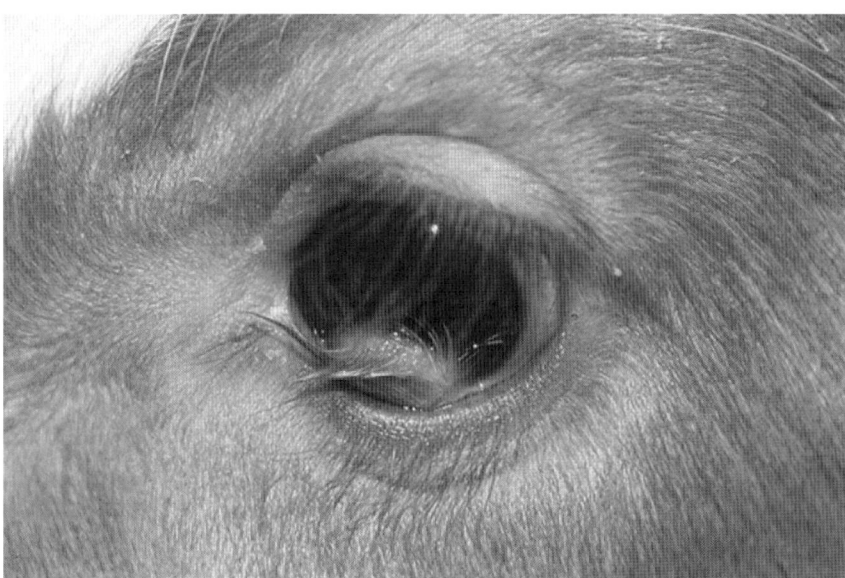

Figura 16.13 Cisto dermoide ocular na parte ventral da córnea e no limbo do olho esquerdo de um bezerro da raça Simental. (Esta figura encontra-se reproduzida em cores no Encarte.)

próximas a esta, Kentucky Mountain Saddle e Mountain Pleasure.[1,12,17,18] A causa é uma mutação missense no gene PMEL, a qual ocasiona efeitos pleiotrópicos no olho e na cor do pelame, originando um pelame claro ou "prateado".[17] Assim como a mutação de pelame prateado, as anormalidades oculares congênitas múltiplas são controladas por um gene dominante; alguns relatos demonstram um modo codominante de herança e penetrância incompleta.[3,18] Acredita-se que os homozigotos sejam mais gravemente acometidos, com múltiplas anormalidades, enquanto os heterozigotos têm apenas cistos, embora isso nem sempre seja o caso. A penetrância incompleta desse distúrbio dificultou o estudo do mecanismo molecular envolvido nesses fenótipos dos olhos. Indivíduos portadores da mutação e considerados com fenótipo normal podem apresentar cistos que eram pequenos demais para sua detecção ou eram casos verdadeiros de não penetrância.[18] As anormalidades oculares congênitas múltiplas em equinos se caracterizam por um conjunto diversificado de fenótipos oculares.[18] O fenótipo predominante consiste em grandes cistos, frequentemente bilaterais, originários do corpo ciliar temporal ou da retina periférica; outros fenótipos incluem anormalidades de córnea, íris, cristalino e do ângulo iridocorneano.[18]

Nistagmo hereditário

Nistagmo ondulatório familiar

Defeito hereditário detectado em bovinos da raça Finnish Ayrshire caracterizado por um movimento síncrônico, semelhante a um tremor, dos globos oculares. O tremor tem pequena amplitude (1 a 2 mm), é rápido (200/min) e geralmente vertical. Nota-se nistagmo em todos os momentos, não há sinais de comprometimento da visão e os reflexos oculares são normais. Essa anormalidade é um defeito, e não uma doença, pois não há deficiência funcional.

Nistagmo pendular

Defeito hereditário de bovinos Holstein-Friesian observado principalmente na América do Norte. Um relatório elaborado em 1981, utilizando uma amostra disponível no estado de Nova York menciona uma taxa de prevalência de 0,51%, em 2.932 bovinos de 62 rebanhos. Os bovinos acometidos apresentavam nistagmo de alta frequência (cerca de 100 a 200 oscilações horizontais por minuto) em ambos os olhos, com os olhos se movendo aproximadamente um milímetro. Em alguns bezerros, o nistagmo foi observado logo após o nascimento, mas a idade de início não é conhecida com precisão. Os animais adultos parecem não apresentar nistagmo e dão a impressão de apresentar visão, equilíbrio e reflexos oculares normais. Acredita-se que o nistagmo pendular não compromete a produção e não deve ser confundido com um indicador de doença neurológica grave.

REFERÊNCIAS BIBLIOGRÁFICAS

1. Kaps S, et al. Pferdeheilkunde. 2010;26:536.
2. Tetens J, et al. Tierarztl Prax Ausg G Grosstiere Nutztiere. 2007;35:211.
3. Andersson LS, et al. BMC Genet. 2008;9.
4. Andersson LS, et al. Mamm Genome. 2011;22:353.
5. Bellone RR, et al. Genetics. 2008;179:1861.
6. Brunberg E, et al. BMC Genet. 2006;7.
7. Moemke S, et al. Vet J. 2007;173:272.
8. Fink S, et al. Mol Vision. 2012;18:2229.
9. Momke S, et al. Anim Gen. 2008;39:544.
10. Krump L, et al. Irish Vet J. 2014;67.
11. Pinard CL, et al. Vet Ophthalmol. 2011;14:100.
12. Bellone RR. Anim Gen. 2010;41:100.
13. Donnelly KS, et al. Vet Ophthalmol. 2014;17:443.
14. Hermans H, et al. Equine Vet J. 2014;46:458.
15. Braun U, et al. BMC Vet Res. 2014;10.
16. Braun U, et al. Schweiz Arch Tierheilkd. 2012;154:121.
17. Andersson LS, et al. PLoS ONE. 2013;8.
18. Grahn BH, et al. Can Vet J. 2008;49:675.

DOENÇAS DA ORELHA EXTERNA

Otite externa

A otite externa, inflamação da pele e do conduto auditivo externo, pode acometer bovinos de todas as idades, em casos isolados, em todo o rebanho ou por toda região.

Artrópodes parasitas, corpos estranhos e diversas infecções esporádicas podem causar irritação auricular, acompanhada de roçar da cabeça contra objetos imóveis e frequentes sacudidas de cabeça.

Nas regiões tropicais e subtropicais, a otite parasitária é mais importante do que em outras regiões de clima mais ameno. Os ácaros *Raillietia auris* e *Dermanyssus avium*, o carrapato *Otobius magnini*, as larvas (*Stephanofilaria zahaeeri*), os nematoides de vida livre (*Rhabditis bovis*) e a mosca azul (*Chrysomia bezziano*) são importantes na Europa, África, Índia e América. *Malassezia* spp., *Candida* spp., *Rhodotorula mucilaginosa*, *Aspergillus* spp. e *Micelia sterilia* são causas comuns de otite externa em bovinos, no Brasil.

Quando a síndrome acomete grande número de animais em um rebanho, como acontece em países tropicais, é necessário identificar o agente causador específico. *R. bovis* é uma causa comum. Os animais acometidos manifestam apatia, inapetência e parecem sentir dor à deglutição e, com frequência, sacodem a cabeça. Na maioria dos casos, ambas as orelhas são acometidas; nota-se secreção fétida sanguinolenta que origina uma mancha alopécica abaixo da orelha. A área é dolorida à palpação, o meato externo do conduto auricular apresenta inflamação evidente e nota-se aumento de volume dos linfonodos parotídeos. A propagação para a orelha média é uma sequela incomum. O tratamento tópico com ivermectina e um antibiótico de amplo espectro é efetivo.

Lesões ulcerativas circunscritas nas orelhas, com bordas elevadas, frequentemente associadas a infecções bacterianas ou fúngicas secundárias, são achados comuns em bovinos e búfalos com infecção pelo vírus da varíola de búfalos (ver também "Varíola bovina e varíola de búfalos").

LEITURA COMPLEMENTAR

Duarte ER, Hamdan JS. Otitis in cattle, an aetiological review. J Vet Med B Infect Dis Vet Public Health. 2004;51:1-7.

Necrose da ponta da orelha

Atualmente, a necrose da ponta da orelha de suínos parece ser uma condição mais comum.

Etiologia

A doença pode estar associada à presença de *Treponema pedis*. Este microrganismo pode ser isolado das lesões e da gengiva dos suínos. É uma bactéria anaeróbica, fastidiosa, com 4 a 6 mm de comprimento e 0,25 mícron de diâmetro. Pode haver uma sequência de infecções quando *Staphylococcus hyicus* é acompanhado de espiroquetas e, então, de infecção por estreptococos. Em um estudo recente de agentes putativos, não foi possível encontrar nenhuma causa isolada, sugerindo-se que a condição é multifatorial.[1]

Epidemiologia

Em geral, a necrose da ponta da orelha é observada em suínos com 1 a 16 semanas de idade, com pico de ocorrência em torno de 8 a 10 semanas de vida. Também pode ocorrer em suínos mais velhos, quando quase sempre é notada na base da orelha. Normalmente, pode ocorrer em apenas uma leitegada e 80% dos leitões podem ser acometidos. A necrose pode estar associada à mistura de animais e a sua movimentação, quando muitos suínos exibem mordidas nas orelhas.

Acredita-se que os fatores contribuintes incluam condições precárias de higiene, alta umidade, baixa troca de ar no ambiente, excesso de peso, escoriações durante alimentação e divisões na pocilga, bem como brigas devido à movimentação e mistura de animais.

Achados clínicos

Os suínos acometidos parecem mostrar pouca evidência de desconforto e muitas vezes se recuperam espontaneamente; nesses casos, a única evidência de doença é o enrugamento de bordas de orelhas. Quando surge pela primeira vez, se a oleosidade da orelha for removida, pode ser vista uma fissura cutânea, através da qual pode ocorrer a penetração de bactérias. Algumas lesões persistentes podem aumentar de tamanho e se espalhar. Ocasionalmente, os suínos manifestam inapetência, perda da condição corporal, febre ou até mesmo morte, muitas vezes causada por infecções secundárias.

Patologia

As lesões são áreas negras de necrose, com úlceras, nas pontas das orelhas e na borda caudal das orelhas. As lesões são secas e crostosas e, em alguns casos, pode haver perda de toda a orelha ou de parte dela. Isso se deve à formação progressiva de trombos, ocasionando isquemia, pois nas orelhas há uma circulação colateral deficiente. Em casos relatados na Suécia, foram observadas espiroquetas em cortes histológicos corados pela prata, e um isolado de espiroquetas foi obtido e identificado como uma espécie do gênero *Treponema* ainda não nomeada, que se assemelha muito às encontradas na dermatite digital de bovinos. O mesmo microrganismo foi isolado em amostras bucais, juntamente com *T. socranskii*.[2]

Diagnóstico diferencial

A mordida simples da orelha é o principal diagnóstico diferencial, mas esta geralmente começa na base da orelha. Outras causas septicêmicas de perda de tecido auricular, como acontece nas infecções causadas por *H. parasuis*, *Salmonella* spp. ou *S. suis*, podem ser suspeitas quando as orelhas apresentam alteração de cor, congestas ou necrose.

Tratamento

A utilidade do uso de antibióticos por meio de aspersão é controversa.[2,3] Um estudo recente sugeriu que a vacinação contra infecções por circovírus suíno tipo 2 (PCV-2) pode reduzir a incidência de necrose da ponta da orelha.[4]

REFERÊNCIAS BIBLIOGRÁFICAS

1. Weissenbacher-Lang C, et al. Vet J. 2012;194:392.
2. Pringle M, et al. Vet Micro. 2010;139:279.
3. Pringle M, et al. Vet Micro. 2010;142:461.
4. Pejsak Z, et al. Res Vet Sci. 2011;91:125.

Marca de corte das orelhas hereditária

Herdada como uma característica autossômica dominante simples incompleta em bovinos da raça Bavarian Highland, essa anomalia acomete ambas as orelhas, é notada ao nascimento, e se manifesta como uma marca de corte discreta até uma deformidade total e redução no tamanho das orelhas.

17 Doenças Endócrinas e Metabólicas

INTRODUÇÃO

Entre os animais pecuários domésticos, as doenças metabólicas são muito importantes em vacas-leiteiras e ovelhas prenhes. Nas outras espécies, a ocorrência dessas doenças é apenas esporádica. Vacas-leiteiras de alta produção estão sujeitas, continuamente, à anormalidade da homeostase; a seleção e alimentação de vacas-leiteiras com intuito de obter alta produção de leite são incriminadas como causas de doença metabólica, muito comum nesses animais. As principais características das doenças metabólicas comuns em animais pecuários estão resumidas na Tabela 17.1.

O termo *doença de produção* inclui doenças anteriormente conhecidas como *doenças metabólicas*, como paresia puerperal (febre do leite), hipopotassemia, hipomagnesemia, hipercetonemia e cetose, hiperlipidemia e outras enfermidades atribuídas a um desequilíbrio entre a taxa de *ingestão* de nutrientes na dieta e a taxa de *utilização* desses nutrientes para a produção animal. Caso esse desequilíbrio se mantenha, podem ocorrer alterações nas reservas corporais de alguns metabólitos e na sua taxa de transferência. Em termos gerais, isso se aplica principalmente ao equilíbrio energético (como na cetose e na hipoglicemia), mas também à hipomagnesemia e, em menor grau, à hipocalcemia. Nessas doenças, a utilização de nutrientes é maior do que sua ingestão; ou fez-se seleção de bovinos para produzir tanto que nenhuma dieta normalmente fornecida é capaz de manter o equilíbrio nutricional da vaca; ou porque a dieta contém concentração de nutrientes insuficiente ou apresenta desequilíbrio entre os nutrientes. Por exemplo, uma ração pode conter concentração de proteína suficiente para a produção de leite, mas seu conteúdo de precursores de glicose é insuficiente para repor o gasto energético necessário à produção de leite. Embora concordemos com a generalização na qual se baseia o termo *doença de produção*, preferimos o emprego da expressão *doença metabólica*, em razão de seu uso comum e do foco clínico que o metabolismo deve ter em nível de produção.

DOENÇAS METABÓLICAS DE RUMINANTES

Período periparto de vacas e ovelhas

Em vacas-leiteiras, a incidência de doenças metabólicas aumenta à medida que aumenta a produção de leite e, em particular, quando ocorre elevação da taxa de aumento da produção de leite (condição denominada *aceleração na produção de leite*). Nesses animais, a incidência total de doenças aumenta rapidamente no período periparto bem avançado, com incidência máxima no dia do parto, e, em seguida, diminui rapidamente até o 7º dia de lactação (Figura 17.1). Essa janela crítica de 7 dias, que inicia com a parição, tem influência marcante na taxa de morbidade, na produção durante a lactação, no desempenho reprodutivo e na taxa de mortalidade.

A suscetibilidade das vacas-leiteiras às doenças metabólicas parece estar relacionada ao *turnover* extremamente elevado de água, eletrólitos e produtos orgânicos solúveis durante a etapa inicial da lactação. Com essa rápida taxa de permuta de água, sódio, cálcio, magnésio, cloreto e fosfato, uma súbita variação de sua excreção ou secreção no leite, ou por outras vias, ou uma variação abrupta em seu consumo devido às modificações na ingestão, digestão ou absorção, pode causar alterações prejudiciais abruptas no ambiente corporal interno do animal. O grau de alterações na ingestão e secreção, e a rapidez em que ocorrem, é o que influencia a estabilidade metabólica da vaca. Ademais, se a demanda nutricional contínua da prenhez for exacerbada por uma dieta inadequada no período seco, haverá aumento de incidência de doença metabólica. O efeito da gestação é especialmente importante em ovelhas, sobretudo naquelas prenhes de mais de um cordeiro.

Período de transição em vacas-leiteiras

O período de transição é uma etapa crucial no ciclo de produção da vaca-leiteira, nenhum outro período pode influenciar tanto produção, saúde e desempenho reprodutivo. O sucesso do período de transição determina, efetivamente, a produtividade da vaca durante a lactação. Limitações nutricionais ou de manejo durante esse período podem impedir a vaca de alcançar a produção máxima de leite. O principal desafio enfrentado pelas vacas é o aumento súbito e marcante das necessidades nutricionais para a produção de leite, em um momento em que o consumo de matéria seca e, assim, o suprimento de nutrientes, é baixo. Tipicamente, o consumo de matéria seca diminui na última semana antes do parto. Essa diminuição e as alterações no perfil endócrino contribuem para a elevação da concentração plasmática de ácidos graxos não esterificados (AGNE), os quais foram associados com a ocorrência de doenças metabólicas relacionadas à mobilização de gordura, como lipidose hepática e cetose. O grau de redução no consumo de alimentos à medida que se aproxima o parto pode ser um melhor indicador da saúde metabólica de vacas no pós-parto do que a real quantidade de alimentos consumidos. Dieta, escore da condição corporal e parição influenciam o consumo de matéria seca e o equilíbrio energético. A ocorrência de doença durante o período de transição resulta em menor produção de leite durante o período de doença e, com frequência, por toda a lactação.

O ponto-chave da biologia das vacas em transição é o metabolismo de lipídios. Metabolismo lipídico excessivo, a partir do tecido adiposo, está associado com maior incidência de doenças no período periparto. Nos anos 1950, relatou-se a ocorrência de fígado gorduroso (lipidose hepática) em vacas com cetose. Depois disso, notou-se acúmulo de gordura no fígado em vacas saudáveis, na fase inicial da lactação. Em seguida, foi descrita a *síndrome da mobilização de gordura* no início da lactação, na qual as vacas mobilizam lipídios corporais a partir do tecido adiposo e os depositam no fígado, músculo e outros tecidos. Isso foi seguido da descrição de aumento da concentração de ácidos graxos não esterificados nos últimos 7 dias que antecedem o parto, associado com maior incidência de cetose, deslocamento de abomaso e retenção de membranas fetais, mas não com febre do leite. O conhecimento do

Tabela 17.1 Principais características das doenças metabólicas em animais pecuários.

Doença	Etiologia e epidemiologia	Diagnóstico	Tratamento	Controle
Febre do leite em vacas	Hipocalcemia. Acomete principalmente vacas-leiteiras após a 3ª lactação. Notada, também, em vacas de corte. Ocorre 48 h antes ou após o parto e no meio da lactação	Baixa concentração sérica de cálcio	Sais de cálcio IV SC	Controle de ânions-cátions na dieta
Síndrome da vaca caída	Complicação da febre do leite; decúbito por muito tempo antes do tratamento	Sinais clínicos. Atividade sérica de CK	Tratamento de suporte	Tratamento imediato dos casos de febre do leite
Hipopotassemia aguda em vacas	Acomete vacas-leiteiras lactantes tratadas com corticosteroides, com cetose recidivante e mastite	Baixa concentração sérica de potássio	Cloreto de potássio IV	Evitar uso excessivo de isoflupredona para cetose recidivante
Tetania da lactação em éguas	Acomete éguas lactantes de alta produção que amamentam um potro vigoroso bem-nutrido, com algumas semanas de vida	Baixa concentração sérica de cálcio	Borogliconato de cálcio	Não há disponibilidade de método confiável
Tetania hipomagnesiana (tetania da lactação)	Acomete vacas-leiteiras lactantes criadas em pastagens adubadas viçosas	Baixa concentração sérica de magnésio	Sais de magnésio IV	Suplementação da dieta com sais de magnésio nos períodos estratégicos
Cetose em vacas	Acomete vacas, antes ou após o parto	Concentração de corpos cetônicos no sangue, urina e leite durante o período de transição, 3 semanas antes e após o parto	Glicose IV. Propilenoglicol e solução de eletrólitos VO	Controle do consumo de energia na dieta no período pré-parto
Toxemia da prenhez em ovelhas	Plano nutricional inadequado no final da gestação, em ovelhas	Cetona na urina. Hipoglicemia. Acidose metabólica e uremia terminal	Cesariana ou indução do parto	Manejo nutricional de ovelhas prenhes, assegurando bom plano alimentar na segunda metade da gestação
Fígado gorduroso em vacas	Notado em vacas-leiteiras de alta produção superalimentadas durante o período seco. Verificado em vacas de corte com boa condição corporal no final da gestação, quando o aporte energético diminui subitamente	Cetonemia, cetonúria, hipoglicemia	Nos casos graves, o prognóstico é ruim. Terapia com líquido e eletrólitos, glicose IV, propilenoglicol oral e insulina	Manejo nutricional de vacas prenhes, evitando ganho de peso excessivo. Evitar situações que reduzam o consumo de alimentos por ocasião do parto
Hiperlipidemia em equinos	Anormalidade do metabolismo de lipídios. Fêmeas prenhes ou lactantes, de meia-idade, de pônei, burro e cavalo miniatura americano, em todo o mundo. Esporádica	Hiperlipidemia	Nutrição enteral ou parenteral, insulina, heparina. Tratar doença primária	Manter condição corporal ideal. Evitar doença e estresse nutricional durante a gestação
Hemoglobinúria pós-parto	Deficiência nutricional em vacas-leiteiras de alta produção, 2 a 4 semanas após o parto. Regiões com deficiência de cobre. Aparas de plantas crucíferas	Baixa concentração sérica de fósforo inorgânico. Baixo VG. Hemoglobinúria	Transfusão de sangue total. Fosfato monossódico IV. Fosfato dicálcico VO	Assegurar o consumo de dieta com teor adequado de fósforo

CK: creatinoquinase; VG: volume globular ou hematócrito.

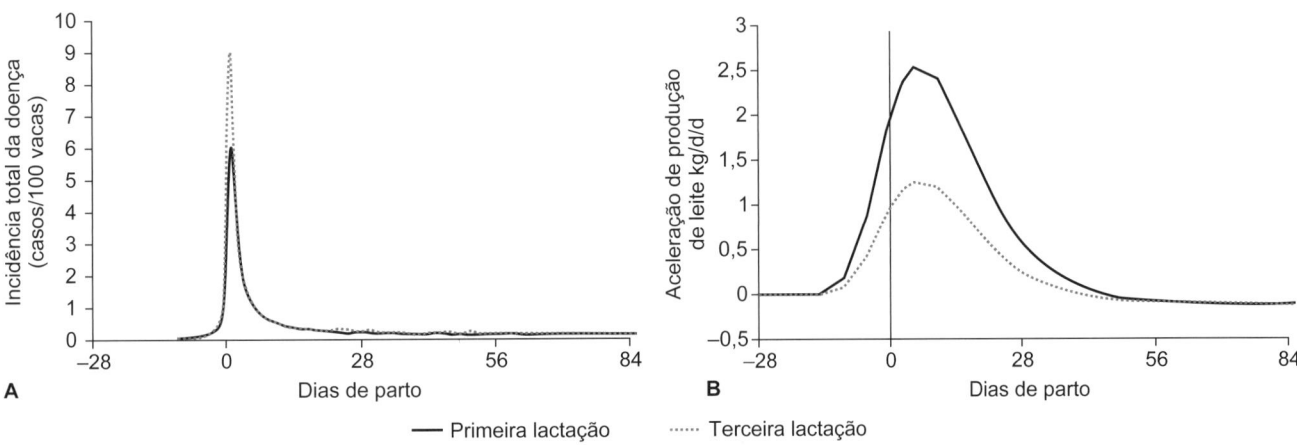

Figura 17.1 A. Incidência total de doenças (somatória de mastite, cetose, anormalidades digestivas e laminite) em relação aos dias após o parto em vacas de primeira e terceira lactações cujos partos ocorreram em 1998, pertencentes a rebanhos leiteiros da Dinamarca. **B.** Aceleração na produção de leite durante a lactação em vacas com produção diária máxima de 30 ou 60 kg. Reproduzida, com autorização, de Ingvartsen KL. Anim Feed Sci Technol, 2006; 126:175-213.

metabolismo hepático de AGNE é um componente crítico para a compreensão da biologia da vaca em período de transição. Taxas extremas de mobilização de lipídios induzem maior absorção hepática de AGNE e maior acúmulo de triglicerídeos no fígado. Se essa infiltração de lipídios se tornar grave, pode ocorrer síndrome da lipidose hepática ou fígado gorduroso que, então, pode resultar em maior incidência e retardo na recuperação de outras doenças, bem como maior suscetibilidade à cetose.

Durante o período de transição, as vacas-leiteiras passam por importantes adaptações metabólicas relacionadas ao metabolismo de glicose, ácidos graxos e minerais. Na prática, a meta do manejo nutricional nesse período é suportar essas adaptações metabólicas. Há duas diferentes abordagens filosóficas para a alimentação de vacas em transição, considerando que os animais recebem uma ração mista total. A primeira delas aumenta o conteúdo de energia da dieta para "corrigir", antecipadamente, a menor ingestão de matéria seca no final da gestação. O aumento do suprimento energético por meio do fornecimento de carboidratos na dieta durante o período pré-parto resulta, geralmente, em efeitos positivos no metabolismo e no desempenho das vacas em transição. Por outro lado, na segunda abordagem o foco é reduzir o teor de energia e aumentar o consumo de forragem (mediante o fornecimento diário de 2 a 4 kg de palha), em vacas não estabuladas e com mais de 2 semanas após o parto, na tentativa de estimular a ingestão de matéria seca. Tentativas de aumentar o suprimento energético mediante o fornecimento de fontes de gordura na dieta ou de reduzir o gasto de energia por meio do fornecimento de ácidos graxos específicos, como ácido linoleico conjugado trans-10, cis-12, a fim de reduzir o teor de gordura no leite no início da lactação, não diminuíram a liberação de AGNE do tecido adiposo.

Além das estratégias de manejo nutricional para otimizar a saúde da vaca em transição, utilizam-se alguns aditivos alimentares para reduzir a incidência de cetose subclínica e de deslocamento do abomaso. *Monensina* é um ionóforo poliéster carboxílico produzido por uma cepa de *Streptomyces cinnamonesis* de ocorrência natural. A monensina exerce os seus vários efeitos por modificar as populações microbianas do rúmen; isso resulta em alterações nas proporções de ácidos graxos voláteis de cadeia curta no rúmen, especificamente, aumentando a concentração de ácido propiônico e diminuindo as porcentagens molares de ácido butírico e ácido acético. A elevação da concentração de ácido propiônico no rúmen ocasiona, diretamente, aumento da gliconeogênese e, portanto, reduz a incidência de cetose e hipercetonemia no início da lactação, bem como melhora o equilíbrio energético. No Canadá, a monensina é aprovada para uso na forma de cápsula de liberação controlada (CLC), como auxiliar na prevenção de cetose subclínica em vacas-leiteiras lactantes. A CLC libera 335 mg de monensina/dia, por um período de 95 dias; melhora o equilíbrio energético e reduz a incidência das três doenças de vacas-leiteiras lactantes associadas ao aporte de energia: retenção de placenta, deslocamento de abomaso e cetose clínica. As vacas tratadas com CLC de monensina 3 semanas antes da data prevista para o parto apresentam menores concentrações séricas de AGNE e β-hidroxibutirato (BHB), bem como maiores concentrações séricas de colesterol e ureia na semana imediatamente anterior ao parto. A monensina não influencia a concentração sérica de cálcio, fósforo ou glicose no período pré-parto. Em vacas tratadas com monensina, após o parto nota-se diminuição das concentrações séricas de BHB e fósforo, bem como elevação nas concentrações séricas de colesterol e ureia. Os menores valores de AGNE indicam menor mobilização de gordura; o maior teor de colesterol sugere maior saída de lipoproteína do fígado. Acredita-se que o aumento da concentração de ureia se deva ao efeito poupador de proteína no rúmen, resultando em maior suprimento de aminoácidos no intestino delgado. Na primeira semana após o parto, não se constatou influência do tratamento nas concentrações séricas de AGNE e cálcio, tampouco na glicemia. Portanto, a administração oral diária de monensina, iniciando antes do parto, melhora os indicadores de equilíbrio energético nos períodos do pré-parto imediato e do pós-parto.

Consumo voluntário de matéria seca por vacas-leiteiras no período periparto

Os fatores que interferem na ingestão voluntária de matéria seca (MS) por vacas lactantes são extremamente importantes e têm recebido muita atenção ao longo de várias décadas. No fim da prenhez, inicia-se uma redução substancial no consumo de MS, que se mantém até o início da lactação, com menor consumo no dia do parto. Após a parição, a ingestão de MS é consideravelmente maior em vacas multíparas, comparativamente às primíparas; após a lactação ela aumenta nos dois grupos de vacas, mas a taxa de aumento é muito variável. Em vacas que recebem dieta de composição invariável, a produção máxima de leite, tipicamente, é verificada 5 a 7 semanas após o parto e o consumo máximo de MS acontece entre a 8ª e 22ª semana após a parição. O aumento de ingestão de MS a partir da 1ª semana pós-parto até o momento de consumo máximo é influenciado pela dieta fornecida durante a lactação, bem como pela alimentação pré-parto; essa última influencia a quantidade de gordura armazenada e, portanto, o escore da condição corporal da vaca. O padrão normal de consumo de alimentos pode ser influenciado, de modo marcante, por doenças, pois sabe-se que tanto as infecções clínicas quanto às subclínicas reduzem, substancialmente, o apetite e o desempenho dos animais.

Tradicionalmente, a diminuição no consumo de MS tem sido atribuída à restrição física, como aumento do tamanho do útero, mas isso pode ser superenfatizado. A redução da ingestão de MS coincide com alterações na condição reprodutiva, na massa de gordura e no metabolismo que sustenta a lactação. Diversos fatores metabólicos podem participar na regulação do consumo de MS, incluindo nutrientes, metabólitos, hormônios relacionados à reprodução, hormônios associados ao estresse, leptina, insulina, peptídeos intestinais, citocinas e neuropeptídios, como o neuropeptídeo Y, galanina e fator de liberação de corticotrofina.

Imunossupressão durante o período de transição

Além das adaptações no metabolismo clássico, durante o período de transição as vacas passam, também, por um período de baixa capacidade imunológica no período do periparto. A disfunção imune envolve ampla gama de situações; interfere em múltiplas funções de diversos tipos celulares e persiste desde cerca de 3 semanas antes do parto até, aproximadamente, 3 semanas após a parição. Nesse período, as vacas são mais suscetíveis à mastite. A etiologia da imunossupressão no periparto é multifatorial e não está bem esclarecida, mas parece estar relacionada às alterações fisiológicas associadas ao parto e ao início da lactação, bem como aos fatores metabólicos relativos a esses eventos. A função imunossupressora dos glicocorticoides, o aumento da concentração plasmática de cortisol por ocasião do parto e os glicocorticoides endógenos têm sido incriminados na etiologia da imunossupressão no período periparto. No periparto, as vacas apresentam expressão de moléculas de adesão prejudicada e menor capacidade de migração dos neutrófilos do sangue. Como o rápido recrutamento de neutrófilos ao tecido mamário recentemente infectado é o principal mecanismo de defesa imune contra patógenos causadores de mastite em vacas, a disfunção de neutrófilos no período periparto pode contribuir para a maior suscetibilidade à mastite nesse momento. Os desafios metabólicos que ocorrem próximo ao parto também podem aumentar a suscetibilidade; os ácidos graxos não esterificados reduzem significativamente a capacidade imune "*in vitro*" de células mononucleares de ovelhas, resultando em potencial prejuízo da imunidade celular e humoral em ovelhas e vacas com cetose.

A vitamina E é um antioxidante de membrana lipossolúvel que exacerba a eficiência funcional dos neutrófilos, protegendo-os do dano oxidativo que ocorre após a morte intracelular de bactérias fagocitadas. Avaliou-se o efeito da administração parenteral de vitamina E na prevenção de doenças do periparto, como retenção de placenta, metrite e mastite clínica. Apenas vacas com teor marginal de vitamina E (concentração sérica de α-tocoferol < $2,5 \times 10^{-3}$) 1 semana antes da parição tiveram menor risco de retenção de placenta após injeção subcutânea de 3.000 UI da vitamina. Em vacas com adequada concentração sérica de vitamina E esse risco não foi menor; é mais provável que o benefício seja maior em fêmeas primíparas que recebem essa vitamina 1 semana antes do parto. A associação entre as concentrações séricas de vitamina E, retinol e beta-caroteno em vacas-leiteiras, no periparto, e o risco de doença indicou que um aumento de 1 µg/mℓ de α-tocoferol na última semana pré-parto reduziu o risco de retenção de placenta em 20%; por outro lado, a concentração sérica de AGNE ≥ 0,5 mEq/ℓ tendeu a aumentar o risco de retenção de placenta em 80%. Na última semana do pré-parto, um aumento de 100 ng/mℓ na concentração sérica de retinol foi associado com diminuição de 60% no risco de mastite clínica no início da lactação.

Doenças na lactação

A parição é seguida de início súbito de lactação abundante que pode resultar em doença metabólica clínica, se as reservas de nutrientes já apresentarem séria depleção. O metabólito essencial cujo teor se encontra diminuído abaixo de um valor crítico determina qual síndrome clínica ocorrerá. Tem-se dado mais atenção às variações do equilíbrio entre cálcio e fosfato inorgânico, em relação à paresia puerperal; magnésio, em relação à tetania da lactação; e concentrações plasmáticas de glicose e cetona, e lipidose hepática, em relação à cetose, mas é provável que outros desequilíbrios sejam importantes na ocorrência de síndromes ainda não conhecidas.

Em vacas-leiteiras, a grande maioria das doenças de produção ocorre bem no início da lactação. Nesse momento, a vaca está produzindo leite em uma taxa substancialmente menor do que sua produção máxima. Em termos de taxas, as vacas de alta e baixa produção de leite estão produzindo quantidades similares, nesse momento. No entanto, em termos de aceleração, a variação na produção diária de leite é maior imediatamente após o parto. Durante o período de lactação subsequente, especialmente em vacas em programas de testes e sob pressão para produção de grande quantidade de leite, com frequência ocorre consumo variável de alimento, sobretudo quando a pastagem é a única fonte de alimento, resultando, inevitavelmente, na instabilidade do ambiente interno do animal. Em todas as espécies, a etapa inicial da lactação é um período instável. Nessa fase, o estímulo hormonal é tão potente que quase sempre a deficiência nutricional não limita a produção de leite, podendo ocorrer séria depleção das reservas de metabólitos.

Somatotropina bovina recombinante (rBST, sometribove em suspensão de zinco) é um hormônio sintético cuja ação pode ser equivalente ao hormônio do crescimento bovino natural, ou ligeiramente modificada pela adição de aminoácidos extras. O produto foi aprovado nos EUA em 1993; comercialmente, o seu uso iniciou em 1994, em rebanhos leiteiros, com intuito de aumentar a produção de leite. O produto é uma preparação de rBST estéril injetável de liberação prolongada, acondicionado em seringa de dose única contendo 500 mg de sometribove em suspensão de zinco. O protocolo de administração recomendado é a aplicação do conteúdo de uma seringa SC, na região pós-escapular (atrás do ombro) ou na fossa isquiorretal (depressão em qualquer lado da base da cauda), em intervalos de 14 dias, iniciando na 9ª semana após o parto e continuando até o final da lactação.[2]

Em 2013, cerca de 15% dos rebanhos leiteiros dos EUA utilizavam rBST. O produto foi aprovado para uso em, no mínimo, 20 outros países, incluindo Argentina, Brasil, Chile, Colômbia, Costa Rica, Equador, Egito, Guatemala, Honduras, Jamaica, Líbano, México, Panamá, Paquistão, Paraguai, Peru, Salvador, África do Sul, Coreia do Sul, Uruguai e Venezuela. Entretanto, o uso do produto não foi aprovado em vários países, incluindo Austrália, Canadá, Israel, Japão, Nova Zelândia e todos os países da União Europeia.

Realizou-se uma metanálise dos efeitos da somatotropina bovina recombinante (rBST) na produção de leite, na saúde animal, no desempenho reprodutivo e no descarte de animais. Constatou-se que a rBST aumentou a produção de leite em 11%, em vacas primíparas, e em 15%, em vacas multíparas, embora sem variação considerável na magnitude do aumento na produção de leite entre os estudos. Foram verificados alguns efeitos estatisticamente significativos na composição do leite (porcentagens de gordura, proteína e lactose); contudo, foram muito discretos. A administração de rBST aumentou o consumo de matéria seca (MS), em média 1,5 kg/dia, durante o período de tratamento; a ingestão de MS se manteve elevada nos primeiros 60 dias da lactação subsequente. Apesar do maior consumo de MS, as vacas tratadas apresentaram escore da condição corporal mais baixo no final do período de tratamento e esse menor escore persistiu até o início da lactação seguinte. A administração de rBST aumentou o risco de mastite clínica em cerca de 25%, durante o período de tratamento; todavia, os dados não foram suficientes para conclusões consistentes sobre os efeitos do produto na prevalência de infecções intramamárias subclínicas, diagnosticadas por meio da contagem de células somáticas. O aumento da incidência de mastite clínica em vacas tratadas com rBST parece semelhante àquele esperado na produção de leite utilizando apenas seleção genética e melhora nas condições nutricionais, na frequência de ordenhas e nas práticas de manejo. O uso de rBST aumentou o risco de uma vaca não emprenhar em, aproximadamente, 40%. Nas vacas que emprenharam, não se constatou influência no número de acasalamentos/inseminações por prenhez; notou-se apenas pequeno aumento no período médio entre a parição e nova prenhez. A administração de rBST não influenciou o período de gestação, mas a informação sobre possível efeito na ocorrência de gestação gemelar é questionável. Em vacas tratadas com rBST, estimou-se um risco de desenvolvimento de sinais clínicos de claudicação 55% maior. Parece que houve um maior risco de descarte de vacas multíparas. Parece que o uso de rBST em um período de lactação reduziu o risco de doenças metabólicas (sobretudo cetose) no início da lactação seguinte. Constatou-se que os efeitos da rBST na função reprodutiva podem ser controlados mediante a postergação de seu uso até que se confirme que a vaca está prenhe.

Em 1998, um grupo de especialistas indicados pela Canadian Veterinary Medical Association, a pedido do Health Canada (órgão responsável pela saúde pública nesse país), relatou vários problemas relacionados com o bem-estar dos animais, associados ao uso de rBST. Em 1999, o Health Canada anunciou que não aprovaria o uso de rBST para venda no Canadá, fundamentado na saúde e bem-estar dos bovinos. O Royal College of Physicians and Surgeons do Canada's Expert Panel on Human Safety of rBST não verificou razão biologicamente plausível para preocupação quanto à segurança humana, se o rBST fosse aprovado para venda no Canadá. Em 1999, um grupo de estudo do Scientific Committee on Animal Health and Animal Welfare da Comissão Europeia elaborou um relatório mais extenso sobre o rBST, que resumiu resultados similares e envolvia importante discussão de questões relacionadas ao bem-estar animal. Concluiu que o rBST não deveria ser usado em bovinos leiteiros, na Europa. Em outubro de 1999, a Comissão Europeia proibiu o uso e comercialização de rBST na União Europeia a partir de 1º de janeiro de 2000.

Relação entre o desempenho durante a lactação e a saúde da vaca-leiteira

Há pouca evidência de que vacas de alta produção apresentam maior risco de distocia, retenção de placenta, metrite e deslocamento do abomaso à esquerda. A associação entre alto nível de produção e doenças no periparto é inconsistente; em geral, alto nível de manejo (incluindo nutrição e alojamento) está associado com alto nível de produção. Embora não se tenha constatada relação fenotípica entre a produção de leite e o risco de cetose e claudicação, é provável que a seleção para maior produção de leite aumente o risco de ocorrência dessas duas condições durante o período de lactação. A mastite é a única doença para a qual se constatou clara relação entre o aumento da produção de leite e o maior risco da infecção. Portanto, deve-se esperar que a seleção continuada para alta produção de leite aumente a incidência de mastite clínica em vacas-leiteiras.

No entanto, alguns autores afirmam que "Ao revisar a literatura existente, mesmo com uma seleção de literatura estruturada, o modo de esclarecimento da relação entre o desempenho na lactação e o risco de ocorrência de doenças não é adequado".[3] A característica mais notável da avaliação da literatura é a ampla variação de informações entre os estudos. Isso sugere fortemente que há importantes fatores que precisam ser considerados antes de se tirar conclusões significativas quanto à relação entre o desempenho na lactação e o risco de ocorrência de doença.

Suscetibilidade relacionada à raça

O fato de que algumas fêmeas são muito mais influenciadas por essas variações do que outras é explicado, provavelmente, pela ocorrência de variações no metabolismo interno do animal e o nível de produção de leite entre as espécies e os indivíduos. Entre os grupos de vacas, as variações na suscetibilidade parecem depender de fatores genéticos ou de manejo. Certamente, vacas da raça Jersey são mais suscetíveis à paresia puerperal do que vacas de outras raças. Mesmo dentro das raças, é evidente uma variação considerável na suscetibilidade entre as famílias. Em tais circunstâncias, é necessário considerar fatores genéticos como causas predisponentes de doenças metabólicas.

Práticas de manejo

As práticas de manejo de maior importância são aquelas relacionadas com nutrição e alojamento. Nas regiões da América do Norte, onde as vacas são mantidas em abrigo durante o inverno e em áreas de pastagem de baixa qualidade, há prevalência de cetose. Nas Ilhas do Canal da Mancha, os bovinos locais não manifestam tetania da lactação, embora a doença seja prevalente no Reino Unido. Na Nova Zelândia, as doenças metabólicas são complexas e sua incidência é alta, condições provavelmente relacionadas à prática de estabelecer a estação de parição das vacas no final do inverno, quando há alimento de baixa qualidade; à dependência total de pastagem como alimento; e a alta proporção de vacas da raça Jersey na população de bovinos.

Antes de se estabelecer qualquer programa de prevenção razoável é fundamental ter conhecimento profundo dos fatores nutricionais e de alojamento. Por exemplo, é essencial conhecer as complexas necessidades comportamentais das vacas-leiteiras, de modo a propiciar um alojamento apropriado durante o período de transição. Nos rebanhos leiteiros da América do Norte, o fluxo de vacas que passa por período de transição quase sempre requer várias mudanças de piquetes, condição que interfere na organização social dos grupos de vacas. As taxas de ocupação que excedem as capacidades do estábulo e de reserva de alimentos representam os maiores desafios às vacas-leiteiras nesse período. Em sistemas de criação livre (*free-stall*), a recomendação atual é disponibilizar um espaço para cama de 75 cm de largura, para vacas em período pré-parto e vacas recém-paridas, de modo a assegurar que não ocorra superpopulação; transferência de vacas em pré-parto a um novo piquete no mínimo 8 a 10 dias da data prevista para a parição ou quando o parto é iminente; inclusão de vacas aos grupos em intervalos de, no mínimo, 1 semana (demora até 1,5 dia para o estabelecimento de uma nova ordem social após a inclusão de um novo animal) e manutenção de um ambiente limpo e confortável.

O diagnóstico e o tratamento de vacas-leiteiras com doenças de periparto requer um programa apropriado a um rebanho em particular. Especialmente em grandes rebanhos, há necessidade de colaboração entre o veterinário, o nutricionista, o administrador do rebanho e os cuidadores dos animais. Devem ser estabelecidos procedimentos específicos para cada rebanho, com base em experiência anterior com problemas que acometem vacas recém-paridas, instalações, habilidade dos trabalhadores, prioridades de manejo e padrões de fluxo das vacas no rebanho. Deve-se fazer todo esforço possível para prevenir a ocorrência de doenças em vacas no período de periparto. Em geral, as doenças que ocorrem no início do período pós-parto se devem à dieta e ao manejo da vaca seca. Princípios importantes incluem um protocolo de agrupamento de vacas parturientes, de acordo com a programa de alimentação e as instalações destinadas ao manuseio dos animais da fazenda. Os grupos de vacas podem ser formados com base na presença de mastite, evidência visual de enfermidade, produção diária de leite, temperatura corporal e pH da urina; ademais, pode-se fazer palpação das vacas para verificar se há metrite. As vacas que precisam ser identificadas mediante um método de triagem devem ser examinadas individualmente, de modo a se obter o diagnóstico e decidir quanto ao protocolo de tratamento, com base em um diagnóstico particular.

Os fatores ambientais e de manejo podem ser modificados, de modo a facilitar a transição para o período de lactação. Por exemplo, o fotoperíodo, definido como o tempo de exposição à luz diário a que o animal é submetido, pode ser ajustado, de modo a induzir efeitos clinicamente importantes na saúde da vaca parturiente e eficiência da lactação subsequente. O aumento da frequência de ordenhas no período pós-parto imediato propicia, também, aumento persistente da produção de leite e melhora a saúde da glândula mamária. Em ambas as técnicas, surgem evidências que sustentam o conceito de que a alteração da sensibilidade à prolactina é o fator primário de saúde e resposta de produção. Recomenda-se a consulta de publicações relacionadas à produção, para informações adicionais sobre esse assunto e tópicos relacionados.

Ocorrência e incidência de doenças metabólicas

O conhecimento dos fatores etiológicos e epidemiológicos envolvidos auxiliam a entender a ocorrência e incidência de várias doenças metabólicas. Devido, grandemente, às variações climáticas, a ocorrência de doença metabólica varia entre as estações e os anos. Do mesmo modo, há variações nos tipos de doença. Por exemplo, em algumas estações a maioria dos casos de paresia puerperal se manifesta como tetania; em outras, a maior parte dos casos de cetose é complicada por hipocalcemia. Ademais, a incidência de doença metabólica e das diferentes síndromes varia entre as regiões. Cetose pode ser comum em regiões de poucas chuvas e em pastagem de baixa qualidade. Tetania da lactação pode ser comum em regiões mais frias e onde os abrigos naturais são raros. O conhecimento desses fatores possibilita a implementação de medidas que reduzem a incidência das doenças.

Em muitos países, em razão de sua alta prevalência e elevada taxa de mortalidade, as doenças metabólicas assumem grande importância, tanto que são adotados sistemas preditivos para essas enfermidades. Na Europa e na América do Norte, comumente faz-se análise rápida de amostras de alimentos armazenados, pastagem e solo, porém o mais interessante tem sido o reconhecimento das "doenças da produção" e o consequente desenvolvimento de testes do perfil metabólico, especialmente no Reino Unido e no resto da Europa.

Manutenção de registros de dados

O uso de registros de dados confiáveis, a fim de monitorar a saúde e a produção de vacas-leiteiras durante o período de transição, é fundamental para avaliar a eficácia de programas empregados na fazenda. Os programas de manejo de vacas em período de transição auxiliam a determinar quão bem as vacas estão preparadas para produzirem leite e quão boa está a saúde no início da lactação. O monitoramento apropriado deve focar três aspectos: *vacas que morrem ou são descartadas no início da lactação; a produtividade das vacas sobreviventes no início da lactação; e as taxas de doença no período periparto.*

Vacas excluídas do rebanho nos primeiros 60 dias de lactação geralmente são descartadas devido à doença ou ferimento. As taxas de remoção e suas causas podem ser importantes indicadores da eficácia de programas de manejo da vaca em fase de transição. A avaliação da produtividade e da saúde das vacas no início da lactação envolve monitoramento da produção diária de leite; primeiro teste do leite projetado para até 305 dias de lactação; componentes do leite no primeiro dia de teste da Dairy Herd Improvement Association (DHIA); porcentagem de gordura no leite; proporções de componentes no teste diário; contagem de células somáticas no primeiro dia do teste da DHIA; e produção máxima de leite (também denominada "pico de leite"). Os registros da DHIA também possibilitam a comparação do desempenho de cada vaca no início da lactação e sua produção na lactação anterior.

É possível comparar as alterações nas contagens de células somáticas verificadas no último teste da lactação anterior e no primeiro teste da lactação atual, bem como a diferença entre os valores projetados para até 305 dias de lactação, da lactação anterior para o primeiro teste da lactação atual.

Tradicionalmente, os registros de sanidade e produção de rebanhos leiteiros enfatizam eventos reprodutivos e tratamentos utilizados para doenças específicas. Os registros devem conter informações relativas às doenças que comumente ocorrem na maioria dos rebanhos leiteiros. O sistema de registro deve ser utilizado para:

- Monitorar as taxas de ocorrência de eventos patológicos bem definidos, de modo a avaliar a eficácia de programas de saúde e produção e auxiliar na resolução do problema
- Determinar a eficácia clínica dos tratamentos por meio do monitoramento das taxas de repetição do tratamento, para doenças específicas
- Manter um registro do histórico individual da vaca para uso no campo, a fim de agilizar a tomada de decisão quanto ao tratamento
- Mensurar a complacência e a consistência da implementação do programa sanitário utilizado
- Ajustar a compra de medicamentos ao protocolo de tratamento empregado e seguir as exigências reguladoras que regem o uso de medicamentos em animais de produção
- Determinar os custos de taxas de certa doença, considerando as metas atingíveis.

Os custos de doenças específicas são desanimadores para a maioria dos proprietários de rebanhos leiteiros. Bons registros podem gerar taxas de incidência das doenças comuns. Esses custos incluem despesas imediatas com tratamento, despesas relacionadas ao tempo de trabalho do veterinário e dos cuidadores de animais, e custo do leite que deixa de ser comercializado. Nos EUA, em 2001, estimou-se o custo da maioria das doenças de vacas recém-paridas e constatou-se um custo por doença de, aproximadamente, US$ 320,00, com variação de US$ 150,00 a US$ 450,00.

Um sistema de registro apropriado possibilita aos criadores e veterinários determinarem a diferença entre o desempenho atual e o desempenho de referência e, então, estabelecer as causas do menor desempenho. Os principais determinantes de rentabilidade em fazendas leiteiras são o preço do leite e o custo dos alimentos; a diferença entre o preço do leite e o custo dos alimentos é conhecido como índice de retorno financeiro acima do gasto com alimentos (em inglês, *return-over-feed index – ROF*). Diversos fatores influenciam esse índice, incluindo ordenha 3 vezes/dia, porcentagens de componentes no teste de leite do rebanho, porcentagens de proteína e gordura no leite, uso de vacina contra mastite à base de antígeno do core de lipopolissacarídeo e uso de monensina na dieta de vacas lactantes (se permitido). Um dos principais fatores associados à rentabilidade é a produção de leite. Nas fazendas leiteiras, 80 a 95% da renda se deve à venda de leite. Assim, é fundamental a colaboração do produtor, do veterinário e de outros consultores na elaboração de um programa de saúde e produção animal que resulte em um excelente índice ROF.

Testes do perfil metabólico

Há necessidade de métodos de monitoramento das condições nutricionais e metabólicas dos rebanhos leiteiros. Os métodos mais úteis são aqueles suficientemente sensíveis para detectar alterações antes do surgimento de consequências clínicas e econômicas. Um importante desafio na aplicação de testes de perfil metabólico é lidar com fontes de variação externas. O sucesso no manejo de variações externas requer estratégias de amostragem baseadas no agrupamento das vacas e exame de vários animais. Rebanhos maiores são mais apropriados para o monitoramento porque possibilitam um melhor delineamento das estratégias de amostragem e diluição das despesas dos testes em número maior de animais. Os métodos de controle estatístico propiciam uma abordagem de interpretação particular, podendo aumentar a utilidade dos perfis metabólicos.

O procedimento tradicional de avaliação da condição metabólica com base no rebanho (também conhecido como *teste de perfil metabólico de Compton*) se baseia no conceito de que a mensuração laboratorial de certos componentes do plasma ou soro sanguíneo de 7 a 10 vacas por subgrupo reflete a condição nutricional do subgrupo, com ou sem manifestação de anormalidades clínicas.[1] Por exemplo, uma concentração plasmática média de glicose inferior ao normal, em um grupo de vacas-leiteiras em início de lactação pode indicar consumo insuficiente de energia, que pode ou não ser detectado clinicamente. Teoricamente, se o laboratório é capaz de fazer uma avaliação objetiva da relação entrada-saída (nutriente-produtividade), o perfil metabólico é uma ferramenta interessante para o veterinário comprometido em oferecer um serviço de manejo sanitário completo ao rebanho. Na teoria, o teste deve ser capaz de detectar a adequação qualitativa e quantitativa da dieta das vacas esperada para a produção de certa quantidade de leite ou para o retorno da vaca ao cio dentro de um período desejável, após o parto. Portanto, um teste confiável para o diagnóstico precoce de deficiência nutricional ou de doença metabólica é uma importante etapa na tentativa de otimizar a produtividade dos animais pecuários e obter produção máxima, com um custo mínimo.

Notou-se grande interesse nos testes de perfil metabólico após a sua descrição inicial, fato que estimulou um considerável número de pesquisas de campo. Os resultados das pesquisas indicaram, até então, que o teste pode ser útil apenas como um método auxiliar de diagnóstico dos desequilíbrios nutricionais e das doenças de produção. Geralmente, é difícil interpretar os resultados dos testes do perfil metabólico, sem uma avaliação convencional cuidadosa do estado nutricional e do desempenho reprodutivo do rebanho, parecendo duvidoso que o teste revele anormalidades significativas que não possam ser detectadas pelo emprego de métodos clínicos convencionais. Em razão do custo do teste, o exame do perfil metabólico deve ser cuidadosamente planejado, com objetivos específicos. Deve haver disponibilidade de um laboratório de diagnóstico regional que disponha de equipamento de análises automatizado, sendo este, com frequência, um importante fator limitante. O teste deve ser realizado apenas quando o laboratório dispor de valores de referência para cada mensuração laboratorial, relativos à população animal da área em questão. Os resultados dos grupos de um rebanho são comparados com as médias da população local. Ademais, sugere-se a obtenção dos perfis metabólicos como métodos auxiliares na seleção de animais superiores.

A predição sobre se uma vaca está metabolicamente preparada para suportar uma lactação exaustiva em um alto nível de produção parece ser uma informação útil. Isso pode ser particularmente importante em condições de manejo que envolvem alto consumo de alimentos concentrados, ingestão de chumbo, ausência de pastejo ou abrigo interno dos animais. Não há protocolos práticos e de baixo custo bem estabelecidos para a realização desses testes de perfil metabólico.

Utilidade

Os testes de perfil metabólico em vacas-leiteiras foram utilizados, inicialmente, no Reino Unido na década de 1960. O sucesso era limitado principalmente pela expectativa indevida de que as concentrações de todos os componentes bioquímicos do sangue de vacas sempre refletiam o consumo de nutrientes e a condição nutricional. No entanto, na prática constatou-se a utilidade do perfil metabólico como um procedimento auxiliar no manejo nutricional. Na década de 1970, o procedimento foi reavaliado e revisado, culminando com um programa de avaliação da sanidade e da produtividade disponível aos pecuaristas, utilizando o teste de perfil metabólico como uma parte integrante de um programa de manejo sanitário que envolvia uma abordagem multidisciplinar. O UK Dairy Herd Health and Productivity Service (DHHPS) possibilita a oportunidade de os veterinários liderarem uma equipe multiprofissional capaz de monitorar a sanidade, a fertilidade e a produtividade, e planejar ação corretiva, quando necessária. Efetivamente, a abordagem é *"indagar as vacas"* sobre sua dieta, seguindo um conjunto de diretrizes que levam em conta a escolha do tempo mais apropriado para o teste, a seleção da vaca e o uso de informações prévias. O perfil metabólico e o escore da condição corporal indicaram que pelo menos um terço das vacas examinadas mobilizavam quantidade excessiva de gordura durante o período de transição, do período seco até o início da lactação. A melhora da saúde e da dieta da vaca antes e após a parição aumenta o desempenho reprodutivo em vários rebanhos. Atualmente, o método recomendado pelo DHHPS envolve uma equipe constituída por criador, veterinário e consultor agrícola. Para se obter informações úteis, os exames de sangue devem seguir, rigorosamente, um conjunto de critérios consistentes relativos à seleção de pequenos grupos de vacas que representam, tipicamente, um determinado rebanho; ao momento dos exames em relação à ingestão de alimentos concentrados, às modificações da dieta e ao estágio de lactação; e à coleta de outros dados sobre as vacas, como peso e condição corporal, produtividade e dieta. A abordagem efetiva implica observar, em momentos específicos após a alteração da dieta, os níveis metabólicos de pequenos grupos representativos de vacas dentro de cada rebanho, juntamente com informações sobre peso e condição corporal, produção de leite e dieta. A comparação com valores ótimos, a constatação do grau de variação em relação a esses valores e as comparações entre os grupos dentro dos rebanhos possibilitam ao pecuarista informações mais rápidas e específicas sobre a influência da dieta na produtividade, do que aquelas obtidas por outros meios.

Bases biológicas e estatísticas para o exame do rebanho

No caso de doenças metabólicas, a interpretação dos testes baseados no rebanho é diferente da interpretação de testes laboratoriais para metabólitos de vacas individuais. Os resultados de testes de vacas individuais são interpretados mediante a comparação dos valores obtidos com aqueles de uma faixa de variação normal estabelecida pelo laboratório que realizou os exames. Com frequência, as faixas de variação normais são obtidas pelo cálculo de um intervalo de confiança de 95% (ou uma estatística semelhante) dos resultados do teste em 100 animais clinicamente normais, ou mais.

Os resultados dos testes para doenças metabólicas do rebanho podem ser interpretados com base *na média dos resultados do teste obtidos no subgrupo* examinado ou *na proporção de animais com resultados acima ou abaixo de um ponto de corte definido para o subgrupo*. Há importante diferença filosófica e marcante diferença de custo entre essas duas abordagens. Atualmente, não parece haver clara preferência por uma delas e esse assunto deve ser motivo de futuras pesquisas. Uma importante diferença entre as abordagens é que o custo para determinar o valor médio de um subgrupo é muito baixo quando se obtém um "pool" de amostras para análise. A única vantagem do exame de amostras individuais, em vez de um "pool" de amostras é que as amostras individuais possibilitam uma estimativa da proporção de valores anormais. Ainda não foi estabelecido se o conhecimento dessa proporção é relevante, considerando o aumento marcante dos custos das análises.

Se um metabólito está associado à ocorrência de doença quando seu conteúdo é superior ou inferior a um limiar biológico (ponto de corte), ele deve ser avaliado como um resultado proporcional. Por exemplo, hipercetonemia (cetose subclínica) em rebanhos leiteiros pode ser monitorada por meio da mensuração de β-hidroxibutirato (BHB) ou de outros corpos cetônicos, em amostras de sangue, plasma, soro sanguíneo, urina ou leite. Cetose subclínica é uma doença limiar e as vacas são acometidas apenas quando a concentração de cetona se encontra elevada. Concentração plasmática de BHB acima de 1, 1,2 ou 1,4 mmol/ℓ (equivalente a 9,7, 11,7 ou 14,4 mg/dℓ, respectivamente) são os pontos de corte mais comumente utilizados na detecção de hipercetonemia (cetose subclínica) em vacas-leiteiras. Vacas em início de lactação com concentração plasmática de BHB superior ao ponto de corte selecionado apresenta risco 4 a 8 vezes maior de desenvolver deslocamento de abomaso, risco 3 vezes maior de manifestar cetose clínica, redução na produção de leite no período de 305 dias, mastite mais grave, aumento de 50% na taxa de anestro aos 60 dias de lactação, e diminuição de 50% na taxa de prenhez na primeira inseminação. Em vacas no período pré-parto, a concentração plasmática de ácidos graxos não esterificados (AGNE) é um indicador de equilíbrio energético negativo. O aumento do teor de AGNE no plasma sanguíneo antes do parto (> 0,4 mEq/ℓ, em vacas entre 2 e 14 dias antes da data de parição prevista) está associado com risco 4 vezes maior de deslocamento de abomaso, risco 2 a 3 vezes maior de manifestação de cetose subclínica, e risco 1,5 maior de apresentação de retenção de placenta após o parto.

Também, é necessário determinar o nível de alerta da proporção de animais que apresentam valor acima ou abaixo do ponto de corte estabelecido. O nível de alerta é determinado com base em resultados de pesquisas ou na experiência clínica. O nível de alerta sugerido para a proporção da concentração plasmática de BHB, com ponto de corte de 1,4 mmol/ℓ, é um valor superior a 10%; para a proporção do teor plasmático de AGNE, com ponto de corte de 0,4 mmol/ℓ, também é um valor superior a 10%.

A realização do teste no rebanho apenas é útil quando se examina um número suficiente de vacas deste rebanho, condição que permite um razoável grau de confiança de que os resultados, verdadeiramente representam toda a população de vacas qualificadas no rebanho. Nos EUA, o número mínimo de amostras para o exame do rebanho, com resultados proporcionais, foi estimado em 12 vacas, com base em intervalo de confiança de 75% e ponto de corte para detecção geral acima de 10%. É preciso que as vacas submetidas à amostragem sejam selecionadas a partir de um grupo apropriado de vacas em risco ou qualificadas. Obviamente, a mensuração de um grupo homogêneo requer um rebanho com grande número de animais; a obtenção consistente de amostras de 12 vacas entre o 4º e o 14º dia de lactação requer um rebanho leiteiro de, no mínimo, 428 vacas, considerando iguais taxas de parição mensais. Nos EUA, o número de animais recomendado no subgrupo é de 12 vacas, enquanto no Reino Unido, é de 7 a 10 vacas. Não houve consenso quanto às diferentes recomendações.

O uso apropriado de perfis metabólicos depende do momento da realização dos exames de sangue, da seleção das vacas que serão examinadas, da obtenção e uso de informações prévias relativas à fazenda, à dieta e ao sistema de alimentação, e da condição física e desempenho das vacas.

Variáveis avaliadas no perfil metabólico de rebanho leiteiro

Há cinco principais áreas de interesse para a realização de exames que compõem o perfil metabólico:

1. Equilíbrio energético.
2. Avaliação da concentração de proteína.
3. Função hepática.
4. Avaliação de macrominerais.
5. Exame de urina.

Em termos gerais, a mensuração dos componentes da urina é subutilizada na avaliação do perfil metabólico e está claro que os protocolos de testes atuais não são economicamente ideais.

Equilíbrio energético

O uso estratégico de testes metabólicos com intuito de monitorar as vacas-leiteiras em período de transição deve compreender a mensuração da concentração plasmática de AGNE na última semana que antecede ao parto e da concentração plasmática/sérica de BHB e da concentração urinária de cetoacetato na primeira e segunda semanas após o parto.

Ácidos graxos não esterificados

A concentração plasmática de AGNE é o indicador mais sensível do equilíbrio energético, principalmente nas duas últimas semanas de gestação. O teor plasmático de AGNE é útil no monitoramento da condição energética de vacas secas no último mês de prenhez, quando súbitas alterações no equilíbrio energético podem não ser detectáveis com base em modificações do escore da condição corporal. A concentração plasmática de AGNE começa a aumentar 3 dias antes do parto e permanece elevada durante os primeiros 9 dias de lactação[7]

(Figura 17.2). Alta concentração plasmática de AGNE indica equilíbrio energético negativo, condição notada em vacas que apresentam inapetência resultante de doença.

Em vacas-leiteiras, faz-se o monitoramento da concentração sérica de AGNE para prever a ocorrência de deslocamento de abomaso. Em vacas com deslocamento de abomaso à esquerda (DAE), a concentração de AGNE começa a se desviar da média de vacas sem DAE 14 dias antes da parição, enquanto a concentração sérica de BHB não se altera até o dia do parto. No período pré-parto, apenas a concentração de AGNE está associada ao risco de DAE. Notou-se que entre os dias 0 e 6 após o parto, as vacas cuja concentração sérica de AGNE era 0,5 mEq/ℓ, ou mais, apresentavam risco 3,6 maior em desenvolver DAE após a parição. Em outro estudo, verificou-se que em vacas que apresentavam concentração plasmática de AGNE superior a 0,3 mEq/ℓ entre os dias 3 e 35 antes do parto o risco de manifestarem DAE, subsequentemente, era duas vezes maior. Portanto, o uso estratégico de testes metabólicos, a fim de monitorar o equilíbrio energético em vacas-leiteiras na fase pré-parto, deve objetivar a mensuração da concentração plasmática/sérica de AGNE. Com essa abordagem, há três importantes desvantagens: o alto custo do teste (US$ 8,00/teste), a necessidade de centrifugação do sangue para obter a amostra de soro ou plasma e a falta de um teste que possa ser realizado no campo. Até que essas três questões não sejam satisfatoriamente resolvidas, a mensuração da concentração plasmática/sérica de AGNE continua sendo uma ferramenta de pesquisa com mínima aplicação prática.

β-hidroxibutirato

A concentração plasmática/sérica de BHB é influenciada pelo equilíbrio de energia e glicose; é um indicador menos sensível do equilíbrio energético do que o teor plasmático de AGNE. Alta concentração plasmática de BHB está associada com menor produção de leite, maior ocorrência de cetose clínica e DAE, e menor taxa de fertilidade. O teste padrão-ouro para hipercetonemia (cetose subclínica) é a concentração plasmática/sérica de BHB, que é mais estável após a coleta da amostra de sangue do que a concentração plasmática/sérica de acetona ou acetoacetato. A concentração de BHB no pré-parto é relativamente estável antes da parição, mas se eleva rapidamente após o parto, com teor máximo ao redor de 9 dias de lactação; depois disso, diminui gradativamente (ver Figura 17.2).

A cetose subclínica pode surgir quando a concentração sérica é superior a 1 mmol/ℓ. O nível de alerta para a proporção de vacas com valores acima daqueles dos pontos de corte 1, 1,2 e 1,4 mmol/ℓ não foram validados, mas sugeriu-se que não mais de 10% de vacas em início de lactação apresentam hipercetonemia (cetose subclínica). Em vacas com teor sérico de BHB de 1,2 mmol/ℓ, ou maior, ou de 1,4 mmol/ℓ, ou maior, na primeira semana após o parto, o risco de ocorrência de DAE é três e quatro vezes maior, respectivamente, do que em vacas com concentração de BHB abaixo dos pontos de corte.[7]

Glicose

Geralmente, a concentração plasmática/sérica de glicose é menor no início da lactação[4] e nos meses de inverno; no início da lactação há alta demanda por glicose, enquanto no inverno o consumo de energia, possivelmente, é menor do que o necessário para suprir as necessidades da vaca. Uma importante causa de variação na concentração sanguínea de glicose pode ser as oscilações no consumo diário de alimentos. Pesquisas relativas ao consumo de alimentos em vacas-leiteiras de fazendas comerciais mostraram que, comumente, os dispositivos de distribuição de alimentos concentrados são ajustados de modo incorreto e, às vezes, ocorrem erros superiores a 50% no consumo de alimentos. Em condições de desequilíbrio energético marginal, a concentração de glicose pode não ser um índice confiável da suficiência do consumo de energia. Vários fatores podem causar alterações de curta duração na concentração de glicose. A glicemia pode ser influenciada pela característica química do carboidrato e pela forma física e conteúdo de fibra dos alimentos. Além disso, o aumento da concentração plasmática de glicose foi associado com excitação e baixa temperatura ambiente.

Há algumas evidências conflitantes acerca da relação entre as concentrações médias de glicose no plasma de um grupo de vacas em lactação e o consumo insuficiente de energia e a ineficiência reprodutiva. Em alguns estudos, há uma relação esperada entre baixa concentração plasmática de glicose e maior ocorrência de cetose. Em outros, essa relação não está clara. No entanto, havia uma relação mais consistente entre o consumo real de energia, como porcentagem da necessidade da vaca, e a concentração plasmática de AGNE; contudo, esse achado não

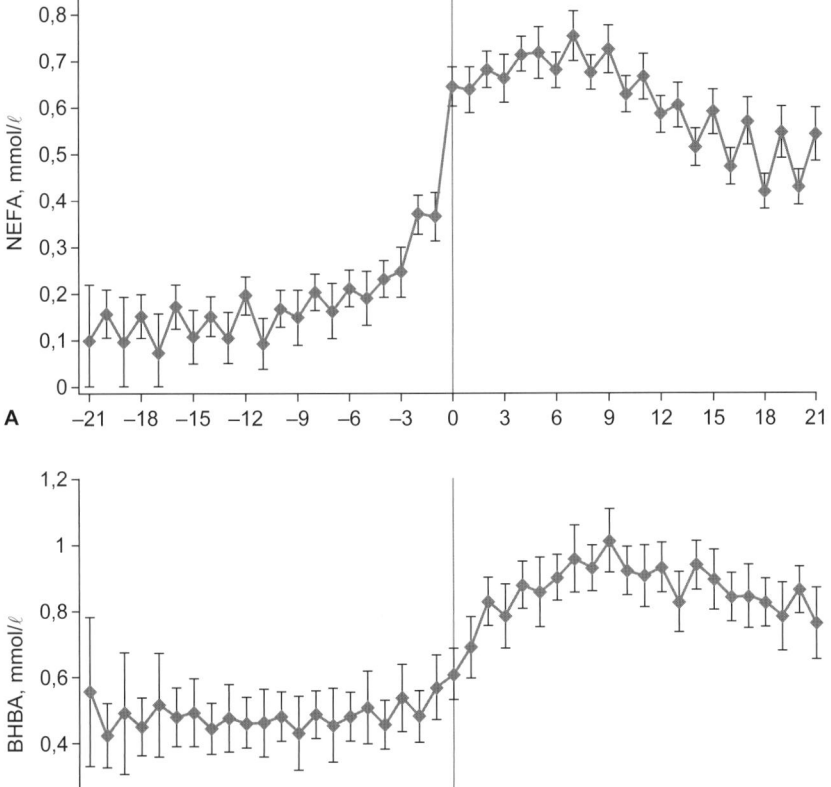

Figura 17.2 Médias dos quadrados-mínimos e intervalo de confiança de 95% (barras de erro) das concentrações de ácidos graxos não esterificados e de β-hidroxibutirato no plasma de 269 vacas Holstein-Friesan multíparas, a partir de 21 dias antes do parto até 21 dias após o parto. Reproduzida, com autorização, de McCarthy MM, Mann S, Nydam DV, Overton TR, McArt JAA. J Dairy Sci 2015, 98:6284-6290.

foi suficientemente confiável, de modo a ser útil. Em vacas que se tornaram prenhes no primeiro acasalamento, a concentração plasmática média de glicose nos 3 dias antes ou após a primeira cobertura foi maior do que em vacas que retornaram ao cio, porém a diferença foi significativa apenas ao nível de 5%, havendo dúvida se esse resultado tem valor prático. Embora a concentração de AGNE no plasma seja mais sensível do que a concentração plasmática de glicose, como um indicador da condição de energia da vaca lactante, a ampla variabilidade dessa relação no início da lactação limita sua utilidade. A concentração plasmática de AGNE começa a se elevar várias semanas antes do parto e diminui gradativamente até atingir o valor normal após várias semanas de lactação. A concentração de glicose no plasma segue um padrão semelhante. A principal desvantagem do uso da concentração plasmática de glicose como índice de equilíbrio metabólico é que a concentração de glicose é uma variável rigorosamente controlada, sendo necessário um desequilíbrio metabólico marcante para ocorrer alteração no teor plasmático de glicose. Assim, isso significa que a diminuição na concentração plasmática/sérica de glicose é um indicador inequívoco e específico de equilíbrio energético negativo.

Avaliação da concentração de proteína

Atualmente, não há um único componente bioquímico que reflete, confiavelmente, o teor de proteína de vacas-leiteiras. Desse modo, faz-se o monitoramento de diversos índices, incluindo nitrogênio ureico no leite, bem como as concentrações de nitrogênio ureico, creatinina, albumina e proteína total no plasma/soro sanguíneo. Entre esses índices, a concentração de nitrogênio ureico no leite do tanque de resfriamento possibilita a melhor condição global do equilíbrio proteico em um rebanho de vacas-leiteiras.

Nitrogênio ureico

A concentração plasmática de nitrogênio ureico e o teor de nitrogênio ureico no leite (NUL) são indicadores úteis do conteúdo de proteína no animal, principalmente quando a dieta contém teor de energia adequado.

Nota-se aumento nas concentrações de nitrogênio ureico e de amônia no plasma principalmente como resultado da ineficiente utilização de nitrogênio. Um excesso de proteínas degradáveis no rúmen ocasiona aumento na concentração de amônia no rúmen, a qual é absorvida na parede ruminal e transportada ao fígado, onde é transformada em ureia. Ademais, o catabolismo de proteína corporal para gliconeogênese pode resultar em produção de amônia, que também é transformada em ureia no fígado. Portanto, a concentração plasmática de nitrogênio ureico é o componente sanguíneo mais comumente utilizado no monitoramento do consumo e conteúdo corporal de proteína. Valores superiores a 19 mg/dℓ sugerem ingestão excessiva de proteína na dieta, enquanto valores inferiores a 10 mg/dℓ sugerem consumo inadequado de proteína na dieta.

A concentração de nitrogênio ureico no leite (NUL) pode ser utilizada como uma medida auxiliar do manejo, a fim de melhorar a dieta do rebanho leiteiro e monitorar a condição nutricional de vacas-leiteiras lactantes. O aumento da concentração de NUL indica o fornecimento excessivo de proteína à vaca-leiteira, para determinado nível de produção. As amostras de leite devem ser enviadas a um laboratório de diagnóstico credenciado para determinação do teor de NUL. O Azotest Strip, um teste de campo que utiliza tira-reagente, carece de precisão e não é recomendado. Avaliou-se a concentração-alvo de NUL em vacas-leiteiras lactantes alimentadas de acordo com as recomendações do National Research Council. Na maioria dos rebanhos leiteiros, a concentração-alvo de NUL foi de 8,5 a 11,5 mg/dℓ, enquanto a concentração-alvo prévia era 12 a 16 mg/dℓ. O valor de NUL, juntamente com a porcentagem de proteína no leite, está sendo utilizado cada vez mais como um indicador do equilíbrio proteína:energia na dieta. O momento da obtenção da amostra pode influenciar de modo significativo a concentração de NUL, notando-se maior concentração na parte da manhã; o padrão diurno não foi influenciado por fatores intrínsecos como parição, dias após o parto e produção diária de leite. O teor de NUL foi significativamente maior após refrigeração da amostra por 1 semana.

Diversas revisões da literatura examinaram o efeito da dieta proteica na atividade reprodutiva de vacas-leiteiras. O relatado efeito do alto consumo de nitrogênio na fertilidade é inconsistente. Experimentalmente, a ingestão de um alto nível de proteínas degradáveis, iniciando 10 dias antes da inseminação, por vacas-leiteiras lactantes, não influenciou o desempenho reprodutivo de animais lactantes de alta produção. Em vacas-leiteiras de 250 rebanhos do Reino Unido não se constatou relação entre a concentração de NUL no leite do tanque de resfriamento e a fertilidade, ou entre as alterações na concentração de NUL do leite do tanque e a fertilidade.

Uma metanálise das informações da literatura avaliou a associação entre as necessidades de proteína na dieta de bovinos leiteiros, o metabolismo proteico em bovinos, os fatores que influenciam a degradação de proteína dos alimentos de ruminantes e os fatores que influenciam a concentração de NUL. Notou-se que há boa correlação entre o consumo dietético de proteína e as concentrações de amônia no rúmen, o teor sanguíneo de ureia e a concentração de ureia no leite. Pastagens de azevém fornecem alimentos em várias regiões leiteiras de clima temperado, em todo o mundo, e na maior parte do ano o conteúdo de proteína bruta pode exceder a 30%, da qual uma alta proporção é rapidamente degradável. O alto consumo de proteína na dieta pode ter um efeito negativo no desempenho reprodutivo de vacas-leiteiras lactantes, mas o uso do teor de ureia no leite como um fator preditivo de fertilidade precisa ser mais bem definido, em razão das altas taxas de concepção verificadas em vários rebanhos leiteiros da Australásia. Alto consumo de proteína na dieta pode induzir adaptações no metabolismo da ureia; a relação negativa verificada entre alta ingestão de proteína na dieta e a taxa de fertilidade em rebanhos leiteiros do hemisfério Norte pode não necessariamente ser notada nos rebanhos leiteiros da Australásia. Devido ao potencial de adaptação das vacas a dietas com alto teor proteico, a realização de uma única mensuração de NUL no rebanho tem valor limitado como indicador do estado nutricional e pouco valor como fator preditivo da fertilidade. As diferentes observações entre vários sistemas de produção indicam a necessidade de cautela na aplicação de recomendações do fornecimento de proteína na dieta com base na concentração de ureia no leite. No entanto, a mensuração de NUL pode ser útil, especialmente quando utilizada juntamente com outras informações nutricionais e do rebanho, na avaliação da dieta proteica de rebanhos leiteiros. É improvável que uma única mensuração, ou mesmo mensurações seriadas, de NUL em vacas individuais ou no leite do tanque de resfriamento tenha alto valor preditivo na determinação do risco de concepção relativo à vaca ou ao rebanho.

Albumina

A concentração plasmática/sérica de albumina está relacionada ao conteúdo de proteína do animal e à indução de resposta de fase aguda. O estágio de lactação tem importante efeito na concentração sérica de albumina. As vacas devem ser agrupadas em vacas secas, em vacas no início da lactação (1 a 10 semanas) e em vacas no fim da lactação. Os valores mínimos para vacas secas variam de 2,9 a 3,1 g/dℓ, de 2,7 a 2,9 g/dℓ para vacas recém-paridas e de 3 a 3,2 g/dℓ para vacas em final de lactação.

Lesão e função hepática

A presença de lesão hepática pode ser avaliada pela mensuração da atividade plasmática/sérica de aspartato aminotransferase (AST), sorbitol desidrogenase (SDH), fosfatase alcalina (ALP) e gamaglutamiltransferase (GGT). Dessas, a atividade plasmática/sérica de AST é a clinicamente mais útil; atividade plasmática de AST superior a 162 U/ℓ indica lipidose hepática. Como o aumento da atividade de AST também reflete lesão de músculo esquelético, essa enzima não é um teste específico para lesão hepática em vacas no momento da parição ou poucos dias após o parto, em razão do risco de ocorrência de lesão muscular relacionada à parição.

A função hepática pode ser avaliada por meio da mensuração da concentração plasmática/sérica de bilirrubina total, colesterol e albumina. Em bovinos, a concentração sérica de ácidos biliares não é um indicador de função hepática útil. O cálculo da proporção AGNE:colesterol no plasma, em base molar, parece ser um indicador clinicamente útil na avaliação do grau de lipidose hepática e da capacidade do fígado em excretar a reserva de gordura periférica mobilizada; ademais, é útil como fator preditivo de doença no período pós-parto. A principal desvantagem da mensuração da proporção AGNE:colesterol é o custo; cada análise custa, aproximadamente, US$ 8,00 e o custo total do teste é US$ 16,00. Nota-se diminuição na concentração plasmática/sérica de albumina no primeiro mês após a parição, em decorrência da expansão do volume de plasma para suprir o fluxo de nutrientes necessários à produção de leite, perda para o interior do lúmen uterino associada à involução uterina, catabolismo de corpos proteicos devido ao equilíbrio energético negativo e redução da função hepática resultante da lipidose hepática. Portanto, a utilidade clínica da mensuração da concentração plasmática/sérica de albumina é maior nas 4 primeiras semanas de lactação.

Avaliação da concentração de macrominerais

Em vacas em período de transição, as anormalidades da concentração sanguínea de quatro macrominerais – cálcio, fósforo, magnésio e potássio – estão envolvidas na ocorrência de hipocalcemia subclínica, hipocalcemia clínica (febre do leite), hipomagnesemia e hipopotassemia aguda.

Cálcio

A concentração sérica de cálcio é rigorosamente controlada, e não é indicador sensível do equilíbrio entrada-saída desse mineral. A mensuração do teor plasmático/sérico de cálcio nas primeiras 24 h após a parição, especialmente em vacas-leiteiras multíparas, pode fornecer informação útil sobre a efetividade de programas de controle de hipocalcemia em vacas no periparto.

Fósforo

A concentração sérica de fósforo inorgânico tende a diminuir após ingestão insuficiente e prolongada do mineral na dieta.

Magnésio

Geralmente, a concentração sérica de magnésio é baixa nos meses de inverno e nota-se hipomagnesemia subclínica em vários rebanhos, especialmente em vacas de corte prenhes. No caso de privação súbita de alimento ou diminuição brusca da temperatura ambiente esse quadro pode progredir para hipomagnesemia clínica. A suplementação da dieta com sais de magnésio é uma medida protetora.

Sódio

Nota-se diminuição na concentração sérica de sódio no início da lactação, em vacas que consomem pastagens de verão, sem suplementação com sal. Teores abaixo de 135 mmol/ℓ podem estar associados com a ocorrência de privação do apetite, bem como polidipsia e poliúria.

Potássio

É difícil interpretar a concentração sérica de potássio porque o teor sérico desse eletrólito não é, necessariamente, indicativo de deficiência de potássio. O teor sérico normal de potássio é muito mais variável do que o de sódio e sua concentração média em todos os tipos de forrageiras quase sempre excede a necessidade do animal; geralmente, as anormalidades se devem ao excesso de potássio.

Hematologia

Hematócrito (volume globular)

O hematócrito pode ser utilizado como um indicador geral de saúde. Na maioria dos rebanhos leiteiros, um baixo valor do hematócrito pode refletir uma dieta com teor proteico e energético abaixo do ideal. Os valores médios do volume globular (VG), da concentração de hemoglobina e do teor sérico de ferro são consistentemente maiores em vacas não lactantes do que naquelas lactantes. O parasitismo que causa perda de sangue resulta em menor valor do hematócrito. O volume globular varia em função do estágio de lactação, sendo maior em vacas secas e menor no pico da lactação. Ao se avaliar o hematócrito, as vacas devem ser agrupadas de acordo com o estágio de lactação.

Exame de urina

É mais fácil obter amostras de urina do que de sangue, embora a estimulação da região perineal, geralmente, induz micção em apenas 75 a 90% dos animais a ela submetidos. As maiores taxas de sucesso na obtenção de amostra de urina são verificadas em vacas deitadas que são estimuladas a se levantarem.

A urina parece ser o fluido ideal para monitorar o equilíbrio ácido-base e o conteúdo de cálcio em bovinos leiteiros. A informação mais confiável relativa à homeostase ácido-base de bovinos sadios é obtida por meio da mensuração da excreção de ácidos livres (EAL) ou da excreção de bases livres (EBL; ver Capítulo 5). No entanto, quando o pH da urina situa-se entre 6,3 e 7,6, o pH urinário mensurado por meio de tira-reagente ou de papel indicador de pH propicia uma informação de baixo custo e clinicamente útil a respeito da homeostase ácido-base de bovinos.[5] Isso se deve ao fato de que uma alteração no pH da urina acima dessa variação de pH reflete, de modo confiável, alteração de EAL ou EBL. O valor-alvo ideal para o pH da urina, de modo a reduzir a ocorrência de febre do leite em vacas-leiteiras, não foi estabelecido; as recomendações de valores de pH urinário ótimo variam amplamente.[5]

O fornecimento de dieta com diferença cátion-ânion (DDCA) baixa às vacas-leiteiras durante, no mínimo, 2 semanas antes da parição reduz a ocorrência de hipocalcemia em vacas no período periparto. A razão mais provável para isso é que o consumo de dieta com baixa diferença cátion-ânion (DCA) aumenta o fluxo de cálcio (Ca), condição mais facilmente detectada em vacas não lactantes como aumento da excreção urinária de cálcio. Um baixo pH da urina reduz a absorção de cálcio do lúmen tubular pelas células do epitélio renal e, assim, diminui a absorção de cálcio no túbulo contorcido distal e no túbulo conector, resultando, diretamente, em hipercalciúria. É preciso definir se a mensuração laboratorial da concentração de cálcio na urina é mais confiável e de melhor custo-benefício do que a medição do pH da urina por meio de teste de campo ou a determinação laboratorial da diferença de íon forte e da EBL na urina, quando se avalia a efetividade de programas de controle de febre do leite.

Escolha do momento dos exames de sangue

Em relação às alterações alimentares

Como as modificações na dieta de ruminantes ocasiona alterações na natureza da atividade ruminal, as amostras de sangue para realização de testes do perfil metabólico não devem ser obtidas antes de 2 h após uma modificação importante na dieta. Modificações mais simples, como aumento na quantidade de um componente existente ou no acesso à mesma ração não requer espera além de 7 a 10 dias. As alterações no tipo de forrageira, como acontece na transferência de pastagem, estabulação ou introdução de silagem, requer um período de espera de 2 semanas completas. O mesmo se aplica no caso de introdução de alimentos concentrados ou de um novo tipo de concentrado.

Em relação à alimentação

Podem ocorrer alterações nos componentes bioquímicos do sangue induzidas pela alimentação. Elas são mais evidentes em vacas que recebem toda sua ração de concentrado no momento da ordenha. Nesses casos, deve-se esperar 2 h após a ordenha, antes da coleta da amostra de sangue. Nos casos em que a principal parte dessa ração é misturada a forrageiras e disponibilizada ao longo de 24 h, o momento da obtenção da amostra para os testes, em relação à alimentação, é menos crítico. Quando são incluídas vacas de baixa produção que estão no meio da lactação (ver discussão à frente), seus resultados podem ser utilizados como referência para verificar se há influência da alimentação nos valores dos componentes bioquímicos das amostras de sangue. As vacas não devem ser separadas no momento da ordenha e confinadas durante horas, sem acesso ao alimento, enquanto esperam pela coleta de sangue porque tal procedimento também pode interferir nos resultados dos exames laboratoriais.

As recomendações disponíveis quanto ao momento da coleta de sangue, em relação ao efeito da alimentação, são um tanto confusas. Uma recomendação comum é que a amostra de sangue de animais que recebem ração completa mista fresca 1 vez/dia deve ser obtida 5 h após a alimentação. Essa recomendação não parece lógica, pois, nesse momento, a concentração plasmática de BHB em vacas alimentadas com ração à base de silagem de milho encontra-se aumentada devido ao metabolismo do butirato absorvido nas células do epitélio do rúmen. Na maioria dos estudos nutricionais, as amostras de sangue são coletadas na fase pré-prandial porque tal procedimento é mais consistente e propicia a maior concentração plasmática de AGNE ao longo de 24 h. Com base nisso, a coleta da amostra deve ser realizada no período da manhã, imediatamente antes ou no momento do fornecimento da ração mista completa fresca.

Em relação ao padrão de parição e alterações alimentares sazonais

A vaca em início de lactação é o padrão animal mais importante, porque o que acontece com ela nas primeiras semanas após o parto mais influenciará a sua subsequente produtividade, inclusive a futura taxa de fertilidade. Portanto, a coleta de sangue para obtenção de perfis metabólicos deve ser realizada no início de cada nova estação de parição, examinando as vacas que parem primeiro, de modo que a maioria do grupo possa ser beneficiada com as informações delas obtidas. De igual importância é a necessidade de realizar o exame o mais breve possível após a introdução de uma nova ração, de modo que a avaliação do perfil bioquímico da vaca possa estar disponível o mais rapidamente possível, a fim de determinar o que *as vacas, usuários finais, acham da ração*. Portanto, deve-se definir previamente quais os testes do perfil metabólico necessários, levando em conta tanto o padrão de parição quanto as alterações alimentares esperadas. Sem esse planejamento, pode-se perder tempo e produtividade.

Seleção de vacas

É muito importante a seleção apropriada das vacas que serão submetidas à coleta de sangue. Isso porque alguns dos metabólitos pesquisados, em especial aqueles associados ao equilíbrio energético, podem, rapidamente, retornar à faixa de variação ideal, à medida que as vacas se adaptam, inclusive sua produtividade, à restrição alimentar. É possível que vacas que passam por déficit de energia significativo nas 2 a 3 primeiras semanas de lactação, devido ao baixo consumo energético, apresentem perda exagerada da condição corporal; às vezes, redução na produção de leite; e menor taxa de fertilidade, e, mesmo assim, com 4 semanas após o parto apresentam todas as mensurações bioquímicas dentro das faixas de variação ideais. Caso as amostras de sangue sejam obtidas 4 semanas, ou mais, após o parto, o produtor pode notar vacas magras, de baixa produção e baixa taxa de fertilidade, porém sem anormalidade em seu perfil bioquímico. Assim, o fazendeiro pode considerar que os testes de perfil metabólico não são úteis. Todavia, se a coleta de sangue dessas vacas fosse realizada aos 14 dias após o parto, em vez de 28 dias, os resultados dos exames de sangue seriam muito diferentes e indicariam o efeito da restrição alimentar na redução da produtividade.

As normas de procedimento para obtenção do perfil metabólico de vacas-leiteiras recomendam a coleta de amostras biológicas dos seguintes grupos:

- Vacas secas (S): coleta entre o 7º e o 10º dias antes da data prevista para o parto
- Vacas em início de lactação (IL): coleta entre o 3º e o 14º dias de lactação
- Vacas em meio da lactação (ML): coleta entre o 50º e o 120º dias de lactação.

As variações individuais nos resultados dos testes bioquímicos são tantas que não se deve examinar as vacas individualmente. *Deve-se coletar amostras de grupos com, pelo menos, cinco vacas*. As vacas não devem ser escolhidas de modo aleatório; elas devem representar, tipicamente, a média das vacas que se encontram naquele estágio de lactação. Vacas com desempenho extremo – muito alto ou muito alto – não devem ser incluídas no grupo. Também não devem incluídas aquelas com problemas porque o tipo de análise realizada não se destina a esclarecer problemas individuais. É importante que tudo isso seja previamente esclarecido aos produtores porque eles podem não compreender as limitações dos testes realizados. A experiência no Dairy Herd Health and Productivity Service, no Reino Unido, sugere que a seleção de vacas para obtenção do perfil metabólico, pelo veterinário, pode ser mais bem realizada antes do teste, depois de consultar os registros de parição e produção. Se houver um problema específico, como baixa taxa de concepção, o produtor pode entender que o perfil metabólico precisa ser obtido apenas de vacas com falha na concepção. Esse procedimento raramente propicia informação útil porque quaisquer restrições nutricionais foram compensadas e, em geral, os valores dos componentes bioquímicos do sangue encontram-se nas faixas de variação ideais. A melhor abordagem pode ser a inclusão dessas vacas no grupo de fêmeas em meio da lactação.

Grupo de vacas secas

Como o período seco é muito importante para o êxito da lactação seguinte, é fundamental obter amostras de sangue para assegurar que a dieta é adequada. No entanto, os tipos de mensurações que podem ser realizadas indicam que *as amostras devem ser obtidas, principalmente, de vacas nos últimos 7 a 10 dias de prenhez*. A coleta de sangue, ao mesmo tempo, de animais de um grupo de vacas secas faltando 1 mês ou mais para a parição, às vezes pode ser útil para comparar o equilíbrio energético de vacas de um rebanho. Essa amostragem também pode detectar a presença de dieta proteica inadequada – especificamente, de proteínas degradáveis no rúmen – em uma fase inicial do período seco.

Grupo de vacas em início da lactação

A definição utilizada para o grupo de vacas em início da lactação é mais crítica, por motivos mencionados no parágrafo anterior. A partir do emprego do perfil metabólico de Compton original, para o qual se utilizou uma vaca de alta produção como referência, a importância desse grupo tem se tornado cada vez mais evidente. Essa referência tem sido modificada em função das diferentes práticas empregadas na fazenda. O modo em que as vacas atualmente são alimentadas – ração mista total, maior fornecimento de alimentos concentrados fora do estábulo – reduziu o tempo após o parto em que elas podem se adaptar, por si só, a uma dieta insatisfatória. *Para assegurar a detecção de uma restrição energética em particular, as amostras de sangue devem ser obtidas entre o 3º e o 14º dias após o parto*, pois antes do 3º dia pós-parto ainda persiste o impacto metabólico da hipercortisolemia associada à parição; e após o 14º dia pós-parto algumas vacas se encontram magras, improdutivas e subférteis, mas pode haver compensação desse quadro pela dieta que recebem e, assim, apresentam valores de metabólitos sanguíneos normais.

Grupo de vacas no meio da lactação

Sempre devem ser incluídas algumas vacas que já passaram pelo período de produção máxima e, portanto, pelo período de maior risco de estresse nutricional. *Devem estar entre o 50º e o 120º dias após o parto*, de modo que ainda apresentem produção relativamente alta. Esse grupo possibilita a comparação com vacas em início de lactação, no rebanho. Sem ele, é muito difícil diferenciar os problemas ocasionados pela restrição de consumo de alimentos daqueles causados pelos conteúdos de proteína e energia, identificar alterações nos valores bioquímicos causadas por dúvidas de resultados de testes relacionados à alimentação ou a componentes estranhos na dieta, como silagem com alto teor de ácido butírico, e definir o uso de concentrado/forrageira fornecido ao rebanho.

Com base no programa do Dairy Herd Health and Productivity Service (DHHPS), do Reino Unido, na maioria das fazendas faz-se os perfis metabólicos 3 a 4 vezes no ano, em períodos críticos, como um procedimento de avaliação do rebanho ou como a prática de *"verificar o que as vacas estão achando da dieta"*. Portanto, os perfis metabólicos são utilizados como parte de um programa preventivo de produtividade e sanidade proativo. Algumas fazendas maiores podem realizar mais de 10 testes no ano, de modo a incluir momentos de alterações da dieta e avaliar a eficácia de qualquer ação corretiva.

No programa do DHHPS, um perfil metabólico padrão inclui a determinação dos teores de AGNE, BHB, glicose, ureia nitrogenada (ureia N), albumina, globulina, magnésio e fosfato inorgânico. Análises de cobre e de glutationa peroxidase (GSHPx) são realizadas em cerca de um terço das amostras recebidas para exame e a de tiroxina T4 em menos amostras. Os exames bioquímicos são realizados em dois analisadores automáticos, que têm controles de qualidade internos padrões. Também, emprega-se um sistema de controle de qualidade externo independente. As faixas de variação normal dos valores ideais dos metabólitos estão resumidas na Tabela 17.2. A concentração de BHB é menor que 0,6 mmol/ℓ, em vacas secas, e inferior a 1 mmol/ℓ em vacas lactantes; o valor de glicose é maior que 3 mmol/ℓ; a concentração de AGNE é menor que 0,5 mmol/ℓ, em vacas secas, e inferior a 0,7 mmol/ℓ em vacas lactantes; o teor de ureia N é superior a 1,7 mmol/ℓ; o de albumina é maior que 30 g/ℓ; o de globulina é menor que 50 g/ℓ; o de magnésio maior que 0,7 mmol/ℓ; o de fosfato superior a 1,3 mmol/ℓ; o de cobre maior que 9,2 μmol/ℓ; o de glutationa peroxidade (GSHPx), maior que 50 U/g Hg; e o da tiroxina T4 maior que 20 nmol/ℓ.

Energia

Os dados apresentados na Tabela 17.3 se referem apenas a vacas que atendem exatamente às definições de vaca seca (S), vaca em início de lactação (IL) e vaca em meio da lactação (ML). A tabela mostra que, em geral, cerca de 30% das vacas IL apresentam resultados de metabólitos que refletem, satisfatoriamente, a condição energética dos animais, o mesmo ocorrendo em 61% das vacas ML e 43% das vacas S. Tanto no grupo de vacas IL quanto no de vacas ML, a glicose é o metabólito cuja concentração mais comumente se encontra fora da faixa de variação ideal, seguida de BHB e AGNE. Em vacas ML, o percentual de valores de AGNE acima da concentração ideal é baixo. O achado mais comum é alto valor de BHB e baixa concentração de glicose, na mesma vaca. Em testes que mostram que a maioria das vacas do grupo IL apresentam esses resultados, geralmente há, também, uma ou duas vacas com alto valor de AGNE. Algumas vacas IL têm somente baixa concentração de glicose ou apenas alta concentração de AGNE. Quando há predomínio de baixo teor de glicose somente em vacas IL, com frequência as vacas ML apresentam a mesma situação.

Proteína

Os resultados da concentração plasmática de ureia presentes na Tabela 17.3 indicam que é mais frequente notar baixos valores na fase inicial da lactação do que no final, apesar de que, em praticamente todos os casos, as vacas recebiam a mesma dieta. De fato, constatou-se baixa concentração de ureia em um percentual médio maior de amostras de sangue de 1.361 vacas, coletadas entre os dias 0 e 9 após a parição, ao longo de 5 anos.

A proporção de baixos valores de ureia em vacas secas é alta (ver Tabela 17.3). Além da categoria de vacas com 10 dias, ou menos, antes da parição, foram obtidas amostras de 4.335 vacas com mais de 10 dias pré-parto, das quais 22% apresentavam baixo teor plasmático de ureia.

Valores situados fora das faixas de variação ideais para albumina (0,6%), magnésio (2,5%), fosfato (1%), cobre (10%) e GSHPx (3%) foram relativamente incomuns. Fez-se a mensuração da tiroxina T4 em 836 amostras,

Tabela 17.2 Parâmetros do perfil metabólico de vacas – valores ideais.

Parâmetro	Unidades do Sistema Internacional (SI)
β-hidrobutirato (BHB): • Vacas lactantes • Vacas secas	Inferior a 1 mmol/ℓ Inferior a 0,6 mmol/ℓ
Glicose plasmática	Acima de 3 mmol/ℓ
Ácidos graxos não esterificados (AGNE): • Vacas lactantes • Vacas secas	Inferior a 0,7 mmol/ℓ Inferior a 0,4 mmol/ℓ
Nitrogênio ureico	1,7 a 5 mmol/ℓ
Albumina	Acima de 30 g/ℓ
Globulina	Inferior a 50 g/ℓ
Magnésio	0,8 a 1,3 mmol/ℓ
Fosfato (inorgânico)	1,4 a 2,5 mmol/ℓ
Cobre	9,4 a 19 μmol/ℓ
Tiroxina T4 (iodo)	Acima de 20 nmol/ℓ
GSHPx (selênio)	Acima de 50 unidades/g Hb

Tabela 17.3 Porcentagens anuais (abril-março) de valores de metabólitos situados fora das faixas de variação ideais no plasma sanguíneo de vacas-leiteiras adultas.[8]

	Início da lactação (IL) (10 a 20 dias do pós-parto)					Meio da lactação (ML) (50 a 120 dias do pós-parto)					Período seco (7 a 10 dias do pré-parto)				
	1999 /00	2000 /01	2001 /02	2002 /03	2003 /04	1999 /00	2000 /01	2001 /02	2002 /03	2003 /04	1999 /00	2000 /01	2001 /02	2002 /03	2003 /04
β-hidroxibutirato (BHB)	19,5	16,6	22,3	22,9	17,5	11,2	10,5	14,3	10,6	9,6	34,5	24,7	38,5	28,5	22,7
Glicose	46	48,7	43,1	49	59,3	21,8	25,9	14,5	22,5	25,4	23,9	27,3	21,7	27,3	33,8
Ácidos graxos não esterificados (AGNE)	19,1	22,2	24,9	27,4	28	0,6	2,1	1,8	2,7	3,1	10,8	15	14,2	13	14,8
Um ou mais metabólito(s) de energia por vaca	65	70	67	72	78	34	39	32	40	44	59	57	63	46	63
Nitrogênio ureico (ureia N)	0,8	17,3	18,3	16,7	16,7	4,4	6,4	6	5,3	5,6	18,4	20,4	20,2	20,8	22,3
Número de vacas	1.295	1.421	1.248	1.285	1.530	914	1.066	849	1.179	1.494	1.160	1.379	1.253	1.358	1.543

em razão de requisição específica, e verificou-se que apenas 3% delas apresentavam valores inferiores ao ideal.

Informações sobre o rebanho e a propriedade

Para que o fazendeiro obtenha o máximo de informações a partir dos testes do perfil metabólico, as amostras de sangue enviadas ao laboratório devem ser acompanhadas de informações a respeito das vacas e da propriedade. Isso deve incluir identificação da vaca; data do último parto de vacas lactantes ou data prevista para a secagem; peso corporal (o cálculo que emprega a mensuração do diâmetro torácico na altura do coração com uma fita métrica mantida em tensão constante de 5 kg é melhor porque não é influenciado pela distensão abdominal; geralmente é um procedimento mais prático, pois não requer aparelho de pesagem mecânico); escore da condição corporal por meio da técnica de palpação; produção de leite diária atual; produção de leite diária atual esperada; número de lactações; consumo diário de suplemento alimentar; consumo diário de forrageira estimado; descrição analítica dos alimentos; e porcentagem atual de componentes sólidos (todos os componentes, exceto a água) no leite do rebanho. Isso é útil para obter informações a respeito do tamanho, da condição reprodutiva e dos sistemas de alimentação do rebanho, bem como da sanidade e fertilidade. Também devem ser anotadas outras preocupações do fazendeiro com o rebanho, caso existam.

Interpretação dos resultados na fazenda

São comuns situações em que o diagnóstico de uma restrição alimentar é claramente indicado pelo exame de amostras de sangue, mas a etiologia não está clara, podendo haver várias causas. Portanto, é muito importante uma interpretação final sobre o que não está envolvido e quais as soluções melhores e mais econômicas que devem ser empregadas na fazenda, tendo em mãos os resultados dos exames laboratoriais. Assim que esses resultados são disponibilizados, a visita do veterinário que atende a fazenda deve ser feita o mais breve possível; na discussão devem participar os funcionários da fazenda, bem como todos os profissionais envolvidos. A experiência no DHHPS sugere o trabalho em equipe possibilita uma estratégia mais equilibrada e mais benéfica do que atitudes individuais, isoladamente.

Recomendações por escrito

Uma cópia de todas as recomendações deve ser entregue por escrito, resumidamente, a todos os participantes, na fazenda. Isso assegura que a conduta acordada seja seguida, gera um registro e garante que as recomendações sejam algo real.

Produção de leite, medidores de atividade e monitores da ruminação

O monitoramento das vacas-leiteiras em tempo real é um procedimento com grande potencial para possibilitar uma abordagem imediata e de baixo custo na sanidade e produtividade do rebanho. De todos os índices potenciais, a produção diária de leite (em relação à produção prévia durante a lactação ou na lactação anterior, ou às vacas em condições semelhantes) parece ser o indicador mais específico e sensível de consumo de matéria seca e de sanidade. A produção de leite pode ser mensurada de modo não invasivo e com custo muito baixo, utilizando-se procedimentos automáticos no momento da ordenha. À medida que ocorre o refinamento dos algoritmos diagnósticos, é provável que o monitoramento da produção diária de leite se torne um método mais prático e de baixo custo na avaliação da sanidade e da produtividade do rebanho, bem como no diagnóstico precoce de doenças.

Os medidores de atividade podem detectar períodos em que as vacas permanecem deitadas e de pé; a partir dessa informação é possível pressupor o tempo de alimentação gasto pelas vacas mantidas livres no estábulo (sistema "*free-stall*") ou mantidas amarradas (sistema "*tie-stall*"). Os monitores de ruminação detectam o tempo diário de ruminação, o qual está estreitamente associado com a ingestão de matéria seca e a sanidade do animal.

Escore da condição corporal

O controle das reservas corporais é fundamental para o manejo efetivo da vaca e requer uma avaliação precisa da "condição" da vaca. O escore da condição corporal é um importante aspecto das doenças metabólicas de animais pecuários. O peso corporal, isoladamente, não é um indicador exato das reservas corporais porque uma vaca com um peso específico pode ser alta e magra ou pequena e obesa. Em vacas com pesos corporais semelhantes, as reservas de energia podem variar 40%, fato que enfatiza a inutilidade e imprecisão do peso corporal, quando utilizado isoladamente, como indicador da condição corporal da vaca. Ademais, devido à mobilização tecidual no início da lactação à medida que aumenta o consumo de alimentos, a diminuição do peso corporal pode ser mascarada pelo maior preenchimento do trato gastrintestinal, de modo que as alterações no peso corporal não refletem as alterações no peso de tecido adiposo ou de tecido sem gordura.

Há uma relação fortemente positiva ($R^2 = 0,86$) entre o escore da condição corporal (ECC) e a proporção de gordura fisicamente dissecada, em vacas da raça Friesian. Portanto, a avaliação visual ou tátil (palpação) do ECC da vaca possibilita uma boa avaliação da reserva corporal de gordura, desconsiderando – ou minimizando o efeito – do tamanho do corpo e do conteúdo intestinal. A maioria dos pesquisadores da área animal e de laticínios reconhece que a manipulação do ECC é um importante fator de manejo que influencia ou que está relacionado à saúde animal, produção de leite e reprodução da vaca-leiteira contemporânea. Por exemplo, vacas que perdem 0,5 a 1 ponto no ECC no período entre o parto e o primeiro cio pós-parto apresentaram taxa de prenhez no primeiro cio de 53%, enquanto a taxa naquelas que perderam mais de 1 ponto foi 17%. Em vacas Holstein-Friesian mantidas em um sistema de pastejo sazonal é necessário manter um EEC de 2,75, ou maior, durante a estação de acasalamento. O EEC é importante para se obter um bom desempenho reprodutivo. A perda da condição corporal no período entre a parição e o primeiro cio pós-parto deve se limitar a 0,5 ponto no EEC, a fim de evitar prejuízo ao desempenho reprodutivo.

O EEC é um método subjetivo de avaliação do conteúdo de energia metabolizável armazenada nos tecidos gorduroso e muscular (reservas corporais), em um animal vivo. Em vacas-leiteiras, o EEC é obtido por meio de uma variedade de escalas e sistemas. Esse método envolve palpação da vaca para avaliar a quantidade de tecido sob a pele. Em vacas-leiteiras, o escore da condição corporal e suas alterações se tornaram procedimentos estratégicos tanto na avaliação quanto no manejo da fazenda. O ECC é um tema de pesquisa no mundo todo. No entanto, o compartilhamento, a comparação e o uso dos dados internacionais gerados são limitados porque são empregados diferentes sistemas de obtenção de EEC. É difícil interpretar as informações da literatura devido à variabilidade nos métodos de obtenção do EEC pelos autores. Nos EUA, Canadá e Irlanda, utiliza-se um sistema de EEC de cinco pontos em vacas-leiteiras, enquanto na Austrália e na Nova Zelândia são utilizados métodos de escala de 8 e 10 pontos, respectivamente. O método de escore a seguir é recomendado para uma escala de 0 a 5. O quadro de EEC[6] é mostrado na Figura 17.3.

Escore 1

- Condição corporal: magra
- Região da inserção da cauda: presença de cavidade ao redor da inserção da cauda. Ausência de tecido adiposo entre a pele e a pelve, mas nota-se elasticidade cutânea
- Região do quadril: extremidades dos processos transversos nítidas à palpação; as superfícies dorsais podem ser facilmente percebidas. Depressão profunda no quadril.

Escore 2

- Condição corporal: moderada
- Região da inserção da cauda: cavidade rasa envolvida por tecido adiposo aparente na inserção da cauda. Verifica-se alguma quantidade de tecido adiposo sob a pele. A pelve é facilmente notada
- Região do quadril: notam-se extremidades dos processos transversos arredondadas, porém as superfícies dorsais são percebidas apenas quando se aplica pressão manual. Depressão visível no quadril.

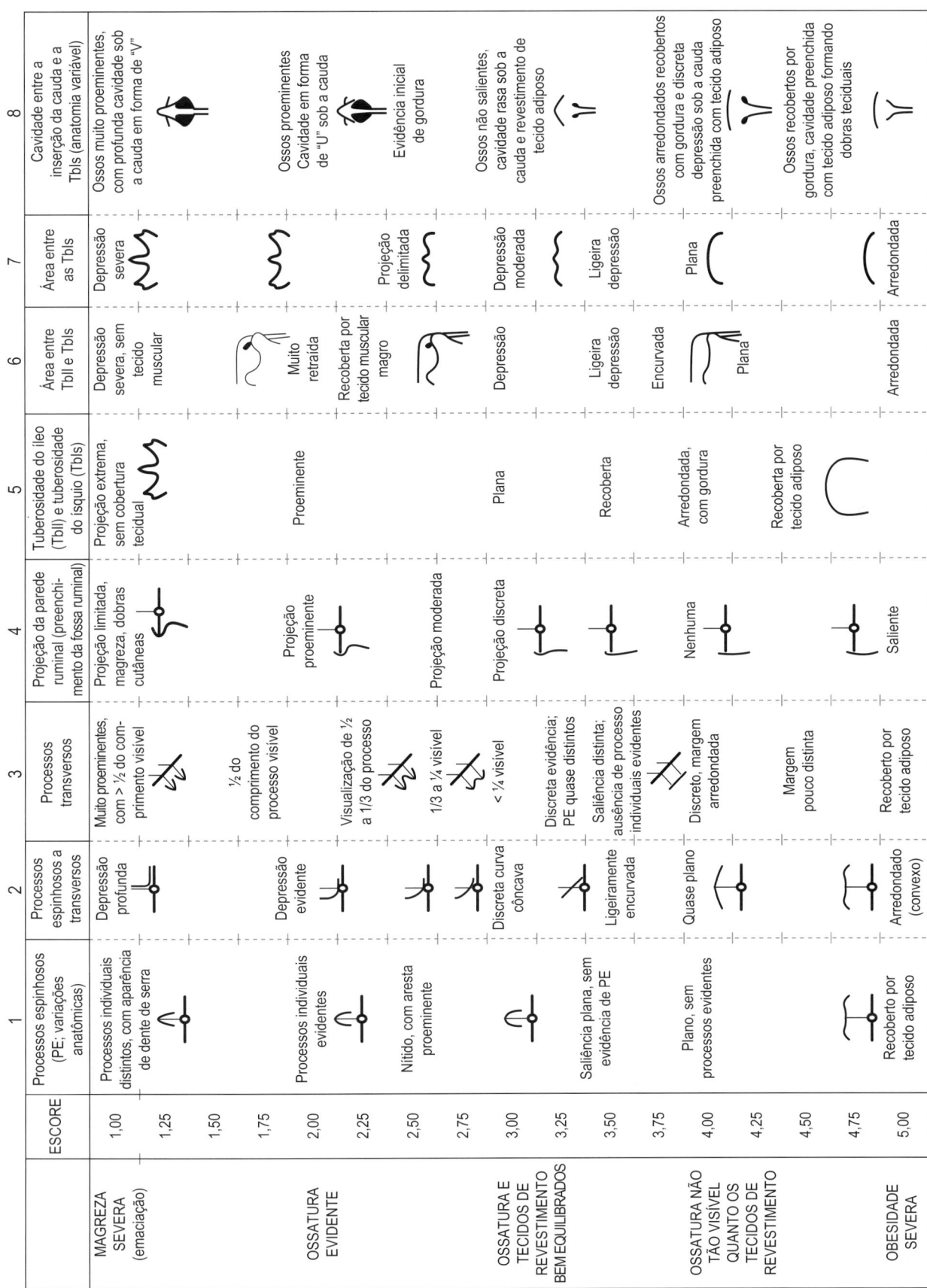

Figura 17.3 Quadro do escore da condição corporal. Adaptada de Edmonson AJ, Lean IJ, Weaver LD, Farver T, Webster G. A body condition scoring chart for Holstein dairy cows. J Dairy Sci. 1989; 72:68-78.

Escore 3
- Condição corporal: boa
- Região da inserção da cauda: percebe-se, facilmente, tecido adiposo recobrindo toda a área. A pele parece plana, mas é possível perceber a pelve
- Região do quadril: as terminações dos processos transversos podem ser percebidas por meio de pressão manual, mas há espessa camada de tecido no dorso. Nota-se discreta depressão no quadril.

Escore 4
- Condição: obesa
- Região da inserção da cauda: presença de dobras de tecido adiposo moles
- Agregados de gordura aparentes sob a pele. Percebe-se a pelve somente com a aplicação de vigorosa pressão manual
- Região do quadril: não é possível perceber os processos transversos, mesmo com pressão manual vigorosa. Ausência de depressão visível no quadril, entre a coluna vertebral e os ossos ilíacos.

Escore 5
- Condição: obesidade marcante
- Região da inserção da cauda: local de inserção da cauda recoberta por tecido adiposo. Pele distendida. Não se percebe parte alguma da pelve, mesmo com vigorosa pressão manual
- Região do quadril: dobras de tecido adiposo sobre os processos transversos. Não é possível perceber estruturas ósseas.

Relações entre os sistemas internacionais de escore da condição corporal

A escala de 10 pontos da Nova Zelândia foi comparada com os sistemas de escores dos EUA, Irlanda e Austrália, por avaliadores treinados. As vacas foram inspecionadas nos EUA e na Austrália; na Irlanda, as vacas foram avaliadas por meio de palpação de áreas-chave do corpo. Foram constatadas relações lineares positivas significativas entre a escala de 10 pontos da Nova Zelândia e os outros sistemas de escore. As relações entre a escala de escore da condição corporal (ECC) de 10 pontos utilizadas na Nova Zelândia e as escalas utilizadas na Irlanda e nos EUA estão resumidas na Tabela 17.4.

LEITURA COMPLEMENTAR

Grummer RR. Nutritional and management strategies for the prevention of fatty liver in dairy cattle. Vet J. 2008;176:10-20.

LeBlanc S. Monitoring metabolic health of dairy cattle in the transition period. J Reprod Dev. 2010;56:S29.

Macrae AI, Whitaker DA, Burrough E, Dowell A, Kelly JM. Use of metabolic profiles for the assessment of dietary adequacy in UK dairy herds. Vet Rec. 2006; 159:655.

REFERÊNCIAS BIBLIOGRÁFICAS

1. Borchardt S, Staufenbiel R. J Am Vet Med Assoc. 2012;240:1003.
2. <http://www.fda.gov/downloads/AnimalVeterinary/Products/ApprovedAnimalDrugProducts/FOIADrugSummaries/UCM050022.pdf>. Accessed June 18, 2016.
3. Ingvartsen KL, et al. Prev Vet Med. 2003;83:277.
4. Garverick HA, et al. J Dairy Sci. 2013;96:181.
5. Constable PD, et al. Am J Vet Res. 2009;70:915.
6. National Research Council. Nutrient Requirements of Dairy Cattle. 7th rev. ed. Washington DC: National Academy Press; 2001:13-27.
7. McCarthy MMM, et al. J Dairy Sci. 2015;98:6284.
8. Whitaker DA. Cattle Pract. 2005;13:27.

Paresia do parto (febre do leite)

Sinopse
- Etiologia: hipocalcemia imediatamente antes, próximo ou após o parto
- Epidemiologia: vacas-leiteiras adultas no terceiro parto, ou mais velhas; incidência de casos clínicos de 4 a 9%, com baixa taxa de mortalidade, mas até 50% das vacas-leiteiras peripartuparientes multíparas apresentam a forma subclínica. É mais comum nas primeiras 48 h após o parto; contudo, também ocorre várias semanas antes ou após a parição. Acomete vacas corte, de modo epidêmico. Notada em ovelhas e cabras, também de modo epidêmico, geralmente após a ocorrência de fatores estressantes. Dietas pré-parto com alto teor de cálcio
- Achados clínicos: notam-se três estágios progressivamente mais graves, incluindo sintomas iniciais de inquietação, fasciculação muscular na região escapular e pescoço, pele fria, anorexia, atonia ruminal com timpanismo discreto e andar inseguro. Em estágios mais avançados, verifica-se fraqueza muscular generalizada que ocasiona decúbito esternal com a cabeça apoiada no tórax, depressão mental, dilatação das pupilas, batimentos cardíacos e pulso fracos, aumento da frequência cardíaca, focinho seco, fezes ressecadas e hipotermia. O estágio final é caracterizado por decúbito lateral, fraqueza grave, timpanismo ruminal grave, coração pouco audível, taquicardia, colapso circulatório, coma e morte
- Confirmação diagnóstica: hipocalcemia e resposta ao tratamento com borogliconato de cálcio
- Tratamento: borogliconato de cálcio IV; sais de cálcio VO
- Controle: manejo nutricional, a fim de reduzir a ingestão dietética de potássio no período pré-parto, enquanto eleva-se o conteúdo de ânions na ração (ração com baixa diferença catiônica). Redução do conteúdo de cálcio na dieta para valor abaixo da necessidade pré-parto, a fim de preparar o organismo para um equilíbrio negativo de cálcio. Administração oral de sais de cálcio imediatamente antes, durante e após o parto. Vitamina D e análogos VO ou parenteral, antes da parição.

Tabela 17.4 Relação entre a escala do ECC de 10 pontos utilizada na Nova Zelândia, a escala do ECC de 5 pontos empregada na Irlanda e nos EUA e a escala de 8 pontos utilizada na Austrália.

Nova Zelândia	EUA	Irlanda	Austrália
1	1,83	1,21	2,74
1,5	1,98	1,41	3,01
2	2,14	1,61	3,28
2,5	2,30	1,81	3,55
3	2,46	2,01	3,82
3,5	2,62	2,21	4,09
4	2,78	2,41	4,36
4,5	2,94	2,61	4,63
5	3,10	2,81	4,90
5,5	3,26	3,01	5,17
6	3,42	3,21	5,44
6,5	3,58	3,41	5,71
7	3,74	3,61	5,98
7,5	3,90	3,81	6,25
8	4,06	4,01	6,52
8,5	4,22	4,21	6,79
9	4,38	4,41	7,06
9,5	4,54	4,61	7,33
10	4,70	4,81	7,60

Etiologia

Na paresia puerperal (febre do leite), a anormalidade bioquímica básica é a redução no teor de cálcio ionizado no espaço extracelular, incluindo o plasma. No início da lactação ocorre um período transitório de hipocalcemia subclínica (concentração plasmática de cálcio total [Ca] < 2 mmol/ℓ ou 8 mg/dℓ) devido ao desequilíbrio entre o influxo de cálcio do intestino e osso para ao compartimento extracelular e a perda de cálcio no colostro e leite. O aumento súbito da perda de cálcio através da glândula mamária no início da lactação representa um considerável desafio aos circuitos reguladores da homeostase do cálcio. Considerando que o leite contém ao redor de 2 g de Ca/kg e o colostro cerca de 2,3 g de Ca/kg, a produção de 10 kg de leite ou de colostro requer quantidade equivalente de Ca total disponível no espaço extracelular de uma vaca adulta. O cálcio que sai do compartimento extracelular deve ser reposto mediante maior absorção intestinal e reabsorção de cálcio dos ossos. Considerando que a necessidade de cálcio de uma vaca no final da gestação é mínima, aproximadamente 30 g/dia, uma vaca-leiteira deve mobilizar 30 g adicionais de cálcio, ou mais, diariamente, para a produção de leite a partir do parto. Algum grau de hipocalcemia próximo à parição é inevitável, sendo decorrente da demora da ação dos mecanismos de contrarregulação que atuam frente ao súbito desequilíbrio na homeostase do cálcio, no início da lactação. A maioria das vacas se adapta a isso dentro de 48 h após o parto, mediante o aumento das concentrações plasmáticas de paratormônio (PTH) e 1,25-(OH)$_2$D, a forma biologicamente ativa da vitamina D$_3$. Em vacas multíparas, no período periparto, estimou-se incidência de hipocalcemia subclínica – concentração sérica de cálcio de 1,4 a 2 mmol/ℓ (5,5 a 8 mg/dℓ) – em 50%.[1] Nos EUA, considera-se que 5% das vacas-leiteiras, no período periparto, apresentam febre do leite clínica.[2]

Epidemiologia

Ocorrência

Vacas

A ocorrência da doença é mais comum em vacas-leiteiras multíparas lactantes de alta produção. Vacas de corte lactantes também são acometidas, porém em menor frequência.

Idade

A hipocalcemia constatada por ocasião do parto está relacionada com a idade, sendo mais marcante em vacas com 3 a 7 parições, embora haja relato de raros casos em vacas de primeira ou segunda parição.

Raça

Há muitos anos, observações de campo sugerem que vacas das raças Jersey e Norwegian Red e mestiças Swedish Red e White desenvolvem febre do leite clínica mais frequentemente do que as vacas Holstein-Friesian.[3] A maior concentração de cálcio no leite de vacas Jersey, comparativamente ao de vacas Holstein, foi proposta como possível explicação, embora a diferença absoluta de cálcio excretado diariamente através da glândula mamária, entre as raças, não seja relevante quando se considera a maior produção de leite em vacas Holstein-Friesian.[3] Em alguns estudos, relata-se diferença no número de receptores intestinais de vitamina D, que regulam a absorção intestinal de cálcio.[3] Em raças de vacas de corte, a doença se manifesta em vaca individual ou na forma de surto, no rebanho.

Vacas individuais

Vacas individuais e, em alguns casos, famílias de vacas, são mais suscetíveis do que outras; recidivas da doença tendem a ocorrer em partos sucessivos. A herdabilidade de suscetibilidade à febre do leite e hipocalcemia foi avaliada como insignificante; diferentes estudos relataram herdabilidade de 0%, 4% e 12,8%.[4] A ordenha completa nas primeiras 48 h após o parto, diferentemente da sucção normal pelo bezerro, parece ser um fator predisponente. Vários estudos relatam que a incidência de febre do leite está diretamente relacionada ao volume de leite produzido.

Momento de ocorrência

Em vacas, a febre do leite se manifesta em três estágios principais no ciclo da lactação. A maioria dos casos pré-parto acontece nos últimos dias da gestação e durante o parto, mas há relatos de raros casos várias semanas antes da parição. Alguns casos ocorrem algumas horas antes do parto ou no momento da parição quando o cuidador espera a parição da vaca; não se constata o segundo estágio do parto devido à inércia uterina resultante da hipocalcemia. A maioria dos casos é verificada nas primeiras 48 h após o parto e o período de maior risco se prolonga até, aproximadamente, o 10º dia pós-parto. Até 20% dos casos podem ocorrer após o 8º dia pós-parto.

Nesses casos, a diminuição na concentração sérica de cálcio é menor do que aquela verificada em vacas parturientes. Ademais, os sinais clínicos são menos graves e há menor risco de recidiva após o tratamento. Casos esporádicos são constatados na metade da lactação ou até mesmo no final da lactação. Com frequência, esses casos representam recidivas da doença em vacas altamente suscetíveis acometidas durante a parição. Fadiga e excitação demasiadas podem favorecer tais ocorrências; também, nota-se suscetibilidade especial por ocasião do cio. Nesse último caso, a diminuição do apetite devido à elevação do teor de estrógeno no sangue pode ser um fator contribuinte.

Podem ocorrer episódios de hipocalcemia que duram 1 a 2 dias, por duas ou três vezes, com intervalos de, aproximadamente, 9 dias. Variações na absorção intestinal de cálcio durante esse período pode ser a causa da oscilação cíclica do teor de cálcio. A hipocalcemia subclínica é uma ocorrência importante porque inibe a motilidade reticulorruminal, que interfere no apetite, retarda a absorção intestinal de nutrientes e exacerba o equilíbrio energético negativo já presente na vaca no primeiro mês de lactação.

Fatores estressantes

A redução do consumo de alimento por um período de 48 h contribui na redução do teor sérico de cálcio e isso pode ser importante na indução de paresia hipocalcêmica nessa espécie, nesse momento, além do período pós-parto. Vacas de corte prenhes podem desenvolver paresia hipocalcêmica nos meses de inverno, quando alimentadas com forrageira de baixa qualidade; em um grupo, vacas com classificação inferior no rebanho podem desenvolver desnutrição seletiva. Também, a doença ocorre em vacas de corte que apresentam diarreia de etiologia desconhecida. Outra explicação proposta para a maior suscetibilidade de vacas no cio é a possível redução do grau de ionização do cálcio pela influência de estrógeno. No entanto, não foram documentadas diferenças na concentração sérica de cálcio total ou no teor plasmático de cálcio ionizado em vacas, durante o cio.

A administração intravenosa de alguns aminoglicosídeos, principalmente neomicina, eli-hidroestrepromicina e gentamicina, pode reduzir o grau de ionização do cálcio sérico e causar uma síndrome similar à febre do leite. A administração oral de óxido de zinco (40 ou 120 mg de Zn/kg de peso corporal [PC]), como profilaxia de eczema facial em ovelhas, ocasiona marcante redução na concentração sérica de cálcio 24 h após o tratamento. Recomenda-se cautela no uso desses medicamentos em vacas parturientes.

Ovelhas e cabras

Em ovelhas, a doença comumente ocorre na forma de surtos, em grupos de animais submetidos a exercícios forçados, transporte de longa distância, privação súbita de alimento e pastejo de plantas contendo oxalato ou aparas de cereais verdes. Essas condições comumente precipitam surtos de paresia hipocalcêmica em ovelhas; ovelhas adultas são mais suscetíveis, principalmente no período de 6 semanas antes a 10 semanas após a parição. Nesse período, até 25% do rebanho pode ser acometido. A doença também é verificada em ovelhas jovens com até 1 ano de idade, em especial quando mantidas em pastagens de aveia verde, bem como em pastagem baixa, no inverno e na primavera, como acontece no sudeste da Austrália. A doença se manifesta como paresia, mas é possível notar subdesenvolvimento, claudicação e fragilidade óssea, no resto do rebanho. Em ovelhas, a privação súbita de alimento ou o exercício forçado pode ocasionar redução marcante da concentração sérica de cálcio. No entanto, as ovelhas encontram-se em condição de suscetibilidade no início da lactação porque apresentam equilíbrio de cálcio negativo. No final da lactação, uma condição de equilíbrio positivo se deve à baixa taxa de reabsorção óssea desse mineral. Nota-se ocorrência inexplicável de hipocalcemia em ovelhas alimentadas com feno, quando suplementadas com alimento concentrado com alto teor energético, condição que aumenta a ingestão de cálcio. Outro momento de ocorrência em ovelhas é o final de um período de estiagem, quando ocorre crescimento exuberante da pastagem e o conteúdo de cálcio é muito baixo. Em rebanhos de ovelhas em final de gestação ou início de lactação, a incidência pode ser tão elevada quanto 10% e a taxa de mortalidade de 20%.

Em ovelhas, a hipocalcemia reduz a produção de glicose endógena e a liberação de insulina; no final da gestação, em combinação com a hipercetonemia, facilita o desenvolvimento de toxemia da prenhez.

Em cabras, a diminuição dos teores séricos de cálcio e fósforo ocorre de modo semelhante àquela verificada em vacas, mas em ovelhas não ocorre essa redução por ocasião do parto e parece ser necessária a participação de um fator precipitante para reduzir o teor sérico de cálcio abaixo de um valor crítico.

A doença é verificada em cabras leiteiras, principalmente em grupos de animais com 4 a 6 anos de idade. Os casos ocorrem antes e após a parição; alguns são notados mais tarde, às 3 semanas após o parto. A síndrome clínica é idêntica àquela constatada em vacas, inclusive os dois estágios de ataxia e decúbito. A concentração sérica de cálcio é menor do que aquele valor normal para cabras parturientes.

Taxas de morbidade e de mortalidade

Hipocalcemia clínica

Diversos estudos epidemiológicos sobre febre do leite clínica em vacas relatam taxa de incidência de 5 a 10%, calculada com base na incidência por lactação ou na incidência anual, por vaca.[2,5] Em toda parte, a doença clínica é esporádica, mas em fazendas individuais a incidência, ocasionalmente, pode alacançar 25 a 30% das vacas em alto risco. Com o tratamento precoce de casos não complicados, a taxa de mortalidade é baixa, mas pode ocorrer morte ocasional em decorrência de pneumonia por aspiração, mastite e lesões de membros. Entre os casos não complicados, 75 a 85% deles respondem ao tratamento exclusivo com cálcio, por via parenteral. Parte desses animais requer mais de uma aplicação de cálcio porque sua recuperação total é demorada ou porque ocorre recidiva. Os 15 a 25% restantes são casos complicados por outras doenças ou incorretamente diagnosticados.

Hipocalcemia subclínica

Definida como concentração plasmática de cálcio total de 1,4 a 2 mmol/ℓ (5,5 a 8 mg/dℓ), é comum em vacas-leiteiras, nas primeiras semanas de lactação. Na literatura médica, há relatos de taxas de incidência de hipocalcemia subclínica pós-parto ao redor de 33%, podendo alcançar 50% em vacas mais velhas.[1,5]

Fatores de risco

Fatores de risco do animal

A concentração sérica de cálcio diminui em todas as vacas adultas por ocasião do parto, devido à perda de cálcio através da glândula mamária, no início da lactação. Essa diminuição é mais evidente em algumas vacas do que em outras, sendo essa diferença a causa de suscetibilidade variável de vacas à paresia puerperal. Novilhas de primeira cria raramente desenvolvem febre do leite porque são capazes de se adaptar mais efetivamente à alta demanda de cálcio no início da lactação. Com o avanço da idade, esse mecanismo de adaptação é prejudicado, resultando em hipocalcemia moderada a grave em vacas mais velhas. O mecanismo de adaptação está diretamente relacionado à eficiência da absorção intestinal de cálcio, que é menos efetiva com o aumento da idade.

Homeostase do cálcio

Os três fatores a seguir influenciam a homeostase do cálcio; variações em, ou mais, podem contribuir para o desenvolvimento de doença clínica em qualquer indivíduo.

1. Demanda excessiva de cálcio no colostro, acima da capacidade de absorção intestinal e mobilização óssea, de modo a substituí-lo. Variações na suscetibilidade entre as vacas pode ser decorrência de variações na concentração de cálcio no colostro ou no leite e no volume de leite produzido.
2. Prejuízo à absorção intestinal de cálcio por ocasião do parto.
3. A mobilização de cálcio da reserva óssea pode não ser suficientemente rápida ou eficiente para manter a concentração plasmática normal de cálcio. A taxa de mobilização de cálcio é reduzida de modo marcante em vacas no final da gestação, em resposta à baixa necessidade nas semanas que antecedem o parto. O tempo que demora para reiniciar a reabsorção óssea para suprir a perda de cálcio via glândula mamária é breve e contribui para a redução transitória da concentração plasmática de cálcio. A reabsorção óssea contribui apenas minimamente na taxa total de mobilização de cálcio por ocasião da parição e, portanto, sua importância é mínima na prevenção de hipocalcemia no período periparto. Os osteoblastos são os únicos tipos de células ósseas que expressam a proteína receptora de 1,25-$(OH)_2$D; a diminuição do número de osteoblastos com o avanço da idade pode retardar a capacidade do osso em contribuir na concentração plasmática total de cálcio. Ademais, a reabsorção óssea imediatamente antes e próximo ao parto pode ser prejudicada em condições de alcalose metabólica, como ocorre em vacas alimentadas com ração que contém alto teor de potássio. Ao contrário, em animais com acidose metabólica compensada, discreta a moderada, ocorre exacerbação da reabsorção óssea, com liberação adicional de cálcio no compartimento extracelular. A prevenção de alcalização evitando o excesso de potássio na dieta e induzindo acidose discreta a moderada por meio da adição de sais aniônicos à dieta no final da gestação são estratégias comumente utilizadas na prevenção de febre do leite em vacas (ver, também, discussão do tópico Controle, neste capítulo).

Historicamente, propôs-se que a falha em secretar conteúdo suficiente de PTH ou a disponibilidade insuficiente de 1,25-$(OH)_2$D era a anormalidade primária em vacas que manifestavam febre do leite. Pesquisa mais recente mostrou que a secreção de PTH e a síntese de 1,25-$(OH)_2$D são semelhantes na maioria das vacas, com ou sem febre do leite. No entanto, cerca de 20% das vacas com paresia puerperal, e tratadas, apresentam episódios recidivantes de hipocalcemia que requerem tratamento adicional. Essas vacas parecem ser eficientes na produção de quantidade adequada de 1,25-$(OH)_2$D no início da lactação. Tanto as vacas que apresentam episódios recidivantes quanto aquelas que não manifestam recidiva desenvolvem o mesmo grau de hipocalcemia e hiperparatireoidismo secundário, mas a síntese de 1,25-$(OH)_2$D é cerca de duas vezes maior em vacas que não apresentam recidiva, comparativamente àquelas que manifestam tal condição. Após o tratamento de hipocalcemia puerperal com sais de cálcio IV, e o restabelecimento das motilidades ruminal e intestinal, as vacas que não apresentam recidivas retornam à homeostase normal de cálcio dentro de 3 a 4 dias, devido ao aumento da absorção intestinal de cálcio, que é ativada por um teor suficiente de 1,25-$(OH)_2$D. Em vacas que manifestam recidivas, mesmo quando se restabelece as motilidades ruminal e intestinal após o tratamento, ocorre hipocalcemia e paresia provavelmente devido à concentração plasmática insuficiente de 1,25-$(OH)_2$D. Essas vacas podem permanecer nesse estágio de hipocalcemia prolongada por vários dias e apenas depois de alguns dias e a repetição de vários tratamentos com cálcio é que o teor plasmático de 1,25-$(OH)_2$D aumenta em um nível adequado para manter a homeostase do cálcio. A concentração do receptor tecidual de 1,25-$(OH)_2$D diminui com o avanço da idade, o que reduz a capacidade de as vacas mais velhas responderem ao hormônio; assim, as vacas com idade mais avançada demoram mais para se adaptar aos mecanismos de absorção do cálcio intestinal, de modo a satisfazer as demandas de cálcio durante a lactação.

Escore da condição corporal

Um alto escore da condição corporal (ECC) aumenta o risco de febre do leite. A chance de ocorrência de febre do leite em vacas com escore de condição corporal superior a 4/5 no primeiro dia de registro da produção de leite após o parto foi de 4,3 e as vacas com febre do leite apresentavam peso corporal pré-doença, após o parto, 12 kg maior, comparativamente às vacas sadias, indicando maior risco de febre do leite devido ao maior peso corporal. As vacas com hipocalcemia subclínica no inverno apresentavam peso corporal médio significativamente maior ao longo de 60 dias após o parto, em comparação às vacas normocalcêmicas; no entanto, esse efeito não foi significativo em vacas que pariram no verão.

Fatores de risco do ambiente e da dieta

Diversos fatores de risco relacionados à dieta de vacas prenhes durante o período pré-parto (últimas 4 semanas de gestação) podem influenciar a incidência de febre do leite em vacas.

Teor de cálcio

O fornecimento de mais de 100 g de cálcio por dia durante o período seco está associado com maior incidência de febre do leite. A necessidade diária de cálcio na dieta de uma vaca adulta em final de gestação situa-se na faixa de 30 g de Ca/dia. Quando o fornecimento de cálcio excede muito a necessidade diária (> 100 g de Ca/dia), a absorção ativa de cálcio no trato digestório e sua mobilização óssea são homeostaticamente reduzidas e tornam-se inativas. Como consequência, por ocasião do parto, quando ocorrem alterações súbitas no equilíbrio de cálcio, a vaca não é capaz de retomar rapidamente os mecanismos de armazenamento de cálcio nos ossos ou de absorção intestinal de cálcio, tornando-se suscetível à hipocalcemia grave, até que esses mecanismos sejam ativados, o que pode demorar vários dias.

O fornecimento de dieta no pré-parto contendo teor de cálcio baixo o suficiente para induzir um equilíbrio de cálcio negativo mesmo antes da parição, previne a ocorrência de febre do leite mediante a ativação dos mecanismos de transporte de cálcio no intestino e nos ossos, antes do parto, possibilitando que a vaca se adapte mais rapidamente à demanda de cálcio na lactação. O desafio desse procedimento é a formulação de uma ração de vaca seca balanceada, com teor de cálcio baixo o suficiente para fornecer menos de 20 g de cálcio absorvível/dia (ver, também, discussão no tópico Controle, neste capítulo).

A suplementação de cálcio na dieta imediatamente antes e próximo ao parto também pode reduzir a incidência de febre do leite devido ao fornecimento adicional de cálcio na dieta, quando a absorção intestinal de cálcio é suprarregulada (ver, também, discussão no tópico Controle, neste capítulo).

Teor de potássio

O conteúdo de potássio na ração fornecida no fim da gestação é um importante fator predisponente à hipocalcemia em vacas no período periparto. Eletrólitos com carga positiva (cátions) contidos na dieta e absorvidos no trato digestório tendem a alcalinizar o organismo, enquanto os eletrólitos com carga negativa (ânions) atuam como acidificantes.[6] Estudos realizados nos anos 1970 mostraram que a alcalinização do organismo pelo aumento da quantidade de cátions na dieta elevou a incidência de febre do leite, enquanto a acidificação mediante o aumento do conteúdo de ânions na dieta reduziu a ocorrência dessa doença; essa é a base do conceito conhecido como diferença cátions – ânions na dieta (DCAD; ver, também, discussão no tópico Controle, neste capítulo). Como o potássio é o cátion quantitativamente mais importante da dieta padrão de ruminantes, a alta concentração de potássio (> 2% da matéria seca ingerida) na ração fornecida às vacas nas últimas semanas de gestação pode aumentar consideravelmente a incidência de hipocalcemia no período periparto.

Teor de magnésio

A deficiência de magnésio no fim da gestação é um importante fator de risco à hipocalcemia no periparto e considera-se que a hipomagnesemia seja a causa mais comum de ocorrência de febre do leite em vacas-leiteiras na metade da lactação.[3] Como o magnésio é necessário para a liberação de PTH pela glândula paratireoide e, também, influencia a sensibilidade tecidual ao PTH, a eficácia desse hormônio na correção de hipocalcemia depende muito de um suprimento adequado do mineral.

Teor de fósforo

Dieta pré-parto com alto teor de fósforo (P; > 80 g de P/dia) aumenta muito a incidência de febre do leite e a gravidade da hipocalcemia. Alto teor de fósforo na dieta aumenta a concentração sérica desse mineral, condição que inibe as enzimas renais que catalisam a conversão de vitamina D em sua forma ativa $1,25$-$(OH)_2D$. A redução na concentração de $1,25$-$(OH)_2D$ não apenas diminui a absorção intestinal de fósforo, bem como de cálcio e, assim, predispõe à hipocalcemia no período do periparto.

Diferença cátions-ânions

Estudos realizados nas décadas de 1960 e 1970 mostraram que, experimentalmente, o aumento da concentração de cátions ou a redução na concentração de ânions da dieta induziu efeito alcalinizante no organismo, enquanto o fornecimento de dieta com teor mais elevado de ânions ou menor de cátions resultou em acidificação. Ademais, mostrou-se que a alcalinização obtida pelo fornecimento de dieta com alto teor de cátions e baixo teor de ânions aumentou a incidência de febre do leite, enquanto a acidificação induzida pelo aumento de ânions em relação aos cátions, na ração, reduziu a incidência de febre do leite.[6] Assim, a base do conceito DCAD é modular a proporção cátions:ânions na dieta, a fim reduzir o risco de ocorrência de febre do leite em vacas. A diferença cátions-ânions na dieta é comumente expressa em miliequivalentes (mEq) por quilograma de matéria seca (MS) fornecida (mEq/kg MS) ou, às vezes, em mEq/100 g MS. Embora tenham sido propostas diversas equações para o cálculo da DCAD, a mais comumente empregada considera apenas os quatro íons quantitativamente mais importantes na dieta: sódio (Na^+), potássio (K^+), cloreto (Cl^-) e enxofre (S^{2-}). Outros eletrólitos, como Ca, P e magnésio, também influenciam a DCAD real e, assim, o efeito da condição ácido-base do animal que consome a dieta; esses compostos são incluídos em algumas das equações propostas na literatura para o cálculo da DCAD. No entanto, como esses minerais estão presentes em quantidade relativamente baixa na dieta dos ruminantes, considera-se que seu efeito seja menos relevante. Portanto, não são comumente empregados, por motivos de praticicidade.

A DDCA tem forte correlação com a incidência da febre do leite, sendo mais importante do que o teor de cálcio na dieta, como fator de risco para febre do leite. Dieta de pré-parto com alto teor de cátions, como potássio, está associada com maior ocorrência de febre do leite, enquanto aquela com alto conteúdo de ânions, principalmente cloreto e enxofre, resulta em menor incidência da doença. A maioria das forrageiras, como leguminosas e gramíneas, contém alto teor de potássio e é alcalina. A adição de ânions, especificamente cloreto e enxofre, à dieta diária de vacas-leiteiras antes do parto pode reduzir efetivamente a incidência de febre do leite (ver, também, discussão no tópico Controle, neste capítulo).

A acidificação sistêmica induzida pela suplementação aniônica influencia a função do PTH; o principal efeito é a maior resposta tecidual ao PTH, que resulta em maior retenção de cálcio e mobilização óssea de cálcio exacerbada. Uma metanálise de 75 experimentos relativos à dieta, com o intuito de avaliar os fatores de risco nutricionais para ocorrência de febre do leite em vacas-leiteiras, constatou que a concentração de enxofre (S) na dieta pré-parto e o equilíbrio ânions-cátions ([Na + K] – [Cl + S]) na dieta foram os dois fatores nutricionais mais fortemente correlacionados com a incidência de febre do leite. O enxofre presente na dieta atua como ânion forte e reduz o risco de febre do leite; assim, o aumento da concentração de S na dieta reduz o risco da doença.

Importância econômica

Embora as perdas econômicas decorrentes da febre do leite tenham diminuído consideravelmente desde a introdução do tratamento intravenoso com sais de cálcio, há vários anos, a incidência da doença relatada nos últimos anos continua semelhante àquela mencionada décadas atrás.[2,5] Os custos mais evidentes estão associados com medicamentos, atuação veterinária e perdas resultantes de complicações dos casos clínicos. No entanto, os prejuízos relacionados à hipocalcemia subclínica são considerados muito mais importantes. Relata-se taxa de incidência de 3,5 a 7% de doença clínica e taxa superior a 30% de hipocalcemia subclínica; considera-se que a hipocalcemia seja uma "porta aberta" para várias anormalidades comuns em vacas recém-paridas, como distocia, prolapso uterino, retenção de membranas fetais, mastite, cetose, deslocamento de abomaso e imunossupressão.[5] Estima-se que os gastos de cada caso clínico de febre do leite sejam de US$ 300, enquanto os custos de cada caso subclínico pode ser de, aproximadamente, US$ 125, com base em estimativas que indicam menor produção de leite e maior risco de ocorrência de anormalidades no período periparto, como cetose ou deslocamento de abomaso.[8]

É difícil interpretar os dados da literatura sobre os efeitos da hipocalcemia clínica e subclínica em virtude das relações complexas entre a produção de leite, a igualdade da fase de lactação, a raça da vaca e os métodos epidemiológicos e os sistemas de manejo utilizados, bem como a reprodutibilidade das observações clínicas e a acurácia dos sistemas de registros utilizados. Em geral, há insuficiente informação disponível para documentar as consequências da febre do leite e da hipocalcemia subclínica. Um resumo de várias consequências é apresentado a seguir.

Recidivas de febre do leite

Casos de febre do leite que requerem repetição do tratamento em razão de recidivas aumentam o custo.

Complicações da síndrome da vaca caída

A síndrome da vaca caída associada aos casos de vacas com febre do leite que não respondem ao tratamento intravenoso (IV) com cálcio e permanecem em decúbito durante dias, antes de se levantarem, àquelas que morrem ou àquelas que necessitam de eutanásia representam uma importante causa de perda econômica. Na literatura, há relatos de taxas de ocorrência da síndrome da vaca caída, concomitante à febre do leite, que variam de 3,8 a 28,2%, com taxa de mortalidade de 20 a 67%.[9]

Distocia e doença reprodutiva
Hipocalcemia no momento do parto pode resultar em atonia uterina, que pode ocasionar distocia e prolapso de útero. Em geral, há maior risco de distocia associada com febre do leite, independentemente de o fazendeiro ou o veterinário ter feito o tratamento da distocia.[5]

Retenção de placenta
Diversos estudos constataram maior risco de retenção de placenta após episódio de febre do leite.

Metrite
Alguns estudos relatam correlação indireta entre a ocorrência de febre do leite e subsequente metrite.

Produção de leite
Não há evidência confiável de que a ocorrência de febre do leite ou hipocalcemia subclínica em vacas que se recuperam após tratamento compromete a produção de leite na lactação seguinte. Alguns estudos constataram efeito limitado, nenhum efeito ou até mesmo efeito positivo da febre do leite na produção de leite.

Mastite
A hipocalcemia não apenas compromete a função imune, mas, também, pode enfraquecer o tônus do esfíncter do teto, condição proposta como fator predisponente de infecção intramamária, principalmente em vacas que se mantêm em decúbito, não ordenhadas ou ordenhada com menor frequência.[3] Estimou-se que a razão de chances ou de possibilidades de mastite foi 8,1; a razão de possibilidades de mastite coliforme foi estimada em 9,0 e para mastite clínica aguda constatou-se um risco relativo de 1,5 após a ocorrência de febre do leite.

Deslocamento de abomaso
Em vacas-leiteiras com hipocalcemia por ocasião do parto, estimou-se uma razão de possibilidades de deslocamento de abomaso à esquerda de 2,3 a 3,4.

Cetose
Estudos sobre a incidência de cetose após a ocorrência de febre do leite constataram riscos relativos ou razão de possibilidades de 1,3 a 8,9; utilizando todos os intervalos de confiança, a proporção riscos de relativos/razão de possibilidades variou de 1,1 a 15,3.

Peso corporal
Em vacas com febre do leite ocorre uma redução passageira do peso corporal, mas sem consequência a longo prazo. Em vacas com hipocalcemia subclínica no início da lactação é possível notar alguma perda de peso, comparativamente a vacas que apresentam teor de cálcio normal.

Descarte
Pode-se constatar maior probabilidade de descarte de vacas que manifestaram febre do leite, devido às complicações ou consequências diretas ou indiretas da doença. Há relato de descarte de vacas no início da lactação devido à febre do leite, porém não no final da lactação.

Patogênese

Hipocalcemia
O cálcio tem várias funções relevantes na fisiopatologia da hipocalcemia puerperal, incluindo:

- Estabilização da membrana celular: o cálcio se liga às membranas celulares, contribuindo para a manutenção de adequada estabilidade da membrana. Nas células excitáveis, a menor disponibilidade de cálcio ionizado resulta em maior permeabilidade da membrana celular e, assim, altera o potencial da membrana em repouso e torna as células nervosas mais excitáveis
- Contratilidade muscular: o cálcio é necessário para tornar disponível o local de ligação da miosina na molécula de actina, nas fibras musculares. A ligação cruzada entre actina e miosina é a base para a contração das fibras musculares. Portanto, a menor disponibilidade de cálcio pode influenciar a contratilidade muscular
- Liberação de acetilcolina: o cálcio é necessário para a liberação neuronal do neurotransmissor acetilcolina na fenda sináptica, nas junções neuromusculares. Desse modo, a depleção de cálcio pode dificultar o sinal de transmissão através da placa neuromuscular terminal.

Enquanto o comprometimento da estabilidade da membrana e o resultante aumento da excitabilidade são considerados as causas primárias prováveis de tetania hipocalcêmica em animais monogástricos e das contrações musculares observadas no estágio inicial da febre do leite em vacas, as anormalidades da contratilidade da fibra muscular e a liberação de neurotransmissor são consideradas a base da paresia flácida verificada nos estágios avançados da febre do leite em ruminantes.

Normalmente, a concentração plasmática de cálcio se mantém na faixa de variação de 2,1 a 2,6 mmol/ℓ (8,4 a 10,4 mg/dℓ). Quase todas as vacas-leiteiras multíparas desenvolvem, pelo menos, hipocalcemia subclínica transitória, com teor de cálcio inferior a 1,8 mmol/ℓ (7,5 mg/dℓ), em 24 h após o parto. Em algumas vacas, a hipocalcemia é mais evidente e ocasiona disfunção neuromuscular, resultando em febre do leite clínica. Se não houver tratamento, esse teor de cálcio pode diminuir continuamente e alcançar valor tão baixo quanto 0,5 mmol/ℓ (2 mg/dℓ), ou menos, condição geralmente incompatível com a vida.

A hipocalcemia é a causa dos sintomas verificados na febre do leite típica. Atonia de músculos esquelético e liso é uma consequência fisiológica de hipocalcemia bem conhecida em ruminantes.

Hipocalcemia experimental
A hipocalcemia pode ser experimentalmente induzida mediante a administração intravenosa (IV) de Na_2-EDTA, condição que resulta na quelação ou na ligação com cálcio ionizado, formando um complexo. Em vacas, a infusão IV de Na_2-EDTA ao longo de 4 a 8 h resulta em hipocalcemia grave e paresia; tal procedimento é muito utilizado como modelo experimental para induzir a doença. Uma velocidade de fluxo padronizada de 1,2 mℓ de solução de Na_2-EDTA 5%/kg PC/h, até que ocorra decúbito, resulta em alterações nas concentrações plasmáticas de cálcio ionizado, cálcio total, fósforo inorgânico (Pi) e magnésio, comparáveis àquelas observadas em casos naturais de febre do leite. A hipocalcemia induzida resulta em diminuição da frequência e amplitude da contração ruminal, precocemente, a partir de teor sérico de cálcio ionizado de 1,0 mmol/ℓ, bem antes da detecção de quaisquer sinais clínicos de hipocalcemia, quando o comportamento alimentar e a ruminação ainda são normais. Em vacas, a indução de hipocalcemia subclínica resulta na redução linear da ingestão de alimentos e da atividade de mastigação, à medida que a concentração plasmática de cálcio ionizado diminui. A redução na ingestão de alimento foi constatada quando a concentração de cálcio ionizado era inferior a 0,9 mmol/ℓ e antes da detecção de outros sintomas comumente associados à hipocalcemia. O consumo de alimento se aproximou a zero quando a concentração de cálcio ionizado diminuiu para 0,6 mmol/ℓ. Isso sugere que a hipocalcemia pode contribuir para a redução na ingestão de alimento no período pré-parto e na redução do mecanismo de ruminação e, por fim, causar anorexia. Adicionalmente, a hipocalcemia experimental em vacas resultou em redução marcante no volume sistólico, diminuição de 50% na pressão sanguínea arterial e redução significativa no tônus e na motilidade do rúmen e do abomaso.

Na hipocalcemia experimental em ovelhas, o fluxo sanguíneo diminui em cerca de 60%, em todos os tecidos, exceto rins, coração, pulmão e bexiga, nos quais a redução não é tão elevada. Nos períodos de hipocalcemia prolongada em vacas e ovelhas, o fluxo sanguíneo aos músculos esqueléticos e ao trato alimentar pode ser tão baixo quanto 60 a 70% do fluxo normal por longo tempo; essa condição pode ser um fator predisponente de síndrome da vaca caída. Nos casos clínicos, as concentrações séricas de cálcio e fósforo inorgânico são significativamente menores do que aquelas de vacas normais; ademais, nota-se relação entre a gravidade dos sinais clínicos e o grau de alteração bioquímica.

Os sinais de tetania hipocalcêmica, possivelmente atribuíves à maior instabilidade da membrana celular, comumente notados em não ruminantes e constatados no estágio inicial da febre do leite em vacas, são:

- Nervosismo e excitabilidade inicial
- Contração muscular
- Tetania, principalmente de membros pélvicos
- Hipersensibilidade e movimentos convulsivos de cabeça e membros.

Na doença experimental são observados outros sinais clínicos, como salivação excessiva, movimentos excessivos dos lábios e da língua e cauda levantada. As atividades séricas das enzimas musculares creatina fosfoquinase (CPK) e aspartato aminotransferase (AST) aumentam em decorrência da lesão muscular causada por decúbito prolongado. Nota-se elevação do teor sanguíneo de glicose e diminuição das concentrações séricas de Pi e potássio.

Em ovelhas, a infusão prolongada de Na_2-EDTA ao longo de 18 h, em taxa suficiente para induzir hipocalcemia e manter o animal deitado, resultou em períodos prolongados de decúbito que variaram de 36 a 64 h, antes que a ovelha fosse capaz de ficar em pé. Também, notou-se redução nos teores plasmáticos de sódio e potássio, bem como na concentração eritrocitária de potássio, além de aumento do volume globular (VG) por longo tempo, sugerindo que a terapia de reposição de fluido pode ser indicada em vacas em decúbito prolongado causado por hipocalcemia. Verificou-se que as atividades de AST e CPK, o VG e a contagem de leucócitos (Le) se elevaram 24 h depois.

Hipomagnesemia

Considerada um importante fator contribuinte de hipocalcemia no periparto, propôs-se que é um importante fator de risco para febre do leite em vacas, da metade ao final da lactação.[3] Os dois mecanismos pelos quais a deficiência de Mg pode predispor à hipocalcemia são: prejuízo à liberação de PTH em resposta à hipocalcemia e baixa sensibilidade tecidual ao PTH, em condições hipomagnesêmicas.[3] Portanto, a hipomagnesemia pode predispor à febre do leite clínica ou subclínica por comprometer a ação do principal mecanismo contrarregulador de hipocalcemia.

Hipofosfatemia

Comumente, nota-se baixa concentração sérica de fósforo inorgânico (Pi) em vacas que apresentam febre do leite, mas também em vacas-leiteiras sadias, próximo ao parto.[7] Embora a importância clínica da hipofosfatemia em vacas em decúbito permaneça indefinida, há relatos empíricos da associação entre hipofosfatemia e decúbito.[9] Relatos casuais de veterinários de campo sugerem que nos últimos anos aumentou a quantidade de vacas-leiteiras periparturientes em decúbito que não respondem à terapia padrão com sais de cálcio IV, e que manifestam hipofosfatemia marcante. No entanto, atualmente não há evidência inequívoca que confirme a hipótese da participação da hipofosfatemia na ocorrência de decúbito no periparto ou que confirme a eficácia terapêutica da suplementação oral ou parenteral de Pi nas vacas em decúbito.[7]

Achados clínicos

Vacas

Em vacas, são comumente reconhecidos e descritos três estágios da febre do leite.

Estágio 1

No primeiro estágio, a vaca ainda permanece em pé. Ademais, é um estágio breve de nervosismo, excitação e tetania, com hipersensibilidade e tremores musculares na cabeça e nos membros. O animal não mostra disposição para caminhar e, com frequência, a ingestão de alimentos encontra-se diminuída ou ausente. Pode haver discreta agitação da cabeça, protrusão da língua e ranger de dentes. Em geral, a temperatura retal é normal ou ligeiramente aumentada; a pele pode ser fria ao toque. O animal parece atáxico, com andar rígido e inseguro, e cai com facilidade. O exame minucioso revela agalactia, estase ruminal e fezes escassas. As frequências cardíaca e respiratória podem situar-se nas faixas de variação normais ou estarem ligeiramente elevadas.

Estágio 2

O segundo estágio é caracterizado por decúbito esternal e depressão da consciência; a vaca apresenta-se apática e em decúbito esternal, geralmente com desvio lateral do pescoço ou com a cabeça voltada para o flanco (Figura 17.4). Quando abordadas, algumas dessas vacas abrem a boca, estendem a cabeça e o pescoço e manifestam protrusão de língua, o que pode ser uma expressão de apreensão e medo, em um animal que não é capaz de ficar em pé. Não se constata tetania dos membros, presente no primeiro estágio, e a vaca não é capaz de ficar em pé. O focinho se apresenta seco, a pele e as extremidades são frias e a temperatura retal subnormal (36 a 38°C). Ocorre redução marcante na intensidade absoluta dos ruídos cardíacos; a frequência cardíaca encontra-se aumentada (cerca de 80 bpm). O pulso arterial é fraco e a pressão venosa é baixa, condição que dificulta a indução de aumento de calibre das veias jugulares. A respiração não é comprometida de modo marcante, embora às vezes seja possível ouvir um discreto grunhido ou gemido expiratório forçado. Estase ruminal e timpanismo secundário são ocorrências comuns; constipação intestinal é característica. Também, nota-se relaxamento do ânus e perda do reflexo anal.

Geralmente, os olhos se apresentam secos e fixos. O reflexo pupilar à luz é incompleto ou ausente e o diâmetro da pupila varia de normal à dilatação máxima. Um exame minucioso das pupilas de vacas com paresia puerperal, com anormalidades não acompanhadas de paresia e com paresia não relacionada ao parto constatou que os tamanhos médios das pupilas não eram significativamente diferentes uns dos outros. O mais comum foi a constatação de desigualdade do tamanho das pupilas. Nas vacas que desenvolveram hipocalcemia poucas horas antes do parto, ou no momento da parição, o segundo estágio do parto pode ser demorado. Em geral, o exame da vagina revela colo do útero completamente dilatado e feto em apresentação normal. A vaca pode manifestar qualquer estágio da

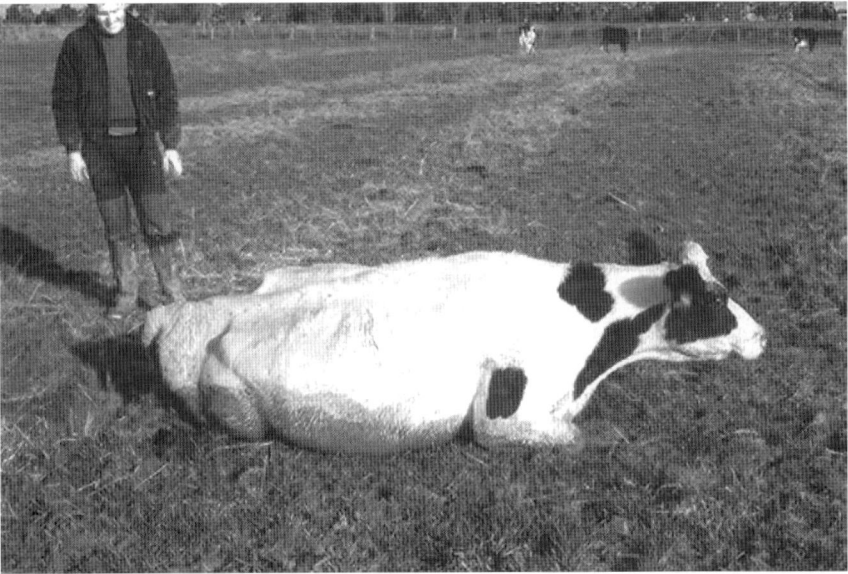

Figura 17.4 Vaca da raça Friesian com hipocalcemia puerperal em estágio 2. Ela não é capaz de permanecer em pé sem auxílio.

febre do leite e a administração por via intravenosa de sais de cálcio comumente resulta em resposta benéfica rápida e parto normal.

Prolapso uterino é uma complicação comum da febre do leite e, com frequência, o teor de cálcio é menor do que aquele de vacas parturientes que não apresentam prolapso de útero. Assim, é prática padrão tratar as vacas com prolapso uterino com sais de cálcio, por via IV.

Estágio 3

O terceiro estágio é caracterizado por uma vaca com apatia grave ou, até mesmo, em coma e em decúbito lateral. Nota-se flacidez total nos movimentos passivos e a vaca, por si só, não consegue se posicionar em decúbito lateral. Geralmente, a diminuição da temperatura corporal e a depressão do sistema cardiovascular são mais marcantes. Quase não se ouvem as bulhas cardíacas e a frequência cardíaca aumenta até 120 bpm; o pulso é quase imperceptível à palpação e pode ser impossível provocar dilatação das veias jugulares. Timpanismo é comum, devido ao decúbito lateral e à estase ruminal prolongada. Sem tratamento, algumas vacas permanecem com um quadro clínico inalterado por várias horas, mas na maioria delas o quadro se agrava progressivamente em um período de várias horas e apresentam morte súbita decorrente de choque, em um estado de colapso total.

Hipomagnesemia concomitante

Tetania discreta a moderada e hiperestesia que persiste além do primeiro estágio sugerem hipomagnesemia concomitante à hipocalcemia. Nota-se excitação e tremores fibrilares das pálpebras; ademais, convulsões tetânicas são facilmente induzidas por ruído ou toque. O animal pode apresentar trismo mandibular. Ocorre aumento das frequências respiratória e cardíaca e as bulhas cardíacas são muito mais audíveis do que o normal. Sem tratamento, o animal morre durante uma crise convulsiva.

Ovelhas e cabras

Em ovelhas mantidas em pastagens, a doença é semelhante àquela observada em vacas. Os sinais iniciais incluem andar rígido e tremores nos músculos escapulares. Em seguida, o animal se posiciona em decúbito, às vezes com tetania de membros, mas a proporção de ovelhas com hipocalcemia e que se encontram em decúbito nos estágios iniciais é muito menor do que aquela verificada em vacas. De modo geral, em cabras o quadro é semelhante. A postura característica é decúbito esternal, com os membros sob o corpo ou estendidos para trás. A cabeça é apoiada no solo e pode haver acúmulo de exsudato mucoso nas narinas. A pressão sanguínea venosa é baixa e o pulso é imperceptível à palpação. A depressão mental é evidenciada pela aparência letárgica e depressão do reflexo corneano. Ocorre perda do reflexo anal, constipação intestinal, taquicardia, hipossensibilidade, estase ruminal e timpanismo, salivação e taquipneia. A resposta ao tratamento parenteral com sais de cálcio é rápida; a ovelha volta à normalidade 30 min após uma injeção subcutânea. Caso não se institua o tratamento, com frequência, o animal morre dentro de 6 a 12 h. Em geral, a síndrome é mais grave em ovelhas gestantes do que naquelas em lactação, possivelmente devido à ocorrência simultânea de toxemia da prenhez ou hipomagnesemia. Ovelhas obesas ao final da gestação que recebem dieta com alto teor de grãos, estabuladas em ambientes fechados ou em confinamento, apresentam uma síndrome semelhante, acompanhada de prolapso de vagina e intestino.

Patologia clínica

A concentração sérica de cálcio total diminui para valor inferior a 2 mmol/ℓ (8 mg/dℓ), geralmente abaixo de 1,2 mmol/ℓ (5 mg/dℓ), mas, às vezes é tão baixa quanto 0,5 mmol/ℓ (2 mg/dℓ). Em geral, porém nem sempre, a redução é propocional à gravidade da síndrome clínica. As concentrações séricas de cálcio total médias mencionadas para as três espécies são: vacas: 1,30 ± 0,30 mmol/ℓ (5,2 ± 1,2 mg/dℓ); ovelhas: 1,15 ± 0,37 mmol/ℓ (4,6 ± 1,5 mg/dℓ); cabras: 0,94 ± 0,15 mmol/ℓ (3,8 ± 0,6 mg/dℓ).

Embora a concentração de cálcio ionizado, a fração biologicamente ativa do cálcio total, seja o fator que determina a presença e a gravidade dos sinais clínicos em animais com hipocalcemia, comumente se utiliza a concentração sérica de cálcio total em razão de sua praticidade. A determinação do teor de cálcio ionizado requer o uso de eletrodos de íons seletivos, técnica que tem se tornado muito mais acessível nas últimas décadas. Entretanto, há estreita associação entre as concentrações séricas de cálcio ionizado e de cálcio total, com excelente correlação entre os dois valores, razão pela qual, na prática, a mensuração da concentração sérica de cálcio total é considerada clinicamente útil e suficientemente acurada.[3] Cerca de 42 a 48% do conteúdo de cálcio total está disponível no espaço extracelular na forma de cálcio ionizado biologicamente ativo. A diminuição do teor sérico de albumina ou a acidemia tende a aumentar a fração ionizada de cálcio, enquanto a alcalemia ou o aumento da concentração sérica de albumina tende a diminuir a proporção de cálcio ionizado.[3] Amostras de sangue de equinos, bovinos e ovinos podem ser armazenadas por até 48 h, sem que ocorra qualquer alteração importante na concentração do íon Ca no sangue.

Os teores de cálcio ionizado no sangue venoso total de vacas são: normal: 1,6 a 1,26 mmol/ℓ (4,3 a 5,1 mg/dℓ); hipocalcemia discreta: 1,05 a 0,80 mmol/ℓ (4,2 a 3,2 mg/dℓ); hipocalcemia moderada: 0,79 a 0,50 mmol/ℓ (3,2 a 2,0 mg/dℓ); hipocalcemia grave: inferior a 0,50 mmol/ℓ (< 2,0 mg/dℓ).

Independentemente se as vacas apresentam febre do leite ou não, suas concentrações séricas de Ca total diminuem para valor abaixo do normal durante o parto; no entanto, isso não é constatado em ovelhas.

Em geral, a concentração sérica de *magnésio* se eleva moderadamente, para 1,65 a 2,06 mmol/ℓ (4 a 5 mg/dℓ), mas em algumas regiões é possível verificar baixo teor desse íon, especialmente em vacas mantidas em pastagens.

Geralmente, a concentração sérica de *fósforo inorgânico (Pi)* diminui para 0,48 a 0,97 mmol/ℓ (1,5 a 3,0 mg/dℓ).

O *teor sanguíneo de glicose no sangue* costuma ter resultado normal, embora possa haver hipoglicemia quando há cetose concomitante. Possivelmente, nota-se aumento da concentração sanguínea de glicose, acima do valor normal, nos casos de longa duração e, possivelmente, isso se deve ao fato de que há necessidade de cálcio para a liberação de insulina pelo pâncreas.

Atividade sérica de enzimas musculares

Decúbito prolongado resulta em traumatismo muscular isquêmico e necrose, aumentando a atividade sérica das enzimas musculares creatinoquinase (CK) e aspartato aminotransferase (AST). Durante o decúbito prolongado que segue o tratamento de febre do leite, a atividade de CK permanece elevada se o traumatismo muscular for progressivo em animais que não são mudados de posição, de um lado para o outro, em intervalos de poucas horas, a fim de reduzir as consequências da compressão em grupos de grandes músculos dos membros pélvicos (ver também tópico Síndrome da vaca caída, neste capítulo).

Hemograma

As alterações na contagem de leucócitos incluem eosinopenia, neutropenia e linfopenia sugestiva de hiperatividade adrenocortical, mas alterações semelhantes ocorrem em vacas recém-paridas que não desenvolvem paresia puerperal. Nota-se aumento do teor plasmático de cortisol e do volume globular (VG) em vacas com febre do leite, os quais são mais elevados ainda em vacas que não respondem ao tratamento. Tais alterações são manifestações de estresse e desidratação. Não são descritos, em detalhes, os achados clinicopatológicos em outras espécies, exceto a diminuição da concentração sérica de cálcio total.

Achados de necropsia

Não há alterações macroscópicas ou histológicas, a menos que haja doença concomitante.

Diagnóstico diferencial

O diagnóstico de febre do leite se baseia na ocorrência de paresia e depressão da consciência em fêmeas após o parto. O diagnóstico é sustentado por uma resposta favorável ao tratamento com injeção parenteral de solução de cálcio e pelo exame bioquímico do sangue. Em ovelhas, quase sempre se faz menção a algum estresse físico recente e a doença é mais comum no período que precede a parição.

Em vacas, há várias doenças que ocasionam decúbito no período pós-parto imediato e sua diferenciação é apresentada, resumidamente, na Tabela 17.5.

Diversas doenças que ocorrem por ocasião do parto devem ser diferenciadas de febre do leite de vacas. Elas são aqui agrupadas com base nas seguintes categorias:

- Outras doenças metabólicas
- Doenças associadas com toxemia e choque
- Anormalidades de pelve e membros pélvicos
- Miopatia degenerativa
- Síndrome da vaca caída.

Doenças metabólicas

Hipomagnesemia pode ser a única causa de decúbito; pode acompanhar a hipocalcemia primária ou resultar em hipocalcemia secundária e, assim, se apresentar como um quadro de paresia puerperal complicado por tetania da lactação. Hiperestesia, tetania, taquicardia e convulsões são comuns, em vez dos achados típicos de depressão e paresia notados na febre do leite.

Hipofosfatemia, que comumente acompanha a febre do leite, é uma causa sugerida de decúbito contínuo em vacas após resposta parcial ao tratamento com sais de cálcio; nota-se diminuição no teor sérico de fosfato inorgânico (Pi), que retorna ao normal se a vaca se levanta ou após o tratamento com sais de cálcio. A participação de hipofosfatemia na etiologia do decúbito da vaca periparturiente é controversa. Embora não haja evidência inequívoca disponível que sustente a participação do fósforo na etiologia do decúbito em bovinos, constatou-se que as vacas que não respondem ao tratamento IV de cálcio apresentam menor teor sérico de fosfato inorgânico.[7,9]

Hipopotassemia grave (< 2,5 mmol/ℓ) em vacas-leiteiras é caracterizada por fraqueza extrema ou decúbito, principalmente após o tratamento de cetose com isoflupredona.[10] Os sinais clínicos tendem a se assemelhar mais ao botulismo do que à hipocalcemia, com paralisia flácida da língua e dos músculos mastigatórios e com a cabeça mais apoiada no solo do que na região peitoral da vaca. A taxa de mortalidade é alta, mesmo com o tratamento com potássio. Nota-se miopatia hipopotassêmica durante a necropsia.

Cetose pode ser um fator complicador da febre do leite naqueles animais que respondem ao tratamento com cálcio e são capazes de se manter de pé, mas que continuam a manifestar sinais clínicos de cetose; em alguns casos, incluem sintomas nervosos representados pelo ato de lamber, andar em círculo e berro anormal.

Doenças associadas a toxemia e choque

No período pós-parto imediato é comum a ocorrência de várias doenças caracterizadas por toxemia.

Mastite coliforme aguda ou hiperaguda é caracterizada pelo aumento de volume marcante de uma ou de várias glândulas mamárias e inflamação glandular, com secreção mamária aquosa ou semelhante a soro, que pode não ser notado quando a vaca se encontra em decúbito. Outros sinais clínicos incluem febre no estágio inicial da doença, que pode ser seguida de hipotermia na fase avançada de toxemia ou septicemia, bem como taquicardia, desidratação, depressão e fraqueza, até ao ponto de decúbito, estase ruminal e, frequentemente, diarreia aquosa.

Pneumonia por aspiração secundária à regurgitação e aspiração de conteúdo ruminal é uma complicação do terceiro estágio da febre do leite ou à administração de fluidos ou sua aspiração acidental na traqueia de vacas periparturientes que receberam medicação líquida VO, ou seja, beberagem ("drench"). Febre, dispneia, grunhido expiratório, depressão marcante e ansiedade são sintomas comuns. A auscultação dos pulmões revela a presença de ruídos pulmonares anormais. Deve-se suspeitar de pneumonia por aspiração quando o animal se apresentar em decúbito lateral, principalmente se há evidência de regurgitação de conteúdo ruminal pelas narinas, mesmo em pequena quantidade, ou se há histórico de que o animal recebeu medicação líquida VO ("drench"). Achados anormais durante a auscultação podem não ser detectáveis até o segundo dia. Para a sobrevivência do animal é fundamental o diagnóstico precoce; a taxa de mortalidade é sempre alta.

Peritonite difusa aguda resultante da perfuração traumática do abomaso ou do útero é caracterizada por depressão intensa, taquicardia, desidratação, estase ruminal, febre, fraqueza e decúbito, grunhido ou gemido durante a respiração e, possivelmente, ruídos de "esguicho" de líquido quando se emprega a técnica de balotamento do abdome.

Sobrecarga de carboidratos (sobrecarga de grãos) resulta em depressão, desidratação, taquicardia, hipotermia, diarreia e fraqueza até o ponto de decúbito. Nota-se atonia ruminal, com timpanismo discreto a moderado; o conteúdo ruminal é aquoso e não há resíduo de fibra. Durante auscultação e percussão do flanco esquerdo é possível constatar ruído metálico e ruído de "esguicho" de líquido na região do rúmen. O exame do líquido ruminal revela odor fétido e pH baixo (< 5,0). O exame microscópico do esfregaço desse líquido revela ausência de protozoários vivos e, se corado, predomínio de microrganismos Gram-positivos.

Metrite séptica toxêmica é mais comum alguns dias após o parto; caracterizada por depressão, anorexia, febre, taquicardia (100 a 120 bpm), estase ruminal e constatação de secreção uterina de odor fétido durante o exame da vagina. Pode haver retenção de placenta. Algumas vacas acometidas se apresentam fracas e preferem o decúbito, aparentando ter febre do leite.

O prolapso e a ruptura do útero provocam graus variáveis de choque, com taquicardia, hipotermia, extremidades frias, fraqueza, decúbito e morte rápida. O histórico de parto difícil ou de distocia acompanhada de fetotomia pode estar associado com ruptura do útero. A administração de sais de cálcio pode ocasionar fibrilação ventricular e morte súbita.

Embora possa ser constatado algum grau de elevação da temperatura corporal nesses estados toxêmicos graves, o mais comum é verificar temperatura subnormal. Em geral, a resposta ao tratamento com cálcio é uma elevação marcante da frequência cardíaca, sendo comum a morte do animal durante a injeção. Todo paciente em decúbito deve ser cuidadosamente examinado, pois essas condições podem ocorrer de modo independente ou como complicação da paresia puerperal. Em nossa experiência, cerca 25% dos casos de decúbito pós-parto em vacas são atribuídos principalmente à toxemia ou lesão, mais do que à hipocalcemia.

Lesões de pelve e membros pélvicos

Durante o parto, é comum a ocorrência de lesões de pelve e membros pélvicos, em razão do acentuado relaxamento dos ligamentos da cintura pélvica. Nesse grupo de animais foram descritos sete tipos de anormalidades, com taxa de incidência de 8,5%, em uma sequência de 400 casos de paresia puerperal. As anormalidades descritas consistiram de paralisia radial, luxação da articulação coxofemoral e ruptura do músculo gastrocnêmio. Na maioria dos casos, os animais acometidos encontram-se deitados e são incapazes de se levantar, porém são alertas e se alimentam, bebem, urinam e defecam normalmente; apresentam temperatura e frequência cardíaca normais e fazem muito esforço para se levantar, principalmente, com os membros torácicos.

A paralisia obstétrica materna é a anormalidade mais comum. Embora ocorra com maior frequência em novilhas após parto difícil, também pode ocorrer em vacas adultas após parto fácil e, às vezes, antes do parto, especialmente em vacas com baixa condição corporal. A forma mais branda caracteriza-se por frequentes movimentos de escoiceamento com um membro pélvico, como se algo estivesse preso entre as unhas. É possível notar todos os graus de gravidade – desde a forma mais branda causada pela flexão do boleto e fraqueza de um ou ambos os membros pélvicos, até a total incapacidade de se levantar – mas a sensibilidade no membro acometido geralmente é normal. Durante a passagem do bezerro ocorre lesão traumática nos nervos pélvicos. Com frequência, notam-se hemorragias macroscópicas, profundas e superficiais, e degeneração histopatológica dos

Tabela 17.5 Paresia puerperal: diagnóstico diferencial de causas comuns de decúbito em vacas adultas parturientes.

Doença	Epidemiologia	Sinais clínicos	Patologia clínica	Resposta ao tratamento
Febre do leite (paresia puerperal)	Vacas adultas, dentro de 48 h após o parto; às vezes, na metade da lactação	Inicialmente, excitação e tetania, seguidas de depressão, coma, hipotermia, flacidez muscular, dilatação de pupilas, ruídos cardíacos baixos Ausência de movimentos ruminais, aumento da frequência cardíaca (FC) quando a doença se agrava	Hipocalcemia, com teor de Ca total < 5 mg/dℓ (1,25 mg/dℓ); com frequência, acompanhada de hipofosfatemia devido ao baixo teor de fosfato inorgânico (< 3 mg/dℓ ou 0,9 mmol/ℓ)	Resposta rápida característica (tremor muscular, focinho úmido, defecação, micção, diminuição da amplitude do pulso arterial e da FC e aumento da intensidade dos ruídos cardíacos, após a administração por via intravenosa de solução contendo sais de cálcio)
Vaca em decúbito após manifestar febre do leite	Mais frequente em situações em que é comum a ocorrência de febre do leite, tetania da lactação e o tratamento é negligenciado, e quando as vacas são deixadas em decúbito por longo tempo, antes de instituir o tratamento	Moderadamente alerta, ativa e com apetite Discreto aumento da temperatura corporal; FC: 80 a 100 bpm (bpm) Incapaz de permanecer de pé, mas tenta se levantar – vaca em decúbito e alerta ou com movimentos musculares fracos Quando apática e deprimida – vaca em decúbito e não alerta Curso longo: 1 a 2 semanas	Variável Pode haver baixos teores de fosfato inorgânico, potássio ou glicose Cetonúria, aumento das atividades plasmáticas de CK e AST	Resposta variável após administração de sais de cálcio, fósforo e potássio Terapia com fluido, disponibilização de cama espessa e necessidade de mudança de posição da vaca, de um lado para o outro, em intervalos de 1 h
Sobrecarga de carboidratos	Acesso à grande quantidade de carboidrato facilmente fermentável, quando não habituado Enzoótico em confinamentos que fornecem ração com alto teor de grãos Administração IV intensiva de fluido e eletrólitos, necessária para a sobrevivência do animal	Atonia gastrintestinal grave com total cessação da atividade ruminal Ruídos de "esguicho" de fluido no rúmen Desidratação grave, insuficiência circulatória Aparente cegueira, quando a vaca se encontra em decúbito e muito fraca para se levantar Fezes fétidas e amolecidas	Hemoconcentração com acidose grave, pH do fluido ruminal < 5; pode haver baixo teor sérico de cálcio Ausência de protozoários vivos no rúmen	Pode ser necessária ruminotomia ou lavagem do rúmen Antibióticos VO, e agentes alcalinizantes, pelas vias oral e IV
Hipomagnesemia (tetania da lactação, tetania da pastagem)	Todas as categorias e idades de vacas, principalmente em vacas recém-paridas Pode ocorrer em vacas de raças de corte prenhes	Excitação, hipersensibilidade, tremor muscular, tetania Decúbito acompanhdo de consulsões tetânicas, ruídos cardíacos altos, taquicardia Na doença subaguda a vaca permanece de pé	Baixo teor sérico de magnésio, inferior a,1,2 mg/dℓ (0,5 mmol/ℓ), baixo conteúdo (indetectável) de magnésio na urina	Em casos graves, mesmo após injeção IV a resposta pode demorar 30 min, que é muito mais lenta que a resposta observada após a administração de cálcio em pacientes com febre do leite
Toxemia grave (mastite coliforme, peritonite difusa aguda)	Ocorrência apenas esporádica A mastite é mais comum quando a condição higiênica do ambiente é precária Peritonite, como consequência da perfuração do retículo por corpo estranho, perfuração de úlcera de abomaso, ruptura de útero ou vagina	Decúbito, depressão a coma, sonolência, narinas secas, hipotermia, estase intestinal, FC > 100 bpm, o animal pode manifestar grunhido Examinar a glândula Examinar o abdome, verificando a presença de doença abdominal	Leucopenia grave A concentração sérica de cálcio pode ser tão baixa quanto 7 a 8 mg/dℓ (1,75 a 2 mmol/ℓ) Examinar o leite	Requer resposta ao tratamento de suporte de toxemia e choque A resposta é discreta e passageira Prognóstico muito ruim O animal pode morrer se tratado com sais de cálcio ou magnésio por via IV
Síndrome da vaca obesa	Vacas-leiteiras ou de corte obesas no final da gestação ou na época do parto Alguma causa predisponente induz à doença em animais obesos	Escore de condição corporal muito alto, anorexia, apatia, depressão, decúbito semelhante àquele verificado na febre do leite, fezes amolecidas escassas, cetonúria	Evidência de doença hepática	Ocorre recuperação quando o animal volta a se alimentar Tratamento com fluido, glicose e insulina Fornecimento de forragem palatável de boa qualidade
Lesões físicas	Ruptura do gastrocnêmio, luxação coxofemoral etc. Sequela esporádica de febre do leite; a ocorrência de lesão física pode ser facilitada por osteoporose, piso escorregadio, estímulo para se levantar muito precocemente	Como acontece na paresia obstétrica materna com ruptura de gastrocnêmio, o jarrete continua em contato com o solo quando o animal se levanta Mobilidade lateral excessiva dos membros, no caso de luxação coxofemoral	Aumento das atividades séricas de CK e AST	Tratamento de suporte, disponibilização de cama espessa e mudanças frequentes na posição do animal
Hipopotassemia aguda	Vacas-leiteiras com cetose tratadas com acetato de isoflupredona Vaca que pariu nos últimos 30 dias	Decúbito, fraqueza marcante, aparência flácida, decúbito esternal ou lateral, incapacidade de manter a cabeça afastada do solo, cabeça apoiada no flanco, anorexia; pode apresentar arritmia cardíaca A maioria das vacas morre ou é submetida à eutanásia	Concentração sérica de potássio: < 2,5 mEq/ℓ Nota-se necrose muscular durante a necropsia	Administração de cloreto de potássio VO ou, com muito cuidado, por via IV (infusão por gotejamento)

AST: aspartato aminotransferase; CK: creatinoquinase.

nervos ciáticos. Em alguns animais, é comum verificar lesão no nervo obturador, resultando em anormalidade na adução dos membros pélvicos. A posição dos membros pélvicos pode ser normal, mas nos casos graves, particularmente naqueles com hematoma extenso ao longo do tronco do nervo ciático, o membro pode manter-se estendido, com a pinça do casco atingindo o cotovelo, como ocorre na luxação coxofemoral; no entanto, no último caso há mobilidade lateral exagerada do membro. Lesões adicionais que provocam decúbito próximo ao parto são aquelas associadas com miopatia degenerativa, luxação coxofemoral e hérnia ventral.

Em algumas vacas, a luxação da articulação coxofemoral pode ocasionar decúbito e incapacidade de ficar de pé, enquanto outras podem se manter de pé e se movimentar pelos arredores. As vacas deitadas geralmente se posicionam em decúbito esternal e o membro acometido apresenta abdução excessiva. Em vacas em estação, o membro acometido geralmente se apresenta estendido, sendo flexionado com dificuldade e rotacionado sobre o seu eixo longitudinal. Os critérios de diagnóstico são:

- Início repentino de claudicação com o membro acometido estendido e, possivelmente, rotacionado
- Deslocamento do trocanter maior do fêmur de sua posição normal em relação às tuberosidades isquiática e coxal da pelve (compare os membros pélvicos esquerdo e direito)
- Capacidade de abdução manual do membro além de sua extensão normal
- Crepitação na articulação coxofemoral durante a abdução e rotação do membro
- Possibilidade de palpar a cabeça do fêmur pela VR ou vaginal contra a borda cranial do íleo ou púbis, em caso de deslocamento cranioventral, ou do forame obturador, em caso de deslocamento caudoventral.

A redução manual fechada é bem-sucedida em 80% dos casos de deslocamento craniodorsal e em 65% dos casos de deslocamento caudodorsal; no entanto, é comum ocorrer recidiva. A capacidade de se levantar antes da redução é o auxílio prognóstico mais útil.

Miopatia degenerativa (necrose muscular isquêmica)

A ocorrência de miopatia degenerativa, acometendo principalmente os grandes músculos dos quartos traseiros, é comum em bovinos que permanecem deitados por muitas horas. Durante a necropsia, notam-se grandes massas de músculos pálidos circundadas por músculo de coloração normal. Clinicamente, é indistinguível de paralisia do nervo ciático. Constata-se aumento marcante na atividade sérica de CK em vacas que permanecem em decúbito por várias horas, após um episódio inicial de febre do leite, devido à necrose muscular isquêmica. A elevação persistente da atividade de CK indica necrose muscular isquêmica progressiva, resultante da contínua compressão de grandes massas musculares dos membros pélvicos. A ruptura do músculo gastrocnêmio ou a separação de seu tendão do músculo ou da tuberosidade calcânea também pode causar miopatia.

Síndrome da vaca caída

Sequela comum da febre do leite, na qual as vacas, no pós-parto, que inicialmente podem ter apresentado hipocalcemia, permanecem deitadas por motivo desconhecido, após repetidas injeções de sais de Ca IV. Depois esse tratamento, a maioria dos sinais clínicos associados à febre do leite se resolve, mas os animais não conseguem se levantar. Clinicamente, as vacas podem se manter alertas, com apetite normal ou um pouco diminuído e comumente se recuperam e se levantam dentro de algumas horas ou dias. Os sinais vitais desses animais se encontram na faixa de variação normal; a função do trato alimentar também é normal. No entanto, algumas vacas acometidas apresentam anorexia, podem não beber água, manifestam movimentos estranhos, como deitar-se em decúbito lateral e estender a cabeça e o pescoço dorsalmente, com frequência, gemer e roncar constantemente, assumir postura de rã, com os membros pélvicos arriados, e arrastar-se pelo chão ou mover-se lentamente pela baia. Em poucos dias, esses animais podem morrer ou ser submetidos à eutanásia por motivos humanitários. É difícil diagnosticar essa condição porque essas vacas, pelo menos no início da doença, parecem apresentar febre do leite; a decisão de tratá-las ou não com quantidades adicionais de sais de cálcio é questionável.

Hipocalcemia não puerperal

Paresia com depressão mental associada à baixa concentração sérica de Ca total pode ser verificada em vacas em condições que não a do parto. Embora a causa seja, em grande parte, inexplicável, aventou-se a possibilidade de ser a hipomagnesemia um importante fator de risco para essa forma atípica de febre do leite clínica em vacas.[3] A hipocalcemia também pode ocorrer após a sobrecarga de grãos, podendo ser um fator importante em alguns casos particulares. Estase ruminal repentina provocada por reticulite traumática raramente pode provocar paresia hipocalcêmica. Diarreia, particularmente quando as vacas ou ovelhas são colocadas em pastagens novas e viçosas, também pode induzir à doença. O acesso a plantas com alto teor de oxalato pode ter um efeito similar, especialmente se os animais não estão acostumados a consumir essas plantas. As fêmeas acometidas respondem ao tratamento com Ca, mas é possível ocorrer recidiva, a menos que a causa primária seja tratada. Os diagnósticos diferenciais de doenças de vacas não parturientes, manifestadas principalmente por decúbito, também são resumidos na Tabela 17.5.

Paresia hipocalcêmica em ovelhas e cabras

Em ovelhas, a hipocalcemia deve ser diferenciada de toxemia da prenhez, que apresenta um curso muito mais longo, os sinais clínicos indicam envolvimento cerebral e a doença se restringe às ovelhas prenhes. O animal não responde ao tratamento com cálcio e um teste positivo para cetonúria é praticamente diagnóstico para toxemia da prenhez. Por ocasião da parição, as cabras são suscetíveis à enterotoxemia e hipoglicemia (raramente), apresentando, ambas, sinais clínicos semelhantes à paresia puerperal.

Hipocalcemia em porcas

Em porcas, raramente verifica-se hipocalcemia. A doença deve ser diferenciada da síndrome mastite-metrite-agalactia, caracterizada por febre, agalactia, anorexia, toxemia e aumento de volume e inflamação das glândulas mamárias.

Tratamento

Deve-se fazer todo o esforço para tratar as vacas acometidas tão logo possível após o surgimento dos sinais clínicos. O ideal é o tratamento no primeiro estágio da doença, antes que a vaca esteja em decúbito. Quanto mais longo o intervalo entre o momento em que a vaca se deita e o início do tratamento, maior a incidência de síndrome de vaca caída, como consequência da necrose muscular isquêmica decorrente do decúbito prolongado. Notam-se complicações da febre do leite quando as vacas ficam em decúbito esternal por mais de 4 h. Os criadores devem ser orientados quanto à importância do tratamento precoce. As vacas encontradas em decúbito lateral (terceiro estágio) devem ser posicionadas em decúbito esternal, até que haja disponibilidade de tratamento. Essa posição facilita a eructação, reduzindo o risco de aspiração de conteúdo ruminal, caso ocorra regurgitação. As vacas que têm dificuldade em encontrar um piso sólido não escorregadio, geralmente não tentam se levantar e podem desenvolver necrose muscular isquêmica. Para evitar essa complicação deve-se colocar borracha ou outro material não escorregadio sob a vaca ou transportá-la para um local da pastagem coberto por capim denso.

Tratamento padrão

A administração por via intravenosa de solução de cálcio, como gliconato de cálcio, borogliconato de cálcio e, hoje menos comum, cloreto de cálcio, é o tratamento de escolha. A maioria das vacas com frebre do leite pode ser tratada, com sucesso, com solução de sais de cálcio que forneçam 8 a 10 g de cálcio (o borogliconato de cálcio contém 8,3% de cálcio). Com frequência, a dose de cálcio é controversa. Um tratamento típico para uma vaca-leiteira adulta lactante com hipocalcemia do periparto é a administração intravenosa lenta de 500 mℓ de solução de borogliconato de cálcio 23%, acompanhada de auscultação cardíaca; isso fornece 10,7 g de cálcio. Portanto, o déficit de cálcio calculado em uma vaca-leiteira periparturiente em decúbito é de 4 g; deve-se fornecer cálcio adicional para repor a perda contínua no leite.[6] O uso de subdose aumenta o risco de resposta insatisfatória, não suficiente para a vaca se levantar, ou a chance de recidiva; por outro lado, uma dose consideravelmente excessiva pode ocasionar toxicidade cardíaca potencialmente fatal. A administração subcutânea adicional de solução de borogliconato de cálcio (500 mℓ) reduz muito a taxa de recidiva em vacas com hipocalcemia tratadas com 500 mℓ de borogliconato de cálcio, por via IV.[6]

A taxa de administração padrão é a aplicação IV rápida da dose de borogliconato de cálcio necessária, ao longo de 15 min. Em bovinos, estabeleceu-se que a taxa de administração máxima segura de cálcio é 0,07 mEq de cálcio ionizado, por quilo de peso corporal (PC), por minuto, o que equivale a 0,065 mℓ de solução de borogliconato de cálcio 23%/kg PC/minuto.[6] Portanto, uma vaca de tamanho médio, pesando 600 kg, sem hipocalcemia, pode ser tratada, seguramente, com borogliconato de cálcio (23%), em uma taxa de infusão intravenosa de 39 mℓ/minuto. Logo após a administração por via intravenosa de borogliconato de cálcio, durante 12 a 15 min, os animais tratados comumente apresentam hipercalcemia marcante (até 6 mmol/ℓ ou 24 mg/dℓ). Em seguida, a concentração plasmática de cálcio diminui gradativamente ao longo de algumas horas. Embora o efeito direto do cálcio administrado por via intravenosa não dure mais que 6 a 8 h, na maioria dos casos essa correção transitória da hipocalcemia não ocasiona apenas a recuperação clínica das vacas em decúbito; também, melhora a ingestão de alimentos e exacerba a motilidade intestinal, resultando em melhor absorção intestinal de cálcio. Esse último efeito, que depende da disponibilidade de quantidade adequada de cálcio para absorção no trato digestório, é o responsável pela correção sustentada da hipocalcemia observada na maioria dos casos. No entanto, em algumas vacas, os mecanismos que regulam a homeostase do cálcio são menos efetivos ou o suprimento oral de cálcio é insuficiente, podendo ocorrer recidiva de hipocalcemia subclínica ou clínica. Por essa razão, é aconselhável monitorar os animais tratados IV, e suplementados com sais de cálcio VO, durante 1 a 2 dias.

Em razão da preocupação com esses picos repentinos e breves na concentração plasmática de cálcio após a infusão rápida de solução de sais de cálcio, recomenda-se uma taxa de infusão IV mais lenta, de modo que seja mais segura e efetiva. Comparou-se a infusão lenta de uma solução de cálcio, por meio de um cateter de demora IV, ao longo de 6 h, com a administração por via intravenosa única convencional de 600 mℓ de solução de borogliconato de cálcio 40% e de solução de hipofosfito de Mg 6%, ao longo de 15 min, em vacas com febre do leite e em decúbito. As vacas que recebem a infusão rápida responderam mais prontamente, levantaram-se mais rapidamente e retornaram ao comportamento normal em um tempo mais curto. A infusão IV lenta consistia de 200 mℓ, inicialmente, ao longo de 10 min, e os 400 mℓ restantes eram adicionados a 10 ℓ de uma solução contendo 90 g de cloreto de sódio e 500 g de glicose; a administração foi realizada por meio de gotejamento IV, ao longo de 6 h, na taxa de 1,7 ℓ/hora. Em vacas tratadas mediante administração rápida, os teores séricos de cálcio e magnésio se elevaram mais rapidamente, comparativamente às vacas que receberam a infusão. Em ovelhas e cabras, a dose recomendada é 15 a 20 g por via IV, com dose opcional de 5 a 10 g por via SC. As porcas devem receber 100 a 150 mℓ de uma solução semelhante, por via IV ou SC.

Vias de administração

Intravenosa

Prefere-se a via intravenosa (IV) porque induz resposta rápida e evidente. Durante todo o tempo da administração, deve-se realizar auscultação cardíaca, verificando-se evidência de arritmia perceptível, bradicardia e taquicardia. Embora a bradicardia seja uma resposta normal à administração de cálcio em animais hipocalcêmicos, sem causar problema, a administração IV deve ser interrompida caso se constate arritmia ou taquicardia marcante. Se a anormalidade cardíaca persistir, o restante da solução pode ser administrado por via subcutânea. A melhor recomendação é administrar o máximo de solução possível IV e o restante por via subcutânea (SC). A prática comum de administrar metade da dose IV e metade SC é um procedimento razoável porque com isso a ocorrência de recidiva é menor. Se uma vaca foi previamente tratada SC pelo proprietário, a administração adicional de cálcio IV pode ocasionar toxicidade, caso a circulação sanguínea melhorada exacerbe a absorção do Ca aplicado via SC.

Vacas com toxemia são muito suscetíveis à administração IV de borogliconato de cálcio e podem morrer. Nesses casos, a frequência cardíaca aumenta de modo marcante (até 160 bpm); nota-se angústia respiratória, tremor e colapso, e a vaca morre em alguns minutos. Em vacas com toxemia grave resultante de pneumonia por aspiração, metrite ou mastite, prefere-se a administração SC ou IV.

Resposta típica ao tratamento intravenoso com borogliconato de cálcio

As vacas com febre do leite manifestam um padrão típico de resposta à administração IV de borogliconato de cálcio, quando manifestam resposta favorável, que consiste de:

- Eructação
- Tremor muscular, principalmente nos flancos e que, com frequência, se estende por todo o corpo
- Redução e melhora na amplitude de pressão do pulso
- Diminuição da frequência cardíaca
- Aumento da intensidade dos ruídos cardíacos
- Sudorese no focinho
- Defecação.

As fezes apresentam-se como um bolo fecal firme, com uma crosta dura, recoberto de muco. Em geral, as vacas não urinam antes de se levantarem. Também, é possível notar discreta tetania passageira dos membros. Quando são disponibilizados alimentos e água, muitas vacas se alimentam e bebem água minutos após um tratamento bem-sucedido.

Em geral, pode-se esperar a recuperação de 75% dos casos dentro de 2 h; em 10% das vacas acometidas a recuperação é complicada por uma das doenças discutidas anteriormente e pode-se esperar que 15% delas morram ou sejam descartadas. Entre aquelas que se recuperam após o tratamento, pode-se esperar que 25 a 30% apresentem recidiva e necessitem de tratamento adicional.

Resposta desfavorável ao tratamento intravenoso com borogliconato de cálcio

Uma resposta desfavorável caracteriza-se por marcante aumento da frequência cardíaca em vacas que apresentam toxemia e por bradiarritmia naquelas que desenvolvem bloqueio atrial em consequência da dose excessiva de cálcio. É possível ocorrer sobredose quando se administra uma dose padrão muito rapidamente, quando se aplica dose excessiva, quando se empregam doses repetidas além da necessidade ou quando se trata de uma vaca mais sensível ao efeito do cálcio. Por exemplo, pode ocorrer toxicidade quando os criadores fazem tratamento mal-sucedido com repetidas injeções SC, seguidas de uma dose IV de cálcio. Se a circulação sanguínea periférica for deficiente, é provável que o cálcio administrado por via SC não seja absorvido até que a circulação melhore após a injeção IV; assim, a alta dose de cálcio absorvida provoca toxicidade aguda.

Há relato de maior sensibilidade ao cálcio em animais toxêmicos que apresentam mastite coliforme ou metrite tóxica e em vacas com lipidose hepática ou cetose grave. A hipopotassemia, comum em animais com anorexia, pode ser um fator predisponente adicional à maior sensibilidade do músculo cardíaco à sobredose de cálcio. Também pode ocorrer morte súbita após injeção de cálcio quando a vaca se apresenta excitada ou amedrontada, podendo ser consequência da maior sensibilidade à epinefrina. Quando as vacas acometidas são expostas ao sol ou a um ambiente úmido e quente, a insolação pode ser um fator complicador. Nesses casos, deve-se tentar reduzir a temperatura corporal para um valor inferior a 39,5°C, antes da administração de cálcio.

Em todos os casos de tratamento IV com sais de cálcio, a circulação sanguínea deve ser cuidadosamente monitorada. Quando ocorre arritmia evidente ou aumento repentino da frequência cardíaca deve-se interromper a infusão. Em condições normais, a administração de uma dose padrão deve demorar, no mínimo, 15 min. O efeito tóxico agudo dos sais de cálcio parece ser manifestado especificamente no músculo cardíaco, com maior variedade de anormalidades na função cardíaca; o tipo de anormalidade depende do sal de cálcio utilizado e da rapidez de aplicação da injeção. As alterações no eletrocardiograma (ECG), após indução de hipercalcemia, incluem maior atividade ventricular e menor atividade atrial. A atropina é capaz de abolir a arritmia resultante.

Via subcutânea

A via subcutânea (SC) é comumente utilizada pelo criador que trata as vacas acometidas ao perceber os primeiros sinais de hipocalcemia, principalmente no primeiro estágio, quando a vaca ainda se encontra de pé. Também, a via SC tem sido utilizada por veterinários quando o efeito da administração IV de cálcio Ca é incerto ou se há uma resposta não usual durante a injeção IV. A principal inconveniência da administração SC é a dificuldade de prever a absorção de cálcio devido ao frequente comprometimento do fluxo sanguíneo periférico nos animais acometidos.[11] O tratamento subcutâneo com solução de cálcio não é apropriado quando há desidratação ou hipocalcemia grave porque, nesses animais, a absorção encontra-se prejudicada, condição que pode resultar em um efeito terapêutico muito demorado.[8] A quantidade de cálcio administrada em cada local de injeção deve se limitar a 1 a 1,5 g, o que equivale a 50 a 75 mℓ de maioria das soluções de cálcio disponíveis no mercado.[11] Embora a maioria das soluções que contêm gluconato de cálcio ou borogluconato de cálcio seja apropriada para injeção SC, deve-se evitar a administração SC de soluções de cloreto de cálcio porque tais preparações são demasiadamente cáusticas. Não se recomenda a administração SC de solução de cálcio que contém, também, glicose, particularmente aquelas de alta concentração, porque a glicose concentrada pode resultar em marcante irritação tecidual.[8] A administração de 500 mℓ de solução de borogluconato de cálcio 23% em 10 locais de aplicação foi associada com aumento de mais de 15% na concentração plasmática de cálcio, dentro de 30 min; a concentração plasmática do mineral retornou ao valor basal dentro de 6 h após o tratamento.[8]

Via oral

A administração via oral (VO) de sais de cálcio é praticada há décadas. Em geral, as preparações de uso oral contêm cloreto de cálcio ($CaCl_2$) e propionato de cálcio. As formulações com cloreto de cálcio têm a vantagem de serem de baixo custo e exigirem um pequeno volume para a administração de uma dose apropriada de 50 g de Ca; contudo, são muito cáusticas e podem provocar graves lesões à mucosa do trato digestório exposta a formulações concentradas. Ademais, doses repetidas de $CaCl_2$ podem resultar em acidose metabólica não compensada nos animais tratados.[11] Ao contrário, as preparações de propionato de cálcio requerem um volume maior para fornecer a mesma quantidade de cálcio e sua absorção é mais lenta; entretanto, são menos prejudiciais aos tecidos e não alteram o equilíbrio ácido-base. Nessas preparações, a disponibilidade de propionato, um precursor da glicose, é considerada, comercialmente, uma vantagem adicional potencial, porém pesquisas que avaliaram o efeito do gliconato contido nesses produtos não mostraram nenhum efeito positivo na concentração plasmática de glicose, insulina ou AGNE de vacas tratadas com gliconato de cálcio.[12] As preparações orais de $CaCl_2$ tipicamente contêm 50 g de Ca e elevam a concentração plasmática de cálcio dentro de 30 min e durante, no mínimo, 6 h.[6,8] As formulações orais de cálcio devem ser administradas apenas em vacas com capacidade de deglutição inalterada, fato que impede seu uso como tratamento de primeira escolha em animais em estágio avançado de hipocalcemia clínica.

Falha na resposta ao tratamento

A falha em responder favoravelmente ao tratamento pode ser resultado de diagnóstico incorreto ou incompleto, ou de tratamento inadequado. Uma resposta desfavorável ao tratamento consiste em: (1) ausência de alteração nos sinais clínicos manifestados pelo animal, logo após a administração de cálcio ou (2) resposta do animal ao tratamento com cálcio em todos os aspectos, exceto que não é capaz de ficar de pé por períodos de tempo variáveis após o tratamento. Uma resposta inadequada também inclui recidiva após recuperação bem-sucedida, geralmente dentro de 48 h após o tratamento. A necessidade de reposição de cálcio individual dos animais é muito variável, dependendo de diversos fatores, como peso corporal, produção de leite, idade e grau de hipocalcemia. As respostas incompletas podem ser mais comuns em vacas mais velhas e quando falham os mecanismos normais de manutenção do teor sérico de cálcio no período em que ocorrem alterações repentinas no equilíbrio de entrada e saída de cálcio do compartimento extracelular. A duração da doença e a gravidade dos sinais clínicos no momento do primeiro tratamento também interferem na resposta ao tratamento. Em um amplo estudo a campo, não se constataram vacas caídas ou morte de vacas que ainda estavam de pé quando receberam o primeiro tratamento, notando-se 13% de vacas caídas e 2% de mortes em vacas em decúbito esternal, após o primeiro tratamento, e 37% de vacas caídas e 12% de mortes em vacas em decúbito lateral, após o primeiro tratamento. Portanto, em geral, quanto mais demorado o início do tratamento de febre do leite, mais longo o período de decúbito após o tratamento e mais alta a taxa de mortalidade. O melhor procedimento de monitoramento da falha de resposta ao tratamento é examinar novamente o animal em intervalos de 6 a 12 h e conferir o diagnóstico. Caso não seja possível determinar nenhuma outra causa de decúbito, pode-se repetir o tratamento inicial em, no máximo, três vezes. Além dessa medicação, raramente a terapia adicional com cálcio é efetiva.

Manejo geral e procedimentos de enfermagem

É importante o cuidado da vaca e do bezerro após a ocorrência de febre do leite. Caso a vaca esteja em decúbito por longo tempo, ela deve ser posicionada em decúbito esternal e não em decúbito lateral, posição que pode ocasionar timpanismo, regurgitação e pneumonia por aspiração. A vaca deve ser movida de um lado para o outro em intervalos de poucas horas; ademais, deve-se disponibilizar cama adequada ou transferir o animal para local de piso não escorregadio apropriado. Em condições climáticas extremas, recomenda-se a construção de um abrigo sobre a vaca, caso não seja possível sua transferência para um abrigo permanente. Se a vaca permanecer deitada por mais de 48 h, ela deve ser levantada com auxílio de um aparelho apropriado para tal procedimento. No entanto, deve-se evitar o uso de medidas drásticas para que as vacas se levantem. Cutucadas suaves nas costelas ou o uso de agulhão elétrico são os estímulos máximos recomendados. A melhor assistência que pode ser dada a uma vaca que tenta se levantar é alçá-la vigorosamente pela base da cauda, quando se encontra na metade do movimento de ascensão.

Tratamento e controle

Tratamento
- Gliconato de cálcio: equivalente a 8 a 12 g de Ca/vaca IV ou SC, em dose única (R-1)
- Borogliconato de cálcio: equivalente a 8 a 12 g de Ca/vaca IV ou SC, em dose única (R-1)
- Cloreto de cálcio: equivalente a 8 a 12 g de Ca/vaca IV, em dose única (R-2)
- Cloreto de cálcio: equivalente a 50 g de Ca/vaca VO, em intervalos de 12 a 48 h (R-1)
- Propionato de cálcio: equivalente a 50 g de Ca/vaca VO, em intervalos de 12 a 48 h (R-2)

Controle
- Reduzir o conteúdo de cálcio da dieta 2 a 3 semanas antes do parto, para menos de 20 g de Ca/vaca/dia (R-1)
- Reduzir ao máximo o conteúdo de potássio da dieta no fim da gestação (em alguns casos, para menos de 2% da matéria seca (MS) do alimento; R1)
- Fornecer quantidade adequada de magnésio na dieta no fim da gestação (≈0,4% da MS do alimento; R-1)

- Misturar sais aniônicos ao alimento, de modo a obter uma diferença cátion-ânion na dieta de –100 a –150 mEq/kg de MS do alimento, pelo menos 2 semanas antes do parto (R-1)
- Zeolite A: 250 a 500 g/vaca/dia VO, em intervalos de 24 h, pelo menos 2 semanas antes do parto (R-2)
- Dieta com vitamina D suplementar no fim da gestação (R-1)
- Vitamina D_3: 10 milhões de UI/vaca IM, em dose única, 3 a 7 dias antes da data esperada para o parto (R-2)
- Vitamina D_2: 10 a 20 milhões de UI/vaca VO, pelo menos 7 dias antes da data esperada para o parto (R-2)
- Cloreto de cálcio: equivalente a 50 g de Ca/vaca VO, em intervalos de 12 h, por 48 h, a partir do momento do parto (R-1)
- Propionato de cálcio: equivalente a 50 g de Ca/vaca VO, em intervalos de 12 h, por 48 h, a partir do momento do parto (R-2)
- Ordenha parcial nos primeiros dias de lactação (R-3)
- Insuflar o úbere nos primeiros dias de lactação (R-3)

Controle

Quando a incidência de febre do leite aumenta para mais de 10% das vacas de alto risco (três ou mais lactações), é necessário um programa de controle específico. Quando a incidência é baixa, um programa de controle específico pode não ser econômico e a alternativa é monitorar cuidadosamente as vacas no momento da parição e nas 48 h após o parto, tratando os animais acometidos no primeiro estágio da doença, se possível.

Em geral, as estratégias de prevenção de hipocalcemia do periparto se baseiam em uma das seguintes abordagens:

- Redução do conteúdo de cálcio da dieta, disponível para absorção intestinal, durante o período seco
- Indução de acidose discreta a moderada nas últimas semanas de gestação
- Suplementação com vitamina D durante o período seco
- Suplementação oral de cálcio próximo à parição
- Administração parenteral de cálcio próximo à parição
- Ordenha parcial.

Para fins de manejo nutricional ideal de vacas-leiteiras que recebem alimentos preparados (não baseados em pastagem), com frequência o período seco é dividido em duas fases distintas: vacas em início ou metade do período seco (grupo de vacas *secas regular ou "far-off"*) e vacas nas 2 a 3 semanas antes da data prevista para o parto (grupo *pré-parto, de transição, "close-up", "lead-feeding"* ou *"steam-up"*). Grandes rebanhos podem ter subgrupos adicionais de vacas secas, dependendo das condições de manejo e das instalações disponíveis. Deve-se dar atenção especial à nutrição mineral do grupo pré-parto. Os minerais devem ser fornecidos às vacas no pré-parto em quantidades conhecidas, como parte de uma mistura de grãos ou uma ração mista total (RMT).

Redução do cálcio da dieta disponível para absorção intestinal

Concentração de cálcio na dieta no fim da gestação

No período pré-parto, dietas com alto teor de cálcio podem resultar em alta incidência de febre do leite, enquanto dietas com baixo teor de cálcio reduzem a incidência de febre do leite em vacas-leiteiras. O fornecimento de mais de 100 g de cálcio por vaca, por dia, durante o período seco, está associado com maior incidência de febre do leite. Uma vaca adulta requer apenas cerca de 30 g de cálcio/dia para suprir suas necessidades de manutenção e as demandas do feto nos últimos 2 meses de gestação. Dieta com baixo teor de cálcio (< 20 g de cálcio/vaca/dia), fornecida nas duas últimas semanas antes do parto, são efetivas na redução de ocorrência de febre do leite clínica. O baixo teor de cálcio na dieta leva o organismo a um equilíbrio negativo desse mineral antes do parto, condição que ativa os mecanismos homeostáticos antes que ocorra perda de cálcio via glândula mamária. Esses mecanismos incluem secreção de PTH, que aumenta a reabsorção renal de cálcio em minutos, estimula a reabsorção óssea de cálcio dentro de horas a dias e estimula o metabolismo renal da vitamina D para produzir 1,25-$(OH)_2$D dentro de horas ou dias. O 1,25-$(OH)_2$D estimula o transporte ativo de cálcio através das células epiteliais do intestino. No momento do parto, em vacas, a absorção de cálcio no trato digestório e a mobilização de cálcio das reservas ósseas são mais eficientes. Para que a dieta seja efetiva na redução da incidência de febre do leite, é necessário o fornecimento de uma dieta com baixo teor de cálcio durante, pelo menos, 14 dias.

Viabilidade prática do fornecimento de dietas com baixo teor de cálcio

Existem problemas práticos quanto à implementação das recomendações para o fornecimento de dietas com baixo teor de cálcio. Na maioria das fazendas que utiliza forragem produzida na propriedade, especialmente alfafa, é difícil obter forrageira com baixo teor de cálcio. Pode-se conseguir uma dieta com baixo teor de cálcio pela substituição de parte ou de todo o feno de alfafa presente na dieta de vacas secas pelo feno de gramínea e, adicionalmente, silagem de milho e alimentos concentrados. Quando se fornece feno de gramínea às vacas secas deve-se dar atenção ao conteúdo de potássio na dieta dessas vacas porque a ingestão de alto teor de potássio tende a alcalinizar o organismo e, assim, comprometer a eficácia da mobilização óssea de cálcio.

Ligação do cálcio da dieta

Caso a preparação de uma dieta com teor de cálcio baixo o suficiente para ocasionar um equilíbrio negativo desse mineral seja um problema, é possível reduzir a digestibilidade do cálcio presente na dieta pela adição ao alimento, de um produto capaz de se ligar ao cálcio da dieta e torná-lo menos disponível para a absorção intestinal. O silicato de alumínio sódico ou o óxido de zinco, administrados por via oral às vacas em final de lactação, liga-se ao cálcio da dieta e, assim, induz um equilíbrio negativo de cálcio. A suplementação da dieta de vaca seca com silicato de alumínio sódico (zeolite A), na taxa de 1,4 kg de peletes de zeolite por dia (700 g de zeolite A puro) durante, pelo menos, as duas últimas semanas de prenhez resulta em aumento significativo nas concentrações plasmáticas de cálcio e de 1,25-$(OH)_2$D, próximo ao parto. No entanto, deve-se ressaltar que essa quantidade de peletes equivale a mais de 10% da matéria seca do alimento consumido por uma vaca-leiteira nos últimos dias antes da parição. As concentrações plasmáticas de magnésio e de fosfato inorgânico também diminuem, fato que aumenta a preocupação com o uso desses sais. Em vacas tratadas com zeolite, o consumo de alimentos diminuiu mais de 20%, em comparação com o grupo de vacas controle, condição que estava associada com um aumento significativo na concentração de β-hidroxibutirato após o parto.[13] Quantidade menor de zeolite A, na faixa de 250 g de zeolite A puro, resultou em redução menos evidente do consumo de alimento e ocasiou aumento significativo na concentração plasmática de cálcio, próximo ao parto, em vacas com três ou mais lactações. Ademais, essa menor quantidade de zeolite A foi associada com redução na concentração plasmática de fosfato inorgânico e não alterou a concentração plasmática de magnésio.[13]

O fornecimento de um suplemento à base de óleo vegetal (óleo de soja) às vacas-leiteiras prenhes mantidas em pastagens, nas 2 ou 3 últimas semanas de gestação, é efetivo na prevenção da febre do leite, bem como aumenta a produção de sólidos lácteos no início da lactação. O mesmo suplemento tem sido utilizado para estimular a absorção de cálcio e reduzir a suscetibilidade à hipocalcemia induzida por jejum, em ovelhas prenhes. Após a suplementação, as ovelhas são submetidas a jejum por uma noite, a fim de estimular a homeostase do cálcio. Após o jejum, nota-se uma capacidade muito maior de absorção do cálcio.

Teor de fósforo na dieta

Alto teor de fósforo na dieta, acima de 0,5% por kg de matéria seca, pode aumentar a incidência de febre do leite. O maior consumo eleva a concentração sérica de fósforo, condição que inibe as enzimas renais que catalisam a ativação de vitamina D_3. A menor disponibilidade de vitamina D_3 bioativa resulta não apenas em menor teor de fosfato intestinal, mas também reduz a absorção de cálcio.

Proporção cálcio:fósforo na dieta

Embora a proporção cálcio:fósforo da dieta seja relevante nas espécies monogástricas, atualmente considera-se que essa proporção tem pouca importância em ruminantes, desde que satisfeitas as necessidades mínimas de ambos os minerais. A possível explicação para essa diferença em animais monogástricos é o alto conteúdo de fósforo na saliva, juntamente com o grande volume de saliva produzido no dia e que alcança o rúmen. Desse modo, o conteúdo de fósforo na saliva interfere muito na proporção cálcio:fósforo da dieta consumida.

Indução de acidose discreta a moderada no fim da gestação | Diferença cátion-ânion

Uma maneira mais confiável de controle da febre do leite em vacas-leiteiras é a manipulação da diferença cátion-ânion da dieta (DCAD) durante o período pré-parto. Dieta com alto teor de cátions, especialmente de potássio e sódio, tende a induzir febre do leite, em comparação com uma dieta com alto teor de ânions, principalmente cloreto e enxofre, que pode reduzir a incidência de febre do leite. Quando há altos teores de cátions na dieta e esses cátions são absorvidos no trato digestório, eles tendem a aumentar a diferença de íons fortes (DIF) no plasma, ocasionando alcalose metabólica (ou de íons fortes). Ao contrário, os ânions presentes na dieta, absorvidos no intestino, reduzem a DIF, causando acidose metabólica.[6] O fornecimento de dieta que contém excesso de ânions, em relação aos cátions e, assim, com baixa DCAD, resulta em acidose metabólica. Duas funções dependentes do PTH – reabsorção óssea e síntese renal de 1,25-$(OH)_2D$ – são exacerbadas em vacas que recebem dietas com adição de ânions e, assim, com baixa DCAD, condição que aumenta sua resistência à febre do leite e à hipocalcemia.

A DCAD é expressa em miliequivalentes por quilograma de matéria seca (mEq/kg MS) ou, em alguns casos, em mEq/100 g MS. Foram propostas diversas equações para o cálculo de DCAD; pela praticidade, a mais comumente utilizada é $DCAD_4 = (Na^+ + K^+) - (Cl^- + S^{2-})$, que considera apenas os quatro íons quantitativamente mais importantes da dieta (daí, $DCAD_4$). Outros eletrólitos, como cálcio, magnésio e fósforo, também influenciam a condição ácido-base e são incluídos em algumas das equações propostas para o cálculo da DCAD na literatura. No entanto, considera-se que a influência desses minerais no real valor da DCAD é mínima, devido ao conteúdo relativamente baixo desses elementos na dieta de ruminantes.

A equação atribui a mesma potência de acidificação para cada miliequivalente de cloro e enxofre, embora a taxa de absorção do cloro seja maior do que a do enxofre e, desse modo, o Cl^- apresenta maior potencial de acidificação. Esses efeitos são levados em conta nas equações para cálculo da DCAD mais desenvolvidas que incluem um fator de correção para cada elemento que responde por essas diferenças na digestibilidade.

O cálculo da DCAD requer a conversão do conteúdo de cada mineral da dieta, de g/kg ou mg/kg em carga por kg (equivalente/kg).

Para todos os elementos monovalentes, a massa expressa em mmol/kg de MS é igual a mEq/kg, com apenas uma carga por molécula, como acontece com Na^+, K^+ e Cl^-. Elementos divalentes, como Mg^{+2}, Ca^{2+} e S^{2-}, contêm duas valências por molécula; assim, 1 mmol equivale a 2 mEq. Na Tabela 17.6 há valores de referência para determinar o mEq de eletrólitos importantes e sua conversão de g/kg ou percentual de matéria seca (MS) da dieta em mEq/kg. Uma vez calculado o miliequivalente, pode-se determinar a DCAD pela subtração ânions – cátions. A equação a seguir pode ser utilizada para calcular a DCAD a partir da porcentagem do elemento na matéria seca da dieta:

$$mEq/100 \text{ g de MS} = [(\%Na \div 0,023) + (\%K \div 0,039)] - [(\%Cl \div 0,0355) + (\%S \div 0,016)]$$

Com base em evidência atual, a faixa de variação na qual se obtém a menor incidência de febre do leite é DCAD = –10 a –15 mEq/100 g de MS (–100 a 150 mEq/kg MS). Essa dieta deve ser fornecida nas 2 a 3 semanas antes do parto. Relata-se que essa taxa de suplementação não altera o consumo de MS, tampouco o equilíbrio energético, antes ou após a parição. Uma taxa de suplementação mais moderada, de modo a reduzir a DCAD para 0 mEq/100 g de MS da dieta, também não diminuiu o consumo de alimentos, tampouco a condição energética, mas foi menos efetiva na prevenção de hipocalcemia do parto.

As dietas mais comumente fornecidas às vacas secas apresentam DCAD ao redor de +100 a +250 mEq/kg de MS. A adição de sal catiônico, como o bicarbonato de sódio, na dieta de vaca seca aumenta a DCAD e, assim, eleva a taxa de incidência de febre do leite. A redução do conteúdo de potássio na dieta mediante a seleção dos ingredientes da ração que contenham baixo teor desse mineral, a adição de uma fonte de ânion ou uma mistura de sais aniônicos contendo cloro e enxofre à dieta reduz a DCAD e diminui a incidência de febre do leite. As fontes de sais aniônicos comumente utilizadas incluem Cl^- e SO_4, sais de cálcio, amônia e magnésio. Não foram utilizados sais de fosfato porque são acidificantes fracos.

A quantidade de ânions adicionados à dieta com intuito de reduzir a DCAD é limitada devido aos problemas relacionados à palatabilidade das fontes de sais aniônicos comumente utilizadas. Por exemplo, se o valor da DCAD é superior a 250 mEq/kg devido à quantidade excessiva de potássio na dieta, é difícil adicionar quantidade de sais aniônicos suficiente para reduzir a DCAD para o valor recomendado de –100 mEq/kg da dieta, sem interferir na palatabilidade. Nesses casos, o principal objetivo deve ser reduzir o máximo possível o conteúdo de cátions na dieta e, então, determinar apenas a quantidade de ânions necessária para obter a DCAD proposta.

Em um estudo, constatou-se taxa de incidência de febre do leite de 47%, quando as vacas recebiam no pré-parto uma ração com DCAD +330,5 mEq/kg de MS da dieta, e de 0% quando a ração pré-parto apresentava DCAD –128,5 mEq/kg de MS da dieta. A incidência de febre do leite foi reduzida pela adição de cloreto e enxofre em excesso em relação aos teores de sódio e potássio na dieta.

Embora tenha se proposto que vacas secas tratadas com dieta com baixa DCAD com intuito de controlar febre do leite precisam suplementação de cálcio na dieta a fim de compensar a maior perda renal desse mineral resultante da acidificação, esta recomendação não é incontestável. Vários estudos mostraram que o conteúdo de cálcio na dieta de vacas secas com alto teor de cloreto não interfere na taxa de ocorrência de hipocalcemia clínica. O fornecimento de ração com 0,5 a 1,5% de cálcio não modificou a eficácia de dietas com baixa DCAD, porém o fornecimento de dietas com alto teor de cálcio às vacas secas reduziu discretamente o consumo de alimentos, em comparação com o grupo de vacas controle.[3] Em todo caso, dietas com DCAD não devem ser combinadas com dieta com baixo teor de cálcio, tampouco deve-se utilizar produto que se liga ao cálcio, no alimento, antes da parição.

Tabela 17.6 Paresia puerperal: pesos moleculares, pesos equivalentes e conversões de porcentagem em miliequivalente (% – Eq) de ânions e cátions utilizados no cálculo da diferença cátion-ânion da dieta.

Elemento	Peso molecular (g/mol)	Valência	Peso equivalente (g/Eq)	Converter % de MS da dieta em mEq. Multiplicar por: (mEq/kg)
Sódio	23	1	23	434,98
Potássio	39,1	1	39,1	255,74
Cloreto	35,5	1	35,5	282,06
Enxofre	32,1	2	16	623,75
Cálcio	40,1	2	20	499
Magnésio	24,3	2	12,2	822,64
Fósforo	31	1,8	17,2	581,14

O monitoramento do pH da urina pode ser útil para definir a dose efetiva de sais aniônicos na ração pré-parto. A ativação adequada dos mecanismos que exacerbam a absorção intestinal de cálcio e a liberação do mineral pelos ossos por meio de acidificação discreta a moderada do organismo está associada com um declínio do pH da urina abaixo de 7,0. Em vacas secas que recebem dieta com baixa DCAD, um pH urinário acima de 7,0 sugere que o grau de acidificação pode não ser suficiente para mobilizar efetivamente o cálcio pelos mecanismos previamente descritos. Sugere-se que o pH ideal da urina varia de 6,0 a 7,0.[3]

Sais aniônicos para acidificação de dietas pré-parto para vacas-leiteiras

Há disponibilidade de diversos sais aniônicos para adição à ração de vacas-leiteiras no período pré-parto com a finalidade de prevenir a ocorrência de febre do leite. Quase sempre, em vacas a acidificação ocorre cerca de 36 h após a adição desses sais na ração; ademais, o retorno da condição de alcalinidade em vacas após a remoção dos sais da dieta acontece em menos de 36 h. Avaliou-se a atividade acidificante relativa dos sais aniônicos comumente utilizados para prevenir febre do leite. Os sais de cloreto apresentam atividade acidificante cerca de 1,6 vez maior do que a de sulfato. Cálcio e magnésio, geralmente não incluídos na equação do cálculo da DCAD, apresentam um ligeiro, porém significativo, efeito alcalinizante quando acompanhado de cloreto ou sulfato. A classificação das fontes de ânions testadas na dose de 2 Eq/dia, em ordem decrescente de atividade acidificante da urina, foi *ácido hidroclórico, cloreto de amônio, cloreto de cálcio, sulfato de cálcio, sulfato de magnésio* e *enxofre*. O sulfato de magnésio é o mais palatável dos sais aniônicos comumente utilizados como suplemento e cloreto de cálcio é o menos palatável. É melhor adicionar os sais aniônicos à ração mista total. Devido à baixa incidência de febre do leite em novilhas, não há necessidade de fornecimento de sais aniônicos às novilhas.

Os sais aniônicos podem reduzir a ingestão de matéria seca quando a dieta é suplementada com mais de 300 mEq de ânions/kg MS. A redução no consumo de matéria seca é comumente atribuída à baixa palatabilidade, mas pode ser decorrência da acidose metabólica induzida pelos sais. O tempo de fornecimento de sais aniônicos varia de 21 a 45 dias antes da data esperada para o parto. São necessários pelo menos 5 dias de consumo para se obter benefício máximo.

Cloreto de amônio

É mais efetivo como acidificante, em comparação com a maioria dos outros sais. A adição de sais de cloreto de amônio à dieta pré-parto parece ser um método promissor, prático e confiável de controle de febre do leite. Na União Europeia, atualmente o uso de cloreto de amônio é permitido como uma substância farmacologicamente ativa em produtos veterinários, mas não como aditivo alimentar ou zootécnico, em bovinos.[14] Experimentalmente, a adição de cloreto de amônio e de sulfato de amônio, 100 g de cada/animal/dia, à dieta pré-parto 21 dias antes da parição reduziu a incidência de febre do leite de 17%, no grupo não suplementado, para 4%, no grupo suplementado.

Estratégias para suplementação de fontes de ânions

Um protocolo sistemático para adição de ânions à dieta pré-parto e monitoramento de seus efeitos é:

1. Análise dos macrominerais de todas as forrageiras disponíveis para vacas no período pré-parto.
2. Seleção dos ingredientes do alimento com baixa DCAD, especialmente aqueles com baixo teor de potássio.
3. Cálculo da DCAD da dieta isenta de qualquer fonte suplementar de ânions. Se a DCAD for maior que +250 mEq/kg, deve-se priorizar a redução desse valor, substituindo alguma forrageira por outra com DCAD menor.
4. Manter o teor de magnésio da dieta na taxa de 0,40% da MS, mediante a adição de cloreto de magnésio ou de sulfato de magnésio. Prefere-se o cloreto de magnésio.
5. Avaliação do manejo nutricional das vacas no período pré-parto. Assegurar um espaço adequado para alimentação e a qualidade do alimento.
6. Adição de cloreto e/ou enxofre suplementar à dieta pré-parto da vaca, a fim de reduzir a DCAD para, aproximadamente, –150 mEq/kg de MS.
7. Avaliação do conteúdo de nitrogênio não proteico (NNP) do alimento e a ingestão de proteína degradável (IPD) da dieta. Se o NNP for superior a 0,50% da MS da dieta ou se a IPD supera 70% do conteúdo de proteína bruta, reduza a quantidade de sais de amônio ou de outras fontes de NNP ou de IPD da dieta.
8. Monitoramento do consumo de matéria seca no grupo de vacas em fase pré-parto.
9. Utilize fontes de ânions mais palatáveis ou reduza a quantidade das fontes de ânions se ocorrer diminuição da ingestão de matéria seca.
10. Depois de 1 semana de fornecimento de sais aniônicos, monitore o pH das vacas secas do grupo pré-parto. O pH da urina é um indicador confiável da acidificação ideal da dieta. Colete amostras de urina de pelo menos seis vacas, ao mesmo tempo, e obtenha a média dos resultados da urinálise. Ajuste a dose de ânions suplementares de modo a obter um pH urinário médio de 6 a 7.

DCAD e equilíbrio ácido-base em vacas-leiteiras cuja alimentação básica é pastagem

As indústrias leiteiras do sul da Austrália e Nova Zelândia dependem, praticamente, das pastagens viçosas e silagem de pastagem; assim, a pastagem consumida é o fator determinante fundamental da DCAD. Em dieta à base de pastagem, com frequência a concentração de potássio excede a 4% e a DCAD é maior que 500 mEq/kg de MS, ainda que o risco de ocorrência de febre do leite não seja maior do que aquele verificado em outros países onde o conteúdo de potássio na dieta é muito menor. Durante período considerável da primavera e início do verão, a DCAD da pastagem naqueles países pode ultrapassar o valor de +500 a +700 mEq/kg de MS. A variação na DCAD da pastagem e a dificuldade na avaliação exata do consumo de matéria seca, na prática, torna difícil uma redução confiável na DCAD. Nas condições mencionadas, a diferença cátion-ânion na pastagem não é muito influenciada pela taxa populacional ou pelas práticas de manejo associadas. O pH da urina de vacas-leiteiras mantidas em pastagem no sudeste da Austrália permanece relativamente constante por todo o ano, apesar das alterações relacionadas ao estágio de lactação, às práticas de manejo, às estações do ano, ao clima e às amplas variações na DCAD. No sudeste da Austrália, a DCAD da pastagem durante todo o ano varia de 0 a 800 mEq/kg de MS e, com frequência, supera os limites máximos previamente recomendados para o desempenho ideal das vacas lactantes. Em rebanhos cujas vacas parem na pastagem, durante a primavera, uma alta DCAD no momento do parto representa um problema prático para a administração de grande quantidade de sais aniônicos, necessária para reduzir o pH da urina e diminuir a incidência de hipocalcemia.

Nesses sistemas de criação em pastagem, para a determinação do risco de hipocalcemia, o enxofre (S) é considerado o principal componente da dieta, mais do que o cloreto ou o potássio. A eficiência da absorção de S é menor que a do Cl ou K e não se espera do enxofre a mesma alteração no pH sistêmico. Assim, sua importância na prevenção de hipocalcemia não é concordante com a compreensão atual de como a manipulação da DCAD influencia a homeostase do cálcio. Os estudos indicam que o teor de enxofre na dieta pré-parto é mais importante no controle de hipocalcemia do que o conteúdo de K ou Cl. Embora os efeitos da acidose sistêmica na absorção do cálcio sejam reconhecidos, o efeito do S na homeostase do cálcio na vaca periparturiente quando a absorção de S é baixa em comparação com a de Cl, Na ou K, sugere que há mecanismos envolvidos, não relacionados ao equilíbrio ácido-base. Pode-se constatar maior incidência de febre do leite em vacas-leiteiras criadas em pastagem, quando a dieta é suplementada com Cl e S, ainda que a absorção de cálcio, indicada pela concentração urinária de cálcio, aumente. A maior incidência pode ser decorrência da maior demanda pós-parto pelo cálcio da dieta, depois da redução do pH dos líquidos corporais no pré-parto, e porque as dietas à base de pastagem, diferentemente das rações mistas totais, geralmente contém baixo teor de cálcio. A suplementação de vacas com cálcio após a parição aumenta a concentração plasmática de cálcio no dia do parto e nos 14 dias subsequentes. A produção de leite não foi influenciada pelos tratamentos, antes ou depois da parição.

Experimentalmente, a aplicação de fertilizante contendo potássio na pastagem resultou em DCAD que variou de 350 a 535 mEq/kg de MS; no entanto, a homeostase do cálcio em vacas-leiteiras criadas na pastagem não foi influenciada. A concentração plasmática aumentou e o risco da forma clínica da hipocalcemia do periparto diminuiu, pela ação de $MgCl_2$ e $MgSO_4$, oriundos do fornecimento de 150 g de $MgCl_2$, 200 g de $MgSO_4$ e 35 g de MgO/animal/dia, durante 21 dias pré-parto. Após a parição, as vacas foram suplementadas com 150 $CaCO_3$/animal/dia, por 4 dias. A melhora na homeostase do cálcio não foi resultado da alteração do pH sistêmico.

A DCAD ideal para as vacas lactantes mantidas em pastagens viçosas e o efeito da variação na produção de leite ideal foi avaliada por meio de manipulação experimental da DCAD, utilizando medicação líquida (*drench*) em vacas-leiteiras no início da lactação, na Nova Zelândia. A diferença cátion-ânion variou de +23 a +88 mEq/100 g de MS. À medida que a DCAD aumentou, ocorreu elevação linear no pH sanguíneo e na concentração de HCO_3 e no excesso de base no sangue. As concentrações plasmáticas de Mg, K e Cl diminuíram à medida que a DCAD se elevou; ademais, o teor de Na aumentou. A excreção urinária de cálcio diminuiu à medida que a DCAD aumentou. O aumento da DCAD não influenciou significativamente a produção de leite ou o teor proteico do leite, mas a concentração e a produção de gordura no leite aumentaram de modo linear. Os dados da produção de leite sugerem que para uma ótima produção, a DCAD de dietas à base de pastagem pode ser maior que +20 mEq/100 g de MS, previamente mencionado para ração mista total.

Estratégias nutricionais do uso de macrominerais na prevenção de hipocalcemia

As condições e os princípios para prevenir hipocalcemia em vacas-leiteiras no pré-parto ou no período de transição, criadas em sistema de pastagem, podem ser resumidos como:

- Por ocasião da secagem, as vacas-leiteiras são comumente transferidas para pastagens não irrigadas até a parição. No verão, as vacas secas são transferidas para pastagens tropicais em ativo crescimento, enquanto no outono, inverno e primavera, a pastagem mais provável é uma gramínea tropical que restou do verão anterior. Provavelmente, essa pastagem é suplementada com feno de média qualidade, silagem e grãos ou melaço, 2 a 3 semanas antes do parto. Sais aniônicos são adicionados a essas dietas
- Ao longo do ano, a DCAD varia de 0 a 80 mEq/100 g de MS
- A incidência de febre do leite na Austrália varia de 1,6 a 5,4%, mas em alguns anos, em alguns rebanhos, a incidência pode ser de 20%. A incidência de hipocalcemia subclínica pode variar amplamente; até 40% das vacas aparentemente normais tiveram hipocalcemia subclínica (concentração plasmática de cálcio total < 1,9 mmol/ℓ, nos primeiros 12 dias de lactação)
- Em regiões de clima temperado, pode ser difícil reduzir o conteúdo de cálcio da dieta para o teor baixo recomendado, porém nas pastagens tropicais esse teor já é baixo
- Nos sistemas de alimentação na Austrália, o conteúdo excessivo de potássio pode ser o fator de risco dietético mais importante para ocorrência de febre do leite. O teor de potássio nas pastagens pode ser tão alto quanto 4 a 5% da MS. O uso de fertilizantes que contêm potássio exacerba o problema. O potássio e, consequentemente, a DCAD da dieta atinge valor máximo no inverno e mínimo no outono. Em Victoria, Austrália, a maioria das vacas parem no inverno e no início da primavera, quando o teor de potássio é alto
- A hipomagnesemia influencia a homeostase do cálcio e as dietas com alto teor de potássio reduzem a concentração de magnésio no plasma. Deve-se fazer suplementação de magnésio na dieta fornecida no período de transição, a fim de garantir que a necessidade de magnésio seja suprida (0,4% da MS)
- Excesso de fósforo na dieta aumenta a concentração desse mineral no plasma, condição que pode induzir hipocalcemia e aumentar a incidência de febre do leite por ocasião do parto. Não se recomenda o fornecimento de suplementos que possam aumentar a ingestão dietética de fósforo acima de 40 g/dia, às vacas, nas semanas que antecedem o parto.

Suplementação com vitamina D durante o período seco

Aplicação parenteral de vitamina D_3

Na tentativa de reverter o equilíbrio negativo de cálcio em vacas suscetíveis no início da lactação, foram utilizados vitamina D_3 e seus análogos com intuito de aumentar a absorção intestinal de cálcio. A vitamina D_3 sofre hidroxilação no fígado, resultando no metabólito 25-hidroxicolecalciferol. Esse é metabolizado no rim e se transforma em 1,25 di-hidroxicolecalciferol, que apresenta um efeito hipercalcêmico ativo; porém, sua síntese é difícil. Um de seus análogos, o 1-α-hidroxicolecalciferol, é igualmente ativo, sua síntese é fácil e tem uso farmacológico. Com frequência, para vacas recomenda-se dose única de 10 milhões de UI de vitamina D_3/animal por via intramuscular (IM), 2 a 8 dias antes do parto, embora a recomendação de dose baseada no peso corporal (1 milhão de unidades para cada 45 kg de PC) tenha mostrado resultados consistentemente melhores. Duas importantes dificuldades do tratamento parenteral com vitamina D_3 são: o curto período de tempo antes do parto durante o qual a vitamina D_3 deve ser administrada para ser efetiva e a estreita faixa de variação terapêutica dessa vitamina. Se a parição da vaca não ocorrer dentro de 10 dias após o tratamento, pode ser necessária a aplicação de mais 10 milhões de unidades porque as vacas tratadas há mais de 10 dias antes do parto apresentam maior risco de desenvolver febre do leite clínica. A repetição do tratamento está associada com calcificação de tecidos moles, principalmente após injeções repetidas. Vacas prenhes são mais suscetíveis à calcificação do que aquelas não prenhes. Embora dose única inferior a 10 milhões de unidades em uma vaca adulta seja consideravelmente menos efetiva na prevenção de febre do leite clínica, uma dose de 17 milhões de unidades foi letal para 75% das vacas tratadas.

Outra desvantagem do uso de vitamina D_3 injetável é que embora seja efetiva na prevenção de febre do leite clínica, ela tende a resultar em concentração plasmática de cálcio significativamente menor, no período de 3 a 14 dias após o parto, comparativamente às vacas do grupo-controle não tratadas. Portanto, as vacas tratadas com vitamina D_3 injetável apresentam menor risco de manifestação de febre do leite clínica próximo ao parto; todavia, pode estar em maior risco de hipocalcemia subclínica nas primeiras semanas de lactação. Parece que esse problema se deve ao efeito do metabólito exógeno na redução da absorção intestinal de cálcio; seu efeito inibidor das enzimas renais que ativam a vitamina D_3 endógena se mantém por mais tempo. Portanto, em vacas tratadas, parece que a capacidade de produzir quantidade suficiente de 1,25-$(OH)_2D$ para manter exacerbada a absorção intestinal de cálcio nas primeiras semanas de lactação, encontra-se prejudicada.

Administração oral de vitamina D

A administração oral de 20 milhões de UI de vitamina D_2/dia, durante 5 dias, em vacas prestes a parir, pode reduzir de modo marcante a incidência esperada de febre do leite. Como o início da ação da vitamina após o tratamento oral é mais demorado do que aquele notado após a injeção, a vaca deve ser tratada pelo menos 5 dias antes do parto, para que o tratamento seja efetivo. Com frequência, é difícil determinar a data exata do parto e se a administração for descontinuada por até 4 dias antes da parição, pode haver uma incidência notavelmente alta da doença, provavelmente devido à depressão da atividade da paratireoide após a administração. A toxicidade da vitamina D administrada por via oral é consideravelmente menor, em comparação com a forma injetável. Uma dose de 30 milhões de UI de vitamina D, administrada durante 7 dias, não induziu sinais evidentes de toxicidade. No entanto, há, também, o risco de calcificação metastática; isso tem ocorrido com o emprego de doses menores (20 milhões de UI/dia, durante 10 dias).

Suplementação oral de cálcio próximo ao parto

A administração oral de sais de cálcio de fácil absorção, como o cloreto de cálcio ou o propionato de cálcio, fornecem o equivalente a 40 a 50 g de cálcio por dose, na forma de *bolus*, gel, pasta ou líquido, em dose única, ou em doses repetidas, iniciando 12 a 24 h antes do parto e continuando até 24 h após a parição, é uma prática comum que aumenta, efetivamente, a concentração plasmática de cálcio por um período de 6 h. Com base em estudos clínicos, próximo ao parto sugeriu-se um intervalo entre doses de 6 a 12 h. Dependendo do tipo de preparação, da palatabilidade e da frequência de tratamento necessária, a administração oral pode requerer um trabalho mais ou menos intensivo, exigente e invasivo. O cloreto de cálcio é muito solúvel, resultando em rápido aumento da concentração plasmática de cálcio dentro de 30 min após sua administração; todavia, é um produto caústico que pode ocasionar lesões no epitélio da mucosa da orofaringe, esôfago, pré-estômago ou abomaso. Por outro lado, o propionato de cálcio requer um volume maior para fornecer quantidade semelhante de cálcio e demora mais tempo para aumentar a concentração plasmática de cálcio; no entanto, é menos prejudicial e, assim, seu uso é mais seguro. A administração combinada de cálcio, juntamente com propionato, um precursor da glicose, na forma de propionato de cálcio, tem sido utilizada como um argumento adicional de suporte para o uso desse composto próximo à parição. No entanto, estudos sobre o efeito do propionato de cálcio no consumo de alimento, na produção de leite e concentrações plasmáticas de glicose, insulina e AGNE em vacas no periparto não constataram efeito benéfico.[12]

O tratamento profilático por meio da administração oral de preparações de cálcio, diferentemente da injeção parenteral desse mineral, tem a vantagem de não comprometer os mecanismos que regulam a homeostase do cálcio, mas certamente sustenta-os por fornecer cálcio VO, enquanto a absorção intestinal desse mineral é suprarregulada.[15]

Suplementação parenteral de cálcio próximo ao parto

A administração intravenosa ou subcutânea de soluções de gliconato de cálcio ou de borogliconato de cálcio em vacas próximo à parição é, às vezes, praticada porque tal procedimento pode ser uma maneira prática e barata de controle da febre do leite.[15] No entanto, após a administração parenteral de doses terapêuticas de soluções de cálcio quase sempre ocorre aumento da concentração plasmática de cálcio, que atinge um teor suprafisiológico, bem como desarranjo dos circuitos endócrinos que regulam a homeostase do cálcio devido à interrupção súbita da secreção de PTH, fundamental para evitar a redução excessiva da concentração plasmática de cálcio próximo ao parto. Essa anormalidade resulta em demora na correção do desequilíbrio de cálcio na vaca periparturiente, documentado em vários estudos. As vacas submetidas ao tratamento profilático com solução de cálcio, por via parenteral, apresentam hipercalcemia marcante, porém transitória, seguida de diminuição na concentração plasmática de cálcio para valor abaixo da concentração de cálcio pré-tratamento, dentro de 12 h. Estudo recente comparando a concentração plasmática de cálcio de vacas tratadas com solução de cálcio, por via IV, com aquelas de vacas tratadas VO ou de vacas periparturientes não tratadas e sem sinais clínicos de febre do leite, revelou que a concentração plasmática de cálcio foi significativamente maior em vacas que receberam cálcio por via IV do que aquela de vacas tratadas VO e de vacas não tratadas do grupo-controle, apenas nas primeiras 4 h após o tratamento; no entanto, a concentração de cálcio foi menor do que aquela de vacas tratadas VO, no período de 24 h até, pelo menos, 48 h após o tratamento e menor que os valores verificados em vacas não tratadas, desde 36 h até, pelo menos, 48 h após o tratamento.[16] *Portanto, a administração parenteral de soluções de cálcio deve ser um procedimento reservado para a correção rápida da hipocalcemia clínica e nunca deve ser um procedimento padrão utilizado no momento do parto.*[8,15]

Ordenha parcial

Há décadas, tem-se proposto a ordenha parcial após o parto como uma estratégia para reduzir a perda de cálcio via glândula mamária, no início da lactação. Embora essa prática evidentemente reduz a quantidade de cálcio excretado via glândula mamária, estudos que avaliaram o efeito da ordenha parcial na concentração plasmática de cálcio nos primeiros dias de lactação não constataram efeito benéfico.[6]

LEITURA COMPLEMENTAR

Block E. Manipulation of dietary cation–anion difference on nutritionally related production diseases, productivity and metabolic responses of dairy cows. J Dairy Sci. 1994;77:1437-1450.

Goff JP, Horst RL. Role of acid-base physiology on the pathogenesis of parturient hypocalcemia (milk fever)—the DCAD theory in principle and practice. Acta Vet Scand. 2003;97:51-56.

Houe H, et al. Milk fever and subclinical hypocalcemia—An evaluation of parameters on incidence risk, diagnosis, risk factors and biological effects as input for a decision support system for disease control. Acta Vet Scand. 2001;42:1-29.

Horst RL, Goff JP, Reinhardt TA. Role of vitamin D in calcium homeostasis and its use in prevention of bovine periparturient paresis. Acta Vet Scand. 2003;97:35-50.

Thilsing-Hansen T, Jorgensen RJ, Ostergard S. Milk fever control principles: a review. Acta Vet Scand. 2002;43:1-19.

REFERÊNCIAS BIBLIOGRÁFICAS

1. Reinhardt TA, et al. Vet J. 2011;188:122-124.
2. USDA. Dairy 2007, part I. Accessed February 15, 2014, at <http://www.aphis.usda.gov/animal_health/nahms/dairy/downloads/dairy07/Dairy07_dr_PartI.pdf>; 2007.
3. Goff JP. Vet Clin North Am Food Anim Pract. 2014; 30:359-381.
4. DeGaris PJ, Lean IJ. Vet J. 2009;176:58-69.
5. Mulligan FJ, Doherty ML. Vet J. 2008;176:3-9.
6. Constable PD. Proc XXVIII World Buiatrics Congress. Cairns: 2014:59-63.
7. Grünberg W. Vet Clin North Am Food Anim Pract. 2014;30:383-408.
8. Oetzel GR. Vet Clin North Am Food Anim Pract. 2013;29:447-455.
9. Menard L, Thompson A. Can Vet J. 2007;48:487-491.
10. Constable PD, et al. J Am Vet Med Assoc. 2013; 246:826-835.
11. Goff JP. Vet J. 2008;176:50-57.
12. Kara C. J Biol Environ Sci. 2013;7:9-17.
13. Grabherr H, et al. J Anim Physiol Anim Nutr. 2009; 93:221-236.
14. EFSA. EFSA J. 2012;10:2738.
15. Martin-Tereso JM, Martens H. Vet Clin North Am Food Anim Pract. 2014;30:643-670.
16. Blanc CD. J Dairy Sci. 2014;97:6901-6906.

Hipopotassemia aguda em vacas

> **Sinopse**
>
> - Etiologia: redução prolongada no consumo de matéria seca por vacas-leiteiras lactantes, anormalidades do abomaso, alcalemia, duas ou mais injeções de acetato de isoflupredona (corticosteroide/mineralocorticoide)
> - Epidemiologia: é mais comum em vacas-leiteiras lactantes que apresentam redução do apetite, alto potencial para produção de leite e pouca massa muscular
> - Achados clínicos: fraqueza muscular generalizada; depressão; arritmias cardíacas, principalmente fibrilação atrial
> - Patologia clínica: baixa concentração sérica/plasmática de potássio; pode haver alcalemia e hiperglicemia
> - Achados de necropsia: necrose muscular multifocal com infiltrado de micrófagos e vacuolização de fibras musculares, característica de miopatia hipopotassêmica
> - Confirmação diagnóstica: resposta ao tratamento, concentração sérica de potássio inferior a 2,5 mEq/ℓ
> - Tratamento: administração oral de cloreto de potássio, aumentar o consumo de alimentos
> - Controle: manter ingestão adequada de matéria seca, detecção e correção precoce de anormalidades do abomaso, não utilizar mais que um tratamento com acetato de isoflupredona.

Etiologia

A hipopotassemia é mais comum em vacas-leiteiras lactantes; é uma anormalidade secundária a:

- Anorexia resultante de mastite clínica e retenção de placenta
- Obstrução do trato gastrintestinal superior, particularmente deslocamento de abomaso à esquerda ou à direita, bem como vólvulo ou impactação do abomaso
- Perda compulsória de potássio no leite (1,4 g de potássio/ℓ de leite)
- Hiperinsulinemia secundária à hiperglicemia e desvio transcelular de potássio extracelular
- Ativação do sistema nervoso simpático
- Liberação de aldosterona em reposta à hipovolemia e necessidade de retenção de sódio

- Menor reserva corporal total de potássio devido à massa muscular relativamente menor em vacas.

Na maioria dos casos, a hipopotassemia não é grave o suficiente para causar fraqueza e decúbito.

Epidemiologia

A hipopotassemia é comumente verificada em vacas-leiteiras lactantes, após longo período de inapetência (> 2 dias); contudo, é rara em ruminantes adultos que consomem quantidade adequada de matéria seca e em bezerros neonatos, cordeiros e cabritos. A hipopotassemia é mais comum em vacas leiteiras lactantes do que em vacas de corte ou em animais mantidos em confinamento, devido à perda adicional de potássio no leite, à menor massa muscular em vacas-leiteiras que resulta em pouca reserva corporal total de potássio e uso de glicogênio e proteína do músculo esquelético para obtenção de energia no início da lactação.

Tipicamente, o leite apresenta concentração de potássio de 36 mmol/ℓ.[1] Portanto, vacas-leiteiras de alta produção são mais sujeitas à hipopotassemia; a incidência de hipopotassemia no período pós-parto aumenta à medida que aumenta a produção de leite. Vacas-leiteiras em início da lactação apresentam marcante equilíbrio energético negativo; o catabolismo de glicogênio intracelular e de proteína ocasiona maior excreção de potássio na urina e, assim, a depleção de potássio corporal total, pois o potássio encontra-se ligado ao glicogênio.

A excreção renal de potássio ocorre por meio de secreção pelas células dos túbulos distais. Aldosterona ou outros esteroides com atividade mineralocorticoide exacerbam a secreção de potássio nos túbulos distais pelo aumento da permeabilidade das membranas do lúmen tubular ao potássio e maior perda de potássio na urina. Hipopotassemia e depleção da reserva corporal total de potássio é comum em vacas-leiteiras lactantes que recebem uma ou mais injeções de corticosteroides com atividade mineralocorticoide, especialmente acetato de isoflupredona, como tratamento de cetose.[2,3] Tem-se efeito hipopotassêmico porque a atividade mineralocorticoide da isoflupredona exacerba as perdas renal e gastrintestinal (saliva e cólon) de potássio. A hipopotassemia atinge seu valor mínimo de, aproximadamente, 60 a 70% do valor normal, em 72 h após a primeira das duas injeções de 10 mg de acetato de isoflupredona. Após a administração de corticosteroide, a liberação de insulina exógena ou endógena secundária à hiperglicemia, após administração por via intravenosa de dextrose ou de coricoide, pode ocasionar hipopotassemia associada com mobilização intracelular de potássio, que acompanha a glicose; trata-se de uma transferência de potássio e não a depleção da reserva corporal total.[4,5]

Em geral, a alcalemia reduz a concentração sérica de potássio e a acidemia aumenta o teor sérico desse mineral. Portanto, é comum a ocorrência de hipopotassemia em ruminantes com alcalose metabólica. A indução experimental de alcalose metabólica por meio da administração oral de bicarbonato de sódio, em três vacas da raça Jersey, provocou alcalose metabólica (de íon forte) marcante (excesso de base: 14 a 19 mEq/ℓ), hipopotassemia (2,6 a 3,1 mEq/ℓ) e um aumento de 6 a 10% na concentração de potássio nos músculos, indicando uma transferência de potássio do compartimento extracelular para o meio intracelular.

Em vacas-leiteiras sadias pode ocorrer depleção da reserva corporal total de potássio logo após o parto, com base em resultados de estudos sobre o equilíbrio de potássio e de estudos que relataram diminuição do conteúdo de potássio no músculo esquelético por ocasião do parto e redução da concentração de potássio na urina logo após a parição.[2,6]

Patogênese

Em vacas adultas, a homeostase do potássio é determinada pelo equilíbrio entre a absorção de potássio no trato gastrintestinal (GI) e sua subsequente excreção pelos rins e glândulas salivares. O transporte de potássio é passivo no intestino delgado e ativo no cólon, sob a influência da aldosterona. O principal hormônio que interfere na excreção renal e salivar de potássio é a aldosterona, liberada da zona glomerular da glândula adrenal em resposta à hiperpotassemia e a outros fatores. Pelo menos 95% da reserva corporal total de potássio é intracelular, sendo que o músculo esquelético contém 60 a 75% do total de potássio intracelular. Em vacas lactantes, as perdas totais de potássio são: 75% na urina, 13% nas fezes (principalmente a perda endógena) e 12% no leite; as perdas na urina, fezes e leite são compulsórias. Alterações marcantes na concentração sérica ou plasmática de potássio alteram o potencial de repouso das membranas celulares porque o gradiente de potássio gerado pela enzima Na-K-ATPase é a principal causa de potencial elétrico negativo nas membranas celulares. Portanto, a hipopotassemia altera o potencial de repouso da membrana e ocasiona alterações clinicamente importantes nas funções das células e dos órgãos. Hipopotassemia indica depleção da reserva corporal total de potássio, a menos que induzida por hiperglicemia e hiperinsulinemia.[4,5]

Em bovinos, o conteúdo de potássio foi estimado em, aproximadamente, 2,2 g/kg PC. As vacas-leiteiras lactantes devem receber uma dieta que contenha, no mínimo, 0,7% de potássio, com base na matéria seca, embora as vacas-leiteiras de alta produção necessitem um maior teor de potássio na dieta, sendo o potássio frequentemente fornecido na taxa de 1,3 a 1,4%, com base no peso seco. Em uma dieta típica de vacas-leiteiras lactantes, a eficiência da absorção de potássio varia de 74 a 88%; o potássio é absorvido no intestino delgado e pré-estômago, com predomínio do primeiro. Em bovinos, geralmente o líquido ruminal apresenta concentração de potássio de 24 a 85 mEq/ℓ, sendo que tal concentração e a absorção do mineral dependem muito da quantidade ingerida. Isso indica que uma maior ingestão de potássio (especificamente, maior conteúdo de potássio no rúmen) ocasiona, diretamente, maior absorção desse mineral. Estudos em ovinos que receberam potássio indicaram uma forte relação linear entre o potássio absorvido no rúmen e sua concentração no líquido ruminal; no entanto, deve-se considerar que a taxa de absorção de potássio depende, também, se o animal se alimentou ou se está em jejum. Em ovinos mantidos em jejum por 26 h a concentração de potássio no rúmen diminui de 50 mmol/ℓ para 24 mmol/ℓ e a concentração plasmática desse elemento diminui de 4,2 mmol/ℓ para 3,7 mmol/ℓ.

Em vacas lactantes sadias com teores normais de sódio, não se considera que a homeostase do potássio seja regulada diretamente por ação hormonal, pois não há relação entre a concentração plasmática de aldosterona e as concentrações de potássio na urina e no sangue total.[3] Acredita-se que a anorexia tenha importante participação no desenvolvimento de hipopotassemia em vacas porque são necessárias 24 a 48 h para que os rins de mamíferos se adaptem à redução na ingestão de potássio da dieta.[3] A desidratação também tem importante participação na ocorrência de hipopotassemia, via ativação da aldosterona. Parece haver um sensor intestinal ou hepatoportal que detecta a ingestão de potássio e envia um sinal ao rim para aumentar a excreção desse elemento em resposta à maior ingestão de potássio; porém, a localização anatômica do sensor e a via molecular envolvida no envio do sinal ainda não são conhecidas.[7] Todavia, a ativação do sensor intestinal/hepatoportal indica que a excreção renal de potássio está aumentada, mesmo antes de haver aumento detectável da concentração sérica de potássio após maior consumo desse nutriente.

Em relação a um estudo *in vitro* que utilizou uma concentração de potássio de 5 mmol/ℓ, notou-se que a diminuição da concentração de potássio no caldo de tecido diminuiu a amplitude de contração do músculo circular do corpo do abomaso de vaca; esse músculo liso é responsável pela propulsão do quimo abomasal.[8] Notam-se reduções discretas, porém significativas, na força do músculo liso do abomaso de touros, quando a concentração de potássio *in vitro* é reduzida de 5,4 mmol/ℓ para 2 a 3 mmol/ℓ.[9] Portanto, a hipopotassemia pode resultar em baixa taxa de esvaziamento abomasal e, em consequência, maior risco de ocorrência de deslocamento de abomaso à esquerda, vólvulo abomasal e, potencialmente, retenção de placenta e metrite, em vacas-leiteiras. Em bovinos, não foi determinada a relação entre a concentração de potássio e o tônus do músculo esquelético, mas estudos em humanos sugerem que para que ocorra redução do tônus do músculo esquelético a hipopotassemia deve ser marcante (< 2 a 2,5 mEq/ℓ).

Achados clínicos

Os animais acometidos apresentam fraqueza muscular generalizada, motilidade gastrintestinal lenta e depressão. Aqueles com hipopotassemia grave não são capazes de permanecer em pé ou de levantar a cabeça do chão. As vacas com hipopotassemia grave (< 2 mEq/ℓ) geralmente ficam deitadas, exibem fraqueza profunda, parecem flácidas e se posicionam em decúbito esternal ou lateral. São incapazes de sustentar o peso da cabeça, afastando-a do chão, e comumente mantém a cabeça apoiada no flanco. É possível notar fraqueza profunda dos músculos cervicais laterais. É comum verificar anorexia. Arritmias cardíacas frequentemente são detectáveis durante a auscultação e pode-se constatar fibrilação atrial na eletrocardiografia.

As arritmias cardíacas estão associadas com concentração sérica de potássio anormal, tanto hipopotassemia quanto hiperpotassemia. Em um estudo ainda não publicado, com 110 bovinos adultos com fibrilação atrial, era comum notar hipopotassemia antes da indução de fibrilação atrial. Embora não pareça haver estudo em larga escala investigando a relação entre hipopotassemia e ocorrência de arritmias cardíacas em bovinos adultos, é comum notar hipopotassemia, hipocalcemia e alcalemia em vacas-leiteiras lactantes que apresentam deslocamento do abomaso à esquerda e fibrilação atrial. Em estudo recente com 15 vacas-leiteiras lactantes, nas quais induziu-se, experimentalmente, hipopotassemia e alcalemia, notou-se que duas dessas vacas desenvolveram fibrilação atrial que cessou dentro de 24 h após a administração de KCL, acompanhada de aumento da concentração plasmática de potássio e diminuição do pH sanguíneo.[6] Em outros estudos, diagnosticou-se fibrilação atrial em 4 de 10, 2 de 14 e 5 de 17 vacas com hipopotassemia de ocorrência natural e em 1 de 7 vacas leiteiras lactantes com hipopotassemia experimentalmente induzida após administração por via intramuscular de duas doses de 20 mg de acetato de isoflupredona, com intervalo de 48 h. Analisados conjuntamente, esses achados sugerem que a hipopotassemia tem importante participação na ocorrência de fibrilação atrial em bovinos adultos.

Os sinais de depleção crônica de potássio em bovinos compreendem anorexia; pica, caracterizada por lambedura dos pelos, lambedura do chão e mastigação de pedaços de madeira; pelame áspero; fraqueza muscular; irritabilidade; paralisia e tetania.

Patologia clínica

A ordem de sensibilidade/especificidade na determinação de depleção da reserva corporal total de potássio é: músculo esquelético > soro/plasma > leite > eritrócito/sangue total > urina > saliva.

Conteúdo de potássio no músculo esquelético

A concentração de potássio no músculo esquelético é considerada o método mais sensível e específico de avaliação do conteúdo total de potássio no organismo e, portanto, é o teste padrão-ouro. O músculo esquelético é considerado o melhor tecido para obtenção de amostras porque contém cerca de 75% da reserva corporal total de potássio. Em bovinos, deve-se avaliar um músculo padronizado, pois há diferença individual de mais de 15% no conteúdo de potássio e essa variação entre os músculos é maior do que aquela relacionada à raça.

Concentração plasmática de potássio

A determinação da concentração sérica/plasmática de potássio é necessária para confirmar o diagnóstico de um caso suspeito de hipopotassemia. Concentração sérica de potássio menor que 2,5 mEq/ℓ indica hipopotassemia grave e, nessa condição, a maioria dos animais manifesta fraqueza ou decúbito. Concentração sérica de potássio de 2,5 mEq/ℓ a 3,5 mEq/ℓ indica hipopotassemia moderada e alguns bovinos ficam deitados ou parecem fracos, com motilidade gastrintestinal lenta. Além da mensuração da concentração sérica de potássio, a determinação das concentrações séricas de sódio, cloreto, cálcio e fósforo, bem como as atividades séricas de creatinoquinase e aspartato aminotransferase, podem ser muito úteis para nortear o tratamento de bovinos com hipopotassemia. A concentração sérica de potássio costuma ser um pouco maior do que a concentração plasmática porque a ativação de plaquetas libera potássio. Em resumo, uma concentração sérica/plasmática de potássio abaixo da faixa de variação normal é uma evidência inequívoca de hipopotassemia, a menos que haja hiperinsulinemia ou alcalemia concomitante.[4,5] No entanto, como mais de 95 a 98% da reserva corporal total de potássio encontra-se no compartimento intracelular, é provável que a concentração sérica/plasmática de potássio não seja tão sensível quanto o conteúdo de potássio no músculo esquelético, no diagnóstico de depleção da reserva corporal total de potássio.

Concentração de potássio no leite

Teoricamente, a concentração de potássio no leite é um teste mais sensível do que a concentração sérica/plasmática desse elemento na detecção de depleção da reserva corporal total de potássio em vacas, individualmente, pois a concentração de potássio no leite é constante em uma vaca individual. A depleção de potássio em vacas-leiteiras lactantes faz reduzir a concentração desse mineral no leite, de 1,45 g/ℓ para 1,28 g/ℓ; essa taxa de redução foi maior do que aquela verificada no plasma ou no sangue total de bovinos com depleção da reserva corporal total de potássio. No entanto, há marcante variação individual na concentração de potássio no leite de vacas sadias, com variação de até 50% entre as vacas. Essa variação parece ser decorrência de alterações nos teores de gordura e proteína e na porcentagem de lactose do leite, com maior correlação entre a concentração de potássio do leite e a concentração láctea de lactose (R = − 0,53 ou − 0,74). A relação entre potássio e lactose é atribuída ao fato de que esses componentes contribuem muito para a osmolalidade do leite, que é constante e isotônica. A concentração de potássio no leite também sofre alteração ao longo da lactação, sendo de 42 mmol/ℓ no início da lactação, 40 mmol/ℓ na metade da lactação e 27 mmol/ℓ no final da lactação; a concentração média de potássio no leite do tanque de resfriamento é 37 mmol/ℓ. A grande variação entre vacas na concentração de potássio no leite e a dependência da concentração de lactose no leite dificulta o estabelecimento de um ponto de corte apropriado para o diagnóstico de depleção da reserva corporal total de potássio em vacas-leiteiras lactantes doentes. No entanto, a concentração de potássio no leite tem utilidade clínica no monitoramento da homeostase do potássio, ao longo do tempo, em uma vaca, individualmente.

Concentração de potássio nos eritrócitos

A concentração de potássio nos eritrócitos (hemácias) é obtida mediante a mensuração da concentração plasmática de potássio e do hematócrito (volume globular) e subsequente adição de água destilada na amostra de sangue, em quantidade suficiente para ocasionar hemólise dos eritrócitos, seguida da determinação do teor de potássio na solução hemolisada e cálculo matemático. Há marcante variação genética na concentração de potássio dos eritrócitos (7 mmol/ℓ a 70 mmol/ℓ), bem como na concentração de sódio (15 mmol/ℓ a 87 mmol/ℓ), de vacas sadias, sem influência da raça. Há dois picos principais na concentração celular de potássio, um de 20 mmol/ℓ e outro de 50 mmol/ℓ. Em vacas-leiteiras lactantes com deficiência de potássio corporal induzida, a alteração na concentração de potássio do sangue total foi semelhante àquela da concentração plasmática de potássio. No entanto, em 180 vacas não se constatou relação entre a concentração plasmática de potássio e a concentração de potássio nos eritrócitos. Atualmente, não se recomenda a mensuração da concentração de potássio nos eritrócitos ou no sangue total com intuito de avaliar o conteúdo corporal total de potássio.

Concentração de potássio na urina

A concentração de potássio na urina normalmente é alta (454 ± 112 mEq/ℓ), porém variável, com taxa de excreção fracionada média de 82% e coeficiente de variação de 61%. A ampla variação na concentração urinária de potássio dificulta o estabelecimento de um ponto de corte para o diagnóstico de depleção corporal total de potássio. No entanto, a mensuração da concentração de potássio na urina tem utilidade clínica em uma vaca individual que consome uma dieta constante ao longo do tempo, pois ela reflete a homeostase do potássio. O pH da urina pode ter algum valor como um teste de triagem melhor, pois pode haver acidúria em resposta à marcante diminuição na concentração urinária de potássio.[10]

Concentração de potássio na saliva

É mais influenciada pela aldosterona, em resposta às alterações na concentração sérica de sódio; assim, a concentração de potássio na saliva deve ser comparada com a concentração salivar de sódio (troca "um por um"), com a homeostase do sódio e com a proporção sódio:potássio sérico, para ter utilidade clínica. A concentração normal de potássio na saliva é muito variável, de 4 mEq/ℓ a 70 mEq/ℓ, sofrendo maior influência da homeostase do sódio. Um estudo em bovinos com deslocamento do abomaso à esquerda ou à direita ou com vólvulo abomasal não indicou relação entre a concentração de potássio na saliva e a concentração sérica de potássio. Considerando conjuntamente esses dados, parece que a mensuração da concentração de potássio na saliva propicia mínimo esclarecimento sobre a conteúdo corporal total de potássio.

Achados de necropsia

A necropsia de vacas em decúbito provocado por hipopotassemia mostra necrose muscular nos membros pélvicos. O exame histológico de músculos que não sustentam o peso do corpo revela mionecrose multifocal com infiltração de micrófagos e vacuolização de fibras musculares, característica de miopatia hipopotassêmica em humanos e cães. É importante ressaltar que a miopatia hipopotassêmica também ocorre em músculos não sujeitos à isquemia por decúbito.

Tratamento

Em vacas-leiteiras lactantes, o tratamento de hipopotassemia deve visar à correção cirúrgica do deslocamento do abomaso, aumento da ingestão de potássio pelo aumento do consumo de matéria seca ou pela administração oral de KCl e correção de hipocloremia, alcalemia, alcalose metabólica e desidratação.[2] Administração oral de potássio é o método de escolha para o tratamento de hipopotassemia. Os bovinos adultos inapetentes devem ser tratados, inicialmente, com 120 g de KCl VO, seguido de administração oral adicional de 120 g de KCl depois de 12 h, de modo a obter uma dose total de 240 g de KCl (0,4 g/kg PC), ao final de 24 h.[6] Não se recomenda dose maior de KCl VO, porque pode causar diarreia, salivação excessiva, tremores musculares dos membros e excitabilidade.

O potássio raramente é administrado por via intravenosa; a via IV é utilizada apenas como tratamento inicial de ruminantes em decúbito, com hipopotassemia grave e atonia ruminal, pois é um procedimento muito mais perigoso e caro do que o tratamento VO. O protocolo mais agressivo de tratamento por via IV é a administração de uma solução isotônica de KCl (solução de KCl 1,15%), que deve ser administrada em taxa de infusão menor que 3,2 mℓ/kg/hora, o que equivale a uma taxa de infusão máxima de 0,5 mEq de potássio/kg de PC/hora. A administração de potássio em taxa de infusão maior tem o risco de induzir importantes arritmias hemodinâmicas, inclusive complexos ventriculares prematuros, que podem ocasionar fibrilação ventricular e morte.

Recomenda-se o fornecimento de feno palatável e de propilenoglicol VO. Em uma série de 14 casos, o tratamento consistia nas administrações intravenosa e oral de cloreto de potássio de uma dose diária total média de 0,42 g/kg PC (26 g VO e 16 g por via IV), durante, em média, 5 dias; isso resultou em recuperação de 11 animais depois do tratamento, em média, de 3 dias. Durante o decúbito os bovinos acometidos requerem atenção especial, de modo a minimizar a necrose isquêmica dos músculos dos membros pélvicos.

Com frequência, utilizam-se glicocorticoides no tratamento de cetose; os mais comumente utilizados são dexametasona e acetato de isofluopredona. A dexametasona apresenta baixa atividade mineralocorticoide, em comparação com a prednisona e prednisolona, quimicamente relacionadas à isoflupredona. A dexametasona é recomendada no tratamento de cetose em vacas-leiteiras, em dose única de 10 a 20 mg, via IM; se necessário, a dose pode ser repetida após 12 a 24 h. Observações de campo indicam que doses repetidas de acetato de isoflupredona reduz a concentração plasmática de potássio em 70 a 80%, o que sugere uma alta atividade mineralocorticoide. Recomenda-se o uso criterioso da isoflupredona, monitorando-se os animais quanto à concentração plasmática de potássio, bem como qualquer evidência de fraqueza ou decúbito. Pode ser necessária a administração oral de cloreto de potássio, mas esse tratamento pode não ser efetivo.

Controle

A administração oral de potássio é parte obrigatória no tratamento hidreletrolítico de vacas-leiteiras lactantes. A melhor maneira de prevenir hipopotassemia em vacas-leiteiras lactantes é assegurar um consumo adequado de matéria seca.

> **Tratamento e controle**
>
> **Tratamento**
> - Administração oral de 120 g de KCl, seguida de administração oral adicional de 120 g de KCl depois de 12 h, totalizando a dose de 240 g de KCl (0,4 g/kg de PC), ao final de 24 h (R-1)
> - Administração IV de solução de KCl 1,15%, em taxa de infusão menor que 3,2 mℓ/kg PC)/hora, o que equivale a uma taxa de infusão máxima de 0,5 mEq/ℓ de potássio/kg PC/hora (R-2)
> - Acetato de isoflupredona (R-4).
>
> **Controle**
> - Assegurar consumo de matéria seca adequado (R-1).

LEITURA COMPLEMENTAR

Constable PD. Fluids and electrolytes. Vet Clin North Am Food Anim Pract. 2003;19(3):1-40.
Sattler N, Fecteau G. Hypokalemia syndrome in cattle. Vet Clin North Am Food Anim Pract. 2014;30:351-357.

REFERÊNCIAS BIBLIOGRÁFICAS

1. Constable PD, et al. J Dairy Sci. 2009;92(1):296.
2. Constable PD, et al. J Am Vet Med Assoc. 2013; 242:826.
3. Coffer NJ, et al. Am J Vet Res. 2006;67:1244.
4. Grünberg W, et al. J Am Vet Med Assoc. 2006; 229:413.
5. Grünberg W, et al. J Vet Intern Med. 2006;20:1471.
6. Constable PD, et al. J Dairy Sci. 2014;97(3):1413.
7. Greenlee M, et al. Ann Intern Med. 2009;150:619.
8. Türck G, Leonhard-Marek S. J Dairy Sci. 2010; 93(8):3561.
9. Zurr L, Leonhard-Marek S. J Dairy Sci. 2012;95:5750.
10. Constable PD, et al. Am J Vet Res. 2009;70(7):915.

Síndrome da vaca caída

> **Sinopse**
>
> - Etiologia: miopatia isquêmica de grandes músculos dos membros pélvicos e neuropatia isquêmica do nervo obturador ou nervo ciático ou de suas ramificações secundárias devido ao decúbito prolongado causado por febre do leite ou distocia; lesões em ossos, articulações e músculos; causas não definidas
> - Epidemiologia: é mais comum em vacas-leiteiras com histórico de episódios anteriores de febre do leite; ocorrência em vacas de corte após parto prolongado ou difícil. Demora de mais de 4 h para o tratamento de vacas com febre do leite, em decúbito. Tem-se mencionado hipofosfatemia e/ou hipopotassemia como fatores de risco potenciais
> - Achados clínicos:
>   - Vacas caídas alertas: não são capazes de se levantar após o tratamento de febre do leite. Decúbito esternal; sinais vitais, trato alimentar e condição mental normais. Apetite e ingestão de água normais ou discretamente reduzidos. A maioria delas se levanta em alguns dias, desde que fornecidos bons cuidados de enfermagem e a necrose muscular secundária é minimizada
>   - Vacas caídas não alertas: decúbito persistente, com estado mental e sinais vitais alterados; com frequência não conseguem se manter em decúbito esternal; posição anormal dos membros; gemido; anorexia; morte após vários dias
> - Patologia clínica: aumento das atividades séricas de creatinoquinase (CK) e aspartato aminotransferase (AST); as concentrações séricas de fósforo e potássio podem estar subnormais ou elevadas; proteinúria, mioglobinúria
> - Achados de necropsia: necrose isquêmica, edema e hemorragia dos grandes músculos mediais das coxas
> - Confirmação diagnóstica: aumento das atividades séricas de CK e AST; proteinúria; lesões de mioglobinúria verificada durante a necropsia de vacas que não são capazes de se levantar, sem outras lesões
> - Tratamento: fornecer material de cama de excelente qualidade ou colocar o animal em piso de areia ou terra. Mover o animal de um lado para o outro em intervalos de poucas horas. Terapia anti-inflamatória/analgésica. Terapia hidreletrolítica, quando necessário. Manter as vacas erguidas, em suporte de sustentação, condição que as auxiliam nas tentativas de se levantar

> - Controle: todas as vacas-leiteiras recém-paridas em alto risco para febre do leite devem ser cuidadosamente monitoradas durante 12 a 24 h antes e após a parição, verificando se há sinais de febre do leite, enquanto ainda de pé; caso estejam em decúbito, não demorar mais que 1 h para iniciar o tratamento. Para prevenir febre do leite clínica, todas as vacas em alto risco para a doença podem ser tratadas com sais de cálcio VO.

O termo *vaca caída* foi citado pela primeira vez na literatura veterinária nos anos de 1950 e fazia referência a bovinos muito machucados, fracos ou doentes para permanecer em pé ou caminhar sem auxílio.[1] Na maioria das publicações iniciais que utilizaram esse termo, a definição do caso clínico não foi mencionada ou foi imprecisa, como "bovino incapaz de se levantar" ou "incapaz de ficar em pé sem auxílio"; ademais, não se fez referência a possíveis etiologias, duração do decúbito ou tempo de recuperação.[2] Mais recentemente, o termo *vaca caída* foi utilizado para designar um bovino em decúbito por, no mínimo, 24 h, sem uma razão evidente.[1] Propôs-se outra classificação para vacas caídas: vacas mentalmente alertas, deitadas e capazes de se posicionarem em decúbito esternal, denominadas vacas caídas alertas, e vacas com depressão mental moderada a grave, sinais vitais anormais e frequentemente incapazes de se manterem em decúbito esternal, denominadas vacas caídas não alertas.[3] Às vezes, emprega-se o termo *vacas que se arrastam* para indicar vacas caídas alertas incapazes de sustentar seu peso nos membros pélvicos, mas que utilizam os membros torácicos para se movimentarem em curtas distâncias.

Etiologia

Na maioria dos casos, as vacas caídas alertas se encontram em decúbito devido a lesões musculoesqueléticas ou neurológicas, como aquelas do nervo ciático ou nervo obturador, secundárias à distocia (paralisia do parto); fraturas de ossos longos ou da pelve; luxação coxofemoral; ou lesão muscular resultante de traumatismo primário ou secundário ocasionado por decúbito prolongado. As vacas caídas não alertas são animais que apresentam doença sistêmica que interfere na condição mental e o comportamento geral, como hipocalcemia do periparto, sepse, hipovolemia, peritonite difusa e lipidose hepática grave ou doenças neurológicas que afetam o córtex ou o tronco cerebral.[3]

Na maioria dos casos, a síndrome da vaca caída é uma complicação da febre do leite. Em vacas deitadas instalam-se miopatias e neuropatias em decorrência do longo período do decúbito. Em vacas que não se recuperaram totalmente, nem se levantam, é comum a ocorrência de miopatia isquêmica nos grandes músculos dos membros pélvicos e lesões aos tecidos ao redor da articulação coxofemoral e dos músculos obturadores. Lesões no sistema musculoesquelético também são comuns em vacas que mantiveram os membros pélvicos "estendidos como asas de águia", quando trôpegas por ocasião do parto ou se forçadas a ficar em pé ou caminhar em um piso escorregadio imediatamente antes ou após a parição.

Uma pesquisa realizada em propriedades leiteiras de 21 estados dos EUA concluiu que as três principais causas de decúbito persistente foram: hipocalcemia do periparto (19%), lesões relacionadas ao parto (22%) e lesões decorrentes de escorregão ou queda (15%). Em fazendas de vacas de corte relatou-se que a paralisia do parto é a causa mais comum da síndrome da vaca caída.[1]

Epidemiologia

Ocorrência

A doença é mais comum em vacas-leiteiras e, tipicamente, verificada nos primeiros 2 a 3 dias após o parto e, com frequência, logo após um episódio de febre do leite. Outras condições debilitantes de vacas periparturientes que podem estar associadas com decúbito persistente compreendem mastite coliforme aguda, metrite séptica e acidose ruminal aguda (sobrecarga de grãos).

Nos EUA, estimou-se que, em 2004, 270 mil bovinos manifestaram decúbito; desses 57,4% eram bovinos leiteiros e 31,5% bovinos de corte, indicando que 1,2% dos bovinos de leite e 0,2% dos bovinos de corte manifestaram decúbito persistente, no ano em questão.[4] Uma pesquisa mais antiga realizada em 1986, em Minnesota, incluindo 738 propriedades leiteiras e 34.656 vacas em idade de risco, relataram incidências por rebanho e por ano entre 0,4% e 2,1% (nesse estudo, o caso era definido como "decúbito esternal durante, no mínimo, 24 h, sem razão evidente"). Como resultado final, 33% das vacas caídas se recuperaram, 23% foram abatidas e 44% morreram. Os proprietários notaram que as vacas caídas eram animais de alta produção (48%) ou de produção mediana (46%); apenas 6% eram vacas de baixa produção. Cerca de 58% dos casos ocorreram no primeiro dia após o parto e 37% nos primeiros 100 dias de lactação. A incidência foi maior (39%) durante os 3 meses mais frios: dezembro a fevereiro. Uma pesquisa clínica realizada na Nova Zelândia, incluindo 433 vacas periparturientes em decúbito, constatou taxa de recuperação de 39%; 30% das vacas morreram e 32% tiveram de ser abatidas. Nesse estudo, a taxa de mortalidade foi 11% maior em vacas em decúbito no pré-parto, comparativamente às vacas no pós-parto. Uma pesquisa realizada em 2006, incluindo fazendas leiteiras de 21 estados dos EUA mostrou que 78,6% das propriedades participantes tiveram, pelo menos, um caso de vaca caída em 2006.[2] Nesse estudo, a definição do caso de vaca caída foi "bovino em decúbito incapaz de permanecer em pé por algum tempo, inclusive aqueles que se recuperaram".[2]

Como a doença é uma síndrome que carece de definição clínica e inclui todos aqueles "outros casos" que não podem ser classificados, a incidência de vaca caída varia dependendo da experiência clínica individual do veterinário e de vários fatores ambientais, em diferentes regiões. Em todo caso, a incidência parece ser crescente, em especial nas regiões de criação intensiva de vacas-leiteiras, visto que essa impressão poderia ser corroborada pela maior necessidade de obter a cura de animais de alto valor.

Fatores de risco

Fatores de risco do animal

Complicações da febre do leite

O decúbito prolongado após um episódio de febre do leite clínica, em razão da demora em iniciar o tratamento apropriado ou da resposta tardia ao tratamento, é considerado a causa primária mais comum da síndrome da vaca caída. A incidência dessa síndrome associada à febre do leite relatada na literatura varia de 3,8 a 28,2% de todos os casos de febre do leite.[5]

O decúbito prolongado, independentemente da causa primária, resulta em maior pressão tecidual em uma região anatômica limitada, causando isquemia local e disfunção neuromuscular. O andar inseguro de uma vaca periparturiente com hipocalcemia aumenta o risco de escorregão ou queda, com rompimento de músculo, fratura óssea ou luxação coxofemoral, podendo resultar em síndrome da vaca caída.

Lesões traumáticas à pelve e aos membros pélvicos

As lesões traumáticas de ossos, músculos e nervos podem estar diretamente relacionadas ao parto (p. ex., paralisia do parto), à fraqueza muscular e a um caminhar inseguro (p. ex., vacas com hipocalcemia) ou ser decorrência de um acidente. Paralisia do parto refere-se à paresia ou paralisia de um ou de ambos os membros pélvicos causada por lesão no nervo obturador e/ou na raiz lombar do nervo ciático, que ocorreu durante o parto. Ambos os nervos são sujeitos à compressão durante a passagem do bezerro pelos ossos do canal de nascimento; assim, uma lesão nervosa é mais comumente diagnosticada após distocia, parto de bezerros grandes ou parto prolongado. A paralisia do parto é considerada a causa mais comum de decúbito persistente em vacas de corte.

Em vacas deitadas, as lesões por compressão de nervos superficiais das extremidades podem ser secundárias ao decúbito por motivo não relacionado.

Desequilíbrio na concentração sérica de eletrólitos

Além de hipocalcemia, tem-se incriminado a hipofosfatemia, a hipopotassemia e a hipomagnesemia como fatores potenciais que contribuem para a ocorrência da síndrome da vaca caída. *Hipofosfatemia* é um achado comum em vacas em decúbito, mas também em vacas periparturientes sadias.[6] É o desequilíbrio mineral mais comumente citado como fator de risco, especialmente em vacas denominadas "vacas que se arrastam"; elas são espertas e alertas e se arrastam a pouca distância, porém não são capazes de se levantar. A relevância clínica da hipofosfatemia em animais em decúbito permanente é controversa, mas uma observação empírica incontestável é que a hipofosfatemia é mais comum ou mais marcante em vacas periparturientes em decúbito que não respondem ao tratamento intravenoso de cálcio, pelo menos, no estágio muito precoce do decúbito.[5,6] No entanto, os mecanismos pelos quais a depleção de fosfato pode causar decúbito persistente não são bem compreendidos e a resposta ao tratamento oral ou parenteral com sais de fosfato é inconsistente.[6] De outro modo, em estudos que incluíram bovinos que estavam deitados há mais de algumas horas, foram constatados que o baixo teor sérico de fósforo sugere bom prognóstico, enquanto os animais que morreram tenderam a apresentar maior concentração sérica de fósforo.[3] Uma provável explicação para esse achado é que as vacas em decúbito por longo tempo podem ter desenvolvido lesão muscular mais grave, associada à liberação de fósforo intracelular na circulação e, assim, aumento da concentração sérica desse mineral.

Hipomagnesemia de baixa intensidade prolongada foi associada à ocorrência da síndrome da vaca caída, especialmente quando acompanhada de hipocalcemia. Contudo, em geral ela se manifesta na forma de hiperestesia tetânica, a qual não é verificada na síndrome de vaca caída.

Em bovinos, a *hipopotassemia* grave está associada a sinais de depressão e fraqueza marcante dos músculos esqueléticos, levando ao decúbito.[7] Nas últimas décadas foram acumulados relatos de hipopotassemia grave em animais, individuais, associada a decúbito persistente, com concentração sérica de potássio inferior a 2 mmol/ℓ. Na maioria das vezes, esses casos estão associados com o uso repetido de isofluoredona, um mineralocorticoide com intensa ação caliurética, comumente utilizado no tratamento de cetose, nos EUA.[7] Sabe-se que em vacas em início de lactação e com anorexia ocorre hipopotassemia discreta a moderada, mas a participação dessa forma discreta na patogênese da síndrome da vaca caída precisa ser esclarecida.[8]

Constatou-se que a *idade e o estágio de lactação* de uma vaca em decúbito são fatores de risco à boa recuperação do animal. As taxas de recuperação de vacas deitadas foram 10,1%, em vacas de primeira lactação, 17,7%, em vacas de segunda a quarta lactações, e 22,2%, em vacas de quinta lactação.[2] As vacas com menos de 15 dias de lactação apresentaram taxa de recuperação de 28,4%, enquanto aquelas em final de lactação tiveram uma taxa de recuperação completa de 6,2%.[2] As taxas de recuperação maiores, constatadas em vacas mais velhas e naquelas em início de lactação foram atribuídas a uma combinação de decúbito persistente e hipocalcemia. Essas vacas, mais velhas e em início de lactação, são mais propensas ao decúbito ocasionado por hipocalcemia, como causa primária ou adjuvante; nesse caso, o prognóstico é melhor do que aquele de vacas em decúbito persistente devido a outras razões.

Também, constatou-se que a *duração do decúbito* está associada à chance de recuperação total do animal. Relata-se que 32% das vacas que permanecem deitadas por menos de 24 h se recuperaram; em vacas em decúbito por mais tempo essa taxa de recuperação é de 8,2%.[2]

Alto *escore da condição corporal (ECC)* é um fator de risco reconhecido para febre do leite e, assim, também deve ser considerado um fator predisponente para a ocorrência da síndrome da vaca caída. Constatou-se que as vacas com ECC acima de 4 a 5 próximo ao parto apresentam risco 4,3 vezes maior de apresentar decúbito do que as vacas mais magras. Por outro lado, considerando todos os casos, notou-se que 8,1% das vacas com baixa condição corporal, ECC inferior a 2,5 a 5, se recuperaram, enquanto 16,6% das vacas com ECC 2,75 ou maior tiveram recuperação total.[2]

Fatores de risco do ambiente e do manejo

Piso escorregadio é um importante fator de risco. Bovinos que precisam caminhar em pisos escorregadios, principalmente no momento do parto, podem escorregar, cair e lesionar os grandes músculos dos membros pélvicos, resultando na incapacidade em permanecer em pé.

Patogênese

Na maioria dos casos, a síndrome da vaca caída é uma complicação de um problema primário não relacionado que causa fraqueza muscular ou decúbito persistente. As causas primárias da síndrome da vaca caída foi agrupada em quatro categorias principais: doenças metabólicas (p. ex., hipocalcemia, hipopotassemia), doença sistêmica aguda (p. ex., mastite coliforme, metrite tóxica), doenças musculoesqueléticas (p. ex., fraturas, luxação articular) e causas não definidas.[9]

O decúbito prolongado resulta em lesão secundária à pressão excessiva nos membros posicionados entre o corpo do animal e o piso, bem como ao ato de o paciente se debater na tentativa de se levantar. Caso sejam suficientemente graves, essas lesões secundárias podem impedir que a vaca acometida se levante, ainda que a causa primária do decúbito possa ser resolvida. As lesões secundárias podem acometer músculos, nervos ou outros componentes estruturais, como ossos e articulações. Independentemente da causa inicial, o decúbito prolongado resulta em graus variáveis de lesão por compressão, predominantemente nos membros pélvicos. Com base em resultados de estudos experimentais, sugeriu-se que 6 h de decúbito é o limite de tempo além do qual deve-se esperar que ocorra lesão tecidual, como resultado da sustentação de peso excessivo. Isso ressalta a importância do cuidado de toda vaca em decúbito persistente como uma emergência médica.

Em bovinos deitados, a lesão por pressão é verificada principalmente nos músculos importantes dos membros pélvicos, em especial no músculo semitendinoso, músculos posteriores do joelho e o nervo ciático periférico e suas ramificações. A lesão tecidual local é denominada *síndrome do compartimento*; os efeitos sistêmicos resultantes da lesão tecidual local são, resumidamente, denominados *síndrome do esmagamento*.

Síndrome do compartimento

Um compartimento do corpo é constituído de músculos e nervos em uma região anatomicamente definida, circundada por uma camada de fáscia muscular firme. Na vaca em decúbito, os compartimentos de interesse são aqueles da parte superior e, em menor extensão, da parte inferior de cada membro pélvico. Em uma vaca em decúbito, a pressão inicial que atua nos membros pélvicos posicionados sob o corpo depende do peso corporal em repouso neste membro e da dureza do piso no qual a vaca está deitada. Essa pressão no membro é transferida diretamente, em maior pressão, ao compartimento acometido e resulta em oclusão parcial ou total do fluxo de sangue venoso, antes que ocorra redução do fluxo de sangue arterial na região acometida. A anormalidade entre a entrada e saída do fluxo sanguíneo no compartimento ocasiona aumento adicional da pressão no compartimento. O fluxo sanguíneo prejudicado nos músculos e nos nervos, resultando em hipoxia tecidual, contribui para a lesão direta causada por compressão mecânica. As margens fasciais musculares espessas que circundam o compartimento impedem a expansão tecidual, que aliviaria as estruturas contidas no compartimento da pressão excessiva. Lesão e inflamação celular estão associadas com edema, que causam aumento adicional à pressão e contribuem para uma cascata de eventos prejudiciais.

Em caprinos, a compressão externa experimental do membro pélvico, a fim de simular a compressão do membro em vacas deitadas, resultou em marcante redução na velocidade de condução do nervo peroneal, condição que foi associada à disfunção clínica evidente do membro.

Síndrome do esmagamento

A síndrome do esmagamento refere-se à soma dos efeitos sistêmicos de lesão muscular extensa, sendo atribuída à intensa liberação de catabólitos de tecido muscular na circulação sanguínea. Marcante aumento na atividade sérica de enzimas musculares, como aspartato aminotransferase (AST) ou creatinoquinase (CK), aumento das concentrações séricas de eletrólitos, predominantemente intracelulares, como potássio e fósforo, e, por fim, surgimento de mioglobina na urina, são indicativos da síndrome do esmagamento. Mioglobinúria é uma complicação da síndrome da vaca caída, com risco potencial à vida; pode ocasionar insuficiência renal aguda.

Decúbito esternal experimental

Decúbito esternal experimentalmente induzido, com um membro pélvico posicionado sob o corpo para simular decúbito prolongado, resulta em rigidez e tumefação do membro dentro de 6 a 9 h. Após a lesão das células musculares, a atividade sérica de CK se eleva de modo marcante em, aproximadamente, 12 h após o início do decúbito. Nota-se proteinúria e, em alguns casos graves, mioglobinúria dentro de 12 a 36 h após o início de decúbito prolongado, devido à liberação de mioglobina pelos músculos lesionados. Nas vacas que fazem esforço para se levantar, mas não conseguem, o esforço contínuo pode resultar em ruptura de fibras musculares e hemorragia.

Em cerca de 10% dos casos ocorre miocardite focal aguda e resultante taquicardia, arritmia e resposta desfavorável do tratamento IV com sais de cálcio em alguns casos. A causa da lesão miocárdica é desconhecida, mas têm-se incriminado administrações repetidas de sais de cálcio na etiologia. O decúbito prolongado pode resultar em outras complicações, como mastite aguda, úlceras de decúbito e lesões traumáticas dos membros.

A patogênese da vaca caída não alerta não foi esclarecida. A maioria das vacas que manifestam essa síndrome apresentou episódio inicial de febre do leite e não respondeu, satisfatoriamente, ao tratamento. Dentro de 1 ou 2 dias as vacas acometidas apresentam uma preferência por decúbito lateral e manifestam um gemido ou grunhido expiratório. Elas representam, aproximadamente, 2% de todos os casos de febre do leite.

Achados clínicos

A síndrome da vaca caída pode ocorrer independentemente ou depois da recuperação aparente após o tratamento de febre do leite, exceto quando há decúbito prolongado. No caso típico, as vacas acometidas não fazem esforço ou são incapazes de se levantar após o tratamento da paresia do parto. Cerca de 30% das vacas tratadas para febre do leite não se levantam antes de 24 h após o tratamento. Em geral, as vacas acometidas se apresentam espertas e alertas, com bom consumo de alimento ou com ingestão discretamente diminuída e, assim, são classificadas como vacas caídas alertas. A temperatura corporal é normal e a frequência cardíaca pode estar normal ou elevada em 80 a 100 bpm. Algumas vacas apresentam taquicardia e arritmia, principalmente logo após a administração por via intravenosa de cálcio, com relato de morte súbita. Em geral, não há comprometimento da função respiratória. Defecação e micção são normais, mas é comum notar proteinúria; se marcante, pode indicar lesão muscular extensa.

Algumas vacas acometidas podem não se esforçar para levantar. Outras fazem tentativas frequentes para se levantar, mas não são capazes de estender completamente os membros pélvicos e levantar os quartos posteriores além de 20 a 30 cm do solo. Em piso não escorregadio (solo, chão recoberto de areia ou cama espessa), algumas vacas são capazes de se levantar quando auxiliadas mediante o levantamento pela base da cauda ou com o uso de tipoias de quadril. As vacas que não fazem esforço para se levantar geralmente não conseguem ficar em pé, mesmo com auxílio, e se erguidas com tipoias apropriadas para vacas, geralmente não fazem esforço para sustentar o peso nos membros pélvicos ou nos membros torácicos. Seus membros se apresentam rígidos, doloridos ou dormentes, e relutam ou não conseguem sustentar seu peso. Geralmente nota-se lesão do nervo peroneal quando há hiperflexão das articulações do boleto, evidente quando a vaca consegue se levantar e sustentar o seu peso nos membros pélvicos.

Em alguns casos, os membros pélvicos se apresentam estendidos lateralmente à vaca e atingem o cotovelo em ambos os lados. Nessa posição, a vaca sustenta peso considerável nos músculos mediais da coxa, condição que provoca miopatia isquêmica. Essa posição anormal dos membros também pode ser decorrência de luxação de uma ou ambas as articulações coxofemorais ou pode estar associada com lesões traumáticas ao redor dessas articulações, com ou sem ruptura do *ligamentum teres*. Independentemente da causa, a vaca prefere essa posição dos membros e, invariavelmente, desvia os membros para trás, em uma posição anormal, quando colocados em sua posição normal.

Em algumas vacas, os sinais clínicos podem ser mais marcantes e estranhos, incluindo tendência de repouso em decúbito lateral com a cabeça estendida para trás. Quando posicionada e apoiada em decúbito esternal, essas vacas parecem quase normais, mas quando deixadas sozinhas mudam de posição para decúbito lateral depois de pouco tempo. Vacas com um quadro clínico mais grave manifestam hiperestesia e os membros podem apresentar discreta rigidez, porém apenas quando a vaca está em decúbito lateral. Essas vacas com casos graves geralmente não se alimentam nem bebem água, e são conhecidas como vacas caídas não alertas.

Na síndrome da vaca caída, é comum a ocorrência de complicações que, com frequência, resultam em morte ou levam à eutanásia. É comum ocorrer mastite coliforme e úlcera de decúbito, principalmente nas protuberâncias das articulações do jarrete e do cotovelo, bem como lesões traumáticas próximo à tuberosidade coxal provocadas pelo estiramento da articulação coxofemoral. Quando essas complicações ocorrem no estágio inicial da doença, comumente interferem com o progresso da recuperação e se tornam os focos de atenção do clínico.

O curso da doença é variável e depende da natureza e extensão das lesões, bem como da qualidade dos cuidados de enfermagem e do conforto disponibilizados para a vaca nos primeiros dias de doença. Cerca de 50% das vacas caídas se levantam dentro de 4 dias, ou menos, se tratadas de modo apropriado. Naquelas vacas ainda deitadas após 7 dias, o prognóstico é desfavorável, embora algumas delas tenham ficado deitadas por 10 a 14 dias e depois se levantaram e se recuperaram. O animal pode morrer em 48 a 72 h após o início e, geralmente, a morte está associada à miocardite.

Exame clínico da vaca caída

O exame clínico da vaca caída pode ser muito difícil e desafiador, dependendo das condições ambientais e do tamanho do animal.[9] As causas de decúbito persistente em vacas consistem de doenças metabólicas, musculoesqueléticas, neurológicas, neoplásicas e inflamatórias; portanto, é fundamental obter um histórico adequado e realizar um exame físico completo.[10] As principais informações do histórico são idade e estágio de lactação, duração do decúbito, anormalidades clínicas prévias ao decúbito, tratamentos realizados, dieta e possibilidade de consumo acidental de novos alimentos, exercícios súbitos não usuais e tipo de manejo empregado.

O ambiente e a superfície do piso que circunda o animal em decúbito pode fornecer indícios acerca da possibilidade de o animal ter escorregado, caído e se lesionado.

É necessário um exame físico metódico de todos os sistemas corporais acessíveis. Deve-se inspecionar o animal a certa distância, a fim de verificar evidência de anormalidades da posição da cabeça e do pescoço, do posicionamento dos membros e qualquer tentativa de o animal se levantar ou se arrastar na superfície do piso.

Os detalhes do exame clínico são apresentados em outras partes deste livro. É necessário um exame clínico padrão, minucioso, obtendo-se a temperatura corporal, a frequência cardíaca e o pulso, a frequência respiratória e as condições dos principais sistemas corporais, como trato respiratório, sistema cardiovascular, sistema nervoso central com avaliação da condição mental, trato gastrintestinal, glândula mamária e trato reprodutor; qualquer um deles pode indicar a presença de anormalidades associadas ao choque, que resulta em decúbito.

Em vacas recém-paridas, deve-se dar ênfase especial ao exame minucioso do úbere, verificando-se há mastite, do útero, em busca de metrite; e do trato gastrintestinal, verificando doenças que causam toxemia, desidratação e choque (vólvulo de abomaso, peritonite difusa aguda, sobrecarga de carboidrato) e que resultam em decúbito. Sempre, deve-se obter e examinar uma amostra de urina para a pesquisa de cetonas e mioglobinúria. O exame sistemático cuidadoso do sistema musculoesquelético consiste em palpação de músculos, ossos, articulações e pata de cada membro, inclusive realizando extensão e flexão passivas de cada membro. As articulações coxofemorais são examinadas quanto à evidência de luxação. Examina-se a coluna vertebral para verficar se há evidência de fratura ou luxação de vértebra. É importante examinar ambos os lados do animal, o que implica movimentar a vaca de um lado para o outro; com frequência, deve-se mover o animal mais de uma vez, a fim de repetir um exame particular.

O exame neurológico consiste na avaliação do reflexo de retirada, do reflexo patelar, da sensibilidade dos quatros membros e do arco reflexo da medula espinal; no exame cuidadoso das regiões lombar e sacral, inclusive sensibilidade e tônus da cauda; e exame dos nervos cranianos.

O exame pode ser complementado pelo erguimento da vaca caída com auxílio de suspensórios apropriados, observando se o animal estende os membros e tenta sustentar seu próprio peso. Enquanto o animal está sendo auxiliado a se levantar, podem ser realizados exames adicionais de outras partes do corpo.

Patologia clínica

Com frequência, a concentração sérica de cálcio e a glicemia situam-se na faixa de variação normal, embora seja possível constatar menores concentrações de fósforo e potássio em vacas com baixo consumo de alimentos ou aumento dessas concentrações em animais com desidratação e/ou lesão muscular mais marcante. Em geral, no estágio inicial de decúbito os resultados de exames hematológicos são pouco notáveis. As atividades séricas de CK e AST quase sempre são muito elevadas 18 a 24 h após o início do decúbito. Valor muito elevado da atividade sérica de CK logo após o início de decúbito, que diminui de modo marcante nas próximas 24 a 48 h, é indicativo de lesão muscular aguda (p. ex., ruptura do músculo), podendo ser ela a causa do decúbito. Elevação da atividade sérica de CK mais moderada, com tendência de aumento discreto ou de constância dessa elevação nos dias seguintes, sugere lesão muscular ativa e contínua resultante da prolongada compressão do tecido muscular. O tecido muscular apresenta alto teor de CK e a meia-vida plasmática dessa enzima em bovinos é cerca de 8 a 9 h; portanto, essa enzima é um marcador sensível de lesão muscular, porém por um curto período de tempo. Ao interpretar a atividade sérica de CK em uma vaca em decúbito é importante considerar o tempo desde o início do decúbito até a coleta da amostra de sangue.

Diferentemente, a enzima AST tem meia-vida plasmática consideravelmente mais longa e permanece elevada no sangue por vários dias após a lesão inicial. Em um grupo de 262 vacas-leiteiras em decúbito foram examinadas amostras de soro sanguíneo e determinadas as atividades de CK, lactato desidrogenase (LDH) e AST, a fim de avaliar a utilidade das atividades séricas dessas enzimas para prever uma falha na recuperação da lesão muscular. Os pontos de cortes ideais para a maximização das sensibilidades e das especificidades dos testes foram 2.330, 2.225 e 171 U/ℓ, para CK, LDH e AST, respectivamente. O valor preditivo da AST foi significativamente maior, com pontos de corte ideais de 128 e 189 U/ℓ, respectivamente. A enzima AST é o teste que melhor prevê a recuperação de uma vaca em decúbito; os melhores resultados foram obtidos em amostras de soro obtidas no primeiro dia de decúbito.

Em vacas com decúbito induzido experimentalmente, notou-se que a atividade de CK se manteve na faixa de normalidade nas primeiras 6 h de decúbito. No entanto, 12 h após o decúbito verificou-se elevação marcante, de um valor médio de 12.000 U/ℓ para 40.000 U/ℓ, em 24 h. Pode ocorrer cetonúria moderada. Geralmente, nota-se proteinúria marcante 18 a 24 h após o início do decúbito. A proteinúria pode persistir por vários dias ou desaparecer em poucos dias. Nos casos graves, a cor da urina pode ser marrom e turva devido à intensa mioglobinúria.

Elevações na concentração sérica de ureia e nas atividades de enzimas musculares, bem como evidência laboratorial de inflamação, são considerados os melhores indicadores de prognóstico de recuperação desfavorável. A taxa de recuperação foi menor em vacas com proporção proteína total:fibrinogênio inferior a 10:1 e evidência de neutropenia e/ou desvio à esquerda. Em vacas com teores séricos de ureia acima de 25 mmol/ℓ e de creatinina superior a 130 mmol/ℓ o prognóstico foi ruim.

Achados de necropsia

É comum notar hemorragias e edema cutâneo de origem traumática. As principais alterações patológicas consistem de hemorragias e degeneração dos músculos mediais da coxa. Também são comuns hemorragias ao redor da articulação coxofemoral, com ou sem ruptura do *ligamentum teres*. As áreas localizadas de necrose muscular isquêmica (músculos gracilis, pectíneo e adutor) são vistas no bordo anterior da sínfise pélvica. Há relato de infiltração eosinofílica em músculos da coxa rompidos e necrosados em vacas caídas. Hemorragias e edema dos nervos dos membros (obturador, ciático, peroneal, radial) também são comuns e, geralmente, estão associados com lesão muscular grave. O coração encontra-se dilatado e flácido; no exame histológico nota-se miocardite focal. Ocorre degeneração gordurosa do fígado e as glândulas adrenais apresentam aumento de volume. Histologicamente, também se verificam alterações degenerativas no epitélio de glomérulos e túbulos renais.

> **Diagnóstico diferencial**
>
> Tipicamente, o diagnóstico da síndrome da vaca caída se baseia na exclusão de todas as outras causas de decúbito conhecidas, em uma vaca que se mantém persistentemente deitada por, no mínimo, 24 h, mesmo após a aplicação parenteral de duas doses de sais de cálcio.
>
> **Vacas caídas alertas**
> - Hipocalcemia
> - Paralisia do parto
> - Fraturas ósseas, inclusive da pelve
> - Luxação coxofemoral
> - Hipopotassemia
> - Botulismo
> - Linfossarcoma espinal (BLV).
>
> **Vacas caídas não alertas**
> - Hipocalcemia
> - Lipidose hepática/coma hepática puerperal
> - Mastite coliforme
> - Metrite tóxica
> - Hipomagnesemia
> - Choque hipovolêmico
> - Choque séptico
> - Peritonite generalizada
> - Acidose ruminal aguda
> - Deslocamento de abomaso à direita/vólvulo de abomaso
> - Hipopotassemia
> - Botulismo
> - Meningoencefalite
> - Polioencefalomalacia.

Tratamento

Evidentemente, o tratamento de uma vaca deitada deve visar à causa primária do decúbito, sempre que identificada, além de tratar a lesão secundária resultante de decúbito prolongado. Sempre que conhecida a causa primária do decúbito, o leitor será direcionado ao capítulo correspondente deste livro, para o tratamento. Há necessidade de cuidados de suporte intensivos para o tratamento das lesões secundárias e para a prevenção de outras lesões. O prognóstico de uma vaca caída não depende apenas da causa primária do decúbito, mas, também, em grande parte, da qualidade dos cuidados fornecidos durante o período de decúbito.

Terapia anti-inflamatória

Nos últimos anos, o tratamento anti-inflamatório tem recebido maior atenção na clínica de ruminantes de produção como parte do controle da dor porque, cada vez mais é reconhecido pelos veterinários e fazendeiros como um procedimento essencial para o bem-estar animal.[11]

Embora atualmente não haja disponibilidade de muitos dados que sustentam o uso de medicamentos anti-inflamatórios esteroides e não esteroides em vacas caídas, seu emprego parece indicado não apenas para aliviar a dor e o desconforto da doença da vaca caída, mas também para conter e controlar a inflamação secundária ao decúbito, provavelmente exacerbada por miopatia e neuropatia. A dor em bovinos, bem como em outras espécies, pode ser decorrência de lesão tecidual, lesão de nervo e inflamação, todas essas condições consideradas fatores que muito contribuem para a ocorrência da síndrome da vaca caída.[12] Para o controle efetivo da dor e inflamação podem ser necessárias doses repetidas de anti-inflamatórios não esteroides (AINE), procedimento que pode predispor o animal a maior risco de efeitos gastrintestinais adversos, como úlcera de abomaso.[12] Portanto, recomenda-se orientar o fazendeiro no sentido de verificar, regularmente, as fezes excretadas, verificando se há melena.

No início do período de decúbito, alguns clínicos, com base em sua experiência profissional, defendem o uso de uma única dose, porém elevada, de dexametasona (0,2 a 0,3 mg/kg IV), a fim de controlar e conter a neuropatia inflamatória resultante do traumatismo ou da compressão local. Devido ao efeito abortivo do tratamento, essa terapia em vacas prenhes deve ser discutida com o proprietário do animal.

Terapia hidreletrolítica

Em pacientes com ingestão inadequada de água e alimentos, indica-se tratamento hidreletrolítico oral e, se necessário, parenteral. Pode-se adicionar diversos eletrólitos à agua de beber, desde que o consumo de água pela vaca seja normal. Tem-se defendido a suplementação de minerais, como fosfato, magnésio ou potássio, mas sem eficácia consistente.

A fluidoterapia oral, por meio de beberagem (*drench*), é um modo efetivo para manter a hidratação de um animal alerta. Para vacas em decúbito, a beberagem deve ser administrada apenas para aquelas em alerta e com bom reflexo de deglutição. Como a pressão nos órgãos viscerais é maior quando o animal se encontra em decúbito, o volume de líquido administrado em cada tratamento não deve exceder a 40 ℓ, procedimento que evita o risco de refluxo decorrente do aumento da pressão intrarruminal.

Disponibilização de cama e cuidados de enfermagem

Os principais objetivos do tratamento consistem em propiciar uma cama confortável e em mover a vaca de um lado para o outro, várias vezes ao dia, de modo a minimizar a gravidade da lesão isquêmica e a para-analgesia resultante do decúbito prolongado. Com a disponibilização de cuidados apropriados e de cama de boa qualidade, bem como o fornecimento de alimento palatável e água à vontade, a maioria das vacas tenta se levantar, com certa dificuldade e necessitando de auxílio, dentro de 24 h; a maioria delas se levanta normalmente, sem auxílio, 1 ou 2 dias depois. A superfície de piso ideal para facilitar a permanência do animal em pé, quando as vacas caídas tentam se levantar, deve conter areia ou cascalho. Se as vacas enfermas são deixadas em piso com superfície escorregadia elas não se esforçam para se levantar e o quadro se agrava progressivamente. As vacas devem ser ordenhadas normalmente e o úbere deve ser lavado com sabão germicida antes da ordenha; ademais, é preciso realizar a imersão dos tetos em solução germicida após a ordenha.

Auxílio para elevar e manter a vaca em estação

O clínico e o proprietário comumente defrontam-se com a dúvida em levantar ou não uma vaca deitada que não tentou se levantar dentro de algumas horas após o tratamento de febre do leite. O princípio que norteia tal decisão deve ser o comportamento da vaca. Se a vaca faz esforço para se levantar por si só ou por algum estímulo, como uma leve estocada nas costelas, ela deve ser auxiliada a se levantar, assegurando um piso de boa superfície, não escorregadia; ademais, deve-se disponibilizar cama espessa e auxiliar no levantamento do animal elevando a base da cauda quando ela tenta se levantar. A vaca deve ser movida de um lado para o outro em intervalos de poucas horas e estimulada a se levantar, algumas vezes no dia.

São utilizados diversos tipos de *aparelhos para levantar vacas deitadas*, de modo a auxiliá-las a ficar em pé. Os levantadores de quadril, que se ajustam e prendem-se à tuberosidade coxal, e os suspensórios corporais, semelhantes a um arreio, são projetados de maneira a se ajustarem em torno do abdome e do tórax do animal. Quando a vaca deitada se esforça para se levantar, por si só, esses aparelhos podem auxiliá-la a se posicionar de pé. Para as vacas que fazem algum esforço para se levantar, podem ser utilizados aparelhos elevadores ou suspensórios de quadril, sendo o animal levantado à posição de estação. Se o animal sustenta o peso nos quatro membros, deve-se permitir que permaneça em estação com o auxílio dos aparelhos mencionados por 20 a 30 min e, em seguida, recolocá-lo sobre o piso. Tal procedimento deve ser realizado 1 ou 2 vezes/dia, desde que a vaca seja capaz de sustentar o seu próprio peso quando posicionada em estação. Na maioria dos casos, essas vacas deitadas se levantam sozinhas após alguns dias. Enquanto a vaca se encontra em posição de estação, é possível ordenhá-la e realizar os demais exames clínicos.

Os elevadores de quadril podem ocasionar lesões traumáticas aos tecidos adjacentes à tuberosidade coxal, se não utilizados adequadamente. As vacas que sustentam seu próprio peso após serem levantadas não devem, de modo algum, ser deixadas desacompanhadas enquanto permanecem erguidas com o auxílio dos elevadores de quadril porque podem perder a força e se pendurar no aparelho, o que pode resultar em traumatismo grave. Os animais que não fazem esforço para se levantar e sustentar o próprio peso não devem ser mantidos suspensos no aparelho elevador por mais de alguns minutos, devendo ser imediatamente recolocados no chão. Se o elevador de quadril não for colocado de modo apropriado, o animal pode escorregar para fora dele durante seu levantamento, resultando, comumente, em lesão tecidual ao redor da tuberosidade coxal; tem-se constatado, até mesmo, fratura do quadril. Em geral, essas lesões não são clinicamente perceptíveis, mas contribuem para o decúbito persistente. Os aparelhos de elevação dos animais devem ser utilizados cuidadosamente por pessoas experientes.

Os suspensórios corporais que se ajustam em torno do abdome e do tórax do animal são mais apropriados para levantar vacas deitadas que não sustentam seu próprio peso logo após ser levantadas porque eles distribuem o peso em vários locais, diferentemente do que acontece com o uso dos levantadores de quadril, que concentram o peso sobre a tuberosidade coxal. No entanto, a colocação de suspensórios corporais em um animal deitado é difícil e requer mais tempo e pessoal experiente para assegurar uma colocação apropriada. Quando os suspensórios são colocados de modo apropriado, parece permitir ao animal suspenso manter-se confortavelmente em estação por 30 min ou mais, favorecendo a recuperação.

A suspensão de vacas que não se esforçam em permanecer, ela própria, em pé, quase sempre é malsucedida. Quando suspensas, geralmente não suportam um peso significativo.

Mais recentemente, tem-se utilizado tanque de flutuação em água no manejo de vacas deitadas.[3] Os aparatos propostos consistem de uma banheira de metal impermeável à água, com dimensões internas de, aproximadamente, 234 cm de comprimento, 109 cm de largura e 130 cm de altura. O sistema pode ser portátil e embora seu uso seja trabalhoso, ele pode propiciar bons resultados quando o paciente adequado é escolhido de modo criterioso.[3] Dependendo do sistema utilizado, a vaca deitada é colocada sobre uma esteira e arrastada para dentro da banheira e as extremidades do tubo são fechadas de modo a obter um recipiente à prova d'água, mantendo aberta a parte superior, assemelhando-se a uma banheira comum, ou o animal é erguido com um aparato suspensório e colocado em uma banheira previamente abastecida com água aquecida. Mantendo a cabeça da vaca elevada por um cabresto, a banheira é abastecida com água em temperatura de 37°C a 38°C, o mais rapidamente possível. As vacas em decúbito lateral rolam para decúbito esternal, quando se atinge 40 a 50 cm de água na banheira e, geralmente, tentam se levantar quando a banheira fica com água pela metade a dois terços de sua capacidade. Permite-se que as vacas permaneçam em pé na água por 6 a 8 h e em alguns casos até 24 h. Se a temperatura da água diminui para menos que 35°C, adiciona-se mais água aquecida. Quando se decide retirar a vaca, a água é drenada e a extremidade da banheira é aberta, ou a vaca é elevada para fora da banheira com auxílio de um aparato suspensório. Um recente estudo retrospectivo que incluiu 51 pacientes em decúbito, em um hospital-escola submetidos ao tratamento em tanque de flutuação, relatou uma taxa de sucesso desse tratamento de 37%.[3] A taxa de sucesso pode ser maior quando se faz uma seleção mais rigorosa dos casos submetidos à flutuação. As vacas com ruptura de tendão, fratura, luxação coxofemoral, poliartrite séptica e outras lesões físicas do sistema musculoesquelético não são boas candidatas para o tratamento em tanque de flutuação. A condição mais apropriada para o tanque de flutuação parece ser a vaca caída como sequela da febre do leite.

Manuseio, transporte e destinação dos bovinos em decúbito

Há considerável controvérsia e disparidade entre veterinários e produtores de animais pecuários quanto ao manejo, transporte e destinação de bovinos em decúbito. Nesses casos, o fator econômico tem importante influência na tomada de decisão. Não há consenso sobre quais animais estão aptos para o transporte e quais são apropriados para o abate. Quando o proprietário e o veterinário se deparam com uma vaca deitada de alto valor e a causa do decúbito é incerta, a tendência é tentar o tratamento por vários dias e avaliar o progresso terapêutico ou recomendar o abate do animal. No caso de vacas reprodutoras de alto valor que se apresentam em decúbito devido à complicação de febre do leite ou de outra doença como sobrecarga aguda de carboidrato ou mastite hiperaguda, comumente se realiza terapia de suporte e tratamento específico. No caso de vaca caída que tem valor comercial, uma opção comumente utilizada é o abate. Os criadores de bovinos preferem obter algum retorno financeiro com o abate do animal. Vacas que apresentam complicações decorrentes de febre do leite, lesões traumáticas no sistema musculoesquelético e outras doenças não associadas com toxemia ou sepse comumente são enviadas ao abate. O transporte dessas vacas sempre envolve uma questão de bem-estar animal devido à dificuldade de carregá-las em condições humanitárias em razão de seu tamanho. O simples ato de levantar, puxar, arrastar ou carregar à força um animal que pesa 500 a 800 kg, em um caminhão, não pode ser realizado sem dor e desconforto consideráveis ao animal. No entanto, no início dos anos 1990, surgiu a preocupação em todo o mundo sobre o manejo e destinação dos animais em decúbito, especialmente vacas caídas, independentemente da causa do decúbito. Agências governamentais reguladoras de saúde animal, associações de produtores de animais pecuários e associações veterinárias começaram a planejar regulamentos sobre os cuidados e o manejo de animais em decúbito incapazes de se manterem em pé, como aqueles com a síndrome da vaca caída.

A síndrome da vaca caída é uma questão de bem-estar animal e o veterinário deve ser proativo quando se depara com esse problema. Há preocupação da sociedade quanto à maneira que a vaca caída é cuidada e manejada, bem como aos métodos utilizados para sua destinação. Caso não ocorra recuperação do animal em poucos dias, o prognóstico é incerto; o proprietário e o veterinário devem decidir se continuam a disponibilizar cuidados de enfermagem à vaca caída ou se o animal deve ser submetido à eutanásia.

Eutanásia

A qualidade dos cuidados de enfermagem disponibilizados a uma vaca deitada pode, facilmente, tornar-se um problema de bem-estar animal, devendo-se considerar a possibilidade de eutanásia humanitária, especialmente naqueles casos de prognóstico desfavorável ou quando o veterinário prevê que não será possível empregar cuidados de suporte apropriados ou que, por alguma razão, esses cuidados não serão adotados. As "condições para indicação" de eutanásia, sugeridas na literatura, incluem:[10]

- Doenças com prognóstico desfavorável
- Dor e sofrimento que não respondem ao tratamento
- Anorexia por vários dias
- Vacas caídas não alertas que não respondem ao tratamento no tempo esperado
- Vacas incapazes de se manter em decúbito esternal
- Proprietário não capacitado ou não disposto a realizar cuidados de enfermagem adequados
- Complicações decorrentes de ferida por compressão, mastite ou outras enfermidades
- Agravamento de doença, mesmo com a disponibilização de cuidados de enfermagem adequados ao paciente
- Ausência de resposta ao tratamento ao longo de 10 dias.

Tratamento e controle
Tratamento da causa primária, quando indicado.

Cuidados de suporte
- Transferir a vaca de um local com piso de concreto para uma cama feita com material macio (R-1)
- Hidroterapia oral, em vacas desidratadas ou com anorexia (R-1)
- Mover a vaca em decúbito, de um lado para o outro, em intervalos de 4 a 8 h (R-1)
- Administração de AINE (na dose e intervalos entre doses recomendados na bula; R-2)
- Dexametasona (0,2 a 0,3 mg/kg IV, em dose única; R-2)
- Erguer as vacas que tentam se levantar (R-2)

Controle
- Monitoramento cuidadoso das vacas no período periparto, verificando sinais clínicos de febre do leite (R-1)
- Tratamento apropriado imediato de vacas com febre do leite (R-1)
- Disponibilizar local de parição confortável, com cama macia e piso não escorregadio (R-1)
- Evitar a transferência tardia de vacas prenhes ao local de parição (R-2)
- Evitar a retirada muito precoce de vacas recém-paridas do piquete de parição (R-2)

Controle

A detecção e o tratamento precoce da febre do leite reduzem a incidência e a gravidade da síndrome da vaca caída. O ideal é tratar as vacas ainda no primeiro estágio da febre do leite, antes que se apresentem em decúbito. Uma vez em decúbito, as vacas devem ser tratadas tão logo possível, não demorando mais que 1 h. As vacas com febre do leite devem ser bem acomodadas em camas com abundante quantidade de palha ou transferidas para um local de piso com superfície macia. Se possível, após o tratamento de febre do leite as vacas deitadas devem ser estimuladas e auxiliadas a se levantar. Se não conseguirem se levantar, devem ser movidas de um lado para outro em intervalos de poucas horas, se possível. Geralmente, é difícil aos proprietários seguir essa recomendação, mas a movimentação frequente do animal, de um lado para o outro, é necessária para abrandar a necrose isquêmica. As vacas-leiteiras devem ser colocadas em baia com cama confortável e de boa qualidade antes da parição e aí mantidas até, pelo menos, 48 h após o parto, na eventualidade de ocorrer febre do leite.

LEITURA COMPLEMENTAR

Cox VS. Nonsystemic causes of the downer cow syndrome. Vet Clin North Am Food Anim Pract. 1988; 4:413-433.
Grandin T. Welfare of cattle during slaughter and the prevention of non-ambulatory (downer) cattle. J Am Vet Med Assoc. 2001;219:1377-1382.
Green AI, et al. Factors associated with occurrence and recovery of nonambulatroy dairy cows in the United States. J Dairy Sci. 2008;91:2275-2283.
Poulton PJ. Musculo-Skeletal Examination and Diagnosis of the Downer Cow. Proc XXVIII World Buiatrics Congress. Cairns, Australia: 2014:212-218.
Poulton PJ. Management of the Downer Cow. Proc XXVIII World Buiatrics Congress. Cairns, Australia: 2014: 219-222.

REFERÊNCIAS BIBLIOGRÁFICAS

1. Stull CL, et al. J Am Vet Med Assoc. 2007;231:227-234.
2. Green AL, et al. J Dairy Sci. 2008;91:2275-2283.
3. Burton AJ, et al. J Am Vet Med Assoc. 2009;234:1177-1192.
4. NASS. Accessed July 12, 2015, at <http://usda.mannlib.cornell.edu/usda/current/nacac/nacac-05-05-2005.pdf>; 2005.
5. Ménard L, Thompson A. Can Vet J. 2007;48:487-4919.
6. Grünberg W. Vet Clin North Am Food Anim Pract. 2014;30:383-408.
7. Sattler N, Fecteau G. Vet Clin North Am Food Anim Pract. 2014;30:351-357.
8. Constable PD, et al. J Am Vet Med Assoc. 2013;242:826-835.
9. Poulton PJ. Proc XXVIII World Buiatrics Congress. 2014:212-218.
10. Poulton PJ. Proc XXVIII World Buiatrics Congress. 2014: 219-222.
11. Thomsen PT, et al. Vet J. 2012;194:94-97.
12. Coetzee JF. Vet Clin North Am Food Anim Pract. 2013;29:11-28.

Tetanias hipomagnesianas

A tetania decorrente de redução marcante da concentração sérica de magnésio é uma ocorrência comum em ruminantes. A síndrome associada com hipomagnesemia é relativamente invariável, independentemente da causa; no entanto, o conjunto de doenças no qual ocorre foi dividido em três grupos:

- Tetania hipomagnesiana de bezerros, que parece resultar, especificamente, de deficiência de magnésio na dieta
- Tetania do transporte
- Um grupo de hipomagnesemia em ruminantes caracterizada por tetania na lactação, na qual é possível notar deficiência parcial de magnésio na dieta; ademais, fatores nutricionais ou metabólicos reduzem a disponibilidade ou aumentam a perda corporal desse mineral, de modo que a concentração sérica de magnésio diminui para um valor abaixo de um nível crítico.

Em geral, a ocorrência de tetania hipomagnesiana está relacionada com três condições. Mais comumente, é notada em vacas lactantes mantidas em pastagens em que predominam gramíneas viçosas na primavera, após passarem o inverno estabuladas – a clássica tetania da lactação ou da pastagem de Holland. Pode ocorrer intoxicação por pastagem de trigo quando os bovinos ou ovinos pastejam restolhos de coletas de cereais novos, ainda verdes. A terceira condição é a ocorrência em bovinos de corte ou em vacas-leiteiras não lactantes criadas em pastagem durante o inverno, geralmente quando a dieta é inadequada, sem abrigo que as proteja de oscilações das condições climáticas, mais do que em condições climáticas com frio intenso por longo tempo. Formas de tetania hipomagnesiana menos comuns são verificadas em animais estabulados que recebem dieta de baixa qualidade. Em ovinos, a hipomagnesemia, embora menos comum, manifesta-se nas mesmas condições gerais de ocorrência mencionadas para bovinos. Hipomagnesemia crônica, sem manifestação de tetania, pode ser uma causa de produtividade menos eficiente, além de predispor à hipocalcemia.

Tetania da lactação, tetania da pastagem, cambaleio da pastagem, intoxicação por pastagem de trigo

> **Sinopse**
> - Etiologia: é multifatorial; está relacionada ao conteúdo de magnésio na dieta e à presença de cátions que competem com o magnésio, como potássio e sódio, que influenciam a concentração de magnésio ou sua absorção da pastagem
> - Epidemiologia: doença que acomete todas as classes de ruminantes, mas com maior incidência em vacas lactantes mais velhas expostas a condições climáticas graves ou que pastejam restolhos de culturas de cereais verdes ou forrageira viçosa onde predominam gramínea
> - Achados clínicos: incoordenação, hiperestesia, tetania, espasmos musculares tonicoclônicos e convulsões. Alta taxa de mortalidade quando não tratada
> - Patologia clínica: mensuração da concentração de magnésio no soro, urina, humor vítreo ou líquido cerebroespinal (LCE). Nota-se hipomagnesemia e, em algumas condições, hipocalcemia
> - Achados de necropsia: nenhum específico
> - Confirmação diagnóstica: resposta ao tratamento e mensuração da concentração de magnésio no soro ou na urina
> - Tratamento: administração de magnésio ou de solução com combinação de cálcio/magnésio, por via IV ou SC
> - Controle: suplementação com magnésio, mas o fornecimento de um produto palatável e prático é um problema. Aspersão de magnésio nas pastagens. Evitar transporte dos animais e privação de alimento nos períodos de risco.

Etiologia

O magnésio é o principal *cátion divalente intracelular*, essencial para muitas atividades enzimáticas no organismo. Por essa razão, pode-se esperar que a ocorrência de hipomagnesemia seja rara. No entanto, devido às peculiaridades da absorção do magnésio nos pré-estômagos de ruminantes e ao emprego de sistemas de manejo de pastagem e do animal que podem ocasionar absorção marginal de magnésio, os ruminantes são sujeitos à hipomagnesemia.

Homeostase do magnésio

Não há mecanismo de "feedback" regulador para controlar o conteúdo de magnésio no corpo de ruminantes. Como consequência, as concentrações de magnésio no sangue e no líquido extracelular são determinadas, basicamente, pelo equilíbrio entre a ingestão de magnésio na dieta, pela perda nas fezes e no leite e pelo efeito modulador da *homeostase do magnésio pelos rins*.

Ingestão na dieta

Em condições normais, o magnésio absorvido da dieta é suficiente para satisfazer as necessidades do animal; o excesso é excretado na urina.

Excreção renal

O rim é o principal órgão de homeostase e pode atuar retendo o magnésio. O magnésio é livremente filtrado nos glomérulos renais e reabsorvido nos túbulos renais; o grau de reabsorção influencia a homeostase. Tipicamente, a perda endógena diária de magnésio na urina é de 3 mg/kg PC, equivalendo a 1,8 g/dia em uma vaca de 600 kg. Quando a ingestão de magnésio na dieta é reduzida, as concentrações no sangue e no líquido intersticial diminuem; a excreção de magnésio na urina cessa quando sua *concentração sérica diminui para um valor inferior 1,8 mg/dℓ*. O limiar renal para a excreção de magnésio é controlado, em parte, pelo paratormônio; o aumento da concentração plasmática de paratormônio retém o magnésio.

Reservas de magnésio

Há grandes reservas de magnésio no corpo, especialmente nos ossos. Estas reservas estão disponíveis em bezerros jovens e a taxa de mobilização desse elemento diminui com o avanço da idade; no ruminante adulto há pouca mobilização em resposta ao déficit de magnésio de curta duração. Nos ruminantes, esse mecanismo de controle do magnésio pode reter uma concentração adequada de magnésio nos líquidos corporais, na maioria das condições de produção; todavia, pode ser insuficiente quando há alta demanda de magnésio em decorrência de sua menor ingestão. Essa combinação ocasiona hipomagnesemia e uma consequência possível é a tetania hipomagnesiana.

Lactação

A maior demanda por magnésio quase sempre está associada com a perda de magnésio no leite durante a lactação. Considerando que o conteúdo de magnésio no leite não é alto (14 mg/kg PC), a perda de magnésio no leite de vacas de alta produção (4,2 g de magnésio para cada 30 ℓ de leite) representa uma proporção significativa de magnésio ingerido na dieta. Em consequência dessa perda, a maioria dos casos de hipomagnesemia ocorre em vacas lactantes por volta do período de produção máxima de leite, embora em algumas circunstâncias a demanda no final da prenhez seja a causa da maior demanda. A menor ingestão de magnésio pode ser decorrência da deficiência absoluta de magnésio na dieta ou da menor disponibilidade ou absorção do magnésio da dieta. Esses fatores determinam as condições de ocorrência de tetania hipomagnesiana e são esses *fatores que podem ser modificados para o controle da doença*.

Fatores que influenciam a absorção de magnésio

No ruminante adulto, a absorção de magnésio ocorre nos pré-estômagos, com pequena absorção no abomaso e no intestino delgado. Alguma absorção ocorre no intestino grosso, especialmente, em ovinos; no entanto, ela não pode compensar a má absorção nos pré-estômagos. O magnésio é absorvido no intestino delgado de bezerros, cordeiros e cabritos, mas essa capacidade de absorção parece findar quando esses animais se tornam ruminantes.

Proporção Na:K no rúmen

O magnésio é transportado pelo epitélio dos pré-estômagos por meio de um sistema de transporte ativo que depende da ATPase ligada ao sódio. A absorção e a concentração sérica de magnésio é influenciada pela proporção Na:K no rúmen, que depende das concentrações de sódio e potássio na dieta e na saliva. A absorção de magnésio se eleva à medida que aumenta a proporção Na:K, até um valor máximo de 5:1. A absorção é significativamente prejudicada quando a proporção Na:K é inferior a 3:1.

Gramínea de crescimento rápido viçosa, que contém baixo teor de sódio e alto teor de potássio, pode resultar em *deficiência de sódio* em ruminantes que nela pastejam;

ademais, pode reduzir significativamente a proporção Na:K no líquido ruminal, prejudicando a absorção de magnésio. Essa redução é notada quando o conteúdo de potássio na dieta é superior a 22 g/kg de matéria seca.

Normalmente, a *saliva* apresenta alta proporção Na:K, mas quando há déficit de sódio na dieta, uma parte desse mineral na saliva pode ser substituída por potássio, sob a influência da aldosterona, condição que, adicionalmente, influencia negativamente a absorção de magnésio.

Cerca de 40% do total de magnésio disponível no líquido extracelular é secretado diariamente na saliva, sendo 20% reabsorvidos nos pré-estômagos. Quando os animais são mantidos em gramínea que predispõe à tetania, a absorção de magnésio nos pré-estômagos é prejudicada, condição que explica a maior suscetibilidade dos ruminantes à hipomagnesemia, comparativamente aos animais monogástricos.

Outros fatores que influenciam a absorção de magnésio

Gramíneas novas adubadas com fertilizantes nitrogenados apresentam maior conteúdo de proteína bruta, que é facilmente fermentável e aumenta a concentração de amônia. Um aumento súbito na concentração ruminal de amônia prejudica a absorção de magnésio no rúmen. A absorção de magnésio também é influenciada pelo teor de carboidrato na dieta; a absorção de magnésio é melhorada com quantidades crescentes de carboidratos facilmente degradáveis. Esse mecanismo de ação não é conhecido, mas baixo conteúdo de carboidratos facilmente degradáveis nas pastagens que predispõem à tetania, juntamente com alta concentração de proteína, pode ser importante na ocorrência dessa síndrome. Ácidos graxos voláteis fornecem energia para o transporte ativo de magnésio através da parede ruminal e exacerbam a absorção de magnésio.

Acredita-se que o pH do rúmen interfere na eficiência da absorção por influenciar a solubilidade do magnésio, que diminui muito à medida que o pH ruminal aumenta acima de 6,5. Os ligadores de magnésio, como as gorduras, podem formar sais de magnésio insolúveis. Aventou-se a possibilidade de outros componentes da dieta interferirem na absorção de magnésio, inclusive cálcio e fósforo; ácidos orgânicos, como ácido cítrico e transaconitato; ácidos graxos; e alumínio, mas a importância de sua participação é controversa.

Magnésio nas pastagens e risco de tetania

A ingestão de magnésio na dieta por animais criados em pastagem está diretamente relacionada ao conteúdo de magnésio nessas pastagens, porém outros componentes das pastagens também interferem na absorção de magnésio pelos ruminantes, como mencionado anteriormente.

Teor de magnésio necessário

A hipomagnesemia pode ser decorrência da ingestão de pastagem com teor de magnésio insuficiente para suprir a necessidade na dieta. O conteúdo de magnésio na pastagem estimado para suprir a necessidade da dieta de vacas prenhes ou lactantes varia de 1 a 1,3 g/kg de matéria seca (MS), para vacas prenhes, dependendo do estágio de gestação, e de 1,8 a 2,2 g/kg de MS para vacas lactantes; essas duas estimativas consideram mínima a interferência de outros componentes da pastagem na absorção de magnésio.

Recomenda-se um conteúdo mínimo "seguro" de magnésio na pastagem de 2 g/kg de MS, para vacas lactantes e prenhes, porém, de preferência, o conteúdo de 2,5 g/kg de MS.

Disponibilidade e riscos de magnésio nas pastagens

Hipomagnesemia também pode ser verificada em animais mantidos em pastagens que apresentam teor adequado de magnésio, mas que contêm altas concentrações de potássio e nitrogênio, os quais, como mencionado anteriormente, prejudica a absorção de magnésio no rúmen. Pastagens que apresentam conteúdo de *potássio* maior que 30 g/kg MS e de *nitrogênio* superior a 40 g N/kg MS são consideradas pastagens de risco para hipomagnesemia.

Um método alternativo para estimar o *risco* potencial de *uma pastagem* é o cálculo da *proporção K/(Ca + Mg)*, expresso em miliequivalentes (mEq). Pastagens com proporção superior a 2,2 são consideradas de risco.

Hipomagnesemia do inverno

A ocorrência de hipomagnesemia não se restringe a bovinos mantidos em pastagens viçosas; também, pode ocorrer durante o inverno. Em *vacas-leiteiras lactantes estabuladas* que recebem alimentos armazenados, é provável que a causa de hipomagnesemia seja a mesma daquela de bovinos criados em pastagem, ou seja, associação de alta demanda de magnésio na lactação e consumo de alimentos armazenados oriundos de pastagens com teor marginal de magnésio. Também, a hipomagnesemia acomete *bovinos fora do inverno*, que recebem dieta de baixa qualidade.

Hipomagnesemia e hipocalcemia

Em alguns surtos de tetania hipomagnesiana, também há hipocalcemia e, embora seja menos grave do que a hipocalcemia verificada na paresia puerperal, há evidência crescente de que o início real da tetania clínica pode estar associado com uma redução brusca no teor sérico de cálcio, que se sobrepõe à hipomagnesemia preexistente. Isso é particularmente verdadeiro na intoxicação por pastagem de trigo, mas também pode se aplicar a surtos que envolvem diferentes fatores predisponentes.

A hipomagnesemia crônica pode interferir sobremaneira na homeostase do cálcio. A hipomagnesemia diminui a produção e secreção de paratormônio, reduz a hidroxilação hepática da vitamina D e, também, torna os órgãos-alvo insensíveis aos efeitos fisiológicos do paratormônio e da 1,25-di-hidroxi-vitamina D_3. A hipomagnesemia subclínica crônica pode aumentar a suscetibilidade à febre do leite, bem como predispor a episódios de *febre do leite e da síndrome da vaca caída em vacas-leiteiras lactantes* durante o pico da lactação.

Resumo da etiologia

Em resumo, parece que vários fatores são capazes de causar hipomagnesemia em ruminantes e que em condições particulares um ou outro deles pode ser mais importante.

Na tetania da lactação de vacas e ovelhas criadas em pastagens viçosas durante a primavera, a deficiência primária de magnésio na dieta ou a presença de altas concentrações relativas de potássio e nitrogênio na dieta reduz a absorção de magnésio e, possivelmente, de cálcio.

Na intoxicação por pastagem de trigo (cereal), a ingestão de quantidade anormalmente elevada de potássio e o baixo teor de cálcio na dieta ocasiona hipomagnesemia, além de hipocalcemia.

A *tetania hipomagnesiana em bovinos mantidos em pastagem no inverno* e expostos a condições climáticas inclementes está associada com baixo consumo de magnésio e deficiente ingestão calórica e, possivelmente, à hiperatividade do animal induzida pela tireoide.

Embora possam ser válidas as sugestões de fatores etiológicos mais importantes em cada condição em que ocorre tetania da lactação, sem dúvida a *combinação* desses e de outros fatores é etiologicamente importante em surtos individuais da doença. A *pior combinação* de fatores etiológicos e as condições mais comuns em que a doença ocorre é a ingestão de dieta com teor energético inapropriado e baixo conteúdo de magnésio (no caso de pastagem de gramínea) por vacas recém-paridas durante clima frio, úmido e, principalmente, com muito vento.

Outro fator importante é a *variação individual da suscetibilidade dos animais* à hipomagnesemia e à doença clínica. Essa variação é muito marcante em bovinos; é provável que em rebanhos de alta produção e submetidos a manejo intensivo vale a pena identificar os animais suscetíveis e propiciar-lhes um tratamento especial.

Epidemiologia

Ocorrência e fatores de risco de tetania da lactação

No norte da Europa, Reino Unido e partes da América do Norte é comum ocorrer tetania da lactação em vacas-leiteiras e vacas de corte mantidas em pastagens onde predominam gramíneas viçosas, após estabulação durante o inverno. Também, ocorre tetania da pastagem na Austrália e Nova Zelândia, onde as vacas não são estabuladas durante o inverno, mas têm acesso à pastagem em crescimento, com intenso brotamento, na primavera. A enfermidade também é comum em bovinos de corte, no mundo todo.

Nas criações de bovinos estabulados ou que recebem alimento armazenado durante o inverno, a maioria dos casos ocorre nas duas primeiras semanas depois de os bovinos serem colocados na *pastagem de primavera*. A pastagem que recebeu intensa cobertura com fertilizante rico em nitrogênio e potássio é potencialmente mais perigosa. Em regiões de clima temperado, a doença também pode ocorrer nesse tipo de pastagem, mesmo quando os bovinos são mantidos nas pastagens durante o inverno. Em regiões onde há crescimento exuberante da pastagem no outono, é possível verificar alta incidência de tetania hipomagnesiana no *outono* ou no início do inverno.

Vacas nos *dois primeiros meses de lactação* e *com 4 a 7 anos de idade* são mais suscetíveis, provavelmente refletindo um risco maior devido à perda maior de magnésio no leite. Vacas da raça *Friesian* apresentam menor concentração de magnésio do que aquelas da raça Jersey que pastejam nas mesmas condições.

Na região norte dos EUA é comum a ocorrência de surtos nos períodos de *baixa pressão atmosférica*, quando a *temperatura ambiente* varia de 7 a 16°C e a *temperatura do solo* é inferior a 7°C. Os surtos podem ser precipitados por condições climáticas inclementes. Em bovinos de corte, comumente há histórico de dieta insatisfatória e baixa condição corporal nas últimas semanas, como resultado da diminuição do fornecimento de feno.

Ocorrência e fatores de risco da intoxicação por pastagem de trigo (cereal)

O termo "intoxicação por pastagem de trigo" não é correto porque a doença pode ocorrer durante o pastejo de quaisquer pastagens de cereais que produzem pequenos grãos. A intoxicação é relatada em vários países, sendo mais prevalente onde são utilizados *restolhos de coletas recentes de cereais* como pastagens de inverno. No sudoeste dos EUA tem ocorrido grandes perdas de bovinos causadas por essa doença. Esse tipo de pastagem pode induzir hipomagnesemia em *ovelhas e vacas prenhes e lactantes*. O risco é maior em pastagem nova de rápido crescimento, na *primavera*, ou *no outono e inverno*, em pastagens plantadas no final do verão. Geralmente, a pastagem representa um risco apenas por algumas semanas, mas pode ocorrer grandes perdas em todas as classes de ovinos e bovinos. As raças de bovinos *Bos taurus* são mais suscetíveis à hipomagnesemia do que aquelas *Bos indicus*.

Ocorrência e fatores de risco de hipomagnesemia de inverno

A tetania hipomagnesiana em bovinos mantidos em áreas abertas durante o inverno é causa de algumas perdas no Reino Unido, Nova Zelândia, sul da Austrália e Estados do Centro-Oeste e da encosta do Pacífico nos EUA. Acomete bovinos criados em pastagem durante o inverno, com *mínima quantidade de feno suplementar*, e bovinos que pastejam *resto de culturas* e restolho de milho. A doença é verificada em regiões de clima temperado; o risco é maior quando os animais são *expostos a condições climáticas graves*, exacerbadas pela ausência de árvores ou de outros *abrigos* nos campos e pela falha no fornecimento de alimentos suplementares durante este período de clima frio. Parece que a doença não acomete bovinos mantidos em ambiente externo durante inverno prolongado, com temperatura ambiente constantemente muito baixa e com disponibilidade de alimento adequado. Essa condição hipomagnesiana, comumente manifestada como hipomagnesemia crônica e morte súbita, é diagnosticada em bovinos estabulados no inverno, na Europa, há vários anos; recentemente, foi relatada também nos EUA.

Morbidade e mortalidade

Em todas as formas da doença, a taxa de morbidade é muito variável, podendo ser tão alta quanto 12%, em rebanhos individuais, e até 2% em áreas particulares. A incidência varia de ano para ano, dependendo, basicamente, das condições climáticas e das práticas de manejo; com frequência, a ocorrência da doença se limita a fazendas particulares e, até mesmo, em áreas de campo individuais.

Embora haja disponibilidade de tratamento efetivo, a *taxa de mortalidade é alta* devido ao breve curso da doença. Como os animais morrem antes que a doença seja observada, não há informações seguras sobre a taxa de mortalidade, mas provavelmente seja na ordem de 30% em vacas-leiteiras, e consideravelmente maior em bovinos de corte.

Há poucos estudos epidemiológicos que tratam especificamente da importância dessa síndrome. Na Finlândia, há relato de taxa de *incidência na lactação* de 0,1 a 0,3%, e com o *aumento no número de partos*, de pelo menos seis para a tetania da lactação que ocorre em animais criados em pastagem, mas não em animais estabulados. Não se constatou relação da enfermidade com outras doenças, exceto com a febre do leite. Na Irlanda do Norte, cerca de 10% das vacas-leiteiras e 30% das vacas de corte apresentam concentração sanguínea subnormal ou deficiente de magnésio durante a estação de pastejo e considera-se que a hipomagnesemia responde por 20% da taxa de morte súbita em bovinos de corte. O questionamento de proprietários de bovinos de corte sobre a importância relativa de diversas doenças indica, invariavelmente, que a hipomagnesemia é uma enfermidade de grande importância.

Fatores de risco da pastagem

Na maioria das regiões, por todo o mundo, nota-se forte relação entre o risco de hipomagnesemia e os sistemas de melhoramento e fertilização das pastagens, a fim de aumentar a produção de forrageira. Há várias condições que influenciam as concentrações de magnésio e de outros elementos na pastagem.

Espécies de pastagem

Hipomagnesemia é um problema em pastagens onde predominam gramíneas. As concentrações de cálcio e magnésio são maiores em leguminosas e plantas nativas do que em gramíneas. Entre as gramíneas, os diferentes genótipos de uma mesma espécie podem diferir muito quanto às concentrações de cálcio e magnésio e a maioria das *gramíneas de estação fria* predispõe à hipomagnesemia. No entanto, há algumas diferenças, sendo mais provável que as gramíneas com alta proporção potássio:cálcio e magnésio (p. ex., *Dactylis glomerata*, *Lolium perenne*, *Phalaris arundinacea*) causem tetania da pastagem do que aquelas com baixa proporção (p. ex., *Bromus inermis*, *Poa pratensis*, *Agrostis* spp.). Nos tipos de solos em que a doença é comum, pastagens de gramíneas de estação fria que recebem cobertura de *fertilizantes nitrogenados* são perigosas, podendo sua toxicidade ser exacerbada pela *aplicação de potássio*. As *gramíneas de estação quente* não apresentam o mesmo risco e a tetania da pastagem não é um problema em bovinos que se alimentam de pastagens tropicais.

Pastagens de cereais

A maior tendência de as pastagens de cereais causarem hipomagnesemia está relacionada com seu alto teor de potássio e baixo teor de magnésio. O risco de tetania, em ordem decrescente, é o consumo de pastagens de trigo, aveia, cevada e centeio.

Estações do ano

Verificam-se altas concentrações de potássio e nitrogênio e baixos teores de sódio e carboidratos solúveis nas pastagens durante o início da estação de crescimento e na fase de rápido crescimento após períodos frios e úmidos. A concentração de magnésio na pastagem pode não estar diminuída, mas há aumento da proporção K/(Ca + Mg).

Adubação das pastagens

A aplicação de fertilizantes contendo potássio e nitrogênio nas pastagens reduz as concentrações de cálcio e magnésio nessas plantas, além de aumentar as concentrações de potássio e nitrogênio. Há alguma evidência de que o nitrato, como fonte de nitrogênio, reduz o conteúdo de magnésio de modo menos intenso do que as fontes amoniacais de nitrogênio.

Tipo de solo

A disponibilidade de magnésio às plantas é influenciada pelo tipo de solo; algumas deficiências de magnésio na pastagem podem ser corrigidas por meio da adubação do solo com fertilizante contendo magnésio. Não há forte relação com qualquer tipo de solo, mas alta concentração de potássio está consistentemente associada com maior risco de tetania.

Os solos altamente lixiviados, ácidos e arenosos são particularmente deficientes em magnésio, sendo provável que a maioria deles responda à calagem e à adubação com magnésio. Nos solos muito ácidos, a alta concentração de alumínio pode reduzir a absorção de magnésio pelas plantas.

O conhecimento do tipo de solo local e de sua influência na absorção de magnésio, potássio, cálcio e nitrogênio pelas pastagens possibilita a seleção criteriosa ou a prevenção do uso de pastagens para grupos em risco durante os períodos sujeitos à hipomagnesemia.

Fatores de risco dos animais e do manejo

Consumo de matéria seca

O consumo de matéria seca e energia pelos ruminantes pode influenciar a suscetibilidade à hipomagnesemia. Um menor consumo de matéria seca pode reduzir a ingestão de magnésio; em uma condição em que já existe hipomagnesemia, pode-se esperar uma diminuição adicional da concentração sérica de magnésio quando o animal apresenta inapetência total ou parcial. O consumo insuficiente de *fibra* nos meses de inverno pode desencadear hipomagnesemia em vacas e ovelhas em sistema de pasteio, sendo a lipólise acompanhada de redução no teor sérico de magnésio.

Período de privação alimentar

Muitos surtos de hipomagnesemia são precedidos por um episódio de estresse ou inapetência temporária. Independentemente se ocorreu ou não hipomagnesemia crônica, em vacas e ovelhas lactantes um período de inapetência é suficiente para ocasionar hipomagnesemia marcante e a redução do teor de magnésio pode ser intenso o suficiente para provocar tetania clínica. Um período de *condições climáticas ruins, contenção em curral, transporte ou transferência* para novas pastagens ou a introdução em *pastagens não palatáveis* pode ocasionar um certo período de inapetência parcial.

Permanência do alimento no trato digestório

A diarreia é comumente associada à tetania da lactação em pastagem da primavera, e a menor permanência do alimento no trato digestório pode, também, reduzir a absorção de magnésio.

Clima

Notou-se, também, estreita associação entre as condições climáticas e a concentração sérica de magnésio. Verifica-se baixo teor desse elemento em bovinos e ovinos adultos expostos a condições de frio, umidade, vento, pouca luz solar e nenhum acesso a abrigo ou alimento suplementar. A suplementação alimentar parece abrandar o efeito das condições climáticas ruins no teor sérico de magnésio, sendo possível que a anorexia ou diminuição do apetite, bem como o equilíbrio energético negativo durante o clima ruim sejam causas contribuintes básicas para a ocorrência de hipomagnesemia nessas circunstâncias.

Movimentação dos animais

A liberação de epinefrina resulta em diminuição abrupta na concentração sérica de magnésio, o que pode explicar a observação comum de que frequentemente os casos clínicos são precipitados por excitação ou movimentação do rebanho.

Fazendas de produção de leite intensiva

As propriedades que destinam seus efluentes sobre áreas limitadas de terra podem ocasionar acúmulo de potássio no solo, em alta concentração. A silagem obtida nesses solos pode representar alto risco para a ocorrência de hipomagnesemia.

Hipomagnesemia em ovinos

Hipomagnesemia acomete ovinos, particularmente na Austrália e no Reino Unido. A doença não é comum, mas cada vez mais parece estar associada com práticas de melhoras de pastagem e pode causar perda relevante em alguns rebanhos. É mais comum em raças de ovelhas destinadas à produção de leite e cordeiros. Nos surtos, as *ovelhas com gestação gemelar* são mais propensas à doença clínica do que aquelas com cria única; a maior prevalência é verificada em ovelhas, *1 a 4 semanas após o parto*, com a ocorrência de alguns casos até 8 semanas após a parição.

Com frequência, a doença é desencadeada por algum *procedimento de manejo* envolvendo transporte e privação temporária de alimento; a doença ocorre nas primeiras 24 h após esse procedimento e por alguns dias depois. Como acontece em bovinos, a doença se manifesta quando as ovelhas são colocadas em pastagens com gramíneas viçosas, mas ela é especialmente comum em ovelhas em início da lactação colocadas em pastagens de cereais novos. Em geral, as perdas cessam quando o rebanho é transferido para uma pastagem de forrageira fibrosa não melhorada.

A enfermidade também acomete ovinos expostos a condições climáticas inclementes, quando consomem dieta com baixo valor nutritivo. É possível verificar hipomagnesemia e cetose simultâneas em ovelhas, após o parto, quando expostas à baixa disponibilidade de alimentos. Esses casos não respondem bem ao tratamento. A ocorrência anterior de *toxemia da prenhez* no rebanho de ovelhas predispõe à hipomagnesemia.

Patogênese

A maioria das evidências indica a hipomagnesemia como a causa dos sintomas de tetania observados; todavia, a hipocalcemia concomitante pode contribuir para esses sintomas e, em muitos casos, até mesmo ser o fator dominante. Na maior parte dos casos clínicos da doença nota-se concentração sérica de magnésio inferior a 1 mg/dℓ (0,4 mmol/ℓ), comparada com a faixa de variação de referência para bovinos, de 1,7 a 3 mg/dℓ (0,7 a 1,2 mmol/ℓ); ademais, há uma notável relação entre a incidência da doença clínica e a ocorrência de hipomagnesemia sazonal.

A redução na concentração sérica de magnésio é concomitante à diminuição marcante na excreção urinária de magnésio. Nos rebanhos de bovinos e ovinos acometidos, muitas vacas e ovelhas clinicamente normais apresentam baixa concentração sérica de magnésio. Em alguns desses casos, a hipocalcemia concomitante pode ser a causa desencadeante.

O magnésio tem importante participação na transmissão do impulso no sistema neuromusucular, inclusive na liberação de acetilcolina, na sensibilidade da placa motora terminal, no limiar da membrana muscular e na ativação do sistema colinesterase. Isso possibilita aventar uma hipótese interessante para explicar a irritabilidade muscular vista na doença. No entanto, estabeleceu-se que a concentração de magnésio no líquido cerebroespinal (LCE) tem maior valor preditivo de doença clínica do que o teor sérico desse elemento, o que pode indicar que as alterações na função do sistema nervoso central (SNC) são mais importantes do que aquelas na função do sitema nervoso periférico. Também, é evidente que a concentração de magnésio no LCE de animais com hipomagnesemia aumenta significativamente após o tratamento com sal de magnésio. A necessidade de que isso ocorra pode explicar a demora de cerca de 30 min após uma injeção IV, antes que ocorra a recuperação, porque o volume de LCE se renova na taxa de, aproximadamente, 1% por minuto.

Achados clínicos

Na prática, a tetania da lactação é descrita sob as formas aguda, subaguda e crônica.

Tetania da lactação aguda

O animal pode estar pastejando e, subitamente, interromper o pastejo e assumir uma postura de *vigilância incomum*, parecendo incomodado; também, são evidentes fasciculações musculares e de orelhas. Nota-se *hiperestesia* grave, e perturbações discretas desencadeiam episódios de mugido contínuo, galope enfurecido e, ocasionalmente, agressividade. O andar torna-se *cambaleante* e o animal cai, com tetania evidente nos membros, rapidamente seguido de *convulsões clônicas* que duram cerca de um minuto. Durante as crises convulsivas é comum notar:

- Opistótono
- Nistagmo
- Movimentos mandibulares

- Formação de espuma na boca
- Orelhas empinadas
- Retração das pálpebras.

Nos intervalos entre os episódios, o animal permanece quieto, mas um ruído ou toque repentino pode desencadear novo episódio.

Após intenso esforço muscular, a temperatura eleva-se para 40 a 40,5°C; as frequências respiratória e do pulso também aumentam. A intensidade absoluta dos ruídos cardíacos aumenta, a ponto de serem audíveis a alguma distância da vaca. Em geral, o animal morre dentro de 5 a 60 min; a taxa de mortalidade é alta porque muitos animais morrem antes que possam ser tratados. A resposta ao tratamento quase sempre é boa, desde que o animal seja tratado precocemente.

Tetania da lactação subaguda

Na tetania da lactação subaguda, o início da doença é mais gradual. Por um período de 3 a 4 dias, nota-se inapetência discreta, *ferocidade da expressão facial* e *movimentos exagerados dos membros*. Com frequência, a vaca reluta em caminhar ao ser conduzida e estica a cabeça como se fosse mugir. *Micção espasmódica* e defecação frequente são características. Ocorre diminuição do apetite e da produção de leite, bem como dos movimentos ruminais. *Tremor muscular* e tetania discreta de membros pélvicos e cauda, com andar instável com membros em abdução pode ser acompanhado de retração da cabeça e trismo. Movimento ou ruído súbito, tentativa de contenção ou introdução de uma agulha pode desencadear convulsão violenta.

Os animais com essa forma da doença podem se recuperar espontaneamente dentro de alguns dias ou progredir para um estágio de decúbito, com uma síndrome semelhante, porém mais discreta, à forma aguda da enfermidade. Quase sempre o tratamento é efetivo, mas há alta tendência de recidiva.

Hipomagnesemia crônica

Em rebanhos acometidos, muitos animais apresentam baixo teor sérico de magnésio, porém sem manifestação de sinais clínicos. Pode ocorrer morte súbita. Alguns animais manifestam, preferivelmente, uma síndrome vaga que consiste em apatia, definhamento e apetite indiferente e, posteriormente, podem desenvolver uma das síndromes mais evidentes. Nas vacas lactantes, pode-se notar paresia e uma síndrome semelhante à febre do leite que pouco responde ao tratamento com cálcio. Em rebanhos leiteiros da Nova Zelândia, a redução na produção de leite também foi atribuída à hipomagnesemia crônica. O tipo crônico da doença também pode ser constatado em animais que se recuperam da forma subaguda da enfermidade.

Paresia puerperal com hipomagnesemia

Essa síndrome é descrita na discussão sobre paresia do parto e consiste em paresia e colapso circulatório em uma vaca adulta que pariu nas últimas 48 h, mas na qual a apatia e flacidez são substituídas por hiperestesia e tetania.

Patologia clínica

Nos casos clínicos, podem ser mensuradas as concentrações sérica e urinária de magnésio. Quando um animal morre e suspeita-se de hipomagnesemia, é possível obter um diagnóstico presuntivo de amostras obtidas de outros animais em risco no grupo ou no *humor vítreo* de um animal morto. Há relato de resposta inflamatória de fase aguda com leucocitose e maior número de neutrófilos e monócitos tem sido registrado em ruminantes e animais de laboratório alimentados com dietas deficientes em magnésio.

Concentrações séricas de magnésio

A concentração sérica normal de magnésio varia de 1,7 a 3 mg/dℓ (0,70 a 1,23 mmol/ℓ). Em bovinos, quase sempre essa concentração encontra-se diminuída na hipomagnesemia subclínica sazonal para valor entre 1 e 2 mg/dℓ (0,41 e 0,82 mmol/ℓ); todavia, não há risco de tetania até o teor de magnésio se reduz para menos que 1,2 mg/dℓ (0,49 mmol/ℓ).

A concentração média de magnésio na qual se notam sinais clínicos é cerca de 0,5 mg/dℓ (0,21 mmol/ℓ); em ovinos, sugere-se que não ocorre tetania clínica até a concentração sérica de magnésio ficar abaixo de 0,5 mg/dℓ (0,21 mmol/ℓ).

Em alguns animais, o teor sérico de magnésio pode ser tão baixo quanto 0,4 mg/dℓ (0,16 mmol/ℓ), sem doença clínica. Isso pode ser decorrência da variação individual dos animais no grau de ionização do magnésio sérico e da diferença entre as concentrações de magnésio no soro sanguíneo e no LCE. Nota-se elevação transitória da concentração sérica de magnésio após exercício muscular violento, em bovinos com sinais clínicos de hipomagnesemia.

Com frequência, a concentração sérica de cálcio total diminui para 5 a 8 mg/dℓ (1,25 a 2,00 mmol/ℓ) e isso pode ser relevante no desenvolvimento dos sinais clínicos. A concentração sérica de fosfato inorgânico pode ou não estar diminuída.

Na intoxicação de bovinos por pastagem de trigo verifica-se hipomagnesemia, hipocalcemia e hiperpotassemia. Na tetania aguda, geralmente a concentração sérica de potássio encontra-se perigosamente elevada e pode contribuir para a alta taxa de mortalidade.

Concentração de magnésio no líquido cerebroespinal

A mensuração da concentração de magnésio no líquido cerebroespinal (LCE) pode ser utilizada como um procedimento diagnóstico, mas o LCE não é fácil ou coletado de forma segura nos casos de tetania. A amostra de LCE obtida até 12 h após a morte pode ser utilizada como diagnóstico.

Constatou-se concentração de magnésio no LCE de 1,25 mg/dℓ (0,51 mmol/ℓ) em vacas com tetania e hipomagnesemia (teor sérico de magnésio de 0,54 ± 0,41 mg/dℓ; 0,22 ± 0,17 mmol/ℓ). Comparativamente, em vacas clinicamente normais e com hipomagnesemia, a concentração de magnésio no LCE foi 1,84 mg/dℓ (0,74 mmol/ℓ) e o teor sérico desse elemento foi 0,4 mg/dℓ (0,16 mmol/ℓ). Em animais normais, a concentração de magnésio no LCE é semelhante àquela do plasma, ou seja, 2 mg/dℓ (0,82 mmol/ℓ) ou mais. O conteúdo de magnésio no LCE obtido no ventrículo cerebral pode ser muito diferente daquele LCE coletado da fossa lombar. Ademais, o LCE ventricular responde mais às alterações na concentração sérica de magnésio, sendo o preferido para o diagnóstico à necropsia.

Humor vítreo

É possível mensurar a concentração de magnésio no humor vítreo (mas não no humor aquoso) porque o conteúdo de magnésio no humor vítreo se mantém estável por um período mais longo do que a concentração de magnésio no soro ou no LCE. Em geral, uma concentração de magnésio no humor vítreo inferior a 0,55 mmol/ℓ, em bovinos, e abaixo de 0,65 mmol/ℓ, em ovinos, até 48 h após a morte indica a presença de hipomagnesemia, especialmente em temperatura ambiente de 4°C ou 20°C.[1]

O humor vítreo é viscoso e deve ser coletado com uma agulha de calibre 14 (preferivelmente) ou calibre 16, acoplada a uma seringa. Com o animal morto em posição de decúbito esternal, introduz-se a agulha verticalmente, na região caudal ao limbo dorsal do olho, paralela e caudal ao cristalino, antes da aspiração (Figura 17.5).

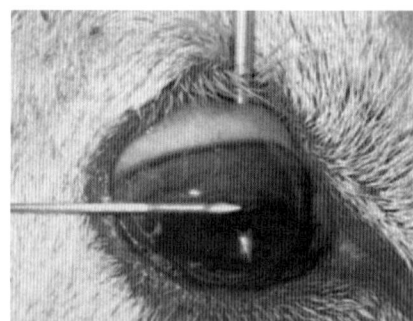

Figura 17.5 Coleta de amostra de humor vítreo de um animal que morreu recentemente, por meio da introdução de uma agulha de calibre 14 perpendicular e caudal ao limbo. A extremidade da agulha pode ser vista através da pupila. O humor aquoso é obtido mediante a introdução de uma agulha de calibre 21 em sentido horizontal, rostral ao limbo e na câmara anterior. O humor vítreo é necessário para a mensuração da conceração de magnésio. Reproduzida, com autorização, de Edwards G, Foster A e Livesey C. In Practice 2009; 31:22-25. (Esta figura encontra-se reproduzida em cores no Encarte.)

A posição da agulha deve ser alterada, de modo a facilitar a aspiração.¹ A amostra aspirada deve ser colocada em um tubo claro e centrifugada; o sobrenadante é enviado para mensuração da concentração de magnésio. O humor aquoso não serve para exame porque é facilmente contaminado por tecido degenerado da íris e pela evaporação de água livre através da córnea.

Concentração de magnésio na urina

A constatação de baixo conteúdo de magnésio na urina é uma boa evidência presuntiva de hipomagnesemia; contudo, não é o teste mais sensível. A normalização do teor de magnésio na urina, a fim de determinar, simultaneamente, a concentração urinária de creatinina, ajusta a variação da concentração de magnésio na urina, entre os animais.² Um ajuste adicional calculando a excreção fracionada de magnésio (teste que requer a mensuração simultânea da concentração plasmática/sérica de magnésio e da concentração de creatinina) não forneceu informação adicional àquela da mensuração da concentração de magnésio na urina em relação apenas à creatinina.

Diagnóstico de rebanho

O rim é o principal órgão de homeostase e tem-se proposto que a mensuração da concentração de magnésio na urina é um método mais preciso para avaliar a condição de magnésio do rebanho do que a concentração sérica de magnésio. A condição de magnésio de um rebanho e a necessidade de suplementação da dieta com intuito de prevenir tetania da lactação podem ser estabelecidas com a obtenção dos seguintes valores:

- Concentração sérica de magnésio
- Concentrações de magnésio na urina
- Excreção fracionada de magnésio na urina²
- Concentração urinária de magnésio corrigida pelo teor de creatinina.

Os custos laboratoriais da obtenção da taxa de excreção fracionada de magnésio na urina são elevados. Constatou-se que a mensuração da *concentração de magnésio na urina corrigida pelo teor de creatinina*, em 10 vacas de um rebanho, é o indicador mais sensível da condição de magnésio de um rebanho do que a mensuração de seu conteúdo no soro, sendo a melhor forma de predizer a resposta à suplementação. Valor inferior a 1 mmol/ℓ indica uma provável resposta positiva à suplementação. *Concentração de magnésio na urina* inferior a 1 mg/dℓ (0,4 mmol/ℓ) indica risco de tetania.

Achados de necropsia

Não há achados de necropsia específicos. É possível notar extravasamento de sangue nos tecidos subcutâneos e sob o pericárdio, o endocárdio, a pleura, o peritônio e a mucosa intestinal. Também, pode haver enfisema agônico.

Considera-se que a mensuração do conteúdo de magnésio do humor vítreo de bovinos é uma estimativa confiável da condição de magnésio, por até 72 h após a morte, desde que a temperatura ambiente não seja superior a 23°C e que não ocorra contaminação e crescimento de bactérias após a obtenção da amostra, condição que pode resultar em concentração de magnésio falsamente baixa. A adição de pequena quantidade de solução de formaldeído 4% (3% do volume de humor vítreo) possibilita um exame confiável por até 72 h após a coleta da amostra.

A concentração de magnésio no humor aquoso não é estável após a morte.

> **Diagnóstico diferencial**
> **Bovinos**
> - Intoxicação aguda por chumbo
> - Raiva
> - Cetose nervosa
> - Encefalopatia espongiforme bovina.
>
> **Ovinos**
> - Hipocalcemia
> - Intoxicação por *Phalaris*
> - Síndrome do "cambaleio".

Tratamento

Administração IV de preparações que contêm magnésio ou, mais comumente, magnésio e cálcio. A eficácia dos diversos tratamentos parece variar de região para região e mesmo nas áreas sob diferentes sistemas de manejo e condições climáticas. As taxas de resposta e de recuperação são muito maiores quando os animais acometidos são tratados precocemente, logo no início da doença. Pode-se administrar hidrato de cloral, via IV, a fim de abrandar a gravidade das convulsões durante o tratamento com magnésio. A taxa de mortalidade pode ser alta, mesmo quando se faz o tratamento, principalmente nos casos avançados da enfermidade.

Terapia combinada com cálcio e magnésio

A recomendação geral mais segura é o uso de uma preparação combinada de cálcio e magnésio (p. ex., 500 mℓ de solução que contém 25% de borogliconato de cálcio e 5% de hipofosfito de magnésio, para bovinos, 50 mℓ dessa preparação para ovinos e caprinos), via IV, seguida de injeção SC de uma solução de sal de magnésio concentrada. Os detalhes e riscos da administração do tipo de solução são descritos na seção sobre paresia puerperal. Também, utiliza-se uma solução que contém 12% de adipato de magnésio e 5% de gliconato de cálcio, na dose de 500 mℓ.

Tratamento com magnésio

Quando se opta pelo uso de solução de magnésio, pode-se administrar 200 a 300 mℓ de uma solução de sulfato de magnésio 20%, por via *IV*; isso induz um rápido aumento da concentração sérica de magnésio, que retorna ao valor observado antes da injeção dentro de 3 a 6 h. Nota-se aumento e redução muito mais lentos após *injeção SC*; para a obtenção de ótimos resultados recomenda-se uma injeção SC de 200 mℓ de solução de sulfato de magnésio 50%. Dentro de poucos minutos a concentração sérica de magnésio se eleva para 0,5 mg/dℓ (0,21 mmol/ℓ) e, em seguida, o teor sérico desse elemento não vai além de 5 mg/dℓ (2,06 mmol/ℓ). Nos casos em que a concentração sérica de magnésio é baixa devido à hipomagnesemia sazonal, a injeção de sais de magnésio é seguida de aumento e, então, retorno ao valor subnormal observado antes da injeção.

A injeção IV de sais de magnésio não é isenta de riscos. Ela pode induzir disritmia cardíaca ou a depressão medular pode ser grave o suficiente para provocar insuficiência respiratória. Caso se constate sinais de angústia respiratória ou redução ou aumento excessivo da frequência cardíaca deve-se interromper imediatamente a injeção e, se necessário, aplica-se solução de cálcio.

Recomenda-se a substituição do lactato de magnésio pelo sulfato de magnésio, a fim de propiciar uma elevação mais prolongada do teor sérico de magnésio. Uma solução diluída (3,3%) causa lesão tecidual mínima, podendo ser administrada por via IV ou SC. Também, tem-se utilizado solução de gliconato de magnésio 15%, na dose de 200 a 400 mℓ. A alta concentração sérica de magnésio é obtida mais lentamente, sendo mantida por mais tempo com a administração de gliconato de magnésio do que de sulfato de magnésio. Após o tratamento parenteral, recomenda-se o fornecimento de suplemento com alto teor de magnésio, como descrito posteriormente na seção que aborda o controle da doença.

Provisão para casos adicionais

Os fatores predisponentes que ocasionam um caso de hipomagnesemia aplicam-se a todo o rebanho, sendo provável a ocorrência de outros casos clínicos antes dos efeitos das estratégias de correção. Nas criações extensivas, é aconselhável instruir o proprietário quanto ao tratamento dos animais acometidos, pois a demora em iniciar o tratamento pode aumentar muito a taxa de falha terapêutica. O tratamento SC é um dos mais eficazes, porém, relata-se que a infusão retal de 30 g de cloreto de magnésio em 100 mℓ de solução é efetiva; a concentração sérica de magnésio retorna ao valor normal dentro de 10 min após a medicação.

Controle

Quando possível, os animais sob alto risco devem ser transferidos para pastagens de baixo risco durante a estação de ocorrência de tetania da pastagem. Nesse período, as pastagens de alto risco podem ser consumidas por animais sob baixo risco, como, por exemplo, novilhos ou novilhas com cerca de 1 ano de idade.

Pode-se evitar a ocorrência de hipomagnesemia mediante o fornecimento de quantidade adequada ou aumentada de magnésio na dieta. Vacas lactantes criadas em pastagem de primavera podem necessitar de uma dieta com quantidade tão alta quanto 3 g/kg MS. O problema é estabelecer *um sistema adequado de liberação*, o qual varia de acordo com o sistema de manejo. Assim, os blocos de minerais que contêm magnésio ou a adubação foliar com magnésio podem ser considerados sistemas de liberação adequados, em rebanhos que apresentam grande número de bovinos, mas eles são totalmente inadequados ou economicamente inviáveis em uma criação que mantém uma vaca para cada 8 hectares.

O óxido de magnésio é comumente utilizado para suplementação, mas outros sais de magnésio podem ser empregados, com disponibilidade quase equivalente. Em ovinos, a *biodisponibilidade* do magnésio, oriundo do carbonato de magnésio, óxido de magnésio e sulfato de magnésio é influenciada pelo tamanho da partícula, sendo considerada de 43,8%, 50,9% e 57,6%, respectivamente.

Fornecimento de suplementos de magnésio

Atualmente, a medida preventiva adotada universalmente é o fornecimento de suplementos de magnésio às vacas durante o período de risco. O fornecimento de magnesita (que contém não menos que 87% de óxido de magnésio) ou de outras fontes de *óxido de magnésio*, evita a redução sazonal da concentração sérica de magnésio. Recomenda-se a administração diária, por beberagem ("*drench*") ou no alimento, de pelo menos 60 g de óxido de magnésio, com intuito de prevenir a doença. Tal procedimento nem sempre é totalmente efetivo; assim, em algumas condições pode ser necessária a administração de altas doses. O fornecimento diário de 120 g é seguro e efetivo, mas a dose de 180 g/dia pode provocar diarreia. A dose para ovinos e caprinos é de 7 g/dia ou de 14 g em dias alternados. O uso de fosfato de magnésio (53 g/dia) também é um modo seguro e efetivo para garantir um bom consumo de magnésio. A proteção fornecida desenvolve-se dentro de vários dias após o início da administração e cessa abruptamente após a sua descontinuação.

Problemas com a palatabilidade

Como os suplementos de magnésio não são palatáveis, é difícil fazer o rebanho consumir a quantidade necessária. Esse problema pode ser contornado, em parte, misturando os suplementos ao melaço, em partes iguais, e possibilitando livre acesso à mistura ou, ainda, fornecendo o suplemento em cochos esféricos (*ball feeders*); contudo, nesse caso não ocorre o consumo uniforme por todos os animais e aqueles sob alto risco ainda podem desenvolver tetania hipomagnesiana. Igualmente, os blocos de magnésio podem ter eficácia limitada na prevenção de hipomagnesemia. Os *blocos de sal* podem auxiliar na correção da deficiência de sódio associada às gramíneas novas da primavera e na melhora da proporção de Na:K no rúmen. Se também contiverem Mg, podem auxiliar na prevenção de tetania; contudo, geralmente, por si só, não garantem ausência de risco de tetania.

Aspersão sobre o feno

Uma forma de tentar manter o consumo adequado de magnésio é a aspersão desse mineral sobre o feno, que é fornecido como suplemento durante os períodos de risco de tetania da pastagem. A prática comum é:

1. Misturar a magnesita com melaço.
2. Diluir a mistura em água.
3. Aspergir a mistura nas camadas de feno durante o enfardamento.
4. Injetar a mistura nos fardos antes do fornecimento ou aspergir sobre o feno por ocasião do fornecimento.
5. Inclinar o fardo de feno de modo que o local do corte fique mais elevado e pulverizá-lo com a mistura, igualmente, por toda a superfície.
6. Determinar o nível de aplicação com base na quantidade de feno que se pretende fornecer.

Dependendo das condições locais, esse método pode ou não ser efetivo, pois os bovinos e ovinos geralmente não consomem feno, quando mantidos em pastagem de primavera, a menos que sejam confinados com esse propósito.

Alimentos peletizados

Os alimentos peletizados com alto teor de magnésio consistem, por si só, em uma forma de suplementação, quando for possível arcar com um custo adicional. Novamente, a palatabilidade é um problema; é preciso tomar o cuidado de incluir um componente palatável nesses alimentos. Como alternativa, eles podem ser misturados com outros grãos ou com melaço, para fornecê-lo. Deve-se restringir o acesso dos bezerros a esses alimentos, pois o alto consumo de óxido de magnésio (2 a 4% da ração) é tóxico aos bezerros e provoca diarreia, com grande quantidade de muco nas fezes.

Em algumas situações de alto risco pode ser aconselhável fornecer o magnésio de várias formas, de modo a garantir uma ingestão adequada.

Beberagem (drench) diária de rotina

A administração oral de óxido de magnésio ou de cloreto de magnésio, 1 vez/dia, às vacas-leiteiras lactantes (10 g de magnésio por vaca), administrado na forma de beberagem imediatamente antes de as vacas deixarem a sala de ordenha, é uma maneira empregada na Nova Zelândia para assegurar teor de magnésio suplementar adequado durante os períodos de alto risco. As vacas acostumam-se com o procedimento (e os criadores tornam-se aptos para executá-los), causando mínimo transtorno ao manejo.

"Balas" impregnadas com magnésio

O uso de "balas" impregnadas com magnésio para prevenir hipomagnesemia é efetivo em testes laboratoriais e, em alguns países, estão disponíveis no mercado. O objetivo é introduzir uma "bala" impregnada com magnésio no retículo, a partir do qual ocorre liberação contínua de pequenas quantidades do mineral – cerca de 1 g/dia. Esse objetivo é alcançado e quase sempre a ocorrência de doença clínica diminui muito, mas não totalmente. Em situações de risco, costuma-se administrar até quatro "balas" ao mesmo tempo. Assim como acontece com todas as "balas", parte delas se perde pela regurgitação e pela passagem no intestino. Em ovelhas, utiliza-se uma "bala" especial apropriada a seu tamanho, com resultado semelhante.

Adubação por cobertura da pastagem

Esse procedimento e o uso de fertilizantes com alto teor de magnésio aumentam o conteúdo de magnésio na pastagem e diminui a suscetibilidade dos bovinos à hipomagnesemia. Para a adubação por cobertura, a aplicação de magnesita calcinada (1.125 kg/ha) ou de calcário magnesiano (5.600 kg/ha) é satisfatória, sendo que o primeiro resulta em maior do teor de magnésio na pastagem.

Podem ser utilizados outros fertilizantes que contêm magnésio, dependendo do custo. A duração da melhora no conteúdo de magnésio varia com o tipo de solo: é maior em solos de argila arenosa clara, nos quais a cobertura com 560 kg de magnésio calcinado/ha pode propiciar proteção por 3 anos. Em solos pesados, espera-se uma proteção de apenas 1 ano. Para evitar despesas desnecessárias, é possível fazer a cobertura da pastagem com fertilizante que contém magnésio e manter essa área reservada para o pastejo na primavera. O custo da adubação com magnésio é alto e a resposta das pastagens é muito variável, dependendo do tipo de solo. Recomenda-se obter informações com engenheiros agrônomos.

Pulverização e aspersão foliar

O conteúdo de magnésio na pastagem pode ser aumentado muito mais rapidamente pela aspersão de uma solução de sulfato de magnésio 2%, em intervalos quinzenais, ou pela aplicação de óxido de magnésio muito finamente moído à pastagem (30 kg/ha), antes do início do pastejo. Essa técnica é conhecida como pulverização ou aspersão foliar, sendo mais vantajosa que a suplementação alimentar, pois a ingestão é padronizada. Em bovinos, é muito efetiva na manutenção da concentração sérica de magnésio e na prevenção de doença clínica.

A pulverização de 20 a 50 kg de MgO/ha pode conferir proteção por até 3 semanas, mas esse tempo é negativamente influenciado por vento e chuva. Uma suspensão fina aquosa de MgO-betonita-água pulverizada na pastagem (26 kg de MgO e 2,6 kg de bentonita/ha) é eficaz para proteção em períodos muito chuvosos.

Suprimento na água de beber

O problema da medicação pela água é que não se conhece o consumo de água do grupo a ser tratado, podendo ser mínima em pastagem de crescimento rápido. No entanto, a medicação pela água pode ser efetivo na liberação de magnésio de manejo que utilizam pastagens em criações extensivas, onde outros métodos podem ter eficácia limitada. As outras fontes de água, além do suprimento medicado, devem ser cercadas ou ter o seu acesso limitado. A adição de sulfato de magnésio (500 g/100 ℓ) ou de cloreto de magnésio hexaidratado (420 g/100 ℓ) ao suprimento de água durante o período de risco de hipomagnesemia tem se mostrado efetiva.

Manejo das áreas de pastejo

A economia da propriedade leiteira impõe a necessidade de obter o crescimento máximo da pastagem e, em muitos casos, o crescimento de pastagens propensas à tetania é inevitável. Em algumas áreas, é possível reduzir o risco de tetania nessas pastagens, estimulando o crescimento de leguminosas. Em outras regiões, o período de crescimento de leguminosas não coincide com o período de risco máximo de tetania da pastagem.

A restrição da quantidade de potássio aplicado às pastagens, principalmente no período imediatamente anterior ao de risco de tetania, ou o uso de fertilizantes que contêm potássio no outono ou no fim da primavera, após o período de risco, pode reduzir o risco da doença. Outra alternativa é o pastejo de animais sob baixo risco em pastagem de alto risco. Ao assegurar ampla disponibilidade de sais durante o período de risco, a fim de contrabalançar a alta ingestão de potássio, também pode-se reduzir o risco de doença.

Os geneticistas vegetais estão desenvolvendo cultivares de gramíneas de estação fria com alto teor de magnésio que podem ser utilizadas para o pastejo durante o período de risco de tetania. As ovelhas lactantes que pastejam em cultivar de azevém perene (*Lolium perene* cv *Radmore*) *com alto teor de magnésio*, na primavera, apresentam maior concentração sérica de magnésio do que as ovelhas que pastejam em cultivar-controle; ademais, há disponibilidade de cultivar de festuca alta (*Festuca arundinacea*) com altas concentrações de magnésio e cálcio e com baixo risco de causar tetania.

Provisão de abrigo

Nas regiões em que se pratica o pastejo de inverno, a constatação de que a concentração sérica de magnésio diminui durante o inverno e em associação com o clima inclemente, sugere que os bovinos e ovinos devem ser mantidos em abrigo nesse período. Se a estabulação total for impraticável, pode ser aconselhável construir abrigos de livre acesso nas pastagens que não dispõem de sombras de árvores ou proteção contra os ventos dominantes. As pastagens onde são mantidas as vacas em lactação devem receber atenção especial a esse respeito. Infelizmente, a doença é mais comum em fazendas altamente tecnificadas, nas quais a maioria dos abrigos naturais foi removida e se pretende manter as vacas em pastagem altamente melhorada, a fim de manter a produção de leite ou favorecer a rápida engorda dos bezerros.

Estação de parição

Nas áreas em que a incidência da doença é alta, aconselha-se evitar a parição de vacas nos meses frios do inverno, quando é mais provável ocorrer hipomagnesemia sazonal. Infelizmente, muitas vezes é importante que a parição das vacas ocorra no final do inverno, para que possam aproveitar as pastagens de rápido crescimento da primavera, quando as vacas se encontram no pico da lactação.

Alimentação com feno e pastagem não melhorada

Em razão da provável importância do pastejo em gramíneas melhoradas viçosas na ocorrência da doença, o fornecimento de certa quantidade de grãos, feno ou pastagem fibrosa pode reduzir a incidência da enfermidade. É muito importante que sejam evitados os períodos de jejum, como os que ocorrem quando os bovinos ou ovinos são estabulados ou transportados, ou quando submetidos a condições climáticas graves, principalmente em fêmeas lactantes e quando há risco de ocorrência de hipomagnesemia sazonal.

Tratamento e controle

Tratamento
- Administração IV de solução contendo 25% de borogluconato de cálcio e 5% de hipofosfito de magnésio (500 mℓ para bovinos; 50 mℓ para ovinos e caprinos; R-1)
- Administração SC de solução de sulfato de magnésio 50% (200 mℓ para bovinos; R-1)
- Administração IV de solução de gluconato de magnésio 15% (200 a 400 mℓ para bovinos) ou de solução de sulfato de magnésio 20% (200 a 300 mℓ, para bovinos; R-2)

Controle
- Óxido de magnésio: administração diária, por meio de beberagem ou no alimento de 60 g (bovinos) ou de 7 g (ovinos e caprinos; R-1)
- Aumentar o consumo de magnésio da dieta no período de maior risco de hipomagnesemia (R-2)
- Monitorar a proporção magnésio:creatinina na urina de animais em maior risco de hipomagnesemia (R-2).

LEITURA COMPLEMENTAR

Brozos C, Mavrogianni VS, Fthenakis GC. Treatment and control of periparturient metabolic diseases: pregnancy toxemia, hypocalcemia, hypomagnesemia. Vet Clin North Am Food Anim Pract. 2011;27:105-113.

Foster A, Livesy C, Edwards G. Magnesium disorders in ruminants. In Pract. 2007;29:534-539.

Goff JP. Calcium and magnesium disorders. Vet Clin North Am Food Anim Pract. 2014;30:359-381.

Martin-Tereso J, Martens H. Calcium and magnesium physiology and nutrition in relation to the prevention of milk fever and tetany (dietary management of macrominerals in preventing disease). Vet Clin North Am Food Anim Pract. 2014;30:643-670.

Schonewille JT. Magnesium in dairy cow nutrition: an overview. Plant Soil. 2013;368:167-178.

REFERÊNCIAS BIBLIOGRÁFICAS
1. Edwards G, Foster A, Livesey C. In Pract. 2009;31: 22-25.
2. Schweigel M, et al. J Anim Physiol Anim Nutr. 2009; 93:105-112.

Tetania hipomagnesiana de bezerros

Sinopse
- Etiologia: hipomagnesemia resultante de teor inadequado de magnésio na dieta
- Epidemiologia: em geral, acomete bezerros com 2 a 4 meses de idade, alimentados com dieta à base de leite integral ou de substituto do leite e pastagem de baixa qualidade, ou mesmo sem forrageira. Diarreia e ingestão de material da cama ou de outras fibras grosseiras podem exacerbrar a deficiência
- Achados clínicos: apreensão, agitação, hipersensibilidade qualquer estímulo externo, tremores musculares discretos que progridem para convulsões espásticas e violentas. Curso rápido e alta taxa de mortalidade
- Patologia clínica: concentração sérica de magnésio inferior a 0,8 mg/dℓ, proporção cálcio:magnésio nos ossos superior a 90:1
- Achados de necropsia: calcificação de baço, diafragma, endotélio da aorta e endocárdio. Com frequência, nota-se distrofia muscular enzoótica concomitante
- Confirmação diagnóstica: concentração sanguínea de magnésio e resposta ao tratamento. Proporção cálcio:magnésio nos ossos
- Tratamento e controle: injeção de magnésio e suplementação da dieta com compostos de magnésio.

Etiologia

A doença se instala quando a ingestão de magnésio na dieta é inadequada para as necessidades do bezerro. Os animais acometidos podem apresentar hipocalcemia concomitante.

Homeostase do magnésio em bezerros

O leite possui baixa concentração de magnésio. Uma dieta à base de leite propicia conteúdo de magnésio suficiente para suprir as necessidades dos bezerros em fase de crescimento, até atingirem peso corporal de, aproximadamente, 50 kg. No entanto, se o animal é alimentado, exclusivamente, com leite, a ingestão de magnésio não é suficiente para suprir as suas necessidades a partir desse peso corporal. Se outros alimentos fornecidos também apresentam baixo teor de magnésio, esse déficit se perpetua.

Em bezerros jovens, o magnésio é absorvido no intestino; contudo, a eficiência da absorção diminui de 87% para cerca de 30%, aos 3 meses de idade, ocasião em que a suscetibilidade à doença é máxima. A eficiência da absorção também diminui quando ocorre redução no tempo de trânsito intestinal em decorrência de diarreia.

Diferentemente do que acontece em bovinos adultos, os bezerros jovens podem mobilizar reservas corporais de magnésio, localizadas principalmente nos ossos. Cerca de 40% do armazenamento ósseo de magnésio pode ser mobilizado, protegendo o animal de um déficit a curto prazo.

Nos casos a campo, a tetania hipomagnesiana em bezerros frequentemente é complicada pela coexistência de outras doenças, especialmente distrofia muscular enzoótica.

Epidemiologia

Ocorrência

A doença não é comum. Os casos podem ocorrer esporadicamente ou vários animais de uma propriedade podem morrer em um curto período de tempo.

Fatores de risco

A doença pode se manifestar sob as mais variadas condições. Mais comumente, nota-se tetania hipomagnesiana em bezerros com 2 a 4 meses de idade, ou mais velhos, alimentados exclusivamente com leite integral e naqueles que recebem maior quantidade de leite e crescem mais rapidamente, sendo mais propensos à doença devido à maior necessidade de magnésio pelos tecidos moles em desenvolvimento. A doença é mais provável em bezerros criados como vitelos. Os casos que ocorrem em bezerros alimentados com substituto do leite parecem estar relacionados à diarreia crônica e ao baixo conteúdo de magnésio nesse alimento. Atualmente, esse problema é menos comum porque os substitutos do leite mais recentes disponíveis no mercado contêm quantidade adequada de magnésio.

Perda significativa de magnésio nas fezes também é verificada em bezerros que ingerem material fibroso, como aquele de cama; a mastigação estimula uma salivação profusa e induz maior perda de magnésio endógeno. Turfa e aparas de madeira são materiais de cama que, sabidamente, causam isso.

Também, há relato da doença em bezerros alimentados com substituto do leite ou com leite, alimentos concentrados e feno, bem como em bezerros mantidos nas pastagens com suas mães. Mortes decorrentes de tetania hipomagnesiana também ocorrem em bezerros com 3 a 4 meses de idade alimentados com feno e silagem com baixo teor de magnésio.

Hipomagnesemia também ocorre em bovinos jovens com cerca de 6 meses de idade mantidos em sistema de confinamento intensivo para serem comercializados como *baby beef*. O conteúdo de fósforo de sua dieta é alto, sendo provável que haja déficit de vitamina D. A condição é exacerbada pela deficiência de alimento com alto teor de fibra. A hipomagnesemia é acompanhada de hipocalcemia.

Reprodução experimental

Uma condição bastante semelhante à síndrome observada no campo foi reproduzida experimentalmente mediante o fornecimento de dieta artificial com conteúdo muito baixo de magnésio e alto teor de cálcio; induz-se, rapidamente, hipomagnesemia bioquímica em bezerros alimentados com dieta à base de leite desnatado e palha de cevada. Hipomagnesemia também foi induzida experimentalmente em potros muito jovens mediante o fornecimento de dieta contendo muito pouco magnésio. Os sinais clínicos são semelhantes àqueles verificados em bezerros; a calcificação vista nas paredes dos vasos de bezerros também é observada em potros.

Patogênese

Nas propriedades acometidas, os bezerros nascem com teor sérico de magnésio normal, de 2 a 2,5 mg/dℓ (0,82 a 1,03 mmol/ℓ), mas ele diminui gradativamente nos 2 a 3 meses seguintes e geralmente para menos de 0,8 mg/dℓ (0,33 mmol/ℓ). Não se constata tetania até que a concentração sérica de magnésio diminua para valor inferior ao mencionado, sendo mais grave quando a concentração é inferior a 0,6 mg/dℓ (0,25 mmol/ℓ); contudo, alguns bezerros do grupo podem apresentar concentração ainda menor e manifestar poucos sinais clínicos.

A deficiência de magnésio inibe a liberação e a ação do paratormônio, e acredita-se que seja a causa da hipocalcemia concomitante. É provável que a diminuição do teor sérico de cálcio estimule a ocorrência de tetania causada por baixa concentração sérica de magnésio, em animais propensos a ela. Bezerros com hipocalcemia podem manifestar convulsões tetânicas na ausência de hipomagnesemia.

Embora a tetania hipomagnesiana e a distrofia muscular enzoótica possam ocorrer simultaneamente, não há qualquer relação entre elas.

Achados clínicos

Na doença experimental, o primeiro sintoma é a movimentação constante das orelhas. A temperatura é normal e a frequência do pulso encontra-se aumentada. Nota-se hiperestesia ao toque e reflexos dos tendões muito exagerados, com contrações clônicas. Agitação da cabeça, opistótono, ataxia sem andar em círculo e orelhas voltadas para trás são achados frequentes. O animal tem dificuldade para beber água devido à incapacidade em chegar até o balde.

Inicialmente, os bezerros se mostram apreensivos e, quando abordados, manifestam agitação e retração das pálpebras e se tornam hipersensíveis a qualquer estímulo externo; contudo, apresentam tetania. Posteriormente, surgem tremores musculares discretos, seguidos de escoiceamento do abdome, formação de espuma na boca e espasmos dos membros. Seguem-se as convulsões, iniciando com batidas das patas, retração da cabeça, movimentos de mastigação das maxilas e decúbito.

Durante as convulsões, notam-se os seguintes sinais clínicos:

- Trismo maxilar
- Cessação do movimento respiratório
- Contrações tônico-clônicas dos membros
- Defecação e micção involuntárias
- Ciclos de protrusão e retração dos globos oculares.

A frequência do pulso aumenta para 200 a 250 pulsações/min e as convulsões cessam na fase terminal da doença. Não é possível palpar o pulso e nota-se cianose antes da morte.

Nos casos de campo, quase sempre os sinais clínicos são muito semelhantes e, raramente, são observados até o estágio de tetania terminal. Em geral, os bezerros mais velhos morrem dentro de 20 a 30 min depois do início das convulsões; os jovens podem se recuperar, temporariamente, e apenas morrer em episódios subsequentes. Na doença que acomete bezerros jovens com diarreia, geralmente com cerca de 2 a 4 semanas de idade, nota-se ataxia, hiperestesia, opistótono e convulsões. Quase sempre as convulsões são contínuas e os bezerros morrem dentro de 1 h.

Patologia clínica

Concentração sérica de magnésio inferior a 8 mg/dℓ (0,33 mmol/ℓ) indica hipomagnesemia grave; os sinais clínicos surgem quando se constata teor sérico de 0,3 a 0,7 mg/dℓ (0,12 a 0,29 mmol/ℓ). A faixa de variação dos valores normais é de 2,2 a 2,7 mg/dℓ (0,9 a 1,11 mmol/ℓ). A concentração de magnésio nos eritrócitos também é baixa, indicando deficiência crônica. Quando o teor sérico de magnésio é muito baixo, a concentração sérica de cálcio tende a diminuir, estando abaixo do normal na maioria dos casos clínicos.

A estimativa do conteúdo de magnésio nos ossos (principalmente costelas e vértebras) é um teste confirmatório confiável, por ocasião da necropsia. Proporção cálcio:magnésio inferior a 70:1 pode ser considerada normal e acima de 90:1 indica grave depleção de magnésio. Nos bezerros normais, a proporção é de, aproximadamente, 55:1.[1] Os valores absolutos de cálcio nos ossos não diminuem e, com frequência, se encontram ligeiramente elevados. Uma alteração acidental é o aumento marcante da atividade sérica de creatinina quinase em bezerros, após uma crise aguda de tetania hipomagnesemia.

Achados de necropsia

Há uma diferença marcante entre as lesões verificada durante a necropsia de alguns casos naturais e aquelas da doença experimental. Nos casos de campo, frequentemente se observa calcificação de baço e diafragma, bem como placas calcificadas na artéria aorta e no endocárdio, juntamente com degeneração muscular hialina. Em outros casos, as lesões notadas na necropsia são semelhantes àquelas constatadas na distrofia muscular enzoótica.

Nos casos experimentalmente induzidos essas lesões não são evidentes, mas nota-se extensa congestão em todos os órgãos, e hemorragias em órgãos de sustentação, como:

- Vesícula biliar
- Epicárdio ventricular
- Gordura pericárdica
- Artéria aorta
- Parede do mesentério
- Parede intestinal.

As lesões são mais evidentes na fase terminal e estão associadas com necrose venosa terminal. Alguns casos de campo apresentam um padrão semelhante.

> **Diagnóstico diferencial**
> - Intoxicação aguda por chumbo
> - Enterotoxemia causada por *Clostridium perfringens* tipo D
> - Polioencefalomalacia
> - Tétano
> - Deficiência de vitamina A
> - Meningite.

Tratamento

A resposta a injeções de magnésio (100 mℓ de solução de sulfato de magnésio 10%) é apenas transitória, pois há grave depleção das reservas ósseas de magnésio. Tal dose supre as necessidades de apenas um dia. A administração de enema de sulfato de magnésio em água morna (contendo 15 g de sulfato de magnésio) foi associado com uma rápida resposta, em bezerros hipomagnesêmicos de 3 meses de idade.[2] Como será mencionado adiante, recomenda-se o monitoramento da suplementação da dieta com óxido de magnésio ou de carbonato. A narcose pelo hidrato de cloral ou a tranquilização com droga ataráxica pode ser essencial para evitar a morte em consequência da parada respiratória durante as convulsões.

Controle

O fornecimento de feno com alto teor de magnésio, como o de alfafa, bem como de alimentos concentrados bem formulados, auxiliam na prevenção da doença.

Fornecimento suplementar de magnésio

O fornecimento suplementar de magnésio, se iniciado nos primeiros 10 dias de vida, evita a redução excessiva da concentração sérica de magnésio, mas se iniciado depois disso, quando o bezerro tem mais de 7 semanas de idade, esse procedimento pode não evitar futura redução do teor desse mineral. A suplementação deve continuar até, no mínimo, 10 semanas de idade. Há necessidade de fornecimento diário de compostos de magnésio, bem como razoavelmente acurada, a fim de evitar diarreia ou proteção ineficiente. Para bezerros com taxa de crescimento média, as doses apropriadas são 1 g de óxido de magnésio/dia/bezerro, nas 5 primeiras semanas de vida, 2 g/dia para aqueles com 5 a 10 semanas de idade e 3 g/dia para bezerros com 10 a 15 semanas de idade, ou o dobro dessa dose se for utilizado o carbonato de magnésio. A suplementação da dieta com magnésio restabelece a concentração sérica normal de cálcio e corrige a hipomagnesemia.

"Balas" com mistura de magnésio

O fornecimento de duas "balas" do tamanho daquela utilizada em ovinos (liberando, juntas, cerca de 1 g de magnésio/dia) aos bezerros mostrou-se efetivo na prevenção da doença clínica e, também, da hipomagnesemia que a precede. Os bezerros estabulados e alimentados basicamente com leite devem receber quantidades adequadas de suplemento mineral e vitamina D (70.000 UI de vitamina D_3/dia). A utilização do magnésio não é comprometida, mas a absorção de cálcio, muitas vezes diminuída o suficiente para causar hipocalcemia concomitante, é aumentada.

REFERÊNCIAS BIBLIOGRÁFICAS
1. Foster A, et al. In Pract. 2007;29:534.
2. Soni AK, Shukla PC. Environ Ecol. 2012;30:1601.

Decúbito do transporte em ruminantes

O decúbito do transporte (tetania) geralmente acomete vacas e ovelhas no fim da gestação, após transporte prolongado. Também, é relatado em cordeiros transportados para o confinamento e em vacas e ovelhas levadas ao abatedouro. Caracteriza-se por decúbito, estase do trato alimentar e coma; a taxa de mortalidade é alta. Ocorre na maioria dos países. Podem-se constatar grandes perdas quando as vacas e ovelhas em final de gestação são transportadas por longas distâncias em trem, caminhão ou, até mesmo, caminhando.

Embora vacas em final de gestação, de qualquer idade, sejam mais comumente acometidas, a doença também acomete vacas recém-paridas, touros castrados, novilhos, vacas secas e cordeiros. Os fatores de risco incluem:

- Alimentação excessiva antes do transporte
- Privação de alimento e água por mais de 24 h durante o transporte
- Acesso irrestrito à água
- Exercício imediatamente após o transporte.

Nota-se maior incidência da doença durante clima quente. A causa é desconhecida, embora estresse físico seja um fator óbvio. Os cordeiros apresentam os seguintes sintomas:

- Inquietação
- Cambaleio
- Paralisia parcial dos membros pélvicos
- Posicionamento precoce em decúbito lateral.

O animal pode morrer subitamente ou depois de 2 a 3 dias de decúbito. Nota-se hipocalcemia discreta (7 a 7,5 mg/dℓ; 1,75 a 1,87 mmol/ℓ). A taxa de recuperação, mesmo com o tratamento, é apenas satisfatória.

Os sinais clínicos podem surgir ainda quando os bovinos estão no veículo de transporte ou em até 48 h após seu descarregamento. Nos estágios iniciais, os animais podem manifestar excitação e inquietação, trismo e ranger de dentes. O andar é cambaleante, com movimentos de pedalagem dos membros pélvicos e decúbito, acompanhado de estase do trato alimentar e anorexia. Os animais que não se recuperam gradativamente progridem para coma e morrem em 3 a 4 dias. Em bovinos, pode haver hipocalcemia e hipofosfatemia moderadas. Em ovinos de diferentes idades, alguns apresentam hipocalcemia e hipomagnesemia, outros manifestam hipoglicemia e alguns não apresentam anormalidades bioquímicas detectáveis. Não há lesões à necropsia, exceto aquelas relacionadas ao decúbito prolongado. Necrose muscular isquêmica é a mais evidentes dessas lesões. A relação da doença com o transporte ou exercício forçado é diagnóstica.

Alguns animais respondem ao tratamento com injeções combinadas de cálcio, magnésio e glicose. Recomendam-se repetidas aplicações parenterais de grande quantidade de eletrólitos. Em cordeiros, recomenda-se injeção SC de uma solução de sais de cálcio e magnésio, mas a taxa de cura, em geral, é de apenas 50%, provavelmente devido à mionecrose intercorrente.

Quando o transporte prolongado de vacas ou ovelhas em prenhez avançada é inevitável, elas devem receber suprimento adequado de alimento e água, bem como repousar durante períodos da viagem. A incidência dessa enfermidade após o transporte parece ter diminuído de modo marcante com o maior monitoramento e maior consciência de morbidade e mortalidade associada ao transporte.

Cetose e cetose subclínica (hipercetonemia) em vacas

> **Sinopse**
> - Etiologia: anormalidade multifatorial do metabolismo energético. O equilíbrio energético negativo resulta em hipoglicemia, cetonemia (acúmulo de cetoacetato, β-hidroxibutirato [BHB] e seus produtos de descarboxilação, acetona e isopropanol, no sangue), além de cetonúria
> - Epidemiologia: cetose primária e cetose subclínica são verificadas predominantemente em vacas com boa condição física e com alto potencial para produção de leite, principalmente no primeiro mês de lactação; a prevalência é maior em vacas com maior número de lactações. Perda da condição corporal no período seco e logo após o parto. Cetose secundária é notada quando outras doenças reduzem o consumo de alimentos
> - Achados clínicos: as vacas se apresentam debilitadas, com redução do apetite, da condição corporal e da produção de leite. Algumas manifestam curtos períodos de anormalidades comportamentais e neurológicas (cetose nervosa). A resposta ao tratamento é boa. A cetose subclínica (hipercetonemia) é detectada pela mensuração dos teores de cetonas, geralmente de BHB no sangue, plasma ou soro e acetoacetato na urina
> - Patologia clínica: hipoglicemia, cetonemia, cetonúria ou alta concentração de cetonas no leite

- Achados de necropsia: nenhum específico. Notam-se graus variáveis de lipidose hepática
- Confirmação diagnóstica: cetonemia, cetonúria ou, menos comumente, alta concentração de cetona no leite
- Tratamento: administração intravenosa de glicose, aplicação parenteral de corticosteroide e administração oral de precursores da glicose, como o propilenoglicol. A doença responde prontamente ao tratamento, desde que a vaca apresente apenas grau discreto de lipidose hepática; a enfermidade é autolimitante
- Controle: correção do desequilíbrio energético. Monitoramento do rebanho com testes bioquímicos, juntamente com o escore da condição corporal. Administração diária de monensina, até o final da gestação e início da lactação, em vacas-leiteiras.

Etiologia

Metabolismo da glicose em bovinos

A manutenção de concentração adequada de glicose no plasma é fundamental para a regulação do metabolismo energético. Os ruminantes absorvem poucos carboidratos da dieta, como o açúcar hexose, porque são fermentados no rúmen e originam ácidos graxos de cadeia curta, principalmente acetato (70%), propionato (20%) e butirato (10%). Consequentemente, em bovinos, a glicose necessária deve ser suprida, basicamente, pela gliconeogênese. *Propionato e aminoácidos são os principais precursores* da gliconeogênese, sendo o glicerol e o lactato de menor importância.

Propionato é produzido no rúmen a partir de amido, fibras e proteínas. Alcança a circulação porta, sendo eficientemente removido pelo fígado, o principal órgão produtor de glicose. O propionato é o *principal precursor da glicose*; uma maior disponibilidade de propionato pode poupar a utilização hepática de outros precursores da glicose; produção de propionato é favorecida pela adição de alto teor de grãos na dieta. O efeito gliconeogênico do propionato é diferente daquele do *acetato*, que é transportado aos tecidos periféricos e à glândula mamária e metabolizado em ácidos graxos de cadeia longa, atuando como reserva de lipídios, ou secretados como gordura no leite.

Aminoácidos

A maioria dos aminoácidos é glicogênica e, também, importantes precursores da gliconeogênese. Quantitativamente, a proteína da dieta é a fonte mais importante, mas o conjunto de proteínas corporais lábeis (especialmente do músculo esquelético) também é uma fonte importante; em conjunto, elas contribuem na síntese de energia, de lactose do leite e de proteína láctea.

Equilíbrio energético

Em vacas-leiteiras de alta produção sempre há um equilíbrio energético negativo nas primeiras semanas de lactação. A máxima ingestão de matéria seca não ocorre antes de 8 a 10 semanas após o parto, mas o pico de produção de leite é verificado em 4 a 6 semanas e o consumo de energia pode não suprir a demanda. Em resposta ao equilíbrio energético negativo e à baixa concentração sanguínea de glicose (e, consequentemente, baixa concentração sérica de insulina), as vacas mobilizam tecido adiposo, com consequente aumento na concentração sérica de *ácidos graxos não esterificados (AGNE)* e elevação subsequente nas concentrações séricas de β-*hidroxibutirato (BHB)*, *acetoacetato* e *acetona*. O metabolismo mitocondrial hepático dos ácidos graxos favorece ambas, a gliconeogênese e a cetogênese. As vacas partilham os nutrientes durante a gestação e a lactação e se encontram em estágio lipolítico no início da lactação, com risco de cetose durante esse período.

Insuficiência hepática na cetose

Tem-se relatado a ocorrência de insuficiência hepática na cetose bovina, porém não em todos os casos. A cetose é definida como aumento da concentração sérica ou plasmática de cetoácidos, sendo classificada em três tipos. No *tipo I*, ou cetose "espontânea", as vias gliconeogênicas são estimuladas ao máximo e ocorre cetose quando a demanda por glicose ultrapassa a capacidade gliconeogênica do fígado, devido ao suprimento insuficiente de precursores da glicose. Ocorre rápida entrada de AGNE na mitocôndria hepática, resultando em alta taxa de cetogênese e elevada concentração sérica/plasmática de cetona. Há baixa conversão de AGNE em triglicerídeos, ocasionando discreto acúmulo de gordura no fígado. Na cetose *tipo II*, o animal apresenta *fígado gorduroso*, as vias gliconeogênicas não são estimuladas ao máximo e, consequentemente, a absorção mitocondrial de AGNE não é tão ativa; assim, os AGNE são esterificados no citosol, originando os triglicerídeos. A capacidade de os bovinos transportarem triglicerídeos do fígado é lenta, resultando em acúmulo desse produto e em lipidose hepática, ou fígado gorduroso. A ocorrência de fígado gorduroso pode, adicionalmente, suprimir a capacidade gliconeogênica hepática. A ocorrência de insuficiência hepática é mais comum naquelas vacas predispostas à cetose por alimentação excessiva no período seco. Na cetose *tipo III*, as vacas são alimentadas com dieta (tipicamente, ração com alto conteúdo de milho) que resulta em maior produção ruminal de butirato que, nas células do epitélio ruminal, é diretamente metabolizada em butirato.

Formação de cetonas

As cetonas se originam de duas fontes principais: o butirato do rúmen e a mobilização de gordura. Grande parte do butirato produzido durante a fermentação ruminal da dieta é transformada em BHB, no epitélio ruminal, sendo absorvida como tal. Os ácidos graxos livres oriundos da mobilização de gordura são transportados ao fígado e oxidado para produzir acetil-CoA e NADH.

A acetil-CoA pode ser oxidada via ciclo do ácido carbóxílico (TCA) ou metabolizada em acetoacetil-CoA. A completa oxidação da acetil-CoA via ciclo TCA depende de um suprimento adequado de oxaloacetato oriundo do precursor propionato. Se há déficit de propionato e, consequentemente, de oxaloacetato, a oxidação da acetil-CoA via ciclo TCA é limitada e a acetil-CoA é metabolizada em acetoacetil CoA e, subsequentemente, acetoacetato e BHB.

As cetonas BHB e acetoacetato podem ser utilizadas como fontes de energia. Elas normalmente estão presentes no plasma/soro de bovinos e suas concentrações resultam do equilíbrio entre a síntese no fígado e a utilização pelos tecidos periféricos. O acetoacetato pode se transformar, espontaneamente, em *acetona*, que é volátil e, assim, exalada no ar expirado; a difusão de acetona, através do epitélio ruminal, para o rúmen significa que houve eructação de alguma porção de acetona. A flora ruminal (mais provavelmente as bactérias) pode metabolizar acetona em isopropranolol, que pode então ser absorvido e aumentar a concentração plasmática de *isopropanol*, um álcool de cadeia de três carbonos.[1]

Funções da insulina e do glucagon

A regulação do metabolismo energético em ruminantes depende, principalmente, da insulina e do glucagon. A insulina atua como hormônio glicorregulador que estimula o uso da glicose pelos tecidos e reduz a gliconeogênese hepática. A concentração plasmática de insulina diminui à medida que diminuem as concentrações plasmáticas de glicose e propionato. A insulina também atua como um hormônio liporregulador, estimulando a lipogênese e inibindo a lipólise. O glucagon é o principal hormônio contrarregulador da insulina. Portanto, os efeitos da contrarregulação da insulina e do glucagon têm uma função central no controle da homeostase da glicose. Uma baixa *proporção insulina:glucagon* estimula a lipólise, no tecido adiposo, e a cetogênese, no fígado. As vacas em início de lactação apresentam baixa proporção insulina:glucagon devido à baixa concentração plasmática de glicose, além de estarem em estado catabólito. Ademais, essa regulação é indiretamente controlada pela *somatotropina*, que é o principal determinante da produção de leite em vacas; também, é lipolítico. É provável que os fatores que reduzem o suprimento de energia elevam a demanda por glicose ou aumentam o uso de reservas de gordura periférica como fonte de energia, aumentam a produção de cetona e a ocorrência de cetonemia. No entanto, há considerável variação no risco de desenvolvimento de cetose clínica entre as vacas.

Etiologia

Não é exagero afirmar que a cetose clínica é a principal enfermidade dentro do espectro das doenças metabólicas *comuns em vacas de alta produção*, no *período pós-parto*. Isso acontece porque as vacas de alta produção em início da lactação apresentam equilíbrio energético negativo e, em consequência, cetose subclínica.

As vacas são particularmente predispostas à cetose, pois, embora muito pouco carboidrato seja absorvido como tal, é essencial haver o suprimento direto de glicose para o metabolismo tecidual, especialmente para a síntese de lactose durante a produção de leite. A utilização de ácidos graxos voláteis para obtenção de energia também depende da disponibilidade de um suprimento de glicose. Essa predisposição é ainda mais exacerbada em vacas-leiteiras em lactação devido à marcante taxa de renovação da glicose.

No período entre o parto e o pico de lactação, a demanda por glicose é maior e não pode ser completamente reprimida. As vacas reduzem a produção de leite em resposta à redução no consumo de energia, porém essa redução não é automática e proporcional no início da lactação, pois o estímulo hormonal para a produção de leite supera os efeitos do baixo consumo de alimentos. Sob essas condições, a baixa concentração plasmática de glicose resulta em baixa concentração plasmática de insulina. Os ácidos graxos de cadeia longa são liberados das reservas de gordura, sob a influência da baixa proporção insulina:glucagon no plasma e da elevada concentração de somatotropina, o que ocasiona aumento da cetogênese.

Variação individual entre as vacas

A taxa de ocorrência de equilíbrio energético negativo e, portanto, a frequência de casos de cetose clínica, aumentaram acentuadamente nas últimas quatro décadas devido ao aumento do potencial de lactação da vaca-leiteira moderna. Em razão da priorização metabólica da glândula mamária na partição dos nutrientes, principalmente de glicose, mantém-se uma alta taxa de produção de leite, que provoca perda da condição energética. Em muitas vacas, individualmente, a necessidade de energia está além de sua capacidade de consumo de matéria seca; ademais, há variação do risco sob condição de estresse nutricional semelhante entre as vacas. A cetose clínica é facilmente induzida em vacas-leiteiras em início de lactação por meio da redução do consumo diário de alimentos.[2] A cetose subclínica (hipercetonemia) em vacas-leiteiras em início de lactação está associada com baixo consumo de matéria seca e com o período de ingestão nas semanas que antecederam o parto.[6]

Tipos de cetose bovina

Há várias teorias sobre a causa e a patogênese bioquímica e hormonal da cetose, além da importância de fatores predisponentes. Revisões desses estudos são mencionadas ao final da seção sobre a doença. Em geral, pode-se afirmar que a cetose clínica ocorre em vacas, quando submetidas à demanda de suas fontes de glicose e de glicogênio não suprida pela atividade digestória e metabólica.

Fez-se uma classificação comum da doença com base em sua manifestação natural nos rebanhos leiteiros criados em sistemas de manejo intensivo e extensivo; outra se baseia na demanda por glicose no início da lactação, no suprimento limitado de precursores de propionato e na produção de cetonas pré-formadas ou na mobilização de lipídios, na patogênese. Esse sistema de classificação inclui os seguintes tipos de cetose, discutidos a seguir:

- Primária (cetose da produção)
- Secundária
- Alimentar
- Por inanição
- Resultante de uma deficiência nutricional específica.

Cetose primária (da produção)

Tipo de cetose verificado na maioria dos rebanhos, também denominada acetonemia da fazenda. A cetose primária acomete vacas com condição corporal boa a excessiva, de alto potencial de lactação e que recebem ração de boa qualidade, mas que se encontram em equilíbrio energético negativo. Há tendência de ocorrência de recidiva em alguns animais, individualmente, sendo, provavelmente, um reflexo da variação na capacidade digestória ou na eficiência metabólica, entre as vacas. Uma parte dos casos de cetose primária se manifesta como *cetose clínica*, porém uma parte muito maior ocorre na forma de *cetose subclínica*, condição em que nota-se maior concentração de corpos cetônicos circulantes, mas sem sinais clínicos evidentes da enfermidade. As vacas acometidas se recuperam com a disponibilização de dieta apropriada e tratamento auxiliar.

Cetose secundária

Nota-se cetose secundária quando *outras doenças* resultam *em diminuição do consumo alimentar*. Comumente, a redução na ingestão de alimentos se deve a deslocamento de abomaso, reticulite traumática, metrite, mastite ou outras doenças comuns do período pós-parto. Alta incidência de cetose também foi observada em rebanhos que manifestavam fluorose. Uma ocorrência incomum relatada foi um surto de acetonemia em um rebanho leiteiro alimentado com ração contaminada com baixo teor (9,5 ppm) de lincomicina, a qual causou disfunção da microbiota ruminal. Como parte significativa dos casos de cetose em vacas-leiteiras lactantes é secundária a outras doenças, é de grande interesse a avaliação da frequência de ocorrência de cetose secundária, bem como o seu diagnóstico.

Cetose alimentar

Cetose alimentar ou cetose butírica (também denominada cetose tipo III em alguns sistemas de classificação) é causada por conteúdo excessivo de *butirato na silagem* e também, provavelmente, pela diminuição no consumo de alimentos devido à baixa palatabilidade da silagem com alto teor de butirato. A silagem preparada com material suculento pode ser mais cetogênica do que outros tipos de silagem em razão de seu maior conteúdo de ácido butírico pré-formado. Silagem estragada também é causa de cetose alimentar e as aminas biogênicas tóxicas presentes na silagem, como putrescina, também podem contribuir na ocorrência da doença. Em geral, esse tipo de cetose é subclínica, mas pode predispor à cetose primária, também conhecida como cetose de produção.

Cetose por inanição

Acomete bovinos com baixo escore de condição corporal alimentados com dieta de baixa qualidade. Há deficiência de propionato e de proteína na dieta, bem como capacidade limitada de gliconeogênese a partir das reservas corporais. Os bovinos acometidos recuperam-se com uma alimentação apropriada.

Cetose causada por deficiência nutricional específica

A deficiência dietética específica de *cobalto* e, possivelmente, de fósforo, também podem ocasionar alta incidência de cetose. Isso pode ser devido, em parte, à menor ingestão de nutrientes digestíveis totais (NDT); todavia, na deficiência de cobalto, a anormalidade fundamental é a falha em metabolizar o ácido propiônico via ciclo TCA. Embora haja relato de ocorrência de deficiência de cobalto em vacas-leiteiras de alta produção em regiões não deficientes, esse problema é restrito às áreas com deficiência desse elemento, em todo o mundo.

Ocorre uma redução máxima marcante no consumo de alimentos próximo ao dia do parto, seguida de aumento gradativo. Esse aumento é muito variável entre as vacas, porém na grande maioria dos casos não se mantém com a produção de leite. O resultado final é que as vacas-leiteiras de alta produção quase sempre apresentam equilíbrio energético negativo nos dois primeiros meses de lactação.

Epidemiologia

Ocorrência

A cetose é uma doença muito comum em vacas-leiteiras lactantes, sendo prevalente na maioria dos países onde se pratica criação intensiva. Ela acomete principalmente vacas estabuladas, nos meses do inverno e primavera, sendo rara em vacas cuja parição acontece na pastagem. Em vacas estabuladas ou criadas em sistema "*free-stall*", a doença ocorre o ano todo. A instalação de cetose depende muito do manejo e da dieta, com ocorrência variável entre os rebanhos. Como era de se esperar, a *taxa de incidência durante a lactação* varia entre os rebanhos; uma revisão de 11 estudos epidemiológicos indicou que a taxa de incidência de cetose durante a lactação variou de 0,2 a 10%.

A incidência de *cetose subclínica* (mais corretamente denominada hipercetonemia) é influenciada pelo ponto de corte da concentração plasmática de BHB utilizado, mas é muito maior do que a incidência de cetose clínica, principalmente em rebanhos subnutridos, podendo alcançar a taxa de 40%. A estimativa da incidência pode ser um desafio de alto custo porque a informação sobre a prevalência geralmente é mensurada. Em geral, a incidência de cetose subclínica é 1,8 vez maior do que sua prevalência.

Fatores de risco dos animais e do manejo

Há relatos conflitantes sobre a importância dos fatores de risco na ocorrência de cetose e cetose subclínica, os quais, provavelmente, refletem o fato de que a doença pode ser uma causa ou efeito de diversos fatores que atuam de modo interrelacionado. A doença se manifesta no período pós-parto imediato, verificando-se 90% dos casos nos primeiros 60 dias de lactação. Independentemente da causa específica, a cetose é mais frequente no *primeiro mês* de lactação, menos frequente no segundo mês e sua ocorrência é apenas ocasional no final da gestação. Em diferentes estudos, a média de *tempo para o aparecimento após o parto* variou de 10 a 28 dias; alguns estudos recentes relataram prevalência máxima de cetose subclínica nas primeiras 2 semanas após o parto. O risco é maior após intervalo prolongado entre partos.

Idade

Vacas de qualquer idade podem ser acometidas, mas a prevalência da doença aumenta, desde uma baixa prevalência na primeira parição até prevalência máxima na quarta parição, dependendo do volume de leite produzido. Em um estudo com 2.415 vacas primíparas e 4.360 multíparas, foram constatadas taxas de incidência de cetose clínica na lactação de 1,5% e 9%, respectivamente. Também, pode ocorrer recidiva de cetose clínica na mesma lactação.

Na prática clínica e na literatura, as *diferenças* da prevalência *entre rebanhos* são muito evidentes, e alguns rebanhos têm ocorrência insignificante. Embora exista relatos de diferenças aparentes na incidência entre raças, a evidência de predisposição hereditária dentro das raças é mínima. Há influência da frequência de alimentação, sendo a prevalência de cetose muito menor em rebanhos que recebem *ração mista total* (RMT) à vontade, comparativamente aos rebanhos alimentados com forrageiras e concentrados, separadamente, fornecidos 2 vezes/dia (*componente alimentar*).

Escore da condição corporal

Há relatos conflitantes sobre a relação entre o escore da condição corporal (ECC) por ocasião do parto e a manifestação de cetose, mas é muito provável que estudos que não constataram tal relação não avaliaram grande número de vacas obesas nos rebanhos examinados. Notou-se que a obesidade no pós-parto está associada com maior produção de leite no primeiro dia de teste, com proporção gordura:proteína do leite superior a 1,5, perda mais marcante da condição corporal e maior risco de cetose. Em outro estudo, notou-se que as vacas com ECC acima de 3,25 por ocasião do parto e que perderam 0,75 ponto no ECC nos primeiros 2 meses de lactação manifestaram cetose subclínica durante a lactação. A perda da condição corporal no período seco também aumenta o risco de cetose na lactação seguinte.

Estações do ano

Não há clara relação entre a ocorrência de cetose e a estação do ano. Em algumas áreas de pastejo de verão, mas não em todas, é comum notar maior risco da doença em vacas durante o período de estabulação no inverno. Na Escandinávia, constatou-se maior prevalência de cetose no final do verão e início do inverno.

Outras interações

Há *maior risco* de ocorrência de cetose em vacas que passaram por um período seco prolongado;[3] naquelas que desenvolveram febre do leite, retenção de placenta, claudicação ou hipomagnesemia; ou naquelas vacas de alta produção de leite e de colostro na primeira ordenha.[3] As vacas com gestação gemelar também são propensas à cetose no final da prenhez. Há uma relação bidirecional entre o risco de deslocamento de abomaso e o de ocorrência de cetose, mas em estudo de campo com 1.000 vacas de 25 rebanhos verificou-se que aquelas que apresentavam concentração sérica de BHB superior a 1,4 mmol/ℓ nas duas primeiras semanas de lactação tinham uma proporção de risco 4:1 de que seria diagnosticado deslocamento de abomaso 1 a 3 semanas depois. Em outro estudo com 1.010 vacas constatou-se que uma concentração sérica de BHB de 1,5 mmol/ℓ, ou maior, nas duas primeiras semanas de lactação estava associada com aumento de três vezes na ocorrência de cetose ou deslocamento de abomaso. Achado interessante foi que as vacas com maior concentração sanguínea de BHB imediatamente antes da correção cirúrgica de deslocamento do abomaso à esquerda foram as mais longevas do rebanho, comparativamente àquelas com concentração de BHB na faixa de normalidade.[7,8]

Importância econômica

Cetoses clínica e subclínica são as principais causas de perda econômica nas propriedades leiteiras. Em raros casos, a doença é irreversível e o animal acometido morre, mas a principal perda se deve à redução na produção durante o curso da doença, à possível falha em retornar à produção total após a recuperação e à maior ocorrência de doença no período periparto. Tanto a cetose clínica quanto a subclínica são acompanhadas de *baixa produção de leite*; menores teores de proteína e lactose no leite; *maior risco* de atraso na manifestação de cio e menor taxa de concepção no primeiro acasalamento após o parto; menor taxa de prenhez, maior intervalo entre partos; maior risco de doença ovariana cística, metrite e mastite; e maior taxa de descarte involuntário.[4] A perda econômica estimada em decorrência de um único caso de cetose subclínica foi de US$ 117, em 2015, e a média do total do custo estimada por caso de cetose subclínica, considerando os gastos com deslocamento de abomaso e metrite atribuídos à hipercetonemia, foi de US$ 289.[5]

Patogênese

Cetose bovina

As principais anormalidades metabólicas observadas, hipoglicemia e cetonemia, podem influenciar a manifestação da síndrome clínica. No entanto, na doença experimental em vacas nem sempre é possível esclarecer os fatores que determinam o desenvolvimento dos sinais clínicos nos casos em que a cetose subclínica progride para cetose clínica. Em muitos casos, a gravidade da síndrome clínica é proporcional ao grau de hipoglicemia e isso sugere, juntamente com a rápida resposta à glicose administrada por via parenteral, em vacas, que a *hipoglicemia é o fator predominante*. Tal hipótese é sustentada pela ocorrência de hipoglicemia prolongada e uma síndrome clínica semelhante àquela notada na cetose que ocorre após a injeção experimental de insulina (2 U/kg PC), por via IV ou SC.

No entanto, na maioria dos casos de campo, a gravidade da síndrome clínica também é quase proporcional ao grau de cetonemia. Essa é uma relação compreensível, pois ocorre produção crescente de corpos cetônicos à medida que aumenta o déficit de glicose. Contudo, acredita-se que os corpos cetônicos influenciam, adicionalmente, os sinais clínicos; por exemplo, sabe-se que o ácido acetoacético é tóxico e que, provavelmente, contribui para o desenvolvimento de coma terminal no diabetes melito em humanos.

Acredita-se que os *sintomas nervosos* observados em alguns casos de cetose bovina sejam causados pela produção de isopropanol, um catabólito da acetona, no rúmen;[1] todavia, nesses casos, a necessidade de glicose pelos tecidos normais, de modo a manter sua função, também pode ser um fator contribuinte. Uma explicação razoável para o desenvolvimento de cetose nervosa é que uma rápida elevação da concentração plasmática de cetona em um animal com flora ruminal ativa ocasiona rápido aumento da concentração de acetona no rúmen. A acetona é metabolizada pela microflora ruminal em isopropanol que, então, é absorvido e alcança a corrente sanguínea, ocasionando anormalidades neurológicas potenciais. Esse mecanismo é compatível com a constatação de que os sintomas nervosos da cetose são mais comuns em vacas com cetose grave rapidamente induzida.

Em geral, a cetose espontânea de vacas é *rapidamente reversível* após o tratamento; uma resposta incompleta ou temporária geralmente se deve à existência de doença primária, sendo a cetose apenas uma ocorrência secundária; no entanto, a degeneração gordurosa do fígado crônica pode retardar o tempo de recuperação. Alterações na flora ruminal, após longo período de anorexia, também podem ocasionar prejuízo contínuo à digestão.

Há relato de *imunossupressão* associada com déficit de energia e cetose. A maior suscetibilidade de vacas com cetose às infecções locais e sistêmicas no pós-parto pode estar relacionada ao prejuízo ao *burst* respiratório dos neutrófilos, condição observada quando há alta concentração plasmática de BHB.

Achados clínicos

São relatadas duas principais formas clínicas de cetose bovina – a do definhamento e a forma nervosa –, mas elas são os dois extremos de muitas síndromes nas quais os sinais de definhamento e os sintomas nervosos se manifestam em graus variáveis de evidência.

A cetose na *forma de definhamento* é a mais comum e se manifesta como redução gradativa, porém moderada, do apetite e da produção de leite por 2 a 4 dias. Em rebanhos nos quais as vacas recebem os alimentos separadamente, quase sempre o padrão de perda de apetite é muito específico, pois, no início as vacas se recusam a consumir grãos e, em seguida, silagem, mas o consumo de feno pode continuar. Também pode ocorrer depravação do apetite.

O animal emagrece rapidamente, quase sempre em uma taxa superior àquela esperada para um caso de diminuição do apetite. Os proprietários costumam descrever as vacas acometidas como "magricelas" devido ao evidente definhamento e perda da elasticidade cutânea, possivelmente resultante da ausência de gordura subcutânea. As fezes se apresentam firmes e ressecadas, mas não se constata constipação intestinal acentuada. A vaca torna-se moderadamente deprimida e muito mais quieta do que o normal. A relutância em se movimentar e se alimentar pode sugerir a presença de dor abdominal discreta; contudo, não se detecta dor localizada à palpação abdominal.

A temperatura e as frequências respiratória e de pulso são normais e embora possa haver diminuição da amplitude e do número dos movimentos ruminais, esses índices encontram-se na faixa de variação normal, a menos que o curso da doença seja longo, condição em que podem praticamente desaparecer. O odor adocicado característico da cetona é detectado no ar expirado e, quase sempre, no leite; no entanto, a habilidade das pessoas em detectar o odor de cetona durante a respiração (especificamente a forma volátil de cetona, a acetona) é variável.

Poucos animais acometidos morrem, mas sem tratamento da doença a produção de leite diminui; embora geralmente ocorra recuperação espontânea em cerca de 1 mês, à medida que se estabelece um equilíbrio entre a demanda pela lactação e o consumo de alimento, não ocorre recuperação total da produção de leite. Na cetose por definhamento, a diminuição na produção de leite pode ser de até 25% e há uma queda brusca concomitante do conteúdo de sólidos não gordurosos do leite. Nessa forma de cetose, algumas vacas podem manifestar sintomas nervosos, mas raramente compreendem mais do que episódios passageiros de cambaleio e cegueira parcial.

Na *forma nervosa* (cetose nervosa), os sinais clínicos geralmente são bizarros e surgem muito subitamente. A síndrome é mais sugestiva de delírio do que de frenesi e os sintomas característicos consistem em:

- Andar em círculo
- Andar com as pernas abertas ou cruzadas
- Pressão ou apoio da cabeça contra um mourão
- Cegueira aparente
- Andar sem rumo e perambulação
- Lambedura vigorosa da pele e de objetos inanimados (Figura 17.6)
- Depravação do apetite
- Movimentos mastigatórios, com salivação.

A hiperestesia pode ser evidente; o animal emite mugidos ao ser beliscado ou golpeado. É possível notar tetania e tremores moderados e, em geral, o caminhar é incoordenado. Os sintomas nervosos geralmente ocorrem em *episódios de curta duração* que persistem 1 ou 2 h, podendo ocorrer recidivas em intervalos de, aproximadamente, 8 a 12 h. As vacas acometidas podem se lesionar durante as crises nervosas. A correção cirúrgica de deslocamento de abomaso em vacas que manifestam alguns sintomas compatíveis com cetose nervosa deve ser postergada até que o seu equilíbrio energético seja avaliado e o tratamento instituído, caso necessário.

Cetose subclínica (hipercetonemia)

Definida como aumento na concentração sérica, plasmática ou sanguínea de BHB acima da faixa de normalidade ou de cetonúria em uma vaca que não apresenta sinais clínicos detectáveis da doença. Muitas vacas com equilíbrio energético negativo no início da prenhez apresentam cetonúria, sem sinais clínicos, mas sua produtividade diminui, inclusive a produção de leite e a taxa de fertilidade. O diagnóstico clínico não é efetivo; em um estudo, o diagnóstico baseado no exame de urina de rotina realizado 5 a 12 dias após o parto foi consideravelmente mais efetivo (detecção de 15,6% dos casos) do que o diagnóstico indicado pelo cuidador do animal (detecção de 4,4%). Em um estudo britânico realizado em 219 rebanhos, relatou-se taxa anual média de cetose clínica de 0,5 caso para cada grupo de 100 vacas adultas; todavia, a taxa de cetose subclínica, definida pelas maiores concentrações plasmáticas de BHB e de ácidos graxos não esterificados, foi consideravelmente maior. Há controvérsia quanto à correção do termo cetose subclínica; alguns pesquisadores sugerem sua substituição pelo termo *hipercetonemia*.

Em vacas com cetose subclínica ocorre *redução na produção de leite* em 1 a 9%. Pesquisas em grandes populações indicam diminuição na prevalência de vacas com cetose, após um pico no período imediatamente após o parto, bem como uma correlação positiva entre hipercetonemia e alta produção de leite. A *infertilidade* pode ser decorrência de anormalidade ovariana, retardo no início do cio ou de endometrite, resultando em maior intervalo entre o parto e a concepção e menor taxa de concepção na primeira inseminação.[4]

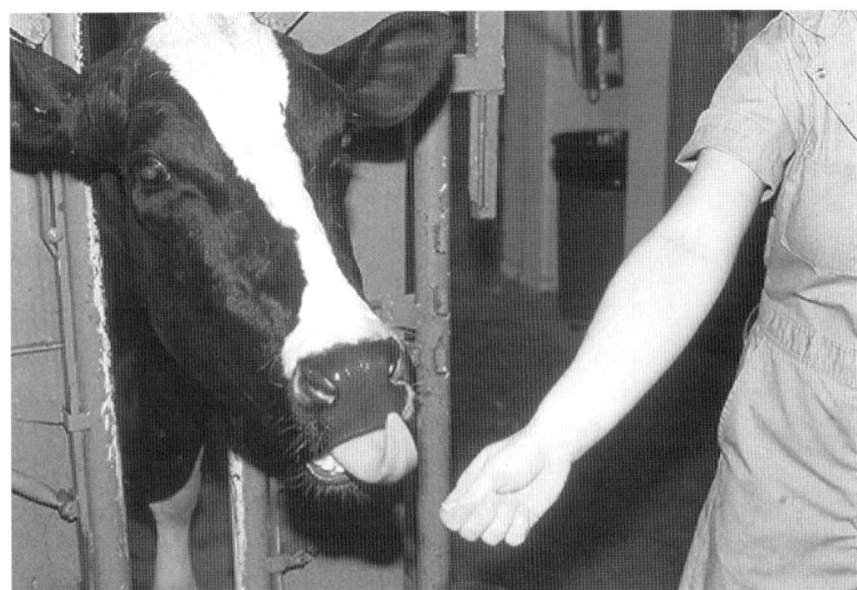

Figura 17.6 Vaca da raça Holstein-Friesian com cetose nervosa manifesta, um comportamento de lambedura excessiva e contínua.

Patologia clínica

Hipoglicemia, cetonemia e cetonúria são características da doença.

Glicose

A concentração plasmática de glicose encontra-se diminuída em relação ao normal, de 50 a 65 mg/dℓ para 20 a 40 mg/dℓ. Em geral, a cetose secundária a outras doenças é acompanhada de concentração plasmática de glicose superior a 50 mg/dℓ; muitas vacas apresentam glicemia muito mais elevada. Os fatores de conversão são mostrados na Tabela 17.7.

Cetonas

No diagnóstico de cetonemia, mais comumente utiliza-se a concentração sérica ou plasmática de β-hidroxibutirato (BHB), expressa em unidade do sistema internacional (mmol/ℓ). BHB é o corpo cetônico circulante em maior quantidade em vacas. Nota-se correlação significativa entre a concentração plasmática de BHB e a concentração plasmática de acetoacetato, mas este é instável nas amostras de sangue, enquanto o BHB é estável, particularmente quando a amostra é refrigerada ou congelada. As vacas normais apresentam concentração plasmática de BHB inferior a 1 mmol/ℓ; vacas com cetose subclínica apresentam concentração plasmática/sérica ou sanguínea superior a 1, 1,2 ou 1,4 mmol/ℓ (o ponto de corte varia dependendo do estudo, dos método analíticos e da amostra examinada, sangue ou plasma).[9,10] Tem-se proposto diferentes pontos de corte para a concentração sérica de BHB na primeira semana após o parto (1 mmol/ℓ) e na segunda semana pós-parto (1,4 mmol/ℓ);[11] isso pode ser atribuído ao fato de que a concentração sanguínea de BHB é maior aos 8 dias de lactação.[12] Em geral, como o ponto de corte para o diagnóstico de cetose subclínica deve se basear em um efeito detectável na redução da produção de leite ou um maior risco de eventos adversos à saúde,[10] há consenso em considerar uma concentração sérica/plasmática superior a 1 mmol/ℓ como ponto de corte para a cetose subclínica, com base na associação do prejuízo ao desempenho reprodutivo[11] e no maior risco de ocorrência de deslocamento de abomaso, metrite puerperal ou cetose clínica.[13]

Vacas com cetose clínica quase sempre apresentam concentração sérica/plasmática de BHB superior a 2,5 mmol/ℓ; raramente, esse valor alcança 10 mmol/ℓ. Em vacas alimentadas 2 vezes/dia, verifica-se certa variação diurna na concentração plasmática de BHB, com concentração máxima em cerca de 4 h após a alimentação, bem como maior concentração pela manhã do que à tarde. Em vacas alimentadas com uma ração mista total à vontade, essa variação diurna não é relevante.

Recentemente, a mensuração da concentração sérica/plasmática ou sanguínea de BHB tornou-se um método prático e de melhor custo:benefício, como exame de rotina e de monitoramento da vaca no campo, com a introdução de aparelhos portáteis que indicam o ponto de corte, com baixo custo (U$ 2/teste). A concentração de acetoacetato ou de BHB na urina e no leite também é utilizada no diagnóstico.[14] Essas concentrações são menores do que aquelas obtidas no plasma/soro; os coeficientes de correlação entre os teores de BHB no plasma/soro e no leite e de acetoacetato no plasma/soro e no leite são 0,66 e 0,62, respectivamente. Atualmente, para o uso no campo, a obtenção da concentração de acetoacetato na urina utilizando o teste de nitroprussiato e a concentração sanguínea de BHB utilizando um aparelho portátil são os preferidos para a detecção de cetose subclínica ou clínica em vacas.

Exames do leite e da urina no campo

Os testes de campo têm como vantagens o baixo custo, o fornecimento de resultado imediato e a possibilidade de ser realizado sempre que necessário. Uma discreta fonte de erro desses testes é que a concentração de corpos cetônicos nesses fluidos depende não apenas da concentração de cetonas do plasma, mas também do volume de urina excretada ou de leite produzido. A concentração de cetonas no leite é menos variável, a amostra é mais facilmente obtida e pode ocorrer menor taxa de resultado falso-negativo em vacas com cetose subclínica.

Tradicionalmente, as concentrações de cetona no leite e na urina são mensuradas a partir da reação do acetoacetato com o *nitroprussiato de sódio* e podem ser interpretadas como resultados semiquantitativos, com base na intensidade da reação. O teste do nitroprussiato detecta tanto acetoacetato quanto acetona, mas é muito mais sensível na detecção do primeiro do que da segunda; esta é detectada apenas quando sua concentração é superior a 600 mmol/ℓ, o que representa uma concentração suprafisiológica.[15] Em razão disso, o teste do nitroprussiato é um teste semiquantitativo da concentração de acetoacetato e, clinicamente, deve ser considerado como indicador da concentração deste e não de acetona. No comércio há disponibilidade de várias opções de exame, como o teste da tira-reagente ou o teste com pó-reagente, comumente acompanhados de um gráfico colorido que possibilita a graduação da concentração de acetoacetato em negativa, traço (5 mg/dℓ; 0,5 mmol/ℓ), fraca (15 mg/dℓ; 1 mmol/ℓ), moderada (40 mg/dℓ; 2 mmol/ℓ) ou forte (> 80 mg/dℓ; 5 mmol/ℓ), com base na intensidade da cor após a reação.[15] Para o exame do leite, o teste com pó-reagente não é suficientemente sensível para detectar cetose subclínica (há relato de muitos resultados falso-negativos); ademais, o exame da urina não é suficientemente específico (também com relato de muitos resultados falso-positivos).

Exame do leite

Em vários estudos, relata-se que a sensibilidade e especificidade do teste do nitroprussiato no leite variam de 28 a 90% e de 96 a 100%, respectivamente. Atualmente, há disponibilidade de um teste com tira-reagente para o exame do leite que detecta a concentração de BHB, cuja graduação tem como base a concentração de BHB. Em diferentes estudos, relatam-se sensibilidade e especificidade do teor de BHB no leite de 58 a 96% e de 69 a 99%, respectivamente. Essas variações são, em parte, decorrência do emprego de diferentes valores de referência do BHB plasmático (1,2 e 1,4 mmol/ℓ) para o diagnóstico de cetose subclínica e de diferentes métodos estatíscos na análise dos resultados. Contagem de células somáticas no leite superior a 1 milhão de células/mℓ ocasiona aumento de BHB na leitura tanto no teste de tira-reagente quanto no teste do nitroprussiato.

Exame de urina

Relata-se que o teste com um comprimido de nitroprussiato possui sensibilidade e especificidade de 100% e 59%, respectivamente, em comparação com as concentrações séricas de BHB acima de 1,4 mmol/ℓ; há relato de que o teste de tira-reagente com nitroprussiato apresenta sensibilidade e especificidade de 78% e 96%, respectivamente, considerando um ponto de corte no teor urinário que corresponde a "baixo" em um gráfico colorido, ou de 49% e 99%, respectivamente, considerando um ponto de corte no teor urinário que corresponde a "moderado", no gráfico colorido. Quando realizado na urina, relata-se que o teste da tira-reagente para BHB tem sensibilidade e especificidade de 73% e 96%, respectivamente, com ponto de corte do teor urinário de 0,1 mmol de BHB/ℓ e de 27% e 99%, respectivamente, com ponto de corte de 0,2 mmol de BHB/ℓ. A concentração urinária de cetona é mais estreitamente relacionada à concentração plasmática de cetona do que às concentrações de acetoacetato e BHB do leite.[16,17] Além disso, para o diagnóstico de cetose, a concentração de acetoacetato na urina parece ser superior à de BHB no leite.[17]

Tabela 17.7 Para transformar unidade SI em unidade convencional, dividir pelo fator de conversão; para transformar unidade convencional em unidade SI, multiplicar pelo fator de conversão.

Substrato	Unidade convencional	Fator de conversão	Unidade SI
β-hidroxibutirato	mg/dℓ	0,0961	mmol/ℓ
Acetoacetato	mg/dℓ	0,0980	mmol/ℓ
Acetona	mg/dℓ	0,1722	mmol/ℓ

Proporção gordura:proteína no leite

Durante o período de equilíbrio energético negativo, após o parto, a concentração de gordura no leite tende a aumentar e a de proteína, a diminuir. No exame do leite do primeiro dia, uma *proporção gordura:proteína superior a 1,5* indica falha no fornecimento de alimento energético e risco de cetose; ademais, na detecção de cetose subclínica possui sensibilidade (Se = 0,63) semelhante à concentração de BHB no leite (Se = 0,58).[17] Também, a produção de leite em vacas multíparas é distintamente associada com equilíbrio energético negativo no pós-parto.[18]

Bioquímica clínica e hematologia

As contagens total e diferencial de leucócitos são variáveis e sem valor diagnóstico para cetose. Geralmente, nota-se elevação das atividades das enzimas hepáticas no plasma/soro, mas os testes de função hepática indicam resultados dentro da faixa de variação normal. A biopsia hepática é o único método confiável para determinar o grau de lesão ao fígado.

No animal com cetose, as concentrações plasmáticas de AGNE e de bilirrubina total encontram-se elevadas. A concentração média de AGNE aumenta de 0,3 mmol/ℓ, 3 dias antes do parto, para, cerca de 0,7 mmol/ℓ aos 0 a 9 dias de lactação; depois disso a concentração plasmática de AGNE diminui gradativamente.[12] O aumento da concentração de bilirrubina é atribuído, em parte, à disfunção hepática; contudo, a bilirrubina não é um indicador suficientemente sensível para avaliar a extensão da mobilização de gordura e da função hepática em vacas com cetose. Tipicamente, a concentração plasmática de colesterol encontra-se diminuída para o estágio de lactação em questão; a redução no teor de colesterol se deve à baixa secreção de lipoproteínas de densidade muito baixa (VLDL) pelos hepatócitos, as quais são ricas em colesterol, ou à maior absorção mamária de colesterol em relação à sua disponibilidade. Após sua secreção, as VLDL são transformadas, no plasma, em lipoproteínas de densidade intermediária, por meio da hidrólise de triglicerídeos.[19] Em seguida, as lipoproteínas de densidade intermediária são metabolizadas no plasma e originam lipoproteínas de baixa densidade rica em colesterol, as quais transportam o colesterol para os tecidos periféricos, inclusive para a glândula mamária.[19,20] Um número clinicamente relevante de vacas-leiteiras em lactação que apresentam cetose tem baixa concentração plasmática de cortisol;[21] embora a causa disso ainda não seja conhecida, é possível que a baixa disponibilidade de colesterol influencie negativamente a síntese de cortisol.

O conteúdo hepático de glicogênio é baixo e a curva de tolerância à glicose pode ser normal. Nota-se teor de ácidos graxos voláteis no rúmen muito maior em vacas com cetose do que em vacas normais; ademais, verifica-se aumento marcante na concentração de butirato no rúmen, em relação às de acetato e de ácido propiônico. Em vacas-leiteiras lactantes, nota-se uma discreta, porém importante, diminuição na concentração sérica de cálcio (abaixo de, aproximadamente, 9 mg/dℓ [2,25 mmol/ℓ]), provavelmente devido à baixa ingestão de matéria seca em relação à quantidade de leite produzido.

Os perfis metabólicos do plasma e da urina são meios promissores de diferenciação de vacas com cetose clínica ou subclínica das vacas sadias, no mesmo estágio de lactação. Foram identificados 25 metabólitos no plasma[22,23] e 11 proteínas na urina[24] que possibilitam diferenciar esses três grupos de vacas. As diferenças consistem de alterações nas concentrações plasmáticas de aminoácidos que podem refletir diferenças no consumo de alimentos em relação à produção de leite ou alteração em vias metabólicas, bem como alterações nas concentrações de polipeptídeos na urina que podem refletir menor resposta imune.

Achados de necropsia

Em geral, a doença não é fatal em vacas, mas pode ocorrer degeneração gordurosa do fígado, além de alterações secundárias na pituitária anterior e no córtex adrenal.

Diagnóstico diferencial

Bovinos
Em vacas, em particular, o quadro clínico é geralmente bastante indefinido, fato que dificulta o estabelecimento do diagnóstico com base, exclusivamente, nos achados clínicos. Para definir o diagnóstico são necessárias informações do histórico, com especial referência ao momento do parto, ao programa nutricional e aos exames bioquímicos que detectam hipoglicemia, cetonemia e cetonúria.

Manifestação de definhamento:
- Deslocamento de abomaso
- Reticulite traumática
- Indigestão primária
- Cistite e pielonefrite.

Forma nervosa:
- Raiva
- Hipomagnesemia
- Encefalopatia espongiforme bovina.

Tratamento

Em vacas, há disponibilidade de vários tratamentos efetivos para cetose, mas em alguns animais acometidos, a resposta é apenas transitória; em raros casos, a doença pode persistir e provocar morte ou pode ser necessário o abate do animal. A maior parte desses casos é secundária e a falha em responder satisfatoriamente ao tratamento se deve à presença de doença primária. Em geral, não se emprega tratamento específico individual para cetose subclínica, mas problemas nutricionais e de manejo devem ser investigados sempre que um grande número de vacas em início de lactação é diagnosticado com cetose subclínica.

O tratamento racional de cetose consiste em minimizar a necessidade de síntese de glicose pelos tecidos e possibilitar que a cetona continue a ser normalmente utilizada pelo organismo. Em teoria, a maneira mais simples de fazer isso é a terapia de reposição de glicose. O efeito da administração de glicose é complexo, mas sabe-se que ela possibilita a reversão da cetogênese e o estabelecimento de padrões normais do metabolismo energético. Preferivelmente, o tratamento deve ser realizado no estágio inicial da doença, de modo a minimizar a perda; no caso de cetose subclínica, isso requer a realização de testes bioquímicos.

Terapia de reposição

Glicose (dextrose)

A injeção IV de 500 mℓ de solução de glicose 50% resulta em hiperglicemia transitória, aumento do teor de insulina e baixa secreção de glucagon, e redução na concentração plasmática de AGNE. Na maioria das vacas, a administração de glicose induz melhora marcante, mas é comum ocorrer recidiva, a menos que se apliquem repetidas doses. É provável que isso aconteça devido ao efeito transitório da hiperglicemia (3 a 4 h) ou à dose insuficiente – a dose necessária é proporcional à quantidade de lactose presente no leite. Ao contrário do que se acredita amplamente, *muito pouco da glicose administrada é excretada na urina* (< 10%).[25,26] As injeções de glicose hipertônica aplicadas por via subcutânea (SC) prolongam a resposta, mas não são recomendadas porque causam desconforto e podem originar grandes tumefações desagradáveis que, frequentemente, se tornam infectadas. Também foram utilizadas injeções de solução de dextrose 20%, por via intraperitoneal; todavia, não são recomendadas devido ao risco de infecção.

Outros açúcares

Outros açúcares, especialmente a frutose, administrados isoladamente ou como uma mistura de glicose e frutose (açúcar invertido), e o xilitol são utilizados na tentiva de prolongar a resposta, mas pode haver predisposição aos efeitos adversos de algumas preparações, que consistem de polipneia, tremores musculares, fraqueza e colapso, durante a aplicação da injeção.

Propilenoglicol e glicerina/glicerol

Para suprir a necessidade de repetidas injeções pode-se administrar propilenoglicol na forma de beberagem (*drench*). A dose convencional para vacas é 225 mℓ, 2 vezes/dia, por 2 dias, seguida de 110 mℓ/dia, por mais 2 dias; contudo, volumes maiores também são utilizados em vacas de maior porte (na América do Norte, um protocolo de tratamento típico é o uso de 300 mℓ/dia VO, durante 5 dias). Parte do propilenoglicol administrado é metabolizado em propionato e absorvido no rúmen; outra parte é absorvida diretamente no epitélio ruminal e metabolizada no fígado. O propilenoglicol (200 a 700 g/dia), ou *sais de propionato*, pode ser administrado junto com o alimento, apresentando bom resultado. Alguns profissionais preferem a administração com o alimento porque, assim, evita-se o risco de aspiração quando administrado por meio de beberagem; no entanto, as vacas não acostumadas com a sua adição no alimento podem se recusar a consumi-lo. Estudos também sugerem que a administração de propilenoglicol na forma de beberagem propicia resposta mais efetiva do que a adição da mesma dose em uma ração total mista; o efeito da administração de um *bolus* na produção de propionato parece mais benéfico do que um aumento do estado de equilíbrio estável, pois o *bolus* aumenta a concentração plasmática de insulina. Para melhores resultados, recomenda-se que, antes da administração de propilenoglicol, seja aplicada uma injeção de glicose, por via IV.

A infusão parenteral de solução de glicose e o fornecimento de glicerol reduz o conteúdo de gordura do leite e a economia energética total pode influenciar favoravelmente a resposta a esses medicamentos. O glicerol e o propilenoglicol não são tão efetivos quanto a glicose porque sua conversão em glicose requer oxaloacetato. O propilenoglicol é absorvido diretamente no rúmen e reduz a cetogênese pelo aumento da concentração mitocondrial de citrato; a sua metabolização em glicose ocorre mediante a conversão em piruvato e subsequente produção de oxaloacetato pela ação da enzima piruvato carboxilase.

Outros precursores da glicose

Devido ao seu efeito glicogênico, a administração de propionato sódico, em teoria, é um tratamento apropriado; entretanto, quando administrado em dose diária de 110 g a 225 g, com frequência a resposta é muito lenta em vacas. Os lactatos também são altamente glicogênicos, mas tanto o lactato de cálcio quanto o lactato de sódio (dose inicial de 1 kg, seguida de 0,5 kg durante 7 dias) e o acetato de sódio (110 a 500 g/dia) propiciam resultados menos satisfatórios do que aqueles obtidos com o propionato de sódio. No entanto, relata-se que o lactato de amônio (200 g durante 5 dias) é amplamente utilizado, com bons resultados. A lactose, no soro lácteo ou na forma granular na dieta, pode aumentar o consumo de matéria seca, mas também eleva a concentração de butirato no rúmen e a concentração plasmática de BHB.

Terapia hormonal

Glicocorticoides

A eficácia dos glicocorticoides no tratamento de cetose bovina foi demonstrada tanto em casos experimentais quanto em casos de ocorrência natural. A constatação de que um número clinicamente relevante de vacas-leiteiras em lactação com cetose apresenta baixa concentração plasmática de cortisol[21] é um fato que sustenta o uso de glicocorticoides. Nota-se hiperglicemia dentro de 24 h após a administração de glicocorticoides e parece resultar mais de uma divisão de glicose no corpo do que da gliconeogênese.

Historicamente, muitas preparações à base de glicocorticoides foram utilizadas com sucesso, mas as drogas recentes são mais potentes, requerem doses menores e apresentam menor risco de efeitos colaterais. Em vacas com cetose, induz-se hiperglicemia por 4 a 6 dias após a administração de 10 mg de dexametasona 21-isonicotinato; também são utilizadas outras preparações que induzem hiperglicemia de menor duração, como o fosfato sódico de dexametasona (40 mg) e a flumetasona (5 mg). A dexametasona-21-isonicotinato (20 a 25 mg IM) reduz a sensibilidade de todo o organismo à insulina e interfere no metabolismo de lipídios e glicose; ela reduz o conteúdo de gordura no fígado de vacas-leiteiras em início da lactação que apresentaram deslocamento de abomaso corrigido por meio de cirurgia.[27] As normas de indicação variam entre os países; em geral, devem ser seguidas as recomendações do fabricante quanto ao uso e a dose de glicocorticoide. Hipopotassemia marcante, com alta taxa de mortalidade, é uma potencial sequela de repetidas doses de acetato de isoflupredona no tratamento prolongado de cetose, a qual apresenta atividade glicocorticoide e mineralocorticoide. Por essa razão, recomenda-se apenas uma dose de acetato de isoflupredona às vacas com cetose. A resposta das vacas com cetose primária ao tratamento com *corticosteroides e injeção IV de glicose é superior* àquela da terapia com corticosteroide ou com, exclusivamente, injeção IV de glicose, com menor ocorrência de recidiva.

A *insulina* facilita a absorção celular de glicose, suprime o metabolismo de ácidos graxos e estimula a gliconeogênese hepática. Ela é administrada juntamente com glicose ou com glicocorticoide e pode ter valor particular nos casos de cetose que surgem precocemente e que não respondem à terapia com glicose ou com corticosteroide; todavia, não é comumente utilizada. A dose de insulina contendo protamina e zinco é 200 a 300 UI por animal (dependendo do peso corporal), administrada por via SC, em intervalos de 24 a 48 h, de acordo com a necessidade. Deve-se lembrar que ocorre liberação de insulina endógena em todas as vacas-leiteiras lactantes tratadas com 500 mℓ de solução de dextrose 50%; em vacas com cetose, o grau de liberação é menor porque elas apresentam concentração plasmática de glicose menor após a injeção IV de glicose ou de propionato;[28] assim, a administração por via intravenosa de dextrose sempre deve ser considerada como um tratamento duplo de glicose e insulina.

Esteroides anabolizantes também são utilizados no tratamento de cetose da lactação e de cetose em vacas no fim de gestação demasiadamente obesas, estressadas ou de gestação gemelar. Experimentalmente, as doses de 60 mg e 120 mg de acetato de trembolona são efetivas, em injeção única; no entanto, não há relato de ampla pesquisa de campo. Na maioria dos países o uso dessa droga é proibido em animais destinados ao consumo humano.

Tratamentos variados

Vitamina B_{12} e cobalto são indicados em regiões em que a deficiência de cobalto é um fator de risco para cetose. Às vezes, administra-se cobalto a vacas com cetose, em regiões onde não há deficiência de cobalto, mas o seu valor terapêutico não foi comprovado. Há forte evidência de que a cianocobalamina (vitamina B_{12}, na dose de 1 a 4 mg/dia IV), em uma preparação combinada com butafosfana, normaliza a condição energética de vacas-leiteiras no início da lactação, desde que administrada antes ou próximo ao parto.[29,30] A cianocobalamina é fundamental para a gliconeogênese, a partir do propionato e, em teoria, pode-se administrar cianocobalamina às vacas-leiteiras submetidas ao tratamento de cetose. Também, acredita-se que as vacas-leiteiras de alta produção em início de lactação apresentam deficiência relativa ou real de cianocobalamina.[30] A cisteamina (um precursor biológico da coenzima A) e o fumarato de sódio também são utilizados no tratamento da doença. Os resultados inicialmente relatados foram bons, mas geralmente não se utiliza esse tratamento. A dose de cisteamina recomendada é 750 mg IV, em três doses com intervalos de 1 a 3 dias.

O *glucagon*, embora cetogênico, possui marcante efeito gliconeogênico e glicogeniolítico; a concentração de glucagon é baixa no plasma de vacas obesas por ocasião do parto e de vacas com cetonemia. O glucagon pode ser útil na prevenção e tratamento de cetose, mas requer um sistema de liberação prolongada porque sua meia-vida fisiológica é muito curta e seu efeito após uma única injeção é de curta duração.

Tratamento e controle

Tratamento
- Propilenoglicol: 300 a 500 mℓ/dia durante 5 dias VO (R-1)
- Dextrose: dose única IV de 500 mℓ de solução de dextrose 50% (R-1)
- Dexametasona, dexametasona-21-isonicotinato ou flumetasona, via IM (R-1)
- Cianocobalamina: 1 a 4 mg de vitamina B_{12}/dia IV por 2 a 6 dias (R-2)
- Isoflupredona: 20 mg IM, várias injeções (R-3)
- Insulina: formulação lenta, 200 UI/dia durante 3 dias SC (R-3)

Controle
- Monensina: 11 a 22 g/ton de ração mista total, com base em 100% de matéria seca; administração oral de uma cápsula de liberação controlada, na dose diária de 335 mg, durante 95 dias (R-1)
- Propilenoglicol: 300 a 500 mℓ/dia VO (R-1)
- Colina protegida da ação ruminal: 15 g/dia VO, desde 25 dias antes do parto até 80 dias pós-parto (R-2)
- Cianocobalamina: 1 a 4 mg de vitamina B_{12}/dia IV, 2 a 6 dias antes do parto ou no momento da parição (R-2)
- Isoflupredona: dose única de 20 mg, IM, com ou sem insulina 100 U SC (R-3)

Controle

O controle de cetose clínica está praticamente relacionado com dieta apropriada da vaca no período seco e durante a lactação. Isso compreende fatores como:

- Consumo de matéria seca
- Digestibilidade das fibras
- Distribuição do tamanho da partícula
- Densidade energética
- Adição de gordura na ração fornecida no início da lactação
- Conteúdo de proteína
- Sistemas de alimentação
- Tamanho do rúmen
- Outros fatores que serão abordados em detalhes nos textos sobre nutrição.

É difícil fazer recomendações gerais sobre o controle da cetose devido à diversidade de condições em que ocorre, da possibilidade de etiologia multifatorial e às variações dos sistemas de alimentação, desde o fornecimento dos componentes da dieta separadamente até a alimentação com ração mista total. No momento do parto, as vacas não devem estar desnutridas nem muito obesas. Recomenda-se o cálculo cuidadoso da dieta com base em tabelas de valores de referência dos alimentos; há disponibilidade de recomendações detalhadas sobre dieta e manejo, com o alerta de que as rações planejadas podem ser diferentes das rações fornecidas em cochos; ademais, o teor de matéria seca do alimento fornecido em cochos e o consumo real de matéria seca podem não ser iguais. Uma frequência de alimentação muito baixa e o fornecimento de concentrado separadamente da forrageira, mais do que a ração mista total, pode ocasionar maior ocorrência de cetose.

Nos EUA, as vacas secas são, tipicamente, separadas em dois grupos: vacas desde a secagem até os 21 dias pré-parto (vacas *far-off*) e vacas a partir de 21 dias pré-parto (vacas *close-up*). As vacas *far-off* geralmente são alimentadas de acordo com as recomendações nutricionais para vacas secas do National Research Council (NRC) e as vacas "*close up*" recebem ração acidogênica, que reduz a ocorrência de febre do leite clínica (hipocalcemia da periparturiente), iniciando 3 semanas antes da data prevista para o parto. Também, há disponibilidade de recomendações práticas com base em unidades e padrões de alimentação britânicos.

Em vacas de alta produção que recebem alimentos armazenados, uma forrageira de baixa qualidade comumente resulta em cetose. Silagem úmida contendo alto teor de butirato e feno mofado ou velho e empoeirado, são as principais causas. Nos alimentos concentrados é a mudança da fonte que causa efeitos extra-alimentares e precipita a ocorrência de cetose.

Deve-se permitir que as vacas estabuladas façam algum exercício diariamente e nos rebanhos em que a doença é um problema particular durante o período de estabulação, os bovinos devem retornar à pastagem tão logo possível, na primavera.

A ração deve conter quantidades adequadas de cobalto, fósforo e iodo.

Se houver alta incidência de cetose em um rebanho que recebe grande quantidade de silagem, indica-se a redução do fornecimento desse alimento durante um período experimental.

Suplementos energéticos

O propilenoglicol é utilizado na prevenção de cetose clínica e subclínica. Tradicionalmente, é fornecido na forma de beberagem às vacas em início de lactação, na dose de 350 a 1.000 mℓ/dia, durante 10 dias após o parto. Há um efeito linear da dose na concentração plasmática de glicose. O propilenoglicol também pode ser adicionado ao alimento e frequentemente está presente nos produtos alimentares comercializados; contudo, uma dose na forma de *bolus* de propilenoglicol é mais efetiva para aumentar o teor sanguíneo de glicose do que sua adição no alimento. Uma dose diária de 1 ℓ, administrada na forma de beberagem, durante 9 dias antes do parto também se mostrou efetiva; no entanto, é importante ressaltar que algumas vacas tratadas com dose superior a 500 mℓ, na forma de beberagem ou presente no alimento, podem manifestar respiração rápida e superficial, ataxia, salivação e sonolência. Por essa razão, deve-se utilizar uma dose diária máxima de 500 mℓ, na forma de beberagem.

O glicerol pode substituir o propilenoglicol, em doses equivalentes, embora a maioria dos estudos indique que a eficácia do glicerol é inferior à do propilenoglicol. Um relato preliminar de um pequeno estudo experimental com doses maiores de glicerol mostrou que a administração oral de glicerol na dose de 1 ℓ, 2 ℓ ou 3 ℓ elevou a concentração sanguínea de glicose em 16%, 20% e 25%, respectivamente, em relação aos valores pré-tratamento, 0,5 h após sua administração, e que essas concentrações permaneceram elevadas por 8 h. Em algumas vacas tratadas com dose de 2 ou 3 ℓ notou-se cambaleio, depressão e diurese, mas esses sintomas poderiam ser evitados com a administração de glicerol em um volume maior (37 ℓ) de água. Concluiu-se que uma dose de 1 ℓ foi efetiva para aumentar a produção de leite e reduzir o conteúdo de cetona da urina. O glicerol fornecido como um componente contínuo da dieta diária de vacas-leiteiras em fase de transição não é efetivo e, possivelmente, pode ser cetogênico quando fornecido continuamente. O glicerol deve ser fornecido apenas na forma de beberagem, em vacas hipoglicêmicas, e não como um componente da dieta.

Ácido propiônico e seus sais

O ácido propiônico absorvido na parede ruminal é transportado ao fígado, onde é transformado em glicose, via gliconeogênese, resultando em aumento da concentração sanguínea de glicose. A literatura mais antiga relata que 110 g/dia, fornecida durante 6 semanas, iniciando no dia do parto, propicia bom resultado na redução da incidência de cetose clínica em vacas, bem como melhora a produtividade; no entanto, não é palatável e tem o risco de reduzir o consumo de alimentos. Em experimentos controlados, notou-se que o fornecimento de suplementos energéticos contendo ácido propiônico e/ou seus sais nas 3 semanas pré-parto e 3 semanas após o parto mostrou efeito benéfico na produção de leite, porém um efeito variável na redução de cetose subclínica.

Ionóforos

Alteram a flora bacteriana do rúmen, diminuindo o número de bactérias Gram-positivas, protozoários e fungos, e aumentando o de bactérias Gram-negativas. O efeito final dessas alterações na flora bacteriana é o aumento da produção de propionato e diminuição na formação de acetato e butirato, e aumentando os precursores gliconeogênicos. Experimentos de campo com monensina mostrou redução consistente nas concentrações séricas ou sanguíneas de BHB, acetoacetato e AGNE. Além disso, a monensina elevou as concentrações séricas ou sanguíneas de glicose, ureia e colesterol, bem como reduziu a prevalência de cetose clínica, mastite clínica e deslocamento de abomaso, em vacas-leiteiras.[31,33] A monensina também reduz a produção de metano pelos bovinos; tem-se considerado que a produção de metano pelos ruminantes contribui para o aquecimento global. Embora aprovado para o uso em vacas-leiteiras lactantes em mais de 20 países, os ionóforos não são indicados para adição em rações de vacas lactantes, em muitos países.

A monensina está aprovada para administração contínua (> 14 dias) às vacas-leiteiras dos EUA, na dose de 185 a 660 mg de monensina/animal/dia, para vacas lactantes, ou de 115 a 410 mg de monensina/animal/dia, para vacas secas. Para realizar isso, a monensina é aprovada para seu fornecimento na quantidade de 11 a 22 g/ton de ração misturada total, com base em 100% de matéria seca, com um custo diário por vaca de, aproximadamente, 2 a 4 centavos de dólar. A monensina também é aprovada para uso nos EUA como parte de um sistema alimentar, na dose de 11 a 400 g/ton (como base); isso inclui a aplicação como "cobertura", em que uma pequena quantidade de alimento é adicionada à ração.

Em alguns países, a monensina pode ser administrada por via oral, na forma de cápsula de liberação controlada, em vacas 2 a 4 semanas antes do parto. As cápsulas contêm 32 g de monensina e libera cerca de 335 mg de monensina por dia, durante 95 dias. Este produto é efetivo e prático para uma variedade de sistemas alimentares e cerca de 18% dos rebanhos leiteiros no Canadá são tratados com montesina, utilizando-se uma cápsula de liberação controlada.

Corticosteroides

O acetato de isoflupredona (dose única de 20 mg, IM) não foi efetivo na prevenção de cetose subclínica em vacas-leiteiras no início da lactação e, na verdade, aumentou a chance de cetose subclínica.[34]

Agentes auxiliares

No comércio há disponibilidade de um produto injetável que contém *cianocobalamina* (na dose de 1 a 4 mg de vitamina B_{12}/dia IV), combinada com *butafosfana*, que é efetiva na normalização do equilíbrio energético quando administrada às vacas-leiteiras 2 a 6 dias antes ou próximo ao parto.[29,30] A injeção de cianocobalamina e butafosfana pode ser mais benéfica às vacas em maior risco de cetose, como aquelas mais velhas, muito obesas ou que apresentam distocia ou metrite.[29] O teor de fósforo pode estar limitado no início da lactação, considerando que há baixo conteúdo desse elemento no fígado de vacas-leiteiras.[35] Não está claro se o fósforo suplementar abranda a redução no teor hepático de fósforo.

O fornecimento diário de colina protegida da ação ruminal (15 g/dia), iniciando 25 dias antes do parto e continuando até 80 dias após a parição reduziu a incidência de cetose clínica e melhorou a saúde das vacas-leiteiras em lactação.[36] A colina é um precursor da fosfatidilcolina e acredita-se que seu teor seja limitante no início da lactação; a deficiência de fosfatilcolina está associada com prejuízo ao metabolismo de lipídios.

A niacina possui efeito antilipolítico e induz aumentos nas concentrações sanguíneas de glicose e insulina; contudo, há controvérsia quanto à existência de efeito benéfico da *niacina* administrada junto com o alimento na cetose subclínica, em vacas. Sugere-se a suplementação de niacina durante 2 semanas antes do parto e até 12 semanas depois da parição.

Controle geral

Monitoramento do rebanho

Atualmente, não há consenso sobre um programa de monitoramento ideal para cetose e cetose subclínica em vacas-leiteiras lactantes; assim, tem-se proposto diversos programas de monitoramento. Os desafios no desenvolvimento de programas de monitoramento ideais envolvem o tamanho do rebanho (devido à influência do número desejável de animais elegíveis para o teste) e a praticidade, o custo, a sensibilidade e a especificidade do teste. Além disso, é preciso estabelecer as metas do programa de monitoramento; tipicamente, é feito verificando se a dieta é adequada ao volume de leite produzido (ou seja, o grau do equilíbrio energético negativo no início da lactação) ou identificando-se as vacas que receberão um protocolo de tratamento padrão, como administração diária de propilenoglicol, na forma de beberagem. Em vacas, o momento ideal para a realização do teste parece ser aos 3 a 9 dias de lactação, pois nesse estágio da lactação elas apresentam hipercetonemia e maior risco de produção negativa subsequente e problemas de saúde, com incidência e prevalência de cetose subclínica no 5º dia de lactação.[37] Um modelo de abordagem recente, utilizando 13 mil vacas de 833 fazendas leiteiras da América do Norte e da Europa, constatou que o exame das vacas 2 vezes/semana, a partir de 3 a 9 dias de lactação, foi o procedimento efetivo de melhor custo-benefício, quando a incidência de cetose subclínica era de 15 a 50%; quando a incidência era inferior a 15% o teste não foi economicamente favorável. Quando a incidência é superior a 50% todas as vacas devem ser tratadas sem a realização do teste.[38] Ademais, sempre que a incidência de cetose subclínica aumentar para mais de 15%, vários testes e protocolos de tratamento são economicamente favoráveis.[38]

Os seis mais valiosos e práticos índices de monitoramento do equilíbrio energético negativo são: concentração de acetoacetato na urina, teor de BHB no sangue, concentração sanguínea de glicose, escore da condição corporal, espessura da camada de gordura no dorso determinada por ultrassonografia e proporção gordura:proteína no leite. Os cinco primeiros índices podem ser obtidos no campo e sem custo ou com custo relativamente baixo, embora a mensuração da concentração de BHB no sangue custe cerca de 5 a 10 vezes mais que os dois primeiros testes, além de necessitar de amostras de sangue. A proporção gordura:proteína no leite é facilmente obtida a partir de resultados de testes individuais mensais; a sua correlação com o equilíbrio energético é maior do que a da concentração plasmática de BHB ou de glicose.[39] Para monitorar a eficácia do programa nutricional isso deve ser associado ao escore da condição corporal ou à espessura da camada de gordura do dorso. A concentração plasmática de AGNE é um excelente teste de monitoramento do equilíbrio energético negativo, mas atualmente o seu custo é muito alto como índice de monitoramento de rotina do rebanho; além disso, não há disponibilidade de teste de campo de fácil realização.

O exame de urina utilizando o teste do nitroprussiato para mensuração de acetoacetato é o mais simples dos testes de campo e, apesar de haver alguns relatos de que é difícil coletar amostras de urina de todo o rebanho, a urina é facilmente obtida em mais de 90% das vacas utilizando a técnica padronizada descrita a seguir. Primeiro, para obter uma amostra de urina o estímulo da região do períneo deve ser o procedimento inicial do exame da vaca; preferivelmente, deve ser feito sem que a vaca perceba a presença do veterinário. Segundo, não segurar a cauda enquanto estimula o períneo, pois essa atitude alerta a vaca quanto à presença do veterinário; ademais isso não é necessário porque a vaca nunca urina em sua cauda em posição de micção. Terceiro, coletar as amostras de urina no ambiente normal do animal; como as vacas urinam, em média, 5 vezes/dia, as amostras de urina são facilmente obtidas em animais em decúbito que são gentilmente estimulados a se levantarem.

O exame da concentração sanguínea de BHB tem se tornado muito popular devido à disponibilidade de dosímetros portáteis de baixo custo. Apesar disso, deve-se reconhecer que a obtenção de amostra de sangue é mais difícil do que a coleta de amostra de urina e que o custo, embora baixo, é muito maior do que o do teste de acetoacetato na urina ou de glicose no sangue. Além disso, a correlação entre a concentração sérica de BHB e o equilíbrio energético é semelhante à da concentração plasmática de glicose.[40] Tem-se avaliado o monitoramento automatizado na linha de ordenha, determinando-se o conteúdo de corpos cetônicos no leite, podendo tal procedimento ter valor particular em grandes fazendas leiteiras. Propõe-se a mensuração do BHB como teste de escolha porque esse corpo cetônico é o mais estável no leite; além disso, quando as vacas são alimentadas com ração mista total ele não apresenta variação diurna significante. A concentração de BHB no leite pode ser mensurada em tempo real, utilizando um método fluorométrico que não requer pré-tratamento do leite.

Pode-se realizar o monitoramento bioquímico do rebanho para detecção de cetose subclínica e a adequação da alimentação no periparto utilizando estimativas da glicemia em amostra de sangue obtida de vacas na segunda semana de lactação. Concentração plasmática de glicose inferior a 45 mg/dℓ (2,4 mmol/ℓ) sugere cetose subclínica. Para vacas individuais, a estimativa de glicose sanguínea deve ser obtida cerca de 14 dias após o parto. Esse método de monitoramento, utilizando dosímetro portátil facilmente disponível, tem baixo custo.

LEITURA COMPLEMENTAR

Gordon JL, LeBlanc SJ, Duffield TF. Ketosis treatment in lactating dairy cattle. Vet Clin North Am Food Anim Pract. 2013;29:433-445.

Ingvartsen KL. Feeding- and management-related diseases in the transition cow. Physiological adaptations around calving and strategies to reduce feeding-related diseases. Anim Feed Sci Technol. 2006;126:175-213.

McArt JAA, Nydam DV, Oetzel GR, Overton TR, Ospina PA. Elevated non-esterified fatty acids and β-hydroxybutyrate and their association with transition dairy cow performance. Vet J. 2013;198:560-570.

Opsina PA, McArt JA, Overton TR, Stokol T, Nydam DV. Using nonesterified fatty acids and β-hydroxybutyrate concentrations during the transition period for herd-level monitoring of increased risk of disease and decreased reproductive and milking performance. Vet Clin North Am Food Anim Pract. 2013;29:387-412.

Zhang Z, Liu G, Wang H, Li X, Wang Z. Detection of subclinical ketosis in dairy cows. Pakistan Vet J. 2012;32:156-160.

REFERÊNCIAS BIBLIOGRÁFICAS

1. Sato H. Anim Sci J. 2009;80:381.
2. Loor JJ, et al. Physiol Genomics. 2007;32:105.
3. Vanholder T, et al. J Dairy Sci. 2015;98:880.
4. Shin EK, et al. Theriogenology. 2015;84:252.
5. McArt JAA, et al. J Dairy Sci. 2015;98:2043.
6. Goldhawk C, et al. J Dairy Sci. 2009;92:4971.
7. Croushore WS, et al. J Am Vet Med Assoc. 2013;243:1329.
8. Reynen JL, et al. J Dairy Sci. 2015;98:3806.
9. Kessel S, et al. J Anim Sci. 2008;86:2903.
10. Borchardt S, et al. J Am Vet Med Assoc. 2012;240:1003.
11. Walsh RB, et al. J Dairy Sci. 2007;90:2788.
12. McCarthy MM, et al. J Dairy Sci. 2015;98:6284.

13. Opsina PA, et al. J Dairy Sci. 2010;93:546.
14. Denis-Robichaud J, et al. Bovine Pract. 2011;45:97.
15. Smith SW, et al. Acad Emerg Med. 2008;15:751.
16. Larsen M, Kristensen NB. Acta Agric Scand Sect A. 2010;60:239.
17. Krogh MA, et al. J Dairy Sci. 2011;94:2360.
18. Kayano M, Kataoka T. J Vet Med Sci. 2015;in press.
19. Kessler EC, et al. J Dairy Sci. 2014;97:5481.
20. Gross JJ, et al. PLoS ONE. 2015;10(6):doi:10.1371.
21. Forslund KB, et al. Acta Vet Scand. 2010;52:31.
22. Sun LW, et al. J Dairy Sci. 2014;97:1552.
23. Li Y, et al. Vet Quart. 2014;54:152.
24. Xu C, et al. Vet Quart. 2015;35:133.
25. Grunberg W, et al. J Vet Intern Med. 2006;20:1471.
26. Grunberg W, et al. J Dairy Sci. 2011;94:727.
27. Kusenda M, et al. J Vet Intern Med. 2013;27:200.
28. Djokovic R, et al. Acta Vet Brno. 2007;76:533.
29. Rollin E, et al. J Dairy Sci. 2010;93:978.
30. Furll M, et al. J Dairy Sci. 2010;93:4155.
31. Duffield TF, et al. J Dairy Sci. 2008;91:1334.
32. Duffield TF, et al. J Dairy Sci. 2008;91:1347.
33. Duffield TF, et al. J Dairy Sci. 2008;91:2328.
34. Seifi H, et al. J Dairy Sci. 2007;90:4181.
35. Grunberg W, et al. J Dairy Sci. 2009;92:2106.
36. Lima FS, et al. Vet J. 2012;193:140.
37. McArt JAA, et al. J Dairy Sci. 2012;95:5056.
38. McArt JAA, et al. Prev Vet Med. 2014;117:170.
39. Reist M, et al. J Dairy Sci. 2002;85:3314.

Fígado gorduroso em vacas (síndrome da mobilização de gordura, síndrome da vaca gorda, lipidose hepática, toxemia da prenhez em vacas)

Fígado gorduroso (lipidose hepática) é uma importante doença metabólica de vacas-leiteiras em início da lactação e está associada à baixa condição de saúde e queda no desempenho reprodutivo.

Sinopse
- Etiologia: mobilização excessiva de gordura corporal para o fígado durante o equilíbrio energético negativo no momento do parto ou no início da lactação, em vacas-leiteiras, e no final da gestação, em vacas de corte
- Epidemiologia: as vacas-leiteiras de alta produção, superalimentadas durante o período seco, podem desenvolver a síndrome do fígado gorduroso pouco antes ou após o parto, desencadeada por qualquer fator ou doença que interfira no consumo de alimentos. É verificada em vacas de corte bem condicionadas no final da gestação, quando o consumo de energia é bruscamente reduzido. Grau moderado e subclínico de infiltração gordurosa pode interferir negativamente no desempenho reprodutivo de vacas-leiteiras
- Achados clínicos: inapetência a anorexia, atonia ruminal, letargia, inatividade, cetonúria, obesidade e, quando a doença se torna mais grave, fraqueza e decúbito. Caso a vaca continue a se alimentar e o apetite melhore, ocorre recuperação
- Patologia clínica: aumento das concentrações de ácidos graxos não esterificados, acetoacetato, β-hidroxibutirato e bilirrubina total, no plasma/soro; elevação da atividade de enzimas hepáticas no plasma/soro (particularmente as atividades de aspartato aminotransferase e ornitina carbamoil transferase); maior conteúdo de gordura na amostra de fígado obtida por meio de biopsia
- Achados de necropsia: infiltração gordurosa no fígado; o fígado pode ter aparência amarelada
- Confirmação diagnóstica: biopsia hepática
- Lista de diagnósticos diferenciais:
  - Deslocamento de abomaso à esquerda ou à direita
  - Febre do leite
  - Impactação do abomaso
  - Indigestão vagal
  - Peritonite
- Tratamento: terapia hidreletrolítica, inclusive glicose IV (infusão na forma de *bolus*). Propilenoglicol VO. Dexametasona IM. Fornecimento de alimento palatável
- Controle: evitar superalimentação no fim da lactação e no período seco. Evitar situações que reduzam o consumo de alimentos por ocasião do parto.

Etiologia

A síndrome do fígado gorduroso é causada pela mobilização de quantidade excessiva de gordura dos depósitos corporais para o fígado. Ocorre quando a absorção hepática de lipídios excede a capacidade de oxidação e secreção do fígado. O excesso de lipídios é armazenado no fígado na forma de triacilglicerol e o excesso de lipídios nos hepatócitos está associado a redução da função metabólica desse órgão. O desenvolvimento da síndrome do fígado gorduroso se deve à súbita demanda por energia no período pós-parto imediato, em vacas-leiteiras lactantes bem condicionadas. Essa doença também é causada pela brusca privação de alimento, em vacas de corte prenhes obesas, sendo especialmente grave naquelas com gestação gemelar. A enfermidade constitui um agravamento de alguma ocorrência comum em vacas-leiteiras de alta produção que apresentam balanço energético negativo no início da lactação. No final da gestação ocorre uma redução significativa na ingestão voluntária de matéria seca, que continua no início da lactação. Geralmente, considera-se que essa redução no consumo de alimentos se deve às limitações físicas no abdome em decorrência do aumento do útero grávido, mas esse mecanismo proposto parece que foi superenfatizado. A diminuição na ingestão de matéria seca coincide com alterações na condição reprodutiva, na massa de gordura e na função metabólica para a manutenção da lactação; possivelmente, as modulações metabólicas associadas têm importante participação na regulação da ingestão. Essas modulações envolvem nutrientes, metabólitos, hormônios da reprodução, hormônios de estresse, leptina, insulina, peptídeos intestinais, citocinas e neuropeptídeos. A gordura corporal, especialmente a subcutânea, é mobilizada e depositada principalmente no fígado, mas também nos músculos e rins. O fato de a vaca estar ou não realmente obesa no momento do parto pode não ser importante na determinação do grau de mobilização de gordura, mas a magnitude do equilíbrio energético negativo no início da lactação é fundamental.

Epidemiologia

Ocorrência e incidência

A infiltração gordurosa do fígado é comum em vacas-leiteiras de alta produção, desde algumas semanas antes da parição e após o parto[1], e está associada com várias doenças do periparto e maior intervalo entre o parto e a concepção. Em vacas-leiteiras, a ocorrência da síndrome do fígado gorduroso é verificada principalmente nas 4 primeiras semanas após a parição, quando até 50% das vacas apresentam algum acúmulo de triacilglicerol no fígado. Em vacas, uma forma grave de infiltração gordurosa hepática pouco antes ou após o parto denominada *síndrome da mobilização da gordura, síndrome da vaca gorda* ou *toxemia da prenhez* pode ser altamente fatal. Em vacas de corte, a doença é comum no fim da gestação, quando há redução no consumo de nutrientes em animais previamente bem alimentados e em boa condição corporal. Um estudo de campo indicou que a porcentagem de vacas que morreram ou foram descartadas devido à doença foi influenciada pelo conteúdo hepático de triglicerídeos: 15%, 31% e 42% em vacas com lipidose hepática discreta, moderada e grave, respectivamente. *Tem ocorrido surtos da doença em rebanhos leiteiros*, com até 25% das vacas acometidas e taxa de mortalidade de 90%.

Com base no conteúdo de gordura no fígado, determinado por exame histológico realizado 1 semana após o parto, as vacas foram classificadas em três grupos. Uma porcentagem inferior a 20% de lipídios corresponde a menos de 50 mg/g de fígado; 20 a 40% de lipídios correspondem a 50 a 100 mg/g de fígado e porcentagem superior a 40% representa mais de 100 mg/g de fígado. Tais concentrações correspondem a casos discretos, moderados e graves de infiltração gordurosa, respectivamente. As vacas com menos de 20% de lipídios no fígado 1 semana após o parto são consideradas normais e aquelas com mais de 20% são consideradas portadoras de fígado gorduroso. No Reino Unido, considera-se que cerca de 30% das vacas-leiteiras de alta produção apresentam fígado gorduroso 1 semana após a parição. A evidência clínica de doença hepática pode não ser consistente até que o conteúdo hepático de lipídios alcance a taxa de 35 a 45%, ou mais.

Fatores de risco

Fatores de risco do hospedeiro

Infiltração gordurosa do fígado é parte de uma síndrome de mobilização generalizada de gordura que ocorre no início da lactação, especialmente em vacas-leiteiras de alta produção, quando a necessidade de nutrientes para a produção de leite é maior do que a obtida na dieta e, então, as reservas corporais são utilizadas para suprir o déficit de energia. Em cerca de 30% das vacas de alta produção, a infiltração gordurosa no fígado é grave e associada com efeitos reversíveis, porém importantes, na estrutura e função do órgão. Em algumas populações de vacas, a incidência de fígado gorduroso é muito menor e irrelevante.

As doenças que comumente ocorrem no início da lactação e que predispõem à síndrome do fígado gorduroso compreendem *cetose, deslocamento de abomaso à esquerda, mastite, retenção de membranas fetais, febre do leite* e *síndrome da vaca caída*. Qualquer doença no início da lactação que prejudica o apetite e o consumo voluntário de alimentos pode contribuir para a ocorrência de fígado gorduroso.

O déficit acontece porque a ingestão de alimento não é suficiente para suprir as demandas de alta produção de leite. O pico de produção de leite é verificado 4 a 7 semanas após o parto, enquanto o consumo voluntário máximo de alimentos não ocorre antes de 8 a 10 semanas depois da parição. Em decorrência do déficit de energia, a vaca mobiliza as reservas corporais para a produção de leite e, assim, pode haver importante perda de peso corporal.

O escore da condição corporal (ECC) no momento do parto pode ter efeito direto na saúde, na produção de leite e na fertilidade das vacas. Ele representa os efeitos cumulativos do período seco, do ECC no momento da secagem e a perda da condição corporal durante o período seco. O risco de retenção de placenta pode ser maior em vacas que se apresentavam magras por ocasião da secagem, enquanto as vacas cuja perda da condição corporal é maior durante o período seco podem ser mais acometidas por retenção de placenta e metrite; os dois efeitos são independentes. O risco de cetose é maior em vacas obesas no momento do parto, condição que pode ser decorrência de um longo período seco. As vacas que pariram com ECC mais elevado produziram mais leite, gordura e proteína nos primeiros 90 dias de lactação, com efeito mais evidente no conteúdo de gordura do leite. As vacas com maior ECC no momento do parto foram menos propensas ao anestro, mas o sucesso de concepção no primeiro acasalamento pós-parto não foi maior. Nas vacas primípara, estima-se uma redução de 6 dias no tempo entre o parto e a nova concepção para cada unidade a mais no ECC no momento do parto. As vacas multíparas, cuja perda da condição corporal é maior durante o período seco, são mais propensas à inatividade ovariana, sendo bastante provável que na lactação seguinte as vacas não fiquem prenhes nos 150 dias após o parto.

As vacas-leiteiras com período seco anormalmente longo também tendem a se tornar obesas e desenvolver a síndrome do fígado gorduroso por ocasião do parto. A alimentação de grandes grupos de vacas-leiteiras, como acontece em sistema de estabulação livre, foi associado com maior incidência da doença. A doença foi relatada em novilhas prenhes 31 dias após o retorno à pastagem.

A doença pode acometer *vacas-leiteiras não lactantes* devido à imposição de uma dieta com restrição parcial no fim da prenhez, na tentativa de reduzir o peso corporal de vacas consideradas muito obesas. A modificação da dieta de vacas de cortes prenhes, substituindo silagem por palha de cereais, na tentativa de reduzir o peso corporal e a incidência de distocia, resultou em surtos da doença.

Em bovinos de corte da América do Norte, a forma grave da doença, a toxemia da prenhez, é mais comumente constatada nas últimas 6 semanas de prenhez, em vacas obesas com gestação gemelar. As vacas acometidas geralmente são bem alimentadas até ao final da prenhez e, então, ocorre falta inesperada de alimentos, ou as vacas, por estarem muito obesas, não conseguem consumir alimento com baixa teor de energia, suficiente para suprir as demandas da prenhez. Em condição usual, a doença em bovinos de corte é esporádica; a taxa de morbidade é cerca de 1%, mas a taxa de mortalidade geralmente é de 100%.

Na Austrália e no Reino Unido, a *toxemia da prenhez* acomete vacas de corte prenhes. As vacas primíparas são acometidas com maior frequência que as vacas mais velhas; a maioria delas encontrava-se no fim da prenhez (7 a 9 meses de gestação) ou havia parido recentemente. As vacas com gestação gemelar são particularmente suscetíveis.

Genética da mobilização de lipídios

As vacas geralmente mobilizam as reservas de lipídios corporais no início da lactação e recuperam essas reservas durante a prenhez subsequente. Os lipídios mobilizados das reservas corporais representam uma contribuição substancial ao gasto energético para a produção de leite, no início da lactação. Normalmente supõe-se que essa mobilização da reserva de energia corporal é unicamente uma resposta ao déficit de consumo dietético de energia frente à demanda energética para a produção de leite. Isso leva a pensar que um aumento no conteúdo de energia do alimento fornecido minimiza a mobilização da reserva corporal de energia no início da lactação. Diversos estudos indicam que nem sempre isso acontece. Tem-se proposto que a mobilização das reservas corporais no início da lactação e a subsequente reposição dessas reservas corporais durante a prenhez são, em grande parte, controladas geneticamente. A alteração dos lipídios corporais geneticamente controlada é definida como aquela que ocorre em vacas mantidas em um ambiente em que não há restrição alimentar. Então, segue-se que a alteração de lipídios corporais influenciada pelo ambiente é definida como aquela que ocorre em resposta a um ambiente em que há restrição alimentar. A base lógica e a evidência da influência genética na alteração dos lipídios corporais se baseiam em fatos evolutivos e nas alterações do metabolismo de lipídios durante o ciclo reprodutivo.

Fatores ambientais e dietéticos

Na América do Norte, a introdução do sistema de *desafio alimentar* de vacas-leiteiras foi associada com maior incidência da síndrome do fígado gorduroso. O efeito final do sistema é prover um excesso de energia na dieta, geralmente no fim da gestação ou durante o período seco. As dietas fornecidas podem conter alta porcentagem de grãos de cereais, silagem de milho ou grãos de cervejaria. Nesse sistema, são fornecidas rações com alto teor de energia, iniciando algumas semanas antes do parto. O aumento da quantidade total diária de alimento fornecido é feito por incrementos regulares, de modo a obter alto consumo por ocasião do parto, fazendo o consumo máximo coincidir com o pico da curva de lactação, várias semanas após o parto. Isso resulta em algumas vacas excessivamente obesas no momento do parto, quando há alta demanda por energia. A doença também acomete vacas-leiteiras alimentadas com quantidade excessiva de ração com alto teor de energia, durante todo o período seco. Nos rebanhos leiteiros, a síndrome do fígado gorduroso também foi associada com aumento na incidência de febre do leite, cetose e deslocamento do abomaso à esquerda; é muito mais difícil tratar efetivamente essas enfermidades devido à presença de fígado gorduroso.

Alimentação excessiva durante o período seco predispõe as vacas ao acúmulo de tecido adiposo durante o período pré-parto. Antes do parto, o tecido adiposo de vacas obesas apresenta maior taxa de esterificação do que aquele de vacas que recebem alimento com restrição de energia. No fígado gorduroso dessas vacas obesas, a taxa de gliconeogênese não é a ideal, resultando em retardo da lipólise, particularmente nas primeiras semanas após o parto. O aumento da lipólise após a parição ocasiona importante elevação na concentração hepática de triacilglicerol e alteração na composição de ácido graxo hepático. O consumo irrestrito de alimento durante o período seco prejudica a oxidação e a síntese hepática de ácidos graxos após o parto em vacas-leiteiras.

Na Austrália, nota-se toxemia da prenhez apenas em vacas de corte; as vacas obesas são mais comumente acometidas. A ocorrência da doença é mais notável quando a estação de parição é transferida para o outono (fevereiro a abril), período em que os suprimentos alimentares encontram-se baixos devido à escassez de chuva no final do verão. Em razão das pastagens viçosas na primavera e no início do verão, o escore da condição corporal das vacas é de bom a obeso; no entanto, no outono, quando a estação de parição se aproxima, os suprimentos alimentares são escassos e o valor nutritivo da pastagem torna-se inadequado. A escassez de alimento, juntamente com o alto valor dos suplementos alimentares resulta em condição nutricional inapropriada no final da gestação. A taxa de morbidade geralmente varia de 1 a 3%, mas pode ser tão alta quanto 10%; quase sempre a doença é fatal.

Patogênese

A síndrome do fígado gorduroso está associada com um equilíbrio energético negativo, condição praticamente cosmopolita em vacas-leiteiras, nas primeiras semanas de lactação. A maioria das vacas se adapta ao equilíbrio energético negativo por meio de um mecanismo complexo de adaptação metabólica. A doença se instala devido à falha nesses mecanismos de adaptação. Em condições fisiológicas, ocorre aumento do conteúdo total de gordura no fígado, iniciando algumas semanas antes do parto, com aumento médio de cerca de 20% (com base no peso líquido) 1 semana após a parição e diminuição gradativa até o valor normal, inferior a 5%, 26 semanas após o parto. No entanto, em vacas após 1 semana do parto o conteúdo de gordura varia de quase nenhum até 70%. A mobilização de gordura inicia ao redor de 2 a 3 semanas antes do parto, provavelmente, induzida mais por uma alteração no ambiente hormonal antes do parto do que por um déficit de energia. Após o parto, ocorre um aumento mais intenso no acúmulo de gordura. As alterações no fígado de vacas-leiteiras são funcionais e reversíveis, estando relacionadas às demandas metabólicas no final da gestação e início da lactação.

A alta demanda por energia pelas vacas-leiteiras de alta produção logo após o parto ou pelas vacas de corte prenhes com gestação gemelar, resulta em maior taxa de mobilização de gordura das reservas corporais, geralmente do tecido adiposo subcutâneo, para o sangue que a transporta aos tecidos corporais, principalmente o fígado, mas também os músculos e rins. Qualquer redução no consumo de energia causada por escassez de alimento ou pela incapacidade da vaca em consumir quantidade adequada de alimento nos períodos críticos do final da prenhez ou início da lactação resulta na mobilização de quantidade excessiva de *ácidos graxos não esterificados (AGNE)*. Como consequência, ocorre aumento da lipogênese hepática com maior acúmulo de lipídios nos hepatócitos, depleção do glicogênio hepático e transporte inadequado da lipoproteína hepática. Em vacas-leiteiras, após o parto, a maior parte da infiltração lipídica no fígado ocorre na forma de triacilglicerol, devido à maior absorção de AGNE e aumento simultâneo da atividade da enzima diacilglicerol aciltransferase; a atividade dessa enzima é estimulada pelos ácidos graxos. O aumento gradativo da concentração plasmática de AGNE nos dias que precedem o parto pode explicar a redução gradativa da ingestão de matéria seca e pode ser um fator colaborador para o acúmulo de triglicerídeos no fígado. Nesse período, também há elevada concentração plasmática de glicose e baixa concentração de BHB no plasma. Nos casos de ocorrência espontânea da síndrome do fígado gorduroso em vacas, a proporção lecitina:atividade da enzima colesterol aciltransferase no soro sanguíneo também está diminuída, fato que pode estar associado com o desempenho reprodutivo, pois os ésteres de colesteril são utilizados na síntese de hormônios esteroides.

As vacas são propensas à síndrome do fígado gorduroso porque os seus hepatócitos têm capacidade limitada para liberar VLDL e, portanto, uma capacidade limitada para liberar a gordura acumulada nos hepatócitos. Geralmente, os AGNE transportados ao fígado são oxidados na mitocôndria e nos peroxissomos ou secretados como partículas de VLDL no sangue. A síndrome do fígado gorduroso se desenvolve quando a absorção de AGNE pelo fígado excede a capacidade de oxidação hepática de AGNE em CO_2, quando ocorre oxidação parcial de AGNE e produção de cetonas, e liberação de fosfolipídios, colesterol e apoproteínas do fígado como lipoproteínas. Por motivos desconhecidos, a capacidade de produção de VLDL em vacas é baixa; além disso, em vacas em início da lactação há prejuízo adicional resultante da disponibilidade muito baixa de apolipoproteína B100 (apoB100), a principal apolipoproteína das partículas VLDL. A produção de cetonas em níveis moderados é benéfica, pois há liberação de energia do fígado para outros tecidos capazes de utilizar as cetonas como fonte de energia. O excesso de lipídios que não pode ser liberado é armazenado como triacilglicerol no fígado e está associado à redução nas funções metabólicas desse órgão. Também, uma oscilação na concentração de estrógeno no pré-parto pode contribuir para o desenvolvimento da síndrome do fígado gorduroso em ruminantes, em razão da esterificação mais intensa de ácidos graxos, juntamente com a limitada liberação de triglicerídeos.

Durante a mobilização de gordura, ocorre uma perda simultânea da condição corporal e tecido adiposo. O grau de mobilização depende da obesidade da vaca e da magnitude do déficit de energia. Vacas obesas e magras respondem diferentemente às demandas metabólicas do início da lactação. As vacas gordas parecem menos capazes de utilizar ácidos graxos mobilizados e, assim, acumulam gordura esterificada nos tecidos. Isso pode influenciar negativamente a suscetibilidade à doença e a resposta da vaca requer demandas metabólicas adicionais, particularmente do metabolismo muscular e de proteínas. Tanto a gordura quanto a massa muscular esquelética diminuem após o parto e as vacas obesas perdem 2,5 vezes mais fibras musculares do que as magras. Desse modo, a perda da condição corporal é mais uma consequência da mobilização tecidual total (proteína e gordura) do que apenas de gordura. Parece haver uma taxa maior de mobilização de proteínas em vacas obesas do que em vacas magras.

As vacas que não se apresentam obesas, inicialmente, não desenvolvem a síndrome do fígado gorduroso. As vacas de corte prenhes que apresentam baixa condição corporal, mantidas em pastagem, podem se tornar extremamente emaciadas e, por fim, apresentar-se em decúbito e morrer por inanição, mas não desenvolvem toxemia da prenhez.

Achados clínicos

Em vacas-leiteiras, a síndrome da vaca gorda geralmente ocorre nos primeiros dias após o parto e normalmente é desencadeada por qualquer condição que interfira temporariamente no apetite do animal, como:

- Hipocalcemia da parturiente
- Deslocamento do abomaso à esquerda
- Indigestão
- Retenção de membranas fetais
- Distocia.

Quase sempre, as vacas acometidas são excessivamente obesas, com escore da condição corporal de 4/5, ou maior. É possível palpar quantidade excessiva de gordura subcutânea nos flancos, nas áreas escapulares e em torno da inserção da cauda. A vaca acometida geralmente não responde ao tratamento para algumas dessas doenças e desenvolve anorexia. A temperatura e as frequências cardíaca e respiratória apresentam valores na faixa de variação normal. As contrações ruminais são fracas ou ausentes e as fezes geralmente são escassas. Períodos de decúbito prolongado são comuns e as vacas acometidas podem apresentar dificuldade em se levantar quando estimuladas. Pode haver cetose grave que não responde ao tratamento usual. Nota-se cetonúria marcante. As vacas acometidas não se alimentam e, gradativamente, se tornam mais fracas e o quadro progride para decúbito e morte em 7 a 10 dias. Algumas vacas manifestam sintomas nervosos que consistem em olhar fixo "para as estrelas", com a cabeça mantida elevada e tremores musculares na cabeça e pescoço. Alguns animais com doença grave parecem desenvolver insuficiência hepática, não respondem ao tratamento, enfraquecem, deitam e morrem. No estágio terminal, nota-se coma, com taquicardia e hiperglicemia marcante. A taxa de mortalidade dos casos graves pode atingir 50%, ou mais.

Entre as vacas de corte que permanecem obesas pouco antes do parto, aquelas acometidas manifestam agressividade, agitação, excitação e incoordenação com andar trôpego; às vezes, têm dificuldade para se levantar e caem facilmente. As fezes são escassas e firmes; nota-se taquicardia. Quando a doença ocorre 2 meses antes do parto, as vacas ficam deprimidas por 10 a 14 dias e não se alimentam. Por fim, permanecem em decúbito esternal. Os movimentos respiratórios são rápidos, sendo possível ouvir um gemido durante a expiração; a secreção nasal é clara, mas pode haver descamação do epitélio ao redor do focinho. Quase sempre as fezes são escassas; no estágio final da doença, é comum notar diarreia com fezes amarelas fétidas. A doença é altamente fatal; o curso clínico varia de 10 a 14 dias e, no estágio terminal, a vaca pode manifestar coma e morrer de forma silenciosa.

Em vacas-leiteiras que apresentam síndrome do fígado gorduroso moderadamente grave, os achados clínicos são muito menos graves e a maioria se recupera após alguns dias, desde que continuem a se alimentar, mesmo que com pequena quantidade de feno. Em vacas-leiteiras, nota-se relação entre a ocorrência de fígado gorduroso subclínico nas primeiras semanas após o parto e um menor desempenho reprodutivo, em decorrência do retardo no início do ciclo estral normal e da menor taxa de concepção; isso resulta em um intervalo médio maior entre o parto e a concepção. Pode haver diferença no desempenho reprodutivo de vacas com fígado gorduroso discreto e moderado logo após o parto. No entanto, o exame do perfil hormonal pós-parto de vacas com fígado gorduroso não esclarece o mecanismo patogênico da baixa taxa de fertilidade. A síndrome da vaca gorda também pode estar associada com maior incidência de paresia da parturiente e com falha no tratamento de cetose no início da lactação.

Patologia clínica

Bioquímica sérica

Em vacas, as alterações bioquímicas associadas com a síndrome do fígado gorduroso dependem da gravidade da doença. Há uma importante associação entre a magnitude das anormalidades bioquímicas e o maior conteúdo de gordura no fígado, embora possa haver sobreposição considerável na distribuição dos valores individuais dos testes em uma população de vacas com suspeita de fígado gorduroso.

O aumento das concentrações plasmáticas/séricas de ácidos graxos não esterificados, acetoacetato, BHB e bilirrubina total, e a diminuição da concentração sérica de frutosamina[2] estão associados com uma maior porcentagem de gordura no fígado. Do mesmo modo, a elevação da atividade plasmática/sérica de enzimas hepáticas (especialmente das atividades de aspartato aminotransferase e ornitina carbamil transferase) está associada com maior porcentagem de gordura no fígado. A atividade plasmática de outras enzimas hepáticas, como alanina aminotransferase, sorbitol desidrogenase, glutamato desidrogenase, fosfatase alcalina e gamaglutamiltransferase tem pouca relação com a porcentagem de gordura no fígado.[1] Possivelmente, o índice bioquímico mais importante na avaliação da porcentagem de gordura no fígado é a proporção AGNE:colesterol no plasma. A base racional para utilizar essa proporção é que a concetração plasmática de AGNE reflete um metabólito que não foi excretado pelo fígado, enquanto a concentração plasmática de colesterol reflete a taxa de reesterificação hepática e liberação na forma de VLDL. Portanto, acredita-se que alta proporção AGNE:colesterol no plasma indica também alta porcentagem de gordura no fígado. A maior concentração plasmática de bilirrubina total também está associada com maior porcentagem de gordura no fígado; a competição entre bilirrubina e AGNE pelo mesmo local de ligação nos hepatócitos reduz a absorção hepática de bilirrubina e, portanto, resulta em hiperbilirrubinemia.[2] A concentração sérica de frutosamina propicia um dado retrospectivo da concentração plasmática de glicose nas últimas 1 a 3 semanas e, assim, representa um índice a longo prazo relativo à disponibilidade de glicose. Concentração sérica de frutosamina inferior a 213 μmol/ℓ é preditiva de lipidose hepática em vacas-leiteiras.[2]

A concentração plasmática de amônia em amostra de sangue arterial ou venoso tem pouca relação com a porcentagem de gordura no fígado, mas é um excelente indicador de insuficiência hepática em bovinos com lipidose hepática grave.[3] Em bovinos, a amônia presente no plasma é oriunda principalmente da atividade das bactérias do rúmen e do metabolismo de aminoácidos teciduais; a amônia é transformada em ureia, no fígado, ou em glutamina, no fígado e outros tecidos. Consequentemente, disfunção hepática grave resulta em alta concentração plasmática de amônia (> 29 μmol/ℓ); a concentração de amônia é maior na amostra de sangue arterial do que na de sangue venoso, devido ao seu metabolismo extra-hepático.

Há disponibilidade de vários testes de campo para mensuração do teor de cetonas no sangue, urina e leite, com intuito de detectar cetose subclínica em vacas-leiteiras no pós-parto (ver seção anterior sobre cetose e cetose subclínica). Metabólitos biomarcadores são testes promissores na determinação de um padrão típico de alterações em vacas com lipidose hepática; por exemplo, a diminuição da concentração plasmática de fibrinogênio é inversamente proporcional à gravidade da lipidose hepática, possivelmente devido ao acúmulo de lipídios intracelulares, que interfere na síntese de fibrinogênio.[4]

Hemograma

Em vacas com síndrome do fígado gorduroso subclínica é possível notar leucopenia, neutropenia e linfopenia. Leucopenia foi constatada em vacas-leiteiras com mais de 20% de gordura no fígado, na segunda semana após o parto. Isso pode estar relacionado a uma maior incidência de doenças após o parto, como mastite e endometrite, em vacas com a síndrome do fígado gorduroso subclínica. Nas vacas com fígado gorduroso, há baixa capacidade funcional das células polimorfonucleares. No entanto, isso não representa, necessariamente, uma relação de causa e efeito.

Biopsia hepática e exame do material obtido

A síndrome do fígado gorduroso é arbitrariamente classificada em grave, moderada e discreta com base no conteúdo de triglicerídeos nos hepatócitos.[1] Na lipidose hepática grave, o acúmulo de triglicerídeos no citoplasma é acompanhado de alterações estruturais e funcionais do fígado, que podem resultar em hipoglicemia e cetonemia; essas anormalidades se manifestam como anorexia e depressão, com possibilidade de evidência clínica de sintomas nervosos. A amostra obtida por biopsia hepática pode ser utilizada para determinar a gravidade da doença, sendo a mensuração da concentração de triglicerídeos o método mais confiável para estimar corretamente o grau de infiltração de gordura no fígado.

Em vacas normais, a concentração hepática de triglicerídeos varia de 10 a 15%, com base no peso líquido. A estimativa do conteúdo de lipídios em amostras de fígado de bovinos obtidas por meio de biopsia pode ser mensurada por métodos bioquímicos ou histológicos. Ambos os métodos propiciam estimativas razoáveis do conteúdo de gordura no fígado, em diversos valores. O conteúdo de lipídios no fígado de bovinos tem forte correlação com a densidade do órgão e a submersão de amostras obtidas por biopsia com agulha, na água e em solução de sulfato de cobre com densidades 1,025 e 1,055, pode ser utilizada como teste para estimar o conteúdo de lipídios. No diagnóstico clínico de rotina, pode-se utilizar três soluções de densidade 1,000, 1,025 e 1,055. As amostras de fígado que flutuam nas três soluções contêm mais de 34% de lipídios; aquelas que submergem na água, mas flutuam nas soluções com densidades 1,025 e 1,055 contêm menos de 34% de lipídios, porém mais de 25%, enquanto aquelas amostras que flutuam apenas em solução com densidade 1,055 contêm menos de 25% de lipídios, porém mais de 13%. As amostras que submergem nas três soluções contêm menos de 13% de lipídios. Algumas evidências limitadas indicam que as vacas cujo conteúdo de lipídios no fígado é superior a 34% apresentam doença grave e pode-se esperar que apresentem sinais clínicos de insuficiência hepática. As vacas cujo conteúdo hepático de lipídios varia de 25 a 34% apresentam doença moderada e podem manifestar alguma evidência clínica de insuficiência hepática. As vacas com 13 a 25% de lipídios apresentam infiltração gordurosa discreta, constatada na maioria das vacas-leiteiras no pós-parto, sem nenhuma evidência de doença. Conteúdo hepático de lipídios inferior a 13% é irrelevante.

Ultrassonografia do fígado

Em vacas-leiteiras, tem-se utilizado ultrassonografia do fígado para avaliar a infiltração de gordura no órgão, com resultados diversos.[5,6] Tem-se empregado dois procedimentos: detecção do aumento do fígado mediante comparação da posição do órgão com a variação de referência publicada em relação às costelas e a ecogenicidade ou opacidade do órgão. Na vaca normal, a ultrassonografia hepática consiste em vários ecos fracos distribuídos de modo homogêneo em toda a área do fígado. O feixe de ecos se atenua gradativamente à medida que passa pelo tecido hepático normal. As veias porta e hepática podem ser vistas em uma ecotextura normal e as margens do parênquima normalmente são visíveis. No fígado gorduroso, a imagem tem natureza difusa e o nível de brilho é, grosseiramente, proporcional ao volume dos vacúolos de gordura e do conteúdo de triglicerídeos no órgão. A avaliação da ecogenicidade é subjetiva e varia dependendo do equipamento utilizado e das instalações da unidade de ultrassonografia. Assim, estão sendo pesquisados indicadores ultrassonográficos objetivos de lipidose hepática, como análise espectral e análise estatística do nível de brilho em modo B e as características da textura do fígado.[6] Os desafios tecnológicos associados ao processamento digital das imagens ultrassonográficas do fígado precisam ser resolvidos, antes que a mensuração não invasiva da porcentagem de gordura do fígado se torne um procedimento diagnóstico amplamente disponível.

Achados de necropsia

Nos casos graves que progrediram para óbito, notou-se um fígado com aumento marcante, amarelo-pálido, friável e gorduroso. Casos discretos e moderados geralmente não são fatais, a menos que acompanhados de outra doença fatal, como mastite hiperaguda. Nesses casos, o grau de infiltração gordurosa é muito menos evidente. As alterações histológicas consistem em cistos gordurosos ou lipogranulomas, hepatócitos distendidos, compressão de sinusoides hepáticos, menor volume do retículo endoplasmático rugoso e evidência de lesão mitocondrial. As duas últimas alterações se refletem no baixo teor de albumina e na elevação das atividades das enzimas hepáticas no sangue. As proporções dos diversos ácidos graxos no fígado encontravam-se consideravelmente alteradas. Os conteúdos de ácido palmítico e de ácido oleico são maiores em vacas que apresentam fígado gorduroso do que em vacas normais, enquanto o de ácido esteárico é menor.

> **Diagnóstico diferencial**
>
> Em *vacas-leiteiras*, a síndrome do fígado gorduroso deve ser diferenciada de doenças que comumente ocorrem logo após o parto. *Deslocamento de abomaso à esquerda* resulta em cetose secundária, inapetência e um ruído tipo "ping" característico no lado esquerdo do abdome.
> *Retenção de placenta* e *metrite* podem ser acompanhadas de febre, inapetência e até anorexia, atonia ruminal e secreção vaginal fétida. Essas vacas podem apresentar algum grau de infiltração lipídica no fígado, indistiguíveis dos efeitos da retenção de placenta e da metrite.
> *Cetose primária* pode ser diagnosticada logo após o parto ou dentro de vários dias, mais do que no tempo usual de 6 a 8 semanas de lactação. Tipicamente, nota-se inapetência, hipotonicidade ruminal, cetonúria marcante e boa resposta ao tratamento com glicose e propilenoglicol.
> Em *vacas de corte*, a toxemia da prenhez, antes do parto, deve ser diferenciada de impactação do abomaso, indigestão vagal e peritonite crônica.

Tratamento

O prognóstico da síndrome do fígado gorduroso grave é desvaforável. Em geral, as vacas com síndrome da vaca gorda grave que manifestam anorexia por 3 dias ou mais morrem, mesmo com o tratamento intensivo. O prognóstico de casos com sintomas nervosos é muito ruim. Deve-se fornecer, à vontade, feno de boa qualidade e de ótima palatabilidade, bem como amplo suprimento de água. Vacas que continuam a se alimentar em quantidades crescentes, diariamente, se recuperam com o tratamento de suporte e consumo de alimentos palatáveis. O principal fator prognóstico é o retorno da ingestão de alimento; falha em retornar o apetite geralmente é um indicador de prognóstico muito ruim.

Há disponibilidade de três estratégias de tratamento da síndrome do fígado gorduroso. A mais efetiva consiste em reduzir a taxa de mobilização de gordura e, portanto, a concentração plasmática de AGNE; o propilenoglicol parece atuar, em parte, por este mecanismo. A segunda estratégia é facilitar a oxidação completa de AGNE no fígado. A terceira é aumentar a taxa de liberação hepática de VLDL; acredita-se que a colina atue dessa maneira. Como o tratamento combinado de propilenoglicol e colina protegida da ação ruminal atuam de diferentes modos, teoricamente é mais vantajoso. São empregadas diversas abordagens terapêuticas, discutidas em detalhes na seção anterior sobre cetose e cetose subclínica.

Outros tratamentos testados em vacas com fígado gorduroso consistem de administração intravenosa de líquidos, transfaunação ruminal e uso de glucagon.

Terapia hidreletrolítica

É necessário tratamento intensivo direcionado à correção das consequências da cetose e do fígado gorduroso. O tratamento recomendado consiste na infusão IV contínua de *soluções que contêm diversos eletrólitos e glicose 5%*, bem como na administração intrarruminal de líquido ruminal (5 a 10 ℓ) obtido de vacas normais, na tentativa de estimular o apetite dos animais acometidos. Água e diversos eletrólitos (10 a 30 ℓ) podem ser administrados diretamente no rúmen.

Glucagon

Em vacas com mais de 3,5 anos, a injeção subcutânea de 15 mg de glucagon/dia, durante 14 dias, iniciando no 8º dia após o parto reduz a concentração hepática de triglicerídeos. O glucagon, que contém 29 aminoácidos, é um hormônio pancreático que eleva o conteúdo de carboidrato de vacas, mediante o estímulo da gliconeogênese hepática, da glicogenólise, da absorção de aminoácidos e da produção de ureia. A ação do glucagon no metabolismo de lipídios é direta e indireta, pois aumenta diretamente a lipólise no tecido adiposo e indiretamente reduz a lipólise por aumentar as concentrações plasmáticas de glicose e insulina. A infusão IV de glucagon não é um procedimento prático para uso no campo.

Glicocorticoides

A dexametasona-21-isonicotinato (20 a 25 mg, IM) reduz o conteúdo hepático de lipídios totais e triglicerídeos em vacas, após correção cirúrgica de deslocamento de abomaso à esquerda e, assim, tem efeito benéfico.[7]

A administração oral de 300 mℓ de *propilenoglicol*/dia, durante 5 dias, favorece a gliconeogênese e, por isso, é utilizado no tratamento de cetose.

A aplicação SC de 200 a 300 UI de *insulina* contendo protamina e zinco, 2 vezes/dia, favorece a utilização periférica de glicose, mas os resultados clínicos de seu uso são diversos. É importante ressaltar que a administração por via intravenosa de glicose é sempre acompanhada de liberação de insulina, sem comprometimento da condição metabólica da vaca. Assim, a administração por via intravenosa de glicose deve ser feita como um tratamento combinado de glicose e insulina.

Surtos no rebanho

Quando ocorrem surtos da síndrome da vaca gorda em vacas de corte prenhes, todas as outras vacas do rebanho devem ser separadas em grupos em função da condição corporal e da dieta que recebem. As vacas obesas devem ser alimentadas com feno da melhor qualidade disponível, juntamente com um suplemento. As vacas obesas devem ser submetidas a exercícios, alimentadas no solo e forçadas a caminhar.

> **Tratamento e controle**
>
> **Tratamento**
> - Propilenoglicol: 300 mℓ/dia, durante 5 dias VO (R-1)
> - Dextrose: 500 mℓ de solução de dextrose 50%, em dose única IV (R-1)
> - Dexametasona, dexametasona-21-isonicotinato ou flumetasona, IM (R-1)
> - Cianocobalamina: 1 a 4 mg de vitamina B_{12}/dia IV, 2 ou 3 doses (R-2)
> - Isoflupredona: 20 mg IM, várias injeções (R-3).
>
> **Controle**
> - Monensina: cápsula de liberação controlada, 335 mg/dia (R-1)
> - Propilenoglicol: 300 a 500 mℓ/dia, durante 5 dias VO (R-1)
> - Cianocobalamina: 1 a 4 mg de vitamina B_{12}/dia IV, 2 a 6 doses, antes ou no momento do parto (R-2).

Controle

O controle e a prevenção da síndrome do fígado gorduroso em vacas dependem da redução ou da eliminação da maioria dos fatores de risco potenciais de ocorrência da doença. Há necessidade de diagnóstico e tratamento precoces de doenças que interferem no consumo voluntário de alimentos no final da gestação e logo após o parto, de modo a minimizar a mobilização da reserva de gordura corporal para suprir a necessidade energética total da vaca durante o período de equilíbrio energético negativo, bem como para manter ou exacerbar a gliconeogênese hepática. Doenças como cetose, deslocamento do abomaso, retenção de placenta, mastite aguda, febre do leite e síndrome da vaca caída devem ser tratadas tão logo seja possível a fim de evitar o desenvolvimento de graus variáveis de lipidose hepática.

Consumo de matéria seca e equilíbrio energético no período de transição

A literatura referente ao consumo de matéria seca e equilíbrio energético no período de transição de vacas-leiteiras foi revisada.

Em vacas-leiteiras, o período de transição, do fim da gestação até o início da lactação, é uma fase crítica no ciclo lactação-gestação. Durante esse período, o consumo de alimento encontra-se no menor nível do ciclo de produção. Além da redução na ingestão de alimento, há uma transição concomitante, do final da gestação até a lactação, com grande aumento na demanda por energia. Isso ocasiona um equilíbrio energético negativo, que pode resultar em cetose ou síndrome do fígado gorduroso. A ingestão voluntária de matéria seca (IMS) pode diminuir 25% e 52% nos 14 dias finais da gestação, em vacas de primeira e segunda parição e vacas mais velhas (terceira e quarta gestações, ou mais), respectivamente. Pode haver equilíbrio energético negativo antes do parto, sendo mais provável a ocorrência em novilhas do que em vacas, pois as novilhas apresentam IMS menor e necessidade adicional de energia para o crescimento. A redução da IMS é uma causa comum de equilíbrio energético negativo, mais do que o aumento da necessidade de energia para o crescimento do feto.

Adaptações metabólicas durante o período de transição

O principal objetivo das estratégias de manejo nutricional de vacas-leiteiras durante o período de transição deve ser o auxílio às adaptações metabólicas que acontecem. Em vacas-leiteiras, a "marca registrada" do período de transição é a alteração marcante na demanda por nutrientes, a qual requer regulação minuciosa do metabolismo, de modo a suprir as necessidades de energia, aminoácidos e cálcio da glândula mamária, após o parto. Estimativas de demanda por glicose, aminoácidos, ácidos graxos e energia total pelo útero grávido, em 250 dias de gestação, e pela glândula mamária, nos 4 dias após o parto, indicam, aproximadamente, o triplo da demanda por glicose, o dobro por aminoácidos e um aumento de cerca de cinco vezes na demanda por ácidos graxos, durante este período. Além disso, a necessidade de cálcio aumenta cerca de quatro vezes no dia do parto. A literatura sobre a integração do metabolismo e a regulação do consumo de alimento pelas vacas no periparto foi revisada.

Metabolismo da glicose

A principal adaptação homeorrética do metabolismo da glicose durante a lactação é o aumento da gliconeogênese hepática simultâneo à redução da oxidação da glicose pelos tecidos periféricos e a liberação da glicose diretamente à glândula mamária, para a síntese de lactose. Os principais substratos para a gliconeogênese hepática são propionato, oriundo da fermentação ruminal; lactato, originado no ciclo de Cori; aminoácidos, oriundos do catabolismo proteico ou da absorção visceral drenada pela circulação porta; e glicerol, liberado durante a lipólise do tecido adiposo.

Metabolismo dos lipídios

A principal adaptação homeorrética do metabolismo de lipídios à lactação é a mobilização da reserva de gordura corporal para suprir a necessidade energética total da vaca durante o período de equilíbrio energético negativo, no início da lactação. A gordura corporal é mobilizada para a corrente sanguínea na forma de AGNE, utilizados para elevar em 40% o teor de gordura do leite nos primeiros dias de lactação. Os músculos esqueléticos utilizam parte dos AGNE como "combustível", principalmente quando diminui a disponibilidade de glicose como "combustível" no início da lactação. Como a concentração de AGNE aumenta em resposta à maior demanda por energia, acompanhada de inadequado consumo de alimento, geralmente a concentração plasmática de AGNE é inversamente proporcional. O fígado absorve a quantidade de AGNE de que necessita, mas, tipicamente, ele não tem capacidade suficiente para excretar totalmente os AGNE por meio da liberação para a corrente sanguínea ou para o catabolismo para obtenção de energia. Portanto, as vacas são predispostas a acumular AGNE na forma de triglicerídeos no fígado, quando o tecido adiposo libera grande quantidade de AGNE na circulação sanguínea.

Manejo nutricional para manter as adaptações metabólicas durante o período de transição

Estratégias de agrupamento

O principal objetivo das estratégias de manejo nutricional de vacas-leiteiras durante o período de transição é manter as adaptações metabólicas, como descritas anteriormente. O manejo nutricional padrão de vacas-leiteiras durante o período seco consiste em um esquema nutricional de dois grupos. O "National Research Council (NRC) Nutrients of Dairy Cattle" recomenda o fornecimento de uma dieta que contenha cerca de 1,25 Mcal de energia líquida (EL)/kg desde a secagem até cerca de 21 dias antes do parto e de uma dieta que contenha 1,54 a 1,62 Mcal de EL/kg nas 3 semanas que precedem o parto. O principal objetivo lógico para o fornecimento de dieta com menor teor energético no início do período seco é minimizar o aumento do escore da condição corporal (ECC) durante o período seco. Nas 3 ou 4 últimas semanas antes do parto, deve-se fornecer uma dieta com maior conteúdo energético e maior teor proteico do que os atualmente recomendados pelo NRC, de modo que haja consumo de quantidade adequada de nutrientes dentro dos limites da reduzida ingestão voluntária de matéria seca. O fornecimento de teor energético excessivo às vacas-leiteiras no início do período seco pode ocasionar efeitos prejudiciais no início da lactação subsequente. Atualmente recomenda-se o manejo das vacas de modo a obter um ECC ao redor de 3 por ocasião da secagem, em vez do ECC tradicional de 3,5.

Estratégias para suprir as demandas por glicose e reduzir o suprimento de AGNE no período de transição

Conteúdo de carboidrato na dieta pré-parto

O fornecimento de dieta que contém maior teor de carboidrato sem fibra (NCF) favorece a adaptação dos microrganismos do rúmen ao nível de NFC típico da dieta durante a lactação e possibilita o aumento da quantidade de propionato para manter a gliconeogênese hepática e a proteína microbiana (fornecendo uma dieta que contém quantidade suficiente de proteína degradável no rúmen), de modo a suprir a necessidade de proteínas para manutenção, gestação e mamogênese.

Suplementação direta com precursores glicogênicos

O propilenoglicol é um precursor glicogênico, administrado na forma de beberagem, para o tratamento de cetose. Após sua administração oral nota-se diminuição das concentrações plasmáticas de AGNE e BHB. A administração de propilenoglicol na forma de beberagem, por 2 dias, iniciando no dia do parto, reduziu a concentração plasmática de AGNE e aumentou a produção de leite no início da lactação. No entanto, em geral, a falha de resposta consistente à produção não sustenta a recomendação para seu uso na rotina. Também são utilizados suplementos de propionato adicionado à dieta como substrato para a gliconeogênese hepática, mas com resultados inconsistentes.

A administração oral de glicerol é um tratamento efetivo para cetose da lactação em vacas-leiteiras. O fornecimento de glicerol às vacas-leiteiras a partir de 14 dias antes do parto até 21 dias de lactação não tem o efeito glicogênico a ele atribuído, quando administrado por via oral, na forma de beberagem a vacas individuais.

A administração de monensina na forma de cápsula de liberação controlada (CLC), 2 a 4 semanas antes do parto, reduziu a incidência de doenças associadas ao déficit energético de cetose subclínica e de deslocamento do abomaso à esquerda em 40%; também reduziu em 25% a ocorrência de retenção de placenta. A cápsula libera 335 mg de monensina/dia, durante 95 dias. O mecanismo comum envolvido na redução da incidência dessas doenças associadas ao equilíbrio energético possivelmente seja a melhora no metabolismo energético durante o período de transição. A ação da monensina no rúmen é aumentar a produção de propionato a custo da produção ruminal de acetato e metano, de modo que aumenta o suprimento de propionato, bem como a eficiência energética geral da fermentação ruminal.

Adição de gordura à dieta de transição

Propôs-se que a gordura da dieta pode reduzir, em parte, a concentração de AGNE e prevenir a ocorrência de cetose. Os ácidos graxos de cadeia longa presentes na dieta são absorvidos no sistema linfático e não passam, primeiramente, pelo fígado. A gordura pode fornecer energia aos tecidos periféricos e à glândula mamária; por sua vez, a maior disponibilidade de energia reduz a mobilização de gordura corporal e a concentração plasmática de AGNE. No entanto, as evidências disponíveis indicam que a gordura adicionada à dieta fornecida às vacas no período pré-parto não reduz a concentração plasmática de AGNE.

Efeito de ácidos graxos específicos no suprimento de AGNE

Um número considerável de estudos examinou a ação metabólica de ácidos graxos individuais no metabolismo e dieta das vacas em transição. O fornecimento experimental de ácido linoleico conjugado *trans*-10, *cis*-12 ou de ácido transoctadecanoico pode minimizar o equilíbrio energético negativo, mas seus efeitos metabólicos em vacas em transição não estão claros.

Em razão das grandes perdas econômicas associadas à toxemia da prenhez em vacas, deve-se fazer todo o esforço para prevenir a ocorrência da doença. O principal método de controle é impedir que as vacas prenhes se tornem obesas no último trimestre da gestação, e especialmente no período seco, em vacas-leiteiras. Durante a gestação, as vacas adultas devem receber quantidade de ração suficiente para suprir suas necessidades de manutenção e as relativas à gestação; ademais, o consumo diário total de nutrientes deve ser maior durante todo o último trimestre, a fim de suprir as necessidades do feto. No entanto, geralmente é difícil controlar esse aumento sem que algumas vacas engordem e outras percam peso. Recomenda-se distribuir as vacas em grupos com base no tamanho e na condição e fornecer o alimento conforme as necessidades. Os perfis metabólicos podem ser utilizados na avaliação do equilíbrio energético e, assim, para estimar a probabilidade de ocorrência de hipercetonemia ou toxemia da prenhez. Pode-se mensurar tanto a concentração plasmática de glicose quanto de BHB.

Pode-se utilizar o *escore da condição corporal de vacas-leiteiras* em momentos estratégicos para monitorar a condição nutricional do rebanho e reduzir a incidência e a gravidade da síndrome do fígado gorduroso. O escore deve ser obtido durante todo o ciclo de produção como parte do programa sanitário do rebanho. Pode-se utilizar os escores obtidos no dia do parto e aos 21 a 40 dias, e 90 a 110 dias após o parto para monitorar o estado nutricional do rebanho. O escore obtido aos 100 a 60 dias antes da secagem propicia a oportunidade para controlar e fazer o ajuste apropriado no programa alimentar, de modo a alcançar a meta da condição corporal ideal. Ainda não se determinou o ECC ótimo para uma vaca, no dia do parto, que resulta em uma produção de leite economicamente melhor. Em uma escala de 5, o escore ideal sugerido para o momento da parição varia de 3 a 4. É provável que o escore ideal dependa das características de cada rebanho, que incluem os tipos de vaca e do suprimento alimentar disponível, a estação do ano, a temperatura ambiente e as pessoas que avaliam o escore da condição corporal atual.

LEITURA COMPLEMENTAR

Gordon JL, LeBlanc SJ, Duffield TF. Ketosis treatment in lactating dairy cattle. Vet Clin North Am Food Anim Pract. 2013;29:433-445.

Grummer RR. Nutritional and management strategies for the prevention of fatty liver in dairy cattle. Vet J. 2008;176:10-20.

Ingvartsen KL. Feeding and management related diseases in the transition cow. Physiological adaptations around calving and strategies to reduce feeding-related diseases. Anim Feed Sci Technol. 2006;126:175-213.

Ringseis R, Gessner CK, Eder K. Molecular insights into the mechanisms of liver-associated diseases in early-lactating dairy cows: hypothetical role of endoplasmic reticulum stress. J Anim Physiol Anim Nutr. 2015;99:626-645.

REFERÊNCIAS BIBLIOGRÁFICAS

1. Kalaitzakis E, et al. J Vet Intern Med. 2007;21:835.
2. Mostafavi M, et al. Anim Prod Sci. 2015;55:1005.
3. Mudron P, et al. Vet Med Czech. 2004;49:187.
4. Imhasly S, et al. BMC Vet Res. 2014;10:122.
5. Rafia S, et al. Am J Vet Res. 2012;73:830.
6. Starke A, et al. J Dairy Sci. 2010;93:2952.
7. Kusenda M, et al. J Vet Intern Med. 2013;27:200.

Toxemia da prenhez (doença dos cordeiros gêmeos) em ovelhas

> **Sinopse**
> - Etiologia: é uma anormalidade multifatorial do metabolismo energético, acompanhada de hipoglicemia e cetonemia (acúmulo de acetoacetato, β-hidroxibutirato e seus produtos de descarboxilação, acetona e isopropanol, no sangue)
> - Epidemiologia: a doença está associada com uma piora no plano de nutrição, principalmente no último mês de gestação, em ovelhas prenhes de gêmeos e trigêmeos, além da possibilidade de ser induzida por outros fatores estressantes neste período
> - Achados clínicos: encefalopatia acompanhada de cegueira, tremores musculares, convulsões, acidose metabólica e progressão clínica em 2 a 8 dias, geralmente culminando com a morte do animal, a menos que tratada precocemente
> - Patologia clínica: hipoglicemia, cetonemia, cetonúria
> - Achados de necropsia: inespecíficos. Cordeiros gêmeos e fígado gorduroso
> - Confirmação diagnóstica: cetonemia, cetonúria ou elevação do conteúdo de cetona no leite. Aumento da concentração de β-hidroxibutirato (BHB) no humor aquoso de ovinos mortos
> - Tratamento: injeção parenteral de glicose e corticosteroide e administração oral de precurssosres de glicose, como propilenoglicol; ocasionalmente insulina, ou terapia com eletrólitos e glicose oral. Cesariana ou indução do parto. Alta taxa de mortalidade
> - Controle: monitoramento do escore da condição corporal, disponibilidade de pastagem, alimentação e indicadores bioquímicos de cetose. Correção do desequilíbrio energético, se detectado.

Etiologia

Na toxemia da prenhez, as principais anormalidades metabólicas são hipoglicemia e hipercetonemia. A causa desencadeadora é a demanda do feto por energia, no fim da gestação. No entanto, entre os rebanhos há ampla variação na prevalência da doença de ocorrência natural, em condições que parecem contribuir para o seu desenvolvimento. O fator mais importante na toxemia da prenhez é a piora no plano de nutrição nas últimas 4 a 6 semanas de gestação. Esse é um período de rápido desenvolvimento do feto, em que ocorre aumento marcante da demanda por energia, especialmente em ovelhas prenhes de gêmeos ou trigêmeos. Por exemplo, a demanda por energia de uma ovelha de 70 kg, prenhe de gêmeos, aumenta 36% nas últimas semanas de gestação, de 13,5 MJ (3,2 Mcal)/dia, na metade da gestação, para 18,3 MJ (4,4 Mcal)/dia no dia do parto. Em cabras, a doença no final da gestação tem as mesmas causas desencadeadoras.

A toxemia da prenhez pode ser classificada de acordo com a causa primária, que é fundamental para seu controle e sua prevenção:

- Toxemia da prenhez primária
- Toxemia da prenhez da ovelha obesa
- Toxemia da prenhez por inanição
- Toxemia da prenhez secundária
- Toxemia da prenhez induzida por estresse.

Epidemiologia

Toxemia da prenhez primária

É a manifestação mais comum. Na maioria dos rebanhos é uma consequência da piora do plano de nutrição na metade final da prenhez, frequentemente exacerbada por um curto período de privação de alimento associado a procedimentos de manejo no fim da prenhez, como corte de lã da região do períneo, tosquia, mudança de ambiente ou fornecimento de beberagem (*"drenching"*). Em ovelhas criadas em pastagem a piora no plano de nutrição frequentemente está associada com disponibilidade de pastagem inadequada e/ou superpopulação. Em ovelhas criadas em pastagem, a doença é mais frequente em rebanhos nos quais as ovelhas ficam prenhes precocemente, quando a disponibilidade de alimento é insuficiente, durante o outono ou inverno. Em alguns surtos, as ovelhas são transferidas para uma pastagem melhor no final da gestação, especificamente para prevenir a ocorrência de cetose, mas se elas não estiverem acostumadas ao novo alimento, o consumo de energia metabolizável estará diminuído.

Em ovelhas estabuladas no fim da gestação, o fornecimento de feno de baixa qualidade pode predispor à toxemia da prenhez. Alteração no tipo de alimento ou fornecimento de alimento mofado ou contaminado com estrume pode ocasionar menor consumo alimentar, principalmente em cabras. A competição para ocupar um espaço limitado no cocho também pode ser relevante. As cabras têm um comportamento mais dominante/submisso do que as ovelhas e isso pode resultar em menor consumo de alimento pelas cabras submissas, em grupos alimentados com suplemento parcial ou ração total.

Em todos os sistemas de manejo, a falha em identificar e separar as ovelhas com gestação de gêmeos e trigêmeos e tratá-las de modo adequado, ou a falha em melhorar o plano de nutrição de grupos misturados de ovelhas prenhes nas 6 últimas semanas de gestação são fatores predisponentes importantes.

Toxemia da prenhez da ovelha obesa

Surge sem um fator estressante específico, em ovelhas muito bem alimentadas e com sobrepeso, no fim da prenhez (escore corporal 4 ou 5, em uma escala de 1 [muito magra] a 5 [obesa]). As ovelhas obesas consomem menos alimento no final da gestação, quando o volume do rúmen se encontra diminuído pela pressão da gordura intra-abdominal e o feto em desenvolvimento. Isso pode ocorrer especialmente quando se fornece alimento com alto teor de água, como silagem ou restolhos de coletas. Acredia-se que a falta de exercício seja um fator predisponente desse tipo de toxemia da prenhez; nota-se, quase sempre, hipocalcemia concomitante.

Toxemia da prenhez por inanição

Acomete ovelhas excessivamente magras. É relativamente incomum, mas ocorre em sistema de pastejo intensivo quando há seca prolongada, sem alternativa para o fornecimento adequado de alimento. Pode ocorrer em qualquer sistema de produção em que o manejo é inapropriado e os animais são subnutridos.

Toxemia da prenhez secundária

É uma doença de ocorrência geralmente esporádica, secundária a uma enfermidade intercorrente, como pododermatite contagiosa e abscesso podal, que interferem na ingestão de alimento. Alta infestação por vermes, como infecções mistas causadas pelas espécies de *Teladorsagia*, *Haemonchus* ou *Trichostrongylus*, contribuem para uma demanda semelhante de glicose e aumenta o risco de ocorrência de toxemia da prenhez.

Toxemia da prenhez induzida por estresse

É a forma menos comum de toxemia da gestação, na qual o estresse é o fator desencadeante. Exemplos de fatores estressantes são número excessivo de animais na pastagem, estabulação de ovelhas prenhes de raças não acostumadas, transporte de ovelhas no fim da gestação e surtos após ataque de cães.

Ocorrência

Toxemia da prenhez é diagnosticada principalmente em ovelhas prenhes de trigêmeos ou de gêmeos, nas últimas 6 semanas de gestação, com pico de incidência nas duas últimas semanas de prenhez. A doença ocorre em todas as criações de ovinos, mas é, principalmente, uma doença de ovelhas criadas em sistema intensivo de produção, em pastagem ou quando estabulads durante o inverno. Em parte, isso acontece porque as raças de ovelhas em propriedades de criação intensiva são mais propensas à gestação de gêmeos e trigêmeos. Diferentemente, as raças de ovelhas criadas em sistema de pastejo extensivo geralmente apresentam gestação única, sendo rara a ocorrência de surtos importantes de toxemia da prenhez, exceto quando há um período de seca ou a pastagem é insuficiente devido ao manejo inapropriado. A taxa de casos em um rebanho varia de acordo com a natureza e a gravidade da privação nutricional e o número de animais em risco. Pode ser muito alta na toxemia da prenhez por inanição, enquanto na toxemia da ovelha gorda geralmente é esporádica. Nos surtos após procedimentos de manejo ou outros fatores estressantes, não se nota doença clínica até 48 h depois do evento e novos casos surgem ao longo de vários dias. Doenças intercorrentes em ovelhas no final da prenhez, como podermatite contagiosa ou abscesso podal, podem predispor à toxemia da prenhez.

A incidência natural da doença em ovelhas prenhes criadas de modo intensivo é cerca de 2%; contudo, onde há sérias deficiências de manejo, pode acometer a maioria das ovelhas no fim da gestação. O número de rebanhos com casos da enfermidade varia de ano para ano, mas em um estudo sobre doenças de ovinos no Canadá, constatou-se que em 19% dos rebanhos havia relato de toxemia da prenhez. A taxa de mortalidade é alta, a menos que o tratamento seja iniciado precocemente, no início da doença. Mesmo assim muitas ovelhas morrem.

Reprodução experimental

Hipoglicemia e cetose podem ser induzidas experimentalmente em ovelhas prenhes submetidas à subnutrição, mas a síndrome resultante possui diferenças bioquímicas e clínicas, comparativamente à toxemia da prenhez de ocorrência natural. Por exemplo, a perda do apetite é um sintoma precoce da doença espontânea, enquanto animais experimentais privados de alimento, ainda que com hipoglicemia e cetose, se alimentam quando há disponibilização de alimento. Assim, há controvérsia sobre se a hipoglicemia é a causa predisponente principal dos sinais clínicos na doença de ocorrência natural.

Entre as ovelhas, há uma grande diferença na facilidade de indução experimental de hipoglicemia e cetose e na incidência de doença de ocorrência natural em condições que parecem apropriadas para o seu desenvolvimento. É provável que a diferença entre as ovelhas dependa da eficiência metabólica do fígado.

Fatores de risco do animal

Prenhez

A doença é constatada apenas em ovelhas nas últimas 6 semanas de gestação, com incidência máxima nas últimas 2 semanas. Acomete, principalmente, ovelhas gestantes de trigêmeos ou gêmeos, embora as ovelhas prenhes de um único cordeiro grande também possam ser acometidas.

Parição

A doença é rara em ovelhas primíparas devido à sua baixa fecundidade, havendo aumento da prevalência até 5 a 6 anos de idade.

Raça

As diferenças entre raças refletem, basicamente, as diferenças de fecundadide e dos sistemas de manejo. Assim, a doença é mais comum em raças de planícies britânicas e seus mestiços do que em ovelhas da raça Merino. Em geral, acredita-se que as raças de colinas britânicas são mais resistentes ao desenvolvimento de toxemia da prenhez decorrente da privação nutricional da ovelha, mas ela adquire resistência às custas do peso do cordeiro ao nascimento; tem a desvantagem de apresentar maior taxa de mortalidade neonatal. As diferenças individuais na suscetibilidade à doença parecem estar relacionadas às diferentes taxas de gliconeogênese hepática.

Importância econômica

A doença apresenta consequências consideráveis. Sem tratamento, a taxa de mortalidade pode se aproximar de 100%; em alguns rebanhos, a prevalência pode ser alta o suficiente para ser classificada como um surto. As ovelhas tratadas e que se recuperam podem apresentar distocia e morrer durante o parto, ou desenvolver retenção de placenta e metrite. Rebanhos cujas ovelhas manifestam toxemia da prenhez também apresentam taxa de mortalidade de cordeiros neonatos significativamente maior do que o normal e, com frequência, manifestam marcante redução na qualidade da lã. Quase sempre esses rebanhos também são predispostos à hipomagnesemia durante a lactação.

Patogênese

Cerca de 60% do crescimento do feto ocorre nas últimas 6 semanas de gestação; a toxemia da prenhez se deve ao consumo inadequado de energia durante essa fase, geralmente em ovelhas gestantes de mais de um feto. As ovelhas predispostas à doença apresentam uma resposta gliconeogênica ineficaz à demanda preferencial contínua de glicose pelos fetos em desenvolvimento, resultando em hipoglicemia, mobilização de lipídios e acúmulo de corpos cetônicos e cortisol. A razão dessa predisposição não foi totalmente esclarecida, mas a doença e as alterações metabólicas subsequentes estão associadas à excessiva mobilização de lipídios. Ademais, a alta concentração de BHB suprime a síntese endógena de glicose e exacerba a ocorrência de cetose. Assim, o "*feedback*" negativo de hipercetonemia na produção de glicose ocasiona um ciclo que se autoperpetua.

Acredita-se que a encefalopatia constatada seja de origem hipoglicêmica, em decorrência da hipoglicemia que ocorre nos estágios iniciais da doença. Frequentemente, a encefalopatia e a toxemia da prenhez não são reversíveis, a menos que tratadas nos estágios iniciais. O surgimento dos sinais clínicos é sempre precedido de hipoglicemia e hipercetonemia, embora não relacionados à concentração sanguínea de glicose mínima ou ao teor de cetona máximo; assim, a hipoglicemia pode não ser a causa inicial ou predisponente dessa síndrome. Nas ovelhas acometidas, nota-se concentração plasmática de cortisol anormalmente elevada; a diabetes induzida por esteroide adrenal ("resistência à insulina") pode contribuir para a ocorrência de toxemia da prenhez, ou ser um fator predisponente à doença. Por exemplo, em um estudo comparativo entre ovelhas de alto risco de toxemia da prenhez (raça German *Blackheaded* Mutton) e ovelhas de baixo risco (raça Finnish Landrace) constatou-se que as taxas de eliminação de glicose e de secreção de insulina de primeira fase estimulada por glicose foram menores e a taxa basal de lipólise foi significativamente maior em ovelhas em alto risco. No entanto, é necessária pesquisa adicional sobre a resistência à insulina e a menor sensibilidade desse hormônio como causas primárias de toxemia da prenhez.[1]

O aumento da concentração plasmática de ácidos graxos não esterificados deprime as respostas imunes celular e humoral, na doença induzida experimentalmente, mas a importância clínica dessa relação e a ocorrência de doença natural ainda não foi esclarecida.[2] Nos estágios terminais da cetose ovina nota-se, também, disfunção renal, a qual contribui no desenvolvimento de sinais clínicos e morte do animal.

As ovelhas gestantes de um único cordeiro, bem alimentadas antes de um breve período de subnutrição, podem desenvolver uma síndrome subaguda, tanto em termos clínicos quanto bioquímicos. Em linhagens de ovelhas selecionadas para maior fecundidade, aquelas gestantes de mais de três fetos apresentam maior suscetibilidade à toxemia da prenhez.[3]

Achados clínicos

Os sinais de cetose ovina mais precoces consistem de separação do animal do restante do grupo, alteração do estado mental e cegueira aparente manifestada por um comportamento alerta e indisposição para caminhar. As ovelhas criadas em pastagem podem não conseguir alcançar suplementos alimentares e aquelas mantidas estabuladas podem alcançar o alimento, juntamente com os outros ovinos, mas não conseguem se alimentar. As ovelhas permanecem paradas quando abordadas por funcionários ou cães e se viram e os encaram, mas não tentam fugir. Se forçadas a se movimentarem, tropeçam em objetos; quando se deparam com um obstáculo, elas pressionam a cabeça contra ele. Muitas ovelhas acometidas permanecem o dia todo em cochos d'água e "lambem" água. É comum notar obstipação intestinal, com escassas fezes secas, bem como ranger de dentes.

Nos estágios finais, as ovelhas manifestam sonolência evidente e podem ocorrer episódios de sintomas nervosos mais graves, porém raros e não facilmente percebidos. Durante esses episódios, os tremores de músculos da cabeça causam contração labial, ranger de dentes e salivação, acompanhadas de contração clônica dos músculos cervicais que provoca dorsoflexão ou desvio lateral da cabeça, seguido de andar em círculo. Geralmente, o tremor muscular se propaga por todo o corpo e a ovelha cai, com convulsões tônico-clônicas. Após a crise convulsiva, a ovelha se deita e permanece quieta e, em seguida, se levanta normalmente; todavia, ainda apresenta cegueira.

Nos intervalos entre as crises convulsivas nota-se sonolência evidente, que pode ser acompanhada de pressão da cabeça contra obstáculo imóvel; postura anormal, incluindo posição incomum dos membros e elevação do queixo (posição "de olhar para as estrelas"); e incoordenação e queda quando tenta caminhar. É possível sentir odor de cetona no ar expirado.

Geralmente, as ovelhas acometidas assumem posição de decúbito dentro de 3 ou 4 dias e manifestam depressão grave ou coma por mais 3 ou 4 dias; contudo, o curso clínico é mais breve em ovelhas obesas. No estágio terminal pode apresentar diarreia com fezes fétidas.

Com frequência, ocorre morte do feto seguida de recuperação transitória da ovelha, mas a toxemia decorrente da decomposição fetal logo causa recidiva.

As ovelhas acometidas comumente apresentam dificuldade em parir. Pode ocorrer recuperação da ovelha após o parto ou quando os cordeiros são removidos por meio de cesariana no estágio inicial da doença. No rebanho acometido, a doença geralmente assume forma de surto de ocorrência lenta e prolongada, surgimento de algumas ovelhas doentes todos os dias, ao longo de várias semanas. Subsequentemente, as ovelhas que se recuperam podem apresentar lã quebradiça.

Patologia clínica

Hipoglicemia, cetonemia e cetonúria são características da doença. As alterações iniciais são semelhantes àquelas verificadas na cetose bovina, porém sem sequela. A hipoglicemia pode ser utilizada como um indicador auxiliar de diagnóstico nos estágios iniciais da doença; entretanto, tem valor limitado em um estágio mais avançado, quando a ovelha permanece em decúbito, fase em que a concentração sanguínea de glicose pode ser normal ou marcantemente elevada. Isso pode ser seguido de morte do feto, condição que, sabidamente, faz cessar o efeito supressor do feto na gliconeogênese hepática.

Cetonemia e cetonúria são achados comuns quando a concentração sérica de BHB é superior a 3 mmol/ℓ. As ovelhas desenvolvem acidose metabólica grave, insuficiência renal com uremia terminal e desidratação. Os testes de função hepática indicam disfunção do fígado. Verifica-se alta concentração plasmática de cortisol, acima de 10 mg/mℓ, indicativa de toxemia da prenhez. No entanto, a concentração plasmática de cortisol pode se elevar em outras condições, como acontece na hipocalcemia.

Achados de necropsia

Sem tratamento, a toxemia da prenhez em ovelhas quase sempre é fatal. Durante a necropsia nota-se grave degeneração gordurosa do fígado e, geralmente, obstipação, embora em alguns casos observa-se diarreia com fezes fétidas claras. Verifica-se um grande feto ou, mais comumente, a gestação de gêmeos ou mais fetos. Estes podem ter morrido antes da ovelha e se apresentam em variados estágios de decomposição.

No exame histopatológico, constata-se lipidose hepática e lesão renal pouco definida; é possível notar evidência de necrose neuronal. Com frequência, a concentração hepática de glicogênio é muito baixa. Conteúdos de BHB no humor aquoso e no líquido cefalorradiquiano (LCR) superiores a 2,5 mmol/ℓ e 5 mmol/ℓ, respectivamente, são indicativos de toxemia da prenhez.

> **Diagnóstico diferencial**
>
> Geralmente, suspeita-se de toxemia da prenhez em ovelhas no fim gestação que manifestam sintomas nervosos e morrem dentro de 2 a 7 dias. Pode haver histórico de esforço físico, estresse ou privação súbita de alimento. *Hipocalcemia* pode ser notada em condições semelhantes, sendo os seguintes fatores auxiliam na diferenciação:
> - A doença surge dentro de 12 h após uma situação de estresse

- Um número considerável de animais do rebanho é acometido simultaneamente
- Nota-se miastenia marcante
- O curso da doença é muito mais breve, de 12 a 24 h
- Os animais acometidos respondem bem ao tratamento com soluções que contêm sais de cálcio.

O diagnóstico diferencial inclui:
- Listeriose
- Abscesso cerebral
- Acidose
- Torsão uterina ou aborto iminente
- Raiva.

Tratamento

Em geral, as ovelhas tratadas logo no início da doença respondem favoravelmente[4], mas a resposta ao tratamento não é efetiva quando os animais se apresentam em decúbito; nessa situação, a administração IV de solução de dextrose 50% pode abreviar a morte. O tratamento ideal requer a correção das anormalidades hidreletrolíticas e acidobásicas, além da administração de glicose.

Terapia parenteral

O ideal é que as ovelhas sejam submetidas a exames bioquímicos, individualmente, e com base nos resultados desses exames institua-se o tratamento para a correção das anormalidades hidreletrolíticas e administração de glicose (dextrose), durante um longo período. Uma recomendação para o tratamento com glicose é a administração de 5 a 7 g de glicose IV, 6 a 8 vezes/dia, combinada com 20 a 40 unidades de insulina contendo protamina e zinco, por via IM, em dias alternados, no total de três doses. Entretanto, em muitas criações de ovinos não é possível realizar monitoramento laboratorial intensivo, tampouco terapia intensiva, devido à falta de acesso a tais procedimentos, ao custo ou ao número de ovelhas acometidas em um surto. Na impossibilidade de monitoramento bioquímico, a administração de glicose deve ser acompanhada de injeção IV de solução de bicarbonato de sódio isotônica ou de solução Lactato de Ringer, com fornecimento adicional de líquido por meio de sonda estomacal.

As doses de corticosteroides padronizadas têm pouca eficácia terapêutica em ovinos e, assim, esses fármacos não são recomendados no tratamento da doença, embora sejam frequentemente utilizados. Doses muito altas podem ser efetivas em ovelhas ainda capazes de ficar em pé, mas é provável que a eficácia seja decorrência do gasto de glicose que ocorre pela indução de parto prematuro.

Tratamento oral

Pode-se utilizar propilenoglicol ou glicerina (100 ml, 1 vez/dia) VO como medicação auxiliar ao tratamento parenteral com glicose. O tratamento menos intensivo com propilenoglicol ou glicerina, exclusivamente, pode propiciar excelente resultado, principalmente quando realizado precocemente[4], porém é menos efetivo nos casos mais crônicos.

A administração de 160 ml de uma solução concentrada comercial indicada no tratamento de disenteria de bezerros (contendo 28% de glicose, 3,9% de glicina e 5,3% de cloreto de sódio, além de outros eletrólitos), na forma de beberagem, em intervalos de 4 a 8 h, propicia maior concentração sanguínea de glicose, comparativamente à administração oral de glicerol ou propilenoglicol. Relatam-se taxas de recuperação de 90%, nos casos iniciais da doença, e de 55% nos casos avançados. No tratamento mais intensivo de ovelhas de alto valor, a aplicação de insulina (0,4 UI/kg/dia SC), combinada com a administração oral de precursores de glicose e eletrólitos, pode aumentar a sobrevida do animal, em comparação com o tratamento oral exclusivamente com precursores de glicose e eletrólitos.

A indução do parto é uma possibilidade, mas deve ocorrer apenas quando a ovelha estiver no estágio inicial da doença, pois ocasiona retardo (de 24 h ou mais) na parição de cordeiros. Se improvável que a ovelha sobreviva a esse período, a cesariana pode ser uma opção melhor. É possível induzir o parto com dexametasona 21-isonicotinato ou com fosfato sódico de dexametasona, na dose de 16 a 25 mg por ovelha; todavia, o trimetilacetato de dexametasona parece não ser efetivo. Os cordeiros nascem 24 a 72 h após a injeção desse medicamento; a maioria dentro de 36 h. Em ovelhas normais, pode-se induzir o parto com a injeção de 10 mg de betametasona ou de 2,5 mg de flumetasona, mas não há relato de sua eficácia em ovelhas com toxemia da prenhez.

Cesariana

Pode-se realizar cesariana como alternativa à reposição de glicose e, provavelmente, a remoção dos cordeiros por meio de tal procedimento é mais efetiva quando a ovelha estiver no estágio inicial da doença. A demanda dos cordeiros por glicose cessa imediatamente e ambos, ovelha e cordeiros, têm maior chance de sobreviver, desde que a cesariana seja realizada antes de ocorrer dano cerebral irreversível na ovelha e que os cordeiros estejam bem próximos do momento do nascimento. Se a ovelha se encontra deitada, a chance de sobrevivência da ovelha e dos cordeiros é menor. O cordeiro já pode estar morto; a ultrassonografia indica a idade do feto e sua condição e, assim, se há indicação de cesariana.

> **Tratamento e controle**
> **Tratamento**
> - Administração oral de solução concentrada de eletrólitos e glicose: indicada para o tratamento de disenteria de bezerros, 160 ml, 4 vezes/dia (R-1)
> - Ou propilenoglicol: 60 ml, 2 vezes/dia, ou 100 ml/dia, durante 3 dias (R-1)
> - Para tratamento mais intensivo, incluir administração oral de cálcio (12,5 g de lactato de cálcio/dia, por 3 dias), potássio (7,5 g de KCl/dia, por 3 dias), insulina 0,4 UI/kg/dia SC, por 3 dias (R-2)
> - No caso de hipoglicemia: solução de dextrose 60 a 100 ml IV (R-2).

> **Indução de aborto**
> - Em ovelha: dexametasona 20 mg IV ou IM (R-2)
> - Em cabra: dexametasona com prostaglandina $F_{2\alpha}$ 10 mg IM ou seu análogo sintético cloprostenol 75 g/45 kg IM (R-2)
> - Em ovelha ou cabra: cesariana, quando o feto está bem próximo ao momento de nascer, é um procedimento valioso (R-2).
>
> **Controle**
> - Correção dos fatores predisponentes, por exemplo, alimentação insuficiente ou espaço inadequado no cocho; doença concomitante, como podridão ou abscesso de casco (R-1).

Controle

Quando ocorrem casos clínicos, o restante do rebanho deve ser examinado diariamente, verificando se há evidência de cetose; os animais acometidos devem ser tratados imediatamente com glicose/glicina/eletrólitos ou propilenoglicol/glicerol VO. A alimentação suplementar do rebanho deve ser imediatamente aumentada ou iniciada, com atenção particular ao aumento do consumo de alimento energético (carboidrato). No entanto, é preciso cuidado com o fornecimento de grãos de cereais porque sua brusca introdução na dieta pode provocar acidose ruminal; as ovelhas podem necessitar de 0,25 a 1 kg/animal/dia. Assim, o fornecimento de feno de alfafa de boa qualidade ou grãos de leguminosas, como tremoços ou ervilhas, pode ser uma opção mais segura se as ovelhas não estiverem sendo alimentadas com suplementos à base de grãos, mesmo que as ovelhas não necessitem do alto conteúdo proteico desses alimentos.

Prevenção

Assegurar que o plano nutricional seja melhorado na segunda metade da gestação, mesmo que implique na restrição da dieta nos estágios iniciais. Um escore da condição corporal ideal para ovelhas aos 90 dias de gestação é de 2,75 a 3, em uma escala de 1 a 5. Se necessário, as ovelhas com escore da condição corporal maior ao final do primeiro mês de prenhez podem ser alimentadas de modo que esse escore diminua 0,5 até o terceiro mês de gestação, sem qualquer efeito prejudicial à ovelha ou ao tamanho ou viabilidade do cordeiro. Em muitos rebanhos de ovelhas menores, o escore tende a ser excessivamente elevado no início da gestação.

Os dois últimos meses são importantes na prevenção de toxemia da prenhez porque 70% do peso dos cordeiros ao nascimento é obtido nas últimas 6 semanas de gestação. Nos rebanhos submetidos a manejo intensivo, o fornecimento de grãos de cereais ou de alimento concentrado contendo 10% de proteína, durante esse período, na quantia de 0,25 kg/dia, aumentando para 1 kg/dia nas últimas 2 semanas, propicia teor de energia adequado. Durante esse período, deve-se notar aumento de 10% no peso corporal de ovelhas prenhes de um único cordeiro e de 18% naquelas com gestação gemelar, mas o escore da condição corporal médio se mantém próximo de 3,0. Escore maior pode resultar em maior peso do cordeiro ao nascimento; contudo, geralmente esta não é uma estratégia financeiramente viável, além de aumentar o risco de toxemia da prenhez e distocia, em ovelhas obesas. No início do quarto mês de gestação o rebanho pode ser dividido em três grupos de animais, com base no escore da condição corporal, ou seja, subótimo, aceitável e excessivo (muito gorda); em seguida, esses grupos são alimentados com base nesses agrupamentos. Os escores da condição corporal dos animais desses grupos podem ser monitorados em intervalos de 2 a 3 semanas, durante o 4º e o 5º mês de gestação. As ovelhas primíparas devem ser tratadas como um grupo à parte, de modo a suprir as necessidades de crescimento e as demandas da gestação. Também, deve-se dar atenção às ovelhas mais velhas ou que apresentam problemas bucais, assegurando a manutenção de uma condição corporal apropriada.

Há muitas diferenças nas estruturas e nos sistemas de manejo dos rebanhos, fato que impossibilita a discussão detalhada do manejo nutricional neste livro; os leitores devem consultar textos especializados apropriados ao sistema de criação que utilizam.[5] No entanto, na maioria dos sistemas de criação intensiva, especialmente naqueles que produzem cordeiros Prime, as ovelhas podem ser submetidas ao diagnóstico de prenhez por meio de ultrassonografia e separadas em grupos, se são inférteis ou se gestantes de um ou vários fetos. É preciso considerar aquelas ovelhas (e cabras) "tímidas" e que por essa razão, ou outras, demoram mais para se alimentar. Se houver espaço insuficiente no cocho ou se o suplemento é fornecido em pequena quantidade e rapidamente consumido, parte dos animais pode consumir pouco ou nenhum alimento. Deve-se avaliar a relação custo:benefício dos programas de alimentação. Nos rebanhos com baixa taxa de nascimento de gêmeos, bem manejados, quase sempre é melhor simplesmente monitorar o rebanho e tratar o animal com doença ocasional.

Pode-se fazer o monitoramento do rebanho quanto à toxemia da prenhez latente nos últimos 6 meses de gestação por meio da mensuração da concentração sérica de BHB; concentração de 0,8 mmol/ℓ indica consumo adequado de energia, de 0,8 a 1,6 mmol/ℓ indica consumo energético inadequado e concentração acima de 1,6 mmol/ℓ indica subnutrição grave. A obtenção de um "pool" de amostras pode reduzir o custo do exame, mas as concentrações sanguíneas de glicose e BHB variam significativamente entre os rebanhos.

Os ionóforos são adicionados às rações fornecidas às vacas-leiteiras em fase de transição com intuito de prevenir cetose subclínica. Há alguma evidência de que o fornecimento de monensina pode ser benéfico ao metabolismo energético de ovelhas no fim da gestação. Há relato de que baixo teor sérico de BHB reduz o consumo de alimento e aumenta a eficiência alimentar; assim, justifica-se pesquisa adicional sobre tal procedimento.[6]

LEITURA COMPLEMENTAR

Freer M, Dove H, Nolan JV. Nutrient Requirements of Domesticated Ruminants. Collingwood, Australia: CSIRO Publishing; 2007.
Radostits O, et al. Pregnancy toxemia in sheep. In: Veterinary Medicine: a Textbook of the Diseases of Cattle, Horses, Sheep, Goats and Pigs. 10th ed. London: W.B. Saunders; 2007:1668-1671.

REFERÊNCIAS BIBLIOGRÁFICAS

1. Duehlmeier R, et al. J Anim Physiol Anim Nutr. 2013; 97:971.
2. Yarim GF, et al. Vet Res Commun. 2007;31:565.
3. Moallem U, et al. J Anim Sci. 2012;90:318.
4. Cal-Pereyra L, et al. Ir Vet J. 2015;68:25.
5. Freer M, Dove H. Sheep Nutrition. Collingwood, Australia: CABI and CSIRO; 2002.
6. Taghipoor B, et al. Livestock Sci. 2011;135:231.

Esteatite, paniculite e necrose gordurosa

Esteatite é a inflamação do tecido adiposo; pode ocorrer em qualquer tecido adiposo. Em geral, a manifestação clínica se deve à inflamação da gordura intra-abdominal ou subcutânea (paniculite). A doença pode ser relativamente inócua ou fulminante; é relatada em bovinos, nos quais é denominada necrose gordurosa ou lipomatose bovina, e em equinos. A denominação comum "doença da gordura amarela" se deve à coloração dos tecidos acometidos – como resultado do acúmulo de lipofuscina e produtos da oxidação da gordura.[1-4] A doença não tem característica neoplásica.

Em bovinos, a doença se caracteriza por inflamação e necrose gordurosa na cavidade abdominal. Pode ser clinicamente inaparente, com detecção de lesões durante a palpação retal para diagnóstico de prenhez ou para outros fins. Em bovinos, os sinais clínicos da doença geralmente são atribuídos às lesões que ocupam espaço (como a compressão do reto) ou à obstrução intestinal devido à constrição do instestino pelo acúmulo de gordura no mesentério ou à constrição do lúmen por fibrosamento.[1] As lesões consistem de massas firmes presentes em qualquer porção de gordura no omento, mesentério ou retroperitônio ou de estruturas móveis livres flutuantes no abdome.[2] As massas livres flutuantes não parecem oriundas de necrose gordurosa.[2] As massas variam desde pequenos nódulos a grandes tumores sólidos com forma irregular. Em bovinos, as lesões raramente são pedunculadas, diferentemente do que acontece em equinos, nos quais os lipomas intra-abdominais quase sempre são pedunculados (ver Capítulo 7) e causam obstrução intestinal aguda quando a haste peduncular se enrola no intestino delgado e causa sua constrição.[2]

Em bovinos, a manifestação clínica da doença pode ser variável, desde inaparente até a constatação de inapetência, redução na produção de leite, diarreia persistente, cólica discreta recorrente, cólica aguda, distocia, retenção urinária e diminuição do trânsito fecal. É possível detectar as massas por meio de palpação retal ou laparotomia. A ultrassonografia (transcutânea ou transrretal) pode ser útil na detecção e caracterização das lesões.[3] As lesões se apresentam como massas hiperecoicas heterogêneas no tecido adiposo retroperitoneal, mesentérico ou do omento. É comum notar um anel hiperecoico ao redor do rim.[3] É possível realizar biopsia guiada por ultrassonografia dos tecidos acometidos.

As anormalidades verificadas no hemograma e no perfil bioquímico sérico se limitam a indicadores de inflamação (neutrofilia), hipergamaglobulinemia, baixas concentrações de fosfolipídios e colesterol e aumento na concentração de ácidos graxos livres.[3]

A doença deve ser diferenciada de linfossarcoma, adenocarcinoma, abscesso intra-abdominal e massas fecais secas no cólon descendente. As lesões consistem de necrose gordurosa incrustadas no tecido adiposo normal, com discreto infiltrado inflamatório composto de neutrófilos, linfócitos, plasmócitos, macrófagos e células gigantes, além de fibrose.[2] Na doença em bovinos, raramente há evidência de pancreatite.[2]

A causa da doença é desconhecida, embora haja relato de prevalência de 67% em novilhos criados em pastagem de festuca alta, nos quais a concentração sérica de colesterol era anormalmente baixa.[2]

Em equinos, a doença é constatada principalmente em potros e animais jovens, bem como em pôneis. Os animais mais velhos são menos acometidos.[1] A esteatite generalizada pode ser uma doença fulminante em cavalos, pôneis e potros.[1,4] Paniculite, uma forma não usual de esteatite que se restringe ao tecido subcutâneo, foi relatada em pônei fêmea idosa e em tecidos perivaginais após parto distócico.[6] A esteatite perivaginal envolve, também, o ligamento da bexiga e subsequente ruptura desse órgão.[6]

Os sinais clínicos de esteatite generalizada consistem de anorexia e depressão, febre, taquicardia e edema subcutâneo.[1,4] Pode haver tumefação subcutânea dolorida na nuca e nas regiões inguinal e axilar. Os equinos acometidos frequentemente apresentam cólica discreta a moderada e sinais de flacidez abdominal. Em alguns equinos, a palpação retal indica a presença de massas doloridas no mesentério.

Os exames hematológicos e o perfil bioquímico sérico indicam leucocitose discreta a moderada; alguns equinos apresentam leucopenia, hipoproteinemia, hipoalbuminemia e aumento das atividades séricas de lactato desidrogenase (LDH), aspartato aminotransferase (AST), gamaglutamiltransferase (GGT), lipase e amilase.[1,4] Às vezes, nota-se concentração sérica de vitamina E anormalmente baixa.

A biopsia de algumas tumefações subcutâneas revela evidência histopatológica de necrose gordurosa, com mineralização. Durante a necropsia nota-se gordura branca-amarelada endurecida e ressecada, com áreas de necrose, ocasionando lesões semelhantes a abscessos, com até 3 cm de profundidade e 10 cm de diâmetro. O revestimento de gordura da parede abdominal pode conter nódulos teciduais avermelhados e amarelo-claros, firmes, com até 3 cm de diâmetro. A presença de pancreatite é evidente em equídeos com doença sistêmica e nota-se necrose e inflamação na maioria dos tecidos adiposos (subcutâneo, retroperitoneal, mesentérico e do omento).[1]

Esteatite generalizada, com necrose gordurosa ("doença da gordura amarela"), foi diagnosticada em várias espécies animais de diferentes idades; acredita-se que esteja relacionada à deficiência de vitamina E e selênio na dieta e consumo de ácidos graxos não saturados.[1,5]

REFERÊNCIAS BIBLIOGRÁFICAS
1. de Bruijn CM, et al. Equine Vet Educ. 2006;18:38.
2. Herzog K, et al. J Comp Pathol. 2010;143:309.
3. Tharwat M, et al. Can Vet J. 2012;53:41.
4. Waitt LH, et al. J Vet Diagn Invest. 2006;18:405.
5. Radostits O, et al. Steatitis. In: Veterinary Medicine: a Textbook of the Diseases of Cattle, Horses, Sheep, Goats and Pigs. 10th ed. London: W.B. Saunders; 2006: 1680.
6. Claes E, et al. Vlaams Diergeneeskundig Tijdschrift. 2014;83:36.

DOENÇAS METABÓLICAS HEREDITÁRIAS DE RUMINANTES

Deficiência de 5'-monofosfato de uridina sintase (DUMPS)

Consiste na deficiência parcial de uma enzima envolvida na conversão de orotato em 5'-monofosfato de uridina (UMP), uma etapa na síntese do nucleotídio pirimidina. Relata-se alta prevalência em bovinos da raça Holstein-Friesian, nos EUA, e em bovinos da raça Japanese Black; é caracterizada por uma forma autossômica recessiva de hereditariedade e pela secreção de alto teor de orotato no leite.[1] Os animais heterozigotos apresentam deficiência parcial de UMP sintase, mas não se constata anormalidade clínica no rebanho ou no animal. É possível detectar os animais heterozigotos em exame bioquímico, porque eles apresentam a metade da concentração normal de UMP sintase nos eritrócitos, ou em reação em cadeia da polimerase (PCR) "*nested*".[2,3] Vacas homozigotas morrem ao redor do 40º dia de prenhez. A morte embrionária é a única causa de perda.

REFERÊNCIAS BIBLIOGRÁFICAS
1. Ohba Y, et al. J Vet Med Sci. 2007;69:313.
2. Dai Y, et al. China Anim Health Inspection. 2014; 31:76.
3. Paiva DS, et al. Genet Mol Res. 2013;12:3186.

Lipodistrofia hepática em bezerros da raça Galloway

Há relato de ocorrência de lipodistrofia hepática em bezerros da raça Galloway em cinco propriedades do Reino Unido em um período de 10 anos. Os bezerros parecem normais após o nascimento, mas morrem perto dos 5 meses de idade. Clinicamente, nota-se tremor, opistótono e dispneia, antes que os bezerros acometidos deitem e morram. Durante a necropsia, nota-se aumento de volume do fígado, que se apresenta pálido e mosqueado. Histologicamente, há evidência de encefalopatia hepática. A causa é desconhecida, mas indícios limitados sugerem a possibilidade de se tratar de um tipo de doença de armazenamento.

DOENÇAS METABÓLICAS DE EQUINOS

Disfunção da parte intermediária da pituitária (hipófise) em equinos (antigamente denominada doença de Cushing equina)

Em equinos, a disfunção da parte intermediária da pituitária (DPIP) é uma doença neurodegenerativa de progressão lenta, que acomete animais mais velhos, causada por hiperplasia e hipertrofia não maligna de melanotropos da parte intermediária da glândula pituitária (ou hipófise). Em sua forma mais grave, é caracterizada por hirsutismo, laminite, poliúria e polidipsia.

Etiologia

A parte intermediária da pituitária de equídeos contém um único tipo de célula – os melanotropos – inervado por neurônios dopaminérgicos do núcleo periventricular. A inervação por esses neurônios inibe a secreção de peptídeos derivados da pró-opiomelanocortina (POMC) pelos melanotropos. O hormônio liberador de tirotropina estimula os melanotropos.[1] A parte distal da pituitária de equinos sadios libera hormônio adrenocorticotrófico (ACTH) em resposta à diminuição da concentração plasmática de cortisol, bem como a outros estímulos. O cortisol exerce "*feedback*" negativo na secreção de ACTH pela parte distal, mas não pela parte intermediária da glândula pituitária.[2]

A doença é atribuída à degeneração de neurônios dopaminérgicos hipofisários periventriculares e subsequente desenvolvimento de tumor funcional não maligno constituído de melanotropos da parte intermediária da glândula pituitária.

A síndrome de Cushing causada por tumor adrenocortical é extremamente rara em equídeos.

Epidemiologia

Atualmente, a doença tem sido diagnosticada com maior frequência.[3] A sua prevalência não está bem documentada, mas informações de proprietários relatam anormalidades de pelagem compatíveis com a doença em 15 a 39% dos equídeos idosos. No Reino Unido, de 200 equídeos com 15 anos de idade ou mais, selecionados aleatoriamente, 22% apresentavam anormalidades de pelagem detectadas ao exame clínico, sugestivas de DPIP;[4] também, no Reino Unido, os proprietários de 12% de 980 equídeos idosos relataram anormalidades de pelagem e de muda de pelos.[5] De modo semelhante, em Queensland, Austrália, os proprietários de 17% de 974 equinos com 15 anos de idade ou mais constataram a ocorrência de hirsutismo.[6] As alterações de pelagem são sinais altamente específicos para o diagnóstico de DPIP (95%), mas a sensibilidade desses sinais como indicador dessa enfermidade é desconhecida;[7] todavia, é possível que essas estimativas forneçam a menor variação da taxa de prevalência da doença. Ademais, em Queensland, 21% dos 325 equinos com 15 anos de idade ou mais, selecionados aleatoriamente, foram diagnosticados com DPIP, com base na mensuração da concentração plasmática de ACTH, utilizando valores de corte ajustados sazonalmente.[8] Atualmente, é provável que tal procedimento seja uma melhor estimativa da prevalência de DPIP em equinos adultos e idosos. Possivelmente, os relatos de prevalência da doença contidos nos estudos iniciais eram indicadores confiáveis da frequência da doença na população geral de equinos, devido à amostragem seletiva ou não aleatória dos animais.

A doença é cosmopolita; é diagnosticada em todas as raças de equinos e pôneis. Não há relato de diferença relacionada à distribuição geográfica.

O único fator de risco à doença relacionado ao animal, bem reconhecido, é o avanço da idade (razão de chance ajustada de 1,18 [intervalo de confiança 95%: 1,1 a 1,25]), por ano de idade; não há evidência de predisposição de raça ou de gênero.

Patogênese

A DPIP é uma doença neurodegenerativa na qual ocorre perda do efeito inibidor da dopamina e subsequente hipertrofia e hiperplasia de *melanotropos* da parte intermediária da glândula pituitária, com secreção incontrolada de *pró-opiomelanocortina* e compressão da neuroipófise, do hipotálamo e do quiasma óptico.[9] A produção de pró-opiomelanocortina pelos melanotropos da parte intermediária da pituitária não é controlada pelos glicocorticoides, via "*feedback* negativo", e assim, os equídeos acometidos sintetizam grandes quantidades de POMC, hormônio estimulador de melanócito (α-MSH) e β-endorfina, bem como quantidade menor, mas ainda excessiva, de ACTH. A síntese de ACTH resulta em perda do efeito do ritmo circadiano normal na concentração sérica de cortisol.[10] As lesões tumorais que ocupam espaço podem causar cegueira em decorrência da compressão do quiasmo óptico. Poliúria e polidipsia são sintomas comuns e, provavelmente, estão relacionados à disfunção da neuroipófise e compressão da parte nervosa da pituitária, o local de síntese do hormônio antidiurético.[11]

Nem todos os equídeos com DPIP apresentam *prejuízo ao metabolismo da glicose*.[12,13] Um percentual de equinos com DPIP, estimado em cerca de 40%, apresenta evidência de anormalidade no metabolismo da glicose, inclusive hiperinsulinemia e/ou hiperglicemia; contudo, apenas 20% apresentam tal evidência baseada em resultados de testes de insulina e glicose IV.[12] Ademais, equinos com DPIP não apresentaram anormalidade no metabolismo da glicose no "*clamp*" isoglicêmico (teste de infusão intravenosa de glicose isoglicêmico).[13] Não se sabe se o metabolismo anormal da glicose e a hiperinsulinemia são decorrências de DPIP ou de síndrome metabólica equina concomitante, mas parece não haver dúvida de que ocorrem anormalidades no metabolismo da glicose em todos os equídeos com DPIP.

Achados clínicos

Os equídeos acometidos manifestam um ou mais dos seguintes sinais clínicos: hirsutismo, hiperidrose, poliúria, polidipsia, polifagia, atrofia muscular (sarcopenia), laminite e conduta dócil.

O hirsutismo é um sinal clínico de alta especificidade (95%) para a doença[7], levando a pensar que, possivelmente, os equídeos idosos que apresentam esse sintoma tenham a doença e que há baixa taxa de diagnóstico falso-positivo de DPIP em equídeos idosos com hirsutismo. A chance de equídeos com histórico de hirsutismo relatado pelo proprietário ter DPIP é 7,8 vezes maior (intervalo de confiança 95%: 3,7 a 16,6) do que em equídeos de mesma idade, porém sem hirsutismo.[8] Hirsutismo é caracterizado pelo retardo ou ausência sazonal de muda de pelos, resultando em pelagem longa e desgrenhada. Às vezes, pode haver clareamento dos pelos. As alterações de pelagem são notadas em equídeos com DPIP, que têm maior número de folículos pilosos em fase anágena (95% dos folículos pilosos do pescoço) do que os equídeos sadios (15%).[14] As anormalidades dos folículos pilosos se resolvem e ocorre recomeço da muda dos pelos após a administração de pergolida.[14]

Poliúria e polidipsia são sinais clínicos comuns em equídeos com DPIP e, possivelmente, são secundárias ao diabetes insípido e não à hiperglicemia.[11] A administração de desmopressina reduz a poliúria e a polidipsia.[11]

Relata-se hiperidrose nos equídeos acometidos, embora pareça não ter sido quantificada. Em ambientes quentes, os equídeos com DPIP podem apresentar anidrose e isso se resolve com o tratamento da DPIP.[15]

A miopatia associada à DPIP é caracterizada por atrofia de fibras musculares tipo 2 (de contração lenta), compatível com sarcopenia.[16] A atividade plasmática de enzimas musculares não é maior em equídeos com DPIP, comparativamente aos equídeos sadios de mesma idade.[16] Pesquisou-se a base molecular da atrofia muscular verificada em equídeos com DPIP, mas o mecanismo permanece incerto.[17]

Com frequência, nota-se obesidade central, caracterizada pela deposição excessiva de gordura na nuca e na fossa supraorbital; contudo, é provável que isso seja mais uma decorrência da síndrome metabólica equina concomitante do que uma característica da DPIP. Relata-se resistência à insulina em equídeos com DPIP, com base na técnica do "*clamp*" euglicêmico-hiperinsulinêmico, mas isso não é um achado consistente.[13,18] No entanto, os equídeos não foram submetidos a um teste de triagem para hiperinsulinemia antes da pesquisa; ademais, foram selecionados a partir de uma população de equídeos submetidos ao tratamento de laminite, dentre outras doenças. Esses animais poderiam apresentar tanto a síndrome metabólica equina (SME) quanto DPIP. Uma evidência adicional que sustenta essa comorbidade é que as concentrações plasmáticas de frutosamina não são diferentes entre os equídeos sem laminite e com DPIP e aqueles animais sadios do grupo-controle (intervalo de referência: 195,5 a 301,9 μmol/ℓ).[19] Equídeos com DPIP e laminite apresentam concentração plasmática de frutosamina maior que os animais com DPIP, porém sem laminite.[19] A frutosamina reflete a concentração sanguínea média de glicose ao longo de um período de semanas e o aumento de seu valor indica hiperglicemia.

Laminite é comum em equídeos com DPIP (ver Laminite equina no Capítulo 15).[8] No entanto, não se sabe se tal ocorrência se deve à DPIP ou à síndrome metabólica equina concomitante.

Raramente, os equídeos acometidos apresentam cegueira ou convulsões. Quase sempre os animais acometidos são inférteis e a sua recuperação é insatisfatória. Considera-se que os equídeos com DPIP apresentam imunossupressão, sendo suscetíveis a doenças parasitárias e infecções oportunistas.[20,21]

A tomografia computadorizada possibilita a mensuração do tamanho da glândula pituitária de equídeos, com boa correlação com os exames pós-morte.[22] O tamanho da glândula pituitária pode ser avaliado antes da morte do animal.

A recuperação é boa, pois 50% dos equídeos ainda permanecem vivos 4,6 anos após o diagnóstico; a maioria dos proprietários fica satisfeito com a qualidade de vida do equídeo, bem como (28/29; 97%) trataria um outro animal que manifestasse a doença.[3] Em um estudo sobre casos diagnosticados entre 1993 e 2002, verificou-se que as causas da morte dos equídeos foram eutanásia (15/20; 85%). Onze de 15 animais (73%) foram submetidos à eutanásia devido às condições associadas com DPIP.[3]

Patologia clínica

Não há achados característicos nos testes bioquímicos séricos ou nos exames hematológicos.[8] Em amostras de sangue obtidas em animais em repouso, há semelhança nas concentrações séricas de cortisol em equídeos sadios e naqueles acometidos pela doença, não sendo indicadores úteis ao diagnóstico.

Confirmação diagnóstica

O *diagnóstico* "*antemortem*" de DPIP não é simples; é obtido com base nos sinais clínicos e nos resultados de um ou mais dos vários testes diagnósticos. É importante que os resultados desses testes sejam avaliados juntamente dos sinais clínicos compatíveis com a doença, de modo a minimizar a frequência de diagnóstico falso-positivo. Os exames laboratoriais para o diagnóstico da doença não são infalíveis e seus resultados devem ser interpretados apenas no contexto dos sinais clínicos dos equídeos. Uma complicação adicional ao diagnóstico de disfunção da parte intermediária da pituitária de equinos é o início lento e progressivo da enfermidade. Portanto, é provável que a tentativa de uma resposta dicotômica definitiva (presença ou ausência de doença), com base nos exames laboratoriais, seja irracional – alguns equídeos com doença discreta e teste normal e, menos comumente, alguns aparentemente sadios e com glândula pituitária histologicamente normal apresentam resultado positivo ao teste. Recomenda-se a repetição do exame quando os resultados dos testes são ambíguos ou não são compatíveis com os sinais clínicos (principalmente hirsutismo).

Não é possível avaliar a utilidade dos vários testes de diagnóstico devido à falta de um teste diagnóstico padrão-ouro, exceto o exame pós-morte. Portanto, a determinação da sensibilidade e da especificidade dos testes laboratoriais ou dos sinais clínicos é difícil. Ademais, o teste *ante mortem* é comprometido pelas variações sazonais e do ritmo circadiano na função pituitária, com consequente alteração nas concentrações séricas ou plasmáticas de vários elementos, na amostra basal ou naquela obtida com o animal em repouso. Além disso, as concentrações plasmáticas de alguns elementos, inclusive ACTH, são influenciadas pela alimentação.[23] As alterações sazonais na função pituitária representam uma condição fisiológica reconhecida, relativa à preparação ou à adaptação de funções fisiológicas a condições de clima mais frio e de dias mais curtos.[10,24-30] Essa condição fisiológica não foi totalmente reconhecida antes de 2005; assim, os relatos das características dos testes de diagnóstico antes dessa data devem ser interpretados com cautela.

Os *testes laboratoriais* utilizados no diagnóstico de disfunção da parte intermediária da pituitária incluem mensuração da concentração sérica ou plasmática de cortisol, ACTH, glicose ou insulina; teste de estimulação do ACTH; teste de estimulação do hormônio liberador de tirotropina; administração de domperidona com subsequente determinação do teor plasmático de ACTH; mensuração das concentrações de corticoide na urina e na saliva; e a combinação desses testes (Tabela 17.8). Os exames laboratoriais mais amplamente aceitos incluem o teste de supressão da dexametasona "*overnight*" e a determinação da concentração sérica de ACTH. Outros testes foram sugeridos, mas

Tabela 17.8 Testes para o diagnóstico de disfunção da parte intermediária da pituitária (DPIP) em equinos.

Teste diagnóstico	Procedimento	Amostra	Interpretação	Comentários (ver também o texto)
Supressão de DEX "overnight"	Coletar soro entre às 14 e 16 h. Administrar 40 µg de DEX/kg PC IM. Coletar soro 19 a 20 h depois	Duas amostras de soro de 1 mℓ; 1 amostra antes da administração de DEX e 1 amostra após a administração de DEX	Aumento do teor sérico (µg/dℓ) na amostra-controle 19 h após a administração de DEX sugere DPIP	Diminuição discreta no teor de cortisol da amostra obtida com o animal em repouso (antes da administração de DEX) é característica de um equino com DPIP. Valor de cortisol < 1,8 µg/dℓ, em repouso, sugere insuficiência adrenal iatrogênica
Concentração plasmática de ACTH endógeno	Coletar plasma em EDTA, de preferência em tubo de coleta de sangue plástico, separar o plasma por centrifugação e congelar para envio ao laboratório. Evitar hemólise e calor. Examinar as amostras até 8 h após a coleta	Amostra de 1 mℓ de plasma em EDTA	A variação normal de referência depende da metodologia utilizada e do laboratório. Tipicamente, concentração de ACTH < 35 pg/mℓ (imunoensaio por quimioluminescência) ou < 45 a 50 pg/mℓ (radioimunoensaio) é considerada normal	Possivelmente, o teor de ACTH é influenciado por vários eventos biológicos; no momento, nenhum deles foi bem documentado. As estações do ano podem influenciar intensamente, com concentrações mais elevadas no outono
Concentração plasmática de α-MSH endógeno	Coletar plasma em EDTA, de preferência em tubo de coleta de sangue plástico. Separar o plasma por centrifugação e congelar para envio ao laboratório. Evitar hemólise e calor. Examinar as amostras até 8 h após a coleta	Uma amostra de 1 mℓ de plasma em EDTA	Valor > 35 pmol/ℓ, fora da estação de outono, sugere DPIP	A concentração plasmática de α-MSH é muito influenciada pela estação do ano. Os maiores valores são verificados no outono
Teste de estimulação com TRH	Coletar soro. Administrar 1 mg de TRH IV. Coletar soro 30 a 60 min após a administração de TRH	Duas amostras de 1 mℓ de soro: antes da administração de TRH e 30 min após a administração	Aumento de 30 a 50% no teor sérico de cortisol 30 min após a administração de TRH sugere DPIP	O preço do produto comercial que contém TRH é alto; pode ser difícil obter a preparação de TRH para tal finalidade. Resultado falso-positivo pode ser comum
Combinação do teste de supressão com dexametasona/ teste de estimulação com TRH	Coletar plasma às 8 a 10 h da manhã. Administrar 40 µg de DEX/kg PC IM. Administrar 1 mg de TRH IV, 3 h após a administração de DEX. Coletar soro 30 min após a aplicação de TRH e 24 h após a dexametasona	Três amostras de 1 mℓ de plasma; antes da administração de dexametasona, 30 min após a aplicação de TRH e 24 h após a administração de DEX	Cortisol plasmático > 1 µg/dℓ 24 h após a aplicação de DEX ou aumento ≥ 66% no teor de cortisol 3 h após a administração de TRH sugere DPIP	Alguns laboratórios de diagnóstico preferem utilizar soro para a mensuração do teor de cortisol. Não se avaliou a influência das estações do ano no teste combinado, mas, provavelmente, ocorrem resultados falso-positivos, pois isso acontece em cada teste, separadamente
Teste de resposta à domperidona	Coletar plasma em EDTA às 8 h. Administrar 3,3 mg de domperidona/kg PC VO. Coletar plasma em EDTA 2 e 4 h após a administração de domperidona	Três amostras de 1 mℓ de plasma em EDTA	Aumento de duas vezes na concentração plasmática de ACTH sugere DPIP	Dose maior (5 mg/kg VO) pode exacerbar a resposta. A amostra obtida 2 h após a administração tem maior valor diagnóstico no verão e no outono, e a amostra de 4 h pós-administração tem maior valor no inverno e na primavera

ACTH: hormônio adrenocorticotrófico; PC: peso corporal; DEX: dexametasona; IM: intramuscular; IV: intravenosa; TRH: hormônio liberador de tireotrofina. Reproduzida, com autorização, de McFarlane, D. Vet Clin Equine 2011: 27; 93-113. McFarlane D. Vet Clin North Am Equine Pract. 2011; 27:93.

suas sensibilidade e especificidade não foram determinadas ou consistem em mensuração de diversas variáveis ou de hormônios para os quais não há fácil disponibilidade de testes no mercado. A mensuração da concentração sérica basal de insulina não é um teste diagnóstico útil para disfunção da parte intermediária da pituitária. A determinação da concentração de cortisol na urina ou na saliva foi sugerida como um meio de diagnóstico da disfunção da parte intermediária da pituitária, porém não foi validada em uma quantidade de equídeos suficiente para a validação de sua utilidade clínica.[31]

Um dos primeiros testes de diagnóstico desenvolvido foi o *teste de supressão com dexametasona "overnight"*.[31] Após a coleta de uma amostra de soro para a mensuração de cortisol, administra-se dexametasona (40 µg/kg IM) próximo das 17 h. Uma segunda amostra de sangue é obtida 15 h depois, com a opção de coletar uma terceira amostra 19 h após a administração de dexametasona. Equinos normais apresentam concentração sérica de cortisol inferior a 1 µg/dℓ (28 nmol/ℓ) na segunda e na terceira amostras de sangue, enquanto os equinos acometidos não apresentam redução significativa na concentração sérica de cortisol em relação à amostra inicial. A sensibilidade e a especificidade desse teste aparentemente são altas, e ambas foram relatadas em estudos anteriores como sendo de, aproximadamente, 100%.[31] No entanto, estudos recentes com equinos sadios mostraram que há considerável variação no teste de supressão com dexametasona e todos os 39 pôneis e equinos sadios idosos apresentaram teste normal em janeiro (inverno), mas 10 desses 39 (26%) apresentaram teste anormal em setembro (outono)[31], e que o teste é específico, mas não é sensível.[32] Esses resutados sugerem que esse teste diagnóstico deve ser interpretado com cautela quando realizado no outono.

A determinação da concentração plasmática do *hormônio adrenocorticotrófico* (ACTH) é amplamente aceita como teste laboratorial útil no diagnóstico de disfunção da parte intermediária da pituitária em equinos. A concentração plasmática de ACTH varia em função da idade do animal e da estação do ano, em ambos os hemisférios, Norte e Sul, mas não entre pôneis e equinos.[33] Em estudo no Reino Unido relatou-se valor máximo do intervalo de referência da concentração plasmática de ACTH em equinos sadios de 29 pg/mℓ, no período de novembro a julho, e de 47 pg/mℓ, entre agosto e outubro.[25] Os intervalos de referência foram obtidos de amostras coletadas de equinos hospitalizados, sem um momento preestabelecido. Um padrão semelhante foi detectado nas regiões Leste e Sul dos EUA, com pico de ACTH no outono, ocorrendo mais cedo em equinos de propriedades localidades mais ao norte.[1,24,29,30] Essa variação circanual na concentração plasmática de ACTH é constatada tanto em equinos com DPIP quanto naqueles sem a doença; os equinos com DPIP apresentam concentrações mais elevadas do que aqueles sem DPIP em todos os momentos.[10,23,25,26,33,34] Ademais, o aumento na concentração plasmática de ACTH estimulada pela administração do hormônio liberador de tirotropina (1 mg IV) em equinos sadios é maior no outono e no verão do que no final do inverno.[23,27] Esses resultados mostram a necessidade de considerar a estação do ano (fotoperíodo) e a latitude quando se avalia a importância diagnóstica da concentração plasmática de ACTH em equinos idosos. É prudente utilizar intervalos de referência desenvolvidos em laboratórios locais ou em laboratórios distantes que consideram o intervalo de referência para a região geográfica particular (latitude) e a estação do ano onde vive o equino.[30]

O ritmo cicardiano não influencia a concentração de ACTH de equinos com DPIP; todavia, há controvérsia sobre a influência do ritmo cicardiano em equinos sadios.[10,35,36] Em equinos, parece que a concentração de ACTH é maior às 8 h da manhã, diminuindo ao longo do dia; no entanto, as variações são discretas e, possivelmente, não interferem na interpretação clínica da concentração plasmática desse hormônio.[35] Não há influência do ritmo ultradiano (alterações que ocorrem em um período de 24 h) na concentração plasmática de ACTH, embora suas mensurações apresentem variações por breves períodos de tempo (minutos), mais extensos em equinos com DPIP.[35]

Jejum e alimentação influenciam a concentração plasmática de ACTH de equinos sadios, sendo maior a concentração mensurada 2 h após a alimentação do que a mensuração após jejum de 12 h (46 pg/mℓ e 17 pg/mℓ, respectivamente).[23]

A determinação da *concentração plasmática de ACTH*, combinada com o emprego de pontos de cortes ajustados sazonalmente, propicia boa *sensibilidade e especificidade* para o diagnóstico de DPIP, considerando como padrão-ouro na detecção de animal doente a presença de hirsutismo e três ou mais sinais clínicos compatíveis com DPIP.[33] O estudo mencionado consistiu em 325 equinos com 15 anos de idade, ou mais, selecionados aleatoriamente, em Queensland, Austrália (latitude aproximada de 27,5º S). Os valores de corte para o diagnóstico de DPIP foram 30 pg/mℓ (sensibilidade e especificidade de 80% e 82%, respectivamente), para o período que não inclui os meses do outono e 77 pg/mℓ (sensibilidade e especificidade de 100% e 95%, respectivamente), nos meses do outono. É importante ressaltar que o padrão-ouro para a determinação da característica do teste foi o exame clínico. Portanto, a sensibilidade e a especificidade relatadas para a mensuração da concentração plasmática de ACTH se aplica apenas aos equinos com sinais clínicos característicos da doença. O benefício da mensuração da concentração plasmática de ACTH de equinos com sinais clínicos mais discretos ou inexistentes é desconhecido. Do mesmo modo, a importância clínica do aumento da concentração de ACTH em cavalos mais jovens é desconhecida e tais fatos devem ser cuidadosamente considerados antes da tomada de decisão sobre o tratamento.

Há boa correlação entre a concentração plasmática do hormônio estimulador de α-melanócito (α-MSH) e a concentração plasmática de ACTH; os comentários relativos às estações do ano e aos fatores que influenciam a concentração de ACTH, relacionados ao equino, também valem para α-MSH.[1,10,24,27,33,37]

A concentração plasmática de ACTH pode ser mensurada antes e após a administração de *hormônio liberador de tirotropina* ou de *domperidona*.[37,38] O teste com hormônio liberador de tirotropina parece ser mais útil do que a administração de domperidona; este último apresenta maior variação. Até o momento, estes testes não foram suficientemente avaliados para que sejam recomendados.

Relata-se que a combinação do *teste de supressão com dexametasona* e o *teste de estimulação com hormônio liberador de tirotropina* (TRH) apresentou sensibilidade e especificidade de 88% e 76%, respectivamente.[7] O teste consiste na administração de 40 μg de fosfato de dexametasona (ou sal de dexametasona similar)/kg IV, entre 8 h e 10 h da manhã. Em seguida, faz-se a mensuração da concentração sérica de cortisol 3 h depois e administra-se TRH (1 mg) IV. A concentração sérica de cortisol é mensurada 30 min após a administração de TRH. Em equinos sadios, o teor sérico de cortisol 30 min após a aplicação de TRH é semelhante àquele verificado no momento da administração de TRH, enquanto a concentração sérica de cortisol de equinos com disfunção da parte intermediária da pituitária de equinos aumenta o equivalente a mais de 66% do valor basal.

Não há diferença entre a concentração plasmática de *frutosamina* de equinos sadios (195,5 a 301,9 μmol/ℓ) e a de equinos com DPIP.[39] Em alguns equinos com DPIP, nota-se aumento da *concentração plasmática de insulina*; sugere-se que tal elevação indica risco de laminite a esses animais (ver Laminite equina no Capítulo 15).[40,41]

Achados de necropsia

Geralmente, nota-se aumento de volume da glândula pituitária devido ao maior número de melanocortinas comprimindo um adenoma da parte intermediária da pituitária. Quase sempre o córtex adrenal apresenta espessura normal, mas em alguns casos pode ser mais espesso. Com histórico clínico apropriado, a constatação de um nódulo bem delimitado na glândula pituitária geralmente é suficiente para confirmar o diagnóstico, mas pode-se realizar exames histológicos e imuno-histoquímicos da massa nodular. Entre os patologistas, há apenas razoável concordância (Kappa = 34%) sobre o diagnóstico histológico da doença.

> **Diagnóstico diferencial**
> - Resistência à insulina
> - Diabetes insípido (nefrogênica)
> - A ocorrência das duas doenças é muito rara em equinos
> - Obesidade
> - Polidipsia psicogênica ou consumo de sal
> - Insuficiência renal crônica

Tratamento

Não é curativo, mas sim paliativo, em que os sinais clínicos podem ser controlados pela administração de pergolida, mas não há cura da doença degenerativa primária. O intuito do tratamento é reduzir a secreção dos produtos dos melanotropos mediante o uso de agonistas de dopamina ou antagonistas de serotonina. O tratamento deve continuar por toda a vida do cavalo ou pônei.

O *tratamento de escolha* é a administração de *mesilato de pergolida*, um agonista de dopamina, na dose de 1,7 a 5,5 μg/kg VO, em intervalos de 24 h. A dose inicial recomendada é 2 a 3 μg/kg, 1 vez/dia, durante 2 meses, momento em que devem ser avaliados os sinais clínicos (hirsutismo) e laboratorial (concentração plasmática de ACTH) associados à doença. A dose pode ser aumentada gradativamente, com aumentos de 1 μg/kg, até que se obtenha o controle dos sinais clínicos.

O mesilato de pergolida é absorvido rapidamente após a administração oral a éguas em jejum, notando-se concentração plasmática máxima após 25 min, teor máximo de 4 ± 2 ng/mℓ e meia-vida de eliminação terminal estimada em 5,9 ± 3,4 h.[43]

É preciso ter cuidado com o armazenamento de mesilato de pergolida em veículo aquoso porque ele é suscetível à degradação se exposto a calor e/ou luz.[44] As preparações de pergolida em veículo aquoso devem ser armazenadas em recipiente escuro, protegido de luz e sob refrigeração; ademais, não deve ser utilizado além de 30 dias após a produção. As preparações com alteração de coloração devem ser consideradas degradadas e, portanto, descartadas.[44] Em alguns países, há disponibilidade de uma forma comercial de mesilato de pergolida formulado para uso em equinos e pôneis (Prascend® Boehringer Ingelheim).

A cipro-heptadina, um antagonista da serotonina, é administrada na dose de 0,25 mg/kg VO, em intervalos de 24 h, durante 1 mês. Caso se obtenha uma resposta aceitável, esta dose é continuada; caso contrário, aumenta-se a dose para 0,25 mg/kg, a cada 12 h. Atualmente, esta droga raramente é utilizada no tratamento de DPIP.

O tratamento sintomático deve incluir tosquia do pelame na primavera, tratamento de laminite e de ferimentos, prevenção de lesão e infecção e manejo dietético a fim de reduzir a hiperglicemia naqueles animais com documentação dessa anormalidade (ver "Síndrome metabólica equina"), além de manter um ótimo peso corporal. Alguns equídeos com DPIP perdem peso e necessitam de cautela no manejo nutricional.

Controle
Nenhum.

LEITURA COMPLEMENTAR

Durham AE, McGowan CM, Fey K, Tamzali Y, van der Kolk JH. Pituitary pars intermedia dysfunction: diagnosis and treatment. Equine Vet Educ. 2014;26:216-223.

McFarlane D. Equine pars intermedia dysfunction. Vet Clin North Am Equine Pract. 2011;27:93-113.

McFarlane D. Pathophysiology and clinical features of pituitary pars intermedia dysfunction. Equine Vet Educ. 2014;26:592-598.

REFERÊNCIAS BIBLIOGRÁFICAS

1. McFarlane D, et al. Dom Anim Endocrin. 2006;30:276.
2. McFarlane D. Equine Vet Educ. 2014;26:592.
3. Rohrbach BW, et al. J Vet Int Med. 2012;26:1027.
4. Ireland JL, et al. Equine Vet J. 2012;44:101.
5. Ireland JL, et al. Equine Vet J. 2011;43:37.
6. McGowan TW, et al. Aust Vet J. 2010;88:465.
7. Frank N, et al. J Vet Int Med. 2006;20:987.
8. McGowan TW, et al. Equine Vet J. 2013;45:74.
9. McFarlane D. Ageing Res Rev. 2007;6:54.
10. Cordero M, et al. Dom Anim Endocrin. 2012;43:317.
11. Moses ME, et al. Equine Vet Educ. 2013;25:111.
12. Gehlen H, et al. J Equine Vet Sci. 2014;34:508.
13. Mastro LM, et al. Dom Anim Endocrin. 2015;50:14.
14. Innera M, et al. Vet Dermatol. 2013;24:212.
15. Spelta CW, et al. Aust Vet J. 2012;90:451.
16. Aleman M, et al. Neuromuscul Disord. 2006;16:737.
17. Aleman M, et al. Am J Vet Res. 2010;71:664.
18. Klinkhamer K, et al. Vet Quart. 2011;31:19.
19. Knowles EJ, et al. Equine Vet J. 2013;n/a.
20. McFarlane D, et al. J Vet Int Med. 2008;22:436.
21. McFarlane D, et al. JAVMA. 2010;236:330.
22. Pease AP, et al. J Vet Int Med. 2011;25:1144.
23. Diez de Castro E, et al. Dom Anim Endocrin. 2014;48:77.
24. Beech J, et al. JAVMA. 2009;235:715.

Síndrome metabólica equina

> **Sinopse**
> - Etiologia: desconhecida, mas possivelmente envolva predisposição genética para resistência à insulina, com expressão fenotípica permitida ou induzida por fatores ambientais que favorecem a obesidade
> - Epidemiologia: associada com obesidade e algumas raças particulares, especialmente pôneis. O risco da doença em cavalo Standardbred parece ser menor. Não há predileção por gênero. A incidência aumenta com o avanço da idade
> - Achados clínicos: obesidade, adiposidade regional inclusive pescoço cristoso, predisposição à laminite
> - Patologia clínica: hiperinsulinemia, hipertrigliceridemia, concentração sanguínea de glicose normal
> - Confirmação diagnóstica: demonstração de resistência à insulina na presença de sinais clínicos de síndrome metabólica equina. Mensuração da concentração sérica de insulina e do teor plasmático ou sanguíneo de glicose. Requer o emprego de teste de insulina validado
> - Tratamento: perda de peso, meta que pode ser difícil de conseguir. Exercício. Administração potencial de drogas que sensibilizam a insulina (metformina)
> - Controle: manutenção do peso corporal ideal e prevenção de obesidade.

A síndrome metabólica equina (SME) é uma enfermidade recentemente identificada em equídeos, caracterizada por aumento da adiposidade regional (deposição de gordura localizada) ou obesidade generalizada, hiperinsulinemia, hipertrigliceridemia, resistência à insulina e predisposição à laminite e que se instala na ausência de outros fatores estimuladores conhecidos (como cólica, metrite ou sobrecarga aguda de carboidrato).[1] Resistência à insulina é definida como transporte de glicose mediado pela insulina anormalmente reduzido nas células sensíveis à insulina (tecido adiposo, músculoesquelético). A SME é uma síndrome clínica, enquanto a resistência à insulina é uma anormalidade metabólica primária.

Etiologia

Possivelmente, a ocorrência de SME envolva importantes determinantes genéticos, com manifestação da síndrome quando os animais suscetíveis, devido à sua composição genética, são expostos a condições ambientais que favorecem ou possibilitam o desenvolvimento da doença. Acredita-se que isso seja semelhante à síndrome metabólica humana ou ao diabetes tipo 2. Aventa-se a possibilidade de que as raças de equídeos submetidas à restrição frequente de ingestão de alimento energético, como acontece durante invernos longos, são geneticamente predispostos a ter um eficiente metabolismo energético que, em sistemas de manejo modernos, pode resultar em obesidade e desenvolvimento de resistência à insulina.[1,2]

Epidemiologia

A epidemiologia da SME não foi bem descrita; ademais, há poucos estudos sobre a frequência da enfermidade utilizando definições de casos existentes em grande número de equinos ou pôneis. Consequentemente, em equinos há pouca evidência de suas consequências (taxas de morbidade e de mortalidade, causas de morbidade, causa específica de morte), havendo apenas informação casual sobre raça, idade e gênero como fatores de risco. Na Austrália, após a exclusão dos pôneis com DPIP documentada (ver seção anterior), 27% (51/188) dos pôneis de várias raças avaliados apresentavam hiperinsulinemia (> 20 mµ/ℓ).[3] Há um tanto mais de informação quanto à epidemiologia da obesidade em equinos, mas deve-se reconhecer que nem todos os equinos obesos são resistentes à insulina (e, portanto, não se enquadram na definição de SME).[4,5] De modo semelhante, há informação sobre a epidemiologia de laminite associada à pastagem (endocrinopática; ver Laminite equina no Capítulo 15) e a partir disso é possível pressupor os fatores de risco para resistência à insulina e SME.

Equinos ou pôneis de diferentes raças, mas de peso corporal semelhante, diferem em sua resistência à insulina e há consenso de que algumas *raças* particulares são mais predispostas à SME; estas incluem pôneis (de qualquer raça comum), bem como equinos das raças Morgan, Paso Fino, Andaluz, Árabe, Saddlebred, Quarto-de-Milha, Tennessee Walking e Warmblood.[1,2] Parece que algumas raças leves, como Standardbred e, possivelmente, Puro-Sangue Inglês, são menos predispostos. Em pôneis, a frequência da enfermidade aumenta com o avanço da idade[3] e parece que o sexo não é um fator de risco.

A ocorrência de laminite associada à pastagem é *sazonal*,[6] e isso pode ser reflexo das alterações sazonais no consumo de energia (da pastagem) pelos animais suscetíveis, mais que das variações sazonais do grau de resistência à insulina. No entanto, há evidência de que o grau de resistência à insulina, em equinos e/ou pôneis, varia dependendo da estação do ano, com diminuição da sensibilidade dos pôneis à insulina no verão.[7] A sensibilidade à insulina, detectada por meio da combinação dos testes de insulina e de glicose, aplicadas IV, e a concentração sérica de insulina não estão relacionadas à estação do ano, em equinos adultos sadios.[8,9]

A obesidade é comum em equinos domésticos; na Escócia e na região leste dos EUA relatam-se que 45% e 19% dos equinos, respectivamente, foram considerados obesos.[10,11] Embora a interpretação dos resultados desses dois estudos seja limitada pela natureza localizada da amostragem e da restrição dos tipos de equinos incluídos, eles sustentam um amplo consenso de que a obesidade é comum em equinos. Acredita-se que a ingestão excessiva de energia por período prolongado, além das necessidades de manutenção (alimentação excessiva) e pouca atividade física sejam fatores de risco ou fatores predisponentes à obesidade.

Patogênese

A síndrome metabólica equina (SME) é, principalmente, uma manifestação de resistência à insulina e com frequência, mas nem sempre, essa resistência está associada à obesidade. É provável que a síndrome inclua anormalidades no metabolismo energético, na função de adipócitos e na hemostasia (trombose), bem como inflamação, resposta à exposição a lipopolissacarídeo (endotoxina) e estresse oxidativo.[1,12] A patogênese da laminite associada à SME ("laminite endocrinopática") é discutida em outra parte deste livro.

Resistência à insulina é definida como a redução na taxa de transporte de glicose às células de tecidos sensíveis a ela, em resposta à exposição à insulina. Equinos com resistência à insulina apresentam menor redução na concentração sanguínea de glicose em resposta à administração de insulina, comparativamente aos equinos sensíveis à ação da insulina.[13,14] O transporte de glicose estimulado pela insulina conta com a participação de GLUT-4 (proteína transportadora de glicose 4, uma de, pelo menos, 12 proteínas que transportam glicose), quando presente na superfície de tecido adiposo ou muscular. A insulina induz a transferência de GLUT-4 do interior da célula para a membrana plasmática celular e subsequente aumento na taxa de transporte de glicose à célula. Equinos com resistência à insulina apresentam respostas insulinêmica e glicêmica anormais à administração oral ou IV de glicose ou de açúcar (ver discussão a seguir); também apresentam menor concentração de GLUT-4 na superfície de músculos esqueléticos e de tecido adiposo.[15-17] Em equinos, a resistência à insulina está associada a uma resposta exagerada no teor plasmático/sérico de insulina após administração de glicose. Essa resposta exagerada possibilita a manutenção da concentração sanguínea de glicose, em repouso, na faixa de variação normal, em equinos acometidos – condição denominada resistência à insulina compensada.[1]

Atualmente, acredita-se que a resistência à insulina em humanos está associada à inflamação induzida pela ativação de macrófagos no tecido adiposo; há evidência crescente da ocorrência de um mecanismo semelhante em equídeos.[18] Em equinos, nota-se, também, correlação entre o escore da condição corporal (ECC) e a concentraçãos plasmática de insulina e o teor sérico de amiloide A (uma proteína de fase aguda que indica inflamação).[19] Em equinos sadios, a infusão de insulina (6 h de duração) ocasiona apenas mínima influência nas concentrações plasmáticas do fator de necrose tumoral α e de interleucina (IL)-6,[20] e nenhuma associação foi constatada entre o ECC ou a concentração de insulina e as concentrações plasmáticas de fator de necrose tumoral e IL-6.[19] Equinos com SME apresentam resposta inflamatória prolongada (constatada pelas concentrações plasmáticas de IL-8, IL-10 e fator de necrose tumoral) à infusão de endotoxina, comparativamente a equinos sadios,[12] embora a importância clínica dessa resposta não esteja esclarecida. Equinos com SME apresentam aumento marcante da produção de oxigênio reativo nos neutrófilos induzido por fagocitose, a qual tem forte correlação com a concentração sanguínea de insulina.[21] Por outro lado, as células do sangue periférico de equinos obesos com hiperinsulinemia apresentam baixa expressão do gene de citocinas pró-inflamatórias endógenas (IL-1 e IL-6) e semelhante resposta de citocinas após um estímulo imune, comparativamente àquelas de equinos sadios do grupo-controle. Os autores concluíram que isso pode sugerir que, diferentemente do que ocorre em humanos, o grau de inflamação mediada por citocina não aumenta em resposta direta à obesidade ou à resistência à insulina em equinos.[21]

Os mecanismos primários de ocorrência de obesidade e adiposidade regional não foram esclarecidos, mas o principal fator é o consumo excessivo de alimento energético acima da demanda do animal, com a deposição do excesso de energia na forma de gordura. Como discutido previamente, alguns equinos e pôneis parecem muito mais eficientes na conversão do alimento em energia ou na regulação do uso de energia; assim, é um desafio conseguir a redução do peso desses animais, mesmo com controle rigoroso do consumo de alimentos.[22] As causas genéticas e hormonais dessa resistência à perda de peso não foram esclarecidas, embora pareça que alguns equinos e pôneis apresentam uma resposta insulinêmica exagerada após a ingestão de carboidratos solúveis.[2,17,23] Essa resposta exagerada pode ser o mecanismo primário de hiperinsulinemia, obesidade ou adiposidade regional e laminite endocrinopática.[24]

O tecido adiposo é uma importante fonte de hormônios reguladores do metabolismo energético e de citocinas inflamatórias. Em equinos, a obesidade, ou "supercondicionamento" (definido pelo ECC), está associada com maiores concentrações plasmáticas de insulina e leptina, comparativamente aos equinos com condição física ideal.[25,26] Equinos obesos também apresentam maior concentração de triglicerídeos e menor atividade de glutationa peroxidase nas hemácias (um indicador da capacidade antioxidante) do que os equinos com condição física ideal.[27]

Em humanos, a obesidade regional é um importante fator de risco para síndrome metabólica e tal afirmação pode ser válida para equinos e pôneis. A gordura visceral é importante em humanos, mas parece menos importante em equinos, sendo que a gordura do ligamento nucal (que contribui com o típico pescoço cristoso em equinos e pôneis acometidos) possui maior expressão do gene pró-inflamatório (IL-1β e IL-6) em equinos acometidos[28]; contudo, segundo outros pesquisadores que mensuraram outros marcadores de inflamação, a gordura do omento e do retroperitônio (visceral) de equinos resistentes à insulina têm maior expressão de marcadores de inflamação (receptor "toll-like" 4 e supressor da sinalização de citocina 3 [SOCS-3]) do que àqueles animais sensíveis à insulina.[18] Por fim, há evidência de diferenças regionais no transporte de glicose pelo tecido adiposo, sendo que o tecido adiposo do omento apresenta conteúdo total de GLUT maior do que a gordura do ligamento nucal e do tecido subcutâneo, em equinos sadios, porém com menor conteúdo total de GLUT4 e menor expressão na superfície celular em equinos resistentes à insulina.[16]

Achados clínicos

A síndrome metabólica equina é definida como um quadro de obesidade (com ou sem adiposidade regional), resistência à insulina e maior suscetibilidade à laminite. Assim, apenas obesidade, adiposidade regional e sinais clínicos de laminite ativa ou prévia são evidências físicas de síndrome metabólica. Os pôneis acometidos podem apresentar hipertensão.[5,7]

A avaliação clínica de obesidade/adiposidade se baseia no escore da condição corporal, na mensuração de gordura subcutânea ou retroperitoneal por meio de ultrassonografia e na graduação da adiposidade regional. Os métodos utilizados em pesquisa consistem no abate e dissecção da carcaça e análise dos componentes corporais ou mensuração do espaço de diluição do deutério (volume de distribuição) em animais vivos.[29,30] Pode-se empregar impedância bioelétrica para mensurar o conteúdo de água corporal, mas tal procedimento não obteve ampla aceitação clínica.[31] A determinação do peso corporal não é útil na avaliação de obesidade ou de adiposidade porque ele possui alta correlação com a altura e a circunferência corporal e não fornece indicação confiável do conteúdo de gordura do corpo.[32]

Foram desenvolvidos diversos sistemas de escore da condição corporal; os dois sistemas mais comumente utilizados são os de Henneke (posteriormente modificado por vários pesquisadores), que utiliza um sistema de graduação de 1 a 9 (Tabela 17.9 e Figura 17.7) e de Carroll e Huntington, que utiliza um sistema de graduação de 1 a 5.[33,34] Esses sistemas de graduação não foram desenvolvidos para avaliar o conteúdo (proporção) de gordura de equinos, mas, preferivelmente, para avaliar a condição corporal geral ou conteúdo de carne. Ambos os sistemas apresentam limitações que incluem a natureza subjetiva e o fato de que não foram validados em todas as raças e tipos corporais de equinos (a validação determina a relação entre ECC e uma medida padrão-ouro de gordura corporal, como o espaço de diluição de deutério ou o exame da carcaça), tampouco tiveram sua confiabilidade (concordância/repetibilidade intra e entre avaliadores expressas como um coeficiente de correlação intraclasse ou, de modo menos ideal, o índice estatístico Kappa ou Kappa ponderado) demonstrada por um grande número de avaliadores. Há relato de coeficiente de correlação intraclasse (ICC) de 0,74, por quatro avaliadores de 21 éguas e 75 pôneis, mas sem fornecimento de detalhes.[35] Outro relato indica ICC de 0,92, mas sem detalhes que possibilitem a avaliação da metodologia.[25] Além disso, os sistemas de escore da condição corporal não possibilitam a avaliação da adiposidade regional, que pode ter maior relevância clínica.

Há boa correlação entre o escore da condição corporal (ECC; escala de 1 a 9) e a porcentagem de gordura corporal (PGC) quando ambos são transformados em log ($e^{PGC} = 0{,}006 + e^{1{,}56 \cdot ECC}$).[32] Em termos práticos, isso significa que a confiabilidade nesse sistema de escore da condição corporal para prever a porcentagem de gordura corporal diminui à medida que o ECC aumenta – por exemplo, em equinos com ECC 7 a 8/9 a porcentagem

Tabela 17.9 Critérios para estimativas da condição corporal em equinos de raças leves.

Escore	Condição	Descrição
1	Emaciado	O animal apresenta emaciação extrema. Processos espinhosos (partes das vértebras que se projetam para o dorso), costelas, base da cauda, tuberosidade coxal (articulações coxofemorais) e tuberosidade isquiática (ossos pélvicos inferiores) se destacam de modo proeminente. Facilmente, notam-se as estruturas ósseas da região da cernelha, ombros e pescoço. Não é possível perceber nenhum tecido adiposo
2	Muito magro	Animal emaciado. Nota-se fina camada de gordura recobrindo a base dos processos espinhosos, processos transversais (partes das vértebras que se projetam lateralmente) das vétebras lombares (região lombar). Processos espinhosos, costelas, base da cauda, tuberosidade coxal e tuberosidade isquiática são proeminentes. As estruturas ósseas da região da cernelha, ombros e pescoço são pouco perceptíveis
3	Magro	Nota-se deposição de gordura ao redor da metade dos processos espinhosos; não é possível notar os processos transversos. Fina camada de gordura recobre as costelas. Os processos espinhosos e as costelas são facilmente perceptíveis. A base da cauda é proeminente, mas não é possível identificar as vértebras individualmente. A tuberosidade coxal parece arredondada, sendo facilmente notada. É possível perceber deposição de gordura ao redor da base da cauda (a proeminência depende da conformação). Não se nota a tuberosidade coxal. Não se constata magreza evidente na região da cernelha, ombros e pescoço
4	Moderadamente magro	Ausência de dobras ao longo do dorso (ocorre discreta protusão dos processos espinhosos, acima do tecido circundante). Nota-se contorno indistinto das costelas. Pode-se verificar deposição de gordura ao redor da base da cauda (a proeminência depende da conformação). Não se constata tuberosidade coxal. Não há evidência de magreza na região da cernelha, ombros e pescoço
5	Moderado	O dorso é plano. Não é possível fazer a distinção visual das costelas, mas podem ser facilmente palpadas. Há impressão inicial de que a gordura ao redor da base da cauda tem consistência esponjosa. A região da cernelha parece recobrir os processos espinhosos. Ombros e pescoço se harmonizam suavemente com o corpo
6	Conteúdo de músculo moderado	É possível notar discreta dobra no dorso. A gordura que recobre as costelas tem consistência esponjosa. A gordura ao redor da base da cauda parece macia. Começa a deposição de gordura nos lados da cernelha, atrás dos ombros e no pescoço
7	Musculoso	É possível notar dobras no dorso. Pode-se palpar as costelas individualmente, mas com sensação perceptível de gordura entre elas. A gordura ao redor da base da cauda é macia. Ocorre depósito de gordura na cernelha, atrás dos ombros e no pescoço
8	Obeso	Dobra no dorso. É difícil palpar as costelas. A gordura ao redor da base da cauda é muito macia. A região da cernelha é preenchida com gordura. A região atrás dos ombros é preenchida com gordura e se nivela com o resto do corpo. Espessamento evidente do pescoço. Deposição de gordura nas partes internas das coxas
9	Extremamente gordo	Dobras evidentes no dorso. Tumefações gordurosas sobre as costelas. Deposição proeminente de gordura ao redor da base da cauda, na cernelha, atrás dos ombros e no pescoço. Gordura ao longo da coxa, atrás dos ombros e ao longo do pescoço. Pode haver fricção entre as deposições de gordura das partes internas da coxa. O flanco é preenchido com gordura e se nivela ao resto do corpo

Fonte: Henneke et al. (1983). Henneke DR et al. Equine Vet J. 1983; 15;371. Reproduzida, com autorização, de Carter RA et al. In: Geor RJ et al., eds. Equine Applied and Clinical Nutrition. WB Saunders; 2013:393.

de gordura corporal varia de ~13 a 36%.[32] O modelo log-log do ECC possibilitou a previsão correta de conteúdo de gordura corporal superior a 20% (ECC = 6,83) em 76% dos esquinos, com sensibilidade de 83% e especificidade de 71%.[32] No entanto, a necessidade de utilizar o modelo log-log diminui a utilidade geral desse procedimento.

O escore da condição corporal é uma medida de alteração da gordura corporal sabidamente não sensível – pôneis com redução de 11% no peso corporal e de 45% na gordura corporal não apresentaram alteração no ECC.[36,37] Isso indica que o sistema de ECC (escala de 1 a 9) tem alguma utilidade na avaliação de porcentagem de gordura corporal em equinos e pôneis, mas deve ser utilizado com total conhecimento de suas limitações.

Há boa correlação entre o ECC e a concentração plasmática de glicose no teste de tolerância e no teste de sensibilidade à insulina, bem como nas concentrações de insulina, leptina e triglicerídeos, em equinos e pôneis[5,19,35]; todos esses testes podem ser clinicamente importantes.

Foi desenvolvido um sistema de graduação para avaliar adiposidade regional evidente, como o "pescoço cristoso", em pôneis e equinos.[35] O coeficiente de correlação intraclasse (uma medida de confiabilidade entre os avaliadores) foi de 0,70, para quatro avaliadores de 21 éguas e 75 pôneis.[35] Há boa correlação entre o "escore de pescoço cristoso" e as concentrações plasmáticas de insulina e glicose, considerando um conjunto de dados de equinos e pôneis, e as concentrações de insulina, leptina, glicose e triglicerídeos, quando os dados de equinos e pôneis foram analisados separadamente. Ademais, os pôneis com escore de "pescoço cristoso" 4, ou mais, apresentam maior risco de laminite associada à pastagem.[39] Portanto, esse sistema de escore parece ser confiável (boa concordância entre os avaliadores), bem como indicador de variáveis clinicamente significativas e das consequências (Tabela 17.10).

Laminite aguda e sequelas de laminite (às vezes, denominada laminite crônica) são ocorrências comuns em animais com resistência à insulina e tais sinais físicos possibilita a confirmação diagnóstica de SME, nesses animais. Os sinais clínicos de laminite são descritos em Laminite equina no Capítulo 15.

Diagnóstico

No campo, o diagnóstico definitivo de SME é obtido mediante a demonstração de resistência à insulina em equídeos com sinais clínicos compatíveis (obesidade, adiposidade regional, laminite), sendo confirmado pela determinação das concentrações plasmáticas de glicose e insulina.[1]

Pode-se detectar resistência à insulina mediante a mensuração das concentrações de

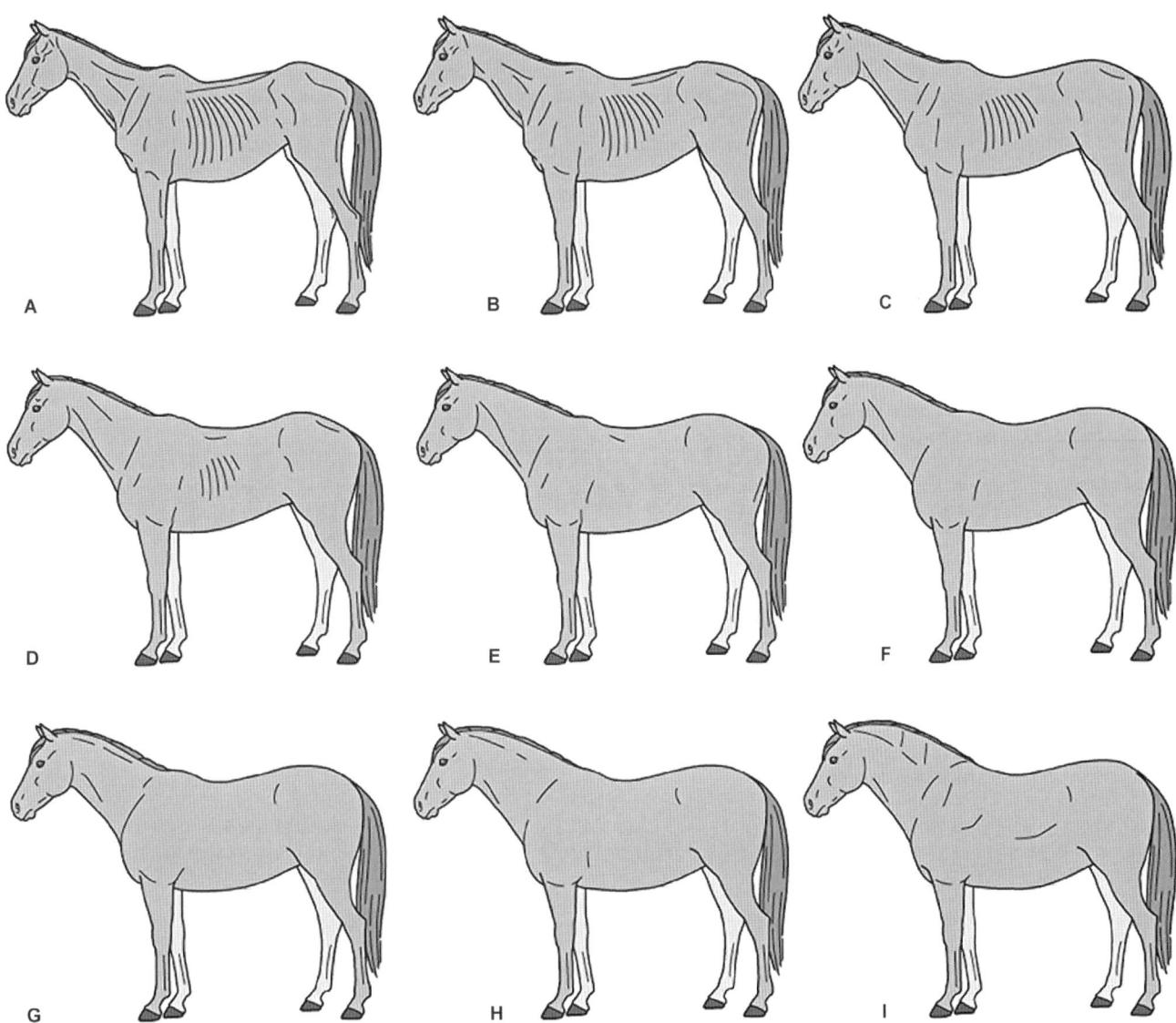

Figura 17.7 Aparência de equinos de raças leves em cada escore de condição corporal descrito por Henneke et al. (1983). Henneke DR et al. Equine Vet J. 1983;15:371. Reproduzida, com autorização, de Carter RA et al. In: Geor RJ et al., eds. Equine Applied and Clinical Nutrition. WB Saunders; 2013:393.

Tabela 17.10 Sistema de graduação para avaliar adiposidade regional no pescoço de pôneis e equinos.

Escore	Descrição
0	Não se constata "crista" de gordura (tecido notado na parte de cima do ligamento nucal), ou "pescoço cristoso", durante a inspeção ou a palpação
1	Não se constata pescoço cristoso à inspeção, mas é percebido discretamente à palpação
2	Nota-se pescoço cristoso evidente à inspeção, mas uma discreta camada de gordura se deposita, uniformemente, do local do chifre até a cernelha. A "crista" de gordura é facilmente palpada com uma mão em formato de xícara e se desloca de um lado para o outro
3	"Crista" de gordura alargada e espessa, com maior deposição de gordura no meio do pescoço do que próximo do local do chifre e da cernelha, como se fosse uma protuberância. As "cristas" cabem em uma mão em formato de xícara e começa a ficar difícil o seu deslocamento de um lado para o outro
4	A "crista" de gordura se apresenta muito alargada e espessa e já não é possível envolvê-la com uma mão em formato de xícara ou deslocá-la facilmente de um lado para o outro. A "crista" pode apresentar dobras/ondulações perpendiculares à linha superior do pescoço
5	A "crista" é tão grande que se mantém permanentemente caída para um lado

insulina e glicose em uma única amostra de sangue (teste pontual) ou por meio de testes mais sofisticados que mensuram esses componentes em vários momentos após a administração de glicose e insulina, em equídeos (teste dinâmico) – ou pelo método do "clamp" euglicêmico ou pelo teste intravenoso com glicose e insulina (modelo mínimo), com coleta frequente de amostras.[40-42] O primeiro é mais útil nas instalações clínicas e no campo, embora com menor sensibilidade e/ou especificidade, enquanto o último é útil em instalações de pesquisa ou hospitais de referência, sendo considerado padrão-ouro para o diagnóstico.

Hiperglicemia raramente é detectada em equídeos com resistência à insulina e a determinação da concentração sanguínea de glicose, exclusivamente, não é um teste útil para o diagnóstico de resistência à insulina.[1] A detecção de hiperglicemia persistente e inapropriada (ou seja, não associada a estresse ou à ingestão de alimento) deve sugerir, prontamente, o diagnóstico de diabetes melito.[43]

Hiperinsulinemia, na ausência de condições que aumentam a secreção de insulina (estresse, dor, alimentação), é uma forte evidência de resistência à insulina.[1] A interpretação da concentração plasmática ou sérica de insulina deve levar em conta vários fatores que podem influenciar a concentração real relatada pelo laboratório. Os fatores fisiológicos que podem aumentar a concentração sérica de insulina incluem alimentação, estresse, dor e administração de agonistas adrenérgicos alfa-2 (xilazina, detomidina, romifidina etc.) A alimentação aumenta a concentração plasmática de insulina tanto em equinos sadios quanto naqueles resistentes à insulina e dificulta a interpretação dos resultados do teste. Dor e estresse aumentam as concentrações plasmáticas de glicose e insulina por elevar as concentrações de cortisol e epinefrina no sangue, o que reduz a sensibilidade à insulina.[44] Isso pode ser importante quando se examina equídeos com laminite ativa ou outras condições que causam dor – a avaliação deve ser postergada até haver cessação da dor.[1]

O *teste pontual* das concentrações plasmáticas de glicose e insulina deve ser realizado em condições controladas, de preferência, 6 h após o fornecimento de alimento e, preferivelmente, em amostra obtida entre 8 e 10 h da manhã.[1] Os equinos podem ser alimentados com pequena quantidade de feno com baixo conteúdo de carboidrato não estrutural na noite anterior ao teste (cerca de 2 kg de feno para um equino de 500 kg) e nada mais antes do teste.[1]

Fatores laboratoriais podem influenciar a concentração de insulina relatada para uma amostra de sangue. Isso se deve, principalmente, ao emprego de diferentes metodologias, verificando-se diferentes concentrações de insulina na mesma amostra de sangue.[45] Até recentemente, a maioria dos testes para mensuração de insulina em equinos consistia no uso de kits ou de metodologia destinada ao exame de amostras de humanos, com a vantagem de haver considerável reação cruzada entre as insulinas de humanos e de equinos. Atualmente, há disponibilidade de testes específicos para equinos e há relato de sua precisão, confiabilidade e especificidade.[45] A metodologia padrão-ouro é a cromatografia líquida-espectrometria de massa (CL-EM), mas seu custo é alto e há limitada acessibilidade nos laboratórios que processam grande quantidade de amostras clínicas. A avaliação de seis kits de testes comumente utilizados ou disponíveis para mensuração da concentração plasmática ou sérica de insulina mostrou que nenhuma concentração refletiu aquela mensurada em CL-EM e que apenas um forneceu resultados confiáveis (válidos) – o Siemens Coat-a-Count Insulin Radioimunoassay (RIA) – e apenas se as amostras cuja concentração excedia o padrão mais elevado eram diluídas com plasma livre de carvão e não em diluentes fornecidos.[45]

A consequência do emprego de diferentes métodos de mensuração da concentração sérica de insulina é que o uso de valores de corte para a detecção de resistência à insulina fornecida pelos diferentes laboratórios é um problema. Para o diagnóstico de resistência à insulina, recomenda-se como ponto de corte o valor de 20 µU/mℓ, quando se utiliza o Siemens Coat-a-Count Insulin (RIA).[1] No entanto, esse valor deve ser interpretado com cautela porque não há relato de sensibilidade (proporção de falso-negativos) e de especificidade (proporção de falso-positivos); ademais, o teste como meio de diagnóstico de resistência à insulina não foi validado. Pode ser um teste de triagem útil.[1] Antes de enviar a amostra para o teste, deve-se entrar em contato com o laboratório local para saber qual o teste utilizado e se o laboratório tem faixa de variação de referência para a metodologia do teste utilizada.

Foram propostos indicadores alternativos de resistência à insulina, obtidos a partir da determinação das concentrações plasmáticas de glicose e insulina, para o diagnóstico de resistência à insulina e predição de predisposição à laminite, em pôneis.[7,40,41,46] Um indicador alternativo comumente utilizado é o RISQI:

RISQI = concentração de insulina$^{-0,5}$

Em que valores de RISQI menores indicam menor sensibilidade à insulina.

No *teste dinâmico*, geralmente emprega-se uma combinação de testes de desafio para glicose e insulina, de variadas complexidades.[1,41] Um desses testes mensura as respostas de insulina e glicose à administração por via intravenosa de glicose (150 mg/kg PC) e insulina (0,10 U/kg), com a obtenção de amostras em diversos momentos (imediatamente antes e 1, 5, 15, 25, 35, 45, 60, 75, 90, 105, 120, 135 e 150 min após infusão).[1,5] A concentração sanguínea de glicose em equinos sensíveis à insulina retorna ao valor basal dentro de 45 min após a administração de glicose. Os equinos resistentes à insulina apresentam uma diminuição lenta na concentração sanguínea de glicose e aumento exagerado na concentração plasmática/sérica de *insulina*.[1,5] Um teste mais complexo, envolvendo a obtenção de amostras de sangue em diversos momentos e administração retardada de insulina é analisado utilizando o "modelo mínimo" e propicia quatro medidas de sensibilidade à insulina, de disponibilidade de glicose e de secreção de insulina (resposta pancreática).[41]

O teste dinâmico também pode consistir na administração de insulina e monitoramento da concentração sanguínea (plasmática) de glicose.[13,14] Um teste mais complexo envolve a administração por via intravenosa de doses crescentes de insulina (bovina ou humana recombinante) e mensuração da concentração sanguínea de glicose em momentos definidos. Então, a dose de insulina necessária para induzir uma redução de 50% na concentração sanguínea de glicose é utilizada como índice diagnóstico. Esse teste é trabalhoso e acompanhado de alto risco de indução de hipoglicemia e, portanto, tem utilidade clínica limitada.[13] Um teste modificado consiste na administração por via intravenosa de 0,1 U de insulina humana recombinante/kg, seguida da determinação da concentração sanguínea de glicose imediatamente antes e 30 min depois da aplicação.[14] Equinos sensíveis à insulina ($n = 6$, no estudo) apresentaram redução de 50%, ou mais, na concentração sanguínea de glicose 30 min após a administração de insulina, enquanto nenhum dos equinos resistentes à insulina ($n = 6$) apresentaram tal resposta. É preciso estabelecer a sensibilidade e a especificidade desse teste em maior número de equinos sadios e de resistentes à insulina para que seja clinicamente útil.

O teste de açúcar oral (OST) fornece resultados tão confiáveis quanto o teste de tolerância à glicose IV para o diagnóstico de resistência à insulina e hiperinsulinemia. O teste envolve a administração oral de 0,15 mℓ de melado de milho/kg (cerca de 150 mg/kg de PC de açúcar digestível derivado da dextrose), para equídeos, após uma noite de jejum. As concentrações plasmáticas de insulina e glicose são mensuradas imediatamente antes e 30, 60 e 90 min após a administração de melado de milho. Os equídeos com SME apresentam concentrações mais elevadas de glicose e insulina comparativamente aos equinos não acometidos.[17]

Patologia clínica

Os achados nos exames referentes à patologia clínica incluem hiperinsulinemia (como mencionado em discussão anterior), hiperleptinemia, hipertrigliceridemia e normoglicemia. A concentração plasmática de ACTH de equinos com SME situa-se na faixa de referência para equinos sadios, ressaltando que os equinos sem SME podem, também, apresentar DPIP.

Necropsia

Geralmente, os equinos acometidos são examinados após a morte devido à laminite. Não há outras lesões características além dos sinais de laminite e obesidade/adiposidade regional. O pâncreas se apresenta normal.

> **Diagnóstico diferencial**
> - Obesidade sem resistência à insulina
> - Disfunção da parte intermediária da pituitária
> - Laminite de outra causa que não seja SME (doença séptica sistêmica, como colite e metrite).

Tratamento

O objetivo do tratamento é aumentar a sensibilidade à insulina, em equídeos acometidos. Isso pode ser conseguido pela redução da proporção de gordura corporal por meio de controle dietético cuidadoso. A administração de drogas sensibilizadoras de insulina tem atraído interesse, mas sua utilidade clínica ainda precisa ser claramente demonstrada.

Manejo alimentar

As metas fundamentais do manejo alimentar são:

- Obter e manter um ECC ideal (peso corporal; veja comentário anterior de que o peso corporal não indica a composição do corpo)
- Reduzir o fornecimento de carboidratos não estruturais porque eles induzem uma resposta insulinêmica e hiperglicêmica nos equídeos com SME e naqueles animais em risco[1]
- Assegurar o consumo adequado e equilibrado de nutrientes essenciais.

O escore da condição corporal (ECC) ideal em pôneis foi muito mencionado, mas pouco ou raramente definido. A condição corporal ideal de um pônei ou equino é aquela na qual o animal apresenta sensibilidade à insulina na faixa de variação normal (ou seja, não é resistente à insulina), concentração plasmática de triglicerídeos na faixa de normalidade e sem alto risco de laminite. Possivelmente, não há um ECC que satisfaça todos esses critérios, para todos os equídeos, e cada animal deve ser considerado à luz de suas próprias condições e sua fisiologia. O monitoramento das mensurações indicadoras de resistência à insulina e da concentração plasmática de triglicerídeos representam um guia para obtenção do peso corporal ideal ou aceitável do animal.

A obtenção e a manutenção de um ECC aceitável (como alternativa para a proporção de gordura corporal) não é fácil.[47] Os animais em maior risco de obesidade e adiposidade regional frequentemente apresentam metabolismo ajustado para manter sua condição corporal e a redução do peso corporal ou do ECC pode não ser tão simples quanto a redução no consumo de alimentos.[22]

As recomendações para redução da ingestão de alimentos sugerem que o fornecimento diário de feno, na taxa de 1,25% do peso corporal, é apropriado para conseguir uma redução gradual do peso corporal. No entanto, o planejamento de uma dieta que possibilite a redução do peso corporal, que assegure a ingestão adequada de nutrientes essenciais e que proporcione saúde digestória e psicológica de equinos ou pôneis pode ser um desafio.

A etapa inicial deve ser evitar ou reduzir drasticamente o acesso à pastagem. A criação em pastagem propicia livre acesso à forrageira e os pôneis podem consumir o equivalente a 2 a 5% de seu peso corporal de pastagem diariamente. Ademais, a pastagem, principalmente forrageira verde, contém alto teor de carboidratos não estruturais (glicose, amido) que induzem uma resposta glicêmica e hipersulinemia, em pôneis e equinos suscetíveis. O acesso à pastagem pode ser evitado mediante a estabulação dos animais em piquetes secos ou pela colocação de focinheira.

Pode-se fornecer feno em quantidade diária equivalente a 1,25 a 1,5% da massa corporal, com base na matéria seca. O conteúdo de carboidratos não estruturais do feno deve ser reduzido colocando o alimento em água fria durante 12 a 16 h antes de seu fornecimento. A água utilizada para molhar o feno não deve ser fornecida ao equino ou pônei. O fornecimento dessa dieta ocasiona redução do peso corporal e melhora o índice de sensibilidade à insulina.[22,37,48,49] Equinos e pôneis podem ser, individualmente, resistentes à perda de peso, podendo ser necessária a redução na ingestão diária de matéria seca para o equivalente a 1% do peso corporal para alcançar tal objetivo. No entanto, a restrição à ingestão até esse nível pode provocar alterações comportamentais, como comer o material da cama e mastigar a cauda de companheiros, além de outras manias de alotriofagia. Como exemplo remoto de restrição alimentar e indução de alotriofagia tem-se aquele do uso de pôneis por Robert Falcon Scott, em uma expedição para chegar ao Polo Sul. Os pôneis manifestaram intenso apetite por forrageira, por receberem uma ração altamente concentrada.

Suplementos, incluindo cromo, ocasionam aumento da sensibilidade à insulina, em equinos. Contudo, há evidência de que não são efetivos e não há comprovação de sua eficácia.[50]

Atividade física

Aumenta a sensibilidade à insulina em equinos[51], e parece sensato recomendar maior atividade física aos pôneis e equinos obesos.[1] No entanto, o treinamento físico moderado não melhora a sensibilidade dos equinos à insulina.[52] Verificou-se que o exercício moderado em pôneis não obesos que anteriormente apresentaram laminite reduziu a concentração de amiloide A sérica, bem como os teores séricos de haptoglobina e de insulina após exercício.[53] Esses resultados sugerem uma ação benéfica do exercício de intensidade relativamente baixa (10 min de caminhada forçada, seguida de 5 min de trote) na redução de inflamação em pôneis com risco de laminite.

Uso de medicamento

Recomendou-se a administração de levotiroxina ou de metformina como tratamento de SME.[1,54,55] A levotiroxina (0,1 mg/kg/24 h VO) ocasiona perda de peso e melhora a sensibilidade à insulina, em equinos obesos, sendo indicada como adjuvante ao manejo dietético.[55]

A metformina, utilizada no tratamento de diabetes tipo 2 humana, tem sido administrada aos equinos na tentativa de melhorar a sensibilidade à insulina. Embora os relatos iniciais fossem favoráveis[56], pesquisas farmacológicas mais recentes não mostraram sua eficácia em melhorar a sensibilidade à insulina, na dose de 15 mg/kg/12 h VO.[54,57-59] No entanto, a administração de 30 mg de metformina/kg/12 h reduziu as respostas glicêmica e insulinêmica de equinos sadios e daqueles com resistência à insulina induzida por dexametasona à administração de dextrose.[60] Ainda não foi esclarecido se essa dose é efetiva em equinos ou pôneis com resistência à insulina de ocorrência natural.

Pioglitazona foi pesquisada em equinos sadios, nos quais não se constatou aumento da sensibilidade à insulina (na dose de 1 mg/kg/24 h, durante 12 dias), tampouco minimizou os efeitos da infusão de endotoxina nos indicadores de inflamação sistêmica.[61,62] Há relato da farmacocinética da pioglitazona em equinos.[63]

LEITURA COMPLEMENTAR

Frank N, Tadros EM. Insulin dysregulation. Equine Vet J. 2014;46:103-112.

Frank N, et al. Equine metabolic syndrome. J Vet Int Med. 2010;24:467-475.

REFERÊNCIAS BIBLIOGRÁFICAS

1. Frank N, et al. J Vet Int Med. 2010;24:467.
2. Bamford NJ, et al. Dom Anim Endocrin. 2014;47:101.
3. Morgan RA, et al. Aust Vet J. 2014;92:101.
4. Treiber KH, et al. JAVMA. 2006;228:1538.
5. Frank N, et al. JAVMA. 2006;228:1383.
6. Menzies-Gow NJ, et al. Vet Rec. 2010;167:690.
7. Bailey SR, et al. Am J Vet Res. 2008;69:122.
8. Funk RA, et al. J Vet Int Med. 2012;26:1035.
9. Place NJ, et al. J Vet Int Med. 2010;24:650.
10. Thatcher CD, et al. J Vet Int Med. 2012;26:1413.
11. Wyse CA, et al. Vet Rec. 2008;162:590.
12. Tadros EM, et al. Am J Vet Res. 2013;74:1010.
13. Caltabilota TJ, et al. J Anim Sci. 2010;88:2940.
14. Bertin FR, et al. Dom Anim Endocrin. 2013;44:19.
15. Waller AP, et al. J Vet Int Med. 2011;25:315.
16. Waller AP, et al. Biochim Biophys Acta. 2011;1812:1098.
17. Schuver A, et al. J Equine Vet Sci. 2014;34:465.
18. Waller AP, et al. Vet Immunol Immunopathol. 2012;149:208.
19. Suagee JK, et al. J Vet Int Med. 2013;27:157.
20. Suagee JK, et al. Vet Immunol Immunopathol. 2011;142:141.
21. Holbrook TC, et al. Vet Immunol Immunopathol. 2012;145:283.
22. Argo CM, et al. Vet J. 2012;194:179.
23. Borer KE, et al. J Anim Sci. 2012;90:3003.
24. Bailey SR, et al. Anim Prod Sci. 2013;53:1182.
25. Carter RA, et al. Am J Vet Res. 2009;70:1250.
26. Ungru J, et al. Vet Rec. 2012;171:528.
27. Pleasant RS, et al. J Vet Int Med. 2013;27:576.
28. Burns TA, et al. J Vet Int Med. 2010;24:932.
29. Dugdale AHA, et al. Equine Vet J. 2011;43:552.
30. Dugdale AHA, et al. Equine Vet J. 2011;43:562.
31. Latman NS, et al. Res Vet Sci. 2011;90:516.
32. Dugdale AHA, et al. Equine Vet J. 2012;194:173.
33. Carroll CL, et al. Equine Vet J. 1988;20:41.
34. Henneke DR, et al. Equine Vet J. 1983;15:371.
35. Carter RA, et al. Vet J. 2009;179:204.
36. Dugdale AHA, et al. Equine Vet J. 2011;43:121.
37. Dugdale AHA, et al. Equine Vet J. 2010;42:600.
38. Carter RA, et al. In: Geor RJ, et al., eds. Equine Applied and Clinical Nutrition. W.B. Saunders; 2013:393.
39. Carter RA, et al. Equine Vet J. 2009;41:171.
40. Kronfeld D. J Equine Vet Sci. 2006;26:281.
41. Kronfeld DS, et al. JAVMA. 2005;226:712.
42. Firshman AM, et al. Equine Vet J. 2007;39:567.
43. Durham AE, et al. Equine Vet J. 2009;41:924.
44. Tiley HA, et al. Am J Vet Res. 2007;68:753.
45. Tinworth KD, et al. Dom Anim Endocrin. 2011;41:81.
46. Borer KE, et al. Equine Vet J. 2012;44:444.
47. Frank N, et al. Equine Vet J. 2014;46:103.
48. McGowan CM, et al. Vet J. 2013;196:153.
49. Schmengler U, et al. Livestock Sci. 2013;155:301.

50. Chameroy KA, et al. Equine Vet J. 2011;43:494.
51. Stewart-Hunt L, et al. Equine Vet J. 2010;42:355.
52. Carter RA, et al. Am J Vet Res. 2010;71:314.
53. Menzies-Gow NJ, et al. Equine Vet J. 2013;n/a.
54. Durham AE. Vet J. 2012;191:17.
55. Frank N, et al. Am J Vet Res. 2005;66:1032.
56. Durham AE, et al. Equine Vet J. 2008;40:493.
57. Tinworth KD, et al. Vet J. 2012;191:79.
58. Tinworth KD, et al. Vet J. 2010;186:282.
59. Tinworth KD, et al. Am J Vet Res. 2010;71:1201.
60. Rendle DI, et al. Equine Vet J. 2013;45:751.
61. Wearn JG, et al. Vet Immunol Immunopathol. 2012;145:42.
62. Suagee JK, et al. J Vet Int Med. 2011;25:356.
63. Wearn JMG, et al. J Vet Pharmacol Ther. 2011;34:252.

Feocromocitoma (paraganglioma)

Tipo de tumor raro em animais domésticos; acomete bovinos, ovinos e equinos.[1-5] Feocromocitoma é uma neoplasia neuroendócrina de células cromafins da medula adrenal ou de tecido cromafin extra-adrenal. O tumor secreta catecolaminas; em humanos, os sinais clínicos estão relacionados à alta concentração de epinefrina ou norepinefrina na circulação. Em equinos, geralmente a manifestação clínica consiste em cólica intermitente ou aguda ou hemoabdômen. Os equinos podem morrer subitamente devido à hemorragia abdominal decorrente da ruptura do tumor.[2] Os equinos acometidos podem manifestar taquicardia persistente ou intermitente, com sudorese excessiva ou extemporânea. A massa tumoral pode ser palpada próximo ao rim esquerdo ou é possível visualizá-lo por meio de ultrassonografia transrretal.[2,6] Não é possível visualizar a glândula adrenal direita normal na ultrassonografia transrretal de equino.[6] Em bovinos e ovinos, a doença quase sempre é detectada no exame pós-morte e não tem impacto econômico real, com exceção de um touro de raro valor acometido.[5] A enfermidade pode representar parte de diversas neoplasias endócrinas, mas geralmente é solitária, embora gangliomas possam ocasionar metástase.[7] O diagnóstico, ainda em vida, pode ser confirmado pela detecção de altas concentrações de metanefrina e ácido vanilmandélico, ambos metabólitos de catecolaminas no sangue ou na urina. Não há tratamento efetivo, tampouco medidas de controle eficazes.

REFERÊNCIAS BIBLIOGRÁFICAS

1. Aydogan A, et al. Rev Med Vet. 2012;163:536.
2. Elsar N, et al. Israel J Vet Med. 2007;62:53.
3. Germann SE, et al. Vet Rec. 2006;159:530.
4. Nielsen AB, et al. J Comp Pathol. 2012;146:58.
5. Seimiya YM, et al. J Vet Med Sci. 2009;71:225.
6. Durie I, et al. Vet Radiol Ultrasound. 2010;51:540.
7. Herbach N, et al. J Comp Pathol. 2010;143:199.

Deficiência da enzima de ramificação do glicogênio em equinos

A deficiência da enzima de ramificação do glicogênio (GBED, acrônimo de "glycogen branching enzyme deficiency") é uma doença fatal em fetos e potros neonatos das raças Quarto-de-Milha, Paint Horse e seus mestiços.[1] A enfermidade é causada por uma mutação "*nonsense*" no códon 34 do gene *GEB1*, que impede a síntese de uma proteína GBE funcional e compromete sobremaneira o metabolismo de glicogênio.[1] As frequências do alelo GBE1 mutante relatadas em equinos das raças Quarto-de-Milha, Paint Horse e Puro Sangue Inglês, registrados são 0,041, 0,036 e zero, respectivamente.[2] Entre 651 equinos Quarto-de-Milha Americano de elite, 200 Quarto-de-Milha Americano controles e 180 American Paint Horse controle, a frequência total do alelo GBED detectada foi 0,054.[3] A deficiência da enzima de ramificação do glicogênio é uma enfermidade hereditária que se manifesta como uma característica recessiva simples oriunda de um único fator iniciador.[2] A doença foi relatada na América do Norte e na Alemanha.[4]

Os potros abortam, nascem mortos ou manifestam a doença ao nascimento. Estima-se que até 2,5% das mortes de fetos e neonatos precoces em equinos Quarto-de-Milha e seus mestiços estejam associadas a essa anormalidade genética.[2] Os potros que nascem vivos são fracos e apresentam hipotermia; alguns nascem com deformidades nos membros e, geralmente, todos morrem dentro de horas a dias após o nascimento.[5] Os potros acometidos apresentam hipoglicemia refratária e elevação mínima na atividade sérica da enzima creatinoquinase.

A doença é confirmada pela detecção de inclusões no músculo cardíaco ou no músculo esquelético positivas na coloração pelo ácido periódico Schiff (PAS, crônimo de "periodic acid-Schiff") e pela análise do genótipo. Não há tratamento efetivo e o controle se baseia no acasalamento seletivo e prudente.

REFERÊNCIAS BIBLIOGRÁFICAS

1. Ward TL, et al. Mamm Genome. 2004;15:570.
2. Wagner ML, et al. J Vet Int Med. 2006;20:1207.
3. Tryon RC, et al. JAVMA. 2009;234:120.
4. Winter J, et al. Pferdeheilkunde. 2013;29:165.
5. Finno CJ, et al. Vet J. 2009;179:336.

Tetania da lactação em éguas (eclâmpsia, tetania do transporte)

Em éguas, a tetania da lactação é causada por hipocalcemia, sendo caracterizada por comportamento anormal que progride para incoordenação e tetania. A etiologia exata da hipocalcemia não foi esclarecida, porém a causa dos sinais clínicos é a redução marcante na concentração sérica de cálcio ionizado. O efeito do fornecimento de dieta com alto teor de cálcio, como feno de alfafa, no final da gestação e das modificações abruptas na dieta após o parto, não foi pesquisado em éguas, tal qual estudadas em vacas (ver discussão sobre Febre do Leite).

A doença era mais comum quando se praticava o acasalamento de equinos de tração amplamente; todavia, atualmente esse é um procedimento raro.[1] Em animais não tratados, a taxa de mortalidade é alta. A maioria dos casos é verificada em éguas lactantes, cerca de 10 dias após o parto ou 1 ou 2 dias após o desmame. As éguas de alta produção criadas em pastagem viçosa são mais suscetíveis e, em muitos casos, são submetidas a trabalho físico árduo. A estabulação ou o transporte prolongado de pôneis não amansados pode induzir um episódio da doença. Esse último tem sido um fator particularmente importante na etiologia da doença na Grã-Bretanha e foi considerado um fator predisponente mesmo em garanhões e éguas não lactantes. Às vezes, a doença ocorre sem que se constate qualquer causa aparente. A enfermidade foi verificada em um pônei castrado com 20 anos de idade. A hipocalcemia, com sinais clínicos, também é verificada em equinos submetidos à atividade física prolongada, como enduros ou eventos de 3 dias.

Ademais, nota-se hipocalcemia em outras doenças de equinos, inclusive cólica e colite, e em consequência do hipotireoidismo.[2,3]

Vários casos discretos de tetania da lactação, com recuperação espontânea, foram observados após o transporte, mas a taxa de mortalidade em alguns lotes de animais transportados pode ser maior que 60%. Geralmente, as éguas que desenvolvem a doença por ocasião do cio do potro ou do desmame são mais gravemente acometidas; se as éguas não forem tratadas precocemente, a taxa de mortalidade será alta.

Os animais gravemente acometidos transpiram em profusão e apresentam dificuldade de locomoção devido à tetania dos membros e incoordenação. O andar é rígido e a cauda se apresenta ligeiramente levantada. Com frequência, a respiração laboriosa rápida e a ampla dilatação das narinas são acompanhadas de *flutter* diafragmático sincrônico ("golpe"), detectado como um ruído alto no tórax. Fibrilação muscular, principalmente do músculo masseter e dos ombros, e trismo mandibular são evidentes, mas não há prolapso da terceira pálpebra. Os animais acometidos não manifestam hipersensibilidade a ruídos, mas seu manuseio pode precipitar um episódio mais grave de tetania. A temperatura corporal é normal ou ligeiramente aumentada, e embora o pulso arterial seja normal no estágio inicial da doença, posteriormente se torna rápido e irregular. A égua pode tentar comer e beber várias vezes, mas parece incapaz de deglutir; a introdução de uma sonda estomacal pode ser difícil. Micção e defecação são temporárias e ocorre diminuição dos movimentos peristálticos.

Se não tratada, a égua se deita dentro de, aproximadamente, 24 h; manifesta convulsões tetânicas, que se tornam mais ou menos contínuas. A égua morre cerca de 48 h após o início da doença. A tetania e excitação no estágio inicial sugerem tétano, mas não há prolapso da terceira pálpebra e geralmente há relato de parto recente ou desmame e atividade física. A ansiedade e o tremor muscular notado na laminite podem ser confundidos com os de tetania da lactação, principalmente quando a doença acomete éguas que pariram e tiveram retenção de placenta. Sinais de dor nas patas e pulso digital forte são características diagnósticas de laminite.

Na hipocalcemia, a concentração sérica de cálcio varia de 4 a 6 mg/dℓ (1 a 1,50 mmol/ℓ); o grau de hipocalcemia foi relacionado à ocorrência dos sinais clínicos. Quando o teor sérico de cálcio é superior a 8 mg/dℓ (2 mmol/ℓ), o único sintoma é hiperexcitabilidade. Em valor de 5 a 8 mg/dℓ (1,25 a 2 mmol/ℓ), notam-se espasmos tetânicos e discreta incoordenação. Em concentração inferior a 5 mg/dℓ (1,25 mmol/ℓ) o animal manifesta estupor e se deita. O importante é a concentração de cálcio ionizado; alguns animais, como os equinos submetidos a eventos de 3 dias, podem apresentar concentração de cálcio total normal, porém com teor de cálcio ionizado anormalmente baixo, devido às alterações no equilíbrio ácido:base. Em equinos com sinais clínicos sugestivos de hipocalcemia, se possível, deve-se mensurar a concentração sérica de cálcio ionizado. Em alguns casos, constatou-se hipomagnesemia, com teor sérico de magnésio de 0,9 mg/dℓ (0,37 mmol/ℓ), mas apenas quando havia relato de transporte recente. Em outros casos, relatou-se hipermagnesemia.

O tratamento com borogliconato de cálcio, por via IV, como recomendado no tratamento de paresia da vaca parturiente, resulta em recuperação rápida e completa. A dose indicada para égua de 500 kg é 300 a 500 mℓ de solução de borogliconato ou gliconato de cálcio 25%, por meio de infusão intravenosa lenta (ao longo de 15 a 30 min). Um dos sintomas mais precoce de recuperação é a excreção de grande volume de urina. Há relato de alguns casos que persistem por poucos dias.

REFERÊNCIAS BIBLIOGRÁFICAS

1. Radostits O, et al. Lactation tetany of mares. In: Veterinary Medicine: a Textbook of the Diseases of Cattle, Horses, Sheep, Goats and Pigs. 10th ed. London: W.B. Saunders; 2006:1651.
2. Borer KE, et al. Equine Vet Educ. 2006;18:320.
3. Durie I, et al. J Vet Int Med. 2010;24:439.

Hiperlipemia equina

Sinopse
- Etiologia: anormalidade do metabolismo energético secundária à inadequada ingestão calórica
- Epidemiologia: fêmeas de cavalo Americano miniatura, mulas e pôneis fêmeas com sobrepeso, de meia-idade, prenhes ou lactantes. Cosmopolita. Esporádica
- Achados clínicos: depressão, anorexia, perda de peso, edema ventral, fasciculação muscular, mania, decúbito
- Patologia clínica: hipertrigliceridemia (triglicerídeos > 500 mg/dℓ, ou 5 mmol/ℓ)
- Achados de necropsia: lipidose disseminada, tumefação hepática, ruptura de fígado
- Tratamento: propiciar maior ingestão de energia por meio de alimentação enteral ou parenteral. Tratar a doença primária
- Controle: manter condição corporal ideal. Evitar doença e estresse nutricional, inclusive modificação na dieta e transporte prolongado.

Etiologia

Em equídeos, a hiperlipemia com potencial risco à vida está associada com hiperlipidemia (concentração anormalmente alta de lipídios no sangue). A doença é causada por um desarranjo no metabolismo de gordura, secundário a estresse nutricional e, em particular, à ingestão inapropriada de alimento energético.[1]

Hiperlipemia é uma síndrome clínica caracterizada por depressão, fraqueza e edema ventral, acompanhados de alta concentração sanguínea de triglicerídeos e lipidose hepática. Ocasiona alta taxa de mortalidade. Uma condição relacionada é a detecção de hipertrigliceridemia associada a uma doença primária evidente grave (cólica, neoplasia, doença endócrina), na qual a trigliceridemia possivelmente tem mínima importância clínica. A hiperlipemia tem sua maior relevância como uma doença de pôneis fêmeas e mulas criadas no campo, relacionadas a causas predisponentes de importância relativamente menor.

Epidemiologia

Ocorrência

Hiperlipemia é cosmopolita. Embora de ocorrência esporádica, podem ocorrer vários casos dessa anormalidade em uma propriedade quando há muitos animais em risco expostos aos mesmos fatores predisponentes, como carência de pastagem apropriada ou de suplementação alimentar. No sudeste da Austrália, a incidência anual da doença em pôneis é de 5%; no Reino Unido, é de 2 a 10%, em jumentos.[2] A taxa de mortalidade varia de 40 a 80%, embora pareça menor em equídeos hospitalizados submetidos a cuidados mais específicos.[2,3] A incidência varia de acordo com a estação do ano e a região; na Europa, a doença em pôneis fêmeas é mais comum no final da gestação (janeiro a março), enquanto no sudeste da Austrália é mais observada no início da lactação (novembro a janeiro).

Fatores de risco do animais

É possível notar hiperlipemia em qualquer raça de equino ou de pônei e em asininos e muares, sendo mais comum em pôneis e jumentos.[2,3] Qualquer raça de equídeo pode desenvolver hipertrigliceridemia, como consequência de uma doença primária, mas a progressão para uma condição de lipemia clínica é mais comum em pôneis, equinos miniaturas, jumentos miniaturas e jumentos. A doença é considerada mais comum em fêmeas, incomum em pôneis garanhões e naqueles castrados, e rara em potros. Os pôneis mais acometidos apresentam mais de 4 anos de idade e a incidência máxima é verificada aos 9 anos de idade. Em potros, a hipertrigliceridemia é secundária a outras doenças.[3-5]

Em 449 jumentos com a doença, em uma população de 3.829 animais, os fatores de risco para hiperlipemia (concentração de triglicerídeos ≥ 4,4 mmol/ℓ) foram enfermidade concomitante (risco de ocorrência [RO] 77; com variação de 45 a 129 e intervalo de confiança [IC] de 95%), perda de peso em meses anteriores (RO = 6,4; variação de 3,6 a 11,3), transferência para um novo local (ou propriedade; RO = 3,9; variação de 1,3 a 12,0), doença dental (RO = 1,7; variação de 1,1 a 2,8), histórico de inapetência (RO = 3,2; variação de 1,3 a 7,9) e idade avançada (RO = 1,26; variação de 1,1 a 1,45).[2]

Equinos e pôneis com doença endócrina primária, inclusive disfunção da parte intermediária da pituitária (DPIP) ou suspeita de diabetes melito e enfermidades associadas à resistência à insulina, podem apresentar marcante elevação na concentração sérica de triglicerídeos (10,5 a 60,3 mmol/ℓ), sem sinais clínicos evidentes atribuídos à hipertrigliceridemia. Esta regride com o tratamento efetivo da doença endócrina primária.[6]

Gestação e lactação aumentam o risco da doença em pôneis, mas não em jumentos. Em cavalos miniaturas, a enfermidade sempre está associada com doença primária, como cólica, que é, aparentemente, um importante fator de risco. A doença primária é detectada em 50% dos casos em pôneis e 72% em jumentos acometidos;[2] no entanto, vários casos são notados em fêmeas de pôneis prenhes ou lactantes sem evidência de outras doenças.

Pôneis e jumentos com sobrepeso apresentam maior risco e, possivelmente, a resistência à insulina é um fator de risco para a doença.[7] Com frequência, o início da doença é precedido por algum tipo de estresse, em geral, transporte, lactação, privação de alimento ou uma combinação desses fatores. Tipicamente, a doença acomete pôneis fêmeas gordas, de meia-idade, gestantes ou lactantes, submetidas à redução no consumo de alimentos. No entanto, a doença não se restringe a essa população característica; equinos ou pôneis magros podem desenvolver a doença.

Hipertrigliceridemia é detectada em equinos com evidência de síndrome da resposta inflamatória sistêmica (doença grave associada com consumo reduzido de alimento). Não se constata opacidade do plasma ou soro e não se comprovou que a hipertrigliceridemia agrava a manifestação da doença primária.

Patogênese

Em pôneis, a combinação de resistência inata à insulina e um fator de estresse nutricional, como doença, gestação, lactação ou privação de alimento, resulta em mobilização excessiva de ácidos graxos do tecido adiposo, em taxa que excede a capacidade gliconeogênica e cetogênica do fígado.[1] Os adipócitos dos pôneis, em resposta à norepinefrina, liberam uma taxa de ácidos graxos 6,5 vezes maior que aquela de equinos, fato que pode explicar, ao menos em parte, as diferentes probabilidade do desenvolvimento da doença nas diferentes raças. Em pôneis e equinos, a lipólise é mediada por receptores β_2-adrenérgicos. Em pôneis, o estímulo à mobilização excessiva de gordura possivelmente está associado à resistência à insulina, bem caracterizada nesses animais, principalmente em indivíduos obesos. Não se verifica diferença entre pôneis e equinos quanto ao grau de inibição da lipólise pela insulina. Em pôneis doentes, o efeito da resistência à insulina na absorção de glicose sanguínea pode ser exacerbado pelo aumento da concentração sérica de cortisol associado a estresse ou doença.

Os equídeos têm baixa propensão em produzir cetonas; assim, os ácidos graxos em excesso são novamente esterificados no fígado e se transformam em triglicerídeos, liberados na circulação na forma de lipoproteínas de densidade muito baixa (VLDL). Na doença, a *principal anormalidade* envolve a regulação na liberação de ácidos graxos das reservas de gordura, como resultado de uma anormalidade no controle da lipase sensível a hormônio, a enzima responsável pela hidrólise de triglicerídeos, em ácidos graxos livres e glicerol, no tecido adiposo. A atividade descontrolada dessa enzima resulta em mobilização de ácidos graxos em pôneis com hiperlipemia, com taxa 40 vezes maior, comparativamente aos pôneis normais. Não há interferência na atividade da lipoproteína lipase, a enzima mediadora da absorção de ácidos graxos livres do plasma pelos tecidos extra-hepáticos; a sua atividade pode ser 300% maior do que àquela de pôneis não acometidos.

A hiperlipidemia provoca lipidose disseminada e disfunção orgânica. A lipidose hepática compromete a função hepática, resultando no acúmulo de metabólitos tóxicos e anormalidades na coagulação.

Achados clínicos

O curso clínico da doença varia de 3 a 22 dias, sendo, geralmente, de 6 a 8 dias. A doença não controlada progride desde inapetência e depressão discreta, depressão profunda, fraqueza e icterícia até convulsão ou morte abrupta em 4 a 7 dias. Em 90% dos casos, os sintomas iniciais são depressão, perda de peso e inapetência. Cerca de 50% dos animais doentes apresentam fasciculação muscular nos membros, tronco ou pescoço. Em cerca de 50% dos casos nota-se edema ventral não relacionado ao parto. A inapetência progride para anorexia e depressão, seguida de sonolência e coma hepático. Em 30% dos casos verifica-se andar compulsivo ou mania. Sinais discretos de cólica, inclusive o ato de olhar para o flanco, estiramento dos membros e o ato de rolar o corpo são evidentes em 60% dos casos. A incidência de icterícia é variável. Muitos animais apresentam disposição para beber água, mas não são capazes de sugar e engolir; outros lambem continuamente a água. A temperatura corporal se apresenta normal ou moderadamente elevada e as frequências cardíaca e respiratória situam-se acima dos valores normais. Nos estágios terminais, a diarreia é uma característica quase contínua.

No exame visual da parte de plasma ou soro da amostra de sangue obtida de um animal doente constata-se plasma turvo, leitoso e discretamente opaco.

Patologia clínica

Em geral, nota-se leucocitose, com neutrofilia. Hiperlipidemia é uma característica consistente da doença. A concentração sérica de triglicerídeos é de, pelo menos, 5 mmol/ℓ (500 mg/dℓ), podendo ser muito mais elevada. As concentrações séricas de colesterol e ácidos graxos livres também se encontram aumentadas, embora em menor grau do que a de triglicerídeos. Em pôneis, a concentração plasmática de triglicerídeos possui mínima utilidade no prognóstico, porém a maioria dos equinos miniaturas Americanos com teor de triglicerídeos superior a 1.200 mg/dℓ (12 mmol/ℓ) morre.

Geralmente, a concentração plasmática de glicose é baixa. Não se constatam acetonemia nem cetonúria. A evidência bioquímica de doença hepática é característica de estágio avançado da doença. A atividade sérica de gamaglutamiltransferase (GGT) pode se elevar antes do surgimento dos sinais clínicos da doença. As concentrações séricas de creatinina e nitrogênio ureico aumentam à medida que ocorre comprometimento da função renal. O tempo de coagulação sanguínea aumenta. Por fim, instala-se acidose metabólica. As variáveis hematológicas e bioquímicas também podem ser influenciadas por qualquer doença primária.

Obtém-se a confirmação do diagnóstico de hiperlipemia pela detecção de hiperlipidemia (concentração plasmática de triglicerídeos acima de 5 mmol/ℓ [500 mg/dℓ]) em um equino com sinais clínicos compatíveis.

Avaliou-se a utilidade de dois aparelhos de análise portáteis (para uso no campo) e verificou-se que o desempenho de ambos foi adequado, porém não perfeito.[8,9] A faixa de operação superior desses dois aparelhos (~6 mmol/ℓ) foi menor do que os valores de triglicerídeos de animais gravemente enfermos, fato que limita sua eficácia, embora possibilite a identificação de equídeos com concentração muito elevada desse elemento. Os coeficientes de variação dos valores mensurados em uma mesma amostra, pelos aparelhos, foram 10 a 16%, o que limita o seu uso no monitoramento da resposta ao tratamento. Esses aparelhos de análise são úteis para a mensuração, a campo, da concentração de triglicerídeos de equídeos, mas deve-se ter cuidado na interpretação de valores que excedem a faixa de variação do aparelho.

Achados de necropsia

Nota-se extensa anormalidade adiposa na maioria dos órgãos internos, principalmente no fígado, que se apresenta amarelo a alaranjado, aumentado de volume e friável. Pode haver ruptura do fígado, acompanhada de hemorragia intra-abdominal. Também, pode ser evidente a palidez tecidual devido ao acúmulo de lipídios no rim, coração, músculo esquelético e córtex adrenal. Hemorragia de serosa visceral faz pensar em coagulação intravascular disseminada. A necropsia também deve incluir a busca por lesões que podem predispor o animal à hiperlipidemia, como lesão pancreática ou laminite. Histologicamente, são marcantes as presenças de trombose microvascular disseminada e de lipídio intracelular em vários tecidos.

Amostras para confirmação de diagnóstico *post mortem*

Para o diagnóstico *post mortem* devem ser obtidas amostras de fígado, rim, coração, adrenal, músculo esquelético e pâncreas, fixadas em formalina, para o exame microscópico.

> **Diagnóstico diferencial**
> - Parasitismo
> - Anemia
> - Doença hepática, inclusive intoxicação por pirrolizidina
> - Hepatite sérica
> - Aflatoxicose.
>
> Deve-se considerar a possibilidade de hiperlipemia, em pôneis com histórico de perda de peso, inapetência e sonolência progressiva, principalmente no fim da gestação ou início da lactação.

Tratamento

Os princípios terapêuticos consistem em:

- Tratamento da doença primária ou doença predisponente
- Restabelecimento e manutenção do equilíbrio energético positivo
- Correção de qualquer anormalidade de hidratação, equilíbrio ácido-base e eletrólitos
- Redução da hiperlipidemia.

Deve-se fazer todo o esforço possível para verificar se há uma doença primária e, caso exista, ela deve ser tratada de modo intensivo. Em pôneis mais velhos, o parasitismo é um fator predisponente comum, bem como doença de Cushing e neoplasia (linfossarcoma, carcinoma espinocelular gástrico).

Deve-se corrigir o equilíbrio energético negativo. A necessidade energética (ingestão de energia digestível) de uma fêmea de pônei adulta de 200 kg, não prenhe e não lactante, é de 9,3 Mcal/dia (38 mJ/dia), enquanto a de uma lactante é de 13,7 Mcal/dia (57,2 mJ/dia). Os animais acometidos precisam ser estimulados a se alimentar e devem receber alimentação suplementar VO ou intravenosa, se não consumirem quantidade suficiente de alimento. É improvável que os suplementos fornecidos VO ou IV satisfaçam a necessidade total de energia do animal, mas a normalização e estabilização da concentração sanguínea de glicose e as consequentes alterações aparentes na condição hormonal inibem a lipólise e exacerbam a excreção de triglicerídeos do plasma e dos tecidos hepático e renal.

A suplementação oral com preparações comerciais indicadas para nutrição enteral de equinos ou humanos tem sido efetiva no tratamento da doença em cavalos miniaturas Americano e jumentos. Caso não haja disponibilidade desses produtos, pode-se fornecer um mingau feito em casa, à base de peletes de alfafa e queijo *cottage*. Essas preparações são fornecidas em intervalos de 6 h, por meio de um tubo nasogástrico. Como alternativa, pode-se administrar glicose VO (1 g/kg, na forma de solução de glicose 5%, a cada 6 h, no total de, aproximadamente, 5 ℓ, para um pônei de 250 kg) ou IV (100 mℓ de solução de glicose 5%/kg/dia, na forma de infusão IV contínua). Como mencionado anteriormente, essa dose de glicose não satisfaz a necessidade energética de um pônei, mas, juntamente com o tratamento da doença primária e os cuidados de suporte, pode ser suficiente para restabelecer o metabolismo lipídico normal. O fornecimento de nutrição parenteral é exequível e parece ser efetivo, mas o alto custo e a necessidade de conhecimento técnico, restringe o seu uso aos hospitais veterinários.[10,11]

Deve-se induzir aborto em éguas no fim de gestação, bem como remover o potro em éguas lactantes.

Desidratação e anormalidades eletrolíticas e do equilíbrio ácido-base devem ser corrigidos pela administração oral ou IV de fluido isotônico (solução Lactato de Ringer) e, caso necessário, de solução de bicarbonato de sódio.

A encefalopatia associada à insuficiência hepática deve ser tratada com neomicina (20 mg/kg, a cada 6 h) ou lactulose (1 mℓ/kg, a cada 6 h) VO.

A hiperlipidemia deve ser reduzida minimizando-se a produção de ácidos graxos livres pelo tecido adiposo e exacerbando-se a remoção de triglicerídeos do plasma. A produção de ácidos graxos livres é minimizada assegurando-se uma ingestão adequada de energia e concentração plasmática de glicose normal. Há recomendação do uso de insulina e heparina com o intuito de reduzir a concentração plasmática de ácidos graxos livres. No entanto, a eficácia desses procedimentos terapêuticos não está clara e deve-se dar mais ênfase ao fornecimento de quantidade adequada de alimento energético do que à administração desses hormônios. A insulina (insulina contendo zinco e protamina) é administrada na dose de 0,1 a 0,3 UI/kg SC, em intervalos de 12 a 24 h. Deve-se monitorar a concentração sanguínea de glicose, podendo ser necessário fazer o ajuste da dose. Pode-se administrar heparina (40 a 100 UI/kg SC, a cada 6 a 12 h), a fim de aumentar a atividade da lipoproteína lipase e favorecer a excreção de triglicerídeos do plasma. Deve-se ressaltar que a atividade da lipoproteína lipase não é deficiente em pôneis acometidos e, portanto, não se recomenda a administração de heparina em pôneis com hiperlipemia. O tempo de coagulação em pôneis gravemente enfermos pode estar aumentado e pode ser exacerbado pela aplicação de heparina.

Corticosteroides e hormônio adrenocorticotrófico são contraindicados no tratamento dessa doença.

Controle

A necessidade energética de uma fêmea pônei de 200 kg adulta, não prenhe e não lactante é de 9,3 Mcal/dia (38 mJ/dia), enquanto a de uma fêmea pônei lactante é de 13,7 Mcal/dia (57,2 mJ/dia) e deve-se fazer todo o esforço possível para satisfazer essas necessidades. Isso pode requerer suplementação dietética durante o período de estresse nutricional, como acontece em época de estiagem, final de prenhez, pico de lactação e transporte. Os pôneis devem ser mantidos em condição corporal ideal, evitando-se estresse nutricional. Deve-se instituir um programa de controle de parasitas e outras doenças. Ademais, deve-se evitar o transporte de fêmeas pôneis prenhes e lactantes.

LEITURA COMPLEMENTAR

Hughes KJ, et al. Equine hyperlipemia: a review. Aust Vet J. 2004;82:136.
McKenzie HA. Equine hyperlipidemias. Vet Clin North Am Equine Pract. 2011;27:59.

REFERÊNCIAS BIBLIOGRÁFICAS

1. Radostits O, et al. Equine hyperlipemia. In: Veterinary Medicine: a Textbook of the Disease of Cattle, Horses, Sheep, Goats and Pigs. 10th ed. London: W.B. Saunders; 2006:1678.
2. Burden FA, et al. J Vet Int Med. 2011;25:1420.
3. Waitt LH, et al. JAVMA. 2009;234:915.
4. Armengou L, et al. J Vet Int Med. 2013;27:567.
5. Ollivett TL, et al. Equine Vet J. 2012;(suppl):96.
6. Dunkel B, et al. Equine Vet J. 2014;46:118.
7. Oikawa S, et al. J Vet Med Sci. 2006;68:353.
8. Naylor RJ, et al. Vet Rec. 2012;170:228B.
9. Williams A, et al. Equine Vet Educ. 2012;24:520.
10. Durham AE. Vet Rec. 2006;158:159.
11. Magdesian KG. Equine Vet Educ. 2010;22:364.

ANORMALIDADES DA FUNÇÃO DA TIREOIDE (HIPO- E HIPERTIREOIDISMO, HIPOTIREOIDISMO CONGÊNITO, ADENOMA DE TIREOIDE)

As alterações na função da tireoide como consequência de anormalidades da glândula tireoide, glândula pituitária ou hipotálamo são incomuns em animais domésticos, sendo mais bem documentadas em equinos. As anormalidades da tireoide secundárias à ingestão excessiva ou inadequada de iodo ou à deficiência de selênio são discutidas nos respectivos tópicos. Animais com baixa concentração sanguínea de hormônios tireoidianos, geralmente T3 total e T4 total, podem manifestar a síndrome da doença não tireoidiana, bem relatada em humanos e cães.[1] Ademais, os neonatos apresentam menor concentração sanguínea de hormônios tireoidianos do que os adultos; neonatos prematuros apresentam concentração ainda menor desses hormônios.[2]

Etiologia

As anormalidades na função da tireoide resultam em hipotireoidismo ou hipertireoidismo.[3] Pode ocorrer hipotireoidismo quando há doença que compromete a glândula tireoide (hipotireoidismo primário), a glândula pituitária (hipotireoidismo secundário, devido à baixa produção de hormônio estimulante da tireoide) ou o hipotálamo (hipotireoidismo terciário, devido à baixa produção de tirotropina [hormônio liberador da tireoide]). Não há relato de tireoidite autoimune em equinos. Tireoidite linfocítica foi diagnosticada em caprinos. A ingestão de propiltiouracila (4 mg/kg de peso corporal VO, 1 vez/dia, durante 4 a 6 semanas) induz hipotireoidismo em equinos adultos. A administração de trimetoprima-sulfadiazina (30 mg/kg/24 h VO, durante 8 semanas), procedimento que pode induzir hipotireoidismo em humanos e cães, não prejudica a função da tireoide, na maioria dos equinos. Doença sistêmica, como sepse, ou inanição pode alterar a função do eixo hipotálamo-pituitária-tireoide, resultando em síndrome da doença eutireoide, mais recentemente denominada síndrome da doença não tireoidiana. Essa síndrome foi documentada em equinos adultos[1] e em potros com doença séptica e não séptica.[2,4,5]

Hipotireoidismo congênito hereditário decorrente de anormalidades na síntese de tiroglobulina é verificado em ovinos, caprinos e bovinos da raça Afrikander. A doença é hereditária e se manifesta com característica autossômica recessiva. Não se conhece a causa de hipotireoidismo congênito em potros, embora exista forte suspeita da ingestão de nitrato pela mãe gestante. Tireoidectomia parcial em fetos de éguas resulta no nascimento de potros com características clínicas e patológicas semelhantes àquelas da doença de ocorrência natural.

Em equinos, o hipertireoidismo é atribuído à presença de adenocarcinoma funcional ou adenoma da glândula tireoide; todavia, a maioria dos tumores de tireoide não são funcionais.[6-8]

Epidemiologia

Não se conhece a frequência de ocorrência de hipotireoidismo em equinos adultos. É uma prática relativamente comum à administração de hormônio tireoidiano ou caseína iodada a equinos obesos; aqueles com laminite, rabdomiólise ou anidrose; ou com o intuito de aumentar a fertilidade; no entanto, a documentação de função anormal da tireoide nesses animais é rara. Nenhuma das 79 éguas reprodutoras clinicamente normais apresentaram resposta anormal à administração do hormônio estimulante da tireoide, indicando que a ocorrência de hipotireoidismo não é comum nessa categoria animal. É importante ressaltar que equinos com doença não relacionada à tireoide frequentemente apresentam baixa concentração sanguínea de hormônios tireoidianos, sem evidência de disfunção da tireoide – essa condição é denominada síndrome da doença eutireoide ou síndrome da doença não tireoidiana e não é acompanhada de doença da tireoide.

Na Índia, foram detectadas anormalidades da glândula tireoide em 12% de 1.972 caprinos examinados. Ainda na Índia, verificou-se que o exame da glândula tireoide de 1.000 caprinos indicou que 2,4% dos animais apresentavam bócio coloide, 39% bócio parenquimatoso, 1,8% tireoidite linfocítica e 2,1% tinham fibrose glandular.

Há relato de *hipotireoidismo congênito* em potros criados no Oeste do Canadá e no Oeste e Norte dos EUA. Um levantamento de registros de necropsia de quase 3.000 fetos de éguas e de potros neonatos, no Oeste do Canadá, constatou que 2,7% desses animais apresentavam evidência histológica de anormalidades da tireoide e de músculo esquelético compatíveis com hipotireoidismo congênito. Hipotireoidismo congênito foi diagnosticado em caprinos da raça Dutch, ovinos Merino e bovinos Afrikander. Há relato de hipotireoidismo em um carneiro da raça East Friesan.

Hipertireoidismo é uma doença esporádica de equinos mais velhos, nos quais não foram identificados outros fatores de risco.

Atividade física e participação em prova de enduro ou em competição de salto geralmente, mas nem sempre, influenciam a concentração sérica de hormônios tireoidianos, porém isso não é considerado um processo patológico.[9,10] A resposta a tais atividades depende do tipo e da intensidade do exercício – na prova de enduro (40 a 420 km) ocorre diminuição nas concentrações plasmáticas de T3 e T4 no final da corrida, com retorno à concentração basal dentro de 24 h.[11] A concentração sérica de T4 é menor em equinos jovens da raça Standardbred submetidos a treinamento excessivo ou com baixo condicionamento físico.[12]

Tumores de tireoide são comuns em equinos mais velhos, sendo que cerca de 50% apresentam adenoma evidente no exame histológico da glândula tireoide. O curso clínico desses tumores é benigno, embora seu tamanho possa ser muito impressionante. A ocorrência de adenocarcinoma da tireoide é muito menos comum, mas o seu curso é maligno.[6-8]

A subnutrição de fetos de ovelhas no fim da gestação influencia negativamente a função da tireoide no período pós-natal e causa hipertireoidismo quando o animal se torna adulto.[13]

Achados clínicos

Em equinos adultos, as características clínicas do hipotireoidismo foram pouco definidas, basicamente devido à dificuldade de confirmação do diagnóstico e do efeito farmacológico dos hormônios tireoidianos exógenos. As anormalidades clínicas casualmente atribuídas ao hipotireoidismo consistem de intolerância ao exercício, infertilidade, ganho de peso, má distribuição da gordura corporal, agalactia, anidrose e laminite, entre outras. Há relato de neuropatia periférica e ceratite seca (secundária à disfunção do nervo facial) em um equino, as quais responderam ao tratamento com levotiroxina.[14] A associação definitiva dessas síndromes clínicas com anormalidades da função tireoidiana não foi esclarecida.

Em equinos, a tireoidectomia causa diminuição da temperatura corporal e da frequência cardíaca em repouso, comportamento dócil, baixo consumo de alimentos, maior sensibilidade ao frio, pelagem sem brilho e retardo na troca de pelos. Os volumes de sangue e de plasma de equinos aumentam após a remoção da glândula tireoide. Os efeitos da tireoidectomia foram revertidos pela administração de tiroxina, com exceção do volume de sangue e plasma, que não retornaram aos valores verificados em animais com tireoide normal. Os equinos submetidos à tireoidectomia não se tornaram obesos, tampouco desenvolveram laminite.

Em caprinos, o hipotireoidismo induzido caracteriza-se por perda de peso corporal, edema facial, fraqueza, depressão profunda e perda de libido.

O período fetal de potros com *hipotireoidismo congênito* é longo, mas eles nascem com pelagem curta e sedosa, orelhas moles e maleáveis, dificuldade em permanecer em pé, articulações frouxas e ossos pouco mineralizados. Os potros são considerados dismaturos. As anormalidades musculoesqueléticas típicas incluem prognatismo (projeção do maxilar inferior para a frente), deformidades flexurais, ruptura de tendões extensores laterais e comuns e pouca mineralização dos ossos cuboides.

Equinos com *hipertireoidismo* apresentam taquicardia, caquexia e comportamento hiperativo. Em geral, nota-se aumento detectável da glândula tireoide, tanto no exame físico quanto nas imagens obtidas em cintilografia.

Os adenomas da tireoide são evidentes e se apresentam como um aumento unilateral não dolorido da glândula tireoide de equinos mais velhos (> 15 anos); são detectados em exame cintilográfico.[15] Há disponibilidade de descrição de imagens obtidas por ultrassonografia e cintilografia da glândula tireoide de equinos sadios.[16] O adenocarcinoma da tireoide se apresenta como uma doença metastática, com disseminação local e à distância. Alguns equinos acometidos manifestam sinais de hipertireoidismo, embora isso seja raro.[6]

Em equinos, a anidrose não está associada com anormalidade da função da tireoide.[17]

Patologia clínica

Em equinos com hipotireoidismo, as alterações hematológicas não são bem documentadas. Nessa espécie animal, o hipotireoidismo experimental causa elevação nas concentrações séricas de VLDL, triglicerídeos e colesterol e diminuição na concentração de AGNE. Em caprinos, o hipotireoidismo experimental causou hipoglicemia, hipercolesterolemia e anemia. Em um carneiro com hipotireoidismo notou-se hipercolesterolemia.

Testes com hormônio da tireoide

Há disponibilidade de exames para mensuração das concentrações séricas de T3, T4, T4 livre (fT4), T3 livre (fT3; radioimunoensaio ou diálise de equilíbrio) e/ou TSH em várias espécies.[18-20] Os valores de cada um desses elementos variam dependendo dos métodos de análise empregados, da condição fisiológica do animal e da administração de outros compostos (Tabela 17.11). Em ruminantes e não ruminantes, as concentrações séricas de hormônios tireoidianos são elevadas ao nascimento e diminuem com o avanço da idade.[5,21,22] Por exemplo, em potros da raça Puro Sangue Inglês desmamados a concentração sérica de T3 diminuiu de 2,89 nmol/ℓ, aos 7 meses de idade, para 0,29 nmol/ℓ aos 9 meses de idade; o teor sérico de T4 de 100,17 nmol/ℓ, no primeiro mês, para 21,77 nmol/ℓ aos 10 meses; a concentração sérica de fT3 de 6,96 pmol/ℓ, no primeiro mês, para 1,50 pmol/ℓ aos 4 meses de idade; e a concentração sérica de fT4 de 31,40 pmol/ℓ, no primeiro mês, para 4,93 pmol/ℓ aos 9 meses de idade.[22]

Em equinos adultos, ocorrem *variações diurnas* estatisticamente significativas nas concentrações séricas de T3 e T4, notando-se a menor concentração no início da manhã, possivelmente coincidindo com o momento de menor taxa metabólica (ver Tabela 17.8). Em equinos, não se constata variação sazonal nas concentrações de hormônios tireoidianos.[23] Nessa espécie animal, a *restrição alimentar* por 3 a 5 dias reduz as concentrações séricas de T3, T4 e fT4 em 24 a 42%. A administração de fenilbutazona reduz as concentrações de fT4 (mensurada por diálise de equilíbrio) e de T4, 4 dias após o tratamento, podendo persistir por até 10 dias após a cessação da fenilbutazona. Sugere-se que a redução de T4 seja decorrência do deslocamento de T4 dos locais de ligação proteica ocasionado pela fenilbutazona, mas isso não explica a redução de fT4. A aplicação tópica de 50 mg de unguento contendo 17 mg de *dexametasona-21-acetato*/100 g, 2 vezes/dia (aplicação diária de 17 mg de dexametasona) suprimiu as concentrações séricas de T3 e T4 durante os 10 dias de tratamento e, no mínimo, 20 dias após a cessação do medicamento.[24] A importância clínica da diminuição dos hormônios tireoidianos induzida por fenilbutazona não foi confirmada, mas isso deve ser considerado quando se avalia a função da tireoide em equinos.

As concentrações plasmáticas de fT3, tT3, rT3, fT4 e tT4 de jumentos diferem de acordo com a idade e daquelas verificadas em equinos adultos (ver Tabela 17.11).[25] Jumentos com menos de 5 anos idade apresentam concentrações séricas de fT3, tT3, rT3, fT4 e tT4 maiores do que aqueles mais velhos.[25]

Tabela 17.11 Concentração sérica ou plasmática de hormônios tireoidianos e de hormônio estimulante da tireoide em potros, equinos, jumentos e bovinos.

Condição fisiológica	tT3 sérico ou plasmático	tT4 sérico ou plasmático	fT4	TSH
Idade				
Ao nascimento (< 10 h)	991 ng/dℓ	28,8 µg/dℓ	12,1 ng/dℓ	–
	12,8 ± 7,4 mmol	493 ± 58 nmol/ℓ	–	–
	366 ± 222 ng/ℓ	13,3 ± 5,1 µg/dℓ	–	–
1 a 3 dias	940 ng/dℓ	28 µg/dℓ	12,1 ng/dℓ	–
4 dias	935 µg/dℓ	11,2 µg/dℓ	5,9 ng/dℓ	–
	7,8 ± 4,2 mmol	232 ± 61 nmol/ℓ	–	–
5 a 11 dias	631 µg/dℓ	7,45 µg/dℓ	3,30 ng/dℓ	–
20 dias	4,2 ± 0,9 mmol	36,7 ± 17,4 nmol/ℓ	–	–
22 a 90 dias	192 µg/dℓ	2,57 µg/dℓ	1,76 µg/dℓ	–
28 dias	3,1 ± 0,4 mmol	30,6 ± 17,4 nmol/ℓ	–	–
1,5 a 4 meses	193 ± 9 ng/dℓ	4,02 ± 0,19 µg/dℓ	–	–
2 a 5 anos	120 ± 8 ng/dℓ	2,9 ± 0,1 µg/dℓ	–	–
6 a 10 anos	86 ± 7,5 ng/dℓ	1,7 ± 0,1 µg/dℓ	–	–
11 a 25 anos	84 ± 9 ng/dℓ	1,6 ± 0,1 µg/dℓ	–	–
Éguas adultas castradas	0,99 ± 0,51 nmol/ℓ	12,9 ± 5,6 nmol/ℓ	12,2 ± 3,5 pmol/ℓ (RIA)	0,39 ± 0,30 ng/mℓ
Éguas adultas castradas	–	19 (17,6 a 22,1) nmol/ℓ	11 (10,5 a 11,8) pmol/ℓ (RIA)	–
Éguas adultas castradas	–	19 (17,6 a 22,1) nmol/ℓ	22 (20,9 a 25,1) pmol/ℓ (DE)	–
Adultos castrados; 16 h	53,2 ± 12,4 ng/dℓ	2,43 ± 0,81 µg/dℓ	–	–
Adultos castrados; 4 h	42,0 ± 11,5 ng/dℓ	1,79 ± 0,63 µg/dℓ	–	–
Equinos adultos	1,02 ± 0,16 nmol/ℓ	19,9 ± 1,7 nmol/ℓ	11,6 ± 0,7 pmol/ℓ	–
Equinos adultos[25]	47,7 (32,7 a 62,8) pg/mℓ (média, variação)	1,64 (0,37 a 3,2) µg/dℓ (média, variação)	0,23 (0,12 a 0,34) ng/dℓ (média, variação)	–
Sexo				
Éguas	89,9 ± 7,9 ng/dℓ	1,7 ± 0,1 µg/dℓ	–	–
Castrados	92,9 ± 9,7 ng/dℓ	1,69 ± 0,1 µg/dℓ	–	–
Garanhão	123 ± 9,7 ng/dℓ	1,97 ± 0,2 µg/dℓ	–	–
Éguas reprodutoras (não prenhes)	62 ± 2,7 ng/dℓ	1,47 ± 0,47 µg/dℓ	–	–
Jumentos[25]	67 (40 a 130) pg/mℓ (média, variação)	3,5 (0,57 a 8,1) µg/mℓ (média, variação)	0,44 (0,14 a 0,85) ng/dℓ (média, variação)	–
Bovinos adultos	–	64 (31 a 97) nmol/ℓ	–	–
Bovinos de corte[18]	–	Média ± 2 DP	–	–
Bovinos leiteiros[18]	–	56 (25 a 91) nmol/ℓ Média ± 2 DP	–	1,3 a 15,5 µU/mℓ (variação 2,5 a 97,5%) 1,3 a 15,5 µU/mℓ (variação 2,5 a 97,5%)
Bezerros[18]	5,06 (2,02 a 16,1) nmol/ℓ Média ± 2 DP	241 (84 a 283) nmol/ℓ Média ± 2 DP	–	7,3 (1,3 a 19,7) µU/mℓ (variação 2,5 a 97,5%)
Doença				
Bezerros				
Bócio	0,43 (0,65 a 17,3) nmol/ℓ (variação 2,5 a 97,5%)	13 (13 a 348) nmol/ℓ (variação 2,5 a 97,5%)	–	47,4 (25,3 a 80) nmol/ℓ (variação 2,5 a 97,5%)
Equinos				
Hipotireoidismo experimental (PTU)	–	4 (1 a 10) nmol/ℓ	4,5 (1,5 a 13) pmol/ℓ (RIA) 8 (1 a 20) pmol/ℓ (DE)	–
Equinos com doença eutireoide	–	2 (2 a 24) nmol/ℓ	5 (2 a 13) pmol/ℓ ((RIA) 19 (4 a 48) pmol/ℓ (DE)	–

DE: diálise de equilíbrio; fT4: T4 livre; RIA: radioimunoensaio; DP: desvio padrão; TSH: hormônio estimulante da tireoide; tT3: T3 total; tT4: T4 total.
Média ± DP ou média (intervalo de confiança de 95%).
Para transformar µg/dℓ em nmol/ℓ, para T4 ou fT4, multiplique por 12,87.
Para transformar ng/dℓ em nmol/ℓ, para T3 ou fT3, multiplique por 0,0154.
fT4 mensurada por RIA ou DE; PTU: propiltiouracila.

Em razão do número de elementos e fatores fisiológicos que interferem na concentração sérica de hormônio tireoidiano, os valores considerados normais variam consideravelmente, como ilustrado pela constatação de que 44 de 79 éguas reprodutoras não prenhes clinicamente normais apresentaram concentração sérica de T4 inferior à faixa de variação normal, embora com resposta ao TRH normal. Esse exemplo mostra a necessidade de determinar as variações de referência com base na metodologia utilizada e o estabelecimento rigoroso da condição fisiológica dos animais examinados.

O diagnóstico de hipotireoidismo é auxiliado pela demonstração de resposta inapropriada da glândula tireoide à administração de TSH ou TRH[17,26]; todavia, o uso desses testes depende da constatação de aumento nos teores séricos de T3 e/ou T4, esperado em equinos normais e naqueles com doença de tireoide. No exame de 79 éguas clinicamente normais notou-se que todas tiveram algum aumento no teor de T3 e que 77 apresentaram elevação na concentração de T4 duas horas após a administração intravenosa de 1 mg de TRH. O aumento médio na concentração sérica de T3 foi 4,5 vezes maior que os valores obtidos em repouso (de 0,62 ng/mℓ para 2,44 ng/mℓ), enquanto a concentração sérica de T4 aumentou, em média, 2,1 vezes, comparativamente ao valor obtido em repouso (de 14,7 ng/mℓ para 28,6 ng/mℓ). Embora haja relato de resposta à administração de TSH, as respostas indicativas de anormalidades da função da tireoide – exceto a ausência total de resposta – não foram estabelecidas; a utilidade do teste é questionada.

O teste de resposta ao TSH consiste na aplicação intravenosa de 5 UI de TSH. Amostras de sangue são coletadas antes da injeção e 30 min, 2 h e 4 h após a aplicação. Em equinos sadios, as concentrações séricas de T3 e T4 duplicam após a administração de TSH. Uma alternativa é a aplicação IM de 5 UI do hormônio e a coleta de amostras de sangue antes e 3 e 6 h após a injeção de TSH. Com frequência, não há disponibilidade de TSH.

O teste de resposta ao TRH requer a injeção IV de 0,5 a 1 mg de TRH. Em equinos cuja função da tireoide é normal, as concentrações séricas de T3 e T4 às 2 e 4 h após a aplicação é o dobro daquela verificada antes da administração de TRH.

A mensuração de fT4 no soro é útil para avaliar a função da tireoide. Em equinos com baixas concentrações de T3 e T4, o teor de fT4 pode ser normal; nessa situação, possivelmente é indicativo de função normal da tireoide.

A mensuração da concentração sérica de TSH é útil para avaliar a resposta da tireoide ao TSH endógeno. Alta concentração de TSH em equinos com baixo teor sérico de T3, T4 ou fT4 indica disfunção da tireoide.

Em equinos, o *diagnóstico de hipotireoidismo* deve se basear na presença de sinais clínicos compatíveis, baixa concentração sérica de hormônios tireoidianos (T3, T4, fT4), alta concentração de TSH, falha em elevar o teor sérico de hormônios tireoidianos em resposta à administração de TRH, e aumento de concentração sérica de TSH em resposta à administração de TRH. O diagnóstico de hipotireoidismo não deve se basear exclusivamente nos sinais clínicos ou na mensuração do teor sérico de T3 ou T4 em repouso (não estimulada). Um mínimo de sinais clínicos compatíveis e a documentação de uma resposta anormal em teste de estimulação (TSH ou TRH) são funfamentais para o diagnóstico de hipotireoidismo em equinos. A mensuração da concentração de fT4 por meio de diálise de equilíbrio é útil para avaliar a função da tireoide em equinos doentes, nos quais as concentrações de T3 e T4 são baixas, pois a concentração de fT4 é normal em equinos sem doença da tireoide.

Potros com hipotireoidismo congênito apresentam concentrações anormalmente baixas de T3 e T4 e elevação menor que a esperada nos teores séricos desses hormônios, em reposta à administração de TSH.

Equinos com hipertireoidismo apresentam elevação marcante das concentrações de T3 e T4. O teor de T4 não diminui em resposta à administração de T3. Faz-se a injeção intramuscular de T3 (2,5 mg), 2 vezes/dia, durante 3 dias e mensuram-se as concentrações séricas de T3 e T4. A concentração sérica de T4 em equinos sadios diminui cerca de 80%; em equinos com hipertireoidismo não se constata tal redução.

Achados de necropsia

Não há relato de achados de necropsia em equinos com hipotireoidismo. Potros com hipotireoidismo congênito apresentam evidência histológica de hiperplasia da tireoide, mas não há sinais macroscópicos de bócio.

Tratamento

Em equinos, o tratamento de hipotireoidismo confirmado consiste na administração oral de levotiroxina (20 μg/kg/24 h). A concentração sérica de T3 atinge valor máximo após 1 h e, então, diminui; por outro lado, a concentração de T4 atinge valor máximo após 2 h e persiste por 24 h. Em equinos sadios (eutireóideos), a administração de levotiroxina resultou em aumento de 3,7 a 5,4 vezes na concentração sérica de T4 total, comparativamente ao valor obtido antes do tratamento.[27] A condição clínica dos equinos submetidos ao tratamento para hipotireoidismo deve ser monitorada durante o procedimento terapêutico e as concentrações séricas de T3 e T4 devem ser mensuradas durante vários meses. A caseína iodada, que não está mais facilmente disponível nos EUA, é administrada na dose de 5 g/450 kg de peso corporal VO, 1 vez/dia. A administração de tiroxina ou caseína iodada com intuito de elevar a baixa concentração sérica de hormônios tireoidianos em equinos com síndrome da doença não tireoidiana (síndrome da doença eutireoide) deve ser realizada criteriosamente.

Uma resposta à administração da tiroxina não, necessariamente, confirma o diagnóstico de hipotireoidismo, pois a tiroxina pode ter efeitos marcantes em equinos com função da tireoide normal.[27] A administração oral de tiroxina (até 96 mg/equino de 470 kg, 1 vez/dia) aumenta a concentração sérica de T4 e, em menor grau, de fT4 e reduz a concentração de TSH. O aumento de T4 está associado com perda de peso corporal; redução no teor sérico de triglicerídeos, colesterol e VLDL; e maior sensibilidade à insulina, em todo o corpo. Em equinos com função da tireoide normal deve-se ter cautela na administração de tiroxina.

Controle

Não foram estabelecidas medidas de controle de hipotireoidismo em equinos adultos. Parece justificável a redução da ingestão de nitrato pelas éguas prenhes, mas não há comprovação definitiva da eficácia dessa prática. Éguas prenhes não devem ser alimentadas com ração ou suplementos que interfiram na função tireoidiana.

Em ovinos, bovinos e caprinos, a doença hereditária pode ser prevenida empregando-se o acasalamento seletivo.

LEITURA COMPLEMENTAR

Breuhaus BA. Disorders of the equine thyroid gland. Vet Clin North Am Equine Pract. 2011;27:115.

REFERÊNCIAS BIBLIOGRÁFICAS

1. Hilderbran AC, et al. J Vet Int Med. 2014;28:609.
2. Breuhaus BA. J Vet Int Med. 2014;28:1301.
3. Radostits O, et al. Veterinary Medicine: a Textbook of the Diseases of Cattle, Horses, Sheep, Goats and Pigs. 10th ed. London: W.B. Saunders; 2006:1688.
4. Himler M, et al. Equine Vet J. 2012;44:43.
5. Pirrone A, et al. Theriogenology. 2013;80:624.
6. Tan RHH, et al. J Vet Int Med. 2008;22:1253.
7. Tucker RL, et al. Equine Vet Educ. 2013;25:126.
8. Ueki H, et al. J Comp Pathol. 2004;131:157.
9. Fazio E, et al. Vet Rec. 2008;163:713.
10. Ferlazzo A, et al. Equine Vet J. 2010;42:110.
11. Graves EA, et al. Equine Vet J. 2006;(suppl):32.
12. Leleu C, et al. Equine Vet J. 2010;42:171.
13. Johnsen L, et al. J Endocrinol. 2013;216:389.
14. Schwarz BC, et al. JAVMA. 2008;233:1761.
15. Saulez MN, et al. Equine Vet Educ. 2013;25:118.
16. Davies S, et al. Vet Radiol Ultrasound. 2010;51:674.
17. Breuhaus BA. J Vet Int Med. 2009;23:168.
18. Guyot H, et al. J Vet Diagn Invest. 2007;19:643.
19. Breuhaus BA, et al. J Vet Int Med. 2006;20:371.
20. Kasagic D, et al. Acta Veterinaria (Beograd). 2011; 61:555.
21. Paulikova I, et al. Acta Veterinaria (Beograd). 2011; 61:489.
22. Fazio E, et al. Livestock Sci. 2007;110:207.
23. Place NJ, et al. J Vet Int Med. 2010;24:650.
24. Abraham G, et al. Vet J. 2011;188:307.
25. Mendoza FJ, et al. Equine Vet J. 2013;45:214.
26. Breuhaus BA. Vet Clin North Am Equine Pract. 2011;27:115.
27. Frank N, et al. Am J Vet Res. 2008;69:68.

Deficiência de iodo

Sinopse

- Etiologia: deficiência dietética primária de iodo ou deficiência secundária causada por fatores de condicionamento, como cálcio, plantas *Brassica* ou contaminação bacteriana da água

- Epidemiologia: acomete todas as espécies animais, sendo mais comum em regiões continentais extensas. Animais neonatos. Fornecimento de dieta deficiente em iodo às mães, devido ao crescimento abundante da pastagem ou à lixívia de iodo do solo em anos com precipitação pluviométrica incomumente alta, ou de dieta que contém fatores de condicionamento, como acontece em algumas plantas
- Achados clínicos: bócio, manifestado como aumento palpável da glândula tireoide. Mortalidade de neonatos, em decorrência de natimortos ou de neonatos fracos incapazes de mamar e que morrem alguns dias depois do nascimento, alopecia ao nascimento, mixedema
- Patologia clínica: mensurar a concentração sérica de iodo total
- Achados de necropsia: aumento de volume da tireoide, alopecia, mixedema
- Confirmação diagnóstica: bócio e deficiência de iodo
- Lista de diagnósticos diferenciais:
  - Síndrome do bezerro fraco
  - Aborto
  - Anomalias congênitas
  - Hipotireoidismo
- Tratamento: durante um surto, a administração oral de 280 mg de iodeto de potássio/animal a ovelhas prenhes e fornecimento de blocos de sal iodado para lamber. Cordeiros com bócio podem ser tratados com 20 mg de iodeto de potássio VO, em dose única
- Controle: assegure que as fêmeas prenhes consumam quantidade apropriada de iodo na dieta.

O metabolismo do iodo é influenciado por fatores fisiológicos e ambientais, tornando um desafio a avaliação da função tireoidiana e a necessidade de suplementação. Veja discussão sobre hipotireoidismo na seção anterior.

Etiologia

A deficiência de iodo pode ser, primariamente, decorrência de consumo deficiente de iodo ou, secundariamente, à alta ingestão de cálcio, de dieta praticamente à base de *Brassica* spp., ou à intensa contaminação bacteriana da água ou dos alimentos fornecidos. O consumo contínuo de baixo conteúdo de glicosídeos cianogênicos (p. ex., trevo branco) está comumente associado com alta incidência de bócio nas crias. A linamarina, um glicosídeo presente na farinha de linhaça, é o agente etiológico de bócio em cordeiros recém-nascidos, filhos de ovelhas alimentadas com a farinha durante a gestação. A ingestão contínua da gramínea *Cynodon aethiopicus*, que tem baixo teor de iodo e alto conteúdo de glicosídeo cianogênico, pode causar bócio em cordeiros. Colza e farinha de semente de colza também são bociogênicos. Pastagem abundante após chuvas não comumente intensas e uma parada temporária (aumento marcante no crescimento da pastagem nas semanas seguintes ao final do verão) está associada com deficiência de iodo clínica em cordeiros recém-nascidos.[1]

Nota-se bócio ou hipotireoidismo em cordeiros recém-nascidos quando as ovelhas prenhes consomem baixa quantidade de iodo ou substâncias bociogênicas.

Epidemiologia

Ocorrência

O bócio causado pela deficiência de iodo é verificado em todos os continentes. Não ocasiona perda econômica importante devido à facilidade de diagnóstico e correção, mas se negligenciada pode causar alta taxa de mortalidade em animais recém-nascidos. A ocorrência de natimortos ou a morte de recém-nascidos reduziu a taxa de prenhez pela metade (número de fetos detectados em ultrassonografia/número de ovelhas), de 130%, considerando uma taxa em torno de 2 semanas de idade, para 70%.[1] A causa mais comum de deficiência de iodo em animais pecuários é a falha no fornecimento de iodo na dieta. A ocorrência esporádica da doença em áreas marginais é alvo de maior atenção. Um levantamento epidemiológico realizado na Alemanha mostrou que até 10% das fazendas criadoras de bovinos e ovinos e 15% dos rebanhos de suínos apresentavam deficiência de iodo, incluindo tanto as condições primárias da doença quanto as causas secundárias, como a presença de nitratos, tiocianatos ou glicosinolatos na dieta.

A importância da deficiência de iodo subclínica como causa de morte de neonatos pode ser muito maior que a da doença clínica. Por exemplo, no Sul da Austrália, as ovelhas que recebem iodo suplementar mediante a aplicação de uma única injeção de iodo em veículo oleoso apresentaram menor taxa de mortalidade de cordeiros, suas crias nasceram maiores ou seu desempenho foi semelhante às ovelhas do grupo-controle. Na Nova Zelândia, detectou-se deficiência de iodo subclínica em um rebanho de ovelhas em que as taxas de fertilidade e de mortalidade perinatal de cordeiros foram controladas pelo fornecimento de iodo suplementar às ovelhas. Estimou-se que o custo anual associado à deficiência de iodo em um rebanho de ovinos da raça Manawata Romney foi de 6 dólares por ovelha. A suplementação de iodo reduz a taxa de mortalidade perinatal e aumenta o percentual de nascimentos em 14 a 21%, em ovelhas criadas em pastagem. Portanto, deficiência de iodo subclínica pode interferir no desempenho reprodutivo e na taxa de mortalidade perinatal de cordeiros.

As fêmeas jovens são mais propensas a ter crias com bócio do que aquelas mais velhas; tal fato pode ser responsável pela aparente suscetibilidade da raça de ovinos Dorset Horn, que se acasalam em uma idade muito mais jovem do que as fêmeas de outras raças.

Uma pesquisa realizada com vacas mestiças no Estado de Punjab, na Índia, constatou que 36% das vacas apresentavam deficiência de iodo, com considerável variação geográfica nesse Estado, de 0 a 86%. Não foram constatados os principais sinais clínicos de deficiência de iodo; ademais, as concentrações plasmáticas basais de T3 (tri-iodotironina) e T4 (tiroxina plasmática) e suas proporções não diferiram entre as vacas deficientes e aquelas do grupo-controle. A resposta à injeção de 1 mℓ de solução de óleo etiodizado 78% pode prevenir a deficiência por mais de 70 dias.

Fatores de risco

Fatores dietéticos e ambientais

Pode haver uma simples deficiência de iodo na dieta e na água, relacionada com as condições geográficas. Locais nos quais não ocorre reabastecimento cíclico de iodo no solo pelas águas oceânicas incluem extensas áreas continentais, além de regiões costeiras onde os ventos predominantes ocorrem a pouca distância da praia. Nessas áreas, é mais provável que ocorra deficiência de iodo, pois a precipitação pluviométrica é alta e o iodo do solo é continuamente extraído pela lixívia, decorrente das chuvas forte. O iodo ingerido na dieta é oriundo, basicamente, da ingestão de solo ou diretamente da pastagem. Consequentemente, o crescimento abundante da pastagem pode reduzir a ingestão de solo e ocasionar deficiência de iodo em ovinos.[1]

Também é provável que os solos com alto teor de *cálcio* ou carentes em húmus sejam relativamente deficientes em iodo. A capacidade dos solos em reter iodo em períodos de chuvas fortes está diretamente relacionada ao seu conteúdo de húmus; os solos de calcário, em geral, têm baixo conteúdo de matéria orgânica. A alta ingestão de cálcio na dieta também reduz a absorção intestinal de iodo e, em algumas áreas, a aplicação excessiva de calcário na pastagem é seguida de surgimento de bócio em cordeiros. Essa condição também pode ser importante em locais onde a água fornecida aos animais contém alto teor de minerais.

Há várias situações nas quais a relação entre a ingestão de iodo e a ocorrência de bócio ainda não foi esclarecida. Pode ocorrer bócio em animais criados em pastagens que contêm teor de iodo adequado; nesse caso, o surgimento de bócio geralmente é atribuído à deficiência de iodo secundária ou causada por fatores condicionantes. Uma dieta com alto conteúdo de *Brassica* spp., inclusive repolho e couve de Bruxelas, pode causar bócio simples e hipotireoidismo em coelhos, que são evitados pela administração de iodo. Pode haver grave deficiência de iodo quando as ovelhas são alimentadas com aparas de *Brassica* por longo período. Brassicas, como rutabaga, nabo e couve galega, apresentam baixo conteúdo de iodo, mas contêm substâncias bociogênicas, podendo resultar em cordeiros recém-nascidos fracos e com aumento de volume da tireoide. Durante a necropsia, notou-se a ocorrência de bócio em 85% dos cordeiros filhos de ovelhas alimentadas com aparas de *Brassica* e que não receberam iodo suplementar.

No Japão, há relato de bócio hiperplásico difuso em bezerros filhos de vacas de corte mantidas em pastagem ou alimentadas com *Rorippa indica*, Hiern, gênero *Brassica*, família Crucifera, Inugarash, que contém tiocianato. O conteúdo de iodo das fontes de água das duas diferentes propriedades acometidas era baixo, de 0,361 µg/ℓ e 0,911 µg/ℓ; nas pastagens, era de 87 µg/kg e 121 µg/kg.

Hipotireoidismo também foi induzido em ratos, mediante o fornecimento de colza, e em camundongos, pelo fornecimento de óleo de semente de colza. O fornecimento de grande quantidade de couve galega a ovelhas gestantes ocasiona elevada incidência de bócio e hipotireoidismo, também evitados pela administração de iodo aos cordeiros recém-nascidos. Nessas plantas, é provável que a substância bociogênica seja um glicosinolato capaz de produzir tiocianato no rúmen. O conteúdo de tiocianato, ou o conteúdo potencial, é diferente entre as variedades de couve galega, sendo muito menor no nabo silvestre, que, também, não apresenta conteúdo duas vezes maior de tiocianato, como acontece com outras variedades, no outono. Folhas jovens, pequenas, contêm até 5 vezes mais tiocianato, como notado nas folhas grandes totalmente desenvolvidas. Algumas dessas plantas são excelentes fontes de alimento e, em algumas regiões, provavelmente é econômico continuar a fornecê-las, desde que sejam adotadas medidas apropriadas para prevenir o bócio em recém-nascidos. Embora a couve galega também cause bócio discreto em cordeiros fracos, isso não parece reduzir a taxa de ganho de peso.

Uma dieta com alto teor de farinha de linhaça (20% da ração), fornecida a *ovelhas gestantes*, pode resultar em alta incidência de bócio em cordeiros, o que é evitado com a administração de iodo ou tiroxina. Em condições experimentais, verificou-se que o amendoim é bociogênico para ratos, sendo a substância bociogênica um glicosídeo-araquidosídeo. O efeito bociogênico é inibido pela suplementação da dieta com pequena quantidade de iodo. *Subprodutos de soja* também são considerados bociogênicos. Em países nos quais as condições de higiene são precárias, a *intensa contaminação bacteriana da água fornecida* oriunda de àgua de esgoto é uma das causas de bócio em humanos. Há relato de um grave surto de bócio em bezerros criados em pastagem extensamente recoberta com água de esgoto não tratada. Em vacas, a administração profilática de iodeto de potássio preveniu novos casos da doença. O fornecimento de lama de água de esgoto também está associado com a ocorrência de bócio.

É possível ocorrer *bócio em cordeiros* quando a pastagem permanente é arada e replantada. Isso pode ser decorrência da perda súbita da decomposição e lixívia do húmus ligado ao iodo, em solos que apresentam conteúdo marginal desse elemento. Nos anos subsequentes pode não ocorrer a doença. É possível que haja alguma relação entre essa ocorrência de bócio e a conhecida variação no conteúdo de iodo em espécies vegetais particulares, especialmente quando a pastagem é arada e substituída por nova espécie vegetal. O teor máximo de iodo em algumas plantas é controlado por um potente fator hereditário; ademais, depende do tipo de solo ou da estação do ano. Assim, na mesma pastagem, o azevém perene pode conter 146 µg de iodo/100 g de matéria seca (MS), enquanto a grama Yorkshire contém apenas 7 µg/100 g de MS. Como se constatou bócio em cordeiros quando as ovelhas recebiam uma dieta com menos de 30 µg de iodo/100 g de MS, ficou evidente a importância de espécies particulares de plantas. Constatou-se alta incidência de bócio, associado à alta taxa de mortalidade, em cordeiros recém-nascidos de ovelhas mantidas em pastagem na qual predominavam trevo branco, trevo subterrâneo e azevém perene.

Em cordeiros, uma proporção peso da tireoide:peso ao nascimento superior a 0,8 g/kg indica deficiência de iodo e deve ser considerada um fator de risco para deficiência de iodo em cordeiros. Em rebanhos com deficiência de iodo, raramente nota-se proporção inferior a 0,4 g/kg.[2]

Bócio congênito foi diagnosticado em potros filhos de éguas que consumiam pouco iodo e, também, em éguas alimentadas com quantidade excessiva de iodo durante a gestação.

Patogênese

A deficiência de iodo resulta em baixa produção de tiroxina e estímulo para a secreção de hormônio tireotrópico pela glândula pituitária. Isso comumente resulta em hiperplasia do tecido tireoidiano e aumento de volume considerável da glândula. A maioria dos casos de bócio em recém-nascidos é desse tipo. A deficiência de tiroxina primária é responsável pela intensa fraqueza e pela anormalidade da pelagem dos animais acometidos. Embora essa condição seja descrita como alopecia, na verdade ocorre hipoplasia dos pelos, com a presença de vários pelos muito finos e concomitante ausência e diminuição do tamanho dos folículos pilosos. O bócio hiperplásico é altamente vascularizado, sendo possível sentir o pulso arterial na glândula; um sopro cardíaco de alta intensidade pode ser audível na tireoide. Bócio coloide é menos comum em animais e, possivelmente, representa um estágio de involução da tireoide após hiperplasia primária.

Outros fatores, particularmente a ingestão de baixo teor de cianeto, manifestam seus efeitos pela inibição da atividade metabólica do epitélio da tireoide, restringindo a absorção de iodo. Tiocianatos e sulfocianatos são produzidos durante o processo de desintoxicação do cianeto no fígado e essas substâncias têm efeito depressor marcante na captação de iodo pela tireoide. Algumas pastagens e plantas forrageiras, inclusive trevo branco, colza e couve galega, são conhecidas por apresentar conteúdo moderado de glicosídeos cianogênicos. Essas substâncias bociogênicas podem ser excretadas no leite, com risco de intoxicação tanto aos humanos quanto aos animais. Em bovinos, a forma hereditária é resultado da maior atividade de uma enzima que ocasiona a desiodação de iodotirosinas, de modo que a síntese de tiroxina é rapidamente inibida.

Em ovinos, o iodo é um elemento essencial para o cérebro do feto normal e para o desenvolvimento físico. Uma grave deficiência de iodo em ovelhas gestantes ocasiona redução no tamanho do cérebro e do peso corporal do feto, desde 70 dias de gestação até o nascimento. Os efeitos são mediados pela combinação de hipotireoidismo fetal e materno, sendo que o efeito do hipotireoidismo materno ocorre mais cedo do que o início da secreção da tireoide do feto. Também há evidência de hipotireoidismo fetal e falha no desenvolvimento da lã e retardo na maturação esquelética próximo ao nascimento.

Achados clínicos

Bócio é um indicador inequívoco de deficiência de iodo em cordeiros e bezerros[2], mas um aumento de volume clinicamente importante da tireoide pode passar facilmente despercebido, a menos que se dê cuidadosa atenção ao exame da glândula tireoide de recém-nascidos.[3] Pode-se obter o volume da tireoide de bezerros por meio de ultrassonografia.[4] É importante ressaltar que a ingestão excessiva de iodo também pode resultar em bócio em neonatos e adultos.[5]

Alta incidência de *animais recém-nascidos natimortos e fracos* é a manifestação mais comum de deficiência de iodo.[3] *Alopecia* parcial ou total e aumento palpável do tamanho da tireoide são outros sinais que ocorrem com frequência variável nas diferentes espécies. Os potros acometidos apresentam pelagem normal e pequeno aumento da tireoide, mas são muito fracos ao nascimento. Na maioria dos casos, eles não são capazes de permanecer em pé sem uma sustentação; muitos são muito fracos e não conseguem mamar. Em potros acometidos também se constatou flexão excessiva da parte inferior dos membros torácicos, bem como extensão da parte inferior dos membros pélvicos. Em potros e cordeiros ocorre anormalidade de ossificação (Figura 17.8) e em potros tem-se colapso dos ossos centrais e do terceiro tarsiano, ocasionando claudicação e deformidade do jarrete. Nas regiões onde ocorre a doença, comumente nota-se, também, aumento da tireoide em equinos adultos, sendo os animais da raça Puro Sangue Inglês e aqueles equinos leves mais suscetíveis do que os animais de tração.

Em *bovinos*, a incidência de aumento de volume da tireoide em adultos é muito menor do que em equinos, sendo as principais manifestações *aumento generalizado da glândula tireoide e fraqueza de bezerros recém-nascidos*. Caso sejam auxiliados para mamar por alguns dias, é comum sua recuperação; contudo, se nascem em pastagem durante condições climáticas adversas, muitos morrem. Em alguns casos, a glândula da tireoide é suficientemente grande para ocasionar obstrução à respiração. Os bezerros acometidos apresentam pescoço espesso e parecem sufocados. Letargia, fraqueza e dificuldade em ingerir colostro são sinais comuns. Alopecia parcial é um raro sintoma concomitante.

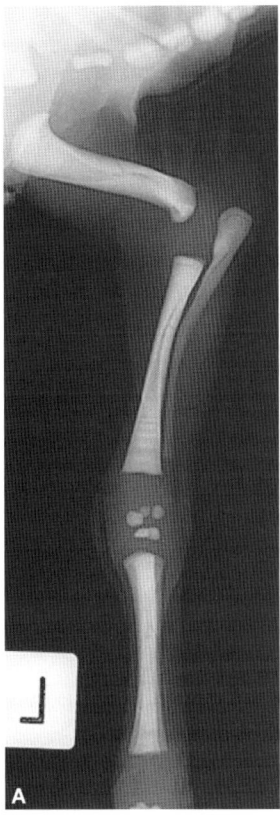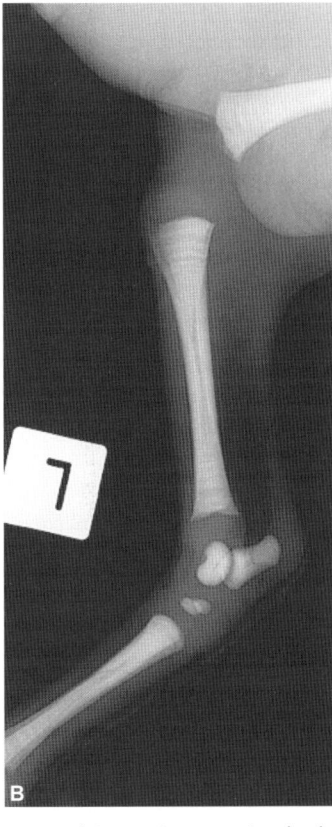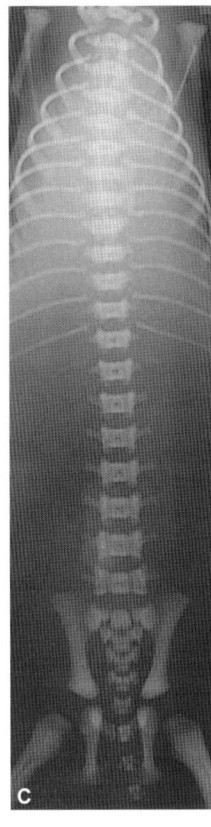

Figura 17.8 As radiografias de um cordeiro natimorto oriundo de um rebanho com grave deficiência de iodo revelam a carência de mineralização nas epífises de ossos longos e nos corpos vertebrais e ossificação incompleta de ossos cuboides do carpo e do tarso. Reproduzida, com autorização, de Campbell AJD et al. Aust Vet J. 2012;90:235.

Em suínos, os achados característicos consistem de nascimento de *leitões com alopecia, natimortos ou fracos, quase sempre com mixedema* na pele do pescoço. A alopecia é mais evidente nos membros. Os leitões mais gravemente acometidos morrem dentro de algumas horas após o nascimento. Pode haver aumento de volume da tireoide, mas nunca é suficientemente grande para ocasionar tumefação visível no suíno ainda vivo. Os animais sobreviventes manifestam letargia, baixa taxa de crescimento, andar cambaleante e fraqueza de membros em razão do enfraquecimento de ligamentos e articulações.

Em regiões com deficiência de iodo, grande número de *ovinos* adultos pode apresentar aumento da tireoide, mas em outros aspectos esses animais são clinicamente normais. Cordeiros recém-nascidos apresentam fraqueza, alopecia extensa e aumento da tireoide palpável, se não visível (Figura 17.9). O período gestacional das ovelhas pode ser mais longo e a taxa da mortalidade perinatal é maior, principalmente quando as condições climáticas são adversas. A deficiência marginal de iodo pode resultar em perdas de produção inespecíficas, decorrentes de morte embrionária ou alta taxa de mortalidade perinatal de cordeiros e menor taxa de crescimento dos cordeiros; o diagnóstico dessa condição é difícil.[3]

Os *caprinos* apresentam um quadro clínico semelhante, exceto que todas as anormalidades são mais graves do que em cordeiros. Os cabritos apresentam bócio e alopecia. O grau de alopecia varia de ausência total de pelos, até a presença de pelos muito finos a pelos quase normais.

Os animais que sobrevivem ao período de risco inicial, após o nascimento, podem se recuperar, exceto a persistência parcial do bócio. As glândulas podem apresentar pulso, notando-se pulso arterial normal, e podem se estender para baixo, em uma parte maior do pescoço, e provoca algum grau de edema local. A auscultação e palpação do sulco jugular pode indicar a presença de sopro e frêmito, condição conhecida como "frêmito da tireoide", como consequência do maior suprimento de sangue arterial na glândula. Bezerros que apresentavam bócio de maior volume e alopecia ($n = 8$) morreram no primeiro dia de vida, enquanto outros quatro com bócio moderado e pelagem normal sobreviveram.[6]

Embora sejam previstas perda da condição corporal, baixa produção de leite e fraqueza, geralmente esses sinais não são notados em adultos. Perda de libido, em touros, falha na manifestação de cio, em vacas, e alta incidência de bezerros abortados, fracos ou natimortos, foram sugeridas como manifestações de hipotireoidismo em bovinos; por outro lado, há relato de gestação prolongada em éguas, ovelhas e porcas. Como mencionado anteriormente, não há disponibilidade de alterações patognomônicas nos índices de produção para o diagnóstico de deficiência de iodo.[2]

Nota-se bócio em potros recém-nascidos, filhos de éguas suplementadas com excesso de iodo nas últimas 24 h de gestação.

Patologia clínica

Não há índice de gravidade da deficiência de iodo totalmente satisfatório; ademais, os marcadores bioquímicos do metabolismo do iodo, como concentrações séricas de iodo ou de tiroxina (T4) e tri-iodotiroxina (T3), não refletiram, de modo apropriado e confiável, o conteúdo de iodo do animal, tampouco possibilitaram detectar deficiência marginal ou previsão do desempenho produtivo de um rebanho que recebe iodo marginal.[2] Geralmente, os hormônios tireoidianos não possibilitam a diferenciação entre um conteúdo de iodo adequado e um conteúdo marginal no rebanho criado em pastagem, durante os testes de suplementação, provavelmente devido aos complexos sistemas de adaptação que mantêm a homeostase desses importantes reguladores do crescimento celular e da taxa metabólica.[7] Knowles e Grace (2007) mencionaram que dados são inapropriados para quantificar a relação entre o conteúdo de iodo e uma medida economicamente relevante do desempenho do animal, e isso tem prejudicado o estabelecimento de uma faixa de variação de referência para os biomarcadores.[2] No entanto, a mensuração da concentração sérica de iodo total, uma determinação elementar que compreende os hormônios iodados, além de várias formas químicas de iodo inorgânico presentes no soro, pode ser mais efetiva no diagnóstico de deficiência de iodo do que a mensuração da concentração sérica de iodo ou de marcadores bioquímicos (ver a seguir, na seção "Controle").[7]

Em ovinos, foram empregados vários critérios para o diagnóstico laboratorial da deficiência de iodo, inclusive as mensurações de T3 e T4 e dos hormônios relacionados. Estes incluem peso da tireoide, proporção peso da tireoide:peso corporal do cordeiro e comparação entre as concentrações séricas de T4 (tiroxina sérica) do cordeiro e da mãe.

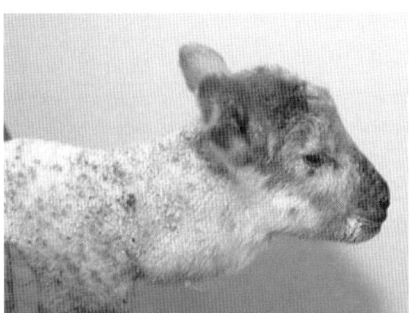

Figura 17.9 Bócio evidente em um cordeiro neonato causado pela deficiência de iodo, quando no útero. Havia um frêmito palpável na região cervical ventral.

No entanto, as concentrações de marcadores bioquímicos e hormonais são variáveis e difíceis de comparar com os dados devido, entre outros fatores, às diferentes metodologias empregadas nos testes.[8]

A mensuração da concentração do hormônio estimulante da tireoide (TSH, tirotropina) parece útil na detecção de hipotireoidismo atribuído à deficiência de iodo em bezerros.[6] O valor de TSH é significativamente maior em bezerros com bócio do que em bezerros sadios, enquanto as concentrações plasmáticas de iodo não se diferem. As concentrações e proporções de T4, a proporção T4:T3, a proporção T4:TSH, rT3 e T3 são maiores em bezerros sadios do que em bezerros com bócio. Os bezerros com bócio e que morreram apresentavam valores de TSH mais elevados e de T4, T3, T4:TSH e rT3 menores do que bezerros com bócio que sobreviveram; as proporções T4:T3 foram similares ($P > 0,1$). Na indisponibilidade do teste de TSH, pode-se utilizar a proporção T4:T3 para o diagnóstico de hipotireoidismo em bezerros recém-nascidos.[6] A quantidade de iodo fornecida a um rebanho bovino com 10% de natimortos e morte de recém-nascidos devido à deficiência de iodo foi 175 mg/kg de MS (variação de referência > 1.200 mg/kg de MS).[9]

Proporção peso da tireoide:peso ao nascimento superior a 0,8 g/kg, em cordeiros recém-nascidos, indica deficiência de iodo. Raramente nota-se proporção inferior a 0,4 g/kg, em cordeiros de rebanhos com deficiência de iodo. Proporções intermediárias são ambíguas.[2] A relação entre a tireoide e o peso corporal não é linear, sendo mais bem definida por um gráfico de probabilidades (Figura 17.10); essa relação não linear deve ser considerada quando se interpretam essas proporções com o intuito de diagnóstico da deficiência de iodo e da necessidade de suplementação.[2]

Outros testes consistem na mensuração da concentração de iodo no plasma, leite e urina; todos refletem mais o conteúdo atual de iodo dos animais do que revelam um perfil ou indicam o conteúdo anterior de iodo dos animais.

As estimativas dos teores de iodo no sangue e no leite são indicadores confiáveis do conteúdo de iodo do animal. Pode haver diferença, entre raças, na concentração sanguínea de iodo, mas teores de 2,4 a 14 µg de iodo ligado à proteína, por 100 mℓ de plasma, parecem representar a faixa de variação normal. Em ovelhas, concentração de iodo no leite inferior a 8 µg/ℓ indica deficiência de iodo. O conteúdo de iodo em amostras de leite obtidas no tanque de resfriamento deve ser superior a 300 µg/ℓ.

Em bezerros recém-nascidos, as alterações nos teores séricos de hormônios tireoidianos são utilizadas como indicadores de diagnóstico de bócio endêmico, mas sua ampla variação torna tal procedimento não confiável. Em bezerros com bócio, a proporção T4:T3 foi menor do que em bezerros sadios e vacas adultas, podendo ser útil como teste auxiliar no diagnóstico.

Para determinar o conteúdo de iodo em uma região devem ser mensurados os teores de iodo no solo e na pastagem, mas a relação entre esses níveis e entre eles e o conteúdo de iodo em animais criados em pastagem pode ser complicada por fatores condicionantes.

Achados de necropsia

Aumento macroscópico da tireoide, alopecia e mixedema podem ser evidentes. O peso da tireoide tem valor diagnóstico. Em bezerros normais nascidos a termo, a média do peso da tireoide fresca é 6,5 g; em cordeiros, o peso médio é 2 g. Cordeiros recém-nascidos, filhos de ovelhas que não receberam iodo suplementar, apresentaram proporção peso da tireoide (g):peso corporal (kg) de, em média, 0,40 g/kg, ou mais. Em bezerros com grave hipertrofia da tireoide, a glândula pode pesar mais de 20 g.

O conteúdo de iodo da tireoide também fornece alguma indicação sobre a condição de iodo do animal. Ao nascimento, um teor de 0,03% de iodo, com base no peso fresco (0,1% com base no peso seco) pode ser considerado um valor crítico, em bovinos e ovinos. No exame histológico é possível notar hiperplasia do epitélio glandular. Em cordeiros filhos de ovelhas que não receberam iodo suplementar, a presença de folículos sem coloide, encarcerados e revestidos por epitélio colunar indica hipotireoidismo.

Notam-se folículos pilosos hipoplásicos. Em cordeiros recém-nascidos com bócio, também é evidente maturação óssea tardia, manifestada por ausência de centros de ossificação.

Amostras para confirmação do diagnóstico

- Toxicologia: uma amostra obtida da glândula tireoide (teste [iodo])
- Histologia: pele, tireoide (microscopia óptica).

> **Diagnóstico diferencial**
>
> A deficiência de iodo é facilmente diagnosticada quando o animal apresenta bócio; todavia, a ocorrência de natimortos sem evidência de bócio pode causar dúvida. Nesta condição, deve-se considerar a possibilidade de aborto ocasionado por microrganismos infecciosos, em vacas e ovelhas. Em geral, o período de gestação de natimortos resultantes da deficiência de iodo é mais longo que o normal, embora possa ser difícil determinar tal condição em animais criados em pastagens. Anomalias da síntese de hormônio tireoidiano hereditárias são listadas em Doenças hereditárias. Constatou-se bócio hiperplásico sem aumento da tireoide em potros recém-nascidos, que também apresentavam ruptura dos tendões extensores digitais comuns, contratura dos membros torácicos e prognatismo. A causa da combinação de anormalidades é desconhecida.

Tratamento

Quando ocorrem surtos de deficiência de iodo em neonatos, geralmente dá-se ênfase ao fornecimento de iodo adicional às fêmeas prenhes. As medidas de controle recomendadas podem ser adaptadas ao tratamento dos animais acometidos. Durante um surto, recomenda-se, às ovelhas prenhes, a administração oral de 280 mg de iodeto de potássio/animal e a disponibilização de blocos de sais iodados para os animais lamberem.[1] Cordeiros com bócio podem ser tratados com dose única de 20 mg de iodeto de potássio VO.[1]

Controle

Em bovinos, recomenda-se ingestão dietética de 0,8 a 1,2 mg de iodo/kg de MS de alimento, para vacas lactantes prenhes, e 0,1 a 0,3 mg/kg

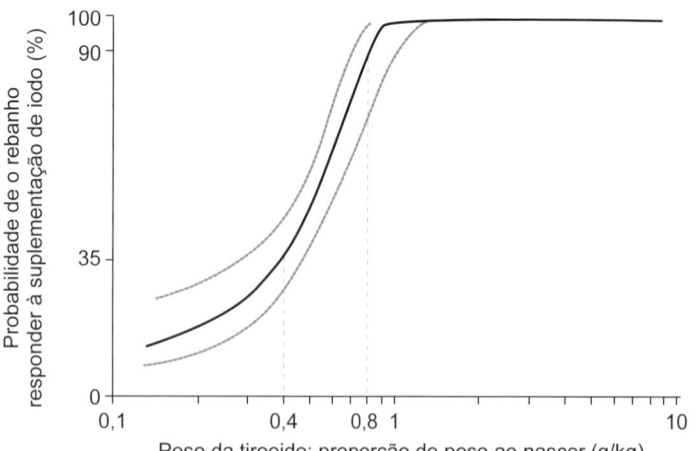

Figura 17.10 Gráfico de probabilidades de resposta à suplementação com iodo em um rebanho de ovelhas, com base na proporção peso da tireoide:peso corporal do cordeiro. Proporções de 0,40 g/kg (IC de 95% = 0,29 a 0,47) e 0,80 g/kg (IC de 95% = 0,70 a 0,99) previram, com 35% e 90% de probabilidade, respectivamente, que um cordeiro pertencia a um rebanho que não recebia iodo suplementar (ou seja, apresentava deficiência de iodo). Reproduzida, com autorização, de Knowles SO et al. N Z Vet J. 2007;55:314.

de MS de alimento às vacas não prenhes e aos bezerros. Em regiões de risco para deficiência de iodo, o monitoramento da proporção peso da tireoide:peso corporal de cordeiros pode ser útil para determinar a necessidade de suplementação antes e/ou durante a gestação.[2] Proporção peso da tireoide:peso ao nascimento maior que 0,8 g/kg indica deficiência de iodo e as ovelhas devem ser suplementadas antes do acasalamento ou durante a prenhez, de modo a prevenir bócio no ano seguinte. Em rebanhos com deficiência de iodo, raramente nota-se proporção inferior a 0,4 g/kg; assim, há pouca chance de obter benefício com a suplementação. Proporções intermediárias são ambíguas, podendo ser necessárias tentativas de suplementação individual na propriedade, a fim de detectar e controlar os riscos de deficiência marginal.

Na Nova Zelândia, pastagens que contêm 0,24 mg de iodo/kg de MS propicia ingestão apropriada de iodo às vacas-leiteiras. A injeção IM de 2.370 mg de iodo (solução oleosa iodada), por três vezes, no início da lactação e em intervalos de 100 dias, aumentou a concentração de iodo no leite para 58 $\mu g/\ell$ por um período de, no mínimo, 98 dias, após cada injeção. Duas injeções de iodo em intervalos de 100 dias aumentaram a concentração de iodo no leite para 160 $\mu g/\ell$ e 211 $\mu g/\ell$ por um período de, no mínimo, 55 dias, após cada injeção, mas não influenciaram a concentração sérica de hormônio tireoidiano. A suplementação com iodo não influenciou a produção de leite, tampouco os teores de gordura e de proteína do leite. O aumento da concentração de iodo no leite por meio da injeção IM de iodo pode ser uma maneira de aumentar a ingestão de iodo por humanos, principalmente crianças.

O iodo pode ser fornecido no sal ou em uma mistura mineral. A perda de iodo dos blocos de sal pode ser apreciável; é necessária uma preparação de iodo estável e que contenha quantidade suficiente de iodo disponível. O iodato de potássio satisfaz essas necessidades e deve ser fornecido em uma formulação que contém 200 mg de iodato de potássio por quilograma de sal. O iodeto de potássio, sozinho, é impróprio, mas quando misturado ao estearato de cálcio (8% de estearato no iodeto de potássio) é apropriado para adição ao sal – 200 mg/kg de sal.

O tratamento individual de ovelhas prenhes com 280 mg de iodeto de potássio ou 370 mg de iodato de potássio, em duas ocasiões, no 4º e 5º meses de gestação, mostrou-se efetivo na prevenção de bócio em cordeiros, quando a dieta dessas ovelhas era constituída, em grande parte, de couve galega. Também, para o tratamento individual dos animais, a aplicação semanal de tintura de iodo (4 mℓ para bovinos; 2 mℓ para suínos e ovinos) no flanco é uma medida preventiva efetiva. Ademais, o iodo pode ser administrado na forma de injeção, em solução oleosa de semente de papoula (contendo 40% de iodo ligado): a administração de 1 mℓ, por via IM, 7 a 9 semanas antes do parto, é suficiente para prevenir casos graves de bócio e a morte de cordeiros neonatos. É possível controlar a ocorrência de bócio por até 2 anos. Também, o tempo de gestação diminui para um período normal. Uma injeção similar 3 a 5 semanas antes do parto é menos efetiva.

A administração injetável de solução de iodo de ação prolongada (solução oleosa iodada), na dose de 390 mg de iodo para ovelhas, 5 semanas antes do acasalamento, evitou a ocorrência de bócio em cordeiros recém-nascidos, filhos de ovelhas alimentadas com rutabaga ou rutabaga/nabo/couve galega, como suplementação alimentar de inverno. A administração de cerca de 400 mg de iodo/ovelha elevou a concentração sérica de iodo de 41 $\mu g/\ell$ ($n = 54$; desvio padrão [DP]: 12,2) para 109 $\mu g/\ell$ ($n = 20$; DP: 18,5; $p < 0,001$) por ocasião do parto, cerca de 99 dias depois, independentemente da forrageira fornecida. Alta concentração sérica de iodo persistiu por 127 a 206 dias após a suplementação.[2] A dieta não influenciou a concentração de iodo no soro sanguíneo e no leite das ovelhas. Em ovinos tratados com 300 mg ou 400 mg de iodo, a resposta da concentração sérica de iodo total (uma determinação elementar que compreende os hormônios iodados, além de várias formas químicas de iodo inorgânico presentes no soro)[7] à injeção de solução iodada é proporcional ao aumento da dose, de 42 $\mu g/\ell$ para, aproximadamente, 150 e 240 $\mu g/\ell$, mantendo uma concentração elevada durante 161 dias.[2] As concentrações de iodo no leite de ovelhas que não receberam iodo suplementar e naquelas tratadas com 300 mg e 400 mg de iodo foram, respectivamente, 26, 271 e 425 $\mu g/\ell$. As concentrações séricas médias de iodo de cordeiros, filhos de ovelhas que receberam iodo suplementar, na dose de 300 mg ou 400 mg, foram, respectivamente, 237 $\mu g/\ell$ e 287 $\mu g/\ell$, ao nascimento, por ocasião do desmame esses valores foram similares (62 ± 3 $\mu g/\ell$). A concentração em cordeiros filhos de ovelhas que não receberam iodo suplementar foram menores que cerca de 140 $\mu g/\ell$, a qual foi influenciada, de modo marcante, pela dieta da ovelha.[7]

A administração oral diária de 0,45 mg ou 0,90 mg de iodeto de potássio em cabras leiteiras mestiças elevou a concentração média de iodo no leite, de 60,1 ± 50,5 $\mu g/\ell$ (cabras não suplementadas) para 78,8 ± 55,4 e 130,2 ± 62,0 $\mu g/\ell$ (média ± DP), respectivamente. Não houve influência na produção de leite.[10]

Um dispositivo de liberação lenta de iodo nos pré-estômagos, propiciou bons resultados na prevenção de bócio congênito em cordeiros, quando utilizado em ovelhas no fim da gestação.

Uma abordagem recomendada para a suplementação de iodo em ovinos é:[2]

1. Quando as ovelhas são alimentadas com aparas de *Brassica*, administrar a elas iodo suplementar.
2. Se a proporção peso da tireoide:peso ao nascimento de cordeiros for maior que 0,8 g/kg, suplementar as ovelhas. A relação entre o peso da tireoide e o peso corporal não é linear, sendo mais bem definido em um gráfico de probabilidades (ver Figura 17.10); essa relação não linear deve ser considerada quando se interpreta essa proporção com o intuito de diagnosticar deficiência de iodo e necessidade de suplementação.[2]
3. Se todas as proporções peso da tireoide:peso ao nascimento, ou a maioria, são menores que 0,4 g/kg, é provável que não haja necessidade de suplementação das ovelhas porque a relação custo/benefício é baixa.
4. Se há várias proporções de peso da tireoide:peso ao nascimento entre 0,4 e 0,8 g/kg, a condição de iodo no rebanho é incerta e pode ser impossível determiná-la por meio de biomarcadores.

Fornecer iodo suplementar às ovelhas se houver outra evidência convincente, como relato de deficiência de iodo na região. Pode ser necessário um teste de suplementação no campo para detectar a deficiência marginal, nessas propriedades.

REFERÊNCIAS BIBLIOGRÁFICAS

1. Campbell AJD, et al. Aust Vet J. 2012;90:235.
2. Knowles SO, et al. N Z Vet J. 2007;55:314.
3. Robertson SM, et al. Aust J Exp Agr. 2008;48:995.
4. Metzner M, et al. Vet Radiol Ultrasound. 2015;56:301.
5. Ong CB, et al. J Vet Diagn Invest. 2014;26:810.
6. Guyot H, et al. Cattle Pract. 2007;15:271.
7. Knowles SO, et al. J Anim Sci. 2015;93:425.
8. Todini L. Animal. 2007;1:997.
9. Annon. Vet Rec. 2011;169:461.
10. Nudda A, et al. J Dairy Sci. 2009;92:5133.

Bócio hereditário

Há relato de bócio hereditário em ovinos da raça Merino, bovinos Afrikaner, caprinos mestiços da raça Saanen anão, caprinos Boer, possivelmente ovinos Poll Dorset e suínos; parece que essa anormalidade é hereditária, com característica recessiva. A principal disfunção envolve a síntese anormal de hormônios tireoidianos, com maior produção do fator tireotrópico na glândula pituitária e, então, hiperplasia da glândula tireoide. Em bovinos Afrikaner, a anomalia se deve à anormalidade no RNA básico; os animais heterozigotos podem ser identificados por meio da técnica de hibridização Blot.

Em *ovinos*, clinicamente nota-se alta taxa de mortalidade, aumento do peso da tireoide acima do peso normal de 2,8 g (mas variando muito, até 222 g) e surgimento de lã brilhante ou sedosa no pelo de alguns cordeiros. Outras anormalidades concomitantes são edema e flacidez das orelhas, alargamento e arqueamento das partes externa e interna dos membros torácicos, na altura dos joelhos, e achatamento dorsoventral da região nasal. A deficiência de tiroglobulina durante a gestação pode resultar em anormalidade no desenvolvimento do pulmão do feto e ocorrência da síndrome da angústia respiratória no neonato; constata-se dispneia ao nascimento.

Em *caprinos*, o quadro clínico é o mesmo descrito em cordeiros. Consiste em retardo do crescimento, comportamento "preguiçoso", pelos escassos e sem brilho, condição que se agrava com o avanço da idade, e pele espessa e escamosa.

Nos *bovinos* Afrikaner, a principal perda se deve aos natimortos ou à morte precoce de neonatos. Alguns casos de morte são decorrência da compressão da traqueia pela glândula aumentada. A maior taxa de mortalidade é verificada em bezerros com glândula maior. Esses animais podem apresentar, simultaneamente, pelagem acinzentada hereditária, uma anomalia em animais da raça Flamenga.

Em *suínos*, notam-se leitões com alopecia e tumefação, com aumento da glândula tireoide, na mesma proporção de leitões normais, sinais compatíveis com um modo autossômico recessivo de hereditariedade.

DOENÇAS CAUSADAS POR DEFICIÊNCIAS NUTRICIONAIS

Sugerem-se três critérios para avaliar a participação da nutrição na etiologia de determinada doença em um animal ou em um grupo de animais:

- Na análise da dieta, há evidência de deficiência de um ou mais nutrientes específicos?
- No exame dos animais, há evidência de deficiência de um ou mais nutrientes que podem causar a doença em questão?
- A suplementação da dieta com nutriente ou nutrientes essenciais previne ou cura a doença?

As dificuldades encontradas para satisfazer esses critérios e obter um diagnóstico confiável e seguro de uma deficiência nutricional aumentam à medida que evoluem as pesquisas na área de nutrição de microelementos e vitaminas. O conteúdo desses micronutrientes nos suprimentos alimentares e nos tecidos corporais é muito baixo; ademais as suas mensurações frequentemente são difíceis e de alto custo. Em razão dessas dificuldades, cada vez mais aceita-se descrever as síndromes individuais como "doenças responsivas" – ou seja, a pesquisa satisfaz apenas o terceiro dos três critérios listados. Essa prática não é a ideal, mas tem a vantagem de ser uma abordagem cujo custo:benefício é mais favorável; ademais, as medidas de controle relevantes são diretamente avaliadas.

Evidência de uma deficiência como causa da doença

Compreende a evidência de determinada deficiência na dieta ou de absorção, utilização ou necessidade anormal do nutriente em questão. Pode-se obter evidência adicional por meio de exame químico ou biológico dos alimentos.

Dieta

Deve-se avaliar a dieta fornecida por um tempo considerável antes da ocorrência da doença, pois as reservas corporais da maioria dos componentes da dieta podem retardar o aparecimento dos sinais clínicos. É provável que as deficiências específicas estejam associadas a tipos particulares de solos e, em muitos casos, os mapas geológicos e os tipos de solos do país ou região podem indicar a chance de ocorrência de determinada doença nutricional. As doenças de plantas podem, também, indicar deficiências específicas do solo, como a "doença da regeneração" da aveia, que indica deficiência de cobre. As espécies de plantas predominantes na pastagem de forrageira também podem ser importantes; o trevo subterrâneo absorve, seletivamente, cobre, as leguminosas absorvem, seletivamente, molibdênio e *Astragalus* spp. acumulam selênio.

As práticas agrícolas podem ter forte influência na concentração de nutrientes específicos nos alimentos fornecidos aos animais pecuários. Por exemplo, a intensa aplicação de fertilizantes nitrogenados pode reduzir o conteúdo de cobre, cobalto, molibdênio e manganês na pastagem. Por outro lado, várias aplicações de calcário reduzem as concentrações de cobre, cobalto, zinco e manganês nas plantas, mas aumenta a de molibdênio. Esses efeitos são suficientemente significativos para influenciar o fornecimento de microelementos aos animais pecuários criados em pastagem. Os métodos modernos de preparação de feno, com ênfase na secagem artificial da forragem imatura, tendem a conservar a vitamina A, mas podem resultar em importante deficiência de vitamina D. Espécies de pastagem melhoradas e aumento na aplicação de fertilizantes podem agravar a depleção de microelementos no solo que apresenta deficiência marginal, ocasionando doença carencial evidente em regiões com deficiência marginal ou naquelas onde não ocorria doença. Assim, o conhecimento regional das práticas agrícolas e dos alimentos em uma área particular é de importância primária no diagnóstico de doenças causadas por deficiências nutricionais.

Absorção anormal

Embora determinada dieta possa conter quantidade adequada de um nutriente particular, alguns fatores que reduzem a absorção desse nutriente podem ocasionar sua deficiência. Por exemplo, o excesso de fosfato diminui a absorção de cálcio, o excesso de cálcio reduz a absorção de iodo e a ausência de sais biliares impede a absorção apropriada de vitaminas lipossolúveis. A enterite crônica prejudica a absorção da maioria dos nutrientes essenciais. A lista de elementos antagonistas, entre os nutrientes, é crescente; a maioria interfere na absorção do nutriente. Por exemplo, o excesso de cálcio na dieta interfere na absorção de flúor, chumbo, zinco e cádmio, podendo ocasionar deficiência nutricional desses elementos; ademais, reduz seus efeitos tóxicos quando presentes em quantidade excessiva na dieta.

Anormalidade na utilização de nutrientes ingeridos

A utilização anormal de nutrientes ingeridos também pode influenciar a ocorrência de doenças causadas por deficiência nutricional condicionada. Por exemplo, o molibdênio e o sulfato reduzem a reserva de cobre; a vitamina E poupa o uso de vitamina A; e a tiamina reduz a necessidade de ácidos graxos essenciais na dieta.

Necessidade anormal

O aumento da taxa de crescimento dos animais, em decorrência de melhora da dieta ou de seleção genética, pode aumentar a necessidade por nutrientes específicos ao ponto de causar doença carencial. Parece haver pouca dúvida de que há uma variação genética no metabolismo mineral e tem-se sugerido que a possibilidade de se obter raças de ovinos que se adaptam às condições de deficiência. A importância do componente hereditário na necessidade nutricional do animal é desconhecida, mas não deve ser negligenciada quando se planejam políticas de melhoria do rebanho em regiões com deficiência de nutrientes.

Evidência de uma deficiência associada à doença

Verificada geralmente em estudos experimentais que demonstram sinais clínicos e achados de necropsia causados por cada deficiência. Vários fatores modificadores podem dificultar o entendimento do assunto. Em condições naturais, as deficiências nutricionais podem não ser uma entidade única e, assim, achados clínicos e de necropsia frequentemente são complicados por deficiência de outros fatores ou por infecções intercorrentes. O início da maioria das síndromes carenciais é variável e insidioso, e os sinais clínicos e as lesões macroscópicos notadas durante a necropsia de animais acometidos por diversas doenças decorrentes de deficiências nutricionais são mínimas ou inespecíficas. Isso aumenta o desafio de se obter um diagnóstico definitivo.

Desse modo, em muitos casos, os exames laboratoriais, de sangue e de tecidos animais, auxiliam sobremaneira no diagnóstico. No entanto, as faixas de variação das concentrações normais de minerais e vitaminas ou de seus marcadores bioquímicos, bem como dos valores que indicam deficiência, no sangue ou nos tecidos, frequentemente não são bem definidas. As deficiências induzidas experimentalmente e aquelas de ocorrência natural propiciam uma indicação das alterações que ocorrem na concentração de um nutriente particular, mas as variações decorrentes de idade, genótipo, ciclo de produção, tempo de fornecimento da dieta inadequada, reservas corporais prévias do nutriente, bem como de doenças intercorrentes e fatores estressantes, podem complicar os resultados, dificultando sua interpretação.

Na maioria dos casos, as deficiências nutricionais acometem uma parte dos animais do rebanho, ao mesmo tempo. Os exames clinicopatológicos devem incluir a escolha tanto de animais sadios quanto daqueles com doença clínica, pois a comparação dos resultados obtidos nesses grupos de indivíduos possibilita uma interpretação mais segura e confiável dos exames laboratoriais, facilitando o diagnóstico.

Evidência baseada na cura ou na prevenção mediante correção da deficiência

Quando há suspeita de deficiência nutricional, o melhor procedimento para o diagnóstico é verificar o efeito da suplementação desse nutriente, diretamente ao animal ou por meio da ração. Pode haver fatores que confundem essa avaliação, como a recuperação espontânea; assim, é fundamental o emprego de um grupo-controle adequado e um tamanho de amostra (número de animais) suficiente. Pode-se constatar baixa taxa de resposta curativa ocasionada por dose inadequada ou lesão tecidual avançada. De outro modo, a anormalidade pode representar apenas um fator predisponente ou secundário a outra condição ainda presente. Uma causa comum de confusão em testes terapêuticos é a impureza ou bioatividade das preparações medicamentosas utilizadas, principalmente aquelas que contêm microelementos e vitaminas. Outrossim, as preparações utilizadas também podem apresentar alguma atividade farmacológica intrínseca e propiciar melhora parcial ou temporária da doença, sem que haja, de fato, uma deficiência.

Monitoramento da condição nutricional

Em fazendas de criação, há vários grupos de animais de diferentes idades, em diferentes níveis de desenvolvimento e produção. Isso requer rigorosa vigilância a fim de evitar a ocorrência de deficiência ou superalimentação nas classes individuais de animais. O escore da condição corporal de vacas-leiteiras, vacas de corte, ovinos e suínos comumente é utilizado como indicador da adequação da dieta fornecida até o momento da avaliação dos animais (denominada dieta prévia).

Os alimentos e o programa de alimentação têm importante influência no desempenho reprodutivo e, consequentemente, no desenvolvimento do animal e na produção de leite, devendo ser monitorado regularmente. O veterinário deve estar atento a qualquer alteração no programa de alimentação feita desde sua última visita na propriedade ou planejada para um futuro próximo. Atualmente, a nutrição clínica veterinária é uma especialidade que deve fornecer novas e úteis informações ao clínico que realiza a assistência a uma espécie animal particular ou a uma classe de animais de produção. Deve-se consultar um nutricionista experiente e competente para auxiliar na resolução de problemas nutricionais complexos.

Manejo nutricional de rebanhos leiteiros

A orientação dos proprietários sobre a dieta dos animais é uma atividade fundamental dos clínicos veterinários que trabalham com bovinos leiteiros. Os gastos com alimentação representam cerca de 60% do custo total do leite produzido, de modo que melhoras mínimas na eficiência alimentar podem ser lucrativas.

Alguns clínicos de rebanhos leiteiros atuam como especialistas em nutrição nas propriedades leiteiras onde trabalham, coletando amostras de alimentos para análises de nutrientes, formulando rações e orientando sobre as condições de cultivo e coleta. Com frequência, esses veterinários dedicam parte considerável de sua atividade profissional ao manejo nutricional. Todavia, uma prática comum é a contratação de um profissional nutricionista pelo fazendeiro ou a assistência de um nutricionista de uma fábrica de ração ou de uma cooperativa local. Em geral, esses profissionais preparam a ração e enviam amostras de alimentos para a análise de nutrientes. Nesses rebanhos, o veterinário pode ter uma importante participação, assegurando que a dieta recomendada seja formulada adequadamente e fornecida às vacas. As atividades de rotina planejadas, como mensuração da matéria seca (MS) da forrageira, preparação manual de ração mista total (RMT) para uma vaca, comparando-a com a RMT misturada em equipamento apropriado para tal finalidade (denominado teste de mistura da RMT), e a inspeção do cocho de alimentação para avaliar o tipo de alimento e a ingestão de matéria seca, são procedimentos importantes que ajudam a assegurar o emprego de um programa nutricional efetivo. A avaliação das condições da pastagem por meio de inspeções periódicas é uma parte importante do programa nutricional de rebanhos submetidos à criação intensiva em pastagem. Essas atividades de controle de qualidade devem ser realizadas rotineiramente, como parte do programa de manejo sanitário e da produtividade do rebanho.

Provavelmente, em uma granja leiteira não há fator mais impactante que o programa de alimentação, o qual tem efeito direto na produtividade e no crescimento dos animais. Em uma propriedade leiteira, vários problemas sanitários estão relacionados, de alguma maneira, ao programa de alimentação; ademais, uma parte significativa das atividades da fazenda é dedicada ao plantio, tratos agrícolas, coleta e mistura e fornecimento de ração. O investimento em equipamentos utilizados em programas de alimentação também representa um importante gasto. Pequenas alterações nos programas de alimentação podem levar a grandes mudanças na produtividade, sanidade, lucro, custo do alimento, distribuição de trabalho, fluxo de caixa e dívida. Assim, a economia total decorrente dessas pequenas mudanças pode ser substancial; uma pesquisa mostrou que a orientação nutricional de rotina por um veterinário pode propiciar economia de 14% do gasto total com a alimentação, mesmo sem considerar o aumento da produção e os efeitos na sanidade dos animais.

Por essas razões, os veterinários que pretendem atender proprietários de granjas leiteiras, realizando uma assistência total à propriedade, devem se envolver ativamente no programa de alimentação do rebanho. Com frequência, os rebanhos leiteiros são alimentados com ração de alto custo e não balanceadas, mas como um consultor independente da fábrica de ração, o veterinário pode transmitir recomendações imparciais a respeito do programa de alimentação. Por exemplo, uma vaca hipocalcêmica em decúbito aumenta a preocupação com a alimentação de vacas secas, enquanto uma vaca magra em anestro e com ovários lisos aumenta a preocupação quanto ao consumo de alimento energético e de matéria seca (MS) no início da lactação. Se a produção média de leite do rebanho diminui cerca de 220 kg, isso gera a mesma percepção de urgência de uma vaca com prolapso de útero. Na verdade, um veterinário de granja leiteira não pode atender às necessidades do fazendeiro mediante a prática de medicina terapêutica isoladamente da nutrição do rebanho e, assim, ele deve adquirir habilidades para lidar diretamente com os problemas nutricionais.

Atualmente, com o aumento do tamanho médio dos rebanhos leiteiros, muitos proprietários de granjas leiteiras confiam mais em uma equipe de consultores do que em apenas um ou dois profissionais. Assim, é fundamental que o consultor nutricional, o veterinário local e o consultor especialista remoto orientem as atividades da propriedade leiteira e, desse modo, fiquem atentos e discutam o programa de alimentação da propriedade e os indicadores de desempenho da fazenda. É dever do veterinário que presta assistência a rebanhos leiteiros, como parte da equipe de consultores, ter conhecimento da nutrição de vacas-leiteiras e estar ciente da, e preferivelmente estar envolvido na, formulação da ração.

Níveis de assistência nutricional

Ao se decidir pela implementação de um programa de alimentação para vacas-leiteiras, a primeira etapa envolve a discussão e concordância do fazendeiro e do veterinário sobre o nível de orientação nutricional oferecida. Isso varia entre os rebanhos, dependendo da experiência do veterinário, da aptidão e do interesse do proprietário e do envolvimento de outros consultores. Há quatro níveis fundamentais de assistência que podem ser oferecidos, conforme descrito a seguir.

Nível 1 | Análise e identificação do problema

No nível 1, o veterinário tem a tarefa de monitorar o rebanho leiteiro quanto aos indicadores de problemas relacionados à nutrição. Vários fatores precisam ser monitorados: produção, composição do leite, consumo de MS, escore da condição corporal, prevalência de doenças, manejo e crescimento das novilhas e custo dos alimentos. Com base nessas informações o veterinário pode detectar problemas à medida que surgem, formular e testar hipóteses a respeito de prováveis causas e interagir com o fazendeiro e outros consultores, quando os problemas são priorizados e tratados.

Nível 2 | Análise da ração

O nível 2 requer a avaliação da adequação da dieta atualmente fornecida às vacas. Os problemas de equilíbrio ou econômicos são encaminhados à pessoa apropriada; por exemplo, se for necessária a reformulação de uma dieta específica. A manutenção desse envolvimento pode ser difícil se a pessoa que faz a formulação da ração se considera um "profissional secundário", mas pode funcionar bem se houver um bom trabalho de equipe.

Nível 3 | Formulação da ração

Caso o veterinário de uma granja leiteira assuma a responsabilidade pela formulação da ração, ele precisa aumentar consideravelmente o seu conhecimento em nutrição de vacas-leiteiras, além daquele tradicionalmente ensinado nas faculdades de veterinária. Tipicamente, isso envolve o uso de um programa de computador para formular uma ração balanceada de baixo custo para cada classe animal. Ademais, requer habilidade no funcionamento dos equipamentos onde os alimentos são manuseados e fornecidos às vacas, diariamente, além do conhecimento minucioso da propriedade e de seu pessoal, das tendências diárias do preço e disponibilidade dos componentes da dieta.

Se não for bem controlado, esse nível de atividade apresenta vários riscos, pois se perde o contato com a propriedade, a supervisão da implementação do programa nutricional e o monitoramento dos resultados incluídos no nível 4. Há um lugar-comum sobre a alimentação de vacas-leiteiras de que a vaca recebe três rações: a formulada, a fornecida e a realmente consumida. Os melhores programas de alimentação minimizam a diferença entre essas três rações. Se a participação do consultor veterinário for interrompida no momento da formulação, podem ocorrer erros no fornecimento de alimentos e no controle do cocho de alimentação, o que pode levar à falha do programa nutricional. No entanto, se ocorrer falha do programa, é provável que a formulação da ração seja o componente mais responsabilizado.

Nível 4 | Programa geral de consultoria

No nível 4, as atividades incluem aspectos críticos omitidos no nível 3 porque o veterinário tem uma participação ativa na implementação das recomendações nutricionais. Deve-se dar atenção a itens como controle do cocho de alimentação, conforto da vaca, frequência e esquema de alimentação, controle de qualidade e consistência do manejo alimentar. Ao trabalhar com o fazendeiro, podem ser elaborados planos para a futura produção de forrageiras, considerando, inclusive, fatores como momento da coleta a fim de obter máximo valor do alimento. Mantém-se o monitoramento mencionado no nível 1 e faz-se ajustes e obtém-se "*feedback*" periódicos, de modo a assegurar que as rações sejam formuladas para a finalidade desejada. Ao longo prazo, esse é o nível de atividades mais desejável, tanto para o veterinário especialista em rebanhos leiteiros quanto para o fazendeiro. O proprietário é beneficiado pela supervisão e suporte adicionados, e o veterinário pode assegurar a ele que o programa está sendo implementado como pretendido. Caso não seja efetivo, todo o programa pode ser modificado, sendo o veterinário um membro da equipe que inclui um nutricionista. Quando há participação de vários consultores, em rebanhos maiores, esta abordagem de equipe propicia ao proprietário a melhor oportunidade para orientação técnica; com frequência, o veterinário especialista em rebanhos leiteiros é o membro mais apropriado para ser o "líder da equipe".

Manejo nutricional de rebanho de corte

Uma boa dieta é a base fundamental para uma ótima produtividade em rebanhos de corte. No entanto, o conhecimento nutricional não tem sido a meta tradicional de muitos veterinários que dão assistência a animais de produção.

Em todo o mundo, as fazendas de criação de bovinos de corte geralmente submetem os animais à criação extensiva ou em pastagem. Essas atividades são realizadas em diversos ambientes, com ampla variação no manejo nutricional. Em muitos países, a área de pastagem ou de criação extensiva requer a manutenção de uma unidade vaca-bezerro em um espaço de 0,5 ha a 1 ha (1 a 2 acres), em regiões de períodos de chuva intensa, até vários quilômetros quadrados em áreas continentais remotas. No entanto, geralmente a área de terra e a quantidade de pastagem necessárias para a criação de bovinos de corte estão relacionadas com a realidade econômica da região. Isso, por sua vez, está relacionado à disponibilidade de gerenciamento e de fontes de insumos, que diferem notadamente entre as regiões, os mercados e as propriedades. Apesar dessa variação, há vários princípios de bom manejo nutricional que podem ser universalmente aplicados às fazendas de criação de bovinos. Independentemente da região, uma consideração importante é aquela de manter ou melhorar a produção (aumentar a renda), enquanto se reduz os custos por unidade de produção. Em termos simples, o retorno financeiro de uma fazenda de criação de bovinos depende da quantidade de bezerros, de seu peso ao desmame e de seu preço. Um gasto adicional é o custo de manutenção das fêmeas reprodutoras. Isso varia consideravelmente entre as propriedades, tanto em uma região quanto entre as regiões. Embora possa ser influenciado, o preço recebido geralmente não é significativamente controlado pelo gerente da fazenda. Contudo, tanto a quantidade de bezerros nascidos quanto o peso ao desmame são fortemente influenciados por um calendário de manejo apropriado que associa demanda nutricional e disponibilidade de pastagem. Por exemplo, um bom manejo nutricional auxilia a garantir que um número máximo possível de fêmeas esteja no cio no início da estação de acasalamento. Isso, associado a um bom manejo do touro, ajuda a garantir que os bezerros que nascem mais precocemente sejam desmamados com maior idade e mais pesados que os bezerros que nascem mais tarde.

Em geral, a nutrição é o mais importante fator limitante de desempenho na criação de bovinos de corte e, desse modo, é fundamental o conhecimento dos princípios básicos do manejo nutricional de fêmeas reprodutoras. O monitoramento efetivo não necessariamente requer um maior grau de conhecimento de nutrição, embora deva ter conhecimento suficiente e prudência para saber quando é necessária ajuda de um especialista. Inicialmente, é importante conhecer os diferentes sistemas de mensuração de energia (nutrientes digestíveis totais [NDT], energia metabolizável [EM] e energia líquida [EL]) comumente utilizados, e sua aplicação nas diferentes classes de animais, atividades e suprimentos alimentares; outrossim, é importante escolher aquele sistema de mensuração que o veterinário consegue utilizar melhor. O Nutrient Requirement of Beef Cattle, do National Research Council (NRC), dos EUA, é um documento útil; a 7ª edição foi publicada em 2000. Essa publicação é um pacote com um programa de computador que inclui formulações de ração e informações sobre alimentos e suprimentos alimentares. Também existem vários programas para formulação de ração, com custo mínimo, para rebanhos de bovinos de corte, disponibilizados pelo Departamento de Agricultura ou por empresas comerciais.

Orientação nutricional para bovinos de corte criados em confinamento

Com frequência, o confinamento de bovinos de corte requer a assistência de um nutricionista qualificado a fim de auxiliar na formulação de rações de custo:benefício favorável. Nesse caso, o veterinário deve se comunicar regularmente com o nutricionista para ficar ciente da composição da dieta e de qualquer modificação planejada. Como o alimento responde pela maior parte do custo por unidade de ganho de peso corporal, é fundamental que a dieta tenha o menor custo possível, durante o período de fornecimento de nutrientes que possibilitam uma fase de crescimento e terminação ideal. A maior ênfase na nutrição de bovinos em confinamento é a elaboração de dieta de custo:benefício favorável e que sustente uma taxa máxima de desenvolvimento sem qualquer efeito prejudicial aos animais.

Há disponibilidade de quantidade considerável de informações a respeito das necessidades de nutrientes de bovinos mantidos em confinamento, bem como de alimentos e sistemas de alimentação utilizados.

A responsabilidade das especificações exatas das dietas é do nutricionista, mas o veterinário que presta assistência ao confinamento quase sempre é capaz de avaliar a qualidade do sistema de distribuição de alimentos. Tal atividade consiste em saber se os bovinos são alimentados na hora, se o alimento distribuído em cochos é misturado apropriadamente e se o consumo de alimento é intermitente devido ao espaço insuficiente no cocho, ao cocho inapropriado ou a piquetes mal projetados, se as condições climáticas são adversas e se o piso é enlameado ou escorregadio. Qualquer modificação deve ser discutida com o gerente do confinamento e o consultor nutricional, à semelhança da abordagem em equipe sugerida para grandes rebanhos leiteiros.

Doenças causadas por deficiências nutricionais são incomuns em bovinos mantidos em confinamento porque eles, geralmente, recebem uma dieta que contém os nutrientes necessários para a manutenção e a promoção de rápido crescimento. As dietas preparadas de acordo com as recomendações do Nutrient Requirements of Beef Cattle devem satisfazer todas as necessidades na maioria das condições.

Deficiências de nutrientes específicos são extremamente raras porque as dietas são preparadas para uso em poucos dias ou diariamente, e deve ser muito raro o uso de um suprimento alimentar deficiente em um nutriente específico, por longo tempo, em confinamento. No entanto, essa condição pode ocorrer em uma pequena propriedade ou em um confinamento oportunista que prepara sua própria ração, com pouca ou nenhuma atenção à necessidade de suplementar os alimentos obtidos de cultivos próprios. Desse modo, há apenas poucas doenças relacionadas à nutrição que podem acometer bovinos mantidos em um confinamento bem controlado; entretanto, essas doenças, quando ocorrem, podem causar grande perda econômica. Elas incluem:

- Sobrecarga de carboidrato (sobrecarga de grãos ou acidose láctica)
- Timpanismo de confinamento ou timpanismo ruminal
- Erros de alimentação como, por exemplo, adição acidental de quantidade excessiva de aditivo alimentar na dieta, como monensina ou ureia; modificação súbita involuntária na composição da dieta; fornecimento acidental de dieta mista errada.

Orientação nutricional para grupos de suínos

Os veterinários envolvidos no controle sanitário de grupos de suínos devem ser bem informados sobre as necessidades de nutrientes para suínos de diferentes grupos etários. O alimento responde por 60 a 80% do custo de produção de um suíno, para fins comerciais; assim, é necessário todo esforço para aumentar a eficiência do uso de alimentos. Em criações de suínos bem controladas, em Alberta, Canadá, pesquisadores constataram uma diferença de 20% nos custos dos alimentos e estima-se que na indústria a variação desses custos seja, possivelmente, ao redor de 50%. A redução dos custos dos alimentos em uma propriedade cujos gastos são os mais elevados, em relação àquela criação de menor custo, propiciaria uma economia anual superior 23 mil dolares, uma redução no custo de produção de 6,80 dólares por suíno. A tendência é utilizar alimentos completos formulados por nutricionistas de uma fábrica de ração, em cuja composição incluiria nutrientes contidos em suprimentos alimentares produzidos na própria região. Quando se utiliza dieta completa, a deficiência de nutriente específica é incomum.

O principal problema é a eficiência do uso de alimentos diferentes em todo o ciclo de vida do suíno. As necessidades de nutrientes dos suínos nas várias fases de desenvolvimento, desde o nascimento até o peso de comercialização, e dos reprodutores, estão bem definidas. Restam problemas relacionados ao alimento fornecido nas diferentes fases de desenvolvimento do suíno, a fim de obter uma produção ideal e produzir a melhor carcaça. A seguir são mencionadas algumas práticas recomendadas para aumentar a eficiência do uso de alimento:

- Fornecer dietas bem balanceadas, com teores apropriados de aminoácidos, energia, vitamina e minerais, necessários para satisfazer as necessidades particulares do suíno em cada estágio de seu ciclo de vida. A dieta depende da demanda, geralmente caracterizada como a taxa de desenvolvimento ou a deposição de carne, sendo que a quantidade de alimento consumido depende do suprimento alimentar fornecido. O consumo de alimento é limitado pelo apetite e, assim, a ingestão esperada de alimentos energéticos, e o subsequente desenvolvimento do animal, requer a associação de outros nutrientes
- Fornecer uma formulação de baixo custo até um valor exequível. Na maioria das regiões de criação de suínos, a fonte de energia de baixo custo mais comum é o milho e a de proteína é o farelo de soja
- Restringir o fornecimento de ração bem balanceada às porcas gestantes, a fim de evitar alimentação excessiva. As porcas que perderam peso corporal, excessivamente, na lactação anterior precisam de suplementação alimentar durante o período seco, a fim de evitar a ocorrência da síndrome da porca magra
- Geralmente, o ideal é fornecer alimento à vontade aos suínos em crescimento, a menos que seu genótipo ocasione deposição de excesso de gordura nos estágios de crescimento posteriores
- Comercializar suínos o mais próximo possível do peso de abate ideal, de modo a maximizar a margem de lucro, superando os gastos com o alimento
- Evitar desperdício de alimento mediante o uso de sistema de alimentação bem planejado e ajustes apropriados dos comedouros
- Utilizar ração peletizada para aumentar a digestibilidade, principalmente de pequenos grânulos, e reduzir o desperdício de alimento. No entanto, a peletização predispõe os suínos à úlcera gastresofágica.

A eficiência alimentar dos suínos, desde o desmame até sua comercialização, deve ser monitorada regularmente. Com frequência, é difícil obter dados confiáveis para um grupo específico de suínos, porque quase sempre se utiliza um mesmo sistema de alimentação para vários grupos de animais. No entanto, a quantidade total de alimento consumido e o peso total dos suínos comercializados fornecem uma estimativa da eficiência do alimento.

Embora as necessidades de nutrientes de suínos sejam bem conhecidas, elas continuam se modificando devido às mudanças nas características de crescimento e produção. Os suínos com alta taxa de produção de carne magra requerem maior teor de aminoácidos para sustentar sua maior taxa de deposição de proteína corporal. De modo semelhante, a necessidade de aminoácidos em porcas com alta produção de leite e que amamentam leitegada numerosa é maior. O NRC, dos EUA, disponibiliza um importante serviço, estabelecendo as necessidades de nutrientes dos suínos e de outras espécies. A 10ª edição do Nutrient Requirements of Swine foi publicada em 1998 e contém tópicos como elaboração de modelos de necessidades de nutrientes e de redução da excreção de nutrientes, principalmente nitrogênio e fósforo, que podem contribuir com a poluição do ambiente.

A abordagem utilizada para obter estimativas das necessidades de nutrientes leva em conta o peso corporal do suíno e a adição de tecido magro (proteína), sexo, condição sanitária e vários fatores ambientais. Para estimar, de modo confiável, as necessidades de nutrientes de porcas gestantes lactantes, é preciso considerar o peso corporal, o ganho de peso durante a gestação, a perda de peso durante a lactação, o número de leitões por leitegada, o ganho de peso da leitegada (reflexo da produção de leite) e alguns fatores ambientais. Várias equações integradas são utilizadas para verificar vários fatores conhecidos que influenciam as necessidades de nutrientes. Elas representam a estrutura para o modelo de previsão, com base biológica, das necessidades. Os modelos do NRC preveem os níveis de nutrientes (saídas) necessários para obter um determinado nível de produção em determinado conjunto de condições ambientais (entradas).

Para a elaboração dos modelos foram utilizados cinco princípios (1) facilidade de uso por pessoas com diferentes graus de conhecimentos nutricionais; (2) relevância constante; (3) simplicidade estrutural; (4) transparência, de modo que todas as equações estejam disponíveis para o usuário; e (5) uso de dados empíricos do animal como um todo em vez de baseados em valores teóricos. Foram desenvolvidos três modelos independentes para as fases de crescimento, gestação e lactação. O modelo de crescimento estima a necessidade de aminoácidos de suínos, desde o desmame até o peso de abate, enquanto os modelos de gestação e lactação estimam as necessidades de energia e aminoácidos de porcas em gestação e lactação.

Há necessiadades de algumas revisões nas necessidades minerais previamente publicadas; foram definidas maiores necessidades dietéticas de sódio e cloreto em suínos jovens e as necessidades de manganês aumentaram de 10 para 20 ppm, em porcas gestantes e lactantes.

As tabelas de composição dos alimentos foram elaboradas a partir de várias bases de dados referentes à composição de nutrientes nos alimentos, inclusive de fábricas de ração e de base de dados externas aos EUA e Canadá.

A informação sobre a água foi ampliada, com informações mais detalhadas sobre os fatores que influenciam o consumo de água. Também foram incluídas informações sobre aditivos alimentares não nutritivos, como antimicrobianos, anti-helmínticos, suplementos microbianos, oligossacarídeos, enzimas, acidificantes, flavorizantes, produtos para controle de odor, ligadores de páletes antioxidantes, produtos de fusão, suplementos com alto teor de mineral e modificadores de carcaça.

Orientação nutricional para rebanhos de ovinos

A influência da nutrição no desempenho reprodutivo de ovelhas foi um problema preocupante durante muitos anos. É facilmente compreendido que a relação entre o fornecimento de nutrientes e as necessidades para um ótimo desempenho reprodutivo raramente é ideal devido à ampla variação das condições ambientais e aos padrões sazonais de reprodução na maioria das raças de ovinos. Com frequência, ocorrem períodos prolongados de subnutrição na metade da gestação, em parte devido à menor disponibilidade e qualidade do alimento para essa fase do ciclo reprodutivo e, em parte, devido à variação sazonal no crescimento da pastagem.

Em ovelhas com gestação gemelar, a subnutrição moderada a grave prolongada, na metade da gestação, prejudica o desenvolvimento da placenta e pode provocar importante redução no peso ao nascimento de cordeiros, com maior taxa de mortalidade desses animais. Há progresso considerável no conhecimento dos princípios de nutrição de ovinos e do estabelecimento de suas necessidades de nutrientes para manutenção, gestação e lactação. Verificou-se que a taxa de mortalidade é alta em cordeiros com peso ao nascimento abaixo do considerado normal e que após o nascimento a taxa absoluta de crescimento é menor em cordeiros leves sobreviventes do que naqueles mais pesados, da mesma raça. O plano nutricional e o tamanho da placenta foram considerados importantes fatores determinantes da taxa de crescimento fetal. O retardo no desenvolvimento do feto de ovelhas subnutridas envolve um componente placentário e, desse modo, os fatores que interferfem no desenvolvimento da placenta são muito relevantes.

A gestação de 21 semanas pode ser dividida em vários períodos, de modo a considerar os efeitos da dieta na função reprodutiva, em cada período. Nas primeiras 4 semanas de gestação, a perda embrionária é a principal sequela de dieta inapropriada. Durante esse período, geralmente recomenda-se que o escore da condição corporal (ECC) da ovelha seja mantido ao redor de 3, em uma escala de 1 (magra) a 5 (muito gorda), a fim de minimizar a perda precoce do embrião e do feto. Essa fase é seguida de um período de 2 meses, nos quais ocorre rápido desenvolvimento da placenta, mas o crescimento do feto, em termos absolutos, ainda é pequeno. Nesse período, a perda de peso corporal não deve exceder a 5% e o ECC deve ser mantido entre 2,7 a 3. Por fim, há um período de 90 dias antes da parição, no qual o ganho da massa fetal equivale a 85% de seu peso ao nascimento; nesse período o consumo de nutrientes deve ser maior, evitando-se perda excessiva de peso da ovelha e dos cordeiros de baixo peso ao nascimento.

Desenvolvimento da placenta e do feto

O desenvolvimento da placenta na ovelha gestante começa ao redor de 30 dias após a concepção. O número de placentomas para cada feto é definido nesse momento, mas o peso total dos placentomas aumenta até cerca de 90 dias de gestação; depois disso, há pouca alteração. Os fatores que influenciam o tamanho e o peso finais da placenta incluem condições hormonais e nutricionais, calor prolongado no ambiente da ovelha prenhe, parição e, possivelmente, genótipo. No entanto, de longe, o principal fator determinante é a dieta da ovelha. A subnutrição moderadamente grave no início e na metade da prenhez reduz significativamente o peso da placenta a termo e causa retardo no crescimento intrauterino crônico.

O tamanho da placenta é um importante fator determinante do crescimento do feto. Em ovelhas bem alimentadas, a taxa de crescimento fetal até 120 dias (17 semanas) de gestação não apresenta correlação positiva com o peso da placenta, mas a taxa de desenvolvimento fetal é limitada pelo tamanho da placenta nas 3 a 4 últimas semanas de prenhez. No entanto, quando as ovelhas são subnutridas, a influência da placenta mais leve na taxa de desenvolvimento do feto ocorre mais precocemente, notando-se correlação positiva entre o peso da placenta e o desenvolvimento do feto tão cedo quanto 90 dias (13 semanas) de gestação. Nos primeiros 90 dias de prenhez, a taxa de desenvolvimento da placenta diminui, quando as ovelhas apresentam subnutrição moderada. Fetos leves de ovelhas com peso de placenta próximo ao valor inferior da faixa de normalidade desenvolvem hipoxemia e hipoglicemia crônicas e progressivas. Isso prejudica o metabolismo do feto, causando morte fetal no final da gestação, hipoxemia durante o parto, nascimento prematuro e alta taxa de mortalidade perinatal devido à hipoglicemia e hipotermia, sendo a última mais grave em cordeiros mais leves.

A extensão em que as ovelhas que recebem uma ração estável gastam suas reservas corporais na tentativa de satisfazer as necessidades energéticas da prenhez é determinada pelo peso do feto. Em ovelhas bem alimentadas, a taxa de desenvolvimento fetal permanece constante até, no mínimo, 120 dias de gestação e, a partir daí, diminui. No entanto, o aumento da taxa absoluta de crescimento, notadamente nas 8 últimas semanas de gestação, quando o desenvolvimento fetal é mais rápido, excede a 100 g/dia próximo ao nascimento. Entre os fetos, a taxa de crescimento é muito variável, o que explica a variação do peso corporal, de 2 kg até mais de 7 kg. Quando as ovelhas previamente bem alimentadas apresentam subnutrição grave em qualquer momento dos últimos 40 a 50 dias de gestação, a taxa de crescimento fetal diminui cerca de 30 a 70% em 3 dias. Isso indica que a mobilização das reservas maternas é muito menor do que as necessidades do feto, enfatizando a importância do fornecimento contínuo de alimento de boa qualidade no final da gestação. Quanto maior a demanda do feto, mais a ovelha subnutrida se torna suscetível à hipocalcemia.

A realimentação após um período de subnutrição grave pode reverter a baixa taxa de desenvolvimento fetal, mas a resposta depende do tempo em que o animal se manteve subnutrido. Se o período de subnutrição foi de 16 dias, ou menos, a taxa de crescimento do feto aumenta quando as ovelhas são realimentadas; no entanto, não ocorre modificação quando a realimentação é iniciada depois de 21 dias de subnutrição grave. Em ovelhas prenhes, a subnutrição moderada por 85 dias reduz a taxa de crescimento fetal, de modo irreversível. A realimentação dessas ovelhas no final da gestação não aumenta a taxa de desenvolvimento fetal, mas impede uma redução adicional após 120 dias.

Perda de cordeiros

A principal consequência do retardo do crescimento pré-natal é a sobrevivência do cordeiro. Em várias condições ambientais, quando o peso ao nascimento for menor que

3 a 3,5 kg a taxa de mortalidade neonatal aumenta muito. Comparativamente aos cordeiros normais, os animais de baixo peso ao nascimento apresentam mecanismo de isolamento térmico menos efetivo, devido à menor quantidade de fibras de lã, maior perda relativa de calor pela maior área de superfície corporal por unidade de peso e menor capacidade para manter a produção de calor pela menor reserva de gordura e energia. Todos esses fatores aumentam sua suscetibilidade ao estresse ambiental e reduzem sua capacidade de competição com um irmão de tamanho normal.

Durante a gestação, a subnutrição reduz o conteúdo corporal de lipídios disponíveis de cordeiros em cerca de 47%; além disso, reduz os teores de lactose, lipídios e proteína no colostro nas primeiras 18 h após o nascimento em, aproximadamente, 50%. Os cordeiros recém-nascidos utilizam as reservas corporais de glicogênio para manter a produção de calor nas primeiras 18 h após o nascimento. Assim, para evitar hipoglicemia e hipotermia, dependem muito do colostro e de suplementos, quando fornecidos.

Os efeitos da nutrição materna no desenvolvimento do úbere e na produção e rendimento de colostro e leite, em ovelhas, também devem ser avaliados. Nos 30 dias antes do nascimento, ocorre marcante aumento da taxa de desenvolvimento de tecido mamário em ovelhas. Naquelas bem alimentadas e que parem um ou dois cordeiros, um grande volume de colostro se acumula na glândula mamária nos últimos dias de gestação e inicia abundante secreção de leite logo após o nascimento, com média de produção de 1.800 a 2.800 mℓ de colostro e leite nas primeiras 18 h após o parto. A taxa de desenvolvimento do úbere tem um padrão similar à taxa de desenvolvimento fetal; o maior aumento do peso do úbere é verificado nos últimos 30 dias de gestação e considera-se que o peso do tecido mamário corresponde a 30 a 40% do peso total das crias. A produção de colostro é proporcional ao peso do úbere, mas a realimentação das ovelhas alguns dias antes da parição, mais supre o tecido mamário já existente do que aumenta o peso do tecido do úbere. Em ovelhas subnutridas, o acúmulo de colostro antes do parto diminui notadamente, a lactogênese é retardada e a produção total de colostro e leite nas primeiras 18 h após a parição é, em média, de apenas 1.000 mℓ. Subsequentemente, em ovelhas submetidas a ambos os planos nutricionais, a produção de leite aumenta, com produção máxima 1 a 2 semanas após o parto. A subnutrição das ovelhas a partir de 105 dias (15 semanas) de gestação pode reduzir a produção total de colostro nas primeiras 18 h após o parto devido ao menor desenvolvimento do tecido mamário. Desse modo, o acúmulo de colostro pré-parto e sua subsequente taxa de secreção diminuem. Com a melhora da dieta da ovelha a partir de 1 h após a parição, é possível aumentar a taxa de secreção de colostro entre 10 e 18 h depois.

Nota-se correlação positiva entre a taxa de crescimento do cordeiro nas primeiras semanas de vida e o peso ao nascimento. Plano nutricional materno inapropriado no fim da gestação e início da lactação geralmente está associado com baixo peso ao nascimento, menor produção de leite e baixa taxa de crescimento pós-natal; por outro lado, bom plano nutricional está associado com efeitos opostos. Uma melhora marcante no plano nutricional materno por ocasião do parto pode superar os efeitos inibidores na lactação e na taxa de crescimento de cordeiros de ovelhas que estavam subnutridas no final da gestação.

Escore da condição corporal de ovelhas

Os escores da condição corporal ideal das ovelhas, em diferentes estágios do ciclo reprodutivo, foram estabelecidos por grupos de pesquisadores e pelo Departamento de Agricultura de vários países. Eles variam dependendo das raças predominantes e dos sistemas de produção em cada país; pode ser muito diferente em ovelhas das raças Merino, Dorset e Friesian, criadas para produção de lã, carne ou leite, comparativamente às ovelhas de uma propriedade de dupla finalidade, que produz carne e lã. Assim, os veterinários devem acessar diretamente a informação apropriada aos sistemas de produção de seus clientes. No entanto, em geral, o ECC-alvo da ovelha no momento do acasalamento é de 3 a 3,5, valor que assegura uma taxa de ovulação máxima. Não se pode permitir que as ovelhas com ECC 3,5 por ocasião do acasalamento percam mais que 5% de seu peso corporal, regularmente, ao longo do 2º e 3º meses de gestação, o que equivale a cerca de 0,5 a 1 unidade de ECC. Esse discreto grau de subnutrição possibilita bom desenvolvimento da placenta, que é a base para o desenvolvimento máximo no feto no 4º e 5º meses de gestação, período no qual o feto atinge mais de 80% de seu crescimento. Nesses 2 últimos meses de gestação há um limite do uso das reservas de gordura corporais porque a mobilização excessiva dos depósitos de gordura devido ao suprimento dietético inapropriado de energia causa toxemia da prenhez. As ovelhas com ECC abaixo de 3 devem ser manejadas de modo a manter esse escore.

No final da gestação, o ECC ideal varia de 2,75 a 3. Por outro lado, o início da lactação é um período em que a gordura corporal pode ser seguramente utilizada para satisfazer algumas das altas demandas de energia para a lactação. Nesse período, pode ocorrer uma redução do ECC de 0,5 a 1,0 (equivalente a 5 kg de gordura para uma ovelha de 70 kg, por ocasião do acasalamento). No entanto, é importante repor a gordura corporal, de modo a aumentar o ECC de 3 para 3,5 antes do próximo acasalamento, a fim de maximizar a taxa de ovulação e obter o desempenho reprodutivo ideal.

A tosquia de ovelhas gestantes no inverno, nas 10 últimas semanas de prenhez, pode ocasionar aumento significativo no peso do cordeiro ao nascimento, em razão do estímulo do apetite da ovelha. No entanto, isso também aumenta a necessidade básica de energia da ovelha em uma época do ano em que há disponibilidade limitada de alimento em vários sistemas de produção (p. ex., inverno para um rebanho cuja estação de parição é na primavera). Desse modo, nem sempre é um procedimento ideal e lucrativo; todavia, isso pode variar em função dos sistemas de produção e dos diferentes países.

As necessidades de nutrientes para manutenção, acasalamento, prenhez e lactação de ovelhas foram catalogadas, sendo possível formular estratégias de alimentação ideais para a reprodução das ovelhas. Há relato de avaliação da ração da ovelha no final da gestação mediante o monitoramento da concentração plasmática de BHB e tais avaliações foram utilizadas para estabelecer recomendações nutricionais para rebanhos submetidos à criação intensiva no final da gestação.

Nos rebanhos criados de modo mais intensivo, a obtenção de bom desempenho reprodutivo requer ajuste das estratégias de alimentação e dos valores dos nutrientes da dieta de modo a satisfazer as necessidades de cada estágio do ciclo reprodutivo. A necessidade de energia metabolizável aumenta acima dos níveis de manutenção a partir de 8 a 12 semanas de gestação, com aumento adicional no final da gestação e na lactação. No início da lactação, quando a necessidade energética das ovelhas prolíferas excede aquela oriunda da ingestão voluntária, exceto quando a qualidade da dieta é ótima, são utilizadas reservas de gorduras corporais que, então, são repostas até o final da lactação, quando a produção de leite diminui, e no período até novo acasalamento.

Com o rápido desenvolvimento do feto após 90 dias de gestação e a maior demanda de energia, pode ser necessário o fornecimento mais de concentrado de cerais ou leguminosa do que de feno, cujo conteúdo de energia metabolizável é muito menor. Isso é particularmente verdadeiro para ovelhas gestantes de gêmeos ou trigêmeos.

Diferentemente da capacidade da ovelha em utilizar as reservas corporais quando a ingestão de energia não satisfaz suas necessidades, especialmente no início da lactação, não é fácil manter a produção utilizando a reserva de proteína corporal. Por exemplo, ovelhas lactantes podem perder até 7 kg de gordura corporal nas 4 primeiras semanas de lactação, quando a ingestão de energia não é suficiente para satisfazer as necessidades. Em ovelhas cuja ingestão de proteína é baixa, a perda proteica diária máxima é, aproximadamente, 26 g. Portanto, é importante suprir as necessidades proteicas da ovelha durante a prenhez, principalmente no final da gestação, de modo a assegurar o crescimento apropriado do feto, o desenvolvimento do úbere e a produção de colostro.

As estimativas das necessidades mínimas de proteína do animal se baseiam na diferenciação entre a necessidade de proteína degradável no rúmen, para a microflora ruminal, e a necessidade de proteína dietética não degradável adicional, para o animal, quando a proteína degradável do rúmen não supre as necessidades. Na prática, as necessidades dietéticas no final da gestação e início da lactação são maiores do que a soma da proteína degradável no rúmen e da proteína não degradável.

LEITURA COMPLEMENTAR

Freer M, ed. Nutrient Requirements of Domesticated Ruminants [eBook]. Melbourne: CSIRO Publishing; 2007.
Freer M, Dove H, eds. Sheep Nutrition. Wallingford, Oxon, UK: CSIRO and CABI Publishing; 2002.
Hayton A, Husband J, Vecqueray R. Nutritional management of herd health. In: Green M, ed. [eBook]. Dairy Herd Health. Wallingford, Oxon, UK: CAB International; 2012.
Herring AD. Beef Cattle Production Systems. Wallingford, Oxon, UK: CAB International; 2014.
Subcommittee on Dairy Cattle Nutrition, Committee on Animal Nutrition, Board on Agriculture, National Research Council Subcommittee on Dairy Cattle Nutrition. Nutrient Requirements of Dairy Cattle. 7th ed. Washington, DC: National Academy Press; 2000.

DEFICIÊNCIA DE ENERGIA E PROTEÍNA

Deficiência de energia

Etiologia

Quantidade ou qualidade inadequada de alimentos é uma deficiência nutricional comum e um problema na prática de alimentação de rebanhos pecuários. O termo *subnutrição de energia-proteína* é utilizado para descrever uma forma parcial de inanição, quando a dieta contém quantidades de energia e proteína abaixo do ideal. Tipicamente, essa deficiência ocorre quando os rebanhos pecuários apresentam subnutrição e, com frequência, essas duas condições não podem ser separadas.

Epidemiologia

A carência de energia é a deficiência de nutriente limitante de produção mais comum em animais pecuários. Pode haver quantidade insuficiente de alimentos disponíveis ou o alimento pode ser de baixa qualidade (baixa digestibilidade). A disponibilidade de pastagem pode ser insuficiente devido a pastejo excessivo, estiagem ou cobertura por neve. Como alternativa, o fornecimento de suplementos alimentares de qualidade apropriada pode ser muito caro ou a qualidade e digestibilidade do alimento fornecido podem ser ruins, de modo que os animais não conseguem consumir quantidade suficiente para satisfazer as necessidades de energia. Em alguns casos, a forrageira pode conter alto teor de água, condição que limita a ingestão de energia total.

Achados clínicos

Dependem da idade do animal, se está ou não prenhe ou lactante, deficiência concomitante de outros nutrientes e de fatores ambientais. Em geral, o suprimento insuficiente de energia aos animais pecuários jovens reduz o crescimento e retarda o início da puberdade. Em animais adultos, nota-se redução na produção de leite e período de lactação mais curto. Em novilhas de corte prenhes, a deficiência de energia prolongada resulta em falha na produção de quantidade apropriada de colostro por ocasião da parição. Em vacas adultas nota-se, também, marcante perda de peso corporal, principalmente quando a demanda por energia aumenta no final da gestação e no início da lactação. Constatam-se longos períodos de anestro, que prejudicam o desempenho reprodutivo do rebanho. As fêmeas primíparas são particularmente suscetíveis à subnutrição energia-proteína, devido às necessidades para crescimento e manutenção. A deficiência de energia no final da gestação pode ocasionar o nascimento de neonatos fracos e com peso abaixo do normal, com alta taxa de mortalidade, enquanto a impactação do abomaso está associada com deficiência de energia durante período de frio prolongado, principalmente em vacas de corte e ovelhas prenhes alimentadas com forrageira de baixa qualidade no inverno. A perda de calor do animal para o ambiente aumenta consideravelmente em períodos de frio e quando a temperatura ambiente encontra-se abaixo de uma temperatura crítica, o animal responde aumentando a taxa metabólica, de modo a manter a temperatura corporal normal.[1] Se há disponibilidade de quantidade suficiente de alimentos quando a temperatura encontra-se abaixo da menor temperatura crítica, os ruminantes aumentam o consumo voluntário de alimentos para manter a temperatura corporal. Caso não haja disponibilidade de quantidade adequada de alimentos, o animal mobiliza a reserva de energia, como gordura ou músculo, para manter a temperatura corporal e, desse modo, o peso corporal. Em ruminantes e equinos, se o alimento for de baixa qualidade, por exemplo, forrageira, o aumento de consumo pode resultar em impactação do abomaso e dos pré-estômagos, em bovinos, e do intestino grosso, em equinos.

Frio, vento e clima úmido aumentam a necessidade de energia, exacerbando os efeitos de determinada deficiência e quase sempre resultam em fraqueza, decúbito e morte. Em vacas de corte prenhes e obesas e em ovelhas, uma deficiência súbita de energia na dieta pode causar cetose por inanição e toxemia da prenhez. Hiperlipemia é notada em fêmeas pôneis obesas, prenhes ou lactantes, submetidas a um plano nutricional inapropriado.

A subnutrição de proteína-energia é verificada em bezerros neonatos alimentados com substitutos de leite de baixa qualidade, que podem conter teor energético insuficiente ou proteínas não lácteas, as quais podem não ser digeridas pelo bezerro recém-nascido. Em bezerros com diarreia privados de leite e que recebem apenas terapia hidreletrolítica, durante 4 a 7 dias, uma parte importante da gordura corporal presente ao nascimento pode ser consumida. Em bezerros recém-nascidos sadios, o fornecimento apenas de solução hidreletrolítica durante 7 dias pode resultar em importante perda de gordura perirrenal e da medula óssea, bem como depleção evidente das reservas de gordura do omento, mesentério e tecido subcutâneo. A quantidade de gordura corporal presente em um bezerro ao nascimento é um importante determinante do tempo em que um bezerro aparentemente sadio pode sobreviver à subnutrição. Os bezerros filhos de vacas que recebem dieta apropriada possuem quantidade suficiente de gordura corporal para fornecer energia durante um período de, no mínimo, 7 dias de subnutrição grave. A ausência de gordura perirrenal em um bezerro de 2 a 4 dias de vida sugere reserva inadequada de gordura ao nascimento e subnutrição fetal crônica.

Deficiência de proteína

Em geral, a deficiência de proteína comumente acompanha a deficiência de energia. No entanto, os efeitos da deficiência proteica, pelo menos no estágio inicial, geralmente não são tão graves como aqueles da deficiência de energia. Em animais jovens, o consumo insuficiente de energia resulta em diminuição do apetite, baixo consumo de alimento, baixa taxa de crescimento, baixo desenvolvimento muscular e demora para alcançar a maturidade. Em animais adultos, nota-se perda de peso e redução na produção de leite. Tanto em animais jovens quanto em adultos ocorre diminuição na concentração de hemoglobina, no volume globular e nos teores séricos de proteína total e albumina. No estágio final da deficiência, nota-se edema causado por hipoproteinemia. Normalmente, os ruminantes não necessitam aminoácidos essenciais na dieta, como acontece em suínos, os quais necessitam de um suplemento de proteína natural, além do importante conteúdo de proteína total contido nos grãos de cereais fornecidos. Em ruminantes, a composição de aminoácidos da proteína da dieta não é relevante, pois a flora ruminal sintetiza os aminoácidos necessários a partir de proteínas de qualidade inferior e de fontes não proteicas de nitrogênio.

Achados clínicos

Na deficiência de proteína, os achados clínicos são semelhantes àqueles de deficiência de energia, os quais se assemelham àqueles de várias outras deficiências específicas de nutrientes e de doenças subclínicas. Em vacas de corte, a subnutrição de proteína-energia é mais frequente no final da gestação e é clinicamente caracterizada por fraqueza, decúbito esternal, perda de peso corporal marcante, função mental normal e procura por alimento. As vacas com hipocalcemia concomitante apresentam anorexia. Caso a defiência ocorra por ocasião do parto, nota-se redução evidente na produção de colostro. Os bezerros filhos dessas vacas podem tentar mamar vigorosamente, ingerir alimentos secos, beber água ou urina retida na superfície do piso e berrar continuamente. As vacas acometidas e seus bezerros morrem dentro de 7 a 10 dias.

A subnutrição proteína-energia é menos comum em vacas-leiteiras porque elas, em geral, recebem ração que satisfaz as necessidades de manutenção e produção de leite. Os bezerros leiteiros alimentados com substitutos de leite de baixa qualidade durante períodos de clima frio perdem peso, ficam inativos e letárgicos e podem morrer dentro de 2 a 4 semanas. Os bezerros acometidos podem manter o apetite até pouco antes de morrerem. Pode ocorrer diarreia concomitante, que pode ser confundida com diarreia não diferenciada aguda causada por vírus enteropatogênico ou criptosporidiose. Os bezerros acometidos se recuperam rapidamente, quando alimentados com leite de vaca integral.

Também constata-se subnutrição de proteína-energia em ovinos e, menos comumente, em caprinos. O atrito dental excessivo é uma causa comum de subnutrição em ovinos criados em pastagem, sendo exacerbado pela ingestão excessiva de solo.

Diagnóstico diferencial

O diagnóstico depende da estimativa dos conteúdos de energia e de proteína no alimento ou da análise do alimento, comparando os resultados com as necessidades de nutrientes estimadas para a categoria dos animais acometidos. Em alguns casos, pode não haver disponibilidade de uma amostra do alimento fornecido várias semanas antes ou o consumo diário do alimento pode não ser conhecido. Deficiências marginais de energia e proteína podem ser detectadas por meio de testes do perfil metabólico. Em geral, não se faz o tratamento específico de animais de rebanhos pecuários que apresentam subnutrição de proteína-energia, devido ao alto custo e ao longo tempo de recuperação. Pode-se administrar terapia hidreletrolítica, oral e parenteral, quando indicada. O fornecimento de alimento de alta qualidade apropriado à espécie é a principal estratégia com custo-benefício favorável.

Prevenção

A prevenção da subnutrição de proteína-energia requer o fornecimento das necessidades de nutrientes dos animais de acordo com a idade, os estágios de gestação e produção, a temperatura ambiente e o custo dos alimentos. O escore da condição corporal de bovinos e ovinos pode ser utilizado como um guia de monitoramento da condição corporal e da condição nutricional do animal. A análise regular dos suprimentos alimentares auxilia no programa de manejo nutricional geral. As necessidades de nutrientes de animais domésticos disponíveis na literatura representam apenas referências para as necessidades estimadas, pois foram obtidas em animais experimentais, cuja seleção considerou a uniformidade do tamanho, além de outras características. Na prática, todos os fatores que comumente influenciam as necessidades de nutrientes dos animais devem ser considerados.

LEITURA COMPLEMENTAR

Freer M, ed. Nutrient Requirements of Domesticated Ruminants [eBook]. Melbourne: CSIRO Publishing; 2007.
Freer M, Dove H, eds. Sheep Nutrition. Wallingford, Oxon, UK: CSIRO and CABI Publishing; 2002.
Hayton A, Husband J, Vecqueray R. Nutritional management of herd health. In: Green M, ed. [eBook]. Dairy Herd Health. Wallingford, Oxon, UK: CAB International; 2012.
Herring AD. Beef Cattle Production Systems. Wallingford, Oxon, UK: CAB International; 2014.

REFERÊNCIA BILIOGRÁFICA

1. Grazfeed v 5.04, CSIRO. Accessed at <http://www.hzn.com.au/grazfeed.php>; June 18, 2016.

Síndrome do leite com baixo teor de gordura

Na síndrome do leite com baixo teor de gordura, nota-se baixa concentração de gordura no leite, frequentemente menor que 50% do valor normal, ao mesmo tempo em que o volume de leite produzido se mantém. Esta síndrome é uma importante causa de perda em vacas de alta produção. Nota-se baixa concentração de gordura no leite em casos de acidose ruminal, em vacas.[1] A causa parece ser um aumento na concentração de ácido linoleico conjugado na dieta e subsequente redução da lipogênese no úbere.[2] Um suprimento de ácidos graxos poli-insaturados na ração da vaca e alteração na fermentação ruminal resultam em bioidrogenação de ácido linoleico (abundante em óleos e sementes) e produção de ácidos graxos intermediários no rúmen. Estes ácidos graxos não completamente hidrogenados são absorvidos no sangue e atuam como inibidores da lipogênese.[3] Essa síndrome é mais comumente constatada em vacas que recebem dieta com baixo teor de fibras como, por exemplo, pastagem viçosa irrigada ou ração de grãos triturados muito finamente ou fornecida como alimento peletizado. O tratamento consiste na administração de bicarbonato de sódio ou de óxido de magnésio, que aumenta a digestibilidade das fibras e, consequentemente, a proporção propionato:acetato. O óxido de magnésio também aumenta a atividade da liproteína lipase na glândula mamária e a absorção de triglicerídeos plasmáticos pela glândula mamária.[4]

REFERÊNCIAS BIBLIOGRÁFICAS

1. Atkinson O. Cattle Pract. 2014;22:1.
2. Gulati SK, et al. Can J Anim Sci. 2006;86:63.
3. Dubuc J, et al. Point Veterinaire. 2009;40:45.
4. Radostits O, et al. Veterinary Medicine: a Textbook of the Diseases of Cattle, Horses, Sheep, Goats, and Pigs. 10th ed. London: W.B. Saunders; 2006:1686.

DOENÇAS ASSOCIADAS COM DEFICIÊNCIAS DE MINERAIS

Há extensa literatura sobre deficiências de minerais em animais pecuários; assim, não é possível realizar uma revisão abrangente neste texto, mas alguns comentários gerais são pertinentes. Em países desenvolvidos, atualmente são raros os casos de deficiência grave de um único mineral acometendo grande número de animais. Realizou-se pesquisa diagnóstica e foram disponibilizadas diretrizes para elaboração de programas preventivos, os quais têm sido empregados no campo. Assim, já foram disponibilizadas importantes contribuições para o conhecimento das deficiências minerais, e o que resta saber envolve, essencialmente, a aplicação e ampliação desse conhecimento. Algumas questões continuam indefinidas, incluindo a prevenção de aplicação exagerada e desnecessária de minerais que podem causar intoxicação ou simplesmente não propiciam custo:benefício favorável; a definição da importância relativa dos minerais nas deficiências mistas, caracterizadas pela resposta incompleta à suplementação com um único mineral; e o estabelecimento de métodos mais práticos para detectar deficiências marginais.

Pelo menos, 15 minerais são nutrientes essenciais aos ruminantes. Os macrominerais, cuja necessidade diária é expressa em gramas, são cálcio, fósforo, potássio, sódio, cloro, magnésio e enxofre. Os microelementos, ou microminerais, são cobre, selênio, zinco, cobalto, ferro, iodo, manganês e molibdênio. Uma suplementação maior de microelementos na dieta de animais pecuários criados em pastagem, de modo a obter uma relação custo:benefício favorável e que satisfaça a vontade e as preferências do consumidor é um desafio contínuo.[1]

Prevalência e importância econômica

Apesar da evidência experimental de que a deficiência ou o excesso de microelementos podem influenciar o crescimento, o desempenho reprodutivo ou a imunocompetência de animais pecuários, frequentemente há falta de informação sobre a prevalência e importância econômica de tais problemas. A maioria dos relatos publicados a respeito de doenças relacionadas a microelementos é relato de caso e, assim, fornece informação insuficiente para avaliar a prevalência e o impacto econômico em escala regional ou nacional. Ademais, vários relatos são comprometidos por interesses comerciais. Apesar disso, o Food and Agriculture Organization/World Health Organization (FAO/WHO) Animal Health Yearbooks mostra que dos países que fornecem informações sobre doenças animais, 80% relatam doenças nutricionais de incidência moderada ou alta e que há envolvimento de deficiências de microelementos ou de intoxicações em mais da metade dos casos cujas causas foram identificadas. Como exemplo específico, no Reino Unido estima-se que apesar das atividades de seus serviços de orientação nutricional e veterinária e suplementação extensiva, anualmente são constatados sinais clínicos de deficiência de cobre em, aproximadamente, 1% da população de bovinos. A deficiência de cobre também pode predispor à maior taxa de mortalidade decorrente de doenças infecciosas, em cordeiros; assim, é possível que a perda econômica causada pela deficiência de cobre pode ser consideravelmente subestimada, mesmo em sistemas de administração agrícola desenvolvidos.

Estratégias de diagnóstico

Nos países desenvolvidos, com criações de animais pecuários mais avançadas, a ênfase está mais na prevenção do que no tratamento de doenças; o controle da proporção custo:benefício relativa à deficiência de microelementos é um problema mais de educação continuada do proprietário do que de pesquisa. As deficiências de cobre, cobalto, selênio e iodo podem influenciar no desempenho reprodutivo, no apetite, no desenvolvimento pós-natal inicial e na imunocompetência do rebanho ou do grupo de animais; assim, dá-se ênfase na identificação do risco de deficiência antes que surjam os sinais clínicos.

Tipicamente, o monitoramento da condição de microelementos dos animais pecuários consiste em análises de sangue, saliva ou tecido e, menos comumente, na mensuração do conteúdo de microelementos na dieta. Um modo alternativo de monitoramento do estágio pré-clínico da deficiência de microelemento é identificar e mensurar um indicador bioquímico que reflita as alterações na atividade de uma enzima envolvida em uma via metabólica essencial, como vitamina B_{12} ou glutationa peroxidase, que são mensurações indiretas dos teores de cobalto e selênio, respectivamente, em ovelhas. Para que sejam úteis, as técnicas devem ser capazes de prever as consequências patológicas prováveis de diferentes concentrações subótimas de determinada mensuração e quando seu emprego é clínica e economicamente justificável em tratamentos ou intervenções. Por exemplo, grande número de bovinos criados em pastagem manifesta hipocupremia se mantidos em pastagem de forrageira, mas não apresentam sinais clínicos de deficiência; apenas um pequeno número de animais manifesta alguma resposta fisiológica à administração de cobre. Isso ilustra a variação no desenvolvimento de sinais clínicos de deficiência de cobre, que pode ser induzida por uma simples deficiência na dieta ou pelas interações do cobre com outros componentes da dieta, como molibdênio, enxofre e ferro. Também há evidência de que variação genética influencia a utilização de microelementos pelos animais pecuários. Por exemplo, há diferença nas necessidades de cobre na dieta em algumas raças de ovinos. Outrossim, os ovinos podem ser selecionados com base na concentração plasmática de cobre, alta ou baixa, notando-se importantes consequências fisiológicas no grupo de animais com baixo teor de cobre.

Desse modo, embora se conheça os mapas dos solos e os locais de ocorrência de deficiências de microelementos, a prevalência e a importância dessas deficiências podem ser subestimadas porque a deficiência subclínica pode passar despercebida, por longo tempo.

Deficiências em países em desenvolvimento

Nos países em desenvolvimento, as deficiências de microelementos frequentemente são subclínicas ou confundidas com deficiências nutricionais gerais de energia, proteína, fósforo e água, que interferem no crescimento pós-natal e no desempenho reprodutivo. Em países tropicais, a subnutrição é o principal fator limitante da produtividade em animais pecuários herbívoros; contudo, as deficiências ou desequilíbrios minerais nos solos e nas pastagens, principalmente de fósforo, cobalto ou cobre também ocasionam baixo desempenho reprodutivo e baixa taxa de crescimento.

Fisiopatologia da deficiência de microelemento

A base fisiológica da deficiência de microelemento é complexa.[1] Alguns microelementos são essenciais para a função de uma única enzima, enquanto outros estão envolvidas em diversas vias metabólicas. Consequentemente, a deficiência de um elemento específico pode influenciar um ou mais vias metabólicas e causar diversos sinais clínicos em diferentes categorias de animais pecuários. Ademais, entre os indivíduos, há uma ampla variação na resposta clínica à baixa concentração de microelementos no sangue ou no tecido. Por exemplo, dois animais de um rebanho ou de um grupo de animais com a mesma concentração sanguínea de cobre podem apresentar diferentes condições corporais. Sua suscetibilidade à doença clínica também é influenciada pela idade, condição fisiológica (prenhez, lactação ou período seco), diferenças genéticas e interações com outros microelementos. Por exemplo, há clara evidência de que enquanto o teor de cobre na dieta pode ser apropriado para algumas raças de ovinos, tal conteúdo pode ser deficiente, ou mesmo tóxico, para outras raças.

A deficiência do microelemento na dieta não causa, inevitavelmente, a doença clínica; todavia, ocorre interação de diversos fatores que predispõe o animal à doença clínica. Entre eles destacam-se:

- Idade: por exemplo, fetos de cordeiros no final de uma gestação normal são muito suscetíveis à desmielinização devido à deficiência de cobre, com manifestação de ataxia enzoótica
- Diferenças genéticas e variação individual em resposta à deficiência
- Demanda variável por microelementos devido às alterações que ocorrem na fase de crescimento, nos estágios fisiológicos (principalmente a lactação) e na dieta
- Intercâmbio de microelementos: o uso de vias metabólicas alternativas, em resposta a uma deficiência, como o selênio, que pode proteger parcialmente o ovino da doença do músculo branco quando a dieta é carente em vitamina E
- Magnitude das reservas funcionais.

Os microelementos são componentes de diversos tecidos e quase sempre estão envolvidos em vias metabólicas, como uma única enzima-chave ou em vários componentes que interagem. Consequentemente, sua deficiência causa várias consequências patológicas, defeitos metabólicos e sinais clínicos. Essas anormalidades estão resumidas na Tabela 17.12.

O solo e seus derivados são as principais fontes de microelementos, a partir dos quais são estabelecidas as relações solo-planta-animal. Os mapas de solos criados a partir de pesquisas geoquímicas podem auxiliar

Tabela 17.12 Principais anormalidades patológicas e metabólicas nas deficiências de microelementos essenciais.

Deficiência	Consequência patológica	Anormalidade metabólica associada
Cobre	Produção de melanina anormal Anormalidade na queratinização: pelo, lã Anormalidade nas ligações cruzadas do tecido conectivo, osteoporose Ataxia, mielina aplásica Falha de crescimento Anemia Uricemia	Oxidação de tirosina/DOPA Oxidação de –SH em S-S Lisil oxidase Citocromo C-oxidase Diminuição de moléculas biogênicas, como gastrina Ceruloplasmina (ferroxidase) Urato oxidase
Cobalto	Anorexia Prejuízo à oxidação do propionato Anemia	Metilmalonil mutase CoA mutase Tetraidrofolato metiltransferase
Selênio	Miopatia: cardíaca/esquelética Necrose hepática Anormalidade na função dos neutrófilos	Degradação por peróxido/hidroperóxido Diminuição da glutationa peroxidase OH; geração de O_2
Zinco	Anorexia, falha de crescimento Paraqueratose Mortalidade perinatal Involução do timo Anormalidade na imunidade mediada por célula	Multifatorial; maior expressão de leptina (sinal de saciedade) e colecistoquinina (regulação do apetite), diminuição de piruvato quinase Síntese de polinucleotídio, transcrição, translação?
Iodo	Hiperplasia da tireoide Insuficiência reprodutiva Perda de pelos e de lã	Diminuição da síntese de hormônio tireoidiano
Manganês	Anormalidade de músculo esquelético/cartilagem Insuficiência reprodutiva	Síntese de sulfato de condroitina

na identificação de áreas nas quais os animais pecuários são expostos à ingestão excessiva ou à deficiência de microelementos. Há grande variação nas concentrações da maioria dos microelementos nos solos; há desde solos marcantemente deficientes até aqueles potencialmente tóxicos. A disponibilidade de microelementos às plantas é controlada pela concentração total do elemento no solo e pela sua forma química. Algumas espécies de plantas absorvem mais microelementos que outras; ademais, a ingestão de solo pode influenciar sobremaneira a nutrição e o metabolismo de alguns microelementos.

Com frequência, é difícil estabelecer a participação individual dos microelementos nas condições de deficiência, pois várias deficiências de microelementos causam sinais clínicos específicos e inespecíficos, principalmente quando ocorre uma interação complexa. Consequentemente, um teste dose-resposta ainda é importante na pesquisa de deficiências complexas ou marginais e se há uma relação custo:benefício favorável em determinada propriedade.[2] A realização apropriada de um teste dose-resposta requer a comparação da resposta ao tratamento, tipicamente um indicador bioquímico, e um indicador de produção, como peso corporal, em um grupo-controle e outro suplementado. Preferivelmente, os animais devem ser selecionados aleatoriamente e separados em grupos; os grupos devem ter número suficiente de animais a fim de detetectar com segurança uma diferença economicamente significativa (p. ex., ter uma chance de 95% de detectar uma diferença de 1 kg no peso corporal). Quando apropriado, o grupo-controle (não suplementado) deve ser tratado com o veículo ou com a parte inativa do produto fornecido ao grupo suplementado (um placebo). Outras necessidades para um teste dose-resposta confiável incluem avaliação das razões da realização do teste, uma forma apropriada de tratamento e um método bioquímico confiável para monitorar a resposta ao microelemento. O teste dose-resposta estabelece uma relação entre um microelemento e alguns sinais clínicos. Ele também pode identificar os fatores que modificam a resposta a um microelemento e, de modo importante, fornecer alguma indicação da resposta econômica à suplementação.

As avaliações de campo, quando necessárias, realizadas pelos veterinários que fazem o diagnóstico de deficiência de microelementos, seguida de tratamento ou modificação da dieta, são subjetivas e geralmente carecem de controle. Todavia, elas são úteis porque indicam a magnitude e a variabilidade da resposta que pode se esperar em futuros estudos.

Há importantes desafios em previsão e diagnóstico das deficiências de microelementos em animais pecuários criados em pastagem, incluindo complexas interações entre os componentes da dieta e os mecanismos homeostáticos do animal. Dessa forma, quase sempre é impossível prever, com base na composição ou análise da dieta, se ocorrerão sinais clínicos da deficiência. Em consequência, a determinação dos componentes absorvíveis, mais do que a concentração total dos elementos na dieta, atualmente é considerada mais importante na compreensão da base nutricional das deficiências; contudo, os exames dos animais pecuários representam uma avaliação mais definitiva da deficiência.

Diagnóstico laboratorial das deficiências minerais

O diagnóstico das deficiências minerais, principalmente de microelementos, baseia-se muito na interpretação dos resultados dos testes bioquímicos. Isso porque as deficiências de um ou de vários microelementos podem resultar em anormalidades clínicas inespecíficas, como perda de peso, retardo no crescimento, anorexia e baixo desempenho reprodutivo.

A interpretação de testes bioquímicos relativos ao conteúdo de microelementos leva em conta três importantes princípios: *relação com a ingestão, tempo e função*. A seguir há explicação adicional desses princípios:

1. A relação entre a concentração tecidual de um marcador direto e a ingestão do mineral na dieta geralmente tem um formato sigmoide (uma curva dose-resposta). O principal ponto da curva é a ingestão na qual a necessidade do animal é suprida, ou seja, a ingestão do nutriente necessário para manter sua concentração fisiológica normal e/ou evitar prejuízo às funções essenciais. Para vários marcadores do conteúdo do microelemento, a posição do eixo x na qual a necessidade é suprida coincide com a extremidade do platô mais baixo da resposta na concentração do marcador. Nessa condição, o marcador é um excelente indicador da suficiência e das reservas corporais, porém ele carece de sensibilidade como indicador de deficiência. Se a necessidade é suprida no início da parte superior do platô, considera-se que o marcador não é um bom indicador de suficiência, mas é um bom indicador de deficiência. Esse princípio possibilita que os marcadores direto sejam classificados como tipo reserva e tipo não reserva, correspondendo à prmeira e última posição no eixo x.

2. O critério não reserva pode ser dividido em indicadores de deficiência aguda e indicadores de deficiência crônica, podendo ser distinguidos dois tipos de relação: um rápido declínio inicial na concentração do marcador, seguida de um platô; e uma taxa de declínio lento linear. Marcadores com resposta lenta linear são bons indicadores de deficiência crônica, mas não confiáveis como indicadores de deficiência aguda, pois não conseguem responder com rapidez suficiente. Por outro lado, o marcador que apresenta declínio rápido, precocemente, é um bom indicador de deficiência aguda, mas não é um indicador confiável de deficiência crônica, caso atinja a parte inferior do platô antes que as funções sejam prejudicadas. Os critérios bioquímicos que se baseiam na concentração de metaloenzimas ou metaloproteínas nos eritrócitos são do tipo lento porque o marcador é incorporado ao eritrócito antes de sua liberação na corrente sanguínea e, consequentemente, sua meia-vida é determinada por esse eritrócito, que é de 150 dias, ou mais. As metaloenzimas ou metaloproteínas com meia-vida plasmática curta propiciam marcadores do tipo rápido.

3. A deficiência pode ser dividida em quatro fases: depleção, deficiência (marginal), disfunção e doença clínica. Durante essas fases ocorrem alterações progressivas no conjunto de minerais do organismo, o qual atua como reserva (p. ex., fígado, para o cobre; ossos, para Ca e P), via de transporte (p. ex., plasma) e elemento funcional (p. ex., enzimas musculares; Figura 17.11).[3]

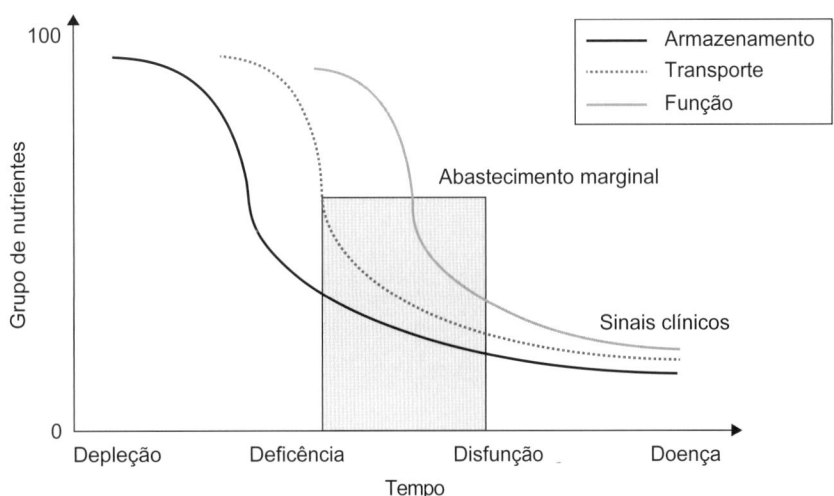

Figura 17.11 Sequência de alterações fisiopatológicas que podem ocorrer em animais pecuários privados de minerais, iniciando com depleção e terminando com doença clínica, e sua relação com a reserva corporal daquele nutriente. Reproduzida, com autorização, de Suttle NF. Mineral Nutrition of Livestock. 4th ed. Wallingford, Oxon, UK: CAB International; 2010 [Chapter 1].

Depleção é um termo relativo que indica dieta insuficiente para manter o conteúdo corporal do microelemento; pode persistir durante semanas a meses, sem manifestação de efeitos clínicos, quando há reserva corporal substancial. Quando a necessidade total de um microelemento essencial excede o fluxo total do elemento absorvido no intestino, instala-se depleção. Os mecanismos corporais podem responder aumentando a absorção intestinal ou reduzindo as perdas endógenas. Durante a fase de depleção ocorre perda do microelemento de qualquer local de armazenamento, como o fígado; nesse período, a concentração plasmática do microelemento pode permanecer estável. O fígado é um órgão de armazenamento comum de cobre, ferro e vitaminas A e B_{12}.

Caso as deficiências dietéticas persistam, por fim ocorre a mudança de uma condição de depleção para uma de deficiência, cujos indicadores bioquímicos mostram que os mecanismos homeostáticos não conseguem mais manter um conteúdo estável de microelementos necessário para a função fisiológica normal. Após períodos de tempo variáveis, a concentração ou atividade de enzimas que contêm microelementos começa a declinar, culminando com a fase de disfunção. Pode haver um intervalo de tempo adicional, a fase de deficiência subclínica, antes que as alterações na função celular se manifestem como doença clínica. Os critérios bioquímicos podem ser classificados, de acordo com a fase em que sofrem alterações, em indicadores de deficiência marginal e indicadores de disfunção. A magnitude do início da doença clínica depende do grau de deficiência na dieta, da duração da deficiência e da magnitude da reserva inicial do nutriente. Se não houver reserva, como acontece no metabolismo de zinco, os sintomas podem ser agudos e as fases anteriormente mencionadas se sobrepõem. A aplicação desses princípios na interpretação dos critérios bioquímicos de avaliação do conteúdo de microelementos é discutida em outras partes, quando necessária, na discussão sobre cada nutriente mineral.

O diagnósotico etiológico definitivo da deficiência de um microelemento depende da resposta na taxa de crescimento e na saúde do animal, após o tratamento ou suplementação do nutriente na dieta. A mensuração concomitante de marcadores bioquímicos auxilia na interpretação dos resultados e na validação desses marcadores para futuro diagnóstico. As estratégias para prever e prevenir as deficiências de microelementos consistem em análises regulares dos alimentos e do solo, que não são procedimentos muito confiáveis, e no monitoramento de uma amostra dos indivíduos do rebanho ou grupo de animais, de modo a evitar que os animais tenham acesso a local de deficiências marginais de microelementos, que precede o início da deficiência funcional. A decisão de intervir pode se basear, seguramente, nos critérios convencionais que definem o conteúdo marginal de microelementos no organismo.

LEITURA COMPLEMENTAR

Lee J, Masters DG, White CL, Grace ND, Judson GJ. Current issues in trace element nutrition of grazing livestock in Australia and New Zealand. Aust J Agric Res. 1999;50:1341-1364.

Suttle NF. Mineral Nutrition of Livestock. 4th ed. Wallingford, Oxon, UK: CAB International; 2010.

REFERÊNCIAS BIBLIOGRÁFICAS

1. Suttle NF. Mineral Nutrition of Livestock. 4th ed. Wallingford, Oxon, UK: CAB International; 2010 [Chapter 1].
2. Ibid., [Chapter 19].
3. Ibid., [Chapter 3].

Doenças que Afetam Principalmente o Sistema Reprodutor

INTRODUÇÃO

Este capítulo apresenta informações relacionadas a patógenos pecuários importantes e selecionados que afetam não apenas a fertilidade, mas também a saúde dos animais e, em alguns casos – como na brucelose bovina – a saúde dos seres humanos. É importante notar que as campanhas nacionais de controle e erradicação da infecção por *Brucella abortus* em bovinos desempenharam e continuam a desempenhar um papel global importante na expansão da profissão de médico-veterinário. Mais recentemente, a disseminação mundial do vírus da síndrome reprodutiva e respiratória suína (SRRS) nos últimos 20 anos teve impacto econômico marcante na indústria suína. Como consequência, atualmente a SRRS é uma das doenças mais intensamente pesquisadas da pecuária.

Os leitores que buscam informações detalhadas relacionadas ao desempenho reprodutivo, ciclo estral, concepção, gestação e parto são direcionados para os muitos livros didáticos de excelência que abordam esses assuntos.

Indução do parto

Bezerros

A indução do parto em vacas prenhes durante as últimas 6 semanas de gestação pela administração parenteral de corticosteroide com ou sem prostaglandina F2α (PGF2α) levantou a questão do bem-estar animal e dos possíveis efeitos da prematuridade sobre a resistência à doença no bezerro recém-nascido. A indução de partos prematuros em bovinos encontrou aplicação nas seguintes áreas:

- Com a produção leiteira de base pastoril, sincronizar período de partos possibilitou a utilização máxima de pastagens disponíveis sazonalmente pela sincronização do pico de demanda no consumo de matéria seca com o incremento no crescimento das pastagens na primavera. Em rebanhos de base pastoril, com o manejo reprodutivo visando ao parto sazonal, utiliza-se a indução do parto em vacas prenhes com previsão de parto tardio, em média, em aproximadamente, 8% do rebanho
- Assegurar que o parto coincida com a disponibilidade de mão de obra para facilitar o acompanhamento e o gerenciamento do parto e superar a inconveniência causada pelas vacas de parto tardio
- Minimizar a distocia em novilhas pequenas e em animais com períodos de gestação excessivamente longos
- Interromper terapêutica da gestação por várias razões clínicas
- Como auxiliar no controle da febre do leite em combinação com a administração parenteral de análogos da vitamina D.

Muitos corticosteroides de curta e de longa ação têm sido usados. Uma única dose de uma formulação de curta ação é utilizada quando se deseja induzir o parto nas 2 últimas semanas de gestação. Antes desse período, os corticosteroides de curta ação mostraram ser insuficientemente confiáveis para induzir o parto, o que levou ao uso comum de formulações de corticosteroides de longa ação. Muitos protocolos para induzir o parto prematuro (3 a 6 semanas antes da data de parição prevista) são usados na prática; a principal questão é a baixa previsibilidade do tempo de parto em relação ao tratamento quando se utiliza corticosteroides de longa ação. Protocolos comuns utilizam um segundo tratamento com corticosteroides de curta ação ou a administração de PGF2α 50 a 10 dias após o tratamento inicial. Verificou-se que o uso de PGF2α pelo menos 9 dias após o tratamento com corticosteroides de longa ação diminui de forma significativa o tempo decorrido até o parto, com a grande maioria das vacas parindo 72 h após o tratamento com PGF2α.[1] O uso de PGF2α não melhorou a viabilidade dos recém-nascidos prematuros ou sua taxa de sobrevivência.

Para as vacas com parto próximo (dentro de 2 semanas da data prevista de parição), o uso de formulações de corticosteroides de curta ação é mais apropriado, com o parto geralmente ocorrendo dentro de 2 a 4 dias após o tratamento.[2]

A *taxa de mortalidade* de bezerros nascidos de partos induzidos é considerável, e pode exceder 30%, particularmente quando as mães são induzidas antes do ou no oitavo mês de gestação.[2] A mortalidade em bezerros nascidos como resultado do parto induzido é resultado principalmente da prematuridade, e a mortalidade dos bezerros em geral é baixa quando o parto é induzido até 12 dias antes da data prevista para o mesmo, embora haja preocupações com o bem-estar. Os bezerros nascidos prematuramente após o uso de corticosteroides de longa ação geralmente têm menor peso corporal, são mais letárgicos e lentos para ficar em pé e mamar adequadamente. A concentração de imunoglobulinas séricas foi menor em bezerros em cujas mães o parto foi induzido pelo uso de corticosteroides de longa ação em decorrência da interferência do corticosteroide na absorção intestinal. Até 60% dos bezerros nascidos após a indução com corticosteroides de longa ação apresentaram risco de falha na transferência da imunidade passiva. O colostro disponível para esses bezerros também tem menor concentração de imunoglobulinas, e pode haver redução no volume total de colostro disponível em vacas cujo parto foi induzido. As taxas de absorção de imunoglobulinas não foram prejudicadas quando os corticosteroides de curta ação foram usados para induzir o parto a termo.

A indução artificial do parto é um fator de risco importante para a retenção de placenta, e a incidência é relatada variando de 20 a 100%. O desempenho reprodutivo subsequente de vacas induzidas pode ser prejudicado. O risco de infecções bacterianas agudas por bactérias Gram-negativas é relatado em uma baixa proporção de vacas (0,3%) após a indução com dexametasona. O uso de corticosteroides de longa ação também foi associado à maior incidência de fotossensibilização em novilhas tratadas.[2]

Em um estudo no qual a indução de parto foi sistematicamente realizada em vacas que excederam 282 dias de gestação, nenhum efeito prejudicial na viabilidade do bezerro, saúde da vaca e desempenho produtivo e reprodutivo durante a lactação foi encontrado, quando comparado a animais-controle não tratados. A incidência de retenção de membranas fetais em animais não tratados não foi registrada neste estudo e, portanto, não pôde ser comparada com animais tratados.[2]

Quando o parto é induzido em grandes rebanhos de gado de corte, particularmente com uma alta porcentagem de novilhas, será necessária vigilância maior depois que os bezerros nascerem para evitar a troca de mães. Todas as tentativas devem ser feitas para estabelecer o par vaca-bezerro (vínculo neonatal) e movê-lo para fora da área principal de parição. Novilhas que rejeitam seus bezerros devem ser confinadas em uma pequena baia e ser encorajadas a aceitar o bezerro e deixá-lo mamar, o que, às vezes, é uma tarefa muito pouco gratificante. A mortalidade de bezerros pode ser muito alta quando o parto é induzido antes de 35 semanas de gestação.

Cordeiros

A indução do parto em ovelhas não é uma prática comum, mas pode ser usada para sincronizar o parto em rebanhos nos quais há datas precisas de acasalamento para ovelhas individuais. A menos que datas precisas estejam disponíveis, existe risco de prematuridade. Além disso, é improvável que ovelhas há mais de 10 dias da data prevista de parição respondam.

A indução do parto também é usada como estratégia terapêutica para interromper a gestação em ovelhas com toxemia na prenhez. A indução geralmente é realizada com dexametasona e, menos comumente, com betametasona ou flumetazona, que têm maior custo. O parto ocorre 36 a 48 h depois, e pode haver diferença na resposta influenciada pela raça do animal. A variabilidade no tempo até o parto pode ser reduzida pelo uso de clembuterol e ocitocina.

Potros

Atualmente, a indução do parto em éguas tem sido praticada por motivos econômicos, conveniência de manejo, preocupação com a gestação prolongada ou condições clínicas, como ruptura de tendões pré-púbicos ou pesquisa e ensino.

O parto pode ser induzido com ocitocina, idealmente administrada por via intravenosa (IV) lenta por 15 a 30 min, e ocorre 15 a 90 min após a sua administração. Doses altas de ocitocina são potencialmente perigosas para o potro, e doses baixas (10 a 20 UI) são preferidas. Glicocorticoides e antiprogestágenos – que são eficazes na indução de parto em outras espécies – são ineficazes na égua ou caprichosos em sua eficácia, e também podem estar associados a efeitos adversos no potro.

A prostaglandina F2α e seus análogos têm sido utilizados para a indução de parto na égua em doses baixas [5 a 12 mg por via intramuscular (IM)], e podem ser eficazes a termo, mas às vezes há a necessidade de repetir o tratamento. É difícil prever o intervalo entre o tratamento e o parto, que pode variar de 1 a 48 h. O uso de PGF2α na indução de parto em éguas tem sido desencorajado em razão de riscos consideráveis que têm sido associados a esse tratamento, como separação prematura da placenta e morte do potro.[3]

A indução do parto em éguas não é isenta de riscos e tem sido associada ao nascimento de potros que são fracos, feridos ou suscetíveis a infecções perinatais. O período de maturação fetal é relativamente curto no equino, considerando-se que ocorra nos últimos 2 a 3 dias de gestação. Como o parto espontâneo em éguas saudáveis pode ocorrer entre 320 e 360 dias, existe o risco de nascimento de um potro prematuro e inviável. A maturidade fetal é o principal pré-requisito para o sucesso do parto induzido, e os três critérios essenciais são:

- Duração de gestação superior a 330 dias
- Desenvolvimento mamário substancial e presença de colostro na glândula mamária com concentração de cálcio superior a 10 mmol/ℓ
- Amolecimento da cérvice.

O aumento na concentração de cálcio é o preditivo mais confiável da maturidade fetal, e concentrações de cálcio no leite acima de 10 mmol/ℓ, em combinação com uma concentração de potássio maior que a concentração de sódio, são indicativas de maturidade fetal. Tiras comerciais de teste do leite estão disponíveis para estimar as concentrações de eletrólitos na secreção mamária; no entanto, recomenda-se que o teste seja feito em um laboratório credenciado.

Em potros maduros, a elevação da cabeça, decúbito esternal e evidência de reflexo de sucção ocorrem dentro de 5 min em partos espontâneos a termo. O potro pode ficar de pé dentro de 1 h e mamar na égua dentro de 2 h. Descreveu-se o comportamento e a viabilidade do potro prematuro após o parto induzido. A taxa de sobrevivência global de potros nascidos a partir do parto induzido antes de 320 dias de gestação foi de 5%. Quatro padrões de adaptação neonatal foram observados com base na propriocepção, sucção e permanência em posição quadrupedal. Se o reflexo de sucção estava fraco ou ausente e os potros eram incapazes de estabelecer reflexos de propriocepção, o prognóstico de sobrevivência era ruim. Potros nascidos antes de 300 dias de gestação não sobreviveram por mais de 90 min; potros nascidos próximos a 320 dias de gestação tiveram maior chance de sobrevivência e exibiram padrões comportamentais de adaptação.

Além do potencial nascimento de potros prematuros ou fracos, outros efeitos adversos da indução podem ser distocia, separação prematura da placenta e retenção da placenta.

Leitões

A indução do parto de marrãs e porcas nos dias 112, 113 ou 114 da gestação é altamente confiável, e pode ser alcançada por uma única administração intramuscular de 175 µg de cloprostenol ou 5 a 10 mg de PGF2α. As porcas parem aproximadamente 20 a 36 h depois. A sincronização do parto pode ser melhorada pela administração de ocitocina (5 a 30 UI) 20 a 24 h após a injeção de PGF2.

A indução do parto tem sido usada em granjas de grande porte para permitir a concentração do trabalho no período de parição, para melhorar a supervisão e cuidados no momento do parto, reduzir a incidência da síndrome de mastite/metrite/agalactia e reduzir a porcentagem de leitões natimortos. O último dia do parto em lotes pode ser determinado e os partos no fim de semana podem ser evitados. A fertilidade subsequente das porcas não é prejudicada. A indução no dia 110 pode estar associada a um ligeiro aumento na mortalidade perinatal.

Tratamento

Indução de parto prematuro em bovinos (> 2 semanas antes da data prevista de parto)
- Trimetil-acetato de dexametasona (ou outra formulação de longa ação): 25 a 30 mg/animal, IM, como dose única (R1)
- Dinoprosta (ou outro análogo de PGF2α): 25 mg/animal, IM, como dose única 5 a 10 dias após o tratamento com dexametasona (R2).

Indução do parto em bovinos (< 2 semanas antes da data prevista de parto)
- Dexametasona fosfato de sódio (ou outra formulação de ação curta): 40 mg/animal, IM, em dose única (R1)
- Cloprostenol: 500 µg/animal, IM, 36 a 48 h após o tratamento com dexametasona (R1)
- Dinoprosta: 25 mg/animal, IM, em dose única 36 a 48 h após o tratamento com dexametasona (R2).

Indução do parto em éguas
- Ocitocina: 10 a 20 UI/animal por via IV lenta, durante 15 a 30 min, várias repetições possíveis (R1)
- Prostaglandina F2α ou análogo (R3).

Indução do parto em porcas
- Prostaglandina F2α (ou análogo): 10 a 25 mg/animal, IM (R1)
- Cloprostenol: 175 µg/animal, IM (R1)
- Ocitocina: 5 a 30 UI/animal, IM, 20 a 40 h após o tratamento com PGF2α (R1).

Indução do parto em ovelhas
- Dexametasona: 15 a 20 mg/animal, IM (R1).

LEITURA COMPLEMENTAR

Ingoldby L, Jackson P. Induction of parturition in sheep. In Pract. 2001;23:228231.

MacDiarmid SC. Induction of parturition in cattle using corticosteroid: a review. Part 1. Reasons for induction, mechanisms of induction and preparations used. Anim Breed Abstr. 1983;51:40319.

MacDiarmid SC. Induction of parturition in cattle using corticosteroid: a review. Part 2. Effects of induced calving on the calf and cow. Anim Breed Abstr. 1983; 51:499508.

Pressing AL. Pharmacologic control of swine reproduction. Vet Clin North Am Food Anim Pract. 1992;8:70723.

REFERÊNCIAS BIBLIOGRÁFICAS

1. Mansell PD, et al. Aust Vet J. 2006;84:312.
2. Villarroel A, Lane VM. Can J Vet Res. 2010;74:136.
3. Olsey J. Equine Vet Educ. 2003;15:164.

Freemartinismo em bezerros

O freemartinismo é definido como o nascimento de uma fêmea estéril como par de um bezerro macho em partos gemelares. Em bovinos, 92% das fêmeas nascidas em partos gemelares com irmãos machos são freemartin.

Em bezerros normais, a identificação cromossômica das fêmeas é 60,XX (60 cromossomos, ambos os cromossomos X) e dos machos é 60,XY (o Y é menor e não é facilmente emparelhado com seu cromossomo X oposto).

O freemartin é o exemplo clássico da quimera na citogenética. Eles são indivíduos que possuem dois ou mais tipos de células originados em indivíduos separados. A única maneira pela qual uma quimera pode se desenvolver é pela fusão da circulação ou de zigotos no útero. O quimerismo do cromossomo sexual também é relatado em caprinos, ovinos e suínos e, embora os parceiros masculinos de gêmeos femininos geralmente sejam anatomicamente normais, eles costumam apresentar fertilidade reduzida. Os touros nascidos de partos gemelares com fêmeas freemartin também podem ser quiméricos e ter baixa eficiência reprodutiva.

O diagnóstico de freemartinismo tem se baseado no exame físico, cariotipagem ou tipagem sanguínea, e cada um tem suas limitações. Existe variação no grau de anormalidade do trato reprodutor nos freemartins. A genitália externa pode parecer normal, o cabelo vulvar pode ser mais grosso que o normal ou o clitóris pode estar aumentado. Normalmente, espera-se que a vagina seja mais curta que o normal. O colo uterino, o útero, as tubas uterinas e os ovários podem estar ausentes, presentes na forma subdesenvolvida, ou podem parecer normais à palpação retal.

Técnicas citogenéticas especiais que facilitam o diagnóstico do freemartinismo em um bezerro fêmea de uma gestação gemelar macho-fêmea também estão disponíveis. Nas freemartins (fenotipicamente fêmeas, mas também portadoras de células masculinas), há uma mistura de cromossomos – na sua maioria 60,XX em uma célula, e uma pequena proporção de células 60,XY. Muitas células precisam ser analisadas se apenas o bezerro freemartin estiver disponível, pois a proporção de células anormais presentes pode ser tão baixa quanto 2%. Contudo, é possível fazer o diagnóstico pelo exame de 10 a 20 células, desde que o gêmeo macho seja também analisado; a fêmea pode ter pouquíssimos cromossomos XY, mas o macho terá uma proporção muito alta de cromossomos XX. Esta técnica é muito mais precisa do que a análise de grupo sanguíneo ou a observação clínica de uma vagina curta, aumento do clitóris e a presença de um tufo de pelos vulvares. A cariotipagem é um método definitivo de diagnóstico de freemartinismo, mas é complexa, demorada e cara. Análises de tipagem sanguínea podem ser realizadas em ambos os bezerros macho e fêmea para demonstrar duas populações de grupo sanguíneo, mas é dispendiosa e requer amostras de sangue de ambos os animais.

O método de *reação em cadeia da polimerase (PCR)* para o diagnóstico de freemartinismo usando sequências de DNA específicas do sexo é rápido, preciso, relativamente simples e barato de ser realizado, e uma amostra de sangue é necessária apenas da gêmea fêmea. Permite a identificação precisa do freemartinismo até um nível de 0,05% de células quiméricas masculinas presentes.

LEITURA COMPLEMENTAR

Padula AM. The freemartin syndrome: An update. Anim Reprod Sci. 2005;87:93-109.

Síndrome de sodomia

Sinopse
- Etiologia: desconhecida. Problema comportamental de novilhos em confinamento
- Epidemiologia: a prevalência varia e aumenta com o aumento da idade e do peso na entrada no confinamento
- Achados clínicos e lesões: áreas de pelos desnudados, hematomas subcutâneos e outras lesões traumáticas
- Tratamento: sintomático
- Controle: remoção do lote.

Etiologia

A síndrome de sodomia é um problema *comportamental* de etiologia desconhecida em bovinos confinados. Dentro de um curral de gado, um ou mais bovinos perseguem um indivíduo específico ou indivíduos do grupo. Os animais montados são referidos como *bullers*. Suspeita-se de muitas etiologias, como a colocação inadequada de implantes de crescimento hormonal.

Epidemiologia

Ocorrência

A síndrome ocorre apenas em bovinos em confinamento. Uma pesquisa recente conduzida em confinamentos dos EUA revelou prevalência de 68,8% em todos os confinamentos avaliados, e prevalência em 2,8% dos animais.[1] A prevalência aumenta com o aumento do peso e da idade. A letalidade foi estimada em 1%. A incidência é maior no verão e no outono e durante os primeiros 30 dias do período de alimentação.

Estudos epidemiológicos indicam que os *bullers* ocorrem como uma fonte epidêmica pontual, com a causa ocorrendo logo após o gado chegar ao local de confinamento e se misturar aos lotes. O pico de incidência de sodomia ocorre bem mais cedo após a chegada e diminui muito mais rapidamente no gado mais velho. Sodomia ocorre de forma significativamente mais precoce após a mistura de bovinos mais velhos do que no agrupamento de bovinos mais jovens. A prevalência também aumenta à medida que os bovinos chegam mais velhos aos lotes de confinamento e, portanto, são mais agressivos. Conforme a prevalência de touros inteiros aumenta em lotes de confinamento, aumenta também a prevalência de *bullers*, presumivelmente causada pela maior agressividade dos touros.

Fatores de risco

Os fatores causais e de risco postulados incluem o momento incorreto e a administração de implantes de crescimento hormonal, reimplante e dosagem dupla, substâncias estrogênicas em rações, feromônios na urina de certos bovinos, castração inadequada ou tardia de bovinos jovens, manejo diário de confinamento, clima e fatores sazonais, doença, tamanho do grupo e comportamento de dominância. No entanto, esses fatores não foram bem substanciados, e estudos controlados encontraram pouca influência do tipo e do tempo de implante na incidência da sodomia.

A mistura e o confinamento de *bovinos não familiarizados* em lotes de confinamento, com interações agonísticas subsequentes que levam ao estabelecimento de relações de hierarquia social, são considerados fatores de risco importantes. Tanto o comportamento de monta quanto o comportamento antagônico cessam quando o gado estabelece uma hierarquia social estável. Isso sugere que o comportamento de monta e a subsequente identificação de *bullers* estão associados a esse comportamento de dominância. É possível que, quando um animal dominante adoece em uma baia, os animais subjugados em disputas de dominância possam querer combater o animal doente para alcançar um status social mais elevado.

Importância econômica

A síndrome foi classificada – com a doença respiratória bovina indiferenciada aguda e podridão do casco – como uma das três síndromes mais importantes em confinamentos de bovinos de corte na América do Norte. Além da perda econômica decorrente do menor ganho de peso, ferimentos, tratamento, morte e condenação de carcaças, há perdas econômicas associadas ao manejo extra necessário para acomodar o gado afetado, a interrupção da comercialização uniforme do gado, especialmente em confinamentos personalizados, e a necessidade de baias extras para abrigar os *bullers*. A importância da síndrome inclui aspectos de bem-estar animal.

Bullers podem estar sob risco significativamente maior de doença e mortalidade (por pleuropneumonia bacteriana) do que outros novilhos. A associação entre doença, mortalidade e *bullers* entre os indivíduos foi maior entre os novilhos mais velhos.

Achados clínicos

São identificados dois tipos de *bullers*. *Tipo 1 ou bullers verdadeiros* ficam como se fossem uma novilha no cio e não se afastam ou mostram comportamento agonístico quando são montados por outros novilhos. Pode haver vários novilhos que montam os *bullers* em uma baia, e os *bullers* tipo 1 são rapidamente lesionados. Os *bullers do tipo 2* são animais de status hierárquico social inferior. Eles usam a agressão para desencorajar os novilhos que tentam montar neles e se deitarão para evitar serem montados.

Animais afetados mostram áreas de pelos desnudados e apresentam extensa hemorragia subcutânea. Os hematomas podem se infectar e evoluir para bolsas subcutâneas de pus e gás. Outras lesões traumáticas, como fraturas de membros, também ocorrem.

Controle

O manejo da síndrome geralmente envolve a identificação e a remoção da baia para prevenir lesões e até a morte por lesões relacionadas ao comportamento de sodomia. A alta taxa de risco de doença e mortalidade em *bullers* quando comparados a outros novilhos em confinamento sugere que *bullers* devem sempre ser avaliados quanto à evidência de doença, além de sua remoção da baia para evitar lesões graves relacionadas à monta. O tratamento de *bullers* doentes pode melhorar a chance de colocá-los de volta na baia designada, permitindo que eles retomem sua posição original na hierarquia social.

LEITURA COMPLEMENTAR

Blackshaw JK, Blackshaw AW, McGlone JJ. Buller steer syndrome review. Appl Anim Behav Sci. 1997;54:97.

REFERÊNCIA BIBLIOGRÁFICA

1. USDA-APHIS. Feedlot 2011.Part IV. 2014. <http://www.aphis.usda.gov/animal_health/nahms/feedlot/downloads/feedlot2011/Feed11_dr_PartIV.pdf>; Accessed 20.01.2014.

DOENÇAS INFECCIOSAS QUE AFETAM PRINCIPALMENTE O SISTEMA REPRODUTOR

Brucelose associada a *Brucella abortus*

Sinopse

- Etiologia: *Brucella abortus*
- Epidemiologia: principal causa de aborto em bovinos em países sem um programa nacional de controle. Febre ondulante em humanos; é uma zoonose importante. Animais sexualmente maduros suscetíveis; surtos ocorrem em novilhas de primeira cria, vacas mais velhas são infectadas, mas não abortam. Transmitida diretamente do animal infectado ao animal suscetível por descargas uterinas. Ocorre infecção congênita. Infecção em espécies selvagens, mas significância para animais domésticos desconhecida. Infecção introduzida no rebanho por animal portador infectado desconhecido. A infecção natural e a vacinação resultam em imunidade ao aborto, mas não à infecção, e os animais infectados permanecem sorologicamente positivos por um longo tempo
- Achados clínicos: epidemias de aborto em novilhas não vacinadas de primeira cria após o quinto mês de gestação. Gestações subsequentes levadas a termo. Orquite e epididimite em touros. Ocorre sinovite (higroma). Fístula na cernelha em equinos
- Patologia clínica: sorologia. O teste de aglutinação do soro é um teste padrão. Teste de Rosa bengala (teste de triagem rápida). Teste de fixação de complemento. Teste ELISA. Teste do anel de leite. Os reagentes falso-positivos são um grande problema
- Lesões: placentite necrosante. Alterações inflamatórias no feto
- Confirmação do diagnóstico: microrganismo cultivado a partir do feto. Teste sorológico positivo em animal não vacinado
- Tratamento: não há tratamento
- Controle: testar e reduzir o reservatório de infecção. Quarentena. Despovoamento. Vacinação para reduzir o índice de aborto e porcentagem de animais infectados. Erradicação em rebanhos e áreas por teste e abate.

Etiologia

Brucella abortus, um cocobacilo intracelular facultativo, Gram-negativo, da família Brucellaceae, é o microrganismo responsável pela brucelose bovina. *B. abortus* é uma das 10 espécies com nomes publicados de forma válida, incluindo *B. melitensis*, *B. suis*, *B. ovis*, *B. neotoma*, *B. canis*, *B. ceti*, *B. pinninpedialis*, *B. microti* e *B. inopinata*, cada uma das quais tem preferências por hospedeiros específicos.[1] *B. abortus* é responsável pela brucelose bovina, *B. melitensis* é o principal agente causador de brucelose em pequenos ruminantes e homens, *B. suis* para brucelose em suínos e *B. ovis* em ovinos. *B. abortus* tem oito biovares reconhecidos (1 a 7, 9) dos quais os mais prevalentes são 1 a 4 e 9.[2] Aproximadamente 5% das infecções são pelo biovar 1. O biovar 2 foi isolado em um surto de brucelose em bovinos no Canadá em 1986. Nos EUA, são encontrados os biovares 1 a 4.

Epidemiologia

Ocorrência e prevalência da infecção

A brucelose bovina tem ocorrência cosmopolita e, de acordo com a Organização para Alimentação e Agricultura (FAO), a Organização Mundial da Saúde (OMS) e a Organização Mundial de Saúde Animal (OIE) ainda é uma das zoonoses mais importantes e difundidas no mundo. A prevalência de infecção varia consideravelmente entre rebanhos, áreas e países. Muitos países fizeram progressos consideráveis nos seus programas de erradicação, e alguns erradicaram a doença. No entanto, em outros países, a brucelose ainda é uma doença grave enfrentada pelas profissões médico-veterinário e médico. Atualmente, Austrália, Nova Zelândia, Canadá, Japão e 16 Estados membros da União Europeia (UE) têm status de oficialmente livre de brucelose.[2,3] A brucelose bovina continua prevalente em muitos países do sul da Europa e na bacia do Mediterrâneo. A soroprevalência da brucelose bovina no distrito de Kars, na Turquia, entre 2004 e 2006 foi determinada como, aproximadamente, 34%.[4] Na Grécia, 0,97%, na Itália, 0,51%, em Portugal, 0,19%, na Espanha, 0,07%, e no Reino Unido, 0,09% de todos os efetivos bovinos positivos para a brucelose em 2012.[3] Embora a brucelose bovina tenha sido relatada no Egito (biovar 1), Irã (biovar 2) e Sudão (biovar 6), pouco se sabe sobre a prevalência de infecção na região.[5]

Nos EUA, todo o país é classificado como de classe livre para a brucelose bovina. Não obstante, a infecção permanece altamente prevalente na população de animais selvagens na área da Grande Yellowstone, com ocasional disseminação para o gado. Incidentes repetidos de gado infectado por brucelose em Montana, Idaho e Wyoming foram relatados nos últimos anos. A brucelose bovina continua sendo uma importante doença bacteriana no México, sendo os biovares 1 a 6 os mais prevalentes. Embora dados epidemiológicos limitados estejam disponíveis para a América Central, a doença parece predominar amplamente, com prevalência estimada de animais entre 4 e 8% e prevalência de rebanho (leiteiro) entre 10 e 25%.[5] Na América do Sul, o Chile registrou grande progresso na erradicação da doença, mas ela continua prevalente na Venezuela (soroprevalência de animais de 3 a 4%), na Argentina (soroprevalência de animais de 2 a 3%) e no Brasil.[5]

A prevalência do gado foi estimada em 8,2% na África Oriental, 15,5% na África Ocidental, 14,2% na África do Sul e 13,8% no Norte da África.[6]

Bovinos

A infecção ocorre em bovinos de todas as idades, mas é mais comum em animais sexualmente maduros, particularmente gado leiteiro. *Os abortos são mais comuns durante os surtos e ocorrem principalmente em novilhas não vacinadas com mais de 5 meses de gestação.* Os touros são afetados por orquite, epididimite e vesiculite seminal.

Camelídeos

A brucelose tem sido relatada nos camelídeos de uma só corcova (*Camelus dromedaries*) e duas corcovas (*C. bactrianus*) e camelídeos do Novo Mundo, como lhama (*Lama glama*), alpaca (*lama pacos*), guanaco (*Lama guinicoe*) e vicunha (*Vicugna vicugna*), e foi relacionada ao contato com pequenos e grandes ruminantes infectados com *B. abortus* ou *B. melitensis*.[7]

Espécies selvagens

A infecção foi observada em bisões americanos e europeus (*Bison bison*, *B. bonasus*); búfalo doméstico (*Bubalus bubalus*); alce (*Cervus elaphus canadensis*); cervo; coiotes; gambás selvagens; guaxinim, alces e outros ruminantes selvagens e domesticados. A infecção de alces por *B. abortus* biovar 1 é altamente fatal, e é provável que o alce seja um hospedeiro terminal para a brucelose. A inoculação experimental do microrganismo em texugos resulta no desenvolvimento de anticorpos e na eliminação do microrganismo, o que indica que o texugo é relativamente resistente à infecção e é improvável que seja um reservatório do microrganismo.

O bisão e o alce são reservatórios potenciais da brucelose bovina e têm sido associados à recidiva da brucelose bovina na região de Greater Yellowstone, nos EUA. A brucelose associada a *B. abortus* foi detectada pela primeira vez em bisão (*B. bison*) no Parque Nacional de Yellowstone em 1917 e está presente desde então. O bisão pode permanecer infectado de forma latente com *B. abortus* virulenta até chegar à idade reprodutiva, apesar do uso extensivo da vacinação e do teste sorológico.

Bovinos e bisões parecem manter *B. abortus* com maior soroprevalência que outras espécies de ungulados. A soroprevalência na população de bisões e alces de Yellowstone é estimada em 40 a 60% e 22%, respectivamente.[8,9] Isso tem sido associado a características fisiológicas e imunológicas comuns à espécie bovina, mas provavelmente também é causado por padrões comportamentais típicos de grandes grupos sociais e pelo comportamento periparto de bisões, que tendem a parir em grupos, o que facilita a transmissão de doenças por meio do contato direto no período periparto.[10] Em contrapartida, as fêmeas de alces se afastam dos demais animais durante o período periparto e limpam meticulosamente o local do parto, reduzindo consideravelmente o risco de transmissão da doença por meio do contato direto.[11] A transmissão da doença pode, no entanto, ser comum durante o período de aborto no último trimestre da gestação, de fevereiro a abril, quando muitos alces se reúnem em grandes grupos no hábitat de inverno de menor altitude que se sobrepõe a áreas de pastagem de gado.[11] De 2009 a 2011, oito rebanhos bovinos ou rebanhos de bisões em cativeiro infectados foram detectados em Wyoming e Montana, e todos os episódios foram genética ou epidemiologicamente ligados a alces, sugerindo que a transmissão de alces para bovinos é epidemiologicamente mais importante do que a transmissão de bisões para bovinos.[11] Isto foi explicado pelo aumento contínuo da população de alces, que atualmente está acima dos valores-alvo de manejo em muitas áreas da região da Greater Yellowstone, e pela maior mobilidade de alces de vida livre.[10]

Equinos

Em equinos, o microrganismo é encontrado frequentemente em aumentos de volume bursais crônicos como um invasor secundário, e não como patógeno primário. É comumente encontrado com *Actinomyces bovis* na fístula de cernelha e nuca. Também foi identificado como causa de aborto em éguas. Uma pesquisa sorológica em equinos durante um período de 8 anos revelou que 8 a 16% das amostras de soro foram positivas. No entanto, equinos infectados experimentalmente não excretam o microrganismo em número suficiente para infectar os bovinos contactantes suscetíveis.

Suínos e ovinos

O microrganismo pode ser recuperado de suínos infectados naturalmente e, embora não seja normalmente patogênico nesta espécie, em algumas ocasiões pode causar aborto. A doença ocorre de forma natural em ovinos expostos a bovinos infectados, o que tem implicações significativas para a erradicação da brucelose.

Cães

A infecção por *B. abortus* adquirida naturalmente pode ocorrer em cães associados a bovinos infectados. Embora os cães de fazenda geralmente não sejam considerados como reservatórios importantes de *B. abortus*, o microrganismo foi isolado de cães em uma fazenda na qual vários bovinos eram sorologicamente positivos para brucelose, e os cães deveriam ser incluídos em qualquer programa de investigação e erradicação da doença.

Métodos de transmissão

Parto/aborto

O risco para animais suscetíveis após o parto ou o aborto de bovinos infectados depende de três fatores:

- Número de microrganismos excretados
- Sobrevivência destes microrganismos sob as condições ambientais existentes
- Probabilidade de animais suscetíveis serem expostos a quantidade suficiente de microrganismos para estabelecer infecção.

O microrganismo alcança seu maior número no conteúdo do útero grávido, do feto e das membranas fetais, os quais devem ser considerados como principais fontes de infecção. O número de microrganismos nos tecidos de duas vacas naturalmente infectadas e de seus fetos foram os seguintes: umbigo $2,4 \times 10^8 - 4,3 \times 10^9/g - 1,4 \times 10^{13}/g$. Isso ilustra o número potencialmente grande de microrganismos que podem ser eliminados e aos quais outros animais e seres humanos são potencialmente expostos. No entanto, o número de microrganismos diminui quando as descargas uterinas são cultivadas em partos subsequentes, e um número substancial de amostras uterinas de vacas infectadas é negativo para cultura no segundo e terceiro partos após o desafio.

Transmissão

A doença é transmitida por ingestão, penetração da pele intacta e conjuntiva e contaminação do úbere durante a ordenha. O microrganismo não se multiplica no ambiente, mas apenas persiste, e a viabilidade do microrganismo fora do hospedeiro é influenciada pelas condições ambientais existentes. Pastar em pastagens infectadas, ou consumir rações ou água contaminadas por descargas e membranas fetais de vacas infectadas, e contato com fetos abortados, bem como bezerros recém-nascidos infectados, são os métodos mais comuns de disseminação da doença.

A propagação no rebanho ocorre por transmissão vertical e horizontal. *A transmissão horizontal geralmente ocorre por contaminação direta* e, embora exista a possibilidade de introdução de infecção por moscas, cães, ratos, carrapatos, botas infectadas, forragem e outros objetos inanimados, ela não é significativa em relação às medidas de controle. O microrganismo é ingerido pela mosca dos chifres, mas é rapidamente eliminado, e não há evidência de um papel na transmissão natural. Existem evidências de transmissão horizontal da infecção de cão para cão, de bovino para cão, de cão para bovino e de cão para humano. O meio mais provável e eficaz de transmissão de bovinos para cães é a exposição a fetos abortados ou membranas placentárias infectadas, uma vez que os cães geralmente ingerem os produtos do parto.

Disseminação entre rebanhos

A movimentação de um animal infectado de um rebanho infectado para um rebanho suscetível não infectado é um método comum de transmissão. A taxa de propagação dependerá do nível de testes de vigilância. Na Grã-Bretanha, que é oficialmente livre de brucelose, 20% ou mais dos bovinos de corte e leite com mais de 24 meses de idade são testados rotineiramente. Um modelo de simulação indica que a redução do nível de testes teria um efeito importante sobre a taxa de disseminação da infecção, caso ela fosse importada.

Propagação entre países (violação da biossegurança)

Desenvolveu-se um modelo quantitativo de avaliação de risco para determinar o risco anual de importação pela Grã-Bretanha de bovinos reprodutores infectados com brucelose da Irlanda do Norte e da República da Irlanda, que não são livres da doença. As previsões estimavam que a brucelose poderia ser importada da Irlanda do Norte a cada 2,63 anos e da República da Irlanda a cada 3,23 anos. Após essa avaliação, o Departamento de Meio Ambiente, Alimentos e Assuntos Rurais (Department of Environment, Food, and Rural Affairs) apresentou testes pós-parto para todos os bovinos reprodutores importados. Sob este sistema, todos os animais importados recebem um passaporte que registra sua idade e estado de gestação. Esta informação permite a identificação de animais que necessitam de testes e fornece uma proteção adicional na manutenção do status oficial da brucelose.

Infecção congênita

Pode ocorrer em bezerros nascidos de mães infectadas, mas sua frequência é baixa. A infecção ocorre no útero e pode permanecer latente no bezerro durante o início da vida; o animal pode permanecer sorologicamente negativo até o primeiro parto, quando então começa a excretar o microrganismo. Bezerros nascidos de mães reagentes são sorologicamente positivos por até 4 a 6 meses em razão da presença de anticorpos colostrais e, posteriormente, tornam-se sorologicamente negativos, embora infecção latente possa existir em uma pequena proporção desses bezerros. A frequência de infecções latentes não é conhecida, mas pode variar de 2,5 a 9%. As infecções latentes em animais sorologicamente negativos são preocupantes, uma vez que não são percebidas e podem servir como fonte de infecção posteriormente. No entanto, infecções latentes em bezerros nascidos de vacas infectadas são infrequentes. O microrganismo não pôde ser isolado de nenhum dos 150 bezerros nascidos de vacas infectadas, dos quais 135 tiveram a primeira gestação após a infecção. Em um relato, uma novilha de um rebanho afetado com infecção generalizada por *B. abortus* biotipo 2 foi transferida para um rebanho livre de brucelose e permaneceu aparentemente livre de brucelose até 9 anos mais tarde, quando o mesmo animal produziu uma reação sorológica fortemente positiva e o mesmo biotipo foi isolado de seu leite. Tais observações resultaram na recomendação de que bezerros de mães soropositivas não deveriam ser usados para reprodução. Mesmo bezerras vacinadas de mães soropositivas podem apresentar infecção latente. Existe o risco de que 2,5% dos bezerros nascidos de mães sorologicamente positivas reajam no início da idade adulta e constituam ameaça ao rebanho reestabelecido.

Sobrevivência do microrganismo

O microrganismo pode, dependendo das condições ambientais, sobreviver na grama por períodos variáveis. Em climas temperados, a infectividade pode persistir por 100 dias no inverno e 30 dias no verão. O microrganismo é suscetível ao calor, à luz do sol e aos desinfetantes comuns, mas o congelamento permite sobrevivência quase indefinida. Avaliou-se a atividade de vários desinfetantes contra *B. abortus*, e representantes dos grupos fenólico, halogênio, amônio quaternário e aldeído de desinfetantes a concentrações de 0,5 ou 1% na ausência de soro geralmente inibiram a alta concentração do microrganismo.

Secreções uterinas e leite

A cauda de uma vaca fortemente contaminada por secreções uterinas infectadas pode ser fonte de infecção se entrar em contato com a conjuntiva ou com a pele intacta de outros animais. Da mesma forma que os tipos mais comuns de mastite podem se disseminar durante a ordenha, a infecção por *B. abortus* pode ser transmitida de uma vaca cujo leite contém o microrganismo para uma que não esteja infectada. Isso pode ter pouca importância como causa de aborto, mas é particularmente importante em seus efeitos nos testes de aglutinação no leite e na presença do microrganismo no leite usado para consumo humano.

Touros e sêmen

Os touros geralmente não transmitem mecanicamente infecções de vacas infectadas para vacas não infectadas. Touros infectados podem liberar sêmen contendo o microrganismo, mas é improvável que transmitam a infecção. O risco de propagação a partir do touro é muito maior, no entanto, se o sêmen é usado para inseminação artificial. Alguns touros infectados são negativos nos testes de soroaglutinação e seu status de portador só pode ser detectado pelo isolamento de microrganismos do sêmen ou testes de aglutinação no plasma seminal.

Vacas portadoras

Poucas vacas infectadas se recuperam completamente da infecção e devem ser consideradas portadoras permanentes, quer o aborto ocorra ou não. A excreção do microrganismo no leite geralmente é intermitente, é mais comum no final da lactação e pode persistir por vários anos. Em bovinos vacinados antes da infecção, o grau de excreção de *B. abortus* no leite é menor do que em animais não vacinados. A transferência de embriões de doadoras infectadas pode ser conseguida sem a transferência da infecção, e é improvável que a superovulação reative a liberação de Brucella no útero durante o período em que os embriões são normalmente coletados. Assim, a transferência de embriões é um procedimento seguro para recuperar material genético de animais infectados.

As características do rebanho e os resultados do primeiro teste de rebanho podem ser utilizados como preditivos da potencial presença ou ausência de *B. abortus* em rebanhos com reagentes ao teste de aglutinação em tubo. A presença de apenas reagentes suspeitos isolados no primeiro teste é um preditivo confiável da ausência de infecção. A presença de um ou mais reagentes positivos no primeiro teste de rebanho é um preditivo confiável da presença de infecção.

Fatores de risco

Os fatores de risco que influenciam o início, a disseminação, a manutenção e/ou o controle da brucelose bovina estão relacionados à população animal, ao manejo e à biologia da doença. As variáveis que contribuem significativamente para os animais soropositivos são:

- Tamanho das instalações da fazenda no perímetro
- Porcentagem de animais inseminados artificialmente no perímetro
- Tamanho do investimento em pecuária
- Número de vacas que abortaram no ano anterior, quer a atividade leiteira seja ou não a principal atividade agrícola do perímetro
- Política do proprietário quanto ao descarte de animais de reagentes.

Quanto mais tempo os animais infectados estiverem em contato com o rebanho, maior será o número final de animais soropositivos. Em uma área geográfica definida no norte do México, onde não existia um programa de controle da brucelose, a maior porcentagem de animais soropositivos estava relacionada a fazendas maiores, técnica de inseminação artificial pobre e pequenos investimentos financeiros na fazenda.

Do ponto de vista prático, os fatores que influenciam a transmissão da brucelose em qualquer região geográfica podem ser classificados em duas categorias fundamentais: aqueles associados à transmissão da doença entre os rebanhos e aqueles que influenciam a manutenção e a propagação da infecção nos rebanhos. Os fatores que influenciam a transmissão entre rebanhos incluem a compra de animais de reposição infectados, que são influenciados pela frequência de compra, fonte de compra e histórico de teste de brucelose dos animais comprados. A proximidade entre rebanhos infectados e rebanhos livres é um fator de risco importante. O contato entre bovinos pelas linhas de cerca, compartilhamento de pastos e animais infectados em rebanhos limpos são métodos comuns pelos quais a transmissão ocorre em rebanhos adjacentes.

Os fatores de risco associados à propagação da doença dentro de um rebanho incluem a presença de animais não vacinados em rebanhos infectados, tamanho do rebanho, densidade populacional, método de alojamento e uso de baias maternidade. Rebanhos grandes geralmente são mantidos pela compra de animais de reposição, que podem estar infectados. Também é mais difícil administrar rebanhos grandes, o que pode levar a erros gerenciais que permitem que a doença se espalhe. Existe uma associação positiva entre a densidade populacional (número de bovinos por área de terra) e a prevalência da doença, que é atribuída ao aumento do contato entre animais suscetíveis e infectados. O uso de baias maternidade para parição está associado à diminuição na prevalência de infecção, presumivelmente por diminuir a exposição de animais infectados e suscetíveis.

Fatores de risco do animal

A suscetibilidade dos bovinos à infecção por *B. abortus* é influenciada pela idade, sexo e estado reprodutivo do animal individual. Os bovinos sexualmente maduros e vacas prenhes são mais suscetíveis à infecção pelo microrganismo do que os bovinos sexualmente imaturos de ambos os sexos. A exposição natural a estirpes de campo ocorre principalmente no momento do parto de vacas infectadas. Quanto maior o número de vacas infectadas que abortam ou parem, maior o risco de exposição dos demais animais do rebanho. Uma aplicação importante dessa observação é que as vacas infectadas precisam ser removidas do rebanho antes do parto. Os bovinos jovens são menos suscetíveis a *B. abortus* do que os bovinos sexualmente mais velhos. A suscetibilidade parece estar mais comumente associada à maturidade sexual do que à idade. Os bovinos jovens sexualmente imaturos em geral não se infectam após exposição ou se recuperam rapidamente. A suscetibilidade aumenta com a prenhez e conforme o estágio da gestação progride. A probabilidade de isolamento do microrganismo no parto aumentou de 0,22 para 0,90 conforme a idade fetal aumentou de 60 para 150 dias de gestação em novilhas não vacinadas expostas.

Fatores de risco do manejo

A propagação da doença de um rebanho para outro e de uma área para outra é quase sempre causada pelo movimento de um animal infectado de um rebanho infectado para um rebanho suscetível não infectado. O movimento não regulamentado de bovinos de rebanhos ou áreas infectadas para rebanhos ou áreas livres de brucelose é a principal causa de colapso nos programas de erradicação da brucelose. Um estudo de caso-controle de brucelose no Canadá indicou que os rebanhos localizados perto de outros rebanhos infectados e os rebanhos cujos donos fizeram compras frequentes de bovinos tinham maior risco de contrair brucelose. Uma vez infectado, o tempo necessário para se livrar da brucelose foi aumentado pelo tamanho do rebanho, pelo aborto ativo e pela criação extensiva.

Fatores de risco do patógeno

Brucella spp., ao contrário de outros patógenos, não possui fatores de virulência típicos, como cápsula, flagelos, exotoxinas ou indutores de apoptose de células hospedeiras. Ela expressa um lipopolissacarídeo (LPS) que, em contraste com o LPS de outros patógenos Gram-negativos, não causa endotoxemia, mas é importante para a proteção contra a morte bacteriana mediada pelo complemento e para a resistência contra peptídeos antimicrobianos, como defensinas e lactoferrina.[12]

Brucella spp. possui algumas proteínas da membrana externa (OMP) que são necessárias para a virulência completa, e que são reconhecidas como antígeno por receptores de imunidade, como receptores Toll-like (TLRs), desencadeando liberação de citocinas pró-inflamatórias.[13] Certos mutantes de *B. abortus* não apresentam a principal OMP 25-kDa (Omp25), o que os torna incapazes de se replicar de forma eficiente em fagócitos bovinos e trofoblastos coriônicos. A expressão de OMP é regulada a partir do sistema regulador de dois componentes BvrR/BvrS, que também modula o citoesqueleto da célula hospedeira na invasão, contribuindo para a virulência do patógeno.[12] O sistema regulador de dois componentes BvrR/BvrS também regula a expressão do sistema de secreção do tipo IV (T4SS), que é crucial para a sobrevivência intracelular em células hospedeiras e para a virulência in vivo. T4SS é necessário para que *Brucella* spp. alcance seu nicho de replicação intracelular.[12]

Mecanismo imune

Brucelas são capazes de sobreviver dentro de leucócitos do hospedeiro e podem usar neutrófilos e macrófagos para proteção contra mecanismos bactericidas humorais e celulares durante os períodos de disseminação hematogênica.

A imunidade contra a brucelose é mediada principalmente por resposta imune celular, uma vez que se trata de um patógeno intracelular. *B. abortus* é um indutor eficiente de resposta imune celular tipo 1, e a interferona gama (IFN-γ) é crucial para o controle da brucelose. As infecções são crônicas e muitas vezes duram por toda a vida. O linfócito T bovino na brucelose é um componente crítico da defesa do hospedeiro, baseado na ativação mononuclear dos fagócitos pelo IFN-γ. A morte de fagócitos mononucleares infectados por Brucella e a ativação de fagócitos mononucleares mediada por IFN-γ são os principais mecanismos de defesa do hospedeiro contra a brucelose em bovinos.

A resposta de anticorpos contra *B. abortus* em bovinos consiste em resposta precoce ao isótipo IgM, cujo tempo depende da via de exposição, da dose da bactéria e do estado de saúde do animal. A resposta de IgM é seguida quase imediatamente pela produção de anticorpos IgG_1 e posteriormente por pequena quantidade de IgG_2 e IgA. A maioria dos anticorpos de reação cruzada pela exposição a outras bactérias além de *Brucella* spp. ou antígenos ambientais consiste principalmente de IgM. Os testes sorológicos que mensuram IgM não são, portanto, desejáveis, pois podem gerar resultados falso-positivos. Como os anticorpos IgG_2 e IgA se acumulam mais tarde após a exposição e geralmente estão presentes em quantidades pequenas e inconsistentes, o principal isótipo para testes sorológicos é IgG_1.

Animais naturalmente infectados e aqueles vacinados quando adultos com a cepa 19 permanecem sorologicamente positivos, bem como em outros testes de aglutinação, por longos períodos. O soro de bovinos infectados contém altos teores de anticorpos dos isótipos IgM, IgG_1, IgG_2 e IgA. A maioria dos animais vacinados entre 4 e 8 meses de idade retorna ao status negativo ao teste em 1 ano. Todos são considerados como apresentando imunidade relativa à infecção. Bezerros de vacas que são reagentes positivos para o teste são passivamente imunizados por meio do colostro. A meia-vida dos anticorpos colostrais para *B. abortus* em bezerros que receberam colostro de vacas vacinadas não infectadas ou infectadas é de 22 dias. É possível que alguns bezerros permaneçam imunes o suficiente para interferir na vacinação. Após a vacinação de bovinos com a estirpe 19 do microrganismo, os anticorpos IgM aparecem após aproximadamente 5 dias, chegando a valores de pico após 13 dias. Os anticorpos IgG_1 aparecem um pouco mais tarde ou simultaneamente com a IgM, e os valores de pico são atingidos em 28 a 42 dias, após o que eles diminuem. O mesmo padrão geral ocorre após a infecção experimental com cepas virulentas, e também em casos de campo crônicos, exceto pelo fato de que o anticorpo IgM declina para teores baixos e a atividade residual reside em IgG_1 e IgG_2, assim como em IgA, que permanecem em concentrações mais altas.

Importância econômica

Perdas na produção animal causadas por esta doença podem ser de grande importância, principalmente em razão da diminuição da produção de leite em vacas que abortam. A sequela comum da infertilidade aumenta o período entre as lactações e, em um rebanho infectado, o período médio de intervalo pode ser prolongado por vários meses. Além da perda de produção de leite, há perda de bezerros e interferência no programa de melhoramento. Isto é da maior importância em rebanhos de carne bovina onde os bezerros representam a única fonte de renda. A alta incidência de infertilidade temporária e permanente resulta em abate pesado de vacas valiosas, e algumas mortes ocorrem como resultado de metrite aguda após retenção da placenta.

Implicações zoonóticas

Segundo a Food FAO, a OMS e a OIE, a brucelose ainda é uma das zoonoses mais importantes e difundidas no mundo. Das seis *Brucella* spp. conhecidas por causarem doença humana (*B. melitensis*, *B. abortus*, *B. suis*, *B. canis*, *B. ceti* e *B. pinnipedialis*), *B. melitensis* é a que tem o maior impacto na saúde pública, uma vez que é a espécie mais virulenta e tem maior prevalência em populações de pequenos ruminantes em muitas regiões do mundo. Sorovares *B. abortus* e *B. suis* 1, 3 e 4 também são patógenos importantes para humanos; *B. suis* sorovar 2 e *B. canis* são patógenos humanos incomuns. A maioria dos casos em humanos é ocupacional e ocorre em fazendeiros, médicos-veterinários e pessoal de abatedouros após contato direto com animais infectados ou material animal contaminado com o patógeno. O microrganismo pode ser isolado de muitos outros órgãos além do úbere e do útero, e a manipulação da carcaça de um animal infectado pode representar exposição intensa. A brucelose também é uma das infecções mais facilmente adquiridas em laboratorios.[15] A infecção também pode ocorrer após a ingestão de leite cru ou laticínios crus. Os métodos oficialmente aprovados de pasteurização comercial tornam o leite cru naturalmente contaminado com Brucella seguro para o consumo.

Em regiões endêmicas, a incidência relatada de brucelose humana varia de menos de 0,01 por 100.000 habitantes a mais de 200 por 100.000 habitantes.[15] Nos EUA, onde aproximadamente 100 casos de brucelose humana são relatados anualmente, a taxa de incidência é inferior a 0,05 por 100.000 habitantes.[15] Na Europa, as maiores incidências foram registradas na Grécia (1,09 por 100.000 habitantes), Portugal (0,36 por 100.000 habitantes) e Espanha (0,13 por 100.000 habitantes), que juntos representaram 67,7% de todos os casos confirmados de brucelose humana nos Estados membros da UE em 2012.[14] Dos casos humanos notificados na UE em 2012 onde a informação sobre as espécies estava disponível, 83,9% foram causas de *B. melitensis*, 10,1% *B. abortus*, 3,0 % *B. suis* e 3,0% por outras *Brucella* spp.[14] A importância da doença no homem é uma justificativa importante para sua erradicação. A relação custo-benefício para a saúde humana e os potenciais benefícios econômicos líquidos de um programa nacional de vacinação em massa para o gado durante um período de 10 anos foram avaliados usando a Mongólia como modelo. Se os custos da vacinação do gado contra a brucelose fossem alocados a todos os setores proporcionalmente aos benefícios, a intervenção apresentaria alto custo-benefício e resultaria em benefícios econômicos líquidos.

Patogênese

A coexistência bem-sucedida de *Brucella* spp. com seu hospedeiro preferencial é o resultado de relações coevolutivas e pressões de seleção, que resultam em um impasse em que o patógeno evoluiu para sobreviver dentro do sistema biológico do hospedeiro, e o hospedeiro desenvolveu sistemas imunes inato e adquirido que permitem a sobrevivência controlada da infecção pelo patógeno, dando suporte à sobrevivência do sistema hospedeiro-patógeno.

Após a penetração, mais comumente através dos tratos digestório ou respiratório, *Brucella* spp. pode invadir as células epiteliais do hospedeiro, permitindo a infecção através de superfícies mucosas intactas. Uma vez que a invasão ocorra de forma bem-sucedida, o microrganismo pode ser fagocitado pelas células imunes do hospedeiro e também pode invadir as células não fagocitárias do hospedeiro por meio de um mecanismo que não é totalmente compreendido. Após a invasão de células, o microrganismo fica contido em um fagossomo modificado ligado à membrana, o vacúolo que contém a *Brucella* (BCV), e interfere no tráfego intracelular, evitando a fusão da BCV com marcadores lisossomais e dirigindo o BCV para o retículo endoplasmático rugoso, que é altamente permissivo para replicação intracelular de *Brucella*.[12] Leucócitos polimorfonucleares invadidos transportam o patógeno para os linfonodos regionais, outros locais como o sistema reticuloendotelial e órgãos como o úbere e, quando presente, para a placenta fetal. No linfonodo drenante, a infecção por *Brucella* causa lise celular e eventual hemorragia em linfonodos 2 a 3 semanas após a exposição. Em razão da lesão vascular, algumas das bactérias entram na corrente sanguínea e ocorre bacteriemia subsequente, que dissemina o patógeno por todo o corpo.

B. abortus tem predileção pela placenta, úbere, testículo e glândulas sexuais masculinas acessórias, gânglios linfáticos, cápsulas articulares e bursas. O eritritol, uma substância produzida pelo feto e capaz de estimular o crescimento de *B. abortus*, ocorre naturalmente em maior concentração nos fluidos placentários e fetais e é responsável pela localização da infecção nesses tecidos. A invasão do útero gravídico resulta em endometrite ulcerativa grave dos espaços intercotiledonários. O alantocórion, fluidos fetais e cotilédones da placenta são invadidos, e as vilosidades são destruídas. O microrganismo tem predileção marcante pela placenta de ruminantes. Em infecções agudas de vacas prenhes, até 85% das bactérias estão em cotilédones, membranas placentárias e líquido alantoide. A necrose tecidual das membranas fetais resultante permite a transmissão das bactérias ao feto. O efeito líquido da colonização coriônica e fetal é o aborto durante o último trimestre de gestação. A pneumonia característica em fetos abortados é causada pela localização de focos perivasculares nos septos interlobulares do pulmão, indicativo de disseminação hematogênica no feto, e não pela aspiração de fluidos fetais contaminados. Fetos inoculados com números suficientes de *B. abortus* serão abortados 7 a 19 dias após a inoculação. Com a exposição conjuntival experimental de novilhas prenhes ao microrganismo, o número de animais infectados e o número de amostras de tecido positivas para o microrganismo aumentam à medida que a idade fetal aumenta de 127 para mais de 157 dias. *O aborto ocorre principalmente nos últimos 3 meses de gestação*, e o período de incubação é inversamente proporcional ao estágio de desenvolvimento do feto no momento da infecção.

A infecção congênita pode ocorrer em bezerros recém-nascidos como resultado da infecção do útero, e a infecção pode persistir em uma pequena proporção de bezerros, que também podem ser sorologicamente negativos até depois de seu primeiro parto ou aborto.

Na vaca adulta não gestante, a localização ocorre no úbere, e o útero – quando se torna gravídico – é infectado a partir de fases bacterêmicas periódicas originadas no úbere. O úbere infectado é clinicamente normal, mas é importante como fonte de reinfecção para o útero, como fonte de infecção para bezerros ou humanos que bebem o leite, e porque é a base para os testes de aglutinação em leite e soro de leite. A expressão variável da doença pode ocorrer no trato reprodutor masculino e no sistema musculoesquelético, afetando particularmente grandes articulações, de ambos os sexos.

Achados clínicos

Aborto

Os sinais clínicos dependem do estado imunológico do rebanho. Em vacas prenhes não vacinadas altamente suscetíveis, o aborto após o quinto mês de gestação é uma característica típica da doença. Nas gestações subsequentes, o feto geralmente é levado a termo, embora o segundo ou até mesmo o terceiro abortos possam ocorrer na mesma vaca. Retenção da placenta e metrite são sequelas comuns do aborto. Infecções mistas geralmente são a causa da metrite, que pode ser aguda, com septicemia e morte subsequente, ou crônica, levando à esterilidade.

A história da doença em um rebanho suscetível geralmente pode ser rastreada até a introdução de uma vaca infectada. Fontes menos comuns são touros infectados, ou equinos com fístula de cernelha. Em um rebanho suscetível, é comum que a infecção se espalhe rapidamente e que ocorra uma "tempestade" de abortos. O surto pode durar 1 ano ou mais, e no final desse período, a maioria das vacas suscetíveis infectadas abortaram e, em seguida, levam seus filhotes a termo. Pode-se esperar que retenção de placenta e metrite sejam comuns neste momento. À medida que a taxa de abortamento diminui, os abortos são amplamente restritos a novilhas de primeira cria e novas aquisições, porque outros animais do rebanho adquirem resistência parcial.

Nos últimos anos, particularmente em áreas onde a vacinação é extensivamente praticada, uma forma insidiosa da doença pode se desenvolver, que se espalha muito mais lentamente e na qual o aborto é muito menos comum.

Orquite e epididimite

No touro, orquite e epididimite ocorrem ocasionalmente. Um ou ambos os sacos escrotais podem ser afetados, com inchaço agudo e doloroso até o dobro do tamanho normal, embora os testículos possam não estar grosseiramente aumentados. O inchaço persiste por um tempo considerável, e o testículo sofre necrose por liquefação e eventualmente é destruído. As vesículas seminais podem ser afetadas e seu aumento pode ser detectado na palpação retal. Os touros afetados são geralmente estéreis quando a orquite é aguda, mas podem recuperar a fertilidade normal, caso um testículo não esteja lesionado. Esses touros são propagadores potenciais da doença se forem usados para inseminação artificial.

Sinovite

B. abortus pode ser isolada com frequência dos tecidos em casos de sinovite não supurativa em bovinos. Aumentos de volume articulares, especialmente dos joelhos, devem ser considerados como suspeitos. A artrite não supurativa progressiva e erosiva das articulações do joelho ocorreu em bovinos jovens de rebanhos livres de brucelose que foram vacinados com a vacina da estirpe 19. Os bezerros podem ou não ser sorologicamente positivos, mas amostras de tecido conjuntivo e líquido sinovial contêm evidências imunológicas de material antigênico de *B. abortus*. A sinovite foi reproduzida pela injeção intra-articular da vacina.

Fístula na cernelha

Em equinos, a associação comum de *B. abortus* é com o aumento crônico da bursa nucal e da cernelha, ou com a bursa navicular, causando claudicação intermitente, e o microrganismo foi isolado de éguas que abortaram. Quando os equinos são misturados com bovinos infectados, uma proporção relativamente alta pode ser infectada e desenvolver uma reação positiva ao teste de aglutinação sérica sem apresentar doença clínica. Alguns cavalos parecem sofrer infecção generalizada, com sinais clínicos incluindo rigidez generalizada, temperatura flutuante e letargia.

Patologia clínica

O principal objetivo no diagnóstico laboratorial da brucelose é identificar os animais que estão infectados e podem liberar potencialmente o microrganismo e disseminar a doença. A maioria dos animais infectados é identificada usando testes sorológicos padrão, mas infecção latente ocorre em alguns animais sorologicamente negativos. Além disso, os animais vacinados podem ser sorologicamente positivos e não infectados, e títulos transitórios ocorrem esporadicamente em uma pequena porcentagem de animais para os quais não há uma explicação clara. Esses problemas de diagnóstico tornam os programas de controle e erradicação complexos de administrar e difíceis de explicar aos donos de animais.

A coleta e a submissão de amostras ao laboratório deve ser feita com cuidado, e deve-se prestar muita atenção ao registro da identidade do animal e da amostra correspondente, que deve ser identificada de maneira única. Para amostras de sangue, recomenda-se que tubos de vidro revestidos de silicone sem aditivos sejam usados para coletar a amostra, pois eles garantem coagulação eficaz e retração do coágulo, para fornecer uma fonte fácil de soro sem a necessidade de centrifugação. A coagulação também é auxiliada pela manutenção da amostra a 25 a 37°C por 1 a 2 h.

Os exames laboratoriais utilizados no diagnóstico da brucelose incluem isolamento do microrganismo e testes sorológicos para a presença de anticorpos no sangue, leite, soro de leite, muco vaginal e plasma seminal. O microrganismo pode estar presente no muco cervical, nos lavados uterinos e nas secreções do úbere de vacas infectadas experimentalmente por até 36 dias após o aborto.

Identificação da *Brucella* spp.

Coloração

A aparência de esfregaços especificamente corados e a morfologia das colônias podem levar ao diagnóstico presuntivo de brucelose. As bactérias *Brucella* não são coradas com corantes ácidos, mas são resistentes à descolonização por ácidos fracos, e a presença de microrganismos intracelulares fracamente ácidos, corados pelo método de Ziehl-Neelsen modificado por Stamp, pode ser sugestiva da presença de *Brucella* spp. no esfregaço. No entanto, a coloração tem sensibilidade muito limitada em razão do pequeno número de microrganismos que podem estar presentes em alguns tecidos e fluidos corporais de animais infectados. Os resultados positivos devem ser interpretados com cautela em decorrência da semelhança morfológica dos microrganismos *Brucella* com outros patógenos associados ao aborto, como *Coxiella burnetti* ou *Chlamydia abortus*.[7] Os resultados, positivos ou negativos, devem ser considerados apenas presuntivos e sempre precisam ser confirmados idealmente pela cultura.

Cultura

O teste diagnóstico padrão-ouro continua baseado no isolamento e caracterização do microrganismo dos órgãos e linfonodos do feto, placenta, leite, muco vaginal ou exsudato uterino. Os métodos bacteriológicos detectam o microrganismo diretamente e, assim, limitam a possibilidade de resultados falso-positivos. O isolamento do microrganismo da secreção do úbere de uma vaca é evidência conclusiva de infecção. Os métodos de cultura são confiáveis e, em geral, definitivos. Muitos meios de cultura específicos estão disponíveis comercialmente. Uma desvantagem é o longo tempo necessário para a identificação definitiva. A maioria dos resultados de cultura são positivos entre o 7º e o 21º dias e raramente se tornam positivos antes do 4º dia de cultura.[16] A incubação durante pelo menos 45 dias foi aconselhada antes de declarar uma amostra de sangue negativa para *Brucella* spp.[16] Além disso, os microrganismos *Brucella* estão entre as bactérias que representam maior risco laboral quanto à produção de infecções adquiridas em laboratório.[7]

Detecção por reação em cadeia polimerase

Os ensaios baseados em PCR para *Brucella* spp. foram desenvolvidos e são simples. A PCR foi aplicada a tecidos como fetos abortados e tecidos maternos associados, secreção sanguínea nasal, sêmen e produtos alimentícios, como leite e queijos macios. *Brucella* spp. pode ser detectada no leite de bovinos, ovinos, caprinos e camelos infectados naturalmente usando ensaio de PCR que é mais sensível que o método de cultura. Um avanço diagnóstico adicional dos últimos anos é o Bruce-ladder PCR, que é um ensaio de PCR multiplex que ajuda a identificar e diferenciar várias *Brucella* spp., incluindo cepas vacinais, em uma única etapa.[17]

Testes sorológicos

Na ausência de cultura positiva de *B. abortus*, o diagnóstico presuntivo geralmente é feito com base na presença de anticorpos em soro, leite, soro de leite, muco vaginal ou plasma seminal.

A resposta de anticorpos após a infecção depende se o animal está ou não prenhe e da fase de gestação. Em média, as aglutininas e os anticorpos de fixação do complemento tornam-se positivos 4 semanas após a infecção experimental durante o quarto ao sexto meses de gestação, mas não até cerca de 10 semanas se a infecção experimental ocorrer 2 meses antes ou após a inseminação. O diagnóstico sorológico não é considerado confiável quando aplicado 2 a 3 semanas antes e após o aborto ou o parto.

Qualquer um dos testes sorológicos disponíveis atualmente ou a combinação de testes mensura a resposta de um único animal em um ponto no tempo, mas não descreve o status do rebanho. Quando os testes são usados na sequência recomendada e em combinação, juntamente com a consideração de dados epidemiológicos precisos, as limitações de cada teste podem ser minimizadas. Nenhum dos testes é absolutamente preciso e há vários graus de sensibilidade. O resultado foi o desenvolvimento de uma extensa gama de testes, cada qual com sua aplicabilidade especial. As principais características são mostradas a seguir.

Teste de aglutinação

Teste de soroaglutinação

O teste de soroaglutinação (tubo; SAT) ou suas variantes em placa de microtitulação são alguns dos testes-padrão tradicionais, que são amplamente utilizados, mas não são reconhecidos como testes prescritos ou alternativos. As principais limitações são:

- A detecção de anticorpos não específicos, bem como anticorpos específicos contra infecção por *B. abortus* e vacinação
- Durante a fase de incubação da doença, estes testes, com frequência, são os últimos a chegarem a valores significativos em termos de diagnóstico
- Após o aborto causado por *B. abortus*, com frequência são os últimos testes a chegarem a valores significativos em termos de diagnóstico

- Na fase crônica da doença, a concentração das soroaglutininas tende a diminuir, muitas vezes tornando-se negativas quando os resultados de alguns outros testes podem ser positivos.

Teste de rosa bengala (antígeno de placa tamponada ou teste do cartão)

O teste de rosa bengala (TRB) é um teste simples e rápido de aglutinação por mancha, usando antígeno corado com rosa bengala e tamponado a pH baixo. O teste detecta infecção precoce e pode ser usado como teste de triagem inicial em animais. Reações falso-positivas são causadas pela atividade residual de anticorpos vacinais, anticorpos colostrais em bezerros, reação cruzada com certas bactérias, como *Yersinia enterocolitica*, e erro de laboratório. Reações falso-negativas são observadas durante a incubação precoce da doença e imediatamente após o aborto. No entanto, o TRB é um excelente teste para triagem de soros em larga escala. A aplicação do TRB como teste de triagem, seguido de um teste confirmatório ou complementar, pode aumentar acentuadamente a proporção de bovinos infectados com resultado positivo.

Para *bovinos de corte*, a triagem dos rebanhos pode ser realizada coletando sangue nos matadouros e submetendo-o ao teste TRB ou soroaglutinação em tubo. Os animais reagentes são rastreados até o rebanho de origem e o rebanho é testado. Em rebanhos altamente infectados, é melhor remover todas as vacas positivas ao TRB, embora o teste seja altamente sensível e haja uma pequena porcentagem de vacas falso-positivas. Em rebanhos onde a prevalência de infecção é baixa e onde a vacinação foi usada, este procedimento eliminará muitas vacas falso-positivas. Nessa situação, os soros positivos ao TRB são submetidos a um teste confirmatório mais definitivo, como o teste de fixação do complemento (TFC), e somente os animais que reagem ao teste são descartados.

Teste de fixação do complemento

O TFC é um dos testes prescritos para o comércio internacional e amplamente aceito como teste confirmatório. Raramente ocorrem reações inespecíficas, e é útil na diferenciação de títulos decorrentes da vacinação na idade jovem dos títulos decorrentes da infecção. As reações ao TFC diminuem mais precocemente do que as do teste de soroaglutinação após vacinação contra a cepa 19. Os títulos de TFC não diminuem porque a doença se torna crônica e, com frequência, o TFC chega a resultado diagnóstico mais precocemente do que o teste de soroaglutinação em tubo após infecção natural. Ademais, os avanços técnicos de laboratório recentes permitiram velocidade e precisão muito maiores ao fazer o TFC, que agora é considerado a abordagem mais próxima de um teste definitivo para infecção.

No entanto, em razão da sua complexidade, o TFC requer boas instalações laboratoriais e pessoal qualificado de laboratório.

Ensaios imunoenzimáticos

Dois tipos principais de ensaio imunoabsorvente são utilizados: os formatos indireto e competitivo.

Ensaio de imunoabsorvente indireto ligado à enzima

O ensaio imunoabsorvente ligado à enzima indireto (iELISA) tem sido um teste útil durante programas de erradicação, após a suspensão da vacinação, para triagem ou como teste suplementar ao TFC. Muitas variações do ensaio usando lipopolissacarídeo liso de célula inteira (sLPS), ou polissacarídeo-O (OPS) como antígeno foram validadas.[7] O iELISA ganhou ampla aceitação para o diagnóstico sorológico da brucelose bovina em razão da sua capacidade de detectar anticorpos de todos os isótopos, ao contrário dos testes convencionais. O iELISA pode ser útil em conjunto com o TFC durante os últimos estágios de um programa de erradicação, quando é importante reduzir o número de reações sorológicas falso-negativas que contribuem para a persistência de rebanhos problemáticos. O iELISA tem excelente sensibilidade e especificidade, mas não consegue distinguir entre a resposta de anticorpos induzida pela vacinação com a estirpe 19 de *B. abortus* e a infecção natural.

O iELISA também foi desenvolvido e validado para o leite, e atualmente, muitas variações deste ensaio estão disponíveis comercialmente.

Ensaio imunoabsorvente ligado à enzima competitivo

O ELISA competitivo (C-ELISA) utiliza anticorpo monoclonal específico para um dos epítopos da *Brucella* spp., o que o torna mais específico do que os ensaios que utilizam anticorpos de reação cruzada. O C-ELISA é, portanto, mais específico, mas menos sensível que o iELISA. Elimina quase todas as reações causadas por microrganismos de reação cruzada, e na maioria dos casos, mas não em todos, elimina reações com anticorpos residuais em animais vacinados com a cepa 19.[7] A OIE recomenda, portanto, a investigação adicional de reagentes positivos com o C-ELISA usando testes diagnósticos complementares ou confirmatórios.[7]

Ensaio de polarização da fluorescência

Este teste pode ser feito fora do laboratório de diagnóstico, permitindo diagnóstico rápido e preciso. O ensaio de polarização de fluorescência (FPA) pode ser feito em praticamente qualquer lugar usando um analisador portátil que recebe energia de um computador laptop, usando soro, leite ou sangue com anticoagulante ácido etilenodiaminotetracético (EDTA). A tecnologia FPA foi desenvolvida e validada para o diagnóstico sorológico da brucelose em bovinos, suínos, ovinos, caprinos, bisões e cervídeos. Reação cruzada suficiente dos epítopos comuns de *B. abortus*, *B. melitensis* e *B. suis*, OPS permitiu o uso de um único antígeno para todas as espécies de *Brucella* lisas e espécies de animais. O FPA inicialmente foi desenvolvido para testar soro; no entanto, a tecnologia foi estendida para testar sangue total e leite de animais individuais ou amostras de tanques de expansão agrupados a partir de 2000 ou menos animais. Os resultados de precisão do FPA são iguais ou superiores aos obtidos com outros testes sorológicos, como o teste de aglutinação em placa de antígeno tamponado, o teste do anel de leite, o TFC, o iELISA e o C-ELISA. A validação de estudos do FPA e do C-ELISA para a detecção de anticorpos contra *B. abortus* em soro de bovinos e a comparação com o teste de aglutinação padrão, o TFC e o iELISA, concluíram que o FPA é altamente superior. Ele oferece uma vantagem clara pois é fácil de usar. A implementação e aceitação total dos métodos de FPA para o diagnóstico da brucelose exigirão o uso de um painel Soro Padrão Internacional contendo pelo menos uma amostra com título baixo positivo e uma amostra negativa.

Teste cutâneo de brucelina

Representa um teste imunológico alternativo que pode ser usado para testar animais não vacinados. Os animais testados recebem uma injeção intradérmica com 0,1 mℓ de uma preparação padronizada de brucelina, que consiste em antígeno *Brucella* purificado isento de sLPS. A espessura da pele no local da injeção é medida com um paquímetro Vernier antes e 48 a 72 h após a injeção. O espessamento da pele em pelo menos 1,5 a 2 mm no local da injeção é considerado uma reação positiva. Este teste está entre os testes de brucelose mais específicos disponíveis, desde que seja realizado com uma preparação de antígeno padronizada e purificada; animais sorologicamente negativos não vacinados e que apresentam reação positiva ao teste cutâneo são, portanto, considerados infectados. Como nem todos os animais infectados mostram reação positiva, o teste não é recomendado como teste isolado para fins de comércio internacional.

Sensibilidade e especificidade dos testes sorológicos

Os testes sorológicos devem ter alta sensibilidade para garantir que todos os reagentes sorológicos verdadeiros sejam detectados. No entanto, com alta sensibilidade, pode-se esperar alta taxa de reações falso-positivas e, portanto, a necessidade do uso de um teste confirmatório para identificar os reagentes falso-positivos. Os testes confirmatórios devem, portanto, demonstrar um alto nível de especificidade diagnóstica e, ainda assim, manter sensibilidade diagnóstica efetiva.

Foi recomendado o uso de um teste de antígeno de *Brucella* tamponado – como o teste de antígeno tamponado ou o TRB como teste de triagem. O TFC ou iELISA são apropriados para uso como teste confirmatório em situações que exigem alta especificidade. As relações entre a sorologia quantitativa e o estado de infecção da brucelose em bisões no Parque Nacional de Yellowstone foram avaliadas e constatou-se serem similares àquelas em bovinos infectados cronicamente.

Anticorpos no leite

O *teste do anel em leite* tem baixo custo e é satisfatório para a vigilância de rebanhos leiteiros para a brucelose. Uma pequena amostra de leite fresco ou creme de no máximo 25 vacas é testada, e o rebanho é classificado apenas como suspeito ou negativo. A determinação final do status de um rebanho suspeito e de cada animal é realizada por testes de sangue. Quanto maior a frequência de testes em um rebanho pelo teste do anel em leite, mais eficaz o teste se torna como método para combater infecções precoces, prevenindo surtos graves em rebanhos suscetíveis. Algumas agências reguladoras exigem pelo menos três testes realizados anualmente. A principal limitação do teste é o fator de diluição que ocorre em grandes rebanhos leiteiros, em que grandes quantidades de leite são armazenadas em tanques de expansão. Para ajustar esse efeito de diluição, volumes de amostra maiores são usados com o aumento do tamanho do rebanho. Embora seja necessário 1 mℓ de leite do tanque de expansão para rebanhos com até 150 cabeças, recomendou-se o uso de 2 mℓ para rebanhos entre 150 e 450 cabeças e 3 mℓ para rebanhos com 450 a 700 cabeças.[7] Reações falso-positivas foram observadas em bovinos vacinados menos de 4 meses antes do teste e em amostras que continham colostro ou leite mastítico.

O teste de leite iELISA é um método sensível, específico e barato para triar grande número de amostras de leite individuais ou a granel para o anticorpo contra *B. abortus*. O teste ELISA usando extrato de cloreto de potássio do microrganismo usado em amostras de leite em tanques de laticínios foi altamente específico e é considerado um teste altamente confiável para monitorar programas de controle da brucelose. O uso combinado de ELISA e PCR em amostras de leite fornece sensibilidade de 100%.

Reações falso-positivas

Um grande problema nos programas de erradicação da brucelose tem sido os animais falso-positivos ou reagentes únicos, que permanecem persistentemente suspeitos ou positivos em um rebanho que é considerado livre da brucelose. É de alguma preocupação em razão do abate desnecessário de animais não infectados.

Anticorpos de reação cruzada geralmente resultam da exposição ao(s) antígeno(s) que compartilham determinantes antigênicos com *Brucella* spp. que são encontrados em muitas bactérias. A reação cruzada mais proeminente é com *Yersinia enterocolitica* O:9, que compartilha quase completamente a OPS principal com *B. abortus*. Reações sorológicas cruzadas também foram demonstradas entre *Brucella* spp. e *Escherichia coli* O116:H21 e *E. coli* O157:H7, *Francisella tularensis*, sorotipos de *Salmonella* do grupo N de Kauffman-White, *Pseumonas maltophilia*, *Vibrio cholerae* e *Y. enterocolitica* sorotipo O:9. Apenas raramente as infecções por *E. coli* O157:H7 que ocorrem naturalmente causam reações falso-positivas com testes sorológicos padrão para a brucelose bovina. Os testes sorológicos padrão não são confiáveis na diferenciação entre vacas infectadas por *Y. enterocolitica* e *Brucella*, mas tanto a transformação linfocitária quanto os testes cutâneos com brucelina podem ser usados para diferenciá-los.

Outras causas de reação falso-positiva incluem um animal infectado com *B. abortus*, título de vacinação residual da estirpe 19 e aglutininas não específicas de ocorrência natural, que podem ocorrer em algumas populações de bovinos. Estas aglutininas são lábeis em EDTA e podem ser diferenciadas de anticorpos aglutinantes pela adição de EDTA ao diluente usado no teste de aglutinação sérica padrão. As reações sorológicas cruzadas são de grande importância quando a prevalência da infecção diminui para um nível muito baixo. Nesse estágio, torna-se muito mais importante identificar corretamente o status dos animais que reagem aos testes sorológicos para a brucelose.

A atribuição incorreta de tais reações a outros fatores além da infecção por *Brucella* provavelmente resultará em prejuízo ao rebanho e falha no controle da doença. Em contrapartida, a interpretação errônea de reações cruzadas como evidência de brucelose resulta na imposição de restrições desnecessárias e desperdício de recursos. O problema das reações sorológicas cruzadas resultou em pesquisas consideráveis e investigação para encontrar testes laboratoriais que distinguam com precisão animais infectados positivos de animais positivos não infectados. A diferenciação de anticorpos que reagem de forma cruzada pode ser difícil, especialmente no caso do antígeno *Y. enterocolitica* O:9, mas imunodifusão, imunoeletroforese, testes de ligação primária e procedimentos de absorção cruzada são úteis. A homologia de DNA das estirpes de *B. abortus* 19 e 2308 foi examinada utilizando análise de enzimas de restrição. A cepa 19 é a cepa vacinal de *Brucella* atenuada do Departamento de Agricultura dos EUA (USDA) para bovinos, e a cepa 2038 é uma cepa virulenta adaptada em laboratório que é patogênica para bovinos. As diferenças de DNA entre as duas linhagens são pequenas e requerem análise no nível da sequência de DNA.

O ensaio sorológico de eleição para a triagem de amostras de anticorpos para *B. abortus* é o FPA. É robusto, muito rápido e acessível à campo, sem resultados subjetivos. O C-ELISA é um teste confirmatório útil. Os soros de fêmeas naturalmente infectadas com *B. abortus*, vacinadas com *B. abortus* S19 ou imunizadas com *Y. enterocolitica* O:9 ou *E. coli* O157:H7, foram comparados quanto ao teor de anticorpos para a mesma bactéria por iELISA, FPA e C-ELISA. O teste sorológico de eleição para triagem de amostras de anticorpos contra *B. abortus* é o FPA. Entre os dois testes, quase toda a reatividade a *E. coli* O157:H7 e mais da metade dos soros com anticorpos para *Y. enterocolitica* O:9 poderia ser eliminada como reagentes para *Brucella*. Estes ensaios, talvez em combinação com um teste cutâneo de brucelina, podem ser capazes de distinguir virtualmente todas as reações causadas por *Y. enterocolitica* O:9.

Achados de necropsia

As respostas do hospedeiro a nível de órgãos e tecidos foram descritas e estão resumidas nesta seção. Os linfonodos que drenam os locais dos estágios iniciais da infecção apresentam hiperplasia e hipertrofia acentuadas do centro germinativo, acompanhadas por linfadenite neutrofílica e eosinofílica agudas. Nos últimos estágios da infecção, os linfonodos que drenam a glândula mamária, cabeça e trato reprodutor desenvolvem linfadenite granulomatosa crônica, que geralmente está associada à depleção linfoide cortical e paracortical dependente de células T, expansão do centro germinativo e expansão histiocitária profunda. O baço pode desenvolver hiperplasia linfoide e expansão histiocitária e plasmocítica nos centros germinativos, e a glândula mamária geralmente apresenta acentuada mastite linfoplasmocitária intersticial. No útero, geralmente há endometrite, metrite linfocítica mural fibrosante e vasculite necrosante caruncular, enquanto a placenta é colonizada por *B. abortus* e tem extensa descamação de trofoblastos corioalantoides fetais com subsequente disseminação hematogênica para o epitélio trofoblástico viloso e *placentite fibrinopurulenta cotiledonária necrosante das arcadas placentárias* acompanhada por granulação e exsudação de inflamação intercotiledonar. A placenta geralmente está edemaciada. Pode haver placas coriáceas na superfície externa do córion, e há necrose dos cotilédones. A principal característica microscópica desta corioalantite é a presença de *cocobacilos intracitoplasmáticos no interior de trofoblastos coriônicos*. O uso de coloração de Ziehl-Neelsen modificada em esfregaços para impressão de placentas frescas pode fornecer diagnóstico rápido e presuntivo. As lesões fetais consistem em broncopneumonia necrosante fibrinopurulenta acentuada, alveolite monocítica e neutrofílica, arterite necrosante tromboembólica e linfangite, pleurite fibrinopurulenta e granuloma do fígado, baço, rim e gânglios linfáticos. *Em fetos naturalmente e experimentalmente infectados* com *B. abortus*, as alterações teciduais incluem hiperplasia linfoide em múltiplos linfonodos, depleção linfoide no córtex tímico, hiperplasia cortical suprarrenal e focos inflamatórios disseminados compostos principalmente por grandes leucócitos mononucleares.

As articulações afetadas geralmente desenvolvem sinovite fibrinosa e granulomatosa com proliferação da projeção das vilosidades, tendovaginite proliferativa com formação de nódulo linfoplasmocitário e artrite com erosões articulares, que podem estar associadas à bursite granulomatosa supurativa. Nos testículos, observam-se aderências viscerais unilaterais ou bilaterais à túnica parietal, orquite intersticial linfocitária com degeneração tubular seminífera, orquite intratubular necrosante e periorquite fibrinopurulenta aguda com infarto. A ampola pode ter epididimite granulomatosa unilateral ou bilateral com granuloma focal necrosado purulento e calcificado, e as vesículas seminais apresentam vesiculite seminal fibrinopurulenta necrosante unilateral ou bilateral e vesiculite intersticial linfocítica, plasmocítica com necrose.

A distribuição de *B. abortus* em bovinos experimental e naturalmente infectados foi examinada. Em vacas gestantes infectadas experimentalmente, o espécime mais frequentemente infectado foi o linfonodo mamário; o microrganismo também pode ser encontrado em outros linfonodos, carúnculas uterinas, cotilédones ou tecidos fetais. Nas novilhas naturalmente infectadas, o espécime mais frequentemente infectado foi o linfonodo mandibular. Nos touros, os tecidos mais frequentemente infectados foram os linfonodos mandibulares, cervicais superficiais caudais, subilíacos e escrotais.

As lesões em fetos abortados positivos para *Brucella* e placentas em bisões são similares àquelas em infecções experimentais de *B. abortus* em bisões e bovinos. Ambos *B. abortus* biovar 1 e *B. abortus* biovar 2 foram isolados de amostras coletadas de fetos de bisão abortados ou natimortos e de suas placentas. A infecção também pode estar associada à morte em bezerros com pelo menos 2 semanas de idade.

Amostras para confirmação do diagnóstico

- Bacteriologia: carúncula materna; placenta, conteúdo estomacal fetal, pulmão (cultura, tem requerimentos especiais de crescimento; citologia, mancha de Stamp ou Koster em esfregaços placentários)
- Histologia: placenta, pulmão, baço, cérebro, fígado, rim; carúncula materna fixados em formol (microscopia óptica, imuno-histoquímica).

Atenção ao potencial zoonótico deste microrganismo ao manipular carcaças e submeter amostras.

Diagnóstico diferencial

O diagnóstico da causa do aborto em um único animal ou em um grupo de bovinos é difícil em razão das muitas causas que podem estar envolvidas. Quando um problema de aborto está sob investigação, deve-se usar uma abordagem sistemática. Isso inclui a avaliação laboratorial completa e consultas de acompanhamento em cada rebanho. O procedimento a seguir é recomendado:

- Verificar a idade do feto por inspeção e pelos registros de reprodução
- Colher amostras de sangue para testes sorológicos para brucelose e leptospirose
- Examinar os fluidos uterinos e o conteúdo do abomaso fetal na primeira oportunidade para trichomonas, e subsequentemente por métodos de cultura para *B. abortus*, *Campylobacter foetus*, trichomonas, *Listeria* spp. e fungos
- Complementar esses testes examinando a urina para leptospiras e a placenta ou fluido uterino para bactérias e fungos, especialmente se o feto não estiver disponível
- Examinar a placenta fixada em formol quanto a evidências de placentite.

É muito importante que todos os exames sejam feitos em todos os casos, uma vez que infecções concomitantes por mais de um agente não são incomuns.

Nos estágios iniciais da investigação, o histórico do rebanho pode ser valioso para sugerir o possível agente etiológico. Por exemplo, na brucelose, o aborto aos 6 meses ou mais tarde é a principal queixa, enquanto na tricomoníase e vibriose, a falha em conceber e o prolongamento do período diestro são as queixas usuais.

De especial interesse é o aborto bovino epizoótico, que é uma das principais doenças de bovinos em pastagens no oeste dos EUA. Uma espiroqueta foi isolada do carrapato mole *Ornithodoros coriaceus* e do sangue de fetos com lesões de aborto bovino epizoótico. A doença apresenta alta incidência, mas apenas em bovinos introduzidos em uma determinada área; os bovinos residentes geralmente não são afetados. Os bovinos que retornam à área a cada inverno não são afetados após o primeiro aborto. As vacas não são sistemicamente afetadas. Fetos abortados apresentam petéquias múltiplas características na pele, conjuntiva e mucosas, aumento de nódulos linfáticos, anasarca e envolvimento nodular do fígado.

Na maioria dos países onde a brucelose está bem controlada e a inseminação artificial limita a disseminação de vibriose e tricomoníase, a leptospirose pode ser a causa mais comum de aborto em bovinos. No entanto, pesquisas em tais países revelam que em aproximadamente dois terços dos abortos que ocorrem, nenhum agente causador é detectável por técnicas laboratoriais de rotina. Apenas em 35% dos casos a causa foi determinada e a brucelose representou menos de 1% do total. Em um experimento na Austrália, a causa do aborto foi determinada em apenas 37% dos casos, apesar da submissão do feto, da placenta e do soro materno. Os procedimentos gerais para submissão de amostras aos laboratórios e os métodos laboratoriais estão disponíveis.

Touros

Os touros infectados podem ser sorologicamente positivos ou negativos, e seu sêmen pode ser positivo ou negativo na cultura, mas o microrganismo pode ser isolado no abate. O exame clínico pode revelar a presença de epididimite, orquite, vesiculite seminal e ampulite. Todos os touros de rebanhos infectados conhecidos devem, portanto, ser considerados suspeitos, independente do seu estado sorológico, e não devem ser usados para inseminação artificial.

Tratamento

O tratamento é malsucedido em razão do sequestro intracelular dos microrganismos nos gânglios linfáticos, na glândula mamária e nos órgãos reprodutivos. *Brucella* spp. são bactérias intracelulares facultativas que podem sobreviver e se multiplicar dentro das células do sistema macrofágico. As falhas de tratamento são consideradas causadas pela incapacidade de o medicamento penetrar na barreira da membrana celular, e não pelo desenvolvimento de resistência antimicrobiana.

Controle e erradicação

A maioria dos países com brucelose possui programas destinados a controlar e, em última instância, erradicar a infecção nos bovinos para reduzir as perdas econômicas e proteger o público da doença. Esses programas, em geral, têm vários componentes e, para garantir a eficácia, cada componente precisa ser cientificamente correto e aceito por todos os envolvidos. Os principais componentes de um programa de controle e erradicação são detalhados a seguir.

Teste e redução dos reservatórios de infecção

Todos os bovinos reprodutores no rebanho são testados, e aqueles que forem positivos são descartados e enviados para o abate. Isso remove as vacas infectadas do grupo e reduz a exposição e a transmissão dentro do rebanho. A detecção e remoção de vacas infectadas antes do parto são de particular importância.

Quarentena

Este é um período durante o qual o movimento dos bovinos é restrito e o gado é testado. Isso impedirá a transmissão entre rebanhos por bovinos infectados, especialmente aqueles que são negativos ao teste e que incubam a doença. O período de quarentena deve ser suficientemente longo para que todos os bovinos tenham tempo suficiente para desenvolver a brucelose e garantir que os animais remanescentes não sejam fonte de transmissão entre rebanhos. O tempo geralmente varia de 120 dias a 1 ano, ou até que todos os animais reprodutores tenham completado a gestação sem evidência de infecção pelos testes.

Despovoamento

É o abate de todos os bovinos em um rebanho quando todos os animais foram expostos e são capazes de se infectar e agir como fonte de nova infecção.

Vacinação

Os bovinos adequadamente vacinados são menos propensos a serem infectados e, portanto, são menos propensos a eliminar as cepas de campo do microrganismo. As estratégias de vacinação serão discutidas em mais detalhes a seguir.

Instrução

Todos os participantes de um programa devem entender e adotar as bases científicas do programa. Isso inclui produtores de gado, médicos-veterinários e autoridades reguladoras.

Diretrizes

Para ter sucesso, qualquer programa precisa de diretrizes e políticas que devem ser seguidas e modificadas para atender às necessidades de certas áreas ou rebanhos.

Além da questão da exposição humana à infecção, os custos e benefícios econômicos de um programa de erradicação devem ser avaliados em relação aos custos e benefícios de um programa de controle de vacinação. Certas considerações básicas aplicam-se a todos os programas que visam à erradicação da brucelose:

- Os programas de controle indígenas de qualquer área devem receber reconhecimento primário, e qualquer plano ou planos devem ser adaptados a essa área
- A cooperação em todos os níveis do governo, do local ao nacional, é essencial para o sucesso de um programa. Isso só é alcançado após a implementação de um programa intensivo de educação. O proprietário individual de um rebanho infectado deve reconhecer o problema da brucelose e expressar disposição para cooperar. A experiência mostra que o proprietário deve estar impressionado com os perigos que a doença representa para a saúde humana e com as perdas econômicas do rebanho
- Um procedimento diagnóstico confiável e uniforme geralmente deve estar disponível
- Se forem detectadas doenças em um rebanho, procedimentos estabelecidos devem estar disponíveis para o manejo da doença. Se a imunização for utilizada, uma vacina padronizada e eficaz deve estar prontamente disponível. A eliminação de animais infectados pode criar uma séria ameaça econômica para o proprietário e as possibilidades de compensação financeira devem ser exploradas
- Por fim e de grande importância, o movimento de animais de uma área para outra deve ser controlado em alto nível, uma vez que um programa de erradicação rígido em uma área pode ser anulado por negligência em uma área vizinha.

Existem informações suficientes sobre a possibilidade de erradicação da brucelose bovina. A doença foi considerada erradicada da Grã-Bretanha em 1981; em 1985, tendo cumprido determinados critérios da Comunidade Europeia para a vigilância nacional e com mais de 99,8% do gado livre de brucelose, todos os rebanhos dentro do país não sujeitos a restrições foram designados como oficialmente livres de brucelose para fins comerciais. No entanto, pequenos focos de infecção persistiram e, após a proibição do uso de vacinas contra *Brucella*, o rebanho nacional estava se tornando totalmente suscetível à brucelose. Isto foi seguido por surtos de brucelose no sudoeste da Inglaterra de 1984 a 1986. O movimento do gado através de instalações de propriedade de revendedores especializados na compra e venda de gado recém-parido foi uma característica epidemiológica significativa dessas quebras de rebanho.

Controle por vacinação

Em razão das graves consequências econômicas e clínicas da brucelose, foram feitos esforços para evitar a infecção por meio do uso de vacinas. Historicamente, as vacinas contra brucelose eram compostas por cepas atenuadas de *B. abortus* e *B. melitensis*. Essas vacinas mostraram-se eficazes na redução da transmissão de patógenos e perda de produção, mas foram menos eficazes na prevenção da infecção. Outra inconveniência dessas vacinas é que elas interferem nos testes diagnósticos que detectam anticorpos contra a cadeia O lateral do LPS de *Brucella*.[18] Atualmente, as vacinas usadas para proteger bovinos contra a infecção por *B. abortus* contêm uma das três cepas vivas atenuadas de *B. abortus*: cepa 19, RB51 e cepa 82.

Vacina para Cepa 19 de Brucella abortus

Vacinas contendo a cepa *B. abortus* 19 viva são as mais utilizadas para prevenir a brucelose bovina e consideradas de referência.[7] A vacina protege animais não infectados que vivem em um ambiente contaminado, permitindo que eles sejam eliminados gradualmente. Isto supera a principal desvantagem do método de erradicação por teste e eliminação, em que os animais infectados devem ser eliminados imediatamente para evitar a propagação da infecção. A cepa *B. abortus* 19 tem baixa virulência e é incapaz de causar aborto, exceto em uma proporção de vacas vacinadas no final da gestação. A cepa 19 é uma cepa lisa de *B. abortus* que expressa o antígeno O em seu LPS. O anticorpo produzido em resposta à vacinação interferirá nos ensaios diagnósticos que identificam este antígeno, o que é um grande problema com o uso dessas vacinas. Outra desvantagem das vacinas é que elas podem não prevenir completamente a infecção.[18]

As vacinas da estirpe 19 normalmente são administradas em bezerros fêmeas entre 3 e 8 meses de idade como uma dose subcutânea única de 5 a 8×10^{10} microrganismos (*vacinação na idade jovem*). Não há diferença significativa entre a imunidade conferida aos 4 e aos 8 meses de idade. Os bezerros vacinados com a estirpe 19 aos 2 meses de idade têm resistência comparável à dos vacinados aos 4 a 8 meses de idade. No entanto, em geral, bezerros com menos de 75 dias de idade são imaturos imunologicamente em resposta à vacina contra a cepa 19. A vacinação de bezerros com uma dose única entre 3 e 5 semanas de idade não oferece proteção em comparação com a vacinação aos 5 meses de idade.

Em bezerros vacinados entre as idades recomendadas, o teste de soroaglutinação retorna a negativo no momento em que os animais estão em idade reprodutiva, exceto em pequena porcentagem (6%) dos casos. O LPS com cadeia O na estirpe 19 de *B. abortus* explica o aparecimento e a persistência de anticorpos no soro após a vacinação. Estes anticorpos são detectáveis nos ensaios sorológicos utilizados para o diagnóstico de brucelose e constituem o principal problema da vacinação com a estirpe 19, pois impedem a diferenciação fácil entre animais vacinados e bovinos infectados. O surgimento e a persistência desses anticorpos dependem da idade, dose e via de vacinação. Esta situação torna o uso continuado da vacina incompatível com a aplicação simultânea de testes e procedimentos de abate para o controle da brucelose.

Nos rebanhos livres de brucelose, onde as novilhas são vacinadas entre 4 e 9,5 meses de idade, os títulos positivos podem persistir por até 18 meses, se forem testados com testes de triagem, como o RBT. Isso apoia a política oficial de não testar novilhas vacinadas antes dos 18 meses de idade em alguns países, e de testar novamente casos positivos com o TFC.

Na maioria dos programas de controle, a vacinação geralmente é permitida até os 12 meses de idade, mas a proporção de reações persistentes pós-vacinas séricas e no soro lácteo eleva com o aumento da idade dos animais vacinados. Pode ser necessário eutanasiar esses reagentes persistentes em um programa de erradicação, a menos que seja possível comprovar que a reação é resultado da vacinação, e não da infecção virulenta.

A vacinação de bovinos adultos geralmente não é permitida se um programa de erradicação for contemplado, mas pode ser útil na redução dos efeitos de um surto de aborto. Em circunstâncias específicas, a vacinação de bovinos adultos com uma dose subcutânea única reduzida de 3×10^8 a 3×10^9 microrganismos viáveis pode ser utilizada, mas resultará em títulos de anticorpos persistentes em alguns animais. Além disso, o risco de aborto durante a vacinação de animais prenhes e o risco de excreção da cepa vacinal no leite foram relatados. Um protocolo alternativo de vacinação para bovinos adultos consiste na administração subconjuntival única ou repetida de uma dose de 5×10^9 microrganismos vivos. Este último protocolo foi relatado para reduzir o risco de aborto e descarte de leite enquanto provoca proteção similar.

A vacinação de touros não tem valor para proteção contra infecções e resultou no desenvolvimento de orquite e na presença da cepa 19 de *B. abortus* no sêmen. Por estas razões, a vacinação de touros é desencorajada.

Eficiência da vacina para Brucella abortus *cepa 19*

Vacinação em bezerros

Ela pode ser avaliada pelo seu efeito tanto na incidência de abortos quanto na prevalência da infecção, conforme determinado pelo teste. Os testes de campo mostram redução acentuada no número de abortos, embora o aumento da resistência à infecção – como indicado pela presença de *B. abortus* no leite – possa ser menos acentuado. Os animais vacinados têm alto grau de proteção contra o aborto e 65 a 75% são resistentes à maioria dos tipos de exposição. Os 25 a 35% restantes dos animais vacinados podem se infectar, mas geralmente não abortam. Experimentalmente, 25% dos bovinos vacinados com a estirpe 19 serão infectados após o desafio. Os animais vacinados continuamente expostos a infecções virulentas podem eventualmente ser infectados e agir como portadores sem mostrar evidência clínica da doença.

Em resumo, a vacinação com dose única da vacina da cepa 19 de *B. abortus* administrada por via subcutânea aos 3 a 8 meses de idade confere imunidade adequada contra o aborto por cinco ou mais lactações subsequentes sob condições de exposição a campo. Vacinações múltiplas ou tardias não têm vantagem apreciável e aumentam a incidência de reações de aglutinação pós-vacinais positivas. Quando casos surgem nos rebanhos, eles são causados pela exposição excessiva à infecção, e não pela maior virulência do microrganismo. Em rebanhos em quarentena para a brucelose, a vacinação na idade jovem reduz as taxas de animais reagentes, a duração da quarentena e o número de testes de rebanho.

Vacinação em adultos

A vacinação de vacas adultas com a vacina da cepa 19 é altamente bem-sucedida na redução do número de vacas infectadas em grandes rebanhos leiteiros, nos quais é impossível instituir procedimentos de manejo para o controle ideal da brucelose.

A vacinação de bovinos adultos com uma dose reduzida de vacina é eficaz e resulta em resposta de aglutinina que diminui mais rapidamente após a vacinação do que quando a dose total é usada. A dose reduzida também fornece proteção comparável à da dose padrão. A vacinação elimina a doença clínica e reduz a exposição de bovinos suscetíveis à infecção. A redução de bovinos adultos infectados pode variar de 60 a 80% em 6 a 9 meses após a vacinação. O TFC torna-se negativo mais cedo do que o teste padrão de aglutinação em tubo após a vacinação, e pode ser usado para distinguir entre títulos pós-vacinais e vacas positivas para cultura. O uso de doses reduzidas de vacina contra a cepa 19 em vacas adultas também ajudará a eliminar o problema dos títulos pós-vacinais.

A proteção oferecida pelas *vias subcutânea e conjuntival da vacinação* é a mesma, mas a SC pode resultar em uma resposta sorológica persistente, que requer testes de fixação do complemento e cultura do leite para identificar os animais infectados.

As principais vantagens da vacinação de adultos incluem:

- Um método eficaz de controle do aborto
- Redução nas perdas de animais reagentes em rebanhos
- Redução do número de testes necessários para eliminar a brucelose de rebanhos infectados.

As principais desvantagens da vacinação de adultos são:

- Títulos vacinais residuais
- Teste do anel em leite persistentemente positivo
- Infecção persistente pela estirpe 19 em uma pequena porcentagem de adultos vacinados
- O estigma associado aos adultos vacinados, que os identifica com os rebanhos infectados, embora a brucelose tenha sido eliminada e o rebanho liberado da quarentena.

A cepa 19 de *B. abortus* foi recuperada dos linfonodos supramamários de bovinos que foram vacinados com dose baixa da vacina 9 a 12 meses antes do abate e tinham títulos persistentes para a TFC. O estágio da gestação afeta a resposta imune dos bovinos à vacina 19. Os bovinos que estão no final do primeiro ou no início do segundo trimestre de gestação (84 a 135 dias) no momento da administração de uma dose baixa da cepa 19 apresentam maior risco de serem positivos por testes oficiais para a brucelose. A vacinação de bovinos durante o terceiro trimestre com dose baixa da vacina não é tão eficaz como quando realizada anteriormente. Embora a vacinação com dose reduzida com a cepa 19 seja uma alternativa possível ao despovoamento total de rebanhos problemáticos, seu uso durante a gestação deve ser evitado em razão do risco de aborto, títulos sorológicos positivos e testes positivos de anel em leite do tanque de expansão.

Os resultados esperados após a vacinação de adultos dependem da situação da doença. Em rebanhos vacinados na fase aguda da doença, o aborto pode continuar por 60 a 90 dias, mas a incidência começa a diminuir em 45 a 60 dias. Muitos reagentes sorológicos estarão presentes nos primeiros 120 dias após a vacinação, e o teste geralmente não é feito nos primeiros 60 dias. A taxa de reagentes diminui rapidamente após 120 dias e, com bom manejo do rebanho infectado, a maioria dos rebanhos adultos vacinados pode ficar livre de brucelose 18 a 24 meses após a vacinação.

A prevalência da infecção por *B. abortus* estirpe 19 em bovinos adultos vacinados é baixa e muitas vezes não permanente. A prevalência é menor entre os bovinos que receberam a dose reduzida da vacina SC. O exame bacteriológico do leite e o exame sorológico dos animais infectados são necessários para identificar os bovinos infectados pela cepa 19, que podem ser mantidos para a produção de leite, uma vez que as infecções são temporárias.

A vacinação de adultos, mesmo com dose baixa, *não deve ser usada em rebanhos não infectados* em razão dos títulos persistentes, que podem durar mais de 12 meses em até 15% dos animais vacinados, e em decorrência do potencial de aborto. O uso ilegal ou não intencional da dose padrão da vacina de cepa 19 em bovinos adultos resultará em resposta repentina e abrupta de título de anticorpos no TFC, que diminui em 6 a 11 meses. Em rebanhos onde a vacinação de um adulto com dose reduzida de vacina é usada, as amostras de sangue devem ser coletadas aproximadamente 4 meses após a vacinação e subsequentemente em intervalos de 2 meses. Animais positivos para o TFC devem ser abatidos. Em um estudo de três grandes rebanhos leiteiros na Califórnia, o TFC em 2 e 4 meses após a vacinação foi usado para identificar e abater as vacas prenhes que estavam sob risco de abortar ou parir. A prevenção do parto de vacas infectadas é uma técnica eficaz de manejo.

Reações sistêmicas à vacinação com cepa 19

Essas raramente ocorrem em bezerros e adultos, e podem ser mais graves em bezerros Jersey do que em outras raças. Há aumento de volume local, particularmente em bovinos adultos, e pode haver grave reação sistêmica que se manifesta como febre alta (40,5 a 42°C) com duração de 2 a 3 dias, anorexia, apatia e queda temporária na produção de leite. Em algumas ocasiões, algumas vacas podem secar completamente. Os aumentos de volume são estéreis e não se rompem, mas uma massa sólida e fibrosa pode persistir por muitos meses.

Mortes dentro de 48 h da vacinação foram registradas em bezerros após o uso da vacina liofilizada.

A vacina contra a cepa *B. abortus* 19 tem sido associada à claudicação em bovinos jovens com sinovite após a vacinação. Experimentalmente, a injeção intra-articular da cepa vacinal pode produzir sinovite semelhante àquela que ocorre após a vacinação.

A septicemia causada por *B. abortus* pode causar algumas mortes, mas na maioria dos casos as reações são anafiláticas e os bezerros vacinados devem ser mantidos sob observação atenta. O tratamento imediato com cloridrato de epinefrina (1 mℓ de solução 1: 1000 SC) ou anti-histamínicos é recomendado e eficaz, desde que possa ser administrado a tempo.

Vacas em gestação avançada podem abortar se vacinadas, mas a taxa de aborto é de apenas 1%; embora os microrganismos da estirpe 19 de *B. abortus* possam ser recuperados a partir do feto e da placenta, a sua virulência não é alterada e não causa disseminação adicional da infecção. A vacinação com a estirpe 19 não tem efeito deletério na taxa de concepção subsequente.

Vacina para cepa RB51 de Brucella abortus

A *Brucella abortus* cepa RB51 (SRB51) é um mutante vivo e estável da cepa *B. abortus* 2308, que não possui grande parte da cadeia lateral O no LPS e, portanto, não interfere nos testes de vigilância sorológica. Desde 1996, as vacinas contendo SRB51 tornaram-se as vacinas oficiais para a prevenção da brucelose em vários países.[7] Na literatura, os resultados de estudos comparando a eficácia das vacinas SRB51 e da estirpe 19 são inconsistentes. Em geral, as vacinas SRB51 são administradas por via subcutânea a bezerras entre 4 e 12 meses de idade com dose de 1 a 3,4 × 10^{10} microrganismos vivos.[7] As bezerras vacinadas aos 3 meses, 5 meses ou 7 meses de idade com a vacina SRB51 foram protegidas quando desafiadas contra a infecção e o aborto durante a primeira gestação. Nenhum dos filhotes desenvolveu anticorpos que reagiram no teste de aglutinação padrão. Uma dose reduzida de 1 × 10^9 microrganismos viáveis administrada como vacina a animais jovens não protegeu contra a infecção por *B. abortus*.

A vacinação de bovinos com mais de 12 meses de idade pode ser permitida em algumas circunstâncias e é realizada por administração subcutânea de dose única de 1 a 3 × 10^9 organismos viáveis. O uso de vacinas SRB51 em vacas prenhes é desencorajado. A estirpe RB51 tem tropismo pelo trofoblasto placentário bovino e tem sido associada à placentite e aborto em condições de campo.[7] Uma dose reduzida da vacina SRB51 contendo 1 × 10^9 microrganismos viáveis administrada a bovinos prenhes foi protetora contra a infecção por *Brucella abortus* sem causar placentite ou aborto, mas resultou na eliminação da cepa vacinal em uma proporção significativa de animais vacinados.[7] A vacinação de touros inteiros e de novilhas adultas com dose padrão para animais jovens de SRB51 não está associada à excreção ou à colonização em tecidos, e não parece causar problemas reprodutivos quando administrada a bovinos sexualmente maduros. O uso da vacina em bovinos já vacinados com a vacina da cepa 19 não causará resposta positiva nos testes de confirmação e não interferirá na vigilância da brucelose.

Estudos com a vacina contra a cepa RB51 indicam que ela é tão eficaz quanto a vacina da cepa de *B. abortus*, mas é muito menos abortigênica em bovinos. Não produz nenhum sinal clínico da doença após a vacinação e não produz reação local na região da aplicação. O microrganismo é eliminado da corrente sanguínea dentro de 3 dias e não está presente nas secreções nasais, na saliva ou na urina. A imunossupressão não causa recrudescência, e o microrganismo não é transmitido de bovinos vacinados para não vacinados. A vacina é segura em todos os bovinos com mais de 3 meses de idade.

Nos EUA, a vacina contra a estirpe RB51 foi licenciada pelo Serviço de Inspeção de Saúde Animal e Vegetal (APHIS) do USDA em 1996 para uso em gado e foi aprovada para uso no Programa de Erradicação da Brucelose Cooperativa Estadual-Federal. A vacina contra a cepa RB51 deve ser administrada por um médico-veterinário credenciado ou um oficial estadual ou federal de saúde animal. Os bezerros devem ser vacinados com a dose de bezerro (1 a 3,4 × 10^{10} microrganismos) entre 4 e 12 meses de idade. Apenas animais em áreas de alto risco devem ser vacinados com mais de 12 meses de idade.

Os animais vacinados devem ser identificados com o brinco metálico padrão e uma tatuagem de vacinação. A tatuagem será a mesma que a tatuagem para a vacina de *B. abortus* 19, exceto que o primeiro dígito para o quarto ano será substituído por um R para distinguir os animais vacinados com RB51 dos vacinados com a linhagem 19. Os cuidados são os mesmo que com a vacina da estirpe 19. O diagnóstico requer testes especiais que não estão rotineiramente disponíveis na maioria dos hospitais. Ambas as cepas são sensíveis a muitos antimicrobianos. Os médicos que decidirem iniciar um tratamento metafilático em um paciente humano exposto à cepa da vacina RB51 devem ser avisados que esta cepa é resistente à rifampicina, um dos antimicrobianos de escolha para o tratamento da brucelose humana.

Vacina para Brucella em animais de vida livre

Um reservatório de bisões infectados por *B. abortus* na área da Great Yellowstone, nos EUA, é um obstáculo no esforço para erradicar a brucelose dos EUA como fonte potencial de reinfecção para o gado nos estados de Wyoming, Idaho e Montana. Os bisões livres e infectados na área migram da terra pública para terras particulares e podem entrar em contato com bovinos. Abortos induzidos por *Brucella* em bisões ocorreram sob condições experimentais e de campo, e o bisão infectado pode transmitir a brucelose sob condições de vida livre. Bisões selvagens e em liberdade em partes do oeste do Canadá também mostraram estar infectados com a brucelose bovina. Portanto, uma vacina segura e eficaz, adequada para administração em bisões de vida livre na área da Great Yellowstone e no Canadá é considerada útil na redução do risco de transmissão e uma ajuda na prevenção e controle da doença.

Brucella abortus *cepa 19 em bisões*

O uso da vacina da cepa 19 foi avaliado em bisões prenhes e bisões de 10 meses de idade, e os resultados foram insatisfatórios. No bisão adulto, a cepa 19 foi considerada altamente abortigênica, e os animais vacinados enquanto bezerros não foram protegidos da infecção após a inoculação experimental mais tardia.

Brucella abortus *cepa RB51 em bisões*

A vacina é segura para vacinação em rebanhos de bezerros de bisões que não tiveram contato com o agente e em animais previamente expostos, bisões jovens em crescimento, machos adultos e fêmeas adultas prenhes e vazias. As lesões fetais não parecem ser significativas em fêmeas de bisão vacinadas com RB51 no início da gestação, mas placentite e aborto ocorreram incidentalmente em estágios avançados da gestação. Dados limitados de estudos de eficácia indicam que a vacinação de reforço com vacinas da estirpe RB51 pode aumentar a proteção após desafio experimental.[18]

A vacinação na idade jovem de bisões com as vacinas SRB51 é eficaz na proteção contra infecção intramural, intrauterina e fetal após exposição a uma cepa virulenta de *B. abortus* durante a gestação. No entanto, essas vacinas parecem ser menos eficazes em bisões do que em bovinos quanto à proteção contra infecção experimental. Dados limitados de estudos de eficácia indicam que a vacinação de reforço com vacinas da estirpe RB51 pode aumentar a proteção após desafio experimental.[18] A vacinação durante a idade jovem com SRB51 seria benéfica em um programa para reduzir a prevalência de estirpes de campo de *B. abortus* em bisões americanos. Assim como nos bovinos, a vacinação com SRB51 fornece um método para prevenir a transmissão e reduzir o número de indivíduos suscetíveis em um rebanho de bisões sem interferir na identificação sorológica de animais infectados por *Brucella*. É improvável que os programas de manejo da brucelose em bisões e alces sejam bem-sucedidos se a captura seguida por vacinação manual for necessária. Avaliou-se o efeito da vacinação manual *versus* a vacinação balística de bisões e alces nas respostas imunológicas ao SRB51. A administração balística pode exigir uma dose maior de SRB51 para induzir resposta imune mediada por células em bisões, quando comparada àquela induzida por injeção manual.

Brucella abortus *cepa RB51 em alces (Cervus elaphus canadenses)*

Muitos estudos conduzidos em alces usando as vacinas da estirpe 19 e SRB51 produziram resultados decepcionantes com pouca ou nenhuma proteção contra infecção experimental. Nem doses únicas nem repetidas forneceram proteção significativa contra o aborto induzido por *B. abortus*. Após a vacinação, as fêmeas de alce permanecem bacterêmicas por um período prolongado, desenvolvem rapidamente altos títulos de anticorpos, enquanto a resposta imune celular é fraca ou insuficiente.[18]

Programas de controle em rebanho

As recomendações a seguir baseiam-se na necessidade de flexibilidade, dependendo do nível de infecção que existe, da suscetibilidade do rebanho e dos regulamentos de doenças em vigor no momento.

Durante surto de aborto

O teste e o descarte de animais reagentes podem ser insatisfatórios durante um surto, uma vez que a disseminação ocorre mais rapidamente do que a erradicação é possível. A vacinação de todos os animais não reagentes é recomendada em alguns países ou, se o teste for impraticável, a vacinação de todos os bovinos. É preferível testar novamente o rebanho antes da segunda vacinação e descartar vacas com aumento de três vezes no título de aglutinação.

Rebanhos muito infectados e com poucos abortos

Estes não representam um problema urgente porque um grau de resistência de rebanho foi alcançado. Todos os bezerros devem ser vacinados imediatamente, e reagentes positivos entre os remanescentes devem ser abatidos o mais rápido possível. Testes periódicos do anel em leite (preferencialmente em intervalos de 2 meses e não mais de 3 meses) em vacas individuais são suplementados por testes de fixação de complemento e cultura.

Rebanhos com baixa taxa de infecção

Estes representam um problema especial. Se eles estiverem situados em uma área onde a infecção provavelmente será introduzida, a vacinação na idade jovem deve ser implementada e os reagentes positivos imediatamente abatidos. Se a erradicação for a meta na área, o abate de reagentes será suficiente, mas demandas especiais do mercado por vacas vacinadas podem exigir uma política de vacinação durante a idade jovem. Quando um rebanho é declarado livre de brucelose com base nos testes de soroaglutinação, seu estado pode ser mantido mediante a introdução apenas de animais com reação negativa provenientes de rebanhos livres de brucelose e de análises de sangue anuais. Nas áreas onde a produção leiteira predomina, testes semestrais de leite podem ser substituídos por testes sanguíneos.

Em todos os programas mencionados anteriormente, o cuidadoso exame laboratorial de todos os fetos abortados é um corolário importante e necessário para os testes de rotina. Existem muitas dificuldades em conseguir controle e eventual erradicação em rebanhos. Estas referem-se principalmente ao fracasso dos proprietários em perceber a natureza altamente infecciosa da doença e a cooperar plenamente nos detalhes do programa. Particularmente, eles podem deixar de reconhecer a vaca recém-parida como a principal fonte de infecção. Em um programa de controle de rebanho, essas vacas devem ser isoladas no parto e o sangue testado em 14 dias, pois as reações falso-negativas não são incomuns antes desse momento.

Medidas higiênicas

Estas incluem o isolamento ou eliminação de animais infectados, eliminação de fetos abortados, placentas e descargas uterinas e desinfecção de áreas contaminadas. É particularmente importante que as vacas infectadas sejam isoladas no parto. Todos os bovinos, equinos e suínos trazidos para a fazenda devem ser testados, isolados por 30 dias e retestados. Vacas introduzidas que estão em gestação avançada devem ser mantidas em isolamento até após o parto, uma vez que vacas infectadas podem não apresentar reação sérica positiva até depois do parto ou do aborto. O gliconato de clorexidine é um antisséptico eficaz contra *B. abortus* e é recomendado para lavar os braços e as mãos de tratadores e médicos-veterinários que tiveram contato com tecidos e materiais contaminados.

Erradicação com base em áreas por teste, abate e interrupção da vacinação de bezerros

Após um programa bem-sucedido de vacinação na idade jovem, a erradicação com base em uma área pode ser considerada quando o nível de infecção for inferior a 4% da população de bovinos. Áreas de controle de brucelose devem ser estabelecidas e testes e descarte de animais reagentes e seus bezerros ao pé são realizados. Compensação financeira é paga pelo descarte de animais reagentes. Os rebanhos infectados são colocados em quarentena e retestados em intervalos até que sejam negativos; em rebanhos altamente infectados, o despovoamento completo é frequentemente necessário. Áreas livres de brucelose são estabelecidas quando o nível de infecção é suficientemente baixo, e o movimento do gado entre as áreas é controlado para evitar a disseminação da infecção.

Fazendas com baixa incidência podem achar possível iniciar um programa de erradicação imediatamente desde que a incidência nas fazendas vizinhas seja baixa. Problemas podem ocorrer se houver introdução acidental a partir de fazendas próximas e, nessas circunstâncias, é perigoso ter um rebanho que não esteja completamente vacinado. Quando a incidência de área é baixa o suficiente (cerca de 5%), as reposições podem ser encontradas dentro da área ou áreas livres adjacentes, e o abate imediato de reagentes pode ser realizado sem perdas financeiras incapacitantes; a erradicação compulsória por teste e descarte de reagentes para corte pode ser instituída. A compensação por animais abatidos deve ser fornecida para incentivar a participação total no programa.

O trabalho de teste pode ser reduzido usando testes de triagem para rebanhos selecionados para uma investigação epidemiológica e laboratorial mais intensiva. Nos rebanhos leiteiros, o teste do anel em leite conduzido em amostras de leite do tanque de expansão é útil. Nos rebanhos bovinos, o procedimento preferido é a coleta de sangue de uma amostragem de animais no abatedouro e o uso do RBT. A mesma técnica também tem sido usada para rastrear remessas de carne destinadas a países com aversão à carne infectada por *B. abortus*. Um meio adicional de reduzir os custos de mão de obra em um programa de erradicação é o uso de sistemas automatizados de laboratório, como o disponível para o RBT e o baseado em aglutinação e TFC. Um programa educacional para estimular os proprietários de rebanhos a submeterem voluntariamente todos os fetos abortados para um laboratório para exame bacteriológico também é considerado necessário em qualquer esquema de erradicação. Quando uma área ou país é declarada livre, o teste de toda ou parte da população precisa ser realizado apenas em intervalos de 2 a 3 anos, embora testes regulares de amostras de leite do tanque de expansão (teste do anel em leite) e de vacas de corte descartadas em matadouros e avaliação dos fetos deva ser mantida como parte das exigências para manter o status de erradicação. Em todos os programas de erradicação, alguns rebanhos problemáticos serão encontrados nos quais os testes e descarte não eliminam a infecção. Em geral, aproximadamente 5% desses rebanhos são encontrados e são melhor tratados por um programa de "rebanho problemático". Cinquenta por cento desses rebanhos têm dificuldade por não seguir as instruções. A outra metade geralmente contém animais infectados que não respondem aos testes padrão. Os testes bacteriológico e sorológico suplementares, conforme descrito anteriormente, ocasionalmente podem ajudar esses animais disseminadores a serem identificados e a doença a ser erradicada.

EUA

Esforços para erradicar a brucelose associada à *B. abortus* nos EUA começaram em 1934 como um programa de recuperação econômica para reduzir a população de bovinos devido à Grande Depressão. A brucelose foi considerada a doença pecuária mais significativa na época, com uma taxa de reagentes de 11,5%. Em 1954, um programa cooperativo federal e estadual foi lançado com base na vacinação na idade jovem e teste e abate com compensação. Dois programas de vigilância muito eficazes para a detecção da brucelose foram o teste de bovinos no mercado e o teste do anel em leite dos rebanhos leiteiros. Em 10 de julho de 2009, todos os 50 estados, Porto Rico e as Ilhas Virgens dos EUA foram oficialmente classificados como livres de brucelose bovina.[19] O número de casos humanos de brucelose diminuiu com o declínio do número de casos em animais. A partir de 2013, foram relatados aproximadamente 100 casos humanos por ano, dos quais a maioria está associada ao consumo de leite não pasteurizado e produtos lácteos de origem caprina infectados com *B. melitensis*.

O bisão e o alce na área da Great Yellowstone são os últimos reservatórios remanescentes conhecido de *B. abortus* nos EUA. O controle da brucelose nessas espécies em terras públicas requer consideração especial para preservar a maior população silvestre de bisões dos EUA. Ensaios de vacinação estão em andamento.

Os principais métodos de vigilância para testar bovinos elegíveis nos EUA foram o programa de *testes de gado* na indústria de carne bovina e o *teste do anel em leite* na indústria de laticínios. Em 2009, a Unidade Nacional de Vigilância (USDA-APHIS) considerou excessiva a vigilância da brucelose bovina em regiões classificadas como livres da doença por pelo menos 5 anos.[19] Consequentemente, a vigilância do abate foi reduzida e a do leite da brucelose foi eliminada em 2011.

Testes para comercialização de bovinos

A vigilância por este método faz parte do processo de comercialização. O teste é feito nos mercados de bovinos, nos matadouros, nas estações de compra de bovinos ou nas instalações do revendedor. Este tipo de teste é muito eficaz, especialmente se instituído no primeiro ponto de agrupamento de gado depois de deixar a fazenda de origem. Até 2011, 95% ou mais das vacas e touros com 2 anos de idade ou mais eram obrigados a fazer o teste de brucelose no abate nos EUA. A partir de 2011, o número de plantas de abate que participaram nos testes de vigilância foi reduzido para 13 dos 40 estabelecimentos principais e duas plantas de abate de bisões. Essas plantas de abate estão localizadas em 13 estados, representando todas as regiões do país.

Teste do anel em leite

A vigilância por este método envolve o teste periódico regular de leite ou creme de rebanhos leiteiros comerciais. O teste do anel em leite é exigido duas vezes por ano em rebanhos leiteiros comerciais em estados oficialmente declarados livres de brucelose, e quatro vezes por ano em estados não oficialmente livres de brucelose. Este teste é muito sensível e é feito em uma pequena amostra de leite de todo o rebanho. O teste do anel em leite, por si só, é simples e barato. Um programa de testes bem gerenciado é importante para a saúde pública e pode reduzir o potencial de exposição de humanos a produtos lácteos contaminados, identificando rapidamente os rebanhos afetados.

Austrália

Sob condições de criação extensiva, foi possível progresso considerável para a erradicação da brucelose em grandes rebanhos bovinos. Os órgãos regulatórios devem estar motivados e confiantes de que a doença possa ser erradicada permanentemente. Todos os bovinos devem estar sempre identificados, a segurança entre sub-rebanhos deve ser boa, os históricos de vacinação devem ser precisos e o agrupamento preciso do gado deve ser possível. As instalações de quarentena para sub-rebanhos infectados devem ser estritas e absolutamente confiáveis, e as linhas de cerca devem ser impenetráveis. O desenvolvimento de um sistema de dois rebanhos, baseado na segregação de bezerras desmamadas de vacas adultas e manutenção da pressão de teste nos adultos, reduzirá a chance de infecção de novilhas.

Todos os bezerros filhos de vacas reagente são descartados, o que exige identificação positiva. Somente touros ou sêmen de rebanhos livres de brucelose devem ser usados em rebanhos limpos. Em algumas situações, um laboratório é estabelecido na propriedade e equipado para fazer RBT e TFC. Isso aumenta a eficiência do programa de testes e cria um excelente trabalho em equipe entre a gerência, o pessoal do laboratório e o médico-veterinário de campo.

Nova Zelândia

Na Nova Zelândia, o status de brucelose de rebanhos credenciados é monitorado por um TFC trienal com sensibilidade superior a 95%. A vigilância de matadouros, como realizada na Austrália, tem baixa probabilidade de identificar rebanhos infectados. Um teste cutâneo para a brucelose é atraente porque pode ser usado ao mesmo tempo que o teste de tuberculinização de rotina.

Canadá

No Canadá, o programa de erradicação da brucelose bovina é uma história de sucesso que começou em 1950, quando a prevalência nacional de infecção era de aproximadamente 9%. Com o programa de vacinação cooperativa federal-provincial, a prevalência de infecção foi reduzida para 4,5% em 1956. Em 1957, foi iniciado um programa de teste e abate em que as áreas de controle da brucelose foram estabelecidas por meio do teste obrigatório de todos os bovinos pelo teste de soroaglutinação em tubo. Os reagentes foram identificados e enviados para o abate e a compensação foi paga. Os rebanhos infectados foram colocados em quarentena e testados novamente até ficarem negativos ou, em alguns casos, completamente despovoados. Quando a taxa de infecção foi reduzida para menos de 1% da população bovina e 5% dos rebanhos, a área foi certificada por um período de 3 anos. Quando a taxa de infecção foi reduzida para menos de 0,2% dos bovinos na área e 1% dos rebanhos, a área foi designada como livre de brucelose e certificada por um período de 5 anos. Na década de 1960, o teste do anel em leite e os programas de testes de gado foram introduzidos como procedimentos de vigilância. Isso é feito de forma contínua, foi eficaz na localização de rebanhos infectados e reduziu o volume de testes em campo necessários para certificar novamente as áreas.

Quando o nível nacional de infecção foi reduzido para menos de 0,2%, a vacinação de animais jovens foi dispensada para superar o problema de distinguir entre títulos de vacinação persistente e títulos causados por infecção natural. Assim, todos os animais soropositivos podem ser eliminados e não são permitidos privilégios de vacinação. Em 1973, ocorreu aumento na incidência de brucelose, o que exigiu algumas modificações no programa de erradicação. A intensidade do teste do anel em leite foi aumentada, os rebanhos adjacentes aos rebanhos infectados foram testados, o período de quarentena dos rebanhos infectados foi aumentado, e instituiu-se o abate dos bezerros das vacas reagentes. Em rebanhos altamente infectados e naqueles em que não é possível manter uma quarentena efetiva, era preferível despovoar completamente um rebanho em vez de realizar testes sucessivos. Na experiência canadense, os rebanhos livres de brucelose geralmente são infectados quando o proprietário, inadvertidamente, compra um animal infectado. O movimento descontrolado de animais infectados de rebanhos infectados para rebanhos livres de brucelose foi um grande obstáculo nos estágios finais da erradicação.

A taxa de progresso em um programa de erradicação é determinada principalmente pela taxa com a qual os rebanhos credenciados livres da infecção são reinfectados. A gravidade da reinfecção depende da proporção do rebanho que foi vacinado enquanto bezerros. A interrupção da vacinação compulsória na idade jovem resulta em uma grande proporção de bovinos que são totalmente suscetíveis à infecção por *B. abortus*. A prevenção da reinfecção requer um sistema de vigilância constante.

O Canadá foi declarado livre da brucelose bovina em 1985. Em 1997, foi realizada uma revisão abrangente do programa canadense de vigilância da brucelose bovina. Como resultado dos achados desta revisão, uma série de modificações no programa de vigilância foram introduzidas em 1999. Os testes sorológicos de rotina dos bovinos de mercado e de abate e os testes rotineiros do anel em leite de todas as vacas-leiteiras foram descontinuados em 1999. Os testes de mercado de bovinos com 24 meses ou mais continuam nos cinco mercados no norte de Alberta e Columbia Britânica em resposta ao risco de doença associado aos rebanhos de bisões de vida livre infectados dentro e ao redor do Parque Nacional Wood Buffalo.

Em abril de 2000, a vacinação de bezerros com dose reduzida da vacina 19 de *B. abortus* foi descontinuada. A estirpe RB51 da vacina de *B. abortus* não está licenciada para uso no Canadá.

A brucelose bovina na vida silvestre é restrita a bisões de vida livre dentro e ao redor do Parque Nacional Wood Buffalo, no norte do Canadá. Informações sobre essa ocorrência são encontradas no relatório canadense do Grupo de Trabalho de Doenças da Vida Selvagem da OIE.

LEITURA COMPLEMENTAR

DelVecchio VG, Wagner MA, Eshenbrenner M, et al. Brucella proteomes: a review. Vet Microbiol. 2002; 90:593-603.

Ragan VE. The Animal and Plant Health Inspection Service (APHIS) brucellosis eradication program in the USA. Vet Microbiol. 2002;90:11-18.

Lapaque N, Moriyon I, Moreno E, Gorvel J-P. Brucella lipopolysaccharide acts as a virulence factor. Curr Opin Microbiol. 2005;8:60-66.

OIE. Bovine brucellosis. OIE Terrestrial Manual. At: <http://www.oie.int/fileadmin/Home/eng/Health_standards/tahm/2.04.03_BOVINE_BRUCELL.pdf>; 2009 Accessed 25.01.14.

WHO. Brucellosis in humans and animals. At: <http://www.who.int/csr/resources/publications/Brucellosis.pdf>; 2006 Accessed 27.01.14.

REFERÊNCIAS BIBLIOGRÁFICAS

1. Scholz HC, Vergnaud G. Rev Sci Tech. 2013;32:149.
2. Díaz-Apparicio E. Rev Sci Tech. 2013;32:53.
3. EFSA. EFSA J. 2014;12(3547):175.
4. Otlu S, et al. Acta Vet Brno. 2008;77:117.
5. Lopez LB, et al. Open Vet Sci J. 2010;4:72.
6. McDermott J, et al. Rev Sci Tech. 2013;32:249.
7. OIE 2009. At: <http://www.oie.int/fileadmin/Home/eng/Health_standards/tahm/2.04.03_BOVINE_BRUCELL.pdf>; 2014 Accessed 25.02.14.
8. White PJ, et al. Biol Conserv. 2011;144:1322.
9. Scurlock BM, Edwards WH. J Wildl Dis. 2010;46:442.
10. Cross PC, et al. Rev Sci Tech. 2013;32:79.
11. Schumaker B. Rev Sci Tech. 2013;32:71.
12. Poester FP, et al. Rev Sci Tech. 2013;32:105.
13. Baldi PC, Giambartolomei GH. Rev Sci Tech. 2013;32:117.
14. EFSA. EFSA J. 2014;12:3547.
15. The Center for Food Security and Public Health 2007. At: <http://www.cfsph.iastate.edu/Factsheets/pdfs/brucellosis.pdf>; 2014 Accessed 27.01.14.
16. WHO 2006. At: <http://www.who.int/csr/resources/publications/Brucellosis.pdf>; 2014 Accessed 27.01.14.
17. McGiven JA. Rev Sci Tech. 2013;32:163.
18. Olsen SC. Rev Sci Tech. 2013;32:207.
19. USDA.At:<http://www.aphis.usda.gov/animal_health/animal_diseases/brucellosis/downloads/natl_bruc_surv_strategy.pdf>; 2010. Accessed 27.01.14.

Brucelose associada a Brucella ovis

Sinopse

- Etiologia: *Brucella ovis*
- Epidemiologia: microrganismo transportado por carneiros sexualmente maduros com disseminação por contato direto ou infecção venérea passiva. Predominantemente uma doença de ovelhas, mas veados-vermelhos podem ser naturalmente infectados
- Achados clínicos: infertilidade completa ou parcial em carneiros causada por epididimite. A anomalia do epidídimo pode ser detectada por palpação em alguns carneiros afetados. Ocasionalmente, aborto em ovelhas e mortalidade neonatal em cordeiros
- Patologia clínica: sorologia de maior valor, incluindo fixação de complemento, difusão de gel e ELISA; exame de sêmen
- Confirmação do diagnóstico: palpação do conteúdo escrotal; sorologia; cultura ou PCR de sêmen, testículos e vesículas seminais, material abortado
- Tratamento: oxitetraciclina em carneiros valiosos
- Controle: segregação total de carneiros normais e jovens. Abate inicial de carneiros com anormalidade escrotal palpável e subsequente teste sorológico repetido e descarte de carneiros soropositivos. Onde permitido, a vacinação com a estirpe viva Rev. 1 de *B. melitensis* é uma alternativa.

Etiologia

Brucella ovis possui homologia de DNA significativa com outros membros do gênero *Brucella* e compartilha algumas características, inclusive antigênicas. No entanto, tem fenótipo permanentemente rugoso, enquanto as colônias de *B. melitensis* e *B. abortus* são lisas.

Epidemiologia

Ocorrência geográfica

A brucelose de ovinos associado a *B. ovis* tem sido relatada na maioria das principais regiões produtoras de ovinos do mundo, incluindo Austrália, Nova Zelândia, América do Norte e do Sul, Ásia Central, Rússia, África do Sul e Europa, mas não é a principal causa de perdas na produção de ovinos na Grã-Bretanha. Quando a doença é diagnosticada pela primeira vez em um país, e antes que os procedimentos de controle sejam estabelecidos, a prevalência de infecção do rebanho pode ser tão alta quanto 75%, e até 60% dos carneiros podem estar infectados. A prevalência de infecção geralmente é muito menor em países e em rebanhos que estabeleceram programas de controle.

Ocorrência no hospedeiro

Na natureza, os ovinos são mais comumente afetados, com o carneiro sendo mais suscetível que a ovelha. Poucos casos naturais ocorrem em veados-vermelhos (*Cervus elaphus*) criados em cativeiro na Nova Zelândia, mas a maioria das infecções desaparece após 340 dias e é considerada uma doença autolimitante.[2] É difícil estabelecer a infecção em animais de laboratório. No entanto, veados-de-cauda-branca e caprinos podem ser infectados experimentalmente e desenvolver epididimite. Não há evidência de infecção natural em cabras, mesmo naquelas que pastam com ovelhas infectadas.

A raça Merino e os cruzamentos derivados de Merino mostram incidência muito menor da doença do que as raças britânicas. A doença é mais importante em grandes rebanhos onde há reprodução com utilização de muitos machos.

Fonte de infecção

O carneiro infectado é a fonte da infecção e perpetua a doença em um rebanho. Boa parte desses carneiros excreta o microrganismo no sêmen e, na maioria deles, essa excreção ativa provavelmente persiste indefinidamente. As ovelhas são mais resistentes à infecção, mas o microrganismo pode ser isolado delas em rebanhos infectados. Após cobertura por um carneiro infectado, a maioria não carregará a infecção por mais de um ou dois ciclos estrais. A infecção pode resultar em morte embrionária precoce e, ocasionalmente, aborto ou nascimento de cordeiros fracos e pouco viáveis. Em ovelhas nas quais a infecção persiste para produzir aborto, o microrganismo está presente na placenta, nas secreções vaginais e no leite.

Transmissão

A transmissão entre carneiros ocorre por infecção venérea passiva e por transferência direta de carneiro para carneiro. Infecção venérea passiva ocorre a partir de ovelhas que foram cobertas por um carneiro infectado no mesmo ciclo estral. Em condições naturais, esta pode ser a principal forma de transmissão de carneiro para carneiro durante a época de reprodução. A infecção também pode ser transmitida entre carneiros fora da época de reprodução, quando alojados ou agrupados em pastagens. Isso ocorre quando eles cheiram e lambem o prepúcio de outros machos e por atividade homossexual. Os carneiros submissos podem lamber o prepúcio de carneiros dominantes como uma característica na hierarquia de dominância. Registrou-se a propagação da infecção em um grupo de carneiros virgens. Cordeiros nascidos de ovelhas infectadas e que bebem leite infectado não se tornam persistentemente infectados.

O microrganismo pode sobreviver na pastagem por muitos meses, mas a transmissão por fômites parece não ter significado prático. No entanto, pode ocorrer transmissão de carneiros infectados para veados-vermelhos machos de vida livre que pastam na mesma pastagem, e não se sabe se isso resulta do contato direto entre os animais ou indiretamente a partir de contaminação ambiental e de pastagem.

Fatores de risco do hospedeiro

Todos os carneiros pós-púberes são suscetíveis à infecção, mas a doença é mais comum nos adultos, e a prevalência da doença aumenta com a idade, provavelmente em razão da maior exposição à infecção. Diferenças entre os lotes na prevalência da doença sugerem que fatores ambientais e estresse podem modular a suscetibilidade, mas os fatores de risco são mal definidos. Quando o número de carneiros afetados em um lote é maior que 10%, a fertilidade do lote é consideravelmente reduzida.

Reprodução experimental

Experimentalmente, os carneiros podem ser infectados pelas vias intravenosa, subcutânea, intratesticular, oral, conjuntival e prepucial, mas os dois últimos são os mais eficazes. A primeira anormalidade observável é a presença de células inflamatórias no sêmen, que aparecem em 2 a 8 semanas. *B. ovis* aparece no ejaculado em aproximadamente 3 semanas, mas nem sempre está presente em um carneiro infectado depois disso.[3] As lesões em testículos e epidídimo podem ser palpadas aproximadamente 9 semanas após a infecção, mas podem ocorrer mais precocemente em alguns carneiros. Uma proporção significativa de carneiros infectados não tem lesões palpáveis, mas ainda excreta o microrganismo.

Ovelhas no início da gestação também podem ser infectadas VO e IV, mas muitas dessas infecções são transitórias e não resultam em aborto. O aborto causado por placentite foi produzido experimentalmente. Infecção intrauterina produzida de forma experimental também causa lesões e morte do feto, mas o significado disso para casos naturais não foi determinado.

Importância econômica

Os efeitos econômicos da enfermidade são sutis, mas significativos. O efeito da doença sobre a fertilidade do carneiro pode influenciar o número de animais necessários em um lote, com a proporção requerida de carneiro para ovelha significativamente reduzida em rebanhos livres de *B. ovis*. A porcentagem de cordeiros nascidos prematuramente e dentro das primeiras 3 semanas do período de parição também é acentuadamente aumentada. A porcentagem de nascimento pode ser reduzida em 30% nos rebanhos infectados recentemente e em 15 a 20% naqueles em que a infecção é endêmica. A perda de carneiros de alto potencial genético e a necessidade de repetição de testes sorológicos são custos adicionais. Nos EUA, a vantagem em um programa de controle foi calculada como retorno adicional de US$ 12 por ovelha acasalada.

Implicações zoonóticas

B. ovis não é uma zoonose, mas as vacinas vivas de *Brucella* usadas para a prevenção desta infecção em alguns países, como a vacina Rev. 1 *B. melitensis*, são patogênicas para humanos e devem ser manuseadas e usadas com cuidado.

Patogênese

Há bacteriemia inicial, muitas vezes com reação sistêmica leve, e o microrganismo pode ser isolado dos órgãos internos de animais abatidos após a infecção experimental. No entanto, a doença sistêmica não é uma característica da doença natural, e a doença clínica resulta da localização e inflamação nos epidídimos, tipicamente na cauda. A inflamação nessa área resulta em estase e extravasamento de espermatozoides com reação imunológica subsequente que, com frequência é unilateral, causando espermatocele e redução da fertilidade. Nem todos os carneiros infectados têm lesões palpáveis no epidídimo, e a infecção também pode se estabelecer nas vesículas e ampolas seminais. Em ambos os casos o microrganismo é eliminado no ejaculado.

Geralmente, *B. ovis* tem baixa patogenicidade para ovelhas. O principal efeito é a placentite, que interfere na nutrição fetal, algumas vezes a ponto de causar a morte fetal, mas mais comumente produz cordeiros de baixo peso ao nascer e com baixa viabilidade.

A análise da resposta imune por hibridização de microarranjo e transcrição reversa (RT)-PCR constatou que a infecção por *B. ovis* provoca a regulação positiva de genes envolvidos na fagocitose e regulação negativa dos mecanismos de defesa do hospedeiro, ambos provavelmente contribuindo para a natureza crônica da infecção.[4]

Achados clínicos

A primeira reação em carneiros é a deterioração acentuada na qualidade do sêmen, juntamente com a presença de leucócitos e *Brucella*. Edema agudo e inflamação do escroto podem seguir. Reação sistêmica que inclui febre, depressão e aumento da frequência respiratória acompanham a reação local.

A regressão da síndrome aguda é seguida, após um longo período de latência, pelo desenvolvimento de lesões palpáveis no epidídimo e na túnica de um ou ambos os testículos.

A palpação de ambos os testículos simultaneamente é o melhor método de exame. O epidídimo é aumentado e duro, mais comumente na cauda; as túnicas escrotais são espessas e endurecidas; e os testículos geralmente são atróficos. O sulco entre o testículo e o epidídimo pode ser obliterado.

As anormalidades frequentemente são detectáveis por palpação, mas muitos carneiros afetados não apresentam estágio inflamatório agudo e outros podem secretar *Brucella* ativamente e apresentar sêmen de baixa qualidade no estágio crônico na ausência de anormalidades palpáveis. A anormalidade palpável do conteúdo escrotal pode estar presente em menos de 50% dos carneiros sorologicamente positivos. Os carneiros afetados têm libido normal.

Geralmente não há sinais clínicos na ovelha, mas em alguns rebanhos a infecção causa aborto ou o nascimento de cordeiros fracos ou natimortos, associado à placentite macroscópica.

No veado-vermelho, apenas uma pequena proporção de veados infectados por *B. ovis* desenvolve epididimite detectável pela palpação escrotal.[5] Contrariamente aos carneiros, na maioria dos veados a infecção desaparece em 12 meses.[2]

Patologia clínica

O exame do sêmen – incluindo a cultura do ejaculado – e os testes sorológicos são usados em indivíduos suspeitos e em grupos de carneiros. Os testes de fixação do complemento e ELISA são de longe os mais úteis; muitos carneiros infectados têm conteúdo escrotal palpável normal e sêmen microbiologicamente negativo. O exame ultrassonográfico do conteúdo escrotal pode revelar áreas anecoicas que correspondem a focos de fibrose, mas estas não aparecem mais precocemente, nem são específicas, não oferecendo vantagens reais sobre a palpação escrotal.

PCR multiplex para diferenciar *B. ovis* de *Actinobacillus seminis* e *Histophilus ovis* foram descritos para uso em sêmen ou urina.[6,7] A PCR em tempo real também tem sido usada para tipificar *Brucella* a partir de material de campo – como a placenta de ovinos – sem a necessidade de cultura.[8]

Exame de sêmen

Uma combinação de exame de sêmen e palpação dos testículos para anormalidades identificará aproximadamente 80% dos carneiros infectados. Nos animais afetados, os achados são redução geral na qualidade do sêmen, redução na produção total de espermatozoides, baixa motilidade e alta proporção de espermatozoides com anormalidades morfológicas secundárias.

Cultura

B. ovis é exigente em seu crescimento e requer técnicas de cultura especiais. O exame do sêmen para a presença de leucócitos tem sido utilizado para determinar as ovelhas cujas amostras devem ser cultivadas para *B. ovis*, mas não é um teste de triagem de alta sensibilidade. A PCR para detecção de *B. ovis* no sêmen tem sensibilidade equivalente à cultura.

Sorologia

O TFC, o teste padrão em muitos países, é prescrito para o comércio internacional e, quando usado em conjunto com a palpação genital, permitiu erradicar *B. ovis* dos rebanhos. No entanto, uma pequena proporção de carneiros infectados é negativa para o TFC, o que pode comprometer ou retardar os programas de erradicação. A sensibilidade e especificidade dos vários testes sorológicos dependem principalmente dos antígenos utilizados e dos pontos de corte sorológicos, que podem variar entre países e laboratórios. Um estudo do Reino Unido relatou a sensibilidade de ELISA, difusão em gel e TFC como 97,6, 96,4 e 92,7%, respectivamente, com todos os testes 100% específicos. Estudos em outros países apoiam essa classificação, mas outros sugerem que o ELISA não tem vantagem sobre os testes clássicos de complemento e difusão em gel. Uma combinação de testes sorológicos pode aumentar a sensibilidade para mais de 100%, mas obviamente aumentará os custos. A soroconversão ocorre um pouco mais precocemente com o ELISA, em comparação com a fixação do complemento e os testes de difusão de gel, por isso pode ser útil em situações em que a infecção está se espalhando rapidamente dentro de um grupo de carneiros.[9]

Os testes sorológicos não diferenciarão ovinos ou carneiros infectados por *B. melitensis*.

Achados de necropsia

Na fase aguda, há edema inflamatório na fáscia escrotal, exsudato na túnica vaginal e formação de tecido de granulação. Na fase crônica, as túnicas dos testículos tornam-se espessas e fibrosas e desenvolvem aderências. Existem focos de endurecimento circunscritos no epidídimo, e esses granulomas também podem estar presentes no testículo. Em estágios avançados, eles sofrem necrose de caseificação. Conforme o epidídimo aumenta, o testículo torna-se atrofiado. *B. ovis* geralmente pode ser isolada dos órgãos genitais, especialmente da cauda do epidídimo, e raramente de órgãos internos e linfonodos. Lesões semelhantes são descritas em veados-vermelhos.[5]

O aborto é caracterizado por espessamento e edema, às vezes restrito apenas a uma parte da placenta, com placas firmes, amarelas e brancas altas nas áreas intercotiledonárias e vários graus de necrose cotiledonar. Microscopicamente, os microrganismos são visíveis dentro do citoplasma dos trofoblastos da placenta inflamada. Vasculite está frequentemente presente. O microrganismo pode ser isolado da placenta e, no feto, do estômago e dos pulmões.

Amostras para confirmação do diagnóstico

- Bacteriologia e PCR: granuloma epididimal, vesícula seminal, linfonodo inguinal/pulmão fetal, conteúdo estomacal, placenta (cultura, requisitos de crescimento especiais; citologia, mancha de Stamp ou Koster em esfregaço placentário; PCR)
- Histologia: epidídimo fixado em formol, testículo, vesícula seminal, linfonodo inguinal de carneiros; em abortos – placenta, pulmão fetal, fígado, baço, rim, coração, cérebro.

> **Diagnóstico diferencial**
>
> A infecção por *Actinobacillus seminis* e *Histophilus ovis* pode causar lesões escrotais semelhantes, embora muitos carneiros com anormalidades dos tecidos intraescrotal não apresentem brucelose ou epididimite infecciosa. O aborto em ovelhas pode estar associado a várias doenças infecciosas, resumidas na Tabela 18.1.

Tratamento

Raramente trata-se casos de ocorrência natural. A administração IM de oxitetraciclina de ação prolongada a 20 mg/kg de peso corporal (PC), administrada a cada 3 dias por 24 dias, com a administração diária IM de 20 mg/kg de sulfato de di-hidroestreptomicina, resultou em cura bacteriológica de 90% dos carneiros infectados. A oxitetraciclina sozinha é menos eficaz, mas o uso de di-hidroestreptomicina é proibido em animais produtores de alimentos em muitos países. O tratamento é economicamente viável somente em carneiros valiosos e deve ser instituído antes que ocorram lesões irreparáveis ao epidídimo. O tratamento de carneiros infectados, mas sem lesões palpáveis, resulta em melhoria significativa na classificação da qualidade reprodutiva em exames posteriores ao tratamento.

Controle

Ocorre por meio da interrupção da disseminação da infecção entre carneiros e detecção e eliminação de carneiros infectados. Em pequenos rebanhos, o abate de todos os carneiros e sua substituição por carneiros livres de *B. ovis* podem ser a abordagem com melhor custo-benefício. Algum controle pode ser alcançado usando a palpação escrotal para detectar carneiros infectados, mas isso deve ser combinado com testes sorológicos repetidos, caso a erradicação seja o objetivo. A vacinação pode ser o meio mais econômico e prático de controlar a doença em áreas com alta incidência de infecção e em regiões do mundo onde a erradicação por teste e abate é impraticável.

Erradicação

Em um lote onde o diagnóstico foi confirmado, todos os carneiros são palpados e aqueles com anormalidades escrotais são descartados. Os demais carneiros são testados sorologicamente e os reagentes são abatidos. Testes sorológicos são repetidos a intervalos mensais, com abate dos reagentes até que todos os carneiros sejam sorologicamente negativos. Outros exames 6 e 18 meses depois são usados para confirmar a erradicação.

A infecção se espalha rapidamente durante a época de acasalamento, portanto a erradicação deve ser adiada até depois da estação reprodutiva. Durante o acasalamento pode ser aconselhável manter dois rebanhos de reprodução, com carneiros e carneiros virgens sabidamente isentos de infecção separados de carneiros mais velhos ou suspeitos (soropositivos e/ou com lesões escrotais). A separação estrita dos dois bandos de carneiros deve ser mantida em todos os momentos, e o grupo livre não deve acasalar com o rebanho de ovelhas que foram acasaladas com carneiros suspeitos.

Muitos países têm esquemas de credenciamento voluntário baseados na inspeção de cercas delimitadoras, restrição da introdução de novos carneiros àqueles rebanhos credenciados e testes sorológicos.

Vacinação

Muitas vacinas foram usadas, mas nenhuma é totalmente eficaz. Em alguns países, a vacinação não é permitida e a erradicação por teste e abate é o único método de controle.

As vacinas mortas contra B. ovis, mesmo com adjuvantes, têm baixa eficácia. O uso de uma vacina morta pode ser desaconselhado em rebanhos nos quais a erradicação está sendo tentada, pois ela pode proteger contra a doença clínica, mas permitir o estado de portador em alguns carneiros e ocorrer excreção do microrganismo em animais que se tornaram soronegativos. Uma vacina experimental preparada a partir de OMPs enriquecidos e LPS bruto de *B. ovis* forneceu proteção equivalente àquela dada pela vacina *B. melitensis* Rev. 1 em estudos de desafio.

Uma *vacina combinada* contendo *B. ovis* morta em adjuvante e a estirpe 19 de *B. abortus* também proporcionou imunidade durável, mas apresentou muitas desvantagens. Animais vacinados tornam-se soropositivos, o que compromete o uso subsequente de testes sorológicos para erradicação. A cepa 19 também pode causar epididimite, e os carneiros vacinados podem excretar a cepa 19 em seu sêmen.

A estirpe viva de *B. melitensis* Rev. 1 foi considerada a mais eficaz e a vacina mais amplamente utilizada, quando permitida. Essa linhagem foi desenvolvida na década de 1950 a partir de um isolado virulento que se tornou dependente de estreptomicina. É avirulenta para carneiros, e a vacinação subcutânea ou conjuntival fornece proteção contra o desafio experimental e de campo. Os animais vacinados tornam-se positivos aos testes de fixação do complemento e ELISA, mas os títulos são baixos e podem ser minimizados usando a via conjuntival para a vacinação. No entanto, animais vacinados podem excretar *B. melitensis* estirpe Rev. 1, e ela pode causar abortos, de maneira que candidatos à vacina alternativa estão sendo avaliados. Estes incluem um OMP extraído de *B. melitensis* (Omp31) e uma cepa atenuada de *B. ovis* (Delta abcBA). Este último protege contra desafio experimental com *B. ovis* virulento e é considerado uma cepa potencial de vacina para carneiros.[10]

Se a vacinação for usada, também deve haver um programa de abate de carneiros clinicamente anormais, e as reposições de carneiro devem ser com animais de 1 ano de idade vacinados aos 4 a 5 meses.

LEITURA COMPLEMENTAR

Ridler AL, West DM. Control of Brucella ovis infection in sheep. Vet Clin North Am Food Anim Pract. 2011;27:61-66.

REFERÊNCIAS BIBLIOGRÁFICAS

1. Whatmore AM. Infect Genet Evol. 2009;9:1168.
2. Ridler AL, et al. New Zeal Vet J. 2006;54:85.
3. Carvalho Júnior CA, et al. Small Rumin Res. 2012; 102:213.
4. Galindo RC, et al. Vet Immunol Immunopathol. 2009; 127:295.
5. Ridler AL, et al. New Zeal Vet J. 2012;60:146.
6. Saunders VF, et al. Aust Vet J. 2007;85:72.
7. Moustacas VS, et al. BMC Vet Res. 2013;9:51.
8. Gopaul KK, et al. Vet Rec. 2014;175:282.
9. Ridler AL, et al. New Zeal Vet J. 2014;62:47.
10. Silva AP, et al. PLoS ONE. 2015;10:e0136865.

Brucelose associada a *Brucella suis* em suínos

A infecção por *Brucella suis* pode ser inaparente ou resultar em natimortos, aborto e infertilidade em ambos os sexos. Nos machos, causa infecção dos testículos e glândulas sexuais acessórias. Pode também causar doença no homem.[1]

> **Sinopse**
>
> - Etiologia: a doença em suínos é causada por *Brucella suis* biovares 1 a 3. Biovares 1 a 4 causam doença rara em bovinos
> - Epidemiologia: a doença em suínos é transmitida por contato, ingestão e via venérea
> - Achados clínicos:
>   - Porcas: infertilidade, estro irregular, pequenas ninhadas e aborto
>   - Cachaços: orquite, claudicação, incoordenação e paralisia de membros pélvicos
>   - Leitões: mortalidade
> - Patologia clínica: isolamento do microrganismo. Muitos testes sorológicos disponíveis, mas nenhum com boa sensibilidade
> - Necropsia: metrite, orquite, osteomielite. Inflamação granulomatosa e focos de necrose de caseificação
> - Confirmação do diagnóstico: isolamento de *B. suis* e testes sorológicos de rebanho
> - Tratamento: nenhum satisfatório
> - Controle: teste sorológico e descarte de animais reagentes. Não há vacina efetiva. Humanos e ocasionalmente bovinos. Transmissão congênita ou por ingestão ou contato com placenta infectada, descarga vaginal ou leite.

Tabela 18.1 Resumo de diagnóstico do aborto infeccioso em ovelhas.

Doença	Transmissão	Epidemiologia e diagnóstico			Achados laboratoriais	
		Momento do aborto	Dados clínicos	Feto	Sorologia	Vacinação
Brucelose (*Brucella ovis*)	Passiva venérea, ovelha para ovelha	Tardio ou natimorto, cordeiros fracos	Aborto em ovelhas, epididimite em carneiros	Microrganismos no estômago e na placenta fetal	TFC ou ELISA	Em alguns países, vacinação simultânea com *B. abortus* 19 e vacina morta de *B. ovis*, ou a vacina *B. melitensis* Rev. 1
Campylobacter fetus ou *C. jejuni*	Ingestão. Alta taxa de lotação, pastejo intensivo e alimentação suplementar no solo aumentam o risco	Principalmente ovelhas jovens; últimas 6 semanas de gestação, natimortos, cordeiros fracos	Metrite em ovelhas após o aborto	*Campylobacter* no estômago, grandes focos necróticos no fígado	Teste de aglutinação, somente rebanhos	A vacina bivalente inativada por formalina pode aumentar os cordeiros vivos em cerca de 10%; eficácia variável dependendo de quais cepas estão presentes
Aborto enzoótico de ovelhas (*Chlamydophila abortus*)	Ingestão	Últimas 2 a 3 semanas. Natimortos, cordeiros fracos	Nenhuma doença em ovelhas, mortalidade neonatal	*Chlamydophila* em cotilédones fetais. Alterações degenerativas na placenta	ELISA, TFC, PCR	Vacina morta fornece imunidade moderada. Vacina viva atenuada
Listeriose (*Listeria monocytogenes*)	Provavelmente ingestão	Depois de 3 meses	Retenção de placenta e metrite. Septicemia em algumas ovelhas	Microrganismos no estômago fetal. Autólise, focos necróticos no fígado	Aglutinação e fixação de complemento de valor duvidoso	Em alguns países vacinas mortas ou vivas atenuadas
Salmonelose (*Salmonella abortusovis*)	Provavelmente ingestão. Ovelha portada	Últimas 6 semanas	Metrite após o aborto	Microrganismos no estômago fetal. Não nos EUA	Teste de aglutinação	Eficácia duvidosa
Salmonelose (*S. dublin, S. montevideo, S. typhimurium*)	Ingestão	Mês anterior	Aborto: metrite fetal, mortalidade neonatal	Microrganismos no estômago	Teste de aglutinação	–
Toxoplasmose	Ingestão	Tardia ou natimortos. Cordeiros fracos nascidos vivos	Aborto, natimortos e mortalidade neonatal; nenhuma doença na ovelha	Múltiplos focos necróticos em cotilédones fetais. *Toxoplasma* em células do epitélio trofoblástico	Teste de aglutinação modificado, ELISA de valor limitado em adultos; teste do líquido pleural do feto; PCR	Taquizoíto S48 vivo em alguns países (p. ex., Reino Unido, Nova Zelândia); dose única 3 semanas antes do acasalamento
Febre do Vale do Rift	Insetos	–	Causa importante do aborto em todas as espécies na África Central. Mortalidade intensa em animais jovens	Corpúsculos de inclusão acidofílicos nas células hepáticas	Inibição da hemaglutinação e ELISA. Anticorpo fluorescente para tecidos	Disponível em países endêmicos
Coxielose (febre Q)	Inalação, ingestão	Mais tardia e cordeiros fracos	Nenhuma doença em ovelhas, mortalidade neonatal	Feto fresco, placentite necrosante intercotiledonária	Fluorescente e PCR; sorologia de valor limitado	Vacina disponível em países da Europa, mas não na maioria dos outros países
Febre transmitida por carrapatos	Carrapatos	Tardia, após doença sistêmica	Febre e aborto	Nenhum específico. Giemsa esfregaço de sangue, PCR	Contraimunoeletroforese	Não
Doença de fronteira	Ingestão	Todas as fases, natimorto	Infertilidade em ovelhas, cordeiros peludos	Isolamento de vírus	Ver a descrição do texto	Nenhum que seja específico para cepas de ovelhas

TFC: teste de fixação de complemento; ELISA: ensaio imunoenzimático; PCR: reação em cadeia da polimerase.

Etiologia

É um *Bacillus* pequeno, aeróbico e Gram-negativo. *B. abortus* e *B. melitensis* ocasionalmente também infectam suínos, no entanto, apenas *B. suis* causará infecções sistêmicas e generalizadas em porcos. As outras espécies infectam os porcos, mas a infecção é autolimitante e geralmente restrita aos linfonodos locais. Existem cinco biovares.

Epidemiologia

Ocorrência geográfica

Biovar 1

Importante em suínos, tem distribuição cosmopolita, mas a doença não foi registrada no Reino Unido; o Canadá é livre de doença e a prevalência é muito baixa nos EUA. É particularmente importante nas Filipinas e nas ilhas do Pacífico e na África.

Biovar 2

Ocorre em suínos no centro-oeste da Europa, particularmente na Croácia e Tchecoslováquia, bem como em lebres. Parece haver uma relação próxima entre suínos e animais silvestres nessa linhagem, sobretudo o javali selvagem.[2] Ocasionalmente é isolado em bovinos, cães e equinos.

Biovar 3

Tem semelhança próxima com *B. melitensis* biovar 2 e requer tipificação de fagos, teste metabólico oxidativo ou PCR para diferenciação. Também ocorre em suínos nos EUA, na América do Sul e no Sudeste Asiático. É um problema em javalis, onde pode atingir 8 a 32% de prevalência,[3,4] particularmente na Itália[5] e na Espanha[6] a transmissão a partir de javalis para porcos domésticos é um problema específico.[7]

Biovar 4

Causas da brucelose das renas (renas, caribus, bisões, alces etc.), pode ser transmitida para bovinos, mas não parece ser uma doença de suínos. Pode ser transmitida para humanos.

Biovar 5

Consiste na brucelose murina. Pode também incluir *B. microti*, isolada de ratos e roedores silvestres na Rússia.[8]

Ocorrência no hospedeiro

Os porcos selvagens, domésticos ou silvestres são os hospedeiros dos biotipos 1 e 3, e a infecção generalizada em javaporcos é registrada em Queensland, na Austrália, e nos estados do sul dos EUA. Bisões podem permanecer como reservatórios. A transmissão de javalis selvagens para porcos domésticos é um problema crescente. Bovinos e equinos podem estar infectados, especialmente se compartilham espaço com suínos selvagens, e esta associação afeta negativamente o status de rebanhos bovinos submetidos a programas de erradicação da brucelose. Os bovinos são hospedeiros não contagiosos, e um surto na Suíça, onde a doença não aparecia desde 1946, foi atribuído à disseminação da infecção a partir de equinos.

Biovar 1

Foi isolado do sêmen de um carneiro. A infecção em cães – geralmente assintomática – mas ocasionalmente produzindo orquite, epididimite ou granulomas pode resultar da ingestão de carne de porco crua.

Biovar 2

Além do porco, a lebre europeia (*Lepus capensis*) também é um hospedeiro importante para o biovar 2, comum na Europa central. Alguns estudos sugeriram que o tipo encontrado em lebres na Europa é uma cepa diferente daquela do javali.[9]

Biovar 4

Pode ser transmitido para bovinos em contato com renas infectadas. Os canídeos selvagens também podem ser naturalmente infectados com biovar 4, presumivelmente por ingestão.

Fonte de infecção

Cachaços infectados podem lançar 10^4 a 10^7 unidades formadoras de colônias (UFC) de *B. suis* por mililitro de sêmen. A bactéria também é excretada no leite.

A introdução de suínos infectados, geralmente cachaços, ou o uso compartilhado de um cachaço infectado é o meio comum de introdução da bactéria em uma unidade de suínos. A inseminação artificial usando sêmen não certificado ou não tratado também pode disseminar a doença, assim como o óvulo. A transmissão geralmente requer contato direto ou próximo e, em geral, é oral. Descargas no leite e nas secreções uterinas são infecciosas. As porcas podem ser portadoras e os leitões podem espalhar a doença horizontalmente. Acredita-se que a infecção através da conjuntiva também seja uma possibilidade. Provavelmente a bactéria não sobrevive no ambiente, a menos que esteja contida em matéria orgânica sob condições frias. Dentro de uma suinocultura, a doença é transmitida pela ingestão e pelo coito. A ingestão de alimentos contaminados por sêmen e urina infectada e descargas de porcas infectadas são também importantes métodos de disseminação. As secreções secas, se congeladas, podem permanecer infectantes. A maioria dos desinfetantes e a luz do sol matam o microrganismo.

A alimentação com lavagem que contenha carne de porco crua também representa um risco. Os rebanhos domésticos também correm risco quando são mantidos sob métodos extensivos de criação em áreas onde há alta prevalência de infecção em javaporcos. Bovinos infectados com o biovar 1 não são contagiosos para outros animais e podem ter gestações normais e dar à luz bezerros não infectados.

Animais selvagens, incluindo lebres e ratos, podem fornecer uma fonte de infecção pelo biovar 2, e suspeita-se também que carrapatos transmitam a doença.

Fatores de risco do hospedeiro e do patógeno

O fato de *B. suis* sobreviver tão bem em carne crua, por exemplo, 128 dias em carne de salsicha, significa que os produtos de carne de porco são sempre uma fonte de infecção. A bactéria pode sobreviver ao congelamento por mais de 2 anos. Ambientes e pastagens podem ser infectados por um longo período.

B. suis é mais resistente a condições ambientais adversas do que *B. abortus*, embora sua longevidade fora do corpo não tenha sido totalmente examinada. Sabe-se que sobrevive nas fezes, urina e água durante 4 a 6 semanas. À medida que a temperatura ambiente aumenta, a sobrevivência no ambiente diminui. Também é inativada pela luz solar intensa, sendo conhecida por sobreviver à dessecação.

Entre os suínos, a suscetibilidade pode variar com a idade. A prevalência de infecção é muito maior em adultos do que em jovens, embora isso possa representar o risco de exposição, e não o risco relacionado à idade. A suscetibilidade é muito maior nos períodos pós-desmame e é a mesma para ambos os sexos, mas a suscetibilidade também pode apresentar diferenças determinadas geneticamente. Alguns leitões adquirem infecção da porca, seja pela ingestão de leite infectado ou por infecção congênita.

A disseminação lateral em um rebanho é rápida em razão das condições sob as quais os porcos são mantidos. O rebanho não desenvolve imunidade durável e, embora haja um aparente estado de resistência após um surto agudo, o rebanho torna-se outra vez suscetível em pouco tempo, e as bactérias podem se espalhar rapidamente na entrada de um lote. Dentro de alguns meses, 50% podem estar infectados e 70 a 80% podem estar envolvidos no início do surto. Surtos adicionais podem ocorrer se a infecção for reintroduzida.

Em uma área enzoótica, a proporção de rebanhos infectados geralmente é alta (30 a 60%). A prevalência de soropositividade em um rebanho infectado varia, mas pode chegar a 66%. A soroprevalência em suínos selvagens também é alta, além de ser maior em porcos adultos do que naqueles com menos de 6 meses de idade. Também varia entre populações de javaporcos.

Importância econômica

A doença é economicamente importante em razão da infertilidade e redução no número de leitões desmamados por ninhada. A mortalidade em leitões nascidos vivos – que ocorre durante o primeiro mês de vida – pode chegar a 80%. A taxa de mortalidade é insignificante em animais maduros, mas as porcas e javalis podem ter de ser abatidos em razão da esterilidade e, ocasionalmente, os porcos são abatidos devido à paralisia de membros pélvicos. Além disso, a erradicação envolve grande perda financeira se a eliminação completa de um rebanho registrado for realizada.

Implicações zoonóticas

O biovar 2 não é uma zoonose, mas os biovares 1, 3 (tão patogênicas quanto *B. melitensis*) e 4 têm considerável relevância para a saúde pública e são muito patogênicas para humanos. Em países onde os suínos são uma parte significativa da criação de animais e da dieta humana, a *B. suis* é a principal causa da brucelose humana (p. ex., a América do Sul).[10,11]

B. suis representa risco ocupacional, particularmente para os trabalhadores do matadouro, e em menor escala para os agricultores, médicos-veterinários e caçadores.[12] *B. abortus* e *B. melitensis* também podem ser encontradas em carcaças de suínos e apresentam riscos similares. *B. suis* pode ser difundida na carcaça de porcos infectados, e carne malcozida pode ser uma fonte de infecção para humanos. Isto é particularmente verdadeiro para javalis e carne de porco selvagem. Um experimento recente descreveu infecção pelo biovar tipo 1 e sua transmissão para leitões negativos após 4 a 6 semanas. O anticorpo foi detectado em amostras de sangue de agricultores e trabalhadores do matadouro.

Em bovinos infectados, *B. suis* localiza-se na glândula mamária sem causar anormalidades clínicas e, onde bovinos e suínos são mantidos juntos, o risco representado pela ingestão de leite não pasteurizado por humanos pode ser significativo. O biovar 4 causa doença em humanos associada ao consumo de caribus.

A brucelose humana em um matadouro de suínos na Argentina foi descrita.[13] A idade mediana dos trabalhadores dos matadouros era de 40 anos (23 a 65) e eles tinham trabalhado de 1 a 9 anos no abate ou no açougue da planta. Descreveu-se doença sistêmica ou localizada com episódios recorrentes. A doença crônica pode ser progressiva. Os títulos de anticorpos séricos (SAT) dos pacientes variaram de 1:25 a 1:12.800 e TFC de 1:10 a 1:1.280. Dos suínos testados, 11% dos machos (7/62) e 18% das fêmeas (25/138) foram positivos. Sugeriu-se que os suinicultores não enviaram os animais infectados para incineração, mas para o abate. O diagnóstico raramente é feito em fazendas que criam porcos. Esses suínos que chegam às plantas de empacotamento têm altos níveis de microrganismos, mas raramente apresentam lesões e infecção genital, que podem ser importantes fontes de infecção. Roupas de proteção, como luvas, óculos e cobertura de qualquer pele nua, são essenciais.

Patogênese

A infecção é seguida por multiplicação nos gânglios linfáticos locais. Apenas 10^{4-7} microrganismos produzirão infecção experimental, mas a gravidade da infecção não está relacionada com a dose ou a via de infecção. Assim como em outras espécies, *B. suis* requer o T455 codificado pelo operon virB para invasão intracelular e multiplicação dentro das células hospedeiras. Os mutantes T455 não são capazes de sobreviver e se multiplicar em macrófagos ou células epiteliais.

Tal como na brucelose associada a *B. abortus*, existe invasão sistêmica inicial, possivelmente através das células M do tecido linfoide no intestino, mas também, possivelmente, na mucosa oral, nasofaríngea, conjuntival ou vaginal. Em geral há um longo período de incubação antes que os sinais clínicos apareçam. Em animais jovens, estes não são necessariamente visíveis e dependerão principalmente da idade, sexo e estado fisiológico dos animais no momento em que estiverem infectados. O microrganismo aparece então na corrente sanguínea, geralmente dentro de 1 a 7 semanas, e costuma durar 5 semanas, mas pode persistir por até 34 semanas. No entanto, a infecção por *B. suis* difere daquela associada a *B. abortus*, uma vez que a localização ocorre em muitos órgãos além do útero e do úbere, e o microrganismo é encontrado em todos os tecidos do corpo e produz doença semelhante à febre ondulante em humanos. Os microrganismos persistem nos gânglios linfáticos, articulações, medula óssea e no trato genital. As manifestações mais comuns de localização são aborto e infertilidade causados pela localização no útero; linfadenite, especialmente dos gânglios linfáticos cervicais; artrite e claudicação causada pela localização óssea e articular, e paralisia de membros pélvicos causada por osteomielite. Em cachaços, o envolvimento dos testículos geralmente leva à orquite clínica, e os machos provavelmente são infectados por toda a vida. A infecção generalizada torna o manuseio da carcaça recém-morta perigoso e cria risco para a brucelose em humanos que comem carne de porco malcozida.

Achados clínicos

Em porcos, os achados clínicos também podem ser produzidos por *B. abortus* e *B. melitensis*. A brucelose suína geralmente é uma doença mais generalizada e crônica que a brucelose bovina.[14]

Os sinais clínicos na brucelose suína variam muito, dependendo da localização, e não são diagnósticos. Em muitos rebanhos, uma alta incidência de reagentes é observada com pouca evidência clínica da doença. A ineficiência reprodutiva é a manifestação comum.

Porcas

A infecção no serviço geralmente resulta em abortamento precoce, às vezes até 17 dias após a monta natural com machos infectados, com retorno ao cio 5 a 8 semanas após o serviço, o que pode ser o único sinal de que houve infecção.

Ocorrem infertilidade, estro irregular, ninhadas pequenas e aborto. Infecções posteriores darão origem a mumificação e natimortos. A incidência do aborto varia muito entre os rebanhos, mas geralmente é baixa e precoce. A infecção do feto pode levar ao aborto. Regra geral, as porcas abortam apenas uma vez na vida, e isso é mais comum durante o terceiro mês de gestação. Em geral, as porcas afetadas se reproduzem normalmente depois disso. As porcas podem permanecer como portadoras e excretar microrganismos no leite e nas descargas uterinas, que podem ser extremamente sanguinolentas e podem ser acompanhadas por endometrite e retenção das membranas fetais.

Cachaços

Orquite com inchaço testicular, epididimite e necrose de um ou de ambos os testículos é seguida por esterilidade, em geral 7 semanas após a infecção. Laminite, incoordenação e paralisia de membros pélvicos são bastante comuns. O início é gradual e os sinais podem ser causados pela artrite ou, mais comumente, pela osteomielite dos corpos vertebrais lombares e sacrais. A atrofia testicular pode ocorrer em cerca de 19 semanas. Cachaços têm baixa taxa de recuperação (menos de 50%). Após a infecção, há quantidade suficiente de animais que permanecem infectados para perpetuar a doença.

Tanto nas porcas como nos cachaços, os ossos e articulações podem estar envolvidos e, nestes casos, pode haver paralisia e claudicação de membros posteriores. Nódulos podem ser vistos no baço e no fígado e abscessos podem ser observados em cachaços.

Leitões

Às vezes, observa-se alta mortalidade em leitões durante o primeiro mês de vida, mas a maioria das perdas de leitões resulta de natimortos e de leitões fracos dentro de poucas horas após o nascimento. Até 10% podem contrair a infecção quando são jovens e reter a infecção até a idade adulta.

Patologia clínica

Cultura

A identificação laboratorial da doença é difícil. O uso de mais de um método de cultura deve ser rotina.[15] O isolamento do microrganismo deve ser tentado se houver material adequado disponível. Esse material para cultura inclui fetos abortados, lesões testiculares, abscessos, sangue e gânglios linfáticos (particularmente os nódulos ilíacos submandibulares, gastro-hepáticos e externos).[16] O microrganismo é Gram-negativo, aeróbico, pequeno e delgado, que produz colônias de 1 a 2 mm em ágar-sangue após 2 a 4 dias. Um novo método de cultura foi descrito para *B. suis* chamado LNIV-M.[17] Curiosamente, em um estudo em javalis, o microrganismo foi isolado de 93% dos machos, mas apenas 61% das fêmeas.[18]

PCR usando o gene *omp* 2b ou RT-PCR podem ser mais confiáveis.[19] *B. suis* pode ser diferenciado das outras espécies por PCR[20-22], embora essa técnica costume ser menos bem-sucedida que a cultura.[23]

Foi desenvolvida uma técnica de *fingerprinting* baseada em um método de PCR para análise de repetição em tandem de número variável de multilocus (MLVA).[24]

Não há teste de PCR para diferenciar os cinco biovares um do outro.[25]

Sorologia

Anticorpos, em geral, se desenvolvem 6 a 8 semanas após a infecção. Esses testes são úteis apenas em uma base de rebanho. Não há teste sorológico satisfatório. Alguns animais permanecem soronegativos em todos os testes. Recentemente, testes ELISA indiretos ou competitivos foram desenvolvidos e podem ser 98% e 100% específicos, respectivamente.[26]

Verificou-se que ELISA, quando comparado à fixação do complemento, foi um teste tão sensível e específico para suínos quanto para lebres na detecção de infecções por B. suis. Um ELISA de suco de carne também demonstrou ser um método valioso para testar tanto lebres quanto javalis. Existe uma variação individual considerável na resposta de anticorpos dos suínos após a infecção, e alguns podem ser positivos para a cultura, mas têm títulos negativos ou indefinidos para os testes comuns. Os porcos com menos de 3 meses de idade têm fraca resposta de anticorpos contra a infecção.

Os testes sorológicos de uso comum incluem o teste de aglutinação da placa de rosa de Bengala, teste de Rivanol, teste de cartão de rosa de Bengala, fixação de complemento, imunodifusão em gel de ágar e aglutinação em tubo. O teste preferido varia entre países, mas a maioria usa a placa rosa de Bengala ou o teste de cartão. Antígenos de B. abortus são usados para o diagnóstico, pois B. suis tem os mesmos antígenos LPS de superfície. As estimativas de sensibilidade dos testes de fixação do complemento e aglutinação em tubos variam de 40 a 51%, e de 62 a 79% para o teste da placa de rosa de Bengala. O teste de imunodifusão tem sensibilidade mais fraca do que os testes sorológicos padrão. A sensibilidade e a especificidade de todos os testes mostraram variar com o estágio da infecção na doença experimental, e tem sido recomendado que mais de um teste seja usado para o diagnóstico. Um estudo recente mostrou faixa de sensibilidade de 84 a 100%, com a TFC baixa em 84% e a soroaglutinação alta em 100%. As sensibilidades variaram de 79,7 a 100%, com o teste de soroaglutinação baixo em 79,7% e o iELISA e o C-ELISA altos em 100%. Uma recente validação do ensaio de polarização como sorologia para o diagnóstico presuntivo de brucelose suína mostrou-se promissora. Testes foram revisados,[26,27] e ambos os autores afirmam que o problema é reação cruzada com Yersinia O9.

Achados de necropsia

Na necropsia, pode haver artrite, paralisia de membros pélvicos, espondilite e formação de abscesso em ambos os sexos. As lesões geralmente são granulomatosas, como resultado da liberação persistente de citocinas, e podem ocorrer no fígado, rins, baço e trato reprodutivo.

Muitos órgãos podem estar envolvidos em casos crônicos. Metrite crônica manifesta-se por espessamento inflamatório nodular branco, de 2 a 5 mm de diâmetro, e abscesso da parede uterina é característico, com ou sem hemorragia e necrose. A artrite pode ser purulenta e a necrose de corpos vertebrais na região lombar pode ser encontrada em suínos que apresentam claudicação e paralisia. Orquite clínica em machos manifesta-se como aumento ou atrofia testicular e necrose testicular, muitas vezes acompanhada de lesões no epidídimo e nas vesículas seminais. O aumento esplênico e linfadenopatia pronunciada, causados por hiperplasia de fagócitos mononucleares, ocorrem em alguns casos. Alterações histológicas típicas consistem em inflamação granulomatosa com neutrófilos, macrófagos e células gigantes e hiperplasia dos tecidos reticulares e focos de necrose caseosa no fígado, rim, baço e trato reprodutivo.

Diagnóstico

O diagnóstico é sugerido pelos sinais clínicos, achados de necropsia, patologia clínica e epidemiologicamente pela presença de javalis no local. Nenhum dos testes é capaz de diagnosticar a doença em animais individuais. O verdadeiro problema do diagnóstico é a reação cruzada com a infecção por Y. enterocolitica O:9.[28] Em um levantamento de suínos de abate no Reino Unido, 10% apresentaram Y. enterocolitica em seu intestino.[29] Existem falso-positivos causados por este microrganismo em exames de triagem iniciais, uma vez que os anticorpos duram 2 a 9 semanas após a infecção por Y. enterocolitica. Eles podem ser eliminados pelo teste da imunidade celular, mensurando a geração de IFN-γ por leucócitos.

Testes aceitos internacionalmente para a brucelose suína incluem ELISA, FPA, TRB, teste de aglutinação em placa tamponada e TFC.

Amostras para confirmação do diagnóstico

- Bacteriologia: adultos – suabe de cultura da articulação, gânglios linfáticos, baço, útero, epidídimo ou outro local de localização; fetos – pulmão, conteúdo estomacal, placenta (requisitos especiais de crescimento)
- Histologia: amostras fixadas em formol dos tecidos acima (microscopia óptica).

Observar o potencial zoonótico deste microrganismo ao manusear carcaças ou submeter amostras.

Diagnóstico diferencial

O caráter proteico desta doença dificulta a diferenciação. As síndromes que requerem diferenciação incluem:
- Aborto e infertilidade em porcas
- Doenças da medula espinal que cursam com paresia de membros pélvicos
- Mortalidade em porcos jovens também é causada por muitos agentes, e as entidades importantes estão listadas no Capítulo 19, na seção Doença perinatal – Epidemiologia geral.

Tratamento

O tratamento com uma combinação de estreptomicina por via parenteral e sulfadiazina VO ou tetraciclina é ineficaz, embora combinações de oxitetraciclina, estreptomicina e possivelmente gentamicina tenham sido usadas.[30] É improvável que o tratamento seja tentado em escala comercial.

Controle

Vacinação

Nenhuma vacina adequada está disponível.[31] Estirpe 19 de B. abortus, a vacina "M" de B. abortus, vacinas vivas atenuadas de B. suis e extratos fenólicos e outros extratos de B. suis são todos ineficazes. Em um estudo recente, verificou-se a ocorrência de um mutante rugoso natural de B. suis que não induziu efeitos clínicos adversos ou localização tecidual, mas induziu resposta imune humoral e celular significativas após a vacinação em suínos.[32] As respostas de anticorpos à infecção em qualquer caso com frequência não são fortes o suficientes para eliminar a infecção.

Teste e eliminação

Em rebanhos em que a incidência de reagentes é alta, o descarte completo de todo o rebanho à medida que os animais chegam à idade de comercialização é, de longe, o melhor procedimento em razão da dificuldade de detectar animais infectados individualmente. Isto é mais exequível na produção comercial de rebanhos suínos. O repovoamento da granja deve ser atrasado por 6 meses após a desinfecção completa. Os testes sorológicos existentes podem ser usados para certificar rebanhos livres de infecção, que podem fornecer estoque de reposição. Os programas de repovoamento também podem usar suínos livres de patógenos específicos.

A alternativa é iniciar um programa de segregação de duas gerações, e isso é recomendado para rebanhos de raça pura que fornecem suínos para fins de reprodução. O descarte total não costuma ser econômico nesses rebanhos. Uma vez estabelecido o diagnóstico de um rebanho, todos os animais reprodutores devem ser considerados infectados; todos os leitões ao desmame são submetidos à soroaglutinação, Rivanol, ou outro teste e, se negativos, entram em novos lotes para iniciar o núcleo de um rebanho livre. Provavelmente é mais seguro desmamar os leitões o mais precocemente possível e testar novamente antes de acasalar. Se a proteção completa for desejada, deve-se permitir a parição dessas marrãs apenas em isolamento, elas devem ser testadas novamente e seus leitões usados para iniciar o rebanho limpo. Um esquema modificado baseado no método mencionado anteriormente de desmamar e isolar os porcos jovens o mais rápido possível, mas sem submetê-los ao teste de aglutinação sérica tem sido proposto, mas sua desvantagem é que as infecções podem ocorrer e persistir em suínos jovens.

Depois que a erradicação é concluída, é mais provável que ocorram falhas quando animais infectados são introduzidos. Todas as introduções devem ser de rebanhos livres credenciados, os animais devem ser clinicamente saudáveis e ser negativos ao teste de aglutinação sérica duas vezes em intervalos de 3 semanas antes da introdução.

A erradicação da brucelose suína de uma área só pode ser alcançada a partir do desenvolvimento de um núcleo de rebanhos credenciados e uso desses rebanhos como fonte de substituição para rebanhos que erradicaram a doença por eliminação total. A venda de suínos para reprodução a partir de rebanhos infectados deve ser evitada.

Com o advento da infecção em javalis e porcos selvagens, é essencial manter a separação efetiva entre eles quando há porcos domésticos, e isso é especialmente verdadeiro quando há unidades de suínos ao ar livre. A madeira recentemente contaminada demonstrou ser um problema.[33]

REFERÊNCIAS BIBLIOGRÁFICAS

1. Meirelles-Bartolli RB, et al. Trop Anim Health Prod. 2012;44:1575.
2. Wu N, et al. J Wildl Dis. 2011;47:868.
3. Koppel C, et al. Eur J Wildl Dis. 2007;53:212.
4. Munoz PM, et al. BMC Infect Dis. 2010;10:46.
5. Bergagna S, et al. J Wildl Dis. 2009;45:1178.
6. Closa-Sebastia F, et al. Vet Rec. 2010;167:826.
7. Cvetnic Z, et al. Rev Sci Tech. 2009;28:1057.
8. Audic S, et al. BMC Genomics. 2009;10:352.
9. Lavin S, et al. Informacion Veterinaria. 2006;10:18.
10. Lucero N, et al. Epidem Infect. 2008;136:496.
11. Ariza J, et al. PLoS Med. 2007;4:e317.
12. Irwin MJ, et al. N S W Public Health Bull. 2009;20:192.
13. Escobar GL, et al. Comp Immunol Microbiol Infect Dis. 2013;36:575.
14. Megid J, et al. Open Vet Sci. 2010;4:119.
15. De Miguel MJ, et al. J Clin Microbiol. 2011;49:1458.
16. Abril C, et al. Vet Microbiol. 2011;150:405.
17. Ferreira AC, et al. Res Vet Sci. 2012;93:565.
18. Stoffregen WC, et al. J Vet Diagn Invest. 2007;19:227.
19. Hinic V, et al. BMC Vet Res. 2009;5:22.
20. Garin-Bastuji B, et al. J Clin Microbiol. 2008;46:3484.
21. Lopez-Goni I, et al. J Clin Microbiol. 2008;46:3484.
22. Mayer-Scholl A, et al. J Microbiol Methods. 2010;80:112.
23. Bounaadja L, et al. Vet Microbiol. 2009;137:156.
24. Garcia-Yoldi D, et al. J Clin Microbiol. 2007;45:4070.
25. Ferrao-Beck L, et al. Vet Microbiol. 2006;115:269.
26. McGiven JA, et al. Vet Microbiol. 2012;160:378.
27. Praud A, et al. Prev Vet Med. 2010;104:94.
28. Jungersen G, et al. Epidemiol Infect. 2006;134:347.
29. Milnes A, et al. Epidemiol Infect. 2008;136:739.
30. Grillo MJ, et al. J Anim Chemother. 2006;58:622.
31. Stoffregen WC, et al. Am J Vet Res. 2006;67:1802.
32. Stoffregen WC, et al. Res Vet Sci. 2013;95:451.
33. Calfee MW, Wendling M. Lett Appl Microbiol. 2012; 54:504.

Brucelose associada à *Brucella melitensis*

> **Sinopse**
> - Etiologia: *Brucella melitensis*
> - Epidemiologia: doença de caprinos, ovinos, humanos e ocasionalmente bovinos. Transmissão congênita ou por ingestão ou contato com placenta infectada, corrimento vaginal ou leite
> - Achados clínicos: surtos de aborto, muitas vezes nos últimos 2 meses de gestação. Cordeiros nascem fracos. Zoonose importante em humanos
> - Patologia clínica: reação em cadeia da polimerase (PCR) e cultura do microrganismo. Testes sorológicos e testes de hipersensibilidade cutânea para diagnóstico de rebanho
> - Achados de necropsia: placentite
> - Confirmação do diagnóstico: isolamento do microrganismo, PCR
> - Controle: erradicação por abate. Vacinação com *B. melitensis* Rev. 1 vacina, mas pode causar aborto em animais prenhes.

Etiologia

B. melitensis causa brucelose em cabras e ovelhas, é capaz de infectar a maioria das espécies de animais domésticos, sendo a principal causa de brucelose em humanos (febre de Malta) em muitos países. Existem três biovares do microrganismo com diferentes distribuições geográficas, mas nenhuma diferença na patogenicidade ou nas espécies animais afetadas. Há relação próxima com outros membros do gênero, que atualmente possui 10 espécies, mas está se expandindo com o advento da tipificação molecular.[1]

Epidemiologia

Ocorrência geográfica

A distribuição de *B. melitensis* é mais restrita que a de *B. abortus*, e sua principal área de ocorrência é a região do Mediterrâneo, incluindo o sul da Europa. A infecção também está presente na Ásia Ocidental e Central, no México, nos países da América Central e do Sul e na África. O norte da Europa está livre de infecções, exceto por incursões periódicas do sul, assim como Canadá, EUA, Sudeste Asiático, Austrália e Nova Zelândia.

A prevalência da infecção varia entre países e regiões, mas em muitos países a prevalência diminuiu nos últimos 20 anos em associação com políticas de vacinação obrigatória. No entanto, em muitos outros, a doença não é efetivamente controlada em razão da baixa renda ou da natureza nômade daqueles que criam pequenos ruminantes. Por isso é considerada uma doença negligenciada – mas muito importante – de animais de produção e seres humanos em países em desenvolvimento.[2,3]

Ocorrência no hospedeiro

Cabras e ovelhas são altamente suscetíveis. A suscetibilidade em ovinos varia com a raça, com animais da raça Maltesa apresentando resistência considerável. O microrganismo é capaz de causar doenças em bovinos e foi isolado de búfalos, iaques, camelos e suínos.

Fonte de infecção

A fonte da infecção é o animal portador infectado. A inserção da doença em um rebanho que não teve contato com o agente ocorre pela introdução de um animal infectado, e a persistência resulta de ovinos ou caprinos que excretam o agente por período prolongado. A excreção é pelo trato reprodutivo e pelo leite.

Trato reprodutivo

Cabras e ovelhas infectadas, que abortam ou parem normalmente, eliminam muitas brucelas em seus exsudatos uterinos e placenta. O microrganismo pode estar presente na descarga uterina por pelo menos 2 meses após o parto em cabras infectadas. O exsudado vaginal de animais infectados, sejam virgens ou que já gestaram, também pode conter as bactérias, mas a transmissão entre animais é mais provável pela exposição massiva proporcionada pela presença de placenta infectada no ambiente.

Leite

A maioria das cabras infectadas durante a gestação excretará o microrganismo no leite na lactação subsequente, e muitas o excretarão em todas as futuras lactações. Em ovelhas, o período de excreção do microrganismo do útero e do leite geralmente é menor do que em caprinos, mas a bactéria pode estar presente no leite durante toda a lactação. A duração da excreção em bovinos não é conhecida.

Transmissão

Vias de infecção para adultos e jovens são ingestão, infecção nasal ou conjuntival, e abrasões na pele, com placenta infectada e secreção uterina como fonte principal.

Infecção intrauterina

A infecção do feto durante a gestação não resulta necessariamente em aborto: cabritos e cordeiros infectados podem nascer vivos, mas fracos, ou podem ser bastante viáveis. Em alguns casos, a infecção persiste em forma latente até a maturidade sexual, quando animais prenhes podem abortar na primeira gestação. No entanto, outros animais, se desmamados precocemente de suas mães e removidos do ambiente infectado, ficam livres da infecção quando adultos.

Colostro e leite

A infecção latente também pode ser adquirida pela ingestão de colostro e leite infectados. Esta é uma das principais vias de transmissão e perpetuação da infecção em um rebanho.

Fatores de risco do hospedeiro e do patógeno

O microrganismo é razoavelmente resistente a influências ambientais e, sob condições adequadas, pode sobreviver por mais de 1 ano no meio ambiente. *B. melitensis* é suscetível a desinfetantes de uso comum nas concentrações recomendadas.

Em cabras e ovelhas, a infecção de um rebanho que não teve contato com o agente produzirá um surto de aborto, após o qual a maioria dos animais está infectada, mas imune, e outros abortos geralmente são limitados a animais jovens ou introduzidos. Em decorrência dos períodos limitados de excreção em ovelhas, a doença tende a ser autolimitante em pequenos rebanhos que apresentam pouca introdução de novos animais. Pode ser um problema permanente em grandes rebanhos, em razão da enorme contaminação ambiental das áreas usadas para ovelhas prenhes e áreas de parto. Em algumas regiões, a prevalência de brucelose associada a *B. melitensis* está ligada à prática de movimentação de animais para pastagens de verão e de montanha, nas quais há mistura de ovelhas e cabras de muitas fontes no mesmo pasto.[3]

A propagação em gado de corte é lenta, presumivelmente porque eles, em geral, são criados com menores taxas de lotação, enquanto a disseminação em rebanhos leiteiros pode ser mais rápida e extensa.

Importância econômica

A brucelose tem grande importância veterinária e humana nos países afetados. Os valores incluem perda de produção associada à infecção em animais, o custo considerável de programas de prevenção e doenças humanas. Há mais perda de restrição no comércio internacional de animais e de seus produtos.

A ocorrência de *B. melitensis* na população de ovinos e caprinos de países que erradicaram *B. abortus* representa uma ameaça para a ocorrência continuada de brucelose em rebanhos bovinos.

Implicações zoonóticas

Das três espécies clássicas do gênero, *B. melitensis* é o mais invasivo e patogênico para humanos, e é a causa da Febre de Malta ou febre mediterrânea em humanos, que é uma doença extremamente debilitante. É uma zoonose importante em áreas do mundo onde *B. melitensis* é enzoótica em caprinos e ovinos. A doença em humanos é grave e duradoura e, com frequência, ocorre em comunidades com acesso limitado à terapia antimicrobiana. O controle e a erradicação da infecção em populações animais têm alta prioridade em todos os países.

Muitos microrganismos são excretados durante e após o parto, fornecendo uma fonte de infecção para os seres humanos que manejam o rebanho e para pessoas nas proximidades imediatas da infecção por aerossol com poeira contaminada. O risco de infecção é alto em culturas que coabitam com seus animais ou quando animais recém-nascidos fracos e infectados são levados para casa para receber calor e cuidados intensivos. A ordenha de ovelhas e cabras geralmente é manual, muitas vezes com saneamento e higiene inadequados durante a ordenha. Leite cru e produtos de queijo de cabras, ovelhas ou vacas infectadas, também oferecem risco e foram o mecanismo para a ocorrência da febre de Malta que iniciou a definição da doença.

Os trabalhadores do matadouro, tosquiadores e pessoas que preparam peles de cabra e ovelha também estão sob risco. O risco para os médicos-veterinários é principalmente ao ajudar o parto em animais infectados e rebanhos, mas também pelo exame de qualquer animal que esteja infectado subclinicamente. Existe também o risco de autoinoculação acidental com vacina viva.

Vacinação de pequenos ruminantes com *B. melitensis* A vacina Rev. 1 é o método principal no controle da doença humana. Na Grécia, um período de 15 anos de vacinação foi associado a uma queda na incidência de brucelose humana, mas quando este programa foi interrompido a prevalência de abortos em animais e a incidência da brucelose em humanos aumentou dramaticamente, apenas para ser controlada pela reinstituição da vacinação de animais como um programa emergencial de vacinação em massa. No entanto, embora a vacina Rev. 1 seja atenuada em comparação com as cepas de campo, ela retém alguma virulência, e a seleção incorreta dos reprodutores pode resultar em vacinas com considerável virulência tanto para animais vacinados quanto para humanos contactantes.

Em razão da sua patogenicidade para humanos e animais, a *B. melitensis* é listada como agente de bioterrorismo e agroterrorismo. Acredita-se que menos de 10 UFC sejam capazes de infectar seres humanos por meio de aerossóis. Isso exigiria terapia em massa de populações humanas e destruição de populações de animais.

Patogênese

O microrganismo é um parasita intracelular facultativo. Como em outras formas de brucelose, a patogênese depende da localização nos gânglios linfáticos, no úbere e no útero após bacteriemia inicial. Em caprinos, essa bacteriemia pode ser suficientemente grave para produzir reação sistêmica, e a hemocultura pode permanecer positiva por 1 mês. A localização na placenta leva ao desenvolvimento de placentite, com aborto subsequente. Após o aborto, a infecção uterina persiste por até 5 meses, e a glândula mamária e os gânglios linfáticos associados podem permanecer infectados por anos. Pode ocorrer recuperação espontânea, particularmente em cabras infectadas quando não estão prenhes. Nos ovinos, o desenvolvimento da doença é muito semelhante ao das cabras. Em bovinos, *B. melitensis* tem patogênese semelhante e produz infecção persistente na glândula mamária e no linfonodo supramamário, com significado óbvio para a saúde pública.

Achados clínicos

O aborto no fim da gestação é o sinal mais óbvio em cabras e ovelhas, mas em outras espécies pode haver surto de abortos quando a doença é introduzida, seguido por um período de resistência no rebanho durante o qual os abortos não ocorrem. O aborto é mais comum nos últimos 2 meses de gestação. A excreção do microrganismo no leite não é acompanhada por sinais óbvios de mastite. A infecção nos machos pode ser seguida por orquite, que frequentemente é unilateral.

Em infecções experimentais, ocorre reação sistêmica com febre, depressão, perda de peso e, às vezes, diarreia. Esses sinais também podem ocorrer em surtos naturais e agudos em caprinos e podem ser acompanhados por mastite, claudicação e higroma; no entanto, eles são incomuns na doença natural e sua ocorrência na doença experimental reflete uma enorme dose de desafio. Osteoartrite, sinovite e sinais neurológicos podem ocorrer em ovelhas.

Em suínos, a doença é indistinguível clinicamente da brucelose associada à *B. suis*.

Em muitos casos, a infecção por *B. melitensis* atinge alta incidência em um grupo de animais sem sinais de doença óbvia, e sua presença pode ser indicada primeiro pela ocorrência de doença em humanos infectados a partir do rebanho. Isto também ocorre em bovinos, nos quais a infecção é subclínica e não produz aborto, mas o microrganismo é eliminado no leite.

Patologia clínica

Testes de cultura e moleculares

Verifica-se hemocultura positiva logo após a infecção, e o isolamento do microrganismo do feto abortado, muco vaginal ou leite é o procedimento laboratorial comum usado no diagnóstico. O microrganismo cora moderadamente com ácido rápido, e a coloração de impressão de placenta e do feto pelo método de Ziehl-Neelsen modificado pode dar um diagnóstico presuntivo; entretanto, isso não distingue a infecção por *B. ovis* ou pelo agente de aborto enzoótico (*Chlamydia abortus*), e é necessário realizar cultura.

O microrganismo pode ser detectado por PCR no fluido abomasal de fetos abortados e, em comparação com a cultura, a PCR tem sensibilidade e especificidade de 97,4 e 100%, respectivamente. PCR também pode ser usada para detectar o microrganismo em tecidos, sêmen e leite. A RT-PCR em tempo real tem sido usada para tipificar *Brucella* de amostras de campo, como placenta ovina, sem a necessidade de cultura.[4]

A análise de repetições em tandem com número variável de multilocus (MVLA) é uma alternativa à biotipagem clássica e pode ser útil na análise da epidemiologia e fonte de surtos. Por exemplo, em 2011, uma cepa de *B. melitensis* em um único rebanho infectado na Sardenha, uma região da Itália livre dessa doença desde 1998, foi confirmada como sendo uma linhagem norte-americana rara e provavelmente originária da Espanha.[5] PCR multiplex e análise de ponto de fusão de alta resolução também têm sido utilizadas para diferenciar a *Brucella* spp.

Sorologia

Os testes sorológicos convencionais para o diagnóstico de *B. melitensis* – aglutinação, TFC e teste da rosa de Bengala ou do cartão – usam os mesmos antígenos utilizados para o diagnóstico de infecções por *B. abortus* (células inteiras ou sLPS). O RBT e o

TFC são os mais frequentes. Estes, além do iELISA e do FPA, são testes prescritos para o comércio internacional.[6] O RBT não é 100% específico, mas é tipicamente usado como teste de triagem, com o TFC aplicado em série ou paralelo. RBT ou TFC não são suficientemente sensíveis para detectar com precisão a infecção em um animal individual. No entanto, eles podem ser usados para detectar rebanhos infectados para a erradicação da doença por abate. Eles podem ser usados para programas de teste e abate dentro de um rebanho infectado, mas sua sensibilidade reduzida torna essa estratégia menos eficaz em ovelhas e cabras em comparação com bovinos. Uma combinação desses testes e outros realizados em muitas ocasiões pode aumentar a precisão da detecção de animais infectados. Se apenas um teste for possível, o TFC é recomendado, mas carece de um laboratório sofisticado, que nem sempre está disponível nas áreas afetadas.

Testes sorológicos convencionais não diferenciarão infecção por diferentes espécies de *Brucella* e infecção associada a *Y. enterocolitica* tipo O:9.

Muitos testes de ELISA foram avaliados para uso em pequenos ruminantes, alguns usando antígenos recombinantes como Omp31 e outros usando antígenos de células inteiras. Estes incluem ELISAs indiretos, competitivos e de bloqueio. Um C-ELISA teve sensibilidade diagnóstica variando de 74 a 89%, dependendo dos valores de corte, e especificidade de 93 a 97%.[7] As comparações do FPA e os testes ELISA comerciais com o RBT e o TFC não mostraram grandes vantagens sobre os testes mais antigos, com o iELISA muitas vezes apresentando sensibilidade ligeiramente maior. A sensibilidade geral do teste pode ser melhorada se esses testes forem usados em paralelo.[7,8]

Os animais livres de *Brucella* são sorologicamente positivos por longos períodos após a vacinação com *B. melitensis* Rev. 1, com persistência variável em diferentes testes sorológicos. O período de soropositividade é menor nos animais vacinados por via conjuntival.

Testes de leite
O teste do anel em leite utilizado para testar o leite do tanque de expansão em bovinos não é útil em pequenos ruminantes. Outros testes incluem TFCs de soro de leite, teste de Coombs ou antiglobulina, testes de soroaglutinação e um ELISA de leite. Eles não têm vantagem aparente sobre os testes sorológicos, e em muitos casos, eles são menos sensíveis, portanto, não são adequados como testes de triagem usando amostras de leite em pool.

Testes alérgicos
Um teste alérgico intradérmico usando 50 mg de brucelina INRA (purificado e livre de LPS) pode ser usado para o diagnóstico. Os locais de injeção em cabras são o pescoço ou prega caudal e em ovelhas a pálpebra inferior, com reações lidas em 48 h. O teste tem alta especificidade em rebanhos que são livres de infecção e não vacinados. No entanto, tem pouca vantagem sobre os testes sorológicos convencionais em rebanhos infectados, e animais vacinados com Rev.-1 podem reagir por pelo menos 2 anos. Tem valor específico na identificação de alguns animais que são reagentes falso-positivos, diferenciando infecções por *Y. enterocolitica*, mas não *B. ovis*. Anergia ocorre entre 6 e 24 dias após a injeção.

Achados de necropsia
Não há lesões características dessa forma de brucelose. O microrganismo causador pode ser isolado com frequência de todos os tecidos, mas baço, linfonodos e úbere são os locais mais comuns para a tentativa de isolamento na infecção crônica.

Amostras para confirmação do diagnóstico
- Bacteriologia: adultos – baço, nódulo linfático, úbere, testículo, epidídimo; feto, pulmão, baço, placenta (cultura: tem necessidades especiais de crescimento; citologia: mancha de Stamp ou Koster no esfregaço placentário; PCR); feto – PCR do líquido fetal do abomaso
- Histologia: amostras fixadas em formol dos tecidos anteriormente listados.

O potencial zoonótico deste microrganismo significa que cuidados devem ser tomados ao manusear material potencialmente infectado, e as amostras devem ser adequadamente embaladas quando submetidas a um laboratório.

> **Diagnóstico diferencial**
> O principal diferencial é de outras formas de brucelose (vistas neste capítulo) e outras causas de aborto em pequenos ruminantes.

Tratamento
É improvável que o tratamento seja realizado na maioria dos animais porque é improvável que seja economicamente viável ou terapeuticamente eficaz. Por exemplo, uma dose de tetraciclina de longa duração de 1.000 mg por animal administrada a cada 3 dias durante 6 semanas alcançou taxa de cura de 75%.

Controle
Higiene
As medidas de controle devem incluir a higiene no parto e o descarte de animais infectados ou reagentes. Baias separadas para a parição de cabras – que podem ser limpas e desinfetadas – desmame precoce dos filhotes e remoção do seu ambiente e vacinação são recomendados. Em áreas endêmicas, todas as placentas e fetos mortos devem ser rotineiramente enterrados.

Erradicação
Quando um grupo é infectado pela primeira vez, pode ser mais econômico descartar todo o rebanho ou plantel, pois a erradicação por teste e abate é retardada pela falta de sensibilidade dos testes sorológicos.

Muitos países que têm esta doença possuem medidas de controle estatutárias, e a doença pode ser erradicada, como no Chipre. *B. melitensis* também pode ser erradicada, com dificuldade, de gado leiteiro. No entanto, a vacinação pode ser o único método prático de controle em áreas em que há alta prevalência da doença, sistemas extensivos de manejo, pasteio comunitário e nômade e baixo nível socioeconômico.

Vacinação com Rev. 1
A vacina Rev. 1 é uma estirpe de *B. melitensis* viva atenuada derivada de um isolado virulento de *B. melitensis* que é resistente à di-hidroestreptomicina. É a cepa vacinal de referência que fornece proteção contra infecção por *B. melitensis* em ovinos e caprinos e contra infecção por *B. ovis* em carneiros. No entanto, esta vacina tem desvantagens significativas, incluindo resposta sorológica persistente e, embora atenuada em comparação com as cepas de campo, mantém alguma virulência. A seleção incorreta de reprodutores pode resultar em vacinas com virulência considerável tanto para animais vacinados quanto para humanos contactantes.

A vacinação Rev. 1 produz bacteriemia que desaparece em 14 semanas em cabras e em menos tempo em ovelhas. A vacinação aos 3 a 8 meses de idade confere alto grau de imunidade que dura mais de 4 anos em cabras e 2,5 anos em ovelhas. As recomendações iniciais eram vacinar animais de reposição com a expectativa de que a imunidade de rebanho se desenvolveria com o tempo. No entanto, isso se mostrou ineficaz em algumas regiões, e a vacinação de rebanho atualmente é recomendada em alguns países.

A vacinação de cabras e ovelhas prenhes, especialmente no segundo e no terceiro meses de gestação, resultará em aborto e excreção do microrganismo da vacina viva de *B. melitensis* no corrimento vaginal e no leite. Consequentemente, a vacina não deve ser usada em animais prenhes ou por 1 mês antes da parição. A vacinação de animais lactantes pode ser seguida por excreção do microrganismo no leite por um curto período. Vacinação com dose reduzida ou vacinação conjuntival não reduzem significativamente o risco de abortos induzidos pela vacina em animais prenhes, embora a vacina Rev. 1 com dose reduzida tenha provado proteção por pelo menos 5 anos em áreas infectadas endemicamente.

A vacinação conjuntival diminui o período de soropositividade após a vacinação. A eficácia e a segurança da vacina podem variar com o fabricante. As políticas nacionais de promoção da vacinação generalizada de ovinos e caprinos com a vacina Rev. 1 resultaram em redução significativa na prevalência da brucelose de pequenos ruminantes e nas taxas de incidência de brucelose humana. No entanto, a vacina Rev. 1 também é patogênica para humanos, e sua excreção e persistência no leite após a vacinação podem resultar em infecção humana.

A abordagem geral em países endemicamente infectados é instituir um esquema de vacinação em todo o grupo, seguido por vacinação de vacas jovens até que a prevalência da doença seja reduzida, momento em que o teste e o abate podem ser implementados para erradicar a doença. Isto ignora o risco de doença adversa nos animais vacinados e o risco de infecção humana pela cepa vacinal. Existe necessidade urgente de uma vacina não virulenta que induza soropositividade que possa ser diferenciada da soropositividade resultante da infecção natural.

Outras vacinas

Para contornar o problema da resposta sorológica persistente, esforços contínuos foram feitos para desenvolver cepas de vacinas mutantes rugosas definidas que seriam mais efetivas contra *B. melitensis*. Vários estudos examinaram proteínas nativas e recombinantes livres de células como candidatos a antígenos protetores, com ou sem adjuvantes. Entretanto, sucesso limitado foi obtido em modelos experimentais com estes, ou com vacinas de DNA que codificam antígenos protetores conhecidos.[9]

A cepa *B. abortus* 19 tem sido usada para vacinação e parece dar proteção tão boa quanto aquela alcançada com a vacina atenuada de *B. melitensis*.

LEITURA COMPLEMENTAR

Blasco JM, et al. Control and eradication of Brucella melitensis in sheep and goats. Vet Clin North Am Food Anim Pract. 2011;27:95-104.

Whatmore AM. Current understanding of the genetic diversity of Brucella, an expanding genus of zoonotic pathogens. Inf Genet Evol. 2009;9:1168-1184.

REFERÊNCIAS BIBLIOGRÁFICAS

1. Whatmore AM. Inf Genet Evol. 2009;9:1168.
2. Ducrotoy MJ, et al. PLoS Negl Trop Dis. 2014;8(7):e3008.
3. Kasymbekov J, et al. PLoS Negl Trop Dis. 2013;7(2):e2047.
4. Gopaul KK, et al. Vet Rec. 2014;175:282.
5. De Massi F, et al. Transbound Emerg Dis. 2015;62:463.
6. OIE. Terrestrial Manual. 2012 Ch 2.7.2; 968.
7. Minas A, et al. Vet J. 2008;177:411.
8. Fiasconaro M, et al. Small Rumin Res. 2015;130:252.
9. Da Costa Martins R, et al. Expert Rev Vaccines. 2012;11:87.

Aborto nas ovelhas associado à *Salmonela abortusovis*

Salmonella abortusovis (*S. enterica* sorovar Abortusovis) é uma bactéria Gram-negativa aeróbia da família Enterobacteriaceae. O patógeno é altamente adaptado a ovinos e é considerado hospedeiro-específico para essa espécie, na qual pode causar aborto. A infecção por *S. abortusovis* tem ocorrência cosmopolita, com prevalência geralmente baixa. A infecção parece ser mais comum em alguns países da Europa e da Ásia Ocidental.

A transmissão e a disseminação da infecção ocorrem por meio de animais infectados introduzidos em rebanhos que não tiveram contato prévio com o patógeno. O reservatório de infecção é um animal infectado que não aborta. Os microrganismos persistem nos órgãos internos dos *portadores assintomáticos* por até 6 meses, e são excretados nas fezes e no muco vaginal por períodos de até 4 meses. A infecção pode ocorrer por via oral, conjuntival ou respiratória, mas a ingestão é considerada a principal via de infecção. A disseminação venérea foi postulada, e os carneiros certamente são infectados, mas todas as evidências são contra a disseminação pelo coito. A inoculação intraprepucial resulta na infecção de carneiros e na eliminação de sêmen infectado por até 15 dias.

O único sinal clínico significativo da infecção por *S. abortusovis* é o aborto, comum durante a segunda metade do último terço da gestação. Os cordeiros também podem ser natimortos ou morrer no primeiro dia de vida. A mortalidade em cordeiros é comum, seja por fraqueza, hipotermia e hipoglicemia, seja pelo desenvolvimento de pneumonia aguda em cordeiros previamente saudáveis com até 2 semanas de idade.

Em rebanhos que não tiveram contato prévio com o patógeno, a introdução do agente pode causar surtos de aborto, com até 60% das ovelhas abortando geralmente no último trimestre da gestação. As ovelhas raramente desenvolvem sinais clínicos, embora algumas possam apresentar febre transitória ou desenvolver endometrite pós-aborto com corrimento vaginal. Metrite séptica e peritonite nas mães têm sido associadas a mortes entre ovelhas. A propagação da doença está fortemente associada à presença de ovelhas que abortam e subsequente contaminação ambiental. Em rebanhos onde o patógeno é endêmico, o aborto ocorre esporadicamente, afetando principalmente ovelhas primíparas e recém-introduzidas. A infecção parece induzir forte resposta imunológica que impede o aborto durante as gestações seguintes.[1]

A identificação da doença depende do isolamento do microrganismo, que está presente em grande número nas descargas do feto, da placenta e do útero. O uso de PCR para identificar *S. abortusovis* é viável, pois o microrganismo tem um elemento IS200 em localização cromossômica distinta. O ensaio de PCR resultante possui alta especificidade para *S. abortusovis*, discriminando-a efetivamente de outros sorovares de *S. enterica*. A doença pode ser diagnosticada em fetos usando um teste de coagulação no conteúdo estomacal fetal. O teste apresentou sensibilidade e especificidade de 100% e 90%, respectivamente, em um pequeno número de amostras.

Testes sorológicos para detectar anticorpos contra *S. abortusovis* incluem SAT, inibição da hemaglutinação, fixação de complemento, imunofluorescência indireta, imunodifusão em gel e ELISA.

Imunidade forte se desenvolve após um surto, e uma vacina autógena tem mostrado bons resultados no controle da doença.[1] Os resultados da vacinação precisam ser avaliados com muito cuidado, pois a imunidade de rebanho se desenvolve rapidamente e a doença tende a diminuir naturalmente no segundo ano.

Os sinais clínicos nas infecções por *S. dublin* em ovelhas são muito semelhantes, e a infecção tornou-se mais importante como causa de aborto em ovelhas no Reino Unido do que *S. abortusovis*. *S. ruiru* também foi registrada como causa de aborto em ovelhas, e ovelhas com salmonelose associada a *S. typhimurium* também podem perder seus cordeiros. *S. brandenburg* é causa de doença e aborto em ovinos, equinos, bovinos, caprinos e humanos na Nova Zelândia. Outros *diagnósticos diferenciais* para o abortamento em ovelhas incluem clamídia, brucelose, campilobacteriose, listeriose, coxielose (febre Q) e toxoplasmose.

A administração de antibióticos de amplo espectro pode ajudar a controlar um surto, mas os relatórios disponíveis geralmente não são encorajadores. O cloranfenicol e a combinação trimetoprima e sulfadiazina são considerados eficazes para o tratamento, mas o uso de cloranfenicol em animais destinados à produção de alimentos para humanos não é permitido em muitos países. Uma vacina viva de *S. typhimurium* com nível ótimo de atenuação para ovinos desenvolvida por meio de mutações de "desvio metabólico" foi altamente eficaz na prevenção de abortos induzidos por *S. abortusovis* em condições de campo. A vacinação subcutânea e conjuntival com cepa viva atenuada de *S. abortusovis* confere imunidade por pelo menos três períodos de parto. Vacinas mais recentes, incluindo aquelas contendo cepas de *S. abortusovis* curadas por plasmídeos, são eficazes na prevenção da perda de gestação em resposta a desafio experimental com *S. abortusovis* tipo selvagem.

Para conter a propagação da infecção durante um surto de aborto, as ovelhas devem ser isoladas e os produtos de aborto – que contêm grande quantidade de bactérias – destruídos. É importante realizar a desinfecção de baias e fômites com agente de eficácia comprovada contra *Salmonella* spp.

LEITURA COMPLEMENTAR

Jack EJ. Salmonella abortion in sheep. Vet Annu. 1971;12:57.

REFERÊNCIA BIBLIOGRÁFICA

1. Cagiola M, et al. Vet Microbiol. 2007;121:330.

Aborto em éguas e septicemia em potros associados à *Salmonela abortusequi* (abortivoequina/paratifoide equino)

Esta é uma doença específica de equídeos caracterizada por aborto em fêmeas, lesões testiculares em machos e septicemia no recém-nascido.

Etiologia

A *Salmonella abortusequi* (*abortivoequina*), também conhecida como *Salmonella enterica* sorovar Abortusequi, é um sorovar adaptado ao hospedeiro que causa aborto em éguas e jumentas. As cepas de *S. abortusequi* variam em virulência, com cepas mais virulentas apresentando maior citotoxicidade *in vitro*. É possível determinar a origem e a progressão dos surtos da doença por meio da determinação dos padrões eletroforéticos de gel de campo pulsado de *S. abortusequi*.

Epidemiologia

A infecção parece estar limitada a cavalos e jumentos. Embora amplamente relatada no início dos anos 1900, esta doença raramente é encontrada, e é uma das causas menos comuns de aborto ou septicemia em equinos. Relatórios recentes da doença são da Áustria, Brasil, Croácia, Japão e Índia, embora a doença ocorra em outros países. No entanto, no início dos anos 1990, um surto de aborto ocorreu em um rebanho de 38 cavalos, no qual 21 éguas abortaram entre 5 e 10 meses de gestação.

A infecção natural pode ser causada pela ingestão de alimentos contaminados por descargas uterinas de éguas portadoras ou éguas que abortaram recentemente. Acredita-se também que a transmissão pelo garanhão no momento do serviço possa ocorrer. A infecção pode persistir no útero e causar aborto repetido ou infecção subsequente de potros. A transmissão de uma fêmea de jumento para éguas é relatada, resultando em aborto em ambas as espécies.

Patogênese

Quando a infecção ocorre por ingestão, bacteriemia transitória sem sinais sistêmicos acentuados é seguida por localização na placenta, resultando em placentite e aborto. Potros que são levados a termo provavelmente se infectam no útero ou logo após o nascimento por ingestão a partir da superfície do teto contaminado ou através do umbigo.

Achados clínicos

O aborto geralmente ocorre por volta do sétimo ou oitavo mês de gestação. A égua pode apresentar sinais de aborto iminente seguido de parto distócico, mas outras evidências de doença geralmente não estão presentes. Retenção da placenta e metrite são sequelas comuns e podem causar doença grave, mas a esterilidade subsequente é incomum. Potros que são levados a termo por éguas infectadas podem desenvolver septicemia aguda durante os primeiros dias de vida ou sobreviver para desenvolver poliartrite 7 a 14 dias depois. A poliartrite também foi observada em potros de éguas vacinadas que não mostraram sinais da doença.

A infecção no garanhão também foi relatada com sinais clínicos incluindo febre, edema do prepúcio e do escroto e artrite. Hidrocele, epididimite e inflamação da túnica vaginal são seguidos por orquite e atrofia testicular.

Patologia clínica

O microrganismo pode ser isolado da placenta, da descarga uterina, do potro abortado e das articulações de potros com poliartrite. Um alto título de aglutininas de *Salmonella* se desenvolve na égua aproximadamente 2 semanas após o aborto. Éguas vacinadas apresentarão reação positiva por até 1 ano.

Achados de necropsia

A placenta do potro abortado é edematosa e hemorrágica e pode ter áreas de necrose. As alterações inespecíficas da septicemia aguda se manifestarão em potros que morrem logo após o nascimento; poliartrite é verificada naqueles que morrem em um estágio posterior.

Amostras para confirmação do diagnóstico

- Bacteriologia: placenta, conteúdo estomacal fetal, pulmão, suabes de culturas (cultura)
- Histologia: placenta fixada em formol, vários tecidos fetais, incluindo pulmão, fígado (microscopia óptica).

Tratamento

Os antimicrobianos recomendados no tratamento da salmonelose também devem ser eficazes para essa doença.

Controle

Higiene cuidadosa – incluindo o isolamento de éguas infectadas e descarte de material abortado – deve ser praticada para evitar a disseminação da infecção. Garanhões infectados não devem ser usados para reprodução. No passado, quando esta doença era muito mais comum do que é agora, grande confiança foi colocada na vacinação como medida de controle. Uma bacterina autógena ou comercial, composta por microrganismos mortos de *S. abortusequi*, foi injetada em três ocasiões a intervalos semanais em todas as éguas em fazendas nas quais a doença era enzoótica, começando 2 a 3 meses após o término da estação reprodutiva. A dose menor (5 mℓ) de vacina de maior concentração é tão efetiva quanto a dose maior (20 mℓ) de vacina de menor concentração. Considera-se que uma vacina precipitada com formol e precipitada com alúmen é superior à vacina fenolizada morta pelo calor. Na China, uma vacina contra a cepa virulenta fornece proteção efetiva após duas injeções com 6 meses de intervalo. Atribui-se a erradicação quase completa da doença em países desenvolvidos ao uso generalizado de vacinas e soro hiperimune.

Aborto por *Chlamydia* (aborto enzoótico de ovinos e aborto ovino enzoótico)

Sinopse

- Etiologia: *Chlamydia abortus*
- Epidemiologia: a prevalência varia dentro das regiões e entre os países. VO de infecção, com placenta e descarga uterina de ovelhas que abortaram como a principal fonte de infecção. Ovelhas prenhes infectadas pelo contato com ovelhas que abortam geralmente não abortam até a próxima estação de parto. Zoonótico
- Achados clínicos: abortos, natimortos e nascidos fracos
- Achados de necropsia: cotilédones placentários necróticos e hemorrágicos, áreas intercotiledonárias espessadas, edematosas e coriáceas
- Confirmação do diagnóstico: demonstração do microrganismo na placenta por reação em cadeia da polimerase, aumento o título em amostras de soro pareadas
- Controle: isolamento de ovelhas que abortam. A vacina inativada com adjuvante fornece proteção de curto prazo e pode ser usada em ovelhas prenhes durante um surto, na tentativa de reduzir o número de abortos. Vacinas vivas atenuadas podem ser mais eficazes, mas não podem ser usadas durante a gestação.

Etiologia

Chlamydia abortus (anteriormente conhecida como *Chlamydophila abortus* e *Chlamydia psittaci* biotipo 1/sorotipo 1) tem tropismo pela placenta de ruminantes e causa a doença comumente referida como aborto enzoótico ovino (AEO). O microrganismo causa doença semelhante em caprinos e, embora esse agente também possa produzir aborto em bovinos, suínos e equinos, o aborto associado a esse microrganismo não é comum nessas espécies. Existe considerável diversidade genética entre as estirpes que causam aborto.

Epidemiologia

Ocorrência

A doença é uma das causas mais comuns de aborto diagnosticado em ovinos e caprinos no Reino Unido, Europa, Ásia, EUA e outros países. No Reino Unido, é responsável por aproximadamente 45% dos abortos, e é particularmente comum em rebanhos de várzea que são intensivamente manejados no parto. No entanto, sua importância varia de país para país. É causa incomum de aborto na Irlanda do Norte, e a doença não ocorre na Noruega, Austrália ou Nova Zelândia.

Existem muitos estudos de soroprevalência na Europa que mostram alta soroprevalência em ruminantes domésticos e selvagens, mas, até recentemente, a maioria dos levantamentos utilizou o teste de fixação do complemento (TFC), que não é específico para *C. abortus*. Portanto, a verdadeira soroprevalência de *C. abortus* em muitos países não está bem estabelecida.

Fonte de infecção e transmissão

A infecção é introduzida em um rebanho pela compra de animais de reposição infectados de forma latente que, em geral, abortam no fim da primeira gestação. Dentro de um rebanho, a principal fonte de infecção é a placenta e a descarga uterina de ovelhas que abortam. As principais vias de transmissão de *C. abortus* são oral ou nasal: ingestão de microrganismos liberados nos fluidos vaginais e nas membranas placentárias no momento do aborto ou do parto, ou inalação de aerossóis de áreas contaminadas. A pastagem e o ambiente estão contaminados por corrimentos vaginais, placenta e fetos abortados, e ovelhas infectadas excretam o microrganismo por 1 semana antes de abortar e 2 semanas depois. O corpo elementar de *C. abortus* é resistente a influências físicas e químicas, pois é metabolicamente inativo e o envelope celular rígido é osmoticamente estável e pouco permeável. Consequentemente, acredita-se que o microrganismo sobreviva por muitos dias no pasto e por mais tempo no frio.

A infecção da ovelha pode ocorrer ao nascimento, logo após o nascimento ou nos períodos subsequentes ao parto. A infecção de ovelhas prenhes no início ou meio da gestação pode resultar em aborto nas últimas 2 a 3 semanas de gestação ou no nascimento de cordeiros mortos ou fracos que, com frequência, morrem nos primeiros dias de vida. O aborto sempre ocorre nas últimas semanas de gestação, independentemente do tempo de infecção. A infecção de ovelhas nas últimas 5 a 6 semanas de gestação geralmente leva ao desenvolvimento de infecção latente, na qual as ovelhas parecem não estar infectadas até a próxima estação de parto, quando abortam. Assim, as ovelhas prenhes tardias podem ser infectadas pelo contato com as ovelhas que abortaram, mas geralmente não abortam até a próxima estação de parto.

O padrão comum de infecção e doença é o pequeno número de abortos no primeiro ano após a introdução de ovelhas de reposição infectadas e depois um surto de aborto epidêmico, no qual até 35% das ovelhas abortam nas últimas 3 semanas de gestação ou dão à luz para cordeiros fracos ou mortos. Após o abortamento, as ovelhas desenvolvem imunidade protetora e, em rebanhos infectados endemicamente, 5 a 10% das ovelhas abortam anualmente. Cordeiros sobreviventes nascidos de mães infectadas podem ser afetados pelo AEO na primeira gestação.

Ovelhas que abortaram e subsequentemente procriam com sucesso não apresentam mais abortos, e o microrganismo não está presente na placenta ou no corrimento vaginal em gestações subsequentes. No entanto, os níveis de imunidade variam, e alguns animais podem excretar microrganismos no cio ou sazonalmente por até 3 anos.

Em ovinos cronicamente infectados, a infecção persistente pode ser demonstrada nas células endometriais do trato reprodutivo, e o microrganismo é excretado nos fluidos vaginais durante o estro.

O desafio vaginal das ovelhas no período de reprodução resultará em infecção e subsequente aborto. Assim, a transmissão venérea é uma possível via de infecção, mas não é comum. A infecção crônica dos tecidos genitais masculinos foi registrada, e a infecção pode comprometer a fertilidade em carneiros e touros.

A epidemiologia do aborto por este agente em bovinos é desconhecida, mas pode ser transmitida a bovinos a partir de ovelhas infectadas na mesma fazenda.

Reprodução experimental

A doença é prontamente reproduzida experimentalmente. Após a injeção subcutânea, não há sinais de doença clínica senão o pequeno aumento da temperatura retal por 2 dias após a infecção. Há resposta sistêmica de anticorpos que atinge pico 2 semanas após a infecção e depois diminui até pouco antes do aborto ou parto, durante o qual há um segundo aumento de anticorpos contra *C. abortus*. A infecção experimental aos 70 a 75 dias de gestação pode causar aborto nas últimas 2 a 3 semanas de gestação ou o nascimento de natimortos ou cordeiros vivos. Existe variação na gravidade das lesões placentárias nas infecções experimentais. O aborto está associado a lesões placentárias graves, mas a razão para a variação na gravidade e manifestações fetais não é conhecida.

Importância econômica

No Reino Unido, o aborto enzoótico é a causa infecciosa mais comum de aborto em rebanhos de terras baixas que são intensivamente manejados no período do parto e tem grande impacto econômico na indústria agrícola em todo o mundo. Não há estimativas recentes, mas as perdas no Reino Unido foram estimadas no início dos anos 1990 em £15 a £20 milhões por ano.

Implicações zoonóticas

Existe algum risco para pessoas que trabalham com gado, como pastores e trabalhadores de abatedouros, para infecções respiratórias por este microrganismo. No entanto, o maior risco zoonótico é para mulheres grávidas devido à capacidade de *C. abortus* de colonizar a placenta humana. A infecção humana no início da gestação resulta em aborto, enquanto infecções posteriores podem resultar em morte fetal ou parto prematuro. A infecção provavelmente é VO, proveniente de mãos ou alimentos infectados após o manuseio de ovelhas ou cabras infectadas, ou fômites contaminados, como roupas. As práticas no parto, como a reanimação boca a boca de cordeiros fracos ou a introdução de cordeiros fracos na casa para serem aquecidos, promovem a disseminação zoonótica. Consequentemente, as placentas infectadas e os cordeiros mortos devem ser manuseados com luvas e eliminados pela queima ou pelo enterro. O microrganismo pode ser detectado no leite de ovelhas e vacas, portanto, o consumo de leite cru também representa risco para a infecção zoonótica.

Patogênese

Após a infecção, acredita-se que o microrganismo resida inicialmente na amígdala e depois seja disseminado pelo sangue e pela linfa para outros órgãos, embora o local da infecção latente não seja conhecido de forma definitiva. A liberação do estado latente durante a gestação é causada pela modulação imunológica e leva à bacteriemia e infecção da placenta. Apesar de ser uma característica fundamental da infecção por *C. abortus*, pouco se entende sobre os mecanismos subjacentes que resultam em infecções latentes. No entanto, a infecção intranasal experimental de ovelhas não prenhes com dose baixa ou moderada de microrganismos induziu infecção latente e aborto subsequente, enquanto uma dose mais alta estimulou a imunidade protetora.[1]

Os microrganismos invadem as células trofoblásticas do cotilédone fetal e depois se espalham para as regiões intercotiledonárias do córion, produzindo placentite supurativa necrótica e comprometimento da troca materno-fetal de nutrientes e oxigênio e, portanto, morte fetal e aborto. A resposta inflamatória no feto também pode contribuir para a morte fetal.

Não se sabe por que – independentemente do tempo de infecção – as alterações patológicas na placenta não se iniciam antes de 90 dias de gestação, ou mesmo até 120 dias, embora isso coincida com o início do rápido crescimento fetal.

Achados clínicos

Em geral, não há indicações premonitórias dos abortos iminentes, que ocorrem no final da gestação. As ovelhas não sofrem efeitos sistêmicos óbvios, mas retenção de placenta e metrite podem ocorrer em cabras. Corrimento vaginal com duração de até 3 semanas após o aborto é comum. Perdas adicionais são causadas por natimortos, cordeiros fracos e cabritos que morrem logo após o nascimento.

Em bovinos, a infecção causa aborto no último terço da gestação. Bezerros infectados nascidos vivos podem ter letargia, depressão e podem ter baixa estatura. Infecções mistas por *C. abortus*, *C. suis* e microrganismos semelhantes à Chlamydia (*Parachlamydia* e *Waddlia* spp.) são registradas em bovinos e associadas a abortos caracterizados por placentite necrótica, mas a verdadeira prevalência e significância dessas infecções não é clara.[2,3]

Patologia clínica

Se o histórico do lote e as lesões placentárias sugerirem AEO, os esfregaços das vilosidades coriônicas afetadas e adjacentes da placenta podem ser adequadamente corados (p. ex., Giemsa ou Ziehl-Neelsen modificado) e examinados sob alta ampliação. Corpos elementares cocoides pequenos únicos ou aglomerados (300 nm) ficarão vermelhos em comparação com os restos celulares azuis. Suabes vaginais de ovelhas que abortaram recentemente e esfregaços de lã de cordeiros sujos ou conteúdo do abomaso fetal também podem ser examinados, mas contêm menos microrganismos. Os microrganismos parecem semelhantes a *Coxiella burnetii*, o agente da coxielose (febre Q), então este não é um teste definitivo.

Kits comerciais de detecção de antígenos (teste de anticorpos fluorescentes [FAT] e ELISA) estão disponíveis, mas não discriminam entre espécies de *Chlamydia*.

O DNA de clamídia pode ser amplificado por RT-PCR convencional ou em tempo real, que são altamente sensíveis, mas podem resultar em falsos-positivos se as amostras forem contaminadas de forma cruzada ou podem ser falso-negativos se as amostras contiverem substâncias inibidoras de PCR. A RT-PCR é rápida e relativamente fácil de padronizar e pode demonstrar o DNA de *C. abortus* em tecidos e suabes, como fluido vaginal, conjuntiva e membranas fetais.[4,5] Muitos testes de PCR multiplex são descritos e podem diferenciar entre espécies de clamídia e outros agentes de aborto infeccioso, como *Toxoplasma gondii* e *C. burnetii*.[6]

C. abortus pode ser isolado em ovos de galinha embrionados ou cultura de células, mas a maioria dos laboratórios de diagnóstico não o faz em razão do risco zoonótico e da necessidade de biocontenção de nível 2.

A infecção em animais que abortaram pode ser demonstrada pelo aumento dos títulos sorológicos em amostras de soro pareadas coletadas com 3 semanas de intervalo. O TFC comumente é usado, mas tem sensibilidade apenas moderada e não é específico em decorrência de antígenos comuns compartilhados com outras clamídias e algumas bactérias Gram-negativas. Também será positivo em animais vacinados. Resultados ambíguos, como suspeita de testes falso-positivos em programas de credenciamento de lotes ou testes de exportação, podem ser analisados por *Western blot* usando antígenos específicos.

Uma série de pesquisas e testes comerciais de ELISA foram desenvolvidos. Aqueles baseados em célula inteira ou em extratos de corpos elementares de clamídia têm melhor especificidade que o TFC, mas são menos sensíveis. Aqueles baseados em segmentos da proteína da membrana externa (OMP) ou antígenos peptídicos sintéticos têm maior sensibilidade e especificidade e são agora mais frequentemente utilizados em estudos diagnósticos, epidemiológicos e de soroprevalência.[7]

Os animais vacinados reagirão aos testes sorológicos utilizados atualmente, mas cepas do tipo selvagem e vacinais de *C. abortus* podem ser diferenciadas por polimorfismo de comprimento de fragmento de restrição (RFLP).[8] Essa técnica forneceu evidências de que a cepa mutante sensível à temperatura 1B usada em vacinas está associada a abortos de ovinos na Escócia.[9,10]

Achados de necropsia

Fetos abortados geralmente não apresentam anormalidades macroscópicas. O fluido fetal pode conter anticorpos contra clamídia e, embora menos sensível que o isolamento em células McCoy ou a detecção do antígeno de LPS de clamídia, pode ser útil quando a placenta não estiver disponível. Histologicamente, pode haver infiltração de células mononucleares em áreas portais hepáticas e áreas multifocais de hepatite. A placenta é fundamental para o diagnóstico do aborto por clamídia em bovinos e ovinos.

Os cotilédones da placenta estão necróticos e hemorrágicos, e as áreas intercotiledonárias estão espessadas, edemaciadas e coriáceas. Esse achado se opõe ao acometimento de cotilédones verificado em casos de toxoplasmose. Os microrganismos de clamídia podem ser vistos em folhas bem compactadas dentro do citoplasma de trofoblastos inchados em tecidos fixados em formol ou em esfregaços placentários diretos usando coloração Gimenez modificado, Koster ou outras colorações apropriadas. Placenta fresca bem preservada deve ser examinada, uma vez que os microrganismos são difíceis de demonstrar no feto. Colorações imuno-histoquímicas apresentam bom desempenho em amostras fixadas em formol. A maioria dos laboratórios reluta em cultivar *Chlamydia* spp. em razão de seu potencial zoonótico.

Amostras para confirmação do diagnóstico

- *Bacteriologia*: fígado refrigerado, pulmão, placenta (citologia, PCR, ELISA)
- *Histologia*: placenta fixada, fígado (microscopia óptica, IHQ).

O potencial zoonótico deste microrganismo significa que cuidados devem ser tomados ao manusear material potencialmente infectado, e as amostras devem ser adequadamente embaladas quando submetidas a um laboratório.

> **Diagnóstico diferencial**
> Outras causas de aborto em vacas e ovelhas são mostradas nas Tabelas 18.1 e 18.2.

Controle

Ovelhas que abortam devem ser isoladas do restante do rebanho. Deve haver higiene adequada das áreas de parto, incluindo descarte de cama e materiais abortados, e desinfecção de currais com sistemas de parto intensivo. A oxitetraciclina de ação prolongada tem sido usada a 20 mg/kg IM em ovelhas no início da prenhez dentro de um lote no qual está ocorrendo aborto para reduzir os abortos subsequentes. No entanto, ovelhas tratadas ainda excretam o microrganismo em descargas vaginais, e o tratamento em intervalos de 10 dias pode ser necessário.

Vacinas

Vacinas inativadas e vivas atenuadas estão disponíveis, mas nenhuma é totalmente protetora. As *vacinas mortas* de uma ou duas estirpes compostas por microrganismos derivados de ovos ou de cultura de tecidos têm sido usadas há muitas décadas. Sua eficácia é variável, mas podem reduzir a frequência do aborto e da excreção do microrganismo. No entanto, ocorreram surtos em ovelhas vacinadas, com a variação da estirpe representando uma possível explicação ao usar vacinas monovalentes. A adição de adjuvante incompleto de Freund proporciona melhor proteção, e alguns outros adjuvantes podem melhorar a eficiência de vacinas mortas contra o aborto enzoótico de ocorrência natural. As vacinas inativas podem ser usadas em ovelhas gestantes e foram usadas em caso de surto, na tentativa de reduzir a prevalência do aborto.

Uma vacina viva contendo cepa atenuada sensível à temperatura de *C. abortus* (cepa 1B) fornece proteção razoável, mas não completa, contra *C. abortus*. Está registrada para uso em ovelhas (não caprinos). Vacinas vivas atenuadas não devem ser usadas em ovelhas gestantes, pois podem representar risco de infecção zoonótica e estar associadas a abortos.[8-10]

Vacinas recombinantes e vacinas de DNA mostraram pouca proteção contra o desafio experimental com *C. abortus*.

LEITURA COMPLEMENTAR

Radostits O, et al. Chlamydophila abortion (enzootic abortion of ewes, ovine enzootic abortion). In: Veterinary Medicine: A Textbook of the Diseases of Cattle, Horses, Sheep, Goats and Pigs. 10th ed. London: W.B. Saunders; 2007:1435-1437.

Stuen S, Longbottom D. Treatment and control of Chlamydial and Rickettsial infections in sheep and goats. Vet Clin North Am Food Anim Pract. 2011;27:213-233.

REFERÊNCIAS BIBLIOGRÁFICAS

1. Longbottom D, et al. PLoS ONE. 2013;8(2):e5790.
2. Ruhl S, et al. Vet Microbiol. 2009;135:169.
3. Reinhold P, et al. Vet J. 2011;189:257.
4. Sachse K, et al. Vet Microbiol. 2009;135:2.
5. Gutierriez J, et al. Vet Microbiol. 2011;147:119.
6. Gutierriez J, et al. J Vet Diagn Invest. 2012;24:846.
7. Wilson K, et al. Vet Microbiol. 2009;135:38.
8. Laroucau K, et al. Vaccine. 2010;28:5653.
9. Wheelhouse N, et al. Vaccine. 2010;28:5657.
10. Sarginson N, et al. New Zeal Vet J. 2015;63:284.

Tabela 18.2 Resumo diagnóstico das causas do aborto em bovinos.

Epidemiologia da doença	Características clínicas	Taxa de aborto	Momento de ocorrência do aborto	Exame de campo		Diagnóstico laboratorial	
				Placenta	Feto	Isolamento do agente	Sorologia
Brucelose (*Brucella abortus*)	Doença zoonótica, infecção crônica, aborto, retenção de placenta e metrite	Alta, até 90% em rebanhos suscetíveis	5 meses +	Placentite grave, espessamento da placenta com exsudato de superfície	Possivelmente pneumonia	Cultura do estômago fetal, placenta, fluido uterino, leite e sêmen	Teste de aglutinação de soro e sangue, teste do anel em leite, teste de aglutinação da placa de leite integral; aglutinação de soro lácteo em placa, teste de aglutinação do plasma seminal e do muco vaginal
Tricomoníase (*Trichomonas foetus*)	Doença de transmissão venérea que resulta em perda embrionária precoce com aborto ocasional e piometra	Moderado, 5 a 30%	Em geral, nos 5 primeiros meses	Material flocoso com fluido claro e seroso no exsudato uterino	Costuma não haver lesões macroscópicas, pode ocorrer pneumonia fetal por células gigantes	Gota pendente ou exame de cultura do estômago fetal e exsudato uterino até 24 h após o aborto; isolamento, melhor fonte é o fluido da piometra, caso exista; o melhor método é o InPouch; em esmegma prepucial de touro com InPouch	Teste de aglutinação do muco cervical; sorologia raramente realizada, aglutinação de muco ou ensaio hemolítico de fixação do complemento
Neosporose (*Neospora caninum*)	Distribuição cosmopolita da infecção em bovinos de leite e corte, a maioria dos abortos relatada em gado leiteiro. Além do aborto, podem ocorrer mumificação e nascimento de bezerros infectados a termo com ou sem sinais clínicos. Infecção crônica na qual a transmissão congênita acontece comumente durante a prenhez, também pode ocorrer infecção pós-natal adquirida	Esporádicos ou surtos comuns (20 a 40%). Podem ocorrer abortos repetidos nas mesmas vacas	3 a 8 meses de gestação (média de 5,5 meses)	Sem lesões macroscópicas características na placenta. Parasita pode estar presente	Feto de meio da gestação autolisado, lesões inflamatórias histológicas generalizadas, incluindo encefalite necrosante não supurativa e miocardite	Identificar parasita em tecidos fetais por imuno-histoquímica ou PCR	Anticorpos, IFAT e ELISA de fetos e vacas usados para detecção sorológica. O resultado positivo suporta infecção em vaca e/ou feto, mas não é uma prova causal; resultado negativo com fortes evidências de que a neosporose não está envolvida no aborto; comparação sorológica de grupos de companheiros que abortaram e que não abortaram é útil em surtos de aborto em rebanhos
Vibriose (*Campylobacter fetus* subsp. *venerealis*)	Transmissão venérea resultando em infertilidade, diestro irregular, moderadamente prolongado com aborto ocasional. Epidemiologia semelhante à tricomoníase, exceto por um estado de portador vaginal mais longo (até 4 meses após o útero ter eliminado o microrganismo). Significância: a fertilidade retorna, mas ainda é uma ameaça para qualquer touro não infectado	Baixa, até 5%, pode ser de até 20%	46 meses	Semiopaca, pouco espessada. Petéquias, avascularização localizada e edema	Flocos de pus no peritônio visceral. Pode haver fibrina nas cavidades serosas. Geralmente associada à pneumonia supurativa no feto	Cultura do estômago fetal, placenta e exsudato uterino. Aborto esporádico, não transmitido por via venérea, pode estar associado a *C. fetus* subsp. *feto* e *C. jejuni*, que precisam ser diferenciados de *C. fetus* subsp. *venerealis*	Aglutinação de sangue após o aborto (às 3 semanas). Teste de aglutinação do muco cervical aos 40 dias após a cobertura infectada

(continua)

Tabela 18.2 *(Continuação)* Resumo diagnóstico das causas do aborto em bovinos.

Epidemiologia da doença	Características clínicas	Taxa de aborto	Momento de ocorrência do aborto	Exame de campo		Diagnóstico laboratorial	
				Placenta	Feto	Isolamento do agente	Sorologia
Leptospirose [*Leptospira interrogans* sorovar pomona, *Leptospira hardjo* e *L. borgpetersenii* sorovar hardjo (antigamente sorovar hardjo-bovis) ocorre em todo o mundo; *L. interrogans* serovar hardjo (anteriormente hardjo-prajitno) ocorre principalmente no Reino Unido]	O aborto pode ocorrer no estágio febril agudo, tardio ou não associado à doença	25 a 30%	Abortos podem ocorrer durante toda a gestação; tarde, 6 meses +	Placenta avascular, cotilédone amarelo-marrom atônico, edema gelatinoso marrom entre alantoide e âmnio	Feto geralmente autolisado, icterícia ocasional. Morte fetal comum	Coloração de anticorpo fluorescente de esfregaços de rim ou PCR fetal. Exame direto de urina de vaca por coloração de anticorpo de campo escuro ou fluorescente	Teste de soroaglutinação positiva 14 a 21 dias após doença febril. Títulos geralmente no máximo ou próximo ao máximo no momento do aborto. Fêmeas infectadas por *L. hardjo* cronicamente podem ter títulos baixos ou negativos
Rinotraqueíte infecciosa bovina (IBR)	Surto de aborto em animais inadequadamente vacinados. Pode estar associada à doença das vias respiratórias superiores em um ou vários animais	Variável	Mais na segunda metade da gestação	Nenhuma lesão macroscópica significativa	Feto autolisado, raramente com focos pálidos de necrose hepática. Característica histopatológica com necrose multifocal	Isolamento de vírus ou PCR na placenta ou tecidos fetais. Imuno-histoquímica ou coloração de anticorpo fluorescente em tecidos fetais	Soro da fase aguda e convalescente
Micoses (*Aspergillus*, *Absidia*)	Incidência variável, mais comum em climas úmidos mais frios, pode ocorrer retenção de placenta	Desconhecido. 6 a 7% de todos os abortos encontrados	3 a 7 meses	Necrose do cotilédone materno, aderência de material necrótico ao cotilédone coriônico causa estrutura macia, amarela e semelhante à almofada. Pequenas lesões coriáceas amarelas, elevadas e ressecadas, em áreas intercotiledonárias	A minoria dos fetos tem lesões na pele. Pode ser pequena, ressecada, com lesões moles ou áreas brancas difusas na pele. Assemelha-se à micose	Exame direto do cotilédone e estômago fetal para hifas, exame de cultura adequado. Histopatologia na placenta	–
Listeriose (*Listeria monocytogenes*)	Pode haver septicemia associada (vacas que abortam podem morrer de septicemia a termo). Retenção de placenta e metrite também podem ocorrer	Rara, baixa incidência de surto de aborto relacionados com silagem mal fermentada	Cerca de 7 meses	–	Autólise. Focos de necrose no fígado e outros órgãos	Microrganismos no estômago, fígado e em toda a placenta do feto e no fluido uterino	Títulos de aglutinação superiores a 1: 400 em animais contactantes classificados como positivos
Aborto bovino epizoótico	Infecção bacteriana transmitida por carrapatos, ocorre em pastos secos no sopé de montanhas no oeste dos Estados Unidos, nos quais o vetor carrapato reside. Não há sinais clínicos em bovinos que abortam. A imunidade do rebanho se desenvolve. Período de incubação ≈3 meses após a exposição ao agente	Surtos de aborto podem ocorrer, geralmente em novilhas e recém-introduzidas. Alta, 30 a 40%	Aborto de terceiro trimestre ou nascimento de bezerros prematuros e fracos	Negativo	Feto fresco com petéquias na mucosa, aumento dos gânglios linfáticos e baço, edema subcutâneo, ascite, fígado nodular inchado	Diagnóstico baseado em lesões histológicas típicas, o agente etiológico bacteriano foi identificado por análise de DNA, mas não é cultivável em meios artificiais. Bastonetes bacterianos podem ser detectados com colorações especiais (coloração de prata Steiner e imuno-histoquímica)	Nenhum teste sorológico, níveis elevados de IgG fetal

(continua)

Tabela 18.2 (Continuação) Resumo diagnóstico das causas do aborto em bovinos.

Epidemiologia da doença	Características clínicas	Taxa de aborto	Momento de ocorrência do aborto	Exame de campo		Diagnóstico laboratorial	
				Placenta	Feto	Isolamento do agente	Sorologia
Diarreia viral bovina (BVD)	Resultado variável da infecção fetal, dependendo do momento da infecção e outros fatores. Infecção pelo vírus da diarreia viral bovina persistente em bezerros vivos a termo, problema significativo para a exposição de outros animais	Menos do que 10%	Qualquer momento durante a gestação. Mais comum no primeiro trimestre	Nenhuma lesão macroscópica óbvia	Mumificação, lesões fetais variáveis, incluindo deformidades (hipoplasia cerebelar, pulmonar ou renal), lesões miocárdicas com insuficiência cardíaca congestiva, depleção tímica ou ausência de lesões	Exame imuno-histoquímico ou de anticorpos fluorescentes de tecidos para detectar vírus. Isolamento de vírus ou PCR também está disponível. Animais afetados precocemente com lesões congênitas podem não ser mais positivos para o vírus no momento do aborto	Anticorpo fetal, evidência de soroconversão na mãe e/ou rebanho

Nutricional: ingestão excessiva de estrogênios na dieta pode causar aborto. Geralmente, há sinais concomitantes em razão do aumento da vascularização do úbere e da vulva. Possível fator dietético nos abortos chamados "das terras baixas".
Isoimunização: não foi verificado como de ocorrência natural em bovinos. Foi produzido experimentalmente por repetidas injeções intravenosas de sangue do único touro da prenhez. Hemólise intravascular ocorre nos bezerros.
Desconhecido: 30 a 75% da maioria dos abortos examinados não são diagnosticados. Suspeita-se da ingestão de grande quantidade de agulhas de pinheiro como causa de aborto em bovinos nos EUA. Infecção por *Ureaplasma* e *Mycoplasma* spp. são outras causas de importância relativa indeterminada.
ELISA: ensaio imunoenzimático; IFAT: teste de anticorpo fluorescente indireto; PCR: reação em cadeia da polimerase.

Coxielose (febre Q)

Sinopse
- Etiologia: *Coxiella burnetii*
- Epidemiologia: alta soroprevalência em ruminantes. Infecção latente com recrudescência e excreção no parto. Infecção por contato direto e inalação. Persiste no meio ambiente. Zoonose importante
- Achados clínicos: a infecção em ruminantes é comum. A doença clínica é menos recorrente e se apresenta principalmente como aborto em ovelhas e cabras
- Achados de necropsia: placentite. Microrganismo demonstrado em células trofoblásticas da placenta por anticorpo fluorescente
- Confirmação do diagnóstico: coloração de anticorpo fluorescente e PCR de material abortado e corrimento vaginal. Microrganismos em forma de bastonete são corados pelo corante ácido-rápido em impressões da placenta. Sorologia (ELISA, TFC, anticorpo imunofluorescente) ou teste de leite em tanque de expansão para estabelecer o status de infecção do rebanho
- Controle: vacinação possível em muitos países. Isolamento de ruminantes que abortam. Destruição de roupa de cama e palha contaminada com fluidos do parto
- Aspectos zoonóticos: a infecção em humanos pode variar de assintomática a grave e até mesmo fatal. Apresenta-se principalmente como doença leve semelhante à influenza com pneumonia, mas infecções crônicas podem ter desfecho grave, incluindo endocardite e doença osteoarticular. Ocorre principalmente após contato com ovelhas e cabras próximo ao parto, e com menor frequência em bovinos.

TFC: teste de fixação complemento; ELISA: ensaio imunoenzimático ligado à enzima; PCR: reação em cadeia polimerase.

Etiologia

Coxielose (febre Q) é uma zoonose associada a *C. burnetii*, que é um parasita intracelular obrigatório classificado dentro da família Coxiellaceae (anteriormente Rickettsiaceae). Pode ser dividido em seis clusters de genótipos com base na RFPL, embora diferentes métodos possam ser usados, como tipagem de sequências multispacer (MST) ou análise de repetição em tandem de número variável de multilocus (MLVA), que podem identificar até 17 diferentes marcadores microssatélites.[1] A presença ou ausência de genótipos específicos poderia explicar inconsistências nos relatos sobre os efeitos da coxielose, particularmente na reprodução em bovinos. Coinfecção com múltiplos genótipos pode ocorrer, embora um grande estudo de amostras de leite nos EUA tenha identificado predominantemente o genótipo ST20 em leite bovino e principalmente ST8 em leite caprino,[2] embora o ST20 tenha sido associado a surto de aborto em laticínios caprinos no Reino Unido[3] e ST33 com um grande surto na Holanda.[4] Ao contrário de outras riquétsias, *C. burnetii* é bastante resistente a influências ambientais e não depende de artrópodes vetores para transmissão. Apresenta duas fases ou fenótipos antigênicos: a Fase 1 é mais infecciosa e capaz de se replicar no hospedeiro, e a Fase 2, que é incapaz de se replicar (essas fases correspondem às fases lisa e rugosa de outras bactérias gram-negativas, respectivamente).

Epidemiologia

Ocorrência

O microrganismo tem distribuição cosmopolita, embora pesquisas sorológicas não tenham encontrado evidências de infecção na Nova Zelândia.

C. burnetii possui ciclos em uma ampla variedade de espécies selvagens e seus ectoparasitas. A infecção também ocorre em muitas espécies de animais domésticos: bovinos, ovinos e caprinos são os principais reservatórios pecuários de infecção para humanos. As taxas de infecção em animais de fazenda variam consideravelmente entre locais, entre países e com o tempo, pois parece haver ciclos de infecção nas regiões.[5]

Pode haver ampla gama na soroprevalência da febre Q dentro das regiões e dentro de rebanhos individuais. Em bovinos, 4 a 100% dos rebanhos têm sido relatados como positivos (teste soropositivo ou leite do tanque de expansão) e a prevalência dentro do rebanho varia de 0 a 49%.[6] A prevalência do rebanho em ovinos e caprinos apresenta faixas similares e, quanto aos bovinos, varia conforme o ano e a região.[5,6] Há pouca informação sobre o manejo ou outros fatores que possam influenciar essa variação na prevalência, mas um estudo verificou prevalência significativamente maior em bovinos alojados em comparação com animais criados extensivamente. Análises de dados de 69 publicações encontraram prevalência média geral ligeiramente maior em bovinos (estimativa de 20% e 38% para a prevalência do rebanho e dentro do rebanho, respectivamente) do que em pequenos ruminantes (ovinos e caprinos; 15% e 25% para prevalência de rebanhos e dentro de rebanhos, respectivamente).[6] A prevalência em rebanhos de cabras leiteiras e ovelhas leiteiras é muito maior do que em lotes não leiteiros.

Fonte de infecção e transmissão

A infecção e a transmissão são por contato direto e por inalação. A infecção de animais não prenhes é clinicamente silenciosa e é seguida por infecção latente até a gestação, momento em que há recrudescência, com infecção no intestino, útero, placenta e úbere e excreção a partir desses locais no parto. O microrganismo está presente em alta concentração na placenta, fluidos fetais e fluidos vaginais subsequentes, é também excretado na urina e está presente nas fezes das ovelhas de 11 a 18 dias após o parto. Em um estudo longitudinal em um rebanho de ovelhas naturalmente infectado na França, o número de *C. burnetii* foi maior em muco vaginal e fezes em comparação com leite, atingiu o pico 3 semanas após o aborto ou nascimento e foi mais alto em ovelhas primíparas e que abortaram.[7] A excreção de *C. burnetii* nas fezes pode ser persistente, o que pode contribuir significativamente para a contaminação ambiental com o microrganismo. A infecção pode resultar em aborto, natimortos, ou cordeiros com mau aspecto, mas os recém-nascidos de ovelhas infectadas e que excretam o microrganismo geralmente nascem clinicamente normais.

O aborto em geral não ocorre em gestações sucessivas. No entanto, pode haver recrudescência de infecção e excreção nessas gestações, especialmente a imediatamente após, e a falha reprodutiva em uma segunda gestação consecutiva é registrada em cabras.[8] As cabras excretam o microrganismo em corrimentos vaginais por até semanas; ele está presente no leite por até 52 dias após o parto e também é encontrado nas fezes. Também adere fortemente à zona pelúcida não removida por procedimentos de lavagem padrão. Assim, a possibilidade de transferência de *C. burnetii* por transferência de embriões não pode ser descartada.[9]

Em bovinos, a excreção máxima também ocorre às 2 semanas após o parto, o microrganismo é excretado no leite por, pelo menos, vários meses, e pode ser detectado por até 2 anos no leite do tanque de expansão. O aborto em bovinos é menos comum do que em cabras e ovelhas e é esporádico, não ocorrendo como surtos de aborto como ocorre com ovelhas e cabras. O microrganismo está presente no sêmen de touros soropositivos e há suspeita de transmissão venérea.

Existe contaminação significativa do ambiente dos animais infectados no momento do parto e do aborto. Este é um período de maior risco para a transmissão da doença dentro de rebanhos e apresenta risco zoonótico significativo. O microrganismo ainda está presente em grandes concentrações no solo 12 meses após surtos de coxielose em fazendas caprinas.[10]

Fatores de risco do patógeno

C. burnetii é muito resistente a influências físicas e químicas e pode sobreviver no ambiente, estrume e solo por muitos meses. Ele pode resistir a desinfetantes químicos comuns, mas é suscetível a hipoclorito de sódio, solução de lisol 1:100 e fumigação de formalina, desde que alta umidade seja mantida.

Há variação entre estirpes, e as diferenças nos genótipos e sequências de DNA têm sido correlacionadas com as diferenças no tipo de doença que ocorre em humanos e ruminantes domésticos. Os microrganismos são altamente infecciosos, com a dose infecciosa para humanos estimada em um microrganismo.

Implicações zoonóticas

A infecção humana decorre principalmente de inalação. Fontes de infecção incluem materiais tão diversos como o solo, poeira transportada pelo ar, lã, cama e outros materiais contaminados por urina, fezes ou produtos de nascimento de animais. O potencial de infecção humana a partir dessas fontes é substancial (p. ex., esterco ovino usado como fertilizante de jardim foi incriminado).

Ovinos e caprinos têm sido tradicionalmente identificados como os principais reservatórios de infecção para humanos, e no surto holandês de 2007 a 2010, populações urbanas que ficam nas proximidades de grandes rebanhos de cabras leiteiras foram consideradas um reservatório significativo.[1]

O microrganismo está presente no leite de bovinos infectados, ovelhas e cabras. Uma proporção significativa de bovinos soropositivos excreta o microrganismo no leite, e os períodos e a duração da excreção são variáveis, mas podem persistir por pelo menos 2 anos. *C. burnetii* é destruída pela pasteurização, mas existe risco para pessoas que consomem leite cru, particularmente leite não pasteurizado de ovelhas e cabras.

As taxas de soropositividade em humanos variaram entre levantamentos, mas há taxa maior de soropositividade em pessoas que estão associadas a animais domésticos e seus produtos e ambientes agrícolas (como trabalhadores agrícolas, médicos-veterinários, revendedores de gado, produtores de laticínios, frigoríficos e tosquiadores).[5]

Muitos casos de infecção em humanos têm sido associados à exposição a ovelhas e cabras parturientes. Um exemplo espetacular é a epidemia de 2007 a 2010 na Holanda, na qual mais de 3.000 notificações de doença em humanos foram analisadas, e apenas 3,7% das pessoas trabalhavam na agricultura ou nos matadouros.[11] Esse surto foi atribuído à transmissão aérea de poeira contaminada proveniente de laticínios de fazendas de cabras localizadas em áreas densamente povoadas. O número de casos humanos diminuiu abruptamente depois que medidas de controle foram implementadas nas fazendas de caprinos e ovinos, incluindo vacinação, abate em massa de mais de 50.000 cabras e ovelhas prenhes em fazendas infectadas para reduzir a excreção do microrganismo e teste de PCR obrigatório de tanque leite para *C. burnetii*.[11] Viver próximo (< 2 km) de uma grande fazenda de cabras leiteiras na qual houve surto de aborto causado por *Coxiella burnetii* foi identificado como o principal fator de risco para casos humanos durante a epidemia na Holanda.[12]

A coxielose em humanos é conhecida como febre Q e, com frequência, é assintomática, mas pode resultar em doença aguda caracterizada por febre, mal-estar geral, cefaleia e, menos comumente, pneumonite, hepatite e meningoencefalite. Endocardite, hepatite e doenças osteoarticulares são manifestações de doença crônica em aproximadamente 2% das infecções humanas.[11] As pessoas sob maior risco de doença crônica são os indivíduos imunocomprometidos e as gestantes. Há preocupação de que a prevalência de infecção em animais de fazenda esteja aumentando e se espalhando geograficamente, de modo que há risco maior de infecção humana, particularmente quando fazendas de gado leiteiro estão localizadas perto de populações urbanas. Epidemias de infecção humana foram documentadas em muitos países, incluindo Austrália, França, Alemanha, EUA, Bulgária, Reino Unido e Holanda.[11]

C. burnetii é considerado um agente potencial para o bioterrorismo devido à sua sobrevivência no ambiente, à facilidade com que pode ser transmitido por aerossóis e ventos e à dose infecciosa muito baixa.

Achados clínicos

A infecção de ruminantes pode ocorrer em qualquer idade e, em geral, é clinicamente inaparente. Na doença experimental em bovinos, anorexia é o único achado clínico consistente. *C. burnetii* é causa de surtos de aborto e abortos esporádicos em ovelhas e cabras, mas raramente é associada ao aborto esporádico em bovinos.[13] O aborto ocorre durante o último terço da gestação em ovelhas e cabras, geralmente sem nenhum sinal de aborto iminente.

Na epidemia de 2007 a 2010, na Holanda, foram relatados surtos de aborto em 28 fazendas leiteiras de cabras e 2 de ovelhas, com até 60% de ovelhas abortando, em comparação com uma média de 5% de abortos nas fazendas de ovinos.[11]

Patologia clínica

Há uma série de testes sorológicos, incluindo fixação de complemento, microaglutinação, ELISA, imunofluorescência indireta e PCR (PCR convencional e quantitativa em tempo real). Uma comparação desses testes concluiu que a combinação de testes era preferível, como ELISA para sorologia e PCR para detecção de DNA do microrganismo.[14]

O ensaio de imunofluorescência é utilizado como teste de referência para o sorodiagnóstico da coxielose. Ele pode detectar anticorpos para variantes de fase e pode fornecer informações epidemiológicas, pois o anticorpo de Fase 1 está associado a infecções recentes e agudas e anticorpos de Fase 2 com infecções crônicas.

Os testes convencionais e quantitativos de PCR em tempo real podem ser conduzidos em leite de tanque de expansão, e são um meio útil para monitorar a prevalência de rebanho dentro de regiões e surtos dentro de rebanhos.[15,16]

Achados de necropsia

Raramente há lesões macroscópicas em fetos abortados, mas focos de necrose e inflamação microscópicos são vistos ocasionalmente em fígado, pulmão e rim.[13] A placenta de animais que abortaram geralmente está espessada e um exsudato purulento ou grandes focos marrom-avermelhados de necrose tipicamente são vistos nas áreas intercotiledonárias espessadas. Microscopicamente, um grande número de neutrófilos necróticos geralmente é visível na superfície coriônica, e trofoblastos inchados preenchidos com os microrganismos também podem ser encontrados em amostras bem preservadas. Isso é consistente com a replicação bacteriana que ocorre apenas nos trofoblastos da placenta e não em outros órgãos de animais gestantes infectados experimentalmente e em seus filhotes.[17] A coloração de impressão placentária corada com Gimenez, Koster ou outras técnicas apropriadas fornece um meio de diagnóstico. No entanto, deve-se ter cuidado para evitar confundir trofoblastos infectados por *Coxiella* com células contendo microrganismos de *Chlamydophila*. A coxielose pode ser confirmada por PCR, coloração com anticorpo fluorescente de tecido fresco ou coloração imuno-histoquímica de amostras fixadas com formol. Na maioria dos laboratórios, a cultura não é tentada em razão do potencial zoonótico desse agente.

Amostras para confirmação do diagnóstico

- Bacteriologia e detecção de DNA: placenta refrigerada (fígado e baço fetais) (citologia, FAT, PCR)
- Histologia: placenta fixada e pulmão fetal, fígado, rim (microscopia óptica, imuno-histoquímica).

Observar o potencial zoonótico deste agente ao manusear material abortado e acondicionar e enviar espécimes.

Diagnóstico diferencial

- Outras causas de aborto em ovelhas e cabras (*Campylobacter, Chlamydophila e Toxoplasma*, Tabela 18.1)
- O diagnóstico da doença em animais de fazenda – além do aborto – suspeito de estar associado a este agente é difícil e depende da detecção do microrganismo
- Um teste sorológico positivo em um animal ou rebanho é indicativo de infecção em algum momento, mas não indica associação com o problema em questão
- PCR ou PCR-ELISA foi usado para detecção do microrganismo no leite.

ELISA: ensaio imunoenzimático ligado à enzima; PCR: reação em cadeia da polimerase.

Controle

Animais que apresentaram abortamento devem ser isolados por 3 semanas e material contaminado pelo aborto e placenta devem ser queimados. O ideal é que o esterco seja colocado em compostagem por 6 meses antes da aplicação nos campos para inativar o microrganismo, e a compostagem fechada com CaO ou $CaCN_2$ tem sido utilizada após surtos na Holanda, França e Alemanha.[5] Áreas de alimentação devem ser criadas para mantê-las livres de contaminação com fezes e urina.

Embora a febre Q tenha implicações significativas para a saúde humana, até recentemente não foi considerada suficientemente importante para justificar estratégias nacionais ou regionais baseadas no controle da população animal. Nos Países Baixos, uma epidemia sazonal de infecções por *C. burnetii* em animais e humanos ocorreu em 2007, mas não foi diferente de vários surtos isolados na Europa. Posteriormente, a escala inesperada do surto em 2008 significou que as autoridades nacionais e regionais de saúde pública estavam amplamente despreparadas para a epidemia em expansão.[5,18]

A resposta na Holanda foi abater todas as cabras leiteiras em fazendas afetadas antes da temporada de parição de 2010, sem referência a testes individuais, e vacinar cabras e ovelhas leiteiras.[18,19] Uma análise retrospectiva identificou que testar cabras prenhes por PCR ou ELISA, seguido pelo sacrifício apenas das cabras positivas, não teria efetivamente reduzido a excreção maciça de bactérias nessas fazendas, pois muitas cabras infectadas não seriam detectadas.[20]

Vacinas de Fase 1 inativadas mostram resposta de anticorpos boa e persistente, sugerindo que a vacinação deve limitar a excreção do microrganismo. No entanto, há pouco incentivo econômico para a vacinação de animais de produção quando não ocorre um surto de coxielose, e a vacina para os animais de produção não está disponível em muitos países. Uma revisão sistemática e meta-análise de investigações sobre o uso de vacinas Fase 1 inativadas, como as usadas no surto holandês, encontraram risco significativamente reduzido de excreção de muco vaginal, fluidos uterinos, leite e fezes de cabras vacinadas expostas à infecção comparado com os controles. No entanto, concluiu-se que não houve redução no risco ou quantidade de animais jovens desmamados nas ovelhas vacinadas em comparação com as não vacinadas.[21]

A vacinação de humanos reduziu as taxas de infecção em grupos de alto risco e é usada nas circunstâncias apropriadas na Austrália, tais como trabalhadores em fazendas leiteiras de cabras e ovelhas, trabalhadores de abatedouros, médicos-veterinários e estudantes de veterinária.

Durante um surto natural de coxielose em um rebanho leiteiro, dois tratamentos com oxitetraciclina nos dias 100 e 120 da gestação falharam em reduzir a excreção do microrganismo nos fluidos vaginais, leite ou fezes em comparação com as ovelhas não tratadas.[22] Neste rebanho, a vacinação por três estações consecutivas reduziu a proporção de ovelhas que excretaram o microrganismo para cerca de 4%.

É preferível realizar a pasteurização do leite que é consumido fresco, mas os médicos-veterinários que lidam com rebanhos que fornecem leite cru devem garantir que esses rebanhos sejam soronegativos ou que o leite em tanque de expansão seja negativo à PCR para *C. burnetii*. Em um estudo de produtos lácteos fabricados na França (principalmente queijo, mas também iogurte, creme e manteiga), o DNA de *C. burnetii* foi detectado em 64%, mas nenhum microrganismo viável foi recuperado. Uma proporção maior de produtos alimentares de grandes fabricantes foi positiva em comparação com os alimentos artesanais.[23]

LEITURA COMPLEMENTAR

Agerholm JS. Coxiella burnetii associated reproductive disorders in domestic animals—a critical review. Acta Vet Scand. 2013;55:13.

Georgiev M, et al. Q fever in humans and animals in four European countries, 1982 to 2010. Euro Surveill. 2013;18:pii 20407.

Hogerwerf L, et al. Reduction of Coxiella burnetii prevalence by vaccination of goats and sheep, the Netherlands. Emerg Infect Dis. 2011;17:379-386.

O'Neil TJ, et al. A systematic review and meta-analysis of phase I inactivated vaccines to reduce shedding of Coxiella burnetii from sheep and goats from routes of public health importance. Zoonoses Public Health. 2014;61:519-533.

Roest HIJ, et al. The Q fever epidemic in the Netherlands: history, onset, response and reflection. Epidemiol Infect. 2011;139:1-12.

REFERÊNCIAS BIBLIOGRÁFICAS

1. Roest HIJ, et al. Emerg Infect Dis. 2011;17:668.
2. Pearson T, et al. BMC Microbiol. 2014;14:41.
3. Reichel R, et al. Res Vet Sci. 2012;93:1217.
4. Tilburg JJHC, et al. Emerg Infect Dis. 2012;18:887.
5. Georgiev M, et al. Euro Surveill. 2013;18:pii 20407.
6. Guatteo R, et al. Vet Microbiol. 2011;149:1.
7. Joulié A, et al. Appl Environ Microbiol. 2015;81:7253.
8. Berri M, et al. Res Vet Sci. 2007;83:47.
9. Alsaleh A, et al. Theriogenology. 2013;80:571.
10. Kersh GJ, et al. Appl Environ Microbiol. 2013;79:1697.
11. Djikstra F, et al. FEMS Immunol Med Microbiol. 2012;64:3.
12. Schimmer B, et al. BMC Infect Dis. 2010;10:69.
13. Agerholm JS. Acta Vet Scand. 2013;55:13.
14. Niemczuk K, et al. Vet Microbiol. 2014;171:147.
15. Garcia-Pérez AL, et al. J Dairy Sci. 2009;92:1581.
16. Bauer AE, et al. BMC Vet Res. 2015;11:186.
17. Roest H-J, et al. PLoS ONE. 2012;7:e48949.
18. Roest HIJ, et al. Epidemiol Infect. 2011;139:1.
19. Hogerwerf L, et al. Emerg Infect Dis. 2011;17:379.
20. Hogerwerf L, et al. Vet J. 2014;200:343.
21. O'Neill TJ, et al. Zoonoses Public Health. 2014; 61:519.
22. Astobiza I, et al. Vet J. 2013;196:81.
23. Eldin C, et al. Am J Trop Med Hyg. 2013;88:765.

Doenças do trato genital associadas ao *Mycoplasma* spp.

A vulvovaginite em bovinos, ovinos e caprinos pode estar associada ao *Mycoplasma agalactiae var. bovis*. A mesma infecção, quando introduzida com sêmen no útero, pode causar endometrite e salpingite, resultando em infertilidade temporária e incapacidade de conceber. Infecção persistente do trato genital de touros também foi produzida experimentalmente.

Embora o *Ureaplasma* e o *M. bovigenitalium* sejam considerados pertencentes à flora normal do trato urogenital inferior de ruminantes, esses microrganismos também foram associados a doenças reprodutivas.[1] Em indivíduos saudáveis, o *Ureaplasma diversum* geralmente tem distribuição limitada ao vestíbulo e à vulva. Ambos os microrganismos foram isolados da vulva de animais com vulvovaginite granular, e a doença pode ser transmitida experimentalmente. A infecção por *M. bovigenitalium* tem sido ainda associada à infertilidade, ao aborto e ao nascimento de bezerros fracos.[1] Essas infecções afetam negativamente a reprodução quando são agudas ou crônicas; juntamente com a produção de vulvovaginite granular, algumas cepas podem, se introduzidas no trato reprodutivo superior, causar endometrite e salpingite transitórias. Como *U. diversum* é um habitante normal do trato respiratório superior e do trato urogenital inferior de ruminantes, a contaminação das membranas fetais ou do tecido fetal submetido ao laboratório de diagnóstico deve ser considerada.[2] O ideal é que o diagnóstico de *U. diversum* como agente causador do aborto deva se basear no isolamento do agente patogênico do tecido pulmonar fetal, do conteúdo gástrico ou da placenta, juntamente com a presença de lesões compatíveis no pulmão e na placenta.[2]

Ureaplasma, *M. bovis* e *M. bovigenitalium* foram encontrados no trato reprodutivo de touros e no seu sêmen. Usando PCR para a detecção de micoplasma no sêmen, *M. mycoides* subsp. *mycoides* SC (agente causador da pleuropneumonia contagiosa dos bovinos) foi encontrado no sêmen de touros com vesiculite seminal. Micoplasmas no sêmen podem ser transmitidos por meio de fertilização in vitro (FIV) e infectar embriões, e a suplementação de meios de cultura com antibióticos padrão e a lavagem de embriões, como recomendado pela *International Embryo Transfer Society*, não são efetivos para tornar embriões de FIV livres de *M. bovis* e *M. bovigenitalium*. *M. bovis* em sêmen congelado pode sobreviver à combinação antibiótica de gentamicina, tilosina e lincomicina e espectinomicina.

Em equinos, *M. equigenitalium*, *M. subdolum* e *Acholeplasma* spp. têm sido associados com infertilidade, endometrite, vulvite e aborto, bem como com redução da fertilidade e balanopostite em garanhões.[3] Não obstante, esses microrganismos também são comumente isolados de equinos clinicamente saudáveis, o que levantou questões sobre sua associação direta com a doença genital. Dois microrganismos frequentemente isolados do trato respiratório superior de equinos, *M. equirhinis* e *M. felis*, também foram isolados do trato genital de garanhões, mas não foram associados a nenhuma doença clínica.[3]

Na infecção de suínos por *M. suis*, o agente causador da eperitrozoonose também tem sido associado com infertilidade, aborto, natimortos e nascimento de leitões fracos.[1]

REFERÊNCIAS BIBLIOGRÁFICAS

1. Given MD, Marley MSD. Theriogenology. 2008;70:270.
2. Anderson ML. Theriogenology. 2007;68:474.
3. Spergser J, et al. Vet Microbiol. 2002;87:119.

Exantema coital equino

Doença venérea associada à infecção por herpes-vírus equino-3 (EHV-3). O genoma do EHV-3 foi sequenciado.[1] A doença é altamente contagiosa e tem importância econômica em razão da interrupção nos programas de reprodução em haras quando os garanhões apresentam sinais clínicos ou há um surto de doença entre as éguas. O impacto econômico é maior naquelas raças ou livros genealógicos – como os Puro-sangue Inglês – que não permitem a inseminação artificial das éguas.[2]

A *transmissão* em geral é venérea, a partir de animais portadores afetados ou clinicamente normais nos quais se acredita que a infecção é latente no gânglio ciático.[3] O vírus é altamente contagioso, e surtos entre éguas em uma instalação de transferência de embriões em que tanto as éguas doadoras quanto as receptoras são afetadas é fortemente sugestivo de disseminação iatrogênica por pessoal ou em equipamentos como sondas de ultrassonografia.[2] A infecção latente ou inaparente aparentemente é comum, com 14% de 220 éguas Puro-sangue em um haras apresentando genoma EHV-3 detectável por PCR em suabes do períneo e da vagina, e 48% com anticorpos séricos para o vírus.[3] O vírus pode ser excretado de forma intermitente por éguas infectadas, embora os fatores que determinam a reativação não tenham sido determinados.[3] Esforços para demonstrar que a administração de corticosteroides induz a reativação da liberação de EHV-3 são inconclusivos.[4]

A doença pode ser reproduzida experimentalmente, com manifestações mais graves e com maior excreção do vírus em éguas soronegativas no momento da infecção do que em éguas soropositivas.[5]

A doença é relativamente branda e causa apenas sinais locais, que se manifestam como lesões papulosas, depois pustulosas e finalmente ulcerativas da mucosa vaginal, que geralmente é avermelhada. As úlceras podem ter até 2 cm de diâmetro e 0,5 cm de profundidade e são circundadas por uma zona de hiperemia. Em casos graves, as lesões se estendem sobre a vulva e a pele perineal para envolver o ânus. Pode haver dor na defecação e os linfonodos anorretais estão aumentados.[2] No homem, lesões semelhantes às do períneo da égua são encontradas no pênis e no prepúcio. Muitos casos brandos não são observados, pois não há doença sistêmica e os equinos afetados comem bem e se comportam normalmente. O efeito sobre a fertilidade é duvidoso, embora possa haver perda de libido durante o estágio ativo da doença em garanhões. O *período de incubação* é de 2 a 10 dias e o trajeto até a cicatrização completa das úlceras é de cerca de 14 dias, embora lesões despigmentadas no períneo possam persistir por meses.[3]

O EHV-3 tem sido associado à rinite unilateral em equinos adultos examinados com o mesmo endoscópio. Todos os cavalos foram afetados unilateralmente e na narina pela qual o endoscópio foi passado.[6]

O diagnóstico pode ser feito por isolamento do vírus ou demonstração de DNA viral em lesões cutâneas ou suabes das regiões vaginal ou perineal.[3] A infecção bacteriana secundária pode levar à secreção supurativa e ao curso mais longo. Em alguns surtos, ocorrem lesões na pele dos lábios, ao redor das narinas e na conjuntiva que também podem estar presentes no focinho do potro. Lesões ulcerativas da mucosa faríngea também ocorrem em infecções com EHV-2 e adenovírus equino. As lesões ulcerativas da mucosa oral são de grande importância em razão da necessidade de diagnosticar precocemente a estomatite vesicular.

O tratamento é sintomático, e pode incluir limpeza de lesões, embora isso possa não ser necessário na doença não complicada. Éguas com inflamação grave dos tecidos perianais com ou sem aumento dos linfonodos anorretais e sinais de dor na defecação podem se beneficiar da administração de agentes amolecedores fecais (óleo mineral) ou dieta.

O controle pode ser obtido por meio de inseminação artificial, mas deve-se prestar muita atenção a medidas de biossegurança que minimizem a possibilidade de disseminação iatrogênica em haras ou instalações de transferência de embriões. Recomendações para o controle em instalações de transferência de embriões e haras incluem:[2,7]

- Adesão rigorosa aos procedimentos de higiene destinados a prevenir a transmissão direta e indireta do vírus
- O pessoal em contato direto com éguas deve usar luvas de exame longas e descartáveis e luvas de látex curtas, que devem ser trocadas entre as inspeções subsequentes
- A sonda de ultrassonografia deve ser coberta com uma luva descartável ou ser cuidadosamente desinfetada antes da inspeção de cada égua
- Todos os instrumentos e outros dispositivos utilizados durante o procedimento de inspeção, inseminação artificial e coleta de embriões devem ser descartáveis ou lavados e esterilizados entre os usos

LEITURA COMPLEMENTAR

Barrandeguy M, Thiry E. Equine coital exanthema and its potential economic implications for the equine industry. Vet J. 2012;191(1):35-40.

REFERÊNCIAS BIBLIOGRÁFICAS

1. Sijmons S, et al. Genome Announc. 2014;2:e00797.
2. Barrandeguy M, et al. J Equine Vet Sci. 2010;30:145.
3. Barrandeguy M, et al. Theriogenology. 2010;74:576.
4. Barrandeguy M, et al. Equine Vet J. 2008;40:593.
5. Barrandeguy M, et al. Vet Microbiol. 2012;160:319.
6. Barrandeguy M, et al. Vet Rec. 2010;166:178.
7. Barrandeguy M, et al. Vet J. 2012;191:35.

Síndrome reprodutiva e respiratória suína

Sinopse

- Etiologia; vírus da síndrome reprodutiva e respiratória suína, pertencente à família Arteriviridae

- Epidemiologia: doença altamente contagiosa de suínos que se manifesta por insuficiência reprodutiva e doença respiratória em suínos jovens. Ocorrência cosmopolita; se espalhou rapidamente nas áreas de criação de suínos nos últimos 20 anos. Infecção subclínica endêmica na maioria dos rebanhos suínos; a incidência de doença clínica é menor, mas causa perdas econômicas graves. Suínos são infectados no berçário a partir de suínos mais velhos infectados; infecção persistente por muitos meses é comum. Diferentes estirpes antigênicas com virulência variável. A infecção natural ou vacinação resultam em imunidade, mas viremia ainda é comum. A infecção pelo vírus pode predispor a infecções secundárias do trato respiratório. Transmitida por contato direto, fezes e secreções, introdução de suínos infectados em rebanhos, infecção por aerossol e sêmen
- Achados clínicos: síndrome clínica altamente variável
- Falha reprodutiva: surtos de aborto em fase tardia da gestação, natimortos, fetos mumificados, neonatos fracos e alta taxa de retorno ao estro. O problema pode persistir e recidivar por muitos meses
- Forma respiratória: anorexia, febre, dispneia, polipneia, tosse, baixa taxa de crescimento, alta mortalidade em suínos jovens e baixa em suínos mais velhos e animais reprodutores. As mortes ocorrem na fase aguda
- Lesões: pneumonia intersticial com redução de macrófagos alveolares. Fetos abortados e mumificados, natimortos e recém-nascidos fracos com lesões pulmonares
- Confirmação do diagnóstico: teste sorológico para títulos de anticorpos virais. Detecção de vírus em tecidos e macrófagos alveolares utilizando microscopia de imunofluorescência e outras técnicas
- Lista de diagnósticos diferenciais: o principal diferencial são as infecções por circovírus porcino
- Doença respiratória:
  - Pneumonia causada por:
    - Mycoplasma hyopneumoniae
    - Actinobacillus pleuropneumoniae
    - Pasteurella multocida
    - Doença de Glasser (Haemophilus parasuis)
    - Streptococcus suis
  - Falha reprodutiva:
    - Leptospirose
    - Parvovírus
    - Brucelose
    - Doença de Aujeszky
    - Vírus da cólera
- Tratamento: o surto deve ser administrado clinicamente para minimizar a mortalidade em suínos jovens
- Controle: segregação e criação de leitões recém-desmamados fora do local. Despovoamento do berçário e protocolo de limpeza. Importar apenas reprodutores sem vírus para rebanhos reprodutores. Tanto vacinas vivas atenuadas quanto mortas estão disponíveis para porcas e leitões.

Introdução

A síndrome reprodutiva e respiratória suína (SRRS) é causa significativa de doença respiratória por si só, mas também contribui significativamente para o complexo de doença respiratória suína (CDRS).[1] A diversidade cada vez maior das infecções por vírus da síndrome reprodutiva e respiratória suína (VSRRS) tem sido enfatizada.[2] Esse agente é um dos três principais contribuintes para a evolução contínua da doença respiratória em suínos (vírus da gripe suína [VIS], SRRS e circovírus suíno tipo 2 [CVS2]).

Etiologia

A SRRS é causada por um vírus de RNA morfológica, estrutural e genomicamente similar aos membros do gênero Arterivirus da família *Arteriviridae* pertencente à Ordem Nidovirales[3], incluindo o vírus da arterite equina. O vírus foi isolado pela primeira vez em Lelystad, na Holanda, em 1991 (inicialmente chamado de "vírus Lelystad"). Uma doença suína misteriosa na América do Norte mostrou ser causada por um vírus similar. Essas duas cepas são consideradas como um vírus, mas diferem genética e antigenicamente. As linhagens norte-americana e europeia são apenas 60% idênticas a nível de nucleotídios.[4]

Em termos de evolução, é possível que o vírus da desidrogenase láctica de camundongos tenha infectado javalis na Europa Central e se adaptado. Em seguida, foi para a Carolina do Norte, nos EUA, possivelmente em javalis selvagens. Acredita-se que a data mais provável para um isolado comum das cepas europeias seja antes de 1981. As duas espécies de VSRRS se desenvolveram separadamente nos dois continentes. Alguma evidência disto vem de um estudo do número de nucleotídios no *open reading frame* 7 (ORF7) do vírus dos EUA (372 nucleotídios), e do vírus europeu (tipos Lelystad), que teve 387 nucleotídios, mas as cepas lituanas que foram coletadas tinham 378 nucleotídios.

Os vírus europeus (tipo Lelystad) tornaram-se conhecidos como tipo 1 e os vírus norte-americanos como vírus tipo 2 (o ATC-2332 foi o primeiro).

Existe a ocorrência implícita de dois genótipos distintos derivados de um ancestral comum.[5] Novos casos clínicos podem ocorrer em razão de outros microrganismos que interagem com o vírus, mas também porque novas variantes virais escapam da resposta neutralizante dos suínos às estirpes suínas anteriores do VSRRS.[6]

Genoma

O vírus tem genoma de aproximadamente 15,4 kb consistindo em 10 ORF. ORF1a e ORF1b compreendem 80% do genoma e codificam poliproteínas que são processadas a 14 proteínas não estruturais (nsp)[7] por proteases virais. ORF2a, ORF2b, ORF3, ORF4, ORF5a e ORF5-7 codificam oito proteínas estruturais: GP2a, GP2b, GP3, GP4, ORF5a, GP5, proteína de matriz (M) e nucleocapsídio (N).[8,9]

Todas essas proteínas estruturais mostraram ser importantes para a infectividade do vírus, em razão do seu papel crítico na montagem do vírion e/ou interação com os receptores da superfície celular.[8] A glicosilação N-ligada da GP5 é criticamente importante para a replicação do vírus.[10] O heterodímero consiste das proteínas GP5 e é necessário para a infectividade dos arterivírus. A GP5 desempenha papel fundamental na entrada viral ao interagir com o receptor da célula hospedeira.[11] A ORF2b também é essencial para a infectividade do vírus e é provável que funcione como um canal iônico para facilitar a remoção do revestimento do vírus.[12,13] O GP3 é encontrado nos vírus tipo 1 e 2.[14]

Outra proteína, (N) ou nucleocapsídio, sintetizada pela ORF7 é altamente imunogênica e tem sido usada para a maioria dos estudos de anticorpos. Encontra-se no citoplasma e no núcleo, onde tem papel importante no antagonismo da função do gene celular. As cepas mais recentes do tipo 2 ainda exibem variabilidade na sequência e na patogenicidade.[15]

Descobriu-se que uma nova proteína estrutural em VSRRS é codificada por uma ORF5 alternativa, e esta proteína é referida como ORF5a e expressa em células infectadas. Suínos infectados também expressam anticorpos contra ORF5a. É encontrada em todos os genes RNA5 subgenômicos de VSRRS como um quadro de leitura alternativo e em todos os outros arterivírus, o que sugere que ele pode desempenhar um papel importante.[16]

Existem evidências de recombinação entre cepas de vacina e de VSRRS selvagem.[17] Existe diversidade excepcional em cepas de VSRRS na Europa Oriental,[18] que se desenvolveram a partir de vírus europeus e o uso de vacinas de vírus atenuados (contendo vírus norte-americanos) e estas são associadas a novos subtipos genéticos.

Os anticorpos neutralizantes específicos para GP4 podem ser uma força motriz na evolução do VSRRS.[19] As substituições de aminoácidos no epítopo neutralizante de GP4 podem anular o reconhecimento do anticorpo e favorecer o desenvolvimento de variantes resistentes ao anticorpo neutralizante.

Descreveu-se a caracterização genética e antigênica dos genomas completos do VSRRS tipo 1 isolados na Dinamarca durante um período de 10 anos. Na Dinamarca, mais de 50% dos rebanhos são afetados[20] pelo tipo 1 e/ou tipo 2.[20] O estudo mostrou que havia dois grupos principais dentro do genótipo tipo 1. As diferenças do vírus Lelystad original variaram de 84,9 a 98,8% para a ORF5 e de 90,7 a 100% para a ORF7 para as identidades dos nucleotídios. Os resultados sugerem fortemente que houve pelo menos duas introduções independentes do VSRRS tipo 1 na Dinamarca, com derivação significativa em várias regiões do vírus. A dissecção genética de genomas completos de vírus tipo 2 de SRRS isolados na Dinamarca durante 15 anos foi descrita.[21] O vírus chegou ao mesmo tempo que o Ingelvac SRRS-MLV, e desde então, verificou-se que os vírus são 94 a 99,8% idênticos à estirpe vacinal. A identidade do nucleotídio foi 90,9 a 100% para ORF5 e 93 a 100% para ORF7. Houve grande diversidade na nsp2 com algumas deleções na região NSP2. A análise mostrou que todos os isolados dinamarqueses pertenciam a um único cluster (sublinhagem 5.1) semelhante ao protótipo tipo VR VR-2332.

Vírus norte-americanos (vírus da síndrome reprodutiva e respiratória suína tipo 2)

Os genótipos norte-americanos de VSRRSs na China evoluíram de forma independente daqueles em outros países, sugerindo que a separação geográfica pode ser um fator que influencia a evolução molecular do VSRRS.[22]

Existe uma diversidade excepcional de VSRRS[4,5] norte-americanos tipo 1 na China.[23]

As linhagens coreanas evoluíram a partir de cepas norte-americanas importadas alguns anos antes e evoluíram separadamente de outros países asiáticos, sugerindo que a separação geográfica pode influenciar a evolução molecular.[24]

Vírus europeus (vírus da síndrome reprodutiva e respiratória suína tipo 1)

Em um estudo com mais de 100 novos isolados do VSRRS do Reino Unido, todos do tipo 1, no período de 2003 a 2007, verificou-se que algumas estirpes foram semelhantes às encontradas no início dos anos 1990.[25] Descobriu-se também que a diversidade é maior agora do que era então.[26]

A evolução das estirpes espanholas de VSRRS de 1991 a 2005 foi estudada nesse período usando a ORF5 do vírus.[27,28]

O surgimento do VSRRS na Suécia foi descrito em 2007, quando foi detectado por meio de um programa nacional de vigilância.[29]

Em um estudo na Tailândia, os isolados europeus parecem ter evoluído a partir do vírus Lelystad, enquanto o isolado tailandês dos EUA pode ter vindo de cepas de vacinas que não estavam disponíveis na Tailândia, portanto, elas podem ter sido importadas em suínos ou sêmen e espalhadas posteriormente.[30]

Vírus de alta patogenicidade

Em junho de 2006, uma doença desconhecida caracterizada por febre alta, alta morbidade e alta mortalidade foi observada em muitas áreas da China. Era altamente patogênica e caracterizada por uma deleção descontínua única de 30 aminoácidos na proteína nsp2 com extensas substituições na sequência GP5 do gene ORF5. Essa epidemia afetou mais de 2 milhões de suínos na China, com mais de 400.000 mortes.[31] O acometimento de outros 140.000 suínos com 40.000 mortes ocorreu entre janeiro e julho de 2007.[32] Um surto similar no Vietnã causou enormes perdas em 2007.[33,34] A variação genética e patogenicidade de um VSRRS altamente virulento foi descrita.[35] A diversidade genômica de isolados chineses de VSRRS de 1996 a 2009 foi descrita.[36] Eles são divididos em quatro grupos altamente diversificados, e sugere-se que eles se desenvolveram a partir dos vírus chineses domésticos por variação gradual e evolução. Uma nova variante já foi descrita.[37] As sequências genômicas completas de duas outras variantes de VSRRS isoladas de suínos vacinados foram descritas.[38] A cepa de alta patogenicidade (HP)-VSRRS se tornou a cepa predominante na China.[39] Esse vírus passou por uma rápida evolução e pode contornar as respostas imunes induzidas pelas vacinas utilizadas atualmente.

Um estudo de 1 ano de dinâmica e evolução do VSRRS tipo 1 e 2 em uma granja suína na Coreia[40] mostrou que a fazenda foi infectada pela primeira vez com um vírus tipo 2 e depois com um vírus tipo 1 de etiologia desconhecida. O vírus tipo 1 sofreu alterações adicionais.[41]

A magnitude dos perfis genéticos expressos de forma diferencial em suínos infectados com HP-VSRRS em comparação com os suínos infectados com VR-2332 original é consistente com a patogenicidade aumentada de HP-VSRRS *in vivo*.[42]

Propagação do vírus da síndrome reprodutiva e respiratória suína de alta patogenicidade

Cepas altamente patogênicas de VSRRS foram identificadas em ambos os genótipos[43-45] e foram isoladas na China e Sudeste Asiático.[31,34,45] Uma deleção descontínua de 59 aminoácidos foi encontrada em um vírus chinês HP-VSRRS,[46] enquanto a maioria dos HP-VSRRSs anteriores tiveram deleção de 30 aminoácidos.[47] Seis isolados subgenotípicos diferentes foram encontrados em suínos na China de 2006 a 2008.[48] Novas características genômicas do HP-VSRRS não levaram a mudanças significativas na patogenicidade.[49] Cepas de alta patogenicidade foram descritas no Vietnã.[50] Descobriu-se que essas espécies são diferentes das cepas chinesas e causam diferentes resultados patogênicos em suínos americanos de alta saúde.[51]

Um vírus altamente patogênico de VSRRS isolado de fezes de leitões na América do Norte foi sequenciado.[52]

Infecções experimentais com vírus da síndrome reprodutiva e respiratória suína de alta patogenicidade

Infecção experimental com um HP-VSRRS chinês em suínos americanos mostrou que ele se replicou em suínos com, pelo menos, 100 vezes de atividade cinética sobre VR-2332, que é a cepa de referência americana. Causou perda de peso significativa, exacerbou a doença em razão da sepse bacteriana e apresentou lesões histológicas mais graves. Ele foi rapidamente transmitido entre animais. Também aumentou muito os teores séricos de citocinas associadas à imunidade inata (IFN-α e IFN-β; TNF-α; e IL-1β, IL-6 e IL-8) e imunidade adaptativa (IL-2, IL-4, IL-10, IL-12 e IFN-γ) no lavado broncoalveolar e, em sua maioria, no soro e nos homogeneizados dos gânglios linfáticos traqueobrônquicos.[53] Estes incluíam IFN-α, IL-1β, IL-2, IL-10 e IFN-γ. Além disso, a concentração de IL-12 também aumentou 11 dias pós-exposição. Nenhum dos suínos inoculados com VR-2332 apresentou elevações significativas nos teores séricos das 10 citocinas. Pode ser que isso represente uma grave síndrome de liberação de citocinas ou uma tempestade de citocinas, como tem sido sugerido para humanos.[54-56] Essas condições compartilham muitas características – incluindo respostas inflamatórias massivas, teores séricos elevados de citocinas e doença de múltiplos órgãos – muitas vezes com morte.[57]

Perda econômica

Um estudo recente da perda econômica causada pelo VSRRS foi feito na Holanda, e descobriu-se que a perda variou entre € 59 e € 379 por porca por período de 18 semanas do surto. A perda média foi de € 126. Os custos após o surto variaram de € 3 a € 160 por porca.[58]

Epidemiologia

Ocorrência

O VSRRS foi relatado pela primeira vez em uma nova doença em áreas de criação de suínos na América do Norte em 1986 a 1987 e, em 1991, foi reconhecido e espalhou-se rapidamente pela Europa Ocidental. A doença foi reconhecida pela primeira vez na Alemanha em 1990 e na Holanda em 1991 e depois se espalhou rapidamente. Com base em pesquisas sorológicas, não há evidências de infecção em rebanhos suínos na Suíça[59] e na Austrália.

A introdução de legislação em alguns países para restringir o movimento de suínos das fazendas afetadas diminuiu a propagação da doença, mas a rápida propagação da doença inicialmente para o sudoeste da Europa e depois para o norte, foi semelhante à direção do vento. Houve também suspeita de disseminação por via aérogena, pois mesmo rebanhos bem manejados e isolados foram infectados, mas a propagação aérogena por distâncias de alguns quilômetros continuou a ocorrer, particularmente em áreas com alta densidade populacional de suínos.

Os termos *doença misteriosa suína* e *doença do porco de orelha azul* foram utilizados porque a etiologia era desconhecida e a pele das orelhas dos animais afetados parecia ser azul. A doença afeta marrãs e porcas prenhes, leitões lactentes e desmamados recentemente e porcos nas fases de crescimento e terminação. Surtos de aborto tardio, altos índices de natimortos e leitões recém-nascidos mumificados ou fracos e doença respiratória em leitões jovens lactentes e desmamados são comuns. Após 10 anos ou mais de aceitação e alívio de que o vírus europeu não era tão patogênico quanto o vírus americano, atualmente acredita-se que a recente evolução do vírus pode estar causando tantos problemas na Europa quanto o vírus americano sempre causou.

Verificou-se elevada soroprevalência de VSRRS e SIV nas explorações espanholas, com mais de 85% para porcas, aproximadamente 80% para suínos em terminação e cerca de 50% para cachaços.[60]

Ele também foi estudado em javalis na Alemanha e 15,9% dos 531 examinados foram considerados positivos.[61] A diversidade genética de VSRRS em rebanhos selecionados na região de densa população de suínos do noroeste da Alemanha mostrou que de 65 amostras testadas, 5 eram do tipo americano e 60 foram do tipo europeu 1.[62] Dos 18 rebanhos originais visitados, apenas 2 relataram sinais clínicos 2 anos depois.

Tanto o genótipo europeu (tipo 1) quanto o norte-americano (tipo 2) agora circulam globalmente.[63]

As estirpes dentro do genótipo podem diferir em até 20% com a proteína GP5 mostrando a maior heterogeneidade com 50 a 55% de diferença entre os tipos 1 e 2.[5]

A distribuição de genótipos de VSRRS em Ontário de 2004 a 2007 e a associação entre genótipo e sinais clínicos de doença foram descritos[64], e quatro tipos de RFLP foram reconhecidos. Em um estudo adicional, foi sugerido que a diversidade no Canadá não é descrita adequadamente pela tipagem de RFLP.[65]

Prevalência de infecção

Em rebanhos endêmicos, 30 a 70% dos suínos podem ser soropositivos para o vírus, e aproximadamente 60% dos rebanhos têm alguns suínos soropositivos. Embora a soroprevalência possa ser alta em rebanhos em algumas regiões, a incidência de doença clínica é menor e variável. Embora o número de rebanhos com a forma aguda da doença tenha diminuído, a infecção atualmente é *endêmica* em muitos rebanhos, caracterizada por aumento da mortalidade e desempenho subótimo em leitões, com disseminação ativa do vírus principalmente em berçários. Em rebanhos infectados endemicamente, podem existir *subpopulações de animais infectados*, consistindo em baixa prevalência (< 10%) de animais reprodutores soropositivos e alta prevalência (> 50%) de leitões de berçário soropositivos. A eliminação dessas subpopulações suscetíveis, ao expor todos os membros de uma população ao vírus, é utilizada como estratégia de controle em grandes rebanhos nos quais podem existir subpopulações de fêmeas reprodutoras altamente suscetíveis. O vírus pode persistir em porcas não gestantes e ser transmitido a porcas que não tiveram contato prévio com o agente. Uma cepa de VSRRS pode persistir em um rebanho por até 3,5 anos, apresentando variação de apenas 2% na ORF5 durante esse período. Em 78% dos rebanhos com múltiplas submissões, estirpes geneticamente diferentes foram identificadas dentro de 1 ano da identificação original. Os isolados virulentos de VSRRS exibem viremia mais longa, mas não concentrações mais elevadas; eles induzem taxas de mortalidade mais altas e causam sinais clínicos mais graves em um modelo de doença respiratória. As estirpes mais virulentas aumentaram para níveis significativamente mais elevados nos suínos do que os isolados adaptados à cultura celular. Consequências patogênicas e respostas imunológicas de suínos ao VSRRS estão intimamente relacionadas à carga viral em infecções agudas, como refletido nos títulos séricos virais.

Em algumas fazendas na Grã-Bretanha, o VSRRS não consegue persistir indefinidamente em algumas propriedades infectadas, com o desaparecimento mais provável em rebanhos menores, com pouca ou nenhuma reintrodução de estoque infeccioso. A persistência da infecção pode estar associada a grandes rebanhos em regiões com alta densidade populacional de suínos com repetidas introduções.[66]

Em um estudo de 33 locais estabelecidos como livres do VSRRS, verificou-se que 40% tornaram-se positivos dentro de 1 ano após o estabelecimento.[67]

Morbidade e mortalidade

A taxa de morbidade em porcos jovens pode ser de até 50% e a mortalidade em leitões de berçário pode chegar a 25%. A morte geralmente é associada a infecções bacterianas secundárias, como *Salmonella choleraesuis*, *Streptococcus suis*, *Actinobacillus pleuropneumoniae* e *Haemophilus parasuis*. Grandes perdas ocorrem por falhas reprodutivas, mas os números da magnitude das perdas reprodutivas durante um surto não estão prontamente disponíveis. Em geral, o desempenho reprodutivo de rebanhos positivos é significativamente menor que de rebanhos negativos.

Fatores de risco

A gravidade e a duração dos surtos após a infecção são variáveis. Alguns rebanhos podem ser devastados por altas perdas de produção, enquanto outros rebanhos podem quase não apresentar perdas. Diferenças na morbidade e mortalidade podem ser causadas pela dose de vírus na exposição, diferenças na suscetibilidade do hospedeiro, diferenças na virulência da cepa, diferenças ambientais ou de alojamento, ou práticas de produção no rebanho.

Um estudo de fatores de risco em Quebec[68] sugeriu que a transmissão de VSRRS provavelmente ocorre por locais que pertencem ao mesmo proprietário ou através de uma área de 5 km.

Em um estudo de fatores de risco para infecção por VSRRS, verificou-se que havia uma proporção maior de fazendas infectadas em áreas de alta densidade de suínos (mais de 15.000 suínos em um raio de 10 km da fazenda), se houvesse uso de vacinas de vírus vivos, se eles estivessem localizados em uma área de alta densidade de suínos, ou se os animais mortos tivessem sido coletados. As fazendas que desmamavam aos 28 dias ou mais tinham menor chance de serem positivas para VSRRS em comparação com aquelas que desmamavam entre 21 e 27 dias.[69]

Fatores de risco do animal

Leitões lactentes sem imunidade materna, suínos jovens em crescimento e terminação e porcas sem imunidade adquirida por infecção natural ou vacinação são altamente suscetíveis a infecções e doença clínica. A doença grave parece ser mais provável em grandes rebanhos que têm grande rotatividade de suínos, compram substitutos de outros rebanhos e não usam sistema de quarentena. A introdução do vírus em rebanhos anteriormente livres do vírus pode causar perdas econômicas graves. Nos surtos recentes na Dinamarca, o estudo de 107 rebanhos mostrou a identificação de uma variedade de riscos, incluindo rebanhos vizinhos próximos, aumento do tamanho do rebanho, e a compra de sêmen de reprodutores infectados usados para inseminação artificial.

Há variação genética dentro da raça para características comercialmente relevantes que poderiam ser exploradas em futuros programas de melhoramento.[70] Uma diferença significativa quanto ao crescimento em duas linhagens comerciais de suínos geneticamente diversas foi observada durante a infecção por VSRRS.[71]

Um estudo mostrou que o número de leitões infectados por VSRRS por ninhada foi menor para a raça Landrace do que para as raças Large White, Duroc e Pietrain.[72]

Em um estudo de 316 rebanhos no Canadá, verificou-se que os três fatores mais importantes para a propagação do VSRRS RFLP 1-18-4 eram o compartilhamento do mesmo proprietário do rebanho, fonte de marrãs e caminhões do mercado.[73] A proximidade espacial não pôde ser identificada como fator que contribui para a disseminação.

Fatores de risco do ambiente e do manejo

Habitação de todas as faixas etárias em um prédio, introdução de novos animais, alojamento em piso ripado, acúmulo de dejetos sob o piso, exposição a veículos de transporte e falta de procedimentos de desinfecção têm sido sugeridos como fatores que aumentam a probabilidade de infecção do rebanho. A falta de instalações de quarentena para suínos recentemente importados é um fator de risco importante. Parece haver distribuição pouco frequente durante o tempo quente em comparação com o tempo frio.

Fatores de risco do patógeno

As estirpes do vírus SRRS têm muitas propriedades idênticas, com algumas diferenças antigênicas. As estirpes do vírus dos EUA e do Canadá são antigenicamente semelhantes, mas diferentes do isolado europeu do vírus Lelystad. Todas as cepas parecem ser altamente infecciosas. Existem diferenças sorológicas entre as linhagens europeia e americana, e as diferenças antigênicas e genômicas entre os isolados norte-americanos e europeus sugerem a existência de dois genótipos. Existem diferentes genótipos e pelo menos três genótipos menores dentro do genótipo americano principal. A coexistência simultânea das cepas foi demonstrada, mas o significado da observação não é compreendido. As variações genéticas existem não apenas entre cepas europeias e norte-americanas, mas também entre os isolados norte-americanos, indicando a natureza heterogênea do vírus. A variação antigênica pode afetar a precisão dos testes diagnósticos e a eficácia das vacinas. As cepas norte-americanas foram denominadas vírus tipo 2 e estão continuamente variando. Acreditava-se que o vírus europeu tipo 1 fosse menos virulento e menos propenso a mudar, mas isso pode não ser verdade, porque os isolamentos recentes mostram que ele também continua a mudar.

A infecção com o vírus nem sempre resulta em doença clínica, e a detecção de altos teores de anticorpos séricos em muitos rebanhos sem histórico de doença clínica sugere que as consequências da infecção natural e experimental dependem de um complexo de fatores associados à suscetibilidade do hospedeiro e à virulência do vírus. De 2000 a 2001, houve graves surtos nos EUA associados a novos isolados. Atualmente existem estirpes europeias e norte-americanas originárias de vacinas virais na Polônia. Os efeitos do vírus no desempenho reprodutivo são dependentes da estirpe. As cepas do vírus atravessam a placenta quando administradas a porcas prenhes, e a maioria das porcas permanecerá clinicamente normal, parindo normalmente. No entanto, dependendo da cepa usada, o número de fetos de marrãs que foram infectadas experimentalmente aos 90 dias de gestação e que morreram no final da gestação pode variar muito, e todas as marrãs tornam-se virêmicas e desenvolvem anticorpos. Existem também diferenças acentuadas na patogenicidade do trato respiratório entre as estirpes do vírus dos EUA comparativamente com o vírus Lelystad quando inoculadas experimentalmente em leitões com privação de colostro derivados de cesárea com 4 semanas de idade. Algumas cepas causam lesões graves nos sistemas linfático e respiratório, que parecem ser os principais locais de replicação viral. A diferença na patogenicidade pode explicar a variação na gravidade da doença clínica observada em surtos de campo.

Observações de campo sugeriram que a presença do vírus em um rebanho pode aumentar a suscetibilidade dos animais a outras infecções. No entanto, estudos com infecção sequencial do vírus seguido de inoculação experimental com *H. parasuis*, *Pasteurella multocida* ou *A. pleuropneumoniae* não demonstraram aumento da gravidade da doença. Há, no entanto, fortes evidências para afirmar que o VSRRS predispõe a *S. suis*. Pode também predispor a *Salmonella choleraesuis*, *Bordetella bronchiseptica* ou *M. hyopneumoniae*. Essa visão não é universal, já que a infecção pelo vírus não aumentou a gravidade da infecção experimental por *M. hyopneumoniae* (MH) em leitões jovens. No entanto, na investigação laboratorial de CDRS, a combinação mais potente de agentes é VSRRS e MH. Recentemente, descreveu-se um modelo da infecção dupla em que se demonstrou que a MH predispõe à infecção por VSRRS. Com base nas submissões de diagnóstico, no entanto, infecções bacterianas pulmonares concomitantes podem ocorrer em até 58% dos casos em que o vírus também foi isolado.

Existe também a possibilidade de que muitas estirpes possam ser encontradas no mesmo rebanho, por exemplo, três estirpes foram identificadas em um rebanho. Muitos vírus foram encontrados no mesmo suíno, e uma grande autoridade expressou a opinião de que cada vírus em cada porco pode ser diferente de qualquer outro vírus.

Uma síndrome marcada por neurovirulência foi descrita em leitões neonatos. A replicação no cérebro foi verificada pela imuno-histoquímica (IHQ) em secções do cérebro. A meningoencefalite induzida pelo vírus foi excepcionalmente grave.

Métodos de transmissão

O vírus é produzido rapidamente após a infecção, provavelmente dentro de 12 h. O vírus mostrou evoluir continuamente em suínos infectados com diferentes genes do genoma viral submetidos a vários graus de mudança.

É improvável que existam reservatórios de vida selvagem (exceto javaporcos e porcos selvagens), embora o pato-real selvagem infectado ainda possa excretar o vírus 39 dias depois. A maioria dos suínos se torna livre de VSRRS dentro de 3 a 4 meses, mas alguns podem permanecer persistentemente infectados durante vários meses. A resposta de anticorpos não reflete o status de portador. É possível que as citocinas possam mudar o equilíbrio de uma infecção subclínica para uma manifestação da doença. Não há evidências de que o VSRRS seja encontrado nas amígdalas como um tecido representativo.

O vírus se espalha rapidamente dentro dos rebanhos quando os porcos infectados são alojados em confinamento. Até 90% das porcas podem soroconverter no prazo de 3 meses após a introdução do vírus em um rebanho de reprodução fechado. Presume-se que o modo de propagação seja por contato direto, provavelmente de nariz a nariz. O vírus geralmente requer contato de porco-porco para obter uma dose de exposição.

Presença no rebanho

O vírus está presente em muitos fluidos biológicos; secreção nasal (positiva 21 dias depois); secreções orofaríngeas (158 dias depois); possivelmente secreções mamárias, embora isso seja incomum, já que a vacinação prévia parece prevenir a excreção; urina (28 dias) e fezes (28 dias); e a inoculação intranasal tem sido usada para reproduzir a doença experimentalmente. As fezes podem ser uma fonte intermitente, uma fonte usual ou podem não representar uma fonte. O vírus está presente na saliva e, considerando o contexto do comportamento *social dos suínos*, pode desempenhar um papel importante na transmissão.

O vírus pode persistir e circular entre diferentes faixas etárias e locais em um rebanho por vários meses, apesar da ausência de doença clínica, e pode ser transmitido por contato com animais de reposição ou com fazendas não infectadas. Os suínos infectados podem permanecer portadores do vírus por até 15 semanas. Infecções persistentes e por contato podem ser mantidas em um berçário se suínos não infectados forem continuamente expostos a suínos infectados. Os porcos no rebanho são infectados pelo contato com animais mais velhos infectados, e não pela exposição no útero ou pós-parto a porcas infectadas. Levantamentos de longo prazo de rebanhos de terminação de ninhada revelam que as taxas de isolamento do vírus atingem o nível mais alto de 70 a 100% dos suínos de 6 a 8 semanas de idade, o que coincidiu com o menor nível de imunidade materna. Baseando-se na necessidade da presença de suínos provenientes de rebanhos infectados para transmitir infecção a marrãs em estudos de aclimatação, então porcos de rebanhos só podem se tornar virêmicos por um período máximo de 60 dias. Não há associação entre linfadenopatia e viremia por VSRRS em leitões 4 e 6 semanas após o desmame. A viremia não pode ser prevista apenas com base em sinais clínicos. Grandes empresas de terminação que compram porcos com infecção e estado imunológico variáveis fornecem condições ideais para a circulação persistente do vírus. Subpopulações de rebanhos de suínos reprodutores infectados podem existir, perpetuar e melhorar a infecção em um rebanho. A incapacidade de controlar essas subpopulações pode diminuir as oportunidades de controlar a doença de forma bem-sucedida.

A infecção pode persistir por um longo período em razão de:

- Infeção incompleta da população suscetível durante a fase aguda
- Introdução de reprodutores suscetíveis
- Infecção viral persistente em suínos individuais com o potencial de disseminar o vírus sob certas condições, como o agrupamento para o desmame ou o parto
- Rápido declínio da imunidade passiva em porcos jovens e períodos variáveis de imunidade ativa.

A aleatoriedade genética dos isolados não se correlaciona com a distância geográfica. O movimento do VSRRS pela fazenda geralmente não ocorre por processos limitados a distância, como os vetores habituais de vida selvagem, mas se passa mais tipicamente em razão do transporte de longa distância de animais ou sêmen.

É provável que os leitões nascidos com infecção por exposição intrauterina provavelmente permaneçam virêmicos por toda a vida, mesmo diante da formação de anticorpos. A infecção neonatal provavelmente é eliminada lentamente, mas a infecção no animal mais velho pode ser eliminada muito mais rapidamente.

A infecção experimental sugere que a infecção por VSRRS é eliminada eventualmente do hospedeiro, e a infecção persistente raramente dura mais de 200 dias.

Em um estudo na França, RT-PCR semiquantitativa em tempo real foi desenvolvida para avaliar a evolução do genoma viral no sangue e em suabes nasais de suínos inoculados e contactantes com o tempo. O genoma viral foi detectado de 7 a 77 dias após a infecção (DPI), enquanto o genoma viral foi detectado de suabes nasais de 2 a 48 DPI. As infecções aumentaram de 7 para 14 dias e depois diminuíram lentamente para 42 DPI. A evolução da infecctividade foi principalmente correlacionada com o curso temporal do genoma viral no sangue, enquanto a diminuição da infectividade estava fortemente relacionada ao aumento do total de anticorpos.[74]

Descreveu-se um modelo matemático de dinâmica de transmissão dentro do rebanho de VSRRS, desaparecimento e persistência.[75] Verificou-se que o desaparecimento era provável quando as fêmeas reprodutoras não transmitiam o vírus para os leitões. A ocorrência de persistência era mais provável quando a infecção estava presente nos leitões, que por sua vez infectavam os suínos de criação. A probabilidade de persistência foi maior em grandes rebanhos, aumentou o contato entre diferentes faixas etárias e elevou a reintrodução de marrãs infectadas.

Possíveis vias de transmissão incluem a introdução de animais vacinados, uso de sêmen de cachaços vacinados para inseminação artificial e dispersão de aerossol.

Introdução de animais vacinados

A doença ocorreu em rebanhos soropositivos para VSRRS na Dinamarca sem evidência clínica prévia do vírus ou da doença. Esses rebanhos foram então vacinados com uma vacina de vírus vivo modificado licenciada para uso em suínos de 3 a 18 semanas de idade. Cachaços entrando em unidades de inseminação artificial também foram vacinados. Após a vacinação, muitos rebanhos experimentaram aumento no número de abortos e leitões natimortos e mortalidade crescente no período de amamentação. Os problemas ocorreram principalmente em rebanhos sem sinais clínicos entre as porcas e com porcas com baixos títulos de anticorpos no período imediatamente anterior à vacinação. O VSRRS foi isolado de fetos e identificado como o vírus vacinal. As evidências sugerem que o vírus vacinal se espalhou para porcas não vacinadas, seguido de infecção transplacentária dos fetos. A propagação do vírus vacinal também foi demonstrada em um rebanho de reprodutores não vacinados e sem contato anterior com o vírus. Existem três métodos principais de propagação:

1. Introdução de animais infectados: a disseminação entre os rebanhos está associada à introdução de animais infectados.
2. Uso de sêmen de cachaços vacinados ou infectados: os cachaços infectados podem excretar o vírus em seu sêmen por até 40 dias após a infecção experimental. Em cachaços, o vírus pode ser encontrado no sêmen por PCR por períodos muito mais longos do que os encontrados no sangue pelo isolamento do vírus ou detecção do antígeno, e a probabilidade é que os monócitos entrem nas glândulas bulbouretrais, que contaminam o sêmen. Após infecção experimental de machos sexualmente maduros, o vírus esteve presente no sêmen 3 a 5 dias após a infecção e nos dias 13, 25, 27 e 43. Utilizando ensaio de PCR, o vírus pode ser detectado no sêmen por até 92 dias após infecção. A inseminação de marrãs com sêmen de cachaços experimentalmente infectados resultou em sinais clínicos de doença e falha em conceber. Após a inseminação artificial de marrãs com sêmen de cachaços experimentalmente infectados, as marrãs apresentarão soroconversão. A utilização da vacina do vírus SRRS vivo modificado em cachaços é controversa, pois alguns machos podem ainda excretar o vírus de tipo selvagem no sêmen após exposição ao desafio 50 dias após a vacinação. A inoculação de marrãs de reposição negativas para VSRRS com soro de leitões presumivelmente virêmicos resultou em soroconversão de todas as 50 marrãs testadas. A exposição de marrãs gestantes a cepas do vírus atenuadas (vacina) ou virulentas (campo) pode resultar em infecção congênita. Suínos infectados congenitamente podem dar suporte à replicação do vírus por um longo período, durante o qual a replicação viral é confinada às amígdalas e gânglios linfáticos. Após 260 dias, não havia anticorpos séricos e, entre 63 e 132 dias, não havia evidência de vírus nos pulmões. As cepas vacinais e de campo podem ser transmitidas no período pós-natal de ninhadas infectadas ou não infectadas. Suínos infectados com cepas de campo têm taxa inferior de sobrevivência e crescimento do que os animais não infectados. Isto sugere que o uso de vacina atenuada contra o vírus durante a gestação é questionável.
3. Disseminação por aerossóis: suspeitou-se da disseminação por via aérogena entre regiões e entre países na Europa durante o inverno de 1990 a 1991. A infecção pareceu se espalhar pela via aérogena da Alemanha, a partir dos Países Baixos, e para a Bélgica. Baixas temperaturas, pouca luz solar e alta umidade podem ter facilitado a propagação pelo ar. A propagação aerotransportada por até 20 km tem sido sugerida, mas a maior parte da propagação aérogena provavelmente é limitada a menos de 2 km. Normalmente é difícil transmitir o agente por 1 m. Embora um experimento não tenha transmitido infecção de porco para porco em um trailer estacionado a 30 m de distância, sugere-se que ele seja transmitido por uma curta distância, mas isso possivelmente ocorre apenas de forma intermitente. A infecção por aerossol pode ser responsável na ausência de qualquer outro meio de disseminação.[76,77] O efeito da temperatura e da umidade relativa em um aerossol de VSRRS foi calculado, e é mais estável em baixas temperaturas e/ou em menor umidade.[78]

Em um estudo de transmissão aerógena[79], verificou-se que 21/21 amostras aéreas foram positivas a partir de gases de exaustão de um grupo experimentalmente infectado de suínos. Cinco das 114 amostras de longa distância foram positivas e foram coletadas a 2,3; 4,6; 6,6 e 9,1 km do rebanho infectado experimentalmente. Curiosamente, apenas a variante 1-8-4 de VSRRS foi detectada, enquanto 1-18-2 e 1.26 a 4, as outras duas estirpes inoculadas nos porcos de origem, não foram detectadas. Um modelo de região de produção para avaliar a propagação de VSRRS no ar foi produzido pela mesma equipe.[80] A idade dos animais, a coinfecção por MH e a patogenicidade do isolado de VSRRS não influenciaram significativamente a concentração de dispersão de aerossóis. A excreção de VSRRS em aerossóis pode ser dependente do isolado.[81]

Um modelo de região de produção foi usado para avaliar a propagação do VSRRS no ar.[82]

A mediana da dose infecciosa de VSRRS por meio da exposição ao aerossol foi descrita.[83] O isolado MN-184 era muito mais infeccioso que o isolado VR-2332.

A transmissão a longa distância de VSRRS foi confirmada em um estudo onde 1,3% de 306 amostras foram positivas. Essas amostras foram positivas a 4,7 km da população de origem.[84]

Outras fontes

Fômites

Fômites e pessoal infectado mostraram ser capazes de transmitir o vírus após contato com material infectado. Mãos infectadas, botas e roupas de proteção podem transmiti-la.[85] As agulhas transmitem o vírus. As pessoas geralmente não agem como vetores.

Carne

A carne de porco não retém quantidades detectáveis do vírus, e é improvável que ocorra transmissão pela carne. O VSRRS pode sobreviver em carne de porco fresca a temperaturas de refrigeração, e a movimentação de suco de carne pode aumentar o risco de disseminação viral de pessoas para suínos.[86] Em um estudo de VSRRS em músculo, verificou-se que 13/89 amostras entre 28 e 202 dias após a inoculação foram consideradas positivas por RT-PCR quantitativo, mas se fornecidas a suínos na alimentação, não houve evidência de infecção, sugerindo que o teste detectou VSRRS não infeccioso em carne de porco.[87]

Insetos

Mosquitos não foram identificados como vetores prováveis para VSRRS em um estudo. Moscas domésticas podem representar algum nível de risco para o transporte e transmissão de VSRRS entre populações de suínos em condições de campo.[88] O trato intestinal de moscas domésticas dará suporte ao VSRRS infeccioso por até 12 h após a alimentação em um porco infectado, mas apenas por um curto período na superfície da mosca.

Sobrevivência do vírus

O vírus SRRS é razoavelmente lábil e não sobrevive por mais de 1 dia em fômites sólidos, mas sobrevive por vários dias em poços e águas da cidade. Ele pode sobreviver por vários anos em tecidos congelados, mas apenas 1 mês a 4°C (39°F), 48 h a 37°C (99°F) e menos de 45 min a 56°C (133°F). Parece haver um baixo risco de contaminação da água de lagoas, e a viabilidade do VSRRS no efluente suíno é relativamente curta (18 dias), embora isso seja muito dependente da temperatura.

Importância econômica

O mercado de exportação de carne suína de um país pode ser seriamente afetado quando ocorre uma doença como SRRS. Quando a doença foi reconhecida nos EUA, países como México, Japão, Canadá e Coreia do Sul proibiram a importação de carne suína dos EUA ou exigiram a certificação de que o suíno era originário de instalações onde, nos 30 dias anteriores à emissão do certificado de saúde do produto, nenhum suíno foi introduzido a partir de um município em que uma instalação infectada com o vírus foi localizada.

As perdas econômicas podem ser muito altas em razão de natimortos, abortos, ninhadas de pequeno tamanho e nascimento de leitões fracos, o que aumenta a mortalidade antes do desmame e amplia os dias improdutivos. Em suínos desmamados, as perdas estão associadas a doenças respiratórias. Além disso, existem os custos de controle, que podem ser altos, dependendo das estratégias de controle empregadas. Normalmente, cerca de 20% de perda na produção anual pode ser esperada de um surto grave.

Os porcos negativos desmamados apresentavam margem maior de US$ 2,12 por porco, quando comparados a animais minimamente afetados pelo VSRRS na granja, mas que soroconverteram no rebanho de terminação, e US$ 7,07 sobre os porcos com circulação persistente de VSRRS no berçário.

Patogênese

Efeitos em macrófagos e células dendríticas

O VSRRS tem tropismo muito restrito para macrófagos alveolares do suíno (MAS) e alguns monócitos do sangue periférico.[63]

A replicação de SRRS nos MAS prejudica diretamente suas funções básicas, incluindo fagocitose, apresentação de antígenos e produção de citocinas.[89,90] O vírus sofre replicação produtiva nessas células, levando à morte celular por meio de mecanismos de apoptose e necrose. Além disso, existe também expressão reduzida de células do complexo de histocompatibilidade maior (MHC) classe I e MHC classe II, CD14 e CD11.

O VSRRS também induz necrose ou apoptose de macrófagos e linfócitos nos órgãos pulmonares e linfoides, prejudicando a resposta do hospedeiro.[91]

Nos eucariócitos, a autofagia é um mecanismo amplamente encontrado que transporta organelas danificadas e proteínas de vida longa para os lisossomos para degradação.[92] A autofagia induzida pela infecção por VSRRS desempenha papel na manutenção da replicação nas células do hospedeiro.[93]

O VSRRS provoca aumento maciço no número de células B, resultando em hiperplasia linfoide, hipergamaglobulinemia e autoimunidade em leitões neonatos. Existe expansão preferencial de certos clones que suportam certos comprimentos complementares da terceira cadeia H. Os mesmos clones dominantes do tipo de células B ocorrem em todo o corpo. Os autores acreditavam que a hipergamaglobulinemia resulta dos produtos dessas células.[94]

Muitos leitões provavelmente são infectados no útero. A infecção por VSRRS modula as subpopulações de leucócitos no sangue periférico e nos fluidos broncoalveolares. Após a infecção, o número de células CD8+ aumentou no tecido linfoide sistêmico, enquanto o número de células B aumentou no tecido linfoide associado à mucosa. A infecção por vírus induz ativação policlonal simultânea de células B, principalmente nas amígdalas, e resposta imune humoral específica exagerada e prolongada causada por infecção viral persistente em órgãos linfoides. Leitões sobreviventes de infecções do útero têm alta contagem de células CD8+, CD2+, CD4+ e SLA-classe II no sangue periférico.

Infecção persistente ocorre nestes suínos. O vírus parece persistir nos órgãos linfáticos e particularmente nas amígdalas e nos pulmões. O tropismo do tecido linfoide ocorre durante a infecção persistente quando os leitões foram expostos no útero.

A infecção neonatal ou no berçário provavelmente ocorre por meio do vírus que atinge o epitélio nasofaríngeo após a inalação por contato nariz-a-nariz com outros porcos. Provavelmente é então transportado para as amígdalas nas quais eles são internalizados em células da série de macrófago/monócito.

Inicialmente, ocorre viremia, com subsequente distribuição e multiplicação do vírus em múltiplos sistemas do corpo e órgãos causando pneumonia intersticial, vasculite, linfadenopatia, miocardite e encefalite. Macrófagos alveolares são alvos primários para a multiplicação de vírus, mas isso não explica totalmente a patogênese. Múltiplas glicoproteínas parecem estar envolvidas na infecção de macrófagos alveolares pulmonares. Possivelmente, até 40% dos macrófagos alveolares são destruídos. Não se sabe se é um grupo específico que está danificado ou todos os macrófagos alveolares estão danificados, mas após aproximadamente 28 dias, há retomada da função normal dos macrófagos alveolares. O VSRRS causa a apoptose de macrófagos alveolares e macrófagos intravasculares pulmonares. O aumento de células positivas para IFN-γ correlacionou-se bem com a gravidade das lesões pulmonares, o que pode decorrer da presença de VSRRS no pulmão. O IFN-γ inibe acentuadamente a replicação de VSRRS em macrófagos.

Receptores

Apenas 10 ou menos partículas de vírus inoculadas no nariz ou administradas por via intramuscular infectarão um suíno. O vírus pode entrar na célula através da via endocítica ou por meio de um receptor do vírus. Uma terceira possibilidade é que o vírus possa entrar na célula pelo aumento dependente de anticorpos, com incremento dos complexos vírus-anticorpo entrando na célula através dos receptores Fc na superfície celular.

Pode haver um ligante de VSRRS para receptor semelhante à heparina na superfície das células nos macrófagos alveolares pulmonares.

Diversos receptores foram descritos, incluindo sulfato de heparina, sialoadesina[95] e vimentina.[96] A interação do VSRRS com a sialoadesina inibe a fagocitose de macrófagos alveolares.[97] Recentemente, o CD163, uma molécula que é expressa somente na linhagem monocítica,[98] foi identificada como possível receptor celular para VSRRS.[99] Este é um receptor que permite que células anteriormente não permissivas se tornem suscetíveis a VSRRS. É um eliminador de hapteno/hemoglobina na superfamília do receptor de eliminação rico em cisteína. Outros fatores também parecem ser necessários para a permissividade do VSRRS.[100] A etapa inicial da infecção envolve glicosaminoglicanos de sulfato de heparina como receptor de ligação inicial e subsequente engajamento da sigloadesina, resultando em internalização do vírus via endocitose mediada pela clatrina. A membrana viral M e o complexo M/GP5 foram identificados como ligantes para o receptor de ligação inicial. Ácido siálico presente na superfície dos vírions de SRRS tem mostrado desempenhar papel essencial na infecção por VSRRS. Recentemente, o CD163 foi identificado como receptor chave e foi envolvido na entrada em macrófagos.[101] Em um estudo recente,[102] sugeriu-se que a expressão de CD163 em macrófagos em diferentes microambientes in vivo possivelmente pode determinar os níveis de replicação de VSRRS e a patogenicidade do vírus.

Entrada do vírus

Para uma infecção produtiva, os vírus precisam entrar na célula-alvo e liberar seu genoma.[103,104] Demonstrou-se que a entrada do VSRRS no macrófago alveolar envolve a ligação a um receptor específico do vírus, seguido por um processo de endocitose pelo qual os vírions são levados para dentro da célula em vesículas por uma via dependente da clatrina.

Recentemente, demonstrou-se que o VSRRS entra nos endossomos iniciais após a internalização, mas não continua através da via endocítica para os endossomos tardios. Coloca-se com seu receptor de internalização sialoadesina na superfície celular e abaixo da membrana plasmática.[105] A sialoadesina regula negativamente a fagocitose em MAS (não CD163).[97]

Existe um papel significativo para a IL-10 na suscetibilidade de CD163 e VSRRS durante a diferenciação de macrófagos. Possivelmente, a internalização de VSRRS via CD163 nas células-alvo pode induzir a expressão de IL-10 que, por sua vez, induz a expressão de CD163 em células vizinhas.

A entrada do vírus no macrófago suíno foi revisada[106] assim como as proteínas estruturais e não estruturais do vírus na patogênese viral.[107]

Replicação

Os alvos primários para replicação são os macrófagos alveolares do pulmão e outras células da linhagem de monócitos/macrófagos, incluindo macrófagos intravasculares pulmonares, subconjuntos de macrófagos nos nódulos linfáticos e baço e macrófagos intravasculares da placenta e do cordão umbilical. Uma cepa altamente patogênica pode possuir tropismo expandido para incluir células epiteliais.

O vírus pode persistir no suíno por até 132 dias após o nascimento, localizando-se na amígdala e nos gânglios linfáticos infectados no útero, e de 105 a 157 dias nos porcos infectados na fase pós-natal. Ao longo do tempo, os níveis iniciais de carga viral podem diminuir 10 mil vezes nas amígdalas ou nos gânglios linfáticos. O vírus do tipo selvagem é capaz de induzir nível mais alto de carga viral do que as mutações.[108-111]

As cepas de alta patogenicidade da China em 2006 contêm uma deleção única de 30 aminoácidos na região codificadora de nsp2, mas isso não está associado à virulência dessas cepas, embora a nsp2 possa atenuar a replicação e a virulência.[112] O vírus pode atravessar a placenta aproximadamente aos 90 dias de gestação e infectar o feto, e pode usar o timo como principal sítio de replicação e induzir citocinas antivirais.[113]

Macrófagos são ativados por sinais de perigo endógenos.[114]

Existem vias de cascatas de proteinoquinase ativadas por mitógeno, que são blocos de construção essenciais nos sistemas de sinalização intracelular. Existem quatro destas vias que foram identificadas, e uma delas é a via de sinalização da quinase regulada por sinal extracelular (ERK). Demonstrou-se que isso tem papel importante nos passos pós-operatórios do ciclo de replicação do VSRRS e contribui para a infecção viral.[115]

É provável que a proteína VSRRS seja uma proteína de canal iônico incorporada no envelope viral e facilite a remoção do revestimento do vírus e a liberação do genoma no citoplasma.[116] Essa proteína E provavelmente não é essencial para a infectividade do vírus, mas promove o seu crescimento.[117]

O VSRRS pode infectar e replicar em células dendríticas derivadas de monócitos e de medula óssea.[90,118,119] A exposição de células dendríticas imaturas derivadas da medula óssea ao VSRRS produziu expressão regulada negativamente do MHC de classe I.

Os monócitos e os macrófagos são os principais alvos celulares para a replicação de VSRRS, particularmente os macrófagos alveolares. Também se replica in vitro em células dendríticas e monócitos derivados da medula óssea.[118-121] Tem maior predileção por MAS do que os macrófagos septais.[122] MAS fagocitam, ao passo que as células septais podem modular a resposta imune. Existe um mecanismo complexo de replicação viral em células do sistema imunológico – como macrófagos alveolares – para VSRRS.[123]

Efeitos gerais do vírus da síndrome reprodutiva e respiratória suína no sistema imunológico

Em geral, as respostas imunes inata e adaptativa ao VSRRS são suprimidas. Produz níveis modestos de citocinas pró-inflamatórias e IFN-α.[120] Além disso, a resposta é fraca e lenta. A produção de anticorpos neutralizantes é lenta. Respostas mediadas por células na forma de células produtoras de IFN-γ podem levar 4 a 8 semanas para se desenvolver. O vírus produz aumento de IL-10, que possivelmente é imunossupressora, pois suprime atividades de células apresentadoras de antígeno, tais como processamento e apresentação de antígeno e expressão de IL-1, IL-12, IL-18, TNF-α e expressão de IFN tipo I.[119]

Danos aos macrófagos

A proteína de nucleocapsídio de VSRRS regula macrófagos alveolares e, em um estudo de macrófagos infectados, foram encontrados 23 pontos de proteínas expressos diferencialmente. Destes, 15 tiveram alteração estatisticamente significativa, incluindo 4 pontos suprarregulados e 11 pontos sub-regulados.[124] Nsps maduras individuais são encontradas em células infectadas pelo vírus.[125]

Os macrófagos alveolares, quando infectados, apresentam formação de bolha e, eventualmente, ruptura. O TNF-α liberado de macrófagos danificados após a infecção por VSRRS pode induzir apoptose em células linfoides não infectadas. Em um estudo de células nos pulmões, o vírus foi encontrado em células não infectadas e infectadas. A maioria das células apoptóticas não estava infectada. O pico de apoptose foi aos 14 dias e foi precedido por um pico de produção de IL-1 e IL-10 a 9 DPI. A infecção por VSRRS interfere diretamente na ativação transcricional do IFN tipo I.

Receptores toll-like

O VSRRS inibe a expressão de TLR em MAS 6 h após a infecção e é restaurado em 24 DPI quando as células apresentam IL-12.[126]

A possibilidade de expressão aumentada de mRNA de TLR e citocinas em suínos com VSRRS foi demonstrada.[127] Nesses experimentos, houve suprarregulação de TLR 2, 3, 4, 7 e 8 em pelo menos um dos tecidos e células linfoides.

Modulação da resposta imune

Alterações celulares (natural killer, T-regs etc.)

O protótipo original do vírus norte-americano VR-2332 induz alterações imunomodulatórias nos tecidos das mucosas. Picos de resposta de anticorpos e citocina IFN-γ foram detectados em DPI30 com aumento de TGF-β até DPI60. Populações de células T CD4+, CD8+, CD4+ CD8+, células NK (natural killer) e células T γδ nos pulmões e tecidos linfoides foram significativamente moduladas, favorecendo a persistência de VSRRS. A citotoxicidade mediada por células NK foi significativamente reduzida em suínos infectados. Além disso, o aumento de populações de células T reguladoras imunossupressoras (T-regs) e citocinas associadas também foram observadas em suínos infectados.[128] Esses resultados sugerem que tanto os subgrupos de células imunes inatas (células T γδ e NK) quanto adaptativas foram modulados na mucosa em tecidos nos quais o vírus persiste por muito tempo. A IL-10 e o TGF-β são imunossupressores na natureza produzidos por T-regs, e são regulados positivamente em suínos infectados com VSRRS.[129] Embora a estirpe parenteral de tipo selvagem VR 2332 seja avirulenta, ela inibe os componentes imunes mais essenciais no local de replicação, que são o parênquima pulmonar e o tecido linfoide, resultando em imunidade anti-VSRRS fraca e atrasada.

Células NK são apenas uma pequena fração de linfócitos circulantes que não são células B ou T. As citocinas IL-2 e IFN-α são ativadoras das células T.[130] O VSRRS é um indutor pobre de IFN-α. Essas células precoces nas infecções matam as células infectadas e produzem citocinas.[131] Os macrófagos infectados com VSRRS são menos suscetíveis às células NK. Essa atividade reduzida começa 6 h após a infecção e coincide com a detecção de proteínas estruturais observáveis de VSRRS.[132] É provável que a transcrição de genes e proteínas virais também contribua para a resistência dos macrófagos infectados por VSRRS contra as células NK. A infecção por VSRRS inibe a atividade de células T citotóxicas e NK por meio de um mecanismo comum.[133] Pode ser que durante a infecção por VSRRS o vírus possa modular os ligantes para os receptores NK na superfície dos macrófagos alveolares pulmonares, levando à citotoxicidade insuficiente das células NK.

O VSRRS tem efeito supressor sobre as células NK, que fazem parte da resposta imune inata. Em geral são ativados por IL-2, IL-12, IL-15, IL-18 e IFN-α e pela interação entre os receptores NK ativadores e seus ligantes nas células-alvo.[134] Um dos componentes da diminuição da atividade das células NK é a possibilidade de que haja ativação incompleta dessas células por um nível mais baixo de citocinas ativadoras.[135] Os macrófagos alveolares pulmonares infectados com VSRRS mostraram suscetibilidade reduzida à citotoxicidade de NK, e isso pode representar uma das múltiplas estratégias de evasão do VSRRS.[133]

A replicação do VSRRS em suínos infectados e contactantes foi responsável pela rápida modulação da citotoxicidade mediada por células NK e pela alteração na produção de importantes citocinas imunológicas. Essas alterações produzem atraso na imunidade adaptativa. Em 2 DPI, 50% dos porcos virêmicos apresentaram redução superior a 50% na citotoxicidade mediada por células NK, e verificou-se aumento quase total do IFN-γ no sangue de alguns suínos. A secreção aumentada da IL-4 foi notada em 90% dos suínos e IL-10 e IL-12 em alguns animais. A concentração de IFN-γ não aumentou. Houve menor frequência de células mieloides, células T CD4+ CD8+ e células T CD4-CD8+, e frequência positiva de linfócitos com fenótipo de células T-reg naturais foram detectadas em suínos virêmicos.[136]

Isso está associado à diminuição da citotoxicidade, mas não ao número de células NK (aumento de IL-4, IL-10 e IL-12).[136] Células T reguladoras (induzidas por SRRS tipo 2, mas não tipo 1) também prejudicam o hospedeiro.[137-140]

Há diminuição no número de células apresentadoras de antígeno e células T nas amígdalas e nos linfonodos de suínos infectados por VSRRS, sugerindo modulação da resposta imune do hospedeiro.[141]

Os monócitos CD14+ também podem se infiltrar no tecido intersticial no pulmão e evoluir para macrófagos intersticiais. O desenvolvimento precoce de anticorpos subneutralizantes ou não neutralizantes pode ter efeito significativo sobre o desenvolvimento de SRRS por incremento dependente de anticorpos, o que pode facilitar a ligação e internalização do vírus nas células do hospedeiro por meio de endocitose mediada por receptor de Fc.[142]

Maior expressão de citocinas pró-inflamatórias também é expressa em macrófagos septais em suínos.[122,143] Os T regs[143] controlam a resposta imune e mantêm a homeostase, e são naturais ou induzidos. A indução de Tregs durante o estágio inicial da infecção por VSRRS é uma das formas pelas quais os patógenos escapam da resposta imune.[138,139,144-147]

Citocinas

Muitas citocinas influenciam a resposta imune à infecção por VSRRS (Tabela 18.3). O TNF-α pode atuar como citocina antiviral que protege as células da infecção por um mecanismo independente de IFN, e muitas cepas de VSRRS têm baixa capacidade de induzir a expressão.

As citocinas IL-10 e IL-12 são expressas em lesões inflamatórias no pulmão e desempenham papel importante na defesa contra o VSRRS. Em algumas infecções por VSRRS, não houve alteração nos níveis de IL-10, IL-12 e IFN-γ. Também induz níveis mínimos de citocinas T-helper-1 (Th1) (IL-12 e IFN-γ).[90]

Suínos infectados por via intrauterina demonstraram aumento significativo da expressão de IL-6, IL-10 e IFN-γ mRNA (IL-2, IL-4 e IL-12 permaneceram os mesmos) e isso foi concomitante com a diminuição significativa no número de células T CD4+ CD8+. Os perfis de mensagens mediadas por células e citocinas voltaram ao normal.

A maior expressão de IL-1α, IL-6 e TNF-α nos pulmões de suínos com VSRRS está correlacionada ao desenvolvimento de pneumonia intersticial.[122] Diferentes isolados induzem diferentes padrões de IL-10 e TNF-α. Quatro fenótipos possíveis foram identificados, mas diferentes células tiveram capacidades diferentes. Além disso, perfis de liberação de citocinas em células apresentadoras de antígenos poderiam induzir diferentes expressões de marcadores celulares.[121]

Certas regiões de nsp2 também regulam negativamente IL-1β e TNF-α.[148] A inibição da produção precoce de citocinas contribui para a fraca resposta imune inata, retardo na produção de anticorpos neutralizantes, resposta lenta de IFN-γ e depressão da resposta citotóxica de células T.[149]

A produção de citocinas pró-inflamatórias é limitada nas infecções por VSRRS.[150] As nsps podem regular negativamente o TNF-α.[151,152]

A IL-10 inibe a síntese de citocinas pró-inflamatórias, bem como inibe a produção de IFN-α, e pode também suprimir a resposta pró-inflamatória em suínos infectados com VSRRS. Existe correlação significativa entre a resposta à expressão do antígeno VSRRS e a expressão de citocinas reguladoras, como IL-10 e TGF-β nos pulmões, mas não nos linfonodos.[153,154]

Pode haver – como resultado da expressão de citocinas – redução da infiltração e proliferação de células inflamatórias.[155] A IL-10 é expressa principalmente por macrófagos septais e TGF-β principalmente por MAS. Pode haver diferentes expressões de diferentes citocinas por diferentes subconjuntos de células pulmonares. A produção de TGF-β pode ser dependente da cepa de VSRRS.[156] O CD163 é componente de um complexo de receptores necessários para a entrada de VSRRS na célula, incluindo sulfato de heparina e sialoadesina. É regulada positivamente pela IL-10 e IL-6 promovendo a entrada do VSRRS na célula e replicação, mas regulada negativamente pelo TNF-α, TGF-β e IFN-γ.[102,157]

A indução da resposta da IL-10 pode ser uma das estratégias utilizadas pelo VSRRS para modular a resposta imune do hospedeiro.[158] Foram encontrados aumentos nos teores de IL-4, IFN-γ e TNF-α nos linfócitos de leitões infectados, mas IL-8 mostrou diminuição. Outros autores têm a opinião contrária, o que sugere que as células T mostraram aumento nos subconjuntos CD8+ CD4+ e CD4– CD8+ dentro das células ativadas, enquanto as células CD4+ CD8– diminuíram com o tempo. As células T que responderam ao vírus mostraram padrão de produção de citocinas do tipo Th1. Esses autores[158] também relataram diminuição do TNF-α e diminuição da proteína inflamatória de IL-1α e macrófagos.

Talvez esta seja a chave para infecções por VSRRS, pois todos os suínos podem responder de forma diferente. Pode haver efeito depressivo ou estimulatório. O desequilíbrio de IL-12 e IL-10 produzidas em suínos infectados por VSRRS pode favorecer a resposta humoral e suprimir resposta imune mediadas por células durante as primeiras 2 semanas de vida.

O VSRRS foi detectado no citoplasma de macrófagos em dois picos, um aos 3 a 7 DPI e o segundo aos 14 DPI. O IFN-α aumentou em 3 DPI, e IFN-γ e IL-12 aumentaram em 3 a 7 DPI e 14 a 17 DPI, mas IL-10 foi menor que as demais, sugerindo que outros fatores também desempenham papel.[153]

Interferona

O VSRRS é capaz de regular negativamente a produção de citocinas inflamatórias, como os interferons do tipo I (IFN-α, IFN-β,

Tabela 18.3 Citocinas e síndrome reprodutiva e respiratória suína.[159]

Citocina	Função
IL-1	Atrai macrófagos, monócitos, polimorfonucleares
IL-6	Induz proteínas de fase aguda. Estimula o receptor CD163
IL-10	Estimula o receptor CD163. Regula-se no pulmão e é correlacionado com a expressão dele. Inibe o IFN-γ no pulmão
TNF-α	Inibe a replicação de VSRRS. Induz proteínas de fase aguda. Inibida em macrófagos infectados por VSRRS. Regula negativamente o receptor CD163
IFN-α	Interfere na replicação de VSRRS. Interferência na regulação em macrófagos infectados por VSRRS
IFN-γ	Inibe a replicação de VSRRS. Melhorado pela vacinação com IL-12/IFN-α. Regula negativamente o receptor CD163
TGF-β	Induz T-regs após a infecção por VSRRS. Correlacionado com a expressão no pulmão. Regula negativamente o receptor CD163

IFN: interferona; VSRRS: vírus da síndrome reprodutiva e respiratória suína.

TNF-α e IL-1). Os suínos que conseguem depurar VSRRS precocemente têm expressão precoce destas citocinas.[160] Verificou-se que cinco dos 13 nsps inibem a ativação do promotor de IFN-β, particularmente nsp1β[161], bem como do promotor de atividade de TNF-α.[162] Um dos mecanismos para suprimir a resposta imune seria suprimir várias citocinas importantes na regulação imunológica, como o tipo IFN, IL-1, TNF-α, IL-12 e IL-6, e elevar a níveis aberrantes as citocinas anti-inflamatórias IL-10.[162]

O IFN-α é uma resposta precoce ao VSRRS, mas o vírus contorna a resposta inata do hospedeiro com produção inadequada de IFN do tipo I, resultando em produção tardia de IFN-γ, imunidade celular e anticorpos neutralizantes e retardo da liberação viral.[163]

O VSRRS é capaz de suprimir a transcrição dos principais genes antivirais, TNF-α e IFN-β, quando a infecção foi maior e dependente de anticorpos. Essa via de infecção permite que o VSRRS vise especificamente genes antivirais e altere a resposta imune intracelular inata em macrófagos.[164]

O modelo proposto de como o nsp1 de VSRRS regula negativamente o IFN-β foi demonstrado.[165] As células dendríticas plasmocitoides não estão presentes em grande número no sangue, mas quando expostas aos vírus, geralmente se transformam em células dendríticas, mas não quando expostas ao VSRRS, e podem ajudar a persistência do vírus.[166]

Nos monócitos derivados da medula óssea, houve também aumento significativo da secreção de IL-1, IL-6, IL-8, IL-10 e IFN-γ, mas não IL-12 ou TNF-α.[167]

A infecção por VSRRS aumentou os teores séricos de IL-1β, IL-6, TNF-α e IFN-γ. Também aumentou mRNA para as citocinas pró-inflamatórias, bem como o mRNA para TLR3, LR4 e TLR7 na árvore traqueobrônquica. A maioria dos genes pró-inflamatórios também foi suprarregulada em áreas discretas do cérebro.[168]

O VSRRS não incita resposta específica do IFN-γ em animais jovens, e as células do IFN-γ podem estar presentes em número semelhante em animais infectados e controles.[169] O VSRRS suprime o reconhecimento de macrófagos infectados por células T.[170]

A ORF1a e a ORF1b são traduzidas para gerar poliproteínas, que são processadas por proteases virais para formar 14 nsps diferentes.[7] Várias das nsps foram identificadas como membros integrais da maquinaria de replicação e transcrição viral, enquanto outras podem estar envolvidas nesses processos por meio de suas interação com fatores da célula hospedeira.[7,171] É também provável que as nsps regulem a patogênese viral por meio de seu envolvimento na modulação da resposta imune inata do hospedeiro. A subversão mediada por nsp1β da resposta inata do hospedeiro desempenha papel importante na patogênese do VSRRS.[172]

Os IFNs do tipo I constituem fator importante do sistema imune inato do hospedeiro. Intermediários de replicação viral como RNA de fita dupla (dsRNA) são detectados por sensores citoplasmáticos (helicases do tipo RIG-1), bem como por sensores endossômicos (TLR3), que desencadeiam uma cascata complexa de sinalização.[173,174] Esses eventos de sinalização resultam na ativação de vários fatores de transcrição, incluindo o fator regulador da interferona 3 (IRF3), fator nuclear kappa B (NF-κβ) e ativação do fator de transcrição-2. Esses fatores determinam a expressão dos genes IFN tipo I. Uma vez secretados, eles se ligam a receptores na superfície celular, o que acaba levando à síntese de genes estimulados por IFN.[175] Os vírus produziram várias medidas para neutralizar a produção de IFN,[176] e a infecção por VSRRS resulta em baixa produção de IFN tipo I. As nsps de VSRRS inibem a transcrição dependente de IFN. As proteínas nsp1α e nsp1β suprimem a ativação do gene IFN mediada por IRF3 e NF-κβ.[148,177,178] A nsp1β também interfere na sinalização de IFN.[148,179] É provável que a nsp2 desempenhe papel importante na subversão das defesas antivirais inatas e forneça base para a elucidação dos mecanismos subjacentes à patogênese do VSRRS.[180] O VSRRS nsp2 tem domínio de protease de cisteína em seu terminal N, que pertence à protease do tumor ovariano familiar, e que parece antagonizar a indução do IFN tipo I.[181]

Também interfere na ativação e na via de sinalização dos IFN tipo I bloqueando a translocação nuclear.[179] Certas regiões de nsp2 não são essenciais para a replicação de VSRRS, mas podem desempenhar papel importante na modulação da imunidade do hospedeiro.[148] VSRRS nsp2 interfere na sinalização de NF-κB, o que é importante para a sua ativação.[181] O vírus dura até 5 meses após a infecção em alguns tecidos linfoides. Os níveis de citocinas pró-inflamatórias também são baixos, e o esgotamento de outros componentes efetores é lento (anticorpos neutralizantes e células T antígeno-específicas). Portanto, há resposta inata inicial subótima inadequada ao VSRRS.[182] Um vírus VSRRS não supressivo poderia, portanto, estimular forte resposta imune adaptativa.[183] A natureza inibitória do IFN do VSRRS nsp1 no contexto da infecção viral foi confirmada.[175,184,185] A nsp1 é clivada em nsp1α e nsp1β, e a nsp1β tem a capacidade de inibir a síntese e a sinalização de IFN.[186]

Os IFN tipo I (IFN-α e IFN-β) promovem a produção de mediadores antivirais e estimulam a atividade das células NK para matar células infectadas por vírus. Elas também induzem a maturação de células dendríticas em células apresentadoras de antígenos, desenvolvimento de macrófagos e maturação e, junto com células B convertidas por IL-6, em células plasmáticas.[187] Estudos têm sugerido como isso pode ser conseguido pelo VSRRS.[178,181,188] Níveis aumentados de IFN-α no momento do desafio retardam a viremia de VSRRS[189] e diminuem a gravidade da doença. Confirmou-se que a presença de IFN-α no momento da infecção pode alterar as respostas imunes inata e adaptativa.[190]

O VSRRS codifica produtos virais que são capazes de suprimir a produção do IFN tipo I de diferentes maneiras, interferindo nos vários fatores de transcrição na regulação da expressão do IFN.[172,180,181,190-192] O comprometimento da indução do IFN tipo I parece estar ligado à imunidade adaptativa fraca, que inclui retardo ou lentidão no desenvolvimento de resposta imune humoral e celular, levando a persistência viral em porcos infectados.[193,194] Os suínos infectados com VSRRS apresentavam pneumonia intersticial moderada, e o vírus foi encontrado em todos os tecidos testados. Pico de resposta de anticorpos e IFN-γ ocorreu em 30 DPI com aumento de TGF-β até 60 DPI.[128]

Nsp2 inibe a função antiviral do gene (ISG) 15 estimulado por IFN.[195] Os genes estimulados por IFN são os ISGs, dos quais ISG15 é uma das proteínas mais altamente expressas que funciona como uma molécula efetora como resposta da célula hospedeira à infecção viral.

A indução da resposta da IL-10 pode ser uma das estratégias usadas pelo VSRRS para modular a resposta imune do hospedeiro.[158] Aumentos nos teores de IL-4, IFN-γ e TNF-α foram encontrados em linfócitos de leitões infectados, mas IL-8 mostrou diminuição. Demonstrou-se que as células T apresentam aumento nos subconjuntos CD8+ CD4+ e CD4-CD8+ dentro das células ativadas, enquanto as células CD4+ CD8+ diminuíram com o tempo. As células T que respondem ao vírus mostraram padrão de produção de citocinas do tipo Th1. Há também diminuição no TNF-α e diminuição na proteína inflamatória de IL-1α e macrófagos. Esta talvez seja a chave para infecções por VSRRS, uma vez que todos os suínos podem responder de forma diferente. Pode haver efeitos depressivos ou estimulatórios. O desequilíbrio de IL-12 e IL-10 produzidas em suínos infectados com VSRRS pode favorecer a resposta humoral e suprimir respostas imunológicas mediadas por células nas primeiras 2 semanas de vida.

Efeitos em diferentes partes do corpo

A expressão diferencial de citocinas pró-inflamatórias nos órgãos linfoides de suínos infectados por VSRRS foi descrita.[196] A expressão foi diversa nos diferentes compartimentos corporais. A IL-1α e o TNF-α foram mais expressos nos linfonodos mediastínicos. A IL-6 foi mais expressa nos linfonodos retrofaríngeos, mas nenhuma IL foi expressa na amígdala. As citocinas pró-inflamatórias são capazes de modular a expressão de CD163, um receptor de hemoglobina que também atua como receptor de VSRRS e está envolvido na remoção viral.[197] Enquanto a IL-6 pode regular positivamente essa expressão de receptor, o TNF-α pode diminuir sua expressão, inibindo a replicação de VSRRS. O desequilíbrio nas citocinas pode desempenhar papel na suscetibilidade à replicação de VSRRS.

O IFN-α suíno recombinante administrado às células antes da infecção reduziu a citopatogenicidade do VSRRS, e a propagação viral e a resposta de anticorpos foram retardadas. Pode ser que o IFN alivie o dano ao sistema imunológico ou aumente a propagação de linfócitos T citotóxicos do hospedeiro.[198]

A expressão de citocinas por macrófagos nos pulmões de suínos infectados com VSRRS foi descrita.[122] A expressão de IL-1α, IL6 e TNF-α correlaciona-se com a gravidade da patologia pulmonar e com o número de macrófagos pulmonares. Correlações significativas foram encontradas entre a infecção por VSRRS e a expressão de IL-12 p40 e IFN-γ, e entre a expressão de TNF-α e IFN-γ. Esses achados sugerem que o VSRRS modula a resposta imune pelo aumento da expressão de IL-10, que por sua vez pode reduzir a expressão de citocinas envolvidas na depuração viral (IFN-α, IFN-γ, IL-12 p40 e TNF-α). Os resultados também sugerem que a expressão de IFN-γ é estimulada por IL-12 p40 e TNF-α, mas não por IFN-α. Todas essas citocinas foram expressas principalmente por macrófagos septais, com expressão mais fraca por macrófagos alveolares, linfócitos e neutrófilos. Parece haver ativação diferencial de macrófagos septais e alveolares na infecção por VSRRS, sendo os macrófagos septais a principal fonte de citocinas.

Provavelmente, há um papel regulador do ORF1A do VSRRS na expressão gênica alveolar suína.[199]

A expressão de antígenos de VSRRS está correlacionada com a expressão de citocinas reguladoras, como IL-10 e TGF-β, nos pulmões de suínos.[122,154] Não há mudanças substanciais no nível sérico de citocinas pró-inflamatórias. A expressão de citocinas pró-inflamatórias estava aumentada nos linfonodos mediastínicos, mas houve pouco aumento das tonsilas e do linfonodo retroperitoneal.[196]

Efeitos de diferentes estirpes

Há expressão diferencial de citocinas por diferentes estirpes de VSRRS[121] e dentro de distintos órgãos linfoides.[196]

A virulência dessas cepas pode ser causada pelo comprometimento do TNF-α pela inibição da via de sinalização ERK.[200] A expressão limitada de TNF-α com algumas cepas de VSRRS pode ser um mecanismo pelo qual alguns são capazes de prejudicar a resposta imune do hospedeiro e prevenir a eliminação viral. Estas desregulações foram associadas a nsps1α e 1β e 2.[148]

TGF-β e IL-10 são citocinas imunomoduladoras capazes de regular negativamente a resposta do hospedeiro. Um aumento na expressão de mRNA e proteína do TGF-β foi observado na infecção por VSRRS tipo II norte-americano.[122,138,201] Há aumento da expressão da proteína TGF-β em órgãos linfoides e no pulmão após a infecção por VSRRS, e isso pode ser importante pois é uma citocina imunomoduladora.[202]

Em alguns casos, novas cepas podem induzir um perfil preferencial de citocinas[203], e os resultados experimentais mostram padrão defeituoso de imunidade inata e adaptativa subjacente à persistência no longo prazo de suínos infectados com SRRS. Tanto o anticorpo soroneutralizante quanto as células secretoras de IFN-γ eram defeituosos em infecções experimentais.[204]

Em contrapartida, no campo, há interações vírus/hospedeiro complexas, ainda mais complicadas por interações com agonistas bacterianos, como o LPS. Em condições de campo, houve pouco ou nenhum desenvolvimento de resposta específica de IFN-γ em vez de um retardo.[170,205] Os isolados de tipo 2 são mais pneumovirulentos do que os isolados de tipo 1, conforme observado por sinais clínicos e lesões macroscópicas e microscópicas.[206]

As estirpes do genótipo 2 da SRRS são mais eficientes em escapar da atividade antiviral intrínseca induzida pelos IFN tipo I e tipo II. Macrófagos derivados de monócitos podem ser usados pelo vírus em vez de macrófagos alveolares.[207]

Em um estudo comparando 39 isolados, houve diferentes efeitos dependendo da linhagem e da célula hospedeira infectada.[121] Todas as cepas produziram altos níveis de IL-1 e IL-8 em culturas de macrófagos, mas poderiam ser diferenciadas em suas respostas com IL-10 e TNF-α.

Variações de estirpes

Uma análise comparativa da resposta imune em infecções experimentais com três cepas de VSRRS mostrou que, embora o resultado da infecção tenha sido semelhante com a depuração em 33 DPI, houve diferenças na resposta imune ao vírus. A estirpe "Lena" produziu febre e sinais clínicos, enquanto o vírus Lelystad e a cepa Bélgica A não. Também resultou em altos títulos de vírus no soro, baixo número de células secretoras de IFN-γ, mudança nas populações de leucócitos e resposta tardia de anticorpos à imunização com o vírus da doença de Aujeszky. Os níveis de IL-1β, IFN-α, IL-10, IL-12, TNF-α e IFN-γ mRNA dos leitões infectados por Lena também aumentaram, mas não nas outras duas infecções.[208]

A modulação fenotípica e os perfis de citocinas de células apresentadoras de antígenos infectados com subtipos de tipos 1 e 3 do tipo europeu foram descritos in vitro e in vivo.[209] As cepas do subtipo 3 (principalmente do Leste Europeu, por exemplo, a cepa Lena) são mais virulentas do que o tipo 1. Células dendríticas derivadas da medula óssea e macrófagos alveolares foram infectados. A cepa Lena causou mais apoptose e um nível mais alto de infectividade, e alguma regulação negativa das moléculas da superfície celular. Esses fatos podem ter explicado o aumento da patogenicidade da cepa de Lena e inibiram as respostas imunológicas específicas. Isso poderia explicar a resposta imune adaptativa retardada e diminuída observada após infecções por esta estirpe.

O efeito de diferenças genotípicas e biotípicas entre os vírus SRRS na avaliação sorológica de suínos para infecção por vírus mostrou que[210] todos os porcos inoculados com vírus de campo se tornaram soropositivos (anticorpo fluorescente indireto [IFA] e ELISA). Houve grande variação no início, e teores de anticorpos soroneutralizantes do vírus em suínos individuais e com cada vírus. Os autores concluíram que as diferenças entre os biotipos podem afetar a cinética da resposta imune humoral.

Estudos recentes sugeriram que a nova estirpe (Lena) se replica de forma mais eficiente do que o antigo vírus Lelystad em explantes de mucosa nasal. Isso provavelmente é causado pelo uso de uma população mais ampla de células receptoras de entrada.[211]

Patogênese da síndrome reprodutiva e respiratória suína de alta patogenicidade

A SRRS clássica produz apoptose em vários órgãos, incluindo pulmões, testículos, linfonodos e timo. Foram descritas alterações apoptóticas em órgãos imunes periféricos e pulmões após infecção experimental de leitões com SRRS altamente patogênica e clássica.[212] Relatos anteriores sugeriram que HP-SRRS induz atrofia tímica com apoptose de timócitos relacionada, mas não houve relatos em outros tecidos. O HP-SRRS exibiu tropismo celular muito maior do que o SRRS usual e levou a lesões graves na amígdala, baço e gânglios linfáticos. Havia grande número de células apoptóticas nos órgãos examinados. Apenas no HP-SRRS, quando comparado a suínos vacinados que receberam HP-SRRS, os leitões apresentaram atrofia do timo, diminuição dos níveis séricos de IL-4 e aumento dos níveis séricos de IL-10 e IFN-γ. Os resultados sugeriram que níveis elevados de IL-10 no estágio inicial da infecção podem aumentar a sobrevida viral e retardar o início da imunidade protetora.[213] O HP-VSRRS afeta todos os estágios de produção. As porcas prenhes manifestam aborto e parem leitões fracos e natimortos, e há taxas de morbidade e mortalidade de 50 a 100%.

Desenvolvimento das lesões

Houve também imunossupressão temporária em leitões aproximadamente 4 semanas após a infecção. Lesões vasculares associadas à infecção por VSRRS são análogas às observadas em equinos com o vírus da arterite equina, que também é um membro da família Arteriviridae, e as lesões renais decorrentes da infecção da arterite viral equina correspondem às do VSRRS. Infiltrados inflamatórios são vistos na junção do córtex e medula renal, com alterações vasculares associadas às túnicas musculares de pequenas arteríolas.

As lesões características podem ser reproduzidas em porcos convencionais com 1, 4 ou 10 semanas de idade, e a variação na gravidade da doença clínica pode ser atribuída a diferenças na virulência das estirpes. Os efeitos do vírus no desempenho reprodutivo também são dependentes da linhagem. Não há evidências de que o vírus irá crescer nos tecidos ovarianos, mas ele pode ser absorvido pelos macrófagos circulantes. O VSRRS pode replicar-se nas células germinativas testiculares, mas não há evidência de que exista qualquer VSRRS nos óvulos, indicando que a gônada feminina é resistente à infecção persistente. Algumas cepas são de baixa patogenicidade, enquanto outras são altamente patogênicas. A doença reprodutiva foi reproduzida experimentalmente, e os efeitos no feto dependem do estágio da gestação. A exposição de leitoas gestantes não imunes ao aerossol do vírus Lelystad no final da gestação (84 dias) resulta em doença clínica. Após um período de incubação de 4 a 7 dias, todas as porcas desenvolveram inapetência e apatia por 6 a 9 dias. Algumas porcas desenvolvem orelhas de cor azul acompanhada de respiração abdominal. As porcas podem parir nos dias 116 e 117 da gestação, dando origem a leitões mortos, mumificados e vivos. Muitos dos leitões nascidos vivos são pálidos, apáticos e fracos, e alguns apresentam dispneia e exibem graus variados de "splay leg" ou tremores musculares. O vírus pode ser isolado de leitões natimortos ou nascidos vivos. Os anticorpos estão presentes em amostras de soro pré-colostral ou fluido ascítico de leitões, o que demonstra a passagem transplacentária do vírus.

As lesões macroscópicas e microscópicas nos fetos de porcas infectadas experimentalmente por via oronasal com o vírus aos 90 dias de gestação consistem em hemorragia do umbigo e arterite umbilical necrosante com hemorragia periarterial. Lesões pulmonares graves estão presentes em fetos inoculados no útero com o vírus entre 45 e 49 dias de gestação. Mesmo a menor dose de exposição a VSRRS causou falha reprodutiva em animais não vacinados e que não tinham contato prévio com o vírus. Quando as porcas são inoculadas por via oronasal com o vírus na metade do período gestacional, o vírus não atravessa prontamente a placenta, mas replica em fetos que são inoculados diretamente nesse período da gestação. Sugere-se em leitões pré-natais que a SRRS replica principalmente em tecidos linfoides, tendo acesso a eles a partir da placenta por meio da corrente sanguínea. Assim, os fetos são mais suscetíveis no final da gestação do que no início da mesma, ou há maior probabilidade de infecção transplacentária durante o final da gestação. Experimentalmente, a inoculação intrauterina do vírus em leitoas no dia após a monta natural pode ter pouco ou nenhum efeito no seu desempenho reprodutivo. Parece não haver nenhum efeito direto ou indireto na função luteal que contribui para o aborto induzido por VSRRS. O vírus pode causar a morte celular diretamente, como os macrófagos alveolares ou nos tecidos linfoides. O VSRRS afeta as células Marc 145, que sofrem necrose a uma taxa muito superior de apoptose e aumenta com os níveis de vírus utilizados para infectar as células. A apoptose ocorre nas células infectadas com VSRRS, mas é um evento tardio durante a replicação de VSRRS e resulta rapidamente em morte semelhante à necrose. Lesões têm sido observadas na placenta e nos vasos do cordão umbilical, mas raramente são relatadas com cepas europeias, podendo ser mais comuns nas cepas norte-americanas.

As descrições originais da pneumonia necrosante suína (PNS) foram associadas à influenza suína, mas pesquisas mais recentes mostraram que o VSRRS é de modo consistente e predominantemente associado com PNS e deve ser considerado o principal agente etiológico dessa enfermidade, juntamente com o PCV2.

A patogênese de um VSRRS coreano tipo 1 em suínos experimentalmente infectados foi descrita.[214] Porcos infectados desenvolveram áreas multifocais de padrão mosqueado nos pulmões. As lesões microscópicas foram multifocais, ligeiras a moderadas e geralmente mais extensas com 5 a 7 DPI e foram quase resolvidas por 28 DPI. O ácido nucleico de VSRRS foi detectado no citoplasma de macrófagos e pneumonócitos tipos I e II.

Respostas da síndrome respiratória e reprodutiva suína de alta patogenicidade

A infecção por HP-VSRRS pode prejudicar a produção de TNF-α por inibir a via de sinalização de ERK.[215]

Na HP-SRRS, a inapetência acentuada e os sinais respiratórios graves estão relacionados à pneumonia intersticial grave e aos altos níveis de expressão de IL-1α nos pulmões, em comparação com outras cepas de VSRRS.[215]

O VSRRS de alta patogenicidade exibe tropismo tecidual expandido *in vivo*, sugerindo que isso pode contribuir para sua alta patogenicidade. A positividade foi registrada em macrófagos em órgãos linfoides, mas também no epitélio, incluindo mucosa gástrica e glândulas mucosas.[216]

A HP-SRRS epidêmica na China, conhecida como febre alta com sinais nervosos, tem aumentado na China desde 2009. Houve encefalite não supurativa com manguitos perivasculares linfo-histiocitários e infiltração de leucócitos no neurópilo. A microscopia eletrônica mostrou que o vírus que infectou as células endoteliais cruzou a barreira hematencefálica para o sistema nervoso central (SNC) e, em seguida, induziu lesão celular aos neurônios e células da neuróglia.[217]

Uma estirpe de HP-VSRRS (HuN4) mostrou produzir perda de apetite, diminuição do peso corporal (PC), temperatura corporal aumentada e sinais respiratórios. As lesões foram pneumonia intersticial multifocal com infiltração macrofágica. As lesões nos linfonodos foram caracterizadas por folículos colapsados, depleção de centros germinativos e redução de linfócitos. Infiltrado perivascular e nódulos gliais foram observados em alguns cérebros. O VSRRS foi detectado em macrófagos, células epiteliais alveolares e células endoteliais vasculares nas amígdalas e linfonodos. Ele é mais patogênico que algumas estirpes em razão da sua maior taxa de replicação.[218]

As estirpes chinesa e vietnamita de HP-VSRRS causam resultados diferentes em suínos americanos.[53,218] O vírus vietnamita replicou em um nível aproximadamente 10 vezes menor no soro do que o vírus chinês. Também produziu resposta de temperatura mais baixa e resultou em menor mortalidade. As respostas das citocinas em um painel de 9-plex variaram entre as cepas, entre os tecidos examinados e pela dose do inóculo. Neste estudo, também utilizando o protótipo de estirpe norte-americana VR-2332, todos os três produziram níveis detectáveis de TNF-α, IL-1β, IFN-γ, IL-10 e IL-12 p70, mas os níveis e a cinética também diferiram. Também houve alto nível sustentado de IL-10 e IFN-γ, e estes podem prejudicar a depuração imunológica efetiva.[53,219,220] A ativação de células B policlonais pode resultar em células B produtoras de IL-10.[221] O VSRRS produz ativação policlonal de células B acompanhada por hipergamaglobulinemia.[222-224] Isso leva à produção desregulada de citocinas.

Imunologia

As respostas imunes geradas pelo VSRRS e o controle da doença por mecanismos imunes ainda não são completamente compreendidos.

Existem epítopos de célula T altamente conservados em nsps9 e 10 de VSRRS de tipo 2[225], e estes podem ser importantes na formulação de imunógenos para proporcionar proteção cruzada ampla contra diversas estirpes de VSRRS.

A inoculação com diferentes cepas de VSRRS resulta em diversos desfechos virológicos e imunológicos e em diferentes graus de proteção homóloga e heteróloga.[156] O principal efeito do vírus é infectar e causar anormalidades nos macrófagos. Macrófagos perturbados podem não desempenhar a função de apresentação de antígeno com sucesso. Mais importante, quaisquer citocinas presentes no suíno ou induzidas pelo VSRRS nesse hospedeiro específico podem determinar o desfecho. Mostrou-se que o VSRRS é lento para produzir tanto anticorpos neutralizantes como imunidade mediada por células, mas produz resposta de IFN em tecido linfoide infectado com VSRRS.

Após a infecção natural, a maioria dos suínos é resistente à infecção subsequente, mas os mecanismos de imunidade protetora não são compreendidos. Sugeriu-se que a resposta imune ao VSRRS possui algum grau de especificidade de estirpes. De fato, também foi sugerido que a capacidade de atravessar a placenta também é específica da cepa e que, embora a imunidade materna não evite a infecção transplacentária, ela pode exercer pressão de seleção adicional. Anticorpos circulantes contra o vírus são detectáveis em

14 e 21 DPI com base no teste de imunofluorescência indireta ou ELISA, e a proteína 15-kDa é a mais imunogênica das proteínas virais, e pode fornecer a base antigênica para o desenvolvimento de testes diagnósticos aperfeiçoados. No entanto, esta resposta não é de anticorpos neutralizantes. Estes podem demorar muito tempo para se desenvolver. Ao mesmo tempo, a ocorrência de células produtoras de IFN-γ inicialmente é fraca, mas se torna muito mais forte de 3 a 6 meses após a infecção. Essa resposta pode ser melhorada pelo uso de IL-12. Vários anticorpos estruturais, funcionalmente distintos e específicos para o vírus são gerados após infecção ou vacinação. Também ocorrem respostas imunes mediadas por células específicas para o vírus. Não se conhece o papel relativo da imunidade humoral e da imunidade mediada por células no fornecimento de proteção contra a doença.

Uma característica única da infecção é que a viremia e os anticorpos circulantes podem coexistir; os anticorpos protegem os suínos da reinfecção e reduzem ou eliminam a excreção do vírus no sêmen dos machos. As porcas são imunes a outras doenças associadas ao vírus após a recuperação da infecção aguda. Após um surto de doença reprodutiva, o nível de desempenho voltará ao normal, sugerindo que a imunidade se desenvolve após a exposição natural. A proteção contra perdas reprodutivas subsequentes é de longa duração em animais individuais. No entanto, a proteção cruzada para diferentes estirpes pode não ocorrer. As porcas infectadas experimentalmente são protegidas contra perdas reprodutivas quando desafiadas com vírus homólogos ao longo de 300 dias após a exposição inicial. Estudos estendidos contra infecção homóloga verificaram que a duração da proteção era de pelo menos 604 dias, o que é essencialmente uma proteção vitalícia. A imunidade protetora foi baseada em dois critérios: a ausência de transferência transplacentária de vírus de desafio e a aparente falta de replicação viral na mãe 21 dias após a inoculação.

Leitões nascidos de porcas soropositivas adquirem *anticorpos colostrais*, que diminuem em taxas altamente variáveis entre 3 e 8 semanas após o nascimento. A imunidade passiva proporciona imunidade efetiva aos leitões, mas a perda de imunidade passiva em várias idades gera suínos suscetíveis e infecção que resulta na persistência do vírus em suínos de 6 a 9 semanas de idade, considerados como os principais reservatórios do vírus em rebanhos de terminação. Na ausência de infecção natural, os anticorpos maternos tornam-se indetectáveis entre 6 e 10 semanas de idade. Algumas ninhadas não têm anticorpos maternos, e podem não ter anticorpos detectáveis até as 4 semanas de idade, e a doença clínica pode ocorrer com 2 semanas de idade. Às 8 semanas de idade, os anticorpos geralmente são detectáveis em todos os suínos e persistem por muitos meses. No entanto, pode haver uma grande variação nos níveis de anticorpos em leitões com 10 a 12 semanas de idade quando eles são movidos para as unidades de terminação. Em levantamentos longitudinais, a soroprevalência do vírus nos porcos com 4 a 5 semanas de idade foi maior do que naqueles com 8 a 9 semanas de idade, e a maioria dos porcos foi negativa quando entrou nas unidades de terminação. Nos rebanhos em que o vírus persiste, as porcas não sofreram perdas reprodutivas repetidas, indicando que alguma forma de imunidade protetora se desenvolve.

O vírus tem predileção por células imunes, e as manifestações da doença podem estar ligadas diretamente a mudanças no sistema imunológico. A replicação do vírus nas células da linhagem imune, especialmente macrófagos, pode levar à imunossupressão e predispor a infecções secundárias. Assim, a imunidade ao vírus pode agir de duas formas: o vírus ataca o sistema imunológico, que pode causar imunossupressão, enquanto induz anticorpos protetores.

Pode também ocorrer aumento da infecção dependente de anticorpos, pois os teores baixos de anticorpos aumentam a capacidade do vírus para entrar nos macrófagos alveolares pulmonares e replicar e destruir as células. Isto pode ser importante nos porcos lactentes e de berçário expostos ao vírus durante um período de declínio dos anticorpos maternos.

O VSRRS interfere na capacidade do hospedeiro para responder à infecção por meio de vários mecanismos de evasão imune.[63,226] A infecção por VSRRS é caracterizada por retardo no aparecimento de anticorpos neutralizantes (3 a 4 meses) e desenvolvimento lento de resposta de IFN específicas do vírus. O VSRRS nsp2 está emergindo cada vez mais como uma proteína multifuncional, possivelmente com impacto profundo na replicação do VSRRS e na patogênese viral.[227] A imunidade adquirida foi revisada.[63,184,204,226] Após a infecção, a maioria dos anticorpos não é neutralizante e está voltada principalmente para as proteínas N e nsp2. Anticorpos neutralizantes aparecem de 2 a 4 semanas após, mas não chegam ao pico até muitas semanas a meses mais tarde. O vírus persiste na presença de anticorpos neutralizantes. É possível que o VSRRS produza epítopos "isca" que produzem anticorpos não neutralizantes.[228]

As respostas das células T ao VSRRS são induzidas 2 a 8 semanas após a infecção e são detectadas contra todas as proteínas estruturais codificadas pelas ORF 2 a 7, mas são consideradas fracas, transitórias e altamente variáveis.

GP5 e M são as principais proteínas do envelope de VSRRS, e os epítopos peptídicos ectodomínio GP5/M estão disponíveis para o reconhecimento do anticorpo no hospedeiro, mas não estão associados à neutralização do vírus mediada por anticorpos.[229]

Achados clínicos

A principal característica da doença clínica associada a este vírus foi a variabilidade extrema dos sinais clínicos. Em geral, os sinais associados ao VSRRS parecem resultar de uma combinação de fatores genéticos e características de manejo do rebanho. As influências relativas destes dois fatores diferem, dependendo dos sinais clínicos específicos em questão. Estes podem variar de infecção inaparente a morte súbita e a surtos de aborto (síndrome do aborto e mortalidade em porcas).

A condição continuou a evoluir desde as primeiras descrições de doença suína misteriosa nos EUA e no Canadá, e doença do suíno da orelha azul na Europa. A mortalidade de suínos e a síndrome do aborto foram então descritas nos EUA. Então, tem havido casos de alta patogenicidade na China ("doença de febre alta"), caracterizados por mortalidade superior a 20%[230-232] e a mutação altamente virulenta 1-18-2 ocorrida no centro-norte dos EUA em 2007.[233]

Infecções concomitantes

O aumento de infecções bacterianas secundárias tem sido associado a uma regulação positiva de CD14 e proteína de ligação a LPS em MAS.[234] Os efeitos do vírus no sistema imune podem explicar a suspeita de imunossupressão e infecções secundárias, que são reconhecidas clinicamente, mas não foram reproduzidas experimentalmente.

Seu sinergismo com o CVS2 é duvidoso. Não parece ser potencializado pelo outro importante vírus de suínos, o CVS2, mas tem-se proposto que pode aumentar a gravidade da pneumonia intersticial induzida por VSRRS. A infecção por VSRRS pode aumentar a replicação de CVS2. É predisposto por MH, o que pode ser reduzido pela vacinação para MH. Por sua vez, o VSRRS predispõe a B. bronchiseptica. Ambos podem interagir para reduzir a eficiência dos mecanismos de defesa pulmonares e facilitar a infecção por P. multocida. Há pouco efeito sobre a infecção secundária por H. parasuis, com ligeiro aumento na absorção de H. parasuis pelos macrófagos durante a infecção inicial, que é reduzida após 7 dias. Existem evidências de que a infecção concomitante pelo vírus da gastrenterite transmissível e o VSRRS tem pouco ou nenhum efeito sobre a excreção subsequente ou a persistência da infecção. A infecção por VSRRS é comum em suínos com síndrome do depauperamento multissistêmico pós-desmame (SDMPD), mas não há evidências de que a SRRS seja necessária para o desenvolvimento da mesma. O VSRRS foi observado em um rebanho suíno com citomegalovírus suíno. O sinergismo entre VSRRS e S. choleraesuis foi descrito com falha no crescimento, pelos ásperos, dispneia e diarreia. Os suínos que receberam dexametasona foram os mais gravemente afetados e metade deles veio a óbito, mas também eliminaram significativamente mais microrganismos nas fezes e apresentaram títulos de VSRRS significativamente mais altos. A infecção simultânea entre VSRRS e S. suis é muito mais grave do que com qualquer dos agentes isoladamente. A supressão da função macrofágica intravascular pulmonar induzida por VSRRS pode, em parte, explicar a suscetibilidade associada ao VSRRS à infecção por S. suis.

Existe também um claro sinergismo entre o VSRRS e o LPS na manifestação de sinais respiratórios em suínos convencionais. Nestas infecções por vírus e bactérias, o aumento de TNF-α, IL-1 e IL-6 foi 10 a 100 vezes maior do que nas infecções simples. Insuficiência reprodutiva e doença respiratória são os principais sinais clínicos, que também são altamente variáveis entre os rebanhos. Animais de todas as faixas etárias de um rebanho podem ser afetados em um curto período.

Os suínos infectados com ambos VSRRS e MH apresentavam maior porcentagem de pulmão pneumônico, doença clínica acentuada e depuração viral mais baixa do que os suínos com infecções únicas. Houve também aumento dos teores de IL-β, IL-8, IL-10 e TNF-α no lavado pulmonar, e esse pode ser o mecanismo pelo qual a infecção combinada aumenta a resposta pulmonar.

A doença clínica com frequência é mais grave quando acompanhada de infecção por CVS2[1] e está associada a outras condições no campo que, com frequência, aparecem como indicadores da infecção subjacente por VSRRS.[135,235] Estas são causadas principalmente pela pneumovirulência do vírus e sua persistência nos órgãos linfoides. Existe diminuição na atividade mediada por células NK causada por diminuição da expressão de IFN. A resposta imune adaptativa também é prejudicada, levando ao aumento da apoptose de MAS causada pelo aumento de IL-6 e IL-10.[135,236]

Suínos com VSRRS e expostos subsequentemente a coronavírus respiratório suíno (CVRS) tiveram menor ganho de peso, maior incidência de febre e pneumonia mais grave em comparação com uma única infecção.[236] Isto foi causado pela redução de IFN-α nos pulmões e redução das células NK, e coincidiu com a pneumonia. O CVRS aumentou subsequentemente o nível de replicação do VSRRS no pulmão e teve tendência a aumentar a atividade de Th1 no soro (IFN-γ), mas diminuiu as respostas da atividade do tipo II (IL-4), exacerbando ainda mais a pneumonia por VSRRS. Ocorreu apoptose mais grave de macrófagos alveolares.

A função pulmonar foi estudada em suínos afetados pela PSRRS.[237] Os animais infectados desenvolveram febre, redução do apetite, dificuldade respiratória e apatia em 9 DPI. Os testes pulmonares não invasivos revelaram obstrução das vias respiratórias, redução da complacência pulmonar e redução da transferência de gases pulmonares. Os efeitos foram piores entre 9 e 18 DPI, período no qual eles foram acompanhados por aumento da frequência respiratória e diminuição do volume corrente. A expiração foi mais afetada que a inspiração, o que decorre da limitação do fluxo aéreo predominantemente nas vias respiratórias periféricas. Os suínos têm distúrbios obstrutivos e restritivos e têm ciclos respiratórios mais curtos e respiração mais superficial. A necessidade de energia para respirar aumenta devido ao aumento do esforço.

A infecção por VSRRS europeu causa distúrbios do SNC em leitões.[238] O VSRRS foi detectado nos macrófagos no cérebro por IHQ.

Falhas reprodutivas

Se as marrãs receberem cepas vacinais ou de campo de VSRRS aos 90 dias de gestação, então alguns leitões nascem mortos, a maioria dos filhotes sobrevive e alguns são infectados no útero. As cepas de vacinas não afetaram o crescimento pós-natal, mas as cepas de campo reduziram o crescimento. Pode ser que o vírus tenha entrado no trato reprodutivo por meio da viremia e, em seguida, os tecidos semeados possam liberar o vírus de volta ao soro em níveis baixos.

A infecção de fetos com um vírus atenuado leva às mesmas disfunções imunológicas que em infecções pelo tipo selvagem em leitões mantidos em isolamento.[224]

Todas as porcas que receberam injeções IM de uma estirpe branda de VSRRS aos 90 dias de gestação mostraram a transmissão do vírus no útero. A proporção de suínos positivos para o vírus e seu nível de viremia foram maiores aos 4 dias de idade do que ao nascimento ou ao desmame. As descobertas sugerem que o monitoramento de leitões no final da lactação permitirá avaliar a excreção do vírus pelas porcas.[239]

As marrãs Landrace, quando inoculadas com VSRRS, tiveram número significativamente reduzido de fetos, mas não foi verificado efeito similar em porcas cruzadas. O Landrace teve menos perda de peso durante a gestação, sugerindo maior tolerância à infecção por VSRRS. As raças diferem quanto aos impactos fenotípicos do VSRRS.[240]

Anorexia, letargia, depressão e febre moderada em marrãs e porcas gestantes são sinais clínicos iniciais comuns que afetam 5 a 50% dos animais. Isto é comumente seguido por aumento súbito de partos prematuros aos 108 a 112 dias de gestação, abortos tardios, natimortos e fetos mumificados, fetos parcialmente autolisados, recém-nascidos fracos com alta mortalidade em poucas horas ou dias após o nascimento, retornos tardios de cio e repetidoras de cio. Em geral, essas ocorrências são seguidas por abortos no período médio da gestação e aumentos marcantes na porcentagem de fetos mumificados, morte embrionária precoce e infertilidade. Em grandes rebanhos, grupos sucessivos de 10 a 20% das marrãs e porcas podem se tornar anoréxicos por um período de 2 a 3 semanas. Pode ocorrer cianose de orelhas, cauda, vulva, abdome e focinho em pequeno número de porcas, o que é mais comum em surtos europeus e incomum na América do Norte. Após o surto inicial, uma tempestade de falhas reprodutivas pode ocorrer, que consiste em partos prematuros, abortos tardios, aumento do número de natimortos, fetos mumificados e neonatos fracos. Esta segunda fase da falha reprodutiva pode durar 8 a 12 semanas. Natimortos podem atingir 35 a 40%. Os leitões nascidos fracos morrem dentro de 1 semana e contribuem para uma alta mortalidade pré-desmame.

Descreveu-se interação entre o VSRRS e o feto de suínos em gestação tardia.[113] O principal local de replicação foi o timo. Houve elevação de IFN-γ e TNF-α nos tecidos de leitões infectados. Os linfonodos fetais hiperplásicos apresentaram grande número de células B. A infecção fetal pode alterar a seleção de variantes de VSRRS e pode representar uma fonte de diversidade genética de VSRRS.

A patogênese do VSRRS em marrãs gestantes infectadas experimentalmente tem sido descrita.[241] Houve aumento significativo de células apoptóticas no pulmão, coração, timo, fígado, glândula adrenal e baço de fetos natimortos em comparação com leitões nascidos vivos. A maioria das células estavam cheias de VSRRS ou apoptóticas, mas não ambos. As células apoptóticas superaram as células contendo VSRRS. O VSRRS pode se replicar nos locais de implantação fetal e causar apoptose dos macrófagos infectados e das células circunvizinhas.[242] Em uma revisão da patogênese e prevenção da infecção placentária e transplacentária por VSRRS, verificou-se que o vírus se replica no endométrio e na placenta no final da gestação, e isto é responsável pela gama de problemas reprodutivos relacionados ao VSRRS.[243]

O VSRRS é eliminado no leite de porcas infectadas e o antígeno está presente nas glândulas mamárias de porcas infectadas experimentalmente.[244]

Hoje, com as cepas europeias originais, pode haver apenas surtos de inapetência ou partos precoces ocasionais. No entanto, há surtos clínicos graves na Itália, Polônia e Reino Unido associados a novas variantes.

A doença reprodutiva pode ser precedida, ou seguida, por doença respiratória no rebanho de reprodução, terminação ou suínos mais jovens. O aspecto reprodutivo da doença geralmente dura de 4 a 5 meses, ocupando todo um ciclo reprodutivo dentro de um rebanho. Isso é seguido por retorno ao desempenho normal. Incidentes repetidos de falha reprodutiva em ninhadas individuais e porcas são incomuns, mas episódios recorrentes podem ocorrer em rebanhos que introduzem marrãs de reposição que não têm imunidade suficiente.

A vacinação de porcas com a vacina viva modificada com base no VSRRS norte-americano não previne a falha reprodutiva após a inseminação com sêmen com pico de VSRRS na Europa.[245]

Os surtos da doença são caracterizados por período de graves problemas reprodutivos no rebanho, seguido por retorno ao desempenho reprodutivo quase normal, pontuado por episódios recorrentes de insuficiência reprodutiva. A maioria dos rebanhos acaba retornando aos níveis de desempenho reprodutivo, mas alguns deles nunca atingem níveis de desempenho pré-surto.

Os cachaços também podem ser afetados por anorexia, febre, tosse, falta de libido e redução temporária da qualidade do sêmen. A infecção por VSRRS afeta a qualidade seminal apenas por um período limitado. O vírus pode ser transmitido a porcas por inseminação.[238]

Os cachaços naturalmente coinfectados com VSRRS e CVS2 podem ser encontrados, e pelo menos duas estirpes de vírus diferentes do soro e do sêmen podem ser detectadas.[246] Um grupo de cachaços infectados espontaneamente soroconverteu 4 semanas após a infecção. Houve aumento nos espermatozoides com defeito no acrossoma e nos padrões de movimento espermático.[247]

Doença respiratória

O problema mais importante enfrentado por muitas das maiores indústrias de suínos do mundo é o CDRS. O contribuinte mais importante para esta síndrome é o VSRRS. A geração de imunidade capaz de proteger os porcos mediando a inibição do vírus por meio de anticorpos neutralizantes de vírus ou IFN leva tempo.

A doença ocorre em suínos de qualquer idade, mas especialmente em leitões lactentes e desmamados, e é caracterizada por anorexia, febre, dispneia, polipneia, tosse e taxas de crescimento subnormais. Uma descoloração azulada das orelhas, abdome ou vulva também pode ocorrer (doença da orelha azulada). A morte pode ocorrer na fase aguda. Em alguns rebanhos, até 50% dos suínos são anoréxicos, até 10% podem ter febre, até 5% são cianóticos e até 30% apresentam problemas respiratórios. Em leitões desmamados, a morbidade pode chegar a 30%, com mortalidade de 5 a 10%. Leitões no berçário apresentam dificuldade respiratória e retardo de crescimento. Conjuntivite, espirros e diarreia são comuns. Todos esses sinais podem parecer percorrer os vários grupos etários do rebanho durante vários dias a algumas semanas. O curso da doença em um rebanho pode durar de 6 a 12 semanas. Em marrãs e porcas de qualquer parição, anorexia e febre, com duração de vários dias, são notadas inicialmente. A fase aguda da doença respiratória pode durar vários meses, mas com frequência é seguida por período longo de doença respiratória pós-desmame, que pode se prolongar por até 2 anos. Este longo curso, com frequência, é acompanhado por infecções secundárias em lotes sucessivos de leitões desmamados. A falha no crescimento pode persistir durante o período de terminação, com resposta ineficaz a antibióticos e vacinas.

A morbidade e mortalidade pré-desmame são as principais características da doença. As ninhadas muitas vezes falham em se desenvolver, e muitas mortes ocorrem na primeira semana de vida.

Em um estudo de uma fazenda recém-estabelecida na Polônia, que resultou negativa para SRRS, mas positiva para CVS2, verificou-se que a taxa de concepção caiu de 89 para 51% e a taxa de aborto aumentou de 0,5 para 11% com o início da infecção por SRRS. Então a mortalidade foi elevada e a doença clínica típica da SDMPD ocorreu. O nível de aborto retornou ao normal 4 meses depois, e a taxa de concepção normalizou 4 meses depois disso.[248]

Achados clínicos do vírus da síndrome reprodutiva e respiratória suína de alta patogenicidade

A infecção por esses vírus está associada a sinais clínicos graves, lesões pulmonares e respostas aberrantes do hospedeiro.[249,250]

Patologia clínica
Proteínas de fase aguda

Proteínas de fase aguda (PFA) são sintetizadas pelos hepatócitos em resposta a citocinas pró-inflamatórias. Eles induzem reações inflamatórias e febre, mas a superprodução pode produzir um estado anti-inflamatório. O VSRRS pode não produzir uma resposta de PFA causada por fraca resposta pré-inflamatória das citocinas. Há expressão precoce da haptoglobina (modula a resposta imune e interage com CD163), que é o receptor para VSRRS, aumentando a expressão de IL-10 (anti-inflamatória) e proteína de fase aguda maior dos suínos, mas a resposta da proteína C reativa (PCR; ativa o complemento e a opsonização) e a amiloide sérica A (quimioatraente para monócitos, células T e polimorfonucleares) é retardada e variável.[201] A haptoglobina pode modular a resposta imune e induzir IL-10 anti-inflamatória.

O CD163 remove os complexos de hemoglobina e haptoglobina que circulam no sangue, diminui a quantidade de ferro disponível para as bactérias e reduz o estresse oxidativo.

Os níveis de haptoglobina e proteínas agudas do suíno aumentaram 10 DPI, mas a PCR e a amiloide sérica mostraram aumento tardio e altamente variável. Todas as três citocinas pró-inflamatórias (IL-1β, IL-6 e TNF-α) foram pouco expressas e foi observado apenas um leve aumento na IL-1β aos 7 DPI. O aumento da expressão de haptoglobina coincidiu com o pequeno incremento observado tanto na IL-6 quanto no TNF-α, e pode estar relacionado ao aumento da expressão de IL-10. A baixa expressão do TNF-α pode apontar para um possível mecanismo de evasão viral da resposta imune do hospedeiro.[201]

Um ensaio Luminex 8-plex foi desenvolvido para detectar citocinas suínas após a vacinação. Ele detecta citocinas inatas (IL-1β, IL-8, IFN-α, TNF-α e IL-12) e reguladoras (IL-10), Th1 (IL-4) e Th2 (IL-4).[251]

A infecção por VSRRS aumenta significativamente o número de macrófagos alveolares no fluido do lavado broncoalveolar, aproximadamente 10 vezes entre os dias 10 e 21 da infecção. Aproximadamente 63% das células eram células T citotóxicas (CTLs) e células NK. Os teores séricos de haptoglobina aumentaram dos 7 aos 21 DPI.

Os leitões também se tornam anêmicos nas infecções por VSRRS, e as cepas mais altamente pneumovirulentas induziram anemia mais grave. Isto provavelmente é causado por um efeito direto ou indireto sobre as células precursoras eritroides da medula óssea.

O diagnóstico definitivo requer a detecção de vírus em animais infectados e a detecção de anticorpos no fluido fetal ou no sangue pré-colostral de leitões natimortos e fracos. A detecção de anticorpos em soro de grupos de suínos de diferentes idades também é necessária. As amostras de fluidos e tecidos corporais mais adequadas e os testes de diagnóstico para o diagnóstico etiológico da SRRS são dependentes de muitas variáveis, incluindo:

- Idade dos suínos dos quais as amostras são coletadas
- Estágio de infecção (aguda ou persistente)
- Complemento disponível de reagentes de diagnóstico
- Urgência de obter resultados.

Quando suínos são acometidos de forma congênita ou na fase neonatal, tanto os macrófagos séricos quanto alveolares são amostras confiáveis. Para os suínos mais velhos, os macrófagos alveolares são mais confiáveis que o soro.

Detecção ou isolamento de vírus

O padrão-ouro é o isolamento do vírus. Uma linhagem de células MAS foi desenvolvida para o crescimento do VSRRS.[252]

Em um teste interlaboratorial na Europa para avaliar os testes de RT-PCR em tempo real, verificou-se que havia grandes diferenças nos diagnósticos qualitativos, bem como sensibilidade analítica. Os falsos-negativos foram um problema e, para alcançar a máxima segurança nos resultados, sugeriu-se a utilização de diferentes testes ou kits.[253]

Cachaços

O soro é a melhor amostra para detectar VSRRS durante uma infecção aguda em cachaços.[254] As amostras de sêmen não conseguiram detectar o vírus na maioria dos casos. Pool de amostras resultou em declínio da sensibilidade.

Em um estudo de testes comerciais (RT-PCRs) para diversas cepas de VSRRS no soro, esfregaços de sêmen e fluidos orais[255] em cachaços infectados experimentalmente, verificou-se que o soro e o sangue tiveram o melhor desempenho e maiores taxas de detecção. Estes foram os mais altos entre 3 e 5 DPI. Fluidos orais tiveram as menores taxas de detecção. O vírus pode ser demonstrado por isolamento usando culturas de células, pela detecção direta do antígeno viral em seções de tecido, ou pela detecção de RNA específico do vírus. Dois ELISA comerciais e um imunoensaio micrométrico fluorescente interno foram testados para detectar anticorpos IgG no soro e fluidos orais tanto para o vírus tipo 1 como para o tipo 2. Os testes foram semelhantes em sensibilidade e especificidade, mas o kit de teste comercial IDEXX Se detectou animais positivos mais precocemente do que o kit de teste HIPRA Se. O fluido oral e o soro tiveram taxas de detecção semelhantes.[256]

As amostras usadas para isolamento do vírus incluem soro, líquido torácico, baço e pulmão. Os macrófagos alveolares pulmonares suínos são utilizados para o isolamento do vírus. Macrófagos alveolares podem ser usados para detecção de vírus durante infecções agudas utilizando microscopia de imunofluorescência. O ensaio de PCR é um teste confiável, sensível e rápido para a detecção de vírus em sêmen de cachaços. Também pode ser utilizado para determinar se os leitões lactentes estão infectados com VSRRS antes da vacinação e para determinar a relação entre parição e disseminação do vírus. Também pode ser usado para obter leitões VSRRS. A PCR seguida por análise de RFLP usando muitas enzimas de restrição fornece boa estimativa genética para a diferenciação de isolados. PCR com transcrição reversa, juntamente com ensaio colorimétrico de microplaca, é um sistema automatizado que é confiável e fácil para a detecção rotineira do vírus em amostras de sêmen de cachaços soropositivos. RT-PCR multiplex pode ser aplicado em tecidos fixados em formol.

Foi descrita uma PCR nested que é 100 a 1.000 vezes mais sensível que a PCR convencional. Uma avaliação da carga viral possivelmente pode ser feita usando a RT-PCR competitiva quantitativa. Uma RT-PCR quantitativa poupa tempo, é fácil de manusear, tem menor probabilidade de sofrer contaminação cruzada e é altamente sensível e específica. Técnicas de IHQ estão disponíveis para a detecção de vírus em tecidos fixados em formol. O vírus foi detectado em 11 a 23% dos animais com pneumonia intersticial. Foi encontrado em 21 a 31% dos animais com menos de 3 meses de idade, mas em apenas 6 a 17% dos animais com mais de 4 meses de idade. A coloração com prata immunogold é superior aos sistemas de coloração de imunoperoxidase para detecção de vírus em tecidos fixados em formol. RT-PCR também está disponível, e pode distinguir entre estirpes norte-americanas e europeias.

Desenvolveu-se uma técnica de hibridização in situ dupla (ISH) que pode mostrar VSRRS e CVS2 em pequeno número de macrófagos alveolares para ambos os antígenos.

Um método de detecção rápida usando o ensaio de amplificação isotérmica mediada por RT-loop foi descrito.[257,258]

RT-PCR foram desenvolvidas para a detecção e a diferenciação das estirpes Europa e US do VSRRS.[259,260] Eles não podem diferenciar US e HP-SRRS, mas o teste de RT-PCR em tempo real desenvolvido[261] fará isso. O teste também foi comparado com PCR único padrão, e verificou-se 98,7% de concordância nos resultados.

Um método usando fagos que abrigam peptídeos específicos que reconhecem a proteína N do VSRRS tem sido usado para distingui-lo de outros vírus.[262]

Sorologia

Um estudo recente descreveu a produção de hibridomas GP3, GP5 e específicos para N e uma extensa coleção de anticorpos monoclonais que podem ajudar no diagnóstico, uma vez que eles reagiram com uma variedade de vírus SRRS geneticamente diferentes.[263] Os testes ELISA diferem em sua sensibilidade, e aqueles que mostraram maior sensibilidade poderiam ser usados para detecção precoce em suínos individuais, especialmente em rebanhos livres de VSRRS.[264]

Em um estudo da resposta humoral em cachaços avaliada em soro e amostras de fluido oral, verificou-se que IgM, IgA e IgG foram detectadas pela primeira vez em amostras de soro coletadas em 1, 7 e 10 DPI, respectivamente, e em fluidos orais de 3 a 7 DPI para IgM, 7 a 10 DPI para IgA e 8 a 14 DPI para IgG.[265]

Os testes sorológicos têm boa sensibilidade e especificidade para o diagnóstico a nível de rebanho, mas não no animal individual. Os testes de uso comum são descritos adiante. Um dos problemas é que a resposta sorológica a uma cepa não virulenta é a mesma de uma cepa virulenta. Também é importante perceber que, embora um resultado positivo para o anticorpo indique a exposição ao vírus, um teste negativo não significa necessariamente que o suíno esteja livre de VSRRS ou não tenha estado em contato com o vírus.

Teste de ensaio de monocamada de imunoperoxidase

O ensaio de monocamada de imunoperoxidase (MCIP) com frequência é o primeiro teste utilizado. Aproximadamente 75% das porcas infectadas com o vírus se convertem em vírus Lelystad. No entanto, o MCIP não permite pesquisas em grande escala.

Ensaio imunoabsorvente ligado à enzima indireto (iELISA)

O ELISA é usado para o sorodiagnóstico de rotina; é simples, barato, eficaz e uma alternativa melhor ao iELISA ou ao ensaio de imunoperoxidase. É adequado para o rastrear um grande número de amostras e é mais bem utilizado como teste de rebanho. Em razão das diferenças marcantes entre e dentro dos isolados de vírus da América do Norte e da Europa, os testes sorológicos usando apenas um tipo antigênico do vírus podem gerar resultados falso-negativos com antissoros contra diversos tipos antigênicos do vírus. Uma mistura de antígenos de ELISA de linhagens norte-americana e europeia fornece resultados superiores quando se sabe que ambos os tipos de vírus existem.

Foi desenvolvido um ELISA de suco de carne que apresenta total concordância com os testes ELISA séricos.

Resultados positivos inesperados foram demonstrados após o uso de kits comerciais de testes ELISA, e esses resultados podem ser melhorados usando ELISA competitivo e de bloqueio.[266]

Um método multiplex para detecção sorológica simultânea de SRRS e CVS2 foi descrito.[267]

Ensaio de anticorpos fluorescentes indiretos

O ensaio de anticorpos fluorescentes indiretos (IFAT) é um teste altamente sensível. Os títulos de anticorpos são detectáveis em suínos infectados 8 dias após a inoculação. O IFAT IgM também é um teste rápido e simples para diagnosticar infecção recente desde 5 a 28 DPI em leitões de 3 semanas e 7 a 21 DPI em porcas.

Teste de soroneutralização modificado

Este teste é útil para a detecção de níveis posteriores e superiores de anticorpos quando os métodos convencionais não conseguem detectar o anticorpo. O teste pode diferenciar entre as cepas. O teste de soroneutralização não é utilizado para o diagnóstico de rotina porque os anticorpos neutralizantes não aparecem no início da infecção.

Diagnóstico de rebanho

O diagnóstico sorológico deve ser usado e aplicado em uma base de rebanho, e para resultados ótimos, soros da fase aguda e convalescente devem ser submetidos. Uma amostra basal é necessária para avaliar o status de um rebanho e determinar se e em quais grupos o vírus está circulando. Em grandes rebanhos de mais de 500 porcas, são coletadas amostras de 30 animais em cada grupo de reprodução, gestação e parto, com representação de todas as partes. Além disso, 10 leitões de berçário (5 semanas de idade), 10 leitões no final do período de creche e 10 porcos na fase de terminação tardia constituem um perfil de rebanho. Assim, o monitoramento sorológico pode ser usado para monitorar a circulação do vírus dentro de um rebanho fechado e para determinar o status de infecção de animais reprodutores que serão introduzidos em rebanhos soronegativos. Os resultados dos soros de porcas indicam se o rebanho de porcas é negativo, estável ou tem circulação ativa de vírus. A comparação dos porcos do berçário precoce e tardio indica se o vírus está circulando no berçário. A comparação dos resultados do berçário com o final do período de terminação indica se o vírus está circulando nos grupos de terminação de suínos. Os títulos de IFAT em porcos variam de 1:256 a 1:1.024 em 2 a 3 semanas após a infecção. Os títulos diminuem de 3 a 4 meses, a menos que sejam reintroduzidos pela exposição ao vírus circulante. Porcos que não são infectados são negativos ou têm anticorpos maternos. Suínos soropositivos de 9 a 10 semanas de idade que saem do berçário indicam a circulação do vírus nesse setor. Se os suínos que saem do berçário forem negativos e posteriormente positivos na unidade de terminação, a circulação de vírus está ocorrendo nessa unidade.

Os soros de surtos da doença nos EUA, Canadá e Europa foram comparados, e embora os isolados de ambos os continentes estejam intimamente relacionados, as cepas isoladas nos EUA e no Canadá são mais interligadas do ponto de vista sorológico do que as estirpes europeias.

Fluidos orais

A saliva também tem sido usada para estimativas de haptoglobina e PCR em suínos afetados por SRRS em condições de campo.[268,269] Os valores foram maiores em um rebanho convencional com SRRS crônica do que um rebanho livre de patógenos específico. Aumentos também foram encontrados independentemente da idade. A utilização de amostras de fluido oral antes da desinfecção detecta a circulação de VSRRS.[270] Amostras de fluido oral de cama antes do desmame podem fornecer uma abordagem sensível à vigilância de VSRRS em explorações de rebanhos de suínos reprodutores infectados, vacinados ou presumivelmente negativos.

Detecção de antígenos

As reações de PCR foram parcialmente inibidas na matriz do fluido oral em comparação com a extração de RNA, e não se deve presumir que os métodos projetados para uso no soro funcionariam também no fluido oral.[271-275] O teste do fluido oral mostrou-se útil para a detecção de vírus[276] e superior ao soro para a detecção de VSRRS utilizando PCR durante o período de observação de 21 dias do seu estudo. Amostragem de fluido oral individualmente escrita pode ser uma maneira eficiente e econômica de manter a vigilância em um criadouro de cachaços.

Sorologia

Um ensaio foi desenvolvido e validado para uso em fluidos orais.[277] Um título de 1:8 em amostras de fluido oral foi considerado específico para o vírus e pôde ser detectado 28 dias após a vacinação ou infecção. Tinha 94,3% de especificidade e 90,5% de repetibilidade. Os níveis foram correlacionados com os teores séricos.

O ELISA para IgG de fluidos orais pode fornecer monitoramento eficiente e rentável do VSRRS em rebanhos comerciais e ser usado em programas de eliminação.[278] Em um estudo com 100 amostras de fluido oral de baias contendo leitegadas positivas em cinco níveis de prevalência de VSRRS testadas em seis laboratórios, verificou-se que a positividade média para o RNA de VSRRS foi de 62%, e para anticorpos foi de 61%. O estudo apoiou o uso de amostragem de fluido oral baseada em baias para a vigilância do VSRRS.[279] Um ensaio de fluido oral foi testado em anel nos EUA[280] em 12 laboratórios, e verificou-se ser altamente repetível e reprodutível.

Achados de necropsia

Há um alto nível de viremia por 102 semanas, depois um nível mais baixo por mais 2 a 3 semanas, e subsequentemente baixos níveis de vírus podem persistir por vários meses, mas finalmente o VSRRS é eliminado após 2 a 4 meses. Os anticorpos não neutralizantes específicos de VSRRS surgem rapidamente a partir de 7 DPI, mas baixos títulos de anticorpos neutralizantes são detectados apenas de 25 a 35 DPI. Em alguns suínos, baixos níveis de vírus replicantes são encontrados na presença de anticorpos neutralizantes. A resposta imune adaptativa mediada por células é exercida por CTL e linfócitos Th em cooperação com NK ativada por Th1 e macrófagos. Os CTL podem reduzir a replicação viral nos pulmões e no tecido linfoide após 2 semanas de DPI e na depuração completa do vírus em 2 a 4 meses. Foi demonstrado que os monócitos do sangue periférico não conseguem exercer a atividade de CTL sobre os macrófagos infectados por VSRRS.[281]

O VSRRS de tipo 2 é mais virulento do que o tipo 1 na configuração experimental, com títulos virais médios mais elevados e maiores lesões macroscópicas e microscópicas nos mesmos pontos, em uma escala de tempo semelhante ao vírus do tipo 1. O número médio de células positivas para VSRRS nos pulmões e nos linfonodos também foi maior para o vírus tipo 2.[282]

A infecção por VSRRS tipo 2 medeia a apoptose em áreas de células B e T em órgãos linfoides de suínos infectados experimentalmente, e o aumento da apoptose pode desempenhar um papel no comprometimento da resposta imune do hospedeiro durante a infecção por VSRRS.[283]

Em um estudo de três vírus europeus, demonstrou-se que uma cepa belga era mais altamente patogênica do que o vírus Lelystad e uma cepa de campo britânica, não em razão do aumento da carga viral e melhor replicação, mas pelo aumento da resposta imune inflamatória.[284]

Uma série de exames *post mortem* de diferentes suínos mais velhos em diversos estágios de produção revelará o que está acontecendo ao longo do tempo. Uma série de exames provavelmente mostrará mais do que qualquer outra investigação.

Nenhuma lesão macroscópica característica está presente em porcas, fetos abortados ou leitões natimortos. As lesões microscópicas que podem estar presentes em fetos abortados incluem vasculite do cordão umbilical (não registrada em infecções por cepas europeias) e outras grandes artérias, miocardite e encefalite. Infelizmente, nenhuma dessas alterações está presente de forma consistente, e a maioria dos fetos e placentas é histologicamente normal. Essas lesões são mais comuns nas infecções por vírus da América do Norte.

Nos suínos lactentes e em crescimento, a infecção pelo VSRRS geralmente é caracterizada por pneumonia intersticial. O VSRRS afeta tanto os macrófagos intravasculares pulmonares, que podem ser importantes como local de replicação, quanto os macrófagos alveolares. A perda da função bactericida em macrófagos intravasculares pulmonares pode facilitar infecções bacterianas hematogênicas. Quando os isolados dinamarqueses foram injetados em leitões, VSRRS foi isolado dos pulmões e/ou tecidos tonsilares de leitões mortos e abatidos com menos de 14 dias de idade. Os gânglios linfáticos traqueobrônquicos e mediastínicos geralmente são aumentados e firmes. As alterações pulmonares macroscópicas variam de pulmões que parecem normais, mas não colapsam, a pulmões que são difusamente vermelhos, carnudos e edematosos. A pneumonia proliferativa e necrosante suína tem sido associada à infecção por VSRRS, embora o envolvimento de um copatógeno não identificado não possa ainda ser desconsiderado. Macroscopicamente, esta forma de pneumonia aparece como uma confluência da consolidação dos lóbulos craniais, médios e acessórios, juntamente com a metade inferior do lobo caudal. Os lobos afetados são vermelho-acinzentados, úmidos e firmes (carnudos) em consistência. Na seção transversal, os lobos afetados estão inchados e secos, e o parênquima pulmonar parece semelhante ao tecido tímico.

Em geral, lesões histológicas em leitões são condições inflamatórias não supurativas focais, particularmente no pulmão e no coração. A maioria das células submetidas a apoptose não possui marcadores para VSRRS, o que sugere que existe um mecanismo indireto para a indução de apoptose.

Áreas multifocais de pneumonia intersticial (mais extensas aos 10 DPI em vez de 21 DPI) foram consideradas como a base estrutural para redução da complacência pulmonar e distúrbios de hematose.[237] Houve tosse que os autores interpretaram como causada por broncospasmo, pois não havia evidência de traqueíte, bronquiolite ou muco nas vias respiratórias, e isso foi apoiado pela presença de obstrução das vias respiratórias periféricas. A morte celular ocorre por apoptose e necrose.[285]

Histologicamente, além da acentuada proliferação de pneumócitos tipo II nos alvéolos, há necrose grave do epitélio bronquiolar, com restos celulares necróticos obstruindo a luz das vias respiratórias.

Em suínos infectados com HP-VSRRS, houve atrofia distinta do timo. As lesões no timo foram caracterizadas como depleção cortical grave de timócitos. Houve aumento de 40 vezes na apoptose dos timócitos em comparação com leitões infectados com o SRVS não HP em 7 DPI.[286]

Nas formas menos graves e mais comuns da pneumonia por VSRRS, os alvéolos contêm fluido ricos em proteínas e macrófagos grandes, alguns dos quais podem parecer degenerados. Há espessamento irregular dos septos alveolares causado por leucócitos mononucleares infiltrados e hiperplasia leve de pneumócitos tipo II. O manguito linfoplasmocitário das arteríolas é comum, e as células sinciciais são vistas ocasionalmente. Nos surtos de campo, é comum que a patologia pulmonar seja complicada por patógenos respiratórios concomitantes.

As lesões microscópicas podem ser encontradas em muitos outros tecidos e incluem a formação de células multinucleadas nos gânglios linfáticos; infiltrados de linfócitos e plasmócitos no coração, no cérebro e nos cornetos, e perivasculite linfocítica em vários locais. Lesões tímicas incluem depleção cortical grave de timócitos. Uma técnica HIS é um método de detecção rápido, altamente específico e sensível para o diagnóstico do vírus SRRS em tecidos rotineiramente fixados e processados. As técnicas de IHQ também podem ser usadas para detectar o vírus em lesões neurovasculares. O VSRRS e o reovírus 2 foram encontrados no cérebro, pulmão e amígdalas por inoculação em células Marc 145 e CPK. IHQ em uma seção daria positivo em 48% dos casos, mas se cinco seções forem estudadas, então existem positivos em > 90% dos suínos infectados com VSRRS. Se os animais são vacinados, então os positivos caem para 14%.

A pneumonia necrosante suína (PNS) é um achado comum na Espanha e caracterizada por hipertrofia e proliferação de pneumonócitos tipo 2 e presença de células necróticas no lúmen alveolar. CVS2 foi encontrado em 85,1% dos casos por HIS e IHQ e VSRRS foi encontrado em 44,6% dos casos; 39,1% tinham CVS2 como agente único ou apenas 4,1% tinham VSRRS como o agente único.[287]

Amostras para confirmação do diagnóstico

O pulmão parece ser o melhor tecido para identificação do vírus em suínos de várias idades e em vários momentos após a infecção. O timo provavelmente é a melhor escolha para fetos abortados:

- Histologia: pulmão, timo amigdaliano, linfonodo torácico, cérebro, rim, coração (umbigo do feto) (microscopia óptica, IHQ); foi demonstrado que um método IHQ baseado em anticorpos monoclonais para a detecção do VSRRS europeu e dos EUA é útil na detecção de ambos os tipos
- Virologia: pulmão, gânglio linfático torácico, amígdala (isolamento do vírus, teste de anticorpos fluorescentes (TAF), PCR).

Diagnóstico diferencial

A doença respiratória deve ser diferenciada de:
- Gripe suína
- Coronavírus respiratório suíno
- Pneumonia enzoótica (*Mycoplasma hyopneumoniae*)
- Actinobacillus pleuropneumoniae
- Pasteurella multocida
- Doença de Glasser (*Haemophilus parasuis*)
- Streptococcus suis.

A doença reprodutiva deve ser diferenciada de outras causas de aborto, natimortos e recém-nascidos fracos em suínos:
- Leptospirose
- Vírus da encefalomiocardite
- Vírus da cólera
- Vírus de pseudorraiva
- Parvovírus
- A fumonisina, que é uma micotoxina recentemente identificada produzida por *Fusarium moniliforme*, que tem sido associada ao surgimento de SRRS em rebanhos de suínos nos EUA.

O diagnóstico definitivo requer uma investigação epidemiológica detalhada da epidemia, incluindo análise detalhada dos registros de reprodução e produção para os vários meses anteriores, e submissão de amostras de tecido e soro para investigação laboratorial.

Tratamento

Não há tratamento específico contra o vírus. Em surtos de doença respiratória, a mortalidade pode ser reduzida garantindo-se que as condições ambientais nos celeiros e nos currais sejam adequadas, que a densidade populacional seja baixa e que os programas de alimentação sejam monitorados. Procedimentos rotineiros como corte da cauda, administrações de ferro, castrações, corte de dentes e adoção cruzada (troca de mães) não devem ser realizados ou devem ser postergados durante a fase aguda da doença. Se necessário, deve-se fornecer calor suplementar para leitões neonatos. Porcas que abortaram suas crias não devem ser cobertas até o momento normal do desmame. Isso reduzirá a incidência de infertilidade, comum no primeiro estro após o aborto ou parto prematuro. O abate de porcas deve ser minimizado e as criações semanais aumentadas em 10 a 15%. As marrãs de substituição podem ser introduzidas nas instalações para exposição à infecção antes da reprodução. As consequências da infertilidade do cachaço e da baixa libido podem ser minimizadas pelo uso de inseminação artificial ou pelo uso de múltiplos machos em cada porca. Doenças recorrentes e infecções secundárias em leitões desmamados e em crescimento podem ser problema contínuo por alguns meses após um surto agudo. Redução da densidade de estoque e uma estratégia todos dentro/todos fora tem sido bem-sucedida na redução do problema crônico. Se houver a possibilidade de tratar infecções secundárias, isso deve ser feito. A inoculação sérica de marrãs virgens tem sido descrita, demonstrando ser capaz de estabilizar rebanhos de porcas, como mostra a produção de leitões desmamados negativos.

A tilvalosina, um antibiótico macrolídeo e, de certa forma, a tilmicosina, inibem a replicação *in vitro* do VSRRS europeu e americano, possivelmente aumentando o pH endossômico (o VSRRS requer um pH endossômico baixo).[289]

Um relatório sugeriu que a N-acetilpenicilamina inibirá a replicação de VSRRS.[290]

Controle

A natureza furtiva da infecção pelo VSRRS e sua transmissão eficiente impediram a sua eliminação.[291] Os desafios do controle resultaram no desenvolvimento de sistemas de controle regionais.[292,293] Estes envolvem a cooperação em uma região, novas tecnologias e a demonstração de que o VSRRS foi eliminado.

O papel potencial das populações não comerciais de suínos nos EUA na disseminação do VSRRS tem sido destacado.[294] Comenta-se sobre a falta de conhecimento sobre biossegurança nesse grupo de criadores de suínos, a prática de expor suínos em muitos eventos, evidências de que a exposição a SRRS é muito frequente, e interações estreitas com os rebanhos comerciais, e que esses fatos tornam necessário envolver esses grupos no controle regional.

O controle do VSRRS é difícil, pouco confiável e frustrante em razão da complexidade da doença; a incerteza quanto a alguns aspectos, como imunidade, persistência, diagnóstico e a falta de informações publicadas com base em programas de controle foram avaliadas em condições de campo de ocorrência natural. Muitas das informações disponíveis sobre controle são anedóticas e não baseadas em programas de controle bem projetados que podem ser comparados e avaliados. Um dos principais problemas é a dificuldade em se obter um diagnóstico etiológico definitivo quando se apresentam suínos jovens em crescimento com doença respiratória e a possibilidade de envolvimento de outros patógenos. O diagnóstico de falha reprodutiva em marrãs e porcas também é comumente incerto.

Algumas características da doença são importantes no planejamento de programas de controle para rebanhos individuais:

- A infecção é altamente contagiosa e transmitida por contato direto. As marrãs e porcas prenhes não imunes e os porcos jovens são altamente suscetíveis à infecção, resultando em grandes perdas econômicas.
- Infecção do rebanho de reprodutores resulta em imunidade. A eficácia da vacinação não está bem estabelecida
- A imunidade materna está presente em leitões nascidos de porcas soropositivas
- A infecção pode persistir por muitas semanas a meses em indivíduos e em subpopulações de animais
- As infecções geralmente são introduzidas em um rebanho pela introdução de porcos infectados.

Existem duas opções principais de controle: erradicação do vírus de rebanhos suínos individuais e controle da doença em rebanhos individuais para criar um sistema positivo estável que permita conviver com a doença. O controle da doença requer o desenvolvimento de estratégias para tornar os suínos imunes à infecção, controlando a pressão de infecção no rebanho e induzindo a imunidade naturalmente adquirida no rebanho ou induzindo a imunidade adquirida por meio da vacinação. As recomendações de controle apresentadas aqui são diretrizes que podem ser aplicadas e modificadas para atender a diferentes circunstâncias.

Extratos de plantas comestíveis (capsicum, alho e açafrão) melhoram a resposta imune e a eficiência de crescimento de suínos experimentalmente infectados por VSRRS.[295]

Sistemas de filtragem

Um modelo regional de produção foi utilizado para avaliar a propagação do VSRRS 296 e mostrou a importância da disseminação por aerossol. Mais de 30 sistemas de suínos no Centro-oeste permaneceram livres de VSRRS por 2 a 3 anos após a implementação de um sistema de filtragem de ar usando filtros MERV 16, e este sistema deve ser considerado como o padrão-ouro.[297-299]

O movimento retrógrado do ar é um risco real para a introdução do VSRRS em espaços aéreos filtrados em alojamentos de animais, e diferentes tratamentos foram investigados.[300]

Em um estudo de antes e depois da filtração, verificou-se que os surtos ocorreram a uma taxa de 0,5 surtos por ano antes da filtração, mas após o risco ser reduzido pela introdução da filtração do ar, os surtos foram reduzidos para 0,06 a 0,22 surtos por ano.[301]

As implicações financeiras dos sistemas de filtragem de ar foram estudadas.[302] Os resultados do modelo sugeriram que a fazenda filtrada produziu 5.927 mais suínos em uma fazenda de 3.000 fêmeas e pagou pelas instalações entre 5,35 e 7,13 anos, dependendo da produtividade do rebanho. Se houve um prêmio de US$ 5 por leitão SRRS negativo, o período de retorno foi reduzido para 2,1 a 2,8 anos.

Erradicação do vírus do rebanho

Despovoamento e repovoamento

A erradicação do vírus do rebanho por despovoamento seguido de repovoamento com reprodutores livres de vírus é biologicamente possível, mas na maioria dos casos impraticável e muito dispendioso. A obtenção de matrizes livres de vírus geralmente não é viável e, quando possível, o rebanho é altamente suscetível à reinfecção acidental.

Controle em rebanhos infectados

Despovoamento da creche

O controle dentro de um rebanho de reprodutores é baseado na observação de que os suínos normalmente soroconvertem ao vírus durante o período da creche. Os suínos são soronegativos logo após o desmame, mas 80 a 100% são soropositivos entre 8 e 10 semanas de idade. Um programa de controle baseado no *despovoamento da creche* consiste em esvaziar os recintos e deslocar *todos os suínos* para instalações de terminação externas ou vendê-los como animais em crescimento. Teste e remoção foram descritos. Isso é combinado com o parto em lote e o desmame em intervalos de pelo menos 3 semanas. As creches são completamente esvaziadas, limpas três vezes com água quente e desinfetante, os poços são bombeados após cada limpeza, e as instalações são mantidas vazias por 14 dias, durante os quais todos os suínos desmamados são transferidos para creches fora do local e o fluxo convencional de porcos para as instalações limpas é retomado. O programa de controle pode resultar em melhorias significativas tanto no ganho médio diário quanto na porcentagem de mortalidade, mas não eliminará o vírus do rebanho. Usando um modelo de orçamento parcial para medir a lucratividade do despovoamento de creches, as consequências financeiras indicam que melhorar o desempenho dos porcos em rebanhos afetados pelo vírus é uma estratégia lucrativa. O rendimento adicional é gerado pelo aumento do número e peso dos suínos comercializáveis, como resultado do aumento da sua taxa de crescimento e da diminuição da mortalidade. Custos mais baixos de tratamento reduzem as despesas gerais, mas há custos adicionais em razão da alimentação extra necessária para criar os suínos adicionais e os custos necessários para abrigar os porcos removidos. No entanto, é possível que os benefícios econômicos decorram do controle de outros patógenos e não apenas do vírus da SRRS.

Os detalhes para o despovoamento da creche e o protocolo de limpeza para a eliminação do vírus são mostrados na Tabela 18.4.

Em uma infecção experimental com VSRRS, verificou-se que os suínos infectados apresentavam maiores concentrações séricas de IL-1β, TNF-α, IL-12, IFN-γ, IL-10 e haptoglobina do que os controles simulados. Os resultados indicaram que a secreção de citocinas estimulada por VSRRS estava envolvida nas respostas imunes inata, Th1 e T-reg. Os manano-oligossacarídeos regularam a expressão de genes não imunes e imunológicos em leucócitos de suínos[303] e foram capazes de aumentar a resposta imune sem superestimulação. Verificou-se que os compostos contendo manano-oligossacarídeos diminuíam os níveis do TNF-α no soro. Os níveis de IL-1β e IL-12 podem ajudar a promover as funções imunes inatas e células T.[304]

Manejo da população de marrãs

É a estratégia individual mais importante para o controle efetivo no longo prazo. O controle da infecção no rebanho de reprodutores é um pré-requisito para o controle da infecção na creche e na terminação das suinoculturas. Estratégias como o despovoamento parcial e a vacinação de leitões são ineficazes, a menos que o rebanho esteja estabilizado, evitando que os leitões sejam infectados antes do desmame. As reposições são uma importante fonte de introdução do vírus e de ativação do vírus existente no rebanho de reprodutores. Eles também iniciam a formação e manutenção de substitutos de rebanho de reprodução.

As *subpopulações* são subconjuntos de marrãs ou porcas que não tiveram contato com o agente ou que foram infectadas recentemente e que coexistem em rebanhos infectados cronicamente. Essas subpopulações perpetuam a transmissão viral no rebanho de reprodutores e nas unidades de parição, o que acaba produzindo sucessões de leitões infectados antes do desmame. As modificações no manejo de suínos que podem minimizar subpopulações incluem a interrupção da introdução de animais de reposição por um período de 4 meses, a seleção de reposições a partir da unidade de terminação ou a introdução de um lote de marrãs de 4 meses de uma só vez.

A exposição ao vírus no rebanho reprodutor pode ser controlada pelo manejo do rebanho de marrãs usando duas estratégias. Em uma, os rebanhos podem ser fechados para substituições externas, e machos e fêmeas de reposição são criados na fazenda. Na outra estratégia, as marrãs de reposição são mantidas em uma instalação externa, das 9 às 12 semanas de idade até a idade reprodutiva – de 7 a 7,5 meses, ou até mesmo antes. Essa estratégia é combinada com o despovoamento da creche, conforme descrito anteriormente. Antes da entrada das marrãs no rebanho, elas são testadas sorologicamente quanto a evidências de soronegatividade ou título decrescente, que é necessário para a entrada no rebanho. As marrãs são isoladas e colocadas em quarentena para aclimatação por 45 a 60 dias. Isto pode ser combinado com duas vacinações, com 30 dias de intervalo, após a entrada na quarentena. Este método reduz o risco de introdução de animais potencialmente virêmicos na população existente. O método selecionado dependerá do sistema de produção, recursos de gerenciamento e instalações disponíveis em cada granja. A introdução de marrãs mais jovens em grupos maiores, com

Tabela 18.4 Protocolo de despovoamento e limpeza da creche para eliminação de SRRS.

Dias	Procedimento
1	Esvaziar todas as creches, vestir-se fora do local, bombear os poços de resíduos, limpar e lavar as salas com água quente (> 95°C) e desinfetar com produto à base de formaldeído; permitir que a água desinfetante permaneça em poços durante a noite
2	Bombear os poços, repetir o procedimento de lavagem e desinfetar com produtos à base de fenol; permitir que o desinfetante permaneça em poços
11	Manter a instalação vazia
12	Bombear poços de lama, repetir o procedimento de lavagem e desinfetar com produto à base de formaldeído
13	Manter a instalação vazia
14	Retomar fluxo convencional de suínos em creches limpas

menor frequência ao longo do ano, está sendo reconhecida como o método mais eficaz para introduzir os animais de reposição em rebanhos infectados com vírus e o controle da doença no longo prazo.

Infecção controlada do rebanho reprodutor

A presença de subpopulações de animais reprodutores altamente suscetíveis no rebanho pode ser um fator de risco importante para a manutenção da transmissão viral em rebanhos problemáticos e pode explicar surtos recorrentes de falha reprodutiva. Ao expor intencionalmente todos os membros de uma população ao vírus, pode ser possível eliminar subpopulações e produzir imunidade de rebanho consistente. Em rebanhos endêmicos, a exposição de marrãs ao vírus antes da reprodução é fundamental para a prevenção da falha reprodutiva. As porcas de reposição soronegativas podem ser introduzidas em rebanhos soropositivos entre 3 e 4 meses de idade para permitir a exposição viral antes da reprodução. Se o estado for incerto, a quarentena e a exposição de leitões da creche da unidade importadora constituem uma política adequada, caso as marrãs de substituição sejam compradas antes de serem cobertas. É possível converter uma unidade positiva para SRRS em um rebanho negativo por meio do gerenciamento do rebanho de marrãs e regulação do fluxo de suínos. Parece que a infecção por VSRRS desaparece ou torna-se inativa na população de marrãs. Do mesmo modo, o soro de leitões da creche (que, acredita-se serem virêmicos para VSRRS) administrado em marrãs de reposição negativas resultou na soroconversão de todas as 50 leitoas que receberam o soro.

Controle de infecções secundárias

Quando os surtos da doença ocorrem em leitões lactentes e a circulação do vírus está ocorrendo de forma contínua na maternidade, recomenda-se:

- Criar leitões por mães adotivas apenas durante as primeiras 24 h de vida
- Evitar a movimentação de porcos e porcas entre as instalações
- Eliminar o uso de porcas "amas de leite"
- Eutanasiar leitões com baixa viabilidade
- Minimizar as injeções em leitões lactentes
- Interromper todo o fornecimento de tecidos do porco e da placenta (*feedback*) na alimentação
- Seguir um fluxo rigoroso de suínos todos dentro/todos fora nas salas de parto e berçário.

Essas recomendações são semelhantes às do sistema desenvolvido nos EUA chamado de sistema McRebel. Este foi um método de controle que mostra que a adoção cruzada de leitoes deve ser mínima nas primeiras 24 h e proibida após esse período.

O fornecimento de tecidos de suínos na alimentação (*feedback*) foi tentado, embora haja muitas razões para não fazê-lo. Leitões inteiros moídos foram fornecidos na alimentação de porcas e o rebanho foi fechado por 23 semanas. Nenhum sinal clínico foi observado. Um terço das porcas presentes no momento do surto ainda eram soropositivas 20 meses após a infecção proposital. A desinfecção em temperaturas baixas foi descrita.

Biossegurança

Recomenda-se a utilização de métodos padrão, como a triagem sorológica e quarentena e de reprodutores importados, bem como restrições aos visitantes para manter as unidades livres de infecção. O controle da infecção entre rebanhos depende da restrição do movimento de suínos de rebanhos infectados para rebanhos não infectados. Se os suínos tiverem que ser comprados, então animais soropositivos devem ser introduzidos em rebanhos soropositivos. Apenas cachaços soronegativos devem ter permissão para entrar em unidades de inseminação artificial.

As práticas de biossegurança em relação ao VSRRS foram investigadas em Quebec em duas áreas de diferentes densidades de suínos. Um questionário foi enviado para 125 locais de criação e 120 locais de terminação. A frequência de práticas de biossegurança variou de 0 a 2% para barreira na entrada do local, 0 a 19% para banho, 20 a 25% para lavagem de caminhões entre cargas, 51 a 57% por ausência de renderização ou renderização sem acesso ao local, e 26 a 51% por ausência de compra ou compra de marrãs com quarentena. Práticas melhores foram encontradas nos rebanhos de criação. Na área de alta densidade, houve um nível mais baixo de biossegurança nos locais de criação. Havia dois padrões de biossegurança, um baixo e um alto. Para os criadouros, o padrão mais elevado foi observado quando o local estava longe de outras granjas, a mais de 300 m de uma rodovia pública, com maior número de porcas ou fazendo parte de uma produção integrada.[305] Em uma segunda parte do estudo – quanto à prevalência e fatores de risco – verificou-se que a prevalência global de SRRS foi de 74%. Quatro fatores principais foram associados à positividade da SRRS: o grande inventário de suínos, a proximidade do local mais próximo (16%), ausência de chuveiro (27%) e acesso livre ao local pelo caminhão de coleta (10%).[305] Os criadouros de cachaços que são livres só devem importar cachaços que sejam certificados de rebanhos livres testados. O status do criadouro de cachaços deve ser testado a cada 2 semanas com uma combinação de ELISA e PCR.

Os protocolos de teste que usaram PCR no soro detectaram a introdução do VSRRS mais precocemente do que os protocolos que usaram PCR no sêmen, e estes foram mais precoces do que os que utilizaram ELISA no soro. O protocolo mais intensivo (testando 60 cachaços 3 vezes/semana por PCR no soro) necessitaria de 13 dias para detectar 95% das introduções do VSRRS.[306]

Um estudo de vacinação usando uma vacina viva modificada de VSRRS na eliminação de VSRRS na Europa e na América do Norte mostrou que a vacinação de cachaços diminuiu a disseminação de VSRRS dos EUA, mas não da estirpe europeia.[307]

Vacina e vacinação

A ineficiência das vacinas atuais para proteção cruzada contra todas as estirpes de VSRRS pode ser causada pela variabilidade dentro da GP5.[2]

Adjuvantes para utilização em vacinas de VSRRS foram revistos.[308] Dos 11 adjuvantes testados, cinco melhoraram a imunidade mediada por células contra VSRRS. Especificamente, IL-12 e CpG ODN aumentaram significativamente a eficácia protetora das vacinas de VSRRS nos modelos de desafio. Os oligodesoxinucleotídios imunoestimuladores já foram utilizados previamente.[309]

Os ligantes TLR potencializam os efeitos protetores da vacinação contra a síndrome de SRRS em suínos utilizando vacinas mortas.[310]

A vacinação com uma vacina combinada de VSRRS/MH não diferiu na eficácia protetora em comparação com a eficácia protetora das duas vacinas isoladas. Isso indica que uma vacina não interferiu com a outra.[311]

A eficiência da vacina quimera VSRRS foi descrita[312], e o estudo sugeriu que apenas quimeras específicas podem atenuar os sinais clínicos em humanos, e que a atenuação não pode ser diretamente ligada à replicação viral primária.

Suínos infectados com VSRRS no momento da vacinação para influenza suína mostraram aumento da ocorrência de pneumonia macroscópica e microscópica, o que sugere redução na eficiência da vacina contra o vírus da influenza suína (VIS).[313] Além disso, houve também aumento na doença clínica e disseminação do VIS durante a fase aguda da infecção pelo vírus.

As soluções imunológicas para o tratamento e a prevenção de VSRRS foram revistas.[314] Não foram encontradas diferenças entre os suínos vacinados por via intradérmica e por via IM e os subsequentemente expostos a uma estirpe italiana heteróloga.[315]

Descreveu-se a resposta dos anticorpos e a imunidade materna quando as porcas imunizadas com VSRRS receberam dose de reforço de vacinas experimentais específicas para a propriedade e vacinas comerciais de VSRRS.[316] O estudo foi concebido para incrementar a imunidade de porcas contra vírus SRRS circulantes. Três isolados de VSRRS foram usados. As vacinas de reforço usavam vacinas comerciais ou vacinas inativadas de isolados específicos para a propriedade. Verificou-se aumento com o uso de todas as três vacinas específicas da fazenda. A vacina comercial atenuada promoveu imunidade em 2/3 rebanhos, mas a vacina comercial não atenuada não afetou a imunidade em nenhuma das três fazendas. Em uma segunda parte do estudo, vacinas semelhantes foram administradas aos 60 dias de gestação. As vacinas específicas para a propriedade produziram aumento significativo nos anticorpos neutralizantes específicos nas granjas em todas as porcas. Anticorpos virus-neutralizantes também foram transferidos para os leitões via colostro e foram detectáveis no soro desses animais até 5 semanas após o parto. Nem todas as porcas vacinadas com a vacina comercial atenuada apresentaram aumento nos anticorpos neutralizantes do vírus espécie-específicos, e os leitões desse grupo receberam menor concentração de anticorpos colostrais. O número de animais virêmicos foi significativamente inferior nos leitões de ambos os grupos de animais vacinados do que nos animais vacinados com placebo até pelo menos 9 semanas de idade.

Vacinação de marrãs

As duas vacinas de vírus vivos modificados comerciais contra VSRRS em marrãs prenhes demonstraram replicar-se nesses animais e atravessar a placenta.[317] Concluiu-se que as vacinas não tinham efeitos prejudiciais acentuados nas fêmeas prenhes, mas que podiam atravessar a placenta e levar ao nascimento de leitões congenitamente afetados.

A administração intranasal de SRRS-MLV com um adjuvante potente (a partir de lisado de M. tuberculosis) para induzir imunidade protetora cruzada a uma estirpe heteróloga de VSRRS, gerou imunidade cruzada eficaz. Houve redução da patologia pulmonar, aumento dos teores de anticorpos neutralizantes e diminuição da viremia. Houve redução da secreção de citocinas imunossupressoras (IL-10 e TGF-β) e aumento da citocina IFN-γ Th-1 no sangue e pulmões.[318]

A resposta do anticorpo ORF5a não é nem neutralizante nem protetora.[319]

A vacinação é uma ajuda para o manejo que visa o desenvolvimento de imunidade eficaz. O objetivo é produzir um nível constante de imunidade em uma população definida. Isso imuniza efetivamente toda a população e elimina as subpopulações suscetíveis não imunes. A vacinação é mais eficaz quando usada em marrãs de reposição, combinada com isolamento adequado e aclimatação, e em porcas após o parto e o pré-parto. A vacinação de rotina de porcas não é economicamente viável em granjas afetadas por VSRRS. A vacina é mais adequada para estabilizar o rebanho e é uma necessidade antes do despovoamento da creche ou da segregação de leitões de desmame precoce de rebanhos positivos para o vírus. A vacinação também se destina a produzir imunidade protetora em suínos desmamados e em crescimento. O vírus SRRS existe em muitas formas e, portanto, quanto mais próxima à composição genética entre o vírus imunizante e o vírus do desafio, melhor.

Tanto vacinas de vírus vivos inativados quanto modificados estão disponíveis.

A vacinação prévia com uma cepa viva atenuada produziu aumento nas citocinas pró-inflamatórias e na expressão gênica das citocinas pró-imunes. Além disso, um nível mais alto de produção de cortisol sugeriu que houve ativação da resposta do eixo hipotálamo-hipófise-adrenal. A vacinação produz resposta imunológica precoce em suínos e controle mais eficiente da inflamação.[320]

Vacinas inativadas

A imunização de suínos com vacina atenuada com genótipo I proporcionou proteção parcial contra o desafio com estirpe genótipo II altamente virulenta. Houve menor mortalidade, menos dias de febre, menor frequência de broncopneumonia catarral, maior ganho de peso e menor viremia em comparação com os animais controle não vacinados.[321]

As vacinas mortas que são inativadas usando métodos que preservam os domínios associados ao VSRRS são mais úteis para o desenvolvimento de vacinas inativadas efetivas, pois facilitam a internalização em macrófagos.[322] Uma vacina experimental inativada com VSRRS que induz anticorpos virusneutralizantes foi descrita.[323] A vacina usa um método de inativação otimizado e um adjuvante adequado, e utilizando estes métodos, demonstrou-se que podem ser desenvolvidas vacinas de SRRS inativadas que induzem anticorpos virusneutralizantes e oferecem proteção parcial ao desafio.

As vacinas mortas podem não produzir estimulação mensurável da resposta de anticorpos, mas ocorre ativação de linfócitos e qualquer exposição subsequente com vacina ou vírus de campo aumenta essa resposta. Não há possibilidade de produzir viremia, e nenhuma chance de produzir excreção, e não há efeitos prejudiciais no hospedeiro. No entanto, não há evidências de que as vacinas mortas protejam contra o desafio heterólogo.

Uma vacina morta com adjuvante oleoso baseada em um isolado espanhol do vírus destina-se à proteção contra doenças reprodutivas em marrãs e porcas. A vacinação inicial envolve 2 doses da vacina, com 21 dias de intervalo, com a segunda vacinação pelo menos 3 semanas antes da cobertura e com as vacinações de reforço recomendadas durante as lactações subsequentes. Desafio experimental fornece 70% de proteção com base em leitões nascidos vivos e que sobreviveram até 7 dias.

Uma vacina autógena inativada foi comparada com vacinas comerciais contra o desafio homólogo e heterólogo.[324] Neste estudo, as vacinas homólogas inativadas experimentais encurtaram a viremia ao desafio, mas a vacina experimental heteróloga e inativada comercial não apresentou efeito, ou teve apenas efeito limitado sobre a viremia.

Vacinas vivas

Um estudo na China[325] em fazendas com ecologia microbiana complexa mostrou que a vacinação em massa com vacina atenuada contra o vírus pode melhorar o estado de saúde e o desempenho de produção de porcas e seus descendentes.

As vacinas vivas modificadas dão proteção segura e eficaz contra uma ampla variedade de estirpes de desafio heterólogas. O vírus da vacina pode ser transmitido de animais vacinados para animais que não tiveram contato prévio com o agente. A vacinação dos cachaços faz com que o vírus seja eliminado, mas se eles foram previamente expostos e depois são vacinados, então não há liberação de vírus.

A vacina viva administrada aos suínos de terminação protegerá contra infecções respiratórias. Uma vacina de vírus vivo modificada administrada uma vez é segura para uso em porcas prenhes, e o vírus da vacina não é transmitido para porcos contactantes suscetíveis. Nos suínos em crescimento vacinados com 3 a 18 semanas de idade, a vacina provoca imunidade protetora dentro de 7 dias e dura 16 semanas. Em comparação com os controles, os animais vacinados apresentam menor nível de viremia, suas taxas de crescimento são superiores e apresentam menor número de lesões pulmonares. Testes de campo sugerem que a vacina fornece proteção a leitões em unidades com infecção endêmica. As vacinas de vírus vivos administradas em porcas podem ou não ser uma boa ideia, pois demonstraram que um número reduzido de suínos nasceu vivo e houve aumento do número de leitões natimortos em porcas vacinadas, independentemente da fase de vacinação. Tanto as vacinas com uma única estirpe quanto as multivalentes podem ser atenuadas e ser imunogênicos úteis, mas estudos adicionais são necessários para garantir que as vacinas multivalentes possam ser recomendadas para uso rotineiro a campo.

Na Dinamarca, em 1996, o uso de uma vacina de vírus vivo modificado licenciada para uso em suínos de 3 a 18 semanas de idade foi usada em muitos rebanhos soropositivos para VSRRS. Após a vacinação, muitos rebanhos experimentaram aumento na incidência de abortos, natimortos e mau desempenho durante o período da creche. O vírus vacinal foi isolado de fetos e concluiu-se que o vírus foi transmitido para marrãs e porcas gestantes não vacinadas soronegativas (ver seção Métodos de transmissão). Os vírus foram coletados e sequenciados e mostraram apresentar apenas 60% de homologia com o vírus Lelystad, do tipo europeu, mas com homologia de 98,5% com a cepa ATC-2332, que é a cepa de referência norte-americana. Pensou-se, portanto, que os vírus vacinais estavam revertendo para seus antecedentes naturais e sua virulência. Descrevendo o vírus vacinal, demonstrou-se que, quando administrado aos leitões, ele poderia infectar porcas não vacinadas. Administrado em porcas, poderia produzir infecção congênita, morte fetal e aumento da mortalidade pré-desmame.

O vírus da vacina pode ser mantido na população, onde pode sofrer mudanças genéticas consideráveis e levar ao estabelecimento de novas variantes. A vacinação com a vacina do tipo norte-americano produz pouco efeito na viremia com o VSRRS da Europa. A vacinação com vacinas do tipo europeu produziu supressão completa dos isolados de VSRRS da Europa.

Uma vacina de vírus vivo modificada foi avaliada em suínos vacinados com 3 semanas de idade e desafiados às 7 semanas de idade. A eficácia foi avaliada utilizando estirpes de vírus homólogas e heterólogas conhecidas como causadoras de doenças respiratórias e reprodutivas. A vacina controlou a doença respiratória, mas não preveniu a infecção e a viremia. Não existem relatórios publicados de ensaios clínicos casualizados que avaliem as vacinas em condições naturais. Em muitos casos de CDRS, a vacinação falha simplesmente porque é realizada tarde demais ou porque não havia proteção cruzada para estirpes heterólogas.

Diz-se que a vacinação de DNA produz respostas humorais e celulares e epítopos de neutralização nas glicoproteínas do envelope viral codificadas por ORF4. Recombinantes possivelmente podem ser usados como vacinas.

Em uma pesquisa na Alemanha, 18,5% das amostras foram positivas para o vírus selvagem da Europa, o vírus da vacina genotípica europeu foi detectado em 1,3% e o vírus da vacina genotípica norte-americana foi encontrado em 8,9% de todas as amostras. O vírus vacinal norte-americano com frequência foi detectado em animais não vacinados.[326]

A primeira vacina viva modificada foi lançada inicialmente em 1994 e, desde então, muitas outras vacinas de vírus vivos e mortos modificados foram desenvolvidas. As vacinas devem induzir imunidade rápida, não causar reações adversas e devem ser capazes de diferenciar animais vacinados de animais naturalmente infectados (vacina DIVA).[308,327,328]

A vacinação em massa utilizando vírus vivo modificado contra infeção homóloga demonstrou ser eficaz na redução de perdas econômicas de VSRRS. Ela não eliminou o vírus, mas reduziu a excreção aos 97 DPI.[329] Duas vacinas foram comparadas (uma inativada e uma modificada viva), e a vacina de vírus vivo modificado foi o único tipo de vacina capaz de estabelecer imunidade protetora mensurada pela carga viral no sangue e nos tecidos. A vacina inativada não provocou imunidade protetora mensurável. A vacina viva modificada parecia ser baseada na imunidade mediada por células.[330]

Uma vacina viva modificada protegeu parcialmente um grupo de suínos que recebeu vacina contra o vírus heterólogo; a intervenção reduziu a duração da excreção, mas não reduziu a carga viral nos tecidos ou a proporção de suínos persistentemente infectados. Quando os animais receberam subsequentemente o vírus altamente virulento, a infecção e a excreção não foram impedidas.[331]

As vacinas vivas modificadas para VSRRS foram revistas.[332] Nenhuma das vacinas estudadas (Ingelvac SRRS MLV, Amervac SRRS, Pyrsvac-183 e Porcilis SRRS por via IM) causou sinais clínicos detectáveis em suínos vacinados, embora tenham sido encontradas lesões pulmonares. Nem o Pyrsivac-183 nem o Porcilis SRRS puderam ser detectados nos macrófagos alveolares pulmonares ou em secções pulmonares pela IHQ, o que sugere que esses vírus podem ter perdido a capacidade de se replicarem no MAS. Nestes animais, houve também menor taxa de transmissão e atraso no início da viremia, o que pode ser explicado pela ausência de infecção e, portanto, replicação no macrófago alveolar.

Novas estratégias para a próxima geração de vacinas foram descritas[333] e enfatizam a importância do desenvolvimento futuro de vacinas com base em sistemas de genética reversa. Marcadores sorológicos candidatos foram identificados.[334,335] Vacinas vetorizadas podem ter um lugar no futuro.[336-338]

Vírus recombinante baseado em VIR com coexpressão de VSRRS GP5/GP3 e proteínas IL-18 suínas foi descrito como vacina potencial.

A fusão da proteína de choque térmico (HSP70) de *H. parasuis* com GP3 e GP5 de VSRRS aumentou as respostas imunes e a eficácia protetora de uma vacina.[340] A estratégia de coexpressão das proteínas de fusão GP5 e M ligadas a GPGP pode ser uma abordagem promissora para o desenvolvimento futuro da vacina VSRRS.[341] Um adenovírus canino também tem sido usado como veículo.[342]

A atenuação excessiva de HP-VSRRS (mais de 100 passagens) foi usada para produzir uma possível vacina[343], o que sugere que a perda de patogenicidade deveria ser equilibrada com perda de antigenicidade.

A vacinação contra o VSRRS resultou em cargas virais significativamente mais baixas de CVS2 em animais ao longo de 13 semanas, em comparação com animais não vacinados, mas não teve efeito nos resultados quantitativos de PCR para VSRRS em suínos com 4 a 12 semanas de idade. Os vacinados com SRRS tiveram teores significativamente mais baixos de cargas virais de CVS2 quando o pico da doença depauperante foi observado.[344]

A vacinação simultânea contra VSRRS e CVS2 não interferiu no desenvolvimento da imunidade humoral específica e da imunidade mediada por células, e está associada à proteção clínica em desafio natural.[345] A vacina com VSRRS induziu resposta baixa, mas significativa, específica para o vírus, que consistiu em resposta secretora de IFN-γ mediante a estimulação com a cepa vacinal e dois isolados heterólogos do VSRRS.[346]

Um isolado de VSRRS mostrou produzir IFN e pode ser útil para o desenvolvimento de vacinas.[347]

Vacinação contra síndrome reprodutiva e respiratória suína de alta patogenicidade

Uma vacina viva atenuada foi produzida com sucesso a partir de uma cepa de HP-VSRRS TJ, e a atenuação produziu mais uma deleção de 120 aminoácidos, bem como a deleção de 30 aminoácidos encontradas nestas cepas de HP-VSRRS.[348] Os suínos foram protegidos do desafio letal e não desenvolveram febre ou doença clínica. Os suínos vacinados também ganharam mais peso e tiveram lesões patológicas mais brandas. A proteção efetiva durou pelo menos 4 meses. Uma vacina viva atenuada foi usada contra HP-VSRRS.[349]

Vacinação de cachaços

O uso de uma vacina de vírus atenuado em cachaços resultou em redução acentuada na viremia e na disseminação do vírus no sêmen em comparação com animais controle não vacinados. A introdução de um programa de vacinação usando a vacina de vírus vivo pode ser considerada um método potencial para reduzir o risco de transmissão do vírus pela inseminação artificial. Em contraste, nenhuma alteração no início, nível e duração da viremia, ou disseminação de vírus no sêmen, foi observada usando a vacina de vírus inativada.

LEITURA COMPLEMENTAR

Dee S, et al. Use of a production region model to assess the efficacy of various air filtration systems for preventing airborne transmission of PRRS and M. hyopneumoniae: Results from a 2 year study. Virus Res. 2010;154:177-184.
Dokland T. The structural biology of PRRSV. Virus Res. 2010;154:86-97.
Frossard J-P. Porcine reproductive and respiratory syndrome virus evolution and its effect on control strategies. Pig J. 2013;68:20-25.
Gomez-Laguna J, et al. Immunopathogenesis of PRRSV in the respiratory tract of pigs. Vet J. 2013;195:148.
Karniychuk UU, Nauwynck HJ. Pathogenesis and prevention of placental and transplacental porcine reproductive and respiratory syndrome virus infection. Vet Res. 2013;44:95.
Murtaugh MP, Genzow M. Immunological solutions for treatment and prevention of PRRS. Vaccine. 2011; 29:8192-8204.
Murtaugh MP, et al. The ever-expanding diversity of PRRSV. Virus Res. 2010;154:18-30.
Nauwynck HJ, et al. Microdissecting the pathogenesis and immune response of PRRSV infection paves the way for more efficient PRRSV vaccines. Transboundary Emerg Dis. 2012;59(suppl 1):50-54.
Sang Y, et al. Interaction between innate immunity and PRRSV. Anim Health Res Rev. 2011;12:149-167.
Shi M, et al. Molecular epidemiology of PRRSV: A phylogenetic perspective. Virus Res. 2010;154:7-17.
Thanawongnuwech R, Suradhat S. Taming PRRSV: Revisiting the control strategies and vaccine design. Virus Res. 2010;154:133-140.
Yoo D, et al. Modulation of host cell responses and evasion strategies for PRRSV. Virus Res. 2010;154:48-60.
Zhou L, Yang H. PRRSV in China. Virus Res. 2010; 154:31-37.

REFERÊNCIAS BIBLIOGRÁFICAS

1. Opriessnig T, et al. Anim Health Res Rev. 2011; 12:133.
2. Murtaugh MP, et al. Virus Res. 2010;154:18.
3. Gorbalenya AE, et al. Virus Res. 2006;117:17.
4. Fang Y, et al. Arch Virol. 2007;152:1009.
5. Shi M, et al. Virus Res. 2010;154:7.
6. Martinez-Lobo FJ, et al. Vaccine. 2011;29:6928.
7. Fang Y, Snijder EJ. Virus Res. 2010;154:61.
8. Firth AE, et al. J Gen Virol. 2011;92:1097.
9. Johnson CR, et al. J Gen Virol. 2011;92:1107.
10. Wei Z, et al. J Virol. 2012;86:9941.
11. Xia Pa, et al. Vet Microbiol. 2009;138:297.
12. Lee C, Yoo D. Virology. 2006;346:238.
13. Kim W-I, et al. Vet Microbiol. 2013;162:10.
14. de Lima M, et al. Virology. 2009;390:31.
15. Brockmeier S, et al. Virus Res. 2012;169:212.
16. Johnston CR, et al. J Gen Virol. 2011;92:1107.
17. Wenhui L, et al. J Virol. 2012;86:9543.
18. Stadejek T, et al. J Gen Virol. 2006;87:1835.

19. Costers S, et al. Virus Res. 2010;154:104.
20. Kvisvgaard LK, et al. Virus Res. 2013;178:197.
21. Kvivsgaard LK, et al. Vet Microbiol. 2013;167:334.
22. Zhu L, et al. Vet Microbiol. 2011;147:274.
23. Li Y, et al. Vet Microbiol. 2009;138:150.
24. Cha S-H, et al. Vet Microbiol. 2006;117:248.
25. Frossard J-P, et al. Vet Microbiol. 2012;158:308.
26. Frossard J-P, et al. Vet Microbiol. 2013;162:507.
27. Mateu E, et al. Virus Res. 2006;115:198.
28. Prieto C, et al. Vet J. 2009;180:363.
29. Carlsson U, et al. Transbound Emerg Dis. 2009; 56:121.
30. Amonsin A, et al. Virol J. 2009;6:143.
31. Tian K, et al. PLoS ONE. 2007;2:3526.
32. Xiao XL, et al. J Virol Methods. 2008;149:49.
33. Normile D. Science. 2007;317:1017.
34. Feng Y, et al. Emerg Infect Dis. 2008;14:1774.
35. Wu J, et al. Arch Virol. 2009;154:1589.
36. Li B, et al. Vet Microbiol. 2010;146:226.
37. Wang L, et al. J Virol. 2012;86:13121.
38. Zhang G, et al. J Virol. 2012;86:11396.
39. Li B, et al. J Clin Microbiol. 2011;49:3175.
40. Kim HK, et al. Vet Microbiol. 2011;150:230.
41. Kim S-H, et al. Vet Microbiol. 2010;143:394.
42. Miller LC, et al. Vet Res. 2012;8:208.
43. Xiao S, et al. BMC Genomics. 2010;11:544.
44. Hu SP, et al. Transbound Emerg Dis. 2012;60:351.
45. Lv J, et al. J Gen Virol. 2008;89:2075.
46. Shen J, et al. Genome Announc. 2013;1:e00486-13.
47. Zhou L, et al. Virus Res. 2009;145:97.
48. Zhou Y-J, et al. Virus Res. 2009;144:136.
49. Yu X, et al. Vet Microbiol. 2012;158:291.
50. Metwally S, et al. Transbound Emerg Dis. 2010; 57:315.
51. Guo B, et al. Virology. 2013;446:238.
52. Song T, et al. J Virol. 2012;86:4040.
53. Guo B, et al. Virology. 2013;435:372.
54. Descotes J, Gourand A. Expert Opin Drug Metab Toxicol. 2008;4:1537.
55. Tarrant JM. Toxicol Sci. 2010;117:4.
56. Sun Y, et al. Viruses. 2012;4:424.
57. Behrens EM, et al. J Clin Invest. 2011;121:2264.
58. Nieuwehhuis N, et al. Vet Rec. 2012;170:225.
59. Corbellini LG, et al. Vet Microbiol. 2006;118:267.
60. Lopez-Soria S, et al. Transbound Emerg Dis. 2010; 57:171.
61. Reiner G, et al. Vet Microbiol. 2009;136:250.
62. Greiser-Wilke I, et al. Vet Microbiol. 2010;143:213.
63. Kinman TG, et al. Vaccine. 2009;8:2704.
64. Rosendal T, et al. Can J Vet Res. 2010;74:118.
65. Brar MS, et al. J Gen Virol. 2011;92:1391.
66. Evans CM, et al. Vet Res. 2008;4:48.
67. Holtkamp DJ, et al. Prev Vet Med. 2010;96:186.
68. Lambert M-E, et al. Vet Res. 2012;8:76.
69. Velasova M, et al. Vet Res. 2012;8:184.
70. Lewis CRG, et al. J Anim Sci. 2009;87:876.
71. Doeschl-Wilson AB, et al. J Anim Sci. 2009;87:1638.
72. Badaoui B, et al. BMC Vet Res. 2013;9:58.
73. Kwong GPS, et al. Prev Vet Med. 2013;110:405.
74. Charpin C, et al. Vet Res. 2012;43:69.
75. Evans CM, et al. Prev Vet Med. 2010;93:248.
76. Dee S, et al. Can J Vet Res. 2006;69:64.
77. Pitkin A, et al. Vet Microbiol. 2009;136:1.
78. Hermann J, et al. Vet Res. 2007;38:81.
79. Otake S, et al. Vet Microbiol. 2010;145:198.
80. Pitkin A, et al. Vet Microbiol. 2009;136:1.
81. Cho JG, et al. Can J Vet Res. 2006;70:297.
82. Pitkin A, et al. Vet Microbiol. 2009;136:1.
83. Cutler TD, et al. Vet Microbiol. 2011;151:229.
84. Dee S, et al. Vet Res. 2009;40:39.
85. Pitkin A, et al. Can J Vet Res. 2009;73:298.
86. Cano JP, et al. Vet Rec. 2007;160:907.
87. Molina RM, et al. Transbound Emerg Dis. 2008; 56:1.
88. Pitkin A, et al. Can J Vet Res. 2009;73:91.
89. De Baere MI, et al. Vet Res. 2012;43:47.
90. Wang X, et al. Arch Virol. 2007;152:289.
91. Gomez-Laguna J, et al. Transbound Emerg Dis. 2012; 10:1865.
92. Klionsky DJ. Nat Rev Mol Cell Biol. 2007;8:931.
93. Liu Q, et al. Virology. 2012;429:136.
94. Butler JE, et al. J Immunol. 2007;178:6320.
95. An T-Q, et al. Vet Microbiol. 2010;143:371.
96. Kim JK, et al. J Virol. 2006;80:689.
97. De Baere MI, et al. Vet Res. 2012;43:47.
98. Welch S-K, Calvert JG. Virus Res. 2010;154:98.
99. Calvert JG, et al. J Virol. 2007;81:7371.
100. Cafruny WA, et al. Virol J. 2007;3:90.
101. Lee YJ, Lee C. Vet Immunol Immunopathol. 2012; 150:213.
102. Patton JB, et al. Virus Res. 2009;140:161.
103. Gruenberg J, van der Goot FG. Nat Rev Mol Cell Biol. 2006;7:495.
104. Misinzo GM, et al. Vet Res. 2008;39:55.
105. Van Gortp H, et al. Arch Virol. 2009;154:1939.
106. Van Breedam W, et al. J Gen Virol. 2010;91:1659.
107. Music N, Gagnon CA. Anim Health Res Rev. 2010; 11:135.
108. Lee C, et al. Virology. 2006;346:238.
109. Pei Y, et al. Virus Res. 2008;135:107.
110. Kwon B, et al. Virology. 2008;380:371.
111. Wang C, et al. Vet Microbiol. 2008;131:339.
112. Faaberg KS, et al. Virus Res. 2010;154:77.
113. Rowland RR. Virus Res. 2010;154:1.
114. Zhang X, Moser DM. J Pathol. 2008;214:161.
115. Lee YJ, Lee C. Virus Res. 2010;152:50.
116. Lee C, Yoo D. Virology. 2006;355:30.
117. Du Y, et al. Virus Res. 2010;147:294.
118. Chang HC, et al. Vet Microbiol. 2008;129:281.
119. Flores-Mendoza L, et al. Clin Vaccine Immunol. 2008; 15:720.
120. Loving CI, et al. Immunology. 2007;120:217.
121. Gimeno M, et al. Vet Res. 2011;42:9.
122. Gomez-Laguna J, et al. J Comp Pathol. 2010;142:51.
123. Zhang Y, et al. Vet Microbiol. 2012;160:473.
124. Sagong M, Lee C. Virus Res. 2010;151:88.
125. Li Y, et al. J Gen Virol. 2012;93:829.
126. Chaung H-C, et al. Comp Immunol Microbiol Infect Dis. 2010;33:197.
127. Liu C-H, et al. Vet Microbiol. 2009;136:266.
128. Manickam C, et al. Vet Microbiol. 2013;162:68.
129. Silva-Campo E, et al. Virology. 2012;430:73.
130. Pintaric M, et al. Vet Immunol Immunopathol. 2008; 121:61.
131. Lodoen MB, Lainier LL. Curr Opin Immunol. 2006; 18:391.
132. Costers S, et al. Arch Virol. 2008;153:1453.
133. Cao J, et al. Vet Microbiol. 2013;164:261.
134. Caliguri MA. Blood. 2008;112:461.
135. Renukaradhya GJ, et al. Viral Immunol. 2010;23:457.
136. Dvivedi V, et al. Virol J. 2012;9:45.
137. Cecere TE, et al. Vet Microbiol. 2012;160:233.
138. Silva-Campo E, et al. Virology. 2009;387:373.
139. Silva-Campo E, et al. Virology. 2010;396:264.
140. Silva-Campo E, et al. Virology. 2012;85:23.
141. Rodriguez-Gomez IM, et al. Transbound Emerg Dis. 2013;60:425.
142. Halstead SB, et al. Lancet Infect Dis. 2010;10:712.
143. Belkaid Y. Nat Rev Immunol. 2007;7:875.
144. Dwivedi V, et al. Vaccine. 2011;29:4067.
145. LeRoith T, et al. Vet Immunol Immunopathol. 2011; 140:312.
146. Wongyanin P, et al. Vet Immunol Immunopathol. 2010;132:170.
147. Silva-Campo E, et al. Virology. 2012;430:73.
148. Chen Z, et al. J Gen Virol. 2011;92:1047.
149. Costers S, et al. Vet Res. 2009;40:46.
150. Gomez-Laguna J, et al. Comp Immunol Microbiol Infect Dis. 2011;34:143.
151. Subramaniam S, et al. Virology. 2010;406:270.
152. Subramaniam S, et al. Virology. 2012;432:241.
153. Barranco I, et al. Vet Immunol Immunopathol. 2012;149:262.
154. Gomez-Laguna J. Vet Microbiol. 2012;158:187.
155. Backus GS, et al. Environ Health Perspect. 2010; 118:1721.
156. Diaz I, et al. Vet Res. 2012;43:30.
157. Weaver LK, et al. J Leucocyte Biol. 2007;81:663.
158. Hou J, et al. Virol J. 2012;9:165.
159. Gomez-Laguna J, et al. Vet J. 2013;195:148.
160. Lunney JK, et al. Virus Res. 2010;154:185.
161. Beura LK, et al. J Virol. 2010;84:1574.
162. Subramaniam S, et al. Proc 90th Meet Conf Res Work Anim Dis, Chicago 2009; Abstr. 176.
163. Overend C, et al. J Gen Virol. 2007;88:925.
164. Bao D, et al. Vet Immunol Immunopathol. 2013; 156:128.
165. Shi X, et al. Virus Res. 2010;153:151.
166. Calzada-Nova G, et al. Vet Immunol Immunopathol. 2010;135:20.
167. Peng Y-T, et al. Vet Microbiol. 2009;136:359.
168. Miguel JC, et al. Vet Immunol Immunopathol. 2010; 135:314.
169. Klinge KL, et al. Virol J. 2009;6:177.
170. Dotti S, et al. Res Vet Sci. 2013;94:510.
171. Beura LK, et al. J Virol. 2011;85:12939.
172. Beura LK, et al. J Virol. 2010;84:1574.
173. Bowie AG, Unterholzer L. Nat Rev Immunol. 2008; 8:911.
174. Kawai T, Akira S. Int Immunol. 2009;21:317.
175. Beura LK, et al. Virology. 2012;433:431.
176. Versteeg GA, GarciaSastre A. Curr Opin Microbiol. 2010;13:508.
177. Beura LK, et al. J Virol. 2010;84:1574.
178. Song C, et al. Virology. 2010;407:268.
179. Patel D, et al. J Virol. 2010;84:11405.
180. Li H, et al. J Gen Virol. 2010;81:2947.
181. Sun Z, et al. J Virol. 2010;84:7832.
182. Kimman TG, et al. Vaccine. 2009;27:315.
183. Nan Y, et al. Virology. 2012;43:261.
184. Yoo D, et al. Virus Res. 2010;154:48.
185. Zhou Y, et al. Can J Vet Res. 2012;76:255.
186. Chen Z, et al. Virology. 2010;198:87.
187. Huber JP, Farrar JD. Immunology. 2011;132:446.
188. Luo R, et al. Mol Immunol. 2008;45:2839.
189. Brockmeier SL, et al. Viral Immunol. 2009;22:173.
190. Brockmeier SL, et al. Clin Vaccine Immunol. 2012; 19:508.
191. Kim O, et al. Virology. 2010;402:315.
192. Sagong M, Lee C. Arch Virol. 2011;156:2187.
193. Lee YJ, Lee C. Virology. 2012;427:80.
194. Ait-Ali T, et al. Immunogenetics. 2011;63:437.
195. Sun Z, et al. J Virol. 2012;86:3839.
196. Barranco I, et al. Transbound Emerg Dis. 2012;59:145.
197. Van Gorp H, et al. J Gen Virol. 2008;89:2943.
198. Dong S, et al. Res Vet Sci. 2012;93:1060.
199. Gudmundsdottir I, Risatti GR. Virus Res. 2009; 145:145.
200. Hou J, et al. Virus Res. 2012;167:106.
201. Gomez-Laguna J, et al. Comp Immunol Microbiol Infect Dis. 2010;33:51.
202. Gomez-Laguna J, et al. Vet Microbiol. 2012;158:187.
203. Darwich L, et al. Vet Microbiol. 2011;150:49.
204. Mateu E, Diaz I. Vet J. 2008;177:345.
205. Dotti S, et al. Res Vet Sci. 2011;90:218.
206. Martinez-Lobo FJ, et al. Vet Microbiol. 2011;154:58.
207. Garcia-Nicolas O, et al. Virus Res. 2014;179:204.
208. Weesendorp E, et al. Vet Microbiol. 2013;163:1.
209. Weesendorp E, et al. Vet Microbiol. 2013;167:638.
210. Kim W-I, et al. Vet Micrbiol. 2007;123:10.
211. Frydas IS, et al. Vet Res. 2013;44:73.
212. Wang G, et al. Virol J. 2014;11:2.
213. Wang G, et al. Vet Immunol Immunopathol. 2011; 142:170.
214. Han K, et al. J Comp Pathol. 2012;147:275.
215. Hou J, et al. Virus Res. 2012;167:10.
216. Li L, et al. Virol J. 2012;9:203.
217. Cao J, et al. J Vet Diagn Invest. 2012;24:767.
218. Guo B, et al. Virology. 2013;435:372.
219. Mege JL, et al. Lancet Infect Dis. 2006;6:557.
220. Borghetti P, et al. Comp Immunol Microbiol Infect Dis. 2011;34:143.
221. Parcina M, et al. J Immunol. 2013;190:1591.
222. Butler JE, et al. J Immunol. 2007;178:6329.
223. Butler JE, et al. J Immunol. 2008;180:2347.
224. Sun XZ, et al. Vaccine. 2012;30:3646.
225. Parida R, et al. Virus Res. 2012;169:13.
226. Diaz I, et al. Virus Res. 2010;154:61.
227. Han J, et al. J Virol. 2010;84:10102.
228. Kinman TG, et al. Vaccine. 2009;27:3704.
229. Li J, Murtaugh MP. Virology. 2012;433:367.
230. Tong GZ, et al. Emerg Infect Dis. 2007;13:1434.
231. An T-Q, et al. Emerg Infect Dis. 2010;16:365.
232. Li L, et al. Virus Res. 2010;154.
233. Murtaugh M Proc 40th Ann Meet Am Assoc Swine Vet, Dallas, TX, 459.
234. Qiao S, et al. Vet Microbiol. 2011;149:213.
235. Diaz I, et al. Vet Res. 2012;43:30.
236. Jung K, et al. J Gen Virol. 2009;90:2713.
237. Wagner J, et al. Vet J. 2011;187:310.
238. Beilage EG, et al. Tierarztl Prax. 2007;35:294.
239. Cano JP, et al. Can J Vet Res. 2009;73:303.
240. Lewis CRG, et al. Anim Prod Sci. 2010;50:890.
241. Han K, et al. J Comp Pathol. 2013;148:396.
242. Karniychuk U, et al. Microb Pathog. 2011;51:194.
243. Karniychuk U, Nauwynck HJ. Vet Res. 2013; 44:95.
244. Kang I, et al. Res Vet Sci. 2010;88:304.
245. Han K, et al. Clin Vaccine Immunol. 2012;19:319.

246. Burgara-Estrella A, et al. Transbound Emerg Dis. 2012;59:532.
247. Schulze M, et al. Acta Vet Scand. 2013;55:16.
248. Stadejek T, et al. Vet Rec. 2011;169:441.
249. Xiao S, et al. BMC Genomics. 2010;11:544.
250. Hu SP, et al. Transbound Emerg Dis. 2012;10:1865.
251. Lawson S, et al. Vaccine. 2010;28:5356.
252. Lee YJ, et al. J Virol Methods. 2010;163:410.
253. Wernike K, et al. J Vet Diagn Invest. 2012;24:855.
254. Rovira A, et al. J Vet Diagn Invest. 2007;19:502.
255. Gerber PF, et al. J Clin Microbiol. 2013;51:547.
256. Gerber PF, et al. J Virol Methods. 2014;197:63.
257. Li Q, et al. J Virol Methods. 2009;155:55.
258. Rovira A, et al. J Vet Diagn Invest. 2009;21:350.
259. Lurchachaiwong W, et al. Lett Appl Microbiol. 2008;46:55.
260. Balka G, et al. J Virol Methods. 2009;115:1.
261. Chen N-H, et al. J Virol Methods. 2009;161:192.
262. Ren X, et al. J Clin Microbiol. 2010;48:1875.
263. Van Breedam W, et al. Vet Immunol Immunopathol. 2011;141:246.
264. Diaz I, et al. J Vet Diagn Invest. 2012;24:344.
265. Kittawornrat A, et al. Vet Res. 2013;9:61.
266. Okinaga T, et al. Vet Rec. 2009;164:455.
267. Lin K, et al. J Clin Microbiol. 2011;49:3184.
268. Gutierrez AM, et al. Vet Immunol Immunopathol. 2009;132:218.
269. Gomez-Laguna J, et al. Vet J. 2010;85:83.
270. Kittawornrat A, et al. Vet Microbiol. 2014;168:331.
271. Chittick WA, et al. J Vet Diagn Invest. 2011;23:248.
272. Prickett JR, et al. J Swine Health Prod. 2008;16:86.
273. Prickett JR, et al. J Vet Diagn Invest. 2008;20:156.
274. Prickett JR, Zimmerman JJ. Anim Health Res Rev. 2010;10:1.
275. Ramirez A, et al. Prev Vet Med. 2012;104:292.
276. Kittawornrat A, et al. Virus Res. 2010;154:1700.
277. Ouyang K, et al. Clin Vaccine Immunol. 2013; 20:1305.
278. Kittawornrat A, et al. J Vet Diagn Invest. 2012; 24:262.
279. Olsen C, et al. J Vet Diagn Invest. 2013;25:328.
280. Kittawornrat A, et al. J Vet Diagn Invest. 2012; 24:1057.
281. Costers S, et al. Vet Res. 2009;40:46.
282. Han K, et al. Vet J. 2013;195:313.
283. Gomez-Laguna J, et al. Transbound Emerg Dis. 2013;60:273.
284. Morgan SB, et al. Vet Microbiol. 2013;163:13.
285. Lee S-M, Kleiboeker SB. Virology. 2007;365:419.
286. He Y, et al. Vet Microbiol. 2012;160:455.
287. Grau-Roma L, Segales J. Vet Microbiol. 2007; 119:144.
288. Han K, et al. J Vet Diagn Invest. 2012;24:719.
289. Stuart AD, et al. Pig J. 2008;61:42.
290. Jiang Y, et al. Vet Res Commun. 2010;34:607.
291. Rowland RR. Sci Direct. 2007;174:451.
292. Rowland RR, Morrison RB. Transbound Emerg Dis. 2012;59(suppl 1):55.
293. Mondaca-Fernandez E, Morrison RB. Vet Rec. 2007; 161:137.
294. Wayne SR, et al. J Am Vet Med Assoc. 2012;240:876.
295. Liu Y, et al. J Anim Sci. 2013;91:5668.
296. Pitkin A, et al. Vet Microbiol. 2009;136:1.
297. Dee S, et al. Vet Microbiol. 2009;138:106.
298. Dee S, et al. Vet Rec. 2010;167:976.
299. Spronk G, et al. Vet Rec. 2010;166:758.
300. Alonso C, et al. Vet Microbiol. 2012;157:304.
301. Alonso C, et al. Prev Vet Med. 2013;112:109.
302. Alonso C, et al. Prev Vet Med. 2013;111:268.
303. Che TM, et al. J Anim Sci. 2011;89:3016.
304. Che TM, et al. J Anim Sci. 2012;90:2784.
305. Lambert M-E, et al. Prev Vet Med. 2012;104:74.
306. Rovira A, et al. J Vet Diagn Invest. 2007;19:492.
307. Han K, et al. Clin Vaccine Immunol. 2011;18:1600.
308. Charerntantanakul W. Vet Immunol Immunopathol. 2009;129:1.
309. Linghua Z, et al. Vaccine. 2007;25:1735.
310. Zhang L, et al. Vet Microbiol. 2013;164:253.
311. Drexler CS, et al. Vet Rec. 2010;166:70.
312. Thanawongnuwech R, Suradhat S. Virus Res. 2010; 154:133.
313. Kitikoon P, et al. Vet Microbiol. 2009;139:235.
314. Murtaugh MP, Genzow M. Vaccine. 2011;29:8192.
315. Martelli P, et al. Vaccine. 2007;25:3400.
316. Geldhof MF, et al. Vet Microbiol. 2013;167:260.
317. Scortti M, et al. Vet J. 2006;172:506.
318. Dwivedi V, et al. Vaccine. 2011;29:4058.
319. Robinson SR, et al. Vet Microbiol. 2013;164:281.
320. Borghetti P, et al. Comp Immunol Microbiol Inf Dis. 2011;34:143.
321. Roca M, et al. Vet J. 2012;193:92.
322. Delrue I, et al. Vet Res. 2009;40:62.
323. Vanhee M, et al. Vet Res. 2009;40:63.
324. Geldof MF, et al. BMC Vet Res. 2012;8:182.
325. Zhao Z, et al. Vet Microbiol. 2012;155:247.
326. Beilage EG, et al. Prev Vet Med. 2009;92:31.
327. de Lima J, et al. Vaccine. 2008;26:3594.
328. Fang Y, et al. J Gen Virol. 2008;89:3086.
329. Cano JP, et al. Am J Vet Res. 2007;68:565.
330. Zuckerman FA, et al. Vet Microbiol. 2007;123:69.
331. Cano JP, et al. Vaccine. 2007;25:4382.
332. Martinez-Lobo F, et al. Vet Res. 2013;44:115.
333. Huang YW, Meng XJ. Virus Res. 2010;154:141.
334. de Lima M, et al. Virology. 2006;353:410.
335. Vu HLX, et al. Vaccine. 2013;31:4330.
336. Cruz JLG, et al. Virus Res. 2010;154:150.
337. Pei Y, et al. Virology. 2009;389:91.
338. Huang Q, et al. J Virol Methods. 2009;160:22.
339. Guoshan S, et al. Vaccine. 2007;25:4193.
340. Li J, et al. Vaccine. 2009;27:825.
341. Chia M-Y, et al. Vet Microbiol. 2010;146:189.
342. Cai J, et al. J Vet Med Sci. 2010;72:1035.
343. Yu X, et al. Clin Vaccine Immunol. 2013;20:613.
344. Genzow M, et al. Can J Vet Res. 2009;73:87.
345. Martelli P, et al. Vet Microbiol. 2013;162:358.
346. Ferrari L, et al. Vet Immunol Immunopathol. 2013; 151:193.
347. Nan Y, et al. Virology. 2012;432:261.
348. Leng X, et al. Clin Vaccine Immunol. 2012;19:1199.
349. Tian Z-J, et al. Vet Microbiol. 2009;138:34.
350. Hu SP, et al. Transbound Emerg Dis. 2013;60:351.

Menangle

Este agente etiológico viral foi identificado pela primeira vez em um surto de doença em três granjas em New South Wales, em 1997. Causa problemas reprodutivos em suínos e defeitos congênitos, e tem o morcego frugívoro como reservatório assintomático. Pode causar doença semelhante à gripe no homem. Apenas um surto foi descrito. O vírus normalmente permanece assintomático em morcegos frutíferos.

Etiologia

O agente causador é um vírus de RNA da família Paramyxoviridae no gênero *Rubulavirus*. Está intimamente relacionado ao vírus Tioman encontrado em morcegos frugívoros na Ilha Tioman, na Malásia.

Epidemiologia

Muitas espécies de morcegos frugívoros são soropositivas, incluindo a raposa-voadora-de-cabeça-cinza, morcego-preto e morcego-de-óculos, mas o vírus não foi isolado a partir deles. Estes morcegos frugívoros foram encontrados em outras áreas da Austrália, bem como a área original em torno de Menangle, New South Wales.

Fezes e urina de morcego provavelmente são a fonte de infecção. A transmissão de suíno para suíno é lenta e, provavelmente, requer contato próximo. Em uma criação de porcos, levou muito tempo para as porcas serem afetadas. Ele provavelmente se espalha de fazenda em fazenda por meio de animais infectados. Não há sinais de infecção persistente e nenhuma evidência de excreção de vírus no longo prazo. Evidências atuais sugerem que a sobrevivência do vírus no ambiente é curta, uma vez que os suínos sentinelas colocados em uma área não limpa não soroconverteram.

Achados clínicos

Ainda não há conhecimento quanto ao período de incubação. No surto inicial, os sinais clínicos foram observados apenas na propriedade de criação-terminação, mas os animais infectados foram encontrados nas três fazendas.

A doença consistiu em um surto de doença reprodutiva com morte fetal, anormalidades fetais, incluindo defeitos congênitos, como defeitos esqueléticos e neurológicos[1]; fetos mumificados; fetos natimortos; ninhadas menores com menos leitões vivos; e taxa de partos reduzida. A taxa de partos caiu de mais de 80% para aproximadamente 38%, chegando a uma média de 60%. Muitas porcas retornaram ao cio 28 dias após o acasalamento, o que sugere que houve morte prematura da ninhada. Algumas porcas permanecem em pseudociese por mais de 60 dias. O vírus provavelmente atravessa a placenta e se espalha de feto para o feto. Uma vez que a infecção se tornou endêmica no rebanho de criação-terminação, as falhas reprodutivas cessaram.

Patologia

Os fetos mumificados variam em tamanho e têm 30 dias ou mais. O vírus causa degeneração do cérebro e da medula espinal. Especificamente, os hemisférios cerebrais e o cerebelo são menores. Ocasionalmente, pode haver efusões e hipoplasia pulmonar. Inclusões eosinofílicas são encontradas nos neurônios do encéfalo e da medula espinal. Às vezes há meningite não supurativa, miocardite e hepatite. Infecções experimentais mostram eliminação do vírus nas secreções nasais e orais 2 a 3 dias após a infecção. Demonstrou-se tropismo por tecido linfoide secundário e por epitélio intestinal.[2] Não foram observadas lesões em leitões nascidos vivos ou outros suínos infectados na fase pós-natal.

Diagnóstico

Suspeita-se do diagnóstico quando os parâmetros reprodutivos mudam muito subitamente, como mostrado anteriormente.

O diagnóstico é confirmado pela cultura do vírus, e os testes de microscopia eletrônica e de virusneutralização confirmam a identidade do vírus. Testes sorológicos incluem os ELISA, e a melhor maneira de testar o rebanho é usar esses testes para pesquisa de anticorpos nas porcas.

Diagnóstico diferencial

O diagnóstico diferencial inclui o parvovírus suíno (PVS), peste suína clássica (PSC), síndrome reprodutiva e respiratória suína (SRRS), vírus da encefalomiocardite (VEMC), vírus da pseudorraiva (VPR), encefalite japonesa, vírus da influenza suína (VIS) e olho azul. Causas não infecciosas, como toxinas ou deficiências nutricionais, também devem ser consideradas.

Tratamento

Parece provável que os porcos jovens se infectem pelo vírus quando a concentração de anticorpos maternos diminui às 14 a 16 semanas de idade. No momento em que entram no plantel, sua imunidade é bastante forte.

Controle

O melhor conselho é evitar o contato com todos os morcegos frugívoros.

LEITURA COMPLEMENTAR

Philbey AW, et al. An apparently new virus (family Paramyxoviridae) infection for pigs, humans and fruit bats. Emerg Infect Dis. 1998;4:269.

REFERÊNCIAS BIBLIOGRÁFICAS

1. Philbey AW, et al. Aust Vet J. 2007;85:134.
2. Bowden TR, et al. J Gen Virol. 2012;93:1007.

Encefalite japonesa (encefalite japonesa B)

Doença infecciosa que afeta principalmente equinos e, em menor grau, suínos, com importante potencial zoonótico. Causa mais de 50.000 casos humanos por ano, com taxa de mortalidade de 25%. A condição em equídeos está associada à encefalite e é abordada em detalhes no Capítulo 14, sob o título Encefalite japonesa. Em suínos, a condição está associada à falha reprodutiva, abordada a seguir.

Etiologia

O agente causador é o vírus da encefalite japonesa, da família Flavivirdae, gênero *Flavivirus*. Com base na análise filogenética do gene "E" do envelope viral, 5 genótipos diferentes foram identificados.

Epidemiologia

A distribuição natural do vírus é no Sudeste Asiático e na Australásia. Os vetores são *Culex* spp., particularmente *C. tritaeniorhynchus*. A atividade do vírus é naturalmente mantida por meio de ciclos mosquito-ave, especificamente na família da garça. As garças noturnas, garças pequenas e garças emplumadas são particularmente ativas como reservatórios. Os suínos são "hospedeiros amplificadores" importantes. Os suínos e essas aves podem permitir a sobrevivência do vírus ao inverno, quando os mosquitos estão ausentes.

Patogênese

A viremia resulta da picada do mosquito e geralmente não há manifestações clínicas. Em algumas ocasiões, pode haver febre moderada, mas muitas vezes o vírus vai direto para os testículos e causa orquite.

Achados clínicos

A morte fetal é comum, com fetos mumificados, natimortos e leitões fracos. Cachaços apresentam falha reprodutiva.

Patologia

Em grande parte relacionada aos fetos anormais.

Diagnóstico

A RT-PCR e a RT-PCR nested podem ser usadas para detectar o vírus quando o isolamento do vírus for negativo. O anticorpo pode ser detectado por testes de inibição de hemaglutinação, ELISA (ELISA de captura de IgM) e aglutinação em látex.

Controle

As vacinas vivas atenuadas devem ser administradas aos reprodutores 2 a 3 semanas antes do início da estação do mosquito. Vacinas atenuadas e com adjuvantes também estão disponíveis.

LEITURA COMPLEMENTAR

Mackenzie JS, Williams DT. The zoonotic flaviviruses of southern, southeastern and eastern Asia and Australasia: The potential for emergent viruses. Zoonoses Public Health. 2009;56:338.

Neosporose

Sinopse

- Etiologia: parasita protozoário *Neospora caninum*; o cão é identificado como o hospedeiro definitivo de *N. caninum*, mas a principal via de infecção em bovinos parece ser a transmissão vertical
- Epidemiologia: infecção de bovinos em todo o mundo e associada ao aborto epidêmico e endêmico. Ocorrem fontes pontuais e infecções congênitas
- Achados clínicos: aborto em vacas e mortalidade perinatal e encefalomielite em bezerros infectados congenitamente
- Patologia clínica: teste sorológico de soro e fluidos fetais maternos
- Achados de necropsia: lesões fetais de encefalite multifocal não supurativa, miocardite e/ou hepatite periporta. Infecção confirmada por imuno-histoquímica ou ferramentas baseadas em reação em cadeia da polimerase
- Confirmação do diagnóstico: o diagnóstico presuntivo pode ser baseado nas lesões histológicas fetais e na soropositividade da mãe, mas o diagnóstico definitivo requer a demonstração do parasita em tecidos fetais por marcação imuno-histoquímica, associada a exames sorológicos
- Controle: higiene alimentar e higiene do parto. Abate de bovinos infectados congenitamente.

Etiologia

Neospora caninum é um coccídeo parasita formador de cisto (apicomplexa) com ciclo evolutivo indireto.[1-9] *N. caninum* infecta principalmente cães e bovinos; no entanto, tem *ampla gama de hospedeiros* e infecta todas as principais espécies de animais domésticos, bem como animais de companhia e alguns animais selvagens. Os cães são hospedeiros definitivos e os bovinos são os principais hospedeiros intermediários. A infecção natural é pouco relatada em ovinos, caprinos e cervos.[1-3] *N. caninum* é causa esporádica de encefalomielite e miocardite em muitas espécies, mas sua principal importância é sua associação com *o aborto endêmico e epidêmico em bovinos*. Atualmente, é o diagnóstico mais comum para o aborto em bovinos na maioria dos países.

Epidemiologia

Ocorrência

N. caninum foi associado inicialmente ao aborto no início da década de 1990 em pastagens de bovinos na Austrália e Nova Zelândia, e como uma das principais causas de aborto em fazendas leiteiras nos EUA. Desde então, o aborto associado a *N. caninum* tem sido relatado em muitos países em bovinos sob diferentes condições de manejo e tem *distribuição cosmopolita*.[2,3]

O aborto pode ser *epizoótico ou esporádico*. No aborto epizoótico, o número de abortos varia. Em geral é entre 5 e 10%, mas até 45% das vacas podem abortar dentro de um curto período. O período de aborto pode ser de algumas semanas a alguns meses. Não há ocorrência sazonal importante, e o aborto se dá em vacas de corte e de leite. Abortos esporádicos ocorrem principalmente em vacas infectadas congenitamente, e as vacas soropositivas têm maior risco de repetição de abortos. A soropositividade nos rebanhos pode ser alta, mas varia consideravelmente. As vacas soropositivas têm risco 3 a 7 vezes maior de aborto do que as vacas soronegativas.

Métodos de transmissão

Existem duas vias de infecção de bovinos. O cão é o hospedeiro definitivo de *N. caninum*. Infecção de bovinos pode ocorrer por meio da ingestão de oocistos nas fezes de cães que contaminam o alimento ou a água. No entanto, a transmissão vertical (i. e., congênita) ocorre tanto em bovinos quanto em cães, e a transmissão vertical parece ser a principal via de infecção na maioria dos bovinos.[1-3] Os bezerros nascidos vivos de vacas infectadas congenitamente também são infectados dessa mesma forma; acredita-se que a infecção seja *persistente e vitalícia*. Um estudo realizado em dois laticínios verificou que 81% das vacas soropositivas deram à luz bezerros congenitamente infectados.[1] A soroprevalência não aumentou com a idade da vaca e manteve-se estável durante o período do estudo. A probabilidade de um bezerro ser infectado congenitamente não estava associada à idade da mãe, número de lactações da mãe, histórico de abortos da mãe, sexo do bezerro ou tempo de gestação. Outros estudos mostraram que essa via de transmissão é altamente eficiente, resultando em infecção de 50 a 95% da progênie de mães soropositivas.

A infecção congênita pode resultar em aborto ou nascimento de um bezerro infectado "normal", e uma vaca infectada pode parir um bezerro infectado clinicamente normal em uma gestação e abortar na gestação subsequente.[2,3] A ocorrência de infecção em alguns rebanhos pode estar associada a linhagens familiares específicas.

Embora a transmissão vertical seja a principal via de infecção associada a *N. caninum* que leva a abortos esporádicos em bovinos, evidências epidemiológicas sugerem que a infecção (pontual) pós-natal, com frequência, é a causa de surtos de aborto. Onde as fezes de cães são a fonte de infecção, muitos bovinos são expostos com frequência, e essa fonte de infecção, em geral, resulta em surtos de aborto. Cães de fazenda mostraram ter maior soroprevalência para *N. caninum* que cães urbanos, sugerindo ciclo de neosporose entre bovinos e cães em ambientes rurais.[4]

A importância da infecção pós-natal *versus* infecção vertical na gênese do aborto pode variar entre os países e estar associada a diferenças nos sistemas de manejo pecuário.[4]

Estudos experimentais

O aborto foi produzido por desafio experimental de fetos e bovinos prenhes com taquizoítos de *N. caninum* derivados de culturas.[1] A morte e a reabsorção fetais ou aborto foram reproduzidos em ovelhas desafiadas aos 45, 65 e 90 dias de gestação, mas não aos 120 dias, e as lesões assemelham-se às da toxoplasmose ovina.[2] A doença também foi reproduzida experimentalmente em caprinos[1], mas a importância e a prevalência dessa infecção em abortos naturais em pequenos ruminantes ainda precisa ser determinada. Placenta, leite e colostro contaminados podem resultar em infecção de bezerros com menos de 1 semana de idade.

Fatores de risco

Surtos de aborto frequentemente parecem ser infecções pontuais, mas os fatores de risco, além da provável exposição em massa a fezes de cães contendo oocistos de *N. caninum* esporulados, não são conhecidos. A neosporose em rebanhos leiteiros geralmente ocorre como epizootia, com múltiplos abortos ocorrendo em um período de 1 a 2 meses. Fetos gravemente autolíticos são abortados entre 5 e 7 meses de gestação na maioria dos relatos, mas abortos mais precoces ou mais tardios podem ocorrer (intervalo entre 3 e 8,5 meses de gestação).

O aborto endêmico é mais provavelmente associado à presença de bovinos *congenitamente infectados* no rebanho, que estão sob *alto risco de abortar*, particularmente no início da gestação e na gestação durante a primeira lactação.[2,3] As vacas que abortaram têm risco maior para o aborto em gestações subsequentes, mas esse risco diminui a cada gestação. Tem-se postulado que a imunossupressão resultante da infecção concomitante com outros agentes, como o vírus da diarreia viral bovina (BVD), pode aumentar o risco de infecção por *N. caninum* e precipitar surtos de aborto.

Importância econômica

As perdas econômicas referem-se ao aborto e aos custos associados ao estabelecimento do diagnóstico e dos custos de nova cobertura ou reposição de animais descartados.[5] A soropositividade também está associada ao aumento do risco de morte fetal e maior risco de retenção de placenta. As perdas associadas ao aborto epidêmico foram estimadas em dezenas (20 a 85) de milhões de dólares para as indústrias de laticínios ou de carne bovina na Austrália e nos EUA.

Embora tenha sido relatado que novilhas soropositivas produzem menos leite do que as soronegativas, essa diferença na produção de leite entre animais soropositivos e soronegativos não é necessariamente aparente em rebanhos não afetados por um problema de aborto. O estudo de bovinos de corte sugeriu que a soropositividade pode estar associada à redução no ganho de peso médio diário, mas o desempenho da produção e as medidas de carcaça não são consistentemente relatados como afetados.

Patogênese

N. caninum tem predileção pelo epitélio coriônico fetal e vasos sanguíneos placentários fetais, produzindo vasculite fetal e inflamação e degeneração do corioalantoide e necrose generalizada no placentoma.[6] Taquizoítos penetram nas células do hospedeiro e estão localizados em um vacúolo parasitóforo. Podem ser encontrados em macrófagos, monócitos, células endoteliais vasculares, fibroblastos, hepatócitos, células tubulares renais e no cérebro de animais infectados. Com a doença neuromuscular, as células neurais craniais e espinais são infectadas. A morte celular é causada pela replicação de taquizoítos (durante a endodiogenia).

Achados clínicos

O aborto é o sinal clínico cardinal observado em *vacas* infectadas.[2,3] Os fetos podem morrer no útero, ou ser reabsorvidos, mumificados, natimortos, nascidos vivos, mas doentes, ou nascidos clinicamente normais, mas infectados. As vacas infectadas apresentam *diminuição na produção de leite* na primeira lactação, produzindo aproximadamente 1 ℓ a menos de leite por vaca por dia, quando comparadas às vacas não infectadas, que são propensas a abortar e têm maior risco de serem descartadas do rebanho em idade precoce.

Além da ocorrência de abortamento precoce, a doença em bovinos está associada ao nascimento de bezerros vivos, prematuros e com *baixo peso ao nascer*. Dependendo do grau de prematuridade, esses bezerros podem ser mantidos vivos com cuidados intensivos durante o período neonatal.

A maioria dos bezerros congenitamente infectados nasce vivo sem sinais clínicos. Ocasionalmente, a infecção congênita pode se manifestar como ataxia, perda de propriocepção consciente, paralisia e/ou outros *déficits neurológicos* em bezerros recém-nascidos[2], mas a maioria dos bezerros congenitamente infectados parece clinicamente normal e, surpreendentemente, algumas evidências sugerem que a infecção congênita não necessariamente tem efeito prejudicial sobre a saúde e a sobrevivência do bezerro.[3]

A infecção por *N. caninum* foi demonstrada no sistema nervoso de um *equino* com debilidade progressiva, seguida por início súbito de doença neurológica com paraplegia. Parece ser causa rara de doença neurológica em equinos, mas deve ser considerada no diagnóstico diferencial da mieloencefalite protozoária equina.

Patologia clínica

Testes sorológicos podem ser realizados usando IFAT ou ELISA, e parece haver boa concordância nos resultados entre os dois testes. O ELISA utilizando proteína recombinante parece ter maior especificidade e sensibilidade diagnóstica do que o uso de lisados de taquizoide total.[7] A IFAT é comumente utilizada e alcança especificidade diagnóstica e sensibilidade relativamente altas para a detecção de infecção materna.[7] A persistência dos títulos de anticorpos séricos após a infecção é incerta, e eles podem flutuar durante a gestação. Um título positivo em uma vaca que abortou indica exposição, mas não causa. Padrões de avidez de IgG têm sido usados para prever a duração da infecção. O diagnóstico também pode ser realizado pela detecção de anticorpo *N. caninum* ou DNA genômico de *N. caninum* em *líquido pleural fetal ou soro*.[7]

Achados de necropsia

Os achados macroscópicos não são específicos, e o feto pode ser fresco, autolisado ou em estágios iniciais de mumificação; na placenta, os cotilédones geralmente são necróticos.[10] O cérebro pode estar autolisado, mas ainda deve ser submetido a exame, bem como o coração, fígado e placenta, se disponível. Os achados histológicos geralmente se relacionam com *encefalite não supurativa multifocal, hepatite, miocardite e/ou placentite*. As lesões hepáticas podem ser mais proeminentes em abortos epizoóticos. Imuno-histoquímica (IHQ) ou PCR podem ser usadas para detectar taquizoítos ou seu DNA em tecidos (particularmente no cérebro).[7] A IHQ pode ser específica, mas insensível para identificar *Neospora* na placenta; portanto, a sorologia materna deve ser usada em conjunto.

Tratamento

Não há tratamento que possa ser usado para reduzir uma epidemia de aborto em curso. As possíveis terapias medicamentosas geralmente não são consideradas uma opção, em razão dos resíduos inaceitáveis em leite e carne e por problemas com período de carência.

> **Diagnóstico diferenciais**
>
> A sorologia e/ou reação em cadeia da polimerase podem confirmar a infecção em vacas individuais.
> Devido à alta prevalência de infecção e à ocorrência de infecção congênita, deve-se tomar cuidado ao extrapolar os resultados de um único diagnóstico positivo para problemas de aborto. A alta taxa de infecção

congênita natural significa que a evidência de infecção em um feto abortado não é uma prova da causa do aborto, e o exame fetal deve ser acompanhado pelo exame sorológico de animais que abortaram e que não abortaram no rebanho, com o intuito de avaliar as diferenças estatísticas. Fazer diagnóstico diferencial com:
- Outras causas de aborto em bovinos
- Síndrome do bezerro fraco.

Controle

Todos os esforços devem ser feitos para excluir a possibilidade de *contaminação fecal* de ração, água e ambiente de pastoreio.[4] *Placentas, fetos abortados e bezerros mortos* devem ser removidos imediatamente e descartados para que o hospedeiro definitivo e os bovinos não possam ter acesso a eles.

Vacas congenitamente infectadas correm alto risco de abortar, e as taxas de aborto em rebanhos infectados podem ser substancialmente reduzidas pelo *abate* de animais infectados.[2-4] Os bezerros congenitamente infectados podem ser identificados testando amostras de sangue pré-colostral usando um teste sorológico específico e sensível na idade jovem. Se a amostragem de sangue pré-colostral não for viável, o exame dos soros aos 6 meses de idade deve identificar os bezerros infectados, com títulos positivos indicando infecção congênita ou pós-natal. Os bezerros introduzidos em um rebanho devem ser soronegativos.

É possível que a terapia estratégica de vacas prenhes com um fármaco antiprotozoário apropriado possa encerrar a infecção. Isso poderia ser eficaz em bovinos de corte, mas provavelmente não seria legal ou apropriado em vacas-leiteiras em lactação.

Embora a evidência de aumento do risco de aborto por *Neospora* causada por imunossupressão resultante da infecção concomitante pelo vírus da BVD seja equivocada, o controle de infecções por BVD deve ser um componente do controle da neosporose.

Houve esforço considerável para desenvolver vacinas contra a neosporose.[8,9] Uma vacina inativada de taquizoítos foi aprovada nos EUA para uso em vacas prenhes. Não há estudos controlados sobre sua eficácia na mitigação dos efeitos da neosporose bovina em bovinos leiteiros. A vacinação de gado leiteiro pode interferir no teste de rebanho e na política de descarte.

LEITURA COMPLEMENTAR

Goodswen SJ, Kennedy PJ, Ellis JT. A review of the infection, genetics, and evolution of Neospora caninum: from the past to the present. Infect Genet Evol. 2003;13:133-150.

Gondim LF. Neospora caninum in wildlife. Trends Parasitol. 2006;22:247-252.

Hemphill A, Vonlaufen N, Naguleswaran A. Cellular and immunological basis of the host-parasite relationship during infection with Neospora caninum. Parasitology. 2006;133:261-278.

Innes EA. The host-parasite relationship in pregnant cattle infected with Neospora caninum. Parasitology. 2007;134:1903-1910.

Innes EA, Bartley PM, Maley SW, Wright SE, Buxton D. Comparative host-parasite relationships in ovine toxoplasmosis and bovine neosporosis and strategies for vaccination. Vaccine. 2007;25:5495-5503.

Williams DJ, Hartley CS, Björkman C, Trees AJ. Endogenous and exogenous transplacental transmission of Neospora caninum—how the route of transmission impacts on epidemiology and control of disease. Parasitology. 2009;136:1895-1900.

REFERÊNCIAS BIBLIOGRÁFICAS

1. Radostits O, et al. Diseases associated with protozoa. In: Veterinary Medicine: A Textbook of the Disease of Cattle, Horses, Sheep, Goats and Pigs. 10th ed. London: W.B. Saunders; 2007:1509.
2. Dubey JP, Lindsay DS. Vet Clin North Am Food Anim Pract. 2006;22:645.
3. Dubey JP, Schares G. Vet Parasitol. 2011;180:90.
4. Dubey JP, et al. Clin Microbiol Rev. 2007;20:323.
5. Reichel MP, et al. Int J Parasitol. 2013;43:133.
6. Dubey JP, et al. J Comp Pathol. 2006;134:267.
7. Dubey JP, Schares G. Vet Parasitol. 2006;140:1.
8. Innes EA, Vermeulen AN. Parasitology. 2006;133(suppl): S145.
9. Reichel MP, Ellis JY. Int J Parasitol. 2009;39:1173.
10. Schlafer DH, Miller RB, Maxie MG, eds. Female genital system. In: Jubb, Kennedy and Palmer's Pathology of Domestic Animals. Vol. 3. 5th ed. Edinburgh, UK: Saunders; 2007:429.

Durina (mal do coito)

Sinopse
- Etiologia: *Trypanosoma equiperdum*
- Epidemiologia: doença venérea de equinos, mulas e jumentos, endêmica no sul e norte da África, Ásia e possivelmente na América do Sul e Central
- Achados clínicos: sinais genitais primários, sinais cutâneos secundários, sinais nervosos terciários e emagrecimento
- Lesões: edema e, posteriormente, despigmentação da genitália externa, emagrecimento, anemia e edema subcutâneo
- Lista de diagnósticos diferenciais:
  - Nagana
  - Surra
  - Exantema coital
  - Anemia infecciosa equina
  - Endometrite purulenta
- Tratamento: os casos crônicos não respondem aos tripanocidas, e os animais podem se tornar portadores. O tratamento não é recomendado
- Controle: eliminação de reagentes, controle de criação e movimentação de animais em regiões ou países afetados.

Etiologia

Trypanosoma equiperdum pertence ao grupo *brucei*, subgênero *Trypanozoon*, mas ocorre apenas na forma longa, delgada e monomórfica. Pode ser mais apropriadamente referido como *T. brucei equiperdum*. Ao contrário de *T. brucei. brucei*, perdeu parte de seu DNA cinetoplástico (portanto, é discinetoplástico). O parasita é morfologicamente indistinguível de *T. evansi* em esfregaços sanguíneos. *T. equiperdum* é o único tripanossoma patogênico que não requer um artrópode vetor para sua transmissão. Ele reside mais no fluido tecidual extravascular do que no sangue.

Epidemiologia

Ocorrência

A durina é endêmica na Ásia, na África, no sudeste da Europa e na América Central. Foi erradicada da América do Norte e medidas de controle rigorosas reduziram a incidência a um nível baixo na maior parte da Europa. Ocorreu na Itália em 2011.[1] A doença é endêmica em partes da Etiópia e da Namíbia e raramente é relatada em outras partes da África Subsaariana. Não é relatada na América Latina há mais de 20 anos. É possível que a falta de notificação em alguns países possa ser causada por regulamentações internacionais muito rígidas que tendem a desencorajar a notificação oficial da doença. Todos os equídeos são suscetíveis, e sabe-se que a infecção natural ocorre apenas em equinos, mulas e jumentos. Na Etiópia, a doença é mais prevalente durante a época de reprodução, de junho a setembro.[2]

Medidas de ocorrência de doença

Na maioria dos países, a durina atualmente ocorre apenas de forma esporádica; sua prevalência diminuiu, em geral, porque os equinos não são mais importantes militar, econômica e agricolamente, e em razão de medidas rígidas de controle em muitos países. Uma pesquisa recente com 237 equinos de uma área endêmica da Etiópia mostrou que as taxas de infecção variaram com o método de exame.[3] As taxas foram de 4,6% baseadas em métodos parasitológicos padrão, 27,6% em sorologia e até 47,6% na detecção de DNA por PCR. Esta foi a primeira vez em mais de 30 anos que uma nova cepa de *T. equiperdum* foi isolada de casos clínicos de durina. A mortalidade dos casos varia; na Europa, pode chegar a 50 a 70%, mas é muito menor em outros lugares, embora muitos animais possam ter de ser descartados como meio de controle.

Métodos de transmissão

A transmissão natural ocorre apenas pelo coito, mas a infecção também pode ser adquirida por meio de mucosas oral, nasal e conjuntival intactas em potros ao nascimento. A fonte da infecção pode ser um garanhão infectado ou uma égua ativamente excretando tripanossomas pela uretra ou vagina, ou um macho não infectado que atua como portador físico após cobrir uma égua infectada. Os tripanossomas habitam a uretra e a vagina, mas desaparecem periodicamente, de modo que apenas uma proporção de acasalamentos potencialmente infectantes resulta em infecção. A invasão ocorre através da mucosa intacta e não há necessidade de abrasão.

Fatores de risco

T. equiperdum é incapaz de sobreviver fora do hospedeiro. Como outros tripanossomas, também morre rapidamente em cadáveres. Alguns animais, especialmente jumentos e mulas, podem ser clinicamente normais, mas agem como portadores da infecção por muitos anos. Como a doença não requer um artrópode vetor para transmissão, e em vista do extenso movimento de cavalos que agora ocorre entre continentes, o risco de infecção, embora pequeno, está presente em todos os países, como em qualquer outra doença venérea. Cavalos Puro-sangue são mais suscetíveis que cavalos indígenas, e os jumentos tendem a manifestar mais sinais crônicos.

Mecanismos imunes

Animais infectados produzem anticorpos para variantes antigênicas sucessivas, como em *T. brucei*. Animais recuperados muitas vezes se tornam portadores. O sangue de equinos infectados raramente é infeccioso para outros cavalos, e a doença não é facilmente transmitida a ruminantes em condições experimentais. Humanos não são afetados.

Preocupações em biossegurança

Não há nenhuma, exceto quando os animais precisam ser transportados internacionalmente.

Patogênese

T. equiperdum mostra notável tropismo pela mucosa dos órgãos genitais, tecido subcutâneo e sistemas nervosos central e periférico. Os tripanossomas depositados durante o coito penetram na mucosa genital intacta, multiplicam-se localmente no espaço tecidual extracelular e produzem um inchaço edematoso que pode sofrer fibrose mais tarde. Ocorre invasão sistêmica subsequente, e a localização em outros tecidos causa lesão vascular e edema, manifestada clinicamente por edema subcutâneo. A invasão do sistema nervoso periférico e da medula espinal leva a incoordenação e paralisia.

Achados clínicos

A gravidade da síndrome clínica varia dependendo da estirpe do tripanossoma e da saúde geral da população de equinos. A doença na África e na Ásia é muito mais crônica do que na América do Sul ou na Europa, e pode persistir por muitos anos, muitas vezes sem sinais clínicos, embora esses possam se desenvolver quando a resistência dos animais é reduzida por outras doenças ou desnutrição.

O período de incubação varia entre 1 e 4 semanas, mas pode se estender por mais de 3 meses em alguns animais. Os sinais iniciais podem não ser reconhecidos até a época de reprodução. A doença resultante irá manifestar sinais genitais na fase primária, sinais cutâneos na fase secundária e sinais neurológicos na fase terciária.

Nos garanhões, os *sinais iniciais* são inchaço e edema do pênis, escroto, prepúcio e pele circundante, estendendo-se tão distante cranialmente quanto o peito. Pode ocorrer parafimose, e os linfonodos inguinais estão inchados. Há secreção uretral mucopurulenta moderada. Nas éguas, o edema começa na vulva e é acompanhado por secreção profusa de fluidos, hiperemia e, às vezes, ulceração da mucosa vaginal. O edema se espalha para o períneo, úbere e assoalho abdominal. Na Europa, a doença é mais grave; o envolvimento do trato genital com frequência é acompanhado por excitação sexual e inchaço mais grave.

No *estágio secundário*, placas cutâneas semelhantes à urticária, de 2 a 5 cm de diâmetro, desenvolvem-se no corpo e no pescoço e desaparecem em poucas horas até alguns dias. Esses chamados pontos de dólar de prata são patognomônicos da durina, mas nem sempre estão presentes, e são incomuns em áreas endêmicas. A formação subsequente de placas pode resultar na persistência do envolvimento cutâneo por várias semanas.

Anemia progressiva, emagrecimento, fraqueza e sinais neurológicos que aparecem em um tempo variável após o envolvimento genital caracterizam o *estágio terciário*. Rigidez e fraqueza dos membros são evidentes e incoordenação se desenvolve, progredindo na fase terminal para ataxia e paralisia. É comum atrofia acentuada dos membros pélvicos, e em todos os animais há perda de condição, em alguns até o ponto em que extrema emaciação requer descarte. A incoordenação dos membros pélvicos, inchaço da genitália externa e emaciação foram os sinais clínicos mais comuns em equinos suspeitos de ter durina na Etiópia.

Patologia clínica

A detecção do tripanossoma é difícil, mas deve ser tentada em fluido do edema, placas subcutâneas e lavados vaginais ou uretrais ou sangue em estágios iniciais. A inoculação de sangue em roedores de laboratório não é tão útil quanto com outros membros do grupo *brucei*.

Um TFC eficiente está disponível e foi a base para um programa de erradicação bem-sucedido no Canadá. No entanto, o teste não faz distinção entre membros do grupo *brucei*. Outros testes sorológicos que podem ser utilizados incluem a IFAT, o teste de aglutinação capilar para tripanossomas e o ELISA, mas o TFC permanece o mais confiável. Testes sorológicos não distinguem entre membros do grupo *brucei*; portanto, eles são de valor limitado em áreas onde *T. brucei* ou *T. evansi* são endêmicos, mesmo quando anticorpos monoclonais são usados. Em ensaios recentes de anel interlaboratorial para avaliar os métodos sorológicos para o diagnóstico de durina, 9 dos 22 laboratórios observaram resultado falso-positivo com soro conhecidamente positivo para *T. evansi*, seja por TFC ou IFAT.[4] No entanto, o diagnóstico pode ser feito com base em testes sorológicos e sinais clínicos característicos sob o cenário epidemiológico correto.[2]

A PCR tem sido usada para detectar o DNA do tripanossoma e é indicação de uma infecção ativa, ao contrário dos testes sorológicos que detectam infecções passadas e atuais. Ainda, o teste de PCR não é capaz de distinguir *T. equiperdum* de *T. evansi* ou *T. brucei*.[5,6]

Com o recente isolamento de novas cepas de *T. equiperdum* de casos clínicos na Etiópia[3], o primeiro em quatro décadas em todo o mundo, há esperança de que novos testes reconhecidos internacionalmente para o diagnóstico de durina sejam desenvolvidos em breve.

Achados de necropsia

Emaciação, anemia e edema subcutâneo estão sempre presentes, e o edema da genitália externa pode ser evidente ou a genitália externa pode ter cicatrizado, deixando as cicatrizes características despigmentadas de manchas leucodérmicas permanentes. Os linfonodos estão aumentados e há amolecimento da medula espinal na região lombossacra.

As lesões histológicas consistem em infiltração linfoplasmocitária nos nervos espinais, gânglios e meninges das regiões lombar e sacral e na pele e mucosa afetadas. Os tripanossomas podem ser encontrados em secções da pele e da mucosa genital durante as fases primária e secundária da infecção. Os linfonodos acometidos apresentam hiperplasia linfoide inespecífica.

> **Diagnóstico diferencial**
>
> A síndrome clínica completa é diagnóstica, quando presente, porque nenhuma outra doença apresenta as características clínicas e epizootiológicas da durina. Entretanto, quando o quadro clínico completo não está desenvolvido, outras doenças como nagana, surra, exantema de coito, anemia infecciosa equina e endometrite purulenta devem ser consideradas. Com uma exceção, todos os relatórios recentes da doença foram baseados em sinais clínicos, sorologia e detecção do DNA do tripanossoma, mas não na detecção parasitológica.

Tratamento

> **Tratamento e controle**
> Não é recomendado.

Muitos fármacos tripanocidas têm sido utilizados no tratamento da durina, mas os resultados são variáveis e os casos crônicos, em particular, não respondem ao tratamento. A principal desvantagem é que os animais tratados podem permanecer como portadores inaparentes e continuar a disseminar a doença ou complicar os testes sorológicos. No entanto, na Etiópia, o tratamento de equinos experimentalmente infectados com Cymelarsan a 0,25 mg/kg de PC foi considerado eficaz tanto para casos agudos como crônicos.[7]

Berenil (diminazeno) a 7 mg/kg de PC em solução a 5% injetada IM, com uma segunda injeção de metade da dose 24 h depois, ou suramina (10 mg/kg IV por dois a três tratamentos em intervalos semanais) ou sulfato de quinapiramina (3 a 5 mg/kg em doses divididas injetadas SC) foram tentados no passado.

Controle

Em países livres de durina, um embargo deve ser colocado na importação de equinos de países nos quais a doença é endêmica, a menos que os animais tenham sido devidamente testados e sejam considerados negativos. Erradicação em uma área ou rebanho é pela aplicação do TFC, juntamente com o controle rigoroso da criação e circulação de equinos. Reagentes positivos são descartados, e dois testes negativos com não menos que 1 mês de intervalo podem ser aceitos como evidência de que a doença não está mais presente. A castração de animais infectados não é adequada, uma vez que o acasalamento ainda pode ocorrer.

LEITURA COMPLEMENTAR

Abebe G. Trypanosomosis in Ethiopia. Ethiopia J Biol Sci. 2005;4:75-121.
Barrowman P, et al. Dourine. In: Coetzer JAW, Thomson GR, Tustin RC, eds. Infectious Diseases of Livestock With Special Reference to Southern Africa. Vol. 1. Cape Town: Oxford University Press; 1994:206-212.
Desquesnes M. Livestock Trypanosomoses and Their Vectors in Latin America. Paris: OIE (World Organization for Animal Health); 2004.
Hunter AG, Luckins AG, Trypanosomosis. In: Sewell MMH, Brocklesby DW, eds. Handbook on Animal Diseases in the Tropics. 4th ed. London: Bailliére Tindall; 1990:204-226.
Luckins AG, et al. Dourine. In: Coetzer JAW, Tustin RC, eds. Infectious Diseases of Livestock. Vol. 1. 2nd ed. Cape Town: Oxford University Press; 2004:297-304.
OIE. Manual of Diagnostic Tests and Vaccines for Terrestrial Animals. Vol. 2. 6th ed. 2008:845-851.
Stephen LE. Trypanosomiasis: A Veterinary Perspective. Oxford: Pergamon Press; 1986.

REFERÊNCIAS BIBLIOGRÁFICAS

1. Pascucci I, et al. Vet Parasitol. 2013;193:30.
2. Hagos A, et al. Proceedings of ISCTRC. Kampala, Uganda: 2009:317.
3. Gari FR, et al. Trop Anim Health Prod. 2010;42:1649.
4. Cauchard J, et al. Vet Parasitol. 2014;205:70.
5. Li FJ, et al. Mol Cell Probes. 2007;21:1.
6. Tran T, et al. Parasitology. 2006;133:613.
7. Hagos A, et al. Vet Parasitol. 2010;171:200.

AGENTES TÓXICOS QUE AFETAM PRINCIPALMENTE O SISTEMA REPRODUTOR

Substâncias estrogênicas

Etiologia

A intoxicação ocorre acidentalmente ou intencionalmente pela administração de vários produtos diferentes. A suplementação pode ser por adição à ração, mas geralmente é por implantes subcutâneos. Muitos deles são usados como promotores de crescimento para aumentar o ganho de peso e a eficiência alimentar em animais.[1] O estrogênio, de alguma forma, pode ser encontrado nas quatro seguintes categorias de promotores de crescimento:

- Hormônios endógenos (estradiol-17-β, progesterona, testosterona)[1,2]
- Hormônios sintéticos (etinilestradiol, outros)[1]
- Xenobióticos (zearalenona [α-zearalanol; zeranol], trembolona)[1,3]
- Diversos (dietilestilbestrol e compostos relacionados, como hexestrol e dienestrol).[1]

Epidemiologia

Ocorrência

A intoxicação por substâncias estrogênicas ocorre nas seguintes circunstâncias:

- Substâncias naturais como a genisteína presente nas plantas e como zearalenona nos fungos[1,3]
- Suplementos dietéticos para engorda de gado[1]
- Superdosagem de medicamentos usados em casos clínicos de infertilidade
- Suínos alimentados com implantes de hexestrol
- Gado alimentado com cama de frango de fazendas nas quais os estrogênios são usados como suplementos.

Fatores de risco

Fatores de risco do animal

Novilhos implantados com um estrogênio em dose padrão podem responder de maneira exagerada e mostrar sinais de toxicidade. Os implantes de estradiol têm a reputação de estar associados a esses problemas com maior frequência do que o zeranol.

Fatores de risco do ambiente

Os estrogênios dos animais tratados são encontrados no ambiente em água e esterco e podem atuar como desreguladores endócrinos. Plantas para o tratamento de água são capazes de remover a maioria dos estrogênios, mas o esterco animal não é fiscalizado em muitas partes do mundo, a menos que seja descartado em um suprimento de água.[4-6]

Fatores de risco agrícolas

A pastagem pode estar contaminada com esterco de bovinos tratados com substâncias estrogênicas por via oral ou por implantes subcutâneos, que são eliminadas em quantidade significativas nas fezes.[2,6] A silagem feita a partir do pasto também pode estar contaminada.

Fatores de risco humanos

A administração de substâncias estrogênicas como ferramenta de manejo é considerada desfavorável em muitos países em razão do risco de intoxicação em humanos que comem carne contaminada. Seu uso é proibido em alguns e estritamente controlado em outros. Em um pequeno estudo, um tumor mamário palpável foi observado em um rato implantado com uma pastilha de zeranol de 12 mg.[3] A presença de zearalenona ambiental tem sido proposta como um elo com a puberdade precoce e efeitos de crescimento anabólico em meninas jovens.[7]

Patogênese

Sinais e lesões são o resultado direto da ampliação dos efeitos farmacológicos das substâncias.

Achados clínicos

Estrogenismo feminino idiopático

Além dos efeitos tóxicos associados aos estrógenos em plantas específicas, o aumento da atividade estrogênica também é encontrado em pastagens mistas, geralmente apenas em determinados momentos e em campos específicos. Clinicamente, os efeitos são de esterilidade, alguns abortos, inchaço do úbere e da vulva em animais prenhes e novilhas virgens, e endometrite com corrimento vaginal viscoso em alguns animais. Os ciclos de cio são irregulares. Nas vacas-leiteiras, há depressão da produção de leite, redução do apetite e aumento da contagem de células somáticas.

Estrogenismo masculino

Novilhos em confinamento podem apresentar comportamento de sodomia excessivo por outros novilhos, às vezes até o ponto de causar a morte. Lesões na cabeça causadas por cabeçadas, vocalização frequente, fugas e escavar o chão até o ponto de abertura de um buraco são outros sinais relatados. Esses problemas tendem a desaparecer após um curto período. Prolapso prepucial pode ser um problema em bovinos *Bos indicus*. A alimentação experimental com zeranol em touros jovens está associada ao retardo do desenvolvimento testicular e epididimal.

Ninfomania em vacas

Doses maiores de estilbestrol, geralmente administradas acidentalmente a vacas, podem estar associadas ao prolapso do reto e vagina e elevação da base da cauda causada por relaxamento dos ligamentos pélvicos. Suscetibilidade a fratura dos ossos pélvicos e luxação do quadril são sequelas comuns. O comportamento ninfomaníaco em tais animais resulta em outras lesões esqueléticas, especialmente fraturas da asa do ílio.

Estrogenismo em suínos

Achados clínicos comuns incluem perda de peso, diminuição da eficiência alimentar, esforço, prolapso do reto, incontinência de urina, anúria e morte.[8] Estrogênios como a zearalenona ingerida por porcas após o 11º ao 13º dia do ciclo estral podem estar associados à retenção de corpo lúteo e uma síndrome de anestro ou pseudociese, que tipicamente persiste por 45 a 60 dias após o estro. Este efeito pode ocorrer em concentrações de zearalenona de 3 a 10 ppm na dieta. As porcas prenhes que receberam zearalenona pós-parto podem apresentar falha de implantação e abortamento fetal precoce.

Obstrução uretral

Mortalidade intensa ocorreu em cordeiros em crescimentos após o uso de implantes de estrógenos como resultado de prolapso do reto, vagina e útero, com obstrução uretral por cálculos. Os cálculos consistem em grande parte de células epiteliais e inflamatórias descamadas que formam um ninho para a deposição de minerais; a descamação provavelmente é estimulada pelo estrogênio. Além disso, o estreitamento uretral causado pelo estrogênio facilita a obstrução completa pelos cálculos.

Patologia clínica

Altos teores sanguíneos de estrogênios são característicos. Em suínos, a síndrome do anestro associado à zearalenona será acompanhada de concentrações elevadas de progesterona causadas pela retenção de corpos lúteos.

Achados de necropsia

O aumento e o ingurgitamento vascular de órgãos sexuais acessórios, especialmente em animais castrados, são característicos. O aumento uterino e a queratinização do epitélio vaginal podem ser detectados, e em suínos adultos pode haver corpos lúteos múltiplos e persistentes. Suínos também apresentam inflamação e necrose da parede retal, aumentos dos rins, espessamento dos ureteres e distensão da bexiga, e aumento grosseiro da próstata e das vesículas seminais. A histopatologia do jejuno obtida de suínos tratados com baixas doses de zearalenona e toxina T-2 mostrou criptas e vilosidades normais, mas diminuiu o número de células caliciformes e granulócitos acidofílicos na membrana mucosa e numerosos plasmócitos no epitélio intestinal.[8]

LEITURA COMPLEMENTAR

Adams NR. Detection of the effects of phytoestrogens on sheep and cattle. J Anim Sci. 1995;73:1509-1515.
Burnison BK, Hartman A, Lister A, et al. A toxicity identification evaluation approach to studying estrogenic substances in hog manure and agricultural runoff. Environ Toxicol Chem. 2003;22:2243-2250.
Leffers H, Naesby M, Vendelbo B, et al. Oestrogenic potencies of zeranol, oestradiol, diethylstilboestrol, bisphenol-A and genistein; implications for exposure assessment of potential endocrine disruptors. Hum Reprod. 2001;16:1037-1045.
Soto AN, Calabro JM, Prechtl NV, et al. Androgenic and estrogenic activity in water bodies receiving cattle feedlot effluent in Eastern Nebraska, USA. Environ Health Persp. 2004;112:346-352.

REFERÊNCIAS BIBLIOGRÁFICAS

1. Biswas S, et al. J Soil Water Con. 2013;66:325.
2. Khanal SK, et al. Environ Sci Technol. 2006;40:6537.
3. Zhong S, et al. Anticancer Res. 2011;31:1659.
4. Chen TS, et al. Sci Total Environ. 2010;408:3223.
5. Alvarez DA, et al. Water Res. 2013;47:3347.
6. Gadd JB, et al. Environ Pollut. 2010;158:730.
7. Massart F, et al. J Pediatr. 2008;152:690.
8. Andretta I, et al. Arch Zootech. 2010;59:123.

Intoxicação por fitoestrógenos

Sinopse
- Etiologia: ingestão de plantas que produzem estrogênio (fitoestrógenos), resultando em muitos problemas reprodutivos
- Epidemiologia: os pastos dominados por cepas específicas de leguminosas em crescimento exuberante, ou o feno ou silagem feita de tal pasto, estão associados a problemas se a exposição for prolongada. Ovelhas são muito mais suscetíveis que bovinos
- Patologia clínica: ensaio positivo de estrogênio no sangue
- Lesões:
  - Animais vivos: infertilidade de rebanho grave em ovelhas; prolongamento dos períodos de cio, períodos de interestro mais curtos
  - Post mortem: ovelhas mostram degeneração endometrial cística

- Confirmação do diagnóstico: ensaio laboratorial de alimentos, sangue e tecidos; a aparência das alterações genitais na necropsia, ou biopsia uterina ou laparoscopia
- Tratamento: nenhum
- Controle: manejo do pasteio, uso de cultivares de baixo teor de fitoestrógenos.

Etiologia

Substâncias estrogênicas importantes encontradas em plantas e fungos incluem:

- Plantas
  - Coumestanos (coumestrol, 4-metoxicoumestrol, repensol, trifoliol)[1]
  - Isoflavonas (daidzeína, formononetina, genisteína, biochanina A, gliciteína)[2,3]
  - Isoflavana (equol, um metabólito da daidzeína)[3]
- Fungos (lactonas de ácido resorcílico [zearalenona]).[4]

Em comparação com agentes farmacêuticos, essas substâncias têm baixa atividade estrogênica, mas estão associadas a graves efeitos clínicos em razão das altas concentrações que atingem em algumas plantas e pela ingestão diária por longos períodos. Os coumestanos são mais comuns em plantas do gênero *Medicago*; as isoflavonas são mais comuns nos gêneros *Trifolium*, *Baptisia* e *Cytisus*. Apenas *Medicago* e *Trifolium* spp. são de alguma importância para os animais. Aqueles que provavelmente contêm quantidades suficientes para estarem associados à doença são:

- *Fusarium* (variedade de espécies); contém zearalenona[4]
- *Glycine max* (soja; contém coumestanos e isoflavonas; afeta suínos)
- *Medicago sativa* (alfafa, luzerna; contém coumestanos; afeta bovinos, ovinos)
- *Trifolium alexandrinum* (isoflavonas)
- *T. alpestre* (trevo alpino; contém isoflavonas)
- *T. pratense* (trevo-vermelho; contém isoflavonas; afeta ovelhas)[1]
- *T. repens* (trevo-branco, trevo-ladino; contém coumestanos)[1]
- *T. subterraneum* (trevo-subterrâneo; contém isoflavonas; afeta ovelhas).

Epidemiologia

Ocorrência

Animais em pastagem têm maior risco, mas a intoxicação também pode ocorrer em dietas que contêm alimentos preparados, como farelo de soja (*Glycine max*) ou ração mofada contendo fungos *Fusarium*.

Fatores de risco

Fatores dos animais

A intoxicação fitoestrogênica é clinicamente importante apenas em ovinos. Os bovinos, em geral, são considerados menos sensíveis que os ovinos.[1,5,6] Por exemplo, as vacas podem ingerir grande quantidade de estrógenos (acima de 40 g por dia por vaca) em trevo-vermelho, sem mostrar qualquer redução na eficiência reprodutiva. Cavalos geralmente pastam o pasto tóxico sem efeitos nocivos.

As perdas reprodutivas maciças ocorrem em ovelhas em pastagens dominadas por tais plantas, como *Trifolium subterraneum*, e a taxa de mortalidade por distocia e prolapso do útero também pode ser alta. A anormalidade mais comum é a incapacidade de conceber, mesmo com múltiplos acasalamentos, e o status de procriação do lote piora progressivamente, com a porcentagem de parição caindo de normal (80%) para 30%. As ovelhas que comem muitos trevos estrogênicos na primavera podem se tornar temporariamente inférteis, mas normalmente são férteis novamente na época habitual de acasalamento no outono. No entanto, a ingestão da planta em vários anos sucessivos está associada à "doença do trevo permanente" – infertilidade da qual as ovelhas não se recuperam. Nestas condições, a criação de ovelhas torna-se não lucrativa, e grandes áreas do país têm se tornado inadequadas para a criação de ovinos em razão dessa doença.

Fatores humanos

Vários fitoestrógenos foram encontrados em alimentos de origem animal (ovos, leite, carne, peixe e frutos do mar). O equol foi encontrado em vários alimentos, incluindo ovos, leite e carne.[7] Nem todos os fitoestrógenos são prejudiciais, e muitos deles têm benefícios conhecidos para a saúde humana.[8] Muitos, no entanto, são desreguladores endócrinos, o que significa que podem produzir efeitos adversos à saúde também.

Fatores da planta

A atividade estrogênica das pastagens depende do grau de dominação da gramínea por plantas tóxicas, da variedade de espécies vegetais e da duração da exposição do animal a elas. As pastagens recém-semeadas geralmente são mais tóxicas em razão da dominação pelas leguminosas semeadas. Pastagens deficientes em fósforo provavelmente também são dominantes. Aplicações de fertilizantes com alto teor de nitrogênio reduzem a concentração de fitoestrógenos. Variedades de *Trifolium subterraneum*, por exemplo, Yarloop, Dwalganup, Dinninup e Geraldton, são muito mais tóxicas que Bacchus Marsh e Daliak. Pastagens contendo mais de 30% das primeiras quatro variedades não são seguras. Em alguns trevos, por exemplo, o trevo-vermelho, o conteúdo de estrogênio varia com a estação, e é alto no início da primavera, baixo no meio do verão e alto novamente no outono, depois que o feno foi retirado. Danos de insetos a pastagem podem aumentar em 10 vezes a concentração de estrogênio, e infecção bacteriana (p. ex., por *Pseudopezzia medicaginnis*, um microrganismo que mancha a folha em alfafa) e infecção fúngica em 100 vezes. Plantas que amadureceram no campo e liberam sementes não têm potência estrogênica, mas a produção de forragem de feno potente causa pouca depressão no conteúdo de estrogênio. A silagem de trevo pode conter altos níveis de estrogênios, e o processo de ensilagem é considerado como aumentando o efeito estrogênico do trevo em 3 a 5 vezes.

Trifolium repens (trevo-branco, em contraste com o trevo-ladino), não possui alto teor de estrógenos.[1] No entanto, quando muito infestado com fungos, pode conter quantidades significativas. Acredita-se que a produção de estrógenos seja um subproduto do mecanismo de resistência da planta à infecção fúngica. O trevo-ladino, uma variedade amplamente cultivada de trevo-branco, pode conter grandes quantidades de estrogênio altamente ativo (coumestrol), e nas ocasiões em que domina um pasto e é ingerido quando o pasto é exuberante, pode estar associado à cornificação do epitélio vaginal e infertilidade funcional em ovelhas. Três compostos estrogênicos foram isolados de *T. pratense* (trevo-vermelho), e onde essa planta domina a pastagem, pode-se observar síndrome clínica semelhante à associada ao trevo-subterrâneo. Ovelhas que pastam em pastagens de trevo-vermelho, especialmente um cultivar tóxico da planta, podem ter sua taxa de concepção no primeiro ciclo de acasalamento reduzida de 75% para tão baixo quanto 25%.

Patogênese

Grande parte do metabolismo de fitoestrógenos em ruminantes ocorre tanto no rúmen quanto no fígado.[1] Acredita-se que as diferenças entre ovinos e bovinos no metabolismo ruminal desses compostos sejam a razão pela qual os bovinos são relativamente imunes à doença clínica.

A quantidade de fitoestrógeno ingerida por uma ovelha em um pasto altamente venenoso pode ser igual à sua secreção diária de estrogênio no pico de seu ciclo estral. O efeito dos fitoestrógenos é exercido principalmente no útero e nos ovários. Estruturalmente, há hiperplasia e hipertrofia do epitélio do útero, da vagina e do colo uterino, e displasia das células da granulosa do ovário, com consequente redução da secreção de estradiol. Aumento no tamanho dos tetos e secreção de leite são efeitos secundários adicionais.

A anormalidade funcional não é de estro; em ovelhas, a demonstração e a duração do estro podem estar normais ou deprimidas, e o defeito é no transporte de espermatozoides em razão das mudanças na composição do muco cervical e na estrutura das glândulas cervicais. A mudança é para um muco mais fluido, e esta é a base de um teste em ovelhas afetadas em que o muco aquoso é absorvido mais prontamente por um tampão de algodão inserido na vagina. O aumento do peso do tampão é um teste positivo.

É possível que boa parte da infertilidade de vista em ovelhas em pastagens melhoradas de trevo possa estar associada à sua alta concentração de estrogênio, apesar da ausência de evidência mais dramática de hiperestrogenismo descrita anteriormente. Como é necessário usar essa pastagem, muito mais precisa ser conhecido sobre a ocorrência sazonal de substâncias estrogênicas e o manejo de ovelhas que pastam no local para que os efeitos da doença possam ser minimizados.

Achados clínicos

Ovelhas

A doença do trevo, a manifestação clínica grave de intoxicação por fitoestrógenos e raramente vista hoje, inclui distocia, prolapso do útero ou da vagina, infertilidade grave e morte. A expressão de campo mais comum e menos grave do envenenamento por fitoestrógenos é a diminuição significativa na taxa de fertilidade. Pode ser temporária, com eficiência reprodutiva normal, retornando logo após as ovelhas serem transferidas para pastagens sem trevo. Em ovelhas expostas a um nível baixo de ingestão de estrogênios durante um longo período, por exemplo, em mais de duas estações de pastoreio, pode ocorrer um processo de "desfeminização" irreversível. Este é um estado de subfertilidade permanente. O ciclo estral é normal, mas um número anormalmente grande de ovelhas falha em conceber. Nos rebanhos afetados, também pode haver alta incidência de distocia materna causada por inércia uterina ou falha do colo do útero ou da vagina em dilatar. Ovelhas afetadas mostram pouca evidência de partos iminentes e muitos fetos a termo nascem mortos.

Machos castrados

Os machos castrados podem secretar leite e a metaplasia da próstata e das glândulas bulbouretrais é evidente. Essas podem ser detectadas em um estágio inicial de desenvolvimento pela palpação digital retal. A hiperplasia continua, e a dilatação cística dessas glândulas está associada ao prolapso em posição subanal, seguida de rápida perda de peso e ruptura fatal da bexiga. Os carneiros geralmente não apresentam anormalidades clínicas e sua fertilidade não é prejudicada.

Os bovinos apresentam sinais clínicos com menor frequência que os ovinos, com relatos experimentais de diminuição na concepção e fertilidade causadas pelo prolongamento da maturação oocitária e diminuição da sensibilidade do corpo lúteo aos agentes luteolíticos.[5,6] Infertilidade temporária; secreção de muco cervical; e inchaço da glândula mamária, vulva e útero foram registrados em bovinos.

Marrãs expostas à genisteína podem desenvolver alterações estruturais e anormalidades no colo do útero e útero.[9]

Patologia clínica

Ensaios laboratoriais estão disponíveis e são essenciais para o diagnóstico e o monitoramento do conteúdo alimentar dos fitoestrógenos.[7] Ensaios químicos não são tão sensíveis quanto as avaliações biológicas baseadas no aumento do tamanho da genitália em animais acometidos.

Achados de necropsia

Degeneração cística grave do endométrio está presente nos casos mais graves. Alterações clínicas e histopatológicas semelhantes foram produzidas pela injeção diária de 0,03 mg de dietilestilbestrol por ovelha por um período de 6 meses. Há também mudança no longo prazo no colo do útero com aumento da incidência de cervicite e transformação histologicamente observável para uma aparência semelhante à do útero. Em ovelhas em ingestão de pastagens tóxicas no longo prazo, as lesões incluem elevação da base da cauda, fusão parcial dos lábios vulvares e hipertrofia do clitóris.

A confirmação diagnóstica da intoxicação por fitoestrógenos requer ensaio laboratorial de alimentos, sangue e tecidos, e a aparência de patologia genital na necropsia, ou na biopsia uterina ou laparoscopia.

> **Diagnóstico diferencial**
> - Sobredose de preparação farmacêutica como parte de um programa para melhorar a fertilidade em um rebanho
> - Sobredose de um implante ou aditivo alimentar com um estimulante do crescimento que tenha capacidade estrogênica

Tratamento

A administração de testosterona é uma resposta lógica à intoxicação, mas parece ser uma proposta comercial improvável.

Controle

Evitar as cepas de alta atividade estrogênica das respectivas plantas, o manejo do pasto para evitar pastagens perigosas na fase mais tóxica da estação, e diluição da ingestão de estrogênio fornecendo alimentos adicionais e alternativos que são usados para controlar a doença. A prevenção de doenças do trevo só pode ser conseguida pelo manejo adequado de ovinos e pastagens para evitar a ingestão excessiva de estrogênios. A vacinação com um conjugado proteico fitoestrógeno-imunogênico produziu bons níveis de anticorpos, mas não teve sucesso na prevenção do problema. O manejo cuidadoso de rebanhos em pastagens estrogênicas pode melhorar significativamente a eficiência reprodutiva.

LEITURA COMPLEMENTAR

Adams NR. Detection of the effects of phytoestrogens on sheep and cattle. J Anim Sci. 1995;73:1509-1515.

Hughes CL. Phytochemical mimicry of reproductive hormones and modulation of herbivore fertility by phytoestrogens. Environ Health Persp. 1988;78:171.

Kuiper G, et al. Interaction of estrogenic chemicals and phytoestrogens with estrogen receptor β. Endocrinology. 1998;139:4252-4263.

Radostits O, et al. Phytoestrogen poisoning. In: Veterinary Medicine: A Textbook of the Disease of Cattle, Horses, Sheep, Goats and Pigs. 10th ed. London: W.B. Saunders; 2007:1873.

REFERÊNCIAS BIBLIOGRÁFICAS

1. Steinshamn H, et al. J Dairy Sci. 2008;91:2715.
2. Hoikkala A, et al. Mol Nutr Food Res. 2007;51:782.
3. Jackman KA, et al. Curr Med Chem. 2007;14:2824.
4. Zinedine A, et al. Food Chem Toxicol. 2007;45:1.
5. Borzym E, et al. Med Weter. 2008;64:1107.
6. Piotrowska KK, et al. J Reprod Dev. 2006;52:33.
7. Kuhnle GGC, et al. J Agric Food Chem. 2008; 56:10099.
8. Patisaul HB, et al. Front Neuroendocrinol. 2010; 31:400.
9. Ford JA, et al. J Anim Sci. 2006;84:834.

Intoxicação por zearalenona

Sinopse

- Etiologia: a zearalenona é uma micotoxina estrogênica produzida principalmente por fungos do gênero *Fusarium*, que é o agente causador. *F. graminearum* é a principal espécie responsável pelos problemas reprodutivos dos animais, mas *F. cerealis*, *F. culmorum*, *F. cookwellense*, *F. equiseti* e *F. semitectum* são contaminantes de milho mofado, trigo, aveia e grãos de cevada e também causam problemas
- Epidemiologia: questão global com zearalenona encontrada em uma variedade de cereais e alimentos em muitos países
- Patologia clínica: nenhuma especificamente; os níveis de progesterona podem estar diminuídos
- Lesões: associadas ao hiperestrogenismo e incluem abortos, natimortos, aumento e secreções da glândula mamária, edema vulvar e vaginite em mulheres, bem como atrofia testicular e aumento da glândula mamária em homens
- Confirmação do diagnóstico: presença de zearalenona e/ou metabólitos nas fezes, urina e soro; presença em alimentos
- Tratamento: retire a ração contaminada dos animais e corrija os prolapsos
- Controle: mantenha a umidade do cereal armazenado abaixo de 15 a 16%; fornecer grãos contaminados para animais menos suscetíveis.

Etiologia

A zearalenona é uma micotoxina estrogênica não esteroide produzida principalmente por fungos do gênero *Fusarium*. *F. graminearum* é a principal espécie responsável pelos problemas reprodutivos dos animais, mas *F. cerealis*, *F. culmorum*, *F. cookwellense*, *F. equiseti* e *F. semitectum* são contaminantes de milho mofado, trigo, aveia e grão de cevada e são associados à intoxicação.[1,2] Os suínos são mais comumente afetados, mas ocorreram casos em ovinos e bovinos[3,4] e, mais raramente, em equinos.[5]

Epidemiologia

Ocorrência

Os fungos que produzem zearalenona colonizam principalmente o milho, mas também infectam outros cereais, como cevada, trigo e aveia.[1,2] A zearalenona também foi detectada em muitas outras plantas, incluindo arroz, sorgo, milheto e soja. Com maior frequência, a contaminação ocorre em razão da alta umidade durante o armazenamento; contaminação de campo foi relatada, mas ocorre com menor frequência. A zearalenona foi detectada em pastagens na Nova Zelândia, e tem sido associada à infertilidade em ovelhas.[6] A contaminação de alimentos e animais é considerada um problema global, uma vez que a zearalenona foi encontrada na África, Ásia, Austrália, Europa, América do Norte e América do Sul.[2]

Fatores de risco

Fatores de risco do animal

Suínos de todas as idades, mas especialmente os pré-púberes, são os mais sensíveis aos efeitos da zearalenona. Os efeitos principais são reprodutivos e dependem da dose e do tempo de administração em relação ao ciclo estral do animal.[5,6]

Fatores de risco agrícolas

Teores elevados de zearalenona na ração são associados principalmente a armazenamento inadequado, e não à contaminação no campo.[2]

Fatores de risco humanos

Existe preocupação considerável de que os seres humanos, especialmente as meninas, sejam afetados negativamente pela zearalenona por consumo de produtos derivados de cereais, leite e derivados e carnes. Na Europa, 32% das amostras de cereais mistos de nove países estavam contaminadas com zearalenona. A zearalenona é excretada no leite e está presente em alguma concentração em carnes de animais com alta ingestão, mas atualmente acredita-se que o risco para os seres humanos seja baixo.[2]

Patogênese

A zearalenona é rapidamente absorvida após exposição oral, com captação estimada de 80 a 85%.[1,2] Em suínos, ela pode ser detectada no soro aproximadamente 30 min após ingestão.[2] A distribuição é principalmente para o tecido adiposo, ovário e útero. O fígado é o principal local do metabolismo, mas outros tecidos, como o intestino, rim, ovário e testículos, são sítios metabólicos.[1] Duas vias de biotransformação diferentes foram propostas e provavelmente desempenham papel na suscetibilidade de diferentes espécies.[1,5] A zearalenona é conjugada com o ácido glicurônico ou hidroxilada em α- e β-zearalenol.[1,5] Em suínos, a via preferencial é a conjugação com conversão para α-zearalenol.[1,4,5] Em ovinos, a via metabólica assemelha-se à de suínos, mas em bovinos, a zearalenona é convertida a β-zearalenol, um metabólito menos estrogênico.[4] A excreção é biliar na maioria das espécies, com recirculação entero-hepática significativa.[1]

A zearalenona atravessa as membranas celulares e liga-se aos receptores citosólicos do 17β-estradiol. Quando isso ocorre, ele é translocada para o núcleo, onde se liga a elementos responsivos ao estrogênio e estimula a síntese de mRNA, resultando em efeitos semelhantes aos do estrogênio.[1,3]

Achados clínicos

Suínos

Suínos de todas as idades são afetados, incluindo leitões que mamam em porcas que não manifestam sinais de estrogenismo. Os animais afetados de forma mais significativa são as leitoas de 6 a 7 meses de idade. Vulvovaginite, incluindo inchaço da vulva em três a quatro vezes o tamanho normal, aumento das glândulas mamárias, um fino exsudato catarral da vulva e aumento do tamanho e do peso dos ovários e do útero constitui a forma mais grave da intoxicação.[3,6] O prolapso da vagina é comum (até 30% dos suínos afetados) e há prolapso do reto em alguns porcos (5 a 10%). A toxina reduz os níveis séricos de progesterona em porcas, mas a administração de progesterona a leitoas afetadas não contrabalança os efeitos estrogênicos. A síndrome é indistinguível daquela produzida por sobredosagem de longo prazo com dietilestilbestrol. Os sinais aparecem 3 a 6 dias após o início do fornecimento dos grãos mofados e desaparecem logo após a parada da alimentação. A taxa de mortalidade é alta em razão do desenvolvimento secundário de cistite, uremia e septicemia.

A manifestação mais importante do envenenamento pode ser a infertilidade, incluindo ausência de estro, altos níveis de natimortos, mortalidade neonatal e redução do tamanho da ninhada. São registrados também tamanho pequeno do feto, malformações fetais, paresia tipo "splay leg" dos membros pélvicos, pseudociese e estro constante.[3]

A zearalenona em suínos machos pode induzir características feminilizantes, suprimir a libido e diminuir a espermatogênese, o peso testicular e as concentrações séricas de testosterona.[2]

Ruminantes

Em bovinos, o efeito da zearalenona é, em grande parte, sobre a taxa de concepção, e a taxa de serviços por concepção pode aumentar, mas o efeito geral é menor do que em porcas. A produção de leite pode estar diminuída.[2] O comportamento de cio ocorre em períodos não relacionados aos ciclos ovarianos, bem como em vacas em gestação tardia. Há vaginite idiopática. O aumento simétrico das glândulas mamárias é registrado em novilhas pré-púberes que se alimentam de milho contaminado com fungos. Suspeita-se também de distúrbios estrogênicos em ovelhas. Suspeita-se da ocorrência de aborto, e vulvovaginite leve e hipertrofia do útero são registradas. A alimentação experimental de vacas e ovelhas em lactação com zearalenona resulta em menor contaminação do leite, suficiente para produzir hiperestrogenismo em um cordeirinho que mama em uma ovelha intoxicada.

Equinos

A intoxicação por zearalenona raramente é relatada em equinos.[1] Um estudo recente utilizando células da granulosa equina cultivadas do ovário demonstrou que a zearalenona pode desempenhar papel em alguns distúrbios reprodutivos equinos.[5]

Patologia clínica

A zearalenona e seus metabólitos podem ser identificados na urina, plasma e fezes por cromatografia líquida de alta performance[7] e em rações por espectrometria de massa por cromatografia líquida e imunoensaio rápido.[8,9] Em 2003, 16 países limitaram a quantidade de zearalenona permitida em milho e cereais; a concentração permitida varia de 50 a 1000 μg/kg, dependendo do país.[5]

Achados de necropsia

Na necropsia, há achados inespecíficos, bem como alterações esperadas associadas a anormalidades do trato reprodutivo relacionadas ao estrogênio. Estas incluem alterações no peso do ovário, diminuição do número de corpos lúteos, aumento de leitões mortos, prolapsos vaginal e retal, edema vulvar e vaginite em mulheres, e atrofia testicular e aumento da glândula mamária em homens.[10]

> **Diagnóstico diferencial**
> - Sobredose acidental de substâncias estrogênicas sintéticas
> - Substâncias estrogênicas
> - Fitoestrógenos.

Tratamento

A recuperação completa ocorre quando o fornecimento do grão afetado é interrompido, e nenhum tratamento além do reparo cirúrgico dos órgãos prolapsados é tentado.

Controle

O teor de umidade dos grãos deve ser mantido abaixo de 15 a 16% durante o armazenamento. Se for necessário usar alimentos contaminados, eles devem ser fornecidos a animais menos suscetíveis a intoxicações. As diretrizes da União Europeia de 2006 para zearalenona em rações recomendam que leitões e leitoas não recebam mais do que 0,1 mg de zearalenona/kg de peso corporal; porcas e porcos de engorda não mais do que 0,25 mg de zearalenona/kg de peso corporal; e ovelhas, cabras, bezerros e vacas-leiteiras não mais do que 0,5 mg de zearalenona/kg de peso corporal.[10]

LEITURA COMPLEMENTAR

Etienne M, Jemmali M. Effects of zearalenone (F2) on estrous activity and reproduction in gilts. J Anim Sci. 1982;55:1-10.

Tanaka T, Hasegawa A, Yamamoto S, et al. Worldwide contamination of cereals by the Fusarium mycotoxins nivalenol, deoxynivalenol, and zearalenone. Survey of 19 countries. J Agric Food Chem. 1988;36:979-983.

Radostits O, et al. Zearalenone. In: Veterinary Medicine: A Textbook of the Disease of Cattle, Horses, Sheep, Goats and Pigs. 10th ed. London: W.B. Saunders; 2007:1911.

REFERÊNCIAS BIBLIOGRÁFICAS

1. Minervini F, et al. Int J Mol Sci. 2008;9:2570.
2. Zinedine A, et al. Food Chem Toxicol. 2007;45:1.
3. Kanora A, et al. Vet Med-Czech. 2009;12:565.
4. Malekineja HR, et al. Vet J. 2006;172:96.
5. Minervini F, et al. Reprod Biol Endocrinol. 2006;4:62.
6. Upadhaya SD, et al. Asian-Aus J Anim Sci. 2010;23:1250.
7. Songsermsakul P, et al. J Chromatography B. 2006;843:252.
8. Tanaka H, et al. Rapid Commun Mass Spectrom. 2006;20:1422.
9. Kolosova AY, et al. Anal Bioanal Chem. 2007;389:2103.
10. Tiemann U, et al. Food Addit Contam. 2007;24:306.

Síndrome da perda reprodutiva em éguas (perda fetal precoce, perda fetal tardia, pericardite fibrinosa e uveíte unilateral)

> **Sinopse**
> - Etiologia: exposição a lagartas de tenda orientais (LTO; *Malacosoma americanum*), principalmente durante a primavera, quando as lagartas são mais ativas
> - Epidemiologia: ocorre principalmente no vale do rio Ohio, mas relatado em outros estados. Fatores de risco são a presença de cerejeiras no pasto, LTO, e a alimentação com feno no solo
> - Patologia clínica: a cultura do tecido fetal e placentário resulta mais comumente no crescimento de estreptococos não beta-hemolíticos e/ou *Actinobacillus*
> - Lesões: inflamação do cordão umbilical intra-amniótico (funisite), separação prematura da placenta, edema placentário, placentite, alveolite difusa e hemorragia em vários órgãos
> - Confirmação do diagnóstico: baseado na presença de sinais clínicos apropriados com histórico de exposição de cavalos afetados a LTO
> - Tratamento: apenas cuidados de suporte
> - Controle: remoção de cerejeiras do pasto, pulverização de ninhos de LTO e pastagens com pesticidas de piretrina, mantendo os equinos fora das pastagens ou colocando buçal nas éguas durante os meses de LTO ativas.

Etiologia

Em 2001, uma epidemia de perda fetal precoce (40 a 80 dias; intervalo 40 a 140 dias) e perda fetal tardia (cerca de 340 dias) foi reconhecida no centro-norte de Kentucky, sul de Ohio e Tennessee, afetando mais de 3.500 éguas.[1,2] As perdas ocorreram novamente em 2002, mas muito menos cavalos foram atingidos. A epidemia foi denominada síndrome da perda reprodutiva da égua (SPRE). Ao mesmo tempo, houve também aumento acentuado na incidência de nascimentos de potros fracos, pericardite fibrinosa e uveíte unilateral em equinos adultos na mesma região.[1-3] A pesquisa em equinos e suínos confirmou o agente causador como *Malacosoma americanum*, a lagarta tenda oriental (LTO). Episódios semelhantes de aborto em equino, agora referidos como amnionite equina e perda fetal (AEPF), ocorreram na Austrália e foram associados à *Ochrogaster lunifer*, a lagarta processionária.[4,5]

Epidemiologia

Historicamente, muitos estudos epidemiológicos foram realizados para determinar a origem da epidemia. Diversas toxinas como festuca, nitrato/nitrito, fitoestrógenos e micotoxinas foram examinadas e descartadas, deixando uma forte associação entre a presença de LTO (*M. americanum*), cerejeiras-pretas (*Prunus serotina*) e a alimentação de equinos do solo. As cerejeiras-pretas estiveram envolvidas pois são a árvore hospedeira preferida para a LTO, e podem ser fonte de cianeto. Pedras-de-cereja (*i. e.*, cianeto) foram descartadas como causa de AEPF, e uma associação com LTO foi examinada experimentalmente. Em muitos experimentos diferentes, equinos prenhes (50 a 200 dias de gestação) foram expostos a várias formas de LTO e apenas as éguas expostas a larvas LTO vivas abortaram, sendo os primeiros estudos a reproduzir AEPF e demonstrar que a LTO poderia causar perda de gestação em éguas. Outros estudos demonstraram que a cutícula (cerdas; pelos) é a estrutura responsável pela atividade abortigênica.[1,2] A cultura do líquido placentário ou dos tecidos fetais nas perdas iniciais e tardias mostrou ausência de β-estreptococos hemolíticos e *Actinobacillus*, que são bactérias rotineiramente encontradas na cavidade bucal de equinos.[2,6] Finalmente, a síndrome foi reproduzida em suínos, com abortos ocorrendo 13 a 16 dias após a primeira ingestão.[1] Mais importante, o exame histopatológico mostrou cerdas de LTO embutidas na mucosa gastrintestinal que estavam envolvidas por lesões microgranulomatosas.[1,2,6] Um padrão semelhante foi confirmado posteriormente em éguas prenhes e não gestantes.

Ocorrência

O primeiro surto de abortos bem estudado e documentado ocorreu de 26 de abril a meados de junho de 2001, com menor incidência de doenças durante os mesmos meses de 2002. Um surto de aborto, que pode ter sido relacionado, ocorreu em Kentucky em 1991 e 1982, mas nenhum estudo epidemiológico foi realizado.[1] Em 2006, uma síndrome semelhante associada a um grande número de LTO foi relatada na Flórida.[2]

O surto de 2001 a 2002 causou perda fetal precoce em 25 a 63% das éguas em um terço das fazendas, 14 a 24% em outro terço e de 2 a 13% no terço restante. Aproximadamente 21% das éguas gestantes aos 42 dias de gestação não estavam prenhes quando examinadas entre os 70 e os 90 dias de gestação. A taxa de perda de gestação esperada entre 42 dias e o parto é de 12%. Mais de 3.500 éguas (3.000 perdas fetais precoces; 500 perdas fetais tardias) abortaram durante o surto.[1,3] As perdas econômicas incorridas devido ao AEPF durante 2001 e 2002 são estimadas em US$ 500 milhões.[1]

Fatores de risco

Fatores de risco do animal

Os fatores de risco para a doença são a presença de cerejeiras-pretas, a exposição a LTO (especialmente a presença de grande quantidade de lagartas em pastagens) e o fornecimento de feno a cavalos a pasto.

Para o aborto tardio, os fatores de risco incluem maior quantidade de tempo no pasto, menos tempo em estábulo, alimentação concentrada no solo, maior proporção de ração obtida do pasto e alimentação exclusiva no pasto durante as últimas 4 semanas de gestação. Todos esses fatores favorecem a exposição ao LTO.

Fatores de risco para pericardite incluem presença de éguas ou potros com AEPF na fazenda, pastagem e exposição a LTO. Fatores de risco para uveíte não foram definidos.

Fatores de risco da propriedade

As LTO são endêmicas no leste dos EUA, incluindo o vale do rio Ohio. As massas de ovos são colocadas em muitas árvores da família Rosaceae, incluindo as cerejeiras-pretas, que são o hospedeiro preferido. Os ovos eclodem no início da primavera, quando as cerejeiras brotam. Populações locais das lagartas flutuam dramaticamente de ano para ano, mas é provável que as éguas sejam expostas a um pequeno número de lagartas a cada primavera. Condições climáticas que favorecem a sobrevivência da LTO e sincronizam sua maturação resultam na eclosão simultânea de grande número de ovos. O rápido aparecimento de grande número de lagartas resulta na exposição abrupta e maciça de cavalos e consequente desenvolvimento de AEPF. As condições meteorológicas que se acredita terem contribuído para o surto de 2001 incluem um período de baixas temperaturas em março, temperaturas acima do normal em abril, e geada e congelamento no final de abril, seguido imediatamente por muitos dias quentes.

Patogênese

A patogênese das doenças associadas ao AEPF não foi bem definida. Com base em estudos experimentais e casos naturais, as cerdas LTO provavelmente estão envolvidas na fisiopatologia. Duas hipóteses diferentes foram propostas:

- As cerdas alojadas na submucosa gastrintestinal causam inflamação, formam microgranulomas e perturbam a barreira mucosa. Bactérias residentes como *Actinobacillus* spp. penetram na barreira, resultando em bacteriemia e disseminação hematogênica para a placenta, feto, pericárdio, úvea e meninges[1,6]
- Cerdas ou partes do exoesqueleto contêm uma toxina ainda não identificada que é tóxica para a placenta e o feto.[1]

Achados clínicos

Perda fetal precoce

Detectada pelo exame uterino VR, seja manual ou por meio da visualização ultrassonográfica do conteúdo uterino durante o início da gestação. A perda fetal ocorre após 35 dias, a concepção não é afetada, e as éguas acometidas não entram em estro em razão da presença de copos endometriais, que não regridem até 100 a 180 dias após a ovulação.[3]

As éguas não têm sinais premonitórios clinicamente detectáveis de perda fetal.[1,2] O exame ultrassonográfico do útero de éguas prenhes revela aumento da ecogenicidade no fluido alantoide de fetos com menos de 80 dias de idade no dia da morte fetal. A ecogenicidade do fluido alantoide aumenta com o aumento da idade fetal, e deve-se ter cuidado ao interpretar esta observação.

Perda fetal tardia

Ocorre como aborto tardio (final de várias semanas de gestação), nascimento de potro natimorto a termo e nascimento de potro fraco e com baixa viabilidade. O nascimento de um potro afetado está associado à separação prematura da placenta (partos "vermelhos"), parto em pé e expulsão explosiva do feto e da placenta. Os potros nascidos vivos são fracos, têm enoftalmia, sinais neurológicos progressivos consistentes com hipoxia e têm alta taxa de mortalidade (50%), apesar dos cuidados intensivos. A leucopenia grave no nascimento geralmente progride para leucocitose entre 24 e 48 h de idade. Anormalidades bioquímicas séricas incluem concentrações elevadas de creatinina sérica, hipoglicemia e aumento da atividade da creatinoquinase sérica. Bactérias isoladas de potros natimortos na necropsia ou em cultura de amostras de sangue de potros doentes são microrganismos não específicos, incluindo estreptococos não hemolíticos e *Actinobacillus* spp.

Pericardite fibrinosa

Os sinais clínicos em equinos de ambos os gêneros incluem taquicardia, derrame pleural, derrame pericárdico, ascite, febre, dor abdominal e morte súbita.[1,2] Equinos mais jovens (< 2 anos de idade) podem ser mais suscetíveis ao desenvolvimento de pericardite. Há acúmulo de grande quantidade de líquido pericárdico e deposição de fibrina nas superfícies pericárdicas parietal e visceral, evidenciada no exame ultrassonográfico do tórax. Os pulmões apresentam evidências ultrassonográficas de consolidação compatíveis com pneumonia em aproximadamente 50% dos casos. Pericardiocentese produz fluido abundante, que é amarelo-claro e tem baixa contagem de glóbulos brancos (< $5 \times 10^9/\ell$) caracterizada por neutrófilos bem preservados. Equinos com curso prolongado da doença (> 2 semanas) podem ter contagens elevadas de leucócitos no líquido pericárdico secundário à infecção oportunista, geralmente por *Actinobacillus* spp.[6] As anormalidades hematológicas são mínimas e caracterizadas por leucocitose leve em aproximadamente 50% dos casos. A azotemia ocorre em cavalos com tamponamento cardíaco grave.

Uveíte unilateral

Os sinais clínicos são agudos e unilaterais e incluem edema corneal, exsudato nas câmaras anterior e posterior e hemorragia da íris.[1] A progressão da síndrome leva à cegueira e à atrofia do globo. Não há predileção por idade e nenhum microrganismo foi encontrado em cultura.

Patologia clínica

Cultura do tecido fetal e placentário resulta com maior frequência em crescimento de estreptococos não beta-hemolíticos e/ou *Actinobacillus*. *Actinobacillus* spp., juntamente com várias outras bactérias, foi isolada da pneumonia fibrinosa.

A confirmação diagnóstica é baseada na presença de sinais clínicos apropriados com histórico de exposição de cavalos afetados a LTO.

> **Diagnóstico diferencial**
> - Intoxicação por cianeto
> - Ergot/festuca
> - Causas infecciosas de placentite
> - Micotoxicose
> - Intoxicação por nitrato
> - Fitoestrógenos.

Achados de necropsia

O exame da placenta de potros natimortos e de potros que morrem após o nascimento revela inflamação do cordão umbilical intra-amniótico (funisite), separação prematura da placenta, edema placentário, placentite, alveolite difusa e hemorragia em vários órgãos. Cavalos com pericardite apresentam acúmulo impressionante de fibrina pilosa no espaço pericárdico, com acentuado espessamento do pericárdio visceral e parietal (coração velho).

Tratamento

O tratamento dos potros afetados é principalmente de suporte. Deve-se drenar o líquido de equinos com pericardite para aliviar ou prevenir tamponamento cardíaco e minimizar o acúmulo de fibrina. Pode ser necessário drenar o líquido pericárdico várias vezes, e seu acúmulo deve ser monitorado ultrassonograficamente. A administração de antibióticos de amplo espectro deve se basear na cultura e sensibilidade do líquido pericárdico. O tratamento para a uveíte é padrão, e inclui atropina, agentes anti-inflamatórios, antibióticos tópicos e sistêmicos (cultura e sensibilidade, conforme indicado) e outros agentes, como a ciclosporina ou o ativador do plasminogênio tecidual.

Controle

Baseia-se na prevenção da ingestão de LTO por cavalos. Provavelmente é benéfico impedir os equinos de ingerirem lagartas, minimizando o acesso ao pasto e fornecendo o feno em baias.

Outras medidas de controle incluem a remoção de cerejeiras silvestres ou negras – a espécie hospedeira preferida para LTO – de pastagens, cercas vivas e fileiras de cercas; aplicar pesticidas nas árvores para matar os ovos que sobrevivem ao inverno ou, após a eclosão, as lagartas; instalação de barreiras à migração de lagartas para pastagens; remoção manual de ovos; instalar armadilhas de feromônio; e restringir o acesso de éguas ao pasto.[7,8]

A aplicação de bifentrina ou permetrina, mas não de 3% de óleo de horticultura, em massas de ovos (tendas) durante o inverno impede a emergência de lagartas na primavera. O sabão inseticida ou óleos pulverizados em lagartas neonatas é minimamente eficaz. Bifentrina ou espinosade são eficazes contra todos os instares durante 7 dias, quando pulverizados na folhagem. A injeção de troncos de cerejeiras com dicrotofós ou emamectina é eficaz contra todos os instares, mas a injeção com milbemectina ou avermectina não é eficaz. Um spray de 50 mℓ de permetrina a 39% diluído em 4 ℓ de água e aplicado a uma faixa de pastagem de 2 m de largura fora da linha da cerca mata lagartas migratórias e impede que elas obtenham acesso a pastagens. Esta solução também pode ser pulverizada nos troncos das árvores para matar as lagartas quando elas saem da árvore.

LEITURA COMPLEMENTAR

Cohen ND, Donahue JG, Carey VJ, et al. Case-control study of late-term abortions associated with mare reproductive loss syndrome in central Kentucky. J Am Vet Med Assoc. 2003;222:199-209.

Cohen ND, Carey VJ, Donahue JG, et al. Descriptive epidemiology of late-term abortions associated with the mare reproductive loss syndrome in central Kentucky. J Vet Diagn Invest. 2003;15:295-297.

Dwyer RM, Garber LP, Traub-Dargatz JL, et al. Case-control study of factors associated with excessive proportions of early fetal losses associated with mare reproductive loss syndrome in central Kentucky during 2001. J Am Vet Assoc. 2003;222:613-619.

Sebastian MM, Gantz MG, Tobin T, et al. The mare reproductive loss syndrome and the eastern tent caterpillar: a toxicokinetic/statistical analysis with clinical, epidemiologic, and mechanistic implications. Vet Ther. 2003;4:324-339.

REFERÊNCIAS BIBLIOGRÁFICAS

1. Sebastian MM, et al. Vet Pathol. 2008;45:710.
2. McDowell KJ, et al. J Anim Sci. 2010;88:1379.
3. Volkmann D, et al. Reprod Domest Anim.2008;43:578.
4. Perkins NR, et al. Pregnancy loss in mares associated with exposure to caterpillars in Kentucky and Australia. In: Panter KE, Wierenga TL, Pfister JA, eds. Poisonous Plants: Global Research and Solutions. Wallingford, UK: CAB International; 2007:165.
5. Cawdell-Smith AJ, et al. Equine Vet J. 2012;44:282.
6. Donahue JM, et al. Am J Vet Res. 2006;67:1426.
7. Townsend L, et al. J Equine Vet Sci. 2007;27:249.
8. Haynes KF, et al. Envrion Entomol. 2007;36:1199.

Amnionite equina e perda fetal

AEPF é o nome dado a uma síndrome de abortos que ocorreu em cavalos em New South Wales entre abril e outubro de 2004.[1] Éguas abortaram fetos de 4 meses com sinais de alterações inflamatórias envolvendo principalmente o âmnio (amnionite) e a porção amniótica do cordão umbilical (funisite).[2,3] Os sinais clínicos em éguas antes do aborto foram mínimos.

A síndrome – embora tenha ocorrido vários anos após a epidemia de SPRE nos EUA – apresentava alguma semelhança, e as lagartas eram vistas como uma possível fonte do problema. Várias lagartas foram examinadas com a *O. lunifer* (a lagarta processionária), causando aborto em dois estudos experimentais diferentes, envolvendo gestação precoce e o período médio da gestação.[3,4]

Existem algumas diferenças entre as duas síndromes. Um agente infeccioso foi identificado tanto no AEPF quanto no SPRE, mas eles não são a mesma bactéria. As bactérias predominantes isoladas dos casos de AEPF foram corineformes ambientais e bastonetes Gram-negativos, enquanto os estreptococos não beta-hemolíticos e *Actinobacillus* foram isolados comuns em casos de SPRE.[2,5] A pericardite fibrinosa e a uveíte unilateral afetaram vários equinos na epidemia de SPRE, mas não ocorreram com o AEPF.[1] Por fim, embora devastador, o número de equinos envolvidos no surto da AEPF em 2004 foi consideravelmente menor do que a epidemia de SPRE de 2001 a 2002.

REFERÊNCIAS BIBLIOGRÁFICAS

1. Todhunter KH, et al. Aust Vet J. 2009;87:35.
2. Cadwell-Smith AJ, et al. Equine Vet J. 2012;44:282.
3. Caldwell-Smith AJ, et al. Proceedings Australian College of Veterinary Science Annual Conference. 2009:31.
4. Cadwell-Smith AJ, et al. J Equine Vet Sci. 2013;33:321.
5. Todhunter K, et al. Aust Vet J. 2013;91:138.

Plantas e fungos (toxinas desconhecidas) que afetam o sistema reprodutor

Plantas

Plantas associadas a aborto

- *Iva angustifolia* (alga de folhas estreitas)
- *Salvia coccinea* (sálvia vermelha)
- *Tanacetum vulgare*
- *Verbena bonariensis*.

Plantas associadas à gestação prolongada

- *Lysichiton americanus* (repolho-gambá)
- *Salsola tuberculatiformis* (couve-flor; nas ovelhas está associada à atrofia das glândulas hipófise, suprarrenal e timo do feto e prolongamento da gestação até 213 dias).

Plantas associadas a defeitos congênitos

- *L. americanus* (repolho-gambá; está associado principalmente à deformidade craniofacial).

Fungos

Fungos associados à disfunção reprodutora

- *Penicillium roqueforti*, que cresce em grãos mistos e ensilados, é suspeito de causar aborto em bovinos e retenção de placenta
- *T. repens* (trevo branco) normalmente não contém estrogênios, mas quando muito infestado por fungos pode conter quantidades significativas
- O fungo *Ustilago hordei* (sujeira da cevada) é considerado tóxico para animais de fazenda; fornecê-lo na alimentação a animais experimentais tem sido associado com infertilidade e natimortos
- No sudeste da Austrália, uma síndrome de infertilidade comum, incluindo aborto e mumificação fetal, foi atribuída a uma planta daninha semelhante à cebola, *Romulea rosea*. Existe a suspeita de que a doença possa ser causada por uma toxina produzida por um fungo, o *Helminthosporium biseptatum*, que cresce na planta daninha.

DOENÇAS CONGÊNITAS E HEREDITÁRIAS QUE AFETAM PRINCIPALMENTE O SISTEMA REPRODUTOR

Translocações cromossômicas em bovinos

Uma translocação cromossômica é uma mutação que ocorre quando dois cromossomos não homólogos trocam partes, o que resulta em um rearranjo cromossômico. O tipo ou translocação mais comum é a *translocação recíproca* (RCP) na qual um segmento de um cromossomo é trocado por um segmento de outro cromossomo não homólogo, criando um par de cromossomos de translocação. Uma forma específica de translocação recíproca é a *translocação Robertsoniana* (ROB). Durante uma ROB, os cromossomos participantes quebram em seus centrômeros (peças centrais) e os braços longos dos dois cromossomos se fundem para formar um único cromossomo com um centrômero e dois braços longos. Ao mesmo tempo, um novo cromossomo contendo ambos os braços curtos também é criado, que normalmente contém apenas informações genéticas não essenciais, e é perdido durante as divisões celulares seguintes. As translocações cromossômicas são identificadas pela série cromossômica envolvida. Assim, uma translocação 1/29 representa uma fusão entre um cromossomo de cada um dos pares numerados 1 e 29.

Muitos rearranjos cromossômicos foram identificados em diferentes espécies de animais ao longo dos anos e têm sido associados a condições clínicas como intersexualidade, malformações congênitas e disfunção reprodutiva.[1] Algumas das translocações que ocorrem endemicamente em certas regiões têm sido associadas a perdas econômicas significativas.[2] Muitos países europeus estabeleceram programas de triagem citogenética para monitorar a ocorrência de translocações cromossômicas na população de animais.[1] Na Itália, a incidência de RCP em bovinos determinada em um programa de triagem citogenética oficial, foi de 0,3%, enquanto 7,1% dos animais estudados eram portadores de ROB.[2] De longe, o ROB mais comum identificado foi a chamada translocação 1/29, que é endêmica na região, respondendo por 99,6% de todos os ROB.[2]

A *translocação 1/29* foi identificada em muitas raças de bovinos e tem sido associada a reduções significativas na fertilidade de vacas usadas em programas de inseminação artificial. A morte embrionária precoce ocorre em embriões produzidos por fertilização de gametas afetados ou fertilização de gametas normais por espermatozoides carreando a translocação 1/29. Não há anormalidade no comportamento de serviço ou na qualidade do sêmen. Foi demonstrado que a translocação é herdada na maioria das raças de corte bovinas da Europa, incluindo as raças Blonde d'Aquitaine, sueca vermelha e branca, Charolesa, Limousin Dinamarquesa, British Friesian e Red Poll, e no gado selvagem da raça British White. Nas raças bovinas crioulas bolivianas, a frequência média foi de 10,42%, com variação de 0 a 28,2%. Em contrapartida, os bovinos do tipo Yacumeño e Creole não mostraram a fusão central. As diferenças altamente significativas entre as raças de gado crioulo em relação à translocação 1/29 poderiam ser consequências de fatores como grupo fundador, derivação genética e seleção. A baixa frequência observada nos bovinos Leiteiros Saavendreño Crioulos pode ser causada por reprodução sob um sistema mais intensivo e seleção de acordo com a produção de leite e características de fertilidade. A frequência de animais afetados em uma raça pode variar entre 1 e 20%. A cariotipagem e o abate de touros anormais na maioria das centrais de inseminação artificial reduziram o impacto do defeito.

Translocações 1/21, 2/4, 14/20 e 13/2 também foram identificadas em touros, o 1/21 em bovinos da raça Holandesa preta e branca, e os dois últimos parecem ser generalizados em bovinos Simental. Nenhum deles foi relacionado a uma doença, mas está se tornando prática aceita não usar tais animais para inseminação artificial e, em alguns países, recusar sua importação.

Um levantamento citogenético de touros Holandeses em uma unidade de inseminação artificial comercial para determinar a prevalência de touros com fusão cêntrica e anomalias quiméricas descobriu que a fusão quimérica é extremamente rara em linhagens Holandesas disponíveis por inseminação artificial nos EUA. No entanto, os touros quiméricos são mais comuns e supostamente apresentam menor desempenho reprodutivo. Devido à possibilidade de início de fusão quimérica de novo a qualquer momento, a triagem citogenética precoce deve ser encorajada para touros prospectivos destinados a programas de inseminação artificial.

A *translocação 27/29* é suspeita de estar associada à redução da fertilidade no gado de Guernsey. Estas e outras anormalidades da estrutura cromossômica foram detectadas no exame de um grande número de novilhas leiteiras inférteis.

REFERÊNCIAS BIBLIOGRÁFICAS
1. Ducos A, et al. Cytogenet Genome Res. 2008;120:26.
2. DeLoreni L, et al. J Anim Breed Genet. 2012;129:409.

Gestação prolongada hereditária (hipoplasia adeno-hipofiseal)

A gestação prolongada ocorre em bovinos e ovinos em várias formas e, em geral – embora nem sempre – é hereditária.[1]

As formas da doença são gestação prolongada com gigantismo fetal ou gestação prolongada com fetos deformados ou normais ou de tamanho pequeno. Os diagnósticos diferenciais incluem: data errada de cobertura, morte intrauterina e mumificação fetal e anormalidades hipofisárias no feto causadas por infecção por vírus da Diarreia Viral Bovina (BVD), vírus Akabane ou vírus da língua azul, ingestão de *Veratrum californicum* e anormalidades genéticas.[1]

A doença é causada pela falta de funcionamento do eixo hipotalâmico-hipofisário fetal e consequente incapacidade do feto para iniciar o parto. O resultado é gestação prolongada e crescimento contínuo do feto. O eixo hipotalâmico-hipofisário também é crítico para a sobrevivência do recém-nascido e os animais afetados não são viáveis.

Gestação prolongada com gigantismo fetal

A doença hereditária é registrada em bovinos Holandeses[2], Ayrshire e suecos com prolongamento da gestação de 3 semanas a 5 meses. As vacas podem mostrar acentuada distensão abdominal, mas, na maioria dos casos, o abdome é menor do que se esperaria. O parto, quando começa, não tem preparação. Aumento do úbere, relaxamento dos ligamentos pélvicos e afrouxamento e inchaço da vulva não ocorrem, e há também relaxamento insuficiente do colo do útero e deficiência de muco cervical. A distocia é usual e a cesariana é aconselhável no gado da raça Holandesa, mas os bezerros de Ayrshire foram todos relatados como nascidos sem assistência. Os bezerros são muito grandes (48 a 80 kg PV) e apresentam outras evidências de crescimento pós-termo, como pelagem luxuriante e dentes grandes e bem expelidos que estão soltos em seus alvéolos, mas o peso ao nascer não está diretamente relacionado à duração do período de gestação.

Os bezerros apresentam respiração laboriosa, com movimentos diafragmáticos mais evidentes do que os movimentos da parede torácica. Eles invariavelmente morrem dentro de algumas horas em coma hipoglicêmico. Na necropsia, há hipoplasia adeno-hipofisária e hipoplasia do córtex adrenal e da glândula tireoide. O nível de progesterona no sangue periférico de vacas com bezerros afetados não cai antes do termo, como acontece em vacas normais.

Gestação prolongada com deformidade craniofacial

Esta forma da doença foi observada em gado de Guernsey, Jersey e Ayrshire. Difere da forma anterior, na medida em que os fetos estão mortos no parto, mostram deformidade macroscópica da cabeça e são menores do que os bezerros normais dessas raças nascidas a termo. No gado de Guernsey, mostrou-se que o defeito é hereditário como caráter recessivo único, e é provável que o mesmo seja verdade no gado Jersey. O período de gestação varia muito, com média de 401 dias.

O *exame clínico* das mães portadoras de bezerros defeituosos sugere que nenhum desenvolvimento do bezerro ou da placenta ocorre após o sétimo mês de gestação. A morte do feto é acompanhada em 1 a 2 semanas pelo parto, mas não é acompanhada pelo relaxamento dos ligamentos pélvicos ou da vulva ou por sinais externos de trabalho de parto. O bezerro geralmente pode ser removido por tração forçada devido ao seu pequeno tamanho. O aumento da glândula mamária não ocorre até após o parto.

Os bezerros são pequenos e sofrem graus variados de hipotricose. Há hidrocefalia e, em alguns casos, distensão do intestino e do abdome causada pela atresia do jejuno. Os ossos são imaturos e os membros são curtos. Anormalidades da face incluem olhos ciclopianos, microftalmia, ausência da maxila e a presença de apenas uma narina. Na *necropsia*, há aplasia parcial ou completa da adeno-hipófise. O pedículo neural está presente e se estende abaixo do diafragma. Anormalidades cerebrais variam da fusão dos hemisférios cerebrais à hidrocefalia moderada. As outras glândulas endócrinas também são pequenas e hipoplásicas.

A doença foi produzida experimentalmente em ovelhas por grave ablação da glândula pituitária, ou destruição do hipotálamo, ou seção da haste pituitária no feto e por adrenalectomia do cordeiro ou do cabrito. A infusão do hormônio adrenocorticotrófico em ovelhas com gestação prolongada causada por lesão hipofisária produz o parto, mas não se as ovelhas tiverem sido adrenalectomizadas antecipadamente.

Gestação prolongada com artrogripose

Uma forma de gestação prolongada, que ocorre no gado Hereford e é considerada hereditária, é acompanhada de artrogripose, escoliose, torcicolo, cifose e fenda palatina.

A gestação prolongada também é relatada no *gado Belgian Blue* e parece ter um componente genético. Os bezerros afetados não eram totalmente anormais.[1]

REFERÊNCIAS BIBLIOGRÁFICAS
1. Cornillie P, et al. Vet Rec. 2007;161:388.
2. Buczinski S, et al. J Vet Med A. 2007;54:624.

Hérnia inguinal e criptorquidismo

Hérnias inguinais e criptorquidismo em suínos têm sido considerados defeitos hereditários por muitos anos, mas as evidências são incertas.

Hérnias inguinais

Foi demonstrado que hérnias inguinais de suínos são herdadas em algumas raças (p. ex., Duroc e Landrace), mas não em outras (p. ex., Yorkshire). A base genética foi investigada em porcos Large White e porcos Landrace, e os genes candidatos se estreitaram para uma região em SSC13 (cromossomo Sus scrofa) entre 34 e 37 Mb.[1] Em suínos Pietrain, genes envolvidos no metabolismo do colágeno (homeobox A10 [HOXA10] e metaloproteinases de matriz 2 [MMP2]) e um gene que codifica a proteína dedo de zinco multitipo 2 (ZFPM2; importante no desenvolvimento de hérnia diafragmática) foram significativamente associados a hérnias.[2]

Criptorquidismo

Evidências que sugerem a herança de criptorquidia em suínos, ovinos, equinos e bovinos Hereford e hermafroditismo em suínos também estão disponíveis.

A criptorquidia é uma anomalia congênita comum em suínos, e um estudo de associação genômica ampla de porcos Large White e Landrace localiza o gene ou genes associados a genes candidatos ao SSC8 (cromossomo Sus scrofa) entre 65 e 73 Mb.[1]

A criptorquidia é comum em equídeos, e há preocupação de que ela possa ser hereditária.[3] A criptorquidia unilateral é super-representada em Percherons, cavalos de sela americanos e Quartos de Milha Americanos entre as internações hospitalares para castração de criptorquidas, e tem incidência de 15% entre potros Friesian.[4] Aproximadamente 9% dos cerca de 600 garanhões com 1 ano de idade no Cavalo Islandês não tinham ambos os testículos no escroto.[5] A probabilidade de criptorquidia em novilhos foi significativamente influenciada pelo período de criação e tempo de nascimento. As estimativas de herdabilidade para criptorquidia variaram de 0,12 a 0,32 (erro padrão [EP] 0,08 a 0,12) na escala observável e de 0,35 a 0,96 (EP 0,24 a 0,40) quando transformadas na escala contínua subjacente.[5] A criptorquidia em equinos parece ser herdada com um padrão de transmissão poligênico, embora a análise de marcadores microssatélites de 24 cavalos afetados não tenha revelado associações significativas com frequências alélicas ou genotípicas.[6]

REFERÊNCIAS BIBLIOGRÁFICAS

1. Sevillano CA, et al. Genet Sel Evol. 2015;47:18.
2. Zhao X, et al. Am J Vet Res. 2009;70:1006.
3. Hartman R, et al. J Am Vet Med Assoc. 2015;246:777.
4. Stout TAE. Equine Vet J. 2013;45:531.
5. Eriksson S, et al. Livestock Sci. 2015;180:1.
6. Diribarne M, et al. J Equine Vet Sci. 2009;29:37.

19

Doenças Perinatais

INTRODUÇÃO

Este capítulo aborda os princípios das doenças que ocorrem no primeiro mês de vida de animais nascidos, vivos, a termo. Patologias que causam aborto e animais natimortos não estão inclusas. As doenças específicas mencionadas são apresentadas separadamente, em seus respectivos tópicos.

A inclusão de um capítulo sobre doenças de recém-nascidos requer explicação. A necessidade se deve às suscetibilidades particulares dos recém-nascidos, ou seja:

- Incompetência imunológica
- Dependência da ingestão de colostro de boa qualidade, contendo anticorpos apropriados, no momento correto
- Dependência de ingestão frequente de carboidrato, facilmente utilizável como suprimento energético
- Incapacidade relativa em manter a temperatura corporal normal.

Todos esses pontos devem ser ressaltados antes de prosseguir com o exame de cada um dos sistemas corporais. Não há aspectos particulares do exame clínico que se refiram apenas ou predominantemente aos neonatos. O modo é o mesmo empregado em animais adultos, com o cuidado adicional de realizar exame minucioso de anormalidades congênitas e doenças que podem envolver o umbigo, o fígado, as valvas cardíacas, as articulações e as bainhas de tendões, os olhos e as meninges, bem como de traumatismos relacionados ao nascimento (p. ex., fratura de costela, luxação articular, fratura da parte distal de membros).

Como os recém-nascidos apresentam suscetibilidade muito maior à doença infecciosa, desidratação e morte, o diagnóstico e o tratamento devem ser razoavelmente rápidos e confiáveis. Terapia de suporte com líquidos, eletrólitos e energéticos, bem como cuidados de enfermagem, são especialmente importantes no recém-nascido, a fim de manter a homeostase.

DOENÇAS PERINATAIS E PÓS-NATAIS

Uma das dificuldades no estudo de doenças perinatais e pós-natais é a variação na classificação etária verificada nas publicações, fato que dificulta a comparação dos resultados e das avaliações. Em geral, o termo *perinatal* é utilizado para descrever morbidade ou mortalidade que ocorre ao nascimento e nas primeiras 24 h de vida. O termo *neonatal* geralmente é empregado para descrever morbidade ou mortalidade desde o nascimento até 14 dias de vida. No entanto, há variação no uso desses termos. Para assegurar a clareza de propósito, a seguir é mencionada uma classificação de todas as doenças do feto e do recém-nascido, adaptada de um esquema proposto para cordeiros. A importância dessa classificação é que ela possibilita avaliar o risco para determinada doença e a previsão de causas prováveis que devem ser investigadas por meio de exames adicionais. Esta abordagem não tem muita importância na avaliação da doença de um único animal, embora seja importante para auxiliar na definição da prioridade nas exclusões diagnósticas. No entanto, essa classificação tem considerável valor no estabelecimento de taxas de morbidade e mortalidade perinatais em grandes rebanhos ou grupos de animais, em que a idade de ocorrência de morbidade e mortalidade pode nortear exames subsequentes, com ótima relação custo/benefício do gasto investigativo.

Classificação geral

Doenças do feto

São aquelas que acontecem durante a vida intrauterina como, por exemplo, gestação prolongada, infecção intrauterina, aborto, morte do feto com reabsorção ou mumificação e bócio.

Doenças decorrentes do parto

Doenças decorrentes do parto são aquelas associadas com distocia, que causam anoxia cerebral ou hipoxemia fetal e suas consequências e que predispõem a outras doenças; também, incluem-se lesões de estruturas ósseas e de tecidos moles, bem como síndrome do mau ajustamento do potro.

Doenças pós-natais

As doenças pós-natais são classificadas como imediata, mediata e tardia:

- *Doença pós-natal imediata* (ocorre dentro de 48 h após o nascimento). É improvável que as mortes que acontecem nesse período sejam causadas por doença infecciosa, a menos que congenitamente adquirida. A maioria das doenças verificadas no período não é infecciosa nem metabólica (p. ex., hipoglicemia e hipotermia em razão do baixo instinto materno, hipotermia resultante de exposição ao frio, baixo vigor do neonato decorrente de subnutrição). As doenças congênitas comumente se manifestam nesse período, mas às vezes podem ocorrer posteriormente. Quase sempre as doenças infecciosas surgem em tal período, mas a maioria se manifesta clinicamente em uma idade posterior devido ao período de incubação; algumas delas (p. ex., infecção do umbigo, doença septicêmica e colibacilose enterotoxigênica) apresentam período de incubação curto o suficiente para surgir nesse período
- *Doença pós-natal mediata* (ocorre aos 2 a 7 dias de idade). Incluem-se nessa categoria abandono pela mãe; incapacidade de mamar e, em consequência, inanição e doenças associadas à maior suscetibilidade à infecção decorrente de falha na transferência de imunoglobulinas colostrais (as causas que predispõem a isso ocorrem nas primeiras 12 a 24 h de vida). Exemplos dessas doenças são colibacilose, artropatia, disenteria em cordeiro, doença septicêmica e a maior parte das infecções virais de animais jovens (p. ex., rotavírus e coronavírus)
- *Doença pós-natal tardia* (ocorre com 1 a 4 semanas de idade). Nesse período, há ainda certa influência da hipogamaglobulinemia, com surgimento tardio de doenças intestinais, bem como o desenvolvimento de doença respiratória grave; no entanto, começam a ganhar importância outras patologias não diretamente associadas com falha na transferência de imunoglobulinas, como criptosporidiose, doença do músculo branco e enterotoxemia.

Doença perinatal | Epidemiologia geral

Doenças de recém-nascidos e morte de neonatos são as principais causas de perda econômica em fazendas de criação de animais pecuários. Em relação aos bovinos, ovinos e suínos, a média nacional da taxa de mortalidade perinatal excede, em muito, aquela verificada em rebanhos ou grupos de animais submetidos a um bom manejo. Nessas espécies, detectar falhas de manejo causadoras de taxa de mortalidade maior do que a aceitável em um rebanho ou grupo de animais é a responsabilidade mais importante do veterinário a longo prazo; na maioria dos casos, é mais importante do que identificar agentes etiológicos ou o tratamento individual, a curto prazo, do animal com doença neonatal. Já nos equinos, o indivíduo é de extrema importância e o procedimento primário é o tratamento da doença neonatal.

Todos os animais devem nascer próximo ao fim do período normal de gestação para sobreviver em um ambiente normal da fazenda. As idades gestacionais mínimas para a viabilidade (em dias), nas diferentes espécies são:

- Bezerros: 240
- Potros: 311
- Cordeiros: 138
- Leitões: 108
- Crias de alpacas e lhamas: 295.

Cordeiros

Taxas de mortalidade

A morte de cordeiros neonatos é um dos principais fatores prejudiciais à produtividade em fazendas criadoras de ovinos, em todo o mundo; quase a metade de todas as mortes de cordeiros antes do desmame ocorre no dia do nascimento.[1] É possível notar clara variação na taxa de mortalidade, em função do sistema de manejo empregado (criação de cordeiros de forma intensiva *versus* extensiva; criação altamente supervisionada *versus* supervisão mínima; variações nos tipos de abrigo etc.) e se há um problema com uma doença particular em determinado rebanho. Pesquisas sobre mortalidade não seletiva mostram que a taxa de mortalidade da população de cordeiros, desde o nascimento até o desmame, varia de 10 a 30% e há rebanhos que podem exceder essa taxa ante um problema importante. Nos rebanhos submetidos a bom manejo, a taxa de mortalidade de neonatos é inferior a 10 e, em alguns casos, abaixo de 5%.

Principais causas

As principais causas de morte neonatal em cordeiros são doenças não infecciosas. Muitos estudos investigaram as causas de morte de cordeiros neonatos, as quais são amplamente classificadas como:[2]

- Morte relacionada ao nascimento
- Falha de adaptação do neonato à vida pós-natal
- Doença infecciosa
- Distúrbios funcionais
- Predação.

Doença do feto

Nos rebanhos de ovinos infectados, o aborto infeccioso pode causar consideráveis taxas de mortalidade de fetos, durante o parto e no período pós-natal; contudo, é uma causa relativamente menos importante de mortalidade perinatal geral.

Ao contrário do que acontece com outras espécies de animais grandes, os surtos de aborto em ovelhas com frequência são acompanhados de taxa de mortalidade significativa de animais nascidos vivos. Muitos agentes etiológicos podem causar placentite e aborto no fim da gestação, o que, quase sempre, resulta no nascimento de cordeiros vivos, porém fracos e com baixo desenvolvimento, que morrem nos primeiros dias de vida. Toda pesquisa sobre morte perinatal em ovinos deve, também, levar em consideração agentes etiológicos, apesar de o aborto e o nascimento de cordeiros mortos serem sempre notórios em surtos de aborto.

Doença decorrente do parto

Praticamente, os natimortos são resultados de parto prolongado e hipoxemia fetal. Parto prolongado e distocia são problemas particulares de cordeiros grandes, oriundos de gestação de cria única. Também, é possível verificar taxas mais elevadas de natimortos em rebanhos submetidos à criação inapropriada. O parto prolongado é um importante fator de risco para doença pós-natal subsequente.

Doença pós-natal

Inanição e hipotermia são causas comuns de morte de cordeiros neonatos, resultantes de baixo vigor físico, dor ou traumatismo após parto distócico, falha de adaptação à vida pós-natal ou doenças infecciosas. Muitos estudos demonstraram, de modo consistente, que o *baixo peso ao nascimento* é o fator individual mais importante associado à morte de cordeiros.[1,2]

Outros fatores comuns são o tamanho da ninhada (que não pode ser inteiramente atribuído ao menor peso de gêmeos ao nascimento), o sexo do cordeiro (a taxa de mortalidade é maior em machos do que em fêmeas) e o comportamento do cordeiro.[1] Constatou-se que as práticas de manejo que reduzem o número de cordeiros mortos incluem alimentação de ovelhas prenhes e estabulação de cordeiros no inverno.[2]

Peso ao nascimento

É determinado pela dieta e pelas características genéticas da ovelha, bem como pelo tamanho da ninhada, a qual também é influenciada pela ordem de parição e por fatores genéticos relacionados à ovelha. Refletindo essas influências, a maior parte das pesquisas sobre mortalidade de cordeiros neonatos mostra as seguintes características:

- Associação significante entre o escore corporal ou *nutrição da ovelha no fim da prenhez* e a taxa de mortalidade perinatal
- Relação entre o *peso ao nascimento* e a taxa de mortalidade (dependendo da raça, um peso ao nascimento inferior a 2,5 a 3 kg aumenta o risco de morte)
- Maior taxa de mortalidade em cordeiros filhos de *ovelhas primíparas*[1]
- Influência marcante do *tamanho da ninhada*, sendo maior a taxa de mortalidade em cordeiros trigêmeos do que em gêmeos que, por sua vez, é maior do que naqueles nascidos como cria única.

Cordeiros com baixo peso ao nascimento apresentam menores reservas corporais, têm menor vigor físico ao nascimento e demoram mais para permanecer em pé (e, desse modo, alcançar o teto e mamar colostro). Também são mais suscetíveis à hipotermia por apresentarem maior superfície corporal em relação à massa corporal, menor conteúdo de gordura corporal e baixa capacidade termogênica decorrente da reduzida massa muscular.

Em cordeiros, a associação entre o peso ao nascimento e a taxa de mortalidade tem um padrão em forma de "U", com menor taxa de mortalidade em animais com peso normal ao nascimento; essa taxa aumenta em cordeiros com peso maior ou menor do que o normal ao nascimento. O aumento da taxa de mortalidade de cordeiros com peso maior que o normal ao nascimento, nascidos como cria única, foi associado com risco elevado de distocia.

Fatores relacionados ao ambiente

Fatores relacionados ao ambiente, como temperatura, umidade e vento forte podem influenciar sobremaneira a taxa de mortalidade de cordeiros; essa influência varia de acordo com o sistema de manejo.

A identificação dos determinantes de mortalidade, citados anteriormente, é mais do que um valor acadêmico, pois quase todos podem ser modulados pela identificação dos *grupos de risco* e ajuste dos procedimentos de manejo ou redução dos fatores ambientais adversos.

Doenças infecciosas

A ocorrência de doenças infecciosas pode ser importante em alguns rebanhos, mas comumente contribuem para a taxa de mortalidade de cordeiros com mais de 2 dias de vida. As principais patologias que causam morte são enterite e pneumonia. Sua prevalência varia de acordo com o sistema de manejo – doença entérica e abscesso hepático são mais comuns em sistemas de parição em confinamento do que em parição na pastagem. O risco de pneumonia é maior em cordeiros muito magros ou pesados, filhos de ovelhas primíparas e nas com baixa produção de leite.

Outros fatores

Podem ser importantes quando considerados determinados rebanhos ou região.

Cordeiros encontrados mortos ou desaparecidos podem representar uma perda significativa dependendo da condição, como em pastagens montanhosas ou morros. A *predação*, ou lesão originada por ela, é uma importante causa de perda em algumas partes do mundo. Dependendo da região, pode ser promovida por cães domésticos, coiotes, aves ou suínos selvagens.

Baixo instinto materno e incapacidade da ovelha em manter suas crias junto de si, no caso de gêmeos, podem ser um problema em animais da raça Merino e causar separação permanente dos cordeiros de sua mãe e consequente morte por inanição.

O manejo durante a parição também pode influenciar os padrões de mortalidade. O agrupamento intensivo das ovelhas na época do parto possibilita maior supervisão no período periparto e tende a reduzir a ocorrência de natimortos e de morte de cordeiros relacionada à parição. Ademais, pode assegurar o fornecimento inicial de colostro aos cordeiros fracos. Por outro lado, pode resultar em maior número de casos de negligência materna associada às atividades de ovelhas "ladras" e aumentar a mortalidade de cordeiros relacionada às doenças infecciosas.[3] As taxas de mortalidade podem diferir entre as raças; ademais, cordeiros filhos de ovelhas mestiças podem apresentar taxa de sobrevivência maior.

Sistemas de registro

Há disponibilidade de sistemas simples para registrar, estabelecer e avaliar as principais causas de morte de cordeiros em um rebanho, bem como determinar o tempo de morte após o nascimento e relacionar as mortes às condições climáticas e ao sistema de manejo. Tais sistemas de exame são efetivos para revelar a extensão das perdas de cordeiros e as condutas de manejo que requerem correção, sendo muito menos dispendiosas do que a extensa lista de exames laboratoriais, que podem fornecer poucas informações sobre a causa básica da mortalidade. Também, há disponibilidade de sistemas de exames mais intensivos que combinam essas avaliações simples com indicadores bioquímicos de fatores determinantes selecionados.

Bezerros leiteiros

Taxas de mortalidade

Em geral, na literatura, as taxas de mortalidade relatadas para bezerros neonatos são subdivididas em *mortalidade perinatal* que, com frequência – mas nem sempre – incluem bezerros natimortos, e *mortalidade pós-natal* que, na maioria dos casos, inclui mortes de bezerros que ocorrem de 48 a 72 h de vida até vários meses de idade. É difícil comparar valores de diferentes pesquisas, não apenas pelas distintas definições dos períodos perinatal e pós-natal, mas também porque alguns estudos consideram todos os nascimentos, enquanto outros incluem apenas os de bezerros de novilhas.

Taxas de mortalidade perinatal

As taxas de mortalidade perinatal de bezerros leiteiros relatadas em países com indústria leiteira desenvolvida variam de 2 a 10%, com tendência de aumento consistente ao longo das últimas décadas.[4,5] Considera-se que a maior parte das mortes perinatais, cerca de 75%, ocorra na primeira hora de vida; o restante das mortes acontecem antes da parição (aproximadamente 10%) ou 1 a 72 h após o nascimento (ao redor de 15%).[4] As taxas de mortalidade de bezerros leiteiros nas primeiras 24 h de vida estão entre 6,5 e 9,7%.[6,7]

Taxas de mortalidade neonatal

É difícil comparar os resultados de estudos que relatam as taxas de mortalidade de bezerros neonatos, definidas como mortes que ocorrem a partir do 3º dia de vida, porque são consideradas diferentes variações de tempo e porque alguns estudos incluem todos os bezerros, enquanto outros consideram apenas bezerros de novilhas. Em estudo recente nos EUA, incluindo 1.138 nascimentos, verificou-se taxa de mortalidade de 4,6%, em animais com até 135 dias de idade; um estudo realizado na França, considerando mais de 3 milhões de nascimentos, indicou taxa de mortalidade média de 4,2% em animais com 3 a 30 dias de idade, durante os anos de 2005/2006.[8,9] Em geral, a taxa de mortalidade no período perinatal (0 a 48 h de vida) tende a ser maior do que a taxas de mortalidade de bezerros neonatos (com mais de 3 dias de vida), fato que evidencia quão crítico é o período perinatal aos bezerros recém-nascidos.

Nos EUA, entre os anos de 1996 e 2007 foram realizadas repetidas pesquisas sobre a taxa de mortalidade de bezerras leiteiras não desmamadas e constatou-se redução dessa taxa de 10,8%, em 1996, para 7,8% em 2007.[10]

Aborto/doença fetal

Aborto é o termo geralmente utilizado para descrever a expulsão de um feto morto, com 45 a 265 dias de gestação. Uma ampla pesquisa em rebanho leiteiro, realizada nos EUA em 2007, estimou que cerca de 4,5% de todas as novilhas e vacas-leiteiras tinham abortado em 2006.[13] Na maior parte desses abortos, não se obteve a causa diagnóstica.

Principais causas

Mortalidade perinatal

A causa exata de morte no período perinatal, que frequentemente inclui natimortos e bezerros nascidos fracos, quase sempre permanece indefinida. Estudos epidemiológicos investigando os fatores de risco para mortalidade perinatal em bezerros leiteiros identificaram vários fatores genéticos e não genéticos que, de modo consistente, estão associados à mortalidade perinatal.[4,7,11,12] Por certo, distocia foi identificada como a condição mais importante, como fator único, associada à mortalidade perinatal. A razão de chances ou razão de possibilidades (em inglês: *odds ratio*; abreviatura OR), definida como a razão entre a chance de um evento ocorrer em um grupo e a chance de ocorrer em outro grupo, é muito variável (2,7 a 14,6), mas sugere-se que os bezerros que necessitam auxílio durante o parto apresentam um risco maior de morte no período perinatal, de 2,7 a 14,6, do que os bezerros nascidos espontaneamente, sem auxílio.[4] Outros fatores que contribuem para a mortalidade perinatal incluem *número de lactações* (é mais provável que os bezerros filhos de novilhas morram nas primeiras horas de vida do que os bezerros filhos de vacas multíparas), *peso ao nascimento* (bezerros com peso ao nascimento inferior a 20 kg e acima de 60 kg apresentam maior risco)[7] e *dias de gestação* (bezerros nascidos antes de 272 dias de gestação são 6,7 vezes mais sujeitos à morte do que os bezerros nascidos com 272 a 302 dias de gestação).[7] Estimou-se que a OR para morte de *bezerro gêmeo* no período perinatal foi 13,4 vezes maior do que a de bezerros não gêmeos.[4] Anoxia associada com a parição pode ser um importante fator contribuinte para essas mortes.

Mortalidade pós-natal

A morte de bezerros leiteiros neonatos nos primeiros dias e semanas de vida é atribuída, em grande parte, à doença diarreica. Em uma ampla pesquisa realizada nos EUA, em 2007, a diarreia foi, de longe, a principal causa de morte de bezerras leiteiras desmamadas, respondendo por 56,5% de todas as mortes nesta faixa etária.[13] Outras condições incluíam doenças respiratórias (22,5%), causas indefinidas (7,8%), claudicação ou traumatismo (1,7%) e infecção do umbigo ou de articulação (1,6%).[13]

Doença pós-natal

Os bezerros apresentam maior risco de morte nas primeiras 2 semanas de vida, sobretudo na primeira. Doenças septicêmicas e entéricas são mais comuns durante esse período e as respiratórias são mais frequentes em animais com mais de 2 semanas de idade. *Falha de transferência de imunidade passiva* é um importante determinante dessa mortalidade.[14] A importância econômica das doenças de neonatos pode ser considerável e a ocorrência de doença no bezerro pode também, subsequentemente, influenciar os intervalos entre partos e o tempo de sobrevivência do rebanho. Ademais, a morte causa perda do potencial genético, tanto pela perda do bezerro quanto pela relutância do proprietário em adquirir sêmen de preço maior, diante do problema da mortalidade de bezerros.

Influências sazonais ou meteorológicas podem interferir na taxa de mortalidade de bezerros leiteiros e isso pode variar de acordo com a região.[4,7] Em locais de clima frio, durante o inverno, o aumento da taxa de mortalidade pode estar associado às influências do frio, da umidade e de correntes de vento, enquanto em regiões de clima quente pode haver aumento na taxa de mortalidade nos meses de verão pelo estresse do calor.

Manejo

Tem uma importante influência; em rebanhos leiteiros submetidos a um bom manejo, em geral a taxa de mortalidade de bezerros não excede a 5%, no período desde o nascimento até 30 dias de vida. Os fatores de risco de morbidade e mortalidade de doenças de bezerros leiteiros estão relacionados à *pressão de infecção* a qual o bezerro é submetido e aos fatores que comprometem suas *resistências específicas* e *inespecíficas* à doença.

Via de regra, considera-se que a taxa de mortalidade está associada ao *tipo de alojamento* dos bezerros, às instalações de parição, aos cuidadores de bezerros e à assistência durante a parição.[4] Assim, os bezerros que nascem em baias de parição individuais têm menor risco de adquirir doença do que os nascidos em alojamento coletivo; ademais, é evidente a importância do adequado fornecimento de colostro. Em geral, pesquisas sobre a importância do alojamento e da criação individual dos bezerros na redução da pressão de infecção mostram resultados benéficos à saúde dos animais.

A qualidade do manejo reflete-se na taxa de falha de transferência de imunidade passiva e influencia a pressão de infecção no bezerro durante o período neonatal. É muito difícil mensurar a qualidade do manejo, mas ela é facilmente notada pelos veterinários.

As observações epidemiológicas de que a taxa de mortalidade de bezerros é menor quando as mulheres ou os membros da família proprietária da fazenda cuidam dos bezerros, mais do que quando os homens ou empregados realizam essas tarefas, provavelmente seja um reflexo dessa variação na qualidade do manejo e sugere que os proprietários e membros da família podem ser suficientemente motivados para propiciar o cuidado necessário para assegurar alta taxa de sobrevivência. Mesmo assim, a saúde do bezerro pode ser excelente quando cuidado por alguns tratadores de bezerros contratados, e muito ruim quando cuidado por alguns proprietários.

Bezerros de corte

Taxa de mortalidade

Em geral, a taxa de mortalidade de bezerros de corte é obtida durante o período desde o nascimento até o desmame; nas pesquisas, tem-se notado variação de 3 a 7%, com maiores taxas em bezerros filhos de novilhas. Mortalidade significativamente maior pode ser verificada em rebanhos com problemas de doenças. Em uma pesquisa realizada nos EUA, em 2007, notou-se taxa de mortalidade perinatal (incluindo natimortos) de 2,9% e taxa de mortalidade pós-natal (no período desde o nascimento até o desmame) de 3,5%.[15] A maior parte dessas mortes ocorreu na primeira semana de vida e a maioria delas no momento do parto ou no período pós-natal imediato, como resultado de parto prolongado ou de suas consequências.

Principais causas

É comum a morte causada por distocia; também, bezerros nascidos em tal situação ou de parto gemelar e bezerros filhos de novilhas são mais sujeitos à doença pós-natal. As doenças entéricas e respiratórias ocorrem na forma de surtos, em alguns anos; clima muito frio pode causar grandes perdas por hipotermia. Em uma pesquisa realizada nos EUA, em 2007, constatou-se que a taxa de mortalidade de bezerros de corte antes do desmame foi atribuída a problemas relacionados ao nascimento em 25,7% de todas as mortes, ao clima em 25,6%, a causas indefinidas em 18,6%, a doenças do trato digestório (incluindo diarreia) em 14% e a enfermidades do trato respiratório em 8,2%.[15] Diarreia e outras doenças infecciosas representam a principal causa de morte de bezerros, a partir do 3º dia de vida.

Doenças do feto

A taxa de aborto parece ser menor em vacas de corte do que em vacas-leiteiras, geralmente inferior a 1%. A maioria das causas não é diagnosticada, mas aquelas que são, o diagnóstico mais comum é aborto infeccioso.

Doença associada ao parto

Estudos prospectivos e retrospectivos confiáveis mostraram que 50 a 60% das mortes de bezerros de corte associadas ao parto têm relação com parto prolongado ou difícil e que a taxa de mortalidade é muito maior em bezerros filhos de novilhas do que em vacas multíparas.

Parto distócico pode ocasionar lesão ao feto e hipoxemia; pode não estar, necessariamente, associado com mau posicionamento do feto. O *tamanho ao nascimento* tem forte componente hereditário, em qualquer raça de bovinos; a taxa de mortalidade perinatal varia entre os rebanhos, dependendo do uso dos touros com elevadas taxas de herdabilidade para facilidade de parição, no acasalamento com novilhas do rebanho. Febre do leite (hipocalcemia) e obesidade por ocasião do parto são outras causas de mortalidade evitáveis. Supervisão intensiva seletiva da parição de novilhas do rebanho também pode resultar em redução dos casos de morte perinatal.

Doença pós-natal

Diarreia e pneumonia são, a seguir, as causas mais importantes de morte de bezerros de corte, seguidas pela exposição a clima extremamente frio ou pela queda do bezerro na neve ou no barro, no momento do nascimento.[15] A incidência de diarreia é maior nas duas primeiras semanas de vida, havendo variação considerável na ocorrência entre os rebanhos. No entanto, surtos repentinos de diarreia ou exposição ao frio podem ser causas relevantes de mortes, em alguns anos. A compra de um bezerro de reposição, geralmente procedente do mercado, representa sério risco de introdução da doença no rebanho.

O *escore da condição corporal* da vaca pode influenciar a taxa de mortalidade de bezerros; vaca com alto escore tem mais risco de morte resultante de distocia e aquelas com baixo escore apresentam mais risco para doenças infecciosas. Com frequência, a mortalidade decorrente de diarreia é mais elevada em bezerros filhos de novilhas, possivelmente porque elas ficam mais aglomeradas, condição que dificulta a supervisão do parto, ou porque há maior risco de falha de transferência de imunidade passiva nesse grupo etário. Em alguns rebanhos, as anormalidades congênitas podem ser causas ocasionais de morte.

Leitões

Taxa de mortalidade

A taxa de mortalidade pré-desmame de suínos em propriedades comerciais relatada em diferentes partes do mundo varia de 11 a 20%; mais de 30% das mortes acontece nas primeiras 24 h de vida e mais de 50% nos primeiros 4 dias após o nascimento.[16-18] A taxa de mortalidade se eleva à medida que aumenta o tamanho médio da ninhada e diminui o peso médio dos leitões ao nascimento. Na maioria das criações de suínos, o *peso viável* mínimo é de aproximadamente 1 kg. O número médio de leitões desmamados está relacionado ao tamanho da leitegada, até o valor primitivo de 14 animais, aumentando nas gestações seguintes, até o seu 5º parto. A taxa de mortalidade pré-desmame apresenta correlação negativa com o tamanho do plantel e com o uso de baias de parição e correlação positiva com o número dessas baias por galpão. Em alguns estudos, constatou-se que o uso de baias de parição reduz a mortalidade neonatal em 50%, principalmente em razão da menor frequência de morte por esmagamento do leitão pela porca.

Principais causas

As pesquisas sobre leitões neonatos indicam, repetidas vezes, que as principais causas de morte, do nascimento até o desmame, não são de origem infecciosa[16,17,19], mas decorrentes de: *inanição* e *esmagamento* (75 a 80%; embora possam ser secundárias ou resultado de hipotermia); anormalidades congênitas (5%); e doenças infecciosas (6%). As principais anormalidades congênitas são síndrome dos membros abertos, atresia anal e defeitos cardíacos. Em algumas propriedades, as doenças infecciosas podem ser importantes, mas não representam causa relevante de morte.

Doenças do feto

Na maioria dos rebanhos, a prevalência de doenças fetais é baixa, a menos que ocorra surto de aborto ou controle inapropriado de infecções endêmicas, como parvovirose. Ao contrário de outras espécies, a maior parte dos abortos é diagnosticada e sua causa é infecciosa.

Doença associada ao parto

Natimortos respondem por 4 a 8% do total de mortes de leitões nascidos a termo e 70 a 90% são do tipo II ou de mortes durante o parto (o leitão estava vivo no início do parto).[16] A viabilidade dos leitões recém-nascidos pode ser apropriadamente avaliada logo após o nascimento, com base no escore da cor da pele, nas frequências respiratória e cardíaca, no tônus muscular e na capacidade do animal em ficar de pé. Mais comumente, os natimortos nascem no fim da parição de grandes leitegadas, sendo uma prática relativamente comum o tratamento de rotina de porcas com ocitocina assim que nasce o primeiro leitão, a fim de abreviar o tempo de parição. Pesquisas controladas mostraram que embora administrar ocitocina nesse momento resulte em diminuição significativa do tempo de parição e dos intervalos de expulsão dos leitões, ocorre importante aumento do sofrimento e da anoxia fetais, de mortes durante o parto, bem como maior número de leitões nascidos vivos com ruptura do cordão umbilical e sujos com mecônio.

Doença pós-natal

A alta porcentagem de mortes causada por *esmagamento* e pisoteio inclui provavelmente leitões famintos e fracos e, portanto, com alto risco de serem esmagados. Estima-se que a taxa de esmagamento e inanição como causa de morte de neonatos varia de 19 a 58% em leitões nascidos vivos.[16] O escore da condição corporal da porca por ocasião do parto e seu instinto materno, capacidade em expor os tetos a todos os leitões e comportamento durante a amamentação também apresentam notável influência na sobrevivência dos leitões.

O estresse pelo frio também é importante causa de perda, e a disponibilização de um ambiente aquecido e confortável aos leitões recém-nascidos nos primeiros dias de vida é fundamental.[17] A menor temperatura crítica do leitão recém-nascido, individual, é 34°C. Quando a temperatura ambiente é inferior, o leitão fica sujeito ao estresse pelo frio e deve mobilizar suas reservas hepáticas e musculares de glicogênio a fim de manter a temperatura corporal interna. A colocação de lâmpadas de aquecimento sobre a área de movimentação dos animais, livre de corrente de vento, são as duas principais necessidades.

Manejo

A redução da taxa de mortalidade de leitões recém-nascidos depende de técnicas de manejo, como:

- Seleção apropriada das reprodutoras de acordo com o número de tetos, produção de leite e instinto materno
- Uso de baias de parição e disponibilização de áreas de movimentação dos leitões, a fim de minimizar a ocorrência de lesões por esmagamento
- Supervisão no momento do parto, a fim de minimizar o número de leitões com hipoxia e de morte ao nascimento ou alguns dias depois
- Estação de partos, que possibilita melhor controle econômico
- Alimentação que permite equiparar o tamanho da ninhada
- Equalização de leitegada com leitões de diferentes pesos ao nascimento
- Melhora do conforto térmico dos leitões
- Ferro suplementar
- Criação artificial com substitutos do leite contendo gamaglobulina suína purificada, a fim de prevenir infecção entérica.

Potros

Taxa de mortalidade

Em geral, os potros são bem supervisionados e bem cuidados, individualmente. A morte de neonatos é menos frequente do que em outras espécies, mas em algumas propriedades há equivalentes taxas de morbidade e mortalidade. As doenças infecciosas são importantes, além de anormalidades estruturais e funcionais, que, sem dúvida, são mais bem identificadas e tratadas do que em qualquer outra espécie de animal de grande porte. Em uma ampla pesquisa com éguas Puro-sangue, no Reino Unido, relata-se que apenas 2% dos potros recém-nascidos morreram, só 41% dos gêmeos e 98% dos animais oriundos de parto único sobreviveram. Em contraste, em uma propriedade de criação extensiva, notou-se taxa de mortalidade de 22% no período do nascimento até os 10 dias de vida. Na Irlanda, um estudo retrospectivo recente relatou taxa de mortalidade de potros de 5% nos primeiros 12 meses de vida; 64,7% das mortes ocorreram nos primeiros 30 dias e 82% de todos os óbitos aconteceram nos primeiros 6 meses de vida.[20]

Principais causas

Doenças do feto

Doença fetal é uma importante causa de perda; em uma pesquisa, as infecções responderam por aproximadamente 30% dos abortos. No Reino Unido, em um estudo retrospectivo de 10 anos com 1.252 fetos e potros neonatos enviados para exame pós-morte, constatou-se que infecção por herpes-vírus equino e placentite representaram 6,5 e 9,8% dos diagnósticos, respectivamente. A placentite ocorreu no fim da gestação, tendo sido mais comum ao redor do polo cervical e na metade inferior do alantocórion e causada por infecção crônica ascendente por bactérias ou fungos que habitam o trato genital inferior.

Doença associada ao parto

Asfixia neonatal, distocia, anormalidade do cordão umbilical, defeitos congênitos e traumatismo musculoesquelético são causas importantes de morte de potros. Na Irlanda, um estudo retrospectivo constatou que 45,5% do total de mortes que ocorreram nos primeiros 30 dias de vida foram atribuídas a anormalidades congênitas, 18,2% à síndrome da asfixia perinatal e 18,2% a traumatismo musculoesquelético.[20] Em um estudo no Reino Unido, a anormalidade do cordão umbilical respondeu por 38,8% dos diagnósticos finais. Em geral, a torção do cordão umbilical resultou em morte do feto no útero, mas a anormalidade isquêmica no cordão longo/polo cervical resultou em morte durante o parto e um feto vivo com lesões compatíveis com hipoxia aguda. Gestação gemelar está mais sujeita a aborto espontâneo.

Doença pós-natal

As doenças pós-natais que causam morte, do nascimento até 2 meses de idade, incluem falta de maturidade (36%), defeito estrutural (23%), lesão ao nascimento (5%), síndrome convulsiva (5%), distúrbio alimentar (12%), infecção generalizada (11%), além de outras (miscelânea; 9%). Dentre as *doenças infecciosas*, as mais relevantes são as enfermidades gastrintestinais e as septicêmicas. Embora no passado muitas dessas doenças fossem fatais, ocorreram avanços significativos em perineonatologia equina, nos anos de 1980 e 1990, e desenvolvimento de protocolos terapêuticos de doença neonatal, com base em dados equivalentes obtidos da medicina humana. Tem-se comprovado a utilidade desses procedimentos no controle e no tratamento de prematuridade, imaturidade, dismaturidade e síndrome do mau ajustamento neonatal em potros recém-nascidos, bem como nas doenças entéricas e septicêmicas. Foram estabelecidos diferentes níveis de cuidado intensivo, iniciando-se por aqueles que podem ser empregados na propriedade e aumentando de acordo com a sofisticação, a necessidade de instalações e de instrumentação até atingir os níveis de um hospital de referência especializado. Estudos iniciais de acompanhamento indicam que essa abordagem tem considerável utilidade em potros com doença neonatal e que a maioria dos que sobrevivem torna-se adulto atlético competente.

Crias de camelídeos do Novo Mundo

Taxa de mortalidade

A taxa de mortalidade de lhamas e alpacas recém-nascidas é baixa em comparação com outras espécies de animais de produção; em parte, isso se deve ao fato de os camelídeos do Novo Mundo serem, com frequência, mantidos como animais de companhia e receberem melhor atenção e tratamento mais intensivo quando adoecem. A taxa de mortalidade pré-desmame de crias de lhamas e alpacas varia de 2 a 6, e a grande maioria das mortes ocorrem na primeira semana de vida.[21,22]

Principais causas

Doenças do feto

Estima-se que ocorre aborto e perda fetal após 100 dias de gestação em 5% do total de gestações de camelídeos do Novo Mundo.[23] As causas não infecciosas comuns de aborto incluem estresse (p. ex., relacionadas a transporte), deficiências nutricionais e administração iatrogênica de $PGF_{2\alpha}$ ou glicocorticoide. Causas infecciosas documentadas de aborto compreendem toxoplasmose, brucelose, clamidiose, listeriose, leptospirose e neosporose.[23]

Doença associada ao parto

A taxa de mortalidade perinatal de crias de camelídeos está estreitamente associada com o curso da parição e a idade da mãe por ocasião do nascimento. Distocia e nascimento assistido claramente aumentam o risco de morbidade pós-natal e mortalidade perinatal e pós-natal em crias de camelídeos do Novo Mundo, como acontece em outras espécies.[21]

Doença pós-natal

A grande maioria das mortes antes do desmame ocorre na primeira semana de vida e constatou-se que hipotermia e inanição são as causas mais comuns. Notou-se que baixo peso ao nascimento aumenta consideravelmente o risco de morte perinatal, bem como a idade jovem da mãe. Fêmeas primíparas com 2 a 3 anos de idade parem crias mais magras do que as mais velhas e considera-se que produzem menos colostro e de qualidade inferior ao de suas companheiras de rebanho multíparas. Crias menores têm mais dificuldade em permanecer de pé e mamar quantidade suficiente de colostro e perdem mais calor corporal decorrente da maior área da superfície corporal em relação à massa corporal; assim, apresentam maior risco de enfraquecimento, e até morte, ou de desenvolver doença perinatal ou pós-natal.[21] Um parto difícil influencia negativamente a vitalidade perinatal e aumenta de modo considerável o risco de morbidade e mortalidade pós-natal.[22]

LEITURA COMPLEMENTAR

Dwyer CM. The welfare of neonatal lambs. Small Rumin Res. 2008;76:31-41.
Mee JF, Berry DP, Cromie AR. Prevalence of, and risk factors associated with, perinatal calf mortality in pasture based Holstein-Friesian cows. Animal. 2008;2:613-620.

REFERÊNCIAS BIBLIOGRÁFICAS

1. Dwyer CM. Small Rumin Res. 2008;76:31-41.
2. Dwyers CM. J Anim Sci. 2008;86:E246-E258.
3. Holmøy IH, et al. Prev Vet Med. 2012;107:231-241.
4. Mee JF, et al. Animal. 2008;2:613-620.
5. Bicalho RC, et al. J Dairy Sci. 2007;90:2797-2803.
6. Lombard JE, et al. J Dairy Sci. 2007;90:1751-1760.
7. Bleul U. Livest Sci. 2011;135:257-264.
8. Linden TC, et al. J Dairy Sci. 2009;92:2580-2588.
9. Raboisson D, et al. J Dairy Sci. 2013;96:2913-2924.
10. USDA. 2007. (Accessed 10.01.14, at <http://www.aphis.usda.gov/animal_health/nahms/dairy/downloads/dairy07/Dairy07_dr_PartII.pdf>).
11. Gundelach Y, et al. Theriogenology. 2009;71:901-909.
12. Guliksen SM, et al. J Dairy Sci. 2009;92:2782-2795.
13. USDA. 2007. (Accessed 10.01.14, at <http://www.aphis.usda.gov/animal_health/nahms/dairy/downloads/dairy07/Dairy07_ir_CalfHealth.pdf>).
14. Stilwell G, Carvalho RC. Can Vet J. 2011;52:524-526.
15. USDA APHIS. 2010. (Accessed 10.01.14, at <http://www.aphis.usda.gov/animal_health/nahms/beefcowcalf/downloads/beef0708/Beef0708_is_Mortality.pdf>).
16. KilBride AL, et al. Prev Vet Med. 2012;104:281-291.
17. O'Reily KM, et al. Vet Rec. 2006;159:193-196.
18. Li YZ, et al. Can J Anim Sci. 2012;92:11-22.
19. Weber R, et al. Livest Sci. 2009;124:216-222.
20. Galvin NP, Corley KTT. Ir Vet J. 2010;63:37-43.
21. Bravo PW, et al. Anim Reprod Sci. 2009;111:214-219.
22. Sharpe MS, et al. Aust Vet J. 2009;87:56-60.
23. Vaughan JL, Tibary A. Small Rumin Res. 2006;61:259-281.

Doença perinatal | Investigação especial de qualquer morte (doença) de neonatos

O protocolo a seguir é uma diretriz genérica para a investigação de morte de animais recém-nascidos. Requer modificação, dependendo da espécie envolvida.

1. Determine o tempo de gestação para assegurar que os animais nasçam a termo.
2. Obtenha informações epidemiológicas sobre a doença. Quando possível, as informações devem incluir:
   - Qual é a anormalidade?
   - Qual a idade aparente no início da doença e a idade por ocasião da morte?
   - Quais sinais clínicos estão consistentemente associados à doença?
   - Qual a prevalência e o risco proporcional em grupos particulares (materno, paterno, nutricional, vacinado etc.)?
   - Qual o número de partos da mãe do animal e qual o risco proporcional que isso representa ao grupo?
   - Qual o histórico de nascimento dos animais acometidos? Os nascimentos são supervisionados? Em caso positivo, qual a frequência de casos e quais os critérios para intervenção? Qual o risco proporcional associado com parto prolongado?
   - Há influência do tamanho da leitegada? Como está a saúde de outras leitegadas?
   - Havia alguma diferença no manejo das mães dos animais acometidos, comparativamente ao grupo como um todo?
   - Qual o programa de fornecimento de colostro na propriedade?
   - Como eram as condições ambientais nas últimas 48 h (em animais estabulados, a qualidade do ambiente deve ser mensurada objetivamente)?
3. Realize exame pós-morte de todos os neonatos mortos disponíveis. A determinação do peso corporal é fundamental; a mensuração do *comprimento craniocaudal* também pode possibilitar a indicação da idade gestacional. Na sequência de prioridades, a finalidade do exame pós-morte é determinar:
   - O momento da morte em relação ao parto (p. ex., doença do feto, doença associada ao parto, morte no período pós-natal imediato ou tardio). Isso pode ser determinado pelo estado dos pulmões, pela natureza da extremidade da artéria umbilical rompida e a presença de um coágulo, pelo conteúdo dos depósitos de gordura marrom e se o animal caminhou e mamou antes de morrer
   - Se os animais nasceram vivos e morreram devido ao estresse pelo frio, hipoglicemia e inanição. Uma informação pode ser obtida mediante a avaliação da reserva de gordura marrom e a observação de presença ou ausência de leite no trato gastrintestinal e de gordura nos linfáticos intestinais. A presença de edema subcutâneo nos membros pélvicos também é relevante
   - Possível presença de lesão ou traumatismo ao nascimento. Além do exame das costelas e fígado à busca de traumatismo e das áreas de ocorrência de edema subcutâneo, deve-se examinar o cérebro para verificar a possibilidade de hemorragia
   - Presença de doença infecciosa. Se necessário, devem ser enviadas amostras para exame
   - Presença de doença congênita.
4. Se houver suspeita de aborto, amostras de tecidos do feto e da placenta devem ser enviadas para exames laboratoriais. Os exames solicitados são patológicos e microbiológicos para microrganismos sabidamente patogênicos para a espécie animal em questão.
5. Deve-se obter uma amostra de soro sanguíneo da mãe a fim de realizar exames sorológicos para patógenos teratogênicos, seguido, 2 semanas depois, por exame de outra amostra. Também devem ser enviadas amostras de mães não acometidas. Pode auxiliar no diagnóstico de infecção intrauterina do feto uma amostra de soro obtida antes da mamada de animais acometidos.
6. Verifique as práticas de manejo empregadas na ocasião, com atenção especial às características climáticas, ao suprimento nutricional, ao instinto materno e à supervisão do proprietário – todos considerados fatores que podem influenciar a taxa de sobrevivência. Sempre que possível, adotar medidas objetivas. Por exemplo, nas propriedades que criam bezerros, deve-se verificar a eficácia da transferência passiva de imunoglobulinas colostrais por exame de sangue de uma parcela dos bezerros. O consumo real de alimentos também deve ser estabelecido por mensuração objetiva, e assim por diante.

LEITURA COMPLEMENTAR

English PR, Morrison V. Causes and prevention of piglet mortality. Pig News Info. 1984;4:369-376.

Haughey KC. Perinatal lamb mortality: its investigation, causes and control. J S Afr Vet Assoc. 1991;62:78-91.

Kasari TR. Wikse SE. Perinatal mortality in beef herds. Vet Clin North Am Food Anim Pract. 1994;10:1-185.

Mellor DJ, Stafford KJ. Animal welfare implications of neonatal mortality and morbidity in farm animals. Vet J. 2004;168:118-133.

Randall GCB. Perinatal mortality. Some problems of adaptation at birth. Adv Vet Sci. 1978;22:53.

Rook JS, Scholman G, Wing-Procter S, Shea M. Diagnosis and control of neonatal losses in sheep. Vet Clin North Am Food Anim Pract. 1990;6:531-562.

Rossdale PD, McGladdery AJ. Recent advances in equine neonatology. Vet Annu. 1992;32:201-208.

DOENÇA PERINATAL | ANOMALIAS CONGÊNITAS

Sinopse

- Etiologia: causas genéticas, infecciosas, tóxicas e físicas são incriminadas como causadoras de algumas anomalias, mas a etiologia da maioria delas é desconhecida
- Epidemiologia: incidência baixa, porém relevante, em todos os animais; a epidemiologia depende da causa
- Achados clínicos: as anomalias congênitas podem ser estruturais ou funcionais; os sinais clínicos dependem do(s) sistema(s) orgânico(s) envolvido(s)
- Patologia clínica: testes sorológicos e bioquímicos específicos podem ser utilizados no diagnóstico e no controle de algumas doenças congênitas e, quando disponíveis, são detalhados nos tópicos da doença específica
- Achados de necropsia: são específicos do problema em particular
- Confirmação diagnóstica: as anormalidades estruturais ou funcionais presentes ao nascimento são, obviamente, defeitos congênitos, os quais podem ou não ser hereditários, podendo ou não se manifestar ao nascimento; análise genômica para defeitos hereditários
- Controle: evitar exposição a agentes teratogênicos; vacinação contra algumas infecções teratogênicas; identificação de portadores de anormalidades genéticas

Etiologia

A doença congênita pode se originar de defeito genético ou de agressão ou agente associado com o ambiente fetal. Um neonato com defeito congênito é um sobrevivente que se adaptou a um evento anormal de natureza genética ou ambiental ou de interação genética-ambiental, em um ou mais dos estágios das sequências de desenvolvimento embrionário e fetal.

As anormalidades *genéticas* podem resultar em amplo espectro de distúrbios, que podem variar desde graves malformações morfológicas até a ocorrência de erros inatos do metabolismo de animais, que podem nascer aparentemente normais e desenvolver uma doença, posteriormente, ao longo da vida.

A suscetibilidade aos *agentes ambientais* prejudiciais depende da natureza e da gravidade (tamanho da dose e duração da aplicação) da agressão e diminui com a idade fetal. Antes de sua fixação, o zigoto é resistente aos teratógenos, porém é suscetível às aberrações cromossômicas e às mutações genéticas. Os agentes nocivos que comprometem os estágios de blástula e de gástrula e que interferem com a aposição normal da mucosa uterina geralmente são embriotóxicos e induzem à morte embrionária precoce.

O período durante o qual ocorre a formação de um *sistema orgânico* é um período especialmente crítico para esse sistema, e se diferentes teratógenos são aplicados nessa fase, podem causar defeitos similares. Um exemplo é o complexo artrogripose-fenda palatina, que pode ser notado em bezerros bovinos que consomem algumas espécies de tremoço, em bezerros infectados com o vírus Akabane no útero e em uma doença hereditária em bezerros charoleses.

Muitos defeitos congênitos não hereditários em animais ocorrem na forma de "surtos", refletindo a exposição de um rebanho de fêmeas prenhes a vírus, plantas tóxicas ou outros teratógenos, durante o período de suscetibilidade do feto. Como isso acontece no início da gestação, quase sempre é muito difícil determinar a natureza dessa exposição no momento do nascimento dos animais.

Alguns teratógenos são muito *específicos* ao defeito que ocasiona e sua ação pode se restringir a uma única espécie; uma tentativa diagnóstica como causa pode se basear nessa associação. Outros provocam uma ampla variedade de anormalidades que também podem ser ocasionadas por outros teratógenos e a causa é menos evidente.

A etiologia exata da maioria dos defeitos congênitos é desconhecida. Influências que sabidamente ocasionam anomalias congênitas são apresentadas neste texto.

Anormalidades cromossômicas e hereditárias

A maioria das anormalidades cromossômicas está associada com baixa fertilidade e morte embrionária precoce. Algumas são estruturais ou aberrações numéricas. A importância da anormalidade cromossômica na ocorrência de defeitos congênitos em animais pecuários não foi extensivamente pesquisada, mas em um estudo com 55 bezerros abortados e natimortos constatou-se seis animais com componente cromossômico anormal. Em geral, essa anormalidade está associada com deformações múltiplas. A maioria das anormalidades cromossômicas envolve genes mutantes, é hereditária e de caráter recessivo. Há muitos exemplos em animais domésticos.

Infecções virais e de outros tipos

São considerados teratógenos: membros das famílias *Bunyaviridae* (vírus Akabane, vírus do vale Cache e vírus da febre do vale do Rift), *Orbivirus* (vírus da doença da língua azul, vírus da doença hemorrágica epizoótica e vírus Chuzan) e *Pestivirus* (vírus da diarreia viral bovina, vírus da doença da fronteira e vírus da cólera suína); vírus da encefalite Japanese B; e vírus Wesselsbron. Outros vírus também podem resultar em morte fetal sem ocorrência de malformação, como:

- Vírus Akabane: a infecção de vacas, ovelhas e cabras prenhes causa artrogripose, microencefalia e hidrocefalia. A infecção e a doença do feto dependem do estágio de gestação e de sua condição imune. Em bovinos infectados aos 76 a 104 dias de prenhez, há predominância de hidranencefalia; aos 104 a 173 dias de gestação, artrogripose; e após 173 dias, poliomielite quando a infecção se instala. Em ovinos, a janela de suscetibilidade para defeitos congênitos varia de 30 a 50 dias
- Vírus do vale Cache: a infecção congênita de cordeiros causa doença muito semelhante àquela ocasionada pelo vírus Akabane em bovinos. O período de suscetibilidade para defeitos congênitos é de 36 a 45 dias de gestação; a infecção de ovelhas prenhes pelo vírus da febre do vale do Rift resulta em placentite e aborto, mas cepas vacinais atenuadas provocam artrogripose e defeitos cerebrais
- Vírus da doença da língua azul: a vacinação de ovelhas com cepa de vírus atenuado, entre 35 e 45 dias de prenhez, provoca alta prevalência de porencefalia em cordeiros. Infecções naturais de ovinos (50 a 80 dias de gestação) e bovinos (60 a 120 dias de gestação) podem resultar em morte e reabsorção do feto ou nascimento de natimortos, animais fracos ao nascimento, animais com hidrocefalia e hidranencefalia e, ocasionalmente, com artrogripose. Defeitos semelhantes são constatados nas infecções pelos vírus Chuzan, Aino e Kasba
- Diarreia viral bovina: a infecção por cepas citopatogênicas antes de 100 dias de prenhez pode resultar em aborto e mumificação, hipoplasia cerebelar e defeitos oculares, incluindo catarata, degeneração de retina e hipoplasia e neurite do nervo óptico. Outras anormalidades são braquignatia, pelos encaracolados, abortos, natimortos e mumificação. A infecção do feto bovino entre 45 e 125 dias de gestação por um biotipo não citopático do vírus pode resultar no desenvolvimento de um bezerro com viremia persistente e imunotolerante que, se levado a termo e nascido vivo, permanece persistentemente virêmico e, posteriormente, pode desenvolver doença das mucosas
- Vírus da doença da fronteira: a janela de suscetibilidade é de 16 a 90 dias de gestação; dependendo da idade do feto por ocasião da infecção e de sua resposta imune, a infecção fetal pode resultar em morte do feto, retardo de crescimento, nascimento de cordeiros persistentemente infectados ou com hipomielinogênese, hidranencefalia e displasia cerebelar. Também é possível notar defeitos na pelagem
- Vírus da cólera suína: a vacinação de porcas com vírus modificado, entre 15 e 25 dias de prenhez, ocasiona o nascimento de leitões com edema, deformação do nariz e rins anormais. Infecção natural pelo vírus

de campo pode provocar ineficiência reprodutiva e hipoplasia cerebelar em leitões
- Vírus não identificado: foi associado com tremor congênito tipo AII em suínos
- Vírus Wesselsbron e vírus da febre do vale do Rift: a infecção congênita causa doença do sistema nervoso central em bovinos e ovinos
- Vírus da encefalite Japanese B: em suínos, pode resultar em aborto ou no nascimento de leitões fracos, mumificados ou natimortos e de leitões nascidos vivos e com anormalidades neurológicas. A janela de suscetibilidade varia de 40 a 60 dias de gestação
- Vírus da pseudorraiva: a infecção de porcas prenhes pode resultar em mioclonia congênita em leitões
- Vírus, bactérias e protozoários que causam aborto em animais também podem provocar retardo no crescimento intrauterino e no nascimento de neonatos fracos altamente sujeitos à morte na idade jovem.

Deficiência nutricional

Sabe-se que muitos defeitos congênitos em animais são causados por deficiências de nutrientes específicos na dieta da mãe. Os exemplos são:

- Iodo: bócio e maior taxa de mortalidade neonatal são verificados em todas as espécies; ocorre gestação prolongada em equinos e ovinos. Notam-se lesões musculoesqueléticas congênitas em potros (síndrome da dismaturidade hipotireoidiana congênita). A deficiência de iodo pode ser primária ou secundária, induzida por nitrato ou *Brassica* spp. Também ocorrem síndromes causadas por excesso de iodo, frequentemente associadas com a ingestão exagerada de algas marinhas ou de produtos derivados
- Cobre: ataxia enzoótica em cordeiros pode ser decorrência de deficiência primária de cobre ou de deficiência secundária, em que a disponibilidade de cobre é comprometida pela presença de outros minerais (p. ex., molibdênio e ferro)
- Manganês: condrodistrofia e deformação de membros em bezerros
- Vitamina D: raquitismo em neonato
- Vitamina A: anormalidade de olhos, lábio leporino e outros defeitos em leitões
- Vitamina E e/ou selênio: cardiomiopatia congênita e distrofia muscular
- Cobalto: a deficiência congênita reduz o vigor físico dos cordeiros ao nascimento e aumenta a taxa de mortalidade perinatal devido ao comprometimento da função imune desses animais. Efeito similar na função imune de cordeiros e bezerros neonatos foi proposto na deficiência de cobre.

A subnutrição da mãe pode resultar em maior taxa de mortalidade de neonatos e suspeita-se que cause deformidades de membros, frouxidão articular congênita e nanismo em bezerros. A deficiência de vitamina A induzida pela ingestão de ramas de batata ou de água com alto teor de nitrato foi associada com a ocorrência de cegueira congênita em bezerros.

Plantas tóxicas

Os efeitos teratogênicos das plantas tóxicas foram revistos de modo detalhado. Alguns exemplos são:

- *Veratrum californicum*: fornecido a ovelhas ao redor do 14º dia de prenhez pode causar ciclopia congênita e outras anomalias no crânio e no cérebro de cordeiros, além de gestação prolongada. Quando ingerida entre o 27º e o 32º dia de prenhez pode ocasionar anormalidades de membros. Estenose de traqueia foi verificada após o fornecimento dessa planta no 31º ao 33º dia de gestação. O alcaloide ciclopamina é a substância teratogênica
- *Lupinus* sp.: a "doença do bezerro deformado" está associada à sua ingestão durante a prenhez. Costuma causar sérios problemas em algumas pastagens do oeste da América do Norte. Há, aproximadamente, 100 espécies de *Lupinus* no Canadá e nos EUA, mas a ocorrência da doença tem sido associada, principalmente, com a ingestão de *L. sericeus*, *L. leucophyllus*, *L. caudatus* e *L. laxiflorus*. Acredita-se que essas espécies sejam tóxicas por seu conteúdo de anagirina; contudo, alguns alcaloides piperidinas também podem provocar a doença. A enfermidade foi induzida pelo fornecimento de lupinos contendo anagirina em vacas prenhes entre o 40º e o 90º dia de gestação; todavia, pode ocorrer mais tarde quando a ingestão ocorre durante pastejo natural. A síndrome é caracterizada por artrogripose, torcicolo, escoliose e fenda palatina
- *Astragalus* e *Oxytropis* spp.: provocam contratura de membros em bezerros e cordeiros, além de morte do feto e aborto
- Plantas do tabaco: a ingestão de *Nicotiana tabacum* (tabaco Burley) e *Nicotiana glauca* (tabaco-arbóreo) por porcas entre o 18º e o 68º dia de gestação, com pico de suscetibilidade entre o 43º e o 55º dia, pode provocar deformidades dos membros de seus leitões. O teratógeno é o alcaloide piperidina anabasina. Fenda palatina e artrogripose também foram induzidas experimentalmente em fetos de vacas e ovelhas alimentadas com *N. glauca* durante a prenhez; no entanto, a planta não é palatável, sendo improvável que sua ingestão cause doença natural
- *Conium maculatum*: a cicuta tóxica, ingerida por vacas entre o 55º e o 75º dia de gestação, por ovelhas entre o 30º e o 60º dia e por porcas entre o 30º e o 62º dia, causa artrogripose, escoliose, torcicolo e fenda palatina em fetos. Os bovinos são mais suscetíveis. Os alcaloides piperidinas coniina e coniceína são os responsáveis
- *Leucaena leucocephala* (ou mimosina, seu princípio tóxico): provoca polipodia (patas supranumerárias) nos membros torácicos de leitões quando fornecida experimentalmente às porcas
- Intoxicação por fungos: ocorre devido à ingestão de palhas de cereais mofadas, sendo, epidemiologicamente, associada a surtos de estenose espinal congênita e deformidades ósseas relacionadas com fechamento prematuro das placas de crescimento, em bezerros.

Produtos químicos agropecuários

O uso de alguns produtos químicos agropecuários está associado com a ocorrência de efeitos teratogênicos, inclusive:

- Alguns benzimidazóis (parbendazol, cambendazol, oxfendazol, albendazol, netobimina) são teratógenos importantes em ovinos, causando anormalidades esqueléticas, renais e vasculares, quando administrados entre o 14º e o 24º dia de prenhez
- O metaliburo, uma medicação utilizada para controlar o cio de porcas, causa deformações de membros e crânio de suínos, quando fornecido às porcas no início da gestação
- Suspeita-se que o afolato, um esterilizante químico de insetos, cause defeitos congênitos em ovinos
- A administração de triclorfon às porcas gestantes pode resultar no nascimento de leitões com hipoplasia cerebelar e tremor congênito
- Suspeita-se que a administração de griseofulvina às éguas no segundo mês de prenhez ocasiona microftalmia e deformação óssea da face em potro
- Os organofosforados foram extensamente testados e constatou-se que, em geral, não são teratogênicos. É provável que o suposto efeito teratogênico seja mais um reflexo do uso muito comum desses produtos na agricultura (ver discussão na seção intoxicação por organofosforados).

Agressões físicas

Também podem resultar em anormalidades fetais. Os exemplos são:

- A exposição excessiva à radiação beta ou gama (p. ex., após explosão atômica) pode causar alta incidência de malformações macroscópicas nos fetos em desenvolvimento
- A palpação retal, utilizando o método de punção amniótica, em vacas Holstein Friesian, entre o 35º e o 41º dia de gestação, está associada à ocorrência de atresia de cólon em bezerros ao nascimento; todavia há, também, influência genética. É provável que a causa seja a lesão induzida pela palpação durante o desenvolvimento dos vasos sanguíneos do cólon
- A indução experimental de hipertermia na mãe provoca deformidades congênitas, mas parece que isso não acontece em condições naturais. As anormalidades mais graves são verificadas após exposição no início da prenhez (18 a 25 dias de gestação

em ovelhas). As anomalias no desenvolvimento do sistema nervoso central são as mais comuns; as da medula espinal, como artrogripose, bem como a exposição de ovelhas à alta temperatura (42°C) provocam retardo no desenvolvimento dos membros – os cordeiros não são, na verdade, miniaturas porque apresentam deformações seletivas, como encurtamento seletivo dos metacarpos. Esse defeito é observado independentemente se a dieta é ou não apropriada. Em ovelhas, hipertermia entre o 30º e o 80º dia de prenhez causa retardo no desenvolvimento do feto. Anormalidades do desenvolvimento foram experimentalmente induzidas em embriões obtidos de suínos e expostos à temperatura ambiental semelhante àquela que pode estar associada com falha reprodutiva decorrente de elevada temperatura ambiente, em rebanhos de suínos.

Influências ambientais

Atualmente, há um considerável interesse sobre os possíveis efeitos teratogênicos das alterações ambientais causadas pelo homem. A preocupação é compreensível porque o feto é um indicador biológico sensível da presença de influências ambientais nocivas. Por exemplo, após descarte acidental de bifenilos polibromados, grande parte dos protestos públicos relacionou-se à provável ocorrência de anomalias congênitas. As influências nocivas podem ocasionar danos físicos ou químicos. Após avaliação epidemiológica das anormalidades congênitas em suínos, verificou-se que algumas causas eram provenientes do ambiente natural; alterações ambientais causadas pelo homem, especialmente práticas de manejo, tiveram pouca influência. Em algumas regiões, uma preocupação atual é o aumento aparente de defeitos congênitos associados, acredita-se, com exposição a campo eletromagnético de radiofrequência relativos a redes de telefonia móvel, mas há poucos dados consistentes a respeito.

Epidemiologia

As ocorrências espontâneas de anormalidades individuais diferem amplamente. Determinar a causa de um defeito congênito é, quase sempre, um desafio, mesmo quando todos os métodos de exame são empregados. As considerações epidemiológicas propiciam alguns dos melhores indícios, mas são, obviamente, pouco úteis quando o número de casos é limitado. É relativamente fácil verificar a participação da hereditariedade quando estão disponíveis registros apropriados de acasalamento. A lista atualizada dos teratógenos reconhecidos surgiu principalmente de estudos epidemiológicos sequenciais, sugerindo possível casualidade, seguida de desafio e reprodução experimental do defeito, utilizando-se o teratógeno suspeito.

A expressão da *prevalência* das anomalias congênitas tem muito pouco valor, a menos que esteja relacionado ao tamanho da população em risco; praticamente nenhum registro inclui esse dado vital. Ademais, a maioria dos registros disponíveis são retrospectivos e se baseiam no número de casos atendidos em um laboratório ou hospital.

Há relatos de que a taxa de prevalência de 0,5 a 3%, para bezerros e 2% para cordeiros são semelhantes à taxa em humanos, de 1 a 3%. Também relata-se taxa muito maior em animais, de 5 a 6%. Um estudo de mais de 3.500 casos de abortos, natimortos e mortes perinatais em equinos indica malformações congênitas em quase 10% desses casos. Há literatura bastante extensa sobre defeitos congênitos em animais, bem como dados bibliográficos.

Algumas raças e famílias apresentam taxa de prevalência extraordinariamente elevada em razão do alto grau de consanguinidade. O uso extensivo de algumas características genéticas, por meio de inseminação artificial, pode resultar em aumento significativo na ocorrência e na similaridade da natureza das anomalias congênitas quando os touros são carreadores de doença genética. Por exemplo, usar touros portadores da síndrome da malformação vertebral complexa resultou em aumento de, aproximadamente, três vezes na ocorrência de artrogripose, defeito de septo ventricular e malformações vertebrais em bezerros Holstein Friesian submetidos a diagnóstico laboratorial, nos Países Baixos, entre 1994 e 2000.

Uma relação dos defeitos congênitos relatados é incluída na seção Leitura Complementar.

Patogênese

A patogênese de muitas anomalias congênitas de grandes animais é pouco compreendida, mas parece que a doença ocasionada por um teratógeno tem sua própria patogênese. Em grandes animais, as anomalias congênitas incluem defeitos induzidos por malformações estruturais, deformações, destruição de tecidos por agentes estranhos e deficiências enzimáticas ou, ainda, uma combinação desses fatores.

Malformações estruturais e deformações

As *malformações estruturais* resultam de um erro na morfogênese. A agressão que ocasiona erros morfogênicos acontece durante a organogênese, ou seja, é uma influência imposta no início da gestação. As *deformações* ocorrem quando há alteração morfológica de uma estrutura corporal que já sofreu diferenciação normal. As influências que causam deformações atuam posteriormente, no início da prenhez, após a organogênese.

Deformação é a causa de artrogripose e fenda palatina causadas por alcaloides piperidinas contidos em *Conium maculatum* e *Nicotina* spp. e por anagirina, presente em *Lupinus* spp., que ocasionam diminuição quimicamente induzida nos movimentos dos fetos. O exame ultrassonográfico do feto normal mostra que há vários períodos de alongamento e movimentos vigorosos durante o período de 30 min de exame. Em contraste, o feto sob a influência de anagirina apresenta movimentos limitados e repousa calmamente, quase sempre em uma posição torcida. Os movimentos limitados dos membros do feto resultam em sua fixação artrogripótica e quando o pescoço permanece em posição constantemente flexionada, causa pressão da língua no palato duro, inibindo seu fechamento. Em estudos experimentais, verifica-se forte relação entre o grau e a duração da redução dos movimentos fetais, comprovada na ultrassonografia, e subsequente gravidade das lesões ao nascimento.

A restrição dos movimentos fetais e as deformações também podem ser ocasionadas por teratógenos, que causam lesão e disfunção de sistemas orgânicos, como neuropatia primária, notada na síndrome autossômica recessiva em bovinos chaloreses, e neuropatia adquirida, na infecção pelo vírus Akabane; ambas causam artrogripose devido à ausência de ação neurogênica na atividade muscular.

Sugere-se, com bom grau de evidência, que a etiologia e a patogênese de torcicolo congênito e escoliose da cabeça do feto equino estão relacionadas com maior incidência de apresentação transversal do feto. Também, acredita-se que as deformações flexurais dos membros são decorrentes de erros no posicionamento do feto e da acomodação uterina limitada que, adicionalmente, pode ser complicada pela obesidade materna. A morfologia anormal da placenta também pode ser importante na gênese das deformações esqueléticas.

Teratogênese viral

Está relacionada à suscetibilidade de células diferenciadas e não diferenciadas à fixação, penetração e replicação do vírus; à patogenicidade do vírus (cepa citopatogênica *versus* cepa não citopatogênica do vírus da diarreia bovina); aos efeitos do vírus nas células; e ao estágio de maturação da função imune do feto por ocasião da infecção. As infecções virais podem resultar em morte pré-natal, no nascimento de neonatos não viáveis com graves lesões destrutivas, ou no nascimento de neonatos viáveis com retardo do desenvolvimento ou função anormal (tremores, cegueira). A idade gestacional no momento da infecção é um importante fator. Em ovelhas infectadas pelo vírus da doença da fronteira, entre o 16º e o 90º dia de gestação, a ocorrência da síndrome caracterizada por morte embrionária precoce, aborto e natimorto e nascimento de cordeiros com defeitos, pequenos e fracos, está relacionada à idade do feto por ocasião da infecção. Alguns vírus provocam destruição seletiva de tecidos e da função orgânica no fim do período de gestação; as abiotrofias são exemplos de deficiências enzimáticas seletivas. As patogêneses das doenças virais são descritas sob títulos específicos, em capítulos posteriores.

Defeitos congênitos hereditários

Muitos *defeitos congênitos hereditários*, alguns dos quais se manifestam clinicamente em uma idade posterior, estão associados com deficiências enzimáticas específicas. Os exemplos incluem doença da urina de cor parecida com xarope de bordo (DXB), citrulinemia, deficiência do fator XI em bovinos e doença do armazenamento lisossômico. Esta última ocorre quando há acúmulo excessivo de substrato não digerido nas células. Na manosidose, a doença é decorrência do acúmulo de sacarídeos causados pela deficiência de α-manosidase ou β-manosidase no lisossomo. A gangliosidose GM_1 é causada pela deficiência de β-galactosidase; a gangliosidose GM_2 é causada pela deficiência de hexosaminidase.

A idade em que ocorre o surgimento dos sinais clínicos e a sua gravidade dependem da importância da enzima deficiente, da função bioquímica e do tipo celular acometido e, na doença do armazenamento, da taxa de acúmulo do substrato. A deficiência do fator XI se manifesta como tendência hemorrágica, mas essa anormalidade não é, necessariamente, letal. Já os bezerros com citrulinemia e DXB manifestam sintomas neurológicos e morrem logo após o nascimento, enquanto na α-manosidose o início da doença clínica pode demorar vários meses.

Achados clínicos e de necropsia

A finalidade desse texto é mencionar detalhes dos sinais clínicos de todos os defeitos congênitos, mas há necessidade de alguns comentários gerais. Cerca de 50% dos animais com defeito congênito são *natimortos*. Quase sempre os defeitos clínicos são facilmente notados. Na maioria dos registros publicados, verifica-se que as altas taxas de doenças dos sistemas nervoso e musculoesquelético podem estar relacionadas com a facilidade de detecção das anormalidades nesses sistemas. Por exemplo, em uma pesquisa sobre defeitos congênitos em suínos, relata-se que as porcentagens de ocorrência nos diferentes sistemas corporais foram:

- Ossos e articulações: 23%
- Sistema nervoso central: 17%
- Órgãos dos sentidos especiais: 12%
- Conjunto dos sistemas digestório e respiratório (especialmente fenda palatina e atresia anal): 27%
- Miscelânea (principalmente monstros): 9%
- Sistema geniturinário e parede abdominal (hérnias): 5% cada
- Sistema cardiovascular: 3%.

Em uma pesquisa sobre defeitos congênitos em bezerros, as porcentagens de ocorrência foram:

- Sistema musculoesquelético: 24%
- Sistemas digestório e respiratório: 13%
- Sistema nervoso central: 22%
- Parede abdominal: 9%
- Sistema urogenital: 4%
- Sistema cardiovascular: 3%
- Sistema tegumentar: 2%
- Outros: 4%
- Gêmeos unidos de forma anômala e hidropisia amniótica: 20%.

Em uma pesquisa em potros, as porcentagens de ocorrência aproximadas foram:

- Sistema musculoesquelético: 50%
- Sistemas digestório e respiratório: 20%
- Sistema urogenital: 9%
- Parede abdominal: 6%
- Sistema cardiovascular: 5%
- Olhos: 5%
- Sistema nervoso central: 5%.

Em um estudo sobre natimortos e morte perinatal em equinos verificou-se que a síndrome do potro contraído e as anormalidades craniofaciais foram as anomalias congênitas mais comuns.

Muitos animais portadores de defeitos congênitos apresentam mais de uma anomalia. Por exemplo, em suínos a média é de dois defeitos, devendo-se ter muito cuidado para que uma segunda ou terceira anomalia não passe despercebida, na euforia de ter sido encontrada a primeira. Às vezes, as combinações dos defeitos repetem-se com tanta frequência que se tornam entidades específicas. Os exemplos são microftalmia e fenda palatina, que costumam ocorrer juntas em leitões, e microftalmia e comunicação interventricular, em bezerros.

Há muitos defeitos que não podem ser facilmente distinguidos ao nascimento e outros que desaparecem com o passar do tempo. É aconselhável não ser muito dogmático ao prever a consequência em um paciente com suspeita de defeito congênito ou cujo defeito não pareça estar causando prejuízo evidente. Um caso específico é o potro recém-nascido com sopro cardíaco.

Em geral, não é possível definir a etiologia dos casos esporádicos de defeitos congênitos, mas quando o número de animais acometidos aumenta é necessário tentar estabelecer uma causa.

Patologia clínica

Sua utilização como auxílio diagnóstico depende da doença sob suspeita e de seu diagnóstico diferencial. A abordagem laboratorial varia muito com diferentes causas para os defeitos congênito: *testes específicos* e procedimentos estão disponíveis para alguns teratógenos virais, para defeitos congênitos associados com deficiências nutricionais e para algumas deficiências enzimáticas e doenças de armazenamento; a abordagem específica para teratógenos conhecidos é descrita na seção sobre doenças individuais.

Quando se suspeita de um teratógeno viral desconhecido, devem ser obtidas amostras de sangue dos neonatos acometidos antes da mamada do colostro, bem como de contemporâneos normais que nasçam subsequentemente no grupo. Pode-se utilizar o soro sanguíneo obtido antes da mamada do colostro para a pesquisa de possível exposição fetal do grupo a um agente; na tentativa de isolamento de vírus, pode-se utilizar papa leucocitária ou sangue. As concentrações séricas de IgG e IgM antes da mamada do colostro podem indicar resposta do feto a um microrganismo infeccioso, mesmo se ele não for conhecido e se não houver titulação sérica para os agentes teratogênicos conhecidos.

Os testes enzimáticos têm sido utilizados praticamente para erradicar os portadores de α-manosidose em raças de bovinos criados na Austrália e na Nova Zelândia; testes baseados no DNA são utilizados para detectar e eliminar portadores de tais doenças, como a glicogenose generalizada, em bovinos.

Diagnóstico diferencial

- No diagnóstico de defeitos congênitos, o desafio é reconhecer e identificar a anomalia e determinar sua causa
- Em geral, as síndromes das doenças epidêmicas causadas por teratógenos ambientais são suficientemente distintas, de modo que podem ser diagnosticadas com base em sua epidemiologia, juntamente com os achados clínicos, patológicos e laboratoriais específicos, bem como na possibilidade de exposição
- Defeitos congênitos de ocorrência esporádica, em animais individuais, representam o maior problema. Em geral, há pouca dificuldade para definir clinicamente a doença, mas pode ser impossível determinar sua causa. Em condições em que não há um diagnóstico clínico óbvio, uma avaliação clínica acurada pode possibilitar a inclusão da síndrome em um grupo de anomalias previamente descritas e sugere possíveis testes laboratoriais adicionais para diferenciação.

Em geral, não se realiza avaliação da causa de um defeito congênito desconhecido, a menos que haja mais alguns animais recém-nascidos acometidos em um rebanho ou área, em um curto período de tempo, com anomalias semelhantes. É necessária uma investigação epidemiológica detalhada que inclui:

- Análise da linhagem. A frequência com que o defeito ocorre sugere doença hereditária ou é, tipicamente, não hereditária?
- Histórico nutricional das mães dos neonatos acometidos e alterações nas fontes comuns de alimentos
- Histórico de doenças das mães de neonatos acometidos
- Histórico de uso de medicamentos nas mães
- Transferência das mães durante a gestação para um local onde é possível o contato com teratógenos
- Estação do ano em que é possível ocorrer agressões
- Introdução de animais no rebanho.

A principal dificuldade para determinar a causa dos defeitos congênitos não hereditários é o longo intervalo de tempo entre a ação do agente causador e o encaminhamento dos animais para a consulta, frequentemente de 6 a 8 meses. Os exames clínico e patológico detalhados dos animais acometidos representam a melhor oportunidade de uma abordagem inicial para determinar a etiologia com base na presença de lesões que, sabidamente, são causadas por alguns teratógenos.

LEITURA COMPLEMENTAR

Angus K. Congenital malformations in sheep. In Pract. 1992;14:33-38.
De Lahunta A. Abiotrophy in domestic animals: a review. Can J Vet Res. 1990;54:65-76.
Dennis SM. Congenital abnormalities. Vet Clin North Am Food Anim Pract. 1993;9:1-222.
Dennis SM, Leipold HW. Ovine congenital defects. Vet Bull. 1979;49:233.
Leipold HW, Huston K, Dennis SM. Bovine congenital defects. Adv Vet Sci Comp Med. 1983;27:197-271.
Panter KE, Keeler RC, James LF, Bunch TD. Impact of plant toxins on fetal and neonatal development. A review. J Range Manag. 1992;45:52-57.
Parsonson IM, Della-Porta AJ, Snowdon WA. Development disorders of the fetus in some arthropod-bovine virus infection. Am J Trop Med Hyg. 1981;30:600-673.
Rousseaux CG. Congenital defects as a cause of perinatal mortality of beef calves. Vet Clin North Am Food Anim Pract. 1994;10:35-45.
Rousseaux CG. Developmental anomalies in farm animals. I. Theoretical considerations. Can Vet J. 1988;29:23-29.
Rousseaux CG, Ribble CS. Developmental anomalies in farm animals. II. Defining etiology. Can Vet J. 1988;29:30-40.
Whitlock BK, Kaiser L, Maxwell HS. Heritable bovine fetal abnormalities. Theriogenology. 2008;70:535-549.

Retardo no crescimento intrauterino

É uma forma especial de defeito congênito. Trata-se de falha no crescimento apropriado, diferindo da falta de ganho de peso corporal, e ocorre quando a idade do desenvolvimento é menor do que a idade cronológica (gestacional). *Raquítico* é um termo coloquial comumente utilizado pelos pecuaristas. A taxa de desenvolvimento fetal normal é determinada por fatores genéticos e epigenéticos; pesquisas utilizando animais de raças mestiças sugerem que o tamanho do feto é regulado pelo genótipo do embrião/feto, bem como pelo efeito do genótipo materno. O tamanho da ninhada influencia o peso ao nascimento, em todas as espécies, provavelmente pelo efeito da liberação placentária de nutrientes e da remoção de catabólitos relativos à massa fetal total. Uma associação de fator genético com o retardo do crescimento intrauterino foi relatada em bezerros Japanese Black.

Em todas as espécies, há forte correlação positiva entre a massa placentária e o tamanho do feto ao nascimento e a maioria dos casos de retardo de crescimento se deve à placentação inadequada, de anormalidade no fluxo sanguíneo uteroplacentário ou de enfermidade da placenta.

Etiologia

Há várias etiologias diferentes. Em ovelhas no terço final da gestação, o *estresse pelo calor* resulta em retardo no crescimento intrauterino, mas essa condição não é tão grave como em ovelhas expostas no segundo terço da prenhez, que é o período de desenvolvimento da placenta. A hipertermia resulta em redistribuição do sangue para fora do leito vascular da placenta e diminuição da massa de cotilédones, e consequente redução do peso ao nascimento. O grau de restrição ao desenvolvimento é diretamente relacionado ao grau de hipertermia ao qual a ovelha é exposta e à sua tolerância ao calor. O retardo do desenvolvimento compromete mais o peso do feto do que o seu comprimento; embora ocorra algum grau de redução no desenvolvimento do cérebro, ele é relativamente menor do que aquele dos órgãos internos, resultando em um aumento na proporção do peso entre o cérebro e o fígado ao nascimento.

Infecções virais, como doença da fronteira e diarreia viral bovina, em ruminantes, e parvovirose, em suínos, causam retardo de desenvolvimento em neonatos; o mesmo acontece nas infecções bacterianas e naquelas que ocasionam placentite.

Placentação inadequada é a causa de nascimento de leitões raquíticos. Os animais são menores e mais magros e apresentam cabeça desproporcionalmente grande e cupuliforme, em comparação com os suínos normais. Em alguns casos de retardo do crescimento em ruminantes, no campo, suspeita-se de deficiência de *microelementos* específicos, mas não há evidência de deficiência nutricional de microelementos em suínos raquíticos.

Nutrição inadequada pode resultar no retardo do desenvolvimento intrauterino. A *subnutrição calórica materna* pode causar retardo do crescimento em fetos de porcas, ovelhas e vacas. Em ovelhas, a restrição nutricional reduz o número de receptores lactogênicos placentários que atuam como mediadores do transporte dos aminoácidos no fígado do feto e da síntese de glicogênio nos tecidos fetais, ocasionando a depleção da reserva hepática de glicogênio do feto. Isso tem sido postulado como possível causa de retardo do desenvolvimento fetal que acompanha a subnutrição calórica materna; suínos raquíticos apresentam baixa taxa metabólica e menor atividade enzimática respiratória no músculo esquelético. Essa deficiência persiste após o nascimento; suínos raquíticos apresentam temperatura interna inferior e menor capacidade de aumentar a sua taxa metabólica e a produção de calor em resposta ao frio.

Paradoxalmente, a *superalimentação de ovelhas adolescentes* também resulta em restrição ao desenvolvimento placentário e retardo no desenvolvimento intrauterino. Esse efeito é mais evidente no segundo terço da prenhez. Essa síndrome é acompanhada de nascimento de cordeiros com menor idade gestacional, comumente reduzida em 3 dias. Acredita-se que a hipoxia e a hipoglicemia fetal verificadas na insuficiência placentária podem estimular a maturação do eixo hipotalâmico-pituitário-adrenal do feto, induzindo parição precoce. Inicialmente, o desenvolvimento dos cordeiros sobreviventes é menor do que aquele de cordeiros normais, mas ocorre desenvolvimento compensatório e aos 6 meses de idade não se constata diferença alguma no peso.

As *medidas* que podem ser utilizadas para determinar se há retardo do desenvolvimento em um *feto morto* incluem comprimento craniocaudal (anal), peso do cérebro, peso corporal, proporção do cérebro em relação ao peso corporal, peso de osso longo e centros de ossificação apendicular. Há disponibilidade de fórmulas para determinar o grau de retardo do crescimento.

No *animal vivo*, a presença de linhas radiodensas nos ossos longos e o exame do fechamento de centros de ossificação podem propiciar evidência de fatores estressantes prévios na gestação, que induzem ao retardo do desenvolvimento do feto, como subnutrição ou infecção materna, que podem não ser constatadas em outros exames.

O retardo no desenvolvimento intrauterino é acompanhado de prejuízo ao desenvolvimento celular dos tecidos, como intestino delgado e músculo esquelético, e redução desproporcionalmente grande no desenvolvimento de alguns órgãos, como timo, baço, fígado, rins, ovários e tireoide. Há prejuízo associado na termogênese, função imune e função orgânica ao nascimento. Nos cordeiros há prejuízo ao desenvolvimento de folículos lanosos secundários.

A *sobrevivência* dos fetos com retardo do desenvolvimento requer cuidado nutricional especial e fornecimento de fonte de calor adequada; esse tema é tratado na seção sobre cuidados críticos ao recém-nascido. Em grandes pocilgas, nas quais se estabelece a estação de parições, a sobrevivência de animais raquíticos pode ser significativamente aumentada pela simples prática de alimentá-los juntos em uma ninhada com uma única porca, de modo que não haja competição com suínos nascidos maiores e mais vigorosos, assegurando a ingestão adequada de colostro e o aquecimento apropriado do ambiente, bem como a administração de alimentos com auxílio de uma sonda gástrica, nas primeiras horas de vida, se indicada.

LEITURA COMPLEMENTAR

Ferenc K, Pietrzak P, Godlewski MM, et al. Intrauterine growth retarded piglet as a model for humans—studies on the perinatal development of the gut structure and function. Reprod Biol. 2014;14(1):51-60.
Wu G, Bazer FW, Wallace JM, et al. Board-invited review: intrauterine growth retardation: implications for the animal sciences. J Anim Sci. 2006;84(9):2316-2337.

CAUSAS FÍSICAS E AMBIENTAIS DE DOENÇA PERINATAL

Animais neonatos são recém-nascidos. A definição de neonato não é exatamente estabelecida em termos de idade do animal e, possivelmente, é variável entre as espécies animais, dependendo da capacidade do recém-nascido em sobreviver de forma relativamente independente e da maturidade ou grau de desenvolvimento pós-natal. Em sua maioria, os mamíferos pecuários podem ser considerados neonatos até alcançarem 2 semanas de idade.[1]

A saúde dos neonatos é determinada por fatores que influenciam o seu crescimento e desenvolvimento no útero, bem como sua capacidade de adaptação à vida extrauterina. Os neonatos acometidos por enfermidades intrauterinas que impedem o seu desenvolvimento normal (retardo do crescimento intrauterino ou nascimento prematuro) podem não estar preparados para as alterações fisiológicas bruscas e extensas, necessárias à sobrevivência após o nascimento. Ademais, as condições por que passam os recém-nascidos podem influenciar negativamente sua saúde e bem-estar; dentre esses fatores essenciais, incluem-se nutrição adequada, transferência materna de imunidade passiva, ambiente termoneutro ou protegido dos efeitos adversos do frio ou calor excessivo e prevenção do risco de traumatismo.

Perineonatologia

Na clínica veterinária de grandes animais, tradicionalmente os cuidados clínicos do animal recém-nascido se inicia no momento do nascimento, mas há um crescente reconhecimento da importância de eventos que ocorrem antes e durante o parto na subsequente viabilidade do neonato.[2] Isso tem sido especialmente praticado pelos veterinários que atendem equinos, dando origem ao conceito clínico de perineonatologia. Uma finalidade da perineonatologia é expandir os cuidados com o neonato no período pré-natal e durante o parto, por meio do emprego de medidas que reflitam a saúde do feto ou que possam prever o risco à viabilidade fetal. As medidas que podem ser utilizadas ainda estão sendo desenvolvidas e avaliadas, mas a discussão a seguir inclui aquelas de evidente valor.

Frequência cardíaca

A *frequência cardíaca do feto*, registrada por eletrocardiograma (ECG) ou ultrassonografia, pode ser utilizada como indicador de viabilidade do feto, na detecção de gêmeos e no monitoramento de sofrimento fetal durante a parição.[3] Em equinos, a frequência cardíaca do feto diminui durante a gestação (Figura 19.1) para, aproximadamente, 60 a 80 bpm próximo ao final de gestação; a frequência cardíaca de fetos bovinos é de cerca de 110 bpm, nas 2 semanas finais da gestação.[4]

Sugeriu-se que uma frequência cardíaca base de 80 a 92 bpm, com variação do valor basal de 7 a 15 bpm, e aumento ocasional da frequência cardíaca acima disso é normal para fetos de equídeos, e que bradicardia é evidência de anormalidade. Podem ser necessários traçados de monitoramento contínuos para avaliar o sofrimento fetal.

Arritmia cardíaca é uma ocorrência comum no momento do nascimento e nos primeiros minutos seguintes e acredita-se que se deva à hipoxemia fisiológica transitória que ocorre durante o nascimento.

Uma alternativa ao monitoramento fetal por ECG é o uso de ultrassonografia VR ou percutânea para detectar frequências de pulso das artérias carótidas ou de artérias periféricas, em potros e bezerros.[4,5]

Ultrassonografia

O feto pode ser examinado por *ultrassonografia*, a fim de definir sua posição, presença de gêmeos, frequência cardíaca, qualidade dos movimentos fetais, se há placentite, espessamento da placenta e partículas ecogênicas no líquido amniótico, bem como profundidade dos líquidos alantoide e amniótico e estimar o tamanho corporal pelas medidas dos diâmetros da artéria aorta e da órbita.[3,5-8] A mensuração da frequência cardíaca fetal, do diâmetro da artéria aorta do feto (um indicador do tamanho do feto e, se mensurado próximo à parição, do peso do feto ao nascimento),[8] do contato uteroplacentário, da profundidade máxima dos líquidos fetais, da espessura uteroplacentária e da atividade do feto tem possibilitado o desenvolvimento de medidas objetivas para avaliar o bem-estar do feto (Figura 19.2).[6]

O exame clinicopatológico de amostras do *líquido amniótico* com o intuito de determinar a maturidade pulmonar e outros indicadores da saúde do potro é limitado, pois há risco considerável de aborto e placentite, mesmo na amniocentese guiada por ultrassonografia; não se recomenda tal procedimento como rotina clínica.

Prematuridade

O tempo médio da gestação em éguas é de 343 dias (com variação de 307 a 381 dias), sendo maior em éguas que parem no fim da primavera e naquelas que parem potro macho (344 *versus* 341 dias para potra, respectivamente). Não há influência da raça ou da idade da égua no tempo de gestação.[9] Constatou-se que, aproximadamente, 95% das éguas parem com 320 a 360 dias de prenhez; 1,1% delas parem com menos de 320 dias. As taxas de mortalidade em potros nascidos com menos de 320 dias, com 320 a 360 dias e com mais de 360 dias de gestação foram 8,3, 3,6 e 4,8%, respectivamente.[9] A diferença não foi estatisticamente significativa, mas o número de potros nascidos com menos de 320 dias foi pequeno (12) e isso pode ter mascarado uma diferença estatística nas taxas de mortalidade. Nenhum potro nascido com menos de 311 dias de gestação sobreviveu. Considera-se potro prematuro aquele nascido com menos de 320 dias de gestação; potro nascido antes de 310 dias de prenhez apresentam risco significativo de maior taxa de mortalidade.[10]

Distocia está associada com maiores taxas de morbidade e de mortalidade em potros. O segundo estágio do trabalho de parto, com duração acima de 40 min, está associado a maior risco de natimortos (16×), morte pós-natal (8×) e doenças de potros (2×).[9]

Há disponibilidade de dados semelhantes para bovinos. Por exemplo, na avaliação de 41.116 parições de vacas Japanese Black, foram verificados 1.013 natimortos (2,46%) e 3.514 distocias (8,55%). A taxa de natimortos foi maior em animais nascidos aos 301 dias de prenhez, ou mais, (OR: 1,049 [1,035 a 1,062]) e aos 270 dias, ou menos (OR: 2,072 [2,044 a 2,101]), em comparação com aqueles nascidos aos 281 a 290 dias de gestação.[11] Nas vacas das raças Holstein e Jersey, bem como em mestiças, o tempo de gestação foi ~275 dias; a duração da gestação de bezerros machos foi 1,2 dia mais longa. Considerando todas as observações, a porcentagem de natimortos foi de 6,6%; em fêmeas de primeiro parto foi 9,6% e em fêmeas multíparas 5,1%.[12]

Tradicionalmente, têm-se utilizado os sinais externos para prever parto prematuro, sendo os indícios comumente utilizados: aumento do úbere, fluxo de leite e presença de secreção vaginal. As causas de parto precoce incluem placentite bacteriana ou fúngica e gestação gemelar. Vários *testes* são utilizados como métodos alternativos para verificar se o parto é iminente e se há problemas.

Em éguas, a concentração plasmática de *progestógenos* diminui durante a gestação, com menor valor ao redor do 150º dia de prenhez. O progestógeno plasmático não pode ser utilizado, confiavelmente, para prever o momento do parto e o exame de uma única amostra de plasma não tem valor diagnóstico. Há forte correlação entre uma concentração

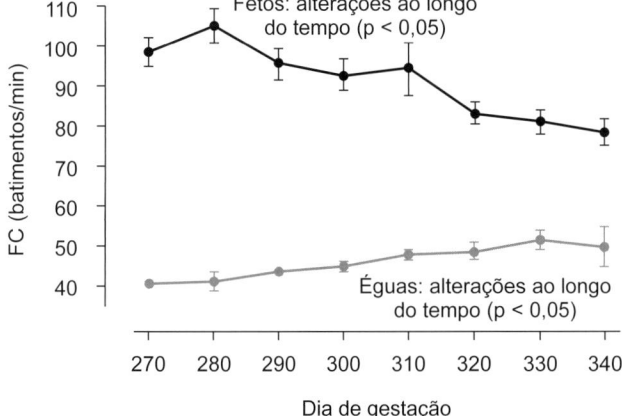

Figura 19.1 Frequência cardíaca de égua e do feto dos 270 dias de gestação até a parição. A frequência cardíaca da égua aumenta e a do potro diminui à medida que a gestação avança. Reproduzida de Nagel et al., 2011.[16]

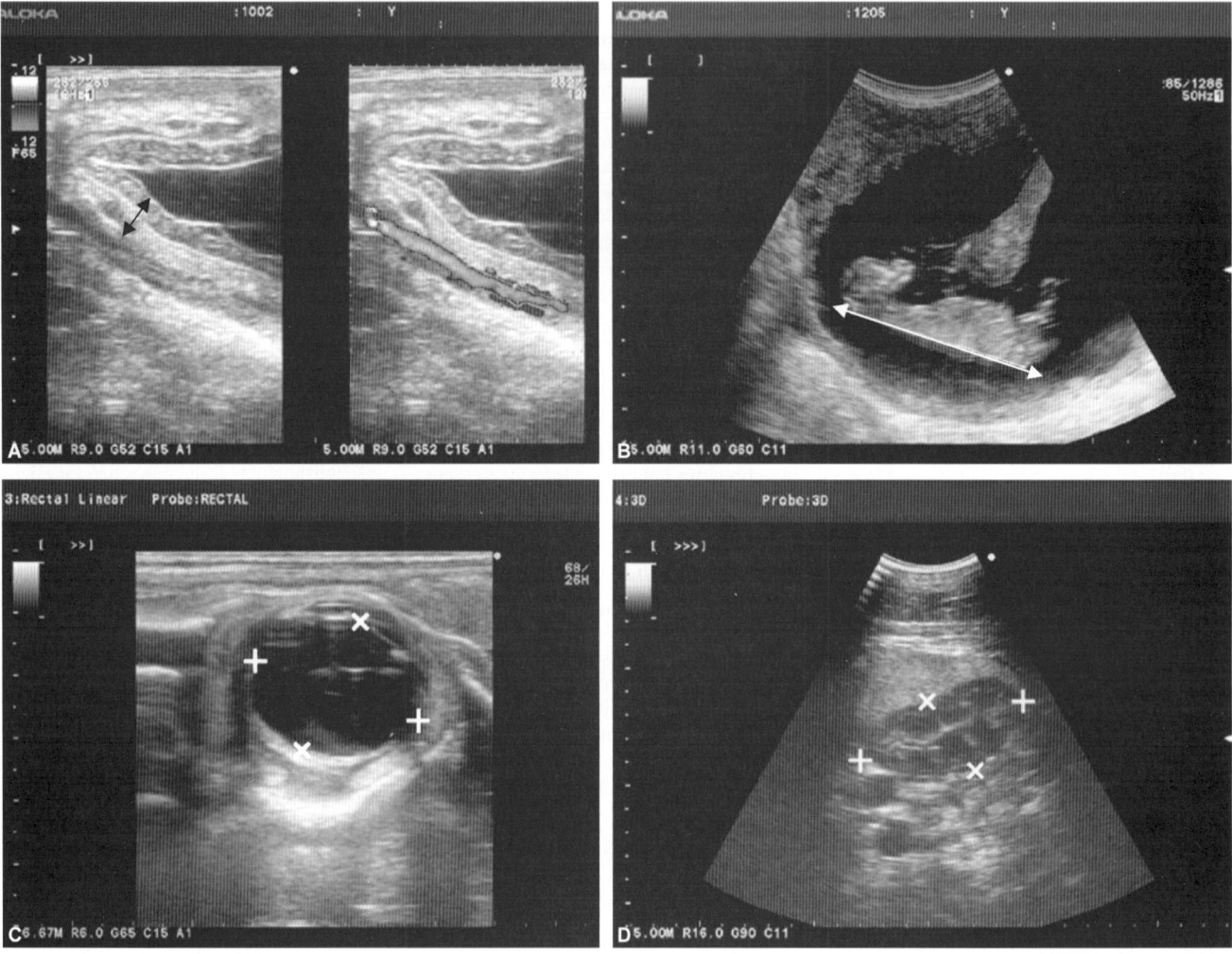

Figura 19.2 Mensuração dos índices ultrassonográficos de égua prenhe. **A.** Imagens transretais da parte ventral do corpo uterino, próximo à cérvice. Os marcadores mostram a espessura combinada do útero e da placenta (ECUP). **B.** Imagem transretal do comprimento craniocaudal (CRL; marcador). **C.** Imagem transretal da órbita ocular do feto. São mostradas as medidas do comprimento (=) e da largura (×) do olho. O comprimento do olho é mensurado a partir do comprimento máximo das margens internas do corpo vítreo e sua largura é medida a partir da margem da parte anterior da cápsula do cristalino até a margem interna do disco óptico. **D.** Imagem transabdominal do abdome do feto, na altura do rim. São mostradas as mensurações do comprimento transversal (=) e da largura (×) do rim. Reproduzida, com autorização, de Murase et al., 2014.[6] (A Figura 19.2 A encontra-se reproduzida em cores no Encarte.)

plasmática de progestógeno acima de 10 ng/mℓ antes do 310º dia de gestação e a presença de lesões placentárias; uma redução brusca na concentração de progestógeno para valor inferior a 2 ng/mℓ, que persiste por mais de 3 dias, indica aborto iminente. Pesquisa atual está examinando os perfis de progestógenos individuais durante a prenhez, a fim de determinar se o perfil de qualquer progestógeno pode ser utilizado como indicador preditivo de sofrimento fetal.

Há considerável interesse em prever o momento do parto das éguas. Alterações significantes verificadas na secreção do úbere na última semana de gestação, incluindo diminuição do pH no dia da parição, bem como aumento nas concentrações de cálcio e potássio e declínio nos teores de sódio e cloreto, possibilitaram o desenvolvimento de vários testes relativamente simples.[13] Esses testes incluem determinação do índice de refração, pH e concentração de cálcio na secreção mamária na semana que antecede o parto. A concentração de carbonato de cálcio das amostras pode ser mensurada utilizando-se um kit para análise de amostra de água dura; para determinar o pH utiliza-se papel indicador e para obter o índice de refração emprega-se um refratômetro Brix, ou similar. O valor preditivo positivo (VPP) de parição dentro de 72 h e o negativo (VPN) dentro de 24 h, para a concentração de carbonato de cálcio (≥ 400 μg/g) foram 94 e 98%, respectivamente.[14,15] O VPP dentro de 72 h e o VPN dentro de 24 h para o teste de pH (≤ 6,4) foram 98 e 99%, respectivamente. O VPP dentro de 72 h e o VPN dentro de 24 h para o teste Brix (≥ 20%) foram 73 e 97%, respectivamente. O alto valor preditivo negativo da concentração de cálcio (em ambos os métodos) e do pH propicia uma maneira de determinar que, possivelmente, a égua não irá parir nas próximas 24 h.[14]

LEITURA COMPLEMENTAR

Satue K, et al. Factors influencing gestational length in mares: a review. Livest Sci. 2011;136:287-294.

REFERÊNCIAS BIBLIOGRÁFICAS

1. Studdert VP, et al. Comprehensive Veterinary Dictionary. London: Elsevier; 2012.
2. Foote AK, et al. Equine Vet J. 2012;44:120.
3. Gargiulo GD, et al. BMC Vet Res. 2012;8:1.
4. Breukelman S, et al. Theriogenology. 2006;65:486.
5. Bucca S, et al. Proc Amer Assoc Equine Pract. 2007: 335.
6. Murase H, et al. J Vet Med Sci. 2014;76:947.
7. Ferrer MS, et al. Theriogenology. 2014;82:827.
8. Buczinski S, et al. Can Vet J. 2011;52:136.
9. McCue PM, et al. Equine Vet J. 2012;44:22.
10. Satue K, et al. Livest Sci. 2011;136:287.
11. Uematsu M, et al. Vet J. 2013;198:212.
12. Dhakal K, et al. J Dairy Sci. 2013;96:690.
13. Canisso IF, et al. Vet Rec. 2013;173:218.
14. Korosue K, et al. J Am Vet Med Assoc. 2013;242:242.
15. Korosue K. Vet Rec. 2013;173:216.
16. Nagel C, et al. Reprod Domest Anim. 2011;46:990.

Prematuridade e dismaturidade de potros

É provável que os potros que nasçam antes do 300º dia de gestação não sobrevivam; potros que nascem entre o 300º e o 320º dia de gestação são considerados prematuros, mas podem sobreviver (ver discussão anterior).[1] Clinicamente, os *potros prematuros* são caracterizados por baixo peso ao nascimento, fraqueza muscular generalizada, baixa capacidade de permanecer de pé, frouxidão de tendões flexores, reflexo de sucção fraco ou ausente, ausência de capacidade de endireitamento do corpo, angústia respiratória, pelagem curta e sedosa, orelhas flexíveis, flacidez labial, maior amplitude passiva dos movimentos dos membros e inclinação do eixo da quartela. As radiografias podem mostrar ossificação incompleta dos ossos do carpo e do tarso e imaturidade pulmonar, podendo ainda haver evidência clínica de angústia respiratória. Os *potros nascidos a termo*, após 320 dias de gestação, mas que exibem sinais de prematuridade são denominados *dismaturos*.

Os *potros prematuros* apresentam hipoadrenocorticismo, bem como neutropenia e linfopenia ao nascimento, além de estreita proporção neutrófilos:linfócitos. Em potros prematuros com mais de 35 h de vida pode-se realizar a contagem de neutrófilos para obter uma previsão da sobrevivência; o prognóstico de potros que permanecem com neutropenia após esse período é desfavorável. Os prematuros também apresentam baixas concentrações plasmáticas de glicose e de cortisol, bem como pH sanguíneo inferior a 7,25. Foi realizada uma ampla pesquisa colaborativa sobre prematuridade em equinos; ela disponibilizou, também, informações sobre o metabolismo de potros e orientações para avaliação laboratorial e clínica da maturidade.[2] Aqueles que nasceram com anormalidades clínicas sugestivas de retardo de desenvolvimento intrauterino, prematuridade ou dismaturidade provavelmente são filhos de mães que tiveram anormalidade placentária e apresentam concentração sérica de creatinina mais elevada.[3]

A *placenta* é fundamental para o feto no período pré-natal; gestações acompanhadas de lesões placentárias comumente resultam em potros que manifestam sinais semelhantes aos prematuros, independentemente do estágio em que nascem.[3,4] Edema de placenta, atrofia de vilosidades placentária e descolamento prematuro da placenta são importantes causas de comprometimento da saúde fetal e de retardo do desenvolvimento do feto.[5]

A *lactação precoce* da égua pode estar associada com placentite. Deve ser parte do manejo usual da parição o exame da placenta para verificar se há placentite e áreas sem vilosidades maiores do que o normal. Estudos em fêmeas com placenta normal mostraram que há alta correlação entre o peso e a área alantocoriônica e o peso do potro. Placentas normais apresentaram baixa associação com a ocorrência de doença perinatal subsequente, em potros.[3,4] Por outro lado, a alteração histológica da placenta foi relacionada com alguma consequência negativa ao potro (três potros normais em 32 casos de placentas anormais). Edema, saculação e estrangulamento são outras anormalidades, podendo estar associadas com depósitos microscópicos de minerais no lúmen de vasos sanguíneos da placenta.

REFERÊNCIAS BIBLIOGRÁFICAS

1. Satue K, et al. Livest Sci. 2011;136:287.
2. Dunkel B, et al. Equine Vet J. 2012;44:1.
3. Pirrone A, et al. Theriogenology. 2014;81:1293.
4. Bianco C, et al. Theriogenology. 2014;82:1106.
5. Wilsher S, et al. Equine Vet J. 2012;44:113.

Lesão ao nascimento e morte durante o parto

Durante o parto, são aplicadas forças mecânicas extremas para a expulsão do feto, as quais podem resultar em lesão traumática direta ou prejuízo à circulação sanguínea fetal devido ao aprisionamento do cordão umbilical entre o feto e a pelve materna, condição que pode causar hipoxemia ou anoxia e morte do feto durante o nascimento. Neonatos que sofrem traumatismo durante o parto e anoxia, mas que sobrevivem, são sujeitos a desenvolver sintomas de doença neurológica, apresentam menos vigor físico, demoram mais para mamar e têm maior risco de morte pós-natal.[1]

Em todas as espécies e, particularmente, em ruminantes, a *condição materna* pode ter influência marcante na prevalência de lesão ao nascimento e suas consequências. Isso é bem relatado em ovinos, nos quais os dois extremos de condição podem causar problemas. Ovelhas submetidas a alto plano nutricional geram fetos grandes e apresentam depósito de gordura na cinta pélvica, que causa estreitamento do canal do parto e predispõe à distocia. Em contraste, as ovelhas magras podem ser muito fracas para uma parição rápida. O *tamanho da pelve* pode influenciar o risco de lesão ao nascimento; ovelhas jovens e novilhas acasaladas antes de atingir 65% do peso de adulto encontram-se em risco. *Pelvimetria* é utilizada para selecionar novilhas com tamanho de pelve adequado para o acasalamento, mas a precisão e a validade desse método são seriamente questionadas. A raça também é um determinante da duração e facilidade do trabalho de parto e subsequente rapidez do tempo da primeira mamada.

Traumatismo durante o parto

É possível ocorrer *lesões traumáticas* durante um nascimento aparentemente normal, em parto prolongado e em consequência de distocia, que pode ou não ser auxiliada pelo proprietário. A incompatibilidade do tamanho do feto e a pelve materna é a causa individual mais relevante de distocia, enquanto o peso ao nascimento é o fator contribuinte mais importante. Em bovinos, as estimativas da diferença de progênie esperada (DPE) para o peso do bezerro ao nascimento são bons indicadores de um parto fácil. Em potros, bezerros e cordeiros, o tórax é a região mais vulnerável à lesão traumática; todavia, há risco de fratura vertebral e trauma físico aos membros devido à tração externa excessiva.[2]

Fraturas de costela são comuns em potros e pode ocasionar laceração dos pulmões e do coração, bem como hemorragia interna.[3] *Ruptura do fígado* é frequente em algumas raças de ovinos, podendo também ocorrer em bezerros e potros. Um estudo retrospectivo sobre fraturas de costela e de vértebra em bezerros sugere que a maioria delas resulta de tração excessiva e que, em consequência, os bezerros nascidos de parto distócico são mais sujeitos a essas lesões. *Fraturas de vértebra* são decorrentes da tração do bezerro com apresentação posterior ou que foi expulso parcialmente e ficou preso pelo quadril. Traumatismo é uma importante causa de morte de leitão neonato, mas ocorre no período pós-parto e está associado com pisada ou esmagamento pela porca. Em leitões, é possível que a causa primária da morte por esmagamento seja hipotermia.

A *hemorragia intracraniana* pode resultar em lesão cerebral. Uma alta proporção (70%) de cordeiros neonatos que não sobreviveram ao nascimento ou nos 7 primeiros dias de vida apresenta hemorragias intracranianas isoladas ou múltiplas, com maior incidência em cordeiros com alto peso ao nascimento.[4] Lesões semelhantes foram detectadas em potros e bezerros, mas não são achados comuns em potros com a síndrome do mau ajustamento neonatal. Partos experimentais controlados de ovelhas mostraram que a duração e o vigor do processo de nascimento influenciaram a gravidade das hemorragias intracranianas; estudos adicionais indicaram que esses cordeiros lesionados ao nascimento apresentavam menor atividade para se alimentar e que eram particularmente sujeitos à morte decorrente de hipotermia e inanição.

Em bovinos, anoxia ao nascimento associada com distocia grave pode resultar em bezerros com temperatura retal mais baixa no período perinatal, em comparação com bezerros normais, e menor capacidade para resistir ao estresse causado pelo frio. Hemorragia intracraniana, especialmente hemorragia subaracnóidea, é verificada em bezerros normais nascidos a termo, em decorrência de traumatismo físico ou asfixia durante ou logo após o parto.

Em um parto prolongado, também pode haver *edema* em partes do corpo, como a cabeça e, especialmente, a língua. Edema é notado principalmente em bezerros e cordeiros, possivelmente devido ao menor rigor da supervisão durante a parição e, também, porque as crias dessas espécies podem suportar um período de nascimento mais prolongado do que os potros, sem que ocorra sua morte ou de sua mãe. O edema pode comprometer a subsequente mamada, mas o principal problema relacionado à doença neonatal é o efeito da hipoxia, frequentemente prolongada, a que o feto é submetido. Há comprometimento da circulação placentária e falha do feto em alcançar o ambiente externo. A hipoxia pode ser suficiente para causar a morte do neonato ou ele pode nascer vivo, mas não sobreviver devido à irreparável lesão cerebral. Em leitões, em decorrência de parto prolongado, podem ocorrer mortes.

REFERÊNCIAS BIBLIOGRÁFICAS

1. Murray CF, et al. Vet J. 2013;198:322.
2. Barrier AC, et al. Vet J. 2013;197:220.
3. Jean D, et al. Equine Vet J. 2007;39:158.
4. Dutra F, et al. Aust Vet J. 2007;85:405.

Hipoxia fetal

Pode ocorrer hipoxemia e hipoxia como resultado de influências durante o nascimento ou devido à imaturidade pulmonar em crias prematuras. As causas mais comuns são distocia, interrupção ou restrição do fluxo sanguíneo na artéria e na veia umbilical (que transporta sangue oxigenado ao feto) e lesões placentárias, inclusive o descolamento prematuro da placenta durante o trabalho de parto, que reduz a área da superfície efetiva da placenta em contato com o endométrio.[1] É comum a hipoxemia fetal decorrente de *parto prolongado*, especialmente em bezerros de novilhas de corte de primeira cria, e pressupõe-se que esteja associada com maiores taxas de mortalidade e morbidade em potros nascidos após o segundo estágio do parto, com duração superior a 40 min.[2] Em ovelhas, o parto demorado eleva o risco de asfixia (em 90×, para cada 10 min de aumento), diminui o escore de viabilidade dos cordeiros e aumenta a latência para a mamada no úbere. Constatou-se que os cordeiros gêmeos apresentam risco 16 vezes maior de asfixia.

Taquipneia transitória ocorre imediatamente após o nascimento; é normal. *Taquipneia prolongada*, com dilatação das narinas, respiração com a boca aberta, retração exagerada das costelas e padrão respiratório paradoxal, é altamente sugestiva de anormalidade pulmonar primária. Nesse estágio, pode ocorrer insuficiência respiratória, com necessidade urgente de procedimentos de reanimação. Nos potros, a *posição corporal* pode ter um importante efeito no conteúdo de oxigênio arterial. Um potro incapaz de permanecer de pé ou de se endireitar após decúbito lateral está sujeito à atelectasia e deve ser auxiliado para se posicionar em decúbito esternal e se levantar. Hipoxia e hipercapnia resultantes de perfusão e ventilação inapropriadas são exacerbadas pelo decúbito prolongado.

Disfunção placentária ou restrição ao fluxo sanguíneo nos vasos umbilicais durante o segundo estágio do trabalho de parto pode resultar em hipoxia fetal e morte. O fluxo de sangue nos vasos umbilicais é reduzido durante as contrações uterinas e cessa no segundo estágio da parição em vacas, quando a cabeça do bezerro se insinua na vulva pouco antes da expulsão do bezerro.[1] Antes desse estágio, o fluxo sanguíneo na veia umbilical é significativamente menor em bezerros com acidose do que naqueles sem, indicando prejuízo à distribuição de oxigênio ao feto e presença de alta concentração de lactato no sangue.[1]

Pode-se mensurar o pH e os conteúdos de oxigênio e dióxido de carbono no sangue capilar do feto durante a parição, sendo essa uma prática comum em obstetrícia humana.[3] A amostra de sangue do feto é obtida de capilares dos membros torácicos, que se projetam na vulva, mediante pequena incisão (com lanceta) na pele; o sangue é coletado em um tubo capilar que é vedado antes da hemogasometria.[3] Em 38 bezerros, alguns dos quais nascidos após auxílio para liberação de uma distocia ou por meio de cesariana, os valores verificados na hemogasometria de sangue capilar fetal e de pH (média ± desvio-padrão [DP]) no fim de 30 min do segundo estágio do trabalho de parto foram: pH = 7,30 ± 0,10 (com variação de 6,99 a 7,43); P_{O2} = 19,5 ± 9,4 mmHg; P_{CO2} = 55,9 ± 26 mmHg; HCO_3^- = 26 ± 4,4 mmHg; excesso de base = –0,9 ± 5,3 mM/ℓ e saturação de oxigênio = 21,9 ± 16,6%.[3] Esses resultados são semelhantes aos seguintes valores obtidos no sangue capilar de bezerros sadios após a recuperação do nascimento: pH = 7,37 ± 0,11; P_{O2} = 58,4 ± 17 mmHg; P_{CO2} = 38,1 ± 13,2 mmHg; HCO_3^- = 20,8 ± 4,9 mmHg; excesso de base = –3,2 ± 4,4 mM/ℓ e saturação de oxigênio = 82,4 ± 14,9%.[3] De modo semelhante, na amostra de sangue coletada da veia jugular de 79 *cordeiros*, logo após o nascimento (antes do início da respiração regular), foram verificados os seguintes valores: pH = 7,21 ± 0,09 (variação de 6,99 a 7,41); P_{O2} = 18,4 ± 9,8 mmHg (4 a 53); P_{CO2} = 65,4 ± 12,5 mmHg (29,6 a 103,7); HCO_3^- = 26,5 ± 4 mmHg (13,9 a 35,4); excesso de base = –1,3 ± 5,1 mM/ℓ (–16 a 9) e saturação de oxigênio = 21,2 ± 16,6% (0 a 85).[4] Ambos, bezerros e cordeiros normais, apresentam acidose, hipoxemia e hipercapnia durante o nascimento, devido ao prejuízo ao fluxo de sangue na placenta; possivelmente, a duração prolongada do segundo estágio da parição exacerba a hipoxia e aumenta as taxas de morbidade e de mortalidade.[1]

Uma síndrome semelhante foi induzida experimentalmente por meio do pinçamento do cordão umbilical de feto bovino no útero, por um período de 6 a 8 min, seguido de cesariana 30 a 40 min depois. Os bezerros nascidos após tal procedimento podem morrer dentro de 10 a 15 min após o nascimento ou sobreviver por até 2 dias. Durante o pinçamento experimental do cordão umbilical, notou-se diminuição do pH sanguíneo, da P_{O2} e da concentração basal de bicarbonato, bem como aumento da P_{CO2} e da concentração de lactato. Ademais, durante o pinçamento ocorreu aumento dos movimentos fetais e liberação de mecônio, que contaminou o bezerro e o líquido amniótico. Aqueles que sobreviveram poucas horas ou dias apresentavam apatia e depressão, não conseguiam permanecer de pé e tinham reflexos de sucção e deglutição fracos e, em geral, temperatura corpórea subnormal. Eles pouco responderam à terapia de suporte. Foi possível notar ligeiro tremor corporal e, ocasionalmente, tetania e opistótono, antes da morte. Os bezerros que não conseguiam ficar de pé, não eram capazes de encontrar os tetos da mãe em razão dos movimentos descontrolados da cabeça. Durante a necropsia desses animais experimentais, notaram-se hemorragias petequiais e equimóticas no miocárdio e no endocárdio, excesso de líquido pericárdico e pulmões inflados. Em geral, quando o pinçamento experimental durou apenas 4 min, os bezerros sobreviveram.

No recém-nascido, a *contaminação por mecônio* (cor marrom) da pelagem durante o nascimento é importante indicador de que sofreu hipoxia durante ou antes do nascimento,[5,6] e esses neonatos precisam de supervisão rigorosa no início do período pós-natal. Nos cordeiros, a hipoxia grave durante o nascimento resulta em morte dentro de 6 dias de vida. As *lesões neurológicas* notadas em cordeiros que morrem no período entre o nascimento e 6 dias de vida incluem hemorragias nas meninges, congestão e edema cerebral, necrose neuronal isquêmica, hemorragias intraparenquimais no bulbo e medula espinal cervical, necrose parassagital cerebral e leucomalacia periventricular.[7] O edema foi mais grave no cérebro do que em outras regiões do sistema nervoso central. Os neurônios isquêmicos foram observados, inicialmente, 24 h após o parto, e sua quantidade aumentou linearmente entre 48 h e 5 dias após o parto, com distribuição laminar no córtex cerebral, indicando a presença de encefalopatia hipóxica-isquêmica.[7] Não foram encontradas lesões significativas em bezerros que morreram antes do parto ou 7 a 16 dias depois do nascimento. As lesões constatadas no sistema nervoso central podem explicar a maioria das mortes que ocorre ao nascimento e dentro de 6 dias depois. Elas eram hipóxica-isquêmica e, em alguns casos, pareciam estar relacionadas ao nascimento.[7] Lesões semelhantes não foram vistas em potros com a síndrome do mau ajustamento neonatal.

Anoxia fetal associada com *expulsão prematura da placenta* ocorre em todas as espécies. Nota-se a condição em todas as parições da vaca e há pouca relação com a dificuldade do parto, embora o mau posicionamento do feto seja um fator predisponente. Em bovinos, o diagnóstico pré-parto não é devido à baixa prevalência de hemorragia vaginal antes do parto; a maioria dos fetos morre durante o nascimento. A placenta é expelida junto com o feto. O *descolamento prematuro* dela é verificado em potros, sendo uma emergência que requer atenção imediata e que acontece em, aproximadamente, 1,6% dos nascimentos e está associado com taxa de mortalidade de 18% em potros.[2]

Em todas as espécies, a prevenção de hipoxia durante o parto depende de constante supervisão. Inspeção geral não é prática comum, exceto para equinos; em bovinos, por exemplo, tende a se concentrar em um grupo de maior risco, de modo que a inspeção geral, se necessária, é aplicada a novilhas de primeira cria, no momento da parição. Aquelas que não mostram progresso no segundo estágio do trabalho de parto devem ser examinadas, verificando se há evidência de distocia e providenciando assistência obstétrica, se necessária.

O tratamento e os cuidados aos potros com essa síndrome são descritos na seção sobre cuidados críticos do recém-nascido, posteriormente, neste capítulo. O monitoramento, tratamento e cuidados de animais pecuários que manifestam essa síndrome devem seguir os mesmos princípios, mas geralmente são limitados pelo valor do animal e pelo acesso imediato ao laboratório. Mensurações como o tempo decorrido entre o nascimento e o posicionamento do animal em decúbito esternal, o tempo que a cria demora a ficar de pé e o período desde o nascimento até a primeira mamada são utilizadas para classificar os bezerros e identificar aqueles que podem necessitar intervenção e tratamento, mas o melhor método de avaliação é o exame do tônus muscular. Não há tratamento prático efetivo para os bezerros acometidos por hipoxia intraparto, além do fornecimento de ventilação, como no potro, e a correção da acidose. As vias respiratórias devem ser limpas e se não há resposta ao estímulo físico para respiração, é preciso tentar ventilação mecânica. A assistência ventilatória pelo método boca-a-boca deve ser fortemente desestimulada, especialmente em cordeiros, devido ao risco de contaminação por microrganismos que causam zoonose. Em bezerros tem-se utilizado cloridrato de doxapram para estimular a respiração, mas sem eficácia comprovada.

REFERÊNCIAS BIBLIOGRÁFICAS
1. Bleul U, et al. Theriogenology. 2007;67:1123.
2. McCue PM, et al. Equine Vet J. 2012;44:22.
3. Bleul U, et al. Theriogenology. 2008;69:245.
4. Dutra F, et al. J Anim Sci. 2011;89:3069.
5. Mota-Rojas D, et al. Livest Sci. 2006;102:155.
6. Castro-Najera JA, et al. J Vet Diagn Invest. 2006; 18:622.
7. Dutra F, et al. Aust Vet J. 2007;85:405.

Hipotermia em recém-nascidos

O ambiente do neonato influencia muito sua sobrevivência. Isso é particularmente verdadeiro para cordeiros e leitões, nos quais hipotermia e hipoglicemia são causas comuns de morte. A hipotermia também pode predispor à inadequada ingestão de leite, inclusive de colostro, e maior risco e gravidade de doença infecciosa. Uma discussão mais completa, inclusive da hipotermia que acomete animais adultos, é apresentada no tópico "Hipotermia", no Capítulo 5.

Cordeiros

O estresse pelo frio, e a consequente taxa de mortalidade em cordeiros, é um importante problema de bem-estar animal.[1] Os cordeiros são muito suscetíveis ao frio, sendo a hipotermia uma importante causa de morte no período pós-natal imediato.[2] Nos neonatos, o *estresse pelo frio* é atribuído à perda de calor causada por um ou mais dos seguintes fatores: baixa temperatura ambiente, vento e esfriamento por evaporação. O cordeiro recém-nascido saudável apresenta boa capacidade para aumentar sua taxa metabólica em resposta ao estresse pelo frio, por meio de termogênese com tremor e termogênese sem tremor (tecido adiposo marrom). Em cordeiros neonatos, as fontes de energia são as reservas hepática e muscular de glicogênio, o tecido adiposo marrom e, se o neonato consegue mamar, a energia obtida do colostro e do leite. A ingestão de colostro pode ser fundamental para a termogênese inicial em cordeiros, especialmente quando gêmeos.

A *temperatura crítica* (temperatura ambiente abaixo da qual o cordeiro deve aumentar a produção metabólica de calor para manter a temperatura corporal) para cordeiros com baixo peso ao nascimento varia de 31 a 37°C, nos primeiros dias de vida.

O risco de morte por hipotermia é maior em cordeiros que nascem pequenos. A *produção de calor* depende da massa corporal, enquanto a *perda de calor* depende da área de superfície corporal. Cordeiros que nascem grandes apresentam massa corporal maior, em relação à área de superfície corporal e, assim, são mais resistentes ao estresse pelo frio do ambiente. Por outro lado, cordeiros que nascem pequenos, com massa corporal menor, em relação à área de superfície corporal, são mais suscetíveis ao frio. A natureza significante dessa relação foi mencionada em estudos anteriores sobre o estresse pelo frio e sobrevivência de cordeiros, há muitos anos. O peso ao nascimento é menor em gêmeos e trigêmeos, bem como em crias de ovelhas de primeira cria. A suscetibilidade também é causada pela nutrição materna durante a gestação (ver a próxima seção), pois ela pode influenciar a massa placentária, o peso ao nascimento e as reservas de energia do neonato, bem como a atividade da ovelha durante a parição; ademais, o baixo instinto e o comportamento materno podem resultar em cordeiro desnutrido.

Os cordeiros são particularmente suscetíveis ao estresse pelo frio nos primeiros 5 dias de vida. Durante esse período, pode ocorrer hipotermia decorrente da perda excessiva de calor devido ao ponto máximo do metabolismo ou pela menor produção de calor por hipoxia intraparto, imaturidade e inanição.

A dissipação do calor depende: da área de superfície corporal disponível para a perda de calor por convecção, condução e evaporação; da temperatura ambiente; da umidade da pele (velo); e da velocidade do vento. Matematicamente, esses fatores podem ser descritos como:

Índice de resfriamento $(kJ/m^2/h) = 481 + (11{,}7 + 3{,}1 \times V) \times (40 - T) - (418 \times [1 - e^{-0{,}04Ra}])$

No cálculo, são consideradas temperatura (T), chuva (Ra) e velocidade do vento (V) e está relacionado à taxa de mortalidade de cordeiros recém-nascidos (Figura 19.3).

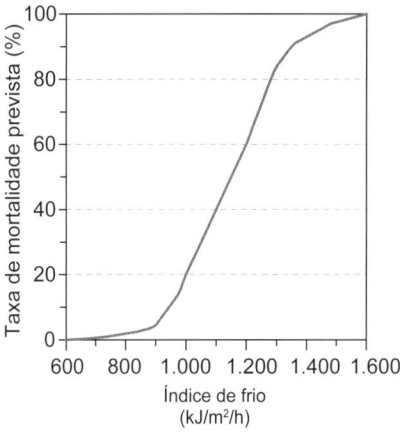

Figura 19.3 Taxa de mortalidade prevista para cordeiros neonatos em função do resfriamento pelo frio. Dados gerados pelo LambAlive. Horizon Agriculture [www.hzn.com.au/lambalive.php] e cortesia do Dr. John Larsen, University of Melbourne.[6,7]

Perda excessiva de calor no pico do metabolismo

Cordeiros de baixo peso nascidos em ambiente frio e com vento são especialmente suscetíveis devido ao resfriamento por evaporação do líquido fetal presente no velo. Para um cordeiro recém-nascido pequeno, o efeito do resfriamento por evaporação em uma brisa de 19 km/h (12 mph), com temperatura ambiente de 13°C, comum nas estações de parição de cordeiros em muitos países, pode ser equivalente ao estresse pelo frio de 25°C. Nesta condição, a perda de calor pode exceder a capacidade do cordeiro em produzir calor (metabolismo máximo) e resultar em hipotermia progressiva e morte. A hipotermia decorrente da perda excessiva de calor devido ao metabolismo máximo também pode ocorrer quando há chuva, ou somente frio e vento. A morte se dá, principalmente, nas primeiras 12 h de vida.

Hipotermia decorrente da depleção das reservas de energia

Em geral, a hipotermia que ocorre em cordeiros com mais de 12 h de vida é resultante da depleção das reservas de energia em períodos de estresse pelo frio; o leite é a fonte de energia de manutenção. Há três importantes causas de hipotermia decorrente da depleção das reservas de energia.

A primeira é a *perda da força de sucção*; estresse pelo frio grave e desenvolvimento de hipotermia podem resultar em alterações de comportamento que ocasionam baixa ingestão de leite e subsequente depleção das reservas de energia.

A segunda causa importante é o *baixo instinto materno*; a terceira está relacionada à *lesão ao nascimento*. A maioria dos procedimentos de avaliação do comportamento materno, do temperamento e da dificuldade de parição pesquisada apresenta baixa correlação genética com a sobrevivência do cordeiro.[3] Hipoxia relacionada à distocia está associada com acidemia, redução do pico do metabolismo e comprometimento da termorregulação, podendo resultar em hipotermia. Os cordeiros lesionados ao nascimento geralmente são animais grandes de gestação única, apresentam baixa atividade de sucção e alimentação; possivelmente as ações para aumentar seu peso ao nascimento, acima de certo ponto, são contraprodutivas.[4] A relação entre a taxa de mortalidade de cordeiros e seu peso ao nascimento é uma curva em formato de U; os menores e os maiores são mais sujeitos à morte.[2]

Cordeiros que apresentam hipotermia associada à perda excessiva de calor devido ao pico do metabolismo necessitam de uma fonte de calor, como *terapia*, mas os cordeiros com hipotermia por inanição requerem, também, o fornecimento de glicose. A glicose é administrada por via intraperitoneal, na dose de 2 g/kg de peso corporal, utilizando uma solução de glicose 20%. Após a aplicação de glicose, os cordeiros devem ser secos com uma toalha, se molhados, e reaquecidos em corrente de ar com temperatura de 40°C. Isso pode ser realizado em um ambiente próprio para aquecimento, utilizando um aquecedor por radiação como fonte de calor. Deve-se ter cuidado para evitar hipertermia. É preciso dar atenção cuidadosa à nutrição dos cordeiros após o reaquecimento; caso contrário, ocorre recidiva de hipotermia. O fornecimento de 100 a 200 mℓ de colostro também é benéfico, mas os cordeiros não devem ser alimentados antes que atinjam a normotermia, pois há risco de pneumonia por aspiração. Na hipotermia induzida experimentalmente, notou-se que os cordeiros manifestam pouco efeito patológico direto e prolongado.

Na maioria dos países, a escolha do momento da parição é norteada pelas considerações nutricionais e pela sazonalidade do comportamento sexual das ovelhas; a parição acontece em uma época do ano quando é provável o estresse pelo frio. O *controle* das perdas de cordeiros recém-nascidos por hipotermia requer supervisão durante o nascimento e proteção contra o frio. A parição em abrigo reduz as perdas por estresse pelo frio. A provisão de um abrigo nas instalações de parição é efetiva na redução da taxa de mortalidade e aumento da rentabilidade.[5] O local é importante porque os locais de nascimento nas instalações de parição não são aleatoriamente distribuídos, havendo variação nos locais preferidos, entre as raças. Algumas ovelhas procuram abrigo no momento do parto, mas muitas com velo não. Em alguns rebanhos, faz-se a tosquia das ovelhas antes da parição, na tentativa de forçá-las a procurar abrigo.

Experimentalmente, notou-se uma estreita relação entre a raça e o grau de hipotermia manifestado. Ademais, há evidência convincente de que o instinto materno é hereditário em ovelhas, que parte disso está relacionado às peculiaridades do cordeiro recém-nascido e que é possível obter uma redução significativa na taxa de mortalidade de neonatos associada à suscetibilidade à hipotermia, por meio de uma abordagem genética.

Cordeiros também são suscetíveis à *hipertermia* e sua termorregulação não é eficiente em temperatura ambiente elevada. Quando a temperatura ambiente for alta, pode ocorrer prostração pelo calor e mortes de cordeiros mantidos em pastagem, especialmente se eles precisarem realizar atividade física prolongada sem sombra.

Bezerros

A hipotermia, como consequência de influência ambiental, é menos comum em bezerros sadios nascidos a termo do que em cordeiros, mas a taxa de mortalidade se eleva à medida que a temperatura ambiente diminui e aumenta a precipitação pluviométrica no dia do nascimento. A *temperatura crítica* para bezerros neonatos é muito menor do que para cordeiros, de aproximadamente 13°C; bezerros *Bos taurus* são mais resistentes ao estresse pelo frio do que *Bos indicus*.

Em bezerros, a hipotermia experimentalmente induzida causou pouco dano evidente, exceto pelas lesões periféricas nos tecidos externos. Durante o resfriamento pode ocorrer hipotermia periférica importante, antes de qualquer redução marcante na temperatura corporal interna. Os bezerros apresentam uma capacidade notável de resistir e superar os efeitos de temperaturas muito baixas. No entanto, há relação entre o clima frio e a morte de bezerros, inclusive aquelas resultantes da "síndrome do bezerro fraco"; animais prematuros e bezerros nascidos de parto distócico apresentam termorregulação deficiente. À semelhança do que acontece em cordeiros, a distocia reduz a procura pelo teto e a força de sucção; os bezerros nascidos de parto distócico ingerem menos colostro e apresentam menor temperatura corporal e baixa capacidade de resistir ao estresse pelo frio.

O reaquecimento de bezerros com hipotermia pode ser feito por meio de calor radiante, mas a imersão em água aquecida induz uma resposta mais rápida, com mínimo esforço metabólico. A prevenção de hipotermia requer a disponibilização de um abrigo que proteja contra umidade e vento, nos primeiros dias de vida. A parição das vacas pode ser em abrigo; como alternativa, os abrigos de bezerros podem ser instalados no campo. Os bezerros de corte utilizam abrigos quando o frio é inclemente, o que pode não melhorar o estado de saúde, embora tais abrigos sejam comumente utilizados.

Leitões

A hipotermia decorrente da perda de calor e a condição de hipotermia/hipoglicemia provocada por inanição são as principais causas de perda de leitões neonatos. Os leitões recém-nascidos possuem uma capacidade razoavelmente boa para aumentar sua taxa metabólica em resposta ao estresse pelo frio, mas suas reservas de energia são limitadas, especialmente de tecido adiposo marrom; consequentemente, dependem da ingestão continuada de leite como sua principal fonte de energia, mamando, aproximadamente, a cada hora. Os leitões neonatos têm boa capacidade de vasoconstrição periférica ao nascimento, mas a superfície de isolamento é deficiente porque nessa idade não há qualquer camada de gordura subcutânea. A *temperatura crítica* para leitões neonatos é 34°C.

A termorregulação é ineficiente nos primeiros 9 dias de vida, não sendo totalmente funcional até o 20º dia. Os leitões recém-nascidos devem receber uma fonte externa de calor nas primeiras semanas de vida. A temperatura corporal da porca não é capaz de suprir isso; a temperatura ambiente preferida para suínos neonatos é 32°C, no primeiro dia de vida, e de 30°C na primeira semana. Por outro lado, a temperatura preferida para a porca é de, aproximadamente, 18°C. Deve-se providenciar um *ambiente separado* (berçário) aos leitões. Desde que haja uma temperatura ambiente adequada para satisfazer as necessidades dos animais e um bom isolamento do piso, não ocorre hipotermia em leitões sadios de tamanhos viáveis, a menos que ocorra falha na ingestão de leite.

Anoxia ao nascimento, com resultante redução do vigor físico, menor procura pelo teto e *risco de hipotermia*, ocorre particularmente nos últimos leitões que nascerem de uma grande leitegada e de porcas mais velhas. Também, pode ocorrer falha na ingestão de leite em leitões pequenos ao nascimento, sendo influenciada pelo tamanho da ninhada, pelo baixo número de tetos funcionais em relação ao tamanho da leitegada e pela ordem de mamada dos tetos.

Potros

Há poucos estudos sobre termorregulação em potros, mas sua grande massa corporal em relação à área da superfície faz com que os potros saudáveis, a exemplo dos bezerros, sejam relativamente resistentes ao frio. Ademais, é menos provável que os potros nasçam em um ambiente hostil, em comparação com outros animais pecuários. Pode-se constatar importante taxa de mortalidade de potros em decorrência de hipotermia resultante de inanição e exposição ao frio em lotes de animais submetidos à criação extensiva; distocia, baixo peso ao nascimento e negligência materna são fatores contribuintes.

Potros prematuros e aqueles doentes podem ter dificuldade em manter a temperatura corporal em ambientes normais; a taxa metabólica desses potros é cerca de 25% menor do que aquela de potros sadios.

A proporção relativamente maior da área de superfície corporal em relação à massa corporal, a menor reserva de energia e o baixo isolamento da pelagem dos potros prematuros, associados com a menor taxa metabólica, os coloca em risco particular de hipotermia. *Potros nascidos de partos distócicos* também apresentam menor taxa metabólica, mas os com dismaturidade parecem possuir termorregulação normal. Há disponibilidade de métodos de investigação que possibilitam a diferenciação pós-morte de insuficiência placentária, hipoxemia intraparto aguda, termogênese inadequada e inanição, como causas de morte em potros.

Deve-se suspeitar de hipotermia em animais prematuros quando a temperatura retal diminui para menos de 37,2°C, devendo ser corrigida por meio do fornecimento de calor externo, enrolando o neonato em cobertor ou transferindo-o para um ambiente aquecido. Se o animal estiver recebendo líquido, ele deve ser aquecido à temperatura corporal normal.

REFERÊNCIAS BIBLIOGRÁFICAS
1. Dwyer CM. Small Rumin Res. 2008;76:31.
2. Hinch GN, et al. Anim Prod Sci. 2014;54:656.
3. Brien FD, et al. Anim Prod Sci. 2014;54:667.
4. Hatcher S, et al. J Anim Sci. 2009;87:2781.
5. Young JM, et al. Anim Prod Sci. 2014;54:773.
6. Lamb Alive. Horizon Agriculture. (Accessed June 15, 2016, at <http://www.hzn.com.au/lambalive.php>).
7. Nixon-Smith WF. The forecasting of chill risk ratings for new born lambs and off-shears sheep by the use of a cooling factor derived from synoptic data. Working Paper No. 150. Commonwealth Bureau of Meteorology, Melbourne, Vic.; 1972.

Nutrição materna e o recém-nascido

Há evidência crescente de que o ambiente materno para o feto influencia as características vitalícias da cria e da geração subsequente de descendentes ("netos"). Embora os efeitos do ambiente materno no desenvolvimento da cria sejam complexos e envolvam fatores como saúde e nutrição materna durante a gestação, peso do recém-nascido ao nascimento, sexo da cria, qualidade da mãe como lactante e condições ambientais, atualmente há sólida evidência dos efeitos epigenéticos ("programação") na determinação do crescimento e na produtividade da prole de espécies de animais domésticos, além de literatura disponível.[1-4] Na atualidade, está bem estabelecido que fatores como nutrição materna possam ter efeitos duradouros na saúde e produtividade do animal e que esses efeitos podem ser transmitidos para outra progênie a partir de alterações no genótipo (composição do DNA).[2] Esse procedimento, reconhecido em medicina humana[5], está bem documentado em suínos e bovinos[6,7] e tem aumentado a ponto de ter considerável importância econômica, como parte do projeto Australian Lifetime Wool.[8-10] A ideia é que as condições ambientais no início da vida (inclusive na vida intrauterina) causam alterações epigenéticas que podem persistir por toda a vida do indivíduo e podem ser transmitidas à prole.

As alterações epigenéticas envolvem metilação da citosina nos dinucleotídeos citosina-guanina, bem como alteração de histonas no material genético, uma vez que a acessibilidade do DNA para transcrição é reduzida ou ausente. O resultado é que os genes que sofreram metilação são silenciados e não transcritos. Assim, a metilação do DNA e de histonas influenciam o fenótipo do animal porque as alterações são transmitidas durante a mitose às células-filha. Os efeitos epigenéticos podem ser específicos para a célula e o órgão, podendo ser transmitidos à prole.

Um importante fenômeno associado ao acasalamento animal é o conceito de genes *imprinted*. *Imprinting* genômico é um fenômeno verificado em mamíferos, no qual o pai e a mãe contribuem com diferentes padrões epigenéticos ao feto. Um número limitado de genes expressos monoalélicos manifesta seus efeitos conforme os pais de origem específicos, por meio de sítios genômicos específicos nas células germinativas dos pais. Para esses genes, a expressão se restringe a um dos dois cromossomos herdados do pai. Os cromossomos *imprinted* são silenciados, possibilitando que outro cromossomo seja expresso, o qual é referido como expresso pela mãe/*imprinted* pelo pai ou expresso pelo pai/*imprinted* pela mãe.[1] Embora o número de genes *imprinted* seja limitado, muitos desses genes codificam proteínas que regulam uma ampla variedade de processos biológicos, inclusive o crescimento do embrião e do neonato, o metabolismo e o comportamento.[1] O conhecimento desse processo foi seguido de observações de anormalidades em animais nascidos a partir de técnicas de reprodução assistida (inclusive fertilização *in vitro* e clonagem por transferência nuclear de célula somática) que alteram a metilação dos cromossomos nos gametas.[1,11]

A programação fetal representa os efeitos vitalícios da exposição intrauterina do feto a várias condições.[2] A subnutrição materna experimental durante a gestação influencia negativamente o metabolismo de energia intermediário de cordeiros com ~20 semanas de idade, indicado pela baixa capacidade de secreção de insulina e maior sensibilidade tecidual à insulina.[12] Alguns dos resultados da exposição intrauterina do feto pode ter efeitos vitalícios em importantes atributos de produtividade de animais pecuários. Isso foi mostrado em ovinos que participavam do projeto Lifetime Wool, no qual vários estudos revelaram a importância do fornecimento de dieta ideal e da condição corporal do animal para a produtividade das ovelhas e de seus cordeiros.[13,14] O perfil do peso corporal de ovelhas da raça Merino determina o peso da lã e o diâmetro das fibras de sua progênie, com um perfil de peso ideal das ovelhas resultando em maior peso do velo e lã mais fina na progênie.[8] Parece que a nutrição da ovelha não influencia a produção de leite de sua filha e, portanto, o peso ao desmame da progênie da filha da ovelha.[15]

Há interesse em condições epigenéticas e na programação fetal em equinos, mas atualmente não há implicações práticas, embora possam ser esperadas.[3,4]

O excesso ou a carência de alimento fornecido à mãe pode influenciá-la e aos fetos[9], podendo haver consequências decorrentes de deficiências de microelementos ou de substâncias tóxicas. A *subnutrição* grave da mãe pode comprometer o tamanho do feto e sua taxa termogênica, com as consequências já mencionadas anteriormente. O principal problema é a restrição proteica antes do parto. Além disso, a subnutrição grave da mãe pode ocasionar baixo vigor do trabalho de parto e aumentar a ocorrência de distocia, bem como limitar o desenvolvimento do útero. Pode haver prejuízo à colostrogênese, com maior risco de doença infecciosa no neonato, e a produção de leite pode ser significativamente reduzida ou retardada, com risco de inanição.

Há disponibilidade de grande volume de informações sobre os efeitos da nutrição da ovelha prenhe na taxa de crescimento fetal, no desenvolvimento do útero e na disponibilidade de energia nas reservas corporais do feto nascido a termo, bem como na quantidade e no conteúdo de energia do colostro. Em ovinos, a nutrição materna pode influenciar significativamente a taxa de crescimento do feto e o tamanho da placenta.[16] A subnutrição de ovelhas de regiões montanhosas no final da prenhez reduz, acentuadamente, o peso do úbere e a secreção pré-natal e subsequente de colostro. Um plano nutricional inadequado no final da gestação resulta em diminuição marcante nas reservas corporais de lipídios e de tecido adiposo marrom do feto, redução acentuada na produção total de colostro e menor concentração de proteínas no colostro, nas primeiras 18 h após o parto. No entanto, a exposição de ovelhas ao frio, no fim da gestação, devido à tosquia, aumenta o peso do cordeiro ao nascimento e suas reservas de tecido adiposo marrom.

Nutrição inadequada também pode resultar em retardo do crescimento do útero. A *subnutrição calórica materna* pode causar desenvolvimento tardio de fetos de suínos, ovinos e bovinos. Em ovelhas, a restrição nutricional reduz o número de receptores lactogênicos na placenta, que atuam como mediadores do transporte de aminoácidos no fígado do feto e da síntese de glicogênio no tecido fetal, ocasionando depleção das reservas hepáticas de glicogênio do feto. Isso tem sido incriminado como possível causa de retardo do desenvolvimento fetal que acompanha a subnutrição calórica materna. Suínos raquíticos apresentam baixa taxa metabólica e reduzida atividade de enzimas respiratórias no músculo esquelético. Esta deficiência persiste após o nascimento; suínos raquíticos apresentam temperatura interna menor e baixa capacidade em aumentar sua taxa metabólica e a produção de calor em reposta ao frio. Paradoxalmente, *nutrição excessiva de ovelha adolescente* também resulta em restrição ao crescimento placentário e retardo no desenvolvimento do útero. Esse efeito é mais evidente no segundo terço de gestação. Essa síndrome é acompanhada de nascimento de cordeiros com menor idade gestacional, comumente diminuída em 3 dias. Acredita-se que a hipóxia fetal e a hipoglicemia notadas à insuficiência placentária possam estimular a maturação do eixo hipotalâmico-pituitário-adrenal do feto, induzindo à parição precoce.

A taxa de sobrevivência máxima é obtida em cordeiros com peso ao nascimento intermediário; é muito importante o *manejo nutricional* da ovelha prenhe em rebanhos fecundos. As ovelhas com fetos múltiplos podem ser detectadas por meio de ultrassonografia e alimentadas separadamente daquelas com cria única. Ovelhas de primeira cria prenhes também devem ser alimentadas em separado, de acordo com as suas necessidades. Por ocasião do acasalamento, recomenda-se escore corporal de 3 a 3,5, com diminuição de 0,5 no escore no segundo e no terceiro mês de gestação, e aumento subsequente para 3,55 até o momento da parição, com um ganho de peso distinto no fim da gestação. Escores da condição corporal semelhantes também são apropriados para outras espécies.

Substâncias tóxicas e deficiências de microelementos podem resultar em maior risco de morte de fetos e neonatos e são discutidas nos respectivos tópicos. Agalactia, gestação prolongada e sofrimento fetal durante o nascimento são de particular importância, sendo observadas em éguas que ingerem grãos contaminados com ergotina (*Claviceps purpurea*) e naquelas que pastejam festuca-alta (*Festuca arundinacea*) contendo o fungo endófito *Acremonium coenophialum*.

LEITURA COMPLEMENTAR

Kenyon PR, Blair HT. Foetal programming in sheep—effects on production. Small Rumin Res. 2014;118:16-30.
O'Doherty AM, et al. Genomic imprinting effects on complex traits in domesticated animal species. Front Genet. 2015;6:156.

REFERÊNCIAS BIBLIOGRÁFICAS

1. O'Doherty AM, et al. Front Genet. 2015;6:156.
2. Kenyon PR, et al. Small Rumin Res. 2014;118:16.
3. Fowden AL, et al. J Equine Vet Sci. 2013;33:295.
4. Dindot SV, et al. J Equine Vet Sci. 2013;33:288.
5. Heijmans BT, et al. Proc Natl Acad Sci USA. 2008;105:17046.
6. Altmann S, et al. J Nutr Biochem. 2013;24:484.
7. Micke GC, et al. Reproduction. 2011;141:697.
8. Thompson AN, et al. Anim Prod Sci. 2011;51:794.
9. Oldham CM, et al. Anim Prod Sci. 2011;51:776.
10. Lifetime Wool project—more lambs, better wool, healthy ewes. Department of Agriculture and Food Western Australia. (Accessed 06.15, at <http://www.lifetimewool.com.au/>).
11. Tian X. Annu Rev Anim Biosci. 2014;2:23.
12. Husted SM, et al. Am J Physiol. 2007;293:E548.
13. Ferguson MB, et al. Anim Prod Sci. 2011;51:763.
14. Behrendt R, et al. Anim Prod Sci. 2011;51:805.
15. Kenyon PR, et al. Anim Prod Sci. 2014;54:1465.
16. Gardner DS, et al. Reproduction. 2007;133:297.

Baixo instinto materno e o neonato

Qualquer avaliação de ocorrência de morte de neonatos, em que há suspeita de ser causada por hipotermia, inanição ou infecção devido à falha na transferência de imunidade passiva, e até mesmo traumatismo por esmagamento de leitões, deve levar em conta a possibilidade de a causa primária ser o baixo instinto materno e uma relação mãe-cria precária. Cuidado materno inapropriado ocasiona morte rápida do recém-nascido em condição de criação extensiva, em que não há intervenção humana para corrigir o problema.[1] É mais provável que esse problema se deva ao comportamento da mãe, mas pode estar relacionado às crias, especialmente, àquelas que apresentam hipotermia.[2] Um relacionamento inapropriado pode ter origem genética ou nutricional e, por parte da prole, pode ser decorrente de traumatismo ao nascimento.

Para ambos, mãe e cria, há chance muito maior de estabelecer um bom relacionamento quando o animal é criado em um grupo, do que individualmente. Como a visão, o olfato, o paladar e a audição são importantes para estabelecer uma atitude de busca e postura para amamentar por parte da mãe, e uma atitude de busca, farejamento e sucção por parte da cria, todos os fatores de manejo que interferem no uso desses sentidos predispõem à morte. Crias fracas devido à deficiência nutricional da mãe, assédio durante o parto por assistentes excessivamente cuidadosos e uma pastagem muito alta são exemplos óbvios. Relação mãe-cria inapropriada pode ser um problema em vacas, porcas, ovelhas e, ocasionalmente, éguas, sobretudo quando se emprega prática de parição extensiva. Em suínos, uma relação mãe-cria inapropriada pode se manifestar em alto grau na forma de histeria durante o parto, que é discutida em tópico sobre tal tema. Em ovinos, uma relação mãe-cria inadequada pode ser um importante fator contribuinte para a morte de neonatos devido à inanição, especialmente em raças altamente sujeitas ao estresse, como Merino, cujas fêmeas apresentam menor instinto materno do que as ovelhas da raça Romney.[2,3]

Os *laços afetivos* ocorrem rapidamente após o nascimento, embora exista pequena variação entre as espécies; por exemplo, iniciando o relacionamento alguns minutos após o nascimento, em ovelhas, mas demorando 2 a 3 h em algumas éguas. Parece que a intensidade da relação mãe-cria também é variável entre as espécies. Em geral, o relacionamento da mãe com o neonato é muito específico, embora isso possa ser modulado por sistemas de manejo; ademais, o neonato pode ser menos seletivo e, com frequência, tenta mamar em outras mães. Em grupos de ovelhas em que se pratica parições intensivas, isso pode ocasionar alta taxa de mães com baixo instinto materno e subsequente abandono da cria, quando ovelhas preparturientes "ladras" adotam cordeiro de parto de múltiplas crias. É necessário um alto grau de pastoreio para minimizar a perda nesses sistemas de manejo; em um sistema de manejo extensivo é estabelecida forte ligação mãe-cria, caso se permita que a ovelha e o cordeiro permaneçam relativamente tranquilos no local de parição, durante 6 h. Há disponibilidade de um sistema de escore que possibilita uma avaliação objetiva do vigor dos cordeiros recém-nascidos (Tabelas 19.1 e 19.2).

Há evidência de efeitos genéticos e parental (reprodutor) na habilidade dos cordeiros em acompanhar as mães e evitar baixo

Tabela 19.1 Sistema de escore para avaliação da vitalidade dos cordeiros recém-nascidos.[2]

Escore	Descrição
1	Não permanece em pé antes de, no mínimo, 40 min; pouco ou nenhum esforço para alcançar o teto; não parece alerta ou ativo
2	Tentativas de permanecer em pé após 30 min; baixo esforço para alcançar o teto e tendência de acompanhar a ovelha; mostra alguma agilidade, mas não é muito ativo; não parece ter tentativas coordenadas
3	Agita a cabeça dentro de 30 s; tentativas em permanecer em pé em 15 min; procura pelo teto e fica em pé em 10 min; acompanha a ovelha, mas se distrai com outros objetos móveis; geralmente é alerta e ativo; pode não ter coordenação
4	Tentativas de permanecer em pé 10 min após o nascimento; procura pelo teto em pé dentro de 5 min; forte tendência em acompanhar a ovelha; é alerta e ativo e apresenta movimentos bem coordenados
5	Tentativas em permanecer em pé dentro de 5 min após o nascimento; acompanha de perto a ovelha; muito alerta e ativo

Tabela 19.2 Definições dos comportamentos de cordeiros.[2]

Comportamento	Definição
Movimento da cabeça	O cordeiro se levanta e movimenta a cabeça
Ato de ajoelhar	O cordeiro deita com o peito no solo, dobra os membros sob ele e estende a metade anterior do corpo no chão
Tentativa em ficar de pé	O cordeiro sustenta o peso do corpo em, pelo menos, uma pata
Posição em pé	O cordeiro fica em pé sozinho, com as quatros patas, por > 5 s
Procura pelo úbere	O cordeiro se aproxima da ovelha e empurra a região do úbere
Mamada malsucedida	O cordeiro coloca a cabeça no abdome da ovelha, em contato com o úbere, mas não consegue prender o teto ou o libera sem mamar
Mamada	O cordeiro prende o teto na boca e parece mamar, com movimentos apropriados de boca e cabeça; pode abanar a cauda; permanece nessa posição por > 5 s

instinto materno. Esses efeitos parecem ser modestos.[2,4,5]

Acredita-se que a estimulação cervicovaginal e a liberação central de ocitocina sejam importantes para iniciar o comportamento materno; a anestesia epidural caudal para o parto não influencia o instinto materno ou a relação mãe-cria. A mamada também é um importante fator determinante. O reconhecimento é olfatório e auditivo, mediado pela liberação de neurotransmissores.

Quase sempre a relação mãe-cria é mais lenta em mães primíparas; ademais, é demorada quando há dor pós-parto. Uma falha de relacionamento causa rejeição e abandono do neonato.

O cuidado materno também é importante para a sobrevivência do neonato, havendo significativa diferença na taxa de mortalidade da leitegada por esmagamento e agressões entre as porcas, relacionada ao comportamento e à resposta aos gritos de angústia dos leitões. Há disponibilidade de descrição dos padrões de comportamento normal e anormal da égua e do potro, bem como das técnicas de alimentação.

REFERÊNCIAS BIBLIOGRÁFICAS
1. Bickell SL, et al. Anim Prod Sci. 2010;50:675.
2. Hergenhan RL, et al. Anim Prod Sci. 2014;54:745.
3. Plush KJ, et al. Appl Anim Behav Sci. 2011;134:130.
4. Brien FD, et al. Anim Prod Sci. 2014;54:667.
5. Hinch GN, et al. Anim Prod Sci. 2014;54:656.

Corte de dentes em leitões

É necessário cortar as pontas dos dentes dos maxilares superior e inferior de leitões recém-nascidos, utilizando um par de cortador de unhas afiados ou um esmeril limpo. É fundamental empregar boa higiene, caso contrário pode ocorrer infecção da raiz do dente, ocasionando infecção e inflamação local, com possibilidade de formação de abscesso causado por *Fusobacterium* e *Trueperella*. Não se faz tal procedimento antes de 6 h de vida porque compromete a absorção de colostro. Isso é feito para prevenir lesão dos tetos das porcas ou de outros leitões antes de 7 dias de vida. A lesão de tetos nas porcas provoca dor e relutância em deixar as crias mamarem e em outros leitões pode interferir no estabelecimento da hierarquia na leitegada.

FALHA DE TRANSFERÊNCIA DE IMUNIDADE PASSIVA (FALHA DE TRANSFERÊNCIA DE IMUNOGLOBULINAS COLOSTRAIS)

A ingestão e a absorção de quantidade adequada de imunoglobulinas colostrais é essencial para a saúde dos neonatos de ruminantes, suínos e equinos, pois eles nascem, praticamente, sem imunoglobulinas circulantes. *Falha de transferência passiva (FTP)* é um termo comumente utilizado para descrever a transferência de imunidade passiva (imunoglobulinas, especificamente IgG1 do colostro) da mãe para o neonato. O mecanismo pelo qual a imunoglobulina colostral é absorvida é, principalmente, passivo; é uma condição ativa e bem definida. Portanto, o termo FTP é um resumo incorreto desse processo, sendo o termo *falha de transferência de imunidade passiva (FTIP)* mais descritivo e preciso. A adequada transferência de anticorpos é o principal ponto em todos os programas de saúde preventiva neonatal; contudo, a FTIP continua sendo um sério problema que afeta, particularmente, a indústria leiteira. Em décadas passadas foram instituídas campanhas educacionais direcionadas aos produtores de leite e, de modo animador, a prevalência de FTIP em novilhas leiteiras, nos EUA, diminui de um valor superior a 40%, em 1992, para 19% em 2007.[1]

Muitas das descrições a seguir referem-se aos bezerros porque a grande parte dos estudos sobre transferência de imunidade passiva foi realizada nesses animais. No entanto, a maioria das informações é aplicável a outras espécies; onde há diferenças, essas são mencionadas no texto.

Transferência normal de imunoglobulinas

No colostro, as imunoglobulinas estão presentes em diferentes concentrações. A principal imunoglobulina colostral é IgG, composta de duas frações, IgG_1 e IgG_2, as quais contribuem com 80 e 5 a 10%, respectivamente, na concentração total de imunoglobulinas do colostro. IgM e IgA representam, cada uma delas, cerca de 5% do conteúdo de imunoglobulinas colostrais. A IgG se concentra no colostro por meio de *transferência ativa seletiva mediada por receptores* do sangue da mãe, através do epitélio secretor mamário. Essa transferência para o colostro se inicia, aproximadamente, 4 a 6 semanas antes do parto e resulta em concentração de IgG no primeiro colostro ordenhado várias vezes maior do que a concentração sérica da mãe. Essa transferência ativa de IgG cessa subitamente no início da lactação, possivelmente em resposta à maior secreção de prolactina próximo ao parto.[2] IgA e IgM praticamente são oriundas mais da síntese local, na glândula mamária, do que da transferência do plasma.

Após a ingestão pelo recém-nascido, uma proporção relevante dessas imunoglobulinas é transferida pelas células epiteliais do intestino delgado, nas primeiras horas de vida, sendo transportadas até o sangue por meio do sistema linfático. Posteriormente, as imunoglobulinas do sangue são distribuídas a diversos líquidos extravasculares e secreções corporais, dependendo da classe de imunoglobulinas.

Essas imunoglobulinas absorvidas protegem contra a invasão sistêmica de microrganismos e contra doença septicêmica, no período neonatal. As imunoglobulinas não absorvidas e aquelas novamente secretadas no intestino têm importante participação na prevenção de doença intestinal, durante várias semanas após o nascimento. Sem dúvida, a FTIP está associada com maiores taxas de morbidade e mortalidade e baixa taxa de desenvolvimento de neonatos. O fornecimento adequado de imunoglobulinas por ocasião do nascimento está associado com maior produção de leite na primeira e na segunda lactações e menor risco de descarte durante a primeira lactação.[5]

Em potros, a FTIP representa risco significativo de ocorrência de doença nos primeiros 3 meses de vida.

Imunidade lactogênica

A concentração de IgG no leite diminui rapidamente após o parto, em todas as espécies, e as concentrações de imunoglobulinas no leite são baixas (Tabela 19.3). Nas porcas, a concentração de IgA diminui apenas ligeiramente durante o mesmo período e torna-se uma importante imunoglobulina no leite desses animais. IgA é sintetizada na glândula mamária de porcas durante toda a lactação e atua como importante mecanismo de defesa contra doenças entéricas em leitões lactentes. IgA do leite é um relevante mecanismo de defesa da mucosa, em leitões; em bezerros, há baixo teor de IgA no leite e alguma proteção intestinal é propiciada pela IgG do colostro e do leite e pela IgG oriunda do soro sanguíneo, que é novamente secretada no intestino.

Falha de transferência de imunidade passiva

A falha de transferência de imunidade passiva (FTIP) é o principal determinante de doença septicêmica, na maioria das espécies. Ademais, modula a ocorrência de morte e a gravidade de doenças entéricas e respiratórias no início da vida e no desempenho do animal em idades posteriores.

Em termos de modulação da doença, não se pode estabelecer um ponto de corte para a concentração de imunoglobulinas circulantes porque este varia de acordo com a propriedade, o ambiente, a pressão de infecção e o tipo de doença. Os valores são fornecidos como uma referência. Foi estabelecido que há *FTIP em bezerros quando a concentração sérica de IgG é inferior 1.000 mg/dℓ (10 mg/mℓ)*, mensurada entre 24 h e 7 dias de vida. Nos *potros*, as concentrações de corte de IgG equivalentes para *FTIP e FTIP parcial são consideradas como 400 mg/dℓ e 800 mg/dℓ*, respectivamente. Embora uma concentração sérica de IgG acima de 400 mg/dℓ possa ser adequada aos potros sadios mantidos em um ambiente limpo, com mínima exposição a patógenos, a concentração ideal é aquela acima de 800 mg/dℓ.[6] Para *crias de camelídeos do Novo Mundo*, recomenda-se um ponto de corte para a concentração sérica de IgG *de 1.000 mg/dℓ*, mensurada ao redor de 36 h de vida.[7]

A taxa de FTIP em bezerros leiteiros pode variar bastante entre as propriedades, mas foi estimada na faixa de 20% em uma ampla pesquisa nacional recentemente realizada nos EUA.[1] Em bezerros de corte, a taxa

Tabela 19.3 Falha de transferência de imunidade passiva[1]; concentrações e porcentagens relativas de imunoglobulinas no soro sanguíneo e nas secreções mamárias de vacas e porcas.

Animal	Imunoglobulina	Concentração (mg/mℓ)			Imunoglobulina total (%)		
		Soro	Colostro	Leite	Soro	Colostro	Leite
Vaca	IgG$_1$	11	75	0,59	50	81	73
	IgG$_2$	7,9	2,9	0,02	36	5	2,5
	IgM	2,6	4,9	0,05	12	7	6,5
	IgA	0,5	4,4	0,14	2	7	18
Porca	IgG	21,5	58,7	3	89	80	29
	IgM	1,1	3,2	0,3	4	6	1
	IgA	1,8	10,7	7,7	7	14	70

de FTIP tende a ser menor; pesquisa recente conduzida no Canadá relatou incidência de FTIP, definida como concentração sérica de IgG inferior 800 mg/dℓ, como sendo de 6%; a taxa de transferência marginal de imunidade passiva (800 mg/dℓ < IgG < 1.600 mg/dℓ) foi de 10%.[8] Em potros, a literatura relata taxa de falha de, aproximadamente, 13 a 16%. Em cordeiros, a taxa também é comparativamente baixa e estimou-se que a incidência de FTIP nas crias é de cerca de 10%.[7]

Nos animais *artificialmente alimentados com colostro*, o risco de FTIP depende, principalmente, da quantidade ou da massa de imunoglobulinas presente no colostro fornecido, do momento de fornecimento após o nascimento, da eficiência de sua absorção no trato digestório e, possivelmente, do grau de contaminação bacteriana.[1] A massa de imunoglobulinas ingerida depende da concentração de imunoglobulinas no colostro e do volume de colostro fornecido. Testes sobre fornecimento de colostro em bezerros sugerem que há necessidade de uma *massa de, no mínimo, 150 g de IgG* para um animal de 45 kg, para se obter adequada concentração sérica de imunoglobulina colostral (≥ 1.000 mg/dℓ de IgG).

Em animais que *mamam colostro naturalmente*, como os potros, o risco de FTIP depende principalmente da concentração de imunoglobulinas no colostro, da quantidade ingerida e do momento da primeira mamada. A concentração inadequada de imunoglobulina colostral e o retardo na ingestão de colostro são os dois principais fatores de FTIP.

Determinantes da transferência de imunoglobulinas colostrais

1. Quantidade de imunoglobulinas no colostro ingerido:
   - *Volume* de colostro ingerido
   - *Concentração* de imunoglobulinas no colostro.
2. Quantidade de colostro realmente fornecida ou ingerida durante a mamada.
3. Taxa de esvaziamento do abomaso ou estômago após ingestão do colostro.
4. Eficiência de absorção de imunoglobulinas pelo neonato.
5. Tempo entre a mamada ou o fornecimento de colostro após o nascimento.
6. Tempo para a ordenha do colostro após a parição (no caso de fornecimento de colostro artificial).
7. Grau de contaminação do colostro por bactérias.

Determinantes de concentração de imunoglobulinas no colostro

A concentração nominal de imunoglobulinas presentes no colostro de primeira ordenha, de vacas e porcas, são apresentadas na Tabela 19.4.[1] Atualmente, é comum considerar que o *colostro bovino de alta qualidade* deve conter *no mínimo 50 g de IgG/ℓ*,[2] e que se deve fornecer 3 ℓ de colostro de alta qualidade o mais breve possível após o nascimento.[3,4] Esse procedimento supre a necessidade de 150 g de IgG colostral. Pode haver uma variação substancial na concentração de imunoglobulinas no colostro, em todas as espécies, e a ingestão de volume "normal" de colostro que contém baixa concentração de imunoglobulina pode fornecer uma quantidade insuficiente do anticorpo para proteção. Em um estudo com mais de 900 colostros de primeira ordenha obtidos de vacas Holstein Friesian notou-se que apenas 29% das amostras possuíam teor suficientemente alto de imunoglobulina para fornecer 100 g de IgG, em um volume de 2 ℓ. As porcentagens equivalentes para volumes de 3 e 4 ℓ fornecidos foram 71 e 87%, respectivamente. Parece que a variação na concentração de imunoglobulinas colostrais pode ser uma causa de FTIP. Algumas razões dessa variação são:

- A concentração de imunoglobulina no colostro diminui drasticamente após o parto. A concentração no colostro de segunda ordenha corresponde a, aproximadamente, metade daquela de primeira ordenha; na quinta ordenha após o parto, a concentração se aproxima daquela verificada durante o restante do período de lactação. O mesmo ocorre em *éguas*. A concentração média de IgG no colostro de égua aos 3 a 28 dias antes da parição é superior a 1.000 mg de IgG/dℓ; no momento do parto, a concentração média pode variar de 4.000 a 9.000 mg/dℓ. A concentração diminui de modo marcante, para 1.000 mg/dℓ, 8 a 19 h após a parição
- A concentração de imunoglobulina no colostro diminui após o parto, mesmo quando a vaca não é ordenhada. É importante que esse colostro seja *ordenhado tão logo possível após a parição*. O colostro ordenhado 6 h, ou mais, após o parto, possui uma concentração de IgG significativamente menor do que aquele ordenhado 2 h após a parição. Em um estudo sobre a influência do tempo após o parto no conteúdo de IgG no colostro, constatou-se diminuição de 3,7% na concentração de IgG colostral a cada hora subsequente ao parto, em razão da secreção mamária de leite com baixo teor de IgG após a parição
- Colostro de vacas ou éguas *pré-ordenhadas* com intuito de reduzir o edema de úbere ou de mães que apresentaram *incontinência de colostro* antes do parto apresenta baixa concentração de imunoglobulina e deve-se fornecer substituto de colostro como alternativa para a transferência de imunoglobulina
- Em vacas, um *período seco* inferior a 30 dias pode resultar em colostro com menor conteúdo de imunoglobulina
- *Parto prematuro* ou *indução prematura do parto* pelo uso de corticosteroides de longa duração, em vacas, pode resultar em colostro com baixo teor de imunoglobulinas e/ou em baixo volume de colostro
- Em vacas, a concentração média de imunoglobulina colostral é maior em fêmeas com *três ou mais lactações*, em comparação com vacas mais jovens. No entanto, qualquer que seja o número de lactações, o colostro pode conter concentração adequada de imunoglobulina. Não há base científica para o não fornecimento do colostro de primeira ordenha de vacas de primeira lactação
- Grande volume de colostro produzido e ordenhado na primeira ordenha tende a apresentar menor concentração de imunoglobulina do que aquele produzido em menor quantidade, possivelmente devido à diluição da IgG pelo volume de colostro
- Constatou-se que a concentração de imunoglobulina foi maior na fração inicial de uma única ordenha do colostro da primeira ordenha. Isso pode sugerir que a separação da primeira porção do colostro de primeira ordenha propicia colostro com maior conteúdo de imunoglobulina para o fornecimento ao recém-nascido
- A concentração de imunoglobulina no colostro de primeira ordenha é *diferente entre as raças*. Em *vacas*, as raças de corte apresentam maior concentração de IgG. Diversas raças leiteiras, inclusive Holstein

Tabela 19.4 Critérios para avaliar o estágio de maturidade do potro recém-nascido.

Critério	Prematuro	Nascido a termo
Físico		
Idade gestacional	320 dias	Normalmente > 330 dias
Tamanho	Pequeno	Normal ou grande
Pelagem	Curta e sedosa	Longa
Articulação do boleto	Extensão excessiva	Extensão normal
Comportamento		
Levanta-se pela primeira vez	> 120 min	< 120 min
Primeira mamada	> 3 h	< 3 h
Reflexo de sucção	Fraco	Bom
Reflexo de endireitamento	Fraco	Bom
Atividade adrenal		
Valor do cortisol plasmático nas primeiras 2 h após o nascimento	Baixo valor (< 30 ng/mℓ)	Valor maior (120 a 140 ng/mℓ) aos 30 a 60 min após o nascimento
Valor de ACTH plasmático nas primeiras 2 h após o nascimento	Valor máximo (cerca de 650 pg/mℓ) 30 min após o nascimento; em seguida diminui	O valor diminui a partir do pico (300 pg/mℓ, ao nascer)
Resposta ao ACTH1-24 sintético (Synacthen de curta duração): dose de 0,125 mg IM	Baixa resposta, evidenciada pelo aumento de 28% no cortisol plasmático e ausência de alteração na proporção neutrófilos:linfócitos	Boa resposta, evidenciada pelo aumento de 208% no cortisol plasmático e aumento da proporção neutrófilos:linfócitos
Hematologia		
Volume corpuscular médio (fℓ)	> 39	< 39
Contagem de leucócitos ($\times 10^9/\ell$)	6	8
Proporção neutrófilos:linfócitos	< 1	> 2
Metabolismo de carboidrato		
Concentração plasmática de glicose nas primeiras 2 h após o nascimento	Baixa concentração ao nascer (2 a 3 mmol/ℓ); em seguida diminui	Alta concentração ao nascer (4,1 mmol/ℓ), que se mantém
Concentração plasmática de insulina nas primeiras 2 h após o nascimento	Baixa concentração ao nascer (8,6 µU/mℓ), diminuindo	Alta concentração ao nascer (16,1 µU/mℓ), que se mantém
Teste de tolerância à glicose (0,5 mg/kg de peso corporal IV)	Baixa resposta, evidenciada pelo aumento de 100% na insulina plasmática, 15 min após a administração	Resposta evidente, indicada pelo aumento de 250% no valor de insulina plasmática, 5 min após a administração
Sistema renina-angiotensina-aldosterona		
Substrato plasmático de renina	Concentração elevada e/ou crescente aos 15 a 60 min após o nascimento	Baixa concentração (< 0,6 µg/mℓ) e diminuição durante 15 a 30 min após o nascimento
Condição ácido-base (pH)	< 7,25 e diminuindo	> 7,3, que se mantém ou se eleva

IM: intramuscular; IV: intravenosa.

Friesian, produzem colostro com teor de imunoglobulina relativamente baixo e um número relevante de bezerros que mamam nessas vacas ingerem um conteúdo inadequado de imunoglobulina. Vacas da raça Channel Island apresentam maior concentração de imunoglobulina no colostro, comparativamente às da raça Holstein Firesian. As *diferenças entre raças* também são notadas em *éguas*: as da raça Árabe possuem maior concentração de imunoglobulina no colostro do que éguas Standardbred que, por sua vez, apresentam maior concentração do que éguas Puro-sangue Inglês. Também, há diferença entre raças de *ovinos*, com maior concentração de IgG no colostro de ovelhas de raças de corte e de lã do que naquelas de raças leiteiras

- Nas vacas em final de gestação, o *estresse pelo calor* resulta em menor conteúdo de imunoglobulina no colostro
- O volume de colostro, mas não sua concentração de imunoglobulina, é menor nos quartos mamários com mastite,

sendo improvável que essa infecção seja um importante determinante de alta taxa de FTIP em bezerros leiteiros. Todavia, o colostro de vacas com mastite clínica não deve ser fornecido às crias porque pode conter grande quantidade de patógenos, bem como apresentar composição diferente daquela fisiológica

- Na teoria, *a mistura de colostros* pode evitar a variação na concentração de imunoglobulina no colostro fornecido aos indivíduos; ademais, é possível obter um colostro que reflete a exposição antigênica de diversos bovinos. Na prática, a mistura de colostro de vacas Holstein invariavelmente possui baixa concentração de imunoglobulina, em razão do alto volume produzido e da baixa concentração de IgG no colostro, condição que causa diluição da concentração de IgG de outras amostras de colostro da mistura. Caso sejam utilizadas essas misturas, a influência da baixa concentração de imunoglobulina e do alto volume de colostro produzido, como fator de diluição de IgG, deve ser limitada pela restrição de qualquer contribuição individual da vaca para a mistura em, no máximo, 9 kg de colostro. No entanto, a mistura aumenta o risco de transmissão de doença porque diversas vacas são representadas em uma mistura de colostro, que é fornecida a vários bezerros. Isso pode ser importante no controle da doença de Johne, da leucose bovina e de infecções causadas por *Mycoplasma bovis*, *E. coli* e *Salmonella* spp.
- A *contaminação bacteriana* do colostro pode ter efeito negativo na transferência de imunidade passiva. A recomendação atual é que o colostro fresco deve ter uma contagem total de bactérias inferior a 100.000 unidades formadoras de colônias (UFC)/mℓ e contagem total de coliformes abaixo de 10.000 UFC.[2] Um estudo constatou que 85% das amostras de colostro obtidas em 40 propriedades dos EUA excediam esse limite. O colostro destinado ao fornecimento aos recém-nascidos ou que será armazenado deve ser coletado após preparação e higienização apropriada da vaca e dos equipamentos de ordenha utilizados em fêmeas recém-paridas
- Relata-se que a pasteurização do colostro em temperatura de 63°C, durante 30 min, ou de 72°C, por 15 s, reduziu a concentração de IgG do colostro em, pelo menos, 30%, bem como o espessamento e o congelamento do colostro. Diferentemente, constatou-se que a *pasteurização a 60°C, por 60 min*, não influenciou a concentração de IgG no colostro, tampouco as características da secreção mamária, embora tenha eliminado ou, pelo menos, reduzido significativamente o conteúdo de importantes patógenos, como *Mycobacterium avium* subps. *paratuberculosis*, *M. bovis*, *E. coli* e *Salmonella* spp.
- *Éguas idosas* (mais de 15 anos de idade) podem apresentar baixa concentração de imunoglobulina no colostro

Volume de colostro ingerido

Vacas-leiteiras

O volume de colostro fornecido tem influência direta no conteúdo de imunoglobulina ingerido na primeira mamada. Relata-se que o volume médio de colostro ingerido por bezerros lactentes Holstein Friesian nas primeiras 24 h de vida é 2,4 ℓ, mas essa média é muito variável. Na *amamentação natural*, os bezerros podem não ingerir volume adequado de colostro antes que comece o processo de impedimento à absorção intestinal de imunoglobulinas e, portanto, a absorção de imunoglobulinas colostrais é insuficiente. A mamada inicial assistida pode auxiliar a prevenir isso. Em bezerros leiteiros, o volume de colostro ingerido pode ser controlado por meio de *sistemas de amamentação artificial* utilizando mamadeira ou sonda esofágica. Não se recomenda o *fornecimento de colostro em balde* porque o treinamento para alimentação no balde pode estar associado com ingestão errática.

Em bezerros, *tradicionalmente a recomendação* de volume de colostro fornecido na primeira mamada é de 2 ℓ (2 quartos mamários). Contudo, apenas uma pequena proporção de colostro de primeira ordenha de vacas Hosltein contém teor de imunoglobulina suficientemente alto para propiciar 100 g de IgG em um volume de 2 ℓ; assim, para obter essa concentração é necessário maior volume de colostro. Alguns bezerros alimentados com *mamadeira* ingerem volume superior a 2 ℓ, enquanto outros rejeitam a ingestão mesmo de 2 ℓ de colostro em um período de tempo razoável; ademais, os cuidadores de bezerros podem não ter tempo ou paciência para persistir com a alimentação em mamadeira até que o volume necessário tenha sido ingerido por todos os bezerros.

É possível fornecer maior volume de colostro por meio de *sonda esofágica*; o fornecimento único de grande volume de colostro (3,5 a 4 ℓ/45 kg de peso corporal) resulta em menor porcentagem de bezerros com FTIP porque possibilita que os alimentados com colostro com teor de imunoglobulinas relativamente baixo receba uma concentração adequada desses anticorpos, antes do impedimento de sua absorção intestinal. Aparentemente, o fornecimento desse volume por meio de sonda esofágica não causa desconforto ao bezerro submetido à mínima contenção; ademais, não se constatou influência negativa na absorção intestinal de IgG, em comparação com a ingestão voluntária do mesmo (grande) volume.[10] Entretanto, há certa controvérsia quanto à recomendação de alimentação sistemática com sonda, em bezerros neonatos, devido à preocupação com o bem-estar do animal. Em vários países europeus a legislação referente ao bem-estar animal proíbe a alimentação forçada de animais, sem que haja indicação médica.[20]

Vacas de corte

Em vacas de raças de corte, obtém-se uma transferência de imunoglobulinas colostrais muito efetiva com a amamentação natural. Acredita-se que isso seja devido ao maior vigor físico dos bezerros ao nascer e à maior concentração de imunoglobulinas no colostro dessas vacas, requerendo a ingestão de menor volume de colostro para obter uma concentração adequada de imunoglobulinas. A *amamentação natural* propicia a ingestão de um volume adequado e não há necessidade de fornecimento artificial de colostro, a menos que haja rejeição da mãe em amamentar ou a viabilidade do bezerro e sua força para mamar estejam comprometidas. Em vacas de corte, a *produção de colostro* e a concentração de imunoglobulinas colostrais podem variar amplamente; novilhas de corte criadas em pastagem podem produzir volume criticamente baixo de colostro. As diferentes produções de colostro podem ser atribuídas à raça ou à condição nutricional, embora não haja influência da subnutrição, a menos que seja muito grave.

Ovelhas

Em ovelhas com boa condição corporal por ocasião da parição, a produção de colostro é alta; todavia, pode ser baixa em ovelhas com escore da condição corporal de 1,5 a 2.

Porcas

Em porcas, a transferência de imunoglobulinas colostrais também é muito efetiva na amamentação natural e, em média, os leitões ingerem o correspondente a 5 a 7% de seu peso corporal, na primeira hora de vida. O volume de colostro é variável entre as porcas e, também, pode haver grande oscilação no volume de colostro entre os tetos, o que pode explicar a saúde e o desempenho variáveis. Durante a parição e por um breve período depois, o colostro encontra-se livremente disponível no úbere, mas depois disso é liberado por meio de ejeções durante a amamentação em massa. Para a liberação máxima de colostro é necessário que o leitão propicie um forte estímulo de mamada coordenado, e isso requer que a temperatura ambiente e outros fatores ambientais sejam adequados, para um ótimo vigor dos leitões. Leitões com baixo peso ao nascer, os que nascem por último em uma ninhada e os que mamam nos tetos posteriores ingerem menos colostro.

Espécies em geral

Em todas as espécies, a ingestão de baixo volume de colostro também pode ser decorrência de:

- *Comportamento materno* inapropriado, podendo impedir que o recém-nascido mame; presença de doença; ou febre do leite (hipocalcemia)
- *Conformação inadequada do úbere e/ou teto*, impedindo que o recém-nascido mame normalmente ou tornando mais demorada a busca pelo teto. A distância do úbere até o chão é mais crítica; o úbere pendente pode ser responsável por demora significativa na ingestão de colostro. Teto em forma de garrafa (35 mm de diâmetro) também reduz significativamente a ingestão
- Com frequência, o retardo e a *ingestão inadequada de colostro* são acompanhados de acidemia ou asfixia perinatal devido ao vigor físico muito reduzido do bezerro nas primeiras horas de vida. Pode-se notar asfixia perinatal em qualquer raça, sendo muito maior em crias de acasalamento que resultam em desproporção feto-materna e distocia
- O recém-nascido pode nascer fraco, lesionado ou incapaz de mamar devido a outras razões; *fraca força de sucção* pode ser devido à deficiência congênita de iodo, estresse pelo frio ou outros fatores
- Doença da mãe no periparto, como a hipocalcemia clínica em vacas ou a síndrome mastite-metrite-agalactia em porcas, pode impedir a ingestão adequada do colostro pela prole
- Em alguns sistemas de manejo é possível constatar falha que impede a ingestão de colostro pelos animais recém-nascidos.

Eficiência de absorção

Após a ingestão do colostro pelos recém-nascidos, as imunoglobulinas colostrais são absorvidas no intestino delgado, por meio de pinocitose, nas células colunares do epitélio. No bezerro recém-nascido esse é um processo muito rápido, sendo possível detectar imunoglobulinas na linfa do ducto torácico dentro de 80 a 120 min após sua chegada ao duodeno. O *período de absorção* é variável entre as espécies e depende da classe de imunoglobulina. O mecanismo pelo qual ocorre cessação da absorção não é bem compreendido, mas pode estar relacionado à substituição dos enterócitos fetais. A região de absorção máxima é o intestino delgado inferior; em todas as espécies, ocorre concentração sérica máxima dentro de 12 a 24 h. A absorção não se limita à imunoglobulina; nas primeiras 24 h de vida, nota-se *proteinúria* associada à excreção renal de proteínas de baixo peso molecular, como a β-lactoglobulina.

Métodos de fornecimento de colostro, cessação da absorção intestinal e absorção de imunoglobulina

Em condições normais, a perda total da capacidade de absorção de imunoglobulina (cessação da absorção intestinal) ocorre dentro de 24 a 36 h após o nascimento, em todas as espécies; nota-se redução significativa da capacidade de absorção (chegando a 50%, em alguns estudos, porém mínima em outros) 8 a 12 h após o nascimento. O *tempo decorrido entre o nascimento e a mamada* é um fator crucial para a absorção de imunoglobulinas colostrais, em todas as espécies, e qualquer demora além das primeiras horas de vida, especialmente depois de 8 h, reduz significativamente a quantidade de imunoglobulina absorvida. A recomendação é que todos os recém-nascidos recebam colostro dentro de 2 h após o nascimento.

Amamentação natural

É o método desejável e mais eficiente de ingestão de colostro, mas depende da força de sucção e do *vigor* do neonato ao nascer. Os recém-nascidos que mamam colostro podem apresentar concentração muito alta de imunoglobulina colostral; a eficiência de absorção é melhor quando se emprega esse método de alimentação. No entanto, em bezerros leiteiros a amamentação natural comumente está associada com alta taxa de FTIP devido à *demora na amamentação*, juntamente com a baixa ingestão. Em bezerros que conseguiram mamar colostro voluntariamente, a literatura relata que a taxa de FTIP pode ser tão alta quanto 40 a 60%.[1] Vários fatores influenciam o retardo de mamada, sendo o vigor físico do bezerro e a asfixia ao nascer os mais importantes. Notou-se que o período pós-parto imediato, a conformação do úbere e a raça também influenciam significativamente a taxa de FTIP. Um estudo mais antigo relatou que 46% dos bezerros filhos de vacas multíparas não mamaram colostro nas primeiras 6 h de vida; em bezerros de vacas primíparas essa taxa é 11%.[11] Bezerros da raça Jersey amamentados naturalmente apresentam maior taxa de sucesso na transferência de imunidade passiva, comparativamente àqueles da raça Holstein Friesian.

Fornecimento artificial de colostro

Em contraste, quando os bezerros são *alimentados artificialmente com colostro*, ocorre mínima demora desde o nascimento até o fornecimento de colostro, resultando em absorção máxima de imunoglobulina colostral. Em raças como Holstein Friesian, nas quais a concentração de imunoglobulina colostral tende a ser baixa, sendo necessária máxima eficiência de absorção, a maneira lógica de reduzir o risco de FTIP é fornecer o volume máximo de colostro que é bem tolerado nas primeiras horas de vida. A literatura relata, de modo consistente, maior concentração sérica de IgG de bezerros e menor taxa de FTIP, em resposta ao fornecimento de maior volume de colostro.[2,10,12]

Outras influências

Mesmo com o emprego dos melhores métodos de escolha de colostro disponíveis na propriedade, o *fornecimento de grande volume de colostro é fundamental* para reduzir o risco de FTIP em raças cuja concentração de imunoglobulina colostral é relativamente baixa. Esse procedimento é particularmente útil quando há restrição de tempo em razão de outras atividades na propriedade, limitando o tempo disponível para a alimentação dos bezerros. A principal influência prejudicial à eficiência de absorção de imunoglobulina é o *fornecimento demorado de colostro após o nascimento*. Outros fatores que podem influenciar a eficiência de absorção são:

- *Acidemia ou asfixia perinatal* pode influenciar direta ou indiretamente a transferência de imunoglobulina colostral. A asfixia tem importante influência na força de sucção subsequente e o bezerro com acidemia ingere muito menos colostro do que aquele com melhor equilíbrio ácido-base ao nascer. Em estudos sobre o fornecimento de colostro, cuidadosamente controlados, constatou-se correlação negativa significativa entre o grau de hipercapnia e a eficiência de absorção de imunoglobulina colostral nas primeiras horas de vida. No entanto, essa influência foi apenas transitória porque não se verificou diferença na concentração sérica de IgG por ocasião da cessação da absorção intestinal de imunoglobulina, em bezerros com normopoxia e hipoxia
- Em um estudo anterior, relatou-se um *efeito materno* no qual os bezerros que permaneciam com as mães apresentavam maior eficiência na absorção de imunoglobulina colostral do que aqueles transferidos imediatamente para bezerreiros individuais após o nascimento. No entanto, outros estudos que utilizaram delineamento experimental similar mostram influência muito menor, ou nenhum efeito materno. Os diferentes resultados desses estudos não foram conciliados
- Pode haver variações *sazonais* e *geográficas* na transferência de imunoglobulina em bezerros, embora nem sempre ocorram em fazendas de uma mesma região; sua causa é desconhecida. Quando ocorre variação sazonal em regiões de clima temperado, a concentração sérica média mensal de IgG é menor no inverno, aumentando na primavera e no início do verão, com valor máximo em setembro; depois disso a concentração diminui. A causa não é conhecida, mas nota-se menor força de sucção nos meses mais frios e isso pode ser um fator contribuinte. Em regiões de clima subtropical, a concentração máxima é notada nos meses de inverno e o menor teor está associado com alta temperatura, nos meses do verão. O *estresse pelo calor* no final da gestação reduz a concentração de imunoglobulina colostral; temperatura ambiente elevada é um importante fator de redução na absorção de imunoglobulina e a disponibilização de sombra auxilia a prevenir o problema
- A eficiência de absorção pode ser menor em *bezerros prematuros* que nasceram após parto de longa duração induzido por corticosteroide; em contraste, a *indução do parto* nos casos de curta duração não interfere na eficiência da absorção de imunoglobulina em bezerros
- Em geral, a absorção de pequeno volume de colostro (1 a 2 ℓ) fornecido por meio de sonda esofágica é abaixo do ideal e inferior à absorção após a ingestão do mesmo pequeno volume.[10] Esse efeito pode ser atribuído, ao menos em parte, à retenção de algum conteúdo de colostro nos pré-estômagos imaturos por várias horas. O bezerro se sente saciado e não disposto a mamar naturalmente nas próximas horas
- Um *inibidor da tripsina* presente no colostro pode proteger a IgG colostral de degradação intestinal. Os colostros apresentam concentração variável desse inibidor. A adição de inibidor da tripsina no colostro melhora a absorção de imunoglobulina
- Em potros, um estudo sobre *determinantes de FTIP associados à égua* (com base na mensuração da concentração sérica de Ig) constatou que houve tendência de aumento da taxa de FTIP em potros filhos de éguas com mais de 12 anos de idade, porém sem associação significativa com a idade, o pós-parto ou a idade gestacional de potros acima de 325 dias. Notou-se associação com a estação do ano, com menor incidência no final da primavera, em comparação com potros nascidos mais no início do ano e com escore baseado em um escore veterinário da sanidade e na boa condição física do potro.

Tradicionalmente, considera-se que o *transporte* de animais, tanto da mãe muito *próximo da parição* quanto do recém-nascido nos primeiros dias de vida, é um risco extra à saúde do bezerro. Supõe-se que a razão disso seja o fato de que a mãe pode não ter sido exposta aos patógenos presentes no novo ambiente e, assim, não apresenta anticorpos circulantes contra esses patógenos. Do mesmo modo, o animal recém-nascido pode estar sujeito às mesmas condições, tanto à deficiência de anticorpos quanto à exposição a novas infecções. Embora isso possa acontecer em algumas situações, o desenvolvimento da prática de arrendamento de criação de novilhas leiteiras distante da fazenda e trazidas de volta à propriedade perto da primavera e a prática de compra de novilhas próximo da propriedade não estão associadas com aumento apreciável na taxa de mortalidade de bezerros.

Declínio da imunidade passiva

A concentração sanguínea de anticorpos colostrais diminui imediatamente após o nascimento e, em geral, desaparecem ao redor de 6 meses de idade. Em *potros*, ela se reduz para menos de 50%, em comparação com o valor máximo verificado no 1º mês de idade, e para uma concentração mínima entre 30 e 60 dias após o nascimento. Esse é o ponto no qual os potros naturalmente imunodeficientes são altamente suscetíveis à infecção fatal.

Em *bezerros*, o teor de IgG diminui lentamente e atinge valor mínimo ao redor de 60 dias de idade, diferentemente de IgM e IgA, cujas concentrações diminuem mais rapidamente e atinge teores mínimos ao redor de 21 dias de vida. Em bezerros, as meias-vidas de IgG, IgM e IgA são, aproximadamente, 20, 4 e 2 dias, respectivamente; em potros, as meias-vidas de IgGa, IgGb, IgG (T) e IgA são ao redor de 18, 32, 21 e 3,5 dias, respectivamente.

A *competência imunológica* está presente ao nascimento, mas a produção endógena de anticorpos geralmente não atinge nível protetor antes de 1 mês; nota-se nível máximo aos 2 a 3 meses de idade. Em leitões, a produção endógena de IgA intestinal inicia ao redor de 2 semanas de idade e não atinge teor significante antes de 5 semanas de idade.

Potros que adquirem baixa concentração de imunoglobulina pelo colostro podem manifestar hipogamaglobulinemia transitória durante várias semanas de idade, à medida que o teor diminui e antes que ocorra produção autógena de anticorpos. Como era de se esperar, esses animais são mais sujeitos à infecção do que os potros sadios.

Outros benefícios do colostro

Além de imunoglobulinas, o colostro contém teores consideravelmente maiores de proteínas, gordura, vitaminas e minerais do que o leite, sendo especialmente importante na transferência de vitaminas lipossolúveis. Também possui *efeitos anabólicos*: os cordeiros que ingerem colostro apresentam pico de metabolismo mais elevado do que os cordeiros privados de colostro. O colostro apresenta, ainda, fatores promotores do crescimento que estimulam a síntese de DNA e a divisão celular, incluindo alta concentração do fator de crescimento semelhante à insulina (IGF)-1.

O colostro contém ao redor de 1×10^6 leucócitos/mℓ e várias centenas de milhões são ingeridos na primeira mamada. Em bezerros, 20 a 30% dessas células são linfócitos; atravessam a parede intestinal e alcança a circulação sanguínea do bezerro. São considerados importantes no desenvolvimento de resistência do neonato à doença, mas há pouca evidência comprovada. Acredita-se que os bezerros alimentados com colostro com depleção de leucócitos apresentam menor proteção contra as doenças neonatais do que aqueles que consumiram colostro normal.

Avaliação da transferência de imunidade passiva

Devido à importância da transferência de anticorpos colostrais para a saúde do neonato, é comum estimar, quantitativamente, os teores de imunoglobulinas, ou seus substitutos, no colostro e no soro sanguíneo com intuito de prever o risco de doença e adotar medidas de manejo individual ou realizar alterações de manejo corretivas onde há grupos de animais em risco.

Avaliação individual do animal

Quando se coleta amostra de um animal para determinar o risco de infecção, a amostragem é obtida precocemente, de modo que, se há transferência inadequada de imunoglobulina, a terapia de reposição pode ser administrada imediatamente. A IgG é detectada no soro sanguíneo 2 h após o fornecimento de colostro e a *amostragem 8 a 12 h* após o nascimento propicia uma boa indicação sobre se o animal mamou logo após nascer e se ocorreu uma transferência efetiva de IgG. Esse tipo de monitoramento é comumente empregado em potros e crias de camelídeos.[7,13] Diversos testes podem ser utilizados; alguns são quantitativos, outros semiquantitativos. Em bezerros, a amostragem pode ser realizada pelas mesmas razões, mas o custo da terapia de reposição é um fator limitante.

Avaliação de testes sorológicos

A amostragem para *monitorar* a eficácia do programa de fornecimento e manejo do colostro das propriedades, para avaliar a transferência de imunidade passiva em *bezerros a ser adquiridos* ou para determinar as *taxas de FTIP* em pesquisas sobre doença neonatal, pode ser realizada em qualquer momento da primeira semana de vida, após 24 h do nascimento, utilizando a maioria dos testes. Atualmente, há disponibilidade de vários testes, alguns dos quais mensuram diretamente a concentração sérica de IgG e outros estimam a concentração de IgG com base na concentração sérica de globulinas totais ou de outras frações proteicas.

Imunodifusão radial

A imunodifusão radial (IDR) baseia-se na precipitação de antígeno e anticorpo em um complexo de precipitina insolúvel e, assim, mensura diretamente a concentração de IgG no soro ou no plasma sanguíneo. A IDR é considerada o teste de referência para a mensuração de IgG no soro/plasma, mas esse procedimento demora, no mínimo, 24 h e, portanto, tempo maior do que o desejável para a maioria das finalidades clínicas. Em estudo recente em bezerros, foram comparados dois kits comerciais para IDR e constatou-se grande tendenciosidade e amplos limites de concordância entre os dois testes, fato que aumentou o questionamento sobre a confiabilidade dos resultados.[21]

Imunoensaio de fluxo lateral

É um teste de campo utilizado em bezerros que mensura diretamente a concentração sérica ou plasmática de IgG; é considerado um teste de altas sensibilidade e especificidade. Embora o teste possa ser realizado na fazenda, com obtenção dos resultados dentro de 20 min, ele apenas indica se houve ou não transferência de imunidade passiva, utilizando um valor de corte de 10 mg/mℓ de IgG.[2]

Imunoensaio turbidimétrico

O imunoensaio turbidimétrico (IMT) está disponível no mercado e pode ser realizado em um analisador químico manual, utilizando-se amostras de soro sanguíneo de bovinos. Em um estudo preliminar realizado na Universidade de Minnesota-EUA, constatou-se que esse teste é mais confiável do que os testes indiretos, como a refratometria sérica.

Teste de turvação do sulfato de zinco

O teste de turvação do sulfato de zinco baseia-se na reação de precipitação seletiva desse sal com proteínas de alto peso molecular, como as imunoglobulinas (não especificamente a IgG). No exame, comumente utiliza-se uma solução contendo 200 mg/ℓ de sulfato de zinco, mas constatou-se que tem baixa especificidade e detecta, corretamente, falha na transferência de imunidade passiva em apenas 69% dos bezerros examinados. O aumento da concentração de sulfato de zinco de 200 para 350 mg/ℓ melhorou consideravelmente a especificidade e os valores preditivos positivos do teste, mas essa modificação não é amplamente utilizada.[15] Outro inconveniente é que as amostras de sangue hemolisadas ocasionam leituras artificialmente altas; ademais, os reagentes não devem conter dióxido de carbono dissolvido.

Teste de precipitação do sulfito de sódio

Baseia-se na precipitação seletiva de proteínas de alto peso molecular, utilizando-se soluções com diferentes concentrações de sulfato de sódio. Comumente são utilizadas soluções-teste contendo 14, 16 e 18% de sulfito de sódio e a ocorrência de turvação em determinada concentração possibilita uma estimativa grosseira da concentração sérica de imunoglobulina: quanto menor a concentração na qual ocorre turvação, maior é a concentração de imunoglobulina. Notou-se que, particularmente, o uso de soluções de sulfito de sódio 14 e 16% resultou em porcentagem inaceitavelmente elevada de bezerros erroneamente considerados com falha de transferência de imunidade passiva, pois apresentavam concentração sérica adequada de imunoglobulina.[15]

Atividade sérica de γ-glutamiltransferase

A atividade sérica de γ-glutamiltransferase (GGT) tem sido utilizada como alternativa para determinar a eficácia da transferência de imunidade passiva em bezerros e cordeiros (mas, não em potros). A atividade de GGT é alta no colostro de fêmeas ruminantes (mas, não de equinos); a atividade sérica de GGT em bezerros e cordeiros que mamam ou recebem colostro é 60 a 160 vezes maior do que aquela de um animal adulto normal e se correlaciona moderadamente bem com a concentração sérica de IgG. A meia-vida da GGT do colostro é breve e a atividade sérica dessa enzima diminui significativamente na primeira semana de vida. Os valores séricos de GGT equivalente à concentração sérica de IgG de 10 mg/mℓ são: 200 UI/ℓ, no 1º dia de vida, e 100 UI/ℓ, no

4º dia. Atividade sérica de GGT inferior a 50 UI/ℓ indica falha na transferência de imunidade passiva.

Concentração sérica de proteína total

A mensuração da concentração de proteína total no soro ou plasma por meio de refratometria, com intuito de estimar o teor de imunoglobulina a partir da obtenção da concentração de proteína total, é um método prático, rápido e de baixo custo. Apesar de ser um teste indireto, a correlação entre a leitura no refratômetro e a concentração total de imunoglobulinas mensurada por RID é confiável. Em bezerros sadios, um teor sérico de proteína total de 5,5 g/dℓ, ou maior, indica transferência de imunidade passiva adequada.

A concentração sérica de proteína total é um bom valor preditivo da morte do recém-nascido; em razão da facilidade e da praticidade na realização do teste e de sua capacidade preditiva é recomendado para avaliação da transferência de imunidade passiva em bezerros e cordeiros, mas não em potros. O ponto de corte varia de acordo com o ambiente e a pressão de infecção aos bezerros. A sensibilidade do teste é máxima quando se utiliza o ponto de corte de 5,5 g/dℓ e a especificidade é máxima no ponto de corte de 5 g/dℓ. Como a concentração sérica de proteína total mensurada por meio de refratometria pode resultar em uma detecção acidental incorreta em um bezerro, individualmente, esse teste é recomendado principalmente como um exame de triagem para avaliar o programa de fornecimento de colostro no rebanho, mas não como procedimento diagnóstico em um animal. Pode-se realizar a triagem do rebanho examinando, no mínimo, 12 bezerros da propriedade, com 24 h a 7 dias de vida. Para se considerar um programa de fornecimento de colostro satisfatório no rebanho, pelo menos 80% dos bezerros examinados devem apresentar concentração sérica de proteína total acima de 5,5 g/dℓ.

A concentração sérica de proteína total também pode ser estimada empregando-se o mesmo refratômetro Brix utilizado para mensurar a concentração de IgG colostral, aplicando-se um fator de ajuste apropriado.[14]

Teste de coagulação do glutaraldeído

Inicialmente, foi utilizado para detectar hipergamaglobulinemia em bovinos adultos com doença inflamatória crônica. Esse teste, semiquantitativo, baseia-se na reação de coagulação do glutaraldeído na presença de alta concentração de imunoglobulina; o tempo para formação de coágulo é negativamente correlacionado ao teor sérico de IgG.[16] Também, há disponibilidade de um teste de coagulação do glutaraldeído modificado, para a detecção de hipogamaglobulinemia em bezerros neonatos, mas ele é menos preciso.[15] O teste pode indicar resultados falso-positivos em amostra de soro hemolisada; ademais, é difícil sua quantificação.

Teste de aglutinação em látex

Há disponibilidade de um teste de aglutinação em látex no mercado, para equinos. É um teste rápido e o resultado é semiquantitativo; contudo, os resultados relatados são inconsistentes.

SNAP-testes com uso de tecnologia ELISA

São testes imunológicos semiquantitativos de uso no campo, realizados em potros; mensuram diretamente a concentração de IgG. Os kits do teste estão disponíveis no mercado, para potros, e tem sido disponibilizado para o uso em bezerros. Em potros, constatou-se que os SNAP-testes disponíveis propiciam resultados rápidos e confiáveis.

Monitoramento do colostro

Refratometria Brix

O método mais confiável e prático para assegurar que houve fornecimento de um volume de colostro apropriado é o exame do colostro com o uso de refratômetro Brix (prefere-se a versão digital). Esse aparelho foi planejado para uso na indústria de alimentos; todavia, no final dos anos de 1970 foi adaptado como um teste de baixo custo para avaliação da qualidade do colostro. Um valor 21 a 22%, ou maior, obtido no refratômetro Brix indica um colostro de qualidade aceitável (isso vale tanto para amostra de colostro fresco quanto congelado; o valor equivale, aproximadamente, à concentração de IgG colostral de 50 g/ℓ); colostro com valor inferior a 21 ou 22% deve ser descartado.[17,18]

Densidade

Determinada por meio de refratometria, pode ser utilizada como indicador do conteúdo de imunoglobulina no colostro. Em *éguas*, a concentração de imunoglobulina tem estreita correlação com a densidade do colostro, a qual, por sua vez, apresenta estreita correlação com o teor sérico de imunoglobulina de potros. As mensurações realizadas em temperatura controlada são mais confiáveis. A determinação da densidade do colostro é um procedimento rápido e fácil que possibilita detectar prováveis potros em alto risco de falha na transferência de imunidade passiva (FTIP), bem como a necessidade de fornecimento suplementar de colostro com teor mais elevado de IgG. Para prevenir FTIP, recomenda-se o fornecimento de colostro com densidade igual ou superior a 1,060 e concentração de IgG de, no mínimo, 3.000 mg/dℓ.

Em *bovinos*, a relação entre a densidade do colostro e a concentração de imunoglobulina colostral é linear, porém é melhor em vacas Holstein Friesian do que em vacas Jersey. A mensuração é simples, mas deve-se fazer uma correção com base na temperatura; ademais, o ar aprisionado no colostro obtido por ordenha mecânica pode ocasionar falsa leitura, se essa mensuração for realizada imediatamente após a ordenha. O ponto de corte recomendado para diferenciar colostro de qualidade moderada daquele de excelente qualidade foi estabelecido como 1,050, valor próximo à concentração de IgG de 50 g/ℓ, e leva em conta a quantidade de imunoglobulina necessária para o fornecimento em 2 ℓ de colostro (2 quartos mamários). A densidade não é um substituto perfeito da concentração de imunoglobulina no colostro de vacas. É um bom fator preditivo negativo, mas verifica-se falso resultado em cada duas de três amostras de colostro que apresentam concentrações de imunoglobulinas inaceitavelmente baixas. A análise de colostro de primeira ordenha em vacas-leiteiras do Centro-Oeste dos EUA mostrou que há diferença na densidade, entre as raças, e que ela foi influenciada pelo mês e ano de parição, número de lactações e produção de proteínas nas lactações anteriores e que foi mais estreitamente relacionada com a concentração proteica no colostro ($r = 0,76$) do que com a concentração de IgG ($r = 0,53$).

Teste do glutaraldeído

Este teste para o colostro de éguas está disponível no mercado e relata-se que tem alto valor preditivo para colostro que contém mais de 38 mg de IgG/mℓ e densidade superior a 1,060.

ELISA

Recentemente, foi disponibilizado no mercado dos EUA um imunoteste de campo, para vacas. O kit indica resultado positivo ou negativo, sendo o ponto de corte a concentração de 50 g de IgG/ℓ de colostro; apresenta precisão suficiente para ser recomendado como indicador de rejeição de colostro que contém baixa concentração de imunoglobulina.

Correção da falha de transferência da imunidade passiva

Tratamento oral

Pode se empregar tratamento oral individual em animais (geralmente potros e crias de camelídeos), desde que a FTIP – ou o risco de sua ocorrência – seja detectada e o tratamento administrado antes da cessação de absorção intestinal de imunoglobulina colostral (ou seja, até 18 h de vida). Aos potros, recomenda-se administração oral de, no mínimo, 0,5 ℓ de colostro equino congelado de boa qualidade (densidade > 1,060), que tenha sido armazenado e descongelado de modo apropriado. Como alternativa, têm-se substitutos de colostro liofilizado contendo IgG ou colostro de vaca de boa qualidade. Esta última opção provavelmente é a menos efetiva e requer, no mínimo, 4 ℓ de colostro de boa qualidade (densidade > 1,050).

Administração parenteral de imunoglobulina

Transfusão sanguínea é comumente utilizada na clínica de animais de produção e tal procedimento é descrito em outras partes deste livro. Em alguns países, como alternativa ao sangue, têm-se plasma fresco de um doador aleatório ou plasma hiperimune purificado disponível no mercado, para potros e crias de camelídeos. Para se obter a alta concentração sérica necessária de imunoglobulina é preciso administrar grande quantidade do produto; ademais, a infusão intravenosa pode ocasionar reações típicas de tal procedimento.

Prevenção de falha de transferência de imunidade passiva

Em todas as espécies, com exceção de bezerros leiteiros, a prática comum é permitir que o recém-nascido mame naturalmente. O programa de prevenção de FTIP em rebanhos que praticam amamentação natural deve ser o fornecimento de colostro suplementar por meio de alimentação artificial dos neonatos em alto risco, com base nos fatores de risco já discutidos. Em bezerros leiteiros livres para amamentação natural, a taxa de FTIP é tão alta que muitas fazendas optam pela separação do bezerro, da mãe, ao nascer e fornecimento manual do colostro, a fim de assegurar uma ingestão adequada.

Colostro

Pode ser ordenhado da mãe e fornecido fresco ou o neonato pode ser alimentado com colostro armazenado (banco de colostro).

Escolha do colostro para o banco de colostro

Em rebanhos de *vacas-leiteiras*, deve-se utilizar colostro de primeira ordenha de vaca com produção de leite inferior, neste caso, a 10 kg. A tentação do proprietário é armazenar a sobra de grandes volumes de colostro produzidos, contudo, isso não deve ser feito porque há grande chance de o colostro conter baixa concentração de imunoglobulina.

O colostro de *éguas* deve apresentar densidade 1,060 ou maior; pode-se ordenhar 200 mℓ de colostro de uma égua, antes que o potro comece a mamar.

Armazenamento do colostro

O colostro pode ser mantido em *temperatura de geladeira* por, aproximadamente, 1 semana, sem deterioração significativa das imunoglobulinas; no entanto, a contagem de bactérias no colostro pode alcançar valores inaceitavelmente elevados (acima de 100.000 UFC/mℓ) depois de 2 dias de refrigeração.[2] A adição de sorbato de potássio, em solução final de 0,5%, impede o crescimento bacteriano por vários dias.[2] A adição de 5 g de ácido propiônico ou de ácido láctico em cada litro de colostro prolonga o tempo de armazenamento para 6 semanas; no entanto, o mais comum é congelar o colostro para seu armazenamento. O *colostro congelado* em temperatura de -20°C pode ser armazenado durante, pelo menos, 1 ano, sem prejuízo à absorção subsequente de imunoglobulinas. O colostro congelado deve ser armazenado em bolsas plásticas achatadas, em volume necessário à alimentação do neonato, de modo que facilite o descongelamento. O *descongelamento* deve ser feito em temperatura inferior a 55°C. Temperatura mais elevada e descongelamento em micro-ondas resultam em deterioração de imunoglobulinas e anticorpos presentes no colostro congelado; o mesmo acontece com o descongelamento de plasma congelado.

Pasteurização do colostro

Há várias indicações para a pasteurização do colostro. Esse procedimento pode ser apropriado em um programa de controle de doenças infecciosas específicas, como paratuberculose, salmonelose e infecção por *M. bovis*; também, pode ser útil para melhorar a saúde do bezerro por aumentar a qualidade do colostro e reduzir a exposição do neonato a patógenos. A pasteurização do colostro de vaca na propriedade, durante 60 min em temperatura de 60°C, resulta na eliminação ou, pelo menos, na redução significativa da contaminação bacteriana, sem prejuízo às características da secreção mamária ou à disponibilidade de IgG para absorção intestinal.[9] Estudo recente relatou concentração sérica de IgG significativamente maior às 24 h de vida, em bezerros alimentados com colostro pasteurizado, em comparação ao teor sérico de IgG de bezerros que receberam colostro cru, em mesma quantidade e qualidade.[19] Os autores atribuíram esse efeito à pequena influência das bactérias na absorção intestinal de IgG. A pasteurização prolonga o tempo de uso do colostro refrigerado sem aditivos por 8 a 10 dias, quando armazenado em recipiente limpo e bem fechado.

Colostro de diferentes espécies

Colostro de outras espécies podem ser utilizados para fornecer proteção imune, quando não há disponibilidade de um da mesma espécie; o colostro de vaca é um exemplo. Embora ocorra absorção de imunoglobulinas e possa se conseguir importante proteção, o uso de colostro de diferentes espécies não é livre de risco; ademais, a imunoglobulina absorvida tem meia-vida curta. O colostro de vaca foi utilizado com sucesso por muitos anos, com intuito de melhorar a taxa de sobrevivência de suínos nascidos por meio de cesariana e alimentados artificialmente. Também, tem sido utilizado como fonte alternativa de anticorpos colostrais aos caprinos livres da síndrome artrite-encefalite caprina (CAE; do inglês *caprine arthritis-encephalitis*). Em cordeiros e cabritos, a ingestão do colostro de algumas vacas pode ocasionar anemia hemolítica ao redor de 5 a 12 dias de idade porque a IgG de algumas vacas se adere às hemácias e aos seus precursores na medula óssea, resultando em destruição de hemácias pelo sistema reticuloendotelial. O colostro de vaca pode ser testado para avaliar fatores "antiovinos" por meio de um teste de precipitação em gel, com amostra de soro colostral; contudo, esse teste geralmente não se encontra disponível. Em potros recém-nascidos, o colostro de vaca pode propiciar alguma proteção contra infecções de neonatos; essa proteção parece ser decorrência de outros fatores, além das imunoglobulinas, as quais apresentam meia-vida curta nesses animais.

Suplementos de colostro

Nos últimos anos foram realizados estudos com intuito de desenvolver suplementos ou substitutos de colostro destinados aos bezerros. Tem-se tentado o uso de concentrado de IgG de colostro de vaca, soro lácteo, ovos e soro bovino. As pesquisas sobre sucedâneos ou substitutos de colostro têm sido estimuladas pelo problema referente à concentração variável de IgG no colostro natural. Também, têm sido incentivadas pelas possíveis limitações da disponibilidade de colostro de alta qualidade nas propriedades leiteiras, devido ao descarte do colostro de vacas com resultado positivo em testes para doença que podem ser transmitidas pelo colostro, como paratuberculose, leucose bovina e infecção por *M. bovis*.

Há evidência de que a inclusão de produtos como *substituto de colostro* (StC) ou *suplemento de colostro* (SpC) podem prejudicar a eficiência da imunoglobulina colostral e, caso sejam utilizados, devem ser fornecidos preferivelmente após o colostro normal, em vez de misturado a este. Propôs-se que a distinção entre suplemento de colostro e substituto de colostro seja baseada na concentração de imunoglobulina contida no produto, considerando como suplemento de colostro aquele que contém menos de 100 g de IgG na quantidade fornecida e como substituto de colostro aquele que possui teor de imunoglobulina suficiente para propiciar concentração sérica de IgG superior a 10 mg/mℓ, na quantidade fornecida. Ademais, os substitutos de colostro são formulados para suprir adequadamente a necessidade de proteína, calorias, minerais e vitaminas, de modo a substituir totalmente o colostro, o que não é o caso dos suplementos de colostro. Quando fornecidos como fonte exclusiva de imunoglobulina aos bezerros privados de colostro, os suplementos de colostro induzem concentração circulante de imunoglobulina inferior àquela obtida com o colostro natural contendo quantidade equivalente de imunoglobulina.

Para obtenção de concentração sérica apropriada de imunoglobulina, é necessário o fornecimento de alto teor dessa proteína.

Bezerros alimentados com substituto de colostro obtido a partir de soro bovino contendo alto teor de IgG (250 g), fornecido 1,5 h após o nascimento e, novamente, com 13,5 h de vida, apresentaram concentração sérica de IgG equivalente àquela de bezerros alimentados com colostro normal; não foram constatadas diferenças no ganho de peso ou nos indicadores de saúde, nas primeiras 4 semanas de vida. No entanto, a eficiência dos produtos disponíveis no mercado para a suplementação de IgG é muito variável e muitos deles não são efetivos. Portanto, a escolha de um produto específico deve se basear na disponibilidade de dados convincentes que comprovam a eficácia do produto em questão.

O uso de substitutos de colostro deve se limitar a situações em que não há disponibilidade de quantidade suficiente de colostro de boa qualidade. Pode não haver forte justificativa para seu uso mais disseminado, especialmente porque há limitadas publicações relacionadas à saúde independentes, documentando a sua eficácia. Além disso, como já mencionado, além de imunoglobulina, o colostro natural possui várias substâncias importantes para as funções fisiológicas dos neonatos.

Preparações à base de secreção láctea

Em muitos países, há disponibilidade de suplementos de colostro comerciais preparados a partir de soro láctico ou do próprio colostro. Dependendo do fabricante, eles podem conter teores variáveis de imunoglobulinas, porém em quantidade significativamente menor do que aquela verificada no colostro de primeira ordenha. O conteúdo de imunoglobulinas nesses suplementos é variável, mas as recomendações de fornecimento que acompanham esses produtos indicam que eles suprem, aproximadamente, 25% ou menos do teor de imunoglobulinas necessário para obter uma concentração sérica de IgG superior a 1.000 mg/dℓ. Um problema adicional é que as imunoglobulinas contidas nesses produtos preparados a partir de colostro ou de soro láctico são pouco absorvidas; testes que avaliaram a capacidade desses produtos em elevar a concentração de imunoglobulinas circulantes, quando fornecidos com colostro, mostraram que, em geral, o aumento é discreto e não melhora os parâmetros relacionados à saúde do animal.

Preparações à base de soro bovino

Também há disponibilidade de suplementos de colostro comerciais preparados a partir de soro bovino; todavia, as regulamentações que controlam o fornecimento de sangue e de seus derivados aos bezerros (redução do risco de encefalopatia espongiforme bovina) podem limitar a sua disponibilidade em alguns países. A absorção das imunoglobulinas contidas nesses produtos comerciais à base de soro bovino parece ser melhor do que aquela de produtos à base de proteínas do leite e, devido a isso, são também comercializados como substitutos do colostro.

Mostrou-se que a IgG contida em um substituto do colostro à base de soro bovino, disponível no comércio, é efetivamente absorvida quando fornecida a cordeiros recém-nascidos. O fornecimento de 200 g de IgG nas primeiras 24 h de vida resultou em uma concentração plasmática média de 1.800 mg/dℓ.

Fornecimento de colostro

Potros

Deve-se permitir que os potros mamem naturalmente. A densidade do colostro de éguas pode ser verificada logo após o parto; se inferior a 1,060 pode-se indicar colostro suplementar. Potros que não mamam, ou que possuem concentração sérica de IgG inferior a 400 mg/dℓ com 12 h de vida, ou que necessitam suplementação por outros motivos, devem receber colostro com densidade 1,060, ou maior, no volume de 200 mℓ, a cada hora.

Bezerros leiteiros

Amamentação natural assistida

A permanência do bezerro leiteiro recém-nascido junto com a vaca garante que ele consuma volume suficiente de colostro; alta proporção dos bezerros leiteiros não consegue mamar em tempo hábil ou absorver quantidade suficiente de imunoglobulinas presentes no colostro ingerido. Esse problema pode ser minimizado, em parte, pela *amamentação natural assistida*, mas esse procedimento pode falhar porque não se consegue detectar todos os bezerros que precisam de assistência. Uma medida alternativa é ordenhar 2 ℓ de colostro da mãe, fornecendo-o ao bezerro em mamadeira, o mais rapidamente possível após o nascimento e deixando o animal com a mãe durante 24 h, permitindo que mame voluntariamente. Embora essa abordagem não seja tão efetiva quanto um sistema que se baseia totalmente no fornecimento artificial de colostro selecionado, ela é apropriada para as fazendas leiteiras menores.

Sistemas de amamentação artificial

Nos sistemas de *amamentação artificial*, o bezerro é separado da mãe ao nascer e recebe colostro, manualmente, durante todo o período em que ocorre absorção intestinal de imunoglobulinas. Pode-se fornecer mamadeira com 2 ℓ de colostro, em intervalos de 12 h, durante as primeiras 48 h de vida. Em geral, o colostro da primeira mamada é obtido por meio de ordenha manual da vaca e para as demais mamadas obtém-se o colostro depois da primeira ordenha mecânica da mãe. Com cuidado e paciência, esse procedimento pode resultar em boa transferência de imunidade passiva a todos os bezerros, exceto àqueles cujas mães apresentavam baixa concentração de imunoglobulinas no colostro. Infelizmente, isso pode ocorrer em um número relevante de vacas Holstein Friesian. Uma adição a esse procedimento é o fornecimento de mamadeira com a mesma frequência, mas utilizando colostro armazenado e selecionado por apresentar alto teor de imunoglobulinas. A amamentação de recém-nascido com mamadeira requer *paciência* considerável e o sucesso depende muito do tratador e de sua disponibilidade de tempo, quando frente a um bezerro que mama lentamente.

Quando há pouca atenção do tratador, ou pouco tempo disponível, o fornecimento de grande volume de colostro (4 ℓ para um bezerro de 45 kg), por meio de *sonda esofágica*, como alimentação inicial imediatamente após o nascimento, pode ser um procedimento efetivo. O *fornecimento de grande volume* possibilita, também, a liberação de uma quantidade adequada de imunoglobulinas a partir de um colostro que possui baixa concentração delas, sem prejuízo à taxa de absorção intestinal de IgG, comparativamente à ingestão voluntária desse mesmo grande volume de colostro.[10] Em geral, nesse procedimento utiliza-se colostro armazenado e o fornecimento demora poucos minutos. Pode ser suplementado com uma segunda amamentação com 12 h de vida.

A prática de fornecimento de colostro armazenado como única fonte de colostro limita-se a grandes rebanhos leiteiros, mas isso possibilita a escolha de colostro de qualidade superior para a amamentação, com base no peso e na densidade, como mencionado anteriormente.

Bezerros de corte

Deve ser permitido que os bezerros de corte mamem naturalmente; nesses animais, a ingestão forçada de colostro não deve ser praticada, a menos que haja ausência óbvia de sucção. Quando há necessidade de colostro, como acontece em bezerros de corte fracos, naqueles com edema de língua e nos bezerros nascidos de parto difícil, o colostro pode ser administrado por meio de sonda esofágica ou estomacal.

Cordeiros

Deve ser permitido que os cordeiros mamem naturalmente, mas pode haver competição entre irmãos pelo colostro; um único cordeiro grande é capaz de ingerir, em curto período após o nascimento, todo o colostro disponível no úbere da ovelha. Os cordeiros necessitam o total de 180 a 210 mℓ de colostro/kg de peso corporal nas primeiras 18 h de vida, de modo a obter energia suficiente para a produção de calor. Em geral, esse volume propicia quantidade suficiente de imunoglobulinas para a proteção contra infecções. Pode-se recomendar o *fornecimento suplementar* de colostro àqueles cordeiros de prole múltipla, aos com pouco vigor físico e àqueles que não mamaram até 2 h após o nascimento. Esse colostro pode ser administrado por meio de mamadeira ou sonda esofágica.

Leitões

A suplementação de leitões com colostro não é uma prática comum. Uma dose de 10 g de imunoglobulina/kg de peso corporal no 1º dia, seguida de 2 g/kg nos dias subsequentes, durante 10 dias, é suficiente para conferir imunidade passiva em neonatos privados de colostro.

LEITURA COMPLEMENTAR

Barrington GM, Parish SM. Bovine neonatal immunology. Vet Clin North Am Food Anim Pract. 2001;17: 463-476.
Black L, Francis ML, Nicholls MJ. Protecting young domestic animals from infectious disease. Vet Annu. 1985;25:46-61.
Godden S. Colostrum management for dairy calves. Vet Clin North Am Food Anim Pract. 2008;24:19-39.
McGuirk SM, Collins M. Managing the production, storage, and delivery of colostrum. Vet Clin North Am Food Anim Pract. 2004;20:593-603.
Mellor D. Meeting colostrum needs of lambs. In Pract. 1990;12:239-244.
Norcross NL. Secretion and composition of colostrum and milk. J Am Vet Med Assoc. 1982;181:1057.
Quigley JD, Drewry JJ. Nutrient and immunity transfer from cow to calf pre- and postcalving. J Dairy Sci. 1998;81:2779-2790.
Rooke JA, Bland IM. The acquisition of passive immunity in the newborn piglet. Livest Prod Sci. 2002;78: 13-23.
Staley TE, Bush LJ. Receptor mechanism of the neonatal intestine and their relationship to immunoglobulin absorption and disease. J Dairy Sci. 1985;68:184-205.
Weaver DM, Tyler JW, VanMetre D, Hoetetler DE, Barrington GM. Passive transfer of colostral immunoglobulins in calves. J Vet Intern Med. 2000;14:569-577.

REFERÊNCIAS BIBLIOGRÁFICAS

1. Beam AL, et al. J Dairy Sci. 2009;92:3973-3980.
2. Godden S. Vet Clin North Am Food Anim Pract. 2008;24:19-39.
3. Morin DE, et al. J Am Vet Med Assoc. 2010;237:420-428.
4. Mokhber-Dezfooli MR, et al. J Dairy Sci. 2012;95: 6740-6749.
5. Faber SN, et al. Prof Anim Sci. 2005;21:420-425.
6. McCue PM. Am J Vet Res. 2007;68:1005-1009.
7. Whitehead CE. Vet Clin North Am Food Anim Pract. 2009;25:353-366.
8. Waldner CL, Rosengren LB. Can Vet J. 2009;50: 275-281.
9. Godden S, et al. J Dairy Sci. 2006;89:3476-3482.
10. Godden SM, et al. J Dairy Sci. 2009;92:1758-1765.
11. Edwards SA, Broom DM. Res Vet Sci. 1979;26: 255-256.
12. Godden SM, et al. J Dairy Sci. 2009;92:1750-1757.
13. Austin SM. Equine Vet Educ. 2013;25:585-589.
14. Deelen SM, et al. J Dairy Sci. 2014;97:1-7.
15. Weaver DM, et al. J Vet Intern Med. 2000;14:569-577.
16. Metzner M, et al. J Vet Med A Physiol Pathol Clin Med. 2007;54:449-454.
17. Bielmann V, et al. J Dairy Sci. 2010;93:3713-3721.
18. Quigley JD, et al. J Dairy Sci. 2013;96:1148-1155.
19. Johnson J, et al. J Dairy Sci. 2007;90:5189-5198.
20. Lorenz I, et al. Ir Vet J. 2011;64:10.
21. Ameri M, Wilkerson MJ. J Vet Diagn Invest. 2008;20: 333-336.

AVALIAÇÃO CLÍNICA E CUIDADOS DE RECÉM-NASCIDOS GRAVEMENTE ENFERMOS

A discussão a seguir trata de cuidados e tratamentos de potros gravemente enfermos, porém os princípios são aplicáveis a qualquer espécie animal. A disponibilidade crescente de cuidados secundários e terciários para recém-nascidos doentes tem possibilitado o desenvolvimento de cuidados sofisticados para animais de suficiente valor econômico e emocional.[1] Esse nível de cuidado, em seu modo mais intensivo, requer indivíduos apropriadamente treinados (tanto veterinários quanto pessoal de suporte) e instalações para tal finalidade. O correto cuidado intensivo de recém-nascidos requer monitoramento 24 h. A discussão a seguir não é um guia completo de cuidado intensivo de recém-nascidos, sendo mais uma introdução de aspectos gerais de cuidados primários avançados e de cuidados secundários básicos. Intervenções sofisticadas, como ventilação mecânica e suporte cardiovascular, são mencionadas, mas não discutidas em detalhes.

Exame clínico

A avaliação inicial de um recém-nascido doente deve começar com a obtenção de um histórico detalhado, incluindo tempo de gestação, saúde da mãe e parição, bem como o comportamento do recém-nascido após o nascimento, inclusive o tempo que demorou para se levantar e quando começou a mamar. O exame físico deve ser completo, com particular atenção aos sistemas corporais mais comumente acometidos. Um formulário semelhante ao mostrado na Figura 19.4 é útil para assegurar que sejam abordadas todas as questões pertinentes e que o exame físico seja completo.

O exame de neonatos doentes deve ser conduzido de modo a detectar as causas comuns de enfermidades nessa faixa etária, a

---

The Ohio State University Veterinary Teaching Hospital

Considerações especiais:

Clínico:_____
Estudante:_____
Data:_____ Hora_____

Histórico clínico (anamnese)

Égua:
- Idade:____ Nº de partos anteriores:____
- Problemas anteriores com os potros? ___ Não ___ Sim _____
- Infecção uterina/secreção vaginal? ___ Não ___ Sim _____
- Doença durante a gestação? ___ Não ___ Sim _____
- Incontinência láctea? ___ Não ___ Sim
  - Há quanto tempo?_____
- Uso de vacinas? ___ Não ___ Sim
  - Quais/quando?_____
- Desvermifugação? ___ Não ___ Sim
  - Quando?_____
- Alimentação:_____
- Data do acasalamento:_____
- Duração da prenhes: _____ → A termo _____ Prematuro _____ Tardio (____ dias)
- Distocia? ___ Não ___ Sim _____
- Ruptura do cordão prematura? ___ Não ___ Sim
- Descolamento de placenta prematuro? ___ Não ___ Sim
- Placenta totalmente eliminada? ___ Não ___ Sim
  - Condição da placenta _____
- Contaminação por mecônio? ___ Não ___ Sim _____
- Úbere: ____ Normal _____ Anormal _____
- Qualidade do colostro: ___ Normal _____ Baixa qualidade ___
- Quantidade do colostro: ____ Normal___ Reduzida___

Potro:
- Respiração espontânea? ___ Não ___ Sim
- Tempo para ficar em pé: _____
- Tempo para mamar: _____
- Mama normalmente? ___ Não ___ Sim _____
- Fornecido colostro/leite?_____
- Comportamento normal? ___ Não ___ Sim _____
- Mensurou IgG? ___ Não ___ Sim _____
- Micção? ___ Não ___ Sim _____
  - Eliminou mecônio? ___ Não ___ Sim _____
- Realizou enema? ___ Não ___ Sim
- Utilizou medicamento? ___ Não ___ Sim _____
- Tratou o umbigo? ___ Não ___ Sim _____

Queixa manifestada:_____
_____
_____

Tratamento anterior:_____

Figura 19.4 Exemplo de formulário utilizado para documentar e registrar informações sobre o histórico clínico e achados ao exame físico de potros com menos de 1 mês de vida. (*continua*)

Exame físico

Data:_____ Hora:_____
Temperatura: ____°C
Frequência do pulso:_____/min
Frequência respiratória: _____/min
Peso corporal: _____kg

Inspeção:
- Comportamento: _____
- Sinais de prematuridade? ___ Não ___ Sim (___ Pelagem___ Fronte___ Orelhas___ Articulações___ Tendões ___)
- Pele e pelagem:_____
- Condição corporal: _____
- Reflexo de sucção: ____Bom ____Moderado ____Fraco ____Ausente ____
- Olhos: ____Normal ____ Entrópio (E) (D) ____ Uveíte (E) (D)____ Úlcera de córnea (E) (D) ____

Sistema cardiovascular:
- Qualidade do pulso: ____ Forte ____ Moderado ____ Fraco ____ Regular ____ Irregular ____
- Membranas mucosas: _____
  ◦ TPC: ____ s
  ◦ Turgor cutâneo: ____
- Veias jugulares: ____ Normais ____ Colapsadas____ Dilatadas____
- Cateter____ Esquerda ____ Direita ____
- Auscultação cardíaca:
  ◦ FC: ____
  ◦ Intensidade: ____
  ◦ Ritmo: ____ Regular ____ Irregular ____
  ◦ Sopros: ____ Não ____ Sim____

Sistema respiratório:
- Secreção nasal: ___Não ___Sim _____
- Tosse: ___Não ___Sim _____
- Linfonodos: ____Normal: ____
  ◦ Auscultação: ____ Normal: ____

Trato gastrintestinal:
- Cólica: ___Não ___Sim _____
- Borborigmos: _____
- Distensão abdominal: ___Não ___Sim _____
- Consistência das fezes:_____
- Palpação digital/mecônio: _____

Sistema urogenital:
- Umbigo: ___Normal _____
- Micção: ___Não ___Sim _____
  ◦ Disúria_____
  ◦ Escroto/testículos ou vulva/vagina: ___Normal _____

Sistema musculoesquelético:
- Articulações: ___Normal _____
- Claudicação: ___Não ___Sim _____
- Deformações/deformações angulares dos membros: ___Não ___Sim _____

Sistema nervoso:
- ____Normal _____
- Convulsões: ___Não ___Sim _____

Estudante sênior: _____
Clínico atendente: _____

Figura 19.4 (*Continuação*) Exemplo de formulário utilizado para documentar e registrar informações sobre o histórico clínico e achados ao exame físico de potros com menos de 1 mês de vida.

---

saber: sepse focal ou sistêmica; prematuridade ou dismaturidade; anormalidades metabólicas (como hipoglicemia ou hipotermia); traumatismo ao nascimento; doenças associadas à hipoxia; e anomalias congênitas. Descrições detalhadas dessas condições são apresentadas em outras partes deste capítulo.

Sepse

É uma importante causa de enfermidade em neonatos; pode se manifestar como infecção localizada sem sinais sistêmicos aparentes, infecção localizada com sinais de envolvimento sistêmico, ou doença sistêmica sem sinais de infecção localizada.[2]

Infecções localizadas sem sinais de enfermidade sistêmica incluem osteomielite ou sinovite séptica e onfalite. Os sintomas dessas doenças são evidentes no exame da região acometida e incluem claudicação, distensão articular e dor na articulação afetada durante a palpação, em animais com sinovite ou osteomielite, e tumefação da parte externa do umbigo, com ou sem secreção purulenta, em animais com infecção das estruturas umbilicais. Exames hematológicos, incluindo o perfil bioquímico sérico, e de imagem especializados (ver discussão a seguir) são úteis para a confirmação da infecção.

Sinais sistêmicos de sepse incluem apatia, incapacidade para mamar ou menor frequência de mamadas, sonolência, decúbito, febre ou hipotermia, taquipneia, taquicardia, diarreia e cólica, além de quaisquer sinais de doença localizada. Febre é um sinal específico, porém não sensível, de sepse em potros. A presença de hemorragias petequiais nas membranas mucosas bucal, nasal, ocular ou vaginal, nas orelhas ou nas bandas coronárias é considerada um indicador específico de sepse, embora isso não esteja documentado em estudos apropriados. Comentário semelhante se aplica para a congestão de vasos sanguíneos da esclera. Foi desenvolvido um sistema de graduação (escore de sepse) para auxiliar na identificação de potros com sepse.

O *escore de sepse* foi desenvolvido com o intuito de auxiliar na identificação de potros com sepse, de modo a facilitar o tratamento apropriado. A planilha para calcular o escore de sepse (escore de sepse modificado) é mostrada na Tabela 19.11. Potros com escore 12, ou maior, são considerados com sepse, com sensibilidade de 94%, no relato original. No entanto, pesquisas mais recentes, inclusive um estudo com 1.095 potros, indicaram que a sensibilidade e a especificidade do escore de sepse são inferiores àquelas mencionadas no relato original. O escore de sepse modificado detectou sepse, com sensibilidade de 56% e especificidade de 73%, utilizando como valor de corte um escore de 11, ou maior. O valor de corte de 7 teve sensibilidade de 84% e especificidade de 42%.[3] Esses estudos recentes foram amplamente compatíveis com pesquisas anteriores que demonstraram que o escore de sepse apresenta limitações de sensibilidade (67%; intervalo de confiança [IC] de 95%; 59 a 75%) e especificidade (76%; IC de 95%; 68 a 83%), em potros com menos de 10 dias de vida. De modo similar, 49% de 101 potros com hemocultura positiva apresentavam escore de sepse de 11, ou menor, indicando baixa especificidade do teste. A sensibilidade baixa a moderada do escore de sepse para detectar sepse ou bacteriemia indica que muitos potros com sepse são incorretamente diagnosticados como livres dessa condição (ou seja, uma alta taxa de falso-negativos), enquanto uma especificidade baixa a moderada indica que a taxa de falso-positivos pode ser elevada, considerando que vários potros manifestaram sepse, quando, na verdade, não havia. Isso é uma falha relevante do teste, pois a identificação exata e rápida de potros com sepse é considerada importante tanto para o prognóstico quanto para a escolha do tratamento. Em algumas situações, o escore de sepse pode ser útil, mas deve-se levar em conta sua falha quando utilizado como guia de tratamento ou de definição do prognóstico.

Prematuridade e dismaturidade

A detecção de prematuridade é importante porque representa um sério risco ao desenvolvimento de outras doenças durante o período pós-parto imediato. Quase sempre, a determinação de prematuridade se baseia no tempo de prenhez. No entanto, a duração da gestação em éguas Puro-sangue Inglês varia consideravelmente, sendo que em 95% delas o parto ocorre aos 327 a 357 dias de gestação. O tempo de gestação médio geralmente aceito é de 349 dias, sendo menor em potras do que em potros (348 *versus* 350 dias); o tempo de gestação é cerca de 20 dias menor, de 360 para 340 dias, em éguas Standardbred, na Nova Zelândia.[4] O período de gestação de pôneis é menor (333 dias, variando de 315 a 350 dias). Portanto, o diagnóstico de prematuridade não deve basear-se apenas na idade gestacional, mas também nos resultados de exames físico e hematológico, inclusive do perfil bioquímico sérico, do recém-nascido. Fatores que auxiliam na determinação de prematuridade são listados na Tabela 19.4. Tipicamente, os potros imaturos (prematuros) ao nascimento apresentam baixo peso ao nascer e tamanho do corpo pequeno, pelos curtos e sedosos e frouxidão dos tendões flexores e extensores. O crânio é arredondado e as orelhas carecem de tônus (orelhas pendentes). Tipicamente, os potros são fracos e têm dificuldade em permanecer de pé, condição exacerbada pela frouxidão dos tendões flexores e dos ligamentos periarticulares. Os potros com dismaturidade (pós-maduros) são, tipicamente, grandes, embora possam ser magros e apresentarem pelagem longa e contratura de tendão flexor. Esses sinais são compatíveis com gestação prolongada combinada com nutrição intrauterina inadequada. Potros sadios se levantam em, aproximadamente, 65 min (variação interquartil de 45 a 100 min) após o nascimento.[4] O exame da placenta, por meio de ultrassonografia antes do nascimento ou pelo exame direto, incluindo exames histológico e microbiológico, após o nascimento, é útil para a identificação de anormalidades relevantes para o recém-nascido.

Hipoxia

A hipoxia no fim da gestação, no nascimento ou no período pós-parto imediato é acompanhada de várias manifestações clínicas, dependendo do tecido ou órgão mais acometido. Os sintomas de disfunção do sistema nervoso central quase sempre são considerados decorrências de hipoxia cerebral durante o nascimento, embora pareça que a síndrome do mau ajustamento neonatal não está relacionada à hipoxia (ver "Síndrome do Mau Ajustamento Neonatal"). Outros sintomas sugestivos de hipoxia no periparto são cólica e anúria.

Hipoglicemia

Os potros que apresentam hipoglicemia decorrente de fatores que interferem no aporte nutricional adequado, como falha no instinto materno, anomalias congênitas ou doenças concomitantes, inicialmente se apresentam fracos e rapidamente manifestam sonolência e coma.

Anormalidades endócrinas

Anormalidades da função endócrina são comuns em potros e quase sempre estão associadas com risco de morte.[1,5-10] Potros com sepse apresentam maiores concentrações séricas de ACTH e cortisol e elevada proporção ACTH:cortisol, bem como maior concentração sérica de paratormônio (mas não de calcitonina), do que potros sadios da mesma idade.[5,6] Ademais, potros com sepse possuem menores concentrações de insulina e de IGF-1 e maiores de grelina, hormônio do crescimento e glucagon, comparativamente àqueles sadios.[7,8] A concentração de arginina vasopressina é maior em potros com sepse.[9] A concentração plasmática de adrenomedulina é maior em potros doentes (com sepse ou não) e pode ser um marcador útil da saúde de potros.[10] Potros gravemente enfermos podem, também, manifestar síndrome de doença não tireoidiana (ver "Doenças da Tireoide", Capítulo 17).[11]

Diagnóstico por imagem

Em neonatos, os exames radiográficos e ultrassonográficos podem ser úteis para determinar a maturidade, bem como a presença de anormalidades. A prematuridade é evidenciada por ossificação falha ou inapropriada de ossos cuboides no carpo e no tarso. Em casos suspeitos de sepse ou de pneumonia deve-se obter radiografias do tórax porque a auscultação torácica é pouco sensível para detectar doença pulmonar em recém-nascidos. A gravidade das anormalidades pulmonares de potros detectadas no exame radiográfico está relacionada com o prognóstico; em potros com doença mais grave o prognóstico quanto à recuperação é mais desfavorável. Radiografias abdominais podem ser úteis para determinar o local da doença gastrintestinal (ver discussão sobre cólica em potros).

Ultrassonografia é particularmente útil no exame de neonatos, sobretudo porque seu pequeno tamanho possibilita um exame completo de todas as principais cavidades corporais. A ultrassonografia das estruturas umbilicais pode identificar a presença de onfalite e abscessos nos resquícios umbilicais e, quando disponível, é indicada como parte do exame físico de todos os neonatos enfermos.

O exame das *estruturas umbilicais* pode revelar evidências de infecção, anormalidades congênitas e laceração de úraco. O exame do umbigo pode ser realizado utilizando uma sonda linear de 7,5 mHz (semelhante àquela comumente utilizada no exame do trato reprodutor de éguas); contudo, o "scanner" de setor propicia uma imagem superior. O exame das estruturas umbilicais deve incluir o exame do umbigo e das estruturas externas à parede abdominal; a parede abdominal; o coto umbilical, que penetra na parede corporal e se divide em duas artérias umbilicais; o úraco e o ápice da bexiga e a veia umbilical. Devem ser examinados o tamanho e a ecogenicidade de cada uma dessas estruturas. Em potros com menos de 7 dias de vida, o diâmetro do coto umbilical intra-abdominal deve ser inferior a 2,4 cm, o da veia umbilical menor que 1 cm e os das artérias umbilicais menores que 1,4 cm (em geral, < 1 cm). O exame dessas estruturas deve ser completo: é preciso visualizar a veia umbilical no coto do umbigo e, então, segui-la ao longo da parede abdominal ventral em direção ao fígado; as artérias umbilicais devem ser detectadas no coto umbilical e, então, à medida que se separam dessa estrutura e avançam ao longo das faces laterais da bexiga; o úraco deve ser visualizado a partir do coto umbilical externo, através da parede corporal e à medida que se une à bexiga.

Com frequência, as anormalidades constatadas incluem tumefação generalizada, compatível com onfalite; áreas sombreadas com gás no úraco ou no coto umbilical, indicativas de persistência de úraco que possibilita a entrada de ar ou de multiplicação de bactérias produtoras de gás; e presença de líquido floculento no úraco, veia ou artéria, compatível com pus. É possível observar laceração de úraco, especialmente em potros com uroperitônio.

O exame ultrassonográfico do *abdome* é útil para identificar anormalidades da função e de estruturas gastrintestinais, inclusive distensão do intestino ou espessamento da parede intestinal. As espessuras das paredes do trato intestinal de potros Standardbred sadios com menos de 5 dias de vida (com intervalo de confiança de 95%) são: 1,6 a 3,6 mm para o estômago, 1,9 a 3,2 mm para o duodeno, 1,9 a 3,1 mm para o jejuno, 1,3 a 2,2 mm para o cólon e 0,8 a 2,7 mm para o ceco.[12] Intussuscepções são vistas como lesões em forma de "donut", no intestino delgado, mas a avaliação da relevância clínica desses achados deve ser considerada no contexto do potro. Intussuscepções são constatadas em grande número de potros neonatos sadios, como achados acidentais.[12] Deve-se suspeitar de obstrução do fluxo gástrico em potros com estômago claramente distendido durante o exame ultrassonográfico do abdome. Herniação através do umbigo ou do anel inguinal pode ser confirmada por meio de ultrassonografia.[13] Uroperitônio é facilmente visto como um acúmulo excessivo de líquido claro no abdome. Hemorragia no peritônio pode ser detectada como um acúmulo de líquido ecogênico em turbilhão. O acúmulo de líquido inflamatório, como acontece em potros com isquemia intestinal, é notado pela presença de líquido floculento.

O exame ultrassonográfico do *tórax* pode revelar a presença de anormalidades pleurais, consolidação pulmonar (desde que o pulmão consolidado seja confluente com a pleura), acúmulo de líquido no espaço pleural (hemorragia secundária a fratura de costela e traumatismo durante o nascimento, líquido inflamatório em potros com pleurite), pneumotórax (geralmente secundário à laceração pulmonar causada por fratura de costela) ou cardiopatias congênitas.

Em centros de referência, há disponibilidade de modalidades de imagens avançadas, como *tomografia computadorizada (TC)* e *ressonância magnética (RM)*, adequadas a potros e outros neonatos devido ao pequeno tamanho desses animais. Essas modalidades são úteis na detecção de anormalidades intratorácicas e intra-abdominais, incluindo abscessos, doença gastrintestinal e anomalias congênitas. A RM é particularmente eficaz no diagnóstico de enfermidades do cérebro e da medula espinal.

Patologia clínica

Concentrações séricas de imunoglobulinas

As concentrações séricas ou plasmáticas de imunoglobulinas estão associadas com risco de morte em potros hospitalizados. Relata-se que a probabilidade de morte de potros com concentração sérica de IgG menor ou igual a 4 g/ℓ foi 4,7 vezes maior (com intervalo de confiança de 95%; 2,6 a 8,5), em comparação com potros cujo teor de IgG era maior que 8 g/ℓ. A probabilidade de morte de potros com concentração de IgG superior a 4 g/ℓ e inferior a 8 g/ℓ foi 3,7 (2 a 6,8) vezes maior, em comparação com potros cujo teor de IgG era superior a 8 g/ℓ.[14]

A concentração sérica de imunoglobulina G (IgG), ou seu equivalente, deve ser mensurada em todos os recém-nascidos doentes ou em risco; em neonatos gravemente enfermos a mensuração deve ser repetida a cada 48 a 96 h. Há disponibilidade de diversos testes para a rápida detecção de falha na transferência de imunidade passiva (FTIP) em potros e bezerros. Embora o ideal seja a mensuração da concentração sérica de IgG por meio de imunodifusão radial, o teste padrão-ouro, a sua realização demora, no mínimo, 24 h, enquanto os testes realizados em analisador químico ou no próprio estábulo demora alguns minutos. Foram determinadas a sensibilidade e a especificidade para vários desses testes rápidos. De modo geral, a maioria desses testes possui alta sensibilidade (> 80%), indicando que poucos potros que apresentam baixa concentração de IgG não são detectados, porém sua especificidade é baixa (50 a 70%), apontando que muitos potros que possuem adequada concentração de imunoglobulina são diagnosticados como animais com concentração inadequada. A sensibilidade e a especificidade exatas dependem do teste utilizado e da concentração de imunoglobulina considerada adequada. A alta sensibilidade e baixa especificidade da maioria dos testes rápidos disponíveis resultam em vários potros que não necessitam da transfusão que recebem. No entanto, essa falha na exatidão dos testes é menos relevante do que aquela de potros que deveriam receber uma transfusão e não recebem.

A concentração sérica ou plasmática de IgG deve ser mensurada depois de, aproximadamente, 18 h de vida, preferivelmente antes de 48 h após o nascimento – quanto mais cedo se detecta FTIP, melhor é o prognóstico para o potro. Potros que ingerem colostro nas primeiras horas após o nascimento apresentam aumento mínimo da concentração sérica de IgG, comparativamente àquela verificada às 12 h de vida, sugerindo que é apropriada a mensuração do teor sérico de IgG tão breve quanto 12 a 18 h após o nascimento. Essa determinação precoce da concentração sérica de IgG pode ser especialmente importante em potros de alto risco. A utilidade da mensuração da IgG sérica em potros mais velhos é incerta, mas depende da condição clínica do animal. Tipicamente, o teor de imunoglobulinas de potros que possuem adequada concentração de IgG nas primeiras 24 h alcança valor mínimo ao redor de 6 semanas de idade e, então, se eleva para concentração semelhante a de adultos, ao longo dos próximos 2 a 3 meses.

Hematologia

É importante ressaltar que o hemograma de neonatos é diferente daquele de animais mais velhos (Tabela 19.5) porque essas diferenças podem interferir na avaliação clínica do animal. Os valores hematológicos, inclusive do perfil bioquímico sérico, de potros e bezerros podem variar amplamente nos primeiros dias e semanas de vida; é importante que se considere essas modificações decorrentes da idade quando se faz a avaliação dos resultados de exames hematológicos ou bioquímicos séricos de potros. Os exames hematológicos podem revelar evidência de doença hemolítica, infecção bacteriana ou viral, ou prematuridade/dismaturidade (ver Tabela 19.4). Quase sempre há necessidade de hemogramas sequenciais para monitorar a instalação de sepse e a resposta ao tratamento.

Potros com sepse podem apresentar contagem de leucócitos baixa, normal ou elevada. Ao redor de 40% dos potros com sepse apresentam contagem de leucócitos inferior à variação de referência normal. A maioria dos potros com sepse (cerca de 70%) possuem contagem de neutrófilos segmentados inferior à variação de referência; menos de 15% dos potros apresentam alta contagem de neutrófilos. Em quase todos os potros com sepse, a contagem de neutrófilos bastonetes encontra-se acima da variação de referência normal. Alguns potros filhos de éguas com placentite apresentam neutrofilia, com neutrófilos maduros, sem outros sinais de sepse; tipicamente, esses potros têm bom prognóstico. Nota-se linfopenia em potros com septicemia causada por herpes-vírus equino 1 ou em potros árabes com imunodeficiência combinada. Em alguns potros com sepse verifica-se trombocitopenia.

Hiperfibrinogenemia é comum em potros filhos de éguas com placentite e reflete ativação sistêmica da cascata inflamatória, mesmo em potros sem outra evidência de sepse. A concentração de amiloide A sérica situa-se abaixo de 100 mg/ℓ em potros com sepse. Esses potros apresentam, também, teores sanguíneos de citocinas pró-inflamatórias e concentração plasmática de proteína C reativa[15] maiores do que aqueles verificados em potros sadios. Não se constatou diferença entre as concentrações plasmáticas de haptoglobina de potros sobreviventes e de não sobreviventes, sendo apenas ligeiramente menor em potros com sepse, em comparação a potros hospitalizados e sem sepse.[15] Em potros com sepse, os índices de coagulação encontram-se prolongados e as concentrações plasmáticas de antitrombina e do antígeno de proteína C reativa são menores do que as observadas em potros sadios. Essas anormalidades indicam que coagulopatias são comuns em potros com sepse.

Prematuridade está associada com baixa proporção neutrófilos:linfócitos (< 1,5:1,0) no sangue e macrocitose de hemácias (ver Tabela 19.4). Proporção neutrófilos:linfócitos acima de 2:1 é considerada normal. Potros prematuros sem sepse podem apresentar baixa contagem de neutrófilos no sangue, mas raramente possuem neutrófilos imaturos (bastonetes) ou alterações tóxicas nos neutrófilos.

Bioquímica sérica

Deve-se ter cuidado na interpretação dos resultados do perfil bioquímico sérico porque, com frequência, os valores normais em recém-nascidos diferem de modo significativo daqueles de animais adultos e podem se alterar rapidamente durante os primeiros dias ou semanas de vida (Tabela 19.6). O perfil bioquímico sérico pode revelar anormalidades de eletrólitos associadas à insuficiência renal, à diarreia e à sepse. É possível detectar elevações na concentração sérica de bilirrubina e nas atividades séricas de enzimas. Como procedimento mínimo, deve-se estimar a concentração sanguínea de glicose utilizando uma tira-reagente, em recém-nascidos apáticos ou em decúbito.

Elevação marcante na concentração sérica de creatinina não é incomum em potros sem outra evidência de doença renal. Nesses casos, o aumento do teor sérico desse catabólito é decorrência de comprometimento da função placentária no final da gestação e seu consequente acúmulo (e, possivelmente, de outros compostos). Em potros com função renal normal, o que é mais provável, a concentração sérica de creatinina deve diminuir até 50%, em relação ao alto valor inicial dentro de 24 h. Outras causas de elevação do teor sérico de creatinina que devem ser diferenciadas são insuficiência renal (displasia, insuficiência renal hipóxica) e azotemia pós-renal (uroperitônio).

A *concentração sanguínea ou plasmática de L-lactato* é indicador útil da presença e da gravidade de doença sistêmica que compromete a liberação de oxigênio ao tecido (hipoxemia, baixa perfusão, anemia) ou o seu uso

Tabela 19.5 Valores hematológicos de potros e bezerros sadios.

Variável	Potros			Bezerros		
	< 12 h	1 semana	1 mês	24 h	48 h	3 a 4 semanas
VG (%) (ℓ/ℓ)	42,5 ± 3,4 0,43 ± 0,03	35,3 ± 3,3 0,35 ± 0,03	33,9 ± 3,5 0,33 ± 0,04	34 ± 6 0,34 ± 0,06	32 ± 6 0,32 ± 0,06	35 ± 3 0,35 ± 0,03
Proteína plasmática (g/dℓ) (g/ℓ)	6,0 ± 0,8 60 ± 8	6,4 ± 0,6 64 ± 6	6,1 ± 0,5 61 ± 5	6,4 ± 0,7 64 ± 7	6,4 ± 0,7 64 ± 7	6,4 ± 0,3 64 ± 3
Fibrinogênio (mg/dℓ) (g/ℓ)	216 ± 70 2,16 ± 0,7	290 ± 70 2,90 ± 0,7	400 ± 130 4,00 ± 1,30	290 ± 105 2,90 ± 1,05	335 ± 120 3,35 ± 1,20	285 ± 145 2,85 ± 1,45
Hemoglobina (g/dℓ) (g/ℓ)	15,4 ± 1,2 154 ± 12	13,3 ± 1,2 130 ± 12	12,5 ± 1,2 125 ± 12	10,9 ± 2,1 109 ± 21	10,5 ± 1,8 105 ± 18	11,3 ± 1,02 113 ± 10
Hemácias ($\times 10^6/\mu\ell$) ($10^{12}/\ell$)	10,7 ± 0,8 10,7 ± 0,8	8,8 ± 0,6 8,8 ± 0,6	9,3 ± 0,8 9,3 ± 0,8	8,17 ± 1,34 8,17 ± 1,34	7,72 ± 1,09 7,72 ± 1,09	8,86 ± 0,68 8,86 ± 0,68
VCM (fℓ)	40 ± 2	39 ± 2	36 ± 1	41 ± 3	41 ± 3	39 ± 2
CHCM (g/dℓ) (g/ℓ)	36 ± 2 360 ± 20	38 ± 1 380 ± 10	37 ± 1 370 ± 10	32,1 ± 0,8 320 ± 8	32,6 ± 1 326 ± 10	32,8 ± 1,6 328 ± 6
HCM (pg)	14 ± 1	15 ± 1	14 ± 1	–	–	–
Células nucleadas ($10^6/\mu\ell$) ($10^9/\ell$)	9.500 ± 2.500 9,5 ± 2,5	9.860 ± 1.800 9,86 ± 1,80	8.150 ± 2.030 8,15 ± 2,03	9.810 ± 2.800 9,81 ± 2,80	7.760 ± 1.950 7,76 ± 1,95	8.650 ± 1.690 8,65 ± 1,69
Neutrófilos ($10^6/\mu\ell$) ($10^9/\ell$)	7.950 ± 2.200 7,95 ± 2,20	7.450 ± 1.550 7,45 ± 1,55	5.300 ± 200 5,30 ± 0,20	6.500 ± 2.660 6,50 ± 2,66	4.110 ± 2.040 4,11 ± 2,04	2.920 ± 1.140 2,92 ± 1,14
Neutrófilos bastonetes ($10^6/\mu\ell$) ($10^9/\ell$)	24 ± 40 0,02 ± 0,04	0 0	4 ± 13 0 ± 0,01	310 ± 460 0,31 ± 0,46	210 ± 450 0,21 ± 0,45	10 ± 30 0,01 ± 0,03
Linfócitos ($10^6/\mu\ell$) ($10^9/\ell$)	1.350 ± 600 1,35 ± 0,6	2.100 ± 630 2,10 ± 0,63	2.460 ± 450 2,46 ± 0,45	2.730 ± 820 2,73 ± 0,82	2.850 ± 880 2,85 ± 0,88	5.050 ± 800 5,05 ± 0,80
Plaquetas ($10^3/\mu\ell$) ($10^9/\ell$)	266 ± 103 266 ± 103	250 ± 70 250 ± 70	300 ± 80 300 ± 80	–	–	–
Ferro sérico ($\mu g/d\ell$) (mg/ℓ)	380 ± 60 3,80 ± 0,6	175 ± 80 1,75 ± 0,8	138 ± 60 1,38 ± 0,6	–	71 ± 60 0,7 ± 0,6	127 ± 60 1,27 ± 0,6
CTLF ($\mu g/d\ell$) (mg/ℓ)	440 ± 50 4,40 ± 0,5	385 ± 80 3,85 ± 0,8	565 ± 65 5,65 ± 0,65	–	420 ± 67 4,2 ± 0,7	–
CLFI ($\mu g/d\ell$) (mg/ℓ)	55 ± 40 0,55 ± 0,4	210 ± 100 2,10 ± 1,00	430 ± 85 4,30 ± 0,85	–	–	–
Saturação de ferro (%)	87 ± 9	46 ± 20	25 ± 12	–	–	–

VG: volume globular; VCM: volume corpuscular médio; CHCM: concentração de hemoglobina corpuscular média; HCM: hemoglobina corpuscular média; CTLF: capacidade total de ligação de ferro; CLFI: capacidade de ligação de ferro insaturado.
Fontes: Harvey JW et al. Equine Vet J 1984; 16:347; Adams R et al. Am J Vet Res 1992; 53:944; Tennant B et al. Cornell Vet 1975; 65:543.

pelo tecido (endotoxemia), mas não é específica para uma doença ou para um grupo de enfermidades, com exceção de que os potros com sepse apresentam maior concentração de lactato do que aqueles sem sepse.[16-19] Entretanto, a diferença entre potros com e sem sepse (4,8 mmol/ℓ [com variação de 0,6 a 37 mmol/ℓ] e 3,3 mmol/ℓ [com variação de 0,3 a 21 mmol/ℓ]) não é suficientemente grande para torná-la um teste útil em um animal, isoladamente.[20] A concentração sanguínea de lactato de potros sadios é maior do nascimento até 12 h de vida e, então, diminui.[16] A concentração de lactato no sangue de potros que não sobreviveram à doença aguda não diminuiu em resposta ao tratamento,[16] e o risco de morte cresce até 1,1 vez para cada mmol que aumenta no teor sanguíneo de lactato do potro verificado no momento da chegada ao hospital veterinário.[17,20] Mensurações seriadas da concentração de lactato no sangue e cálculo da medida da "área sob a curva" também propiciam informações úteis relacionadas ao risco de morte, mas não à causa da doença.

Em geral, a *sepse* está associada com hipoglicemia, embora os potros com sepse possam apresentar concentração sanguínea de glicose normal ou elevada. A hipoglicemia é atribuída à falha de amamentação, enquanto a hiperglicemia indica perda da sensibilidade normal à insulina. Em potros com sepse, causando lesão ou insuficiência de órgãos, os indicadores de lesão renal, hepática ou cardíaca (troponina) podem estar aumentados. Na sepse, os potros tendem a manifestar elevação na concentração sérica de cortisol.

Prematuridade está associada com baixa concentração plasmática ou sérica de cortisol e discreto aumento da resposta à administração intramuscular de 0,125 mg de ACTH exógeno (corticotropina). A concentração plasmática de cortisol em potros sadios nascidos a termo, nas primeiras 24 h de vida, aumenta de um valor basal de, aproximadamente, 40 ng/mℓ para mais de 100 ng/mℓ, 60 min após a administração de ACTH, enquanto a concentração plasmática de cortisol em potros prematuros não se eleva além de valores ligeiramente menores que 40 ng/mℓ. No 2º e 3º dias de vida, o teor plasmático de cortisol em potros nascidos a termo aumenta 2 vezes após a administração de ACTH, ainda que em relação a um menor valor em repouso, mas não se eleva em potros prematuros. Quase sempre, a concentração sanguínea de glicose de potros prematuros é baixa, provavelmente devido à inabilidade em mamar.

Hemogasometria

Deve-se mensurar o pH, a P_{CO2} e a P_{O2} do sangue arterial para determinar a condição de acidemia do recém-nascido e a normalidade da função respiratória. A possibilidade de os potros com hipoxemia apresentarem anormalidades radiográficas pulmonares é 5 vezes maior. O decúbito lateral prolongado em

Tabela 19.6 Valores do perfil bioquímico sérico de potros e bezerros sadios.

Variável	Potros			Bezerros		
	< 12 h	1 semana	1 mês	24 h	48 h	3 semanas
Na+ (mEq/ℓ) (mmol/ℓ)	148 ± 8	142 ± 6	145 ± 4	145 ± 7,6	149 ± 8	140 ± 6
K+ (mEq/ℓ) (mmol/ℓ)	4,4 ± 0,5	4,8 ± 0,5	4,6 ± 0,4	5 ± 0,6	5 ± 0,6	4,9 ± 0,6
Cl (mEq/ℓ) (mmol/ℓ)	106 ± 6	102 ± 4	103 ± 3	100 ± 4	101 ± 5	99 ± 4
Ca^{2+} (mg/dℓ) (mmol/ℓ)	12,8 ± 1 / 3,2 ± 0,25	12,5 ± 0,6 / 3,1 ± 0,15	12,2 ± 0,6 / 3,05 ± 0,15	12,3 ± 0,2 / 3,1 ± 0,1	12,3 ± 0,3 / 3,1 ± 0,1	9,4 ± 0,6 / 2,3 ± 0,2
PO_4^- (mg/dℓ) (mmol/ℓ)	4,7 ± 0,8 / 1,52 ± 0,26	7,4 ± 1 / 2,39 ± 0,32	7,1 ± 1,1 / 2,29 ± 0,36	6,9 ± 0,3 / 2,3 ± 0,1	7,6 ± 0,2 / 2,5 ± 0,1	7,1 ± 6,4 / 2,3 ± 1,8
Proteína total (g/dℓ) (g/ℓ)	5,8 ± 1,1 / 58 ± 11	6,0 ± 0,7 / 60 ± 7	5,8 ± 0,5 / 58 ± 5	5,6 ± 0,5 / 56 ± 5	6 ± 0,7 / 60 ± 7	6,5 ± 0,5 / 65 ± 5
Albumina (g/dℓ) (g/ℓ)	3,2 ± 0,3 / 32 ± 3	2,9 ± 0,2 / 29 ± 2	3 ± 0,2 / 30 ± 2	–	–	–
Creatinina (mg/dℓ) (μmol/ℓ)	2,5 ± 0,6 / 221 ± 53	1,3 ± 0,2 / 115 ± 18	1,5 ± 0,2 / 133 ± 18	–	–	–
Nitrogênio ureico (mg/dℓ) (mmol/ℓ)	19,7 ± 4,4 / 3,4 ± 1,6	7,8 ± 3,4 / 1,6 ± 0,6	9 ± 3 / 1,7 ± 0,5	12,6 (7,1 a 21,2) / 2 (1,5 a 3,6)	–	–
Glicose (mg/dℓ) (mmol/ℓ)	144 ± 30 / 8 ± 1,6	162 ± 19 / 9 ± 1	162 ± 22 / 9 ± 1,2	130 ± 27 / 7,23 ± 1,5	114 ± 19 / 6,34 ± 1,1	70 (52 a 84) / 3,9 (2,9 a 4,7)
Bilirrubina total (mg/dℓ) (μmol/ℓ)	2,6 ± 1 / 45 ± 17	1,5 ± 0,4 / 26 ± 6	0,7 ± 0,2 / 12 ± 4	< 2,5 / < 42	< 0,9 / < 15	< 0,6 / < 10
Bilirrubina direta (mg/dℓ) (μmol/ℓ)	0,9 ± 0,1 / 15 ± 2	0,5 ± 0,2 / 8,5 ± 3	0,3 ± 0,2 / 5 ± 3	< 0,6 / < 10	< 0,3 / < 5	< 0,3 / < 5
GGT (UI/ℓ)	47,5 ± 21,5	49,1 ± 21,2	–	890 ± 200	600 ± 180	70 ± 10
ALP (UI/ℓ)	3.040 ± 800	1.270 ± 310	740 ± 240	< 1.150	< 1.000	< 770
AST (UI/ℓ)	199 ± 57	330 ± 85	340 ± 55	< 60	< 33	< 32

Os valores são expressos como média ± desvio-padrão. ALP: fosfatase alcalina; AST: aspartato aminotransferase; GGT: gamaglutamil transpeptidase. Fontes: Bauer JE et al. Equine Vet J 1984; 16:361; Pearson EG et al. J Am Vet Med Assoc 1995; 207:1466; Jenkins SJ et al. Cornell Vet 1982;72:403; Dalton RG. Br Vet J 1967; 123:48; Wise GH et al. J Dairy Sci 1947; 30:983; Diesch TJ et al. New Zeal Vet J 2004; 52:256; Patterson WH, Brown CM. Am J Vet Rev 1986; 47:2461; Thompson JC, Pauli JV. New Zeal Vet J 1981; 29:223.

potros compromete a função respiratória; as amostras de sangue arterial devem ser obtidas com o potro em decúbito esternal. Podem ser necessárias repetidas amostras para detectar alterações da função respiratória e monitorar a adequada suplementação de oxigênio ou a ventilação mecânica.

Hemocultura

A identificação de microrganismos causadores de sepse em potros pode auxiliar na definição do prognóstico e, potencialmente, na escolha do tratamento, embora não pareça haver relação entre a sensibilidade antimicrobiana do microrganismo isolado do sangue, obtida no teste de Kirby-Bauer, e a sobrevivência de potros. Deve ser realizada hemocultura para microrganismos aeróbicos e anaeróbicos, o mais breve possível, preferivelmente antes de iniciar o tratamento com antibiótico, embora não se deva interromper o uso de antimicrobiano em um recém-nascido com sepse, confirmada ou suspeita, para obter um resultado de hemocultura. Na coleta de amostra de sangue para hemocultura deve-se empregar rigorosas técnicas de assepsia. Também, é preciso realizar hemocultura quando há deterioração súbita da condição clínica do recém-nascido.

Bactérias intestinais Gram-negativas são os microrganismos mais comumente isolados no sangue de potros recém-nascidos, sendo E. coli a bactéria mais prevalente. A. equuli também é comumente isolada. Há importantes diferenças nas doenças causadas por diversos microrganismos; potros com septicemia causada por A. equuli são 2 vezes mais sujeitos à morte, 7 vezes mais propensos à doença antes de nascer, 6 vezes mais sujeitos à diarreia, 5 vezes mais sujeitos a ter um escore de sepse superior a 11 e 3 vezes mais suscetíveis à pneumonia, comparativamente a potros com sepse associada a outras bactérias.

Um problema da hemocultura é o tempo necessário para obter um resultado preliminar ou final, pois isso pode retardar a detecção da infecção ou a decisão sobre o emprego de terapia antimicrobiana. É provável que o uso de reação em cadeia da polimerase (PCR) em tempo real, a fim de detectar infecção sanguínea em potros, seja uma suplementação à hemocultura convencional nesses animais.[21]

Outros líquidos corporais

Quando há sinais de sinovite, como claudicação, efusão pleural ou dor articular, deve-se enviar amostra de líquido sinovial para cultura de microrganismos aeróbicos e anaeróbicos, coloração de Gram e exame citológico.

O exame do líquido cerebroespinal (LCE) é indicado em recém-nascidos com sintomas de doença neurológica. As amostras de LCE devem ser enviadas para exame citológico, mensuração da concentração de proteína total, coloração de Gram e cultura bacteriana.

O exame de urina pode propiciar evidência de insuficiência renal (cilindros) ou infecção do trato urinário (leucócitos).

Deve-se coletar líquido abdominal de potros com dor ou distensão abdominal e enviar para exame citológico e, havendo suspeita de uroperitônio, é preciso mensurar a concentração de creatinina.

Tratamento

Os princípios dos cuidados de animais pecuários recém-nascidos gravemente doentes são:

- Manter os animais recém-nascidos em ambiente higiênico, de modo a reduzir o risco de infecções hospitalares
- Fornecer cuidados de suporte sistêmicos a fim de manter a homeostase, até que o recém-nascido seja capaz de viver de modo independente
- Reavaliar minuciosamente todos os sistemas corporais, com frequência, a fim de detectar sinais de agravamento clínico e possibilitar o tratamento precoce
- Fornecer colostro, de modo apropriado, assegurando imunidade passiva adequada (concentração sérica ou plasmática de IgG > 8 g/ℓ), a fim de reduzir o risco de infecções secundárias ou tratar infecções existentes. Avaliar a transferência de imunidade passiva utilizando métodos laboratoriais que determinam a concentração sérica ou plasmática de IgG.

O nível de cuidado empregado depende do valor do animal e das instalações disponíveis, do pessoal e da capacidade dos envolvidos. Em geral, os recém-nascidos de valor econômico limitado são tratados na propriedade, enquanto os potros e bezerros de maior valor podem ser encaminhados para cuidados de especialista. O encaminhamento de neonatos doentes para instituições e clínicas especializadas em atendimento de recém-nascidos em estado crítico deve ser em tempo e imediato e, quando necessário, recomenda-se uma primeira visita.

Cuidados de enfermagem

A sofisticação dos cuidados de recém-nascidos gravemente enfermos depende das instalações e pessoal disponíveis; o manejo intensivo requer estrutura adequada e equipe treinada, disponível 24 h por dia. A necessidade mínima para o fornecimento de cuidados básicos aos recém-nascidos é um procedimento sanitário no qual os recém-nascidos podem ser protegidos do estresse ambiental. Com frequência, isso implica na separação do recém-nascido de sua mãe.

O emprego de cuidados de enfermagem de excelência é fundamental para tornar máxima a possibilidade de uma boa recuperação. Animais gravemente enfermos podem se beneficiar com a disponibilização de cuidados de enfermagem contínuos. Deve-se dar atenção absoluta, de modo a manter um ambiente higiênico para reduzir o risco de infecções hospitalares. O recém-nascido deve ser mantido limpo e seco e em temperatura ambiente em sua faixa termoneutra. O material utilizado como cama deve prevenir o surgimento de úlcera de decúbito. Os potros devem ser mantidos em decúbito esternal ou, pelo menos, mudados de posição a cada 2 h, a fim de tornar ótima sua função respiratória.

Correção da falha de transferência de imunidade passiva

Imunoglobulina colostral

De modo ideal, a adequada transferência de imunidade passiva é obtida após a amamentação do bezerro pela mãe e ingestão de quantidade apropriada de colostro contendo ótima concentração de imunoglobulinas, principalmente IgG (IgGb) em potros. Os potros necessitam, aproximadamente, 2 g de IgG/kg de peso corporal, para alcançar concentração plasmática de 2.000 mg/dℓ (20 g/ℓ); portanto, um potro de 45 kg precisa de cerca de 90 g de IgG para obter uma concentração sérica normal de IgG (ou ao redor de 40 g para atingir uma concentração sérica de 800 mg/dℓ [8 g/ℓ]). Considerando que o colostro contém, em média, 10.000 mg/dℓ (100 g/ℓ), os potros devem ingerir, no mínimo, 1 ℓ de colostro para obter teor de imunoglobulina suficiente. Como a concentração de IgG no colostro varia consideravelmente (2.000 a 30.000 mg/dℓ), não é possível indicar, com segurança, recomendações específicas quanto ao volume de colostro a ser ingerido pelos potros. No entanto, no colostro com densidade superior a 1,060 o conteúdo de IgG é superior a 3.000 mg/dℓ (30 g/ℓ), sugerindo que os potros devem ingerir, no mínimo, 1,5 ℓ de colostro para obter concentração sérica de IgG superior a 800 mg/dℓ (8 g/ℓ).

Concentração plasmática crítica de IgG em potros

Há alguma controvérsia sobre qual a concentração sérica ou plasmática crítica de IgG. Tipicamente, potros que ingerem volume adequado de colostro apresentam, na primeira semana de vida, concentração sérica de imunoglobulina maior que 2.000 mg/dℓ (20 g/ℓ). As concentração de 400 mg/dℓ (4 g/ℓ) e 800 mg/dℓ (8 g/ℓ) foram relatadas como inferiores àquelas em que há maior risco de os potros apresentarem doenças infecciosas; contudo, evidência recente sustenta fortemente que 800 mg/dℓ (8 g/ℓ) é a concentração mínima verificada em potros hospitalizados. No entanto, em uma propriedade com bom manejo, a concentração sérica de IgG não foi um indicador preditivo das taxas de morbidade ou de mortalidade em potros, sugerindo que a concentração sérica de imunoglobulina em algumas populações de potros não representa fator de risco importante para doença infecciosa. Nesse estudo, os potros pertenciam a uma fazenda com manejo excepcionalmente bom. Outros pesquisadores constataram que potros com concentração sérica de IgG abaixo de 800 mg/dℓ (8 g/ℓ) têm risco muito maior de desenvolver doença infecciosa, inclusive sepse, pneumonia e artrite séptica. É provável que a concentração sérica de IgG não seja o único fator de proteção; aquela desejável para um potro depende dos fatores de risco de doença infecciosa aos quais o animal está sujeito. A concentração sérica mínima de IgG em potros livres da doença e criados em grupo fechado, em propriedade bem manejada, é 400 mg/dℓ (4 g/ℓ). Em potros mais sujeitos à doença – por exemplo, aqueles criados em grandes propriedades com frequentes introduções de novos animais e aqueles transportados ou mantidos juntos com potros portadores de doença infecciosa – a concentração sérica mínima de IgG aconselhável é 800 mg/dℓ (8 g/ℓ). Potros que apresentam doença infecciosa devem ter concentração sérica de IgG de, no mínimo, 800 mg/dℓ; para esses animais, pode ser vantajoso apresentar valor mais elevado, como indicado pelo aumento da sobrevivência de potros com doença séptica que receberam plasma de equino, independentemente da concentração sérica de IgG. Essa vantagem terapêutica pode ser decorrência de IgG adicional ou de outros fatores presentes no plasma. A transfusão de plasma em potros doentes exacerba a atividade dos neutrófilos, uma importante vantagem porque a atividade oxidativa dos neutrófilos de potros com sepse é menor em comparação àquela de potros sadios.

Transfusão de plasma

A capacidade dos potros em absorver macromoléculas, inclusive imunoglobulinas, diminui rapidamente após o nascimento: 22% às 3 h de vida e 1% às 24 h, quando comparada com aquela verificada ao nascimento. Consequentemente, quando se constata falha na transferência de imunidade passiva (FTIP), não é mais possível aumentar a concentração sérica de IgG pelo fornecimento de colostro ou de derivados do soro sanguíneo VO. Sendo assim, os animais devem receber plasma ou soro IV. Em potros, o *volume de plasma* ou soro a ser administrado depende da concentração sérica de IgG que se pretende obter. Para cada grama de IgG/kg de peso corporal do potro administrada, obtém-se acréscimo da concentração sérica de IgG em, aproximadamente, 8,7 mg/dℓ (0,87 g/ℓ), em potros sadios, e 6,2 mg/dℓ (0,62 g/ℓ) em potros doentes. Para se obter concentração sérica de IgG superior a 800 mg/dℓ (8 g/ℓ) em potros com teor sérico dessa imunoglobulina abaixo de 400 mg/dℓ (4 g/ℓ), deve-se administrar 40 mℓ de plasma/kg, contendo pelo menos 20 g de IgG/ℓ. De modo semelhante, potros com concentração sérica de IgG superior a 400 mg/dℓ (4 g/ℓ), porém inferior a 800 mg/dℓ (8 g/ℓ) devem receber 20 mℓ de plasma/kg. Para potros com 45 kg, essas recomendações representam a administração de 1 ou 2 ℓ de plasma, respectivamente.

O produto ideal para transfusão em potros com FTIP é *plasma fresco congelado* obtido de cavalos negativos para os antígenos Aa e Qa e aqueles que não apresentam anticorpos contra um ou os dois desses antígenos de hemácias (ver discussão sobre isoeritrólise neonatal). Os equinos doadores devem ser vacinados contra as doenças comuns da espécie e serem negativos no teste de anemia infeciosa equina. Produtos comerciais de boa qualidade especificam a concentração mínima de IgG no plasma. Há disponibilidade de produtos oriundos de soro sanguíneo concentrados que não necessitam congelamento até a sua aplicação. O seu uso no campo é muito mais prático do que os derivados de plasma, que devem ser congelados até o momento imediatamente antes da transfusão. No entanto, com frequência a concentração de IgG desses produtos não é especificada e as recomendações de administração do fabricante quase sempre resultam na aplicação de quantidade inadequada de imunoglobulina. Os derivados do soro podem propiciar concentração adequada de IgG em potros, mas, geralmente, em dose duas a três vezes aquela recomendada pelo fabricante. Para alguns produtos, a dose apropriada de derivado de soro concentrado é, aproximadamente, 1 ℓ. O ponto crucial é que o importante não é o volume de plasma ou de soro administrado, mas, preferivelmente, a quantidade de imunoglobulina aplicada no potro. É necessário o total de 20 a 25 g de IgG para aumentar a concentração sérica de IgG de um potro de 50 kg próximo de 400 mg/dℓ (4 g/ℓ).

O *plasma* deve ser administrado por via intravenosa; é provável que a administração oral seja ineficiente, especialmente em potros com mais de algumas horas de vida. O plasma congelado deve ser descongelado em temperatura ambiente ou por meio de imersão em água aquecida (< 37°C). O descongelamento por imersão em água com temperatura maior do que a temperatura corporal pode provocar desnaturação e coagulação de proteínas, com perda da eficácia das imunoglobulinas transfundidas. O plasma nunca deve ser descongelado ou aquecido em aparelho de micro-ondas porque tal procedimento causa desnaturação das proteínas.

A *administração do plasma* deve ser IV; a aplicação intraperitoneal, como utilizada em suínos ou em pequenos ruminantes, não foi avaliada em potros. Após o descongelamento, o plasma deve ser administrado por meio de um cateter introduzido na veia jugular, utilizando-se um equipo empregado em transfusão sanguínea, contendo um filtro (com malha de 160 a 270 μm), de modo a impedir a infusão de material particulado. Deve-se realizar rigorosa assepsia. O potro deve ser apropriadamente contido para o procedimento; alguns potros ativos necessitam o uso de tranquilizante moderado. Geralmente não há necessidade de pré-medicação com anti-histamínicos ou anti-inflamatórios não esteroides. No início, a transfusão de plasma deve ser lenta, sendo administrados os primeiros 20 a 40 mℓ ao longo de 10 min. Nesse período, o potro deve ser cuidadosamente observado quanto aos sinais de reações à transfusão, geralmente manifestados como agitação, taquicardia, taquipneia, angústia respiratória, sudorese ou urticária. Caso se constate tais sintomas, a transfusão deve ser interrompida e o potro deve ser reavaliado e, se necessário, tratado. Caso não ocorra reação à transfusão nos primeiros 10 min, pode-se continuar a infusão na dose de 0,25 a 1,0 mℓ/kg/minuto (ou seja, cerca de 1 ℓ/h, para um potro de 50 kg). Infusão rápida pode resultar em expansão excessiva aguda do volume plasmático, com risco de alterações respiratórias e cardiovasculares.

Após a transfusão, deve-se mensurar a concentração sérica de IgG, de modo a assegurar que foi obtida uma concentração adequada. O teor sérico de IgG pode ser determinado tão precocemente quanto 20 min após o término da transfusão.

Suporte nutricional

O fornecimento de nutrição adequada é fundamental para recuperação de recém-nascidos doentes. Estima-se que a necessidade de energia dos potros recém-nascidos sadios seja 500 a 625 kJ/kg/dia (120 a 150 kcal/kg/dia); o seu consumo diário de leite corresponde a, aproximadamente, 20% de seu peso corporal. As mensurações do gasto energético dos potros, utilizando calorimetria indireta, indicam gasto ao redor de 60 a 80 kcal/kg/dia, em potros sadios, valor que é reduzido para cerca 50 kcal/kg/dia, em potros gravemente enfermos.[22]

O melhor alimento para os recém-nascidos é o leite materno e, se forem capazes, devem ser estimulados a mamar na mãe. No entanto, se o potro não é capaz de mamar ou a mãe não estiver disponível, deve-se utilizar um substituto do leite de boa qualidade. Substitutos do leite à base de proteína de soja e de outros vegetais não são apropriados para recém-nascidos. Há disponibilidade de produtos comerciais destinados a potros, bezerros e cordeiros. Para o suporte nutricional de curta duração (alguns dias a 1 semana) de potros, também podem ser fornecidos 0,7 a 1 kcal/mℓ (2,8 a 4,1 LJ/mℓ) de produtos utilizados em nutrição enteral humana.

É preferível fornecer nutrição enteral, do que parenteral, aos recém-nascidos doentes que apresentam função gastrintestinal normal ou relativamente normal. No início, os potros neonatos doentes devem receber volume de leite de égua, ou de um substituto apropriado, equivalente a 10% de seu peso corporal, em 24 h, fracionado em quantias fornecidas em intervalos de 1 a 2 h. Se o potro não manifesta diarreia ou distensão abdominal, a quantidade fornecida pode ser aumentada, ao longo de 24 a 48 h, para o equivalente a 20 a 25% do peso corporal do animal (ou 150 kcal/kg/dia; 620 kJ/kg/dia). Os recém-nascidos podem ser alimentados com mamadeira, em balde ou por meio de uma sonda nasogástrica de demora, sonda de alimentar potros, cateter utilizado em garanhões, sonda de alimentar pessoas ou a utilizada em enema. Deve-se fazer todo esforço possível para estimular o recém-nascido a mamar em sua mãe tão logo ele consiga ficar de pé. O fornecimento de nutrição adequada pode ser monitorado mediante as mensurações da concentração sanguínea de glicose e do peso corporal.

Nutrição parenteral (NP) pode ser fornecida aos recém-nascidos incapazes de se alimentar por via enteral. Isso pode ser feito por meio da administração de várias combinações de soluções que contêm glicose (dextrose), aminoácidos e gordura. Um produto comercial isento de lipídio foi utilizado com sucesso em potros, por até 12 dias. Ademais, outro produto utilizado com sucesso é uma solução de aminoácidos (5%), dextrose (25%) e eletrólitos (Clinimix E; Baxter Healthcare Corporation, Deerfield, IL). Não é adicionada emulsão lipídica à preparação, mas são acrescidos suplementos polivitamínicos, inclusive gliconato de cálcio (na dose de 2,5 mmol/ℓ), sulfato de magnésio (6 mEq/ℓ), vitaminas do complexo B (12,5 mg de tiamina/ℓ; 2 mg de riboflavina/ℓ; 12,5 mg de niacina/ℓ; 5 mg de ácido pantotênico/ℓ; 5 mg de piridoxina/ℓ; 5 μg de cianocobalamina/ℓ) e microelementos (2 mg de zinco/ℓ; 0,8 mg de cobre/ℓ; 0,2 mg de manganês/ℓ; 8 μg de cromo/ℓ). Para a administração da solução utiliza-se um cateter de acesso com fio-guia, lúmen simples e calibre 14 (Milacath), introduzido na veia jugular, com sua extremidade posicionada na veia cava cranial. Utiliza-se uma extensão em duplo "T" para possibilitar a administração simultânea de solução cristaloide isotônica, em infusão contínua, e de medicamentos em um equipo, e da solução de NP em outro. Para a administração das soluções utiliza-se uma bomba de infusão contínua. A solução de NP deve ser preparada em condições assépticas imediatamente antes de sua administração e utilizada dentro de, no máximo, 24 h após sua preparação. O equipo de administração deve conter um filtro de 0,22 μm, a fim de remover todas as bactérias, fragmentos de vidro e borracha e fibras de celulose, além de outros materiais estranhos presentes na solução de NP. Os filtros e os equipos utilizados na administração são substituídos a cada troca de embalagem da solução de NP.

Determina-se a taxa de infusão da solução de NP com base no peso e nas condições física e metabólica do potro. Em geral, o protocolo baseia-se no pressuposto de que o gasto dos potros doentes é de, aproximadamente, 50 kcal/kg de peso corporal/dia (taxa basal).[22] Inicia-se a nutrição parenteral com a metade da taxa basal, ao longo de 12 h, aumentando para a taxa basal no período de 24 a 48 h; então, para alguns potros que toleram, aumenta-se lentamente para 75 kcal/kg/dia. A condição clínica do potro é avaliada frequentemente. Durante a introdução e a interrupção da nutrição parenteral deve-se mensurar a concentração sanguínea de glicose a cada 6 a 8 h, até a estabilização da glicemia. Durante a crise hiperglicêmica (> 250 mg/dℓ) pode-se administrar insulina, na dose de 0,1 a 0,4 U de insulina regular/kg, IM, mas isso é raramente necessário. Quando se atinge uma taxa de infusão contínua de solução de NP, deve-se mensurar a concentração de glicose a cada 8 a 12 h, dependendo da condição clínica do potro. Interrompe-se a NP quando se nota melhora na condição clínica e o fornecimento enteral é gradativamente aumentado. Se a glicemia for estável, reduz-se a taxa de NP pela metade, a cada 4 a 12 h, até alcançar a metade da taxa basal, momento em que a infusão é descontinuada, desde que o potro se encontre ativo, alerta e bem nutrido.

A nutrição parenteral é suplementada com administração intravenosa de solução isotônica. Determina-se a composição e a taxa de infusão da solução com base na condição clínica, no volume globular (hematócrito) e nas concentrações séricas de proteína total e eletrólitos (Na, Cl, Ca, K e HCO_3). A composição e a taxa de infusão são ajustadas de modo a manter normais o equilíbrio ácido-base, a condição eletrolítica e a hidratação. Inicialmente, no período em que os potros recebem NP, interrompe-se a nutrição enteral e eles recebem uma focinheira ou são separados das mães. Depois de 24 h do início da NP, administram-se 20 a 40 mℓ de leite de égua (alimentação "trófica"), por via enteral, a cada 4 h. A alimentação trófica propicia nutrição aos enterócitos e estimula a produção de lactase no intestino delgado, preparando para o recomeço da alimentação enteral. À medida que se interrompe a NP dos potros, aumenta-se, gradativamente, o fornecimento de pequenas porções do alimento trófico, a cada 4 h, permitindo que o potro mame em sua mãe durante 2 a 5 min, em intervalos de 2 h e, por fim, libera-se totalmente a amamentação.

Tratamento antimicrobiano

Os animais recém-nascidos sadios são sujeitos a infecções bacterianas, com risco à vida; esse risco é maior se não ingerirem volume adequado de colostro no momento apropriado ou quando sujeitos a estresse ambiental (ver discussão sobre infecção de neonatos). Os recém-nascidos nos quais há suspeita de infecção bacteriana e aqueles em alto risco de desenvolverem infecção, como recém-nascidos doentes com falha na transferência de imunidade passiva, devem ser tratados com antimicrobianos. A terapia não deve ser retardada, à espera dos resultados de cultura bacteriológica e teste de sensibilidade antimicrobiana (antibiograma).

A escolha do antimicrobiano é definida de acordo com o possível agente infeccioso e a experiência clínica com a sensibilidade antimicrobiana de cepas locais de patógenos. Em geral, faz-se opção pelo uso de antimicrobianos de amplo espectro porque é quase impossível prever, com base nos sinais clínicos, o tipo de microrganismo infeccioso e sua sensibilidade aos antimicrobianos. Embora, historicamente, *Streptococcus* spp. seja relatado como a causa das infecções mais comuns em potros neonatos, atualmente as infecções nesses animais, em geral, são causadas por microrganismos Gram-negativos, incluindo *E. coli*, *Klebsiella* spp. e *Salmonella* spp. Devido à ampla variedade de agentes infecciosos e suas variadas sensibilidades aos antimicrobianos, é possível fazer apenas recomendações gerais a respeito de terapia antimicrobiana em neonatos. Um protocolo antimicrobiano frequentemente utilizado envolve a administração combinada de aminoglicosídeo (gentamicina ou, mais comumente, amicacina) e penicilina. Algumas medicações comumente utilizadas e as respectivas doses estão listadas na Tabela 19.7. Em potros, a dosagem de antimicrobianos é um tanto diferente daquela de equinos adultos; ademais, a farmacocinética de determinado medicamento em potros sadios, com frequência, é diferente desse mesmo medicamento em potros doentes. Em consequência, quase sempre se recomenda a administração de doses maiores, em intervalos prolongados, em potros doentes, especialmente quando se utilizam antimicrobianos que dependem da concentração do fármaco, como acontece com os aminoglicosídeos.

A resposta à terapia antimicrobiana deve ser monitorada por meio de achados ao exame físico do paciente e resultados de exames laboratoriais, ao menos 1 vez/dia. A falha na melhora do quadro clínico do animal deve, prontamente, levar à reconsideração do tratamento dentro de 48 a 72 h; o agravamento da condição do recém-nascido pode implicar na troca do antimicrobiano, o mais breve possível. A decisão sobre a alteração na terapia antimicrobiana deve ser norteada, mas não determinada, pelos resultados dos testes de sensibilidade antimicrobiana dos microrganismos isolados do recém-nascido acometido. Esses padrões de sensibilidade antimicrobiana devem ser estabelecidos localmente porque os resultados podem variar em diferentes regiões geográficas; todavia, há publicação de resultados de pesquisas.[23,24] A utilidade do teste de sensibilidade antimicrobiana para determinar o tratamento antimicrobiano ideal para potros não foi definida; contudo, é provável que, como acontece no caso de mastite em vacas, a sensibilidade aos antimicrobianos determinada pelo método de Kirby-Bauer não seja útil para prever a eficácia terapêutica.

Terapia com líquido

Em recém-nascidos, a terapia com líquido é diferente daquela empregada em animais adultos, em razão das importantes diferenças no metabolismo de líquidos e eletrólitos. As sugestões de recomendações são:

- Choque séptico: bolus sucessivos de 20 mℓ/kg, administrados ao longo de 5 a 20 min, com reavaliação após cada administração. Em geral, considera-se 60 a 80 mℓ/kg a dose máxima antes do uso de suporte farmacológico para a pressão sanguínea. Deve-se ter cuidado para evitar dose excessiva de líquido; o potro deve ser reavaliado após cada administração, verificando se há necessidade de continuação do tratamento. Não se recomenda a infusão contínua da solução
- Terapia de manutenção: deve ser estabelecida com base nas perdas contínuas e na condição clínica do animal. No entanto, as recomendações gerais são:
  - Primeiros 10 kg de peso corporal: 100 mℓ/kg/dia
  - Próximos 10 kg de peso corporal: 50 mℓ/kg/dia
  - Acima de 20 kg de peso corporal: 25 mℓ/kg/dia

Neonatos com altas perdas contínuas, como acontece na diarreia ou no refluxo gástrico, podem necessitar maior volume de líquido.

Deve-se ter cuidado para evitar a administração *excessiva de sódio* aos potros, pois eles apresentam limitada capacidade de excreção desse eletrólito. O consumo recomendado é de 2 a 3 mEq/kg/dia, e isso inclui o sódio contido em soluções de uso parenteral. Um litro de solução de cloreto de sódio isotônica supre a necessidade diária desse eletrólito em um potro de 50 kg. Uma solução de manutenção apropriada aos potros é dextrose (5%) com potássio suplementar (10 a 40 mEq/ℓ).

Suporte respiratório

A insuficiência respiratória, evidenciada por alta P_{CO_2} e diminuição de P_{O_2} no sangue arterial, pode ser decorrência de depressão da atividade central, astenia de músculos respiratórios ou doença pulmonar. Independente da causa, deve ocorrer hipoxemia suficientemente grave e a oxigenação deve ser melhorada pelo aumento da força respiratória, por aumento da tensão de oxigênio inspirado ou mediante ventilação mecânica. Os potros devem ser mantidos, sempre, em decúbito esternal de modo a possibilitar função respiratória ideal.

Deve-se fornecer suporte respiratório quando a P_{O_2} arterial for inferior a 60 mmHg (8 kPa) e a P_{CO_2} arterial superior a 60 mmHg (8 kPa), em um potro em decúbito esternal. Fármacos que estimulam a respiração possuem breve ação e seu uso é limitado. É possível o fornecimento de oxigênio nasal com auxílio de um tubo nasofaríngeo, na taxa de 5 ℓ de oxigênio/minuto.

A ventilação mecânica é útil para manter a oxigenação em potros com botulismo; em um pequeno estudo verificou-se que mais de 80% deles sobreviveram. No entanto, esse procedimento requer considerável habilidade e equipamento sofisticado. O prognóstico é muito pior em potro com doença pulmonar que necessita ventilação mecânica.

Tabela 19.7 Antimicrobianos utilizados em potros neonatos.

Antimicrobiano	Dose e via	Frequência	Comentários
Sulfato de amicacina	25 mg/kg IM ou IV	24 h	Excelente efeito contra bactérias Gram-negativas; potencialmente nefrotóxico. Utilize com penicilina
Amoxicilina triidratada	25 mg/kg VO	6 a 8 h	Absorção variável, diminuindo com o avanço da idade. Efeito limitado contra bactérias Gram-negativas
Amoxicilina-clavulanato	15 a 25 mg/kg IV	6 a 8 h	Efeito contra bactérias Gram-negativas exacerbado
Amoxicilina sódica	15 a 30 mg/kg IV ou IM	6 a 8 h	Espectro Gram-negativo limitado. Utilize com aminoglicosídeo. Segura
Ampicilina sódica	10 a 20 mg/kg IV ou IM	6 a 8 h	Efeito limitado contra bactérias Gram-negativas. Utilizar com aminoglicosídeo. Segura
Ampicilina triidratada	20 mg/kg VO	6 a 8 h	Efeito contra bactérias Gram-negativas limitado. Absorção variável, diminuindo com o avanço da idade
Cefotaxima sódica	15 a 25 mg/kg IV	6 a 8 h	Utilizar no tratamento de meningite bacteriana. Alto custo
Cefoperazona sódica	20 a 30 mg/kg IV	6 a 8 h	Utilizar nas infecções por *Pseudomonas* spp.
Cefpodoxima proxetila	10 mg/kg VO	8 a 12 h	Amplo espectro; bem absorvida pelos potros, após administração oral
Ceftazidima sódica	20 a 50 mg/kg IV	6 a 8 h	Cefalosporina de 3ª geração. Reservar para uso em infecções refratárias
Ceftiotur sódico	10 mg/kg IV, ao longo de 15 min	6 h	Amplo espectro. Lembrar-se de que a dose é maior do que a utilizada em adultos
Palmitato de cloranfenicol	50 mg/kg VO	6 a 8 h	Amplo espectro, bacteriostático. Risco à saúde humana. Uso restrito
Succinato sódico de cloranfenicol	50 mg/kg IV	6 a 8 h	Amplo espectro, bacteriostático. Risco à saúde humana. Uso restrito
Ciprofloxacino	5 mg/kg IV	12 h	Amplo espectro. Potencialmente tóxico à cartilagem em desenvolvimento
Enrofloxacino	5 a 7,5 mg/kg VO ou IV	12 a 24 h	Amplo espectro. Potencialmente tóxico à cartilagem em desenvolvimento
Sulfato de gentamicina	12 mg/kg IV ou IM	36 h	Bom efeito contra bactérias Gram-negativas. Nefrotóxico. Utilizar com penicilina. A dose deve ser diminuída para 6,6 mg/kg/24 h IV ou IM, em potros com > 2 semanas de idade
Metronidazol	15 a 25 mg/kg IV ou VO	8 a 12 h	Efetivo apenas contra anaeróbios obrigatórios e protozoários
Oxitetraciclina	5 mg/kg IV	12 h	Efeito variável contra bactérias Gram-negativas. Segura. Baixo custo. Protocolos com alta dose e uso prolongado podem causar manchas nos dentes
Penicilina G procaína	20.000 a 40.000 UI/kg IM	12 h	Efeito muito limitado contra bactérias Gram-negativas. Dor muscular. Baixo custo
Penicilina G sódica ou potássica	20.000 a 40.000 UI/kg IV ou IM	6 h	Efeito limitado contra bactérias Gram-negativas. Utilizar com aminoglicosídeo
Pivampicilina	15 a 30 mg/kg IV ou IM	8 h	Pró-fármaco da ampicilina
Ticarcilina sódica	50 mg/kg IV	6 h	Efetiva contra bactérias Gram-negativas. Alto custo
Ticarcilina-clavulanato	50 mg/kg IV	6 h	Ação prolongada. Alto custo
Trimetoprima-sulfonamida	15 a 30 mg/kg VO ou IV	12 h	Baixo custo. Amplo espectro. Eficácia limitada no tratamento de septicemia em potros

Profilaxia de úlcera gastroduodenal

Com frequência, potros neonatos doentes são tratados com medicamentos antiácidos, na tentativa de impedir o desenvolvimento ou progressão de úlcera gastroduodenal, embora a eficácia dessa abordagem não tenha sido comprovada. Há tendência de não se administrar medicação antiúlcera em potros, exceto àqueles sabidamente com úlcera gástrica, em parte porque os potros gravemente doentes quase sempre possuem pH gástrico acima de 7 e a administração de ranitidina não interfere nesse pH.

Complicações comuns

Com frequência, as complicações das doenças de neonatos ou de seu tratamento são:

- Entrópio é comum em potros gravemente enfermos e, embora facilmente tratado, pode causar úlcera de córnea, se não detectado
- Pneumonia por aspiração em potros fracos quase sempre ocorre como consequência do fornecimento excessivo de mamadeira ou de regurgitação de leite ao redor da sonda nasogástrica
- Infecções hospitalares podem ser graves e com risco à vida do paciente; para evitar isso o melhor procedimento é empregar higiene e assepsia rigorosas
- Nota-se sinovite/artrite séptica como resultado de bacteriemia; deve-se realizar tratamento agressivo
- Onfalite e onfaloflebite podem ser causas não detectadas de febre e recidiva. São melhor diagnosticadas por exame ultrassonográfico do abdome
- Persistência do úraco, evidenciada por urina no umbigo, geralmente se resolve com o tempo e tratamento local
- Uroperitônio, como resultado de ruptura do úraco, é verificado em potros gravemente enfermos; deve-se suspeitar dessa condição em todo potro doente, com distensão abdominal
- Com frequência, notam-se deformações de membros angulares e frouxidão excessiva do tendão flexor em potros neonatos doentes; todavia, em geral se resolve com tratamento sintomático mínimo, à medida que o potro recupera sua força.

Prognóstico

O prognóstico para neonatos gravemente enfermos depende de vários fatores, incluindo a natureza e a gravidade da doença, as instalações disponíveis para cuidados do paciente e a habilidade da pessoa que cuida do neonato. Há consenso de que a taxa de recuperação desses potros aumentou na última década, devido à disponibilização de melhores cuidados. Há relato de taxa de sobrevivência ao redor de 80%, em potros tratados em uma unidade de tratamento intensivo especializada. No entanto, o alto custo dos cuidados disponibilizados a esses animais tem instigado estudos para determinar o efeito desse procedimento, como um meio de decidir se, financeiramente, esse tratamento é justificável. Potros Puro-sangue Inglês sobreviventes não se diferem de seus irmãos quanto à porcentagem de participantes em competição, à porcentagem de vencedores ou ao número de competições; contudo, significativamente, os potros sobreviventes ganham menos competições e propiciam menor lucro.[25]

O maior número de potros submetidos a tratamento intensivo resultou em estudos prospectivos sobre sua recuperação. Em potros com artrite séptica, o prognóstico quanto à atividade atlética é ruim. Potros Puro-sangue Inglês com *artrite séptica* apresentam razão de probabilidade de 0,28 (intervalo de confiança de 95%: 0,12 a 0,62; grosseiramente, 25% de probabilidade) para corrida, em comparação com um grupo de potros sadios. As doenças multissistêmicas, além da presença de artrite séptica, reduziram a probabilidade de corrida para um décimo daquela verificada em potros sadios (razão de probabilidade: 0,12; intervalo de confiança de 95%: 0,02 a 0,90). Os potros acometidos e que sobrevivem demoram quase 40% mais para correr, na primeira vez. Eventualmente, cerca de 30 a 48% dos potros Puro-sangue Inglês acometidos possivelmente corram, em comparação com, aproximadamente, 65% dos potros normais.

As tentativas para determinar indicadores de prognóstico quanto à sobrevivência de potros foram parcialmente bem-sucedidas, mas tendem a ser mais aplicáveis em unidades de cuidados intensivos nas quais foram desenvolvidas. Concorda-se que é menos provável que os potros sobrevivam para receber alta hospitalar.

As características de maior probabilidade de sobrevivência de potros incluem a capacidade para ficar em pé quando examinado pela primeira vez, parto normal, contagem de leucócitos (Le) no sangue dentro ou acima da taxa de variação normal, ausência de dispneia, concentração plasmática de fibrinogênio normal e curto período de doença. A probabilidade de um potro neonato hospitalizado sobreviver pode ser calculada utilizando a seguinte fórmula:

Logit (probabilidade de sobrevivência) =
− 0,3072 − 2,0115 (extremidades frias)
− 0,8166 (prematuridade) − 0,7685
($\geq$ 2 locais de infecção/inflamação)
+ 0,9877 (IgG) + 1,1331 (glicose)
+ 0,9043 (leucócitos)

Além disso, a probabilidade de sobrevivência pode ser resumida em uma forma muito mais útil, por meio dos métodos apresentados nas Tabelas 19.8 e 19.9. Há um aplicativo para o cálculo da probabilidade de sobrevivência disponível em telefones que possuem sistema operacional Android.[26]

Tabela 19.8 Método para cálculo do escore de sobrevivência em potros neonatos hospitalizados.[1]

Variáveis	Escore	
Extremidades frias	Não 2	Sim 0
Prematuridade (< 320 dias)	Não 1	Sim 0
$\geq$ 2 locais de infecção/inflamação	Não 1	Sim 0
IgG (mg/dℓ)	< 400 0	$\geq$ 400 1
Glicose (mg/dℓ)	< 80 0	$\geq$ 80 1
Leucócitos ($\times 10^3/\mu\ell$)	$\leq$ 4 0	> 4 1

Escore total

Tabela 19.9 Probabilidade de sobrevivência de potros neonatos hospitalizados, com escores de sobrevivência calculados de acordo com a Tabela 19.8.

Escore de sobrevivência total do potro	Probabilidade de sobrevivência
0	3%
1	8%
2	18%
3	38%
4	62%
5	82%
6	92%
7	97%

LEITURA COMPLEMENTAR

Austin SM. Assessment of the equine neonate in ambulatory practice. Equine Vet Educ. 2013;25:585-589.
Toribio RE. Endocrine dysregulation in critically ill foals and horses. Vet Clin North Am Equine Pract. 2011; 27:35.

REFERÊNCIAS BIBLIOGRÁFICAS

1. Dembek KA, et al. PLoS ONE. 2014;9.
2. Taylor S. Equine Vet Educ. 2015;27:99.
3. Weber EJ, et al. Equine Vet J. 2015;47:275.
4. Dicken M, et al. N Z Vet J. 2012;60:42.
5. Gold JR, et al. J Vet Intern Med. 2007;21:791.
6. Hurcombe SDA, et al. J Vet Intern Med. 2009;23:335.
7. Barsnick RJIM, et al. J Vet Intern Med. 2011;25:123.
8. Barsnick RJ, et al. Equine Vet J. 2014;46:45.
9. Borchers A, et al. Equine Vet J. 2014;46:306.
10. Toth B, et al. J Vet Intern Med. 2014;28:1294.
11. Himler M, et al. Equine Vet J. 2012;44:43.
12. Abraham M, et al. J Vet Intern Med. 2014;28:1580.
13. Bodaan CJ, et al. Equine Vet Educ. 2014;26:341.
14. Liepman R, et al. Equine Vet J. 2015;47:526-530.
15. Zabrecky KA, et al. J Vet Intern Med. 2015;29:673.
16. Castagnetti C, et al. Theriogenology. 2010;73:343.
17. Borchers A, et al. Equine Vet J. 2012;44:57.
18. Tennent-Brown B. Vet Clin North Am Equine Pract. 2014;30:399.
19. Pirrone A, et al. Theriogenology. 2012;78:1182.
20. Borchers A, et al. Equine Vet J. 2013;45:2.
21. Pusterla N, et al. Vet Rec. 2009;165:114.
22. Jose-Cunilleras E, et al. Equine Vet J. 2012;44:48.
23. Russell CM, et al. Aust Vet J. 2008;86:266.
24. Theelen MJP, et al. Equine Vet J. 2014;46:161.
25. Sanchez LC, et al. J Am Vet Med Assoc. 2008;233: 1446.
26. <https://play.google.com/store/apps/details?id=edu.ohio_state.org.foalscore.foalscore>.

Síndrome do bezerro fraco perinatal/natimorto

Sinopse

- Etiologia: incerta, provavelmente múltiplas causas e multifatorial
- Epidemiologia: mais comumente, ocorrem vários casos em uma propriedade; muitas propriedades acometidas em determinada região geográfica, em uma mesma estação; o problema pode não ocorrer por vários anos e, então, se manifestar de foram "epidêmica" em uma região
- Achados clínicos: os bezerros podem nascer fracos e incapazes de permanecer de pé. Mais comumente, nascem aparentemente normais e permanecem de pé, mas em seguida manifestam colapso com hipotermia e morrem dentro de poucas horas após o nascimento
- Lesões: hemorragias petequiais, edema subcutâneo e hemorragia, geralmente em tecidos subcutâneos das articulações do carpo e do tarso
- Confirmação diagnóstica: específica para a causa
- Tratamento: terapia de suporte
- Controle: específico para a causa.

Aspectos históricos

Uma síndrome de bezerros recém-nascidos denominada *síndrome do bezerro fraco* foi inicialmente detectada no Estado de Montana, nos EUA, em 1964. Desde então, foi diagnosticada em todo EUA e em outros países, sendo considerada importante causa de perda econômica em rebanhos de bovinos de corte. Nas descrições iniciais da síndrome, relatam-se que os bezerros manifestam a doença aos 10 dias de idade, com cerca de 20 acometidos ao nascerem. A taxa de morbidade variava de 6 a 15%. Em alguns rebanhos, ocorriam abortos esporádicos antes do início da estação de parição. Em alguns casos, os bezerros morriam minutos após o nascimento, com graus variáveis de assistência obstétrica.

Em bezerros que sobreviveram alguns dias, os achados clínicos incluíam prostração, depressão, fraqueza, temperatura corporal variável, focinho avermelhado e com crostas, claudicação, relutância em ficar de pé, aumento de volume das cápsulas articulares do carpo e do tarso, juntamente com tumefação subcutânea periarticular e com o animal em postura com o posterior agachado, quando de pé. Alguns bezerros apresentaram diarreia depois de alguns dias de doença, mas esse não foi um achado clínico importante. O tratamento não era efetivo e a taxa de mortalidade variava de 60 a 80%.

No exame necroscópico, as lesões mais evidentes eram hemorragia e edema de tecidos subcutâneos, nas regiões das articulações do tarso e do carpo, e se estendiam em sentido distal. Também era comum a ocorrência de polissinovite, com líquido sinovial hemorrágico quase sempre com fibrina. Ademais, havia lesões erosivas e hemorrágicas nos pré-estômagos e no abomaso. Diversos patógenos foram isolados nesses bezerros, mas nem sempre havia relação consistente entre tais patógenos e as lesões.

Em um estudo retrospectivo, as definições dos casos não foram bem descritas, sendo provável que várias doenças diferentes de bezerros recém-nascidos fossem consideradas como a enigmática síndrome do bezerro fraco. Com o advento de exames clínicos e laboratoriais mais detalhados do recém-nascido doente, ao longo dos anos, algumas das causas da síndrome original foram identificadas como doenças específicas de bezerros recém-nascidos.

Achados clínicos e patológicos amplamente variáveis foram associados com a síndrome do bezerro fraco. Na situação mais comum, os bezerros nascem fracos e morrem dentro de 10 a 20 min após o nascimento; às vezes, vivem por alguns dias. Durante a necropsia não se constatam lesões evidentes ou há apenas algumas lesões relacionadas à doença. Os bezerros que se apresentam fracos após o nascimento devido às lesões traumáticas decorrentes de distocia ou de outras lesões importantes podem ser classificados de acordo com a natureza e a gravidade das lesões. Na Irlanda do Norte, nos últimos anos há relatos indicando que em rebanhos leiteiros a incidência da síndrome do bezerro fraco variou de 10 a 20%, considerando todos os bezerros nascidos. Em rebanhos problemas, observações de campo constataram que a duração do período de gestação é normal, mas geralmente o parto é demorado, sendo que o 1º e o 2º estágios da parição duram até 24 h. Quase sempre os bezerros acometidos nascem vivos, mas não são capazes de sustentar a respiração após o nascimento. Apesar dos esforços de reanimação, eles geralmente morrem dentro de 10 min; com frequência, a morte é acompanhada de evidentes movimentos incoordenados dos membros. Alguns bezerros são natimortos e não se sabe se isso é, ou não, uma variação da síndrome. No Reino Unido, há relato da síndrome em bezerros filhos de novilhas, caracterizada por falha em respirar ao nascer ou respiração difícil e/ou incapacidade de se movimentar após o nascimento e falha em mamar. Sugeriu-se o termo *síndrome do bezerro fraco perinatal/natimorto*, como o mais apropriado.

Síndrome do bezerro demente

A síndrome do bezerro (DCS, do inglês *dummy syndrome calf*) é uma variação da síndrome do bezerro fraco, relatada no Sudeste dos EUA. Os bezerros acometidos parecem normais ao nascer e geralmente são alertas, porém carecem de instinto ou vontade de procurar o teto ou de mamar após o nascimento e até várias horas depois. A síndrome pode ser verificada em bezerros com qualquer peso ao nascimento. A incidência é maior em fêmeas da raça Brahman, mas também em outras raças como Aberdeen Angus, Hereford, Chianina e Pardo-Suíça. Observações de campo indicam que os bezerros acometidos não conseguem ficar de pé em até 1 a 2 h após o nascimento, para iniciar o comportamento de busca pelo teto. Parece que esses bezerros carecem de sensibilidade para procurar o teto e caso não consigam localizá-lo em, aproximadamente, 4 a 5 h após o nascimento, quase sempre perdem o reflexo de sucção e, então, necessitam cuidados de enfermagem intensivos, com fornecimento de leite por mamadeira para que comecem a mamar. Em bezerros que não mamam colostro, hipotermia, hipoglicemia e infecções neonatais são complicações comuns. Simultaneamente, a mãe perde o interesse pelo bezerro e pode abandoná-lo.

Etiologia e epidemiologia

A etiologia da síndrome do bezerro fraco não foi esclarecida, mas várias observações epidemiológicas sugerem algumas causas possíveis, que incluem:

- Infecção fetal próximo ao parto
- Subdesenvolvimento devido à deficiência nutricional materna durante a gestação
- Insuficiência placentária
- Deficiências de selênio e vitamina E na dieta da mãe
- Hipotireoidismo
- Lesões traumáticas associadas à distocia e à força excessiva durante assistência obstétrica
- Hipoxia fetal decorrente de parto demorado.

Infecções fetais

As infecções fetais nos últimos dias que precedem o parto podem resultar em bezerros natimortos ou fracos que podem morrer horas ou dias após o nascimento. Na Irlanda do Norte, em uma série de 293 bezerros fracos constatou-se *infecção por Leptospira* em 25% deles. Os bezerros em que se detectou antígeno de *Leptospira* na placenta eram significativamente mais leves, em média 6 a 10 kg, do que os bezerros sem antígeno na placenta. Aqueles infectados com *Leptospira* no útero foram mais sujeitos à infecção por *T. pyogenes* (anteriormente *Arcanobacterium*) ou por espécies de *Bacillus*. Glândula adrenal, pulmão e placenta são os tecidos mais apropriados para a pesquisa de antígeno de *Leptospira*.

Em vários rebanhos com alta taxa de ocorrência da síndrome do bezerro fraco, detectou-se infecção pelo vírus da *diarreia viral bovina* (BVD, do inglês *bovine viral diarrhea*). As consequências da infecção intrauterina dependem do estágio de gestação no qual ocorre a infecção; todavia, no caso de nascimento de bezerros natimortos, fracos ou dementes (*dummy*), seguramente justifica-se levar em conta essas enfermidades no diagnóstico diferencial (ver, também, "Diarreia viral bovina").

Um tipo de adenovírus não identificado foi associado com a ocorrência da síndrome do bezerro fraco em uma grande propriedade leiteira de Israel. Ao nascer, os bezerros relutavam em mamar ou ingerir o colostro; este era fornecido à força, com auxílio de uma sonda orogástrica. Os bezerros acometidos eram fracos ao nascer e incapazes de se levantar sem ajuda; quando forçados a se movimentarem, caminhavam com rigidez, sugestiva de poliartrite. Detectou-se um adenovírus nas fezes, no líquido sinovial e no humor aquoso dos bezerros acometidos.

Subdesenvolvimento do feto causado por deficiência nutricional materna

Em alguns bezerros com hiperplasia da tireoide, considerou-se como causa principal o *hipotireoidismo devido à deficiência de iodo* na mãe durante a gestação. Na análise de dados laboratoriais de 365 bezerros que morreram em decorrência da síndrome do bezerro fraco perinatal/natimorto, na Irlanda, constatou-se algumas diferenças entre os bezerros que possuíam glândula tireoide anormal *versus* normal. Provavelmente, tireoide com mais de 30 g eram anormais. As glândulas anormais eram mais pesadas, representavam uma maior porcentagem do peso corporal do bezerro e continham uma menor concentração de iodo. Um maior número de bezerros com tireoide anormal apresentava pulmões não inflados e pneumonia. Bezerros com tireoide anormal tinham menor concentração de selênio nos rins.

Hipotireoidismo causado pela deficiência de iodo pode ser decorrente do inadequado fornecimento de iodo na dieta ou pela presença de bociógenos no alimento. Os bociógenos são substâncias que comprometem a síntese de hormônios da tireoide por inibirem a absorção de iodo (bociógenos cianogênicos) ou por inibirem a ligação orgânica do iodo pela glândula tireoide (bociógenos do tipo tiouracil).[1]

No entanto, a reprodução experimental de deficiência de iodo em novilhas gestantes por meio do fornecimento de dieta deficiente em iodo, nos últimos 4 a 5 meses de prenhez, resultou em alterações clinicopatológicas e patológicas na glândula tireoide de ambos, novilhas e seus bezerros; todavia, todos os bezerros do grupo com deficiência de iodo nasceram clinicamente normais.

Como o selênio tem importante participação na função da tireoide, a deficiência desse elemento pode causar hipotireoidismo, mesmo com fornecimento de iodo apropriado na dieta. Em vacas prenhes, também foi avaliada a *deficiência de selênio na dieta* e estudos de campo não indicaram qualquer efeito protetor do selênio administrado por via parenteral nessas vacas. A administração parenteral de ambos, selênio e iodo, em vacas gestantes não teve efeito algum na incidência da síndrome nos rebanhos tratados e não tratados; as incidências foram 7,9 e 7,4%, respectivamente.

Uma deficiência nutricional geral na dieta materna pode causar subdesenvolvimento do feto e nascimento de bezerros menores do que o normal; contudo, geralmente a deficiência deve ser marcantemente inadequada. Um teste clínico mostrou que o fornecimento de ração com restrição proteica (7% de proteína bruta) no último trimestre da gestação resultou em peso ao nascimento 11,4% menor, em comparação com animais do grupo-controle, bem como comprometimento da capacidade termogênica dos bezerros recém-nascidos, a qual foi considerada um fator contribuinte para a morte perinatal de bezerros.[2] Outro estudo relatou redução seletiva na absorção intestinal de IgG$_1$ e IgG$_2$ colostrais em bezerros filhos de novilhas alimentadas com dieta deficiente em proteína no último trimestre de gestação, o que implica maior risco de falha de transferência de imunidade passiva nesses bezerros.[3]

Insuficiência placentária

O retardo no crescimento intrauterino associado à disfunção feto-placentária foi descrito em bezerros de corte da raça Japanese Black.[4] Os acometidos, nascidos a termo fracos, apresentavam peso menor do que os bezerros normais. Naqueles com a condição, notou-se anemia decorrente de disfunção da medula óssea, possivelmente associada com o retardo do crescimento intrauterino. Hipoplasia do timo foi outro achado comum em bezerros da raça Japanese Black que morreram no período perinatal, sendo também considerada a causa de retardo do crescimento intrauterino e fator contribuinte para a síndrome do bezerro fraco perinatal, cuja taxa de ocorrência nessa raça é alta.[4,5] Há alguma evidência de que a deficiente função dos linfócitos T pode estar associada com a síndrome do bezerro fraco na raça Japanese Black; essa deficiência pode estar relacionada à hipoplasia do timo, pois a maturação de células T ocorre nesse órgão.

Mães que parem bezerros fracos também apresentam menor concentração sérica de sulfato de estrona no fim da gestação, comparativamente àquelas que parem bezerros normais, sugerindo que há uma disfunção feto-placentária. A disfunção foi influenciada por fatores familiares paternos e maternos.

Hipoxemia fetal

Resultante de parto prolongado ou de distocia, pode ser a causa ou um fator contribuinte para a síndrome do bezerro fraco. Diversos fatores predisponentes podem interferir no suprimento de sangue e oxigênio ao feto por tempo prolongado, condição que pode resultar em morte durante o nascimento ou logo depois.

Os resultados da hemogasometria em bezerros recém-nascidos mostraram que parto demorado ou nascimento com retirada forçada do animal resultaram em acidemia grave devido à privação de colostro, seguida de glicólise anaeróbica, com acúmulo de lactato e hipercapnia, o que induz à acidose respiratória. À medida que o pH sanguíneo diminui, nota-se inicialmente redução da vitalidade e, em seguida, lesão de órgãos vitais, como o cérebro; por fim, ocorre morte do feto.

O feto bovino parece relativamente suscetível à hipoxia e hipercapnia, as quais foram experimentalmente avaliadas por meio do pinçamento do cordão umbilical de fetos durante 4 a 8 min, 24 a 48 h antes do momento do nascimento esperado, seguido de cesariana 30 a 40 min depois. Os bezerros nascidos após esse procedimento morreram 10 a 15 min após nascerem ou sobreviveram por, no máximo, 2 dias. Nessas condições experimentais, os fetos podem sobreviver à anoxia por 4 min, porém a maioria morre após 6 a 8 min de anoxia.[6] Durante o pinçamento, ocorre também maior movimentação do feto e liberação de mecônio que mancha o bezerro e o líquido amniótico. Aqueles que sobrevivem algumas horas ou dias se apresentam fracos e apáticos, não conseguem se manter de pé, têm reflexos de sucção e de deglutição reduzidos e, geralmente, temperatura subnormal. Eles respondem mal ao tratamento de suporte. Alguns bezerros cujos cordões umbilicais foram pinçados por 4 min nasceram fracos e faziam repetidos esforços para levantar a cabeça e se posicionar em decúbito esternal, mas não eram capazes de manter uma posição ereta por muito tempo. Esses bezerros apresentaram hipotermia e apatia; tinham reflexos de sucção e deglutição, porém fracos; comumente manifestavam diarreia e outras complicações.

Distocia e lesão traumática ao nascimento

Geralmente, mais de 50% das mortes que ocorrem no período periparto é atribuída à distocia; ela pode ser um importante fator contribuinte para a síndrome do bezerro fraco devido à hipoxia fetal ou às lesões traumáticas associadas com auxílio obstétrico.[7] Em um estudo que envolveu 13.296 parições, ao longo de 15 anos, em dois rebanhos de pesquisa de Montana, EUA, verificou-se que a taxa de mortalidade resultante de distocia foi a principal causa individual de perda nas primeiras 96 h após o nascimento. As razões de possibilidades (em inglês, *odds ratio* ou OR) relatadas variaram amplamente (2,7 a 14,6), sugerindo que os bezerros que necessitaram auxílio durante o nascimento apresentaram risco 2,7 a 14,6 maior de morrer no período perinatal do que os que nasceram naturalmente.[8] Os achados de necropsia nos bezerros que morreram por distocia incluíam traqueia repleta de espuma, pulmões afuncionais, ferimentos, contusões, hemorragias, fraturas ósseas e luxações articulares. Concluiu-se que a disponibilização de assistência obstétrica apropriada no momento certo pode reduzir a taxa de mortalidade decorrente de distocia.

As *lesões traumáticas de bezerros durante o nascimento* são causadas, principalmente, pela força mecânica de tração durante o parto, podendo resultar em asfixia e alta taxa de mortalidade perinatal. Tração excessiva é a principal causa de fraturas de costela e de vértebra em bezerros, durante um parto distócico. Foram examinados os achados de necropsia de um grupo de 235 bezerros que morreram no período perinatal, a fim de determinar as possíveis causas das mortes relacionadas à distocia. A maioria das parições foi demorada e precisou de assistência veterinária; 58% dos bezerros apresentavam evidência de asfixia. Os bezerros que foram retirados por ocasião do nascimento tinham, mais frequentemente, evidência patológica de asfixia do que aqueles nascidos sem auxílio ou por meio de cesariana. É possível notar a presença de material amniótico intrapulmonar, como evidência de angústia respiratória perinatal. A aspiração de pequeno volume de líquido amniótico, acompanhado ou não de mecônio, é comum em bezerros e não está associado com hipoxemia, acidose respiratória ou falha na transferência de imunidade passiva.

Expulsão prematura da placenta

Foi associada com morte perinatal de bezerros. Observações a campo indicam que a maioria dos fetos acometidos morre devido à hipoxia durante o segundo estágio do parto. O principal fator de risco associado com a expulsão prematura da placenta foi o mau posicionamento e a má apresentação do feto. O prolongamento do segundo estágio do parto possibilitou descolamento suficiente da placenta para ocupar parte posterior do trato genital. Quase sempre a placenta é expulsa junto com o bezerro. Em uma série de casos não se constatou relação significativa entre a ocorrência de expulsão prematura da placenta e parição, dificuldade de parto, histórico de parto anterior ou sexo do bezerro.

Achados de necropsia

Todos os bezerros que morrem devem ser submetidos à necropsia a fim de detectar possíveis causas. É importante estabelecer se a causa foi uma doença complexa ou várias doenças diferentes.

Na síndrome do bezerro fraco descrita na Irlanda do Norte, verifica-se que durante a necropsia muitos bezerros apresentam hemorragias petequiais no timo, no epicárdio ventricular, na pleura parietal e no endocárdio. Essas lesões são semelhantes àquelas notadas em animais que morreram devido à asfixia terminal aguda. A respiração ofegante em resposta à asfixia no útero resulta em aspiração de líquido amniótico para o trato respiratório. Em um estudo, notou-se que 84% de bezerros natimortos apresentavam essas lesões de asfixia. Está bem estabelecido que a asfixia ao nascer é um importante fator de morte de leitões durante o nascimento; além disso, contribui para a ocorrência de morte pós-natal precoce. Em alguns bezerros que morrem 10 a 20 min após nascerem, pode-se notar espuma na parte posterior da traqueia.

Também, é comum verificar graus variados de edema subcutâneo na cabeça e/ou lesão no gradil costal. Fraturas de costelas, acompanhadas de hemorragia intratorácica, são achados comuns. Com frequência, ocorrem fraturas de corpos vertebrais da região toracolombar, podendo ser acompanhadas de hemorragia intra-abdominal. Os pulmões podem se expandir normalmente, parcialmente ou não se expandir. Notam-se hemorragias e lesões graves ao redor das junções costocondrais, nas extremidades esternais das cartilagens costais e nas regiões do esterno e da espádua. Em alguns casos, as lesões traumáticas são graves e podem envolver, principalmente, o lado direito do gradil costal. É possível notar edema e hemorragia graves no espaço subcutâneo sobre as articulações do carpo e do boleto, em decorrência da pressão aplicada por corda ou corrente obstétrica.

Na síndrome descrita nos EUA, as lesões são vistas ao nascimento ou se desenvolvem nas primeiras semanas de vida. As lesões evidentes notadas durante a necropsia são hemorragia e edema marcante nos tecidos subcutâneos que recobrem as articulações do carpo e do tarso, que se estendem em sentido distal e para baixo dos membros. O líquido sinovial pode ser sanguinolento e conter depósitos de fibrina. Também, é possível observar erosões ou ulceração do trato gastrintestinal, hemorragia petequial em órgãos internos, involução do timo e hemorragias em músculo esquelético.

A síndrome do bezerro fraco descrita em bezerros Japanese Black foi associada com atrofia da medula óssea vermelha e hipoplasia do timo.[9] Além disso, há relato de degeneração de células nervosas do tronco cerebral atribuída à hipoxia prolongada.

As amostras para confirmação do diagnóstico incluem:

- Bacteriologia: fígado do feto, pulmão, conteúdo estomacal, glândula adrenal; placenta (cultura); técnicas especiais de identificação para antígenos de *Leptospira*
- Histologia: placenta, pulmão, baço, cérebro, fígado, rim fixados; carúncula materna (microscopia óptica, imunoistoquímica).

Diagnóstico diferencial

Com frequência, é difícil determinar a causa da síndrome do bezerro fraco num rebanho porque não é possível estabelecer os limites da definição do caso. Pode haver interação de diversos fatores de risco, que contribui para a ocorrência da doença. A definição mais comum é de um bezerro que nasce vivo, com aparência normal, mas não consegue respirar ou respira por menos de, aproximadamente, 10 min e morre. Se ele sobrevive por horas ou durante alguns dias, geralmente o bezerro acometido se posiciona em decúbito esternal, manifesta apatia, reluta em se manter de pé sem auxílio, em caminhar e não mostra interesse em mamar. Pode responder favoravelmente ao tratamento de suporte.

Definição do caso

Quando se detecta ocorrência epidêmica da doença é necessária investigação epidemiológica do rebanho, na tentativa de identificar possíveis fatores de risco. Devem ser determinados os padrões de ocorrência:

- O problema é mais comum em bezerros filhos de novilhas do que naqueles filhos de vacas? Em algumas situações, o proprietário pode ser mais vigilante na parição de novilhas do que de vacas e, assim, com maior prevalência de bezerros fracos dentre os filhos de vacas
- Há alguma evidência de parto demorado em novilhas ou vacas? Em caso positivo, quais as possíveis razões?
- Por ocasião do parto de novilhas e vacas do rebanho, quanto tempo se espera para a parição sem auxílio, antes de solicitar assistência obstétrica?
- É possível que algum fator nutricional, de manejo, ou ambiental esteja interferindo no parto normal?
- A doença é mais comum em bezerros ou em bezerras e quais os pesos ao nascer?
- Depois de quanto tempo após o nascimento os bezerros manifestam sinais da doença?
- Qual o curso da enfermidade após a constatação das primeiras anormalidades clínicas?
- Sabe-se qual é a condição sorológica do rebanho quanto a doenças infecciosas específicas (p. ex., leptospirose, BVD, doença da língua azul)?
- O veterinário deve fazer todo esforço possível para realizar exame clínico em um número representativo de bezerros acometidos.

Tratamento

Bezerros que nascem fracos, incapazes de permanecer de pé, carecem de instinto para procurar o teto ou não apresentam reflexo de sucção necessitam de cuidados intensivos, que incluem fornecimento forçado de colostro e disponibilidade de ambiente aquecido a fim de prevenir hipotermia e outras complicações. Deve-se auxiliar o bezerro acometido a mamar normalmente na mãe. Pode ser preciso amamentação em mamadeira por alguns dias, até que o bezerro tenha força suficiente para, por si só, mamar na mãe.

Controle e prevenção

O controle e a prevenção da síndrome do bezerro fraco baseiam-se em observações empíricas, iniciando pela constatação segura de que a *mãe recebe dieta apropriada*, de modo a evitar que quaisquer possíveis fatores nutricionais comprometam a vitalidade do bezerro recém-nascido. *Vigilância adequada no momento do parto* e assistência obstétrica competente, quando necessária, também são fundamentais para evitar parto demorado e hipoxia fetal, em bovinos.

Quando a doença ocorre de forma epidêmica, a vigilância do parto deve ser intensificada, podendo ser necessária intervenção mediante auxílio obstétrico mais cedo do que o usual. A determinação da causa pode requerer que o veterinário participe de várias parições, realize exames clínicos detalhados referentes ao tempo de parição, e observe a parição e a saúde do bezerro no momento do nascimento.

LEITURA COMPLEMENTAR

Mee JF. The role of micronutrients in bovine periparturient problems. Cattle Pract. 2004;12:95-108.
Meijering A. Dystocia and stillbirth in cattle—a review of causes, relations and implications. Livest Sci. 1984;11: 143-177.
Randall GCB. Perinatal mortality: some problems of adaptation at birth. Adv Vet Sci Comp Med. 1978;22:53-81.

REFERÊNCIAS BIBLIOGRÁFICAS

1. Tripathi MK, et al. Anim Feed Sci Tech. 2007;132:1-27.
2. Cartsens GE, et al. J Anim Sci. 1987;65:745-751.
3. Blecha F, et al. J Anim Sci. 1981;53:1174-1180.
4. Uematsu M, et al. Vet J. 2013;198:212-216.
5. Takasu M, et al. J Vet Med Sci. 2008;70:1173-1177.
6. Dufty JH, et al. Aust Vet J. 1977;53:262-267.
7. Mee JF, et al. Vet J. 2014;199:19-23.
8. Mee JF, et al. Animal. 2008;2:613-620.
9. Ogata Y, et al. J Vet Med A. 1999;46:327-334.

Doença de crias clonadas

A clonagem bem-sucedida de animais domésticos utilizando transferência nuclear de célula somática tem resultado no nascimento de crias com alta frequência de anormalidades clínicas. A clonagem de animais pecuários e de equinos é feita por meio de transferência de material nuclear da célula de um animal adulto para o ovo enucleado de um animal da mesma espécie (transferência nuclear de célula somática), com subsequente implantação do embrião resultante em uma fêmea receptora e nascimento de cria viva, viável. No entanto, o uso de material nuclear de células somáticas de animais adultos e de células de feto, com frequência não resulta em desenvolvimento normal do embrião e da placenta.

O desenvolvimento anormal de embriões clonados é consequência da alteração da metilação do genoma no material nuclear transferido. Isso se aplica particularmente aos genes *imprinted*, que são aqueles nos quais apenas uma cópia é expressa no embrião, diferentemente do que acontece com genes não *imprinted*, nos quais são expressas ambas as cópias do gene, do pai e da mãe. A menor frequência de expressão de genes *imprinted* (ou seja, apenas uma cópia, paterna ou materna) se deve à metilação do DNA ou da proteína cromatina, o que torna o DNA inacessível para a transcrição.[1] *Imprinting* é uma forma de controle epigenético da expressão do gene. Até o momento, foram identificados 132 genes *imprinted* em camundongos, mas apenas 25, 21 e 14 em bovinos, suínos e ovinos, respectivamente.[1] Os genes *imprinted* codificam proteínas envolvidas na regulação de vários processos celulares, inclusive crescimento e desenvolvimento do embrião e do neonato.[1,2]

Na reprodução normal, o genoma paterno sofre desmetilação durante a passagem pelo oócito e fusão com o genoma materno. Consequentemente, no fim do processo de clivagem as marcas de metilação dos dois genomas (paterno e materno) são diferentes. A transferência de material nuclear de células somáticas ao oócito enucleado resulta na exposição de ambos os genomas ao processo de desmetilação ativa no citoplasma do oócito e graus variáveis de desmetilação dos dois genomas. A perda desses marcadores epigenéticos específicos dos pais resulta em desregulação difundida de genes *imprinted* e subsequentes anormalidades na placenta, no feto e no recém-nascido. Marcadores de *imprinting* (metilação) são extintos durante o desenvolvimento inicial e a reprogramação dos núcleos das células somáticas utilizados na clonagem e essas anormalidades no controle epigenético da expressão de genes *imprinted* resultam em expressão bialélica desses genes.[3] A perda do controle epigenético de genes *imprinted* causa, no mínimo, algumas das anormalidades comuns em ruminantes clonados, inclusive a síndrome do bezerro grande (LOS; em inglês, *large-offspring syndrome*).[3]

Um pequeno número de blastocistos transferidos se desenvolve em animais viáveis. Em bovinos, de 134 receptoras que receberam blastocistos, constatou-se prenhez em 50 delas, 40 dias após a transferência de blastocisto; 23 tiveram gestação a termo. Em todas as espécies estudadas, menos de 3% dos embriões clonados resultaram em nascimento de animais viáveis. Há relatos de anormalidades na placenta e em recém-nascidos clonados, em bovinos e ovinos, mas elas são menos frequentemente relatadas em suínos e equídeos (cavalos e mulas). Os fatores que influenciam o risco de anormalidades em recém-nascidos incluem a origem do material nuclear, o tipo de meio de cultura utilizado *in vitro*, cultura concomitante de células somáticas, tratamentos hormonais e manipulação do embrião.[1,4] A frequência de nascimento de animais vivos após transferência nuclear de células somáticas de tecido bem diferenciado (p. ex., fibroblastos) ou de células somáticas de feto é menor do que após a transferência nuclear de células embrionárias (7, 15 e 34%, respectivamente).

A causa de anormalidades na placenta, no feto e no neonato é a expressão anormal dos genes *imprinted*, em consequência da transferência de material nuclear de células somáticas diferenciadas[5], condições e meios utilizados para manutenção e cultura de citoplastos e blastocistos, e técnicas empregadas para manuseio das células.[3,6-8] A anormalidade-chave é a falta de metilação de genes *imprinted* cedidos por cada pai e mãe, com subsequente expressão bialélica desses genes. Há controvérsia sobre quais anormalidades epigenéticas ou genéticas estão associadas com anormalidades na placenta e no feto. Detectou-se hipometilação aberrante dos genes *IGF-2* e *CDKCIC*, em bezerros com LOS, resultando em expressão bialélica no fígado e na placenta dos animais acometidos.[1] Em bezerros, as anormalidades de vasos sanguíneos que ocorrem durante o desenvolvimento embrionário são detectadas precocemente durante a embriogênese e pode ser o defeito primário nas anormalidades pulmonar, circulatória e umbilical de bezerros clonados.[9] Além disso, há menor expressão de genes nos pulmões de caprinos clonados que morreram, em comparação com aqueles cabritos sadios. Em comparação com caprinos normais, com a mesma idade e oriundos de reprodução convencional, a expressão de 13 genes (*BMP4, FGF10, GHR, HGFR, PDGFR, RABP, VEGE, H19, CDKNIC, PCAE, MeCP2, HDAC1* e *Dnmt3b*) é menor em caprinos clonados transgênicos que morreram ao nascer ou logo depois.[6] A expressão de oito genes (*FGF10, PDGFR, RABP, VEGE, PCAF, HDAC1, MeCP2* e *Dnmt3b*) é menor em fetos mortos de caprinos clonados transgênicos.[6] Há disponibilidade de uma lista abrangente de genes sabidamente envolvidos na embriogênese e no desenvolvimento da placenta e do feto, bem como a descrição do efeito da menor expressão desses genes.[10]

Em bezerros e cordeiros clonados, os achados clínicos incluem aborto, grande tamanho ao nascer, baixa viabilidade extrauterina, doença respiratória, anormalidades cardiovasculares e doença neurológica compatível com encefalopatia neonatal. A ocorrência de LOS se restringe a ruminantes, sendo caracterizada por crescimento excessivo da cria, evidenciado pelo peso ao nascimento anormalmente alto, maior tamanho da língua, hérnia umbilical e hipoglicemia.[3] O aborto acontece depois do 90º dia de gestação, em 30 a 50% das gestações, em vacas, resultante da transferência de blastocistos contendo material nuclear transferido. Notam-se anormalidades, inclusive hidroalantoide, em cerca de 25% das gestações em fase avançada. *Anormalidades placentárias* incluem hidroalantoide, redução no número de placentomas (de um valor normal de, aproximadamente, 100 para tão pouco quanto 26 a 70 em bezerros clonados), placentomas anormalmente grandes (140 g em bezerros clonados *versus* 33 g em bezerros normais) e edema de placenta.[10] É comum a retenção materna da placenta; ocorre na maioria das vacas. Provavelmente, a duração da gestação é mais longa em bezerros clonados, embora as frequentes parições desses bezerros que necessitam cesariana dificultam a avaliação da duração da gestação. Bezerros clonados são mais pesados do que os bezerros normais, geralmente 25%, um achado bem reconhecido como parte da *síndrome do bezerro grande*, verificada em bezerros gerados como resultado de manipulação reprodutiva, inclusive fertilização *in vitro*. A viabilidade de bezerros clonados que nascem vivos (comumente por cesariana) é menor do que aquela observada em bezerros normais; apenas dois terços dos bezerros clonados que nascem vivos sobrevivem mais de 1 mês, embora alguns pesquisadores tenham relatado maior tempo de sobrevivência. Resultados semelhantes são relatados em equinos.

Um alto número de bezerros clonados apresenta *anormalidades clinicamente detectáveis* ao nascerem ou logo depois, incluindo sepse, encefalopatia neonatal, insuficiência respiratória, anormalidades umbilicais, anemia, flexão por contratura, distensão abdominal e disfunção renal. Insuficiência respiratória é um achado comum e pode refletir persistência de circulação fetal ou produção inadequada de líquido surfactante, evidenciada por alta pressão na artéria pulmonar e sintomas compatíveis com persistência de ducto arterioso.[11] Em bezerros clonados, há relato de insuficiência cardíaca esquerda que, também, pode causar hipertensão pulmonar. As anormalidades umbilicais se apresentam como estrutura do cordão umbilical anormal (múltiplas artérias e veias) e aumento de volume, com alto risco de hemorragia pelo cordão umbilical após o nascimento. Os bezerros clonados apresentam maior temperatura corporal do que os bezerros normais.

De 27 bezerros clonados que nasceram vivos, 7 manifestavam bradipneia ou apneia ao nascer, 5 apresentavam deformação flexora de membro e, pelo menos, 23 tinham cordão umbilical volumoso. Ao nascer, os bezerros manifestavam acidose devido a ambas, acidose respiratória e acidose láctica. Esses animais apresentavam anemia normocítica hipocrômica, leucograma de estresse (leucocitose, neutrofilia e linfopenia), hipoproteinemia (com ambas, hipoalbuminemia e hipoglobulinemia) e alta concentração sérica de creatinina.[12] Três dos bezerros não desenvolveram outros sinais clínicos e foram considerados sadios após o nascimento, enquanto 22 tinham, pelo menos, uma anormalidade clínica importante detectada na semana seguinte ao nascimento. Doze dos bezerros desenvolveram onfalite. Quatorze morreram ou foram submetidos à eutanásia.[12]

As anormalidades hematológicas incluem anemia e menor volume globular médio. As alterações bioquímicas são hipoxemia, azotemia e hipoglicemia. Em bezerros clonados, as concentrações plasmáticas de leptina e IGF-2 são mais elevadas e a de tiroxina é menor. Não há diferença entre os teores séricos de cortisol e os resultados dos testes de estimulação do hormônio adrenocorticotrófico (ACTH) de bezerros clonados daqueles de bezerros normais. Os bezerros clonados podem ter respostas imunes normais.[13] Pode ocorrer falha na transferência de imunidade passiva se os animais não são capazes de mamar ou quando não é fornecido colostro ou plasma.[12]

A *necropsia* revela placentomegalia, excesso de líquidos pleural e peritoneal, hepatomegalia, pneumonia intersticial ou consolidação pulmonar e proteinose alveolar, dilatação do ventrículo direito e vacuolização hepatocelular.

Faz-se *tratamento* de suporte com intuito de corrigir a hipoxemia e propiciar suporte nutricional, de hidratação e ambiental (ver discussão em texto anterior).

Atualmente, não são reconhecidos métodos de prevenção dessas anormalidades, mas as melhoras crescentes na metodologia e nas técnicas de cultura resultarão em menor número de proles clonadas com essas anormalidades.

LEITURA COMPLEMENTAR

Hill JR. Incidence of abnormal offspring from cloning and other assisted reproductive technologies. Annu Rev Anim Biosci. 2014;2:307-321.

O'Doherty AM, et al. Genomic imprinting effects on complex traits in domesticated animal species. Front Genet. 2015;6:156.

Smith LC, et al. Developmental and epigenetic anomalies in cloned cattle. Reprod Domest Anim. 2012;47: 107-114.

REFERÊNCIAS BIBLIOGRÁFICAS

1. O'Doherty AM, et al. Front Genet. 2015;6:156.
2. Tian X. Annu Rev Anim Biosci. 2014;2:23.
3. Smith LC, et al. Reprod Domest Anim. 2012;47:107.
4. Hill JR. Annu Rev Anim Biosci. 2014;2:307.
5. Liu J, et al. Reprod Domest Anim. 2013;48:660.
6. Meng L, et al. Theriogenology. 2014;81:459.
7. Smith LC, et al. Anim Reprod. 2010;7:197.
8. Su J, et al. Livest Sci. 2011;141:24.
9. Maiorka PC, et al. PLoS ONE. 2015;10:e0106663.
10. Palmieri C, et al. Vet Pathol. 2008;45:865.
11. Brisville AC, et al. J Vet Intern Med. 2011;25:373.
12. Brisville AC, et al. J Vet Intern Med. 2013;27:1218.
13. Chavatte-Palmer PM, et al. Cloning Stem Cells. 2009; 11:309.

Síndrome do mau ajustamento do equino neonato

Essa síndrome é verificada em potros com menos de 36 h de vida; é caracterizada por um espectro de alterações mentais, variando de incapacidade de mamar, comportamento anormal e convulsões até coma em potros aparentemente sadios. A síndrome é definida pelas anormalidades clínicas e não por uma causa comum.

Etiologia

Os sinais clínicos associados com essa síndrome podem ser causados por diversas doenças, cada uma com sua etiologia particular. As doenças que contribuem para a ocorrência dessa síndrome incluem hipoxia antes, durante e após o nascimento;[1] várias anormalidades congênitas (hidrocefalia, hidrencefalia,[2] dentre outras); doenças metabólicas;[3] anormalidades placentárias;[4] hemorragia intracraniana; prematuridade; e traumatismo torácico. Hipoxia fetal ou perinatal tem ganhado alguma importância como causa da síndrome do mau ajustamento neonatal, na ausência de demonstração consistente de lesão de hipoxia no exame histopatológico de potros. Há casos isolados nos quais nota-se evidência histológica de hipoxia, mas eles são mais exceção do que regra. Por fim, a maioria dos potros com síndrome do mal ajustamento neonatal melhora rapidamente, com recuperação total dentro de vários dias – um curso clínico não esperado na asfixia neonatal ou perinatal, em outras espécies.

Evidência recente mostra a participação de derivados de progestógenos neuroativos na etiopatogênese da síndrome do mau ajustamento neonatal.[5,6] Em potros, nota-se alta concentração plasmática desses esteroides neuroativos logo após o nascimento; nos potros sadios, essa concentração diminui rapidamente, mas não naqueles com síndrome do mau ajustamento neonatal.[5] Potros com essa síndrome ou com outra doença apresentam maior concentração de derivados de progestógenos do que os sadios.[5] O teor plasmático de derivados de progestógenos diminui em potros doentes que não apresentam síndrome do mau ajustamento neonatal, mas não em potros com a doença.[5] Os derivados de progestógenos incluem progesterona, pregnenolona, androstenediona, desidroepiandrosterona e epitestosterona.[5] As evidências em outras espécies e a evidência experimental em potros indicam que a infusão de alopregnanolona induzem alterações no estado mental que mimetizam aquelas verificadas em potros com síndrome do mau ajustamento neonatal.[6] Aventa-se a hipótese de que uma parte dos potros com sintomas dessa síndrome apresenta doença atribuível à persistência do eixo hipotálamo-pituitária-adrenal no feto, após o nascimento.

Epidemiologia

A doença é esporádica e cosmopolita, com *incidência* anual em potros inferior a 1%.[7] Potros de qualquer sexo ou raça, filhos de éguas de qualquer idade e histórico reprodutivo podem ser acometidos. Em animais tratados de modo apropriado e sem outra doença sistêmica, a *taxa de mortalidade* é muito baixa.

Patogênese

Hipoxia resultante de acidente vascular intracraniano, asfixia ao nascimento ou insuficiência placentária antes de nascer lesiona o sistema nervoso central, causando ampla variedade de sintomas de disfunção neurológica.

Para potros com concentração plasmática de derivados de progestógenos persistentemente alta após o nascimento, a patogênese proposta é falha do eixo hipotálamo-pituitária-adrenal em se ajustar rapidamente à vida extrauterina.[6] No útero, os movimentos e a atividade do feto são suprimidos, provavelmente, ao menos em parte, pela alta concentração de progestógenos neuroativos. Ao nascimento, em potros sadios, ocorre rápida diminuição da concentração desses hormônios, coincidente com o aumento da atividade do potro. Os derivados de progestógenos, alguns dos quais podem atravessar a barreira hematencefálica, modulam a atividade do receptor $GABA_A$ e, em alta concentração, inibem totalmente sua atividade, sendo uma potencial explicação para a sonolência e outros sintomas manifestados pelos potros com síndrome do mau ajustamento neonatal e a concentração plasmática de progestógeno.[5]

Anormalidades neurológicas e incapacidade de mamar resultam em falha na transferência de imunoglobulinas maternas, predispondo o potro à septicemia e à hipoglicemia. Falha em mamar também ocasiona hipoglicemia e subnutrição.

Achados clínicos

Potros que nascem com anormalidade podem manifestar diversos distúrbios de comportamento, desde perda do reflexo de sucção até convulsões com rigidez de músculo extensor. Em potros acometidos, quase sempre a placenta é anormal, ou há histórico de parto prolongado. Esses potros não desenvolvem ou perdem o reflexo de sucção, não têm interesse pela mãe e são incapazes de localizar o úbere ou o teto. Às vezes, os animais perambulam a esmo e nota-se uma vocalização de "latido" característica. Os potros em decúbito se debatem furiosamente e de maneira incoordenada para se levantar. Em geral, potros em convulsão apresentam opistótono, com rigidez de músculo extensor. Outros sintomas de atividade convulsiva incluem contrações faciais e "caretas", nistagmo, piscadas rápidas, atitudes de sucção e de mastigação e salivação. Geralmente, entre os episódios os potros ficam deprimidos ou sonolentos. Os potros acometidos apresentam pouco ou nenhum interesse pela égua. Durante e logo após as convulsões os potros manifestam taquipneia, taquicardia (> 180 mpm) e hipertermia (> 39°C). É importante lembrar que a gravidade dos sinais clínicos é variável, desde muito discretos (quase sempre os proprietários informam que os potros são lentos) até convulsões tipo grande mal.

Os *potros que nascem normais* podem desenvolver sintomas ao redor de 24 h de vida. Os sintomas são semelhantes àqueles descritos previamente, exceto que, inicialmente, são capazes de caminhar. É importante lembrar que os potros recém-nascidos sadios carecem de reflexo de ameaça, apresentam andar hipermétrico e tremores de intenção e se tornam flácidos quando contidos. A resposta reflexa de potros sadios à contenção por uma pessoa que coloca um braço sob o pescoço do animal e outra ao redor do traseiro (região glútea), com leve compressão, é um animal "bambo" e sonolento.[6] Potros impedidos de seguir o seu caminho ficam imóveis, deitam e manifestam aumento do limiar de dor durante a contenção.[6]

Os potros acometidos podem demorar dias a semanas para se recuperarem totalmente. Os cegos, sem lesão ocular, podem demorar de 4 a 6 semanas para enxergar novamente. Em geral, não se indicam testes auxiliares, a menos que o potro não se recupere depois de, aproximadamente, 7 dias. Nesse caso, pode-se recomendar tomografia computadorizada ou ressonância magnética do cérebro, a fim de detectar anomalias congênitas, como hidrocefalia. Deve-se realizar exame do líquido cerebroespinal de qualquer potro que manifeste sintomas de disfunção do sistema nervoso central com febre ou outros sinais de sepse.

Patologia clínica

Não há anormalidades no perfil hematológico ou bioquímico sérico de rotina características da doença, embora seja prudente realizar esses exames para excluir a possibilidade de outras doenças; as características comuns são:[3]

- Em geral, os potros acometidos apresentam *falha de transferência* de imunoglobulinas maternas (IgG sérica < 400 mg/dℓ)
- Os potros podem apresentar *hipoglicemia* (< 80 mg/dℓ; 4 mmol/ℓ)
- Quase sempre o líquido cerebroespinal é normal, embora possa conter hemácias ou se apresentar xantocrômico devido à hemorragia.

Tem-se pesquisado *biomarcadores de lesão cerebral*. A concentração plasmática de *ubiquitina C-terminal hidrolase* (UCHL1) é maior (6,57 ng/mℓ; variando de 2,35 a 11,9 ng/mℓ) em potros com sintomas de síndrome do mau ajustamento neonatal (no estudo, definido como encefalopatia hipóxica-isquêmica neonatal) do que em potros sadios (2,52 ng/mℓ; variando de 1,4 a 4,01 ng/mℓ).[8] No diagnóstico da síndrome do mau ajustamento neonatal, a sensibilidade e a especificidade da concentração plasmática de ubiquitina C-terminal hidrolase, considerando como ponto de corte o valor de 4,01 ng/mℓ, foram 70 e 94%, respectivamente.[8]

A mensuração da *concentração plasmática de progestógeno* de potros com sinais clínicos de síndrome do mau ajustamento neonatal pode ser útil no diagnóstico dessa doença. Potros com alta concentração de progestógeno podem ser tratados apropriadamente e aqueles com concentração baixa ou normal devem ser examinados à busca de outras doenças, como hemorragia intracraniana ou hidrocefalia.

Confirmação diagnóstica

É difícil obter o *diagnóstico definitivo* da doença, sendo baseado na exclusão de outras doenças que podem causar sintomas semelhantes e na demonstração de lesões intracranianas compatíveis com a doença, no exame necroscópico.

Achados de necropsia

As alterações macroscópicas tipicamente se limitam à congestão pulmonar difusa, com graus variáveis de atelectasia. Nos casos em que a distocia foi um fator contribuinte, às vezes nota-se fratura de costelas e focos de hemorragia e edema subcutâneo. Ocasionalmente, é possível ver hemorragias cerebrais macroscópicas. No exame histológico, os achados-chave são focos hemorrágicos no cérebro e áreas de necrose isquêmica no córtex cerebral. No pulmão, é possível observar mecônio e outros componentes do líquido amniótico aspirado, acompanhados de atelectasia e discreta reação inflamatória. Nos potros menos acometidos, as lesões cerebrais se restringem a hemorragia, inchaço cerebral e edema. Em alguns potros submetidos à necropsia havia evidência de acidente vascular cerebral, mas deve-se considerar que essa é uma amostra tendenciosa; muitos animais se recuperaram da doença. Com frequência, potros acometidos e submetidos à eutanásia por motivos econômicos ou de manejo não apresentam lesões detectáveis no cérebro.

Amostras para confirmação do diagnóstico pós-morte

Incluem cérebro, inclusive córtex cerebral, cerebelo e tronco cerebral, e pulmão, fixados em formalina, para exame em microscópio óptico.

> **Diagnóstico diferencial**
>
> A doença deve ser diferenciada de outras enfermidades que causam anormalidades neurológicas ou comportamentais em potros, incluindo: sepse; doença renal, hepática ou gastrintestinal que pode ser secundária à hipoxia; hidrocefalia; hipoglicemia; meningite; anemia hemolítica isoimune neonatal; e prematuridade, dismaturidade ou imaturidade (Tabela 19.10).

Tabela 19.10 Diagnóstico diferencial de potros neonatos comatosos ("sonolentos").

Doença	Epidemiologia	Achados clínicos	Patologia clínica	Lesões	Tratamento e prognóstico
Septicemia	*E. coli, Klebsiella* spp., *Streptococcus* spp., *Salmonella* spp., *Actinobacillus suis*, herpes-vírus equino 1. Falha de transferência de imunidade passiva	Início súbito de depressão, febre, falha em mamar e decúbito. Posteriormente, diarreia, pneumonia e distensão articular	Cultura microbiológica de sangue ou de lesões (articulações, pulmões, fezes)	Compatível com septicemia. Pneumonia, sinovite, artrite e osteomielite séptica	Antibióticos de amplo espectro, cuidados de suporte. Prognóstico reservado a ruim
Anemia hemolítica isoimune	Acasalamento incompatível de garanhão Aa+ ou Qa+ com égua negativa	Normal ao nascer. Depressão subsequente, o potro para de mamar, intolerância ao exercício, icterícia e anemia. Hemoglobinúria, nos casos graves	Teste de Coombs positivo para demonstrar imunoglobulina nas hemácias de potros. O colostro da mãe causa aglutinação ou lise das hemácias do potro	Anemia, icterícia. Morte devido à hipoxia anêmica	Transfusão de hemácias da mãe lavadas ou de doador compatível (misturar o plasma da mãe com as hemácias do doador). Prognóstico razoável
Uroperitônio	Ruptura de bexiga, defeito de úraco ou ureter. Potros com 1 a 3 dias de vida. Potros, machos e fêmeas, com outras doenças sistêmicas	Normal ao nascer. Inicia com distensão abdominal, cólica discreta, depressão e decúbito. Pode urinar pequenos volumes	O líquido peritoneal apresenta alta concentração de creatinina. Hiperpotassemia, hiponatremia e hipocloremia	Uroperitônio. Ruptura de bexiga, úraco ou ureter	Correção cirúrgica *após* drenagem do abdome e tratamento da hiperpotassemia com administração IV de dextrose ou NaCl 0,9%. Bom prognóstico, desde que tratado de modo apropriado
Hipoglicemia	Falha em mamar. Rejeição pela égua, que não tem leite (agalactia)	Normal ao nascer, repetidas tentativas para mamar. Início gradativo (horas) de fraqueza e depressão	Baixa concentração sanguínea de glicose (< 60 mg/dℓ; 3 mmol/ℓ)	Nenhuma. Ausência de alimento no estômago	Resposta excelente ao fornecimento de alimento ou de glicose intravenosa
Síndrome do mal ajustamento neonatal	Esporádica	Inicia com comportamento anormal, decúbito, o potro para de mamar ou de seguir a égua. Caminha a esmo; vocalização	Nenhuma anormalidade característica. Quase sempre se nota falha na transferência de imunidade passiva	Em geral, nenhuma aparente. Ocasionalmente, acidente vascular intracraniano	Cuidados de suporte. Prognóstico bom
Defeitos congênitos	Esporádicos	Depende da natureza do defeito cardíaco, gastrintestinal ou do sistema nervoso central	Nenhuma anormalidade	Compatíveis com o defeito	Em geral, sem tratamento. Prognóstico ruim, dependendo do defeito

Tratamento

Os princípios do tratamento são:

- Controle das convulsões
- Tratamento da hemorragia e do edema cerebral
- Correção da falha na transferência de imunidade passiva
- Suporte nutricional e cuidados gerais de enfermagem.

O manejo dos potros acometidos envolve, principalmente, cuidados de suporte; consome tempo e requer trabalho intensivo. Os procedimentos para fornecimento de suporte nutricional, tratamento de falha de transferência de imunoglobulinas colostrais e cuidados de enfermagem são discutidos, detalhadamente, na seção.

Outros tratamentos emergenciais para convulsões são úteis e incluem *diazepam* (0,1 a 0,4 mg/kg por via intravenosa [IV], quando necessário) ou *midazolam* (0,05 a 0,1 mg/kg IV, quando necessário). *Fenobarbital* (fenobarbitona), *fenitoína* e *primidona* são as medicações preferidas para o controle de longa duração da atividade convulsiva. O fenobarbital é administrado, inicialmente, na dose de 9 a 20 mg/kg IV, adicionado em 30 mℓ de solução salina isotônica, ao longo de 15 a 30 min. Como terapia de manutenção utiliza-se uma dose intravenosa semelhante (7 a 9 mg/kg IV, ao longo de 20 min, em intervalos de 8 a 12 h) ou uma dose oral menor (1 a 5 mg/kg), a cada 8 h; a dose é ajustada, de modo que propicie controle das convulsões, com mínimo grau de sedação. Em razão da longa meia-vida de eliminação do fenobarbital em potros (cerca de 200 h) e da natureza passageira da doença, assim que se obtém o controle da convulsão, pode-se interromper a administração desse medicamento. A concentração do fármaco deve ser mantida na concentração-alvo ou acima dela (5 a 30 μg/kg), vários dias após a dose final. Também, *fenitoína* (inicialmente 5 a 10 mg/kg IV ou oral, seguida de 1 a 5 mg/kg a cada 4 h) ou *primidona* (20 a 40 mg/kg VO, em intervalos de 12 a 24 h, até obter o efeito desejado) são utilizadas no controle de convulsões.

É impossível diagnosticar definitivamente edema cerebral ou hemorragia intracraniana sem equipamento de imagem sofisticado, como ressonância magnética e tomografia computadorizada. No entanto quase sempre se inicia o tratamento com base nos sinais clínicos. Nenhum dos tratamentos se mostrou efetivo e alguns são controversos. *Dimetilsulfóxido* (DMSO) é administrado por via venosa, como solução 10%, na dose de 0,5 a 1,0 mg/kg, 1 ou 2 vezes/dia, durante 3 dias. *Manitol* (0,25 mg/kg IV, como solução 20%) pode ser efetivo no tratamento de edema cerebral, mas se há hemorragia intracraniana o seu uso é contraindicado. Os *glicocorticoides* (0,2 a 1,0 mg de dexametasona/kg ou 1 a 2 mg de prednisona/kg) podem reduzir a inflamação e o inchaço intracraniano. Podem ser contraindicados em potros com sepse.

Com frequência, administra-se *sulfato de magnésio* (0,05 mg/kg/h, seguido de 0,025 mg/kg/h IV por até 48 h) aos potros com suspeita de encefalopatia hipóxica, na tentativa de reduzir o dano aos neurônios. Não há evidência objetiva de sua eficácia em potros.

Em potros com depressão respiratória pode-se administrar *cafeína* (10 mg/kg VO, seguida de 3 mg/kg VO em intervalos de 24 h). Há evidência objetiva da ineficácia desse tratamento na melhora da taxa de sobrevivência ou na diminuição da tensão de dióxido de carbono arterial em potros com hipoxia-isquemia neonatal.[9] As reações adversas incluem agitação, hiperestesia, taquicardia e convulsões.

Bons cuidados de enfermagem são fundamentais aos potros acometidos, e deve ser feito um esforço concentrado e persistente para estimular esses animais a mamar na égua. O ato de estimular o potro a mamar pode ser frustrante para o tratador e para a égua, mas deve ser repetido regularmente, em intervalos de, aproximadamente, 4 h, de preferência quando ele está com fome. Com frequência, os potros enfermos começam a mamar subitamente. Esses potros devem receber suporte nutricional, como leite de égua administrado por meio de sonda nasogástrica de demora, até que sejam capazes de mamar.

Os potros acometidos podem precisar até 4 a 6 semanas para se recuperarem totalmente, embora a maioria melhore dentro de 1 semana após o nascimento; não se deve tomar decisão precipitada quanto à eutanásia, pois, às vezes, a recuperação total do animal pode ocorrer depois de um longo período.

Controle

A prevenção de hipoxia em neonatos por meio de monitoramento rigoroso da saúde da égua e da parição pode reduzir a incidência da doença.

LEITURA COMPLEMENTAR

Diesche TJ, Mellor DJ. Birth transitions: pathophysiology, the onset of consciousness and possible implications for neonatal maladjustment syndrome in the foal. Equine Vet J. 2013;45:656-660.

REFERÊNCIAS BIBLIOGRÁFICAS

1. Dickey EJ, et al. J Vet Intern Med. 2011;25:1231.
2. Baiker K, et al. Equine Vet Educ. 2010;22:593.
3. Johnson AL, et al. Equine Vet Educ. 2012;24:233.
4. Wilcox AL, et al. Vet Pathol. 2009;46:75.
5. Estell KE, et al. J Vet Intern Med. 2013;27:663.
6. Madigan JE, et al. Equine Vet J. 2012;44:109.
7. Wohlfender FD, et al. Equine Vet J. 2009;41:179.
8. Ringger NC, et al. J Vet Intern Med. 2011;25:132.
9. Giguere S, et al. J Vet Intern Med. 2008;22:401.

DOENÇAS INFECCIOSAS EM NEONATOS

Sinopse

- Etiologia: as infecções comuns de cada espécie animal são listadas na discussão da seção "Etiologia". A maioria das causas é bacteriana; algumas são virais
- Epidemiologia: comumente há envolvimento de fatores predisponentes relacionados ao manejo e ao ambiente e à difícil expulsão da cria, que aumenta o risco de exposição e a carga de microrganismos, bem como reduz a resistência do neonato
- Achados clínicos: dependendo do patógeno e da porta de entrada, pode ocorrer infecção local ou septicemia após a infecção local; os sinais podem ser específicos para o agente etiológico e o(s) órgão(s) acometido(s)
- Patologia clínica: contagens absolutas e relativas de leucócitos, alteração tóxica, concentrações séricas de imunoglobulinas, hemogasometria, concentrações de proteínas de fase aguda, hemocultura
- Achados à necropsia: específicos para a doença
- Confirmação diagnóstica: específica para a doença
- Tratamento: o tratamento pode incluir terapia antimicrobiana, correção da anormalidade ácido-base, terapia com líquido e eletrólitos, transfusão de sangue ou plasma, terapia anti-inflamatória e outros tratamentos de suporte.

Infecção é uma causa comum de morbidade e mortalidade em neonatos. Há diversos patógenos infecciosos específicos que podem causar doença. Outros microrganismos normalmente presentes no ambiente do neonato podem se tornar patógenos oportunistas, sempre que há comprometimento da condição imune do neonato. Em animais ungulados, não ocorre transferência materna de imunoglobulinas por via transplancetária e os recém-nascidos dependem da ingestão de imunoglobulinas colostrais para obter imunidade passiva.

Etiologia

Em animais domésticos pecuários, as infecções que comumente podem causar doenças durante o período neonatal são descritas nas subseções a seguir. (Não são apresentadas a importância relativa e as estatísticas de prevalência porque há variação entre as regiões e entre os diferentes sistemas de manejo).

Bezerros

- Enterite causada por *Escherichia coli* enterotoxigênica; *Salmonella* spp.; rotavírus e coronavírus; *Cryptosporidium parvum*; *Clostridium perfringens* tipos A, B e C; e, ocasionalmente, pelo vírus da rinotraqueíte infecciosa bovina e da diarreia viral bovina
- Bacteriemia e septicemia associadas com *E. coli*, *Listeria monocytogenes*, *Pasteurella* spp., estreptococos ou *Salmonella* spp.

Suínos

- Septicemia com ou sem localização nas articulações, no endocárdio e nas meninges, causada por *Streptococcus suis*, *Streptococcus equisimilis*, *Streptococcus zooepidemicus* e *L. monocytogenes*
- Bacteriemia, septicemia e enterite causada por *E. coli*

- Gastrenterite transmissível, doença de Aujeszky, varíola suína, infecção por enterovírus e vômito e doença debilitante causada por vírus
- Enterite causada por *C. perfringens*, *Campylobacter* spp., rotavírus e *Coccidia* spp.
- Artrite e septicemia causadas por *Erysipelothrix rhusiopathiae*.

Potros

- Septicemia e infecção local causada por *E. coli*, *Actinobacillus equuli*, *Klebsiella pneumoniae*, estreptococos α-hemolíticos, *S. zooepidemicus*, *L. monocytogenes*, *Rhodococcus equi* e *Salmonella typhimurium*
- Enterite causada por *C. perfringens* tipos A, B e C; *Clostridium difficile*; *R. equi*; *Salmonella* spp.; *Strongyloides westeri*; *C. parvum* e rotavírus.

Cordeiros

- Septicemia ou bacteriemia com infecção local em articulações, sinóvia e/ou leptomeningite causada por *E. coli*, *L. monocytogenes*, estreptococos, micrococos, *E. rhusiopathiae* e *Chlamydophila* spp.
- Enterite causada por *E. coli* enterotoxigênica; *Salmonella* spp., rotavírus e coronavírus e *C. parvum*
- Disenteria de cordeiro causada por *C. perfringens* tipos B e C
- Gangrena gasosa do umbigo causada por *Clostridium septicum*, *Clostridium novyi* e *Clostridium chauvoei*
- Piemia causada por *Staphylococcua aureus*, *Fusobacterium necrophorum* e *Trueperella* (antigamente *Arcanobacterium*) *pyogenes*
- Pneumonia, poliserosite e peritonite causadas por *Pasteurella multocida* e *Mannheimia hemolytica*.

Os agentes etiológicos listados nas subseções a seguir são relatados como causas de infecções neonatais, porém são menos comuns do que os listados nas subseções anteriores, não sendo tão relevantes.

Bezerros

Pseudomonas aeruginosa, *Streptococcus pyogenes*, *Streptococcus faecalis*, *S. zooepidemicus*, *Pneumococcus* spp., enterite causada por *Providencia stuartii*, *Chlamydophila* spp., *A. equuili*.

Cordeiros

S. aureus (piemia pelo carrapato); enterite resultante de *E. coli*, rotavírus; pneumonia resultante de *Salmonella abortus-ovis*.

Potros

Enterobacter cloacae, *S. aureus*, *Pasteurella multocida*, *P. aeruginosa*, *T. pyogenes*, *Serrataia marcescens*.

Todas as espécies

Infecções inespecíficas são causadas por microrganismos piogênicos, inclusive *T. pyogenes* (antigamente *Arcanobacterium*) e *Fusobacterium necrophorum*; *S. faecalis*, *S. zooepidemicus*, *Micrococcus* spp. e *Pasteurella* spp. infectam todas as espécies.

Epidemiologia

A ocorrência de doença neonatal é amplamente influenciada por dois principais fatores: exposição ou pressão de infecção do agente infeccioso ao neonato e capacidade do neonato em modular a infecção de modo a impedir a ocorrência da doença. Alguns microrganismos são suficientemente virulentos que a simples exposição pode ocasionar doença. Em outros, deve haver comprometimento da maioria das defesas do hospedeiro ou o desafio da infecção deve ser muito alto, antes da manifestação de doença clínica. O manejo do neonato influencia muito esses dois fatores e a identificação e correção desses riscos é a condição-chave para prevenir a doença neonatal, tanto no indivíduo quanto em grupos.

Fontes de infecção

Infecção pós-natal

A grande maioria das infecções são adquiridas pelo neonato após o nascimento, diretamente do ambiente no qual nasceu. A fonte de infecção pode ser qualquer animal adulto presente na área da maternidade, um neonato infectado mantido em local muito próximo, ambiente contaminado ou cuidador de animal que atua como vetor mecânico ou biológico. Os detalhes sobre as doenças comuns de neonatos são apresentados sob os tópicos referentes às doenças individuais.

Infecção pré-natal

Algumas infecções bacterianas e virais que se manifestam como doença neonatal são adquiridas no útero e estão associadas com bacteriemia/viremia no neonato.[1] A maioria desses microrganismos provocam aborto; a septicemia neonatal é apenas parte do espectro da doença causada por esses patógenos. Os exemplos incluem muitos dos microrganismos que causam aborto em ovelhas.

Algumas infecções septicêmicas de *potros*, especialmente aquelas causadas por *A. equuli*, *S. zooepidemicus*, *Salmonella abortusequi* e, possivelmente, algumas infecções septicêmicas causadas por *E. coli*, são infecções pré-natais. Se a doença é de origem intrauterina ela atinge o organismo do potro a partir da placenta, provavelmente por meio de placentite resultante de infecção sanguínea ou de endometrite em éguas.

As infecções *virais* contraídas no útero são mencionadas na seção referente à doença congênita.

Vias de transmissão

A *porta de entrada da infecção* geralmente é a via oral, mas a infecção também pode se instalar por meio da inalação de aerossol. Microrganismos invasores capazes de causar bacteriemia e septicemia se instalam a partir da nasofaringe ou do epitélio intestinal. Uma via de infecção e invasão alternativa é o umbigo. As vias de *excreção* são as fezes, na doença intestinal, e a secreção nasal, a urina e, às vezes, as fezes, na doença septicêmica, resultando em contaminação do ambiente do neonato.

Quando os neonatos são mantidos em grupos ou em estreito contato, é comum a transmissão direta da infecção por meio de fezes, secreção respiratória e aerossóis de urina. Bezerros neonatos machos mantidos em grupos e que lambem o umbigo uns dos outros podem transmitir a infecção dessa maneira.

Fatores de risco e modulação da infecção

Imunidade

Geralmente, os neonatos são mais suscetíveis à infecção do que os adultos. Bezerros, cordeiros, leitões e potros que nascem com concentração significante de imunoglobulinas praticamente não são resistentes a algumas doenças até que tenham ingerido colostro e absorvido quantidade suficiente de imunoglobulinas colostrais. A *falha de transferência de imunidade passiva* é um fator determinante relevante, sendo discutida em tal seção.

Resposta imune

Todos os componentes do sistema imune estão presentes em potros e bezerros ao nascimento; todavia o sistema imune do animal recém-nascido é menos desenvolvido do que o de adultos, ao menos nos primeiros 30 dias de vida, e não responde tão efetivamente a um estímulo antigênico.

A resposta imune depende da idade, mas, também, varia em função do antígeno. Em animais que receberam colostro, parte da ineficiência do recém-nascido em produzir anticorpos humorais após exposição a antígenos é a interferência dos anticorpos colostrais circulantes e a infrarregulação da produção de imunoglobulina endógena pelo colostro.

Bezerros privados de colostro respondem ativamente aos antígenos injetados e acredita-se que, ao nascimento, sejam imunologicamente competentes frente à maioria dos antígenos. A imunocompetência começa durante a vida fetal; a idade gestacional na qual ela inicia é variável, dependendo da natureza do antígeno. O feto bovino produz anticorpos contra alguns vírus, a partir de 90 a 120 dias; no terceiro trimestre de gestação reponde a diversos vírus e bactérias. O cordeiro responde a alguns antígenos em idade tão precoce quanto 41 dias de vida; outros, não antes de 120 dias de idade. O leitão, aos 55 dias, e o potro também respondem aos antígenos injetados.

A presença de alto teor de anticorpos no soro sanguíneo de animais recém-nascidos, antes da ingestão de colostro, sugere que havia infecção no útero, informação útil para o diagnóstico. A detecção de imunoglobulinas e de anticorpos específicos em fetos abortados pode ser útil como informação auxiliar no diagnóstico de aborto em vacas.

Pressão de exposição

Está relacionada à higiene no ambiente onde o neonato é mantido. O fenômeno de "desenvolvimento de infecção" em um sistema de estabulação contínua de animais neonatos é reconhecido há décadas e tem sido a base para muitas observações de risco de doença de neonato associada com condições higiênicas inapropriadas e densidade populacional tanto no piquete quanto nas áreas da maternidade. Detalhes para as espécies, individuais, são mencionados na seção que aborda doença perinatal.

Idade por ocasião da exposição

Considerando os diversos microrganismos que causam doença neonatal, a idade do neonato por ocasião da infecção e a dose infectante influenciam sobremaneira as consequências da doença. Exemplos incluem a importância da idade na suscetibilidade à doença causada por *E. coli* enteropatogênica e por *C. perfringens* tipos B e C, que ocorre apenas em animais jovens; se a infecção pode ser evitada com medidas de higiene nesse período crítico, a doença não ocorre, independente de exposição subsequente. Aos 7 dias de idade, os bezerros privados de colostro apresentam resistência significante ao desafio com cepas de *E. coli* que, invariavelmente, causam doença septicêmica, se desafiados por ocasião do nascimento. O isolamento de um neonato imunocomprometido é um importante fator para sua sobrevivência. Desse modo, o manejo do neonato e de seu ambiente é um fator determinante crítico para a sua saúde. A idade por ocasião da exposição também varia dependendo da epidemiologia do patógeno; emprega-se a prática de desmame precoce segregado para reduzir o risco de transmissão de infecção por alguns patógenos, em suínos.

Fatores de risco do animal

Os fatores de risco relacionados ao animal que predispõem à infecção incluem aqueles que comprometem o vigor para mamar e a ingestão de colostro, como estresse pelo frio e distocia. Isso foi detalhado na seção anterior, em texto que tratou de doença perinatal.

Patogênese

A patogênese varia em função da enfermidade infecciosa neonatal em questão, sendo cada uma delas discutida na seção sobre medicina especial.

Uma infecção pode permanecer localizada no sítio inicial da ocorrência, como acontece na onfalite não complicada ou na infecção por *E. coli* enterotoxigênica, ou pode se disseminar por meio da invasão do microrganismo (p. ex., via nasofaringe, trato gastrintestinal, veia umbilical ou úraco). Nesse último caso, o padrão usual de desenvolvimento é bacteriemia seguida de *septicemia* com sinais sistêmicos graves, ou *bacteriemia* com sinais sistêmicos discretos ou ausentes seguidos de *localização da infecção* em vários órgãos.[2] A *localização* mais comum é nas articulações, onde causa artrite (supurativa ou não). Menos comumente, localiza-se no olho, causando panoftalmia; nas valvas cardíacas, ocasionado endocardite valvular; ou nas meninges, causando meningite.

Com frequência, as lesões secundárias demoram para se desenvolver e, em geral, os sintomas surgem com 1 a 2 semanas de vida. Isso ocorre especialmente em algumas infecções estreptocócicas, nas quais pode haver bacteriemia vários dias antes que a localização nas articulações e nas meninges induzam sinais clínicos. Em animais ungulados recém-nascidos, a meningite bacteriana é precedida de bacteriemia seguida de inflamação fibrinopurulenta das leptomeninges, dos plexos coroides e das paredes ventriculares; todavia, não acomete o parênquima neuraxial. Sugere-se que a bactéria seja transportada nos monócitos, os quais, normalmente, não penetram no parênquima neuroaxial.

Em animais recém-nascidos, pode ocorrer, muito rapidamente, desidratação e desequilíbrios ácido-base e eletrolítico, independentemente se há ou não diarreia e vômito (suínos); contudo, obviamente, essas condições são mais graves quando há perda de líquido no trato gastrintestinal. Na sepse causada por microrganismo Gram-negativo os sinais clínicos mais evidentes são aqueles de endotoxemia.

Achados clínicos

Dependem de quais sistemas orgânicos são acometidos, da rapidez da multiplicação do microrganismo, de sua propensão em se instalar no organismo e de seu potencial em causar toxemia. Na fase inicial da septicemia, quase sempre os sinais clínicos são vagos e inespecíficos, até que a infecção se instale e acometa um ou mais órgãos.[1,2] Microrganismos com baixa propensão para causar toxemia ocasionam febre, depressão, anorexia e sinais clínicos atribuíveis ao local da infecção. Esses sintomas incluem endocardite acompanhada de sopro cardíaco; panoftalmia, com pus na câmara anterior do olho; meningite acompanhada de rigidez, dor e convulsões; e poliartrite, com claudicação e tumefação em articulações. No caso de microrganismos mais virulentos notam-se sinais clínicos de toxemia e bacteriemia, inclusive febre; em estágio avançado, ocorre hipotermia, depressão grave, letargia, coma, hemorragias petequiais em membranas mucosas, desidratação, acidemia e morte rápida.

As características clínicas e clinicopatológicas de potro septicêmico foram obtidas em um surto de septicemia em potros que não ingeriram colostro e em registros clínicos de 38 potros com tal condição, atendidos em uma clínica de referência. Os principais achados clínicos foram letargia; relutância em mamar; incapacidade de se levantar sem ajuda, porém consciente; não reconhecimento do ambiente, agitação ou convulsão, diarreia, angústia respiratória, distensão articular, anormalidades do sistema nervoso, uveíte e cólica. Febre não foi um achado consistente.

Foi desenvolvido um *escore de sepse* para potros, com base em 14 parâmetros relacionados ao histórico, quadro clínico e dados laboratoriais (Tabela 19.11). O escore derivado da categorização diferencial coletiva desses dados mostrou-se mais sensível e específico para infecção do que qualquer parâmetro obtido individualmente. No entanto, em um estudo subsequente com 168 potros atendidos em um hospital universitário constatou-se que o escore de sepse indicou corretamente sepse em 58 de 86 potros e não sepse em 24 de 45 potros, resultando em sensibilidade de 67%, especificidade de 75%, valor preditivo positivo de 84% e valor preditivo negativo de 55%; sugeriu-se que o sistema de escore deve ser utilizado com cautela porque o seu baixo valor preditivo negativo limitou a sua utilidade clínica.

Verificou-se que um escore de sepse para bezerros, com base na consistência das fezes, no grau de hidratação, no comportamento, na capacidade de se levantar, na condição do umbigo, no grau de congestão dos vasos da esclera e na presença de hipoglicemia e contagem anormal de neutrófilos, tem valor preditivo razoável.[3]

Os achados clínicos específicos relacionados aos agentes etiológicos, individualmente, são discutidos nos tópicos específicos respectivos, na seção sobre medicina especial deste livro.

Patologia clínica

Os exames laboratoriais são utilizados como parte integrante da avaliação de um neonato doente, inclusive como auxiliares na formulação de um plano terapêutico. A principal avaliação é uma tentativa de confirmar a presença ou ausência de sepse e obteve-se mais sucesso com esse procedimento em potros. *Hemocultura* é parte dessa avaliação, mas a demora para obter um resultado positivo limita o seu valor em neonatos com doença aguda. Em potros neonatos com sepse, os achados laboratoriais são variáveis e dependem da gravidade, do estágio e do local da infecção. Comumente, são utilizados *exames seriados*. Nos exames laboratoriais que investigam a possível presença de septicemia, dá-se ênfase especial às contagens de leucócitos totais e de sua contagem diferencial, à presença de alterações tóxicas (granulação tóxica e vacuolização), à concentração sérica de imunoglobulinas, ao teor de oxigênio arterial, à presença de acidose metabólica, à anormalidade na concentração sanguínea de glicose e à elevação do teor plasmático de fibrinogênio.[1,4]

Tabela 19.11 Planilha para o cálculo do escore de sepse de potros com menos de 12 dias de idade.

Variável	Número de pontos atribuídos					Escore para o caso
	4	3	2	1	0	
1. Dados do histórico						
a. Placentite, secreção vulvar antes do parto, distocia, doença da mãe, parto induzido	–	Presente	–	–	Ausente	
b. Duração da gestação (dias)	–	< 300	300 a 310	311 a 330	> 330	
2. Exame clínico						
a. Hemorragias petequiais ou congestão escleral (não traumática)	–	Marcante	Moderada	Discreta	Nenhuma	
b. Temperatura retal (°C)	–	–	> 38,9	< 37,8	37,9 a 38,7	
c. Hipotonia, convulsões, coma, depressão	–	–	Marcante	Moderada	Discreta	
d. Uveíte anterior, diarreia, angústia respiratória, tumefação articular ou feridas abertas	–	Presente	–	–	Ausente	
3. Hemograma						
a. Contagem de neutrófilos (×10⁹/ℓ)	–	< 2	2 a 4 ou 8 a 12 > 12	4 a 8	–	
b. Neutrófilos bastonetes (×10⁹/ℓ)	–	> 0,2	0,05 a 0,2	–	< 0,05	
c. Alterações tóxicas em neutrófilos	Marcante	Moderada	Discreta	–	Nenhuma	
d. Concentração de fibrinogênio (g/ℓ)	–	–	> 6	4,1 a 6	4	
4. Dados laboratoriais						
a. Glicose sanguínea (mmol/ℓ)	–	–	< 2,7	2,7 a 4,4	> 4,4	
b. Concentração sérica de IgG (g/ℓ)	< 2	2 a 4	4,1 a 8	–	> 8	
c. Tensão de oxigênio arterial (Torr)	–	< 40	40 a 50	51 a 70	> 70	
d. Acidose metabólica (excesso de base < 0)	–	–	–	Presente	Ausente	
Total de pontos para esse potro						

Para calcular o escore de sepse, atribuir ao potro um escore que corresponda ao histórico do exame físico e aos dados laboratoriais incluídos na tabela. Escore 11, ou inferior, indica seguramente ausência de sepse em 88% dos casos, enquanto escore 12, ou superior, indica seguramente sepse em 93% dos casos. Aos potros com menos de 12 h de vida que mamaram ou receberam colostro, atribuir valor 2 para o escore de imunoglobulina sérica. Se o potro não mamou, atribuir valor 4.

Diagnóstico diferencial
- Os princípios de diagnóstico de doença infecciosa em animais recém-nascidos são os mesmos aplicados aos animais mais velhos. No entanto, em surto de doença infecciosa suspeita em animais jovens, geralmente há mais necessidade de exames microbiológicos e patológicos para o diagnóstico
- No caso de surto, os proprietários devem ser estimulados a enviar todos os neonatos mortos, o mais breve possível, para um exame necroscópico minucioso
- Além do exame pós-morte, é necessário identificar os fatores que podem ter contribuído para o surto da doença em bezerros, leitões e cordeiros recém-nascidos e somente uma investigação epidemiológica detalhada revela esses fatores.

Tratamento

O primeiro passo é obter o diagnóstico etiológico, se possível. Preferivelmente, deve-se conhecer a sensibilidade da bactéria causadora aos antimicrobianos, antes que se inicie o tratamento, mas isso nem sempre é possível. Pode ser necessária a escolha de um *antibiótico* com base em tentativa diagnóstica e na experiência prévia com o tratamento de casos semelhantes.

Surtos de doença infecciosa são comuns em leitegadas e em grupos de bezerros e cordeiros; com frequência, é necessário o tratamento individual para tornar máxima a taxa de sobrevivência. A terapia com líquido e eletrólitos e a correção de anormalidades ácido-base são descritas em detalhes no tópico "Anormalidades de Água Livre, Eletrólitos e Equilíbrio Ácido-Base".

O fornecimento de *anticorpos* aos animais recém-nascidos fracos e doentes por meio de transfusão de sangue ou de soro é uma prática comum, especialmente em bezerros recém-nascidos cuja concentração de imunoglobulina é desconhecida. A administração de sangue total, na dose de 10 a 20 mℓ/kg de peso corporal, de preferência IV, frequentemente recupera um bezerro que parece estar em choque decorrente de diarreia neonatal. Em geral, a transfusão sanguínea é acompanhada de terapia com líquido. Também, pode-se administrar soro ou plasma, na metade da dose. O sangue para transfusão não deve ser obtido de uma vaca próxima da parição porque as concentrações de imunoglobulinas circulantes são baixas, devido à sua transferência para a secreção da glândula mamária.

Com frequência, o *plasma* é incluído no protocolo terapêutico de potros, tanto pelo seu conteúdo de imunoglobulina quanto por seu efeito no volume sanguíneo e na pressão osmótica. Pode-se utilizar plasma armazenado. Quase sempre se administra uma dose de 20 mℓ de plasma/kg de peso corporal, lentamente e IV; contudo, são necessárias doses significativamente maiores para elevar de modo apreciável as concentrações de imunoglobulinas circulantes. Pode-se coletar o sangue, aguardar a precipitação das hemácias e remover o plasma, armazenando-o em temperatura de congelamento. O doador de plasma deve ser submetido a teste de triagem para avaliação da compatibilidade. Como fonte de anticorpos, também pode ser fornecido soro equino hiperimune liofilizado aos potros, dentro de 4 h após o nascimento. Bons cuidados de enfermagem também são fundamentais.

Informações adicionais sobre o tratamento são fornecidas na seção que trata de cuidados críticos do recém-nascido, posteriormente, neste capítulo.

Controle

Métodos de prevenção de falha de transferência de imunidade passiva e princípios para prevenção de doenças infecciosas em animais pecuários recém-nascidos são mencionados a seguir, neste capítulo. O controle de doenças individuais é abordado nos tópicos de doenças específicas, em outras partes deste livro.

REFERÊNCIAS BIBLIOGRÁFICAS

1. Sanchez LC. Vet Clin North Am Equine Pract. 2005; 21:273-293.
2. Fecteau G, et al. Vet Clin North Am Food Anim Pract. 2009;25:195-208.
3. Biolatti C, et al. Schweiz Arch Tierheilkd. 2012;154: 239-246.
4. Holis AR, et al. J Vet Intern Med. 2008;22:1223-1227.

Princípios de controle e prevenção das doenças infecciosas em neonatos

Os quatro princípios de controle e prevenção de doenças infecciosas de animais pecuários recém-nascidos são:

- Reduzir o risco de contrair a infecção a partir do ambiente
- Remover o recém-nascido do ambiente contaminado, se necessário
- Estimular e manter a resistência inespecífica do recém-nascido
- Estimular a resistência específica do recém-nascido por meio de vacinação.

A aplicação de cada um desses princípios varia dependendo da espécie, do espectro das doenças comuns na fazenda, do sistema de manejo e do êxito obtido com algum método particular de prevenção previamente utilizado.

Redução do risco de contrair infecção do ambiente

O animal deve nascer em um ambiente limpo, seco, protegido e apropriado para se levantar após o nascimento, mamar em sua mãe e estabelecer um vínculo materno.[1,2] Piquetes e baias de parição de bezerros e cordeiros, gaiolas de parição e baias de parição de éguas devem ser previamente preparados para o parto. Não é possível esterilizar área convencional alguma onde vivem os animais, mas ela pode ser razoavelmente limpa, de modo a reduzir a taxa de infecção antes da ingestão do colostro e nas primeiras semanas de vida, quando o animal recém-nascido é muito suscetível à doença infecciosa.

No caso de estação de parição de bezerros ou cordeiros, pode haver alto risco de infecção na área destinada aos nascimentos; ademais, os animais que nascem mais tardiamente na estação são mais sujeitos à doença. Nessas condições, pode ser necessária a transferência para um local de parição secundário. Nas condições climáticas do hemisfério norte, a neve pode reduzir a área de parição efetiva e resultar em risco significativo de infecção. O aumento da pressão de infecção deve ser reduzido mediante a transferência para outro local de parição de bezerros/cordeiros, bem como frequentes transferências de comedouros ou áreas de alimentação. Todo sistema de manejo que concentra grande número de bovinos em uma pequena área aumenta a contaminação do ambiente e, sabidamente, o estreito contato de novilhas e vacas próximo à parição é um fator de risco de morte de bezerros.

No caso de grandes rebanhos, tanto o de vacas quanto o de novilhas, devem ser subdivididos em vários subgrupos, quanto possível. Os sistemas de criação extensiva, onde as parições de vacas acontecem em ambientes amplos, são os ideais; nos sistemas de criação mais intensiva sugeriu-se grupos com não mais de 50 animais.

Não se deve permitir o trânsito de animais nos abrigos de parição de ovelhas e nas áreas de parição de vacas de corte nos meses que precedem o período de partos. Nos rebanhos leiteiros, entre as parições devem ser disponibilizadas baias-maternidade limpas, com material de cama fresco, separadas de outros abrigos. Evidentemente, não devem ser utilizadas, também, como baias de acolhimento de animais enfermos.

Em rebanhos suínos que utilizam estação de nascimento de leitegadas, empregando o método "todos dentro, todos fora", o sistema de manejo e desinfecção dos ambientes de parição é fundamental. As porcas devem ser lavadas antes de entrarem na área de parição e o tipo de piso da gaiola de parição deve ser aquele que reduz a exposição dos leitões a matéria fecal durante o nascimento.

A desinfecção do *umbigo* com tintura de iodo ou com solução de clorexidina, a fim de impedir a instalação de infecção, é uma prática comum em algumas fazendas e rara em outras. É um procedimento recomendado em um ambiente altamente contaminado, embora no momento não haja forte evidência que sustente a eficácia dessa prática.[1] O rompimento muito rápido do cordão umbilical durante o nascimento de potros pode privar o animal de grande volume de sangue, condição que pode ocasionar a síndrome do mau ajustamento neonatal.

Quando considerada necessária, deve-se propiciar alguma *vigilância* das fêmeas gestantes prestes a parir e, havendo necessidade, prestar assistência apropriada. O principal objetivo é evitar ou reduzir os efeitos adversos de um parto difícil ou demorado ao recém-nascido ou à mãe. Lesões físicas, hipoxia e edema de partes do recém-nascido reduzem seu vigor físico e sua viabilidade e, dependendo das condições e do ambiente onde nasceu, pode ocasionar doença ou até morte logo após o nascimento.

Quando possível, deve-se tentar reduzir a exposição do neonato a extremos de temperatura (calor, frio, neve). Se necessário, devem ser construídos abrigos que propiciam proteção.

Em rebanhos de corte, deve-se desestimular a prática de compra de bezerros leiteiros machos para mamar em vacas cujos bezerros morreram. Caso esses bezerros sejam comprados, devem ser oriundos de um rebanho cuja condição sanitária é bem conhecida do veterinário e nunca adquiridos no mercado. De modo semelhante, deve-se obter colostro de vacas de um rebanho e armazenar em temperatura de congelamento, para uso futuro. O colostro obtido de um rebanho diferente representa risco à biossegurança porque pode transmitir doenças, como leucemia enzoótica bovina e doença de Johne. Ademais, em geral, o colostro adquirido de rebanhos leiteiros comumente é de segunda ou terceira ordenha e de valor imunoprotetor limitado. É possível o uso de substituto ou suplemento de colostro comercial, embora tais produtos tenham importantes limitações.

Remoção do recém-nascido de ambiente contaminado

Em alguns casos, em que há alta densidade populacional de animais (p. ex., estábulo leiteiro abarrotado) e presença de doença conhecida, pode ser necessária a transferência, temporária ou permanente, do recém-nascido para um ambiente não contaminado. Vacas adultas que excretam patógenos intestinais representam fontes de infecção para os bezerros. Assim, frequentemente, os bezerros leiteiros são apartados de suas mães ao nascer e colocados em bezerreiros individuais, em ambiente interno ou externo, separados do rebanho principal. Isso reduz a gravidade dos casos de diarreia e pneumonia neonatal e o risco de morte, em comparação com bezerros que não foram apartados da mãe. Prefere-se *abrigo individual* em bezerreiros porque tal procedimento impede a sucção do umbigo pelo recém-nascido, bem como outras maneiras de transmissão da doença por contato direto entre animais. As pessoas que têm acesso ao bezerreiro individual devem, também, adotar medidas de higiene antes do acesso a outro bezerreiro. A prevalência de doença é maior em animais mantidos em estábulo fechado e artificialmente aquecido do que naqueles criados em bezerreiros. No entanto, apesar do reconhecido valor da criação individual de bezerros, em vários países as normas sobre bem-estar animal requerem que haja contato visual e físico ente os bezerros.

A separação do bezerro de sua mãe, do local de parição principal para um "piquete-creche" após o contato vaca-bezerro (ligação neonatal), aos 2 a 3 dias de idade, é um procedimento bem definido e tem-se mostrado que é uma prática de manejo bem-sucedida em rebanhos de corte. Nesse sistema de manejo, o bezerro recém-nascido é transferido para longe do local de parição, que pode estar altamente contaminado devido ao espaço físico limitado. É necessário que o pecuarista faça um planejamento das localizações da instalação destinada à parição e do "piquete-creche", antes do período de parições.

Os bezerros que desenvolvem diarreia no "piquete-creche" ou no local de parição são separados de suas mães e transferidos para um "*piquete-hospital*" durante o período de tratamento e convalescença. O método de criação "todos animais dentro, todos os animais fora", com povoações e despovoações sucessivas de áreas de parição e estábulos de bezerros, é um procedimento efetivo para manter um baixo nível de pressão de contaminação do neonato.

Aumento da resistência inespecífica do recém-nascido

Após o nascimento bem-sucedido, a próxima etapa importante de prevenção de doença neonatal é assegurar que o recém-nascido consuma colostro tão logo possível. Na amamentação natural, o volume de colostro ingerido pelo neonato depende da quantidade disponível, do vigor físico do animal, da aceitação pela mãe e do sistema de manejo utilizado, o qual pode estimular ou desestimular a ingestão de volume apropriado de colostro. Os bezerros filhos de vacas de corte que, por ocasião do parto, apresentam escore corporal inferior a 4 (de um valor máximo de 10), são mais sujeitos à falha de transferência de imunidade passiva; no momento da parição, o escore da condição corporal ideal é 5 ou 6.

O método de fornecimento de colostro necessário para otimizar a transferência de imunidade passiva ao bezerro leiteiro varia de acordo com a raça da vaca, o tipo de manejo da fazenda e a prioridade dada à saúde do bezerro. A aceitação do proprietário em substituir o sistema de alimentação por amamentação natural também é importante. O sucesso do programa de fornecimento de colostro da propriedade é facilmente monitorado pela realização de um dos testes descritos anteriormente, do mesmo modo que o efeito de uma estratégia de intervenção.

Bezerros leiteiros machos recém-nascidos comumente são agrupados e transportados para venda ou para uma unidade de criação de bezerros, com alguns dias de vida. Estudos mostraram, repetidas vezes, alta taxa de falha na transferência de imunidade passiva (FTIP) nessa categoria de bezerros. Isso acontece porque o proprietário inicial não se preocupa em fornecer colostro ao bezerro, sabendo que ele será vendido, ou porque os bezerros são comprados de outra fazenda antes do fornecimento apropriado de colostro. As consequências do transporte podem ser fator prejudicial adicional ao mecanismo de defesa dos bezerros, sendo estes mais sujeitos à doença.

As unidades de criação de bezerros devem, de preferência, adquirir bezerros diretamente de uma propriedade que adota um programa de fornecimento de colostro definido, antes da saída dos bezerros da fazenda; ademais, deve-se fazer todo esforço possível para reduzir o estresse induzido pelo transporte, mediante a disponibilização de material de cama adequado, evitar o transporte de longa distância sem parada e transportar apenas bezerros sadios. Atualmente, em alguns países, há legislação que obriga o fornecimento de colostro e restringe o transporte de bezerros recém-nascidos.

A veracidade da adoção de um programa de fornecimento de colostro na propriedade pode ser verificada pela mensuração da concentração sérica de imunoglobulina do bezerro. Caso isso não seja possível e os bezerros precisem ser adquiridos, na chegada à nova propriedade deve-se mensurar a concentração sérica de imunoglobulina. A incidência de doenças infecciosas em bezerros com baixa concentração de imunoglobulina é alta, a menos que se adotem excelentes medidas de higiene, abrigo, ventilação, manejo e nutrição. Na chegada à propriedade, a concentração de imunoglobulina de bezerros que vão para a unidade de criação de vitelos ou para outras unidades de criação de bezerros é um fator determinante fundamental para a saúde e o desempenho subsequentes. Em determinada fazenda, pode-se definir o ponto de corte "alerta" por meio do monitoramento individual da concentração de imunoglobulina e subsequente destino do bezerro.

Após a ingestão apropriada de colostro e do estabelecimento da ligação neonatal, então se pode dar atenção ao fornecimento, se preciso, de qualquer necessidade nutricional especial e de abrigo. Leitões recém-nascidos necessitam calor suplementar; deve-se dar atenção aos problemas especiais da criação intensiva de suínos. Atualmente, leitões órfãos e fracos podem ser criados, com sucesso, em condições normais da fazenda, utilizando-se substitutos de leite aos quais se adicionou imunoglobulina suína. Com frequência, é fornecido calor aos cordeiros no primeiro dia de vida, em sistemas de parição em piquete.

Os *substitutos de leite* para recém-nascidos devem conter ingredientes de alta qualidade. Bezerros com menos de 3 semanas de vida têm menor capacidade de digerir proteínas não lácteas; as melhores gorduras utilizadas pelos bezerros são aquelas de origem animal de alta qualidade e os óleos vegetais ligeiramente insaturados. Recomenda-se a adição de 22% de proteína bruta em substitutos de leite que contém apenas proteína láctea e de 24 a 26% em substitutos de leite que contém proteínas não lácteas. O teor de gordura deve ser de, no mínimo, 15%; concentrações de gordura maiores propiciam energia adicional, que pode ser necessária em ambientes mais frios. Os utensílios utilizados na alimentação dos neonatos devem ser limpos e desinfetados antes de cada refeição, quando o objetivo é reduzir o risco de transmissão de doença.

No caso de animais criados em pastagem, o agrupamento e o estreito contato que ocorre em procedimentos de manejo como castração e caudectomia predispõem ao risco de transmissão da doença. Esses procedimentos devem ser realizados em locais destinados a tais finalidades – preferivelmente, currais temporários preparados exclusivamente para isso, em uma área limpa.

Aumento da resistência específica do recém-nascido

A resistência específica do recém-nascido à doença infecciosa pode ser exacerbada mediante a vacinação da mãe durante a gestação, a fim de estimular a produção de anticorpos específicos, os quais se concentram no colostro e são transferidos ao recém-nascido após o nascimento. A vacinação da mãe pode propiciar proteção ao neonato contra doenças intestinais e respiratórias. Detalhes adicionais são apresentados nos tópicos que abordam a doença específica, nesse livro. A vacinação do feto próximo ao final da gestação, no útero, estimula a produção de anticorpos, mas a sua aplicação prática ainda precisa ser avaliada.

LEITURA COMPLEMENTAR

Black L, Francis ML, Nicholls MJ. Protecting young domestic animals from infectious disease. Vet Annu. 1985;25:46-61.

Brenner J. Passive lactogenic immunity in calves: a review. Israel J Vet Med. 1991;46:1-12.

Dwyer CM. The welfare of the neonatal lamb. Small Rumin Res. 2008;76:31-41.

Godden S. Colostrum management for dairy calves. Vet Clin North Am Food Anim Pract. 2008;24:19-39.

Larson RL, Tyler JW, Schultz LG, Tessman RK, Hostetler DE. Management strategies to decrease calf death losses in beef herds. J Am Vet Med Assoc. 2004;224:42-48.

Mee JF. Newborn dairy calf management. Vet Clin North Am Food Anim Pract. 2008;24:1-17.

REFERÊNCIAS BIBLIOGRÁFICAS

1. Mee JF. Newborn dairy calf management. Vet Clin North Am Food Anim Pract. 2008;24:1-17.
2. Dwyer CM. The welfare of the neonatal lamb. Small Rumin Res. 2008;76:31-41.

Colibacilose de bezerros, leitões, cordeiros, cabritos e potros recém-nascidos

> **Sinopse**
>
> - Etiologia: sorotipos patogênicos de *Escherichia coli*: septicêmica, enterotoxigênica (ETEC); enteropatogênica (EPEC); entero-hemorrágica (EHEC), também denominada verocitotoxigênica (VTEC) ou produtora de toxina *Shiga* (STEC); e *E. coli* necrotoxigênica (NTEC)
> - Epidemiologia: acomete bezerros, leitões e cabritos recém-nascidos. Os fatores de risco incluem privação de colostro, superpopulação, condições climáticas adversas e substitutos de leite de baixa qualidade. A prevalência de ETEC nos rebanhos é variável. Em bovinos, EHEC (O157:H7) geralmente não causa doença clínica, mas é uma importante preocupação zoonótica
> - Sintomas: fraqueza e colapso (septicemia), diarreia e desidratação; complicações como meningite ou poliartrite
> - Patologia clínica: isolamento do microrganismo nas fezes ou no sangue; hematologia e bioquímica sérica para verificar se há inflamação e desequilíbrio ácido-base e eletrolítico
> - Lesões: lesões septicêmicas, desidratação, enterite
> - Confirmação diagnóstica: cultura do microrganismo e sorotipagem
> - Tratamento: antimicrobianos, anti-inflamatórios, terapia com líquido e eletrólitos
> - Controle: reduzir a pressão de infecção em neonatos. Assegurar transferência adequada de imunidade passiva e vacinar as mães prenhes, a fim de induzir a transferência de anticorpos específicos ao colostro. Minimizar a ação de fatores estressantes e suas consequências aos neonatos.

Etiologia

A ocorrência de colibacilose está associada com sorotipos patogênicos de *E. coli*. Em geral, *E. coli* é um grupo de bactérias inofensivas que atuam como microrganismos indicadores de contaminação fecal e de falha nas condições de higiene. No entanto, várias cepas apresentam fatores de virulência adquiridos, que tornaram essas bactérias patógenos potencialmente perigosos.[1] A prevalência de diferentes sorotipos patogênicos de *E. coli* em animais pecuários permanece relativamente constante há muitos anos. Alguns sorotipos causam diarreia, outros ocasionam septicemia. Os sorotipos são:

- *E. coli* enterotoxigênica (ETEC) é o patógeno intestinal mais comum; causa diarreia em animais pecuários neonatos. A bactéria provoca diarreia por se aderir aos enterócitos e colonizar a mucosa intestinal, *produzindo enterotoxinas*. As enterotoxinas ocasionam hipersecreção de eletrólitos e de água no intestino delgado, sem provocar lesão morfológica relevante ou invadir os tecidos[2]
- *E. coli* enteropatogênica (EPEC) são cepas de *"fixação e extinção"* (*attaching and effacing*) que colonizam o intestino delgado, onde se aderem firmemente às células epiteliais das vilosidades e causam *lesões de fixação e extinção típicas*. Não produzem toxinas; raramente, penetram na mucosa intestinal
- *E. coli* entero-hemorrágica (EHEC) também causam lesões do tipo fixação e extinção e estão entre as cepas de *E. coli* capazes de produzir toxinas semelhantes àquelas produzidas por *Shigella dysenteriae* tipo I. Assim, também são denominadas *E. coli produtoras de toxina Shiga (STEC)*. Como as toxinas Shiga são detectadas no teste de toxicidade da célula Vero, STEC ainda são conhecidas como *E. coli produtoras de verocitoxina ou verotoxina*. As toxinas Shiga podem causar desde diarreia discreta até colite hemorrágica grave. Em humanos, EHEC é responsável pela síndrome hemolítica-urêmica altamente fatal em crianças.[3] *EHEC são altamente prevalentes em bovinos*, mas, em geral, não causam doença clínica nessa espécie, embora algumas cepas de *E. coli* produtoras de toxina Shiga tenham sido associadas com a ocorrência de diarreia em bezerros. Os bovinos são os principais reservatórios de *E. coli* O157:H7, uma das importantes cepas de EHEC, que provoca ampla variedade de doenças clínicas em humanos (ver seção sobre *E. coli* entero-hemorrágica em animais pecuários e implicações zoonóticas). As cepas de *E. coli* produtoras de toxina Shiga têm sido associadas com a ocorrência da doença do edema em suínos[2]
- Cepas de *E. coli necrotoxigênica* (NTEC) produzem fator necrosante citotóxico (CNF; do inglês *cytotoxic necrotizing factor*) 1 ou 2. Isolados de NTEC2 se restringem aos ruminantes, especialmente bezerros e cordeiros com diarreia e septicemia
- Cepas de *E. coli septicêmica* do sorogrupo 078 são invasivas e causam septicemia em bezerros, leitões e cordeiros. Suas potentes endotoxinas provocam choque endotóxico, com alta taxa de mortalidade.

Epidemiologia

Ocorrência e prevalência de infecção

Nos últimos anos ocorreu aumento da prevalência de colibacilose. Há várias possíveis razões para isso, inclusive o tamanho dos rebanhos, a carência de mão de obra qualificada, o sistema de criação de animais automatizado e a maior densidade populacional.

Colibacilose ocorre mais comumente em animais pecuários recém-nascidos, sendo causa relevante de perda econômica na criação de animais pecuários. É uma doença complexa, na qual diversos fatores de risco interagem com alguns patógenos, resultando em doença. Há pelo menos dois diferentes tipos da doença: *colibacilose entérica*, caracterizada por graus variáveis de diarreia, desidratação, acidose e morte em poucos dias, se não tratada, e *septicemia coliforme*, caracterizada por enfermidade grave e morte rápida dentro de horas.

Bovinos e bezerros

A prevalência da infecção causada por *E. coli entero-hemorrágica*, especialmente pela cepa *E. coli* O157:H7, tem sido pesquisada extensivamente devido às preocupações com a carne e o leite cru como fontes de doença transmitida por alimento, em humanos. Nos EUA, as taxas de prevalência da infecção causada por *E. coli* O157:H7, com base em amostras de fezes positivas, foram 0,2 a 8,4%, em vacas; 1,6 a 3,0%, em novilhas; e 0,4 a 40%, em bezerros. As taxas de prevalência da infecção relatadas no Canadá, Itália, Japão e Reino Unido foram 0,3 a 16,1%, em vacas; 10,0 a 14,1%, em novilhas; e 1,7 a 48,8%, em bezerros.[4] Esses valores evidenciam a influência da idade do animal na epidemiologia da infecção por *E. coli* O157:H7. *A prevalência considerável dessa cepa EHEC em bovinos é pouco relevante na saúde animal porque, nessa espécie, a infecção por EHEC geralmente não está associada com doença clínica; todavia, é uma séria preocupação em saúde pública*.

A prevalência de *E. coli* enterotoxigênica (ETEC) em bezerros com diarreia é muito variável entre as regiões geográficas, os rebanhos e as faixas etárias dos animais. A prevalência pode ser tão alta quanto 50 a 60%, em bezerros com menos de 3 dias e com diarreia, e de apenas 5 a 10 em bezerros com 8 dias de vida e com diarreia. Em alguns países, a prevalência é de apenas 5 a 8% em bezerros com menos de 3 dias de vida e com diarreia. Assim, *colibacilose enterotoxigênica é uma importante causa de diarreia em bezerros com menos de 3 dias de vida* e não está associada com a ocorrência de surtos de diarreia em bezerros com idade superior a essa. Na maioria dos casos, a infecção de bezerros com mais de 2 a 3 dias de vida por ETEC é acompanhada de infecção viral. A prevalência de infecção por ETEC é muito baixa, ou zero, em bezerros clinicamente normais de rebanhos sem problema com diarreia. Em alguns rebanhos de corte, cujos bezerros jovens apresentam diarreia, pode haver pouca evidência de infecção por *E. coli* enterotoxigênica; assim, outros fatores precisam ser avaliados.

Leitões

A prevalência de ETEC em leitões com diarreia é variável entre as regiões geográficas e os rebanhos. Em algumas regiões, a detecção de pili F5 (K99) foi mais frequente, comparativamente ao F4 (K88) ou ao F6 (987 P), enquanto em outras regiões o pili F4 é o mais comum. As adesinas de pili F4 e F18 estão mais comumente associadas com a ocorrência de diarreia de suínos, após o desmame.

Taxas de morbidade e mortalidade

Bezerros

Em bezerros leiteiros criados em regime intensivo e em condições insatisfatórias de manejo, a taxa de morbidade da infecção causada por ETEC pode atingir 75%, mas geralmente situa-se ao redor de 30%. A taxa de mortalidade varia de 10 a 50%, dependendo dos procedimentos clínicos empregados.

Em bezerros de corte, a taxa de morbidade varia de 10 a 50% e a taxa de mortalidade de 5 a 25% que, em alguns anos, pode ser maior. A taxa de mortalidade na população de bezerros de corte e de bezerros leiteiros pode variar, em alguns anos, desde um valor tão baixo quanto 3%, em rebanhos bem controlados, até uma taxa tão alta quanto 60%, em rebanhos problemas.

Leitões

Em leitões, a taxa de morbidade de diarreia antes do desmame é muito variável entre os rebanhos, mas na leitegada a taxa média é de, aproximadamente, 6%, com a maioria dos casos verificada na primeira semana de vida. A taxa de morbidade aumenta com o tamanho da leitegada e diminui com o aumento do número de parições da porca. Perdas em decorrência de natimortos, lesões traumáticas, inanição e menor tamanho ao nascer representam grande parte da perda total que ocorre antes do desmame; colibacilose responde por cerca de 50% das gastroenteropatias constatadas no período pré-desmame.

Em termos econômicos, a diarreia pós-desmame (DPD) notada nas 2 semanas após o desmame é uma das doenças diarreicas mais importantes em leitões, nas quais a colibacilose tem fundamental participação na etiologia.[5] No período pós-desmame imediato, comumente ETEC está associada com a ocorrência de DPD. Podem ocorrer surtos repentinos, com taxa de mortalidade de 50%, ou maior. Os animais acometidos podem morrer subitamente ou apresentar diarreia profusa por até 4 dias. Nos casos não complicados a taxa de mortalidade raramente excede 10%.[5] A diarreia pós-desmame em suínos é abordada, em detalhes, em tópico com esse título.

Fatores de risco

Vários fatores de risco influenciam a ocorrência da doença e cada um deles deve ser considerado, avaliado e modificado ou eliminado, se necessário, quando se investiga a causa de um surto, possibilitando a obtenção de um procedimento clínico efetivo e o controle da doença.

Fatores de risco do animal

Espécie animal

A patogênese da colibacilose envolve diversos fatores relacionados ao hospedeiro, sendo provável que o mais importante seja a presença de receptores específicos de adesinas e enterotoxinas.[6] Basicamente, a doença clínica causada pela infecção por *E. coli* depende da presença de receptores específicos que, em geral, são encontrados em apenas uma ou poucas espécies animais, em razão da especificidade desses receptores de adesinas e enterotoxinas; as *cepas ETEC apresentam especificidade considerável para as espécies.*[7]

Idade e peso ao nascer

A diarreia causada por ETEC é verificada em *bezerros*, principalmente nos primeiros dias de vida, raramente em bezerros mais velhos e nunca em bovinos adultos. Estudos epidemiológicos em bezerros de corte e bezerros leiteiros indicaram que mais de 80% dos casos clínicos causados por ETEC F5 (K99) são verificados em bezerros com menos de 4 dias de vida. A capacidade do F5 de ETEC em se fixar ao epitélio do intestino delgado de bezerros diminui continuamente, a partir de 12 h de vida a 2 semanas de idade.[8] O mecanismo dessa resistência relacionada à idade não é bem compreendido, mas pode estar relacionado ao desenvolvimento de resistência à colonização do intestino delgado, à medida que o bezerro fica mais velho. Isso pode estar associado com a substituição das células epiteliais das vilosidades, que ocorre nos primeiros dias após o nascimento.

A doença é mais comum em *leitões* filhos de marrãs do que de porcas, sugerindo que ocorre desenvolvimento de imunidade com o avanço da idade da porca, que é transferida aos leitões. Em uma pesquisa em uma grande pocilga envolvendo cerca de 4.400 leitegadas, ao longo de 4 anos, constatou-se que 64% das leitegadas foram submetidas a tratamento para diarreia antes do desmame e que os leitões filhos de porcas de segunda parição foram 1,7 vezes mais sujeitos à diarreia pré-desmame do que as leitegadas de porcas a partir da terceira parição. Em leitões, a suscetibilidade ou resistência à diarreia causada por *E. coli* tem uma base hereditária. O receptor da superfície celular para o antígeno F4 (K88) é hereditário, em um modo mendeliano simples, com aderência (S) dominante sobre a não aderência (s). Suínos homozigotos dominantes (SS) e heterozigotos (Ss) possuem o receptor e são suscetíveis à infecção, enquanto suínos homozigotos recessivos (ss) não possuem o receptor e são resistentes. A maior incidência de diarreia é verificada em progênie suscetível de mães resistentes e pais suscetíveis. A maioria dos suínos, senão todos, apresentam receptores intestinais para pili F5 (K99⁺) e não há um padrão de hereditariedade similar relacionados aos receptores F5, para F4 (K88).

Imunidade e colostro

Animais pecuários recém-nascidos apresentam agamaglobulinemia e devem ingerir colostro e absorver imunoglobulina colostral horas após o nascimento, a fim de obter proteção contra colibacilose septicêmica e entérica. A transferência de imunoglobulina da mãe ao neonato é denominada *transferência de imunidade passiva*. *Falha na transferência de imunidade passiva* predispõe o neonato ao desenvolvimento de doenças infecciosas (ver, também, a seção "Falha de Transferência de Imunidade Passiva"). A transferência de imunoglobulina materna aos bezerros depende de três processos sucessivos:

- Produção de colostro com alta concentração de imunoglobulina, pela mãe
- Ingestão de volume apropriado de colostro pelos bezerros
- Absorção eficiente de imunoglobulina colostral pelo bezerro.

A absorção de imunoglobulina colostral ocorre até 24 h após o nascimento, em bezerros, e até 48 h em leitões. No entanto, em bezerros a máxima eficiência de absorção é verificada nas primeiras 6 a 12 h após o nascimento e diminui rapidamente 12 a 24 h após o animal nascer. Depois da absorção, a transferência ao lúmem intestinal é uma importante via de liberação de IgG em bezerros e essa transferência resulta em anticorpos que se ligam ao antígeno no lúmem intestinal. Ambos, anticorpos oriundos do sangue e anticorpos lactogênicos, são importantes fontes de anticorpos transferidos de modo passivo ao lúmem intestinal do bezerro neonato. A manutenção de altas concentrações de anticorpos derivados do leite no lúmem do intestino delgado pode requerer mais do que duas ingestões diárias, pois os anticorpos oriundos de dieta à base de leite são predominantemente liberados no lúmem intestinal ao redor de 12 h após a ingestão. Portanto, a transferência de anticorpos adquiridos de modo passivo, da circulação sanguínea para o lúmem do intestino delgado, é uma hipótese razoável para explicar a forte relação entre as altas concentrações séricas de imunoglobulinas adquiridas de modo passivo e a baixa taxa de morbidade em bezerros neonatos.

Bezerros leiteiros recém-nascidos devem ingerir 80 a 100 g de IgG colostral, sendo ideal a ingestão de até 150 g em poucas horas após o nascimento, a fim de obter concentração sérica de imunoglobulina de 1.000 mg/dℓ.

Fatores de risco do ambiente e do manejo

Influências meteorológicas

Embora haja disponibilidade de poucos dados epidemiológicos que sustentam a participação desses fatores de risco, muitos veterinários notaram relação entre condições climáticas adversas e a ocorrência de colibacilose tanto em bezerros quanto em leitões. Em condições climáticas inclementes, como tempestade de neve, uma prática comum em rebanhos de corte é confinar as vacas parturientes em uma pequena área onde possam ser alimentadas e beber água mais facilmente. Comumente, a superpopulação é acompanhada de surto de diarreia aguda em bezerros. Há evidência de que o frio, a umidade e o vento, no inverno, e o clima seco e quente, no verão, influenciam de modo relevante a incidência de morte em bezerros leiteiros.

Em Alberta, no Canadá, foram examinados os fatores de risco de morte causada por diarreia em bezerros de corte. A probabilidade de morte aumentou quando vacas e novilhas passaram o inverno ou pariram na mesma área e quando o rebanho passou o inverno e pariu no mesmo local. As taxas de morbidade e de mortalidade referentes à diarreia, nos primeiros 30 dias de vida, aumentaram quando havia porcentagem crescente de novilhas parturientes no rebanho. Em geral, as novilhas são mais estreitamente confinadas durante a estação de parição, para observação mais efetiva e assistência durante o parto. Isso pode ocasionar maior contaminação do ambiente, bem como da parede abdominal e do úbere das novilhas. Os fatores adicionais em novilhas incluem maior incidência de distocia, baixo instinto materno e menor volume e qualidade do colostro; todos esses fatores podem originar bezerros fracos que podem não adquirir imunidade colostral suficiente.

Métodos de alimentação e nutrição

Bezerros leiteiros alimentados com substitutos de leite podem ser mais suscetíveis às diarreias não diferenciadas agudas, algumas das quais podem ser decorrências de colibacilose entérica, comparativamente aos bezerros alimentados com leite de vaca integral. O tratamento térmico extremo do leite desnatado líquido durante a produção de leite desnatado desidratado, para uso como substituto de leite para bezerros, ocasiona desnaturação da proteína do soro, que interfere na digestibilidade dos nutrientes, e destruição de toda lactoglobulina presente; pode ter um efeito protetor em bezerros jovens.

Práticas de alimentação irregulares que resultam em diarreia dietética podem contribuir para maior incidência de colibacilose entérica em bezerros. A pessoa que alimenta e cuida dos bezerros influencia sobremaneira a taxa de mortalidade de bezerros com diarreia. Em geral, embora se acredite que as deficiências nutricionais, gerais ou específicas, como carência de energia, proteína ou vitamina A na dieta materna, predisponha à colibacilose, particularmente em bezerros e leitões, não há evidência direta de que as deficiências nutricionais específicas sejam fatores de risco. No entanto, é provável que elas, ao menos indiretamente, influenciam, por exemplo, na quantidade de colostro disponível na primeira ordenha pós-parto em novilhas de primeira parição subnutridas durante a gestação.

Padrão de alojamento e higiene

É provável que as práticas de higiene e alojamento sejam os principais fatores de risco ambiental que influenciam a incidência de colibacilose em bezerros e leitões; todavia eles têm recebido pouca importância em trabalhos de pesquisa, em comparação com outros aspectos como, por exemplo, o controle de doenças por meio de vacinação. Com o aumento do tamanho do rebanho e com a intensificação da produção do rebanho, a qualidade das práticas de higiene e saneamento, especialmente em animais estabulados, tem assumido maior importância. A doença é muito menos comum quando os bezerros são criados em pastagens ou são individualmente amarrados ou colocados em piquetes, em pastagens.

Fonte do microrganismo e sua ecologia e transmissão

É mais provável que a via oral seja a porta de entrada de infecções em bezerros, leitões e cordeiros, embora a infecção possa se instalar a partir dos vasos sanguíneos umbilicais e da mucosa nasofaríngea. Sugere-se a possibilidade de que alguns sorotipos de *E. coli* penetrem por esta última via e ocasionem meningite.

Na maioria das espécies, considera-se que a principal fonte de infecção são as fezes de animais infectados, inclusive de mães e neonatos sadios e de recém-nascidos com diarreia, os quais atuam como multiplicadores de microrganismos. Em alguns casos, o microrganismo pode ser cultivado a partir de amostra obtida de vagina ou útero de porcas de leitegadas infectadas. Em plantéis de suínos, o número total de microrganismos em porcas é maior em gaiolas de parição, diminuindo quando a porca retorna ao abrigo de acasalamento, sendo constatado a menor quantidade quando a porca se encontra no abrigo de gestação.

Os bezerros adquirem a infecção a partir de material de cama e baldes utilizados por bezerros infectados, piquetes sujos, proximidade de bezerros com diarreia, superpopulação nos locais de parição e pele do períneo e do úbere da vaca. O microrganismo se dissemina no rebanho por meio de fezes de animais infectados e quaisquer objetos inanimados contaminados com fezes, inclusive material de cama, baldes, botas, ferramentas, vestimentas, comedouros e bebedouros. O microrganismo é um dos primeiros a ser encontrado em animais pecuários recém-nascidos, geralmente minutos após o nascimento. Em bovinos sadios, a tonsila pode ser um reservatório de STEC. É possível que haja cepa de *E. coli* patogênica que pode ser transferida aos bezerros quando são lambidos pela mãe ao nascerem. A alta densidade populacional de animais nos locais de parição, em rebanhos de corte, e em piquetes de parição utilizados intensivamente, em rebanhos leiteiros; e o uso contínuo sucessivo de gaiolas de parição, sem interrupção para limpeza, contribuem para a manutenção de grande população dinâmica de *E. coli*. A quantidade de bactérias em um estábulo aumenta continuamente quando se prolonga o tempo em que o local permanece ocupado por animais, sem retirada total dos animais, seguida de limpeza, desinfecção e período de vacância. Em alguns países onde o parto deve ocorrer em instalações que evitam a exposição ao clima frio, os abrigos de parição podem se tornar intensamente contaminados em algumas semanas, resultando em surtos de colibacilose septicêmica e entérica.

Os animais infectados são os principais reservatórios de ETEC e suas fezes são as principais fontes de contaminação do ambiente pela bactéria. A transferência de *E. coli* entre os animais tem um "efeito multiplicador"; cada animal infectado excreta muito mais bactérias do que a quantidade originalmente ingerida. Os bezerros com diarreia são os principais multiplicadores da contaminação porque, com frequência, excretam 1 ℓ, ou mais, de fezes líquidas contendo 10^{10} ETEC/g, dentro de 12 h; ademais, os bezerros que se recuperam podem continuar a excretar bactérias por vários meses.

Bezerros sadios e vacas adultas podem atuar como reservatórios da infecção e as bactérias podem persistir no rebanho, circulando entre os animais de todas as idades. Acredita-se que os animais carreadores introduzidos em um rebanho não contaminado sejam uma das principais causas de surtos da infecção natural. É provável que a duração e a quantidade de microrganismos excretados dependam do grau de confinamento, da densidade populacional resultante, da imunidade do rebanho, das condições ambientais e, talvez, do sorotipo do microrganismo.

Fatores de risco do patógeno

Fatores de virulência de E. coli

Os fatores de virulência de *E. coli* incluem *pili* (*fímbrias*), enterotoxinas (*exotoxinas*), endotoxinas e *cápsulas*. As adesinas dos *pili* de ETEC possibilitam que se grudem às células epiteliais das vilosidades intestinais e impedem a excreção peristáltica pelo intestino e a produção de enterotoxinas.

Os fatores de virulência são importantes para a eficácia da vacina. Os antígenos adesina espécie-específicos devem ser identificados e incluídos nas vacinas administradas às fêmeas gestantes, na tentativa de estimular a produção de anticorpos específicos no colostro, os quais propiciam proteção contra colibacilose enterotoxigênica. Um elemento essencial no desenvolvimento de vacina é a detecção de antígenos fimbriais comuns, presentes na maioria dos isolados patogênicos e capazes de induzir a produção de anticorpos que impedem a fixação da bactéria. A grande diversidade de sorotipos potencialmente patogênicos verificados na colissepticemia e a carência de anticorpo sorotipo-específico para proteção cruzada contra um desafio heterólogo na infecção experimental têm dificultado o desenvolvimento de vacina contra colibacilose septicêmica.

Os principais fatores de virulência de ETEC em bezerros são os antígenos de adesina F5 (K99) e a enterotoxina estável ao calor (ST). A colonização do intestino delgado de bezerros por ETEC F5 parece ser sítio-específica, com predileção pelo íleo. Alguns sorogrupos também elaboram adesinas F41 e F5. Outros antígenos que se aderem à superfície, como Att25 e F17, foram identificados em *E. coli* enteropatogênica e septicêmica, em bovinos. As cepas ETEC F17a-positiva já não são mais isoladas em bezerros com diarreia, em alguns países. Considera-se que o uso de uma vacina que inclui os antígenos O101, K32 e H9, além de F5, explica a incidência muito baixa de O101:K32:H9, clone de *E. coli* F5. Em algumas cepas enterotoxigênicas e septicêmicas há um antígeno fimbrial relacionado a F4.

Enterotoxinas são peptídeos de bactérias ETEC cuja secreção é controlada por plasmídeos, que acomete o epitélio intestinal. Há dois diferentes tipos de enterotoxinas, enterotoxinas lábil ao calor (LT), de alto peso molecular (88 kDA), e enterotoxinas estáveis ao calor (ST), de baixo peso molecular.[7] As enterotoxinas LT são predominantemente produzidas por cepas ETEC de humanos e suínos, enquanto enterotoxinas ST são produzidas por cepas ETEC de humanos, suínos e bovinos. A enterotoxina de ETEC bovina estável ao calor foi purificada e caracterizada. Há evidência de uma forma de enterotoxina ST, comum em cepas de ETEC bovina, suína e humana.

A maioria das cepas de *E. coli septicêmica* pertence a alguns sorogrupos com propriedades de virulência que as capacitam a resistir aos mecanismos de defesa que normalmente eliminariam outras cepas de *E. coli*. As *cepas septicêmicas produzem endotoxina* que resulta em choque e morte rápida, geralmente em bezerros com menos de 5 dias de idade e falha na transferência de imunidade passiva. Em uma propriedade de criação de bezerros no Estado da Califórnia, nos EUA, isolados de *E. coli* do sangue de bezerros com bacteriemia grave representaram um grupo heterogêneo de bactérias, nos quais se constataram que eram positivos à aerobactina e, com frequência, resistentes aos efeitos bactericidas do soro. A importância relativa dos sorogrupos individuais é variável, dependendo do país. No entanto, estabeleceu-se que os isolados de *E. coli* de bezerros com sepse, cuja tipagem é possível, pertencem a um número de sorogrupos relativamente pequeno.[9] As cepas comumente isoladas de bezerros com sepse pertencem aos sorogrupos O78 e O15.[9,10]

E. coli entero-hemorrágica (EHEC) e *E. coli produtora de toxina Shiga* (STEC) são isoladas com maior frequência em humanos e animais e representam um importante problema zoonótico (ver discussão sobre *E. coli* entero-hemorrágica em animais pecuários e implicações zoonóticas). Esses microrganismos pertencem aos sorogrupos O111, O103, O5 e O26 e nenhum deles produz enterotoxina, tampouco possuem pili F5. Produzem as potentes toxinas Shiga ou verotoxinas SLT1 e SLT2; algumas cepas, como *E. coli* de *fixação e extinção (AEEC)* se fixam e destroem as microvilosidades dos enterócitos, provocando diarreia e disenteria, devido à colite hemorrágica, em bezerros com 2 a 5 semanas de idade. O gene de extinção (*eae*) e o gene que codifica a toxina Shiga 1 (*SLT1*) estão associados com a maioria dos isolados de AEEC em bovinos. Foram isolados tanto de ovinos e caprinos com diarreia quanto naqueles sadios.

Na Escócia, em um estudo dos padrões iniciais e subsequentes de excreção de STEC O26, O103, O111, O145 e O157 em um grupo de bezerros de corte de uma propriedade de criação mista, de bovinos e ovinos, constatou-se que a cepa O26 foi excretada por 94% dos bezerros e que 90% dos isolados dessa cepa continham os genes *vtx1*, *eae* e *ehl*. *E. coli* O103 foi o segundo sorogrupo mais comumente excretado pelos bezerros examinados e o padrão de excreção foi esporádico e aleatório. Não ocorreu excreção de *E. coli* O111 e a prevalência de excreção de O145 foi baixa. Embora tenha se constatado a ocorrência de alguma excreção de O157 por esses bezerros, ela foi esporádica e rara. Quanto às cepas O26, O103 e O157, não se verificou associação entre as excreções pelos bezerros e pelas mães, na primeira semana após o nascimento. Quanto às cepas O26 e O103, não se notou associação entre a excreção da bactéria e a ocorrência de diarreia, tampouco alguma alteração relevante na excreção após a estabulação. Em amostras obtidas em propriedades leiteiras da Austrália, bezerros tão jovens quanto 48 a 72 h apresentaram evidência de excreção fecal de STEC, indicando que os bovinos leiteiros são expostos à cepa STEC ao nascerem. Em bezerros, é mais provável a excreção da cepa O26 ou de *E. coli* O157 por ocasião do desmame, à semelhança dos resultados de pesquisas sobre a prevalência no hemisfério norte.

No Reino Unido, há relato de lesões do tipo fixação e extinção (*attaching and effacing*) de ocorrência natural no intestino de bezerros com diarreia e disenteria, infectados por *E. coli* O126:H11, a cepa STEC predominante em humanos. Foram isoladas cepas STEC e não STEC positivas para o gene *eae*, em bezerros leiteiros com diarreia, com 1 a 30 dias de idade.

E. coli O157 foi isolada de bezerros neonatos e foi considerada causa de diarreia em bezerros. Os isolados continham vários genes de virulência, como *Ehly*, *eae*, *stx1* e *stx2*. O gene *Ehly* pode ser um marcador de virulência da cepa *E. coli* O157 entero-hemorrágica de bovinos. Achados semelhantes foram relatados em rebanhos de bovinos leiteiros, no Brasil. Cepas de *E. coli* que possuem um subtipo intimina beta, normalmente presente em *E. coli* enteropatogênica de humanos, foram detectadas em bezerros com diarreia, no Brasil.

STEC não O157 foi isolada de bezerros com diarreia, na Argentina, e os sorotipos possuíam características de virulência associadas com maior patogenicidade em humanos e bovinos. Síndromes clínicas graves causadas por STEC não O157 são comuns em crianças com menos de 4 anos de idade e podem estar associadas com bezerros com diarreia que excretam cepas de STEC altamente virulentas, que podem atuar como um reservatório e fonte de contaminação, nessas regiões.

E. coli O116, de um sorogrupo previamente associado com a ocorrência de síndrome hemolítica-urêmica em pessoas, foi relacionada com um surto de diarreia e disenteria em bezerros com 1 a 16 semanas de idade, na Índia. *E. coli* O103:H2, uma cepa STEC que causa doença em humanos, foi isolada de bezerros com disenteria e de um ovino, na Austrália.

E. coli necrotoxigênica (NTEC), que produz o *fator necrosante citotóxico* (CNF), foi isolada em bovinos, na Irlanda do Norte e na Espanha, e de leitões com diarreia, na Inglaterra. Cepas de NTEC1 de bovinos, suínos e humanos podem pertencer aos mesmos sorogrupos/biogrupos, transportar genes que codificam a capacidade de fixação pertencentes às mesmas famílias e possuir outras propriedades de virulência idênticas e, portanto, em alguns casos não se exclui a possibilidade de infecção cruzada entre pessoas e animais pecuários. Na Espanha, NTEC foi detectada em cultura de tecido e no teste PCR em 15,8% dos bezerros leiteiros com diarreia, com 1 a 90 dias de idade; a maioria deles apresentava NTEC produtora de CNF2; o risco era maior com o avanço da idade. Também, há forte associação entre CNF2 e a fímbria F17. Já em 1958, havia detecção de NTEC, com suas adesinas e toxinas associadas, em bezerros com diarreia e sepse e sua prevalência parece estar aumentando. Sua participação na etiologia de doença requer pesquisas adicionais.

A maioria das cepas ETEC de *suínos neonatos* pertence aos denominados "sorogrupos clássicos": O8:K87, O45, O138:K81, O141:K85, O147:K89, O149:K91 e O157:KXVX17. Em geral, as cepas desses sorogrupos expressam e produzem antígenos de *pili* F4 (K88), F5 (K99), F6 (987 P), F18 e F41. Com exceção de F18, estes atuam como *pili* agem como mediadores de fixação de *E. coli* nas vilosidades do íleo de neonatos, provocando diarreia profusa em suínos desmamados. As cepas com *pili* F4 e F5 são as causas mais comuns de doença entérica em leitões com menos de 2 semanas de idade. Cepas ETEC que produzem *pili* F6 colonizam o intestino delgado e provocam diarreia em suínos neonatos com menos de 6 dias de vida, mas não em suínos mais velhos. Por outro lado, F18 não está associado com colibacilose neonatal em leitões; contudo, juntamente com F4, é a adesina mais comumente associada com a ocorrência de colibacilose após o desmame. Também, há algumas cepas ETEC que não produzem quaisquer dos antígenos mencionados anteriormente.

F4 produz enterotoxina lábil ao calor (LT), o que não acontece com F5 e F6; esses três tipos produzem a enterotoxina lábil ao calor STa, em camundongos jovens. Alguns isolados não produzem LT nem STa, mas enterotoxina em alças intestinais ligadas, em suínos (STb). Outras cepas "não clássicas" colonizam o intestino delgado, em algum grau, não se aderem firmemente ao epitélio intestinal e produzem enterotoxina e diarreia em leitões neonatos.

As cepas de ETEC de suínos que causam diarreia em leitões com menos de 2 semanas de vida, mas não em suínos mais velhos, são denominadas classe 2, enquanto aquelas cepas que causam diarreia em suínos mais velhos são ETEC classe 1. As cepas ETEC de bovinos possuem várias características em comum com os microrganismos de suínos classe 2, como a presença de antígeno O tipo 8, 9, 20 ou 101; colônias mucoides; presença de *pili* F5; e produção de enterotoxina estável ao calor. A maioria das cepas ETEC de suínos pertence a um número restrito de sorogrupos.

Cordeiros

Cepas de *E. coli* enterotoxigênicas podem ser isoladas das fezes de, aproximadamente, 35% dos cordeiros com diarreia. Cepas ETEC também foram isoladas do sangue de pequena porcentagem de cordeiros diarreicos. Cepas de *E. coli* com *pili* F5 (K99) estão associadas com surtos de diarreia em cordeiros com alguns dias de vida. *E. coli* com fímbria F17 foi isolada de cordeiros e cabritos com diarreia, mas nenhum dos isolados produziu quaisquer das toxinas normalmente associadas com cepas ETEC. Isolou-se *E. coli* com características de fixação e extinção, negativa para a toxina Shiga, mas positiva para *eae*, em cabritos com diarreia; a taxa de mortalidade foi alta.

Implicações zoonóticas de *E. coli*

Os bovinos representam uma importante fonte da cepa EHEC O157:H7, associada com a ocorrência de doenças transmitidas pelos alimentos, em pessoas (ver *Escherichia coli* entero-hemorrágica em animais pecuários e implicações zoonóticas).

Patogênese

Os principais fatores necessários para a compreensão da patogênese de colibacilose são: espécie acometida, idade e condição imune do animal e fatores de virulência da cepa de *E. coli*, especialmente sua capacidade de invadir os tecidos e causar septicemia ou de produzir enterotoxina. Diarreia, desidratação, acidose metabólica, bacteriemia e septicemia são os principais eventos patogênicos nas várias formas de colibacilose.

Colibacilose septicêmica (septicemia por coliforme)

Colibacilose septicêmica acomete todas as espécies, sendo causada por cepas invasivas de *E. coli* que penetram nos tecidos e na circulação sistêmica, a partir do lúmen intestinal, da mucosa nasofaríngea, das criptas das tonsilas ou dos vasos umbilicais. Em leitões recém-nascidos, a permeabilidade intestinal às macromoléculas pode predispor à invasão de *E. coli* causadora de septicemia. Essa cepa é capaz de invadir tecidos extraintestinais, resistir ao efeito bactericida do complemento no sangue, sobreviver e se multiplicar nos líquidos corporais, escapar da fagocitose e morte intracelular por fagócitos e causar lesão tecidual pela liberação de citotoxinas. Bezerros e leitões com deficiência de imunoglobulinas colostrais são altamente suscetíveis à septicemia. O colostro propicia proteção contra colisepticemia, mas pode não impedir a ocorrência de diarreia causada por *E. coli*. Além disso, bezerros alimentados com colostro são muito mais resistentes à endotoxina do que aqueles privados da substância. Em geral, os bezerros, leitões e cordeiros que apresentam teores séricos normais de imunoglobulinas são protegidos contra septicemia. Na colibacilose septicêmica, os achados clínicos e as lesões são atribuíveis aos efeitos da endotoxina, a qual causa choque. Em bovinos, os efeitos gerais da endotoxina incluem hipotermia, redução da pressão sanguínea sistêmica, taquicardia com baixo débito cardíaco, alterações na contagem de leucócitos, anormalidades na coagulação sanguínea, hiperglicemia seguida de hipoglicemia e depleção do glicogênio no fígado. Os animais que se recuperam de septicemia, posteriormente podem desenvolver lesões em decorrência da infecção local em outros órgãos, em momentos variáveis. Artrite é um achado associado comum em bezerros, cabritos e cordeiros. Meningite é comum em bezerros e leitões. Há relato de polisserosite causada por *E. coli*, em suínos.

Colibacilose entérica
Colibacilose enterotoxigênica

Cepas enterotoxigênicas de *E. coli* (ETEC) colonizam e se proliferam na porção superior do intestino delgado e produzem enterotoxinas que induzem aumento da secreção total de líquidos e eletrólitos no lúmen intestinal. A fixação de *E. coli* às células do epitélio intestinal é mediada por *pili* presentes nas bactérias. A forma enterotoxigênica de colibacilose é mais frequente em bezerros e leitões e menos comum em cordeiros e cabritos.

Os fatores que possibilitam ou controlam a colonização e proliferação dessas cepas e sua produção de enterotoxina não são bem compreendidos. As fímbrias bacterianas se fixam aos sítios receptores específicos, nas células epiteliais das vilosidades intestinais; depois disso, as bactérias se multiplicam e formam microcolônias que recobrem a superfície das vilosidades. O polissacarídeo capsular de *E. coli* também pode estar envolvido na fixação e colonização do microrganismo. As fímbrias de *E. coli* são fortemente imunogênicas, uma condição considerada na produção de vacinas. Como o antígeno F5 somente é expresso em ambiente com pH acima de 6,5, a colonização da mucosa do intestino delgado começa no íleo, onde o pH intraluminal é mais elevado e, a partir daí, progride em direção proximal.[8] Uma vez instaladas no intestino, as cepas ETEC iniciam a produção e secreção de enterotoxina estável ao calor. De modo semelhante à expressão de F5, a produção de enterotoxina depende do pH, com produção muito limitada em ambiente com pH abaixo de 7,0.[8] Embora pareça que isso não foi estudado especificamente, pode-se supor que toda condição que ocasiona aumento de pH no lúmen intestinal favorece a proliferação da bactéria; em contraste, a diminuição do pH pode abrandar a gravidade da colibacilose.

Diarreia, desidratação, acidose metabólica e desequilíbrio eletrolítico

A produção de enterotoxina resulta em secreção de líquido e eletrólitos no lúmen intestinal, a partir da circulação sistêmica, resultando em graus variáveis de diarreia, desidratação, desequilíbrio de eletrólitos, acidemia, insuficiência circulatória, choque e morte. A hiperpotassemia, constatada em alguns bezerros com desidratação grave e acidemia, causa arritmias cardíacas, inclusive bradicardia e parada atrial.

A consequência da enterotoxina no intestino de bezerros, leitões e outras espécies é semelhante àquela da enterotoxina da cólera humana; ela atua em mucosa íntegra. A enterotoxina estimula a atividade da adenilciclase da mucosa, induzindo aumento da atividade da adenosina monofosfato cíclica (AMP), que aumenta a secreção intestinal de cloreto. O aumento do conteúdo intraluminal de cloreto, por meio de osmose, ocasiona transferência de água para o intestino, em quantidade que excede a capacidade de absorção da mucosa intestinal e, assim, provoca diarreia. A secreção se origina, principalmente, nas criptas intestinais, mas o epitélio das vilosidades também tem função secretora. A membrana mucosa colonizada por ETEC permanece morfologicamente íntegra. O líquido secretado é alcalino e, em comparação com o soro sanguíneo, é isotônico, contém baixo teor de proteína e altas concentrações de íons sódio e bicarbonato. Em bezerros com diarreia, é possível notar distensão abdominal, que pode estar associada com a distensão do abomaso e do intestino pelo acúmulo de líquido.

Quando a doença se limita ao intestino, ela responde razoavelmente bem ao tratamento nos estágios iniciais. Se ocorre morte, ela se deve à acidemia, desequilíbrio eletrolítico e desidratação. As alterações do equilíbrio ácido-base e eletrolítico em leitões com 1 a 3 dias de vida infectados por ETEC, de modo natural ou experimental, causam desidratação grave, acidemia e acidose metabólica.

Em bezerros com diarreia, é possível ocorrer alterações metabólicas graves. Se a doença é progressiva, a acidemia e a acidose metabólica tornam-se mais grave à medida que se instala acidose láctica e pode haver hipoglicemia grave. Caso aconteça perda de grande volume de líquido, ocorrem hipovolemia e choque.

Historicamente, o conhecimento convencional sustenta que a *acidose metabólica* em bezerros com diarreia é resultado da perda de bicarbonato nas fezes e formação de L-lactato em decorrência da maior glicólise anaeróbica em animais desidratados e com baixa perfusão tecidual. No entanto, o acúmulo de L-lactato em bezerros neonatos com diarreia parece ocorrer somente em bezerros, na primeira semana de vida. Como nos casos clínicos não é possível confirmar a relação entre o acúmulo de ácido L-láctico e a gravidade da acidose metabólica, propôs-se que o suprimento exógeno de ácido ao organismo deve ser um importante fator contribuinte à condição denominada *acidose de intervalo aniônico (ânion-gap)*, tipicamente observada em bezerros com diarreia.[12] O intervalo aniônico (*ânion gap*), definido como a soma de cátions importantes menos a soma de ânions importantes, é uma mensuração de "ácidos orgânicos e inorgânicos inespecíficos", dos quais o ácido láctico é um componente de considerável importância. O *acúmulo de ácido D-láctico* foi identificado como importante colaborador no aumento do intervalo aniônico em bezerros com diarreia a partir do final do último século. No entanto, vários estudos confirmaram que a acidose por ácido D-láctico, mas não por ácido L-láctico, é uma ocorrência comum em bezerros com diarreia. Ademais, acidose por ácido D-láctico foi considerada importante fator contribuinte em bezerros com elevada acidose de intervalo aniônico.[12] Atualmente, considera-se que a acidose por ácido D-láctico seja causada pela maior absorção intestinal desse ácido em bezerros com diarreia, em que a má absorção resulta em fermentação bacteriana de carboidratos não absorvidos em D-lactato.[12] Estudos retrospectivos recentes sugeriram que o principal fator indutor de acidemia em bezerros com diarreia foi o aumento de ânions não mensurados, dos quais o ácido láctico tem considerável importância. A perda intestinal de líquido com alto teor de sódio e baixo conteúdo de cloreto possivelmente contribua para a condição conhecida como acidose por íon forte. Constatou-se que o aumento da concentração plasmática de proteína total, comumente observada na desidratação marcante, resultando em uma condição denominada acidose por ácido fraco, foi um fator colaborador menos importante na acidemia de bezerros com diarreia.[13]

A gravidade e a natureza da acidose em bezerros com diarreia variam de acordo com a idade do bezerro. Em bezerros mais jovens a instalação de desidratação tende a ser mais rápida e mais grave do que naqueles mais velhos, fato que pode estar relacionado à maior incidência de colibacilose enterotoxigênica em grupo etário jovem. A gravidade da desidratação, hipotermia e acidemia está associada com o grau de inibição dos reflexos autonômicos (obtundação). Assim, o grau de deterioração do comportamento do paciente, em combinação com a idade do bezerro, é utilizado para prever a gravidade da acidemia; quanto mais grave a acidemia, maior o grau de depressão.

O conhecimento convencional considera que os sintomas neurológicos, como ataxia, sonolência ou mesmo coma, são causados principalmente por acidemia ou acidose metabólica grave; no entanto, uma série de pesquisas recentes mostraram, inequivocamente, que o comprometimento da função neurológica pode ser mais bem explicado pela frequente ocorrência de elevação da concentração plasmática de D-lactato do que pela própria acidemia/acidose metabólica.[14,15] Estudos experimentais realizados em bezerros normalmente hidratados mostraram que os sintomas neurológicos semelhantes àqueles observados em bezerros com diarreia grave podem ser reproduzidos pela indução de hiper-D-lactemia, sem acidose concomitante. Por outro lado, a acidose hiperclorêmica grave induzida experimentalmente em bezerros não resulta em efeitos notáveis no comportamento dos bezerros tratados.[16,17]

Hiperpotassemia em bezerro com diarreia

Hiperpotassemia é a anormalidade eletrolítica mais notável em bezerros com diarreia e desidratados, que desenvolvem acidemia grave. Nos animais com diarreia, ela se instala mesmo com a perda significante de potássio para o intestino. Um estudo retrospectivo recente em pacientes de um hospital-escola revelou que a incidência de hiperpotassemia em bezerros com diarreia foi de 34%.[18] O achado clínico predominante associado à hiperpotassemia é bradicardia e arritmias, que podem ocasionar parada atrial, com consequência fatal. Embora esteja bem estabelecida a associação entre hiperpotassemia e acidemia, o mecanismo primário é pouco compreendido.[19] O mecanismo de longa ação responsável pela hiperpotassemia em bezerros com diarreia está diretamente relacionado com acidose extracelular e troca eletroquímica de K^+ por H^+ pela membrana celular, ocasionando transferência de potássio do compartimento extracelular para o intracelular, na troca por H^+, que tende a se transferir em direção oposta, com crescente concentração extracelular de H^+. Embora amplamente aceito, esse mecanismo carece de base fisioquímica confiável porque uma redução no pH do plasma de 7,4 para 7,0 aumentaria a concentração extracelular de H^+ de 0,000.040 mmol/ℓ para 0,000.100 mmol/ℓ. Portanto, uma troca equimolar de K^+ por H^+ pode causar apenas um aumento da concentração sérica de potássio de 0,000.06 mmol/ℓ, um efeito que além de não ser mensurável em equipamentos atuais dos laboratórios, é fisiologicamente irrelevante.[19] Outro mecanismo proposto é o comprometimento da atividade da Na/K-ATPase em condições de acidemia, resultando em prejuízo ao transporte de potássio para o compartimento intracelular.[19] No estudo retrospectivo anteriormente mencionado constatou-se que a ocorrência e o grau de hiperpotassemia está mais estreitamente associado com o grau de desidratação do que com a diminuição do pH do sangue venoso ou excesso de base, sugerindo que a menor capacidade de excreção de potássio pelo trato urinário pode ser mais importante do que a acidose/acidemia metabólica na etiologia da hiperpotassemia em bezerros desidratados.[18]

Hipernatremia em bezerros com diarreia

Hipernatremia é incomum em bezerros com diarreia que, em geral, apresentam desidratação isotônica ou discretamente hipotônica. Contudo há relatos de casos acidentais de hipernatremia. Considera-se que a causa seja mais um erro na preparação da mistura de soluções de eletrólitos de uso oral, destinadas ao tratamento de diarreia, do que a própria diarreia. A administração oral experimental de 1 ℓ de concentrado eletrolítico contendo 2.750 mEq de sódio mostrou que os bezerros consumiram prontamente essa solução misturada com leite e desenvolveram sintomas de hipernatremia dentro de 6 h após a administração.

Efeito do colostro | Concentração de imunoglobulina

Uma concentração sérica apropriada de imunoglobulina protege os bezerros da morte decorrente das consequências da diarreia, mas não necessariamente da diarreia. A melhor proteção é verificada quando tanto o teor de imunoglobulina no soro sanguíneo quanto os de colostro e de leite na primeira semana após o nascimento são elevados. As subclasses de imunoglobulina no plasma de bezerros que consumiram volume de colostro suficiente são IgG, IgM (é mais provável que a IgM seja mais importante dessas duas na prevenção de septicemia) e IgA. A concentração sérica de IgG de bezerros com menos de 3 semanas de idade, cuja morte foi causada por doença infecciosa, é muito menor do que aquela de bezerros normais. Dentre os bezerros mortos, 50 apresentavam teor sérico de IgG maior do que 2 desvios-padrões abaixo da média normal; 35% dos bezerros apresentavam concentração sérica maior do que 1 desvio-padrão abaixo da média normal. No intestino, nenhuma subclasse individual de imunoglobulina é considerada responsável pela proteção contra as consequências fatais da diarreia. Individualmente, cada subclasse de imunoglobulina pode prevenir a morte decorrente de diarreia, ainda que os bezerros acometidos possam manifestar graus variáveis de diarreia. Ao contrário do verificado em suínos, a IgA parece ser a menos efetiva.

Em suínos, a IgA torna-se a imunoglobulina predominante no colostro de porca após os primeiros dias de lactação; essa imunoglobulina não é absorvida, mas retida no intestino, onde atinge alta concentração, e tem importante participação na proteção local contra colibacilose entérica dos leitões. A IgA do colostro de porca é mais resistente às enzimas proteolíticas do trato gastrintestinal do que IgG_2 e IgM. Por outro lado, a concentração máxima de IgG no colostro é verificada no primeiro dia após o parto; é facilmente absorvida pelo leitão recém-nascido, sendo fundamental para a proteção contra septicemia. A lisozima presente no leite de porcas pode auxiliar no controle da população de bactérias no intestino dos leitões desmamados.

Mucosa intestinal

Em geral, os efeitos da ETEC se devem à enterotoxina; causa hipersecreção pelo epitélio intestinal íntegro. No entanto, a exposição intraluminal do jejuno de suínos com 3 semanas de idade a filtrados de cultura bruta estéril de cepas de *E. coli* que, sabidamente, produzem dois tipos de ST, causa alterações microscópicas do epitélio das vilosidades. Migração focal de neutrófilos, especialmente através do epitélio situado acima de folículos linfáticos agregados; impedimento do desenvolvimento de vilosidades do jejuno e íleo; e fixação da bactéria à mucosa de jejuno e íleo são os achados mais consistentes. Essas alterações são úteis no diagnóstico de colibacilose enterotoxigênica em bezerros. Embora as cepas enterotoxigênicas sejam consideradas não invasivas, isso não impede possível invasão à circulação sistêmica, resultando em septicemia, ou que também haja cepas septicêmicas.

Estudos enzimáticos histoquímicos da mucosa do intestino delgado de bezerros submetidos à infecção experimental por rotavírus e ETEC mostram redução marcante da atividade enzimática nas infecções duplas, com redução menor na infecção única. Notou-se aumento da atividade enzimática em partes da mucosa intestinal não acometidas ou apenas ligeiramente lesionadas por enteropatógenos, o que pode ser uma adaptação da mucosa para manter sua capacidade de absorção. Em bezerros com diarreia discreta, verifica-se ligeiro prejuízo à digestão da lactose. Os bezerros com diarreia aguda encontram-se em estado catabólico e respondem com maior aumento da concentração plasmática de glicose para determinada quantidade de glicose absorvida, comparativamente aos bezerros sadios.

Em bezerros com diarreia com mais de 5 dias de vida nota-se, com frequência, má absorção de gorduras e carboidratos, contribuindo para o desenvolvimento de acidose por ácido D-láctico, que tem sido associada com potente efeito neurotóxico possivelmente responsável pela alteração do comportamento de bezerros com diarreia.

Colibacilose causada por E. coli enteropatogênica de fixação e inibição

E. coli enteropatogênica de fixação e inibição (*attaching and effacing*) pode causar diarreia e disenteria, de ocorrência natural, em bezerros com 18 a 21 dias de vida. Não produz enterotoxina, mas se fixa à superfície de enteróticos do intestino grosso. Os bezerros acometidos excretam fezes diarreicas com sangue vivo. As lesões em bezerros experimentalmente infectados são indistinguíveis daquelas produzidas por algumas *E. coli* que são enteropatogênicas para humanos, coelhos e suínos. A cepa EHEC bovina O118:H16 é capaz de colonizar o intestino de bezerros recém-nascidos, induzindo diarreia 24 h após o desafio, e produzir lesões de fixação e inibição nos intestinos delgado e grosso.

Sinergismo entre enteropatógenos

Colibacilose enterotoxigênica ocorre naturalmente e pode ser reproduzida experimentalmente utilizando cepa ETEC em bezerros com menos de 2 dias de vida, mas não em bezerros com 1 semana de idade. Aqueles com mais de 3 dias de idade e diarreia podem estar infectados por *E. coli* enterotoxigênica F5 (K99) e rotavírus. Há evidência de que a infecção intestinal prévia ou simultânea com rotavírus possibilita que *E. coli* colonize bezerros mais velhos. Desse modo, em bezerros com mais de 2 dias de vida pode ocorrer sinergismo entre rotavírus e ETEC; isso pode explicar a diarreia fatal verificada em bezerros com 1 semana de idade, a qual normalmente não seria fatal no caso de infecção única. O rotavírus pode exacerbar a colonização de *E. coli*.

A infecção experimental simultânea de bezerros neonatos gnotobióticos com 24 h de vida com rotavírus e ETEC resulta em diarreia grave. Isso também acontece em leitões. No entanto, em ambas as espécies o efeito é considerado mais aditivo do que sinérgico.

Sumário da patogênese

Colibacilose septicêmica é constatada em animais recém-nascidos, sendo a falha na transferência de imunidade passiva o principal fator predisponente. Colibacilose entérica é diagnosticada em animais que consumiram colostro e está associada com colonização e proliferação de ETEC produtora de enterotoxina, provoca graus variáveis de diarreia, acidemia e desidratação. Embora comumente ocorra infecção única, como na diarreia de leitões, e que foi anteriormente descrita como colibacilose enterotoxêmica de bezerros, as infecções múltiplas por cepa ETEC e vírus, além de outros microrganismos, são mais comuns.

Achados clínicos

Bezerros

Septicemia por coliforme

É mais comum em bezerros, nos primeiros 4 dias de vida, sendo descrita como síndrome da resposta inflamatória sistêmica (SIRS; do inglês, *systemic inflammatory response syndrome*) a um processo infeccioso ativo.[20] A maioria dos bezerros acometidos apresenta baixa concentração sérica de IgG devido à inadequada transferência de imunologulina colostral.[21] A doença é hiperaguda, cuja progressão varia de 24 a 96 h, com taxa de sobrevivência inferior a 12%. Os sinais clínicos iniciais são vagos e inespecíficos. Os animais acometidos se apresentam fracos e apáticos, comumente em decúbito e desidratados; nota-se taquicardia e embora a temperatura possa estar elevada no início, ela diminuiu rapidamente para valor subnormal quando o bezerro se torna fraco e moribundo. O reflexo de sucção é fraco ou ausente, a membrana mucosa bucal encontra-se ressecada e fria e pode haver prolongamento do tempo de preenchimento capilar. É comum verificar extremidades frias, pulso periférico fraco e prolongamento do tempo de preenchimento capilar. É frequente notar congestão da esclera. Pode haver diarreia e disenteria, mas isso é incomum.

O envolvimento de múltiplos sistemas e órgãos corporais é característico de septicemia neonatal, sendo necessário exame clínico minucioso para detectar as anormalidades. Se o bezerro sobrevive à septicemia, a evidência clínica do local da infecção pode ser detectada em, aproximadamente, 1 semana após a septicemia. Isso inclui artrite, meningite, panoftalmia e, menos comumente, pneumonia. Em uma série de 32 casos de meningite em bezerros neonatos, os achados clínicos mais frequentes foram letargia, anorexia, decúbito, ausência do reflexo de sucção, estupor e coma. Opistótono, convulsões, tremores e hiperestesia foram notados com menor frequência. A taxa de mortalidade foi de 100%, apesar do tratamento intensivo; durante a necropsia foram constatadas lesões compatíveis com septicemia.

Fatores preditivos de septicemia

Os achados clínicos iniciais de septicemia em bezerros neonatos são vagos e inespecíficos e, com frequência, são indistinguíveis daqueles achados verificados em doenças não infecciosas ou em infecções focais, como diarreia. Para o diagnóstico definitivo de septicemia há necessidade de hemocultura positiva, mas, em geral, os resultados não são disponibilizados antes de 48 a 72 h; é comum resultado falso-negativo. Os parâmetros laboratoriais propostos para a detecção de bezerros potencialmente com septicemia são hipoglicemia, neutrofilia com desvio à esquerda e neutrófilos com sinais de toxicidade.[20]

Nenhum teste laboratorial disponível, isoladamente, é totalmente confiável para o diagnóstico precoce de septicemia em animais pecuários neonatos e, assim, foram desenvolvidos sistemas de escore e modelos preditivos de septicemia com base nos dados históricos, clínicos e clinicopatológicos obtidos.[20] O objetivo desses modelos matemáticos é detectar neonatos com septicemia, no início da doença, quando seria mais provável uma recuperação favorável com um tratamento apropriado. Em um estudo com bezerros com diarreia, com menos de 28 dias de vida, encaminhados a uma clínica de referência para o tratamento, constatou-se que 31% deles apresentavam septicemia, com base em resultado da hemocultura. Para a previsão de septicemia foram utilizados dois modelos. As variáveis clinicopatológicas associadas com maior risco dessa anormalidade foram aumento da concentração sérica de creatinina (razão de probabilidade [RP]: 8,63) moderado (1,99 a 5,55 mg/dℓ) e marcante (> 5,66 mg/dℓ); alterações tóxicas moderadas a marcantes em neutrófilos (RP 2,88); falha na transferência de imunidade passiva (concentração de IgG: 800 mg/dℓ, globulina: 2 g/dℓ [RP 2,72], e teor sérico de proteína total: 5 g/dℓ). As variáveis clínicas associadas com maior risco de septicemia foram idade inferior a 5 dias (RP 2,58), infecção focal (RP 2,45), decúbito (RP 2,98) e reflexo de sucção fraco (RP 4,10).

Colibacilose entérica

É a forma mais comum de colibacilose em bezerros recém-nascidos, principalmente com 3 a 5 dias de idade. Pode acometer bezerros tão jovens quanto 1 dia de vida e apenas raramente aqueles com mais de 3 semanas. A gravidade do quadro clínico é variável, dependendo do número e do tipo de microrganismo causador da doença. A presença de infecção única causada pela cepa ETEC pode provocar um estado de colapso geralmente denominado *toxemia entérica*. Nessa forma da doença, os sinais clínicos incluem fraqueza intensa, coma, temperatura corporal subnormal, pele fria e úmida, palidez de membranas mucosas, umidade ao redor da boca, colapso das veias superficiais, lentidão e irregularidade do coração, movimentos convulsivos discretos e apneia periódica. Em geral, a diarreia não é evidente, embora possa haver ligeira distensão abdominal; a sucussão acompanhada de auscultação pode revelar ruídos semelhantes a esguichos de líquido, sugerindo preenchimento do intestino com líquido. O prognóstico para esses bezerros é ruim; comumente morrem 2 a 6 h após o início dos sintomas.

Na forma mais comum da doença em bezerros nota-se diarreia, com fezes profusas e aquosas a pastosas, geralmente amarelo-pálidas a esbranquiçadas e, ocasionalmente, com estrias de sangue e odor muito fétido. Em geral, o conteúdo de matéria seca das fezes é inferior a 10%. A defecação é frequente e sem esforço; a cauda e o períneo encontram-se sujos de fezes. Quase sempre, nos estágios iniciais da doença a temperatura é normal, mas torna-se subnormal à medida que a doença se agrava. Os bezerros acometidos podem ou não mamar ou beber líquidos, dependendo do grau de acidose, desidratação e fraqueza. Os bezerros com menos de 8 dias de idade podem estar fracos, principalmente devido aos efeitos da desidratação grave e de início rápido; em bezerros com mais de 8 dias de vida, a acidemia e acidose metabólica, uma consequência considerável do acúmulo de ácido D-láctico, tendem a ser mais graves e isso contribui para um maior grau de obtundação e fraqueza. Nos estágios iniciais da doença pode haver ligeira distensão abdominal em decorrência da distensão do intestino preenchido por líquido, a qual pode ser detectada por meio de sucussão e auscultação do abdome. Em alguns desses bezerros, a diarreia ainda não é evidente, mas surge depois de várias horas, quando pode se tornar muito profusa. Bezerro com infecção discreta a moderada pode manifestar diarreia por alguns dias e se recuperar espontaneamente, com ou sem tratamento. No entanto, o quadro clínico de 15 a 20% dos bezerros com colibacilose entérica se agrava progressivamente dentro de 3 a 5 dias e, de modo gradativo, os animais tornam-se mais fracos, não manifestam interesse em mamar e parecem cada vez mais desidratados.

Durante o curso da diarreia, o grau de desidratação varia de apenas discreta manifestação clínica (4 a 6% do peso corporal [PC]) até uma desidratação que corresponde a 10 a 16% do peso corporal. O grau de desidratação pode ser estimado pelo "efeito de tenda" da pele na parte lateral da região cervical e pela mensuração do tempo necessário para a dobra cutânea ("tenda") retornar ao normal. Em bezerros com 8% de desidratação, são necessários 5 a 10 s para a dobra cutânea retornar ao normal; naqueles com 10 a 12% de desidratação são necessários até 30 s. A verificação da retração do globo ocular (enoftalmia) é um método alternativo validado para estimar, de modo confiável, o grau de desidratação de bezerros com diarreia. Ligeira retração do globo ocular, sem espaço evidente entre o mesmo e a órbita, indica 6 a 8% de desidratação; distância moderada entre o mesmo e a órbita indica 9 a 12% de desidratação; e distância marcante entre o globo ocular e a órbita indica > 12 a 16% de desidratação. Um resumo da relação entre o grau de desidratação (% PC), o grau de enoftalmia (mm), a duração do "efeito de tenda" na pele da região cervical (em segundos) e a condição das membranas mucosas e das extremidades, em bezerros com diarreia induzida experimentalmente, é mostrado na Tabela 19.12.[1]

Os bezerros acometidos podem perder 10 a 16% de seu peso corporal original nas primeiras 24 a 48 h de diarreia. A hiperpotassemia verificada em bezerros com diarreia neonatal foi associada com anormalidades de frequência e ritmo cardíacos, inclusive bradicardia e parada atrial. Surtos da doença em rebanhos de bezerros de corte pode durar várias semanas, tempo no qual quase todos os bezerros são acometidos, dentro de vários dias após o nascimento.

Enterite hemorrágica em vitelo é uma síndrome fatal caracterizada por anorexia, febre, diarreia com fezes contendo muco e que se tornam sanguinolentas nos estágios posteriores, e diátese hemorrágica na conjuntiva ocular e nas membranas mucosas bucal e nasal. A etiologia é desconhecida; cepas de *E. coli* isoladas de fezes de bezerros acometidos produziram enterotoxinas e toxinas Shiga, mas sua relevância não foi definida.

Em alguns bezerros com 10 a 20 dias de idade, com histórico de diarreia há vários dias, da qual se recuperaram, nota-se acidose metabólica sem sinais clínicos de desidratação. Os bezerros acometidos apresentam depressão, fraqueza, ataxia e, às vezes, decúbito, e parecem em coma. Os bezerros acometidos respondem rapidamente ao tratamento intravenoso com bicarbonato de sódio. Em cabritos, ocorre síndrome semelhante.

Cordeiros e cabritos

Embora em alguns casos notam-se sintomas intestinais e em outros ocorre doença crônica, geralmente a colibacilose em cordeiros é septicêmica e hiperaguda. Dois grupos etários parecem suscetíveis: cordeiros com 1 a 2 dias de vida e aqueles com 3 a 8 semanas de idade. Os animais com doença hiperaguda são encontrados mortos, sem sintomas prévios. Aqueles com doença aguda apresentam colapso e, ocasionalmente, sintomas de meningite aguda, como andar rígido nos estágios iniciais, seguido de decúbito com hiperestesia e convulsões tetânicas. Quase sempre, os animais com doença crônica manifestam artrite. Em cabritos, a doença é semelhante àquela relatada em cordeiros.

Leitões

Septicemia por coliforme

Septicemia por coliforme é incomum, mas acomete leitões com 24 a 48 h de vida. Alguns deles são encontrados mortos, sem qualquer sintoma prévio. Em geral, mais de um leitão é acometido e, às vezes, toda a leitegada é infectada. Clinicamente, os leitões gravemente acometidos se apresentam fracos, quase que em coma, cianóticos, com aparência fria e úmida e temperatura subnormal. Geralmente não há diarreia. O prognóstico para estes leitões é ruim e a maioria deles morre, apesar de tratados.

Doença do edema é uma forma particular de colibacilose em leitões desde alguns dias de vida até após o desmame. É causada por cepas de *E. coli* produtoras de toxina Shiga que provoca angiopatia degenerativa em artérias de pequeno calibre e em arteríolas.

Colibacilose enterotoxigênica

Diarreia em leitões recém-nascidos

A diarreia em leitão recém-nascido, uma forma de colibacilose em leitões, ocorre desde 12 h de vida até vários dias após o nascimento, com incidência máxima aos 3 dias de idade. À semelhança da forma septicêmica, geralmente mais de um animal, ou toda a leitegada, é acometido. Quase sempre, o primeiro sintoma notado são poças de fezes no chão. Nos estágios iniciais da doença, os leitões acometidos ainda são capazes de mamar, mas gradativamente se tornam inapetentes à medida que a doença progride. A consistência das fezes varia de pastosa a aquosa e, comumente, a coloração é amarelada a amarronzada. Quando a diarreia é profusa e aquosa não há sujidade fecal evidente no períneo e nos quartos posteriores; todavia, a cauda dos leitões encontra-se estendida e úmida. Ocasionalmente, os leitões doentes vomitam, embora o vômito não seja tão evidente quanto aquele verificado na gastrenterite transmissível. Em geral, a temperatura corporal é normal ou subnormal. A doença é progressiva; diarreia e desidratação persistem e os leitões se tornam muito fracos e deitam em decúbito lateral, com fracos movimentos de pedaladas. Dentro de várias horas parecem muito desidratados e

Tabela 19.12 Grau de desidratação em bezerros com diarreia experimentalmente induzida.

Grau de desidratação (% PC)	Grau de enoftalmia (mm)	Duração do "efeito de tenda" na pele da região cervical (s)	Membranas mucosas e extremidades
0	Nenhum	Menor que 2	Úmida
2	1	3	Seca
4	2	4	Seca
6	3	5	Seca
8	4	6	Extremidades frias
10	6	7	Extremidades frias
12	7	> 8	Extremidades frias
> 14	> 8	> 10	Membranas mucosas pálidas

encolhidos e, comumente, morrem dentro de 24 h após o início dos sintomas, se não tratados. Nos surtos graves, toda a leitegada pode ser infectada e morrer dentro de algumas horas após o nascimento. O prognóstico é favorável, desde que o tratamento seja iniciado precocemente, antes da instalação de desidratação e acidose significantes.

Diarreia no período pós-desmame

A diarreia pós-desmame (DPD), uma forma de colibacilose em leitões, é uma causa economicamente importante de morte de leitões desmamados. Quase sempre é constatada dias após o desmame. Nos casos hiperagudos, os leitões são encontrados mortos, com aparência evidente de desidratação, profunda retração do globo ocular e extremidades cianóticas. Nos casos menos agudos, os primeiros sintomas podem ser perda da condição corporal, basicamente em decorrência da desidratação. Em alguns animais, a diarreia pode não ser aparente porque o líquido pode apenas se acumular no intestino. Quando presente, a diarreia pode ser aquosa a pastosa, em alguns casos contém sangue e pode durar 1 a 5 dias (ver, também, "Diarreia Pós-desmame em Suínos").

Patologia clínica

Cultura e identificação de microrganismos

Na suspeita de septicemia, deve-se enviar amostra de sangue para isolamento do microrganismo e determinação de sua sensibilidade aos antimicrobianos. De modo asséptico, deve-se obter amostra de sangue para cultura e inoculação direta em caldo de infusão cérebro-coração. Devido à limitada sensibilidade para detectar bacteriemia em cultura única, deve-se colher nova amostra de sangue depois de algumas horas, a fim de aumentar a chance de isolamento do microrganismo e a confirmação de septicemia.

O *diagnóstico etiológico definitivo de colibacilose entérica* depende do isolamento e caracterização de *E. coli* no intestino e nas fezes dos animais acometidos. A melhor ocasião para obter o diagnóstico é quando um número representativo de animais infectados não tratados é enviado para exames patológicos e microbiológicos. A distribuição do microrganismo no intestino; a detecção de antígeno F4 (K88), F5 (K99) ou F6 (K987 P); e a aparência histopatológica da mucosa facilita o diagnóstico.

A cultura de fezes e de conteúdo intestinal, de rotina, a fim de pesquisar a presença de *E. coli*, sem determinar seus determinantes de virulência, tem valor limitado. Os testes laboratoriais utilizados para identificar *E. coli* F4 (K99) enterotoxigênica incluem teste direto de pesquisa de anticorpos fluorescentes, com métodos de cultura convencionais, e ELISA, com ou sem anticorpo monoclonal, com intuito de detectar o microrganismo ou a enterotoxina nas fezes. Há disponibilidade de sondas de DNA específicas, que codificam genes de enterotoxinas e adesinas e são utilizadas para avaliar a cepa de *E. coli* isolada de animais com diarreia. Isolados de microrganismo também podem ser examinados, investigando-se a presença de toxinas, utilizando-se teste imunoenzimático e teste de aglutinação em látex.

A detecção da cepa STEC nas fezes se baseia no teste de citotoxicidade e na técnica de hibridização de DNA. Há disponibilidade de vários testes ELISA; têm-se utilizado anticorpos monoclonais para as toxinas Shiga ST1 e ST2, para o exame de fezes dos animais. O isolamento de *E. coli* O157:H7 se baseia na sua capacidade de fermentar o sorbitol. Há disponibilidade de um ELISA sanduíche que utiliza anticorpos monoclonais para as toxinas Shiga 1 e 2 de *E. coli* para captura e detecção de STEC nas fezes de animais. Também, há disponibilidade de um teste PCR para detecção de genes ST de *E. coli* isolada de bovinos, ovinos e suínos com diarreia.

Comumente se determina a sensibilidade aos antimicrobianos (antibiograma) de *E. coli* isolada de fezes de bezerros e leitões com diarreia, mas esse exame tem valor limitado quando não se sabe qual isolado é enteropatogênico.

Hematologia e bioquímica sérica

Alterações marcantes nas contagens total e diferencial de leucócitos e na concentração plasmática de fibrinogênio podem indicar septicemia ou infecção intestinal grave. No entanto, os bezerros gravemente acometidos podem não apresentar evidência de hemograma anormal.[21] Na doença entérica, as principais alterações na composição do plasma são desidratação, desequilíbrio eletrolítico e acidose/acidemia metabólica. A osmolalidade total do plasma tende a estar diminuída.

O volume globular (hematócrito) e a concentração de proteína total no sangue indica o grau de desidratação, embora o aumento do teor de proteína total em bezerros com falha na transferência de imunidade passiva possa subestimar o grau de desidratação. Nos casos graves, a concentração de nitrogênio ureico sanguíneo (BUN, do inglês *blood urea nitrogen*) pode estar aumentada devido à perfusão renal inadequada. A concentração de bicarbonato no sangue encontra-se acentuadamente reduzida, indicando acidose metabólica. Baixo valor de pH sanguíneo indica acidemia. Bezerros com pH de sangue venoso inferior a 7,0 requer tratamento parenteral imediato para acidemia. As concentrações séricas de outros eletrólitos são variáveis, mas pode haver ligeira diminuição do teor sérico de sódio e discreto aumento de cloreto no soro; animais com desidratação grave podem apresentar hiperpotassemia, que pode resultar em bradiarritmia.[18]

As anormalidades hematológicas associadas à *septicemia* variam dependendo do estágio e da gravidade da doença. Nos animais com septicemia, comumente notam-se contagem anormal de neutrófilos (neutrofilia ou neutropenia), com desvio à esquerda e sinais de toxicidade nos neutrófilos.[11,20,21] Em bezerros com septicemia, outro achado comum é hipoglicemia, embora não seja patognomônico.

Achados de necropsia

Na *septicemia por coliforme* pode não haver lesão macroscópica e o diagnóstico pode depender do isolamento do microrganismo nos órgãos de filtração. Nos casos menos graves é possível verificar hemorragia de subserosa e submucosa. Pode-se notar algum grau de enterite e gastrite. Ocasionalmente, constata-se exsudato fibrinoso nas articulações e nas cavidades serosas; pode haver onfaloflebite, pneumonia e meningite. As características histológicas dessas manifestações de colibacilose são semelhantes àquelas verificadas na septicemia e toxemia.

Na *colibacilose entérica* de leitões e bezerros, a carcaça tem aparência desidratada e o intestino é flácido e preenchido com líquido. Em bezerros, quase sempre o abomaso encontra-se distendido por líquido e pode conter coágulo de leite. Tipicamente, nota-se ausência de coágulo em bezerros alimentados com substitutos de soro lácteo, os quais não contêm caseína. A mucosa do abomaso pode apresentar inúmeras áreas hemorrágicas pequenas. Em ambos, bezerros e suínos, a mucosa do intestino pode parecer normal ou hiperêmica e pode haver edema de linfonodos mesentéricos. Com frequência, nota-se atrofia discreta, ou mesmo fusão, de vilosidades do jejuno e do íleo; no entanto, o achado-chave no exame microscópico é a *presença de bacilos fixados no bordo em escova de enterócitos*. Em termos ultraestruturais, ocorre maior perda de células epiteliais das vilosidades dentro de, aproximadamente, 12 h após a inoculação experimental de bezerros com cepa ETEC.

Nos bezerros infetados por *E. coli* de fixação e inibição (*attaching e effacing*) notam-se ileíte pseudomembranosa, colite mucohemorrágica e proctite. O exame microscópico de segmentos intestinais bem preservados revela fixação da bactéria, atrofia de vilosidades do íleo e erosão de enterócitos.

Além das técnicas de culturas bacteriológicas tradicionais, a cepa ETEC pode ser identificada por meio de vários testes, inclusive teste de pesquisa indireta de anticorpos fluorescentes específicos (IFA), para antígenos dos *pili* F4 (K88), F5 (K99) e F6 (987 P). Os testes IFA podem ser realizados em esfregaços obtidos pela compressão de uma lâmina contra o tecido (*imprint*) ou em cortes congelados de tecidos do íleo; os resultados são disponibilizados em poucas horas. Atualmente, há disponibilidade de técnicas mais recentes, como sondas de gene de DNA, testes imunoenzimáticos e testes de aglutinação em látex, a fim de identificar os isolados que produzem enterotoxina e apresentam propriedades de adesina.

Com frequência, durante surtos graves da doença é necessário o exame necroscópico de animais que morreram com diarreia, especificamente para a obtenção do diagnóstico etiológico definitivo. O emprego combinado de exames bacteriológicos, parasitológicos e virológicos, juntamente com exame histológico e teste imunofluorescente de tecido intestinal fresco, propicia a informação mais útil sobre os locais das lesões e a presença de enteropatógenos. A autólise pós-morte da mucosa intestinal, com invasão dos tecidos pela microflora intestinal, acontece dentro de minutos após a morte, de modo que as amostras de intestino devem ser coletadas imediatamente após a eutanásia do animal.

Amostras para confirmação do diagnóstico

Septicemia por coliforme

- Bacteriologia – cultura de amostras resfriadas de baço, pulmão e fígado, suabes de exsudatos, umbigo, meninges (cultura)
- Histologia – amostras teciduais fixadas de baço, pulmão, fígado, rim, cérebro e quaisquer lesões macroscópicas.

Colibacilose entérica

- Bacteriologia – segmentos resfriados de íleo e cólon (inclusive seus conteúdos; cultura e/ou FAT, aglutinação em látex, PCR)
- Histologia – amostras fixadas de duodeno, jejuno, íleo, cólon e linfonodos mesentéricos.

Diagnóstico diferencial

O diagnóstico etiológico definitivo de colibacilose septicêmica depende do isolamento laboratorial do agente causador que, geralmente, é uma única espécie ou tipo de microrganismo. Não é possível distinguir, clinicamente, as septicemias de recém-nascidos. O diagnóstico etiológico definitivo de colibacilose entérica em bezerros e leitões recém-nascidos pode ser difícil e, quase sempre, inconclusivo, porque não é facilmente possível determinar a importância de outros microrganismos no trato intestinal e nas fezes de animais com diarreia.

Na Tabela 19.13 há uma lista de possíveis agentes causadores de diarreia e septicemia em animais pecuários recém-nascidos. Utilizando uma abordagem diagnóstica que combina a detecção de enteropatógenos nas fezes antes da morte e na mucosa intestinal após a morte, é possível saber em que locais cepas ETEC, rotavírus, coronavírus, *Salmonella* spp. e *Cryptosporidium* spp. são os únicos ou principais agentes etiológicos. No entanto, a ocorrência de infecções mistas é mais comum do que as infecções únicas.

Deve-se fazer todo esforço economicamente possível para se obter um diagnóstico etiológico. Isso é especialmente importante quando ocorrem surtos de diarreia no rebanho ou quando a doença parece ser endêmica. O emprego de uma abordagem interdisciplinar aumenta o sucesso diagnóstico. Isso inclui visita à propriedade ou ao rebanho e investigação epidemiológica detalhada do problema. O diagnóstico depende muito dos achados epidemiológicos, microbiológicos e patológicos e, às vezes, do resultado do tratamento.

A maior dificuldade é definir se a diarreia é ou não de origem infecciosa e diferenciá-la de diarreia dietética, que é mais comum em bezerros alimentados manualmente e em todas as espécies de recém-nascidos que mamam em mães de alta produção. Na diarreia dietética, as fezes são volumosas e de consistência pastosa a gelatinosa, o animal se apresenta alerta e animado e geralmente ainda mama; todavia, alguns podem ser inapetentes.

Tratamento

Septicemia por coliforme

No tratamento de septicemia por coliforme em neonatos, são necessários *cuidados críticos intensivos*. A detecção precoce de animais com suspeita de septicemia e a intervenção terapêutica precoce são importantes fatores determinantes do sucesso do tratamento. Em medicina humana, as evidências indicam que espera-se redução de até 10% na taxa de sobrevivência para cada hora de atraso no início do tratamento antimicrobiano, em pacientes em choque séptico.[22] Uma recomendação de consenso recente em medicina humana sugere o início da terapia antimicrobiana intravenosa na primeira hora após o diagnóstico de septicemia grave.[23] Assim, na maioria dos casos, a terapia antimicrobiana deve ser iniciada antes que se tenham disponíveis os resultados confirmatórios da cultura microbiológica.

Embora *E.coli* possa ser cultivada a partir de amostras de sangue de potros e bezerros com septicemia, uma porcentagem significante de isolados é Gram-positiva, o que justifica o uso de antibacterianos de amplo espectro. Os antimicrobianos são aplicados por via parenteral, podendo ser administrados continuamente IV, em vez de 1 vez/dia, e diariamente até que ocorra recuperação evidente do animal. O isolamento do microrganismo em amostra de sangue e a determinação da sensibilidade da bactéria ao antimicrobiano é o protocolo ideal. A aplicação intravenosa de líquido e eletrólitos deve ser continuada até que a recuperação seja evidente (ver "Princípios da Terapia com Líquido e Eletrólitos" no Capítulo 5). Em bezerros e potros, utiliza-se transfusão de sangue total, especialmente quando há suspeita de deficiência de imunoglobulinas, indicada pela anamnese ou pela mensuração da concentração sérica de imunoglobulina. Em uma série de casos de septicemia

Tabela 19.13 Possíveis causas de bacteriemia/septicemia e de diarreia neonatal aguda em animais pecuários.

Bezerros	Leitões	Cordeiros e cabritos	Potros
Bacteriemia/septicemia			
Escherichia coli	*E. coli*	*E. coli*	*E. coli*
Salmonella spp.	*Streptococcus*	*Salmonella* spp.	*Actinobacillus equuli*
Listeria monocytogenes	*L. monocytogenes*	*L. monocytogenes*	*Salmonella abortivoequina*
Pasteurella spp.	–	*Erysipelothrix rhusiopathiae*	*Salmonella typhimurium*
Streptococcus spp.	–	–	*Streptococcus pyogenes*
Pneumococcus spp.	–	–	*L. monocytogenes*
Diarreia neonatal aguda			
E. coli enteropatogênica e enterotoxigênica	*E. coli* enteropatogênica	*Clostridium perfringens* tipo C	Diarreia do cio, em potros
Rotavírus	*Salmonella* spp.	*C. perfringens* tipo B (disenteria de cordeiro)	Rotavírus
Coronavírus	Vírus da gastrenterite transmissível	–	*C. perfringens* tipo B
Torovírus bovino (vírus Breda)	–	Rotavírus	–
Calicivírus bovino	*C. perfringens* tipo C (raramente tipo A)	Herpes-vírus caprino	–
Norovírus bovino	–	–	–
Cryptosporidium spp.	*Clostridium difficile*	–	–
Giardia spp.	Rotavírus	–	–
Salmonella spp.	VSRRS	–	–
Eimeria spp. (bezerros com, no mínimo, 3 semanas de idade)	*Isospora* spp.	–	–
C. perfringens tipo C	–	–	–

VSRRS: vírus da síndrome respiratória e reprodutiva de suínos.

neonatal em bezerros, nos quais *E. coli* respondia por 50% das bactérias isoladas, a taxa de sobrevivência foi de apenas 12%.

Colibacilose entérica

As recomendações para o tratamento de colibacilose entérica são:

- Reposição de líquido e eletrólitos
- Tratamento com antimicrobiano e imunoglobulina
- Terapia anti-inflamatória
- Medicamentos que inibem a motilidade intestinal
- Protetores de mucosa intestinal
- Modificação da dieta
- Probióticos
- Controle clínico de surtos.

Reposição de líquidos e eletrólitos

Faz-se a correção de desidratação, acidose e desequilíbrio eletrolítico mediante a administração parenteral ou oral de soluções de eletrólitos simples ou balanceadas. Há descrição do uso de tratamento com líquido em bezerros com diarreia e desidratados na clínica veterinária em condições de campo. É importante obter um histórico clínico minucioso do caso, incluindo idade do bezerro, duração da diarreia e todos os tratamentos já realizados pelo proprietário. O exame físico do bezerro inclui um exame clínico padrão, com ênfase na avaliação do grau de desidratação e acidose.

A *desidratação* é avaliada por meio de duas observações clínicas:

- *Elasticidade da pele*. A avaliação da pele da região média do pescoço propicia melhor resultado do que a da pálpebra. Faz-se uma "tenda cutânea" puxando-se uma porção da pele e torcendo-a por um segundo e, então, mensura-se o tempo que demora para retornar à posição inicial – em bezerro normal: menos de 2 s; na desidratação moderada (8%): 6 s; e desidratação grave (12%): > 8 s (ver Tabela 19.12)
- *Posição do globo ocular na órbita e grau de enoftalmia (retração do globo ocular)*. Isso é determinado pela mensuração do espaço entre o globo ocular e a órbita. Em bezerros sadios, não há retração do globo ocular. Nota-se enoftalmia de 2 mm, 4 mm e 7 mm nos casos de desidratação de 4, 8 e 12%, respectivamente (ver Tabela 19.12).

O *grau de acidose metabólica* pode ser avaliado por meio da determinação do grau de obtundação, tônus muscular, capacidade de ficar em pé, intensidade do reflexo de sucção, temperatura no interior da cavidade bucal e idade do bezerro, o qual tem correlação com a estimativa do *déficit de base*. Em condições de campo, têm-se utilizado as seguintes classificações para os bezerros com diarreia:

1. Bezerros com bom tônus muscular, capazes de ficar em pé, com forte reflexo de sucção e cavidade bucal quente não apresentam déficit de base, se mais jovens que 8 dias de vida; se mais velhos, o déficit de base é de até 5 mEq/ℓ.
2. Bezerros capazes de ficar em pé, com cavidade bucal ligeiramente fria e fraco reflexo de sucção apresentam déficit de base de 5 mEq/ℓ, se com menos de 8 dias de idade, e 10 mEq/ℓ se mais velhos.
3. Bezerros em decúbito esternal, com cavidade bucal fria e sem reflexo de sucção apresentam déficit de base de 10 mEq/ℓ, se com menos de 8 dias de vida, e 15 mEq/ℓ se mais velhos.
4. Bezerros em decúbito lateral, sem reflexo de sucção e com cavidade bucal fria apresentam déficit de base de 10 mEq/ℓ, se com menos de 8 dias de vida, e 20 mEq/ℓ se mais velhos.

Classificação dos bezerros com diarreia nos grupos de tratamento

Com base no histórico e achados clínicos, os bezerros acometidos podem ser enquadrados nas categorias a seguir, de acordo com o tipo de tratamento necessário e qual o mais econômico:

- Terapia com líquido oral: bezerros com histórico de diarreia aguda, desidratação inferior a 7%, mucosa bucal ligeiramente seca, bom reflexo de sucção, bom tônus muscular, alerta, capaz de ficar em pé e cavidade bucal quente. Esses animais podem ser submetidos ao tratamento oral com líquido e eletrólitos
- Terapia com líquido oral e solução salina hipertônica: bezerros com desidratação de 7 a 9% e acidose discreta, reflexo de sucção fraco, bom tônus muscular e cavidade bucal quente. Administrar solução salina hipertônica (NaCl 7,5%) IV, na dose de 3 a 4 mℓ/kg de PC, ao longo de 5 min. Assegurar que ocorra ingestão voluntária de líquido ou administrar líquidos e eletrólitos por meio de sonda estomacal, na dose de 40 a 60 mℓ/kg PC. Reavaliar a condição clínica do paciente após 6 a 8 h
- Terapia intravenosa com líquido e agentes alcalinizantes: bezerros com desidratação > 9% apresentam membrana mucosa bucal seca e fria, decúbito, ausência de reflexo de sucção e depressão marcante. Administrar líquido e eletrólitos para reposição da perda e para manutenção, incluindo um agente alcalinizante, ao longo de 6 a 8 h e, se necessário, por até 24 a 36 h.

Tratamento antimicrobiano

Os antimicrobianos são amplamente utilizados no tratamento específico de colibacilose em bezerros e leitões porque considera-se que há enterite infecciosa. É difícil avaliar a eficácia do uso de antimicrobianos no tratamento de colibacilose entérica devido à natureza complexa de fatores interativos que interferem na recuperação dos casos de ocorrência natural. Esses fatores incluem a presença de infecções mistas, as consequências da retirada ou não do leite da dieta dos bezerros com diarreia, os efeitos da condição imune individual do bezerro, o tempo variável entre o início da diarreia e o começo do tratamento medicamentoso, a possível ocorrência de resistência ao antimicrobiano e os efeitos confundidores do tratamento de suporte, como terapia com líquido e eletrólitos.

Alteração na flora bacteriana do intestino delgado em bezerros com diarreia

Nos últimos 40 anos tem-se verificado modificação no paradigma que classificava um episódio de diarreia de bezerro como sendo decorrência de um agente etiológico específico, como rotavírus, coronavírus, *Cryptosporidium*, *Salmonella* spp. ou cepa ETEC. Embora a abordagem etiológica tem, corretamente, direcionado atenção aos programas de prevenção da doença, incluindo vacinação e transferência apropriada de imunidade colostral, às vezes a atenção é desviada para os achados universais dos estudos como um todo, nos quais se considera que os bezerros com diarreia de qualquer etiologia apresentam supercrescimento de bactérias coliformes no intestino delgado.

Estudos concluídos há mais de 70 anos documentaram aumento da quantidade da bactéria *E. coli* no abomaso, duodeno e jejuno de bezerros com disenteria. Ademais, os bezerros com diarreia grave possuíam maior número de *E. coli* na porção anterior do trato intestinal, em comparação com os animais que apresentavam diarreia discreta. Estudos mais recentes documentaram, de modo consistente, que os bezerros com diarreia adquirida naturalmente, independente da idade e da etiologia, apresentavam alteração da flora bacteriana do intestino delgado. Especificamente, a quantidade de *E. coli* aumentou 5 a 10.000 vezes no duodeno, jejuno e íleo de bezerros com diarreia de ocorrência natural, mesmo quando a causa da diarreia não fora atribuída à cepa ETEC e quando rotavírus e coronavírus foram identificados nas fezes. O maior aumento da quantidade de *E. coli* ocorre na porção distal do jejuno e íleo, enquanto o número de *E. coli* ou de outras bactérias coliformes no cólon e nas fezes é semelhante ou maior em bezerros com diarreia do que naqueles sem diarreia; igualmente, a população de *E. coli* é maior nas fezes de bezerros privados de colostro do que nas daqueles que o consumiram. O supercrescimento de bactérias coliformes no intestino delgado pode persistir mesmo após a eliminação do patógeno entérico inicial.

Nos bezerros com diarreia naturalmente adquirida, a maior colonização do intestino delgado por *E. coli* foi associada com prejuízo à absorção de glicose, xilose e gordura.

Infecções mistas por patógenos entéricos são comumente diagnosticadas em bezerros com diarreia de ocorrência natural; os sinais clínicos e as lesões associadas com infecção por rotavírus são mais graves na presença de *E. coli* do que na ausência dessa bactéria. A lesão morfológica primária causada pelo vírus no intestino delgado também facilita a invasão sistêmica da flora intestinal normal, inclusive de E. coli.

Nos bezerros com diarreia experimentalmente induzida com a cepa ETEC, a colonização do intestino delgado por E. coli foi associada com prejuízo à absorção de glicose e lactose, menor concentração plasmática de glicose e, possivelmente, maior suscetibilidade à infecção por Cryptosporidium.

Em resumo, os bezerros com diarreia apresentam maior quantidade de bactérias coliformes no intestino delgado, independentemente da etiologia, e sua colonização está associada com alteração da função do intestino delgado, lesão morfológica e maior suscetibilidade à bacteriemia. Portanto, infere-se que a administração de antimicrobianos que reduzem a população de bactérias coliformes no intestino delgado de bezerros com diarreia pode prevenir o desenvolvimento de bacteriemia, diminuir a taxa de mortalidade e reduzir a lesão morfológica ao intestino delgado, facilitando a digestão e absorção e aumentando a taxa de crescimento.

Incidência de bacteriemia em bezerros com diarreia

Bezerros com diarreia são mais propensos à falha na transferência de imunidade passiva e esse grupo de bezerros, por sua vez, é mais sujeito à bacteriemia. Bezerros privados de colostro que, subsequentemente, desenvolvem diarreia, quase sempre apresentam bacteriemia, enquanto tal ocorrência é muito menos frequente em bezerros com diarreia, mas que consumiram colostro.

Com base em estudos de campo sobre bezerros com diarreia, pode-se considerar que, *em média, 30% dos bezerros gravemente enfermos, com diarreia, desenvolvem bacteriemia*, sendo E. coli o patógeno predominantemente isolado. O risco de bacteriemia é maior em bezerros com falha na transferência de imunidade passiva do que naqueles com adequada transferência de imunidade passiva; ademais, o risco de bacteriemia é maior em bezerros com 5 dias de vida, ou menos. Os clínicos veterinários também devem considerar que 8 a 18% dos bezerros com diarreia, mesmo com adequada transferência de imunidade passiva, e com doença sistêmica apresentam bacteriemia. A prevalência de bacteriemia é tão alta em bezerros com doença sistêmica que se deve instituir, rotineiramente, tratamento antimicrobiano efetivo devido o risco potencial de bacteriemia, com ênfase no tratamento de bacteriemia por E. coli, independente da transferência de imunidade passiva e do custo do tratamento. Em termos de bem-estar animal, a não realização de um tratamento efetivo para uma condição que envolve risco à vida, como acontece na bacteriemia em bezerros com diarreia, não é justificável.

Suscetibilidade antimicrobiana de Escherichia coli isolada nas fezes

O principal determinante da eficácia do antimicrobiano em bezerro com diarreia é a obtenção de uma concentração de antimicrobiano efetiva contra as bactérias nos locais de infecção (intestino delgado e sangue). Tradicionalmente, têm-se utilizado os resultados de teste de sensibilidade aos antimicrobianos (antibiograma) nas fezes, a fim de nortear as decisões sobre o tratamento; no entanto, é provável que a realização desse teste em bezerros com diarreia apenas tenha relevância clínica quando aplicado à cepa ETEC isolada nas fezes ou a *Salmonella* spp. patogênica e a bactérias isoladas em hemocultura de bezerros com bacteriemia. Até o momento, a importância do teste de sensibilidade como preditivo da eficácia do tratamento não foi validado para bezerros com diarreia.

A utilidade da cultura bacteriana em amostras de fezes e do teste de sensibilidade aos antimicrobianos utilizando a técnica de Kirby-Bauer a fim de orientar o tratamento de bezerro com diarreia é questionável, quando empregados a E. coli isolada nas fezes não identificada como enterotoxigênica. Parece não haver qualquer dado que mostre que a flora bacteriana das fezes é representativa da flora bacteriana do intestino delgado, que é o local fisiologicamente importante da infecção em bezerro com diarreia. Pode haver alterações marcantes na população de bactérias do intestino delgado, sem modificação na população bacteriana das fezes; igualmente, a cepa de E. coli predominante nas fezes de bezerro com diarreia pode se alterar várias vezes durante o episódio de diarreia. Além disso, e mais importante, 45% dos bezerros com diarreia apresentaram diferentes cepas de E. coli isoladas dos segmentos superior e inferior do intestino delgado, indicando que as cepas de E. coli isoladas nas fezes nem sempre são representativas das cepas de E. coli do intestino delgado. Também, em um estudo mais recente relatam-se discrepâncias marcantes na resistência aos antimicrobianos, em cepas de E. coli isoladas de diferentes locais do trato intestinal superior e inferior de vitelos sadios, por ocasião do abate.[24]

Outra tendência constatada na maioria dos estudos sobre a sensibilidade aos antimicrobianos de E. coli isolada nas fezes é que, quase sempre, os dados são obtidos de bezerros que, provavelmente, morreram em decorrência de falha no tratamento. Também, é provável que o tempo decorrido entre a morte e a realização do teste seja um importante fator determinante da utilidade da cultura de fezes, devido à rápida proliferação de bactérias no trato alimentar após a morte; assim, os resultados dos exames laboratoriais realizados em amostras obtidas de bezerros mortos podem ser pouco úteis. É possível que os bezerros que morreram em decorrência de diarreia tenham recebido vários tratamentos antimicrobianos; 3 h após a administração de antimicrobianos inicia a multiplicação preferencial de cepas de E. coli resistentes a esses antimicrobianos. Outra preocupação quanto aos testes de sensibilidade é que o ponto de referência, quando se utiliza a técnica de Kirby-Bauer (concentração inibitória mínima [CIM]), não se baseia nas concentrações antimicrobianas tipicamente presentes no intestino delgado e no sangue de bezerros. Há necessidade urgente de estudos que documentem a sensibilidade antimicrobiana de E. coli isoladas do intestino delgado de bezerros não tratados, com base nas concentrações de medicamentos obtidas e nos protocolos terapêuticos. Até que esses dados estejam disponíveis, parece que a eficácia antimicrobiana é mais bem avaliada pela resposta clínica ao tratamento do que com base nos resultados de teste de sensibilidade antimicrobiana *in vitro*, em E. coli isolada nas fezes. Desse modo, atualmente a utilidade do teste de sensibilidade antimicrobiana na orientação da escolha de um antibiótico para o tratamento de colibacilose enterotoxigênica deve ser considerada muito limitada. Entretanto, o teste de sensibilidade antimicrobiana é um importante procedimento de monitoramento do desenvolvimento de resistência, não apenas de patógenos, mas também de bactérias consideradas indicadoras, normalmente isoladas em animais sadios, no campo.[25,26] Como a resistência antimicrobiana pode ser transferida por meio de plasmídeos de bactérias não patogênicas para aquelas patogênicas, o monitoramento dos padrões de resistência no campo é de importância fundamental.

Vigilância de resistência antimicrobiana de isolados de Escherichia coli

O propósito do monitoramento da resistência antimicrobiana por meio de bactérias indicadoras é evitar erro (superestimativa) dos graus de resistência extrapolados da resistência de bactérias patogênicas.[24] Como mencionado anteriormente, os patógenos isolados de animais doentes ou que morreram frequentemente são expostos à terapia antimicrobiana que, provavelmente, modifica os padrões de resistência. No Reino Unido, um estudo comparativo da resistência antibiótica de populações de E. coli isoladas de grupo de bezerros com diarreia e de animais controle constatou maior incidência de E. coli resistente aos antibióticos em amostras obtidas de propriedades que possuíam bezerros com diarreia do que naquelas de propriedades sem a doença. Considerando todas as amostras, verificou-se que 84% das colônias de bactérias eram resistentes à ampicilina, 13% à apramicina e 6% ao ácido nalidíxico. Em uma pesquisa de laboratório de diagnóstico, em uma região do Canadá, ao longo de 13 anos, relatou-se a presença de cepas de ETEC com resistência a antibióticos, em leitões e bezerros com diarreia; em todos os isolados, constatou-se que a menor taxa de resistência era ao ceftiofur, seguido de apramicina e gentamicina, em suínos, e florfenicol, em isolados de bovinos.

Em um estudo no Reino Unido, ao longo de 5 anos, constatou-se que os isolados de *E. coli* obtidos de bezerros com diarreia foram mais resistentes à furazolidona, às combinações trimetoprima-sulfonamida e amoxicilina-ácido clavulânico e à tetraciclina. Cepas de *E. coli* obtidas de surtos de diarreia em cordeiros, na Espanha, tornaram-se cada vez mais resistentes ao ácido nalidíxico, enoxacino e enrofloxacino. Nos EUA, algumas cepas de *E. coli* de bezerros com diarreia e resistentes aos antimicrobianos podem possuir o gene cromossômico *flo*, que determina a resistência cruzada de ambos, florfenicol e cloranfenicol, e sua presença nos isolados de *E. coli* de diversos padrões genéticos indica uma distribuição muito mais ampla do que anteriormente se acreditava. Na Espanha, notou-se que 5,9% das cepas de *E. coli* de bovinos eram resistentes ao ácido nalidíxico e 4,9% eram resistentes à enrofloxacino e ciprofloxacino. Em ovinos e caprinos, apenas 0,5 e 1,4% das cepas, respectivamente, eram resistentes ao ácido nalidíxico e nenhuma foi resistente às fluoroquinolonas. A maioria das cepas resistentes às quinolonas, isoladas de bovinos, não eram patogênicas. Os dados de sensibilidade obtidos em 10 países europeus nos anos de 2002 a 2004 revelaram que embora houvesse uma prevalência geralmente alta de resistência de *E. coli* isolada de bezerros com diarreia, os padrões de resistência variaram consideravelmente entre os países.[25] Relatou-se, em geral, alta resistência de *E. coli*, na taxa de 50% ou mais, em vários países, para ampicilina, estreptomicina, sulfonamidas, trimetoprima, tetraciclinas e para as combinações de trimetoprima e sulfonamidas.[25] Embora em muitos países a resistência de *E. coli* isolada de bezerros com diarreia às fluoroquinolonas seja rara, na Espanha, Bélgica e França as taxas de resistência relatadas foram 20% ou mais.[25] Em algumas regiões da Itália, há relatos de que a ocorrência de cepas de *E. coli* resistentes à enrofloxacino aumentou de 14,2%, em 2002, para mais de 40%, em 2008.[27]

Foi detectada uma enzima semelhante a CTX-M-14 em *E. coli* isolada em fezes de bezerros leiteiros com diarreia no País de Gales. Essa enzima é uma betalactamase de amplo espectro (ESBL, do inglês *extended-spectrum betalactamase*), que confere resistência a uma ampla variedade de antibióticos betalactâmicos (penicilina e cefalosporina). Considera-se que os microrganismos que possuem ESBL são resistentes às cefalosporinas de segunda, terceira e quarta geração; *in vitro*, a resistência à combinação amoxicilina/clavulanato é variável, dependendo da quantidade de betalactamase produzida. Além dessa enzima, os isolados produziram uma betalactamase TEM-35 (IRT-4) que conferiu resistência à combinação amoxicilina/clavulanato. Essas duas enzimas conferem resistência a todos os antibióticos betalactamase aprovados para uso veterinário no Reino Unido. Desse modo, sua ocorrência em animais pode ser importante tanto para a saúde animal quanto à saúde pública. Nas infecções humanas, a ESBL tem surgido como um problema relevante, acometendo pacientes da comunidade e aqueles com histórico de contato hospitalar recente. A propagação dessa forma de resistência da bactéria que acomete a população animal pode ter sérias implicações na saúde animal, com emprego de muitas opções terapêuticas desnecessárias.

A resistência das bactérias intestinais aos antimicrobianos também é verificada em bezerros leiteiros alimentados com leite de vacas tratadas com antibióticos e tem sido associada com a administração profilática de substitutos de leites que contêm antibiótico.[28] A resistência é maior quando há alta concentração de antibiótico no leite. A sensibilidade de *E. coli*, *Salmonella* spp. e *Campylobacter* spp. isoladas nas fezes e no ambiente foi monitorada em fazendas durante o uso de substitutos de leite contendo antibiótico e após a descontinuação dessa prática. A interrupção do uso desse tipo de substituto de leite resultou em maior sensibilidade desses microrganismos às tetraciclinas dentro de 3 meses, sem aumento na ocorrência de doença.[28]

Sensibilidade antimicrobiana de Escherichia coli isolada no sangue

O teste de sensibilidade antimicrobiana utilizando a técnica de Kirby-Bauer tem mais relevância clínica na predição da resposta clínica ao tratamento antimicrobiano quando aplicado a bactérias isoladas de sangue do que àquelas isoladas das fezes. Isso acontece porque os pontos de referência da técnica de Kirby-Bauer (CIM) se baseiam nas concentrações antimicrobianas obtidas no plasma humano e no valor da CIM_{90} de *E. coli* isolada de pessoas, procedimentos que propiciam um valor aproximado razoável de CIM no plasma de bezerros e da CIM_{90} para *E. coli* isolada de bovinos. Infelizmente, os resultados dos testes de sensibilidade não são disponibilizados antes de, no mínimo, 48 h e raros estudos documentaram a sensibilidade antimicrobiana de bactérias isoladas do sangue de bezerros com diarreia. Em uma pesquisa com bezerros leiteiros no Estado da Califórnia-EUA, de 1997, a sensibilidade antimicrobiana de microrganismos isolados do sangue de bezerros com doença ou diarreia grave mostrou os resultados a seguir – ceftiofur: sensibilidade de 19/25 (76%); sulfonamidas potencializadas: sensibilidade 14/25 (56%); gentamicina: sensibilidade 12/25 (48%); ampicilina: sensibilidade 11/25 (44%); tetraciclina: sensibilidade 3/25 (12%), embora tenha se constatado diferença clinicamente significante, entre os anos, nos resultados do teste de sensibilidade, que podem ter sido ocasionados pelos diferentes protocolos de administração de antimicrobianos na fazenda.

Recomendações baseadas em evidência para o tratamento antimicrobiano de bezerros com diarreia

As quatro medidas críticas de sucesso da terapia antimicrobiana de bezerros com diarreia são (em ordem decrescente de importância): taxa de mortalidade, taxa de crescimento dos sobreviventes, gravidade da diarreia nos sobreviventes e duração da diarreia nos sobreviventes.

Em revisão de literatura sobre o uso de antibióticos no tratamento de bezerros com diarreia, Constable concluiu que a afirmação de que não se deve utilizar antimicrobianos VO ou parenteral não é sustentada por uma revisão de literatura crítica, com base em evidências.[29] Os argumentos utilizados para sustentar um procedimento terapêutico sem uso de antimicrobiano são:

- Os antimicrobianos administrados por via oral alteram a flora e a função intestinal e, assim, ocasionam diarreia, documentada em mais de uma ocasião, com o uso de cloranfenicol, neomicina e penicilina
- Os antimicrobianos prejudicam mais as bactérias "boas" do que as "ruins" do intestino delgado (uma alegação não documentada em bezerros)
- Os antimicrobianos não são efetivos (uma afirmação claramente não sustentada pelos resultados de alguns estudos publicados, revisados por seus pares)
- A administração de antimicrobianos favorece a seleção de bactérias intestinais resistentes aos antimicrobianos.

Nos bezerros com diarreia e doença sistêmica moderada a grave, considerando uma estimativa razoável para a prevalência de bacteriemia (30%), o valor preditivo positivo (0,65) de testes clínicos (sensibilidade = 0,39; especificidade = 0,91) e o valor preditivo positivo (0,77) de exames laboratoriais (sensibilidade = 0,40; especificidade = 0,95) para detectar bacteriemia são muito baixos. Assim sendo, recomenda-se que os clínicos considerem rotineiramente que 30% dos bezerros doentes, com diarreia, apresentam bacteriemia e que isso é um risco à vida do bezerro. Portanto, deve-se realizar o tratamento antimicrobiano de bezerros com diarreia, com foco na infecção causada por *E. coli* no intestino delgado e no sangue, pois são esses os dois locais de infecção. Além disso, os antimicrobianos devem atingir concentração terapêutica no sítio da infecção por um período suficientemente longo (intervalo entre doses) sendo ideal que tenham apenas um estreito espectro de ação contra bactérias Gram-negativas, a fim de reduzir o dano colateral a outras bactérias intestinais. Não se recomenda cultura bacteriana e teste de sensibilidade antimicrobiana em amostras de fezes de bezerros com diarreia, pois as populações de bactérias nas fezes não refletem, seguramente, as populações bacterianas presentes no intestino delgado ou no sangue;

ademais, os pontos de referência para os resultados do teste de sensibilidade não foram validados. Portanto, a eficácia da terapia antimicrobiana é mais bem avaliada pela resposta clínica ao tratamento.

A eficácia do tratamento antimicrobiano pode variar, dependendo da via de administração: quando administrado por via oral, se o medicamento é dissolvido no leite, em solução de eletrólitos de uso oral ou em água. Na administração oral de antimicrobianos na forma de *bolus* ou de cápsula de gelatina o medicamento é depositado no rúmen e, portanto, apresentam perfil tempo-concentração sérica diferente daquele de antimicrobianos dissolvidos em substituto de leite e ingeridos durante a amamentação do bezerro. Não se acredita que os antimicrobianos que passam pelo rúmen alterem a microflora ruminal, permitindo, potencialmente, a recolonização do intestino delgado pelos microrganismos do rúmen. Por fim, quando se administra antimicrobiano aos bezerros com diarreia VO, a concentração desse medicamento no lúmen do intestino delgado é menor e a taxa de excreção do antimicrobiano é mais rápida do que aquela de bezerros sadios.

Nos EUA, atualmente há indicação de bula para aplicação parenteral de oxitetraciclina e sulfaclorpiridazina e administração oral de amoxicilina, clortetraciclina, neomicina, oxitetraciclina, estreptomicina, sulfaclorpiridazina e sulfametazina no tratamento de bezerros com diarreia. Infelizmente, há escassas publicações que sustentam a eficácia desses tratamentos em bezerros em tal condição. Portanto, o uso de antimicrobiano para fim não indicado na bula (excluindo os antimicrobianos proibidos) é justificável no tratamento de bezerro com diarreia, em razão da aparente carência de estudos publicados que documentem a eficácia clínica de antimicrobianos cuja indicação na bula é para tal fim e devido ao risco à saúde do animal; a falha no tratamento de bezerros com doença sistêmica pode ocasionar sofrimento ou morte do animal.

Administração oral de antimicrobianos para tratamento de multiplicação excessiva de Escherichia coli no intestino delgado

Com base em evidências publicadas sobre administração oral de medicamentos antimicrobianos, apenas a amoxicilina pode ser recomendada no tratamento de diarreia. Recomenda-se 10 mg de amoxicilina triidratada/kg, em intervalos de 12 h, ou amoxicilina triidratada-clavulanato potássio (10 mg de amoxicilina triidratada/kg e 2,5 mg de clavulanato de potássio/kg, a cada 12 h) durante, no mínimo, 3 dias; a bula deste último medicamento não indica o seu uso para tal fim. O fornecimento concomitante de leite e amoxicilina não altera a biodisponibilidade da amoxicilina, embora ela seja mais rapidamente absorvida quando dissolvida em solução de eletrólitos de uso oral do que em substituto do leite; a absorção é prejudicada durante a endotoxemia, possivelmente devido à menor taxa de esvaziamento do abomaso. Para a administração oral em bezerros com diarreia, prefere-se a amoxicilina triidratada, em vez de ampicilina triidratada, porque ela é indicada para tal fim, na bula, nos EUA. Além disso, que sua absorção é muito maior. No entanto, um estudo de campo comparando o tratamento oral de diarreia com amoxicilina (400 mg, em intervalos de 12 h) e com ampicilina (400 mg, a cada 12 h) mostrou resultados semelhantes em bezerros, com resposta clínica boa a excelente (79%, 49/62, quando se utilizou *bolus* de amoxicilina; 80%, 59/74, com o uso de amoxicilina em pó; 65%, 47/65, quando se administrou *bolus* de ampicilina; $P > 0$, 30, em todas as comparações). Recomenda-se a adição de clavulanato de potássio à amoxicilina triidratada porque o clavulanato, embora não tenha efeito antimicrobiano direto, é um potente inibidor irreversível da betalactamase, aumentando o espectro de ação antimicrobiana.

A administração oral de sulfonamidas potencializadas não é recomendada no tratamento de bezerros com diarreia devido à carência de estudos sobre sua eficácia. A gentamicina (50 mg/bezerro/12 h VO) diminui acentuadamente a quantidade de *E. coli* nas fezes de bezerros sadios; além disso, constatou-se que o tratamento com gentamicina melhora a consistência das fezes de bezerros com diarreia induzida experimentalmente por *E. coli*. No entanto, não se recomenda a administração oral de gentamicina porque os antimicrobianos administrados a bezerros com diarreia devem possuir ambos os efeitos, local e sistêmico, e a gentamicina administrada por via oral é pouco absorvida.

Com frequência, faz-se administração oral de colistina destinada a bezerros e aos leitões no tratamento de colibacilose enterotóxica. A administração oral de colistina reduz a população da bactéria *E. coli* no lúmen intestinal e, em consequência, a quantidade de enterotoxina que danifica a mucosa intestinal, podendo ser um tratamento efetivo dos casos não complicados de colibacilose entérica. Como a colistina é pouco absorvida no trato alimentar, esse antibiótico não é indicado quando há suspeita de septicemia.

Oxitetraciclina e clortetraciclina não são recomendadas como tratamento oral de bacteriemia, embora as tetraciclinas possam ter alguma eficácia no tratamento de supercrescimento de *E. coli* no intestino delgado. As tetraciclinas se ligam ao cálcio, e a biodisponibilidade, quando administradas por via oral junto com leite, é de 46% para oxitetraciclina e 24% para clortetraciclina.

Quando administrado por via oral aos bezerros alimentados com leite, o florfenicol alcança alta concentração no lúmen do intestino delgado, com taxa de absorção de 89%; no entanto, o florfenicol não é o antimicrobiano mais apropriado para o tratamento de bezerros com diarreia, pois a CIM_{90} para *E. coli*, de 25 μg/mℓ, é muito elevada e a dose de florfenicol (11 mg/kg VO) não foi capaz de propiciar o valor da CIM_{90} no plasma.

Sem dúvida, as fluoroquinolonas têm mostrado eficácia no tratamento de bezerros com diarreia; na Europa, a bula de enrofloxacino indica o seu uso no tratamento de bezerros com diarreia, pelas vias oral e parenteral, e a bula de marbofloxacino indica o seu uso oral. As fluoroquinolonas de uso oral apresentam alta biodisponibilidade. No entanto, deve-se ressaltar que o uso de antimicrobianos da classe das fluoroquinolonas para fim não indicado na bula, em animais destinados à produção de alimentos, é proibido nos EUA e, obviamente, não recomendado. Também, em outros países o uso de alguns antimicrobianos mencionados nesse texto pode ser ilegal, devido às normas sobre o seu uso em animais de produção.

A adição indiscriminada de antibióticos nos substitutos de leite para o tratamento de bezerros e leitões recém-nascidos é uma prática disseminada e deve ser vista com preocupação quando se considera o risco de transferência de resistência ao medicamento de um animal a outro e para humanos.

Em bezerros com diarreia e sem doença sistêmica (apetite normal para leite ou para substituto de leite, sem febre) recomenda-se que o clínico monitore a saúde do animal, sem administração oral de antimicrobianos.

Administração parenteral de antimicrobianos para tratamento de bacteriemia por Escherichia coli

Um tratamento comum e amplamente recomendado é a administração de ceftiofur (2,2 mg/kg/12 h, IM/subcutânea) durante, no mínimo, 3 dias. O ceftiofur é uma cefalosporina de terceira geração de amplo espectro e um antimicrobiano betalactâmico resistente à ação da betalactamase. A CIM_{90} para *E. coli* é inferior a 0,25 μg/mℓ; o protocolo de dose recomendado mantém concentração do antimicrobiano livre no plasma no valor desejado de 4 vezes o valor da CIM_{90} durante o período do tratamento, em bezerros com 7 dias de vida; e 30% do metabólito ativo do ceftiofur (desfuroilceftiofur) são excretados no trato intestinal de bovinos, propiciando atividade antimicrobiana tanto no sangue quanto no intestino delgado. A administração parenteral de cloridrato de ceftiofur (dose única de 2 mg/kg, IM) reduziu a taxa de mortalidade e a gravidade da diarreia em suínos com colibacilose entérica induzida experimentalmente, embora nesses suínos não houvesse suspeita de bacteriemia. Os efeitos benéficos da aplicação parenteral de ceftiofur nesses suínos foi atribuído à redução da quantidade de *E. coli* patogênica no lúmen intestinal. A administração de ceftiofur como tratamento de bacteriemia e diarreia em bezerros não é uma indicação de bula.

Nos países em que se permite o uso de fluoroquininolonas em animais de produção para tal finalidade, indica-se administração parenteral em bezerros com diarreia devido seu amplo espectro de ação bactericida, especialmente contra bactérias Gram-negativas. Vale lembrar que, em animais de produção, o uso de antimicrobianos da classe das fluoroquininolonas para condições não indicadas na bula, não foi aprovado nos EUA e em outros países e, obviamente, não é recomendado.

Cefalosporinas e fluoroquinolonas são alguns dos antimicrobianos mais comumente utilizados no tratamento de colibacilose em animais pecuários, em razão de sua comprovada eficácia e porque elas praticamente têm mantido sua atividade contra *E. coli*. No entanto, há relatos recentes de tendência de diminuição da sensibilidade de *E. coli* e de outros patógenos, principalmente às fluoroquinolonas e, em menor grau, às cefalosporinas de terceira e quarta gerações e isso representa uma séria preocupação de saúde pública (ver discussão a seguir no tópico "Uso de Antimicrobianos de Importância Crítica em Medicina Humana e Veterinária")[25-27]

Outro tratamento recomendado é a administração parenteral de amoxicilina triidratada ou de ampicilina triidratada (10 mg/kg/12 h, IM) durante, no mínimo, 3 dias. Embora haja comprovação da eficácia do uso parenteral de ampicilina no tratamento de diarreia naturalmente adquirida, o que não ocorreu com o ceftiofur, a eficácia dos antimicrobianos betalactâmicos de amplo espectro, amoxicilina e ampicilina, teoricamente é inferior à do ceftiofur porque tanto a ampicilina quanto a amoxicilina alcançam menor concentração plasmática e requerem CIM maior do que a do ceftiofur e não são resistentes à betalactamase. É preferível a administração intramuscular de amoxicilina e ampicilina, em vez de aplicação subcutânea, porque a taxa e o grau de absorção são maiores após injeção intramuscular.

Também é amplamente utilizado o tratamento parenteral com sulfonamidas potencializadas (20 mg de sulfadiazina/kg e 5 mg de trimetoprima/kg IV ou IM, dependendo das características das formulações, em intervalos de 24 h, durante 5 dias). A eficácia das sulfonamidas potencializadas foi comprovada apenas quando se iniciou o tratamento antes da manifestação dos sinais clínicos de diarreia. Portanto, não se sabe se as sulfonamidas potencializadas são eficazes quando administradas a bezerros com diarreia e depressão, embora seja provável a eficácia dessas sulfonamidas no tratamento de salmonelose.

Atualmente não se recomenda a administração parenteral de gentamicina e de outros aminoglicosídeos (amicacina, canamicina) como parte do tratamento de bezerros com diarreia, posto que faltam estudos publicados sobre sua eficácia, requerem longo período de carência para o abate (15 a 18 meses), apresentam risco de nefrotoxicidade em animais desidratados e é possível usar no lugar amoxicilina, ampicilina e ceftiofur.

Foi comprovada a eficácia do cloranfenicol no tratamento de bezerros com diarreia causada por *Salmonella* entérica sorotipos Bredeney e Dublin, mas atualmente o seu uso é proibido em animais de produção, nos EUA e em muitos outros países. O antimicrobiano a ele relacionado, florfenicol (20 mg/kg, IM), não alcançou CIM_{90} no plasma; quando administrado por via intravenosa (11 a 20 mg/kg IV), apenas excedeu a CIM_{90} por menos de 60 min.

Em bezerros com diarreia e sem doença sistêmica (apetite normal para leite ou substituto do leite, sem febre), o clínico deve monitorar a saúde do animal e evitar a administração oral ou parenteral de antimicrobianos.

Uso de antimicrobianos de importância crítica em medicina humana e veterinária

Os antimicrobianos comumente utilizados no tratamento de colibacilose em animais de produção incluem cefalosporinas de terceira e quarta gerações e fluoroquinolonas, algumas das quais apresentam na bula indicação do medicamento no tratamento de septicemia causada por *E. coli* em bezerros, em alguns países europeus e em outras partes do mundo; certos países permitem o uso de algumas fluoroquinolonas em determinadas condições não indicadas na bula.[30] Essas classes de antimicrobianos são consideradas *criticamente importantes para a saúde humana e animal*; assim, são muito preocupantes os relatos recentes da crescente prevalência de resistência de *E. coli*, *Salmonella* spp. e *Enterobacter* spp. a essas classes de antimicrobianos.[25-27] Embora pareça haver consenso geral de que esses antimicrobianos devem ser utilizados com restrição em medicina veterinária, atualmente não há um procedimento de consenso sobre o uso prudente de cefalosporinas e fluoroquinolonas em animais. Em muitos países, foram publicadas orientações sobre o uso prudente de antimicrobianos em animais, porém a maioria é de caráter geral e nem sempre tratam, principalmente, de cefalosporinas e fluoroquinolonas.[30]

A Organização Mundial de Saúde Animal (OIE) publicou as seguintes recomendações para essas classes de antimicrobianos:[31]

- Não devem ser utilizados como tratamento preventivo, administrado junto de alimento ou água, na ausência de sinais clínicos
- Não devem ser utilizados como tratamento de primeira escolha, a menos que justificado. Quando utilizado como tratamento de segunda escolha, o seu uso deve ser baseado, de preferência, em resultados de exames bacteriológicos
- O seu uso, indicado ou não na bula, deve ser limitado e reservado aos casos em que não há alternativa disponível. Tal uso deve obedecer a legislação nacional em vigência.

Terapia com imunoglobulina

Um dos principais fatores que determinam a sobrevivência ou não do animal com colibacilose entérica é sua concentração sérica de imunoglobulina antes de desenvolver a doença. Quando o teor de imunoglobulina é baixo no início da diarreia, o prognóstico é desfavorável, independente do tratamento intensivo com líquido e antimicrobiano. A maioria da literatura sobre tratamento omite essa informação e, portanto, é difícil sua avaliação. Há ampla evidência de alta taxa de mortalidade em bezerros com diarreia e deficientes em imunoglobulinas séricas, especialmente IgG, mesmo com tratamento intensivo com líquido e antimicrobiano. Isso tem estimulado o interesse em possível uso de solução de gamaglobulina bovina purificada em bezerros com diarreia e hipogamaglobulinemia. No entanto, essa solução deve ser administrada por via intravenosa e em grande volume, o que torna o seu uso proibitivo. Além disso, é improvável que tenha valor se o bezerro já manifesta diarreia; a solução tem ação protetora e, provavelmente, não curativa. Pode-se realizar transfusão de sangue total em bezerros gravemente acometidos como fonte de gamaglobulina; todavia, a menos que administrada em grande volume, não aumenta significativamente a concentração sérica de imunoglobulina em bezerros deficientes. Testes controlados limitados indicam que não há diferença significativa na taxa de sobrevivência de bezerros com diarreia submetidos à transfusão de sangue diária durante 3 dias; administração de líquido por via oral, subcutânea ou intravenosa, dependendo da gravidade da desidratação; ou terapia com líquido e antibiótico. Os bezerros que sobreviveram, independente do tipo de tratamento, apresentavam alta concentração de imunoglobulina antes de manifestar diarreia. Isso ressalta a importância de o bezerro ingerir colostro à vontade nas primeiras horas de vida.

Terapia analgésica e anti-inflamatória

Em animais pecuários doentes, a dor tem se tornado uma questão fundamental para veterinários e produtores, sendo considerada importante tema de bem-estar animal pelas pessoas. O controle apropriado da dor deve ser parte de qualquer abordagem terapêutica moderna.

A diarreia pode ser acompanhada de dor abdominal causada por inflamação intestinal e cólica. Além do controle da dor, os principais objetivos da terapia anti-inflamatória em animais com colibacilose são o controle da inflamação do trato intestinal e a redução das consequências da endotoxemia e septicemia.[32] Vários estudos de campo relatam que bezerros com diarreia tratados com anti-inflamatórios não esteroides (AINE), juntamente de terapia com líquido, apresentam menos sinais de dor, recuperação mais rápida e melhor ganho de peso no período de convalescência.[33] Embora pareça que os mecanismos primários não foram estudados em detalhes, os efeitos benéficos comprovados de vários AINE foram atribuídos às suas propriedades analgésicas, anti-inflamatórias, antipiréticas e antissecretoras.

Há disponibilidade de duas amplas classes de anti-inflamatórios – corticosteroides e AINE. Existem poucas informações publicadas sobre a eficácia dos corticosteroides no tratamento de bezerros com diarreia, porém o uso dessa classe de anti-inflamatórios foi desestimulado porque, teoricamente, esses bezerros tendem a apresentar alta concentração plasmática de cortisol endógeno, além do efeito imunossupressor desses compostos.[32]

Vários estudos pesquisaram a eficácia dos diferentes AINE, como meloxicam, cetoprofeno e flunixino meglumina, em bezerros com diarreia e doença sistêmica.[32] Constatou-se que uma única dose de meloxicam (0,5 mg/kg IV) e duas doses de cetoprofeno (6 mg/kg IV), com intervalo de 4 h, melhoram a condição geral, o escore das fezes e a ingestão de alimentos de bezerros com diarreia e doença sistêmica.[32] O tratamento com flunixino meglumina (2,2 mg/kg IV) abreviou o período de recuperação clínica, mas apenas em animais que apresentavam quantidade visível de sangue nas fezes.[34]

Como o tratamento com AINE em animais com diarreia aumenta o risco de lesão renal devido à redução adicional da perfusão sanguínea renal em animais desidratados, deve-se assegurar uma terapia com líquido apropriada, por via oral e/ou parenteral. Uma orientação empírica recomenda que o tratamento com AINE, sempre que possível, deve se limitar a uma única dose, não devendo exceder a três doses, uma recomendação que se justifica pelo risco de úlcera de abomaso associada ao uso prolongado desses anti-inflamatórios.[32]

Medicamentos antimotilidade intestinal

A administração de fármacos que reduzem a motilidade intestinal como parte do tratamento de diarreia em animais pecuários é defendida por alguns veterinários. Compostos como hioscina-N-butilbrometo e atropina inibem a motilidade intestinal e, incontestavelmente, resulta em rápida diminuição na produção de fezes em pacientes com diarreia. Embora a menor produção de fezes possa ser interpretada como consequência positiva do tratamento, ela também pode ser considerada como sequestro de líquido no trato intestinal. O retardo na eliminação do conteúdo intestinal em pacientes com diarreia por má absorção representa um risco de exacerbação da fermentação de carboidratos não absorvidos e de outros nutrientes. Isso pode não apenas exacerbar o desequilíbrio da flora intestinal (disbiose), mas também o acúmulo de ácido D-láctico que, sabidamente, contribui sobremaneira para a ocorrência dos sinais clínicos notados em bezerros com diarreia.[12] Parece não haver qualquer evidência consistente a favor ou contra o uso de medicamentos antimotilidade intestinal em animais com diarreia. Entretanto, o seu uso é desestimulado com base nos possíveis efeitos negativos que, certamente, superam a percepção subjetiva de melhora clínica baseada na aparente redução na produção de fezes.[32,35]

Protetores intestinais

Os protetores intestinais, como caolin e pectina, são de uso geral em animais com diarreia; no entanto, como acontece com os medicamentos antimotilidade, a sua utilidade é incerta. Quando utilizados, as fezes se tornam volumosas; contudo os protetores intestinais não têm qualquer efeito conhecido na patogênese da doença.

Alteração da dieta

Há controvérsia quanto à necessidade de os animais recém-nascidos que apresentam diarreia serem privados de leite durante o período de diarreia. Em geral, os leitões com diarreia são tratados com antimicrobiano VO, ficam livres para mamar na porca. Os bezerros de corte com diarreia comumente são tratados com líquidos e eletrólitos VO, e são mantidos com a vaca. No entanto, em bezerros leiteiros é comum a prática de reduzir a ingestão de leite de animais com diarreia por até 24 h ou até que se note evidência de melhora clínica. A retirada do leite de bezerros com diarreia é um procedimento defendido com base no fato de que a digestão da lactose se encontra prejudicada e que o "repouso" intestinal por alguns dias minimiza a consequente diarreia osmótica adicional causada pela fermentação da lactose não digerida, no intestino grosso. Em contraste, o argumento a favor do fornecimento contínuo de leite é que o trato intestinal requer uma fonte nutricional constante, oriunda da ingesta, no lúmen intestinal. Atualmente, não há disponibilidade de evidência científica confirmando que animais com diarreia com inanição passageira apresentem qualquer efeito benéfico na recuperação clínica. Estudos sobre consequências do fornecimento contínuo de leite aos bezerros com diarreia não confirmaram efeito deletério algum, maior tempo de morbidade, maior taxa de mortalidade ou maior frequência de tratamento. Por outro lado, os bezerros que receberam leite apresentaram maior ganho de peso durante o período de convalescência.[32,36] Embora os animais com diarreia devam receber, obviamente, solução de eletrólitos VO, a fim de auxiliar na compensação da perda excessiva de líquido e eletrólitos, a evidência atualmente disponível é claramente favorável à manutenção do animal em leite ou com substituto de leite. Devem-se fornecer, com mais frequência, pequenos volumes de leite integral aos bezerros em cada refeição. O leite não deve ser diluído com água porque isso pode prejudicar a coagulação do leite no abomaso. Diferentemente das soluções de eletrólitos de uso oral, o leite não deve ser fornecido à força, com auxílio de sonda esofágica, porque isso impede o fechamento do sulco reticular e, assim, favorece o acúmulo de leite no rúmen, onde está sujeito à fermentação bacteriana.

Probióticos

O uso de produtos conhecidos como probióticos no tratamento e na prevenção de diarreia se tornou cada vez mais popular nas últimas décadas. Os probióticos são definidos como microrganismos vivos que, quando administrados em quantidade adequada, conferem um efeito benéfico à saúde do hospedeiro.[37] A maioria dos probióticos destinados ao uso veterinário pertencem a uma ampla classe de bactérias ácido-lácticas que incluem *Lactobacillus*, *Bifidobacterium*, *Enterococcus* e *Streptococcus* spp. Considera-se que os probióticos favoreçam a saúde gastrintestinal e a imunidade, de modo a reduzir a excreção de patógenos potenciais nas fezes e a necessidade de intervenção terapêutica.[38] O mais importante é que os probióticos são amplamente utilizados por não apresentar qualquer risco à saúde do paciente. Infelizmente, até o momento não há dados clínicos publicados em animais, comprovando tais alegações. Uma preocupação particular é o fato de que o uso de probióticos em humanos está associado com a ocorrência de bacteriemia por *Lactobacillus*, em vários pacientes com imunossupressão; foram observados efeitos deletérios após o uso de alguns produtos comerciais, em potros neonatos.[39] Em medicina veterinária, as preocupações estão relacionadas ao uso indiscriminado de probióticos, especialmente em neonatos com doença sistêmica ou que apresentam comprometimento da mucosa intestinal.[40,41] Com base nos conhecimentos atuais, não se pode recomendar o uso de probióticos no tratamento ou prevenção de diarreia em neonatos.

Controle clínico dos surtos

Nos surtos de colibacilose em animais pecuários neonatos, os veterinários devem considerar os seguintes princípios:

- Visitar a propriedade e realizar uma investigação epidemiológica, a fim de identificar os fatores de risco
- Examinar cada fator de risco e como pode ser minimizado
- Examinar os animais doentes
- Identificar e isolar todos os animais doentes, se possível
- Tratar todos os animais doentes, quando necessário
- Obter amostras para exames laboratoriais de animais doentes e daqueles normais
- Orientar sobre o controle de diarreia em animais que nascerem em um futuro próximo
- Preparar e enviar um relatório ao proprietário, descrevendo os resultados de exames clínicos e laboratoriais e como a doença, no futuro, pode ser prevenida.

Tratamento

Colibacilose enterotóxica em bezerro
- Terapia com líquido (principal prioridade):
  - Terapia parenteral com líquido para corrigir desequilíbrios hidreletrolíticos e ácido-base* (R-1)
  - Solução de reidratação oral* (R-1)
- Terapia antimicrobiana:
  - Amoxicilina: 10 mg/kg IM/VO a cada 12 h durante, no mínimo, 3 dias (R-2)
  - Amoxicilina-clavulanato: 12 mg da combinação/kg VO/IM a cada 12 h durante, no mínimo, 3 dias (R-2)
  - Ampicilina: 10 mg/kg VO/IM a cada 12 h durante, no mínimo, 3 dias (R-2)
  - Colistina: 100.000 UI/kg VO a cada 24 h durante, no mínimo, 3 dias (R-2)
  - Enrofloxacino: 2,5 a 5 mg/kg IV/IM/SC/VO a cada 24 h durante, no mínimo, 3 dias (R-2)
  - Neomicina: 10 mg/kg VO a cada 12 h (R-2)
  - Trimetoprima-sulfonamida: 25 mg da combinação/kg IV/IM/VO a cada 12 h durante, no mínimo, 3 dias (R-2)
- Terapia anti-inflamatória:
  - Flunixino meglumina: 2,2 mg/kg IV; dose única (R-2)
  - Cetoprofeno: 6 mg/kg IM; dose única (R-2)
  - Meloxicam: 0,5 mg/kg IV/SC; dose única (R-2)
- Medicamentos antimotilidade intestinal (R-3)
- Probióticos (R-3).

Colibacilose septicêmica em bezerros
- Terapia antimicrobiana:
  - Amoxicilina-clavulanato: 25 mg/kg IV/IM a cada 6 a 8 h (R-2)
  - Ampicilina sódica: 10 mg/kg IV/IM a cada 8 h (R-2)
  - Cefquinoma: 2 mg/kg IM a cada 24 h (R-2)
  - Ceftiofur: 2,2 mg/kg IM/SC a cada 12 h (R-2)
  - Enrofloxacino: 5 mg/kg IV/IM a cada 24 h (R-2)
  - Florfenicol: 20 mg/kg IM a cada 24 h (R-2)
  - Trimetoprima-sulfonamida: 25 mg da combinação/kg IV a cada 8 a 12 h (R-2).

Colibacilose enterotóxica em leitões
- Terapia com líquido (principal prioridade): solução de reidratação oral* (R-1)
- Amoxicilina: 10 mg/kg VO/IM a cada 12 h durante, no mínimo, 3 dias (R-2)
- Amoxicilina-clavulanato: 12 mg da combinação/kg VO/IM a cada 12 h durante, no mínimo, 3 dias (R-2)
- Ampicilina: 10 mg/kg VO/IM a cada 12 h durante, no mínimo, 3 dias (R-2)
- Ceftiofur: 1,1 a 2,2 mg/kg IM a cada 24 h, durante, no mínimo, 3 dias (R-2)
- Clortetraciclina: 20 mg/kg VO a cada 24 h, durante, no mínimo, 3 dias (R-2)
- Enrofloxacino: 2,5 a 5 mg/kg IV/IM/SC/VO a cada 24 h durante, no mínimo, 3 dias (R-2)
- Colistina: 100.000 UI/kg VO a cada 24 h durante, no mínimo, 3 dias (R-2)
- Oxitetraciclina: 10 mg/kg IM a cada 24 h durante, no mínimo, 3 dias (R-2)
- Neomicina: 10 mg/kg VO a cada 12 h durante, no mínimo, 3 dias (R-2)
- Trimetoprima-sulfonamida: 25 mg da combinação/kg IV/IM/VO a cada 12 h durante, no mínimo, 3 dias (R-2).

*Ver "Princípios da terapia hidreletrolítica" no Capítulo 5.

Controle

Devido à natureza complexa da doença, sua total prevenção é impraticável, o principal objetivo deve ser o seu controle em um nível econômico. O controle efetivo de colibacilose pode ser obtido pelo emprego de três princípios:

- Reduzir o grau de exposição do recém-nascido aos microrganismos infecciosos
- Propiciar resistência inespecífica máxima com fornecimento adequado de colostro e ótimo manejo dos animais
- Aumentar a resistência específica do recém-nascido por meio de vacinação da mãe ou do próprio recém-nascido.

Redução do grau de exposição do recém-nascido aos microrganismos infecciosos

A ênfase é assegurar que os recém-nascidos nasçam em um ambiente limpo. Deve-se fazer a limpeza de estábulos, de locais de confinamento e de piquetes utilizados como áreas de parição e, preferivelmente, manter esses locais sem animais por vários dias antes que as mães gestantes sejam ali colocadas.

Bezerros leiteiros

Os comentários a seguir se direcionam, particularmente, aos bezerros nascidos em abrigos, onde o grau de contaminação é maior do que em ambientes externos:

- Deve-se prestar muita atenção quanto à higiene do piquete-maternidade. Os bezerros devem nascer em estábulos com material de cama bem limpo e seco nas baias
- A intervenção obstétrica e a assistência ao parto devem ser feitas por pessoal adequadamente treinado, em ambiente calmo e higiênico
- Imediatamente após o nascimento, o cordão umbilical deve ser desinfetado com suabe ou colocado em imersão em solução de clorexidina ou de iodo 2%
- Em rebanhos com alta incidência de doença, o tempo de permanência dos bezerros no piquete-maternidade deve ser o mais breve possível; os bezerros devem ser transferidos para bezerreiros individuais limpos, secos e com cama de boa espessura, tão logo seja possível após o nascimento
- Os bezerros com diarreia devem ser transferidos do bezerreiro principal, assim que possível, e tratados em um local isolado.

Bezerros de corte

Em geral, os bezerros de corte nascem em pastagem ou em locais de parição confinados e recomendam-se as seguintes orientações:

- Os locais de parição devem permanecer sem animais no período que antecede o parto; devem ser bem drenados, secos e livres de neve, se possível. Cada par vaca-bezerro deve ter disponível um espaço de, no mínimo, 185 m². Quando o parto ocorre na pastagem, o ideal é ter uma proteção contra os ventos adequada. A cobertura dos locais de parição com palha ou aparas de madeira propiciam um ambiente confortável para a parição
- Em grandes rebanhos de corte, alguns dias após o nascimento, quando o bezerro está mamando efetivamente, o par vaca-bezerro deve ser transferido para uma pastagem reservada aos neonatos, a fim de evitar superlotação nos locais de parição.

Nos rebanhos de corte, o planejamento do período de acasalamento deve assegurar a parição das novilhas, no mínimo, 2 semanas antes das vacas. Para novilhas, a restrição desse período e, portanto, da estação de parição, para 45 dias ou menos, também tem muitas vantagens. Um período de parição breve possibilita ao produtor concentrar, de modo mais efetivo e econômico, os recursos com pessoal envolvido no manejo da parição, comparativamente com uma estação de parição mais longa. O parto mais precoce de novilhas possibilita a elas um tempo adicional, necessário antes da próxima estação de acasalamento, para que tenha um plano nutricional crescente, importante para manter uma alta taxa de concepção. A parição precoce de novilhas também propicia menor exposição dos bezerros à pressão de infecção pelos animais mais velhos do rebanho.

Tipicamente, a incidência e a gravidade das doenças de neonatos aumentam, e a idade no início da doença diminui à medida que a estação de parição progride. Isso é comum em rebanhos de corte porque o bezerro atua como um amplificador biológico. Quanto mais breve a estação de parição, menor é o efeito da amplificação biológica.

Em rebanhos de corte, é necessário um plano de transferência de bovinos durante toda a estação de parição. Isso requer, no mínimo, 4 ou 5 diferentes áreas de pastagem: uma para o período de gestação, uma para a parição e uma série de pastagens para os neonatos. Para assegurar que os bezerros de corte nasçam em um ambiente salubre, o rebanho deve ser transferido da pastagem de gestação para a pastagem de parição 1 a 2 semanas antes do parto. Um dia após o parto, a vaca ou novilha e seu bezerro devem ser transferidos para a pastagem de neonatos. Os pares vaca-bezerro devem ser colocados na mesma pastagem de neonatos, até que se atinja o número apropriado de pares. Depois disso, os pares vaca-bezerro podem ser introduzidos em uma segunda pastagem de neonatos. A diferença de idade entre os bezerros mais velhos e os mais novos em uma pastagem de neonatos nunca deve exceder 30 dias; preferindo-se menor diferença. Isso anula o efeito da amplificação biológica. Quanto mais longa a estação de parição, maior a quantidade de pastagens de neonatos necessárias. Os bezerros que manifestam diarreia devem ser removidos imediatamente e levados a uma área distante dos bezerros sadios, tratados e não devem retornar à pastagem até que todos os bezerros do grupo tenham menor risco de ocorrência de diarreia (> 30 dias de idade).

A dieta de vacas gestantes e, especialmente, de novilhas de primeira cria, deve ser monitorada durante toda a gestação, de modo a assegurar uma condição corporal adequada e uma fonte suficiente para suprimento apropriado de colostro de boa qualidade.

Vitelos

Em geral, os vitelos são adquiridos de diferentes propriedades e 25 a 30%, ou mais, podem apresentar baixa concentração sérica de imunoglobulina. Aos vitelos, aplicam-se as seguintes orientações:

- Na chegada, os bezerros devem ser colocados em bezerreiros individuais previamente limpos, desinfetados e deixados livres para secar
- Os utensílios utilizados na alimentação são fontes frequentes de *E. coli* patogênica e devem ser limpos e secos ao ar, diariamente
- Os bezerros com diarreia devem ser retirados e isolados imediatamente.

Cordeiros e cabritos

Os princípios mencionados anteriormente para bezerros se aplicam a cordeiros e cabritos. Abrigos de parição podem ser uma importante fonte de contaminação e devem ser manejados corretamente, a fim de reduzir a pressão de infecção em cordeiros recém-nascidos.

Leitões

Leitões nascidos em um sistema de confinamento total podem ser expostos a uma alta taxa de infecção. As orientações, a seguir, se aplicam aos leitões:

- Recomenda-se o sistema de criação "todos dentro, todos fora", no qual se aconselha a parição de grupos de porcas em 1 semana. Esse sistema possibilita que o tratador desmame os leitões de um grupo de porcas em 1 ou 2 dias e limpe, desinfete e deixe vazio o conjunto de gaiolas de parição para o próximo grupo de porcas. Tal sistema reduz o tempo de ocupação total e a taxa de infecção. Não se recomenda o sistema de parição contínuo, sem interrupções regulares
- Antes de serem colocadas na gaiola de parição, as porcas devem ser lavadas com desinfetante apropriado, a fim de reduzir a população de bactérias da pele.

Suprimento de resistência inespecífica máxima com colostro adequado e manejo ideal dos animais

O primeiro passo para propiciar resistência inespecífica máxima é o fornecimento de dieta ideal às porcas gestantes, o que resulta em crias com vigor e em quantidade adequada de colostro. No momento do parto, a vigilância das mães e o fornecimento de assistência obstétrica necessária asseguram que os recém-nascidos nasçam com o máximo de vigor possível. Deve-se minimizar, o quanto possível, a ocorrência de lesão decorrente do parto e a hipoxemia durante a parição.

Manejo do colostro

A próxima medida de manejo mais importante é garantir a disponibilidade de colostro de boa qualidade à vontade, consumido dentro de minutos e não depois de algumas horas após o nascimento. Embora o volume ideal de colostro que deve ser consumido em determinado período após o nascimento seja bem conhecido, a maior dificuldade na prática de rotina, em todas as espécies, é saber qual o volume de colostro consumido pelo neonato. Como a criação moderna de animais pecuários tem se tornado muito intensiva, é fundamental que os tratadores de animais façam todo o esforço para assegurar que o consumo de volume de colostro seja suficiente para a espécie animal em questão. Em uma recente pesquisa nacional realizada nos EUA, a prevalência de falha de transferência de imunidade passiva estimada em bezerras leiteiras foi de 19,2%.[41]

Notou-se *falha de transferência de imunidade passiva* (FTIP), considerada como concentração sérica de IgG_1 abaixo de 1.000 mg/dℓ às 48 h de vida, em 61,4% dos bezerros de uma granja leiteira alimentados pelas mães, em 19,3% dos bezerros que recebiam colostro em mamadeira e em 10,8% dos bezerros alimentados por meio de sonda de alimentação. Pode ocorrer maior taxa de prevalência de FTIP em bezerros leiteiros porque eles consomem volume insuficiente de colostro. Quando se utiliza alimentação artificial, a concentração inapropriada de imunoglobulina no colostro fornecido é o principal fator responsável por FTIP. A prevalência de FTIP em rebanhos leiteiros pode ser reduzida por meio da alimentação artificial de todos os bezerros recém-nascidos, com grande volume (3 a 4 ℓ) de colostro de primeira ordenha, fresco ou refrigerado, de vacas que tiveram um período seco (ou seja, sem lactação) normal. Esse volume é consideravelmente maior do que aquele que os bezerros da raça Holstein, em geral, conseguem ingerir; também, excede o volume da ingestão voluntária da maioria dos bezerros que recebem colostro em mamadeira.

Os bezerros precisam ingerir pelo menos 100 g de IgG_1 na primeira mamada de colostro, a fim de assegurar uma transferência adequada de imunidade passiva. Assim, na rotina, o fornecimento forçado de volume suficiente de uma mistura de colostros imediatamente após o nascimento resulta em alto teor sérico de imunoglobulina colostral em bezerros leiteiros e está se tornando uma prática comum em rebanhos leiteiros.

O ato de estimular e auxiliar o bezerro a mamar dentro de 1 h após o nascimento também é efetivo. O fornecimento precoce assistido de colostro, até que o animal esteja saciado, na primeira hora após o nascimento, resulta em alta concentração de imunoglobulinas absorvidas, na maioria dos bezerros. A ingestão de 100 g, ou mais, de imunoglobulinas colostrais em poucas horas após o nascimento é mais efetiva para se obter alta concentração de imunoglobulinas colostrais em bezerros do que a prática de deixar o bezerro com a mãe durante 12 a 24 h depois do nascimento ou de estimular o bezerro a mamar novamente 12 h após nascer, procedimento que não resulta em aumento significativo do teor de imunoglobulinas absorvidas.

Apesar da mamada inicial assistida, um pequeno número de bezerros continua com hipogamaglobulinemia, devido à baixa concentração de imunoglobulina no colostro de suas mães, fato geralmente associado com o extravasamento de colostro do úbere antes da parição.

Em grandes rebanhos, em que o fator econômico permite, pode-se utilizar um sistema de vigilância laboratorial em grupos de bezerros, a fim de mensurar a concentração sérica das imunoglobulinas adquiridas. Pode-se realizar um exame confiável utilizando eletroforese ou obter uma estimativa pelo teste de turvação do sulfato de zinco. Amostras de sangue devem ser coletadas de bezerros com 24 h de vida. Amostras obtidas poucos dias depois podem não refletir a real concentração sérica de imunoglobulina original. A informação obtida pela mensuração do teor sérico de imunoglobulina em bezerros com 24 h de vida pode ser utilizada para melhorar as práticas de manejo, especialmente aquelas relacionadas ao fornecimento inicial de colostro.

Qualidade do colostro

Densidade

A diferenciação entre colostro com alta concentração de imunoglobulina daquele com baixo teor de imunoglobulina é difícil. Tem-se realizado a mensuração da densidade do colostro de vacas-leiteiras por meio de um hidrômetro (colostrômetro) disponível no mercado. Originalmente, considerou-se que a mensuração da densidade era um método barato e prático para estimar a concentração de imunoglobulina colostral. No entanto, a densidade do colostro está mais relacionada com sua concentração de proteínas do que com a concentração de imunoglobulina; ademais, o resultado do teste varia dependendo da temperatura do colostro e, assim, a confiabilidade preditiva do teste é limitada. Além disso, constataram-se diferentes relações entre a densidade e a concentração de imunoglobulina colostral em diferentes populações de vacas das raças Holstein-Friesian e Jersey e entre os rebanhos. Também, a densidade pode variar consideravelmente de acordo com a estação do ano. Determinou-se a densidade em 1.085 amostras de colostro de primeira ordenha obtidos de 608 vacas-leiteiras de quatro raças, em uma única propriedade, durante um período de 5 anos. A densidade refletiu mais estreitamente a concentração de proteínas do que a concentração de IgG e foi notavelmente influenciada pelo mês de lactação. A densidade do colostro foi maior em vacas Holstein e Jersey, em vacas com 3 ou mais lactações e em vacas cujo parto ocorreu no outono. Foi menor em vacas Pardo-Suíça e Ayrshire, em vacas de primeira ou segunda lactação e em vacas cujo parto ocorreu no verão. Desse modo, o uso da densidade do colostro como indicador da concentração de IgG tem grandes limitações.

Colostro congelado e descongelado

O colostro pode ser armazenado congelado para uso futuro. Colostro em excesso pode ser armazenado congelado e, quando necessário, descongelado para fornecer uma fonte de IgG quando o fornecimento do colostro materno é impraticável ou insuficiente. A experiência tem mostrado que a composição do colostro congelado permanece inalterada durante todo o período de estocagem. No colostro armazenado não se constatou alteração significativa no pH, no percentual de acidez e nos teores de gordura, sólidos totais, nitrogênio total ou não proteico. O fornecimento de 4 ℓ de colostro armazenado congelado (em temperatura de -20°C, por 24 h) e, então, descongelado e oferecido aos bezerros, por meio de sonda orogástrica, 3 h após o nascimento, não resultou em diferença significativa na absorção de IgG, em comparação com bezerros que receberam colostro fresco.

Pasteurização do colostro

Há várias indicações para pasteurização do colostro. Esse procedimento pode ser apropriado em um programa de controle de doenças infecciosas específicas, como paratuberculose, salmonelose ou infecção por *M. bovis*; ademais, pode ser útil para a criação de um bezerro mais saudável por melhorar a qualidade do colostro e reduzir a exposição do neonato aos patógenos. A pasteurização do colostro de vaca na própria fazenda, durante 60 min em temperatura de 60°C, resulta na eliminação, ou ao menos redução significativa, da contaminação bacteriana, sem prejuízo às características físicas ou à disponibilidade de IgG para absorção intestinal.[7] Um estudo recente relatou concentração sérica de IgG significativamente maior às 24 h de vida, em bezerros alimentados com colostro pasteurizado, em comparação com aquela de bezerros que receberam a mesma quantidade de colostro cru de mesma qualidade.[42] Os autores atribuíram esse efeito à baixa interferência bacteriana na absorção de IgG intestinal. A pasteurização prolonga a vida útil do colostro refrigerado sem aditivo em 8 a 10 dias, desde que armazenado em recipiente limpo e bem fechado.

Suplementos e substitutos de colostro

Há disponibilidade de alguns suplementos de uso oral derivados do colostro, contendo imunoglobulina, para bezerros recém-nascidos que, sabidamente, consumiram volume inadequado de colostro ou que são suspeitos de não terem ingerido quantidade suficiente da substância. Foram desenvolvidos produtos definidos como *suplementos de colostro*, com intuito de fornecer IgG exógena aos bezerros, quando o colostro fresco das mães possui baixa concentração de IgG. Vários criadores também utilizam esses produtos como substitutos de colostro, quando indisponível devido à agalactia materna, mastite aguda ou outras causas de suprimento inapropriado de colostro. No entanto, contêm baixa concentração de imunoglobulina, comparativamente àquela constatada no colostro de primeira ordenha de alta qualidade. A maioria dos suplementos de colostro fornece apenas 25 a 45 g de IgG/dose de 454 g, a qual é reconstituída em 2 ℓ de água. O fornecimento de uma ou mesmo duas doses desses suplementos não é suficiente para propiciar uma massa de 100 g de IgG nas primeiras 12 h após o nascimento. Os *substitutos de colostro* são utilizados como a única fonte de IgG e, assim, deve fornecer pelo menos 100 g de IgG. Bezerros leiteiros recém-nascidos que não consumiram colostro e foram alimentados com colostro seco por pulverização contendo 126 g de imunoglobulina em 3 ℓ de água, como única fonte de imunoglobulina, apresentaram concentração sérica média de imunoglobulina normal. O fornecimento único de um concentrado de proteína do soro como substituto de colostro a bezerros não foi efetivo na prevenção de morbidade e mortalidade de neonatos, em comparação com um único fornecimento de mistura de colostros.

A IgG oriunda de soro bovino ou de concentrados de imunoglobulina do plasma bovino é bem absorvida por bezerros neonatos, quando se administra quantidade adequada. A concentração sérica de IgG em bezerros com 2 dias de vida e submetidos à alimentação forçada com suplemento de colostro contendo soro seco por pulverização (total de 90 g de imunoglobulina), 3 h após o nascimento, foi muito menor do que em bezerros alimentados com 4 ℓ de colostro fresco. A massa de IgG e o método de processamento são fundamentais. Produtos que fornecem menos de 100 g de IgG/dose não devem ser utilizados como substituto do colostro.

Para serem efetivos, os suplementos e substitutos de colostro devem fornecer massa de IgG suficiente para que os bezerros alcancem concentração sérica de IgG superior a 10 g/ℓ, em 24 h.

Imunoglobulina bovina purificada

A administração de gamaglobulina bovina purificada aos bezerros deficientes parece ser um procedimento lógico, mas os resultados têm mostrado ineficiência. Seriam necessárias altas doses (30 a 50 g) de gamaglobulina, administradas por via intravenosa, para aumentar o teor sérico de gamaglobulina de 0,5 g/dℓ para 1,5 g/dℓ, considerado um valor apropriado. O custo seria proibitivo. A administração de gamaglobulinas por qualquer via parenteral, exceto a IV, não resulta em aumento significante no teor sérico de imunoglobulina.

Para ser efetiva, a administração de imunoglobulina derivada do sangue deve aumentar a concentração sérica de IgG e reduzir as taxas de morbidade e mortalidade antes do desmame sem interferir, posteriormente, na produção. A aplicação parenteral de imunoglobulina aumenta a concentração sérica de IgG em bezerros; contudo, pode, não necessariamente, influenciar a taxa de morbidade ou de mortalidade. Altos teores de imunoglobulinas específicas circulantes podem atuar como reservatórios de anticorpos, para serem transferidos ao intestino e prevenir infecção entérica. Assim, as fontes de imunoglobulinas, exceto o colostro, podem não fornecer imunoglobulinas específicas contra os antígenos presentes no ambiente ou podem ser insuficientes quando os bezerros são expostos à alta pressão de infecção.

Bezerros de corte

Há relatos de estratégias de manejo para diminuir as perdas por morte de bezerros em rebanhos de corte. A intervenção no manejo para a prevenção de morte de neonatos inclui medidas que melhoram as defesas do hospedeiro e as condições higiênicas do ambiente, a fim de reduzir os surtos de doença em neonatos. Atenção especial é dada à prevenção de distocia, melhora na transferência de imunoglobulinas colostrais e limitação da contaminação ambiental. Devem-se implementar as seguintes práticas:

- O manejo do rebanho de corte deve dar ênfase à prevenção de distocia, que envolve a limitação do tamanho do bezerro e assegurar que a área pélvica materna é apropriada
- Os bezerros de corte devem ser auxiliados ao nascerem, se necessário, de modo a evitar exaustão e fraqueza decorrentes de parto demorado
- Normalmente, os bezerros de corte tentam e conseguem se levantar e mamar dentro de 20 min após o nascimento, mas isso pode demorar até 8 h ou mais. Os bezerros de corte que não mamam dentro de 2 h devem receber colostro em mamadeira ou sonda estomacal. Sempre que possível, devem ser estimulados e auxiliados a mamar, até que fiquem saciados, na primeira hora após o nascimento. A mãe deve ser contida e o bezerro auxiliado para mamar. Se o bezerro não é capaz ou não mostra interesse em mamar, a mãe deve ser contida e ordenhada manualmente e o bezerro é alimentado com colostro fornecido em mamadeira ou sonda estomacal. O volume médio de colostro e a imunoglobulina colostral produzida por vacas de corte e a absorção de imunoglobulina colostral pelos bezerros podem ser muito variáveis. Os bezerros de corte abandonados pelas mães necessitam atenção especial. É comum a ocorrência de falha na transferência de imunidade passiva, estimada em 10 a 40% dos bezerros de corte
- É necessária vigilância constante dos locais de parição, a fim de evitar superpopulação; detectar bezerros com diarreia, que devem ser removidos; evitar falha de instinto materno e assegurar que todos os bezerros sejam vistos mamando em suas mães. Embora até 25% dos bezerros de corte possam não apresentar concentração sérica de imunoglobulina suficiente, o emprego de manejo excelente reduz a ocorrência de colibacilose. A prática de parição

de vacas induzida por corticosteroides, recentemente desenvolvida, pode resultar em um importante problema de falha de instinto materno, quando ocorre nascimento de muitos bezerros em um período muito curto, em espaço físico limitado. Devem-se empregar todos os esforços de manejo para estabelecer uma relação vaca-bezerro o mais rápido possível após o nascimento. Isso requer manejo de alta qualidade, a fim de reduzir a taxa de infecção adicional e minimizar o efeito de qualquer fator ambiental estressante.

Cordeiros

Necessitam 180 a 210 mℓ de colostro/kg PC nas primeiras 18 h após o nascimento, para obterem energia suficiente para a produção de calor. Em geral, esse volume de colostro também é suficiente para fornecer imunoglobulinas colostrais. É importante o estímulo precoce e o auxílio dos cordeiros para mamar na ovelha. Quase sempre as ovelhas bem alimentadas produzem colostro suficiente para crias únicas ou gemelares. Ovelhas subnutridas podem não produzir colostro suficiente para um ou mais cordeiros; nesse caso, a suplementação com colostro armazenado, obtido de outras ovelhas de alta produção, é uma prática útil.

Leitões

Devem-se implementar as seguintes práticas para os leitões:

- Deve-se fazer todo o esforço econômico possível para assegurar que todos os leitões recém-nascidos recebam um suprimento de colostro à vontade, minutos após o nascimento. O piso do local de parição deve ser bem drenado e antiderrapante, possibilitando aos leitões que se movimentem facilmente até os tetos da porca. Alguns tratadores propiciam assistência durante o parto, secando cada leitão ao nascer e colocando-o imediatamente no teto
- A lavagem dos tetos da porca pouco antes da parição, com água morna e detergente, reduz a população de bactérias e pode aliviar o desconforto em casos de edema e congestão das glândulas mamárias
- O local onde os leitões são mantidos deve ser seco e apropriadamente aquecido na primeira semana e não apresentar correntes de ar. Durante a parição, o colostro é liberado em discretas ejeções, possivelmente pela baixa liberação de ocitocina associada ao parto. Portanto, à medida que os leitões nascem eles devem ser mantidos o mais próximo possível dos tetos para se beneficiarem dessas discretas ejeções de colostro.

Aumento da resistência específica do recém-nascido mediante vacinação da fêmea gestante ou do recém-nascido

A imunização de animais pecuários neonatos contra colibacilose pela vacinação da mãe gestante, do feto ou do neonato tem recebido considerável atenção de pesquisadores nos últimos anos e os resultados parecem promissores.

Essas vacinas são práticas e efetivas pelas seguintes razões:

- As infecções por ETEC mais fatais em animais pecuários ocorrem no início do período neonatal, quando os títulos de anticorpos no colostro e no leite são mais elevados
- Em animais pecuários, mais de 90% das cepas de ETEC pertencem a uma pequena família de antígenos fimbriais
- As fímbrias possuem bons antígenos proteicos na superfície da bactéria, sendo facilmente acessíveis aos anticorpos
- As fímbrias são necessárias para uma etapa crítica (fixação-colonização) inicial na patogênese da doença
- Não têm surgido antígenos fimbriais recentes ou previamente de baixa prevalência para tornar as vacinas ineficazes.

A mãe gestante é vacinada 2 a 4 semanas antes do parto, a fim induzir a produção de anticorpos específicos contra cepas específicas de *E. coli* enteropatogênica; em seguida, os anticorpos são transferidos aos recém-nascidos por meio do colostro. O mecanismo de proteção é representado pela produção de anticorpos contra antígenos dos *pili*, responsáveis pela colonização do intestino pela *E. coli*.

A *vacinação é um procedimento auxiliar para um bom controle, mas não substitui as boas práticas de manejo*. As vacinas utilizadas na prevenção de diarreia causada pela cepa ETEC, em bezerros e leitões, se baseiam nos antígenos fimbriais predominantes para colonização por ETEC, em bezerros (F5) e leitões recém-nascidos (F4, F5 e F6). Não há disponibilidade de dados confiáveis sobre a eficácia de vacinas comerciais, baseados em testes clínicos de campo aleatórios; todavia, a maioria dos profissionais que militam na área de saúde animal nota que as vacinas são efetivas e que as doenças ocorrem principalmente em rebanhos não vacinados. Há relatos casuais, não publicados, de que o uso da vacina em bovinos modifica o pico de ocorrência de diarreia em bezerros, da primeira semana para a terceira ou quarta semana após o nascimento. O uso extensivo de vacinas à base de fímbrias pode se restringir aos tipos de antígenos fimbriais predominantes, como refletido nas vacinas, e podem surgir novos antígenos fimbriais ou antígenos fimbriais previamente de baixa prevalência. As cepas ETEC possuem fímbrias antigenicamente distintas de F1, F4, F6, F41. No entanto, esses tipos de antígenos são menos predominantes do que aqueles atualmente presentes nas vacinas comerciais. Não há evidência do surgimento de ETEC com novos mecanismos de colonização ou de novos antígenos fimbriais induzidos pela seleção de pressão de vacinação. Tampouco há evidência de que tipos de antígenos fimbriais de ETEC previamente de "baixa prevalência", não contidos nas vacinas, surgiram como "patógenos comuns" ocupando um nicho ecológico deixado pelos tipos de antígenos fimbriais alvos das vacinas.

Bezerros

A vacinação de vacas gestantes com *pili* de *E. coli* F5 (K99) purificada ou uma preparação com célula total contendo antígeno F5 suficiente, pode reduzir significativamente a incidência de colibacilose enterotoxigênica em bezerros. Também, é possível boa proteção quando as fêmeas são vacinadas com uma bacterina de célula total de quatros cepas de *E. coli* contendo quantidade suficiente de antígeno de *pili* F5 e de antígeno K capsular de polissacarídeo. Anticorpos colostrais específicos contra o antígeno de *pili* F5 e o antígeno K capsular de polissacarídeo na superfície da cepa de ETEC exposta ao desafio têm ação protetora. Há uma correlação altamente significativa entre a imunidade láctea ao antígeno F5 e a prevenção de diarreia grave ou a morte de bezerros desafiados com *E. coli* enterotoxigênica. A concentração de anticorpo F5 no colostro é maior nos primeiros 2 dias de vida, que é o período em que o bezerro recém-nascido é mais suscetível à colibacilose enterotoxigênica. A presença contínua do anticorpo F5 no lúmen do intestino impede a fixação da bactéria no epitélio intestinal. Também, o anticorpo F5 é absorvido durante o período em que ocorre absorção de imunoglobulina e pode ser excretado no intestino durante a ocorrência de diarreia. Isso pode ser uma das razões pela qual a taxa de mortalidade é inversamente proporcional à concentração sérica de imunoglobulinas. Na primeira gestação, as fêmeas recebem duas doses de vacinas, às 6 e 2 semanas antes do parto. Depois disso, recebem uma única dose de vacina como reforço. Administra-se uma ou duas doses de uma bacterina de *E. coli* F5 em suspensão oleosa em vacas de corte gestantes, 6 semanas antes do parto, que estimula uma elevada produção de anticorpos séricos, os quais protegem contra a infecção experimental de bezerros recém-nascidos por um período de até 87 semanas após a vacinação.

Foram avaliadas vacinas que contêm tanto o antígeno F5 de ETEC quanto o rotavírus e, às vezes, coronavírus, com resultados variáveis. Os anticorpos colostrais contra antígeno F5 são mais elevados em fêmeas vacinadas do que naquelas não vacinadas, mas os anticorpos colostrais contra rotavírus e coronavírus, em mães vacinadas e não vacinadas, podem não ser significativamente diferentes. Nesses testes a campo, a vacinação não influenciou a prevalência de diarreia, a taxa de mortalidade de bezerros ou a presença dos três enteropatógenos. Em outros estudos a campo, a vacina combinada não propiciou proteção alguma contra surtos de diarreia em bezerros. Em vacas de corte, a aplicação de uma vacina inativada contra *E. coli* e rotavírus, com adjuvante oleoso, no último trimestre de gestação, reduz a taxa de mortalidade decorrente de diarreia e influencia positivamente a média de ganho de peso dos bezerros ao desmame. Para serem efetivos, os anticorpos contra rotavírus e coronavírus devem estar presentes no leite pós-colostral vários dias depois do parto, período em que os bezerros são mais suscetíveis à infecção viral. Em vacas gestantes, a aplicação de duas doses de vacina durante o período seco, em intervalo de 4 semanas, pode aumentar a concentração de anticorpos colostrais contra E. coli F5 em 26 vezes no colostro de primeira ordenha, comparativamente às vacas não vacinadas. O aumento dos teores de anticorpos contra coronavírus e rotavírus são muito menores.

Avaliou-se uma vacina inativada disponível no mercado contendo rotavírus bovino (sorotipo G6 P5), coronavírus bovino (isolado originalmente de um bezerro com diarreia) e E. coli F5 livre de célula purificada (adsorvida em gel de hidróxido de alumínio), formulada como uma emulsão em óleo mineral leve, em um rebanho de vacas Ayrshire/Friesian que receberam uma dose de vacina 31 dias antes do dia esperado para o parto. Comparativamente às vacas do grupo-controle, notou-se aumento significativo na média do título específico de anticorpos contra os três antígenos no soro das vacas vacinadas (mesmo na presença de anticorpos preexistentes), juntamente com aumento dos teores de anticorpos protetores contra rotavírus, coronavírus e E. coli F5, no colostro e no leite durante, no mínimo, 28 dias.

Como os anticorpos naturalmente adquiridos contra o *antígeno J5* podem ser importantes no controle de doenças de neonatos causadas por infecções bacterianas por patógenos associados que compartilham antígenos de E. coli (cepa J5), avaliou-se o uso da vacina E. coli O111:B4 (J5) em bezerros com 1 a 3 dias de idade e 2 semanas depois, para o controle das taxas de morbidade e mortalidade em bezerros leiteiros com até 60 dias de idade. O uso de uma bacterina de E. coli O111:B4 (J5) morta e/ou de uma vacina de *Salmonella Dublin* viva modificada, geneticamente alterada (aro-), em bezerros neonatos, foi efetivo na redução da taxa de mortalidade resultante de colibacilose e samonelose. Essa vacina pode ser útil no controle de mortes em rebanho bem manejados, mas é contraindicada em rebanhos cujo manejo é precário.

Avaliou-se a imunoterapia passiva de bezerros com menos de 2 dias de vida, utilizando plasma hiperimune contra E. coli J5, administrado por via subcutânea, na dose de 5 mℓ/kg PC. Constatou-se que o uso do plasma é seguro e eficiente. Quanto às taxas de morbidade e mortalidade de bezerros, ele não foi superior ao grupo que recebeu plasma controle ou naquele sem tratamento.

A administração oral de anticorpo monoclonal específico contra F5 aos bezerros nas primeiras 12 h de vida pode ser um método efetivo para reduzir a incidência de colibacilose enterotoxigênica fatal, especialmente quando ocorrem surtos da doença em rebanhos não vacinados. Testes clínicos indicam que a gravidade da desidratação, a depressão e a perda de peso, bem como a duração da diarreia foram significativamente menores em bezerros que receberam o anticorpo monoclonal específico contra F5. Em bezerros submetidos ao desafio experimental, a taxa de mortalidade foi de 29%, nos bezerros tratados, e 82% nos bezerros do grupo-controle.

A decisão de vacinar em qualquer idade depende da identificação dos fatores de risco. Eles incluem:

- Confirmação de diagnóstico de ETEC F5 no ano anterior
- Densidade populacional na área de parição que predispõe à doença
- Parição durante o período do ano em que o ambiente é úmido e desconfortável aos bezerros
- Alta porcentagem de mães primíparas que não apresentam níveis protetores de anticorpo contra F5 no colostro.

Leitões

Os leitões filhos de leitoas são mais suscetíveis à doença do que os filhos de porcas adultas, sugerindo que a imunidade aumenta com o número de parições. Em termos práticos, isso indica que as leitoas devem ser colocadas junto com porcas mais velhas da propriedade por algum tempo. O tempo necessário para o desenvolvimento dessa imunidade natural não está claro, mas 1 mês no final da gestação parece apropriado.

Em leitões recém-nascidos, a colibacilose entérica de ocorrência natural pode ser efetivamente controlada pela vacinação das mães durante a gestação. Testes experimentais de campo, em grandes fazendas, indica que as vacinas são efetivas. A análise econômica parcial da vacinação de porcas prenhes com vacinas contra E. coli revelou um retorno financeiro do investimento de 124%, decorrente da redução das taxas de morbidade e mortalidade resultante de diarreia em leitões com 1 a 2 semanas de idade. Atualmente, sabe-se que três tipos de antígenos de *pili* conhecidos como F4, F5 e F6 estão envolvidos na colonização do intestino delgado de leitões recém-nascidos, pela cepa ETEC. A vacinação de porcas gestantes com vacinas de uso oral ou parenteral contendo esses antígenos propiciam proteção contra colibacilose enterotoxigênica causada por E. coli que possui *pili* homólogos aos da vacina. As vacinas de uso parenteral são preparações de *pili* livres de células e as vacinas de uso oral contêm E. coli enteropatogênica viva. A vacina oral é fornecida 2 semanas antes do parto, diariamente no alimento, durante 3 dias, na forma de 200 mℓ/dia de uma cultura em caldo contendo 10^{11} E. coli. Um método simples e efetivo de imunização de porcas prenhes é o fornecimento de culturas de ETEC viva, isolada de leitões com colibacilose neonatal, da mesma propriedade. A vacina oral pode ser administrada junto com o alimento, começando ao redor de 8 semanas após o acasalamento e continuando até a parição. A vacina oral resulta na estimulação do anticorpo IgA no trato intestinal que, então, é transferido para a glândula mamária e o colostro. Uma combinação de vacinação oral e parenteral é mais efetiva do que o uso de apenas um tipo de vacina. A vacina parenteral é administrada cerca de 2 semanas após o acasalamento e repetida 2 a 4 semanas antes do parto. A vacinação parenteral resulta em produção de alta concentração do anticorpo IgM, que protege contra colibacilose enterotoxigênica, tanto experimental quanto de ocorrência natural. Essa vacina também reduz a quantidade de E. coli excretada nas fezes das porcas vacinadas, consideradas importantes fontes do microrganismo. A imunização de porcas prenhes com bacterina de E. coli enriquecida com o antígeno F4 resulta em secreção no leite capaz de impedir a fixação de E. coli F4 no intestino durante, no mínimo, 5 semanas após o nascimento, tempo em que os leitões se tornam naturalmente resistentes à fixação do microrganismo.

A possibilidade de selecionar e acasalar os suínos que podem ser geneticamente resistentes à doença está sendo pesquisada. A maior incidência de diarreia acontece em progênie de mães resistentes acasaladas com reprodutores suscetíveis. Os homozigotos dominantes (SS) e os heterozigotos (Ss) possuem o receptor e são suscetíveis, enquanto os homozigotos recessivos (ss) não apresentam receptor e os suínos são resistentes. Porcas geneticamente resistentes podem ser capazes de desenvolver resposta imune contra o antígeno F4 devido à incapacidade do microrganismo em colonizar o trato intestinal.

Cultura de exclusão competitiva

Um método alternativo de controle é o uso de cultura de exclusão competitiva. O princípio da tecnologia de exclusão competitiva é colonizar o trato gastrintestinal de neonatos com bactérias benéficas/comensais consideradas como a flora normal dos animais sadios de determinada espécie. O mecanismo de ação não é conhecido, mas é possível que inclua: exclusão de enteropatógenos por competir com locais de fixação e/ou por nutrientes; estimulação dos mecanismos imunes locais, impedindo a colonização/invasão por patógenos entéricos; e produção de várias substâncias antimicrobianas que atuam diretamente na bactéria patogênica ou induzem condições intestinais desfavoráveis para a multiplicação e colonização pelos patógenos. Experimentalmente, a administração oral de uma cultura de exclusão competitiva suína aos leitões com 12 h de vida resultou em redução significativa na taxa de mortalidade, na ocorrência de excreção fecal e na colonização intestinal por E. coli, comparativamente aos resultados obtidos em animais do grupo-controle. A taxa de mortalidade diminui de 23%, no grupo-controle, a 2,7%, no grupo tratado.

Cordeiros e cabritos

A vacinação de ovelhas prenhes com o antígeno F5 confere imunidade colostral aos cordeiros desafiados com cepa ETEC homóloga. Essas ovelhas recebem duas doses de vacina durante a primeira gestação 8 a 10 semanas e 2 a 4 semanas antes do parto; na segunda gestação, considera-se adequada a vacinação com 2 a 4 semanas antes do parto.

A imunização de cabras gestantes foi realizada para estimular o desenvolvimento de imunidade láctea contra colibacilose de ocorrência natural, em cabritos. A vacinação de cabras prenhes 1 mês antes do parto com uma vacina de subunidade contendo os antígenos fimbriais F4, F5 e F6 de *E. coli* e as toxinas B, C e D de *C. perfringens*, no adjuvante hidróxido de alumínio, juntamente de melhora nas condições de manejo, foi muito efetiva na redução das taxas de morbidade e mortalidade de neonatos decorrentes de diarreia. Os resultados foram comparados com dois grupos controles – um sem melhora no manejo e outro com melhora no manejo, porém sem vacinação. No grupo vacinado e com melhora nas condições de manejo, as taxas de morbidade e mortalidade de neonatos foram, ambas, reduzidas pelo fator 3, no grupo 1, e pelos fatores 9,5 e 12,5 nos grupos 2 e 3, respectivamente. Ainda, a duração da diarreia foi 3,7 e 12 vezes maior nos cabritos dos grupos 2 e 3, respectivamente.

LEITURA COMPLEMENTAR

Acres SD. Enterotoxigenic Escherichia coli infections in newborn calves: a review. J Dairy Sci. 1985;68:229-256.

Constable PD. Antimicrobial use in the treatment of calf diarrhea. J Vet Intern Med. 2004;18:8-17.

DebRoy C, Maddox CW. Identification of virulence attributes of gastrointestinal Escherichia coli isolates of veterinary significance. Anim Health Res Rev. 2001; 1:129-140.

Gyles CL, Prescott JF, Songer JG, Thoen CO. Pathogenesis of Bacterial Infections in Animals. 3rd ed. Ames, IA: Blackwell; 2004.

Larson RL, Tyler JW, Schultz LG, et al. Management strategies to decrease calf death losses in beef herds. J Am Vet Med Assoc. 2004;224:42-48.

Moxley RA. Escherichia coli O157H:7: an update on intestinal colonization and virulence mechanisms. Anim Health Res Rev. 2004;5:15-33.

Renter DG, Sargeant JM. Enterohemorrhagic Escherichia coli O157H:7: epidemiology and ecology in bovine production environments. Anim Health Res Rev. 2002;3: 83-94.

REFERÊNCIAS BIBLIOGRÁFICAS

1. Farrokh C, et al. Int J Food Microbiol. 2013;162:190-212.
2. Mainil J. Vet Immunol Immunopathol. 2013;152:2-12.
3. ECDC/EFSA. 2011. (Accessed 10.01.16, at 2014 <http://www.ecdc.europa.eu/en/publications/Publications/1106_TER_EColi_joint_EFSA.pdf>).
4. Hussein HS, Sakuma T. J Dairy Sci. 2005;88:450-465.
5. Laine TM, et al. Acta Vet Scand. 2008;50:21.
6. Duan Q, et al. Ann Microbiol. 2012;62:7-14.
7. Nagy B, Fekete PZ. Int J Med Microbiol. 2005;295:443-454.
8. Foster DM, Smith GW. Vet Clin North Am Food Anim Pract. 2009;25:13-36.
9. Fecteau G, et al. Vet Microbiol. 2001;78:241-249.
10. Ghanbarpour R, Oswald R. Trop Anim Health Prod. 2009;41:1091-1099.
11. Corley KTT, et al. Equine Vet J. 2007;39:84-99.
12. Lorenz I. Vet J. 2009;179:197-203.
13. Gomez DE, et al. J Vet Intern Med. 2013;27:1604-1612.
14. Abeysekara S, et al. Am J Physiol Endocrinol Metab. 2007;293:E356-E365.
15. Lorenz I. Vet J. 2004;168:323-327.
16. Lorenz I, et al. Vet Rec. 2005;156:412-415.
17. Gentile A, et al. J Vet Intern Med. 2008;22:190-195.
18. Trefz FM, et al. Vet J. 2013;195:350-356.
19. Constable PD, Grünberg W. Vet J. 2013;195:217-272.
20. Biolatti C, et al. Schweiz Arch Tierheilkd. 2012;154: 239-246.
21. Fecteau G, et al. Vet Clin North Am Food Anim Pract. 2009;25:195-208.
22. Kumar A. Curr Infect Dis Rep. 2010;12:336-344.
23. Dellinger RP, et al. Crit Care Med. 2004;32:853-873.
24. Catry B, et al. Microb Drug Resist. 2007;13:147-150.
25. Hendriksen RS, et al. Acta Vet Scand. 2008;50:28.
26. Hendriksen RS, et al. Acta Vet Scand. 2008;50:19.
27. Manchese A, et al. Microb Drug Resist. 2012;18:94-99.
28. Kaneene JB, et al. J Clin Microbiol. 2008;46:1968-1977.
29. Constable PD. J Vet Intern Med. 2004;18:8.
30. Scientific Advisory Group on Antimicrobials of the Committee for Medicinal Products for Veterinary Use. J Vet Pharmacol Ther. 2009;32:515-533.
31. World Organization for Animal Health. OIE list of antimicrobial agents of veterinary importance, 2013. (Accessed 15.12.13, at <http://www.oie.int/fileadmin/Home/eng/Our_scientific_expertise/docs/pdf/OIE_List_antimicrobials.pdf>).
32. Constable PD. Vet Clin North Am Food Anim Pract. 2009;25:101-120.
33. Todd CG, et al. J Anim Sci. 2007;85(suppl 1):369.
34. Barnett SC, et al. J Am Vet Med Assoc. 2003;223:1329-1333.
35. Lorenz I, et al. Ir Vet J. 2011;64:9.
36. Garthwaite BD, et al. J Dairy Sci. 1994;77:835-843.
37. Nomoto K. J Biosci Bioeng. 2005;100:583-592.
38. Senok AC, et al. Clin Microbiol Infect. 2005;11:956-966.
39. Wynn SG. J Am Vet Med Assoc. 2009;5:606-613.
40. Weese JS, Rousseau J. J Am Vet Med Assoc. 2005; 226:2031-2034.
41. Beam AL, et al. J Dairy Sci. 2009;92:3973-3980.
42. Godden SM, et al. J Dairy Sci. 2012;95:4029-4040.

Síndrome da boca úmida em cordeiros (ou ruído de flutuação abdominal ou baba em cordeiros)

Sinopse

- Etiologia: endotoxemia causada por *E. coli* não enteropatogênica, cuja causa predisponente é a falha na transferência de imunidade passiva
- Epidemiologia: risco maior em animais submetidos à estabulação intensiva e com higiene precária
- Achados clínicos: perda do reflexo de sucção, retenção de mecônio ou de fezes, saliva mucoide excessiva e distensão do abomaso
- Lesões: nenhuma específica
- Confirmação diagnóstica: nenhum achado patognomônico
- Tratamento: líquido e energético via sonda estomacal; antimicrobianos
- Controle: antimicrobianos por ocasião do nascimento, higiene nos piquetes, assegurar adequada transferência de imunidade colostral.

Etiologia

Acredita-se que a síndrome da boca úmida de cordeiros seja decorrência de endotoxemia em cordeiros jovens. Considera-se que o pH neutro do abomaso de cordeiros recém-nascidos, juntamente de baixa concentração de imunoglobulinas colostrais no intestino, possibilita rápida multiplicação intestinal de cepas de *E. coli* não enteropatogênicas e algum grau de multiplicação bacteriana sistêmica, que resulta em endotoxemia.

Epidemiologia

Ocorrência

A síndrome é relatada em cordeiros, principalmente na Grã-Bretanha; também há relato de ocorrência na Nova Zelândia, bem como em cabritos na Espanha e na América do Norte. Uma doença relacionada, mas talvez diferente, denominada *doença do abomaso salivar (salivary abomasum disease)*, foi relatada como sendo uma enfermidade comum em cordeiros e cabritos com 3 a 17 dias de idade, na Grécia.[1]

Fatores de risco do animal e do ambiente

A doença acomete cordeiros com 12 a 72 h de vida. É observada em todos os sistemas de manejo, mas é rara em rebanhos mantidos em pastagens; ocorre mais comumente em cordeiros mantidos em regime de confinamento intensivo, com higiene precária no ambiente de parição. O risco é maior em cordeiros de ovelhas prolíferas e a doença é mais comum em trigêmeos do que em gêmeos ou em crias únicas.

A ingestão retardada ou insuficiente de colostro é um importante fator de risco e situações que predispõem a isso podem ocasionar surtos. Notou-se alta prevalência da doença em carneiros castrados com a aplicação de uma faixa elástica em idade muito jovem; a dor resultante pode tê-los feito parar de se alimentar.

Outros fatores de risco, todos eles acompanhados de redução da mamada pelo cordeiro, incluem condições climáticas inclementes, carência de instinto materno, agalactia materna, competição entre gêmeos ou trigêmeos, baixa vitalidade e ovelhas com condição corporal insatisfatória.

Doença experimental

Uma síndrome clínica equivalente foi reproduzida com a administração oral de cepas não enterotóxicas de *E. coli* a cordeiros privados de colostro; todos morreram dentro de 24 h.

Importância econômica

Na Grã-Bretanha a doença é uma importante causa de morte de cordeiros recém-nascidos estabulados e considera-se que seja responsável por cerca de 25% das mortes de cordeiros criados em sistema intensivo, em ambiente interno. Quando as condições são favoráveis, a taxa de morbidade pode ser próxima de 24%; sem tratamento imediato, a taxa de mortalidade é alta.

Patogênese

Bactérias Gram-negativas, *E. coli* não enterotoxigênica e *E. coli* não enteropatogênica, presentes no ambiente ou no velo contaminado, são ingeridas e sobrevivem durante a passagem pelo pH neutro do abomaso; alcançam a circulação sanguínea sistêmica por meio de pinocitose, um mecanismo que ocorre naturalmente no epitélio intestinal de ruminantes recém-nascidos, causando endotoxemia.

Achados clínicos

Os cordeiros acometidos são normais ao nascer, mas adoecem de 24 a 48 h e também depois de 72 h de vida. A doença é caraterizada por apatia, letargia, cessação total da mamada e excesso de saliva mucoide ao redor da boca e escorrendo por ela. À medida que a doença progride nota-se hipotermia, ausência de defecação, extremidades frias, depressão até ocorrência de coma, anorexia e, nos estágios finais, distensão abdominal e decúbito, porém raramente diarreia. O trato alimentar é preenchido por líquido e os cordeiros apresentam um ruído de flutuação quando balançados. Alguns cordeiros apresentam hipotermia, mas no início da doença a temperatura é normal e diminui à medida que a doença progride. A progressão é rápida, com morte 6 a 24 h após os primeiros sinais clínicos. A doença do abomaso salivar é relatada em rebanhos vacinados contra clostridioses.[2]

Patologia clínica

A concentração de proteína total e o valor de excesso de base se encontram significativamente elevados em comparação com os cordeiros normais. A concentração sanguínea de glicose é normal, mas pode estar diminuída no estágio terminal da doença.

Achados de necropsia

Não há achados específicos em cordeiros com a síndrome da boca úmida. O conteúdo do abomaso é líquido e mucoide e contém pequenos coágulos de leite; o intestino é preenchido por gases. Uma série de casos em cordeiros com doença do abomaso salivar constatou-se rins pálidos e necrose tubular aguda em 90% dos animais. *E. coli* foi isolada de apenas 6 dos 37 abomasos examinados nesse estudo.[2]

Tratamento

O tratamento com amoxicilina e ácido clavulânico, por via intramuscular; flunixina meglumina, por via intravenosa; e líquido de reidratação oral, quando realizado no início da doença, resulta em alta taxa de recuperação, nos casos de campo. Solução de dextrose também deve ser administrada a esses cordeiros, os quais desenvolvem hipoglicemia; ademais, deve-se propiciar aquecimento externo. Outro procedimento recomendado é o esvaziamento do trato alimentar com uso de purgante ou enema.

> **Diagnóstico diferencial**
>
> A maioria das doenças de cordeiros neonatos se manifesta com diarreia, não verificada na síndrome da boca úmida. Nos estágios iniciais de colisepticemia e da infecção pelo tipo B ou C de *Clostridium perfringens* verificam-se sinais clínicos semelhantes, mas eles são facilmente diferenciados em uma fase posterior da doença ou no exame pós-morte. Hipotermia, inanição e estresse pelo frio podem ocasionar sinais clínicos semelhantes, mas o histórico e as condições ambientais onde a doença ocorre são diferentes.

Controle

Nos surtos, a administração de antibióticos a todos os cordeiros recém-nascidos dentro de 15 min a 2 h após o nascimento reduz drasticamente a ocorrência de novos casos. Os cordeiros em risco devem receber colostro suplementar de ovelha ou de vaca fresco ou congelado. O fornecimento de colostro de ovelhas, no volume de 50 mℓ/kg PC, dentro de 6 h após o nascimento previne a doença.

As áreas de parição e os piquetes e cercados a elas associados devem ser mantidos limpos, com material de cama novo. O velo contaminado deve ser removido na região próxima ao úbere da ovelha, antes do parto, e não se deve medir esforços para assegurar uma ingestão imediata e de volume adequado de colostro pelos recém-nascidos, especialmente gêmeos e trigêmeos.

REFERÊNCIAS BIBLIOGRÁFICAS

1. Christodoulopoulos G. Vet Rec. 2008;162:732.
2. Christodoulopoulos G, et al. Vet Rec. 2013;172:100.

Onfalite, onfolaflebite e uraquite em animais pecuários recém-nascidos (doença do umbigo)

A infecção do umbigo e das estruturas a ele associadas é comum em animais pecuários recém-nascidos e parece ser particularmente frequente em bezerros. O cordão umbilical é constituído de membrana amniótica, veias umbilicais, artérias umbilicais e úraco. A membrana amniótica do cordão umbilical se rompe ao nascimento e a veia umbilical e o úraco se fecham gradativamente, mas permanecem por algum tempo na parte externa do umbigo. As artérias umbilicais se retraem até a parte superior da bexiga.

Em muitos países, há normas governamentais que controlam a idade mínima na qual os bezerros neonatos podem ser transportados ou vendidos ao mercado e abatidos. A umidade ou secagem do umbigo é utilizada como uma maneira de estimar a idade desses animais, nas normas de bem-estar; é necessário que o cordão umbilical, na junção com a pele abdominal, esteja seco e retraído. O tempo para o secamento desse cordão varia de 1 a 8 dias, com variação entre as raças e período de secagem mais demorado em bezerros machos. Como era de se esperar, essa medida é apenas uma estimativa aproximada da idade, mas cerca de 90% dos bezerros apresentam umbigo seco aos 4 dias de vida.[1]

Raramente é encontrado relato sobre a incidência da doença. No Reino Unido, a ocorrência de onfalite clínica em potros Purosangue com 30 dias de idade foi de 0,7%, a qual não foi reduzida pela administração profilática de antimicrobiano.[2] A onfalite foi considerada causa de morte em 23% de 247 bezerros com 4 a 7 dias de vida, mortos durante o período pré-abate (12 a 18 h), em abatedouros da Nova Zelândia.[1] A taxa de mortalidade foi de 0,7%, sendo 23% dessas mortes atribuídas à onfalite. Onfalite foi a causa de descarte (condenação de carcaças) em 54% dos bezerros examinados após o abate.[1]

A infecção do umbigo se instala *logo após o nascimento* e pode ocasionar onfalite, onfaloflebite, onfaloarterite ou uraquite, com possibilidade de extensão à bexiga, causando cistite. Em geral, nota-se *flora bacteriana mista*, incluindo *E. coli*, *Proteus* spp., *Staphylococcus* spp., *T. pyogenes*, *Bacteroides* spp., *F. necrophorum* e *Klebsiella* spp. As infecções mais comuns e, provavelmente, aquelas clinicamente importantes, em potros, são causadas por *E. coli* e *S. zooepidemicus*. Em potros, a infecção dos resquícios umbilicais por *Clostridium sordelli* provoca peritonite, uraquite, onfaloflebite e onfaloarterite.[3]

É possível notar bacteriemia e infecção local nas articulações, ossos, meninges, olhos, endocárdio e artérias terminais das patas, orelhas e cauda. O umbigo também pode ser uma fonte de infecção, ocasionando septicemia, artrite e febre de origem desconhecida, em neonatos com falha na transferência de imunidade passiva. A incidência de anormalidades do umbigo e consequente taxa de infecção umbilical é alta em bezerros clonados.[2-5]

Onfalite

É a inflamação da parte externa do umbigo, comumente verificada em bezerros e em outras espécies, 2 a 5 dias após o nascimento e, com frequência, persiste por várias semanas. O umbigo se apresenta aumentado de volume, dolorido à palpação e pode estar fechado ou drenar material purulento por uma pequena fístula. O umbigo infectado pode aumentar demasiadamente e causar toxemia subaguda. O bezerro manifesta depressão moderada, febre e não mama normalmente. O tratamento consiste em exploração cirúrgica e extirpação. Pode ser necessário um dreno temporário.

Onfaloflebite

É a inflamação das veias umbilicais. Pode envolver apenas as partes distais ou se estender do umbigo até o fígado. Pode haver desenvolvimento de grandes abscessos ao longo da veia umbilical, que se propaga até o fígado, com formação de um abscesso hepático que pode ocupar até metade do órgão. Em geral, os potros e bezerros acometidos têm 1 a 3 meses de idade e apresentam definhamento devido à toxemia crônica. Quase sempre o umbigo encontra-se distendido por um material purulento; no entanto, em alguns casos, o volume da parte externa do umbigo parece normal. A colocação do animal em decúbito dorsal, com palpação profunda do abdome dorsal ao umbigo, em direção ao fígado, pode indicar uma tumefação que ocupa espaço. O exame *ultrassonográfico*, incluindo a mensuração do volume das estruturas umbilicais, possibilita a detecção de onfaloflebite, inclusive qualquer extensão ao longo da veia até o fígado.

Os bezerros e potros acometidos apresentam inatividade, inapetência e definhamento, podendo ter febre discreta. O tratamento parenteral com antibiótico nem sempre é efetivo, podendo ser necessária sua administração por longo tempo. Com frequência, há necessidade de laparotomia exploratória e *remoção cirúrgica* do abscesso. Em geral, grandes abscessos hepáticos são incuráveis, a menos que sejam cirurgicamente removidos; caso a ressecção cirúrgica não seja exequível, pode-se tentar a colocação de um dreno para a parte externa, com irrigação diária.

Onfaloarterite

Na onfloarterite, uma ocorrência menos comum, os abscessos se desenvolvem ao longo das artérias umbilicais, desde o umbigo até as artérias ilíacas internas. Os achados clínicos são semelhantes àqueles mencionados para onfaloflebite: toxemia crônica, definhamento e falha em responder à terapia antimicrobiana. Uma manifestação rara é o aneurisma de aorta distal secundário à infecção ascendente da artéria umbilical.[6] O potro acometido tinha 3 meses de idade e foi encaminhado para exame por apresentar cólica e micções frequentes. O tratamento de onfaloarterite consiste na remoção cirúrgica do abscesso.

Uraquite

Pode-se constatar infecção em qualquer parte do úraco, desde o umbigo até a bexiga. Quase sempre o umbigo apresenta aumento de volume e drena um material purulento; todavia, pode parecer normal. A palpação profunda do abdome em direção dorsocaudal, a partir do umbigo, pode indicar uma massa que ocupa espaço. A extensão da infecção até a bexiga pode causar cistite e piúria.[5] A *radiografia com contraste* do trajeto fistular e da bexiga revela lesão. O tratamento de escolha é laparotomia exploratória e remoção cirúrgica dos abscessos. Em geral, a recuperação transcorre sem intercorrência.

Controle

O controle da infecção umbilical depende, principalmente, de *boas medidas sanitárias e de higiene* no momento do nascimento. A aplicação de produtos dessecantes e desinfetantes residuais, como tintura de iodo, é amplamente realizada. No entanto, há limitada evidência da relevância da desinfecção química. A clorexidina é mais eficiente na redução da quantidade de microrganismos do que a solução de iodo 2% ou de iodopovidona 1%. A solução com alta concentração de iodo (7%) é mais efetiva, mas é prejudicial aos tecidos e não deve ser utilizada.

REFERÊNCIAS BIBLIOGRÁFICAS

1. Thomas GW, et al. N Z Vet J. 2013;61:127.
2. Wohlfender FD, et al. Equine Vet J. 2009;41:179.
3. Ortega J, et al. Vet Pathol. 2007;44:269.
4. Brisville AC, et al. J Vet Intern Med. 2013;27:1218.
5. Lores M, et al. Can Vet J. 2011;52:888.
6. Archer RM, et al. N Z Vet J. 2012;60:65.

Infecção estreptocócica em neonatos

Sinopse

- Etiologia: vários *Streptococcus* spp.
- Epidemiologia: potros, bezerros, cordeiros e leitões neonatos
- Achados clínicos: tumefação aguda dolorida de articulações, claudicação, febre; sintomas de meningite, onfaloflebite, oftalmite; morte súbita
- Patologia clínica: cultura de microrganismos em amostras obtidas de líquido articular
- Achados de necropsia: sinovite fibrinopurulenta, meningite purulenta e onfaloflebite
- Confirmação diagnóstica: isolamento do microrganismo no líquido articular
- Diagnóstico diferencial: outras causas infecciosas de artrite, meningite e onfaloflebite
- Tratamento antimicrobiano: geralmente penicilina
- Controle: ver "Princípios do controle e prevenção de doenças infecciosas de animais pecuários recém-nascidos", no Capítulo 3.

Etiologia

Estreptococos são importantes causas de septicemia, poliartrite, meningite, polisserosite, endocardite e morte inesperada em neonatos de todas as espécies de animais pecuários. A meningite associada com infecção estreptocócica se limita aos neonatos, em todas as espécies, exceto em leitões, nos quais pode ocorrer na forma de surto, em suínos após o desmame, e em cordeiros infectados por *S. suis*, nos quais a meningite pode ser uma doença esporádica, aos 3 a 5 meses de idade. Historicamente, há relatos de isolamento da maioria dos grupos de Lancefield de estreptococos beta-hemolíticos e de estreptococos não beta-hemolíticos e de estreptococos do grupo *viridans* em doenças de animais pecuários neonatos. Ocasionalmente, os estreptococos comensais de pele podem causar doença em neonatos, possivelmente com imunossupressão. No entanto, a maioria das doenças de neonatos está associada com um número limitado de espécies de estreptococos, embora possa haver variação geográfica em sua prevalência relativa, dentro da espécie animal.

Em *potros*, *S. zooepidemicus* (*S. equi* subesp. *zooepidemicus*) é a espécie de estreptococos mais comumente isolada em doença septicêmica e poliartrite; também, causa placentite e aborto em éguas.[1,2] *S. equisimilis* (*S. dysgalactiae* subesp. *equisimilis*) é um isolado menos comum.[2]

S. suis e *S. equisimilis* são as espécies mais comuns em *leitões*. *S. suis* é especialmente importante, sendo discutida, separadamente, na seção a seguir. Outros grupos de Lancefield foram associados com doença esporádica. Em *bezerros*, *S. dysgalactiae* e *S. uberis* são isolados com frequência no líquido sinovial de bezerros neonatos com artrite. Estreptococos beta-hemolíticos são isolados em cerca de 16% dos bezerros com septicemia, na África do Sul.[3] Há relato de infecção por *Streptoccocus pluranimalium* em bezerros prematuros, de parto de única cria.[4]

Também, há registro de que *S. dysgalactiae* é a causa mais comum de surtos de artrite em cordeiros neonatos na Grã-Bretanha. Relata-se que *Streptococcus bovis* biotipo 1 causa meningoencefalite em crias de lhama.[5] *Streptococcus agalactiae* causa abscesso periarticular em crias de camelo na África.[6]

Os estreptococos também podem contribuir na ocorrência de infecções purulentas localizadas, como na doença do umbigo, em todas as espécies, ou otite média, em bezerros neonatos, embora esta última seja mais comumente causada por *M. bovis*.[7]

Epidemiologia

Ocorrência e prevalência

A importância e a prevalência relativa das infecções estreptocócicas nas doenças de neonatos variam entre os países e pesquisas.

Estreptococos são causas comuns de infecção pós-natal em *potros*, representando 50% dos casos em algumas pesquisas e com prevalência menor em outras. Até 20% dos casos de abortos em éguas se devem à placentite causada por estreptococos. Septicemia estreptocócica, como decorrência da infecção por estreptococos beta-hemolíticos, pode ser verificada em potros com menos de 5 dias de vida, que passou por estresse e que apresenta falha na transferência de imunidade passiva.

Em *bezerros*, as infecções neonatais por estreptococos geralmente são esporádicas e menos comuns do que as infecções por bactérias Gram-negativas; o fator predisponente pode ser a falha na transferência de imunidade passiva. Em *cordeiros*, *S. dysgalactiae* está associado com surtos de doença com alta taxa de morbidade; na Grã-Bretanha, relata-se que *S. dysgalactiae* causa mais de 70% dos casos de poliartrite em cordeiros, nas primeiras 3 semanas de vida. Apesar da alta taxa de doença repentina nesses surtos, raramente mais de um dos gêmeos ou trigêmeos manifestam a doença. Em leitões, a artrite estreptocócica causada por *S. suis* é uma doença comum, discutida em uma outra seção.

Fonte da infecção

Em geral, a fonte de infecção é o ambiente, que pode estar contaminado por secreção uterina de fêmeas infectadas ou por secreção de lesões de outros animais. Relata-se que *S. dysgalactiae* sobrevive por até 1 ano em palha limpa, diferentemente do que acontece em aparas de madeira, que não possibilitam a persistência do microrganismo.

Parece que, na maioria dos casos, a porta de entrada da infecção é o umbigo e acredita-se que a persistência do úraco é um fator contribuinte, pois retarda a cicatrização do umbigo. Em leitões é possível constatar alta taxa de infecção associada com a penetração da bactéria através de lesões cutâneas, como necrose de carpo decorrente de piso abrasivo ou lesões faciais causadas por brigas. Facas contaminadas utilizadas em castração e caudectomia ou dispositivos contaminados de colocação de brincos podem resultar em infecção e doença. Outros vetores mecânicos são as moscas-varejeiras (*Cochliomyia americana*).

O microrganismo pode ser isolado da nasofaringe da porca e alguns dados epidemiológicos sugerem que a infecção é transmitida diretamente da porca para o leitão.

Importância econômica

Potros acometidos e outras espécies podem morrer ou não mais servirem como animais de trabalho devido à lesão articular permanente. Também há perda devido à condenação da carcaça no abatedouro.

Implicações zoonóticas

S. zooepidemicus está associada com a ocorrência de infecções em humanos[8], especialmente nefrite; muitas infecções humanas podem ser rastreadas com base no consumo de alimentos de origem animal contaminados. Algumas cepas de *S. equisimilis* podem, também, infectar humanos.

Patogênese

A infecção se propaga a partir da porta de entrada, ocasionando bacteriemia clinicamente não detectável. O período de bacteriemia é variável, mas, em leitões, pode durar vários dias. Septicemia aguda fatal terminal é uma consequência comum em animais com menos de 1 semana de vida; em animais mais velhos, a localização supurativa em vários órgãos é mais comum. Artrite é a manifestação mais comum, com sinovite e invasão da medula óssea da epífise, com microabscessos e necrose isquêmica do osso. Outras manifestações da infecção incluem oftalmite em potros e bezerros, meningite e endocardite em leitões, meningite em bezerros e endocardite e morte súbita em cordeiros. Endocardite estreptocócica pode ser causada pela inoculação intravenosa de *Streptococcus* do grupo L. As lesões são bem definidas em 5 dias; o coração esquerdo é mais comumente acometido e ocorre infarto do miocárdio e renal.

Achados clínicos

Potros

A doença é septicêmica, frequentemente com infecção localizada nas articulações (artrite séptica) ou no olho (hipópio), sendo descrita em detalhes no tópico "Doenças infecciosas em neonatos". A infecção do umbigo pode provocar onfalite e onfaloflebite.

Leitões

Artrite e meningite podem ocorrer simultaneamente ou de forma isolada, sendo mais comuns na faixa etária de 2 a 6 semanas. Mais frequentemente, vários leitões de uma leitegada são acometidos. A artrite é semelhante àquela já descrita em potros. No caso de meningite, ocorre uma resposta sistêmica que inclui febre, anorexia e depressão. O andar é rígido, o leitão permanece de pé apoiado nas unhas e balança o quarto posterior. Com frequência, as orelhas se retraem próximo à cabeça. Constatam-se cegueira e tremores musculares evidentes, seguidos de incapacidade em manter o equilíbrio, decúbito lateral, movimentos de pedalagem violentos e morte. Em muito casos, há discreta evidência clínica de onfaloflebite. No caso de endocardite, os suínos jovens geralmente são encontrados em coma ou mortos, sem que se tenha notado sintoma indicativo da doença.

Cordeiros

Claudicação em um ou mais membros de cordeiros com até 3 semanas de idade é o sintoma principal da infecção por *S. dysgalactiae*, mas cerca de 25% dos cordeiros podem manifestar, inicialmente, decúbito. Nessa infecção não se constata tumefação articular importante na fase inicial; o sinal clínico inicial pode ser miopatia ou lordose retardada. Diferentemente dos surtos que ocorrem após caudectomia, o período de incubação é curto, geralmente de 2 a 3 dias; nota-se claudicação marcante, com aumento de volume de uma ou mais articulações que surge dentro de 1 a 2 dias. Ocorre acúmulo de pus e, quase sempre, a ruptura da cápsula articular. Em geral, após a recuperação verifica-se discreto aumento de volume articular residual, embora haja possibilidade de mortes ocasionais devido à toxemia.

Bezerros

Apresentam poliartrite, meningite, oftalmite e onfaloflebite. A oftalmite pode surgir muito rapidamente após o nascimento. Com frequência, a artrite é crônica e causa doença sistêmica discreta. Os bezerros com meningite manifestam hiperestesia, rigidez e febre.

Patologia clínica

Secreção purulenta de qualquer origem pode ser cultivada, a fim de identificar os microrganismos presentes e sua sensibilidade aos medicamentos disponíveis. O exame bacteriológico da secreção uterina da mãe pode ser útil para definir a fonte de infecção. Na hemocultura, a taxa de êxito não é muito alta, mas justifica-se a tentativa. A identificação da bactéria causadora é importante, mas a determinação da sensibilidade do microrganismo pode significar a diferença entre o sucesso e a falha do tratamento. Deve-se fazer a identificação específica do estreptococo.

Achados de necropsia

É comum notar supuração no umbigo e artrite supurativa grave em uma ou mais articulações. Também, é possível verificar abscessos no fígado, rins, baço e pulmões. Massas teciduais amarronzadas e friáveis são comuns nas valvas cardíacas de leitões acometidos; essa endocardite valvular também pode ser observada em outras espécies. Animais com doença hiperaguda podem morrer sem que houvesse tempo para o desenvolvimento de lesões supurativas. Em suínos com doença manifestada por meningite, os achados de necropsia incluem turvação do fluido cerebroespinal (FCE), congestão de vasos sanguíneos das meninges e acúmulo de material purulento esbranquiçado no espaço subaracnóideo. Ocasionalmente, esse exsudato impede o fluxo do FCE no sistema ventricular, provocando hidrocefalia interna. No exame histológico, nota-se que o tecido acometido apresenta infiltração de grande número de neutrófilos, geralmente acompanhada de deposição de fibrina.

Amostras para confirmação do diagnóstico

Para a confirmação do diagnóstico são utilizadas as seguintes amostras:

- Bacteriologia: cultura de suabes de articulações, meninges, focos supurativos; fragmentos de tecidos de lesões valvulares, pulmão, baço, membrana sinovial (cultura)
- Histologia: amostras de vários órgãos fixadas em formalina, inclusive do cérebro, pulmão, baço, fígado (microscopia óptica).

Diagnóstico diferencial

Em potros, onfaloflebite e artrite supurativa podem ser decorrências de infecção causada por *Escherichia coli*, *Actinobacillus equuli* ou *Salmonella abortusequi*, mas essas infecções tendem a se transformar em septicemia fatal poucos dias após o nascimento, enquanto as infecções estreptocócicas têm início retardado e geralmente ocasionam uma forma de poliartrite. Em suínos, pode haver casos esporádicos de artrite estafilocócica, porém a mais comum é a infecção estreptocócica. Artrite causada por *Mycoplasma hyorhinis* é menos supurativa, mas pode ser preciso a diferenciação em cultura bacteriológica. A doença de Glasser geralmente acomete suínos mais velhos; ademais, é acompanhada de pleurite, pericardite e peritonite. Em suínos muito jovens, geralmente a erisipela se manifesta como septicemia. Nos leitões, em um exame superficial a doença nervosa pode se assemelhar à artrite, mas não é acompanhada de aumento de volume da articulação e claudicação. No entanto, a infecção estreptocócica na forma de meningite pode ser facilmente confundida com encefalite viral. Em bezerros jovens, a meningite também pode estar associada com *Pasteurella multocida*. Ademais, poliartrite em bezerros, cordeiros e leitões também pode estar associada à infecção por *Tueperella pyogenes* e *Fusobacterium necrophorum*. *S. suis* tipo 2 também pode causar meningite em suínos mais velhos, com 10 a 14 semanas de idade. A resposta das infecções estreptocócicas ao tratamento com penicilina pode ser útil na diferenciação de artrite e os achados microscópicos e histológicos do exame necroscópico possibilita a diferenciação exata necessária. Em cordeiros, ocorre artrite supurativa logo após o nascimento e depois de caudectomia. Outro tipo de artrite comum em cordeiros recém-nascidos é aquela causada por *Erysipelothrix rhuriophiae*, mas geralmente isso ocorre posteriormente e se manifesta como claudicação, sem aumento de volume marcante da articulação. Os bezerros podem, também, desenvolver artrite erisipelatosa.

Tratamento

Penicilina é efetiva no tratamento de todas as formas da doença, desde que não tenha ocorrido lesão estrutural irreparável. Em animais recém-nascidos, a dose deve ser alta (20.000 UI/kg PC) e repetida, pelo menos, 1 vez/dia durante 3 dias. Caso haja supuração, é necessário um período maior de tratamento antibiótico, preferivelmente de 7 a 10 dias. Os leitões tratados logo no início da doença sobrevivem, mas podem ser raquíticos. Devido ao comum acometimento da leitegada e à ocorrência de bacteriemia subclínica, é sensato, também, o tratamento de toda a leitegada na qual há leitões acometidos. Pode-se utilizar penicilina benzatina ou benetamina, em combinação com penicilina de curta duração.

Controle

Os princípios do controle de doenças infecciosas de recém-nascidos são descritos em outra parte. Como a principal fonte de infecção de potros é o trato genital da mãe, deve-se tentar tratar a égua e restringir a contaminação do ambiente. Bacterinas mistas foram amplamente utilizadas para induzir imunidade em éguas e potros contra essa infecção, mas não há qualquer comprovação de que sejam efetivas. Nas propriedades com alto nível de infecção, pode ser aconselhável a administração de penicilina de longa ação, ao nascimento. Um importante procedimento no controle de doença umbilical e articular em cordeiros é o uso de áreas ou piquetes de parição limpos, pois nessa espécie a infecção umbilical adquirida no ambiente parece ser mais importante do que a infecção oriunda da mãe. Caudectomia também deve ser realizada em local limpo; se necessário, devem ser preparados cercados temporários. Os instrumentos devem ser submetidos à esterilização química entre as parições. Independentemente das espécies, e quando praticável, todos os locais e piquetes de parição devem ser mantidos limpos e desinfetados e o umbigo de todos os animais devem ser desinfetados ao nascimento. Onde há moscas-varejeiras, o umbigo não cicatrizado deve ser tratado com repelente efetivo.

REFERÊNCIAS BIBLIOGRÁFICAS

1. Russell CM, et al. Aust Vet J. 2008;86:266.
2. Erol E, et al. J Vet Diagn Invest. 2012;24:142.
3. Kirecci E, et al. J S Afr Vet Assoc. 2010;81:110.
4. Seimiya YM, et al. J Vet Med Sci. 2007;69:657.
5. Twomey DF, et al. Vet Rec. 2007;160:337.
6. Younan M, et al. J Camel Pract. 2007;14:161.
7. Gosselin VB, et al. Can Vet J. 2012;53:957.
8. Pelkonen S, et al. Emerg Infect Dis. 2013;19:1041.

NEOPLASIA EM NEONATOS

Neoplasia congênita é rara e sua ocorrência é muito menor do que em animais adultos, respondendo por uma porcentagem mínima de achados em pesquisas de morte de neonatos. É mais provável que os fatores genéticos influenciem a sua ocorrência do que os fatores ambientais.

Os sinais clínicos dependem do tipo de neoplasia e de sua localização, podendo resultar em distocia ou aborto. Há relatos de diversos tumores em todas as espécies de grandes animais, predominantemente de origem mesenquimal.

Em bezerros, o linfoma maligno é mais frequentemente relatado. Em geral, é multicêntrico e acomete, também, a pele. Ademais, ao nascimento é possível que haja leucose bovina esporádica de bezerros jovens. Outros tumores predominantes relatados em bezerros são mesotelioma peritoneal difuso, tumor mesodérmico misto, tumor de mastócito, hemangioma e melanoma cutâneo.

Melanomas também acometem potros e leitões. Suínos Duroc Jersey, Pot-bellied vietnamita e porcos Sinclair miniatura apresentam alta incidência de melanoma congênito maligno, fatal em cerca de 15% dos suínos acometidos; todavia, no restante dos animais regridem espontaneamente e sem recidiva.

Uma predisposição racial ao rabdomioma cardíaco é verificada em suínos Red Wattle. Papilomatose é rara, mas há relato de *papilomatose lingual* como causa de doença enzoótica de leitões na China.

Doenças da Glândula Mamária

INTRODUÇÃO

Mastite é a inflamação do parênquima da glândula mamária, independentemente da causa. Portanto, caracteriza-se por uma série de alterações físicas e químicas do leite, bem como alterações patológicas no tecido glandular. As principais alterações do leite são: modificação da cor e presença de coágulos e de grande quantidade de leucócitos. Em muitos casos clínicos, notam-se *tumefação*, *hipertermia*, *dor* e *edema* na glândula mamária. No entanto, um grande número de glândulas com mastite não é facilmente detectado por palpação manual ou pelo exame visual do leite em caneca de fundo escuro ou telada; tal condição é definida como mastite subclínica. Em virtude da grande quantidade de casos de mastite subclínica, o diagnóstico depende muito de testes indiretos, os quais, por sua vez, dependem da quantidade de células somáticas no leite ou da concentração de eletrólitos (sódio ou cloreto) no leite. Parece factível e razoável definir mastite como uma doença caracterizada por aumento significativo do número de células somáticas no leite oriundo de glândula infectada. Na maioria dos casos, o aumento da quantidade de células somáticas se deve ao aumento do número de neutrófilos, que representa uma reação do tecido glandular à lesão, sendo precedido por alterações no leite que são resultados diretos do dano ao tecido glandular. Contudo, as alterações clínicas e laboratoriais verificadas no úbere como decorrências da infecção também podem ser causadas por outros fatores, na ausência de infecção. Até se tornar comum o emprego da definição de mastite com base na concentração de sódio ou cloreto no leite (mensurada por meio da condutividade elétrica) ou no aumento da permeabilidade da barreira sangue-leite (mensurada pela concentração de albumina), parece não ser importante modificar a definição atual de mastite baseada no aspecto anormal da secreção ou no aumento do número de células somáticas. A caracterização de mastite depende da identificação do agente causador, se infeccioso ou físico.

A maioria das informações aqui apresentadas diz respeito, quase inteiramente, à mastite bovina devido à sua importância econômica; contudo, no fim deste capítulo serão incluídas pequenas seções sobre mastite em éguas, porcas, cabras e ovelhas.

MASTITE BOVINA

Considerações gerais

Foram isoladas cerca de 140 espécies, subespécies e sorovariantes de microrganismos na glândula mamária de vacas. As técnicas microbiológicas têm possibilitado a determinação exata da identidade de muitos dos patógenos causadores de mastite. Com base em sua epidemiologia e fisiopatologia, esses patógenos são classificados, adicionalmente, como microrganismos contagiosos, oportunistas presentes na pele do teto ou ambientais. Daí os termos mastite contagiosa, causada por patógenos oportunistas e ambiental.

Sinopse

- Etiologia:
  - Patógenos contagiosos: *Staphylococcus aureus*, *Streptococcus agalactiae*, *Corynebacterium bovis* e *Mycoplasma*
  - Patógenos oportunistas presentes na pele do teto: estafilococo coagulase-negativa
  - Patógenos ambientais: *Streptococcus* spp. ambientais, incluindo *Streptococcus uberis* e *S. dysgalactiae*, os mais prevalentes, e *S. equinus* (anteriormente denominado *S. bovis*), o de menor prevalência. Os coliformes ambientais incluem as bactérias Gram-negativas *Escherichia coli*, *Klebsiella* spp. e *Enterobacter* spp., bem como *Trueperella* (anteriormente denominada *Arcanobacterium* ou *Actinomyces* ou *Corynebacterium*) *pyogenes*
  - Patógenos incomuns: vários, incluindo *Nocardia* spp., *Pasteurella* spp., *Mycobacterium bovis*, *Bacillus cereus*, *Pseudomonas* spp., *Serratia marcescens*, *Citrobacter* spp., espécies de bactérias anaeróbicas, fungos e leveduras
- Epidemiologia:
  - A incidência anual de mastite clínica varia de 10 a 12%, em cada grupo de 100 vacas em risco. A prevalência aproximada da infecção intramamária é de 50% das vacas e 10 a 25% dos quartos. A taxa de mortalidade depende da causa de mastite
  - Patógenos contagiosos são transmitidos no momento da ordenha; patógenos oportunistas presentes na pele do teto causam mastite em qualquer ocasião; patógenos ambientais encontram-se no ambiente e causam mastite nos períodos entre as ordenhas
  - Patógenos ambientais são as causas mais comuns de mastite clínica em rebanhos nos quais os patógenos contagiosos são controlados
  - A prevalência da infecção por patógenos contagiosos varia de 7 a 40% das vacas e 6 a 35% dos quartos
  - A prevalência da infecção por patógenos ambientais é de 1 a 2% dos quartos, para os coliformes, e < 5%, para estreptococos
- Fatores de risco:
  - Fatores relacionados ao animal: a prevalência da infecção aumenta com a idade. A maioria das novas infecções ocorre no período seco e no início da lactação. A maior taxa de doença clínica é verificada em rebanhos com baixa contagem de células somáticas (CCS). A morfologia e a condição física do teto são fatores de risco. Os teores de selênio e vitamina E influenciam a ocorrência de mastite clínica. As vacas-leiteiras de alta produção são mais suscetíveis
  - Fatores relacionados ao ambiente: o manejo inadequado das instalações e do material utilizado como cama aumenta a taxa de infecção e a ocorrência de mastite clínica causada por patógenos ambientais
  - Fatores relacionados ao patógeno: a capacidade de sobreviver no ambiente, os fatores de virulência (capacidade de colonização e produção de toxina) e a sensibilidade do microrganismo aos antimicrobianos
  - Impacto econômico: a mastite subclínica é a principal causa de perda econômica, em consequência da menor produção de leite, custo do tratamento e descarte precoce da vaca
- Achados clínicos:
  - Anormalidades macroscópicas da secreção (alteração na cor, coágulos, flocos e pus)
  - Anormalidades físicas do úbere: nos casos graves, notam-se tumefação difusa aguda e hipertermia, dor e gangrena; nos casos crônicos, fibrose local e atrofia
  - Resposta sistêmica: Pode ser normal ou branda, moderada, aguda ou hiperaguda, com graus variáveis de anorexia, toxemia, desidratação, febre, taquicardia, estase ruminal e decúbito e morte
- Patologia clínica:
  - Detecção no rebanho: contagem de células somáticas e cultura microbiológica de amostras de leite do tanque de armazenamento

- Detecção na vaca: anormalidades no aspecto do leite, cultura de amostra de leite do quarto ou de mistura de amostras. Os testes indiretos incluem CCS dessas amostras, California Mastitis Test (CMT) em amostras do quarto e testes de condutividade elétrica em amostras de leite do quarto
- Uso de meio seletivo para diferenciação entre patógenos Gram-positivos e Gram-negativos, nos casos de mastite clínica
- Lista de diagnósticos diferenciais: outras anormalidades mamárias são: edema de úbere no periparto, ruptura de ligamento suspensor e hematoma; leite sanguinolento em vacas recém-paridas
- Tratamento:
  - *Mastite clínica em vaca lactante*: pode ser desnecessário tratar os casos brandos de mastite clínica (apenas secreção anormal); no entanto, todos os episódios de mastite clínica acompanhados de anormalidade glandular e sinais sistêmicos de doença devem ser tratados com antimicrobianos, por via intramamária (todos os casos) e parenteral (casos selecionados). Os casos de mastite aguda e hiperaguda requerem, também, tratamento de suporte (líquido e eletrólitos) e administração de anti-inflamatórios não esteroides. Cultura microbiológica do leite de casos clínicos representativos; teste de sensibilidade antimicrobiana (antibiograma) não foi validado
  - *Terapia da vaca seca*: o melhor tratamento de mastite subclínica causada por patógenos contagiosos é a infusão intramamária de antibióticos de ação prolongada por ocasião da secagem da vaca. Após o tratamento antimicrobiano, deve-se respeitar um período de carência para a comercialização do leite, a fim de evitar resíduo do medicamento no leite, um importante problema em saúde pública. Atualmente, os testes de detecção de resíduo disponíveis para uso no estábulo não são confiáveis
- Controle:
  - Princípios de controle:
    ◦ Eliminar infecções existentes
    ◦ Prevenir novas infecções
    ◦ Monitorar o estado de saúde do úbere
  - Componentes de um programa de controle de mastite:
    ◦ Uso apropriado de métodos de manejo na ordenha
    ◦ Instalação, funcionamento e manutenção correta dos equipamentos de ordenha
    ◦ Manejo da vaca seca
    ◦ Tratamento apropriado da mastite durante a lactação
    ◦ Descarte de vacas com infecção mamária crônica
    ◦ Manutenção de um ambiente apropriado
    ◦ Manutenção de um bom sistema de registro
    ◦ Monitoramento do estado de saúde do úbere
    ◦ Revisões periódicas do programa de manejo da saúde do úbere
    ◦ Estabelecimento de metas para o estado de saúde do úbere

Patógenos que causam mastite contagiosa

Há muitos patógenos que causam mastite contagiosa. Os mais comuns são: *Staphylococcus aureus* e *Streptococcus agalactiae*. As fontes usuais de patógenos contagiosos são as glândulas infectadas de outras vacas do rebanho; no entanto, as mãos dos ordenhadores podem atuar como fontes de *S. aureus*. O principal meio de transmissão é aquele de uma vaca para outra, pelo uso comum de pano de limpeza do úbere contaminado, leite residual nos copos (teteiras) da ordenhadeira e equipamentos de ordenha inadequados. Os programas de controle de mastite contagiosa envolvem melhoras nas condições higiênicas e métodos de desinfecção destinados a interromper o meio de transmissão do microrganismo de uma vaca para outra. Ademais, os procedimentos para eliminar vacas infectadas implicam em terapia antimicrobiana e descarte de vacas com infecção crônica.

Em geral, um programa de controle de mastite cuidadoso é capaz de erradicar *S. agalactiae* da maioria dos rebanhos leiteiros. É muito mais difícil realizar o controle de mastite em um rebanho com alta prevalência de *S. aureus*, mas essa bactéria pode ser erradicada em rebanhos com baixa prevalência.

Mycoplasma bovis é a causa menos comum de mastite contagiosa; provoca surtos de mastite clínica que não respondem ao tratamento, e seu controle é difícil. A maioria dos surtos de infecção por *M. bovis* está associada com a introdução recente de novos animais no rebanho. Tipicamente, ocorre mastite clínica em mais de um quarto, há marcante redução na produção de leite e nota-se pouca evidência de doença sistêmica. O diagnóstico laboratorial de mastite causada por micoplasma requer condições e meio de cultura especiais. A terapia antimicrobiana é relativamente ineficiente, e o descarte da vaca é o procedimento mais utilizado.

Patógenos oportunistas presentes na pele do teto e que causam mastite

Nota-se crescente incidência de mastite clínica branda causada por patógenos bacterianos normalmente presentes na pele do teto, especialmente em rebanhos nos quais há controle dos principais patógenos causadores de mastite contagiosa. Esses microrganismos oportunistas são capazes de causar doença intramamária por meio de infecção ascendente através do canal do teto. Portanto, a epidemiologia dessas infecções é diferente daquelas ocasionadas por patógenos contagiosos e ambientais, recomendando-se que sejam considerados uma categoria à parte. Estafilococo coagulase-negativa (ECN) é o patógeno oportunista mais comum presente na pele do teto e causador de mastite.

Patógenos que causam mastite ambiental

A mastite ambiental é causada por três principais grupos de patógenos: os coliformes (especialmente *Escherichia coli* e *Klebsiella* spp.), *Streptococcus* spp. ambiental e *Trueperella pyogenes*. A fonte desses patógenos e o principal meio de transmissão é o ambiente da vaca, devido ao seu manejo inadequado. Exemplos incluem umidade do material utilizado como cama, instalações sujas, úbere úmido durante a ordenha, preparação inadequada do teto e da glândula mamária antes da ordenha, sistemas de alojamento que possibilitam lesões de tetos e controle inapropriado de moscas. As estratégias de controle de mastite ambiental incluem melhora das condições higiênicas no celeiro, estábulo e piquetes; preparação adequada do úbere antes da ordenha, de modo que os tetos estejam limpos e secos durante a ordenha; e controle de moscas. Merecem atenção especial o final do período e o início da lactação.

Os microrganismos coliformes são causas comuns de mastite clínica e, às vezes, ocasionam infecção mamária hiperaguda grave. Em geral, na maioria dos rebanhos a taxa de prevalência de casos clínicos de mastite coliforme é baixa e quase nunca resultam em infecções crônicas. Há evidência crescente de que quando os patógenos contagiosos são progressivamente controlados em um rebanho, aumenta a incidência de casos clínicos de mastite causados por bactérias coliformes. Em todo o mundo, têm-se realizado extensas pesquisas sobre patogênese, epidemiologia, fatores de risco predisponentes, problemas relacionados ao diagnóstico, tratamento e métodos de controle de mastite coliforme.

Estreptococos ambientais têm se tornado uma importante causa de mastite em bovinos leiteiros. As infecções estreptocócicas estão associadas com várias espécies de bactérias diferentes, mas as duas espécies de maior ocorrência são *Streptococcus uberis* e *Streptococcus dysgalactiae*. As infecções causadas por esses microrganismos podem causar mastite clínica, comumente branda a moderada. Mais frequentemente, essas bactérias causam infecção subclínica crônica, acompanhada de aumento do número de células somáticas no leite. Em muitos rebanhos nos quais se emprega o programa dos cinco pontos para o controle de mastite tem-se verificado que os estreptococos ambientais representam o problema mais comum relacionado à ocorrência de mastite.

T. pyogenes é uma importante causa sazonal de mastite em vacas secas e em novilhas em final de gestação em algumas partes do mundo. As infecções intramamárias causadas por *T. pyogenes* são graves e, quase sempre, ocorre perda funcional da glândula em produzir leite.

Diversos outros patógenos são incluídos na classe de microrganismos causadores de infecções ambientais. Esses patógenos penetram na glândula mamária quando há comprometimento dos mecanismos de defesa ou quando são acidentalmente introduzidos na glândula por ocasião do tratamento intramamário. Esse grupo de microrganismos oportunistas incluem *Pseudomonas* spp., leveduras, *Prototheca* spp., *Serratia marcescens* e *Nocardia* spp. Esses microrganismos apresentam características de cultura microbiológica, mecanismos patogênicos e consequências clínicas particulares. Quase sempre a ocorrência dessas infecções é esporádica. No entanto, é possível constatar surtos em rebanhos ou em uma região, geralmente em decorrência de falhas específicas no manejo higiênico ou no tratamento. Por exemplo, a ocorrência de surtos de mastite causada por *Pseudomonas aeruginosa* está associada com a contaminação de mangueiras de lavagem nas salas de ordenha. Com frequência, a concentração do germicida à base de iodo utilizado no sistema de tubos de lavagem é muito baixa para eliminar *Pseudomonas* spp. Surtos de mastite clínica causados por *Nocardia* spp. foram associados com o uso de terapia da vaca seca em todas as vacas do rebanho e emprego de uma medicação à base de neomicina específica para vaca seca.

Os patógenos que causam mastite, e suas relativas importâncias, continuam a se expandir à medida que se desenvolvem novos métodos de manejo e práticas de controle. Assim, há necessidade contínua de estudos epidemiológicos para caracterizar os patógenos e descrever sua associação com os animais e seu ambiente. A melhoras dos métodos de controle somente podem ser implementadas a partir de pesquisas sobre a distribuição e a natureza patogênica dos microrganismos isolados.

Etiologia

A ocorrência de mastite bovina está associada com vários microrganismos infecciosos diferentes, comumente classificados de causadores de *mastite contagiosa*, os quais se propagam de quartos mamários infectados para outros quartos e vacas; causadores de *mastite oportunista*, os quais geralmente são habitantes naturais da pele do teto; e causadores de *mastite ambiental*, com frequência presentes no ambiente da vaca e alcançam o teto a partir de fontes de infecção ambiental. Além disso, os microrganismos que provocam mastite bovina são classificados como *patógenos principais* (que causam mastite clínica) e *patógenos de menor importância* (que, geralmente, causam mastite subclínica e, com menor frequência, mastite clínica).

Patógenos principais

Patógenos contagiosos

- S. agalactiae
- S. aureus
- M. bovis.

Patógenos ambientais

As espécies de *Streptococcus* ambientais mais prevalentes são S. *uberis* e S. *dysgalactiae*, e a espécie menos prevalente é S. *equinus* (anteriormente denominada S. *bovis*). Os coliformes ambientais incluem as bactérias Gram-negativas *E. coli*, *Klebsiella* spp. e *Enterobacter* spp. Em alguns rebanhos, a mastite causada por *T. pyogenes* pode ser um importante problema.

Patógenos de menor importância

Diversas outras espécies de bactérias frequentemente colonizam o canal do teto e a glândula mamária. Raramente causam mastite clínica e são conhecidos como *patógenos de menor importância*. Eles incluem *Staphylococcus* spp., como S. *hyicus* e S. *chromogenes*, comumente isolados de amostras de leite e do canal do teto. S. *xylosus* e S. *sciuri* são bactérias de vida livre presentes no ambiente; S. *warneri*, S. *simulans* e S. *epidermidis* fazem parte da flora bacteriana normal da pele do teto (e, portanto, são patógenos oportunistas). A prevalência de *Staphylococcus* spp. é maior em novilhas de primeira lactação do que em vacas, sendo maior logo após a parição do que no restante do período de lactação. Em estudos recentes, essas bactérias foram encontradas em infecções intramamárias e do canal do teto em novilhas nulíparas.

Corynebacterium bovis também é um patógeno de menor importância; é pouco patogênico e seu principal reservatório é o canal do teto ou a glândula infectada. Contudo, em alguns rebanhos, parece que *C. bovis* é uma causa comum de mastite clínica branda. Quando não se pratica a imersão dos tetos em solução desinfetante por ocasião da ordenha, *C. bovis* se propaga rapidamente entre as vacas. Em rebanhos nos quais se utiliza um germicida efetivo na imersão dos tetos, boas práticas de higiene e terapia da vaca seca, a prevalência desse microrganismo é baixa. A presença de *C. bovis* na glândula mamária reduz o risco de infecção subsequente do úbere por *S. aureus*.

Patógenos causadores de mastite incomuns

Várias outras bactérias podem causar mastite grave, em geral esporádica e com frequência acomete apenas uma ou poucas vacas do rebanho. Esses microrganismos incluem *Nocardia asteroides*, *N. brasiliensis*, *N. farcinica*, *Histophilus somni*, *Pasteurella multocida*, *Mannheimia* (anteriormente *Pasteurella*) *haemolytica*, *Campylobacter jejuni*, *Bacillus cereus* e outras bactérias Gram-negativas, inclusive *Citrobacter* spp., *Enterococcus faecalis*, *E. faecium*, *Proteus* spp., *Pseudomonas aeruginosa* e *Serratia* spp. Têm-se isolado bactérias anaeróbicas de casos de mastite, geralmente associadas com outras bactérias facultativas, por exemplo, *Peptostreptococcus indolicus*, *Prevotella melaninogenica* (anteriormente *Bacteroides melaninogenicus*), *Eubacterium combesii*, *Clostridium sporogenes* e *Fusobacterium necrophorum*.

Infecções fúngicas incluem *Trichosporon* spp., *Aspergillus fumigatus*, *A. nidulans* e *Pichia* spp. Infecções por leveduras incluem *Candida* spp., *Cryptococcus neoformans*, *Saccharomyces* spp. e *Torulopsis* spp. Infecções por algas incluem *Prototheca trispora* e *P. zopffi*.

As leptospiras, incluindo *Leptospira interrogans* sorovariante *Pomona* e, especialmente, *Leptospira interrogans Hardjo*, causa lesão aos vasos sanguíneos da glândula mamária e anormalidades macroscópicas no leite. São mais corretamente classificadas como doenças sistêmicas com envolvimento da glândula mamária.

Alguns vírus também podem causar mastite em vacas, mas são irrelevantes.

Epidemiologia

Essa seção trata dos aspectos gerais da epidemiologia da mastite bovina. Para informação acerca da epidemiologia da mastite em outras espécies animais, consulte as seções apropriadas no fim deste capítulo.

Ocorrência e prevalência de infecção

Ocorrência se refere à localização da doença e aos tipos de animais infectados. *Prevalência* é a porcentagem de animais acometidos por uma doença específica em determinada população, em certo momento. *Incidência* é a taxa que representa o número total de novos casos de mastite clínica, expressa como porcentagem dos animais em risco que desenvolveram uma doença específica durante certo período de tempo. A prevalência depende da incidência e da duração da infecção.

Prevalência

Na maioria dos países, pesquisas em rebanhos leiteiros indicam que a *prevalência de infecção* por patógenos causadores de mastite é cerca de 50% em vacas e de 10 a 25% nos quartos mamários. As prevalências da infecção em novilhas leiteiras em idade de acasalamento e em novilhas leiteiras prenhes são muito variáveis, de 30 a 50%, em novilhas, e 18% em quartos, até valores elevados de 97% das novilhas e 75% dos quartos mamários.

Incidência

A *incidência anual média de mastite clínica*, calculada como o número de quartos infectados com mastite clínica para cada 100 vacas em risco, por ano, incluindo o período seco, em rebanhos individuais, varia de 10 a 12%, na maioria dos rebanhos; todavia, em alguns rebanhos nota-se variação de 16 a 65%. O momento de maior risco da primeira ocorrência de mastite é o início da lactação, em geral, nos primeiros 50 dias. O risco de mastite clínica também é maior com o aumento do número de parições. Em rebanhos de bovinos de corte, 32 a 37% das vacas e 18% dos quartos glandulares podem apresentar infecção intramamária, condição que tem um efeito negativo significativo no peso dos bezerros ao desmame.

A *taxa de casos fatais* (taxa de mortalidade) é muito variável, dependendo sobremaneira do tipo de microrganismo causador da infecção mamária. Por exemplo, a mastite causada por *S. agalactiae* não é uma doença fatal, mas a mastite estafilocócica hiperaguda em vacas recém-paridas pode ser, com frequência, fatal. Detalhes da ocorrência dos diferentes tipos de mastite são apresentados em suas seções específicas neste capítulo.

Prevalência relativa da infecção por patógenos intramamários

Entre os países, a prevalência de infecção causada por patógenos intramamários em vacas com mastite clínica é variável, dependendo, principalmente, se as vacas são alimentadas em pastagens ou em regime de confinamento, e se mantidas livres ou presas nos estábulos. Por exemplo, nos EUA, as bactérias coliformes são mais frequentemente isoladas em vacas com mastite clínica. No Canadá, as bactérias isoladas com mais frequência em vacas com mastite clínica são *S. aureus*, *E. coli* e *Staphylococcus* coagulase-negativa (SCN).[1] Na Europa, verifica-se menor ocorrência de mastite clínica causada por *Klebsiella* spp. do que aquela causada por *E. coli*, enquanto a importância desses dois patógenos é de similar importância nos EUA, em razão do uso mais frequente de serragem e aparas de madeira como material de cama. Na Noruega, *S. aureus* é o patógeno predominante, seguido de *S. dysgalactiae*. Na Suécia, há predomínio de *S. aureus*, seguido de *E. coli*, *S. dysgalactiae*, *S. uberis* SCN, *T. pyogenes* e *Klebsiella* spp.[2] Na Finlândia, *S. aureus* também é o patógeno predominante em casos de mastite clínica, seguido de SCN, *S. uberis*, *S. dysgalactiae* e *E. coli*.[3] Relata-se que *S. uberis* é a causa mais comum de mastite clínica na Bélgica, seguido de *E. coli*.[4] Comparativamente, *S. uberis* é o principal agente etiológico de mastite clínica na Nova Zelândia[1]; na Irlanda, *S. aureus*, é o patógeno predominante, seguido de perto por *S. uberis*, bactérias coliformes, estreptococos ambientais e, por fim SCN.[5]

A identificação bacteriológica dos patógenos causadores de mastite é importante porque a implantação de procedimentos ideais de controle e erradicação depende do conhecimento dos patógenos prevalentes no rebanho. Ademais, a validade das pesquisas epidemiológicas que visam estabelecer os padrões de transmissão ou o impacto de fatores ambientais e de manejo depende muito do diagnóstico bacteriológico exato.

Patógenos contagiosos

A prevalência da infecção causada por *S. aureus* em vacas é muito variável, geralmente de 7 a 40%, sendo maior em alguns rebanhos. Na Dinamarca, em uma pesquisa com rebanhos leiteiros constatou-se que 21 a 70% de todas as vacas, e 6 a 35% de todos os quartos mamários estavam infectados. *S. aureus* foi isolado em 10% das amostras obtidas dos quartos, sendo a bactéria mais comumente isolada. Em vacas, a prevalência de estreptococos, incluindo *S. agalactiae*, variou de 1 a 8%. Incidência relativa de *S. agalactiae*, outros estreptococos e *S. aureus* de 1:1:2 foi um achado comum. Além disso, *S. aureus* pode ter alguma importância como causa de mastite subclínica, mas sua prevalência diminuiu com o emprego de programas recentes de controle de mastite, levando a uma maior proporção de quartos mastíticos com cultura negativa e um correspondente, às vezes consequente, aumento das taxas de infecção por *E. coli* e *Klebsiella* spp. A prevalência da infecção causada por *Mycoplasma* spp. é muito variável.

A prevalência da infecção causada por um patógeno individual e, portanto, a proporção entre sua incidência e aquela de outro patógeno depende de vários fatores de risco, como o tamanho do rebanho e a qualidade do manejo, particularmente a higiene na sala de ordenha e a limpeza das instalações, bem como o número de partos (novilha ou vaca). Por exemplo, é provável que haja mais problemas de higiene em grandes rebanhos criados exclusivamente em regime de confinamento do que em rebanhos estabulados de maneira convencional, principalmente devido à constante contaminação do úbere por material de cama imprópria ou inadequada, nas propriedades maiores. Nessas condições, é provável que ocorra prevalência muito maior que a normal de mastite causada por *E. coli* e *S. uberis*.

Patógenos oportunistas presentes na pele do teto

Espécies de estafilococos coagulase-negativa foram verificadas em 4,1% das amostras; as mais frequentemente isoladas foram *S. epidermidis* (1,3%), *S. chromogenes* (1,0%) e *S. simulans* (0,7%).

Patógenos ambientais

A prevalência de infecções intramamárias causadas por coliformes em um rebanho leiteiro raramente excede 1 a 2%; a prevalência de infecção intramamária causada por estreptococos ambientais é inferior a 5% em rebanhos submetidos a bom manejo, mas pode exceder a 10% em alguns rebanhos problemáticos. Uma característica da infecção intramamária causada por coliformes é sua curta duração; 40 a 50% dos casos persistem menos de 7 dias. A maioria das infecções causadas por estreptococos ambientais dura menos que 30 dias. Em uma pesquisa realizada na Dinamarca, com rebanhos leiteiros, *S. dysgalactiae* (1,6%) e *S. uberis* (1,4%) foram a segunda e a terceira espécies mais comumente isoladas.

Novilhas

Pesquisas sobre infecção intramamária de novilhas em regiões como o estado norte-americano da Louisiana indicam que a prevalência e a duração da infecção mamária são variáveis, dependendo das espécies de bactérias presentes por ocasião do parto. Cerca de 20% das novilhas estavam infectadas com *S. aureus* e 70% com SCN, patógenos de menor importância e que fazem parte da flora bacteriana normal da pele do teto de novilhas. *S. chromogenes* foi isolado em 15% de todos os quartos mamários de novilhas, antes da parição, mas esse valor diminuiu rapidamente após o parto para 1%. Até 97% das novilhas em idade de acasalamento e novilhas leiteiras prenhes e 75% de seus quartos podem apresentar infecção por *S. aureus*, *S. hyicus* e *S. chromogenes*. Foram constatadas infecções por *S. simulans* e *S. epidermidis* em 1 a 3% dos quartos, antes e após o parto. *S. dysgalactiae* foi isolado em 4 a 6% dos quartos, antes e imediatamente após o parto. Infecções intramamárias por *S. aureus* são raras antes do parto, mas sua prevalência aumenta na primeira semana pós-parto. Não há relação entre a prevalência de *S. aureus* em novilhas antes do parto e sua prevalência em vacas lactantes.

Distribuição dos patógenos na mastite clínica

A distribuição dos patógenos isolados de casos de mastite clínica sofreu alteração após a adoção de programas de controle, de alta frequência de isolamentos de *S. aureus* e *S. agalactiae* para uma maior taxa de isolamento de outros patógenos, especialmente microrganismos ambientais. Por exemplo, em 171 rebanhos leiteiros selecionados de modo aleatório, a incidência anual média de mastite clínica foi de 13 quartos para cada 100 vacas. Os isolados mais frequentes de casos clínicos foram *E. coli* (16%), *S. aureus* (14%), *S. uberis* (11%) e *S. dysgalactiae* (8%). Em outra pesquisa, os isolados mais comuns de casos clínicos foram SCN e *E. coli*, cada um deles em 15% das amostras examinadas. No Canadá, em um estudo que envolveu a observação de 65 rebanhos leiteiros por um período de 2 anos, notou-se variação considerável na incidência de mastite clínica entre as propriedades. No geral, 20% das vacas apresentaram um ou mais casos de mastite clínica durante a lactação. Os patógenos isolados foram coliformes (17%), outros *Streptococcus* spp. (14%), *S. aureus* (7%), bacilos Gram-positivos (6%), *C. bovis* (2%), *S. agalactiae* (1%) e outros *Staphylococcus* spp. (29%). Não se constatou crescimento microbiológico em 18% das amostras e 8% estavam contaminadas. Claramente, a principal diferença é que na mastite clínica a taxa de isolamento de *S. aureus* é maior na Europa continental e menor na Inglaterra e na América do Norte.

Fonte de infecção

Patógenos contagiosos

S. agalactiae e *S. aureus* estão presentes, principalmente, no úbere de vacas infectadas. As fontes de infecção são outras vacas infectadas; a exposição aos quartos não infectados se restringe ao procedimento de ordenha.

Patógenos oportunistas presentes na pele do teto

Diversas espécies de estafilococos coagulase-negativa estão presentes, especialmente, na pele dos tetos das vacas.

Patógenos ambientais

S. uberis, *S. dysgalactiae* e coliformes são habitantes comuns do ambiente da vaca e encontram-se por exemplo no material utilizado como cama. A exposição dos quartos não infectados aos patógenos ambientais pode ocorrer em qualquer momento durante a vida da vaca, inclusive no momento da ordenha, no intervalo entre as ordenhas, no período seco e antes do primeiro parto de novilhas.

Meios de transmissão

A infecção da glândula mamária ocorre via canal do teto e a fonte de infecção é o úbere ou o ambiente contaminado; em vacas-leiteiras, a infecção oriunda do úbere infectado é transmitida à pele do teto de outras vacas pelos revestimentos internos dos tubos da ordenhadeira mecânica, mãos dos ordenhadores e quaisquer materiais que podem atuar como transportadores inertes.

Fatores de risco

Os fatores de risco que influenciam a prevalência da infecção e a incidência de mastite clínica são descritos nesta seção. Fatores individuais de particular importância em determinados tipos de mastite serão discutidos nos respectivos tópicos.

Fatores de risco do animal

Idade e número de partos

A prevalência de quartos infectados aumenta com a idade, sendo máxima aos 7 anos. Pesquisas sobre a prevalência de infecção intramamária em novilhas leiteiras poucos dias antes do primeiro parto indicam que 45% encontram-se infectadas e que a taxa de infecção dos quartos mamários pode ser de 18%. Alguns estudos relataram infecção intramamária em 97% das novilhas e 74% dos quartos.

Estágio de lactação

A maioria das *novas infecções* ocorre durante o *início do período seco* e nos *dois primeiros meses de lactação*, especialmente quando causadas por patógenos ambientais. Em novilhas, a prevalência de infecção quase sempre é alta no último trimestre de gestação e vários dias antes do parto, seguido de redução marcante após a parição. Em novilhas leiteiras, a maioria dessas infecções pré-parto é causada por patógenos de menor importância, mas algumas pesquisas indicam evidência de infecção por importantes patógenos.

Algumas dessas diferenças podem estar relacionadas com modificações no leite como um meio de multiplicação bacteriana. Por exemplo, bactérias como *C. bovis* se multiplicam melhor em leite secretado na metade da lactação, enquanto a secreção do período seco inibe sua multiplicação. Durante o período seco, ocorre redução nas atividades fagocítica e bactericida do quarto mamário.

Estação do ano

A relação entre a incidência de mastite e a estação do ano é variável, dependendo das condições geográficas e climáticas. Nas regiões tropicais e subtropicais, a incidência pode ser maior quando as parições acontecem no inverno ou na primavera devido à maior pressão de infecção associada com o aumento da umidade. Em regiões de clima temperado e em rebanhos leiteiros confinados, a incidência de mastite é tipicamente maior no verão; isso foi atribuído à temperatura ambiente, que favorece a multiplicação dos patógenos causadores de mastite no material utilizado como cama.[6]

Contagem de células somáticas

Pode-se constatar maior incidência média de mastite clínica causada por bactérias ambientais em rebanhos com baixa contagem de células somáticas (CCS) no leite do tanque de armazenamento (CCS < 150.000 células/mℓ) e baixa prevalência de mastite subclínica.[6]

Raça

Em geral, a incidência de mastite é maior em fêmeas Holstein-Friesian do que em Jersey, mas isso pode ser mais uma decorrência de diferentes manejos do que de uma verdadeira diferença genética. Não há relato de comparações válidas entre raças.

Características da ordenha e morfologia de úbere e teto

Alta taxa de ordenha e diâmetro do canal do teto grande foram associados com maior CCS ou risco de infecção intramamária. Incontinência láctea em vacas de rebanhos com baixa CCS no leite do tanque de armazenagem também foi associada com maior taxa de mastite clínica. Ademais, uma menor distância entre a extremidade do teto e o solo representa um fator de risco de mastite clínica e pode estar associada com maior incidência de lesões de teto.

Condição física do teto

A extremidade do teto é a primeira barreira contra patógenos invasores, e a eficiência dos mecanismos de defesa do teto depende da integridade do tecido do teto; seu comprometimento ocasiona maior risco de infecção intramamária. A espessura do teto auxilia na avaliação da condição do seu tecido. As características da ordenhadeira mecânica podem induzir à diminuição ou ao aumento da espessura do teto após a ordenha, comparativamente à espessura verificada antes desse procedimento. Aumento na espessura do teto superior a 5% está associado, significativamente, com a presença de infecção e ocorrência de novas infecções; contudo, a associação não foi significativa quando a espessura do teto diminuiu mais de 5%. Há relação importante entre a ocorrência de infecções causadas por estafilococos coagulase-negativa e a presença de aumento ou diminuição da espessura do teto, numericamente acima de 5%; no entanto, não há associação entre a espessura do teto e a ocorrência de infecção por *S. aureus*. Em um estudo longitudinal sobre a condição dos tetos de 135 vacas-leiteiras, avaliada imediatamente após a ordenha, não se constatou associação com o risco de novas infecções intramamárias, com a resposta inflamatória ou com a ocorrência de mastite.[8]

Hiperqueratose do orifício do teto é comum em vacas-leiteiras submetidas à ordenha mecânica; o grau de hiperqueratose pode ser maior quando se utiliza um sistema de ordenha inapropriado. Há uma ampla variação no grau de hiperqueratose entre os rebanhos; o escore aumenta com a idade lactacional, notando-se valor máximo, em qualquer lactação, aos 3 a 4 meses após o parto, diminuindo à medida que as vacas atingem o período seco. Não há relação significativa entre a CCS média e o grau de hiperqueratose, no rebanho. No entanto, há associação entre maior escore de hiperqueratose e alto número de microrganismos no canal do teto, em especial de dois patógenos ambientais que comumente causam mastite, *E. coli* e *S. uberis*, mas, surpreendentemente, isso não acontece com alta população de *S. aureus* no canal do teto.[9] A hiperqueratose grave na extremidade do teto está associada com maior risco de mastite clínica no Reino Unido; todavia, a hiperqueratose moderada não foi considerada um fator preditivo de incidência de mastite clínica.[10] Juntos, esses dados indicam que apenas uma anormalidade grave da anatomia do orifício do teto está associada com maior risco de ocorrência de mastite clínica.[10]

Higiene do úbere

Sujidades no úbere estão associadas com aumento da CCS e maior prevalência de infecção intramamária causada por patógenos contagiosos e ambientais. Faz sentido pensar que um maior número de bactérias no teto e no úbere está associado com maior risco de mastite (Figura 20.1). A higiene do

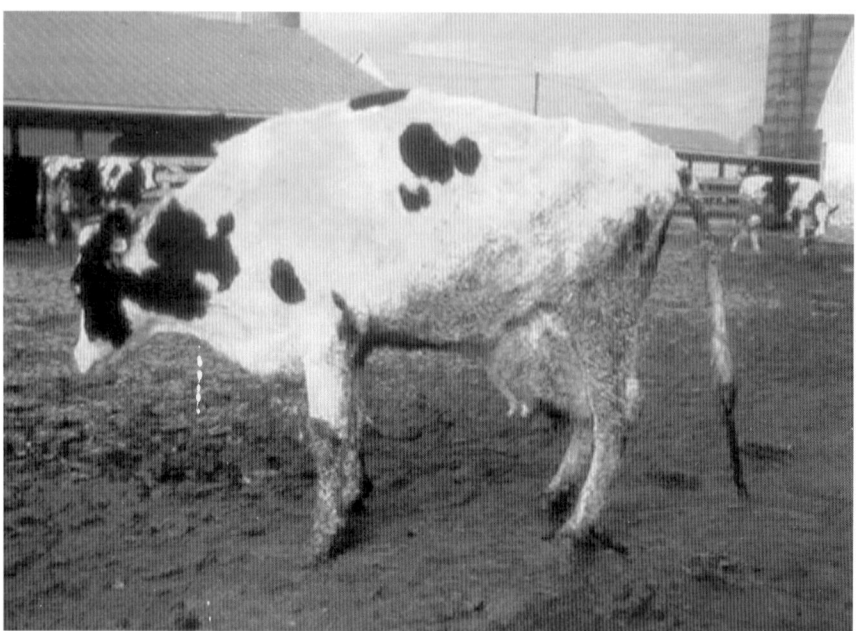

Figura 20.1 Em vacas-leiteiras mantidas em condição de confinamento, o desafio frente às bactérias ambientais pode ser enorme, como mostrado na foto de uma fazenda leiteira do Centro-Oeste dos EUA. (Esta figura encontra-se reproduzida em cores no Encarte.)

úbere pode ser um procedimento apropriado no planejamento geral do controle de mastite, pois bons programas de controle da infecção mamária resultam em menor prevalência de infecção causada por patógenos contagiosos e ambientais.

Estado nutricional

As vitaminas E e A, bem como o selênio, podem estar envolvidos na resistência da vaca a alguns tipos de mastite. Estudos iniciais constataram que a suplementação com antioxidantes, como selênio e vitamina E, foi benéfica na sanidade do úbere de vacas-leiteiras, devido à redução na incidência e duração da mastite clínica. O aumento na concentração de selênio no sangue total está associado com diminuição na ocorrência de todas as infecções, inclusive aquelas causadas por *S. aureus*, *T. pyogenes* e *C. bovis*. Não há relação entre os diferentes tipos de infecção ou a contagem de células somáticas (CCS) e as concentrações de vitamina E, vitamina A ou betacaroteno, porém há relação entre a concentração de vitamina A e a CCS. Pode haver relação entre a ingestão de alimento e o risco de mastite clínica; uma proporção gordura do leite:proteína < 1 (tipicamente, indica presença de acidose ruminal subaguda) e > 1,5 (tipicamente, indica excessiva mobilização de gordura) pressupõe maior risco de mastite clínica na semana seguinte.[8]

Resistência genética à mastite

Diversos fatores morfológicos, fisiológicos e imunológicos contribuem para a resistência ou suscetibilidade da vaca à mastite, e cada um desses fatores é influenciado, em algum grau, pela hereditariedade.[7] Acredita-se que as diferenças na profundidade do úbere, no comprimento e formato dos tetos e na morfologia do orifício do teto estão associados com diferentes ocorrências de mastite. A produção de queratina no canal do teto e as características físicas e bioquímicas da queratina são importantes fatores que contribuem para a resistência à mastite. Muitos dos mecanismos de defesa do úbere, incluindo lisozima, lactoferrina, imunoglobulinas e leucócitos são produtos diretos de genes e apresentam uma base genética. Em bovinos leiteiros, a hereditariedade estimada para mastite clínica é, em média, cerca de 0,05. Essa baixa estimativa de hereditariedade indica que há muito pouca influência genética na ocorrência de mastite clínica, porém uma forte influência das condições ambientais.

Contagem de células somáticas

As diferenças na hereditariedade entre os rebanhos com alta contagem de células somáticas (CCS) e baixa CCS não são significativas. No entanto, as diferenças entre os grupos de filhas de touro, tanto para mastite clínica quanto para CCS, são razoavelmente grandes, sugerindo que a seleção de reprodutores pode ser importante no controle de mastite. Em uma análise da ocorrência de mastite e dos registros de acasalamento de um grande número de touros suíços pais de filhas cujo leite apresentava baixa contagem de CCS, constatou-se correlação genética de 0,71 a 0,79 entre a CCS e a ocorrência de mastite clínica. Concluiu-se que é possível melhorar a resistência à mastite clínica mediante a seleção para baixa CCS.

A forte associação fenotípica e genética entre a CCS e a ocorrência de mastite indica que o programa de acasalamento baseado na CCS pode ser efetivo como uma maneira indireta de melhorar a resistência à mastite. No entanto, a maior ênfase à CCS pode reduzir o ganho genético das características de produção que, economicamente, são mais importantes.

Produção de leite

A correlação genética entre a produção de leite e a ocorrência de mastite é cerca de 0,2 a 0,3, sugerindo que os animais geneticamente acima da média de produção de leite são mais suscetíveis à mastite e que as vacas de baixa produção tendem a ser mais resistentes à doença. Contudo, o baixo valor dessa correlação não sugere forte tendência. A correlação positiva indica que o ganho genético para a produção de leite é acompanhado de um lento declínio na resistência genética à mastite. A análise da associação entre a produção de leite e a ocorrência da doença em um grande número de vacas-leiteiras indicou que a maior produção de leite não é um fator predisponente para qualquer doença, exceto mastite. No entanto, a associação entre a produção de leite e a ocorrência de mastite não implica relação de causa e efeito. Há, no mínimo, duas explicações biológicas plausíveis: a maior ocorrência de lesões e o extravasamento de leite através do esfíncter do teto entre as ordenhas. Os esforços para melhorar o controle de mastite compensam a tendência genética de maior suscetibilidade à doença. A baixa hereditariedade à mastite indica a grande importância dos fatores ambientais como determinantes das diferenças na prevalência da infecção e na incidência de mastite clínica.

Em resumo, a seleção para produção de leite, exclusivamente, resulta em maior incidência de mastite. A correlação genética positiva entre a produção de leite e a ocorrência de mastite sugere que os genes que aumentam a produção de leite tendem a aumentar a suscetibilidade à doença. Os índices de seleção que maximizam a melhora genética para ganho econômico total não reduzem a incidência de mastite; contudo, os índices que incluem CCS, profundidade do úbere ou a incidência de mastite clínica diminuem a taxa de aumento da infecção mamária em 20 a 25%. Utilizando a *capacidade de transmissão prevista* (CTP), uma estimativa do mérito genético, constatou-se, em média, que as filhas de touros com alta CTP para CCS são mais propensas à mastite; portanto, devem ser selecionados reprodutores com baixa CTP para CCS. Todas as características economicamente importantes devem ser consideradas no índice de seleção, de modo que os touros escolhidos propiciem uma renda total maior que o custo de produção.

Bovinos leiteiros com resposta imune mediada por célula e por anticorpo otimamente balanceado são conhecidos como *animais de alta resposta imune*. Essas respostas imunes adaptativas são diferentes da imunidade inata e são hereditárias, com estimativa de hereditariedade de 0,25 a 0,35. Essas estimativas apresentam magnitude semelhante àquela das características para produção de leite, indicando que a escolha de um índice de seleção apropriado melhora a produção e a saúde geral da vaca.[11]

Doenças concomitantes

Podem ser importantes fatores de risco para mastite. Retenção de placenta, bem como lesão e feridas do teto podem estar associadas com maior incidência de mastite. Úlcera de sola de qualquer gravidade, em mais de um dígito, está associada com risco cerca de 3 vezes maior de infecção por *S. aureus*, na primeira lactação. Sugere-se que a ferida da pata pode aumentar o risco de lesão do teto, possivelmente em consequência da dificuldade do animal em ficar em pé.

Função imunológica da glândula mamária

Encontra-se prejudicada no período do periparto. A fêmea é suscetível à mastite durante os períodos de transição, como o período seco e o estágio de colostrogênese. Em consequência, a *incidência de novas infecções intramamárias é maior no início do período seco (não lactante) e no período periparto*.

A imunidade inata tem importante participação na manutenção de uma glândula mamária sadia.[12] *Receptores de reconhecimento padrões* (PRR, do inglês *pattern recognition receptors*) reconhecem os padrões bem conservados na superfície de microrganismos denominados *padrões moleculares associados a patógenos* (PAMP, do inglês *pathogen-associated molecular patterns*). A interação inicial entre PAMP e PRR tem importante participação na resposta inflamatória subsequente.[13,14] Lactoferrina é outro componente da imunidade inata. Alcança alta concentração na secreção glandular durante o período seco, especialmente durante a involução da glândula mamária. Devido à sua elevada concentração na secreção e à sua capacidade de se ligar ao ferro, a lactoferrina apresenta importante atividade antimicrobiana inata contra novas infecções intramamárias no período seco, especialmente aquelas causadas por bactérias coliformes.[14,15]

Os principais componentes de defesa contra os patógenos bacterianos comuns são *neutrófilos e anticorpos opsonizantes*, derivados do sangue. Uma taxa inadequada de migração de neutrófilos para combater uma nova infecção intramamária tem profundo efeito na recuperação da infecção, pois as vacas com rápida migração de grande quantidade de neutrófilos à glândula infectada faz cessar a infecção intramamária dentro de 12 a 18 h após seu início.

Também é importante que uma resposta inflamatória inicial na glândula mamária infectada possibilite o extravasamento de IgG_2 (anticorpos opsonizantes) porque isso facilita a fagocitose de bactérias pelos neutrófilos. O *duplo estímulo*, do *pico da concentração de IgG_2* dentro de 4 h após a infecção e do *pico da resposta neutrofílica* dentro de 6 a 12 h após a infecção facilita muito a eliminação de novas infecções intramamárias.

Os neutrófilos oriundos do sangue devem passar pelas etapas de *marginação, aderência e migração* para chegar à glândula mamária, onde realizam *fagocitose, "burst" respiratório e degranulação*. A marginação acontece pela expressão de três moléculas de adesão da família selectina, especificamente L-selectina (também denominada CD62L), nos neutrófilos, bem como E-selectina (denominada CD62E) e P-selectina (denominada CD62 P), nas células do endotélio vascular. A L-selectina dos neutrófilos inicia o contato inicial entre os neutrófilos circulantes na corrente sanguínea e a parede vascular; isso ocasiona redução da velocidade dos neutrófilos, possibilitando que "rolem" ao longo do endotélio, com mediação de mediadores pró-inflamatórios nos locais da infecção tecidual. Quando os neutrófilos que "rolam" detectam a presença de um ou mais mediadores pró-inflamatórios, eles imediatamente se desprendem da superfície da L-selectina (CD62L) das moléculas de adesão e propiciam a suprarregulação e ativação das moléculas de adesão Mac-1 (CD11b/CD18), cessando o "rolamento" de neutrófilos e permitindo a firme aderência dos neutrófilos ao endotélio. Uma vez aderidos, os neutrófilos iniciam diapedese, migrando entre as células endoteliais até o local da infecção. Portanto, a migração dos neutrófilos envolve três componentes: hiperaderência (cessação do "rolamento"), diapedese e quimiotaxia. Qualquer retardo ou inibição desse processo pode ocasionar mastite hiperaguda e doença clínica grave. Isso é mais bem ilustrado pela deficiência de aderência dos leucócitos de bovinos da raça Holstein Friesian; os bezerros acometidos não são capazes de produzir moléculas Mac-1 e apresentam neutrofilia marcante porque os neutrófilos circulantes não conseguem migrar para o local da infecção. Nas primeiras semanas de lactação a migração de neutrófilos é lenta e acredita-se que essa demora seja responsável pela maior incidência e gravidade das infecções intramamárias no início da lactação.

Mastite prévia

As vacas com histórico de infecção mamária na lactação anterior podem ser quase duas vezes mais suscetíveis à mastite clínica durante a lactação em curso do que aquelas sem esse histórico.

Infecções intramamárias preexistentes

Infecções intramamárias causadas por patógenos de menor importância têm um *efeito protetor* contra infecções por patógenos importantes, marcante em pesquisas com infecção experimental que envolve um grande inóculo que passa pelo canal do teto.[16] O efeito protetor observado na infecção por patógeno de menor importância pode não ocorrer em condições de rebanhos leiteiros comerciais. O efeito protetor mais evidente foi constatado na infecção por estafilococos coagulase-negativa; a infecção intramamária por *C. bovis* não induziu proteção contra mastite causada por um patógeno importante.[16] Portanto, a eliminação de um patógeno de menor importância pela desinfecção do teto após a ordenha pode resultar em maior incidência de mastite subclínica e clínica. A descontinuação da prática de imersão do teto pode ocasionar maior prevalência de patógenos de menor importância, maior ocorrência de infecção por *S. aureus* e menor incidência de infecção por *E. coli*.

Uso de somatotropina bovina recombinante

Como o risco de mastite clínica aumenta à medida que eleva a produção de leite, há considerável controvérsia nos meios científico e público sobre os potenciais efeitos que o uso de somatotropina bovina recombinante (bST) pode ter na ocorrência de mastite clínica e no uso subsequente de terapia antimicrobiana. Em alguns testes de campo, o uso de bST não resultou em aumento na incidência de mastite clínica, em comparação com as vacas do grupo-controle. Em outras pesquisas, notou-se aumento significativo na ocorrência de mastite clínica em vacas tratadas, comparativamente àquelas do grupo-controle. No entanto, a incidência de mastite clínica foi maior em vacas tratadas, em comparação com as do grupo-controle, antes do uso de bST. Em estudos realizados em propriedades com bom manejo e que tinham controlado a ocorrência de mastite contagiosa e apresentavam baixa prevalência de mastite clínica causada por patógenos ambientais, o uso de bST não ocasionou aumento dos casos de mastite clínica, descarte de leite devido ao tratamento, ou descarte de vacas em decorrência de mastite. A interpretação sobre o efeito direto da bST na ocorrência de mastite é difícil devido à maior prevalência de mastite em vacas que produzem mais leite.

Fatores de risco do ambiente e do manejo

Qualidade e manejo das instalações

Fatores como clima, sistema de alojamento, tipo de material utilizado para preparação de cama e estação chuvosa interagem e influenciam o grau de exposição da extremidade dos tetos aos patógenos causadores de mastite. Como as vacas-leiteiras passam 40 a 65% do tempo deitadas, *a qualidade e o manejo das instalações utilizadas por esses animais têm importante influência nos tipos de patógenos causadores de mastite que infectam a glândula mamária, bem como o grau de pressão de infecção*.

As principais fontes de patógenos ambientais são o ambiente da vaca, incluindo material da cama, solo, alimentos e bebedouros. Os patógenos ambientais multiplicam-se em material da cama, com que os tetos das vacas ficam em estreito e prolongado contato. A multiplicação das bactérias no material da cama depende de temperatura, grau de umidade e nutrientes disponíveis, bem como do pH. Material de cama novo pode ser uma fonte de contaminação, mesmo antes de ser utilizado: pode conter maior quantidade de *Klebsiella pneumoniae* em serragem de carvalho verde do que em outros tipos de material de cama; há relato de surtos importantes de mastite ambiental causada por *K. pneumoniae* após o uso de derivados de madeira contaminados como material de camas, discutidos com detalhes nesta seção. Material de cama não utilizado contém poucos patógenos, mas após o seu uso se contamina e se torna um ambiente propício à multiplicação de microrganismos que, em 24 h, se multiplicam intensamente. Materiais de cama orgânicos, como palha, serragem, aparas de madeiras e papel propiciam a multiplicação de patógenos. Materiais inorgânicos, como areia, mantêm menos umidade e não fornecem nutrientes aos microrganismos; quase sempre, a contagem de bactérias nesses materiais é inferior àquela verificada em materiais orgânicos. Vacas lactantes mantidas em cama de serragem apresentam seis vezes mais bactérias *Klebsiella* e duas vezes mais bactérias coliformes nas extremidades dos tetos, em comparação com vacas mantidas em cama de areia. Por outro lado, há 10 vezes mais estreptococos ambientais nas extremidades dos tetos de vacas alojadas em cama de areia do que em vacas mantidas em cama de serragem. Pesquisas indicam que rebanhos em que se utilizam aparas de madeira ou serragem como material de cama apresentam maior prevalência de mastite clínica do que aqueles que utilizam cama de palha.

Umidade e temperatura ambiente elevadas favorecem a multiplicação de patógenos. Em vacas mantidas em instalações de confinamento, com cama de material orgânico, a ocorrência de mastite ambiental é maior nos meses úmidos e quentes do ano. Geralmente, nos rebanhos mantidos em pastagem nos meses de verão a incidência de mastite coliforme é menor, embora a prevalência de estreptococos ambientais possa permanecer elevada. Nos sistemas de criação em áreas secas, a ocorrência de mastite coliforme pode estar associada a períodos de alta precipitação pluviométrica. Nos rebanhos mantidos por mais tempo em pastagem a incidência de mastite clínica pode ser maior, podendo estar associada a fatores como condições sanitárias e estresse ocasionado pela transferência da pastagem para a instalação de confinamento.

O *manejo e o modelo dos sistemas de estabulação* influenciam a prevalência de infecção intramamária e a ocorrência de mastite clínica. Qualquer fator relacionado com estabulação ou sistema de manejo que possibilite às vacas apresentarem sujidades ou lesão dos tetos ou propicie superlotação resulta em maior ocorrência de mastite clínica. Isso inclui o tamanho e o conforto da área de estabulação livre, a largura dos corredores de trânsito das vacas, a facilidade de movimentação dos bovinos e o sistema de limpeza. A falha em manter os corredores, as baias e a cama limpos e secos aumentam o grau de contaminação dos tetos. Superlotação, ventilação deficiente e acesso a açudes ou lagoas de água suja e áreas lamacentas, onde as vacas se reúnem, são os principais fatores de risco.

Pode haver correlação positiva entre o *tamanho do rebanho de vacas em lactação* e a ocorrência de mastite clínica, porque pode ser mais difícil controlar mastite contagiosa em um rebanho com maior prevalência de infecção e contato entre as vacas. À medida que aumenta o tamanho do rebanho, os problemas relacionados à remoção das fezes e à saúde podem aumentar a exposição aos patógenos ambientais. No entanto, as diferenças regionais e de manejo podem dificultar a associação do tamanho do rebanho com o estado de infecção. Alguns dados recentes sugerem que a CCS é menor em grandes rebanhos. A reserva de áreas destinadas à maternidade propicia um ambiente limpo e isolado para a parição e pode estar associada com menor incidência de mastite clínica.

Caso as condições de higiene e a manutenção da cama sejam negligenciadas nas instalações de confinamento, a prevalência de mastite ambiental pode aumentar notavelmente. A inspeção periódica das vacas secas é um procedimento fundamental no controle de mastite.

Práticas de ordenha

A falha no emprego de métodos de controle de mastite consagrados e confiáveis é um importante fator de risco. Esse é um tema fundamental que inclui a eficiência do pessoal envolvido na ordenha, os equipamentos, a alta velocidade e, principalmente, a higiene na sala de ordenha. Tetos e úberes úmidos são fatores que predispõem ao aumento da CCS, especialmente quando há compressão dos tetos pelos insufladores das teteiras. O uso de toalhas individuais para secagem dos tetos das vacas está associado com baixa CCS. A utilização de um germicida efetivo para imersão dos tetos após a ordenha é fundamental para o controle de mastite contagiosa. O aumento do tempo de ordenha pelos ordenhadores, por vaca, pode estar associado com maior prevalência de mastite clínica. Equipamentos de ordenha contaminados – inclusive as tubulações condutoras de leite, as toalhas de limpeza do úbere e os produtos utilizados para imersão dos tetos – foram associados com surtos de mastite ambiental causada por *S. marcescens* e *P. aeruginosa*. Os procedimentos de secagem, ao final da lactação, e um programa rigoroso de tratamento da vaca seca são igualmente importantes.

A ausência de critérios reguladores da qualidade do leite que enfatizam a CCS também é um fator de risco. Ao contrário, a existência de normas rigorosas e a aplicação de penalidade aos produtores de leite com alta CCS são incentivos importantes para a implantação de programas de controle de mastite que melhoram a qualidade do leite. A ausência de um programa de manejo sanitário que inclua visitas regulares do veterinário à propriedade também pode ser um fator de risco à ocorrência de mastite, que pode estar associado com uma relativa falta de consciência do produtor sobre a importância dos princípios de controle da mastite.

Fatores de risco dos patógenos

Viabilidade dos patógenos

A capacidade do patógeno de sobreviver no ambiente próximo à vaca (resistência às influências ambientais, incluindo procedimentos de limpeza e desinfecção) é uma característica própria de cada microrganismo. As causas de mastite contagiosa são mais suscetíveis à desinfecção do que aquelas de mastite ambiental.

Fatores de virulência

Há uma ampla variedade de fatores de virulência em patógenos causadores de mastite. Eles estão descritos nas seções que tratam dos tipos específicos de mastite. A influência de vários fatores de virulência das bactérias depende do estágio de lactação e da gravidade da infecção intramamária, bem como dos efeitos induzidos pelos fatores de virulência no tecido mamário da vaca. Alguns exemplos de fatores de virulência comuns são mencionados a seguir.

Capacidade de colonização

A capacidade dos microrganismos em colonizar o ducto do teto e, em seguida, se fixar no epitélio mamário e iniciar um quadro de mastite é uma importante característica da maioria das causas bacterianas de mastite. As cepas de *S. aureus* que causam mastite podem se fixar às células epiteliais do ducto do úbere e explante para cultura de glândula mamária de vaca. Há diferenças nas características de fixação entre as cepas de microrganismos, fato que pode explicar as diferentes características epidemiológicas dos microrganismos em alguns rebanhos. A comparação de cepas isoladas de diferentes casos de mastite causada por *S. aureus* nos rebanhos revela que apenas um número limitado de genótipos de *S. aureus* é mais prevalente.

Toxinas

Isolados de *E. coli* que causam mastite produzem a endotoxina lipopolissacarídeo, responsável por muitas das alterações inflamatórias e sistêmicas constatadas durante o curso de mastite coliforme aguda. Cepas de *S. aureus* isoladas de infecções intramamárias produzem vários fatores de virulência potenciais, incluindo enterotoxinas, coagulase e toxinas alfa, beta e delta; hemolisina; hialuronidase; e leucocidinas, as quais são incriminadas nos variáveis graus de inflamação característicos da mastite estafilocócica, desde a forma subclínica até a forma gangrenosa hiperaguda. Os fatores de virulência de *S. uberis* são a hialuronidase e a cápsula hialurônica.

Produção e perdas econômicas

Embora mastite ocorra esporadicamente em todas as espécies, ela assume maior importância econômica em rebanhos leiteiros, podendo ser uma das doenças mais dispendiosas nesses rebanhos. A mastite causa perda econômica aos produtores por aumentar os custos de produção e diminuição da produtividade. O descarte prematuro de vacas potencialmente lucrativas devido à mastite crônica também representa uma perda significativa. Em razão das grandes perdas econômicas, há um alto potencial de retorno dos investimentos aplicados em um efetivo programa de controle da doença. Os componentes envolvidos nas perdas econômicas podem ser:

- Diminuição na produção de leite
- Descarte do leite de vacas com mastite clínica ou de vacas tratadas
- Custo de substituição das vacas descartadas
- Trabalho extra necessário ao tratamento e monitoramento
- Assistência veterinária para tratamento e controle
- Prejuízo decorrente de abortos no primeiro trimestre de gestação causados por mastite clínica
- Prejuízo com a baixa taxa de concepção decorrente de mastite clínica, 1 semana antes ou 2 semanas após a inseminação artificial[17]
- Gastos com medidas de controle.

Há custos adicionais como, por exemplo, resíduo de antimicrobiano no leite de vacas tratadas, controle da qualidade do leite, fabricação de produtos lácteos, qualidade nutricional do leite, diminuição do fornecimento de leite devido à alta CCS ou elevado número de bactérias e perda do potencial genético de algumas vacas em decorrência do descarte involuntário precoce consequente da mastite crônica.[18] Estima-se que o custo anual total de mastite em rebanhos de bovinos leiteiros representa 10% do valor total da venda de leite da propriedade; cerca de dois terços dessa perda é causada pela menor produção de leite de vacas com mastite clínica. A produção e as perdas econômicas são estabelecidas como aquelas causadas por mastite subclínica e por mastite clínica.

Mastite subclínica

Estimou-se uma perda total de leite de quartos mamários com mastite subclínica de 10 a 26%. As mais baixas CCS estão associadas com produção de leite mais elevada; estimou-se que a produção média de leite do rebanho diminui 190 kg para cada unidade de aumento linear da CSS. A maioria das estimativas indicam que, em média, um quarto acometido resulta em 30% de redução na produtividade e estima-se que a perda de uma vaca acometida é de 15% da sua produção no período de lactação. Às vezes, essa perda é expressa como uma perda de, aproximadamente, 340 kg de leite comercializável, causada pela menor produtividade e pelo valor do leite que poderia ser comercializado. A perda de produção de um quarto acometido pode ser, em grande parte, compensada pelo aumento de produção dos outros quartos mamários, de modo que a perda total da vaca pode ser menor do que a esperada. Além dessas perdas, há uma perda adicional de 1% dos sólidos totais em decorrência das alterações na composição do leite (ocorre diminuição nos teores de gordura, caseína e lactose e aumento nos valores de glicogênio, proteínas do soro láctico, pH e cloretos), fato que interfere nos processos de fabricação de produtos lácteos, bem como outras perdas que incluem maior taxa de descarte e gastos com o tratamento. As comparações entre rebanhos com alta e baixa prevalência sempre mostram uma vantagem financeira de cerca de 20% nos rebanhos com baixa prevalência; o ganho varia de acordo com o preço local do leite ou do conteúdo de gordura. Nos rebanhos de corte, as perdas se devem às mortes raras de vacas e à falha dos bezerros em ganhar peso.

Cerca de 75% das perdas econômicas em decorrência de mastite subclínica é atribuída à menor produção de leite. Outros prejuízos incluem o descarte do leite de vacas tratadas, os gastos com medicamentos, os honorários veterinários e a perda do potencial genético das vacas descartadas.

Mastite clínica

Causa diminuição marcante na produção de leite, que é muito maior quando a infecção ocorre no início do que no fim da lactação.[19] A perda da produção de leite também é maior em vacas de múltiplas lactações do que naquelas de primeira lactação[19], variando de acordo com o tipo de microrganismo causador. Em geral, a perda decorrente de mastite clínica causada por bactérias Gram-negativas é maior do que a ocasionada por microrganismos Gram-positivos e outros.[20] Nas vacas primíparas, as maiores perdas de produção são decorrências de mastite causada por *E. coli* e patógenos "não tratáveis", incluindo *T. pyogenes*, *Mycoplasma* spp., *Prototheca* e leveduras.[21] Em vacas multíparas, as maiores perdas de produção foram ocasionadas pelas infecções por *Klebsiella* spp. e por patógenos causadores de mastite não tratáveis. Episódios de mastite clínica causada por *Staphylococcus* coagulase-negativa não foram associados com perda de produção detectável.[21]

A mastite clínica também diminui a duração da lactação e aumenta o risco de descarte de vacas. Os casos clínicos de curta duração verificados após o pico de lactação influenciam muito pouco a produção de leite, mas podem ocasionar aborto nos primeiros 45 dias de gestação. Os quartos mamários clinicamente acometidos podem não recuperar totalmente a produção de leite nas lactações seguintes, mas essa perda não é tão relevante quanto aquela provocada por mastite aguda.

Os *prejuízos causados por mastite clínica* em um rebanho leiteiro foi estimado em vários países. Em um amplo estudo em cinco rebanhos do estado de Nova York, EUA, em 2008, constatou-se que o custo anual por vaca, em cada caso de mastite clínica custou US$ 71, com custo médio de cada caso clínico de US$ 179. Essa última estimativa considerou perda de US$ 115 pela menor produção de leite, US$ 14 pela maior taxa de mortalidade e US$ 50 pelos gastos com tratamento.[22] Essas estimativas não incluíram o gasto com programas de controle.

As causas envolvidas nas perdas econômicas causadas por mastite, mencionadas anteriormente, variam de acordo com o microrganismo causador e são discutidas nas seções específicas sobre cada tipo de mastite. Em termos gerais, *S. aureus* e *E. coli* podem provocar morte por causarem mastite hiperaguda; *T. pyogenes* causa perda total do quarto mamário; estafilococos e estreptococos provocam mastite clínica aguda, mas seu principal envolvimento é como causas de mastite subclínica, resultando em diminuição na produção de leite e em sua qualidade. Desses, *S. agalactiae* provoca a maior perda de produção; a taxa de infecção por *S. aureus* é mais elevada, sua resistência ao tratamento é maior e a duração da infecção é mais longa. Antigamente, *S. aureus* era uma séria barreira aos programas de controle de mastite.

Outros fatores que influenciam a magnitude da perda causada por mastite incluem a idade (a perda é maior nas vacas adultas) e quando a infecção ocorre nos primeiros 150 dias de lactação.

Potencial zoonótico

Na presença de mastite, há o risco de contaminação bacteriana do leite das vacas acometidas, tornando-o impróprio para o consumo humano por causar intoxicação alimentar, bem como interferir na fabricação de produtos lácteos ou, em raros casos, representar um meio de propagação de doença às pessoas. Tuberculose, listeriose, salmonelose e brucelose podem ser propagadas dessa maneira. Leite cru (não pasteurizado) pode ser uma fonte de patógenos transmitidos por alimentos e o consumo de leite cru pode resultar em surtos esporádicos de doença. Por exemplo, o exame de amostras de leite cru obtidas de tanque de resfriamento, em Ontário (Canadá), revelou a presença de *Listeria monocytogenes*, *Salmonella* spp., *Campylobacter* spp. e *E. coli* verocitotoxigênica em 2,7, 0,2, 0,5 e 0,9% das amostras de leite, respectivamente. Esses achados enfatizam a importância de vigilância continuada na aplicação de programas de higiene em granjas leiteiras e a separação do leite e de produtos lácteos pasteurizados daqueles não pasteurizados.

Patogênese

A infecção da glândula mamária sempre ocorre através do canal do teto e, à primeira vista, o desenvolvimento da inflamação após a infecção parece seguir uma sequência natural. No entanto, o desenvolvimento de mastite é mais complexo que isso e pode ser explicado, de modo mais satisfatório, pela caracterização de três estágios: de *invasão*, de *infecção* e de *inflamação*. Dessas três fases, o impedimento da fase de invasão apresenta o maior potencial para reduzir a ocorrência de mastite, pela implantação de bom manejo, notavelmente o emprego de boas medidas de higiene.

Invasão é o estágio em que os microrganismos se deslocam da extremidade do teto para o leite presente no interior do canal do teto.

Infecção é o estágio no qual os patógenos se multiplicam rapidamente e invadem o tecido mamário. Após a invasão, a população de microrganismos pode se instalar no canal do teto e, a partir dela, pode ocorrer uma série de multiplicações e disseminações ao tecido mamário; a infecção desse tecido é frequente ou ocasional, dependendo de sua suscetibilidade. A multiplicação de alguns microrganismos pode resultar na liberação de endotoxinas, como acontece na mastite coliforme, ocasionando sintomas sistêmicos marcantes, com mínimo efeito inflamatório.

Inflamação acompanha a infecção e representa o estágio em que ocorre mastite clínica, com graus variáveis de anormalidades clínicas do úbere e sintomas sistêmicos que variam de discretos a hiperagudos; surgem alterações evidentes ou subclínicas no leite. As anormalidades do úbere incluem aumento de volume marcante e hipertermia e, nos estágios agudo e hiperagudo, gangrena em alguns casos e formação de abscesso e atrofia glandular no estágio crônico. Os efeitos sistêmicos são causados por mediadores da inflamação. Quanto ao leite, as anormalidades evidentes incluem menor produção, presença de produtos de inflamação e alterações marcantes em sua composição.

No leite, a anormalidade subclínica mais relevante é o aumento da *CCS*, o indicador mais comum da qualidade do leite e da saúde do úbere. As células somáticas do leite de uma glândula sadia consistem em vários tipos celulares, que incluem neutrófilos (< 11%), macrófagos (66 a 88%), linfócitos (10 a 27%) e uma pequena porcentagem de células epiteliais (0 a 7%). Neutrófilos são as células predominantes no tecido glandular e na secreção mamária durante a inflamação; no caso de mastite, representam mais de 90% dos leucócitos totais da glândula mamária. Uma vez no local da infecção, os neutrófilos fagocitam e matam os microrganismos. Os neutrófilos manifestam seu efeito bactericida por meio de um "*burst*" respiratório que produz radicais de oxigênio e hidroxila, que são importantes componentes do mecanismo de morte bacteriana dependente de oxigênio.

Na glândula mamária sadia, durante a lactação, a CCS é inferior a 100.000 células/mℓ de leite. Na infecção intramamária, a CCS pode aumentar para mais de 1.000.000 células/mℓ de leite, em poucas horas, devido ao efeito combinado do maior número de neutrófilos (numerador) e menor volume de secreção glandular (denominador). *A gravidade e a duração da mastite estão estreitamente relacionadas com a rapidez da resposta migratória de neutrófilos e sua atividade bactericida no local da infecção.* Algumas bactérias, à medida que colonizam e se multiplicam na glândula mamária, liberam subprodutos metabólicos ou componentes da parede celular (endotoxina, se for bactéria Gram-negativa) que atuam como quimiotáticos para os leucócitos. Se os neutrófilos migram rapidamente da corrente sanguínea e são capazes de eliminar o estímulo inflamatório (as bactérias), então cessa o recrutamento de neutrófilos e a CCS retorna ao valor normal. Se a bactéria é capaz de sobreviver a essa resposta imediata do hospedeiro, a inflamação continua e resulta na migração de neutrófilos entre as células secretoras mamárias adjacentes, em direção ao lúmen alveolar. A diapedese prolongada de neutrófilos lesiona o tecido mamário, resultando em menor produção de leite. Portanto, a duração e gravidade da resposta inflamatória têm uma importante influência na quantidade e qualidade do leite produzido.

O principal fator que influencia a CCS no rebanho e em uma vaca, individualmente, é a taxa de prevalência de infecção intramamária. Como os aumentos marcantes da CCS se devem às células atraídas para o tecido mamário pela ação de mediadores produzidos durante uma infecção local, é improvável que os eventos que não afetam a sanidade do úbere tenham efeito direto ou marcante na CCS. Há pouca evidência de que algum fator, exceto a variação diurna normal, tenha influência relevante na CCS, na ausência de infecção intramamária.

Os efeitos da mastite na produção de leite são muito variáveis e dependem da gravidade da inflamação, dos agentes etiológicos e das lesões que causam, da eficiência do tratamento, do nível de produção e do estágio de lactação. No início da lactação, a mastite ocasiona maior redução na produção de leite, por mais tempo, do que no final da lactação. Em geral, a mastite causada por *S. aureus* envolve infecção persistente, porém moderada, diferente daquela associada à mastite coliforme. A mastite causada por *T. pyogenes* resulta em lesões supurativas, baixa resposta ao tratamento e descarte da vaca. *M. bovis* provoca fibrose crônica e perda quase total da produção de leite, sem recuperação.

Achados clínicos

Os detalhes sobre achados clínicos são descritos nas seções específicas sobre cada tipo de mastite. Esses achados clínicos devem ser utilizados apenas como uma orientação, porque os diferentes patógenos podem provocar mastite crônica, subclínica, subaguda, aguda e hiperaguda; é difícil distinguir as diferentes causas de mastite. A maior precisão clínica obtida, mesmo em um ambiente hospitalar especializado e após adaptação às condições locais, é de cerca de 70%, que não é suficientemente precisa para ser clinicamente útil. Em outras palavras, há necessidade de cultura bacteriológica do leite da glândula infectada antes de implementar o tratamento direcionado especificamente ao patógeno envolvido.

A mastite clínica é diagnosticada com base apenas nos resultados do exame físico, e pode-se definir a mastite clínica útil quando houver resposta negativa à questão: você beberia isto? Em outras palavras, "intragável" é um conceito generalizado e simples para definir mastite clínica porque o leite de vacas com mastite clínica não é apropriado para o consumo. Considera-se novo caso de mastite clínica quando o intervalo entre as infecções é de, no mínimo, 14 dias.

Na mastite, os achados clínicos incluem anormalidades da secreção, bem como do tamanho, da consistência e da temperatura da glândula mamária e, quase sempre, uma resposta sistêmica. Em outras palavras, há *três categorias de mastite clínica: com secreção anormal, com glândula anormal* e com *vaca anormal* (com doença sistêmica). A secreção anormal é visivelmente anormal (ou seja, não é própria para o consumo). Uma glândula anormal apresenta tamanho maior, sendo mais firme que os outros quartos mamários. Uma vaca anormal apresenta febre e depressão ou redução do apetite ou da produção de leite. Esse esquema de classificação em três categorias tem grande utilidade clínica, é facilmente compreendido por qualquer pessoa e propicia uma base fisiopatológica confiável para o tratamento. Em particular, provavelmente é possível instituir protocolos terapêuticos ideais para as três categorias de mastite clínica. Outros sistemas de classificação foram desenvolvidos, mas carecem da simplicidade e generalização verificadas na categorização baseada na secreção, na glândula e na vaca.

Os casos de mastite clínica também são classificados de acordo com sua gravidade e duração. A *gravidade* é classificada em:

- *Hiperaguda*: inflamação grave com edema, hipertermia e dor, no quarto mamário, com resposta sistêmica marcante, que pode ser fatal
- *Aguda*: inflamação grave, sem resposta sistêmica marcante
- *Subaguda*: inflamação discreta, com anormalidade persistente do leite.

A *duração* é considerada:

- *Em curto prazo* (como acontece nas infecções por *E. coli* e *Klebsiella* spp.)
- *Recorrente* (como ocorre nas infecções por *S. aureus* e *S. dysgalactiae*)
- *Persistente* (como acontece nas infecções por *S. dysgalactiae* e *M. bovis*).

Secreção anormal

O exame apropriado do leite requer o uso de *caneca telada*, de preferência com *fundo escuro brilhante*, de modo a permitir a detecção de cor anormal, bem como de coágulos, flocos e material purulento. O leite é ordenhado em uma caneca de fundo escuro, em compartimentos, comparando-se as amostras de leite dos diferentes quartos. Como quase sempre o ordenhador tem pouco tempo para examinar o leite e constatar evidência de mastite, é costume ordenhar os primeiros jatos no piso; em algumas salas de ordenha há placas pretas no piso para facilitar esse procedimento. Parece não haver risco com o emprego dessa prática, desde que o piso seja mantido limpo.

A anormalidade da cor da secreção láctea pode ser decorrência de leite sanguinolento ou aquoso, sendo que o último geralmente indica mastite crônica durante a lactação. Dá-se pouca importância ao leite aquoso, pouco perceptível nos primeiros jatos de leite, mas se persistir por mais de dois ou três jatos, ou mais, é considerado uma anormalidade. Na mastite bovina, uma das principais questões não resolvidas é como tratar uma vaca com secreção anormal no primeiro ou segundo jato e que, subsequentemente, apresentam leite com aparência normal. Quase sempre, os coágulos ou flocos são acompanhados de alteração da cor do leite e sempre são relevantes, indicando alto grau de inflamação, mesmo quando pequenos e presentes apenas nos primeiros jatos. Coágulos de sangue têm pouca importância em um caso de mastite, assim como os pequenos tampões de cerume frequentemente presentes no leite, nos primeiros dias após o parto, especialmente em novilhas. A presença de flocos no final da ordenha pode indicar tuberculose mamária em vacas.

Em vacas normais, durante o *período seco*, a secreção se altera, de leite normal para um fluido aquoso claro, seguida de secreção de cor e consistência de mel e, por fim, para colostro nos últimos dias anteriores ao parto. Pode haver alguma variação entre os quartos, individuais de uma vaca; contudo, se for marcante deve-se suspeitar de infecção.

O uso de *caneca telada* é um procedimento valioso na detecção de mastite clínica, sendo parte do exame físico de rotina da vaca em lactação. O uso mais sensível da caneca telada ocorre na observação da capacidade do leite de um quarto mamário se misturar com o leite de outro quarto; a mistura incompleta (evidência de uma "faixa") indica que há diferença entre as secreções dos dois quartos e sugere a presença de infecção intramamária em um dos quartos. No entanto, deve-se lembrar que a caneca telada detecta apenas mastite clínica; a detecção de mastite subclínica requer o emprego de testes indiretos, como CCS em amostras de leite misturadas, de vacas individuais, ou a aplicação do California Mastitis Test (CMT) ou a mensuração da condutividade elétrica em amostras do quarto mamário.

Glândula anormal

Podem ser notadas e sentidas anormalidades de tamanho e consistência dos quartos mamários. A palpação tem maior valor quando realizada logo após a ordenha, enquanto a inspeção pode ser útil quando feita tanto antes quanto após a ordenha do úbere. A glândula mamária deve ser inspecionada começando pelos quartos posteriores, os quais devem ser examinados quanto à simetria. Levantando-se os quartos posteriores, é possível examinar os quartos mamários anteriores. A decisão sobre qual quarto de um par é anormal pode depender da palpação, que deve ser realizada simultaneamente no quarto contralateral. Embora na maioria das formas de mastite as anormalidades situem-se, principalmente, na região da cisterna glandular, deve-se palpar todo o quarto, especialmente quando há suspeita de tuberculose. Os tetos devem ser inspecionados e palpados, verificando se há lesões de pele, especialmente ao redor da extremidade do teto. Os linfonodos supramamários também devem ser palpados, verificando se há aumento de volume.

A palpação e a inspeção do úbere objetivam detectar fibrose, tumefação inflamatória e atrofia de tecido mamário. A fibrose é notada em várias formas. Pode ocorrer aumento difuso de tecido conectivo, dando ao quarto mamário uma consistência mais firme do que o quarto contralateral e, geralmente, uma superfície mais nodular à palpação leve. Também, pode haver áreas focais de fibrose em um quarto; elas podem apresentar tamanhos variados, desde lesões semelhantes à ervilha até massas tão grandes como o tamanho de uma mão fechada. A tumefação inflamatória aguda sempre é difusa e acompanhada de hipertermia e dor e anormalidade de secreção marcante. Nos casos graves pode haver áreas de gangrena ou formação de abscessos no tecido glandular. O estágio terminal da mastite crônica é a atrofia da glândula. Em um exame ocasional, o quarto atrofiado pode ser considerado normal devido ao seu pequeno tamanho, enquanto se considera o quarto normal hipertrófico. A palpação cuidadosa pode revelar que no quarto atrofiado resta pouco tecido mamário funcional.

Vaca anormal (resposta sistêmica)

Pode ou não ocorrer resposta sistêmica, incluindo toxemia, febre, taquicardia, taquipneia, hipomotilidade ruminal, depressão, decúbito e anorexia, dependendo do tipo e da gravidade da infecção.[23] A distância entre os jarretes é maior em vacas com mastite clínica (Figura 20.2), refletindo uma alteração de posicionamento provocada por dor localizada no úbere.[23] O limiar mecânico da dor em vacas com mastite clínica é menor do que em vacas sem mastite.[23] A ingestão diária de alimento diminui em cerca de 1,2 kg, 5 dias antes da detecção de mastite clínica e as vacas se alimentam mais lentamente e são menos competitivas no comedouro quando apresentam essa infecção.[24-26] As vacas

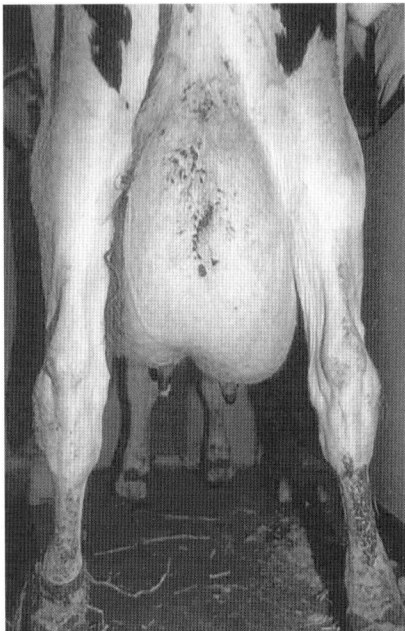

Figura 20.2 Vaca Holstein Friesian com mastite clínica no quarto posterior direito. Nota-se maior distância entre os jarretes.

com mastite clínica também ficam mais tempo em pé e menos tempo deitadas com o(s) quarto(s) infectado(s) no lado de baixo.[25,26]

Em geral, uma resposta sistêmica está associada com mastite grave causada por *E. coli*, *Klebsiella* spp. ou *T. pyogenes* e, ocasionalmente, *Streptococcus* spp. ou *Staphylococcus* spp. Mastite clínica causada por *T. pyogenes* ocasiona maior redução na produção de leite. Em contraste, mastite clínica causada por estreptococos ambientais e estafilococos coagulase-negativa está associada com menor redução na produção de leite. Mastite clínica causada por *S. aureus* está associada com o maior risco de descarte.

LEITURA COMPLEMENTAR

Pyörälä S. Mastitis in post-partum dairy cows. Reprod Domest Anim. 2008;43(suppl 2):252-259.

REFERÊNCIAS BIBLIOGRÁFICAS

1. Riekerink RGMO, et al. J Dairy Sci. 2008;91:1366.
2. Unnerstad HE, et al. Vet Microbiol. 2009;137:90.
3. Koivula M, et al. Acta Agr Scand Sect A. 2007;57:89.
4. Verbeke J, et al. J Dairy Sci. 2014;97:6926.
5. Keane OM, et al. Vet Rec. 2013;173:17.
6. Elghafghuf A, et al. Prev Vet Med. 2014;117:456.
7. Compton CWR, et al. J Dairy Sci. 2007;90:4171.
8. Zoche-Golob V, et al. Prev Vet Med. 2015;121:64.
9. Paduch JH, et al. Vet Microbiol. 2012;158:353.
10. Breen JE, et al. J Dairy Sci. 2009;92:2551.
11. Thompson-Crispi K, et al. Front Immunol. 2014;5:493.
12. Oviedo-Boyso J, et al. J Infect. 2007;54:399.
13. de Souza FN, et al. Am J Immunol. 2012;8:166.
14. Aitken SL, et al. J Mammary Gland Biol Neoplasia. 2011;16:291.
15. Adlerova L, et al. Vet Med (Praha). 2008;53:457.
16. Reyher KK, et al. J Dairy Sci. 2012;95:6483.
17. Hertl JA, et al. J Dairy Sci. 2014;97:6942.
18. Petrovski KR, et al. Tydskr S Afr Vet Ver. 2006;77:52.
19. Hagnestam C, et al. J Dairy Sci. 2007;90:2260.
20. Schukken YH, et al. J Dairy Sci. 2009;92:3091.
21. Hertl JA, et al. J Dairy Sci. 2014;97:1465.
22. Bar D, et al. J Dairy Sci. 2008;91:2205.
23. Kemp MH, et al. Vet Rec. 2008;163:175.

24. Sepúlveda-Varas P, et al. Appl Anim Behav Sci. 2014 DOI: 10.1016/j.applanim.2014.09.022.
25. Siivonen J, et al. Appl Anim Behav Sci. 2011;132:101.
26. Fogsgaard KK, et al. J Dairy Sci. 2015;98:1730.

DIAGNÓSTICO DE MASTITE BOVINA

Detecção de mastite clínica

O diagnóstico inicial de mastite clínica é feito durante o exame físico de rotina. A cultura microbiológica de amostras de leite, investigando a presença de bactérias, inclusive de *Mycoplasma* spp., a fim de determinar a sensibilidade antimicrobiana de *S. aureus* (especificamente se produz betalactamase), é muito útil para instituir protocolos terapêuticos ideais para vacas com mastite clínica, bem como medidas de controle apropriadas. No entanto, como a mastite subclínica tem maior influência no custo da mastite ao produtor, também é vantajoso realizar o diagnóstico de mastite subclínica na vaca e no quarto mamário.

Detecção de mastite subclínica

Embora a cultura de grande número de amostras de leite seja padrão-ouro para o diagnóstico de infecção intramamária, é um procedimento muito oneroso e impraticável para uso na rotina. Assim, tem-se dado muita atenção ao desenvolvimento de testes indiretos de menor custo para prever a presença de infecção intramamária. Atualmente, os testes indiretos disponíveis detectam apenas inflamação (mastite subclínica) e não infecção intramamária, mas são úteis como testes de triagem; leite do quarto ou da vaca positivo ao teste de triagem deve ser enviado para cultura bacteriológica. A *mastite subclínica apenas pode ser detectada por meio de exame laboratorial* e, por definição, não pode ser detectada no exame físico de rotina. Em outras palavras, a secreção láctea de um quarto com mastite subclínica parece consumível.

Detecção no rebanho

A prevalência de infecção intramamária ou mastite subclínica é monitorada pela *CCS no leite do tanque de resfriamento* e os mais prováveis microrganismos causadores de mastite são identificados em *cultura de leite do tanque*. Esses dois procedimentos são recomendados para a comprovação da presença e da prevalência de patógenos de mastite no rebanho.

Contagem de células somáticas no leite do tanque de resfriamento

A CCS de leite do tanque de resfriamento é uma medida indireta da prevalência de mastite em um rebanho leiteiro. A CCS aumenta principalmente, mas não só por isso, devido à mastite subclínica causada por infecções intramamárias por bactérias Gram-positivas. Há uma boa correlação entre o número de unidades formadoras de colônia (UFC) de estreptococos (*S. agalactiae*, *S. dysgalactiae* e *S. uberis*) e a CCS, no leite do tanque de resfriamento. Há correlação moderada entre UFC de *S. aureus* e a CCS, no leite do tanque. À medida que se obtém controle mais efetivo da mastite contagiosa, os patógenos ambientais que causam mastite têm se tornado uma causa relativamente importante de aumento da CCS no leite do tanque, especialmente em rebanhos com CCS moderada (< 400.000 células/mℓ) a baixa (< 150.000 células/mℓ).

A *CCS de leite do tanque é* um teste amplamente utilizado porque é um indicador sensível e específico da sanidade do úbere e da qualidade do leite. A amostra para exame é obtida mediante agitação do leite por 5 a 10 min, seguido de coleta de uma amostra da parte superior do leite do tanque utilizando uma caneca apropriada e limpa. Não se deve coletar a amostra próximo da válvula de saída porque há variação na CCS do leite aí presente e naquele do resto do tanque. A CCS do leite do tanque é amplamente utilizada para definir se o leite pode ser legalmente comercializado e para determinar o preço pago pelo leite cru. Os valores de prêmios e multas são calculados com base na média geométrica de 3 meses de mensurações semanais da CCS de leite do tanque. Na maioria dos países desenvolvidos, as instalações de processamento de leite utilizam contadores eletrônicos de células somáticas automáticos, rotineiramente, para obter um relatório mensal da CSS de leite do tanque. O teste requer apenas que a amostra para exame seja obtida de modo aleatório e não seja congelada, que seja preparada com reagente correto, que o contador do laboratório seja calibrado de modo correto e que a amostra seja rapidamente examinada ou conservada em formalina, a fim de evitar a perda de células durante o armazenamento. A CCS de leite do tanque é extremamente útil para saber se há problema com mastite, de modo que quando a CCS de leite do tanque exceder os limites permitidos, indica-se investigação adicional do rebanho. Em um rebanho sazonal, no qual todas as vacas se encontram no mesmo estágio de lactação, a CSS de leite do tanque normalmente é alta no início da lactação e logo antes da secagem. Para superar esses e outros fatores que, possivelmente, têm influência transitória na CCS de leite do tanque, recomenda-se que sejam aplicados fatores de correção para a estimativa ou que seja utilizada uma CCS variante, na qual o dado mensal indica a média dos 3 meses anteriores. Considerando isso, evita-se conclusão precipitada sobre uma alta CCS provocada por um fator estranho.

Não é possível utilizar o leite de tanque para CCS com a finalidade de estabelecer o número de vacas do rebanho que apresentam mastite, mas é possível estimar de modo razoavelmente confiável o número de quartos acometidos. Em geral, à medida que aumenta a CCS do leite do tanque, aumenta a prevalência de infecção e as perdas na produtividade. As perdas de produção calculadas como uma porcentagem da produção esperada, com uma contagem de 200.000 células/mℓ, são mostradas na Tabela 20.1. Considera-se que uma CSS no leite do tanque superior a 300.000 células/mℓ indica que a prevalência de mastite no rebanho justifica o exame individual das vacas. Os rebanhos com alta CCS no leite do tanque apresentam produção significativamente menor de leite, sendo menos provável que neles se empreguem medidas como a imersão do teto em solução germicida após a ordenha ou um programa regular de manutenção dos equipamentos de ordenha ou do aparato de remoção automática das teteiras.

Cultura de amostra de leite do tanque de resfriamento

As bactérias presentes no leite do tanque podem ser oriundas da glândula mamária infectada, das superfícies do teto e do úbere ou de uma variedade de outras fontes ambientais; no entanto, apesar do grande número de fontes potenciais de bactérias, a cultura de amostras de leite do tanque é um teste útil na triagem dos principais patógenos causadores de mastite. O isolamento de *S. aureus* e *S. agalactiae* em amostras de leite do tanque é indicador confiável de infecção por esses microrganismos no rebanho. A quantidade desses patógenos na cultura é determinada pela quantidade de bactérias excretadas, pelo número de vacas infectadas, pela produção de leite da vaca infectada em relação às vacas do rebanho e pela gravidade da infecção. Uma única cultura de leite do tanque tem baixa sensibilidade, porém alta especificidade, na pesquisa da presença de *S. agalactiae* ou *S. aureus* no rebanho. Assim, vários rebanhos infectados são considerados negativos e poucos rebanhos não infectados são considerados positivos. Microrganismos como *Nocardia* spp. e *Mycoplasma*

Tabela 20.1 Estimativas da prevalência de infecção e de perdas na produção de leite associadas com a contagem de células somáticas no leite do tanque de resfriamento.

Contagem de células somáticas (CCS) no leite do tanque (células/mℓ)	Quartos infectados no rebanho (%)	Perda de produção (%)
200.000	6	0
500.000	16	6
1.000.000	32	18
1.500.000	48	29

spp. também foram identificados em cultura de leite do tanque. Em geral, a sensibilidade de uma única cultura de leite do tanque para a pesquisa de infecções intramamárias causadas por S. agalactiae varia de 21 a 77%, por S. aureus de 9 a 58% e para M. bovis é de 33%.

Bactérias ambientais como S. uberis, S. dysgalactiae e coliformes podem contaminar o leite quando há infecção intramamária, bem como mediante contaminação inespecífica. A presença desses microrganismos no leite do tanque pode estar relacionada com o grau de contaminação geral do ambiente e da higiene da ordenha do rebanho. As infecções do úbere causadas por esses patógenos ambientais apresentam, predominantemente, curta duração e se caracterizam por manifestação clínica, que torna menos provável a introdução acidental do leite no tanque de resfriamento.

Amostragem em série ou amostragem da tubulação de leite do lado de pressão positiva do sistema de ordenha é a coleta de amostras de leite de um grupo de vacas, em vez de todo o rebanho, como acontece na amostragem de leite do tanque. A amostragem em série pode ter alguma utilidade na identificação de subgrupos de vacas com maior prevalência de infecção. Acredita-se que seja mais sensível no monitoramento de microrganismos contagiosos nos rebanhos do que a amostragem de leite do tanque. Se em um grupo de vacas em produção constata-se resultado positivo na cultura em série, pode-se realizar cultura individual do leite para identificar os animais, individualmente. As informações dos resultados de cultura de amostragem em série devem auxiliar na implantação de programas de controle; no entanto, amostras de leite deixadas na tubulação de leite de uma série podem confundir a interpretação dos resultados da cultura das séries subsequentes.

Têm-se utilizado várias técnicas bacteriológicas para isolamento e identificação de microrganismos no leite do tanque, mas nenhuma foi estabelecida como técnica padrão-ouro. Ainda é preciso determinar o meio laboratorial mais apropriado para o crescimento e a classificação dos patógenos em uma amostra de leite do tanque. A estratégia de amostragem inclui a obtenção de amostras semanais e mensais, mas é necessário definir qual estratégia é a ideal, considerando o tamanho e o manejo do rebanho, as características da doença e a praticidade.

Detecção individual na vaca

As *anormalidades do úbere* e *as alterações macroscópicas do leite* em vacas com mastite clínica foram descritas anteriormente. Em uma vaca com mastite clínica, pode-se realizar cultura da secreção de um quarto infectado. Nas vacas sem mastite clínica, a cultura da secreção é um teste direto para infecção intramamária. O objetivo é identificar vacas com mastite contagiosa, de modo que possam ser tratadas ou descartadas, ou identificar a natureza e a fonte dos microrganismos causadores de mastite ambiental. O cumprimento dessas exigências requer cultura bacteriológica de amostras de leite, de modo que os microrganismos possam ser especificados; isso se deve ao fato de que *a identificação de patógenos de mastite é fundamental para a implantação de tratamento e programas de controle efetivos*. A detecção de vacas infectadas requer o exame individual da vaca e a aplicação de um teste indireto (de triagem) para detecção de mastite subclínica, como CCS de uma amostra de leite composta, seguido de cultura de amostras de um subgrupo representativa de vacas, a fim de verificar qual o microrganismo mais prevalente. *Testes indiretos estimam a prevalência de infecção* e *exames microbiológicos identificam os patógenos de mastite*; a partir dessas informações é possível implantar um plano de controle apropriado.

Cultura de leite individual da vaca

Pode-se realizar cultura do leite de uma vaca, individualmente, como parte do exame do rebanho para detectar mastite, de *amostra de um quarto* individual, ou de *amostras compostas* de todos os quatro quartos mamários. Em pesquisas, têm-se empregado vários procedimentos para constatar a presença de infecção intramamária, como a detecção de um mesmo microrganismo em amostras em duplicata obtidas uma imediatamente após a outra, ou a detecção de um mesmo patógeno em duas ou três culturas de amostras obtidas em diferentes momentos. Esses procedimentos são muito onerosos e impraticáveis na rotina clínica. Alguns profissionais *preferem obter amostras de quartos individuais* por ocasião da secagem da vaca porque o custo do tratamento impõe que seja tratado o menor número possível de quartos. Com base nesse método, faz-se o tratamento apenas dos quartos acometidos, na secagem; se a taxa de infecção dos quartos for baixa, a economia nos gastos com tratamento será relativamente grande, se o custo da cultura é baixo. Não parece ter sido realizada uma análise econômica comparativa completa do balanço entre o custo dos exames de diagnóstico *versus* o custo do tratamento, considerando um quarto ou uma vaca. Um fator complicador é que em uma vaca, os quatro quartos não são independentes em relação à infecção intramamária ou à mastite subclínica; se um quarto estiver infectado, há maior risco de infecção ou de mastite subclínica em um ou mais dos outros quartos.[1] Pensando assim, ao se tratar infecção intramamária subclínica em uma vaca na secagem, faz mais sentido tratar a vaca (ou seja, todos os quatro quartos mamários) do que tratar quartos específicos de uma vaca.

Há consenso sobre a melhor maneira de interpretar o resultado de uma única cultura de leite de amostra de um quarto (Tabela 20.2).[2-4] Uma definição razoável de infecção intramamária é quando há ≥ 1 UFC/10 μℓ. A cultura de amostras de leite em duplicata, obtidas de quarto (na mesma ordenha ou em momentos bem próximos), pode melhorar a taxa de sensibilidade ou de especificidade, mas não ambas.

A amostragem de leite para cultura deve ser realizada com a devida atenção à limpeza porque as amostras contaminadas durante a coleta não têm valor. A técnica de limpeza do teto tem importância considerável. Se os tetos estiverem sujos, deverão ser lavados e, em seguida, secos adequadamente; caso contrário, a água escorre até atingir a extremidade do teto, contaminando a amostra de leite. Faz-se a limpeza da extremidade do teto com suabe ou gaze embebida em álcool 70%, expondo o esfíncter externo mediante pressão, a fim de assegurar a remoção das sujidades e do cerume do orifício. Recomenda-se fricção ativa, especialmente dos tetos com extremidade invertida. Descartam-se os primeiros dois ou três jatos de leite porque, possivelmente, suas contagens celular e bacteriana refletem uma anormalidade mais no interior do teto do que do úbere como um todo. Os jatos seguintes, ou amostra pré-ordenha, são as recomendadas devido à sua maior precisão. Para uma precisão completa obtém-se uma amostra pré-ordenha e outra pós-ordenha. Podem ser realizados testes indiretos e químicos para mastite, de modo mais confiável, em amostras de leite dos primeiros jatos de leite e do final da ordenha, em parte porque apresentam maior concentração de gordura, que altera o componente aquoso do leite com base no volume.

No caso de coleta de amostras de quartos individuais, os frascos com tampas rosqueáveis são os mais apropriados. Durante a coleta o frasco é mantido inclinado, a fim de evitar, o máximo possível, a contaminação por poeira, descamações da pele e pelos. Se houver demora entre a coleta de amostras e a realização dos exames laboratoriais, as

Tabela 20.2 Sensibilidades e especificidades no diagnóstico de infecção intramamária, com base em cultura de uma única amostra de leite de um quarto, utilizando volume de 10 μℓ.

Limiar para detecção (CFU/10 μℓ)	Sensibilidade (%)/especificidade (%)			
	SCN[a]	*Staphylococcus aureus*	*Streptococcus* spp.[b]	*Escherichia coli*
≥ 1	61,2/84,3	90,4/99,8	29,1/94,8	76,5/99,9
≥ 10	26/98,1	72/100	6,9/99,9	47,1/100

[a]SCN: estafilococo coagulase-negativa.
[b]Principalmente *S. uberis*.
Fonte: os dados são classificados com base no tipo de patógeno e em dois diferentes limiares de detecção. Reimpresso com permissão do National Mastitis Council (www.nmconline.org).

amostras devem ser refrigeradas ou congeladas. O congelamento da amostra de leite parece ter efeitos variáveis na contagem bacteriana, dependendo do microrganismo. As contagens de *T. pyogenes* e *E. coli* diminuem após o congelamento, a contagem de *Staphylococcus* spp. coagulase-negativa aumenta e não há influência nas contagens de *Streptococcus* e *S. aureus*.

Os procedimentos laboratoriais utilizados variam amplamente e dependem, em grande parte, das instalações disponíveis. Prefere-se a incubação em ágar-sangue porque o meio seletivo para *S. agalactiae* tem a desvantagem de impedir a detecção de outros microrganismos. Em geral, os esfregaços de leite incubado não são apropriados porque nem todas as bactérias crescem igualmente bem no leite e a contagem de bactérias deve ser alta para sua detecção microscópica. Os sistemas de cultura de amostras de leite melhorados, que podem propiciar melhores resultados em termos de número de quartos infectados detectados dependendo dos patógenos, inclui vários procedimentos, como incubação antes da cultura,[5] centrifugação[6], congelamento da amostra do leite a −20 ou −196°C[7,8] e inoculação do meio com maior volume de inóculo de leite (100 μℓ) do que o volume-padrão.[9] O problema dos métodos de cultura melhorados é que podem aumentar os contaminantes obtidos durante a amostragem e, portanto, diminuir a especificidade da cultura do leite. As técnicas de cultura laboratoriais podem consumir muito tempo; são utilizados sistemas de identificação pré-acondicionados modernos e de menor custo, que propiciam a rapidez necessária para que o exame seja vantajoso.

Uma amostra de leite é considerada contaminada quando há isolamento de três ou mais espécies de bactérias. Considera-se um quarto curado quando a bactéria isolada na amostra inicial não for detectada em outras amostras obtidas 14, 21 ou 28 dias depois. Um quarto sem infecção no momento da coleta de amostra inicial e que se apresenta infectado em outra amostra obtida aos 14, 21 e 28 dias depois indica nova infecção intramamária. Um quarto infectado na amostra inicial e novamente infectado por outra bactéria aos 14, 21 ou 28 dias depois também indica nova infecção intramamária.

Placas com meios de cultura seletivos, como biplacas (ágar MacConkey e ágar-sangue com esculina 1%), triplacas (ágar MacConkey, ágar-sangue e TKT [tálio, cristal violeta e toxina estafilocócica]), AccuMast, Minnesota Easy Culture System II, Petrifilm e placas Veto-Rapid podem ser utilizadas para diferenciar patógenos Gram-positivos daqueles Gram-negativos, e não o crescimento; podem auxiliar no uso racional e direcionado de antimicrobianos nos casos de mastite clínica.[10-14] Um importante avanço na identificação de patógeno de mastite é o sistema de espectrometria de massa (EM) automatizado que utiliza ionização/dessorção de matriz assistida por *laser* (MALDI-TOF, do inglês *Matrix-Assisted laser Desorption Ionization – Time-of-*

Flight). Espectrometria de massa de colônias de bactérias representativas propicia informação sobre as bactérias isoladas, especialmente estafilococos coagulase-negativa.

Há interesse no desenvolvimento de outros testes de campo para vacas, a fim de definir se o microrganismo causador de mastite é Gram-positivo ou Gram-negativo. Nesse procedimento, faz-se diluição da amostra de leite, filtração em uma membrana cujo tamanho do poro retém bactérias e coloração das bactérias com corantes específicos. A filtração demora 5 min, mas a necessidade de exame microscópico reduz a utilidade desse procedimento como um teste de campo para vacas. Um teste de campo disponível no mercado (teste Limast), que detecta endotoxina, em vacas, indicando a presença de bactérias Gram-negativas, foi utilizado na Escandinávia, mas parece já não estar mais disponível.

Um problema diagnóstico comum é a cultura bacteriológica negativa em vacas com mastite clínica. Mesmo quando a amostra de leite é coletada de modo apropriado e a cultura bacteriológica é realizada utilizando métodos laboratoriais de rotina, 15 a 40% das amostras de leite de quarto mamário com mastite clínica são negativas no exame bacteriológico (não houve crescimento de bactérias). Isso pode ser devido à eliminação espontânea da infecção, baixa concentração de patógenos no leite, excreção intermitente do microrganismo, localização intracelular do patógeno ou presença de substâncias inibidoras no leite. As técnicas de cultura melhoradas podem reduzir, mas não eliminar, a ocorrência de cultura negativa e podem facilitar a multiplicação de microrganismos contaminantes. Portanto, produtores de leite e veterinários enfrentam um dilema quando nenhum microrganismo ou bactéria comumente considerada de mínima patogenicidade, como *C. bovis* ou *Staphylococcus* spp. coagulase-negativa, é isolada do leite de vacas com mastite clínica, especialmente, quando há persistência dos sinais clínicos. A maioria dos casos de mastite clínica acompanhados de resultado negativo no exame bacteriológico parece ser causada por infecções por bactérias Gram-negativas de baixo grau. Em caso de mastite clínica, quando não é possível realizar isolamento de nenhuma bactéria patogênica utilizando-se técnicas de cultura padrões, podem ser utilizados testes imunoenzimáticos (ELISA), a fim de detectar antígenos de *S. aureus*, *E. coli*, *S. dysgalactiae* e *S. agalactiae*. Os antígenos desses microrganismos podem ser detectados por meio de ELISA em até 50% das amostras de quartos mamários de vacas com mastite clínica, nos quais não havia sido isolado patógeno algum, mas a CCS era superior a 500.000 células/mℓ. Apesar desses achados promissores, o teste ELISA não é amplamente utilizado para identificar patógenos de mastite.

Um teste de reação em cadeia da polimerase (PCR) multiplex (*PathoProof*) disponível no mercado foi globalmente lançado em 2008 para o diagnóstico de microrganismos

causadores de mastite. O teste tem como vantagens potencialmente úteis a maior sensibilidade e a rapidez na obtenção de um resultado definitivo. A principal desvantagem é o alto custo (normalmente mais caro do que a cultura de leite de rotina), a incapacidade de determinar se os resquícios de bactérias detectados no teste PCR, em uma amostra de leite, reflete a presença de bactérias viáveis e a carência de resultados de testes de sensibilidade antimicrobiana nos testes.[15-19] Os resquícios de bactérias *versus* a questão de viabilidade bacteriana é um problema, particularmente quando se detecta baixa quantidade de DNA do patógeno; ademais, há consenso de que o valor econômico do teste PCR não foi alcançado.[20,21] Em 2015, na Finlândia, mais de 80% das amostras de leite dos quartos foram diagnosticadas utilizando-se PCR.[16] Atualmente, os testes PCR parecem ter maior valor em testes de rotina amostras de leite do tanque, para vigilância do patógeno, para pesquisas relacionadas à mastite clínica em que não há crescimento de bactérias na cultura, e para a investigação epidemiológica da mastite causada por um microrganismo incomum.

Testes indiretos para detecção de mastite subclínica

Os testes indiretos incluem *CCS*, em contador eletrônico automatizado, *CMT* (*California Mastitis Test*), aumento da *condutividade elétrica* do leite e aumento da atividade de enzimas celulares (como *NAGase*) no leite. Foi desenvolvido um teste ELISA para detectar componentes de neutrófilos, mas não está disponível no mercado. Desses testes indiretos, apenas o CMT e a condutividade elétrica podem ser utilizados em vacas no campo, sendo o CMT um teste de triagem mais preciso do que a condutividade elétrica. É importante saber que esses testes indiretos detectam a presença de inflamação (mastite subclínica) e não de infecção intramamária, embora a grande maioria dos casos de mastite subclínica seja em decorrência de infecções.

Contagem de célula somática em amostras compostas ou de quarto mamário

Há estreita relação entre a CCS de amostras de leite do quarto e a produção de leite, sendo que a CCS aumenta ligeiramente à medida que diminui a produção de leite; contudo aumenta de modo marcante quando há infecção intramamária. A distribuição da CCS em um rebanho reflete a distribuição de mastite subclínica e, portanto, a provável distribuição de infecções intramamárias. O principal fator que interfere na CCS de uma vaca, individualmente, é o número de quartos infectados por um microrganismo de maior ou menor importância. Na maioria dos rebanhos, a prevalência de infecção aumenta durante a lactação e, também, com a idade da vaca. Com frequência, a CCS nos primeiros dias de lactação é excepcionalmente alta e não confiável como indicador de infecção intramamária; nas vacas sem infecção, a contagem diminui para um valor baixo dentro de 2 semanas após o parto e assim permanece por toda a lactação, a menos que ocorra infecção intramamária. A CCS de uma vaca que permanece livre de infecção por toda a vida se mantém muito baixa. No entanto, as vacas mais velhas podem apresentar contagem maior porque a prevalência de infecção aumenta com a idade; ademais, é mais provável que as vacas mais velhas tenham apresentado infecções anteriores, com lesões residuais e transferência de células somáticas ao leite. Também, entre vacas, há diferenças consistentes e significativas na CCS real; as vacas, individualmente, tendem a manter contagem semelhante por toda a vida. As vacas que apresentam CCS consistentemente baixa parecem não ser mais suscetíveis à mastite do que as outras. Tentativas baseadas em um programa de acasalamento para reduzir a prevalência de mastite com a seleção de vacas com CCS de amostras compostas baixas foram descartadas devido à oscilação dos valores nas vacas.

Quartos sadios apresentam CCS inferior a 100.000 células/mℓ e *esse ponto de corte deve ser utilizado para indicar ausência ou presença de infecção intramamária em uma glândula*. Esse ponto de corte parece muito sólido para uma glândula porque os valores de muitos componentes do leite se diferem dos valores normais sempre que a CCS excede a 100.000 células/mℓ (Figura 20.3). Ademais, as CCS médias de quartos mamários com exame bacteriológico negativo, de quartos com infecção causada por patógenos de menor interesse e de quartos infectados por patógenos de maior interesse foram 68.000, 130.000 e acima de 350.000 células/mℓ, respectivamente.

Devido ao tempo e ao trabalho economizados, atualmente é comum realizar CCS em contador eletrônico automatizado em *amostras de leite compostas* coletadas para também determinar o teor de gordura do leite. Portanto, relatos regulares da CCS individual de vacas estão amplamente disponíveis em rebanhos bovinos que, rotineiramente, avaliam os parâmetros de produção dos animais. Uma nova e notável ferramenta desenvolvida para o controle de mastite é o *contador de células somáticas portátil*, planejado para uso na fazenda, que fornece informações sobre a CCS imediata e almejada para o quarto ou para amostras de leite compostas. O uso da técnica da amostra composta deturpa a CCS; por exemplo, a diluição de leite com alta CCS de um quarto anormal em leite com baixa CCS de três quartos normais pode fazer uma vaca com um quarto infectado não ser detectada. CCS de amostra de leite composta inferior a 200.000 células/mℓ é considerada inferior ao limite indicador de inflamação, mesmo que os quartos não infectados apresentem CCS inferior a 100.000 células/mℓ. Os fatores que influenciam a CCS de amostras de leite compostas são: número de quartos infectados, tipo de infecção (*S. agalactiae* causa estímulo mais potente à resposta celular do que *S. aureus*), rigor em que as amostras de leite das vacas com mastite clínica é coletada do tanque, idade das vacas (vacas mais velhas apresentam contagem maior), estágio de lactação (a contagem é maior nos primeiros dias após o parto e no final da lactação) e produção média do rebanho, com diminuição da CCS à medida que aumenta a produção de leite.

Um sistema de escore da CCS que classifica a CCS de amostras de leite compostas em 10 categorias, de 0 a 9, conhecido como escore de células somáticas (*ECS*; originalmente denominado escore linear), é cada vez mais utilizado. O ECS é um logaritmo de base 2 da CCS (em células/mℓ), em que ECS = $\log_2$(CCS/100.000) + 3. Do mesmo modo, para calcular a CCS (em células/mℓ) a partir do ECS utiliza-se a seguinte fórmula: CCS = 100.000 × $2^{(ECS - 3)}$. Assim, CCS de 100.000 células/mℓ é transformada em ECS = 3. Cada unidade de ECS que aumenta (ou diminui) em está associada com o dobro (ou a metade) da CCS. Por exemplo, o escore 2 equivale a CCS de 50.000 células/mℓ e os escores 4 e 5 correspondem a 200.000 e 400.000 células/mℓ. A conversão de CCS em ECS é realizado conforme mostram as Tabelas 20.3 e 20.4. A principal razão para o uso de ECS é obter valores necessários para o emprego de métodos estatísticos convencionais: média igual à mediana, distribuição normal e variação uniforme nas amostras obtidas durante a lactação, nas vacas do rebanho ou nas filhas de um reprodutor.

Tabela 20.3 Cálculo do escore de células somáticas (antigamente denominado escore linear) a partir da contagem de células somáticas.

Exemplo: CCS = 200.000 células/mℓ
  a. Dividir a CCS por 100.000 células/mℓ (200.000/100.000 = 2)
  b. Determinar o log natural (ln) dos resultados da etapa 1 (ln 2 = 0,693)
  c. Dividir esse valor por 0,693 (ou seja, 0,693/0,693 = 1)
  d. Adicionar 3 ao resultado da etapa c = 1 + 3 = 4 (ECS)

CCS: contagem de células somáticas; ECS: escore de células somáticas.

Tabela 20.4 Conversão do escore de células somáticas (antigamente denominado escore linear) em contagem de células somáticas (células/mℓ) e perdas de leite previstas.

ECS	Ponto central da contagem de células somáticas (células/mℓ)	Litros de leite perdido por lactação (valor aproximado)	
		Primeira lactação	Segunda lactação
0	12.500	0	0
1	25.000	0	0
2	50.000	0	0
3	100.000	200	400
4	200.000	400	800
5	400.000	600	1.200
6	800.000	800	1.600
7	1.600.000	1.000	2.000
8	3.200.000	1.200	2.400
9	6.400.000	1.400	2.800

ECS: escore de células somáticas.

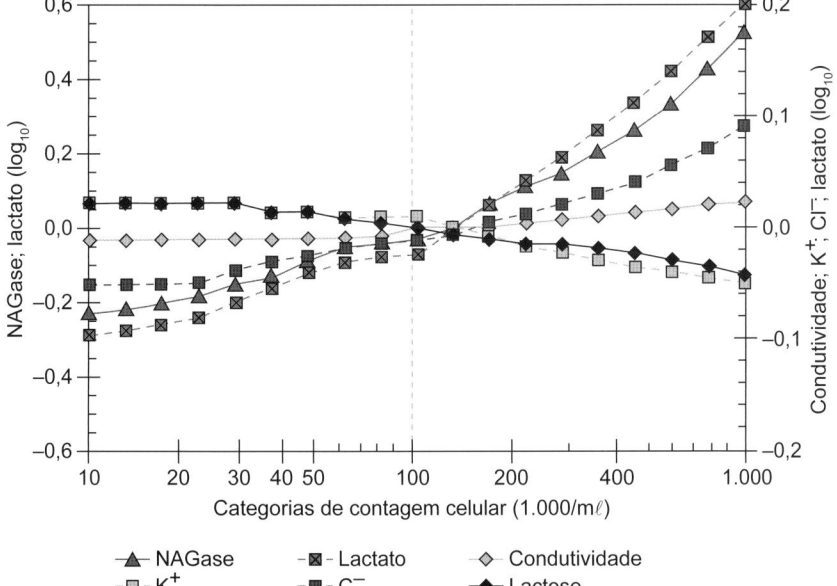

Figura 20.3 Desvio das médias (em log 10) dos componentes de amostras de leite selecionadas, com base nas médias totais em relação à contagem de células somáticas (n = 9.326 amostras de leite de quartos). Reproduzida, com autorização, de Hamann J. XXII World Buiatrics Congress, Hannover, August 18-23, 2002, 334-345.

Nas amostras de leite de quartos sadios, a porcentagem de neutrófilos na CCS é muito baixa (< 11%), mas aumenta de modo marcante no leite de quartos com infecção intramamária (> 90%). Portanto, a porcentagem de neutrófilos na CCS pode ser um indicador útil de infecção intramamária, mas atualmente esse procedimento não é realizado.

Também, pode-se determinar o ECS de colostro, no qual é útil como indicador de infecção intramamária (Tabela 20.5).

California Mastitis Test em amostras de quarto mamário

O CMT *é o teste de campo mais confiável e barato para detectar mastite subclínica*. Também conhecido como teste rápido para mastite, teste de Schalm ou teste Mastitis-N-K, desenvolvido em 1957; é uma modificação do teste Whiteside. O reagente do CMT contém um detergente que reage com o DNA dos núcleos das células e um indicador de pH (púrpura de bromocresol) cuja cor se altera quando ocorre aumento do pH normal do leite, em torno de 6,6 (a mastite aumenta o pH para 6,8 ou mais). O reagente do CMT é misturado com amostras de leite do quarto, previamente coletadas em um recipiente de fundo branco, submetendo essa mistura a leve movimento de rotação; obtém-se o resultado dentro de 15 s, expresso como um negativo, traço, reação 1, 2 ou 3, dependendo do grau de gelatinização da amostra. Na verdade, ocorre gelatinização máxima em 1 a 2,5 min, dependendo da CCS do quarto e a continuação dos movimentos rotatórios da mistura após a gelatinização máxima ocasiona redução irreversível da viscosidade. Na primeira semana após o parto e no estágio final da lactação, as vacas podem apresentar uma forte reação positiva.

A estreita relação entre os resultados do CMT e da CCS no leite, com a diminuição da produtividade das vacas com anormalidades são apresentadas nas Tabelas 20.4 e 20.5, respectivamente. Se o CMT é utilizado para reduzir a taxa de falso-negativos (propiciar a maior sensibilidade), então o teste deve ser considerado negativo (CMT = negativo) ou positivo (CMT = traço, reação 1, 2 ou 3). Contudo, se o CMT tem como objetivo reduzir a taxa de falso-positivos (propiciar a maior especificidade) para a tomada de decisão sobre descarte, então o teste deve ser considerado negativo (CMT = negativo ou traço) ou positivo (CMT = reação 1, 2 ou 3).

Também, podem ser determinados os escores de CMT no colostro, os quais são úteis na indicação da presença de infecção intramamária (ver Tabela 20.5). A CCS equivalente ao escore de CMT negativo ou traço é diferente, no colostro e no leite, mas a CCS e os escores de CMT com reação 1, 2 ou 3 são semelhantes nessas secreções lácteas.

Teste NAGase em amostras compostas ou de quarto mamário

O *teste NAGase* se baseia na mensuração da atividade de uma enzima celular (N-acetil-β-D-glicosaminidase) no leite; alta atividade enzimática indica elevada contagem de células (Figura 20.4). A NAGase é uma enzima intracelular lisossômica oriunda, principalmente, de células do epitélio mamário lesionadas, mas também há pequena contribuição dos neutrófilos.[22] O teste, de rápida realização, é apropriado para o exame de grandes quantidades de amostras devido à facilidade por ser automatizado; ademais, o teste pode ser feito em amostra de leite fresco e a leitura é realizada no mesmo dia. No entanto, como a maior parte da atividade de NAGase é intracelular, as amostras devem ser congeladas e descongeladas antes de sua análise, de modo a obter máxima atividade de NAGase. O teste NAGase é considerado o mais exato dos testes indiretos e tão bom quanto a CCS, na avaliação da condição de infecção de um quarto mamário.[23,24] Utiliza-se um instrumento de leitura menos sofisticado do que o contador de células somáticas automático geralmente utilizado. Caso haja disponibilidade de todos os testes, é melhor considerar o teste NAGase e a CCS, como exames complementares, e realizar ambos. A atividade de NAGase no leite é alta no início e no final da lactação, à semelhança do que acontece com a contagem de células somáticas. O teste também foi validado para o exame de amostras de leite de cabra.

Os testes relacionados, que não foram estudados tão extensivamente como o teste NAGase, mas se mostram promissores na detecção de mastite subclínica, são as atividades de lactato desidrogenase (LDH) e de fosfatase alcalina (ALP) no leite.[24-29] Essas duas enzimas são componentes do citoplasma das células; assim, o aumento na atividade de LDH ou de ALP no leite indica lesão celular.

Testes de condutividade elétrica nas amostras de leite do quarto mamário

Um teste que tem recebido muita atenção, pois pode ser utilizado em sistemas de ordenha robotizados, se baseia no aumento das concentrações dos íons sódio e cloreto no leite de quarto mamário com mastite e consequente aumento da condutividade elétrica. As alterações de eletrólitos no leite são as primeiras anormalidades notadas na mastite e, por isso, o teste é alvo de interesse. Vários fatores influenciam essas características; no entanto, e para obter maior benefício desse teste, é necessário examinar todos os quartos mamários e avaliar as diferenças entre os quartos, a fim de detectar os quartos acometidos. Para maior exatidão, é necessário monitorar todos os quartos diariamente. Uma unidade experimental que considera todos esses fatores foi adaptada a uma ordenhadeira mecânica e, por meio

Tabela 20.5 Reações verificadas no *California Mastitis Test* (CMT) e contagens de células somáticas e escores de células somáticas equivalentes em leite de vacas, e contagens de células somáticas no colostro bovino.

Resultado do teste	Reação observada	CCS equivalente no leite	ECS equivalente	Média geométrica da CCS no colostro
Negativo	A mistura permanece líquida, sem espessamento ou formação de gel	0 a 200.000 céls./mℓ	0 a 4	500.000 céls./mℓ
Traço	Nota-se discreta viscosidade. Essa reação é mais bem percebida quando a bandeja é inclinada de um lado para o outro	150.000 a 500.000 céls./mℓ	5	670.000 céls./mℓ
1+	Nota-se substância viscosa distinta imediatamente após a mistura das soluções. Essa viscosidade pode se desfazer com o tempo. Quando são feitos movimentos de rotação da bandeja, o líquido não forma uma massa periférica, tampouco a superfície da solução se torna convexa ou em forma de domo	400.000 a 1.500.000 céls./mℓ	6	890.000 céls./mℓ
2+	Nota-se substância viscosa distinta imediatamente após a mistura das soluções. Quando são feitos movimentos de rotação da bandeja, o líquido forma uma massa periférica, com exposição do fundo do recipiente	800.000 a 5.000.000 céls./mℓ	7 a 8	3.400.000 céls./mℓ
3+	Nota-se substância viscosa distinta imediatamente após a mistura das soluções. A viscosidade pode se desfazer com o tempo. Quando são feitos movimentos de rotação da bandeja, a superfície da solução se torna convexa ou em forma de domo	> 5.000.000 céls./mℓ	9	6.260.000 céls./mℓ

CCS: contagem de células somáticas; ECS: escore de células somáticas.

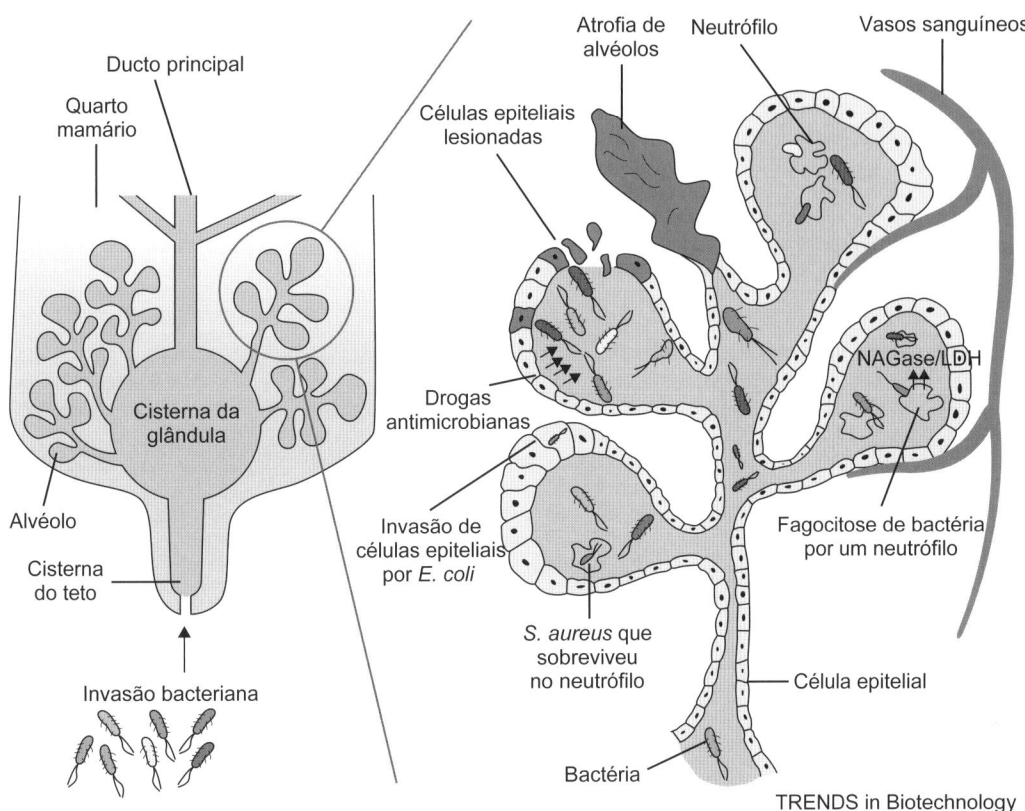

Figura 20.4 Representação esquemática do desenvolvimento de mastite em uma glândula mamária infectada. Patógenos contagiosos e ambientais penetram no úbere através do canal e da cisterna do teto. Em seguida, os microrganismos se multiplicam na glândula, onde são fagocitados pelos neutrófilos. Ocorre dano ao revestimento de células epiteliais dos alvéolos durante a multiplicação da bactéria e a resposta imune subsequente, com liberação de enzimas, como NAGase e lactato desidrogenase (representada). A resposta tecidual à infecção varia dependendo do patógeno, da dose infectante, da condição imune e da resposta da vaca, além de outros fatores. Reproduzida, com autorização, de Viguier C., Arora S., Gilmartin N., Welbeck K., Kennedy R. (2009) Mastitis detection: current trends e future perspectives. Trends Biotechnol 27:486-493.

de análise de computador, monitora as variações na condutividade elétrica de cada quarto, diariamente. A condutividade elétrica é um teste interessante porque mensura a real lesão na glândula mamária, e não a resposta da vaca à essa lesão, com faz a CCS e a atividade de NAGase. Contudo, uma metanálise indicou que o uso de um limiar absoluto para a condutância não se mostrou um teste de triagem apropriado porque, ambas, sensibilidade e especificidade, foram inaceitavelmente baixas. Além disso, em um estudo com 173 vacas-leiteiras, na África do Sul, constatou-se que o CMT foi mais apropriado do que a condutividade elétrica na identificação de quartos infectados ou com CCS > 200.000 células/mℓ.[30] O uso de condutividade diferencial (na comparação dos quartos mamários de uma vaca) resulta em teste de melhor sensibilidade e especificidade, sendo, atualmente, a única aplicação recomendada para esse exame indireto.

O método mais comumente utilizado na mensuração da condutividade elétrica é um aparelho portátil que possui um recipiente onde a amostra de leite é ordenhada (preferem-se os primeiros jatos de leite). Detectou-se mastite clínica induzida experimentalmente por *S. aureus* e *S. uberis*, com base nas alterações da condutividade elétrica dos primeiros jatos de leite: 90% dos casos foram detectados por ocasião do surgimento dos primeiros coágulos e 55% foram detectados em até duas ordenhas antes do surgimento dos coágulos. Isso sugere que as mastites clínicas causadas por esses dois importantes patógenos podem ser detectadas mais precocemente pela determinação da condutividade elétrica, em vez de esperar a detecção de alterações visíveis pelos ordenhadores.

As alterações na condutividade elétrica refletem as alterações nas concentrações de Na, K e Cl, sendo provável que as mensurações dos íons Na e K no leite representem um teste diagnóstico de mastite subclínica clinicamente útil e de baixo custo.[30,31]

Entre as concentrações de L-lactato, glicose, lactose e haptoglobina em amostras de leite do quarto mamário, nota-se aumento marcante na concentração de L-lactato no leite de vacas com mastite clínica e aumento discreto a moderado em vacas com mastite subclínica.[29,31] A magnitude do aumento parece estar relacionada com a contagem de leucócitos no leite e o número de unidades formadoras de colônia (UFC).[32] No leite de vacas com mastite clínica e subclínica, nota-se diminuição da concentração de glicose, por um mecanismo ainda não esclarecido.[31] Ocorre diminuição na porcentagem de lactose no leite de vacas com mastite subclínica porque o leite é isotônico e a inflamação eleva as concentrações de Na, K e Cl. Como o leite é isotônico e a lactose é a substância osmótica predominante, o aumento das concentrações de eletrólitos ocasionam, diretamente, redução na concentração de lactose em termos percentuais.[22]

As concentrações séricas de amiloide A e haptoglobina, que são proteínas de fase aguda, encontram-se aumentadas na secreção de glândula mamária com mastite subclínica.[28] A concentração de haptoglobina no leite desnatado pode diferenciar os casos de mastite causada por patógenos de maior e de menor importância,[27] embora, mais provavelmente, isso seja uma associação indireta, porque os microrganismos de maior importância, por definição, provocam maior lesão à glândula mamária.

Comparação entre os métodos indiretos

Foram comparados os efeitos da infecção intramamária subclínica em vários parâmetros de amostras de leite dos primeiros jatos de um quarto. CCS, condutividade elétrica, pH, atividade de NAGase e concentrações de sódio, potássio, lactose e α_1-antitripsina foram indicadores indiretos de infecção úteis. Em vacas, a CCS foi mais efetiva na diferenciação de quartos infectados daqueles não infectados, comparativamente à condutividade elétrica, pH e atividade de NAGase.

Hematologia e bioquímica sérica

No caso de mastite clínica grave é possível haver ocorrência de alterações marcantes na contagem de leucócitos, no volume globular e nas concentrações séricas de creatinina e nitrogênio ureico, devido às consequências da infecção e toxemia graves. Em particular, a mastite clínica causada por bactérias Gram-negativas frequentemente ocasiona leucopenia marcante, neutropenia, linfopenia e monocitopenia decorrentes de endotoxemia, bem como aumento do volume globular. Diferentemente, o leucograma de vacas com mastite clínica causada por bactérias Gram-positivas é normal ou com discretas elevações.

Ultrassonografia da glândula mamária

Imagens ultrassonográficas bidimensionais (2D) da cisterna glandular, do tecido do parênquima e do teto são facilmente obtidas com um transdutor de efeito linear de 5, 7,5 ou 8,5 MHz; a ultrassonografia é cada vez mais utilizada como orientação ao tratamento de anormalidades do teto e da cisterna glandular. No entanto, há poucos relatos do uso de ultrassonografia no diagnóstico e prognóstico de mastite clínica, embora, possivelmente, seja um procedimento promissor para pesquisa.

As melhores imagens 2D do parênquima mamário são obtidas após tricotomia do úbere e aplicação um gel de contato. Isso reduz a presença de ar entre a face do transdutor e a pele. A imagem do quarto adjacente normal é muito útil para detectar anormalidades. A imagem deve ser obtida em dois planos, sagital ao teto (e, portanto, perpendicular ao solo) e transversal ao teto (e, portanto, horizontal ao solo). A aplicação de solução de NaCl 0,9% estéril, com auxílio de uma cânula, na glândula mamária propicia um efeito de contraste prático que pode auxiliar, adicionalmente, na definição da extensão de qualquer anormalidade. Os linfonodos supramamários superficiais podem ser vistos no exame ultrassonográfico, utilizando um transdutor linear de 7,5 MHz, sendo o linfonodo bem delimitado pelos tecidos vizinhos. Verificou-se que o comprimento médio do linfonodo foi 7,4 cm (com variação de 3,5 a 15 cm) e a profundidade média de 2,5 cm (com variação de 1,2 a 5,7 cm). O tamanho dos linfonodos aumentou com a idade, sendo preditivo de infecção intramamária subclínica, em vacas.[33] Igualmente, o tamanho do linfonodo inguinal superficial é preditivo de alta CCS em ovelhas.[34]

A mastite ocasiona aumento da ecogenicidade heterógena do leite na cisterna glandular, em comparação com aquela de um quarto não infectado.[35] É importante fazer essa comparação visual sem alterar o ajuste de contraste e brilho do aparelho de ultrassonografia.

Termografia infravermelha da glândula mamária

A termografia infravermelha é um procedimento promissor para o diagnóstico de mastite não invasiva, em tempo real, em vacas-leiteiras. Isso é particularmente útil em vacas submetidas à ordenha mecânica (robotizada), em que o diagnóstico de mastite clínica ainda é um problema.

Foi desenvolvida metodologia para termografia infravermelha da glândula mamária.[36] Os termogramas devem ser obtidos com o animal em um ambiente ao qual foi adaptado durante 30 min e com ausência de luz solar e vento. O úbere deve estar livre de umidade, sujidade e material estranho; em geral, isso se consegue mediante a escovação dos pelos do úbere ou a lavagem e secagem da glândula mamária. A termografia é efetiva no diagnóstico precoce de mastite clínica.[37-39] Há diferentes relatos sobre a confiabilidade da termografia na detecção de mastite subclínica em vacas-leiteiras[40-41] utilizando as temperaturas média e máxima do quarto mamário.[36-39]

Biopsia de tecido mamário

Pode ser utilizada na avaliação histológica e bioquímica, em pesquisa. Relata-se o uso de uma cânula de aço inoxidável rotativa, com lâmina retrátil na margem de corte, para obtenção de material de biopsia em vacas. Embora ocorra algum sangramento após a biopsia mamária, a produção e composição do leite na glândula submetida à biopsia foram influenciadas apenas de modo transitório.

Achados de necropsia

Os achados de necropsia não têm alta relevância no diagnóstico de mastite e são omitidos neste texto, porém são incluídos na descrição das infecções específicas.

Diagnóstico diferencial

O diagnóstico de mastite clínica não é difícil, desde que se faça um exame clínico minucioso da glândula mamária, como parte do exame geral de uma vaca com sinais clínicos sistêmicos. Às vezes, o exame do úbere é omitido em um animal em decúbito e só posteriormente verifica-se que havia mastite grave. Basicamente, o diagnóstico de mastite depende da detecção de anormalidades clínicas na glândula mamária e de alterações evidentes no leite ou no uso de um teste indireto, como o California Mastitis Test, na detecção de mastite subclínica. Outras anormalidades mamárias que devem ser diferenciadas de mastite clínica são: *edema de úbere, ruptura do ligamento suspensor* e *hematoma*. Essas anormalidades não são acompanhadas de alterações no leite, a menos que haja hemorragia mamária. A dispersão de voltagem na sala de ordenha não deve ser negligenciada em rebanhos nos quais se constata súbita redução na produção, sem suspeita de mastite. É difícil diferenciar as diferentes causas de mastite com base apenas nos achados clínicos, mas deve ser tentada, especialmente nos casos hiperagudos, nos quais deve-se administrar tratamento específico antes que os resultados de exames laboratoriais estejam disponíveis. Uma amostra de leite obtida antes do tratamento da glândula infectada, para cultura bacteriológica e teste de sensibilidade antimicrobiana (antibiograma), pode propiciar informação útil quanto à sanidade da vaca e à necessidade de uso de terapias alternativas; ademais, poderia propiciar informação sobre novas infecções no rebanho.

LEITURA COMPLEMENTAR

Brandt M, Haeussermann A, Hartung E. Technical solutions for analysis of milk constituents and abnormal milk. J Dairy Sci. 2010;93:427-436.
Franz S, Floek M, Hofmann-Parisot M. Ultrasonography of the bovine udder and teat. Vet Clin North Am Food Anin Pract. 2009;25:669-685.
Gurjar A, Gioia G, Schukken Y, et al. Molecular diagnostics applied to mastitis problems on dairy farms. Vet Clin North Am Food Anim Pract. 2012;28:565-576.
Lam TJGM, Riekerink O, Sampomon OC, Smith H. Mastitis diagnostics and performance monitoring: a practical approach. Ir Vet J. 2009;62(suppl 4):S34-S39.
Pyörälä S. Indicators of inflammation in the diagnosis of mastitis. Vet Res. 2003;34:565-578.
Viguier C, Arora S, Gilmartin N, et al. Mastitis detection: current trends and future perspectives. Trends Biotechnol. 2009;27:486-493.

REFERÊNCIAS BIBLIOGRÁFICAS

1. Berry DP, Meaney WJ. Prev Vet Med. 2006;75:81.
2. Dohoo IR, et al. J Dairy Sci. 2011a;94:250.
3. Dohoo IR, et al. J Dairy Sci. 2011b;94:5515.
4. Reyher KK, Dohoo IR. J Dairy Sci. 2011;94:3387.
5. Artursson K, et al. J Dairy Sci. 2010;93:1534.
6. Punyapornwithaya V, et al. J Dairy Sci. 2009;92:4444.
7. Petzer IM, et al. Onderstepoort J Vet Res. 2012;79:343.
8. Pehlivanoglu F, et al. Vetrinarski Arhiv. 2015;85:59.
9. Walker JB, et al. J Vet Diagn Invest. 2010;22:720.
10. Royster E, et al. J Dairy Sci. 2014;97:3648.
11. McCarron JL, et al. J Dairy Sci. 2009;92:5326.
12. Cameron M, et al. Prev Vet Med. 2013;111:1.
13. de Vries EMM, et al. Prev Vet Med. 2014;113:620.
14. Viora L, et al. Vet Rec. 2014;10.1136/vr.102499.
15. Keane OM, et al. Vet Rec. 2013;173:268.
16. Hiitiö H, et al. J Dairy Res. 2015;82:200.
17. Koskinen MT, et al. J Dairy Sci. 2010;93:5707.
18. Taponen S, et al. J Dairy Sci. 2009;92:2610.
19. Cantekin Z, et al. Kafkas Univ Vet Fak Derg. 2015;21:277.
20. Murai K, et al. Prev Vet Med. 2014;113:522.
21. Mahmmod YS, et al. Prev Vet Med. 2013;112:309.
22. Zhao X, Lacasse P. J Anim Sci. 2008;86(suppl 1):57.
23. Nielsen NI, et al. J Dairy Sci. 2005;88:3186.
24. Mizeck GG, et al. J Dairy Res. 2006;73:431.
25. Babaei H, et al. Vet Res Commun. 2007;31:419.
26. Kalantari A, et al. Ann Biol Res. 2013;4:302.
27. Hiss S, et al. Vet Med (Praha). 2007;52:245.
28. Åkerstedt M, et al. J Dairy Res. 2011;78:88.
29. Lehmann M, et al. J Dairy Res. 2015;82:129.
30. Fosgate GT, et al. Vet J. 2013;196:98.
31. Silanikove N, et al. J Dairy Sci. 2014;81:358.
32. Lindmark-Månsson H, et al. Int Dairy J. 2006;16:717.
33. Khoramian B, et al. Iran J Vet Res. 2015;16:75.
34. Hussein HA, et al. Small Rumin Res. 2015;129:121.

35. Santos VJC, et al. Reprod Domest Anim. 2015;50:251.
36. Metzner M, et al. Vet J. 2014;199:57.
37. Hovinen M, et al. J Dairy Sci. 2008;91:4592.
38. Pezeshki A, et al. Vet Res. 2011;42:15.
39. Metzner M, et al. Vet J. 2015;204:360.
40. Polat B, et al. J Dairy Sci. 2010;93:3525.
41. Colak A, et al. J Dairy Sci. 2008;91:4244.

Tratamento de mastite bovina

O tratamento das diferentes causas de mastite clínica e subclínica pode requerer protocolos específicos, descritos nos tópicos sobre os patógenos causadores de mastite específicos, mais adiante, neste capítulo. Os princípios gerais sobre o tratamento de mastite são agora resumidos.

Aspectos históricos do tratamento antimicrobiano de mastite clínica e subclínica

Em termos mundiais, ao redor do ano de 1950 até 1990, todas as formas de mastite bovina, clínica e subclínica, foram tratadas com uma ampla variedade de medicamentos antimicrobianos, por via intramamária ou parenteral e, comumente, por ambas as vias, nos casos agudos e hiperagudos. A maioria dos veterinários tratava mastite clínica e avaliava a resposta terapêutica com base na recuperação clínica. Em geral, acredita-se que os antimicrobianos eram efetivos no tratamento de mastite clínica e subclínica, em vacas lactantes. No entanto, há raras publicações científicas baseadas em testes clínicos aleatórios, nos quais comparou-se a eficácia do uso intramamário de antimicrobianos no tratamento de mastite clínica com aquela de vacas do grupo-controle, não tratadas. Quando os antimicrobianos eram utilizados e os animais se recuperavam, admitia-se que o tratamento era eficaz. Quando a vaca não respondia favoravelmente à terapia, geralmente incriminavam-se várias razões para a falha do tratamento. No entanto, a maioria dessas razões, embora biologicamente atrativa, era hipotética, sem confirmação científica. Gradativamente, ao longo dos anos, os veterinários começaram a duvidar da eficácia dos antimicrobianos no tratamento de todos os casos de mastite clínica. Além disso, e como importância maior, o leite de vacas tratadas precisava ser descartado por vários dias após o término do tratamento, devido à presença de resíduos de antimicrobianos; isso envolvia um gasto substancial. Atualmente, as estratégias de tratamento otimizadas visam eficácia terapêutica, baixo custo, bem-estar animal e período de carência para o uso do leite devido ao tratamento antimicrobiano.

A avaliação da eficácia se baseia na *cura clínica* ou *bacteriológica*. A maioria dos produtores estão interessados no retorno do leite normal (cura clínica), sendo muito menos interessados no retorno de um quarto sem infecção (cura bacteriológica). Como a mastite clínica é definida como leite anormal, o retorno à normalidade (leite consumível) representa uma cura clínica. Na cura bacteriológica, não se detecta o patógeno inicialmente presente, 14 a 28 dias após o início do tratamento. Outros importantes indicadores da eficácia terapêutica são: produção de leite, consumo de matéria seca, volume de leite disponível para venda e a taxa de mortalidade ou de descarte após o tratamento.

Alguns exemplos da eficácia ou ineficácia de medicamentos antimicrobianos ilustram a controvérsia. É bem aceito que a taxa de cura é alta (80 a 90%), após o tratamento intramamário de mastite clínica ou subclínica causada por *S. agalactiae*, em vacas lactantes. Por outro lado, a taxa de cura de mastite clínica e subclínica causada por *S. aureus* em vacas lactantes é consideravelmente menor (40 a 50%), mas certamente não é 0%. Em rebanhos com baixa prevalência de mastite contagiosa, a maioria dos casos discretos de mastite clínica (apenas com secreção anormal) em vacas lactantes é causada por coliformes e estreptococos ambientais, podendo ocorrer recuperação sem tratamento antimicrobiano, embora o uso de antimicrobiano eleve a taxa de cura clínica e bacteriológica. Os antimicrobianos podem não ser efetivos no tratamento de mastite clínica causada por *M. bovis*, *T. pyogenes*, *Nocardia* spp. e *P. aeruginosa*.

Nos anos 1970, as instalações destinadas ao processamento de leite, os veterinários, os órgãos de defesa dos consumidores, as autoridades de saúde pública e as agências reguladoras da qualidade do leite começaram a manifestar preocupação quanto aos resíduos de antimicrobianos no leite de vacas submetidas ao tratamento de mastite. As preocupações dos órgãos de saúde pública e da indústria leiteira em relação à presença de resíduos, juntamente com a controvérsia sobre a eficácia dos antimicrobianos no tratamento de mastite clínica, também foram estímulos para a avaliação da eficácia e das consequências do uso de medicamentos antimicrobianos. Desde o início dos anos 1990, dá-se muita ênfase aos métodos terapêuticos alternativos para mastite clínica e, em consequência, reduziu-se o uso de antimicrobianos durante a lactação. Tais estratégias foram defendidas com base na carência de informações relativas à eficácia e custo-benefício da terapia antimicrobiana contra patógenos causadores de mastite, exceto *S. agalactiae*, e à necessidade de reduzir o risco de violação por presença de resíduo de antimicrobianos no leite. No entanto, estudo recente concluiu que a não administração de antibióticos em vacas com mastite clínica é uma medida imprudente e antiética.

Há necessidade de outros testes de campo aleatórios controlados para avaliar o uso de antimicrobianos no tratamento de mastite clínica. Pesquisas sobre o tratamento de mastite clínica bem conduzidas, embora difíceis e de alto custo, são inestimáveis para avaliar a eficácia de antimicrobianos em condições de campo. Deve-se ressaltar o uso de antimicrobianos no tratamento de *mastite subclínica* no final da lactação, denominado *terapia da vaca seca*, é aceito em todo o mundo e se baseia em evidências científicas obtidas em testes clínicos aleatórios. A terapia da vaca seca é um dos princípios aplicados no controle efetivo de mastite bovina, que muito progrediu desde o início dos anos 1970.

Estratégia de tratamento

Depende da forma de manifestação da mastite, se *clínica* ou *subclínica*, e da condição sanitária do rebanho, inclusive do histórico de mastite. Adicionalmente, a mastite clínica é considerada *secreção anormal*, *glândula anormal* ou *vaca anormal*, como mencionado anteriormente. Caso se faça opção pelo tratamento, uma importante decisão é definir se a administração do antimicrobiano será por via parenteral ou pela via intramamária.

Um aspecto importante no tratamento é a exata identificação positiva do animal ou dos animais que serão tratados, o registro de informações clínicas e laboratoriais relevantes, os tratamentos sendo realizados e o monitoramento da resposta. As informações úteis incluem:

- Identificação da vaca
- Quartos acometidos
- Data de ocorrência de mastite
- Número de lactações
- Data do parto
- Indentificação do(s) patógeno(s)
- Tratamento utilizado, incluindo dose, via de administração e duração
- Período de carência para o consumo do leite e momento em que o quarto mamário acometido voltou a ser ordenhado
- Nível mais recente de produção de leite.

As opções de tratamento de vacas com mastite clínica incluem o tratamento antimicrobiano de todas as vacas, o não tratamento de nenhuma vaca com antimicrobiano ou o tratamento antimicrobiano apenas de vacas específicas. O tratamento de todas as vacas resulta em aumento dos custos, porque há vacas com mastite clínica causada por patógenos não sensíveis ao antimicrobiano utilizado, especialmente quando os sintomas possivelmente se resolvem antes que expire o período de carência para o consumo do leite. O tratamento de todas as vacas também envolve maior risco de violação por presença de resíduo do medicamento no leite do tanque de resfriamento. Deixar de tratar as vacas acometidas com antimicrobiano é um procedimento que apresenta implicações em termos de bem-estar animal, pois não se faz o tratamento efetivo de algumas vacas com mastite clínica; ademais, possibilita a persistência de patógenos Gram-positivos, com maior risco de recidiva de mastite clínica ou de surto de mastite no rebanho. Portanto, *deixar de tratar todos os casos de mastite não é uma opção viável*. O tratamento antimicrobiano apenas de vacas específicas requer um método confiável de determinação de quais animais devem ser tratados.

Todavia, o julgamento clínico e os modelos preditivos são muito imprecisos para distinguir mastite clínica causada por patógenos Gram-negativos daquela infecção mamária causada por Gram-positivos. A seleção das vacas para terapia antimicrobiana, com base na cultura bacteriológica, é dispendiosa e retarda o tratamento; o julgamento clínico ainda é considerado necessário porque em 15 a 40% das amostras de leite de vacas com mastite clínica não são isoladas bactérias.

Os veterinários devem, sempre, questionar e responder quatro questões relacionadas à terapia antimicrobiana de vacas com mastite:

1. Tratamento antimicrobiano é indicado?
2. Qual é a via de administração utilizada (intramamária, parenteral ou ambas)?
3. Qual antimicrobiano deve ser administrado?
4. Qual é a frequência e a duração do tratamento?

Tratamento antimicrobiano é indicado?

A primeira decisão a tomar é sobre a necessidade ou não tratamento de um caso particular de mastite com antimicrobiano e se é preciso terapia de suporte. As decisões terapêuticas devem ser tomadas considerando-se os objetivos gerais do protocolo de tratamento de vacas lactantes. A disponibilidade de medicamentos efetivos aprovados é um componente fundamental do programa. Vários fatores são importantes na determinação de qual caso de mastite deve ser tratado durante a lactação. Esses fatores incluem o tipo de patógeno envolvido, o tipo e gravidade da resposta inflamatória, a duração da infecção, o estágio de lactação e a idade e condição gestacional da vaca.

Tipo de patógeno envolvido

Há diferenças marcantes nas taxas de cura bacteriológica entre os principais microrganismos causadores de mastite após o tratamento durante a lactação. Na mastite causada por S. aureus a resposta ao tratamento durante a lactação é baixa. Por outro lado, S. agalactiae é extremamente sensível à terapia durante a lactação e todas as vacas infectadas devem ser tratadas. A taxa de cura da mastite causada por microrganismos ambientais é razoável, porém variável.

Tipo e gravidade da resposta inflamatória

O tipo predominante de inflamação envolvida influencia os objetivos do programa de tratamento. Em rebanhos com problemas de mastite clínica, o intuito é abrandar os sinais clínicos, com retorno do leite a uma qualidade consumível e evitando penalidades impostas por resíduos de antimicrobianos no leite. Quando há predomínio de mastite subclínica no rebanho, o objetivo é evitar a propagação da infecção e reduzir a prevalência dos patógenos de importância envolvidos. Ambos os tipos de rebanhos têm o objetivo principal de restabelecer o potencial de produção.

A gravidade da resposta inflamatória também é importante na seleção dos casos para tratamento de mastite durante a lactação. Hipertermia, dor e edema do quarto mamário (glândula anormal) são sinais clínicos que indicam a necessidade de terapia antimicrobiana. No entanto, vários produtores tratam todas as vacas que apresentam coágulo no leite (leite anormal). Não há relato informando se o tratamento de vacas que apresentam apenas leite anormal é efetivo e economicamente justificável, embora seja provável que o tratamento de mastite clínica em vaca com leite anormal, mas glândula mamária normal, causada por S. agalactiae, seja efetivo e econômico. O sucesso terapêutico é menor em vacas com alta concentração de NAGase no leite, comparativamente às vacas com baixo teor láctico dessa enzima.

Duração da infecção

No caso de microrganismos contagiosos, especialmente S. aureus, a duração da infecção é um importante determinante de sua sensibilidade ao tratamento durante a lactação. Na mastite crônica causada por S. aureus, essa bactéria sobrevive no interior dos leucócitos, na forma de pequenos abscessos nos ductos mamários e é capaz de se apresentar na forma L do microrganismo. Nessa condição, S. aureus é praticamente incurável durante a lactação. Com os novos métodos de detecção automatizada de infecção intramamária subclínica, como a mensuração da condutividade elétrica durante a ordenha, é possível detectar novas infecções muito mais precocemente. A taxa de cura da infecção por S. aureus durante a lactação precisa ser reavaliada, quando o tratamento é instituído logo no início da infecção.

Estágio de lactação

O estágio de lactação é um importante determinante da relação custo:benefício do tratamento de mastite durante a lactação. Pode não ser economicamente vantajoso o tratamento dos casos com alta probabilidade de cura no fim da lactação.

Idade e condição gestacional da vaca

A probabilidade de cura é maior em vacas jovens e deve-se levar em conta a idade do animal na seleção dos casos de mastite que serão tratados durante a lactação.[1] Os aspectos econômicos do tratamento de vacas não prenhes no final da lactação são, obviamente, diferentes daqueles de vacas prenhes na metade da lactação.

O programa de tratamento de mastite em vacas lactantes deve se basear no total conhecimento da condição da mastite no rebanho; a decisão sobre o tratamento individual da vaca deve ser compatível com o programa geral de tratamento de mastite do rebanho.[2]

Deve-se estabelecer um sistema de registro de tratamento, de modo que seja possível monitorar a eficácia do programa de tratamento da infecção mamária.

A condição de sanidade do úbere em um rebanho particular determina se a estratégia de terapia de mastite em vaca lactante pode envolver a vaca, individualmente, ou todo o rebanho. A escolha deve refletir, claramente, os objetivos do programa de tratamento. Por exemplo, em um rebanho com baixa CCS no leite do tanque de resfriamento e com casos esporádicos de mastite ambiental deve-se optar pela estratégia terapêutica da vaca lactante, individualmente. Os principais objetivos devem ser a melhora dos sinais clínicos, a cura bacteriológica e o restabelecimento da produção de leite da vaca. Diferentemente, em um rebanho com CCS no leite do tanque moderada a alta e com prevalência significante de bactérias contagiosas recomenda-se um programa que envolva o tratamento em nível de rebanho. Nesse caso, o objetivo é limitar a disseminação da infecção, reduzir muito ou erradicar um patógeno específico e aumentar a produção leiteira do rebanho. Em um rebanho particular, é necessário estabelecer, claramente, a filosofia de tratamento (individual, da vaca, ou em nível de rebanho), a fim de direcionar protocolos terapêuticos bem definidos para o tratamento de mastite em vacas lactantes.

A infecção intramamária (mastite) é detectada pela presença de sinais clínicos ou pelos resultados de teste direto (cultura do leite) ou de testes indiretos, como CCS, CMT ou condutividade elétrica. A detecção de mastite clínica ou subclínica não indica, necessariamente, que se deve instituir o tratamento, embora as normas relacionadas ao bem-estar animal estabeleçam que se deve tratar vacas com glândula anormal ou sintomas sistêmicos (vaca anormal) porque esses animais apresentam dor e desconforto. Uma decisão favorável ao tratamento durante a lactação deve se basear na probabilidade de alcançar os objetivos do programa de tratamento. Vários fatores são importantes na seleção de vacas para o tratamento. Esses fatores podem influenciar significativamente a taxa de cura propiciada pelo tratamento ou os benefícios econômicos obtidos.

O histórico da saúde da glândula mamária no rebanho indica a causa provável de mastite clínica. As vacas com mastite clínica branda (apenas secreção anormal), em rebanhos com baixa prevalência de bactérias causadoras de mastite contagiosa, possivelmente são infectadas por microrganismos ambientais e, comumente, o leite retorna a uma condição clínica normal após 4 a 6 ordenhas. Isso levou ao desenvolvimento de algoritmos de tratamento baseados nos resultados de cultura bacteriológica de amostras de leite de casos clínicos, utilizando meio de cultura seletivo. O emprego desse procedimento possibilita a cultura de leite de todas as vacas com mastite clínica, em biplacas ou triplacas. Todas as vacas com glândula anormal ou com sintomas de doença sistêmica (vaca anormal) são imediatamente tratadas com antimicrobianos e tratamento auxiliar apropriado, e subsequente tratamento antimicrobiano com base nos resultados preliminares da cultura, em 18 a 24 h, ou nos resultados definitivos da cultura, em 48 h. Diferentemente, o início do tratamento é postergado naquelas vacas que apresentam apenas secreção anormal; o tratamento antimicrobiano é instituído com base nos resultados da cultura bacteriológica. Em tal esquema, recomenda-se o uso intramamário de antibiótico no tratamento de quartos mamários infectados por *S. aureus*, estafilococos coagulase-negativa e estreptococos ambientais; administração intramamária de antibiótico em todos os quartos de vacas com um ou mais quartos infectados por *S. agalactiae*; e ausência de terapia antibiótica em vacas infectadas por bactérias coliformes ou em cujas amostras de leite não houve crescimento bacteriano. Quando se emprega a abordagem que posterga o tratamento antimicrobiano, é importante que as vacas com leite anormal sejam apenas cuidadosamente monitoradas e que o tratamento antimicrobiano seja imediatamente iniciado quando há sinais de glândula ou vaca anormal. A principal dificuldade para implementar a abordagem que posterga o tratamento é o transporte de amostras de leite ao laboratório e a disponibilização dos resultados pelo laboratório de diagnóstico em tempo apropriado. Por motivos práticos, essa abordagem é efetiva apenas quando se realiza cultura microbiológica na própria fazenda.

Realizou-se um estudo em oito rebanhos, envolvendo 422 vacas com mastite clínica, da região dos Grandes Lagos, na América do Norte, a fim de avaliar a eficácia e a segurança do tratamento seletivo de mastite clínica com base nos resultados de culturas bacteriológicas realizadas na propriedade. Amostras de secreção dos quartos acometidos foram cultivadas por 18 a 24 h, em biplacas. Os quartos nos quais houve crescimento de bactérias Gram-positivas ou infecção mista foram tratados com cefapirina sódica, por via intramamária. Os quartos em que ocorreu crescimento de bactérias Gram-negativas ou ausência de crescimento não foram tratados. Infelizmente, esse estudo envolveu vacas com mastite clínica e secreção anormal (72%) ou vacas com secreção e glândula anormais (28%); como discutido anteriormente, esse último grupo não deve ter interrompido o tratamento efetivo por 24 h porque uma glândula anormal é acompanhada de dor e desconforto. O uso de terapia antibiótica seletiva com base nos resultados de cultura de 24 h reduziu o uso intramamário do antimicrobiano pela metade, sem que o número de dias influenciasse a cura clínica, a chance de cura bacteriológica e o risco de falha no tratamento dentro de 21 dias.[3] O tratamento seletivo também não influenciou a recuperação de longa duração, como a ocorrência de recidiva de mastite clínica no mesmo quarto, aumento do ECS, redução na produção de leite ou a sobrevivência da vaca no restante do período de lactação.[4] Esse estudo sustenta o emprego de tratamento seletivo de mastite clínica com uso intramamário de cefapirina e cultura bacteriológica na fazenda para aqueles casos de mastite acompanhados de secreção anormal.

A análise de um diagrama de decisão em forma de árvore sobre estratégias de tratamento, inclusive tratamento seletivo de mastite clínica baseado em resultados de cultura microbiológica realizada na própria fazenda, indicou que a estratégia econômica ideal foi tratar mastite clínica causada por bactérias Gram-positivas por 2 dias (em vez de utilizar um protocolo terapêutico de 5 ou 8 dias) e não tratar os casos de mastite clínica branda causada por bactérias Gram-negativas ou cujas culturas indicaram ausência de microrganismo.[1] Essa análise econômica precisa ser atualizada com base em resultados de estudos recentes sobre mastite de ocorrência natural, que documentam maior eficácia terapêutica com o emprego de tratamento com duração estendida.[5,6]

Qual é a via de administração utilizada (intramamária, parenteral ou ambas)?

A segunda decisão refere-se à via de administração do medicamento. O objetivo do tratamento antimicrobiano é obter e manter uma concentração efetiva no local da infecção. Para a infecção por patógenos causadores de mastite são considerados três compartimentos farmacológicos:

- Leite e revestimento epitelial dos ductos e alvéolos
- Parênquima da glândula mamária
- A vaca (Tabela 20.6).

Em geral, as infecções que se restringem principalmente ao leite e aos ductos (como acontece nas infecções por *C. bovis* e estafilocos coagulase-negativa) são facilmente tratadas com administração intramamária de antibiótico. Diferentemente, as infecções causadas por patógenos de mastite com potencial para infecção sistêmica (como *E. coli*, *K. pneumoniae* e *M. bovis*) são mais bem tratadas com a aplicação parenteral de antibióticos. Os microrganismos causadores de mastite de tratamento mais difícil são aqueles que causam infecção principalmente no tecido parenquimal (como *S. aureus* e *T. pyogenes*); isso acontece porque é mais difícil obter e manter uma concentração antimicrobiana efetiva nesse local anatômico quando se administra antibiótico por via intramamária ou parenteral.

Qual antimicrobiano deve ser administrado?

A terceira decisão refere-se ao medicamento antimicrobiano. Tradicionalmente, a escolha da classe de antimicrobianos para um patógeno particular de mastite deve se basear nos resultados da cultura bacteriológica e do teste de sensibilidade antimicrobiana (antibiograma); embora atualmente haja disponibilidade de alguns dados de estudos *in vivo*, a escolha ainda depende, basicamente, mais de estudos de casos do que de pesquisas controladas. A cultura microbiológica e o teste de sensibilidade antimicrobiana do patógeno não é,

Tabela 20.6 Resumo do modelo de três compartimentos para localização anatômica das infecções causadas por patógenos de mastite bovina.

Patógeno de mastite	Compartimento farmacológico		
	Leite e ductos (secreção anormal)	Parênquima (glândula anormal)	Sistêmico (vaca anormal)
Patógenos contagiosos			
Staphylococcus aureus	+	++	-
Streptococcus agalactiae	++	+	-
Mycoplasma bovis	+	+	++
Corynebacterium bovis	++	-	-
Patógenos oportunistas presentes na pele do teto			
Estafilococos coagulase-negativa	++	-	-
Patógenos ambientais			
Escherichia coli	+	-	++
Klebsiela pneumoniae	+	-	++
Estreptococos ambientais	++	+	-
Trueperella pyogenes	+	++	-
Terapia antimicrobiana			
Intramamária	Boa a excelente	Moderada	Não efetiva
Parenteral	Não efetiva a moderada	Moderada a excelente	Boa a excelente

A terapia antimicrobiana é classificada de acordo com a via de administração e com a provável eficácia quando se trata de uma infecção suscetível.
++: infecção extensa; +: infecção moderada; –: infecção mínima ou ausente.
Adaptada de Erskine RJ et al. Vet Clin North Am Food Animal Pract 2003; 19:109.

necessariamente, uma base justificável para a escolha do antimicrobiano que será utilizado em vacas, individualmente; em dois estudos recentes não se constatou relação entre a resposta ao tratamento de mastite clínica e os resultados de testes de sensibilidade in vitro.

Em geral, os medicamentos antimicrobianos são escolhidos com base na disponibilidade de fármacos com indicação de uso para tal finalidade na bula, nos sinais clínicos, nos resultados da cultura microbiológica do leite obtido de casos anteriores de mastite no rebanho, na experiência de resposta ao tratamento no rebanho, no custo do tratamento e nos períodos de carência para o consumo de leite e de carne. Muitos veterinários e pesquisadores também recomendam o teste de sensibilidade antimicrobiana na rotina para nortear as decisões sobre o tratamento. O teste de sensibilidade antimicrobiana com intuito de orientar o tratamento de mastite clínica não deve ser uma recomendação de rotina, por várias razões. Primeira, o custo do teste e a demora de, no mínimo, 2 dias para a obtenção do resultado torna o teste de sensibilidade antimicrobiana irrelevante em um protocolo de tratamento inicial. Segunda, na prática clínica, não se aplica o teste de sensibilidade rotineiramente no tratamento inicial de uma doença sem risco à vida do paciente; portanto, é difícil entender por que o tratamento de mastite bovina deve ser mantido em um padrão mais elevado. Terceira, e mais importante, a validade dos pontos de referência no teste de sensibilidade antimicrobiana por difusão em ágar, oriundo do teste em humanos, no tratamento de mastite bovina, não foi estabelecida e é altamente questionável porque o pH, os eletrólitos, os teores de gordura e proteína e o número de neutrófilos no leite de vaca com mastite; a composição do fator de crescimento; e os perfis farmacocinéticos são muito diferentes daqueles do plasma humano. Além disso, a distribuição do antibiótico não é uniforme na glândula inflamada; ademais, alta concentração de antibiótico pode alterar a função dos neutrófilos in vitro, com o potencial de inibir a eliminação de bactérias in vivo.

Atualmente, não há disponibilidade de banco de dados apropriado para valores da concentração inibitória mínima (CIM) de patógenos de mastite clínica, embora haja disponibilidade de banco de dados para os microrganismos isolados de mastite subclínica. Embora tenhamos um bom conhecimento da farmacocinética de muitos antibióticos de uso parenteral utilizados no tratamento de mastite clínica, tem-se obtido a maior parte dos dados farmacocinéticos de bovinos sadios e, cada vez mais, tem-se tornado evidente que os valores farmacocinéticos em vacas sadias são diferentes daqueles de vacas com mastite clínica. Além disso, os valores farmacocinéticos de muitos antibióticos de uso intramamário utilizados no tratamento de mastite clínica são desconhecidos e há conhecimento limitado da farmacodinâmica dos antibióticos utilizados no tratamento de mastite. É importante ressaltar que os pontos de referência para avaliação de sensibilidade ou resistência antimicrobiana atualmente recomendados para todos os antibióticos de uso parenteral e para quase todos de uso intramamário[7-10] se baseiam nas concentrações alcançadas no soro sanguíneo e no líquido intersticial de humanos, após administração oral ou intravenosa de antibióticos. A relevância da aplicação desses pontos de referência às concentrações de antibióticos alcançadas no leite de vacas-leiteiras lactantes após administração intramamária, subcutânea, intramuscular ou intravenosa, na melhor das hipóteses, é incerta.

Há disponibilidade de resultados de testes de campo para avaliar a validade dos pontos de referência da sensibilidade antimicrobiana para orientar no tratamento de vacas com mastite clínica ou subclínica. Os resultados desses testes de campo sugerem que os antibióticos mencionados a seguir podem ter pontos de referência válidos (mas não necessariamente ideais) para orientar o tratamento de mastite clínica ou subclínica causada por uma bactéria específica: penicilina G, por via parenteral, no tratamento de infecção subclínica causada por S. aureus; cefapirina, por via intramamária, para infecção clínica por Streptococcus spp. e trimetoprima-sulfadiazina, por via parenteral, para infecção clínica por E. coli. Desses três antibióticos, apenas os pontos de referência para penicilina G e cefapirina foram validados para decidir sobre a cura bacteriológica, enquanto os pontos de referência para a combinação trimetoprima-sulfadiazina foi validado para a cura clínica. Como o tempo da infecção antes do tratamento, a dose do antibiótico, o intervalo entre doses e a duração do tratamento influenciam a resposta ao tratamento, devem ser realizados muito mais estudos de campo para validar os pontos de referência dos antibióticos atualmente indicados para patógenos causadores de mastite clínica.

Para o uso apropriado de medicamentos administrados pelas vias parenteral e intramamária, cujas características farmacocinéticas são conhecidas, é necessário saber algo sobre sua difusão no tecido mamário, seu grau de ligação às secreções e aos tecidos mamários, sua capacidade de difusão pela fase lipídica do leite, e seu grau de ionização. Todos esses fatores influenciam a concentração dos antibióticos na glândula mamária.[11] Os principais desafios referem-se à modelagem da relação tempo:concentração no leite de antibióticos administrados por via parenteral ou intramamária. Como consequência, foi desenvolvido uma nova abordagem de modelagem farmacocinética para o tratamento de mastite.[12] Muito dos dados farmacocinéticos publicados se baseiam na concentração dos antibióticos nos primeiros jatos de leite, a qual não é representativa da concentração de antibióticos no leite de todo o quarto[13,14]; ademais, foram obtidos em vacas sadias, sem mastite clínica. A última questão é muito importante porque as diferenças clinicamente importantes nos valores farmacocinéticos foram detectadas em fêmeas ruminantes, com e sem mastite induzida experimentalmente.[15] Para vacas lactantes, o tratamento preferido é aquele que mantém uma CIM por 72 h, sem necessidade de múltiplas doses e sem prolongamento do período de carência para o consumo do leite. Os antimicrobianos mais efetivos para o tratamento no período seco são aqueles que permanecem mais tempo no úbere, preferivelmente até 8 semanas. Essas características dependem do tempo para o antibiótico se liberar do veículo da formulação, bem como do tamanho da molécula e da capacidade de difusão do antimicrobiano.

A formulação do medicamento influencia o tempo de manutenção da CIM. As cefalosporinas de terceira geração (como o ceftiofur) e as fluoroquinolonas são as drogas de escolha nos casos em que a infecção pode ser causada por um microrganismo Gram-positivo ou Gram-negativo; no entanto, em alguns países, esses antimicrobianos podem não estar disponíveis para uso no tratamento de mastite. A combinação de penicilinas e aminoglicosídeos também é comumente utilizada para esse propósito. Penicilina G e penetamato são efetivos nas infecções causadas por bactérias Gram-positivas. De importância especial são as cepas de S. aureus produtoras de betalactamase, contra as quais as penicilinas betalactâmicas não são efetivas; a formulação de uso intramamário da cloxacilina é comumente utilizada e efetiva contra essas cepas de S. aureus. Os antibióticos com relatos de melhor difusão na glândula mamária após infusão intramamária são penetamato, ampicilina, amoxicilina, eritromicina e tilosina. Aqueles de média difusão são penicilina G, cloxacilina e tetraciclinas. Os de baixa difusão, os quais apresentam meia-vida mais longa no úbere porque se ligam a proteínas, são estreptomicina e neomicina. Atualmente, pouco se utiliza a estreptomicina em razão do alto nível de resistência dos microrganismos a ela, especialmente S. uberis e E. faecalis.

Em resumo, o tratamento de mastite clínica deve se basear no diagnóstico bacteriológico ou no provável agente causador; as diretrizes atuais sobre o uso prudente de antimicrobianos devem ser seguidas. O tratamento inicial de mastite clínica apenas com secreção mamária anormal deve se basear nos dados do rebanho e na experiência pessoal do veterinário em determinada região geográfica[16] ou nos resultados de cultura microbiológica realizada na própria fazenda.[3,4] O tratamento de mastite subclínica durante a lactação raramente é favorável, em termos econômicos.

Qual é a frequência e a duração do tratamento?

A quarta decisão refere-se à *frequência e duração do tratamento*. A frequência de administração de antimicrobianos aplicados por via parenteral depende, principalmente, de suas características farmacocinéticas e farmacodinâmicas. Fluoroquinolonas e aminoglicosídeos são antimicrobianos que *dependem de sua concentração*; quanto maior sua concentração no local da infecção, maior a taxa de morte bacteriana. Macrolídeos, betalactâmicos e lincosamidas são antimicrobianos que *dependem do tempo* em que mantêm uma concentração superior à CIM no local da infecção; uma porcentagem de intervalos entre doses prolongados está relacionada à maior eficácia. Diferentemente, para as formulações de uso intramamário, a frequência de administração depende, em especial, do sistema de ordenha, porque esses medicamentos são excretados, principalmente, junto com o leite ordenhado. Por exemplo, a excreção de pirlimicina tem forte correlação positiva ($r = 0,97$) com a produção de leite em 24 h, no momento de sua administração. Como o uso de todas as formulações intramamárias é aprovado com base em resultados de estudos que envolvem duas ordenhas ao dia, o fato de que em alguns países são realizadas três ordenhas ao dia causou dúvida na indústria farmacêutica quanto ao seu modo de administração, ou seja, se o tratamento intramamário deve ser repetido após cada ordenha ou se uma infusão diária é tão efetiva quanto duas ou três infusões ao dia.[13,17,18]

Estudos recentes confirmaram crenças de longa data de que o *tratamento antimicrobiano apropriado* (comumente denominado *tratamento antimicrobiano estendido ou agressivo*), durante 5 a 8 dias, é mais efetivo contra infecções intramamárias do que o tratamento intramamário indicado na bula (2 a 3 dias).[5,6,19] Em outras palavras, o aumento da duração da terapia antimicrobianos aumenta a eficácia terapêutica. Alguns produtores resistem ao uso de tratamento antimicrobiano estendido porque na bula não consta tal indicação; ademais, isso resulta em período de carência mais longo para liberação do leite para consumo e, em consequência, maior quantidade de leite deve ser descartada. Por outro lado, o tratamento estendido de mastite clínica utilizado por 2 a 3 dias, mas ainda com secreção mamária anormal, é considerado por alguns produtores como parte da norma social de "ser um bom fazendeiro".[20] Os administradores da indústria leiteira são resistentes ao uso de tratamento estendido devido ao inevitável aumento do número de violações das normas de regulamentação sanitária relacionadas aos resíduos de antibióticos no leite. O tempo de tratamento inapropriadamente curto da maioria dos produtos de uso intramamário tem sido um importante obstáculo ao desenvolvimento de protocolos de tratamento antimicrobiano efetivo.

Tratamento antimicrobiano intramamário

Em razão da comodidade e eficiência, a infusão intramamária de antimicrobianos é comumente utilizada no tratamento de alguns casos de mastite em vacas lactantes e na terapia da vaca seca. Por exemplo, a taxa de cura de infecção causada por *S. agalactiae*, quando se utiliza o tratamento intramamário de vacas lactantes, é superior a 95%. As bisnagas descartáveis que contêm antimicrobianos apropriados, em veículo hidrossolúvel, são ideais para a infusão e tratamento individual de vacas. Os frascos multidoses de preparação aquosa são adequados e o custo por dose é muito menor, quando é necessário o tratamento de grande número de quartos; todavia, o uso repetido do mesmo frasco aumenta o risco de contaminação. O grau de difusão no tecido glandular é semelhante, independente de o veículo utilizado na infusão antibiótica ser aquoso ou oleoso; o tempo de retenção do antibiótico na glândula mamária depende do veículo.

A maioria dos antimicrobianos comerciais atualmente disponíveis nos EUA como produtos para infusão intramamária é efetiva contra estafilococos e estreptococos; a cefapirina (uma cefalosporina de 1ª geração) tem boa atividade contra bactérias coliformes e o ceftiofur, uma cefalosporina de 3ª geração, tem excelente atividade contra essas bactérias. Até recentemente, a ênfase era a eliminação de cocos Gram-positivos do úbere, mas a prevalência de infecções causadas por bactérias Gram-negativas, especialmente por *E. coli*, aumentou ao ponto de a necessidade de um antimicrobiano de amplo espectro ser quase fundamental no tratamento tanto de vacas lactantes quanto naquelas em período seco. Em geral, os antimicrobianos administrados por via intramamária como tratamento de mastite clínica devem ser bactericidas, porque, no leite, a fagocitose de bactérias pelos neutrófilos é prejudicada.

A escolha do antimicrobiano para infusão intramamária deve se basear nos seguintes fatores:

- Mecanismo de ação antimicrobiana e espectro da bactéria em questão
- Difusão do fármaco no tecido mamário
- Custo

É necessária higiene rigorosa durante o tratamento a fim de evitar a introdução de bactérias, leveduras e fungos nos quartos tratados; é preferível o uso de uma cânula curta que penetre apenas no esfíncter externo porque, assim, é menos provável a introdução de bactérias, ao mesmo tempo em que se mantém o tampão de queratina no canal do teto. Isso é importante porque o tampão de queratina tem propriedade antimicrobiana. Deve-se ter cuidado para assegurar que os frascos multidoses de preparações antimicrobianas antimastíticas não sejam contaminados pelas frequentes retiradas das doses e que as cânulas de aplicação nos tetos sejam esterilizadas; geralmente, utiliza-se bisnaga comercial de dose única com cânula descartável, em cada quarto mamário. É melhor evitar o tratamento com preparações multidoses devido ao alto risco de propagação de patógenos.

Procedimentos para o tratamento intramamário

Antes da infusão intramamária do medicamento, os tetos devem ser limpos e desinfetados de modo a evitar a introdução de microrganismos infecciosos. Recomendam-se as seguintes etapas:

- Limpeza e secagem dos tetos
- Imersão dos tetos em um produto germicida efetivo. Manter em contato por 30 s antes de enxugar os tetos com uma toalha descartável (uma toalha para cada vaca; utilizar um canto da toalha para cada teto)
- Limpeza completa e desinfecção de cada extremidade do teto com algodão embebido em álcool 70%. Utilizar um chumaço de algodão para cada teto
- Inicialmente, preparar os tetos do lado mais distante e, em seguida, os tetos mais próximos
- Tratar os quartos mamários em ordem inversa: primeiro os mais próximos e depois aqueles mais distantes
- Introduzir apenas a ponta da cânula na extremidade do teto (*introdução parcial*). Não permitir que a cânula estéril toque em qualquer material antes de sua introdução. A maioria dos produtos aprovados para infusão intramamária em vaca seca (e as bisnagas para vacas lactantes) é comercializada com uma tampa dupla, que pode ser utilizada para introdução parcial ou total
- Imersão dos tetos em um produto germicida após o tratamento
- Identificar as vacas tratadas e removê-las do grupo de vacas em ordenha, a fim de prevenir a contaminação do leite com o antimicrobiano.

Com frequência, a difusão de fármacos de uso intramamário é prejudicada pela obstrução de ductos lactíferos e alvéolos por restos de materiais inflamatórios. Nos casos de mastite clínica, recomenda-se o esvaziamento completo do quarto mamário por meio de injeção parenteral de ocitocina (10 a 20 UI, IM) seguida de ordenha manual, antes da infusão do medicamento; contudo, há carência de estudos sobre a eficácia dessa prática, geralmente o volume ordenhado é pequeno e o procedimento causa dor à vaca. Caso se realize ordenha manual, a infusão intramamária é feita após a última ordenha do dia, evitando-se nova ordenha antes da próxima ordenha de rotina.

Tratamento antimicrobiano parenteral

Deve ser realizado em todos os casos de mastite em que se constata glândula anormal, sendo preferido em todos os casos de mastite nos quais se verifica uma vaca anormal (febre, redução do apetite ou inapetência). Em geral, a resposta sistêmica pode ser controlada com doses padrões de antimicrobianos; no entanto, pode não se obter cura bacteriológica da glândula acometida porque a difusão dos antimicrobianos do sangue para o leite é relativamente baixa. Todavia, a difusão é maior em quartos acometidos do que naqueles normais. Também, recomenda-se tratamento parenteral quando há edema glandular marcante, condição em que é improvável que a infusão intramamária se difunda para todas as partes do tecido glandular.[19] Para a obtenção de concentração terapêutica adequada de um antimicrobiano na glândula mamária por meio de tratamento parenteral é necessário, por motivos já mencionadas, a aplicação diária de dose maior do que a normal, durante 3 a 5 dias.[19] O leite das vacas tratadas não deve ser colocado no tanque de resfriamento por um período estabelecido para o antimicrobiano em questão depois da última dose.

Tratamento do quarto durante a lactação

Há três situações a considerar: um único caso emergencial de mastite clínica que requer tratamento imediato; rebanho com alta prevalência de casos clínicos ou casos intratáveis, mas cuja identidade do patógeno é conhecida; e vaca com mastite subclínica.

Tratamento de emergência, quando o tipo de infecção é desconhecido

Os casos de mastite aguda e hiperaguda (vaca anormal) em vacas lactantes e em vacas secas próximo ao parto representam sérios problemas ao veterinário de campo. A necessidade de tratamento é urgente; não é possível esperar os resultados de testes laboratoriais que orientem a escolha do antibiótico mais apropriado. Os achados clínicos, a estação do ano e as práticas de manejo podem fornecer amplas informações sobre a causa bacteriana específica, mas na maioria desses casos é necessário realizar o tratamento com antibiótico de amplo espectro. O tratamento parenteral com oxitetraciclina (administrada por via intravenosa para maior biodisponibilidade e, portanto, aumentar sua concentração no plasma e no leite), penetamato hidroiodida, sulfonamida potencializada ou antimicrobiano similar de amplo espectro, deve ser acompanhado de infusão intramamária de antimicrobianos resistentes à betalactamase, como cefalosporina de 1ª geração (cefapirina), cefalosporina de 3ª geração (p. ex., ceftiofur), combinação de penicilina G-neomicina ou outros antimicrobianos de amplo espectro aprovados para uso intramamário. A aplicação parenteral de ceftiofur não é efetiva em casos de mastite clínica com secreção anormal ou com glândula e secreção anormais.

Há consenso de que os casos de mastite clínica acompanhados de secreção anormal ou de secreção e glândula anormais devem ser tratados, exclusivamente, por via intramamária e que os casos de mastite clínica acompanhados de secreção, glândula e vaca anormais devem ser tratados por ambas as vias, intramamária e parenteral. No último grupo, dependendo da gravidade dos sinais sistêmicos, também é benéfico o uso de anti-inflamatórios e terapia intravenosa com líquido. Também há consenso de que o tratamento intramamário estendido (terapia com duração efetivamente mais apropriada), além do protocolo terapêutico convencional de 2 a 3 dias, é preferido, quando recomendado na bula e permitido nos países em questão[5,6]; no entanto, ainda não se definiu o tempo ideal de terapia intramamária.

Em um estudo multicêntrico na Europa, comparando três produtos de uso intramamário à base de antibiótico betalactâmico no tratamento de 491 casos de mastite clínica, notou-se que as taxas de cura bacteriológica após administração intramamária da combinação de cefalexina (200 mg; cefalosporina de 1ª geração) e canamicina (133 mg) ou de cefquinoma (75 mg; cefalosporina de 4ª geração) foram semelhantes, porém maiores do que aquela verificada após a infusão intramamária de cefoperazona (100 mg; cefalosporina de 3ª geração).[16] Em um estudo em várias propriedades ($n = 28$) da Nova Zelândia, comparando três produtos de uso intramamário à base de cefalosporina no tratamento de 1.462 casos de mastite clínica, constatou-se que as taxas de cura bacteriológica foram semelhantes àquela notada após administração intramamária de penicilina procaína (1 g), cefuroxima sódica (250 mg; cefalosporina de 2ª geração) ou da combinação de penicilina G procaína (1.000.000 U) e di-hidroestreptomicina (0,5 g).[21] No entanto, a probabilidade de novo tratamento dos quartos tratados com cefuroxima, dentro de 30 dias, foi maior do que aquela dos quartos tratados com algum dos outros dois antimicrobianos.[21]

Estudos de campo mostraram que em rebanhos nos quais a mastite clínica é frequentemente causada por patógenos ambientais, a administração intravenosa de oxitetraciclina, com infusão intramamária de cefapirina e terapia de suporte (inclusive administração intravenosa de flunixino meglumina ou de líquido), possibilita maior taxa de cura clínica e bacteriológica do que usar apenas tratamento de suporte. Além disso, o tratamento antimicrobiano é mais efetivo do que o uso exclusivo de terapia de suporte. Em vacas com mastite clínica causada por E. coli, o uso de penicilina G procaína, IM, não foi mais efetivo, comparativamente às vacas não tratadas com antimicrobianos; esse resultado era esperado, em razão do amplo espectro de ação das penicilinas contra bactérias Gram-positivas. Portanto, o conhecimento do provável agente etiológico é útil quando se toma decisão sobre o tratamento de mastite clínica durante a lactação.

O fornecimento de terapia de suporte adicional, como líquido e eletrólitos, também é fundamental para a sobrevivência da vaca e redução da gravidade da mastite e da extensão da lesão permanente à glândula mamária. A eficácia de ordenhas frequentes, com ou sem infusão intramamária, é incerta. Anti-inflamatórios não esteroides (AINE) reduzem a dor que acompanha uma glândula anormal; além disso, agilizam a recuperação e reduzem a febre nos casos graves.

Tratamento para microrganismo causador da infecção conhecido

Uma condição comumente verificada pelo clínico de bovinos é um rebanho leiteiro que apresentou surto de mastite clínica ou que recebeu notificação de advertência da indústria de processamento de leite de que a CCS ou a contagem de bactérias no leite do tanque de resfriamento está acima dos limites aceitáveis. A situação requer um programa de controle de mastite completo, inclusive uma investigação para determinar qual a bactéria causadora, a fonte de infecção, a condição de higiene na sala de ordenha e a importância dos fatores de risco, como manejo da ordenhadeira mecânica, além do uso de antimicrobianos recomendados escolhidos com base no agente etiológico. O tratamento de vários casos de mastite subclínica detectados no início do programa e dos casos individuais, subsequentemente, pode se basear na infecção mais comum conhecida no rebanho. Entre os cocos Gram-positivos, a resposta ao tratamento antimicrobiano é excelente, no caso de infecção estreptocócica. A melhor taxa de cura esperada para a infecção estafilocócica é 65% e, a menos que haja uma boa razão contrária, recomenda-se que o tratamento seja postergado até a secagem da vaca. O tratamento padrão de vacas lactantes inclui o uso de penicilina (100.000 unidades), exclusivamente ou combinada com estreptomicina (1 g) ou neomicina (500 mg), e de uma combinação de ampicilina (75 mg) e cloxacilina sódica (200 mg). Provavelmente, o melhor é não utilizar penicilinas ácido-resistentes, por exemplo, fenoximetilpenicilina, como infusão mamária porque elas conseguem passar pelo ácido do estômago de humanos e, assim, há um risco potencialmente maior às pessoas que consomem leite contaminado. Em razão do amplo uso de penicilina, com frequência indiscriminado, grande parte dos casos de mastite é causada por bactérias resistentes à penicilina, especialmente S. aureus. Os programas de tratamento devem levar em conta tal fato quando da escolha do antibiótico a ser utilizado.

As infecções intramamárias causadas por estreptococos ambientais, com manifestação de sinais de mastite clínica, geralmente são agudas, porém apenas de gravidade moderada. Na maioria das vezes, os estreptococos são sensíveis aos antimicrobianos e quase sempre ocorre recuperação espontânea quando se emprega bom manejo e cuidados higiênicos. Caso não ocorra recuperação espontânea, geralmente há boa resposta ao tratamento.[22] Após uma única infusão intramamária de produto à base de cefalosporina, pode-se esperar taxa de cura bacteriológica de 60 a 65%.

Em um teste de campo controlado aleatório sobre mastite clínica causada por Streptococcus spp. ou por bactérias coliformes, a taxa de cura clínica na 10ª ordenha foi significativamente maior com o uso intramamário de cefapirina e/ou a aplicação intravenosa de oxitetraciclina, juntamente com tratamento de suporte (injeção de ocitocina e ordenha da glândula infectada e, nas vacas gravemente acometidas, o uso de flunixino meglumina e hidratação), em comparação com o uso exclusivamente de tratamento de suporte. Esses resultados indicam que nos rebanhos nos quais a mastite clínica frequentemente é causada por microrganismos ambientais, a terapia antimicrobiana combinada com tratamento de suporte pode resultar em melhor resultado do que apenas o emprego de terapia de suporte.

Tratamento de mastite subclínica

Em geral, não se aconselha o tratamento de mastite subclínica durante a lactação.[23,24] No entanto, é importante considerar o microrganismo causador, a idade da vaca, o número de infecções intramamárias da vaca e a condição sanitária do úbere, em termos de rebanho.[25] Há várias situações nas quais indica-se o tratamento de mastite subclínica durante a lactação; por exemplo, em rebanhos com infecções por S. agalactiae a terapia durante a lactação deve levar em conta vários fatores. As infecções causadas por S. agalactiae respondem bem ao tratamento durante a lactação, com taxa de cura esperada de 80 a 100%. Todos os produtos aprovados para o tratamento intramamário são efetivos, incluindo penicilinas, cefalosporinas, cloxacilina e eritromicina. Em rebanhos com alta prevalência de mastite causada por S. agalactiae, pode-se utilizar o tratamento *em massa* para erradicar o patógeno, aumentar a produção de leite e reduzir as penalidades decorrentes de alta CCS no leite. No entanto, há risco de penalidades devido à presença de resíduo do antimicrobiano no leite, descarte de leite das vacas tratadas e gastos consideráveis. Também é importante assegurar a implantação de um controle de mastite padrão, como desinfecção do teto após a ordenha e terapia da vaca seca. Analisou-se o custo:benefício das várias abordagens do tratamento em massa em rebanhos infectados por S. agalactiae. Verificou-se que a prevalência de vacas infectadas e seu estágio de lactação são importantes fatores determinantes na escolha do programa de tratamento.

O tratamento de vacas com mastite subclínica causada por S. aureus durante a lactação é muito menos compensador. Em condição de campo, a cura da infecção por S. aureus é difícil durante a lactação. As taxas de cura relatadas após tratamento intramamário variam de 15 a 60%. O tratamento de mastite subclínica causada por S. aureus durante a lactação, utilizando penicilina IM combinada com infusão intramamária de amoxicilina, comparativamente com apenas a administração intramamária, aumentou a taxa de cura para 40%, que representa o dobro da taxa de cura obtida apenas com a terapia intramamária. Também, obteve-se maior taxa de cura de mastite subclínica causada por bactérias Gram-positivas com a aplicação parenteral de hidroiodeto de penetamato.[25] Se esse procedimento terapêutico for utilizado em combinação com dados sobre a idade da vaca, o estágio de lactação, o tempo de infecção e a CCS, o benefício econômico do tratamento de alguns casos de mastite causada por S. aureus durante a lactação pode ser compensador.

Em alguns rebanhos, é possível constatar taxa de prevalência moderada de mastite subclínica causada por estreptococos ambientais e, ocasionalmente, por bactérias coliformes. Embora a taxa de cura espontânea seja maior nessas infecções ambientais, pode ser vantajoso o tratamento individual da vaca durante a lactação. Nesse caso, devem ser considerados os fatores previamente mencionados, importantes na escolha dos casos de mastite subclínica a ser tratados.

Em rebanhos com alta incidência de mastite clínica em novilhas recém-paridas, o tratamento antimicrobiano das novilhas no período pré-parto é benéfico. Com frequência, são isolados estafilococos coagulase-negativa em novilhas no fim da gestação; nessa categoria animal, o tratamento intramamário com cloxacilina sódica (200 mg) ou cefapirina sódica (200 mg), 7 dias antes da data de parto prevista é muito efetivo e economicamente benéfico.

Tratamento anti-inflamatório

Avaliou-se o uso de anti-inflamatórios não esteroides (AINE) no tratamento de mastite aguda e hiperaguda, de ocorrência natural e experimental. Foram verificados efeitos benéficos, como a redução da gravidade dos sinais clínicos, com base na avaliação das alterações da temperatura retal, frequência cardíaca, motilidade ruminal e dor associada à mastite; rotineiramente, são administrados como parte do tratamento inicial de vacas com mastite clínica grave e sinais sistêmicos marcantes (pirexia, taquicardia, taquipneia e hipomotilidade ruminal). Com base em estudo comparativo, os AINE parecem mais efetivos na melhora das anormalidades sistêmicas do que os corticosteroides. A evidência mais marcante para a recomendação do uso de AINE diz respeito a meloxicam, cetoprofeno e fenilbutazona.

Na Nova Zelândia, constatou-se que a administração de meloxicam (dose única de 250 mg SC) em vacas-leiteiras com mastite clínica aguda, tratadas com três injeções diárias de hidroiodeto de penetamato (5 g), por via muscular, diminuiu a CCS após o tratamento e reduziu a taxa de descarte no rebanho de 28% para 16%.[26] Em vacas com mastite clínica aguda, notou-se que a aplicação intramuscular de 2 g de cetoprofeno, 1 vez/dia, juntamente com a injeção intramuscular diária da combinação sulfadiazina-trimetoprima e com ordenha completa dos quartos infectados várias vezes ao dia, melhorou significativamente a taxa de sobrevivência e a produção de leite, comparativamente às vacas não tratadas com AINE. A reavaliação dos resultados publicados indicou que a aplicação intramuscular de 4 g de fenilbutazona, 1 vez/dia, juntamente com a combinação sulfadiazina-trimetoprima, também administrada por via intramuscular, uma vez ao dia, em vacas com mastite clínica aguda melhorou significativamente a porcentagem de vacas que voltaram a produzir mais de 75% do leite produzido antes da infecção mamária, em comparação com as vacas não tratadas com AINE. No entanto, atualmente não se recomenda a administração intramuscular de fenilbutazona devido ao risco de necrose muscular. Além disso, nos EUA não é permitido o uso de fenilbutazona em vacas-leiteiras com mais de 20 meses de idade. No mesmo estudo, notou-se que a administração diária de dipirona (20 g, IM) não foi efetiva. Em alguns países, inclusive nos EUA, não é permitido administrar dipirona em animais destinados à produção de alimentos.

Há mínima evidência de que o tratamento de mastite clínica com AINE altere a resposta inflamatória do úbere; o pré-tratamento de vacas com mastite experimentalmente induzida altera a resposta inflamatória local (glandular) à infecção. A concentração de flunixino meglumina no leite é baixa, o que é compatível com suas propriedades de ácido fraco, que dificultam sua passagem pela barreira sangue-leite. O uso de flunixino meglumina (2 mg/kg IV, em duas doses com intervalo de 24 h) não alterou a taxa de sobrevivência de vacas-leiteiras com mastite grave causada por E. coli ou S. uberis, em comparação com a administração intravenosa de 45 ℓ de líquido cristaloide isotônico. Com frequência, flunixino meglumina é administrada como parte do tratamento inicial de mastite clínica em vacas que manifestam sinais sistêmicos de doença; resíduos de flunixino são detectados em leite de vacas vendidos para o consumo humano. Isso pode refletir a excreção notavelmente mais lenta da flunixino em vacas com mastite clínica.[27] A administração intravenosa de uma única dose de 1 g de flunixino meglumina ou de 4 g de fenilbutazona, juntamente com a infusão intramamária de gentamicina (150 mg), em intervalos de 12 h, no total de quatro doses, não mostrou efeito benéfico significativo em vacas com mastite tóxica aguda causada por E. coli e Klebsiella spp. No entanto, os resultados desse estudo não indicam uma carência de eficácia de flunixino meglumina ou fenilbutazona, porque é difícil notar melhora detectável nos sinais clínicos de mastite de ocorrência natural com uma única dose de qualquer AINE.

Tratamento de suporte

Em bovinos com doença sistêmica grave, indica-se tratamento de suporte, como a administração intravenosa de grande volume de líquido cristaloide isotônico. Pode-se administrar grande volume, rapidamente, com fluxo de 0,5 ℓ/min, por meio de um cateter calibre 12 introduzido na veia jugular e auxílio de uma bomba de aspersão semelhante àquela utilizada para matar ervas em jardins. A administração de solução salina hipertônica, seguida de acesso imediato ao bebedouro, é um método prático de fornecimento de líquido às vacas com mastite grave, especialmente mastite coliforme hiperaguda. Administra-se IV, a dose de 4 a 5 mℓ de solução salina 7,5%/kg de peso corporal (PC), ao longo de 4 a 5 min. Geralmente, segue-se ingestão de grande volume de água pelo animal. Com isso, o volume de sangue circulante aumenta e nota-se discreta acidose (metabólica) por íon forte, melhora da função renal e alterações na homeostase de cálcio e fósforo, comparativamente às vacas que receberam volume semelhante de solução de NaCl 0,9%. A terapia com líquido é discutida mais detalhadamente no Capítulo 5.

Tratamento auxiliar

As citocinas podem ser úteis como tratamento auxiliar à terapia antimicrobiana, com intuito de melhorar a eficácia terapêutica, especialmente em vacas lactantes. As citocinas são reguladoras naturais do sistema de defesa do hospedeiro em resposta às doenças infecciosas. A combinação de um produto comercial à base de cefapirina com interleucina (IL)-2 recombinante aumentou, de modo consistente, a taxa de cura de mastite causada por *S. aureus* em 20 a 30%, em comparação com o uso de apenas antimicrobiano.

Ozônio é um gás (O$_3$) que inativa rapidamente bactérias e vírus. No mercado, está disponível como um dispositivo para terapia com ozônio, sendo utilizado em vacas com mastite clínica. A administração de 100 mℓ de ozônio 70% reduziu a CCS em 1 semana, sugerindo que o ozônio pode ser um tratamento auxiliar efetivo.[28]

Magnitude da resposta ao tratamento

O tratamento de algumas causas de mastite pode ser muito efetivo na eliminação da infecção e no retorno da composição normal do leite. No entanto, nos casos clínicos graves é improvável que a produção de leite retorne ao normal, pelo menos até a próxima lactação, embora possa ser melhorada pelo alívio da congestão glandular e remoção dos restos de materiais inflamatórios do sistema de ductos. O grau de resposta obtido depende, principalmente, do agente etiológico, da rapidez no início do tratamento e de outros fatores já mencionados anteriormente. A "cura" pode significar o desaparecimento dos sinais clínicos e/ou a eliminação da causa infecciosa, além do retorno à função e produtividade normais. O objetivo pretendido para um caso particular ou um rebanho influenciará as decisões que devem ser tomadas sobre o tratamento de um caso particular da doença.

A *falha de resposta ao tratamento* de uma vaca em lactação pode ser causada por:

- Presença de microabscessos e inacessibilidade do antimicrobiano ao patógeno
- Baixa difusão do medicamento
- Inativação do antimicrobiano por proteínas dos tecidos e do leite
- Eliminação ineficiente das bactérias e sua sobrevivência no interior de células
- Maior resistência aos antimicrobianos
- Desenvolvimento de formas L de bactérias.

Terapia da vaca seca

Consiste no tratamento antimicrobiano intramamário imediatamente após a última ordenha do período de lactação, sendo um importante componente de um programa efetivo de controle de mastite. A infusão intramamária de antibiótico no momento da secagem *reduz o número de infecções existentes e evita a ocorrência de novas infecções nas primeiras semanas do período seco*. A terapia da vaca seca deve ser utilizada rotineiramente e continua sendo um dos principais componentes do programa de controle de mastite. A *terapia com cobertura total da vaca seca* consiste no tratamento dos quatro quartos mamários no momento da secagem, enquanto a *terapia seletiva da vaca seca* consiste apenas no tratamento dos quartos infectados. Em alguns rebanhos com prevalência muito baixa de mastite subclínica pode-se utilizar a terapia seletiva da vaca seca; contudo, em quase todos os rebanhos é empregada a terapia com cobertura total da vaca seca. O problema que envolve a terapia seletiva da vaca seca é a carência de precisão dos testes indiretos disponíveis para "selecionar" as vacas que devem ou não ser tratadas. Atualmente, os testes indiretos disponíveis não são suficientemente acurados (com exceção da cultura microbiológica do leite dos quartos) para serem utilizados como base da terapia seletiva da vaca seca.

As preparações de uso intramamário aprovadas para a terapia da vaca seca contêm alto níveis de antimicrobiano, em veículo de liberação lenta, capaz de manter a concentração terapêutica na glândula mamária não lactante (seca) por longo tempo. A maioria dos produtos destinados à terapia da vaca seca visa a eliminar as infecções existentes causadas por *S. aureus* e *S. agalactiae*, no momento da secagem, e evitar novas infecções por esses patógenos e por estreptococos ambientais no início do período seco.

Em rebanhos com alta prevalência de mastite contagiosa, a terapia da vaca seca é efetiva e economicamente benéfica, na redução da ocorrência de infecções intramamárias. O emprego regular de métodos efetivos de controle de mastite reduz a prevalência de patógenos contagiosos e a CCS do leite do tanque de resfriamento (< 300.000 células/mℓ); os proprietários desses rebanhos questionam o uso de terapia da vaca seca devido ao custo e às preocupações com a presença de resíduos de antibióticos no leite. Testes de campo em rebanhos com baixa prevalência de mastite contagiosa indicam que a terapia da vaca seca aumenta a produção de leite em 17 semanas, na lactação seguinte, e foi economicamente benéfica, comparativamente com vacas não tratadas. No entanto, na lactação subsequente, não se constatou redução na incidência de mastite clínica e verificou-se que a CCS não foi significativamente diferente daquela de vacas não tratadas na secagem.

O melhor momento para o tratamento de infecção intramamária subclínica é a secagem. Em comparação com o tratamento durante a lactação, a terapia da vaca seca tem as seguintes vantagens:

- A taxa de cura é maior do que aquela obtida no tratamento durante a lactação
- Pode se utilizar, com segurança, uma dose muito maior do antimicrobiano
- O tempo de retenção do antimicrobiano no úbere é mais longo
- Reduz a incidência de novas infecções durante o período seco
- A lesão tecidual causada por mastite pode se regenerar antes do parto
- A ocorrência de mastite clínica no momento do parto pode ser reduzida
- Menor risco de contaminação do leite contaminado com resíduo do antimicrobiano.

A escolha de um tratamento apropriado ao período seco deve levar em conta o fato de que as infecções Gram-negativas são incomuns nesse período, devido à alta concentração de lactoferrina na secreção da glândula mamária não lactante. Portanto, deve-se dar atenção à inclusão de um antibiótico efetivo contra *Streptotoccus* spp., *S. aureus* produtor de betalactamase e *T. pyogenes*. Cloxaciclina e cefalosporinas são apropriadas para esse objetivo; um exemplo de tratamento recomendado é cefapirina ou cloxacilina sódica, em veículo de liberação lenta, com taxa de cura esperada de 80%, na infecção estreptocócia, e 60% na infecção causada por *S. aureus*. Em um amplo estudo realizado na América do Norte, envolvendo seis rebanhos leiteiros e 1.091 vacas, não se constatou diferença entre as taxas de cura notadas na secagem e na parição; tampouco se verificou efeito do tratamento no risco de ocorrência de nova infecção intramamária no leite dos 6 primeiros dias após o parto, em vacas submetidas ao tratamento intramamário com preparações destinadas à vaca seca, no momento da secagem, à base de penicilina G procaína (1.000.000 U) e di-hidroestreptomicina (1 g), cloridrato de ceftiofur (500 mg) ou cefapirina (300 mg).[29] Diferentemente, em uma pesquisa na região central da Flórida, envolvendo dois rebanhos leiteiros e 402 vacas, constatou-se que as vacas tratadas no momento da secagem com cloridrato de ceftiofur (500 mg), via intramamária, apresentavam menor risco de mastite clínica e subclínica no início da lactação subsequente, em comparação com vacas tratadas com penicilina G procaína (1.000.000 U) e di-hidroestreptomicina (1 g), via intramamária.[30]

A maioria dos produtos destinados às vacas secas propicia uma concentração antimicrobiana mínima adequada no quarto mamário por, aproximadamente, 4 semanas; contudo, em alguns produtos essa concentração mínima é mantida por 6 semanas. Outro tratamento da vaca antes da data prevista para o parto tem pouco, ou nemhum, valor. Sempre há o risco de introdução de infecção durante a infusão intramamária de um medicamento e os proprietários relutam em romper o tampão do canal do teto, mas isso pode ser necessário quando há prevalência de mastite de verão na região.

Tratamento antimicrobiano de novilhas antes do parto

Relata-se que a infusão intramamária de uma formulação de cefapirina destinada à terapia de vaca seca, em novilhas prenhes, 10 a 12 semanas antes do parto, eliminou mais de 90% das infecções intramamárias causadas por S. aureus, Streptococcus spp., estafilococos coagulase-negativa e coliformes. Após o parto, a CCS do leite de quarto mamário curado foi semelhante àquela do leite de quartos controles não infectados. No momento do parto, 24% dos quartos tratados foram positivos para o antimicrobiano; no entanto, nenhum quarto foi positivo aos 5 dias após a parição.

Tratamento de mastite em propriedades leiteiras orgânicas

A venda de produtos lácteos orgânicos está aumentando em todo o mundo e a comum ocorrência de mastite em vacas-leiteiras é um desafio ao bem-estar animal, quando se pensa em como tratar mastite clínica, apropriadamente, em propriedades leiteiras orgânicas. Nos EUA, o uso de antimicrobianos no tratamento de vacas-leiteiras resulta em perda permanente da condição de produção orgânica, para os animais tratados,[31] enquanto em propriedades leiteiras orgânicas da União Europeia e do Canadá permitem o uso anual limitado de antimicrobianos no tratamento de casos emergenciais.[32] Assim, os proprietários de fazendas orgânicas utilizam vários tratamentos para mastite clínica, inclusive homeopatia, suplementos vitamínicos e fitoterápicos.[31] Também, os fazendeiros solicitam assistência veterinária menos frequentemente do que o fazem os proprietários de rebanhos leiteiros de tamanho semelhante, submetidos ao manejo convencional.[33]

O tratamento com o fitoterápico contendo extratos de Thymus vulgaris, Gaultheria procumbes, Glycyrrhiza uralensis, Angelica sinensis e vitamina E não influenciou a cura de mastite clínica no 4º dia de tratamento, mas reduziu o tempo de recuperação clínica de vacas com mastite clínica, no Colorado, EUA.[32] Esse fitoterápico possuía substâncias químicas com efeitos anti-inflamatórios, antissépticos ou nutricionais, documentados. A infusão intramamária de cultura viva de Lactococcus lactis pode ser efetiva no tratamento de mastite subclínica e clínica em vacas-leiteiras.[34]

Resíduos de antimicrobianos no leite e nos períodos de carência

As recomendações da bula devem ser seguidas de modo a assegurar que não ocorram resíduos de medicamentos, especialmente em vacas com período seco mais curto que o normal. Quando há suspeita de resíduo no leite de uma vaca recém-parida, pode-se realizar um teste de detecção de resíduo de antibióticos, mas esse procedimento não é correto porque o teste se destina ao exame do leite do tanque de resfriamento e, portanto, há problema quanto à sensibilidade e especificidade do teste.

O tratamento e o controle de mastite respondem pelo maior percentual de uso de antimicrobianos em propriedades leiteiras. Após o tratamento de mastite, por via intramamária ou parenteral, a concentração do antibiótico no leite diminui com o passar do tempo para um teor considerado seguro e tolerável aos humanos. O tempo para que a concentração do antimicrobiano alcance limite aceitável é denominado período de retenção ou de carência, durante o qual o leite não pode ser colocado no tanque de resfriamento, devendo ser ordenhado e descartado. A presença de resíduo de antibiótico no leite é uma séria preocupação em saúde pública; afeta negativamente a indústria leiteira, os clínicos veterinários e a confiança das pessoas quanto à segurança do leite destinado ao consumo humano. Esta última é fundamental e os veterinários têm a responsabilidade de responder a essas preocupações por meio de educação pública e do controle de qualidade da produção de leite.

Outras consequências sérias da presença de resíduos de antimicrobianos no leite são os efeitos na fabricação de produtos lácteos e o risco de desenvolvimento de síndromes de sensibilidade antimicrobiana em humanos. Na maioria dos países, a dose intramamária máxima de antimicrobianos é limitada por lei, e a presença de quantidade detectável de antimicrobiano no leite é considerada adulteração. Também deve-se dar atenção à excreção do antimicrobiano no leite produzido nos quartos não tratados, após o tratamento de quartos infectados, bem como após a injeção parenteral ou a aplicação intrauterina do medicamento. O grau de excreção varia amplamente entre as vacas, e no mesmo animal, em diferentes fases do período de lactação, sendo diferente entre os antibióticos. Em geral, o leite de vacas tratadas no período seco deve ser descartado por 4 dias após a parição. O uso de qualquer produto destinado ao tratamento no período seco, durante a lactação, ocasiona retenção do antimicrobiano no leite, por tempo prolongado, sendo a violação da legislação mais grave.

Os veterinários têm a responsabilidade de conscientizar os proprietários sobre a necessidade de descartar o leite; ambos devem estar cientes dos períodos de carência de cada produto, detalhes geralmente disponíveis na bula do produto. Recomenda-se a marcação da vaca para lembrar o proprietário, com a colocação de um laço na perna ou a aplicação de um corante no úbere.

Testes de detecção de resíduos de antimicrobianos

Há disponibilidade de vários testes de campo para vacas a fim de detectar resíduos de antimicrobianos no leite de vacas que foram submetidas ao tratamento para mastite. O objetivo desse teste de campo é auxiliar na produção de leite de alta qualidade, livre de resíduos de antimicrobianos, em rebanhos leiteiros. Para ser compatível com o objetivo de um programa de garantia de qualidade, o teste de campo deve ser utilizado apenas em vacas recentemente tratadas com antimicrobianos e somente após o período de carência apropriado para o consumo do leite. O teste ideal deve ter altas sensibilidade e especificidade.

A maioria dos testes de triagem rápida para resíduos de antimicrobianos não é perfeita devido à alta taxa de resultados falso-positivos quando aplicados em amostras de campo. Os custos diretos para os produtores podem ser altos em razão do descarte desnecessário de leite, bem como da aplicação de multas e penalidades. Os resultados falso-positivos também ocasionam descarte desnecessário de algumas vacas; a preocupação com a interpretação de resultados de teste positivo, a obediência aos períodos de carência e a segurança do leite geram desconfiança de consumidores, produtores, veterinários e agentes de órgãos oficiais de controle. Constatou-se que a especificidade de quatro testes disponíveis no mercado variou de 0,78 a 0,95. Nenhum dos kits de teste validado satisfez os padrões de sensibilidade e especificidade. Isso se aplica a amostras individuais de vacas, amostras de leite do tanque de resfriamento e amostras de caminhão-tanque.

A presença de substância bactericidas de ocorrência natural no leite de vacas com mastite aguda e naquelas convalescentes, possivelmente, é a principal causa de resultados falso-positivos nos testes (como o Delvotest) que se baseiam na inibição do crescimento bacteriano dos antibióticos betalactâmicos. Imunoglobulinas, complementos, lisozima, lactoferrina e fagócitos são produtos de inflamação presentes no leite de vacas com mastite, que podem inibir o crescimento de bactérias. O risco de resultados falso-positivos nos testes de resíduos comerciais é maior no leite de vacas com mastite experimental induzida por endotoxina. A ocorrência de resultados falso-positivos é muito baixa no leite de vacas sem histórico de apresentação de mastite ou daquelas submetidas à terapia antimicrobiana. Substâncias bactericidas de ocorrência natural presentes no leite de quarto mamário com mastite podem ser removidas mediante aquecimento a 82°C por 5 min; essa temperatura não desnatura as drogas antimicrobianas presentes no leite. Portanto, o tratamento térmico parece um modo prático de reduzir resultados falso-positivos no leite de uma vaca, individualmente.

Uma amostra de leite pode ser enviada para testes de resíduos de antimicrobianos por até três vezes. Primeiro, o produtor pode examinar a amostra de uma vaca específica, no fim do período de carência. Segundo, examina-se amostra de leite obtida do caminhão-tanque. Terceiro, se o resultado da amostra de leite coletada do caminhão-tanque for positivo, deve-se examinar as amostras de leite do tanque de resfriamento de cada uma das fazendas cujo leite era transportado pelo caminhão-tanque.

É necessário validar os testes diagnósticos utilizados para detectar resíduos de antimicrobianos no leite. A aceitação de testes que objetivam fiscalização deve se basear em protocolos que incluem estudos de campo para avaliar seu desempenho antes de serem utilizados pelo público. Foram sugeridas três estratégias para equalizar as preocupações econômicas e de saúde pública aos produtores de leite em razão dos resultados falso-positivos:

1. Examinar, novamente, as amostras com resultados positivos utilizando-se um teste confirmatório com especificidade perto de 100%. Apenas as amostras também positivas no segundo teste são consideradas positivas para violação por presença de resíduos.
2. Recalibrar o teste para aumentar sua especificidade. Isso geralmente resulta em perda de sensibilidade.
3. Utilizar um teste alternativo com maior especificidade.

Sugere-se que a fiscalização oficial de resíduos, em nível nacional, seja mais bem realizada mediante o emprego de uma combinação de pelo menos dois testes: triagem inicial com um teste de alta sensibilidade e baixo custo, seguido de teste confirmatório de alta especificidade (> 99%) capaz de quantificar a concentração de resíduo de antimicrobiano. Toda amostra do tanque com resultado positivo em um teste de triagem deve ser novamente examinada com um teste quantitativo. Somente quando o teste quantitativo detectar uma concentração de resíduo acima do nível seguro, da concentração segura, ou do nível de tolerância, o leite é condenado por excesso de resíduos, aplicando-se multas e penalidades. As dinâmicas complexas dos testes de resíduos no leite atuais desestimulam os veterinários a recomendá-los aos produtores de leite.

Como orientação geral, os períodos de carência recomendados antes da comercialização do leite, depois da administração de antimicrobianos por diferentes métodos (após o último tratamento), são:

- Infusão intramamária em vaca lactante (72 h)
- Injeção parenteral em dose única (36 h)
- Injeção parenteral em uma série de doses (72 h)
- Administração parenteral de antimicrobianos de longa duração (10 dias)
- Pastilha intrauterina (72 h)
- Infusão intramamária em vacas secas (realizada, no mínimo, 4 semanas antes do parto e com descarte do leite por, pelo menos, 96 h após o parto).

Secagem permanente dos quartos mamários acometidos

Caso um quarto mamário não responda ao tratamento e seja considerado incurável, o animal deve ser isolado do rebanho de vacas-leiteiras ou pode-se fazer a secagem permanente desse quarto mediante indução de mastite química. Os métodos historicamente utilizados, listados em ordem decrescente de gravidade, são infusões intramamárias de:

- 30 a 60 mℓ de solução de nitrato de prata 3%
- 20 mℓ de solução de sulfato de cobre 5%
- 100 a 300 mℓ de solução de acriflavina 1:500 ou 300 a 500 mℓ de solução 1:2.000.

Caso ocorra reação local intensa, o quarto deve ser ordenhado com frequência, até a regressão da reação. Se não ocorrer reação, o quarto é ordenhado depois de 10 a 14 dias. Podem ser necessárias duas infusões dessas soluções.

O *melhor método de secagem permanente do quarto é a infusão intramamária de 120 mℓ de solução de iodo-povidona 5% (iodo 0,5%)*, após ordenha com esvaziamento completo do quarto e administração de flunixino meglumina (1 mg/kg de PC IV). Isso causa cessação permanente da secreção de leite pelo quarto, mas não altera a produção total de leite da vaca. Se o objetivo é a esterilização química, então devem ser aplicadas três infusões diárias de 60 mℓ de solução de clorexidina, após ordenha completa. Na maioria das vacas tratadas (5/7) notou-se retorno à produção de leite no quarto, na lactação seguinte. A infusão de 60 mℓ de clorexidina, seguida de esgotamento do quarto na ordenha subsequente e repetição da infusão 24 h após o tratamento inicial, também é efetiva na secagem do quarto, tornando-o não funcional em 14 a 63 dias. O exame histológico dos quartos que receberam infusão intramamária mostrou involução dos tecidos secretores para uma condição não secretora, com aparência semelhante a quartos cegos ou não funcionais. No entanto, como mencionado anteriormente, na lactação subsequente pode ocorrer retorno da produção de leite na glândula. Estudos indicaram que a infusão intramamária de 10 mℓ de um concentrado de peptídeo de caseína hidrolisada é capaz de causar secagem do quarto no restante da lactação, mas o quarto se recupera durante o período seco e a produção de leite retorna ao mesmo nível na lactação seguinte.[22,35] A infusão de caseína induz rápida involução da glândula mamária. Parece que a eficácia desse método de secagem de quartos infectados não foi avaliada.

Tratamento e controle de mastite clínica em vacas-leiteiras lactantes[a]

Tratamento
- Secreção anormal:
  - Realizar cultura na propriedade e tratar as infecções causadas por bactérias Gram-positivas 18 a 24 h depois, utilizando um produto intramamário que tenha mostrado eficácia contra patógenos de mastite Gram-positivos comuns, seguindo as recomendações da bula (R-1)
  - Administrar um antimicrobiano de amplo espectro, por via intramamária, seguindo as recomendações da bula (R-2)
- Secreção e glândula anormais:
  - Administrar um antimicrobiano de amplo espectro, por via intramamária, seguindo as recomendações da bula (R-1)
  - Utilizar tratamento intramamário estendido (R-2)
- Secreção, glândula e vaca anormais:
  - Administrar um antimicrobiano de amplo espectro por via intramamária, seguindo as recomendações da bula (R-1)
  - Utilizar tratamento intramamário estendido (R-2)
  - Administrar cefquinoma, ceftiofur, fluoroquinolonas, hidriodeto de penetamato ou oxitetraciclina por via parenteral, seguindo as recomendações da bula (R-1)
  - Administrar líquido com baixo volume de solução salina hipertônica ou alto volume de solução cristaloide isotônica IV (R-2)
  - Administrar anti-inflamatórios, inclusive meloxicam (dose única de 250 mg SC; R2).

Controle
- Ver seção sobre controle da mastite mais adiante neste capítulo.

[a]Agente etiológico desconhecido. Caso contrário, consultar seção sobre tratamento e recomendações profiláticas específicos para o agente etiológicos neste capítulo.

LEITURA COMPLEMENTAR

Constable PD, Morin DE. Treatment of clinical mastitis: using antimicrobial susceptibility profiles for treatment decisions. Vet Clin North Am Food Anim Pract. 2003;19:139-156.

Leslie KE, Petersson-Wolfe CS. Assessment and management of pain in dairy cows with clinical mastitis. Vet Clin North Am Food Anim Pract. 2012;28:289-305.

Pyörälä S. Treatment of mastitis during lactation. Ir Vet J. 2009;62(suppl 4):S40-S44.

Roberson JR. Treatment of clinical mastitis. Vet Clin North Am Food Anim Pract. 2012;28:271-288.

Royster E, Wagner S. Treatment of mastitis in cattle. Vet Clin North Am Food Anim Pract. 2015;31:17-46.

REFERÊNCIAS BIBLIOGRÁFICAS

1. Pinzón-Sánchez C, et al. J Dairy Sci. 2011;94:1873.
2. Oliveira L, Ruegg PL. J Dairy Sci. 2014;97:5426.
3. Lago A, et al. J Dairy Sci. 2011;94:4441.
4. Lago A, et al. J Dairy Sci. 2011;94:4457.

5. Swinkels JM, et al. Vet J. 2013;197:682.
6. Truchetti G, et al. Can J Vet Res. 2014;78:31.
7. Petrovski KR, et al. Aust Vet J. 2015;93:227.
8. Lindeman CJ, et al. J Vet Diagn Invest. 2013;25:581.
9. Bengtsson B, et al. Vet Microbiol. 2009;136:142.
10. Cortinhas CS, et al. Am J Vet Res. 2013;74:683.
11. Gehring R, Smith GW. J Vet Pharmacol Ther. 2006;29:237.
12. Whittem T, et al. J Vet Pharmacol Ther. 2012;35:460.
13. Stockler RM, et al. J Dairy Sci. 2009;92:4262.
14. Stockler RM, et al. J Vet Pharmacol Ther. 2009;32:345.
15. Badawy SA, et al. Small Rumin Res. 2015;133:67.
16. Bradley AJ, Green MJ. J Dairy Sci. 2009;92:1941.
17. Gordon PJ, et al. J Dairy Sci. 2013;96:4455.
18. Lindquist DA, et al. J Dairy Sci. 2015;98:1856.
19. Kalmus P, et al. J Dairy Sci. 2014;97:2155.
20. Swinkels JM, et al. J Dairy Sci. 2015;98:2369.
21. McDougall S, et al. New Zeal Vet J. 2007;55:161.
22. Pinzón-Sánchez C, Ruegg PL. J Dairy Sci. 2011;94:3397.
23. Sandgren CH, et al. Vet J. 2008;175:108.
24. Leitner G, et al. Israel J Vet Med. 2012;67:162.
25. Steele N, McGougall S. New Zeal Vet J. 2014;62:38.
26. McDougall S, et al. J Dairy Sci. 2009;92:4421.
27. Kissell LW, et al. J Am Vet Med Assoc. 2015;246:18.
28. Enginler SO, et al. Acta Scientiae Veterinariae. 2015;43:1260.
29. Arruda AG, et al. J Dairy Sci. 2013;96:4419.
30. Pinedo PJ, et al. J Dairy Sci. 2012;95:7015.
31. Ruegg PL. J Anim Sci. 2009;87(suppl 1):43.
32. Pinedo P, et al. Can Vet J. 2013;54:479.
33. Richert RM, et al. J Am Vet Med Assoc. 2013;242:1732.
34. Klostermann K, et al. J Dairy Res. 2008;75:365.
35. Leitner G, et al. Livestock Sci. 2007;110:292.

PATÓGENOS CAUSADORES DE MASTITE EM VACAS

Nas seções a seguir, são descritas características especiais sobre cada tipo de mastite causada por um microrganismo ou um grupo de patógenos, de acordo com o formato usual do livro. Em vacas, a mastite é classificada como causada por patógenos contagiosos, patógenos oportunistas presentes na pele do teto ou patógenos ambientais, bem como mastite causada por patógenos mais comuns (*patógenos de maior importância*) ou por patógenos menos comuns (*patógenos de menor importância*). As características particulares de diagnóstico, tratamento e controle de cada um dos patógenos causadores de mastite estão resumidas, mas os detalhes aplicados a todas as causas de mastite já foram mencionados anteriormente.

MASTITE BOVINA CAUSADA POR PATÓGENOS CONTAGIOSOS COMUNS

Staphylococcus aureus

Sinopse

- Etiologia: *Staphylococcus aureus* é um importante patógeno da glândula mamária e uma causa comum de mastite contagiosa em vacas. *S. aureus* causa, também, mastite em ovelhas e cabras
- Epidemiologia: causa importante de mastite em rebanhos leiteiros que não empregam um programa de controle efetivo de mastite. A prevalência da infecção varia de 50 a 100%; prevalência de 1 a 10% em rebanhos com baixa CCS no leite do tanque de resfriamento, de 50% em rebanhos com alta CCS; taxa de infecção de quartos de 10 a 25% em rebanhos com alta CCS. A origem da infecção é a glândula mamária infectada; a infecção transmitida durante a ordenha. A mastite crônica ou subclínica causada por *S. aureus* é de grande importância econômica
- Achados clínicos:
  - Mastite crônica é a forma mais comum da infecção causada por *S. aureus*, sendo caracterizada por alta CCS e endurecimento gradativo do úbere, diminuição na produção de leite e atrofia; ocasionalmente, notam-se coágulos ou secreção de aspecto aquoso na amostra de leite
  - Mastite aguda e mastite hiperaguda causadas por *S. aureus* são mais comuns no início da lactação. Nota-se inchaço agudo da glândula e febre; o leite tem aspecto anormal, com coágulos espessos e pus; na forma hiperaguda é possível ocorrer gangrena da glândula e do teto. Nota-se reação sistêmica, com anorexia, toxemia, febre e estase ruminal
- Patologia clínica: cultura individual de amostra de leite da vaca (amostra composta ou do quarto) ou reação em cadeia da polimerase (PCR; sensibilidade); testes indiretos incluem alta CCS e resultados do *California Mastitis Test* (CMT)
- Achados de necropsia: mastite clínica hiperaguda, aguda e crônica (recidivante); mastite subclínica é comum
- Confirmação diagnóstica: cultura de leite para *S. aureus*
- Diagnóstico diferencial:
  - Mastite hiperaguda
  - Mastite coliforme hiperaguda
  - Mastite causada por *Trueperella* (antigamente denominado *Arcanobacterium* ou *Corynebacterium*) *pyogenes*
  - Paresia da parturiente
  - Mastite aguda ou crônica. Clinicamente, não é distinguível de outras causas de mastite. É preciso fazer cultura bacteriológica do leite
- Tratamento:
  - Vacas lactantes: a taxa de cura de vacas lactantes com mastite estafilocócica subaguda é inferior a 50%. Infusão intramamária diária por, no mínimo, 3 dias; preferivelmente por 5 a 8 dias
  - Mastite hiperaguda: administração de antimicrobianos, vias parenteral e intramamária, resistentes à betalactamase e terapia hidreletrolítica
  - Terapia da vaca seca: o tratamento de mastite crônica ou subclínica é mais efetivo no momento da secagem, com infusão intramamária de antimicrobiano de longa ação, resistentes à betalactamase
- Controle:
  - Prevenir novas infecções por meio de diagnóstico precoce, descarte de vacas infectadas e bom manejo da ordenha, inclusive lavagem e secagem higiênicas do úbere e tetos antes da ordenha e imersão do teto em solução germicida após a ordenha. Manutenção regular da ordenhadeira mecânica. Isolamento das vacas infectadas
  - Eliminar infecções existentes empregando-se terapia da vaca seca
  - No futuro, imunização com uso de vacinas é uma possibilidade.

CCS: contagem de células somáticas.

Etiologia

S. aureus coagulase-positiva é um importante patógeno da glândula mamária de vacas, sendo uma causa comum de mastite contagiosa em vacas. Também desencadeia mastite em ovelhas e cabras.

Epidemiologia

Ocorrência e prevalência da infecção

Estafilococos coagulase-positiva

Historicamente, *S. aureus* foi considerado uma das principais causas de mastite em vacas-leiteiras em todo o mundo. Nos últimos 25 anos, a prevalência da infecção e a ocorrência de mastite clínica causada por *S. aureus* diminuíram nos rebanhos que utilizam medidas efetivas de controle de mastite. No entanto, pesquisas indicam que 50 a 100% dos rebanhos podem estar infectados. Em rebanhos com baixa CCS, a prevalência da infecção em vacas varia de 1 a 10%. Em outros rebanhos, especialmente naquelas com alta CCS, até 50% das vacas podem estar infectadas por *S. aureus*, com taxa de infecção de quartos variando de 10 a 25%. A prevalência da infecção causada por *S. aureus* em novilhas no momento do parto pode variar de 5 a 15%. *A maior parte das infecções intramamárias causadas por S. aureus é subclínica.* A incidência de mastite clínica causada por *S. aureus* depende da prevalência da infecção no rebanho. Quando se emprega um programa de controle efetivo de mastite, as causas mais comuns de mastite clínica são os patógenos ambientais. Entretanto, em alguns rebanhos com baixa CCS, porém com valores oscilantes, a incidência anual de mastite clínica causada por *S. aureus* varia de 190 a 240 casos para cada 100 vacas, sendo que cerca de 47% dos casos clínicos se devem a *S. aureus*.

Fonte da infecção e meio de transmissão

S. aureus é onipresente no ambiente onde são criadas as vacas-leiteiras. A glândula mamária infectada, em vacas lactantes, é o principal reservatório e fonte do microrganismo. A prevalência de infecção intramamária em novilhas primíparas no momento do parto varia de 2 a 50% e elas podem ser importante reservatório da infecção em rebanhos com baixa prevalência da infecção. O microrganismo pode estar presente na pele dos tetos e nos orifícios externos das novilhas, no material de cama, nos alimentos, em materiais do estábulo, em animais além de bovinos da mesma propriedade e em equipamentos. Em rebanhos com alta prevalência da infecção (> 10% de vacas), constatou-se a bactéria em material de cama, nas mãos e narinas de funcionários envolvidos na ordenha, em insetos e em bebedouros. A transmissão entre as vacas ocorre durante a ordenha, pelas mãos dos ordenhadores e teteiras contaminadas. Embora *S. aureus* possa se multiplicar na superfície da pele e propiciar uma fonte de infecção para a glândula mamária, a contaminação inicial da lesão da pele do teto geralmente é oriunda do úbere, sendo a pele do teto uma fonte menos importante de infecção. Em rebanhos com baixa prevalência da infecção, a maior parte dos novos casos de mastite causada por S. aureus pode ser causada mais por fontes extramamárias do que pela transmissão entre vacas.[1]

A mosca-dos-chifres (Haematobia irritans) é um importante vetor na transmissão de mastite causada por S. aureus, em novilhas, especialmente naquelas com crosta de ferida nas extremidades dos tetos. Portanto, é preciso evitar alta população de moscas em novilhas, a fim de reduzir a ocorrência de novas infecções nesse grupo de animais.[2]

Fatores de risco

Fatores de risco do animal

Vários fatores de risco relacionados ao animal influenciam a prevalência de infecção e ocorrência de mastite clínica causada por S. aureus.

Mecanismos de defesa locais

Escoriações do epitélio do orifício do teto são fatores de risco importantes para mastite causada por S. aureus. Em experimentos, notou-se que pode ocorrer infecção ou colonização do canal do teto em 93% dos orifícios de teto que sofreram escoriação experimental, em comparação com 53% dos orifícios de teto de quartos controles. Há correlação entre a presença de fissuras e o espessamento do teto, e influenciam, significativamente, o isolamento de S. aureus na pele.

Colonização por patógenos de menor importância

A presença de patógenos de menor importância, como estafilococos coagulase-negativa, protege contra novas infecções intramamárias causadas pelo patógeno de maior importância, S. aureus. Isso pode ser decorrência de alta CCS ou da presença de uma substância semelhante a antimicrobiano produzida por estafilococos coagulase-negativa, que inibe a multiplicação de S. aureus. Diferentemente, os quartos infectados por estafilococos coagulase-negativa podem ser mais suscetíveis a novas infecções por S. agalactiae. Os quartos infectados por C. bovis são protegidos da infecção por S. aureus, mas não da infecção causada pela maioria das espécies de estreptococos.

Parição da vaca

A prevalência de infecção intramamária e de mastite subclínica causadas por S. aureus aumenta com o número de partos da vaca. É provável que isso se deva à maior possibilidade de infecção com o passar do tempo e com o longo tempo de infecção, especialmente em rebanhos que não adotam um programa de controle de mastite.

Presença de doenças concomitantes

A presença de doenças do periparto, como distocia, paresia da parturiente, retenção de placenta e cetose foram relatadas como fatores de risco para mastite. Úlceras de sola em múltiplos dígitos podem ser causadas por S. aureus, na primeira lactação.

Hereditariedade

Experimentalmente, a presença de alguns antígenos de linfócitos de bovinos aumenta a suscetibilidade à infecção por S. aureus, mas a herdabilidade estimada para a suscetibilidade após desafio experimental foi baixa e instável.

Sistema imune

A taxa de infecção causada por S. aureus depende da capacidade do sistema imune em reconhecer e eliminar a bactéria. Anticorpos estafilocócicos estão presentes no sangue de vacas infectadas, mas eles parecem propiciar pouca proteção contra mastite causada por S. aureus. Isso pode acontecer devido ao baixo título de anticorpos no leite. O título de anticorpos no soro aumenta com a idade e após um episódio de mastite.

O desenvolvimento ou persistência da mastite causada por S. aureus depende da interação entre a bactéria invasora e o sistema de defesa do hospedeiro, principalmente as células somáticas na glândula infectada, sendo que os neutrófilos polimorfonucleares representam mais de 95% delas. O número de bactérias isoladas em amostras de leite de glândula mamária infectadas por S. aureus se caracteriza pelo aumento e decréscimo cíclicos, concomitantes com o ciclo inverso da CCS. Essa relação entre CCS e número de bactérias indica que as células presentes na glândula mamária têm uma participação fundamental na patogênse da infecção por S. aureus. Parece haver alterações qualitativas na capacidade das células somáticas do animal em realizar a fagocitose das bactérias. No período de alta CCS, a capacidade das células em eliminar bactérias é 9 mil vezes maior do que no período de baixa CCS. A incapacidade relativa de os neutrófilos polimorfonucleares em eliminar bactérias no período de baixa CCS pode explicar a ocorrência de reinfecção. A fagocitose e morte das bactérias também podem ser ineficientes devido à baixa concentração de opsoninas, carência de fonte de energia e presença de caseína e glóbulos de gordura no leite. A função dos neutrófilos polimorfonucleares (células somáticas) no compartimento intramamário também pode ser comprometida pela imunossupressão induzida por cortisol e dexametasona, em vacas tratadas.

Fatores de risco do ambiente e do manejo

Vários fatores de risco relacionados ao manejo do rebanho são importantes na disseminação de S. aureus. Limpeza inadequada do teto e do úbere pode permitir a propagação do microrganismo entre os quartos da mesma vaca e possibilitar a contaminação das unidades de ordenha, uma vez que essa bactéria é comumente transmitida entre as vacas que não foram lavadas ou enxaguadas. O uso de tubulações de ordenha elevadas é um risco devido à maior oscilação do nível de vácuo, especialmente durante a remoção das teteiras, com maior ocorrência de dano às extremidades dos tetos, através das quais as bactérias presentes na unidade de ordenha podem penetrar no canal do teto e causar nova infecção mamária.

Pesquisas extensas mostram que os procedimentos de manejo mais efetivos na redução da taxa de infecção e da contagem de células somáticas associadas à infecção por S. aureus são:

- Imersão dos tetos em solução germicida após a ordenha
- Manutenção de um bom suprimento de cama seca para as vacas estabuladas
- Desinfecção rigorosa do orifício do teto antes da aplicação intramamária de medicamento
- Ordenha das vacas com mastite clínica por último.

A falha na aplicação dessas técnicas de manejo aumenta o risco de infecção intramamária causada por S. aureus.

Fatores de risco dos patógenos

Fatores de virulência

Desde 1961, sabe-se que há uma variedade de cepas de S. aureus que causam mastite clínica e que algumas parecem ser mais virulentas em um rebanho, diferindo na gravidade dos sinais clínicos e na persistência da infecção.[3-9] S. aureus têm diversos fatores de virulência que respondem por sua patogenicidade e persistência no tecido mamário, mesmo com terapia antimicrobiana e mecanismos de defesa adequados. A *maioria dos isolados de S. aureus de bovinos parece estar adaptada ao hospedeiro e são diferentes daqueles isolados de humanos. S. aureus é capaz de colonizar o epitélio* e o canal do teto, podendo se aderir e fixar nas células epiteliais da glândula mamária. Ocorre ligação específica com as proteínas da matriz extracelular, fibronectina e colágeno, que pode induzir a célula epitelial a internalizar o microrganismo, protegendo-o de fatores bactericidas exógenos e endógenos. Algumas cepas de S. aureus são capazes de *invadir as células do epitélio mamário de vacas*, em cultura, e o processo de invasão requer ácido nucleico de células eucarióticas e síntese proteica, bem como síntese bacteriana.

Algumas cepas de S. aureus produzem *toxinas*, algumas das quais podem comprometer a *função fagocitária*. A β-toxina, ou uma combinação das toxinas α e β-, é produzida pela maioria das cepas patogênicas isoladas de bovinos, mas sua relevância patogênica não foi esclarecida. A β-toxina lesiona as células do epitélio secretor da glândula mamária de vacas, exacerba os efeitos prejudiciais da α-toxina, favorece a aderência de S. aureus às células epiteliais da glândula mamária e exacerba a proliferação do microrganismo. Todas as cepas produzem *coagulase* (daí o termo S. aureus coagulase-positiva), que transforma fibrinogênio em fibrina; isso parece auxiliar a invasão aos tecidos. A *leucocidina*, produzida por S. aureus, pode inativar os neutrófilos. Há relato de um pequeno número de casos em que a presença de pequenas colônias na cultura bacterina (refletindo uma menor taxa de crescimento) está associada com a ocorrência de mastite crônica em vacas.[10]

Muitas cepas de estafilococos (coagulase-negativa e coagulase-positiva) são capazes de produzir *camada de exopolissacarídeo extracelular* que circunda a parede celular, denominada *biofilme*. Essa estrutura capsular e sua produção de muco foi associada com prejuízo aos mecanismos de defesa do hospedeiro, pois facilita a colonização e a aderência da bactéria nas células do epitélio da glândula mamária e atua como um "revestimento" que protege contra o ataque imune e impede a difusão de antibióticos. Além disso, as bactérias contidas no biofilme podem ter baixa taxa metabólica e, assim, são menos sensíveis aos antimicrobianos.[11-14] A capacidade de formar biofilme foi notada em 36 a 38% das vacas com mastite subclínica causada por S. aureus.[12,14]

Um importante fator patogênico é a capacidade de o microrganismo colonizar e produzir microabscessos na glândula mamária, de modo a ficar protegido dos mecanismos de defesa normais, inclusive da fagocitose pelos neutrófilos. A dificuldade de eliminação de estafilococos de um quarto infectado se deve, basicamente, à capacidade de sobrevivência da bactéria no ambiente intracelular. O microrganismo também é capaz de se transformar em uma *forma L não suscetível*, quando exposta aos antimicrobianos, retornando à forma padrão quando cessa o contato com o antimicrobiano.

Genótipo das cepas

Fagotipagem e *ribotipagem* podem ser utilizadas para classificar as cepas obtidas de casos de mastites clínica e subclínica causadas por S. aureus. Também são empregadas *técnicas de "impressão digital" do DNA*, por meio de PCR, para diferenciar várias cepas do microrganismo. Um grande número de diferentes tipos de S. aureus pode ser isolado de casos de mastite bovina, mas há predomínio de poucos tipos em diferentes países. Pesquisas mostraram que somente um pequeno número de genótipos causam a maioria dos casos de mastite por S. aureus, informação que pode ser útil na determinação da dinâmica da infecção em um rebanho e de como a infecção se propaga entre as vacas. A análise epidemiológica da distinta estrutura molecular de S. aureus isolado em vacas, nos EUA e na Irlanda, indicou que apenas alguns clones de S. aureus especializados são responsáveis pela maioria dos casos de mastite bovina e que esses clones apresentam ampla distribuição geográfica. *Em geral, uma cepa predominante é responsável pela maioria dos casos de infecções clínicas e subclínicas causadas por S. aureus em um rebanho* e, atualmente, acredita-se que S. aureus é um microrganismo clonal que se propaga entre as vacas.[3,5,6] Além disso, a maioria das cepas isoladas no leite é diferente daquelas isoladas na pele do teto. Em outras palavras, a maioria das cepas de S. aureus isoladas de casos de mastite apresentam especificidade tanto para o hospedeiro quanto para o sítio de infecção. Isso tem importantes implicações no controle de mastite causada por S. aureus porque uma estratégia racional e efetiva para o controle da infecção intramamária deve ter como alvo os clones que costumam provocar a doença.

Staphylococcus aureus resistente à meticilina

A crescente preocupação com as infecções hospitalares causadas por S. *aureus resistente à meticilina* (MRSA, do inglês "methillicin-resistant S. aureus") em medicina humana e na clínica de pequenos animais[15] estimulou a realização de pesquisas de prevalência de MRSA em vacas com mastite. Em um estudo de 207 casos de mastite clínica no Irã, constatou-se que 20% eram causados por S. aureus e 2,4% por MRSA.[16] No Brasil, em 36 vacas com mastite subclínica, 11% das infecções eram causadas por MRSA[17] e, na Sérvia, 5% de 213 isolados de S. aureus foram identificados como MRSA.[18] Não há dado disponível indicando que o curso clínico da mastite causada por MRSA, em vacas, é diferente daquele causado por cepas de S. aureus sensíveis a meticilina; no entanto, na Itália, o isolamento de MRSA em rebanhos, mais provavelmente, ocorreu naqueles com baixa prevalência de S. aureus, sendo que 9% dos isolados de S. aureus eram MRSA.[19]

Importância econômica

A prevalência total de mastite causada por S. aureus é muito maior do que aquela causada por S. agalactiae; ademais, a necessidade de descarte em decorrência de mastite estafilocócica ocasiona consequências econômicas muito maiores. O risco de novas infecções é uma preocupação constante. A resposta ao tratamento é comparativamente menos efetiva e ainda não foram estabelecidos métodos satisfatórios para erradicação de mastite estafilocócica nos rebanhos infectados.

Implicações zoonóticas

A presença de S. aureus no leite comercializado pode representar um risco ao consumidor porque o microrganismo é capaz de produzir enterotoxinas, bem como uma toxina que causa a síndrome do choque tóxico, as quais provocam intoxicação alimentar grave. O leite da glândula com mastite não representa grande risco de intoxicação alimentar causada pela enterotoxina produzida por S. aureus.

Patogênese

A infecção pode ser reproduzida experimentalmente por meio da inoculação de S. aureus na glândula mamária de vacas e ovelhas, mas há considerável variação no tipo de mastite obtida. Parece que isso não é causado pelos diferentes graus de virulência das cepas utilizadas, embora ocorram variações entre as cepas, mas essa variação pode estar relacionada ao tamanho do inóculo utilizado ou, mais provavelmente, ao estado lactacional do úbere no momento da infecção. É possível induzir infecção por S. aureus na cisterna do teto de vacas; os tecidos do teto são capazes de estimular uma resposta inflamatória local marcante, mas apesar do grande número de neutrófilos que migram para o teto, eles não conseguem controlar a infecção, exceto quando há pequena quantidade de bactérias.

A infecção no início da lactação pode resultar em mastite hiperaguda, com gangrena do úbere. No estágio final da lactação ou no período seco, as novas infecções geralmente não são acompanhadas de resposta sistêmica, mas resultam em mastite aguda ou crônica. Em vacas, a mastite crônica causada por S. aureus foi transformada em mastite hiperaguda gangrenosa por meio da indução experimental de neutropenia sistêmica.

Na *forma gangrenosa*, a morte tecidual é precipitada por trombose venosa, que causa edema e congestão da glândula mamária. S. aureus é a única bactéria que, comumente, causa essa reação no úbere de vacas; a toxemia resultante é causada por toxinas bacterianas e destruição tecidual. A invasão secundária de *E. coli* e *Clostridium* spp. contribuem para a gravidade da lesão e produção de gases.

Em vacas, os mecanismos patogênicos das mastites aguda e crônica causadas por S. aureus são semelhantes; ocorre diferença apenas no grau de envolvimento do tecido mamário. Em ambas as formas o foco infeccioso inicia com um estágio agudo caracterizado pela proliferação das bactérias nos ductos coletores e, em menor extensão, nos alvéolos. Na mastite *aguda*, os pequenos ductos são rapidamente obstruídos por coágulos de fibrina, ocasionando envolvimento mais grave da área obstruída.

Na forma *crônica*, há um foco de inflamação menor e a reação é mais branda; a inflamação se restringe ao epitélio dos ductos. Esse epitélio é destruído em poucos dias, sendo substituído por proliferações de tecido conectivo ao redor dos ductos, ocasionando obstrução e atrofia da área drenada por esses ductos. A infiltração de leucócitos no estroma, no revestimento epitelial e no lúmen indica uma óbvia deficiência da capacidade de secreção e síntese, em decorrência da limitação do lúmen alveolar e da distensão da área de estroma.

Uma característica de mastite crônica causada por *S. aureus* importante no seu diagnóstico é a excreção cíclica de bactérias no leite do quarto mamário infectado. Paralelamente a essa variação, ocorre aumento e decréscimo cíclicos no número de neutrófilos polimorfonucleares no leite e na sua capacidade de fagocitose de bactérias. Em alguns casos, também se constata a formação de abscessos e desenvolvimento de botriomicose no úbere, com granuloma contendo cocos Gram-positivos em uma massa eosinofílica amorfa.

Achados clínicos

Mastite crônica

As perdas mais importantes são causadas pelas formas crônica e subclínica de mastite. Embora metade das vacas do rebanho possam ser acometidas, apenas algumas delas apresentam anormalidades detectadas pelo ordenhador. Muitos casos são caracterizados por desenvolvimento lento de endurecimento e atrofia, com surgimento ocasional de coágulos no leite ou de primeiros jatos de leite aquosos. Nota-se alta CCS no leite, bem como resultado positivo no CMT dos quartos infectados; todavia, a doença pode ser inaparente até que ocorra perda significativa da capacidade funcional da glândula mamária. A infecção pode persistir e a doença pode progredir lentamente ao longo de vários meses.

Mastite aguda e hiperaguda

A ocorrência de mastite estafilocócica aguda e hiperaguda é rara, mas isso acontece e pode ser fatal, mesmo quando se administra um tratamento agressivo. A *mastite aguda causada por S. aureus* é mais comum no início da lactação. Nota-se edema marcante da glândula mamária; a secreção láctea é purulenta ou contém muitos coágulos espessos. Sempre ocorre fibrose extensa e grave perda da função glandular.

Em geral, a *mastite hiperaguda causada por S. aureus* é notada nos primeiros dias após o parto; é altamente fatal. Nota-se resposta sistêmica grave, com febre de 41 a 42°C, taquicardia (100 a 120 bpm), anorexia total, profunda depressão, ausência de movimentos ruminais e fraqueza muscular, frequentemente ao ponto de levar ao decúbito. O início das respostas sistêmicas e locais é súbito. A vaca pode estar normal em uma ordenha e em decúbito e coma na ordenha seguinte. O quarto mamário infectado apresenta tumefação marcante, consistência dura e com sensibilidade dolorosa à palpação, o que resulta em claudicação evidente no membro pélvico do lado acometido.

O desenvolvimento de *gangrena* é contínuo e pode ser evidente em estágio muito precoce. Nota-se uma cor azulada que, por fim, se estende ao assoalho do úbere e em parte ou em todo o teto, ou pode se restringir a manchas nas faces laterais e no assoalho do úbere. Em 24 h as áreas de gangrena tornam-se negras, com exsudação de soro, podendo ser acompanhadas de enfisema subcutâneo e formação de vesículas. A secreção se reduz a pequena quantidade de líquido seroso sanguinolento sem odor, coágulos ou flocos. Com frequência, os quartos não acometidos, da mesma vaca, apresentam tumefação e pode haver extenso edema subcutâneo na parte anterior da glândula mamária causada por trombose das veias mamárias. A toxemia é grave e em geral a vaca morre, a menos que seja realizado tratamento precoce apropriado. Mesmo com o tratamento precoce, invariavelmente ocorre perda do quarto e as partes de tecidos com gangrena se desprendem. Esse desprendimento inicia depois de 6 a 7 dias; no entanto, sem manuseio, a parte com gangrena pode permanecer aderida por semanas. Após o desprendimento, ocorre drenagem de pus no local, por várias semanas antes de, finalmente, a ferida cicatrizar.

Patologia clínica

Cultura de leite de uma vaca

A cultura bacteriológica do leite é o melhor método de detecção de vacas com infecção intramamária causada por *S. aureus*. Um problema na identificação laboratorial de *S. aureus* é que a *excreção dessa bactéria do quarto infectado é cíclica* e, assim, quando se faz a cultura é necessária uma série de amostras para aumentar a sensibilidade do exame. A sensibilidade em uma amostra composta (dos quatro quartos) pode ser tão baixa quanto 53%, sendo maior quando se examina amostra de um único quarto mamário.[20] Os fatores que mais influenciam a sensibilidade da cultura bacteriológica, em ordem de importância, são:

- Tipo de amostra de leite
- Volume de leite utilizado na cultura
- Intervalo de tempo entre as coletas de amostras em série.

Em amostras de um quarto obtidas no dia 1 e nos dias 3 ou 4 e cultivadas separadamente utilizando 0,1 mℓ de leite como inóculo de cultura, as sensibilidades prováveis foram, 90 a 95% e 94 a 99%, respectivamente. Em repetidas amostras obtidas de um quarto, uma vez ao dia, e cultivadas em separado, constatou-se sensibilidade de 97% e especificidade de 97 a 100%. A cultura de amostras compostas, em vez de amostras de um único quarto, para o diagnóstico de mastite por *S. aureus*, aumentou o número de resultados falso-negativos; todavia, é possível aumentar a sensibilidade em amostras compostas utilizando-se 0,05 mℓ de leite como inóculo, em vez de 0,01 mℓ, que é o volume recomendado pelo National Mastitis Council (NMC). O congelamento de amostras de leite antes de seu processamento não influencia a contagem de bactérias ou causa aumento de até 200%; essa última condição é atribuída à ruptura de células contendo *S. aureus* viáveis. Contagem de bactéria superior a 200 UFC/mℓ é comumente utilizada como critério para diagnóstico positivo de infecção.

Tipicamente, o leite é semeado em placas com ágar-sangue ovino, a fim de favorecer a multiplicação de uma ampla variedade de microrganismos potencialmente patogênicos, porém não favorece a multiplicação de todos os patógenos conhecidos. Testes bioquímicos, como testes de coagulase e de catalase positivos, são rotineiramente utilizados para diferenciar *S. aureus* de outros cocos Gram-positivos. *S. aureus* se multiplica muito bem em ágar-sangue ovino e, tipicamente, produz uma zona de hemólise incompleta ao redor da colônia, a qual pode conter uma zona interna de hemólise completa, condição conhecida como zona de dupla hemólise.[21] A presença de zona de dupla hemólise confirma o diagnóstico de *S. aureus*; as colônias que não apresentam essa morfologia requerem um resultado positivo no teste de coagulase em tubo para que se estabeleça o diagnóstico de mastite por *S. aureus*, com especificidade de 100%. No entanto, é preciso ressaltar que nem todos os estafilococos coagulase-positiva são *S. aureus*. A diferenciação é mais bem realizada por meio de subcultura de colônias do ágar-sangue ovino em placas CHROMagar, com hemólise completa após 24 h de incubação; nesse meio de cultura, os isolados de *S. aureus* se multiplicam como colônias violetas a cor-de-rosas.[21]

A técnica de espectrometria de massa *MALDI-TOF* é muito promissora como método rápido e preciso de diferenciação de *S. aureus* de outras sete espécies de estafilococos coagulase-positiva, mediante a análise de sinais metabólicos de uma colônia de bactérias em menos de 4 h.[22]

O *teste PCR Pathoproof Mastitis* é o de maior sensibilidade (91%) e especificidade (99%) em amostras de leite compostas, considerando a vaca[20], podendo ser o exame preferido para amostras de leite compostas, quando se avalia a escolha com base no custo, na sensibilidade e na especificidade do teste.

Diversos testes de imunodiagnóstico foram desenvolvidos para o diagnóstico de mastite causada por *S. aureus*, com ênfase em testes de diagnóstico de campo rápidos, mas nenhum alcançou um equilíbrio apropriado entre sensibilidade, especificidade e custo.[23] Nota-se aumento das concentrações de haptoglobina e de amiloide-A sérica associada à glândula mamária, no leite de vacas com mastite por *S. aureus*, concomitante ao aumento das concentrações dessas duas proteínas de fase aguda no soro sanguíneo.[24]

Cultura de leite do tanque de resfriamento

A cultura de 0,3 mℓ de leite do tanque de resfriamento, para isolamento de *S. aureus*, utilizando o meio de cultura especial Baird-Parker, é um método prático para detectar microrganismos no leite do tanque e monitorar sua disseminação em rebanhos leiteiros; a sensibilidade e a especificidade para detectar bactérias variam de 90 a 100%.

Contagem de células somáticas e "california mastitis test"

Na tentativa de reduzir o custo da amostragem de todos os quartos mamários para cultura bacteriológica, uma estratégia alternativa é o uso da contagem de células somáticas (CCS) como um teste de triagem, a fim de detectar quais vacas devem ser escolhidas para cultura de S. aureus. Considerando todos os tipos de infecção intramamária, a sensibilidade e a especificidade da CCS variam de 15 a 40% e de 92 a 99%, respectivamente. Para detecção de vacas infectadas por S. aureus, a sensibilidade da CCS em amostra de leite composta é baixa, variando de 31 a 54%. A CCS em quartos individuais tem uma sensibilidade maior, de 71 a 95%, dependendo da publicação e do ponto de corte utilizado; no entanto, a amostragem por quarto mamário é impraticável porque, geralmente, a CCS é realizada em amostra composta. Tanto a CCS de amostra de leite composta quanto a de amostra de leite do quarto resultam em proporção inaceitavelmente alta de vacas infectadas e não detectadas e, assim, atualmente não é um teste de triagem recomendado se o objetivo for detectar todas as vacas do rebanho com infecção intramamária causada por S. aureus.

O CMT também tem sido utilizado como um teste de triagem para escolher quartos ou vacas para cultura bacteriológica. O uso dos resultados do CMT – traço, 1, 2 e 3 – como indicadores de presença de infecção intramamária causada por S. aureus mostrou sensibilidade variando de 0,47 a 0,96 e especificidade de 0,41 a 0,80.[20]

Resumindo, a cultura de amostra de leite de quarto (preferivelmente) ou de amostra de leite composta é um teste superior à CCS ou ao CMT no diagnóstico de infecção intramamária causada por S. aureus. Recomenda-se fortemente a cultura bacteriológica, é importante a identificação de todas as vacas positivas do rebanho porque a sensibilidade dos testes indiretos (como CCS e CMT) não é apropriada.

Testes imunoenzimáticos (ELISA) para detectar anticorpo contra S. aureus no leite

Foram desenvolvidos testes ELISA para detectar anticorpos contra S. aureus no leite, mas não são amplamente utilizados. Testes de laboratório rápidos que contemplam esses testes ELISA, inclusive o teste Staph-Zym, mostraram 84 a 90% de precisão na identificação de estafilococos.

Teste do disco de acriflavina

O teste do disco de acriflavina é um método prático e confiável para diferenciar isolados de S. aureus de outros tipos de estafilococos.

Achados de necropsia

Na mastite estafilocócica hiperaguda, o quarto infectado apresenta tumefação marcante e pode conter leite sanguinolento em sua parte dorsal, mas na porção ventral nota-se apenas líquido serossanguinolento. Verifica-se edema e intensa congestão vascular que, quase sempre, progridem para um quadro de gangrena úmida da pele sobrejacente. Não se consegue isolar bactérias do sangue circulante ou dos tecidos, com exceção do tecido mamário e dos linfonodos regionais. O exame histológico mostra necrose de coagulação no tecido glandular e trombose venosa.

Nas formas mais brandas de mastite estafilocócica, geralmente os microrganismos invasores estimulam uma resposta granulomatosa. Microscopicamente, esses casos "botriomicóticos" são caracterizados por granulomas, com uma colônia de bactérias central, e fibrose progressiva do quarto mamário.

Amostras para confirmação do diagnóstico

- Bacteriologia: tecido mamário e linfonodos regionais, refrigerados
- Histologia: tecido mamário fixado em formalina.

Diagnóstico diferencial

Devido à ocorrência da forma hiperaguda nos primeiros dias após o parto, a depressão marcante e a incapacidade da vaca em se levantar, o fazendeiro pode concluir que a vaca apresenta *paresia da parturiente*, que é caracterizada por fraqueza, decúbito, hipotermia, estase ruminal, dilatação das pupilas, taquicardia com ruídos cardíacos pouco audíveis e rápida resposta à aplicação intravenosa de gliconato de cálcio. Na paresia da parturiente, geralmente a glândula mamária encontra-se normal.
A *mastite hiperaguda causada por S. aureus* caracteriza-se por taquicardia marcante, febre, fraqueza e evidência de mastite clínica grave, com edema, hipertermia, leite anormal com a presença de soro e sangue e, às vezes, gás no teto; com frequência, nota-se gangrena do teto até a base da glândula mamária. Outros tipos de bactérias que causam mastite, especialmente *Escherichia coli* e *Trueperella pyogenes*, podem ocasionar respostas sistêmicas graves, porém é menos comum haver gangrena do quarto.
A mastite coliforme aguda é uma causa muito mais comum de mastite grave do que a mastite causada por S. aureus. As formas crônica e aguda de mastite estafilocócica são clinicamente indistinguíveis de muitos outros tipos de mastite bacteriana, sendo necessário exame bacteriológico para sua identificação.

Tratamento

A taxa de cura bacteriológica de mastite causada por S. aureus tratada com antimicrobianos por via intramamária ou parenteral é muito abaixo da satisfatória, especialmente em vacas lactantes. A taxa de cura bacteriológica após o tratamento antimicrobiano raramente excede a 50% e, quase sempre, a infecção persiste por toda a vida da vaca. Há três possíveis razões para isso: penetração inadequada do antimicrobiano no local da infecção, formação de formas L de S. aureus e produção de betalactamase pela bactéria.

Penetração inadequada do antimicrobiano

Em vacas lactantes, ocorre *penetração inadequada do antimicrobiano* no local da infecção intramamária; ademais, o microrganismo sobrevive em fagócitos, onde são inacessíveis ao antimicrobiano. Também pode haver inativação do antimicrobiano por componentes do soro sanguíneo e do leite, bem como a formação de formas L do microrganismo durante o tratamento, em 0 a 80% das bactérias.

Resistência aos antimicrobianos

Em regiões geográficas específicas notam-se *cepas de S. aureus resistentes a antimicrobianos* devido à predominância de clones dessa bactéria que, frequentemente, são produtores de betalactamase; essa enzima confere à bactéria resistência aos antimicrobianos betalactâmicos, como penicilina G, hidriodeto de penetamato, ampicilina e amoxicilina.[25] Isso enfatiza a necessidade de conhecer os fatores epidemiológicos locais quando se estabelece o tratamento de casos em que não há disponibilidade de resultados de cultura microbiológica e de teste de sensibilidade antimicrobiana. Cloxacilina e nafcilina são efetivas, mas apenas contra bactérias Gram-positivas; são menos efetivas contra estafilococos que não produzem betalactamase. A adição de ácido clavulânico à amoxicilina supera essa resistência induzida pela betalactamase, tal como acontece com a adição de *cloxacilina* à ampicilina, e isso é obtido utilizando uma formulação intramamária comum. Cefalosporinas de 1ª e 2ª gerações e eritromicina são efetivas contra estafilococos produtores de betalactamase; essas cefalosporinas também são efetivas contra bactérias Gram-negativas. A administração de cefapirina, um antimicrobiano destinado a vacas secas, a novilhas com infecção causada por S. aureus resultou em cura bacteriológica e manteve o quarto mamário livre de infecção em sua primeira lactação. Em geral, considera-se a infusão intramamária de cloxacilina e ampicilina como o tratamento inicial preferido para mastite por S. aureus porque é bastante comum a produção de betalactamase por essa bactéria.

O tratamento antimicrobiano de mastite subclínica causada por S. aureus durante a lactação não é economicamente atrativo porque a taxa de cura é baixa, há necessidade de descarte do leite durante o período de carência do medicamento, e não ocorre aumento economicamente vantajoso na produção de leite após o tratamento. O tratamento da vaca na secagem é muito mais efetivo, sendo bem-sucedido em 40 a 70% dos casos; todavia, em novilhas infectadas pode-se tentar o tratamento no início da lactação. Vacas infectadas por *S. aureus* devem ser adequadamente identificadas, isoladas quando possível e ordenhadas por último ou utilizar um conjunto de teteiras em separado. Também deve-se considerar o descarte das vacas infectadas como uma opção, mas não há uma análise econômica detalhada sobre essa recomendação comum.

Tratamento de vacas lactantes

O tratamento de mastite clínica causada por *S. aureus*, com uso de antimicrobiano por via intramamária, não é satisfatório, mas é realizado com frequência. No entanto, a recuperação clínica após o tratamento não elimina, necessariamente, a infecção; alguns estudos publicados sobre a taxa de cura não fazem distinção entre cura clínica e cura bacteriológica. Em geral, a taxa de cura depende do tempo de infecção, do número de quartos infectados, da posição posterior ou anterior do quarto mamário, da capacidade da cepa de *S. aureus* produzir betalactamase, da condição imune da vaca, do antimicrobiano utilizado e do tempo de tratamento. Para assegurar maior sucesso terapêutico, a recomendação atual é combinar tratamento intramamário e terapia antimicrobiana parenteral ou *administrar apenas tratamento intramamário estendido por 4 a 8 dias*. A penicilina G é considerada o antibiótico preferido para cepas de *S. aureus* sensíveis a ela. A infusão intramamária de pirlimicina também tem boa eficácia clínica, quando administrada como tratamento estendido por 8 dias.[1] Uma vantagem adicional do tratamento estendido com pirlimicina é a redução da taxa de transmissão da infecção por *S. aureus* e da taxa de prevalência de mastite clínica por uma cepa específica, no rebanho.[1]

As formulações de uso intramamário listadas a seguir, administradas diariamente, em intervalos de 24 h, no total de três doses (a menos que recomendadas de outro modo), são utilizadas no tratamento de mastite clínica causada por *S. aureus*, com taxa de cura clínica esperada de, aproximadamente, 20 a 60%, em vacas lactantes. O tratamento de mastite subclínica é realizado no momento da secagem da vaca:

- Cloxacilina sódica (200 a 600 mg, em três doses)
- Tetraciclinas (400 mg)
- Combinação penicilina-estreptomicina (100.000 unidades e 250 mg)
- Combinação penicilina-tilosina (100.000 unidades e 240 mg)
- Novobiocina (250 mg por infusão, no total de três aplicações)
- Cefalosporinas (a maioria das cepas de *S. aureus* é sensível à cefapirina)
- Cefquinoma (75 mg por infusão, no total de três infusões; cefalosporina de 4ª geração)
- Pirlimicina, em tratamento estendido (oito aplicações de 50 mg, com intervalos de 24 h, por 8 dias).

Em um estudo de 184 casos de mastite subclínica causada por *S. aureus*, no estado de Nova Iorque, EUA, constatou-se que antimicrobianos de uso intramamário disponíveis no mercado não foram mais efetivos, comparativamente às vacas do grupo-controle não tratadas (cura bacteriológica de 43%), com as seguintes taxas de cura bacteriológica: eritromicina (65%), penicilina (65%), cloxacilina (47%), amoxicilina (43%) e cefapirina (43%). Em um estudo multicêntrico randomizado realizado na Europa, notou-se que o tratamento intramamário estendido com cefquinoma aumentou a taxa de cura clínica em vacas-leiteiras lactantes, de 60% (três infusões com intervalos de 12 h) para 84% (três infusões adicionais com intervalos de 24 h); no entanto, não alterou a cura bacteriológica.[26]

Um tratamento um pouco mais efetivo para mastite subclínica causada por *S. aureus*, com taxa de cura de 50%, é a infusão intramamária simultânea de amoxicilina (62,5 mg) e injeção intramuscular de penicilina G procaína (9.000.000 de unidades). Esse estudo foi o primeiro a demonstrar que a combinação de terapia parenteral e intramamária é mais efetiva do que apenas o tratamento intramamário. Devido à persistência da infecção no rebanho, a escolha final do antimicrobiano deve se basear nos resultados da cultura bacteriológica e do teste de sensibilidade antimicrobiana (antibiograma); o último indica se a cepa de *S. aureus* predominante no rebanho produz betalactamase e isso é importante porque a *cura das cepas que produzem betalactamase é mais difícil* e tais cepas requerem um protocolo terapêutico específico. A taxa de cura bacteriológica de infecções sensíveis à penicilina tratadas com penicilina G, pelas vias parenteral e intramamária, foi de 76%, enquanto nas infecções causadas por cepas produtoras de betalactamase com a combinação amoxicilina-ácido clavulânico, pelas mesmas vias de aplicação, foi de 29%.

O uso de citocinas, como adjuvante na terapia antimicrobiana, pode auxiliar no acréscimo do número de fagócitos na glândula mamária e exacerbar a função celular.

A infusão intramamária experimental de interleucina recombinante em glândulas mamárias infectadas e não infectadas estimulou o influxo de leucócitos polimorfonucleares, que apresentavam subsequente aumento de atividade, e elevou a taxa de cura em 20 a 30%, em quartos mamários infectados por *S. aureus*.

Um novo método para reduzir a taxa de transmissão de *S. aureus* no rebanho é *cessar, seletivamente, a lactação nos quartos infectados das vacas lactantes*. Para a secagem definitiva de um quarto, a melhor maneira é a infusão de 120 mℓ de solução de iodo-povidona 5% (iodo 0,5%), após ordenha completa e administração de flunixino meglumina (1 mg/kg PC IV). A cessação terapêutica da produção de leite em um quarto não altera a produção diária de leite, mas reduz a CCS da vaca, individualmente, e sua contribuição na CCS no leite do tanque de resfriamento. As consequências finais da secagem seletiva dos quartos infectados é a redução da taxa de novas infecções intramamárias no rebanho e a diminuição da CCS no leite do tanque.

Mastite hiperaguda

Considera-se que o tratamento parenteral precoce de mastite hiperaguda com antimicrobianos apropriados, como a combinação trimetoprima-sulfonamida ou a penicilina, é necessário para aumentar a taxa de sobrevivência. Quando se opta pelo uso de penicilina, a injeção intramuscular inicial deve ser acompanhada de uma dose intravenosa de penicilina cristalina, seguida de doses administradas por via intramuscular, de modo a manter a maior concentração sanguínea possível do antibiótico, ao longo de 4 a 6 dias; para isso, prefere-se tameticilina ou hidriodeto de penetamato. Nesses casos, as infusões intramamárias têm pouco valor, devido à baixa difusão do medicamento na glândula. Também, recomenda-se a administração de grande volume de solução com eletrólitos. O uso de solução hipertônica, como recomendada na mastite coliforme hiperaguda, ainda não foi avaliado, mas pode ser indicado. Recomenda-se, também, aplicações frequentes de bolsa de água quente no úbere e ordenha da glândula acometida. Utiliza-se ocitocina para favorecer a descida do leite, mas tal procedimento é relativamente ineficiente em glândula mamária com inflamação intensa. Pode-se indicar a amputação cirúrgica do teto para a drenagem da glândula, mas apenas em vacas com teto necrosado.

Terapia da vaca seca

Tornou-se uma prática comum esperar a secagem da vaca com mastite crônica causada por *S. aureus* antes de se tentar a eliminação da infecção. Faz-se a aplicação intramamária do medicamento em todos os quartos mamários, na última ordenha, então o medicamento é deixado no local. Os principais benefícios da terapia da vaca seca são: *eliminação de infecções intramamárias existentes* e *prevenção de novas infecções mamárias durante o período seco*. Ademais, não há descarte de leite e a taxa de cura bacteriológica é superior àquela obtida durante a lactação.

Foram avaliados os fatores associados com a cura bacteriológica de mastite subclínica causada por *S. aureus* após terapia da vaca seca. A probabilidade de cura de um quarto infectado *diminui* quando:

- Há alta CCS (> 250.000 células/mℓ)[26]
- A vaca tem idade avançada
- Há outro quarto infectado na mesma vaca
- A infecção se instala em quarto mamário posterior
- O percentual de amostras positivas para *S. aureus* era maior antes da secagem.

Em vacas com mais de um quarto mamário infectado a chance de cura é 0,6 vez menor do que em vacas com um quarto infectado. Pode-se prever a taxa de cura de quartos infectados por *S. aureus*, utilizando uma fórmula que considera vários fatores relacionados à vaca e aos quartos. A probabilidade prevista para a cura de uma vaca de 8 anos de idade, com três quartos mamários infectados pela bactéria e com CCS de 2.300.000 células/mℓ é de 36%. Em uma vaca de 3 anos de idade, com um quarto infectado e com CCS de 700.000 células/mℓ, a probabilidade de cura é de 92%. Com frequência, essa informação está disponível no momento da secagem, podendo ser utilizada para selecionar vacas, cuja cura é improvável, a serem excluídas do rebanho designando-as como "não reprodutora" e descartando-as em um momento economicamente favorável.

A maioria das preparações antimicrobianas de uso intramamário é satisfatória para a terapia da vaca seca, desde que apresentem um veículo de liberação lenta. A taxa de cura bacteriológica varia entre os rebanhos, de 25 a 75%, com taxa média de 50%. O uso de antibiótico de administração parenteral, como a oxitetraciclina, concomitante à infusão intramamária de cefapirina não aumentou a taxa de cura de infecções por *S. aureus*.

Controle

Em razão dos resultados relativamente insatisfatórios obtidos no tratamento de mastite estafilocócica, qualquer tentativa de controle depende muito de métodos efetivos de prevenção da transmissão da infecção entre as vacas. *S. aureus* é um patógeno contagioso, e o úbere é o principal local de infecção; a higiene na sala de ordenha é de fundamental importância. Para reduzir a fonte do microrganismo em um rebanho leiteiro, é importante adotar um programa de identificação precoce, descarte e isolamento das vacas infectadas, a fim de controlar a ocorrência de mastite causada por *S. aureus*, embora a implementação desses três procedimentos seja um desafio. Historicamente, o controle satisfatório de mastite causada por *S. aureus* é difícil e falível; no entanto, atualmente a taxa de infecção dos quartos pode ser reduzida de modo rápido e econômico de um valor médio de 30% para 10%, ou menos.

As estratégias e práticas descritas na seção "Controle de mastite bovina", apresentada adiante, neste capítulo, são muito efetivas no controle de mastite causada por *S. aureus*, desde que aplicadas e mantidas rigorosamente. O programa de controle inclui:

- Manutenção dos tetos, especialmente a região ao redor de seu orifício, em ótimas condições
- Lavagem higiênica e secagem do úbere antes da ordenha e utilização de luvas descartáveis durante a ordenha
- Manutenção regular da ordenhadeira mecânica
- Realizar imersão dos tetos após a ordenha. A imersão em solução de iodo 1%, de clorexidina 0,5% ou de glicerina 5 a 10% é efetiva no controle de mastite causada por *S. aureus*. Estudos "*in vitro*" mostraram que as bactérias podem se multiplicar em solução de iodo ≤ 0,1% e de clorexidina ≤ 0,0002%.[27] A imersão dos tetos ajuda a eliminar quartos infectados e reduzir a taxa de novas infecções em até 50 a 65%, em comparação com o grupo-controle; a adição de glicerina na solução de imersão melhora a condição do teto e de seu orifício. A desinfecção das mãos ou o uso de luvas de borracha resultam em vantagens adicionais
- Terapia da vaca seca em todas as vacas
- Descarte das vacas com mastite crônica
- Ordenha das vacas infectadas por último (a implantação desse procedimento é muito difícil em um sistema de criação "free-stall" ou em rebanho criado em pastagem).

Uma estratégia de controle alternativa, mas radical, quando todas as outras estratégias falharam, é a secagem definitiva do quarto infectado por meio da infusão intramamária de solução de iodo-povidona.

Vacinação

A imunização contra mastite causada por *S. aureus* foi amplamente pesquisada por 100 anos. Em vacas-leiteiras, tem-se utilizado diferentes vacinas à base de antígenos celulares ou solúveis, com e sem adjuvante, mas a proteção contra a infecção ou a doença clínica não foi satisfatória, quando utilizadas no campo. As vacinas atualmente disponíveis são bacterinas autógenas (produzidas a partir de bactérias isoladas de casos clínicos da fazenda), proteína recombinante e proteína de DNA recombinante, ou contém uma ou mais cepas de *S. aureus* que, acredita-se, propicie boa proteção cruzada.[28] Os objetivos dessas vacinas são reduzir a gravidade dos sinais clínicos e aumentar a taxa de cura, especialmente quando aplicadas em novilhas antes do parto. A vacinação também tem sido utilizada simultaneamente com a terapia antimicrobiana, durante a lactação ou na secagem, na tentativa de melhorar a resposta imune da vaca, com sucesso variável. Por exemplo, a administração combinada de três doses de uma bacterina de *S. aureus* polivalente, ao longo de 21 dias, e infusão intramamária de pirlimicina nos quatro quartos, 1 vez/dia, durante 5 dias (dias 16 a 20), eliminou a infecção por *S. aureus*, em taxa maior (40%) do que a verificada no grupo-controle não tratado (9%).[29]

Com base em estudos publicados sobre eficácia, as vacinas atualmente disponíveis não podem ser recomendadas como parte das medidas de rotina de controle de mastite causada por *S. aureus*. Os desafios no desenvolvimento de vacinas efetivas incluem: localização intracelular da infecção, capacidade da bactéria em produzir biofilme e concentração insuficiente de anticorpos opsonizantes induzidos pela vacina, no leite, a fim de facilitar a fagocitose e a eliminação de *S. aureus* do tecido da glândula mamária infectada.[30,31]

O desenvolvimento de uma vacina efetiva contra *S. aureus* ainda é um dos principais problemas no controle de doenças infecciosas de bovinos.

Tratamento e controle

Tratamento

- Tratar os casos clínicos brandos a moderados durante a lactação com Penicilina G, quando se sabe que a bactéria é sensível à penicilina, caso contrário utilizar antimicrobiano resistente à betalactamase, via intramamária; se necessário, fazer tratamento estendido (R-1)
- Tratar os casos clínicos moderados a graves durante a lactação com antimicrobiano resistente à betalactamase (como hidriodeto de penetamato), via parenteral, além de formulação de uso intramamário; se necessário, fazer tratamento estendido (R-1)
- Tratar infecções subclínicas em novilhas recém-paridas com penicilina G, quando se sabe que a bactéria é sensível a esse antibiótico, caso contrário, utilizar antimicrobiano resistente à betalactamase, via intramamária; se necessário, fazer tratamento estendido (R-1).

Controle

- Implementar o programa de controle de mastite dos 10 pontos (R-1)
- Descartar as vacas com mastite crônica causada por *S. aureus* (R-1)
- Realizar terapia da vaca seca em todas as vacas, com antimicrobiano resistente à betalactamase, via intramamária (R-1)
- Ordenhar as vacas infectadas por *S. aureus* por último (R-2)
- Erradicar a infecção do rebanho (R-2)
- Vacinar as vacas com bacterinas de *S. aureus* (R-3).

LEITURA COMPLEMENTAR

Barkema HW, Schukken YH, Zadoks RN. Invited Review: the role of cow, pathogen, and treatment regimen in the therapeutic success of bovine Staphylococcus aureus mastitis. J Dairy Sci. 2006;89:1877-1895.

Keefe G. Update on control of Staphylococcus aureus and Streptococcus agalactiae for management of mastitis. Vet Clin North Am Food Anim Pract. 2012;28:203-216.

Scali F, Camussone C, Calvinho LF, et al. Which are important targets in development of S. aureus mastitis vaccine? Res Vet Sci. 2015;100:88-99.

Zecconi A. Staphylococcus aureus mastitis: what we need to know to control them. Israel J Vet Med. 2010;65:93-99.

REFERÊNCIAS BIBLIOGRÁFICAS

1. Barlow JW, et al. BMC Vet Res. 2013;9:28.
2. Ryman VE, et al. Res Vet Sci. 2013;95:343.
3. Anderson KL, et al. Am J Vet Res. 2006;67:1185.
4. Fournier C, et al. Res Vet Sci. 2008;85:439.
5. Graber HU, et al. J Dairy Sci. 2009;92:1442.
6. Capurro A, et al. Vet J. 2010;185:188.
7. Oliveira L, et al. Am J Vet Res. 2011;72:1361.
8. Piccinini R, et al. J Dairy Res. 2012;79:249.
9. Lundberg A, et al. Acta Vet Scand. 2014;56:2.
10. Atalla H, et al. Foodborne Pathog Dis. 2008;5:785.
11. Melchior MB, et al. J Vet Med B. 2006;53:326.
12. Oliveira M, et al. Vet Microbiol. 2006;118:133.
13. Oliveira M, et al. Vet Microbiol. 2007;124:187.
14. Snel GGM, et al. Vet Microbiol. 2014;174:489.
15. Middleton JR, et al. J Clin Microbiol. 2005;43:2916.
16. Jamali H, et al. J Dairy Sci. 2014;97:2226.
17. Silva NCC, et al. Lett Appl Microbiol. 2014;59:665.
18. Savic NR, et al. Acta Vet Beograd. 2014;64:115.
19. Luini M, et al. Vet Microbiol. 2015;178:270.

20. Mahmmod YS, et al. Prev Vet Med. 2013;112:309.
21. Graber Hu, et al. Res Vet Sci. 2013;95:38.
22. Motta CC, et al. African J Microbiol Res. 2014;8:3861.
23. Febres-Klein MH, et al. Eur J Clin Microbiol Infect Dis. 2014;33:2095.
24. Eckersall PD, et al. J Dairy Sci. 2006;89:1488.
25. Sakwinska O, et al. Appl Environ Microbiol. 2011; 77:3428.
26. Swinkels JM, et al. J Dairy Sci. 2013;96:4983.
27. Azizoglu RO, et al. J Dairy Sci. 2013;96:993.
28. Pereira UP, et al. Vet Microbiol. 2011;148:117.
29. Smith GW, et al. J Am Vet Med Assoc. 2006;228:422.
30. Middleton JR, et al. J Dairy Res. 2006;73:10.
31. Middleton JR, et al. Vet Microbiol. 2009;134:192.

Streptococcus agalactiae

Sinopse

- Etiologia: *Streptococcus agalactiae* é um importante patógeno da glândula mamária e uma causa comum de mastite contagiosa em vacas em alguns países
- Epidemiologia: importante causa de mastite em rebanhos leiteiros que não empregam um programa de controle de mastite efetivo. A prevalência da infecção é de 10 a 50%, em vacas, e 25% nos quartos mamários. Em rebanhos que adotam um programa de controle efetivo, a taxa de prevalência em vacas é inferior a 10%. A infecção foi erradicada em muitos rebanhos, com tratamento e medidas de controle. É um patógeno obrigatório altamente contagioso. A infecção é transmitida durante a ordenha
- Achados clínicos: é mais comum a ocorrência de episódios repetidos individuais de mastite subaguda e aguda. A glândula mamária apresenta tumefação e hipertermia; o leite tem aspecto aquoso e contém coágulos. Se a infecção não for tratada, ocorre endurecimento gradativo do úbere
- Patologia clínica: cultura bacteriológica de amostra de leite individual da vaca ou de amostra de leite do tanque de resfriamento. Teste de aglutinação em látex
- Achados de necropsia: nada relevante
- Confirmação diagnóstica: teste de aglutinação em látex para identificação específica do microrganismo
- Diagnóstico diferencial: clinicamente, não é possível diferenciar de outras causas de mastite aguda ou crônica. Deve-se fazer cultura bacteriológica do leite
- Tratamento: a mastite causada por *S. agalactiae* em vacas lactantes responde bem ao tratamento intramamário com uma ampla variedade de antimicrobianos, resultando em altas taxas de cura clínica e bacteriológica. É comum o uso de terapia geral (tratamento simultâneo de todas as vacas do rebanho) para reduzir a prevalência da infecção no rebanho
- Controle: a erradicação é possível. Identificar e tratar os quartos infectados e descartar as vacas incuráveis. Limpeza e higienização do teto e do úbere antes da ordenha, imersão do teto em solução germicida após a ordenha e terapia da vaca seca.

Etiologia

Streptococcus agalactiae. As infecções causadas por estreptococos ambientais são descritas na próxima seção.

Epidemiologia

Ocorrência e prevalência da infecção

S. agalactiae foi uma importante causa de mastite antes da era dos antimicrobianos; contudo, ainda é uma causa relevante de mastite crônica em rebanhos nos quais não se aplicam medidas de controle de mastite contagiosa. A taxa de prevalência da infecção no rebanho varia de 11 a 47%. Tipicamente, em um rebanho infectado pelo patógeno a prevalência da infecção nas vacas pode ser tão alta quanto 50%; todavia, estudos mais recentes indicam uma prevalência muito menor no rebanho, variando de 8 a 10%. Nas fazendas que aplicam boas medidas de higiene e tratamento efetivo dos casos clínicos, a prevalência da infecção nas vacas do rebanho é inferior a 10%. Com o surgimento dos antimicrobianos, *S. agalactiae* tornou-se causa menos relevante de mastite bovina, sendo suplantado por *S. aureus* e *Staphylococcus* coagulase-negativa. Em rebanhos com alta CCS no leite do tanque de resfriamento, é muito possível que a infecção seja causada por *S. agalactiae*.

Fonte de infecção

S. agalactiae é uma bactéria obrigatória altamente contagiosa de glândula mamária de vacas. A principal fonte de infecção é o úbere de vacas infectadas, embora quando ocorra falha no manejo higiênico do ambiente, este pode representar uma fonte de contaminação adicional. Com frequência, há alto grau de contaminação nos tetos e na pele de vacas, nas mãos dos ordenhadores, no piso, nos utensílios e nas roupas. Feridas de tetos são os locais externos do úbere onde a presença do microrganismo é mais comum. A bactéria pode permanecer por até 3 semanas nos pelos e na pele, bem como no estrume e em tijolos. Nota-se a importância da contaminação ambiental como fonte de infecção pela constatação da eficácia da técnica de desinfecção geral na erradicação do microrganismo. A propagação da infecção entre as vacas está mais frequentemente associada com a compra de vacas e novilhas infectadas, mas também pode ter relação com os funcionários que dão assistência técnica à ordenhadeira.[1]

Transmissão da infecção

A transmissão entre as vacas ocorre mais comumente por meio de tubulações da ordenhadeira mecânica, mãos, toalhas de limpeza do úbere e, possivelmente, material de cama.

O canal do teto é a porta de entrada, embora haja dúvida quanto à maneira da invasão do canal do teto e, em seguida, da glândula mamária. Ocorre sucção para dentro do teto durante ou imediatamente após a ordenha, mas a multiplicação da bactéria no canal do teto entre as ordenhas parece, também, ser uma importante maneira de o microrganismo alcançar a glândula. É difícil explicar por que as novilhas nunca ordenhadas podem ser infectadas por *S. agalactiae*, embora o hábito de uma bezerra mamar na outra, após ingestão de leite contaminado, e o contato com material inanimado contaminado possam ser fontes de infecção.

Fatores de risco

Não há suscetibilidade de uma raça em particular, mas a infecção se desenvolve mais rapidamente em vacas mais velhas e no início da lactação. Higiene deficiente, pessoas incompetentes envolvidas na ordenha e ordenhadeira mecânica com defeito ou mal ajustada são importantes fatores de risco. Os principais fatores de risco são: *falha em realizar a imersão do teto em solução germicida após a ordenha e terapia da vaca seca seletiva ou não realizada*. O uso de toalhas de pano ou de esponja também é um fator de risco. Ademais, o tratamento inadequado de casos clínicos de mastite é um fator de risco frequente em rebanhos infectados.

S. agalactiae é capaz de se fixar no tecido da glândula mamária e necessita de um microambiente específico no úbere para sua multiplicação. A virulência de muitas cepas do microrganismo está relacionada às diferentes capacidades de fixação ao epitélio mamário. Tem-se utilizado ribotipagem bacteriana para caracterizar as cepas da bactéria e determinar sua distribuição geográfica. As características físicas do canal do teto podem influenciar a suscetibilidade à infecção estreptocócica. Os mecanismos utilizados por *S. agalactiae* para penetrar no canal do teto são mais influenciados pelo diâmetro do lúmen desse canal, refletido pelo pico da taxa de fluxo, do que pelo comprimento do canal.

Importância econômica

A doença tem grande importância econômica na produção de leite. Em uma vaca, a perda de produção ocasionada por mastite por *S. agalactiae* é de cerca de 25%, durante a lactação na qual a infecção ocorreu. Em um rebanho infectado a perda pode ser de 10 a 15% do potencial de produção, e a redução da vida produtiva representa uma perda média de uma lactação por vaca. Mortes causadas pela infecção por *S. agalactiae* raramente ocorrem, se é que acontecem; ademais, não é comum a perda funcional total do quarto mamário. As perdas são menos significativas, mas não menos importante, considerando-se a diminuição na produção de leite por vaca.

Patogênese

Quando houver lesão da primeira barreira à entrada de microrganismos na glândula mamária, que é o canal do teto, e as bactérias não forem excretadas com o fluxo de leite ou pela ação física da ordenha, elas se proliferam e, em seguida, invadem o tecido mamário. Entre as vacas, há considerável variação no desenvolvimento dos três estágios da doença: invasão bacteriana, infecção e inflamação. O motivo dessa variação não foi esclarecido, mas a resistência parece depender muito da integridade do revestimento do canal do teto. Após a instalação da infecção no teto, a invasão, caso ocorra, demora 1 a 4 dias, e a inflamação surge em 3 a 5 dias. Novamente, entre vacas, há grande variação na resposta à invasão tecidual e pode ocorrer um equilíbrio entre a virulência do microrganismo e os mecanismos de defesa indefinidos do hospedeiro, de modo que pode haver inflamação clinicamente muito pouco detectável, apesar da persistência de uma flora bacteriana permanente.

O *desenvolvimento de mastite* causada por *S. agalactiae* envolve, basicamente, um processo de invasão e inflamação de lóbulos de tecido mamário em uma série de episódios, principalmente no primeiro mês após a infecção. Os episódios se apresentam com um mesmo padrão geral. Inicialmente, ocorre rápida multiplicação dos microrganismos nos ductos lactíferos, seguida da penetração das bactérias através das paredes dos ductos, alcançando os vasos linfáticos e os linfonodos supramamários, e migração de neutrófilos ao leite presente nos ductos. Nesse estágio de invasão tecidual inicial, ocorre resposta sistêmica de curta duração e a produção de leite diminui de modo marcante, devido à inibição e estase da secreção láctea resultante da lesão do epitélio dos ácinos e ductos. Ocorre fibrose do tecido interalveolar e involução dos ácinos, mesmo se a invasão tecidual cessar rapidamente. Em seguida, desenvolvem-se episódios semelhantes e mais lóbulos são acometidos, da mesma maneira, resultando em perda progressiva da função secretora, com aumento da fibrose do quarto mamário e, por fim, atrofia.

Os *achados clinicopatológicos* variam dependendo do estágio de desenvolvimento da doença. Há elevado número de bactérias no leite, nos estágios iniciais, mas ele diminui com o aumento da CCS; ao mesmo tempo, torna-se aparente a tumefação do quarto. Em alguns casos, não se detecta bactéria na cultura microbiológica do leite obtido nesse estágio agudo. A CCS aumenta 10 a 100 vezes, em relação ao valor normal, nos 2 primeiros dias após a infecção e retorna ao normal nos 10 dias seguintes. Quase sempre, a resposta febril é tão discreta e de curta duração, que passa despercebida. Quando as alterações inflamatórias do revestimento epitelial dos ácinos e ductos começam a diminuir, a descamação do epitélio resulta no aparecimento de coágulos no leite. Portanto, quando surgem coágulos é porque já ocorreu importante lesão no tecido mamário. A tumefação aguda representa uma combinação de inflamação do tecido interalveolar e de retenção de leite nos alvéolos distendidos. Nesse estágio, a remoção da secreção retida pode reduzir, consideravelmente, a tumefação e possibilitar melhor difusão do medicamento aplicado no quarto. Também ocorrem reações inflamatórias na parede do teto dos quartos infectados.

As variações na resistência entre vacas e o aumento da suscetibilidade com o avanço da idade são inexplicáveis. Alterações hormonais e hipersensibilidade do tecido mamário às proteínas estreptocócicas foram incriminadas como possíveis causas da maior suscetibilidade. Provavelmente, não ocorre imunidade local do tecido mamário após um episódio de infecção, mas há alguma evidência sugerindo que pode haver desenvolvimento de um baixo grau de imunidade geral. O rápido desaparecimento da infecção em algumas poucas vacas, diferentemente dos episódios recidivantes que representam o padrão normal de desenvolvimento da infecção, sugere que algumas vacas desenvolvem imunidade. Os anticorpos são inibidores da hialuronidase e são altamente específicos para cepas específicas do microrganismo. Pode ocorrer aumento inespecífico de outros anticorpos, simultaneamente, e acredita-se que isso responde às observações a campo de que são raras as infecções concomitantes causadas por estreptococos e estafilococos e que a erradicação de uma ocasiona maior incidência da outra.

Achados clínicos

Na infecção experimental, nota-se, inicialmente, um súbito episódio de mastite aguda acompanhado de febre passageira, seguido de episódios semelhantes, em intervalos variáveis, geralmente menos graves. Na infecção de ocorrência natural, ocasionalmente nota-se febre por 1 a 2 dias, no início, mas a inflamação da glândula mamária persiste e, quase sempre, a manifestação dos episódios subsequentes é relativamente branda. Esses graus de gravidade podem ser classificados como *vaca anormal*, quando o animal apresenta febre e não se alimenta; *glândula anormal*, quando a inflamação glandular é grave, mas não há resposta sistêmica marcante; e *secreção anormal*, quando não há tumefação intensa da glândula, dor e hipertermia, e a presença de coágulos nos primeiros jatos de leite, aquosos, pode ser a única anormalidade aparente. A consistência endurecida é mais facilmente palpável na região da cisterna da glândula e na parte mais baixa do úbere; o grau de endurecimento varia de acordo com o estágio de desenvolvimento da doença.

A produção de leite das glândulas acometidas diminui intensamente a cada episódio de infecção; entretanto, com a administração precoce de tratamento apropriado, a produção de leite pode retornar quase à normalidade. Mesmo sem tratamento, a aparência do leite logo volta ao normal, mas a produção diminui significativamente, sendo provável que os episódios subsequentes reduzam, ainda mais, a produção.

Patologia clínica

O *teste CAMP* (acrônimo de Christie, Atkins e Munch-Petersen), utilizado durante muitos anos como o método de identificação de *S. agalactiae*, em todo o mundo, está sendo substituído pelo teste de aglutinação em látex, disponível no mercado, que contém reagentes específicos necessários para a identificação de *S. agalactiae*, além de ser apropriado para uso geral em laboratório. Quando utilizado em isolados de amostras de leite do tanque de resfriamento, a sensibilidade e a especificidade são 97,6% e 98,2%, respectivamente. Um teste ELISA tem boa correlação com a CCS do leite do tanque, sendo uma alternativa apropriada.

Uma atitude importante é decidir quando a taxa de infecção dos quartos mamários é tão alta a ponto de necessitar de medidas de controle ou erradicação da infecção. Pode-se tomar a decisão com base na CCS do leite do tanque, como indicador da prevalência de mastite nos quartos, bem como no resultado da cultura microbiológica de amostra de leite do tanque, com intuito de saber se *S. agalactiae* é o patógeno envolvido; contudo, esse procedimento não é recomendado porque sua precisão é muito baixa. Parece não haver outra alternativa além da cultura bacteriológica e CCS de amostras de leite de vacas ou quartos individuais. As amostras de leite obtidas para exame bacteriológico, a fim de verificar a presença de *S. agalactiae*, podem ser armazenadas em temperatura de congelamento. Após congelamento e descongelamento, o número de amostras com cultura positiva para essa bactéria não se altera ou aumenta em 200%; esse aumento é atribuído à ruptura de restos celulares que continham *S. agalactiae*.

Cultura de amostras de leite do tanque de resfriamento

A presença do microrganismo no leite do tanque se deve à excreção de bactérias dos quartos infectados, sendo típica uma excreção cíclica. A especificidade da cultura do leite de tanque é muito alta; a sensibilidade é mais variável e, tipicamente, é muito menor, porém pode ser aumentada utilizando-se meio seletivo para a bactéria. Um teste PCR em tempo real, rápido e quantitativo, o PathoProof Mastitis PCR, é um teste de rebanho útil, quando se utiliza amostra de leite do tanque, porque detecta tanto bactérias com inibição de multiplicação quanto bactérias não viáveis.[2] Quando utilizado em um limite de ciclos < 40, esse teste PCR pode ser considerado positivo; no entanto, para limite de ciclos > 40, recomenda-se cultura bacteriológica para confirmar a presença de infecção. Foi desenvolvido um teste PCR quantitativo específico para *S. agalactiae*.[3]

Contagem total de bactérias

Quando há mastite causada por *S. agalactiae* no rebanho, a contagem total de bactérias em amostra de leite do tanque pode estar muito elevada. Em rebanhos infectados, as amostras de leite do tanque comumente contêm contagens de bactérias que variam de 20.000 a 100.000 unidades formadoras de colônias (UFC)/mℓ, pois, nos estágios iniciais da infecção, a vaca poderá excretar até

100 milhões de bactérias/mℓ. Após a implementação de um protocolo de tratamento de todas as vacas ("*blitz* terapia") modificado e de um programa de controle da infecção por *S. agalactiae*, a contagem de bactérias padrão, em placa, diminui de 100.000 UFC/mℓ para 2.000 UFC/mℓ.

Cultura de amostras de leite individuais de vacas

As amostras de leite compostas são satisfatórias porque o número de vacas detectadas como positivas não aumenta quando se faz amostragem de quartos mamários. A sensibilidade e a especificidade de uma única cultura de amostra de leite individual de vacas variam de 95 a 100%.

Contagem de células somáticas

A infecção por *S. agalactiae* ocasiona alta CCS em uma vaca, com influência significativa na CCS do leite do tanque de resfriamento.

Achados de necropsia

Na mastite causada por *S. agalactiae*, os exames patológicos microscópicos e macroscópicos não são importantes no diagnóstico da doença.

> **Diagnóstico diferencial**
> O diagnóstico clínico de mastite causada por *S. agalactiae* depende, exclusivamente, do isolamento dessa bactéria no leite. Clinicamente, não é possível diferenciar essa infecção de outros tipos de mastite aguda ou crônica.

Tratamento

S. agalactiae é *muito sensível ao tratamento antimicrobiano*, utilizando uma ampla variedade de produtos de uso intramamário disponíveis no mercado. O tratamento sistêmico também é efetivo, mas não tem vantagem nenhuma quando comparado ao tratamento intramamário. Sempre que ocorrem, os casos clínicos devem ser tratados devido à necessidade de prevenir a transmissão da infecção às vacas e aos quartos mamários não infectados. Os casos subclínicos detectados em qualquer fase da lactação devem ser tratados imediatamente, em razão da excelente resposta à terapia. O tratamento de mastite causada por *S. agalactiae*, por via intramamária, resulta em alto percentual de eliminação da infecção, com custo favorável e pouco problema quanto à presença de resíduo de antimicrobiano no leite, desde que respeitado o período de carência para o consumo do leite.

Considerando as infecções detectadas em todos os estágios da lactação, verifica-se taxa de cura de 90 a 100%, com o uso de penicilina, eritromicina, cloxacilina e cefalosporinas. Gentamicina, neomicina, nitrofurazona e polimixina B são pouco efetivas. Em todo o mundo, utiliza-se penicilina G procaína, na dose de 100.000 unidades, por via intramamária. Doses maiores têm a desvantagem de aumentar os resíduos do antibiótico no leite. Obtém-se aumento moderado na eficácia do medicamento com o uso de penicilina procaína, em vez de penicilina cristalina; ademais, a taxa de cura com o uso de 100.000 unidades de penicilina em formulação que possibilita efeito de longa duração (96%) é significativamente maior em comparação com as formulações de curta duração (83%).

Para conferir uma eficácia antimicrobiana de espectro mais amplo, a penicilina geralmente é combinada com outros antibióticos mais efetivos contra bactérias Gram-negativas. A combinação de penicilina (100.000 unidades) e novobiocina (150 mg) possibilita taxa de cura de 89 a 98%. Para manter concentração adequada de antimicrobiano no leite por 72 h, recomendam-se três infusões, em intervalos de 24 h; no entanto, obtém-se resultado semelhante com duas infusões em intervalo de 72 h, ou uma infusão de 100.000 unidades, contendo óleo mineral e monoestearato de alumínio adjuvantes. Como regra geral, os casos clínicos devem ser tratados com três infusões e os subclínicos, especialmente aqueles detectados no exame de rotina de um programa de controle, com uma infusão. Deve-se obter cura clínica e bacteriológica em, no mínimo, 90% dos quartos quando se utiliza tratamento efetivo. A aplicação intramuscular de ceftiofur não é um tratamento efetivo para eliminar o microrganismo, em comparação com a infusão intramamária de penicilina (100.000 unidades) e novobiocina (150 mg), em duas doses. Igualmente, a aplicação intramuscular de hidriodeto de penetamato (5 g) não foi um tratamento efetivo para eliminar *S. agalactiae*, comparativamente à infusão intramamária de ampicilina (75 mg) e cloxacilina (200 mg), 2 vezes/dia, por 3 dias.[4]

Outros antimicrobianos utilizados no tratamento de infecção por *S. agalactiae* são tetraciclinas e cefalotina, tão efetivas quanto a penicilina e têm a vantagem adicional de apresentar um espectro antimicrobiano mais amplo, uma vantagem óbvia quando o tipo de infecção não é conhecido. No tratamento de mastite causada por *S. agalactiae*, a eficácia da neomicina é inferior àquela da penicilina, enquanto a tilosina e a eritromicina parecem ter igual eficácia. A dose recomendada de eritromicina de 300 mg, em dose única, possibilita a cura de 100% dos quartos infectados por *S. agalactiae*. A combinação de lincomicina (200 mg) com neomicina (286 mg), administrada duas vezes, com intervalo de 12 h, também apresenta boa eficácia. Em um estudo com 1.927 casos de mastite subclínica causada por *S. agalactiae*, em Nova York (EUA), constatou-se que todos os produtos de uso intramamário disponíveis no mercado foram mais efetivos, comparativamente ao grupo-controle não tratado (taxa de cura bacteriológica de 27%), com as seguintes taxas de cura bacteriológica: amoxicilina (86%), eritromicina (81%), cloxacilina (77%), cefapirina (66%), penicilina (63%), hetacilina (62%) e pirlimicina (44%).

Em vacas secas, uma infusão é suficiente; a concentração de penicilina se mantém elevada por 72 h. Em dois estudos diferentes, notou-se que a cloxacilina eliminou a infecção por *S. agalactiae* de 98% e 100% das vacas infectadas, respectivamente.

Tratamento antimicrobiano de todas as vacas (Blitz terapia)

A prevalência de mastite subclínica causada por *S. agalactiae* pode ser reduzida mais rapidamente pelo tratamento das vacas infectadas durante a lactação do que pela terapia da vaca seca e imersão do teto em solução germicida após a ordenha. *S. agalactiae* é um dos poucos patógenos causadores de mastite subclínica que pode ser economicamente tratado durante a lactação, sendo possível sua erradicação do rebanho por meio de *tratamento antimicrobiano de todas as vacas seguido de boas medidas sanitárias*. Faz-se a coleta de amostras de leite de todas as vacas e aquelas positivas são tratadas, simultaneamente, com a combinação penicilina-novobiocina. As vacas que não respondem ao primeiro tratamento são identificadas e novamente tratadas ou descartadas. Falha em instituir medidas sanitárias para o controle do patógeno pode resultar em surtos de mastite subsequentes.

Caso não seja possível realizar o tratamento de todas as vacas infectadas devido ao efeito do curto período de redução da produção de leite no lucro da fazenda, recomenda-se um protocolo terapêutico modificado. O rebanho é dividido em dois grupos, com base na CCS de 500.000 células/mℓ, em amostra de leite composta. As vacas com CCS acima desse valor são tratadas com 300 mg de eritromicina, por via intramamária. Quando o número de vacas lactantes alcança o seu menor valor, todos os animais são tratados com o mesmo produto. No momento da secagem as vacas são tratadas com 500 mg de cloxacilina e 250 mg de ampicilina.

Controle

A erradicação de mastite causada por *S. agalactiae* no rebanho é um procedimento aceitável realizado em algumas regiões de alguns países. As medidas de controle descritas mais adiante neste capítulo se referem especialmente a essa doença e devem ser rigorosamente adotadas. Quando é possível introduzir barreiras higiênico-sanitárias apropriadas contra a infecção e eliminá-la de quartos individuais por meio de tratamento antimicrobiano, a doença é completamente erradicada, de modo simples e econômico.

O programa de controle consiste em:

- Identificação dos quartos infectados
- Tratamento dos quartos infectados, se necessário, em duas ocasiões
- Descarte das vacas com infecção incurável.

O programa de controle é especialmente aplicável em rebanhos que apresentam número inaceitável de casos clínicos, com alta incidência de infecções subclínicas. A *limpeza e higienização do teto e do úbere antes da ordenha, a imersão do teto em solução germicida após a ordenha e a terapia da vaca seca* são procedimento fundamentais nos programas de controle.

Vacinação

Tentou-se a vacinação contra *S. agalactiae*; a vacina induziu hiperimunidade sistêmica, mas não resistência intramamária aparente. A produção de uma vacina efetiva é difícil em razão da multiplicidade de cepas envolvidas e da conhecida variabilidade da reação à infecção intramamária entre as vacas.

Biossegurança

Como acontece em qualquer programa de erradicação, é necessária vigilância rigorosa para manter uma condição livre de infecção. Isso é especialmente verdadeiro para mastite causada por *S. agalactiae*. Em geral, a falha em manter o rebanho livre da infecção se deve à introdução de animais infectados, mesmo novilhas que ainda não pariram, ou a contratação de novos ordenhadores que trazem consigo a infecção. Nos EUA, a maioria das fazendas leiteiras tem um processo contínuo de expansão e reposição do rebanho pela introdução de animais comprados. A introdução de mastites contagiosas causadas por *S. agalactiae*, *S. aureus* e *M. bovis* é uma ocorrência comum. Recomenda-se que todos os animais introduzidos no rebanho passem por uma triagem, verificando sinais de presença desses importantes patógenos; no entanto, os testes de triagem atualmente disponíveis não apresentam uma sensibilidade ideal.

> **Tratamento e controle**
>
> **Tratamento**
> - Tratar os casos clínicos durante a lactação, com produto à base de penicilina G (R-1).
> - Realizar tratamento antimicrobiano de todas as vacas infectadas do rebanho, durante a lactação, por via intramamária
> - Tratar os casos clínicos durante a lactação com antimicrobiano parenteral (como hidriodeto de penetamato; R-3).
>
> **Controle**
> - Implementar o programa de controle de 10 pontos, incluindo aspersão ou imersão do teto em solução germicida, após a ordenha (R-1)
> - Realizar terapia da vaca seca em todas as vacas, com produto de uso intramamário (R-1)
> - Erradicar a infecção do rebanho (R-1)
> - Vacinar contra *S. agalactiae* (R-3).

LEITURA COMPLEMENTAR

Keefe G. Update on control of Staphylococcus aureus and Streptococcus agalactiae for management of mastitis. Vet Clin North Am Food Anim Pract. 2012;28:203-216.

REFERÊNCIAS BIBLIOGRÁFICAS

1. Mweu MM, et al. Prev Vet Med. 2012;106:244.
2. Mweu MM, et al. Vet Microbiol. 2012;159:181.
3. de Carvalho NL, et al. Curr Microbiol. 2015;71:363.
4. Reyes J, et al. J Dairy Sci. 2015;98:5294.

Corynebacterium bovis

Etiologia

Corynebacterium spp. é uma bactéria contagiosa, causa comum de mastite subclínica em vacas-leiteiras; 89% dos isolados são *C. bovis*.[1] Por essa razão, os isolados de mastite identificados como *Corynebacterium* spp. frequentemente são denominados *C. bovis*. Foi isolado em 1,7% das culturas de amostras de leite obtidas de casos de mastite clínica em vacas-leiteiras, em um rebanho que havia controlado os patógenos causadores de mastite contagiosa. *C. bovis* foi o único patógeno isolado em 22% dos casos de mastite clínica. Há controvérsia considerável sobre a relevância da infecção por *C. bovis* na sanidade da glândula mamária e na produtividade da vaca. Em razão disso, *C. bovis* é classificado como um *patógeno de menor importância*.

Epidemiologia

O principal reservatório da infecção parece ser a região do canal do teto, mas *C. bovis* também é isolado na cisterna do teto, cisterna da glândula e parênquima mamário.[2] Quando não se realiza adequada imersão do teto em solução germicida, *C. bovis* se dissemina rapidamente entre as vacas. É um microrganismo extremamente contagioso e causa infecção intramamária de longa duração (vários meses). Quando a imersão do teto em solução germicida é efetiva, as condições de higiene da ordenha são boas e faz-se terapia da vaca seca, a prevalência de *C. bovis* no rebanho é, tipicamente, baixa.

Estudos "*in vivo*" e "*in vitro*" mostraram que a bactéria tem predileção pelo canal do teto e tal preferência está associada à necessidade de lipídios (possivelmente do tampão de queratina) para a multiplicação do microrganismo. É possível que haja competição entre a infecção por *C. bovis* no canal do teto e as infecções bacterianas ascendentes, por nutrientes; por isso, há diminuição da taxa de novas infecções intramamárias. Alternativamente, a discreta elevação da CCS causada pela infecção por *C. bovis* pode aumentar a capacidade do quarto mamário em responder à nova infecção intramamária. O genoma de *C. bovis* foi sequenciado e indicou que se trata de uma bactéria bem adaptada ao ambiente do úbere de vaca, especialmente no canal do teto. O genoma contém vários genes relacionados à lipólise, incluindo metabolismo de gliceróis e fosfoacilgliceróis, bem como à utilização de caseína e lactose.[1]

Na infecção intramamária causada por *C. bovis* verifica-se CCS maior que o normal[2], aumentando a resistência do quarto colonizado à invasão por um patógeno de maior importância. Em particular, nota-se menor taxa de infecção intramamária por patógenos de maior importância em quartos infectados por *C. bovis*.

Achados clínicos

Raramente a infecção intramamária por *C. bovis* é acompanhada de doença clínica, mas quase sempre causa elevação discreta a moderada da CCS e ligeiro aumento no escore do CMT.[4] Em geral, não ocorre redução detectável na produção de leite e no caso de mastite, tipicamente, o leite se apresenta mais espesso que o normal (secreção anormal), sendo incomum a ocorrência de sinais sistêmicos de doença (vaca anormal). Entre os rebanhos, há clara diferença na patogenicidade clínica de *C. bovis*, sugerindo a presença de cepas de diferentes virulências.

Tratamento

C. bovis é muito sensível a penicilina, ampicilina, amoxicilina, cefapirina e eritromicina, bem como à maioria dos outros antimastíticos de uso intramamário disponíveis no mercado. Não há necessidade de tratamento parenteral. Em vacas não tratadas com antimicrobiano, a duração da infecção é longa (meses).

Controle

Programa intensivo de imersão do teto em solução germicida, por longo tempo, e terapia da vaca seca reduz, de modo marcante, a prevalência de *C. bovis*. Em razão de sua condição de patógeno de menor importância, não são recomendadas medidas de controle específicas (como vacinação).

> **Tratamento e controle**
>
> **Tratamento**
> - Tratar os casos de mastite clínica causada por *Corynebacterium bovis* durante a lactação, com infusão intramamária de antimicrobiano (R-1).
>
> **Controle**
> - Implementar a programa de controle de 10 pontos, com atenção especial à aspersão/imersão do teto em solução germicida e tratamento intramamário de todas as vacas secas (R-1).

REFERÊNCIAS BIBLIOGRÁFICAS

1. Gonçalves JL, et al. Vet Microbiol. 2014;173:147.
2. Blagitz MG, et al. J Dairy Sci. 2013;96:3750.
3. Schröder J, et al. J Bacteriol. 2012;194:4437.
4. Madut NA, Gadir AEA. J Cell Anim Biol. 2011;5:6.

Mycoplasma bovis e outros *Mycoplasma* spp.

Etiologia

Várias espécies de *Mycoplasma*, especialmente *M. bovis* e, ocasionalmente, espécies de *Mycoplasma* do grupo 7, *Mycoplasma* F-38, *M. arginini*, *M. bovirhinis*, *M. canadensis*, *M. bovigenitalium* e *M. dispar* foram isoladas de casos clínicos. Outros micoplasmas, não comumente associados com a ocorrência de mastite, também causam a doença quando inoculados na glândula mamária. Também há evidência de mastite causada por *Ureaplasma* spp. Uma característica marcante dos micoplasmas é que eles parecem capazes de sobreviver na presença de grande quantidade de leucócitos no leite. Não se detectou a presença de anticorpos contra a bactéria no soro sanguíneo e no soro lácteo de vacas infectadas por algumas cepas, mas notam-se anticorpos fixadores de complemento no soro sanguíneo de vacas que se recuperaram de infecção causada por outras cepas de micoplasma.

> **Sinopse**
> - Etiologia: *Mycoplasma bovis*, outras espécies de *Mycoplasma*
> - Epidemiologia: mastite altamente contagiosa, com surtos de mastite clínica. Mais comum em grandes rebanhos que recentemente receberam outros animais. É transmitida dentro do rebanho por tratamento de mastite com antimicrobiano contido em frascos multidoses e por condições higiênicas inapropriadas durante a ordenha. Acomete vacas de todas as idades, em qualquer estágio da lactação; todavia, as vacas em início de lactação são mais gravemente acometidas
> - Achados clínicos: início súbito de mastite clínica em várias vacas, geralmente nos quatro quartos; redução marcante na produção de leite, podendo cessar a lactação; tumefação do úbere; anormalidades evidentes do leite e ausência de sinais óbvios de doença sistêmica. Por fim, ocorre atrofia glandular, sem retorno à produção. A bactéria pode causar infecção clínica, subclínica ou crônica. Os bezerros que mamam em vacas infectadas podem desenvolver otite média/interna
> - Patologia clínica: técnicas de cultura microbiológica do leite e de coloração especiais
> - Achados de necropsia: mastite intersticial purulenta
> - Confirmação diagnóstica: identificação do patógeno no leite
> - Diagnóstico diferencial: a epidemiologia e os achados clínicos são característicos da mastite causada por *Mycoplasma*. Pode ser parecida com outras causas de mastite crônica que não respondem ao tratamento
> - Tratamento: não responde aos protocolos terapêuticos comumente utilizados. Identificar e descartar, para o abate, as vacas acometidas
> - Controle: impedir a entrada de vacas infectadas no rebanho. Erradicar a infecção por meio de descarte das vacas acometidas

Acholeplasma laidlawii não é um patógeno causador de mastite, mas quando está presente em alto número no leite do tanque de resfriamento, verifica-se cultura positiva para esse microrganismo, especialmente durante tempo úmido e chuvoso. Essa maior quantidade da bactéria é acompanhada de aumento nos casos de mastite clínica causada por micoplasma patogênico. Nessas condições, *A. laidlawii* é considerado contaminante do leite.

O grupo de doenças causadas por *Mycoplasma* spp. em ovinos e caprinos, inclusive mastite, é discutido separadamente.

Epidemiologia

Ocorrência e prevalência da infecção

A doença foi relatada pela primeira vez em 1961, nos EUA, e desde então já foi registrada no Canadá, Europa, Israel e Austrália. A taxa de infecção de quartos nos rebanhos infectados é muito variável.

Fontes de infecção

A epidemiologia da doença não foi totalmente caracterizada. A mastite causada por *Mycoplasma* é mais comum em grandes rebanhos e em rebanhos nos quais a higiene durante a ordenha é insatisfatória, ou que recebem vacas compradas de outras fazendas ou em leilões. Em geral, subsequentemente a mastite por *Mycoplasma* surge depois de semanas ou meses. A demora na ocorrência de um surto pode estar relacionada ao longo tempo de persistência do microrganismo (mais de 12 meses) em alguns quartos mamários; assim, algumas vacas excretam a bactéria mesmo sem manifestar sintomas de mastite clínica grave.

M. bovis é capaz de colonizar e sobreviver no trato respiratório superior e na vagina; essa colonização extramamária explica muitos de seus paradoxos epidemiológicos. Uma constatação epidemiológica interessante é a detecção concomitante de micoplasmas e do vírus da rinotraqueíte infecciosa bovina em glândulas mamárias infectadas. O vírus pode ser o microrganismo mais investigado, depois de não se detectar um agente etiológico da doença. Há relato de surtos de mastite simultâneos a surtos de vaginite e vestibulite associada à otite média/interna.

Transmissão

Quase sempre, a introdução da doença no rebanho se deve à compra de animais e sua inclusão no rebanho, sem quarentena. No rebanho, a transmissão é mais frequente durante a ordenha, pela ordenha mecânica ou pelas mãos dos ordenhadores.[1] Também pode ocorrer transmissão pelo uso compartilhado de seringa e cânula no tratamento de mastite. Embora a doença ocorra inicialmente no quarto inoculado, geralmente ocorre rápida propagação da infecção aos outros quartos mamários.

Comprovou-se a disseminação hematógena de *M. bovis*. É comum a colonização de sítios corporais, além da glândula mamária; com frequência, os isolados de *M. bovis* dos sistemas respiratório e urogenital são os mesmos subtipos de *M. bovis* que causam mastite.

Também, isolou-se *Mycoplasma* do grupo 7 de casos de pneumonia e poliartrite, em bezerros alimentados com leite de vacas com mastite causada por micoplasma.

Fatores de risco

Vacas de todas as idades e em qualquer estágio de lactação são acometidas, sendo que as vacas recém-paridas apresentam sintomas mais graves; em vacas secas os sinais clínicos são menos graves. Em rebanhos leiteiros, há relatos de vários surtos em vacas secas; um deles ocorreu imediatamente após infusões intramamárias de terapia do período seco, acometendo todos os quartos de todas as vacas.

A indução experimental de infecção por *M. bovis* causa séria redução na produção de leite, reação positiva no CMT e presença de coágulos no leite. A infecção experimental ocasiona discreta necrose tecidual, mas detecta-se *Mycoplasma* em vários locais, inclusive sangue, vagina e feto, indicando que houve disseminação hematógena do microrganismo. Também, parece que a propagação da infecção entre os quartos, em uma vaca, ocorre por via hematógena. Não há diferença patológica entre a mastite causada por *M. bovigenitalium* e aquela ocasionada por *M. bovis*; contudo, entre os micoplasmas, *M. bovis* continua sendo a causa mais comum de mastite em vacas-leiteiras.

Importância econômica

A doença causa efeitos desastrosos em razão da alta incidência nos rebanhos infectados e da cessação quase completa da lactação. Muitas vacas não retornam à ordenha; pode ocorrer descarte de até 75% das vacas infectadas.

Patogênese

Esse tipo de mastite é intersticial purulenta. Embora, provavelmente, a porta de entrada da infecção seja o canal do teto, a rápida propagação do microrganismo a outros quartos mamários e, às vezes, às articulações, sugere que pode ocorrer disseminação hematógena. A presença da infecção em novilhas ordenhadas pela primeira vez também sugere que a infecção sistêmica pode ser seguida de localização do microrganismo no úbere.

M. bovis parece possuir diversos fatores de virulência, como *lipoproteínas variáveis de superfície* (Vslp, do inglês *variable surface lipoproteins*), importantes fatores de virulência. Alguns desses antígenos de superfície estão envolvidos na fixação de *M. bovis* às células epiteliais; a fixação é importante porque o pequeno genoma de *M. bovis* indica que a bactéria depende do hospedeiro em vias de biossíntese essenciais, como aquelas relacionadas aos aminoácidos, lipídios e nucleotídios. As Vslp também são importantes na interação da bactéria com o sistema imune da vaca.

Achados clínicos

Vacas lactantes manifestam súbita tumefação do úbere, diminuição brusca na produção de leite e anormalidades evidentes na secreção de um ou mais quartos mamários. Na maioria dos casos, ocorre infecção dos quatro quartos mamários e uma vaca de alta produção pode, de uma ordenha para outra, praticamente cessar a produção de leite. Em vacas secas nota-se discreto aumento de volume do úbere. Embora na maioria dos casos de campo da infecção em vacas lactantes não haja evidência marcante de doença sistêmica e não há sinal de reação febril, nas vacas recém-paridas nota-se tumefação mamária mais evidente, inapetência e febre baixa. No entanto, vacas com infecção experimental manifestam febre de até 41°C no terceiro ou quarto dia após a inoculação, coincidindo com o aparecimento das anormalidades no úbere. A temperatura corporal retorna ao normal dentro de 24 a 96 h. Em alguns casos, os linfonodos supramamários se mostram muito aumentados. *A manifestação clínica clássica é mastite clínica grave em vários quartos de diversas vacas, como sinais sistêmicos mínimos de doença.* Algumas vacas, com ou sem mastite, desenvolvem artrite em joelhos e boletos. As articulações acometidas apresentam tumefações que se estendem para cima e para baixo da articulação. A claudicação pode ser tão grave que a vaca não consegue apoiar a pata no solo.[2] É possível detectar *Mycoplasma* na articulação.

No estágio inicial, a secreção láctea dos quartos infectados é enganosa porque parece relativamente normal no momento da coleta; entretanto, quando deixada em repouso, há formação de um depósito semelhante a material arenoso fino ou flocos de tamanhos variáveis, com sobrenadante turvo semelhante a soro lácteo. Em seguida, a secreção torna-se escassa e parece colostro ou queijo fresco misturado a um soro diluído. A secreção láctea pode ser rósea, com sangue, acinzentada ou marrom. Em poucos dias a secreção torna-se totalmente purulenta ou semelhante a coalho, mas sem coágulos grandes firmes. Essa secreção anormal persiste por semanas ou meses.

Os quartos mamários acometidos apresentam aumento de volume marcante. A resposta ao tratamento é bastante insatisfatória e o úbere aumentado torna-se claramente atrofiado. Na infecção por uma cepa de *Mycoplasma*, muitas vacas não voltam a produzir leite, embora algumas podem ter produção moderada na lactação seguinte. Na infecção por outras cepas constata-se recuperação clínica dentro de 1 a 4 semanas, sem lesão residual aparente ao quarto mamário.

A mastite causada por *M. bovigenitalium* pode ser muito branda e desaparecer espontaneamente do rebanho, sem diminuir a produção de leite.

Patologia clínica

O microrganismo causador pode ser cultivado sem dificuldade por um técnico de laboratório que tenha experiência com *Mycoplasma*. As amostras para cultura devem ser recém-coletadas e transportadas em temperatura de 4°C; é comum notar infecção concomitante por outras bactérias. No rebanho, o diagnóstico pode ser obtido pela cultura de amostra de leite do tanque de resfriamento ou de leite de vacas com mastite clínica ou com alta CCS. Contudo, a sensibilidade da cultura de leite do tanque é baixa (33 a 59%). Constata-se leucopenia, com contagem de leucócitos tão baixa quanto 1.800 a 2.500 células/$\mu\ell$, quando os sinais clínicos persistem por mais de 2 semanas. A CCS do leite é muito alta, quase sempre acima de 20 milhões de células/mℓ. Na fase aguda, é possível ver os microrganismos no exame de esfregaço de leite corado com o corante de Giemsa ou de Wright-Leishman. Geralmente, para a identificação das espécies dos isolados de *Mycoplasma* utiliza-se imunofluorescência e anticorpo homólogo conjugado com fluoresceína ou teste de imunoperoxidase indireto (imuno-histoquímica). Recomenda-se a identificação da espécie de *Mycoplasma* envolvida.

Achados de necropsia

Macroscopicamente, notam-se fibrose difusa e lesões granulomatosas contendo pus no tecido mamário. O revestimento dos ductos lactíferos e da cisterna do teto encontra-se espessado e enrugado. No exame histológico é evidente a natureza granulomatosa das lesões. Em alguns casos esporádicos de longa duração são constatadas lesões pulmonares metastáticas.

Amostras para confirmação do diagnóstico

- Bacteriologia para *Mycoplasma*: tecido mamário e linfonodos regionais (em meio especial) refrigerados
- Histologia: tecido mamário fixado em formalina.

> **Diagnóstico diferencial**
> Pode-se obter um diagnóstico presuntivo com base nos achados clínicos, mas o desejável é a confirmação laboratorial por meio de cultura do microrganismo. Como a bactéria não se multiplica em meio de cultura padrão e comumente há outras bactérias patogênicas, com frequência ocorre erro no diagnóstico laboratorial, a menos que seja dada atenção aos achados de campo característicos.

Tratamento

A maioria das cepas de *M. bovis* isoladas de vacas é sensível, "*in vitro*", a fluoroquinolonas, florfenicol e tiamulina. Cerca de metade dos isolados é sensível à espectinomicina, tilosina e oxitetraciclina e muito poucos isolados são sensíveis à gentamicina, tilmicosina, ceftiofur, ampicilina ou eritromicina. A relevância clínica dessas informações de sensibilidade "*in vitro*" para o tratamento de mastite causada por micoplasma ainda é questionável.

As vacas diagnosticadas com mastite por micoplasma devem ser consideradas infectadas por toda a vida. Nenhum dos antimicrobianos comumente disponíveis parece ser eficaz, e as formulações com emulsão simples água-óleo, administradas por via intramamária, parecem exacerbar a gravidade da doença. Verificou-se que o tratamento parenteral com oxitetraciclina (5 g/dia IV, durante 3 dias) causa apenas melhora clínica passageira. Também, notou-se que a infusão intramamária da combinação tilosina (500 mg) e tetraciclina (450 mg) propiciou a cura de alguns quartos mamários. A menos que o tratamento seja realizado em um estágio precoce da doença, a lesão tecidual já terá ocorrido.

Em uma pesquisa, uma observação enigmática foi que não houve relação entre a identificação de vacas infectadas e seu descarte preferencial com a erradicação da infecção do rebanho, quando foram empregadas boas práticas de manejo durante a ordenha.[3] Nessa pesquisa, a infecção foi erradicada da maioria dos rebanhos dentro de 1 mês após o diagnóstico inicial.[3]

Controle

A prevenção da introdução da doença em um rebanho parece depender da prevenção da entrada de vacas recém-adquiridas de outras fazendas, ou seu isolamento até que sejam examinadas quanto à presença de mastite. Uma recomendação de biossegurança comum é a cultura de leite de todas as vacas de reposição, verificando se há *M. bovis*, mas a sensibilidade e a especificidade da cultura de leite em vacas com infecção subclínica parecem baixas. A doença se propaga rapidamente em um rebanho e as vacas infectadas devem ser descartadas imediatamente ou isoladas rigorosamente até sua venda. Pode-se conseguir a erradicação da doença mediante o descarte das vacas infectadas, identificadas pela cultura de leite e de suabe nasal, especialmente no momento da secagem e da parição. Feita a erradicação, o melhor método de monitoramento contra reinfecção é a CCS de amostra de leite do tanque de resfriamento. Outro programa recomendado para grandes rebanhos é a composição de um sub-rebanho de vacas infectadas, que devem ser ordenhadas por último. Parece ser compensador, em comparação com as frequentes culturas de amostras de leite do tanque, como uma estratégia de vigilância de problemas relacionados aos rebanhos e às regiões. Culturas frequentes minimizam o problema da baixa sensibilidade da cultura de leite do tanque. Vacas com quartos infectados são isoladas em um sub-rebanho e aquelas que desenvolvem doença clínica ou cuja produção de leite diminui são descartadas.

As infusões intramamárias devem ser realizadas dando muita atenção à higiene e, de preferência, utilizando bisnagas de antimastíticos individuais em seringas multidoses. A maioria dos produtos germicidas comerciais utilizados para imersão dos tetos é efetiva para o controle da infecção. O uso de luvas de látex descartáveis e a desinfecção das mãos protegidas pelas luvas entre os manuseios das vacas pode reduzir o risco de transmissão durante a ordenha.

Vacinação é possível, mas é improvável que seja uma medida de controle satisfatória, pois a resistência do quarto mamário à infecção, observada após um caso clínico de ocorrência natural, dura menos de 1 ano. Isso pode ser decorrência da presença de proteínas de superfície variáveis que possibilita ao patógeno se livrar dos mecanismos imunes do hospedeiro ou da possibilidade de os micoplasmas ativarem o sistema imune do hospedeiro por meio de metabólitos secundários secretados.[4] Nos EUA, há disponibilidade comercial de uma vacina com bacterina de *M. bovis*, contendo várias cepas de *M. bovis*. Também, foram produzidas bacterinas autógenas para rebanhos específicos; no entanto, nenhuma vacina é, comprovadamente, efetiva na prevenção, na diminuição da incidência ou na redução da gravidade dos sinais clínicos da mastite bovina causada por micoplasmas.

Mycoplasma é sensível à secagem do quarto mamário e às alterações osmóticas, porém é mais resistente do que as bactérias aos efeitos do congelamento ou descongelamento. A amputação de tetos de quartos infectados pode resultar em alta contaminação do ambiente e tal procedimento não é recomendado. Como *M. bovis* pode causar doença respiratória, otite média/interna e artrite em bezerros, todo colostro e sobras de leite fornecidos devem ser pasteurizados.

Tratamento e controle

Tratamento
- Identificar, isolar, mas não tratar, as vacas infectadas, que apresentam mastite clínica ou subclínica confirmada, causada por *Mycoplasma bovis* (R-1).

Controle
- Implementar o programa de controle dos dez pontos (R-1)
- Erradicar a infecção do rebanho o mais rápido possível (R-1)
- Pasteurizar sobras de colostro ou de leite fornecidas aos bezerros lactentes (R-2)
- Fazer triagem de vacas compradas, investigando a presença de infecção mamária causada por *M. bovis* (R-2)
- Vacinação utilizando bacterinas de *M. bovis* (R-3).

LEITURA COMPLEMENTAR

Burki S, Frey J, Pilo P. Virulence, persistence, and dissemination of Mycoplasma bovis. Vet Microbiol. 2015; 179:15-22.

REFERÊNCIAS BIBLIOGRÁFICAS

1. Aebi M, et al. Vet Microbiol. 2012;157:363.
2. Wilson DJ, et al. J Am Vet Med Assoc. 2007;230:1519.
3. Punyapornwithaya V, et al. Can Vet J. 2012;53:1119.
4. Zbinden C, et al. Vet Microbiol. 2015;179:336.

MASTITE BOVINA CAUSADA POR PATÓGENOS OPORTUNISTAS PRESENTES NA PELE DO TETO

Estafilococos coagulase-negativa

Em razão da ampla investigação sobre a mastite causada por estafilococo coagulase-positiva (*S. aureus*), as infecções intramamárias causadas por estafilococos coagulase-negativa foram deixadas em segundo plano, mas atualmente eles estão entre as bactérias mais comumente encontradas no leite, especialmente em rebanhos nos quais faz-se o controle adequado dos patógenos mais importantes. Há considerável controvérsia acerca da relevância desses microrganismos na glândula mamária e na produtividade da vaca.[1-3] Por essa razão, essas bactérias são consideradas *patógenos de menor importância*.

Etiologia

Estafilococos coagulase-negativa são agentes etiológicos comuns, mas como patógenos de menor importância, inluem-se, também, *S. epidermidis*, *S. hyicus*, *S. chromogenes*, *S. simulans* e *S. warneri*, que fazem parte da flora bacteriana normal da pele do teto, e *S. xilosus* e *S. sciuri*, cujas origens são incertas. Foram isoladas pelo menos 10 diferentes espécies de estafilococos coagulase-negativa em vacas com mastite. *S. simulans*, *S. chromogenes* e *S. epidermidis* são as espécies predominantes na mastite bovina e causam infecção intramamária persistente[4]; *S. simulans* é comumente isolado em vacas mais velhas, enquanto *S. chromogenes* é isolado com mais frequência em novilhas antes da parição e durante a primeira lactação.

Epidemiologia

Os estafilococos coagulase-negativa são *patógenos oportunistas presentes* predominantemente *na pele do teto* e que causam mastite por meio de infecção ascendente, via canal do teto. Parecem impedir a colonização da pele e do ducto do teto por *S. aureus* e outros patógenos de maior importância, exceto *E. coli* e estreptococos ambientais. Suspeita-se que as fontes de estafilococos coagulase-negativa, além da glândula mamária e a pele do teto, seja o ambiente de ordenha, para algumas espécies; é provável que outras pesquisas sobre as espécies identifiquem aquela encontrada predominantemente no ambiente[5] ou que tenha estreito contato humano.[6] Achados preliminares indicam que *S. chromogenes* e *S. epidermidis* podem ser bactérias mais adaptadas à glândula mamária de vacas e, portanto, com características mais contagiosas. Por outro lado, *S. simulans* e *S. haemolyticus* podem ter reservatórios ambientais; portanto, sua epidemiologia pode ser mais parecida com aquela de patógenos de mastite ambiental.[5] Há relato de grandes diferenças entre as fazendas.[7]

Estudos realizados nos EUA mostraram que 20 a 70% dos quartos mamários de novilhas são infectados por estafilococos coagulase-negativa antes do parto, mas quase sempre essas infecções desaparecem espontaneamente ou com terapia antimicrobiana no início da lactação. Na Dinamarca, uma pesquisa sobre prevalência e duração da infecção intramamária em novilhas, no período periparto, detectou *S. chromogenes* em 15% de todos os quartos, antes do parto, taxa que diminuiu para 1% de todos os quartos imediatamente após a parição. Na Finlândia, os estafilococos coagulase-negativa são as bactérias mais comumente isoladas de amostras de leite de novilhas com mastite. Notou-se infecção por *S. simulans* e *S. epidermidis* em 1 a 3% dos quartos mamários, tanto antes como depois do parto. A infecção por *S. simulans* persistiu no mesmo quarto por várias semanas, porém a infecção por *S. epidermidis* foi passageira.

Os estafilococos coagulase-positiva *S. hyicus* e *S. intermedius* foram isolados em alguns rebanhos leiteiros; podem causar infecção intramamária crônica discreta e ser confundidos com *S. aureus*. A prevalência de infecção por *S. hyicus*, em todas as vacas, foi 0,6% e em novilhas, no dia do parto, foi 2%; nas vacas, a prevalência de *S. intermedius* foi inferior a 0,1%.

O principal efeito econômico da infecção por estafilococos coagulase-negativa é a possibilidade de redução do preço pago pelo leite quando há aumento discreto a moderado da CCS, ou seja, prevalência da infecção moderada a alta.[8] Durante a infecção subclínica, parece que *S. simulans*, *S. chromogenes* e *S. xilosus* elevam a CCS para um valor muito maior do que aquele verificado na infecção por outros estafilococos coagulase-negativa.[7,9] A infecção intramamária causada por estafilococos coagulase-negativa parece não influenciar a produção e a composição do leite.[3] Em novilhas, a presença de infecção intramamária por estafilococos coagulase-negativa por ocasião do parto está associada com poucos casos de mastite clínica e maior produção de leite na primeira lactação.[1] Com base nesses achados, os autores concluíram que a infecção intramamária causada por estafilococos coagulase-negativa, próximo ao parto, não é motivo de preocupação.[1]

Achados clínicos

Geralmente, os estafilococos coagulase-negativa causam doença clínica branda (apenas secreção anormal e, ocasionalmente, glândula anormal), sendo comumente isolados de casos de mastite clínica discreta e de infecção subclínica. Por exemplo, *Staphylococcus* spp. foi isolado de vacas-leiteiras em 29% dos casos de mastite clínica; notou-se que quase sempre a mastite subclínica ocasionou elevação moderada da CCS.

Patologia clínica

As infecções intramamárias causadas por patógenos de menor importância, como estafilococos coagulase-negativa, resultam em CCS mais elevada que o normal, causando maior resistência do quarto colonizado à invasão por um patógeno de maior importância. Embora essas bactérias sejam capazes de causar lesões microscópicas, elas nem de longe são patogênicas como *S. aureus* e não há relato sobre os achados de necropsia.

Um pequeno número de isolados de estafilococos coagulase-negativa é resistente à meticilina[10]; em um estudo, notou-se que

54% dos estafilococos coagulase-negativa eram capazes de produzir muco.[11] Não se conhece a relevância clínica ou epidemiológica desses achados.

Nas pesquisas sobre a participação dos estafilococos coagulase-negativa como causa de mastite bovina, o principal desafio é a carência de um método de identificação das espécies suficientemente preciso e de baixo custo. Os kits disponíveis no mercado, que utilizam testes bioquímicos, não parecem precisos o suficiente para o uso em pesquisas; os métodos analíticos que utilizam tecnologia MALDI-TOF e os métodos moleculares envolvendo PCR parecem promissores.[9]

Tratamento

Cura espontânea é comum. Os estafilococos coagulase-negativa, inclusive *S. chromogenes* e *S. hyicus*, além de outros, são muito sensíveis à ampicilina, amoxicilina, ácido clavulânico, cefapirina, eritromicina, gentamicina, sulfonamidas potencializadas e tetraciclinas; algumas publicações indicam resistência à penicilina. Em um estudo com 139 casos de mastite subclínica causada por estafilococos coagulase-negativa, em Nova York, constatou-se que as taxas de cura de antimastíticos de uso intramamário disponíveis no mercado foram semelhantes àquelas do grupo-controle, não tratado (taxa de cura bacteriológica de 72%); as taxas de cura bacteriológica verificadas foram: cefapirina (89%), amoxicilina (87%), cloxacilina (76%) e penicilina (68%). O consenso atual é que se deve realizar tratamento intramamário, por 2 a 3 dias, em vacas com sintomas de mastite clínica causada por estafilococos coagulase-negativa porque, quase sempre, essa infecção responde bem ao tratamento. Geralmente, as infecções subclínicas causadas por estafilococos coagulase-negativa não precisam ser tratadas porque é comum haver cura espontânea; a presença de bactéria em uma amostra de leite pode ser decorrência da contaminação da amostra por microrganismos da flora da pele do teto.

O uso da combinação novobiocina-penicilina e de cloxacilina como terapia da vaca seca para estafilococos coagulase-negativa possibilita taxa de cura superior a 90%.

Controle

A implementação de um programa de controle de mastite é muito efetiva na redução da prevalência de infecção intramamária e de casos de mastite clínica causadas por estafilococos coagulase-negativa. Em razão de sua atual classificação como bactérias oportunistas presentes na pele do teto que podem causar anormalidades no leite, deve-se dar atenção à prática de imersão do teto em solução germicida após a ordenha e à condição higiênica ideal na pele do teto, especialmente ao redor do orifício. Não são indicadas medidas de controle específicas (como vacinação) porque essas bactérias são consideradas patógenos de menor importância.

Tratamento e controle

Tratamento
- Tratar os casos de mastite clínica causados por estafilococos coagulase-negativa durante a lactação com um antimicrobiano de uso intramamário, conforme recomendação da bula (R-1)
- Tratar a infecção subclínica causada por estafilococos coagulase-negativa durante a lactação, com um antimicrobiano de uso intramamário (R-3).

Controle
- Implementar o programa de controle de mastite de 10 pontos, com ênfase na aspersão/imersão do teto em solução germicida após a ordenha e higiene ideal do teto, especialmente ao redor do orifício (R-1).

LEITURA COMPLEMENTAR

Pyörälä S, Taponen S. Coagulase-negative staphylococci—emerging mastitis pathogens. Vet Microbiol. 2009;134:3-8.

Taponen S, Pyörälä S. Coagulase-negative staphylococci as cause of bovine mastitis—not so different from Staphylococcus aureus? Vet Microbiol. 2009;134:29-36.

REFERÊNCIAS BIBLIOGRÁFICAS

1. Piepers S, et al. J Dairy Sci. 2010;93:2014.
2. Pate M, et al. J Dairy Res. 2012;79:129.
3. Tomazi T, et al. J Dairy Sci. 2015;98:3071.
4. Thorberg BM, et al. J Dairy Sci. 2009;92:4962.
5. Piessens V, et al. Vet Microbiol. 2012;155:62.
6. Schmidt T, et al. J Dairy Sci. 2015;98:6256.
7. De Visscher A, et al. J Dairy Sci. 2015;98:5448.
8. Schukken YH, et al. Vet Microbiol. 2009;134:9.
9. Supré K, et al. J Dairy Sci. 2011;94:2329.
10. Febler AT, et al. J Antimicrob Chemother. 2010;65:1576.
11. Bochniarz M, et al. Polish J Vet Sci. 2014;17:447.

MASTITE BOVINA CAUSADA POR PATÓGENOS AMBIENTAIS COMUNS

Mastite ambiental é causada por bactérias transferidas do ambiente à vaca, em vez de transferência de outros quartos infectados. *E. coli*, *Klebsiella* spp. e *estreptococos ambientais* são os principais patógenos causadores de mastite ambiental.

Mastite coliforme causada por *Escherichia coli*, *Klebsiella* spp. e *Enterobacter aerogenes*

Etiologia

Vários sorotipos diferentes de *E. coli*, numerosos tipos capsulares de *Klebsiella* spp. (mais comumente, *K. pneumoniae*) e *Enterobacter aerogenes* são responsáveis pela ocorrência de mastite coliforme em vacas. *E. coli* isolada de leite de vaca com mastite aguda não pode ser distinguida como um grupo patogênico específico com base em reações de testes bioquímicos e sorológicos. Também, nesses isolados a existência de resistência antimicrobiana é baixa porque essas bactérias são oportunistas, oriundas do trato digestório, no qual a resistência antimicrobiana de *E. coli* raramente é observada em adultos. Outras bactérias Gram-negativas não consideradas coliformes, mas que podem causar mastite, são *Serratia*, *Pseudomonas* e *Proteus* spp.

Sinopse

- **Etiologia**: vários sorotipos diferentes de *Escherichia coli*, numerosos tipos capsulares de *Klebsiella* spp. e *Enterobacter aerogenes*. Esses microrganismos são comumente conhecidos como bactérias coliformes; outras bactérias Gram-negativas (como *Pseudomonas aeruginosa*) podem causar mastite ambiental, mas não são consideradas bactérias coliformes
- **Epidemiologia**: vacas-leiteiras criadas em regime de confinamento total ou em piquetes; incomum em vacas criadas em pastagem. É o problema relacionado à mastite mais importante em rebanhos bem manejados e com baixa CCS. A taxa de infecção de quartos é baixa, de 2 a 4%. A incidência é maior no início da lactação. 80 a 90% das infecções por coliformes resultam em mastite clínica; 8 a 10% se manifestam como doença hiperaguda. Causam mais mastite clínica do que mastite subclínica. A fonte de infecção é o ambiente; a infecção ocorre entre as ordenhas, durante o período seco e, nas novilhas, na fase pré-parto. Os isolados de *E. coli* são oportunistas. Serragem e aparas de madeira utilizadas nas camas, contaminadas com *E. coli* e *Klebsiella* spp. (especialmente *K. pneumoniae*) são as principais fontes de bactérias, principalmente quando molhada (chuva ou alta umidade no ambiente). A incidência de infecção intramamária por coliformes é maior nas 2 semanas após a secagem e 2 semanas antes do parto. Os fatores de risco relacionados ao animal são: CCS baixa; menor atividade dos neutrófilos em vacas no período periparto; alta suscetibilidade no início da lactação; contaminação do canal do teto; teores de selênio e vitamina E. Ocorrem surtos de mastite coliforme, comumente associados com importante alteração de manejo ambiental (a introdução de serragem, como material de cama, pode resultar em surtos de mastite causada por *Klebsiella*)
- **Achados clínicos**:
  - Mastite aguda: aumento de volume da glândula, leite aquoso e com pequenos flocos, resposta sistêmica branda, recuperação em poucos dias
  - Mastite hiperaguda: início súbito de toxemia grave, febre, taquicardia e choque iminente; a vaca pode permanecer em decúbito. O quarto mamário, que pode ou não apresentar aumento de volume e hipertermia, tem secreção diluída e serosa com muitos flocos pequenos. A vaca pode morrer em poucos dias
- **Patologia clínica**: cultura microbiológica do leite. Contagem de células somáticas (CCS). Leucopenia marcante, neutropenia e desvio à esquerda degenerativo. Pode ocorrer bacteriemia, especialmente em vacas gravemente acometidas
- **Achados de necropsia**: edema, hiperemia, hemorragias e necrose de tecido mamário. As principais anormalidades são verificadas no teto e seios lactíferos e nos ductos; a invasão do parênquima pelo microrganismo não é uma característica de *E. coli*
- **Confirmação diagnóstica**: cultura de leite para identificação da bactéria e alta CCS
- **Diagnóstico diferencial**:
  - Paresia hipocalcêmica da parturiente
  - Acidose láctica por sobrecarga de carboidrato

- Outras causas de mastite aguda grave (deve-se realizar cultura bacteriológica do leite):
  - Estreptococos ambientais
  - *Staphylococcus aureus* e *Streptococcus agalactiae*
- Tratamento: deve-se considerar a condição e as necessidades de cada caso, com base na gravidade da doença. Em vacas com infecção moderada a grave indica-se o uso de antimicrobianos; em casos brandos, a eficácia é incerta. Caso não se utilize antimicrobiano, algumas infecções persistem. Vacas gravemente acometidas necessitam, também, de terapia hidreletrolítica (como solução salina hipertônica) e, possivelmente, anti-inflamatórios não esteroides para endotoxemia.
- Controle: o manejo dos surtos faz-se pelo exame do ambiente. Melhorar as condições sanitárias e higiênicas. Limpeza regular das instalações. Manter a cama seca. Evitar superpopulação. Se possível, manter as vacas secas na pastagem. Substituir serragem e aparas de madeira por areia, como material de cama. Dar ênfase à higiene antes da ordenha, inclusive com imersão do teto em solução germicida, e manter a vaca em pé, no mínimo, 30 min após a ordenha. Uso de vacina com antígeno do núcleo polissacarídeo, no período seco e no início da lactação, a fim de reduzir a incidência de mastite clínica causada por bactérias Gram-negativas.

Epidemiologia

Ocorrência de mastite clínica

A ocorrência de mastite coliforme aumentou consideravelmente nos últimos anos; é uma causa de preocupação na indústria leiteira e entre os veterinários que atuam em rebanhos leiteiros. A mastite coliforme é cosmopolita; acomete, principalmente, vacas-leiteiras mantidas totalmente confinadas durante o inverno ou verão. Quando as vacas são mantidas em total confinamento em um piquete, os surtos de mastite coliforme podem ocorrer durante as estações úmidas, com chuvas fortes. A doença é incomum em vacas-leiteiras mantidas continuamente em pastagem, mas há relato dessa ocorrência em vacas-leiteiras criadas em pastagem na Nova Zelândia. Diferentemente da mastite contagiosa, a mastite ambiental causada por bactérias coliformes está associada mais com a ocorrência de mastite clínica do que com mastite subclínica. Atualmente, a mastite clínica causada por patógenos ambientais (inclusive estreptococos ambientais) é um problema mais sério em rebanhos com bom manejo e baixa CCS. Em uma pesquisa sobre a incidência de mastite clínica e a distribuição dos patógenos em rebanhos leiteiros, nos Países Baixos, constatou-se incidência anual média de 12,7 quartos infectados em cada 100 vacas. As bactérias mais frequentemente isoladas de casos clínicos foram *E. coli* (16,9%), *S. aureus* (14,4%), *S. uberis* (11,9%) e *S. dysgalactiae* (8,9%).

A incidência de mastite clínica causada por bactérias coliformes é maior no início da lactação e diminui progressivamente à medida que a lactação avança. A taxa de infecção intramamária é cerca de 4 vezes maior no período seco em comparação com a do período de lactação. Também, a taxa de infecção é maior nas duas primeiras semanas do período seco e nas duas últimas semanas antes do parto. Oitenta a 90% das infecções por coliformes resultam em graus variáveis de mastite clínica na vaca lactante, cerca de 8 a 10% das infecções por coliformes resultam em mastite hiperaguda, geralmente poucos dias após o parto. A doença também é comum em rebanhos que concentram as parições em um curto período.

Prevalência da infecção

A prevalência de infecção mamária e a incidência de mastite clínica causada por bactérias coliformes estão aumentando, especialmente em rebanhos leiteiros com baixa prevalência de infecção e incidência de mastite clínica causada por *S. aureus* e *S. agalactiae*, como resultado de um programa de controle de mastite efetivo. Comparativamente com outras causas de mastite, as infecções coliformes são relativamente incomuns e em pesquisas de dados de rebanhos, a porcentagem de quartos infectados por esses patógenos é baixa. Independentemente do momento, a porcentagem de quartos infectados geralmente é baixa, ao redor de 2 a 4%.

No Reino Unido, cerca de 0,2% dos quartos mamários de vacas podem estar infectados, qualquer que seja o momento. Nos EUA, a vigilância de um rebanho leiteiro mantido em total confinamento indicou que a infecção por bactérias coliformes, por dia de lactação ou por dia do ano, jamais excedeu a 3,5% dos quartos; a porcentagem máxima foi verificada no dia do parto. No entanto, as infecções coliformes podem causar 30 a 40% de casos de mastite clínica. Em um rebanho problema, até 8% das vacas encontram-se infectadas por bactéria coliforme e 80% dos casos de mastite clínica podem ser causados por infecções coliformes.

Duração da infecção

Em geral, as infecções intramamárias causadas por bactérias coliformes têm curta duração. Mais de 50% delas duram menos de 10 dias, cerca de 70% persistem por menos de 30 dias e apenas 1,5% excede os 100 dias de duração.

Fontes de infecção e modo de transmissão

O principal reservatório da infecção causada por bactérias coliformes é o ambiente da vaca-leiteira (patógeno ambiental); isso é diferente da infecção por microrganismos contagiosos, na qual a glândula mamária infectada é o reservatório dos principais patógenos contagiosos (*S. aureus* e *S. agalactiae*) e o principal reservatório da infecção de bovinos por *M. bovis*. A exposição dos quartos não infectados aos patógenos ambientais pode ocorrer em qualquer momento da vida da vaca, inclusive durante a ordenha, entre as ordenhas, no período seco e, em novilhas, antes do parto.

Taxas de morbidade e de casos fatais

Em rebanhos leiteiros com baixa CCS no leite do tanque de resfriamento, a média de incidência anual de mastite clínica no rebanho é de 40 a 50 casos por grupo de 100 vacas; bactérias coliformes são isoladas em 30 a 40% dos casos clínicos, o que equivale a uma incidência média de 15 a 20 casos de mastite coliforme por grupo de 100 vacas, em rebanhos com baixa CCS no leite do tanque. Outros dados indicam que o número de casos clínicos de mastite coliforme varia de 3 a 32, por grupo de 100 vacas, por ano; contudo, a média de incidência anual em rebanhos leiteiros pode ser tão baixa quanto 6 a 8 casos por grupo de 100 vacas.

A mastite coliforme é uma das causas mais comuns de mastite fatal em vacas. Geralmente, a taxa de casos fatais decorrentes de mastite coliforme hiperaguda é alta, podendo ser de 80%, mesmo com tratamento intensivo. Podem ocorrer surtos da doença, acometendo mais de 25% das vacas recém-paridas, com intervalos de poucas semanas entre eles.

Fatores de risco

Fatores de risco dos patógenos

E. coli isoladas do leite de glândula mamária com mastite são, simplesmente, patógenos oportunistas e incluem várias cepas diferentes, sendo que na maioria não se conhecem os fatores de virulência.[1-3] Esse achado sugere que, provavelmente, fatores específicos da vaca são mais importantes na determinação da gravidade dos sinais clínicos, após a infecção intramamária.[3] As bactérias que causam mastite coliforme têm lipopolissacarídeos (endotoxinas), que fazem parte da camada externa da parede celular de todas as bactérias Gram-negativas. Bactérias coliformes isoladas de leite de vacas ou do ambiente onde vivem apresentam diferentes graus de sensibilidade à ação bactericida do soro bovino; em algumas pesquisas, mas não em todas, a maioria dos isolados que causam mastite grave é resistente a essa ação bactericida do soro.[4,5] Os microrganismos sensíveis à ação bactericida do soro não conseguem se multiplicar em glândulas sadias devido à ação de bactericidinas presentes no leite, oriundas do sangue. Na Inglaterra e no País de Gales, verificou-se que das cepas de *E. coli* isoladas de casos de mastite em vacas, somente aquelas resistentes à ação bactericida do soro foram novamente isoladas de leite ordenhado após a inoculação de vacas lactantes. Outros achados indicam que bactérias coliformes resistentes a essa ação bactericida do soro não apresentam vantagem em relação aos coliformes sensíveis ao soro, nas infecções intramamárias de ocorrência natural. Em um estudo, cepas de *Klebsiella* que causam mastite mostraram resistência à ação bactericida do soro bovino.

Também, há fatores somáticos e capsulares de bactérias coliformes que interferem na resistência à ação bactericida do soro bovino. A presença de fímbrias polares longas e de uma enterotoxina estável ao calor, enteroagregadora, também é notada na maioria, mas não em todas, cepas isoladas de vacas com mastite clínica causada por *E. coli*.[5] A propriedade de ligação de *E. coli* de mastite bovina com fibronectina pode ser um importante fator de virulência que possibilita a fixação das bactérias ao epitélio dos ductos glandulares. *E. coli* isoladas de casos de mastite clínica são capazes de resistir à fagocitose pelos neutrófilos, se multiplicam mais rapidamente e fermentam a lactose mais prontamente do que *E. coli* isoladas do ambiente.[4]

Um pequeno número de infecções intramamárias causadas por *E. coli* resultam em infecção persistente. As cepas de *E. coli* que mais provavelmente ocasionam infecções persistentes têm maior capacidade de invasão e multiplicação nas células epiteliais da glândula mamária do que as cepas que não causam infecções persistentes e, mais provavelmente, são resistentes a vários antimicrobianos.[6,7]

Fatores de risco do ambiente

Todos os componentes ambientais que entram em contato com o úbere da vaca são considerados fontes potenciais dos microrganismos. As bactérias coliformes são oportunistas e a contaminação da pele da glândula mamária, inclusive dos tetos, acontece principalmente entre as ordenhas, quando a vaca entra em contato com cama contaminada, mais do que durante a ordenha. As fezes, fontes comuns de *E. coli*, podem contaminar, diretamente, o períneo e o úbere, ou, indiretamente, pela cama, baias de parição, solo dos piquetes, água utilizada para lavar a glândula mamária, toalhas de pano e esponjas usadas para lavar o úbere, teteiras e mãos dos ordenhadores. As vacas com mastite coliforme crônica também são importantes fontes de bactérias e, provavelmente, ocorre transmissão direta pela ordenhadeira mecânica. A secagem inadequada da base do úbere e dos tetos depois da lavagem antes da ordenha pode ocasionar drenagem da água de lavagem contaminada com coliformes para dentro das teteiras e, em seguida, infecção intramamária.

Cama

Serragem e aparas de madeira utilizadas como material de cama, contaminadas e colonizada por *E. coli* e, especialmente, *K. pneumoniae*, são os principais fatores de risco de mastite coliforme. As vacas mantidas em cama de serragem têm maior população de coliformes totais, inclusive *Klebsiella*; aquelas mantidas em cama de aparas de madeira apresentam população intermediária e as vacas mantidas em cama de palha têm um número menor de microrganismos. Experimentalmente, notou-se que a incubação de amostras de cama em temperatura de 30°C a 44°C resultou em aumento na contagem de bactérias coliformes; após a incubação em 22°C a contagem foi mantida e em 50°C as bactérias morreram. Cama úmida, principalmente de serragem e aparas de madeira, favorece a multiplicação de bactérias coliformes, em especial *Klebsiella* spp.

Analisou-se a relação entre as populações de *Enterobacteriaceae* na cama, ao longo de 12 meses, em um rebanho leiteiro. O estudo revelou que as populações de *E. coli* na cama e a incidência de mastite coliforme foram estatisticamente independentes da estação chuvosa; porém, notou-se forte associação entre o período de chuvas e a população de *K. pneumoniae* na cama e a incidência de mastite causada por essa bactéria. A ausência de uma associação entre a população de *E. coli* na cama e a ocorrência de mastite coliforme, juntamente com o fato de que as vacas são mais suscetíveis imediatamente após o parto, sugere que a capacidade da bactéria em penetrar no canal do teto pode ser um fator de resistência da vaca e não uma característica do microrganismo. Também, parece que a vaca em início da lactação não é suscetível a *K. pneumoniae*, como a *E. coli*.

A capacidade de diversos materiais de cama em possibilitar a multiplicação de patógenos ambientais foi resumidamente discutida no tópico sobre condições controladas. A capacidade de os materiais de cama possibilitar a multiplicação de diferentes patógenos é variável; em condições de estabulação, parece que as altas contagens de bactérias são influenciadas por fatores mais complexos do que apenas o tipo de cama. Mesmo em cama limpa, mas úmida, pode haver multiplicação de bactérias.

Grande população de bactérias coliformes na extremidade do teto, a menos que acompanhada de infecção crônica do quarto mamário, provavelmente é transitória e representa contaminação ambiental recente que, em geral, é eliminada pela adoção de um programa sanitário efetivo no momento da ordenha. Entretanto, qualquer população na pele do teto, quer seja por infecção em outro quarto, pela contaminação de teteiras ou por outros fatores ambientais, deve ser considerada como fonte potencial de novas infecções.

Fatores de risco do animal

Os fatores que influenciam a suscetibilidade de vacas à mastite coliforme incluem CCS do leite, estágio de lactação, características fisiológicas e mecanismos de defesa da glândula mamária (principalmente a velocidade de migração dos neutrófilos), características do teto e capacidade da vaca em neutralizar os efeitos das endotoxinas produzidas pelos microrganismos.

Contagem de células somáticas

Experimentalmente, após a inoculação de pequena quantidade de bactérias coliformes, verificou-se que CCS de 250.000 células/mℓ de leite do quarto pode limitar, de modo significativo, a multiplicação de bactérias e o desenvolvimento de mastite. CCS de 500.000 células/mℓ possibilita proteção total. Portanto, as vacas de rebanhos com baixa incidência de mastite estreptocócica e estafilocócica têm baixa CCS no leite e são mais suscetíveis à mastite coliforme. Rebanhos leiteiros com baixa CCS no leite do tanque de resfriamento podem apresentar maior incidência de mastite tóxica grave do que os rebanhos com alta CCS.

Migração e função dos neutrófilos

A maior suscetibilidade da vaca no período periparto à mastite coliforme se deve, principalmente, ao prejuízo à migração dos neutrófilos à glândula mamária. Nos casos fatais de mastite hiperaguda em vacas na primeira semana após o parto pode haver grande número de bactérias no tecido mamário e ausência de infiltração de neutrófilos. Outros dados indicam alta correlação entre baixa atividade quimiotática dos neutrófilos do sangue no pré-parto e suscetibilidade ao desafio intramamário com *E. coli*. Experimentalmente, em vacas no período periparto, a capacidade de rápida migração de neutrófilos à glândula mamária, após infecção intramamária, está associada com infecção bacteriana maciça e mastite hiperaguda altamente fatal. No periparto, as vacas não conseguem controlar a multiplicação de bactérias nas primeiras horas após sua inoculação e, consequentemente, a carga de bactérias é muito maior quando os neutrófilos finalmente chegam ao leite. A carente mobilização dos neutrófilos pode ser decorrência de:

- Falha no reconhecimento das bactérias
- Carência de produção de mediadores inflamatórios
- Baixa capacidade dos neutrófilos em se transferir para o compartimento de leite.

Em vacas com acetonemia, a mastite experimental causada por *E. coli* é grave, independentemente da resposta quimiotática pré-infecção.

Vacas que apresentam carência na capacidade de recrutamento de leucócitos têm altas concentrações de citocinas no leite, evidência de que as células reconheceram as bactérias. Tudo isso sugere que a anormalidade crítica é aquela de neutrófilos da vaca no periparto. Alguns receptores da superfície celular de leucócitos podem ser importantes mecanismos de defesa contra polissacarídeos de *E. coli*. Os neutrófilos da glândula mamária de vacas contêm, em sua superfície, C14, C18 e lectina – interações de carboidratos que atuam na mediação da fagocitose não opsonônica de *E. coli* – que podem ser importantes no controle dessas infecções.

Conteúdos de selênio e vitamina E

Os efeitos positivos das suplementações de vitamina E e selênio na saúde da glândula mamária estão bem estabelecidos. Um teor apropriado de selênio na dieta aumenta a resistência da glândula mamária aos microrganismos infecciosos. As infecções intramamárias experimentais causadas por *E. coli* são significativamente mais graves e mais duradouras em vacas que recebem dieta deficiente em selênio, do que aquelas de vacas que recebem dieta com selênio suplementar. Acredita-se que o aumento da resistência está associado com a diapedese mais rápida de neutrófilos à glândula mamária de vacas alimentadas com dieta contendo selênio suplementar, o qual restringe a quantidade de bactérias na glândula durante a infecção.

A vitamina E é especialmente importante à saúde da glândula mamária durante o período periparto. A concentração plasmática de α-tocoferol começa a diminuir 7 a 10 dias antes da parição, atingindo valor mínimo 3 a 5 dias após o parto; em seguida se eleva. Quando a concentração plasmática é mantida durante o período periparto, com injeções de α-tocoferol, aumenta a capacidade dos neutrófilos do sangue em eliminar os microrganismos. A suplementação das dietas de vacas secas que contém 0,1 ppm de selênio, com 1.000 UI de vitamina E/dia, reduziu a incidência de mastite clínica em 30%, na comparação com vacas que recebiam 100 UI/dia. A redução chegou a 88% quando as vacas recebiam 4.000 UI de vitamina E/dia, nos últimos 14 dias do período seco.

Também ocorrem efeitos marcantes do teor de selênio na dieta nas concentrações de eicosanoides no leite, em resposta à infecção por *E. coli*, que podem estar associados com alteração na patogênese e na consequência da mastite em vacas com deficiência de selênio.

Estágio de lactação e mecanismo de defesa

A mastite coliforme acomete quase exclusivamente vacas lactantes e, raramente, vacas secas. Experimentalmente, a doença pode ser provocada muito mais rapidamente em quartos lactantes do que em não lactantes (quartos secos). A diferença de suscetibilidade pode ser devido à CCS e à concentração de lactoferrina muito maiores na secreção de quartos secos do que no leite de quartos lactantes. Vacas sabidamente com quartos não infectados no período de secagem podem desenvolver mastite coliforme na parição, sugerindo que a infecção ocorre durante o período seco. Podem ocorrer novas infecções intramamárias durante o período não lactante, especialmente nos últimos 30 dias, as quais permanecem latentes até o momento do parto, causando mastite hiperaguda após a parição.

A *taxa de infecção intramamária causada por bactérias coliformes* é maior nas 2 semanas após a secagem e nas 2 semanas antes do parto. Após a involução total, a glândula mamária parece muito resistente ao desafio experimental com *E. coli*; contudo, torna-se suscetível no período pré-parto imediato. Mais de 93% das infecções intramamárias causadas por *E. coli* no período não lactante se originam na segunda metade desse período.

Diversos fatores fisiológicos podem influenciar o grau de resistência da glândula mamária não lactante à infecção por coliformes. A taxa de novas infecções intramamárias é maior durante a transição da glândula mamária lactante para a fase de involução glandular e do período de produção de colostro para o de leite. Pode ocorrer aumento de 6 vezes na taxa de infecções por coliformes, do final da lactação até o início da involução da glândula; no entanto, 50% dessas novas infecções não persistem até a lactação seguinte. Também, a taxa de eliminação espontânea de patógenos de menor importância é alta durante o período não lactante. A diferença na suscetibilidade ou resistência à nova infecção intramamária pode ser devido, em parte, às alterações nas concentrações de lactoferrina, IgG, albumina sérica bovina e citrato, substâncias relacionadas com a inibição da multiplicação "*in vitro*" de *E. coli*, *K. pneumoniae* e *S. uberis*.

Ademais, ocorre aumento mais lento na quantidade de neutrófilos polimorfonucleares no leite após nova infecção mamária no início da lactação do que na metade e no final dela. Essas condições podem explicar a ocorrência de mastite coliforme hiperaguda no início da lactação. Isso sugere infecção latente ou, mais provavelmente, que a infecção ocorreu em um momento crítico, poucos dias antes ou depois do parto, quando o canal do teto se torna acessível e a população de bactérias coliformes na extremidade do teto encontra-se persistentemente elevada porque a vaca não está sendo ordenhada rotineiramente e, portanto, não se faz a lavagem do úbere e a imersão do teto em solução germicida. As bactérias coliformes podem atravessar o canal do teto sem auxílio da ordenhadeira mecânica; isso pode estar associado à alta incidência de mastite coliforme em vacas mais velhas de alta produção, as quais podem ter o canal do teto mais dilatado em razão da idade.

Vacas recém-paridas, de acordo com a resposta à mastite coliforme induzida experimentalmente, podem ser classificadas em dois grupos: as de reação moderada ou de reação grave. Após a infecção ocorre uma diversidade de respostas, desde inflamação mamária muito discreta até inflamação muito aguda e evidência de sinais sistêmicos, como febre, anorexia e desconforto. As perdas de produção de leite e as alterações na composição láctea são mais marcantes nas glândulas inflamadas; nas vacas com reação grave, a produção e composição do leite não retornam aos níveis pré-infecção. Em vacas com reação grave, considera-se que os sinais clínicos sistêmicos graves e duradouros podem ser atribuídos à absorção de endotoxina.

Em resumo, a mastite coliforme é mais grave em vacas no período periparto devido à incapacidade de retardarem a multiplicação bacteriana logo após a infecção. Essa incapacidade está associada com a baixa CCS antes do desafio e com a lenta migração de neutrófilos na glândula mamária infectada. Também, pode haver deficiência na capacidade de os leucócitos matarem as bactérias patogênicas.

Contaminação do canal do teto

A ocorrência esporádica da doença pode estar associada com o uso de cânulas e bisnagas de antimastíticos contaminadas, bem como infecções após lesão traumática ou cirurgia do teto. Vários fatores relacionados ao teto são importantes na epidemiologia da mastite causada por *E. coli*. Em geral, acredita-se que essa bactéria é comumente encontrada no ambiente de vacas-leiteiras estabuladas e que a mastite pode ser provocada experimentalmente pela inoculação de número tão baixo quanto 20 microrganismos na cisterna do teto, via canal do teto. No entanto, o mecanismo pelo qual isso acontece em condições naturais é desconhecido. *E. coli* não coloniza a pele do úbere ou o canal do teto saudável.

Normalmente, o canal do teto representa uma barreira efetiva à invasão bacteriana na glândula mamária. Como resultado da ordenha mecânica, ocorre certo grau de relaxamento do ducto papilar seguido de redução gradativa do diâmetro do lúmen do ducto cerca de 2 h após a ordenha. Esse período de relaxamento pós-ordenha pode ser um fator de risco à nova infecção intramamária.

Contudo, a contaminação experimental da extremidade do teto com alto número de bactérias coliformes, por repetidos contatos com ambiente úmido, não necessariamente resulta em maior taxa de novas infecções intramamárias. A contaminação experimental com alta quantidade de *E. coli* na extremidade do teto, repetidamente após a ordenha, aumenta a taxa de infecções intramamárias, sugerindo que ocorre penetração da bactéria através do canal do teto no período entre a contaminação e a ordenha. Ordenhadeiras mecânicas que produzem oscilações irregulares e cíclicas do vácuo durante a ordenha podem ocasionar impacto do leite contra a extremidade do teto e, assim, impelir bactérias no canal e aumentar a taxa de novas infecções causadas por *E. coli* e os surtos de mastite coliforme hiperaguda.

Síndrome da vaca caída

As vacas que apresentam síndrome da vaca caída, após paresia da parturiente, ou as recém-paridas que, por alguma razão clínica, se apresentam em decúbito, são suscetíveis à mastite coliforme devido à alta contaminação do úbere e dos tetos, com fezes e material da cama.

Outros fatores de defesa

Lactoferrina e citrato

A falha da lactoferrina presente na secreção mamária em prevenir novas infecções e mastite, próximo e após o parto, pode ser decorrência da diminuição da concentração dessa proteína antes do parto. Normalmente, a lactoferrina se liga ao ferro, necessário para microrganismos ferro-dependentes; na ausência de lactoferrina, esses microrganismos se multiplicam excessivamente. Também a concentração de citrato na secreção mamária aumenta próximo ao parto e pode interferir na ligação do ferro à lactoferrina.

Concentração sérica de anticorpo contra E. coli

Em bovinos, o título sérico do anticorpo IgG_1 contra antígenos da região "core" do lipopolissacarídeo de E. coli J5, mensurado por meio de ELISA, está associado com o risco de mastite coliforme clínica. Em vacas com títulos < 1:240, o risco de mastite coliforme clínica é 5,3 vezes maior. Vacas mais velhas, com quatro ou mais lactações, também são mais sujeitas a essa infecção, mesmo com o aumento do título com o avanço da idade. Há um aumento dos casos de mastite coliforme clínica relacionado à idade, independentemente do título de anticorpo. A imunização ativa de vacas com uma vacina contendo a cepa mutante Rc de E. coli (J5) resultou em diminuição notável na incidência de mastite coliforme clínica.

Patogênese

Após invasão e infecção da glândula mamária, ocorre intensa multiplicação de E. coli e liberação de endotoxina, com a morte ou a rápida multiplicação de bactérias e consequente produção excessiva de parede bacteriana. A endotoxina altera a permeabilidade vascular, resultando em edema e tumefação aguda da glândula mamária, bem como aumento marcante do número de neutrófilos no leite. A contagem de neutrófilos pode aumentar de 40 a 250 vezes e impedir fortemente a sobrevivência de E. coli. Essa marcante diapedese de neutrófilos está associada com notáveis *leucopenia* e *neutropenia*, verificadas na mastite coliforme hiperaguda. Grande quantidade de células epiteliais se desprendem e alcançam a secreção mamária, em uma fase muito precoce da infecção, antes do influxo de células do sistema imune na glândula mamária infectada e, provavelmente, contribuem para o desarranjo da barreira sangue-leite.[8] A gravidade da doença é influenciada pela:

- Quantidade preexistente de neutrófilos no leite
- Taxa de invasão e número total de neutrófilos que migram para a glândula mamária infectada
- Suscetibilidade da bactéria às bactericidinas séricas que foram secretadas na glândula
- Quantidade de endotoxina produzida.[9]

Estágio de lactação

A gravidade da doença depende do estágio de lactação. Em vacas recém-paridas, a infecção experimental da glândula mamária com E. coli ocasiona mastite mais grave do que em vacas na metade da lactação. Isso pode acontecer devido ao retardo da migração de neutrófilos para a glândula mamária de vacas recém-paridas. Ademais, em razão desse atraso, as anormalidades do leite podem não ser visíveis antes de 15 h após a infecção, mas são evidentes os sinais sistêmicos da endotoxina liberada pelas bactérias (febre, taquicardia, anorexia, hipomotilidade ou atonia ruminal e diarreia branda). O resultado final é a instalação de endotoxemia, que persiste durante a multiplicação das bactérias e consequente liberação de endotoxina. É provável que essa endotoxemia persistente seja a principal causa de falha na resposta ao tratamento, comparativamente à endotoxemia transitória notada após a inoculação experimental de uma dose de endotoxina.

Resposta neutrofílica

O resultado final depende muito do grau de resposta neutrofílica. Se essa resposta é retardada e a multiplicação dos microrganismos é irrestrita, o alto teor da toxina produzida pode provocar intensa destruição do tecido mamário e toxemia generalizada. Quando o animal responde rapidamente, quase sempre há pouca alteração na produção de leite porque a lesão se limita à cisterna, sem envolvimento do tecido secretor. A capacidade dos neutrófilos em matar E. coli é variável entre as vacas. A infecção experimental da glândula mamária de vacas por E. coli resulta em estímulo duradouro da atividade de opsonização para fagocitose e morte da cepa homóloga da bactéria pelos neutrófilos. Portanto, no início da lactação o problema não é a deficiência da atividade de opsonização, mas sim a *falha na migração rápida de neutrófilos para a cisterna glandular*.

A rapidez e a eficiência da resposta neutrofílica são os principais fatores determinantes das consequências da infecção. Se a resposta neutrofílica for rápida, a doença clínica será discreta ou não detectável, com cura espontânea, e a vaca retornará à normalidade; pode não haver bactéria no leite. Isso pode ser uma importante causa de aumento do percentual de casos de mastite clínica, nos quais não se isola patógeno no leite. A falha da vaca em manifestar uma resposta neutrofílica significativa resulta na intensa multiplicação bacteriana, alta produção de endotoxina e toxemia grave, altamente fatal. Nesses casos, as bactérias são rapidamente isoladas do leite. Nos casos menos graves e não fatais, não há falha na migração de neutrófilos, mas sim o retardo da migração; isso resulta em mastite clínica aguda, com inflamação progressiva e perda permanente da função secretora. Nem sempre as bactérias são facilmente eliminadas da glândula infectada pelos neutrófilos. As bactérias coliformes podem permanecer latentes nos neutrófilos; nos casos de infecção de ocorrência natural não é incomum o isolamento do microrganismo na glândula mamária, durante e após ambos os tratamentos antimicrobianos, parenteral e intramamário.

Quantidade de bactérias no leite

A quantidade de bactérias no leite também influencia as consequências da infecção. Se o número de bactérias for superior a 10^6 UFC/mℓ, ocorre prejuízo à capacidade de fagocitose dos neutrófilos. Se a contagem de bactérias é inferior a 10^3 UFC/mℓ, 12 h após a infecção, as bactérias são rapidamente eliminadas e o prognóstico é favorável. Essa resposta é verificada na forma subaguda, com cura espontânea. Caso a resposta neutrofílica seja lenta ou retardada, a vaca manifestará sintomas mais graves de mastite coliforme, causados por toxemia. Isso é mais comum em vacas recém-paridas, sendo clinicamente caracterizado por secreção serosa no quarto mamário acometido que, posteriormente, se torna aquosa e acompanhada de febre, depressão, hipomotilidade ruminal e diarreia branda. Nesses casos, o prognóstico é desfavorável. Em geral, essas formas mais graves de mastite coliforme ocorrem logo após o parto e nas 6 primeiras semanas de lactação. Vacas com mastite coliforme, da metade ao final da lactação, geralmente manifestam uma rápida resposta neutrofílica, sendo provável um prognóstico favorável.

Mastite experimental induzida por endotoxina

Na tentativa de entender melhor a patogênese da mastite coliforme, avaliou-se o efeito da inoculação experimental de endotoxina de E. coli na glândula mamária. A infusão intramamária de 1 mg de endotoxina de E. coli causou inflamação mamária aguda e transitória; choque grave, com recuperação das vacas dentro de 48 a 72 h. O edema de úbere surgiu dentro de 2 h e começou a desaparecer em 4 a 6 h. A CCS aumentou depois de 3 a 5 h e 7 h após a infusão a CCS era 10 vezes maior que o normal. Algumas vacas manifestaram discreta resposta sistêmica, com febre passageira. Altas concentrações de IL-1 e IL-6 foram detectadas no leite de glândulas que receberam a endotoxina, a partir de 3 a 4 h após a infusão. A concentração de albumina sérica bovina no leite se elevou, do valor basal até um teor máximo, em 2 h, indicando aumento da permeabilidade vascular ocasionado por mediadores inflamatórios. A infusão de endotoxina na cisterna do teto induz rápida resposta inflamatória local de curta duração, com migração de neutrófilos na cisterna do teto.

A infusão intramamária de endotoxina resulta em aumento sequencial de imunoglobulina no soro lácteo e da fagocitose de estafilococos por células polimorfonucleares do leite. Isso é compatível com a recuperação espontânea de vacas com mastite coliforme aguda. A infusão de endotoxina também pode induzir aumento de catabólitos do ácido araquidônico, como tromboxanos e citocinas, que podem estar envolvidos na mediação da inflamação local do quarto mamário e nos sinais sistêmicos observados na mastite coliforme aguda. Ademais, ocorre liberação de histamina, serotonina, leucotrienos e metabólitos do ácido araquidônico após a indução experimental de mastite por *Klebsiella pneumoniae*. Ocorre, também, elevação marcante da concentração de prostaglandina, fato que indica que ela pode estar envolvida na patogênese da mastite induzida por endotoxina e que o uso de anti-inflamatórios não esteroides pode ser útil no tratamento.

Na *mastite coliforme hiperaguda*, é comum notar toxemia grave acompanhada de febre, tremores, fraqueza que leva ao decúbito em poucas horas e diarreia branda, provavelmente em decorrência da absorção de grande quantidade de endotoxina. Durante muitos anos, acreditou-se que não ocorria bacteriemia nos casos graves de mastite coliforme. No entanto, constata-se *bacteriemia em 32 a 48% dos casos de mastite coliforme de ocorrência natural*. Na endotoxemia experimental, em bovinos, nota-se leucopenia marcante (neutropenia e linfopenia), hipocalcemia discreta e aumento da concentração plasmática de cortisol. Hipocalcemia também é verificada nos casos de ocorrência natural e acredita-se que seja causada pela menor taxa de esvaziamento do abomaso decorrente da endotoxemia. A endotoxina infundida experimentalmente é metabolizada muito rapidamente assim que alcança a circulação sanguínea.

Na forma aguda, geralmente as alterações sistêmicas são menos graves do que na forma hiperaguda. Todavia, nas duas formas ocorre agalactia marcante e a secreção no quarto mamário acometido torna-se serosa com pequenos flocos. As bactérias coliformes não são invasoras teciduais ativos e, em geral, nas vacas doentes que sobrevivem aos efeitos sistêmicos da endotoxemia o(s) quarto(s) acometido(s) retorna(m) à produção parcial de leite na mesma lactação e à produção total na lactação seguinte. Entretanto, em algumas vacas que sobrevivem à forma aguda, a produção de leite subsequente na mesma lactação diminui e, quase sempre, a vaca é descartada.

Uma análise retrospectiva de vacas com características clínicas e laboratoriais de mastite coliforme revelou que 60% retornaram à produção de secreção semelhante a leite nos quartos mamários acometidos na mesma lactação; e 40%, não. No entanto, apenas 63% do primeiro grupo e 14% do último grupo permaneceram no rebanho e produziram leite na lactação seguinte.

Algumas vacas foram descartadas na mesma lactação devido à baixa produção de leite e a outras razões; outras morreram e algumas foram descartadas por apresentarem mastite. Das 88 vacas originais que manifestavam mastite coliforme, apenas 38 (43%) permaneceram no rebanho e produziram leite na lactação seguinte.

Achados clínicos

Em vacas, a *mastite coliforme hiperaguda* é uma doença grave caracterizada por início súbito de agalactia e toxemia. A vaca pode estar normal em uma ordenha e com doença aguda na ordenha seguinte. É comum notar anorexia total, depressão intensa, calafrios e tremores, extremidades frias (especialmente as orelhas) e febre de 40ºC a 42ºC. Seis a oito horas após o início dos sinais clínicos a vaca pode deitar e não conseguir se levantar. Nesse estágio, em que a temperatura pode ser normal ou subnormal, os sintomas lembram um pouco um quadro de paresia da parturiente. Quase sempre, a frequência cardíaca é superior a 100 a 120 bpm, ocorre estase ruminal, pode haver diarreia aquosa branda e a desidratação é evidente. Polipneia é um sintoma comum; nos casos graves podem ser audíveis estertores expiratórios devido à congestão e edema pulmonar.

Em geral, o(s) *quarto(s) infectado(s)* apresenta(m) tumefação e hipertermia, porém não digno de nota; por essa razão, a mastite coliforme pode passar despercebida no exame clínico inicial. A vaca pode apresentar toxemia grave, febre e extremidades frias antes de se constatarem anormalidades visíveis na glândula mamária ou no leite. A secreção mamária é característica; ocorrem alterações da consistência, com leite inicialmente aquoso e, então, um líquido seroso amarelo diluído contendo pequenos flocos semelhantes a farinha visíveis a olho nu; eles são mais bem observados em uma caneca telada de fundo escuro, utilizada para exame macroscópico do leite. Pode ocorrer infecção de outros quartos mamários 1 a 2 dias após a infecção inicial.

O curso da mastite coliforme hiperaguda é rápido. Algumas vacas morrem 6 a 8 h após o início dos sintomas; outras vivem por 24 a 48 h. Aquelas que sobrevivem à crise hiperaguda retornam à normalidade em poucos dias ou permanecem fracos e em decúbito durante vários dias e, por fim, desenvolvem complicações secundárias ao decúbito prolongado. A terapia intensiva com líquidos IV pode prolongar a vida da vaca por vários dias, mas pode não ocorrer melhora significativa e, finalmente, a eutanásia pode ser a opção mais apropriada.

A *mastite coliforme aguda* é caracterizada por graus variáveis de tumefação na glândula infectada, bem como de sinais sistêmicos como febre e inapetência. A consistência da secreção glandular é aquosa a serosa; a secreção contém flocos. Após tratamento apropriado, quase sempre ocorre recuperação em poucos dias. No primeiro dia de infecção, as vacas acometidas ficam cerca de 10% menos tempo deitadas do que o usual, quando saudáveis. Essa pequena diferença não é clinicamente detectável, a menos que o animal seja avaliado com um monitor de atividade.[10,11]

Um sistema de escore da gravidade da doença é clinicamente útil e auxilia a nortear o protocolo terapêutico.[12] O sistema mais útil e de fácil compreensão envolve três categorias de mastite clínica facilmente identificadas: apenas secreção anormal; secreção anormal com glândula anormal (com tumefação, hipertermia, eritema, dor e diminuição da produção de leite); e vaca anormal (sinais sistêmicos de doença, como febre, taquicardia, diminuição da taxa de contrações ruminais e depressão), com secreção anormal e glândula anormal.

Precisão do diagnóstico clínico

Foram desenvolvidos vários protocolos diagnósticos baseados em parâmetros clínicos a fim de diferenciar vacas com mastite clínica causada por bactérias Gram-negativas daquelas com mastite clínica causada por bactérias Gram-positivas. Em geral, todos esses protocolos consideram que a causa de mastite é uma bactéria Gram-negativa quando o leite se apresenta aquoso ou amarelo, o caso de mastite ocorre no verão e a motilidade ruminal encontra-se diminuída ou ausente. Os clínicos experientes não fazem uma previsão do agente etiológico melhor que os inexperientes. A conclusão de todos esses estudos é que as *observações clínicas não possibilitam predição suficientemente segura dos patógenos causadores de mastite clínica* e não devem ser utilizadas como o único critério para decidir se as vacas serão tratadas com antibióticos ou com uma classe de antibióticos. Mesmo no melhor algoritmo de predição verificou-se erro em 25% das vezes, quando a prevalência de mastite causada por microrganismos Gram-negativos era de 50%, taxa de erro muito alta para ser utilizada como guia do tratamento. Como comparação, o erro verificado no arremesso de uma moeda (cara/coroa) para saber se o agente etiológico é Gram-positivo ou Gram-negativo é de apenas 50% das vezes.

O aumento da capacidade de um teste positivo predizer uma infecção causada por bactéria Gram-negativa como causa de mastite clínica é possível pela determinação da endotoxina no leite (sensibilidade [Se] = 0,72; especificidade [Sp] = 0,95), quando a *contagem de neutrófilos segmentados* for inferior a 35% da contagem total de leucócitos (Se = 0,87; Sp = 0,71) ou inferior a 3.200 células/$\mu\ell$ (Se = 0,93; Sp = 0,89; Figura 20.5), e pela cultura em meio seletivo (Se = 0,60; Sp = 0,98). Na Escandinávia, havia disponibilidade de um *teste de endotoxina* comercial (Limast-test) para uso no campo em vacas. As contagens de leucócitos, absoluta e diferencial, são amplamente disponíveis na rotina veterinária, porém não são testes de campo e, portanto, não são ideais. Tanto a mensuração de endotoxina no leite quanto

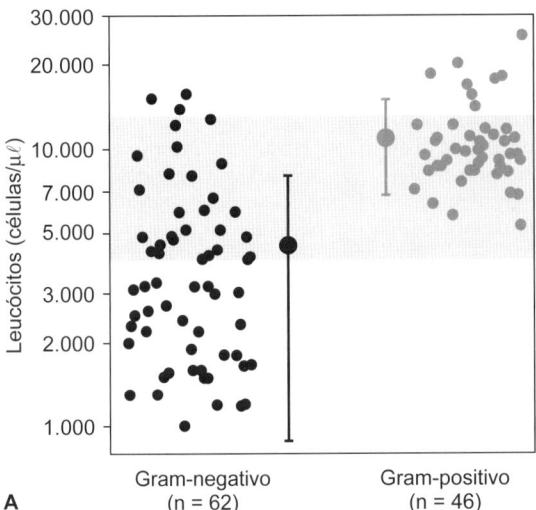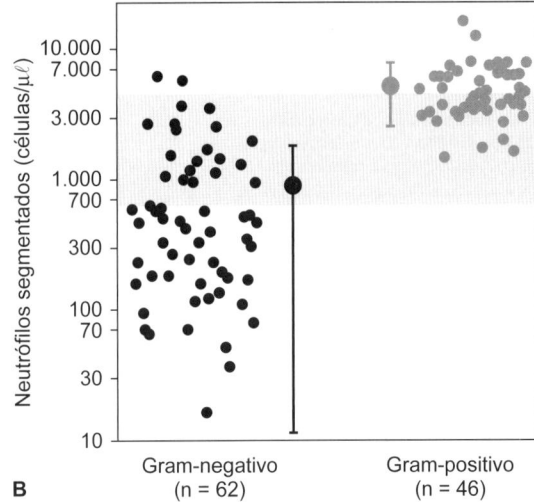

Figura 20.5 Gráfico de dispersão da contagem de leucócitos no sangue (**A**) e da contagem de neutrófilos segmentados (expressa em escala logarítmica; **B**) de 108 vacas-leiteiras lactantes com mastite clínica aguda causada por bactérias Gram-negativas ou bactérias Gram-positivas. A área tracejada representa a variação de referência; os dados são expressos como média ± desvio-padrão. É muito mais provável ocorrer leucopenia e neutropenia em vacas com mastite aguda causada por microrganismo Gram-negativo. Reproduzida, com autorização, de Smith G.H., Constable P.D., Morin D.E. J Vet Intern Med 2001;15(4):394-400.

a contagem de neutrófilos no sangue apresentam sensibilidade e especificidade apropriadas para o uso como guia na tomada de decisão sobre o tratamento.

Mastite coliforme crônica é caracterizada por episódios repetidos de mastite subaguda, não sendo facilmente distinguida, clinicamente, da mastite decorrente de outras causas comuns.

Mastite coliforme subclínica é caracterizada por microrganismos coliformes em amostras de leite de vacas, sem evidência clínica de mastite. A prevalência da infecção intramamária em quartos com bactérias coliformes é baixa, na comparação com aquela associada a patógenos causadores de mastite contagiosa, variando de 0,9 a 1,2%.

Patologia clínica
Cultura de leite

Amostras de leite devem ser enviadas para realização de cultura microbiológica, a fim de identificar o agente etiológico; todavia, o teste de sensibilidade antimicrobiana (antibiograma) não foi validado e atualmente não é recomendado como guia na decisão sobre o tratamento. Nos casos de mastite hiperaguda, as amostras de leite apresentam cultura positiva. Nos casos menos agudos, a cultura de amostra de leite pode ser negativa porque os neutrófilos eliminam as bactérias.

O uso de métodos recentes de identificação de bactérias sugere que *K. variicola* pode ser erroneamente identificada como *K. pneumoniae*, em vacas-leiteiras, quando se realiza cultura da amostra de leite obtida de glândula com mastite clínica utilizando-se procedimentos de rotina.[13]

Escores da contagem de células somáticas e do "California Mastitis Test"

Na infecção experimental, a CCS do leite de quartos inoculados varia de 14 a 25 milhões de células/mℓ, 5 h após a inoculação. Geralmente, o resultado do California Mastitis Test (CMT) nas secreções dos quartos infectados é +3.

Hematologia

Na mastite coliforme hiperaguda ocorre hemoconcentração, leucopenia marcante e neutropenia com desvio à esquerda degenerativa causada pela marginação de grande número de neutrófilos em resposta à endotoxina. Também, nota-se linfopenia moderada, monocitopenia e trombocitopenia (ver Figura 21.5). Caso ocorra agravamento do desvio à esquerda degenerativo, da leucopenia, da neutropenia e da trombocitopenia no segundo dia após o início de sintomas, o prognóstico é desfavorável.[14] Uma melhora na contagem diferencial de leucócitos no segundo dia é um sinal de bom prognóstico.

Endotoxina no leite e no plasma

Na Escandinávia, havia disponibilidade de um teste de endotoxina comercial (Limasttest) para uso no campo, em vacas. Para um resultado positivo, o teste necessitava, no mínimo, de 10^4 a 10^5 UFC de bactérias Gram-negativas. Em amostras de leite, o teste demorava 15 min e era capaz de detectar a presença de endotoxina e, portanto, de bactérias Gram-negativas, mas não diferenciava *E. coli* e *K. pneumoniae*.

Perfil bioquímico sérico

As anormalidades bioquímicas constatadas em casos de ocorrência natural incluem uremia, alta atividade da enzima aspartato aminotransferase (AST) e acidose (metabólica) por íons fortes; em vacas sobreviventes nota-se diminuição das concentrações de sódio, potássio e cloreto, bem como alcalose (metabólica) por íons fortes.[14,15] Nos casos agudos, verifica-se hiperglicemia transitória, no estágio inicial.[16]

Achados de necropsia

Nota-se edema e hiperemia do tecido mamário. Nos casos graves, ocorrem hemorragias, acompanhadas de formação de trombos nos vasos sanguíneos e linfáticos; há necrose do parênquima.

Um estudo sobre as alterações patológicas progressivas em casos de mastite de ocorrência natural ou experimental causada por *E. coli*, em vacas, mostrou que a lesão é mais marcante nos epitélios do teto e dos seios lactíferos, diminuindo, evidentemente, em direção aos ductos. Na mastite hiperaguda, os microrganismos se limitam, basicamente, ao lúmen secretor e de ductos, com baixa invasão do parênquima, apesar da grande quantidade de microrganismos. Em alguns casos, é possível notar intensa infiltração de neutrófilos, edema subepitelial e hiperplasia do epitélio dos seios e dos grandes ductos. Na mastite hiperaguda que ocorre no pós-parto, a infiltração de neutrófilos pode ser desprezível. Pode haver bacteriemia em vacas-leiteiras com mastite coliforme.

Amostras para confirmação diagnóstica

- Bacteriologia: tecido mamário e linfonodo regional refrigerados
- Histologia: tecido mamário fixado em formalina.

Diagnóstico diferencial

- Em vacas, a *mastite coliforme hiperaguda* é clinicamente caracterizada por início súbito de toxemia, fraqueza, tremores, decúbito, febre no estágio inicial seguida de temperatura normal ou hipotermia, em algumas horas, e alterações macroscópicas características no leite que, geralmente, torna-se aquoso e com algumas partículas pouco visíveis a olho nu. A forma hiperaguda da doença é mais comum em vacas recém-paridas.
- *Paresia hipocalcêmica da parturiente* é notada em vacas recém-paridas. A fraqueza e o decúbito fazem lembrar mastite coliforme hiperaguda, mas a elevação marcante da frequência cardíaca e a ocorrência de diarreia discreta e desidratação, se presentes, não são características de paresia da parturiente e requerem exame clínico adicional, especialmente do úbere. Nos estágios iniciais da mastite coliforme as alterações no leite podem ser apenas discretas. Os achados clínicos mais úteis na predição de mastite coliforme hiperaguda são: leite de consistência aquosa, tremores, endurecimento do úbere, taquicardia, polipneia, febre, fraqueza e mastite com menos de 24 h de duração. Leucopenia e neutropenia evidentes são características de mastite coliforme, enquanto na paresia da parturiente geralmente ocorre neutrofilia e leucograma de estresse (neutrofilia sem desvio à esquerda, linfopenia, monocitose e eosinopenia). O diagnóstico diferencial de decúbito no período pós-parto imediato é discutido no tópico sobre paresia da parturiente
- A *acidose láctica por sobrecarga de carboidrato* é acompanhada de início súbito de fraqueza, decúbito, diarreia, desidratação e estase ruminal, lembrando os achados clínicos de choque verificado na mastite coliforme hiperaguda. No entanto, o rúmen contém excesso de líquido e o pH é inferior a 5
- Não é possível diferenciar, apropriadamente, *mastite coliforme aguda* das outras causas de mastite aguda, com glândula e leite anormais, inclusive dos estreptococos ambientais *S. uberis* e *S. dysgalactiae* e dos patógenos contagiosos *S. aureus* e *S. agalactiae*. Para a diferenciação, faz-se necessária a cultura do leite.

Tratamento

O tratamento de mastite coliforme em vacas é controverso, mas estudos recentes mostraram a *importância do uso de antimicrobianos no tratamento de vacas gravemente acometidas*. Historicamente, o tratamento de mastite coliforme baseava-se nos princípios terapêuticos de uma infecção bacteriana com graus variáveis de inflamação. Utilizou-se uma combinação de antimicrobiano de amplo espectro, administrado pelas vias parenteral e intramamária, com terapia hidreletrolítica, ordenhas frequentes da glândula infectada após aplicação de ocitocina e uso de anti-inflamatórios, com eficácia variável, com base em informações empíricas e anedóticas. Poucos testes clínicos avaliaram a eficácia de medicamentos utilizados no tratamento de mastite coliforme de ocorrência natural, especialmente da forma hiperaguda da doença.

A maioria das controvérsias está relacionada ao uso racional dos antimicrobianos; questionado no tratamento de mastite coliforme por várias razões:

- Os sinais clínicos se devem, principalmente, ao efeito da endotoxina na glândula mamária, com produção de mediadores inflamatórios endógenos no úbere e subsequente liberação na circulação sistêmica
- A gravidade dos sinais clínicos está relacionada à quantidade de bactérias na glândula infectada
- A maioria dos casos brandos de mastite coliforme (leite anormal, porém com glândula e vaca normais) é autolimitante e, portanto, a cura não requer terapia antimicrobiana. No entanto, em pequena porcentagem desses casos clínicos discretos ocorre infecção persistente
- Aventa-se a possibilidade, não comprovada, de que o uso de antimicrobianos bactericidas possa resultar em liberação de grande quantidade de lipopolissacarídeos na glândula mamária, devido à rápida morte das bactérias. No entanto, a liberação de endotoxina ocorre apenas quando há rápido crescimento bacteriano, que é prevenido pela administração de um antibiótico efetivo
- Muitos, porém não todos, os antimicrobianos de amplo espectro atualmente aprovados para uso em vacas lactantes não resultam em concentração suficientemente alta no leite quando administrados por via parenteral.

A maioria dos antimicrobianos atualmente utilizados no tratamento de mastite coliforme, em vacas-leiteiras lactantes, não é aprovada para uso em animais de produção. Por isso, o uso *extralabel* (não indicado na bula) e a escassez de dados farmacocinéticos para um período de carência adequado representam maior risco de resíduo do antimicrobino no leite e na carne.

Na forma hiperaguda da doença acompanhada de toxemia grave, o prognóstico é desfavorável. Depressão grave, fraqueza, diarreia e desidratação, decúbito e frequência cardíaca acima de 120 bpm são indicadores de prognóstico desfavorável. O sucesso do tratamento de mastite coliforme hiperaguda requer intervenção o mais rápido possível e vigilância clínica até que se constate a recuperação.

Testes terapêuticos que utilizam antimicrobianos e grupos-controles não tratados

Na maioria das vezes, os testes terapêuticos em vacas-leiteiras lactantes com mastite coliforme *induzida experimentalmente* não indicaram eficácia do tratamento antimicrobiano. Isso se deve ao fato de que os modelos experimentais não reproduzem, apropriadamente, a doença de ocorrência natural, e não ao fato de que os antibióticos não são efetivos. Portanto, a eficácia do tratamento deve se basear em resultados de testes de campo aleatórios. As principais considerações para o uso de antimicrobianos no tratamento de mastite coliforme são:

- Tratamento precoce para reduzir a exposição da vaca à endotoxina
- Há correlação positiva entre a gravidade dos sinais clínicos e a quantidade de bactérias e a concentração de endotoxina no quarto mamário infectado[9]
- Deve-se assegurar períodos de carência adequados para o consumo de leite e de carne
- Relação custo:benefício.

A sensibilidade antimicrobiana de cepas de *E. coli* isoladas de mastite coliforme é muito variável; a determinação da sensibilidade antimicrobiana (antibiograma) não é rotineiramente recomendada porque os pontos de referência das sensibilidades aos antimicrobianos não foram validados; ademais, as bactérias são oriundas de diferentes fontes do ambiente.

Antimicrobianos de uso parenteral

Em vacas com sinais sistêmicos da infecção (vaca anormal), inicialmente deve-se administrar antimicrobiano de amplo espectro, por via parenteral, de preferência IV, seguido de injeção intramuscular, a fim de manter uma concentração plasmática apropriada. A primeira razão para a administração de antibióticos por via parenteral é que a *gravidade dos sinais clínicos está relacionada à quantidade de bactérias no leite da glândula infectada*. A segunda razão importante é o Controle *da bacteriemia*, presente em 32 a 48% das vacas gravemente acometidas. Com base nos valores farmacocinéticos/farmacodinâmicos, nos resultados obtidos nas infecções induzidas experimentalmente e naquelas de ocorrência natural e no teste de sensibilidade antimicrobiana "in vitro" (caso tenha alguma relevância para a sensibilidade "in vivo"), verifica-se que a maioria das cepas de *E. coli* isolada de glândulas mamárias de vacas, teoricamente, é sensível a cefalosporinas de 3ª geração (como ceftiofur) e de 4ª geração (como cefquinoma), fluoroquinolonas, gentamicina, amicacina, trimetoprima-sulfonamida e oxitetraciclina. Desses antimicrobianos, as cefalosporinas de 3ª e 4ª gerações, as fluoroquinolonas e as sulfonamidas potencializadas apresentam eficácia comprovada no tratamento de mastite aguda causada por *E. coli*, de ocorrência natural ou experimentalmente induzida; há evidência de que a oxitetraciclina, administrada por via intravenosa, tem eficácia moderada.

- *Ceftiofur* é uma cefalosporina de 3ª geração resistente às betalactamases, com excelente atividade "in vitro" contra *E. coli*. Quando administrado por via parenteral em vacas com mastite coliforme induzida experimentalmente, a concentração de ceftiofur no leite não superou a concentração inibitória mínima (CIM) relatada para bactérias coliformes. No entanto, quando se administrou ceftiofur (2,2 mg/kg/24 h PC, IM) às vacas com mastite coliforme de ocorrência natural, a probabilidade de morte ou de descarte dessas vacas foi três vezes menor em comparação com as vacas não tratadas; além disso, elas produziram maior quantidade de leite apropriado para a comercialização

- *Cefquinoma* é uma cefalosporina de 4ª geração resistente às betalactamases, com excelente atividade "*in vitro*" contra E. coli. O tratamento parenteral com cefquinoma (duas doses de 1 mg/kg PC, IM, em intervalo de 24 h), com ou sem infusão intramamária dessa cefalosporina (três doses de 75 mg, em intervalos de 12 h), aumentou a taxa de cura bacteriológica e melhorou, significativamente, a recuperação clínica e o retorno à produção de leite em vacas com mastite induzida experimentalmente por E. coli
- *Danofloxacino*, uma fluoroquinolona com excelente atividade "*in vitro*" contra E. coli, quando administrada por via intravenosa, em dose única de 6 mg/kg PC, foi efetiva no tratamento de mastite induzida experimentalmente por E. coli[17]
- *Enrofloxacino*, uma fluoroquinolona com excelente atividade "*in vitro*" contra E. coli, administrada inicialmente IV, seguida de uma aplicação subcutânea (5 mg/kg PC) foi efetiva no tratamento de mastite induzida experimentalmente por E. coli, mas sua eficácia foi mínima no tratamento de mastite por E. coli de ocorrência natural, em um teste clínico randomizado.[18] Em geral, a administração parenteral de enrofloxacino aumenta a taxa de eliminação inicial de E. coli da glândula mamária infectada. Em um teste clínico aleatório, notou-se que uma dose menor de enrofloxacino (2,5 mg/kg/dia, IM, durante 3 dias) não aumentou a taxa de sobrevivência de vacas com mastite causada por E coli, mas resultou em CCS menor no primeiro registro mensal do rebanho após o tratamento[19]
- *Gentacimicina* foi utilizada, sem que houvesse recomendação na bula (uso *extralabel*), no tratamento de mastite coliforme aguda ou hiperaguda porque mais de 90% dos microrganismos isolados do leite de vacas com mastite são sensíveis a esse antibiótico, "*in vitro*". Contudo, a administração intramuscular de 2 g de gentamicina, em intervalos de 12 h, até o retorno do apetite, em vacas-leiteiras com mastite atribuída à bactéria Gram-negativa não resulta em melhora significativa, comparativamente a vacas com caso semelhante de mastite que não foram tratadas com antimicrobiano, ou que receberam eritromicina
- Combinação *trimetoprima-sulfadiazina* (4 g de trimetoprima e 20 g de sulfadiazina, IM, em intervalos de 24 h, durante 3 a 5 dias) é eficaz no tratamento de casos naturais de mastite coliforme. Notou-se taxa de recuperação de vacas com mastite clínica causada por bactéria coliformes suscetíveis à sulfonamida-trimetoprima de 89%, em comparação à taxa de 74% em vacas infectadas por coliformes resistentes a essa combinação, administrada por via parenteral, concomitante à administração de anti-inflamatório não esteroide (AINE) e ordenha completa dos quartos acometidos várias vezes ao dia. Prefere-se sulfadiazina ou sulfametazina (sulfadimidina), em vez de sulfadoxina, porque essa última alcança concentração muito menor no leite, após administração parenteral
- *Oxitetraciclina* (16,5 mg/kg/24 h PC IV, por 3 a 5 dias), combinada com a infusão intramamária de cefapirina (200 mg) e cuidados de suporte (líquido por vial oral ou intravenosa, flunixino meglumina e ordenha da glândula mamária) foi mais efetiva no tratamento de mastite coliforme do que tratamento semelhante, sem antibióticos, em vacas com mastite de ocorrência natural.

Antimicrobianos de uso intramamário

Preparações antimicrobianas de uso intramamário podem ser infundidas em quartos infectados, depois de completamente ordenhados, no início e no final do dia. Há evidência que sustenta o emprego de terapia intramamária com ceftiofur (125 mg/dia, durante 5 dias consecutivos)[20] e cefapirina (200 mg por tratamento), em casos discretos a moderados de mastite de ocorrência natural causada por E. coli (secreção e glândula anormais. Teoricamente, os casos discretos a moderados de mastite causada por *Klebsiella* spp. também devem responder ao tratamento intramamário com ceftiofur ou cefapirina, pois a taxa de cura espontânea parece ser menor do que aquela verificada na infecção por E. coli.[20] A escolha inicial do antimicrobiano depende da experiência prévia sobre a eficácia do tratamento no rebanho.

- Ceftiofur: com base na resposta clínica e nos resultados do teste de sensibilidade antimicrobiana (antibiograma) de cepas de bactérias coliformes isoladas de vacas com mastite de ocorrência natural (se relevante para uma ação "*in vivo*"), considera-se que o ceftiofur é uma excelente escolha para terapia intramamária em casos suspeitos de mastite coliforme
- Cefapirina: com base na resposta clínica de vacas-leiteiras lactantes com mastite induzida experimentalmente por E. coli, notou-se que infusão intramamária de cefapirina (300 mg por quarto mamário) 4, 12, 24 e 36 h após a infecção inibiu a multiplicação das bactérias e reduziu a resposta inflamatória.[21] A relevância desses achados no tratamento de mastite de ocorrência natural causada por E. coli ainda não foi determinada. Isso porque o início do tratamento foi 4 h após a inoculação intramamária de E. coli, quando os sinais clínicos de mastite geralmente não são evidentes ou são muito discretos
- Gentamicina: a infusão intramamária de 500 mg de gentamicina não influenciou a duração e a gravidade da mastite coliforme induzida experimentalmente. A quantidade de E. coli no leite, após a inoculação intramamária da bactéria, não foi influenciada pela administração intramamária de gentamicina, mesmo mantendo-se uma concentração mínima de gentamicina no leite na média de 181 µg/mℓ, nos intervalos entre as doses. A infusão intramamária do antimicrobiano não influenciou a temperatura corporal, tampouco a magnitude e duração da inflamação da glândula mamária, mensuradas pela CCS e picos das concentrações de albumina e imunoglobulina no leite. Deve-se ressaltar que o uso de gentamicina não é aprovado para o tratamento de mastite bovina e, em algumas jurisdições não é aprovada para uso algum.

Um estudo sobre a eficácia da terapia antimicrobiana intramamária no tratamento de mastite clínica de ocorrência natural causada por patógenos ambientais não indicou diferença nas taxas de cura clínica e de cura bacteriológica de curta duração em quartos mamários tratados com 62,5 de amoxicilina, a cada 12 h, em três ordenhas, ou com 200 mg de cefapirina, em intervalo de 12 h, em duas ordenhas e naqueles tratados com 100 unidades de ocitocina, IM, a cada 12 h, imediatamente antes da ordenha, em apenas 2 a 3 ordenhas. No entanto, o custo do tratamento com cefapirina por caso de mastite foi maior do que o dos outros dois tratamentos, em parte devido ao período de carência mais longo do antibiótico (96 h) para o consumo do leite. A porcentagem de recidiva foi maior em vacas do grupo tratado com ocitocina, especialmente quando o patógeno causador da mastite era uma espécie de *Streptococcus* ambiental.

Ordenha do quarto mamário infectado

A avaliação de um ambiente intramamário artificial indicou que 12 ordenhas ao dia pode eliminar E. coli, sugerindo que ordenhas frequentes seriam procedimentos efetivos. De fato, a ordenha (com a aplicação de ocitocina) é uma recomendação popular, porém sem comprovação da eficácia, no tratamento de casos graves de mastite coliforme. Há um relato em vaca com mastite coliforme aguda indicando que a lavagem do quarto acometido com 1 a 3 ℓ de solução de NaCl 0,9% resultou em maior taxa de recuperação, 30 dias depois.[22]

A injeção intramuscular de 10 a 20 unidades de ocitocina em uma vaca adulta, seguida de vigorosa massagem manual e ordenha a cada hora do quarto infectado, pode auxiliar na remoção de restos de produtos inflamatórios. Não há necessidade de dose maior de ocitocina; ademais, não é necessária a administração intravenosa de ocitocina porque ela é rapidamente absorvida quando aplicada IM. A dose de ocitocina pode ser repetida e utilizada até que se obtenha o efeito desejado.

A remoção efetiva de bactérias coliformes e da endotoxina reduz seus efeitos locais na glândula mamária, bem como os sinais sistêmicos de endotoxemia. Os principais problemas relacionados às ordenhas frequentes são: mão de obra envolvida, pequeno volume de secreção láctea produzido, possibilidade de exacerbar a dor e desconforto da vaca (e para o produtor, se atingido por coice) e risco de contaminação do ambiente, quando a secreção é ordenhada diretamente no piso do estábulo. A importância de ordenhas frequentes, se houver, no tratamento de mastite clínica ainda não foi comprovada.

Terapia hidreletrolítica

A terapia hidreletrolítica é fundamental no tratamento de mastite coliforme aguda e hiperaguda, a fim de neutralizar os efeitos da endotoxemia. Administram-se soluções eletrolíticas poliônicas isotônicas (como a solução de Ringer), na dose de 80 mℓ/kg PC, nas primeiras 24 h, por meio de infusão intravenosa contínua e taxa mais lenta do que nos dias subsequentes. Portanto, uma vaca-leiteira adulta (400 a 600 kg) necessita um volume total de 32 a 48 ℓ, nas primeiras 24 h, administrando-se 20 ℓ são nas primeiras 4 h e o restante nas 20 h seguintes. Em geral, nota-se uma resposta clínica favorável evidente depois de 6 a 8 h. Se a vaca não melhorar após 5 dias de terapia hidreletrolítica intensiva (regra da melhora de 5 dias), o prognóstico quanto à sobrevivência é desfavorável.

O custo da administração intravenosa contínua do grande volume de líquido isotônico e de eletrólitos recomendado é alto; além disso, tal procedimento requer monitoramento por muitas horas. Uma alternativa possível é o uso de pequeno volume de solução salina hipertônica, que pode ser transportado facilmente e administrado de forma rápida. Esse tipo de solução salina pode ser administrado com segurança às vacas com mastite induzida por endotoxina. A solução salina hipertônica (NaCl 7,2%) é administrada por via intravenosa, na dose de 4 a 5 mℓ/kg PC, ao longo de 4 a 5 min, seguida de liberação de acesso imediato ao bebedouro. As alterações que se seguem à administração de solução salina hipertônica são expansão do volume plasmático, hipernatremia e hipercloremia transitórias. A administração intravenosa de solução salina hipertônica a vaca clinicamente normal, com acesso à água, aumenta rapidamente o volume circulatório, induz discreta acidose (metabólica) por íons fortes e aumenta a taxa de filtração glomerular. A terapia hidreletrolítica é discutida em detalhes no Capítulo 5.

Anti-inflamatórios

Com frequência, os anti-inflamatórios não esteroides (AINE) são utilizados como terapia auxiliar na mastite coliforme, especialmente na forma hiperaguda da doença. Atualmente, o *cetoprofeno*, um inibidor da ciclo-oxigenase tipos 1 e 2 e da lipo-oxigenase, é o único AINE disponível e com eficácia comprovada nos casos de mastite coliforme de ocorrência natural.

O cetoprofeno foi avaliado como terapia auxiliar no tratamento de mastite clínica aguda em vacas-leiteiras, na maioria dos casos causada por patógenos Gram-negativos. Todas as infecções mamárias foram tratadas com a combinação de 20 g de sulfadiazina e 4 g de trimetoprima, IM, seguida de metade da dose, diariamente, até a recuperação. Durante o período de tratamento antimicrobiano administrou-se a dose de 2 g de cetoprofeno, diariamente, IM. As taxas de recuperação dos animais do grupo-controle contemporâneo não cego e do grupo-controle do placebo cego foram 84% e 71%, respectivamente. No grupo-controle do tratamento com cetoprofeno não cego e no grupo-controle placebo do cetoprofeno, as taxas de recuperação foram de 95% e 92%, respectivamente. A razão de probabilidade (RP) de recuperação foi significativamente maior no grupo-controle placebo (RP = 6,8); foi alta, porém não significativa, no grupo-controle não cego (RP = 2,6). Concluiu-se que o cetoprofeno melhorou significativamente a taxa de recuperação da mastite clínica. Em vacas-leiteiras lactantes, a administração oral de cetoprofeno (4 mg/kg, em 500 mℓ de água) foi tão efetiva quanto à administração intramuscular de cetoprofeno (3 mg/kg), 2 h após a infusão intramamária de endotoxina.[23] Isso não necessariamente expressa a eficácia do tratamento de casos de campo de mastite aguda causada por *E. coli*, pois não ocorre multiplicação de bactérias após a infusão de endotoxina e não havia sinais clínicos evidentes quando os tratamentos foram aplicados.

Um teste clínico de campo semelhante que avaliou a eficácia de fenilbutazona e dipirona no tratamento de mastite causada, principalmente, por microrganismos coliformes mostrou efeito benéfico, mas sem diferença significativa na eficácia desses dois medicamentos. Nos EUA não é permitido o uso de fenilbutazona, tampouco de dipirona, em vacas-leiteiras lactantes; todavia, em alguns países tais usos são permitidos.

Em vacas-leiteiras lactantes, uma única dose de flunixino meglumina (2,2 mg/kg IV), no caso de mastite clínica evidente após a infusão intramamária de *E. coli*, aumentou a ingestão de matéria seca no 1º dia e a produção de leite nos 3º e 4º dias após o tratamento.[24] Avaliou-se o efeito anti-inflamatório de flunixino meglumina ou de dexametasona, comparativamente ao grupo-controle, em casos de mastite coliforme induzida experimentalmente. Foram administradas por via intravenosa, 0,44 mg de dexametasona/kg e 1,1 mg de flunixino meglumina/kg, 2 h após a inoculação de *E. coli* no quarto mamário, condição essencialmente considerada como pré-tratamento, pois os sinais clínicos não são evidentes nesse momento da infecção. Também, aplicou-se dose adicional de flunixino meglumina 8 h após a dose inicial. A dexametasona reduziu as temperaturas retal e da superfície da glândula mamária e impediu o aumento adicional da temperatura retal acima de 39,2°C. A resposta à flunixino meglumina foi menor do que a esperada, sugerindo a necessidade de dose maior que 2,2 mg/kg, para vacas-leiteiras lactantes. Na mastite experimental causada por *E. coli*, notou-se que a administração intramuscular de uma dose de 2,2 mg de flunixino meglumina/kg ou de uma dose de 2,0 mg de flurbiprofeno/kg IV, antes do aparecimento dos sinais clínicos, inibiu a resposta febril nas primeiras 9 h após a infecção e reduziu o declínio da motilidade ruminal. Em outro estudo, verificou-se que a flunixino meglumina, na dose de 1,1 mg/kg IV, 4 h após a inoculação de *E. coli*, abrandou a pequena redução do tempo de decúbito que acontece em vacas com mastite causada por *E. coli*;[11] esse achado tem mínima relevância porque esse protocolo representa, na verdade, um pré-tratamento, pois geralmente os sinais clínicos de mastite não são evidentes ou são muito discretos nesse momento.

A administração intramamária de prednisolona (20 mg), em combinação com cefapirina (300 mg), também por via intramamária, mostrou ter ação anti-inflamatória em vacas com mastite experimental causada por *E. coli*, indicada pelo menor número de leucócitos no tecido mamário, menor concentração de IL-4 na secreção glandular de quartos infectados e restabelecimento mais rápido da qualidade do leite.[21] A relevância desses achados no tratamento de mastite de ocorrência natural causada por *E. coli* é questionável porque os tratamentos foram realizados 4 h após a inoculação intramamária de *E. coli*, quando os sinais clínicos de mastite geralmente não são evidentes ou são muito discretos.

O carprofeno, um AINE de ação prolongada, reduziu a febre, a taquicardia e a tumefação do úbere causadas por mastite induzida pela endotoxina de *E. coli*. A característica de ação prolongada do carprofeno pode ser considerada uma vantagem terapêutica, em relação à flunixino meglumina, a qual requer administrações frequentes.

Combinação terapêutica

Em um estudo que envolveu grande número de vacas com mastite tóxica, ao longo de 3 anos, avaliou-se a terapia hidreletrolítica e o uso de flunixino meglumina, combinados ou individualmente. As vacas foram distribuídas, proporcionalmente, em três grupos:

- Grupo 1: terapia hidreletrolítica (45 ℓ de solução de eletrólitos isotônica IV) e 2 g de flunixino meglumina
- Grupo 2: apenas terapia hidreletrolítica IV
- Grupo 3: apenas flunixino meglumina.

Todas as vacas foram tratadas com antimicrobiano parenteral e intramamário, ocitocina e borogliconato de cálcio. Não se constatou diferença significativa na taxa de sobrevivência entre os grupos tratados; 54% das vacas sobreviveram.

Controle

Tipicamente, o controle de mastite coliforme é difícil, incerto e frustrante. Podem ocorrer vários casos de mastite coliforme hiperaguda fatal em um rebanho de 100 vacas, ao longo de 1 ano, mesmo com emprego de manejo aparentemente excelente. Os princípios gerais do controle de mastite, efetivos no controle de mastites causadas por S. aureus e S. agalactiae, não foram efetivos no controle de mastite coliforme porque a infecção da glândula mamária ocorre por contato direto com o ambiente, geralmente nos intervalos entre as ordenhas. No controle de mastite coliforme, deve-se dar ênfase à prevenção de novas infecções. As vacinas à base de antígenos do núcleo do lipopolissacarídeo serão úteis e serão discutidas posteriormente.

Controle de surtos

Quando ocorre um surto de mastite coliforme hiperaguda, recomedam-se os procedimentos a seguir na tentativa de prevenir novos casos:

- Cultura de amostras de leite e obtenção do diagnóstico etiológico definitivo (em outras palavras, *identificação do patógeno causador*)
- Exame da cama em busca de evidência de alta contaminação por bactérias coliformes. Caso se utilize serragem ou aparas de madeira, substituir por areia, se possível, ou troque a cama mais frequentemente
- Limpeza geral das áreas do estábulo e dos locais de descanso das vacas
- Melhorar a higiene pré-ordenha
- Examinar o funcionamento da ordenhadeira mecânica
- Possibilitar o acesso das vacas a alimentos frescos imediatamente após a ordenha, de modo a assegurar que permaneçam em pé durante, no mínimo, 30 min, tempo necessário para o fechamento do canal do teto.

Instalações e ambiente

A presença normal de bactérias coliformes em todos os locais do ambiente da vaca deve ser reconhecida, mas deve-se fazer todo o esforço para evitar condições que possibilitem a proliferação de bactérias. Isso é especialmente importante em rebanhos leiteiros submetidos a um programa de controle de mastite efetivo, que resulta em alta porcentagem de vacas com baixa CCS no leite, condição que aumenta a suscetibilidade à mastite coliforme. Nesses rebanhos, as condições gerais de saúde e higiene devem ser melhoradas e mantidas.

Material de cama

As vacas-leiteiras permanecem deitadas 12 a 14 h por dia e durante esse tempo os tetos ficam em contato direto com o ambiente contaminado. Para o controle de infecção é fundamental reduzir a quantidade de patógenos causadores de mastite na cama. A maioria das infecções coliformes em vacas no periparto se instala bem cedo no período seco ou pouco antes do parto; assim, os esforços para prevenir a infecção devem visar a esses períodos. O manejo do ambiente da vaca seca pode ser o melhor procedimento de prevenção da infecção. Embora não haja disponibilidade de recomendações confiáveis, as vacas que permanecem estabuladas durante parte do dia, o dia todo ou à noite toda devem ser acomodadas em camas *limpas* e *secas*, sem superlotação de animais, a fim de evitar alta contaminação fecal. Quando possível, é melhor manter as vacas secas e aquelas em fase periparto na pastagem. Nesse ambiente de pastagem é fundamental determinar o espaço ideal e disponibilizar cama em áreas de descanso para as vacas-leiteiras criadas em sistema de estabulação livre. Sempre que possível, a cama deve ser mantida seca. Material de cama excessivamente úmido deve ser removido de um terço dos estábulos, diariamente, e substituído por cama nova. A adição de óxido de cálcio pode reduzir a multiplicação de bactérias. Cama feita com serragem e aparas de madeira abrigam mais bactérias coliformes do que cama de palha e requer atenção especial. O acúmulo de grande número de bactérias coliformes na cama da baia da vaca pode ser controlado pela remoção diária da serragem do fundo da baia, refazendo a cama com serragem limpa que, geralmente, contém baixo número de coliformes. A aspersão de paraformaldeído na cama de serragem reduziu a quantidade de coliformes por 2 a 3 dias, mas a contaminação retornou ao nível da pré-desinfecção em 7 dias. Quando se constatam surtos de mastite coliforme atribuídos à serragem e aparas de madeira altamente contaminadas, a cama deve ser removida imediatamente e substituída por palha nova, seca e limpa. Sempre que possível, deve-se evitar o uso de serragem ou aparas de madeira como material de cama. Atualmente, a areia é considerada o material de cama "padrão-ouro" e, portanto, a alternativa mais apropriada.

Limpeza diária regular dos estábulos

Esse procedimento é necessário para reduzir a contaminação dos tetos. Em rebanhos leiteiros mantidos em sistemas de criação *free-stall* e de estabulação livre, devem ser utilizadas todas as técnicas de manejo disponíveis, de modo a assegurar que as vacas não defequem nas baias, ou em seus "espaços" do estábulo, e aumentem o nível de contaminação. Isso requer limpeza diária da superfície da cama com ancinho, nas fazendas que utilizam *free-stall*, e o ajuste dos prendedores de cabeça das vacas, assegurando que elas não avancem demasiadamente para frente, tampouco defequem nos corredores do estábulo.

Nos rebanhos leiteiros que permanecem confinados o ano todo ou parte do ano, geralmente o nível de contaminação se eleva à medida que o rebanho aumenta; e, quase sempre, a ventilação não é apropriada. Isso facilita a ocorrência de ambiente excessivamente úmido, que favorece a multiplicação de bactérias coliformes na cama. Tal situação requer maior atenção às práticas de saúde e higiene.

Procedimentos de ordenha

A imersão dos tetos em solução desinfetante após a ordenha pouco influencia a redução da incidência de mastite coliforme porque a contaminação dos tetos é mais frequente nos intervalos entre as ordenhas do que na própria ordenha. Desse modo, um procedimento lógico para o controle de mastite coliforme é reduzir a contaminação do ambiente. Quando se constata contaminação fecal evidente do úbere e dos tetos é necessário tempo e cuidados adicionais no momento da ordenha. A limpeza da glândula mamária antes da ordenha pode influenciar significativamente a qualidade do leite. Nota-se menor contagem de bactérias no leite quando os tetos das vacas são lavados e secos totalmente com toalha de papel ou quando se faz a imersão dos tetos em solução desinfetante, após secagem com toalha de papel. Além disso, a desinfecção dos tetos antes da ordenha, combinada com boa preparação do úbere, reduz a taxa de infecção intramamária causada por patógenos ambientais em cerca de 51%, comparativamente à boa preparação do úbere, exclusivamente.

Desinfecção dos tetos antes da ordenha

Atualmente, muitos produtores de leite incluem a desinfecção dos tetos antes da ordenha no programa de controle de mastite, utilizando diversos tipos de soluções germicidas para a imersão dos tetos. Essas soluções de imersão utilizadas antes da ordenha, contendo iodo 0,25%, iodofor 0,1%, iodofor 0,25%, iodofor 0,55%, com ácido dodecil benzeno sulfônico linear 1,9% (ADBSL), foram avaliadas e os resultados obtidos foram consistentes. A desinfecção dos tetos antes e depois da ordenha, combinada com boa preparação do úbere, é significativamente mais efetiva na prevenção de infecção intramamária causada por patógenos ambientais do que uma boa preparação do úbere e desinfecção do teto após a ordenha. Não se constatou fissuras ou irritação dos tetos devido ao uso dessas soluções. No entanto, a desinfecção dos tetos antes da ordenha não reduziu a incidência de mastite clínica.

Imersão dos tetos em selantes após a ordenha

Os selantes utilizados para imersão dos tetos são produtos à base de látex, acrílico e polímeros, os quais propiciam uma barreira física entre os tetos e o ambiente e, teoricamente, reduz a exposição da extremidade do teto aos patógenos que causam mastite ambiental, diminuindo a incidência de novas infecções intramamárias causadas por coliformes durante a lactação. Acreditava-se que a eficácia dessa barreira fosse devido à persistência desses produtos nas extremidades dos tetos no intervalo entre as ordenhas; no entanto, isso nem sempre acontece. Em resumo, os selantes utilizados para imersão dos tetos com produtos germicidas não são mais efetivos na redução da incidência de mastite ambiental, comparativamente à imersão dos tetos em solução germicida após a ordenha.

Nutrição

A deficiência de vitamina E ou de selênio prejudica a quimiotaxia dos neutrófilos à glândula mamária e reduz a morte de bactérias intracelulares pelos neutrófilos. Portanto, é importante assegurar que os consumos de vitamina E e de selênio sejam apropriados; isso é mais bem obtido pela ingestão diária de 1.000 UI de vitamina E e 3 mg de selênio, pelas vacas secas, e de 400 a 600 UI de vitamina E e 600 mg de selênio pelas vacas lactantes.

A vitamina C é o antioxidante hidrossolúvel mais importante em mamíferos e, consequentemente, a concentração plasmática de vitamina C pode influenciar a função dos neutrófilos.[25] A ingestão diária de vitamina C (30 g/dia) não interferiu na fagocitose pelos neutrófilos, na taxa de morte bacteriana ou na gravidade da mastite em vacas-leiteiras, após infusão intramamária de endotoxina.[25] Os dados atuais não defendem a adição de vitamina C na dieta como parte das medidas de controle de mastite causada por *E. coli*.

Prevenção de infecção durante o período seco

Pode ocorrer transferência de quantidade considerável de bactérias coliformes da extremidade do teto para sua cisterna, em vacas que não estão sendo ordenhadas. Assim, as vacas prestes a parir devem ser mantidas em pastagens ou transferidas para um local limpo, no mínimo, 2 semanas antes do parto; ademais, se necessário, o úbere e os tetos devem ser lavados diariamente, com imersão dos tetos em solução desinfetante a partir de 10 dias antes da parição. Isso é particularmente necessário em vacas mais velhas e naquelas reconhecidamente mais fáceis de ordenhar. Os tetos dessas vacas, que apresentam extravasamento de leite imediatamente antes do parto, podem necessitar de aplicação de selante por meio de imersão ou de colódio (solução de nitrocelulose), a fim de reduzir o risco de infecção.

Vacas em decúbito

As vacas em decúbito e que não são capazes de ficar em pé (p. ex., como acontece na síndrome da vaca caída) devem ser bem acomodadas em cama de palha seca e limpa; o úbere deve ser mantido limpo e seco e os tetos submetidos à imersão em solução desinfetante apropriada. Devem ser empregadas rigorosas práticas de higiene quando se utilizam cânula mamária e creme de teto; deve-se realizar assepsia rigorosa quando se faz cirurgia do teto.

Ordenhadeira mecânica

Oscilações irregulares no sistema de vácuo da ordenhadeira podem predispor à mastite coliforme em quartos mamários expostos a alto nível de contaminação. Portanto, o funcionamento e os procedimento de higienização da ordenhadeira devem ser monitorados, especialmente daquelas partes que entram em contato direto com os tetos.

Vacinação

Vacina à base de antígeno do núcleo do lipopolissacarídeo

A vacinação de vacas durante o período seco e no início da lactação com a vacina à base de antígeno do core de lipopolissacarídeo (como a cepa mutante Re de *Salmonella typhimurium* ou a cepa mutante Rc de *E. coli* O111:B4, denominada vacina J5) é um procedimento que reduz a incidência e a gravidade da mastite clínica causada por bactérias coliformes. Essas vacinas estão disponíveis nos EUA; são compostas de bactérias Gram-negativas que sofreram mutação após exposição aos antígenos do core do lipopolissacarídeo. O antígeno do core (componente do lipídio A), que é imunogênico, é igual nas espécies de bactérias que têm lipopolissacarídeo. Teoricamente, a cepa mutante Re (*S. typhimurium*) propicia maior proteção do que a cepa mutante Rc (*E. coli* J5) porque seu componente do lipídio A é mais acessível ao sistema imune; no entanto, não foram realizados estudos comparativos sobre a eficácia da vacina. Em geral, a vacina composta de core do lipopolissacarídeo apresenta baixa imunogenicidade e administrações frequentes (hiperimunização) parecem aumentar a eficácia da vacina. No entanto, não foram avaliados os benefícios econômicos da hiperimunização.

As vacinas que contêm as cepas mutantes Re e Rc conferem proteção contra desafio natural ou experimental com bactérias Gram-negativas e a maioria das pesquisas, porém nem todas, indica que a vacinação *reduz a incidência e a gravidade da mastite clínica causada por bactérias Gram-negativas, em vacas-leiteiras lactantes*.[26-29] Em um estudo de grupo prospectivo, em dois rebanhos leiteiros comerciais, nos primeiros 90 dias de lactação, verificou-se que as vacas que receberam vacina composta de *E. coli* J5 apresentavam risco cinco vezes menor de apresentar mastite coliforme clínica do que as vacas não vacinadas. Isso é corroborado pela constatação de que as vacas que apresentavam, no teste ELISA, título sérico de IgG de ocorrência natural contra o antígeno do core da bactéria Gram-negativa *E. coli* J5 maior que 1:240, tiveram risco 5,3 vezes menor de desenvolver mastite coliforme clínica do que as vacas com títulos menores. A vacinação reduziu a gravidade dos sinais clínicos, após infusão intramamária experimental com uma cepa de *E. coli* heteróloga. Em vacas vacinadas com a bacterina J5 no momento da secagem, 30 dias após a secagem e 48 h após o parto, que foram inoculadas 30 dias após o parto com uma cepa de *E. coli* que, sabidamente, causava mastite clínica discreta, a duração da infecção intramamária e dos sinais locais de mastite foram mais brandos, em comparação com as vacas do grupo-controle. Também, a concentração de albumina sérica bovina no leite 24 h após o desafio foi maior nas vacas do grupo-controle do que naquelas vacinadas.

Uma análise econômica parcial da vacinação de rebanhos leiteiros com vacina à base de antígeno do core do lipopolissacarídeo (cepa mutante Rc de *E. coli* ou cepa J5) indicou que o programa de vacinação do rebanho pode ser vantajoso, quando mais de 1% das vacas em lactação apresenta mastite coliforme clínica, sendo previsto lucro nos níveis de produção de leite do rebanho.

As vacinas à base de antígeno do core do lipopolissacarídeo apresentam risco de efeitos nocivos à saúde devido ao seu conteúdo de endotoxina. Por exemplo, a vacinação de vacas no fim da lactação e de vacas secas com a cepa mutante Re de *S. typhimurium* reduziu, transitoriamente, a contagem de leucócitos e de neutrófilos segmentados no sangue, mas é provável que a redução seja clinicamente irrelevante. Essa resposta é típica de administração de endotoxina. A vacinação de vacas-leiteiras lactantes com a cepa mutante Rc de *E. coli* reduziu a produção de leite em 7%, na segunda e terceira ordenhas após a vacinação. Esses dois estudos indicam que não se deve administrar vacina à base de antígeno do core de lipopolissacarídeo em vacas doentes ou sadias mantidas em clima quente e úmido, em razão de sua baixa reserva cardiovascular. Além disso, para reduzir a exposição a um *bolus* total de endotoxinas, as vacinas que contêm antígeno do core de lipopolissacarídeo não devem ser administradas simultaneamente a outras vacinas que contêm outras bactérias Gram-negativas.

Tratamento e controle

Tratamento

- Tratamento intramamário de mastite clínica discreta ou moderada causada por *Escherichia coli*, *Klebsiella* spp. e *Enterobacter aerogenes* (secreção anormal e glândula anormal), durante a lactação, com antimicrobiano resistente à betalactamase e ação contra bactérias Gram-negativas, de acordo com as recomendações da bula (R-1)
- Tratamento de mastite clínica grave causada por *E. coli*, *Klebsiella* spp. e *E. aerogenes* (secreção anormal, glândula anormal e vaca anormal), durante a lactação, com

cefalosporina de 3ª ou 4ª geração, fluoroquinolona, sulfonamida potencializada, por via parenteral, ou oxitetraciclina IV, de acordo com as recomendações da bula, combinado com tratamento intramamário, que pode ser estendido por 5 a 8 dias, conforme recomendações da bula (R-1)
- Administração intravenosa de pequeno volume de solução salina hipertônica ou de grande volume de solução cristaloide isotônica, no caso de de mastite clínica grave (R-1)
- Administração de anti-inflamatórios não esteroides (cetoprofeno, possivelmente flunixino meglumina) em vacas com sinais sistêmicos da infecção (R-2)
- Tratamento de infecção intramamária subclínica durante a lactação com um antimicrobiano de uso intramamário (R-3)

Controle
- Implementação do plano de controle de mastite de 10 pontos, assegurando, em particular, que as vacas sejam mantidas em ambiente limpo e seco e que os tetos estejam limpos e secos no momento da ordenha (R-1)
- Assegurar que as vacas permaneçam em pé durante, no mínimo, 30 min após a ordenha (R-1)
- Assegurar que o consumo de vitamina E e selênio seja apropriado às vacas-leiteiras no período periparto (R-1)
- Recomendação da prática de desinfecção dos tetos antes da ordenha (preferivelmente com solução de iodofor 0,1 a 0,5%; R-2)
- Administração de vacina à base de antígeno do core de lipopolissacarídeo (cepa mutante Re de *Salmonella typhimurium* ou cepa mutante Rc de *E. coli* O111:B4), pelo menos, a cada 6 meses, em rebanhos com alta incidência de mastite coliforme (R-2)

LEITURA COMPLEMENTAR

Hogan J, Smith KL. Managing environmental mastitis. Vet Clin North Am Food Anim Pract. 2012;28: 217-224.

Schukken Y, Chuff M, Moroni P, et al. The "other" Gram-negative bacteria in mastitis. Vet Clin North Am Food Anim Pract. 2012;28:239-256.

Suojala L, Kaartinen L, Pyorala S. Treatment for bovine Escherichia coli mastitis—an evidenced-based approach. J Vet Pharmacol Ther. 2013;36:521-531.

REFERÊNCIAS BIBLIOGRÁFICAS

1. Silva VO, et al. Can J Microbiol. 2013;59:291.
2. Blum SE, et al. PLoS ONE. 2015;10(9):30136387.
3. Wenz JR, et al. J Dairy Sci. 2006;89:3408.
4. Blum S, et al. Vet Microbiol. 2008;132:135.
5. Blum SE, Leitner G. Vet Microbiol. 2013;163:305.
6. Dogan B, et al. Vet Microbiol. 2006;116:270.
7. Fairbrother JH, et al. Vet Microbiol. 2015;176:126.
8. Wagner SA, et al. Am J Vet Res. 2009;70:796.
9. Jacobsen S, et al. Vet Res. 2005;36:167.
10. Cyples JA, et al. J Dairy Sci. 2012;95:2571.
11. Zimov JL, et al. Am J Vet Res. 2011;72:620.
12. Wenz JR, et al. J Am Vet Med Assoc. 2006;229:259.
13. Podder MP, et al. PLoS ONE. 2014;9(9):e106518.
14. Hagiwara S, et al. J Vet Med Sci. 2014;76:1431.
15. Bleul U, et al. Vet Rec. 2006;159:677.
16. Moyes KM, et al. J Anim Sci Biotechnol. 2014;5:47.17.
17. Poutrel B, et al. J Dairy Res. 2008;75:310.
18. Suojala L, et al. J Dairy Sci. 2010;93:1960.
19. Persson Y, et al. Vet Rec. 2015;176:673.
20. Schukken YH, et al. J Dairy Sci. 2011;94:6203.
21. Sipka A, et al. J Dairy Sci. 2013;96:4406.
22. Shinozuka Y, et al. J Vet Med Sci. 2009;71:269.
23. Banting A, et al. Vet Rec. 2008;163:506.
24. Yeiser EE, et al. J Dairy Sci. 2012;95:4939.
25. Weiss WP, Hogan JS. J Dairy Sci. 2007;90:731.
26. Gurjar AA, et al. J Dairy Sci. 2013;96:5053.
27. Erskine RJ, et al. J Am Vet Med Assoc. 2007;231:1092.
28. Wilson DJ, et al. J Dairy Sci. 2007;90:4282.
29. Wilson DJ, et al. J Dairy Sci. 2008;91:3869.

Estreptococos ambientais

Sinopse

- Etiologia: *Streptococcus uberis*, *S. dysgalactiae* e outras espécies de *Streptococcus* são os agentes etiológicos mais comuns; ocasionalmente, *Enterococcus* spp.
- Epidemiologia: causa comum de mastite subclínica e clínica em rebanhos e nos países que controlaram mastite contagiosa. Responde por, aproximadamente, um terço de todos os casos de mastite clínica em rebanhos livres de patógenos contagiosos. Alta taxa de infecção nas duas primeiras semanas após a secagem e 2 semanas antes do parto. Geralmente, a duração da infecção é breve (< 8 dias). Prevalência da infecção no momento do parto: 11% das vacas e 3% dos quartos. O material de cama (cama de palha espessa) é a principal fonte de estreptococos ambientais; as bactérias podem ser isoladas em diversos alimentos e em vários locais da vaca (tetos, rúmen, fezes, saliva, lábios e narinas). A quantidade de bactérias na areia é baixa, sendo o material mais apropriado para a cama
- Achados clínicos: secreção anormal e glândula anormal, geralmente sem sintomas sistêmicos. Ocorre recuperação após o tratamento intramamário em duas ou três ordenhas
- Patologia clínica: cultura microbiológica de leite
- Achados de necropsia: não aplicável
- Confirmação diagnóstica: cultura bacteriológica e contagem de células somáticas em amostra de leite
- Diagnóstico diferencial: não é possível diferenciar de outras causas de mastite aguda e subaguda, sem cultura microbiológica de leite
- Tratamento: a infusão intramamária de antimicrobiano aumenta a taxa de cura bacteriológica e reduz o percentual de recidivas. Os antibióticos de uso intramamário devem ser rotineiramente administrados em todos os casos de mastite clínica causada por estreptococos ambientais
- Controle: reduzir a exposição da extremidade do teto aos patógenos dando atenção às condições higiênicas do ambiente; disponibilizar cama de areia seca, higiene pré-ordenha e imersão dos tetos em solução germicida antes da ordenha. Terapia da vaca seca com penicilina G, cloxacilina, eritromicina ou cefalosporinas de 1ª geração (cefapirina) ou de 3ª geração (ceftiofur). A aplicação de um selante interno de subnitrato de bismuto no teto no momento da secagem pode reduzir a taxa de novas infecções no período seco

Etiologia

S. uberis e *S. dysgalactiae* e os enterococos são os estreptococos ambientais mais comumente isolados nas infecções intramamárias. Outros estreptococos ambientais menos frequentemente envolvidos na ocorrência de mastite bovina são *S. equi* var. *zooepidemicus*, *S. viridans*, *S. equinus* (*S. bovis*), *Streptococcus* spp. do grupo G, *S. pyogenes* e *S. pneumoniae*. Ambos, *S. uberis* e *S. dysgalactiae*, estão disseminados no ambiente do animal e na pele dos tetos. *Enterococcus* spp. também é causa comum de infecções intramamárias ambientais.

Epidemiologia

Ocorrência e prevalência de infecção

Em países onde a prevalência de infecções intramamárias causadas pelos patógenos contagiosos *S. agalactiae* e *S. aureus* foi reduzida ou erradicada, a ocorrência de infecções intramamárias por *estreptococos ambientais* aumentou de modo marcante; em algumas regiões, esses microrganismos são as principais causas ou a segunda causa mais importante de mastite subclínica e clínica em vacas-leiteiras. Atualmente, *S. uberis* é uma causa comum de infecção intramamária no período seco, e a maioria dos casos clínicos é observada na parte inicial da lactação. Várias infecções adquiridas durante o período seco persistem até a lactação e contribuem para a ocorrência de mastite clínica no início da lactação. Na Austrália, *S. uberis* é o patógeno mais comumente isolado de quartos com mastite clínica, em vacas-leiteiras mantidas em pastagem, sendo verificado em 33% das amostras examinadas no sudeste australiano.[1]

A taxa de novas infecções causadas por estreptococos ambientais é alta nas duas primeiras semanas após a secagem e 2 semanas depois do parto; ela é maior no primeiro mês de lactação do que nos demais. Cerca de 50% das novas infecções surgem no período seco e 50% na parte inicial da lactação. A taxa de novas infecções durante o período seco é cerca de cinco vezes maior do que na lactação. Com base nos resultados de pesquisas com amostras de leite no período de 10 anos, constatou-se que as taxas de prevalência de infecções causadas por estreptococos ambientais foram 4%, nos quartos mamários, e 12% nas vacas. O percentual em novilhas acometidas no parto é semelhante aquele verificado em vacas. As prevalências de isolamentos de estreptococos ambientais nos momentos da secagem e do parto foram de 2,5% e 3%, respectivamente. Geralmente, as infecções intramamárias causadas por estreptococos ambientais têm curta duração (< 28 dias); apenas pequena porcentagem de mastite se torna crônica.

Na última década, a alteração mais importante na epidemiologia da mastite bovina foi o aumento da importância dos patógenos ambientais, principalmente aqueles que causam mastite clínica, em relação aos patógenos contagiosos. Ocorreu aumento notável dos casos de mastite clínica causada tanto por bactérias coliformes quanto por estreptococos ambientais. A porcentagem de casos clínicos de mastite nos quais foram isolados estreptococos ambientais variou de 14%, em Ontário-Canadá, a 26%, no Reino Unido. Quando expresso como porcentagem de casos clínicos em que foi isolado um patógeno de maior importância, os estreptococos ambientais estavam presentes em 37 a 45% dos casos.

Fontes de infecção

Os estreptococos ambientais, especialmente *S. uberis*, foram isolados de material de cama, bem como de lábios e tonsilas de vacas; contudo, a maior população dessas bactérias foi verificada na pele do abdome. Algumas vacas são permanentemente colonizadas por *S. uberis* e podem excretar grande quantidade de microrganismos nas fezes. Acredita-se que excreção fecal tenha importante participação na manutenção de populações de *S. uberis* em propriedades leiteiras, sendo a possível origem da grande quantidade de bactérias na palha da cama, em propriedades onde persiste essa forma de mastite. A população de estreptococos ambientais na cama varia de acordo com o tipo de material orgânico utilizado para sua confecção. Grande número de *S. uberis* é constatado em cama de palha, e quantidade muito menor em cama de serragem e de aparas de madeira. A quantidade de estreptococos isolados dos tetos de vacas mantidas em cama de serragem é menor do que aquela de vacas mantidas em cama de palha. A palha longa utilizada em camas de baias de parição ou em camas de instalações de sistema de estabulação livre pode ser uma importante fonte de exposição aos estreptococos ambientais.

S. dysgalactiae também pode estar presente no ambiente de vacas-leiteiras; foi isolado de tonsilas, boca, vagina e glândula mamária. Essa bactéria tem características tanto de patógenos contagiosos quanto ambientais; em alguns esquemas de classificação esse microrganismo é considerado contagioso, embora seja um patógeno principalmente ambiental. *S. dysgalactiae* também está associado à ocorrência de mastite de verão, que acomete vacas secas e novilhas nos meses de verão. Foi isolado na mosca comum de bovinos *Hydrotoea irritans*, que pode estar envolvida na instalação e manutenção da contaminação bacteriana dos tetos. *S. dysgalactiae* pode colonizar o teto antes da infecção por *T. pyogenes* e por bactérias anaeróbicas, como *P. indolicus* e *F. necrophorum*.

Fatores de risco

Fatores de risco do ambiente

O principal fator de risco da infecção causada por estreptococos ambientais é a *exposição da extremidade do teto aos patógenos causadores de mastite presentes no ambiente*. A via de transmissão é, predominantemente, o ambiente. Pode ocorrer exposição dos tetos não infectados aos estreptococos ambientais durante a ordenha, entre as ordenhas, no período seco e antes do parto em novilhas de primeira cria. Na América do Norte, a taxa de novas infecções é maior nos meses de verão.

As práticas de estabulação e manejo nas propriedades leiteiras podem contribuir para a contaminação do material de cama e para a exposição dos tetos aos estreptococos ambientais. Instalações que facilitam o acúmulo de fezes nas vacas aumentam a taxa de exposição da extremidade dos tetos aos patógenos. Em cama de palha, parece que o risco de mastite causada por *S. uberis* é maior; ademais, nota-se aumento dos casos de mastite por *S. uberis* quando as vacas são mantidas em cama de palha espessa.

Em geral, o risco de mastite causada por estreptococos ambientais é menor em vacas mantidas em pastagem, em comparação com o de vacas confinadas em estábulo. No entanto, algumas condições da pastagem, como áreas sombreadas por árvores, superfícies do solo pouco drenadas e lagoas e lamaçais, podem representar alto risco de exposição aos patógenos, especialmente *S. uberis*. Os estreptococos ambientais são os principais patógenos ambientais nos rebanhos leiteiros da Nova Zelândia, onde as vacas ficam quase todo o tempo na pastagem.

S. dysgalactiae comumente é isolado em novilhas e vacas no período seco, sendo um dos patógenos mais prevalentes em casos de mastite de verão. Em vacas de um rebanho leiteiro, a propagação de *S. dysgalactiae* pode ocorrer diretamente entre elas pela ordenhadeira mecânica ou pelo ambiente.

Fatores de risco do animal

S. uberis é a causa mais comum de mastite clínica no momento do parto em vacas-leiteiras criadas em pastagem.[2] O risco de novas infecções é influenciado pelo estágio de lactação e pelo número de partos da vaca. A *taxa de novas infecções é maior nas duas primeiras semanas após a secagem e 2 semanas antes da parição*. Alta taxa de novas infecções após a secagem pode estar associada com ausência de fluxo de leite e excreção de microrganismos, induzido pela ordenha; alterações na composição da secreção mamária que podem favorecer a multiplicação de patógenos e ausência de tampão de queratina no canal do teto. Os principais mecanismos de defesa contra *S. uberis* são o comprimento do canal do teto e a quantidade de queratina no epitélio de revestimento interno. A terapia antimicrobiana da vaca seca reduz a taxa de novas infecções no início do período seco, mas tem pouco, ou nenhum, efeito na prevenção da infecção por *S. uberis* no final desse período. A maior suscetibilidade à infecção imediatamente antes do parto pode estar associada à falta de ordenha em um momento em que há acúmulo de fluido na glândula mamária, à perda do tampão de queratina do canal do teto ou à imunossupressão no período do periparto. A *taxa de novas infecções também é maior em vacas mais velhas* do que em novilhas ou vacas de segunda lactação, com maior número de casos nos meses de verão tanto nas vacas em lactação quanto naquelas em período seco. Esse comportamento é diferente daquele de patógenos contagiosos, em que a exposição ocorre principalmente durante a ordenha. Um pequeno número de vacas apresenta fenótipos altamente resistentes à infecção por *S. uberis*.[2]

Fatores de risco dos patógenos

S. uberis é onipresente no ambiente das vacas, sendo encontrado em vários locais do entorno. Em consequência, a glândula mamária é continuamente exposta ao patógeno durante a lactação e o período seco; as infecções são causadas por uma ampla variedade de cepas, algumas capazes de causar mastite clínica ou mastite subclínica crônica.[3] Diversos fatores de virulência de *S. uberis* foram identificados como importantes na patogênese da mastite ambiental. Fatores antifagocitários possibilitam que *S. uberis* infecte e se multiplique na glândula, aderindo-se e invadindo o tecido mamário. Os macrófagos da glândula mamária de vacas são capazes de fagocitar o microrganismo, mas algumas cepas de *S. uberis* são capazes de resistir à fagocitose por neutrófilos por apresentarem uma *cápsula de ácido hialurônico*. A capacidade de *S. uberis* em penetrar nas células do epitélio mamário de vacas pode resultar em infecção crônica e proteção frente aos mecanismos de defesa do hospedeiro e à ação da maioria dos antimicrobianos, fatos que podem explicar a falha na resposta ao tratamento em alguns casos. No entanto, a maioria das infecções aparentemente "incuráveis" se deve ao tratamento por um tempo inapropriadamente curto.

S. dysgalactiae se comporta tanto como patógenos contagiosos quanto patógenos ambientais[4]; é capaz de penetrar em células do epitélio mamário de vacas, fato que pode explicar a persistência da infecção. Foram identificados diferentes biotipos de *S. dysgalactiae*; as cepas podem possuir vários fatores antifagocitários, inclusive uma proteína semelhante à proteína M, a α_2-macroglobulina, cápsula, fibronectina de ligação e fatores de virulência, inclusive hialuronidase e fibrinolisina.

Uma infecção intramamária já existente, causada por *C. bovis*, é um fator de risco para a infecção por estreptococos ambientais, atuando por meio de um mecanismo não identificado.

Importância econômica

As principais perdas econômicas ocasionadas por infecção intramamária causada por estreptococos ambientais se devem à mastite clínica, que resulta em redução na produção de leite, descarte de leite, descarte prematuro da vaca, aumento da mão de obra e gastos com tratamento e serviços veterinários. Cerca de 88% da perda causada por mastite clínica é atribuída à diminuição na produção de leite e ao descarte de leite. A redução na produção de leite de vacas pluríparas é 2,6 vezes maior do que em novilhas de primeira cria e aquelas com menos de 150 dias de lactação perdem 1,4 vez mais leite do que vacas com mais de 150 dias de lactação. A infecção intramamária causada por *S. uberis* por ocasião do parto, em novilhas, resulta em lactação com menor produção de leite, mesmo com a infecção subclínica, indicando que com a infecção por *S. uberis* no momento do parto deve ser rotineiramente tratada.[5]

Patogênese

O consenso atual é que os estreptococos ambientais (com possível exceção de *S. dysgalactiae*) não são patógenos contagiosos.[4]

Na infecção experimental de vacas-leiteiras por *S. uberis* nota-se inflamação aguda, resultando em acúmulo de grande número de neutrófilos nos ácinos secretores, em 24 h. A fixação às células do epitélio mamário, seguida de internalização da bactéria, parece ser importante na instalação da infecção.[6,7] A infecção também ocasiona migração de células T ativadas, capazes de matar *S. uberis*; parece que têm importante participação na resposta imune efetiva.[8] Depois de 6 dias de infecção, a resposta neutrofílica ainda é evidente; contudo, ocorre infiltração celular, edema septal, extensa vacuolização de células secretoras, necrose focal de alvéolos, pequenas protuberâncias nos epitélios secretores e ductulares e hipertrofia disseminada no epitélio ductular. O microrganismo é encontrado livre ou fagocitados em macrófagos no lúmen alveolar, fixados ao epitélio secretor ou ductular lesionado, no subepitélio e tecido septal e nos vasos linfáticos e linfonodos. Os macrófagos e as células T ativadas são importantes como células fagocitárias primárias,[7,8] mas a resposta neutrofílica marcante pode não ser efetiva como mecanismo de defesa. Considera-se que uma resposta neutrofílica marcante após a infecção por *S. uberis*, mais do que o microrganismo, pode ser responsável pela maior parte das consequências da mastite. Foram identificados, no mínimo, 11 genes associados à virulência de *S. uberis*, mas não há evidência de quais são os mais importantes.[9]

Achados clínicos

Cerca de 50% das infecções intramamárias causadas por estreptococos ambientais evoluem para mastite clínica durante a lactação. As anormalidades clínicas ocorrem em 42 a 68% das infecções, no mesmo rebanho, em diferentes anos. Os achados clínicos geralmente se limitam à secreção anormal ou glândula anormal. Em aproximadamente 43% dos casos, os achados se limitam a leite anormal, 49% envolvem secreção anormal e aumento de volume da glândula (anormal) e em apenas 8% dos casos notam-se sinais sistêmicos que incluem febre e anorexia (vaca anormal). A recuperação clínica quase sempre ocorre em 24 a 48 h. A infecção natural causada por *S. uberis* parece ser mais grave do que a infecção natural por *S. dysgalactiae*, com base na maior CCS nos casos de mastite causada por *S. uberis*, durante um período de 4 meses após o tratamento.[4]

Patologia clínica

Os testes laboratoriais para o diagnóstico desses patógenos são os mesmos mencionados para *S. agalactiae*. Todos os estreptococos ambientais, exceto *S. dysgalactiae*, hidrolisam a esculina na cultura em ágar-sangue. As espécies podem ser diferenciadas, com sucesso razoável, utilizando diversos testes bioquímicos, como API20 Strep e agrupamento sorológico utilizando antissoro específico dos grupos Lancefield; no entanto, esse procedimento é trabalhoso, demorado e não diferencia de modo confiável os patógenos da mastite estreptocócica. Recentemente, foram empregadas técnicas analíticas biofísicas, com sucesso, para a diferenciação confiável de patógenos de mastite estreptocócica, inclusive MALDI-TOF MS, que se baseia principalmente nas proteínas ribossômicas e em espectroscopia de infravermelho com transformada de Fourier, que abrange toda a composição bioquímica de uma célula bacteriana.[10]

> **Diagnóstico diferencial**
> A mastite por *Streptococcus uberis* em vacas secas pode ser suficientemente grave, assemelhando-se à mastite causada por *Trueperella pyogenes*. A confirmação do diagnóstico requer cultura microbiológica do leite.

Tratamento

Antimicrobianos

A sensibilidade "*in vitro*" de estreptococos ambientais aos antimicrobianos é alta. A maioria dos isolados de *S. uberis* e *S. dysgalactiae* são sensíveis à penicilina, novobiocina, amoxicilina e cefapirina. Uma alta porcentagem (96%) também é sensível às tetraciclinas; todavia, a sensibilidade aos aminoglicosídeos é muito menor. A maioria dos casos de mastite clínica causada por *S. uberis* e *S. dysgalactiae* responde bem à infusão intramamária de penicilina, cefalosporinas, cloxacilina, eritromicina e tetraciclinas. Também, ocorrem curas espontâneas. A mastite clínica em vacas em lactação deve ser tratada com, pelo menos, duas infusões intramamárias com intervalo de 12 h; isso pode induzir cura clínica, mas não bacteriológica. O tratamento de infecções subclínicas *no final da lactação* pode ser postergado até a secagem. O tratamento intramamário dos casos clínicos nos primeiros 100 dias de lactação propicia benefício econômico substancial. Algumas infecções causadas por cepas de *S. uberis* parecem não responder ao tratamento; nas vacas com tais infecções há necessidade de tratamento estendido. A falha do tratamento pode ser devido à invasão bacteriana de células epiteliais e transferência de bactérias às camadas subepiteliais, com possível redução da eficácia dos antimicrobianos. É provável que os episódios aparentemente recidivantes de mastite clínica causada por *S. uberis*, apesar de tratamento adequado, sejam mais decorrentes de infecção por uma nova cepa do que da ineficácia terapêutica.[1] Raramente há necessidade de tratamento parenteral de vacas com mastite clínica comprovadamente causada por *S. uberis*.

O tratamento intramamário estendido (durante 5 ou 8 dias) com ceftiofur (125 mg), pirlimicina (50 mg) ou hidriodeto de penetamato, sulfato de di-hidroestreptomicina e sulfato de framicetina, em intervalos de 24 h, aumenta a taxa de cura bacteriológica em vacas com mastite experimentalmente induzida por *S. uberis*. Em um estudo de 1.148 casos de mastite subclínica causada por estreptococos ambientais, em Nova York, a infusão intramamária de antimastíticos disponíveis no mercado foi mais efetiva, comparativamente às vacas não tratadas do grupo-controle (66% de cura bacteriológica), com as seguintes taxas de cura bacteriológica: amoxicilina (90%), penicilina (82%) e cloxacilina (79%).

Não se recomenda o tratamento com ocitocina e ordenhas frequentes da glândula acometida, sem administração intramamária de antibióticos, porque a taxa de cura é muito baixa. Além disso, sem o uso de antimicrobianos a taxa de recidivas é maior. Muitas recidivas da infecção são causadas por estreptococos ambientais; portanto, *deve-se realizar o tratamento antimicrobiano, por via intramamária, rotineiramente*. Em particular, como a mastite clínica, com glândula anormal ou vaca anormal, induz algum grau de dor e desconforto à vaca, *não se pode aceitar a não realização de um tratamento efetivo (antimicrobiano intramamário), em razão do bem-estar animal*.

Na Nova Zelândia, administrou-se meloxican (dose única de 250 mg SC) em vacas-leiteiras com mastite clínica branda tratadas com três injeções de hidriodeto de penetamato (5 g), aplicadas IM. Nesses animais, *S. uberis* foi a bactéria mais comumente isolada e a inclusão de meloxican ao protocolo terapêutico reduziu a CCS após o tratamento e diminuiu a taxa de descarte do rebanho de 28% para 16%.[11]

Controle

Obtém-se o controle de mastite causada por estreptococos ambientais *mediante a redução de exposição da extremidade do teto aos patógenos* e o aumento da resistência às infecções intramamárias. Uma recomendação específica para o controle de mastite ocasionada por estreptococos ambientais é *não utilizar cama de palha*, mas isso pode não ser uma recomendação prática ou econômica para alguns produtores. Caso se utilize cama de palha, pode-se reduzir a exposição da extremidade do teto a *S. uberis* com a substituição frequente (diária) do material de cama. O principal fator predisponente de mastite por estreptococos ambientais é a cama de palha molhada ou úmida.

A *redução da exposição da extremidade do teto a estrume e sujidades* requer a *manutenção de um ambiente limpo e seco*. Os corredores dos estábulos e os piquetes onde as vacas são mantidas devem ser frequentemente raspados, e os locais onde as vacas se deitam devem ser secos. Deve-se dar atenção especial às instalações das vacas secas e de novilhas próximas, áreas de parição, alojamento das vacas lactantes, sala de ordenha e higiene durante a ordenha. Materiais orgânicos utilizados nas camas, como palha, que abrigam grande quantidade de patógenos ambientais quando molhadas, devem ser mantidos secos. A areia é o material de cama ideal porque contém menor número de bactérias coliformes e patógenos ambientais. No momento da ordenha, a higiene deve enfatizar a ordenha de tetos e úbere limpos e secos, e o funcionamento apropriado da ordenhadeira mecânica. A imersão dos tetos antes da ordenha em solução germicida pode reduzir os casos de mastite ambiental em até 50%, mas essa redução não é verificada em todos os rebanhos.

A *terapia da vaca seca*, como medida de prevenção de novas infecções, não foi tão efetiva no controle de todas as causas de mastite ambiental como tem sido para mastite contagiosa. Contudo, esse procedimento é mais efetivo contra estreptococos ambientais do que contra bactérias coliformes. A aplicação de um *selante de teto interno* à base de subnitrato de bismuto no momento da secagem é efetiva na prevenção de infecção causada por *S. uberis* no período seco. Na Austrália, tem-se tornado rotina o uso combinado de um antimastítico intramamário destinado à vaca seca e um selante de teto interno como medida de apoio fundamental em rebanhos leiteiros com mastite endêmica causada por *S. uberis*.[12]

A infusão intramamária de antimastítico de ação prolongada, destinada à vaca seca, contendo 250 mg de cefalônio, após a última ordenha do período de lactação, reduziu a taxa de novas infecções causadas por *S. uberis* de 12,3% para 1,2%. As infecções clínicas durante o período seco foram mais prevalentes naqueles quartos que apresentavam orifício do canal do teto aberto. Notou-se menor número de tetos com orifício aberto nos quartos tratados, nas primeiras 4 semanas do período seco. Concluiu-se que os orifícios de tetos de quartos tratados se fecharam mais precocemente do que aqueles de quartos não tratados. Nas vacas do grupo-controle, não tratadas, a maioria das novas infecções ocorreu nos primeiros 21 dias do período seco. Normalmente, o canal do teto permanece dilatado por até 7 dias após a secagem e, então, forma-se um tampão de queratina nos 14 a 21 dias seguintes. Sugere-se que uma vez formada uma barreira física de queratina no canal do teto após a secagem, um quarto não infectado apresenta um risco muito pequeno de infecção no restante do período seco.

Os quartos tratados apresentaram menor incidência de novas infecções clínicas e menor CCS na lactação seguinte.

Vacinação

A administração intramamária de múltiplas doses de vacina composta de material celular de *S. uberis* morto resultou em proteção total contra a infecção experimental em vacas. Não foi possível isolar a bactéria do quarto mamário após o desafio experimental e notou-se proteção sem uma resposta neutrofílica marcante. Preparados contendo ativador de plasminogênio ou molécula de adesão de *S. uberis* recombinante podem ser a base de uma vacina contra *S. uberis*.[13]

No momento, não há vacina disponível no mercado e não se recomenda a vacinação como parte do programa de controle de mastite causada por estreptococos ambientais.

Tratamento e controle

Tratamento
- Tratar mastite clínica durante a lactação, utilizando um antimastítico intramamário efetivo contra bactérias Gram-positivas, de acordo com as recomendações da bula; nos casos crônicos, utilizar tratamento estendido (R-1)
- Tratar mastite subclínica causada por *S. uberis* no parto com um antimastítico intramamário efetivo contra bactérias Gram-positivas, de acordo com as recomendações da bula (R-1)
- Administrar anti-inflamatórios não esteroides (meloxicam) em vacas com mastite clínica causada, principalmente, por estreptococos ambientais (R-2)

Controle
- Implementar o plano de controle de mastite dos dez pontos, com ênfase especial na manutenção das vacas em estábulo com ambiente seco e limpo e na limpeza e secagem dos tetos antes da ordenha (R-1)
- Assegurar que as vacas permaneçam em pé durante, no mínimo, 30 min após a ordenha (R-1)
- Administrar um antimastítico intramamário de longa ação contra bactérias Gram-positivas no momento da secagem, em todas as vacas, seguido de infusão intramamária de um selante de teto (R-1)

REFERÊNCIAS BIBLIOGRÁFICAS

1. Abureema S, et al. J Dairy Sci. 2014;97:285.
2. Turner SA, et al. J Dairy Res. 2013;80:360.
3. Tassi R, et al. J Dairy Sci. 2013;96:5129.
4. Lundberg A, et al. Acta Vet Scand. 2014;56:80.
5. Pearson LJ, et al. J Dairy Sci. 2013;96:158.
6. Almeida RA, et al. Vet Microbiol. 2015;179:332.
7. Tassi R, et al. Vet Res. 2015;46:123.
8. Denis M, et al. Vet Res Commun. 2011;35:145.
9. Reinoso EB, et al. FEMS Microbiol Lett. 2011;318:183.
10. Schabauer L, et al. BMC Vet Res. 2014;10:156.
11. McDougall S, et al. J Dairy Sci. 2009;92:4421.
12. Runciman DL, et al. J Dairy Sci. 2010;93:4582.
13. Prado ME, et al. Vet Immunol Immunopathol. 2011;141:201.

Trueperella pyogenes

Etiologia

T. pyogenes (antigamente denominada *Arcanobacterium pyogenes*, *Actinomyces pyogenes* e *Corynebacterium pyogenes*) causa duas formas de mastite clínica grave: mastite supurativa esporádica, principalmente em vacas estabuladas, denominada *mastite piogênica*, e uma doença clínica semelhante que se manifesta na forma de surtos nos meses de verão, na Europa e na Escandinávia, denominada *mastite de verão*. Obteve-se sucesso na transmissão da infecção; todavia, a bactéria raramente se apresenta como cultura bacteriológica pura na doença de ocorrência natural e o microrganismo não é causa específica de mastite de verão. Quando a bactéria é aplicada na pele da extremidade do teto, não ocorre infecção do quarto mamário, a menos que haja lesão cutânea no local da aplicação, quando há envolvimento de bactérias anaeróbicas na ocorrência da infecção.

Sinopse

- **Etiologia:** *Trueperella pyogenes*, antigamente denominada *Arcanobacterium pyogenes*, *Actinomyces pyogenes* e *Corynebacterium pyogenes*
- **Epidemiologia:** é uma importante causa de mastite supurativa esporádica, mais comumente em vacas secas e novilhas prenhes. Na Europa, ocorrem surtos no verão (daí o nome mastite de verão) associados à presença de moscas picadoras com atividade sazonal, como *Hydrotoea irritans*. Pode ser necessária a presença de outras bactérias (*Streptococcus dysgalactiae* e *Peptostreptococcus indolicus*) para iniciar a mastite clínica
- **Achados clínicos:** a glândula mamária se apresenta intensamente edemaciada e firme; quase sempre, apenas um quarto é acometido. A secreção do quarto infectado é, inicialmente, aquosa e com coágulos e, posteriormente, purulenta. No início há sinais sistêmicos graves, incluindo febre, inapetência, taquicardia e depressão, com taxa de mortalidade de até 50%. Nas vacas que sobrevivem à infecção inicial, há formação de abscesso no quarto acometido, com drenagem de material purulento na base do teto
- **Patologia clínica:** cultura microbiológica do leite
- **Achados de necropsia:** abscessos na glândula mamária e resposta sistêmica grave são achados de necropsia fortemente presuntivos de mastite causada por *T. pyogenes*
- **Diagnóstico diferencial:** não é possível diferenciar, definitivamente, essa infecção intramamária de outras causas de mastite aguda, sem realizar a cultura bacteriológica do leite; no entanto, a presença de abscessos na glândula mamária é fortemente sugestiva de infecção por *T. pyogenes*
- **Tratamento:** a bactéria responde mal ao tratamento parenteral com penicilina G procaína ou oxitetraciclina e à infusão intramamária de penicilina. O quarto acometido quase sempre deixa de produzir leite
- **Controle:** infusão intramamária de antimastítico destinado à vaca seca, em intervalos de 3 semanas, durante o período seco. Controle da população de moscas. Isolamento de vacas com abscessos supurados.

Na mastite de verão, a secreção purulenta do quarto mamário geralmente contém *T. pyogenes* como patógeno principal, mas a gravidade da doença é determinada pela presença de microrganismos anaeróbios, como *P. indolicus*; *S. dysgalactiae*; *F. necrophorum*; *P. melaninogenica*; *Fusobacterium* spp. e um coco Gram-positivo microaerófilo (coco de Stuart-Schwan); outros microrganismos da família Bacteroidaceae e *Micrococcus* spp. também estão presentes. Essas espécies de bactérias são encontradas nos tetos, na conjuntiva e na cavidade bucal de bovinos saudáveis. *F. necrophorum* foi isolado quase exclusivamente na cavidade bucal; *P. indolicus* e *T. pyogenes* são mais frequentes na pele dos tetos; e isolados de *P. melaninogenica* subsp. *Levii* foram igualmente isolados em amostras da conjuntiva e da extremidade do teto. Também, nota-se um padrão sazonal distinto de isolamento dos patógenos, que corresponde estreitamente à atividade sazonal da mosca *H. irritans*.

Também tem se incriminado *S. dysgalactiae* como a principal causa, sendo os outros microrganismos invasores secundários; todavia, todas essas bactérias são capazes de causar mastite supurativa quando inoculadas no úbere. Por si só, *T. pyogenes* instala-se facilmente no tecido mamário após inoculação experimental, porém causa apenas doença subclínica; no entanto, o surgimento de exsudato ocasiona a clássica síndrome conhecida como mastite de verão. As infecções experimentais por *T. pyogenes* e *P. indolicus* provocam uma doença muito mais grave, que responde menos ao tratamento quando a infecção acomete um quarto não lactante, em vez de um quarto mamário em lactação. Na mastite de verão, a flora bacteriana é muito variável. No Reino Unido, há evidência de que em alguns anos muitos casos eram decorrências de infecção pura por *M. haemolytica*. Na mastite piogênica, quase sempre se constata cultura pura de *T. pyogenes*; contudo, outras bactérias envolvidas na ocorrência de mastite de verão também são comumente isoladas. *A. ulcerans* é uma causa incomum de mastite subaguda.

Epidemiologia

Ocorrência e prevalência da infecção

A ocorrência de mastite bovina causada por *T. pyogenes* é esporádica, sendo mais comum em vacas secas ou em novilhas prenhes, embora vacas lactantes também possam ser acometidas. Uma alta prevalência da infecção também é relatada em bezerras tão jovens quanto 2 meses de idade. No Reino Unido, Japão, norte da Europa, Flórida-EUA e, mais raramente em alguns países, por todo o mundo, nota-se maior incidência de "mastite de verão" supurativa nos meses de verão, quando vacas não lactantes são deixadas na pastagem, sem monitoramento mais rigoroso. No Reino Unido, 20 a 60% das propriedades são acometidas, os mesmos rebanhos são acometidos todos os anos e em cerca de 40% das propriedades nunca houve a doença.

Fonte de infecção e modo de transmissão

Não se conhece a porta de entrada da infecção, embora se suponha que seja o canal do teto. Em casos esporádicos, o meio de transmissão não foi esclarecido, mas os insetos, especialmente alguns picadores como *H. irritans*, parecem ser importantes nos surtos de mastite de verão, no nordeste da Europa. A prevalência da doença está relacionada ao pico de população de moscas e ao clima que prevalece, especialmente a força e a direção do vento.

Fatores de risco

A incidência é muito maior nos meses úmidos do verão, em propriedades muito arborizadas e nas fazendas situadas em áreas de baixada, quando a população de moscas é alta. Rebanhos de vacas-leiteiras são os alvos preferidos, principalmente no final da gestação ou nos primeiros dias de lactação. Quase sempre, nos surtos nota-se alta população de moscas. Também, sugere-se que há necessidade de alguns fatores que favoreçam a ocorrência de contaminação do teto, seguida de invasão e infecção da glândula mamária. A taxa de infecção mamária por *T. pyogenes* é muito menor em vacas estabuladas do que naquelas mantidas em pastagem. Na Austrália, a doença é diagnosticada principalmente em vacas lactantes e quase sempre após lesão ou surgimento de "*black spot*" no teto. Também há registro de surtos da doença associados com lesões de tetos verificadas em surtos de febre aftosa e mamilite causada por herpes-vírus.

Importância econômica

Mastite de verão é uma importante doença porque é provável que sua taxa de mortalidade, quando não se faz tratamento adequado, seja ao redor de 50%; ademais, em vacas sobreviventes, ocorre perda funcional total dos quartos mamários acometidos. Na mastite piogênica, a taxa de mortalidade é muito menor, mas a perda funcional do quarto é seguida de descarte da vaca.

Patogênese

Sugere-se que a infecção seja transmitida por moscas, de um úbere para outro, e que ocorre invasão maçiça do tecido mamário, via canal do teto lesionado. A maior parte da glândula é acometida no primeiro episódio, que provoca grave resposta sistêmica e perda funcional de todo o quarto mamário infectado. A doença foi reproduzida mediante a inoculação da glândula mamária de novilhas prenhes com *T. pyogenes*, *F. necrophorum* e *P. indolicus*. Todos os animais desenvolveram mastite clínica moderada a grave: quatro de 10 animais se recuperaram totalmente e tiveram lactação normal após o parto. Em seis de 10 animais, o curso da doença foi grave e os quartos acometidos não produziram leite após a parição.

Achados clínicos

Em geral, a mastite causada por *T. pyogenes* é hiperaguda, com resposta sistêmica grave que inclui febre (40°C a 41°C), aumento da frequência cardíaca, anorexia completa, depressão intensa e fraqueza. Nesse estágio pode ocorrer aborto. Na maioria dos casos apenas um quarto mamário é acometido, mais comumente um quarto anterior. O teto apresenta tumefação e inflamação, e a palpação do quarto indica consistência muito dura, edema e dor; no início, a secreção é aquosa com coágulos; posteriormente, torna-se purulenta e com odor pútrido típico. A contagem de células somáticas da secreção das vacas acometidas é extremamente alta e a secreção parece mais pus do que leite.[1] As vacas infectadas quase sempre albergam grande população de moscas. Se as vacas sobrevivem à grave toxemia, o quarto se torna extremamente endurecido e há formação de abscessos que, posteriormente, se rompem na parte inferior do úbere, comumente na base do teto. Eles podem ser considerados lesões crônicas, mas, geralmente, são sequelas de um episódio agudo. Na infecção causada por *T. pyogenes* não complicada, raramente ocorre gangrena verdadeira, como acontece na mastite estafilocócica; entretanto, os quartos mamários podem ser tão gravemente acometidos que se desprendem do corpo. Às vezes, ocorre claudicação em membros pélvicos do lado do quarto infectado e as articulações dos membros podem apresentar tumefação. Ocorre perda funcional permanente do quarto e as vacas recém-paridas podem cessar completamente a lactação. Telite grave, com espessamento marcante e obstrução do teto, é uma sequela comum. Também pode ocorrer obstrução parcial ou total do teto e lesão de sua cisterna, independentemente de haver mastite aguda. Acredita-se que o retardo de crescimento do feto seja uma característica de bezerros filhos de vacas que tiveram mastite de verão durante a prenhez.

Patologia clínica

É necessário o isolamento da bactéria. O congelamento da amostra de leite reduz o número de amostras com resultado positivo na cultura bacteriológica. MALDI-TOF MS é um procedimento promissor para a rápida identificação de *T. pyogenes*.[2]

Achados de necropsia

Não há disponibilidade de detalhes sobre a patologia da doença.

> **Diagnóstico diferencial**
>
> Em vacas, a incidência sazonal da doença em algumas áreas, a inflamação mamária aguda, a natureza supurativa da mastite, a formação de abscessos e a resposta sistêmica grave tornam o diagnóstico clínico desse tipo de mastite um dos mais fáceis.

Tratamento

A mastite de verão normalmente responde muito pouco ao tratamento e quase sempre cessa a produção de leite no quarto mamário infectado. O insucesso do tratamento se deve à extensa formação de pus no úbere e não à resistência aos antimicrobianos. As bactérias isoladas de casos de mastite de verão são sensíveis à penicilina G e a outros antimicrobianos betalactâmicos. No entanto, a penicilina G tem distribuição limitada no úbere inflamado. Na mastite de verão experimental, o tratamento parenteral foi efetivo em cerca de 40% dos casos, desde que o tratamento seja iniciado dentro de 32 h após a inoculação. Nos casos hiperagudos é preferível realizar o tratamento parenteral com sulfadimidina sódica ou com uma tetraciclina, seguido de ordenhas repetidas do quarto. Em geral, administra-se antimicrobiano de amplo espectro, por via intramamária; todavia, quase sempre ocorre perda funcional do quarto mamário.

Os quartos acometidos também podem ser tratados mediante secagem definitiva. O melhor método de secagem permanente do quarto é a infusão de 120 mℓ de solução de iodo-povidona 5% (solução de iodo 0,5%), após ordenha completa, e administração intravenosa de flunixino meglumina (1 mg/kg PC). Isso ocasiona cessação definitiva da lactação no quarto, porém não interfere na produção total de leite pela vaca.

A retirada de restos proteináceos do quarto acometido pode ser facilitada pela aplicação intramamária de enzimas proteolíticas, mas é improvável que haja modificação relevante na recuperação do quarto infectado; a amputação do teto, a fim de favorecer a drenagem, é um tratamento comum. Mesmo com tratamento intensivo, ocorre perda funcional de pelo menos 80% dos quartos e muitos daqueles que respondem à terapia apresentam produtividade muito diminuída.

Controle

A forma de controle desse tipo de mastite considera, basicamente, a mastite de verão. Tentaram-se várias medidas profiláticas, incluindo infusão intramamária de antimastítico no momento da secagem, aplicação de selante colódio nas extremidades dos tetos e a vacinação com toxoide, mas os resultados foram inconclusivos. O procedimento mais efetivo é a infusão intramamária de antimastítico destinado a vaca seca (p. ex., 500 mg de cloxacilina e 250 mg de ampicilina, em veículo de liberação lenta), em intervalos de 3 semanas durante o período seco. A administração menos frequente propicia menor proteção. Uma alternativa à infusão intramamária é o uso de cefalônio em intervalos de 4 semanas.

Aspersões repetidas do úbere com inseticida de contato, por exemplo, por meio de aspersões automáticas nos pontos de água, são comumente realizadas durante a estação de moscas, e acredita-se que sejam efetivas. Uma alternativa à aspersão é o emprego de brincos impregnados com inseticidas ou a aplicação *pour-on* de inseticida. O exame diário cuidadoso das vacas secas durante o verão pode facilitar a identificação dos quartos acometidos, o isolamento das vacas e o tratamento precoce dos quartos, limitando a propagação da infecção. Em particular, as vacas que apresentam fístula que drena material purulento em um quarto acometido precisam ser isoladas de outras vacas. Recomenda-se o tratamento inicial das lesões dos tetos, restringindo a colonização por bactérias, possivelmente transportadas pelas moscas. O conhecimento da suscetibilidade de propriedades particulares e de piquetes dessas propriedades demandam cuidados apropriados no planejamento de pastejo de vacas secas durante o período de risco.

> **Tratamento e controle**
>
> **Tratamento**
> - Tratamento imediato de casos clínicos de mastite, mediante injeção intravenosa de oxitetraciclina (R-1)
> - Secagem definitiva dos quartos infectados, caso a vaca permaneça no rebanho (R-2).
>
> **Controle**
> - Isolamento da vaca do restante do rebanho, caso haja secreção mamária purulenta espontânea (R-1)
> - Controle de moscas durante os meses de verão, em vacas criadas em pastagem (R-1).

LEITURA COMPLEMENTAR

Egan J. Actinomyces pyogenes mastitis with particular emphasis on summer mastitis. Ir Vet J. 1994;47:180-186.

REFERÊNCIAS BIBLIOGRÁFICAS

1. Zastempowska E, Lassa H. Vet Microbiol. 2012; 161: 153.
2. Nagib S, et al. PLoS ONE. 2014;9;e104654.

MASTITE BOVINA CAUSADA POR PATÓGENOS MENOS COMUNS

Pseudomonas aeruginosa

Mastite em vacas e ovelhas causada por *P. aeruginosa* é rara e quase sempre sua ocorrência é esporádica, após infusão intramamária de material contaminado.

Etiologia

P. aeruginosa é a causa mais comum, embora outras espécies de *Pseudomonas* possam causar a doença. *P. aeruginosa* produz várias toxinas extracelulares; hemolisina é citotóxica para a maioria das células, sendo considerada a toxina mais potente produzida pela bactéria, a lecitinase (fosfolipase) pode destruir membranas celulares e a protease degrada proteínas. Em 25 isolados de *P. aeruginosa* em amostras de leite de vacas com mastite, no Egito, verificou-se que 80% apresentavam o fator de virulência hemolisina, enquanto 72% possuíam lecitinase e 16% tinham protease.[1]

Epidemiologia

P. aeruginosa é comum no ambiente da vaca devido à sua capacidade inata em sobreviver longo período em condições secas ou úmidas. Ocasionalmente, vários animais do rebanho manifestam mastite causada por *P. aeruginosa*; geralmente, a fonte de infecção é a água contaminada, utilizada na lavagem do úbere. O microrganismo é capaz de colonizar materiais inertes, como alças de mangueiras de água e a superfície interna dos aquecedores de água, de modo que grande quantidade de bactérias pode permanecer na água das mangueiras nos intervalos entre as ordenhas. Em tal situação, pode ser uma vantagem deixar, inicialmente, que um fluxo de água passe pelo sistema de lavagem, antes de começar cada ordenha. Após a contaminação dos tetos, a penetração de microrganismos é facilitada pela ordenha excessiva ou pela colocação das teteiras, enquanto o úbere ainda está molhado. Também, ocorreram graves surtos em vacas ocasionados pelo uso de um antimastítico supostamente contaminado, utilizado no tratamento de vaca no período seco. As vacas manifestaram a infecção logo após o parto. É incomum haver ocorrência de surtos prolongados nos rebanhos.

Raramente as cepas dessa bactéria são altamente virulentas e provocam mastite fatal, com lesões generalizadas. Menos comumente, em rebanhos que recebem àgua contaminada nota-se alta prevalência da infecção, porém sem casos clínicos da doença. Reinfecção é uma ocorrência comum, a menos que se remova a fonte de infecção.

Achados clínicos

Quase sempre, a mastite em vacas é discreta, subaguda ou crônica, mas pode ser clinicamente grave, com taxa de mortalidade tão elevada quanto 17%. Em termos clínicos, verifica-se resposta sistêmica grave e tumefação aguda da glândula, com leite de coloração alterada e com coágulos; em geral, ocorre perda funcional total da glândula no primeiro episódio da infecção; todavia, podem ocorrer crises recidivantes.

Patologia clínica

É necessária cultura do microrganismo em leite para a confirmação do diagnóstico.

Achados de necropsia

A doença pode ser fatal e os achados macroscópicos e histológicos são semelhantes aos constatados em vacas com mastite clínica decorrente de outras causas.

> **Diagnóstico diferencial**
>
> A mastite bovina causada por *Pseudomonas aeruginosa* deve ser diferenciada das várias formas de mastite aguda causada por outras espécies dessa bactéria. Isso pode ser feito apenas mediante o exame bacteriológico do leite.

Tratamento

Em geral, o tratamento antimicrobiano não é efetivo. P. aeruginosa é uma bactéria intrinsecamente resistente a vários antimicrobianos porque reduz a permeabilidade da membrana externa e os sistemas de efluxo e produz betalactamase.[2,3] A maioria das cepas que causam mastite bovina também produzem biofilme resistente que, adicionalmente, reduz a eficácia antimicrobiana.[4] No entanto, cepas de *P. aeruginosa* isoladas de vacas com mastite são sensíveis a uma maior diversidade de antimicrobianos do que cepas semelhantes isoladas em humanos.[2] Isso foi atribuído à falta de pressão de seleção no ambiente da vaca.[2] É mais provável que as cefalosporinas de 3ª geração, como ceftiofur, os aminoglicosídeos, como gentamicina e amicacina, e as fluoroquinolonas, sejam efetivas no tratamento de vacas infectadas[4]; contudo, o teste de sensibilidade antimicrobiana (antibiograma) pode ser útil na definição de quais antimicrobianos não devem ser administrados com base em sua concentração inibitória mínima muito alta.

Controle

O programa de controle padrão descrito posteriormente neste capítulo deve controlar a doença, em vacas. Considera-se que a administração oral de um composto de iodo orgânico e a aplicação de uma vacina autógena morta controlam a doença no rebanho.

REFERÊNCIAS BIBLIOGRÁFICAS

1. Younis G, et al. Adv Anim Vet Sci. 2015;3:522.
2. Ohnishi M, et al. Vet Microbiol. 2011;154:202.
3. Ghazy AE, et al. Alexandria J Vet Sci. 2015;44:80.
4. Park HR, et al. Acta Vet Hung. 2014;62:1.

Espécies de *Mannheimia* (*Pasteurella*)

A mastite causada por *Mannheimia* (antigamente denominada *Pasteurella*) *haemolytica* e *Pasteurella multocida* é comum em ovelhas e ocorre na forma hiperaguda gangrenosa; todavia, comparativamente, é rara em vacas e cabras.

Etiologia

Em vacas, os microrganismos envolvidos são *M. haemolytica* e *P. multocida*; *M. haemolytica* também foi isolada em vários casos de *mastite de verão*, no Reino Unido.

Epidemiologia

Em vacas, a doença é de ocorrência rara e quase sempre esporádica, mas pode ser um problema em determinados rebanhos, especialmente quando os bezerros são criados por vacas que os adotam.

Achados clínicos

Em vacas, a mastite é grave e acompanhada de febre, choque toxêmico marcante, pulso fraco, taquicardia e decúbito. O quarto mamário acometido torna-se muito edemaciado e o leite aquoso, avermelhado e com flocos. A coagulopatia intravascular disseminada pode causar hemorragia interna em vários locais. Todos os quatro quartos podem ser infectados. Verifica-se cessação completa do fluxo de leite nos quartos infectados e não infectados, seguida de fibrose e atrofia. Bezerros recém-nascidos que mamaram o colostro de vacas infectadas podem morrer devido à pasteurelose.

Patologia clínica

É necessária cultura do microrganismo no leite para a confirmação do diagnóstico.

Achados de necropsia

A doença não é fatal em vacas.

> **Diagnóstico diferencial**
> A mastite bovina causada por *Pasteurella multocida* deve ser diferenciada de muitas outras formas de mastite aguda causada por outras espécies de *Pasteurella*; consegue-se somente mediante o exame bacteriológico do leite.

Tratamento

Em vacas, a administração intramamária de estreptomicina é efetiva, mas prefere-se tetraciclina. Recidivas nos quartos mamários que parecem curados não são incomuns; com frequência, a resposta ao tratamento não é efetiva.

Controle

O programa de controle padrão descrito posteriormente, neste capítulo, deve controlar a doença em vacas.

Nocardia sp.

Em vacas, a mastite causada por *Nocardia* é rara e se manifesta na forma aguda ou subaguda, acompanhada de extensas lesões mamárias granulomatosas.

Etiologia

Nocardia é um bastonete ramificado, filamentoso, Gram-positivo e aeróbico.[1]

Nocardia spp. é saprófita, onipresente no ambiente, com mais de 30 espécies descritas.[2] Pode-se fazer cultura de *N. asteroides* em amostra de leite do quarto infectado; é possível a reprodução experimental da infecção. As espécies mais comumente isoladas de quarto com mastite bovina são *N. nova* e *N. farcinica*.[3] Também há relatos de ocorrências ocasionais de mastite crônica causada por *N. africana*, *N. arthritidis*, *N. asteroides*, *N. brasiliensis*, *N. cyriacigeirgica*, *N. neocaledoniensis* e *N. puris*.[3]

Epidemiologia

Ocorrência

Com raras exceções, a mastite bovina causada por *Nocardia* foi relatada como infecção esporádica em apenas uma ou duas vacas do rebanho. A introdução acidental da bactéria no úbere no momento da infusão de antimastítico pode causar problema no rebanho. No Canadá, ocorreu grande número de casos, no período de 1987 a 1989, em decorrência da contaminação intrínseca de um antimastítico utilizado para vacas secas à base de neomicina por uma cepa de *N. farcinica* resistente à amicacina.[4,5] Na Itália, isolou-se *N. neocaledoniensis* de quartos de nove vacas-leiteiras com mastite crônica; a infecção intramamária foi atribuída aos procedimentos inadequados de higiene durante a realização de tratamento intramamário.[2] *Nocardia* é relatada como uma mastite crônica relativamente comum em Cuba. O confinamento de vacas-leiteiras em piquetes lamacentos foi associado com maior incidência de mastite causada por *Nocardia*.

Fonte de infecção e modo de transmissão

A bactéria é um contaminante comum do solo e, provavelmente, penetra na glândula mamária quando o procedimento de lavagem do úbere não é apropriado ou quando a infusão intramamária não é realizada de forma asséptica. *Nocardia* pode sobreviver após imersão não efetiva dos tetos e pode se propagar por meio desse procedimento. A doença é mais comum em vacas adultas recém-paridas, especialmente se a infusão intramamária de material terapêutico for realizada no período seco. *N. farcinica* sobrevive em composições terapêuticas de uso intramamário por até 7 semanas. Há relato de um surto notável, com várias mortes, em vacas-leiteiras, provavelmente causado pelo uso de um produto caseiro contaminado, empregado para infusão intramamária.

Fatores de risco

No Canadá, o aumento abrupto de *N. farcinica* isolada em amostras de leite em laboratórios de diagnóstico veterinário foi associado ao uso extensivo de um tratamento particular no período seco. A imersão dos tetos em soluções que possuem concentração de iodo ou de dodecilbenzeno recomendada é efetiva contra *Nocardia*; contudo, aquelas à base de acetato de clorexidina não são efetivas. Quando a solução de imersão é contaminada durante o uso, ela pode transferir o microrganismo para outros quartos de outras vacas.

Importância econômica

A doença é um problema sério porque ocasiona extensa destruição tecidual, reduz a produtividade e pode causar morte da vaca. Também há risco de infecção humana porque o microrganismo pode não ser destruído pelos procedimentos usuais de pasteurização.

Patogênese

A inflamação da cisterna do teto e da região inferior da glândula sugere penetração da bactéria pelo canal do teto. A infecção do tecido mamário resulta na formação de lesões granulomatosas discretas e desenvolvimento de fibrose extensa e a propagação da inflamação entre os lóbulos. As vacas infectadas não são sensíveis à tuberculina.

Quando ocorre infecção precoce, nos primeiros 15 dias de lactação, nota-se resposta sistêmica, com febre e anorexia. Em outros casos, as lesões adquirem a forma de abscessos circunscritos e fibrose. Também pode se apresentar como foco de infecção nos linfonodos supramamários e mesentéricos.

Achados clínicos

Os animais acometidos podem manifestar resposta sistêmica, com febre alta, depressão e anorexia; todavia, o mais comum é a ocorrência de inflamação aguda ou subaguda. Normalmente, o quadro clínico inclui fibrose da glândula e surgimento de coágulos em uma secreção láctea acinzentada viscosa que contém, também, pequenas partículas brancas. A fibrose pode ser difusa, mas geralmente se apresenta na forma de massas discretas com 2 a 5 cm de diâmetro. Macroscopicamente, as glândulas mais seriamente acometidas apresentam aumento de volume que pode se romper ou originar fístula, com drenagem para a parte externa do úbere. Nenhuma dessas vacas se recupera suficientemente para justificar sua permanência no rebanho e, por fim, todas são descartadas.

Os exames laboratoriais de vacas dos rebanhos onde tais casos ocorrem também podem revelar infecção subclínica, com episódios intermitentes da doença.

Patologia clínica

A bactéria pode ser detectada na cultura de leite. Partículas minúsculas (1 mm de diâmetro) são vistas no leite; no exame microscópico, verifica-se que são massas de micélios. Os rebanhos que possuíam vacas infectadas foram rapidamente indentificados mediante a cultura de amostras de leite do tanque de resfriamento. Um meio de cultura ágar-sangue com adição de gentamicina tem boa seletividade. As placas com ágar-sangue normal devem ser mantidas incubadas por um período maior, a fim de detectar o crescimento do microrganismo. As colônias podem não surgir antes de 72 h.

Achados de necropsia

Macroscopicamente, nota-se fibrose difusa e lesões granulomatosas que contêm pus no tecido mamário. O revestimento dos ductos e da cisterna do teto é espesso e irregular. No exame histológico, a natureza granulomatosa das lesões é evidente. Lesões pulmonares metastáticas foram vistas em infecções ocasionais de longa duração.

Amostras para confirmação do diagnóstico

- Bacteriologia: tecido mamário, linfonodo regional
- Histologia: tecido mamário fixado em formalina, para exame em microscopia óptica.

Diagnóstico diferencial
A aparência da secreção láctea é característica, mas há necessidade de cultura microbiológica para confirmar o diagnóstico.

Tratamento

A doença não responde bem ao tratamento devido à sua natureza granulomatosa crônica. Os testes de sensibilidade antimicrobiana *in vitro* sugerem que amicacina, gentamicina e neomicina são efetivas, mas que, provavelmente, precisam ser administradas durante 1 a 2 semanas.

Controle

É provável que a penetração do microrganismo ocorra através do canal do teto, a partir de transmissão pelo solo contaminado; portanto, deve-se empregar higiene apropriada na ordenha e assepsia rigorosa durante a infusão intramamária de medicamento, nas propriedades onde a doença é enzoótica. É improvável que o tratamento de casos crônicos seja efetivo em razão da natureza das lesões; nos rebanhos acometidos deve-se dar atenção especial ao diagnóstico precoce da doença.

REFERÊNCIAS BIBLIOGRÁFICAS
1. Rieg S, et al. BMC Microbiol. 2010;10:61.
2. Pisoni G, et al. J Dairy Sci. 2008;91:136.
3. Condas LAZ, et al. Vet Microbiol. 2013;167:708.
4. Brown JM, et al. Vet Microbiol. 2007;125:66.
5. Kogure T, et al. Antimicrob Agents Chemother. 2010; 54:2385.

Bacillus spp.

É considerado parte da microflora normal dos tetos de vacas.[1] *Bacillus cereus* e *B. subtilis* são microrganismos saprófitas e apenas, eventualmente, causam mastite; são conhecidos como causas de mastite hemorrágica aguda em vacas. Quase sempre os casos de *B. cereus* estão associados com lesões ou cirurgias de teto contaminada. Também pode ocorrer mastite no momento do parto, em vacas alimentadas com grãos de cevada contaminados com esporos de *B. cereus*. Algumas cepas de *Bacillus* spp. parecem não ser patogênicas; a cepa isolada de tetos de vacas clinicamente sadias pode se tornar um patógeno de glândula mamária, rapidamente, ao longo do tempo.[1]

Acredita-se que a infecção ocorra durante o período seco, após o uso de antimastíticos para tratamento de vaca seca, contaminados com o microrganismo. É provável que a infecção ocorra no momento da infusão, mas não se constata mastite aguda antes do parto. *B. cereus* produz esporos e pode permanecer latente, por longo tempo, na glândula mamária não infectada devido à presença de antibiótico. Em um surto, relata-se que 62 de 67 vacas que receberam antimastítico intramamário destinado à vaca seca, contaminado com o microrganismo, desenvolveram mastite aguda hemorrágica. Seis vacas morreram; o restante sobreviveu, mas em seguida foram descartadas e abatidas devido à mastite recorrente, à baixa produção de leite e à perda de peso.

Clinicamente, a mastite se manifesta como infecção aguda ou hiperaguda, em um ou mais quartos mamários. Nota-se tumefação marcante e dor; a secreção é serossanguinolenta. No início, constata-se febre alta (40°C a 41°C) e toxemia grave. As vacas infectadas ficam fracas e logo depois se posicionam em decúbito; podem morrer em 24 a 36 h. Pode ocorrer gangrena; nas vacas que sobrevivem, partes da glândula acometida se desprendem, persistindo uma infecção intramamária crônica recidivante. A mastite induzida experimentalmente pela inoculação de *B. cereus* é acompanhada de toxemia, tumefação aguda do quarto e coágulos na secreção láctea. A mastite crônica persiste e, por fim, cessa a produção de leite no quarto.

Em geral, o microrganismo pode ser isolado em culturas de amostras de leite dos quartos acometidos. À necropsia, constata-se necrose focal hemorrágica do tecido mamário, linfadenite aguda e coagulação intravascular disseminada.

O tratamento consiste em administração intensiva de líquido, aplicação intravenosa de antibiótico de amplo espectro, e massagem vigorosa e ordenha da glândula acometida. Indica-se a infusão intramamária dos antibióticos mais apropriados escolhidos com base nos resultados de cultura e teste de sensibilidade antimicrobiana; todavia, com frequência os resultados não são efetivos em razão da presença de hemorragia grave e necrose, bem como do tamponamento dos ductos lactíferos. A prevenção requer o emprego de técnicas assépticas durante cirurgia do teto, bem como o uso de medicamentos antimastíticos e instrumentos sem contaminação. Em rebanhos acometidos, foram preparadas bacterinas autógenas, porém os resultados de seu uso não foram avaliados extensivamente. Se a infecção por *B. cereus* for detectada na glândula mamária de vacas secas, a medida preventiva recomendada é a infusão intramamária de 750 mg de neomicina e 375 mg de framicetina, em cada quarto.

B. subtilis é relatado menos frequentemente como causa de mastite aguda. A infecção é caracterizada por leite amarelado ou sanguinolento, às vezes com coágulos; a vaca apresenta febre.

Campylobacter jejuni

Há relato de apenas um caso de mastite clínica, mas tal ocorrência tem certa importância devido ao seu impacto zoonótico. É fácil detectar a infecção mamária causada pelo microrganismo; a infecção é persistente, porém subclínica na maior parte do tempo. Outros casos experimentais foram relatados e isolados de *Campylobacter* ainda não identificados também vistos em casos de ocorrência natural. Essa infecção caracteriza-se pela presença de finos coágulos granulares no leite, contagem de células somática muito elevada e um episódio transitório de febre e tumefação do quarto mamário.

Clostridium perfringens tipo A

Esse microrganismo causa uma forma rara de mastite, caracterizada por febre alta, tumefação glandular e hiperemia da superfície do quarto acometido, seguindo-se gangrena, aumento de volume dos linfonodos supramamários, secreção fina amarronzada contendo gás e enfisema subcutâneo. O tratamento precoce com antibiótico de amplo espectro pode ser efetivo, mas os casos avançados da infecção são fatais.[2]

Fusobacterium necrophorum

Esse microrganismo causa um tipo raro de mastite, porém, quando ocorre em um rebanho, é provável que sua incidência seja alta. As infecções mistas com *F. necrophorum* parecem ter importante participação na ocorrência de mastite de verão causada por *T. pyogenes* (ver seção sobre o tema apresentada anteriormente neste capítulo). Os quartos acometidos apresentam secreção viscosa, grumosa e filamentosa, porém há fibrose discreta. Não ocorre resposta sistêmica e o tratamento com diversos antibióticos não é efetivo.

Histophilus somni

Histophilus somni (anteriormente denominado *Haemophilus somnus*) causa mastite crônica branda, manifestada na forma aguda e febril e com leite sanguinolento e na forma gangrenosa.

Listeria monocytogenes

A infecção do úbere causada por *L. monocytogenes* é relatada mais frequentemente em ovelhas e cabras do que em vacas.[3] No entanto, esse microrganismo Gram-positivo anaeróbico facultativo é cada vez mais relatado como causa de mastite em vacas, em razão de sua importância zoonótica em produtos lácteos. Em vacas, a maioria dos casos é subclínico e as anormalidades no leite são raras.[3,4] Quase sempre, a CCS é superior 10^7 células/mℓ de leite. Utilizou-se teste ELISA e PCR para detectar anticorpos e antígenos bacterianos, respectivamente, no leite. Na Irlanda, relata-se que uma vaca com leite clinicamente normal apresentou infecção persistente causada por uma cepa sorotipo 1/2b por 6 meses.[3] O sistema de ordenha pode ser exposto a uma variedade de cepas de *L. monocytogenes*, mas apenas uma pequena porcentagem dessas cepas persistem no sistema de ordenha, sugerindo que tais cepas têm fatores que favorecem sua sobrevivência nesse nicho ecológico.[5] A cultura de amostras de leite obtidas em tanque de resfriamento é um meio apropriado para detectar rebanhos com vacas infectadas.

Na Dinamarca, durante um período de mais de 23 anos, a porcentagem de vacas infectadas pelo microrganismo variou de 0,01 a 0,1% e naqueles rebanhos com uma vaca infectada variou de 0,2 a 4,2%.

A detecção de vacas com listeriose não é fácil porque a maioria das infecções se manifesta como mastite subclínica; ademais, a mastite clínica geralmente é branda. Quase sempre o aspecto do leite é normal, mas a produção do quarto infectado diminui e o leite apresenta alta CCS. Tipicamente, a doença não responde ao tratamento com penicilina, embora a bactéria possa ser sensível ao antibiótico em testes de sensibilidade de antimicrobiana "*in vitro*". A persistência dos sinais clínicos faz suspeitar de *L. monocytogenes* como causa da infecção.

Mycobacterium spp.

A mastite tuberculosa é descrita no tópico sobre tuberculose. Outras micobactérias, especialmente *M. lacticola*, foram isoladas em casos de mastite bovina, após a infusão intramamária de medicamentos em veículo oleoso. A doença pode ser reproduzida por meio de inoculação intramamária de microrganismos em veículo oleoso, mas não em suspensão aquosa. Infusões com veículo oleoso subsequentes exacerbam a condição. Clinicamente, nota-se hipertrofia marcante do quarto, com surgimento de coágulos e alteração na coloração do leite; contudo, não ocorre resposta sistêmica. Os animais acometidos não apresentam sensibilidade à tuberculina aviária ou mamífera. Nenhum tratamento é efetivo. No tratamento de tetos e quartos lesionados, não se recomenda a infusão intramamária de antimastítico em veículo oleoso porque há risco de o medicamento já estar contaminado com micobactéria.

Ocorre outra forma de mastite aguda, discreta e autolimitante, que não responde ao tratamento, na forma de surto. Pode não estar associada com a infusão intramamária; parece que o estresse é um fator predisponente e a causa é uma micobactéria não identificada.

Mycobacterium fortuitum raramente é incriminado como causa de surto grave de mastite em vacas. Os quartos infectados são seriamente lesionados e não respondem ao tratamento; algumas vacas acometidas morrem. A doença pode ser reproduzida experimentalmente e os animais infectados apresentam reação positiva às tuberculinas mamífera e aviária, bem como alguma sensibilidade à paratuberculina (johnina). Experiências semelhantes são relatadas com *M. smegmatis* e *M. cheloane*. A secreção mamária dos quartos acometidos varia de purulenta a aquosa com flocos; ocorre marcante redução na produção de leite, bem como lesão irreparável nos quartos infectados. *M. smegmatis* provoca hipertrofia glandular de tal proporção que todas as vacas acometidas devem ser descartadas. Em vacas, pelo menos 15 diferentes espécies de micobactérias incomuns foram isoladas em amostras de leite não pausterizado no Brasil.

Serratia spp.

S. marcescens é a espécie mais comum desse gênero; causa mastite crônica branda em vacas, as quais apresentam, periodicamente, tumefação dos quartos mamários e coágulos no leite.[7] A mastite causada por *Serratia* ocorre naturalmente e, também, foi reproduzida experimentalmente.[7] *S. liquefaciens* ocasiona mastite semelhante. A maioria dos casos da infecção é de ocorrência esporádica; no entanto, em rebanhos podem ocorrer surtos em decorrência do uso de serragem contaminada na cama e da limpeza inapropriada dos tetos antes da ordenha. No estado de Nova York, uma epidemia da doença foi associada ao uso de solução desinfetante de teto à base de clorexidina, que possibilitou a multiplicação de *Serratia* spp.[8,9] Em geral, a mastite causada por *Serratia* não é tão grave quando aquela ocasionada por *E. coli* ou *Klebsiella* spp.

S. marcescens é sensível a vários antimicrobianos, "*in vitro*", com exceção de penicilina, ampicilina e cefapirina.[10] Neomicina (infusão intramamária com dose inicial de 2 g, seguida de 3 doses diárias de 1 g) foi um tratamento satisfatório.

Fungos e leveduras

Uma grande variedade de fungos e suas formas unicelulares (leveduras) foram isoladas de glândulas mamárias de vacas com mastite clínica, mas o real potencial patogênico de vários desses isolados ainda não foi esclarecido.

Cryptococcus neoformans, a levedura que causa criptococose humana, provoca mastite aguda em vacas e búfalas. As prováveis fontes de infecção são infusões de antimastíticos contaminados e a disseminado a partir de outros quartos infectados. É improvável que ocorra infecção em pessoas que consomem o leite da vaca infectada, pois a levedura não sobrevive ao processo de pasteurização; entretanto, pode haver algum risco às famílias dos fazendeiros. Embora não ocorra resposta sistêmica, a mastite pode ser aguda, acompanhada de aumento de volume marcante dos quartos acometidos e dos linfonodos supramamários, redução acentuada na produção de leite e surgimento de secreção láctea branco-acinzentada mucoide e viscosa. A mastite clínica persiste por algumas semanas; no entanto, em muitos casos desaparece espontaneamente e em outros ocorre lesão tão grave no úbere que a vaca precisa ser abatida. Raramente há envolvimento sistêmico. À necropsia, nota-se degeneração do epitélio acinar e, nos casos crônicos, reação difusa ou granulomatosa no tecido mamário e nos linfonodos. Lesões semelhantes foram constatadas nos pulmões.

Muitos outros fungos, inclusive *Candida* spp., *Saccharomyces* spp., *Pichia* spp. e *Torulopsis* spp., também causam mastite em vacas. Nos EUA, uma pesquisa com 91 vacas com mastite causada por fungos/leveduras revelou que em 78% dos casos o agente etiológico era

Candida spp.; esse gênero contém, no mínimo, sete diferentes espécies isoladas da glândula mamária de vacas.[11] É provável que a infecção mamária seja introduzida por infusões intramamárias ou teteiras contaminadas. Instalação da infecção é favorecida por lesão do epitélio mamário e estimulada por tratamento com antibiótico; por exemplo, *Candida* spp. utiliza penicilinas e tetraciclinas como fontes de nitrogênio.

Nota-se febre (41°C) acompanhada de inflamação intensa do quarto mamário, aumento de volume dos linfonodos supramamários e redução marcante da produção de leite. A secreção láctea apresenta grandes coágulos amarelos em um fluido sobrenadante aquoso. As lesões se restringem à parede da cisterna do quarto, sem invasão do parênquima mamário. Em geral, a doença é benigna e ocorre recuperação espontânea após cerca de 1 semana.

Trichosporum spp. pode causar mastite em vacas, cuja manifestação clínica é aumento de volume da glândula e coágulos na secreção láctea. A taxa de infecção é baixa e os fungos desaparecem espontaneamente. A transmissão experimental da doença foi bem-sucedida. Na infecção causada por *Aspergilus fumigatus* ou *A. nidulans* notam-se múltiplos abscessos no quarto mamário. Esses abscessos são circundados por tecido de granulação, mas os ductos lactíferos geralmente não são acometidos.

Nenhuma dessas infecções responde bem ao tratamento antimicrobiano; contudo, o tratamento com iodeto – iodeto de sódio IV; iodeto orgânico VO; ou iodo em veículo oleoso, como infusão intramamária – pode ser útil. Em vacas, testou-se a eficácia de vários medicamentos no tratamento de mastite induzida experimentalmente pela inoculação de *C. neoformans*, inclusive cicloeximida, nistatina, polimixina B, neomicina e isoniazida, mas verificou-se que o procedimento não alterou o curso clínico da doença. Relata-se efeito benéfico da infusão diária de mertiolate (20 mℓ de solução 0,1%), durante 2 ou 3 dias, desde que administrado em fase precoce da doença. Agentes actinomicóticos testados "in vitro" contra fungos, principalmente *Candida* spp., isolados de casos de mastite mostraram sensibilidade ao clotrimazol, nistatina, polimixina, miconazol e anfotericina B, bem como menor sensibilidade à 5-fluorocitosina. O miconazol (infusão intramamária de 200 mg, no total de 8 doses, com intervalos de 12 h) não foi efetivo no tratamento de vacas-leiteiras com mastite clínica moderada a grave.[12] A administração parenteral de sulfametoxipiridazina (22 mg/kg PC, durante 2 a 3 dias) resultou em cura clínica de mais de 50% dos quartos infectados por *C. krusei*. Um caso de mastite causada por *A. fumigatus* foi tratado com êxito com o uso simultâneo de injeção intra-arterial e infusão intramamária de 100 mg de miconazol, em cada local. Os sinais clínicos incluíam febre, anorexia e depressão; glândula mamária endurecida, com aumento de volume e hipertermia, com coágulos na secreção láctea; e ausência de resposta ao tratamento intramamário com antibiótico.

Algas

As únicas plantas que sabidamente causam doenças infecciosas em animais são as algas unicelulares arredondadas a ovoides e incolores do gênero *Prototheca*, as quais não contêm clorofila.[13] *Prototheca* é onipresente no ambiente. A doença causada pelas algas é uma zoonose e, portanto, pode ser transmitida às pessoas que consomem leite de vacas infectadas.

P. zopfii e *P. blaschkeae* foram incriminadas como causas de mastite bovina crônica.[14,15] *P. zopfii* apresenta diversos biotipos, diferenciados com base em testes bioquímicos e sorológicos; todos os isolados de mastite clínica e mastite subclínica são genótipo 2[13,16-19] ou 3, atualmente renomeado como *P. blaschkeae*. Os fatores de risco identificados e fortemente relacionados ao rebanho, associados com a presença de *Prototheca* em amostras de leite compostas, foram infusão mamária de medicamentos não indicados para aplicação intramamária (OR = 136,8), uso de selante interno de teto em vaca seca (RP = 34,2) ou uso de selante externo de teto em vaca seca (RP = 80,0).[20] Esses altos valores de RP indicam um efeito causal entre práticas higiênicas do teto inadequadas e a ocorrência de infecção intramamária por *Prototheca* spp. Redução na produção de leite, grandes coágulos brancos em um leite aquoso e endurecimento do quarto acometido podem ser os únicos sinais clínicos. Quase sempre, a ocorrência dessa doença é esporádica, porém há relato de um surto grave. A indução experimental da doença causa uma lesão piogranulomatosa progressiva na glândula; o microrganismo pode ser isolado de linfonodos fistulados. *Prototheca* spp. comumente é isolada no ambiente do animal, especialmente em locais lamacentos e água estagnada.

As cepas de *P. zopfii* isoladas da glândula mamária são resistentes a muitos antimicrobianos, mas são sensíveis à canamicina, gentamicina, anfotericina e cetoconazol.[19] Em geral, o tratamento não é efetivo e as vacas acometidas são descartadas; em razão da alta taxa de prevalência em muitos rebanhos acometidos, a fazenda pode ter um prejuízo considerável.

As medidas de controle devem visar à implementação de boas práticas de higiene na ordenha e a identificação de fontes de contaminação no ambiente. Em um estudo[21], constatou-se que as concentrações das soluções de imersão dos tetos à base de iodo (0,16 a 0,63%) e de hipoclorito de sódio (0,04 a 0,16%) foram efetivas na eliminação de *Prototheca*; em outro estudo, constatou-se que as concentrações microbicidas mínimas do iodo foram 0,3 a 1,3% e para clorexidina foi 0,005 a 0,020%.[22] *Prototheca* pode formar biofilme, mesmo em aço inoxidável, e isso pode facilitar sua persistência no ambiente de vacas-leiteiras.[23] O tipo de cama parece influenciar a multiplicação de *Prototheca* spp.[24], mas a recomendação de estabular as vacas em camas secas e limpas deve reduzir o risco de mastite causada por *Prototheca* spp.

Mastite traumática

Lesões de tetos ou úbere que penetram a cisterna do teto ou os ductos lactíferos ou que envolvem o esfíncter externo do teto comumente são acompanhadas de mastite. Após a ocorrência dessas lesões, quaisquer microrganismos que causam mastite podem penetrar no úbere, sendo comum a instalação de infecções mistas. Todas as lesões de teto ou úbere, inclusive aquelas decorrentes de procedimentos cirúrgicos, *devem ser tratadas, profilaticamente, com antibióticos de amplo espectro*.

REFERÊNCIAS BIBLIOGRÁFICAS

1. Al-Qumber M, Tagg JR. J Appl Microbiol. 2006; 101:1152.
2. Osman KM, et al. Comp Immunol Microbiol Infect Dis. 2010;33:505.
3. Hunt K, et al. Ir Vet J. 2012;65:13.
4. Rawool DB, et al. Int J Food Microbiol. 2007;113:201.
5. Latorre AA, et al. Appl Environ Microbiol. 2011; 77:3676.
6. Franco MMJ, et al. BMC Vet Res. 2013;9:85.
7. Harp JA, et al. Vet Immunol Immunopathol. 2006; 109:13.
8. Muellner P, et al. Spat Spatiotemporal Epidemiol. 2011;2:159.9.
9. Schukken Y, et al. Vet Clin North Am Food Anim Pract. 2012;28:239.
10. Ohnishi M, et al. Vet Microbiol. 2011;154:202.
11. Dworecka-Kaszak B, et al. Scientific World J. 2012; 196347.
12. Roberson JR, Kalck KA. Bovine Pr. 2010;44:52.
13. Möller A, et al. Vet Microbiol. 2007;120:370.
14. Marques S, et al. J Clin Microbiol. 2008;46:1941.
15. Osumi T, et al. Vet Microbiol. 2008;131:419.
16. Ricchi M, et al. Vet Microbiol. 2013;162:997.
17. Cremonesi P, et al. J Dairy Sci. 2012;95:6963.
18. Sobukawa H, et al. J Dairy Sci. 2012;95:4442.
19. Jagielski T, et al. J Antimicrob Chemother. 2012; 67:1945.
20. Pieper L, et al. J Dairy Sci. 2012;95:5635.
21. Salerno T, et al. Res Vet Sci. 2010;88:211.
22. Krukowski H, et al. Turk J Vet Anim Sci. 2013;37:106.
23. Goncalves JL, et al. J Dairy Sci. 2015;98:3613.
24. Adhikari N, et al. J Dairy Sci. 2013;96:7739.

CONTROLE DE MASTITE BOVINA

Nos últimos 50 anos, a melhora na sanidade do úbere foi uma importante iniciativa da indústria leiteira. Os esforços são direcionados à implementação e ao emprego de técnicas de manejo que limitam a disseminação de patógenos causadores de mastite de maior importância, reduzindo, assim, a taxa de infecção intramamária. As estratégias detalhadas de controle de mastite foram estabelecidas e recomendadas pelo *National Institute for Research in Dayring* (NIRD) e pelo *National Mastitis Council* (NMC; www.nmconline.org/). Com uma implementação adequada, esses programas resultam em marcante redução na prevalência de patógenos que causam mastite contagiosa. Nos rebanhos onde se implementou, com sucesso, um amplo programa de controle de mastite, também é preciso desenvolver estratégias para o controle de infecções causadas por microrganismos ambientais, bem como utilizar um sistema de monitoramento efetivo de novas infecções. A obtenção de sanidade do úbere ideal para a produção de leite de alta qualidade é uma meta realista e importante, sob todos os aspectos, na indústria leiteira.

Em geral, a adoção de programas de controle de mastite efetivos é menor do que o desejável, apesar da extensa pesquisa de validação das práticas de controle recomendadas e dos importantes esforços extensionistas, tanto no âmbito nacional quanto regional. As razões para essa baixa adesão às estratégias de controle de mastite, comprovadas, não estão bem documentadas, ainda que os produtores busquem informações sobre a mastite e seu controle com os veterinários. Em geral, os médicos-veterinários se envolvem no controle de mastite em uma das seguintes circunstâncias:

- O rebanho apresenta incidência de casos clínicos maior do que o normal
- O laticínio relata contagem total de bactérias ou de células somáticas (CCS) em amostras de leite do tanque de resfriamento maior do que o permitido
- O fazendeiro não realiza o procedimento padrão de imersão dos tetos em solução germicida após a ordenha e o tratamento no período seco, e procura aconselhamento – um programa de controle de mastite simples ou, mais provavelmente, parte de um programa de manejo sanitário do rebanho.

Em todas essas situações, o procedimento é o mesmo e qualquer diferença diz respeito à rapidez e à intensidade da implementação. Consiste na avaliação da condição da mastite no rebanho e na implementação de um programa de controle de mastite recomendado.

Melhora da sanidade do úbere

O benefício de um programa integrado de mastite é a melhora da sanidade do úbere; essa melhora é progressiva e geralmente pode ser observada alguns anos após a implementação do programa no rebanho. Atualmente, há métodos de controle de patógenos contagiosos e redução da CCS do leite do tanque de resfriamento para menos de 400.000 células/mℓ. Com bom manejo, a incidência de mastite clínica pode-se manter baixa (7 a 21 casos para cada 100 vacas, por ano), com descarte de toda vaca com mastite crônica ou recidivante e dando muita atenção aos padrões de alojamento e manejo.

Embora a taxa de prevalência de mastite contagiosa tenha diminuído com a implementação de programa de mastite integrado, a taxa de infecções e a incidência de mastite causada por patógenos ambientais, como *S. uberis* e bactéria coliformes, não diminuíram. Cerca de 65% dos casos clínicos atuais são causados por patógenos ambientais. Atualmente, os microrganismos prevalentes no ambiente da vaca respondem pelos tipos mais dispendiosos de mastite, nos EUA.

Benefícios econômicos, incentivos e penalidades

A mastite é uma das doenças mais onerosas em rebanhos leiteiros. Algumas pesquisas indicam que o custo bancado pelos produtores em decorrência da mastite clínica é muito maior do que as despesas com a prevenção. Um programa de controle de mastite integrado sempre foi um excelente investimento para o produtor de leite, com uma proporção lucro:custo em torno de 6:1; a maior parte dos lucros adicionais se deve à maior produção de leite.

O pagamento diferenciado aos proprietários com base na qualidade do leite também é um incentivo *econômico* à adoção de um programa de controle. O amplo emprego de CCS no leite do tanque de resfriamento como medida de qualidade do leite e a adoção dos sistemas de pagamento cada vez mais rigorosos, estimularam os proprietários a reduzir a contagem de células somáticas. Muitas cooperativas que comercializam leite instituíram ambos os programas, de penalidades e de incentivos, com base na CCS do leite do tanque e na contagem total de bactérias, como medidas gerais da qualidade do leite.

Exigências

As exigências para um programa de controle de mastite bem-sucedido incluem: proprietário disposto, laboratório de diagnóstico capacitado, veterinário muito interessado e bem informado, sistema de manutenção de registro de dados, equipamento de ordenha e instalações de alojamento apropriados.

O produtor deve ter metas de saúde e produção e estar disposto a alcançá-las, assumindo o compromisso de investir recursos para o controle de mastite. São evidentes as amplas variações nos custos de controle e monitoramento da mastite nos rebanhos, por falta de aquiescência do cliente com as recomendações aceitas para o controle de mastite. Também, há variação no nível de procedimento do controle de mastite adotado pelos produtores, fato que interfere no sucesso de um programa de controle. A falta de adoção pode ser decorrência da falta de conscientização sobre o retorno econômico de um programa completo, da adoção da nova prática apenas em resposta ao problema ou da competição por recursos financeiros líquidos de outras atividades da empresa.

Os veterinários devem ter conhecimento de todos os aspectos relacionados à mastite e estarem dispostos a investir tempo e esforço para, a partir das informações sanitárias e de produção obtidas pelo monitoramento do rebanho, fornecer recomendações efetivas. Um sistema de registro regular de dados abrangendo todas as informações relativas à saúde e produção da glândula mamária e à qualidade do leite de cada vaca e do rebanho, é uma exigência fundamental. É importante a disponibilidade de um laboratório de diagnóstico ou de uma agência oficial de análise de leite que forneça, regularmente, a CCS individual das vacas, para o monitoramento da saúde do úbere. A ordenhadeira mecânica e as instalações de alojamento das vacas devem ser adequadas ao tamanho do rebanho. Os funcionários de propriedade leiteira devem ter consciência das metas de sanidade e produçãodo do rebanho e aderir aos princípios de controle da mastite.

Opções para o controle de mastite

As opções gerais para o controle de mastite são erradicação ou redução da taxa de infecção e programa de controle legal ou implementação de um programa de controle voluntário.

Erradicação

A erradicação total de mastite bovina em um rebanho ou região geográfica não é uma meta exequível na maioria das circunstâncias. A exceção é a mastite causada por *S. agalactiae*, que pode ser erradicada de um rebanho mediante o tratamento antimicrobiano de todas as vacas infectadas. A dificuldade em erradicar a mastite reside no fato de que os microrganismos contagiosos causadores de mastite, *S. agalactiae* e *S. aureus*, são tão contagiosos e as fontes de infecção encontram-se tão disseminadas que dificultam muito a adoção de um período de quarentena adequado. No caso de *S. aureus*, a dificuldade adicional é eliminar a infecção intracelular, no tecido mamário. As infecções ambientais, especialmente aquelas causadas por *E. coli*, representam um problema ainda maior. Essas bactérias são tão onipresentes que a reinfecção é quase imediata em vacas estabuladas em ambientes economicamente praticáveis.

Redução da taxa de infecção

Essa proposta é exequível; o grau de limitação depende da necessidade em manter uma relação custo:benefício favorável. Uma das questões oriundas dessa necessidade é o conceito de que a mastite subclínica provoca leucocitose contínua de baixo grau no leite, atuando como um mecanismo que protege contra outras infecções. O conhecimento atual sobre a imunidade da glândula mamária sugere que os programas de controle que reduzem a CCS no leite para uma contagem baixa irreal podem diminuir a resistência da glândula à mastite clínica. De modo correspondente, acredita-se que a eliminação total de patógenos comuns do úbere, como *S. agalactiae* e *S. aureus*, aumenta a suscetibilidade da glândula mamária aos patógenos ambientais, especialmente às bactérias coliformes. Outro exemplo relevante é o patógeno de menor importância comumente encontrado, *C. bovis*, um microrganismo importante na manutenção da resistência do úbere. A consequência da mastite causada por esse microrganismo é muito discreta para justificar uma ação específica, mas a taxa de infecção por patógenos de maior importância é significativamente menor nos quartos que têm *C. bovis* do que naqueles que não o abrigam. Um programa intensivo de desinfecção do úbere pode eliminar *C. bovis* e aumentar a suscetibilidade a outros patógenos. É provável que a presença de *C. bovis* seja mais importante em fazendas onde as vacas são estabuladas ou confinadas em piquetes com palha e, portanto, mais expostas à contaminação dos tetos por bactérias coliformes. A questão sobre se é melhor manter algum nível de infecção bacteriana por microrganismos inócuos no úbere, como proteção contra patógenos mais prejudiciais, ou tentar a liminação total das bactérias ainda não foi resolvida. Por ora, há consenso geral de que a redução da taxa de infecção é uma meta apropriada.

Programa de controle legal

A mastite não é passível de erradicação (como mencionado anteriormente no item "Erradicação"); assim o controle legal da doença não foi amplamente implementado. Na Noruega, em 1975, foi implementado um programa de controle nacional de mastite, iniciando com a exigência de que fossem mantidos os relatórios de tratamento de mastite. Isso foi seguido pela implementação do Norwegian Mastitis Control Program, em 1982.[1]

Programa de controle de mastite voluntário

A maior parte do que é realizado no controle de mastite em rebanhos leiteiros tem envolvimento voluntário dos produtores em programas elaborados para reduzir a incidência de mastite e manter uma baixa taxa de infecção. A justificativa para o controle da doença é puramente econômica; portanto, um programa de controle deve ser exequível na propriedade em questão. O controle regional ou nacional pode envolver apenas a disponibilização de incentivos mediante assistência educacional ou laboratorial aos proprietários dispostos a participar. A utilidade de um programa de conscientização sobre a importância da mastite e da troca de informações entre entre os produtores de leite e os executores do programa é mais evidente quando uma campanha regional é realizada com o patrocínio do governo ou da indústria. Uma vez adotado um programa de controle, é comum que as unidades de processamento de leite, auxiliadas, em alguns locais, por agências gorvenamentais, estimulem a participação mediante o pagamento de incentivos ao leite de tanque de resfriamento com baixa contagem de células somáticas ou de bactérias, ou recusar o leite recebido para processamento ou, em alguns casos, recusar o transporte de leite que não satisfaz as exigências legais. Esse pode ser o primeiro passo para a inclusão do programa de controle de mastite em programa de sanidade e produção planejado, que favorece o controle de mastite e a manutenção da produção de leite em níveis financeiros adequados.

Atualmente, em rebanhos bovinos de corte, a prevalência de mastites infecciosas é muito baixa para que um programa de controle de mastite seja financeiramente vantajoso.

Princípios do controle da mastite bovina

Dinâmica da infecção

Os princípios de um programa de controle de mastite bovina baseiam-se em alterações da dinâmica da infecção, como descrito a seguir:

- A prevalência da infecção é representada pela taxa de novas infecções menos a taxa de eliminação
- A taxa de novas infecções é representada pelo nível de exposição vezes o número de quartos suscetíveis
- A taxa de eliminação é representada pelo número de infecções vezes a eficácia do tratamento mais a taxa de cura espontânea.

Obtém-se controle efetivo quando a taxa de infecção se mantém baixa ou é reduzida, pela prevenção de novas infecções ou eliminação de infecções existentes.

No entanto, na realidade, essa dinâmica não é tão simples. Ela varia dependendo da suscetibilidade do animal, que se altera em função da *idade* e *estágio de lactação* (Figura 20.6); ademais, *dependem da estação do ano*. A dinâmica pode variar de acordo com os patógenos envolvidos, sendo que a importância relativa entre os rebanhos pode ser considerável; também varia com o tempo. A duração da infecção pode ser muito diferente entre os diversos patógenos. *E. coli* causa doença clínica aguda discreta a grave, mas quase sempre a infecção é, rapidamente, autolimitante; raramente é constada na infecção subclínica. *S. agalactiae* e *S. aureus* são muito persistentes e *S. aureus* pouco responde ao tratamento. A taxa de eliminação e a persistência desses patógenos são muito variáveis. De modo semelhante, pode haver amplas variações na taxa de novas infecções, que é estreitamente relacionada aos fatores de risco identificados na fazenda, como taxa de contaminação dos tetos, mecanismos que auxiliam a penetração do microrganismo no teto e efetividade na instalação e multiplicação de bactérias na glândula mamária.

O sucesso de um programa de controle pode ser mensurado pela redução na taxa de infecção e na rapidez em que isso ocorre. O proprietário deve ser capaz de verificar o progresso após 1 ano, de modo a manter muito interesse quanto à aplicação dos métodos de controle. A taxa de infecção no rebanho pode ser controlada de modo significativo pela redução da taxa de novas infecções, mas a rapidez em que isso acontece depende muito da duração da infecção e, portanto, dependen mais da taxa de eliminação. Não há procedimento de controle disponível que

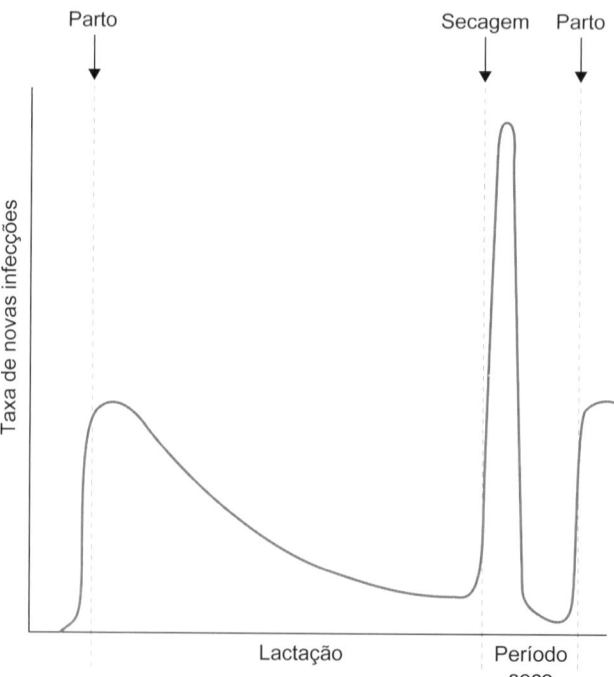

Figura 20.6 Taxa de novas infecções em vacas, em função do estágio de lactação. Reproduzida, com autorização, de Natzke R.P. J Dairy Sci 1981;64:1431-1441.

impede a ocorrência de todas as novas infecções; apenas o descarte das vacas com infecção crônica é absolutamente efetivo na eliminação de infecções. Desse modo, para se obter uma efetividade ideal, os programas de controle requerem tanto a prevenção quanto a eliminação das infecções; e o efeito ideal varia de acordo com cada um dos patógenos.

Os componentes específicos de um programa de controle de mastite devem ser estabelecidos de modo a preencher três princípios básicos: *eliminar as infecções existentes*, *prevenir novas infecções* e *monitorar a sanidade do úbere*.

Eliminação das infecções existentes

O programa de controle de mastite deve reduzir o tempo da infecção. A terapia antimicrobiana durante o período seco continua sendo o melhor procedimento para obter esse objetivo (Figura 20.7). O tratamento durante a lactação pode ser útil na eliminação de algumas infecções existentes, dependendo do agente etiológico; quase sempre é efetivo na resolução de episódios de mastite clínica. O descarte de vacas com infecção intramamária crônica não curada com o tratamento no período seco também é uma maneira de eliminar infecções existentes, porém persistentes. Há necessidade de pesquisas adicionais direcionadas ao desenvolvimento de protocolos terapêuticos e à identificação das bactérias causadoras de mastite, no campo.

Prevenção de novas infecções

O programa de controle deve reduzir a taxa de ocorrência de novas infecções. A imersão de todos os tetos em uma solução germicida efetiva, após cada ordenha, é o melhor método para reduzir a taxa de novas infecções. Assegurar que o funcionamento e o uso apropriado da ordenhadeira mecânica resulte em menor propagação da infecção. É no período seco que há maior risco de novas infecções e, o tratamento de todas as vacas secas na secagem ou a aplicação de um selante interno no teto é efetivo na prevenção de novas infecções nesse período. As práticas de manejo ambiental e nutricional também são importantes na prevenção de novas infecções. As recomendações específicas sobre os métodos de redução da taxa de novas infecções dependem do patógeno predominante no rebanho.

Um método recente de prevenção de novas infecções na segunda metade do período seco e no início da lactação é a administração subcutânea do *fator estimulante de colônia de granulócito bovino (bG-CSF)*, conjugado com polietilenoglicol, ao redor de 7 dias antes da data prevista para o parto, seguida de outra dose imediatamente após a parição. A administração de *bG-CSF* aumentou notadamente o número de neutrófilos no sangue e diminuiu a ocorrência de mastite clínica causada por patógenos ambientais.[2]

Monitoramento do estado sanitário do úbere

É necessário um programa contínuo de monitoramento da sanidade do úbere de vacas, individualmente, bem como do rebanho, a fim de avaliar a eficácia das medidas de controle empregadas. O monitoramento também deve auxiliar na tomada de decisões específicas, como o uso de um protocolo terapêutico ou de descarte ideal. Nos programas de controle da mastite de cinco pontos, recomendados pelo NIRD e NMC, não se enfatiza a importância do monitoramento. À medida que melhora a condição sanitária do úbere e os programas de penalidades e premiações, baseados na qualidade do leite, tornam-se relevantes, é necessário monitoramento contínuo da saúde da glândula mamária.

Programas de controle de mastite

Um grande passo em direção ao controle de mastite ocorreu em 1970, com a publicação dos resultados de estudos de campo controlados realizados pelo NIRD. O *programa de controle de cinco pontos* foi baseado no combate de pontos fundamentais nos processos da dinâmica da mastite; os componentes individuais do programa foram avaliados como efetivos em testes de campo realizados em rebanhos leiteiros. O sucesso desse procedimento foi bem documentado. *O programa de controle dos cinco pontos foi muito efetivo no controle de mastite contagiosa, mas não foi adequado no controle de mastite ambiental.* Para obter resultados bons e consistentes, esse programa depende muito da motivação, educação e compromisso financeiro dos ordenhadores e do proprietário do rebanho.

O programa de controle de mastite dos cinco pontos envolve:

1. Higiene do úbere e métodos de ordenha apropriados.
2. Instalação, funcionamento e manutenção apropriados dos equipamentos de ordenha.
3. Manejo e tratamento da vaca seca.
4. Tratamento apropriado dos casos de mastite que ocorram durante a lactação.
5. Descarte de vacas com infecção crônica. Para elaborar um *programa de controle de mastite dos 10 pontos*, recomendam-se cinco práticas de manejo adicionais, que incluem ênfase a um ambiente apropriado, especialmente para o controle de mastite ambiental, e manutenção de registros de dados, monitoramento da saúde do úbere e estabelecimento de metas para a condição de saúde da glândula mamária.
6. Manutenção de um ambiente apropriado.
7. Bom sistema de registro de dados.
8. Monitoramento da condição de saúde da glândula mamária.
9. Revisão periódica do programa de manejo sanitário do úbere.
10. Estabelecimento de metas para a condição sanitária do úbere.

O programa de controle de mastite dos 10 pontos satisfaz as necessidades básicas dos proprietários, o que é um pré-requisito essencial à implantação de um programa voluntário. O programa é lucrativo, é adequado à compreensão e habilidade técnica do produtor, pode ser introduzido no sistema de manejo atual e estimula o produtor a

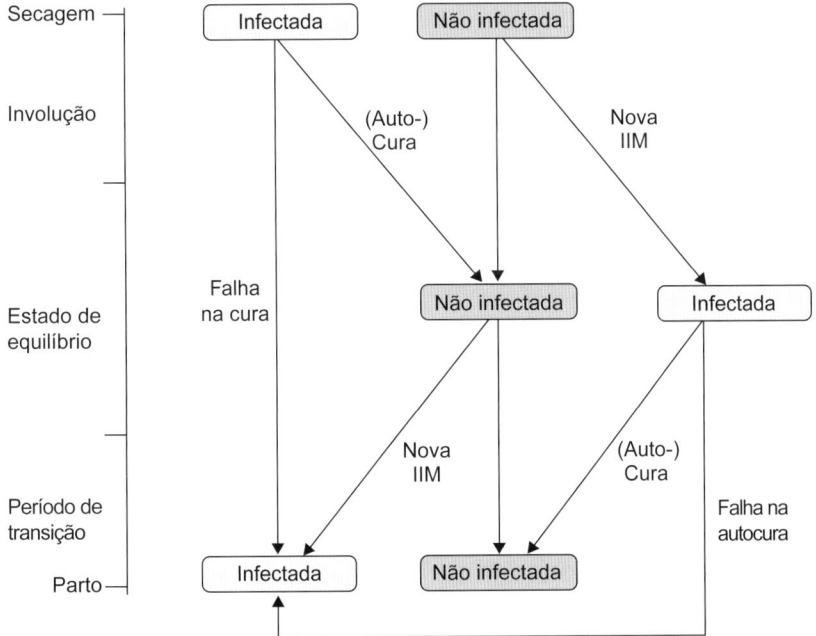

Figura 20.7 Resumo de possíveis consequências nos quartos individuais durante o período seco. IIM: infecção intramamária. Reproduzida, com autorização, de Bradley A., Barkema H., Biggs A *et al*. Dairy Herd Health, Wallingford, UK: CAB International 2012;144.

continuar no programa devido à rápida redução na ocorrência de mastite clínica e na rejeição de leite pela indústria leiteira em razão de sua qualidade inadequada. Há disponibilidade de lista de verificações (*checklist*) muito útil, que inclui todos os componentes dos programas de controle de mastite recomendados para a América do Norte e empresas leiteiras internacionais (www.nmconline.org; acessado em julho de 2016).

Os componentes do programa de controle de mastite dos 10 pontos recomendado são os mesmos para todas as situações. O grau exato de rigor em que é implantado depende do custo-benefício; maiores preços do leite e das vacas justificam maiores investimentos financeiros. O programa tem as vantagens de simplicidade, rentabilidade e ampla aplicabilidade; a maioria dos países com importante indústria leiteira criaram suas próprias variáveis, quanto às suas necessidades locais, especialmente as metas de eliminação de infecções e outros critérios de controle de qualidade. O programa dos 10 pontos foi elaborado principalmente para o controle de mastite causada por patógenos contagiosos comuns e pode se deparar com dificuldade, a menos que as medidas de controle de infecções ambientais recebam atenção especial.

Programas de controle de mastite dos dez pontos

Higiene do úbere e métodos de ordenha adequados

Os princípios de um procedimento de ordenha apropriado incluem:

- Higiene do úbere antes da ordenha
- Estimulação para a descida do leite
- Remoção eficiente do leite
- Desinfecção dos tetos após a ordenha.

Estes princípios são importantes no controle da propagação de patógenos contagiosos e na prevenção de novas infecções intramamárias causadas por microrganismos ambientais. Entre as propriedades e as regiões, há grande variação na aplicação desses procedimentos de ordenha. Com frequência, os ordenhadores aprendem as práticas de ordenha pela observação dos métodos atuais utilizados na propriedade e raramente são avaliados de modo objetivo, principalmente nas fazendas que têm a família como mão de obra e contam com apenas um ou dois funcionários.

As várias etapas importantes necessárias para o estabelecimento de uma rotina de ordenha estão descritas a seguir.

Estabelecimento e manutenção de esquema regular de ordenha em ambiente livre de estresse

Um manejo de rotina com duas ordenhas por dia, deve-se fazer o possível manter um intervalo de 12 h entre elas. Do mesmo modo, quando são realizadas três ordenhas por dia, são necessários intervalos de 8 h entre elas. Obviamente, o horário de ordenha é menos importante quando se emprega ordenha robotizada. A uniformidade é tão importante quanto manter esses intervalos exatos. Deve-se evitar qualquer condição que possa exacerbar o estresse no ambiente de ordenha. Por exemplo, batidas de portões, manuseio violento, latidos de cães e gritos altos de pessoas podem ocasionar liberação de epinefrina, que inibe a ação da ocitocina na descida eficiente do leite.

Limpeza e secagem dos tetos antes da ordenha

O principal objetivo da desinfecção dos tetos e da preparação do úbere antes da ordenha é reduzir a população microbiana na pele do teto, especialmente em sua extremidade. O objetivo dessas práticas de manejo é minimizar a probabilidade de novas infecções intramamárias e propiciar bom desempenho na ordenha. A higiene no momento da ordenha é muito importante em razão da interação potencial entre o uso de ordenhadeira mecânica e a microflora da pele do teto. Há alta correlação entre a incidência de infecção intramamária e o número de patógenos de mastite na extremidade do teto por ocasião da ordenha.

Escore de higiene do úbere

Foi desenvolvido um sistema de classificação da higiene dos tetos com base na inspeção da parte posterior da glândula mamária. Escore 1 indica úbere livre de sujidade; escore 2 indica sujidades em 2 a 10% da superfície mamária; escore 3 indica sujidades em 10 a 30% da superfície mamária; e escore 4 indica sujidades endurecidas em mais de 30% da superfície mamária. Um sistema de escore da higiene é reprodutível e de fácil uso, mas, em vacas, apenas os escores de higiene do úbere e dos membros pélvicos estão associados com as contagens de células somáticas de amostras de leite compostas.

Preparação da vaca antes da ordenha

Etapa do manejo da ordenha na qual há considerável variação entre o que é recomendado e o que é verdadeiramente praticado. *A meta é ordenhar tetos limpos e secos.* Os procedimentos atualmente recomendados para a preparação do úbere antes da ordenha variam desde lavagem com mangueira d'água e secagem manual dos tetos, limpeza dos tetos com toalha de papel umedecida em solução desinfetante aquecida e secagem com toalha de papel descartável, bem como imersão dos tetos em solução germicida antes da ordenha e secagem com toalha de papel. Uma etapa adicional de desinfecção do teto antes da ordenha (pré-imersão) foi incluída como parte da rotina de ordenha em várias propriedades leiteiras. Afirma-se que a lavagem manual dos tetos exacerba o estímulo e a liberação de ocitocina para a descida do leite, além de limpar sujidades dos tetos e de suas extremidades. No entanto, com o funcionamento apropriado do equipamento de ordenha, há pouca evidência da necessidade de massagem manual para uma descida de leite adequada. Nas salas de ordenha onde se utiliza aspersão manual na lavagem dos tetos, é importante evitar a aspersão do úbere. O uso excessivo de água pode ocasionar contaminação bacteriana das teteiras e aumentar a incidência de mastite. Além de toalha de papel descartável, também se recomenda o uso de luvas de látex ou de nitrilo descartáveis, a fim de reduzir a transferência de patógenos de mastite das mãos dos ordenhadores para os tetos. Sempre que as luvas se contaminem com material orgânico e fezes, elas devem ser substituídas.

Exame dos primeiros jatos de leite e do úbere para a detecção de mastite

Inicialmente, a mastite clínica pode ser detectada por meio de exame físico da glândula mamária, investigando-se a presença de edema, hipertermia e dor, e pelo uso de caneca telada ou placa de fundo escuro, a fim de examinar os primeiros jatos de leite de cada quarto da vaca, antes de cada ordenha. Essa etapa é uma prática de manejo padrão recomendado pelo NMC; contudo, há evidência de que esse procedimento é inconsistente. A taxa da prática de ordenha dos primeiros jatos é amplamente variável, dependendo do sistema de manejo utilizado. O exame dos primeiros jatos de leite é mais comum no ambiente das salas de ordenha.

O exame dos primeiros jatos de leite tem três principais vantagens:

1. Detecção de mastite clínica (como a presença de coágulos e flocos em leite aquoso), o mais precocemente possível: a detecção de anormalidades é mais evidente quando o leite é examinado em uma superfície escura, como uma caneca telada de fundo escuro.
2. Ordenha dos primeiros jatos: teoricamente, isso auxilia na prevenção de novas infecções da glândula mamária por eliminar patógenos presentes no canal do teto, antes da ordenha. A colonização do canal do teto por bactérias pode não ser um problema até que os microrganismos alcancem a cisterna do teto, além da roseta de Furstenburg.
3. Estímulo do mecanismo de descida do leite: pode ser útil em sistemas em que há preparação mínima da vaca antes da ordenha, ou seja, faz-se apenas uma limpeza com pano seco.

No sistema de criação em que as vacas permanecem contidas em baias individuais (sistema *tie-stall*), é necessária uma caneca telada, de modo a evitar a contaminação da cama ou da própria vaca. Nas salas de ordenha, é comum o uso da superfície de concreto do piso para detectar as anormalidades do leite. Em ambos os casos, é importante saber do risco de transmissão de patógenos entre as vacas, pelo contato do leite de um teto com outro. Por essa razão, deve-se ordenhar os primeiros jatos de leite antes da lavagem do úbere ou da imersão dos tetos em solução germicida antes da ordenha.

Quase nunca se realiza a ordenha dos primeiros jatos em vacas-leiteiras mantidas em pastagens, como acontece na Austrália e na Nova Zelândia, porque é um procedimento demorado e atrasa a ordenha. Além disso, se a incidência de mastite clínica for de dois casos por mês, para cada 100 vacas-leiteiras lactantes, então em um rebanho ordenhado 2 vezes/dia, os ordenhadores devem ordenhar os primeiros jatos de 12.000 tetos para detectar um caso de mastite clínica. Apesar do número muito baixo de mastite clínica detectada pela ordenha dos primeiros jatos, em rebanhos com parição sazonal criados em pastagens, provavelmente é útil o exame dos primeiros jatos nas primeiras 2 a 4 semanas após o parto, pois nesse período a incidência de mastite clínica é maior nesse sistema de produção leiteira.

Desinfecção dos tetos antes da ordenha

A desinfecção dos tetos antes da ordenha, mais comumente conhecida como *pré-imersão*, é realizada por alguns produtores de leite como um componente do programa de controle de mastite. A desinfecção dos tetos antes da ordenha por meio de imersão em solução germicida, combinada com bom preparo do úbere e desinfecção dos tetos após a ordenha, pode, adicionalmente, reduzir a ocorrência de novas infecções intramamárias durante a lactação. A realização de pré-imersão dos tetos está aumentando, sendo a principal causa de mudança no perfil de ocorrência da infecção intramamária, de mastite causada por patógenos contagiosos para mastite causada por patógenos ambientais. Alguns estudos controlados sobre a eficácia da pré-imersão, mas não todos, indicam a eficácia significativa da pré-imersão dos tetos em solução de iodo na redução da taxa de infecções mamárias causadas por microrganismos ambientais. Alguns estudos constataram que a imersão dos tetos antes da ordenha em solução de iodofor 0,25% não reduziu a incidência de mastite clínica provocada por patógenos ambientais e o uso de solução de iodofor 0,5% combinada com a boa preparação do úbere não influenciou a prevalência da infecção por *Staphylococcus* spp. coagulase-negativa, mas a taxa de mastite clínica no grupo-controle foi 1,38 caso para cada 1.000 vacas, por dia, em comparação com 1,06 caso no grupo submetido à pré-imersão. A relação custo:benefício de 0,37 indicou que o benefício da menor incidência de mastite clínica não justifica o gasto adicional necessário para a pré-imersão dos tetos no rebanho. Na Nova Zelândia, um estudo com vacas-leiteiras criadas em pastagem constatou que a prática de desinfetar os tetos antes da ordenha com cloramina-T não propiciou benefício nenhum em relação àquele obtido pela desinfecção dos tetos após a ordenha com esse mesmo produto, aplicado na forma de aspersão.[3]

Embora a imersão dos tetos antes da ordenha em soluções desinfetantes à base de iodo possa auxiliar na redução de novas infecções intramamárias, devem ser tomados alguns cuidados. O principal é relativo ao risco de maior resíduo de iodo no leite. A pré-imersão com solução de iodofor 0,5% ou 1% não aumenta significativamente o teor de resíduo de iodo no leite, desde que se utilize uma toalha de papel para secar os tetos. Sem a secagem, o resíduo de iodo é significativamente maior. Além disso, a pré-imersão em combinação com a desinfecção dos tetos após a ordenha pode aumentar o risco de resíduo.

A implantação de pré-imersão nos procedimentos de preparação das vacas pode requerer alterações significativas de manejo, como a secagem dos tetos. Algumas melhoras, senão todas, verificadas na sanidade do úbere após a implantação da prática de pré-imersão podem ser atribuídas simplesmente à ordenha de tetos limpos e secos. Antes do início da pré-imersão, pode ser comum a colocação das teteiras em tetos ainda úmidos e sujos. Quaisquer que sejam os métodos de manejo adotados em uma propriedade, a preparação do úbere e a higiene antes da ordenha podem influenciar de modo significativa a contagem de bactérias no leite e a incidência de mastite. Em resumo, a evidência atual sustenta o uso da desinfecção dos tetos antes da ordenha como um procedimento de rotina em rebanhos onde os patógenos ambientais são as principais causas de mastite. Uma pesquisa realizada em 2008, nos EUA, indicou que as soluções germicidas mais comumente utilizadas para a imersão dos tetos antes da ordenha foram: iodo (60%), clorexidina (12%), não especificada (8%), cloro (7%), à base de ácidos graxos (2,5%) e amônio quaternário (0,3%).

Colocação adequada das teteiras

Na ordenha, as teteiras devem ser cuidadosamente fixadas nos tetos dentro de 90 s após o início da preparação do úbere. O processo de descida do leite que se segue à liberação de ocitocina após o estímulo da glândula mamária dura, no máximo, 3 a 5 min. Alguns efeitos da ocitocina podem durar até 8 min. É importante utilizar, ao máximo, esse evento fisiológico, para a remoção mais eficiente do leite. Relata-se que a colocação das teteiras no momento apropriado reduz o tempo de ordenha e aumenta a produtividade na lactação. No entanto, a regularidade no intervalo de tempo entre o estímulo e a colocação das teteiras é tão importante quanto o momento exato da ordenha.

Ao se colocar as teteiras, é muito importante minimizar a quantidade de ar retida no sistema de ordenha. A entrada excessiva de ar pode resultar em oscilações do vácuo, que podem predispor a impactos de aerossóis no leite na extremidade do teto e a infecções induzidas pela ordenhadeira.

O posicionamento e o suporte da ordenhadeira devem ser ajustados, sempre que necessários, durante a ordenha. Isso assegura uma ordenha apropriada dos quartos mamários. As teteiras devem permanecer na vaca acopladas aos tetos o mais corretamente possível. O ajuste inapropriado do suporte pode contribuir para uma ordenha desigual, bem como para o desequilíbrio do úbere, em algumas vacas; além disso, aumenta o risco de deslizamento das teteiras e a entrada de ar no sistema que, por sua vez, torna maior o risco de novas infecções intramamárias. A mecânica e a importância do deslizamento das teteiras serão discutidas juntamente com o funcionamento da ordenhadeira mecânica, mais adiante, neste capítulo.

A necessidade de colocação e ajuste apropriado da ordenhadeira mecânica no úbere limita o número de unidades de ordenha que podem ser eficientemente manipuladas por uma pessoa. No caso de um sistema de ordenha em linha, em estábulo com vacas mantidas amarradas (*tie-stall barn*), recomenda-se o uso de, no máximo, três unidades de ordenha por pessoa. É improvável que uma pessoa que acompanha a ordenha de mais de três unidades, em sistema *tie-stall barn*, consiga preparar a vaca e colocar as teteiras de modo adequado.

Minimizar o esgotamento mecânico do úbere e evitar o deslizamento das teteiras

A maior parte das infecções intramamárias induzidas pela ordenhadeira mecânica ocorre próximo ao fim da ordenha. O deslizamento das teteiras também acontece com maior frequência nessa fase da ordenha. Durante o deslizamento da teteira, o ar se instala entre o teto e o revestimento da teteira (ouvindo-se um ruído agudo), com maior risco de impulsão de gotículas de leite contaminado, em sentido retrógrado, contra a extremidade de outros tetos (*impactos na extremidade do teto*). A manutenção dessa situação por um tempo prolongado, o deslizamento das teteiras e os impactos do leite na extremidade do teto podem resultar em infecção intramamária.

O esgotamento mecânico é o ato de colocação de pressão manual na teteira no fim da ordenha a fim de remover leite extra. Esse procedimento torna-se um hábito e, eventualmente, aumenta o tempo de ordenha. Também, aumenta o risco de entrada de ar no sistema, bem como de deslizamento das teteiras e de impactos de leite na extremidade do teto.

Evitar ordenha excessiva ou remoção da teteira durante a aplicação de vácuo

Tão logo termine a ordenha, o vácuo das teteiras deve ser desligado e estas, removidas. As teteiras devem ser removidas dos tetos cuidadosamente, sem causar irritação. Isso é mais bem conseguido utilizando-se removedores automáticos, que detectam o baixo fluxo de leite na extremidade do teto e, automaticamente, libera o conjunto de teteiras do úbere. A remoção das teteiras sem desligar o sistema de vácuo provoca impacto de leite e ar nas extremidades dos tetos. Deve-se evitar ordenha excessiva, a fim de prevenir irritação na extremidade do teto. As teteiras devem ser removidas tão logo o primeiro quarto tenha sido ordenhado. Ademais, o risco de deslizamento das teteiras é maior durante a ordenha excessiva; contudo, há pouca evidência de que a ordenha excessiva resulte em maior taxa de infecção intramamária, a menos que ocorram deslizamento das teteiras e impactos de leite nas extremidades dos tetos. A prática de remoção individual das teteiras também é desaconselhável.

Uso de germicida efetivo e seguro para imersão dos tetos após cada ordenha

A imersão ou aspersão dos tetos com solução germicida logo após cada ordenha é uma prática de manejo da ordenha efetiva na redução da taxa de novas infecções intramamárias. *A antissepsia dos tetos após a ordenha é considerada a única prática mais efetiva de controle de mastite em vacas-leiteiras lactantes.* A prevalência de *C. bovis* em cultura de leite geralmente indica desinfecção inadequada do teto, pois a propagação de *C. bovis* é facilmente controlada pela desinfecção após a ordenha. Em geral, os quartos colonizados com *C. bovis* assim permanecem até serem tratados com um antimastítico para vaca seca efetivo, por via intramamária. Em outras palavras, a prevalência de infecção por *C. bovis* geralmente persiste por cerca de 1 ano após a implantação de um protocolo de desinfecção pós-ordenha ideal.

Imersão ou aspersão dos tetos é um meio simples, efetivo e econômico para reduzir populações de bactérias na pele dos tetos. Há consenso geral de que a quantidade e os tipos de bactérias presentes na pele dos tetos estão diretamente relacionados com a incidência e os tipos de infecção intramamária em um rebanho. A imersão dos tetos em uma solução germicida efetiva, corretamente utilizada, reduz em 50 a 90% a incidência de novas infecções da glândula mamária.[3]

Há várias classes importantes de soluções desinfetantes de tetos para uso após a ordenha, com muitos produtos disponíveis em cada classe. A composição, a formulação e o modo de ação dos produtos das diferentes classes são muito variáveis. Todo produto deve ser avaliado quanto à segurança, eficácia, vantagens e desvantagens. As soluções para imersão dos tetos mais comumente utilizadas pertencem às diversas classes principais, cujas disponibilidades variam em função das regiões geográficas. Nos EUA, uma pesquisa realizada em 2008, indicou que as soluções germicidas mais comumente utilizadas na imersão de tetos após a ordenha eram iodo (69%), clorexidina (13%), produto à base de ácidos graxos (7%), não especificada (4%), cloro (2%) e amônio quaternário (0,6%).

Produtos à base de iodo

Produtos à base de iodo para imersão de tetos são amplamente utilizados e comercializados em diversas formulações que variam de 0,1 a 1% de iodo disponível. As soluções de iodo são efetivas contra bactérias, vírus e fungos e, preferivelmente, devem ser utilizadas em concentração mínima de 0,5% de iodo disponível. A segurança e eficácia desses produtos estão bem estabelecidas, sendo difícil saber por que as soluções de iodo não são as escolhas preferidas para a antissepsia dos tetos após a ordenha. Antigamente, essas soluções de imersão eram denominadas soluções de iodofor porque continham muito ácido fosfórico, o que, atualmente, não é mais o caso.

Clorexidina

As soluções de imersão dos tetos à base de clorexidina também são amplamente utilizadas e efetivas na redução da taxa de novas infecções. Na presença de material orgânico, são mais efetivas do que produtos de outras classes. A clorexidina tem amplo espectro de atividade antimicrobiana e excelente persistência na pele dos tetos; no entanto, são minimamente efetivas contra vírus e fungos. As preparações comerciais são formuladas com um corante, que torna o produto visível, e com glicerina, que minimiza a irritação da pele dos tetos.

Produtos à base de ácido sulfônico dodecilbenzeno linear

As soluções de imersão de tetos à base de ácido sulfônico dodecilbenzeno (ASDBL) contêm um ácido orgânico e são formuladas com emolientes. Geralmente não contêm corante, não são inativadas por matéria orgânica e são menos irritantes do que a maioria dos demais produtos; sua eficácia contra os microrganismos causadores de mastite de maior importância está bem estabelecida.

Compostos de amônio quaternário

Há disponibilidade de diversos produtos germicidas para imersão dos tetos derivados do amônio quaternário, seguros e efetivos, em combinação com lanolina ou glicerina. Eles se degradam facilmente no ambiente e sua eficácia depende muito de uma formulação apropriada.

Hipoclorito de sódio

Vários produtores de leite preparam a própria solução de imersão de tetos mediante a diluição da solução concentrada de hipoclorito de sódio comercial, obtendo-se uma concentração final de hipoclorito de sódio de 4%. É um produto efetivo e muito barato. No entanto, esse produto não é aprovado pelo governo, apresenta odor muito desagradável e pode ser inativado na presença de matéria orgânica. Também, há risco de erro em sua preparação, resultando em irritação dos tetos e das mãos dos ordenhadores.

Selantes de teto externos (selantes para imersão dos tetos que atuam como barreira física)

Uma meta ainda a ser atingida é o desenvolvimento de selantes para imersão dos tetos que atuem como barreira física efetiva para uso em vacas lactantes e resistentes à contaminação ambiental, mas que seja facilmente removido com mínima preparação do úbere antes da ordenha. Foram desenvolvidos produtos à base de látex e de látex acrílico para atuarem como barreira física à entrada de patógenos de mastite no úbere. Esses produtos eram destinados à prevenção de mastite coliforme. No entanto, era difícil remover os produtos residuais dos tetos. Ademais, apenas o uso desse selante de barreira não é suficientemente efetivo contra outros microrganismos causadores de mastite de maior importância.

Os selantes de teto externos foram formulados em combinação com desinfetantes a fim de fornecer proteção tanto como barreira física quanto como germicida. Verificou-se que uma solução desinfetante para imersão dos tetos após a ordenha, contendo hipoclorito de sódio 0,64% em uma formulação de gel, foi efetiva e segura. No entanto, em estudos experimentais, constatou-se que os selantes para imersão dos tetos, como barreira física, não foram mais efetivos na prevenção de novas infecções intramamárias causadas por *S. aureus* e *S. agalactiae* do que o uso de qualquer produto que não produz barreira física. Ao contrário de seu uso atual em vacas-leiteiras lactantes, os selantes de teto internos e externos são cada vez mais utilizados no momento da secagem (ver o tópico Manejo e Tratamento da Vaca Seca).

Seleção e uso de desinfetantes de tetos

Com a ampla variedade de soluções germicidas utilizadas na imersão dos tetos após a ordenha, disponíveis no mercado, os produtores precisam de algumas orientações para uma escolha apropriada às necessidades de sua fazenda. Fabricantes de soluções de imersão de tetos devem fornecer ao produtor de leite informações sobre a eficácia e segurança de cada produto. Nos EUA, as soluções de imersão de tetos devem estar registradas na Food and Drug Administration (FDA). A FDA regulamenta os produtos de imersão de tetos em conformidade com a precisão da bula e a qualidade de fabricação, mas não há necessidade de dados sobre a eficácia, para o registro. No Canadá, as soluções para imersão de tetos devem ser aprovadas pelo Bureau of Veterinary Drugs. Tal processo de aprovação requer dados extensos sobre a segurança do produto aos humanos, a segurança ao animal e a eficácia de cada produto para essa finalidade. Foram defendidos protocolos padrões para a avaliação da eficácia da solução para imersão de tetos, com base em desafio experimental com patógenos causadores de mastite, bem como em condições de exposição natural, em rebanhos leiteiros comerciais.

Nos EUA, os produtos para imersão de tetos à base de iodo são os mais comumente utilizados na desinfecção após a ordenha; uma *solução para imersão de tetos à base de iodo, em 10% de glicerina, geralmente é considerada solução padrão-ouro*; é com ela que todos os produtos para imersão de tetos são comparados. Ao escolher uma solução para imersão de tetos, os produtores de leite devem solicitar informações sobre sua eficácia; os veterinários devem auxiliar o produtor na interpretação dessas informações. Não há evidência de que as soluções para imersão de tetos devam ser alternadas regularmente, a fim de evitar o surgimento de resistência em bactérias causadoras de mastite. O monitoramento de vários indicadores da condição sanitária do úbere sinaliza a necessidade de alteração do produto de imersão dos tetos. O produto escolhido deve ser compatível com outros preparados químicos utilizados no manejo da ordenha.

A desinfecção dos tetos após a ordenha pode ser feita por meio de imersão ou aspersão. Na América do Norte, a *imersão é o método mais popular*. No entanto, com o aumento do número de animais do rebanho e a automatização da sala de ordenha, aumentou o uso de aspersão dos tetos porque é um procedimento mais rápido e fácil. A aplicação do mesmo produto por meio de aspersão ou de imersão resulta em igual eficácia, quando feita de modo apropriado; no entanto, é mais fácil ocorrer falha na cobertura da pele do teto pelo produto na aspersão, comparativamente à imersão. Em condições de campo, a efetividade do método depende da aplicação adequada da solução em todo o teto. Uma recomendação geral é: *a maior parte possível do teto deve ser recoberto pelo produto, e não menos que sua metade inferior*.

A solução de imersão dos tetos deve ser armazenada em local seco e fresco, não permitindo seu congelamento. Deve-se evitar sua contaminação e observar a data de validade. Por motivos econômicos, os produtores são tentados a diluir os produtos disponíveis no mercado; no entanto, sua eficácia e segurança podem não ser mantidas. *Ao final da ordenha, a solução de imersão dos tetos não utilizada não deve ser colocada de volta ao recipiente original*. Deve-se fazer a limpeza regular dos materiais utilizados na imersão.

Em condições de clima frio, devem ser tomadas precauções quanto à imersão dos tetos. É preciso utilizar um produto com alta concentração de emoliente. Após a imersão, os tetos devem ser secos antes que as vacas sejam expostas ao frio e vento. Isso pode ser conseguido permitindo um tempo de contato com a solução de imersão de 30 min, seguido de remoção do excesso de desinfetante com toalha de tecido ou de papel descartável. Pode-se propiciar quebra-ventos para que as vacas tenham acesso às áreas externas. Essas estratégias, combinadas, reduzem a ocorrência de lesão por congelamento em tetos molhados.

Estabelecimento da ordem de ordenha e programas de segregação

Nos rebanhos com prevalência relevante de patógenos contagiosos, como *S. aureus*, o estabelecimento de uma ordem de ordenha específica pode ser útil para limitar a taxa de novas infecções. Essa é uma recomendação veterinária comum *difícil de implantar* porque, quase sempre, requer interferência significativa no manejo da ordenha. Em geral, as novilhas de primeira lactação e as vacas recém-paridas devem ser ordenhadas primeiro. As vacas com alta CCS, mastite clínica crônica e casos clínicos atuais devem ser ordenhadas no final. A manutenção e o controle de registros de CCS e de mastite clínica são importantes para fazer funcionar o programa de ordem de ordenha.

Nos grandes rebanhos, quase sempre as vacas são agrupadas de acordo com o estágio de lactação e o nível de produção. Por motivos de manejo nutricional, com frequência recomendam-se grupos de alta, média e baixa produção. Em rebanhos com alta prevalência de mastite causada por *S. aureus*, sugere-se que o problema provocado pela propagação da infecção seja controlado, simplesmente, pelo isolamento vacas infectadas, ordenhadas no final. Teoricamente, a segregação, combinada com descarte e manejo efetivo da vaca seca deve possibilitar uma prevalência de *S. aureus* próxima de zero. No entanto, a diferença na prevalência de infecção por *S. aureus* em rebanhos não segregados, comparativamente àquela de rebanhos onde se pratica a segregação não é significativa. Constatou-se diminuição mais significativa da prevalência de mastite causada por *S. aureus* em rebanhos que, prioritariamente, foram submetidos a um programa completo de higiene na ordenha, combinado com terapia da vaca seca e descarte. A segregação não é solução simples e única para o problema da mastite contagiosa.

Desinfecção das teteiras

A desinfecção dos copos das teteiras da ordenhadeira mecânica entre as ordenhas das vacas é capaz de limitar o risco de propagação de microrganismos contagiosos de uma vaca para outra, pois a desinfecção pode reduzir muito a quantidade de bactérias presentes nos insufladores das teteiras. No entanto, é muito menor a quantidade de dados comprobatórios de que a lavagem dos insufladores resulte em redução relevante dos problemas causados por mastite contagiosa.

Na ordenha de vacas mantidas em sistema de criação *tie-stall barns*, a *desinfecção dos insufladores* é um procedimento trabalhoso, que envolve a imersão do conjunto de teteiras em uma série de soluções. Os insufladores devem ser enxaguados, imersos em solução desinfetante e novamente enxaguados, a fim de remover a solução germicida. As soluções devem ser mantidas aquecidas e quando se tornam excessivamente contaminadas, devem ser substituídas. Se a mangueira de leite permanecer conectada à tubulação principal, apenas duas teteiras (insufladores) podem ser colocadas em imersão ao mesmo tempo, de modo a evitar o aprisionamento de ar no conjunto de teteiras, condição que reduz a eficácia da desinfecção. No entanto, caso a mangueira de leite seja desconectada da tubulação principal, é possível a imersão de todas as quatro teteiras, ao mesmo tempo. Mesmo com essas limitações, os rebanhos leiteiros criados em sistema de manejo intensivo, utilizando valores da CCS de vacas individuais e resultados de cultura microbiológica, podem utilizar, de modo efetivo, a desinfecção das teteiras para limitar a disseminação de patógenos contagiosos. No mercado, há disponibilidade de baldes dotados de dispositivos elétricos de aquecimento que mantém a solução desinfetante a uma temperatura de esterilização.

Nas operações de grandes salas de ordenha, há disponibilidade de equipamentos comerciais para *lavagem retrógada* automática das unidades de ordenha, entre as ordenhas das vacas, mas a sua instalação é onerosa. Logo após o desprendimento automático do conjunto de teteiras da vaca, ele é lavado com água de enxaguar, desinfetado e, novamente, enxaguado. Um procedimento alternativo (*imersão do conjunto de teteiras*) é a lavagem retrógada das unidades de ordenha com água, até surgir um jato claro e, então, imersão dessas unidades de ordenha em um balde com desinfetante, evitando-se o aprisionamento de ar durante a imersão. Grande quantidade de patógenos pode ser removida das teteiras por meio de lavagem retrógada, mas não há comprovação disponível sobre a redução na taxa de novas infecções intramamárias. Por exemplo, a lavagem retrógada reduziu o número de estafilococos e bactérias Gram-negativas nos insufladores das teteiras em 98,5% e 99,5%, respectivamente; também, ocasionou pequena redução na taxa de novas infecções causadas por *C. bovis*, mas não foi efetivo para reduzir a incidência de novas infecções por estafilococos, estreptococos e coliformes. Até que se consiga demonstrar que a lavagem retrógada reduz a taxa de novas infecções, esse procedimento não pode ser recomendado na rotina.

Instalação, funcionamento e manutenção apropriados do equipamento de ordenha

A ordenhadeira mecânica, fundamental na eficiência da operação de uma propriedade leiteira, faz contato direto com os tecidos dos tetos. Deve funcionar de modo apropriado e constante 2 ou 3 vezes/dia (ou muito mais frequentemente nas ordenhadeiras robotizadas), dia após dia, ano após ano. Por essas razões, é importante que o sistema de ordenha seja instalado de acordo com as instruções aprovadas. Deve-se empregar um esquema de manutenção regular e o funcionamento da ordenhadeira deve ser avaliado mediante a inspeção periódica do sistema. Todas as pessoas envolvidas no manejo da ordenha devem conhecer todos os componentes básicos, a função e a operação do equipamento de ordenha. Também, devem estar cientes da importância da manutenção regular do equipamento e do emprego de boas técnicas de ordenha.

Função e objetivos do sistema de ordenha

O sistema de ordenha realiza várias funções básicas para atingir os seus objetivos, ou seja:

- Promover o fluxo de leite através do teto, pela exposição da extremidade do teto para um vácuo parcial
- Massagear o teto na tentativa de aliviar os efeitos do vácuo contínuo durante a ordenha
- Proteger o leite de contaminação durante seu transporte até o tanque de armazenamento, onde o leite é resfriado até ser transportado ao laticínio.

Componentes de um sistema de ordenha

Para realizar suas funções básicas e atingir o objetivo de remover o leite de modo eficiente, com mínimo risco de infecção intramamária, o equipamento de ordenha e o manuseio do leite requer três componentes básicos:

- Sistema de vácuo
- Sistema de mangueiras condutoras de leite
- Tanque para resfriamento e armazenamento do leite.

É necessário considerável conhecimento técnico para planejar, instalar e manter o funcionamento do equipamento de ordenha apropriadamente. Com o propósito de fornecer informações sobre os princípios básicos da ordenhadeira mecânica, faz-se uma breve descrição desses três componentes.

Sistema de vácuo

Bomba de vácuo

O funcionamento do equipamento de ordenha depende da geração de um vácuo parcial. Utiliza-se uma *bomba de vácuo* para remover, continuamente, parte do ar presente nas várias mangueiras do sistema de ordenha. A quantidade de ar removida determina o nível de vácuo no sistema, condição importante para o funcionamento adequado da ordenhadeira. O nível de vácuo é monitorado por meio de um calibrador, cuja leitura é expressa em quilopascals (kPa), milímetro de mercúrio (mmHg) ou polegada (em inglês, *inch*) de mercúrio (in.Hg). Se metade do ar for removida do sistema, o calibrador indicará leitura de vácuo de 50 kPa (15 in.Hg). As bombas de vácuo são classificadas de acordo com o volume de ar que elas conseguem remover, quando se forma vácuo de 50,7 kPa (15 in.Hg). O pé cúbico (28,31 ℓ) por minuto (CFM; do inglês, *Cubic Feet per Minute*) é a medida padrão do fluxo de ar utilizada. A capacidade de uma bomba de vácuo, expressa em CFM, indica o número de unidades de ordenha que podem ser utilizadas no sistema. Por exemplo, para operar seis unidades, a capacidade mínima da bomba de vácuo deve ser de 52 CFM.

Tanque de reserva de vácuo

Como a bomba de vácuo remove, continuamente, o volume constante de ar do sistema, *um tanque de reserva de vácuo* é posicionado entre a bomba e a mangueira de suprimento de vácuo. A finalidade desse tanque é propiciar um local comum de conexão das mangueiras de vácuo principais e atuar como uma reserva de vácuo que auxilia a estabilizar a entrada súbita de ar no sistema. Por exemplo, quando o conjunto de teteiras se desprende da vaca, deve haver uma reserva de vácuo suficiente para manter a função do sistema. A necessidade de reserva de vácuo do sistema depende da capacidade e desempenho da bomba, do estabilizador da operação e do grau de vazamento no sistema. Em geral, os tanques de reserva de vácuo são fabricados com policloreto de polivinila (plástico PVC) e sua capacidade não deve ser inferior a 75 ℓ.

Estabilizador do vácuo

O *estabilizador ou controlador de vácuo* é um importante componente do sistema de vácuo. A função desse estabilizador é manter o vácuo no sistema de ordenha em um nível preestabelecido, de modo a responder à alteração na entrada de ar no sistema. O controlador deve situar-se próximo ou diretamente no tanque de reserva de vácuo. Deve ser sensível o suficiente para responder, de modo rápido, às alterações no vácuo. Reguladores servo-diafragma são os mais sensíveis, sendo altamente recomendados. O aumento da capacidade da bomba de vácuo não é capaz de compensar uma função estabilizadora inadequada. Do mesmo modo, um regulador sensível não consegue compensar uma deficiente capacidade da bomba. Os dois componentes devem funcionar em harmonia.

Recomenda-se a instalação de dois calibradores de vácuo no sistema, para o monitoramento do vácuo. Um calibrador deve ser posicionado na tubulação de suprimento do vácuo, próximo ao regulador. O melhor local para o segundo calibrador é a extremidade final da tubulação de pulsação de vácuo. Deve-se utilizar, regularmente, um manômetro de mercúrio portátil para calibrar os medidores de vácuo do sistema, bem como fazer ajustes no controlador de vácuo. O sistema de vácuo preferido consiste em duas tubulações principais que saem do tanque de reserva de vácuo e se encontram, formando uma tubulação de pulsação de circuito completo. As tubulações de vácuo recomendadas são as de PVC, com 76 mm de diâmetro, instaladas de modo apropriado e um pouco inclinadas em direção ao fluxo de ar e com válvulas de drenagem automáticas. Essa tubulação possibilita a colocação dos pulsadores da unidade de ordenha.

Sistema de pulsação

Um funcionamento apropriado do sistema de pulsação é fundamental para a sanidade do teto e do úbere. O pulsador origina uma câmara entre a parede da teteira e a borracha do revestimento interno que alternam, regularmente, em função de sua conexão com fontes de vácuo ou de ar. Os pulsadores são eletromagnéticos ou pneumáticos. No sistema eletromagnético, todos os pulsadores funcionam juntos, coordenados por um sinal elétrico. Um circuito de controle eletrônico liga e desliga o sistema eletromagnético. Os pulsadores pneumáticos permitem o escape do vácuo do sistema e utiliza ar para acionar um êmbolo ou uma válvula deslizante, para bloquear e desbloquear a passagem de ar, produzindo a pulsação.

É fundamental a compreensão da dinâmica no interior das teteiras e das características de pulsação, a fim de alcançar os objetivos da ordenha mecânica. A câmara formada entre a parede rígida da teteira e o seu revestimento insuflador é, alternadamente, submetida a vácuo, enquanto a parte interna do insuflador, em contato com o teto, permanece com nível de vácuo estável durante toda a ordenha. O ciclo de pulsação envolve uma fase de ordenha e outra de repouso ou massagem. Quando ocorre entrada de ar entre a parede rígida da teteira e o insuflador, esse se colapsa ao redor do teto da vaca. O colapso do insuflador atua como massageador no teto e essa condição é denominada *fase de repouso* ou *de massagem*. Nessa fase, não há fluxo de leite no teto. Quando o pulsador se abre, a câmara existente entre o insuflador e a parede da teteira fica exposta ao sistema de vácuo. Isso origina pressão igual nos dois lados do insuflador, causando sua abertura. Nesse momento, a extremidade do teto da vaca é exposta ao vácuo da ordenha. Este vácuo, em combinação com a pressão interna da descida do leite no interior do úbere, faz o leite ser ordenhado através do canal do teto. Esse componente de pulsação é denominado *fase de ordenha*. O processo de ordenha envolve, repetidamente, abertura (fase da ordenha) e fechamento (fase de repouso) dos insufladores.

O *ciclo de pulsação* é o tempo, expresso em segundos, necessário para que se completem as fases de ordenha e de repouso. A *taxa de pulsação* refere-se ao número de ciclos realizados por um pulsador em um minuto. A taxa de pulsação varia de 45 a 60 ciclos por minuto. A *proporção de pulsação* é o tempo em cada ciclo, em que o pulsador permanece na fase de ordenha, comparativamente à fase de repouso. Uma proporção de pulsação comum é 60:40, indicando que em cada ciclo de pulsação a câmara da teteira encontra-se na fase de ordenha em 60% do tempo e na fase de massagem do teto em 40% do tempo. Altas proporções de pulsação podem aumentar a velocidade da ordenha, mas podem ocasionar estresse demasiado nos tetos e em suas extremidades, devido à fase de repouso insuficiente, predispondo a novas infecções intramamárias.

Fase de pulsação refere-se ao tipo de pulsação de toda a unidade de ordenha; pode ser simultânea ou alternada. Na pulsação simultânea, as quatro teteiras apresentam fase de ordenha e fase de repouso, ao mesmo tempo. Na pulsação alternada, duas teteiras encontram-se na fase de ordenha e duas em fase de repouso; em seguida elas se alternam para completar o ciclo de pulsação. A ação alternada pode ser dos tetos de um lado para o outro ou dos tetos anteriores para os posteriores. A pulsação alternada tem muitas vantagens. Possibilita um fluxo mais uniforme de entrada e saída de leite na unidade de ordenha, minimizando a sobrecarga no conjunto de teteiras, resultando em oscilações no vácuo da extremidade do teto. Além disso, a pulsação alternada em tetos anteriores/posteriores possibilita uma taxa de pulsação mais ampla nos quartos posteriores, condição que estimula uma ordenha mais uniforme e sincrônica nos quatro quartos mamários. Nos sistemas de pulsação alternadas com duas diferentes proporções deve-se ter cuidado, assegurando que não haja inversão das mangueiras de ar durante a colocação do conjunto de teteiras.

Os pulsadores eletromagnéticos não são influenciados pela temperatura ambiente e podem funcionar em proporção e taxa de pulsação preestabelecidas constantes. Os pulsadores pneumáticos podem ser muito influenciados por alterações de temperatura e sistema de vácuo. Requerem mais manutenção e verificação constante da regulagem. Assim, *os pulsadores eletromagnéticos que realizam pulsação alternada são os mais recomendados*, especialmente para vacas de alta produção com descida rápida do leite.

Se uma teteira não for colocada adequadamente no teto, a borracha do revestimento interno pode escorregar do teto e originar um ruído agudo. Quando isso acontece, o ar penetra ao redor do teto, no interior do pulsador. A entrada de ar altera a estabilidade do sistema de vácuo na unidade de ordenha e em outras teteiras. Essas alterações geram gotículas de leite, em um fluxo retrógrado na extremidade de outros tetos. Essas ocorrências são denominadas *impactos de leite*. Repetidos impactos de leite na extremidade dos tetos, especialmente de leite contaminado com patógenos de mastite, podem resultar em novas infecções intramamárias.

Sistema de transporte de leite

As salas de ordenha e os estábulos possuem sistemas de transporte de leite semelhantes, da vaca para o tanque de resfriamento. Os componentes do sistema de transporte são aqui descritos em sequência semelhante à direção do fluxo de leite. O revestimento interno das teteiras pode ser de borracha ou silicone; é denominado *revestimento* ou *insuflador*. O revestimento deve permitir a ordenha segura das vacas, com mínimos episódios de aspiração de ar no sistema ocasionado pelo deslizamento da teteira para baixo (em direção à extremidade do teto) e sem o deslocamento da unidade de ordenha para a base do úbere. O funcionamento do insuflador depende de várias características do sistema de ordenha, interrelacionadas. *Recomenda-se o uso de insufladores de calibre estreito*. Os insufladores devem ser compatíveis com a parede interna das teteiras. A condição de manejo mais importante quanto aos insufladores das teteiras é *sua substituição regular, como recomendada pelo fabricante*. Como regra geral, os insufladores feitos com borracha natural, borracha sintética e silicone devem ser substituídos, respectivamente, a cada 500 a 700, 1.000 a 1.200 e 5.000 a 10.000 ordenhas. O intervalo de substituição dos insufladores desejado (em dias) pode ser calculado utilizando-se a seguinte fórmula:

Nº de dias entre as trocas =
(nº de ordenhas de vacas/conjunto de insufladores) × (nº de unidades)/(nº de ordenhas de vacas) × (nº de ordenhas/dia)

Outras partes de borracha da unidade de ordenha, como tubos curtos de ar dos pulsadores, devem ser constantemente inspecionados em busca de rachaduras ou sinais de desgaste. Esses problemas podem influenciar seriamente o fluxo de ar e a pulsação dos insufladores. O armazenamento adequado protegido de luz e em temperatura amena, bem como o uso correto dos produtos de limpeza e desinfecção podem interferir na durabilidade das partes de borracha da ordenhadeira.

Conjunto de teteiras

O *conjunto de teteiras* é um importante componente da unidade de ordenha. É o local de coleta de leite oriundo das quatros teteiras e deve ter capacidade suficiente para receber o fluxo máximo de leite sem que ocorra sobrecarga. Cada conjunto deve ter um sistema de bloqueio do vácuo à extremidade do teto, de modo que a unidade não seja removida em condição de vácuo. A maioria dos modelos apresenta uma abertura de ar em sua metade superior, possibilitando a entrada de um volume preestabelecido de ar na unidade, a fim de facilitar o fluxo de leite da vaca para as tubulações de transporte desse leite. Os conjuntos de teteiras devem ser rotineiramente *inspecionados quanto à limpeza, à obstrução das aberturas de ar e a condição dos conectores dentados dos insufladores.*

Uma longa mangueira é utilizada para transportar o leite do conjunto de teteiras até a tubulação principal. As mangueiras podem ser de plástico, borracha ou silicone. *O seu comprimento deve ser o mais curto possível* e deve possuir um sistema adequado de sustentação. Se a mangueira condutora de leite for dobrada ou torcida, o fluxo de leite cessa e, em consequência, ocorrem oscilações irregulares no nível de vácuo na extremidade do teto. A mangueira de transporte de leite deve ser acoplada a um conector posicionado no terço superior da tubulação de condução de leite principal, em uma posição entre 11 e 12 h do relógio. As entradas devem possuir um sistema de autodrenagem e autofechamento, sem poder causar impedimento ao fluxo de leite, o que resulta em oscilações irregulares do nível de vácuo na extremidade do teto.

Tubulação condutora de leite principal

A *tubulação condutora de leite principal* tem duas importantes funções: transportar o leite da vaca até a jarra receptora e conduzir o fluxo de ar para originar o vácuo na extremidade do teto durante a ordenha. Essa tubulação pode ser de vidro ou aço inoxidável. As tubulações condutoras de leite devem formar um circuito completo e ser firmemente sustentadas no piso de modo a manter uma inclinação apropriada. Em geral, recomenda-se que as *tubulações de transporte de leite sejam instaladas o mais baixo possível, desde que mantenham sua funcionalidade*. Na sala de ordenha, essas tubulações principais são instaladas abaixo do nível do úbere. Nos estábulos de ordenha, as tubulações são instaladas em local mais alto, porém não mais que 2 metros acima da plataforma onde ficam as vacas. O leite é conduzido por gravidade, da tubulação principal até a jarra receptora. A tubulação condutora de leite deve possuir um sistema de autodrenagem e uma inclinação contínua desde o ponto mais elevado até a jarra receptora de leite. A *inclinação correta* é importante para a condução de leite e ar durante a ordenha, bem como para a limpeza apropriada do sistema. Na construção de novos estábulos de ordenha do tipo *tie-stall barns*, recomenda-se que a fundação, o piso e a calha sejam inclinados em direção ao final do local de ordenha. Esse cuidado possibilita que a tubulação de transporte de leite principal seja instalada em uma altura mínima e facilita a drenagem durante a ordenha e a lavagem do sistema.

O diâmetro da tubulação de condução de leite é outro aspecto importante do projeto do sistema de tubulações. Além da inclinação do sistema e do nível de produção do rebanho, o diâmetro do condutor de leite principal determina o número de unidades de ordenha que o sistema é capaz de suportar. Um número excessivo de unidades sobrecarrega a tubulação de transporte de leite e reduz o fluxo de ar. A lentidão do fluxo de leite através da tubulação é sinal evidente de sobrecarga no sistema. Esse problema tem um impacto negativo no tempo de ordenha, na produtividade do rebanho e na saúde do úbere. O diâmetro mínimo recomendado para a tubulação principal é 51 mm (2 polegadas). No caso de tubulação condutora principal com esse calibre, em rebanhos de alta produção não devem ser utilizadas mais de três unidades de ordenhas para cada tubulação principal. Assim, em novas instalações recomendam-se, com frequência, tubulações condutoras de leite principais de maior diâmetro. As conexões ou adaptadores da tubulação principal não devem permitir a entrada de ar no sistema.

O leite deve fluir continuamente para a jarra receptora, sem interrupção.

Quando ocorre acúmulo de leite suficiente, um sensor eletrônico ativa uma bomba de leite, com transferência do leite da jarra receptora para o tanque de resfriamento. Coloca-se um filtro de leite no sistema de transferência com o intuito de remover as impurezas grosseiras que podem alcançar a tubulação de leite. A jarra receptora é conectada ao suprimento de vácuo principal. Um dispositivo denominado armadilha sanitária é utilizado para separar "apenas o ar" do sistema de ordenha do "leite manuseado" fora do sistema. Tal separação protege a fonte de vácuo dos danos potenciais causados por produtos químicos utilizados na limpeza e desinfecção das tubulações de condução de leite.

Um sistema de ordenha deve ser capaz de mensurar a quantidade de leite produzida por cada vaca. Nas salas de ordenha mais antigas, com frequência eram usadas jarras de medição para tal finalidade. Elas possibilitam um rápido monitoramento visual da produção individual das vacas, em cada ordenha, bem como contribuem na estabilidade do vácuo para a vaca. No entanto, essas jarras são caras e difíceis de limpar. Mais recentemente, foram desenvolvidos sistemas de mensuração do leite que possibilitam a *leitura eletrônica digital do volume de leite produzido* em cada estação de ordenha. Muitas vezes, esses sistemas podem ser adaptados para o registro automático dos dados em um sistema informatizado da propriedade. Nas tubulações de condução de leite de estábulos de ordenha, são utilizados vários tipos de medidores mecânicos da produção de leite. É importante que o sistema de mensuração empregado não se restrinja aos fluxos de ar e de leite. Essas restrições podem ocasionar diminuição do nível de vácuo e ocorrência de oscilações irregulares do vácuo na extremidade do teto. Isso pode resultar em ordenha mais demorada, ordenha incompleta e novas infecções intramamárias.

Tanque de resfriamento do leite

É o recipiente utilizado para resfriar e armazenar o leite cru até ser recolhido por caminhão-tanque destinado ao transporte de leite. Todos os tanques devem ser planejados e construídos de acordo com as normas sanitárias vigentes. Devem ter capacidade suficiente para resfriar e armazenar o volume de leite produzido por até 3 dias. A capacidade de resfriamento do tanque é claramente especificada. O emprego de procedimentos de limpeza e desinfecção adequados dos tanques de resfriamento é fundamental para impedir a multiplicação de bactérias e a contaminação do leite cru.

Relação entre equipamento de ordenha e saúde do úbere

O equipamento de ordenha pode influenciar na taxa de novas infecções intramamárias de várias maneiras:

- Pode atuar como transportador de patógenos de mastite de uma vaca para outra
- Pode atuar como meio de transmissão cruzada da infecção entre as vacas
- O mau funcionamento do equipamento ou seu uso inadequado pode resultar em falha no alívio da congestão no tecido do teto. Por fim, podem ocorrer lesão na extremidade do teto e infecção intramamária
- A diminuição súbita do nível de vácuo na ordenha pode causar alterações no fluxo de ar, com força suficiente para impelir os patógenos, de modo a atravessarem os mecanismos de defesa do canal do teto. Essa ocorrência, conhecida como mecanismo de impacto, foi descrita anteriormente.

Provavelmente, a patogênese das novas infecções relacionadas à ordenha mecânica envolve esses quatro fatores. No entanto, ainda que o sistema de ordenha seja foco de várias pesquisas sobre a condição da saúde do úbere no rebanho, há pouca evidência de que os fatores relacionados à ordenhadeira sejam os de maior importância, na maioria dos rebanhos com problemas de sanidade da glândula mamária. É difícil relacionar os fatores ligados à ordenhadeira mecânica e a prevalência de infecção no rebanho; exceções óbvias são a *falha na pulsação* e o *mecanismo de impacto*. É difícil provocar mastite experimental por meio de alteração no funcionamento da ordenhadeira mecânica.

É importante que a pulsação seja apropriada para possibilitar massagem suficiente na extremidade do teto. Embora o vácuo contínuo remova o leite dos tetos da vaca, ele resulta em congestão excessiva, edema e lesão na extremidade do teto. Uma ação compressiva adequada, exercida pelo insuflador no tecido do teto, é necessária para aliviar a congestão. Defeito mecânico do pulsador, insuflador muito pequeno e fase de repouso muito curta são os exemplos mais comuns de problemas relacionados à pulsação. O mecanismo de impacto se deve à diminuição súbita do nível de vácuo na ordenhadeira. Relata-se que o uso de insufladores mal projetados resulta em maior frequência de deslizamento de teteiras. Durante o deslizamento da teteira, ocorre um gradiente de pressão reversa nos canais dos tetos dos outros três tetos que permanecem presos à unidade de ordenha. O formato adequado dos insufladores é muito importante na redução da ocorrência de deslizamentos. Em combinação com o deslizamento de teteiras, as oscilações do nível de vácuo que resulta em problemas de pulsação podem predispor à nova infecção intramamária.

Mesmo com os diversos problemas potenciais associados ao uso de ordenhadeira mecânica, geralmente o equipamento de ordenha não é um importante fator de risco para uma condição sanitária insatisfatória do úbere.

Manutenção e avaliação do equipamento de ordenha

O aspecto mais importante do manejo sanitário do úbere relacionado ao equipamento de ordenha é o estabelecimento de métodos apropriados de avaliação, manutenção e esquema de funcionamento. Na atividade de ordenha regular, os funcionários da propriedade devem incluir a inspeção do equipamento. Muitos dos problemas discutidos quando da descrição dos componentes do sistema de ordenha podem ser detectados durante essa inspeção diária. Além disso, o produtor deve fazer manutenção regular do equipamento de ordenha. Componentes como a bomba de vácuo, reguladores, pulsadores e armadilha sanitária devem ser incluídos nessa lista de manutenção. Também inclui-se nessa inspeção a troca regular dos insufladores e de outras peças de borracha. É comum que o vendedor do equipamento faça visitas regulares aos clientes, na propriedade, com intuito de realizar manutenção periódica e fornecer produtos de limpeza e desinfetantes utilizados no manejo sanitário do úbere.

Deve-se realizar uma inspeção completa do sistema de ordenha regularmente. Essa inspeção regular talvez seja tão importante quanto o planejamento inicial e a instalação do sistema. Muitos especialistas em rebanhos leiteiros acreditam que uma inspeção regular independente assegura o funcionamento apropriado do equipamento. Tal inspeção do sistema de ordenha pode ser realizada por vendedores do equipamento, técnicos extensionistas de órgão governamentais, veterinários ou técnicos independentes. Todos esses profissionais necessitam de conhecimento e treinamento apropriados. É fundamental o uso alguns tipos de planilhas de inspeção sistemática do sistema de ordenha, a fim de registrar várias mensurações do desempenho e indicar os componentes que necessitam de reparo ou substituição. Deve-se realizar uma inspeção sistemática completa pelo menos uma vez por ano, mantendo-se os registros como referências para o futuro.

Ordenha robotizada

O controle de mastite nos sistemas de ordenha robotizada envolve desafios específicos relacionados à certeza de que sejam ordenhados tetos limpos e secos, ao diagnóstico de mastite clínica e ao tratamento de vacas com mastite clínica. Informações adicionais constam em um artigo de revisão feito por Edmondson, listado no item Leitura complementar.

Manejo e terapia da vaca seca

O manejo apropriado de vacas secas e novilhas em final de gestação é um importante componente de um programa de controle de mastite. O período seco é uma oportunidade valiosa para melhorar a sanidade do úbere, enquanto as vacas não se encontram em lactação. No entanto, o início e o final do período do seco são momentos de maior risco de infecção. *O objetivo do manejo sanitário do úbere durante o período seco é reduzir o número de quartos infectados no momento do parto.* Dois dos três mais importantes princípios de manejo sanitário do úbere devem ser adotados para obter esse objetivo. *Infecções presentes no momento da secagem devem ser eliminadas e a taxa de novas infecções intramamárias durante o período seco deve ser reduzida.* Assim, a terapia da vaca seca tem dupla importância – eliminar as infecções existentes e prevenir novas infecções durante o período seco; esse procedimento é amplamente adotado pelos produtores de leite. Seguindo esses dois princípios, o úbere fica livre de infecção por ocasião do parto e pode-se esperar que produza quantidade máxima de leite na lactação seguinte, com baixa contagem de células somáticas. A administração intramamária de antimicrobianos de longa duração em todas as vacas no momento da secagem é uma recomendação de rotina.

Epidemiologia da infecção intramamária durante o período seco

O desenvolvimento de estratégias de manejo sanitário efetivo do úbere no período seco requer o conhecimento da epidemiologia das infecções intramamárias em vacas secas. Isso, por sua vez, requer o conhecimento da incidência de novas infecções durante o período seco, bem como dos tipos de patógenos envolvidos. Os fatores de risco que interferem na suscetibilidade das vacas secas também devem ser conhecidos.

Incidência de novas infecções

A taxa de novas infecções intramamárias é significativamente maior no período seco do que durante a lactação. A maior suscetibilidade é verificada nas três primeiras semanas do período seco. Nessa fase, a taxa de novas infecções é muitas vezes maior do que aquela notada durante toda a lactação que precede esse período seco. Uma segunda fase de maior suscetibilidade é notada imediatamente antes do parto. As taxas de novas infecções intramamárias no período seco relatadas são muito variáveis. A razões para essas variações são os critérios de diagnóstico utilizados e os tipos de microrganismos considerados patógenos de maior importância. Também há importantes efeitos inerentes ao rebanho, como a prevalência de infecções presentes no momento da secagem e o método de secagem. Considera-se que a taxa média de novas infecções em vacas secas não tratadas varia de 8 a 12% dos quartos.

Tipos de patógenos que causam novas infecções durante o período seco

Patógenos contagiosos são transmitidos entre as vacas e entre os quartos durante os procedimentos de ordenha. *Patógenos ambientais* são contraídos, principalmente, de esterco e material de cama contaminados pelos microrganismos. *Patógenos oportunistas da pele do teto* estão presentes nos tetos, especialmente em sua extremidade. Na elaboração de um plano de controle de mastite no período seco, deve-se considerar a presença de patógenos contagiosos, ambientais e oportunistas da pele do teto.

É possível que a exposição aos patógenos ambientais continue durante todo o período seco; assim, a prevenção de novas infecções causadas por microrganismos ambientais durante esse período é um desafio consideravelmente maior. Os proprietários de rebanhos submetidos a um programa de controle de mastite básico precisam, também, ter consciência da importância da prevenção das infecções ambientais no período seco. À medida que o período seco progride, notam-se diferentes taxas de infecções causadas por vários microrganismos ambientais. Por exemplo, as infecções causadas por estreptococos ambientais, *Klebsiella* spp. e *Enterobacter* spp. são mais frequentes no início do período seco. Por outro lado, as infecções por *E. coli* tendem a ocorrer imediatamente antes do parto. As estratégias de manejo das vacas secas devem considerar o risco de infecção durante todo o período seco, desde a última ordenha até o parto seguinte.

Fatores de risco que influenciam a suscetibilidade das vacas secas

Vários fatores contribuem para a sucetibilidade variável durante o período seco. Esses fatores são discutidos nas seções a seguir.

Proteção da extremidade do teto

A interrupção das práticas higiênicas de rotina no momento da ordenha, como imersão dos tetos em solução germicida, possibilita o aumento da quantidade e da diversidade de subpopulações de bactérias na pele do teto. A quantidade de *S. aureus* é elevada imediatamente após secagem, enquanto os patógenos ambientais são mais prevalentes na pele do teto no final do período seco e no momento do parto. Lesões nas extremidades dos tetos aumentam o risco de infecções intramamárias durante o período seco. Um mecanismo aceitável para explicar essa relação é que as lesões das extremidades dos tetos aumentam a superfície disponível para a colonização bacteriana, com uma variedade de nichos ambientais. Por exemplo, o risco de desenvolvimento de nova infecção intramamária durante o período seco em quartos com fissuras nas extremidades dos tetos foi 1,7 vezes maior do que em quartos sem a lesão.

O canal do teto é mais sujeito à penetração de bactérias no início do período seco. O *tampão de queratina* do canal do teto deve se formar, precoce e completamente, no início do período seco, de modo a impedir a penetração e multiplicação de bactérias e reduzir a incidência de novas infecções intramamárias. No entanto, em algumas vacas esse selante interno natural do teto não se forma; ademais, é comum a demora em sua formação. Por exemplo, em vacas da Nova Zelândia, notou-se que em 45% dos tetos o orifício ainda permanecia aberto até o 7º dia do período seco, e 25% até o 35º dia desse período. Tais resultados são semelhantes aos obtidos em vacas leiteiras da América do Norte. O risco de ocorrência de nova infecção intramamária em quartos cujos orifícios dos tetos permanecem abertos durante o período seco é 1,8 vezes maior do que em quartos com tetos que formam um tampão de queratina efetivo. Selantes internos e externos dos tetos são discutidos, posteriormente, neste capítulo.

Edema da glândula mamária, maior volume de secreção e extravasamento de colostro contribuem para o alto risco de novas infecções durante o período pré-parto.

Mecanismos de resistência da glândula mamária

Durante todo o período seco ocorrem alterações marcantes na composição da secreção da glândula mamária e na concentração de fatores de proteção, como leucócitos, imunoglobulinas e lactoferrina. Provavelmente, essas alterações influenciam o grau de suscetibilidade tanto a patógenos ambientais quanto àqueles contagiosos.

Há evidência substancial de que os mecanismos de defesa inatos e adquiridos são menos efetivos desde 3 semanas antes do parto até 3 semanas após a parição. Essa menor resposta imune, que envolve imunidade sistêmica e da glândula mamária, podem contribuir, em parte, para a maior incidência da doença no período periparto. Nesse período, a função dos neutrófilos polimorfonucleares encontra-se diminuída e isso pode favorecer a maior incidência de mastite após o parto. Também, notou-se menor resposta dos linfócitos, próximo ao parto. A participação da vaca na transferência efetiva de anticorpos e células para a glândula mamária antes da parição, assegurando colostro de alta qualidade, também é importante; essa transferência pode ser influenciada pelos esquemas de vacinação pré-parto e pela capacidade do animal em produzir uma resposta efetiva.

Produção de leite no momento da secagem

Uma alta produção de leite no momento da secagem aumenta a incidência de novas infecções intramamárias por ocasião da parição. É razoável supor que elevada produção de leite na secagem ocasiona maior pressão intramamária, aumentando o risco de abertura precoce do canal do teto no período seco. Também, a alta produção de leite no momento da secagem reduz a concentração de fatores de proteção, como fagócitos, imunoglobulinas e lactoferrina, reduzindo a resistência da glândula mamária. O relato de que o risco de ocorrência de mastite clínica no período seco em vacas com incontinência láctea após a secagem é quatro vezes maior, sustenta o conceito de que *quanto maior a produção de leite no momento da secagem, maior a taxa de novas infecções intramamárias*.

Método de secagem

O método padrão de interrupção da lactação (secagem) envolve a cessação súbita da ordenha, em 1 dia preestabelecido para a secagem (em geral, planeja-se a secagem de todas as vacas em semelhante fase de lactação, no mesmo dia, em cada semana), de modo a facilitar a administração intramamária de antibiótico destinado a vacas secas, aplicação de vacinas e injeção de vitamina E/selênio.

O grande aumento na produção de leite nos últimos 50 anos levou a novos desafios; os produtores são forçados a realizar a secagem das vacas que, no fim da lactação, ainda apresentam alta produção de leite (> 15 a 20 kg/dia). A secagem abrupta de vacas de alta produção ocasiona rápida distensão mamária e incontinência láctea, que parece estar associada com maior incidência de infecções intramamárias causadas por microrganismos ambientais. Também, a secagem súbita de vacas de alta produção resulta em estresse (evidenciado pelo aumento da concentração de corticosteroides nas fezes)[4] e alterações comportamentais, inclusive berros constantes, maior tempo parada e olhando para a sala de ordenha (indicando que prefere ser ordenhada) e número menor de períodos de decúbito.[5] Assim, a secagem abrupta de vaca de alta produção cada vez mais é vista como um problema de bem-estar animal e de predisposição à mastite; ademais, muitos produtores estão interessados em métodos práticos e efetivos que aliviem o estresse induzido pela secagem.

Durante décadas, a recomendação padrão para minimizar a distensão mamária decorrente da secagem abrupta de vacas de alta produção e, portanto, o estresse, era reduzir o fornecimento de energia 1 a 2 semanas antes da secagem. Na América do Norte, nos sistemas de criação que fornecem ração preparada na própria fazenda, com diferentes componentes nutricionais, essa recomendação é seguida mediante a redução da quantidade de grãos fornecidos. Nos sistemas de criação que fornecem ração total misturada, esta recomendação é seguida mediante a diminuição da quantidade total de ração fornecida, quando as vacas são mantidas em baias individuais; no entanto, essa recomendação é impraticável no sistema *free-stall*. Outras abordagens incluem cessação gradativa da ordenha (p. ex., 1 vez/dia, nos últimos 5 dias de lactação).[5] Geralmente, a cessação gradativa da ordenha não propicia vantagem significativa na produção e, assim, a cessação abrupta da ordenha continua sendo o método padrão de secagem, combinado com modificação imediata da dieta.

Uma recomendação antiga é a redução no fornecimento de água por ocasião da secagem, porque tal procedimento reduz a produção de leite. Essa prática raramente é adotada no norte da Alemanha;[6] na Nova Zelândia, tem sido desestimulada pela indústria leiteira para satisfazer as normas de bem-estar animal. No entanto, é possível que o menor consumo de água verificado na secagem abrupta se deva ao fato de que o comportamento de consumir água parece estar estreitamente relacionado à ordenha, em vacas-leiteiras; também, depende do consumo de matéria seca.[7]

Parição

Possivelmente, as vacas mais velhas apresentam maior taxa de novas infecções intramamárias durante o período seco. Essa maior predisposição pode ser decorrência da maior produção de leite no momento da secagem, da maior prevalência de tetos anormais (maior exposição da extremidade do teto aos patógenos) ou da maior prevalência de orifício do canal do teto aberto em razão da maior produção de leite pelas vacas mais velhas.

Fatores de risco que influenciam a suscetibilidade em novilhas

Em novilhas, o maior risco de infecção intramamária no período periparto está associado à presença de *S. aureus* ou *M. bovis* no rebanho, parição no verão, alta CCS no leite do tanque de resfriamento, controle inapropriado de moscas, fornecimento de leite de vaca com mastite aos bezerros e contato com vacas adultas. Outros fatores de risco incluem maior idade à primeira parição, incontinência láctea antes do parto, presença de sangue no leite e edema de úbere.

Estratégias de manejo sanitário do úbere em vacas secas

Tratamento antimicrobiano (terapia da vaca seca)

O tratamento antimicrobiano no fim da lactação (terapia da vaca seca) é um dos componentes fundamentais dos programas de controle de mastite e se tornou o método de controle mais efetivo e mais amplamente utilizado em vacas secas. A eficácia e as vantagens do tratamento antimicrobiano são bem conhecidas. Uma metanálise concluiu que o uso de antimastíticos destinados a vacas secas efetivos resultou em aumento de 78% na eliminação de infecções existentes,[8] sem diferença detectável quanto ao tipo de patógeno, inclusive *S. aureus*. Uma metanálise de acompanhamento indicou que a terapia da vaca seca propiciou proteção significativa contra novas infecções intramamária causadas por *Streptococcus* spp., durante o período seco e nos 21 primeiros dias de lactação; contudo, não se constatou proteção nenhuma contra novas infecções intramamárias causadas por coliformes ou por *Staphylococcus* spp.[9]

Antimicrobianos de longa duração são formulados para *eliminar infecções existentes* e *prevenir novas infecções*. Esses antimastíticos incluem preparações de cefapirina benzatina, cloxacilina benzatina e formulações de liberação lenta à base de eritromicina, novobiocina e penicilina. O período de carência para o consumo do leite de animais tratados com esses antimicrobianos destinados a vacas secas varia de 30 a 42 dias após o tratamento. É importante que as recomendações da bula sejam rigorosamente seguidas, quanto à dose recomendada, o período de carência necessário, as orientações para armazenamento e o prazo de validade. Uma recomendação geral é que o tratamento de vaca seca nunca deve ser administrado no período de 1 mês precedente à data de parição esperada. Para o tratamento antimicrobiano de vaca seca, recomenda-se o uso de antimastítico em seringa de dose única. O risco de contaminação por bactérias e leveduras do ambiente é muito maior quando se utiliza frascos multidoses, comparativamente ao uso de seringa de dose única. Caso se decida pelo uso de frascos multidoses, deve-se dar muita atenção à manutenção de um frasco asséptico.

Comparou-se o uso intramamário de antimicrobianos de longa duração e de curta duração, no momento da secagem. Em alguns casos, os antimicrobianos de curta duração foram mais efetivos do que aqueles de longa duração, na eliminação de infecção causada por *S. aureus* ou no tratamento de vacas infectadas com patógenos de maior importância, isolados duas vezes antes da secagem. Em novilhas, a infusão intramamária de cefapirina sódica, 15 dias antes do parto, foi efetiva na redução da taxa de infecções intramamárias no final da gestação; ademais, minimizou a ocorrência de resíduo no leite, no início da lactação. O leite de novilhas cujo parto ocorreu há menos de 15 dias após o tratamento pode conter resíduo de antimicrobiano.

A infusão intramamária é amplamente utilizada e altamente recomendada no tratamento de mastite; no entanto, há risco de introdução mamária de patógenos durante a infusão. Esta sem os devidos cuidados de assepsia pode introduzir microrganismos ambientais resistentes ao antibiótico, no úbere. A infecção por microrganismos oportunistas, como leveduras ou *Nocardia* spp., pode provocar lesão mais extensa ao úbere do que o microrganismo original para o qual o tratamento estava sendo administrado. A desinfecção adequada das extremidades dos tetos e os procedimentos cuidadosos no tratamento de vacas secas pode reduzir esse risco. O tratamento de vacas secas deve ser realizado da seguinte maneira:

- Ordenhar completamente o úbere
- Imediatamente após a remoção das teteiras, fazer imersão dos tetos em solução germicida efetiva
- Esperar os tetos secarem. Se necessário, remover o excesso de solução de imersão das extremidades dos tetos com papel-toalha limpo e descartável
- Fazer desinfecção de todas as extremidades dos tetos, esfregando por alguns segundos um cotonete embebido em álcool para cada teto. Iniciar nos tetos do lado mais distante e, então, tratar os tetos do lado mais próximo
- Fazer a infusão em cada quarto utilizando seringa de dose única com antimastítico destinado a vacas secas. Iniciar nos tetos do lado mais próximo. Utilizar o método de administração que envolve a introdução parcial no canal do teto. Preferivelmente, utilizar uma cânula de infusão modificada, que acompanha o medicamento
- Fazer imersão de todos os tetos em solução germicida efetiva imediatamente após o tratamento.

A necessidade de uso de procedimentos terapêuticos apropriados para vaca seca não deve ser supervalorizada. A maior incidência de mastite causada por *Nocardia* spp. está associada com o tratamento de todas as vacas no momento da secagem, especialmente com produtos à base de neomicina. No entanto, não se constatou *Nocardia* spp. como contaminante em produtos suspeitos. A preparação das extremidades dos tetos, esfregando-as com um cotonete embebido em álcool, foi efetiva na prevenção de infecção por *Nocardia* spp., quando os tetos foram experimentalmente contaminados com o microrganismo, imediatamente antes da secagem. A maioria dos produtos comerciais destinados ao tratamento de vacas secas fornece cotonetes embebidos em álcool, embalados para o uso, em cada seringa. A necessidade de boa preparação das extremidades dos tetos antes da infusão intramamária precisa ser continuamente enfatizada.

O método de infusão intramamária pode ser importante. A introdução parcial da cânula (até 4 mm) resulta em menor risco de infecção intramamária e aumenta a taxa de cura. A melhora associada ao uso de cânula curta é atribuída ao menor número de microrganismos depositados além do canal do teto e ao menor traumatismo físico ao canal do teto. Além disso, os antimicrobianos depositados no canal do teto podem controlar as infecções locais. Atualmente, há disponibilidade de cânulas de infusão modificadas, práticas para o uso em um método de inserção parcial, para administração de produtos comerciais destinados a vacas secas.

Outro procedimento para prevenir os problemas associados à infusão intramamária é o desenvolvimento de um tratamento sistêmico efetivo para vacas secas. Resultados preliminares indicam que a administração sistêmica de fluoroquinolona (nicotinato de norfloxacino) foi mais efetivo no tratamento de infecções causadas por *S. aureus*.

Terapia da vaca seca seletiva versus terapia de todas as vacas secas

Há disponibilidade de três estratégias para o tratamento antimicrobiano intramamário de vacas secas, embora a recomendação atual para todos os rebanhos seja o tratamento de todas as vacas no momento da secagem, ou seja:

- *Terapia geral* (tratamento de todos os quartos de todas as vacas)
- *Terapia seletiva das vacas* (tratamento de todos os quartos de todas as vacas com um ou mais quartos infectados)
- *Terapia seletiva dos quartos* (apenas tratamento dos quartos infectados).

Embora o tratamento geral de todos os quartos de todas as vacas secas seja a base de qualquer programa de controle de mastite, há certa controvérsia quanto à necessidade de tratar todos os quartos de todas as vacas (*terapia geral*) ou de tratar apenas os quartos ou as vacas que necessitam de tratamento. A controvérsia ganhou força porque a implantação de práticas de manejo sanitário do úbere reduziu a prevalência de infecção e em razão do interesse global em reduzir o uso de antibióticos. Como resultado, os países nórdicos implementaram a terapia de vaca seca seletiva como parte de seu programa nacional de controle de mastite.[10] As principais razões para a terapia seletiva são:

- Evitar a eliminação de patógenos de menor importância, o que pode tornar as vacas mais suscetíveis aos microrganismos ambientais
- Reduzir as despesas com tratamento
- Diminuir a crescente preocupação do consumidor quanto ao uso rotineiro de antibióticos em animais destinados à produção de alimentos
- Evitar possível surgimento de microrganismos resistentes aos antibióticos.

Cada uma dessas razões deve ser cuidadosamente considerada ao decidir pela terapia de vaca seca seletiva ou pelo tratamento de todos os quartos de todas as vacas. A terapia seletiva de vaca seca é preferível, desde que haja disponibilidade de um método preciso, prático e barato de seleção de vacas infectadas. Esse é o principal problema da terapia seletiva de vaca seca, pois na maioria dos rebanhos a sensibilidade e a especificidade do método empregado na seleção não é apropriado. A maioria dos estudos de análise econômica indicam que o retorno ótimo do investimento é obtido pelo tratamento de todos os quartos de todas as vacas no momento da secagem.

À medida que melhora a condição sanitária geral do úbere e a CCS do leite do tanque de resfriamento diminui, os produtores questionam a necessidade de continuar com o tratamento de todas as vacas na secagem; a redução óbvia das despesas com a compra de medicamentos para o tratamento de vacas secas é atraente. No entanto, a terapia seletiva requer a escolha das vacas ou dos quartos que devem ser tratados. A sensibilidade e a especificidade dos testes de triagem atualmente disponíveis não são adequadas para a tomada de decisão sobre o emprego de terapia seletiva. Mesmo com o histórico de vários episódios de mastite clínica, do número de lactações, da CCS de amostras de leite compostas de uma vaca individual durante a lactação e na secagem, dos resultados do CMT durante a lactação e na secagem e, mesmo, do resultado da cultura bacteriológica no final da lactação, algumas vacas infectadas deixam de ser tratadas; por outro lado, muitas vacas não infectadas são tratadas. Uma necessidade fundamental para a implantação de um programa de terapia de vaca seca seletiva, em grande escala, é o desenvolvimento de um teste barato, específico, sensível e prático para a identificação das vacas infectadas. Também, deve-se considerar a falha do tratamento seletivo em prevenção novas infecções intramamárias durante o período seco. À medida que os patógenos contagiosos são eliminados do rebanho, a importância dessas infecções que ocorrem no período seco é cada vez maior. Por fim, o tratamento de todas as vacas secas reduz a taxa de novas infecções nos quartos mamários de, aproximadamente, 14% para 7%. O aumento da produção de leite, apenas com a prevenção dessas novas infecções, propicia retorno financeiro suficiente para repor os gastos com o tratamento de todas as vacas.

Atualmente, o método disponível mais prático para a implantação de um programa de tratamento seletivo de vacas secas parece ser a CCS baixa, com base no registro da última ordenha da vaca antes da secagem; considera-se CCS baixa quando há < 150.000 células/mℓ, em novilhas primíparas, e < 250.000 células/mℓ, em vacas multíparas.[10] Em um estudo Split de úberes de 1.657 vacas com baixa CCS, nos Países Baixos, notou-se que a incidência de mastite clínica nos quartos não tratados nos primeiros 100 dias de lactação foi 70% maior do que em quartos tratados com um produto de uso intramamário destinado a vacas secas que continha 314 mg de benzilpenicilina potássica, 1.000 mg de benzilpenicilina procaína e 500 mg de sulfato de neomicina. A mastite clínica foi causada, principalmente, por *S. uberis*. As contagens de células somáticas no dia do parto e aos 14 dias de lactação também foram maiores em quartos secos não tratados com antibiótico.[10] Apesar do maior emprego de antibiótico para o tratamento de casos adicionais de mastite clínica, o uso total de antibióticos diminuiu 85%, em vacas com baixa CCS não tratadas com antibiótico intramamário de vaca seca.[10] Esse estudo destaca o equilíbrio que o veterinário deve ter quando se depara com aumento da incidência de mastite clínica (e, portanto, mais dor e desconforto) e redução geral no uso de antibiótico, quando se emprega terapia seletiva de vaca seca utilizando o teste mais prático.

A informação atualmente disponível indica que a recomendação geral é que se deve realizar *tratamento de rotina de todos os quartos de todas as vacas no momento da secagem (terapia de todas as vacas secas)*. É necessário adotar práticas de manejo importantes para limitar a ocorrência de novas infecções em vacas secas não tratadas, bem como desenvolver novos testes de triagem para determinar quais vacas devem ser tratadas. Novos métodos de manejo ambiental e capacidades de processamento das informações recentes podem propiciar o desenvolvimento de melhores programas de tratamento seletivo de vacas secas. Isso pode incluir a administração de medicamentos auxiliares. Por exemplo, a infusão intramamária de interleucina (IL)-2 bovina recombinante, combinada com cefapirina sódica, no momento da secagem aumentou, marginalmente, a taxa de cura de infecções intramamárias causadas por S. aureus, mas não por outros patógenos, durante o período seco, comparativamente com o uso exclusivo de cefapirina. A interleucina não influenciou a incidência de novas infecções intramamárias, causadas por quaisquer grupos de patógenos. No entanto, a infusão intramamária de interleucina na secagem foi associada com maior ocorrência de aborto em vacas-leiteiras, 3 a 7 dias após sua infusão.

Fatores que influenciam a eficácia do tratamento antimicrobiano de vacas secas

Mesmo com o tratamento de todos os quartos de todas as vacas secas, algumas vacas apresentam quartos infectados no momento do parto, parte delas com mastite clínica. Foram avaliados diversos fatores de risco que interferem no resultado do tratamento de vacas secas. Alguns desses fatores são:

- Número de quartos infectados: na infecção causada por S. aureus ocorre diminuição significativa na taxa de cura à medida que aumenta o número de quartos infectados por vaca. Quando são acometidos três ou quatro quartos mamários de uma vaca, a taxa de cura é muito baixa
- Idade da vaca: à medida que a idade da vaca aumenta, diminui a chance de cura das infecções causadas por S. aureus utilizando-se terapia da vaca
- CCS antes da secagem: a taxa de cura de quartos infectados por S. aureus diminui à medida que aumenta a CCS antes do tratamento. Controlando a idade e o número de quartos infectados, notou-se taxa de cura significativamente menor em quartos com CCS superior a 1.000.000 células/mℓ

- Rebanho de origem: há uma clara influência do rebanho no sucesso da terapia da vaca seca. A taxa de cura de infecções por S. aureus foi maior em rebanhos submetidos a boas práticas de higiene, com baixa prevalência dessas infecções no momento da secagem.

Há considerável potencial para o uso de informações da vaca, individual, e do rebanho, na previsão da probabilidade de cura utilizando-se terapia da vaca seca. Por exemplo, em uma vaca mais velha com três quartos infectados por S. aureus e CCS persistentemente alta, a chance de cura é baixa. O contínuo desenvolvimento de sistemas de análise de informações destinados a auxiliar na tomada de decisão sobre o tratamento e o descarte de vacas pode esclarecer as expectativas do tratamento de vacas secas.

As infecções persistentes causadas por S. aureus representam apenas uma das falhas do tratamento antimicrobiano de vacas secas. A maioria dos produtos destinados a vacas secas é formulada de modo que sejam efetivos contra cocos Gram-positivos. Esses antibióticos têm eficácia limitada contra bactérias Gram-negativas. Em outras palavras, esse tratamento não impede a ocorrência de novas infecções causadas por bactérias coliformes.[11] Ainda que os produtos de vacas secas sejam formulados de modo a ter ação prolongada, a proteção adequada durante o período crítico que antecede o parto é questionável. A manutenção de concentração antimicrobiana efetiva foi avaliada para vários antimastíticos de vaca seca, em função da formulação; contatou-se que pouquíssimos produtos apresentam concentração antimicrobiana efetiva e persistente até o momento do parto.

Selantes internos dos tetos

Como discutido anteriormente em fatores de risco de infecção no período seco, *o tampão de queratina é um selante natural interno do teto* que atua como uma barreira efetiva contra a instalação de novas infecções intramamárias. Alta produção de leite na secagem aumenta a chance de o orifício do teto permanecer aberto e, possivelmente, prejudica a formação do tampão de queratina, aumentando o risco de infecção intramamária.

Uma promissora medida de controle de mastite, recentemente desenvolvida, é o *selante de teto interno exógeno*, aplicado no momento da secagem. O selante de teto mais amplamente avaliado é composto de um sal inorgânico pesado (*subnitrato de bismuto*) em parafina; esse produto não tem atividade antibacteriana, mas atua como uma *barreira física* contra infecções intramamárias ascendentes. Como não é um antibiótico, seu uso é permitido em rebanhos leiteiros orgânicos em alguns países. O selante de subnitrato de bismuto tem uma densidade maior do que o leite e, assim, por gravidade se instala na base do canal do teto, formando uma barreira física. A administração de selante de teto interno apenas requer atenção cuidadosa com as técnicas de assepsia porque tal procedimento facilita a transferência de bactérias da extremidade do teto para o interior da glândula mamária, durante a infusão.[12]

Uma metanálise de 18 publicações concluiu que o uso de selante de teto interno reduziu a taxa de novas infecções intramamárias em 73%, comparativamente à taxa verificada em vacas não tratadas; ademais, reduziu o risco de mastite clínica após o parto em 48%, em comparação com o de vacas não tratadas.[13] A mesma metanálise concluiu, também, que o selante de teto interno, combinado com antibiótico utilizado na terapia da vaca seca, reduziu a taxa de novas infecções intramamárias em 25%, na comparação com aquela verificada em vacas tratadas apenas com o antibiótico. Além disso, reduziu o risco de mastite clínica após a parição em 29%. A adição de um antimicrobiano ao selante de teto interno de subnitrato de bismuto é um procedimento lógico, sendo uma prática de rotina há alguns anos, na Irlanda. Na Nova Zelândia, um teste de desafio experimental mostrou que a adição de solução de clorexidina 0,5% ao selante de teto interno, na secagem, aumentou a proteção contra infecção intramamária após o parto.[14]

A duração do período seco pode ser um fator a ser considerado quando se decide utilizar selante de teto interno; nas vacas tratadas o selante permanece por, no mínimo, 100 dias. Assim, teoricamente é mais provável que o selante de teto interno previna novas infecções intramamárias em vacas com longo período seco do que a infusão intramamária de antibiótico de longa duração, pois a concentração efetiva do antibiótico raramente persiste por mais de 70 dias na secreção glandular, após a infusão.[15] No entanto, os resultados de estudos que tratam desse tema são controversos; na Nova Zelândia, notou-se que a duração do período seco não influenciou a taxa de novas infecções ou a incidência de mastite clínica em vacas-leiteiras que receberam selante de teto interno. Diferentemente, um estudo realizado no Reino Unido constatou que a taxa de novas infecções em vacas com período seco > 70 dias foi de 11%, nos quartos tratados com cefalônio, em comparação com a taxa de 4% nas vacas que receberam cefalônio em combinação com selante de teto interno.[16]

A infusão de selante de teto interno antes do parto é um procedimento promissor no controle de mastite em novilhas. Em estudo conduzido na Nova Zelândia, com novilhas de primeira cria, a infusão de selante de teto interno cerca de 30 dias antes do parto reduziu a incidência de infecção intramamária por S. uberis em 84% e a de mastite clínica em 68%, nos primeiros 14 dias de lactação.[17]

O uso de selante de teto interno de subnitrato de bismuto se mostrou claramente promissor na prevenção de novas infecções intramamárias durante o período seco. No entanto, como o *selante de teto de subnitrato de bismuto não elimina infecção intramamária existente* e não há disponibilidade de um método confiável de detecção da infecção em um quarto mamário (com exceção da cultura microbiológica do leite), recomenda-se a aplicação de selante de teto interno combinada com a terapia antimicrobiana intramamária de vacas secas, com o selante introduzido imediatamente após a infusão intramamária do antibiótico de vaca seca. Após a infusão, o selante de teto não deve ser massageado em direção à parte superior do quarto mamário. Esse tratamento combinado é mais efetivo do que o uso exclusivo do selante, mas pode não ser economicamente viável; no entanto, um estudo realizado em vacas-leiteiras mantidas em pastagem, na Austrália, concluiu que o uso de terapia combinada possivelmente é benéfica em rebanhos com taxa de incidência de mastite clínica de 6%, ou mais, nas três primeiras semanas de lactação.[18] A ampla aceitação do uso de selante interno de teto depende do desenvolvimento de um teste, confiável e de baixo custo, que detecte infecção intramamária no momento da secagem.

É importante que o selante de teto interno não contamine o leite do tanque de resfriamento. Na primeira ordenha após o parto, cada quarto deve ser ordenhado por 10 a 12 vezes e o colostro descartado por, no mínimo, 4 dias.

Selantes de teto externos

Um procedimento de duração mais longa, que propicia uma barreira física às infecções ascendentes, é o uso de selante de teto externo, originalmente desenvolvido para uso em vacas lactantes. O principal problema relacionado ao selante de teto externo é o tempo que permanece aderido no teto; é muito longo para o uso em vacas lactantes e muito curto para o uso em vacas secas. Lesões de extremidade do teto e o comprimento do teto influenciam a aderência do selante de teto externo. O amplo uso desse tipo de selante depende do desenvolvimento de um produto que propicie proteção prolongada, mas que seja facilmente removido por ocasião da parição.

Desinfecção dos tetos

A desinfecção dos tetos após a ordenha é um procedimento muito efetivo para reduzir a taxa de novas infecções intramamárias, em vacas lactantes. No entanto, no período seco, a eficácia desse procedimento na redução da taxa de novas infecções tem sido desanimadora. A imersão diária dos tetos na primeira semana do período seco não é efetiva para reduzir a ocorrência de infecção causada por *S. uberis*. A baixa eficácia da desinfecção dos tetos precisa ser compensada pela eficácia do selante de teto interno.

Dispositivos de uso intramamário

Os dispositivos de uso intramamário foram desenvolvidos para prevenir novas infecções, tanto em vacas lactantes quanto em secas. No entanto, há controvérsia quanto à redução da taxa de infecção em quartos que receberam estes; ademais, estes não são mais pesquisados. A incidência de mastite clínica pode ser menor em vacas que receberam tais dispositivos, na comparação com vacas-controle, mas a prevalência de infecção subclínica não é influenciada. O uso de dispositivos intramamários ocasionam aumento significativo da CCS pós-ordenha, em comparação com a CCS de vacas-controle; além disso, as mensurações diárias da CCS podem ser maiores do que nas vacas-controle.

Vacinação da vaca seca

Imunização e imunoterapia, para fins de controle e prevenção de mastite, são áreas de pesquisa ativas. Vacinas efetivas deveriam eliminar infecções intramamárias crônicas, prevenir novas infecções e reduzir a incidência ou a gravidade de mastite clínica. Atualmente, as vacinas contra mastite disponíveis podem reduzir a incidência e a gravidade da mastite clínica, mas não elimina as infecções intramamárias crônicas, tampouco previne novas infecções do úbere. A incapacidade de as vacinas protegerem contra infecção pode ser decorrência da ampla variedade de patógenos, da produção inadequada de anticorpos específicos ou da falha dos anticorpos em penetrar na glândula mamária antes da infecção. As vacinas atualmente disponíveis devem ser utilizadas como componentes auxiliares de outras estratégias de controle mais efetivas.

As vacinas foram desenvolvidas para reduzir a incidência e a gravidade da mastite clínica causada por patógenos Gram-negativos. Cepa de bactéria mutante R possui uma estrutura da parede interna exposta (antígenos do core de lipopolissacarídeo), altamente uniforme, mesmo entre as diversas bactérias Gram-negativas remotamente relacionadas. As vacinas que contêm cepa de bactéria mutante R morta induzem amplo espectro de imunidade contra uma grande variedade de bactérias Gram-negativas não relacionadas. As vacinas contra mastite coliforme mais comumente utilizadas é aquela que contém *E. coli* O111:B4 mutante Rc, conhecida como vacina J5, e *S. typhimurium* mutante Re, ambas disponíveis no mercado, nos EUA. Vacinas com mutante R são efetivas na redução da incidência e gravidade de mastite clínica causada por bactérias Gram-negativas. Mais de 50% dos grandes rebanhos leiteiros (> 200 vacas) e mais de 25% de todos os rebanhos leiteiros, nos EUA, utilizam vacina com antígenos do core de lipopolissacarídeo. Essas vacinas não conferem proteção contra estafilococos e estreptococos ambientais, tampouco aos patógenos contagiosos.

Atualmente, não há disponibilidade de vacina efetiva no controle de mastite causada por *S. aureus*, *S. agalactiae*, estreptococos ambientais e *M. bovis*.

O uso de citocinas bovinas recombinantes como adjuvantes para aumentar a imunidade específica da glândula mamária de vacas após imunização primária indicou exacerbação da imunidade específica glandular, que pode ser efetiva em protocolos de imunização contra mastite.

Manejo do ambiente de vacas secas

As vacas secas devem ser mantidas em ambiente o mais limpo e seco possível. Caso isso não seja exequível nas instalações de confinamento, é provável que o melhor a fazer seja manter as vacas secas na pastagem. As variações nas populações de estreptococos ambientais e coliformes, no ambiente, são importantes para prever a taxa de novas infecções. A menor exposição às bactérias ambientais reduz a taxa de novas infecções. No entanto, algumas condições de pastagem favorecem a aglomeração de vacas nas sombras das árvores. Em condições de calor e umidade, bem como a presença de lama, a alta contaminação de pequenas áreas pode resultar em importante risco de novas infecções ambientais no período seco. Quando as condições climáticas são favoráveis, o ideal é manter as vacas parturientes em áreas gramadas limpas, onde podem ser observadas e, se necessário, assistidas.

Em sistemas de estabulação de vacas secas em confinamento, é importante propiciar espaço, ventilação, cama e iluminação adequados, de modo a assegurar limpeza e conforto. As baias-maternidade (de parição) devem possuir cama de palha, serragem ou aparas de madeira limpas. Outro importante procedimento de manejo do ambiente de vacas secas é a implantação de um programa de controle de moscas efetivo. A tricotomia do úbere, flancos e face interna dos membros pélvicos auxilia a reduzir a contaminação. *As palavras limpo, seco, frio e confortável resumem o conceito do ambiente ideal para vacas secas.* As palavras limpo e seco também resumem o objetivo para os tetos, antes da colocação dos insufladores, durante a ordenha.

Manejo nutricional de vacas secas

Um programa de nutrição balanceado para vacas secas é importante a fim de assegurar a sanidade do úbere. Sugeriu-se a participação de fatores nutricionais específicos nos mecanismos de resistência à mastite, especialmente durante o período seco. Teores adequados de vitamina E e selênio na ração de vacas secas parecem importantes para a sanidade da glândula mamária na parição e no início da lactação. Esse efeito pode ser mediado pelo aumento dos mecanismos de resistência. Outras vitaminas e minerais podem ser importantes na saúde do úbere, mas suas funções são bem menos relevantes.

O manejo nutricional das vacas secas também é importante para reduzir o risco de febre do leite (hipocalcemia), considerada importante fator predisponente à mastite, em vacas recém-paridas. Pode-se obter condição corporal apropriada mediante um bom manejo nutricional no final da lactação. A associação entre a condição corporal, o metabolismo energético e a sanidade do úbere requer melhor esclarecimento.

Tratamento apropriado de mastite durante a lactação

O diagnóstico e o tratamento precoces dos casos clínicos são importantes componentes de um programa de controle de mastite. A melhor compreensão sobre epidemiologia, fisiopatologia e resposta ao tratamento de vários patógenos de mastite tem elucidado a função dos antimicrobianos de uso intramamário e parenteral no tratamento de mastite clínica e mastite subclínica durante a lactação. Isso foi amplamente abordado, anteriormente, neste capítulo.

Descarte de vacas com mastite crônica

A etapa final do programa de controle de mastite dos cinco pontos é a remoção seletiva de vacas com infecção intramamária crônica do rebanho. A maior parte dos produtores interpreta essa recomendação no sentido de que as vacas com episódios recorrentes de mastite clínica devem ser descartadas. Por exemplo, alguns rebanhos estabeleceram que as vacas com três, ou mais, casos de mastite clínica em uma lactação devem ser descartadas (*a abordagem popular de três tentativas e descarte*). No entanto, foram realizadas pouquíssimas pesquisas para determinar o efeito de várias estratégias de descarte na condição sanitária do úbere e na incidência de mastite clínica no rebanho.

Todavia, o descarte de vacas com mastite crônica satisfaz um dos três princípios que norteiam o controle da mastite, ou seja, a eliminação de infecções intramamárias existentes. Quando as técnicas de monitoramento disponíveis são bem empregadas, o estabelecimento de um programa de descarte bem-definido propicia valiosa oportunidade para melhorar a saúde do úbere.

Em geral, o registro de mastite crônica e fibrose grave detectada à palpação profunda da glândula mamária deve ser a base para recomendar o descarte. O descarte é uma medida de controle de mastite efetiva e documentada para alguns patógenos específicos de mastite. Por exemplo, a remoção de vacas infectadas é o componente-chave do programa de controle de mastite recomendado para rebanhos com alta prevalência de infecções por *S. aureus*. A remoção de vacas com infecção causada por essa bactéria respondeu por mais de 80% dos custos inerentes ao programa de controle. O descarte também é importante no controle de outros patógenos de mastite que respondem mal à terapia antimicrobiana. Proprietários de rebanhos com casos de mastite causada por *M. bovis*, *Nocardia* spp. e *P. aeruginosa* devem estar cientes dos benefícios do descarte das vacas infectadas.

Em rebanho leiteiro, o programa de descarte deve considerar o valor atual líquido de cada vaca, comparando-o com o valor da novilha de reposição. O valor atual líquido depende da idade da vaca, de seu potencial de produção de leite, do estágio de lactação e de sua condição gestacional. Os fatores que determinam a chance de sucesso no tratamento, como o tipo de patógeno e a duração da mastite, bem como o custo do tratamento, também devem ser considerados no cálculo do valor atual líquido da vaca com mastite. Após considerar a importância relativa da saúde do úbere no programa de controle sanitário geral do rebanho geral, pode-se aplicar pressão econômica adicional às vacas com uma condição sanitária do úbere específica. Por exemplo, se um programa de controle de *S. aureus* for uma prioridade mais relevante no programa de manejo sanitário, deve-se aplicar pressão econômica adicional na tomada de decisão sobre a remoção de vacas sabidamente com infecção por *S. aureus*. À medida que os métodos de coleta e análise de dados do manejo sanitário se tornam mais sofisticados, são empregados métodos de análise de decisão e modelos computacionais especializados, de modo a fornecer essa informação automaticamente.

Biossegurança na reposição de animais no rebanho

Os animais de reposição podem ser comprados com intuito de aumentar o tamanho do rebanho ou de manter o número de vacas após algum descarte. Devem ser empregadas medidas de biossegurança a fim de assegurar que as fêmeas de reposição não estejam infectadas com patógenos de mastite contagiosa (especificamente *S. aureus*, *S. agalactiae* e *M. bovis*). No entanto, não há uma análise econômica dos diferentes componentes de um programa de biossegurança, sendo provável que alguns componentes atualmente utilizados não tenham um custo-benefício favorável.

Um programa de biossegurança ideal inclui o conhecimento do rebanho de origem, o conhecimento das vacas e a proteção do rebanho que receberá os animais de reposição.

Conhecimento da fazenda de origem

- Solicitar cultura de amostra de leite do tanque de resfriamento da propriedade de origem
- Solicitar os seguintes dados: CCS e contagem de bactérias no leite do tanque de resfriamento e registros de ocorrência de mastite clínica nos últimos 6 a 12 meses.

Conhecimento das vacas

Quando se compra um único animal ou um pequeno grupo de animais recomendam-se, antes da compra, os seguintes procedimentos:

- CCS e registro de ocorrência de mastite clínica de cada vaca a ser adquirida
- Resultados de cultura bacteriológica de amostras de leite do quarto de cada vaca na chegada (se lactante) ou na parição (se no final da gestação), verificando se há *S. aureus*, *S. agalactiae* e *M. bovis*. Em geral, a sensibilidade de uma única cultura de leite para detectar a presença de infecção intramamária por *S. dysgalactiae* é cerca de 95%; para *S. aureus* varia de 30 a 86% e para *M. bovis* é 24%
- Exame físico de cada vaca, incluindo o úbere, a qualidade do leite e as extremidades do teto.

Proteção do rebanho que receberá os animais de reposição

Considerar todos os animais comprados como fontes potenciais de risco à saúde do rebanho que receberá os animais de reposição, adotando as seguintes medidas:

- Manter todos os animais recém-adquiridos em instalações separadas ou isoladas até que sejam obtidos os resultados dos exames que avaliam a sanidade do úbere, indicando que não há evidência de infecção que possa se propagar aos animais do rebanho (em geral, < 14 dias de quarentena)
- Avaliar todas as vacas de reposição, verificando se há evidência de resíduo de antimicrobiano no leite
- Ordenhar todas as vacas adquiridas por último ou em equipamento de ordenha separado, até que se estabeleça que são livres de infecção
- Obter resultados de cultura bacteriológica de amostras de leite do tanque de resfriamento ou de leite da ordenha, verificando se há *S. aureus*, *S. agalactiae* e *M. bovis*; deve-se realizar cultura em mais de um momento porque a sensibilidade da cultura do leite do tanque de resfriamento não é 100%, sendo menos de 50% para *M. bovis*.

Manutenção de um ambiente apropriado

A natureza multifatorial da mastite é enfatizada em todo este capítulo. A infecção intramamária resulta de uma interação complexa entre a vaca, os patógenos de mastite e o ambiente. Desse modo, o controle de influências ambientais desfavoráveis é extremamente importante nos programas de controle sanitário da glândula mamária de vacas-leiteiras.

A infecção intramamária envolve a exposição da superfície do teto a microrganismos potencialmente patogênicos, a penetração de patógenos na glândula através do canal do teto e a instalação desses patógenos no tecido mamário, induzindo uma resposta inflamatória. Vários fatores ambientais podem influenciar a exposição ao microrganismo, a penetração da bactéria e instalação da infecção. Por exemplo, o tipo de cama e o manuseio do estrume pode ter grande impacto na contaminação da pele dos tetos por microrganismos. O tipo de instalação pode influenciar a prevalência de lesões de tetos, que facilitam a invasão intramamária de patógenos da mastite. Condições climáticas extremas, manejo nutricional deficiente e número de vacas do rebanho interferem no sistema imune e na instalação da infecção intramamária. Um amplo programa de manejo sanitário do úbere deve incluir etapas que minimizam as influências prejudiciais do ambiente.

Influências ambientais gerais

No mundo inteiro, há importantes diferenças na sanidade do rebanho leiteiro e nos sistemas de produção. Por exemplo, o tipo de animal utilizado, os fatores econômicos relacionados à produção, as condições climáticas, os tipos de instalações e os sistemas de manejo são muito variáveis. Essas diferenças influenciam muito a interação entre vacas e seu ambiente, ainda que os microrganismos causadores de mastite predominantes sejam os mesmos nos diferentes sistemas. Desse modo, há importantes variações nas incidências relativas de diferentes patógenos e na importância de vários procedimentos no controle de mastite.

Classificação das influências ambientais

De modo geral, as influências ambientais podem ser divididas em:

- Ambiente externo: todos os locais que não sejam as instalações de estabulação compõem o ambiente externo. Isso inclui as diferenças regionais referentes ao clima, às características geográficas e à tradição na agricultura. Também, em uma região há fatores locais que podem ter importante influência. Esses fatores locais incluem as características topográficas do solo, os abrigos naturais de chuva e frio e a disponibilidade de pastagem
- Ambiente interno: todas as condições ambientais das instalações internas das vacas compõem o ambiente interno. O ambiente interno geral inclui o tipo de estabulação, temperatura, umidade e qualidade do ar. Também, há influências ambientais internas específicas como o tipo de baia, o material da cama, o manejo nutricional e o descarte de estrume. O ambiente da ordenha tem importante influência, quanto ao equipamento de ordenha, às práticas de preparação das vacas e os procedimentos gerais de higiene.

Influências do ambiente externo no controle da mastite

Há mínima evidência de que os fatores ambientais externos influenciem diretamente a ocorrência de mastite; no entanto, o ambiente externo determina o modo pelo qual as vacas são estabuladas, alimentadas e ordenhadas. Assim, o ambiente externo pode ser um importante fator de risco à saúde da glândula mamária em rebanhos leiteiros.

Influência das condições ambientais regionais

As características climáticas e geográficas de uma região influenciam a prevalência de mastite. Com frequência, a temperatura ambiente e a precipitação pluviométrica determinam os tipos de estábulos e os programas nutricionais utilizados. Condições extremamente quentes ou frias interagem com outros fatores de manejo que predispõem à mastite. Em áreas propensas a tempestades intensas, os tetos podem ficar expostos à umidade ou ao solo lamacento. O tipo de solo, as culturas agrícolas e a presença de outras indústrias podem, também, ter influência indireta na prevalência de mastite; por exemplo, em regiões apropriadas para cultivo de grãos de cereais comumente se utiliza palha como material de cama, o que pode favorecer a multiplicação de estreptococos ambientais. Por outro lado, em regiões de rebanhos leiteiros próximas a indústrias florestais pode ser mais conveniente utilizar serragem ou aparas de madeira na cama. O uso desses materiais pode influenciar a ocorrência de mastite coliforme.

A estrutura socioeconômica e a política agrícola de determinada região podem influenciar os fatores de manejo que, sabidamente, influenciam a sanidade do úbere. Esses fatores determinam o tamanho do rebanho e o custo da mão de obra. Em grandes rebanhos, as condições econômicas determinam as práticas de manejo empregadas para estabulação, alimentação e ordenha. Mais recentemente, as regulamentações sobre o controle de CCS no leite do tanque de esfriamento tiveram impacto profundo na condição sanitária da glândula mamária.

Influência das condições ambientais locais

Acredita-se que os fatores ambientais locais, como topografia do solo, presença de abrigos naturais e tipos de pastagens cultivadas, influenciam a condição sanitária do úbere. No entanto, não há evidência científica direta dessas ocorrências. Uma exceção importante é a mastite de verão, que acomete novilhas e vacas não lactantes. Essa infecção mamária, causada por *T. pyogenes*, é influenciada sobremaneira pelo ambiente local, provavelmente pela propagação por insetos importantes em sua transmissão. Em pastagens protegidas, a população de insetos é maior, podendo ocorrer alta incidência da infecção.

Influência do ambiente interno no controle de mastite

A incidência de novas infecções intramamárias pode ser muito influenciada pelo manejo e pelas instalações utilizadas por rebanhos leiteiros mantidos em confinamento. Os aspectos gerais do ambiente interno, como o tipo de estabulação e o sistema de ordenha influenciam todas as vacas do rebanho. No sistema de criação em que as vacas são mantidas presas em cordas ou correntes (*tie-stall barns*) há fatores de estresse ambientais diferentes daqueles verificados em sistema de estabulação livre (*free-stall*). A qualidade do ar e o nível de ruído podem interferir na saúde do animal. O conteúdo de nutrientes nos alimentos pode influenciar na resistência à doença.

Fatores ambientias internos específicos influenciam a vaca, individualmente. Por exemplo, o tipo de baia e o sistema de contenção das vacas interferem de diferentes modos nas vacas, individualmente. Vários estudos epidemiológicos relatam interações entre a doença mamária e as condições ambientais internas. A maioria desses estudos envolve o sistema *tie-stall* europeu e o sistema de pastejo sazonal. No entanto, geralmente os resultados são aplicáveis à maioria dos sistemas de estabulação e manejo. Algumas das influências gerais e específicas do ambiente interno mais importantes são descritas a seguir.

Alojamento

Os fatores relacionados ao alojamento respondem por uma grande variação na condição sanitária do úbere entre os rebanhos. Em ambos os sistemas, *tie-stall* e *free-stall*, espaços curtos e estreitos estão associados com maior ocorrência de pisaduras de tetos e mastite. Uma divisão apropriada do espaço entre as vacas é benéfica. Os dispositivos de contenção da vaca, quer seja prendedor de pescoço ou correntes presas ao pescoço, podem restringir o movimento do animal e aumentar o risco de lesão de teto. Isso ocorre, principalmente, quando as vacas se levantam. Além disso, o emprego de um sistema de condicionador elétrico está associado com maior taxa de mastite subclínica. O uso de quantidade adequada de bom material de cama reduz a incidência de mastite em ambos os sistemas de alojamento, *tie-stall* e *free-stall*. Mesmo havendo relatos que associam materiais de cama específicos com alguns problemas de mastite, o uso de quantidade adequada de cama mantida de modo apropriado é benéfico. Tem-se utilizado, efetivamente, palha, serragem, aparas de madeira, areia, jornais picados e outros materiais que propiciam conforto às vacas quando se deitam.

O clima e a qualidade do ar no estábulo podem influenciar, de modo relevante, a sanidade da glândula mamária. Clima seco, alta umidade relativa do ar e oscilações marcantes na temperatura interna no período de 24 h são fatores que contribuem para maior taxa de mastite. A adaptação às condições adversas do ambiente interno pode induzir estresse, prejudicando os mecanismos de defesa da vaca. O clima no ambiente interno, especialmente temperatura e umidade, também pode responder por diferentes quantidades de microrganismos patogênicos aos quais as vacas ficam expostas.

Manejo nutricional

Há uma relação complexa entre quantidade e qualidade do alimento e saúde do úbere. O manejo nutricional incorreto pode resultar em maior taxa de novas infecções intramamárias, exacerbação de infecções crônicas preexistentes e maior ocorrência de mastite clínica. Vários mecanismos foram sugeridos para essa associação. Um inadequado equilíbrio ânion:cátion na ração de vaca seca é um fator predisponente à hipocalcemia no periparto que, por sua vez, aumenta o risco de novas infecções intramamárias. Programas nutricionais que resultam em vacas excessivamente obesas ou anormalmente magras podem comprometer a resistência à doença. Também há evidência de que o fornecimento de substâncias com alto teor de estrógeno pode ser prejudicial à sanidade da glândula mamária.

As concentrações de algumas vitaminas e minerais na dieta podem ter importante relação com a saúde do úbere. Estudos mostram que a infecção intramamária está relacionada com a concentração plasmática de vitamina E e com a concentração sanguínea de selênio. As suplementações de vitamina E e selênio na dieta melhoraram a resistência natural da glândula mamária à infecção. Foi proposta a associação entre a saúde da glândula mamária e os teores de vitamina A, betacaroteno, zinco e outros nutrientes, porém não foi documentada.

Procedimentos de manejo

O monitoramento da vaca, as tomadas de decisão e os cuidados gerais com o animal pelos cuidadores de rebanhos leiteiros podem ser importantes fatores epidemiológicos na relação entre o ambiente e a saúde do úbere. Por exemplo, a falta de regularidade no desempenho e na duração das várias atividades do rebanho resulta em condição sanitária da glândula mamária menos satisfatória. Deve-se evitar intervalos irregulares entre as ordenhas.

Condições gerais de higiene

Mesmo no ambiente externo ao local da ordenha, as condições gerais de higiene podem influenciar sobremaneira a exposição do úbere e dos tetos às bactérias patogênicas. O grau de higiene alcançado está diretamente relacionado ao tipo de instalação, à quantidade de cama e à eficiência na remoção de estrume. A tendência mundial é aumentar o número de vacas do rebanho e reduzir a mão de obra, o que requer maior ênfase à importância da higiene da vaca.

Chamuscamento dos pelos do úbere

Os pelos da glândula mamária facilitam o acúmulo de fezes e outros compostos orgânicos que, quando úmidos podem contaminar o orifício do teto e resultar em novas infecções intramamárias, ou podem contaminar o leite do tanque de resfriamento. Esses pelos podem ser removidos mediante tricotomia ou, mais rapidamente, por meio de "chamuscamento do úbere", a cada 2 a 3 meses, procedimento comum em regiões da América do Norte. Mantém-se um maçarico manual de propano com uma chama amarela suave, 15 a 20 cm abaixo do úbere, de modo a chamuscar os pelos da glândula mamária; as cinzas são removidas com as mãos, protegidas com luvas. Estudos mostraram que o chamuscamento do úbere resulta em glândula mamária mais limpa; no entanto, parece que não há relato de benefício na redução da CCS do rebanho, na contagem de bactérias no leite e na incidência de mastite clínica. Parece que não há estudos clínicos apropriados documentando dor e desconforto em decorrência do procedimento.

Uso de somatotropina bovina recombinante

Sugere-se que o uso de somatotropina bovina recombinante (bST) pode aumentar a ocorrência de mastite clínica por meio de mecanismo indireto relacionado à maior produção de leite. Estudos de campo controlados mostram que o uso de bST não está associado com maior incidência de mastite clínica, com maior volume de leite descartado devido ao tratamento de mastite clínica ou de descarte decorrente de mastite.

Controle ambiental em programa de controle do manejo sanitário do úbere

Há forte associação entre a condição sanitária do rebanho e os diversos fatores de estresse que atuam no rebanho. Propôs-se que ocorre mastite quando esses fatores excedem a capacidade de adaptação da vaca a eles. Assim, um importante objetivo do programa de manejo sanitário do úbere deve ser limitar ao número e a gravidade de fatores de estresses ambientais.

Veterinários reponsáveis por programas de manejo sanitário da glândula mamária devem ter bom conhecimento da importância do manejo do ambiente. Os três principais objetivos do controle ambiental para melhorar a sanidade do úbere são as prevenções de:

- Contaminação da extremidade do teto
- Invasão do úbere por patógenos causadores de mastite
- Instalação dos patógenos na glândula mamária.

Foram discutidas as principais etapas para se alcançar estes três objetivos. Por exemplo, um sistema adequado de estabulação e manuseio de estrume é importante para limitar a contaminação dos tetos por bactérias. A prevenção de lesões de teto decorrentes de fatores ambientais ajuda a evitar a invasão de patógenos na glândula. A participação do produtor no manejo das vacas, no controle do programa nutricional e na disponibilização de um ambiente interno apropriado melhora muito os mecanismos de defesa do hospedeiro e evita a instalação de patógenos causadores de infecção intramamária no úbere.

Manutenção de um bom sistema de registro de dados

A manutenção de um bom sistema de registro de dados envolve a coleta de dados úteis para o monitoramento do desempenho e o cálculo de índices apropriados, bem como para a tomada de decisões na comparação com os níveis-alvo. Para um desempenho aceitável o processo de monitoramento é repetido e o ciclo continua. Se o desempenho não for aceitável faz-se avaliação e análise adicional e institui-se um plano de ação. Uma vez mais, o processo de monitoramento continua e o ciclo prossegue. Em muitos programas sanitários em criações de animais de produção, um fator limitante é a disponibilidade de dados objetivos e confiáveis. Especificamente em relação à saúde do úbere, os dados encontram-se facilmente disponíveis. Os resultados da CCS de amostras de leite do tanque de resfriamento, a CCS em amostras de leite compostas de uma vaca e a cultura bacteriológica do leite são acessíveis e úteis. Esses dados fornecem as informações necessárias para o monitoramento da condição sanitária da glândula mamária e para a tomada de decisões quanto ao manejo sanitário específico. No entanto, ainda pode haver problema. Os rebanhos com baixa prevalência de infecção e com CCS do leite do tanque de resfriamento muito baixa, também podem apresentar alta incidência de infecções ambientais e casos de mastite clínica. Desse modo, uma importante etapa do programa de manejo sanitário efetivo do úbere é a manutenção e uso de registros sobre a ocorrência de mastite. Em rebanhos leiteiros, o crescente emprego de sistemas informatizados de registro de dados sobre o manejo sanitário é uma oportunidade para tornar efetivo o uso de um episódio de mastite clínica e as informações sobre o tratamento. Mesmo sem um sistema computadorizado, é fácil implementar e utilizar o registro manual de dados referentes à mastite clínica.

Objetivos e utilidade dos registros de dados sobre mastite clínica

O objetivo da manutenção dos registros manuais ou em computador dos episódios de mastite clínica é auxiliar na tomada de decisão em um programa de controle de mastite. A disponibilidade dessas informações possibilita o fechamento completo do ciclo de manejo sanitário em todo o espectro de condições de saúde do úbere, no rebanho.

Os registros de ocorrência de mastite clínica têm várias utilidades importantes:

- Estimar os fatores de risco associados aos episódios de mastite clínica
- Avaliar os programas de tratamento de vacas lactantes e de vacas secas
- Fornecer informações úteis para a avaliação do valor atual real das vacas secas, para a tomada de decisão quanto ao descarte. Sem disponibilidade imediata de dados confiáveis referentes os casos de mastite, é difícil tomar decisões sobre tratamento, descarte e eliminação de fatores de risco.

Registro de dados sobre a ocorrência de mastite clínica

Há limitada quantidade de dados específicos necessários para tornar efetivo o uso de registros dos casos de mastite como um instrumento de manejo sanitário. A identificação da vaca, os dados relativos à ocorrência de episódios clínicos, o tratamento utilizado e as informações sobre o período de carência para o consumo do leite após o tratamento são partes fundamentais das informações. Caso se utilize um sistema de registro manual, é importante adicionar o número de lactações, a data de parição e a data do teste de produção mais recente. É desejável um modelo padrão que calcula a distribuição dos episódios clínicos por número de lactações e estágio de lactação. Essas distribuições são as mesmas frequentemente fornecidas pelo relatório individual da CCS da vaca.

Utilização de sistemas de monitoramento de mastite clínica

Como a mastite clínica é um acontecimento comum em propriedades leiteiras, é surpreendente que, tradicionalmente, os registros relacionados a essa doença não sejam mantidos. Uma maneira de superar isso é o uso regular dessa informação na tomada de decisões sobre o manejo sanitário. Alguns desses usos e decisões são descritos a seguir.

Problemas de mastite clínica em vacas versus rebanhos

O cálculo da porcentagem de vacas acometidas no rebanho e o número médio de episódios clínicos por vaca infectada ajuda a determinar se a mastite clínica é mais um problema individual da vaca ou um problema de rebanho.

Probabilidade de recidiva de mastite clínica na mesma lactação

O número de vacas com episódios repetidos de mastite, dividido pelo número total de casos clínicos, fornece a estimativa da probabilidade de recidiva. O mesmo cálculo pode ser feito para grupos de parição específicos. Essa informação pode ser útil para caracterizar o problema e decidir sobre o descarte da vaca.

Estágio de lactação e perfil sazonal de ocorrência de mastite

Caso se faça a coleta uniforme dos dados referentes à mastite clínica, ao longo de um período de tempo considerável, podem ser obtidas informações potencialmente úteis para a solução do problema. Por exemplo, o cálculo dos dias de lactação na primeira ocorrência pode auxiliar na identificação de fatores de risco específicos para novas infecções intramamárias. Há uma proporção maior de mastite clínica nas primeiras semanas após o parto. No entanto, a análise de registros de dados relativos à mastite clínica pode indicar um perfil diferente do estágio de lactação. Nesses casos, pode ser indicada a avaliação do envolvimento de fatores nutricionais, ambientais ou outros fatores estressantes. Pode haver diferentes soluções, imediatas ou a longo prazo, passíveis de implantação.

A análise de registros de dados sobre mastite clínica, ao longo de vários anos, pode indicar um padrão sazonal significativo, como aquele documentado para CCS de amostras de leite do tanque de resfriamento e violações por presença de resíduos de antibióticos. Podem ser necessárias ações para solucionar problemas sazonais relativos ao ambiente e alojamento que interferem na taxa de novas infecções.

Dias de descarte de leite

É muito comum que os produtores tenham uma atitude agressiva quanto ao tratamento de mastite clínica. Esse procedimento pode resultar em grande perda econômica, quando o leite descartado não for fornecido aos bezerros. Essas perdas se devem, basicamente, ao leite descartado durante o período de excreção de resíduos de antibióticos, em vacas tratadas. O cálculo dos dias de descarte de leite pode sugerir que o programa de tratamento de mastite durante a lactação deve ser avaliado. O estabelecimento de um programa de tratamento apropriado e a seleção cuidadosa das vacas a serem tratadas podem reduzir, significativamente, a necessidade de descarte de leite. Além disso, as vacas responsáveis pela maior porcentagem de leite descartado devem ser identificadas para o descarte seletivo. Os cálculos, com base nos registros de mastite, que podem auxiliar a esclarecer essas questões são:

- Total de dias de descarte de leite em relação ao rebanho
- Dias de descarte de leite em cada caso de mastite
- Dias de descarte de leite em relação ao número de lactações
- Dias de descarte de leite por vaca, individualmente.

Monitoramento da condição sanitária do úbere

Uma importante etapa negligenciada nos primeiros programas de controle de mastite era o monitoramento da condição sanitária da glândula mamária. Embora, intuitivamente, ela pareça necessária para avaliar o progresso de qualquer programa, apenas muito recentemente incluiu-se o monitoramento como um componente do manejo sanitário do úbere. *Atualmente, o monitoramento é reconhecido como um terceiro princípio-chave do* Controle de mastite. O desenvolvimento de métodos de monitoramento da sanidade da glândula mamária efetivos, objetivos e de baixo custo facilitou muito o fechamento do ciclo do manejo sanitário para esse componente dos programas do rebanho.

A contagem de células somáticas em amostras de leite do tanque de resfriamento e em amostras individuais das vacas é amplamente utilizada em todas as regiões leiteiras importantes, no mundo todo. Como a CCS é um dado objetivo e padronizado, pode ser utilizada para avaliar o progresso dos programas de controle regionais. Isso tem possibilitado rápida melhora na sanidade do úbere, na comparação com a maior parte dos componentes dos programas de manejo sanitário de rebanhos leiteiros. As autoridades regionais estabeleceram novas metas e limites normativos para a qualidade do leite.

A implantação de um sistema efetivo de monitoramento de sanidade do úbere envolve:

- Monitoramento da sanidade do úbere, em nível de rebanho
- Monitoramento da sanidade do úbere, em vacas individuais
- Uso de testes de diagnóstico no campo.

Esta discussão enfatiza o uso de métodos de monitoramento na tomada de decisão e solução de problemas relacionados aos programas de manejo sanitário da glândula mamária. Deve-se monitorar a sanidade do úbere, *no rebanho* e *nas vacas*.

Monitoramento sanitário do úbere no rebanho

O monitoramento do leite do tanque de resfriamento é a melhor maneira de avaliação da condição geral da sanidade da glândula mamária de vacas-leiteiras e da eficiência do programa de controle de mastite. *O monitoramento da sanidade do úbere no rebanho inclui CCS e cultura bacteriológica do leite do tanque de resfriamento, bem como os valores da CCS de vacas individuais do rebanho.* A análise dos registros de mastite clínica também é útil no monitoramento da sanidade da glândula mamária no rebanho.

Contagem de células somáticas no leite do tanque de resfriamento

A maioria das empresas que comercializa leite e as autoridades regionais mensuram, regularmente, a CCS do leite do tanque de resfriamento a fim de monitorar a qualidade do leite e a condição sanitária do úbere no rebanho. Muitas dessas empresas utilizam a CCS do leite de tanque como referência para calcular o valor das penalidades ou dos incentivos pagos, com base na qualidade do leite. A redução da CCS está associada com a melhora de outros parâmetros indicadores da qualidade do leite, como contagem de bactérias, testes de resíduos de antibióticos e ponto de congelamento do leite. Países e regiões estabelecem metas de qualidade do leite com base nesses valores da CCS; o leite é rejeitado pelas usinas de processamento quando a CCS do leite do tanque de resfriamento for superior a 400.000 a 1.000.000 células/mℓ, dependendo do país.

Várias práticas de manejo estão associadas com CCS baixa, moderada ou alta no leite do tanque. A desinfecção dos tetos após a ordenha e a terapia de vaca seca estão, mais frequentemente, associadas com baixa CCS no leite do tanque, no rebanho. Em rebanhos com baixa CCS no leite do tanque dá-se mais atenção à higiene do naqueles com CCS moderada ou alta. Baias, bebedouros e vacas são mais limpas nos rebanhos com baixa CCS no leite do tanque. Em rebanhos com baixa CCS no leite do tanque, os piquetes e as baias de parição são mais limpos; ademais, a cama e os piquetes-maternidade disponibilizados para as vacas lactantes são mais secos em rebanhos com baixa CCS no leite do tanque. Em rebanhos com alta CCS no leite do tanque, ocorre maior porcentagem de descarte de vacas em razão da CCS alta.

A incidência de mastite clínica em rebanhos leiteiros pode não ser diferente naqueles rebanhos com CCS baixa, moderada e alta no leite do tanque de resfriamento. No entanto, a ocorrência de mastite clínica causada por patógenos Gram-negativos, como *E. coli*, *Klebsiella* spp. ou *Pseudomonas* spp., é mais comum em rebanhos com baixa CCS no leite do tanque. Com mais frequência, nota-se mastite clínica causada por *S. aureus*, *S. dysgalactiae* e *S. agalactiae* em rebanhos com alta CCS no leite do tanque. Mastite clínica com sintomas sistêmicos é mais frequente em rebanhos com baixa CCS no leite do tanque. Em rebanhos com alta CCS no leite do tanque, há maior taxa de descarte de vacas com alta CCS no leite do tanque. Em rebanhos com baixa CCS no leite do tanque, há maior taxa de descarte de vacas em razão de lesões no teto, dificuldade de ordenha, morfologia do úbere, fertilidade e condição física, do que em rebanhos com alta CCS no leite do tanque. Em rebanhos com baixa CCS no leite do tanque, as vacas foram descartadas mais por exportação e por motivos de produtividade.

Média das contagens de células somáticas do rebanho, considerando a CCS das vacas individuais

A média aritmética dos valores da CCS de vacas individuais, ponderada pela produção de leite da vaca, também é um bom indicador da condição sanitária geral da glândula mamária no rebanho. Contudo, deve-se ressaltar que a grande variabilidade das determinações da CCS torna inapropriada a comparação direta dessa média com a CCS do leite do tanque de resfriamento.

Outros indicadores da contagem de células somáticas do rebanho

Há vários outros métodos de cálculo que utilizam os valores da CCS das vacas, individualmente, úteis no monitoramento da condição sanitária da glândula mamária no rebanho. Em geral, para a mensuração desses índices utilizam-se cálculos matemáticos, a fim de reduzir a influência das vacas individuais e avaliar as alterações ao longo do tempo. Esses valores sumarizados auxiliam os produtores a utilizarem os dados da CCS de vacas indiveiduais, para uma estimativa do rebanho. Esses índices incluem o que se segue.

Escore da média das contagens de células somáticas do rebanho

O uso do escore da contagem de células somáticas (ECS: escore linear; ver Tabelas 20.4 e 20.5) pode simplificar a interpretação da CCS e reduzir a influência de contagens individuais de vacas com valores muito altos. Assim, a média do ECS do rebanho é um parâmetro de monitoramento útil para avaliar a condição sanitária do úbere, no rebanho. Na maioria dos rebanhos leiteiros, um objetivo realista é um ECS médio inferior a 3, o que equivale a menos de 100.000 células/mℓ. Não é correto estimar a perda de produção do rebanho com base no escore linear médio, utilizando a relação escore linear individual da vaca:perda de produção, desenvolvido para CCS do leite do tanque do resfriamento.

Porcentagem do rebanho com contagem de células somáticas acima do limiar

A interpretação dos resultados de CCS e ECS requer a definição de um valor limiar, a fim de classificar as vacas como positivas e negativas. O valor limiar utilizado varia de 200.000 a 400.000 células/mℓ (ECS, 4 a 5). No rebanho, uma meta útil para mastite subclínica é ter menos de 15% das vacas com CCS acima de 200.000 a 250.000 células/mℓ (prevalência). Uma segunda meta é ter menos de 5% das vacas com novas infecções subclínicas a cada mês (incidência).

Porcentagem do rebanho com contagem de células somáticas acima do limiar

A maior utilidade dos dados da CCS é para a avaliação da condição sanitária atual do úbere. Em outras palavras, a CCS é utilizada como uma estimativa da prevalência de infecções existentes no rebanho; entretanto, um importante objetivo do programa de controle de mastite é minimizar a taxa de novas infecções intramamárias. A alteração individual da CCS da vaca, de 1 mês para o outro, pode ser útil para estimar a taxa de novas infecções e tem-se avaliado o uso da CCS nesse sentido. A alteração da CCS, de um mês para outro, como uma estimativa da taxa de novas infecções tem baixa sensibilidade e alta especificidade. São necessárias outras pesquisas para determinar a utilidade da CCS no monitoramento da ocorrência de novas infecções.

Um modo comum de representação gráfica desses dados é inserir os valores da CCS (ou do escore linear) do mês atual no eixo *y* e os valores de CCS (ou do escore linear) do mês anterior no eixo *x*. Prefere-se esse arranjo gráfico porque o valor da CCS atual depende, em parte, dos valores anteriores da CCS. Utilizando essa abordagem gráfica, os valores individuais de CCS no quadrante superior esquerdo representam novas infecções, os valores no quadrante superior direito representam infecções persistentes e os valores no quadrante inferior direito são as infecções resolvidas.

Cultura bacteriológica do leite do tanque de resfriamento

Embora a CCS seja amplamente utilizada no monitoramento da condição de saúde da glândula mamária de vacas-leiteiras, quase sempre a tomada de decisão requer informações sobre a prevalência de patógenos específicos. Com a coleta regular de amostras do leite do tanque de resfriamento com a finalidade de monitorar a qualidade do leite, a cultura de amostra desse leite é uma atraente alternativa à cultura de leite de uma vaca individualmente. A cultura do leite do tanque foi avaliada, formalmente, como teste de triagem de mastite. Para os patógenos de mastite de maior importância, a cultura do leite apresentou baixa sensibilidade. Mesmo nos rebanhos infectados por *S. agalactiae*, foram necessárias repetidas culturas do leite do tanque para detectar rebanhos positivos. Os patógenos de mastite de maior interesse são as bactérias contagiosas, como *S. agalactiae*, *S. aureus*, *M. bovis* e *C. bovis*.

A *contagem padrão em placa* (contagem automática em placa) fornece uma estimativa da quantidade total de bactérias aeróbicas no leite do tanque de resfriamento, sendo uma importante medida da qualidade do leite e da sanidade da glândula mamária. É mais comumente utilizada para avaliar a eficiência da higiene no sistema de ordenha. *Na maioria das propriedades, é possível obter contagem padrão inferior a 10.000 unidades formadoras de colônias (UFC)/mℓ; a meta deve ser uma contagem inferior a 5.000 UFC/mℓ.* Contagem padrão em placa superior a 10.000 UFC/mℓ indica ordenha de vacas com tetos sujos ou com mastite, higiene insatisfatória do equipamento de ordenha ou demora no resfriamento do leite do tanque de armazenamento. Muitos rebanhos apresentam, rotineiramente, contagem de bactérias de 1.000 UFC/mℓ, ou menos. A contagem total de bactérias tem alguma utilidade como um alerta precoce porque mais de 50% das violações do padrão estão associadas com bactérias causadoras de mastite. Por exemplo, a contagem de bactérias no leite de vacas com mastite clínica aguda pode ser tão alta quanto 10.000.000 UFC/mℓ. O leite de quartos mamários com mastite subclínica pode conter 1.000 a 10.000 UFC/mℓ e o de quartos normais possuem menos de 1.000 UFC/mℓ. Em vacas sem mastite, notam-se contagens maiores (até seis vezes maior) mais em vacas estabuladas do que naquelas mantidas em pastagem.

A *contagem com incubação preliminar* é uma estimativa do número total de bactérias que se multiplicam em baixa temperatura. Assim, a contagem com incubação preliminar é um indicador de produção de leite da fazenda. Contagem com incubação preliminar abaixo de 50.000 UFC/mℓ pode ser obtida na maioria das propriedades, tendo como meta um valor abaixo de 10.000 UFC/mℓ. A contagem com incubação preliminar deve ser 3 a 6 vezes menor do que a contagem padrão em placa.

Mensurações da ocorrência de mastite clínica no rebanho

A incidência de mastite clínica, calculada como número de casos para cada 100 vacas, por ano, pode propiciar uma avaliação grosseira da taxa de novas infecções intramamárias. A meta é a ocorrência de menos de 2 novos casos, para cada 100 vacas, por mês (o que equivale a < 24% de vacas com a doença, por ano). O cálculo total dos dias de tratamento pode fornecer uma avaliação do procedimento terapêutico da mastite clínica no rebanho, bem como uma estimativa das perdas econômicas.

Em uma amostra aleatória de rebanhos leiteiros dos Países Baixos, os seguintes fatores de risco foram associados com maior incidência de mastite clínica: uma ou mais vacas com incontinência láctea, uma ou mais vacas com pisadura de teto, falha na desinfecção na área de maternidade após o parto, desinfecção inapropriada dos tetos após a ordenha, rebanho com predominância de raça vermelha e branca e CCS média anual no leite do tanque de resfriamento inferior a 150.000 células/mℓ. Os fatores associados à menor taxa de mastite clínica causada por *E. coli* foram: pisadura de teto, falha na desinfecção da área de maternidade após o parto, desinfecção inapropriada dos tetos após o parto, uso de cama espessa no estábulo e prática de desprezar os primeiros jatos de leite antes da colocação das teteiras. Os fatores associados com maior taxa de mastite clínica causada por *S. aureus* foram: rebanho com predominância de raça vermelha e branca, pisadura de teto, prática de desprezar os primeiros jatos de leite antes da colocação das teteiras, falha na desinfecção regular do estábulo, falha na reposição regular da cama no estábulo e CCS média anual no leite do tanque de resfriamento inferior a 150.000 células/mℓ. A desinfecção do teto parece aumentar a incidência de mastite clínica causada por *E. coli*, fato que pode ser explicado pela maior incidência da infecção próximo ao parto e no início da lactação, quando a resistência das vacas é baixa, combinada com o maior número de bactérias ambientais no piquete-maternidade.

Monitoramento individual da sanidade do úbere de vacas

No início deste capítulo, foram descritos vários testes indiretos e um teste direto (cultura bacteriológica) utilizado no diagnóstico de infecção intramamária. No momento, quatro métodos são amplamente utilizados no diagnóstico de mastite subclínica: cultura bacteriológica de amostras de quartos mamários ou de amostras compostas, contagem de células somáticas (CCS) nessas amostras, bem como *California Mastitis Test* (CMT) e condutividade elétrica em amostras de quartos. Atualmente, desses quatro procedimentos de monitoramento, os dados relacionados à vaca (cultura bacteriológica ou CCS) são os mais comumente utilizados, porém a utilidade desses testes é variável, dependendo de seu custo, da sensibilidade, especificidade, praticidade e disponibilidade.

Cultura bacteriológica de leite

A cultura bacteriológica de amostras de leite coletadas de modo asséptico tem sido a base dos programas de controle de mastite. Foram desenvolvidos amplos sistemas laboratoriais de diagnóstico, para a cultura de leite. Durante muitos anos, o exame bacteriológico do leite foi reconhecido como o teste padrão-ouro no diagnóstico de mastite. Atualmente, a sensibilidade e a especificidade desse exame do leite estão sendo avaliadas; à medida que aumentam os gastos com os procedimentos laboratoriais, cada vez mais é necessário justificar os custos dos testes diagnósticos. No entanto, ainda há importante necessidade de informações quanto aos tipos predominantes de microrganismos causadores de mastite ativos no rebanho.

Foram propostas várias maneiras para se obter um perfil dos patógenos de mastite no rebanho. As sugestões a seguir são os momentos mais apropriados para a coleta de amostras de leite destinadas ao exame bacteriológico:

- Amostras de leite antes do tratamento de mastite clínica. As amostras devem ser coletadas durante visita ao rebanho, congeladas e enviadas para cultura
- Vacas com alta CCS. Em todas as visitas planejadas ao rebanho, devem ser coletadas amostras de todas as vacas com alta CCS, com base em um limiar preestabelecido, e as amostras, enviadas para cultura
- Amostra de leite composta obtida de todas as vacas lactantes do rebanho. Essa coleta de amostras de todo o rebanho, para cultura, é realizada uma vez ao ano ou mais frequentemente, dependendo da condição do rebanho. Esse procedimento é mais apropriado aos rebanhos que apresentam problemas causados por patógenos contagiosos; contudo, o custo dessa abordagem não foi avaliado
- Cultura de amostras de vacas em um evento específico do manejo. Um exemplo é a cultura bacteriológica do leite no momento da secagem e na primeira ordenha após o parto. Isso pode ser útil na avaliação do programa de controle de mastite em vacas secas.

A relação custo:benefício de qualquer um ou de uma combinação desses métodos de obtenção do perfil bacteriológico do leite de um rebanho depende da condição atual do rebanho. Na grande maioria dos rebanhos leiteiros, o custo-benefício da realização de cultura de rotina das vacas para o diagnóstico de mastite subclínica não é favorável. Em rebanhos com baixa CCS na amostra de leite do tanque de resfriamento e baixa incidência de mastite clínica, é possível empregar um programa de manejo sanitário do úbere eficiente, sem realização de cultura do leite.

No entanto, é prudente a coleta de amostras de leite antes do tratamento de mastite clínica. Para o isolamento da maioria dos patógenos, essas amostras podem ser congeladas sem que ocorra alteração significativa no resultado da cultura. As amostras são coletadas durante uma visita planejada ao rebanho e enviadas ao laboratório. Na maioria dos rebanhos, essa abordagem propicia um importante perfil bacteriológico do rebanho e auxilia na avaliação do protocolo de tratamento.

Na maioria das fazendas, *C. bovis* não é causa comum de mastite clínica; contudo, com frequência é detectado em amostras de leite aleatórias. Como *C. bovis* é altamente contagioso e suscetível à desinfecção dos tetos, sugeriu-se que sua prevalência pode ser utilizada como indicador da eficiência da solução germicida utilizada na imersão dos tetos, em um rebanho, ou da intensidade ou eficácia da imersão. Como a colonização por *C. bovis* se limita ao canal do teto, a sua detecção é um indicador útil no monitoramento da eficácia da desinfecção dos tetos.

Contagem de células somáticas

Várias decisões sobre o manejo podem se basear na CCS de amostras de leite compostas de uma vaca, individualmente. Antes da tomada de qualquer decisão com base na CCS, devem ser estabelecidos critérios de classificação das vacas baseados nos valores da CCS. Isso implica na adoção de valores limiares ou de outros critérios. *Em rebanhos com baixa prevalência (< 5%) de mastite subclínica, o limiar recomendado é 250.000 células/mℓ*, com sensibilidade de 0,55 e especificidade de 0,96. Comparativamente, *em rebanhos com alta prevalência (40%) de mastite subclínica, o limiar recomendado é 200.000 células/mℓ*, com sensibilidade variando de 0,73 a 0,89 e especificidade de 0,86. Uma abordagem clinicamente mais apropriada é o cálculo da taxa de probabilidade, utilizando teste de sensibilidade e especificidade, prevalência estimada no rebanho e uma planilha. As vacas são identificadas mediante avaliação adicional com base na CCS, empregando-se três diferentes métodos:

- Alteração na CCS acima do limiar. Uma vaca com aumento marcante da CCS de 1 mês para o outro deve ser considerada como potencialmente infectada
- CCS persistentemente elevada. As vacas com CCS persistentemente elevada, mês após mês, devem ser identificadas para intervenção em seu manejo. O escore linear médio durante a lactação e o escore linear da vida da vaca também são úteis nessa tomada de decisão. Essa informação é especialmente útil se o tratamento no período seco foi efetivo, para a vaca em questão
- Porcentagem de contribuição para a média do rebanho. Pode-se obter uma estimativa de quanto uma vaca-problema contribuiu na porcentagem da CCS no leite do tanque de resfriamento, utilizando um teste diário

da vaca para a CCS e o peso do leite. Deve-se ressaltar que as vacas com alta produção de leite e valor intermediário de CCS podem contribuir mais significativamente para o aumento da CCS do que algumas vacas com CCS muito alta, porém com baixa produção de leite. Não raramente, algumas vacas-problema são responsáveis pela presença de mais de 50% das células do leite do tanque, especialmente em pequenos rebanhos. Na maioria dos casos, as vacas que mais contribuem nesse percentual requerem ação imediata.

Com esses métodos de identificação individual das vacas com base nos valores da CCS, é possível tomar várias decisões sobre o manejo sanitário da glândula mamária, incluindo:

- Seleção de vacas para cultura bacteriológica do leite. Enfatizou-se a importância da necessidade de um bom perfil bacteriológico das infecções intramamárias, no rebanho. Sugerem-se vários eventos da lactação como momento ideal para a coleta de leite para bacteriologia. Um desses eventos é um episódio de mastite clínica. Também, a seleção de vacas para cultura bacteriológica pode ser baseada em uma alta CCS
- Seleção de vacas para terapia de vaca seca. Atualmente, na maioria dos rebanhos recomenda-se o tratamento de todas as vacas secas. No entanto, em rebanhos que utilizam terapia de vaca seca seletiva há necessidade de um teste de triagem adequado para a tomada de decisão sobre a terapia; no momento, não há disponibilidade desse teste, embora a CCS de vacas individuais possa ter alguma utilidade nessa tomada de decisão. Em vacas com CCS muito alta a taxa de cura é significativamente menor após a terapia de vaca seca, em comparação com aquela de vacas infectadas, mas com CCS menor. Pode-se utilizar a CCS como um indicador geral da eficácia esperada da terapia de vaca seca
- Tratamento durante a lactação. O emprego do protocolo terapêutico e os critérios de seleção das vacas para tratamento durante a lactação foram mencionados anteriormente. O tratamento baseado na alteração da CCS da vaca, individualmente, de 1 mês para o outro, não é economicamente justificável. Vários outros fatores devem ser considerados na tomada de decisão sobre o tratamento com relação custo:benefício favorável; a CCS pode ser um desses critérios
- Avaliação da resposta ao tratamento. Os valores da CCS de uma vaca, individualmente, podem ser utilizados na avaliação preliminar do programa de tratamento de mastite. Com bons registros dos casos clínicos e do tratamento utilizado, a CCS de uma vaca, individualmente, nos meses seguintes ao tratamento pode ser útil como indicador geral da resposta à terapia. Curas espontâneas e ocorrência de novas infecções interferem nessa avaliação, mas com a obtenção de dados de várias propriedades, por um período de tempo considerável, é possível uma avaliação preliminar a baixo custo
- Decisão sobre o descarte. A CCS média da vida da vaca ou o escore linear de uma vaca individual é uma informação adicional útil para a tomada de decisão sobre descartes específicos. Em combinação com os resultados da cultura bacteriológica do leite, a CCS é útil para estabelecer o valor atual da vaca. Alta CCS, mês após mês, ajuda a enfatizar que o descarte é o único meio de eliminar alguns casos de mastite crônica. O descarte dessas vacas elimina uma fonte de infecção ao restante do rebanho, além de auxiliar na melhora geral da qualidade do leite do tanque de resfriamento
- Modificação da ordem. Em geral, recomenda-se que as vacas infectadas sejam ordenhadas por último, embora isso seja quase sempre impraticável em fazendas leiteiras que empregam os sistemas de criação *free-stall* e em pastagem. A CCS de vacas individuais pode ser utilizada para definir a ordem de ordenha em em sistema de criação *tie-stall*. Como alternativa, em alguns rebanhos grandes é estabelecida uma ordem de ordenha especial para vacas infectadas. Essa ordem de ordenha e o programa de isolamento podem se basear nos resultados da CCS, mas as vacas com alta CCS, porém sem infecção intramamária, podem ser classificadas incorretamente. No programa de isolamento essas vacas falso-positivas podem representar maior risco
- Procedimentos de manejo para limitar o efeito de vacas individuais. Há certa evidência de que a desinfecção da ordenhadeira após a ordenha de vacas infectadas pode limitar a propagação de patógenos contagiosos. Em um rebanho criado no sistema *tie-stall*, em controle intensivo, é possível a desinfecção manual da unidade de ordenha, entre as ordenhas das vacas. Para maximizar a eficiência dessa etapa de trabalho intensivo, a CCS da vaca individual pode ser utilizada para identificar as vacas para as quais é útil realizar a desinfecção da ordenhadeira. Outro tipo de manejo envolve o uso de leite de vacas específicas para a alimentação dos bezerros. Nas situações em que há incentivo financeiro significativo para o leite do tanque de resfriamento com baixa CCS, a retirada do leite de uma ou duas vacas pode influenciar o valor do benefício recebido. Os valores individuais da CCS de uma vaca podem ser úteis na identificação de vacas específicas, cujo leite não deve ser adicionado ao tanque de resfriamento. É preciso ter cuidado para evitar a mamada de tetos entre os bezerros que recebem leite com alta CCS
- Uso de CCS individual da vaca na análise da decisão econômica. A relação entre a CCS individual da vaca e a diminuição da produção de leite foi bem estabelecida. Os valores da CCS podem ser utilizados para estimar as perdas econômicas decorrentes de mastite subclínica. Essa informação pode ser muito útil no cálculo do benefício econômico potencial da implantação de uma nova estratégia de manejo sanitário da glândula mamária.

Solução de problema utilizando contagem individual de células somáticas da vaca

Um procedimento simples para solucionar um problema envolve a definição do problema com base nas *respostas às questões: quem, quando, onde e o que está envolvido* na situação. A CCS individual de uma vaca representa uma fonte de informação consistente e de baixo custo para responder a essas questões. Isso é completado pela divisão do rebanho em subgrupos e cálculo da porcentagem de vacas com CCS acima do limiar (250.000 células/mℓ), em cada grupo.

- Quem está infectada? O rebanho pode ser subdividido com base em várias características definidas, que incluem nível de produção e fatores genéticos (reprodutor), além de outras características, como episódio prévio de mastite clínica. Normalmente, ocorre aumento gradativo na ocorrência de alta CCS à medida que aumenta o número de lactações. Desse modo, espera-se que um número maior de vacas mais velhas apresente CCS maior do que aquelas de primeira e segunda lactação. Um alto número de valores de CCS elevados em novilhas sugere problema no programa de reposição ou falha do manejo higiênico no período pós-parto de novilhas de primeira cria. Uma porcentagem claramente elevada de vacas mais velhas com alta CCS sugere que as infecções se tornaram crônicas e que há necessidade de reavaliação da estratégia de descarte
- Quando ocorreu alta CCS? É apropriado avaliar a distribuição da CCS em função do estágio de lactação e da estação do ano. Normalmente, ocorre aumento gradativo na taxa de CCS alta à medida que a lactação progride. Se a prevalência de vacas com alta CCS for elevada no início da lactação, sugere problema com o manejo de vaca seca ou com a ocorrência de novas infecções próximo ao parto. Se a distribuição de vacas com CCS acima do limiar indica aumento marcante durante a lactação, suspeita-se da transmissão de microrganismos contagiosos entre as vacas. A obtenção da taxa de novas infecções também auxilia na solução desses problemas. Pode-se elaborar um gráfico com os valores percentuais das vacas com CCS acima do limiar do rebanho ao longo do tempo. Espera-se que esse indicador tenha as mesmas tendências sazonais, como a CCS do leite do tanque de resfriamento, no rebanho. Por exemplo, a porcentagem de vacas com CCS acima do limiar, no rebanho, é maior no outono e menor na primavera. Um aumento nesse

índice durante a primavera contradiz os achados no rebanho e deve ser investigado
- Onde ficam as vacas acometidas? A distribuição das vacas com alta CCS em função de sua posição na linha de ordenha, no sistema de criação *tie-stall*, ou em função da ordem da ordenha, pode indicar evidência de alguns fatores de risco para novas infecções. A solução de um problema de mastite causada por patógenos ambientais em um sistema de criação *free-stall* pode ser difícil. O cálculo da porcentagem de vacas com CCS acima de 250.000 células/mℓ, em cada grupo ordenhado, pode auxiliar na determinação do grupo onde o problema é mais grave. Quando se emprega uma ordem de ordenha específica, como acontece na maioria das fazendas que utilizam sistema *tie-stall*, a distribuição das vacas com alta CCS em função da ordem de ordenha pode indicar falha na sua higiene
- Qual é o problema e por que ocorreu? No processo de solução do problema, as informações obtidas às respostas das questões quem, quando e onde pode levar um longo caminho até que se defina qual é o problema. As distribuições das prevalências podem ser combinadas com a incidência de mastite clínca, os resultados de culturas bacteriológicas do leite e a estimativa de perdas econômicas, para completar o quadro. Subsequentemente, as soluções específicas são direcionadas a responder por que esse problema ocorreu.

Com o desenvolvimento de sistemas de registros computadorizados do manejo sanitário das vacas-leiteiras, as análises epidemiológicas da condição sanitária da glândula mamária podem ser muito simplificadas. Por fim, fatores de risco específicos são automaticamente testados quanto à significância estatística. Além disso, avalia-se a importância relativa dos muitos fatores de risco potenciais.

Revisão periódica do programa de manejo sanitário do úbere

Vários procedimentos de controle da mastite, como manejo de ordenha e tratamento dos casos clínicos, são práticas de rotina. No entanto, continuamente ocorrem alterações na condição sanitária da glândula mamária no rebanho, nas condições ambientais e na disponibilidade de tecnologia. Em razão dessa dinâmica, o programa de manejo sanitário do úbere na prática pode se tornar inapropriado. Novos funcionários podem ser contratados e é possível que várias etapas não sejam adequadamente implementadas. Em alguns rebanhos leiteiros, as práticas de manejo foram introduzidas em gerações anteriores, sem análise crítica. A mastite resulta de uma relação entre os microrganismos, a vaca e o ambiente, que se desenvolve continuamente. Todo programa destinado a limitar os problemas decorrentes dessa relação precisa ser reavaliado regularmente.

Um programa de manejo sanitário do úbere efetivo deve ser periodicamente revisto. O processo de revisão deve envolver o produtor e o veterinário que cuida do rebanho, embora possam também participar vários consultores especialistas em manejo de fazendas. A revisão deve ser objetiva e completa, porém de realização simples e fácil. Recomenda-se o uso de um formulário padrão de inquérito, elaborado com base no programa de controle de mastite dos 10 pontos. O mesmo formulário padrão pode ser utilizado na investigação de problemas do rebanho.

Estabelecimento de metas para a condição sanitária do úbere

O estabelecimento de metas realistas do desempenho de vários parâmetros de sanidade do úbere é uma etapa final do programa de manejo sanitário da glândula mamária. Essas metas são importantes para determinar se tem havido pequenos comprometimentos na qualidade do leite e na condição sanitária do úbere. As metas devem ser realistas e exequíveis, e ter relevância econômica. Além disso, elas devem ser facilmente mensuradas e aceitas por todos os membros da equipe de manejo e trabalho da fazenda.

O estabelecimento de metas apropriadas na tentativa de controlar a ocorrência de mastite é fundamental para completar o ciclo de manejo sanitário. Em alguns casos, a meta é o valor de referência da indústria; no entanto, na maioria das situações considera-se o nível de desempenho específico de cada propriedade.

Relação entre sanidade do úbere e produtividade e lucratividade

Em geral, considera-se que a mastite é uma das doenças de maior impacto econômico na indústria leiteira. A redução da lucratividade deve-se a dois fatores principais:

- A menor produção de leite associada à mastite subclínica responde por cerca de 70% da perda econômica
- Os custos de tratamento, descarte e menor produtividade, decorrentes de mastite clínica, são responsáveis pelas demais perdas.

Redução da produtividade devido ao aumento da contagem de células somáticas

É bem aceita a afirmação de que a produção de leite diminui à medida que aumenta a contagem de células somáticas (CCS), mas a relação entre a CCS e a produção de leite é curvilinear para uma vaca individual, porém é quase uma linha reta quando se utiliza uma transformação logarítmica (como o escore de células somáticas). Para cada aumento de uma unidade no escore de células somáticas (ECS), acima do escore 3, estima-se uma redução na produção de leite de 3 a 6%. A redução em novilhas de primeira lactação é maior do que em vacas mais velhas. Uma regra geral prática sugere que ocorre redução de 5% para cada unidade de aumento do ECS, acima do escore 3.

Também há relação entre a CCS do leite do tanque de resfriamento e a produção de leite, pois há uma diminuição linear na produção de leite do rebanho com o aumento da CCS do leite do tanque. Estima-se uma redução de produção de 1,5 a 3%, para cada aumento de 100.000 células/mℓ, além do valor basal de 150.000 células/mℓ. Utilizando uma média de tais estimativas, é possível calcular a perda econômica diária de leite, com base na CCS do leite do tanque de resfriamento e no nível de produção do rebanho.

Mastite clínica e redução da produtividade

As perdas econômicas associadas ao tratamento de mastite clínica se devem aos custos com medicamentos, serviços veterinários e leite descartado. Além disso, também são relevantes os prejuízos ocasionados pela redução da produção de leite, descarte prematuro de animais e novilhas de reposição. No entanto, mais de 80% das perdas atribuídas a um caso de mastite clínica envolvem o descarte de leite não apropriado para comercialização e a diminuição na produção de leite.

Avaliação da relação entre custo e benefício do controle de mastite

Os produtores de leite buscam por informações e serviços veterinários relacionados à mastite e ao seu controle. Com tal motivação, os veterinários devem ser capazes de implementar programas de manejo sanitário do úbere abrangentes, na maioria das propriedades leiteiras. Para se obter uma alta taxa de implementação de estratégias de controle de mastite, pode ser necessário demonstrar que os procedimentos sugeridos têm uma relação custo:benefício favorável, antes de serem adotados. Uma reavaliação de seu impacto ao longo do tempo também pode ser útil. Um estudo realizado em 2008, nos Países Baixos, estimou que um único episódio de mastite clínica custa 210 euros, e que a estimativa anual dos custos com mastite subclínica e mastite clínica foi de 140 euros por vaca; ademais, constatou que a maioria dos proprietários subestimam o prejuízo causado pela mastite.[19]

O controle de mastite é exequível, prático e com relação custo:benefício favorável. É possível estimar o benefício econômico do programa de controle de mastite em um rebanho. São necessárias várias etapas para completar essa avaliação.

1. Para a avaliação econômica, deve-se implantar um programa de monitoramento sanitário do úbere e estabelecer metas exequíveis.
2. As perdas resultantes de mastite devem ser quantificadas. Calcula-se a taxa de diminuição da produção de leite com base no aumento da CCS. Além disso, deve-se

estimar o prejuízo decorrente do leite descartado e do tratamento de vacas com mastite clínica.
3. O programa de manejo sanitário do úbere a ser implementado deve ser definido. Também deve-se estabelecer um sistema de contabilidade para calcular os custos associados a esse programa.
4. Utilizando-se uma estimativa de perdas potenciais em um rebanho hipotético, sem adoção de programa de controle de mastite, determina-se a rentabilidade do programa sanitário do úbere atual do rebanho.
5. Com base na estimativa dos custos de implementação de novas medidas de manejo sanitário da glândula mamária, é possível calcular o lucro potencial gerado pelo programa de controle de mastite.

Para essa avaliação econômica utiliza-se um programa de computador com planilhas. Com o emprego desse programa, os veterinários podem analisar, de modo simples e rápido, os valores atuais de determinada propriedade e avaliar as condições econômicas. O impacto de cada elemento do programa de controle pode ser considerado do ponto de vista da relação custo:benefício. Os resultados da avaliação econômica variam amplamente entre as propriedades, mas geralmente são aceitas as seguintes conclusões:

- A mastite continuará sendo uma doença dispendiosa, mesmo com a implantação de programas de controle efetivos e apropriadamente aplicados
- A redução na produção de leite atribuída à infecção subclínica continuará sendo uma importante causa de perda econômica relacionada à mastite, na maioria dos rebanhos
- A implantação adequada de procedimentos de controle de mastite simples e baratos terá um impacto significativo no lucro e propiciará maior retorno do investimento.

LEITURA COMPLEMENTAR

Bradley A, Barkema H, Biggs A, et al. Control of mastitis and enhancement of milk quality. In: Green M, ed. Dairy Herd Health. Wallingford, UK: CAB International; 2012:117-168.
Edmondson P. Mastitis control in robotic milking systems. In Pract. 2012;34:260-269.
Mein GA. The role of the milking machine in mastitis control. Vet Clin North Am Food Anim Pract. 2012;28:307-320.
Nickerson SC. Control of heifer mastitis: antimicrobial treatment—an overview. Vet Microbiol. 2009;134:128-135.

REFERÊNCIAS BIBLIOGRÁFICAS

1. Østerås O, Sølverød L. Ir Vet J. 2009;62(suppl 26):S26.
2. Hassfurther RL, et al. Am J Vet Res. 2015;76:231.
3. Williamson JH, Lacy-Hulbert SJ. New Zeal Vet J. 2013;61:262.
4. Bertulat S, et al. J Dairy Sci. 2013;96:3774.
5. Zobel G, et al. J Dairy Sci. 2013;96:5064.
6. Bertulat S, et al. Vet Rec. 2015;2:e000068.
7. Cardot V, et al. J Dairy Sci. 2008;91:2257.
8. Halasa T, et al. J Dairy Sci. 2009b;92:3150.
9. Halasa T, et al. J Dairy Sci. 2009a;92:3134.
10. Scherpenzeel CGM, et al. J Dairy Sci. 2014;97:3606.
11. Bradley AJ, et al. J Dairy Sci. 2011;94:692.
12. Bradley AJ, et al. J Dairy Sci. 2010;93:1566.
13. Rabiee AR, Lean IJ. J Dairy Sci. 2013;96:6915.
14. Petrovski KR, et al. J Dairy Sci. 2011;94:3366.
15. Laven RA, et al. New Zeal Vet J. 2014;62:214.
16. Berry EA, Hillerton JE. J Dairy Sci. 2007;90:760.
17. Parker KI, et al. J Dairy Sci. 2007;90:207.
18. Runciman DJ, et al. J Dairy Sci. 2010;93:4582.
19. Huijps K, et al. J Dairy Res. 2008;75:113.

MISCELÂNEA DE ANORMALIDADES DOS TETOS E DO ÚBERE

Várias doenças caracterizam-se, clinicamente, pela presença de lesões na pele dos tetos e do úbere. Essas doenças são mais comuns em vacas-leiteiras e têm importância econômica porque as lesões de tetos causam dor e desconforto durante a ordenha; ademais, é muito comum a ocorrência de edema de úbere e dermatite nas faces internas dos quartos mamários em novilhas recém-paridas.

A pele da parede do teto e a que circunda o orifício do canal do teto devem ser inspecionadas minuciosamente, em busca de lesões, e palpadas de modo a detectar lesões recobertas por escamas. Para avaliar a morfologia e a organização espacial das lesões podem ser necessárias a irrigação da superfície e a lavagem cuidadosa das lesões de teto com solução de NaCl 0,9% morna. Toda a pele das faces cranial, lateral e posterior do úbere devem ser examinadas por meio de inspeção e palpação. As lesões podem se restringir às faces laterais do úbere e dos tetos, como acontece em casos de fotossensibilização, ou podem circundar totalmente os tetos, como notado na pseudovaríola.

Na América do Norte, as doenças virais mais comuns dos tetos das vacas, que resultam em vesículas ou erosões, são pseudovaríola e mamilite herpética; ocasionalmente, nota-se estomatite vesicular. As doenças vesiculares dos tetos são especialmente importantes porque requerem diferenciação de doenças vesiculares exóticas, como febre aftosa. Nessas doenças, a aparência das lesões é semelhante, dificultando o diagnóstico clínico. No entanto, na maioria dos casos, as diferenças morfológicas e epidemiológicas das lesões em grupos de animais auxiliam no diagnóstico.

Em suínos, a *necrose da pele dos tetos de leitões recém-nascidos* pode ocorrer na forma de surto. Pode-se notar escoriações dos mamilos de leitõezinhos criados em piso de concreto antiderrapante áspero, na forma de lesões agudas, ou serem aparentes apenas quando os leitões se tornam adultos e verifica-se que apresentam menor número de tetos, como discutido na seção que aborda a agalactia.

A pele da glândula mamária e dos tetos de ovelhas lactantes podem apresentar lesões de *ectima contagioso*, doença que pode ser transmitida pelo lábio de cordeiros lactentes. As lesões da *dermatose ulcerativa* dos tetos de ovelhas lactantes são semelhantes àquelas de mamilite herpética, em vacas. É uma doença que acomete ovelhas estabuladas e pode ter origem na cama de palha infectada. Mastite e deformidade de tetos são sequelas comuns. A infecção pode ser causada por *S. aureus*, *Staphylococcus* coagulase-negativa ou *Pasteurella* spp.

Lesões dos tetos das vacas

As *lesões de teto traumáticas* são muito comuns, variando de ferimentos superficiais a lacerações profundas que alcançam a cisterna do teto, com a saída de leite pela ferida. A pisadura acidental do teto por outra vaca pode levar à amputação do teto.

Rachaduras e fissuras na pele dos tetos são lesões comuns em vacas-leiteiras e de corte. Com frequência, as fissuras cutâneas são lineares, múltiplas e doloridas quando palpadas ou quando as teterias da ordenhadeira são colocadas nos tetos acometidos. As fissuras da pele dos tetos iniciadas pela ação da ordenhadeira podem ser agravadas por fatores ambientais, originando rachaduras. Essa condição é comum quando iniciam as condições climáticas adversas, na primavera. As lesões lineares surgem na parede do teto, próximo à junção teto-úbere, e se estendem em sentido transversal ao redor do teto. A adição de *10% de glicerina* na solução germicida utilizada na imersão dos tetos é uma excelente maneira de melhorar a condição da pele do teto.

Congelamento de tetos é verificado em vacas-leiteiras mantidas em ambiente externo durante frio muito intenso, sem cama adequada. A pele dos tetos se apresenta fria, necrosada e com exsudação de soro. Em geral, os tetos anteriores são mais gravemente acometidos que os posteriores porque esses últimos são menos expostos à temperatura ambiente adversa.

Lesões nas extremidades dos tetos são comuns em vacas-leiteiras. Essas lesões incluem eversão ou prolapso do canal do teto, eversão ou prolapso do meato e erosão do orifício do teto. No momento, as informações disponíveis sobre o mecanismo de desenvolvimento dessas lesões e sua importância clínica são limitadas; um estudo relata que não houve relação entre a presença ou ausência de lesão na extremidade do teto e a ocorrência de infecção intramamária.

É normal notar uma estrutura esbranquiçada semelhante a um anel, com cerca de 2 mm de diâmetro, ao redor dos orifícios dos tetos, em vacas submetidas à ordenha mecânica. No primeiro estágio de anormalidade do orifício do teto nota-se hipertrofia, queratinização e rachaduras radiais nessa estrutura em forma de anel. Com a progressão da lesão, constata-se exacerbação da hipertrofia, infecção bacteriana secundária, formação de crosta, eversão do canal do teto distal e, eventualmente, erosão do orifício do teto. O funcionamento inadequado da ordenhadeira mecânica pode ocasionar anormalidades no orifício do teto. Tem-se mostrado que um nível de vácuo excessivo ou oscilante, insufladores de teteiras inapropriados, taxa de pulsação incorreta e outras falhas atribuídas à manutenção inadequada e ao uso negligente da ordenhadeira podem ocasionar lesão de teto. Um alto nível de vácuo durante a ordenha, combinado com uma câmara de pulsação relativamente baixa, pode resultar em esmagamento e hemorragia da parede da extremidade do teto, pela ação do insuflador.

Mancha negra (varíola negra) é uma lesão da extremidade do teto esporádica, caracterizada pelo surgimento de *úlcera profunda em forma de cratera*, com uma *mancha negra* no centro. Nessa doença, as lesões das extremidades dos tetos comumente envolvem o esfíncter e são causas de mastite. Na maioria das vezes, essa anormalidade é causada por pressão excessiva do vácuo ou pela ordenha excessiva de tetos naturalmente difíceis de ordenhar e que apresentam extremidades afiladas. Não há envolvimento de bactérias específicas, embora *F. necrophorum* esteja comumente presente e *S. aureus* quase sempre é isolado nas lesões. As lesões menos relevantes do esfíncter do teto são descritas na seção que aborda a pressão do vácuo no controle de mastite bovina. As lesões são doloridas, fazendo as vacas as escoicearem, às vezes com repetidos coices nas teteiras, e ocasionando a obstrução do esfíncter. Mastite causada por *T. pyogenes* é uma sequela comum. As lesões de mancha negra respondem mal ao tratamento, mesmo quando se faz a correção das falhas da ordenhadeira.

Em geral, o tratamento da mancha negra envolve a aplicação tópica de unguentos: pomada de Whitfield, de 10% de ácido salicílico, 5% de sulfatiazol e 5% de ácido salicílico e de 5% sulfato de cobre. Pomada à base de iodofor e solução de imersão de teto à base de iodofor com adição de 35% de glicerol também são efetivas; contudo, o tratamento precisa ser completo e repetido, e as falhas da ordenhadeira mecânica devem ser corrigidas.

Telite ou inflamação dos tecidos da parede do teto, acompanhada de gangrena, é uma complicação comum da mastite gangrenosa; está mais comumente associada com mastite hiperaguda causada por *S. aureus*. A pele do teto se apresenta fria, edematosa e com exsudação de soro. O espaço subcutâneo quase sempre é expandido por gases. Quase sempre a pele apresenta coloração vermelho-escura a púrpura-escura; a pele pode se desprender.

A inflamação da parede do teto (telite) é uma lesão inespecífica, geralmente associada com lesão traumática do revestimento da cisterna do teto. A parede da cisterna torna-se espessa, endurecida e dolorida; na lesão crônica, nota-se irregularidade em seu revestimento interno. À palpação da lesão é possível perceber um cordão vertical denso no centro da extremidade do teto. Historicamente, as lesões não respondem ao tratamento, em geral, consistindo de aplicação intramamária de antibióticos e cessação da ordenha. O uso recente de endoscopia do teto tem auxiliado na identificação de vacas com maior probabilidade de responder ao tratamento médico ou cirúrgico.

Telite nodular bovina foi primeiramente descrita na França, em 1963, com relatos subsequentes no Japão e na Suíça. A doença é caracterizada por lesões nodulares na parede do teto e na parte ventral do úbere. As lesões se apresentam como nódulos multicêntricos que contêm micobactérias ácido-resistentes atípicas, incluindo *M. terrae* e espécies de *Mycobacterium* não identificadas, relacionadas a *M. leprae* e *M. lepromatosis*.[1] Alguns nódulos evoluem para úlceras e apresentam cicatriz e fibrose.

Fotossensibilização dos tetos (telite por fotossensibilização) é uma manifestação local de fotossensibilização generalizada; ocasionalmente, a telite por fotossensibilização é a primeira anormalidade clínica detectada pelo produtor. Nota-se eritema característico e endurecimento de partes claras ou não pigmentadas das faces laterais dos tetos. A face medial se mostra amolecida e fria. Também, os tetos ficam doloridos e, nos estágios iniciais, aparentemente sensíveis, porque as vacas acometidas permanecem deitadas em lagoa ou poça d'água, de modo que os tetos ficam imersos na água, então, balançam para frente e para trás. Também, esfregam as faces laterais do úbere com a pata posterior, movimento que pode sugerir escoiceamento devido à dor abdominal. Nos casos em que a fotossensibilização está relacionada à indução do parto pela administração de corticosteroide, geralmente as lesões cutâneas se limitam aos tetos. Quando há envolvimento de outras causas, geralmente notam-se lesões de dermatite por fotossensibilização evidentes, nas regiões do dorso do animal, porém limitadas às áreas não pigmentadas.

Corpos amiláceos são concreções inertes de amiloide que podem se calcificar e desprender do tecido mamário, ocasionando obstrução do canal do teto e interrupção do fluxo de leite. Eles se formam devido à estase causada pela obstrução de ductos mamários teciduais e reabsorção da parte líquida do leite.

A *papilomatose dos tetos* é causada por papilomavírus bovino; caracteriza-se, clinicamente, por pequenos nódulos brancos ligeiramente salientes, com 0,3 cm de diâmetro, ou de cordões teciduais alongados com 1 cm de comprimento, removidos por tração. Essa doença é mais amplamente discutida no Capítulo 16.

Pseudovaríola caracteriza-se, clinicamente, por edema local dolorido e eritema, com uma fina camada de exsudato sobre a área edematosa. Raramente ocorre formação de vesícula. Dentro de 48 h após o início dos sintomas, nota-se o desenvolvimento de uma pequena pápula alaranjada, rapidamente seguida de formação de uma pequena crosta vermelho-escura saliente. Subsequentemente, a margem dessa lesão se amplia e o centro se torna umbilicado; após 1 semana, o diâmetro da lesão é cerca de 1 cm. Em 10 dias, a crosta central tende a se desprender, deixando uma cicatriz em espiral ligeiramente proeminente, comumente denominada cicatriz "em anel" ou em "forma de ferradura". O teto pode apresentar várias dessas lesões, que se unem e formam crostas lineares. A maioria das lesões se desprende dentro de 6 semanas, sem deixar cicatriz; entretanto, ocasionalmente alguns animais desenvolvem infecções crônicas.

REFERÊNCIA BIBLIOGRÁFICA

1. Pin D, et al. Emerg Infect Dis. 2014;20:2111.

Lesões de tetos e do úbere de vacas

Bovinos adultos expostos à queimada de pastagem podem apresentar *queimaduras na pele do úbere e dos tetos*. Os pelos do úbere e a base dos tetos são chamuscados e se apresentam enegrecidos. As lesões por queimadura da pele variam desde eritema marcante dos tetos até pústulas e necrose com exsudação de soro.

Mamilite herpética bovina

Sinopse

- Etiologia: herpes-vírus bovino tipo 2; raramente herpes-vírus bovino tipo 4
- Epidemiologia: ocorre em forma de surto em vacas, especialmente em novilhas, quase sempre dentro de 2 semanas após a parição. Comumente é seguida de infecção persistente no rebanho
- Achados clínicos: as lesões se limitam aos tetos e ao úbere. Notam-se vesículas que causam desprendimento de pele e ulceração necrosante. O curso clínico é longo
- Patologia clínica: isolamento do vírus e microscopia eletrônica, em amostras de lesões recentes, e exames sorológicos
- Tratamento: pomadas antissépticas e emolientes
- Controle: isolamento dos animais infectados e higiene na ordenha; porém não são efetivos. Controle do edema de úbere no periparto

Etiologia

O vírus causador, *herpes-vírus bovino tipo 2* (BHV-2), é um α-herpes-vírus. Em vacas, a infecção por BHV-2 pode ocasionar duas síndromes distintas: *mamilite herpética*, em que se notam lesões vesiculares e erosivas, com ulceração necrosante na pele do úbere e dos tetos, e *doença cutânea pseudonodular* (vírus Allerton), que se manifesta como lesões cutâneas superficiais generalizadas por todo o corpo. A doença cutânea pseudonodular é rara. A diferença nas manifestações clínicas das duas doenças pode ser devido à cepa viral ou ao método de infecção. O *BHV-4* (cepa DN599), geralmente associado com a ocorrência de doença respiratória em bovinos, também é capaz de causar dermatite pustular na glândula mamária.

Epidemiologia

Ocorrência

Há relato de mamilite herpética na América do Norte, Austrália, Europa e África, mas provavelmente é uma *doença disseminada*. Nos rebanhos infectados pela primeira vez constata-se alta taxa de mortalidade; subsequentemente, a incidência diminui e se limita às novilhas mais novas. A taxa de *morbidade* varia de 18 a 96%; em rebanhos suscetíveis acomete mais de 30% dos animais. A taxa de *mortalidade* é desprezível.

Origem da infecção e da transmissão

A introdução de mamilite ulcerativa bovina em um rebanho pode ser decorrência da introdução de animais infectados, mas foram observados surtos da infecção em rebanhos autocontaminados. A propagação em um rebanho se deve à presença de animais transportadores, que podem propagar o vírus durante situações de estresse, especialmente no período periparto. Infecção latente é uma característica intrínseca das infecções causadas por herpes-vírus; BHV-2 foi isolado do gânglio trigeminal de bovinos sadios.[1] Presume-se que o vírus também permaneça latente nos nervos inguinais, mas isto não foi verificado em bovinos. No entanto, BHV-2 foi isolado do gânglio lombar de ovelhas experimentalmente inoculadas com BHV-2; esses gânglios têm ação sensitiva no úbere de ovelhas.[2] Nota-se ocorrência sazonal de doença clínica, relacionada com a atividade e a presença de insetos vetores. Estudos experimentais indicam que a transmissão requer a inoculação do vírus no estrato germinativo, ou abaixo dele, da pele do teto ou do úbere; portanto, traumatismo associado à ordenha, rachaduras de tetos ou picadas de moscas são condições necessárias para a instalação da infecção. Insufladores de ordenhadeiras, toalhas de pano para limpeza das mãos e do úbere podem atuar como transportadoras do vírus, quando há liberação de grande quantidade do microrganismo.

No *Reino Unido* e na *Austrália*, evidências sazonais e circunstanciais sugerem a participação de um inseto vetor, mas isso não foi confirmado em tentativas de transmissão do vírus pelas moscas de estábulo (*Stomoxys calcitrans*); no Centro-Oeste dos *EUA*, a doença é mais comum no inverno, nos meses de novembro a abril.

O vírus sobrevive por longo tempo nos animais transportadores e acredita-se que possa ser a maneira de sobrevivência do vírus em um rebanho que se tornou imune. Em algumas vacas, suspeita-se que a infecção resulte em doença crônica da extremidade do teto, notando-se que a *ordenha* das vacas fica mais *difícil*, e que elas atuam como *transportadoras* do vírus.

Fatores de risco do animal e do patógeno

As lesões são mais comuns em vacas nas *duas primeiras semanas após a parição*, especialmente em *novilhas* que manifestam uma doença mais grave. As novilhas que apresentam *edema de úbere* por ocasião do parto são particularmente propensas ao desenvolvimento de lesões graves. Ocasionalmente, é possível notar lesões nos tetos de novilhas de reposição; com frequência, os bezerros lactentes filhos de vacas infectadas apresentam lesões na boca.

Geralmente, a doença *é autolimitante*, permanecendo em um rebanho por 6 a 15 semanas; a gravidade das lesões diminui à medida que o surto avança. Aparentemente, a imunidade dura cerca de 1 ano; os rebanhos naturalmente infectados podem manifestar recidivas 1 ano depois. *Grandes rebanhos* podem apresentar doença *persistente*, especialmente em novilhas.

O vírus é relativamente resistente às influências ambientais e podem sobreviver ao congelamento. Ele é suscetível aos *desinfetantes à base de iodofor* e bem menos ao hipoclorito.

Importância econômica

As perdas se devem à ocorrência muito maior de mastite, redução na produção de leite em rebanhos acometidos de até 20%, *descarte* de algumas vacas devido à mastite grave e de novilhas que apresentam úlceras que não respondem ao tratamento e interferência excessiva nos procedimentos normais de ordenha.

Implicações zoonóticas

Há relatos casuais de lesões herpéticas em proprietários expostos às vacas infectadas.

Patogênese

Lesões clínicas e alterações histopatológicas típicas podem ser reproduzidas pela inoculação local do vírus mediante escarificação da pele do teto e da mucosa oral, bem como por injeção intradérmica e intravenosa. Não ocorre viremia e a propagação do microrganismo acontece pela expansão local. Ao contrário das lesões de varíola, na mamilite a lesão característica é destrutiva. Acredita-se que a maior incidência da doença e a presença de lesões mais graves próximo à parição sejam decorrências da imunossupressão causada pelo parto e da maior predisposição ao edema de úbere no período periparto.

Achados clínicos

O *período de incubação* varia de 5 a 10 dias. Não ocorre doença sistêmica e as lesões se limitam aos tetos e ao úbere. Quando a infecção se instala em um rebanho pela primeira vez, geralmente nota-se o primeiro caso em uma vaca que pariu há 2 ou 3 dias. Em seguida, ocorre rápida propagação às outras vacas.

A *mamilite herpética bovina* é caracterizada pela formação de vesículas de tamanhos variáveis, edema grave e eritema do teto, com subsequente erosão do epitélio do teto. As vesículas se rompem dentro de 24 h e, com frequência, ocorre exsudação abundante de líquido seroso na derme. Ao redor do quarto dia formam-se crostas, que recobrem as lesões; por volta da terceira semana tem-se a recuperação do epitélio sob a crosta, embora o traumatismo decorrente da ordenha possa retardar a cicatrização, especialmente quando há infecção secundária. A marca de cicatriz após a cura é rara. É possível constatar lesões em vários tetos e na base do úbere.

Nas vacas que pariram há poucas semanas, as lesões características quase se restringem à pele dos tetos; em vacas recém-paridas, as lesões se limitam à pele dos tetos e do úbere. Em vacas recém-paridas, a gravidade da doença parece ser diretamente proporcional ao grau de edema pós-parto. Há formação de *vesículas*, mas geralmente não são notadas. Tipicamente, apresentam parede fina, de 1 a 2 cm de diâmetro, contornos variáveis e quase sempre iniciam na base do teto e se propagam na maior parte da superfície do úbere (Figura 20.8). A ruptura e confluência das vesículas ocasionam exsudação e extenso *desprendimento* da pele.

Na maioria dos *casos graves*, todo o teto encontra-se edemaciado, dolorido e com pele de coloração azulada; ocorre exsudação de soro e desprendimento da pele, deixando uma úlcera exposta que recobre a maior parte do teto. Nos casos menos graves, formam-se placas circulares proeminentes de cor vermelho-vivo a azul, com 0,5 a 2 cm de diâmetro, que originam úlceras rasas. Na maioria dos casos, segue-se a formação de crostas, as quais, pela ação da ordenhadeira, causam sangramento frequente. As lesões menos graves se apresentam como linhas de eritema, quase sempre em círculos, que circundam a pele seca, ou na forma de pápulas ligeiramente salientes que, ocasionalmente, apresentam ulceração. As lesões discretas tendem a cicatrizar dentro de 10 dias, porém as úlceras graves podem persistir por 2 a 3 meses. Em vacas que pariram há mais tempo, a gravidade das lesões dos tetos é variável, mas em todos os casos elas são suficientemente doloridas para dificultar a ordenha. As lesões da pele do úbere cicatrizam mais rapidamente porque não sofrem traumatismo.

Raramente, nas vacas acometidas notam-se úlceras na boca, e os bezerros lactentes filhos de vacas infectadas desenvolvem lesões na membrana mucosa bucal e no focinho. Raramente, são relatadas lesões ulcerativas na mucosa vaginal. Durante a fase de recuperação há formação marcante de escaras e despigmentação. Em raros casos, as infecções secundárias são graves e os animais são submetidos à eutanásia.[3]

Patologia clínica e achados de necropsia

As amostras para cultura microbiológica do tecido, microscopia eletrônica ou testes de transmissão cutânea são mais bem obtidas

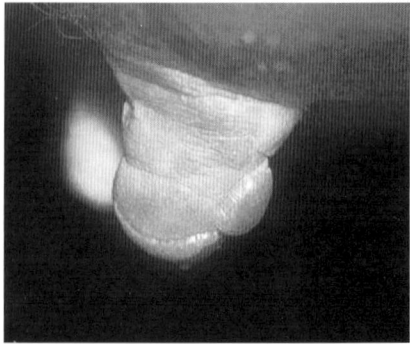

Figura 20.8 Vesículas no teto anterior esquerdo de uma novilha da raça Holstein com mamilite herpética aguda. As vesículas, friáveis, são os primeiros sinais da infecção. (Esta figura encontra-se reproduzida em cores no Encarte.)

de vesículas iniciais, com o uso de seringa, ou de úlceras ou lesões bucais iniciais, por meio de suabe. O isolamento do vírus pode ser difícil quando as lesões se formaram há mais de 7 dias e quando se fez uso intensivo de desinfetantes de tetos, como a solução à base de iodofor.

Para o diagnóstico, mais comumente são utilizados *exames sorológicos*. A presença de alto título sérico de anticorpos neutralizantes contra o vírus, constatado na fase aguda da doença, e uma diminuição ou aumento de quatro vezes do título em amostras pareadas sustentam o diagnóstico. Títulos 1:16 ou maior, para BHV-2, e 1:20, para BHV-4, indicam exposição ao microrganismo. Para fins de diagnóstico, devem ser pesquisados anticorpos contra ambos os vírus. Normalmente não se realiza necropsia; ademais, não há disponibilidade de relato de necropsia em caso de mamilite ulcerativa bovina.

Diagnóstico

Diagnóstico diferencial
O diagnóstico baseia-se nos sinais clínicos em vários animais. O vírus pode ser isolado em líquido aspirado de vesículas, antes que se rompam. Realiza-se teste sorológico para detectar título com aumento de 3 a 4 vezes, mas esse exame não está amplamente disponível; além disso, vários animais apresentam soroconversão no início da doença. A diferenciação entre essa e outras doenças da pele do teto e do úbere é discutida na seção sobre varíola bovina.

Tratamento

Não há tratamento específico e a meta deve ser a formação de crostas que resistam à ação da ordenhadeira. Isso é mais facilmente obtido pela aplicação de uma pomada antisséptica hidrossolúvel, imediatamente antes da colocação das teteiras, seguida de aplicação de uma loção adstringente, como o corante triplo (verde brilhante, hemissulfato de proflavina e cristal violeta), logo após a ordenha. O cristal violeta tem excelente efeito terapêutico. É provável que as vacas que apresentam espessamento do teto causado por infecção bacteriana secundária desenvolvam mastite clínica e o tratamento dos quartos acometidos é pouco efetivo.

Controle

Mesmo com o isolamento dos animais infectados e a higiene rigorosa no ambiente de ordenha, há pouco efeito na propagação da doença. A ordenha das novilhas, primeiramente, também tem mínima influência na disseminação da infecção. Em razão de sua boa atividade viricida, recomenda-se o uso de solução desinfetante à base de *iodofor* nas salas de ordenha, a fim de evitar a propagação da infecção. Em novilhas, a redução da ocorrência e da gravidade do *edema no período periparto* pode amenizar a gravidade da mamilite herpética. A inoculação natural do vírus distante dos tetos causa lesão local e boa imunidade, mas isso não foi avaliado como um procedimento de controle da infecção.

REFERÊNCIAS BIBLIOGRÁFICAS
1. Campos FS, et al. Vet Microbiol. 2014;171:182.
2. Torres FD, et al. Res Vet Sci. 2009;87:161.
3. Kemp R, et al. Vet Rec. 2008;163:119.

Lesões do úbere de vaca, exceto mastite

Impetigo do úbere

O *impetigo do úbere*, causado por *S. aureus*, caracteriza-se por pequenas pústulas com 2 a 4 mm de diâmetro, na base dos tetos; elas podem se propagar por todo o teto e na pele da glândula mamária. É uma doença importante porque causa desconforto, está comumente associada com mastite estafilocócica, às vezes se propaga pelas mãos dos ordenhadores e pelo fato de ser frequentemente confundida com varíola bovina. Em geral, as lesões se apresentam como pequenas pústulas (2 a 4 mm de diâmetro), mas em alguns animais elas se propagam até o tecido subcutâneo e tomam a forma de furúnculos. O local mais comumente acometido é a pele desprovida de pelos, na base dos tetos; contudo, as lesões podem se propagar, a partir desse local, aos tetos e ao úbere. Parece que a disseminação da infecção no rebanho acontece durante a ordenha; uma grande quantidade de animais pode ser infectada em um período relativamente longo. O emprego de procedimentos sanitários adequados, como a imersão dos tetos em solução germicida após a ordenha, a lavagem dos tetos antes da ordenha e o tratamento das lesões individuais com uma pomada antisséptica, como descrito anteriormente, geralmente impede a propagação da doença a outros animais. Uma medida auxiliar é a vacinação de todas as vacas do rebanho com uma bacterina autógena produzida a partir de *S. aureus*, sempre presente nas lesões. Obtém-se boa imunidade por, aproximadamente, 6 meses; todavia, a menos que se adotem medidas de saneamento satisfatórias, ocorre recidiva da doença.

Na Noruega, acredita-se que feridas da pele de tetos de vacas caracterizadas pela presença de *S. aureus*, e denominada *"feridas de verão da pele de tetos de vacas"*, sejam causadas pela penetração do nematódeo *Stephanofilaria* spp. através da pele. O diagnóstico diferencial de lesões discretas da pele dos tetos de vacas é discutido na seção sobre varíola bovina.

Dermatite da dobra cutânea do úbere

Em bovinos, uma doença clínica grave causada por *dermatite da dobra cutânea do úbere (podridão do úbere, seborreia da dobra cutânea)* é mais comum em novilhas leiteiras recém-paridas. As lesões se instalam em três locais da glândula mamária: entre as metades do úbere (mastite da dobra cutânea do úbere), na linha média ventral imediatamente cranial ao úbere e na face dorsocaudal lateral da glândula mamária, em contato com a face medial da coxa. Quase sempre as lesões são detectadas durante a apara dos cascos ou a ordenha e seu diagnóstico é claramente subestimado – estudos transversais realizados na Suécia e nos Países Baixos detectaram lesões na face cranial do úbere em 18% de 1.084 vacas pertencentes a 30 rebanhos leiteiros e em 5% de 948 vacas de 20 rebanhos leiteiros, respectivamente.[1,2] A ocorrência de dermatite da dobra cutânea da glândula mamária é mais comum em vacas-leiteiras mais velhas, em vacas-leiteiras de maior produção e em vacas com úbere profundo em relação ao jarrete, com quartos mamários anteriores grandes e com pequeno ângulo entre o úbere e a parede abdominal.[1,2] Embora a etiologia permaneça incerta, aventa-se a possibilidade de que a bactéria causadora de dermatite digital está associada com a ocorrência de dermatite da borda cutânea da glândula mamária.[3]

Acredita-se que o edema de úbere tenha importante participação no desenvolvimento de lesões na face dorsocaudal lateral da glândula mamária porque ele é mais comum em novilhas leiteiras, no período periparto, e é tipicamente mais grave. A etiologia das lesões dorsocaudais laterais em novilhas pode ser diferente daquela de lesões da face cranial do úbere, em vacas mais velhas.

Nas lesões presentes nos três sítios anatômicos, verifica-se grau variável de inflamação e efusão sebácea. Em poucos casos, é possível ocorrer extensa necrose cutânea, caracterizada por marcante odor pútrido. A irritação e a dor causadas pela lesão dorsocaudal lateral podem fazer a vaca parecer claudicante ao caminhar; o animal pode tentar lamber o local da lesão. O desprendimento da pele oleosa e fétida faz surgir uma área exposta abaixo dele, a qual cicatriza em 3 a 4 semanas. Há relatos casuais de propagação da infecção às veias subcutâneas, resultando em hemorragia grave e morte.[2]

Novilhas recém-paridas que apresentam lesões na face dorsocaudal lateral do úbere se beneficiam com a regressão do edema de úbere e o desbridamento mecânico utilizando uma toalha puxada repetidamente de um lado a outro da região inguinal. Nos casos avançados, utiliza-se uma cureta para tecido mole a fim de facilitar o desbridamento de material necrosado, após o posicionamento da vaca em decúbito dorsal ou em decúbito lateral e elevação dos membros pélvicos, de modo que a região inguinal possa ser adequadamente visualizada (Figura 20.9).

A eficácia do tratamento tópico é desconhecida. As lesões presentes nos outros dois locais anatômicos geralmente são assintomáticas e a eficácia do tratamento também é desconhecida.

Leite sanguinolento (hematoma de glândula mamária)

Geralmente, a presença de sangue no leite indica ruptura de um vaso sanguíneo da glândula por trauma direto (como acontece quando a vaca fica presa no alto de uma

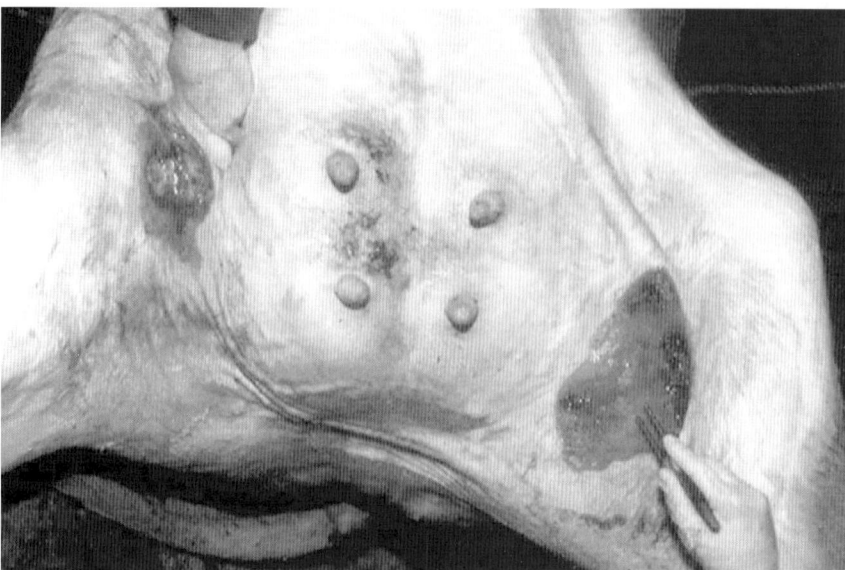

Figura 20.9 Cicatrização de dermatite da dobra cutânea do úbere localizada na face dorsocaudal lateral da glândula mamária de uma novilha da raça Holstein-Friesian. A novilha está posicionada em decúbito dorsal. Camadas lisas de tecido de granulação se desenvolvem 1 semana após o desbridamento agressivo das áreas focais de dermatite. (Esta figura encontra-se reproduzida em cores no Encarte.)

cerca de madeira ou no caso de coice) ou, mais comumente, da hemorragia capilar em novilhas com edema de úbere. Embora nessa última condição o sangramento geralmente cessa em 2 a 3 dias, ele pode persistir além desse tempo e o leite torna-se impróprio para o consumo humano. A coloração do leite varia de rosa-pálido a marrom-achocolatado escuro, podendo ainda ser notada 7 a 8 dias após o parto. Raramente, a perda de sangue pode ser suficientemente grave para necessitar de tratamento de choque hemorrágico (ver Capítulo 4). Em geral, a ocorrência de casos de leite sanguinolento é esporádica, mas há relato de rebanhos com mais de 50% das vacas acometidas; nesses rebanhos, não foram detectados defeitos de coagulação.

Com frequência, exige tratamento, embora a vaca não apresente nenhuma outra anormalidade clínica. A administração intravenosa de borogliconato de cálcio ou de coagulantes de uso parenteral, como formaldeído intravenoso (ver Capítulo 5), é amplamente utilizada, mas não há estudo sobre a eficácia desses procedimentos; ademais, é difícil acreditar que o tratamento seja efetivo. Pode ser difícil retirar os coágulos por meio de ordenha, mas geralmente são eliminados facilmente quando quebrados, comprimindo-os no interior dos tetos. Às vezes, a presença de leite sanguinolento nos quatro quartos mamários, exceto quando ocorre imediatamente após o parto, deve levar à suspeita de leptospirose ou de doenças acompanhadas de extensa lesão capilar.

Edema de úbere

O edema de úbere por ocasião do parto é fisiológico, mas pode ser suficientemente grave para ocasionar edema do abdome ventral, além do úbere e dos tetos, em vacas-leiteiras e, ocasionalmente, em éguas. Na maioria dos casos o edema desaparece 1 a 2 dias após a parição, mas quando é extenso e persistente pode interferir na amamentação e na ordenha. O edema de úbere é simétrico e se estende cranialmente da glândula mamária até o abdome ventral (Figura 20.10). A presença de tumefação assimétrica no abdome ventral deve alertar o veterinário para a possibilidade de hematoma da veia mamária ou tromboflebite nesse vaso sanguíneo secundária à injeção intravenosa. O tecido envolvido se mostra mais frio à palpação do que a pele que o circunda e a digitopressão da tumefação indica sinal de Godet positivo. Nos casos graves, o edema se estende em direção dorsocaudal até a região perineal. Foi elaborada uma escala de gravidade de 0 a 10, para vacas-leiteiras, que pode ser utilizada na avaliação dos efeitos do tratamento (Tabela 20.7).

Tabela 20.7 Escala para estabelecer a gravidade do edema de úbere.

Escore	Definição
0	Sem edema aparente
1	Edema na base do úbere, ao redor de um ou dois quartos mamários
2	Edema na base do úbere, ao redor de dois ou três quartos mamários
3	Edema que recobre a metade inferior do úbere
4	Edema que começa a se estender para a linha média e o umbigo
5	Grande acúmulo de líquido ao longo da linha média e umbigo
6	Edema que recobre todo o úbere. Não é possível visualizar a dobra do ligamento suspensor médio
7	Acúmulo de líquido na linha média, que se estende até a região peitoral
8	Acúmulo de líquido na linha média, que se estende dorsalmente; a veia abdominal subcutânea é indistinguível
9	Acúmulo de líquido que se estende até os membros posteriores
10	Edema grave; grande acúmulo de líquido na vulva; edema extenso em todas as regiões mencionadas anteriormente

Fonte: Tucker WB et al. J Dairy Sci 1992; 75:2382.

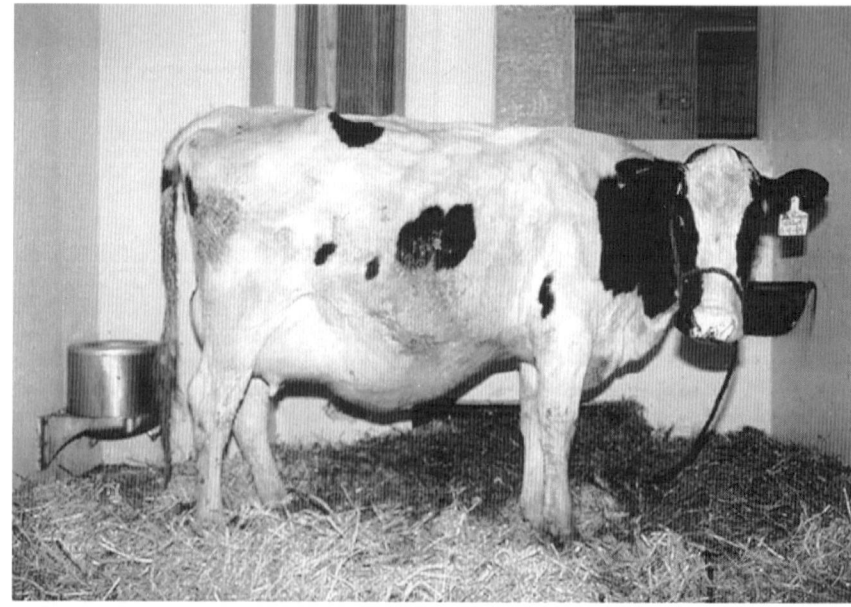

Figura 20.10 Edema de úbere em uma novilha da raça Holstein-Friesian de 2 anos de idade que pariu há alguns dias. Notar a extensão do edema em sentido cranial ao úbere. Esse edema de úbere apresenta escore 5/10. (Esta figura encontra-se reproduzida em cores no Encarte.)

Em vacas da raça Jersey, o edema é um sinal clínico marcante na constrição retovaginal hereditária, e é discutido na seção que trata dessa anormalidade.

O *edema de úbere é mais grave em novilhas leiteiras, no período periparto*; mas seu mecanismo de desenvolvimento não está bem esclarecido. Hipoproteinemia não é uma condição precursora de edema do úbere. Um estudo epidemiológico detectou maior risco de edema do úbere em novilhas leiteiras que parem no inverno; naquelas mais altas, considerando a altura até a cernelha; e naquelas que pariram um bezerro, macho.[4]

Há uma recomendação comum no sentido de limitar a quantidade de grãos fornecidos nas últimas semanas de gestação; há evidência de que o fornecimento intensivo de grãos predispõe ao edema do úbere, ao menos em novilhas. O consumo de alto teor de sódio ou potássio aumenta a incidência e gravidade do edema de úbere, especialmente em fêmeas bovinas estabuladas; quase sempre o edema desaparece quando as vacas retornam à pastagem. Em alguns rebanhos, há indício de que o edema de úbere pode ser hereditário, e acredita-se que vale a pena excluir do grupo de reprodutores os touros pais de fêmeas que desenvolveram edema. Essa tendência pode ser mediada pela complexa interação entre os esteroides sexuais, os quais, acredita-se, estão envolvidos na etiologia do edema. Também ocorre redução do fluxo sanguíneo e aumento da pressão sanguínea na veia epigástrica superficial, ou veia do leite, em vacas com edema crônico, por um mecanismo ainda não identificado.

Uma forma discreta de edema de úbere é a presença de placa firme localizada ao longo do abdome ventral, imediatamente cranial ao úbere, em novilhas, após o parto. Isso é comum e relativamente insignificante, mas pode interferir na ordenha ou na cicatrização da incisão cirúrgica do abdome ventral para correção de deslocamento do abomaso à esquerda. Caso ocorra edema de úbere discreto, repetidamente em várias lactações, ele pode acarretar espessamento permanente da pele (escleroderma) da face lateral da glândula mamária. Aplicação de compressa quente, massagem e pomada são úteis na redução da consistência firme e do edema. Uma forma crônica da doença foi relatada na Nova Zelândia, mas não se propôs, de modo confiável, nenhum agente etiológico.

Se o edema de úbere for grave, recomenda-se um ou mais dos tratamentos empíricos a seguir. Iniciar a ordenha alguns dias antes da parição; contudo, o colostro de novilhas deve ser descartado porque, possivelmente, não apresenta boa qualidade. Após o parto, recomendam-se ordenhas frequentes e uso de diurético. Parece que os corticosteroides não propiciam nenhum benefício. Em grande número de casos, o uso de acetazolamida (1 a 2 g 2 vezes/dia VO ou parenteral, durante 1 a 6 dias) mostra excelente resultado, quase sempre com o desaparecimento do edema dentro de 24 h. A administração de clortiazida (2 g 2 vezes/dia VO, ou 0,5 g 2 vezes/dia IV ou intramuscular, durante 3 a 4 dias) também é efetiva. A furosemida é o diurético mais potente e, nos casos graves de edema de úbere, deve ser administrada por via parenteral (1 mg/kg PC IM ou intravenosa; 5 mg/kg PC VO), porém o uso prolongado pode resultar em hipopotassemia, hipocloremia e alcalose metabólica. O uso de diurético antes da parição pode ser perigoso, caso ocorra perda de volume considerável de líquido. No caso de rebanho-problema, a detecção da causa frequentemente é difícil.

Há relato de "surto" de edema de úbere em ovelhas. As fêmeas acometidas não apresentavam febre, mantinham-se alertas e eram clinicamente normais, exceto pela aparência do úbere que, dentro de 24 h após o parto se mostrava esbranquiçado, frio e firme, com edema. O leite era macroscopicamente normal e nos testes laboratoriais não se detectou anormalidade. A maioria das ovelhas se recuperou dentro de 5 a 10 dias após a parição.

Úbere de consistência firme, ou mastite "endurecida", é tratado, em cabras, no tópico sobre Síndrome artrite-encefalite caprina e, em ovelhas, no tópico sobre a Doença Maedi-Visna.

Ruptura dos ligamentos suspensores do úbere

A ruptura dos ligamentos suspensores do úbere é mais comum em vacas adultas; essa ruptura é gradativa, ao longo de vários anos. Acredita-se que a causa seja o grave edema de úbere que se instala por ocasião da parição; o peso excessivo do úbere provoca a ruptura das estruturas de fixação da glândula mamária, especialmente do ligamento suspensor médio. Como consequência, os tetos das vacas acometidas não se alinham verticalmente e se posicionam mais lateralmente. Quando ocorre ruptura aguda do ligamento supensor, imediatamente antes ou após o parto, constata-se marcante rebaixamento da posição do úbere, que se torna edemaciado e duro, com os tetos desviados lateralmente; e nota-se exsudação cutânea serosa. Verifica-se grave edema na base do úbere. Essa condição pode ser confundida com mastite gangrenosa ou com ruptura abdominal causada por hidropisia alantoide, se o exame físico for superficial. Pode-se obter alívio parcial com o emprego de um aparelho suspensor, porém não ocorre recuperação completa.

Agalactia

A principal causa de agalactia em animais pecuários é a síndrome da disgalactia pós-parto (PPDS; acrônimo de *Pospartum Dysgalactia Syndrome*) em porcas, antigamente denominada síndrome mastite-metrite-agalactia (MMA), discutida posteriormente neste capítulo. Os princípios gerais que se aplicam à PPDS também se aplicam aos casos menos comuns de agalactia notados em todas as espécies. Constata-se ausência parcial ou total do fluxo de leite, em uma ou mais glândulas mamárias. A enfermidade é de grande importância em marrãs e porcas, embora seja detectada, ocasionalmente, em vacas. A importância da doença em marrãs e porcas se deve ao fato de que os leitões são muito suscetíveis à hipoglicemia. A síndrome pode ser decorrência da falha ou ausência de descida do leite.

As causas de *falha na descida do leite* incluem: condições doloridas do teto; dentes afiados dos leitões; mamilos invertidos, que interferem na amamentação; falha primária na ejeção do leite, especialmente em marrãs; e congestão e edema excessivo do úbere. Em muitas porcas, o principal distúrbio parece ser a histeria, que é facilmente controlada com o uso de medicamentos tranquilizantes. O tratamento da condição primária e a administração parenteral de ocitocina, repetida se necessário, geralmente são procedimentos adequados.

O *ergotismo* pode ser uma causa específica de agalactia em porcas, relatado em animais alimentados com painço contaminado por *Claviceps purpurea* (esporão-do-centeio).

São constatadas aparentes *anormalidades hormonais*, especialmente em vacas. Notam-se casos esporádicos em vacas que pariram normalmente e têm glândula mamária normal, repleta de leite, mas que apresenta falha na descida do leite quando normalmente estimulada. Em geral, uma única injeção de ocitocina é suficiente para iniciar a descida do leite. Em raros casos, são necessárias injeções repetidas em ordenhas sucessivas. Há relato de ocorrência dessa anormalidade em diversas vacas de um rebanho. As vacas se encontravam sob forte estresse, por diversas razões, e apresentavam redução da concentração sérica de cortisol. Em novilhas e marrãs, pode haver ausência total de desenvolvimento mamário e, em tais casos, é provável que nenhum tratamento seja efetivo. Em fêmeas que tiveram lactações anteriores normais, recomenda-se a administração parenteral de gonadotrofina coriônica, mas frequentemente não se obtém melhora aparente.

Éguas que pastejam festuca podem apresentar falha na lactação após o parto, em razão da inibição da liberação de prolactina.

Síndrome da baixa produção de leite

Trata-se de uma síndrome que acomete o rebanho, na qual a produção de leite diminui abruptamente, sem que haja qualquer evidência de doença clínica, especialmente mastite, ou privação óbvia de alimento ou água. Estresse pelo calor (especialmente a combinação de calor e umidade), intoxicação por festuca no verão e leptospirose causada por *Leptospira hardjo* são as causas mais comuns.

Síndrome do baixo teor de gordura no leite

Nessa síndrome, nota-se redução do teor de gordura no leite, frequentemente para menos de 50% do conteúdo normal, embora o volume de leite produzido se mantenha normal. Essa síndrome é uma causa relevante de perda de produtividade em vacas de alta produção. O leite de vacas com acidose ruminal contém baixo teor de gordura.[5] A causa parece ser um aumento na concentração de ácido linoleico conjugado na dieta, com subsequente redução da lipogênese na glândula mamária.[6] Fornecimento de ácidos graxos poli-insaturados na ração das vacas e alteração na fermentação ruminal resultam em bio-hidrogenação do ácido linoleico (abundante em óleos e sementes) e produção de ácidos graxos intermediários, no rúmen. Esses ácidos graxos hidrogenados de modo incompleto são absorvidos no sangue e inibem a lipogênese.[7] É uma ocorrência mais frequente em vacas que recebem dieta com baixo teor de fibras, por exemplo, pastagem irrigada viçosa, ou ração à base de grãos moídos muito finos ou fornecida na forma de alimento peletizado. O tratamento envolve a administração de bicarbonato de sódio ou de óxido de magnésio, que aumenta a digestibilidade das fibras e, consequentemente, a proporção propionato:acetato. O óxido de magnésio também aumenta a atividade da lipoproteína lipase na glândula mamária, bem como a absorção de triglicerídeos plasmáticos no úbere.[8]

REFERÊNCIAS BIBLIOGRÁFICAS

1. Persson Waller K, et al. J Dairy Sci. 2014;97:310.
2. Olde Riekerink RGM, et al. J Dairy Sci. 2014;97:5007.
3. Stamm LV, et al. Vet Microbiol. 2009;136:192.
4. Melendez P, et al. Prev Vet Med. 2006;76:211.
5. Atkinson O. Cattle Pract. 2014;22:1.
6. Gulati SK, et al. Can J Anim Sci. 2006;86:63.
7. Dubuc J, et al. Point Veterinaire. 2009;40:45.
8. Radostits O, et al. Low milk fat syndrome. In: Veterinary Medicine: A Textbook of the Diseases of Cattle, Horses, Sheep, Pigs, and Goats. 10th ed. London: W.B. Saunders; 2006:1686.

Eletricidade "livre" ou "de escape" como causa de falha na descida do leite

A presença de corrente elétrica livre é comum nas salas de ordenha, especialmente naquelas construídas recentemente. A ocorrência do problema é mais comum quando um rebanho é transferido para um novo abrigo; contudo, também ocorre após modificações ou consertos de instalações e equipamentos elétricos e da fiação ou com seu desgaste natural. Tem-se corrente elétrica de escape em partes metálicas da construção, muitas delas interconectadas. As vacas são muito sensíveis à corrente elétrica, mesmo de pequena amperagem; isso acontece porque elas têm bom contato, frequentemente com metal e piso de concreto úmidos. Em geral, os funcionários da sala de ordenha não sentem choque porque costumam usar botas de borracha. A voltagem pode ser tão baixa que não desperta muito interesse da empresa local responsável pelo fornecimento de energia elétrica; pode ser necessária a assistência de um técnico autônomo para realizar o teste, que deve ser feito enquanto a ordenhadeira mecânica estiver em funcionamento. Os efeitos da eletricidade livre na sala de ordenha podem ser:

- Eletrocussão fatal, animais atordoados e inconscientes, escoiceamentos violentos quando o animal entra em contato com metais eletrificados, como relatado no tópico sobre eletrocussão
- Agitação, micção frequente, defecação, falha na descida do leite e lambidas frequentes na água do bebedouro, mas se recusando a bebê-la, em sistema de criação *tie-stall*; o comportamento anormal pode ser notado apenas quando a vaca se encontra em uma posição ou postura particular
- Animais alertas, assustados e ansiosos, que permanecem imóveis e se recusam a entrar na sala de ordenha
- Falha na descida do leite e consequente redução na produção de leite e exacerbação de mastite subclínica existente, ocasionando o surgimento de sinais clínicos.

A despeito das várias observações de campo dessas anormalidades, a aplicação experimetal de uma corrente elétrica alternada de até 8 mA resulta em alterações de comportamento, mas não interfere na produção ou descida do leite. No Capítulo 4 há informações adicionais a respeito de eletricidade "de escape".

Diretrizes recomendadas para a detecção de problemas de eletricidade "livre" são mostradas na Tabela 20.8. Para facilitar o entendimento, pode-se considerar que as vacas manifestam comportamento anormal quando a eletricidade "livre" excede 1 V de corrente alternada, embora 2 V e corrente elétrica de 3,6 a 4,9 mA não ocasionam redução na produção de leite. O limiar máximo de segurança é 0,35 V de corrente alternada. É preciso um voltímetro apropriado para a avaliação e, na maioria das vezes, é necessária a assistência de um eletricista qualificado para resolver o problema.

Tabela 20.8 Detecção de problemas decorrentes de eletricidade "livre" com base na diferença de voltagem entre dois pontos que podem ser acessados por um animal, com o fluxo de corrente resultante.

Normal	0 a 0,5 V
Suspeito, como possível causa do comportamento anormal	1 a 2 V
Possíveis reações comportamentais moderadas	1,5 a 3 V
Provavelmente, reações comportamentais	> 3 V

As estimativas são apenas referências; há variação marcante entre os animais. V: volts.

O desenvolvimento de voltagens nas partes metálicas da sala de ordenha pode ser decorrência de vários fatores. Curto-circuitos óbvios devido à fiação elétrica defeituosa são as causas menos comuns. A maioria dos casos se deve ao acúmulo de voltagens relativamente baixas em consequência da maior resistência no sistema de aterramento e, assim, neutra para as voltagens do solo. As causas do acúmulo incluem sistema de aterramento inapropriado, barras de aterramento muito curtas para alcançar o lençol freático ou em número insuficiente, ou estações secas nas quais ocorre rebaixamento do nível do lençol freático. O problema pode ser intermitente e até mesmo sazonal, dependendo de condições climáticas que favoreçam a passagem de corrente através da vaca, como uma forma alternativa de aterramento.

Neoplasias de glândula mamária

A neoplasia mais comum constatada nos tetos das vacas é a papilomatose viral. Os papilomas representam um problema estético e podem atuar como reservatório de microrganismos causadores de mastite, na pele do teto. Essa anormalidade é discutida mais detalhadamente no tópico sobre papilomatose. Casos semelhantes de papilomatose são verificados na pele do teto e do úbere de cabras lactantes da raça Saanen. Raramente, essas lesões podem progredir para carcinoma de célula escamosa de baixo grau de malignidade.

As neoplasias de glândula mamária de vacas são extraordinariamente raras. Em um relatório elaborado pelo Departamento de Agricultura dos EUA, no ano de 1945, consta que examinados 13 milhões de úberes de vacas e não se constatou evidência macroscópica de câncer. Há alguns relatos isolados de fibrossarcoma, carcinoma e fibroadenoma de glândula mamária, em vacas.[1] Há raros relatos de carcinoma em cabras; adenoma e carcinoma são muito raros em ovelhas.[1,2] Ocasionalmente, ocorre carcinoma mamário maligno em éguas. A taxa extremamente baixa de neoplasias de glândula mamária em fêmeas ruminantes é atribuída, principalmente, à dieta herbívora e, também, porque muitos ruminantes são abatidos antes de atingir a meia-idade.[1] Outra razão para essa baixa taxa é que as fêmeas ruminantes mantidas em rebanhos de vacas ou de ovelhas são minimamente expostas aos estrógenos durante a vida, pois passam a maior parte da vida reprodutiva prenhes ou sem manifestar ciclo estral.

Anomalias congênitas do teto e do úbere

As anomalias esporádicas comuns em vacas incluem tetos supranumerários, tetos fundidos com duas aberturas dos canais em uma única cisterna, hipomastia, ausência de canal e cisterna do teto e ausência de uma comunicação entre a cisterna do teto e a cisterna da glândula mamária; em porcas, é comum notar tetos insuficientes e invertidos. Em novilhas das raças Simental e Pardo-Suíça, é comum notar tetos supranumerários (até 33%), os quais são removidos mediante cirurgia. Uma alta prevalência de anomalias congênitas é relatada em búfalas da raça Murrah; em vacas, suspeita-se de hipomastia, tetos rudimentares e angulação de tetos de origem hereditária.

Tradicionalmente, é preciso que as porcas tenham pelo menos 12 tetos funcionais; possivelmente, as porcas com número inferior são excluídas do grupo de reprodutoras. As razões para o déficit de tetos incluem anormalidades hereditárias (o número de tetos é altamente influenciado pela característica hereditária), tetos mal-localizadas (geralmente em uma região abdominal posterior inacessível aos leitões) ou sua distribuição desigual, inversão dos tetos congênita ou adquirida resultante de uma lesão, vestígios de mamilos carentes de lúmen, cisterna ou glândula, e oclusão de tetos de tamanho normal. Em porcas, a inversão dos tetos pode ser consequência da ausência da projeção do mamilo, em que o canal do teto se abre abre diretamente na cisterna da glândula mamária.

LEITURA COMPLEMENTAR

Reinemann DJ. Stray voltage and milk quality. A review. Vet Clin North Am Food Anim Pract. 2012;28:321-345.

REFERÊNCIAS BIBLIOGRÁFICAS

1. Mihevc SP, Dovc P. Mammary tumors in ruminants. Acta Argic Slovenica. 2013;102:83.
2. McElroy MC, Bassett HF. J Vet Diagn Invest. 2010; 22:1006.

ALERGIA AO LEITE

Com frequência, os sintomas de alergia, principalmente urticária, são manifestados pelas vacas durante períodos de retenção de leite. A maioria desses sintomas surge por ocasião da secagem. Vacas da raça Channel Island são mais suscetíveis, sendo possível a recidiva da doença na mesma vaca nos períodos de secagem subsequentes; é quase certo que a causa é hereditária, como uma característica familiar.

Os principais sinais clínicos estão relacionados à pele. Nota-se urticária, que pode ser vista apenas nas pálpebras ou ter distribuição generalizada. Também pode-se notar ereção dos pelos localizada ou generalizada. É possível observar tremores musculares marcantes, angústia respiratória, tosse frequente, inquietação ao ponto de escoicear o abdome e se lamber violentamente, bem como emitir berros muito altos. Outras vacas podem apresentar apatia, decúbito, andar arrastando as patas, ataxia e, posteriormente, incapacidade para se levantar. A temperatura corporal e a frequência de pulso geralmente são normais ou discretamente elevadas, mas a frequência respiratória pode estar tão aumentada quanto 100 movimentos/minuto.

É possível obter o diagnóstico de alergia ao leite por meio da injeção intradérmica de um extrato de leite da própria vaca. Nota-se reação positiva com o uso de leite tão diluído quanto 1:10.000; ocorre um espessamento edematoso dentro de minutos após a injeção. Durante um episódio de alergia, outras ocorrências clinicopatológicas notadas são eosinopenia, neutrofilia e hiperfosfatemia.

Em geral, ocorre recuperação espontânea, mas os anti-histamínicos são efetivos, especialmente quando administrados precocemente e repetidos em intervalos curtos, ao longo de 24 h. Geralmente, a prevenção implica evitar retenção de leite em vacas suscetíveis, porém em muitos casos é preferível realizar o descarte do animal.

MASTITE EM OVELHAS

Etiologia

A maioria dos casos de mastite clínica é provocada por S. aureus ou Mannheimia spp. (predominantemente M. haemolytica e M. glucosida, mas também M. ruminalis). Cada um desses microrganismos é responsável por cerca de 40% dos casos em ovelhas que amamentam cordeiros lactentes destinadas à produção de carne ou lã; em ovelhas leiteiras, há maior prevalência de S. aureus, que causa cerca de 80% dos casos clínicos.[1,2] Também S. agalactiae é importante, além de outras bactérias, incluindo estafilococos coagulase-negativa (frequentemente associado à infecção subclínica persistente e alta CCS), E. coli, H. somni (antigamente denominado H. ovis), Clostridium perfringens tipo A, Pseudomonas spp., C. pseudotuberculosis e E. fecalis. Acholeplasma oculi é predominantemente isolado de casos de oftalmia contagiosa, mas pode causar mastite e agalactia.

Outro importante agente etiológico é M. agalactiae, que causa agalactia contagiosa; esse microrganismo é descrito no tópico referente a essa doença.

Epidemiologia

Ocorrência

Em ovelhas, a maioria dos casos de mastite clínica ocorre até 4 a 8 semanas após o parto ou logo após o desmame. Em comparação com as ovelhas estabuladas, aquelas mantidas em pastagem apresentam menor prevalência da doença que é causada, predominantemente, por M. haemolytica ou Staphylococcus spp. Vários casos estão associados com lesão do teto de qualquer natureza, como acontece em ovinos estabulados em pisos ásperos.

A taxa de ocorrência anual média de mastite clínica em ovelhas criadas em pastagem é de apenas cerca de 2%; contudo, a mastite pode ser responsável por até 10% do total de mortes de ovelhas. Mais de 30% das ovelhas leiteiras podem apresentar mastite subclínica.

As formas de perda de leite em ovelhas são as mesmas mencionadas para as vacas leiteiras: menor produção de leite; baixa qualidade do leite, condição que pode influenciar negativamente a produção de queijo; e descarte das ovelhas acometidas. Nas raças de ovinos destinadas à produção de carne ou lã, as perdas mais notáveis se devem à morte das ovelhas, geralmente em decorrência de mastite gangrenosa, e ao reduzido crescimento e morte de cordeiros. Quando os cordeiros lactentes têm acesso à alimentação suplementar, o efeito da mastite subclínica no desempenho dos cordeiros é desprezível.

Em vários países, nota-se expansão da indústria que utiliza leite de ovelhas; assim, qualquer condição que interfere negativamente na quantidade e qualidade do leite de ovelhas, especialmente do leite destinado à produção de queijo, ocasiona perda financeira. Na Grécia, onde o leite de ovelha é utilizado na produção do queijo feta, a prevalência de mastite subclínica nos rebanhos varia de 29 a 43%, com isolamento de estafilococos coagulase-negativa e S. aureus em 44% e 33% das amostras de leite, respectivamente.

Mastite estafilocócica

O patógeno causador de mastite em ovelhas mais prevalente é S. aureus. Em ovelhas, a taxa de ocorrência de mastite clínica pode ser tão alta quanto 20% e a taxa de mortalidade varia de 25 a 50%. As metades mamárias infectadas de ovelhas que sobrevivem à doença geralmente progridem para necrose e destruição da glândula. A mastite crônica pode causar redução de 25 a 30% na produção de leite nas metades do úbere acometidas. Consequentemente, essa doença é muito importante em países como a Grécia, em que o leite de ovelha é um componente importante da dieta dos humanos. Provavelmente, a doença se propaga a partir de material de cama contaminado e a porta de entrada do microrganismo é a lesão de teto causada por cordeiros lactentes. A estabulação intensiva pode estar associada com maior prevalência de lesões, possivelmente devido à amamanetação cruzada por cordeiros com infecção bucal ou nasal.[3]

Outro estafilococo causador de mastite em ovelhas é S. epidermidis; muitas metades da glândula mamária clinicamente normais apresentam alta taxa de infecção por estafilococos coagulase-negativa. A infecção experimental por S. chromogenes provoca mastite clínica, por S. simulans causa mastite subclínica e por S. xylosus induz um aumento transitório da CCS.

Mastite causada por Mannheimia

A mastite hiperaguda gangrenosa causada por Mannheimia spp. é uma infecção comum. M. haemolytica e M. glucosida podem ser isoladas de metades mamárias acometidas e a doença pode ser experimentalmente reproduzida mediante a infusão intramamária de cultura de microrganismos. S. aureus, T. pyogenes e estreptococos quase sempre estão presentes como invasores secundários.

A mastite causada por *Mannheimia* ocorre, esporadicamente, no oeste dos EUA, Austrália e Europa; acomete ovelhas mantidas em sistemas de criação que variam desde pastagem aberta até estabulação fechada. A doença é mais comum em ovelhas que amamentam cordeiros grandes, com até 3 meses de idade. Acredita-se que a infecção ocorra em decorrência de lesões dos tetos, provavelmente causadas pela sucção muito vigorosa do cordeiro. A ocorrência da infecção não está relacionada à higiene; vários surtos ocorrem em ovelhas criadas em pastagem. No entanto, em razão do comportamento dos ovinos (utilizam "acampamento de ovinos" à noite, com cama já utilizada por outros animais), é possível que esses locais sejam contaminados, favorecendo a transmissão da bactéria pelo contato dos tetos com o solo ou a cama contaminada. Nota-se alta diversidade entre os isolados de *Mannheimia*, sendo possível que ocorra transmissão horizontal pelos cordeiros lactentes.[4]

Mastite estreptocócica

Pode ser reproduzida mediante a infusão intramamária de *S. agalactiae*; ocorre naturalmente em ovelhas leiteiras. A infecção se origina no úbere infectado; é transferida para a pele do teto de outras ovelhas pelos insufladores da ordenhadeira mecânica, pelas mãos de ordenhadores, por toalhas e qualquer outro material que possa atuar como transportador inerte. Ocasionalmente, também são isolados *S. dysgalactiae* e *S. uberis*.

Patogênese

Os mecanismos envolvidos na patogênese da mastite estreptocócica são semelhantes àqueles mencionados para mastite bovina.

Achados clínicos

Em ovelhas leiteiras, a mastite clínica é semelhante àquela verificada em vacas; as formas aguda e subaguda se manifestam como aumento de volume da glândula mamária e presença de leite aquoso e com coágulos. A maioria dos casos clínicos ocorre 2 a 3 semanas após o parto ou por ocasião do desmame e progridem para a forma de mastite gangrenosa, que acomete uma ou as duas metades mamárias.

Mastite estafilocócica

Em ovelhas, esse tipo de mastite é muito parecido com a mastite causada por *M. haemolytica*. Igualmente, são infecções hiperagudas gangrenosas. Quase sempre a ovelha permanece em decúbito e com toxemia grave e a glândula acometida, bem como a área circundante da parede ventral, apresenta coloração azul-esverdeada, sendo fria à palpação. Algumas gotas de líquido sanguinolento claro é tudo o que pode ser ordenhado do úbere. É comum um curso clínico fatal de 1 a 2 dias.

Mastite causada por Mannheimia

A mastite causada por *Mannhemia* é acompanhada de distúrbio sistêmico agudo, com febre alta (40 a 42°C), anorexia, dispneia e toxemia grave, com aumento de volume agudo da glândula mamária e claudicação marcante no lado do úbere acometido. Essa claudicação é um importante sintoma inicial, sendo útil para identificar as ovelhas acometidas em um grupo. No início, o úbere apresenta hipertermia, edema e dor, e o leite tem aspecto aquoso; no entanto, em 24 h a metade glandular se apresenta fria e com coloração preta-azulada, com uma fina linha que delimita o tecido sadio. A secreção mamária é aquosa e avermelhada e contém coágulos. A temperatura diminui após 2 a 4 dias, a secreção cessa completamente e o animal morre devido à toxemia depois de 3 a 7 dias ou sobrevive após o desprendimento da parte gangrenada do úbere. Isso é seguido de formação de abscesso e drenagem contínua de pus. Em geral, apenas um dos lados do úbere é acometido. Nos rebanhos nos quais as ovelhas são acometidas, os cordeiros podem apresentar pneumonia causada pelo mesmo microrganismo.

Mastite causada por clostrídios

C. perfringens tipo A é uma causa rara e altamente fatal de mastite aguda em ovelhas. Os sinais clínicos da infecção envolvem, principalmente, hemólise, sendo caracterizada por hemoglobinúria, icterícia e anemia, além de febre, anorexia e decúbito. A metade mamária acometida apresenta edema, dor e hipertermia e contém uma secreção aquosa amarronzada com flocos.

Mastite e linfadenite caseosa

Lesões supurativas causadas por *Pseudotuberculosis* são comuns em glândulas mamárias de ovelhas, mas geralmente se restringem aos linfonodos supramamários e não há mastite verdadeira. No entanto, pode ocorrer perda funcional da glândula mamária quando a infecção se propaga do linfonodo para o tecido mamário.

Mastite causada por Pseudomonas

Em ovelhas, a mastite de ocorrência natural causada por *Pseudomonas*, geralmente é gangrenosa e letal, acompanhada de claudicação marcante no membro pélvico do lado do úbere acometido. Infusão intramamária de material contaminado e mal-funcionamento da ordenhadeira mecânina são os meios comuns de introdução da infecção.

Patologia clínica

A CCS é um indicador de prognóstico útil na infecção da glândula mamária de ovelhas leiteiras, individuais, embora os limiares da CCS não sejam tão uniformes ou amplamente aceitos, como acontece em vacas-leiteiras.[5,6] A CCS no leite de ovelhas normais varia de 0,5 a 1,0 × 10^6 células/mℓ, com 95% das amostras apresentando contagens < 0,5 × 10^6 células/mℓ. Comparativamente com as vacas, a CCS do leite de ovelhas tende a aumentar mais no final da lactação, mas contagens consecutivas, quando a CCS varia de 0,5 a 1,0 × 10^6 células/mℓ, melhora a confiabilidade diagnóstica do teste. Nas amostras de leite do tanque de resfriamento, contagem de 0,65 × 10^6 células/mℓ indica que 10 a 15% das ovelhas do rebanho apresentam mastite subclínica.[5]

Outros testes incluem o *California Mastitis Test* (CMT), um indicador confiável da CCS, e esfregaços de leite corados por Giemsa ou May-Grunwald, a fim de detectar o tipo e a proporção de células presentes. Infecções iniciais da glândula mamária alteram a proporção de íons no leite; assim, a mensuração da condutividade elétrica pode ser um indicador de mastite. No entanto, há ampla variação no próprio animal e entre os animais, sendo necessários algoritmos específicos que calculam essa variação diária.[7] Ultrassonografia da glândula mamária e dos linfonodos supramamários e termografia do úbere utilizando radiação infravermelha são testes rápidos e sensíveis para a detecção de mastite subclínica em rebanhos leiteiros específicos.[8,9] A infecção de ovelhas pelo vírus Maedi-Visna não altera a CCS do leite.

Achados de necropsia

A aparência macroscópica das glândulas infectadas varia de acordo com o microrganismo envolvido e a duração da infecção. Em geral, é evidente o aumento de volume glandular e a natureza gangrenosa e/ou hemorrágica da mastite ovina aguda fatal. Às vezes, nota-se exsudato purulento, especialmente no caso de infecção crônica causada por *C. pseudotuberculosis*.

Amostras para confirmação do diagnóstico

- Bacteriologia: glândula mamária resfriada, para cultura de microrganismos aeróbicos; cultura de anaeróbicos quando há suspeita de *Clostridium* sp.

Diagnóstio diferencial

A mastite causada por *Mannheimia* é hiperaguda e se assemelha à mastite causada por *Staphylococcus aureus*. Em ovelhas, *Actinobacillus lignieresii* foi incriminado como causa de uma doença semelhante. A mastite supurativa causada por *Corynebacterium pseudotuberculosis* é crônica e não se constatam sinais sistêmicos.

Tratamento

A administração intramamária ou parenteral de antimicrobianos de amplo espectro é efetiva. Embora, provavelmente, as ovelhas necessitem dose intramamária menor do que a utilizada em vacas, é comum o tratamento com infusão intramamária semelhante àquela utilizada em vacas. No entanto, isso resulta em período de carência muito mais longo, durante o qual o leite da metade mamária tratada apresenta um teor de antibiótico muito maior do que o limite aceitável para o consumo humano. O tratamento de ovelhas com mastite hiperaguda gangrenosa requer tratamento sistêmico, mas com frequência não é efetivo e a metade do úbere acometida se desprende várias semanas depois.

Controle

Em rebanhos de ovelhas leiteiras, os programas de controle não são bem definidos, mas se aplicam princípios semelhantes àqueles descritos para vacas-leiteiras. Ele requer a detecção precoce e o tratamento imediato das ovelhas acometidas, com antimicrobianos efetivos. Os resultados da cultura bacteriológica e do teste de sensibilidade antimicrobiana não são disponibilizados de imediato. No entanto, devem ser coletadas amostras de leite, assepticamente, de ovelhas acometidas e de ovelhas não acometidas, de modo a obter informações para as opções de futuro tratamento, com o intuito de examinar até 10 isolados de cada espécie presente.[2] Em ovelhas leiteiras, o tratamento no momento da secagem, com infusão intramamária nas duas metades do úbere, reduz a infecção subclínica e/ou a CCS na lactação seguinte.[10] O tratamento seletivo de ovelhas com CCS consistentemente alta, mais do que o tratamento de todas as ovelhas, é uma estratégia cuja relação custo:benefício é mais favorável, mas esta informação está disponível apenas em fazendas leiteiras bem desenvolvidas. Em rebanhos de ovelhas lactantes com alta prevalência de mastite, o tratamento de ovelha seca no desmame pode ser útil, mas isso requer cuidado e técnica asséptica, de modo a prevenir infecções iatrogênicas.

Com frequência, emprega-se o descarte fenotípico de ovelhas leiteiras ou lactantes acometidas, embora tal procedimento não previna, de modo confiável, novas infecções clínicas ou subclínicas no rebanho. A seleção genética de ovelhas leiteiras com baixa CCS é uma maneira indireta de reduzir a susceptibilidade à mastite e pode ser uma opção a longo prazo para o controle de mastite subclínica. No entanto, para se obter maior sucesso há necessidade de informações confiáveis sobre linhagem, registro de desempenho e estimativa dos valores de produção.[6]

Mastite estafilocócica

Duas bacterinas multivalentes foram liberadas para uso contra mastite estafilocócica em vacas-leiteiras, a Lysigin (EUA) e a Starvac (Europa e Canadá), mas até o momento não foram sistematicamente avaliadas em ovelhas. A primeira, uma bacterina multivalente de célula total lisada, não impediu a infecção, mas abrandou a gravidade da mastite após desafio experimental em novilhas com *S. aureus*. A vacinação não reduziu a CCS, tampouco aumentou a produção de leite ou reduziu a taxa de infecção estafilocócica.[10]

O segundo produto contém uma cepa de *E. coli* inativada. Ela não impede novas infecções estafilocócicas, mas estudos de campo em vacas-leiteiras mostram um menor tempo de transmissão de infecções.[11]

No caso de ovelhas leiteiras, a transferência frequente de áreas de pastagem e o descarte de ovelhas infectadas podem auxiliar na redução da contaminação ambiental e no controle da propagação da infecção.

Mastite causada por *Mannheimia*

Em estudos mais antigos, há relatos de que o uso de soro hiperimune polivalente e de uma vacina autógena contendo *M. haemolytica* morta preveniram infecções intramamárias causadas por *Mannheimia* spp. Mais recentemente, utilizou-se *M. haemolytica* sorotipo 1 em vacinas, na tentativa de controlar doença respiratória em vacas e pasteurelose em ovelhas. No entanto, um fator de virulência primário de isolados de *Mannheimia* spp. é a leucotoxina A (LktA), que pode ter importante participação na imunidade contra doença causada por *Mannheimia* spp. Um estudo comparativo da similaridade da LktA de *Mannheimia* isolada de casos de mastite clínica constatou que a LktA de *M. glucosida* pode ser mais apropriada para uma vacina monovalente do que a LktA de *M. haemolytica*.[12]

LEITURA COMPLEMENTAR

Arsenault J, et al. Risk factors and impacts of clinical and subclinical mastitis in commercial meat-producing sheep flocks in Quebec, Canada. Prev Vet Med. 2008;87:373.

REFERÊNCIAS BIBLIOGRÁFICAS

1. Omaleki L, et al. J Clin Microbiol. 2010;48:3419.
2. Mavrogianni VS, et al. Vet Clin North Am Food Anim Pract. 2011;27:115.
3. Mørk T, et al. Vet Microbiol. 2012;155:81.
4. Omaleki L, et al. J Vet Diagn Invest. 2012;24:730.
5. Fragkou IA, et al. Small Rum Res. 2014;118:86.
6. Riggio V, et al. Small Rum Res. 2015;126:33.
7. Romero G, et al. Small Rum Res. 2012;107:157.
8. Hussein HA, et al. Small Rum Res. 2015;129:121.
9. Martins RFS, et al. Res Vet Sci. 2013;94:722.
10. Spanu C, et al. Small Rum Res. 2011;97:139.
11. Middleton JR, et al. Vet Microbiol. 2009;134:192.
12. Schukken YH, et al. J Dairy Sci. 2014;97:5250.

MASTITE EM CABRAS

S. aureus e *E. coli* são as causas mais comuns de mastite clínica. Outros microrganismos infecciosos, incluindo *Pseudomonas* spp., *S. hyicus* (muito menos patogênico do que *S. aureus*), *S. dysgalactiae*, *S. pyogenes*, *S. intermedius*, *A. pyogenes* e *Bacillus* spp. e, mais raramente, *K. pneumoniae*, *C. pseudotuberculosis*, *M. haemolytica* e *Actinobacillus equuli*, causam reação sistêmica, bem como lesões granulomatosas no úbere e nos pulmões. A prevalência glandular de mastite subclínica por *N. asteroides* em cabras, causada predominantemente pela infecção por estafilococos coagulase-negativa, pode variar de 9 a 65%, embora esses microrganismos estejam, frequentemente, presentes nas metades mamárias clinicamente sadias.[1]

As cabras apresentam CCS intrinsecamente maior do que vacas ou ovelhas, a qual aumenta com a idade e o estágio de lactação; assim, com frequência o leite de cabras pode exceder o limiar legalmente permitido para consumo humano, em algumas jurisdições, na ausência de alta prevalência de mastite clínica ou subclínica.[2]

Mastite também é um importante sintoma que acompanha doenças infecciosas causadas por *M. agalactiae* e *M. mycoides* var. *mycoides*.

Mastite estafilocócica

É o tipo mais comum de mastite em cabras; nas infecções subclínicas, os estafilococos coagulase-negativa podem persistir por até 7 meses.[1] Em um estudo realizado na Nova Zelândia, com mais de 600 cabras de 18 rebanhos, foram isoladas bactérias em 23,3% das glândulas; estafilococos coagulase-negativa (13,4%) e *Corynebacterium* spp. (7,3%) foram os isolados mais comuns.[3] A incidência de novas infecções foi mais elevada no início da lactação e a prevalência de infecções aumentou com a idade.

S. aureus é comumente isolado de glândula com mastite clínica, mas em prevalência muito menor do que estafilococos coagulase-negativa. Em cabras, a patogenia da mastite experimental induzida por *S. aureus* é semelhante àquela induzida em vacas, exceto pela tendência marcante de os estafilococos invadirem e persistirem em focos no tecido interacinar. À semelhança do que acontece em vacas, alguns estafilococos presentes no leite de cabras produzem enterotoxinas, bem como a toxina que causa a síndrome do choque tóxico; assim, podem provocar intoxicação alimentar em humanos. Há disponibilidade de testes de aglutinação em látex para a identificação de enterotoxinas.

Mastite estreptocócica

As cabras são suscetíveis a *S. agalactiae* e *S. uberis*, podendo ocorrer casos esporádicos ou surtos de mastite causados por esses ou outros estreptococos. Em rebanhos de cabras leiteiras, a infecção é transferida da glândula infectada para outras glândulas pelas mãos dos ordenadores, teteiras de ordenhadeira mecânica e toalhas utilizadas para limpeza e desinfecção do úbere antes da ordenha. *S. zooepidemicus* causa mastite supurativa crônica em cabras; infecções experimentais por *S. dysgalactiae* são indistinguíveis da mastite causada por *S. agalactiae*. É provável que os mecanismos patogênicos das mastites estreptocócicas sejam semelhantes.

Mastite causada por *Pseudomonas*

Em cabras, a mastite experimental por *Pseudomonas* é aguda e acompanhada de necrose extensa e septicemia fatal. Assim como acontece em vacas-leiteiras, a infecção frequentemente é introduzida por água contaminada.[1]

Mastite de verão

Causada por *T. pyogenes*, foi induzida experimentalmente em cabras e provocou lesões mamária características de mastite supurativa aguda. As cabras não lactantes desenvolveram mastite grave; as cabras lactantes foram menos gravemente acometidas.

Outras infecções

Em cabras, a ocorrência de mastite também está associada a um microrganismo identificado como *M. haemolytica*. Ademais, *Yersinia pseudotuberculosis* causou mastite em uma cabra que havia abortado, provavelmente em decorrência de um surto de iersinose sistêmica. Essa infecção é uma zoonose potencial. Também, foram observadas lesões granulomatosas nas glândulas mamárias e nos órgãos internos de cabras submetidas à infecção experimental por *Cryptococcus neoformans*.

Achados clínicos

Em cabras, a mastite clínica é semelhante àquela verificada em vacas, apresentando-se como infecção subclínica, crônica, aguda e hiperaguda gangrenosa. É preciso cuidado especial no exame físico do leite de cabra porque sua aparência é normal, mesmo quando há graves alterações inflamatórias no úbere.

A CCS no leite de cabra é maior do que no leite de vacas ou ovelhas, mas varia amplamente devido à natureza apócrina da secreção de leite.[2] A CCS aumenta em função do estágio de lactação, da menor produção de leite e do maior número de parições; ademais, as cabras sem infecção intramamária podem apresentar CCS superior a 1×10^6 células/mℓ, que é o limite máximo legal no leite de cabra destinado ao consumo humano, em algumas jurisdições.[4] Essas variações tornam controversa a utilidade da CCS como indicador de diagnóstico de mastite em cabras.

Na mastite estafilocócica, as metades mamárias infectadas apresentam maior atividade de NAGase e reação no CMT mais intensa do que as metades sadias. No entanto, esses testes e as mensurações de LDH e antitripsina fornecem resultados variáveis; assim, ainda não são testes diagnósticos confiáveis, como em vacas-leiteiras.[5]

Tratamento e controle

Os procedimentos de tratamento e controle de mastite utilizados em cabras foram adaptados daqueles empregados em vacas, com o detalhe de que os tratamentos no momento da secagem e durante a lactação baseiam-se nos resultados da cultura microbiológica. Caso se utilizem doses recomendadas para vacas, o período de retenção do antibiótico no úbere de cabras é mais longo, mesmo para aqueles de curta duração, como a ampicilina; assim, o período de carência para a comercialização e consumo do leite deve ser maior.[6]

Para o tratamento de casos agudos, a aplicação intravenosa de flunixino meglumina é efetiva como antipirético, propiciando melhora clínica da glândula mamária, quando combinada com a administração intravenos de dextrose e eletrólitos. Os antimicrobianos preferidos, por propiciar concentração terapêutica nos tecidos mamários, são macrolídeos, trimetoprima, tetraciclinas e fluoroquinolonas.[7]

A vacinação com bacterinas mortas é pesquisada há vários anos; existem duas bacterinas multivalentes disponíveis para uso contra mastite estafilocócica em vacas-leiteiras, a Lysigin (EUA) e a Startvac (Europa e Canadá). O efeito da primeira na ocorrência de mastite estafilocócica e na CCS foi avaliado em 30 cabras de um rebanho caprino, nos EUA, por mais de 18 meses.[8] Verificou-se que a CCS média das cabras vacinadas diminui (1,3 *versus* $1,5 \times 10^6$ células/mℓ no grupo-controle), com valor abaixo do limite obrigatório no leite, para o consumo humano; além disso, a taxa de cura espontânea foi maior (1,28 *versus* 0,6 nas cabras do grupo-controle).

REFERÊNCIAS BIBLIOGRÁFICAS

1. Contreras A, et al. Small Rum Res. 2007;68:145.
2. Leitner G, et al. Vet Immunol Immunopathol. 2012; 147:202.
3. McDougall S, et al. New Zeal Vet J. 2014;62:136.
4. Paape MJ, et al. Small Rum Res. 2007;68:114.
5. McDougall S, et al. J Dairy Sci. 2010;93:4710.
6. Ferrini AM, et al. J Agric Food Chem. 2010;58:12199.
7. Mavrogianni VS, et al. Vet Clin North Am Food Anim Pract. 2011;27:115.
8. Kautz FM, et al. Res Vet Sci. 2014;97:18.

AGALACTIA CONTAGIOSA EM CABRAS E OVELHAS

Sinopse

- Etiologia: doença clássica causada por *Mycoplasma agalactiae*, em ovelhas e cabras, e *M. agalactiae, M. mycoides* subsp. *capri* (antigamente denominado *M. mycoides* tipo colônia grande) e *M. capricolum* subsp. *capricolum*, em cabras
- Epidemiologia: manifestação na forma de surtos e doença grave são especialmente problemáticas em regiões do Mediterrâneo, na Europa e África. A introdução da infecção se deve a animais contaminados. A transmissão é direta, pela secreção ocular e leite contaminado, em animais jovens lactentes, e material de cama, alimentos e equipamentos de ordenha contaminados, em adultos
- Achados clínicos: nota-se a tríade mastite, artrite e doença ocular; às vezes, acompanhada de doença respiratória, aborto e diarreia
- Lesões: mastite de consistência firme ("endurecida") com abscedação, poliartrite
- Confirmação do diagnóstico: cultura microbiológica, reação em cadeia de polimerase, exames sorológicos
- Tratamento: os antimicrobianos podem amenizar a gravidade da doença, mas não propiciam cura bacteriológica
- Controle: biossegurança do rebanho ou de grupos de animais e higiene no momento da ordenha. Teste e erradicação pelo abate. Vacinas são pouco efetivas.

Etiologia

Agalactia contagiosa é uma doença de ovelhas e cabras, especialmente aquelas utilizadas como produtoras de leite. *M. agalactiae* é o principal agente causador em ovelhas e cabras, porém *M. mycoides* subsp. *capri* e *M. capricolum* subsp. *capricolum* causam manifestação clínica semelhante, se não idêntica. Nota-se aparente variação na virulência dos isolados, em diferentes regiões e países. A situação em caprinos é muito complexa e, com frequência, é possível isolar mais de um desses microrganismos em um mesmo surto.

M. putrefaciens, inicialmente isolado de articulações de cabras com artrite, na Califórnia, foi isolado e incriminado como causa, em alguns surtos de agalactia contagiosa, mas o desafio experimental com esse microrganismo não ocasionou agalactia contagiosa clássica. *M. putrefaciens* pode provocar septicemia, pneumonia e mastite em pequenos ruminantes, predispostos à infecção por apresentarem outras doenças.

Epidemiologia

Ocorrência

A agalactia contagiosa é endêmica na maioria dos países europeus e na África, além de ocorrer em várias outras regiões do mundo, inclusive Ásia e subcontinente indiano, Oriente Médio, América do Norte e América do Sul. A doença é comum nos países do Mediterrâneo, sendo particularmente disseminada e problemática na Espanha.

Prevalência

Em áreas endêmicas, a ocorrência da doença é cíclica, com períodos de surtos de doença grave entremeados por períodos de doença branda ou crônica.

O maior número de casos de doença clínica é verificado após a parição, tanto nas mães quanto em suas crias; outro pico da enfermidade está associado com o início do uso de ordenhadeira mecânica, após a remoção das crias lactentes. A taxa de mortalidade pode ser muito alta (10 a 30%) e muitas fêmeas adultas são descartadas porque o úbere apresenta lesão irreversível.

Transmissão

Os microrganismos estão presentes no leite e na secreção ocular de animais infectados, bem como na secreção respiratória de animais com a forma pulmonar da infecção. A transmissão ocorre por contato direto, por aerossóis, por ingestão e pelo contato com fômites contaminados. Os animais jovens são infectados pela ingestão do microrganismo presente no colostro e no leite. O leite contaminado também pode contaminar o material da cama, o alimento e o equipamento de ordenha, ocorrendo propagação da infecção pela ordenhadeira mecânica. Os microrganismos se alojam no canal auricular de ovelhas e cabras carreadoras assintomáticas e, acredita-se, que sejam transmitidos pelos ácaros de orelhas. Também, acredita-se que ocorre transmissão venérea.

A prática comum de pastejo comunal e de emigração dos rebanhos por motivos climáticos, em áreas endêmicas, favorece a transmissão da infecção entre rebanhos e grupos de animais, por contato direto ou pastejo em áreas contaminadas. O microrganismo foi isolado em surtos da doença, em vários ruminantes selvagens, mas a participação desses animais na epidemiologia de agalactia contagiosa de pequenos ruminantes domésticos não foi esclarecida.[1] A importação ilegal de animais de uma área endêmica pode introduzir a doença em áreas livres da enfermidade.

Reprodução experimental

A agalactia contagiosa pode ser experimentalmente reproduzida e reflete a doença natural, com mastite necrosante multifocal aguda e crônica, artrite aguda, conjuntivite e enterite subaguda. A excreção de microrganismos precede o início da doença clínica em até 1 a 10 dias. A doença induzida experimentalmente é muito mais grave em fêmeas prenhes.

Fatores de risco do hospedeiro

A gravidade relativa da doença clínica em ovelhas *versus* cabras depende do tipo de micoplasma que causa a infecção, sendo variável de acordo com a região. Também há diferentes graus de suscetibilidade em função da raça e da faixa etária. Septicemia e doença aguda são mais comuns em cordeiros e cabritos jovens e em fêmeas lactantes; a doença é menos grave em machos adultos e fêmeas não prenhes e não lactantes. Os animais que atuam como transportadores assintomáticos são importantes na transmissão do microrganismo.

Fatores de risco do patógeno

Há variação regional na virulência dos isolados; *M. agalactiae*, *M. mycoides* subsp. *mycoides* subsp. *capri*, *M. capricolum* subsp. *capricolum* e *M. putrefaciens* foram isolados de caprinos criados na Austrália e nos EUA, durante várias décadas; contudo, nesses países, a ocorrência de doença clínica causada por esses microrganismos é muito rara.

Estudos moleculares mostraram alta diversidade genética de *M. agalactiae* isolados de caprinos na Espanha, em comparação com a diversidade relativamente baixa de isolados de ovinos na França e na Espanha.[2,3] Isso tem implicações no desenvolvimento de vacinas para controlar a doença em caprinos.

Achados clínicos

Os sinais clássicos de agalactia contagiosa incluem septicemia, artrite, mastite, conjuntivite e abscessos, porém nem todos estão consistentemente presentes nos casos de surtos.

Nos casos agudos, o início é súbito, com pirexia, agalactia total abrupta e tumefação do úbere uni ou bilateral acompanhada de aumento dos linfonodos mamários e formação de múltiplos abscessos na glândula mamária. O endurecimento do úbere pode resultar em descarte da fêmea. Nos animais que sobrevivem, os micoplasmas são excretados no leite durante vários meses e persistem no úbere até as lactações subsequentes.

A artrite pode se manifestar como claudicação ou decúbito, sendo notada nas articulações do carpo ou do tarso, pela ocorrência de hipertermia e de líquido articular palpável, e confirmada pela aspiração e exame desse líquido articular. A conjuntivite progride para ceratite, com revascularização da córnea, em um ou nos dois olhos. Alguns animais apresentam diarreia.

Nos casos menos agudos, há um longo período de doença, de um a vários meses. Também, em alguns surtos pode ocorrer aborto e doença genital, com vulvovaginite e metrite.

Patologia clínica

No rebanho, é possível realizar o diagnóstico mediante o isolamento de *M. agalactiae* na corrente sanguínea, no líquido articular e no tecido mamário. Pode-se utilizar PCR em tempo real multiplex em várias amostras biológicas, inclusive de leite do tanque de resfriamento, a fim de identificar doença causada por *Mycoplasma* spp.[4]

Ademais, o diagnóstico no rebanho pode ser realizado por meio de exames sorológicos. O teste de fixação de complemento (TFC) indica resultado positivo logo após o surgimento dos sinais clínicos, enquanto os kits comerciais para ELISA podem ter sensibilidade e especificidade variável, dependendo da cepa de *M. agalactiae*, e reação cruzada com *Mycoplasma* spp. não patogênicos.[5]

Achados de necropsia

As lesões são indicativas de mastite "endurecida", notando-se abscedação, linfadenopatia, artrite e doença ocular.

Amostras para confirmação do diagnóstico

- Bacteriologia (cultura aeróbica) e PCR: leite, líquido ocular, aspirado de líquido articular, suabes nasal e auricular, lesões pulmonares, cérebro
- Sorologia: TFC, ELISA.

Tratamento

A terapia antimicrobiana pode reduzir a gravidade da doença e a taxa de mortalidade, sendo uma alternativa ao descarte, especialmente de animais de alto valor genético. Os antibióticos preferidos são fluoroquinolonas, tetraciclinas e macrolídeos. A resistência dos microrganismos às tetraciclinas ou uma falha terapêutica intrínseca, é um problema; outro problema é o custo e a praticidade do tratamento em muitas áreas endêmicas. O teste de sensibilidade antimicrobiana *in vitro* (antibiograma) de *M. agalactiae* isolado no campo indicou que a enrofloxacino é o antibiótico mais efetivo, seguido de tilosina, tetraciclina, lincomicina e espectinomicina; há relato de alta taxa de cura atribuída à lincomicina, espectinomicina e tilosina. No entanto, tratamento com marbofloxacino não eliminou *Mycoplasma* do canal auricular de bodes; assim, esse antimicrobiano tem pouco impacto na eliminação de transportadores, em rebanhos com infecção crônica.[6]

Controle

Em rebanhos sadios, a maior parte das infecções se origina pela introdução de animais transportadores ou do contato com animais infectados. Desse modo, o isolamento de rebanhos e grupos infectados e a vigilância rigorosa do rebanho são importantes medidas de controle. Quando a doença se restringe a um pequeno número de rebanhos em regiões geograficamente isoladas, o abate de animais dos rebanhos positivos ao exame sorológico ou à cultura microbiológica pode ser um método de controle efetivo. Em áreas endêmicas, é comum a ocorrência da doença; assim, a erradicação mediante o abate dos animais infectados não é uma opção e o controle se baseia em medidas de biossegurança, higiene, tratamento antibacteriano e uso de vacinas mortas monovalentes e polivantes.

A eficácia e a duração da imunidade induzida pela vacinação é relativamente baixa, mas suficiente para reduzir a excreção de micoplasmas e a ocorrência de doença clínica. A vacinação de ovelhas e cabras com vacina viva atenuada ou vacina morta de *M. agalactiae* com adjuvante propicia resultados variáveis; nas ovelhas em final de gestação a primeira é muito virulenta e a última não é efetiva, a menos que utilizada em ovelhas antes do acasalamento, quando sua eficiência é boa. Recomenda-se a vacinação precoce em razão da suscetibilidade dos animais jovens, mas nunca antes de 10 semanas de idade. O amplo uso dessas duas vacinas ao longo de 13 anos resultou no desaparecimento quase total da doença na Romênia; todavia, em muitos países não se permite o uso de vacinas vivas atenuadas.

A comparação entre as vacinas comerciais indica que as vacinas saponificadas induzem melhor proteção do que as vivas cultivadas em ovo e que as vacinas inativadas com fenol e saponina são mais efetivas contra doença experimental do que as mortas pela formalina ou pelo calor. Uma bacterina de *M. agalactiae* combinada com óleo mineral, como adjuvante, mostrou bom resultado quando foram administradas três doses: antes e após o parto, bem como por ocasião da parição, mantendo-se o rebanho isolado. A vacinação intramamária induz o maior título de anticorpos.

Em partes da Europa, durante muitos anos foram utilizadas vacinas autógenas preparadas a partir de homogenados de glândula mamária, cérebro e leite de ovelhas infectadas, mas elas foram associadas à ocorrência de surtos de scrapie.

Nos rebanhos infectados, a higiene no momento da ordenha é importante para restringir a propagação da doença. A pasteurização do colostro (60 min, em temperatura de 60°C) elimina M. mycoides subsp. capri; contudo, M. agalactiae pode sobreviver por até 120 min nessa temperatura.[7]

LEITURA COMPLEMENTAR

Gómez-Martin A, Amores J, et al. Contagious agalactia due to Mycoplasma spp. in small ruminants: epidemiology and prospects for control. Vet J. 2013;198:48-56.
Radostits O, et al. Contagious agalactia of sheep and goats. In: Veterinary Medicine: A Textbook of the Diseases of Cattle, Horses, Sheep, Pigs, and Goats. 10th ed. London: W.B. Saunders; 2007:1138-1139.

REFERÊNCIAS BIBLIOGRÁFICAS

1. Chazel M, et al. BMC Vet Res. 2010;6:32.
2. De la Fe C, et al. BMC Vet Res. 2012;27:146.
3. Nouvel LX, et al. Microbiol Infect Dis. 2012;35:487.
4. Becker CA, et al. J Microbiol Methods. 2012;90:73.
5. Poumarat F, et al. BMC Vet Res. 2012;8:109.
6. Gómez-Martin A, et al. Small Rum Res. 2013;112:186.
7. Paterna A, et al. Vet J. 2012;196:263.

MASTITE EM ÉGUAS

Em geral, a ocorrência de mastite em éguas é rara; contudo, pode ser mais comum em éguas reprodutoras do que se imaginava. A taxa percentual de mastite nessas éguas é de cerca de 5%, sendo mais comum durante a involução do úbere; todavia, éguas jovens e lactantes e potras lactentes também são acometidas.[1] C. pseudotuberculosis, P. aeruginosa, S. zooepidemicus, S. equi, S. pyogenes, S. aureus, E. coli, Klebsiella spp. e Neisseria spp. podem causar a doença. Estreptococos beta-hemolíticos foram isolados no leite de muitas éguas recém-paridas normais. Em éguas não lactantes, a mastite pode ser ocasionada por S. aureus e se manifesta com abscedação drenante crônica (botriomicose).[2] Não foram identificados fatores predisponentes, exceto a lactação. A mastite pode ser traumática, em decorrência de um coice, da extensão de uma incisão abdominal até a glândula mamária, e secundária à mamada de tetos de éguas não lactantes e potras.[3]

Outras causas de aumento de volume da glândula mamária são infecções fúngicas e neoplasias (linfoma, adenocarcinoma), além de causas idiopáticas.[4,5]

Os casos clínicos surgem em qualquer momento da lactação, mas muitos deles ocorrem em éguas não lactantes. Muitas éguas apresentam sinais típicos de tumefação marcante e sensibilidade mamária, mas com leite normal, quando um potro doente não mamou nas últimas 24 h. Na mastite estreptocócica é possível notar dor local intensa e sinais sistêmicos moderados. Na maioria dos casos, ambas as metades mamárias são infectadas.

Em geral, o leite, ou a secreção mamária, apresentam anormalidades. Consideram-se normais contagens celulares que excedem a 100.000 células/mℓ, durante a lactação, e 400.000 células/mℓ durante a involução mamária.[1]

Nos casos graves, às vezes acompanhados de febre, apatia e anorexia, nota-se edema, dor e hipertermia na metade do úbere acometida, bem como edema na região ventral e coágulos no leite; a égua apresenta claudicação no membro do lado acometido. Pode ocorrer gangrena e desprendimento tecidual da parte ventral da glândula.

Em razão da alta frequência de bactérias Gram-negativas como agentes causadores de mastite em éguas, o tratamento deve incluir um antibiótico de amplo espectro, com infusão intramamária juntamente com tratamento antibacteriano parenteral, utilizando-se a combinação gentamicina-penicilina ou trimetoprima-sulfonamida. Também recomenda-se o uso de compressas quentes e ordenhas frequentes.

REFERÊNCIAS BIBLIOGRÁFICAS

1. Boehm KH, et al. Praktische Tierarzt. 2009;90:842.
2. Smiet E, et al. Equine Vet Educ. 2012;24:357.
3. Gilday R, et al. Can Vet J. 2015;56:63.
4. Brendemuehl JP. Equine Vet Educ. 2008;20:8.
5. Brito MdF, et al. Ciencia Rural. 2008;38:556.

SÍNDROME DA DISGALACTIA PÓS-PARTO EM PORCAS

A síndrome da disgalactia pós-parto (SDPP) é uma falha no fornecimento de quantidade suficiente de colostro e leite aos leitões nos estágios iniciais da lactação. Geralmente, não é acompanhada de lesões inflamatórias. Antigamente, essa síndrome complexa recebeu diversos nomes, inclusive síndrome mastite-metrite-agalactia (MMA). O termo mastite-metrite-agalactia originalmente foi empregado para definir porcas com agalactia que apresentavam tumefação de glândulas mamárias, supostamente causada por mastite, e secreção vulvar, supostamente devido à metrite. O progresso nesse tema apenas se tornou possível graças aos esforços de Guy-Pierre Martineau e Chantal Farmer e seus colegas. Atualmente, a maioria dos clínicos veterinários pode reconhecer MMA como a versão mais grave de SDPP, na qual nota-se mastite clínica ou metrite ou toxemia identificável, mas há muitos mais casos de SDPP do que de MMA.

Etiologia

A etiologia é incerta e complexa. A lactação é um estágio fisiológico muito complexo. Na etiologia de SDPP, há envolvimento de vários fatores, mas todos resultam em uma marrã ou porca com anormalidade que a torna incapaz de propiciar suprimento de colostro/leite apropriado devido às respostas hormonais, bioquímicas (coletivamente denominadas dis-homeorrese), à parição e à amamentação (coletivamente denominadas respostas comportamentais) adversas. Há quatro fatores principais envolvidos na ocorrência de SDPP:

- Toxemia: a porca pode produzir toxinas no intestino, após constipação intestinal; na bexiga, após cistite; na glândula mamária, após mastite; e no útero, após endometrite pós-parto.[1] Os teores de toxinas também podem ser influenciados por baixa ingestão de alimento, baixo consumo de água, estresse, falta de exercício, excesso de alimento no final da gestação e teor inadequado de vitamina E
- Manejo alimentar inapropriado da marrã como preparação ao parto: isso acontece quando a fêmea é transferida ao grupo de parição em momento impróprio e em razão de novos grupos sociais. Isso pode ser complicado, por exemplo, quando porcas criadas livres são transferidas para gaiolas de parição e quando o ambiente é desfavorável (muito quente para as porcas; raramente muito frio). Esses fatores incomodam a porca, causam estresse e interferem na lactação por meio de mecanismos neurofisiológicos
- A porca pode estar muito gorda ou muito musculosa ou apresentar inflamação em decorrência de doença ou toxemia, ou manifestar sinais de dor ou anorexia devido a uma ampla variedade de fatores. Pode não ter ocorrido desenvolvimento mamário normal, necessário para manter o nível de lactação exigido, condição que, em parte, pode ter origem genética
- Por várias razões, pode haver anormalidade na produção de colostro e de leite, de modo que o leitão, individualmente, não recebe quantidade suficiente de colostro e/ou leite. Um importante problema na determinação da etiologia é a dificuldade de precisão na descrição dos achados clínicos das glândulas mamárias anormais das porcas acometidas. Os achados clínicos comuns incluem tumefação glandular, agalactia, toxemia e febre. Há um efeito da propriedade muito considerável no surgimento da doença porque o cuidado e o manejo das porcas são muito individualizados e importantes. Há considerável sobreposição dos achados clínicos entre as porcas acometidas; a lesão das glândulas mamárias pode variar de congestão fisiológica não complicada e edema até mastite necrosante grave.

Ringarp publicou o clássico trabalho sobre essa síndrome, com base em dados de 1.180 casos de doença em porcas no pós-parto com agalactia. Foram identificadas pelo menos cinco causas de agalactia ou hipogalactia, listadas a seguir (a incidência relativa em cada grupo é apresentada entre parênteses):

- Eclâmpsia (0,6%): geralmente notada em porcas mais velhas, com boa resposta ao tratamento com cálcio e magnésio

- Falha no reflexo de ejeção do leite (3,3%): verificada principalmente em marrãs de primeira cria que, em geral, que respondia satisfatoriamente à injeção de ocitocina
- Hipoplasia mamária (1,5%) em marrãs: resultando em deficiente secreção de leite
- Agalactia primária (6%): em que baixo suprimento de leite era a única anormalidade
- Agalactia tóxica (88,6%): foi a causa mais importante, em termos quantitativos e econômicos. Era caracterizada por anorexia, depressão, febre, aumento de volume das glândulas mamárias e um curso de 2 a 4 dias. Comumente notava-se mastite, mas não havia evidência de metrite.

Mastite

A ocorrência de mastite pós-desmame, após a secagem, não é incomum. Também, é comum a ocorrência de mastite crônica decorrente do contato traumático entre as glândulas mamárias e o piso sujo contaminado ou a ação traumática dos dentes dos leitões, resultando em abscessos, granulomas e fibrosamento glandular durante ou após o desmame. Quando há lesão glandular, geralmente as porcas não apresentam agalactia, mas sua produção pode ser menor.

Em muitos casos, a lesão traumática provocada pelos dentes dos leitões, não cortados e contaminados pela areia das camas, predispõe à mastite em porcas. Muito frequentemente, a doença surge nos primeiros 3 dias após o parto e em muitos casos, graves e não tratados, ocasiona a morte de porcas. Em muitas pesquisas clinicopatológicas, sugere-se que a mastite infecciosa é uma importante causa, notando-se maior incidência de infecção intramamária em porcas com SDPP, em comparação com porcas normais. Em porcas, a mastite hiperaguda é facilmente identificada como uma entidade clínica, mas as infecções menos graves podem resultar em pequenos focos de inflamação glandular, os quais podem não ser detectados durante o exame clínico. A ocorrência de mastite em uma glândula isolada é rara, exceto quando há leitões especialmente violentos que provocam grave traumatismo no teto. As glândulas podem deixar de produzir leite e isso pode causar maior pressão dos leitões em busca dos tetos disponíveis, com glândulas funcionais, que, por sua vez, podem aumentar o risco de traumatismo nas glândulas restantes e acelerar o processo. A mastite é clinicamente identificada pela presença de inflamação, edema, congestão cutânea, pirexia e inapetência, na porca, bem como de leitões fracos. Há predomínio de microrganismos Gram-negativos (*E. coli*, *Enterobacter* e *Klebsiella* spp.), mas também há bactérias Gram-positivas (estreptococos e estafilococos).[2] *E. coli* e *K. pneumoniae* também foram isoladas de glândulas mamárias com mastite de ocorrência natural; essas duas espécies de bactérias estão associadas com alterações histopatológicas de mastite. A inoculação intramamária experimental de porcas com isolados de campo de *E. coli* e *K. pneumoniae* resultou em falha de lactação e mastite muito semelhante aos casos de ocorrência natural. Infelizmente, nem sempre é possível isolar essas bactérias. Também, foram isolados *Streptococcus* spp. e *Staphylococcus* spp., mas esses microrganismos frequentemente são isolados de glândulas sadias, sem alterações patológicas. É improvável que *Mycoplasma* spp. seja um patógeno importante.

Os coliformes são os principais patógenos isolados de porcas com mastite. Quase sempre, a mastite coliforme é a anormalidade mais evidente notada nessa síndrome.[3,4] No segundo estudo, não se constatou diferença entre os genes de virulência presentes em *E. coli* isolada de porcas sadias e naquela isolada em porcas com mastite. O exame patológico de porcas acometidas e submetidas à eutanásia dentro de 3 dias após a parição revelou graus variáveis de mastite; *E. coli* e *Klebsiella* spp. foram os microrganismos mais comumente isolados. Estudo recente mostrou que as cepas de *E. coli* causadoras de mastite em porcas apresentavam sorotipo, perfil bioquímico, fatores de virulência e tipo de DNA polimórfico amplificado aleatório (RAPD; acrônimo de *random amplified polymorphic DNA*) muito variáveis. Não se constatou relação entre sorotipos, fatores de virulência e tipos de RAPD. A agalactia tóxica pode ser induzida experimentalmente pela inoculação da endotoxina de *E. coli* na glândula mamária de porcas, no momento do parto. As alterações clínicas, hematológicas e do perfil bioquímico sérico são semelhantes àquelas verificadas na agalactia tóxica de ocorrência natural. A endotoxina de *E. coli*, que atua no hipotálamo, pode suprimir a liberação de prolactina, resultando em redução marcante na produção de leite. A mastite experimental por *Klebsiella*, em porcas, é um excelente modelo de estudo de agalactia tóxica decorrente de mastite infecciosa.

A agalactia também pode ser devido à deficiência de prolactina. O teor de prolactina pode ser notavelmente reduzido por, até mesmo, mínima quantidade de endotoxina. Todo fator que interfere na liberação de prostaglandina do útero pode influenciar o aumento de prolactina necessário para estimular a lactogênese imediatamente antes do parto.

Em resumo, observações de campo sugerem várias causas diferentes e fatores predisponentes, incluindo mastite infecciosa, distúrbios nutricionais, anormalidades metabólicas e estresse do parto em gaiola de confinamento. Com base no exame de casos de ocorrência natural, a mastite infecciosa parece ser a principal causa. Tanto a liberação de prolactina quanto de ocitocina pode ser interrompida por fatores estressantes e toxinas de bactérias como aquela de *E. coli*.

Epidemiologia
Ocorrência

SDPP é mais comum em porcas por ocasião do parto ou nas primeiras 48 h depois e naquela cuja parição acontece em gaiola de parição instalada em ambiente interno. Também, notou-se um pico de incidência nos meses de verão. Quase sempre, a doença acomete vários animais ao mesmo tempo e, então, desaparece por alguns meses.

Taxas de morbidade e de mortalidade

As informações sobre as taxas de morbidade e de mortalidade não são facilmente disponíveis, tampouco são precisas, devido à dificuldade de obtenção de um diagnóstico clínico confiável. Dados epidemiológicos indicam que o risco de as porcas desenvolverem mastite tóxica aumenta com idade até a terceira ou quarta leitegada. Considerando todas as parições, a incidência de agalactia tóxica na população varia de 4 a 10%, enquanto a incidência no rebanho pode variar de 0 a 100%. Um estudo recente realizado na Dinamarca[5] sugeriu que foram acometidas 32,5% das porcas no primeiro dia pós-parto, 31,5% no segundo dia e 10,1% no terceiro pós-parto (utilizando os critérios inapetência, hiperemia ou aumento de volume das glândulas mamárias e temperatura corporal acima de 39,4°C).

Em geral, a taxa de mortalidade em porcas é inferior a 2%, mas as perdas de leitões resultantes de inanição e esmagamento podem ser tão elevadas quanto 80%. Geralmente, a doença não ocorre novamente no mesmo animal, sugerindo que as porcas desenvolvem imunidade e, não necessariamente, devem ser descartadas.

Fatores de risco
Dieta

Os fatores de risco propostos com base em observações de campo são alimentação excessiva durante a prenhez e alteração drástica da dieta por ocasião do parto.

Baixo fornecimento de alimento no dia da parição, seguido de aumento durante a primeira semana de lactação reduz o risco de SDPP[6] e dieta à base de peixe antes do parto aumenta o consumo de alimento após a parição.[7] Recomenda-se a modificação da dieta 7 dias antes do parto.

Sugeriu-se que a constipação intestinal da porca por ocasião do parto[8] é uma causa de SDPP. Taxas mais elevadas de SDPP são verificadas em porcas com constipação intestinal, podendo estar associadas à dor.[9] No entanto, exames clínicos e patológicos, tanto de casos de agalactia de ocorrência natural quanto de agalactia experimental induzida pela infusão da endotoxina de *E. coli* na glândula mamária, não comprovaram a ocorrência de constipação intestinal. Tanto as porcas doentes quanto as sadias defecam menos frequentemente desde 1 dia antes da parição até 2 dias depois. Não se constatou diferença nos pesos das fezes presentes no cólon terminal e no reto de porcas doentes e sadias.

Distúrbios digestivos e algumas práticas alimentares foram associadas com a ocorrência da doença. As porcas que recebem alto volume de alimento durante a prenhez parecem mais suscetíveis à doença, especialmente quando submetidas à modificação da dieta imediatmente antes do parto. Também, toda prática de manejo que resulta em alteração marcante na ingestão de alimento por ocasião da parição, ou próximo ao parto, parece predispor à doença. Foi realizada modificação súbita da dieta, em grau suficiente para resultar em estase gastrintestinal, a fim de reproduzir experimentalmente a doença.

Os efeitos de diferentes esquemas alimentares no período final da prenhez podem influenciar a taxa de incidência da síndrome. A alimentação de porcas nos últimos 15 dias de gestação com 3,4 kg de alimento/dia e com 1 kg/dia, resultou em taxas de incidência de 26,6% e 14%, respectivamente. A explicação para os efeitos da dieta é desconhecida. Considera-se que a prática de alimentação intensiva pode estimular a produção de toxina no trato alimentar; todavia, não se sabe como isso está relacionado à ocorrência de mastite. Outra hipótese considera que o fornecimento de maior quantidade de alimento no final da gestação pode estimular o início da lactação e resultar em congestão do úbere, com maior suscetibilidade à infecção intramamária. Outra hipótese é o envolvimento, em parte, do alimento mofado na ocorrência da doença; contudo, isso nunca foi comprovado.

Em porcas, foram avaliadas a condição clínica das glândulas mamárias, os achados bacteriológicos e as contagens celulares total e diferencial de leucócitos polimorfonucleares, bem como o pH do colostro e do leite nas primeiras 3 semanas de lactação, em animais que receberam quantidade alta e baixa de alimentos no final da gestação. Notou-se infecção por *E. coli* em 80% das porcas com agalactia tóxica e em 30% das porcas sadias. Constatou-se excreção de *E. coli* aos 3 a 8 dias de lactação e a bactéria não foi isolada em porcas examinadas no momento do desmame. Os diferentes protocolos de alimentação não influenciaram a contagem total de células, inclusive de leucócitos polimorfonucleares, tampouco o pH do leite de glândulas mamárias com cultura bacteriológica negativa ou naquelas com mastite por *E. coli*. Os dois protocolos de alimentação não influenciaram a contagem total de células e a porcentagem de células polimofornucleares, nem mesmo o pH do colostro e do leite de porcas sadias.

A única micotoxina considerada importante na ocorrência de SDPP foi o alcaloide do ergot[10] que, provavelmente, interfere na produção de prolactina. Também, uma quantidade insuficiente de água pode ser um fator predisponente à síndrome. O ácido graxo ômega 3 reduz a inflamação e o ômega 6 a exacerba.

Diversos ingredientes podem influenciar a ocorrência de SDPP; probióticos reduzem a incidência de SDPP, assim acontece com ácido fórmico, lactulose e proteína de batata fermentada.

Alojamento

A transferência das porcas apenas 4 dias antes da parição foi associada com maior ocorrência de SDPP, comparativamente à transferência aos 7 dias antes do parto.[6] A acomodação das porcas de modo que possam, de fato, "aninhar", em vez de sua colocação em gaiola de parição pode reduzir a ocorrência de SDPP.[8] Um ambiente muito quente não favorece o consumo de alimento pelas porcas.

Manejo

Acredita-se que o tempo insuficiente de adaptação da porca à gaiola de parição, depois de transferida da unidade de gestação, seja um fator importante, pois representa a indução do parto.[7] A supervisão frequente das porcas por ocasião da parição pode reduzir os problemas relacionados à SDPP. A amamentação em porcas-adotivas também pode auxiliar nessa redução dos problemas.[11]

A doença ocorre em condições ambientais, sanitárias e de manejo que variam de muito ruim a excelente; no entanto, a possível relação entre o grau de contaminação bacteriana no ambiente de parto e na pele da porca e a incidência da doença parece não ter sido avaliada. Ambiente sujo aumenta muito a contaminação do úbere por bactérias. Ruídos ambientais ou de outros animais, bem como inquietação e desconforto nas gaiolas de parição, são fatores de risco para SDPP.

Fatores relacionados aos animais

Não foram identificados fatores desencadeantes. A incidência da doença pode ser maior em porcas com leitegadas maiores do que naquelas sadias, do mesmo grupo, e naquelas com maior número de natimortos e de leitões encontrados mortos após o nascimento. Gestação longa e tempo de parição prolongado aumentam a incidência de SDPP. A síndrome é mais comum em porcas jovens e relativamente rara em porcas mais velhas. Ademais, tem-se incriminado como causa a pouca atividade física da porca, condição que, também, contribui para a ocorrência de constipação intestinal. A participação da ingestão ou carência de água e o estresse ou inquietação durante a parição também não foram investigados. Isso também pode favorecer a ocorrência da síndrome da porca obesa e da porca demasiadamente musculosa[12,13] que, também, contribui para a ocorrência de SDPP.

O comportamento materno da porca e o dos leitões durante a amamentação podem propiciar explicação da patogênese e dos achados clínicos de alguns casos de agalactia em porcas. A ejeção efetiva do leite pela porca depende da estimulação apropriada do úbere pelos leitões, seguida de uma complexa resposta da porca. Deve haver um intervalo de 15 a 45 min, entre duas ejeções de leite efetivas. Pode ocorrer falha de ejeção de leite em até 27% das porcas que tentam amamentar os seus leitões dentro de 40 min após a ejeção anterior. Em porcas, a falha na ejeção do leite nos primeiros dias de ajuste após o parto é crucial e pode favorecer a ocorrência de mastite e congestão das glândulas mamárias.

A porca excessivamente gorda tem menor tolerância à glicose, no pós-parto, e menos apetite; com isso, consome menor quantidade de alimento e permanece mais tempo deitada. A porca já pode estar em estado catabólico por ocasião do parto, ou antes dele, utilizando suas reservas para a produção de leite.[14] Imediatamente antes da parição, as concentrações de ácidos graxos não esterificados circulantes também se encontram elevadas,[8] ratificando o estado catabólico. Também, por ocasião do parto pode haver resistência à insulina, caso as porcas tenham recebido grande quantidade de alimentos energéticos no final da prenhez.[15]

Microrganismos

Cada parte da glândula mamária da porca é dividida em partes cranial e caudal, cada uma com seu próprio canal e cisterna do teto. Em uma porca com 14 tetos há 28 portas de entrada potenciais; assim, é comum a ocorrência de mastite logo após o parto, ocasião em que os orifícios dos tetos encontram-se abertos. As bactérias presentes no intestino e no útero com endometrite são consideradas fontes de endotoxinas, especialmente estreptococos beta-hemolíticos e microrganismos coliformes.

Alguns exames clinicopatológicos de porcas acometidas indicaram a presença de útero ligeiramente flácido e aumentado de tamanho, do qual é possível isolar bactérias coliformes e estreptococos. No entanto, a evidência patológica de metrite em porcas acometidas é incomum; os microrganismos que podem ser isolados são aqueles comuns do trato reprodutor de porcas sadias, após a parição; é difícil interpretar o seu isolamento no muco vaginal.

Patogênese

É provável que a patogênese da mastite infecciosa causada por *E. coli* e *Klebsiella* spp. seja semelhante àquela da mastite bovina, em que o microrganismo penetra no canal do teto e alcança o tecido mamário, causando mastite. A endotoxemia é responsável pela febre inicial, e depressão, anorexia e agalactia mesmo nas glândulas não infectadas. A endotoxina (também conhecida como lipopolissacarídeo) atua no hipotálamo e na hipófise, suprimindo a liberação de prolactina, condição que resulta em redução marcante na produção de leite. A endotoxina também pode inibir diretamente a secreção da glândula mamária. Há maior prevalência de endotoxina bacteriana no sangue de porcas acometidas, em comparação com porcas sadias. A endotoxina pode ser detectada no sangue de, aproximadamente, 33% das porcas que apresentam mastite coliforme. No entanto, a administração oral diária da endotoxina a leitoas pré-púberes não resultou em nenhuma anormalidade clínica. Experimentalmente, a mastite pode ser induzida em porcas mediante a contaminação da pele dos tetos com *K. pneumoniae*, imediatamente antes ou após o parto. Os sinais clínicos são semelhantes àqueles descritos na síndrome mastite-metrite-agalactia (MMA); nota-se mastite em mais de 50% das glândulas mamárias, com leucopenia marcante acompanhada de desvio à esquerda degenerativo. Um total de 120 microrganismos é suficiente para causar mastite, quando inoculados no teto. Em infecções experimentais por *E. coli* recentes mostrou-se que o momento da infecção mamária em relação à parição e o número de neutrófilos circulantes no momento da infecção influenciaram a ocorrência de mastite coliforme clínica, em porcas. De modo semelhante, a parição possibilita a penetração de microrganismos vaginais no trato reprodutor e a absorção de endotoxina reduz a concentração uterina de prostaglandina $F_{2\alpha}$. Isso estimula a prolactina, podendo contribuir com a ocorrência de hipoagalactia e agalactia.

Achados clínicos

Em um extremo está a porca assintomática, porém com leitões pouco desenvolvidos[16], condição que pode indicar que o fornecimento de colostro não foi apropriado, o que não é notado até os leitões começarem a manifestar sinais de fraqueza. Em outro extremo está uma porca gravemente acometida, acompanhada de alta taxa de mortalidade de leitões.

Nota-se SDPP em porcas 12 a 48 h (às vezes 72 h) após o parto; clinicamente, é caracterizada por anorexia, letargia, inquietação, falta de interesse pelos leitões, febre, aumento de volume das glândulas mamárias (edema do úbere) e agalactia. A maioria dos animais acometidos responde ao tratamento dentro de 12 a 24 h. No exame patológico, verificam-se graus variáveis de mastite. Em algumas porcas, a concentração de ocitocina pode corresponder à metade daquela de porcas não acometidas. A importância econômica da doença é maior quando ocorre na forma de surtos, devido à redução na produção de leite, condição que provoca alta taxa de mortalidade de leitões, em decorrência da inanição e de doenças infecciosas secundárias. Nos casos de MMA subclínica, frequentemente o animal não consegue alcançar o peso ao desmame (< 4 kg aos 24 dias de idade). Quase sempre, a necropsia de casos naturais da síndrome confima a presença de mastite; contudo, a incidência de metrite é insignificante.

Atualmente, parece que a prevalência da doença diminuiu, devido à maior atenção com a higiene nos ambientes de parição e o emprego de piso mais poroso e menos traumático. Quando ocorre, pode ser muito comum, acometendo 11 a 58% das porcas. Um estudo de casos recente sugere que os sinais patognomônicos são baixo desenvolvimento dos leitões e temperatura retal da porca acima de 39,5°C.

Às vezes, o tempo de parição pode demorar mais de 5 h. Geralmente, a porca se apresenta saudável, com fluxo de leite normal, nas primeiras 12 a 18 h após o parto. Normalmente, a porca amamenta seus leitões por cerca de 20 s, a cada hora. Um dos primeiros sinais de doença é a falha da porca em amamentar os leitões. Ela manifesta desinteresse pelos filhotes, geralmente assume posição de decúbito esternal e não responde aos chamados de guinchos e apelos para mamar. As leitegadas acometidas são mais barulhentas e geralmente se dispersam ao redor das pocilgas à busca de suprimentos alimentares alternativos. Esses leitões podem beber água ou urina presente no piso do cercado e manifestarem diarreia infecciosa. Caso se permita a mamada, além de não ser observada a progressão da fase barulhenta vigorosa ao estágio tranquilo de descida do leite, ela é acompanhada de maior troca de tetos pelos leitões. Vários leitões podem morrer devido à inanição e hipoglicemia. Uma falha no desenvolvimento em mais de 105 g/dia é um sinal seguro de que há problema com o leitão. No início, algumas porcas ficam impacientes e levantam e deitam frequentemente, o que contribui para uma alta taxa de mortalidade por esmagamento e pisadura.

As porcas acometidas não se alimentam, bebem volume muito pequeno de água e geralmente apresentam letargia. A temperatura corporal quase sempre é alta, variando de 39,5 a 41°C, especialmente quando há mastite. No entanto, há ampla variação nos valores de "temperaturas normais" em porcas em início de lactação, de 38,4°C a 40,5°C,[17] e isso pode ser considerado hipertermia da lactação. É difícil interpretar as elevações discretas da temperatura corporal de porcas nos primeiros 2 dias após a parição, em razão da discreta elevação da temperatura que também é verificada em porcas saudáveis. Tal ocorrência é conhecida como febre do parto não complicada. No entanto, temperatura acima de 40°C quase sempre está associada com mastite aguda que requer tratamento. Na Suécia, uma pesquisa detalhada sobre a doença conclui que 78% das porcas com uma temperatura superior 39,5°C apresentavam evidência clínica de mastite. Sugere-se que a temperatura de 39,4°C nas primeiras 12 a 18 h após o parto é um limiar que, uma vez alcançado, indica a necessidade de tratamento preventivo para a doença. As frequências cardíaca e respiratória quase sempre estão aumentadas.

Em geral, temperatura inicial superior a 40,5°C é seguida de doença e toxemia graves. Normalmente, as porcas melhoram dentro de 3 dias, mas nem sempre quando a temperatura está muito elevada.

Notam-se sintomas característicos nas glândulas mamárias, inclusive graus variáveis de aumento de volume e inflamação. Na maioria dos casos, várias glândulas são acometidas, condição que pode ser constatada pelo envolvimento difuso de todo o úbere. As partes glandulares individuais (metades glandulares) se apresentam aumentadas, quentes e doloridas, podendo ocorrer perda da elasticidade típica da glândula mamária e assumir uma consistência semelhante à dos músculos. Pode haver extenso edema subcutâneo ao redor de cada glândula, e entre elas, condição que resulta em uma margem edematosa nas faces laterais do úbere, estendendo-se por todo o seu comprimento. A pele que recobre as glândulas quase sempre é hiperêmica e se torna facilmente esbranquiçada quando se aplica pressão com os dedos. Em geral, os tetos estão vazios e com edema discreto. Algumas gotas de leite podem ser ordenhadas de alguns tetos após massagem cuidadosa da glândula ou aplicação de ocitocina, mas raramente é possível obter um jato de leite normal. Nos casos graves de mastite o leite contém flocos e pus ou se mostra aquoso.

Geralmente, as fezes são escassas e mais secas do que o normal, mas na maioria dos casos a presença de constipação intestinal é incerta. A inapetência e anorexia e ingestão inapropriada de água normalmente contibuem para o menor volume de fezes. A constipação intestinal, com impactação do reto por grande quantidade de fezes, é rara em porcas e quando ocorre como anormalidade isolada pouco interfere no apetite ou na produção de leite.

Após o parto, é normal haver presença de secreção vaginal; em geral, as porcas saudáveis expelem até 50 mℓ de muco viscoso, inodoro e claro, com quantidade variável de material esbranquiçado nos primeiros 3 dias após a parição. Filamentos viscosos dessa secreção também podem ser observados na vagina. Esse tipo de secreção é mal-interpretado ou confundido com metrite. O exame necroscópico, após a eutanásia de porcas acometidas, não indicou evidência de metrite significativa. O diagnóstico clínico de metrite em porcas é difícil, mas geralmente a porca elimina grande quantidade de fluido marrom-escuro fétido, várias vezes ao dia, acompanhado de toxemia grave. Isso é incomum em porcas. O diagnóstico quase sempre se baseia nos sinais clínicos.

Patologia clínica
Exame do leite

A contagem de células somáticas no leite de porcas com mastite varia de 2 a 20×10^9 células/mℓ; em porcas saudáveis, essa contagem é inferior a 2×10^9 células/mℓ. Em mais de 80% das porcas com agalactia tóxica, nota-se quantidade significativa de bactérias no leite. A amostra de leite para exames laboratoriais, inclusive cultura microbiológica, deve ser obtida após limpeza e desinfecção rigorosa dos tetos, a fim de reduzir o risco de contaminação pela flora microbiana da pele. No entanto, como pode ocorrer mastite em apenas uma ou algumas glândulas mamárias da porca e como frequentemente é impossível identificar, clinicamente, as glândulas acometidas e diferenciá-las das glândulas adjacentes saudáveis, as quais podem apresentar aumento de volume e agalactia devido à tumefação contínua, não é possível uma avaliação confiável da infecção intramamária, a menos que se obtenha amostra de leite de cada glândula. Pode não ser fácil detectar mastite subclínica quando a contagem de células somáticas que não alcança 2×10^9 células/mℓ; todavia, 75% das células podem ser neutrófilos polimorfonucleares, comumente notados nas inflamações. Normalmente, o leite contém cerca de 1×10^9 células/mℓ.

Hematologia e perfil bioquímico sérico

Nas porcas acometidas, notam-se algumas alterações hematológicas e bioquímicas, mas elas podem não ser marcantes o suficiente para serem consideradas testes auxiliares de diagnótico confiáveis, na rotina. Nos casos graves de mastite infecciosa, é comum constatar leucopenia marcante, com desvio à esquerda degenerativo. Nos casos moderados há leucocitose e desvio à esquerda regenerativo. Há relatos de alterações no perfil bioquímico sérico tanto na doença de ocorrência natural quanto naquela induzida experimentalmente. A concentração plasmática de cortisol quase sempre se encontra aumentada, provavelmente devido à combinação de estresse do parto e mastite infecciosa. Nos casos graves, notados 8 a 16 h após o parto, a proporção proteína:fibrinogênio no plasma é menor que a normal e o teor plasmático de fibrinogênio comumente se encontra aumentado.

Achados de necropsia

As lesões constatadas no úbere e no trato reprodutor não são consistentes. Caso presentes, as lesões mais importantes são verificadas na glândula mamária. Pode haver edema extenso e hemorragia discreta no tecido subcutâneo. No exame macroscópico de corte transverso do tecido mamário nota-se hipremia focal a difusa e, frequentemente, apenas uma parte da glândula mamária pode estar acometida. Histologicamente, a mastite pode ter distribuição focal ou difusa e a intensidade da lesão varia de discreta inflamação catarral até lesão purulenta grave, bem como mastite necrosante que geralmente acomete mais de 50% das glândulas mamárias. Não há lesões significativas no útero, comparativamente à condição do útero de porcas saudáveis, logo após o parto. A glândula adrenal encontra-se aumentada e mais pesada do que o normal, provavelmente devido à hiperatividade adrenocortical. Em uma série de casos de ocorrência natural, as bactérias mais comumente isoladas de tecidos mamários foram *E. coli* e *Klebsiella* spp. Os abscessos de glândula mamária de porcas detectados no abatedouro não são sequelas de mastite coliforme, mas, provavelmente, são decorrências de lesões e infecções secundárias.

Amostras para a confirmação do diagnóstico

- Bacteriologia: glândula mamária, linfonodo regional
- Histologia: glândula mamária fixada em formalina.

Diagnóstico diferencial

Os achados clínicos característicos de mastite tóxica e agalactia são: início súbito de anorexia e desinteresse da porca pelos leitões, aumento de volume agudo da glândula mamária, hipogalactia ou agalactia, febre moderada e curso de, aproximadamente, 2 dias. A secreção da glândula mamária com mastite pode ser aquosa ou espessa, conter pus e apresentar elevação da contagem de células somáticas em até 20×10^9 células/mℓ. A agalactia e o aumento de volume agudo decorrentes de mastite infecciosa devem ser diferenciados de outras causas não infecciosas de aumento de volume agudo ou de endurecimento da glândula mamária que também resultam em agalactia, como:
- Agalactia devido à falha na descida do leite é mais comum em marrãs de primeira cria, sendo caracterizada por repleção das glândulas mamárias, porém a marrã não é capaz de amamentar os seus leitões, a despeito de seus grunhidos e chamados. O leitão geralmente se apresenta esperto e alerta e sem anormalidades sistêmicas. A resposta à aplicação de ocitocina é excelente; a repetição do tratamento raramente é necessária
- Clinicamente, a febre do parto é caracterizada por inapetência, inatividade e temperatura corporal de 39,3 a 39,9°C, com mínimas alterações na glândula mamária
- A psicose da porca parturiente é caracterizada por comportamento agressivo e nervoso após o nascimento dos leitões. A porca não chama os leitões e não os deixa mamar e quando aproximam de sua cabeça ela recua, fecha a boca e emite ruído nasal descontínuo no momento da expiração. Algumas porcas mordem e matam os seus leitões. Geralmente, a glândula mamária encontra-se repleta de leite, mas a porca não estimula a descida da secreção láctea. Indica-se o uso de medicamento tranquilizante e/ou anestesia geral de curta duração; quase sempre a resposta é excelente. Algumas porcas necessitam de tranquilização ou sedação repetidas vezes, nos primeiros dias, até que se estabeleça boa relação entre a mãe e a cria
- Outras causas de agalactia acompanhada de aumento de volume da glândula mamária são: inversão hereditária dos tetos e tetos cegos devido à necrose ocorrida quando a marrã ainda era leitoa. Essas anormalidades são facilmente vistas durante o exame clínico. Os dentes pontiagudos dos leitões podem fazer com que a porca se recuse a amamentá-los. A porca permite a mamada, mas se levanta subitamente, grunhindo e afastando os leitões. Os leitões emitem guinchos e tentam se manter nos tetos e, assim, provocam mais lesão aos tetos, a qual é evidente no exame clínico. Outras causas de agalactia acompanhada de doenças sistêmicas são: retenção de leitões e doenças infecciosas, como surtos de gastrenterite transmissível e erisipela. As causas comuns de agalactia em fêmeas suínas em que há falha de desenvolvimento da glândula mamária são ergostismo, marrãs jovens e falha no desenvolvimento mamário hereditária.

Tratamento

A maioria das porcas acometidas se recupera dentro de 24 a 48 h, se tratadas com uma combinação de antimicrobiano, ocitocina e anti-inflamatório. Deve-se iniciar o tratamento quando a temperatura atinge 39,4°C.

Na maioria dos casos, indica-se o uso de antimicrobianos porque duas causas comuns da doença são metrite e mastite infecciosa. Em geral, a escolha é determinada pela experiência prévia no rebanho ou na região; contudo, são indicados antibióticos de amplo espectro porque *E. coli* e *Klebsiella* spp. são os patógenos mais comumente envolvidos. Devem ser administrados diariamente durante, no mínimo, 3 dias. Quase sempre se utiliza ampicilina, tetraciclina, trimetoprima-sulfonamida ou enrofloxacino.

Tão logo possível, após a identificação da doença, deve-se fazer todos os esforços no sentido de restabelecer a função mamária normal mediante o uso de ocitocina e aplicação de compressas aquecidas nas glândulas mamárias acometidas.

A administração de 30 a 40 U de ocitocina, IM, ou de 20 a 30 U IV, geralmente induz a descida do leite. Caso ocorra resposta benéfica e a porca é acessível à amamentação os leitões devem ser colocados juntos com a mãe. Isso favorece o fluxo de leite. A massagem das glândulas mamárias com toalhas embebidas em água aquecida e a ordenha manual durante 10 a 15 min, em intervalos de poucas horas, ajuda a reduzir o edema e a inflamação e favorece o fluxo de leite. Também, alivia a dor e estimula a porca a amamentar os seus leitões. A injeção intramuscular de ocitocina pode ser repetida a cada hora, juntamente com a massagem das glândulas com água morna. Falha na descida do leite ou baixa resposta à aplicação de ocitocina pode ser decorrência da baixa sensibilidade da porca à ocitocina na primeira semana de lactação. Em porcas saudáveis, normais, a resposta máxima à ocitocina ocorre na segunda semana de lactação e diminui gradativamente até uma baixa resposta na oitava semana.

A ação da ocitocina dura cerca de 14 min, enquanto seu análogo de longa duração atua por, aproximadamente, 6 h. Os dados preliminares do uso desse análogo em porcas com agalactia indicam melhores resultados comparativamente à ocitocina.

Os anti-inflamatórios são comumente utilizados, mas raramente são utilizados propriamente como anti-inflamatório; a administração de flunixino meglumina é benéfica, bem como a de cetoprofeno[18], na redução de pirexia e endotoxemia. Recentemente, mostrou-se que o uso de meloxicam e ocitocina reduziu a taxa de mortalidade em percentual maior do que a flunixino meglumina. Na doença experimental, nota-se aumento na concentração plasmática de cortisol e, por isso, o seu uso pode ser contraindicado. No entanto, relatos de campo sugerem que a aplicação de cortisol, juntamente com antimicrobiano e ocitocina, propicia melhor resposta do que quando não utilizado. O uso exclusivo de corticosteroide não parece prevenir a doença, tampouco abreviar a recuperação do animal; para ser efetivo, deve ser utilizado em combinação com antimicrobiano e ocitocina. Em porcas que pesam 150 a 200 kg, recomenda-se a dose de 20 mg de dexametasona/dia, IM, durante 3 dias.

Porcas com toxemia apresentam quase invariavelmente desidratação, de modo que se torna fundamental a administração de líquidos.[19]

Suplementação alimentar de leitões

Os leitões com hipoglicemia devem receber leite e/ou solução balanceada de eletrólitos e dextrose, até que ocorra o retorno do fluxo de leite da porca, que pode demorar 2 a 4 dias; o mais importante é que devem ser mantidos aquecidos até as reservas corporais serem restabelecidas. Os leitões devem receber 300 a 500 mℓ de leite por dia, fracionados em doses de 40 a 50 mℓ/hora, administradas por meio de uma sonda plástica French calibre 12 a 14, introduzida até o estômago VO. Também, pode-se administrar uma solução balanceada de eletrólitos contendo 5% de glicose, durante 1 a 2 dias, quando não há disponibilidade de leite de vaca. A injeção intraperitoneal de 15 mℓ de solução de glicose 5% previne inanição. Leite condensado, enlatado, diluído em água na proporção 1:1 é um suprimento de leite satisfatório e facilmente disponível. Nos casos graves em que o retorno à produção e ao fluxo de leite são improváveis, os leitões devem ser colocados para mamar em outras porcas. Caso não haja disponibilidade dessas porcas, recomenda-se o uso de substituto do leite enriquecido com gamaglobulina suína, a fim de prevenir a ocorrência de doenças intestinais comuns. Esse tema é discutido no tópico sobre colibacilose. Muitos leitões são tratados por apresentarem diarreia quando as porcas são submetidas ao tratamento para MMA, às vezes até 19%, em comparação com a taxa normal de 9%.

Controle

Em granjas de criação de suínos modernas é necessária a implantação de medidas de controle[6,20] e a avaliação dos seis procedimentos fundamentais discutidos anteriormente.[21] É difícil desenvolver um procedimento de controle racional porque a doença é considerada uma síndrome complexa, causada por vários diferentes fatores. No entanto, o controle de mastite infecciosa parece ser mais importante. O uso rotineiro de antibiótico e ocitocina, sem indicação, não parece útil. As gaiolas de parição devem ser desocupadas, limpas, desinfetadas e deixadas vazias durante alguns dias, antes que as porcas prenhes sejam transferidas de um ambiente de porcas não lactantes para essas gaiolas. As porcas prenhes devem ser lavadas com sabão e água antes de sua transferência para as gaiolas de parição. Essas gaiolas precisam ser mantidas limpas; se necessário, devem ser lavadas com mangueira com água sob pressão, especialmente alguns dias antes e após o parto, a fim de reduzir a taxa de infecção intramamária. Em rebanhos-problema, pode ser necessária lavagem e desinfecção da pele das glândulas mamárias imediatamente após o parto. A limpeza e desinfecção apropriada da área de parição em propriedades que empregam o sistema de criação em que todas as porcas entram e saem da pocilga ao mesmo tempo, facilitado pelo estabelecimento de uma estação de parição, reduz a ocorrência da doença. A oportunidade para atividade física auxilia na prevenção da doença, pois é rara a ocorrência da doença em porcas criadas no ambiente externo (p. ex., em piquetes).

Para minimizar o estresse da porca durante a adaptação à gaiola de parição e às instalações de parição, a porca deve ser colocada na gaiola, pelo menos, 1 semana antes da data prevista para o parto.

A natureza e a composição da dieta fornecida à porca enquanto permanece na gaiola de parição não devem ser modificadas. Para reduzir o risco de agalactia tóxica, recomenda-se que a quantidade de ração diária considere o escore da condição corporal do animal. Pode ser necessário reduzir a ração para 1 kg/dia (a partir de 100 dias de gestação), antes do parto. A ingestão diária (em comparação com a ingestão durante o período não lactante) pode ser aumentada no dia posterior ao parto e, depois disso, os aumentos acontecem à medida que a lactação prossegue. Para evitar constipação intestinal, recomenda-se a inclusão de farelo de trigo, na proporção de 1/3 a 1/2 da dieta total, nos 2 dias anteriores e posteriores ao parto. Em alguns rebanhos, o fornecimento de alfafa ou de outras proteínas vegetais, na proporção de 15% da dieta, pode auxiliar no controle da doença. No entanto, em sistema de criação intensiva, a preparação e fornecimento regular desses alimentos especiais pode ser impraticável. Embora haja observações de campo sugerindo que uma dieta volumosa por ocasião do parto reduza a ocorrência de agalactia tóxica, há pouca evidência científica que sustenta essa prática.

O uso profilático de antimicrobianos parece ser efetivo no controle de alguns surtos. Uma combinação de trimetoprima-sulfadimidina e sulfatiazol, na dose de 15 mg/kg, fornecida na ração, a partir de 112 dias de prenhez até 1 dia após o parto, pode reduzir a prevalência da doença. O uso de ocitocina, precocemente, também pode ser útil. Em estudo recente, em que se constatou que *E. coli*, estreptococos e estafilococos eram os patógenos mais isolados, a marbofloxacino (solução 10%) mostrou melhor eficácia que a amoxicilina. Todas as cepas de *E. coli* eram suscetíveis ao primeiro antimicrobiano e 32% eram resistentes ao último.

O uso de prostaglandinas para a indução do parto em porcas não foi associado com alteração consistente marcante na ocorrência da doença. Algumas pesquisas de campo indicaram redução, enquanto outras não constataram nenhum efeito.

LEITURA COMPLEMENTAR

Martineau G-P, et al. Postparturient dysgalactia syndrome: a simple change in homeorhesis. J Swine Health Prod. 2013;21:85-95.
Ringarp N. A post-parturient syndrome with agalactia in sows. Acta Vet Scand Suppl. 1960;7:1-153.

REFERÊNCIAS BIBLIOGRÁFICAS

1. Foisnet A, et al. J Rech Porcine France. 2010;42:15.
2. Foisnet A. PhD thesis Univ. Rennes France. 2010;250.
3. Gerjets I, Kemper N. J Swine Health Prod. 2009;17:97.
4. Gerjets I, et al. Vet Microbiol. 2011;152:361.
5. Larsen I, Thorup R. Proc Int Pig Vet Soc. 2006;256.
6. Papadopoulos GA. PhD thesis Ghent Univ. 2008;229.
7. Papadopoulos GA, et al. Vet J. 2010;184:167.
8. Oliviero C, et al. Anim Reprod Sci. 2009;119:85.
9. Cowart RP. Parturition and dystocia in swine. In: Youngquist RS, Threlfall WR, eds. Large Animal Theriogenology. St. Louis: Saunders; 2007:778.
10. Kopinski J, et al. Aust Vet J. 2007;85:169.
11. Martel G, et al. Livestock Sci. 2008;116:96.
12. Solignac T. Porc Mag. 2008;424:133.
13. Solignac T, et al. Proc Int Cong Pig Vet Soc. 2010;124.
14. Van den Brand H. Proc 7th Int Cong Pig Vet Soc. 2006;177.
15. Boren CA, Carlson MS. Arbeitar. 2006;100:14.
16. Foisnet A, et al. J Anim Sci. 2010;88:1672.
17. Bories P, et al. J Rech Porcine France. 2010;42:233.
18. Sabatate D, et al. Pig J. 2012;67:19.
19. Reiner G, et al. Tierarztl Praxis. 2009;37:305.
20. Maes D, et al. Tierarztl Praxis. 2010;1:15.
21. Martineau G-P, Morvan H. Les Mal Prod. 2010;18:514.

21 Doenças Sistêmicas e de Múltiplos Órgãos

DOENÇAS DE ETIOLOGIA COMPLEXA OU INDETERMINADA

Síndrome da vaca fria

É uma doença de rebanho relatada apenas no Reino Unido no início dos anos 1980, em vacas recém-colocadas em pastagens com alto teor de carboidratos solúveis (27 a 43%). Em áreas afetadas, há alta morbidade (até 80%) e grande número de surtos. A síndrome inclui hipotermia, apatia, inapetência, agalactia e diarreia profusa. Ao tocar as vacas afetadas, elas encontram-se frias. Algumas podem apresentar edema perineal; outras também podem apresentar colapso. O rendimento de leite do rebanho cai drasticamente, mas há rápido retorno ao normal se as vacas forem removidas para um campo diferente. O problema pode ocorrer no mesmo pasto todos os anos e voltar a ocorrer se as vacas forem devolvidas à mesma pastagem. Não há anormalidade clinicopatológica óbvia. Pressupõe-se que a síndrome possa resultar de zearalenona ou metabólitos relacionados, produzidos por microfungos na pastagem.

Decúbito de etiologia indeterminada em equinos

O diagnóstico e o manejo de equinos adultos em decúbito podem ser desafiadores. O grande porte dos equinos adultos, a variedade de condições que podem causar decúbito, a dificuldade em realizar exame clínico completo e a necessidade de cuidados prolongados e intensivos representam grandes obstáculos. Causas de decúbito prolongado (> 8 h) em cavalos estão listadas na Tabela 21.1. Em geral, outras causas de decúbito agudo de menor duração são óbvias no exame inicial.

Epidemiologia

A epidemiologia dos equinos em decúbito é abordada em detalhe nas seções que tratam de cada uma das doenças específicas, sendo escassas as informações sobre grande número de equinos em decúbito. No geral, para 148 cavalos tratados em um hospital veterinário de referência, com excelentes recursos e experiência para o manejo de equinos em decúbito, houve 109 não sobreviventes e 39 sobreviventes (taxa de letalidade de 74%). A probabilidade de morte nos primeiros 3 dias de internação aumentou conforme a maior duração dos sinais clínicos antes da apresentação, e os cavalos demonstraram sinais clínicos por mais de 24 h sendo 4,16 vezes [intervalo de confiança de 95% (IC 95%) 1,04 a 16,59] mais propensos a morrer; presença de neutrófilos bastonetes (razão de probabilidade [RP] 7,9, IC 95% 1,39 a 45,5); o não uso do *sling* (RP 4, IC 95% 1,1 a 15,7); e cavalos incapazes de ficar em posição quadrúpede após o tratamento (RP 231, IC 95% 23 a 2341). Maiores custos foram associados ao menor risco de morte (RP 0,96 para cada US$ 100,00 adicionais, IC 95% 0,93 a 0,99), provavelmente em razão de maiores recursos financeiros aumentarem a chance de sucesso.[1] Parece não haver distribuição preferencial por raça, idade ou sexo além daquela esperada para as doenças específicas.

Exame do equino em decúbito

Histórico

Questionar cuidadosamente os tratadores do cavalo pode revelar informações valiosas sobre a causa do decúbito. Causas como trauma, parto e exercício excessivo e atípico são prontamente determinados a partir do histórico. Além de perguntar sobre a causa do decúbito, deve-se obter as estimativas de duração dele. Isso pode ser mais bem elucidado questionando quando o cavalo foi visto em pé pela última vez. Também é útil saber o histórico de doença recente, comportamento anormal ou uso incomum imediatamente antes de o animal ficar em decúbito. Devem ser determinados idade, sexo, raça e uso do cavalo. Informações sobre manejo, *status* de vacinação e vermifugação, alimentação e saúde de outros equinos podem ser reveladoras. Os surtos de decúbito sugerem causa infecciosa (herpes-vírus equino tipo 1) ou tóxica (botulismo, ionóforo). As perguntas devem ser direcionadas para esclarecer a causa do decúbito do equino, não para coletar informações.

Exame físico

O exame físico de equinos em decúbito é desafiador, mas deve ser completo, além de prático e seguro. Deve começar pela avaliação geral do cavalo e seu entorno, e pode ser direcionado para responder a uma série de perguntas como:

- As condições ao redor são seguras para o cavalo e as pessoas?
- Há evidências de que o cavalo esteja se contorcendo ou se debatendo?
- O cavalo defecou e urinou recentemente?
- Existe evidência de exposição a toxinas ou do motivo do decúbito?

O exame do cavalo deve começar com a verificação de frequências cardíaca e respiratória, temperatura (a temperatura retal pode não ser precisa se houver dilatação do ânus), exame das membranas mucosas e avaliação da hidratação, condição corporal e nível de consciência. O cavalo deve ser cuidadosamente examinado em busca de evidências de trauma. Embora o exame deva ser completo, nos casos em que a causa do decúbito não é óbvia, o exame inicial deve se concentrar nos sistemas nervoso e musculoesquelético.

- O cavalo está alerta e é capaz de permanecer em decúbito esternal ou está inconsciente e em decúbito lateral? O cavalo pode levantar-se com ajuda?
- O nível de consciência do cavalo está normal?
- Existem movimentos voluntários ou involuntários espontâneos?
- O cavalo consegue comer e beber?
- Os nervos cranianos estão normais?
- Existe evidência de trauma na cabeça ou no pescoço?
- Existe evidência de paresia ou paralisia? Somente os membros pélvicos estão envolvidos ou também os membros torácicos?
- Os reflexos periféricos são normais (na retirada, patelar, cervicofacial, cutâneo, anal, peniano)?
- A sensação cutânea está presente em todas as regiões? Se não, quais são os limites anatômicos das áreas dessensibilizadas?
- A posição dos membros está normal? Existe evidência de crepitação, inchaço ou forma incomum dos membros ou do esqueleto axial?

Tabela 21.1 Causas e características diagnósticas de decúbito superior a 8 h em equinos adultos.

Causas	Sinais clínicos e diagnósticos	Tratamento	Prognóstico e comentários
Doenças neurológicas			
Botulismo[3]	Cavalo em alerta. Paralisia flácida, disfagia, reflexo corneano ou palpebral fraco	Administração de antitoxina específica ou antitoxina polivalente	Pode ser necessário tratamento prolongado. Prognóstico desfavorável para cavalos em decúbito
Tétano	Geralmente vários animais afetados. Toxina isolada em camundongos. Cavalo em alerta. Paralisia rígida. Sinais pioram com estímulo. Geralmente histórico de ferida recente e sem vacinação	Tratamento de suporte. Antitoxina tetânica (IV ou intratecal). Penicilina. Desbridamento da ferida. Sedação (acepromazina, hidrato de cloral). Minimizar estímulos (escuro, estábulo quieto)	Prognóstico reservado
Trauma vertebral	Cavalo em alerta. Sinais dependem do local da lesão. Pode ser difícil detectar fraturas vertebrais em cavalos adultos. Radiografia	Não específico	Prognóstico desfavorável
Trauma craniano	Inconsciência ou estado mental gravemente alterado. Convulsões. Feridas na cabeça. Sangue nas orelhas e narinas. Imagem (radiografia, TC, RM)	Anti-inflamatórios, incluindo flunixino meglumina, fenilbutazona, corticosteroides. Fármacos para reduzir edema (manitol e solução salina hipertônica). Controle de convulsões (dizepam, midazolam, barbitúricos). Craniotomia	Prognóstico ruim
Instabilidade vertebral cervical	Cavalo em alerta. Ataxia de início agudo e decúbito. Cavalos jovens (< 4 anos). Radiografia e mielografia	Anti-inflamatórios. Repouso. Estabilização vertebral cirúrgica	Prognóstico desfavorável
Doença vestibular	Normal para deprimido, dependendo da causa. Sinais de afecção vestibular, incluindo andar em círculos e cair para um lado, *head tilt* e nistagmo. Diagnóstico por endoscopia das bolsas guturais, radiografia do crânio e exame do LCR	Antibióticos, anti-inflamatórios. Tratamento cirúrgico ou médico de afecção das bolsas guturais	Prognóstico reservado a desfavorável
Mieloencefalopatia por herpes-vírus equino 1	Cavalo geralmente em alerta. Decúbito segue período de ataxia posterior com incontinência fecal e urinária. Febre nos estágios iniciais da doença. LCR xantocrômico. Isolamento viral ou detecção do vírus por PCR. Sorologia. Geralmente vários cavalos afetados	Tratamento de suporte. Valaciclovir ou similar em estágios iniciais	Prognóstico reservado. Equinos infectados podem ser infecciosos
Encefalite arboviral (doença do Nilo Oriental ou Ocidental, encefalite B japonesa)	Cavalo em alerta ou mentação alterada, dependendo da doença. LCR consistente com inflamação. Isolamento ou detecção viral por PCR. Sorologia	Cuidados de suporte. Dexametasona para encefalite do Nilo Ocidental	Epidemiologia é característica. O prognóstico é ruim para cavalos em decúbito. Vacinas disponíveis
Larvas parasitárias migratórias	O estado mental depende do local anatômico do parasita. Eosinófilos no LCR	Ivermectina 400 µg/kg via oral. Corticosteroides	Doença esporádica
Neoplasia (melanoma, linfossarcoma, granuloma de colesterol)	Cavalo em alerta. Sinais de compressão medular. Diagnóstico por imagem (radiografia, mielografia, TC). LCR geralmente normal	Sem tratamento específico	Prognóstico desfavorável
Doença do neurônio motor dos equinos	Cavalo em alerta. Fraqueza muscular profunda e atrofia. Períodos prolongados de decúbito, mas geralmente capazes de levantar quando estimulados	Tratamento de suporte. Vitamina E	Prognóstico reservado a desfavorável. Doença ao longo da vida
Mieloencefalite protozoária equina	Estado mental variável e sinais de doença neurológica. Diagnóstico baseado no exame neurológico e resultados do *Western blot* (LCR ou sérico)	Medicamentos antiprotozoários	Prognóstico de reservado a razoável
Raiva	Estado mental variável. Sinais proteicos de doença neurológica. Zoonose importante. Diagnóstico por teste de detecção de anticorpos do cérebro por imunofluorescência	Sem tratamento. Se houver suspeita, devem ser instituídas medidas adequadas de isolamento até que o cavalo morra ou se recupere, ou outro diagnóstico seja confirmado	Causa rara de decúbito em equinos
Mielopatia pós-anestésica	Paresia pélvica de início agudo evidente na recuperação da anestesia geral	Tratamento de suporte	Prognóstico desfavorável a ruim
Afecções musculoesqueléticas			
Rabdomiólise aguda (por esforço, atípica)	Cavalo em alerta. Histórico de exercício extenuante ou atípico. Dor. Sudorese. Músculos dolorosos e firmes. Pigmentúria. Alta atividade sérica de creatinoquinase e AST	Diurese por fluidoterapia. Controle da dor. Tratamento de suporte	Prognóstico de reservado a razoável. Pode ser recorrente. Pode progredir para insuficiência renal aguda

(continua)

Tabela 21.1 (*Continuação*) Causas e características diagnósticas de decúbito superior a 8 h em equinos adultos.

Causas	Sinais clínicos e diagnósticos	Tratamento	Prognóstico e comentários
Laminite	Cavalo em alerta. Assume o decúbito esternal com facilidade. Pulso digital cheio. Dor na aplicação da pinça de cascos	Controle da dor. Casqueamento corretivo	Prognóstico cauteloso a ruim para cuidados no longo prazo
Fratura de osso longo ou pelve	Cavalo geralmente consegue manter-se em três patas. Fratura bilateral de fêmur. Diagnóstico através de exame físico e radiografia	Eutanásia	–
Paralisia do parto (paresia do nervo obturador)	Distocia. Égua incapaz de ficar em pé após parto difícil. Membros excessivamente abduzidos	Tratamento de suporte. Medicamentos anti-inflamatórios. Talha	Prognóstico cauteloso
Paresia de nervo femoral bilateral	Ocorre em cavalos suspensos pelos membros posteriores durante a anestesia	Tratamento de suporte	Prognóstico cauteloso
Paralisia periódica hiperpotassêmica	Cavalo em alerta. Fasciculações musculares. Fraqueza muscular. Alta concentração sérica de potássio. Eletromiografia. Incomum que o decúbito persista por < 1 a 2 h. Diagnóstico por detecção do genoma apropriado	Administração de soluções de dextrose ou cálcio. Prevenção pela administração de acetazolamida, alimentação com dieta reduzida em potássio e reprodução seletiva	Prognóstico cauteloso a bom. Cuidados necessários no longo prazo
Ambientais			
Estresse ou exaustão por calor	Estado mental deprimido. Histórico compatível com exercícios no calor e umidade ou exposição ao calor extremo. Hipertermia	Resfriamento rápido. Administração de fluidos	Prognóstico cauteloso a ruim. Morte geralmente associada a CID
Hipotermia	Estado mental deprimido. Histórico de exposição ao frio extremo. Hipotermia	Aquecimento. Tratamento prolongado necessário	Prognóstico cauteloso a ruim
Eletrocussão	Cavalos no pasto. Histórico de tempestade elétrica. Um ou mais animais podem ser afetados. Pode haver evidência de queimaduras, fraturas em ossos longos ou esqueleto axial, ou doença vestibular	Tratamento de suporte. Eutanásia para animais em casos graves	–
Ferida por arma de fogo	Cavalos no pasto. Geralmente durante a temporada de caça. Pode ser intencional. Variável ao exame físico. O orifício de entrada e o orifício de saída podem ser difíceis de identificar	Tratamento de suporte, dependendo do local da lesão	Cavalos que foram baleados e estão em decúbito têm prognóstico desfavorável
Metabólicas			
Fome, inanição	Cavalo em alerta. Escore de condição corporal grau 1 ou 2 (de 9)	Nutrição cuidadosa e tratamento de suporte	Prognóstico desfavorável a satisfatório
Hipocalcemia, hiponatremia	Estado mental deprimido. Convulsões. Confirmado pela mensuração das concentrações séricas de eletrólitos. Causa incomum de decúbito em cavalos adultos	Correção do déficit eletrolítico. Correção gradual da hiponatremia	Prognóstico bom
Doença hepática	Deprimido, convulsões, pressão da cabeça. Icterícia. Concentrações séricas elevadas de bilirrubina, amônia e ácidos biliares e aumento da atividade da gamaglutamil transpeptidase e sorbitol desidrogenase	Tratamento de suporte. Prover hidratação e nutrição. Correção da hipoglicemia. Administração de lactulose	Prognóstico desfavorável. Histórico de exposições a hepatotoxinas
Hipoglicemia	Convulsões. Mensuração da concentração de glicose no sangue. Iatrogênica ou intencional, associada à administração de insulina. Causa incomum em cavalos adultos	Administração de glicose IV	–
Privação de água	Estado mental variável, de normal para convulsões. Associado à ingestão inadequada de água (p. ex., balde furado ou um tanque seco que fornece água para cavalos no pasto)	Reidratação cuidadosa. O fornecimento de acesso irrestrito à água pode resultar em intoxicação por água	A causa geralmente é óbvia (falta de acesso à água). Prognóstico cauteloso
Colapso senil	Cavalo em alerta. Cavalo velho. Histórico de fraqueza progressiva. Nenhuma outra causa de decúbito identificada	Tratamento de suporte. Correção de anormalidades metabólicas. Prover nutrição de boa qualidade	Prognóstico desfavorável
Intoxicações			
Ionóforos (monensina, salinomicina etc.)	Alerta. Cólica de início agudo e fraqueza muscular. Decúbito. O diagnóstico baseia-se no histórico de exposição e medição das concentrações do fármaco no sangue, nos tecidos e nos alimentos	Tratamento de suporte. Sem tratamento específico	Prognóstico cauteloso a desfavorável. Cavalos que sobrevivem ao episódio agudo podem ter intolerância ao exercício como resultado da persistência da doença miocárdica

AST: aspartato aminotransferase; CID: coagulação intravascular disseminada; IV: intravenoso; LCR: líquido cefalorraquidiano; PCR: *polymerase chain reaction* (reação em cadeia da polimerase); RM: ressonância magnética; TC: tomografia computadorizada.

- Os cascos do cavalo estão normais? Têm laminite? Qual é a resposta para a aplicação da pinça de casco?
- Desde que seja seguro realizar o exame retal, há anormalidades detectadas (pelve fraturada, bexiga distendida, retenção fecal, prenhez)?

Outros sistemas do animal devem ser avaliados conforme indicado ou necessário. O coração e os pulmões devem ser auscultados, embora seja difícil detectar sons pulmonares anormais em um cavalo em decúbito. O animal deve ser colocado no cabresto para que o exame completo seja realizado. Ajudar o cavalo a ficar em pé com uma corda amarrada à cauda e jogada sobre uma viga ou, de preferência, com o uso de *sling* pode ser útil para avaliar a gravidade da doença do animal (p. ex., pode ficar em pé?) e facilitar o exame físico completo. Se houver suspeita de cólica, colocar a sonda nasogástrica para verificação de acúmulo de conteúdo líquido gástrico, realizar exame retal e coletar o líquido peritoneal.

Exames diagnósticos auxiliares incluem radiografia de membros e/ou coluna (conforme indicado pelo histórico ou exame físico), mielografia (se houver suspeita de lesão compressiva da medula espinal cervical), exame endoscópico da faringe e bolsas guturais (especialmente em equinos com histórico de queda – ver seção sobre ruptura do músculo longo da cabeça), ultrassonografia de tórax e abdome, coleta de líquido cefalorraquidiano e eletromiografia.

As anormalidades hematológicas às vezes refletem a doença base. As *anormalidades bioquímicas* séricas também refletem a doença base e são influenciadas por lesão muscular causada pelo equino em decúbito (aumento da atividade de creatinoquinase e aspartato aminotransferase), inapetência (aumento da concentração total e indireta de bilirrubina e triglicerídeos) e incapacidade de beber ou obter acesso à água (aumento das concentrações séricas de nitrogênio ureico, creatinina, sódio, cloreto, proteína total e albumina). O líquido cefalorraquidiano é reflexo de qualquer doença subjacente, mas geralmente é normal.

Manejo e cuidados

Os princípios de atendimento incluem tratamento da doença primária, prevenção de outras doenças ou ferimentos, assistência ao cavalo para ficar em posição quadrúpede e fornecimento de nutrição e hidratação adequadas. A duração mediana da hospitalização em um relato com 148 cavalos tratados em um hospital de referência foi de 2,8 dias (intervalo interquartil de 1,5 a 8 dias).[1]

O tratamento da doença primária é abordado em outras seções deste livro, assim como a manutenção do estado hidreletrolítico. Por vezes, a manutenção da hidratação normal é problemática para equinos em decúbito em razão do acesso limitado à água e à falta de vontade de ingerir. O fornecimento de água fresca e palatável é essencial. A administração intravenosa ou enteral (sonda nasogástrica) de fluidos e soluções eletrolíticas pode ser necessária em alguns animais, especialmente no início da doença.

Cavalos com doenças que causam decúbito frequentemente têm problemas com incontinência ou retenção fecal e urinária. A cateterização da vesícula urinária pode ser necessária para aliviar a distensão em cavalos com disfunção motora neurogênica superior ou inferior da vesícula urinária ou em equinos machos que relutam em urinar quando em decúbito. A cateterização da vesícula urinária é repetida com frequência. Para minimizar o risco de cistite iatrogênica, o procedimento deve ser realizado de maneira asséptica. A administração de betanecol pode aumentar o tônus do músculo detrusor e ajudar na micção e de fenoxibenzamina (0,5 mg/kg IV durante 15 min) pode diminuir o tônus esfincteriano em cavalos com acometimento do neurônio motor superior.

Equinos que conseguirem comer devem ser alimentados com uma dieta equilibrada, palatável e nutritiva. Para cavalos com apetite reduzido, pode-se oferecer guloseimas como maçãs e cenouras para estimular o apetite por feno e grãos. Cavalos incapazes de comer devem ser alimentados por sonda nasogástrica. As pastas de *pellets* de alfafa ou dietas comerciais podem ser administradas através de sonda nasogástrica. As necessidades de manutenção de um cavalo sedentário de 425 kg são de aproximadamente 15 a 18 Mcal/dia. As necessidades de manutenção de um cavalo em decúbito são desconhecidas, mas provavelmente são menores que as dos cavalos sedentários normais.

Complicações e prevenção

Um grande desafio no manejo de equinos em decúbito é prevenir novas lesões. Anormalidades causadas por decúbito incluem escoriações e lacerações, ulceração gástrica, ulceração da córnea, pneumonia, cistite, pigmentúria, hemorragia muscular e lacrimejamento, cólica por compactação, laminite e infecção ou inflamação no local do cateter.[1]

Equinos em decúbito frequentemente fazem esforços repetidos para se levantar, o que, apesar de motivador para todos os envolvidos, pode resultar em mais lesões. Uma tentativa de levantar pode ferir a cabeça do animal, especialmente as regiões periorbitais e a pele sobre proeminências ósseas, como sobre a asa do ílio. A minimização de lesões posteriores é conseguida com o uso de um *sling* ou corda para ajudar o cavalo a ficar na posição quadrúpede; acomodação em uma baia acolchoada com cama profunda e macia (embora isso possa interferir na capacidade de o cavalo ficar em pé); e proteção da cabeça e membros distais com um capacete e ataduras, respectivamente. Cavalos em decúbito mantidos em pastos com bastante grama geralmente se saem bem e apresentam mínimos traumas autoinfligidos.

As úlceras de decúbito ocorrem sobre pontos de pressão, como a asa do ílio, a ponta do ombro e o arco zigomático, e podem se tornar graves. Cavalos em decúbito que cambaleiam podem raspar a pele das articulações dos membros, com subsequente aumento do risco de artrite séptica. Bandagens, capacetes, pomadas, como pasta de sulfadiazina de prata e cama macia, minimizam, mas não eliminam essas abrasões. Cavalos que não podem ou não se movem voluntariamente de um lado para outro devem ser mudados de posição a cada 2 a 4 h.

A neuropatia por pressão periférica pode ocorrer em equinos em decúbito. O nervo radial e o nervo facial são os mais frequentemente afetados. A prevenção é feita pelo uso de camas acolchoadas, talhas, mudança de posição frequente e capacete.

Equinos em decúbito podem sofrer lesões musculares por pressão em grandes grupos musculares. Para cavalos grandes ou bem musculosos, isso pode resultar em grande aumento na atividade sérica de creatinoquinase e em mioglobinúria. A mioglobinúria pode causar insuficiência renal aguda, embora esse grau de mioglobinúria em cavalos em decúbito seja incomum.

Pode ocorrer pneumonia como resultado do decúbito. Equinos disfágicos têm maior risco de aspiração de material alimentar e de saliva e, portanto, de desenvolvimento de pneumonia por aspiração. Cavalos que recebem corticosteroides estão sob maior risco de pneumonia bacteriana ou fúngica (*Aspergillus* spp.). Embora nem todos os equinos em decúbito devam receber antimicrobianos, estes medicamentos são indicados em cavalos com maior risco de desenvolver pneumonia. Os antimicrobianos devem ter amplo espectro, incluindo atividade contra o *Streptococcus* spp., por exemplo, a combinação de penicilina com aminoglicosídeo.

O uso de talhas em cavalos é trabalhoso e requer material adequadamente projetado para eles. Cavalos que aceitam ser apoiados por um *sling* apresentam maiores chances de sobrevivência (RP 4 para morte de equinos que não usam talha, IC 95% 1,1 a 16%) quando comparados com equinos que não podem ou não usarão o *sling*.[1] Os cavalos não devem ser levantados com talhas para uso em bovinos. O uso dessas talhas para erguer os equinos contidos pelas asas de cada ílio é cruel e não terá sucesso. Há materiais projetados especificamente para uso em cavalos (p. ex., Dispositivo de Suporte Anderson *Sling*).[2]

Equinos em *slings* devem ser monitorados de perto e não devem ficar pendurados. Deve-se ajudar os cavalos a ficar de pé no *sling* a cada 6 ou 8 h. O suporte deve ser usado para auxiliar o cavalo a se levantar e fornecer algum apoio em pé, mas o animal não deve ter todo seu peso suportado pela talha por mais de alguns minutos. Cavalos com quantidade excessiva de peso suportada pelo *sling* por um período prolongado têm dificuldade para respirar e podem desenvolver cólica, ruptura da vesícula urinária, hérnia diafragmática ou prolapso retal.

Complicações potencialmente catastróficas incluem artrite séptica, lesão do nervo radial, ruptura da vesícula urinária, hérnia diafragmática, prolapso retal, torção do cólon e fratura de ossos longos. O risco dessas complicações pode ser minimizado pelas práticas detalhadas anteriormente, mas não pode ser eliminado.

LEITURA COMPLEMENTAR

Gardner R. Evaluation and management of the recumbent adult horse. Vet Clin North Am. 2011;27:527-534.
Pusterla N, et al. How to lift recumbent equine patients in the field and hospital with the UC Davis large animal lift. AAEP Proceedings. 2006;52:87-92.

REFERÊNCIAS BIBLIOGRÁFICAS

1. Winfield LS, et al. Equine Vet J. 2014;46:575.
2. Pustera N, et al. AAEP Proceedings. 2006;52:87.

Síndrome da porca magra

Sinopse

- Etiologia: a síndrome é o resultado de nutrição inadequada e desequilibrada na gestação e lactação, mas também pode ser resultado de doença parasitária ou doença infecciosa crônica
- Epidemiologia: perda de peso até o ponto de inanição, particularmente em leitoas de primeira e segunda ninhadas
- Achados clínicos: inanição
- Controle: reconhecimento da relação entre o consumo voluntário de ração na gestação e a lactação; alimentação com base nos escores de condição corporal.

A síndrome da porca magra é uma condição que ocorre em porcas, particularmente no fim da lactação ou no início do período seco, em que houve perda exorbitante de peso durante a lactação e que não foi recuperada. Anteriormente era comum em sistemas externos ou em pátios, em particular no Reino Unido, mas raramente é visto hoje, pois as práticas de manejo e o conhecimento nutricional avançaram muito. Existem muitas causas para perda de peso e a ocorrência de porcas magras.

Etiologia

Historicamente, a principal causa da síndrome da porca magra foi a completa falta de conscientização de que os porcos precisavam ser alimentados corretamente durante a gestação, a fim de se prepararem para o parto e a lactação, para fornecer leite a nove ou mais leitões, que individualmente consomem mais de 800 mℓ/dia de leite.

Epidemiologia

Emergiu como um problema na década de 1970 como resultado da má compreensão da inter-relação entre a ingestão de alimentos durante a gestação e a lactação. A síndrome é mais comum em marrãs de primeira e segunda ninhadas, mas pode afetar todas as parições quando a nutrição for inadequada.

A ingestão voluntária de alimentos por porcas durante a lactação é inversamente proporcional ao consumo na gestação. Consequentemente, porcas muito alimentadas durante a prenhez ganharão peso excessivo durante a gestação, mas irão restringir voluntariamente o consumo de alimentos durante a lactação e perder peso excessivo durante esse período. Em contrapartida, as porcas alimentadas com uma dieta basicamente de manutenção, com 2 a 2,5 kg de ração balanceada durante a gestação, ganharão peso adequado para o crescimento do corpo e do embrião e, durante a lactação, consumirão alimento adequado para as necessidades do período e perderão peso minimamente no seu decorrer. O conhecimento da nutrição da porca melhorou de tal forma que não devem ocorrer os principais problemas relacionados com essa síndrome, mas ainda há risco de alimentação inadequada de porcas selecionadas para genótipo magro, grande tamanho de ninhada e grande peso ao desmame. As marrãs de primeira e segunda ninhadas podem necessitar de mais ração para prover o crescimento do corpo. Isso foi combinado com a mudança para o confinamento intensivo de porcas prenhas. O sistema de baias de porcas exacerba relações de dominância e submissão social.

As porcas modernas selecionadas para fins comerciais não têm as reservas de gordura subcutânea necessárias para a produção ao ar livre e, portanto, são propensas à perda de peso corporal em criações extensivas. O segundo maior grupo de causas é o fator ambiental. Muitas vezes, as porcas são mantidas em campos ou gaiolas com quantidade mínima de palha para a cama, o que alivia de certa maneira as baixas temperaturas ambientais. Causas ambientais incluem alojamento frio ou com correntes de ar, flutuações de temperatura, temperatura muito alta nas baias de parição, camas molhadas e falta de água potável.

O desmame precoce aumenta o risco de síndrome da porca magra, especialmente se a nutrição for inadequada. Com frequência, os animais acometidos estão recebendo alimentação de baixo nível para evitar obesidade.

Doenças parasitárias, particularmente associadas à infestação por *Oesophagostomum* spp. e *Hyostrongylus* spp., contribuem para a perda de peso e a síndrome da porca magra. Porcas magras podem ser um componente da síndrome de doenças infecciosas, como cistite e pielonefrite.

Achados clínicos

Em um rebanho, a síndrome da porca magra se desenvolve ao longo de meses e, em geral, durante um ou dois ciclos de gestação, com declínio gradual da condição corporal do grupo até que 20 a 30% das matrizes tenham baixo escore corporal. Nenhuma anormalidade é evidente no exame clínico, mas as matrizes não recuperam o peso após o desmame, principalmente as porcas em sua primeira ninhada. O período mais crítico para perda de peso são as primeiras 2 semanas após o desmame. As porcas afetadas têm apetite reduzido, mas com frequência apresentam tendência a ingerir alimentos que não fazem parte da dieta e água em excesso, e podem estar anêmicas.

Controle

Alimentação durante a gestação

Atualmente, o risco da síndrome da porca magra existe onde todas as porcas prenhes são alimentadas com quantidade padrão de ração. É provável que ocorram problemas quando as porcas são manejadas e alimentadas em um grupo no qual alguns animais submissos são suscetíveis e não têm acesso à sua parte da ração. Alimentadores individuais ou alimentação em cocheiras, especificamente o uso de cochos eletrônicos, evitam isso.

Alimentação durante a lactação

A questão crítica é garantir a ingestão adequada de alimentos e a energia durante a lactação. Isso pode ser obtido não alimentando o animal em excesso durante a prenhez, restringindo sua alimentação nos primeiros dias após o parto para encorajar o melhor consumo de ração no decorrer da lactação e garantindo o fornecimento adequado e constante de água, a alimentação *ad libitum* durante a lactação e a dieta de lactação de alta densidade energética.

Além disso, ao disponibilizar uma fonte de calor para os leitões é possível manter as baias de parição a uma temperatura mais baixa para a porca, também ajudando o controle de doenças parasitárias.

A *pontuação da condição corporal* é um guia valioso para a alimentação individual de porcas e para a avaliação das práticas de alimentação no rebanho como um todo. Em um escore de 1 a 5, deve ser muito raro encontrar porcas com escores de condição de 1 ou 5. O ideal é ter porcas entrando na maternidade entre os escores de condição 3 e 4 e não menos que 2,5 no desmame. É melhor evitar a cobertura no primeiro cio de porcas de primeira e segunda ninhadas em baixa condição corporal ao desmame, acasalando-as apenas no segundo cio.

Métodos para pontuação de condição corporal e orientações podem ser encontradas em http://www.defra.gov.uk/animalh/welfare/farmed/pigs/pb3480/pigsctoc.htm.

Javalis selvagens como vetores de doenças infecciosas

Há um foco mundial crescente em javalis selvagens e porcos domesticados que fugiram e podem servir como reserva de infecção para doenças de natureza epizoótica[1-3], particularmente na Europa e nos EUA, onde os caçadores têm interesse nesses animais. Animais silvestres têm grande potencial como fonte de doenças virais e parasitárias, e o javali (*Sus scrofa*) não é exceção. Em muitos casos, esses animais têm comportamento tímido e reservado, frequentemente habitando florestas, onde suas quantidades são desconhecidas. Onde há alta densidade, há alta taxa de transmissão de infecção.[4]

Existe grande variação nas populações em diferentes países da Europa. É o segundo ungulado selvagem mais importante da Europa e é importante na Alemanha, França, Espanha, Polônia e República Tcheca; nos EUA, são encontrados em 39 dos 50 estados.

O javali tornou-se cada vez mais comum em toda a Europa porque vivem ao ar livre. Na Suíça, a população mostrou aumento constante nos últimos 15 anos.[5] Suínos comerciais também têm sido cada vez mais criados ao ar livre, então a possibilidade de transmissão de doenças aumentou rapidamente. Para ilustrar, um estudo recente na Suíça sobre o contato entre suinoculturas e javalis[6] revelou que 5% das criações registraram presença de suínos cruzados em suas instalações. Os porcos da raça Mangalitza foram os que mais correram risco desse tipo de acasalamento. Um estudo foi realizado sobre o risco de tais acontecimentos[7], mostrando que o risco foi maior quando a doença em questão era disseminada por aerossol (p. ex., peste suína africana, peste suína clássica) quando comparada com doenças disseminadas por via venérea (p. ex., brucelose). Esses animais também podem representar perigo para seres humanos.[8]

Existe uma técnica para avaliar abundância e agregação relativas.[9]

No geral, a situação das doenças no javali selvagem não é bem compreendida. Várias enfermidades são descritas a seguir.

Fatores de risco

Quanto maior a distância entre os suínos ao ar livre e a administração da propriedade, maior o risco de invasão por javalis. Unidades não supervisionadas estão definitivamente sob risco. A proximidade com a floresta também aumenta o risco de doenças. Pocilgas com piquetes de pastagens também correm risco considerável de invasão por javalis. Locais de caça comerciais mantêm uma população de javalis superabundante.[9,10] O papel das cercas foi discutido.[11] Fontes concentradas de alimento são um ponto alto de contato, e esses campos para suínos criados ao ar livre devem ser efetivamente cercados. Suínos selvagens requerem vegetação densa para termorregulação. Eles também exigem áreas de água superficial e áreas úmidas nas quais chafurdar.

Doenças em geral

Normalmente, se o javali for criado, as doenças são as mesmas dos suínos domésticos.[12] Um estudo de larga escala com javalis na Campânia, sul da Itália[13], mostrou que 4,4% foram positivos para *Brucella* spp., 2,6% para *Leptospira interrogans*, 19,3% para *Salmonella* spp., 30,7% para doença de Aujeszky, 7,9% para parvovírus suíno e 37,7% para vírus reprodutivo e respiratório suíno, mas todos foram negativos para a peste suína africana e peste suína clássica. Assim, caso haja contato entre os dois grupos, o javali representa um desafio para o suíno doméstico.

Peste suína africana

O javali é o hospedeiro natural da peste suína africana (PSA), mas uma pesquisa realizada na Espanha em uma área previamente infectada não mostrou vírus nem anticorpos[14], sugerindo que a recuperação permanente é possível. O surto representou prejuízo econômico extremo na Espanha e levou 30 anos para ser erradicado. Isso ocorreu devido à falta de biossegurança, presença de carrapatos (*Ornithodorus*) e de javalis. O estudo sugeriu que mesmo em populações altamente densas de javalis – como nos parques naturais – a circulação de PSA não pode ser mantida na ausência de outras fontes de infecção. Uma investigação recente na Rússia mostrou javalis afetados na Rússia, Ucrânia e Lituânia.

Astrovírus

Foram encontrados nas fezes de javalis na Hungria.[15]

Doença de Aujeszky

O vírus da doença de Aujeszky (VDA) foi encontrado em javalis na Suíça.[16,17] O abate desses animais parece não ter nenhum efeito sobre o vírus.[18] Ele basicamente desapareceu dos suínos domésticos na Europa.[17,19] Entretanto, foi encontrado recentemente em javalis na Áustria.[20] Na Alemanha, dois casos de VDA foram relatados em 2010 e os animais apresentavam sinais no sistema nervoso central (SNC) e panencefalite não supurativa.[21] É uma infecção bastante disseminada em javalis em algumas regiões. No javali, o VDA é relativamente atenuado e pode ter se adaptado à coexistência com a população hospedeira específica. Há também grande diversidade na população de javalis selvagens. Provavelmente o vírus se espalha pelo contato direto e não por aerossóis, especialmente em longas distâncias. Atualmente, a vacinação oral para javalis selvagens não é uma opção, mas tem sido bem-sucedida experimentalmente.[22] A colocação de cercas é o principal método de controle. O monitoramento adequado é o único controle real.

Brucelose

A estirpe mais comumente isolada em javalis na Europa central, oriental e ocidental é *Brucella suis* biovar 2. Foi encontrada na República Tcheca, Hungria, Polônia, Eslováquia, Eslovênia, Suíça[16,23] e na Alemanha.[24] *B. suis* foi visto em 28,8% dos javalis e os anticorpos foram encontrados em 35,8%.[5]

Na Croácia, 424 soros de javalis foram analisados entre 2003 e 2004[25] e 27,6% mostraram soropositividade.

No nordeste da Espanha, a presença de *Brucella* foi estudada em javalis, porque o uso de cercas, alimentação suplementar e repovoamento ilegal dos animais se tornaram práticas comuns de manejo para aumentar o número de javalis em uma área. Eles foram reproduzidos ilegalmente, cruzados com porcos domésticos ou importados, particularmente da França.[26] Anticorpos contra *Brucella* foram detectados em 28/256 amostras (10,9%).[27] Nos EUA, suspeita-se da disseminação de javalis para porcos domésticos, porém essa hipótese nunca foi confirmada (nos EUA também há bisontes e alces como fontes possíveis), mas a análise de cepas pode ajudar nessa situação.[28] Nesse estudo, os isolados de *Brucella* foram encontrados em 77% dos suínos e 68% dos isolados de *B. suis* eram biovar 1, sendo 92% em machos e apenas 34% em fêmeas. Os autores também apontaram que o javali pode ser uma reserva para *Brucella abortus*, além de *B. suis*. No sudeste dos EUA (Carolina do Sul), o javali possui anticorpos contra parvovírus suíno (PVS), *B. suis* e circovírus suíno tipo 2 (CVS2), mas não para o vírus da influenza suína (VIS) ou vírus da síndrome reprodutiva e respiratória suína (SRRS). Na Carolina do Norte não havia PVS ou *B. suis*, mas 1/20 tinham SRRS, 86/120 tinham CVS2 e 9/19 tinham VIS. Em outras palavras, a infecção em porcos selvagens pode ser altamente local.

Campylobacter spp.

Estirpes de *Campylobacter* foram isoladas a partir de suínos selvagens na Califórnia após um surto de *Escherichia coli* O157:H7 associada ao espinafre. Das amostras de suínos, 40% foram positivas e seis espécies foram isoladas: *coli, feto, hyointestinalis, jejuni, lanienae*[29] e *sputorum*. O estudo destacou a necessidade de manter os animais silvestres longe de hortaliças e destacou o potencial para infectar seres humanos, particularmente caçadores.

Chlamydiae

Demonstrou-se alta soroprevalência de *Chlamydiaceae* na Espanha[30], mas até o relato de conjuntivite e lesões oculares[31] não era possível demonstrar doenças relacionadas com *Chlamydia*. O suíno afetado apresentava ulcerações e opacidade da córnea. As lesões no javali foram semelhantes às observadas em infecções experimentais de suínos comerciais.

Peste suína clássica

A peste suína clássica (PSC) está presente na Alemanha há muitas décadas. A reação em cadeia da polimerase com transcrição reversa (RT-PCR, *reverse transcription polymerase chain reaction*) tem sido utilizada para estudar a evolução da PSC em javalis.[32] O javali foi uma importante fonte de surtos para suínos domésticos. Muitos dos animais tinham menos de 1 ano de idade; assim, a remoção de animais jovens por caça, particularmente javalis, reduz o risco de infecção. A imunização oral para os javalis foi iniciada em 1993[33] (vacina de isca de estirpe C[34]) e ajuda no esforço de controle.[35] Os animais mais jovens são vacinados com menos eficiência e são afetados com maior frequência do que os javalis mais velhos.[36] As iscas podem ser mais atraentes para os animais mais velhos. O momento ideal para a vacinação para suínos é entre outubro e novembro.[37] Aumentar o nível da isca não parece melhorar a situação. A isca não é de grande utilidade no controle do PSC devido ao seu baixo uso (62%); no entanto, ajuda a descrever padrões de movimentação de suínos selvagens, facilitar a observação e melhorar a eficácia.[38]

A maioria dos surtos anteriores na população de javalis com PSC de alta patogenicidade foi em grande parte autolimitada[39], mas as taxas de morbidade e mortalidade em regiões de surto são altas. Surtos recentes envolveram as estirpes menos prejudiciais, do genótipo 2.3. A mudança de virulência de alta para moderada prolongou a circulação do vírus. Também é possível que o monitoramento e a detecção tenham melhorado, levando ao declínio da gravidade após um surto, e não à seleção contra um vírus altamente virulento.

A RT-PCR pode ser usada para diferenciar animais naturalmente infectados com PSC dos animais vacinados[40], sendo considerada segura a vacina marcadora.[41] Dos três surtos no nordeste da França, entre 2002 e 2011, dois ocorreram em javalis e rebanhos suínos em Moselle e o terceiro ocorreu em javalis na área de Bas-Rhin. Todos eram do genótipo 23. e derivavam de linhagens da Renânia-Palatinado na Alemanha. O surto de Bas-Rhin durou até 2007 e o vírus evoluiu ligeiramente durante esse período.[83]

Cryptosporidia

Duas espécies de *Cryptosporidia*, *C. suis* e *C. scrofarum*, foram descritas em javalis na Europa central (Áustria, República Tcheca, Polônia e Eslováquia). Em nenhum dos casos detectados verificou-se doença clínica. Na maioria dos casos, as infecções eram únicas, mas em alguns deles ambas as espécies foram encontradas no mesmo hospedeiro. A reação em cadeia da polimerase (PCR, *polymerase chain reaction*) foi um método de detecção melhor que a microscopia.[81]

Escherichia coli

A *E. coli* O157:H7 foi encontrada em suínos selvagens na Califórnia central, próxima a campos de espinafre responsáveis por surtos da doença.[42] Não se sabe muito sobre *E. coli* em javalis, mas parece ser individual e diversa. Em um estudo realizado na Europa central, descobriu-se que o javali transportava em suas fezes *E. coli* resistente a antimicrobianos. No javali, o nível de resistência foi de 6%. Cinco isolados multirresistentes que produzem betalactamase de espectro estendido (BLES) foram recuperados do javali.[89] A detecção e a caracterização de *E. coli* produtora de toxina Shiga (O157:H7 e não O157) em javalis selvagens foram descritas em javalis na Espanha.[90]

Erisipelas

Em javalis ibéricos, a prevalência foi de 15%[18] e a infecção foi descrita na Espanha.[27]

Fascíola hepática

O parasita *Fasciola hepatica* foi encontrado recentemente em um javali selvagem na Escócia[43], embora tenha sido descrito anteriormente em porcos selvagens Nebrodi pretos na Sicília, Itália.[44] Ocasionalmente são encontradas formas adultas dos trematódeos no fígado, embora o porco seja considerado resistente ao desenvolvimento de parasitas hepáticos.

Febre aftosa

O contato com o vírus no gado ocorre mais comumente em cursos de água para javalis selvagens e javaporcos.[45]

Hepatite E

Acredita-se que a hepatite E (Hep E) em seres humanos esteja associada à ingestão de carne de porco ou javali crua, particularmente o fígado. A caça está associada à maior prevalência[46-48] de anticorpos. Javalis selvagens no sudeste da França podem ser fonte de infecção para seres humanos.[46]

Existe elevada soroprevalência de anticorpos contra a Hep E em trabalhadores florestais (31%) e javalis (14%) na França[49] e em javalis ibéricos.[50] A prevalência em javalis está relacionada com a localização geográfica. Foram encontrados javalis soropositivos na Itália.[51] Na Alemanha, a prevalência em javalis foi estudada utilizando amostras de fígado e 14,9% foram positivos.[52,53] Outro estudo na Alemanha demonstrou prevalência de 29,9%, mas variou consideravelmente entre as regiões analisadas. Todos os isolados eram genótipos 3 (3i, 3h, 3f e 3e), mas o tipo dependia do local de caça.[54] O vírus foi encontrado em todas as áreas e em todas as regiões, mas com maior frequência em áreas rurais. Havia três fontes de infecção: caça, carne de javali e contaminação fecal. Até mesmo no Japão há risco pelos javalis.[55] Dos javalis testados, foram positivos 28% na Espanha[56] e 12% nos Países Baixos.[57] Foram encontrados na Croácia[58], na Tchecoslováquia[59] e na Suécia.[60] Em geral, há evidências de taxas locais de prevalência bastante altas.[61] A suspeita é que a infecção em javalis possa se espalhar para a população de suínos domésticos e depois para a população humana, mas não há provas de que isso ocorra.[62] Vários estudos na Alemanha mostraram que o genótipo 3 do vírus da hepatite E (HEV) na população de javalis e suínos domésticos.[52-54,96,97]

Leptospira spp.

Foram encontrados anticorpos contra *Leptospira* spp. e células leptospirais em javalis[63] e eles também foram detectados no Japão.[64,65] Os javalis selvagens (15,2%) parecem transportar *Leptospira* mais comumente do que os cervos, embora os casos em ambos tenham aumentado rapidamente no Japão nos últimos anos. A suposição é de que eles chafurdem na lama para manter a termorregulação e podem se infectar nessas condições. A sugestão é de que as leptospiras de javalis podem se tornar um perigo para caçadores, trabalhadores de processamento de carne e cães de caça no Japão. Um estudo em javalis suecos sugeriu que a infecção era muito menos comum do que no resto da Europa.[66] O nível de anticorpos detectado foi de 25% na Polônia, de 18% na Alemanha e de 12% na Itália.

Linfadenite

Em um estudo de linfadenite em javalis no Brasil, estreptococos beta-hemolíticos (10%), *Mycobacterium* spp. (8,4%) e *Rhodococcus equi* (6,6%) foram as causas mais comuns de lesões.[67]

Mycobacterium bovis

O risco de infecção em javalis depende da idade e está correlacionado com a abundância e a agregação espacial.[9] Em algumas partes da Espanha, o javali representa risco máximo para suínos domésticos.[1] No centro-sul da Espanha, a tuberculose (TB) de javalis selvagens pode ser a principal causa de TB bovina (bTB). O abate de 50% da população de javalis europeus (*Sus scrofa*) no centro-sul da Espanha mostrou que o *M. bovis* foi reduzido em 21 a 48%. Em Portugal, na temporada de caça 2005-2006, 18/162 javalis de 3/8 áreas de estudo foram positivos para *M. bovis*.[68] A detecção de *M. bovis* foi mais consistentemente associada a variáveis relacionadas com a abundância relativa do ungulado selvagem; assim, o javali pode ser uma reserva para *M. bovis*.

Na Nova Zelândia, a transmissão de *M. bovis* para bovinos ocorre através dos gambás, que atuam como reserva. Nas áreas onde o controle dos gambás foi realizado, o nível de *M. bovis* nos javaporcos foi reduzido. Os javaporcos não parecem transmitir a doença para outros suínos.[69] Os dados da Córsega sugerem que os animais selvagens e domésticos estão em um ciclo de transmissão epidemiológica da bTB.[70]

Realizou-se infecção experimental de javalis com *M. avium* subsp. *avium* e foi semelhante à doença natural.[71] Com frequência, as lesões em javalis ocorrem nos gânglios linfáticos torácicos e nos pulmões, sugerindo que ocorre infecção respiratória. Na Península Ibérica, pode ser que o javali contribua para a persistência da infecção em porcos domésticos, dependendo do tamanho da população local.[82] O *M. bovis* foi isolado pela primeira vez a partir de um javali selvagem no Reino Unido em 2010,[86] embora tenha sido isolado a partir de javali de criação anteriormente; atualmente existem vários esconderijos de javalis no interior do Reino Unido.

Muitos linfonodos, particularmente os mandibulares, retrofaríngeos e mesentéricos, foram afetados. Havia linfadenite granulomatosa com pequeno número de bactérias acidorresistentes. O genótipo 17 foi identificado e também é encontrado em outros animais selvagens na área.

Foi descrita a imunopatologia de granulomas em javalis naturalmente infectados.[87] Em javalis, o padrão de infecção é restrito e não generalizado. A maioria dos granulomas não possuía nenhuma bactéria acidorresistente e apenas alguns tinham células gigantes multinucleadas.

Houve grande presença de células T e macrófagos exibindo alto nível de atividade da gamainterferona em todas as fases do desenvolvimento do granuloma. Também foi verificado alto nível de produção de óxido nítrico a partir de macrófagos.

Estudou-se a influência do CVS2 sobre a TB em populações de javalis.[88] Na Espanha, dois fatores de risco para TB são densidade populacional e idade do macho. O papel de outros patógenos não foi investigado. Foi estudada a presença de bTB em 551 javalis caçados no sudoeste da Espanha. Foi encontrada relação estatística entre as taxas de prevalência de TB e CVS2, onde CVS2 foi maior, assim como a ocorrência de bTB. O javali com CVS2 também foi mais propenso a ter lesões generalizadas.

Em um estudo recente no Reino Unido sobre os principais locais de infecção por *M. bovis*, foi verificado que os porcos infectados foram encontrados em fazendas onde havia pouca biossegurança ou onde os animais eram criados ao ar livre. Em alguns casos, as cepas encontradas em porcos se correlacionaram melhor com as cepas encontradas em texugos do que em bovinos, sugerindo que os porcos poderiam ser sentinelas para detectar *M. bovis* na vida selvagem.[91]

Na Espanha, o resultado do teste de tuberculina bovina intradérmica em javalis foi aproximadamente 77,4% efetivo (24/31). Mais recentemente, o ensaio imunoenzimático (ELISA) tem sido utilizado e pode oferecer melhor resultado em javalis.[98] O javali pode atuar como hospedeiro de manutenção[99], mas eles geralmente são considerados o hospedeiro terminal. Várias outras espécies de micobactérias além de *M. bovis* e *M. avium* foram encontradas em suínos domésticos e javalis no Brasil.[101]

Mycoplasma hyopneumoniae

O *Mycoplasma hyopneumoniae* (MH) é comum em javalis suíços[72] e foi detectado por RT-PCR. Havia pouca informação sobre pneumonia enzoótica (EP) em javalis até o estudo na Espanha em 2010[102], tendo mostrado que anticorpos foram detectados em 21% das 428 amostras de soro e em 20% dos suabes nasais. O MH foi detectado pela reação em cadeia da polimerase *nested* (nPCR) em 8% (de 156) das amostras de pulmão. Não foram observadas lesões macroscópicas em nenhum dos suínos, mas foram observadas lesões histológicas em 18 de 63 (29%) das amostras de pulmão. A conclusão foi que as lesões da EP provavelmente eram subclínicas.

Parasitas

Mais de 30 espécies de parasitas foram encontradas em javalis (especificamente trematódeos, cestódeos e nematódeos).

Circovírus suíno tipo 2

O CVS2 tem prevalência variável na Europa, mas alta na Espanha em javalis ibéricos[50] e na Romênia.[73,92-94] Na Alemanha, apenas 0,3% dos javalis foram positivos em comparação com 8,7% dos porcos domésticos.[74] Os javalis tinham níveis muito mais baixos de carga de CVS2 do que os suínos domésticos. Em um estudo na Coreia, a prevalência de infecção por CVS2 foi de 4,98% (91/1825).[95] As sequências ORF2 de CVS2 pertenciam exclusivamente aos subgrupos 1A/B e 1C do genótipo CVS2b.

Parvovírus suíno

O parvovírus suíno (PVS) é difundido em javalis (14 a 77%) dependendo do país, mas não parece causar lesões, embora possa causar problemas a fêmeas de javali na primeira gestação. As forças que impulsionam a evolução do PVS são desconhecidas. No entanto, parece que na presença de anticorpos, a seleção neutra parece ser mais importante do que a evolução adaptativa.[103] Em populações de javalis, a análise filogenética revelou que o PVS é mais diversificado do que em suínos domésticos.[104] Assim, populações de javalis podem ter desempenhado papel vital no surgimento de novos fenótipos de PVS.

Síndrome respiratória e reprodutiva suína

Na Espanha, houve baixa prevalência de SRRS em javalis[18], enquanto na Itália[13] e na Alemanha a prevalência foi alta[61], mas provavelmente não é um estado de reserva.[27] Na China, SRRS de alta patogenicidade pode ser transmitida em javalis híbridos.[6]

Sapelovírus suíno

O sapelovírus suíno tipo 1 (PSV1) foi isolado recentemente a partir de um javali no Japão. Anteriormente era conhecido como enterovírus suíno A.[105]

Sorotipos de Salmonella

Javalis no norte da Itália[75] (1.313 machos) foram examinados e foram isoladas 326 salmonelas (24,8%). Trinta sorovares distintos foram isolados de três *Salmonella enterica* spp. diferentes.

Em um estudo realizado em javalis na região do Lácio, na Itália, 10,8% dos animais resultaram positivos; muitos sorovares foram encontrados, mas o *S. typhimurium* foi visto em apenas 1,8% dos animais. O ponto mais importante foi que a maioria dessas salmonelas transportava genes de resistência, particularmente para sulfonamidas (92,5%), sulfonamida-trimetoprima (14,8%), colistina (14,8%) e estreptomicina (18,5%), com as demais em níveis muito mais baixos.[85]

Os javalis podem atuar como portadores saudáveis de muitas espécies de *Salmonella*.[76] Em um estudo de uma população isolada de javalis na Austrália, verificou-se que havia *Salmonella* spp. em 36,3% das amostras fecais e em 11,9% dos linfonodos mesentéricos.[77] Foram encontrados 39 sorovares (29 nas fezes e 24 nos linfonodos). A transmissão é de suínos mais velhos para jovens, possivelmente por meio dos cursos de água.

Os javalis na Espanha, norte da Itália, Portugal e Eslovênia[84] também foram considerados soropositivos ou houve isolamento do microrganismo a partir de populações de javalis.

Influenza dos suínos

Uma pesquisa nos EUA mostrou ampla variação de estado para estado, com até 14,4% de positivos para o vírus H3N2 no Texas[106] e com maiores níveis de prevalência nas Carolinas.[107] Em uma pesquisa recente, 2% foram positivos para H1 e 40% para H3.[108] Na Alemanha, 5,2% dos suínos tinham anticorpos contra H1N1 e H3N2.[109]

Toxoplasma

Um caso de toxoplasmose congênita foi descrito em um javali da Espanha.[79] Os resultados histopatológicos sugerem que a fêmea e seus três fetos tinham toxoplasmose. Foram encontradas miosite em muitas amostras e pneumonia intersticial nos fetos. A ausência de cistos é consistente com a infecção experimental relatada em porcos.[80] O parasita foi detectado por PCR em quase todos os tecidos.

Trichinella

Trichinella foi encontrada em javalis na Córsega[78], onde o anticorpo muscular foi positivo por ELISA. É necessário realizar controle veterinário adequado sobre a carne de suínos selvagens, bem como seu cozimento adequado.

Controle

A biossegurança rígida para separar os suínos selvagens dos porcos domésticos é essencial para prevenir a entrada de doenças nos rebanhos. Em geral, não se considera cercar os tanques de água, mas isso deve ser feito na presença de javalis. Os tanques de água também podem ser elevados para que o gado possa beber, mas os porcos selvagens não. Da mesma forma, alimentar cervos com milho também atrai porcos selvagens.

REFERÊNCIAS BIBLIOGRÁFICAS

1. Naranjo V et al. Vet Microbiol. 2008;127:1.
2. Ruis-Fons F et al. Eur J Wildl Dis. 2008;54:549.
3. Munoz P et al. BMC Infect Dis. 2010;10:46.
4. Ruis-Fons F et al. Vet J. 2008;176:158.

5. Wu N et al. J Wildl Dis. 2011;47:868.
6. Wu J et al. J Virol. 2012;86:13882.
7. Hartley M et al. Eur J Vet Res. 2010;56:401.
8. Meng XJ, Lindsay DS. Philos Trans R Soc Lond B Biol Sci. 2009;364:2697.
9. Acevedo P et al. Epidemiol Infect. 2007;135:519.
10. Gortazar C et al. PLoS ONE. 2010;3:7.
11. Lavelle MJ et al. J Wildl Manage. 2012;75:1200.
12. Halli O et al. Vet J. 2012;194:98.
13. Montagnaro S et al. J Wildl Dis. 2010;46:316.
14. Mur L et al. Transbound Emerg Dis. 2012;59:526.
15. Reuter G et al. Arch Virol. 2012;157:1143.
16. Koppel C et al. Eur J Wildl Res. 2007;58:212.
17. Muller T et al. Arch Virol. 2011;156:1691.
18. Boadella M et al. Prev Vet Med. 2012;107:214.
19. Muller T et al. Epidemiol Infect. 2010;138:1590.
20. Steinriel A et al. Vet Microbiol. 2012;157:276.
21. Schultze C et al. Berl Munch Tierarztl Wschr. 2010;123:359.
22. Maresch C et al. Vet Microbiol. 2012;161:20.
23. Leuenberger R et al. Vet Rec. 2007;160:362.
24. Metzel E et al. Eur J Wildl Res. 2007;58:153.
25. Wu N et al. J Wildl Dis. 2011;47:868.
26. Cvetnic Z et al. Rev Sci Tech Off Int Epiz. 2009;28:1057.
27. Closa-Sebastia F et al. Eur J Wildl Res. 2011;57:977.
28. Stoffregen WC et al. J Vet Diag Invest. 2007;19:227.
29. Scweitzer N et al. Foodborne Pathogen Dis. 2011;8:615.
30. Salinas J et al. Vet Microbiol. 2009;135:46.
31. Riso D et al. J Zoo Wildl Med. 2013;44:159.
32. Depner K et al. J Vet Res B. 2006;53:317.
33. Ballesteros C et al. Prev Vet Med. 2011;98:198.
34. Kaden V et al. Rev – Off Int Epizoot. 2008;25:989.
35. Rossi S et al. Vet Microbiol. 2010;142:99.
36. Rossi S et al. Vet Microbiol. 2010;142:99.
37. Ruden S et al. Vet Microbiol. 2008;132:2938.
38. Campbell TA et al. Prev Vet Med. 2012;104:249.
39. Lange M et al. Prev Vet Med. 2012;106:185.
40. Blome S et al. Vet Microbiol. 2011;153:373.
41. Koenig P et al. Vaccine. 2007;25:3391.
42. Jay MT et al. Emerg Infect Dis. 2008;13:1908.
43. ThPMEson H et al. Vet Rec. 2009;165:697.
44. Capucchio MT et al. Vet Paras. 2009;159:37.
45. Cooper SM et al. J Wildl Dis. 2010;46:152.
46. Kaba M et al. Vet J. 2010;186:259.
47. Kim Y et al. J Clin Virol. 2011;50:253.
48. Mansuy JM et al. J Clin Virol. 2009;44:74.
49. Carpentier A et al. J Clin Path. 2012;50:2888.
50. Boadella M et al. Transbound Emerg Dis. 2012;58:39549.
51. Martelli P et al. Vet Microbiol. 2008;126:74.
52. Schielke A et al. Virology J. 2012;6:58.
53. Kaci S et al. Vet Microbiol. 2008;128:380.
54. Adlhoch C et al. Vet Microbiol. 2009;139:270.
55. Toyoda K et al. Jap J Gastro Hepat. 2008;23:1885.
56. de Deus N et al. Vet Microbiol. 2008;129:163.
57. Rutjes SA et al. J Virol Methods. 2010;168:197.
58. Jemersic L et al. Ecohealth. 2011;7(suppl 1):S144.
59. Sedlak K et al. J Wildl Dis. 2008;44:777.
60. Widen F et al. Epidemiol Infect. 2011;139:361.
61. Reiner GC et al. Vet Microbiol. 2009;145:1.
62. Wichmann O et al. J Infect Dis. 2008;198:172.
63. Jansen A et al. Emerg Infect Dis. 2007;13:739.
64. Koizumi N et al. Jap J Infect Dis. 2008;61:465.
65. Koizumi N et al. J Vet Med Sci. 2009;71:797.
66. Boqvist S et al. J Wildl Dis. 2012;48:492.
67. Lara GH et al. Res Vet Sci. 2011;90:185.
68. Santos N et al. J Wildl Dis. 2009;45:1048.
69. Nugent G et al. Epidemiol Infect. 2012;140:1036.
70. Richomme C et al. J Wildl Dis. 2010;46:627.
71. Garrida JM et al. Vet Microbiol. 2010;144:240.
72. Kuhnert P et al. Vet Microbiol. 2009;152:191.
73. Turcitu MA et al. Res Vet Sci. 2011;91:e103.
74. Reiner G et al. Vet Microbiol. 2010;145:1.
75. Chiari M et al. Acta Vet Scand. 2013;55:42.
76. Wachek S et al. Foodborne Pathog. 2010;7:307.
77. Ward MP et al. Vet Microbiol. 2013;162:921.
78. Richomme C et al. Vet Parasitol. 2010;172:150.
79. Calero-Bernal R et al. J Wildl Dis. 2013;49:1019.
80. Garcia JL et al. Exp Parasitol. 2006;113:267.
81. Nemejc K et al. Vet Parasitol. 2013;197:504.
82. Gortazar C et al. Mammal Rev. 2012;42:193.
83. Simon G et al. Vet Microbiol. 2013;166:631.
84. Vengust G et al. J Vet Med B. 2006;53:24.
85. Zottola T et al. Comp Immunol Microbiol Infect Dis. 2013;36:161.
86. Foyle KL, Delahay RJ. Vet Rec. 2010;doi:10.1136/vr.c2681.
87. Garcia-Jiminez WL et al. Vet Immunol Immunopathol. 2013;156:54.
88. Risco D et al. Transbound Emerg Dis. 2013;60(suppl 1):121.
89. Literak I et al. J Appl Microbiol. 2009;108:1702.
90. Sanchez S et al. Vet Microbiol. 2010;143:420.
91. Bailey SS et al. Vet J. 2013;198:391.
92. Cadar D et al. Acta Vet Hung. 2010;58:475.
93. Cadar D et al. Virus Genes. 2011;43:376.
94. Cadar D et al. Infect Genet Evol. 2012;12:420.
95. An D-J et al. Vet Microbiol. 2014;169:147.
96. Baechlein C et al. Berl Munch Tierartzl Wschr. 2013;126:25.
97. Wenzel JJ et al. J Clin Virol. 2011;52:50.
98. Boadella M et al. J Vet Diag Invest. 2011;23:77.
99. Naranjo V et al. Vet Microbiol. 2008;127:1.
100. Corner LA. Vet Microbiol. 2006;112:303.
101. Lara GH et al. Res Vet Sci. 2011;90:185.
102. Sibila M et al. Vet Microbiol. 2010;144:214.
103. Streck AF et al. J Gen Virol. 2013;94:2050.
104. Cadar D et al. Infect Genet Evol. 2012;12:1163.
105. Abe M et al. Virus Genes. 2011;doi:10.1007/s11262-011 a 0628-2.
106. Hall JS et al. J Wildl Dis. 2008;44:362.
107. Corn JL et al. J Wildl Dis. 2009;45:713.
108. Baker SR et al. Vet Rec. 2011;168:564.
109. Kaden V et al. Vet Microbiol. 2008;131:123.

DOENÇAS DE MÚLTIPLOS ÓRGÃOS DECORRENTES DE INFECÇÃO BACTERIANA

Antraz

> **Sinopse**
> - **Etiologia:** *Bacillus anthracis*
> - **Epidemiologia:** ocorrência cosmopolita e ocorre frequentemente em surtos. Esporos sobrevivem no solo por muitos anos e a doença é enzoótica em certas áreas. Surtos pastorais são associados a períodos climáticos de extremos. Surtos também são associados a alimentos infectados
> - **Achados clínicos:** em ruminantes e equinos, a doença aguda ou hiperaguda caracteriza-se por febre, septicemia e morte súbita. Pode ser acompanhado por aumento de volume edematoso subcutâneo em cavalos. A doença prolongada pode apresentar celulite do pescoço e garganta em suínos
> - **Patologia clínica:** em razão do risco de exposição humana, não são realizadas hematologia e bioquímica do sangue. Há demonstração do microrganismo em sangue ou fluido subcutâneo
> - **Achados de necropsia:** a carcaça não deve ser aberta se houver suspeita de antraz; o diagnóstico é feito a partir do exame do sangue aspirado da carcaça. Exsudação do sangue dos orifícios corporais do cadáver, falha na coagulação sanguínea, ausência de *rigor mortis* e presença de esplenomegalia
> - **Confirmação diagnóstica:** identificação do microrganismo no sangue ou nos tecidos por coloração com azul de metileno policromado do esfregaço ou por conjugados fluorescentes com anticorpos monoclonais. Cultura, teste de Ascoli, reação em cadeia da polimerase
> - **Tratamento:** antibióticos, antissoro
> - **Controle:** prevenir maior disseminação. Vacinação.

Etiologia

Bacillus anthracis, uma bactéria Gram-positiva, aeróbica, imóvel, encapsulada, formadora de esporos, que pertence à família Bacillacae, é o agente causador da doença.[1] Embora a forma vegetativa de *B. anthracis* não seja muito robusta, os esporos persistem no ambiente por décadas, suportam facilmente temperaturas frias e até sobrevivem em couro seco e salgado. A esporulação ocorre com a exposição do bacilo ao oxigênio livre, que acontece quando o microrganismo é eliminado do organismo hospedeiro para o meio ambiente. Embora os esporos ingeridos retornem prontamente ao estado vegetativo, uma vez que o organismo hospedeiro esteja infectado, a forma vegetativa praticamente não é encontrada no ambiente. A esporulação de *B. anthracis* requer temperatura ambiente entre 12 e 42°C e não ocorre em temperaturas abaixo de 9 a 12°C.[2]

Epidemiologia

Ocorrência

O antraz é uma doença conhecida desde os tempos antigos. Provavelmente originou-se na África Subsaariana e espalhou-se para ter distribuição cosmopolita. Entre o final do século XIX e início do século XX, o antraz era a doença infecciosa com maior taxa de caso-fatalidade em animais domésticos e selvagens. Por exemplo, em 1923, um surto de antraz na África do Sul foi responsável pela morte de cerca de 60 mil animais. O desenvolvimento da chamada *vacina Sterne* e a descoberta de antibióticos em meados do século XX forneceram ferramentas eficazes para controlar a doença, que perdeu sua importância em grande parte do mundo desde então. Nos últimos anos, o antraz recebeu atenção crescente pois é um *potencial agente de bioterrorismo*. A realidade dessa ameaça tornou-se aparente após um ataque bioterrorista no outono de 2001 nos EUA, quando cinco cartas enviadas por correspondência contendo pequenas quantidades de esporos de antraz contaminaram mais de 30 mil pessoas, mataram 5 e infectaram 17.[3]

Atualmente, o antraz é considerado doença esporádica na Europa Ocidental, América do Norte e Austrália, embora existam regiões nessas partes do mundo onde a doença permanece enzoótica. Essas áreas incluem zonas específicas nos territórios do Noroeste e Alberta no Canadá e no leste de Dakota do Sul e do Norte, noroeste de Minnesota e sudoeste do Texas nos EUA.[1] O antraz é essencialmente ausente do norte ao centro da *Europa*, mas permanece enzoótico na Grécia, Turquia, Espanha, sul da Itália e Albânia. A doença também persiste em alguns países da *América Latina*, como Bolívia, Peru e México, e é enzoótica no Haiti. As regiões endêmicas da *Ásia* incluem Filipinas, Coreia do Sul, leste da Índia, região montanhosa do oeste da China e Mongólia.[1]

Em climas tropicais e subtropicais com alta pluviosidade anual, a infecção persiste no solo e, portanto, são comuns surtos frequentes e graves de antraz. Em alguns *países africanos*, a doença ocorre a cada verão e atinge uma taxa de ocorrência devastadora em anos com chuvas fortes. A fauna selvagem – incluindo hipopótamos, búfalos e elefantes – morre em grande número.

Em *climas temperados e frios*, apenas surtos esporádicos derivam da infecção transmitida pelo solo. Farelo de osso contaminado e pasto contaminado por efluente de curtume ingeridos acidentalmente são as fontes mais comum. Nessa circunstância, os surtos são poucos e o número de animais afetados é pequeno.

Fonte de infecção

A infecção pode ocorrer diretamente do solo ou de forragem cultivada em solo infectado, de farinha de ossos contaminada ou concentrados de proteína, ou de excrementos infectados, sangue ou outras secreções de animais infectados. A fonte inicial é na maioria das vezes de antigas fontes de antraz, onde o solo foi mexido.

A propagação do microrganismo dentro de uma área pode ocorrer por riachos, insetos, cães, porcos selvagens e outros carnívoros e por contaminação fecal de animais e pássaros infectados. Aves como gaivotas, abutres e corvos podem transportar esporos por distâncias consideráveis e as fezes de aves comedoras de carniça podem contaminar os poços d'água. A fauna selvagem infectada é também fonte para animais domésticos em pastagens comuns. A água pode ser contaminada pelos efluentes de curtumes, por carcaças infectadas e pela inundação e deposição de solo infectado com antraz.

A introdução da infecção em uma nova área é geralmente através de produtos animais contaminados, como farinha de ossos, fertilizantes, peles, pelos e lã, ou por concentrados ou forragem contaminados. Essa forma de transmissão representa um perigo particular, pois pode causar a doença clínica em qualquer lugar – mesmo quando o antraz é incomum – e em qualquer época do ano.[1] Nos últimos anos, foi demonstrado que até 50% das remessas de farinha de ossos importadas para o Reino Unido estavam contaminadas com os bacilos do antraz. Surtos em suínos geralmente podem ser rastreados até a ingestão de farinha de ossos ou carcaças infectadas.

Transmissão da infecção

A infecção ganha entrada no corpo por ingestão, inalação ou através da pele. Embora o modo exato de infecção esteja frequentemente em debate, em geral se considera que a maioria dos animais sejam infectados através da ingestão de alimentos ou água contaminados. É sugerido que microlesões da membrana mucosa do trato digestório servem como porta de entrada para *B. anthracis*. Acredita-se que o aumento da incidência da doença em pastagens esparsas seja atribuível tanto à ingestão de solo contaminado quanto à lesão da mucosa oral, facilitando a invasão pelo microrganismo. Considera-se que a infecção por inalação seja de menor importância nos animais, embora a possibilidade de infecção por poeira contaminada sempre deva ser considerada.[2] Foi proposto que a inalação de esporos pode levar o animal a se tornar portador crônico, com início da doença a qualquer momento após a inalação.[2] A "doença de Woolsorter" em seres humanos é o resultado da inalação de esporos de antraz por trabalhadores nas indústrias de lã, mas mesmo nessas indústrias o antraz cutâneo é muito mais comum.

Verificou-se que as *moscas picadoras*, mosquitos, carrapatos e outros insetos abrigam microrganismos de antraz e a capacidade de alguns de transmitir a infecção foi demonstrada experimentalmente. No entanto, há pouca evidência de que eles são importantes na disseminação da doença que ocorre naturalmente, com exceção das moscas tabanídeos. A transmissão é apenas mecânica e uma reação inflamatória é evidente no local da picada. A tendência de a maior incidência ocorrer no fim do verão e no outono nos municípios infectados pode ser resultado do aumento da população de moscas na época, mas é mais provável o efeito da maior temperatura na proliferação vegetativa de *B. anthracis* no solo.

Um surto de antraz foi registrado após a injeção de sangue infectado para fins de imunização contra anaplasmose. Houve vários relatos da ocorrência de antraz após a vacinação, provavelmente como resultado de esporos inadequadamente atenuados. A infecção da ferida com *B. anthracis* ocorre ocasionalmente.

Fatores de risco

Fatores de risco do hospedeiro

A doença ocorre em todos os vertebrados, mas é mais comum em bovinos e ovinos e menos frequente em caprinos e equinos. Os seres humanos ocupam uma posição intermediária entre esse grupo e os suínos; cães e gatos são relativamente resistentes. Em animais de produção, a doença é quase invariavelmente fatal, exceto em suínos, e mesmo nesta espécie, a taxa de letalidade é alta.

As ovelhas argelinas são relatadas como resistentes e, em todas as espécies, certos indivíduos parecem ter imunidade suficiente para resistir à exposição natural. Ainda não foi determinado se essa imunidade tem ou não base genética. O exemplo mais interessante de resistência natural é o porco anão, no qual é impossível estabelecer a doença. Esporos não germinados permanecem em tecidos e há depuração completa de todos os órgãos em 48 h. A capacidade de prevenir a germinação de esporos parece ser herdada nessa espécie.

Fatores de risco do patógeno

Cepas patogênicas de *B. anthracis* têm dois fatores de virulência importantes: a *cápsula* e o *complexo de toxinas*, que consistem em três proteínas conhecidas como antígeno protetor (AP), fator letal (FL) e fator edema (FE). Esses fatores de virulência são codificados em dois plasmídeos, pXO1 (que codifica AP, FL e FE) e pXO2 (que codifica a cápsula). Ambos os plasmídeos são necessários para a virulência total.

A capacidade do bacilo de se estabelecer nos tecidos do hospedeiro foi considerada inerentemente dependente da presença de uma cápsula. Descobriu-se também que variantes do *B. anthracis* que perderam a cápsula também perderam a virulência.[4] Embora a presença dessa cápsula polipeptídica tenha sido considerada um fator importante que permite à bactéria se multiplicar dentro do hospedeiro, seu mecanismo de ação preciso não é inteiramente compreendido.[2] Durante muito tempo, entendia-se que sua função primária era desencorajar a atividade fagocitária dos linfócitos e neutralizar as substâncias antracidas normalmente presentes no tecido, mas isso não é sustentado pelos resultados de estudos *in vitro* mais recentes.[2] De toda forma, a cápsula parece facilitar a evasão do bacilo do sistema imunológico do hospedeiro, possivelmente protegendo também os antígenos de superfície da bactéria da exposição aos anticorpos.

Como observado, o *complexo da toxina do antraz* consiste em três proteínas de ação sinérgica: *AP, FL e FE*. Considerando que, de forma independente, cada uma dessas proteínas é inócua, a combinação delas provoca a morte dos animais infectados. AP parece ser importante para a ligação às células-alvo específicas e a introdução de FL e FE nessas células-alvo. O FE é uma adenilato ciclase que desencadeia a produção anormal de adenosina monofosfato cíclico (cAMP), causando alteração no movimento de íons e água, resultando na formação de edema característico do antraz.[2] A alteração das vias de sinalização do cAMP desordenou a ativação das células do sistema imune. O FE é uma protease dependente de zinco que desorganiza as vias regulatórias nas células eucarióticas associadas à fosforilação. O mecanismo pelo qual essa ruptura leva aos efeitos conhecidos do FE ainda não foi completamente esclarecido.

Fatores de risco do ambiente

Surtos originados de infecção transmitida pelo solo sempre ocorrem após uma grande mudança climática, por exemplo, chuvas fortes após uma seca prolongada ou meses secos de verão após chuvas prolongadas, sempre em clima quente, quando a temperatura ambiente é superior a 15°C. A esporulação do estado vegetativo de *B. anthracis* presente no meio ambiente ocorre rapidamente em temperatura ambiente acima de 12°C, e assim os bacilos vegetativos praticamente não são encontrados no ambiente.[5] Tem sido proposto que os esporos podem se concentrar nas chamadas áreas de armazenamento. Esporos têm alta hidrofobicidade superficial, dando a eles tendência a se aglomerarem, se tornarem concentrados e permanecerem suspensos em água parada, com maior concentração na superfície do solo à medida que a água evapora. Essa relação com o clima tornou possível prever "anos de antraz".

Outros fatores de risco no ambiente incluem ingestão de alimentos grosseiros nas pastagens em tempos de seca, o que resulta em escoriações da mucosa oral, e confinamento em áreas altamente contaminadas ao redor de poços de água. Alguns genótipos parecem persistir em solos ricos em cálcio e solos orgânicos, assim como solos mal drenados representam risco em áreas endêmicas.

Importância econômica

Na maioria dos países desenvolvidos, a vacinação de animais suscetíveis em áreas enzoóticas reduziu a prevalência da doença a proporções negligenciáveis em nível nacional, mas grandes perdas ainda podem ocorrer em rebanhos individuais. A perda ocorre como resultado da mortalidade, mas também pelo período de carência do leite em rebanhos leiteiros infectados e por um período após a vacinação.

Potencial zoonótico

O antraz tem sido causa importante de doença humana fatal na maior parte do mundo, mas nos países desenvolvidos, em razão das medidas de controle apropriadas, não é mais causa significativa de doença de seres humanos ou de descarte de gado. No entanto, ainda ocupa posição importante em razão do seu potencial como zoonose e ainda é importante nos países em desenvolvimento. É uma *grande preocupação como agente de bioterrorismo* e está listado como agente da categoria A pelos Centros de Controle e Prevenção de Doenças dos EUA.

Um relato de surto em uma pocilga no Reino Unido deveria ser leitura obrigatória para estudantes de medicina veterinária, como um exemplo da responsabilidade dos médicos-veterinários em uma comunidade moderna preocupada com saúde pública e de comportamento litigioso.[6,7] Nos países em desenvolvimento, o antraz ainda pode ser uma das principais causas de perda de gado, além de ser uma causa séria de mortalidade entre seres humanos que comem carne de animais infectados e desenvolvem a forma alimentar dessa doença ou naqueles que lidam com carcaças infectadas.

O antraz cutâneo ocorreu em médicos-veterinários após o exame *post mortem* de carcaças com antraz. As áreas sob risco particular de infecção são o antebraço acima da linha das luvas e o pescoço. A infecção começa como uma pápula pruriginosa ou vesícula que aumenta e erode em 1 a 2 dias, deixando uma úlcera necrótica com subsequente formação de uma escara negra central.

Patogênese

Após a ingestão dos esporos, a infecção pode ocorrer através de defeitos ou microferidas da mucosa do trato digestório. De forma alternativa, a infecção pode ocorrer através de abrasão na pele ou lesões da pele (p. ex., de moscas picadoras) ou inalação de esporos.

A partir do local de entrada, os esporos são transportados por macrófagos para os linfonodos regionais, onde podem entrar na corrente sanguínea e se espalhar pelo resto do organismo; a isso se segue septicemia e invasão maciça de todos os tecidos do corpo.

A gravidade dos sinais clínicos depende da dose infectante, da qualidade da cápsula bacilar, da quantidade de toxina produzida e da suscetibilidade da espécie hospedeira. O complexo de toxinas produzido por *B. anthracis* mencionado anteriormente causa edema e dano tissular, insuficiência renal aguda, anoxia terminal e morte em decorrência do choque. A hemorragia terminal característica verificada nos orifícios do animal na morte é causada pela ação da toxina no revestimento celular endotelial dos vasos sanguíneos, resultando em desequilíbrio e sangramento.[2]

Nos suínos, a localização ocorre nos gânglios linfáticos da garganta, após invasão pela parte superior do trato digestório. As lesões locais geralmente levam a septicemia fatal.

Achados clínicos

Não é fácil determinar o período de incubação após infecção, mas provavelmente é de 1 a 2 semanas.

Bovinos e ovinos

A doença ocorre de forma hiperaguda e aguda em bovinos e ovinos.

A forma hiperaguda da doença é mais comum no início de um surto. Os animais geralmente são encontrados mortos sem sinais premonitórios, sendo provavelmente o curso de apenas 1 a 2 h, mas podem ser observados febre, tremores musculares, dispneia e congestão das mucosas. O animal logo cai e morre após convulsões terminais. Após a morte, pode ocorrer secreção de sangue nas narinas, boca, ânus e vulva.

A forma aguda corre em um curso de aproximadamente 48 h. Depressão grave e apatia geralmente são observadas primeiro, embora às vezes sejam precedidas por curto período de excitação. A temperatura do corpo é alta, até 42°C, a respiração é rápida e profunda, as mucosas congestas e hemorrágicas e a frequência cardíaca aumenta. Não há ingestão de alimentos e a estase ruminal é evidente. Vacas prenhes podem abortar. Nas vacas ordenhadas, o rendimento é muito reduzido e o leite pode ficar manchado de sangue ou de coloração amarela-clara. O envolvimento do trato alimentar é usual e caracterizado por diarreia e disenteria. Edema local da língua e lesões edematosas na região da garganta, esterno, períneo e flancos podem ocorrer.

Suínos

Nos suínos, o antraz pode ser agudo ou subagudo. Há febre com estupor e anorexia e também edema inflamatório característico da garganta e da face. Os edemas são quentes, mas não dolorosos, e podem causar obstrução da deglutição e respiração. Quando ocorre envolvimento faríngeo, pode haver espuma manchada de sangue na boca. Hemorragias petequiais estão presentes na pele e, quando a localização ocorre na parede intestinal, há disenteria, frequentemente sem edema da garganta. Uma forma pulmonar da doença foi observada em leitões que inalaram poeira infectada. Pneumonia lobar e pleurite exsudativa são características. A morte geralmente ocorre após um período de 12 a 36 h, embora casos individuais possam durar vários dias.

Equinos

O antraz em equinos é sempre agudo, mas varia em suas manifestações dependendo do modo de infecção. Quando a infecção é por ingestão, há septicemia com enterite e cólica. Quando a infecção ocorre por transmissão por insetos, aumentos de volume quentes, dolorosos, edematosos e subcutâneos aparecem em torno da garganta, parte inferior do pescoço, assoalho do tórax e do abdome, prepúcio e glândula mamária. Há febre alta e depressão grave, e também pode haver dispneia como resultado de inchaço da garganta ou cólica como resultado de irritação intestinal. O curso é geralmente de 48 a 96 h.

Patologia clínica

Os exames de hematologia e bioquímica sanguínea não são realizados em razão do risco de exposição humana. No animal vivo, o microrganismo pode ser detectado em um esfregaço de sangue periférico corado. O *padrão de referência* para o diagnóstico é a detecção por *exame microscópico* de uma cápsula metacromática claramente definida em bacilos com extremidade quadrada (frequentemente em cadeias) em esfregaços de sangue corados com azul de metileno policromo. O sangue deve ser cuidadosamente coletado em uma seringa para evitar a contaminação do ambiente. Quando o edema local é evidente, os esfregaços podem ser feitos a partir de fluido do edema aspirado ou de linfonodos que drenam essa área. Para um diagnóstico mais preciso, especialmente nos estágios iniciais, quando os bacilos podem não estar presentes na corrente sanguínea em grande número, a hemocultura ou a injeção de sangue coletado em seringas em cobaias é satisfatória.

Estão disponíveis técnicas de detecção de anticorpos fluorescentes para uso em esfregaços de sangue e cortes de tecido. Os anticorpos monoclonais também são usados para fornecer identificação específica de microrganismos de antraz.

O teste de Ascoli pode ser usado para demonstrar o antígeno em amostras de tecido intensamente decompostos, e uma técnica de PCR *nested* foi usada para demonstrar o antígeno em amostras ambientais; os métodos de PCR também podem ser usados para confirmar a identidade de isolados bacterianos. Se outros métodos de detecção falharem, pode ser tentada a inoculação experimental em animais.

À medida que a carcaça se decompõe e as formas vegetativas de *B. anthracis* morrem, o diagnóstico por esfregaço se torna mais difícil; foi desenvolvido um teste imunocromatográfico para antígenos que possui alta especificidade e não apresenta resultados positivos em bovinos recentemente vacinados. Nos casos em que a terapia com antibióticos tiver sido utilizada, pode ser difícil a identificação em esfregaços de sangue ou cultura e pode ser necessária a eutanásia dos animais.

Uma vez que os anticorpos se desenvolvem no estágio tardio da sorologia da doença, eles serão úteis apenas para estudos retrospectivos e somente em espécies com baixa suscetibilidade ao *B. anthracis*, por exemplo, os suínos. Em casos agudos e convalescentes, o título de anticorpos séricos pode ser analisado por ELISA.

O envio de material infeccioso apresenta risco de disseminação do patógeno e exposição humana. Antes de planejar o envio de material infeccioso para um laboratório de diagnóstico, as autoridades locais e o laboratório de diagnóstico devem ser consultados. Além disso, o leitor deve seguir as diretrizes da Organização Mundial da Saúde (OMS) para o transporte de substâncias infecciosas.[8]

Achados de necropsia

Há notável ausência de *rigor mortis* e a carcaça sofre decomposição gasosa, assumindo rapidamente a postura de "cavalete" característica. Todos os orifícios naturais geralmente exsudam sangue escuro que não coagula. *Se houver uma boa razão para suspeitar da existência de antraz, a carcaça não deve ser aberta.* Se a necropsia tiver sido realizada, falha do sangue para coagular, equimoses generalizadas, líquido seroso manchado de sangue nas cavidades do corpo, enterite grave e esplenomegalia são fortes indícios da presença de antraz. O baço aumentado é macio, com consistência comparada à geleia de amora. Inchaços subcutâneos contendo material gelatinoso e aumento dos linfonodos locais são característicos da doença em equinos e suínos. As lesões são mais frequentemente vistas nos tecidos moles do *pescoço e da faringe* nessas espécies.

Para confirmar o diagnóstico em uma *carcaça não aberta*, deve ser coletado sangue periférico ou fluido de edema local por punção com agulha. Como o sangue coagula mal, a punção venosa jugular pode permitir a coleta de amostras. Os esfregaços preparados a partir desses fluidos devem ser corados com azul de metileno policromo e examinados na sequência. Essas amostras de fluidos também podem ser usadas para cultura bacteriológica se os resultados do esfregaço forem duvidosos. Os esfregaços devem ser preparados e interpretados por um microbiologista experiente e qualificado.

Se a decomposição de uma carcaça for avançada, uma pequena quantidade de sangue pode ser coletada da superfície fresca da cauda ou orelha amputada. Uma parte do baço é o local de eleição para cultura bacteriológica se a carcaça tiver sido aberta.

O antraz é uma *doença de notificação obrigatória* em muitos países, exigindo o envolvimento de agências reguladoras do governo quando a doença é suspeita ou quando o diagnóstico tiver sido confirmado. Representantes dessas agências geralmente são capacitados para a coleta de amostras e o transporte para um laboratório apropriado. *Se houver suspeita de antraz, enviar amostras de diagnóstico pelo correio é fortemente desencorajado* (ver a discussão anterior).[8]

Amostras para confirmação do diagnóstico

- Bacteriologia: carcaça não aberta: sangue ou fluido de edema em recipiente lacrado; carcaça aberta: amostras descritas anteriormente mais o baço (linfonodos locais em equinos e suínos) em recipientes herméticos (esfregaço direto, cultura, bioensaio)
- Histologia: baço fixado em formol/linfonodos locais se a carcaça tiver sido aberta (microscopia óptica). *Atenção ao potencial zoonótico desse microrganismo ao manusear a carcaça e enviar amostras.*

> **Diagnóstico diferencial**
> Existem diversas causas de morte súbita em animais de produção e a diferenciação é muitas vezes difícil. Afecções em que pode haver várias mortes sugestivas de antraz incluem:
> - Relâmpago
> - Carbúnculo sintomático
> - Edema maligno
> - Hemoglobinúria bacilar
> - Tetania hipomagnesêmica.

Tratamento

É improvável que os animais gravemente doentes se recuperem, mas nos estágios iniciais, particularmente quando a febre é detectada antes que outros sinais sejam evidentes, a recuperação pode ser antecipada se o tratamento correto for instituído. Penicilina (20.000 UI/kg, 2 vezes/dia) tem tido utilização considerável, mas preocupações foram levantadas nos últimos anos em razão do aparecimento ocasional de cepas produtoras de betalactamases, que eram, portanto, resistentes à penicilina. A faixa de taxas de ocorrência de cepas resistentes à penicilina relatadas na literatura é ampla, variando de 0 a 11,5%.[2] Os relatos de resistência natural à penicilina entre isolados frescos de animais são extremamente raros.[2] A penicilina continua sendo o antibiótico recomendado para ambos, animais e seres humanos – pelo menos nos países em desenvolvimento, onde é acessível e está amplamente disponível. Devido à suscetibilidade de *B. anthracis* a uma grande variedade de antimicrobianos, existem muitas possibilidades de escolhas alternativas, entre elas tetraciclinas, aminoglicosídeos, macrolídeos e quinolonas. É desejável prolongar o tratamento por pelo menos 5 dias para evitar o ressurgimento da doença.

Os antibióticos são eficazes contra o *B. anthracis*, mas atualmente não há opções terapêuticas efetivas contra a intoxicação, que persiste mesmo após a terapia antimicrobiana ter eliminado as bactérias.[1] O tratamento do antraz nos bovinos é legalmente proibido em alguns países. Nesses países, é necessária a eutanásia de animais com sinais clínicos de antraz, sem derramar sangue. Alguns países até exigem o abate de todo o rebanho após um caso de antraz, procedimento considerado desnecessário e desperdiçador.[2]

> **Tratamento e controle**
> **Tratamento**
> - Penicilina G sódica/potássica: 20.000 UI/kg IV a cada 12 h pelo menos como dose de ataque IV (R-2)
> - Penicilina procaína: 22.000 UI/kg IM a cada 12 h ou 44.000 UI/kg IM a cada 24 h (R-2)
> - Oxitetraciclina: 10 mg/kg IV ou IM a cada 24 h (R-2)
> - Soro hiperimune do antraz (R-2)
>
> **Controle**
> - Vacina contra o antraz (R-1)
> - Soro de hiperimune do antraz para animais em risco (R-2)
> - Penicilina procaína: 44.000 UI/kg a cada 24 h para animais em risco (R-2)*
> - Oxitetraciclina: formulação de longa duração, 20 mg/kg a cada 72 h para animais em risco (R-2).*
>
> *Os antibióticos administrados dentro de 7 a 10 dias após a vacinação contra o antraz prejudicam a eficácia da vacina.
> IV: intravenoso; IM: intramuscular.

Controle

O controle de animais produtores de carne e leite em rebanhos infectados de forma a evitar qualquer risco para a população humana é um aspecto especial do controle do antraz. Quando um surto ocorre, colocar a fazenda em quarentena, destruir dejetos e cadáveres e vacinar sobreviventes fazem parte do programa de controle de doenças de animais e indiretamente reduzem a exposição humana. A proibição da circulação de leite e carne da fazenda durante o período de quarentena deve impedir a entrada da infecção na cadeia alimentar humana.

A eliminação do material infectado é mais importante e a higiene é o maior fator isolado na prevenção da disseminação da doença. As carcaças contaminadas não devem ser abertas, mas imediatamente queimadas *in situ* juntamente com estrume, cama e solo contaminado por secreções. Enterrar profundamente a carcaça e aplicar uma ampla cobertura de cal também podem ser usados, mas são menos desejáveis, pois tem o risco de contaminação da água subterrânea. Se a carcaça e o material infeccioso não puderem ser descartados imediatamente, aplicação generosa de 5% de formaldeído na carcaça e seu entorno imediato desencorajará os carniceiros.

Todos os casos suspeitos e animais em contato devem ser segregados até a cessação dos casos e, por 2 semanas, a propriedade afetada deve ser mantida em quarentena para evitar a movimentação do gado. A administração de soro hiperimune a animais contactantes pode prevenir perdas futuras durante o período de quarentena, mas a administração profilática de dose única de tetraciclina ou penicilina de longa duração é uma tática muito mais comum. Como as vacinas contra o antraz atualmente utilizadas contêm bactérias vivas atenuadas, elas não devem ser usadas em combinação com terapia antimicrobiana.

A *desinfecção das instalações*, peles, farinha de ossos, fertilizantes, lã e pelos requer cuidados especiais. Quando a desinfecção puder ser feita imediatamente (antes que ocorra a formação de esporos), desinfetantes comuns ou calor (60°C) por alguns minutos são suficientes para matar as formas vegetativas. Isso é satisfatório quando a sala de necropsia ou o piso do matadouro está contaminado. Quando se deve esperar que a formação de esporos tenha começado (i. é, dentro de algumas horas de exposição ao ar), a desinfecção é quase impossível por meios comuns.

Desinfetantes fortes, como Lysol a 5%, requerem contato com os esporos ao menos por 2 dias. Soluções fortes de formol ou hidróxido de sódio (5 a 10%) provavelmente são mais eficazes. O ácido peracético (solução a 3%) é um esporicida eficaz; se aplicado ao solo em quantidades apropriadas (8 ℓ/m^2), é um esterilizante eficaz. Roupas infectadas devem ser esterilizadas por imersão em formaldeído a 10%. Sapatos podem apresentar dificuldades e a esterilização é mais eficientemente alcançada colocando-os em um saco plástico e introduzindo óxido de etileno. Os materiais contaminados devem estar úmidos e devem permanecer em contato com o gás por 18 h. Couro e lã são esterilizados comercialmente por radiação gama, em geral a partir de uma fonte de cobalto radioativo. Devem ser tomados cuidados especiais para evitar o contato humano com material infectado; se tal contato ocorrer, a pele contaminada deve ser completamente desinfetada. A origem da infecção deve ser rastreada e medidas tomadas para evitar a disseminação da doença. O controle da doença em uma população de animais selvagens apresenta grandes problemas.

Imunização

A imunização de animais como medida de controle é amplamente utilizada. As vacinas veterinárias contra o antraz contêm esporos de cepas atenuadas de *B. anthracis* e são classificadas em duas categorias:

1. *Vacinas vivas atenuadas, encapsuladas e não toxigênicas (cap+/tox−)*: as estirpes utilizadas nestas vacinas são desprovidas do plasmídeo pX01, que codifica o complexo de toxina de *B. anthracis* (p. ex., vacina Pasteur).
2. *Vacinas vivas atenuadas, não encapsuladas e toxigênicas (cap−/tox+)*: as estirpes destas vacinas perderam o plasmídeo pXO2, que codifica o antígeno da cápsula (p. ex., a vacina Sterne).

O caráter de esporulação de ambas as classes de vacinas tem a vantagem de manter a vacina viva viável por longos períodos. As vacinas Pasteur têm a desvantagem de muitas espécies animais apresentarem suscetibilidade variável às vacinas e, em alguns casos, o antraz pode resultar da vacinação. Isso foi amplamente superado pela preparação de vacinas de diferentes graus de virulência para uso em diferentes espécies e em diferentes circunstâncias. Outro método para superar a virulência é o uso de saponinas ou solução salina saturada no veículo para retardar a absorção. Essa é a base da vacina carbozoo.

A *vacina Sterne* superou o risco de causar antraz pela vacinação e produz forte imunidade. É a vacina usada na maioria dos países. Embora inicialmente se pensasse que apenas uma dose era necessária, com os casos cessando cerca de 8 dias após a vacinação, agora parece que duas vacinas são necessárias em algumas situações. Atualmente, apenas alguns países adotam as vacinas Pasteur, enquanto a Sterne é amplamente utilizada, já que tem elevada capacidade protetora e baixa residência residual.[1]

Ocorre reação febril após a vacinação; a produção de leite das vacas-leiteiras ficará deprimida e as porcas prenhes provavelmente sofrerão abortamento. Quando a doença ocorre pela primeira vez em uma área previamente livre, todos os animais em contato devem ser tratados com soro hiperimune ou vacinados. As medidas usadas para controlar os surtos e a escolha de uma vacina dependem em grande parte da legislação e da experiência locais. A vacinação em anel tem sido usada para conter surtos da doença e em áreas enzoóticas é necessária a revacinação anual de todo o rebanho. A contaminação da superfície de uma pastagem (contrapondo a contaminação profunda do solo) pode persistir por 3 anos e os bovinos que pastejam nessas pastagens devem ser revacinados anualmente durante esse período. Em áreas endêmicas, o gado é rotineiramente vacinado anualmente.

O leite de vacas vacinadas é descartado em geral por 72 h após a injeção caso os microrganismos da vacina sejam excretados no leite. Comumente, os microrganismos da vacina Sterne não aparecem no leite por 10 dias e não podem ser isolados do sangue por 7 dias após a vacinação. Os animais vacinados normalmente são retirados do abate durante 45 dias. Mortes como resultado de antraz ocorreram em lhamas de 3 meses após a administração da vacina Sterne e podem ocorrer em cabras. Os filhotes e adultos mais velhos não foram afetados. Assumiu-se que a dose da vacina era excessiva para esses animais. Nessas espécies, podem ser utilizadas duas vacinações com 1 mês de intervalo, com a primeira dose de um quarto da dose padrão.[1]

LEITURA COMPLEMENTAR

Dragon DC, Rennie RP. The ecology of anthrax spores: tough but not invincible. Can Vet J. 1995;36: 295 a 301.
World Health Organization (WHO). Anthrax in humans and animals. 4th ed. 2008 at: <http://www.who.int/csr/resources/publications/anthrax_webs.pdf>; Accessed 20.01.14.

REFERÊNCIAS BIBLIOGRÁFICAS

1. Fasanella A et al. Vet Microbiol. 2010;140:318.
2. World Health Organization (WHO). Anthrax in humans and animals. 4th ed. 2008 at: <http://www.who.int/csr/resources/publications/anthrax_webs.pdf>; Accessed 20.01.14.
3. Jernigan JA et al. Emerg Infect Dis. 2001;7:933.
4. Schwartz M. Mol Asp Med. 2009;30:347.
5. Hugh-Jones M, Blackburn J. Mol Asp Med. 2009; 30:356.
6. Edginton AB. Vet Rec. 1990;127:321.
7. Williams DR et al. Vet Rec. 1992;131:363.
8. WHO. 2013 at: <http://apps.who.int/iris/bitstream/10665/78075/1/WHO_HSE_GCR_2012.12_eng.pdf; Accessed 20.01.14.

Tuberculose bovina

Sinopse

- Etiologia: *Mycobacterium bovis* e, em menor grau, *Mycobacterium caprae*
- Epidemiologia: todas as faixas etárias e espécies são suscetíveis, mas a infecção é predominante em bovinos e suínos. Os bovinos infectados são a principal fonte de infecção, mas as reservas da vida selvagem são importantes em algumas regiões e impedem a erradicação da tuberculose bovina em alguns países. A inalação é o principal método de transmissão entre bovinos. Os suínos são infectados principalmente por via oral. Zoonose, com a via de infecção mais comum através do consumo de produtos lácteos não pasteurizados; outras vias de infecção incluem inalação e contato direto
- Achados clínicos: emagrecimento progressivo, apetite seletivo e temperatura flutuante com sinais referentes à localização, como doença respiratória, obstrução faríngea, distúrbio reprodutivo e mastite. Em suínos, a doença é subclínica, mas pode haver lesões tuberculosas em linfonodos cervicais
- Patologia clínica: teste de tuberculina. O teste intradérmico único é o teste oficial na maioria dos países, com o teste comparativo intradérmico duplo para bovinos suspeitos de serem reagentes falso-positivos; teste de gamainterferona
- Achados de necropsia: podem ser encontrados granulomas tuberculosos em qualquer um dos gânglios linfáticos ou pode haver tuberculose generalizada
- Confirmação do diagnóstico: cultura do microrganismo ou identificação por reação em cadeia da polimerase ou outras técnicas moleculares
- Controle: teste e abate. A maioria dos países tem programas oficiais de erradicação.

Etiologia

A tuberculose bovina (bTB) é definida como a infecção de qualquer bovídeo com as espécies de micobactérias causadoras de doença dentro do *complexo Mycobacterium tuberculosis* (MTC).[1] O MTC compreende muitas espécies de micobactérias, incluindo *M. tuberculosis, M. bovis, M. africanum, M. microti, M. canettii, M. pinnipedii* e *M. caprae*, mas os agentes etiológicos mais comuns da bTB são *M. bovis* e, em menor grau, *M. caprae*. O *M. caprae* foi anteriormente considerado uma subespécie de *M. bovis*, mas agora é reconhecido como espécie geneticamente distinta dentro do MTC.[2]

As micobactérias são bactérias Gram-positivas acidorresistentes da família Mycobacteriaceae. Esses microrganismos podem sobreviver por meses fora do hospedeiro animal, particularmente em ambiente frio, escuro e úmido. Em temperaturas entre 12 e 24°C, foram relatados tempos de sobrevida entre 18 e 332 dias.[2] O *M. bovis* é a espécie de micobactéria mais comumente associada à tuberculose em bovinos. Uma ampla variedade de espécies – incluindo seres humanos – é suscetível à infecção por *M. bovis*, mas somente bovinos e, em certas regiões geográficas, algumas espécies de animais silvestres funcionam como hospedeiros de manutenção para *M. bovis*. Bovinos, caprinos e suínos são mais suscetíveis à infecção, enquanto ovinos e equinos apresentam alta resistência natural. *M. caprae*, anteriormente designado como *M. tuberculosis* subsp. *caprae* e mais tarde como *M. bovis* subsp. *caprae*, foi inicialmente reconhecido apenas como o principal agente etiológico da tuberculose caprina, mas atualmente é também reconhecido como agente etiológico comum da tuberculose em bovinos, suínos domesticados, javalis, cervos selvagens e em criadouros de camelídeos em muitos países da Europa Central e Ocidental.[3]

Epidemiologia

Ocorrência

Durante a primeira parte do século XX, a bTB foi generalizada e presente na maior parte do mundo, com taxas de prevalência de rebanho de até 63% e taxas de prevalência de animais na faixa de 20 a 45%. Com a introdução de programas de controle rigorosos da bTB em muitos países desenvolvidos durante a segunda metade do século XX, a ocorrência de bTB na população bovina desses países diminuiu drasticamente, muitos países foram capazes de erradicar a doença e agora são classificados como oficialmente livre de bTB (OTF, *Officially Bovine Tuberculosis Free*). A bTB é uma doença de notificação obrigatória à Organização Mundial de Saúde Animal (OIE) e está incluída na chamada Lista A da OIE, compreendendo doenças transmissíveis consideradas de importância socioeconômica e/ou de saúde pública dentro dos países e que são significativas para o comércio internacional de animais e produtos de origem animal.[2] A tuberculose clínica em animais é hoje uma raridade em países com programas de erradicação em vigor; entretanto, surtos menores ocasionais que afetam um ou poucos rebanhos ocorrem regularmente, mesmo em países reconhecidos como OTF. A presença da doença é geralmente sinalizada pela detecção em carcaças de matadouros.

Dentro da União Europeia, onde todos os estados membros têm programas de erradicação da bTB, a prevalência do rebanho tem sido relativamente estável nos últimos anos, com taxas entre 0,37 e 0,67% de 2007 a 2012.[4] Treze Estados membros da União Europeia, incluindo França, Alemanha, Bélgica, Polônia e Suécia, além de Noruega e Suíça, têm o status de OTF. Estados membros não oficiais são, entre outros, Reino Unido (Grã-Bretanha e Irlanda), Itália, Grécia, Espanha e Portugal.[4] Registrou-se ligeiro aumento na prevalência de bTB nos rebanhos nos Estados membros não oficiais de 0,46% para 1,26% entre 2007 e 2012.[4] As maiores taxas de prevalência do rebanho em 2012 foram relatadas na Grã-Bretanha (10,40%), Irlanda (4,37%), Espanha (1,18%) e Grécia (0,41%).[4] Surtos de *M. bovis* em rebanhos foram registrados em vários Estados membros da OTF em 2012, incluindo França (169 rebanhos), Alemanha (23 rebanhos), Polônia (7 rebanhos), Países Baixos (2 rebanhos) e Bélgica e Eslovênia (1 rebanho cada). Três rebanhos infectados com *M. caprae* foram identificados na Áustria.[4] Com a prevalência do rebanho nacional abaixo de 0,1%, o *status* de OTF dos países afetados não é suspenso.

Nos EUA, todos os estados, com exceção de Michigan e Califórnia, só têm rebanhos de gado certificados como oficialmente livres de bTB. A infecção por *M. bovis* em cervos de cauda branca, que são hospedeiros de manutenção, continua sendo uma barreira significativa ao programa de erradicação de bTB dos EUA. O *M. bovis* ainda é endêmico na população de cervos de cauda branca no nordeste do Michigan e no norte de Minnesota, considerados uma fonte potencial de infecção para a população bovina local naquela região. O número de casos confirmados de TB no rebanho de Michigan poderia, no entanto, ser reduzido a números de um dígito desde 2005.[5]

A Austrália obteve o *status* de OTF em 1997, após quase 30 anos de erradicação contínua da bTB. Na Nova Zelândia, onde a erradicação é complicada pela presença do gambá – que também atua como hospedeiro de manutenção para *M. bovis* –, o programa de erradicação implementado foi altamente bem-sucedido na redução do número de rebanhos infectados de 1.700 em meados dos anos 1990 para 66 em 2012.[5]

Fonte de infecção

Bovinos

O bovino infectado é a principal fonte de infecção para outros bovinos. Os microrganismos são excretados como aerossol no ar exalado e na expectoração, nas fezes (tanto de lesões intestinais quanto de expectoração deglutida de lesões pulmonares), leite, urina, secreções vaginais e uterinas e secreções de gânglios linfáticos periféricos abertos. Animais com lesões macroscópicas que se comunicam com vias respiratórias, pele ou lúmen intestinal são disseminadores óbvios de infecção. O gado nos estágios iniciais da doença, antes que qualquer lesão seja visível, também pode excretar micobactérias viáveis no muco nasal e traqueal. Em bovinos experimentalmente infectados, a excreção do microrganismo começa cerca de 90 dias após a infecção.

Reservas de vida selvagem

Muitas espécies selvagens e silvestres podem ser naturalmente infectadas por *M. bovis* ou *M. caprae*. Embora a maioria dos animais silvestres e selvagens não sejam fontes de infecção importantes para bovinos, em algumas áreas do mundo certas espécies funcionam como hospedeiros de manutenção e reservas para infecção. Essas reservas escapam aos programas tradicionais de controle de teste e abates e resultam em regiões onde a doença permanece endêmica em rebanhos bovinos

- Em áreas do sudoeste da *Inglaterra* e da *República da Irlanda*, texugos infectados (*Meles meles*) são significativos na epidemiologia da doença em bovinos e a infecção de gado provavelmente é causada por contaminação por urina de texugo em pastagens. Foi também verificado que os texugos fazem visitas noturnas a prédios agrícolas e cochos de gado para alimentação, momento em que defecam e urinam diretamente na ração do gado
- Na *Nova Zelândia*, a infecção ocorre no *gambá* (*Trichosurus vulpecula*) e produz lesões nos linfonodos periféricos com secreção dos seios paranasais. Grande parte do problema residual da bTB na Nova Zelândia está em bovinos criados na interface pasto-matas, onde há ampla oportunidade para o contato entre os bovinos e o gambá. Acredita-se que a infecção de bovinos ocorre quando o gado curioso cheira gambás moribundos
- *Veado-mula* (*Odocoileus hemionus*), cervo-de-cauda-branca (*O. virginianus*), alce (*Cervus elaphus canadensis*), bisonte (*Bison bison*) na *América do Norte* e cervos na Grã-Bretanha e Irlanda podem atuar como hospedeiros de manutenção e em algumas regiões espalham a infecção para os bovinos através da caça ou do compartilhamento de ração no inverno, resultando em focos de infecção nos rebanhos
- *Búfalos* (*Syncerus caffer*) na *África do Sul* e búfalos asiáticos (*Bulbalis bulbalis*) no

Território do Norte da *Austrália* também podem atuar como hospedeiros de manutenção
- Elevadas taxas de infecção, que se aproximam dos 50%, foram relatadas na população de *javalis* selvagens (*Sus scrofa*) da Península Ibérica, onde essa espécie é considerada hospedeira de manutenção para *M. bovis*.[6] No noroeste da Itália, javalis são considerados hospedeiros, que são incapazes de manter a infecção sem introdução continuada de outras espécies.[7]

Métodos de transmissão

Na maioria dos casos, a infecção ocorre por inalação ou ingestão e, em menor grau, pelo contato através da penetração do agente por lesões na pele. A inalação é na maioria das vezes a porta de entrada em bovinos confinados e é considerada a principal via de transmissão mesmo naqueles a pasto.

Ingestão

A infecção por ingestão é possível a pasto quando as fezes contaminam a ração, a água potável e os cochos de alimentação, mas é necessária uma grande dose infectante. Sob condições naturais, a água estagnada que contém o agente patogênico pode causar infecção até 18 dias após a última utilização por um animal tuberculoso, enquanto a água corrente não representa uma fonte importante de infecção para bovinos em campos a jusante.

A sobrevivência do microrganismo no ambiente é influenciada por temperatura, umidade, exposição ao efeito dessecante da luz solar e luz ultravioleta. O microrganismo pode sobreviver por longos períodos nas fezes e no solo, mas a maioria dos estudos mostra que a sobrevivência na pastagem é medida em semanas, não meses, e que a contaminação ambiental do pasto não é de grande importância na epidemiologia da doença em bovinos.

Outras vias

O consumo de leite infectado por animais jovens é um método comum de transmissão onde a doença é endêmica, mas a infecção mamária ocorre tardiamente no curso da doença e é menos comum em países com programas avançados de controle. Outras vias incomuns de infecção incluem infecção intrauterina no coito (pelo uso de sêmen infectado ou por inseminação infectada ou pipetas uterinas) e infecção intramamária (pelo uso de materiais de teto contaminados ou por meio de copos infectados de máquinas de ordenha). O fornecimento de carcaças de gado tuberculoso a suínos também causou surto grave da doença. Fontes incomuns de infecção são gatos infectados, cabras e até seres humanos. Trabalhadores rurais com infecções geniturinárias transmitiram infecção a bovinos através da micção no ambiente do gado.

Fatores de risco

Fatores de risco do ambiente

O confinamento predispõe à doença, assim como alta intensidade de lotação e grande número de animais em uma fazenda; portanto, a doença é mais comum e grave onde essas formas de criação são praticadas. Quanto mais próximos os contatos entre os animais, maior a chance de a doença ser transmitida.

Entre os bovinos de corte, o grau de infecção geralmente é muito menor em razão das condições de campo aberto sob as quais eles são mantidos. No entanto, rebanhos de corte individuais podem sofrer alta morbidade se animais infectados forem introduzidos e muitos animais tiverem que beber em poços de água estagnada, especialmente durante as estações secas.

Fatores de risco do hospedeiro

Os bovinos Zebu (*Bos indicus*) são muito mais resistentes à tuberculose que os bovinos europeus; portanto, os efeitos sobre eles são muito menos graves. Contudo, sob condições intensivas de confinamento, podem ser vistas uma taxa de morbidade de 60% e diminuição do ganho de peso em bovinos zebuínos tuberculosos.

Os *suínos* são suscetíveis à infecção por *M. bovis* e os níveis de doença geralmente refletem os da população local de bovinos, de onde a infecção deriva, seja por ingestão de produtos lácteos ou por pastejo sobre o mesmo terreno. A menor prevalência relativa em suínos pode ser atribuída a vários fatores, particularmente à tendência da doença em permanecer localizada nessa espécie e a idade precoce do abate. A prevalência é maior em suínos mais velhos. Quando a doença é comum no gado leiteiro em uma área, 10 a 20% dos suínos locais provavelmente estão infectados. Atualmente, a tuberculose em suínos é rara em países com programas de controle de bTB, mas relatos de Portugal e Espanha, mostrando que cepas de *M. bovis* podem circular em bovinos, suínos e javalis, indicam que a infecção de suínos domesticados e selvagens pode ser de relevância epidemiológica sob certas circunstâncias.

A infecção de *caprinos* por *M. bovis* ou *M. caprae* tem ocorrência cosmopolita e é bem reconhecida em muitos países europeus com grandes populações de pequenos ruminantes, como Reino Unido, Itália, Portugal, Espanha e Grécia. Em países não oficialmente livres de bTB, a infecção pode circular entre bovinos e caprinos, particularmente se essas espécies forem mantidas próximas umas das outras e compartilharem pastagens ou fontes de água. Isso ressalta a importância de incluir rebanhos de caprinos na vigilância da bTB nesses países, o que, no entanto, não é feito na maioria dos casos.[8]

As *ovelhas* têm sido consideradas historicamente resistentes. No entanto, o crescente número de relatos de infecção por TB nesta espécie, seja por *M. bovis* ou *M. caprae*, particularmente em países sem TB, sugere que a prevalência de infecção em ovinos pode ter sido subestimada.[8] A Nova Zelândia mostrou que a doença pode ser bastante prevalente nesta espécie, com até 5% de rebanhos infectados, provavelmente como resultado de uma alta prevalência em bovinos e gambás locais.

Em equinos, a doença raramente ocorre, em grande parte como resultado da exposição limitada à infecção. Todavia, a resistência natural também parece desempenhar um papel.

Nas últimas décadas, a infecção por *M. bovis* e também por *M. microti* foi diagnosticada com maior frequência em *camelídeos*, particularmente em regiões que não são livres de bTB.[8] Os camelídeos são altamente suscetíveis à infecção por *M. bovis* e *M. microti* e podem funcionar como reserva da doença para bovinos e vida selvagem.[8] Um fator complicador é que o diagnóstico *ante mortem* de infecção por *M. bovis* é difícil em camelídeos. Testes diagnósticos utilizados com sucesso para controlar e erradicar a tuberculose em bovinos apresentaram baixa sensibilidade e especificidade nesta espécie.[8]

A tuberculose pode ser um problema em *cervídeos de criação* e também pode ser vista em alces, veados selvagens de várias espécies, búfalos, bisontes, elefantes, carnívoros selvagens, macacos e outros animais selvagens e aves. A maioria é hospedeiro final, mas alguns podem atuar como importantes reservatórios de infecção para bovinos, como mencionado anteriormente. A infecção por *M. bovis* em *animais de zoológico* pode representar um problema específico em razão da maior expectativa de vida de animais potencialmente infectados e do contato relativamente próximo com outras espécies, incluindo seres humanos.

Fatores de risco do patógeno

O microrganismo causador é moderadamente resistente ao calor, à dessecação e a muitos desinfetantes. É prontamente destruído pela luz solar direta, a menos que esteja em ambiente úmido. Em locais quentes, úmidos e protegidos, pode permanecer viável por semanas.

Importância econômica

A bTB é uma doença infecciosa grave de bovinos e outras espécies de ruminantes e tem sido classificada como doença de importância socioeconômica e de saúde pública relevante no comércio internacional de animais e produtos de origem animal pela OIE. A bTB está sob controle restrito na maioria dos países desenvolvidos, mas ainda tem implicações econômicas e sociais importantes na indústria de carne bovina e de laticínios de países afetados pela doença. Os custos não resultam apenas de perdas decorrentes da tuberculose, diminuição da produtividade e perdas de valor de carcaça de bovinos, mas também da instituição de medidas de controle e erradicação. Em nível nacional, os custos são decorrentes de maior regulamentação, controle do movimento de animais e aplicação de programas de conformidade e indenização. Restrições comerciais para fazendas, regiões ou países que não são certificados como OTF aumentarão as perdas econômicas.

Importância zoonótica

Historicamente, a bTB era uma importante doença zoonótica transmitida de bovinos para o homem através do consumo de produtos lácteos não pasteurizados e, em menor grau, através do contato direto com animais quando o microrganismo é inalado ou penetra no corpo por meio de uma lesão na pele. Nos países onde a bTB ainda é endêmica, ela representa risco ocupacional para pecuaristas, médicos veterinários, trabalhadores da indústria de carne, matadouros e caçadores. A ocorrência generalizada de tuberculose em animais exóticos mantidos em cativeiro contribui para a importância dessas infecções para a saúde pública.

Com a introdução da pasteurização de produtos lácteos como procedimento padrão e vigilância veterinária intensiva da população bovina, a doença perdeu sua importância como doença zoonótica em muitos países. Considerando que mais de 30% de todos os casos de tuberculose humana foram atribuíveis à infecção por M. bovis antes da introdução da pasteurização, esse número despencou para menos de 2% de todos os casos confirmados atualmente.[9] Não obstante, em regiões do mundo onde os programas de controle da bTB não foram implementados e a doença em bovinos permanece endêmica, essa condição ainda é uma importante doença zoonótica. Nesses países, entre 10 e 20% de todos os casos humanos de tuberculose estão associados à infecção por M. bovis.[10] A incidência atualmente crescente de tuberculose em seres humanos, particularmente em imunocomprometidos, levou a um interesse renovado na importância zoonótica de M. bovis.

Nos EUA, os Centers for Disease Control and Prevention (CDC) registram aproximadamente 220 casos de tuberculose associados a M. bovis em seres humanos a cada ano, o que é equivalente a menos de 2% de todos os casos humanos de tuberculose.[11] Os maiores percentuais em nível nacional são registrados no México (13,8%), Uganda (7%) e Nigéria (5%) de todos os casos de tuberculose humana causados por M. bovis.[10]

Na União Europeia, em 2012, foram registrados 125 casos confirmados de infecções por M. bovis em seres humanos. A maioria dos casos foi notificada na Alemanha (44 casos), seguida por Reino Unido (35 casos) e Espanha (15 casos), Itália (9 casos) e Holanda (8 casos); a Suíça, Estado não membro da União Europeia, relatou 5 casos confirmados no mesmo ano.[4]

Patogênese

A tuberculose se espalha no corpo por dois estágios, o complexo primário e a disseminação pós-primária. O *complexo primário* consiste na lesão no ponto de entrada e no linfonodo local. Uma lesão no ponto de entrada é comum quando a infecção ocorre por inalação. Quando a infecção ocorre através do trato alimentar, uma lesão no local de entrada é incomum, embora possam ocorrer úlceras tonsilares e intestinais. Mais comumente, a única lesão observável é nos gânglios linfáticos faríngeos ou mesentéricos.

Um foco primário visível se desenvolve dentro de 8 dias após a entrada das bactérias. A *calcificação* das lesões começa cerca de 2 semanas depois. O foco necrótico em desenvolvimento é logo cercado por tecido de granulação, monócitos e plasmócitos e o "tubérculo" patognomônico é estabelecido. As bactérias passam desse foco primário – que está no trato respiratório em 90 a 95% dos casos em bovinos – para um linfonodo regional e levam ao desenvolvimento de uma lesão semelhante lá. As lesões nos pulmões em bovinos ocorrem nos lobos caudais em 90% dos casos. Em bezerros alimentados com leite tuberculoso, o foco primário provavelmente está nos linfonodos faríngeos ou mesentéricos, sendo as lesões hepáticas a principal manifestação da disseminação pós-primária.

A *disseminação pós-primária* a partir do complexo primário pode assumir a forma de tuberculose miliar aguda, lesões nodulares discretas em vários órgãos ou tuberculose crônica causada por reinfecção de tecidos exógenos ou endógenos considerados alérgicos à tuberculoproteína. Nesse último caso, pode não haver envolvimento do linfonodo local. Dependendo da localização da infecção, os sinais clínicos variam, mas como a doença é sempre progressiva, há intoxicação subjacente constante que causa fraqueza, debilidade e eventual morte do animal. A doença é progressiva em bovinos, equinos, ovinos e caprinos; embora a tuberculose generalizada não seja incomum em suínos, a localização como abscessos não progressivos nos linfonodos da cabeça e do pescoço é o achado mais comum.

Achados clínicos

Bovinos

Embora sinais referentes à localização em um órgão em particular atraiam a atenção para a possível ocorrência de tuberculose, alguns sinais gerais também são evidentes. Algumas vacas com lesões tuberculosas miliares extensas são clinicamente normais, mas na maioria dos casos ocorre emaciação progressiva não associada a outros sinais, o que deve levantar suspeita de tuberculose. O apetite seletivo e a temperatura flutuante também são comumente associados à doença. O pelo pode estar áspero ou liso. Os animais afetados tendem a se tornar mais dóceis e lentos, mas os olhos permanecem brilhantes e alertas. Esses sinais gerais tornam-se mais pronunciados após o parto.

Pulmões

O envolvimento pulmonar é caracterizado por tosse crônica resultante de broncopneumonia. A *tosse* nunca é alta ou paroxística, ocorre apenas uma ou duas vezes por ocorrência e é baixa, suprimida e úmida. É facilmente estimulada apertando a faringe ou pelo exercício e é mais comum de manhã ou no tempo frio. Nos estágios avançados, quando grande parte do pulmão tiver sido acometida, torna-se aparente a dispneia com aumento de frequência e amplitude respiratórias. Nessa fase, as anormalidades podem ser detectadas por auscultação e percussão do tórax. Áreas sem sons respiratórios e abafamento na percussão são acompanhadas por áreas em que crepitações estridentes são audíveis, geralmente de forma mais evidente nos lobos caudais. Pode ocorrer pleurisia tuberculosa, mas em geral não é sintoma porque não há derrame. O envolvimento dos linfonodos brônquicos pode causar dispneia em razão da constrição das vias respiratórias e o aumento dos linfonodos mediastínicos é comumente associado a timpanismo ruminal recorrente e, em seguida, persistente.

Intestino

Raramente, úlceras tuberculosas do intestino delgado causam diarreia. O aumento dos linfonodos retrofaríngeos causa disfagia e respiração ruidosa como resultado da obstrução faríngea. Palpação faríngea ou endoscopia revela aumento de volume grande, firme e arredondado no dorso da faringe. O edema crônico e indolor dos linfonodos submaxilar, pré-escapular, pré-crural e supramamário é relativamente raro.

Útero

Os distúrbios reprodutivos incluem a tuberculose uterina, incomum em estirpes bovinas, exceto em casos avançados. A disseminação por contiguidade do útero causa peritonite, bursite e salpingite, e as lesões nas tubas uterinas assumem a forma de pequenas ampliações contendo algumas gotas de fluido amarelo. Na metrite tuberculosa, pode haver infertilidade ou a concepção pode ser seguida por abortamentos recorrentes no final da prenhez, ou produz-se um bezerro vivo que, na maioria dos casos, morre rapidamente de tuberculose generalizada. Ocorrem lesões semelhantes às da brucelose na placenta. Em vacas que não conseguem conceber, pode haver secreção purulenta crônica fortemente infectada com o microrganismo e a condição é muito resistente ao tratamento. Muitas vacas terão vaginite tuberculosa associada, que afeta principalmente os ductos de Gartner. Casos raros de orquite tuberculosa são caracterizados pelo desenvolvimento de testículos grandes, endurecidos e indolores.

Mastite

A mastite tuberculosa é de grande importância em razão do perigo para a saúde pública, do risco de disseminação da doença aos bezerros e da dificuldade de diferenciá-la de outras formas de mastite. São característicos endurecimento e hipertrofia acentuados, que geralmente se desenvolvem primeiro na parte superior do úbere, particularmente nos quartos posteriores. A palpação dos linfonodos supramamários é essencial em todos os casos de suspeita de mastite tuberculosa. O aumento dos nódulos com fibrose do quarto não indica necessariamente tuberculose, mas o aumento sem endurecimento do úbere sugere tuberculose ou linfomatose. Nos estágios iniciais, o leite não é macroscopicamente anormal, mas flocos muito finos precipitam após repouso da amostra de leite, deixando um líquido âmbar claro. Mais tarde ainda, a secreção pode ser apenas um fluido âmbar.

Suínos

Os suínos são infectados pela ingestão oral do patógeno, levando a lesões primárias nos linfonodos da orofaringe e no trato digestório. As lesões tuberculosas nos linfonodos cervicais geralmente não causam anormalidades clínicas, a menos que se rompam para o exterior. Os casos generalizados apresentam síndrome semelhante à observada em bovinos, embora o envolvimento tuberculoso de meninges e articulações seja mais comum.

Equinos

Como nos suínos, a infecção em equinos geralmente ocorre através da via digestória, levando novamente a lesões primárias nos linfonodos da orofaringe e trato digestório.[12] A síndrome mais comum em equinos é causada pelo envolvimento das vértebras cervicais, em que uma osteomielite dolorosa causa rigidez do pescoço e incapacidade de comer do chão. Os sinais menos comuns incluem poliúria, tosse como resultado de lesões pulmonares, aumento dos linfonodos, secreção nasal e temperatura flutuante.

Ovinos e caprinos

A broncopneumonia é a forma mais comum da doença nessas espécies e se manifesta por tosse e dispneia terminal. Em algumas cabras, ocorrem ulcerações intestinais, diarreia e aumento dos gânglios linfáticos do trato alimentar. Em ambas as espécies, a doença é apenas lentamente progressiva e nos rebanhos afetados com frequência são encontrados muito mais reagentes e casos positivos pela necropsia do que seria esperado pelos casos clínicos evidentes. Nos filhotes, a doença pode ser mais rapidamente progressiva e causar morte prematura.

Camelídeos

A infecção de um rebanho camelídeo com *M. bovis* ou *M. microti* pode passar despercebida até que um ou vários animais morram, apresentando lesões suspeitas na necropsia. Os animais afetados podem ser encontrados mortos ou mostrar sinais de angústia geral, com perda de peso e sintomas respiratórios antes de morrer.[13]

Patologia clínica

O diagnóstico *ante mortem* da bTB ainda representa um desafio, pois todos os testes disponíveis e utilizados rotineiramente para o diagnóstico *ante mortem* apresentam limitações quanto à sensibilidade e especificidade.[14] Os testes diagnósticos para bTB podem ser classificados em diretos e indiretos; os testes diretos identificam a presença do agente causador no hospedeiro e os testes indiretos utilizam marcadores imunológicos para determinar se ocorreu infecção em determinado animal. Os atuais programas de erradicação da bTB são baseados em uma política de triagem e abate e todos usam testes indiretos que determinam a presença de resposta imune celular ou humoral a um desafio com bTB. É essencial conhecer os vários testes utilizados, incluindo suas deficiências e vantagens.

Testes diretos

Os testes diretos direcionados à identificação direta do agente em amostras *post mortem* incluem exame microscópico, cultura e métodos de reconhecimento de ácido nucleico. Testes diretos direcionados à identificação do agente causador em um animal fazem parte da vigilância passiva do abatedouro, que é parte integrante de todos os programas de erradicação de bTB e podem ser aplicados em amostras coletadas durante o exame *post mortem*. Todas as carcaças de bovinos abatidos são examinadas visualmente, pois podem ser indicativas de infecção. Métodos de histopatologia, cultura e métodos moleculares são usados para identificar bactérias em tecidos anormais. A vigilância passiva no matadouro é considerada altamente rentável, mas tem como principal desvantagem a falta de sensibilidade. Lesões extensas estão presentes apenas nos estágios avançados da tuberculose, que se tornaram raridade em regiões com vigilância contínua da bTB; lesões pequenas de órgãos são facilmente perdidas durante a inspeção de carne no matadouro.[2] A coleta e o agrupamento de amostras de vários linfonodos da cabeça e do tórax têm sido sugeridos como material adequado para cultura bacteriológica.

Exame microscópico

As micobactérias podem ser demonstradas microscopicamente em esfregaços e material tissular de amostras clínicas. Colorações especiais, como Ziehl-Neelsen ou fluorescente, são usadas para determinar a presença de bactérias ácidas, que, juntamente com as lesões histológicas características, podem levar ao diagnóstico presumido; entretanto, o diagnóstico requer confirmação adicional.[2] Particularmente em ruminantes, lesões histológicas contêm poucas bactérias, o que pode levar ao resultado negativo, embora *M. bovis* possa ser isolado em culturas.

Cultura

As amostras para cultura são primeiramente homogeneizadas após descontaminação e então centrifugadas. O sedimento é usado para exame microscópico e cultura. As culturas são incubadas em meio específico a 37°C durante pelo menos 8 semanas, mas preferivelmente de 10 a 12 semanas. Se ocorrer crescimento, os esfregaços são preparados usando corantes acidorresistentes específicos. O crescimento de *M. bovis* geralmente é observado entre 3 e 6 semanas de cultura.[2] Como o *M. bovis* deve ser diferenciado de outras espécies do complexo *M. tuberculosis*, são necessários testes adicionais. A principal desvantagem das culturas é o tempo longo de resposta e a principal limitação resulta da má qualidade das amostras muitas vezes submetidas ao laboratório de diagnóstico.

Métodos de reconhecimento de ácido nucleico

A reação em cadeia da polimerase (PCR) é uma técnica laboratorial para identificar DNA específico de bactérias que foi extensivamente avaliada para a detecção do complexo *M. tuberculosis* em amostras de seres humanos e, mais recentemente, também de origem animal. A princípio, a PCR representa um procedimento diagnóstico atraente, que permite identificação e diferenciação de patógenos específicos. O método é rápido, econômico e fácil de padronizar. Para o diagnóstico de tuberculose em animais, no entanto, foram avaliados kits comerciais e métodos internos, mas sem resultados satisfatórios.[2] São muitas as razões pelas quais a PCR ainda não atingiu seu potencial como teste diagnóstico para tuberculose. Resultados falso-positivos e falso-negativos não foram atribuídos apenas ao baixo número de bactérias presentes nas amostras, mas também às dificuldades com os métodos de descontaminação, à presença de inibidores da enzima polimerase nas amostras e às dificuldades na extração de DNA das micobactérias, que têm parede celular robusta.[15] Os métodos moleculares atuais, portanto, ainda não são considerados adequados para a detecção direta de *M. bovis*, seja de amostras *ante* ou *post mortem*.[15]

Testes indiretos

Podem ser subdivididos em testes diagnósticos baseados em imunidade celular e imunidade humoral. Testes baseados em imunidade celular determinam a ocorrência de uma reação de hipersensibilidade tardia, em geral sob a forma de edema, após aplicação intradérmica da proteína tuberculina. Os chamados testes de tuberculina intradérmica são os instrumentos de diagnóstico padrão dos programas de erradicação de bTB utilizados para o diagnóstico *ante mortem* da infecção por *M. bovis*.

Os testes de imunidade celular baseados em sangue incluem o teste de gamainterferona, que atualmente é aceito como teste complementar em muitos programas nacionais de erradicação de bTB e é reconhecido como teste alternativo para o comércio internacional, e o ensaio de proliferação de linfócitos. Testes baseados em imunidade humoral são instrumentos de diagnóstico sorológico que determinam a presença de anticorpos específicos, indicando exposição prévia ao antígeno de *M. bovis*.

Teste de tuberculina intradérmico

É a ferramenta diagnóstica padrão para a detecção de bTB e consiste na injeção intradérmica de *derivado proteico purificado (PPD) de tuberculina bovina* em uma dobra cutânea com localização específica no corpo e a subsequente detecção de aumento de volume como resultado da reação de hipersensibilidade tardia 72 h depois.[2] Em razão das diferenças na sensibilidade da pele de partes distintas do corpo, estão em uso diferentes abordagens para o teste da tuberculina intradérmica. A *dobra cutânea da cauda*, na base da cauda [teste da prega caudal (TPC)] é usada principalmente por questões de praticidade nos EUA, Canadá e Nova Zelândia, e também anteriormente na Austrália, enquanto na Europa e no Reino Unido uma *dobra da pele cervical* do aspecto lateral do pescoço é usada para o chamado *teste intradérmico único (TIU)*. A aplicação do teste intradérmico na região cervical resulta em maior sensibilidade e especificidade em comparação com a dobra cutânea caudal, mas é mais trabalhosa, pois exige melhor contenção do animal e tricotomia da região.[16] Enquanto a interpretação do TPC consiste em palpação manual para determinar o inchaço aproximadamente 72 h após a injeção, a interpretação do TIU e do *teste intradérmico comparativo único* (TICU; descrito na discussão a seguir) é feita medindo a espessura da prega cutânea antes e 72 h após a injeção, pelo uso de paquímetros.

Nos casos em que se suspeita da presença de paratuberculose (doença de Johne), tuberculose aviária ou alta prevalência de infecção por micobactérias ambientais, deve ser considerada a sensibilização inespecífica. Nesses casos, o TICU consiste na administração intradérmica simultânea de tuberculina bovina e aviária em dois locais de injeção diferentes do pescoço, um de cada lado ou ambos do mesmo lado, com distância de aproximadamente 12 cm e um acima do outro. O teste é lido 72 h depois e as reações às duas tuberculinas são comparadas entre si. A maior das duas reações indica o microrganismo responsável pela sensibilização. Este teste geralmente não é destinado ao uso primário na detecção de reagentes, apenas para o acompanhamento de reagentes conhecidos para determinar o microrganismo infectante. Seu uso como teste primário é recomendado quando alta incidência de tuberculose aviária ou doença de Johne é antecipada ou quando a vacinação contra a doença de Johne tiver sido realizada. O teste comparativo é adequado para diferenciar entre a vacinação contra a doença de Johne e a tuberculose e a distinção é mais fácil quanto maior o tempo entre a vacinação e o teste.

Historicamente, foram usados outros testes usando tuberculina bovina para determinar a hipersensibilidade – como o teste vulvar, oftálmico ou palpebral, o teste térmico curto e o teste de Stormont –, mas agora estão obsoletos.

Aspectos especiais da sensibilidade à tuberculina

- Potência e padronização das tuberculinas: a tuberculina moderna usada para fins de diagnóstico é um PPD da tuberculina bovina ou aviária, que é preparado a partir de produtos de crescimento e lise de *M. bovis* (ou *M. avium* no caso da tuberculina aviária) tratados termicamente. Os métodos de produção têm sido amplamente padronizados e uma vez que o PPD é um produto licenciado, requer boas práticas de fabricação que cumpram com os requisitos oficiais da OIE.[2] A preparação padronizada é feita para garantir que o produto final contenha a concentração precisa de qualidade padronizada; no entanto, o conteúdo proteico da tuberculina não prediz precisamente sua atividade biológica ou potência, um parâmetro crítico que afeta fortemente o resultado do teste.[14] O teste de potência é, portanto, necessário como mais um passo no processo de fabricação para padronizar a qualidade do produto feito, comparando a potência a um padrão de referência em cobaias. No entanto, deve-se notar que a potência clínica determinada em cobaias tuberculosas não é necessariamente representativa da potência clínica em bovinos.[16] Uma tuberculina bovina é considerada adequada para diagnóstico como parte de um programa de teste oficial ao fornecer um mínimo de 2000 UI de PPD por dose, com potência estimada entre 66 e 150%[14]
- Dose: a dose de tuberculina deve ser pelo menos 2.000 UI de tuberculina bovina (ou aviária para o TICU); em bovinos com sensibilidade alérgica reduzida, podem ser necessárias doses maiores de até 5.000 UI. Em todo caso, o volume de injeção não deve exceder 0,2 mℓ.[2] A dose exata para a tuberculina específica que é prescrita oficialmente deve ser rigorosamente respeitada quando o teste cutâneo cervical for usado. Nos EUA, é recomendado 0,1 mℓ para rebanhos de *status* desconhecido e 0,2 mℓ em rebanhos sabidamente infectados, em que os casos com baixa sensibilidade devem ser cuidadosamente pesquisados. O método de injeção de tuberculina também tem alguma importância quando utilizado o local cervical. Uma injeção intradérmica cuidadosa produz o maior inchaço, enquanto a administração rápida produz o menor
- Dessensibilização durante o teste da tuberculina: quando um reagente suspeito é encontrado, a questão de quando retestar é complicada em razão do fenômeno da dessensibilização causada pela absorção da tuberculina e outras proteínas estranhas. A dessensibilização é mais marcante e de maior duração após injeção subcutânea (acidental) do que após injeção intradérmica. Após um teste TIU, o período de dessensibilização é curto, mas se recomenda como procedimento prático que os animais com resultado suspeito não sejam retestados antes de 60 dias. O fenômeno da dessensibilização pode ser usado para obscurecer uma reação positiva. Se a tuberculina tiver sido injetada e, portanto, o teste realizado no período dessensibilizado, nenhuma reação ocorrerá nos animais infectados
- Dessensibilização pós-parto: bovinos tuberculosos passam por um período de dessensibilização imediatamente antes e após o parto e até 30% dão reações falso-negativas, retornando ao estado positivo 4 a 6 semanas mais tarde. A perda de sensibilidade provavelmente é resultado da hiporreatividade imunológica geral que ocorre associada ao parto. Os bezerros que ingerem colostro de mães infectadas dão reações positivas por até 3 semanas após o nascimento, embora possam não estar infectados
- Anergia: animais anérgicos são aqueles com lesões visíveis de tuberculose, mas que não reagem ao teste de hipersensibilidade cutânea tardia. O número destes pode ser reduzido tomando cuidado para injetar tuberculina suficiente (2.000 UI) no local correto e para ler o teste em 72 h. Há ainda casos residuais que não respondem, principalmente aqueles com comprometimento pulmonar extenso.

Resumo dos procedimentos de teste nos bovinos

Em suma, é comum usar o TIU como procedimento de rotina. O teste anual de todos os bovinos, a quarentena de rebanhos com teste positivo e a proibição do movimento em áreas livres de bTB têm sido historicamente eficazes nos esquemas de controle da doença. A sensibilidade e a especificidade do teste cutâneo são moderadamente altas, mas ocorrem reações falso-positivas e falso-negativas.

Reações falso-positivas (reagentes sem lesão macroscópica) podem decorrer de:

- Animais sensibilizados a outros alergênios micobacterianos, incluindo os da tuberculose humana ou aviária ou paratuberculose (doença de Johne); micobactérias

relativamente não patogênicas (p. ex., tuberculose cutânea); e, por ingestão, micobactérias não patogênicas em águas permanentemente habitadas por aves ou de cama de frango para alimentação de bovinos quando as aves estão infectadas com *M. avium*
- Animais sensibilizados para outros alergênicos (p. ex., *Nocardia farcinicus*)
- Animais injetados com irritantes no local da injeção antes da leitura do teste da tuberculina, quando as taxas de compensação para os reagentes excedem os valores reais dos bovinos.

É provável que a proporção de reações falso-positivas aumente à medida que os programas de controle avançam em direção à erradicação, e possam minar a confiança dos pecuaristas no programa. Reagentes considerados inespecíficos devem ser retestados pelo teste comparativo na região cervical 7 dias após a resposta ao TIU ou TPC. De forma alternativa, o gado pode ser novamente testado usando o ensaio de gamainterferona do sangue total 8 a 28 dias após o teste cutâneo.

Reações falso-negativas podem decorrer de:

- Casos avançados de tuberculose
- Casos iniciais até 6 semanas após a infecção
- Vacas que pariram nas 6 semanas anteriores
- Animais insensíveis à administração de tuberculina nos 8 a 60 dias anteriores
- Gado velho
- Tuberculina de baixa potência ou contaminação bacteriana da tuberculina
- Dose variável com seringas multidose.

Testes de tuberculina em outras espécies

Suínos

O método mais comumente usado é o TIU, injetando 0,1 mℓ de tuberculina de mamífero de potência padrão em uma dobra da pele da base da orelha, mas o teste é relativamente impreciso nessa espécie. O teste é lido após 24 a 48 h; um aumento na espessura da pele de 5 mm ou mais constitui reação positiva. Em animais positivos, o espessamento da pele geralmente excede 10 mm e mostra necrose superficial e descamação.

Se o animal estiver infectado com *M. avium*, o espessamento máximo da pele pode não ocorrer até 48 h após a injeção. Quando não se está tentando determinar o tipo de infecção, pode-se utilizar tuberculinas mistas de aves e mamíferos e o teste deve ser lido entre 24 e 48 h. Se a tuberculina aviária for utilizada sozinha, o teste deve ser lido em 48 a 72 h e o aumento de 4 mm na espessura da pele é classificado como positivo.

Muitas reações suspeitas ocorrem em suínos em decorrência da tendência de regressão das lesões e da diminuição da sensibilidade à tuberculina, com sensibilidade máxima ocorrendo 3 a 9 semanas após a infecção. Um novo teste em 6 a 8 semanas deve determinar se a doença está progredindo. Embora reagentes positivos possam reverter com o tempo para um estado negativo, pode haver lesões macroscópicas nesses animais durante a necropsia. No entanto, microrganismos viáveis geralmente não se recuperam da lesão, com a infecção aparentemente debelada.

Ocorre alguma diminuição na sensibilidade da pele após o parto em porcas infectadas com *M. bovis*, mas pode não acontecer quando a infecção estiver associada a *M. avium*. Testes comparativos funcionam de forma eficiente nessa espécie, com pouca ou nenhuma reação à tuberculina heteróloga.

Equinos

Os resultados obtidos com testes subcutâneos e intradérmicos de tuberculina são muito erráticos e devem ser avaliados com cautela, especialmente quando o teste for positivo, pois ocorrem muitos falso-positivos. O equino parece ser muito mais sensível à tuberculina do que o bovino e são necessárias doses muito menores de tuberculina padronizada. Apenas 0,1 mℓ de tuberculina PPD é suficiente para desencadear reação positiva e o teste pode provocar reação anafilática. Nenhuma recomendação segura pode ser feita em testes nesta espécie em razão da falta de informações detalhadas, mas a ocorrência de reação sistêmica com teste cutâneo positivo pode ser aceita como indicadora da presença de infecção.

Ovinos e caprinos

O teste intradérmico único é relativamente impreciso, com alguns animais tuberculosos mostrando reações negativas, embora seja adequado com base nos resultados obtidos em cabras experimentalmente infectadas. A injeção do teste geralmente é realizada na dobra caudal, como em bovinos, mas a injeção na pele do interior da coxa de ovelhas também é satisfatória. Um aumento de 5 mm na espessura na dobra constitui reação positiva.

Camelídeos

Testes diagnósticos usados para a identificação *in vivo* de bovinos infectados com *M. bovis* são considerados não confiáveis em camelídeos, porque demonstraram falta de sensibilidade e especificidade quando aplicados de acordo com o protocolo usado em bovinos.[8] Em dromedários, o desempenho diagnóstico da TICU melhorou um pouco quando o teste foi realizado na pele axilar e lido após 5 dias, embora um número considerável de animais também tenha reagido à tuberculina aviária.[15]

Ensaio de gamainterferona

Um ensaio *in vitro* da reatividade mediada por células pela detecção e quantificação de gamainterferona conhecido como ensaio de gamainterferona está licenciado e comercialmente disponível em alguns países. Baseia-se na detecção de gamainterferona liberada de glóbulos brancos em culturas de sangue total incubadas com tuberculina PPD, com a vantagem de os bovinos testados só necessitarem ser manuseados uma vez. Pode detectar bovinos infectados a partir de 3 a 5 semanas após a infecção, mesmo com baixo nível de exposição. Também pode ser útil para testar novamente bovinos positivos em testes cutâneos que podem ser reagentes falso-positivos, mas para esse propósito, deve ser usado entre 8 e 28 dias após o teste cutâneo, uma vez que as reações do ensaio são reduzidas se conduzidas em amostras coletadas na leitura de 3 dias após o teste cutâneo. Idealmente, o teste deve ser iniciado no laboratório no mesmo dia da coleta da amostra ou, no máximo, após o armazenamento do sangue durante a noite. O teste atual é com o PPD de *M. bovis*, que pode conter antígenos de reação cruzada para outras espécies de micobactérias. Estão sendo avaliados testes mais específicos e sensíveis usando antígenos específicos para *M. bovis*.

Uma metanálise recente relatou sensibilidade estimada de 67%, superior ao TICU, e especificidade de 96%, inferior ao TICU, para a gamainterferona.[16] O medicamento está disponível como teste comercial e foi atualmente aprovado como teste diagnóstico oficial em vários programas nacionais de erradicação e controle da bTB, incluindo os da União Europeia, EUA, Nova Zelândia e Austrália.

Teste de proliferação de linfócitos

Como o teste com gamainterferona, o de proliferação de linfócitos é um teste *in vitro*, realizado em sangue total ou linfócitos purificados, que determina e compara a reatividade dos linfócitos periféricos à tuberculina aviária e bovina. O resultado do teste é a diferença na reatividade dos linfócitos à tuberculina bovina (B) e aviária (A); o valor B–A é calculado e comparado com um valor de corte. O teste não é usado para diagnósticos de rotina, pois requer o manuseio de material radioativo e longos períodos de incubação.[2]

Testes sorológicos para diagnóstico de tuberculose

Nos estágios finais de um programa de erradicação da tuberculose, a porcentagem de reagentes que, na verdade, não são tuberculosos, aumenta ao ponto em que é necessário um teste mais criterioso do que aquele baseado na hipersensibilidade cutânea. A maioria dos testes até agora tem sido sorológico. Seu objetivo é identificar animais anérgicos e casos sensibilizados por outras bactérias.

Foram desenvolvidos testes sorológicos, incluindo fixação de complemento, anticorpo fluorescente, aglutinação bacteriana direta, precipitina e testes de hemaglutinação, mas com pouco valor potencial para o diagnóstico de rotina da tuberculose.

Testes iniciais com ensaio imunoenzimático (ELISA) para antígenos micobacterianos brutos tiveram valor limitado, mas um ELISA que examina anticorpos para antígenos definidos de *M. bovis* antes e depois do teste cutâneo parece útil na detecção de reagentes inespecíficos.

Os testes sorológicos podem, no entanto, ter algum valor para o diagnóstico da tuberculose em animais domésticos e espécies selvagens, como cervos criados em cativeiro, camelídeos, texugos, primatas ou elefantes, para os quais testes diagnósticos baseados em imunidade celular não estão disponíveis e o teste intradérmico de tuberculina provou não ser confiável.[2]

Achados de necropsia

Bovinos, ovinos e caprinos

Essas espécies mostram lesões semelhantes com distribuição padrão. Granulomas tuberculosos podem ser encontrados em qualquer um dos linfonodos, mas particularmente nos linfonodos brônquico, retrofaríngeo e mediastínico. No pulmão, os abscessos miliares podem se estender para causar broncopneumonia supurativa. O pus tem coloração creme a alaranjada característica e varia em consistência de creme espesso para queijo friável. Nódulos tuberculosos podem aparecer na pleura e no peritônio.

Todas as lesões localizadas da tuberculose tendem a estimular a formação de uma cápsula fibrosa circunjacente, mas o grau de encapsulamento varia com a taxa de desenvolvimento da lesão. Os casos generalizados são denotados pela presença de *tuberculose miliar*, com lesões pequenas, transparentes em muitos órgãos, ou por lesões pulmonares que não são bem encapsuladas e caseosas. A presença de broncopneumonia ou hiperemia em torno de lesões pulmonares é altamente sugestiva de doença ativa. Casos com mastite tuberculosa ou secreção de metrite tuberculosa também devem ser considerados possíveis disseminadores potentes da infecção.

As lesões crônicas são caracteristicamente discretas e nodulares e contêm material caseoso espesso, amarelo a alaranjado, muitas vezes calcificado e circundado por uma cápsula fibrosa espessa. Embora essas lesões sejam menos propensas a causar contaminação intensa do meio ambiente do que lesões abertas, os animais afetados são importantes como fontes de infecção. Deve-se notar que os bovinos suspeitos abatidos como parte dos programas de erradicação da bTB podem ser positivos para a cultura e ainda não apresentarem lesões macroscópicas ou microscópicas típicas.

Suínos

A tuberculose generalizada – com lesões miliares na maioria dos órgãos – é observada em suínos, mas o achado comum é a localização nas amígdalas e linfonodos submaxilares, cervicais, hepáticos, mediastínicos, brônquicos e mesentéricos. Os nódulos são acentuadamente aumentados e consistem em massas de material branco, caseoso, às vezes calcificado, cercado por uma cápsula fibrosa forte e entrelaçados por filamentos de tecido fibroso. Em razão da natureza regressiva da doença em suínos, essas lesões frequentemente são negativas na cultura.

Equinos

A distribuição característica das lesões tuberculosas em equinos inclui parede intestinal, linfonodos mesentéricos e baço. A superfície de corte desses nódulos firmes tem aparência carnosa semelhante à de tecido neoplásico. Existe também uma tendência para o desenvolvimento de lesões no esqueleto, particularmente nas vértebras cervicais.

Histologicamente, há alguma variação entre as espécies domésticas em relação a características como mineralização e grau de necrose tissular. Em alguns casos, pode ser difícil demonstrar bacilos acidorresistentes utilizando colorações convencionais. Uma comparação da infecção em bovinos e cervídeos sugere que a tuberculose deve ser considerada nesses últimos mesmo quando as lesões têm caráter supurativo e necrosante, com componente granulomatoso mínimo. A cultura de *M. bovis* é difícil e demorada e representa um considerável risco para a saúde pública. Métodos como a coloração com imunoperoxidase e PCR permitem a detecção de microrganismos ao mesmo tempo que minimizam os riscos para a saúde pública.

Amostras para confirmação do diagnóstico

- Bacteriologia: linfonodos afetados, pulmão, granulomas de víscera [cultura (tem requisitos especiais de crescimento), PCR]
- Histologia: amostras desses tecidos fixadas em formol (microscopia óptica, imuno-histoquímica, PCR).

Ao lidar com carcaças ou submeter espécimes, ter em vista o potencial zoonótico desse organismo.

> **Diagnóstico diferencial**
> Devido à natureza crônica da doença e à multiplicidade de sinais provocados pela localização variável da infecção, é difícil diagnosticar a tuberculose no exame clínico. Se a doença ocorre em uma área específica, ela deve ser considerada no diagnóstico diferencial de muitas doenças de bovinos. Em suínos, a doença geralmente é tão benigna que os casos não se apresentam como problemas clínicos e são encontrados apenas na necropsia. A raridade da doença em equinos, ovinos e caprinos torna o diagnóstico improvável, exceto em grupos que tiveram exposição anormalmente alta a bovinos infectados. Diagnósticos diferenciais incluem:
> - Micobacteriose atípica associada ao complexo *M. avium–intracellulare*
> - Micobactérias e *M. tuberculosis*, principalmente em suínos
> - Abscesso pulmonar como resultado de pneumonia por aspiração
> - Pleurisia e pericardite após reticulite traumática
> - Pleuropneumonia bovina crônica contagiosa
> - Doença respiratória superior
> - Actinobacilose
> - Leucose bovina
> - Linfadenopatia
> - Outras causas de mastite.

Tratamento

O tratamento da tuberculose em bovinos não é permitido em países com um programa estabelecido de erradicação de bTB, sendo exigida a remoção de reagentes do rebanho. O tratamento, no entanto, pode ser permitido em alguns casos, como em animais de zoológico valiosos.

Em razão do progresso no tratamento da tuberculose humana com drogas como isoniazida, combinações de estreptomicina e ácido para-aminossalicílico e outros ácidos, o tratamento de animais com tuberculose foi reavaliado e houve alegações quanto à eficiência da medicação oral em longo prazo com isoniazida tanto como tratamento quanto controle. Essa não é uma opção favorita em países preocupados com a erradicação.

Controle

A erradicação da bTB foi praticamente alcançada em muitos países. Os métodos utilizados dependem de vários fatores, mas, em última análise, a política de *teste e abate* foi a única que conseguiu a erradicação efetiva.

Controle com base no rebanho

O controle em um rebanho baseia-se em remover os animais infectados, prevenir a disseminação da infecção e evitar reintrodução da doença.

Teste de tuberculina

A detecção de animais infectados depende em grande parte do uso do teste intradérmico de tuberculina. Todos os animais com mais de 3 meses de idade devem ser testados e os reagentes positivos devem ser descartados de acordo com a legislação local. Reagentes suspeitos são retestados em intervalos apropriados ao teste utilizado. No teste inicial, deve ser conduzido exame clínico cuidadoso em todos os animais para garantir que não haja casos clínicos avançados que forneçam reações negativas ao teste. Casos duvidosos e animais com probabilidade de apresentarem sensibilidade reduzida, particularmente vacas velhas e aquelas que pariram nas 6 semanas anteriores, podem ser testados por um dos testes especiais de sensibilidade ou testes sorológicos descritos anteriormente. O TICU deve ser usado onde a infecção por *M. avium* for antecipada ou onde houver alta incidência de reagentes em um rebanho que não apresenta evidência clínica da doença.

Retestagem

Até recentemente, se a incidência de reagentes era alta no primeiro teste ou se lesões "abertas" fossem encontradas na necropsia em animais abatidos, a ênfase era colocada em testes repetidos a intervalos curtos para evitar a situação na qual a disseminação da doença poderia ultrapassar a taxa de abate. Acredita-se agora que todos os animais com tuberculose devam ser considerados disseminadores igualmente potentes da infecção. Devem ser realizados retestes do rebanho em intervalos de 3 meses até que um teste negativo seja obtido. Outro teste é realizado 6 meses depois e, se o rebanho for novamente negativo, pode ser classificado como livre da doença. Testes subsequentes de verificação devem ser realizados anualmente.

Prevenção da propagação

Devem ser instituídas medidas higiênicas para prevenir a disseminação da infecção assim que o primeiro grupo de reagentes tiver sido removido. Cochos, bebedouros e copos devem ser limpos e completamente desinfetados. Os reagentes suspeitos mantidos para reteste devem ser isolados do restante do rebanho. A separação de animais infectados e suscetíveis por uma barreira dupla oferece proteção prática contra a disseminação da doença.

É importante que os bezerros criados como reposição de rebanho sejam alimentados com leite livre de tuberculose, seja de animais livres conhecidos ou com leite pasteurizado. Criar bezerros com leite desnatado de uma fonte comum é uma prática perigosa, a menos que o leite desnatado seja esterilizado. Todas as outras classes de bovinos na fazenda devem ser examinadas em busca de evidências de tuberculose. Os trabalhadores da fazenda devem ser avaliados, pois podem constituir fonte de infecção.

Se alguns reagentes forem abatidos, ter atenção com a possibilidade de a infecção ser reintroduzida com reposições, que devem vir de rebanhos credenciados. Caso contrário, os animais devem ser testados imediatamente, isolados e retestados em 60 dias. A infecção de outros rebanhos deve ser abordada através da prevenção do uso de instalações de irrigação ou pastagens comuns e pela manutenção de cercas de fronteira adequadas.

Não é aconselhável tentar um programa de controle até que seja garantido que todos os animais possam ser coletados, identificados, testados e segregados, uma proposta difícil na pecuária em áreas extensas, com pouca mão de obra e poucas cercas.

Controle com base em uma área

O método usado para erradicar a bTB de grandes áreas dependerá da incidência da doença, dos métodos de manejo, da atitude da comunidade agrícola e da capacidade econômica do país para suportar as perdas de um programa de teste e abate.

Educação

Um primeiro passo essencial é a educação prévia da comunidade agrícola. Os proprietários de animais devem entender o significado econômico e de saúde pública da doença, suas manifestações e a necessidade das várias etapas do programa de erradicação. A erradicação também deve ser obrigatória, uma vez que os esquemas voluntários sempre deixam focos de infecção. Devem ser pagas indenizações adequadas para incentivar a plena cooperação mediante pagamento de animais abatidos ou bônus para rebanhos livres, seu leite ou sua carne.

Incidência

No início de um programa, é essencial determinar a incidência e a distribuição da doença através de testes de tuberculina em amostras da população bovina e pelo serviço de inspeção de carne. A erradicação pode começar em rebanhos e áreas com baixa incidência da doença, que oferecem um núcleo de gado livre de tuberculose para fornecer reposições para outras áreas à medida que forem trazidos para o esquema de erradicação.

Vacinação

Pode oferecer uma alternativa importante para o teste e o abate no controle da bTB, mas atualmente sofre com a falta de eficácia e com o problema do gado vacinado reagindo aos testes atuais para TB. A vacinação pode ser usada como medida temporária quando a incidência de tuberculose for alta e um programa de rotina de teste e abate não for economicamente possível até que a incidência seja reduzida ou quando um programa de erradicação não puder ser instituído por algum tempo, mas se deseja reduzir a incidência da doença como etapa prévia à erradicação.

A vacinação com Bacilo Calmette-Guérin (BCG) é o único método disponível para uso a campo. A vacinação deve ser repetida anualmente e o animal vacinado permanece positivo ao teste da tuberculina. Os bezerros devem ser vacinados assim que possível após o nascimento e não atingem a imunidade por 6 semanas. A imunidade não é forte e os animais vacinados não devem ser submetidos a exposição intensa. Em circunstâncias de campo em que a doença é prevalente, apenas resultados modestos podem ser esperados, se houver.

Há uma série de vacinas prospectivas mais recentes, incluindo vacinas de subunidades e peptídios sintéticos, BCG antigenicamente melhorada, mutantes atenuados de *M. bovis* e antígenos protetores expressos em vetores de vacinas vivas atenuadas. A distinção entre bovinos vacinados de bovinos naturalmente infectados poderia ser possível com antígenos vacinais específicos no ensaio de gamainterferona.

Teste e abate

Quando a incidência global de tuberculose é de 5% ou menos, o teste obrigatório seguido pelo abate de reagentes é o único método satisfatório de erradicação. Geralmente é empregada uma combinação de linhas de ataque.

As áreas acreditadas são estabelecidas pela legislação, todos os bovinos nessas áreas são testados e os reagentes removidos. O credenciamento voluntário de rebanhos individuais é incentivado fora dessas áreas. Em alguns países, pontos focais de infecção extensa fora das áreas credenciadas foram abordados sob legislação especial.

Quando uma área ou país forem considerados livres da doença, devem ser estabelecidas barreiras de quarentena para evitar sua reintrodução. Dentro da área, o custo recorrente do teste pode ser reduzido por meio do aumento gradual do período de juros para 2 e depois para 3 ou até 6 anos, à medida que as taxas de infecção residual diminuem. Os serviços de inspeção de carne fornecem um bom ponto de observação caso ocorra qualquer aumento na incidência da doença. Entre os bovinos de corte, é comum verificar amostras de animais a intervalos, e não em toda a população de bovinos.

Problemas na erradicação da tuberculose

A erradicação completa da tuberculose não foi realmente alcançada em nenhum país. Em muitos casos, existe um estado de erradicação virtual há anos, mas ocorrem pequenas recrudescências. Nos estágios finais de um programa de erradicação, vários problemas alcançam importância muito maior do que nos estágios iniciais da campanha. Os principais problemas que surgem são apresentados a seguir.

Reagentes sem lesões visíveis

A porcentagem de reagentes sem lesões macroscópicas ou sem lesões visíveis (SLV) no abate aumenta acentuadamente à medida que a prevalência da doença diminui. Em parte, isso ocorre porque o exame macroscópico tem sensibilidade insuficiente para a detecção de infecção, mas também é inevitável, dada a baixa prevalência da doença e a especificidade do teste tuberculínico. Os reagentes SLV criam dificuldades administrativas e de relações públicas. A resolução desse problema aguarda a validação do ensaio de gamainterferona ou outros testes sorológicos aceitos.

"Ruptura"

Pode-se constatar que rebanhos individuais que foram considerados livres após uma série de testes apresentam a doença novamente, muitas vezes com incidência muito alta. Isso pode ocorrer em razão da presença de um portador anérgico deixado no rebanho e os testes terem sido feitos muito distantes, ou em decorrência de uma quebra na segurança do rebanho, com infecção em bovinos comprados ou transmissão entre bovinos em rebanhos vizinhos.

"Rastreamento"

A principal fonte de informação sobre a localização de rebanhos infectados nos estágios finais de um programa poderia ser o rastreamento de animais infectados. Muitas vezes é impossível e seria um grande avanço dispor de método adequado de identificação de animais individuais que poderia ser utilizado até o abate. Os dois métodos mais populares são rótulos de tecido presos na garupa com cola de contato e rótulos de plástico ou de metal enrolados com um número de identificação para a fazenda de origem. Eles têm dois problemas: podem ser removidos no matadouro e reutilizados; eles caem se a cauda for amputada, uma prática popular em algumas áreas. A identificação eletrônica pode resolver esse problema, mas em muitos países encontra resistência política e de outros tipos. Experiências recentes com encefalopatia espongiforme bovina e outras preocupações com a segurança alimentar provavelmente removerão essa resistência e a maioria dos países desenvolveu ou está desenvolvendo programas eficazes de rastreamento.

Grandes rebanhos

Outro tipo de dificuldade na erradicação é quando se submete o gado a condições muito extensas de criação em grandes fazendas ou estações, como América do Norte, América do Sul e Austrália. Pode haver dificuldade em assegurar uma reunião completa dos animais e há grande necessidade de um teste que não exija que os bovinos sejam mantidos em um local de agrupamento por 3 dias antes que o teste seja lido. Também ocorrem problemas com a infecção contínua em grandes criações intensivas de gado de leite, onde a política é de teste e descarte, e a propriedade não pode ser esvaziada de uma só vez.

Reservas de vida selvagem

A disseminação para a fauna silvestre é um grande problema no Reino Unido, onde texugos e cervos são importantes fontes de infecção; na Nova Zelândia, onde o gambá desempenha o mesmo papel; e em vários países há risco decorrente de cervos. Na Nova Zelândia, o gambá é considerado uma praga e causa danos consideráveis ao ecossistema; são aceitos programas de controle de gambás. No entanto, o texugo na Grã-Bretanha e os cervos na maioria dos países são espécies protegidas e programas de controle adequados, aceitáveis para os protetores de animais, são difíceis de negociar nessa área sensível de relações públicas. Impressões digitais de DNA podem estabelecer fontes de infecção e a importância de animais selvagens como reserva para os bovinos.

Controle da tuberculose em suínos

A infecção por *M. bovis* em suínos resulta geralmente da alimentação com leite infectado, leite desnatado ou soro de leite, ou quando se permite que bovinos e suínos pastem no mesmo local. O primeiro passo no controle da tuberculose em um rebanho de suínos é remover a fonte da infecção e depois testar e remover os animais reagentes, o que não é um procedimento eficiente em razão da relativa imprecisão do teste tuberculínico nessa espécie. A natureza não progressiva da doença significa que é improvável que a transmissão entre suínos ocorra de forma significativa, exceto talvez em animais reprodutores.

LEITURA COMPLEMENTAR

Cousins DV. Mycobacterium bovis infection and control in domestic livestock. Rev Sci Tech Off Int Epiz. 2001;20:71-85.
Good M, Duignan A. Perspectives on the history of bovine TB and the role of tuberculin in bovine TB eradication. Vet Med Int. 2011;410-470.
Pérez-Lago L, Navarro Y, García de Viedma D. Current knowledge and pending challenges in zoonosis caused by Mycobacterium bovis: a review. Res Vet Sci. 2014;97:S94-S100.
Pesciaroli M, Alvarez J, Boniotti MB et al. Tuberculosis in domestic animal species. Res Vet Sci. 2014;97:S78-S85.
Pritchard DG. A century of bovine tuberculosis 1888–1988: conquest and controversy. J Comp Pathol. 1988;99:357-399.
Wood PR, Monahan ML, eds. Bovine tuberculosis. Vet Microbiol. 1994;40:1-205.

REFERÊNCIAS BIBLIOGRÁFICAS

1. European Commission Health, Consumer Protection Directorate-General. 2013 at: <http://ec.europa.eu/food/animal/diseases/eradication/tb_working-doc2006_en.pdf>; Accessed 03.03.15.
2. OIE. 2009 at: <http://www.oie.int/fileadmin/Home/eng/Health_standards/tahm/2.04.07_BOVINE_TB.pdf>; Accessed 03.03.15.
3. Rodriguez-Campos S et al. Res Vet Sci. 2014;97:S5.
4. EFSA. EFSA J. 2014;12(2):3547.
5. DEFRA. 2014 at: <https://www.gov.uk/government/uploads/system/uploads/attachment_data/file/300447/pb14088-bovine-tbstrategy-140328.pdf>; Accessed 02.03.15.
6. Palmer MV. Transbound Emerg Dis. 2013;60:1.
7. Hardstaff JL et al. Res Vet Sci. 2014;97:S86.
8. Pesciaroli M et al. Res Vet Sci. 2014;97:578.
9. Pérez-Lago L et al. Res Vet Sci. 2014;97:S94.
10. Bezos J et al. Res Vet Sci. 2014;97:S3.
11. CDC. 2011 at: <http://www.cdc.gov/tb/publications/factsheets/general/mbovis.pdf>; Accessed 03.03.15.
12. Domingo M et al. Res Vet Sci. 2014;97:S20.
13. Twomey DF et al. Vet J. 2012;192:246.
14. Bezos J et al. Res Vet Sci. 2014;97:S44.
15. Wernery U et al. Vet Microbiol. 2007;192:246.
16. Downs S et al. Proc Soc Vet Epidemiol Prev Vet Med. 2011;139.

Tuberculose associada a *Mycobacterium tuberculosis*

O *Mycobacterium tuberculosis* é ocasionalmente isolado em bovinos ou suínos com lesões tuberculosas, mas isso é raro. Surtos de tuberculose associados à *M. tuberculosis* de origem humana em animais são transitórios e a remoção de humanos tuberculosos do ambiente geralmente resulta no desaparecimento de reagentes positivos em bovinos.

Nos últimos anos, notou-se aumento considerável na taxa de ocorrência de tuberculose (TB) associada ao *M. tuberculosis* em meio à fauna silvestre de zoológicos sul-africanos.[1] A diversidade genética considerável de cepas envolvidas em casos de TB em animais selvagens sugere que os animais contraíram a infecção a partir de visitantes humanos nos zoológicos, mais do que de uma fonte interna. Esse desenvolvimento é considerado resultado da epidemia de tuberculose humana na África do Sul, transportada para animais selvagens.[1]

O *M. tuberculosis* foi isolado de um subgrupo de carcaças de suínos condenadas em razão da presença de lesões tuberculosas em dois matadouros na Etiópia.[2] A presença de *M. tuberculosis* em carcaças de suínos sugere a transmissão do patógeno entre as duas espécies e sustenta a ideia de que os suínos podem não ser hospedeiros terminais para a tuberculose de mamíferos.[2]

Nos rebanhos bovinos, os reagentes e lesões de necropsia são mais comuns em animais jovens. Muitos reagentes não têm lesões visíveis; nos que apresentam lesões visíveis, elas são pequenas e confinadas aos nódulos linfáticos dos sistemas digestório e respiratório. Os suínos podem desenvolver pequenas lesões nos gânglios linfáticos, mas ovinos, caprinos e equinos parecem ser resistentes. As infecções por *M. tuberculosis* em suínos são geralmente o resultado da alimentação dos animais com lavagem proveniente de uma família tuberculosa ou do contato com um tratador tuberculoso.

REFERÊNCIAS BIBLIOGRÁFICAS

1. Michel AL et al. Transbound Emer Dis. 2013;6046-6052.
2. Arega SM et al. BMV Vet Res. 2013;9:97.

Micobacteriose associada ao complexo de *Mycobacterium avium* intracelular e com micobactérias atípicas

> **Sinopse**
>
> - Etiologia: complexo *Mycobacterium avium-intracellulare* e outras micobactérias
> - Epidemiologia: onipresente na natureza. Infecção por ingestão. Alta concentração pode se acumular na cama de animais de vários tipos. Aves domésticas ou silvestres são uma fonte de sorovares clássicos para tuberculose aviária. Pode causar doenças em seres humanos, particularmente quando imunocomprometidos
> - Achados clínicos: a maioria das infecções ocorre em linfonodos que drenam o trato digestório e são subclínicas, mas podem resultar em condenação da carcaça. Os casos generalizados manifestam-se com perda de peso crônica e diarreia
> - Patologia clínica: teste de tuberculina em bovinos e suínos. Cultura, reação em cadeia da polimerase
> - Achados de necropsia: microgranulomas – com ou sem cáseo – em linfonodos
> - Controle: redução da contaminação ambiental

Etiologia

O complexo *M. avium-intracellulare* (MAC) compreende duas espécies de micobactérias: *M. avium* e *M. intracellulare*. O *M. avium* é subdividido em quatro subespécies: *M. avium* subsp. *avium*, *M. avium* subsp.

paratuberculosis, *M. avium* subsp. *sylvaticus* e *M. avium* subsp. *hominissuis*. Os sorovares clássicos de *M. avium* são os agentes causadores da tuberculose em aves, enquanto *M. avium* subsp. *hominissuis* é um patógeno oportunista que infecta principalmente suínos e seres humanos. O *M. avium* subsp. *paratuberculosis* é o agente causador da paratuberculose em bovinos e pequenos ruminantes (doença de Johne) e é discutido nos capítulos correspondentes deste livro.

O MAC compreende patógenos oportunistas onipresentes de uma grande variedade de espécies e, em criações, esses patógenos têm maior relevância em suínos. A tuberculose associada a esses microrganismos na pecuária geralmente não se manifesta clinicamente e não é uma doença que causa grandes problemas, mas animais infectados reagem ao teste intradérmico de tuberculina, criando dificuldades nos programas de erradicação da TB por *M. bovis*. Surtos em rebanhos de suínos podem causar perdas significativas em razão da condenação da carcaça. Em suínos, uma proporção significativa de reagentes à tuberculina é atribuível à infecção por microrganismos desse complexo; bovinos e suínos infectados são fontes potenciais de infecção pelo crescente número de infecções por MAC (particularmente *M. avium* subsp. *hominissuis*) em seres humanos.

Epidemiologia

Ocorrência

É relatada linfadenite em suínos associada a esses microrganismos em todos os continentes.

Fonte e transmissão

Microrganismos do MAC são onipresentes na natureza e podem ser isolados a partir de solo, plantas, água, ração e cama de animais. As aves infectadas que se aninham em torres de rações ou que abrigam animais são a fonte mais comum de *M. avium* subsp. *avium* e contaminam alimentos e abastecimento de água. Em contrapartida, isolados de *M. avium* subsp. *hominissuis* são comumente isolados do meio ambiente e podem ser isolados de várias espécies de moscas e besouros que habitam o solo, a cama e a alimentação em ambientes agrícolas. Diversos estudos confirmaram o papel da turfa usada na cama ou como aditivo alimentar como fonte de infecção com *M. avium* subsp. *hominissuis* para leitões.[1] Os microrganismos são resistentes a ambientes ácidos, o que lhes permite sobreviver em ambientes ácidos e úmidos de turfeiras e fezes decompostas, e a parede bacteriana lipopolissacarídica promove a sobrevivência em ambientes dentro e fora dos celeiros por longos períodos.[2]

A ingestão parece ser a via normal de infecção e os suínos infectados por *M. avium* subsp. *homonissuis* excretam o microrganismo nas *fezes*.[3] Em suínos, o uso de pisos de terra ou detritos profundos, em vez de concreto descoberto ou ripas, aumenta o risco de infecção e o desenvolvimento de linfadenite macroscópica em grande número de suínos. O período em que os suínos são mantidos na cama também é importante e podem ocorrer surtos graves em suínos mantidos na cama durante todo o período entre o desmame e o abate. Serragem, palha, turfa e aparas de madeira foram todos altamente contaminados. O musgo de esfagno contaminado com *M. cookii* e a exposição ambiental a outras micobactérias podem resultar na sensibilização do gado à tuberculina bovina.

M. avium subsp. *avium* é a causa da tuberculose em aves domésticas e selvagens, que são infectadas pela ingestão de alimento ou solo contaminado e excretam grandes quantidades de microrganismos nas fezes. Embora a infecção na criação seja comumente contraída a partir de aves domésticas, de infecções transmitidas pelo solo ou de assoalhos de gaiolas ou alimentos contaminados por aves silvestres, também pode ocorrer a transmissão de animal a animal.

Importância econômica

A doença clínica não é importante, mas os órgãos com lesões tuberculosas no abate são descartados e toda a carcaça pode ser condenada ou necessitar de tratamento térmico antes de ser liberada para consumo humano.

Importância zoonótica

Infecções com micobactérias atípicas não são incomuns em seres humanos e têm maior prevalência em pessoas imunocomprometidas. Membros do MAC, em especial *M. avium* subs. *hominissuis*, causam tanto infecções pulmonares em indivíduos imunocompetentes quanto doenças disseminadas na AIDS. Outra manifestação típica da infecção por *M. avium* é a linfadenite na região de cabeça e pescoço em crianças.[4]

Animais ou produtos de origem animal podem ser uma fonte de infecção humana, mas associações diretas são difíceis de comprovar. Apesar de não estarem clinicamente doentes, descobriu-se que trabalhadores humanos estavam infectados em fazendas quando a doença ocorria em suínos. É provável que as infecções em seres humanos e animais em uma das fazendas provenham de uma fonte, mas também é possível que ocorra a disseminação de animais para seres humanos.

Achados clínicos e achados de necropsia

Bovinos

Com a tuberculose aviária clássica, a sensibilidade à tuberculina pode desaparecer logo após o gado ser removido do contato com aves infectadas. A infecção com esse grupo de microrganismos produz microgranulomas nos gânglios linfáticos. Lesões locais podem persistir nos linfonodos mesentéricos, nas meninges, no útero e no úbere, e foram observados casos esporádicos de tuberculose pulmonar aberta. Nas infecções uterinas, pode ocorrer abortamento recorrente e a localização mamária causa endurecimento e comprometimento dos linfonodos, similares às lesões associadas ao *M. bovis*. A tuberculose generalizada pode ocorrer em até 50% dos casos.

Caprinos e ovinos

Parecem ter forte resistência natural à infecção pelo complexo *M. avium*. Uma alta incidência de tuberculose aviária foi observada em um rebanho de cabras e, embora a doença progrida lentamente, essa espécie pode atuar como reserva para outras. Animais com doença progressiva apresentam anorexia, diarreia crônica e perda de peso.

Cervos

A infecção em cervos selvagens e de criação ocorre e pode servir como fonte de infecção para aves que comem carniça.

Equinos

São resistentes à infecção pelo complexo *M. avium*, embora casos raros e generalizados de tuberculose tenham sido relatados nessa espécie. É possível que a doença ocorra apenas em equinos imunossuprimidos por outros fatores. Uma história comum é de diarreia crônica e perda de peso. Manifestações menos comuns incluem dermatite, alopecia e ulceração da pele. A enterite granulomatosa está comumente presente na necropsia. Foram registrados dois casos nos quais as lesões nos linfonodos cervicais foram acompanhadas por lesões nas vértebras cervicais. As lesões foram semelhantes às observadas na osteomielite vertebral cervical associada ao *M. bovis*.

Suínos

Em geral, a infecção é esporádica em rebanhos de suínos, mas em alguns deles pode ser enzoótica.[5] A doença que ocorre naturalmente é não progressiva e normalmente restrita aos gânglios linfáticos da cabeça e pescoço e aos gânglios linfáticos mesentéricos. Ocorrem casos generalizados ocasionais com envolvimento de fígado, pulmões e rins; foram relatados em suínos um surto de tuberculose pulmonar associada a *M. avium* e sintomas clínicos como abortamentos. As lesões podem estar livres de supuração e assemelhar-se ao tecido neoplásico, mas também ocorrem lesões granulomatosas e ocasionalmente lesões caseosas em linfonodos. Lesões semelhantes estão associadas ao *Rhodococcus equi*. As lesões granulomatosas que se desenvolvem nas amígdalas e na parede intestinal resultam na eliminação de microrganismos nas fezes por ao menos 55 dias e a transmissão para suínos em contato ocorre prontamente.[1]

A tuberculose produzida experimentalmente em suínos pela administração oral de *M. avium* é generalizada, desde que a dose de inoculação seja suficientemente grande. Ocorre transmissão por contato. A vacinação de suínos com Bacilo Calmette-Guérin (BCG) fornece proteção parcial contra infecção experimental com *M. avium*.

Patologia clínica

As lesões na inspeção *post mortem* ou no abate são características, mas a cultura e a identificação do microrganismo são necessárias para confirmação. O crescimento é lento e as tecnologias de reação em cadeia da polimerase (PCR) oferecem um diagnóstico mais rápido, com alguma capacidade de distinção entre espécies individuais e sorovares. Os esfregaços das lesões associadas a alguns desses agentes não são corados com coloração acidorresistentes.

Teste de tuberculina

Em casos de infecção em bovinos, a sensibilidade à tuberculina ocorre tanto na tuberculina aviária quanto na bovina, mas é maior na aviária. Com micobactérias atípicas, a resposta também é de curta duração, com mudanças significativas na sensibilidade entre os testes sucessivos. O teste tuberculínico comparativo está se tornando mais amplamente utilizado em razão da importância crescente dessas infecções. Não é incomum ter mais de uma espécie de micobactéria causando doença em um rebanho ao mesmo tempo.

O teste tuberculínico intradérmico comparativo único (TICU), que consiste na injeção intradérmica simultânea de tuberculina bovina e aviária, tem sido utilizado para diferenciar infecções por MAC e *M. bovis*, que pertence ao complexo *M. tuberculosis* (MTC) em suínos. Animais infectados com micobactérias do MTC tendem a mostrar reação mais forte à tuberculina bovina do que à tuberculina aviária, enquanto animais previamente expostos a microrganismos do MAC mostram reação inversa.[3]

Não são realizados testes cutâneos com tuberculina em equinos, pois 70% dos animais clinicamente normais mostram reações positivas.

Tratamento e controle

O tratamento não é usual, exceto possivelmente em equinos. O tratamento antimicrobiano em seres humanos para este complexo de microrganismos inclui amicacina, ciprofloxacino, rifampicina e o macrolídeo azitromicina. Em rebanhos de suínos com infecção enzoótica, o descarte com base na sensibilidade da pele geralmente não é prático, em razão da alta prevalência de infecção e alta contaminação ambiental. Os procedimentos de controle concentram-se na redução da contaminação ambiental por mudança da cama para pisos sólidos ou ripados, lavagem e desinfecção frequentes de assoalhos, instalações separadas de produção e exclusão de aves silvestres de prédios e áreas de alimentação.

LEITURA COMPLEMENTAR

Thorel MF, Huchzermeyer HF, Michel AL. Mycobacterium avium and Mycobacterium intracellulare infection in mammals. Rev Sci Tech Off Int Epiz. 2001; 20:204-218.

REFERÊNCIAS BIBLIOGRÁFICAS

1. Johansen TB et al. Biomed Res Int. 2014;189649.
2. Biet F et al. Vet Res. 2005;36:411.
3. Agdelstein A et al. Vet Res. 2014;46.
4. Jarzembowski JA, Young MB. Arch Pathol Lab Med. 2008;132:1333.
5. Alvarez J et al. Epidemiol Infect. 2011;139:143.

Yersiniose

Etiologia

Existem cepas patogênicas e não patogênicas de *Yersinia pseudotuberculosis* e *Yersinia enterocolitica*. As cepas patogênicas de ambos os microrganismos têm determinantes de virulência mediados por cromossomos e plasmídeos.

A pseudotuberculose pode ser dividida em 15 sorogrupos principais, com base em antígenos O, alguns dos quais podem ser subdivididos em subgrupos com base em antígenos somáticos e flagelares tipo-específicos. Há variação na patogenicidade animal e humana entre os sorogrupos.

A *Y. enterocolitica* é dividida em seis biotipos principais, designados como 1A (geralmente considerado não patogênico), e 1B, 2, 3, 4 e 5. É sorologicamente heterogênea, com 54 sorotipos originalmente identificados com base em antígenos somáticos, subsequentemente simplificados em 18 sorogrupos.[1] Os biossorotipos podem ser específicos do hospedeiro. Os sorotipos O:2, O:3, O:5, O:8 e O:9 foram associados à infecção em animais de produção e seres humanos com maior frequência. Outros sorotipos, em grande parte, parecem ser não patogênicos, embora recentemente tenham sido detectados fatores de virulência em alguns biotipos anteriormente considerados não patogênicos. O sorotipo O:9 é antigenicamente muito semelhante ao *Brucella* spp. e a infecção por esse sorotipo é causa de reações falso-positivas a aglutinação de *Brucella* e testes de fixação de complemento.

Epidemiologia

Ocorrência

A yersiniose tem ocorrência cosmopolita, embora pareça haver diferenças regionais nas espécies de animais infectados, na prevalência da doença e no microrganismo envolvido. A *Y. pseudotuberculosis* tem sido historicamente associada a doença esporádica em ovinos, que se manifesta como abscessos extensos de órgãos internos como fígado e baço. Posteriormente, *Y. pseudotuberculosis* e *Y. enterocolitica* foram associadas à enterocolite em bovinos, ovinos, suínos, caprinos, búfalos e cervos de criação e selvagens. A doença entérica em ruminantes tem sido mais relatada na Austrália, Nova Zelândia e EUA.[2]

Yersinia pseudotuberculosis

A *Y. pseudotuberculosis* é um habitante comum do intestino em uma ampla variedade de mamíferos domésticos e selvagens. Aves e roedores selvagens também são reservas do microrganismo e a disseminação fecal-oral em pastagens e na água é um método importante de transmissão. As aves que migram na primavera podem disseminar tipos patogênicos por longas distâncias, embora geralmente não estejam associadas à doença em ruminantes.

Pode haver diferenças na especificidade do hospedeiro entre sorotipos e cepas diferentes. Roedores e aves podem ser as principais reservas para os sorotipos I e II, que infectam cervos e caprinos, enquanto ovinos e bovinos podem ser hospedeiros de manutenção para o sorotipo III.

Em um estudo australiano, o sorotipo III de *Y. pseudotuberculosis* foi isolado das fezes de ovelhas saudáveis em 5% dos rebanhos examinados, embora a prevalência tenha sido provavelmente muito maior, pois apenas um pequeno número de ovelhas foi amostrado em cada lote. A infecção foi mais comum em ovelhas jovens, tendo ocorrido durante os meses de inverno e primavera, e a excreção do microrganismo persistiu por 1 a 14 semanas. Um estudo retrospectivo de 23 anos da doença causada por *Y. pseudotuberculosis* em caprinos na Califórnia descobriu que os casos ocorreram predominantemente no inverno e na primavera, e foram agrupados em determinados anos. As síndromes mais comuns foram enterite e/ou tiflocolite (64%), abscesso (14%) e abortamento (12%).[2]

Em bovinos, o microrganismo foi encontrado sem a doença em até 26% dos bovinos normais e em 84% das fazendas testadas. A excreção fecal que ocorre em ovinos e bovinos clinicamente normais possivelmente resulta de infecção subclínica do intestino; o desafio experimental de ruminantes pode resultar no estabelecimento do microrganismo no intestino, com a presença de abscesso microscópico na lâmina própria e conversão sorológica na ausência de doença clínica.

A doença entérica associada a esse microrganismo em bovinos e ovinos parece ocorrer como resultado de uma forte pressão de infecção em animais debilitados por outras influências, como: tempo frio e úmido; inanição e fome; deficiência nutricional; mudança de dieta; procedimentos de manejo, como marcação; e, em cervos de criação, procedimentos como captura e transporte recente.

Em ovinos, as taxas de ataque no rebanho para doença clínica variaram de 1 a 90%, com média de 18% e mortalidade populacional variando de 0 a 7%. A *Y. pseudotuberculosis* também pode causar abortamento esporádico em bovinos, caprinos e ovinos. Nos ovinos, são registradas taxas de abortamento de 1 a 9%, que ocorre na última parte da gestação e sem doença clínica nas ovelhas. O microrganismo é a causa de casos esporádicos de mastite, epididimite e orquite em ovinos e pode ser encontrado em casos esporádicos de abscessos e linfangite em ruminantes.

Yersinia enterocolitica

A *Y. enterocolitica* é menos comumente associada à doença clínica em animais de fazenda, embora animais aparentemente saudáveis possam excretar cepas potencialmente patogênicas para seres humanos durante grande parte do ano. A diarreia associada a este microrganismo pode ocorrer em ovelhas e o microrganismo pode ser isolado de cordeiros afetados. No entanto, estirpes nocivas de *Y. enterocolitica* tendem a ser menos patogênicas para ovinos e caprinos do que cepas patogênicas de *Y. pseudotuberculosis*.

A enterocolite é registrada em ovinos e caprinos. O biotipo 5 sorotipo O:2,3 foi isolado de alguns deles. Em um levantamento australiano no início da década de 1990, esse microrganismo foi detectado em 17% dos rebanhos e isolado de ovelhas jovens em todas as estações do ano. Em um estudo de rebanhos caprinos na Nova Zelândia, 80 de 82 *Y. enterocolitica* isolados de 18 rebanhos foram do biotipo 5O: 2,3.[3] Caprinos jovens (< 1 ano de idade) tiveram risco de 2,2 a 12,9 vezes maior de eliminar isolados potencialmente patogênicos do que as cabras mais velhas. Aparentemente, os mesmos fatores de estresse aplicados à doença associada à *Y. pseudotuberculosis* predispõem à doença clínica. Por exemplo, a *Y. enterocolitica* foi isolada do ceco de cordeiros com diarreia grave em pastagem de beterrabas forrageiras no Reino Unido.[4] O clima na época do surto era frio e úmido e as ovelhas com 1 ano de idade foram vistas reunindo-se em torno de poças de água no pasto. Parasitismo e má nutrição também foram considerados fatores contribuintes. A doença é tipicamente registrada em ovelhas abaixo de 1 ano de idade, com taxas de ataque variando de 2 a 55% e mortalidades populacionais variando de 0,3 a 17%. A *Y. enterocolitica* é também causa ocasional de abortamento em ovelhas e isso foi reproduzido experimentalmente.

Embora a *Y. enterocolitica* seja comumente isolada de suínos – e esses animais sejam a principal reserva para a doença em seres humanos –, a doença clínica é rara em porcos, ainda que a doença entérica clínica possa ser produzida por desafio experimental de leitões privados de colostro. Suínos normais desafiados com sorotipo O:3 excretaram o microrganismo nas fezes, mas foram negativos para cultura fecal 10 semanas após o desafio e no abate, embora o microrganismo pudesse ser isolado das amígdalas no abate. Os suínos soroconverteram 19 dias após o desafio e permaneceram soropositivos até o abate, 70 dias depois.

Implicações zoonóticas

Yersinia pseudotuberculosis

A infecção humana por *Y. pseudotuberculosis* manifesta-se principalmente por septicemia e a insuficiência renal é uma sequela. Além de infecção alimentar, o consumo de água contaminada por fezes de animais parece ser um importante fator de risco. O consumo de leite cru também representa risco. Os casos em seres humanos geralmente são esporádicos, embora tenham sido notificados surtos na Finlândia e na Rússia.[5]

Yersinia enterocolitica

A doença gastrintestinal associada à *Y. enterocolitica* parece ter prevalência crescente em seres humanos, sendo a terceira zoonose mais comumente relatada na Europa, e pode estar associada a artrite reativa como sequela. Pode ocorrer septicemia, mas é em grande parte limitada àquela decorrente de outra doença subjacente. O biossorotipo associado a maior frequência à doença em seres humanos é 4/O:3, com outros biossorotipos incluindo 2/O:5,27, 1B/O:8 e 2/O:9.[1] Os suínos são importante reserva para *Y. enterocolitica* e porcos e produtos de carne suína são fontes de infecção para seres humanos.[6] O biossorotipo 4/O:3, em particular, é comumente isolado das amígdalas e da faringe de suínos no abate e, menos comumente, das fezes. A taxa de isolamento varia geograficamente e com a fonte da fazenda, sugeriu-se que a criação livre de patógenos seja um método de controle. Uma alta taxa de biotipo 1A, um isolado comum do rebanho e geralmente considerado não patogênico para seres humanos, foi isolada das fezes de ovelhas, mas não das amígdalas, em um abatedouro em Gotland, Suécia.[6] Recentemente, o gene de virulência (*locus* de invasão de adesão) foi identificado em algumas cepas de *Y. enterocolitica* biotipo 1A e com isso pode ser justificado um exame mais completo destes biotipos.[7-9]

Contrariamente a Austrália e Nova Zelândia, pensa-se que na Europa o suíno é o único animal doméstico consumido por seres humanos que regularmente abriga *Yersinia* patogênica. Existe prevalência aparentemente crescente do biossorotipo 4/O:3 em seres humanos no hemisfério norte, sendo que suínos e produtos suínos são considerados fontes importantes. Uma pesquisa na Grã-Bretanha comparando isolados de *Y. enterocolitica* de bovinos, ovinos e suínos com aqueles de seres humanos durante um período de 2 anos não encontrou forte correlação entre os sorotipos patogênicos isolados dos dois grupos, com exceção dos isolados de suínos. A importância de produtos cárneos foi incriminada como veículo de introdução de sorotipos patogênicos no Japão. Parece haver maior risco de infecção em seres humanos que manuseiam suínos no abate e em médicos-veterinários na prática de suínos.

O biossorotipo 3/O:5,27 é comum em animais no Reino Unido, mas não é isolado de seres humanos. Esse biossorotipo aumentou a secreção das citocinas interleucina 6 (IL-6) e 8 (IL-8) a partir de macrófagos infectados *in vitro* em comparação com outros isolados do biotipo 3 e 4.[10] Foi proposto que essas diferenças na interação da bactéria com o sistema imune do hospedeiro podem explicar por que esse biossorotipo não é patogênico para seres humanos.

Patogênese

A invasão do epitélio intestinal é seguida por inflamação na mucosa e formação de microabscessos na lâmina própria e linfonodos mesentéricos. As úlceras e o rompimento da mucosa intestinal levam à perda de fluido e função. As lesões intestinais são acompanhadas por atrofia das vilosidades e levam a má absorção, diarreia ou uma combinação de ambas.

Achados clínicos

Os animais afetados podem apresentar síndrome de perda de peso crônica, com ou sem diarreia. Quando a diarreia está presente, as fezes são aquosas, fétidas e de coloração preta, podendo também conter muco e sangue ocasionalmente. A diarreia persiste por 2 a 3 semanas em um animal e pode requerer a remoção de lã suja para reduzir o risco de ataque de moscas.

Patologia clínica

Há neutrofilia com desvio à esquerda. Os animais afetados com frequência são hipoproteinêmicos e anêmicos, embora isso possa ser um reflexo da desnutrição subjacente. Em infecções experimentais, os anticorpos se desenvolvem de 9 a 19 dias após a infecção e podem auxiliar no diagnóstico. O microrganismo pode ser isolado das fezes. Foram desenvolvidas a reação em cadeia da polimerase (PCR) multiplex – capaz de detectar 10 sorobiotipos patogênicos de *Y. enterocolitica* – e a PCR em tempo real para diferenciar *Y. enterocolitica* patogênica de outros membros deste gênero.[11]

Achados de necropsia

Há conteúdo intestinal líquido, mas geralmente não há achados macroscópicos. Algumas ovelhas podem ter espessamento da mucosa do intestino delgado, do ceco e do cólon e os linfonodos mesentéricos podem estar aumentados e edemaciados.

Os achados característicos da histopatologia consistem em enterocolite segmentar supurativa erosiva. Microabscessos, que consistem em agregados de neutrófilos com colônias proeminentes de cocobacilos Gram-negativos, estão presentes na mucosa. As lesões são mais prevalentes no jejuno e no íleo e são acompanhadas por atrofia das vilosidades e hiperplasia do epitélio das criptas. Microabscessos podem coalescer para produzir erosões extensas e pode haver microabscessos no fígado. A placenta de ovelhas que sofreram abortamento em associação com *Y. pseudotuberculosis* é espessada e edematosa, com restos necróticos na zona intercotiledonar, o que deve ser diferenciado do abortamento enzoótico.

Amostras para confirmação do diagnóstico

- Bacteriologia: jejuno, íleo, cólon, linfonodo mesentérico (cultura – às vezes requer enriquecimento a frio)
- Histologia: jejuno fixado em formol, íleo (várias seções), cólon, linfonodo mesentérico (microscopia óptica).

Observar o potencial zoonótico deste microrganismo ao manusear as carcaças e submeter as amostras.

> **Diagnóstico diferencial**
> O principal diferencial é a síndrome do desmame, causada principalmente por desnutrição e parasitismo gastrintestinal, além de outros agentes causadores de diarreia, como salmonelose.

Tratamento e controle

Isolados variam em sua sensibilidade aos antibióticos, sendo aconselhável um teste de sensibilidade. A maioria dos isolados mostra sensibilidade *in vitro* a aminoglicosídeo, tetraciclinas e sulfonamidas ou à combinação de sulfonamidas e trimetoprima. Sulfonamidas e trimetoprima são relatadas como não eficazes no tratamento de yersiniose em bovinos; as tetraciclinas de longa duração são recomendadas para o tratamento de ambas as infecções em combinação com terapia de suporte.

Uma vacina está disponível para cervos na Nova Zelândia, mas em outros países não há controle específico para ruminantes e suínos. Vacinas orais vivas atenuadas foram avaliadas em animais de laboratório e proporcionaram boa proteção cruzada contra cepas heterólogas de *Y. pseudotuberculosis*.[12] Em animais a pasto, abrandar os efeitos do parasitismo, particularmente durante o inverno, e manter uma boa nutrição são fatores importantes que evitam a doença clínica.

LEITURA COMPLEMENTAR

Bergsbaken BT, Cookson T. Innate immune response during Yersinia infection: critical modulation of cell death mechanisms through phagocyte activation. J Leuk Biol. 2009;86:1153-1158.

Fredriksson-Ahomaa M et al. Molecular epidemiology of Yersinia enterocolitica infections. FEMS Immunol Med Microbiol. 2006;47:315-329.

Laukkanen-Ninios R et al. Population structure of the Yersinia pseudotuberculosis complex according to multilocus sequence typing. Env Microbiol. 2011;13:3114-3127.

Radostits O et al. Yersiniosis. In: Veterinary Medicine: A Textbook of the Diseases of Cattle, Horses, Sheep, Goats and Pigs. 10th ed. London: W.B. Saunders; 2007:954-956.

Slee KJ, Skilbeck NL. The epidemiology of Yersinia pseudotuberculosis and Y. enterocolitica infections in sheep in Australia. J Clin Microbiol. 1992;30:712-715.

REFERÊNCIAS BIBLIOGRÁFICAS

1. Drummond N et al. Food Path Dis. 2012;17:179.
2. Giannitti F et al. J Vet Diag Invest. 2014;26:88.
3. Lånada EB et al. Aust Vet J. 2005;83:563.
4. Otter A, Callaghan G. Vet Rec. 2008;162:699.
5. Laukkanen-Ninios R et al. Env Microbiol. 2011;13:3114.
6. Söderquist K et al. Acta Vet Scand. 2012;54:39.
7. Kraushaar B et al. J Appl Microbiol. 2011;111:997.
8. Sihvonen LM et al. Food Path Dis. 2011;8:455.
9. Kumar P, Virdi JS. J Appl Microbiol. 2012;113:1263.
10. McNally A et al. J Med Microbiol. 2006;55:725.
11. Lambertz ST et al. Appl Environ Microbiol. 2008;74:6060.
12. Quintard B et al. Comp Immunol Microbiol Infect Dis. 2010;33:e59.

Tularemia

> **Sinopse**
> - Etiologia: *Francisella tularensis* subsp. *tularensis* na América do Norte; *Francisella tularensis* subsp. *holarctica* na Ásia, Europa e América do Norte
> - Epidemiologia: doença principalmente de animais silvestres, com ampla ocorrência no hemisfério norte. Entre os animais domesticados, gatos e cordeiros são mais suscetíveis e suínos são menos; sazonal, associada à grande infestação por carrapatos. Tabanidae, roedores e lagomorfos funcionam como hospedeiros e vetores. Zoonose, potencial agente bioterrorista
> - Achados clínicos: infestação de carrapatos. Febre, rigidez da marcha, diarreia, perda de peso, decúbito. Quebra de lã
> - Patologia clínica: nenhuma específica
> - Achados de necropsia: inchaços subcutâneos no local da fixação de carrapatos, linfadenite e septicemia em ovinos. Suínos têm pleurite, pneumonia e abscesso de linfonodos submaxilares e parotídeos
> - Confirmação do diagnóstico: identificação do agente por imuno-histoquímica, reação em cadeia da polimerase ou cultura; sorologia em sobreviventes
> - Tratamento: tetraciclinas, estreptomicina
> - Controle: carrapatos, repelentes.

Etiologia

Francisella tularensis, o microrganismo causador da tularemia é um cocobacilo Gram-negativo, não formador de esporos, pertencente à família Francisellaeceae. A bactéria sobrevive no ambiente por períodos prolongados. Bactérias viáveis podem ser encontradas após semanas e meses na carcaça e pele de animais infectados e em fômites, que incluem grãos, palha, poeira e água. É altamente resistente ao congelamento e pode sobreviver na carne de animais infectados armazenada a -15°C por 3 anos.[1] Atualmente, são reconhecidas quatro subespécies de *F. tularensis* com diferentes hospedeiros animais e diferentes distribuições geográficas:[2]

- *Tularensis* (tipo A): é a subespécie mais virulenta; encontrada na América do Norte e associada a coelhos, carrapatos e ovinos
- *Holarctica* (*palaearctica*, tipo B): esta subespécie é menos virulenta e é encontrada na Ásia, Europa e América do Norte. Muitas vezes é isolada em associação com córregos, lagoas, lagos e rios. Castores e ratos-almiscarados na América do Norte e lemingues e castores são presumivelmente responsáveis por manter a associação entre a água e essa bactéria. Há evidências que sugerem que o patógeno pode persistir na água (possivelmente associado a protozoários) por períodos prolongados
- *Mediasiatica*: este sorotipo só foi isolado no Cazaquistão e no Turquemenistão. Pouco se sabe sobre sua virulência, mas é considerado comparável ao da subsp. *Holarctica*
- *Novicida*: esta cepa só foi isolada de seres humanos até agora; está ligada à transmissão por via aquática na Austrália, na Espanha e nos EUA. A cepa da subsp. *novicida* isolada na Austrália é a única identificada no hemisfério sul até o momento.

Epidemiologia

A tularemia é uma doença altamente contagiosa que ocorre principalmente em animais silvestres, mas pode ser transmitida a animais pecuários e gatos, causando septicemia e alta mortalidade. Pode ocorrer tanto como epizootia quanto como doença esporádica. É uma zoonose responsável por aproximadamente 100 casos clínicos em seres humanos todos os anos nos EUA.

Ocorrência

É restrita principalmente a países do *hemisfério norte* e ocorre na maioria deles. Nos EUA, a tularemia é reconhecida em todos os estados, exceto no Havaí. É mais prevalente nos estados do centro-oeste dos EUA, incluindo Missouri, Arkansas, Oklahoma, Dakota do Sul e Kansas.[3] Na Europa, a doença é mais prevalente nos países do leste europeu e menos comum na Europa ocidental continental.[2] Epidemias que afetaram a população humana ocorreram na Espanha, Portugal, Suécia e Kosovo.

Fatores de risco

Fatores de risco do animal

A *F. tularensis* tem ampla variedade de hospedeiros e é registrada em mais de 100 espécies de aves e animais silvestres e domésticos. Os hospedeiros comuns de animais selvagens incluem coelhos, ratos-almiscarados, castores e muitos roedores, inclusive ratos, esquilos e lemingues. A doença em animais domesticados ocorre mais comumente em gatos e ovelhas e, em menor escala, em suínos, cães e equinos; os bovinos parecem ser relativamente resistentes, mas podem ser infectados em associação com uma grande infestação por carrapatos. Ovinos e suínos de todas as idades são suscetíveis, mas a maioria das perdas ocorre em cordeiros; em suínos, a doença clínica ocorre apenas em leitões. Há incidência sazonal acentuada, e a maior parte dos casos ocorre durante os meses de primavera. A taxa de morbidade em lotes afetados de ovelhas geralmente é de cerca de 20%, mas pode chegar aos 40%, e a taxa de mortalidade pode chegar a 50%, especialmente em animais jovens.

Transmissão

As *principais reservas* e transmissores da infecção são coelhos, lebres, roedores silvestres, *carrapatos* e moscas. O principal hospedeiro mamífero na América do Norte é o coelho (*Sylvilagus* spp.). Com as ovelhas, a transmissão ocorre principalmente pela picada dos carrapatos *Dermacentor andersoni* e *Haemaphysalis otophila*, que são infectados no início de seu ciclo evolutivo, quando se alimentam de roedores. Na Europa, *Ixodes ricinus* e *Dermacentor reticulatus* são vetores. Acredita-se que a transmissão para suínos e equinos ocorra principalmente por picadas de carrapatos, mas a *transmissão mecânica* para animais de laboratório ocorre com tabanídeos e moscas pretas. Na ex-União Soviética e no norte da Europa, foi demonstrado que a bactéria é transmitida por mosquitos.[2] Tabanídeos, que incluem a mosca-do-mato e a mosca-dos-veados, têm sido implicados como vetores no oeste dos EUA e no norte da Europa.[1] Ao menos 20 espécies de pulgas foram identificadas como potenciais vetores, embora seu papel na disseminação da doença seja incerto. Nem em moscas nem em mosquitos confirmou-se que o patógeno resida nas glândulas salivares, sugerindo que eles podem funcionar como vetores mecânicos em vez de biológicos.

Em contrapartida, a *transmissão transestadial* e *transovariana* ocorre no carrapato. Os carrapatos adultos infestam as ovelhas e as pastagens com arbustos baixos são particularmente favoráveis à infestação. Os carrapatos são encontrados em maior número ao redor da base das orelhas, parte superior do pescoço, garganta, axilas e úbere das ovelhas.

Fatores de risco do patógeno

Há pouca informação sobre os mecanismos de virulência de *F. tularensis*. A cápsula parece ser um componente necessário para a expressão da virulência total e protege contra a lise mediada pelo soro. O lipopolissacarídio tem propriedades biológicas e estruturais incomuns e baixa toxicidade *in vitro* e *in vivo*. Diferenças acentuadas na virulência entre subtipos estão bem estabelecidas. A *F. tularensis* subsp. *tularensis* é de longe a subespécie mais virulenta para todas as espécies afetadas e está associada às maiores taxas de mortalidade em animais e seres humanos.

Implicações zoonóticas

Os seres humanos podem adquirir *F. tularensis* de várias fontes. A maioria das exposições parece resultar do manejo de coelhos infectados e outros animais silvestres (p. ex., durante atividades de caça), mas podem surgir infecções de picadas de carrapatos e moscas hematófagas, da ingestão de carne e água contaminadas e de mordida ou arranhões de gatos infectados. A inalação de bactérias aerossolizadas parece ser uma via menos comum de infecção, mas está associada à tularemia respiratória, que apresenta a maior taxa de mortalidade de todas as apresentações clínicas da doença.[2] Essa enfermidade é um risco ocupacional para caçadores e trabalhadores da indústria ovina em áreas onde a doença ocorre. A propagação da doença para os seres humanos também pode ocorrer em trabalhadores de abatedouros que lidam com carcaças de ovinos infectados. A transmissão de pessoa para pessoa não foi documentada.

A *F. tularensis* é um dos patógenos mais infecciosos conhecidos na medicina humana, com dose infecciosa extremamente baixa (10 bactérias quando injetadas por via subcutânea [SC] e 25 bactérias quando inaladas como aerossol). Em razão da sua alta infectividade, o fato de causar infecção por inalação em combinação com sua estabilidade em aerossóis, a *F. tularensis* é reconhecida como *potencial agente de bioterrorismo*.

Patogênese

A tularemia é uma septicemia aguda, mas ocorre de forma localizada, principalmente em órgãos parenquimatosos, produzindo lesões granulomatosas.

Achados clínicos

Ovinos

O período de incubação não foi determinado. Em geral, uma grande infestação por carrapatos é evidente. O *início* da doença é lento, com rigidez progressivamente crescente da marcha, dorsiflexão da cabeça e curvatura dos membros pélvicos; os animais acometidos ficam atrás do grupo. O pulso e a frequência respiratória aumentam, a temperatura aumenta até 42°C e pode ocorrer tosse. Há diarreia, as fezes são escuras e fétidas e ocorre micção com frequência, com a eliminação de pequena quantidade de urina. O peso corporal é perdido rapidamente e fraqueza progressiva e decúbito desenvolvem-se após vários dias, mas não há evidência de paralisia, e o animal continua a lutar enquanto definha. Em geral, a morte ocorre dentro de alguns dias, mas o curso fatal pode durar até 2 semanas. Os animais que se recuperam comumente perdem parte ou todo o velo, mas são solidamente imunes por longos períodos.

Suínos

A doença é latente em suínos adultos, mas leitões jovens apresentam febre de até 42°C, acompanhada por depressão, sudorese profusa e dispneia. O curso da doença é de aproximadamente 7 a 10 dias.

Equinos

Nos equinos ocorre febre (até 42°C), rigidez e edema dos membros. Os potros são mais gravemente afetados e podem apresentar dispneia e incoordenação, além dos sinais mencionados anteriormente.

Patologia clínica

O *isolamento do patógeno* pode ser tentado a partir de esfregaços ou amostras fixadas de órgãos como fígado, baço, medula óssea, rim ou pulmão e de esfregaços de sangue. Métodos imunológicos, como o teste de anticorpos fluorescentes, são considerados mais confiáveis para identificar o agente.[4] Atualmente, os protocolos de reação em cadeia da polimerase (PCR) são amplamente utilizados para confirmar a presença de DNA bacteriano.

Testes sorológicos são os testes-padrão utilizados para o diagnóstico de tularemia em seres humanos. Na medicina veterinária, a sorologia pode ser empregada para levantamentos epidemiológicos de espécies animais resistentes à infecção, mas é de valor limitado em espécies suscetíveis que comumente morrem antes que ocorra a soroconversão. O teste de aglutinação é o mais comumente utilizado para o diagnóstico de tularemia, e a titulação de 1:50 é considerada o teste positivo em suínos. O soro de suínos afetados pela brucelose não aglutina o antígeno da tularemia, mas o soro de suínos afetados pela tularemia aglutina o antígeno da brucelose. A aglutinação cruzada entre *F. tularensis* e *Brucella abortus* é menos comum em ovelhas e pode ser feito um diagnóstico preciso por meio de testes sorológicos, em razão da aglutinação muito maior com o microrganismo homólogo. Os títulos de aglutininas nas ovelhas afetadas variam de 1:640 a 1:5.000 e podem persistir em níveis de 1:320 por até 7 meses. O título de 1:200 é classificado como positivo em ovinos. Em equinos, os títulos voltam a valores normais em 14 a 21 dias.

Ensaios imunoabsorventes ligados à enzima (ELISA) estão disponíveis para identificar IgM, IgA ou IgG em animais infectados. Como os teores de IgM são mantidos por períodos prolongados após a infecção, uma titulação alta não pode ser usada como indicação de infecção recente.[4]

Achados de necropsia

Em ovinos, muitos carrapatos podem estar presentes no couro de carcaças frescas. Em animais que já morreram há algum tempo, são encontradas áreas de congestão subcutâneas vermelho-escuras de até 3 cm de diâmetro, que podem ser acompanhadas por inchaço local ou necrose tissular. Essas lesões marcam os locais de fixação dos carrapatos. O aumento e a congestão dos gânglios linfáticos que drenam os locais de maior infestação de carrapatos são observados com frequência. Edema, congestão ou consolidação pulmonar são achados inconstantes.

Em suínos, são lesões características: pleurite, pneumonia e abscesso de linfonodos submaxilares e parotídios. Os microrganismos podem ser isolados dos gânglios linfáticos e do baço e de carrapatos infectados. O isolamento também pode ser efetuado por transmissão experimental para cobaias. Técnicas como coloração por imunoperoxidase de amostras fixadas e PCR de tecidos frescos podem contornar a necessidade de cultura desse agente zoonótico.

Amostras para confirmação do diagnóstico

- Bacteriologia: pulmão, fígado, linfonodo, baço, rim, medula óssea, sangue (imuno-histoquímica, PCR, cultura – requer meio de enriquecimento com cistina)
- Histologia: tecidos previamente mencionados fixados em formol (microscopia óptica, imuno-histoquímica).

Observar o potencial zoonótico deste microrganismo ao manusear as carcaças e submeter as amostras.

Diagnóstico diferencial

A ocorrência de septicemia altamente fatal em ovelhas durante os meses de primavera, quando os animais estão fortemente infestados com *Dermacentor andersoni*, deve sugerir a possibilidade de tularemia, especialmente se o surto ocorrer em uma área enzoótica.
- Paralisia do carrapato: ocorre na mesma área e na mesma época do ano que a tularemia, mas não é acompanhada de febre, e há paralisia flácida acentuada. A recuperação da paralisia por carrapatos ocorre normalmente se os carrapatos forem removidos
- Outras septicemias incluem *P. trehalosi* em ovinos e *Haemophilus* spp. em ovinos e bovinos. São incomuns na faixa etária em que ocorre a tularemia e não estão associadas à infestação por carrapatos. Em suínos, as lesões locais podem assemelhar-se à tuberculose
- Antraz.

Tratamento

Estreptomicina, gentamicina, tetraciclinas e fluoroquinolonas são tratamentos eficazes em seres humanos e em animais de companhia. Oxitetraciclina (10 mg/kg de peso corporal [PC] IV ou IM a cada 24 h).

Tratamento e controle

Tratamento
- Estreptomicina: 10 mg/kg IM a cada 24 h (R-2)
- Oxitetraciclina: 10 mg/kg IV ou IM a cada 24 h (R-2)
- Enrofloxacino: 2,5 mg/kg IM ou SC a cada 24 h durante 3 a 5 dias (R-2)

Controle
- Controle do carrapato
- Repelentes.

Controle

Um surto de tularemia em ovinos pode ser rapidamente interrompido por pulverização ou imersão com inseticida para matar os carrapatos vetores. Em áreas onde os carrapatos são enzoóticos, os ovinos devem ser mantidos longe de pastagens com arbustos infestados ou pulverizados regularmente durante os meses em que a população de carrapatos é maior. Foi desenvolvida uma vacina experimental viva atenuada, mas não há vacinação de rotina do rebanho.

LEITURA COMPLEMENTAR

Feldman KA. Tularemia. J Am Vet Med Assoc. 2003; 222:725-730.
Petersen JM, Schriefer ME. Tularemia: emergence/re-emergence. Vet Res. 2005;36:455-467.
Tarnvik A, Priebe HS, Grunow R. Tularaemia in Europe:an epidemiological overview. Scand J Infect Dis. 2004;36: 350-355.
World Health Organization (WHO). WHO guidelines on tularemia. 2007 at: <http://www.cdc.gov/tularemia/resources/whotularemiamanual.pdf>; Accessed 01.02.14.

REFERÊNCIAS BIBLIOGRÁFICAS

1. The Center for Food Security and Public Health. 2009 at: <http://www.cfsph.iastate.edu/Factsheets/pdfs/tularemia.pdf>; Accessed 01.02.14.
2. WHO. 2007 Available at: <http://www.cdc.gov/tularemia/resources/whotularemiamanual.pdf>; Accessed 01.02.14.
3. Anon. MMWR. 2013;62:963.
4. OIE. Terrestrial manual. 2008 at: <http://www.oie.int/fileadmin/Home/eng/Health_standards/tahm/2.01.18_TULAREMIA.pdf>; Accessed 01.02.14.

Melioidose

Sinopse

- Etiologia: *Burkholderia pseudomallei*
- Epidemiologia: onipresença endêmica de saprófitas de solo no Sudeste Asiático, norte da Austrália e Pacífico Sul. Ocorre principalmente 20° norte e sul do Equador. A transmissão é por inalação de poeira contaminada e abrasão cutânea. É uma doença principalmente de ovelhas, cabras e seres humanos, doença ocasional em equinos e infecção subclínica em suínos
- Achados clínicos: septicemia, fraqueza, decúbito e morte em ovelhas. Septicemia, pneumonia e linfangite em cavalos
- Patologia clínica: cultura, sorologia, teste cutâneo alérgico
- Achados de necropsia: abscesso de órgãos internos
- Tratamento e controle: procedimentos higiênicos gerais. Pouca informação específica disponível.

Etiologia

Burkholderia pseudomallei é a única causa. Existe considerável variabilidade genética e as cepas variam na patogenicidade. O microrganismo causa doença latente (assintomática), aguda ou crônica, dependendo em grande parte da resistência do hospedeiro ao microrganismo.[1]

Epidemiologia

Ocorrência

A doença ocorre quase exclusivamente em países tropicais a 20° norte e sul do Equador e é endêmica no Sudeste Asiático, na Ásia e nas áreas norte e subnorte da Austrália. A doença ocorre em roedores, coelhos, pombos, seres humanos, animais em zoológicos, cães, gatos, equinos, suínos, ovinos, caprinos, alpacas, répteis e camelos, mas raramente em bovinos.[2-6] Em animais domésticos, a doença ocorreu na forma de surto em suínos, caprinos e ovinos na Austrália; na área do Caribe e no Camboja; em equinos na Malásia e no Irã; em suínos e bovinos em Papua Nova Guiné e na Austrália; em equinos na França entre 1976 e 1978; e em bovinos na Argentina. Cabras parecem ser mais suscetíveis do que bovinos ou equinos.[4]

A taxa de incidência na Tailândia entre 2006 e 2010 foi de 1,6 casos por 100 mil caprinos, 0,02 casos por 100 mil suínos e 0,01 casos por 100 mil bovinos. Houve relatos da doença em um único camelo, crocodilo, veado, equino, macaco e zebra. No entanto, as taxas de incidência variaram consideravelmente com a região do país, com taxas tão altas quanto 101 casos por 100 mil caprinos e 19 casos por 100 mil pessoas.[4] As estimativas em animais provavelmente são uma subrepresentação da incidência real da doença, pois nem todos os animais mortos são submetidos a exames *post mortem*.

Fatores de risco

Os fatores de risco para a ocorrência de melioidose em pequenas fazendas de ruminantes na Malásia incluem: limpeza de mato ao redor das explorações agrícolas [razão de probabilidade (RP) = 6,61, intervalo de confiança de 95% (IC 95%) = 1,12 a 38,84, $p = 0,037$], *B. pseudomallei* presente no solo (RP = 6,23, IC 95% = 1,03 a 37,68, $p = 0,046$), outras espécies animais presentes (RP = 7,96, IC 95% = 1,14 a 55,99, $p = 0,037$), e condições de inundação ou encharcamento (RP = 11,95, IC 95% = 1,39 a 102,6, $p = 0,024$).[7]

Fonte e métodos de transmissão

Em áreas endêmicas, o microrganismo é saprófita onipresente no solo, encontrado em poços de água e solos úmidos, as principais reservas de onde a maioria das infecções são adquiridas. Uma variedade de amebas de vida livre, incluindo *Acanthamoeba* e *Hartmannella* spp., são potenciais hospedeiros de *B. pseudomallei*. A maioria dos casos na pecuária estão associados à "estação chuvosa" e à exposição a água superficial e lama. A infecção ocorre através da inalação, ingestão, em associação com feridas da pele através de partículas de poeira ou água contaminada ou por picadas de insetos. Os animais infectados eliminam o microrganismo nas fezes e a doença em roedores segue um curso prolongado, tornando esses animais reservas importantes de infecção.

Fatores de risco do patógeno

B. pseudomallei é bastante resistente e pode sobreviver na água em temperatura ambiente por até 10 anos, na água barrenta por até 7 meses e em solo no laboratório por até 30 meses.[1] O microrganismo pode sobreviver em fármacos injetáveis contaminados e por algum tempo na solução de cetrimida a 3% e clorexidina a 0,3%. Graus variados de virulência são observados em diferentes estirpes do microrganismo, mas fome ou outras condições de estresse parecem aumentar a suscetibilidade dos animais experimentais à infecção.

Produção experimental

A doença pode ser produzida experimentalmente em caprinos, ovinos, ratos, camundongos, hamsters e suínos.

Implicações zoonóticas

Seres humanos correm risco de contágio em áreas endêmicas e, embora a infecção possa ser zoonótica, também pode ocorrer por inalação, sem contato direto com animais. A doença em seres humanos apresenta-se com vários quadros clínicos que variam de estado assintomático à infecção localizada, como pneumonia, e à septicemia aguda fatal. Médicos-veterinários e donos de animais correm o risco de infecção localizada ou generalizada a partir de animais infectados. Mulheres grávidas que lidam com cabras que sofreram aborto por esta infecção também têm risco de infecção e abortamento. As áreas infectadas são muitas vezes de natureza rural, devendo ser assegurada a pasteurização do leite vendido comercialmente, assim como a condenação de carcaças infectadas nos matadouros.

Patogênese

A patogênese da melioidose envolve a infecção de animais por *B. pseudomellia* no ambiente, com subsequente disseminação transepitelial em macrófagos infectados. Há bacteriemia inicial ou septicemia e localização subsequente em vários órgãos. A melioidose induzida experimentalmente em caprinos por administração percutânea do microrganismo é caracterizada por septicemia com febre ondulante, emaciação, anorexia, paresia de membros pélvicos, mastite e abortamento.[8] As lesões de necropsia incluem microabscessos amplamente dispersos após injeção intraperitoneal e doença crônica com abscessos nos pulmões e baço quando a infecção é administrada por via subcutânea (SC). Em suínos, a infecção experimental resulta em infecção crônica generalizada.

Achados clínicos

Ovinos

Os sinais consistem principalmente em fraqueza, doença respiratória e decúbito, ocorrendo morte em 1 a 7 dias. Em ovinos infectados experimentalmente, ocorre reação febril grave acompanhada por anorexia, claudicação e exsudato amarelo e espesso nas narinas e nos olhos. Alguns animais apresentam evidências de comprometimento do sistema nervoso central, incluindo marcha anormal, desvio da cabeça e andar em círculos, nistagmo, cegueira, hiperestesia e convulsões tetânicas leves. A doença geralmente é fatal. O envolvimento da pele não é registrado.

Caprinos

A síndrome pode assemelhar-se à forma aguda observada em ovinos, mas a ocorrência de curso crônico com formação de abscessos é mais comum. A mastite é comum em cabras infectadas, e um estudo encontrou infecção mamária em 35% das cabras infectadas.

Suínos

A doença geralmente é crônica e manifesta-se por linfadenite cervical, mas em alguns surtos há sinais semelhantes aos de outras espécies. Nesses surtos, podem ocorrer discreta paresia posterior, febre baixa, tosse, corrimento nasal e ocular, anorexia, abortamento e algumas mortes.

Equinos

A síndrome é de pneumonia metastática aguda com febre alta e curso curto. Tosse e secreção nasal são mínimas e há falta de resposta ao tratamento com a maioria dos fármacos. Outros sinais em equinos incluem cólica, diarreia e linfangite nos membros. Casos subagudos tornam-se debilitados e emaciados, com desenvolvimento de edema. Equinos acometidos podem sobreviver por vários meses. Um caso de meningoencefalite aguda foi descrito em um cavalo. O início foi súbito e manifestado com convulsões violentas.

Patologia clínica

O microrganismo é facilmente cultivado e pode ser isolado das secreções nasais. Pode ser diferenciado de *B. mallei* em reação em cadeia da polimerase quantitativa (qPCR, do inglês *quantitative polymerase chain reaction*) multiplex ou usando ensaio de discriminação alélica por PCR.[9,10] A injeção em cobaias e coelhos produz doença típica. Um teste alérgico cutâneo usando melioidina como antígeno, um teste de fixação do complemento (TFC) e teste de hemaglutinação indireta (HAI) estão disponíveis. Está disponível um ELISA que pode detectar anticorpos contra *B. pseudomallei* em caprinos.[11] O teste HAI é recomendado para rastreamento e o TFC para confirmação em casos de melioidose ativa em caprinos e suínos. Os equinos afetados podem dar reação positiva ao teste da maleína.

Necropsia

Abscessos múltiplos na maioria dos órgãos, particularmente nos pulmões, baço e fígado, mas também no subcutâneo e nos gânglios linfáticos associados, são característicos da doença em todas as espécies. Em ovelhas, a infecção respiratória é comum e esses abscessos no pulmão contêm pus grosso ou caseoso tingido de verde, semelhante ao encontrado nas lesões de *Corynebacterium pseudotuberculosis*. As lesões na mucosa nasal seguem a ruptura, com o desenvolvimento de úlceras irregulares. Poliartrite aguda com distensão das cápsulas articulares por líquido contendo grandes massas de pus esverdeado e meningoencefalite aguda foram observadas em casos experimentais. Foi relatada alta incidência de lesões na aorta de cabras na Austrália. Nove das 43 cabras (21%) tinham lesões na aorta durante a necropsia. Sete dessas cabras morreram como resultado de ruptura de aneurisma da aorta.

Confirmação diagnóstica

A cultura do microrganismo confirma o diagnóstico.

> **Diagnóstico diferencial**
> Ovelhas
> • Linfadenite caseosa
> • Actinobacilose.
> Equinos
> • Mormo
> • Adenite equina.
> Suínos
> • Tuberculose.

Tratamento

É improvável que o tratamento seja realizado em animais de produção em razão da natureza da doença e do risco de exposição humana. Há pouca informação disponível sobre tratamentos satisfatórios de melioidose em animais pecuários, mas estão disponíveis recomendações para seres humanos. Penicilina, estreptomicina, clortetraciclina e polimixina são ineficazes, mas testes *in vitro* sugerem que oxitetraciclina, novobiocina, cloranfenicol e sulfadiazina são mais valiosos, sendo a oxitetraciclina o fármaco de eleição. Em equinos, o cloranfenicol é um tratamento eficaz.

Controle

Atualmente não existe vacina para melioidose.[12] A prevenção envolve a remoção de animais da fonte contaminante. Suprimentos de água podem ser clorados. Essas medidas, a eliminação de animais infectados e a desinfecção das instalações devem ser a base dos procedimentos de controle. Os animais alojados podem ser removidos do solo, levantando-os do chão em ripas de madeira ou com pavimentos. O tratamento do solo com cal reduz o risco (RP = 0,028) de os animais desenvolverem melioidose.[7]

LEITURA COMPLEMENTAR

Adler NRL et al. The molecular and cellular basis of pathogenesis in melioidosis: how does Burkholderia pseudomallei cause disease? FEMS Microbiol Rev. 2009;33:1079-1099.

REFERÊNCIAS BIBLIOGRÁFICAS

1. Adler NRL et al. FEMS Microbiol Rev. 2009;33:1079.
2. Hampton V et al. Emerg Infect Dis. 2011;17:1310.
3. Johnson CH et al. Comp Med. 2013;63:528.
4. Limmathurotsakul D et al. Emerg Infect Dis. 2012;18:325.
5. Parkes HM et al. J Fel Med Surg. 2009;11:856.
6. Zehnder AM et al. Emerg Infect Dis. 2014;20:304.
7. Musa HI et al. J Appl Micro. 2015;119:331.
8. Soffler C et al. Int J Exp Pathol. 2014;95:101.

9. Janse I et al. BMC Infect Dis. 2013;13.
10. Bowers JR et al. PLoS ONE. 2010;5.
11. Mekaprateep M et al. J Microbiol Meth. 2010;83:266.
12. Choh L-C et al. Front Cell Inf Micro. 2013;3.

Erliquiose

Sinopse
- Etiologia: *Ehrlichia ruminantium*, um microrganismo Rickettsia
- Vetores: *Amblyomma variegatum* e *Amblyomma hebraeum*
- Epidemiologia: doença endêmica de bovinos, ovinos, caprinos e ruminantes silvestres na África e no Caribe; alta mortalidade em animais exóticos
- Achados clínicos: febre alta, sinais neurológicos, diarreia e morte, se aguda; pode ser leve e inaparente
- Patologia clínica: inespecífica
- Confirmação diagnóstica: colônias rickettsiais no endotélio capilar (preparações cerebrais), reação em cadeia da polimerase
- Lesões: ascite, hidrotórax, hidropericárdio e edema pulmonar grave
- Lista de diagnósticos diferenciais: antraz, raiva, babesiose cerebral, teileriose cerebral, meningite ou encefalite
- Tratamento: tetraciclinas de ação curta e longa
- Controle: vacinação com base em métodos de infecção e tratamento, controle de carrapatos e quimioprofilaxia.

Etiologia

Ehrlichia (Cowdria) ruminantium é um microrganismo Gram-negativo e intracelular da ordem de Rickettsiales. Ocorre em colônias ou mórulas com predileção pelo endotélio vascular e cora em azul com corante Giemsa. O microrganismo é cocoide, com 0,2 a 0,5 mícrons de diâmetro. Atualmente pode ser cultivado *in vitro* e também crescer em camundongos. Ocorre desenvolvimento cíclico nos epitélios intestinal e salivar dos carrapatos. Genótipos amplamente distribuídos de *E. ruminantium* com diferentes capacidades de proteção cruzada em geral circulam simultaneamente na mesma região, levando a uma baixa eficácia da vacina.[1] No entanto, todos os isolados obtidos em diferentes níveis geográficos (aldeia, região e continente) tem uma proteína antigênica principal 1 (MAP1) que é conservada.[2] Essa proteína é usada para o diagnóstico sorológico, mas o antígeno reage de forma cruzada com outras *Ehrlichia* spp., incluindo *E. equi*, causa da erliquiose granulocítica equina. Foram relatadas variantes de *E. ruminantium* que não causam doença em bovinos também na África do Sul.[3]

Epidemiologia

Ocorrência

A erliquiose foi reconhecida pela primeira vez na África do Sul no século XIX.[4] A ocorrência da doença é limitada à África Subsaariana, incluindo as ilhas de Madagáscar, São Tomé, Reunião, Maurício, Zanzibar e Mayotte no Oceano Índico. Também está presente nas três ilhas caribenhas de Guadalupe, Marie-Galante e Antígua, que ameaça o continente americano em razão do risco de propagação dos carrapatos vetores por aves migratórias ou pelo movimento descontrolado de animais.[5] A erliquiose é uma das principais causas de morte em raças importadas de bovinos, ovinos e caprinos em áreas endêmicas.

Medidas de ocorrência de doença

Em áreas endêmicas, as taxas de morbidade e mortalidade são baixas, mas a porcentagem de títulos soropositivos para erliquiose pode chegar a 100% em bovinos adultos, dependendo da abundância de carrapatos vetores. Na Tanzânia, anticorpos contra *E. ruminantium* foram encontrados em 68,6% dos ovinos e 64,7% dos caprinos examinados por ELISA, mas a infecção foi distribuída de forma desigual dentro dos distritos.[6] A mortalidade dos casos pode ser tão alta quanto 100% nos casos hiperagudos em ovinos e caprinos e tão baixa quanto 0 a 10% em bovinos. A doença é menos grave em raças autóctones e animais de caça relacionados criados em áreas enzoóticas, alguns dos quais podem se tornar portadores assintomáticos. A raça N'Dama na África Ocidental é relatada como bem adaptada à erliquiose, em parte porque pode resistir às cargas de carrapatos sob o sistema agrícola tradicional. Em contrapartida, a cabra Angorá é altamente suscetível e as ovelhas Merino são moderadamente suscetíveis.

Método de transmissão

A erliquiose é transmitida por muitos carrapatos do gênero *Amblyomma*, em especial por *A. variegatum* (o carrapato tropical) principalmente na África Ocidental, Central e Oriental e no Caribe, e por *A. habraeum*, principalmente na África do Sul. A distribuição geográfica dos carrapatos parece estar se espalhando. A infecção em carrapatos é transmitida transestadialmente e possivelmente por via transovariana. Um único carrapato infectado pode transmitir a doença ao hospedeiro e isso pode ocorrer de 1 a 2 dias após a fixação como ninfa ou 2 a 3 dias como adulto. Tem sido relatada a transmissão vertical para bezerros e cordeiros no útero e pelo colostro. Muitos ruminantes selvagens podem ser infectados e se tornarem portadores subclínicos e reservas. O carrapato que se alimenta deles pode transmitir a doença aos ruminantes domésticos. No Caribe, as garças-vaqueiras são suspeitas de espalhar *A. variegatum* entre as ilhas. No entanto, estudos moleculares recentes de isolados do Caribe e da África sugerem que houve introdução simultânea de várias cepas de *E. ruminantium* da África para o Caribe.[7] Ainda assim, a erliquiose é considerada uma ameaça para o continente americano, onde estão presentes vetores em potencial, como *A. maculatum*, mas não abrigam a doença, ou em que o vetor pode ser introduzido por aves migratórias e se estabelecer. Da mesma forma, o sul da Itália é considerado sob risco de introdução e estabelecimento de carrapatos *Amblyomma* infectados através de aves migratórias.[8] O microrganismo não infecta seres humanos.

Fatores de risco e mecanismos imunes

Animais sob maior risco são exóticos, importados de áreas endêmicas e surgem em épocas em que a população de vetores é alta, geralmente durante as chuvas. Cabras Angorá também são altamente suscetíveis e, portanto, difíceis de imunizar pelo método atual de infecção e tratamento. Bovinos e ovinos que se recuperam da doença estão imunes por 6 meses a 4 anos, mas podem ser portadores por 8 meses ou mais. A imunidade está relacionada com a capacidade de linfócitos dos animais infectados produzir gamainterferona.[9] Resistência dependente da idade é reconhecida há muito tempo e acredita-se que os animais jovens tenham resistência inata. Posteriormente, mostrou-se que essa resistência pode ser atribuível à infecção de baixo grau dos jovens por células colostrais ou após a transmissão intrauterina. Em pequenos ruminantes, a resistência começa a diminuir na faixa etária de 4 e 12 semanas, quando eles são mais suscetíveis.[10]

Importância econômica

A erliquiose é a infecção rickettsial mais importante de ruminantes na África e a segunda doença transmitida por carrapatos mais importante após a febre da Costa Leste. Na África do Sul, é considerada a doença mais importante dos ruminantes. Em geral, a erliquiose é um problema mais grave onde *A. habraeum* é o vetor. Em países ou regiões onde há estabilidade endêmica, as perdas por erliquiose são mínimas até que novos animais sejam introduzidos ou movidos de áreas não endêmicas para endêmicas. Por outro lado, como a maioria das perdas ocorre em animais exóticos, a erliquiose é um grande obstáculo ao melhoramento da pecuária na África Subsaariana. Ademais, tem o potencial de se espalhar do norte da África para a Europa e do Caribe para o continente americano.

Preocupações com biossegurança

A erliquiose requer que o carrapato vetor se estabeleça em qualquer comunidade. Portanto, há preocupação sobre a possível importação ilegal de animais infectados ou carrapatos para o sul dos EUA, onde existem vetores potenciais. As aves migratórias também podem introduzir carrapatos infectados para parte dos países do Mediterrâneo, onde o ambiente é adequado para o estabelecimento de *Amblyomma*.

Patogênese

Informações novas sobre a patogênese da erliquiose são limitadas. Os microrganismos rickettsiais são introduzidos no hospedeiro pela saliva de um carrapato infectado. Eles se multiplicam nas células reticuloendoteliais do linfonodo local, rompem as células e são liberados na circulação, onde invadem as células endoteliais dos vasos sanguíneos em todos os órgãos, realizando a multiplicação. Os microrganismos podem ser encontrados em fagossomos de neutrófilos circulantes, mas são mais abundantes nas células endoteliais. A invasão do endotélio vascular causa aumento da permeabilidade vascular, levando ao edema, especialmente nos pulmões, nas cavidades do corpo e no cérebro por mecanismos que não são compreendidos, pois as células endoteliais infectadas apresentam efeitos citopáticos mínimos. O edema cerebral é responsável pelos sinais neurológicos, o hidropericárdio grave prejudica a função cardíaca e o edema pulmonar grave com hidrotórax leva à morte por asfixia. Em cabras, isquemia renal e nefrose foram descritas e lesões renais irreversíveis podem ser a causa da morte nesses casos.

Achados clínicos

O período de incubação é de 1 a 3 semanas após a transmissão pela saliva do carrapato. Dependendo da suscetibilidade de cada animal e da virulência do microrganismo infeccioso, a doença resultante pode ser hiperaguda, aguda, subaguda ou leve e inaparente. Os casos hiperagudos apresentam apenas febre alta, prostração e morte com convulsões terminais em 1 a 2 dias. Casos agudos são mais comuns e têm curso de aproximadamente 6 dias. Uma reação febril súbita é seguida por inapetência, apatia e taquipneia, seguida pela síndrome neurológica clássica característica da erliquiose, que compreende ataxia, movimentos de mastigação, contração das pálpebras, andar em círculos, agressão, cegueira aparente, decúbito, convulsões e morte. É frequente diarreia fétida e profusa.

Os casos subagudos são menos graves, mas podem causar morte em 2 semanas ou o animal se recuperar gradualmente. A forma branda com frequência é subclínica e vista principalmente em animais nativos e ruminantes selvagens com alta resistência natural ou induzida. A taxa de casos-mortalidade nos casos hiperagudos é de 100%; em casos agudos é de 50 a 90% e em bezerros com menos de 4 semanas de idade é de 5 a 10%; a maioria dos animais se recupera em casos brandos.

Patologia clínica

As alterações hematológicas na erliquiose não são específicas, mas pode haver trombocitopenia, neutropenia, eosinopenia e linfocitose. O diagnóstico confirmatório baseia-se na identificação das riquétsias em células endoteliais capilares, utilizando uma preparação de tecido cerebral corado com Giemsa no *post mortem*. As riquétsias ocorrem em colônias ou mórulas azuis a avermelhadas com cinco a várias centenas de microrganismos cocoides (0,2 a 0,5 mícrons de diâmetro) no citoplasma das células próximas ao núcleo. Uma técnica de coloração imuno-histoquímica também foi descrita. A injeção de sangue em ovelhas também pode ser usada como procedimento diagnóstico, pois as ovelhas são altamente suscetíveis.

O ensaio de reação em cadeia da polimerase (PCR) é preferido para o diagnóstico confirmatório em um animal doente. Para esse fim, a PCR quantitativa *pCS20* em tempo real foi desenvolvida e pode ser realizada dentro de 2 h em animais vivos; é também um ensaio eficaz para a vigilância epidemiológica e monitoramento de animais infectados, e pode ser usada por médicos veterinários.[11-12] No entanto, ele reage de forma cruzada com pelo menos duas outras *Ehrlichia* spp. A PCR *nested pCS20* é altamente sensível e pode ser usada para detectar carrapatos infectados.[13] Foi relatado um novo teste mais sensível e altamente específico. É o ensaio de amplificação isotérmica mediada por *loop* (AIML), no qual a amplificação do DNA é completada em 1 h.[14] Ensaios que usam dois conjuntos de *primers* AIML projetados a partir dos genes *pCS20* e *sodB* foram mais sensíveis do que o ensaio PCR *pCS20* convencional. A AIML detectou 16 isolados diferentes de países geograficamente distintos e nenhuma reação cruzada foi observada com Rickettsiales geneticamente relacionados. Devido à sua simplicidade e especificidade, o AIML também tem potencial para uso em laboratórios clínicos em países com poucos recursos onde a erliquiose é endêmica e para rastreamento ativo em áreas sob ameaça de introdução da doença.

Os testes sorológicos são usados para pesquisas e os dois testes recomendados são o anticorpo fluorescente indireto (AFI) e o ELISA. A estreita relação antigênica entre *E. ruminantium* e outras *Ehrlichia* spp. muitas vezes leva a resultados falso-positivos. O ELISA baseado na proteína MAP1 recombinante de *E. ruminantium* é mais sensível, mas todos os ensaios sorológicos têm baixa sensibilidade e especificidade.

Achados de necropsia

As lesões padrão são ascite, hidrotórax e hidropericárdio. O edema pulmonar geralmente é grave, acompanhado de espuma copiosa nas vias respiratórias traqueobrônquicas. Pode haver hemorragias subserosas na maioria das cavidades. Os gânglios linfáticos estão inchados e o baço acentuadamente aumentado. Em cabras com nefrose, os rins são moles. Embora tenham sido descritas hemorragias no cérebro, esse órgão geralmente não apresenta lesões macroscópicas notáveis; microscopicamente, há infiltração mononuclear perivascular e edema, junto à presença de colônias rickettsiais em células endoteliais capilares. As colônias desaparecem rapidamente quando a autólise se instala. Podem estar presentes focos de malácia. Os tecidos para histopatologia devem incluir cérebro, pulmões, gânglios linfáticos, baço e rins. Além disso, as preparações do cérebro devem ser submetidas à coloração direta com Giemsa ou para detecção por PCR.

Diagnóstico diferencial

Em áreas endêmicas, deve-se suspeitar de erliquiose em animais suscetíveis, infectados com *Amblyomma*, que apresentam febre de origem desconhecida, especialmente quando acompanhada por sinais neurológicos. Os achados clínicos e patológicos não são específicos e o diagnóstico deve se basear na detecção de microrganismos rickettsiais. A forma hiperaguda deve ser diferenciada do antraz e da forma aguda da raiva, encefalomielite bovina esporádica, tétano, formas cerebrais de teileriose, babesiose, tripanossomose, meningite, encefalite listerial ou outra, hipomagnesemia e envenenamento por estricnina, chumbo e organofosforados. Testes laboratoriais apropriados são utilizados para eliminar esses diferenciais.

Tratamento

Tratamento e controle

Tratamento
- Oxitetraciclina: 10 a 20 mg/kg IM em estágios iniciais (R-1)
- Sulfametazina: 55 mg/kg SC (R-2)
- Soro hiperimune (R-4)

Controle
- Infecção e tratamento com tetraciclina IM ou com implante de doxiciclina SC (R-1)
- Vacina atenuada de cultura celular (R-1)
- Controle de vetores (R-1).

Os casos de erliquiose são difíceis de tratar com sucesso, pois os medicamentos disponíveis são eficazes apenas nos estágios iniciais da febre, antes que os sinais neurológicos se desenvolvam. Nos estágios iniciais, são eficazes as tetraciclinas de curta ação (oxitetraciclina na dose de 10 a 20 mg/kg de peso corporal ou doxiciclina na dose de 2 mg/kg) e formas de ação prolongada em doses reduzidas. Sulfonamidas (p. ex., sulfametazina) também são usadas nos estágios iniciais, mas são menos eficazes. O soro hiperimune é relatado como não tendo valor curativo. Está sendo investigada terapia de suporte para reduzir o edema pulmonar, os sinais neurológicos ou estabilizar as membranas em geral, mas com pouco sucesso.

A quimioprofilaxia envolve a administração de tetraciclinas ou implante SC de doxiciclina em animais suscetíveis quando introduzidos em uma área endêmica. Os resultados nem sempre são previsíveis.

Controle

A erliquiose tem sido tradicionalmente controlada por quatro abordagens diferentes: controlar carrapato vetor por banhos de imersão; estabelecer estabilidade endêmica; realizar imunização por infecção e tratamento; e prevenir a doença pela administração regular de antibióticos profiláticos.[15] Esforços de controle têm sido prejudicados pela abundância de carrapatos em áreas endêmicas, pela alta taxa de estado portador após a infecção e pela falta de vacina eficiente no campo como resultado da alta diversidade genética das estirpes que circulam em qualquer área.[16]

Os esforços anteriores para controlar a erliquiose foram baseados em tratamento acaricida intensivo para controlar carrapatos em áreas endêmicas. Envolviam o uso frequente de acaricidas (banho de imersão) até 52 vezes/ano. Atualmente, essa abordagem mostrou ser hostil ao meio ambiente e economicamente inviável, levando invariavelmente a animais que permaneceriam sempre suscetíveis. Por exemplo, observou-se no Zimbábue que grandes fazendas que aplicam acaricidas com muita frequência (mais de 30 vezes/ano) tiveram maior morbidade e mortalidade do que as fazendas que aplicam acaricidas com menor frequência.

Os acaricidas de ação prolongada substituíram em grande parte os anteriores que eram aplicados com frequência. Além de ser mais ecológico, o uso ocasional de acaricidas ajuda no estabelecimento da estabilidade endêmica em animais tratados, pois eles ainda podem ser expostos a baixos níveis de infecção. Por exemplo, verificou-se que *pour-on* de flumentrina a 1% em intervalos de 45 dias proporcionou proteção eficaz em bovinos mestiços Friesian-Zebu contra carrapatos importantes, mas deve ser aplicado corretamente e na dose recomendada. Os bovinos Zebu e N'Dama provavelmente exigiriam aplicações menos frequentes. A flumentrina *pour-on* está gradualmente substituindo a aplicação por imersão para o controle de carrapatos e doenças transmitidas por carrapatos em geral.

A vacinação é baseada no regime de infecção e tratamento desenvolvido pela primeira vez há mais de 50 anos. Envolve uma injeção intravenosa (IV) de microrganismos virulentos criopreservados em sangue de ovelha, seguida de tratamento com tetraciclinas na primeira indicação de febre. A exposição de bezerros e cordeiros sem tratamento até 3 semanas de idade é considerada ótima para o desenvolvimento de resistência, mas os jovens ainda podem ser suscetíveis. A vacinação pode levar a algumas mortes, a imunidade pode diminuir na ausência de reinfecção e os animais podem se tornar portadores. No entanto, o uso de vacinas inativadas a partir de *E. ruminantium* cultivado em células combinado com adjuvante levou à redução na mortalidade por erliquiose em bovinos, ovinos e caprinos expostos a desafios de campo em Botsuana, Zâmbia, Zimbábue e África do Sul. Recentemente, verificou-se que uma vacina atenuada de *E. ruminantium* (Welgevonden) administrada por via intramuscular (IM) forneceu proteção contra o desafio de agulhagem homóloga virulenta em cabras Merino e Angorá; a injeção não produziu doença e a proteção foi de pelo menos 12 meses após a imunização.[17] Na Gâmbia, uma vacina atenuada mostrou-se superior à vacina inativada para ovinos.[18] A produção em massa de variantes de *E. ruminantium* de diferentes regiões da África Subsaariana é uma das dificuldades que deve ser superada na produção de uma vacina contra a erliquiose a partir da cultura de células.[19] Recentemente, foi descrito um processo para a produção em larga escala de uma vacina inativada e pronta para uso contra a erliquiose.[20]

Estudos experimentais utilizando vacinas recombinantes de DNA tiveram sucesso apenas limitado até o momento e nenhuma foi tão eficaz como a imunização com microrganismos vivos.[9,21] O desenvolvimento de uma vacina universal recombinante exigiria maior conhecimento da biologia de *E. ruminantium*, incluindo mecanismos de virulência.[5] Até agora, o objetivo de produzir uma vacina eficaz contra a doença no campo permanece frustrante, aparentemente fora de alcance.[4]

O que se defende hoje é o controle integrado baseado no estabelecimento de estabilidade endêmica por vacinação ou desafio natural e redução geral na infestação por carrapatos através da aplicação periódica de inseticidas de longa ação, quando justificado.

LEITURA COMPLEMENTAR

Bezuidenhout JD, et al. Heartwater. In: Coetzer JAW, Thomson GR, Tustin RC, eds. Infectious Diseases of Livestock With Special Reference to Southern Africa. Vol. 1. Cape Town: Oxford University Press; 1994:351.
Bigalke RD. Heartwater: past present and future. Onderstepoort J Vet Res. 1987;54:163.
OIE. Manual of Diagnostic Tests and Vaccines for Terrestrial Animals. Paris: OIE; 2008 chapter 2.01.06:217.
Scott GR. Cowdriosis. In: Sewell MMH, Brocklesby DW, eds. Handbook on Animal Diseases in the Tropics. 4th ed. London: Baillière Tindall; 1990:234.

REFERÊNCIAS BIBLIOGRÁFICAS

1. Nakao R, et al. Parasite Vectors. 2011;4:137.
2. Railiniaina M, et al. Vet Parasitol. 2010;167:187.
3. Allsopp BA, et al. Vet Microbiol. 2007;120:158.
4. Allsopp BA. Vet Parasitol. 2010;167:123.
5. Vachiery N, et al. Dev Biol (Basel). 2013;135:191.
6. Swai ES, et al. Trop Anim Health Prod. 2009;41:959.
7. Vachiery N, et al. Ann NY Acad Sci. 2008;1149:191.
8. Pascucci I, et al. Vet Ital. 2007;43:655.
9. Liebenberg J, et al. Vet Immunol Immunopathol. 2012;145:340.
10. Faburay B, et al. BMC Infect Dis. 2007;7:85.
11. Stein HC, et al. J S Afr Vet Assoc. 2010;81:160.
12. Steyn HC, et al. Vet Microbiol. 2008;131:258.
13. Kelley PJ, et al. J Med Entomol. 2011;48:485.
14. Nakao R, et al. BMC Microbiol. 2010;10:296.
15. Allsopp BA. Onderstepoort J Vet Res. 2009;76:81.
16. Adakal H, et al. Infect Genet Evol. 2009;9:1320.
17. Zweygarth E, et al. Vaccine. 2008;26(suppl 6):G34.
18. Feburay B, et al. Vaccine. 2007;25:7939.
19. Pedregal A. Ann N Y Acad Sci. 2008;1149:286.
20. Marcelino I, et al. Vaccine. 2015;33:678.
21. Pretorius A, et al. Vaccine. 2007;25:2316.

Septicemia por *Histophilus* (complexo de doença de *Histophilus somni* ou *Haemophilus somnus*)

Sinopse

- **Etiologia:** *Histophilus somni* (anteriormente *Haemophilus somnus*)
- **Epidemiologia:** alta prevalência de infecção na população bovina; baixa incidência de doença. Ocorre em bovinos confinados na América do Norte, no Reino Unido e em alguns países europeus. Os bovinos jovens em crescimento são mais comumente afetados. Originalmente, a meningoencefalite trombótica era a lesão mais comum, mas pleuropneumonia e miocardite são mais comuns atualmente. Vários fatores de virulência do microrganismo podem explicar as diferentes formas de doença. O microrganismo reside nos tratos respiratório e reprodutivo de fêmeas e machos
- **Achados clínicos:** meningoencefalite trombótica com febre, ataxia, inchaços nas articulações, fraqueza, decúbito e morte em 12 a 24 h; pleuropneumonia e miocardite com morte rápida; falha reprodutiva com abortamento
- **Patologia clínica:** alterações acentuadas no leucograma. Cultura do microrganismo do líquido cefalorraquidiano, fluido articular, cavidade pleural e miocárdio
- **Lesões:** meningoencefalite, infartos hemorrágicos no cérebro, hemorragias retinianas, pleuropneumonia, miocardite. Vasculite em tecido infectado
- **Confirmação do diagnóstico:** cultura, reação em cadeia da polimerase
- **Tratamento:** antimicrobianos
- **Controle:** as vacinas contra a bacterina de *H. somni* estão disponíveis, mas não são confiáveis; o tratamento metafilático com antimicrobianos no momento da colocação em confinamento é utilizado com frequência.

Etiologia

Histophilus somni (anteriormente *Haemophilus somnus*) é um cocobacilo pleomórfico Gram-negativo e fastidioso da família Pasteurellaceae. Investigações anteriores mostraram que *H. somni*, *Haemophilus agni* e *Histophilus ovis* representam a mesma espécie e análises recentes de genes de linhagens sustentam a distribuição dessa espécie em um novo gênero dentro da família Pasteurellaceae como *Histophilus somni*.[1] O *H. somni* causa muitas doenças em bovinos, incluindo septicemia, meningoencefalite trombótica (MET), pleuropneumonia, miocardite, falha reprodutiva com abortamento, poliartrite e, em ovinos, mastite, septicemia e epididimite.

Epidemiologia

Prevalência de infecção

O *H. somni* é um habitante obrigatório de superfícies mucosas de bovinos, ovinos e ruminantes relacionados com ocorrência cosmopolita. É encontrado com frequência como um comensal assintomático no prepúcio, na vagina e ocasionalmente no trato respiratório superior.[1] Mais de 50% dos touros normais, 8 a 10% das vacas normais e 10% dos carneiros normais têm *H. somni* no trato reprodutivo. Entre aqueles que tiveram a doença e sobreviveram, a taxa sorológica de reagentes varia de 50 a 100%. Algumas pesquisas encontraram reagentes positivos em gado de corte e gado leiteiro de rebanhos infectados do que em gado leiteiro de rebanhos sem doença clínica.

Ocorrência de doença

O *H. somni* é responsável por uma variedade de síndromes clínicas em bovinos, a maioria das quais ocorre em bezerros confinados e leiteiros, embora a doença também tenha sido observada em bovinos a pasto.[2] A infecção de bovinos com *H. somni* pode causar septicemia, MET, polissinovite, pleurite, broncopneumonia supurativa, miocardite, otite média, mastite e doenças do aparelho reprodutor. Quando a infecção de bovinos com o microrganismo foi descrita pela primeira vez em 1956, a forma primária da doença era a MET. Desde então, foram descritas muitas formas clínicas diferentes da infecção. Broncopneumonia supurativa, pleurite fibrinosa e miocardite são reconhecidas com maior frequência em bovinos em confinamento e estão sendo atribuídas à infecção por *H. somni*. Com base em exames de necropsia em um período de 20 anos em um laboratório de diagnóstico de Saskatchewan, houve porcentagem crescente de bovinos com pneumonia e miocardite associados ao microrganismo e uma porcentagem decrescente de MET. No entanto, devido às dificuldades práticas em fazer um diagnóstico clínico, patológico e microbiológico específico em situações em que ocorre o complexo da doença, há alguma incerteza sobre a importância relativa do microrganismo em causar certas doenças, como pneumonia de bovinos em confinamento. Por exemplo, devido à variabilidade da natureza e extensão das lesões na doença respiratória bovina e à ocorrência comum de infecções mistas, é difícil determinar se a *H. somni* ou *M. haemolytica* é o principal patógeno.

A doença ocorre mais comumente em *bovinos confinados* na América do Norte depois de terem sido misturados de diferentes fontes. A doença também foi reconhecida no Reino Unido, Alemanha, Suíça e Israel. O microrganismo foi encontrado nos tecidos amigdalíticos do bisonte americano (*Bison Bison*) e tem sido causa de broncopneumonia em bisontes.

A taxa de incidência de MET em um grupo suscetível de bezerros é baixa, com média de aproximadamente 2%, mas pode chegar a 10% em alguns surtos. A taxa de letalidade, no entanto, é de 90% caso os animais afetados não sejam identificados e tratados precocemente no curso da doença.

A MET foi historicamente uma doença de bovinos confinados de 6 a 12 meses de idade, com maior ocorrência durante os meses de outono e inverno. No Canadá, a MET ocorreu mais comumente em bovinos cerca de 4 semanas após a chegada ao confinamento, com variação de 1 semana a 7 meses. Ocorreu também em bovinos confinados na Argentina.

O complexo de doença encontrado mais comumente agora é caracterizado por *pleurite*, *pneumonia* e *miocardite* e pode ser a causa mais significativa de mortalidade em bezerros confinados. A morte por pneumonia atribuível à infecção ocorre principalmente durante as primeiras 5 semanas no confinamento; a morte por miocardite, pleurite, MET, septicemia e eutanásia por polissinovite ocorre principalmente após a terceira semana. Esse complexo de doença está ocorrendo apesar da vacinação de rotina dos bezerros na chegada ao confinamento. É comum um histórico de doença do trato respiratório que precede o surto e, em alguns casos, ocorreu MET no mesmo rebanho no ano anterior.

O *H. somni* também causa várias formas de falha reprodutiva em bovinos. A importação de carneiros jovens infectados em um rebanho pode ter efeito deletério sobre a porcentagem de ovelhas que chegam ao parto. A compra de animais de reposição e os bovinos na mesma fazenda foram fatores de risco para infecção no rebanho. A possibilidade de transmissão interespécies entre bovinos e ovinos requer um estudo mais aprofundado.

Fatores de risco

Fatores de risco do animal

MET, pleuropneumonia e miocardite ocorrem mais comumente em bezerros confinados de 6 a 12 meses de idade.

Fatores de risco do patógeno

A literatura sobre os fatores de virulência do microrganismo foi revisada.[2,3] Muitos fatores de virulência foram identificados, incluindo adesão, síntese de lipo-oligossacarídeo (LOS) e variação da fase dos LOS, variação antigênica das proteínas de superfície, síntese de proteínas de ligação de imunoglobulina ou produção de histamina e hemolisina.

Adesão

O *H. somni* coloniza a superfície das membranas mucosas. No estado portador assintomático, o microrganismo permanece na superfície da mucosa sem invadir as células; ele se liga a células não epiteliais, como foi documentado no exemplo das células endoteliais da aorta bovina. Supõe-se que as adesinas não pilosas estejam envolvidas na adesão do microrganismo à superfície da célula.[2] O *H. somni* se liga em grande número às células epiteliais vaginais dos bovinos e a ligação pode ser necessária para produzir infertilidade como resultado de endometrite ou degeneração de embriões durante o início da gestação. O microrganismo é capaz de persistir nos pulmões de bezerros por 6 a 10 semanas na presença de anticorpos específicos e na ausência de anormalidades clínicas que não sejam tosse esporádica.

Lipo-oligossacarídeos (LOS ou endotoxina)

A endotoxina produzida por *H. somni* não tem as cadeias polissacarídicas longas repetidas características de algumas bactérias Gram-negativas e assim é mais apropriadamente designada como lipo-oligossacarídio (LOS) em vez de lipopolissacarídio. O microrganismo pode variar a estrutura do LOS ligando e desligando genes específicos que codificam glicosiltransferases individuais, que são responsáveis por ligar glicoses individuais à molécula oligossacarídica, um fenômeno denominado *variação da fase de LOS*. A estrutura dos oligossacarídeos do núcleo externo dos LOS de algumas estirpes imita a dos glicoesfingolipídeos do hospedeiro, podendo permitir que o microrganismo fuja do sistema imunológico do hospedeiro por meio da camuflagem do antígeno bacteriano.[1] O LOS desencadeia especificamente a agregação plaquetária bovina e pode, portanto, contribuir para a adesão e colonização das vias respiratórias, células epiteliais e células endoteliais bovinas. Verificou-se ainda que o LOS medeia a apoptose de células endoteliais bovinas; propôs-se que as propriedades citotóxicas e a resistência sérica de algumas estirpes possam estar associadas à produção de LOS.[4]

Variação antigênica de proteínas de superfície

Proteínas de superfície ou proteínas da membrana externa (PME) são estruturas imunológicas importantes acessíveis para o sistema imunológico do hospedeiro. As cepas de *H. somni* apresentam diversas massas moleculares e reatividades antigênicas. Embora o papel preciso das PME na patogênese da histofilose ainda não seja compreendido, elas podem desempenhar papel importante na capacidade do microrganismo em escapar do sistema imunológico do hospedeiro e causar doenças.[2]

Proteínas de ligação a imunoglobulinas

As proteínas de ligação a imunoglobulinas (PLIg) são caracterizadas pela sua afinidade com imunoglobulina IgG2 e, acredita-se, permitem que o *H. somni* fuja da defesa dos anticorpos. Embora seja bem aceito que PLIgs sejam importantes determinantes da resistência sérica de cepas de *H. somni* patogênicas, o mecanismo subjacente ainda não está bem explicado.[3] Alguns isolados do microrganismo são realmente capazes de se multiplicar *in vivo*, pois são resistentes ao complemento, e os leucócitos bovinos são incapazes de destruir o microrganismo na ausência de anticorpos específicos.

Proteínas de ligação à transferrina

O *H. somni* é inerentemente dependente da disponibilidade de ferro e, na ausência de ferro disponível, produz proteínas de ligação à transferrina (PLT) que ligam especificamente a transferrina bovina, mas não a transferrina de outras espécies.[3] Essa foi proposta como uma das causas subjacentes da especificidade do *H. somni* ao hospedeiro.

Síntese de biofilme

O *H. somni* foi capaz de produzir biofilme *in vitro* e *in vivo*, um fator de virulência que provavelmente contribui para a patogênese da histofilose. As cepas de *H. somni* isoladas do tecido doente geralmente têm maior capacidade de formar biofilme.[5] Além disso, diferentes estirpes produziram biofilme com diferentes estruturas e a diferença na arquitetura do biofilme pode estar correlacionada com a resistência aos mecanismos de defesa imunológica do hospedeiro.[1]

Algumas cepas são resistentes e outras sensíveis ao soro, o que pode explicar a capacidade de certas estirpes de invadir além da superfície das membranas mucosas. Existem também diferenças de virulência entre as cepas de *H. somni* após o desafio intratraqueal dos pulmões bovinos. Essas cepas isoladas de lesões encefalíticas ou do prepúcio não produzirão o mesmo grau de pneumonia experimental que as cepas isoladas de lesões pulmonares. Os isolados prepuciais e septicêmicos de *H. somni* ovino são similares aos *H. somni* bovino quanto à patogenicidade e aos antígenos de superfície. Os isolados ovinos administrados por inoculação intracisternal em cordeiros com 2 a 3 meses de idade causaram meningoencefalite e mielite fatais.

Em resumo, muitos fatores de virulência estão envolvidos em várias etapas da patogênese. É provável que a adesão seja importante na colonização, complemente a resistência para a sobrevivência nos locais circulatório ou inflamatório, e a citotoxicidade atue evitando a morte por fagócitos, bem como no início da vasculite e invasão pelo endotélio. As lesões ao hospedeiro que ocorrem como resultado podem ser ainda exacerbadas por mediadores inflamatórios liberados pelo próprio hospedeiro em resposta ao *H. somni*.

Métodos de transmissão

O método de transmissão e a porta de entrada não foram completamente esclarecidos. Uma característica das infecções por este microrganismo é sua persistência nas mucosas tanto nos animais subclínicos como nos doentes. O microrganismo também pode ser isolado dos tratos respiratório e reprodutivo de animais normais.

Em touros, o microrganismo foi isolado do sêmen e do orifício prepucial, cavidade prepucial, vesícula urinária, glândulas sexuais acessórias, ampola do ducto deferente e lavados prepuciais de novilhos. A maioria dos touros abriga o microrganismo no prepúcio. Assim, existe potencial para transmissão venérea de *H. somni*, para propagação lateral do trato genital e para contaminação ambiental pelo agente.

O microrganismo também foi isolado da vagina, glândula vestibular, cérvice, útero e vesícula urinária de vacas. A prevalência de infecção em vacas normais varia, dependendo do rebanho e da localização geográfica, mas 10 a 27% podem abrigar essa bactéria. O microrganismo pode colonizar a vagina das vacas sem causar doença e acredita-se que tenha papel etiológico primário na vaginite e cervicite em vacas.

O microrganismo foi isolado das secreções do úbere de bovinos com mastite natural.

A urina também é uma fonte de bactéria. O bezerro de corte jovem em um rebanho pode ser infectado a partir de 1 mês de idade e se tornar portador nasal do microrganismo, sem apresentar nenhum sinal de doença clínica. A vaca é considerada uma importante fonte de infecção para o bezerro. Presume-se que o método de transmissão seja por contato com secreções respiratórias e reprodutivas infectantes ou por transmissão por aerossol, especialmente em confinamentos com contato próximo.

O microrganismo pode sobreviver mais de 70 dias quando misturado com líquido cefalorraquidiano, sangue total, plasma sanguíneo, muco vaginal ou leite e congelado a –70°C. Na temperatura de 23,5°C, o microrganismo pode sobreviver além de 70 dias quando misturado com sangue total e muco nasal. A viabilidade do microrganismo na urina em todas as temperaturas é inferior a 24 h e inferior a 15 min a 20°C e 37°C. Ele sobrevive por menos de 1 dia no leite em temperatura ambiente ou quando incubado a 37°C e deve ser considerado possível causa de mastite nos casos negativos na cultura bacteriológica de rotina.

Mecanismos imunes

Os títulos de anticorpos séricos não se correlacionam com a suscetibilidade à doença clínica. A imunidade humoral adquirida naturalmente não influencia o resultado da inoculação intravenosa (IV) experimental do microrganismo. Além disso, o papel do anticorpo adquirido naturalmente na proteção dos bovinos contra a doença é incerto. Os níveis de atividade bactericida sérica natural para *H. somni* são baixos ou ausentes em bezerros com 4 a 6 meses de idade, quando são mais suscetíveis a MET. Os níveis aumentam com a idade e são altos em vacas mais velhas; os novilhos têm níveis intermediários.

Soro convalescente de bezerros com pneumonia experimental por *H. somni* protegem bezerros contra pneumonia aguda por *H. somni*. A exsudação sérica acentuada caracteriza os estágios iniciais da pneumonia experimental e o anticorpo deve estar envolvido na proteção. A especificidade dessa proteção é direcionada principalmente contra as proteínas da membrana externa (PME) do microrganismo. Esses antígenos também podem ser úteis no diagnóstico sorológico, pois os bezerros convalescentes têm altos títulos de IgG1 e IgG2 para *H. somni* por várias semanas. A avaliação da concentração da IgG1 sérica é um teste mais confiável para detectar infecção atual ou ativa recentemente. Posteriormente, há aumento sustentado de IgG2. O desenvolvimento de resposta sistêmica de anticorpos IgG2 é a base para a proteção imunológica local no trato reprodutivo bovino.[3]

A resposta imune dos bovinos às principais proteínas da membrana externa durante a infecção é fraca e dirigida a determinantes antigênicos variáveis de maneira específica para cada estirpe e podem ter implicações importantes na imunidade protetora. A vacinação de bezerros de 1 a 2 meses de idade com vacinas bacterianas comerciais de *H. somni* com hidróxido de alumínio como adjuvante induz resposta de IgE detectável por ELISA 14 dias após a administração, o que pode estar relacionado com a doença clínica grave associada à hipersensibilidade do tipo I.

Patogênese

O *H. somni* se estabelece inicialmente no hospedeiro por meio da colonização da superfície das membranas mucosas. Não se sabe se as cepas abrigadas no trato respiratório ou no trato genital invadem o sistema circulatório para causar septicemia, com consequente localização em muitos tecidos e órgãos. Embora tenha sido descrita doença respiratória precedendo o MET, a inoculação intratraqueal experimental resultou na colonização do trato respiratório superior e inferior sem septicemia concomitante.[2]

A capacidade do *H. somni* para sobreviver tanto em fagócitos mononucleares quanto em neutrófilos pode ser importante no estabelecimento da infecção multissistêmica crônica característica da histofilose bovina. Com MET, a sequência de eventos pode ser iniciada pela adesão da bactéria às células endoteliais vasculares. O LOS do microrganismo induz apoptose de células endoteliais e contração e descamação de células, com exposição do colágeno subendotelial; trombose e vasculite são seguidas por necrose isquêmica do parênquima adjacente. O local comum de localização é o cérebro. Áreas multifocais de necrose hemorrágica ocorrem por todo o cérebro, resultando em MET e causando os achados clínicos típicos de depressão, paresia e decúbito. A localização na sinovia resulta em polissinovite. Trombos de fibrina ocorrem nos pequenos vasos e capilares de fígado, baço, rins, pulmões, coração e cérebro, o que sugere que a *coagulação intravascular disseminada* pode ser uma característica da patogênese da septicemia por *Histophilus*. A miocardite tem sido reconhecida com maior frequência e é caracterizada por insuficiência cardíaca aguda ou crônica.[6]

A patogênese da pneumonia por *Histophilus* não foi esclarecida. Embora o *H. somni* tenha sido isolado a partir de bovinos com broncopneumonia e pneumonia fibrinosa em cultura pura e em combinação com *Pasteurella* spp., os pulmões de bovinos que morreram de MET normalmente não são afetados por pneumonia fibrinosa. A pneumonia atribuída ao microrganismo é caracteristicamente subaguda ou crônica e é provável que a porta de entrada seja através do trato respiratório superior. No entanto, é difícil reproduzir a doença por desafio utilizando aerossol com *H. somni*. O microrganismo produz e secreta histamina, que pode ser aumentada pelas concentrações de dióxido de carbono próximas àquelas da árvore brônquica.

As lesões microscópicas nos pulmões de bovinos com pneumonia a partir dos quais o *H. somni* é isolado consistem em bronquiolite supurativa a necrosante, especialmente em bezerros com pneumonia subaguda a crônica. A pneumonia experimental é caracterizada por bronquiolite purulenta a fibrinopurulenta acompanhada de preenchimento alveolar com fibrina, neutrófilos e macrófagos. Laringite e traqueíte polipoide também foram atribuídas a *H. somni*, mas as evidências de uma relação de causa e efeito são limitadas.

Também podem ocorrer lesões necróticas hemorrágicas na medula espinal, o que contribui para fraqueza muscular, decúbito e paralisia encontrados em alguns casos com ou sem lesões cerebrais. Lesões no esôfago, no estômago e nos intestinos podem ser responsáveis pela estase do trato alimentar que ocorre na doença experimental.

A septicemia geralmente causa leucopenia acentuada, neutropenia e desvio à esquerda degenerativo.

Animais que foram a óbito com a doença induzida experimentalmente e de ocorrência natural têm altos níveis de aglutinação do anticorpo contra *H. somni*, mas não de anticorpo fixador de complemento. Como a septicemia pode ocorrer mesmo com altos níveis de anticorpos séricos, levantou-se a hipótese de que a formação de complexos antígeno-anticorpo pode contribuir para o desenvolvimento de vasculite. É possível que a exposição prévia à infecção por *H. somni* seja necessária para a ocorrência de MET típica. A inoculação de bezerros privados de colostro com *H. somni* causa septicemia, mas não produz lesões típicas de MET. Isso sugere que a doença pode ser um exemplo de reação de hipersensibilidade tipo III ou doença do soro.

O microrganismo pode causar doença inflamatória no trato genital das vacas ou simplesmente colonizar a mucosa genital saudável. Vaginite, cervicite e endometrite foram associadas à infecção por *H. somni*. Experimentalmente, o microrganismo pode ser embriocida, o que indica um possível papel na mortalidade embrionária precoce. Abortamentos esporádicos têm sido relatados após septicemia e placentite, sendo esta última caracterizada por trombose e vasculite, como observado com MET e pneumonia por *Histophilus*.[3]

Achados clínicos

A variedade de Achados clínicos associados à infecção por *H. somni* em bovinos mudou notavelmente nas últimas décadas. Historicamente, a MET era a principal forma da doença. No entanto, menos casos desta apresentação estão sendo diagnosticados atualmente, enquanto muitos outros casos de outras formas da doença estão se tornando prevalentes.

Meningoencefalite trombótica

Na MET é comum que muitos animais sejam afetados em poucos dias ou ao mesmo tempo, mas também podem ocorrer casos isolados. Alguns animais afetados podem ser encontrados mortos sem quaisquer sinais premonitórios e muitas vezes este pode ser o primeiro sinal de doença no grupo.

Na forma aguda mais comum, na qual geralmente há envolvimento neurológico, o bovino pode ser encontrado em decúbito lateral ou esternal e não ser capaz de se levantar. A temperatura geralmente é elevada até 41 a 42°C, mas pode ser normal em alguns casos. A depressão é comum, os olhos geralmente estão parcial ou totalmente fechados e pode estar presente cegueira unilateral ou bilateral. Originalmente, a doença era chamada de "síndrome do dormidor", uma vez que os olhos estavam parcialmente fechados. O animal em decúbito que tenta ficar de pé pode ter dificuldade considerável e apresentar ataxia óbvia e fraqueza. Outros animais que são capazes de ficar em posição quadrúpede quando tentam andar emboletam os membros pélvicos, apresentam ataxia e geralmente caem depois de andar uma curta distância. Na posição de decúbito, ocorrerão opistótono, nistagmo, tremores musculares, hiperestesia e, ocasionalmente, convulsões, mas a ênfase está na fraqueza muscular e paralisia em vez dos sinais de irritação. Também pode ocorrer otite média com meningite concomitante.

A MET é fatal em 8 a 12 h se não tratada quando os primeiros sinais forem percebidos. Os bovinos acometidos tratados antes de entrarem em decúbito comumente se recuperam em 6 a 12 h, o que é uma característica clínica importante da doença. Uma vez em decúbito, particularmente com envolvimento neurológico óbvio, o animal afetado vai morrer apesar do tratamento ou vai permanecer em decúbito e deteriorar-se ao longo de um período de vários dias. Em geral, isso resulta em complicações secundárias, como pneumonia e escaras de decúbito.

As *lesões oculares* consistem em focos de hemorragia retiniana e acúmulos de exsudato que aparecem como "tufos de algodão". Embora essas lesões fúndicas não estejam presentes em todos os bovinos afetados por *H. somni*, elas são uma ajuda valiosa para o diagnóstico. O microrganismo foi isolado dos sacos conjuntivais de bovinos em confinamento afetados por conjuntivite.

A *otite em bovinos em confinamento* também tem sido atribuída ao microrganismo. As orelhas geralmente estão baixas e os animais afetados parecem deprimidos. Foi descrita uma combinação de otite e meningite em bovinos jovens associada ao microrganismo.

A *sinovite* é caracterizada pela distensão das cápsulas articulares, geralmente das principais articulações móveis, como as articulações do tarso e do joelho, mas qualquer articulação pode estar envolvida. Dor e claudicação são apenas leves; quando tratada precocemente, a sinovite se resolve em poucos dias. Em alguns casos, há claudicação acentuada e uma preferência por decúbito associado a hemorragias musculares. O microrganismo foi isolado de um bezerro com abscesso em úraco.

Doença respiratória

Os achados clínicos da forma respiratória da doença, diagnosticada com maior frequência nas últimas décadas, não foram claramente descritos. É improvável que existam características clínicas distintas. A maioria dos bezerros confinados com pleurite atribuível a *H. somni* morre na baia sem nunca ter sido tratado.

Inquéritos epidemiológicos da mortalidade de bezerros desmamados atribuíveis a pneumonia e pleurite associadas a *H. somni* sugerem que a morte por pneumonia ocorreu durante as primeiras 5 semanas após a chegada ao local de confinamento. A mediana do início da doença fatal por pneumonia foi no dia 12 e para miocardite e pleurite no dia 22. Suspeitar de pneumonia e pleurite em bovinos confinados que foram tratados sem sucesso para doença respiratória bovina nos últimos dias. Laringite, traqueíte, pleurite e pneumonia podem ocorrer isoladamente ou em combinação com a forma neurológica aguda da doença. A laringite é caracterizada clinicamente por dispneia grave, respiração pela boca e estertor. Pode ocorrer conjuntivite semelhante à observada na rinotraqueíte infecciosa bovina (IBR) e é necessário o isolamento do microrganismo dos suabes oculares para o diagnóstico definitivo. Já foi previamente descrita a orquiepididimite crônica supurativa em um bezerro do qual *H. somni* foi isolado.

Miocardite

Na forma miocárdica da doença, os animais afetados podem ser encontrados mortos sem que nenhuma doença prévia tenha sido registrada ou podem ter sido tratados para doença respiratória nas semanas anteriores, com resposta variável. Se observados precocemente no curso da miocardite, os achados clínicos mais comuns são febre e depressão. Com estágios avançados de miocardite, ocorrem intolerância ao exercício, respiração oral e protrusão da língua. Os animais afetados podem entrar em colapso e morrer enquanto são transferidos de seu local para a baia do hospital no confinamento. A maioria dos animais com miocardite tem história prévia de tratamento para febre indiferenciada e depressão nos últimos 10 a 14 dias. Quando devolvidos aos currais, eles podem ser encontrados mortos ou em dificuldade respiratória grave.

O *timpanismo por gás livre crônico* é um achado não raro em casos naturais e ocorre frequentemente na doença experimental.

Patologia clínica

Hematologia

Na maioria dos casos, há mudanças na contagem total e diferencial de leucócitos. Leucopenia e neutropenia podem estar presentes em casos graves; naqueles menos graves, é mais comum a neutrofilia com desvio à esquerda. No líquido cefalorraquidiano, a contagem total de células está acentuadamente maior e os neutrófilos predominam. O teste de globulina de Pandy no líquido cefalorraquidiano é fortemente positivo em geral. No líquido sinovial, a contagem total de células também aumenta e há predomínio de neutrófilos.

Cultura do microrganismo

O microrganismo pode ser cultivado a partir de sangue, líquido cefalorraquidiano, líquido sinovial, urina, cérebro, rim e fígado e, menos comumente, de líquido pleural e lavados traqueais. In vivo, o *H. somni* foi isolado com maior frequência do líquido de lavado broncoalveolar do que de suabes nasofaríngeos.[3] A cultura de *H. somni* é pouco sensível, uma vez que o microrganismo é frágil e fastidioso. As amostras coletadas devem ser enviadas em tempo hábil usando meios de transporte especiais e sob refrigeração. O crescimento de *H. somni* é lento, requerendo pelo menos 48 a 72 h em meio de cultura seletivo e incubado na presença de 10% de CO_2. A terapia antimicrobiana prévia pode diminuir ainda mais as chances de recuperação bem-sucedida do microrganismo de um animal infectado. A técnica de reação em cadeia da polimerase (PCR) é um método mais sensível para detecção da bactéria do que cultura bacteriana e imunoquímica. A interpretação de um resultado positivo da cultura é complicada pela ocorrência comum de portadores assintomáticos. Apenas é considerado confirmatório o isolamento de grande número de *H. somni*, idealmente em cultura pura obtida de uma lesão.[3]

Sorologia

Bovinos com doença experimental ou natural apresentam altos níveis de anticorpo aglutinante anti-*H. somni*. Os animais recuperados são positivos para o teste de fixação do complemento (TFC) dentro de 10 dias após a infecção e a titulação começa a diminuir para níveis baixos 30 dias após a infecção.

Está disponível um teste de microaglutinação, mas este detecta preferencialmente o anticorpo IgM, uma classe de anticorpos normalmente de reação cruzada com outros membros da família Pasteurellaceae. A reação imunológica cruzada pode explicar por que a maioria dos bovinos são positivos em microaglutinação na ausência de história de doença de *H. somni* ou sinais clínicos relacionados. A identificação da presença de IgG2 por ELISA é mais específica, no entanto, não há diferença significativa na titulação sérica de IgG_2 entre animais com cultura negativa ou positiva, mas assintomáticos.

Propôs-se que a soroconversão também poderia ocorrer em animais portadores assintomáticos infectados.[3]

Um teste de *imunoblot* pode detectar resposta imune após abortamento experimental, pneumonia experimental ou vacinação com vacina morta. Também é capaz de distinguir entre animais com resposta imune como resultado de doença ou vacinação com o microrganismo e aqueles animais portadores assintomáticos, negativos ao cultivo ou infectados com bactérias estreitamente relacionadas.

Amostras pareadas de soro obtidas durante a fase aguda e de convalescença podem ser úteis retrospectivamente.

Achados de necropsia

As lesões características da MET são infartos hemorrágicos em qualquer parte do cérebro e da medula espinal. Estes geralmente são múltiplos e sua coloração varia de vermelho vivo a castanho, e o diâmetro varia de 0,5 a 3 cm. A meningite cerebral pode ser focal ou difusa e o líquido cefalorraquidiano geralmente é turvo e levemente xantocrômico. Hemorragias podem também estar presentes no miocárdio, músculos esqueléticos, rins e superfícies serosas do trato gastrintestinal.

Pode haver petéquias e edema das membranas sinoviais das articulações. Há quantidade excessiva de líquido sinovial, que geralmente é turvo e pode conter filamentos de fibrina. A cartilagem articular normalmente não é afetada.

O acometimento pulmonar é caracterizado por broncopneumonia fibrinopurulenta, embora os aspectos posteriores do pulmão possam ser edematosos e apresentar consistência emborrachada. Histologicamente, há bronquiolite fibrino-supurativa acompanhada de preenchimento dos alvéolos com fibrina, neutrófilos e macrófagos. Fibrose peribronquiolar e bronquiolite obliterante, fibrose interlobular e trombose de linfáticos interlobulares e pleurais se desenvolvem em casos crônicos. É encontrada inflamação fibrinosa ou serofibrinosa do peritônio, pericárdio ou pleura em mais de 50% dos casos. Pode haver ulceração focal e inflamação fibrinonecrosante que se estende da faringe para a traqueia. Também foi relatada traqueíte polipoide.

Histologicamente observam-se vasculite e trombose, com ou sem infarto, e um componente celular composto quase inteiramente de neutrófilos em todos os tecidos onde ocorre a localização, especialmente coração, mas também placenta em caso de abortamento.[3] Os abscessos miocárdicos podem se desenvolver e são mais comuns na parede livre do ventrículo esquerdo, particularmente nos músculos papilares.

Amostras para confirmação do diagnóstico

- Bacteriologia: cultura de lesões cerebrais/meninges e articulares; pulmão, baço, coração (cultura, PCR)
- Histologia: cérebro, pulmão, coração, rim, membrana sinovial fixada em formol (microscopia óptica, imuno-histoquímica).

Diagnóstico diferencial

A *meningoencefalite trombótica* atribuível ao *Histophilus somni* é caracterizada por início súbito de fraqueza, ataxia, depressão, febre, aumento de articulações e morte rápida em 12 a 24 h. Há mudanças marcantes na contagem de células do líquido cefalorraquidiano e do leucograma. Há resposta rápida ao tratamento nos estágios iniciais.

Na *polioencefalomalacia*, cegueira, temperatura normal, nistagmo, opistótono e convulsões são comuns.

Na *meningoencefalite* por *Listeria*, há paralisia facial unilateral com desvio da cabeça e pescoço e temperatura normal ou levemente aumentada. O líquido cefalorraquidiano na listeriose geralmente contém número aumentado de células mononucleares.

A *infecção por Mycoplasma bovis* pode causar poliartrite, otite média em bezerros e, em casos raros, meningoencefalite.

A *hipovitaminose A* em bovinos jovens dos 6 aos 12 meses de idade é caracterizada pelo aparecimento súbito de convulsões a curto prazo e síncope que dura de 10 a 30 s, durante as quais podem morrer, mas a partir dos quais se recuperam com maior frequência. Exercícios, como caminhar do pasto para a fazenda, comumente precipitarão as convulsões. A visão pode estar levemente comprometida, mas geralmente está presente o reflexo da ameaça.

Pneumonia e pleurite associadas a *H. somni* não podem ser distinguidas clinicamente das outras causas comuns de pneumonia em bovinos e o diagnóstico geralmente é feito na necropsia.

Miocardite atribuível a *H. somni* pode causar morte súbita ou insuficiência cardíaca congestiva, o que exigirá um exame de necropsia para o diagnóstico.

Tratamento

Bovinos com MET devem ser tratados com antimicrobianos assim que os sinais clínicos forem óbvios. O florfenicol – um análogo do tianfenicol – na dose de 20 mg/kg de peso corporal, intramuscular (IM), repetida 48 h depois, é eficaz no tratamento da febre aguda indiferenciada em bezerros confinados e pode ser o antimicrobiano de escolha se a infecção por *H. somni* for uma das principais causas de mortalidade em bezerros confinados. Oxitetraciclina diária a 20 mg/kg de peso corporal, intravenosa (IV), durante 3 dias é eficaz quando o tratamento é iniciado dentro de poucas horas após o início dos sinais clínicos. O prognóstico em bovinos em decúbito é desfavorável, mas pode ser tentado o tratamento por 2 a 4 dias. A falta de resposta após 3 dias de tratamento geralmente indica a presença de lesões irreversíveis. As MIC de 33 agentes antimicrobianos para *H. somni* indicaram alta suscetibilidade *in vitro* à penicilina G, ampicilina, colistina e novobiocina; a oxitetraciclina também revelou alta atividade. Uma vez que a doença tenha sido reconhecida em um grupo, todos os animais em contato devem ser observados de perto pelos próximos 7 a 10 dias para detectar novos casos nos estágios iniciais, a fim de que o tratamento precoce possa ser instituído. Os tratamentos de pneumonia e pleurite atribuíveis a *H. somni* são os mesmos para doença respiratória bovina indiferenciada aguda.

Tratamento e controle
Tratamento
- Oxitetraciclina: 20 mg/kg IV a cada 24 h por ao menos 3 dias (R-2)
- Florfenicol: 20 mg/kg IM a cada 48 h (R-2).

Controle
- Vacina contra a bacterina de *H. somni*
- Florfenicol: 40 mg/kg IM como tratamento único
- Oxitetraciclina: formulação de longa duração, 20 mg/kg IM como tratamento único.

Controle

Não estão disponíveis procedimentos de controle satisfatórios, uma vez que a patogênese e a epidemiologia da doença não são bem compreendidas. Quando é encontrado um surto da forma nervosa da doença, a vigilância constante e o tratamento precoce provavelmente são os meios mais econômicos e eficazes de controle.

Terapia antimicrobiana metafilática

O tratamento metafilático com antibióticos após a entrada no confinamento é amplamente utilizado para controlar a doença respiratória bovina (DRBI) indiferenciada e mostrou reduzir a morbidade e a mortalidade associadas a esse complexo de doenças.[7,8] São escassas as evidências que apoiam o uso profilático ou metafilático de antimicrobianos para reduzir a taxa de ocorrência e a mortalidade diretamente associadas à infecção por *H. somni*. A medicação em massa com oxitetraciclinas de ação prolongada não reduziu o risco de mortalidade por histofilose, mas reduziu os riscos de morbidade e mortalidade por doença respiratória bovina em 14% e 71%, respectivamente.[2]

Vacinação

As vacinas estão disponíveis para uso na América do Norte e são indicadas principalmente para proteção contra MET, mas não para as outras formas de histofilose; sua eficácia é incerta.[9] Uma bacterina é imunogênica e protegerá o rebanho vacinado contra a forma nervosa da infecção produzida pela inoculação IV e intracisternal do microrganismo. São recomendadas duas injeções da bacterina administradas por via subcutânea (SC) com 2 a 3 semanas de intervalo. Ensaios de campo controlados indicam que a bacterina reduz as taxas de morbidade e mortalidade da doença do sistema nervoso em bovinos vacinados em comparação com animais não vacinados. No entanto, a eficácia da bacterina tem sido difícil de avaliar porque a incidência da doença que ocorre naturalmente em animais-controle não vacinados geralmente é baixa e pode não ser significativamente maior do que em animais vacinados.

A eficácia de uma bacterina de *H. somni* para reduzir a mortalidade foi avaliada em bezerros de corte vacinados imediatamente após a chegada ao confinamento. A vacina não teve efeito significativo sobre a mortalidade geral bruta, mas parece reduzir a taxa de incidência de doença fatal durante os primeiros 2 meses no confinamento, quando o risco de início da doença fatal foi maior. Quando as mortalidades que não se associam com *H. somni* foram removidas da análise, a taxa de mortalidade em vitelos machos foi reduzida em cerca de 17% no grupo vacinado. Uma segunda vacinação 2 semanas após a chegada não reduziu o risco de mortalidade.

A vacinação de bezerros confinados na chegada com uma leucotoxina geneticamente atenuada de *M. haemolytica* combinada com extratos bacterianos de *H. somni* aumentou os títulos de anticorpos séricos para ambos os microrganismos e reduziu a DRBI aguda. No entanto, não se sabe que proporção da doença respiratória foi atribuída a *H. somni*. A vacinação de bezerros duas vezes com bacterina morta de célula inteira reduziu os efeitos clínicos e patológicos da pneumonia por *H. somni* induzida experimentalmente. Bezerros vacinados uma vez foram protegidos de forma incompleta.

Não existem evidências publicadas que indiquem que a vacinação de bezerros confinados com qualquer uma das vacinas disponíveis contra *H. somni* antes ou depois da entrada no confinamento fornecerá proteção contra as várias formas de doença clínica, particularmente os tipos respiratório e miocárdico descritos anteriormente.[9] O complexo da doença está ocorrendo em bezerros confinados apesar da vacinação. Um programa de vacinação racional consistiria em vacinar bezerros pelo menos duas vezes, com 2 a 4 semanas de intervalo, e a segunda vacinação ocorrendo pelo menos 2 semanas antes da entrada no confinamento.

LEITURA COMPLEMENTAR
Corbeil LB. Histophilus somni host-parasite relationships. Anim Health Res Rev. 2008; 8:151-160.
Kwiecien JM, Little PB. Haemophilus somnus and reproductive disease in the cow: a review. Can Vet J. 1991; 32:595-601.
Miller RB, Lein DH, McEntee KE, et al. Haemophilus somnus infection of the reproductive tract: a review. J Am Vet Med Assoc. 1983; 182:1390-1392.
Pérez DS, Pérez FA, Bretschneider G. Histophilus somni: pathogenicity in cattle. An update. An Vet (Murcia). 2010; 26:5-21.
Sandal I, Inzana TJ. A genomic window into the virulence of Histophilus somni. Trends Microbiol. 2009; 18:90-99.
Siddaramppa S, Inzana TJ. Haemophilus somnus virulence factors and resistance to host immunity. Anim Health Res Rev. 2004;5:79-93.

REFERÊNCIAS BIBLIOGRÁFICAS
1. Sandal I, Inzana TJ. Trends Microbiol. 2010;18:90.
2. Pérez DS, et al. An Vet (Murcia). 2010;26:5.
3. Corbeil LB. Anim Health Res Rev. 2007;8:151.
4. Elswasifi SF, et al. Vet Res. 2012;43:49.
5. Sandal I, et al. J Bacteriol. 2007;189:8179.
6. O'Toole D, et al. Vet Pathol. 2009;46:1015.
7. Nickel JS, White BJ. Vet Clin North Am Food A. 2010; 26:285.
8. Taylor JD, et al. Can Vet J. 2010;51:1351.
9. Larson RL, Step DL. Vet Clin North Am Food A. 2012;28:97.

Septicemia e meningoencefalite trombótica em ovelhas associadas ao *Histophilus somni*

Sinopse
- Etiologia: *Histophilus somni* (anteriormente *Haemophilus agni*, *Histophilus ovis*)
- Epidemiologia: ocorrência cosmopolita, mas não é uma doença comum. Nos rebanhos afetados, os casos ocorrem ao longo de várias semanas para resultar em mortalidade significativa da população
- Achados clínicos: doença aguda, sendo que ovelhas afetadas são comumente encontradas mortas. Septicemia, poliartrite e ocasionalmente meningite, principalmente em cordeiros de 4 a 7 meses de idade
- Achados de necropsia: hemorragia múltipla em toda a carcaça. Necrose hepática focal. Poliartrite, meningoencefalite
- Confirmação do diagnóstico: isolamento do microrganismo
- Tratamento e controle: oxitetraciclina.

Etiologia

O *Histophilus somni* é da família Pasteurellaceae. Esse microrganismo, anteriormente conhecido como *Haemophilus agni* e *Histophilus ovis*, foi isolado de ovelhas, ovelhas *bighorn* e bisontes com muitas condições piogênicas diferentes, incluindo septicemia, poliartrite, meningoencefalite trombótica (MET), piemia generalizada, metrite, mastite, abortamento, mortalidade neonatal e epididimite.[1]

Epidemiologia

A doença associada a *H. somni* em ovinos tem ocorrência cosmopolita, mas não é comum. A apresentação mais comum é claudicação e septicemia em cordeiros de 4 a 7 meses, mas a infecção por esse microrganismo também pode resultar em poliartrite em cordeiros de 1 a 4 semanas de idade. A taxa de morbidade varia entre os surtos, mas a taxa de casos fatais é de provavelmente 100%, a menos que o tratamento seja instituído, e a taxa de mortalidade da população pode se aproximar dos 10%. Os surtos podem durar várias semanas; dentro de um lote, os casos da doença ocorrem esporadicamente, mas por um longo período.

Em alguns surtos, tanto em cordeiros quanto em ovelhas adultas, a meningoencefalite é a principal apresentação e os achados clínicos e patológicos são semelhantes aos da meningoencefalite tromboembólica em bovinos. O método de transmissão é desconhecido, mas a doença não parece se espalhar pelo contato e não pode ser reproduzida por exposição oral, nasal ou conjuntival ao microrganismo. Estresse ambiental ou outro tipo de estresse pode ser um fator predisponente. O *H. somni* foi isolado da mucosa genital de cabras em contato com rebanhos de ovelhas, mas seu papel na transmissão desse microrganismo não foi esclarecido.[2]

Patogênese

O microrganismo coloniza a mucosa do trato respiratório e reprodutivo e invade para produzir septicemia e disseminação de trombose bacteriana, levando à vasculite focal grave.

Achados clínicos

Ovelhas afetadas são encontradas mortas com frequência. Depressão, febre alta (42°C), relutância em se movimentar e colapso com o movimento são os sinais clínicos óbvios, e os cordeiros afetados podem morrer 12 h após ficarem doentes. Os cordeiros que sobrevivem por mais de 24 h desenvolvem artrite grave com aumento palpável no fluido articular e calor nas articulações. Eles geralmente estão em decúbito e aqueles com meningoencefalite apresentam hipersalivação, convulsões e opistótono. O curso clínico é curto.

Patologia clínica

A hematologia e a bioquímica do sangue não são comumente realizadas em razão da natureza aguda da doença e da disponibilidade de carcaças para a necropsia. Inicialmente há leucopenia e neutropenia, com neutrofilia e desvio à esquerda em casos mais prolongados. A contagem total de células é elevada no líquido cefalorraquidiano e no líquido articular, que também podem ser cultivadas para o microrganismo. Anticorpos detectados por fixação do complemento persistem por aproximadamente 3 meses em animais que sobrevivem.

Achados de necropsia

Na necropsia, a característica mais marcante é a presença de múltiplas hemorragias em toda a carcaça. Necrose hepática focal cercada por uma zona de hemorragia também é um achado constante. Os cordeiros que morrem nos estágios iniciais da doença apresentam alterações articulares mínimas, mas aqueles que sobrevivem por mais de 24 h desenvolvem artrite fibrinopurulenta. Histologicamente, a doença é uma trombose bacteriana disseminada que leva a vasculite focal grave. Essa mudança é mais aparente no fígado e nos músculos esqueléticos. Casos mais prolongados podem ter hemorragias nas leptomeninges e focos de necrose liquefativa na junção branco-acinzentada de hemisférios cerebrais, núcleos cinzentos basais e tálamo. Microscopicamente, esses focos exibem necrose supurativa e trombose vascular, com colônias bacterianas no interior dos abscessos.[3]

Amostras para confirmação do diagnóstico

- Bacteriologia: suabes de fluido articular, fígado, fluido meníngeo para cultura e reação em cadeia da polimerase (PCR)
- Histologia: fígado e cérebro fixados em formol para histologia e imunoquímica.

> **Diagnóstico diferencial**
> Em razão da natureza aguda da doença clínica, é provável que a doença seja confundida com septicemia aguda associada a E. coli ou P. trehalosi e com enterointoxicação. As lesões hepáticas características e a histologia servem para identificar a doença, e o diagnóstico final depende do isolamento do microrganismo.

Tratamento e controle

Antimicrobianos, como tetraciclinas ou tilmicosina[4], precisam ser administrados precocemente no curso da doença para que sejam efetivos. Devido à natureza aguda da enfermidade, a vacinação provavelmente é o único método satisfatório de controle. Embora não haja indicação, a imunidade à vacina após um surto de campo parece ser sólida. O tratamento em massa com tetraciclinas de ação prolongada do grupo de ovelhas sob risco é uma estratégia possível para reduzir a ocorrência de novos casos.

LEITURA COMPLEMENTAR

Corbeil LB. Histophilus somni host–parasite relationships. Anim Health Rev. 2008;8:151-160.
Radostits O, et al. Focal symmetrical encephalomalacia. In: Veterinary Medicine: A Textbook of the Diseases of Cattle, Horses, Sheep, Goats and Pigs. 10th ed. London: W.B. Saunders; 2007:997-998.

REFERÊNCIAS BIBLIOGRÁFICAS

1. Corbeil LB. Anim Health Rev. 2008;8:151.
2. Janosi K, et al. Vet Micro. 2009;133:383.
3. Romero A, et al. Veterinaria. 2013;49:38.
4. Blackall PJ, et al. Aust Vet J. 2007;85:503.

Piemia do carrapato em cordeiros (estafilococose enzoótica dos cordeiros)

> **Sinopse**
> - Etiologia: infecção por Anaplasma (Ehrlichia) phagocytophila predispõe à infecção por Staphylococcus aureus
> - Epidemiologia: doença de cordeiros jovens que ocorre em áreas habitadas por Ixodes ricinus
> - Achados clínicos e achados de necropsia: septicemia e subsequente abscedação em órgãos internos
> - Confirmação do diagnóstico: isolamento do microrganismo
> - Tratamento: antimicrobianos de ação prolongada
> - Controle: controle de carrapato.

Etiologia

A doença tem etiologia complexa e resulta de septicemia produzida por Staphylococcus aureus predisposta por infecção por Anaplasma (Ehrlichia) phagocytophila, transmitida por Ixodes ricinus.

Epidemiologia

A doença enzoótica foi registrada apenas no Reino Unido e ocorre somente em áreas montanhosas que são habitat para o carrapato I. ricinus. A doença ocorre na primavera e no início do verão. A incidência anual varia com o ano e entre fazendas. Em média, 5% dos cordeiros em risco são afetados, mas em algumas fazendas a incidência pode chegar a 29% em alguns anos.

Em áreas enzoóticas, a doença tem importância econômica considerável e foi declarada como região que afeta até 300 mil cordeiros todos os anos, a maioria dos quais morrem ou deixam de ser rentáveis.

Patogênese

Estudos experimentais e epidemiológicos estabeleceram uma relação clara entre a infecção por A. phagocytophila – o agente da febre transmitida por carrapatos – e a suscetibilidade à infecção por S. aureus. O papel do carrapato está na transmissão de A. phagocytophila, que produz ondas de bacteriemia detectáveis por reação em cadeia da polimerase (PCR) quantitativa já em 1 dia após a infecção experimental.[1]

A infecção por A. phagocytophila produz linfocitopenia significativa, que se desenvolve 6 dias após a infecção e afeta todos os subconjuntos de linfócitos T e B, e também neutropenia prolongada com duração de 2 a 3 semanas combinada com trombocitopenia. Até 70% dos neutrófilos são parasitados desde o início da parasitemia e têm função prejudicada, e os cordeiros com febre transmitida por carrapatos têm suscetibilidade muito maior à infecção experimental por S. aureus do que os cordeiros não infectados. Não se considera que os carrapatos forneçam necessariamente portas de entrada, nem sejam portadores principais da infecção por S. aureus, embora sejam importantes nesse aspecto. O S. aureus pode entrar através de muitas fontes e há alta incidência de cordeiros portadores da mesma infecção na mucosa nasal nos rebanhos afetados.

Achados clínicos e achados de necropsia

Os cordeiros com 2 a 10 semanas de idade são afetados. Eles podem morrer rapidamente de septicemia ou apresentar sinais de localização da infecção. Clinicamente, isso é mais evidente em infecções que se localizam nas articulações ou nas meninges para se manifestarem como artrite ou meningite, mas os abscessos no exame *post mortem* podem ser encontrados em qualquer órgão, incluindo pele, músculos, bainhas do tendão, articulações, vísceras e cérebro.

Tratamento e controle

O tratamento da doença estabelecida tem valor limitado e os esforços devem ser direcionados à prevenção ou ao alívio da infecção precoce durante a fase bacteriêmica.

O uso estratégico de antibióticos de ação prolongada mostrou êxito a esse respeito. Em fazendas com doença enzoótica, a penicilina benzatina administrada com 3 semanas de vida resultou em redução acentuada na incidência de doença clínica subsequente. O uso de tetraciclinas de ação prolongada tem a vantagem adicional de proteger contra a infecção pelo agente da febre transmitida por carrapatos e pela infecção por S. aureus. Dois tratamentos de cordeiros, o primeiro entre 1 e 3 semanas de idade e o segundo entre 5 e 7 semanas, mostraram resultar em redução significativa na morbidade e mortalidade. Além disso, o tratamento foi acompanhado por aumento de ganho de peso.

O controle de carrapatos por imersão dos cordeiros ou pelo uso de inseticida *pour-on* reduz significativamente a incidência de doenças clínicas e aumenta o ganho de peso de cordeiros clinicamente normais. Uma combinação de tratamento com antibiótico e acaricida pode ser a mais efetiva e, em um teste, reduziu as perdas de 10,3% para 0,6%. A incidência de carrapatos será reduzida mergulhando o rebanho inteiro em acaricida na primavera, embora isso não erradique completamente a infestação por carrapatos.

A infecção por *S. aureus* também é registrada em associação com a infestação de carrapatos em camelos na Arábia Saudita.

LEITURA COMPLEMENTAR

Woldehiwet Z. The natural history of Anaplasma phagocytophilum. Vet Parasitol. 2010;167:108-122.

REFERÊNCIA BIBLIOGRÁFICA

1. Thomas RJ, et al. J Comp Path. 2012;147:360.

Pasteurelose septicêmica em bovinos (septicemia hemorrágica)

Etiologia

A septicemia hemorrágica (SH) está associada principalmente a dois sorotipos específicos de *P. multocida*, um cocobacilo aeróbico Gram-negativo da família Pasteurellaceae. O sorotipo asiático é designado B:2 e o sorotipo africano E:2 pelo sistema Carter-Heddlestone, correspondendo a 6:B e 6:E pelo novo sistema Namioka-Carter. A letra denota o antígeno capsular e o número, o antígeno somático. Outros sorotipos – A:1, A:1,3, A:3, A:4, B:1, B:2,5 e outros – foram ocasionalmente isolados de surtos de SH.[1] O sorotipo E:2 até agora só foi recuperado na África, enquanto o sorotipo B:2 foi isolado de casos em outros continentes, mas também no Egito e no Sudão.

Embora a *P. multocida* não sobreviva prontamente no meio ambiente, acredita-se que possa sobreviver por horas e provavelmente dias em solo úmido e água.

Epidemiologia

Ocorrência

A septicemia hemorrágica é uma doença septicêmica aguda fatal que afeta predominantemente búfalos e bovinos. Foram relatados surtos ocasionais entre suínos e menos frequentes entre ovinos, caprinos e bisontes. Foram relatados casos acidentais em equinos, burros, elefantes, iaques e camelos.[2]

A SH é considerada economicamente importante na Ásia, na África e no Oriente Médio, com maior incidência no Sudeste Asiático. Casos também foram registrados em países do sul da Europa e nos EUA, onde foram relatados surtos entre bisontes. Em regiões onde a doença é endêmica, causa perdas pesadas por morte e emergiu como a doença bacteriana economicamente mais importante após a erradicação bem-sucedida da peste bovina e a baixa mortalidade sustentada da febre aftosa.[1] A SH está listada na lista B da Organização Mundial da Saúde Animal (OIE), que inclui doenças transmissíveis consideradas de importância socioeconômica e/ou de saúde pública nos países e que são significativas no comércio internacional de animais e produtos de origem animal.[3]

Tanto as taxas de mortalidade quanto de morbidade variam entre 50 e 100% e os animais que se recuperam requerem longo período de convalescença. A morbidade dependerá do estado imunológico – adquirido naturalmente ou induzido pela vacinação – do rebanho. Quanto maior a porcentagem de animais imunes para não imunes, menor será a morbidade. Em áreas endêmicas, os animais adultos desenvolvem imunidade adquirida naturalmente e grandes surtos não ocorrem mais nessas áreas. A incidência da doença é reduzida significativamente nas áreas onde a vacina é usada.

Fatores de risco

Fatores de risco do animal

A enfermidade afeta predominantemente búfalos e bovinos, mas os búfalos são considerados mais suscetíveis à doença clínica. Essas espécies também representam os hospedeiros que são reservas mais importantes para o patógeno. Estima-se que em áreas endêmicas até 5% dos búfalos e bovinos sejam portadores e, portanto, potencialmente alberguem o patógeno.[1]

Todas as faixas etárias são suscetíveis à infecção, mas em regiões endêmicas, animais mais velhos previamente expostos ao patógeno podem apresentar anticorpos que fornecem alguma proteção. Nessas regiões, a faixa etária mais suscetível é de 6 meses a 2 anos de idade. A imunidade colostral de bezerros de vacas vacinadas contra septicemia hemorrágica atinge o seu pico entre 8 e 16 semanas de idade e declina. Não há diferença na suscetibilidade entre raças.

O estado imunológico e a saúde do animal individual e do rebanho são considerados fatores importantes na epidemiologia da SH. O estresse resultante do suprimento inadequado de alimentos, doença ou exaustão é considerado um fator predisponente importante para a doença clínica.[2]

Fatores de risco do patógeno

A *P. multocida* possui muitos fatores de virulência, que incluem cápsula, fímbrias e adesinas, proteínas da membrana externa (PME), endotoxinas (lipopolissacarídeo – LPS), sideróforos e uma série de enzimas extracelulares.[1] A endotoxina parece ser o mais importante fator de virulência responsável pela doença clínica. Os LPS dos sorogrupos B e E foram identificados como idênticos e a inoculação intravenosa (IV) com LPS dessas cepas permitiu a reprodução de doença clínica e morte em questão de horas, consistente com endointoxicação grave em búfalos asiáticos.[1] A síntese da enzima extracelular hialuronidase parece ser uma característica específica do sorotipo B:2, mas o significado da enzima para a virulência do patógeno não é conhecido.[1]

Fatores de risco do ambiente

Embora a doença clínica possa ocorrer em qualquer época do ano, o pastoreio próximo e as condições de umidade contribuem claramente para a disseminação da doença. Surtos da enfermidade são associados à frequência ao clima úmido durante a estação chuvosa.

Fatores de estresse como alimentação inadequada ou exaustão são considerados predisponentes importantes que não apenas aumentam a suscetibilidade à doença clínica, mas também estimulam a excreção da bactéria de animais infectados subclinicamente.

Durante os períodos de remissão, o microrganismo causador persiste nas mucosas das amígdalas e nasofaringe de animais portadores.

Transmissão

A transmissão de *P. multocida* ocorre por ingestão oral ou inalação, seja durante o contato direto entre indivíduos infectados e suscetíveis, ou por meio de fômites, como alimento contaminado ou água. A saliva dos animais afetados contém grande número de *Pasteurella* durante os primeiros estágios da doença. Embora a infecção ocorra por ingestão, o microrganismo não sobrevive na pastagem por mais de 24 h. Insetos que picam não parecerem vetores significativos.[2]

Patogênese

Acredita-se que a porta de entrada da infecção seja as amígdalas. Ocorre septicemia fulminante, associada ao material capsular do microrganismo e sua endotoxina. Nos casos agudos e hiperagudos, a morte ocorre 8 a 24 h após o aparecimento dos primeiros sinais clínicos. Os efeitos da septicemia são mais graves no trato respiratório, coração e trato gastrintestinal. Em bovinos e búfalos, há translocação rápida de bactérias do trato respiratório para sangue, fígado e baço, sugerindo que as bactérias são capazes de invadir através das camadas epiteliais da mucosa.

Achados clínicos

A doença é uma septicemia aguda, clinicamente caracterizada por início súbito de febre (41 a 42°C), seguida por salivação profusa, petéquias submucosas, depressão grave e morte em aproximadamente 24 h. Em locais de criação extensiva, os animais podem ser encontrados mortos sem que nenhum sinal clínico tenha sido observado. A localização pode ocorrer no tecido subcutâneo, resultando no desenvolvimento de aumentos de volume quentes e dolorosos ao redor da garganta, barbela, peito ou períneo, podendo haver dispneia grave se a respiração estiver obstruída. Nos últimos estágios de um surto, alguns animais afetados desenvolvem sinais de envolvimento pulmonar ou alimentar. A *P. multocida* pode ser isolada da saliva e da corrente sanguínea. A doença nos suínos é idêntica à dos bovinos.

Patologia clínica

Cultura e detecção de bactérias

O diagnóstico laboratorial ocorre por isolamento e identificação do agente etiológico. O microrganismo pode ser cultivado a partir do sangue ou do esfregaço nasal de um animal dentro de algumas horas após a morte. O sangue ou o suabe nasal durante a fase clínica da doença não são confiáveis, pois a septicemia é um evento terminal.[2] Em carcaças mais antigas, um osso longo é utilizado para cultura a partir da medula óssea. Testes bioquímicos e sorológicos são utilizados para identificação e sorotipagem de *P. multocida*. A sorotipagem pode ser feita por aglutinação rápida em lâmina, hemaglutinação indireta, imunodifusão em gel de ágar e contraimunoeletroforese.[4] A impressão digital de DNA e outras técnicas moleculares são adequadas para estudos epidemiológicos para rastrear um surto até sua origem.

Sorologia

Não é usada normalmente para diagnóstico em razão do curso hiperagudo e altamente fatal da doença; no entanto, títulos altos (1:160 ou mais) por hemaglutinação indireta (HAI) em animais contactantes sobreviventes são sugestivos de doença.[2]

Achados de necropsia

Na necropsia, os achados macroscópicos em geral são limitados a hemorragias petequiais generalizadas, particularmente sob as serosas, e edema dos pulmões e linfonodos. Podem estar presentes infiltrações subcutâneas de líquido gelatinoso e, em alguns animais, há lesões de pneumonia precoce e gastrenterite hemorrágica. Graus diferentes de envolvimento pulmonar variam de congestão generalizada a consolidação irregular ou extensa. O espessamento dos septos interlobulares pode ser proeminente. Os linfonodos da região torácica ficam aumentados e hemorrágicos. O isolamento das bactérias causadoras é mais bem tentado a partir de amostras de coração, sangue e baço.

Diagnóstico diferencial

Os diagnósticos diferenciais para septicemia hemorrágica incluem muitas outras condições que causam morte hiperaguda, algumas vezes sem sinais clínicos específicos:
- Carbúnculo sintomático
- Antraz
- Peste bovina
- Relâmpago
- Salmonelose aguda.

Casos mais prolongados com sinais de desconforto respiratório:
- Pasteurelose pneumônica (febre dos transportes, pneumonia enzoótica dos bezerros)
- Pneumonia intersticial atípica
- Micoplasmose.

Tratamento

Uma vez que os sinais clínicos se tornem aparentes, o tratamento é de pouca utilidade em razão do curso agudo/hiperagudo da doença.[2] Muitos antimicrobianos têm sido usados para tratar SH em bovinos e em outras espécies, incluindo tetraciclinas, penicilina e sulfonamidas, mas o monitoramento da suscetibilidade antimicrobiana das cepas de *P. multocida* associadas à SH revelou desenvolvimento gradual de resistência *in vitro*, particularmente contra as sulfonamidas.[1] Os tratamentos descritos na seção sobre pasteurelose pneumônica em bovinos também devem ser eficazes nesta doença. Seja qual for o antimicrobiano escolhido, é necessária uma dose de ataque intravenosa inicial para atingir as concentrações bactericidas no sangue o mais rápido possível.

Tratamento e controle

Terapia antimicrobiana
- Penicilina G sódica/potássica: 22.000 UI/kg inicialmente IV, depois IM a cada 12 h (R-2)
- Penicilina procaína: 22.000 UI/kg IM a cada 12 h ou 44.000 UI/kg IM a cada 24 h após a administração da dose de ataque IV de penicilina G sódica/potássica (R-2)
- Oxitetraciclina: 10 mg/kg inicialmente IV, depois IM a cada 24 h durante 4 dias (R-2)
- Trimetoprima [2,66 mg/kg] + sulfadoxina [13,33 mg/kg] inicialmente IV, depois IM a cada 12 h (R-2)
- Enrofloxacino:* 2,5 a 5 mg/kg SC a cada 24 h
- Ceftiofur sódico:* 1,2 a 2,2 mg/kg IV a cada 24 h
- Cloridrato de ceftiofur:* 2,2 mg/kg SC a cada 24 h, após a dose inicial de ataque de ceftiofur sódico.

Metafilaxia
- Tulatromicina: 2,5 mg/kg SC, dose única
- Florfenicol: 40 mg/kg SC, dose única
- Tilmicosina: 10 mg/kg SC, dose única
- Gamitromicina: 6 mg/kg SC, dose única
- Formulação de ação prolongada de oxitetraciclina: 20 mg/kg IM, dose única
- Enrofloxacino:* 7,5 a 12,5 mg/kg SC/IM, dose única (R-3)
- Danofloxacino:* 8 mg/kg SC, dose única (R-3)
- Ceftiofur* livre de ácido cristalino: 6,6 mg/kg SC, como tratamento único (R-3)

Vacinação
- Vacina SH inativada (R-1)**
- Vacina viva modificada (intranasal; R-1).**

*Classificados como antimicrobianos criticamente importantes em medicina humana e veterinária. O uso como tratamento de primeira linha é desencorajado.[5]
**O anticorpo colostral interfere na eficácia da vacina em bezerros.
IV: intravenoso; IM: intramuscular; SC: subcutâneo.

Controle

A septicemia hemorrágica pode ser erradicada de áreas não endêmicas pelo controle do movimento de animais, quarentena, rastreamento de contatos, abate de animais infectados e expostos e desinfecção do perímetro. Embora o tratamento possa ser bem-sucedido quando iniciado precocemente no curso da doença, estima-se que até 20% dos animais sobreviventes se tornem portadores inaparentes, criando assim um hospedeiro-reservatório.[2]

Em áreas endêmicas, a condição é controlada principalmente pela vacinação. Remover animais portadores identificados, evitar o estresse por meio do fornecimento de quantidade adequada de alimento e evitar a superpopulação – particularmente durante a estação chuvosa – podem reduzir ainda mais o risco de doença clínica e transmissão da infecção.

O tratamento de animais que estavam em contato com animais que apresentaram sintomatologia clínica pode ser adequado para limitar as taxas de morbidade e mortalidade durante um surto.[2]

Metafilaxia antimicrobiana

Embora o uso metafilático de antimicrobianos como controle de doenças seja discutível do ponto de vista do uso prudente de antimicrobianos, o tratamento de animais clinicamente saudáveis em contato durante um surto pode ser indicado e justificado pela alta taxa de letalidade, que é amplamente atribuível ao curso hiperagudo da doença.[2]

Vacinas

As vacinas contra SH são amplamente utilizadas em áreas endêmicas e são a única abordagem prática para prevenir a doença.[1] Inicialmente, foram utilizadas vacinas inativadas baseadas em bacterinas simples de *P. multocida*, às quais vários adjuvantes foram adicionados posteriormente para melhorar a resposta imune. As vacinas comumente usadas são as vacinas precipitadas com alumínio, as vacinas de gel de hidróxido de alumínio, as vacinas de óleo adjuvante (VOA) e as vacinas de multiemulsão (VME), que variam consideravelmente na duração da imunidade induzida e nos efeitos adversos. Vacinas precipitadas por alúmen são amplamente utilizadas. As bacterinas de caldo simples ou as vacinas de gel de hidróxido de alumínio e precipitadas por alúmen são administradas 2 vezes/ano, pois oferecem imunidade por 4 a 6 meses. As VOA proporcionam grau mais elevado e duração mais longa da imunidade – até 1 ano –, mas não são populares por serem difíceis de injetar e causarem reações tissulares locais e formação de abscessos no local da injeção. Para superar esse problema, uma VME de viscosidade mais fina foi desenvolvida para fornecer imunidade paralela à VOA.

Em geral, as vacinas inativadas são amplamente usadas em áreas endêmicas e são efetivas na redução da incidência da doença. As desvantagens dessas vacinas incluem curta duração da imunidade e altos custos de produção.[2]

A vacina aerossol contra a estirpe de gamo (estirpe B:3,4) desenvolvida no Mianmar é atualmente a única vacina com vírus vivo modificada (VVM) disponível. Segurança, eficácia e proteção cruzada dessa vacina foram testadas em bovinos jovens e búfalos em Mianmar, onde mais de 1,5 milhão de animais foram inoculados com a vacina entre 1989 e 1999. A dose recomendada de 2×10^7 microrganismos viáveis foi usada para o teste de eficácia. A administração de 100 vezes a dose recomendada para 50 bovinos e 39 búfalos foi inócua. Três de 3 búfalos foram protegidos 7 meses e 12 meses após a vacinação, 3 de 4 búfalos foram protegidos contra um desafio subcutâneo com sorotipo B:2, que matou 3 de 3 búfalos não vacinados; 12 meses depois de serem vacinados, 8 de 8 bovinos sobreviveram a um desafio com o sorotipo B:2 que matou 4 de 4 controles não vacinados. Os bovinos vacinados desenvolveram anticorpos séricos detectáveis pelo teste passivo de proteção de camundongos. Testes de hemaglutinação indireta em soro coletado de bovinos 10 dias e 5 semanas após a vacinação mostraram alta titulação de anticorpos. O soro de vacas vacinadas protegeu de forma cruzada camundongos imunizados passivamente contra a infecção com os sorotipos P. multocida E:2, F:3,4 e A:3,4. A vacinação por aerossol intranasal é segura, mesmo em doses muito altas, e não induz choque anafilático mesmo após vacinações repetidas. A vacina viva liofilizada é estável por no mínimo 3 anos em temperatura ambiente de 30 a 36°C e assim uma "cadeia fria", impraticável para muitas áreas endêmicas de SH, não é necessária para o armazenamento e transporte da vacina.

A Food and Agriculture Organization (FAO) analisou o desenvolvimento e uso da vacina de VVM em Mianmar e elogiou o uso intranasal da vacina viva B:3,4 como segura e potente, tendo sugerido que a tecnologia seja transferida para outros países. No entanto, nenhum outro país atualmente está usando a vacina com VVM.[2]

LEITURA COMPLEMENTAR

Shivachandra SB, Viswas KN, Kumar AA. A review of hemorrhagic septicemia in cattle and buffalo. Anim Health Res Rev. 2011;12:67-82.

Verma R, Jaiswal TN. Hemorrhagic septicemia vaccines. Vaccine. 1998;16:1184-1192.

REFERÊNCIAS BIBLIOGRÁFICAS

1. Shivachandra SB et al. Anim Health Res Rev. 2011; 12:67.
2. OIE. 2009 at: <http://www.oie.int/fileadmin/Home/eng/Animal_Health_in_the_World/docs/pdf/HAEMORRHAGIC_SEPTICEMIA_FINAL.pdf>; Accessed 20.01.14.
3. OIE. 2014 at: <http://www.oie.int/en/animal-health-in-the-world/the-world-animal-health-informationsystem/old-classification-of-diseases-notifiable-to-the-oie-list-b/>; Accessed 20.01.14.
4. OIE. 2008 at: <http://www.oie.int/fileadmin/Home/eng/Health_standards/tahm/2.04.12_HS.pdf>; Accessed 20.01.14.
5. World Organization for Animal Health. OIE list of antimicrobial agents of veterinary importance. 2013 <http://www.oie.int/fileadmin/Home/eng/Our_scientific_expertise/docs/pdf/OIE_List_antimicrobials.pdf>; Accessed 14.12.13.

Pasteurelose de ovinos e caprinos

Mannheimia (Pasteurella) haemolytica e *Bibersteinia trehalosi* são as principais causas de pasteurelose em ovinos e caprinos. Sob o antigo sistema de classificação, *M. haemolytica* foi classificada em dois biotipos, A e T, que foram subdivididos em sorotipos com base em diferenças antigênicas no polissacarídeo capsular:

- Os sorotipos do biotipo A atualmente são classificados como *Mannheimia haemolytica*, com exceção do sorotipo A11, que é uma espécie separada, *Mannheimia glucosida*
- A manifestação mais comum de *M. haemolytica* em ovelhas é a pasteurelose pneumônica, que ocorre em todas as idades
- A *M. haemolytica* é um invasor secundário e causa de morte na pneumonia enzoótica crônica em ovinos e caprinos, que é iniciada por *Mycoplasma ovipneumoniae*
- Infecções por *M. haemolytica* em ovinos também causam pasteurelose septicêmica em cordeiros jovens lactentes (que frequentemente ocorre em associação com pasteurelose pneumônica nos mesmos rebanhos) e mastite em ovelhas[1,2]
- Lesões palpáveis nos testículos de carneiros também têm sido associadas ao intenso crescimento de microrganismos do cluster de *Pasteurella*.[3] As lesões incluem epididimite, granulomas espermáticos, atrofia testicular e aderências entre a túnica vaginal e o escroto
- O *M. glucosida* compreende um grupo heterogêneo de microrganismos causadores de infecções oportunistas de ovinos, principalmente mastite[1,2]
- O biotipo T de *M. haemolytica* contém quatro sorotipos e agora é classificado como *Bibersteinia trehalosi*. Isolados de *B. trehalosi* que são positivos para leucotoxina A (LktA) são associados à doença septicêmica em ovinos desmamados
- As análises genéticas mostram que cepas bovinas e ovinas de *M. haemolytica* representam subpopulações geneticamente distintas que são especificamente adaptadas e provocam doenças em bovinos ou ovinos
- Essas análises também demonstram que a classificação tradicional baseada em características metabólicas carece de resolução e precisão para classificar os isolados de maneira confiável. Consequentemente, para pesquisas epidemiológicas confiáveis, elas devem ser incrementadas por técnicas moleculares, como a triagem 16 s de rRNA e LktA, utilizando ensaios de reação em cadeia da polimerase (PCR)[4]
- *P. multocida* é um patógeno respiratório incomum em ovinos em áreas temperadas, mas pode ser de maior importância em áreas tropicais.

Pasteurelose septicêmica de cordeiros

A pasteurelose septicêmica é uma doença de cordeiros jovens tipicamente associada a *M. haemolytica* biotipo A. Ocorre em cordeiros de 2 dias a 2 meses de idade, mas se apresenta mais comumente entre 2 e 3 semanas de idade. O cordeiro jovem é altamente suscetível a infecções pelo biotipo A, que progridem rapidamente das amígdalas e pulmões para septicemia fatal. O microrganismo também é um patógeno primário em cabritos. A pasteurelose septicêmica em cordeiros lactentes pode ocorrer como uma doença isolada, mas ocorre com maior frequência em conjunto com a pasteurelose pneumônica, com os cordeiros mais jovens sucumbindo aos primeiros e as ovelhas e cordeiros mais velhos com os últimos. Essa doença provavelmente não requer uma classificação separada, mas é mantida separada porque alguns surtos se manifestam apenas por septicemia em cordeiros.

Existe diferença significativa na incidência de morte por pasteurelose septicêmica em cordeiros entre os lotes infestados com *Ixodes ricinus* e rebanhos livres de *Ixodes*. Acredita-se que a imunossupressão da febre transmitida por carrapatos causada por *A. phagocytophilum* possa predispor à pasteurelose septicêmica. Os cordeiros que morrem geralmente têm 4 a 8 semanas de idade. A *B. trehalosi* também pode causar essa condição.[5]

Uma única injeção subcutânea de 10 mg/kg de tilmicosina ou injeção intramuscular (IM) de 20 mg/kg de oxitetraciclina é eficaz na prevenção da doença. A tulatromicina (2,5 mg/kg por via subcutânea [SC]), um macrolídeo semissintético, também pode ser um tratamento eficaz.[6]

A *P. multocida* é causa rara de doença septicêmica em cordeiros neonatos, mas pode ocorrer com altas taxas de morbidade e letalidade. Clinicamente, ocasiona uma síndrome que se assemelha a boca aquosa com salivação acentuada, distensão abdominal e curso clínico breve. No exame *post mortem*, há excesso de líquido peritoneal, pericárdico e pleural. A tetraciclina de ação prolongada profilática na dose de 100 mg por cordeiro impediu casos novos.

Mastite por Mannheimia em ovelhas

M. haemolytica, *M. glucosida* e *M. ruminalis* foram isoladas de casos de mastite hiperaguda ou gangrenosa aguda em ovinos.[1] A *M. haemolytica* é a causa mais comum de mastite em rebanhos produtores de carne. Ocorre no Canadá, EUA, Austrália, Nova Zelândia e Europa em ovelhas mantidas sob sistemas de criação que variam de pastagem aberta a galpões fechados e é uma das principais causas de mastite em ovelhas na Grã-Bretanha. Uma variedade de linhagens tipificadas e não tipificadas dentro do biotipo A é isolada, sendo o sorotipo A2 mais comum em casos de mastite aguda. A mastite é mais comum em ovelhas que amamentam cordeiros grandes com até 3 meses de idade. Existe alta diversidade entre os isolados de *Mannheimia*. Provavelmente ocorre transmissão horizontal por cordeiros lactentes, apoiada pela observação de que a prevalência de mastite associada a este microrganismo é menor em ovelhas leiteiras do que em rebanhos de carne.[7]

Pasteurelose pneumônica que afeta animais selvagens

Pasteurella e *Mannheimia* spp. foram isoladas de muitas espécies diferentes de animais selvagens, mas tem havido preocupação particular com surtos de pasteurelose pneumônica aguda fatal em carneiros selvagens (*Ovis canadensis*) após a mistura com ovelhas domésticas ou cabras selvagens. Esta parece ser uma doença polimicrobiana complexa, com *M. ovipneumoniae*, *M. haemolytica*, *B. trehalosi* positivas para LktA, *P. multocida*, vírus sincicial respiratório e vírus parainfluenza-3 isolados de casos naturais; há alguma discussão sobre qual agente é a causa primária.[8] O desafio experimental com *M. haemolytica* induzirá doença e os carneiros selvagens são particularmente suscetíveis a estirpes de biotipo A patogênicas (LktA positivas) adquiridas da mistura com ovelhas domésticas. Isso, juntamente com o estresse de altas densidades e escassez de alimentos, foi considerado importante na epidemiologia dessa doença. No entanto, carneiros selvagens não são naturalmente infectados com *M. ovipneumoniae* e tem sido proposta como uma explicação alternativa a disseminação desse agente de ovinos domésticos para populações vulneráveis de carneiros selvagens, o que aumenta sua suscetibilidade a *M. haemolytica*.[8] Se esse for o caso, a vacinação de ovinos domésticos contra *M. ovipneumoniae* pode ser uma maneira eficaz de reduzir a exposição e a doença em carneiros selvagens.

No entanto, embora as vacinas anteriores não tenham sido eficazes, doses repetidas de uma vacina experimental multivalente contendo os sorotipos A1 e A2 de *M. haemolytica* e sorotipo 10 de *B. trehalosi* protegeram as ovelhas selvagens contra um desafio experimental com *M. haemolytica* patogênica.[9]

Uma vacina morta comercial multivalente (OviPast Plus®) com cinco estirpes de *M. haemolytica* (A1, 2, 6, 7, 9) e quatro estirpes de *B. trehalosi* (T3, 4, 10, 15) está disponível no Reino Unido para a redução da mortalidade resultante da pasteurelose pneumônica em ovinos. No entanto, essa vacina não aumentou o ganho de peso nem reduziu os escores pulmonares em um estudo em sete rebanhos na Nova Zelândia.[10] Um fator de virulência primário de *Mannheimia* spp. é a LktA, que é tóxica para os leucócitos de ruminantes e provavelmente tem um papel importante na imunidade à doença causada por *Mannheimia* spp. Uma comparação da similaridade da LktA de *Mannheimia* spp. isolada de casos clínicos de mastite constataram que a LktA de *M. glucosida* pode ser uma candidata mais adequada para uma vacina monovalente do que a LktA de *M. haemolytica*.[11]

REFERÊNCIAS BIBLIOGRÁFICAS

1. Omaleki L, et al. J Clinic Microbiol. 2010;48:3419.
2. Omaleki L, et al. J Vet Diag Invest. 2012;24:730.
3. Garcia-Pastor L, et al. Small Rumin Res. 2009;87:111.
4. Miller MW, et al. J Wildlife Dis. 2013;49:653.
5. Daniel R, et al. Vet Rec. 2015;177:24.
6. Clothier KA, et al. Vet Microbiol. 2012;156:178.
7. Omaleki L, et al. J Vet Diag Invest. 2012;24:730.
8. Besser TE, et al. Prev Vet Med. 2013;108:85.
9. Subramaniam R, et al. Clin Vaccine Immunol. 2011;18:1689.
10. Goodwin-Ray KA, et al. Vet Rec. 2008;162:9.
11. Omaleki L, et al. Vet Micro. 2014;174:172

Pasteurelose de suínos

Pasteurella multocida (PM) é um importante patógeno de suínos. As cepas toxigênicas, em conjunto com *Bordetella bronchiseptica*, são reconhecidas como agentes etiológicos da rinite atrófica descrita sob esse título. A pasteurelose pneumônica e a septicêmica também são manifestações da infecção por *P. multocida* em suínos. A *P. multocida* tipo capsular A pode causar pneumonia em suínos em crescimento, mas também septicemia e artrite. Tem sido consistentemente isolada de lesões cutâneas em casos esporádicos de dermatite suína e síndrome nefropática. As cepas de suínos podem ser encontradas em passagens nasais de trabalhadores de suinoculturas e linhagens provenientes de suínos foram encontradas em broncopneumonia em seres humanos. Existe, portanto, a possibilidade de exposição ocupacional. Algumas formas são muito semelhantes à pleuropneumonia, com dispneia, cianose e morte súbita.

Pasteurelose pneumônica

Etiologia

P. multocida é comumente isolada dos pulmões de suínos com pneumonia crônica, broncopneumonia purulenta e pleurisia. Os isolados são predominantemente estirpes do sorotipo capsular A, com algumas cepas do sorotipo D. É possível sorotipar a *P. multocida* e, dos 16 sorotipos, os sorotipos 3 e 5 são os isolados predominantes.[1] Na maioria dos rebanhos, existe um único isolado e geralmente é o A3. Em um estudo, 88% das cepas pulmonares eram do tipo A (cepas de OMP 1:1, 2:1, 3:1, 5:1 e tipo 6:1). Pode ser um patógeno primário com grau relativamente alto de virulência e considerável transferência de biossíntese capsular e genes toxA entre cepas do tipo A e tipo D. Os genótipos de virulência também têm sido estudados.[2] Pode ser que a maioria das cepas de *P. multocida* tenham o gene toxA, que sugere ampla diversidade genética nas cepas capsulares tipo A3 e que um único clone possa ser mais predominante em uma população específica de suínos. Por muitos anos pensou-se que cepas toxigênicas não fossem encontradas no pulmão, mas em três pesquisas, 25 a 90% das cepas pneumônicas eram toxigênicas. Um estudo analisou 230 isolados de 250 suínos e verificou que 200 (88%) eram A, 4% eram D e 9% não eram tipificáveis. O gene toxA foi encontrado em 13%, dos quais 11% pertenciam a A, 1% a D e 1% não puderam ser tipificados. As cepas do sorotipo D foram especificamente associadas a abscessos pulmonares. Uma ampla diversidade é encontrada no pulmão.

A *P. multocida* é uma infecção secundária comum nos pulmões de suínos com pneumonia enzoótica associada a *M. hyopneumoniae*. As lesões pneumônicas de infecções duais são mais graves que as de *M. hyopneumoniae* sozinhas. O microrganismo também é comumente associado a *A. pleuropneumoniae*.

Epidemiologia

No microbioma do palato mole de suínos, verificou-se que predominam os membros das *Pasteurellaceae*.

Embora encontrado em outras espécies, geralmente assume-se que há pouca transferência interespecífica. As amígdalas dos suínos são um local importante de colonização por muitos microrganismos patogênicos e comensais. Em um estudo do microbioma das amígdalas em 12 suínos sadios de dois rebanhos, constatou-se que as Pasteurellaceae dominaram esse bioma em todos os suínos, compreendendo 60% do total deste.

Em geral, considera-se que a *P. multocida* não é um patógeno primário do trato respiratório inferior e que seu envolvimento na pneumonia é secundário à infecção por outros patógenos respiratórios. Uma pesquisa em larga escala na Alemanha, com 6.560 exames *post mortem*, revelou que a pneumonia estava presente em 24,4% dos casos. Em 49,3% destes foi encontrada *P. multocida* e, com o aumento da idade, houve uma taxa crescente de recuperação de *P. multocida*. A maioria das culturas pulmonares (54,2%) apresentou múltiplas infecções. A pasteurelose pneumônica não pode ser reproduzida pelo desafio intranasal ou intratraqueal de suínos sadios com *P. multocida*, mas pode ser reproduzida desafiando os suínos cujos mecanismos de depuração pulmonar foram comprometidos por infecções por *M. hyopneumoniae*, vírus de pseudorraiva, anestesia e outros estresses, e também vermes pulmonares.

Embora a amônia atmosférica possa predispor à ligação nasal de *P. multocida* tipo D, parece improvável que isso se aplique à infecção pulmonar. O microrganismo é transportado na cavidade nasal e nas amígdalas de suínos; as taxas de transporte são maiores em rebanhos com histórico de doença respiratória crônica.

A transmissão ocorre por aerossol e mais provavelmente por contato direto nariz-nariz e daí por inalação ou ingestão. A bactéria sobrevive a curto prazo em aerossóis, particularmente de baixa umidade (menos de 1 h), mas sobrevive por mais tempo em alta umidade e baixa temperatura. Aquecimento a 60°C vai matá-la, mas o microrganismo pode sobreviver por até 14 dias em água, 6 dias em suspensão e até 7 semanas em lavados nasais à temperatura ambiente. Há sempre a sensação de que a enfermidade é mais frequente em condições nas quais a micoplasmose é comum e onde há má qualidade de criação, notável superpopulação, falta de higiene e alto estresse ambiental. Como resultado, muitas vezes é vista após transporte, mistura ou movimentação de grupos de suínos.

Patogênese

A pasteurelose pneumônica resulta da colonização de lesões pulmonares existentes por microrganismos inalados, frequentemente de reservas na nasofaringe e nas amígdalas, e os principais mecanismos de virulência são desconhecidos. Suspeita-se que possam se ligar especificamente aos alvéolos por meio de fímbrias. As cepas do sorotipo A são resistentes à fagocitose, o que tem sido atribuído à presença de ácido hialurônico capsular e pode permitir a colonização de lesões pulmonares. Isolados de lesões pulmonares não são invariavelmente toxigênicos. Um estudo recente mostrou que há mudança nas capacidades funcionais das células do sangue, com formação de radicais de oxigênio e aumento da fagocitose por neutrófilos após a infecção. A doença é difícil de reproduzir experimentalmente e grandes volumes de névoa de inóculo podem ser usados na traqueia juntamente com outros agentes infecciosos ou suas toxinas para produzir a enfermidade. Ela foi reproduzida quando cepas não toxigênicas foram administradas repetidamente por injeção intrabronquial após infecções por *A. pleuropneumoniae* ou *M. hyopneumoniae*. As cepas variam em sua capacidade de produzir pneumonia secundária e pleurite nesses modelos experimentais, sugerindo a existência de cepas pneumotrópicas e pleurotrópicas específicas, o que é apoiado por estudos epidemiológicos que descobriram que uma única linhagem predomina em rebanhos-problema.

Achados clínicos

Existe a possibilidade de uma condição hiperaguda em que o único sinal é a morte súbita. A pasteurelose pneumônica é causa comum de casos esporádicos de broncopneumonia aguda em suínos em crescimento. Os suínos afetados têm febre de até 41°C, são anoréxicos e pouco dispostos a se mover (letárgicos) e apresentam dificuldade respiratória significativa, com respiração laboriosa e maior intensidade de sons pulmonares, geralmente respirando pela boca. Pode ocorrer cianose. Sem tratamento, a morte é comum após curso clínico de 4 a 7 dias. Há uma tendência acentuada para a doença se tornar crônica, o que resulta em diminuição do ganho de peso e recaídas frequentes, e raramente ocorre recuperação real. Pode ocorrer como surto, espalhando-se para afetar vários suínos dentro de um grupo. A primeira indicação de doença dentro de um grupo e de um surto iminente pode ser a descoberta de um porco morto com uma infecção hiperaguda. Em um estágio intermediário, pode haver febre, tosse e baixa taxa de crescimento por cerca de 3 a 5 semanas antes da recuperação. A doença também pode existir na forma crônica como parte do complexo de doença respiratória suína, com pouca evidência de doença clínica observável, mas com efeito adverso sobre a taxa de crescimento e a eficiência da conversão alimentar.

Achados de necropsia

Na necropsia, as lesões são consideradas típicas da chamada pneumonia enzoótica – uma broncopneumonia crônica com abscessos. A pleurite é comum e pode também haver pericardite. Em alguns casos, pode ocorrer congestão na carcaça e a traqueia pode estar cheia de líquido espumoso. Infecções experimentais acometeram entre 15,5 e 39,4% do tecido pulmonar com pneumonia. Histologicamente, as vias respiratórias estão repletas de leucócitos degenerados, mas a patologia pulmonar geral é frequentemente complicada por outros patógenos. As fatalidades hiperagudas mostram broncopneumonia aguda necrosante e fibrinosa, reminiscente da pasteurelose pneumônica bovina. Há edema, congestão e hemorragia com exsudação bronquiolar contendo bactérias, neutrófilos e macrófagos, que também estão presentes nos alvéolos. Pequenos brônquios e bronquíolos podem ser completamente ocluídos pelos exsudatos.

Diagnóstico

O diagnóstico é feito através dos sinais clínicos (febre, dispneia, cianose, morte súbita), lesões graves no *post mortem*, histopatologia e isolamento de *P. multocida*. A cultura aeróbica desses casos geralmente produz uma cultura pura do microrganismo.

> **Diagnóstico diferencial**
> A doença deve ser diferenciada de outras causas de doença respiratória em suínos. A *pneumonia enzoótica* suína, a menos que acompanhada de pasteurelose, não se manifesta por envolvimento sistêmico ou pulmonar acentuado.
> A dispneia é um sinal proeminente na *doença de Glasser*, mas há artrite óbvia; na necropsia, a doença é caracterizada por artrite, serosite generalizada e meningite. A *pleuropneumonia associada a A. pleuropneumoniae* causa pneumonia grave com morte rápida e a diferenciação da pasteurelose é necessária na necropsia. As formas entéricas septicêmicas e agudas da salmonelose em suínos são frequentemente acompanhadas de envolvimento pulmonar, mas geralmente ofuscadas por sinais de septicemia ou enterite. A pasteurelose crônica deve ser diferenciada das infestações por vermes pulmonares e ascaridíase.

Tratamento

Os animais geralmente estão gravemente doentes e, portanto, o tratamento ocorre inicialmente por injeção parenteral e depois por medicação na água; uma vez que eles começam a comer, a medicação deve continuar com antibióticos nos alimentos.

O tratamento é feito com antibióticos, em geral, tetraciclinas. Há também um caso de uso de ceftiofur, penicilina, estreptomicina, trimetoprima-sulfonamidas, ampicilina, espiramicina e espectinomicina por 3 a 5 dias. A tilmicosina e a telitromicina também seriam antibióticos adequados. Existe uma variação significativa na sensibilidade dos isolados aos antibióticos e a escolha do antibiótico deve se basear em uma sensibilidade estabelecida para o microrganismo com determinada propriedade. Em uma pesquisa recente no Reino Unido, 15% dos isolados de *P. multocida* foram resistentes às tetraciclinas e também foi relatado que a resistência a trimetoprima-sulfonamidas, apramicina e neomicina tinha sido encontrada em alguns isolados. Uma pesquisa alemã mostrou que 55% eram resistentes a sulfonamidas.

Controle

A vacinação é ineficaz, embora tenham sido produzidas vacinas autógenas eficazes (é necessário ter certeza de que a cepa que causa o problema foi identificada). O controle depende do manejo dos fatores de risco descritos na pneumonia enzoótica suína, pois a pasteurelose é frequentemente secundária a essa condição. Especificamente, a gestão de todos dentro/todos fora com vacinação para pneumonia enzoótica é essencial. A tiamulina a 40 ppm na alimentação também foi usada estrategicamente em momento de estresse, por exemplo, mistura e movimentação de lotes.

Pasteurelose septicêmica

A doença septicêmica com morte dentro de 12 h e sem sinais de pneumonia é observada ocasionalmente em leitões neonatos. Eles estão associados à infecção por *M. haemolytica* (ocasionalmente, *P. trehalosi*, que não é tipável) e, em muitos casos, há associação com ovinos. A doença septicêmica também é registrada na Índia em associação com a infecção pelo subtipo capsular B. A doença ocorre em suínos de todas as idades, incluindo adultos, e se manifesta como febre, dispneia e edema da garganta e da mandíbula. Registrou-se mortalidade de 40% da população em um grupo de suínos. Achados clínicos raramente são vistos. A doença septicêmica aguda em suínos em crescimento (entre 14 e 22 semanas) associada ao sorotipo D foi registrada na Austrália. Os casos podem ser confundidos com aqueles causados pelo taxon 15 de APP.

Um surto de septicemia hemorrágica associada a *P. multocida* subsp. *gallicida* foi relatado na Austrália em um rebanho grande de suínos. Os animais afetados foram encontrados mortos, com inchaço da região faríngea e descoloração azul do ventre e parte ventral das orelhas. No exame macroscópico *post mortem*, houve hemorragia e congestão nas superfícies serosas. O quadro *post mortem* é relatado como semelhante ao observado na infecção por *A. suis* com pasteurelose pneumônica sobreposta. O exame histológico das vísceras mostrou lesões vasculares generalizadas, com a formação de trombos e colônias intravasculares de bactérias.

Amostras para confirmação do diagnóstico

- Bacteriologia: pulmão, nódulo bronquial (mais fígado, baço, rim para forma septicêmica). A cultura produz grandes colônias mucoides de 3 a 5 mm de diâmetro em ágar-sangue. No passado, os microrganismos recuperados raramente eram toxigênicos. Alguns isolados tinham fímbrias. Em um esfregaço pode-se observar cocobacilos Gram-negativos. Nos primeiros casos, as culturas aeróbicas de sangue do coração e lesões pulmonares darão cultura pura. Culturas anaeróbicas com frequência também produzem *Bacteroides* spp. e, se houver culturas de *Haemophilus*, também vão provar que são positivas. Pode ser necessária maior identificação por meio de tipagem eletroforética, como no caso de infecção secundária em casos esporádicos de dermatite suína e síndrome da nefropatia. Aqui, em uma alta proporção de casos havia um único eletroferótipo isolado de uma variedade de tecidos. Na forma septicêmica, o microrganismo foi prontamente cultivado a partir do fígado, baço e linfonodos
- Histologia: pulmão fixado em formol (variedade de órgãos para a forma septicêmica; microscopia óptica).

REFERÊNCIAS BIBLIOGRÁFICAS
1. Garcia N, *et al*. Vet Rec. 2011; 169: 362.
2. Ewers C, *et al*. Vet Microbiol. 2006, 114: 304.
3. Berthe A, *et al*. Vet Microbiol. 2009; 139: 97.

Infecção de suínos jovens por *Streptococcus suis*

Existem três microrganismos que infectam o leitão neonato com grande frequência – *Haemophilus parasuis*, *S. suis* e *Actinobacillus suis* –, que foram apelidados de *suis-cides*. *S. suis* (SS) é, portanto, um dos primeiros colonizadores do suíno; no final do período do berçário, a maioria dos porcos estão infectados. A virulência pode ser um atributo de cepas que colonizam mal o leitão, mas infectam mais facilmente os animais mais velhos na ausência de anticorpos maternos. Eles também têm importância em saúde pública.

> **Sinopse**
> - Etiologia: *Streptococcus suis*; existem 35 sorotipos capsulares se incluir o 1/2. Em todo o mundo, o tipo 2 provavelmente é o mais comum e os tipos 1 a 9 são mais frequentes do que os tipos 10 a 34
> - Epidemiologia: ocorre principalmente em leitões com menos de 12 semanas de idade
> - Achados clínicos: septicemia, artrite, meningite, pericardite, endocardite, polisserosite e pneumonia
> - Patologia clínica: microrganismo em cultura
> - Lesões: polisserosite fibrinosa, meningite purulenta, miocardite, endocardite vegetativa, artrite fibrinosa ou pneumonia fibrinosa ou hemorrágica podem ser um problema secundário
> - Confirmação do diagnóstico: microrganismo em cultura de tecidos do corpo e sangue
> - Diagnóstico diferencial:
>   - Artrite como resultado de: *Mycoplasma hyorhinis*, erisipela, doença de Glasser
>   - Meningite como resultado de: *Escherichia coli*, *Trueperella pyogenes*, *Pasteurella multocida*
> - Tratamento: antimicrobianos baseados em cultura e sensibilidade
> - Controle: fornecimento de ambiente ótimo (temperatura e umidade relativa). Evitar superlotação em gaiolas. A diferença da idade dos porcos nas gaiolas não deve exceder 2 semanas. Usar o fluxo de porco todos dentro/todos fora. Controlar outras doenças infecciosas comuns. Evitar deficiências nutricionais. Considerar a medicação em massa de alimentos com antimicrobianos. Possível uso de vacinas autógenas.

Etiologia

Os estreptococos são anaeróbicos Gram-positivos, encapsulados e facultativos; são cocoides ou ovoides; e ocorrem individualmente, em pares ou em cadeias. *S. suis* (SS) tipo 1 (SS1) e *S. suis* tipo 2 (SS2) eram os tipos capsulares originais do microrganismo que pareciam ser responsáveis pela maioria das epidemias da doença. Os tipos de SS estão relacionados com o grupo D de Lancefield. Os grupos R, S, RS e T de Lancefield não são mais usados.[1] Atualmente existem 35 tipos capsulares SS conhecidos. Mesmo agora, novas espécies de *Streptococcus*, como *S. ferus*, estão sendo isoladas de suínos. As espécies importantes de *Streptococcus* isoladas no suíno são mostradas na Tabela 21.2.[2,3]

Pelo menos 40% do genoma do SS é distinto das outras espécies de *Streptococcus*.[4,5] As cepas dentro de cada sorotipo capsular também são muito diversas geneticamente.[6-8]

Epidemiologia

A epidemiologia do SS é muito complexa. O isolamento de diferentes linhagens dentro de um mesmo rebanho e a predominância de determinadas linhagens em alguns rebanhos são evidências de que a infecção por SS é um processo dinâmico e reforça a ideia de que sua epidemiologia é complexa.

A distribuição dos sorotipos varia amplamente em todo o mundo. Em geral, o SS1-9 é o tipo mais comumente encontrado e provavelmente causará doença.[9,10] O SS9-34 faz a colonização, mas é menos provável que esse tipo cause a doença. Pode haver um, dois ou até mais sorotipos em um único suíno. Em alguns países, um sorotipo é mais importante (p. ex., SS14 na Escócia ou SS7 na Escandinávia).[11] A posição é complicada porque determinado sorotipo em um país não é necessariamente da mesma virulência e importância em outro, uma vez que a composição genética das cepas varia geograficamente. É ainda mais complicado que, seguindo a cultura, as cepas possam perder suas cápsulas, inviabilizando a tipificação.[9,10] Novamente, em geral, na Eurásia, o SS2 é o mais comum[12] e na América do Norte é SS2 e SS3, mas o SS2 não é necessariamente o mais prevalente.[9,10] Existem diferenças consideráveis entre o SS2 na Europa e o SS2 na América do Norte.

Ocorrência

Doenças associadas a SS ocorrem em todo o mundo, geralmente afetando suínos de 2 a 22 semanas de idade, mas são capazes de causar doença em suínos suscetíveis de qualquer idade. A maioria dos casos ocorre logo após o desmame e está associada a fatores estressantes do desmame, como movimentação, mistura, superlotação e ventilação inadequada. O SS2 causa surtos de meningite em suínos jovens 10 a 14 dias após o desmame. A doença ocorre mais comumente em sistemas intensivos com alta densidade populacional. Casos esporádicos ocorrem em suínos mais velhos, incluindo adultos, dependendo da imunidade.

Tabela 21.2 Espécies de *Streptococcus* isoladas a partir de suínos e suas principais localizações.

Intestino	Amígdalas	Cavidade oral	Vagina
S. hyointestinalis suis	*S. suis* porcinus	*S. orisuis* Similar a *mutans*	*S. hyovaginalis* *S. thoraltensis*
S. alactolyticus bovis	*S. dysgalactiae* ssp. *equisimilis*		

O microrganismo também foi isolado de bovinos, ovinos, caprinos, um equino com meningite, gamos e gatos e cada vez mais de outras espécies. Também foi isolado de javali.[13]

Prevalência da infecção

O SS2 é o sorotipo mais prevalente. Os tipos 3, 4, 7, 8 e 14 foram isolados de suínos afetados no Reino Unido. Na Austrália, o SS2 foi detectado em 58% das amígdalas, em 66% dos pulmões pneumônicos e em 28% dos pulmões saudáveis. No geral, a taxa de portadores em pocilgas foi de 60%. O microrganismo também estava presente no sangue de 3% de suínos aparentemente normais no abate. Também pode ser cultivado a partir de muitos outros tecidos, incluindo a vagina de porcas, e é possível que os leitões sejam infectados durante o parto. Rebanhos livres de patógenos específicos são livres do microrganismo e leitões derivados de histerectomia nascem livres de SS.

A taxa de infecção do ambiente dos suínos também pode ser muito alta. No Canadá, todos os 35 sorotipos foram isolados, sendo SS2 o mais prevalente de todos os isolados. Os demais tipos capsulares, em ordem decrescente, foram 3, 7, 1/2, 8, 23 e 4. Ao longo de um período de vários anos, mais de 60% dos isolados pertencem aos tipos capsulares 2, 1/2, 3, 4, 7 e 8. Em um levantamento de leitões clinicamente saudáveis de 4 a 8 semanas de idade no Quebec, o microrganismo pode ser isolado de 94% dos leitões e 98% das fazendas. Os isolados tipificáveis do microrganismo são mais frequentemente recuperados de suínos entre 5 e 10 semanas de idade, enquanto os isolados não tipificáveis são mais frequentemente encontrados em animais com mais de 24 semanas de idade. Nos EUA, o sorotipo 3 foi mais prevalente (26,1%), seguido dos sorotipos 8 (17,4%), 2, 4 e 7 (15,2%). Não houve diferença significativa nas características epidemiológicas, sinais clínicos ou lesões em suínos infectados com múltiplos sorotipos comparados com um único sorotipo de SS.

Apenas alguns países escandinavos relataram incidência mais alta do tipo 7 em relação ao tipo 2. Na Dinamarca, o SS2 foi responsável por 29% dos isolados; SS7 por 17%; e 3, 4 e 8 por mais de 9 a 10%. O SS7 foi isolado com maior frequência do que o relatado em outros países, causando septicemia, artrite e meningite. Na Finlândia, os tipos mais comuns isolados de suínos mortos foram 7, 3 e 2, respectivamente, e foram mais frequentemente isolados de casos de pneumonia. Nos Países Baixos, o SS2 foi mais frequentemente isolado de suínos com meningite. SS9 e SS2 foram isolados como causa de septicemia e meningite em leitões desmamados na Austrália.

Morbidade e mortalidade

A incidência de doença clínica varia de 0 a 15%. Em um levantamento de 3 anos de um rebanho de reprodutores, as taxas combinadas de morbidade e mortalidade atribuíveis à meningite do SS2 foram de 3%, 8% e 9,1%, respectivamente.

Métodos de transmissão

O microrganismo geralmente é transmitido por portadores saudáveis, transportado nas amígdalas e ocasionalmente no nariz de suínos saudáveis[14,15] de todas as idades, e a transmissão para suínos não infectados pode ocorrer dentro de 5 dias após a mistura. Em um rebanho onde não há sinais clínicos, geralmente há baixa taxa de portadores de SS. Há taxa de portadores mais elevada em rebanhos onde há doença clínica.[16] A introdução de marrãs reprodutoras de rebanhos infectados resulta em doenças que aparecem posteriormente em desmamados e suínos em crescimento nos rebanhos receptores. As taxas de portadores detectáveis em diferentes grupos de suínos podem variar de 0 a 80% e são mais altas em suínos desmamados com 4 a 10 semanas de idade. Mais de 80% das porcas de um rebanho individual podem ser portadoras subclínicas. Eles normalmente não transportam o microrganismo na cavidade nasal, mas na vagina. Com base nos resultados da amostragem de porcas e leitões no parto e sendo capaz de cultivar múltiplos sorotipos do microrganismo a partir das secreções vaginais da porca e amostras orofaríngeas de leitões, é altamente provável que o leitão recém-nascido seja infectado durante o nascimento pelo microrganismo, que é transferido da vagina da porca para a superfície dorsal e a cavidade oral do leitão. No entanto, embora a maioria dos porcos seja colonizado por volta da idade de desmame, a colonização pelas cepas virulentas do SS2 leva mais tempo e geralmente não ocorre antes dos 15 dias de vida. Isso poderia constituir um fator de risco para o desenvolvimento de doenças mais tarde, quando a imunidade materna tiver diminuído.

Suínos desmamados transportam a infecção para porcos não infectados após a mistura depois do desmame. O microrganismo pode persistir nas amígdalas dos suínos portadores por mais de 1 ano, na presença de anticorpos opsonizantes e de ligação circulantes e em suínos que recebem ração medicada com penicilina. Assim, o microrganismo pode ser endêmico em alguns rebanhos sem causar doença clínica reconhecível. As moscas domésticas podem transportar o microrganismo durante pelo menos 5 dias e podem contaminar a alimentação durante pelo menos 4 dias.

A taxa de portadores em pesquisas sobre suínos de abate varia de 32 a 50% dos animais de 4 a 6 meses de idade. Casos esporádicos de SS2 também foram encontrados em suínos com broncopneumonia (secundária à pneumonia enzoótica), pleuropneumonia, artrite, vaginite e fetos abortados e em leitões neonatos de 1 a 2 dias de vida afetados por septicemia fatal. Parece que o microrganismo é encontrado nos pulmões de suínos afetados com pneumonia com maior frequência na América do Norte do que em outros países. Embora a infecção do tipo 2 transmitida pelo ar tenha sido descrita, acredita-se que a transmissão indireta seja uma maneira muito melhor de infectar leitões, pois é facilmente transmitido por meio de fômites. Ele pode sobreviver nas fezes por 104 dias a 0°C e por 10 dias a 9°C e em poeira por 54 dias a 0°C e 25 dias a 9°C. Experimentalmente, culturas puras do microrganismo colocadas em superfícies de borracha e plástico, especialmente quando protegidas por dejetos de suínos, são viáveis até 55°C e podem sobreviver se mantidas congeladas por até 10 dias. No verão, a uma temperatura média, pode sobreviver por cerca de 8 dias. O microrganismo é facilmente destruído por desinfetantes. Ele pode ser espalhado pela contaminação de narinas de porco e agulhas usadas para coleta de amostras de sangue. O SS também pode ser transmitido por moscas.

Fatores de risco

Fatores de risco do animal

Os fatores do hospedeiro que tornam os suínos suscetíveis à doença clínica são incertos. Mais de 30 microrganismos bacterianos Gram-positivos diferentes podem ocorrer nas cavidades nasais e amígdalas de suínos não desmamados entre 2 e 6 semanas de idade. Sugere-se que as cepas de SS2 variem na patogenicidade e que a ocorrência da doença dependa tanto da exposição a uma cepa patogênica quanto de fatores secundários indeterminados. O pico de incidência de SS entre 5 e 10 semanas de idade sugere que os fatores estressantes do desmame podem tornar os suínos suscetíveis à doença clínica e certamente à disseminação horizontal da infecção. Nesse ponto, qualquer porco infectado pode estar eliminando grande quantidade de microrganismos. A maioria dos leitões desmamados transporta SS, mas poucos parecem portadores de cepas virulentas.[16] Em um surto, geralmente predomina uma cepa de SS. A presença de outras doenças infecciosas, como síndrome respiratória e reprodutiva suína (SRRS) e *Actinobacillus pleuropneumoniae*, pode estar associada à prevalência maior que a média de infecção por SS. SRRS certamente aumenta a suscetibilidade à infecção por SS experimentalmente. A infecção intrauterina com SRRS torna os suínos mais suscetíveis a infecções subsequentes por SS neonatal. A infecção de porcos livres de patógenos específicos com o vírus da SRRS pode ser um fator de risco para infecção e doença associada à SS. Da mesma forma, o vírus da pseudorraiva pode agravar a doença clínica associada à SS. Além disso, o corte defeituoso dos dentes pode estar associado à condição em suínos jovens.

Fatores do ambiente e do manejo

A incidência da doença clínica parece depender de fatores ambientais (que podem ser importantes na disseminação do SS), como ventilação inadequada, alta densidade populacional e outros fatores estressantes. Vários fatores de risco ambiental e de manejo têm sido associados a uma alta prevalência de suínos que abrigam SS em rebanhos. A flutuação excessiva da temperatura ambiental nas instalações de leitões foi o fator mais comum. As temperaturas ambientais dos leitões do berçário não devem flutuar mais do que 1,1 a 1,7°C durante um período de 24 h para evitar o resfriamento de suínos. Flutuações na temperatura são causadas por correntes de ar, aquecedores inadequados ou edifícios mal isolados. A umidade relativa excessiva também foi um fator; a faixa recomendada para leitões é de 55 a 70%. O terceiro e quarto fatores mais comuns foram a diferença de idade de mais de 2 semanas entre suínos na mesma sala e lotação (ambos aumentando as taxas de transmissão SS). O quinto fator mais comum foi o uso de instalações de fluxo contínuo, o que permite o acúmulo de poeira e estrume (e, portanto, SS) e aumento da pressão de infecção. Um caso incomum em que o SS foi isolado do lúmen do intestino delgado ocorreu quando uma ração foi formulada sem sal e com 58,5 kg em vez de 3,5 kg de pré-mix de vitaminas. Quando a ração foi corrigida, o problema desapareceu.

O SS2 pode sobreviver nas fezes por 104 dias a 0°C, por até 10 dias a 9°C e até 8 dias a 22 a 25°C. É capaz de sobreviver em poeira por até 25 dias a 9°C, mas não ser isolado da poeira armazenada em temperatura ambiente por 24 h. O microrganismo é rapidamente inativado por desinfetantes comumente usados em fazendas. O sabão líquido inativa o SS2 em menos de 1 min a uma diluição em água de 1 para 500. O microrganismo pode sobreviver em carcaças de suínos a 40°C por 6 semanas e pode, portanto, ser uma fonte importante de microrganismos para infecção em seres humanos.

Fatores de risco do patógeno

A maioria dos estudos de virulência foi associado àqueles sobre SS2. Alguns provaram ser virulentos, outros não.[11] Novos fatores estão sendo descobertos o tempo todo. Por exemplo, foi descoberto um novo gene de virulência, o gene virA, que ocorre apenas em cepas virulentas.[17] Muitas outras substâncias secretadas, importantes como fatores de virulência, provavelmente aguardam sua descoberta.

A colonização de leitões ocorre muito cedo, a maioria dos animais é acometida na idade de desmame; cepas virulentas de SS2 podem não colonizar até mais tarde. A colonização precoce reduz os sinais clínicos subsequentes. Apesar da associação de bactérias com doenças, elas também podem ser recuperadas das cavidades nasais e amígdalas de suínos saudáveis. Um elevado número de microrganismos foi isolado do líquido cefalorraquidiano de porcos clinicamente normais. Um estudo também mostrou que uma cepa epidêmica persistente de SS era consistentemente isolada do cérebro de porcos em um período de 2 anos.

Existem diferenças na patogenicidade entre os sorotipos e as cepas do mesmo sorotipo. No Reino Unido, existem diferenças na patogenicidade entre os tipos 1 e 2; o tipo 1 causa doença menos grave nos leitões, enquanto o tipo 2 causa uma doença mais grave e aguda nos porcos mais velhos e em crescimento. Existem estirpes altamente virulentas e completamente avirulentas do tipo 2. Diferentes cepas de SS2 variam em sua capacidade de causar meningite. Estreptococos requerem manganês, mas não ferro como fator de crescimento, o que afeta a atividade da superóxido dismutase em culturas celulares.

Cápsulas

Um dos principais fatores de virulência é a presença das cápsulas, que são poderosamente antifagocíticas. O microrganismo é classificado em sorotipos com base na especificidade antigênica de seu polissacarídeo capsular. A cápsula, certamente para SS2, desempenha papel importante na patogênese. É um importante fator antifagocitário.[18]

Como muitas cepas não patogênicas são encapsuladas, provavelmente existem muitos outros fatores inter-relacionados. Há também modificações da parede celular, como os ácidos lipoteicoicos e os peptideoglicanos.[11,19-22]

Proteínas

Os marcadores de virulência do microrganismo incluem as seguintes proteínas estruturais: proteína relacionada com muramidase (MRP) e fator extracelular (EF). Existem diferenças de virulência entre cepas do mesmo sorotipo com base na presença ou na ausência de MRP. Também foi relatado que algumas dessas proteínas não são essenciais para a virulência; em contrapartida, às vezes há uma forte associação entre proteínas e virulência da estirpe.[12,23] A maioria dos isolados de campo canadenses da SS2 não produz essas proteínas relacionadas com a virulência.

A fibronectina e a proteína de ligação ao fibrinogênio desempenharam papel na colonização de microrganismos específicos envolvidos em uma infecção por SS.[24] Demonstrou-se que uma proteína de ligação à imunoglobulina G (IgG) na faixa de 60 kDa ligase à IgG de maneira não imune. Uma proteína de 44 kDa foi isolada como marcador de virulência de SS2 e a presença de anticorpos contra essa proteína parece ser necessária para obter proteção completa contra a doença.

Recentemente, 36 genes regulados pelo ambiente foram identificados. As cepas de SS2 da Europa são genotipicamente diferentes das da América do Norte. Um fator de opacidade do soro também foi identificado como um novo determinante de virulência.[11]

Suilisina

A suilisina, uma proteína extracelular com propriedades hemolíticas, foi descrita e é citotóxica.[25] Em um estudo, a maioria das estirpes de campo SS2 de quatro países europeus diferentes produziu essa hemolisina. Entre 58 e 90% das cepas de Holanda, Dinamarca, França, Inglaterra e Itália produziram a suilisina, mas apenas 1% das cepas canadenses. Um total de 164 isolados de campo de suínos doentes em quatro países foram sorotipados e testados para suilisina. O SS2 foi o tipo mais prevalente isolado nos quatro países. Depois do SS2, o SS9 foi mais prevalente na Holanda e na França e o SS7 na Dinamarca. Todos os isolados ingleses eram SS2. Não foram relatadas cepas de SS2 não virulentas produtoras de suilisina.

Hemolisina

O gene da hemolisina foi encontrado em mais de 80% das cepas associadas a meningite, septicemia e artrite, mas apenas em 44% dos isolados de pneumonia.

Outras propriedades

O microrganismo tem fímbrias e os materiais capsulares de diferentes sorotipos têm morfologia distinta. Certas cepas possuem propriedades hemaglutinantes. A glutamina sintetase é necessária para a expressão completa da virulência na SS2.[26] Recentemente, glutamato desidrogenase, gliceraldeído 3-fosfato desidrogenase e uma nuclease secretada têm sido sugeridas como auxiliares na virulência da SS2.[27]

Adesão

Há também adesinas.[5,21,28] Os isolados SS2 têm um fator que lhes permite aderir ao pulmão suíno. Os isolados australianos de SS são muito diversos geneticamente, o que sugere que a sorotipagem não é uma técnica confiável para identificar cepas específicas e tampouco um bom preditivo do *background* genético de determinado isolado.

Implicações zoonóticas

Seres humanos esplenectomizados estão particularmente sob risco de determinadas infecções, incluindo estreptococos, e não devem manipular ou entrar em contato especialmente com suínos. A morte não é comum em seres humanos na América do Norte, mas ocorre na Europa e é muito mais comum na Ásia[29], o que pode ser uma característica de maior contato com o SS2. Foi identificado como importante agente zoonótico emergente[30], particularmente no Oriente.

Infecções por SS2 são as mais comuns em seres humanos (de suínos ou carne de porco crua). Os surtos chineses podem estar associados a carne de porco crua ou malcozida.[28,31] Uma alta porcentagem de carne suína nos mercados asiáticos está contaminada com SS.[32] É possível que muitos casos humanos sejam diagnosticados erroneamente, como naqueles descritos no Sudeste Asiático, em que cinco dos oito casos de SS foram descritos como *S. viridans*. O SS em seres humanos está associada à nasofaringe[33] e ao trato gastrintestinal; a diarreia é frequentemente uma característica proeminente[34], mas o SS pode produzir sinais clínicos muito variáveis em seres humanos. As manifestações clínicas em seres humanos incluem meningite e septicemia, que podem ser acompanhadas por artrite, endoftalmite e coagulação intravascular disseminada. Também foram relatadas endocardite e gastrenterite aguda. Ocorreu surdez em 50 a 60% dos casos, resultado da sepse coclear após a invasão do microrganismo a partir do espaço subaracnóideo para a perilinfa da orelha interna. Vertigem e ataxia ocorreram em 30% e artrite em 53% dos pacientes. Houve taxa de mortalidade de 13%. O microrganismo invade o líquido cerebrospinal dentro dos monócitos, um exemplo do mecanismo de entrada do tipo "cavalo de Troia".

Um motorista de caminhão foi descrito com choque séptico. Acredita-se que o SS25 tenha evoluído para se tornar o SS1 altamente patogênico, que evoluiu para se tornar a cepa epidêmica SS7, que por sua vez estimula a produção de grandes quantidades de citocinas pró-inflamatórias, levando à síndrome do choque estreptocócico.[35]

No Reino Unido, a maior incidência de meningite atribuível à SS2 é em açougueiros e trabalhadores do matadouro; considera-se que a transmissão ocorra principalmente através de pequenas abrasões na pele e muitas vezes não há ponto de entrada visível. A infecção subclínica em suínos enviados para o abate representa uma fonte potencial de infecção para os trabalhadores dos matadouros; evisceradores que removem a laringe e os pulmões têm um risco significativamente maior de exposição ao microrganismo do que outros trabalhadores do matadouro.

Em rebanhos infectados na Nova Zelândia, até 100% dos suínos são portadores, e o SS2 pode ser um dos patógenos potencialmente zoonóticos mais infecciosos presentes na Nova Zelândia, embora muito raramente resulte em doença clínica. A incidência anual de infecção subclínica e a soroconversão em suinocultores na Nova Zelândia é próxima de 28%.

Patogênese

Os estreptococos existem em fenótipos extremamente diferentes no que diz respeito à adesão, invasão e citotoxicidade. Esses recursos dependem do estado de encapsulamento e das condições de crescimento ambiental.

As criptas das amígdalas são um local de persistência, multiplicação e porta de entrada de muitos patógenos, incluindo SS. A doença invasiva ocorre em uma minoria de suínos infectados. Não se sabe claramente como o SS viaja das mucosas para o sangue e produz bacteriemia, depois septicemia e finalmente meningite. A maioria das bactérias permanece extracelular, com menos de 2% de monócitos contendo bactérias.[36,37] A bacteriemia persistente é uma fase importante na patogênese da meningite por SS2. Existe um alto nível de adesão das bactérias às células fagocitárias. O SS adere às células endoteliais microvasculares do cérebro e a suilisina pode danificá-las. Tem sido demonstrado que as cepas capsulares da SS estimulam o fator de necrose tumoral alfa (TNF-alfa) e a interleucina-6 (IL-6), mas a suilisina e a proteína extracelular não o fazem sozinhas. É provável que a maior produção de citocinas inflamatórias contribua para os sinais mais graves e para a morte precoce.[38,39] Septicemia terminal aguda fatal é o desfecho comum em animais jovens, mas em animais mais velhos a localização pode ocorrer em cavidades sinoviais, endocárdio, olhos e meninges. Os isolados virulentos do SS2 têm cápsulas e são relativamente resistentes à fagocitose. Mutantes isogênicos defeituosos na produção de cápsulas não eram virulentos. O SS é capaz de aderir, mas não invadir células epiteliais, e as adesinas são parcialmente bloqueadas pela cápsula e fazem parte da parede celular. Os isolados altamente virulentos possuíam a suilisina, a proteína liberadora de muramidase e o fenótipo do fator proteico extracelular.[40] Os SS são capazes de sobreviver e se replicar nos macrófagos e as bactérias entram no espaço do líquido cefalorraquidiano em associação com monócitos migratórios, que se movem através dos plexos coroides. Portanto, eles entram no líquido cefalorraquidiano por meio de um mecanismo de "cavalo de Troia" semelhante ao usado por alguns patógenos virais do sistema nervoso central (SNC). As lesões predominantes são inflamação supurativa ou fibrinopurulenta no cérebro, coração, pulmões e serosas. O SS9 pode produzir distribuição diferente das lesões em comparação com o SS2. A doença foi reproduzida experimentalmente em suínos e animais de laboratório pelas vias intravenosa (IV), intranasal e subaracnoide. Certas cepas de estreptococos podem causar lesões vasculares, com o desenvolvimento de pneumonia fibrino-hemorrágica e necrose septal. É importante na patogênese das infecções por SS o papel predisponente da SRRS. Esse efeito da SRRS ainda foi demonstrado apenas experimentalmente com o SS.

Achados clínicos

Múltiplos *Streptococcus* spp. são responsáveis por claudicação e sinais no SNC de leitões e porcas. Existe uma variação significativa do estado de portadores e sinais clínicos de acordo com os sorotipos individuais. Embora a morbidade seja geralmente inferior a 5% em uma infecção endêmica, a taxa de mortalidade pode ser tão alta quanto 20%. O primeiro sinal clínico é frequentemente temperatura elevada, seguida por diminuição do apetite, depressão e claudicação em mais de um membro. Em uma nova infecção em uma instalação, a princípio ocorre somente morte súbita. A enfermidade ocorre como quadros hiperagudos, agudos, subagudos e crônicos, sendo a diferença básica a escala de tempo entre os eventos.

Artrite e meningite podem ocorrer isoladamente ou em conjunto e são mais comuns na faixa etária de 2 a 6 semanas. Mais comumente são afetados vários leitões dentro de uma ninhada. A meningite está particularmente associada aos sorotipos 1, 2, 1/2, 3, 4, 8, 9, 14 e 16; septicemia com o tipo 2; artrite com os tipos 7 e 14; abscessos com o tipo 2; broncopneumonia com os tipos 2, 3, 7, 10, 15 e 27; e lesão do trato reprodutivo com os tipos 2, 13 e 22; o tipo 14 pode estar associado a qualquer condição clínica. Infecção experimental com SS9 em suínos LPE produziu meningite, artrite e serosite.[41]

A artrite é caracterizada por cápsulas articulares distendidas, claudicação e dor à palpação das articulações afetadas. Febre, depressão, relutância em se mover e inatividade são comuns.

A meningite é caracterizada por febre, anorexia e depressão. A marcha é rígida, os leitões ficam na ponta dos pés e há oscilação dos membros pélvicos. As orelhas estão frequentemente retraídas contra a cabeça. Desenvolvem-se cegueira e tremor muscular, seguidos por incapacidade de manter o equilíbrio, decúbito lateral, movimentos de pedalagem violentos e morte. Em muitos casos, há pouca evidência clínica de onfaloflebite.

Nas epidemias de meningite atribuíveis ao SS2, a morte súbita em um ou mais suínos pode ser o primeiro sinal. Os animais podem manter o olhar fixo. Os suínos afetados encontrados vivos estão incoordenados e rapidamente entram em decúbito. Há opistótono, convulsões e morte em menos de 4 h. Febre de até 41°C é comum. No Reino Unido, a meningite de suínos recentemente desmamados é a característica mais marcante da infecção por SS2. Otite interna é uma sequela comum a muitos casos de meningite por SS. Artrite é comum em suínos mais jovens.

Na endocardite, que é um sinal clínico relativamente raro (exceto na América do Norte) e na septicemia, os leitões geralmente são encontrados comatosos ou mortos, sem terem sido observados sinais premonitórios. Também foi relatada endocardite valvular atribuível ao SS2 em um porco com 13 semanas de idade em um rebanho reprodutor que tinha uma longa história de meningite por SS. Ocasionalmente, a infecção resulta em conjuntivite, abortamento, rinite e vaginite.

Patologia clínica

Cultura ou detecção de microrganismos

O microrganismo pode ser cultivado a partir de fluido articular, líquido cefalorraquidiano, sangue e cérebro na necropsia. Muitas vezes vai haver isolamento de SS a partir dos pulmões, mas o papel da SS na doença pulmonar primária não é compreendido. As amígdalas de porcos vivos podem ser cultivadas para o microrganismo. Estão disponíveis meios melhorados e seletivos para isolamento e sorotipagem do microrganismo. Um teste de anticorpo fluorescente indireto pode ser usado para identificar o microrganismo em suabes tonsilares de suínos vivos. Devido à múltipla resistência antimicrobiana entre as cepas da bactéria, recomenda-se de forma rotineira o teste de sensibilidade a fármacos. Foram detectadas cepas altamente virulentas de SS2 e SS1 em amostras tonsilares usando reação em cadeia da polimerase (PCR). Foram desenvolvidos testes rápidos de PCR específicos para sorotipo. Foi descrito um PCR multiplex para identificação de quatro tipos capsulares e quatro marcadores associados de virulência.[23]

Sorologia

O sorotipo específico de SS deve ser determinado. Está disponível um método laboratorial simplificado para a identificação de cepas de SS associadas a diferentes hospedeiros animais ou localizadas em diferentes regiões do corpo. Um ELISA utilizando anticorpos monoclonais dirigidos contra marcadores de virulência de SS pode distinguir entre estirpes virulentas e avirulentas do microrganismo. Está disponível um ELISA duplo rápido e específico para detecção e tipagem capsular do microrganismo, com especificidade de 97,6% e sensibilidade de 62,5%. No entanto, muitos laboratórios não estão prontamente equipados para identificar os numerosos sorotipos do microrganismo.

Achados de necropsia

Em suínos que morrem de infecção por SS2, os achados macroscópicos e microscópicos são geralmente encontrados no cérebro, coração e articulações e incluem uma ou mais das seguintes condições: polisserosite fibrinopurulenta, poliartrite fibrinosa, broncopneumonia fibrinosa ou hemorrágica, meningite supurativa, miocardite hemorrágica necrosante, doença valvular vegetativa e endocardite. As lesões miocárdicas macroscópicas não podem ser diferenciadas daquelas decorrentes da deficiência de vitamina E. Nos casos com meningite, há turbidez do líquido cefalorraquidiano, congestão dos vasos meníngeos e quantidades variáveis de exsudato branco no espaço subaracnóideo. O cérebro pode estar tão inchado que o cerebelo se projeta no forame magno. A supuração geralmente é mais evidente ao longo do aspecto ventral do cérebro e as meninges podem parecer acinzentadas como resultado de inflamação neutrofílica.

O quadro histológico típico é de inflamação aguda – os neutrófilos e a fibrina dominam a resposta. Há coroidite, encefalite e meningite. Outras alterações que podem ser observadas nas infecções do SNC por SS incluem hidrocefalia interna, focos de necrose por liquefação, meningoencefalite subaguda (rica em células mononucleares) ou meningoencefalomielite com perineurite óptica subaguda bilateral e ganglioneurite gasseriana. Nas amígdalas, os microrganismos SS podem ser vistos no tecido linfoide subepitelial, no lúmen da cripta e no epitélio da cripta. O SS9 é mais propenso a causar broncopneumonia do que o espectro de lesões típicas da SS.

Amostras para confirmação do diagnóstico

- Bacteriologia: baço; esfregaços de culturas de superfícies serosas, articulações e meninges são os melhores. O significado dos pulmões positivos para SS ainda não foi definido. Podem ser utilizados testes bioquímicos (os testes Amilase e Vosges-Proskauer são positivos para SS). O líquido cefalorraquidiano é o melhor material para diagnóstico. A cultura bacteriana é difícil se os animais foram tratados e isso acontece mesmo quando recebem antibióticos promotores do crescimento. Tem sido descrito o isolamento imunomagnético de SS2 e SS1/2 de amígdalas suínas, sendo melhor que o procedimento padrão
- PCR foram usados em medicina humana, mas não em medicina veterinária[1]
- Histologia: amostras fixadas em formol de vários órgãos, incluindo pulmão, cérebro, coração, fígado (microscopia óptica), são as melhores. A imuno-histoquímica[42] e a hibridização *in situ* foram descritas para uso em tecido fixado com formol e são capazes de detectar células infectadas isoladas. Utilizando imuno-histoquímica (IHQ), as bactérias podem ser vistas no citoplasma dos neutrófilos e macrófagos e a IHQ pode ser positiva, mesmo que a cultura seja negativa após administração de antibiótico ou de promotor de crescimento.

Observar o potencial zoonótico deste microrganismo ao manusear a carcaça e enviar amostras.

Diagnóstico

O diagnóstico é frequentemente possível com base em sinais clínicos, patologia macroscópica, histopatologia e cultura se as carcaças estiverem frescas e os locais corretos forem examinados. Um ensaio de imunodiagnóstico de base coloidal foi descrito para SS2 e SS1/2.[43] A sorotipagem por coaglutinação permitirá identificar a cepa SS. A diversidade genética dentro e entre as cepas está aumentando.[6] Os mesmos SS isolados de diferentes regiões geográficas podem ser genética e fenotipicamente muito diferentes.[42]

Os testes sorológicos geralmente não são muito úteis devido à diversidade das cepas envolvidas, mas um ELISA foi desenvolvido para exposição humana.[33]

> **Diagnóstico diferencial**
>
> Em suínos, pode haver casos esporádicos de artrite atribuíveis a estafilococos, mas a infecção estreptocócica é comum. A artrite atribuível a *M. hyorhinis* é menos supurativa, mas pode exigir diferenciação por cultura.

> A doença de Glasser ocorre geralmente em porcos mais velhos e é acompanhada por pleurisia, pericardite e peritonite.
> A erisipela em porcos muito jovens geralmente se manifesta por septicemia.
> A doença nervosa dos leitões pode assemelhar-se à artrite no exame superficial, mas não há aumento das articulações e claudicação. No entanto, a forma meningítica da infecção por estreptococos pode ser facilmente confundida com encefalites virais.
> A meningite em suínos jovens também pode estar associada a *P. multocida* e *E. coli*.
> A poliartrite em bezerros, cordeiros e leitões também pode estar associada à infecção por *T. pyogenes* e *F. necrophorum*. O SS2 também pode causar meningite em suínos mais velhos de 10 a 14 semanas de idade.

Tratamento

Antimicrobianos

Em resumo, tem ocorrido um nível crescente de resistência a tetraciclinas e eritromicina e resistência variável à ciprofloxacino e à penicilina.[43] A maioria dos SS é resistente a tetraciclinas.[44] Se o tratamento for baseado em sorotipagem e teste de sensibilidade, então há muito menos chance de tratar ou criar microrganismos resistentes.

Na Dinamarca, nos últimos 15 anos, houve aumento na resistência dos isolados SS aos dois antibióticos mais utilizados, tilosina e tetraciclinas. As cepas mostraram padrão variável de resistência, dependendo do perfil de ribotipos ao qual pertencem, entre os 21 existentes. Por exemplo, as cepas causadoras de meningite eram mais resistentes ao sulfametoxazol, mas as que causavam pneumonia eram mais resistentes às tetraciclinas. A tilmicosina tem sido usada com sucesso para debelar sinais clínicos de meningite estreptocócica de um rebanho.

A penicilina tem sido o tratamento de escolha, mas surgiram isolados resistentes à penicilina. A sensibilidade à penicilina não pode mais ser assumida para todas as cepas de SS e o uso rotineiro de penicilina deve ser reavaliado. Em um estudo, mais de 50% dos isolados de SS não eram suscetíveis à penicilina. A penicilina não eliminou o microrganismo das amígdalas dos suínos tratados diariamente durante vários dias. Em algumas pesquisas, a sensibilidade antimicrobiana do SS indicou alto grau de sensibilidade a ampicilina, cefalotina e sulfametoxazol-trimetoprima, e resistência aos aminoglicosídeos gentamicina e estreptomicina. Recomenda-se que o sulfametoxazol-trimetoprima, seja usado no tratamento de suínos afetados, administrado diariamente por 3 dias. Uma cepa ocasional pode ser resistente ao sulfametoxazol-trimetoprima.

Nenhuma das cepas resistentes produziu betalactamase. Conjugação de resistência a antibióticos no SS tem sido relatada, o que pode explicar a resistência a múltiplos antimicrobianos. Os genes responsáveis pela resistência parecem ser homólogos aos genes encontrados em muitas outras espécies de bactérias. O tratamento de suínos afetados por meningite atribuível ao SS2 com trimetoprima-sulfadiazina ou penicilina reduziu a taxa de letalidade de 55 para 21%. A cefquinoma demonstrou melhores taxas de cura (67%) em comparação com a ampicilina (55%) e redução da mortalidade de 35% com ampicilina para 24% com cefquinoma.

Foi descrita imunização passiva contra o SS2.

Controle

Atualmente, não existem métodos específicos conhecidos para a prevenção do complexo de doença associado ao SS2. As recomendações são baseadas em observações de campo empíricas. O isolamento regular do agente de quaisquer casos clínicos confirmará a continuação de uma cepa ou a chegada de uma nova cepa e, espera-se, diferenciará virulentas de não virulentas.[15]

Tem sido sugerido que o ceftiofur administrado por injeção por 3 dias consecutivos após o desafio com SS é o regime mais eficaz para minimizar a doença associada ao vírus da SRRS e infecção por SS. Foi relatado que o uso de penicilina potássica G em água potável por vários dias é bem-sucedido[45] e reduz a mortalidade. Uma combinação de medicação e vacinação foi avaliada para remover SS das amígdalas das porcas portadoras.[47]

Ambiente e manejo

Devem ser enfatizadas boas técnicas de manejo e higiene. Com base nas observações dos efeitos das práticas de manejo na taxa de portadores de SS em leitões de berçário, flutuações excessivas de temperatura, alta umidade relativa, superlotação e diferença de idade superior a 2 semanas de suínos na mesma sala foram associadas a uma porcentagem maior que a média de porcos portadores.

A temperatura ambiente para os leitões da creche não deve flutuar mais do que 1,1 a 1,7°C durante um período de 24 h.

Deve ser evitada umidade relativa excessiva; a faixa recomendada de umidade relativa para leitões de creche é de 55 a 70%.

A diferença de idade entre os leitões no mesmo recinto não deve exceder 2 semanas. Leitões jovens, que potencialmente não tiveram contato com o agente, criados no mesmo espaço aéreo que animais mais velhos podem estar expostos a altas concentrações do microrganismo.

Também é necessário espaço adequado para evitar aglomeração. A superlotação ocorre quando menos de 0,18 m^2 é fornecido para cada 22,7 kg de porco. É recomendado o uso de um sistema de produção todos dentro-todos fora – em comparação com um sistema de fluxo contínuo –, que permite o aumento da concentração de patógenos. Também é importante o controle das doenças infecciosas mais comumente encontradas. Um programa nutricional bem fortificado também pode auxiliar no controle da infecção por SS e no estado do portador em um rebanho de suínos.

Programas de segregação e desmame precoce têm sido usados na tentativa de controlar a doença, mas parecem não ter sucesso na redução do estado do portador. Os leitões são desmamados desde cedo e mudados para um local separado, em um esforço para separar os leitões das porcas, que são a principal fonte do microrganismo. Suínos portadores transmitem prontamente a infecção a suínos não infectados e o principal método de disseminação entre rebanhos é o movimento de reprodutores infectados ou leitões desmamados. Em rebanhos livres de infecção, é necessário evitar a importação de suínos infectados. A erradicação da infecção por SS2 pode ser tentada pelo despovoamento de porcas suspeitas e pela substituição por reprodutoras não infectadas.

Medicação em massa na ração

Medicação em massa de suínos individuais ou na ração durante períodos de alto risco pode controlar a incidência de doença clínica. Os surtos em leitões lactentes foram controlados por uma única injeção de penicilina com benetamina a todos os leitões, administrada 5 dias antes da idade média para início dos sinais clínicos. A alimentação com oxitetraciclina (400 g/ton) por 14 dias imediatamente antes do início usual da doença pode controlar sua ocorrência em baixos níveis nos leitões desmamados, embora haja evidência crescente de resistência. O uso de alimentos com medicamentos contendo trimetoprima-sulfadiazina (1:5) a uma taxa de 500 g/ton durante as primeiras 6 semanas após o desmame não reduziu significativamente a incidência da enfermidade. A medicação profilática oral com penicilina G procaína ou uma mistura de clortetraciclina, sulfadimidina e penicilina G procaína reduziu a incidência de meningite. A penicilina V administrada por via oral forneceu concentrações plasmáticas do fármaco mais altas. A inclusão de penicilina V potássica (10%) a uma taxa de 2 kg/t de ração reduziu significativamente a incidência de meningite estreptocócica quando administrada aos porcos durante um total de 6 semanas, de 4 a 10 semanas de idade.

A tiamulina na água potável a 180 mg/ℓ de água durante 5 dias reduziu significativamente os efeitos de infecções por SS induzidas experimentalmente.

Vacinação

A maioria dos estudos de vacinação foi realizado com leitões.[46] Estão disponíveis bacterinas comerciais ou autógenas. As vacinas autógenas precisam usar cepas de distribuição sistêmica, como meninges, baço, fígado e articulações, cavidade nasal ou amígdalas, mas não dos pulmões, porque são mais propensos a albergarem aos SS não virulentos. Um estudo mostrou que a bacterina contra SS9 produz um nível de eficácia muito menor do que a vacina contra SS2.[47] A proteção homóloga é sempre mais bem-sucedida do que a para cepas heterólogas e por isso é essencial monitorar continuamente as cepas em um rebanho afetado endemicamente. Uma vacina comercial reduziu a mortalidade de 17 para 2,6%. O que constitui um antígeno efetivo ainda é uma questão de conjectura. Altos níveis de anticorpos contra proteínas MRP e EF não conferem proteção.[48]

Estudos estão sendo conduzidos sobre o uso de vacinas contendo o polissacarídeo imunogênico de SS2. No entanto, a proteção oferecida pelas vacinas de células inteiras provavelmente é tipo-específica, o que sugere que tais vacinas devem conter muitos sorotipos caso se deseje ampla proteção. Foi relatado um ensaio que minimiza a variação na idade de desmame para alcançar um tamanho uniforme com uma combinação de vacina autógena e ceftiofur sódico. Os níveis de proteção dos anticorpos não impediram a sobrevivência do microrganismo em amígdalas ou articulações. Um ELISA pode ser usado para avaliar a resposta de anticorpos em porcos vacinados contra SS2.

Diferentes componentes do microrganismo estão sendo examinados para identificar possíveis frações para a preparação de uma vacina de subunidade. Propôs-se uma vacina de subunidade contendo MRP e EF, formulada com um adjuvante óleo/água que protegeu os suínos no o desafio contra o SS2 virulento. A vacinação de porcas com 2 mℓ de bacterina preveniu sinais neurológicos, mas não claudicação, bacteriúria ou mortalidade em sua progênie desafiada entre 13 e 21 dias de vida. A imunização de camundongos experimentais com uma cepa avirulenta viva de SS2 forneceu proteção, que pode ser extrapolada para consideração em suínos. Uma vacina contendo suilisina purificada protegeu camundongos contra um desafio letal homólogo e induziu proteção contra os sinais clínicos em suínos após desafio homólogo. Os porcos vacinados com uma vacina contendo suilisina purificada foram protegidos do desafio com a estirpe homóloga do microrganismo, enquanto os porcos que receberam vacina contendo a maior parte dos antígenos extracelulares ou placebo desenvolveram doença clínica. A suilisina é produzida pela maioria das cepas de campo testadas e pode ser um importante fator de proteção cruzada.

O desmame precoce medicamentoso não produziu erradicação. O estabelecimento de um novo rebanho por meio de histerectomia e criação artificial permitirá isso, e a liberdade só pode ser mantida por intensa biossegurança 24 h/dia, 7 dias/semana. Desengorduramento, limpeza, desinfecção e secagem completos e deixar o prédio descansar antes de repovoar com animais livres de uma pirâmide conhecidamente livre de SS são a única maneira de se livrar de uma infecção persistente.

REFERÊNCIAS BIBLIOGRÁFICAS

1. Gottschalk M, et al. Future Microbiol. 2010;5:371.
2. Takada K, Hirasawa M. Int J Syst Evol Microbiol. 2007;57:1272.
3. Takada K, et al. Microbiol Immunol. 2008;52:64.
4. Chen C, et al. PLoS ONE. 2007;2:e315.

5. Holden M, et al. PLoS ONE. 2009;4:e6072.
6. Blume V, et al. Int Microbiol. 2009;12:161.
7. Luey C, et al. J Microbiol Method. 2007;68:648.
8. Marois C, et al. Canad J Vet Res. 2006;70:94.
9. Fittipaldi N, et al. Vet Microbiol. 2009;139:320.
10. Messier S, et al. Can Vet J. 2008;49:461.
11. Baums CG, et al. Infect Immunol. 2006;74:6154.
12. Wei Z, et al. Vet Microbiol. 2009;137:196.
13. Baums C, et al. Appl Environ Microbiol. 2007;73:711.
14. Luque I, et al. Vet J. 2010;186:396.
15. MacInnes J, et al. Canad J Vet Res. 2008;72:242.
16. Marois C, et al. Canad J Vet Res. 2007;71:14.
17. Li P, et al. Microbiol Pathog. 2010;49:305.
18. van Calsteren MR, et al. Biochem Cell Biol. 2010; 88:513.
19. Chabot-Roy G, et al. Microbiol Pathog. 2006;41:121.
20. Fittipaldi N, et al. Mol Microbiol. 2008;70:1120.
21. Fittipaldi N, et al. PLoS ONE. 2010;5:e8426.
22. Takamatsu D, et al. Vet Microbiol. 2009;138:132.
23. Silva L, et al. Vet Microbiol. 2006;115:117.
24. Essglass M, et al. Microbiol. 2008;154:2668.
25. Lecours MP, et al. J Infect Dis. 2011;204:919.
26. Si Y, et al. Vet Microbiol. 2009;139:80.
27. Zhang X-H, et al. Microbiol Pathog. 2009;47:267.
28. Ye C, et al. Emerg Infect Dis. 2006;12:1203.
29. Gottschalk M, et al. Anim Hlth Res Rev. 2007;8:29.
30. Lun Z-R, et al. Lancet Infect Dis. 2007;7:201.
31. Tang J, et al. PLoS ONE. 2006;3:e151.
32. Cheung P, et al. Int J Food Microbiol. 2008;127:316.
33. Smith T, et al. Emerg Infect Dis. 2008;14:1925.
34. Wertheim H, et al. Clin Infect Dis. 2009;48:617.
35. Ye C, et al. J Infect Dis. 2009;199:97.
36. Tenenbaum T, et al. Brain Res. 2006;1100:1.
37. Tenenbaum T, et al. Cell Biol. 2009;11:323.
38. Dominguez-Punaro M, et al. J Immunol. 2007;179: 1842.
39. Feng Y, et al. Trends Microbiol. 2010;18:124.
40. Vanier G, et al. Microbiol Pathog. 2009;46:13.
41. Beineke A, et al. Vet Microbiol. 2008;128:423.
42. Rehm T, et al. J Med Microbiol. 2007;56:102.
43. Hendriksen R, et al. Acta Vet Scand. 2008;50:19.
44. Wisselink H, et al. Vet Microbiol. 2006;113:73.
45. Byra C, et al. Can Vet J. 2011;52:272.
46. Swilders B, et al. Vet Rec. 2007;160:619.
47. Buttner N, et al. Vet Immunol Immunopath. 2012; 146:191.
48. Kock C, et al. Vet Immunol Immunopathol. 2009; 132:135.

Linfadenite estreptocócica de suínos (abscessos faciais, abscessos cervicais)

Abscessos cervicais ou faciais de suínos são observados principalmente no abate. Clinicamente, há aumento óbvio dos linfonodos da região da garganta, particularmente mandibulares e retrofaríngeos. É de considerável importância devido às perdas resultantes da rejeição de carcaças infectadas na inspeção de carne.

A taxa de condenação de cabeças de suínos no abate chegou a ser de 78 a 94% em alguns rebanhos nos anos 1960. No entanto, desde então, a incidência de abscessos nas papadas diminuiu de forma constante. Isso pode ser resultado de mudanças no manejo de rebanhos de porcos e do uso de antibióticos.

A maioria dos abscessos de mandíbula em suínos está associada a estreptococos beta-hemolíticos do grupo E de Lancefield tipo IV, embora *P. multocida*, *E. coli* e *T. pyogenes* também possam estar presentes. Alguns sorotipos adicionais foram isolados. O abscesso na mandíbula ocorre principalmente em porcos pós-desmame e terminação. Os leitões com menos de 28 dias de vida são relativamente resistentes e até mesmo leitões privados de colostro são resistentes a doenças clínicas após infecção experimental.

A doença foi produzida por alimentação ou instilação intranasal ou intrafaríngea de estreptococos e acredita-se que seja a causa, com a infecção ocorrendo através da mucosa das amígdalas ou faringe a partir de alimentos e água contaminados. A contaminação ocorre pelo extravasamento de material de abscesso em comida ou água. Em rebanhos em que o abscesso cervical é um problema, os estreptococos podem ser comumente isolados da vagina de porcas prenhes e da faringe de suínos jovens normais. Acredita-se que a persistência da infecção em rebanhos dependa da presença de animais portadores. A transmissão ocorre via alimentação e água potável. Após a ocorrência da infecção, a bacteriemia se desenvolve e os abscessos são iniciados nos linfonodos cervicais em uma alta proporção de suínos. Não raro os abscessos ocorrem em locais atípicos que não a cabeça e o pescoço. Os porcos que se recuperaram da doença natural são imunes ao desafio experimental. Está disponível um teste de aglutinação em microtitulação para detectar infecções associadas a estreptococos do tipo IV.

Considera-se que a vacinação de porcas gestantes com uma bactéria autógena ou comercial contendo estreptococos e estafilococos é importante para proteger as ninhadas das porcas vacinadas. A vacinação de porcos jovens com uma bacterina de cultura completa forneceu alguma proteção. A utilização de vacina oral preparada a partir de uma estirpe avirulenta de estreptococos do grupo E e pulverizada na orofaringe é altamente eficaz como medida preventiva. Nenhuma dessas vacinas é amplamente usada porque a condição é muito esporádica. Diversos regimes profiláticos baseados na administração de antibióticos têm sido propostos e geralmente dão bons resultados. A clortetraciclina administrada a porcos jovens a uma taxa de 220 g/ton durante 1 mês é um exemplo. O tratamento concomitante de suínos reprodutores é passível de apresentar efeito benéfico na redução da gravidade da exposição de suínos jovens à infecção. Uma vantagem semelhante pode ser obtida mantendo os grupos tratados em isolamento dos grupos não tratados de porcos mais velhos. Como os leitões com menos de 28 dias de vida são relativamente resistentes à doença clínica, o desmame e o isolamento de porcos mais velhos constitui um programa de controle bem-sucedido.

Erisipela em suínos

É a principal doença dos animais associada à *Erysipelothrix rhusiopathiae* e pode ocorrer em todas as etapas da produção de suínos. A condição é vista como morte súbita; como uma doença aguda, possivelmente com lesões cutâneas em forma de diamante; e também como doença crônica, com artrite, endocardite vegetativa e falha reprodutiva em adultos. Em muitos rebanhos com doenças mínimas, eles tendem a não vacinar e as epizootias então ocorreram como resultado de uma crescente falta de imunidade. É zoonótica, causando mais comumente erisipeloide nos dedos.

> **Sinopse**
>
> - Etiologia: *Erysipelothrix rhusiopathiae*
> - Epidemiologia: suínos em todo o mundo. Comum em porcos não vacinados criados ao ar livre. Alta taxa de letalidade se não for tratada. Microrganismo no ambiente e transmitido por suínos portadores. Zoonose importante
> - Achados clínicos: morte súbita hiperaguda. Início súbito de doença aguda, febre, anorexia, lesões cutâneas típicas em forma de diamante. Artrite, endocardite de forma crônica
> - Patologia clínica: microrganismo no sangue. Hemograma e sorologia
> - Achados de necropsia: lesões de pele, hemorragias equimóticas generalizadas (rim, pleura, peritônio), infarto venoso do estômago. Artrite proliferativa não supurativa. Endocardite vegetativa
> - Confirmação do diagnóstico: cultura e isolamento do microrganismo de sangue em casos agudos e depois nos tecidos
> - Diagnóstico diferencial: Outras septicemias de porcos:
>   - Salmonelose septicêmica
>   - Cólera suína e peste suína africana
>   - Septicemia por estreptococos e artrite
>   - Endocardite estreptocócica
> - Outras artrites de porcos:
>   - Doença de Glasser
>   - Artrite por *Mycoplasma synoviae* e *hyorhinis*
>   - Raquitismo e intoxicação crônica por zinco
>   - Foot rot dos porcos
>   - Fraqueza nos membros
> - Tratamento: penicilina
> - Controle: vacinação, com no máximo 6 meses de intervalo, até que apareçam vacinas novas e melhoradas.

Etiologia

A bactéria causadora é a *Erysipelothrix rhusiopathiae* (ER; anteriormente *insidiosa*) e a doença pode ser produzida nas formas crônica e septicêmica hiperaguda, aguda e subaguda pela injeção de culturas do microrganismo. A bactéria ocorre como cepas rugosas e lisas; as lisas são mais virulentas. Pelo menos 29 tipos antigênicos foram identificados e geralmente os tipos 1 e 2 são isolados das formas septicêmicas.[1] A espécie foi dividida recentemente em duas com base nos testes de DNA, que refletem características bioquímicas e sorológicas. Muitos sorotipos foram reagrupados e denominados *Erysipelothrix tonsillarum* (ET), que não é patogênico.[2] É encontrado nas amígdalas e é morfológica e bioquimicamente semelhante ao ER, mas tem um perfil genético muito distinto. No entanto, algumas espécies identificadas como ET na sorologia mostraram ser ER na eletroforese de enzima multilócus. Além disso, a tipificação do polimorfismo de comprimento de fragmento de restrição (PCFR), utilizando os produtos de reação em cadeia da polimerase (PCR) do gene Spa A, tem sido usada para subdividir os sorotipos.[3] Recentemente, uma nova classificação foi apresentada com base nos genes de Spa.[4,5] Estas são proteínas e pelo menos três genes são conhecidos (Spa1, Spa2 e Spa3).[6,7]

Erisipelas rhusiopathiae agora contém os antigos sorotipos 1, 2, 4, 5, 6, 8, 9, 11, 12, 15, 16, 17, 19, 21 e N.

Erysipelas tonsillarum agora contém sorotipos 3, 7, 10, 14, 20, 22 e 23. Os sorotipos 13 e 18 são intermediários e denominados espécies de *Erisipelas* 1 e 2 (contém também 9 e 10), respectivamente, e a estirpe 3, que contém algumas cepas de 7 e ainda não é tipável.[3] A identificação e a caracterização da *E. inopinata* ainda não foram determinadas.[8]

Epidemiologia

Ocorrência

A erisipela em suínos ocorre em todo o mundo e causa graves perdas econômicas, principalmente como resultado de mortes, morbidade e desvalorização de carcaças decorrente da artrite. No entanto, a ocorrência da doença diminuiu acentuadamente quando se deixou de confinar suínos em espaços internos ou sem o contato deles com solo contaminado. Seriam exceções a isso unidades externas onde nenhuma vacinação regular é praticada. As outras grandes exceções são aquelas partes do mundo onde ainda são encontrados porcos de criação de quintal e onde a higiene e a biossegurança em geral são inexistentes. Historicamente, a doença ocorreu mais comumente em suínos em crescimento não vacinados com mais de 3 meses de idade e adultos. Isso decorre principalmente do fato de que os anticorpos maternos persistem por até 3 meses. A infecção – geralmente pelos sorotipos 1a ou 2 – também foi demonstrada em javalis, que, portanto, não devem ser esquecidos como reservatório. Talvez mais importante, essas cepas foram resistentes a oxitetraciclina e/ou di-hidroestreptomicina.

Prevalência de infecção

A prevalência de infecção por ER em suínos varia de 3 a 98%, e a maioria dos levantamentos indica que 20 a 50% dos animais são portadores, particularmente nas amígdalas. Os portadores ocorrem entre porcos vacinados e não vacinados. O microrganismo foi isolado de 10% de porcos para abate aparentemente saudáveis e pode explicar sua ampla prevalência. Além disso, a bactéria foi isolada de mais de 30 espécies de aves selvagens e 50 espécies de animais selvagens.

Morbidade e mortalidade

A morbidade e as taxas de letalidade em suínos variam consideravelmente de área para área, em grande parte devido a variações na virulência da linhagem específica do microrganismo envolvido. Em fazendas individuais ou em áreas específicas, a doença pode ocorrer como artrite crônica em suínos em terminação ou como surtos extensos de septicemia aguda, ou ambas as formas podem ocorrer juntas. Em suínos não vacinados, a morbidade na forma aguda variará de 10 a 30%; a taxa de letalidade pode ser tão alta quanto 75%.

Métodos de transmissão

A contaminação do solo ocorre através das fezes dos suínos afetados ou portadores. Outras fontes de infecção incluem animais de outras espécies infectados, contaminação de camundongos, pássaros, pilhas de sujeira e efluentes no solo. Com frequência, os sistemas baseados em palha são altamente contaminados. O porco portador clinicamente normal é a fonte mais importante de infecção, sendo as amígdalas o local de predileção para o microrganismo. Os suínos jovens em contato com as porcas portadoras adquirem rapidamente o *status* de portadores. Como o microrganismo pode passar pelo estômago sem perda de viabilidade, os animais portadores podem reinfectar continuamente o solo e essa parece ser a principal causa de contaminação ambiental. O microrganismo pode sobreviver nas fezes durante vários meses. Todo o efluente contém espécies de *Erysipelothrix*, mas não necessariamente ER. Entretanto, sua persistência no solo é variável e pode ser governada por muitos fatores, incluindo temperatura, pH e presença de outras bactérias. O microrganismo pode ser isolado do efluente de pocilgas comerciais e também do solo e pastagem de locais de disposição de efluentes por até 2 semanas após a aplicação do efluente contendo o microrganismo. Embora o ambiente seja considerado secundário aos animais como reservatório de infecção, a sobrevivência do microrganismo no ambiente pode criar risco de infecção. Sabe-se que as moscas transmitem a doença e a menor prevalência tem sido atribuída ao uso de inseticidas.

Sob condições naturais, as abrasões da pele e a mucosa do trato alimentar são consideradas as portas de entrada prováveis e a transmissão ocorre por ingestão de alimentos contaminados. Surtos ocasionais ocorrem após o uso de vacinas de culturas avirulentas incompletas e virulentas. Abortamentos em porcas gestantes tardias com morte septicêmica em lactentes podem ser as primeiras indicações da doença em rebanhos livres de patógenos específicos.

A disseminação da infecção também pode ocorrer para a maioria das outras espécies. O microrganismo foi recuperado de mamíferos silvestres no noroeste do Canadá e isolado de um equino afetado por endocardite vegetativa. Tem sido por vezes encontrado em farinha de peixe, mas atualmente esse composto é menos usado em dietas de suínos. É possível que outras espécies, como os bovinos, possam albergar cepas patogênicas para suínos.

Fatores de risco

Alguns sorotipos podem ser residentes em determinado local e um surto pode representar a chegada de um novo sorotipo naquela região.

Existe variação considerável na facilidade com que a doença pode ser reproduzida e em sua gravidade. Muitos fatores, como idade, saúde e doenças intercorrentes, exposição e hereditariedade influenciam a transmissão natural e artificial. O estresse pode predispor à condição, mas a virulência da cepa provavelmente é o fator mais importante. Cepas lisas podem ser usadas com sucesso para produzir a doença experimentalmente, mas cepas rugosas parecem não ser patogênicas. Essa variação na virulência entre as cepas do microrganismo tem sido utilizada na produção de vacinas vivas e avirulentas.

Fatores de risco do animal

Os suínos infectados provavelmente liberam o agente nas fezes, nas secreções oronasais e também na urina e o contato direto provavelmente é o método mais comum.

Suínos de todas as idades são suscetíveis. Porcas recém-paridas parecem ser particularmente suscetíveis. Isso sugere que a fadiga pode ser um fator relevante. Mudanças súbitas na dieta também levam à predisposição, assim como estresse por calor ou frio. Quando a cepa é virulenta, suínos de todas as idades desenvolvem a doença, até mesmo os lactantes com poucas semanas de vida. Ninhadas quase inteiras com menos de 2 semanas de idade, podem ser afetadas. Leitões de uma porca imune podem obter anticorpos suficientes no colostro para lhes dar imunidade por algumas semanas. É provável que os animais sejam imunes às cepas normalmente encontradas em seu ambiente específico. Possivelmente, a chegada de novos sorotipos através da introdução de novos suínos ou o retorno a terrenos previamente contaminados, juntamente com um aumento no estresse, são os principais fatores. Sabe-se que o ER das amígdalas bovinas é patogênico para camundongos e suínos e possivelmente patogênico para outros animais e seres humanos.

Fatores de risco do patógeno

Pelo menos 32 sorotipos são conhecidos e existem muitas cepas; no entanto, provavelmente 15 afetam suínos de modo usual. Os sorotipos 1 e 2 são os mais isolados de animais acometidos por erisipela clínica e são considerados os únicos sorotipos que causam a doença aguda. Os outros sorotipos são relativamente incomuns e nenhum deles foi caracterizado como causa de epidemias agudas, mas alguns foram isolados de lesões de erisipela crônica. Os sorotipos 1a, 3, 5, 6, 8, 11, 21 e tipo N foram isolados de suínos com erisipela crônica, principalmente artrite e linfadenite.

Nem todos os sorotipos isolados de suínos são virulentos. Em uma pesquisa no Japão, o microrganismo foi encontrado em 10% das amígdalas de suínos saudáveis para abate: 54% eram sorotipo 7, 32% sorotipo 2, 9,5% sorotipo 6 e 1,6% cada um dos sorotipos 11, 12 e 16. Todos os isolados do sorotipo 2 eram altamente virulentos para suínos, enquanto os outros sorotipos eram apenas fracamente virulentos. Os membros do outro grupo não virulento ou fracamente virulento – principalmente cepas do sorotipo 7 – são considerados residentes em amígdalas suínas. Os sorotipos 1a ou 2 foram encontrados mais comumente em suínos na Austrália, menos comumente em ovelhas e raramente em outros animais. Os sorotipos 1a e 1b foram responsáveis por 79% dos isolados de suínos doentes. A diversidade genética de isolados de campo australianos de ER e ET indica diversidade disseminada. Os recuperados de ovinos ou aves foram mais diversificados que os isolados de suínos e os isolados do sorovar 1 foram mais diversificados que os do sorovar 2. A diversidade indicou que a sorotipagem do ER não é confiável como ferramenta epidemiológica.

Os antígenos do sorotipo do ER são imunologicamente distintos e as bacterinas comerciais preparadas a partir dos sorotipos comuns não fornecerão proteção contra outros sorotipos patogênicos. Isso é uma possível explicação para as epidemias que podem ocorrer em suínos vacinados. As proteínas de 64 a 66 kDa parecem ser mais imunogênicas. Além disso, muitos sorotipos podem ser recuperados de suínos afetados pelas formas septicêmica e artrítica da doença.

O microrganismo é resistente à maioria das influências ambientais e ao calor (15 min a 60°C) e pode sobreviver em tecidos animais a 40°C ou congelados, além de não ser destruído prontamente por desinfecção química, incluindo 0,2% de fenol, e por agentes de secagem. Pode sobreviver por 60 meses em meios congelados ou refrigerados, 4 meses em carne e 90 dias em solo altamente alcalino, sendo resistente à dessecação. Também irá resistir a preparações de sal e outros conservantes alimentares.

Implicações zoonóticas

Em razão da suscetibilidade de seres humanos, a erisipela suína tem algum significado para a saúde pública. Os médicos veterinários em particular estão expostos a infecções quando vacinam com culturas virulentas. Comumente contamina produtos de suínos e, portanto, é uma infecção bastante comum em trabalhadores de abatedouro ou açougueiros ou naqueles trabalhadores em ofícios semelhantes. Em geral, produz um inchaço e é conhecido como erisipeloide. Nesse contexto, têm ocorrido avanços recentes na aglutinação de lâminas e nos testes de aglutinação do látex para diagnóstico rápido, que apresentam boa correlação entre si e com a cultura subsequente. Recentemente foi descrita uma PCR identificando quatro espécies, principalmente para uso no abatedouro. Recentemente, um caso de endocardite e osteomielite presuntivo foi descrito, por isso é necessário cuidado. O tipo 21 é registrado como tendo produzido septicemia em seres humanos.[1]

Patogênese

A invasão do suíno suscetível por ER pode ocorrer sob circunstâncias específicas, por exemplo, se as condições climáticas forem quentes e úmidas ou em campos ou edifícios particulares. Experimentalmente, muitas vezes é mais fácil infectar o suíno através de feridas escarificadas do que através de infusões intravenosas (IV), do intestino ou de injeções IV. Existem diferenças marcantes na virulência entre as cepas.

Nos sorotipos patogênicos, há presença de uma cápsula que resiste à fagocitose. Algumas linhagens virulentas também produzem fosforilcolina, que resiste à fagocitose. Alguns outros podem produzir uma neuraminidase, que pode clivar os mucopolissacarídeos nas paredes celulares e causar lesões vasculares, levando a hemorragia e trombose. O antígeno protetor de superfície (spa), uma proteína, também é importante na patogênese. Há também a possibilidade de novas adesinas chamadas RspA e RspB. Aparentemente, cepas avirulentas não têm essas quatro características importantes. Ocorre invasão da corrente sanguínea em todos os animais infectados em primeira instância. A septicemia resulta com 1 a 7 dias. O desenvolvimento subsequente de septicemia aguda ou bacteriemia localizada em órgãos e articulações depende de fatores indeterminados. A virulência da cepa específica pode ser importante e isso pode depender do número de mortes recentes de suínos. A atividade da coagulase é um possível fator de virulência. A infecção viral concomitante, especialmente cólera suína, pode aumentar a suscetibilidade do hospedeiro.

A localização na forma crônica é comum na pele, articulações e válvulas cardíacas, com prováveis episódios bacterianos subsequentes, e pode começar a partir de 4 dias após infecção inicial, embora as lesões de cartilagem possam ser retardadas até cerca de 8 meses e possam continuar a progredir por pelo menos 2 anos. A aderência seletiva de algumas cepas de ER às válvulas cardíacas pode ser um fator na patogênese da endocardite. Nas articulações, a lesão inicial é aumento do líquido sinovial e hiperemia da membrana sinovial, seguida em várias semanas pela proliferação de vilosidades sinoviais (na verdade, uma sinovite), espessamento da cápsula articular e aumento dos linfonodos locais. A discoespondilite também ocorre em associação com poliartrite crônica atribuível à erisipela. A amiloidose pode ocorrer em suínos com poliartrite crônica por erisipela. As lesões cardíacas podem começar com alterações inflamatórias precoces associadas a êmbolos.

Há alguma controvérsia quanto às lesões artrodiais serem resultado de infecção primária ou de hipersensibilidade ao *Erysipelothrix* ou outros antígenos. A opinião atual sugere ser o primeiro, mas que as lesões são reforçadas por mecanismos imunológicos ao antígeno persistente no local. Existe aumento das concentrações de imunoglobulinas IgG e IgM nos fluidos sinoviais de suínos com poliartrite atribuível a ER e os teores são considerados apenas parcialmente resultantes do soro e do aumento da permeabilidade. A presença de anticorpos não remove o microrganismo das articulações.

Acredita-se que o abortamento ocorra como resultado de febre alta, mas o microrganismo foi isolado do feto. A erisipela congênita também foi registrada. Nesses casos, o microrganismo pode ser recuperado da vagina anterior.

Achados clínicos

Existem várias formas de doença, como hiperaguda, aguda, subaguda e crônica.

Forma hiperaguda

Muitas vezes, a doença é vista pela primeira vez em suínos que se aproximam do peso de mercado. Em geral, o animal é encontrado morto ou está apático, deprimido, tem temperatura de 42°C e morre rapidamente; normalmente ocorre em suínos de terminação e é incomum em porcas.

Formas aguda e subaguda

Esta forma é incomum em adultos. Os sinais variam com a idade e o estado imunológico. Os casos agudos geralmente morrem dentro de 12 a 48 h após o início dos sinais. Após um período de incubação de 1 a 7 dias, há início súbito de febre alta (até 42°C), seguida algum tempo depois por prostração grave, anorexia completa, sede e vômitos ocasionais. Inicialmente, os suínos afetados podem ser bastante ativos e continuar a comer mesmo com temperaturas altas. No entanto, em geral, são observados inicialmente um ou dois porcos mortos ou gravemente afetados, mostrando coloração vermelha marcada (rubor escarlate) a descoloração púrpura da pele da papada e superfície ventral (pode até ser cianose de corpo inteiro), com outros no grupo mostrando febre alta, relutância em se levantar e falta de coordenação durante a caminhada. A dispneia é uma característica comum. Pode haver conjuntivite com secreção ocular.

As lesões cutâneas são quase patognomônicas, mas nem sempre são aparentes. Estas podem assumir a forma das clássicas placas urticariformes em forma de losango, vermelhas, com cerca de 2,5 por 5 cm quadrados, que ocorrem dentro de 24 a 48 h do início dos sinais clínicos, ou de uma erupção edematosa mais difusa com a mesma aparência. Essas lesões também podem ser palpadas como manchas elevadas. Nos estágios iniciais, as lesões são frequentemente palpáveis antes de serem visíveis. As lesões são mais comuns na barriga, no interior das coxas e na garganta, pescoço e orelhas e geralmente aparecem cerca de 24 h após os sinais iniciais da doença. Às vezes, elas podem ser sentidas, mas não vistas. Após um período de 2 a 4 dias, o porco se recupera ou morre com diarreia, dispneia e cianose evidentes terminalmente. A taxa de mortalidade pode chegar a 75%, mas ocorre ampla variação. Animais prenhes podem abortar e pensa-se que isso é resultado da febre, mas pode ser ação fetal direta, pois ocorreram infecções congênitas e isolamentos do microrganismo do feto. Ocasionalmente, pode haver ondas de retorno aos surtos de abortamento. Javalis infectados se recuperam, mas podem ser inférteis por 6 a 8 semanas.

A chamada forma "cutânea" geralmente é aguda, com localização de pele mais proeminente, mas com sinais menos graves de septicemia e baixa mortalidade. As lesões da pele desaparecem em cerca de 10 dias sem efeitos residuais. Nos casos mais graves, as placas espalham-se e coalescem, muitas vezes sobre as costas, para formar uma área contínua de roxo profundo que se estende por uma grande parte da superfície da pele. A pele afetada fica preta e dura e as bordas se enrolam e se separam de uma superfície subjacente com escoriações. A pele seca pode aguentar por um tempo considerável e balançar enquanto o porco caminha ou pode se soltar.

Forma crônica

Muitos dos casos crônicos requerem eutanásia porque se deterioram rapidamente.

Os sinais são vagos e indistintos, exceto pelas lesões articulares características dessa forma da doença. Bactérias podem se localizar nas articulações. Pode ocorrer alopecia, descamação da cauda e ponta das orelhas e dermatite na forma de hiperqueratose da pele das costas, ombros e membros; o crescimento pode ser retardado. As lesões articulares são mais comuns nas articulações do cotovelo, quadril, tarso, joelho, causando claudicação e rigidez. As articulações estão evidentemente aumentadas e costumam ser quentes e dolorosas no início, mas em 2 a 3 semanas são bastante firmes e sem calor. Este é especialmente o caso quando a artrite está presente há algum tempo, permitindo a cura e o desenvolvimento de anquilose. A paraplegia pode ocorrer quando as articulações intervertebrais estão envolvidas ou quando há distorção grosseira das articulações dos membros.

Pode ocorrer uma forma subclínica de sinovite que afeta a ingestão de alimentos e resulta em taxa de crescimento reduzida.

A endocardite também ocorre como forma crônica da doença com ou sem artrite. Achados clínicos sugestivos estão frequentemente ausentes, e os animais morrem repentinamente sem doença prévia, especialmente em momentos de esforço (como acasalamento) ou movimento entre baias. Em outros, há emagrecimento progressivo e incapacidade de realizar exercícios. Com exercício forçado pode ocorrer dispneia, cianose e até morte súbita. A frequência cardíaca em geral aumenta acentuadamente, a frequência cardíaca é mais rápida e um sopro alto fica audível na auscultação se as válvulas estiverem muito danificadas. Podem aparecer cianose, taquicardia/taquipneia e sopros cardíacos podem aparecer nesses casos.

Na Suíça, suspeita-se da erisipela suína crônica quando há endocardite vegetativa, artrite e cultura de ER a partir de secreções na vulva. Esses sinais também são acompanhados de baixa fertilidade e aumento da prevalência de abortos, natimortos e pequeno tamanho da ninhada. A vacina foi usada para controlar um surto de secreção vulvar purulenta no período periparto em que o ER era o único microrganismo isolado. Em um estudo, amostras da região vaginal anterior de 64 porcas produziram ER.

Patologia clínica

Detecção de microrganismo

Na forma aguda, o exame de esfregaços de sangue pode revelar bactérias, particularmente nos leucócitos, mas a hemocultura provavelmente terá mais sucesso como método diagnóstico. Exames repetidos nas formas crônicas da doença eventualmente podem dar resultado positivo durante a fase bacterêmica. A identificação final do microrganismo exige testes de inoculação em camundongos ou pombos e testes de proteção nestes animais usando soro antierisipela.

Hematologia

Nos estágios iniciais da forma aguda primeiro ocorre leucocitose, seguida por leucopenia e monocitose. A leucopenia é de grau moderado (redução máxima de 40% na contagem total de leucócitos) quando comparada com a que ocorre na cólera suína. A monocitose é bastante acentuada, variando de um aumento de 5 a 10 vezes (níveis normais de 2,5 a 4,5% aumentam para 25%).

Sorologia

A eficiência dos testes de aglutinação para ER não é clara. Eles parecem ser satisfatórios para o diagnóstico de rebanho, mas não suficientemente precisos para a identificação de suínos afetados individualmente, particularmente animais portadores clinicamente normais. Um teste de fixação de complemento mais preciso e confiável está disponível, mas o teste de imunoensaio enzimático é muito mais rápido, mais fácil e mais econômico de realizar. Um teste ELISA foi usado.

Achados de necropsia

Experimentalmente, a doença pode ser produzida por administração oral, injeção intradérmica, IV e intra-articular e por aplicação na pele escarificada, conjuntiva e mucosa nasal. A forma artrítica da doença pode ser reproduzida por múltiplas inoculações IV de ER. As lesões microscópicas incluem vasculite em capilares e vênulas em muitos locais, incluindo glomérulos, capilares pulmonares e pele. Às vezes, é possível visualizar êmbolos bacterianos sem colorações específicas para demonstrar bactérias.

Formas aguda e subaguda

Nos casos hiperagudos, só é possível visualizar uma carcaça com congestão e manchas na pele. O grau de descoloração da pele pode fornecer pistas quanto ao prognóstico, pois diz-se que se as lesões de pele tiverem desde coloração rosa a até roxo claro, a resolução ocorrerá em 4 a 7 dias, mas as lesões pretas ou púrpuras negras têm prognóstico grave.

Lesões clássicas em formato de losango podem estar presentes. Elas são quase patognomônicas. No entanto, a coloração púrpura difusa do abdome e a cianose das extremidades comuns a outras doenças septicêmicas de suínos são achados mais confiáveis. Internamente, ocorre hemorragia petequial e equimótica, principalmente na pleura e no peritônio e abaixo da cápsula renal, mas também no coração, rins, pleura, fígado e baço. O infarto venoso do estômago é acompanhado por linfonodos mesentéricos inchados e hemorrágicos e há congestão dos pulmões e do fígado. Infartos podem estar presentes nos rins e no baço e estes podem ficar muito aumentados. Alterações histológicas em todos os tecidos são decorrentes de intoxicação e trombose. Muitos microrganismos intravasculares geralmente são visíveis. Não há alterações histológicas específicas.

Forma crônica

Pode haver lesões cutâneas necróticas, lesões embólicas em órgãos e articulações aumentadas.

Artrite proliferativa não supurativa envolvendo articulações dos membros e intervertebrais é característica. A sinovite, com efusão intra-articular de cor âmbar serosa ou serofibrinosa ocorre primeiro; mudanças degenerativas no osso subendocondral, cartilagem e ligamentos seguem. Quando as alterações sinoviais predominam, a cápsula articular e as vilosidades estão espessadas. Há pedúnculos vermelho-escuros aumentados ou tecido de granulação vascular, que se espalham como um *pannus* na superfície articular. Quando as alterações ósseas predominam, a cartilagem articular é separada do osso subjacente, causando mobilidade anormal da articulação. A ulceração da cartilagem articular também pode estar presente. O aumento local dos linfonodos é usual. Com o tempo, as lesões articulares frequentemente se reparam por fibrose e anquilose o suficiente para permitir o uso do membro.

As lesões endocárdicas, quando presentes, são vegetações grandes e friáveis nas válvulas, em geral de tamanho suficiente para bloquear o orifício valvular. Ocasionalmente, a única lesão observada pode ser endocardite, mas é uma ocorrência rara. Diz-se frequentemente que a erisipela está abaixo de *S. suis* como causa de endocardite em suínos em crescimento, mas a ER foi o isolado mais frequente em casos de endocardite em suínos abatidos. Ocorrem infartos no rim e estes também podem produzir culturas puras do microrganismo. As lesões articulares crônicas são frequentemente estéreis, mas a cultura bacteriológica deve, no entanto, ser tentada. A probabilidade de isolamento positivo aumenta com o número de articulações amostradas e os isolamentos são mais frequentes a partir das articulações distais menores.

Diagnóstico

Os sinais clínicos (febre, claudicação e lesões cutâneas) e a ausência de sinais respiratórios e anorexia são sugestivos e podem ser confirmados pelo isolamento do agente do sangue nos estágios agudos. O diagnóstico a partir das articulações em estágios crônicos é mais difícil. O exame *post mortem* de casos agudos geralmente permitirá a cultura do coração, sangue, baço e medula óssea, particularmente dos ossos longos.

Amostras para confirmação do diagnóstico

Os testes são bem-sucedidos em casos agudos, razoáveis em casos subagudos e não indicado para casos crônicos.

- Bacteriologia: cultura de suabes das articulações; membranas sinoviais em meios de cultura; válvulas do coração, baço, rim, pele e medula óssea, particularmente de ossos longos. Os esfregaços do sangue do coração são particularmente úteis nos primeiros dois dias da doença aguda. O microrganismo é um bastonete delgado, anaeróbico facultativo e Gram-positivo, que produz uma colônia cinzenta de 1 mm após 24 h de incubação em ágar-sangue. Pode ser observado isoladamente, em cadeias curtas ou como uma paliçada. Há uma variedade de hastes curtas que podem ser confundidas com microrganismos da Erisipela.[9] Existem diferentes tipos morfológicos (colônias rugosas e lisas) e as colônias rugosas são consideradas menos virulentas. Técnicas de enriquecimento e o uso de meios seletivos também aumentarão a frequência de isolamento[9]
- Foram desenvolvidas técnicas fluorescentes para mostrar o antígeno nas articulações. Novas técnicas de PCR também foram usadas
- Histologia: membranas sinoviais fixas em formol, massas valvares cardíacas, baço, rim e lesões de pele (microscopia óptica) são úteis. Pode haver tecido de granulação nas válvulas cardíacas. As lesões sinoviais são caracterizadas por macrófagos e linfócitos com proliferação de sinoviócitos. A vasculite é extensa, e podem ser vistas colônias nos trombos e bactérias. A imuno-histoquímica auxilia no diagnóstico diferencial das outras bactérias (*Mycoplasma*, *S. suis* e *H. parasuis*).[10]

A detecção de antígenos ajudou bastante na constatação da infecção. Foram desenvolvidos PCR e RT-PCR. Uma PCR multiplex foi elaborada para diferenciar ER e ET11 e a cepa 2 foi então adicionada.[11] Uma qRT-PCR foi descrita para ER e ET13 e para diferenciar cepas vacinais das de campo.[12]

Observar o potencial zoonótico deste microrganismo ao manipular carcaça e submeter amostras.

Diagnóstico diferencial

A erisipela em suínos normalmente não é difícil de diagnosticar em razão dos achados clínicos e de necropsia característicos. Na situação ocasional de o antraz ter ocorrido no passado, vale a pena testar um esfregaço com fluido de edema coletado por uma agulha na região da papada ou orelha para este patógeno antes da abertura da carcaça. A doença aguda pode ser confundida com a outra septicemia que afeta os porcos, mas os suínos com erisipela geralmente apresentam lesões cutâneas características e são menos deprimidos do que os suínos com cólera suína ou salmonelose. Raramente, *A. pleuropneumoniae* e *H. parasuis* também podem parecer semelhantes.

Outras septicemias de suínos
- A salmonelose septicêmica é caracterizada por uma coloração azul-púrpura macroscópica da pele, especialmente nas orelhas, alguma evidência de enterite, polipneia e dispneia
- A cólera dos suínos é caracterizada por muitos animais afetados rapidamente, fraqueza, febre, tremores musculares, descoloração da pele e morte rápida; convulsões também são comuns
- A septicemia estreptocócica e a artrite estão quase inteiramente confinadas aos leitões nas primeiras semanas de vida, assim como a septicemia associada ao *Actinobacillus suis*
- A endocardite por estreptococos tem distribuição etária semelhante à endocardite por erisipela e o exame bacteriológico é necessário para diferenciá-los.

Outras artrites de suínos
A doença crônica caracterizada por doença articular ocorre em suínos de todas as idades, menos comumente em adultos, e deve ser diferenciada das seguintes condições:
- A doença de Glasser em suínos é acompanhada por uma grave dispneia dolorosa. Na necropsia há serosite e meningite
- A artrite por *Mycoplasma hyorhinis* geralmente afeta os suínos com menos de 10 semanas de idade e produz polisserosite e poliartrite. No entanto, o *Mycoplasma hyosynoviae* pode produzir poliartrite simples em suínos em crescimento. Em geral, as alterações sinoviais e cartilaginosas periarticulares são menos graves nessas infecções em comparação com a erisipela; entretanto, a diferenciação por cultura é frequentemente necessária
- Raquitismo e intoxicação crônica por zinco produzem claudicação em suínos, mas ocorrem em circunstâncias especiais e não estão associados à febre; o raquitismo é acompanhado por anormalidades da postura e da marcha que não são vistas nas erisipelas
- O foot rot dos suínos é facilmente diferenciado pelo inchaço do casco e pelo desenvolvimento de cavidades com secreção na coroa.

Fraqueza nos membros
Nos últimos anos tem ocorrido aumento acentuado na osteoartrite crônica e várias formas de "fraqueza nos membros" em suínos em crescimento, provavelmente relacionados com o aumento da taxa de crescimento resultante das práticas modernas de alimentação e manejo.

Tratamento

Terapia antimicrobiana

Penicilina e o soro antierisipela (disponível apenas em alguns países) compreendem o tratamento padrão, sendo muitas vezes administrados em conjunto, dissolvendo a penicilina no soro. A ação do antissoro dura cerca de 2 semanas. Em geral, a penicilina sozinha é adequada quando a cepa é pouco virulenta. As doses padrão dão boa resposta à campo, mas estudos experimentais sugerem que 50.000 UI/kg de penicilina procaína intramuscular durante 3 dias e preferencialmente por 5 dias, são necessários para efeito quimioterapêutico completo. A maioria dos animais apresenta melhora significativa em 2 dias. A oxitetraciclina também é útil, mas, em um estudo japonês, mais de 70% das cepas eram resistentes. Os casos crônicos não respondem bem a nenhum dos tratamentos em razão da lesão estrutural que ocorre nas articulações e à inacessibilidade ao microrganismo nas lesões endocárdicas. A maioria das cepas é suscetível à ampicilina, cloxacilina, benzilpenicilina, ceftiofur, tilosina, enrofloxacino e danofloxacino. A maioria das estirpes é resistente à apramicina, neomicina, estreptomicina e espectinomicina, bem como às sulfonamidas e polimixinas.

Controle

O controle bem-sucedido depende de boa higiene (limpeza, desinfecção e separação de fezes e campos contaminados), biossegurança (outros suínos e outras espécies); redução do estresse, uma política eficaz de vacinação de 6 meses – preferencialmente duas doses – para todos os animais com mais de 3 meses de idade, incluindo machos, diagnóstico rápido, quarentena e tratamento. O microrganismo é inativado pela maioria dos desinfetantes, mas nunca é completamente eliminado. O controle eficaz de pássaros e roedores é importante, especialmente se estiverem próximos de alimentos, como em rebanhos ao ar livre. Não se esquecer de que ovelhas e perus também podem ser uma fonte de infecção.

Erradicação

É virtualmente impossível em razão da natureza onipresente do microrganismo e sua sobrevivência em ambientes adequados. A remoção completa de todos os suínos e o abandono das baias raramente são satisfatórios. A erradicação por abate de animais reagentes para o teste de aglutinação não é recomendada em razão do *status* incerto do teste.

Devem ser adotadas precauções higiênicas gerais. Os animais clinicamente afetados devem ser eliminados rapidamente e todas as introduções devem ser isoladas e examinadas quanto a sinais de artrite e endocardite. Esse procedimento não impedirá a introdução de animais portadores clinicamente normais. Todos os animais que morrem da doença devem ser adequadamente incinerados para evitar a contaminação do ambiente.

Embora a limpeza completa das instalações e o uso de soluções desinfetantes muito fortes seja aconselhável, é improvável que essas medidas sejam completamente eficazes. O microrganismo é suscetível a todos os desinfetantes usuais, particularmente soda cáustica e hipocloritos. Sempre que praticável, os confinamentos contaminados ou piquetes devem ser cultivados quanto à presença do microrganismo antes de serem repovoados.

Suinoculturas livres de patógenos específicos e estabelecidas em solo virgem podem permanecer clinicamente livres de erisipela por vários anos. No entanto, devido ao alto risco de introdução do microrganismo, é aconselhável vacinar rotineiramente.

Imunização

Em razão da dificuldade de erradicação, os métodos profiláticos biológicos são de uso comum. Os agentes imunizantes disponíveis incluem soro hiperimune e vacinas.

Soro antierisipela

A administração parenteral de 5 a 20 mℓ de soro, com a quantidade dependendo da idade, protegerá os suínos contactantes durante um surto por um período mínimo de 1 a 2 semanas, possivelmente até 6 semanas. Leitões em rebanhos em que a doença for endêmica devem receber 10 mℓ durante a primeira semana de vida e em intervalos mensais até que sejam ativamente vacinados, o que pode ser feito em até 6 semanas, desde que as porcas não tenham sido vacinadas. A administração repetida do soro pode causar anafilaxia devido à sua origem equina. Por esse motivo, foi retirado de venda em muitos países.

Vacinação

Não existe vacina totalmente satisfatória disponível para a erisipela devido à variação da cepa e à curta duração da imunidade, mas as vacinas reduziram a ocorrência de doença clínica. A administração regular em intervalos de 6 meses supera essas desvantagens até certo ponto, mas sempre há a possibilidade de uma nova linhagem aparecer. A maioria das vacinas é de cultura inteira formolizada. A maioria das bacterinas é do sorotipo 215, e a maioria das vacinas vivas atenuadas (disponíveis apenas em alguns países, como EUA e Japão) contém 1a. As vacinas que contêm os sorotipos 2 e 10 protegem contra as duas espécies de *Erysipelothrix*. A vacinação sérica simultânea tem sido amplamente substituída pelo uso de bacterinas, para as quais as preparações lisadas e adsorvidas estão disponíveis, ou pelo uso de vacinas atenuadas ou avirulentas de cultura viva, administradas por via oral ou injetável. O uso de vacinas de culturas vivas é proibido em muitos países devido ao risco de variação na virulência das cepas usadas e da possibilidade de propagação da infecção.

Nenhuma dessas vacinas oferece proteção vitalícia após uma única vacinação e a duração real da proteção obtida após a vacinação varia consideravelmente. Não se deve assumir que a proteção dure mais de 6 meses. A identificação recente da região responsável pela imunidade protetora deve melhorar essas vacinas no futuro. A maioria das disponíveis comercialmente são culturas inteiras tratadas com formol com adjuvante.

Há dificuldade considerável na avaliação experimental da eficácia das vacinas contra a erisipela. As diferenças na imunogenicidade e a variação da resposta do hospedeiro à vacinação são atribuíveis a fatores inatos e adquiridos que influenciam essa avaliação, assim como a variação na virulência da cepa de desafio e o método de desafio. Um experimento recente mostrou que um antígeno do sorotipo 1a desencadeará resposta protetora ao desafio com os sorotipos 1a e 2b. Fatores semelhantes estão envolvidos nas variações observadas na resposta de campo ao uso dessas vacinas. Demonstrou-se a proteção cruzada de camundongos e suínos que receberam uma vacina com microrganismos vivos contra 10 sorovares de ER. O uso de filtrado de cultura a partir da cultura de uma cepa atenuada do microrganismo foi avaliada para produzir anticorpos de proteção cruzada.

A vacinação reduzirá a incidência de poliartrite atribuível à erisipela, mas não os casos leves de artrite. A imunidade materna adquirida passivamente pode afetar significativamente a resposta imune à vacinação no leitão jovem. Além disso, a imunidade gerada pelas vacinas padrão não é uniformemente efetiva contra todas as cepas. A quebra da vacina ocorre quando o tipo de vacina é muito diferente do tipo que ocorre na fazenda. Por exemplo, uma vacina produzida a partir dos sorotipos 1 e 2 protegerá contra o sorotipo 10 (ET), mas não é certo que protegerá contra o sorotipo 20. Sob certas condições, alguns sorotipos incomuns têm o potencial de causar doença em animais vacinados com vacinas que contêm os sorotipos comuns. Essa possibilidade não pode ser ignorada e deve ser considerada quando ocorrem falhas de vacinação. No entanto, essas vacinas são agentes imunizantes valiosos em situações de campo.

Programa de vacinação

Após uma única vacinação com 6 a 10 semanas de idade, é fornecida proteção significativa até a idade do mercado. No entanto, é aconselhável uma segunda vacinação de reforço administrada 2 a 4 semanas mais tarde. Em rebanhos onde matrizes são rotineiramente vacinadas antes do parto, a imunidade passiva materna persistente (6 a 9 semanas) pode requerer que a vacinação de leitões seja adiada até 10 a 12 semanas de idade para imunidade ativa efetiva.

As marrãs e os adultos de reposição também devem ser vacinados. As bactérias são eficazes e evidências de campo sugerem que a vacinação fornece imunidade por aproximadamente 6 meses. As porcas devem ser vacinadas duas vezes/ano, preferencialmente de 3 a 6 semanas antes do parto, pois isso também fornecerá proteção significativa contra a forma septicêmica em porcas jovens em aleitamento. Se possível, deve-se manter um rebanho fechado. O abortamento pode ocorrer esporadicamente após o uso de vacinas vivas.

A vacinação é subcutânea na pele atrás da orelha ou na axila e no flanco. Reações no local da injeção não são incomuns. Inchaço com formação subsequente de nódulos e abscessos ocasionais pode ocorrer após a injeção de bacterinas, e vacinas vivas modificadas podem produzir hemorragia na pele no local da injeção. Lesões granulomatosas podem ocorrer após o uso de vacinas à base de óleo. Há poucas evidências de que a vacinação aumenta a incidência de artrite. Um estudo muito limitado sugeriu que o anticorpo materno não parece interferir com a vacinação. Essas vacinas também foram usadas em suínos com síndrome respiratória e reprodutiva suína (SRRS) e consideradas seguras e eficazes. Nos casos em que a vacina não funcionou, pode ser que o sorotipo correto não esteja na vacina ou as instruções de administração e armazenamento não tenham sido seguidas.

REFERÊNCIAS BIBLIOGRÁFICAS

1. Ozawa M, et al. J Vet Med Sci. 2009;71:697.
2. Wang Q, et al. Vet Microbiol. 2010;140:405.
3. To H, Nagai S. Clin Vaccine Immunol. 2007;14:813.
4. Ingebritson AL, et al. Vaccine. 2010;28:2490.
5. Shen HG, et al. J Appl Microbiol. 2010;109:1227.
6. Bender JS, et al. Clin Vaccine Immunol. 2010;17:1605.
7. Bender JS, et al. J Vet Diag Invest. 2011;23:139.
8. Takahashi T, et al. Microbiol Immunol. 2008;52:469.
9. Bender JS, et al. J Vet Diag Invest. 2009;21:863.
10. Opriessnig T, et al. J Vet Diag Invest. 2010;22:86.
11. Pal N, et al. J Appl Microbiol. 2009;108:1083.
12. Nagai S, et al. J Vet Diag Invesgt. 2008;20:336.

Septicemia por *Actinobacillus* em leitões

Actinobacillus suis e *Actinobacillus equuli* por vezes causam septicemia fatal em leitões de 1 a 6 semanas de idade. Ocasionalmente, pode haver lesões na pele ou pneumonia necrosante em animais mais velhos. Provavelmente é subdiagnosticada, uma vez que a maioria dos casos é assumida como *Streptococcus suis*.

Etiologia

O microrganismo é Gram-negativo e produz pequenas colônias translúcidas em ágar-sangue. No Canadá, há dois grupos, um associado a suínos saudáveis e outro a suínos gravemente doentes. O microrganismo também produz as toxinas Apx I e II. O microrganismo deve ser distinguido da APP biotipo II.

Epidemiologia

Provavelmente é cosmopolita. Em um estudo, 94% dos rebanhos testados foram positivos[1], mas nenhum caso clínico foi relatado. É relatado com pouca frequência. A introdução de animais portadores pode ser a causa de infecções. Os anticorpos maternos geralmente estão presentes no colostro. Os anticorpos ativos são produzidos entre 6 e 8 semanas de idade.

Patogênese

O microrganismo provavelmente é transportado na cavidade nasal e em situações de estresse ou na ausência de imunidade torna-se septicêmico. Pode morrer nesse momento ou pode desenvolver-se como endocardite ou artrite. Os fatores de virulência de *A. suis* são desconhecidos, mas as proteínas da membrana externa são consideradas importantes.

Achados clínicos

Morte súbita pode ocorrer e ser atribuída a hipoglicemia, jejum ou esmagamento.

Os leitões podem estar febris e apresentar dispneia, tosse, claudicação, abscessos, manifestações neurológicas e cianose, com congestão e hemorragias na pele e possivelmente nas articulações edemaciadas. Os animais recuperados têm crescimento deficiente. Animais mais velhos não são afetados com frequência, mas podem ser, caso as bactérias entrem em um rebanho suscetível pela primeira vez. Os portadores também podem morrer repentinamente e, em animais mais velhos, a condição pode se assemelhar à erisipela suína.

Achados de necropsia

Os animais podem ter petéquias nos pulmões, microabscessos por todo o corpo, particularmente nos pulmões, e manchas na pele. Os casos crônicos podem apresentar endocardite, pericardite, pneumonia ou, com frequência, microabscessos com necrose central circundada por neutrófilos com tromboembolismo bacteriano.

Diagnóstico

Os sinais clínicos e a patologia não são diagnósticos. A infecção pode ser confirmada por cultura pura do fígado, rins ou sangue do coração e de lesões. Muitas vezes, o microrganismo pode ser recuperado das amígdalas de suínos jovens, vagina de porcas e do divertículo prepucial de cachaços. Como há produção de Apx I e II, o teste de reação em cadeia da polimerase (PCR) pode ser útil, mas deve-se lembrar que o nível de produção de toxina é muito menor em *A. suis*.

Descreveu-se um ensaio de PCR TaqMan em tempo real para a detecção de *A. suis*[3] altamente específico, sensível e reprodutível, que forneceu resultados em 3 h.

Tratamento

Uma ampla gama de antibióticos se mostrou útil e a maioria das infecções desaparece em 2 a 5 dias. Ceftiofur, gentamicina e trimetoprima-sulfadiazina parecem ser os fármacos de escolha. A resistência a amoxicilina, ampicilina e tetraciclinas foi registrada.

REFERÊNCIAS BIBLIOGRÁFICAS

1. MacInnes J, et al. Can J Vet Res. 2008;72:242.
2. Ojha S, et al. Vet Microbiol. 2010;140:122.
3. Kariyawasam S, et al. J Vet Diag Invest. 2011;23:885.

Septicemia por *Klebsiella pneumoniae* em suínos

Klebsiella pneumoniae subespécie *pneumoniae* (KPSP) é um patógeno oportunista causador de mastite em porcas, mas foi recentemente reconhecido no Reino Unido como causa de septicemia em leitões prédesmame em rebanhos criados extensivamente ao ar livre. O microrganismo é comensal no trato alimentar suíno saudável e está presente no solo e na água do ambiente. Pode causar infecções em seres humanos, mas não é uma zoonose reconhecida e tem maior probabilidade de ocorrer em pacientes imunocomprometidos em hospitais. Os suínos são encontrados mortos, com lesões consistentes com septicemia e crescimento puro ou predominante de KPSP isolada de sítios internos.

A condição foi observada em suínos prédesmame de 17 a 28 dias de vida, em boa condição corporal e ocasionalmente eles são encontrados em decúbito, com cianose e respiração pela boca, com morte em 30 min. Todos os casos ocorreram em unidades comerciais externas no verão (junho a setembro). Estima-se que a mortalidade seja de 1 a 4%, com um leitão ou toda a ninhada sucumbindo. O surto pode ter duração tão curta quanto 7 a 10 semanas até mais de 12 semanas.

As lesões só podem ser descritas como inespecíficas, sendo o achado mais comum a presença de fitas de fibrina na cavidade abdominal. Outros achados incluem vermelhidão da pele ventral, hemorragias serosas, efusão pleural e linfonodos avermelhados. Os métodos bacteriológicos padrão recuperam KPSP de vários sítios viscerais.

As bactérias recuperadas têm resistência inata à ampicilina. Uma vez desmamados, os leitões não parecem sofrer da condição.

Clamidiose suína

A infecção por *Chlamydia* spp. em suínos é conhecida desde 1955. Esse microrganismo pode causar conjuntivite, pneumonia, pleurisia, pericardite, poliartrite, orquite, infertilidade, abortamento e nascimento de leitões fracos. Ele também é considerado causa de enterite. Muitas infecções são inaparentes. Os laboratórios de diagnóstico também podem não testar rotineiramente a presença de clamídia e, portanto, o diagnóstico dessa infecção pode ser bastante subestimado.

A transmissão de *C. abortus* de suínos para seres humanos não foi comprovada, mas não pode ser excluída. *Parachlamydia* provavelmente não está envolvida no abortamento e seu potencial como agente zoonótico também é desconhecido.

Etiologia

A família Chlamydiaceae inclui o gênero *Chlamydia*, com nove espécies. *Chlamydophila* e *Chlamydia* ocorrem em suínos, assim como *Parachlamydiae* spp. semelhante à *Chlamydia* e *Waddila* spp.[1]

As muitas espécies que ocorrem nos suínos foram identificadas por reação em cadeia da polimerase (PCR), sequenciamento de genes, sondas de DNA e imuno-histoquímica.

A *Chlamydia suis* tem sido particularmente associada a suínos em crescimento com ou sem diarreia e suínos de terminação com conjuntivite.[2,3] A infecção é esporádica em suínos, mas evidências de infecção foram encontradas em sêmen, fetos, amostras intestinais, tecidos reprodutivos e pulmões de suínos na Alemanha, Suíça e Estônia.[4] Embora se considere que o intestino é o reservatório natural dessa espécie, ela também pode causar distúrbios da função pulmonar juntamente com pleurisia, pericardite, poliartrite e polisserite e problemas reprodutivos. *C. suis* era conhecida anteriormente como o sorovar suíno de *C. trachomatis* e o único hospedeiro conhecido é o porco. Existe alta diversidade genética no porco.

Chlamydia pecorum está associada à enterite.

Chlamydia psittaci tem sido associada a problemas respiratórios e reprodutivos em suínos.

Chlamydia abortus tem sido associada a material abortado.[5] A *Chlamydia trachomatis* foi isolada do útero das matrizes com falha na concepção.

Epidemiologia

Eles foram encontrados em suínos em todos os continentes, mas particularmente na América do Norte, Europa e Ásia. Recentemente, estudos os descreveram na Polônia, Itália, Áustria, Alemanha, Escócia, Suíça e Bélgica. Suínos de todas as idades podem ser afetados. A presença de anticorpos é generalizada na população de suínos. Eles também foram encontrados em javalis; por exemplo, um estudo de javalis em Turíngia, Alemanha, encontrou três espécies: *abortus, psittaci* e *suis*.

Eles podem ser disseminados por aerossol, contato direto e ingestão de alimentos contaminados. A transmissão venérea pode ser particularmente importante. As clamídias podem sobreviver por muito tempo no ambiente, especialmente se houver base orgânica úmida. Verificou-se que a *Chlamydia* sobrevive até 30 dias nas fezes e na cama.

Pode ocorrer transmissão vertical se a infecção for contraída no útero. Acredita-se também que moscas e poeira transmitam o microrganismo. Suspeita-se de que eles possam ser transmitidos por pássaros. No Reino Unido, um surto cuja suspeita era de brucelose acabou se revelando clamidiose associada à chegada de milhares de gaivotas no período de fornecimento matinal de ração às porcas mantidas em piquetes externos. Em infecções experimentais com *C. suis*, verificou-se que a diarreia era dependente da dose. Em um estudo de suínos com lesões intestinais utilizando PCR e imuno-histoquímica, constatou-se que, embora a *C. suis* tenha sido identificada, não houve correlação entre o isolamento do microrganismo e os sinais clínicos.[6]

Não há dúvida de que a ocorrência do agente possa estar associada aos distúrbios imunossupressores que afetam suínos (síndrome reprodutiva e respiratória suína – SRRS, circovírus suíno tipo 2 – CVS2 e vírus da influenza suína – VIS). Foi estudada uma grande unidade de produção de suínos na Estônia com problema de síndrome do depauperamento multissistêmico pós-desmame (SDMPD) e infecção por CVS2 e clamídia.[7] Verificou-se que a clamidiose ocorreu 3 dias após a introdução de suínos suecos e a SDMPD, 11 dias após a introdução.

Patogênese

O desenvolvimento de lesões depende de diferentes fatores, como virulência da cepa, dose infectante, via de infecção, idade do animal e estado imunológico do hospedeiro.

A infecção experimental do trato respiratório resulta em pneumonia exsudativa ou intersticial aguda 4 a 8 dias após a infecção.

O microrganismo é um parasita intracelular obrigatório caracterizado por um ciclo evolutivo único. Os corpos elementares (CE) se ligam à célula hospedeira por endocitose e se diferenciam em corpos reticulados (CR) metabolicamente ativos não infecciosos. Estes se multiplicam por fissão binária, resultando em corpúsculos de inclusão intracitoplasmáticos maduros de clamídia aproximadamente 48 a 72 h após a infecção. São liberados pela ruptura de células hospedeiras e podem iniciar novos ciclos. Existem também corpos intermediários entre CE e CR.[8] Há também estruturas semelhantes aos CR, na maioria das vezes, chamadas de corpos aberrantes, e estes podem permitir a persistência de *Chlamydiaceae*. Esses corpos aberrantes podem ocorrer quando há infecção dupla com outros agentes.[9] O microrganismo vive nas células epiteliais da mucosa, no epitélio trofoblástico da placenta e nos monócitos e macrófagos.

A enterite por *C. suis* pode se desenvolver dentro de 4 a 5 dias após a infecção e durar até 8 dias. Ocorre atrofia das vilosidades e os anticorpos surgem dentro de 2 semanas.

A replicação de clamídia foi particularmente acentuada em 2 a 4 dias após a infecção, localizada principalmente no epitélio do intestino delgado.[10] Outros locais de replicação incluíram enterócitos intestinais grandes, lâmina própria, túnica submucosa e linfonodos mesentéricos.

Achados clínicos

Os sinais clínicos podem variar consideravelmente em razão do desenvolvimento inicial da imunidade. Eles também são variáveis dependendo da presença de infecções concomitantes, como SRRS, CVS2 e VIS e, em alguns casos, parece haver associação com infecções por *Lawsonia* e *Brachyspira*. Em geral, a maioria das infecções é inaparente, mas infecções respiratórias e sistêmicas podem resultar em inapetência e febre (39 a 41°C). Podem ocorrer dispneia, conjuntivite e pneumonia e duram de 4 a 8 dias, acompanhadas de pleurisia e pericardite com claudicação ocasional. Os sinais clínicos após infecção experimental incluíram diarreia moderada a grave, anorexia ligeira e transitória, fraqueza e perda de peso corporal.

Os suínos infectados experimentalmente por desafio com aerossol de *C. suis* apresentaram distúrbios acidobásicos graves, caracterizados por acidose respiratória e acidose metabólica de íons fortes secundária ao metabolismo anaeróbico e hiperlactatemia. Alterações máximas foram observadas aos 3 dias após a inoculação, quando sinais clínicos graves de disfunção respiratória foram evidentes.[14]

Achados de necropsia

O papel patológico do microrganismo ainda precisa ser claramente definido. No entanto, casos confirmados podem apresentar consolidação pulmonar (particularmente nos lobos caudais), pericardite, pleurisia, esplenomegalia, sinovite, orquite, fetos mortos e leitões mumificados. A enterite é demonstrada por conteúdo aquoso, alimento não digerido no estômago, atrofia das vilosidades, necrose multifocal das vilosidades do jejuno distal, particularmente do íleo, e colite membranosa no intestino grosso. Histologicamente, a atrofia das vilosidades pode ser grave, com erosões da ponta das vilosidades, necrose das vilosidades, alterações inflamatórias e linfangite. Antígenos de clamídia podem ser demonstrados nos enterócitos.[10]

Diagnóstico

Os sinais clínicos podem ser sugestivos. Tenha em mente que a maioria dos laboratórios não faz testes rotineiros de clamídia.

Preparações do intestino, pulmões e outros tecidos suspeitos podem ser corados pelo método de Koster ou por colorações mZN (Ziehl-Neelsen modificadas), mas o resultado acidorresistente não é específico para *Chlamydia* (*Brucella* e *Coxiella* também são acidorresistentes).

Recentemente foram desenvolvidos testes de amplificação de ácidos nucleicos espécie-específicos. Estes, incluindo PCR e sondas de DNA, podem identificar cepas e espécies. Uma PCR multiplex foi desenvolvida para as quatro espécies usuais.[11] Essas técnicas de PCR têm como alvo o gene omp A, o RNA 16S-23S ou o gene inc A.[12] Foram desenvolvidos métodos de imunofluorescência e imunoperóxido para tecidos congelados e fixados.

A sorologia usando testes de fixação de complemento (uso limitado em suínos) ou ELISA pode confirmar a infecção, particularmente se títulos aumentados puderem ser detectados em amostras pareadas. Os kits não permitem a identificação de espécies e linhagens, têm alto custo e apresentam baixa sensibilidade e especificidade.

Tratamento

As tetraciclinas são o fármaco de escolha, mas há relatos de cepas resistentes. Atualmente, acredita-se que seja um fenótipo estável resistente à tetraciclina.[13] Os tratamentos de segunda escolha são quinolonas ou macrolídeos.

Um estudo recente mostrou que o tratamento antimicrobiano a curto prazo em doses recomendadas para o tratamento de outras infecções bacterianas em suínos não foi eficaz para o tratamento da clamidiose. Esse tratamento não erradicou infecções subclínicas.[14] No entanto, é mais importante que o tratamento deva durar pelo menos 21 dias em níveis terapêuticos para alcançar a erradicação efetiva.

Controle

Limpeza e desinfecção adequadas em unidades internas com controle eficaz de roedores e pássaros são essenciais. A desinfecção com diluição de 1:1.000 de um composto de amônia quaternária funcionará, assim como a solução de álcool isopropílico a 7%, lisol a 1%, alvejante 1:100 ou clorofenóis. A produção externa de suínos requer as mesmas técnicas, mas é infinitamente mais difícil de implementar. Em alguns casos, no Reino Unido, uma das técnicas mais eficazes é fazer todos os animais no campo serem alimentados ao mesmo tempo, pois isso dispersa a população de gaivotas das tentativas de pousar nos locais ao ar livre.

Cepas probióticas de *E. faucium* têm sido usadas para reduzir infecções transmitidas de porcas para leitões.

REFERÊNCIAS BIBLIOGRÁFICAS

1. Koschwanez M, et al. J Vet Diag Invest. 2012;24:833.
2. Pospischil A, et al. Vet Microbiol. 2009;135:1570.
3. Becker A, et al. J Vet Med A. 2007;54:307.
4. Kauffold J, et al. Theriogenology. 2006;65:1750.
5. Salinas J, et al. Vet Microbiol. 2012;135:157.
6. Englund S, et al. BMC Vet Res. 2012;8:9.
7. Schautteet K, et al. Vet Rec. 2010;166:329.
8. Pospischil A, et al. Vet Microbiol. 2009;135:147.
9. Deka S, et al. Cell Microbiol. 2006;8:149.
10. Guscetti F, et al. Vet Microbiol. 2009;135:157.
11. Pantchev A, et al. Comp Immunol Microbiol Infect Dis. 2010;33:473.
12. Schautteet K, Van Rompay D. Vet Res. 2011;42:29.
13. Dugan J, et al. Microbiol. 2007;153:71.
14. Rheingold P, et al. Vet J. 2011;187:405.

DOENÇAS DE MÚLTIPLOS ÓRGÃOS DECORRENTE DE INFECÇÃO VIRAL

Febre aftosa

Sinopse

- Etiologia: vírus da febre aftosa, um aftovírus
- Epidemiologia: afeta ruminantes e suínos. Altamente contagiosa, geralmente baixa mortalidade, mas grande impacto econômico em todo o mundo

- Achados clínicos: febre, salivação profusa, vesículas na boca e nos cascos, morte súbita em animais jovens
- Patologia clínica/confirmação diagnóstica: isolamento viral, sorologia e reação em cadeia da polimerase com transcrição reversa. Tipagem confirmada em um laboratório de referência
- Lesões: estomatite vesicular erosiva ou ulcerativa e esofagite, dermatite vesicular ou ulcerativa (cascos e tetos); em neonatos há miocardite intersticial mononuclear e necrótica
- Lista de diagnósticos diferenciais:
  - Estomatite vesicular
  - Exantema vesicular
  - Doença vesicular suína
  - Peste bovina
  - Diarreia viral bovina
- Tratamento: nenhum, exceto sintomático
- Controle: vacinação em massa com vacinas mortas em áreas endêmicas, erradicação por abate, quando viável, e quarentena rigorosa durante os surtos.

Etiologia

A febre aftosa (FA) é uma doença altamente contagiosa de animais ungulados com cascos fendidos e causada pelo vírus da febre aftosa (VFA). O vírus é pequeno, sem envelope e pertencente ao gênero *Aphthovirus*, família Picornaviridae. Os picornavírus incluem o rinovírus humano, que causa o resfriado comum, e o poliovírus que causa a poliomielite. O VFA ocorre como sete sorotipos distintos: A, O, C, Territórios do Sul da África (SAT) 1, SAT 2, SAT 3 e Ásia 1. Cada sorotipo tem múltiplos subtipos com antigenicidade e graus de virulência variáveis, especialmente dentro dos tipos A e O. Como não há imunidade cruzada entre os sorotipos, a imunidade a um tipo não confere proteção contra os demais. Isso representa dificuldades para programas de vacinação. Além disso, pode haver grandes mudanças na antigenicidade entre os sorotipos em desenvolvimento; a virulência também pode mudar drasticamente. Existem também estirpes biotípicas que se tornam adaptadas a espécies animais específicas e depois infectam outras espécies apenas com dificuldade. Existem cepas muito mais virulentas para suínos (as chamadas cepas porcinofílicas), algumas para búfalos e algumas até para raças tropicais de gado, que em geral reagem apenas moderadamente a cepas endêmicas. Novas técnicas para identificação de subtipos envolvem ensaio imunoenzimático (ELISA), reação em cadeia da polimerase com transcrição reversa (RT-PCR) e análise da sequência de nucleotídeos.

Epidemiologia

Ocorrência

A FA afeta todos os animais de cascos fendidos e os surtos são relatados na África e na Ásia e, com menor frequência, na América do Sul e em partes da Europa. A doença pode ocorrer em qualquer país ou continente, mas a Nova Zelândia e a Austrália sempre estiveram livres de doenças e a América do Norte tem estado assim por aproximadamente 60 anos. Em países não endêmicos, a FA geralmente ocorre como uma epidemia devastadora, resultando em grandes perdas econômicas decorrentes das medidas de controle que devem ser instituídas para recuperar o *status* livre de doença. Em todo o mundo, os países foram classificados em categorias com relação à ocorrência de FA da seguinte forma:[1]

- Endêmica: maior parte da África Subsaariana e Ásia
- Intermediária: esporádica, Europa Oriental e partes da Ásia
- Livre com vacinação ou multizona: maior parte da América do Sul
- Livre com vírus em parques de caça: África do Sul
- Livre: América do Norte, Europa Ocidental e Austrália.

Em 2009, 70 países no mundo foram oficialmente reconhecidos pela Organização Mundial da Saúde Animal (OIE) como livres de FA com ou sem vacinação, enquanto mais de 100 países foram considerados endêmicos ou infectados esporadicamente pela doença.[2] Três exemplos recentes de surtos grandes desde a virada deste século são:

1. Na Grã-Bretanha em 2001, que se espalhou para Irlanda, França e Holanda antes de ser contido. O surto foi atribuído à importação ilegal de produtos cárneos infectados para o Reino Unido. A disseminação dentro do país e para outros países foi principalmente através do movimento de gado que não apresentava sinais clínicos óbvios. Mais de 10 milhões de animais foram abatidos ou morreram.
2. Na República da Coreia em 2010/2011, durante o qual mais de 3 milhões de animais foram abatidos.[3]

Um surto no Japão em 2010 envolveu bovinos e suínos. Quase 300 mil animais foram abatidos, mas a epidemia estava contida em uma área localizada e foi erradicada em 3 meses.[4]

Quanto à América do Norte, o último surto nos EUA foi em 1929, no Canadá entre 1951 e 1952 e no México entre 1946 e 1954. Durante os surtos, a movimentação de bovinos e de produtos de gado entre os EUA e Canadá ou México foi paralisada. A importância da Região de Darién na manutenção do estado livre de doenças na América do Norte é bem conhecida. Esse trecho de território intransponível entre Colômbia e Panamá impede qualquer chance de contato direto entre populações de bovinos das Américas do Norte e do Sul.

Prevalência

Não há números confiáveis para a prevalência de FA em diferentes países. Os casos em países endêmicos podem não ser relatados, a menos que ocorram como surtos em regiões ou rebanhos anteriormente não infectados. Em todo o mundo, a incidência cumulativa de sorotipos de FA mostra que seis dos sete sorotipos (O, A, C, SAT-1, SAT-2, SAT-3) ocorreram na África, quatro na Ásia (O, A, C, Ásia-1), apenas três na América do Sul (O, A, C) e o Oriente Médio periodicamente tem incursões dos tipos SAT-1 e SAT-2 da África.[5] Assim, os sorotipos e as cepas são distribuídos em muitos dos principais reservatórios ecológicos virais, cada um contendo cepas virais regionais distintas das quais podem emergir novas variantes.[2] Essas diferenças regionais são mais atribuíveis ao padrão do comércio de carne e movimentos de gado do que a quaisquer propriedades inerentes dos sorotipos. No geral, os surtos dos tipos O e A ocorrem com maior frequência do que os outros e os surtos do tipo C tornaram-se incomuns recentemente. Considerando que a doença em países endêmicos pode não ser clinicamente aparente e, portanto, não ser prontamente relatada, geralmente ocorre como surtos em países não endêmicos e se espalha rapidamente de rebanho para rebanho, tomando os noticiários internacionais antes de serem controlados.

Morbidade e taxa de mortalidade

A taxa de morbidade em surtos de FA em animais suscetíveis pode se aproximar rapidamente de 100%, mas algumas cepas são limitadas em sua infectividade para determinadas espécies, principalmente bovinos e suínos. No entanto, a letalidade geralmente é muito baixa, cerca de 2% em adultos e 20% em animais jovens. No entanto, surtos graves mais violentos ocorrem às vezes, como aquele em suínos em Taiwan em 1997, em que a letalidade foi de 18% e atingiu 100% em leitões, e o surto em bezerros de animais exóticos na Nigéria na década de 1970. Durante os surtos em países não endêmicos, a maioria das mortes é atribuída a uma política de abate que geralmente envolve todos os animais e rebanhos suscetíveis contactantes ou dentro de determinado raio do rebanho infectado.

Métodos de transmissão

A FA é transmitida por muitos métodos entre rebanhos, países e continentes, mas a propagação de um animal para outro é por inalação ou ingestão. Em áreas endêmicas, o método mais importante de disseminação é provavelmente o contato direto entre animais que atravessam as fronteiras estaduais e nacionais como comércio ou gado nômade. Em áreas não endêmicas, como a Europa, a primeira introdução em uma nova área é muitas vezes através de suínos que contraem a infecção pela ingestão de restos de carne infectados. A propagação a partir desses suínos para os bovinos é através do movimento de pessoas, resíduos de abatedouros ou animais. A propagação adicional entre os bovinos ocorre mais provavelmente pelo meio aéreo. O vírus pode persistir em forma de aerossol por longos períodos em climas temperados ou subtropicais, mas não em climas quentes e secos. A velocidade e a direção do vento são fatores importantes na determinação da taxa de propagação pelo ar. A umidade também é importante, mas a chuva parece não ser. Nas circunstâncias mais favoráveis, estima-se atualmente que uma quantidade de vírus suficiente para iniciar uma infecção pode ser transmitido pelo vento por até 250 km. Há picos de propagação ao amanhecer e ao anoitecer. Considera-se que os animais no Reino Unido são vulneráveis à transmissão aerógena do vírus a partir do continente europeu. Foi demonstrado que os suínos são os excretores mais potentes de vírus transportados pelo ar e os bovinos são os mais suscetíveis às infecções transmitidas pelo ar. Durante o surto de 2001 na Inglaterra, não houve indicação de disseminação aerógena para o continente, talvez porque os ruminantes foram consideravelmente mais afetados do que os suínos.

O risco de infecção aerógena varia com o sorotipo de FA e as espécies animais. Em um estudo envolvendo os sorotipos A, O e Asia 1, verificou-se que cada sorotipo demonstrou características de transmissão distintas e exigiu diferentes tempos de exposição para alcançar transmissão por contato bem-sucedida.[6] Nesse estudo, o sorotipo A exigiu menos tempo de exposição (4 h) para transmissão por contato, apresentou os maiores níveis de liberação viral na saliva e nas suabes nasais e também apresentou os maiores níveis de vírus em ar ambiente quando comparado com os sorotipos O e Ásia 1. Além disso, sob condições experimentais, o vírus dos suínos afetados foi administrado por via intranasal em bovinos, ovinos e suínos; os bovinos requeriam a menor quantidade de vírus para causar infecção e apresentavam lesões, seguidos pelos ovinos, enquanto os suínos não eram prontamente infectados pela via intranasal.[7]

Em bovinos, o primeiro local da infecção viral e subsequente multiplicação rápida é a faringe e o vírus é detectável pela primeira vez no fluido orofaríngeo. O aparecimento de sinais clínicos está associado a altos níveis de vírus no sangue, no líquido orofaríngeo e no fluido nasal.[8] Após alguns dias de viremia, o vírus aparece no leite e na saliva em até 24 h antes que as vesículas apareçam na boca. Todas as outras vias de excreção, incluindo urina, fezes e sêmen, podem ser igualmente infectantes antes que o animal esteja clinicamente doente e por um curto período após os sinais terem desaparecido. No entanto, o período de infectividade máxima é quando as vesículas se rompem, pois o fluido vesicular contém concentração máxima de vírus. Embora geralmente se admita que os animais afetados raramente são infecciosos por mais de 4 dias após a ruptura das vesículas, exceto na medida em que o vírus pode persistir na pele ou nos pelos, alguns animais podem permanecer portadores e são importantes na epidemiologia da doença no campo. Em bovinos, os portadores podem desenvolver-se durante a convalescença a partir da doença natural ou, mais importante, em animais vacinados expostos à infecção. Até 50% dos bovinos, ovinos e caprinos podem se tornar portadores, mas os suínos não.

A nasofaringe é o principal local de persistência do VFA e pode ocorrer excreção errática de baixo nível por até 2 anos. Utilizando técnicas moleculares, foram encontrados vírus intactos e não replicantes nos centros germinativos de linfonodos na região da orofaringe por até 38 dias.[9] O vírus também pode persistir no tecido mamário por 3 a 7 semanas. A fauna silvestre pode servir como reservatório do VFA e, no sul, centro e leste da África, o búfalo africano (Syncerus caffer) é um reservatório significativo. Da mesma forma, a persistência viral pode ser resultado comum em criações de búfalos asiático (Bubalis bubalis) após a infecção por VFA Asia 1.[10]

Os seres humanos são frequentemente um veículo de transmissão do vírus, já sendo obtido da mucosa nasal de pessoas que trabalham com bovinos infectado por até 28 h após o contato. Assoar o nariz não eliminou isso, nem máscaras de algodão evitaram a infecção. Em um estudo mais recente, o vírus não pôde ser detectado nas secreções nasais 12 h após o contato e o pessoal contaminado não conseguiu transmitir a doença a suínos e ovinos suscetíveis depois de tomar banho e trocar as roupas por outras limpas.

A doença é transmitida de rebanho a rebanho diretamente pelo movimento de animais infectados ou indiretamente pelo transporte de VFA em objetos inanimados, incluindo equipamentos agrícolas, produtos derivados da carne não cozidos e não processados e outros produtos animais, inclusive leite. O pH e a temperatura do leite afetam significativamente a sobrevida, que pode durar até 18 h. Os procedimentos de pasteurização instantânea, diferentemente do método de manutenção da temperatura, não inativam o vírus no leite – nem evaporam do leite em pó, nem processam em produtos de manteiga, queijo ou caseína. O risco de propagação do VFA pela importação de vacas, ovinos e porcos vacinados é extremamente pequeno e o risco de produtos derivados de animais vacinados é ainda menor, desde que sejam aplicadas medidas apropriadas de diminuição de risco.[11]

É possível a introdução da FA em um rebanho ou país como resultado do uso de sêmen bovino infectado para inseminação artificial. O vírus também pode ser detectado no sêmen de javalis infectados, mas esse não foi um meio de transmiti-lo. Da mesma forma, não é transmitido através da transferência de embriões de vacas doadoras virêmicas.

Epidemias em áreas livres ocorrem de forma intermitente e a partir de muitas fontes. Na Inglaterra, estimou-se que os surtos surgiram da seguinte maneira:

- Produtos cárneos usados como comida de porco: 40%
- Causas completamente obscuras: 28%
- Transporte por aves: 16%
- Contato com carne e ossos que não sejam de lavagem: 9%
- Causas desconhecidas: 7%.

O maior perigo parece ser de restos de carne crua para a alimentação de suínos. Um padrão comum é a importação do vírus em carne de ovinos que não apresentaram a doença, iniciando à infecção em suínos seguida pela disseminação para bovinos. No entanto, não devem ser desconsiderados métodos menos comuns de introdução. Com métodos modernos de transporte, os trabalhadores agrícolas podem transportar o vírus a longas distâncias em suas roupas. Na Tanzânia, onde a doença é endêmica, as estradas desempenharam papel dominante em situações epidêmicas entre 2001 e 2006 e a ocorrência da FA foi mais relacionada com movimento animal e atividade humana via redes de comunicação do que movimentos transfronteiriços ou contato com a vida selvagem.[12] A atividade humana também foi o principal fator na disseminação da epidemia de FA na Coreia do Sul em 2010 e 2011.[3] No entanto, as restrições de movimento durante o surto de FA de 2010 no Japão mostraram-se insuficientes para evitar a disseminação da doença por cerca de 3 meses.[13]

Fatores de risco

Fatores de risco do hospedeiro

A doença é mais importante em bovinos e suínos, mas caprinos, ovinos e búfalos asiáticos na Índia e lhamas na América do Sul também são afetados. Algumas cepas do vírus são limitadas em sua infectividade a espécies particulares. Embora bovinos, ovinos e caprinos possam ser portadores, eles não são fontes regulares de infecção, e estudos iniciais no Quênia mostraram que os caprinos eram portadores raros e os ovinos não eram de todo. Animais imaturos e aqueles em bom estado são relativamente mais suscetíveis e também foram observadas diferenças hereditárias na suscetibilidade. Equinos não são suscetíveis à doença. Os dromedários também não são suscetíveis, mas o camelo-bactriano pode contrair a doença.[14-15]

Muitas espécies selvagens, como cervos na Inglaterra, búfalos (Bubalus bubalis) no Brasil e ungulados selvagens na África, são infectadas periodicamente, mas se acredita que desempenham pouco ou nenhum papel como reservatórios de infecção para animais domésticos. Uma exceção notável é o búfalo africano (Syncerus caffer), provavelmente o hospedeiro natural dos tipos de SAT do vírus e a principal fonte de infecção para os bovinos na África do Sul. A doença em populações de búfalos é leve, mas a taxa de infecção muitas vezes é alta e pode ser persistente. Em contrapartida, o búfalo asiático domesticado apresenta a doença clínica típica, que se espalhou do búfalo para outras espécies. Pequenos roedores e ouriços na Europa e capivaras na América do Sul também podem atuar como reservatórios. Os iaques que vivem em grandes altitudes na China (*Bos grunniens yaks*) são suscetíveis e podem manter o *status* de portadores por pelo menos 8 meses.[16] Na Bulgária, a infecção em *javalis selvagens* foi considerada um evento de curta duração que não se transformou em uma grande epidemia. Os suínos selvagens nos EUA são suscetíveis, podem transmitir a doença a suínos domésticos e o RNA viral da FA pode persistir em suas amígdalas por até 36 dias após a infecção, quando o isolamento do vírus é negativo.[18] O bisão-americano e o alce também são suscetíveis, mas o vírus pode não ser isolado dos animais 28 dias pós-inoculação.[19]

Fatores de risco do ambiente e do patógeno

O vírus é resistente a influências externas, incluindo desinfetantes comuns e práticas usuais de armazenamento do comércio de carne. Pode persistir por mais de 1 ano em instalações infectadas, por 10 a 12 semanas em roupas e rações e por até 1 mês nos pelos. É particularmente suscetível a alterações no pH a partir do neutro. A luz solar destrói o vírus rapidamente, mas ele pode persistir no pasto por longos períodos a baixas temperaturas. A ebulição destrói efetivamente o vírus se ele estiver livre de tecido, mas a autoclavagem sob pressão é o procedimento mais seguro quando a desinfecção por calor é usada. O vírus pode sobreviver por mais de 60 dias no sêmen de touros congelado a –79°C. Em geral, o vírus é relativamente suscetível ao calor e insensível ao frio. Os desinfetantes mais comuns não exercem praticamente nenhum efeito, mas o hidróxido de sódio ou formol (1 a 2%) ou o carbonato de sódio (4%) destroem o vírus em poucos minutos.

É provável que todos os tecidos de carne crua, incluindo ossos, permaneçam infectados por longos períodos, especialmente se forem congelados rapidamente e, em menor escala, resfriados ou congelados por um processo lento. A sobrevivência do vírus está intimamente associada ao pH do meio. O desenvolvimento da acidez no *rigor mortis* inativa o vírus, mas o congelamento rápido suspende a formação de ácido e é provável que o vírus sobreviva. No entanto, ao descongelar, a formação suspensa de ácido recomeça e o vírus pode ser destruído. A sobrevida prolongada é mais provável em vísceras, medula óssea e vasos sanguíneos e linfonodos, em que a produção de ácido não é tão grande. A carne em salmoura ou salgada por métodos secos também pode permanecer infectante. Por exemplo, presuntos serrano e ibérico curados a seco de suínos experimentalmente infectados mostraram conter vírus viáveis por até 6 meses. Fômites, incluindo roupas de cama, manjedouras, roupas, pneus, arreios, alimentos e peles, também podem permanecer uma fonte de infecção por longos períodos. Há alegações de que o vírus possa passar inalterado através do trato alimentar de aves, que podem, assim, atuar como portadores e transportar infecções por longas distâncias e por barreiras topográficas naturais, como cordilheiras e o mar.

Alguns surtos na Europa foram associados ao vírus vacinal que escapou acidentalmente do laboratório ou que estava inativado incompletamente. Os surtos de 2007 no sul da Inglaterra foram causados por um derivado de uma cepa de vírus manipulada em dois laboratórios de FA próximos.

Mecanismos imunes

Em áreas endêmicas, ocorrem surtos periódicos que varrem as populações de animais e depois desaparecem. Foi demonstrado um ciclo epidêmico de 6 anos na Índia na década de 1990. Isso ocorreu provavelmente como resultado do desaparecimento da imunidade que se desenvolve durante uma epidemia e da súbita explosão de pequenos focos de infecção quando a população se torna suscetível novamente. A imunidade após infecção natural dura de 1 a 4 anos em bovinos e por um tempo menor em suínos. Quando ocorrem surtos em rápida sucessão, deve-se suspeitar da presença de mais de uma cepa de vírus. Em países onde a vacinação geral é praticada todos os anos, os surtos geralmente são associados a diferentes cepas importadas em animais portadores ou em carne infectada.

Estudos da interação do VFA com células que mediam a resposta imune inata e precoce do hospedeiro mostraram que o vírus tem efeito inibitório distinto na resposta das células.[21] Após a administração aeróbia do vírus, os bovinos demonstraram desenvolver resposta de anticorpos locais rápida e vigorosa em todo o trato respiratório 4 a 5 dias após a infecção, o que levou à depuração do vírus mediada por imunoglobulina M (IgM).[22]

Reprodução experimental

Os sinais clínicos e lesões da FA podem ser reproduzidos esfregando material contendo vírus na mucosa oral de bovinos suscetíveis ou por inoculação intradérmica no dorso da língua. A doença pode se espalhar facilmente de animais infectados para animais suscetíveis alojados nas proximidades (coabitação). Com camundongos e porquinhos-da-índia, é preferível a inoculação do coxim plantar de membro pélvico (ver seção Patologia clínica).

Importância econômica

Possivelmente, exceto pela encefalopatia espongiforme bovina (doença da vaca louca), a FA é a doença animal mais temida no mundo desenvolvido, embora a taxa de mortalidade seja baixa. Isso porque é a doença mais contagiosa da pecuária e tem grande potencial para causar perdas econômicas graves em animais de alta produção. As perdas ocorrem de várias maneiras, embora perda da produção, custo da erradicação e interferência com a movimentação de animais e carne entre os países sejam os efeitos econômicos mais importantes. Há também perdas significativas na agricultura e no turismo como resultado da restrição ao movimento humano. O surto de 2001 no Reino Unido foi erradicado em 7 meses, mas resultou na morte de quase 10 milhões de animais, com perdas de até 8 bilhões de libras esterlinas (cerca de US$ 12 bilhões). Nos EUA, estima-se que o impacto econômico médio de um surto de FA em um rebanho leiteiro na Califórnia resulte em perdas de bem-estar na agricultura nacional de até US$ 69 bilhões se o surto não for detectado em 21 dias.[23] Entretanto, em áreas com bovinos *Bos indicus* não melhorados ou de baixa qualidade criados sob sistema extensivo ou nômade de manejo, ou em suínos em alguns países do Sudeste Asiático, a FA é frequentemente menos grave e tem menos efeitos para o produtor de subsistência. No entanto, devido à sua gravidade em raças exóticas ou melhoradas e em razão dos seus efeitos no comércio internacional, o controle e a erradicação da FA nesses países ainda resultarão em forte relação custo-benefício em lugares como a Tailândia.

Implicações zoonóticas

Acredita-se que os seres humanos sejam ligeiramente suscetíveis à infecção pelo vírus e podem se desenvolver vesículas na boca ou nas mãos. Foram relatados poucos casos, mesmo entre pessoas que trabalham com carcaças infectadas e em laboratórios. No entanto, os seres humanos e particularmente suas roupas podem ser veículos de transmissão para animais.

Preocupações com biossegurança

Como a FA é altamente contagiosa, existem preocupações quanto à biossegurança em relação à introdução intencional ou acidental do vírus em países não endêmicos. A introdução intencional seria uma forma de agroterrorismo e isso seria devastador em qualquer país que não tivesse FA, pois provavelmente levaria alguns dias até que a doença fosse reconhecida e muito mais tempo antes que pudesse ser erradicada. Os laboratórios que trabalham com o VFA ou que produzem vacinas e reagentes para FA devem cumprir os requisitos da OIE para os agentes patogênicos do grupo de contenção 4 para garantir que não haja escape do vírus. Existem também regulamentos rigorosos para o envio de amostras de diagnóstico para laboratórios nacionais ou internacionais.

Patogênese

A patogênese da FA tem sido extensivamente estudada e foi revisada recentemente.[24-25] As proteínas do capsídeo expostas à superfície (VP1, VP2 e VP3) do vírus determinam sua antigenicidade e a capacidade do vírus de interagir com os receptores do hospedeiro e causar doenças.[26] Embora tenham sido relatadas diferenças entre estirpes e espécies, a patogênese básica envolve três fases: fase pré-virêmica, caracterizada por infecção e replicação no sítio ou em locais primários de replicação; fase virêmica com generalização e formação de vesículas na infecção secundária; e fase de pós-viremia ou convalescência, incluindo resolução da doença clínica que pode resultar em infecção persistente em longo prazo.[24]

A fase pré-virêmica dura cerca de 3 dias, dependendo de dose infectante, estirpe do vírus e hospedeiro. A infecção de bovinos, ovinos e outros ruminantes geralmente ocorre através das vias respiratórias por vírus aerossolizado ligado às células que revestem essas vias. A infecção pode ocorrer com menos eficiência através de escoriações na pele ou membranas mucosas. Os suínos são muito menos suscetíveis à infecção por aerossol e geralmente são infectados pelo consumo de alimentos contaminados por VFA, por contato direto com animais infectados ou por serem colocados em instalações infectadas recentemente. Após exposição, as partículas de VFA se ligam primeiro às células epiteliais da mucosa e penetram no citoplasma da célula. Para sobreviver no hospedeiro, o vírus desenvolveu um mecanismo para bloquear a imunidade inata do hospedeiro, bloqueando temporariamente a resposta da interferona (IFN) e influenciando a capacidade das células *natural killer* de reconhecer e eliminar as células infectadas pelo VFA. Isso permite que o vírus se replique rapidamente por alguns dias, cause viremia e se torne altamente contagioso.[27-28] Não há consenso nos relatos sobre os locais anatômicos envolvidos na replicação viral precoce.[29] O sítio primário de replicação em bovinos provavelmente são as células epiteliais da região nasofaríngea, e a replicação generalizada subsequente nos pulmões coincide com o aparecimento de viremia.[30] Em suínos experimentalmente infectados, o VFA se acumulou no tecido linfoide mandibular até 6 h após a infecção e nos tecidos que drenam o linfonodo mandibular e a amígdala, depois se disseminou pelo corpo, onde as células epiteliais eram os locais favoritos de replicação (secundária).[31]

Independentemente da porta de entrada, uma vez que a infecção ganhe acesso à corrente sanguínea (fase virêmica), o vírus é amplamente disseminado em muitos sítios epidérmicos, provavelmente em macrófagos, mas lesões macroscópicas se desenvolvem apenas em áreas sujeitas a trauma mecânico ou desgaste fisiológico incomum, como o epitélio da boca e dos cascos, o dorso do focinho de suínos e as tetas. Nesses locais se desenvolvem lesões características após um período de incubação de 1 a 21 dias (geralmente 3 a 8 dias na maioria das espécies). A fase inicial da viremia com frequência não é percebida e apenas quando ocorre a localização na boca e nos cascos que o animal é tido como clinicamente anormal. Além disso, o vírus pode ser excretado no ar exalado, na saliva, no leite, no sêmen, na urina e nas fezes durante essa fase por aproximadamente 2 semanas.

A fase pós-virêmica é caracterizada pela cicatrização das lesões. O processo pode ser rápido na mucosa oral, mas muitas vezes lento nos cascos. Mastite associada em animais leiteiros também pode se tornar crônica. A maioria dos animais adultos se recupera da FA, torna-se imune ao sorotipo por anos e deixa de transmitir o vírus. Alguns ruminantes recuperados podem se tornar portadores por vários meses, enquanto os búfalos africanos são portadores por toda a vida. Acredita-se que o vírus persista na região da orofaringe, nos centros germinativos dos linfonodos[32] e possivelmente nas células dendríticas dos órgãos linfoides.

A doença experimental em ovinos é caracterizada por um período de incubação de 4 a 9 dias após o contato ou de 1 a 3 dias após a inoculação do vírus. Depois disso, a viremia ocorre entre 17 e 74 h e a hipertermia de 17 a 96 h. Os sinais clínicos são secreção nasal serosa, salivação e lesões orais em 75% dos casos e lesões nos cascos em 25%. No final da viremia, o animal se recupera, mas o vírus pode persistir na área da faringe de ruminantes convalescentes, como discutido anteriormente.

Complicações bacterianas geralmente agravam as lesões, em particular as dos cascos e das tetas, levando a claudicação grave e mastite, respectivamente. Em animais jovens, em especial neonatos, o vírus frequentemente causa miocardite necrosante e essa lesão também pode ser observada em adultos infectados com algumas cepas do vírus, particularmente o tipo O.

Achados clínicos

Em casos de campo típicos em bovinos, há um período de incubação de 3 a 6 dias, mas pode variar entre 1 e 7 dias. O início é anunciado por queda acentuada na produção de leite e febre alta (40 a 41°C), acompanhada de apatia grave e anorexia, seguida pelo aparecimento de estomatite aguda e dolorosa. Nesse estágio, a reação febril está cedendo. Há salivação abundante, com a saliva pendurada em longos fios semelhantes a cordas; está presente um estalo característico dos lábios; e o animal mastiga com cuidado. Vesículas e bolhas (1 a 2 cm de diâmetro) aparecem na mucosa oral, na almofada dentária e na língua. Estas rompem dentro de 24 h, deixando uma superfície desnudada e dolorosa, que cicatriza em aproximadamente 1 semana. As vesículas têm parede fina, rompem-se facilmente e contêm fluido fino cor de palha. Concomitantemente com as lesões orais, aparecem vesículas nos cascos, em particular nas fendas interdigitais e na coroa. A ruptura de vesículas provoca desconforto agudo e o animal claudica e frequentemente fica em decúbito, com inchaço marcante e doloroso da coroa.

A invasão bacteriana secundária das lesões nos cascos pode interferir na cicatrização e causar envolvimento grave das estruturas profundas do pé. Vesículas podem surgir nas tetas; quando acometido o orifício do teto, costuma ocorrer mastite grave na sequência. As vesículas nas tetas podem ser o sinal clínico primário observado pelo produtor de leite, como na epidemia de 2010 e 2011 na República da Coreia.[33] Os animais prenhes podem abortar ou ter natimortos. Ocorre perda muito rápida de condição corporal e queda na produção de leite durante o período agudo e esses sinais são muito mais graves do que seria antecipado pela extensão das lesões. A alimentação é retomada em 2 a 3 dias, enquanto as lesões cicatrizam, mas o período de convalescença pode durar até 6 meses. Os animais jovens são mais suscetíveis e podem sofrer alta mortalidade por lesão miocárdica, mesmo quando lesões vesiculares típicas estão ausentes na boca e nos cascos.

Na maioria dos surtos, a taxa de disseminação é alta e os sinais clínicos são os descritos anteriormente, mas há grande variação na virulência, especialmente em bovinos de corte, o que pode levar à dificuldade no diagnóstico de campo. Por exemplo, existe uma forma maligna da doença em adultos na qual ocorre insuficiência miocárdica aguda. Há curso típico inicialmente, mas uma recaída repentina ocorre entre os dias 5 e 6, com dispneia, frequência cardíaca fraca e irregular e morte durante convulsões. Casos esporádicos mostram localização no trato alimentar, com disenteria ou diarreia, indicando a presença de enterite. Também pode ocorrer paralisia posterior ascendente. Por outro lado, há uma forma leve que geralmente ocorre quando cepas endêmicas infectam apenas bovinos *Bos indicus* (Zebu). Essa é a forma mais comumente vista em países endêmicos na África, Ásia e América do Sul.

Uma sequela da febre aftosa em bovinos, provavelmente resultante de danos endócrinos, é a síndrome crônica de dispneia, anemia, crescimento excessivo de pelos e intolerância ao calor. A síndrome tem sido relatada em raças de gado europeias, mas não foi descrita em bovinos zebu da Índia.[34]

Em ovinos e caprinos, a doença geralmente é branda e pode passar despercebida. A FA em pequenos ruminantes é importante principalmente em razão ao perigo de transmissão para bovinos. A ovelha adulta pode desenvolver uma síndrome idêntica à de bovinos e, portanto, tornar-se uma doença incapacitante, com perda ocasional dos cascos por complicações bacterianas. As cabras são por vezes poupadas durante um surto. A síndrome mais comum nessas espécies é o aparecimento de algumas pequenas lesões, mas com envolvimento mais grave de todos os quatro cascos. Como nos bovinos, os rebanhos jovens são mais suscetíveis.

A FA em suínos pode ser muito grave, sendo relatadas de tempos em tempos epidemias devastadoras envolvendo apenas suínos ou incluindo outras espécies na Ásia. Uma cepa porcinofílica (0/Taiwan/97) foi identificada e estudada. Após a inoculação intradérmica, apareceram sintomas de depressão e inapetência 1 dia pós-inoculação (dpi), tendo sido observadas vesículas no local da inoculação a 1 dpi e na boca e focinho no dia seguinte.[35] As tetas também podem ser afetadas nas porcas em lactação. Vesículas e grandes bolhas podem se romper para expor grandes superfícies. Resíduos de lesões nos cascos podem persistir por mais de 2 meses e essas lesões residuais podem auxiliar no diagnóstico clínico. Suínos selvagens infectados experimentalmente foram totalmente suscetíveis, mas exibiram maior tolerância à FA do que suínos domésticos; estes apresentaram sinais clínicos da doença em até 24 h após o contato com suínos selvagens, enquanto isso não ocorreu com os suínos selvagens até 48 h após o contato com suínos domésticos e selvagens.[18]

Patologia clínica

Durante os surtos de FA, são realizadas investigações laboratoriais para diagnosticar a doença e não para avaliação clínica, como na maioria das outras enfermidades. São necessários exames laboratoriais exaustivos para diagnóstico, determinação do tipo de vírus envolvido e diferenciação da doença de estomatite vesicular, exantema vesicular e doença vesicular suína. É fornecido de tempos em tempos um manual dos testes-padrão usados mundialmente.[36] O fluido vesicular fresco e o tecido epitelial circundante devem ser coletados em um meio de transporte composto de quantidades iguais de glicerol e tampão fosfato de 0,04 M, pH 7,2 a 7,6 ou glicerol e solução salina tamponada com fosfato para testes laboratoriais. Esta é a amostra de escolha. Se as vesículas já estiverem cicatrizando, deve-se coletar sangue juntamente com amostras de líquido esofágico-faríngeo (EF) de ruminantes ou suabes de garganta de suínos. As amostras EF devem ser coletadas de até cinco animais com o uso de uma *probang*. Em países tropicais com flutuações máximas de temperatura, a deterioração de amostras suspeitas de FA provenientes de áreas remotas pode ser minimizada pelo uso de cartão clássico FTA® para coleta, transporte, armazenamento e identificação do genoma do VFA por RT-PCR e RT-PCR em tempo real.[37] Os principais métodos de diagnóstico são listados a seguir.

Identificação do agente em tecido ou fluido

- *Isolamento viral* por inoculação em culturas de células ou camundongos lactentes. As culturas de células devem ser examinadas quanto ao efeito citopático (ECP) por 48 h. Se nenhum ECP for detectado, as células devem ser congeladas e descongeladas, usadas para inoculação de culturas frescas e examinadas por ECP por mais 48 h. De forma alternativa, podem ser utilizados camundongos lactentes de 2 a 7 dias de vida (ver discussão a seguir sobre transmissão experimental).

Com amostras de diagnóstico, a neutralização do vírus por antissoros conhecidos torna a técnica altamente eficiente e específica
- Métodos imunológicos:
  - *Ensaio de imunoabsorção enzimática* (ELISA): teste preferido para a detecção do antígeno viral da FA e a identificação do sorotipo viral. É um teste sanduíche indireto no qual diferentes filas de placas multifoliais são revestidas com antissoro de coelho para cada um dos sete sorotipos do vírus da FA. Pode simultaneamente testar a doença vesicular dos suínos (DVS) ou a estomatite vesicular, quando apropriado
  - *Teste de fixação do complemento* (TFC): pode ser usado se os reagentes para ELISA não estiverem disponíveis. É menos sensível e afetado por fatores pró e anticomplementares. TFC direto na suspensão epitelial costumava ser um dos métodos mais rápidos para fazer um diagnóstico positivo dentro de poucas horas, mas amostras negativas devem ser verificadas em culturas de tecidos em razão do número de falso-negativos que ocorrem com o TFC, especialmente em amostras mal coletadas e embaladas
  - *Métodos de reconhecimento de ácidos nucleicos*: incluem RT-PCR e hibridização *in situ* (HIS). A RT-PCR amplifica fragmentos do genoma da FA em amostras e pode ser usada para tipagem. É mais sensível que o ELISA. Os procedimentos utilizados incluem RT-PCR em gel de agarose, RT-PCR em tempo real e epidemiologia molecular baseada na comparação de diferenças genéticas entre vírus.[36] Descreveu-se um teste de amplificação isotérmica mediada por *loop* com transcrição reversa (RT-LAMP), que é simples e rápido e pode ser lido dentro de 1 h, enquanto os métodos convencionais de RT-PCR requerem 2 a 4 h.[38] Mais recentemente, foi relatado um teste de imunocromatografia de fluxo lateral (IFL), que pode diagnosticar os sorotipos de FA O, A e Asia 1 usando um dispositivo de ensaio rápido genérico.[39] O procedimento leva apenas 10 min e pode ser feito no local; ele também tem alta especificidade e pode ser usado para detecção precoce de FA no campo. Além disso, foi desenvolvida uma plataforma de extração de ácido nucleico portátil e amplificação por PCR em tempo real para detecção rápida de FA.[40] A HIS detecta o RNA do vírus da FA em tecidos infectados, incluindo aqueles obtidos durante a necropsia.

Testes sorológicos

São dois: aqueles que detectam anticorpos para proteínas estruturais (SP) virais e os que detectam anticorpos para proteínas não estruturais (NSP) virais.[36] Os testes SP detectam anticorpos induzidos por vacinação e infecção, são específicos para o sorotipo e altamente sensíveis, desde que o vírus ou antígeno utilizado no teste seja estreitamente ajustado à linhagem circulante no campo. São os testes prescritos para o comércio internacional. Exemplos:

- Neutralização do vírus
- ELISA competitivo em fase sólida, outro teste prescrito
- ELISA de bloqueio em fase líquida.

Os testes NSP podem ser usados para identificar infecção passada ou atual com qualquer um dos sete sorotipos do vírus, independentemente de o animal ter sido vacinado ou não. Os testes são mais úteis em uma base de rebanho. Para a certificação de animais para comercialização, os testes têm a vantagem sobre os métodos por SP, pois o sorotipo do vírus não precisa ser conhecido. Os ensaios quantificam anticorpos para NSP usando antígenos produzidos por técnicas recombinantes. Anticorpos contra as poliproteínas 3AB ou 3ABC geralmente são considerados indicadores mais confiáveis de infecção. Exemplos incluem:

- ELISA indireto
- Ensaio de imunoeletrotransferência enzimática.

Quando a vacinação tiver sido administrada e um diagnóstico por métodos sorológicos tiver de ser feito, é necessário diferenciar entre animais infectados e vacinados (DAIV). Descreveu-se um ELISA baseado em epítopos que pode diferenciar animais infectados dos vacinados e parece ser um teste promissor para controle e erradicação da FA.[41]

Transmissão experimental

- A propagação do vírus em camundongos brancos lactentes pode ser usada para detectar a presença de vírus em material suspeito e de anticorpos no soro e para investigar a transmissão da imunidade e a patogênese da doença. Em cobaias, a injeção intradérmica de fluido vesicular fresco nos coxins plantares faz aparecer vesículas nos coxins em 1 a 7 dias e vesículas secundárias na boca 1 a 2 dias depois. A inoculação em animais de grande porte pode ser usada para diferenciar entre FA, estomatite vesicular e exantema vesicular com base nas suscetibilidades das diferentes espécies aos três vírus (Tabela 21.3) e para testar a potência das vacinas. Para evitar a disseminação do vírus, a inoculação de animais deve ser feita somente em instalações especialmente equipadas.

Achados de necropsia

As lesões da FA consistem em vesículas e erosões na boca, nos cascos e no úbere. As erosões com frequência se tornam úlceras, especialmente se houver infecção bacteriana secundária. Em alguns casos, as vesículas

Tabela 21.3 Diferenciação da doença vesicular aguda.

Espécies	Via de inoculação	Febre aftosa	Estomatite vesicular	Exantema vesicular de suínos	Doença vesicular de suínos	Língua azul
Infecção natural						
Bovinos		+	+	–	–	+ (raro)
Suínos*		+	+	+	+	–
Ovelhas e cabras		+	±	–	–	+
Cavalos		–	+	–	–	–
Transmissão experimental						
Bovinos	Intradérmica na língua, gengivas, lábios	+	+	–	–	+
	Intramuscular	+	–	–	–	
Suínos*	Intradérmica no focinho, lábios	+	+	+	+	
	Intravenosa	+	+	+	+	
	Intramuscular	+	–	–	+	
Ovelhas e cabras	Vários	+	+	–	+ (sem lesões)	+
Cavalos	Intradérmica na língua	–	+	+ (algumas cepas)	–	
	Intramuscular			+ (algumas cepas)	–	
Porquinho-da-Índia	Intradérmica nas almofadas das patas	+	+	–	–	–
Camundongos brancos lactentes	Intradérmica	+	+	–	+	+ (*hamsters* também)
Galinhas adultas		+	+	–	–	

*Suínos de pele branca alimentados com mandioquinha ou aipo e expostos à luz solar desenvolvem vesículas.

podem se estender à faringe, esôfago, útero, intestino, traqueia e brônquios. Os tetos e a glândula mamária estão frequentemente inchados. Na forma maligna e em animais neonatos, estão presentes hemorragias epicárdicas com ou sem áreas pálidas também. Macroscopicamente, as paredes ventriculares parecem riscadas com manchas de tecido amarelo intercaladas com miocárdio aparentemente normal, dando a aparência típica de "coração tigrado". Se o animal sobreviver, há fibrose de substituição e o coração fica aumentado e flácido.

Histologicamente, as vesículas começam como focos de inchaço progressivo, necrose e lise de queratinócitos infectados nas camadas mais profundas da epiderme e acúmulo de líquido no espaço. Isso é seguido por necrose de queratinócitos sobrepostos e ruptura de vesículas para formar erosões que podem se estender profundamente na derme para formar úlceras, especialmente nos cascos. Há apenas uma leve infiltração leucocitária ao redor das erosões e úlceras. Alterações semelhantes no epitélio da glândula mamária levam a necrose acinar e leve infiltração celular intersticial. As lesões cardíacas (e ocasionalmente do músculo esquelético) na forma maligna são caracterizadas por grave degeneração hialina, necrose e ocasional calcificação de fibras miocárdicas e acentuada infiltração intersticial por células mononucleares. Além disso, foram relatadas ilhota pancreática e degeneração acinar foram relatadas em bovinos infectados cronicamente.

Os tecidos a serem submetidos à histopatologia devem incluir mucosa oral e vesículas contendo pele ou erosões frescas. O coração, a glândula mamária e o pâncreas também devem ser incluídos. O antígeno viral pode ser detectado nos tecidos por imuno-histoquímica. Como a maioria dos animais infectados com a FA não morre e, uma vez que é importante fazer o diagnóstico imediato dos casos clínicos, a histopatologia dos materiais de necropsia é frequentemente secundária.

Diagnóstico diferencial

A necessidade de identificar a febre aftosa é de suma importância, principalmente em países onde a doença não é endêmica, visto que há a necessidade de introduzir rapidamente medidas de controle rigorosas. O médico-veterinário de campo ou do zoológico deve ser capaz de reconhecer casos suspeitos, coletar amostras apropriadas e submetê-las a um laboratório capaz de confirmar o diagnóstico imediatamente. Sinais clínicos em ovinos, caprinos e animais de zoológico, como elefantes, girafas e camelos, podem ser difíceis de reconhecer. Em países onde a doença é endêmica, existem dificuldades especiais no reconhecimento clínico, em razão da frequente subdivisão das lesões orais e nos cascos, mesmo em bovinos. Onde as outras doenças vesiculares não ocorrem, as suspeitas serão prontamente despertadas, mas na América do Norte, a presença de estomatite vesicular e exantema vesicular pode resultar em diagnósticos incorretos.

A estomatite vesicular em equinos, bovinos e suínos, o exantema vesicular de suínos e a doença vesicular suína se assemelham à FA (ver Tabela 21.3). Três outros vesiculovírus – Piry, Chandipura e Isfahan – reagem de forma cruzada com o vírus da estomatite vesicular[18], mas são muito menos virulentos. As observações de que suínos de pele branca alimentados com mandioquinha ou aipo e expostos à luz do sol desenvolvem vesículas no focinho e nos cascos e que o gado alimentado com grãos tratados com soda cáustica pode desenvolver salivação profusa são fatores de confusão adicionais na diferenciação das doenças vesiculares.

A língua azul dos ovinos também pode representar um problema na diferenciação. Detalhes destes são fornecidos separadamente, mas um resumo é apresentado na Tabela 21.3. A diferenciação laboratorial e o diagnóstico rápido dessas doenças podem ser alcançados, conforme descrito em Patologia Clínica (ver discussão anterior).

Diarreia viral bovina ou doença da mucosa, peste bovina, febre catarral maligna e dermatite nodular irregular são facilmente diferenciadas pelas lesões que se desenvolvem na mucosa e, às vezes, nos cascos. As lesões nunca são vesiculares, iniciando-se como erosões superficiais e evoluindo para o desenvolvimento de úlceras. Infecções da glândula mamária por varíola e *foot rot* em ovelhas também devem ser diferenciadas da febre aftosa. A ingestão de qualquer material cáustico pode causar vesiculação oral e salivação. Entre os animais do zoológico, girafas, elefantes e camelos são suscetíveis.

Tratamento

Tratamento e controle
Tratamento
• Não específico.
Controle
• Vacinação com vacina morta (R-1 em áreas endêmicas).

É recomendado o tratamento com desinfetantes leves e curativos protetores para áreas inflamadas com a finalidade de prevenir infecção secundária em países endêmicos onde a política de abate não está em vigor. Uma boa resposta sintomática é relatada com a administração de flunixino meglumina. No Quênia, foram usados remédios etnoveterinários de solução natural de carbonato de sódio (97% de bicarbonato de sódio), mel e farinha de milheto para lidar com lesões de FA durante um surto em uma fazenda de laticínios de porte médio.[42] As lesões foram lavadas com solução de carbonato de sódio para remoção do tecido necrótico, após o qual foram aplicados mel e farinha de milheto diariamente por 3 dias. Experimentalmente, foi demonstrado que a administração de interferona suína tipo I em suínos ou de interferona bovina tipo III em bovinos pode proteger suínos ou atrasar significativamente e reduzir a gravidade da FA em bovinos desafiados com VFA por até 7 dias.[43-44] É possível que essas interferonas inibam a replicação de vírus antes que uma vacina inativada possa induzir proteção diante de um surto em áreas endêmicas.

Controle

Muitos fatores governam o procedimento de controle em uma determinada área. Os procedimentos comumente usados são (a) controle por erradicação, (b) controle por vacinação ou uma combinação dos dois. Em países onde a doença é endêmica, ou onde existem reservatórios de vida selvagem, a erradicação raramente é exequível. Em áreas com epidemias apenas ocasionais, é realizado o abate de todos os animais infectados e contactantes geralmente. Deve-se lembrar de que a vacinação é dispendiosa e às vezes ineficaz e que a erradicação seria o objetivo ideal em todos os países. Para países em grandes continentes, é necessária cooperação internacional para a erradicação. A União Europeia retirou a vacinação em massa em 1991 para aumentar sua competitividade internacional no comércio de gado e produtos animais. Logo depois, surtos de FA na Itália foram controlados pela vigilância e pelo abate de milhares de bovinos, ovinos, caprinos e suínos em rebanhos infectados e contactantes. Procedimento semelhante foi adotado em 2001 na Inglaterra, na Irlanda e na França e com algumas modificações na Holanda e os surtos foram controlados com sucesso dentro de alguns meses. Resultados semelhantes foram obtidos em Taiwan durante surtos periódicos entre 1997 e 2011. Em contrapartida, uma epidemia em 2010 no Japão foi erradicada dentro de 3 meses em uma área com alta densidade de bovinos e suínos por controle estrito de movimento e vacinação de emergência.[4]

Assim como no controle de todas as doenças infecciosas epidêmicas, os problemas apresentados para os administradores são complexos e estão continuamente mudando. Por exemplo, é intimidadora a perspectiva de tomar uma decisão errada sobre quando mudar de um programa de erradicação por abate para um programa de contenção por vacinação quando um surto está em curso. Uma decisão errada pode custar à indústria pecuária muitos milhões de dólares. Para evitar tais erros, é costume desenvolver um modelo matemático ou computacional que simule o progresso de um surto em termos de número de animais infectados, afetados e mortos e como esses números mudarão sob pressão de procedimentos de controle, práticas de manejo e clima predominante. Um aspecto essencial de tal análise é o efeito econômico de vários programas de controle e seus resultados. Os aspectos de custo-benefício dos modelos de simulação computacional e as previsões meteorológicas da disseminação provável da doença são usados para determinar uma estratégia apropriada para o controle. Mesmo assim, as conclusões de tais modelos ainda podem ser controversas, como foi o caso no surto de 2001 na Inglaterra, onde uma política de abate conduzida por modelos preditivos não validados, em vez de experiência, contribuiu para a morte de aproximadamente 10 milhões de animais.[44-45]

Controle pela erradicação

O sucesso de um programa de erradicação depende do rigor com que ele é aplicado. Assim que o diagnóstico é estabelecido, todos os animais de cascos fendidos nos grupos expostos devem ser imediatamente abatidos e incinerados ou enterrados no local. Nenhuma recuperação de carne deve ser permitida e o leite deve ser considerado infectado. Materiais inertes que possam estar contaminados não devem sair de instalações infectadas sem a devida desinfecção. Isso se aplica particularmente ao vestuário humano, veículos motorizados e máquinas agrícolas. Camas, alimentos, utensílios de alimentação, produtos de origem animal e outros artigos que não possam ser adequadamente desinfetados devem ser queimados. Os galpões e as baias devem ser limpos e desinfetados com 1 a 2% de hidróxido de sódio ou formalina ou 4% de solução de carbonato de sódio. Ácidos e álcalis são os melhores inativadores do vírus e sua atividade é grandemente aumentada pela presença de um detergente. O pH efetivo em uma superfície de desinfecção pode ser totalmente alterado pela presença de matéria orgânica e precisa ser mantido adequadamente. Quando todas as fontes de infecção possíveis são destruídas, a fazenda deve ser deixada livre por 6 meses e o repovoamento deve ser permitido somente quando os "sentinelas" (animais de teste) forem introduzidos e permanecerem não infectados. Existem requisitos internacionais rigorosos para demonstrar a ausência de infecção.

É difícil fazer recomendações para locais ao ar livre. Observações na Argentina sugerem que as pastagens contaminadas estão livres de infecção se deixadas sem carga por 8 a 10 dias. Nenhum movimento animal pode ser permitido e o tráfego humano e motor deve ser reduzido ao mínimo. As pessoas que trabalham na fazenda devem usar roupas impermeáveis, que podem ser facilmente desinfetadas por pulverização e posteriormente removidas quando a pessoa deixa a fazenda. Roupas inadequadas para desinfecção química devem ser fervidas. Devido à rapidez com que a doença pode se espalhar, a quarentena imediata deve ser imposta a todas as fazendas dentro de um raio de 16 a 24 km do surto.

Embora o método de controle de erradicação seja favorecido quando a incidência é baixa, ele impõe graves perdas à indústria animal nas áreas afetadas e é economicamente impraticável em muitos países. No entanto, deve ser considerado o estágio final de qualquer programa de controle. A estratégia padrão é a contenção da doença cercando o surto com uma zona de animais vacinados, abordando a redução da taxa de infecção dentro da área cercada e eventualmente erradicar os pontos remanescentes por abate. A contenção de um surto é uma tarefa difícil, com altas recompensas, como mostrado por várias análises de custo-benefício.

Ainda existe a controvérsia sobre erradicar ou vacinar. Por exemplo, a epidemia de 1967 e 1968 no Reino Unido, envolvendo o abate de quase meio milhão de animais a um custo de US$ 250 milhões, foi tão danosa financeiramente que foi providenciado que a vacinação estivesse disponível caso houvesse recorrência de tal epidemia. No entanto, a política de abate ainda foi adotada em 2001 e muitos outros animais foram mortos. Parte da crescente preocupação com uma política de teste e abate deriva dos seguintes fatores:

• Aumento do tamanho dos rebanhos
• Riscos envolvidos se a infecção for introduzida
• Preocupações ambientais com relação à eliminação de carcaças se milhares ou milhões de animais forem abatidos em um curto espaço de tempo. Durante a epidemia de 1997 em Taiwan, foi relatado que a capacidade de descarte de 200 mil suínos por dia foi alcançada apesar da vacinação em anel. Na Inglaterra, a capacidade de descarte foi superada em 2001, mesmo com intervenção militar, e as carcaças foram às vezes deixadas por dias antes do enterro ou da incineração. Um estudo recente nos EUA concluiu que o despovoamento de um grande confinamento durante um surto de FA seria difícil de completar de forma humana e oportuna.[46]

Vacinação

A vacinação regular contra a FA é um modo de vida para a maior parte do mundo e a produção de vacinas é uma indústria importante. Nos países endêmicos, a erradicação não parece possível no futuro próximo e os países livres da doença podem exigir a vacinação regional durante os surtos. Consequentemente, estima-se que 1,5 bilhão de doses monovalentes da vacina contra a FA são administradas anualmente, com a América do Sul sozinha respondendo por cerca de 1,3 bilhão de doses.

As vacinas trivalentes (contendo O, A e C) inativadas são de uso geral, mas devido à crescente ocorrência de subestirpes antigenicamente dissimilares, a produção de vacinas a partir de vírus localmente isolados está se tornando uma prática mais comum. O vírus é obtido a partir do tecido da língua infectada, uma cultura de células do epitélio da língua bovina ou outra cultura de células. Rim de filhotes de *hamster* (BHK) é o meio de cultura viral preferido e a vacina BHK agora é de uso geral. Sua principal vantagem é a capacidade de adaptação à cultura de suspensão profunda, em contraste com seu crescimento na cultura de monocamada, permitindo que a produção em larga escala do vírus seja realizada dentro de limites de espaço praticáveis. A inativação do vírus para produzir uma vacina inativada costumava ser feita com formalina, mas há desvantagens em seu uso, e atualmente são usados agentes mais sofisticados, especialmente o etileno imino binário (BEI). A imunidade viável após uma única vacinação pode ser produzida por apenas 6 a 8 meses. Vacinas produzidas a partir de vírus "naturais" dão imunidade mais longa do que aquelas produzidas a partir do vírus por "cultura". As vacinas produzidas na forma de óleo lubrificante oferecem a promessa de proporcionar maior imunidade e requerem apenas revacinação anual em bovinos adultos e revacinação semestral para animais jovens ou a cada 4 a 6 meses em suínos.

Um programa geral de vacinação deve ser planejado especificamente para uma área. Assim, na Europa continental, o programa até 1991 incluiu uma vacinação anual de todos os adultos, com uma campanha adicional a cada 6 meses para vacinar os bezerros à medida que eles atingiam cerca de 4 meses de idade. Na América do Sul, as recomendações específicas são que bezerros de mães não vacinadas sejam vacinados aos 4 meses e revacinados aos 8 meses de idade, mas bezerros de mães vacinadas devem ser vacinados duas vezes, a primeira aos 6 meses e a segunda aos 10 meses de idade. As considerações importantes nos bezerros são evitar a vacinação enquanto o bezerro ainda está portando anticorpos maternos derivados do colostro e evitar a infecção antes que eles possam desenvolver imunidade ativa. Bezerros com apenas 1 semana de idade respondem ativamente à vacinação como animais adultos, desde que estejam livres de anticorpos maternos. A imunidade está presente 7 a 20 dias após a vacinação, dependendo da antigenicidade da vacina. Não é comum incluir ovelhas, cabras e porcos em um programa geral de vacinação, a menos que eles também sejam afetados durante os surtos. Após o surto em Taiwan, foi recomendado que os leitões fossem vacinados em 8 a 12 semanas, seguidos de um reforço 4 semanas mais tarde, e que as porcas fossem vacinadas 3 a 4 semanas antes do parto ou a cada 4 a 6 meses.

Em razão da curta duração da imunidade produzida pelas vacinas inativadas, o foco de atenção vem sendo na produção de uma vacina de vírus vivo atenuado. A maior dificuldade encontrada até agora tem sido a estreita margem entre perda de virulência e perda de imunogenicidade. Vacinas atenuadas foram produzidas por passagem através de camundongos brancos, ovos de galinha embrionados, coelhos e cultura de tecidos. Seu uso contribuiu para a erradicação da doença em bovinos na África do Sul. As vacinas também têm sido fundamentais na eliminação da FA da maioria dos países da América do Sul no âmbito do Centro Pan-Americano para a Febre Aftosa (PANAFTOSA).

Desde que vigilância constante possa ser mantida sobre os animais vacinados, seu valor em tais circunstâncias não pode ser negado. No entanto, sua promessa inicial não foi cumprida e as vacinas inativadas melhoradas geralmente são favorecidas. Apesar da estabilidade incerta do vírus lapinizado, o controle da doença na Rússia foi relatado após o uso de uma vacina derivada de coelho. Em países em que a vacinação de um número muito grande de animais é realizada anualmente, um dos problemas emergentes é o controle de qualidade das vacinas em relação à inocuidade e à capacidade ou potência de imunização. As técnicas para monitorar essas características estão disponíveis, mas aumentam os custos da vacina e, se a competição comercial for intensa, esse aspecto da produção pode ser poupado. Alguns surtos têm sido associados a vacinas atenuadas.

Muito tem sido escrito sobre as vacinas contra FA geneticamente modificadas e produzidas por manipulação biotecnológica e suas vantagens distintas de segurança sobre as vacinas contendo o vírus inteiro. Os relatórios iniciais de uma vacina polipeptídica (proteína VP1) em bovinos são encorajadores e o peptídio pode ser quimicamente sintetizado e incorporado ao núcleo do vírus da hepatite B para produzir uma vacina. A pesquisa está em andamento e pelo menos uma nova vacina molecular foi licenciada para uso emergencial nos EUA.[47] No entanto, muito trabalho ainda precisa ser feito e essas vacinas recém-desenvolvidas ainda não podem substituir as vacinas inativadas clássicas.

É recomendada a vacinação geral como meio de controle para países onde a doença é enzoótica ou a ameaça de introdução for muito grande (p. ex., Israel). Se ocorrer um surto, uma vacinação de reforço com o respectivo sorotipo aumentará grandemente a resistência da população. No entanto, a estratégia de vacinação geral tem muitas dificuldades. As seguintes desvantagens são sugeridas:

- Para ser eficaz, o programa deve consistir em vacinação contra algumas cepas 3 vezes/ano. Vacinação mais frequente pode ser necessária diante de surtos durante condições ideais de disseminação. Animais jovens com anticorpos maternos não respondem à vacinação
- A vacinação de ovelhas e suínos também é usada em programas de controle. Em suínos, uma vacina com adjuvante inativada, bi ou trivalente confere forte imunidade por 6 meses e alguma resistência por 12 meses. Reações locais graves (abscessos e granulomas) nos locais de vacinação podem ser reduzidas pela inclusão de um óleo-adjuvante. No entanto, a vacinação de porcas prenhes leva a uma alta taxa de abortos e natimortos. Em ovelhas, as vacinas monovalentes ou trivalentes dão imunidade por 5 a 6 meses, mas as ovelhas podem agir como portadores inaparentes. Um estudo sugeriu que uma única vacinação de emergência seria eficaz no controle de uma epidemia envolvendo bovinos e ovinos, mas seria menos eficaz em porcos[47]
- Infecções inaparentes podem ocorrer em animais cuja suscetibilidade foi reduzida pela vacinação, permitindo a existência de focos "portadores". Tornou-se geralmente reconhecido que o número de animais portadores produzidos pela vacinação é muito maior do que se pensava anteriormente. Além do fato de que esses animais são um método potente de propagação da doença, eles também fornecem um excelente meio para a mutação de cepas de vírus existentes porque os hospedeiros são imunes. O estado portador em bovinos vacinados e não vacinados pode persistir por até 6 meses e ser capaz de causar novos surtos em todas as espécies. Mas o problema deve ser mantido em perspectiva. O número de portadores produzidos dessa forma está diretamente relacionado com a taxa de ocorrência da doença na população e, se isso for reduzido ao mínimo por um programa de vacinação assídua e uma limitação rigorosa do movimento de animais infectados para a população, a taxa de ocorrência de portadores pode ser muito pequena. No entanto, em países livres de FA, os animais vacinados são subsequentemente abatidos para cumprir os regulamentos da OIE, de modo a retomar a exportação de carne o mais rápido possível. No entanto, essa política está agora sendo desafiada do ponto de vista do bem-estar animal
- A importação de animais vacinados é frequentemente proibida, embora o comércio desses animais e seus produtos represente

um risco mínimo de transmissão da FA.[11] Uma desvantagem adicional é a produção de sensibilidade que resulta em anafilaxia em 0,005% do gado vacinado repetidamente, em especial quando a vacina contém antibióticos ou proteína estranha não associada ao antígeno ou o vírus foi inativado com formalina, que também desnaturou a proteína na vacina. Edema, urticária, dermatite, abortamento e anafilaxia fatal ocorrem todas espécies. Vacas no início e no final da gestação ou estressadas por outras doenças são mais suscetíveis aos efeitos adversos da vacinação. A purificação e a padronização satisfatórias da vacina podem eliminar muitos dos problemas, porque a hipersensibilidade é ao meio de cultura e ao agente usado para inativar o vírus, em vez de ser ao próprio vírus

- Os países que vacinam durante um surto têm que restabelecer seu *status* de livre da FA para satisfazer seus parceiros comerciais. Isso é difícil porque as vacinas atualmente disponíveis estimulam a produção de anticorpos indistinguíveis daqueles que se seguem à infecção e porque os animais vacinados podem ser infectados e se tornar portadores. A detecção de anticorpos contra proteínas não estruturais é útil para fazer a distinção no nível do rebanho e mais pesquisas estão em andamento para padronizar as técnicas.

Alternativas à vacinação geral são programas modificados, incluindo vacinação "em anel" para conter surtos, vacinação "de fronteira" para produzir uma área intermediária entre países livres e infectados e a vacinação de rebanhos selecionados voluntariamente quando há ameaça de um surto. Essas vacinas de emergência podem reduzir o risco de propagação da infecção, reduzindo a taxa de excreção do vírus. Em geral, admite-se que a vacinação de uma população inteira pode ser necessária quando a erradicação é incapaz de prevenir a propagação da doença. Por essa razão, muitos países têm reservas estratégicas de vacinas concentradas, mas não existem bancos de vacinas na África.

A prevenção da entrada da doença em áreas livres é um problema cada vez maior devido aos desenvolvimentos modernos nas comunicações. As seguintes proibições são necessárias para que a doença seja excluída:

- Deve haver um embargo completo na importação de animais e produtos de origem animal de países onde a FA é endêmica. O embargo deve incluir feno, palha e legumes. Quando a doença ocorre apenas como surtos ocasionais, a importação de animais pode ser permitida desde que sejam submetidos a um período satisfatório de quarentena
- Deve-se dar atenção especial à prevenção da entrada de carnes não cozidas de navios, aviões e outras formas de transporte e em lotes originários de áreas infectadas. Em áreas de risco, toda alimentação fornecida aos porcos deve ser cozida e todos os resíduos alimentares devem ser eliminados de forma satisfatória
- Roupas pessoais e outros itens pertencentes a pessoas que chegam de áreas infectadas devem ser devidamente desinfetados. As pessoas que chegam de países endêmicos ou de países que enfrentam surtos devem ficar longe do gado por vários dias
- O risco de introduzir a doença pela importação de esperma ou óvulos fertilizados é considerado mínimo atualmente. O vírus pode sobreviver em sêmen de touro congelado e possivelmente em alguns óvulos fertilizados (p. ex., embriões bovinos livres de zona pelúcida), mas não em outros (p. ex., embriões bovinos com zona pelúcida intacta). No entanto, como até os animais virêmicos não transmitem a doença através de seus embriões, embriões bovinos com zona pelúcida intacta podem ser importados com segurança de áreas enzoóticas, independentemente do *status* sorológico do doador. Consequentemente, se animais exóticos ou especiais precisam ser importados de países enzoóticos, a transferência de embriões pode ser um meio de controlar a transmissão da febre aftosa. Mesmo para os embriões de lhama que carecem de uma zona pelúcida, o risco de transmissão da FA foi calculado como próximo de zero se existirem condições epidemiológicas ou ecológicas favoráveis na região de origem dos embriões.

Em resumo, o controle e a eventual erradicação da FA em um país, região ou em todo o mundo só pode ser alcançado se a comunidade internacional reconhecer que o controle da FA é um bem público global que beneficiará todas as populações e gerações futuras.[2] Sob os auspícios do novo Plano de Ação de 2011-2020 do PANAFTOSA, espera-se que vários desafios sejam superados para garantir a erradicação da FA das Américas até 2020.[48]

LEITURA COMPLEMENTAR

Blackwell JH. Internationalism and survival of foot-and-mouth disease virus in cattle and food products. J Dairy Sci. 1980;63:1019.

Brown F. Review literature Foot-and-mouth disease–one of the remaining great plagues. Proc R Soc Lond Biol. 1986;229:215.

Donaldson AI, Doel TR. Foot-and-mouth disease: the risk for Great Britain after 1992. Vet Rec. 1992;131:114.

Grubman MJ, Barry B. Foot and mouth disease. Clin Microbiol Rev. 2004;17:463.

Rweyemamu MM et al. The control of foot and mouth disease by vaccination. Vet Ann. 1982;22:63.

Scott GR. Foot-and-mouth disease. In: Sewell MMH, Brocklesby DW, eds. Handbook on Animal Diseases in the Tropics. 4th ed. London: Baillière Tindall; 1990:309.

Thomson GR, Bastos ADS. Foot-and-mouth disease. In: Coetzer JAW, Tustin RC, eds. Infectious Diseases of Livestock. Vol. 2. 2nd ed. Cape Town: Oxford University Press; 2004:1324.

REFERÊNCIAS BIBLIOGRÁFICAS

1. Paton DJ, et al. Philos Trans R Soc Lond B Biol Sci. 2009;364.
2. OIE/FAO Global conference on foot and mouth disease–final recommendations. Asuncion, Paraguay. 2009 Accessed at: <http://www.oie.int/en/for-the-media/press-releases/detail/article/oiefao-global-conference-on-foot-and-mouthdisease-final-recommendations/>. Accessed 01.08.2016.
3. Yoon H, et al. Transbound Emerg Dis. 2013;doi: 10.1111/tbed.12109; [Epub ahead of print].
4. Muroga N, et al. J Vet Med Sci. 2012;74:399.
5. Rweyemamu M, et al. Transbound Emerg Dis. 2008; 55:57.
6. Pacheco JM, et al. Vet J. 2012;193:456.
7. Sellers R, Gloster J. Vet J. 2008;177:159.
8. Chase-Topping ME, et al. Vet Res. 2013;44:46.
9. Juleff ND, et al. Vet Immunol Immunopathol. 2012; 15:148.
10. Maddur MS, et al. Clin Vaccine Immunol. 2009; 16:1832.
11. Garland AJ, de Clercq K. Rev – Off Int Epizoot. 2011; 30:189.
12. Allepuz A, et al. Transbound Emerg Dis. 2013;doi: 10.1111/tbed.12087; [Epub ahead of print].
13. Muroga N, et al. BMC Vet Res. 2013;9:150.
14. Wernery U, Kinna J. Rev – Off Int Epizoot. 2012; 31:907.
15. Larska M, et al. Epidemiol Infect. 2009;137:549.
16. Chang H, et al. Virol J. 2013;10:81.
17. Alexandrov T, et al. Vet Microbiol. 2013;doi:10.1016/j.vetmic.2013.05.016; [Epub ahead of print]; S0378-1135(13)00298-8.
18. Mohamed F, et al. Transbound Emerg Dis. 2011; 58:358.
19. Rhyan J, et al. J Wildl Dis. 2008;44:269.
20. Cottam EM, et al. PLoS Pathog. 2008;4:e1000050.
21. Toka FN, Golde WT. Immunol Lett. 2013;152:135.
22. Pega J, et al. J Virol. 2013;87:2489.
23. Carpenter TE, et al. J Vet Diagn Invest. 2011;23:26.
24. Arzt J, et al. Transbound Emerg Dis. 2011;58:291.
25. Arzt J, et al. Transbound Emerg Dis. 2011;58:305.
26. Lohse L, et al. Vet Res. 2012;43:46.
27. Toka FN, et al. Clin Vaccine Immunol. 2009;16:1738.
28. Wang D, et al. J Virol. 2012;86:9311.
29. Stenfeldt C, Belsham GJ. Vet Microbiol. 2012;154:230.
30. Arzt J, et al. Vet Pathol. 2010;47:1048.
31. Murphy C, et al. Vet Rec. 2010;166:10.
32. Juleff N, et al. PLoS ONE. 2008;3:e3434.
33. Yoon H, et al. Transbound Emerg Dis. 2012;59:517.
34. Maddur MS, et al. Transbound Emerg Dis. 2011; 58:274.
35. Lee SH, et al. Transbound Emerg Dis. 2009;56:189.
36. OIE Manual of Diagnostic Tests and Vaccines for Terrestrial Animals. Paris: OIE; 2008 chapter 2.1.5:190.
37. Muthukrishnan M, et al. J Virol Methods. 2008; 151:311.
38. Chen HT, et al. Virol J. 2011;8:510.
39. Yang M, et al. Virol J. 2013;10:125.
40. Madi M, et al. Vet J. 2012;193:67.
41. Gao M, et al. Appl Microbiol Biotechnol. 2012; 93:1271.
42. Duas CC, et al. J Interferonet al Cytokine Res. 2011; 31:227.
43. Perez-Martin E, et al. J Virol. 2012;86:4477.
44. Kitching RP, et al. Rev – Off Int Epizoot. 2006;25:293.
45. Mansley LM, et al. Rev – Off Int Epizoot. 2011; 30:483.
46. McReynolds SW, Sanderson MW. J Am Vet Assoc. 2014;244:291.
47. Ludi A, Rodriguez L. Dev Biol (Basel). 2013;135:107.
48. Orsel K, Bouma A. Can Vet J. 2009;50:1059.

Febre do Vale do Rift

Sinopse

- Etiologia: vírus da febre do vale do Rift, gênero *Phlebovirus*, um membro da família Bunyaviridae
- Epidemiologia: enzoótica na África Subsaariana e no Egito. Primeira ocorrência fora do continente africano em 2000, afetando a Península Arábica. Vírus mantidos em mosquitos e transmitidos por insetos hematófagos. Os ruminantes estão amplificando os hospedeiros. Epizoótico em períodos de alta pluviosidade. Uma grande zoonose com taxa de mortalidade de 1% em seres humanos

- Achados clínicos: doença febril aguda em cordeiros e bezerros caracterizada por hepatite e alta mortalidade; abortamento em ovinos adultos e em bovinos. Em seres humanos, doença semelhante à gripe e, em casos raros, febre hemorrágica
- Achados de necropsia: necrose hepática
- Confirmação do diagnóstico: localização imuno-histoquímica de antígenos virais em tecidos
- Tratamento: nenhum tratamento específico disponível; suporte
- Controle: vacinação, controle vetorial, controle de movimento de gado.

Etiologia

O vírus da febre do vale do Rift (VFVR) é um vírus de RNA de cadeia simples da família Bunyaviridae, gênero *Phlebovirus*. Há apenas um sorotipo reconhecido, com apenas pequena variação genética entre as cepas.[1] O vírus permanece viável em aerossóis a 25°C por 1 h ou mais, mas pode sobreviver no soro a 4°C por vários meses. O plasma de carneiro infectado pode reter sua infectividade ao longo de anos com armazenamento e transporte sob uma variedade de condições de refrigeração. O material infeccioso, portanto, apresenta uma fonte potencial de infecção para o pessoal de laboratório ou veterinários por um período prolongado de tempo.[2]

Epidemiologia

Ocorrência

A febre do vale Rift (FVR) foi reconhecida pela primeira vez em 1930 no vale Rift, no Quênia, mas agora existe e ocorre como epizootia em toda a África Subsaariana, com recentes extensões para Egito, Mauritânia e Madagáscar. Os primeiros surtos de FVR fora da África foram registrados em 2000 no Iêmen e na Arábia Saudita. Os surtos mais recentes registrados pela Organização Mundial da Saúde (OMS) ocorreram na Somália (2006/2007), Quênia (2007/2008), Tanzânia (2007), Sudão (2007/2008), Madagáscar (2008/2009), África do Sul. (2008, 2009 e 2010), Mauritânia (2010 e 2012), Botswana (2010) e Namíbia (2010).[3] A doença tem grande potencial de disseminação para outros países, seja por meio de movimento legal ou ilegal de animais infectados ou da invasão de mosquitos em novas áreas.[4] O padrão de ocorrência são epidemias cíclicas que estão inerentemente ligadas à variabilidade climática regional, particularmente aos padrões de precipitação.[4] Os surtos ocorrem com períodos de quiescência de 5 a 15 anos de duração.[2] Mudanças climáticas e movimento de gado facilitam a propagação da doença e apresentam risco crescente de introdução da doença na bacia do Mediterrâneo e na Europa.[2]

Fatores de risco

Fatores de risco do animal

A FVR é uma doença infecciosa que afeta principalmente os ruminantes, mas à qual outras espécies, incluindo seres humanos, também são suscetíveis. Há uma clara predisposição à idade para a doença clínica, tornando cordeiros, cabritos e filhotes extremamente suscetíveis, com taxas de mortalidade entre 70 e 100%. Ovinos e bezerros adultos foram classificados como altamente suscetíveis, com taxas de mortalidade entre 20 e 70%. Bovinos adultos, caprinos, búfalos africanos e domésticos e seres humanos são moderadamente suscetíveis, com taxas de mortalidade inferiores a 10%.[1] Camelídeos, equídeos, suínos, cães e gatos adultos são considerados resistentes à doença clínica, sendo a infecção inaparente nessas espécies. Descobriu-se que grande número de diferentes espécies de animais selvagens africanos apresentava soroconversão em áreas endêmicas.

Fatores de risco do ambiente

Surtos de FVR têm sido associados a chuvas acima do normal e condições climáticas favoráveis a vetores competentes. Mais precisamente, foram relatadas epidemias em quatro sistemas epidemiológicos:[2]

- Áreas "Dambo" na África Oriental: são vales perto de um rio em que ocorrem surtos após fortes eventos de precipitação
- Áreas semiáridas da África Ocidental (incluindo o Senegal e a Mauritânia): nessas regiões, caracterizadas por áreas temporárias de água, os surtos não podem ser diretamente relacionados com chuvas de inundação; em vez disso, eles ocorreram durante a estação chuvosa com chuvas regulares e abundantes
- Áreas irrigadas (incluindo delta do Nilo e bacia do rio Senegal): em áreas artificialmente irrigadas, a disponibilidade permanente de água favorece a persistência de uma população de vetores ao longo do ano
- Áreas temperadas e montanhosas (incluindo regiões em Madagáscar): a transmissão do VFVR nessas regiões resulta da transmissão transmitida por vetores associada ao movimento da pecuária
- Surtos de FVR foram encontrados com um padrão cíclico em associação com a fase quente do fenômeno El Niño/Oscilação Sul (ENOS). O ENOS está associado a variações de efeitos climáticos em um intervalo de 3 a 7 anos.[4]

Fonte de infecção

O ciclo vivo do VFVRR consiste em um ciclo epizoótico relacionado com surtos de FVR e a um ciclo enzoótico ou interepizoótico, durante os quais o vírus persiste em um hospedeiro, mas não está associado à doença clínica. Durante o ciclo interepizoótico, o VFVR é mantido através da transmissão vertical em ovos do mosquito *Aedes*. Esses ovos são resistentes à seca e sobrevivem por vários anos sem eclodir, mantendo o vírus durante os períodos interepizoóticos. Esses vetores interepizoóticos pertencem ao gênero *Aedes* subgênero *Neomelaniconion* na África Oriental e ao subgênero *Aedimorphus* na África Ocidental. As epizootias ocorrem em áreas enzoóticas quando as condições de chuva e inundação permitem que os ovos infectados amadureçam e eclodam. Os mosquitos *Aedes* nascidos de ovos infectados transmitem o vírus a animais suscetíveis, particularmente ruminantes domésticos nos quais eles se alimentam preferencialmente.

Uma vez infectado um animal suscetível, considerado um hospedeiro amplificador, ocorre uma fase virêmica transitória, permitindo a transmissão do vírus entre indivíduos suscetíveis através de qualquer espécie de inseto hematófago. Esses insetos, que incluem *Culex e Anopheles* spp., funcionam como vetores secundários de artrópodes, mas não transmitem o vírus transovarianamente e, portanto, não atuam como reservatórios de VFVR durante períodos interepizoóticos.[1]

Para seres humanos, o contato direto com tecidos animais infectados, sangue ou outros fluidos corpóreos e também a inalação de material infectado por aerossol são consideradas as rotas predominantes de infecção.[5] Consequentemente, certos grupos ocupacionais, como o pessoal da fazenda, do matadouro ou de laboratório ou veterinários, correm maior risco de infecção. Insetos mordedores parecem ter um papel limitado na transmissão de VFVR para seres humanos. No entanto, durante o surto de FVR em 2000/2001 na Arábia Saudita, com mais de 400 casos clínicos confirmados em seres humanos e 85 mortes, estima-se que 23% de todas as infecções ocorreram através da exposição a mosquitos.[5] Em contraste, durante um surto sul-africano, 89% dos casos clínicos em seres humanos foram associados ao contato direto com material infeccioso. A ingestão de leite não pasteurizado foi incriminada como uma possível rota de infecção baseada em evidências epidemiológicas, mas isso não foi demonstrado de forma conclusiva.[5]

Método de transmissão

Em ruminantes, o VFVR é transmitido entre animais através de vetores artrópodes primários e secundários. A transmissão direta entre animais através do contato com o fluido virêmico, como sangue ou fluido loquial, é fortemente suspeita, mas até agora não foi confirmada. A presença do vírus em secreções nasais ou lacrimais, urina ou fezes de animais infectados não foi demonstrada.[2]

Em seres humanos, não há evidências de transmissão de infecção de pessoa para pessoa. A transmissão vertical de uma mãe infectada para o seu bebê foi relatada em dois casos durante os surtos na Arábia Saudita em 2000 e no Sudão em 2007.[6]

Reprodução experimental

A doença pode ser transmitida pela maioria das rotas, incluindo inoculação e inalação de aerossóis. Após inoculação em ovinos e bovinos, o período de incubação é de 1 a 2 dias e são encontrados altos títulos de vírus no sangue. O vírus persiste no corpo por aproximadamente 3 semanas, mas não foi observado transporte em longo prazo. Animais prenhes abortam, mas a infecção pode ser clinicamente leve em animais não gestantes. O anticorpo imunoglobulina M (IgM) pode ser detectado logo aos 4 dias após a infecção e persiste por 2 a 6 meses.

Implicações zoonóticas

Embora os seres humanos sejam suscetíveis a infecções e doenças, a infecção por VFVR na grande maioria dos casos é assintomática, como sugerido por estudos sorológicos retrospectivos após epidemias. Se clinicamente aparente, a doença em geral é transitória, mas ocorrem complicações de febre hemorrágica, doenças retinianas e renais e encefalite.[1] Tradicionalmente, os grupos ocupacionais em maior risco são os trabalhadores de laboratório que manipulam o vírus e aqueles que trabalham entre animais infectados ou seus produtos, incluindo veterinários. No entanto, os casos não se limitaram a esses grupos nos grandes surtos ocorridos no Egito em 1977 e 1978 e nos surtos mais recentes na Península Arábica. A taxa de ocorrência de doenças clínicas em seres humanos foi muito alta no Egito (mais de 20 mil casos e 600 mortes). Estima-se que a taxa de mortalidade em seres humanos seja de 1 a 2%.[7] O patógeno é identificado como agente potencial para bioterrorismo.

Importância econômica

A doença causa morbidade e mortalidade significativas em bezerros e cordeiros e tem sido associada a surtos de abortamento em ruminantes adultos, com impactos sanitários e econômicos pronunciados. As perdas econômicas exclusivamente atribuídas a interrupções comerciais ocorridas durante os surtos de FVR em 2007 no Sudão foram estimadas em mais de US$ 60 milhões.

Patogênese

Os hepatócitos são o principal local de replicação viral em cordeiros e bezerros e a idade é um fator determinante na progressão e no resultado da infecção. Em animais muito jovens, as lesões hepáticas progridem de degeneração e necrose de hepatócitos individuais a extensa necrose em todo o fígado, resultando em insuficiência e falência hepática. Em animais jovens, também pode ocorrer encefalomielite.

Achados clínicos

A apresentação clínica da FVR varia por espécie e idade. A doença é mais grave em ruminantes jovens, particularmente cordeiros. Após um período de incubação entre 12 e 36 h, anorexia, fraqueza associada à febre e linfadenopatia tornam-se aparentes. Pode ser observada diarreia hemorrágica com dor abdominal. Em bezerros, a icterícia é um achado clínico comum. As taxas de mortalidade são altas e podem atingir 90 a 100% em cordeiros e 70% em bezerros.

Em ovinos e bovinos adultos, o abortamento é o mais notável e, em muitos casos, é o único sinal clínico. Podem ocorrer surtos de abortamento acometendo 100% das ovelhas e 85% das vacas. Em casos clínicos em bovinos e ovinos adultos ocorre doença febril, com anorexia, fraqueza e queda na produção de leite, que podem estar associadas à diarreia hemorrágica. Em casos graves, a taxa de mortalidade em ovelhas adultas pode chegar a 25% e a 10% em bovinos. As cabras mostram uma reação febril, mas poucos sinais clínicos.

Os sinais clínicos podem ser inespecíficos quando se considera um animal individual, mas se deve suspeitar de FVR sempre que ocorrerem altas taxas de abortamento em ruminantes adultos e altas taxas de mortalidade em ruminantes neonatais em combinação com doença semelhante à gripe em seres humanos que tiveram contato com ruminantes doentes.

Patologia clínica

A leucopenia grave é um achado comum. O isolamento do vírus geralmente é realizado a partir de *hamsters* inoculados, camundongos ou culturas de células. A identificação do vírus também pode ser feita por imunofluorescência realizada em esfregaços de impressão de fígado, baço ou cérebro ou imunocoloração de lâminas de histologia.[1] O teste de imunodifusão em gel de ágar (AGID) é uma alternativa para laboratórios sem facilidade de cultura de tecidos. A reação em cadeia da polimerase (PCR) é utilizada para detecção rápida de RNA viral.

A sorologia pode ser conduzida por neutralização do vírus, que é o teste prescrito para o comércio internacional, por meio de um ensaio imunoenzimático (ELISA) ou por inibição da hemaglutinação. O teste de neutralização do vírus requer o uso de VFVR vivo, tornando esse teste inadequado para ser usado fora de áreas endêmicas.[1] Vários anticorpos contra VFVR para ELISA estão disponíveis como kits de testes comerciais, que podem ser realizados com antígeno inativado e são adequados para uso fora de áreas endêmicas de VFVR. O ELISA de captura de IgM permite o diagnóstico de uma infecção recente.[1] Anticorpos aparecem no soro cerca de 1 semana após a infecção e a persistência depende do tipo de anticorpo.

Achados de necropsia

Necrose hepática extensa é a lesão característica na FVR. Em recém-nascidos, o fígado fica aumentado e tem coloração amarelo-laranja, enquanto em animais mais velhos, focos pálidos de necrose conferem aparência manchada ao órgão. Outras lesões inespecíficas incluem congestão e petéquias no coração, linfonodos, vesícula biliar e trato alimentar. Conteúdo abomasal e intestinal pode ser marrom escuro a vermelho como resultado de hemorragia.

Microscopicamente, há necrose multifocal ou difusa do fígado e pode haver corpos de inclusão intranucleares acidofílicos em células hepáticas. As lesões são muito mais extensas em cordeiros e bezerros recém-nascidos do que em animais mais velhos. A localização imuno-histoquímica de antígenos virais em tecidos fornece um diagnóstico específico.

Amostras para confirmação do diagnóstico

- Virologia: fígado, baço, cérebro (isolamento de vírus, teste de fluorescência para anticorpo, PCR)
- Histologia: fígado, baço, cérebro (microscopia óptica, imuno-histoquímica).

Observar o potencial zoonótico da doença ao manusear essas amostras.

> **Diagnóstico diferencial**
>
> Em regiões onde esta doença não ocorreu, deve-se suspeitar quando há uma área com surto de abortameno e mortalidade neonatal em ovinos e bovinos, juntamente com um surto de área de doença similar à gripe em seres humanos.
> - Doença de Wesselsbron
> - Língua Azul
> - Febre efêmera
> - Septicemias bacterianas
> - Antraz
> - Vibriose
> - Tricomoníase
> - Plantas tóxicas.

Tratamento

Foi dada pouca atenção ao aspecto do tratamento da doença e nenhum tratamento conhecido tem relevância.

Controle

Medidas para controlar a FVR incluem:

- Controle do movimento pecuário
- Controle de vetores
- Vacinação.

O papel do *movimento pecuário* a longas e curtas distâncias na propagação da doença em todo o continente africano está bem documentado e estudos filogenéticos sugerem que o comércio de ruminantes é a principal razão para disseminação da doença do continente africano para a Península Arábica.

O *controle de vetores* é mais eficaz quando larvicidas são usados em criadouros de mosquitos. São limitações dessa abordagem que os locais de reprodução devem ser claramente identificados e devem ter uma superfície limitada para ser gerenciável. Particularmente com fortes chuvas e inundações, os locais de reprodução de mosquitos são muito numerosos e amplos para serem controlados. Problemas ecológicos, de saúde e financeiros relacionados com a aplicação de grandes quantidades de inseticidas ao ambiente complicam ainda mais esse tipo de controle.

Vacinas

Vacinas vivas atenuadas (cepa Smithburn) e vacinas de vírus vivo mutagenizado fornecem boa proteção, que dura pelo menos 28 meses, mas não são recomendadas para animais prenhes porque são abortigênicas, causando morte fetal e algumas anomalias teratogênicas. Os problemas registrados incluem hidropisia fetal, artrogripose, hidranencefalia e microencefalia. Há também uma preocupação com a reversão à virulência. Vacinas vivas atenuadas, além disso, são patogênicas para seres humanos e a exposição a vacinas vivas atenuadas pode apresentar risco para a saúde.[5]

Vacinas com vírus inativados requerem administração repetida para uma boa imunidade, sendo recomendada a vacinação anual de todos os rebanhos leiteiros como um programa de controle com boa relação custo-benefício em países endêmicos. Também são recomendadas para animais prenhes e jovens.

Uma *vacina atenuada mutagênica* protege contra o desafio em ovinos e bovinos. A viremia após a vacinação é mínima e acredita-se que não seja um risco para a infecção de mosquitos suscetíveis. Inicialmente pensava-se que as vacinas mutagênicas não tinham efeito deletério sobre o feto, mas foram observados abortamentos e teratogenicidade nos cordeiros de ovelhas vacinadas no início da gestação.

A prevenção da introdução da FVR em países livres da doença requer a proibição da importação de todas as espécies sensíveis da África. Devem ser tomadas todas as medidas necessárias para evitar a introdução de insetos infecciosos e materiais biológicos infectados. A possibilidade de os seres humanos transportarem a infecção de país para país é muito real.

LEITURA COMPLEMENTAR

Gerdes GH. Vet Clin North Am Food A. 2002;18:549-555.
Shimshony A, Barzilai R. Rift Valley fever. Adv Vet Sci Comp Med. 1983;21:347-425.

REFERÊNCIAS BIBLIOGRÁFICAS

1. OIE. 2009 at: <http://www.oie.int/fileadmin/Home/eng/Animal_Health_in_the_World/docs/pdf/RIFT_VALLEY_FEVER_FINAL.pdf>; Accessed 20.01.14.
2. Chevalier V. Clin Microbiol Infect. 2013;19:705.
3. Balenghien T, et al. Vet Res. 2013;44:78.
4. El Vilaly, et al. Progr Phys Geo. 2013;37:219.
5. Archer B, et al. Emerg Infect Dis. 2013;19:1918.
6. Hassan OA, et al. PLoS ONE. 2011;5:e1229.
7. Dar O, et al. Trop Med Int Health. 2013;18:1036.
8. Little PD. 2009 <http://www.caadp.net/pdf/COMESA%20CAADP%20Policy%20Brief%202%20Cross%20Border%20Livestock%20Trade%20(2).pdf>; Accessed 20.01.14.

Língua azul

Sinopse

- Etiologia: vírus da língua azul, um orbivírus com vários sorotipos e considerável heterogeneidade genética
- Epidemiologia: doença infecciosa, não contagiosa, principalmente de ovinos, mas também ocorre em bovinos, ruminantes selvagens, camelídeos e cabras. Transmitido por *Culicoides* spp. Os bovinos são os hospedeiros de reservatório e amplificação. A doença grave é mais comum nas raças europeias de lã fina de ovinos. Certos sorotipos podem causar doenças graves em bovinos. A infecção, mas não a doença, é endêmica em regiões tropicais e subtropicais. A doença ocorre em áreas epidêmicas e incursivas, quando as condições climáticas permitem a expansão da ocorrência de vetores ou quando animais novos são introduzidos em uma área endêmica
- Achados clínicos: febre, apatia, secreção nasal serosa a sanguinolenta, dificuldade respiratória, erosões orais e ulcerações com hipersalivação. Laminite como resultado de coronite, miosite e necrosemuscular
- Patologia clínica: isolamento do vírus ou detecção de RNA viral (reação em cadeia da polimerase com transcrição reversa) em amostras de sangue ou tecido. Testes sorológicos para identificar anticorpos específicos para o vírus da língua azul ou aumento na titulação de anticorpos (teste imunoenzimático competitivo [c-ELISA], teste de neutralização do vírus, imunodifusão em gel de ágar)
- Achados de necropsia: lesões da mucosa, hemorragia e necrose dos músculos esqueléticos e cardíacos, lesão hemorrágica na base da artéria pulmonar. Congestão do coração, pulmão, fígado e rim
- Confirmação diagnóstica: detecção de ácido nucleico viral, isolamento do vírus, aumento do título com sorologia
- Tratamento: nenhum específico, de suporte
- Controle: a redução da exposição ao vetor é tentada, mas o principal método de controle em áreas epidêmicas é por vacinação.

Etiologia

O vírus da língua azul (BTV) é um *Orbivirus* artropodonte da família Reoviridae com um genoma composto por dez segmentos de dsRNA. Os BTV são estáveis e resistentes à decomposição e a alguns agentes viricidas padrão, incluindo o carbonato de sódio. São sensíveis ao ácido, inativados abaixo de pH 6,0 e suscetíveis à solução de hidróxido de sódio a 3% e iodetos orgânicos. Em todo o mundo existem atualmente 26 sorotipos reconhecidos de BTV.[1-4] O vírus é caracterizado por sua alta variabilidade genética resultante da derivação genética de segmentos gênicos individuais e pelo rearranjo de segmentos gênicos quando ruminantes ou vetores são infectados com mais de uma cepa. A ocorrência de diferentes sorotipos do BTV varia por região geográfica.

Epidemiologia

Ocorrência

O BTV foi identificado em todos os continentes, exceto na Antártida, e é considerado endêmico nas populações domésticas de todos os países tropicais e subtropicais. Até o final do século passado, o BTV era considerado uma doença exótica no paleártico, mas uma série de surtos causados por diferentes sorotipos aparentemente originários de regiões enzoóticas adjacentes tem ocorrido na bacia do Mediterrâneo desde 1998.[5] Considerando que, historicamente, a área enzoótica era considerada limitada entre as latitudes 35° S e 50° N, essa zona parece ter se estendido ao norte de 53° NN na última década. Os surtos de BTV observados nessas novas regiões nos últimos anos são considerados como resultado da mudança climática causada pelo aquecimento global.

A distribuição e a intensidade da infecção em regiões dos continentes é determinada por clima, geografia e altitude, que afetam a ocorrência e a atividade dos vetores *Culicoides*, e pela presença de hospedeiros mamíferos suscetíveis. Há uma gradação que vai da atividade contínua de BTV em áreas tropicais até a ausência de transmissão de vírus em áreas mais frias. Em grandes países que abrangem diferentes latitudes, como EUA e Austrália, existem áreas endêmicas e regiões livres de infecção por BTV.

Em *áreas endêmicas*, a infecção está sempre presente, mas a doença clínica das espécies nativas é incomum. Pode ocorrer com novas cepas de BTV e quando espécies suscetíveis não nativas são introduzidas na área.

Também existem *zonas epidêmicas*, onde a infecção e a doença clínica ocorrem a cada poucos anos. A infecção nessas áreas é altamente focal e ocorrem surtos quando as condições climáticas permitem que o vetor se espalhe além dos limites habituais e infecte ruminantes suscetíveis.

A *doença incursiva* pode ocorrer em regiões que normalmente não experimentam infecção e pode ser causada pelo movimento do vento de *Culicoides* infectados com subsequente reprodução de insetos no verão antes da "extinção" no outono e no inverno. Acredita-se que esse método de propagação tenha sido a gênese de vários surtos graves de BTV em países normalmente livres da doença e dos surtos como os de Portugal em 1956, Chipre em 1977, Turquia e Grécia em 1979-1980 e Israel em 1960 a 1980. A recente epidemia de BTV-8 na Europa setentrional e central entre 2006 e 2008, que causou o surto mais grave da doença, deixou claro que devem ser consideradas formas alternativas, até agora não identificadas, de introdução de vírus em populações previamente não afetadas regiões. Esse sorotipo 8, que anteriormente era identificado apenas na região subsaariana, foi isolado pela primeira vez na Holanda em 2006, tendo ultrapassado completamente a parte sul do continente. Até hoje, nenhuma explicação plausível para a introdução do sorotipo 8 na região do norte da Europa foi proposta.

Nos *EUA*, a prevalência de gado soropositivo varia de alto nos estados do sul e oeste a baixo nos estados do norte, especialmente nos estados do nordeste. Na região noroeste, há epidemias de infecção no verão e no outono a cada poucos anos, associadas ao movimento de vetores infectados do sul. O *Canadá* está livre de infecções, exceto por incursões periódicas no vale de Okanagan, na Colúmbia Britânica, a partir de *Culicoides* infectados pelo vento ao sul da fronteira. Na *Austrália*, tem havido uma introdução sequencial dos sorotipos da língua azul, provenientes da Indonésia, por *Culicoides* spp., mas a infecção endêmica é limitada a áreas de gado do norte com extensão ao longo da costa leste. N *Europa central e setentrional e no Reino Unido*, nenhum novo caso de BTV foi registrado desde 2009 e, com isso, grandes partes do continente foram declaradas livres do BTV. No *sul da Europa*, a BTV está atualmente presente na parte sul da Itália, Espanha, Portugal e Córsega.[6]

Ocorrência em hospedeiros

Em condições naturais, a infecção ocorre em ovinos e bovinos, mas também é registrada em camelídeos, alces, cervos de cauda branca, antílopes de *pronghorn*, camelos e outros ruminantes selvagens. A infecção natural raramente ocorre em cabras, mas a infecção pode ser transmitida por via experimental. Embora a doença clínica ocorra principalmente em ovelhas, certas cepas são altamente virulentas em bovinos e ruminantes silvestres. O *gado* é o principal *hospedeiro de reservatório*. Em carnívoros, foi documentada infecção após a administração de vacinas contaminadas com BTV.

Método de transmissão

A doença não é contagiosa e é quase *exclusivamente transmitida* biologicamente por espécies específicas de *Culicoides*. Existem aproximadamente 1.500 espécies de *Culicoides* em todo o mundo, das quais apenas tipos limitados foram associados ao BTV. Apenas cerca de 50 espécies de *Culicoides* são suscetíveis à infecção por BTV. Dessas espécies, apenas aquelas com ruminantes como hospedeiros únicos ou predominantes são epidemiologicamente relevantes para a transmissão do BTV.

Culicoides se reproduzem em áreas úmidas, incluindo riachos, canais de irrigação, áreas lamacentas e de escoamento fecal ao redor de fazendas, e existem *habitats* para eles na maioria dos ambientes agrícolas. Apenas *Culicoides* fêmeas são hematófagos e se alimentam de suas espécies hospedeiras principais ou preferidas, exigindo pelo menos uma refeição de sangue para a conclusão do ciclo ovariano. Alimentam-se noturnamente em animais em campos e piquetes abertos e as temperaturas ideais para a atividade estão entre 13 e 35°C.

O vírus presente nas células sanguíneas ingeridas infecta as células do intestino médio do vetor, é replicado e liberado subsequentemente para a glândula salivar. O vírus é então transmitido através da saliva para o hospedeiro no qual o mosquito infectado está se alimentando. Não parece ocorrer transmissão vertical do vírus infeccioso da mãe adulta para suas larvas. Em áreas temperadas, a doença é sazonal porque os *Culicoides* não toleram baixas temperaturas ambientes, resultando em uma estação livre de vetores durante o final do outono e inverno.

Espécies de Culicoides

Diferentes espécies de *Culicoides* têm diferentes ocorrências geográficas e sua distribuição em um país é determinada por fatores climáticos e pela presença de um hospedeiro preferido. Nos *EUA*, *C. sonorensis* é o vetor predominante em grande parte do país, exceto no sudeste, onde é *C. insignis*. *C. insignis* é também o vetor predominante para a maioria das cepas de BTV no *Caribe* e nas *Américas Central e do Sul*. Outras espécies de *Culicoides* epidemiologicamente relevantes nessa região são *C. pucillus*, *C. insignis*, *C. pusillus* e *C. filarifer*. Na *África*, *C. imicola* é um vetor predominante, e no *Oriente Médio e Ásia*, *C. fulvis*, *C. imicola*, *C. obsoletus*, *C. nudipalpis* e *C. orientalis*. Na *Austrália*, *C. wadai*, *C. actoni*, *C. brevitarsis*, *C. peregrinus*, *C. oxystoma*, *C. brevipalpis* e *C. fulvus* são vetores ou vetores em potencial. Eles têm distribuição diferente no país, que oscila dependendo do clima. *C. imicola* esteve envolvida na recente expansão da língua azul no *sul da Europa*, mas *C. obsoletus*, *C. pulicaris* e *C. dewulfi* foram implicados como novos vetores associados a recentes surtos de BTV na *Europa central e setentrional*, onde não ocorre *C. imicola*.

Outros vetores

Podem transmitir a doença mecanicamente, mas é improvável que seja de grande importância na epizootia da doença. O carrapato *Ornithodoros coriaceus* mostrou ser experimentalmente capaz de transmitir o vírus e ser um vetor potencial. O carrapato ked (*Melophagus ovinus*) ingere o vírus ao sugar o sangue de ovelhas infectadas e pode transmitir a infecção de maneira mecânica. Mosquitos podem desempenhar um papel na transmissão e *Aedes lineatopennis* e *Anopheles vagus* foram suspeitos.

Hibernação

A sobrevivência do vírus durante a temporada livre de vetores é denominada *hibernação*. Documentado por um recrudescimento anual da língua azul em várias áreas temperadas, o BTV pode sobreviver a vários meses de estação fria, presumivelmente na ausência de vetores biológicos adultos. Os mecanismos envolvidos ainda não são totalmente compreendidos. As hipóteses propostas para explicar a capacidade de hibernação do BTV incluem persistência do vírus em vetores adultos sobreviventes, transmissão transovariana dentro do vetor e infecção prolongada ou mesmo persistente de hospedeiros vertebrados virêmicos ou avirêmicos.[5] O tempo médio de vida de um *Culicoides* adulto é entre 10 e 20 dias, mas ocasionalmente pode se estender até 3 meses.[7] Além disso, a vigilância entomológica no norte da Europa demonstrou a presença de um pequeno número de *Culicoides* ativos durante a temporada de inverno dentro de galpões.[8] Portanto, a hibernação dentro da população adulta tem sido proposta como uma explicação plausível para um ciclo sustentado de transmissão de BTV. Em contraste, nenhuma evidência que suporte a transmissão vertical (transovariana) do BTV dentro do vetor está atualmente disponível.

A hibernação do BTV também pode ocorrer em hospedeiros com fases virêmicas prolongadas, como bovinos, em que a viremia geralmente dura entre 20 e 50 dias.[9] Supõe-se que em geral *a viremia no gado cessa 60 dias após a infecção*, embora tenham sido relatadas fases virêmicas de até 100 dias.[10]

Infecção transplacentária

Foi documentada experimentalmente e em condições de campo após *infecção por cepas laboratoriais modificadas vivas* comumente usadas para produção de vacinas (vacinas vivas modificadas), sugerindo que a modificação de cepas de campo de BTV pode aumentar marcadamente a capacidade do vírus de atravessar a placenta e causar infecção. Dos 26 sorotipos de tipo selvagem atualmente conhecidos, somente o *sorotipo 8* foi repetidamente documentado como causador de infecção fetal por transmissão transplacentária em bovinos e ovinos em condições de campo.[11,12] Antes do aparecimento do BTV-8, a incidência observada de transmissão transplacentária era estimada como zero e os poucos casos documentados foram associados ao uso de vacinas vivas modificadas.[13] Em contraste, foi demonstrada com frequência considerável a transmissão do vírus transplacentário após infecção com o tipo selvagem BTV-8.[14] Um estudo realizado durante a epidemia de BTV-8 no norte da Europa entre 2006 e 2008 revelou que o RNA viral poderia ser recuperado de 41% dos fetos abortados em que havia suspeita de BTV como patógeno causador e de mais de 18% dos fetos em que não havia suspeita deBTV como causa de abortamento.[11]

Embora necessite ser determinada a relevância epidemiológica da transmissão vertical de determinados sorotipos de BTV, a infecção intrauterina do feto, possivelmente resultando em um vírus neonatal, também apresenta um possível mecanismo para a sobrevivência do vírus durante a estação livre de vetores.

O resultado da infecção transplacentária depende principalmente do estágio da gestação no momento da infecção da mãe e pode variar de abortamento a diferentes tipos de defeitos congênitos a cordeiros ou bezerros com aparência saudável. A infecção ou vacinação da mãe com cepas de vírus capazes de atravessar a placenta nos estágios iniciais da gestação geralmente resulta em abortamento. Defeitos congênitos do sistema nervoso podem ocorrer quando ovelhas ou vacas prenhes são expostas ao BTV-8 ou são vacinadas com o vírus vacinal atenuado antes da metade da gestação. Ao nascimento, os recém-nascidos afetados caracteristicamente também apresentam anticorpos circulantes específicos para o BTV antes da ingestão de colostro, mas nenhum BTV infeccioso. As mães infectadas em uma fase posterior da gestação dão à luz terneiros sem malformação congênita que podem ser virêmicos com ou sem titulação de anticorpos específicos para o BTV. A fase virêmica de bezerros recém-nascidos infectados no útero é de duração semelhante à dos animais infectados após o nascimento. A infecção por BTV em bovinos é, portanto, considerada transitória, e nem persistente nem imunotolerante.[15]

Os defeitos congênitos observados incluem tecido gengival excessivo, agnatia (mandíbula inclinada), artrogripose, hidranencefalia e porencefalia. A gravidade das lesões cerebrais diminui com o aumento da idade fetal. A infecção aos 243 dias resulta em uma encefalite ligeira e no nascimento prematuro de vitelos ainda virêmicos, mas pouco viáveis.

Infecção persistente

A infecção persistente em animais imunotolerantes após infecção intrauterina foi implicada em um único estudo e consequentemente foi considerada de suma importância epidemiológica. No entanto, grande número de estudos experimentais e de campo não produziram nenhuma evidência que apoiasse a ocorrência de infecção persistente ou a existência de um *status* de portadora de BTV. Infecção persistente é, portanto, atualmente considerada um cenário altamente improvável.

Transmissão venérea

O BTV pode ser encontrado no sêmen de touros infectados durante o período virêmico e a infecção foi transmitida através do sêmen de touros para vacas suscetíveis, mas é improvável que seja um mecanismo significativo de transmissão. Os *embriões* transplantados de doadores infectados estão livres do vírus porque não parecem penetrar na zona pelúcida. A transferência de embriões é considerada um procedimento de risco mínimo para a transmissão de BTV em bovinos e ovinos, desde que as diretrizes da International Embryo Transfer Society (IETS) sejam seguidas. Os procedimentos recomendados incluem inspeção visual, lavagem rigorosa do embrião e, em alguns casos, tratamento com tripsina para inativar partículas virais infecciosas. Pode ocorrer transmissão de vírus ao fazer transferências de embriões como resultado da contaminação de meios ou equipamentos usados para manipular os embriões.

Transmissão oral

Foram publicados recentemente estudos relatando ou sugerindo transmissão oral de BTV, que incluem uma descrição de infecção de bovinos adultos após a ingestão de placenta infectada por vírus BTV-8 e vários relatos de infecção de bezerros recém-nascidos após o consumo de colostro infectado.[17-19] Não foi determinada a relevância epidemiológica da permanência dessa via de transmissão.

Fatores de risco de patógenos e vetores

A ocorrência geográfica dos sorotipos da língua azul varia e está mudando com o tempo. Existem diferenças na virulência entre os sorotipos. A virulência do vírus também está relacionada com acom a dose infecciosa, que, entre outros fatores, depende das espécies vetoras, sua competência e sua ocorrência. Diferentes espécies de *Culicoides* variam na suscetibilidade à infecção (ou seja, competência vetorial) e alguns vetores conhecidos são resistentes à infecção com alguns sorotipos, o que explica em parte as diferenças regionais na ocorrência do sorotipo.

Clima

O clima é um dos principais fatores de risco, pois os *Culicoides* necessitam de calor e umidade para a reprodução e climas calmos, quentes e úmidos para a alimentação. Um inverno frio ou um verão seco pode reduzir marcadamente o número de vetores e o risco de doenças. A umidade pode estar na forma de rios e córregos ou irrigação, mas a precipitação é a influência predominante; a precipitação nos meses anteriores é um dos principais determinantes da infecção.

A precipitação afeta o tamanho e a persistência dos criadouros e a disponibilidade de micro-*habitats* úmidos para permitir o abrigo da seca durante os períodos quentes de verão e outono. A temperatura ideal também é essencial para a sobrevivência e atividade do vetor e para a replicação do vírus dentro do vetor. As temperaturas ambientes para sobrevivência de mosquitos adultos e larvas devem estar acima de uma média de 13°C e variar entre 18 e 30°C para uma atividade adulta ótima. A taxa de replicação do vírus dentro de um mosquito infectado também depende em grande parte da temperatura ambiente. Considerando que a 30°C os mosquitos podem começar a distribuir o vírus nos dias que se seguem à infecção, isso leva várias semanas à temperatura ambiente de 15°C.[1] A replicação viral dentro do vetor aparentemente cessa por completo a uma temperatura abaixo de 12°C, embora o vírus possa persistir em mosquitos infectados e a replicação possa recomeçar com o aumento da temperatura.[1] Sistemas de informação geográfica (SIG) podem ser usados para prever o risco da área.

Ocorrência de sorotipo

Estudos genéticos indicam que o BTV tende a existir em ecossistemas discretos e estáveis e que os sorotipos do BTV que circulam em uma região do mundo são muito diferentes daqueles de outras regiões. Nos *EUA*, quatro sorotipos (10, 11, 13 e 17) associados a *C. sonorensis* são considerados endêmicos ao sul da chamada "Linha Sonorensis", indo de Washington, no oeste, até Maryland, no leste. O sorotipo 2 é outra cepa que ocorre nos EUA, mas está restrita ao sudeste do país, o *habitat* de *C. insignis*.

Na região do *Caribe e Américas do Sul e Central*, foram relatados os sorotipos 1, 3, 5, 6, 8, 12, 14, 17, 19, 22 e 24. Na *Austrália*, o BTV é endêmico nas áreas norte e nordeste do país e a maioria das partes ocidental, sul e central do país são consideradas livres de língua azul.[20] Os sorotipos 1 e 21 são as cepas predominantes no noroeste da Austrália, no Território do Norte, Queensland e nas áreas do nordeste de Nova Gales do Sul.[21] No total, dez sorotipos (1, 2, 3, 7, 9, 15, 16, 20, 21 e 23) foram isolados no país. Seis desses (3, 9, 15, 16, 20 e 23) foram encontrados apenas no norte do Território do Norte. Desde 2008, o BTV-2 foi detectado no norte e no leste da Austrália, em regiões nas quais apenas os sorotipos 1 e 21 haviam sido registrados previamente.[21] O vírus foi isolado de *Culicoides* e animais sentinelas infectados e, embora haja evidência sorológica de infecção em Queensland e Nova Gales do Sul, não houve doença clínica.

Na *África*, 22 dos 26 sorotipos conhecidos foram identificados. Os sorotipos 1, 16, 18, 19 e 24 são os sorotipos predominantes isolados e os sorotipos 20, 21, 25 e 26 são considerados exóticos.[22] Na *Ásia*, foram identificados os sorotipos 1, 4, 7, 9, 10, 12, 16, 17, 20, 21 e 23. O novo sorotipo 26 foi recentemente identificado no Kuwait.[4] Os sorotipos 1, 2, 4, 6, 8, 9, 11 e 16 estão associados à doença na expansão da infecção pelo BTV na Europa desde 1998. O sorotipo BTV-8 é a cepa associada aa repetidos surtos de BTV observados entre 2006 e 2008, afetando a maior parte da Europa central e setentrional, incluindo Reino Unido e partes da Escandinávia.[23] Os sorotipos 6 e 11 isolados no norte da Europa no mesmo período foram relacionados com cepas vacinais usadas em vacinas vivas modificadas produzidas na África do Sul e acredita-se que tenham sido introduzidos através do uso ilegal de vacinas vivas modificadas na região.[1] Atualmente, grandes partes da Europa são declaradas livres de BTV. As exceções são Espanha (sorotipos 1 e 4), Portugal (sorotipo 1), parte do sul da Itália (sorotipos 1, 2, 4, 8, 9, 16), Córsega (sorotipos 1, 2, 4, 8, 16), as ilhas Anglo-Normandas (sorotipos 1, 8), Chipre (sorotipos 4 e 6) e as ilhas gregas de Lesbos e Samos e do Dodecaneso (sorotipos 1, 4, 8, 16).[6]

Fatores de risco do hospedeiro

Embora todas as espécies de ruminantes sejam suscetíveis à infecção por BTV, a maioria das cepas virulentas causa doença clínica principalmente em ovinos, enquanto a infecção geralmente permanece assintomática na maioria dos bovinos infectados, cabras e ruminantes selvagens.

Bovinos

Embora algumas cepas de BTV, como o sorotipo 8, possam causar doença clínica grave em bovinos, a infecção com a maioria das outras cepas virais de BTV permanece subclínica ou causa apenas sinais clínicos leves nessa espécie. O gado é, portanto, considerado o *hospedeiro reservatório e amplificador* e tem uma alta viremia de titulação. Os bovinos parecem ser muito mais atraentes para *Culicoides* spp. e isso pode aumentar a importância do gado como portador. Pode ser necessária uma *densidade crítica* de rebanho em uma região para manter a língua azul em regiões onde o vetor *Culicoides* é fortemente associado ao gado. A soroprevalência aumenta com a idade, provavelmente um reflexo do aumento da duração da exposição.

Ovinos

Todas as raças de ovelhas são suscetíveis à infecção, embora em graus variados. As *raças europeias de lã fina* são mais suscetíveis à doença clínica grave. Há também diferenças na suscetibilidade à idade para a doença clínica que inexplicavelmente variam com diferentes surtos. Exposição à radiação solar pode aumentar a gravidade da doença, assim como lotação excessiva, má nutrição e outras formas de estresse.

Cabras e ruminantes selvagens

Como outras espécies de ruminantes, as cabras são suscetíveis à infecção, mas raramente mostram sinais clínicos. Entre os ruminantes selvagens, verificou-se que os *cervos de cauda branca* e antílopes de *pronghorn* são altamente suscetíveis à infecção, resultando em doença clínica. Pesquisas realizadas em toda a Europa durante a epidemia causada pelo sorotipo 8 do BTV documentaram a ampla suscetibilidade à infecção da população de ruminantes selvagens.[24,25]

Camelídeos

Evidências de infecção natural de camelídeos da América do Sul com diferentes sorotipos de BTV estão disponíveis no Peru, EUA e Europa, onde foi relatada soroconversão em animais não vacinados.[26-28] Após o recente surto de BTV-8 na Europa central e setentrional, foi relatada na Alemanha uma média de soroprevalência animal de 14,3% da população de camelos testada, um valor consideravelmente abaixo das taxas de prevalência determinadas em outras espécies ruminantes na mesma região.[28] Historicamente, os camelídeos sul-americanos eram considerados resistentes à língua azul, mas foram relatadas mortalidades incidentais que têm sido associadas à infecção por BTV na literatura recente.[29-31]

Morbidade e mortalidade

Quando a doença ocorre em um rebanho pela primeira vez, a incidência de doença clínica pode atingir 50 a 75% e a mortalidade, 20 a 50%. Surtos no Chipre e Espanha foram acompanhados por taxas de mortalidade de 70% em rebanhos afetados, mas a maioria dos surtos resultou em mortalidade muito menor. Taxas de mortalidade de 2 a 30% são relatadas em condições de campo na África do Sul e de 0 a 14% em surtos de campo nos EUA. Pode ocorrer alta mortalidade quando uma nova cepa de BTV surge em uma área.

Antes da ocorrência do BTV-8 na Europa central e setentrional, a língua azul dos bovinos era considerada uma doença predominantemente subclínica e foram observados casos clínicos apenas esporadicamente. Durante o surto de BTV-8 na Europa entre 2006 e 2008, foram relatadas taxas de morbidade variando de 0 a 32%. A mortalidade variou entre 0 e 17% em ovinos e 0 e 4% em bovinos.[32]

A imunidade ao BTV tende a ser específica para a cepa e, em epizootias, mais de uma cepa pode ser introduzida em uma área. Infecções causadas por diferentes sorotipos podem se suceder rapidamente em uma população de ovinos. Os sorotipos variam amplamente em sua virulência, com uma variação correspondente na gravidade da doença produzida. No entanto, a infecção sequencial com mais de um tipo de BTV resulta no desenvolvimento de anticorpos heterotípicos e pode resultar na proteção contra sorotipos heterólogos não encontrados previamente.

Reprodução experimental

A infecção é prontamente reproduzida pela infecção experimental de ovinos, bovinos e camelídeos, mas é comum que a apresentação clínica da doença experimental seja *muito leve*, apesar da possibilidade de o isolado ter sido associado à doença grave no campo. Em muitos casos, a infecção experimental produz viremia, febre, leucopenia e uma resposta de anticorpos, mas as lesões localizantes e identificadoras frequentemente são mínimas, com eritema das bandas coronárias como a única anormalidade visível em alguns casos.

Importância econômica

As perdas econômicas da língua azul são atribuíveis aos efeitos diretos da infecção, como perdas de animais e abortamento, aos quais se deve adicionar os custos associados ao tratamento e controle da doença. As perdas de produção também são de grande importância em ovinos e bovinos. Ovelhas adultas podem perder o velo ou desenvolver uma fraqueza (lã tenra) que causa rupturas no processamento e reduz acentuadamente o valor da lã. Ovelhas prenhes geralmente abortam. Há uma grave perda de condição corporal e a convalescença é prolongada, particularmente em cordeiros. A perda por causa da doença clínica, da redução da qualidade da lã e da produção subótima após a infecção em ovelhas são bastante significativas. As perdas de produção associadas ao surto de BTV-8 na Europa que afetam a indústria de laticínios foram estimadas como consideravelmente maiores em comparação com os ovinos devido ao maior valor do animal individual, mas também ao efeito marcado e sustentado na produção de leite, que dura várias semanas (até 2 kg/vaca/dia), e ao aumento da incidência de falhas reprodutivas.[33]

As principais perdas financeiras resultam em *restrições no comércio internacional*. A doença grave que ocorreu nos surtos no Chipre e na Península Ibérica nas décadas de 1940 e 1950 resultou na colocação da língua azul na Lista A de doenças veterinárias pela Organização Mundial da Saúde Animal (OIE). Na época, acreditava-se que a infecção persistente de ruminantes, resultando em animais portadores, fosse um fator importante que explicaria a disseminação mundial da doença; como resultado, foram instituídas restrições ao movimento internacional de bovinos e ovinos e de seus produtos oriundos de países que tivessem essa infecção para aqueles que fossem livres. Para os países onde o BTV é endêmico e as doenças clínicas são raras, como os EUA, os custos resultantes dessas restrições comerciais superam em muito os custos diretos relacionados com a doença. Estima-se que os EUA tenham uma perda anual de US$ 144 milhões por causa da incapacidade de negociar com países sem BTV.

Patogênese

Ovinos

A patologia da língua azul ovina pode ser atribuída ao dano endotelial vascular, resultando em alterações na permeabilidade e fragilidade capilar, com subsequente coagulação intravascular disseminada e necrose dos tecidos supridos pelos capilares danificados. Essas alterações resultam em edema, congestão, hemorragia, inflamação e necrose.

Após a inoculação do vírus através da pele por uma picada de um vetor infectado, o vírus atinge o linfonodo regional, onde ocorre uma primeira replicação. O vírus, que atinge todas as células sanguíneas e trombócitos, é então disseminado por essas células por todo o organismo. A replicação secundária do vírus ocorre em tecidos linfoides, como gânglios linfáticos e baço, e particularmente nos pulmões. A viremia é detectável no terceiro dia e o pico de viremia, associado a febre e leucopenia, geralmente ocorre de 6 a 7 dias após a infecção. As concentrações de vírus circulantes caem posteriormente com o aparecimento de interferona circulante e anticorpos neutralizantes específicos. Com a viremia, há localização do vírus no endotélio vascular, que causa degeneração das células endoteliais e necrose com trombose e hemorragia. Há também o desenvolvimento de uma diátese hemorrágica e alterações da coagulação compatíveis com a coagulação intravascular disseminada. Acredita-se que a distribuição das lesões seja influenciada pelo estresse mecânico e pelas temperaturas mais baixas dessas áreas em relação ao resto do corpo.

Bovinos e ruminantes selvagens

Com a infecção em bovinos e ruminantes selvagens pela maioria das cepas do vírus, o dano às células endoteliais é mínimo. A viremia em bovinos é altamente associada a células, particularmente com eritrócitos e plaquetas. Embora o vírus não se replique nos eritrócitos, ele é protegido contra o anticorpo neutralizante circulante e é provável que os eritrócitos infectados circulem por sua vida útil. Com o tempo de vida dos eritrócitos de bovinos sendo mais longo do que o dos eritrócitos de ovinos, isso resulta na viremia prolongada em bovinos com presença concomitante de anticorpos neutralizantes. Embora o RNA do vírus possa ser detectável até 140 dias após a infecção, a fase virêmica (i. é, período de presença de vírus infecciosos no sangue) raramente excede 60 dias. Foram relatadas incidentalmente fases virêmicas de até 100 dias.[10] Antes do surto de BTV-8 na Europa, casos clínicos esporádicos observados em bovinos foram considerados como resultado da reação de hipersensibilidade tipo I desencadeada pela exposição repetida à IgE específica do vírus.

Em cervos de cauda branca, altamente suscetíveis à língua azul, a coagulopatia intravascular disseminada se desenvolve como resultado do dano vascular induzido pelo BTV. Os animais afetados desenvolvem diátese hemorrágica potencialmente fatal.

Achados clínicos

Ovinos

A língua azul em ovinos, de ocorrência natural, apresenta as seguintes características clínicas. Após um período de incubação de menos de 1 semana, é comum uma reação febril grave com temperatura máxima de 40,5 a 41°C, embora possam ocorrer casos sem elevação da temperatura. A *febre* continua por 5 ou 6 dias. Cerca de 48 h após o aumento da temperatura, secreção nasal e salivação ficam aparentes, com vermelhidão das mucosas oral e nasal. A *secreção nasal* é mucopurulenta e frequentemente pigmentada com sangue e a saliva é espumosa. Ocorrem inchaço e edema dos lábios, gengivas, almofada dentária e língua e pode haver movimento involuntário dos lábios. Seguem *escoriações* da mucosa oral, a saliva fica manchada de sangue e a boca fica com odor desagradável.

Surgem úlceras necróticas lenticulares, particularmente nos aspectos laterais da língua, que podem estar inchados e de cor púrpura, embora mais comumente não estejam. *Hiperemia* e ulceração também são comuns nas comissuras dos lábios e papilas orais e ao redor do ânus e da vulva. A deglutição é frequentemente difícil para o animal. A respiração é obstruída e estertorosa e aumenta até 100/min. Podem ocorrer diarreia e disenteria.

As lesões nos cascos, incluindo *laminite* e *coronite*, manifestadas por claudicação e decúbito, aparecem apenas em alguns animais, geralmente quando as lesões orais começam a cicatrizar. O surgimento de uma faixa vermelho-escura a roxa na pele, logo acima da coroa, como resultado da coronite, é um importante sinal diagnóstico. Em alguns casos ocorre *torcicolo*, com a torção da cabeça e do pescoço para um lado, aparecendo repentinamente por volta do 12º dia. Aparentemente isso é atribuível à ação direta do vírus no tecido muscular, assim como pronunciada rigidez e fraqueza musculares, graves o suficiente para apresentar relutância em comer. Há uma perda de condição corporal marcada e rápida. Há *edema facial* com extenso inchaço e queda das orelhas e pode estar presente hiperemia da pele. Algumas ovelhas afetadas apresentam conjuntivite grave, acompanhada de lacrimejamento profuso. Ocorre ruptura no velo. Também podem ocorrer vômitos e pneumonia secundária por aspiração. A morte na maioria dos casos fatais ocorre cerca de 6 dias após o aparecimento dos sinais.

Nos animais que se recuperam, há uma *longa convalescença* e o retorno ao normal pode levar vários meses. A perda parcial ou completa do velo é comum e causa grande perda financeira para o pecuarista. Outros sinais durante a convalescença incluem separação ou rachadura dos cascos e rugas e rachaduras da pele ao redor de lábios e focinho. Embora o nascimento subsequente de cordeiros com porencefalia e necrose cerebral seja geralmente registrado após a vacinação com vírus atenuado, isso raramente ocorre após infecções naturais.

Em ovelhas em *áreas enzoóticas*, a doença é muito menos grave e muitas vezes inaparente. Ocorrem duas síndromes: (i) uma forma abortiva, na qual a reação febril não é seguida de lesões locais e (ii) um tipo subagudo no qual as lesões locais são mínimas, mas emagrecimento, fraqueza e convalescença prolongada são graves. Uma síndrome semelhante ocorre em cordeiros, que se infectam quando a imunidade colostral está em declínio.

Bovinos

A maioria das infecções é inaparente, embora algumas cepas de BTV, como o sorotipo 8, sejam altamente virulentas. Os animais afetados podem desenvolver uma síndrome clínica não diferente da observada em ovelhas gravemente afetadas. O período de incubação foi estimado entre 6 e 8 dias. Embora a febre na faixa de 40 a 41°C seja frequente, mas não consistentemente observada, os animais afetados ficam letárgicos e apresentam anorexia e queda na produção de leite. Lesões cutâneas e nas mucosas do focinho, cavidade oral e língua se desenvolvem nos estágios iniciais da doença. As lesões são caracterizadas por ulceração, necrose e eventualmente por crostas superficiais. A secreção nasal mucopurulenta, e às vezes sanguinolenta, juntamente com a respiração fétida são um achado comum. São frequentemente observadas hipersialorreia regurgitação. Lesões de pele com eritema, úlceras e necrose podem ser encontradas na pele do úbere, na banda coronariana e em seu redor e, às vezes, ao redor dos olhos. O edema localizado do membro distal contribui para a relutância em movimentar-se observada em animais afetados. A fotodermatite pode se desenvolver em estágios posteriores da doença (2 a 3 semanas após a infecção) na pele não pigmentada. A contração da infecção durante o início da gestação pode causar abortamento, morte fetal ou *deformidades congênitas*, incluindo hidranencefalia, microcefalia, artrogripose, cegueira e deformidade da mandíbula.

Durante a fase virêmica, é provável que os touros infectados liberem vírus no sêmen. A presença de BTV no *sêmen* de touros é acompanhada por anormalidades estruturais dos espermatozoides e pela presença de partículas virais nos mesmos.

Cabras

As cabras infectadas apresentam pouca resposta clínica. Há febre ligeira a moderada e hiperemia das mucosas e conjuntivas. Infecções por BTV em cervos produzem uma doença aguda que é clinica e patologicamente idêntica à doença hemorrágica epizoótica de cervos e é caracterizada por múltiplas hemorragias por todo o corpo.

Camelídeos

Embora os camelídeos tenham sido considerados resistentes à doença clínica associada ao BTV, vários relatos com desfecho fatal foram publicados na literatura recente.[29-31] Comum a todos os relatos é que apenas animais individuais de um rebanho foram afetados e o restante do rebanho permaneceu clinicamente saudável. Os achados clínicos comuns foram um início rápido com anorexia, letargia e dificuldade respiratória que progredia rapidamente. Na maioria dos casos, os animais ficaram em decúbito e morreram dentro de 24 h após os primeiros sinais clínicos. Os achados *post mortem* foram edema alveolar grave dos pulmões, hidrotórax e hidropericardia, e congestão grave do fígado, baço e rins. Em um caso, o abortamento foi relatado e o RNA do vírus foi recuperado no tecido fetal.[30]

Estudos de infecção experimental e levantamento epidemiológico de campo sugerem que os camelídeos são suscetíveis à infecção, mostrando soroconversão, mas muito raramente sinais clínicos da doença.[26,34]

Ruminantes selvagens

Entre os ruminantes selvagens, os *cervos de cauda branca* foram os mais suscetíveis à língua azul. A apresentação clínica assemelha-se à doença hemorrágica epizoótica dos cervos. Os casos agudos são caracterizados por *diátese hemorrágica* resultante de coagulopatia intravascular disseminada. Os animais afetados apresentam hemorragias generalizadas por todo o corpo, diarreia com sangue, inchaço da cabeça e pescoço e secreção nasal com presença de sangue.

Patologia clínica

Há uma queda no volume globular e na leucopenia inicial, seguida por leucocitose. Na doença grave, há leucopenia acentuada, em grande parte como resultado de linfopenia. O rebanho infectado apresenta uma manifestação semelhante de leucopenia. A miopatia esquelética que ocorre nessa doença é refletida por um aumento na creatina fosfoquinase.

O diagnóstico específico é por isolamento do vírus, detecção de antígeno viral ou ácido nucleico ou detecção de anticorpos específicos no soro. Os testes sorológicos podem detectar a exposição prévia ao BTV, mas não podem estabelecer se o animal é virêmico, o que ainda é importante para as decisões de movimento em relação ao gado.

Material que pode ser usado para isolamento de vírus inclui sangue com heparina ou com ácido etilenodiamino tetra-acético (EDTA); biopsias ou amostras de tecido *post mortem* de baço, pulmão, gânglios linfáticos, fígado e medula óssea; e, quando indicado, tecido muscular cardíaco ou esquelético e tecido cerebral de fetos abortados ou natimortos.

Isolamento do vírus

O isolamento do vírus é geralmente realizado por cultura de tecidos ou cultura em ovos de galinha embrionados (ECE). O material obtido a partir de embriões de galinha inoculados pode ser diretamente examinado (p. ex., utilizando métodos moleculares como PCR ou hibridização *in vitro*) ou ainda ser propagado em culturas de células. As linhas celulares utilizadas para esse fim podem ser de origem inseticida, como as linhas celulares KC derivadas de *Culicoides sonorensis* ou linhas celulares de mamíferos, como as células renais de filhotes de *hamster* (BHK), células de endotélio da artéria pulmonar de bezerros (CPAE), ou células renais de macaco verde africano (Vero). O efeito citopático produzido pelo BTV é observado apenas em linhagens celulares de origem mamífera. A identificação de vírus a partir de culturas de células pode então ser conduzida por métodos como ensaios de imunofluorescência e imunoperoxidase utilizando anticorpos monoclonais específicos de BTV. O isolamento do vírus é a confirmação mais confiável da infecção pelo BTV, pois há dificuldades na interpretação dos resultados dos testes sorológicos. No entanto, os métodos tradicionais de isolamento exigem de 2 a 4 semanas.

Menos comumente, o diagnóstico é por inoculação do sangue em ovinos suscetíveis, método que é considerado como um dos mais sensíveis e confiáveis de isolamento do BTV. Um teste positivo depende do aparecimento de sinais clínicos ou da montagem de uma resposta de anticorpos específicos do BTV. Esse método é ocasionalmente usado com amostras contendo titulação muito baixa de vírus, mas foi amplamente substituído pela inoculação com ECE.

Detecção de antígeno ou ácido nucleico

Testes imuno-histoquímicos, incluindo imunofluorescência, imunoperoxidase e técnicas de microscopia imunoeletrônica usando anticorpo monoclonal, podem ser usados para detecção rápida sensível e específica de antígeno. A hibridização de ácido nucleico *in situ* e a reação em cadeia da polimerase com transcrição reversa (*RT-PCR*) podem ser utilizadas para a detecção do vírus mesmo após a fase vírica. Esse método tem a vantagem da velocidade sobre o isolamento do vírus na cultura de tecidos e também pode diferenciar entre isolados de tipo selvagem e estirpes de vacina. Testes que detectam RNA viral comprovam a exposição ao vírus, mas não indicam necessariamente que o vírus infeccioso ainda esteja presente.

Testes sorológicos

Testes sorológicos para detecção de anticorpos com atividade grupal ou anticorpos específicos para sorotipos estão disponíveis. Os testes comumente disponíveis incluem o teste de fixação do complemento (TFC), o teste de imunodifusão em gel de ágar (AGID), vários testes de ensaio de imunoabsorção enzimática (ELISA) diferentes e teste de soroneutralização (SNT). O *teste AGID* é fácil de realizar e barato, mas também é relativamente insensível e detecta anticorpos que reagem de forma cruzada a outros orbivírus. Nas últimas décadas, o TFC e o AGID foram substituídos em muitos laboratórios pelo ELISA competitivo (c-ELISA), mais rápido, sensível e específico.

Numerosos testes de ELISA foram desenvolvidos utilizando anticorpos monoclonais específicos para grupos e apresentam alternativas valiosas para o AGID no diagnóstico de rotina e comércio internacional. O *teste c-ELISA*, que é o teste específico do grupo mais sensível e altamente específico, é o teste preferido para o diagnóstico sorológico da língua azul. O c-ELISA não pode diferenciar infecção e vacinação com vacinas modificadas, mas é ideal para identificar a soroconversão em uma população não vacinada ou para monitorar a eficiência de uma campanha de vacinação em animais não infectados.

O *SNT* é específico do sorotipo e, portanto, permite a diferenciação entre anticorpos contra sorotipos específicos do BTV.

O sistema de detecção biológico (ECE ou culturas de células) reage com um soro de referência para sorotipos de BTV específicos e a quantidade de neutralização do vírus é determinada. Embora o SNT seja altamente sensível e específico, também é caro e consome tempo e, portanto, não é usado como procedimento diagnóstico de rotina.

Achados de necropsia

Ovinos

As ovelhas que morrem de língua azul mostram face e orelhas edematosas e um exsudato seco e crepitante nas narinas e na conjuntiva. As faixas coronárias dos cascos são frequentemente hiperêmicas e as hemorragias podem se estender até o corno. A mucosa oral é geralmente cianótica ou hemorrágica, com erosões e úlceras comumente afetando a língua e a parte dentária e, às vezes, estendendo-se ao rúmen e ao abomaso. Casos agudos mostrarão edema subcutâneo e intermuscular, que pode ser seroso ou impregnado de sangue; a lesão é mais marcada nas regiões de cabeça, pescoço e abdome. Pode haver efusões serosas na pleura, pericárdio e peritônio. Uma lesão característica e quase patognomônica da língua azul é a hemorragia na base da artéria pulmonar. Focos de necrose muscular podem estar presentes no coração, esôfago, faringe e outros músculos. Pode haver pneumonia por aspiração secundária à musculatura esofágica e faríngea danificada ou os pulmões podem ser difusamente edematosos, especialmente quando há lesões cardíacas.

O resultado da infecção fetal em ovelhas e bovinos é dependente da idade, com distintas lesões cavitivas do cérebro (hidranencefalia ou porencefalia) em fetos que sobrevivem à infecção durante o início da gestação, enquanto fetos infectados no final da gestação podem se tornar virêmicos, mas sem malformações cerebrais.[35]

Bovinos

A mortalidade é menos comum em bovinos. As lesões podem incluir ulceração grave e extensa do focinho, mucosa oral e tetas; rinite e secreção nasal muco-hemorrágica; epífora e inflamação periocular; e edema de membros e necrose e ulceração interdigital.[35] Em alguns casos, a pele é ulcerada ou erodida com um exsudato seco e crepitante ou pode ter dobras espessas, particularmente na região do pescoço. A banda coronária é frequentemente hiperêmica e pode haver edema pulmonar e efusão serosa nas cavidades do corpo. Como nos ovinos, os fetos infectados podem desenvolver lesões no sistema nervoso central dependendo da cepa do vírus e do estágio da gestação quando infectados. Foram relatados vários casos de hidranencefalia e outras anomalias congênitas em bezerros durante os surtos iniciais do sorotipo BTV na Europa.[35,36]

Microscopicamente, a infecção pelo vírus da língua azul em ovinos e bovinos é caracterizada por trombose e dano microvascular generalizado, levando a hemorragia, edema, miodegeneração e necrose. A inflamação é leve.

Amostras para confirmação do diagnóstico

- Histologia: lesões orais e mucocutâneas, abomaso, artéria pulmonar, músculo esquelético de vários locais, músculo papilar do ventrículo esquerdo; cérebro de feto abortado (microscopia óptica, imuno-histoquímica)
- Virologia: pulmão resfriado, baço; tecidos do SNC, líquido torácico de fetos abortados (ISO, PCR, hibridização *in situ*, ELISA etc.).

Diagnóstico diferencial
- Febre aftosa
- Doença hemorrágica epizoótica (ruminantes selvagens)
- Ectima contagioso (ovinos)
- Varíola ovina (ovinos)
- Diarreia viral bovina/doença da mucosa (bovinos)
- Febre catarral maligna (bovinos)
- Fotodermatite aguda (bovinos)
- Mamilite herpética bovina (bovinos).

Tratamento

Atualmente, não existe tratamento específico disponível para a língua azul. O tratamento sintomático e de suporte deve ser considerado para proporcionar alívio. Irrigações locais com soluções desinfetantes leves podem proporcionar algum alívio. As ovelhas afetadas devem ser alojadas e protegidas das intempéries, particularmente do sol quente, e podem ser desejáveis a terapia com fluidos e eletrólitos e o tratamento para controlar a infecção secundária.

Controle

Redução de infecção com a diminuição de vetores

Tentativas de controlar a língua azul por meio de redução da infecção consistem na diminuição do risco de exposição a *Culicoides* infectados e dos números de *Culicoides*. Nenhum deles é particularmente eficaz.

A redução do risco de exposição é tentada pulverizando bovinos e ovinos com repelentes e inseticidas e abrigando ovelhas à noite. A aplicação quinzenal de permetrina não foi eficaz na prevenção da infecção.

Durante os períodos de transmissão, evitar áreas baixas e pantanosas ou mover ovelhas para altitudes mais altas pode reduzir o risco. Devido à preferência de alguns *Culicoides* pelo gado como hospedeiro, os bovinos têm sido criados nas proximidades de ovelhas para atuar como chamarizes de vetores. A pulverização generalizada para o controle de *Culicoides* não é geralmente prática e tem apenas um efeito a curto prazo.

Existe uma mortalidade elevada em *Culicoides* que se alimentam de gado tratado com uma dose padrão anti-helmíntica de ivermectina e também um efeito larvicida no estrume passado nos 28 dias seguintes para *Culicoides* que se reproduzem em esterco.

O movimento de ruminantes de áreas onde cepas específicas de BTV estão circulando para regiões onde esse sorotipo não ocorre deve ser considerado somente após a confirmação da ausência de viremia.

Vacinação

É o único procedimento de controle satisfatório uma vez que a doença tenha sido introduzida em uma área. A vacinação não previne ou elimina a infecção, mas é bem-sucedida em manter as perdas em um nível muito baixo, desde que a imunidade a todas as cepas locais do vírus seja atingida. As vacinas atuais são geralmente vacinas de vírus *atenuados polivalentes* e estão em uso na África do Sul e em Israel e disponíveis em outros países. Essas vacinas têm sido usadas na África do Sul há mais de 50 anos e são conhecidas por induzir imunidade efetiva e duradoura.

As reações à vacinação são leves, mas as ovelhas não devem ser vacinadas dentro de 3 semanas após o acasalamento, porque geralmente resulta em anestro. É recomendada a *revacinação anual* 1 mês antes da ocorrência esperada da doença. A imunidade está presente 10 dias após a vacinação e assim a vacinação precoce durante um surto pode reduzir substancialmente as perdas. Os cordeiros de mães imunes podem ser capazes de neutralizar o vírus atenuado e acabar não sendo imunizados, enquanto as cepas de campo podem superar sua imunidade passiva. Em áreas enzoóticas, pode ser necessário adiar o parto até que o maior perigo da doença seja passado e os cordeiros não devem ser vacinados até 2 semanas após o desmame. Os carneiros devem ser vacinados antes do tempo de acasalamento.

Vacinas vivas atenuadas não devem ser usadas em *ovelhas prenhes* devido ao risco de defeitos congênitos nos cordeiros ou morte embrionária. O período de perigo é entre a 4ª e a 8ª semanas de gestação, com maior incidência de deformidades quando a vacinação é realizada em ovelhas prenhes por 5 a 6 semanas. A incidência de defeitos congênitos pode chegar a 13%, com uma média de 5%. Não ocorrem abortamentos, embora alguns cordeiros sejam natimortos.

A preparação e o uso de *vacinas atenuadas* contra o BTV são *problemáticas*. Os epítopos neutralizantes são altamente conservados em alguns sorotipos, mas altamente plásticos em outros. Portanto, é necessário monitorar continuamente a identidade e a prevalência dos sorotipos que precisam estar na vacina.

Existem também preocupações quanto ao uso de vacinas vivas atenuadas para controlar doenças transmitidas por insetos, devido ao risco de se transmitir a cepa vacinal, exaltar a virulência por passagem e criar recombinantes que resultam no desenvolvimento de novas cepas de vírus com características indesejáveis. Há evidências para o surgimento de uma *cepa de rearranjo* de um vírus de vacina nos EUA e na Europa e também suspeita de ocorrência em outro lugar. No entanto, vacinas vivas atenuadas são usadas por motivos práticos, incluindo o fato de que as vacinas inativadas não fornecem proteção contra a infecção. A dificuldade em obter vacinas seguras pode ser superada pelo uso de tecnologias de DNA recombinante. Há também boas razões para sugerir que o gado deve ser um dos principais alvos de vacinação para o controle da língua azul.

Movimento internacional de pecuária

Países livres de infecção por BTV têm tradicionalmente levantado barreiras para evitar sua introdução, proibindo a importação de qualquer ruminante de locais onde a doença ocorre. Outros têm restrições menos graves e permitem deslocamentos limitados. Alguns países exigem apenas um teste sorológico negativo ou uma série de testes antes da importação. Outros solicitam um teste negativo com um período de quarentena. A introdução de sêmen bovino de áreas de baixo risco após testes adequados de doadores e um período prolongado de armazenamento são aceitos pela maioria dos países. Boa parte deles permite a importação de *embriões*. Uma compreensão mais esclarecida da epidemiologia da língua azul provavelmente resultará em uma reavaliação desses requisitos no futuro, incluindo a regionalização dentro de um país para possibilitar as exportações de áreas onde não há prevalência ou transmissão.

LEITURA COMPLEMENTAR

Dal Pozzo F, et al. Bovine infection with bluetongue virus with special emphasis on European serotype 8. Vet J. 2009;182:142-151.
Gibbs EPJ. Bluetongue: an analysis of current problems with particular reference to importation of ruminants to the USA. J Am Vet Med Assoc. 1983;182:1190-1194.
MacLachlan NJ. The pathology and pathogenesis of bluetongue. J Comp Path. 2009;141:1-16.
MacLachlan NJ, Osburn BI. Impact of bluetongue virus infection on the international movement and trade of ruminants. J Am Vet Med Assoc. 2006;228:1346-1349.
Mellor PS, Boorman J, Baylis M. Culicoides biting midges: their role as arbovirus vectors. Ann Rev Entomol. 2000;45:307-340.
Osburn BI. Bluetongue virus. Vet Clin North Am Food A. 1994;103:547-560.
Purse BV, et al. Climate change and the recent emergence of bluetongue in Europe. Nature Rev Microbial. 2005;3:171-181.
Roy P, Gorman BM. Bluetongue viruses. Curr Top Microbiol Immunol. 1990;162:1-200.
Savini G, et al. Vaccines against bluetongue in Europe. Comp Immunol Microbiol Infect Dis. 2008;31:101-120.
Wilson AJ, Mellor PS. Bluetongue in Europe: past, present and future. Phil Trans R Soc B. 2009;364:2669-2681.

REFERÊNCIAS BIBLIOGRÁFICAS

1. Wilson AJ, Mellor PS. Phil Trans R Soc. 2009; 364: 2669.
2. Hofmann MA, et al. Emerg Infect Dis. 2008;14:1855.
3. Chaignat V, et al. Vet Microbiol. 2009;138:11.

4. Maan S, et al. Emerg Infect Dis. 2011;17:886.
5. Saegerman C, et al. Emerg Infect Dis. 2008;14:539.
6. European Commission. 2013 at: <http://ec.europa.eu/food/animal/diseases/controlmeasures/bt_restrictedzones-map_2012.jpg>; Accessed 03.08.13.
7. Lysyk TJ, Danyk TJ. Med Entomol. 2007;44:741.
8. Losson B, et al. Vet Rec. 2007;160:451.
9. Dal Pozzo F, et al. Vet J. 2009;182:142.
10. Sperlova A, Zendulkova D. Vet Medicina. 2011;56:430.
11. De Clercq K, et al. Vet Rec. 2008;162:564.
12. Desnecht D, et al. Vet Rec. 2008;163:50.
13. EFSA. 2013 at: <http://www.efsa.europa.eu/en/efsajournal/doc/2189.pdf>; Accessed 03.08.13.
14. van der Sluis M, et al. Vet Microbiol. 2011;149:113.
15. MacLachlan NJ, et al. J Comp Pathol. 2009;141:1.
16. Van Soom A, Nauwynck HJCAB. Rev Persp Ag Vet Sci Nutr Nat Res. 2008;2(60).
17. Menzies FD, et al. Vet Rec. 2008;163:203.
18. Mayo CE, et al. Transbound Emerg Dis. 2010;57:277.
19. Backx A, et al. Vet Microbiol. 2009;38:235.
20. Animal Health Australia. 2013 at: <http://namp.animalhealthaustralia.com.au/public.php?page=namp_public&program=2>; Accessed 03.08.13.
21. Boyle DB, et al. J Virol. 2012;86:6724.
22. Coetzee P, et al. Virol J. 2012;9:198.
23. McLachlan NJ. Prev Vet Med. 2011;102:107.
24. Linden A, et al. Vet Rec. 2008;162:459.
25. Ruiz-Fons F, et al. Emerg Infect Dis. 2008;14:951.
26. Rivera A, et al. Am J Vet Res. 1987;48:189.
27. Mattson DE. Vet Clin North Am Food A. 1994;10:341.
28. Schulz C, et al. Vet Microbiol. 2012;160:35.
29. Heinrich M, et al. Vet Rec. 2007;161:764.
30. Meyer G, et al. Emerg Infect Dis. 2009;15:608.
31. Ortega J, et al. J Vet Diagn Invest. 2010;22:134.
32. Elbers ARW, et al. Prev Vet Med. 2009;92:1.
33. Nusinovici S, et al. J Dairy Sci. 2013;96:877.
34. Schulz C, et al. Vet Microbiol. 2011;154:257.
35. Maclachlan NJ, et al. J Com Path. 2009;141:1.
36. Vercauteren G, et al. Transbound Emerg Dis. 2008;55:293.

Febre catarral maligna

Sinopse

- Etiologia: herpes-vírus alcelafino 1, o vírus da febre catarral maligna associado a gnus; herpes-vírus ovino-2, o vírus MCF associado a ovinos
- Epidemiologia: doença altamente fatal de bovinos, cervos de criação e bisontes nos EUA; Bali (*Banteng*) na Indonésia; e ocasionalmente porcos, mas raramente cabras. Doença associada ao contato com ovelhas, frequentemente cordeiros desmamados e, na África, também com filhotes de gnus. A doença pode ocorrer esporadicamente ou em surtos
- Achados clínicos: febre, secreção ocular e nasal, estomatite erosiva e gastrenterite, erosões no trato respiratório superior, ceratoconjuntivite, encefalite, exantema cutâneo e linfadenomegalia. A forma da cabeça e dos olhos é mais comum e existe uma lesão característica na córnea
- Patologia clínica: ensaio imunoenzimático de inibição competitiva (c-ELISA) para sorologia. Reação em cadeia da polimerase (PCR) para detecção de DNA viral
- Achados de necropsia: transtorno linfoproliferativo envolvendo desregulação de linfócitos-T. Erosões no trato gastrintestinal e linfadenopatia. Vasculite necrosante
- Confirmação diagnóstica: detecção de DNA viral por PCR
- Tratamento: suporte
- Controle: evitar que o gado tenha contato com ovelhas e gnus.

Etiologia

A febre catarral maligna (MCF) é, na verdade, duas doenças clínica e patologicamente indistinguíveis, mas associadas a dois diferentes agentes infecciosos com diferentes ecologias:

- Herpes-vírus alcelafino 1 (AlHV-1) é agora atribuído a um novo gênero *Macavirus* (anteriormente conhecido como *Rhadinovirus*) da subfamília Gammaherpesvirinae na família Herpesviridae. Esse é o *vírus da MCF associado a gnus*, transmitido ao gado por gnus de cauda branca (*Connochaetes taurinus*)
- Herpes-vírus ovino-2 (OvHV-2) é também um *Macavirus* da subfamília Gammaherpesvirinae. Esse é o *vírus MCF associado a ovinos* transmitido a bovinos por ovelhas.

Nenhum agente parece transmitir de bovinos para bovinos e nenhum dos vírus causa qualquer doença nos principais hospedeiros, gnus e ovelhas. O AlHV-1 pode ser cultivado em ovos e cultura de tecidos, mas o OvHV-2 nunca foi propagado *in vitro*. A estrutura genômica molecular desses vírus é descrita. Um gama-herpes-vírus estreitamente relacionado com o OvHV-2 foi isolado de cabras e denominado herpes-víruscaprino-2 (CpHV-2), e outro, também intimamente relacionado, foi isolado de cervídeos e denominado *herpes-vírus de cervos* (DVH). A patogenicidade desses vírus recentemente reconhecidos não é conhecida. Foram publicadas sequências completas dos genomas de AlHV-1 (130.608 pares de bases) e OvHV-2 (135.621 pares de bases).[1]

Epidemiologia

Ocorrência e prevalência

A ampla variedade de hospedeiros naturais para MCF pode ser dividida em duas categorias: hospedeiros reservatórios (ovinos, caprinos, gnus) e clinicamente suscetíveis (bovinos, bisontes, veados).[2]

MCF associado a gnus

Na maioria dos países africanos, a MCF associado a gnus ocorre em bovinos que se misturam com gnus e vacas-do-mato clinicamente normais. É epizoótica e sazonal. Em outros países, também pode ocorrer em zoológicos.

MCF associado a ovinos

A MCF associada a ovinos ocorre em todo o mundo. Os casos acontecem principalmente quando o gado teve contato com as ovelhas e geralmente começa 1 a 2 meses depois. As cabras também podem atuar como fonte de infecção pelo OvHV-2 para bovinos e existem raros relatos de doenças clínicas em caprinos.[3] Ocorrem casos sem aparente ou recente exposição a ovelhas, mas são incomuns.

A taxa de morbidade varia. Geralmente, a doença é esporádica e apresenta-se como um único ou pequeno número de casos durante um curto período, mas ocasionalmente até 50% de um rebanho pode ser afetado em surtos raros, mas devastadores, que podem durar pouco ou vários meses. A doença com ambos os agentes é *quase sempre fatal, com relatos raros de recuperação em bovinos*.

Além do gado, a MCF também é uma doença importante dos cervos de criadouro. É uma doença ocasional em porcos e é registrada em suínos que tiveram contato com ovelhas em uma fazenda e em um zoológico.

Métodos de transmissão

AlHV-1 e OvHV-2 parecem ser transmitidos por contato ou aerossol, principalmente a partir de secreções respiratórias de bezerros (AlHV-1) e cordeiros desmamados (OvHV-2) com menos de 1 ano de idade. O contato focinho-focinho parece ser o método mais eficiente de disseminação, mas a transmissão também pode ocorrer por meio de fômites.[4] Acredita-se que as espécies suscetíveis a MCF sejam hospedeiras mortais que não eliminam vírus e, portanto, não são infecciosas. A MCF aguda em bovinos é causada por AlHV-1 ou OvHV-2, e quase todos os casos no gado norte-americano são causados por OvHV-2.

MCF associado a gnus

A infecção por AlHV-1 em gnus ocorre no período perinatal por transmissão intrauterina horizontal e ocasional; gnus jovens infectados até cerca de 4 meses de idade têm viremia e disseminam vírus nas secreções oculares e nasais. A doença é transmitida de gnus a bovinos por contato ou em curtas distâncias, provavelmente por inalação de aerossol ou ingestão de pastagem contaminada por vírus excretados por gnus jovens em secreções nasais e oculares. Em contraste, bovinos infectados não excretam vírus nas secreções nasais e oculares. A doença pode ser transmitida entre gnus e bovinos a uma distância de pelo menos 100 m e sugere-se que o gado precisa ser mantido a pelo menos 1 km do gnu para evitar doenças.

No Quênia, o pico de incidência de MCF associado a gnus ocorre quando esses animais estão com 3 a 4 meses de idade estão em número máximo. Na África do Sul, o pico de incidência é quando os jovens gnus têm 8 a 10 meses de idade e não são infecciosos, exigindo que haja outra fonte de alto volume da infecção. A proporção de ovelhas sorologicamente positivas e presumivelmente infectadas com o vírus associado a gnus em uma área de gnus é muito alta.

MCF associado a ovinos

Praticamente todas as ovelhas domésticas criadas sob condições naturais do lote estão infectadas com OvHV-2, o que provoca uma infecção inaparente em ovelhas. Em várias pesquisas, foram encontradas *altas taxas de soropositividade* em ovinos e caprinos domésticos com mais de 1 ano de idade. Em um estudo com 14 espécies de animais selvagens da América do Norte, também foi encontrada uma alta taxa de soropositividade em bois-almiscarados (*Ovibos moschatus*) e carneiros selvagens (*Ovis canadensis*), sugerindo que eles podem ser fontes de infecção. Houve baixas taxas de soropositividade em espécies clinicamente suscetíveis, como veados e bisontes.

Quando comparada à infecção por AlHV-1 em gnus, a transmissão de OvHV-2 entre ovelhas parece mínima no período perinatal. Não há evidência de infecção transplacentária e, embora o antígeno, detectado por reação em cadeia da polimerase (PCR), esteja presente no colostro e no leite de ovelhas infectadas, a maioria dos cordeiros não é infectada até 2 a 3 meses de idade. A taxa de infecção em cordeiros e a idade da infecção não são influenciadas pela imunidade materna passivamente adquirida e parecem ser dependentes da dose. As ovelhas infectadas excretam OvHV-2 nas secreções nasais, mas *níveis muito altos de excreção ocorrem entre os 6 e os 9 meses de idade*, sugerindo que o período de 6 a 9 meses é o momento em que a maioria dos vírus é lançada no meio ambiente. Foi detectado antígeno viral no ejaculado de carneiros, mas há pouca evidência epidemiológica de transmissão venérea significativa.

O meio pelo qual OvHV-2 se espalha de ovelhas infectadas para o gado não é conhecido, mas se presume que seja por inalação ou ingestão de secreções respiratórias. A associação epidemiológica comum de bovinos doentes que tiveram contato com cordeiros recém-nascidos sugere que os cordeiros desempenham um papel na transmissão semelhante ao desempenhado pelos filhotes de gnus; no entanto, a idade da infecção de cordeiros e os padrões de excreção do vírus não se encaixam nessa hipótese. A distribuição pelas ovelhas não aumenta no período de parto. O contato com ovelhas não é um pré-requisito, tendo ocorrido um surto quando o gado se misturou com carneiros. A infecção também pode ocorrer quando ovelhas e gado estão alojados no mesmo local, mas sem contato comum através de pontos de alimentação ou de irrigação.

Uma visão interessante sobre a transmissão foi proporcionada por um surto canadense em que 45/163 bisontes morreram após terem sido expostos por menos de 1 dia a ovelhas em um local de venda.[5] As mortes de bisontes começaram 50 dias depois e atingiram o pico em 60 a 70 dias após a exposição a ovelhas, com a última morte acontecendo 7 meses após a exposição inicial. Apesar da alta taxa de mortalidade, não houve evidência de transmissão de bisonte para bisonte.

Ocorrem casos esporádicos em bovinos que não tiveram contato aparente com ovelhas e é inexplicável a persistência da infecção em um determinado período de confinamento ou em uma fazenda particular de ano para ano quando não existe contato com ovelhas. Tem sido sugerida a persistência do vírus em fômites inanimados, mas o vírus é um dos mais frágeis, e isso parece improvável. A observação de que alguns bovinos recuperados apresentam uma *viremia persistente* por muitos meses sugere que o gado portador pode ser a fonte dessas infecções. Além disso, o vírus, detectado por PCR, foi demonstrado sem evidência de doença de MCF em bovinos e cervos de criadouro. É possível que o estresse possa ativar uma infecção latente em animais sem contato com ovelhas.

Reprodução experimental

O vírus MCF associado a ovinos não se replica na cultura de tecidos. Tem uma estreita associação com células linfoblastoides, particularmente grandes linfócitos granulares, que podem ser cultivados em cultura de tecidos e induzir MCF quando injetados. A MCF também pode ser transmitida ao gado por transfusão de grandes volumes de sangue se administrado em até 24 h após a coleta. O vírus MCF associado a gnus pode ser facilmente transmitido por várias vias. Foi adaptado para crescer no saco vitelínico e na cultura de tecidos e foi obtida a transmissão de coelhos para o saco vitelínico do gado.

Fatores de risco do ambiente

A doença apresenta a maior incidência nos meses do final do inverno, primavera e verão. Há sugestões de que a deficiência de cobre ou a exposição à samambaia podem ser fatores estressores ambientais que predispõem a expressão da doença em bovinos.

Fatores de risco do animal

A doença clínica foi descrita em mais de 30 espécies de ruminantes. Na África, vários *ruminantes selvagens* contraem a doença e sofrem enfermidade grave e alta taxa de mortalidade. Espécies semelhantes em zoológicos também são comumente afetadas, por exemplo, o cervo-do-padre-david (*Elaphurus davidianus*) e o cudo (*Strepsiceros kudu*).

Entre *animais domésticos*, todas as idades, raças e cruzamentos de bovinos são igualmente suscetíveis, mas Bali (*Banteng sondaicus*), búfalo (*Bubalus bubalis*), bisonte (*Bison bison*) e cervos são mais suscetíveis e sofrem uma forma mais grave da doença do que o gado comercial. Estima-se que bisontes sejam aproximadamente 1.000 vezes mais suscetíveis a MCF clínica do que gado.[2] A doença é registrada em veados nativos ou cervos de criação, incluindo cervos sika (*Cervus nippon*), corças (*Capreolus capreolus*), cervos de cauda branca (*Odocoileus virginianus*), cervos rusa (*C. timorensis*) e veados vermelhos (*C. elaphus*).

A MCF é considerada uma das doenças mais importantes dos cervos de criação. Os sinais clínicos e os achados de necropsia se assemelham aos da MCF em bovinos, mas a morbidade e a mortalidade podem ser desastrosamente altas, resultando em grandes perdas para o criador de cervos.

Importância econômica

Perdas atribuíveis à doença podem ser catastróficas em fazendas individuais. Na maior parte das vezes, é um incômodo devido à sua semelhança com a doença da mucosa e língua azul, bem como com a peste bovina, que foi erradicada.

Patogênese

A MCF é uma doença fatal, multissistêmica, caracterizada por proliferação e infiltração linfoides e lesões *vasculares* epiteliais e mesoteliais disseminadas, morfologicamente associadas às células linfoides. Os linfócitos T CD8+ são as células predominantes associadas às lesões vasculares. O envolvimento da adventícia vascular é responsável pelo desenvolvimento de lesões macroscópicas, incluindo erosões epiteliais e ceratoconjuntivite. O aumento dos linfonodos é resultado da proliferação atípica de células sinusoidais. As alterações cerebromeníngeas, geralmente referidas como encefalite, são na verdade uma forma de vasculite. É comum a ocorrência de sinovite, especialmente envolvendo articulações tibiotársicas, e isso também está associado a vasculite linfoide. Acredita-se que a patogênese dessa doença seja resultado de interações diretas vírus-célula ou talvez respostas imunomediadas dirigidas contra células infectadas.

Achados clínicos

O *período de incubação* na infecção natural varia de 3 a 8 semanas e, após a infecção artificial, a média é de 22 dias (14 a 37 dias). É descrito que a MCF ocorre em várias formas, embora febre, edema de córnea e lesões oculonasais e orais estejam quase sempre presentes em bovinos com MCF aguda. As formas identificadas são:

- Peraguda
- Forma do trato alimentar
- Forma comum de "cabeça e olho"
- Forma leve.

No entanto, essas formas são todas gradações, com casos classificados nos sinais clínicos predominantes. Em transmissões em série com uma cepa do vírus, todas essas formas podem ser produzidas. A manifestação mais comum é a forma de cabeça-e-olho.

Em bovinos, a presença de secreção nasal, edema da córnea, febre e linfadenopatia é muito útil para diferenciar MCF de doença da mucosa e língua azul.[6] A duração média dos sinais clínicos antes da morte em um surto foi de 6 dias, com intervalo de 1 a 26 dias.[7]

Forma de cabeça-e-olho

Há início súbito dos seguintes sintomas:

- Depressão extrema
- Anorexia
- Agalactia
- Febre alta (41 a 41,5°C)
- Pulsação arterial rápida (100 a 120 bpm)
- Secreção nasal mucopurulenta profusa
- Dispneia grave com estertor como resultado de obstrução das cavidades nasais com exsudato

- Descarga ocular com graus variáveis de edema de córnea
- Blefaroespasmo e uveíte
- Congestão de vasos esclerais.

A necrose superficial é evidente nas mucosas nasal anterior e oral. Começa como um avermelhamento difuso da mucosa e é um achado consistente por volta do dia 19 ou 20 após a infecção. Aparecem *áreas de necrose* locais e discretas no palato duro e gengivas. A boca está dolorosa nesse momento e o animal move suas mandíbulas com cuidado, dolorosamente e com som de estalo. A mucosa como um todo é frágil e se racha facilmente. A boca e a língua estão escorregadias e a boca é difícil de abrir. As lesões erosivas da mucosa podem ser localizadas ou difusas. Podem ocorrer lesões nas seguintes áreas:

- Palato duro
- Dorso da língua
- Gengivas abaixo dos incisivos
- Comissuras labiais
- Dentro dos lábios.

As papilas da bochecha dentro da boca são hemorrágicas, em especial nas pontas, que são posteriormente erodidas. Nesse estágio, há salivação excessiva, com saliva pendurada nos lábios. A pele do focinho é extensivamente envolvida, começando com manchas discretas de necrose nas narinas que logo se aglutinam, fazendo todo o focinho ficar coberto por crostas. Podem ocorrer lesões semelhantes na junção da pele com os cascos, especialmente na parte posterior do metacarpo. Em casos agudos, a pele de tetas, vulva e escroto pode se desprender completamente ao toque ou ficar coberta por crostas secas.

Sinais nervosos, em particular fraqueza em um membro, incoordenação, aparência demente e tremor muscular, podem se desenvolver muito precocemente, e podem ocorrer nistagmo, pressão da cabeça, paralisia e convulsões nos estágios finais. Foi descrito trismo, mas é provavelmente um resultado de dor na boca, em vez de um espasmo neuromuscular. Há um relato em bezerros jovens em que os sinais nervosos eram a característica predominante.[8]

Em casos naturais, os linfonodos superficiais costumam ser aumentados visivelmente e de forma palpável. A *linfadenopatia* é também um dos primeiros, mais consistentes e persistentes sinais da doença experimental. A consistência das fezes varia de constipação intestinal a profusa diarreia com disenteria. Em alguns casos há hematúria macroscópica, com coloração vermelha mais marcada no final da micção.

Edema (opacidade) da córnea está sempre presente em algum grau, começando como um anel cinza estreito na junção corneoesclerótica (perilimbal) e se espalhando centripetamente com hiperemia conjuntival e episclerótica (Figura 21.1). Em alguns casos, é observada uveíte anterior (precipitados ceráticos, flare aquoso, deposição de fibrina na câmara anterior, hipópio,

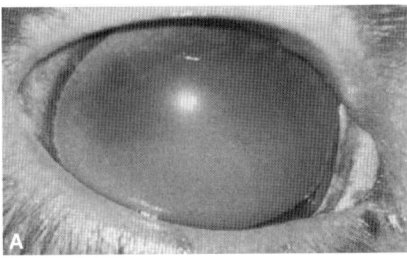 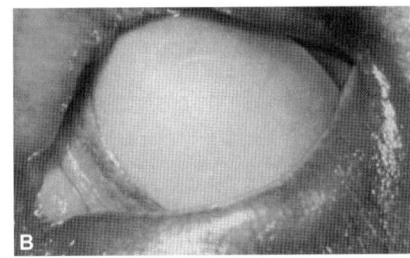

Figura 21.1 A. Olho direito de uma vaca adulta com sinais clínicos precoces de febre catarral maligna. Edema de córnea moderado presente. As estruturas intraoculares podem ser vistas, mas não em detalhes. **B.** Olho esquerdo de uma vaca adulta com febre catarral maligna avançada. Edema de córnea grave, sem que possam ser observadas estruturas intraoculares. Reproduzida, com autorização, de Zemljič T, Pot SA, Haessig M, Spiess BM. Clinical ocular findings in cows with malignant catarrhal fever: ocular disease progression and outcome in 25 cases [2007-2010]. Veterinary Ophthalmology 2012;15:46-52. (Esta figura encontra-se reproduzida em cores no Encarte.)

hiperemia e edema da íris, miose). A progressão do edema de córnea e a ausência de melhora da uveíte anterior indicam que a sobrevida é improvável.[9]

Em casos de maior duração, podem ocorrer *alterações cutâneas*, incluindo formação de pápula local, com agregação de tufos de pelos sobre o lombo e a cernelha. Além disso, a exsudação eczematosa pode resultar na formação de crostas, particularmente no períneo, ao redor do prepúcio, nas axilas e no interior das coxas. Pode ocorrer infecção dos seios cranianos, com dor na percussão sobre a área. Os chifres e raramente os cascos podem ser soltos. A persistência da febre é uma característica da MCF, mesmo em casos que continuam por várias semanas, com temperatura flutuante que geralmente excede 39,5°C.

Durante alguns surtos, um animal ocasionalmente aparenta recuperação, mas morre 7 a 10 dias depois da encefalite aguda. Nos casos mais típicos, a doença dura de 3 a 7 dias e, raramente, 14 dias.

Formas peragudas e do trato alimentar

Na forma peraguda, a doença perdura por 1 a 3 dias, sem os sinais característicos e as lesões da forma de cabeça-e-olhos. Geralmente, há febre alta, dispneia e gastrenterite aguda.

A forma do trato alimentar assemelha-se à de cabeça-e-olhos, exceto por diarreia acentuada e pequenas alterações oculares, consistindo em conjuntivite em vez de oftalmia. Tem sido vista como surto em grandes rebanhos de bovinos leiteiros que tiveram contato apenas indireto com ovelhas, em bovinos em que foi experimentada a transmissão e em cervos de criação. Uma característica dessa forma da doença é um breve período de enfermidade leve, seguida por uma fulminante final, comum em cervos.

Forma leve

Ocorre mais comumente em animais experimentais, mas é observada em surtos naturais. Há febre transitória e aparecem erosões leves nas mucosas oral e nasal. A doença leve pode ser seguida por recuperação completa, recuperação com recrudescência ou MCF crônica. Uma característica clínica distintiva na MCF crônica é o leucoma ocular bilateral persistente.

Porcos

A doença nos porcos é semelhante à forma de cabeça-e-olhos no gado e manifesta-se com febre e tremores, ataxia, hiperestesia, convulsões e morte.

Patologia clínica

Pode-se registrar leucopenia na primeira fase, que progride para um nível de 3.000 a 6.000/μℓ, mas não é uma regra. A leucopenia resulta principalmente de agranulocitose. Leucocitose moderada é mais comum.

O *isolamento do vírus* não é fácil para ambos em virtude da instabilidade do AlHV-1 associado à célula e do fato de o OvHV-2 não se replicar na cultura de células. A *transmissão* pode ser usada para diagnóstico, usando sangue total, suabes nasais ou lavagens e preferencialmente linfonodos coletados por biopsia, com lesões histológicas nos coelhos ou bezerros receptores como critério. A *detecção de ácido nucleico viral* por PCR substituiu amplamente as experiências de transmissão.

Há vários *testes sorológicos* que podem ser usados, mas têm valor limitado para o diagnóstico de casos clínicos, porque apenas uma pequena porcentagem de animais soroconverte e ainda no final da doença. A titulação de anticorpos é baixa e há reação cruzada com outros herpes-vírus. Um *ensaio de imunoabsorção enzimática (ELISA) de inibição competitiva* utilizando um anticorpo monoclonal contra um epítopo amplamente conservado do vírus MCF pode ser utilizado para detecção de anticorpos e substituiu em grande parte outros testes sorológicos. É de particular valor para estudos epidemiológicos. O desenvolvimento de anticorpos após a infecção é retardado em uma proporção significativa de animais jovens e a sorologia não é confiável para determinar o *status* da infecção até depois de 1 ano de idade.

Cordeiros não infectados ou filhotes menores de 4 meses de idade podem apresentar resultado positivo devido à presença de anticorpos maternos.

A *detecção de ácido nucleico viral* por técnicas de PCR é a técnica diagnóstica aceita atualmente. A camada leucoplaquetária é positiva 2 dias após a infecção experimental pelo herpes-vírus-1 alcelaphine. O vírus pode estar presente em bovinos sem MCF clínico e, se estes têm uma doença que não é MCF, mas a prova é positiva, é possível um diagnóstico falso.

Achados de necropsia

As lesões na boca, nas cavidades nasais e na faringe variam de pequenos graus de hemorragia e eritema por meio de inflamação extensa e grave até úlceras discretas. Essas lesões podem ser superficiais e quase imperceptíveis ou mais profundas e cobertas por depósitos diftéricos caseosos. É comum a *erosão* das pontas das papilas da bochecha, especialmente nas comissuras. Erosões longitudinais e superficiais estão presentes no esôfago. A mucosa dos compartimentos gástricos pode exibir eritema ou hemorragias esparsas ou erosões. Lesões semelhantes, porém mais extensas, ocorrem no abomaso. Enterite catarral de grau moderado e inchaço e ulceração das placas de Peyer são constantes. Pode haver sangue nas fezes.

Estão presentes lesões semelhantes às da boca e cavidades nasais na traqueia e, às vezes, nos brônquios, mas os pulmões geralmente não estão envolvidos, exceto por enfisema ocasional ou pneumonia secundária. O fígado fica inchado e hemorragia grave pode ser visível na bexiga urinária. Todos os linfonodos ficam inchados, edematosos e frequentemente hemorrágicos. As lesões oculares macroscópicas são aquelas descritas clinicamente. Hemorragias petequiais e congestão podem ser visíveis no cérebro e nas meninges.

Histologicamente, a MCF é caracterizada por células mononucleares perivasculares na maioria dos órgãos e pela degeneração e erosão do epitélio afetado. A lesão patognomônica é uma *vasculite necrosante* que apresenta infiltração da túnica média e adventícia por células e macrófagos semelhantes aos linfoblastos. Foram descritos corpúsculos de inclusão intracitoplasmáticos acidófilos em neurônios, mas não foi estabelecida sua identidade como inclusões virais. Foi observado grande número de corpúsculos de inclusão no tecido de coelhos infectados artificialmente. As características histológicas da panoftalmite já foram descritas.

Bovinos com MCF crônica têm ceratite estromal central crônica bilateral com ou sem pigmentação corneana. Uma *arteriopatia obliterante* é característica e essa lesão vascular está presente em todos os principais órgãos. Os resultados de um teste sorológico ELISA de inibição competitiva que sugere um papel para o vírus no desenvolvimento de lesões arteriais obliterativas em bovinos foram apoiados por PCR *in situ* e estudos imuno-histoquímicos da doença em bisontes demonstraram OvHV-2 dentro dos linfócitos infiltrados. Essas células semelhantes a linfoblastos também mostraram ser células T CD8 +.

Uma técnica de PCR ou coloração imuno-histoquímica pode ser usada para confirmar a presença de antígeno viral no sangue total ou em tecidos coletados na necropsia. Quando transmitidos a coelhos, ambos os vírus, associados a gnus e ovinos, provocam um distúrbio linfoproliferativo rapidamente fatal. As novas técnicas baseadas na biologia molecular tornaram esse método de bioensaio obsoleto.

Amostras para confirmação do diagnóstico

- Histologia: cérebro, linfonodo, mucosa do trato alimentar, incluindo faringe, esôfago, rúmen e placas de Peyer, fígado, glândula suprarrenal, rim, vesícula urinária, glândula salivar (imuno-histoquímica, microscopia óptica); fixação em Bouin do olho (microscopia óptica)
- Virologia: linfonodo, baço, pulmão (PCR).

> **Diagnóstico diferencial**
> - Doença da mucosa
> - Rinotraqueíte infecciosa bovina (IBR, *infectious bovine rhinotracheitis*)
> - Língua azul
> - Encefalomielite bovina esporádica
> - Peste bovina (incluído por motivos históricos)
> - Doença de Jembrana.

Tratamento

É improvável que o tratamento de animais afetados influencie o curso da doença. Anti-inflamatórios não esteroides (AINE) podem aliviar o desconforto.

Controle

Geralmente, recomenda-se o isolamento do gado afetado, mas seu valor é questionado por causa da baixa taxa de disseminação e da incerteza em relação ao modo de transmissão. Devido à observação de campo de que ovelhas são importantes na propagação da doença, recomenda-se a *separação* de rebanhos bovinos e ovinos. A introdução de ovelhas de áreas onde ocorreu a doença em fazendas com gado deve ser evitada. É recomendado um programa para produzir ovelhas livres de infecção por OvHV-2 por meio de separação e isolamento de cordeiros antes de serem infectados para ovelhas usadas em zoológicos.

Não há vacina eficaz hoje e provavelmente no futuro próximo.[10] Tentativas de imunizar bovinos com culturas vivas ou inativadas e adjuvante incompleto de Freund não fornecem proteção contra desafio experimental ou natural por exposição a rebanhos de gnus. Níveis elevados e persistentes de anticorpos neutralizantes de vírus são demonstráveis após a vacinação, mas os mecanismos humorais provavelmente não são importantes na determinação da resistência à infecção pelo vírus virulento. Uma vacina inativada contra o MCF associada a gnus forneceu proteção contra o desafio com vírus virulentos. Acredita-se que o estabelecimento de uma barreira de anticorpos na mucosa respiratória ofereça a melhor chance de imunidade protetora[11], mas isso será difícil com as vacinas intramusculares ou subcutâneas.

LEITURA COMPLEMENTAR

Callan RJ, Van Metre DC. Viral diseases of the ruminant nervous system. Vet Clin North Am Food A. 2004; 20:327-362.
O'Toole D, Li H. The pathology of malignant catarrhal fever with an emphasis on ovine herpesvirus 2. Vet Pathol. 2014;51:437-452.
Russell GC, Stewart JP, Haig DM. Malignant catarrhal fever: a review. Vet J. 2009;179:324-335.

REFERÊNCIAS BIBLIOGRÁFICAS

1. Ababneh MM, et al. Transbound Emerg Dis. 2014; 61:75.
2. Li H, et al. Int J Mol Sci. 2011;12:6881.
3. Jacobsen B, et al. Vet Microbiol. 2007;124:353.
4. Taus NS, et al. Vet Microbiol. 2006;116:29.
5. Berezowski JA, et al. J Vet Diagn Invest. 2005;17:55.
6. Bexiga R, et al. Vet Rec. 2007;161:858.
7. Moore DA, et al. J Am Vet Med Assoc. 2010;237:87.
8. Mitchell ESE, Scholes SFE. Vet Rec. 2009;164:240.
9. Zemljic T, et al. Vet Ophthalmol. 2012;15:46.
10. Li H, et al. Expert Rev Vacc. 2006;5:133.
11. Russell GC, et al. Vet Res. 2012;43:51.

Febre catarral maligna em suínos

Surtos de vírus da febre catarral maligna não são comuns em porcos, mas ocorrem esporadicamente, em geral quando são mantidos juntos das ovelhas, o principal reservatório de infecção. Informações sobre a doença não são extensas.

Etiologia

A causa é o herpes-vírus ovino-2 (OvHV-2) e há uma forma associada a ovelhas e outra a gnus.[1]

Epidemiologia

A doença foi relatada em suínos na Europa (Alemanha, Noruega, Itália, Finlândia[2,3] e Suíça). Em um surto recente no Reino Unido, foi descrito em dois Kunekune[4] que viviam em um "circo itinerante" com ovelhas e cabras e outras espécies que eram frequentemente transportadas juntas em um *trailer* móvel.

Na maioria dos casos descritos, os porcos tiveram contato ou foram alojados em conjunto com ovelhas.[5] As secreções nasais podem ser a fonte de infecção, particularmente de cordeiros.

O porco é um hospedeiro sem saída e, portanto, a disseminação é limitada.[6] Em casos no Brasil[7], houve transferência da infecção de porcos assintomáticos para porcas através do sêmen de machos infectados.

Patogênese

A patogênese no porco ainda é desconhecida.

Achados clínicos

Os porcos ficam apáticos e em decúbito, têm respiração anormal e produzem fezes escassas cobertas de muco. A condição evolui para ataxia e grave perda de equilíbrio, que às vezes é violenta. Há edema de córnea com uveíte grave. Nos casos dos Kunekune, eles eram cegos, com opacidade corneana bilateral, lacrimejamento excessivo e espessamento palpebral. Eventualmente, houve tremor leve.

Um relato recente descreveu a infecção em suínos assintomáticos sem nenhum histórico de contato com ovelhas na Noruega.[8] A doença é difícil de diagnosticar em porcos devido à natureza não específica dos sinais clínicos e à natureza esporádica da doença. Normalmente, apenas um ou dois animais são afetados, embora tenha sido descrito um surto em 41 porcos.[3]

Em casos brasileiros, os animais apresentavam depressão, aborto e anorexia. Posteriormente, uma série de sinais neurológicos se desenvolveu, como ataxia, tremores, convulsões e comportamento agressivo. Os animais que sobreviveram apresentavam anormalidades locomotoras, com paralisia do membro anterior e posição de sentar. Javalis infectados disseminaram vírus, mas permaneceram clinicamente saudáveis. No estudo finlandês, as porcas mortas tinham anorexia e febre alta.[1]

Patologia

Muitas vezes há poucos sinais macroscópicos. A pele pode ficar crostosa e apresentar áreas de cianose. O trato respiratório pode ser coberto por um exsudato mucopurulento. Os pulmões podem ficar congestionados e edemaciados. No estudo finlandês, as porcas apresentavam linfonodos aumentados, fígado marrom claro e rins congestionados. Pode haver rins pálidos com petéquias, pequenas erosões no revestimento do estômago e meninges congestionadas. Em muitos casos, havia apenas pequenas lesões no pulmão e no pâncreas.

No Kunekune[4], houve ulcerações da pele e ulcerações mucocutâneas foram encontradas na boca. Houve também ulceração do palato mole e amígdalas e linfadenopatia com aumento de volume do baço e suprarrenais, edema meníngeo e meningite.

A doença é essencialmente uma vasculite linfoproliferativa. Histopatologicamente, houve meningoencefalite grave não purulenta com manguito linfocítico ao redor da vasculite. Também foram observados edema, necrose fibrinoide e infiltração linfocitária. As lesões são mais graves nos rins (nefrite grave, multifocal, intersticial, não supurativa) associadas à necrose fibrinoide dos vasos.

Diagnóstico

O diagnóstico diferencial inclui doença de Aujeszky (ADV), peste suína clássica (PSC), enterovírus suíno (PEV) e raiva. O DNA do OvHV-2 pode ser detectado em porcos clinicamente afetados. Uma combinação de sinais clínicos, histopatologia e detecção de anticorpos específicos para vírus é geralmente sugestiva. Foi desenvolvido um ensaio de imunoabsorção enzimática (ELISA) de inibição competitiva e também um ELISA direto. Também foram desenvolvidos testes de reação em cadeia da polimerase (PCR) e PCR de transcrição reversa quantitativa (qRT-PCR) também para a detecção do vírus em tecidos.

REFERÊNCIAS BIBLIOGRÁFICAS
1. Meier-Trummer CS, et al. Vet Microbiol. 2010;141:191.
2. Syrjala P, et al. Vet Rec. 2006;159:406.
3. Gauger PC, et al. J Swine Hlth Prod. 2010;18:244.
4. Wessels M, et al. Vet Rec. 2011;169:156a.
5. Alcaraz A, et al. J Vet Diag Invest. 2009;21:250.
6. Russell GC, et al. Vet J. 2009;179:324.
7. Costa EA, et al. Emerg Infect Dis. 2010;16:2011.
8. Loken T, et al. J Vet Diag Invest. 2009;21:257.

Doença de Jembrana

A doença de Jembrana é o nome de uma doença infecciosa fatal que ocorre no gado de Bali (*Bos javanicus*) e em búfalos (*Bubalus bubalis*) na ilha de Bali, Indonésia. A doença é endêmica apenas em áreas da Indonésia, mas a doença grave do surto inicial se modificou com o tempo.

Etiologia

A doença é causada por um lentivírus, o vírus da doença de Jembrana (JDV), geneticamente relacionado, mas distinto do vírus da imunodeficiência bovina (BIV), uma infecção mais benigna encontrada na Indonésia e em muitos outros países. Ambos os vírus se assemelham ao vírus da imunodeficiência humana (HIV) em suas propriedades estruturais, genômicas, antigênicas e biológicas. A JDV tem uma proteína capsidial (p26), que é usada como fonte de antígeno para o diagnóstico sorológico, mas reage de forma cruzada com soros de bovinos infectados com BIV.[1] Além disso, embora o JDV seja geneticamente muito estável, tem variação de estirpe e foram observadas respostas atípicas à infecção caracterizadas por cargas virais reduzidas, respostas febris mais baixas ou ausentes e ausência de respostas de anticorpos específicos sob condição experimental em 15% dos bovinos infectados.[2-3]

Epidemiologia

Ocorrência

A doença ocorreu originalmente no distrito de Jembrana, na ilha de Bali, Indonésia, em 1964 e rapidamente se espalhou, resultando na morte de aproximadamente 17% do gado da ilha. Desde 1964, a doença tem sido endêmica na ilha de Bali, mas com menores taxas de morbidade e mortalidade. Subsequentemente espalhou-se para as ilhas indonésias de Sumatra, Java e Kalimantan, produzindo uma doença epidêmica inicial com alta mortalidade, seguida por uma doença endêmica com menor morbidade e mortalidade. A taxa de mortalidade atual é de aproximadamente 15 a 20%.[4-5]

Transmissão

Ocorre provavelmente por contato direto com secreções infectantes na fase aguda da doença, quando a titulação viral é maior que 10^6 genomas/mℓ^6, e por transmissão mecânica através de insetos hematófagos ou por agulhas durante a vacinação em massa de animais para controle de doenças como septicemia hemorrágica.

Reprodução experimental

A doença pode ser transmitida experimentalmente por inoculação intravenosa (IV) ou intraperitoneal de sangue ou baço em *B. javanicus*. O vírus está presente em alta titulação no sangue durante a fase febril, na saliva e no leite. Em *B. javanicus*, um período de incubação de 4 a 12 dias é seguido por febre com duração de 5 a 12 dias e sinais clínicos típicos da forma enzoótica da doença. A infecção persistente ocorre por períodos de pelo menos 2 anos após a recuperação.

O desafio experimental de bovinos *B. indicus*, *B. Taurus* e mestiços (*B. javanicus* e *B. indicus*) resultou apenas em resposta febril transitória, doença clínica leve e viremia, que persistiram por 3 meses, embora o anticorpo perdure por no mínimo 4 anos após a infecção. A infecção, determinada pela resposta de anticorpos, mas não pela doença clínica, pode ser transmitida experimentalmente a porcos, ovelhas, cabras e búfalos.

Patogênese

A doença de Jembrana não é típica de outras infecções por lentivírus, que geralmente são caracterizadas por doença progressiva crônica com longos períodos de incubação. Em vez disso, o JDV causa uma doença aguda e às vezes fatal após um curto período de incubação. Há uma alta viremia durante o estágio febril, com títulos de vírus tão altos quanto 10(12) vírus/mℓ de plasma. A proliferação inicial do vírus no baço é seguida por disseminação durante uma segunda fase proliferativa e infecção nos nódulos linfáticos, pulmões, medula óssea, fígado e rim. Os animais afetados não desenvolvem anticorpos detectáveis para o vírus até pelo menos 6 semanas após a recuperação da fase aguda, e os animais sobreviventes são resistentes à reinfecção, mas permanecem infecciosos por ao menos 2 anos.

Os tipos específicos de células infectadas pelo vírus da doença de Jembrana ainda não foram identificados, mas durante a fase febril, há depleção marcante de células T CD4+ e aumento de células T CD8+ e células B CD21+.[7] A depleção persistente do número de células T CD4+, por falta de células T auxiliares para células B, pode explicar a falta de produção de anticorpos específicos para JDV por várias semanas após a recuperação, apesar de um aumento no número de células B CD21+.[7] Além disso, o antígeno viral está presente em células contendo IgG incluindo células plasmáticas em tecidos linfoides e em células semelhantes a macrófagos nos pulmões.[8]

Achados clínicos

A doença clínica natural é relatada apenas em *B. javanicus*; outros tipos de gado e búfalos são infectados subclinicamente em surtos naturais. Após um período de incubação de 4 a 12 dias, os sinais clínicos incluem febre (40 a 42°C) que dura até 12 dias, anorexia, linfadenopatia generalizada, corrimento nasal, aumento da salivação e anemia. Nos bovinos gravemente afetados há diarreia seguida de disenteria. As erosões da mucosa podem ocorrer, mas são raras. Hemorragias estão presentes na vagina, boca e, ocasionalmente, na câmara anterior do olho em doença grave. Quando a doença é enzoótica e menos grave na apresentação, os sinais clínicos incluem inapetência, febre, letargia, relutância a movimentos, aumento dos linfonodos superficiais, erosões leves da mucosa oral e diarreia.

Patologia clínica

Durante o período febril, há anemia normocrômica normocítica moderada e leucopenia com linfopenia, eosinopenia e trombocitopenia. A linfopenia é atribuída a uma diminuição significativa tanto na proporção quanto no número absoluto de células T CD4+.[7] A medula óssea não apresenta alterações microscópicas. Concentrações sanguíneas elevadas de ureia e proteína plasmática total diminuída são observadas em *B. javanicus*, mas não em *B. taurus*. Um ensaio de imunoabsorção enzimática (ELISA) e um teste de imunodifusão em gel de ágar podem ser usados para pesquisas sorológicas. Ambos são específicos, mas o teste ELISA tem uma sensibilidade maior, mas limitada. Foi recomendada uma combinação de reação em cadeia da polimerase (PCR) em tempo real e JDV p26-his ELISA para a detecção de infecção por JDV na Indonésia.[1]

Achados de necropsia

Lesões de necropsia em *B. javanicus* incluem linfadenopatia generalizada, com ampliações de até 20 vezes, e hemorragias generalizadas. O baço é aumentado em 3 a 4 vezes o seu tamanho normal. Histologicamente, há marcada proliferação de linfoblastos em áreas parafoliculares (células T) de linfonodos e baço e atrofia dos folículos (áreas de células B). Além disso, há linfoproliferação ao redor dos vasos sanguíneos no fígado, rins e outros órgãos.[5]

Os espécimes para exame histopatológico devem incluir linfonodos, baço, fígado e rim.

Tratamento e controle

Tratamento e controle

Tratamento
- Nenhum, exceto suporte.

Profilaxia
- Vacinação (R-2).

O tratamento é de suporte. Atualmente, não há controle específico. Foram tentadas a vacinação utilizando plasma contendo vírus e tecido de baço de bovinos agudamente afetados com o vírus inativado com triton X-100 e a vacina adjuvada com óleo mineral ou adjuvante incompleto de Freund. A proteção é apenas parcial e não tem valor real no controle, exceto talvez na redução do risco de transmissão do vírus, porque os animais vacinados têm uma carga viral muito reduzida.[6]

LEITURA COMPLEMENTAR

Desport M, Lewis J. Jembrana disease virus: host responses, viral dynamics and disease control. Curr HIV Res. 2010;8:53.
Wilcox GE, Chadwick BJ, Kertayadnya G. Recent advances in the understanding of Jembrana disease. Vet Microbiol. 1995;46:249.
Wilcox GE. Jembrana disease. Aust Vet J. 1997;75:492.

REFERÊNCIAS BIBLIOGRÁFICAS

1. Lewis J, et al. J Virol Methods. 2009;159:81.
2. Desport M, et al. Virus Res. 2007;126:233.
3. Desport M, et al. Virology. 2009;386:310.
4. Desport M, Lewis J. Curr HIV Res. 2010;8:53.
5. Su Y, et al. Virol J. 2009;6:179.
6. Ditcham WG, et al. Virology. 2009;386:317.
7. Tenaya IW, et al. Vet Immunol Immunopathol. 2012;149:167.
8. Desport M, et al. Virology. 2009;393:221.

Febre efêmera bovina

Sinopse

- Etiologia: rabdovírus do gênero *Ephemerovirus* transmitido por artrópodes
- Epidemiologia: enzoótica em áreas tropicais. Transmitido por insetos vetores. Epizootias episódicas no verão em áreas incursivas, provavelmente iniciadas pela transmissão do vetor pelo vento. Alta morbidade, mas baixa letalidade
- Achados clínicos: doença de bovinos com febre, desconforto respiratório, tremores musculares, rigidez, claudicação e aumento dos linfonodos periféricos. Recuperação geralmente espontânea em 3 dias e baixa taxa de letalidade
- Patologia clínica: leucocitose, hiperfibrinogenemia, hipocalcemia, elevação da creatinoquinase. Bloqueio de ensaio imunoenzimático (ELISA) para sorologia
- Achados de necropsia: polisserosite serofibrinosa
- Confirmação diagnóstica: demonstração de antígeno viral da febre efêmera bovina específica por imunofluorescência ou por isolamento em camundongos
- Tratamento: medicamentos anti-inflamatórios não esteroides causam remissão dos sinais clínicos
- Controle: vacinação e tratamento de suporte

Etiologia

A febre efêmera bovina (BEF) está associada a um rabdovírus transmitido por artrópodes, que é uma espécie do gênero *Ephemerovirus*. Existem várias cepas que variam antigenicamente. Outras espécies antigenicamente relacionadas, mas não patogênicas, de *Ephemerovirus* ocorrem no mesmo ambiente na Austrália. O vírus BEF está intimamente associado à fração leucócito-plaquetária do sangue e pode ser mantido congelado ou em cultura de tecidos e embriões de galinha.

Epidemiologia

Ocorrência

Uma doença de bovinos, a febre efêmera é enzoótica nas áreas tropicais da África, na maior parte da Ásia, no Oriente Médio, nas Índias Orientais e em grande parte da Austrália, com extensões nos subtrópicos e em algumas regiões temperadas. Nessas áreas, a doença apresenta-se como epidemias episódicas. Os surtos de área podem durar vários meses, com a propagação da infecção após ventos dominantes e, durante esse período, a maioria dos rebanhos dentro de uma região será infectada. As proporções de rebanhos afetados em surtos no Vale do Jordão em Israel em 1990 e 1999 foram de 79% e 98%, respectivamente.

A taxa de morbidade nos surtos é geralmente entre 25 e 45%, mas se a população é altamente suscetível ou a cepa infectante é virulenta, a taxa de morbidade pode chegar a 100%. Em áreas enzoóticas, apenas 5 a 10% serão afetados. Uma taxa de 1% para letalidade e perda por abate involuntário é comum com cepas de baixa virulência, mas pode se aproximar de 10%.

Fonte de infecção

A fonte de infecção é o animal afetado com a doença clínica e vetores biológicos (insetos hematófagos que picam).

Método de transmissão

Um grande trabalho nos últimos anos não definiu claramente a lista de *vetores*, que provavelmente inclui os mosquitos *Aedes* spp., *Culex annulirostris*, *Anopheles bancroftii* e *A. annulipes*, e *Culicoides brevitarsis*. O *Culex annulirostris* foi identificado como vetor biológico na Austrália. Esse mosquito pode transmitir a infecção dentro de 1 semana depois de se alimentar de um animal infectado e a epidemiologia da doença na Austrália suporta transmissão por mosquitos, mas não por *Culicoides* spp.

Além do gado, não foi identificado o hospedeiro do *reservatório*. Isso é de particular importância quando o padrão epidemiológico de ocorrência da doença muda, como aconteceu na Austrália depois de ter sido introduzida em aproximadamente 1936.[1] A doença agora ocorre anualmente em áreas onde costumava ocorrer apenas uma vez a cada década, provavelmente devido ao estabelecimento do vírus em vetores nativos.

Tem sido documentada propagação por *transporte através de ventos*.[2,3] Estudos epidemiológicos sugerem que surtos no Japão são originários da Coreia e aqueles em Israel são originários da Turquia.[2] O movimento transfronteiriço também pode ocorrer pelo transporte de animais[2], embora a transmissão não ocorra através do contato com animais infectados ou sua saliva ou secreção ocular. A doença não é transmitida pelo sêmen, nem a administração intrauterina do vírus é uma via de transmissão adequada.

Reprodução experimental

A doença pode ser transmitida pela injeção de sangue total ou por sua fração leucocitária. A reprodução experimental em bovinos requer administração por via intravenosa (IV) e a viremia dura 3 dias, até o máximo de 2 semanas. Não há estado de portadora.

Fatores de risco do ambiente

A doença ocorre nos meses de *verão*, os surtos são *agrupados* e relativamente de *vida curta* e a disseminação depende em grande parte da população de insetos vetores e da força e direção dos ventos predominantes. A doença tende a desaparecer por longos períodos para retornar na forma epizoótica quando a resistência da população é reduzida. A recorrência depende principalmente de condições ambientais adequadas para o aumento e a disseminação do vetor de insetos e do grau de imunidade da população, como indicado pela titulação de anticorpos neutralizantes e pela cobertura imunitária.[4] Durante períodos de quiescência, a doença ainda está presente, mas a morbidade é reportada como sendo muito baixa. No entanto, em muitas áreas enzoóticas, o grau de vigilância é abaixo de intenso, e podem ocorrer casos clínicos sem serem observados. A proteção temporária contra a infecção é fornecida por infecções subclínicas por outros arbovírus não relacionados (p. ex., Akabane, Aino e outros).

Fatores de risco do animal

Entre os animais domésticos, apenas o *gado* é naturalmente afetado, mas podem ser encontrados anticorpos na vida selvagem de ruminantes africanos. Todas as *faixas etárias* de bovinos são suscetíveis, mas bezerros abaixo de 3 a 6 meses de idade não são afetados pela doença natural. Em infecções experimentais, bezerros com 3 meses de idade são tão suscetíveis quanto os adultos, mas não apresentam doença clínica.

No gado leiteiro, as vacas de maior produção estão em maior risco e a doença clínica pode ser mínima em vacas com menos de 2 anos de idade. Um recente estudo israelense em dez rebanhos bovinos encontrou taxas médias de morbidade e mortalidade de 46,2 e 4,8%, respectivamente, com maiores taxas em touros do que vacas e uma morbidade maior em vacas de 2 a 5 anos do que em novilhas menores de 2 anos. Em surtos naturais não há suscetibilidade de raça.

Na África, com base em resultados sorológicos, acredita-se que o vírus esteja circulando em populações de ruminantes selvagens entre epidemias em bovinos domésticos. O búfalo (*Bubalus bubalis*) é suscetível à infecção experimental, mas é improvável que desempenhe qualquer papel como hospedeiro reservatório. Após infecção experimental do gado, há imunidade sólida contra cepas homólogas até 2 anos. A imunidade contra cepas heterólogas é muito menos durável, o que provavelmente explica as aparentes variações na imunidade após a exposição em campo.

Importância econômica

Embora a taxa de casos fatais seja muito baixa, ocorrem perdas consideráveis em *rebanhos leiteiros* como resultado da depressão do fluxo de leite – até 80% em vacas no final da lactação. Em um estudo israelense com oito rebanhos leiteiros infectados, o declínio na produção de leite a partir dos níveis de pré-infecção variou de 30 a 70% entre as vacas, e as vacas de maior rendimento apresentaram a maior queda. Após a recuperação da doença, a produção de leite foi ainda menor do que antes da infecção.

Há também uma resistência reduzida à mastite. A ineficiência reprodutiva está associada a um atraso significativo na ocorrência de estro, abortamento em vacas e esterilidade temporária em touros. Ocasionalmente, animais morrem de infecção intercorrente, geralmente pneumonia, ou decúbito prolongado. A BEF pode ter efeito sério sobre a economia agrícola em países onde o gado é usado como *animal de tração*. Para países exportadores de gado, como Austrália, a BEF causa interferência no movimento do gado quando os países receptores insistem em evidências de ausência da doença.

Patogênese

A produção experimental da doença requer a via IV de transmissão. A multiplicação do vírus provavelmente ocorre principalmente dentro do *sistema vascular*. O vírus da BEF altera a biologia celular em bovinos para melhorar a entrada e a replicação do vírus. Isso inclui a ativação de vias de sinalização intracelular para regular positivamente a expressão de clatrina e dinamina 2 e a ativação de receptores de prostanoides 2 e 4 mediados pela ciclo-oxigenase 2 (COX-2) para aumentar a endocitose mediada por clatrina do vírus.[5-7] Após um período de incubação de 2 a 10 dias, há uma febre bifásica com picos de 12 a 24 h de intervalo. A febre dura 2 dias e são característicos nesse momento: aumento da frequência respiratória, dispneia, tremores musculares, rigidez dos membros e dor.

Há *inflamação generalizada* com vasculite e trombose, inflamação serofibrinosa nas cavidades serosa e sinovial e aumento da permeabilidade endotelial nos mesmos locais. O vírus pode ser detectado nos neutrófilos e plasma circulantes, nos fluidos seroso e sinovial, nas células mesoteliais da membrana sinovial, no epicárdio e nos neutrófilos nos fluidos. Os sinais clínicos são causados pela expressão de mediadores da inflamação associados a uma hipocalcemia secundária.

Achados clínicos

Os bezerros são menos afetados, com menos de 3 a 6 meses de idade sem sinais clínicos. Vacas com excesso de peso, vacas de alta produção e touros são os mais afetados. As mortes são relativamente raras e em geral ocorrem em menos de 1% do rebanho.[3]

Na maioria dos casos, a doença é aguda. Após um período de incubação de 2 a 4 dias, às vezes até 10 dias, há um início repentino de *febre* (40,5 a 41°C), que pode ser bifásico ou ter remissão matinal. Ocorrem *anorexia* e *queda acentuada na produção de leite*. Há constipação intestinal grave em alguns animais e diarreia em outros. As taxas respiratória e cardíaca aumentam e ficam evidentes as secreções nasais pegajosas e oculares lacrimejantes. Os animais agitam suas cabeças constantemente e são observados tremores e fraquezas dos músculos. Pode haver inchaços em ombros, pescoço e costas.

Os sinais musculares tornam-se mais evidentes no segundo dia, com *rigidez* grave, movimentos musculares clônicos e fraqueza em um ou mais membros. É frequentemente adotada uma *postura* semelhante à laminite aguda, com os quatro cascos agrupados sob o corpo. No terceiro dia, o animal começa a comer e a ruminar e a reação febril desaparece, mas claudicação e fraqueza podem persistir por mais 2 a 3 dias. Um nome comum de "*doença de 3 dias*" é aplicado porque os animais normalmente progridem durante o início da doença até a doença grave e a recuperação ocorre em 3 dias.[3]

Alguns animais permanecem em pé durante estágios agudos, mas a maioria deita e assume uma posição que lembra a paresia da parturiente, associada à *hipocalcemia*, com os membros traseiros alongados e a cabeça virada para o flanco. Ocasionalmente, os animais adotam uma postura de decúbito lateral. Alguns desenvolvem enfisema pulmonar e subcutâneo (SC) clinicamente detectável, podendo estar relacionado com deficiência nutricional de selênio. Na maioria dos casos, a recuperação é rápida e completa, a menos que haja exposição a condições climáticas graves ou que ocorra a aspiração de conteúdo ruminal mal direcionado. Alguns casos apresentam um segundo episódio de doença clínica 2 a 3 semanas após a recuperação.

Casos esporádicos mostram decúbito persistente e têm que ser eliminados e ocorre abortamento em uma pequena proporção de casos. Os touros afetados são temporariamente estéreis. Podem ocorrer casos mais leves, com sinais clínicos restritos a febre e falta de apetite, no final de uma epizootia.

Patologia clínica

O sangue retirado do gado no estágio febril coagula mal. Ocorre *leucocitose* marcada com um aumento relativo de neutrófilos durante a fase aguda da doença. Há um desvio à esquerda e linfopenia. Os níveis plasmáticos de fibrinogênio estão elevados por cerca de 7 dias e há aumento acentuado na *atividade da creatinoquinase*. Em casos naturais, mas não nos produzidos experimentalmente, ocorre *hipocalcemia* significativa.[8] Os testes sorológicos disponíveis incluem um teste de fixação do complemento, soroneutralização, teste de anticorpos fluorescentes, teste de imunodifusão em gel de ágar (AGID) e um *ensaio de imunoabsorção enzimática (ELISA) bloqueador*, que é relatado como simples e é o teste preferido.

Achados de necropsia

Lesões *post mortem* não são dramáticas. As lesões mais consistentes são *poliserosite serofibrinosa*, envolvendo as cavidades sinovial, pericárdica, pleural e peritoneal, com acúmulo característico de neutrófilos nesses fluidos e tecidos adjacentes. Também pode ser observada hemorragia nos tecidos periarticulares e pode haver focos de necrose na musculatura dos membros e nas costas. Todos os linfonodos são geralmente aumentados e edemaciados. *Enfisema pulmonar* e bronquiolite fibrinosa são achados padrão e pode ser observado enfisema subcutâneo ao longo do dorso. Os achados microscópicos característicos consistem em uma vasculite leve de pequenos vasos, com neutrófilos perivasculares e fluido de edema, além de trombos intravasculares de fibrina.

Exames de necropsia de animais que desenvolvem decúbito persistente mostraram alterações degenerativas graves na medula espinal semelhantes às produzidas por compressão física, mas a patogênese dessas lesões permanece incerta. Embora sejam conhecidas sequências de ácido nucleico do agente, os testes de reação em cadeia da polimerase (PCR) ainda não são amplamente utilizados. O antígeno nas células reticuloendoteliais pode ser detectado pelas técnicas de imunoperoxidase e imunofluorescência.

Amostras para confirmação do diagnóstico

- Virologia: pulmão, baço, membrana sinovial, pericárdio (isolamento do vírus)
- Sorologia: fluido pericárdico (ELISA)
- Histologia: amostras fixadas em formalina de tecidos mencionados anteriormente.

> **Diagnóstico diferencial**
> O diagnóstico de febre efêmera em uma população de gado não é difícil com base em sua epidemiologia e apresentação clínica. Pode produzir dificuldades em animais individuais, cujos diferenciais incluem:
> - Botulismo
> - Paresia da parturiente
> - Pneumonia
> - Reticulite traumática.

Tratamento

O tratamento paliativo com *anti-inflamatórios não esteroides (AINE)*, como flunixino meglumina IV ou intramuscular (IM) (2,2 mg/kg/dia) ou cetoprofeno IM (3 mg/kg/dia), resulta em *remissão* de sinais sem influenciar o desenvolvimento da doença. Há pouco efeito sobre as manifestações respiratórias da doença, mas um efeito importante sobre rigidez, claudicação e anorexia. Todos os tratamentos são continuados por 3 dias. A fenilbutazona pode ser mais eficaz, mas a frequência de injeção não é prática e gera preocupações com resíduos de abate. Além disso, o uso de fenilbutazona em bovinos não é permitido em alguns países. O tratamento parenteral com *borogliconato de cálcio* deve ser administrado a vacas que mostrem sinais de hipocalcemia; observações de campo são de que o tratamento parenteral com soluções de cálcio geralmente ajuda a colocar uma vaca em decúbito dorsal. É necessária alimentação adequada do animal em decúbito.

Controle

É praticada restrição de movimento de áreas infectadas, mas a *vacinação* é o único método efetivo de controle. Vacinas preparadas a partir de vírus *atenuado* de cultura de tecido ou em cérebro de ratos e adjuvadas em adjuvantes Quil A ou incompletos de Freund estão comercialmente disponíveis na Austrália, Japão, Taiwan e África do Sul. São necessárias duas vacinações, eficazes na prevenção de doenças em surtos naturais por períodos de até 12 meses. O uso de vacinação no Japão é creditado com a prevenção de novos grandes surtos. As vacinas atenuadas são caras para produzir e têm uma vida útil curta e as quedas são registradas após seu uso. Há também a preocupação sobre a mutação reversa da linhagem atenuada para uma forma virulenta, dada particularmente a alta taxa de mutação dos vírus RNA e a contaminação com outros vírus durante a preparação da vacina.[9,10] O uso de vacinas inativadas oferece, portanto, uma alternativa atraente, tais como vacinas *inativadas* com formol com ou sem adjuvantes. Infelizmente, as vacinas inativadas parecem precisar de pelo menos três vacinações para fornecer imunidade em longo prazo[9,10], exigindo estímulos frequentes para o efeito. A imunidade está positivamente correlacionada com o nível de anticorpo específico medido com um ELISA de bloqueio ou como anticorpo neutralizador de vírus.

REFERÊNCIAS BIBLIOGRÁFICAS

1. Trinidad L, et al. J Virol. 2014;88:1525.
2. Aziz-Boaron O, et al. Vet Microbiol. 2012;158:300.
3. Finlaison DS, et al. Aust Vet J. 2010;88:301.
4. Ting LJ, et al. Vet Microbiol. 2014;173:241.
5. Cheng CY, et al. J Virol. 2012;86:13653.
6. Cheng CY, et al. Cell Microbiol. 2015;17:967.
7. Joubert DA, et al. J Virol. 2014;88:1591.
8. Mohammad M, Saeed S. Adv Environ Biology. 2011;5:1579.
9. Aziz-Boaron O, et al. PLoS ONE. 2013;8(12):e82217.
10. Aziz-Boaron O, et al. Vet Microbiol. 2014;173:1.

Doença dos ovinos de Nairobi

A doença dos ovinos de Nairobi (NSD) é transmitida por carrapatos de pequenos ruminantes, particularmente ovinos, causada pelo vírus da doença dos ovinos de Nairobi (NSDV) e é caracterizada por febre, gastrenterite hemorrágica, aborto e alta mortalidade. A NSDV foi reconhecida pela primeira vez no início do século XX como uma doença de ovelhas e cabras no Quênia. O vírus é o protótipo do gênero *Nairovirus*, família Bunyaviridae e é endêmico em países da África Oriental e Central, como Quênia, Uganda, Tanzânia, Ruanda, Somália e Etiópia. Um vírus similar conhecido como vírus Ganjam (GV) foi reconhecido na Índia e no Sri Lanka, onde está associado a doenças febris em seres humanos e doenças em ovinos e caprinos. Análises genômicas recentes mostraram que o NSDV é altamente diversificado e que o *Ganjam virus* é uma variante do NSDV.[1] Além disso, tem sido sugerido que o GV provavelmente se espalhou da Índia para a África no século XIX e que ambas as variantes do vírus poderiam ser referidas como NSDV/GV.[2]

Outros vírus antigenicamente relacionados são o vírus da febre hemorrágica da Crimeia-Congo em seres humanos e o vírus da febre Dugbe em bovinos nas regiões mais secas da África Ocidental e Oriental. A família Bunyaviridae também inclui dois patógenos significativos de animais, o vírus Cache Valley e o Akabane, ambos com tropismo para tecidos fetais e responsáveis por perdas embrionárias e múltiplas deformidades congênitas em ruminantes domésticos.[3] O NSDV não afeta bovinos, cavalos ou porcos, mas podem causar uma doença febril leve em seres humanos, sendo considerada uma zoonose.

O vetor mais comum para NSDV na África é o carrapato marrom da orelha *Rhipicephalus appendiculatus*, mas outras espécies podem estar envolvidas, incluindo *Amblyomma variegatum*. Na Índia, o GV é encontrado em vários carrapatos, principalmente *Haemophysalis intermedia*.[1] A transmissão por *R. appendicaltus* é transestadial e transovariana. Animais criados em áreas endêmicas são geralmente imunes e, portanto, o vírus é de pouca importância em populações estáveis de ovelhas e cabras. O vírus pode persistir em carrapatos por longos períodos, mais de 2 anos em adultos sem alimentação, aumentando assim a estabilidade endêmica em animais residentes.

A patogênese da infecção por NSDV/GV foi investigada recentemente.[4] O vírus é considerado um dos agentes mais patogênicos para ovinos e caprinos, com mortalidade variando de 40%, em ovelhas Merino a 90% em carneiros Masai. Assim como outras doenças hemorrágicas virais, incluindo febre hemorrágica da Crimeia-Congo em seres humanos, o NSDV/GV desenvolveu um mecanismo eficiente para contornar ou inibir a imunidade inata do hospedeiro, inibindo a ação e a indução da interferona.[4] Isso facilita a invasão do vírus nas células e sua replicação nelas. Em ovelhas infectadas experimentalmente, o vírus também mostrou causar leucopenia profunda, provavelmente como resultado de apoptose em grande escala, e aumento dos níveis de algumas citocinas pró-inflamatórias, incluindo o fator de necrose tumoral alfa (TNFa), que tem o efeito de aumentar a permeabilidade endotelial, levando a hemorragias.[2] À medida que as ovelhas começaram a se recuperar da infecção, o nível de gamainterferona aumentou.

A doença clínica ocorre quando animais suscetíveis são movidos para áreas endêmicas (p. ex., para fins de *marketing* ou para melhoria de gado) ou quando há um colapso nas medidas de controle de carrapatos. Os surtos ocorrem fora das áreas endêmicas quando há aumento incomum na população de carrapatos causado por chuvas excessivas ou prolongadas. Existem diferenças na suscetibilidade entre diferentes raças de ovinos e caprinos e, diferentemente da maioria das outras doenças, algumas raças autóctones são mais suscetíveis que raças exóticas, como a Merino. Um ataque súbito de febre é seguido por anorexia, corrimento nasal, dispneia e diarreia grave, às vezes com disenteria, abortamento e morte em 3 a 9 dias. Pode haver hiperemia da banda coronariana e hemorragias na mucosa oral.[2] A taxa de mortalidade é de 30 a 90%, mas é menor em caprinos.

O quadro de necropsia é típico de uma diátese hemorrágica e consiste em hemorragias nas superfícies serosas dos órgãos viscerais e nas superfícies mucosas, particularmente no trato genital feminino, abomaso e cólon. Os gânglios linfáticos e o baço ficam maiores. Mais tarde, uma gastrenterite hemorrágica torna-se mais óbvia e pode haver faixas estriadas (zebra) na mucosa do cólon e do reto. O útero e a pele fetal são hemorrágicos. É provável que os carrapatos sejam encontrados no corpo, especialmente nas orelhas e na cabeça. Lesões histopatológicas comuns fora do trato gastrintestinal incluem degeneração miocárdica, nefrite e necrose da vesícula biliar.

Diagnósticos diferenciais incluem: peste dos pequenos ruminantes (PPR), febre do Vale do Rift, erliquiose, gastrenterite parasitária e salmonelose, todos confirmados por testes laboratoriais.

Os espécimes para diagnóstico laboratorial devem incluir sangue não coagulado, linfonodo mesentérico e baço, coletados com segurança para evitar infecções por aerossol. O vírus é isolado pela primeira vez no tecido em camundongos jovens e a doença pode ser reproduzida em ovinos suscetíveis. A técnica de reação em cadeia da polimerase (PCR) tem sido usada no sangue total ou na camada leucoplaquetária.[2] O sangue deve ser coletado em ácido etilenodiamina tetra-acético (EDTA). Um ensaio de PCR quantitativo também pode ser usado em carrapatos e para a realização de pesquisas.[5]

O teste sorológico recomendado é o teste de anticorpo fluorescente indireto, mas outros são: teste de fixação do complemento (TFC) e teste de hemaglutinação indireta. Para identificação viral, os testes recomendados costumavam ser imunofluorescência, imunodifusão em gel de ágar, TFC e ensaio de imunoabsorção enzimática (ELISA).

Não há tratamento para NSD e nenhuma vacina para uso comercial, apesar de ter sido sugerida uma vacina inativada por cultura de tecido ou uma vacina atenuada. O controle de vetores é crucial quando os animais precisam ser movidos para áreas endêmicas.

LEITURA COMPLEMENTAR

OIE Manual of Diagnostic Tests and Vaccines for Terrestrial Animals. Paris: OIE; 2008 chapter 2.9.1:1165.

REFERÊNCIAS BIBLIOGRÁFICAS

1. Yadev PD, et al. Infect Genet Evol. 2011;11:1111.
2. Bin Tarif A, et al. Vet Res. 2012;43:71.
3. OIE Manual of Diagnostic Tests and Vaccines for Terrestrial Animals. Paris: OIE; 2008 chapter 2.9.1:1165.
4. Holzer B, et al. PLoS ONE. 2011;6:e28594.
5. Mutai BK, et al. Vector Zoonot Dis. 2013;13:360.

Doença de Wesselsbron

Sinopse

- Etiologia: vírus Wesselsbron, gênero *Flavivirus*, um membro da família Flaviviridae
- Epidemiologia: enzoótica na África Subsaariana. Hospedeiro de manutenção ainda não identificado, mas presumivelmente herbívoros domesticados. Transmitido por mosquitos do gênero *Aedes*. A infecção pode ocorrer em pequenos e grandes ruminantes, porcos, burros, cavalos e avestruzes. Ocorrem infecções durante todo o ano em áreas costeiras mais quentes e úmidas; regiões mais secas têm menor prevalência e surtos em períodos de alta precipitação, ocorrendo frequentemente em conjunto com a febre do Vale do Rift
- Achados clínicos: doença febril aguda em cordeiros caracterizados por hepatite, abortamento em ovelhas prenhes com malformação congênita do sistema nervoso central e artrogrifose em fetos abortados; a infecção subclínica predomina em bezerros, ovelhas adultas não gestantes, cabras e bovinos; abortamentos ocasionais
- Achados de necropsia: icterícia, necrose hepática difusa
- Confirmação diagnóstica: isolamento viral, soroneutralização ou localização imuno-histoquímica de antígenos virais em tecidos; sorologia
- Tratamento: não há tratamento específico disponível, apenas de suporte
- Controle: vacinação não está mais disponível; controle de vetores não é rentável.

Etiologia

O vírus Wesselsbron é um vírus de RNA de fita simples com envelope, transmitido por artrópodes, da família Flaviviridae, gênero *Flavivirus*, que ainda não foi bem caracterizado.

Epidemiologia

Ocorrência

A doença de Wesselsbron (WBD) foi descrita pela primeira vez em 1955 em um cordeiro de 8 dias de vida no distrito de Wesselsbron, no Estado Livre de Orange, África do Sul. Evidência sorológica indica alta prevalência de infecção nas regiões mais úmidas e mais quentes da África do Sul, Moçambique e Zimbábue. Os animais com titulação de anticorpos são, pelo contrário, menos comuns no interior da África do Sul.[1] O vírus Wesselsbron foi isolado de vertebrados e vetores artrópodes em muitos países africanos, incluindo Camarões, República Centro-Africana, Nigéria, Senegal, África do Sul, Uganda e Zimbábue e Madagáscar. Embora os estudos sorológicos sugiram uma presença enzoótica do vírus em grande parte do subcontinente, a incidência de doença clínica é muito baixa.[2]

O padrão de ocorrência é o ano todo nas regiões costeiras mais quentes e úmidas do sul e leste da África. Em contraste, ocorrem surtos cíclicos que normalmente estão ligados a períodos de chuvas intensas nas áreas mais secas do continente. Frequentemente ocorrem surtos em conjunto com epizootias (p. ex., febre do Vale do Rift).

Fatores de risco

Fatores de risco do animal

A WBD é uma doença infecciosa que afeta principalmente ovelhas, com clara predisposição à idade. Cordeiros recém-nascidos nos primeiros dias de vida são mais suscetíveis à doença clínica, com taxas de mortalidade na faixa de 30%. Em ovelhas adultas gestantes, o abortamento é uma apresentação comum da doença, que pode estar associado a um episódio febril.

Outras espécies, incluindo gado, cabras, camelos, burros, cavalos e avestruzes, são suscetíveis à infecção, mas normalmente não desenvolvem a doença; entretanto, atém sido relatados abortamentos associados à infecção pelo vírus Wesselsbron em bovinos e caprinos.[3,4]

Fatores de risco do ambiente

Um ambiente quente e úmido, favorável a vetores competentes, é um importante fator de risco para a disseminação do vírus. Chuvas anormalmente pesadas e o consequente aumento na população de mosquitos podem resultar em epizootias em regiões mais secas do continente africano.[1]

Fonte de infecção e método de transmissão

Os mosquitos que se reproduzem em águas pluviais do gênero *Aedes*, incluindo as espécies *A. caballus* e *A. circumluteolus*, são considerados os principais vetores do vírus Wesselsbron. A alta soroprevalência de infecção em herbívoros domesticados em áreas afetadas sugere que essas espécies podem funcionar como hospedeiros de manutenção do vírus. A transmissão direta do vírus entre animais não foi documentada. Em seres humanos, no entanto, a infecção após o manuseio de material infeccioso tem sido relatada.[4]

Implicações zoonóticas

Embora os seres humanos sejam suscetíveis a infecções e doenças, a infecção pelo vírus Wesselsbron na grande maioria dos casos é assintomática. Se clinicamente aparente, a doença é em geral temporária semelhante a um resfriado, com febre, cefaleia e dores musculares e articulares; podem ocorrer hipersensibilidade cutânea e erupções cutâneas.[4,5] Não foi relatada transmissão de infecção de pessoa para pessoa.

Importância econômica

A doença causa principalmente doenças em cordeiros e ovelhas prenhes; no entanto, faltam evidências de que a doença provoca danos econômicos significativos.[1]

Patogênese

O vírus Wesselsbron foi classificado como pantrópico com propriedades hepatotrópicas marcantes em cordeiros recém-nascidos e propriedades neurotrópicas latentes em tecido embrionário e fetal em ovelhas prenhes.[6] Os hepatócitos são o principal local de replicação viral em cordeiros e a idade parece ser um fator determinante na progressão da infecção. A necrose hepática é o achado mais consistente em cordeiros jovens infectados, resultando em insuficiência hepática e colestase. Em geral, a extensão e a gravidade da necrose hepática são consideravelmente menos graves do que em cordeiros infectados com o vírus da febre do Vale do Rift.[6]

Achados clínicos

A apresentação clínica da WBD varia de acordo com a espécie e a idade. A doença é mais grave em cordeiros jovens. Após um período de incubação entre 1 e 4 dias, tornam-se aparentes sinais clínicos inespecíficos, como anorexia, apatia e febre. Raramente são observados sintomas semelhantes em recém-nascidos de outras espécies. A icterícia associada à necrose celular hepática pode se tornar aparente em casos mais graves. As taxas de mortalidade estão na faixa de 25% em cordeiros.

Em ovinos e bovinos adultos, o único sinal aparente pode ser um episódio de febre. Em ovelhas prenhes, a infecção pode resultar em abortamento, mumificação, natimortalidade ou nascimento de cordeiros fracos. Cordeiros natimortos ou abortados podem apresentar defeitos neurológicos congênitos ou artrogripose. A ocorrência de hidropisia amniótica também tem sido associada à infecção pelo vírus Wesselsbron em ovelhas prenhes.[2,6] Presumivelmente, pode ocorrer morte da ovelha como uma complicação do abortamento.

Patologia clínica

A doença de Wesselsbron é diagnosticada pela identificação do vírus causador ou pela sorologia. A identificação do vírus pode ser feita pelo isolamento direto do vírus, por meio do teste de fixação do complemento (TFC) ou do teste de soroneutralização (SNT).[2] O vírus pode ser isolado da maioria dos órgãos de carneiros clinicamente afetados, mas o soro de fetos abortados e fígado ou baço de cordeiros mortos são mais comumente usados. A imuno-histoquímica também tem sido usada para identificação de vírus no tecido hepático de cordeiros mortos.[5]

A sorologia pode ser conduzida por neutralização do vírus, fixação do complemento e inibição da hemaglutinação. O teste de inibição da hemaglutinação mostra alto grau de reatividade cruzada com outros flavivírus. Mais recentemente, foi desenvolvido um anticorpo para ensaio de imunoabsorção enzimática (ELISA), que é mais sensível e tem menos reação cruzada do que o teste de inibição da hemaglutinação.[5]

Achados de necropsia

Em fetos abortados, foram relatadas malformações congênitas do sistema nervoso central, como porencefalia e hipoplasia cerebelar. Em alguns casos, estas foram associadas com artrogripose.[6] Em recém-nascidos, icterícia moderada a grave é um achado proeminente. O fígado é friável com uma cor amarela a laranja-acastanhada e pode estar congestionado e aumentado em alguns casos. Outras lesões inespecíficas incluem petéquias na superfície serosa de todo o trato digestório e na mucosa abomaso.[2] Também foi relatado edema subcutâneo.

Na histopatologia, o achado predominante é a necrose leve a grave do fígado, caracterizada por necrose difusa de hepatócitos individuais ou pouco agrupados, espalhados aleatoriamente pelo fígado. A proliferação de células de Kupffer e ductos biliares é outro achado consistente.[2] As lesões hepáticas associadas à doença de Wesselsbron podem ser diferenciadas daquelas observadas com a febre do Vale do Rift pela ausência de focos primários de necrose coagulativa de hepatócitos bem definidos e pela falta de hemorragia parenquimatosa que caracteriza infecção por febre do Vale Rift.[1]

Amostras para confirmação do diagnóstico

- Virologia: fígado, baço, cérebro (isolamento do vírus, soroneutralização, fixação do complemento)
- Histologia: fígado, baço, cérebro (microscopia óptica, imuno-histoquímica).

Diagnóstico diferencial
- Febre do Vale do Rift
- Língua azul
- Febre efêmera
- Septicemias bacterianas
- Antraz
- Vibriose
- Tricomoníase
- Plantas tóxicas.

Tratamento

Pouca atenção foi dada ao aspecto do tratamento da doença e nenhum tratamento conhecido é de qualquer valor.

Controle

Medidas para controlar a doença de Wesselsbron propostas no passado incluem controle de vetores e vacinação. Embora o controle do vetor seja teoricamente possível, ele exige que os locais de reprodução do *Aedes* spp. tenham sido identificados e tenham uma superfície limitada para ser manejável. Particularmente com fortes chuvas e inundações, os locais de reprodução de mosquitos são muito numerosos e amplos para serem controlados. Problemas ecológicos, de saúde e financeiros relacionados com a aplicação de grandes quantidades de inseticidas ao ambiente complicam ainda mais esse tipo de controle.

Uma vacina viva modificada estava disponível no passado. A vacinação imprudente de ovelhas prenhes, no entanto, resultou em perda econômica considerável como resultado do abortamento e da alta incidência de malformações fetais. Por causa do limitado dano econômico causado pelo WBD e das complicações experimentadas com a vacinação, a produção da vacina foi descontinuada.

REFERÊNCIAS BIBLIOGRÁFICAS
1. Van der Lugt JJ, et al. Onderstepoort J Vet Res. 1995;62:143.
2. Coetzer JAW, et al. Onderstepoort J Vet Res. 1978; 45:93.
3. Mushi EZ, et al. J Vet Diagn Invest. 1998;10:191.
4. Weiss KE, et al. Onderstepoort J Vet Res. 1956; 27:183.
5. Center for Food Security. Public health. 2007 at: <http://www.cfsph.iastate.edu/Factsheets/pdfs/wesselsbron.pdf>; Accessed 10.03.15.
6. Coetzer JAW, et al. Onderstepoort J Vet Res. 1979; 46:165.

Infecção por herpes-vírus caprino-1

Sinopse
- Etiologia: herpes-vírus caprino-1
- Epidemiologia: a maioria das infecções são subclínicas. Alta soroprevalência nos países do Mediterrâneo. Infecção latente comum e surtos de abortamento e mortalidade neonatal sem causa precipitante conhecida
- Achados clínicos: abortamento, doença neonatal, vulvovaginite, balanopostite
- Patologia clínica: leucopenia na doença sistêmica em filhotes
- Lesões: ulceração e necrose da vulva e prepúcio. Necrose multifocal no intestino e órgãos de fetos abortados e caprinos jovens (1 a 2 semanas) com doença sistêmica
- Confirmação diagnóstica: isolamento viral, reação em cadeia da polimerase
- Tratamento e controle: sem tratamento efetivo. Biossegurança de rebanho. Vacina experimental mostra proteção.

Etiologia

O herpes-vírus caprino-1 (CpHV-1) é um alfa-herpes-vírus da família Herpesviridae. A análise da endonuclease de restrição indica que existem diferentes cepas, mas estas não estão agrupadas geograficamente.

Epidemiologia

Ocorrência

A doença é registrada nos EUA, Canadá, Austrália, Nova Zelândia, América do Sul e muitos países da Europa e provavelmente tem distribuição mundial. Nos países onde ocorre, há evidências sorológicas de que a infecção é generalizada. A soroprevalência é particularmente elevada nos países mediterrânicos com populações altas de cabras, como Grécia, Itália, França[1] e Espanha.

Em adultos, a doença sistêmica é clinicamente inaparente, mas uma forma genital da doença pode ser transmitida sexualmente. O vírus causa principalmente infecções latentes ou subclínicas, como vulvovaginite e balanopostite, que às vezes podem apresentar lesões muito graves.[2] Também está associada a surtos ocasionais, porém graves, de abortamento, cuja taxa pode exceder 50%.[3] O CpHV-1 também é associado a doença sistêmica grave em recém-nascidos de 1 a 2 semanas de idade. Isso pode ocorrer em rebanhos os quais estão abortando ou ocasionalmente em rebanhos sem acompanhar o abortamento.

Transmissão e reprodução experimental

Acredita-se que a transmissão seja por inalação, ingestão ou genital. O vírus é encontrado nas secreções nasais, faringeanas e vaginais; prepúcio; e fezes. Ela é eliminada por fêmeas afetadas por 10 a 12 dias após a infecção e por até 24 dias por machos.[4] O período prolongado de excreção em machos é provavelmente importante nas altas taxas de transmissão de infecções que ocorrem com a forma genital dessa doença.

Apenas as cabras são afetadas naturalmente; cordeiros e bezerros não são infectados por inoculação intranasal, mas cordeiros podem ser infectados por injeção intravenosa (IV). Após a infecção primária, o CpHV-1 estabelece uma infecção latente no terceiro e no quarto gânglios sacrais, mas é difícil reativar essas infecções por meios experimentais ou naturais. A reativação ocorre no momento do cio e os surtos de vulvovaginite geralmente ocorrem durante ou após o período de acasalamento.[1]

O abortamento ocorre de 1 a 7 semanas após o desafio experimental. No entanto, não são conhecidos os fatores que precipitam surtos ocasionais de abortamento e doença em cabras jovens. O desafio das fêmeas no início da prenhez é seguido por baixa estatura fetal e morte, enquanto o desafio em meados da gestação não causa comprometimento do crescimento fetal, com a gestação mantida, mas nascendo morto.

Importância econômica

As perdas incluem mortes de cabritos jovens, nos quais as taxas de morbidade e de mortalidade são altas, além de abortamentos e natimortos. Embora a doença não seja comum, as taxas de abortamento podem ser altas naqueles rebanhos que experimentam a doença.

Patogênese

Pode ocorrer viremia em cabritos desmamados de 1 a 2 semanas de idade, com infecção de vários órgãos, especialmente do trato alimentar e respiratório. O vírus pode infectar a placenta, causando placentite e invadindo o feto.

Achados clínicos

Adultos

Tanto na doença experimentalmente produzida quanto na natural, não há doença clínica prodrômica precedendo o abortamento, e os fetos abortados geralmente são de gestação completa. Em caso de gêmeos, um pode nascer morto e o outro vivo. Com a doença genital, há eritema e edema da vulva e erosões superficiais, úlceras e ocasionalmente membrana difteral na mucosa da vulva e da vagina.[1] O corrimento vaginal é claro para mucopurulento e as lesões cicatrizam em aproximadamente 1 semana. Ocorrem surtos durante ou após o acasalamento e não são necessariamente seguidos por abortamento. Em machos, há uma balanopostite ulcerativa, com hiperemia, edema e ulceração do pênis e prepúcio, frequentemente com exsudato purulento, e cicatrização das lesões em até 15 dias após a infecção.[4]

Recém-nascidos

Sinais consistentes incluem fraqueza, anorexia, cianose e dispneia, aumento das taxas cardíacas e respiratórias, dor abdominal e conteúdo intestinal fluido, acompanhados por diarreia e, em alguns casos, disenteria. Vesículas e úlceras também podem estar presentes nas coronárias. Também são observadas conjuntivite, secreção nasal seropurulenta, erosões da mucosa oral e hemorragias petequiais na pele.

Patologia clínica

A leucopenia é um achado consistente em recém-nascidos doentes. O vírus pode ser isolado de todas as secreções ou identificado por reação em cadeia da polimerase (PCR) e análise de endonuclease de restrição. No soro, os anticorpos podem ser demonstrados por testes de soroneutralização ou ensaio de imunoabsorção enzimática (ELISA).[5]

Achados de necropsia

Adultos

Na verdade, ulceração e necrose das mucosas vaginal e vulvar e placentite são achados padrão. Os machos têm inflamação e ulceração do pênis e prepúcio. Alguns adultos desenvolvem pneumonia aguda com exsudato fibrinoso espesso na cavidade pleural. Os focos miliares de necrose hepática podem ou não ser macroscopicamente visíveis em fetos abortados, mas a necrose multifocal microscópica é comumente observada no fígado, glândulas suprarrenais, pulmão e rim. As inclusões intranucleares do herpes-vírus podem ser encontradas em alguns desses tecidos.

Recém-nascidos

Lesões proeminentes incluem ulceração e necrose das mucosas do rúmen, abomaso, intestino, ceco e cólon. As lesões são particularmente graves no intestino grosso. Também podem ser vistas vesículas e úlceras na coroa dos cascos. Microscopicamente, os focos de necrose são frequentemente vistos nas glândulas suprarrenais, vesícula urinária, baço, fígado, pulmões e outros tecidos. Os característicos corpúsculos de inclusão intranuclear podem ser vistos em células mononucleares associadas a essas lesões.

Amostras para confirmação do diagnóstico

- Virologia:
    - Recém-nascidos, fetos: fígado, pulmão, glândula adrenal
    - Adultos: úlceras genitais, vesículas. Suabes em meios de transporte viral (isolamento viral, PCR). Pode ser difícil isolar vírus de fetos abortados, mas isso pode ser demonstrado por PCR em tempo real[6]
- Histologia: amostras fixadas em formalina de tecidos afetados.

> **Diagnóstico diferencial**
>
> A doença sistêmica precisa ser diferenciada das infecções micoplasmáticas graves e septicemias bacterianas. A dermatose ulcerativa pode ser um diagnóstico confuso na forma genital.
> O diagnóstico diferencial das causas de abortamento na ovelha e na cabra está resumido na Tabela 18.1.

Tratamento e controle

O fármaco imunossupressor mizoribina aumenta a atividade antiviral do aciclovir, mas essa combinação é um modelo para o tratamento de infecções por herpes-vírus humano, não um tratamento prático para caprinos.[7] Os anti-inflamatórios não esteroides (AINE) podem aliviar o desconforto das lesões genitais causadas pelo CpHV-1, mas as únicas medidas efetivas de controle que podem ser sugeridas atualmente são quarentena eficaz e teste sorológico de todas as cabras introduzidas.

A doença provavelmente não é de importância econômica suficiente para justificar o desenvolvimento de uma vacina comercial. No entanto, vacinas experimentais baseadas na glicoproteína D de um herpes-vírus bovino-4 não patogênico forneceram boa proteção contra o desafio com CpHV-1.[8]

REFERÊNCIAS BIBLIOGRÁFICAS

1. Thiry J, et al. Vet Microbiol. 2008;128:261.
2. Piper KL, et al. Aust Vet J. 2008;86:136.
3. McCoy MH, et al. JAVMA. 2007;231:1236.
4. Camero M, et al. Small Rumin Res. 2015;128:59.
5. Marinaro M, et al. J Vet Diag Invest. 2010;22:245.
6. Elia G, et al. J Virol Meth. 2008;148:155.
7. Elia G, et al. Res Vet Sci. 2015;99:208.
8. Donofrio G, et al. PLoS ONE. 2013;8:e52758.

Arterite viral equina

Sinopse

- Etiologia: vírus da arterite equina
- Epidemiologia: infecção e doença em equinos. Surtos de doença como resultado de transmissão lateral por fluidos corporais infectados. Transmissão venérea por garanhões persistentemente infectados, mas clinicamente normais, com posterior disseminação lateral entre as éguas
- Achados clínicos: abortamento. Doença respiratória alta com sinais sistêmicos, incluindo edema e dificuldade respiratória
- Patologia clínica: sorologia. Nenhuma alteração característica no hemograma ou na bioquímica sérica
- Confirmação diagnóstica: isolamento do vírus ou reação em cadeia da polimerase por transcrição reversa, detecção do genoma viral no sangue, fração de sêmen rica em esperma, suabes ou tecido nasofaríngeos. Soroconversão ou aumento na titulação de fixação de complemento ou ensaio imunoenzimático (ELISA)
- Diagnóstico diferencial:
  - Doença sistêmica: doença respiratória viral
  - Abortamento: herpes-vírus equino-1 (EHV-1), síndrome de perda reprodutiva da égua
  - Doença semelhante em recém-nascidos: EHV-1 ou outra septicemia
- Tratamento: não há tratamento específico
- Controle: vacinação, especialmente de garanhões e éguas soronegativas para serem inseminadas por garanhões soropositivos e para controlar surtos em pistas de corrida. Quarentena. Higiene.

Etiologia

A arterite viral de cavalos, burros, zebras e mulas está associada a um *arterivírus* – vírus da arterite equina (EAV). Há uma suspeita ainda não comprovada de que camelídeos podem ser infectados.[1] O EAV é um pequeno vírus de RNA de fita única, envelopado, de sentido positivo, que é o protótipo do vírus da família Arteriviridae (gênero: *Arterivirus*), ordem Nidovirales. Esse agrupamento taxonômico inclui o vírus da síndrome reprodutiva e respiratória suína (VSRRS; ver Capítulo 18), vírus da febre hemorrágica símia (SHFV), vírus elevador da desidrogenase lactato (LDV) de camundongos e o vírus da doença do gambá (WPDV), a causa neurológica da doença entre os gambás australianos (*Trichosurus vulpecula*) na Nova Zelândia.[2,3] Embora haja apenas um sorotipo EAV conhecido, as cepas de campo do vírus diferem em seu fenótipo de virulência e neutralização[4], com algumas cepas que não causam nenhuma doença detectável e outros associados a sinais clínicos graves em equinos adultos e morte em potros.[5-7]

As proteínas estruturais do vírion EAV incluem sete proteínas de envelope (E, GP2, GP3, GP4, proteína ORF5a, GP5 e M) e a proteína nucleocapsídeo (N).[4] Os antissoros policlonais específicos de EAV e anticorpos monoclonais EAV neutralizantes se ligam ao ectodomínio hidrofílico N-terminal de GP5.[4] As interações entre as proteínas de envelope GP2, GP3, GP4, GP5 e M desempenham um papel importante na determinação do tropismo de monócitos CD14+, enquanto o tropismo para linfócitos T CD3+ é determinado por GP2, GP4, GP5 e M, mas não pela proteína GP3.[9]

Há considerável variação genômica entre os isolados, com EAV de agrupamentos de origem norte-americana e europeia em clados virais geograficamente aproximados, mas distintos. A análise filogenética baseada em sequências da região hipervariável da ORF5 é valiosa para rastrear a origem das cepas EAV.[8,10-19] Isolados do *cluster* EAV estão em dois grupos distintos: norte-americanos e europeus, com dois *clusters* dentro dos clados europeus (EU-1 e EU-2). Clados virais dentro de um país tendem a ser consistentes – por exemplo, a maioria dos isolados de cavalos na África do Sul, Polônia e Argentina são de um dos clados europeus[11,12,15,20], enquanto aqueles na Turquia se agrupam dentro do clado norte-americano.[16] Um surto em cavalos de quarto de milha (que caracteristicamente têm uma prevalência muito baixa de titulação de anticorpos séricos para EAV) e árabes na América do Norte entre 2006 e 2007 foi associado a uma nova cepa de vírus do clado EU-1.[6] O movimento internacional de cavalos resultou na expansão geográfica dos clados de vírus, com evidências genéticas moleculares de introdução recente de novos clados virais na França e na Argentina (e provavelmente em outros lugares).[10,18] Por exemplo, de 22 isolados EAV franceses, 11 dos isolados obtidos antes de 28 de janeiro de 2003 se agruparam no subgrupo EU-1 (9 isolados) ou EU-2 (2 isolados), enquanto 11 isolados obtidos após 30 de janeiro de 2003 pertenciam ao grupo norte-americano, sugerindo que essas cepas foram introduzidas recentemente na França.[10,21] Os garanhões infectados, ou palhas infectadas de sêmen, são o modo mais frequente de introdução de novas cepas em uma área.[10,12,18,19]

Nove cepas sul-africanas isoladas de um único burro são filogeneticamente distintas e diferentes das cepas EAV isoladas de equinos na América do Norte e Europa, de burros na Europa e no grupo de garanhões Lipizzaner sul-africanos.[10]

Novas variantes fenotípicas de EAV podem emergir durante infecções persistentes em garanhões; esta é uma característica importante no desenvolvimento de doenças em éguas e potros expostos.[4-6] Os garanhões portadores persistentemente infectados abrigam EAV entre as estações de reprodução, permitindo a emergência da diversidade genética do vírus.[4] O grau de identidade da sequência nucleotídica entre cepas do vírus EAV isoladas de um único garanhão persistentemente infectado em 11 ocasiões ao longo de 7 anos variaram de 98,92 a 100% e a homologia de aminoácidos variou de 98,06 a 100%.[17] Um surto de EVA na França em 2007 foi associado a um único garanhão persistentemente infectado em que o EAV evoluiu de cepas relativamente inócuas para uma cepa patogênica. O garanhão foi monitorado e as cepas de EAV disponíveis para exame, de 2000 a 2007, permitiram determinar que a fonte do surto foi uma cepa viral que se desenvolveu nesse equino.[21] Esse meio de desenvolvimento de novas quasiespécies é provavelmente mais importante para o surgimento da diversidade genética entre as cepas EAV do que a diversidade mínima de vírus que é gerada durante surtos pequenos ou restritos de EVA, quando o vírus é transmitido por via respiratória ou venérea, ou ambas as vias.[6]

Epidemiologia

Ocorrência

Evidência sorológica de infecção por EAV com ou sem evidência de doença é encontrada em populações de cavalo na América do Norte e do Sul, Europa, África, Ásia, Austrália, Grã-Bretanha, Espanha, Itália, França, Polônia, Holanda, África do Sul e Alemanha. É provável que a doença esteja agora presente na maioria dos países com populações substanciais de cavalos. A Nova Zelândia tem evidências de que está isenta de infecção e não há relatos da doença no Japão.[22] O transporte internacional de cavalos e sêmen congelado contribui para a disseminação da EAV.

A proporção de cavalos soropositivos varia consideravelmente entre as populações, havendo diferenças marcantes entre as raças. No geral, 2% dos cavalos nos EUA são soropositivos para EAV (titulação de soroneutralização > 1:4), com 8,4% das operações de cavalo tendo cavalos soropositivos. Vinte e cinco por cento das operações cuja principal atividade era criação tinham pelo menos um cavalo soropositivo não vacinado, enquanto 4% das operações de corrida tinham pelo menos um cavalo soropositivo não vacinado. A prevalência de títulos para EAV é maior em éguas e em cavalos usados para reprodução. Nos EUA, a frequência com que os equinos apresentam titulação sérica maior que 1:4 varia com a raça, com 24% dos Standardbreds soropositivos, assim como 4,5% dos Purosangue Inglês, 3,6% dos Warmbloods e 0,6% dos Quarto de Milha. Aproximadamente 19% dos cavalos Warmblood importados para os EUA têm anticorpos contra EAV, havendo maior prevalência em cavalos da Alemanha e da Holanda (21% e 25%, respectivamente). Entre 55% e 93% das raças Warmblood e Lipizzano, na Áustria, têm evidência sorológica de exposição ao EAV. Dos cavalos da Anatólia, na Turquia, cerca de 24% são soropositivos.[23] De aproximadamente 8.000 sorologicamente testados na Grécia, 3,3% foram positivos para anticorpos contra EAV.[24]

A doença na Grã-Bretanha e na América do Norte foi associada à importação de garanhões ou sêmen infectados. A doença se espalha rapidamente em um grupo de equinos suscetíveis e, embora o curso da doença clínica seja curto, um surto em um grupo de equinos pode persistir por várias semanas. As infecções naturalmente adquiridas em potros recém-nascidos podem ocorrer como um surto e causar uma doença grave.

Origem da infecção e transmissão

O EAV é distribuído de duas maneiras:

1. *Transmissão horizontal* por fluido predominantemente nasal, mas também por urina, fezes, líquido lacrimal e corrimento vaginal de cavalos infectados.
2. *Transmissão venérea* de garanhões para éguas suscetíveis (soronegativas).

Transmissão horizontal

Através da secreção nasal infectada e do fluido corporal, a transmissão horizontal é eficaz e é o meio de propagação da doença em surtos em estábulos de corrida, e entre éguas e potros em fazendas de criação. O vírus é encontrado em secreções respiratórias por 7 a 14 dias e em outros tecidos por 28 dias. O contato próximo entre cavalos é provavelmente necessário para a transmissão do vírus – foi relatado que ele se espalhou após o contato dos cavalos através de uma cerca. Não foi relatada a duração da viabilidade do vírus no meio ambiente, mas deve ser considerado o potencial de propagação da infecção em fômites, incluindo vestuário e aderência, quando se lida com um surto.

Transmissão venérea

Os *garanhões* são infectados pela transmissão horizontal do vírus e subsequentemente excretam o vírus no sêmen e infectam éguas suscetíveis no momento do acasalamento. Garanhões clinicamente normais também são capazes de transmitir o vírus horizontalmente a outros garanhões em uma operação de reprodução, demonstrando o potencial de propagação horizontal da infecção de garanhões na ausência de doença clínica ou contato sexual. Isso é demonstrado pela alta frequência de infecção em garanhões compartilhando um estábulo e de infecção de sêmen em um garanhão virgem.[15] Trinta a 60% dos garanhões infectados excretam o vírus no sêmen por semanas a meses. Alguns garanhões excretam vírus durante anos e podem ocorrer infecção ao longo da vida e excreção do vírus.

A infecção prolongada de garanhões está associada à mutação do vírus e à secreção de cepas virais pelo garanhão que variam com o tempo.[21] No entanto, a doença resultante da transmissão da infecção de um garanhão para uma égua e a subsequente disseminação da infecção para outros equinos estão associadas a uma única cepa viral. Em outras palavras, os garanhões podem excretar uma variedade de cepas do vírus durante sua vida, mas surtos de doenças estão associados a uma única cepa viral inicial que evolui lentamente, se for o caso, durante as semanas ou meses do surto, mas que pode se desenvolver em várias cepas virais.[5,6] Por exemplo, pelo menos 22 cepas de EAV foram detectadas no surto de 2007 na França, com o vírus incitante original tendo se desenvolvido em um garanhão persistentemente infectado antes de 2002.[5,6,10]

A excreção prolongada do vírus no sêmen é provavelmente importante na manutenção do vírus em populações de equinos. A introdução de um *garanhão persistentemente infectado* em uma população pura, a inseminação de éguas soronegativas com sêmen de um garanhão infectado e o surgimento de uma cepa virulenta de EAV de um garanhão persistentemente infectado têm sido implicados como a causa de surtos de arterite viral.[5,10,13,18] O garanhão portador infecta éguas no acasalamento; as éguas então desenvolvem doenças e eliminam o vírus em fluidos nasais e outros fluidos corporais e infectam cavalos e potros suscetíveis por transmissão horizontal.

Práticas de reprodução artificiais em que um grande número de éguas, muitas vezes em áreas geograficamente dispersas, são inseminadas em um curto período de tempo ou em uma única estação de um garanhão contaminado podem resultar em surtos generalizados. Essa situação ocorreu entre os cavalos Quarto de Milha nos EUA em 2006 e 2007 e em cavalos de tração na França em 2007.[5,6] Além disso, a transferência de embriões infectados por EAV para éguas receptoras sorologicamente negativas para EVA pode resultar em infecção dos receptores, embora isso tenha sido demonstrado apenas experimentalmente e não tenha sido identificado como um meio de propagação EAV no campo.[25]

Deve ser considerada a possibilidade de propagação por fômite em instrumentos veterinários, roupas ou pessoas, como possivelmente seria o caso na França.

Imunidade

A vacinação ou a recuperação de uma infecção natural resulta no desenvolvimento de uma forte resposta neutralizadora do vírus de anticorpos no soro, que se acredita ser importante na depuração do vírus e na resistência à infecção. A resposta imune humoral ao EAV inclui o desenvolvimento de anticorpos neutralizantes de fixação de complemento e vírus específicos. Os anticorpos fixadores de complemento se desenvolvem 1 a 2 semanas após a infecção, atingem o pico após 2 a 3 semanas e desaparecem aos 8 meses, enquanto os anticorpos neutralizantes do vírus são detectados dentro de 1 a 2 semanas após a exposição, atingem o pico de 2 a 4 meses e persistem por ao menos 3 anos.[4] Éguas prenhes infectadas por transmissão horizontal podem abortar ou, menos comumente, dar à luz a potros infectados que morrem subsequentemente, enquanto potros de éguas imunes são resistentes à infecção. Anticorpos de neutralização viral estão presentes no colostro da égua e no soro do potro após a ingestão de colostro, com persistência dos anticorpos até a idade de 2 a 6 meses nos potros. A persistência da imunidade passiva em potros tem implicações importantes na resistência à infecção e no momento da administração de vacinas vivas modificadas.

Fatores de risco do animal

Existem claras diferenças na suscetibilidade de equinos à infecção e à doença, com o resultado clínico da infecção por EAV sendo determinado por fatores genéticos do hospedeiro. Cavalos podem ser segregados em grupos fenotípicos suscetíveis e resistentes com base na suscetibilidade *in vitro* de linfócitos T CD3+ à infecção por EAV.[26-28] Um haplótipo geneticamente dominante associado ao fenótipo suscetível *in vitro* foi identificado em quatro raças de equinos estudadas e está localizado na região do ECA11, com base em estudos de associação genômica ampla.[26] Existem várias proteínas associadas à inserção e entrada do vírus, à organização do citoesqueleto e às vias do NFkappa-B codificadas por essa região de ECA1.[26] Não parece haver associação entre polimorfismos nos principais antígenos de histocompatibilidade (o antígeno de linfócito equino) e suscetibilidade à infecção por EAV.[29]

Cavalos de todas as faixas etárias são suscetíveis à infecção, mas os equinos adultos geralmente são resistentes a doenças. No surto de 2007 na França, foram registradas mortes de um feto, cinco potros jovens e dois cavalos maduros.[5]

Importância econômica

O principal impacto da doença nas fazendas é a perda de potros através do abortamento e o custo das medidas de quarentena e controle. A doença sistêmica pode ser grave, mas a taxa de mortalidade é baixa. O surto no oeste da França em 2007 afetou 18 instalações (índice, 8 primárias e 9 secundárias) em cinco municípios no oeste da França. Foram observados oito casos de mortalidade, incluindo um feto, cinco potros jovens e dois cavalos adultos. Durante os surtos nas pistas de corrida, o impacto econômico é resultado de oportunidades perdidas de treinamento e corrida de cavalos doentes ou convalescentes e o efeito de medidas de quarentena e controle. Incorre em custos adicionais pela inconveniência e pelo custo de vacinar éguas que reproduzirão com garanhões infectados com o vírus e de regulamentações de importação que controlam o movimento de cavalos e sêmen, incluindo a incapacidade de exportar éguas, potros e garanhões não portadores soropositivos (talvez como um resultado da vacinação) e as limitadas oportunidades de exportação de sêmen de garanhões infectados ou de exportação dos próprios garanhões.

Patogênese

As manifestações clínicas do EVA resultam de lesão vascular; a patogênese do EVA ainda não foi definida de modo abrangente, mas envolve a infecção de linfócitos T CD3+[9] A cepa Bucyrus de EAV, altamente virulenta e adaptada em cavalos, causa morte em cavalos por dano vascular grave. A patogênese da doença associada à transmissão horizontal de EAV foi elucidada. Após a inalação do vírus, ele se liga ao epitélio respiratório e infecta os macrófagos alveolares e é detectável nos gânglios linfáticos brônquicos em 48 h após a infecção. Três dias após a infecção, o vírus é detectável em monócitos circulantes, com subsequente distribuição sistêmica da infecção. O vírus se localizou no endotélio vascular e nos miócitos mediais nos dias 6 a 9 e há danos significativos nos vasos sanguíneos no 10º dia. O vírus infecta o epitélio tubular renal e pode persistir por até 2 semanas. A necrose medial dos vasos sanguíneos pode causar anoxia dos tecidos associados. O vírus não é detectável em nenhum tecido até 28 dias após a infecção, com exceção das glândulas sexuais acessórias em cavalos machos intactos.

O abortamento é causado por uma miometrite necrosante grave e presumida redução consequente no fluxo sanguíneo fetal. Geralmente, não há lesões no feto, embora este esteja infectado com o vírus, às vezes com títulos mais altos do que os da mãe. O mecanismo subjacente ao abortamento de potros de éguas infectadas por EAV não é claro.[4]

Achados clínicos

A infecção por EAV costuma ser *clinicamente inaparente*, especialmente após a infecção venérea de éguas. O *abortamento* não está necessariamente associado à doença clínica na égua. A doença sistêmica é geralmente leve a moderada e autolimitada, com recuperação em 5 a 9 dias na grande maioria dos equinos.

A *doença sistêmica é caracterizada* por um período de incubação de 1 a 6 dias, seguido do aparecimento de febre (39 a 41°C). A secreção nasal serosa apresenta-se purulenta e pode ser acompanhada em alguns equinos por congestão e petéquias da mucosa nasal, urticária, conjuntivite, lacrimejamento excessivo com secreção purulenta, ceratite, edema palpebral e blefarospasmo. Também podem ocorrer opacidade do humor aquoso e petéquias da conjuntiva. Sinais de doença pulmonar, como desconforto respiratório e tosse, são atribuíveis a edema pulmonar e congestão, mas são incomuns. O apetite é reduzido ou ausente; em casos graves, pode haver dor abdominal, diarreia e icterícia. O edema dos membros é comum e mais acentuado em estábulos do que no pasto. Nos garanhões, o edema da parede abdominal ventral pode se estender para envolver o prepúcio e o escroto.

A depressão é usual e varia em grau com a gravidade da síndrome. A doença é aguda e grave e as mortes podem ocorrer sem invasão bacteriana secundária. Nesses casos, desidratação, fraqueza muscular e prostração se desenvolvem rapidamente. Deve ser enfatizado que a doença pode ser muito mais branda do que a descrita anteriormente.

A *doença clínica em potros neonatais* é caracterizada por febre, depressão profunda, fraqueza, edema facial e nos membros e desconforto respiratório.[30] Os potros gravemente afetados geralmente morrem. Os potros podem ser afetados ao nascer ou nascerem aparentemente normais e desenvolver a doença de 1 a 19 dias após o nascimento.

O abortamento ocorre dentro de poucos dias após o início da doença clínica, embora não costume ser associado à doença clinicamente aparente. Podem ocorrer abortamentos em 10 a 60% das éguas em risco durante um surto e entre o 3º e o 10º mês de gestação. O abortamento ocorre 12 a 30 dias após a exposição. O abortamento não é prefigurado por sinais premonitórios e a placenta não é retida.

Patologia clínica

O *exame hematológico* de adultos e potros durante a fase aguda da doença sistêmica é caracterizado por leucopenia e trombocitopenia. Confirmação da infecção *ante mortem* tem sido historicamente alcançada por sorologia ou isolamento do vírus. No entanto, técnicas modernas de diagnóstico envolvendo reação em cadeia da polimerase (PCR) e tecnologia de sequenciamento genético facilitam muito o diagnóstico imediato de infecção, o monitoramento da presença de EAV no sêmen (fresco ou para inseminação artificial) e a epidemiologia genética da infecção para rastrear a origem do surto e sua progressão.[5,6,10-12] Testes de PCR são descritos para detecção do EAV.[31,32] O uso recomendado do teste está descrito na Tabela 21.4.

A *confirmação sorológica da infecção* é obtida por meio de testes de fixação do complemento, soroneutralização e ensaio de imunoabsorção enzimática (ELISA).[33-36] A soroconversão ocorre dentro de 1 semana da infecção, e a demonstração de um título de anticorpos crescente, baseado em amostras de soro agudas e convalescentes, ou soroconversão, é considerada evidência de infecção recente. Resultados positivos falsos para o teste de neutralização do vírus ocorreram utilizando células indicadoras de rim de coelho (RK-13) prescritas pela Organização Mundial da Saúde Animal (OIE) quando se testou o soro de cavalos vacinados com uma vacina contra herpesvírus equino 1/4 (EHV1/4) derivada de cultura de tecido. Os resultados falso-positivos são provavelmente um resultado da resposta de anticorpos induzida por vacina contra as células RK-13.

Tabela 21.4 Métodos de teste para o diagnóstico de arterite viral equina e suas finalidades.

Método	Finalidade					
	População livre de infecção	Indivíduo livre de infecção	Eficácia de programas de erradicação	Confirmação de casos clínicos	Prevalência de infecção – vigilância	Estado imune após vacinação
Isolamento viral	–	+++	–	+++	–	–
Imudifusão em ágar gel	–	–	–	–	–	–
Fixação de complemento	–	–	–	+++	–	–
Ensaio de imunoabsorção enzimática	+	++	+	++	+++	+
Reação em cadeia da polimerase	–	+++	–	+++	–	–
Neutralização viral	+	+++	+	+++	+++	+++

+++: método recomendado; ++: método adequado; +: pode ser utilizado em algumas situações, porém custos, confiabilidade ou outros fatores limitam gravemente a aplicação; –: inapropriado para essa finalidade.
Embora nem todos os testes listados como +++ ou ++ tenham padronização formal e validação, sua natureza rotineira e o fato de serem utilizados amplamente, sem resultados dúbios, tornam-nos aceitáveis.

O *isolamento viral* do sangue, fluidos corporais e tecido fetal ou placentário é prontamente alcançado durante a fase aguda da doença. Amostras apropriadas para o isolamento do vírus incluem suabes nasofaríngeos ou conjuntivais e sangue total anticoagulado [heparina, ácido etilenodiamina tetra-acético (EDTA) ou citrato são anticoagulantes adequados]. O vírus é continuamente excretado no sêmen de garanhões infectados e é prontamente isolado da fração rica em espermatozoides do sêmen. A PCR nested pode detectar a presença de vírus em sêmen naturalmente infectado em concentrações tão baixas quanto 2,5 unidades de placa bacteriana por mℓ, com uma especificidade de 97% e sensibilidade de 100% e pode ser útil para o diagnóstico rápido de garanhões de eliminação de EAV.

O diagnóstico *ante mortem* da doença de EAV pode ser conseguido através do exame de amostras de pele utilizando histoquímica de imunoperoxidase de anticorpo monoclonal. O exame de amostras de pele obtidas por biopsia revela edema e vasculite e presença de antígeno intracitoplasmático de EAV.

Achados de necropsia

As lesões macroscópicas incluem edema das pálpebras e petéquias do trato respiratório superior e das serosas das vísceras abdominais e torácicas. Há abundante derrame pleural e peritoneal serofibrinoso com edema generalizado de pulmões, mediastino e mesentério abdominal. Podem ser notadas enterocolite hemorrágica e hemorragia e infarto no baço. São encontradas alterações histológicas características nas pequenas artérias e incluem *necrose fibrinoide da túnica média e cariorrexe dos leucócitos infiltrantes*. Anticorpo fluorescente ou coloração imuno-histoquímica demonstra antígeno viral dentro das células endoteliais desses vasos sanguíneos. Um método de imunoperoxidase também revelou o antígeno viral nas células endoteliais e nos macrófagos de uma égua que abortou e de seu feto e em biopsias de pele de animais que apresentavam erupção maculopapular. Também podem ser usados testes sorológicos realizados em amostras coletadas na necropsia para confirmar que ocorreu exposição ao vírus.

O vírus pode ser isolado do pulmão e do baço de fetos abortados, mas não há lesões consistentes e específicas. Arterite necrosante, semelhante à da égua, pode ser detectável.

Amostras para confirmação do diagnóstico

- Virologia: pulmão, baço e timo (isolamento do vírus, PCR, teste de imunofluorescência)
- Sorologia: soro coração-sangue ou fluido torácico fetal (neutralização do vírus, ELISA, fixação do complemento)
- Histologia: pulmão, baço, adrenal, jejuno, cólon e coração fixos (microscopia óptica, imuno-histoquímica).

Diagnóstico diferencial

O diagnóstico definitivo é baseado no isolamento de EAV dos casos afetados ou na demonstração de soroconversão ou aumento da titulação de anticorpos séricos.
A doença sistêmica deve ser diferenciada daquela associada à infecção por herpes-vírus equino tipo 1 (EHV-1) ou tipo 4 (EHV-4), influenza equina, mormo (ver Tabelas 12.13 e 12.14), infecção com o vírus Getah no Japão, anemia infecciosa equina, peste equina africana e púrpura hemorrágica, infecção pelo vírus da encefalite equina, infecção pelo vírus Hendra, infecção pelo vírus Getah e toxicoses causadas por *alyssum* (*Berteroa incana*).
O abortamento deve ser diferenciado do associado aao EHV-1, *Salmonella abortusequi*, leptospirose, síndrome da perda reprodutiva da égua e malformações congênitas.
Doença semelhante em neonatos pode estar associada a EHV-1, imaturidade ou parto prematuro e septicemia bacteriana.

Tratamento e controle

Não há tratamento específico para EVA. A maioria dos cavalos se recupera sem cuidados específicos. Potros gravemente afetados necessitam de cuidados intensivos.

O *controle* da infecção por EAV baseia-se na forte *imunidade* induzida por infecção natural ou vacinação com vírus vivo modificado e na compreensão do papel dos garanhões portadores na doença. As seguintes práticas são sugeridas:

- Isolar todos os recém-chegados (e os cavalos que retornam) à fazenda por 3 a 5 semanas
- Se possível, separar as éguas prenhes de outros cavalos
- Testar sangue de todos os garanhões de reprodução para anticorpos EAV
- Verificar o sêmen de qualquer garanhão não vacinado, positivo para anticorpos EAV para identificar os portadores antes da reprodução
- Uma vez testado e negativo para anticorpos EAV, vacinar todos os garanhões de reprodução anualmente
- Isolar fisicamente quaisquer garanhões transportadores de EAV
- Restringir os garanhões portadores de EAV a éguas vacinadas ou éguas testadas e positivas para anticorpos adquiridos naturalmente do vírus
- Vacinar as éguas contra o EAV pelo menos 3 semanas antes de procriar em um garanhão de transporte conhecido
- Isolar as éguas vacinadas pela primeira vez contra o EAV por 3 semanas após a procriação em um garanhão portador de EAV
- Em raças ou áreas com altas taxas de infecção por EAV, vacinar todos os machos intactos entre os 6 e os 12 meses de idade.

O *teste de éguas e garanhões* possibilita a identificação de animais sorologicamente negativos e, portanto, em risco. Éguas soronegativas não devem ser acasaladas com garanhões infectados, nem inseminadas com sêmen fresco ou congelado de garanhões infectados devido ao risco de transmissão de infecção para a égua. Éguas soropositivas ou éguas que foram vacinadas por ao menos 3 semanas podem ser reproduzidas com segurança em garanhões com evidência sorológica de infecção. As éguas soropositivas devem ser separadas das éguas soronegativas por ao menos 3 semanas após o acasalamento a um garanhão soropositivo. Garanhões soropositivos que não foram vacinados devem ter seu sêmen cultivado para determinar se estão excretando o vírus. Garanhões excretando vírus em seu sêmen devem ser mantidos isolados de equinos suscetíveis, mas podem ser utilizados para éguas soropositivas, como descrito anteriormente. Como o vírus sobrevive ao resfriamento e ao congelamento, princípios semelhantes devem ser aplicados ao uso de inseminação artificial em cavalos. Um programa de controle requer que todos os garanhões sejam vacinados com uma vacina de vírus vivo modificado 28 dias antes do início de cada estação reprodutiva.

A *administração com vacina de vírus vivo modificada* induz imunidade forte, embora a revacinação seja necessária para garantir imunidade contínua. A vacina protege éguas expostas a garanhões que liberam o vírus no sêmen e tem sido usada para controlar surtos da forma respiratória da doença nas pistas de corrida. A vacina de vírus vivo modificada é considerada segura, embora haja febre leve e leucopenia, e há evidências de que o vírus da vacina se replica nos vacinados. Uma vacina contra o vírus morto também está disponível e é usada para vacinar garanhões puro-sangue no Reino Unido.[37] Anticorpos induzidos pela vacina não podem ser diferenciados daqueles resultantes de infecção natural, uma situação que pode ser problemática quando restrições à importação exigem que o cavalo seja soronegativo, presumivelmente como prova de falta de exposição a EAV virulento.

A vacinação de potros de éguas imunes resulta em boa proteção, desde que o tempo de vacinação seja retardado até que anticorpos maternos para EAV não estejam mais presentes no potro.

O controle de um surto de EAV envolve a cessação de todos os movimentos dentro e fora da fazenda e todos os cruzamentos para controlar a transmissão horizontal e venérea. Todos os casos e contatos devem ser rastreados, amostrados e isolados. Todos os cavalos nas instalações afetadas devem ser rastreados e agrupados de acordo com seu *status* infeccioso. Os testes e a triagem devem continuar em todas as possíveis premissas afetadas até o final do surto, os animais soropositivos e as éguas prenhes devem ser isolados por 4 semanas após a primeira amostragem e os garanhões devem ter seu *status* de derramamento determinado. É essencial que toda a criação de garanhões seja interrompida e que sejam feitos esforços conjuntos para controlar a propagação horizontal da infecção aos garanhões.

Para raças que permitem o uso de tecnologias de reprodução assistida, todo o sêmen e embriões devem ser rastreados e os receptores informados da situação. Um protocolo para o gerenciamento de um surto de EAV em um criadouro é o seguinte (modificado de *Horserace Betting Levy* Board):[38]

1. Parar de acasalar, provocar, coletar e inseminar o sêmen, bem como interromper imediatamente a movimentação de cavalos dentro e fora das instalações.
2. Notificar a autoridade reguladora apropriada.
3. Isolar e tratar casos clínicos.
4. Agrupar os contatos longe de outros cavalos no local e recolher amostras para detecção de vírus [preferencialmente PCR por transcrição reversa (RT-PCR)]. Quando os resultados estiverem disponíveis, separar quaisquer cavalos saudáveis que tenham sido testados como negativos daqueles que testaram positivo. Cavalos que testaram positivo devem ser mantidos em isolamento até que a ausência de infecção ativa seja confirmada.
5. Rastrear todos os outros cavalos nas instalações para determinar seu *status* sorológico (EAV positivo ou negativo). Se algum deles retornar resultados positivos, eles devem ser separados dos negativos e mantidos em isolamento até que a ausência de infecção ativa seja confirmada pelo teste de RT-PCR.
6. Conseguir um pouco de cada ejaculação do sêmen de garanhões infectados e seus contatos para serem testados por um laboratório. Se alguma palha estiver infectada, todos os canudos daquela ejaculação devem ser destruídos. Informar da infecção:
   - Proprietários (ou pessoas autorizadas a agir em seu nome) de cavalos nas instalações ou chegando em breve nelas
   - Proprietários (ou pessoas autorizadas a agir em seu nome) de cavalos que deixaram as instalações
   - Receptores de sêmen das instalações
   - Associação nacional de criadores, se aplicável.
7. Limpar e desinfetar os estábulos; equipamentos, incluindo o usado para coleta e processamento de sêmen; e veículos utilizados para o transporte de cavalos.
8. Exercer boa higiene. Se possível, deve ser usado pessoal específico para cada grupo diferente de cavalos para evitar a transmissão indireta da infecção entre os grupos.
9. Repetir o teste sorológico após 14 dias e novamente a cada 14 dias até que a ausência de infecção ativa seja confirmada. Usar o mesmo laboratório das primeiras amostras para repetir as amostras. Se algum dos cavalos anteriormente saudáveis ou soronegativos ficar doente ou soropositivo, eles devem ser transferidos para o grupo apropriado. O teste desses cavalos deve continuar até que a ausência de infecção ativa seja confirmada. Garanhões soropositivos devem ser investigados para determinar se eles são disseminadores. Aqueles que provarem ser disseminadores devem ser mantidos em estrito isolamento até que seu futuro seja decidido e não devem ser usados para atividades de reprodução durante esse período.
10. Não retomar quaisquer atividades de reprodução ou movimento dentro e fora das instalações até que a ausência de infecção ativa seja confirmada em todos os cavalos infectados e em contato.
11. As éguas gestantes devem ser isoladas por ao menos 28 dias após deixar as instalações. Aqueles que permanecem no local devem ser mantidos em isolamento por ao menos 28 dias após a infecção ativa ter parado.
12. Qualquer égua infectada após o início da gestação deve ser alimentada isoladamente.

LEITURA COMPLEMENTAR

Balasuriya UBR, et al. Equine arteritis virus. Vet Microbiol. 2013;167:93-122.

REFERÊNCIAS BIBLIOGRÁFICAS

1. World Organization for Animal Health. Terrestrial animal health code. 2013 at: <www.oie.int/fileadmin/Home/fr/Health_standards/…/2.05.10_EVA.pdf>; Accessed 30.11.15.
2. Dunowska M et al. Vet Microbiol. 2012;156:418.
3. Archambault D et al. Biomed Res Int. 2014;2014:303841.
4. Balasuriya UBR et al. Vet Microbiol. 2013;167:93.
5. Pronost S et al. Equine Vet J. 2010;42:713.
6. Zhang J et al. J Gen Virol. 2010;91:2286.
7. Vairo S et al. Vet Microbiol. 2012;157:333.
8. Firth AE et al. J Gen Virol. 2011;92:1097.
9. Go YY et al. J Virol. 2010;84:4898.
10. Zhang J et al. Arch Virol. 2007;152:1977.
11. Echeverria MAG et al. Virus Genes. 2007;35:313.
12. Larska M et al. Vet Microbiol. 2008;127:392.
13. Metz GE et al. Arch Virol. 2008;153:2111.
14. Ernesto Metz G et al. Intervirol. 2011;54:29.
15. Rola J et al. Vet Microbiol. 2011;148:402.
16. Ataseven VS et al. Rev Med Vet. 2013;164:67.
17. Rola J et al. Vet Microbiol. 2013;164:378.
18. Metz GE et al. Rev Sci Tech OIE. 2014;33:937.
19. Miszczak F et al. Virologie. 2015;19:7.
20. Surma-Kurusiewicz K et al. Res Vet Sci. 2013;94:361.
21. Miszczak F et al. Virol. 2012;423:165.
22. McFadden AMJ et al. NZ Vet J. 2013;61:300.
23. Bulut O et al. J Anim Vet Adv. 2012;11:924.
24. Mangana-Vougiouka O et al. Rev Sci Tech OIE. 2013;32:775.
25. Broaddus CC et al. Therio. 2011;76:47.
26. Go YY et al. J Virol. 2011;85:13174.
27. Go YY et al. J Virol. 2012;86:12407.
28. Go YY et al. Vet Microbiol. 2012;157:220.
29. Kalemkerian PB et al. Res Vet Sci. 2012;93:1271.
30. Gryspeerdt A et al. Vlaams Dier Tijd. 2009;78:189.
31. Lu Z et al. J Vet Diagn Invest. 2008;20:147.
32. Miszczak F et al. J Clin Micro. 2011;49:3694.
33. Chung C et al. J Vet Diagn Invest. 2013;25:182.
34. Chung C et al. J Vet Diagn Invest. 2013;25:727.
35. Ernesto Metz G et al. J Virol Meth. 2014;205:3.
36. Hu Y et al. Chin J Prev Vet Med. 2014;36:651.
37. Newton JR. Equine Vet Educ. 2007;19:612.
38. Horserace Betting Levy Board. 2015 at: <http://codes.hblb.org.uk/index.php/page/55>; Accessed 29.11.15.

Peste equina africana

Sinopse

- Etiologia: vírus da peste equina africana
- Epidemiologia: doença infecciosa, não contagiosa, transmitida por artrópodes, de cavalos, burros e mulas, endêmicos da África Subsaariana. Epizootias ocorrem na Península Ibérica, costa do Mediterrâneo, Oriente Médio e subcontinente indiano. Aumento da preocupação com o risco de propagação para áreas, em particular da Europa Ocidental, que atualmente estão livres da doença
- Achados clínicos:
  - Forma pulmonar: febre, desconforto respiratório, corrimento nasal espumoso, morte
  - Forma cardíaca: febre, edema da cabeça e tórax ventral, hidropericárdio
  - Forma mista: características de ambas as formas, pulmonar e cardíaca
  - Febre do cavalo: febre ligeira, frequentemente inaparente
- Patologia clínica: leucopenia; coagulação intravascular disseminada. Sorologia frequentemente negativa em cavalos que morrem agudamente. Detecção do genoma viral pela reação em cadeia da polimerase (PCR)
- Lesões: edema pulmonar, hidropericárdio, ascite, edema do trato gastrintestinal
- Confirmação diagnóstica: histopatologia. Detecção de vírus por cultura ou PCR por transcrição reversa em sangue ou tecidos
- Lista de diagnósticos diferenciais:
  - Forma pulmonar: ruptura de cordas tendíneas da valva mitral (cavalo único), pneumonia bacteriana aguda, antraz, piroplasmose
  - Forma cardíaca: intoxicação com monensina ou ionóforo similar
- Tratamento: nenhum. Cuidados de suporte
- Controle:
  - Área enzoótica: vacinação, reduza a exposição a insetos que picam
  - Quarentena e erradicação em áreas não benzoóticas

A peste equina é uma doença importante de cavalos e mulas no sul e centro da África e, durante as epizootias, no norte da África (incluindo a Etiópia)[1] e nas penínsulas Arábica e Ibérica. A doença no sul da África ocorre como pequenos surtos frequentes e intermitentes e como epidemias periódicas que matam grande número de cavalos. Uma epidemia entre 1854 e 1855 matou mais de 17 mil cavalos, 40% da população de cavalos, na região do Cabo Ocidental. Durante a exploração pré-mecanizada e o desenvolvimento da África Austral e Central e durante a Guerra dos Boers, a doença teve um grande impacto econômico e militar. Por exemplo, durante uma única campanha na Guerra dos Boers, de 1.732 cavalos britânicos envolvidos, 323 morreram de peste equina dentro de um período de 17 dias no final de abril de 1901. Um surto que se estendeu pelo norte da África até o subcontinente indiano de 1959 a 1961 resultou na morte de 300 mil cavalos.

Etiologia

A peste equina africana (AHS) está associada a um orbivírus viscerotrópico (RNA, família Reoviridae), dos quais nove cepas antigênicas (sorotipos) são reconhecidas. O genoma do vírus AHS (AHSV), que está disponível[2], é composto por 10 segmentos de RNA de cadeia dupla, que codificam sete proteínas estruturais (VP1-7) e quatro proteínas não estruturais.[3,4] As proteínas VP2 e VP5 formam a cápside externa do vírion e as proteínas VP3 e VP7 são as principais proteínas da cápside interna. As proteínas VP1, VP4 e VP6 constituem pequenas proteínas da cápside interna. As proteínas NS3 são a segunda proteína mais variável do AHSV e estão associadas à liberação viral das células e ao rendimento viral total.[3,5]

As diferenças sorotípicas são atribuíveis a variações nas proteínas do capsídeo, predominantemente VP2 e, em menor extensão, VP5. A VP2 contém os epítopos neutralizantes predominantes, embora os anticorpos para VP5 sejam um dos primeiros marcadores sorológicos da infecção e tenham atividade neutralizante. As linhagens também são evidentes dentro dos sorotipos e os clados resultantes são agrupados geograficamente, pelo menos para os sorotipos estudados. A identificação de clados facilita estudos epidemiológicos. Existem também variantes de cada sorotipo com virulência atenuada. Nenhum sorotipo novo foi identificado desde 1960 e virtualmente todas as epidemias fora da África do Sul antes de 1987 foram causadas pelo sorotipo 9. Desde então, ocorreram surtos atribuíveis a AHSV-4 (Península Ibérica, 1987-1990); AHSV2, 4, 6, 8 e 9 na Etiópia desde 2007 (embora a AHSV-9 seja endêmica e tenha sido o sorotipo isolado de cerca de 80% dos casos)[6]; e AHSV-2 na Nigéria, Gana, Senegal, Marrocos e países vizinhos a partir de 2007 (novamente, com a AHSV-9 sendo endêmica em algumas dessas regiões).[7,8] O sorotipo 7 tem sido relatado como causador de doenças em equinos em Etiópia, mas não foi detectada entre 2007 e 2010.[1]

Uma forma avirulenta de AHSV-9 circula na Gâmbia, com 96% dos cavalos e burros não vacinados clinicamente normais e soropositivos para o sorotipo. A cepa avirulenta de AHSV-9 é idêntica a uma cepa vacinal, levantando a sugestão de que é altamente provável que o vírus que circula na região da Gâmbia tenha derivado de uma vacina AHSV-9 atenuada viva.[9] A passagem de AHSV-7 através de linhas celulares para produzir uma cepa atenuada não reduz sua infectividade para mosquitos, indicando o potencial de propagação de vírus avirulentos transmitida por vetores.[10] A prática de vacinar cavalos com vacinas polivalentes e avirulentas levou a preocupações sobre a recombinação do vírus e a reversão à virulência. No entanto, embora o rearranjo do vírus vacinal ocorra in vivo, atualmente não há evidências de que os reassentados sejam patogênicos, observando a limitação dessa conclusão imposta pelo pequeno número de cavalos estudados e a curta duração do estudo.[11]

Houve três surtos de AHS na zona controlada perto do Cabo da Boa Esperança na África do Sul desde que a zona foi estabelecida em 1997. Os sorotipos envolvidos nesses surtos foram sorotipos 1 (2004 e 2011) e 7 em 1999. Foi rastreado que os surtos de 1999 e 2004 estavam relacionados com movimentos não autorizados de cavalos para a zona. A fonte do surto de 2011 é desconhecida.[12]

Existe uma preocupação real em países livres de AHS (incluindo os da Europa, das Américas e Austrália) de que a doença entre em seu território pela introdução de equídeos subclinicamente infectados (provavelmente mulas, burros ou zebras) ou através de importação fraudulenta (não autorizada) de equídeos. O reconhecimento desse risco, que parece estar aumentando com o aquecimento global e a mudança climática e é exemplificado pelo surgimento dos vírus da língua azul e Schmallenberg na Europa[8,13,14], resultou em muitos países desenvolvendo planos de contingência para a exclusão do vírus ou planos de manejo.[8,14-19]

O vírus é semelhante a outros orbivírus animais, incluindo vírus da língua azul, vírus da doença hemorrágica enzoótica e vírus da encefalite equina. A gama de hospedeiros inclui equídeos (cavalos, burros, mulas, zebras), elefantes, camelos, ovelhas, cabras e carnívoros predadores. A infecção produz doença em equinos e mulas e, menos comumente, em burros africanos, mas raramente em outros hospedeiros herbívoros.[3] A doença ocorre em cães, embora aparentemente seja raro, e pode ocorrer em cães que não tiveram acesso conhecido à carne infectada.[20]

O vírus é inativado por aquecimento a 50°C por 3 h ou 60°C por 15 min, é estável a 4°C e sobrevive por 37 dias a 37°C. Ele permanece viável em pH de 6 a 12, mas é inativado por ácido e em 48 h por 0,1% de formalina ou fenol, hipoclorito de sódio e iodóforos.

A infecção pelo vírus da peste equina africana é listada pela Organização Mundial de Saúde Animal (OIE).[21]

Epidemiologia

A peste equina africana é uma doença de equídeos que é *infecciosa, mas não contagiosa*. É disseminada pela picada de insetos que se alimentam de sangue.

Ocorrência

A doença é *enzoótica na África Subsaariana*, causando doença clínica em cavalos, burros, mulas e cães e infectando zebras, elefantes e talvez outros animais selvagens. A doença ocorre do Senegal, passando pela África Subsaariana, até a Somália e a Etiópia. A doença faz incursões ocasionais no Irã, Paquistão, Índia, Turquia e no leste do Mediterrâneo e Chipre. O vírus ocorre no Oriente Médio, incluindo Arábia Saudita e Iêmen. Não parece ser enzoótica para Arábia Saudita, embora o *status* em longo prazo dessa região seja incerto. Em 1987, houve recorrência da doença na Espanha através da introdução de zebras infectadas em um parque de caça. Em 1990, a doença havia se espalhado por toda a Espanha e Portugal, mas foi eliminada em 1991. Levantamentos soroepidemiológicos na Etiópia indicam taxa de prevalência de 10,4%, 29,7% e 10,3% em cavalos, burros e mulas, respectivamente, com algumas regiões tendo 51% de soroprevalência em burros, 30% em mulas e 28% em equinos, com soroprevalência geral de 33%.[1]

África do Sul

A doença foi reconhecida na África do Sul desde pouco depois da introdução de cavalos domesticados nos anos 1600. A doença ocorreu no século XIX e início do século XX em toda a área que hoje é a África do Sul, mas como doença enzoótica tornou-se restrita às áreas do nordeste do país no meio do século XX. A concentração geográfica da doença foi associada aà eliminação de grandes rebanhos de zebras selvagens, exceto os parques de caça das áreas do nordeste do país. A eliminação da zebra, o reservatório de infecção, reduziu drasticamente a ocorrência da doença. Surtos de doenças fora das áreas endêmicas do nordeste da África do Sul estão associados à introdução de vírus de áreas endêmicas em épocas de alta abundância do vetor, *Culicoides* spp. A doença não passa o inverno nas áreas essencialmente não endêmicas. O sorotipo 9 causa doença enzoótica na África central na ausência de zebra; o hospedeiro da vida selvagem não foi identificado.

A peste equina africana ocorreu em 1999 na zona de vigilância da Província do Cabo da África do Sul, em torno da área endêmica da Cidade do Cabo. O vírus (sorotipo 7) era de um clado idêntico ao encontrado na província de Kwazulu Natal e sua introdução foi pelo movimento de cavalos infectados daquela região para a província do Cabo.

Transmissão de infecção

O AHSV é transmitido pela *picada de insetos hematófagos*, incluindo mosquitos (*Culicoides* spp.. e várias espécies em estudos de laboratório) e carrapatos (*Hyalomma dromadarii* e carrapato marrom, *Rhipicephalus sanguineus*). Os *mosquitos* são de longe o vetor mais importante na disseminação da doença espontânea. A fonte de vírus para mosquitos é sangue de cavalos infectados, burros, mulas e zebras. Cavalos e mulas têm sinais clínicos de doença enquanto virêmicos, mas parece que burros raramente e, mais importante, zebras nunca são infectadas. As zebras podem permanecer virêmicas por 6 semanas, jumentos por 12 dias e cavalos por 18 a 21 dias. Os cães geralmente são infectados pela ingestão de animais infectados, embora possa ocorrer transmissão por carrapatos de cães e para cães.[20]

A transmissão do vírus para áreas não infectadas ocorre tanto pelo movimento de animais infectados, como zebras e cavalos, quanto pelo transporte de mosquitos por vento ou em aviões.[7,8] Transmissão mecânica do vírus em instrumentos cirúrgicos contaminados e agulhas deve ser considerada uma possibilidade.

Zebra

Nas áreas em que a doença é enzoótica, o vírus persiste alternando entre o hospedeiro mamífero, a zebra e os vetores durante todo o ano. A zebra em áreas enzoóticas pode soroconverter durante qualquer mês do ano, indicando que a persistência do vírus está associada à infecção sequencial da zebra dentro de um rebanho ou região. A persistência do vírus em uma região é atribuída ao longo período de viremia na zebra e à presença de um rebanho de tamanho suficiente para apoiar o ciclo de infecção entre os animais. O tamanho mínimo de uma população de zebras para manter uma infecção enzoótica é desconhecido. No entanto, em áreas em que a doença não é enzoótica, o vírus não persiste durante os meses mais frios do inverno, quando os animais virêmicos se recuperam e os vetores morrem. Existe a preocupação de que a reintrodução da zebra em áreas do país atualmente livres de AHS enzoótica possa permitir o restabelecimento do vírus e da doença em cavalos.

Mosquitos

O conhecimento da ecologia dos mosquitos (*Culicoides* spp.) e de quais deles podem ser vetores para o AHSV é fundamental para desenvolver uma compreensão do risco de introdução e disseminação de infecção em áreas livres de doenças.[22,23] Embora muito seja conhecido sobre a ecologia de mosquitos, não está claro quais espécies, além de *C. imicola* e *C. bolitinos*, podem ser vetores para o AHSV e qual a capacidade desses potenciais vetores para disseminar a doença. Várias espécies de culicoides que se alimentam de cavalos e outros herbívoros estão presentes em regiões rurais e urbanas do sudeste do Reino Unido e podem ser vetores potenciais para o AHSV.[23,24] E estando presentes e capazes de serem infectados pelo AHSV, os mosquitos devem alimentar-se de cavalos com frequência suficiente para espalhar a infecção. A frequência com que mosquitos se alimentam de equinos pode ser influenciada pela preferência do hospedeiro pelos mosquitos – eles podem preferir se alimentar de outros herbívoros, reduzindo assim o risco de disseminação da infecção entre equinos.[25] Ainda não foi estabelecido no momento se os mosquitos têm essa preferência e qual a influência de densidades variáveis de hospedeiros alternativos na alimentação de mosquitos.[25]

Finalmente, deve ser considerado o risco de introdução e estabelecimento de populações reprodutivas de espécies de mosquitos para áreas nas quais eles não estão atualmente presentes.[8,15] Tais introduções podem ser consideradas pelo vento ou pela aviação. Os riscos de biossegurança dos vírus da AHS precisam ser reavaliados em regiões onde o nicho do vetor é adequado como resultado da mudança climática ou da manipulação humana dos ecossistemas locais, como a irrigação.[26] Sob alguns prováveis cenários de mudança climática, a distribuição de *C. imicola* poderia expandir para o norte no Hemisfério Norte. É provável que o risco de disseminação do vírus da AHS aumente à medida que a adequação climática para *C. imicola* muda de polo, especialmente na Europa Ocidental.[26] A variação de *C. imicola* na África pode muito bem diminuir como resultado do aquecimento do clima.[26] Outras atividades humanas, tais como programas de irrigação e alterações em populações de herbívoros, que alteram a ecologia de áreas locais, de forma a fornecer um nicho ecológico e um ambiente onde os mosquitos exóticos para a área podem prosperar, influenciam o risco de introdução de AHSV.

Mosquitos são infectados com AHSV; isto é, são vetores mecânicos, mas sim o vírus infecta e se replica no mosquito[27], embora não ocorra transmissão transovariana de infecção entre gerações de mosquitos. *C. imicola* é o principal vetor responsável pela transmissão do AHSV em sua área enzoótica e durante as epizootias. *C. bolitinos* também é um vetor do AHSV na África do Sul, enquanto é improvável que uma série de outros *Culicoides* spp. sejam vetores, porque eles são incapazes de manter a infecção com o vírus 10 dias após a ingestão de uma refeição de sangue infectado. Pelo menos 11 espécies de culicoides da África do Sul podem ser infectadas por uma variedade de sorotipos de AHSV após se alimentarem de refeições com sangue infectado em laboratório. Existem evidentes relações complexas entre espécies de culicoides e sorotipo de AHSV que afetam a infecção viral e a titulação nos vetores.[10] No entanto, *C. varipenis*, *C. pulicaris* e *C. obsoletus* são competentes e prováveis vetores importantes devido à sua capacidade de manter a infecção durante o inverno, como demonstrado em Portugal.

A abundância de mosquitos pode ser prevista a partir de medidas de umidade do solo e temperatura da superfície terrestre. Os mosquitos se reproduzem em solos úmidos ricos em material orgânico, como pastagens irrigadas, que fornecem a umidade do solo adequada para a conclusão do ciclo de vida (pelo menos 7 a 10 dias). Temperaturas mais altas aumentam as taxas de infecção de mosquitos, virogênese dentro de mosquitos e taxa de transmissão, mas diminuem a longevidade do mosquito. A replicação do AHSV em mosquitos não ocorre em temperaturas inferiores a 15°C, embora os mosquitos continuem ativos a 12°C. A ausência de AHSV em mosquitos durante o inverno em partes da África do Sul pode ser atribuída a seus números relativamente baixos, baixa prevalência de infecção, baixas taxas de replicação de vírus e baixa titulação de vírus em mosquitos potencialmente infectados.[28] Os mosquitos podem ser transportados por ventos de até 700 km.

Fatores de risco

Fatores de risco do ambiente

A incidência da doença é frequentemente *sazonal* devido às variações sazonais no número de *Culicoides* spp. presentes e possivelmente outros fatores relacionados com o clima, como o comportamento do hospedeiro (zebra; Figura 21.2). A atividade do vetor é favorecida por temperaturas entre 12,5 e 29°C e é provável que vários episódios frios, em vez de uma "geada mortal", sejam necessários para matar todos ou a maioria dos vetores. Fatores locais, incluindo topografia, influenciam a distribuição de mosquitos dentro de sua faixa total e, portanto, a doença tem uma distribuição geográfica: as áreas mais gravemente afetadas são de baixa altitude e pantanosas.

Epizootias de AHS ocorrem no sul da África em associação com variações no El Niño/Oscilação Sul. Epizootias da doença ocorrem em anos em que a oscilação produz

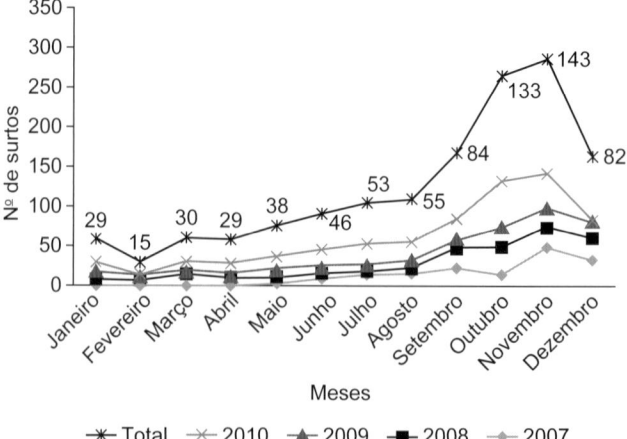

Figura 21.2 Ocorrência sazonal de surtos de peste equina africana no centro da Etiópia (2007-2010).[1] Reproduzida, com autorização, de Aklilu N, Batten C, Gelaye E et al.: African Horse Sickness Outbreaks Caused by Multiple Virus Types in Ethiopia. Transboundary & Emerging Diseases 2014;61:185-192.

seca seguida de fortes chuvas. A razão para essa associação, relatada primeiramente nos anos 1800, é desconhecida, mas pode estar relacionada com a congregação de zebras ao redor de buracos durante a seca. A reunião de grande número de zebras pode aumentar a taxa de infecção entre os mosquitos, que então disseminam a infecção quando as chuvas produzem condições generalizadas favoráveis à sua reprodução.

Fatores de risco do animal

A infecção natural ocorre em equídeos, a doença mais grave em cavalos; com mulas, burros e zebras apresentando menor grau de suscetibilidade, nessa ordem. O risco de morte é maior nos desmamados, mas para todos os cavalos não parece estar relacionado com o sexo do animal. A taxa de letalidade varia dependendo da gravidade da doença (ver em "Sinais Clínicos"), mas pode chegar a 90% em equinos suscetíveis[12,29], mas é menor em mulas e burros.

Os elefantes soroconvertem quando expostos à infecção, mas provavelmente não são um reservatório importante. O rinoceronte branco amostrado no Parque Nacional Kruger em 1989 apresentou uma soroprevalência de 60% para o AHSV, enquanto em 2007 a soroprevalência foi zero. As razões para essa diferença não são claras.[30]

A *vacinação* é eficaz na redução do risco da doença [razão de chance para risco de morte cerca de 0,1 (0,04 a 0,4)].[29] Após infecção natural ou vacinação, é sólida a imunidade a essa cepa, mas não a cepas heterólogas. O desenvolvimento da imunidade é lento e pode exigir 3 semanas para ser apreciável; a titulação pode continuar a subir por 6 meses após a infecção.

Os potros de mães imunes derivam de imunidade passiva, cuja titulação varia dependendo da titulação da égua, do sorotipo e do tempo após a ingestão do colostro. A titulação da égua antes do parto e do potro após a amamentação são altamente correlacionados, independentemente do sorotipo.[31] A titulação sérica de éguas para alguns sorotipos (1, 4, 6 e 9) são maiores do que para outros sorotipos e isso é espelhado na titulação sorológica. A meia-vida média estimada para anticorpos neutralizantes em potros de todos os 9 sorotipos foi de 20,5 (desvio-padrão de 2,6) dias, variando de 15,4 dias para o sorotipo 8 a 22,6 dias para o sorotipo 3. A estimativa do tempo médio até o teste de neutralização sorológico tornou-se negativo em uma diluição de 1:10 e a ausência de proteção contra infecção considerada foi de 96 dias para todos os nove sorotipos, com variação de 62 dias para sorotipo 5 a 128 dias para os sorotipos 3 e 4.[31]

Importância econômica

A doença era de tremenda preocupação econômica na África Austral, quando os cavalos eram importantes para o transporte e como animais de tração. A doença é atualmente uma preocupação econômica devido aos custos associados a medidas preventivas em áreas enzoóticas, monitoramento para introdução de doenças em áreas não afetadas e restrições à importação de cavalos de países nos quais a doença é enzoótica. A alta taxa de mortalidade e morbidade da doença nos surtos é outra fonte de perda. O custo das epizootias da doença pode ser grande, como demonstrado pelo surto na Península Ibérica, onde o controle da doença em Portugal em 1990-1991 foi alcançado a um custo de US$ 2 milhões. Os custos diretos da gestão do surto de 2011 na zona controlada de AHS na África do Sul foram de pelo menos R850 mil, com perdas estimadas de exportação superiores a R20 milhões.[12]

Doença zoonótica

A peste equina africana causou encefalite e coriorretinite em oito trabalhadores de uma fábrica de vacina contra a AHS. Provavelmente, a infecção era através da inalação do vírus liofilizado.

Patogênese

O AHSV afeta o endotélio vascular e monócitos/macrófagos.[32] O tropismo tissular do sorotipo infectante determina quais órgãos são mais gravemente afetados, embora todos os sorotipos infectem o coração e os pulmões e, em menor grau, o baço.[32] Após a infecção, o vírus se multiplica nos gânglios linfáticos locais e ocorre viremia primária, com disseminação da infecção para as células endoteliais e macrófagos intravasculares de pulmões, baço e tecidos linfoides. A multiplicação viral resulta então em uma viremia associada a células secundárias (células vermelhas e células brancas) em cavalos de até 9 dias de duração. Febre e viremia ocorrem ao mesmo tempo e a resolução da viremia está associada ao declínio da febre. A localização do antígeno depende da forma da doença – cavalos com AHS têm a maior parte do antígeno no baço, enquanto cavalos com a forma cardiopulmonar mais grave têm antígeno abundante nos sistemas cardiovascular e linfático.

A infecção das células endoteliais resulta em alterações degenerativas, aumento da permeabilidade vascular, comprometimento das junções intercelulares, perda de endotélio, deposição subendotelial de detritos celulares e fibrina e evidência de reparo vascular. Edema, hemorragia e microtrombos estão associados às lesões vasculares. Anormalidades nos pulmões incluem desenvolvimento de edema alveolar e intersticial, sequestro de neutrófilos e agregados plaquetários e formação de microtrombos fibrinosos. Combinadas, essas alterações provavelmente resultam em coagulopatia, síndrome de resposta inflamatória sistêmica, edema, função cardiovascular e pulmonar prejudicada e hipovolemia.

Achados clínicos

O *período de incubação* em infecções naturais é de cerca de 5 a 7 dias. Ocorrem três ou quatro formas clínicas da doença, uma forma aguda ou pulmonar, uma forma cardíaca ou subaguda, uma forma mista e uma forma leve conhecida como "febre da peste equina". Uma febre intermitente de 40 a 41°C é característica de todas as formas.

Peste equina aguda (pulmonar)

Forma mais comum em epizootias, tem uma taxa de letalidade de 95%. A febre é acompanhada de respiração ofegante, paroxismos graves de tosse e *descarga nasal profusa* de espuma e líquido seroso amarelado. Suor profuso, fraqueza profunda e passo cambaleante avançam para o decúbito. A morte geralmente ocorre após um curso total de 4 a 5 dias, embora possa ser tão aguda a ponto de não haver sinais premonitórios em alguns cavalos. O desconforto respiratório grave persiste por muitas semanas nos animais sobreviventes. Essa é a forma da doença que ocorre naturalmente em cães.

Peste equina subaguda (cardíaca)

Mais comum em cavalos em áreas enzoóticas, tem uma taxa de letalidade de 50%. O período de incubação pode ser de até 3 semanas e a doença tem um curso mais prolongado do que a forma pulmonar aguda. Há *edema* na cabeça, particularmente na fossa temporal, nas pálpebras, nos lábios e no peito, que pode não se desenvolver até que o cavalo esteja febril por 1 semana. A mucosa oral é de cor azulada e podem se desenvolver petéquias sob a língua. O exame do coração e dos pulmões revela evidências de *hidropericárdio*, endocardite e edema pulmonar. Não são incomuns inquietação e dor abdominal leve e paralisia do esôfago, com incapacidade de deglutir e regurgitação de alimentos e água pelo nariz. A recuperação é prolongada. Um curso fatal pode durar até 2 semanas.

Uma *forma mista* da doença, com sinais pulmonares e cardíacos, é evidente como uma forma cardíaca subaguda inicial que desenvolve subitamente sinais pulmonares agudos. Além disso, uma síndrome pulmonar primária pode diminuir, mas o envolvimento cardíaco causa a morte. Essa forma mista não é comum em surtos de campo.

Peste equina leve

Em áreas enzoóticas, é comum uma forma leve de peste equina, que pode ser facilmente esquecida. A doença ocorre em cavalos com alguma imunidade ou infecção por sorotipos de baixa virulência. Essa é a única forma da doença que ocorre nas zebras. A temperatura sobe para 40,5°C durante um período de 1 a 3 dias, mas volta ao normal cerca de 3 dias depois. O apetite é fraco e há ligeira conjuntivite e desconforto respiratório moderado.

Patologia clínica

Leucopenia com linfopenia, neutropenia e desvio à esquerda, trombocitopenia leve e hemoconcentração são características das formas agudas de AHS. As *anormalidades bioquímicas séricas* incluem aumentos nas atividades de creatinoquinase, lactato desidrogenase e fosfatase alcalina e concentrações de creatinina e bilirrubina. Há evidências de ativação da cascata de coagulação e fibrinólise, embora a coagulação intravascular disseminada seja incomum.

A *confirmação* do diagnóstico é baseada na soroconversão (em cavalos que sobrevivem) ou na presença de AHSV em equinos com características clínicas ou epidemiológicas compatíveis da doença.[3] A detecção do vírus pode ser feita pela demonstração do genoma viral por uma ou mais de uma variedade de testes de reação em cadeia da polimerase (PCR).[3,33-41] Cada um desses testes tem suas vantagens particulares, mas todos têm a vantagem da rapidez do diagnóstico, muitas vezes poucas horas após a entrega da amostra ao laboratório, e muitos permitem a identificação imediata do sorotipo envolvido. O PCR por transcrição reversa (RT-PCR) baseado em gel específico para cada tipo e RT-PCR em tempo real usando sondas de hibridização para identificação e diferenciação dos genótipos de AHSV fornecem um método rápido de tipagem para AHSV em amostras de tecido e sangue.[34,37,39,42] Ensaios de imunoabsorção enzimática (ELISA) fornecem detecção rápida do antígeno AHSV no sangue, baço e sobrenadante da cultura celular. O teste de neutralização de vírus (VN) era antigamente o "padrão-ouro" para tipagem e identificação de isolados de vírus, mas como são necessários 5 dias e a cultura do vírus, foi substituído por ensaios de PCR.[3] O vírus pode ser cultivado em rim de filhotes de hamster-21 (BHK-21), macaco estável (MS) ou rim de macaco verde africano (Vero) ou células de insetos (KC); intravenosamente em ovos embrionados; ou intracerebralmente em camundongos recém-nascidos.

O *diagnóstico sorológico* da doença aguda pode ser difícil porque muitos cavalos morrem antes de montar uma resposta de anticorpos detectável. Em cavalos que sobrevivem por ao menos 10 dias, testes de imunodifusão em gel de ágar (AGID), imunofluorescência indireta (IFI), fixação de complemento, VN e ELISA são todos eficazes na detecção de anticorpos contra o vírus. Um ELISA indireto (I-ELISA) é mais sensível na detecção de respostas imunológicas precoces à vacinação ou infecção e no declínio da imunidade em potros. No entanto, em surtos de doença, o diagnóstico precoce e preciso e a identificação do sorotipo envolvido são importantes para orientar a seleção da vacina e assim controlar a disseminação da doença. ELISA de bloqueio, ELISA indireto e fixação do complemento são todos testes prescritos no Manual Terrestre da Organização Mundial de Saúde Animal (OIE).[3] Amostras adequadas são o sangue coletado em heparina durante o estágio febril da doença ou do pulmão, baço ou tecido linfoide coletado na necropsia.

Testes aprovados para testar cavalos para comércio internacional incluem um teste de fixação de complemento e um ELISA indireto.

> **Diagnóstico diferencial**
>
> A doença fulminante em grupos de equinos é característica, embora a intoxicação aguda por monensina, salinomicina ou compostos similares possam produzir sinais semelhantes. Cavalos individualmente afetados com púrpura hemorrágica e grupos de equinos afetados com arterite viral equina podem apresentar sinais semelhantes aos cavalos com peste equina africana (AHS). Piroplasmose (*B. caballi* ou *T. equi*) e tripanossomíase causam febre e depressão. O antraz pode causar mortes agudas em cavalos individualmente ou em grupos de cavalos.

Achados de necropsia

Os achados macroscópicos em casos agudos incluem *hidrotórax grave e edema pulmonar* e ascite moderada. O fígado está agudamente congestionado e há edema da parede intestinal. Faringe, traqueia e brônquios são preenchidos com líquido seroso amarelo e espuma. Em casos de peste equina cardíaca, há acentuado hidropericárdio, hemorragia endocárdica e degeneração miocárdica. Edema da cabeça e pescoço é comum, especialmente da fossa supraorbital e do ligamento nucal. As lesões microscópicas são mínimas na forma aguda; pode estar presente edema pulmonar, mas sem lesão vascular evidente. Danos no miocárdio, incluindo focos de necrose, hemorragia e infiltrados leucocitários leves, podem ser observados durante o exame histológico de muitos casos cardíacos (subagudos). Um teste de imunoperoxidase é sensível na detecção do antígeno viral em tecidos embebidos em parafina e fixados em formol.[43]

Amostras para confirmação do diagnóstico

- Virologia: baço, pulmão, gânglio linfático (PCR, isolamento viral)
- Histologia: pulmão, coração (microscopia óptica, imuno-histoquímica).

Tratamento

Não há tratamento específico para AHS. Cuidados de suporte e tratamento de complicações da doença devem ser fornecidos.

Controle

Os *princípios de controle* em áreas enzoóticas são *vacinação* e *redução da exposição* de equinos a insetos que picam, enquanto em áreas não enzoóticas o objetivo é prevenir a introdução da doença ou erradicá-la. Os objetivos de um programa de controle da peste equina africana são os seguintes:

- Prevenção da introdução de infecção por animais clinicamente doentes ou aparentemente não infectados
- Abate de animais virêmicos em que o bem-estar animal e as considerações econômicas permitem esse curso de ação
- Mudanças de gerenciamento para reduzir a exposição a mosquitos
- Controle de vetores
- Indução de imunidade ativa em animais em risco de doença.

Prevenção da introdução

Muitos países agora têm planos específicos para prevenir a introdução de equídeos infectados pela AHSV e o gerenciamento de emergência da introdução do vírus ou da ocorrência da doença.[8,13,14,16,17,19,44]

A infecção pode ser introduzida em uma área livre de AHSV por animais infectados ou mosquitos. O controle dos mosquitos é discutido mais adiante no capítulo. Os animais infectados podem ser cavalos incubando a doença; animais clinicamente doentes; ou animais, incluindo burros e zebras, que não apresentam sinais clínicos de doença, mas estão infectados e virêmicos, como foi o caso da epizootia portuguesa. Medidas de controle apropriadas para prevenir o movimento de animais em risco de infecção devem ser instituídas e incluir o seguinte:[3] conclusão de um protocolo de vacinação efetivo contra todos os sorotipos importantes pelo menos 42 a 60 dias antes da introdução do equino; *microchip* e passaporte documentando o *status* de vacinação e um certificado veterinário confirmando saúde e emitido não mais do que 48 h antes da introdução. Equídeos importados de áreas em que a doença é enzoótica ou de regiões vizinhas devem ser alojados em isolamento em recintos à prova de insetos por 60 dias. As recomendações que pedem vacinação de todos os equídeos a 16 km de cavalos importados não são apropriadas para a maioria dos países para os quais a doença é exótica.

Abate de animais doentes ou virêmicos

A medida extrema do abate é apropriada no controle da infecção recentemente introduzida em áreas anteriormente livres da doença. É um complemento eficaz no controle da disseminação da infecção, como demonstrado em Portugal. Há óbvios aspectos econômicos, de bem-estar animal e de relações públicas com relação a essa prática, especialmente em áreas onde os cavalos têm alto valor intrínseco ou são animais de companhia.

Reduzir a exposição a picadas de mosquito[22]

Os cavalos devem ser alojados em edifícios à prova de insetos ou, no mínimo, em edifícios que limitem a exposição de cavalos a mosquitos por fechamento de portas e cobertura de janelas com telas. A impregnação de telas com um inseticida reduz ainda mais as taxas de mordidas. Os estábulos devem estar situados em áreas, como colinas ou locais bem drenados, que tenham populações mínimas de mosquitos. O número de mosquitos em fazendas individuais deve ser reduzido pela alteração do *habitat* e assim são eliminadas as áreas de solos úmidos e organicamente enriquecidos. É improvável que seja ambientalmente aceitável o uso difundido de inseticidas.

O padrão de alimentação dos mosquitos é tal que o alojamento de cavalos durante os períodos crepusculares e à noite reduzirá significativamente as taxas de picadas e a probabilidade de infecção. Cavalos mantidos em pastagens devem ter repelentes de insetos aplicados regularmente, em especial para fornecer proteção durante períodos de alta atividade de picada de insetos. O N, N-dietil-*m*-toluamida (DEET) é o único repelente comercialmente disponível com atividade documentada contra *Culicoides* spp. A aplicação de deltametrina (10 mℓ de solução a 1%) na pele de equinos não reduziu a frequência de alimentação do mosquito em um procedimento experimental no Reino Unido.[24] A instalação de tela impregnada com alfacipermetrina em baias reduziu a taxa de fixação por espécies de culicoides em 6 a 14 vezes e reduziu acentuadamente o número de culicoides coletados de cavalos alojados nas baias em comparação com os sentinelas, sugerindo que esse poderia ser um meio útil para reduzir a exposição a mosquitos de cavalos alojados.[45]

Vacinação

É eficaz na redução da morbidade e mortalidade da infecção por AHSV em equinos em áreas enzoóticas e no controle de epizootias da doença.[7,29] A vacinação é usada em duas circunstâncias: em áreas nas quais a doença é endêmica e em regiões com epizootia da doença. A vacinação pode ser usada em regiões vizinhas ou enzoóticas para fornecer imunidade ativa a todos os equídeos residentes, devido ao risco contínuo da doença nessas áreas. A vacinação é iniciada nesse caso assim que os potros já não têm imunidade passiva ao vírus e continua anualmente durante toda a vida do cavalo. Alternativamente, a vacinação pode ser usada em face de uma epizootia para induzir imunidade ativa em cavalos em contato ou em regiões ao redor do surto. Nesse caso, a vacinação é interrompida quando a infecção é erradicada da área.

Vacinas precoces contra vírus atenuados, embora eficazes na prevenção da AHS, foram associadas a efeitos adversos significativos, como encefalite. Vacinas mais recentes de vírus atenuadas por passagem através da cultura de tecidos são eficazes na prevenção de doenças, mas não impedem a viremia. Eles foram usados para controlar o surto mais recente na Espanha e em Portugal. As vacinas atualmente disponíveis são preparações polivalentes ou monovalentes contendo cepas atenuadas do vírus. A proteção contra sorotipos heterólogos geralmente é fraca e a maioria das vacinas é polivalente.

As vacinas polivalentes contêm sorotipos 1, 3 e 4 ou sorotipos 2, 6, 7 e 8, respectivamente. O AHSV-9 não está incluído porque o sorotipo 6 é um protetor cruzado.[46] Uma vacina monovalente contendo o sorotipo 9 atenuado é usada na África ocidental, onde esta era o único sorotipo presente até a emergência recente do AHSV-2.[7] A administração de vacina monovalente ou polivalente em potros não afetou a resposta sorológica a cada sorotipo; ou seja, a resposta à administração com uma vacina monovalente não diferiu da resposta a esse sorotipo quando foi administrada uma vacina polivalente.[47] Os potros têm respostas sorológicas marcadamente variáveis a sorotipos diferentes, semelhante à situação de adulto para equino[31], e não desenvolvem imunidade protetora a alguns sorotipos.[47]

As vacinas inativadas são eficazes na prevenção da viremia na maioria dos animais e na doença sem efeitos adversos. Vacinas inativadas não estão mais disponíveis.

Certo número de vacinas recombinantes de varíola de canário ou de subunidade de *vaccinia* foram testadas experimentalmente e proporcionam imunidade protetora contra exposição ao desafio de cavalos ou parecem ser eficazes utilizando modelos de cobaia da doença. O desafio remanescente é garantir que as vacinas forneçam proteção contra todos os 9 sorotipos.[48-52]

O programa de vacinação recomendado para equinos na África do Sul é que todos os cavalos de raça devem ser vacinados contra peste equina usando uma vacina polivalente registrada, não expirada, (p. ex., vacina contra AHS I e vacina contra AHS II) de acordo com as recomendações do fabricante, administrando duas vezes em potros entre as idades de 6 e 18 meses, com intervalo de pelo menos 90 dias e, quando possível, entre 1º de junho e 31 de outubro e, posteriormente, todos os anos entre 1º de junho e 31 de outubro.[53] Os potros não são vacinados até atingirem no mínimo 6 meses de idade para evitar qualquer efeito da imunidade passiva colostral sobre a eficácia da vacinação. Cavalos residentes na área controlada de AHS não podem ser vacinados sem permissão por escrito das autoridades.

A *imunidade* após a vacinação é protetora por no mínimo 1 ano, mas é recomendada a revacinação anual de todos os cavalos, mulas e burros.

Há preocupação com o uso de vacinas de vírus atenuados em situações epizóticas, isto é, em regiões onde o AHSV não é enzoótico. Essas razões incluem falta de vacinas aprovadas para uso na Comunidade Europeia; disponibilidade de apenas dois tipos de vacinas polivalentes e um tipo de vacina monovalente; atrasos na disponibilidade de vacina para vacinação de emergência; introdução do vírus, mesmo vírus atenuado, em regiões em que não está presente; viremia do vírus atenuado em alguns cavalos vacinados; e reversão de cepas vacinais para virulência.[9,11,54] Essas preocupações aumentaram a necessidade de disponibilidade de vacinas inativadas para vírus ou subunidades.

REFERÊNCIAS BIBLIOGRÁFICAS

1. Bitew M, et al. Trop Animal Health Prod. 2011; 43:1543.
2. Anon. Genome Announc. 2015;3:e00921.
3. World Organisation for Animal Health. African horse sickness. 2012.
4. Zwart L, et al. PLoS ONE. 2015;10.
5. Meiring TL, et al. Arch Virol. 2009;154:263.
6. Aklilu N, et al. Transbound Emerg Dis. 2014;61:185.
7. Diouf ND, et al. Vet Rec. 2013;172:152.
8. van den Boom R, et al. Vet Rec. 2013;172:150.
9. Oura CAL, et al. Epidemiol Inf. 2012;140:462.
10. Venter GJ, et al. Med Vet Ent. 2009;23:367.
11. von Teichman BF, et al. Vaccine. 2008;26:5014.
12. Grewar JD, et al. J Sth Afr Vet Assoc. 2013;84:Art. #973.
13. MacLachlan NJ, et al. Vet Res. 2010;41.
14. ThPMEson GM, et al. Irish Vet J. 2012;65.
15. Carpenter S. Vet Rec. 2014;174:299.
16. de Vos CJ, et al. Prev Vet Med. 2012;106:108.
17. African horse sickness: how to spot and report the disease. 2014 at: <https://www.gov.uk/guidance/african-horse-sickness#how-african-horse-sickness-is-spread>; Accessed 06.09.15.
18. Faverjon C, et al. BMC Vet Res. 2015;11.
19. AUSVETPLAN. Animal Health Australia. 2014 at: <http://www.animalhealthaustralia.com.au/programs/emergency-animal-disease-preparedness/ausvetplan/disease-strategies/>; Accessed 06.09.15.
20. Sittert SJV, et al. J Sth Afr Vet Assoc. 2013;84:Art. #948.
21. OIE-listed diseases, infections and infestations in force in 2015. 2015 at: <http://www.oie.int/animal-health-in-the-world/oie-listeddiseases-2015/>; Accessed 06.09.15.
22. Carpenter S, et al. Med Vet Ent. 2008;22:175.
23. Robin M, et al. Vet Rec. 2014;174.
24. Robin M, et al. Vet Rec. 2015;176.
25. Lo Iacono G, et al. J R Soc Interface. 2013;10.
26. Guichard S, et al. PLoS ONE. 2014;9:e112491.
27. Wilson A, et al. Vet Res. 2009;40.
28. Venter GJ, et al. J Sth Afr Vet Assoc. 2015;85.
29. Gordon S, et al. Ond J Vet Res. 2013;80.
30. Miller M, et al. J Zoo Wildlife Med. 2011;42:29.
31. Crafford JE, et al. Equine Vet J. 2013;45:604.
32. Clift SJ, et al. Vet Pathol. 2010;47:690.
33. Aradaib IE. J Virol Meth. 2009;159:1.
34. Bachanek-Bankowska K, et al. PLoS ONE. 2014;9.
35. Bremer CW. Open Vet Sci J. 2012;6:8.
36. Fernandez-Pinero J, et al. Res Vet Sci. 2009;86:353.
37. Guthrie AJ, et al. J Virol Meth. 2013;189:30.
38. Koekemoer JJO. J Virol Meth. 2008;154:104.
39. Maan NS, et al. PLoS ONE. 2011;6.
40. Monaco F, et al. Molecular Cellular Probes. 2011; 25:87.
41. Quan M, et al. J Virol Meth. 2010;167:45.
42. Maan NS, et al. J Virol Meth. 2015;213:118.
43. Clift SJ, et al. J Vet Diagn Invest. 2009;21:655.
44. Marcos A, et al. Archivos De Medicina Veterinaria. 2015;47:101.
45. Page PC, et al. Vet Parasitol. 2015;210:84.
46. von Teichman BF, et al. Vaccine. 2010;28:6505.
47. Crafford JE, et al. Vaccine. 2013;32:3611.
48. Kanai Y, et al. Vaccine. 2014;32:4932.
49. Alberca B, et al. Vaccine. 2014;32:3670.
50. El Garch H, et al. Vet Immunol Immunopath. 2012; 149:76.
51. Guthrie AJ, et al. Vaccine. 2009;27:4434.
52. Chiam R, et al. PLoS ONE. 2009;e5997.
53. Vaccinations. 2015 at: <http://www.nhra.co.za/vet/vaccinations.php>; Accessed 06.09.15.
54. Weyer CT, et al. Equine Vet J. 2013;45:117.

Encefalite equina

Etiologia

O vírus da encefalite equina (EEV) é um orbivírus carregado por insetos e transmitido por uma variedade de *Culicoides* spp. intimamente relacionado com doença da língua azul e da doença hemorrágica epizoótica.[1-3] Possui características em cultura de células semelhantes à peste equina africana (ver "Peste equina africana"). Existem múltiplos sorotipos do EEV que infectam equídeos da África meridional, oriental e ocidental, com evidência sorológica de infecção ou isolamento de vírus dos equídeos no Quênia, Botsuana, Namíbia, África do Sul, Gana, região da Gâmbia e Etiópia, mas não Marrocos. Sete sorotipos foram identificados como circulantes entre equídeos na África do Sul, com isolados filogeneticamente distintos adicionais de cavalos em Israel.[1,4,5] O vírus foi detectado em cavalos em Israel em 2008, em que causou uma leve doença febril em grande número de cavalos, havendo evidências sorológicas de sua presença em Israel desde 2001.[5] O vírus isolado de cavalos em Israel era filogeneticamente distante dos sorotipos circulantes na África do Sul e semelhante a um isolado obtido de cavalos em Gana.[5]

Epidemiologia

Cavalos, burros e zebras na África meridional, ocidental e oriental frequentemente têm anticorpos contra o vírus, indicando uma infecção generalizada desses equídeos. Setenta e sete por cento dos 1.144 cavalos, 57% dos 518 cavalos, 49% dos 4.875 burros e até 88% das zebras na África do Sul têm anticorpos contra o EEV. Todos os 144 equídeos (cavalos e burros) amostrados na região da Gâmbia, 129 de 159 (81%) em Gana e 206 de 220 na Etiópia tiveram evidência sorológica de infecção pelo EEV.[6] Nenhum dos 120 cavalos amostrados no Marrocos teve evidência sorológica de infecção. Um estudo intensivo de todos os 127 potros em uma única fazenda na África do Sul revelou que 94% dos 93 potros que tiveram um episódio febril foram infectados com EEV, apesar de 34% terem anticorpos maternos logo após o nascimento.[7] Os potros da zebra desenvolvem anticorpos contra o vírus dentro de alguns meses para depois perder sua imunidade passiva materna. Os elefantes raramente têm anticorpos contra o EEV.

A soroprevalência em animais jovens da raça Puro Sangue Inglês variou na África do Sul de ano para ano. A soroprevalência varia entre 17,5 e 34,7% (de aproximadamente 500 amostras por ano) na maioria dos anos, mas pode chegar a 3,6%.[1]

O vírus replica-se em mosquitos, embora a taxa seja diferente dependendo das espécies de mosquito e estirpe do vírus. A estabilidade genética e fenotípica das cepas do vírus é desconhecida e existe o potencial de emergência de novas cepas ou o reconhecimento de cepas não detectadas atualmente, como demonstrado pelo recente isolamento de uma forma filogeneticamente distinta do vírus de cavalos em Israel e Gana. Variações na patogenicidade não são reconhecidas, mas podem existir. Existe uma persistência independente dos sorotipos virais em um ciclo de manutenção baseado na observação do aumento das taxas de soroconversão sazonal para um sorotipo específico, com baixo nível contínuo de infecção por outros sorotipos. Por exemplo, a infecção pelo sorotipo 1 é mais comum (60%), enquanto pelo sorotipo 2 é incomum (0,7%), apesar de este ter sido documentado pela primeira vez infectando cavalos em 1967.[1]

Achados clínicos

A importância clínica do vírus é incerta e são descritas três síndromes: infecção assintomática, doença clínica e, com menos evidência, encefalite. A soroconversão em cavalos manejados de perto, sem evidência de doença clínica, sugere que na maioria dos casos a infecção pelo vírus é assintomática. Enquanto 94% dos potros que tiveram um episódio febril também tiveram o vírus recuperado do sangue, apenas cerca de 50% dos potros dos quais o vírus foi recuperado apresentaram pirexia, indicando que infecções assintomáticas são comuns.[7] A maioria das infecções é subclínica com base na alta taxa de soroprevalência e falta de relatos de surtos da doença. Os sinais clínicos comumente atribuídos à infecção por EEV incluem febre, cansaço, edema dos lábios e membranas mucosas congestas, como relatado em cavalos em Israel em 2008 e 2009. O vírus foi originalmente isolado de um cavalo com sinais de doença neurológica – daí o nome. No entanto, a doença associada à infecção pelo EEV é pouco documentada e, dada a alta prevalência de infecção, esse vírus pode ser falsamente incriminado como causa de doença mais grave em algumas situações. Doença neurológica aguda, abortamento e enterite são relatados anedoticamente. Em um relatório de surto no final de 2008 em Israel, a taxa de morbidade em 60 instalações variou de 2 a 100%.[4,5] Nenhum cavalo morreu da doença durante o surto. A doença associada ao EEV não foi registrada em burros ou zebras.

Patologia clínica

Não foram relatadas anormalidades características na bioquímica sérica ou na hematologia. Anticorpos contra o vírus são detectados por ensaios de soroneutralização e ensaios de imunoabsorção enzimática (ELISA), ambos específicos do grupo.[8] Testes de fixação de complemento e imunodifusão em gel de ágar têm sido usados para detectar anticorpos específicos de grupo. Um ELISA indireto específico do grupo detecta o antígeno de EEV e não reage de forma cruzada com o vírus da peste equina africana, o vírus da língua azul ou o vírus da doença hemorrágica epizoótica. Um ELISA competitivo adequado para utilização com soro de cavalos, burros ou zebras detecta anticorpos para todos os sete sorotipos do EEV, mas não detecta anticorpos para outros orbivírus (como peste equina africana ou língua azul).

Achados de necropsia

O exame de necropsia revela edema cerebral, enterite localizada, degeneração de miofibras cardíacas e fibrose miocárdica, mas não se sabe se essas anormalidades são atribuíveis ao EEV.[3] O diagnóstico definitivo de animais individuais é difícil no momento devido à alta prevalência de animais soropositivos e características clínicas e de necropsia mal definidas da doença. A detecção da soroconversão e/ou isolamento do vírus associado a sinais clínicos consistentes com a doença em grupos de equinos permite a detecção de surtos da doença, como ocorreu em Israel. Não há medidas reconhecidas para tratamento, controle ou prevenção. Não há vacina.

REFERÊNCIAS BIBLIOGRÁFICAS

1. Howell PG, et al. Ond J Vet Res. 2008;75:153.
2. MacLachlan NJ, et al. Vet Res. 2010;41.
3. Attoui H, et al. Rev Sci Tech OIE. 2015;34:353.
4. Mildenberg Z, et al. Transbound Emerg Dis. 2009; 56:291.
5. Wescott DG, et al. PLoS ONE. 2013;8.
6. Oura CAL, et al. Epidemiol Inf. 2012;140:1982.
7. Grewar JD, et al. Ond J Vet Res. 2015;82.
8. Crafford JE, et al. J Virol Meth. 2011;174:60.

Infecção por vírus de Getah

Etiologia

O vírus Getah é um alfavírus dentro do complexo de togavírus da Floresta de Semliki. São pequenos vírus encapsulados com um genoma de RNA de sentido positivo de cadeia simples. O vírus Getah causa doenças em cavalos e porcos, o que ocorre no Japão, Hong Kong, China, Sudeste Asiático, Coreia e Índia. Relatórios dos anos 1960 documentam anticorpos para o vírus Getah em animais na Austrália, mas a presença desse vírus na Austrália não foi confirmada usando técnicas modernas, capazes de diferenciar anticorpos do vírus Getah daqueles do vírus Ross River e outros vírus nesse complexo. Não há relatos de doença causada pelo vírus Getah na Austrália. Existe homologia de sequência considerável entre os genomas dos vírus Getah e Ross River. Existe variabilidade temporal, mas não geográfica, entre os isolados do vírus Getah do Sudeste Asiático e do Japão.[1,2]

Epidemiologia

O vírus é transmitido por artrópodes e a infecção é através da picada de um mosquito infectado. O ciclo de vida do vírus Getah não foi completamente explicado. O vírus é mantido no ciclo mosquito-vertebrado-mosquito hospedeiro típico de arbovírus. O hospedeiro vertebrado amplificador definitivo para o vírus Getah é desconhecido, embora um número de vertebrados, incluindo cavalos, bovinos e suínos, possa ser infectado pelo vírus. Foram detectados anticorpos contra o vírus em seres humanos. Cavalos e porcos se tornam virêmicos e presume-se que podem infectar mosquitos, embora isso não pareça ter sido confirmado experimentalmente. Também se presume que o vírus seja mantido em um ciclo mosquito-porco-mosquito nas áreas em que há atividade de mosquito durante todo o ano. A persistência do vírus em áreas nas quais a atividade do mosquito é sazonal não foi explicada e não há relatos de se a transmissão transovariana ou transestadial ocorre dentro da população do mosquito.

Há suspeita de que, durante surtos de doença, o vírus Getah é transmitido pelo contato cavalo-cavalo, com base na rapidez de propagação entre os cavalos, na curta duração do surto e na falta de atividade do mosquito no momento em que alguns cavalos desenvolveram a doença. No entanto, evidências experimentais sugerem que essa via de disseminação é provavelmente de importância limitada na propagação de epidemias devido à baixa concentração do vírus nas secreções nasais e orais de cavalos infectados e no grande inóculo necessário para causar doença em cavalos pela via intranasal.

Um recente surto no Japão observou 75 dos 2.000 cavalos de raça Puro Sangue desenvolverem um episódio febril, com o vírus Getah isolado de 25 das 49 amostras de sangue coletadas.[3,4] Isso contrasta com os 770 de 1.900 cavalos afetados em um surto de 1974 na mesma instalação no Japão.[3] A prevalência de evidência sorológica de infecção de equinos pelo vírus Getah no Japão varia de 8 a 93%, dependendo da região do país em que as amostras foram coletadas e da história da doença do grupo ou do estábulo de cavalos. A soroprevalência foi de 17% na Índia, 12,4% em cavalos de raça Puro Sangue Inglês de corrida na Coreia (com 28% de cavalos positivos > 6 anos de idade) e 25% em Hong Kong.[5] Esses resultados confirmam a ampla incidência de infecção subclínica de cavalos pelo vírus Getah em áreas endêmicas.

A doença dos seres humanos causada pelo vírus Getah não foi documentada.

Achados clínicos

A doença associada à infecção pelo vírus Getah é caracterizada por febre, edema dos membros e uma marcha anormal, frequentemente descrita como "rigidez". São relatadas erupções da pele, urticária e linfadenopatia submandibular em alguns cavalos com a doença no Japão, mas não na Índia. A doença clínica persiste por 7 a 10 dias. O abortamento não é uma característica da doença e os potros nascidos de éguas que tiveram a doença durante a gestação são normais. A infecção subclínica é muito comum em áreas endêmicas. No entanto, o vírus Getah foi isolado de fetos suínos abortados.

Anormalidades hematológicas induzidas pela infecção pelo vírus Getah em cavalos incluem linfopenia. Aumentos na atividade sérica de enzimas derivadas de músculos, como creatinoquinase, não são característicos da doença. Os equinos afetados podem apresentar hiperbilirrubinemia leve a moderada, secundária à inapetência.

O diagnóstico da doença causada pelo vírus Getah é conseguido por detecção de sinais clínicos consistentes com a doença, isolamento do vírus do sangue dos cavalos afetados e soroconversão ao vírus. A interpretação de dados sorológicos de equinos no Japão é dificultada pelo uso generalizado de uma vacina contra a doença de Getah que induz anticorpos detectáveis ao vírus Getah no soro. Está disponível um teste de reação em cadeia da polimerase com transcrição reversa (RT-PCR) multiplex para uso em amostras de porcos.[6]

Achados de necropsia

Os relatos de exame *post mortem* de cavalos com doença causada pelo vírus Getah são limitados a estudos experimentais porque geralmente a doença não é fatal. Cavalos com doença induzida por inoculação com o vírus Getah patogênico tipicamente apresentam alterações leves, incluindo atrofia de tecido esplênico e linfoide, com destruição de linfócitos, e infiltração perivascular e difusa de lesões cutâneas focais por linfócitos, histiócitos e eosinófilos. As lesões no sistema nervoso central são duvidosas e limitadas a um leve acúmulo perivascular de células inflamatórias no cérebro e a pequenos focos hemorrágicos na medula espinal.

Tratamento

O tratamento do cavalo afetado é de suporte. Os cavalos afetados podem se beneficiar da administração de analgésicos e antipiréticos, como fenilbutazona. A administração de antimicrobianos não é indicada em casos não complicados.

Controle

Está disponível uma vacina de vírus inativada no Japão para imunização de cavalos contra doenças causadas pelo vírus Getah. A vacina, que é combinada com aquela contra encefalite japonesa, é considerada eficaz. Cavalos de corrida são vacinados a cada 6 meses.[4] É mais prudente minimizar a exposição de cavalos a mosquitos infectados, embora a eficácia dessa técnica na prevenção de infecção seja desconhecida. Durante surtos de doenças causadas pelo vírus Getah, é prudente isolar os cavalos afetados, dado o potencial de disseminação do vírus cavalo a cavalo.

REFERÊNCIAS BIBLIOGRÁFICAS
1. Seo HJ, et al. Acta Virol. 2012;56:265.
2. Feng Y, et al. Chin J Zoonoses. 2014;30:353.
3. Nemoto M, et al. Emerg Infect Dis. 2015;21:883.
4. Bannai H, et al. J Clin Micro. 2015;53:2286.
5. Jo H-Y, et al. J Bact Virol. 2015;45:235.
6. Ogawa H, et al. J Virol Meth. 2009;160:210.

Peste suína clássica

A cólera suína, também conhecida como peste suína clássica (PSC), é uma infecção altamente infecciosa por pestivírus de suínos. Em uma ocasião caracterizou-se clinicamente por uma doença altamente fatal aguda e patologicamente por lesões de uma viremia grave. Sabe-se agora que também ocorre doença crônica ou inaparente, incluindo infecção congênita persistente em porcos recém-nascidos infectados durante a vida fetal. Em muitos países onde é endêmica, a capacidade clínica vai diagnosticá-la com mais frequência do que as habilidades laboratoriais.

Suínos também podem ser afetados por pestivírus de ruminantes [diarreia viral bovina (BVD)]; estes raramente causam doenças em suínos, mas há exceções.[1] Os fatores de risco para esses pestivírus são um grande número de bovinos ou ovinos e caprinos compartilhando as mesmas acomodações e instalações de irrigação.[2] O conhecimento desses vírus é importante para a interpretação de testes diagnósticos para peste suína, porque o vírus da BVD pode ser transmitido entre porcos e pode impedir a transmissão de PSC.[3]

Sinopse

- Etiologia: vírus da peste suína clássica, um pestivírus pertencente ao gênero *Flaviviridae* e relacionado com o vírus da diarreia viral bovina
- Epidemiologia: afeta o porco doméstico de todas as idades; causa grandes perdas econômicas que interferem com o comércio quando ocorrem surtos em países que criam porcos. Ocorre na Europa, na América do Sul e no Extremo Oriente. O vírus altamente virulento causa alta morbidade e alta mortalidade; cepas menos virulentas causam uma forma mais branda. Transmitida por contato direto, alimentação de produtos de carne de porco crua. Anticorpos neutralizantes fornecem proteção
- Achados clínicos: início súbito de mortes peragudas é a primeira indicação no rebanho. Muitos porcos afetados em poucos dias. Depressão grave, febre, anorexia, coloração púrpura da pele, secreção ocular, sinais nervosos e morte em poucos dias. A forma nervosa pode predominar. Insuficiência reprodutiva em porcas prenhes (abortamentos, mumificação, natimortos, nascimento de porcos persistentemente infectados)
- Patologia clínica: leucopenia. Detecção de vírus em tecidos e testes sorológicos
- Lesões: hemorragias difusas subcapsulares do rim, gânglios linfáticos, vesícula urinária, laringe, gânglios linfáticos inchados, infartos esplênicos, congestão de fígado e medula óssea, úlceras de botão no cólon, encefalite não supurativa. Degeneração hidrópica e proliferação do endotélio vascular
- Confirmação diagnóstica: detecção de vírus em tecidos e testes sorológicos
- Lista de diagnósticos diferenciais:
  - Peste suína africana
  - Erisipela
  - Salmonelose

- Tratamento: nenhum
- Controle: a erradicação em países livres de cólera suína pelo abate de todos os porcos afetados e em contato. Uso de vacinas em áreas endêmicas. Erradicação em países onde há endemia pela vacinação seguida de teste e abate, fazendas de quarentena.

Etiologia

É um vírus de RNA pequeno, envelopado de sentido positivo, de cadeia simples, do gênero *Pestiviridae* da família Flaviviridae. Um novo vírus, o vírus Bungowannah, encontrado em dois rebanhos na Austrália, também é um pestivírus.[4] A maioria não é citopatogênica em cultura, mas existem alguns vírus da PSC e da BVD citopatogênicos.[5] É antigênica e geneticamente diverso, com possível recombinação entre cepas.[6] Existe considerável variabilidade antigênica. Existem quatro proteínas estruturais (C, E^{rns}, E1 e E2) e oito não estruturais. A tipagem genética é mais comumente baseada na glicoproteína E2, pois estão disponíveis dados abundantes de sequência. A glicoproteína E2 do vírus da PSC é um determinante de virulência em suínos.[7] Existem três grupos principais, cada um com três dos quatro subgrupos.[8] A tipagem usou sequências codificadoras de comprimento total de E2, que provaram ser as mais confiáveis para filogenia significativa e foram provadas úteis em surtos recentes na Lituânia.

Os tipos do *grupo 1* estão presentes na América do Sul e na Rússia. Houve subgrupos 1.1, 1.2 e 1.3 no passado, mas agora foi proposto que há um grupo 1.4 encontrado em Cuba.[9]

Os tipos do *grupo 2* foram isolados da Europa[10] e de alguns países asiáticos.[11] Mostrou-se que há a possibilidade de persistência em longo prazo de cepas do vírus da PSC do genótipo 2.3 nas áreas afetadas a um nível quase indetectável, mesmo após campanhas de vacinação por via oral de longa duração.[12]

Os tipos do *grupo 3* estão confinados à Ásia. Quatro grupos genéticos são encontrados na China (1.1, 1.2, 2.2 e 2.3) e um estudo recente mostrou a ampla gama de diferenças antigênicas em 21 cepas.[13]

O vírus é envelopado e, portanto, suscetível a detergentes e solventes lipídicos. pH alto ou baixo e temperatura acima de 60°C inativará o vírus, mas isso depende das substâncias nas quais o vírus está contido.

Existem evidências de recombinação natural no vírus da PSC.[6] Uma base de dados de sequências permitindo a genotipagem automatizada foi estabelecida.[14]

A classificação da virulência foi baseada em um escore clínico e patológico e ainda foi estendida por parâmetros adicionais, como taxa de letalidade, produção de anticorpos e contagem de leucócitos para fornecer um escore clínico modificado[15] que fornece uma classificação mais confiável de virulência.

Epidemiologia

Embora erradicadas em muitas partes do mundo, os países livres estão sempre abertos à reinfecção de importações ilegais de produtos frescos, turismo, caça e alimentação ilegal de lavouras.[136]

Ocorrência

O porco é a única espécie de animal doméstico naturalmente infectada pelo vírus. O javali também é afetado. Foram descritos anticorpos contra o vírus da PSC em amostras fecais de javalis na Coreia.[16]

Um estudo de javalis africanos e porcos-do-mato-africanos na África do Sul mostrou que eles eram capazes de suportar infecção pelo vírus da PSC e podiam transmitir a outros porcos que estavam em contato.[17] Os javalis não desenvolveram sinais clínicos, mas os porcos-do-mato-africano desenvolveram.[18,19] Também foi descrita PSC do tipo 1.1 em suínos pigmeus em um centro de conservação na Índia.[20] Todas as raças e idades são suscetíveis e os adultos são mais propensos a sobreviver à infecção aguda. A doença é encontrada em javalis na Europa Oriental, Sudeste Asiático, América Central e do Sul e em partes da Europa.

Canadá, Austrália, Nova Zelândia e África do Sul não sofrem da doença há muitos anos. Uma forma leve da doença ocorreu na Austrália entre 1960 e 1961. A doença foi erradicada do Reino Unido durante o período de 1963 a 1967 e os EUA foram declarados livres da doença em 1978.

Ocorreram surtos ocasionais de peste suína clássica aguda em outros países, mas foram rapidamente controlados por uma rigorosa política de abate e quarentena. A doença ocorreu no Reino Unido em 1986, quando foram identificados três surtos primários; todos os surtos foram atribuídos à alimentação de ração não processada contendo produtos importados de carne suína. Uma origem semelhante foi suspeitada para o surto no Reino Unido em 2000. Nesse surto, uma característica interessante foi o transporte de carcaças de porco infectadas por raposas de um local onde os corpos foram despejados por distâncias bastante longas, infectando novas áreas com suínos em todos os campos.

Entre 1982 e 1984 ocorreram epidemias na Alemanha, Holanda, Bélgica, França, Itália, Grécia e Península Ibérica. A partir de 1985, seis países da Europa estavam livres da peste suína clássica: Dinamarca, Irlanda (incluindo Irlanda do Norte), Noruega, Suécia, Finlândia e Suíça.

Houve três surtos de PSC na França entre 2002 e 2011, um em javalis e um rebanho de suínos em 2002 em Moselle, e outro em javalis em 2003 em Bas-Rhin, e eles pareciam ser de duas linhagens selvagens em javalis na Alemanha. Os javalis em Bas-Rhin permaneceram infectados até 2007.[21] O papel dos javalis na França foi descrito.[22]

Os custos são astronômicos (o surto belga de 1997 custou cerca de 11 milhões de euros) e o surto de 1997 e 1998 na Holanda foi muito grave. A doença também se concentrou em certas partes da Europa, onde as populações de porcos são intensas e vivem nas proximidades de populações de javalis e porcos selvagens. Por exemplo, ocorreram surtos regularmente entre 1997 e 2001 na Croácia. Uma fonte foi carne de porco importada; a outra foi cepas de javali atingindo porcos domésticos. As áreas de javali incluem partes da Alemanha e da Polônia e provavelmente a maior parte da Europa Oriental. O surto na Espanha em 2001 a 2002 estava relacionado com com os javalis.[23]

Na Europa, a doença, juntamente com a peste suína africana (PSA), é endêmica no planalto central da Sardenha. Muitos surtos de PSC ocorreram na Alemanha entre 1993 e 1995 e ocorreram importantes surtos em 1996 a 1997 na Alemanha e nos Países Baixos. Os fatores de risco para a Alemanha foram descritos. Nesses países, nos últimos 25 anos, a doença ocorreu como uma série de epidemias que afetou muitos rebanhos suínos em uma área geográfica em poucos meses.

A infecção pelo vírus da PSC também ocorreu na população de javalis na Toscana, na Itália, Alemanha, França, Áustria, Tchecoslováquia e Croácia. Inquéritos sorológicos de javalis na Sardenha encontraram prevalência global de 11% e os varrões soropositivos foram encontrados não apenas em áreas onde partilham o seu *habitat* com porcos domésticos livres, mas também em áreas da ilha onde são improváveis os contatos entre suínos selvagens e domésticos. Assim, pode haver transmissão e persistência do vírus dentro da população de javalis. Isso ocorreu com a cepa de baixa virulência na Alemanha. A persistência da infecção em uma população de javalis na região de Brandemburgo, na Alemanha, forneceu condições ótimas para o estabelecimento de uma epidemia de PSC na Alemanha.

A doença é atualmente endêmica na maioria dos países da América do Sul e no Extremo Oriente, exceto Japão e Coreia. Na Ásia, o problema é o porco de quintal que não é vacinado e sempre é um reservatório. Serviços de extensão, esquemas de vacinação apropriados e controle regulatório são difíceis de implementar, mas pode ser o momento de tentar a erradicação mundial. Nas Filipinas, a doença é endêmica em muitas fazendas de suínos em larga escala. Apesar da vacinação das porcas e javalis a cada 6 meses e dos leitões com 6 a 8 semanas de idade, a doença causa desempenho subótimo em 10 a 30% dos suínos entre 7 e 16 semanas de idade.

Morbidade e mortalidade

A doença geralmente ocorre em epidemias, muitas vezes com uma morbidade de 100% e uma taxa de mortalidade aproximando-se de 100% quando uma cepa virulenta do vírus infecta uma população suscetível. No entanto, nos últimos anos, surtos de uma forma leve e relativamente lenta da doença causaram grande preocupação em muitos países. A doença associada a cepas de baixa virulência pode não ser percebida em suínos adultos e em crescimento, mas a infecção pode estar associada à mortalidade perinatal, abortamentos e fetos mumificados. Em um surto recente, uma forma leve administrada experimentalmente em porcas produziu apenas uma viremia leve com ampla distribuição antigênica, mas sem sinais clínicos, exceto lesões de dermatite hemorrágica. No entanto, produziu uma resposta de anticorpos e infecção transplacentária.

Métodos de transmissão

A fonte do vírus é sempre um porco infectado ou seus produtos e a infecção é geralmente adquirida por ingestão; a inalação também é uma porta de entrada possível. O contato animal direto com o animal é o método mais importante de disseminação. Os porcos infectados liberam uma grande quantidade do vírus com cepas alta ou moderadamente virulentas em todas as secreções.[24] Foi descrito o efeito da cepa e da dose de inoculação da PSC na transmissão dentro da produção.[25] É excretado na urina por alguns dias antes que a doença clínica apareça e por 2 a 3 semanas após a recuperação clínica.

A disseminação de vírus via excreções é mais importante nos estágios iniciais de um surto. Altamente contagioso por contato direto, é provável que seja transmitido por aerossol apenas quando todos os porcos no mesmo espaço aéreo forem virêmicos e, mesmo assim, somente por uma distância de 1 m. Foram detectados RNA viral e vírus infecciosos em amostras de ar em 2008.[26] Ele foi propagado experimentalmente por aerossol, que seguiu o padrão de correntes de ar[25], mas não é conhecida a importância em condições de campo. Quanto mais alta a dose de vírus ou mais virulenta a cepa do vírus, mais cedo o vírus deve ser detectado em amostras de ar em infecções experimentais.[26] A análise do surto de 1997 e 1998 na Holanda sugeriu que isso não ocorria em longas distâncias, mas sim dentro de uma produção ou dentro de um raio de menos de 500 m. A transmissão da PSC depende do curso clínico da infecção, que é determinada pelos níveis altos ou baixos de excreção do vírus.[27] Diferentes cepas do vírus podem diferir na contribuição relativa das secreções e excreções para sua transmissão, embora o sangue seja de alto risco para disseminar a infecção de porco para porco.[28]

Javalis infectados podem liberar o vírus no sêmen. É improvável que ratos e camundongos estejam envolvidos na disseminação.

A circulação silenciosa da PSC ocorre antes que o primeiro surto seja detectado. Os animais mais afetados têm maior infectividade do que os menos afetados. Três experimentos de transmissão sugeriram que os animais mais gravemente afetados poderiam desempenhar um papel proeminente na transmissão da PSC.[29]

Os porcos doentes excretam o vírus até morrerem ou até depois da recuperação. A resistência e a alta infectividade do vírus fazem a doença se espalhar por materiais inertes, principalmente carne crua, o que é um grande problema. O vírus do Reino Unido no surto de 2000 provavelmente veio de um produto de porco infectado, importado ilegalmente e oferecido a um porco ao ar livre. Produções externas, em clima quente e expostas à luz do sol, perdem sua infectividade dentro de 1 a 2 dias. A capacidade do vírus de sobreviver no ambiente em situações mais favoráveis é incerta. No entanto, é provável que possa sobreviver por períodos consideráveis, porque o vírus é bastante resistente a influências químicas e físicas. É muito fácil a transmissão de unidades vizinhas. Uma das principais características do recente surto holandês foi a prova de que a transmissão a partir do javali era possível porque os javalis infectados excretavam vírus no sêmen e o vírus provavelmente infecta as espermatogônias. Foi demonstrado que, após a inseminação com sêmen contendo anticorpos da PSC, a infecção poderia ocorrer a partir de 7 dias; todos os porcos foram positivos em 14 dias. As taxas de transmissão no surto holandês foram calculadas.

Em áreas livres da doença, a introdução é geralmente pela importação de porcos infectados ou pela alimentação contendo restos de carne de porco não cozidos. Na Europa espera-se que a proibição da alimentação com restos evite novos casos de carne contaminada causando problemas. O movimento de porcos que estão incubando a doença ou são persistentemente infectados é o método mais comum de disseminação. A infecção em geral se origina diretamente de fazendas de reprodução infectadas. Aves e seres humanos também podem atuar como portadores físicos do vírus. Em áreas endêmicas, pode ocorrer transmissão para novas fazendas em porcos comprados para terminação, indiretamente por moscas e mosquitos ou em camas, alimentos, botas, pneus de automóveis ou veículos de transporte. Fazendeiros, veterinários e equipes de vacinação podem transmitir o vírus por meio de instrumentos contaminados e medicamentos, mas evidências recentes sugere que a transmissão mecânica pode ter sido superestimada. As pessoas podem espalhar o vírus.[30]

Os agricultores podem espalhar o vírus dentro de um rebanho tratando animais doentes ou empregando procedimentos rotineiros de administração de saúde, como injeções de ferro em porcos recém-nascidos. A prática comum de não trocar seringas e agulhas entre visitas a fazendas constitui um grande risco quando estão presentes animais virêmicos. A causa mais comum de disseminação ocorre por meio do movimento e venda de porcos infectados ou de transporte por meio de pátios comunitários quando há ampla oportunidade para infecção de contatos primários e secundários. A transmissão de excreções sem contato direto de porco para porco pode ter sido superestimada.

Quando a doença é introduzida em uma população suscetível, uma epidemia em geral se desenvolve rapidamente devido à resistência do vírus e ao curto período de incubação. Nos últimos anos, foram observados surtos nos quais a taxa de disseminação é muito reduzida, o que atrasou o diagnóstico de campo. Não é transmitido por cães, gatos ou ratos e a transmissão por aves é improvável.

Fatores de risco

Após a epizootia grave de 1997 e 1998 na Holanda, a análise mostrou que haviam sido identificados cinco principais fatores de risco: (i) presença de aves comerciais na fazenda; (ii) visitantes de unidades que não receberam roupas de proteção; (iii) motoristas de caminhões usando suas próprias roupas em vez de roupas protetoras fornecidas pelas instalações visitadas; (iv) tamanho maior; e (v) aerossóis produzidos por mangueiras de alta pressão. O risco reduzido estava associado a: (i) mais de 30 anos de experiência em agricultura; e (ii) limpeza adicional de caminhões antes de ser autorizado para entrar na propriedade

Fatores de risco do animal

Tem sido demonstrado, pelo menos experimentalmente, que a virulência da cepa pode influenciar a dinâmica da disseminação do vírus.[29] Porcos infectados com esse vírus excretam significativamente mais vírus do que porcos infectados com vírus com potencial virulento moderado ou baixo. A exceção foi o porco cronicamente infectado, que, durante o período de sua doença, excretou significativamente mais vírus. Esse dado demonstrou a importância de dados como o tipo e a excreção de vírus em estudos de modelagem.[28]

Historicamente, a infecção pelo vírus da PSC resultou rapidamente em doença clínica grave. É agora reconhecido que, com estirpes menos virulentas, pode ocorrer um estado de portador, ao menos por um período de tempo. Após a exposição a essas estirpes, os suínos podem infectar-se sem mostrar sinais evidentes da doença e, embora possam eventualmente desenvolver doença clínica, esse período latente é importante na disseminação da infecção quando esses porcos são vendidos e entram em contato com outros. Em surtos recentes em áreas de alta densidade populacional na Bélgica, o intervalo entre a primeira ocorrência de sinais clínicos e o relato de um rebanho suspeito foi menor quando a doença foi diagnosticada pela primeira vez em suínos de terminação e não em porcas, porcos ou leitões em amamentação. A proporção de animais clinicamente afetados apresentou correção positiva com a proporção de animais sorologicamente positivos.

As porcas gestantes suscetíveis, se expostas a cepas menos virulentas do vírus, podem permanecer clinicamente saudáveis, mas a infecção dos fetos no útero é comum e o vírus pode ser introduzido em rebanhos suscetíveis por meio desses filhotes infectados. A porca com "síndrome de porca prenhe" pode dar origem a leitões normais, aparentemente sadios e persistentemente infectados e imunotolerantes; esses porcos, junto àqueles com infecções crônicas, são responsáveis pela perpetuação do vírus na população de suínos. Um vírus totalmente virulento também pode ser transmitido dessa maneira se as porcas forem tratadas com quantidades inadequadas de antissoro no momento da exposição ou se forem expostas após vacinação inadequada. Leitões infectados no útero, se sobreviverem, podem suportar uma viremia por longos períodos após o nascimento.

Durante os surtos de peste suína clássica na Alemanha entre 1993 e 1995, foram observados diferentes cursos clínicos, desde sinais clínicos leves até doença grave típica. O genótipo de porcos pode influenciar o resultado da infecção pelo vírus da cólera suína. Em certas raças de porcos, é mais provável que ocorra a forma crônica da doença e esses suínos podem excretar o vírus durante períodos prolongados. A inoculação experimental de porcos de raça pura resultou em infecções fatais agudas, enquanto os porcos cruzados sofreram infecções agudas, crônicas e transitórias.

Fatores de risco dos patógenos

Características de virulência

As cepas mais virulentas produzem doenças clínicas em porcos de todas as idades. Mas existem diferenças nas características clínicas e patológicas entre as cepas do vírus e em suas características virológicas. As cepas menos virulentas causam apenas doença clínica leve ou doença restrita principalmente a leitões fetais e recém-nascidos. É provável que essa variação sempre tenha ocorrido em cepas de campo do vírus, mas o uso de vacinas com vírus vivos inadequadamente atenuadas também é um fator contribuinte. A ocorrência de variação na virulência e antigenicidade tem sido reconhecida como uma causa de falha da vacinação e "quebra de vacinas". É igualmente importante para causar problemas com o diagnóstico de PSC em programas de erradicação, quando a infecção se manifesta em padrões não tradicionalmente associados a esta doença.

A análise genética de isolados do vírus para uma série de epidemias de peste suína na Itália, afetando porcos domésticos e javalis, forneceu informações epidemiológicas úteis. Os isolados foram divididos em três subgrupos e sugere-se que tenham ocorrido pelo menos duas introduções separadas de PSC ao longo de um período de 7 anos e que o vírus tenha sido transmitido entre suínos domésticos e javalis. A análise molecular pode auxiliar no rastreamento da transmissão do vírus de porcos domésticos para porcos selvagens e de volta para porcos domésticos.

Nos surtos de peste suína na Inglaterra em 1986, os porcos afetados no primeiro surto exibiram sinais clínicos e lesões de necropsia indicativas de uma cepa virulenta do vírus. No entanto, em surtos subsequentes, a doença clínica foi muito mais branda e as taxas de mortalidade, baixas. A infecção experimental de suínos com um isolado de campo do vírus resultou em variações na resposta clínica, desde doença aguda até infecção inaparente, incluindo mudanças mínimas visíveis na necropsia, todas indicando que o genótipo pode influenciar a patogênese da doença. Foi encontrada alta titulação do vírus em vários tecidos de um porco experimental que estava se recuperando, mesmo na presença de anticorpos neutralizantes do soro. É claro que alguns porcos infectados podem passar por um matadouro sem detecção, devido à ausência de lesões.

Resistência do vírus

A sobrevivência do vírus é muito dependente da cepa.[26] O vírus da PSC é destruído por fervura, 5% de cresol ou 2% de hidróxido de sódio e pela luz solar, mas persiste em carne que é preservada por salga e particularmente por congelamento. Ele é capaz de sobreviver em ambientes ricos em proteína, frescos e úmidos por 2 semanas a 20°C, mas por 6 semanas a 4°C. O vírus pode ser inativado em pelo menos 80% dos presuntos de porco após exposição a uma temperatura de *flash* de 71°C. Ele pode sobreviver ao menos 84 dias em presunto cru de carne de porco infectado e 140 dias em presunto picado ou salsicha; pode sobreviver no *bacon* por 27 dias após os processos tradicionais de cura e por ao menos 102 dias em presuntos curados em concentrações de sal de até 17,4%, o que é muito mais alto do que o normalmente utilizado na cura do *bacon*. O uso de concentrações mais baixas de sal nas soluções de cura e a diminuição do tempo entre abate e consumo como resultado das práticas modernas de matadouro aumentam o risco de transmissão da doença. Ele sobrevive a faixas de pH entre 3 e 11. Foi observada persistência em carne congelada após 4,5 anos. O vírus persiste por 3 a 4 dias em órgãos em decomposição e por 15 dias em sangue e medula óssea em decomposição.

Mecanismos imunes

Anticorpos maternos podem interferir na produção de imunidade mediada por células específicas do vírus. Anticorpos neutralizantes ocorrem tão cedo quanto 9 dias após a infecção na recuperação de suínos e após 15 dias em suínos infectados por causas fatais. Anticorpos neutralizantes são os mais importantes em termos de proteção. A resposta máxima de anticorpos ocorre 3 a 4 semanas após a infecção e os níveis podem persistir indefinidamente, mas duram pelo menos 6 meses. Na PSC crônica, os anticorpos neutralizantes podem ser detectados transitoriamente durante a fase de recuperação parcial entre 3 e 6 semanas após a infecção. As cepas de baixa virulência da peste suína podem causar infecções inaparentes e são descritas como pouco imunogênicas, mas em alguns casos podem induzir títulos consideráveis de anticorpos neutralizantes em suínos imunocompetentes. Os mecanismos de imunidade celular são provavelmente muito importantes, pois foi demonstrado que existe gamainterferona específica para o vírus da PSC formado logo após a exposição ao antígeno. Esses mecanismos produzem uma resposta mais alta após a vacinação por via intranasal ou oral do que após a vacinação intramuscular e, portanto, as vacinas devem ser avaliadas quanto ao seu potencial para induzir respostas de células T mais altas. A infecção intrauterina de leitões com o vírus pode induzir um estado de falta de resposta imunológica específica. Os leitões são persistentemente virêmicos e podem continuar a viver por várias semanas ou meses, mas a maioria morre nas primeiras 3 semanas de vida. Leitões com infecções pelo vírus da síndrome reprodutiva e respiratória suína (SRRS) demonstraram produzir um resposta mais fraca.

Importância econômica

A peste suína tem sido responsável por grandes perdas econômicas na indústria suína em todo o mundo. É considerada a doença mais importante dos porcos na União Europeia, já estando em vigor um programa comum de erradicação nos estados membros. A magnitude da importância econômica da doença é diretamente proporcional ao tamanho da população de suínos e aos padrões da indústria suína. Em países com sistemas intensificados de produção de suínos, como Países Baixos, estima-se que os custos diretos de transporte e destruição de rebanhos infectados, desinfecção de instalações, indenizações aos agricultores, vacinação e identificação e registro de suínos em nome do controle da doença representou uma grande porcentagem do valor bruto de abate. É difícil de avaliar o dano indireto adicional como resultado da perda de produção em fazendas infectadas, paralisação dos movimentos de suínos em áreas ou regiões afetadas e restrições à exportação. As perdas resultantes da morte de porcos são agravadas pelo alto custo dos programas de vacinação em áreas enzoóticas e pelo fato de que a vacinação pode não ser completamente eficaz no controle de epidemias. Os suínos recuperados ou parcialmente recuperados são muito suscetíveis a infecções secundárias e podem ocorrer exacerbações de infecções crônicas existentes, como pneumonia enzoótica, durante o período de convalescença.

Patogênese

A amígdala é o principal local de invasão de vírus após exposição oral. A multiplicação primária do vírus ocorre nas amígdalas, começando dentro de algumas horas após a infecção. Em seguida, espalha-se para os gânglios linfáticos periféricos. O vírus é encontrado pela primeira vez no plasma antes das populações de células mononucleares. A primeira célula no sangue periférico a ser infectada é o granulócito misto. O vírus então se move através dos vasos linfáticos e entra nos capilares sanguíneos, resultando em uma viremia inicial em aproximadamente 24 h. Nesse momento, o vírus está presente no baço e em outros locais, como linfonodos periféricos e viscerais, medula óssea e placas de Peyer. O vírus exerce seu efeito patogenético sobre células endoteliais, células linforeticulares e macrófagos e células epiteliais. Em particular, os linfócitos B, células T auxiliares e células T citotóxicas são afetados, e essas alterações ocorrem antes de a reação em cadeia da polimerase com transcrição reversa (RT-PCR) captar o vírus no sangue.

Foram descritas alterações na expressão gênica de 148 genes durante as primeiras 48 h após a infecção.[31] Mutações na proteína NS4B não estrutural do PSC afetam a virulência do vírus da PSC.[32] A maior patogenicidade de algumas cepas está associada à presença de resíduos em E2 e NS4B do vírus da PSC, que pode agir sinergicamente para influenciar a eficiência de replicação viral *in vitro* e patogenicidade em suínos.[33]

O vírus da PSC é acompanhado por depressão das defesas imunológicas celulares[34], respostas inatas particularmente mediadas pela interferona.[35] O vírus da PSC não é frequentemente encontrado em células apoptóticas, portanto existem outros mecanismos que causam essa apoptose. O vírus da PSC parece ser capaz de inibir a sinalização apoptótica em múltiplos níveis e, ao apoiar a replicação viral, as células endoteliais podem promover a patogênese da peste suína clássica.[36] A deficiência de linfócitos B associada à destruição viral dos centros germinativos nos tecidos linfoides é a consequência patoimunológica mais significativa de infecção aguda por PSC. Essa apoptose de linfócitos, que é a morte celular programada induzida por ativação, é uma das principais características das infecções da PSC. O vírus da PSC afeta a atividade antiviral celular, o que sugere que as lesões podem ter um componente imunopatológico, possivelmente através da infecção de células dendríticas[37] e possivelmente danificando a produção de interferona.[38] É provável que o vírus da PSC regule positivamente algumas das moléculas de adesão, como a integrina-beta-3 nas células endoteliais vasculares, que podem alterar o equilíbrio hemostático na peste suína clássica.[39]

Certas infecções por vírus estão associadas a níveis elevados de interferona-1 (tipo 1), que é um potente mecanismo de defesa antiviral. Apesar da presença de inibidores virais anti-interferona-1, as células dendríticas plasmocitoides podem continuar a produzir IFN-1. O PSCV previne a secreção de interferona-1 em suas principais células-alvo (macrófagos, monócitos e células endoteliais), interagindo com o fator regulador da interferona.[40] A capacidade de ativar células dendríticas, a capacidade de disseminação sistêmica e o tropismo por tecidos linfoides também contribuem fortemente para uma resposta aumentada de interferona-1.

Há um novo determinante de virulência dentro da glicoproteína estrutural E2 do CSFV.[41] Em cepas de PSCV alta e moderadamente virulentas houve diminuição na expressão gênica antiviral e apoptótica e isso coincidiu com níveis mais altos de vírus nesses tecidos imunológicos (baço, amígdala, linfonodos retrofaríngeos).[42]

Em suínos recuperados (de infecção por uma cepa moderadamente grave), verificou-se que os mecanismos de defesa antiviral foram rapidamente ativados, enquanto em suínos cronicamente afetados vários genes com o poder de inibir a produção de interferona tipo 1 foram regulados. Os porcos com infecção crônica falharam em ativar as vias NK ou células T citotóxicas e também mostraram atividade gênica reduzida em monócitos ou macrófagos que apresentam antígenos.[43] Um vírus da PSC altamente virulento produziu mudanças significativas no proteoma das células mononucleares no sangue periférico porcino, com 66 manchas de proteína mostrando expressão alterada; 44 destes foram identificados como 34 proteínas únicas.[44]

O vírus da PSC pode evitar a resposta imune e estabelecer infecção crônica e, em um estudo *in vitro*, foi demonstrado que os genes da resposta imune em geral eram regulados negativamente.[45] Foram estudados os perfis transcricionais dos genes nas células mononucleares do sangue periférico, seguindo uma linha virulenta de PSC. Muitos genes foram suprarregulados e muitos menos regulados.[46] As cepas do vírus da PSC podem exacerbar a resposta alfa, levando à morte de linfócitos e linfopenia, cuja gravidade pode ser atribuída à perda de controle da produção de interferona pelo hospedeiro e à regulação de efetores a jusante.[47]

A maioria das lesões é produzida por degeneração hidrópica e proliferação do endotélio vascular, que resulta na oclusão dos vasos sanguíneos. Esse efeito no sistema vascular resulta em lesões características de congestão, hemorragia e infarto de alterações nas arteríolas, vênulas e capilares. A trombose de artérias pequenas e médias é outra característica. As alterações vasculares são mais graves nos gânglios linfáticos, no baço, nos rins e no trato gastrintestinal. As lesões relacionadas com os efeitos nas células endoteliais também ocorrem nas glândulas suprarrenais, no sistema nervoso central (SNC) e nos olhos. São característicos atrofia do timo, depleção de linfócitos e folículos germinativos nos tecidos linfoides periféricos, alterações glomerulares renais e esplenite. A leucopenia é comum nos estágios iniciais, seguida por leucocitose em alguns animais, e ocorrem anemia e trombocitopenia. A trombocitopenia pode ser causada por ativação plaquetária maciça e subsequente fagocitose de plaquetas secundariamente à liberação de fatores ativadores de plaquetas por macrófagos ativados. A coagulação intravascular disseminada é comum com microtrombos em pequenos vasos, particularmente nos rins, fígado, baço, linfonodos, pulmão, intestino e linfonodos intestinais. O estágio final de uma infecção letal no hospedeiro natural está associado a uma depleção acentuada, preferencialmente de linfócitos B no sistema circulatório e nos tecidos linfoides. A ativação de macrófagos e a subsequente liberação de citocinas pró-inflamatórias desempenham um papel importante no desenvolvimento dos sinais clássicos da PSC. Isso é particularmente verdadeiro para os macrófagos intravasculares pulmonares.

Foi demonstrado que existe uma expressão significativa de fator de necrose tumoral alfa (TNF-alfa) em nódulos linfáticos infectados por vírus. Pode ser que o comprometimento com a apoptose possa depender da produção do IFN. Nesses gânglios linfáticos, a morte dos linfócitos ocorreu por apoptose e algumas das células foram positivas no teste imuno-histoquímico tanto para TNF-alfa quanto para apoptose. Pode ser que a liberação do TNF-alfa possa induzir a apoptose nas células não infectadas. A imunossupressão precoce é uma característica importante do desenvolvimento de PSC, com depressão dos timócitos comuns CD1+, CD4+ e CD8+. Foi recentemente demonstrado que o vírus da PSC pode se replicar nas células dendríticas e controlar as respostas da interferona tipo 1 sem interferir na reatividade imunológica. Embora se saiba que há um evidente direcionamento de macrófagos e monócitos, ainda não está claro como essas células produzem essa imunossupressão e respondem pela morte dos linfócitos-T. Sabe-se que as células dendríticas são as sentinelas do sistema imunológico e respondem ao contato viral fácil. Eles então desenvolvem as respostas imunes efetivas migrando para o tecido linfoide para apresentar os antígenos virais processados aos linfócitos-T. No entanto, nas infecções por PSC e BVD, não há ativação das células dendríticas e isso pode ser uma característica das infecções por pestivírus e pode permitir que evitem a resposta imune. Ao mesmo tempo, não há interferência na maturação das células dendríticas. O vírus induz a produção de citocinas pró-inflamatórias (IL-1, IL-6 e IL-8) em 3 h, e ainda mais 24 h após a infecção, também aumentando os fatores de coagulação, tecidual e de crescimento das células endoteliais vasculares.

Células endoteliais que foram cronicamente infectadas foram incapazes de produzir interferona tipo 1 e essas células também foram protegidas da apoptose. Isso estabelece uma infecção a longo prazo das células endoteliais com replicação do vírus e aumento dos níveis de IL-1, IL-6 e IL-8. Isso mostra que houve interferência a longo prazo com as defesas antivirais celulares, possivelmente pelo direcionamento do fator regulador da interferona 3, como o vírus da BVD, ou pelo aumento da ligação do NF-kappa-beta, que modula uma via apoptótica controlando vários genes antiapoptóticos.

As infecções pelo vírus da PSC aumentaram significativamente a expressão de mRNA de IL-10 e do TNF-alfa e inibiram a expressão de IL-12, com pouco efeito sobre a expressão de alfainterferonae gamainterferona. O vírus da PSC suprime a maturação e modula as funções de células dendríticas derivadas de monócitos sem ativar o fator nuclear kappa B, que está envolvido na regulação imunológica, na resposta inflamatória e no efeito antiapoptótico.[48]

Em muitos casos, a infecção bacteriana secundária ocorre e desempenha um papel importante no desenvolvimento de lesões e sinais clínicos.

Em suínos para abate, a doença experimental é caracterizada por elevação bifásica da temperatura no 2º e no 6º dia após a inoculação, leucopenia profunda e anemia 24 h após a inoculação, diarreia no 7º dia e anorexia e óbito do 4º ao 15º dia. A anemia pode ser explicada pela infecção de 2 a 9% dos megacariócitos 2 a 9 dias após a infecção.

A inoculação de porcas prenhes com uma estirpe de campo de baixa virulência do vírus da PSC em várias fases da prenhez resulta em mortalidade pré-natal em ninhadas de porcas infectadas no dia 40 da gestação e morte pós-natal aos 65 dias. Quanto mais tarde a infecção ocorrer na prenhez, maior o número de leitões não infectados nascidos em ninhadas infectadas. A infecção transplacentária do feto porcino com cepas de campo e de vacina do vírus pode induzir um espectro de anormalidades, incluindo hipoplasia dos pulmões, malformação da artéria pulmonar, micrognatia, artrogripose, fissuras no córtex renal, múltiplos septos na vesícula biliar e malformações do cérebro. A infecção do feto em um estágio crítico da gestação (30 dias) induz o retardo no crescimento e na maturação do cérebro, resultando em microcefalia. A teratogenicidade do vírus depende claramente do estágio da gestação. Em geral, quanto mais cedo a infecção ocorrer, mais graves são as anormalidades. O vírus pode ser encontrado nos ovários porque os vasos sanguíneos entregam macrófagos periféricos aos ovários através de folículos atrésicos.

Uma das sequelas da infecção transplacentária do feto por vírus da peste suína clássica é a infecção congênita por vírus persistente. Ao nascer, os leitões afetados parecem normais, embora sejam virêmicos; a viremia persiste ao longo da vida dos animais. A primeira evidência de doença clínica pode ocorrer com cerca de 10 semanas de idade, mas pode ser adiada até os 4 meses de idade. Ocorrem retardo de crescimento, anorexia, depressão, conjuntivite, dermatite, diarreia intermitente e distúrbio locomotor com paresia posterior. Na necropsia, a lesão mais notável é a atrofia do timo, estando ausentes as lesões da PSC. Na infecção experimental congênita persistente por peste suína, quanto mais cedo a infecção ocorrer na gestação, maior o número de infecções persistentes em leitões nascidos vivos com tolerância imunológica. A tolerância imunológica é específica do vírus porque os leitões afetados respondem a outros antígenos selecionados.

A infecção experimental de cabras gestantes com o vírus da PSC nos dias 64 a 84 da gestação pode resultar em infecção transplacentária, e o vírus replica-se e persiste nos fetos por no mínimo 40 a 61 dias. O vírus é altamente patogênico para fetos de cabra e podem estar presentes anticorpos séricos nos soros pré-escolares dos filhotes.

Parece que a coagulação intravascular disseminada não desempenha um papel importante na patogênese do vírus da PSC.[49]

Achados clínicos

A identificação precoce de sinais clínicos facilitaria o diagnóstico e o controle, mas estudos recentes sobre infecções experimentais com um vírus genótipo tipo 2.1 e um vírus genótipo 3.3, que é geneticamente divergente dos vírus europeus, mostraram diferenças nos resultados.[50] O vírus do Reino Unido 2001 foi semelhante ao outros vírus tipo 2 europeus, mas o vírus 3.3 produziu menos e retardou os sinais clínicos, notadamente com pouca febre, dificultando o reconhecimento no campo. Outro fator complicador é que ele é pouco reconhecido pelo anticorpo específico do vírus da PSC.

Seis isolados de PSC não caracterizados de 1996 a 2007 foram examinados[51] e avaliados em experimentos com animais quanto à sua virulência clínica. Eles foram avaliados como moderada ou altamente virulentos.

Diagnóstico

Quase sempre, a detecção é tarde demais porque foi perdida. Os sinais clínicos são frequentemente inespecíficos, mas o sistema de escores sugerido pelos holandeses pode ajudar a identificar isso. As diferenças nos quatro surtos alemães mais recentes em termos de sinais clínicos e patológicos foram mínimas. Antigamente, a maioria dos surtos europeus estava associada ao genótipo virulento 1 do vírus, mas agora existem os tipos 2.1, 2.2 e 2.3, muito menos virulentos e produzem um curso clínico mais moderado, sendo muito mais difícil de reconhecer nos primeiros 14 dias após a infecção. Em um conjunto recente de experimentos (com uma cepa do vírus SF0277), todos os porcos morreram, mas em outros experimentos alguns dos porcos sobreviveram.

Um relatório recente sugeriu que a ocorrência de SRRS não parece potencializar o resultado clínico do PSC em porcos jovens, mas isso tem sido contestado. A infecção simultânea por *Trypanosoma evansi* parece produzir uma resposta fraca à vacinação contra a PSC.

Como resultado do recente surto na Holanda, foi feita uma análise retrospectiva quantitativa dos sinais clínicos, o que sugeriu que a inspeção clínica era a parte mais importante da detecção, mas não era muito específica. As cepas de virulência moderada e baixa causam uma doença leve que pode ser tão branda que não há suspeita de doença clínica.

O diagnóstico diferencial deve incluir SRRS, síndrome de dermatite e nefropatia porcina, peste suína africana (PSA), salmonelose e envenenamento por cumarina.

Doença aguda e peraguda

Na forma aguda, a doença é caracterizada por anorexia, letargia, conjuntivite, sinais respiratórios e constipação intestinal.[51,52] O diagnóstico de sinais clínicos é mais difícil desde a década de 1980 e, portanto, a PSC pode não ser reconhecida imediatamente[27], mas quase sempre o principal sinal clínico é a febre. Os sinais clínicos geralmente aparecem 5 a 10 dias após a infecção, mas são registrados períodos de incubação até 35 dias ou mais. No início de um surto, os porcos jovens podem morrer em um estado peragudo, sem que tenham ocorrido evidências de sinais clínicos. Casos agudos são os mais comuns. Os porcos afetados estão deprimidos, não comem e ficam em pé com as caudas pendentes. Eles não estão inclinados a se mover e, quando forçados, o fazem com um movimento oscilante dos posteriores. Eles tendem a deitar-se e enterrar-se na cama, muitas vezes empilhados um em cima do outro. Antes do aparecimento de outros sinais, é usual uma temperatura alta (40,5 a 41,5°C). Nos recentes surtos europeus, os sinais respiratórios não têm sido comuns. Também ocorre prisão de ventre seguida por diarreia e vômito. Mais tarde, ocorre uma descoloração purpúrea difusa da pele abdominal. Pequenas áreas de necrose são às vezes vistas nas bordas das orelhas, cauda e lábios da vulva. Um grau de conjuntivite é comum e, em alguns porcos, as pálpebras ficam grudadas por um exsudato seco e purulento. Os sinais nervosos ocorrem frequentemente nos estágios iniciais da doença e incluem incoordenação, tremor muscular e convulsões. A morte pode ser esperada 5 a 7 dias após o início da doença. A infecção por *Salmonella choleraesuis* também pode ser potenciada pela infecção por PSC e as duas doenças combinadas podem resultar em alta mortalidade.

Manifestações nervosas

Uma forma da doença na qual predominam os sinais nervosos é atribuída a uma cepa variante do vírus. O período de incubação é frequentemente mais curto e o curso da doença mais agudo do que o habitual. Os porcos em decúbito lateral mostram uma convulsão tetânica por 10 a 15 s, seguida por uma convulsão clônica de 30 a 40 s. A convulsão pode ser acompanhada por alto gemido e pode ocorrer constantemente ou em intervalos de várias horas, sendo seguida com frequência por um período de coma terminal. Em alguns casos, não ocorrem convulsões, mas o envolvimento nervoso se manifesta por tremores visíveis dos músculos do corpo e dos membros. Também foram observados cegueira aparente e tropeços.

Doença crônica

As cepas de vírus de baixa virulência resultam em síndromes menos graves. Uma forma crônica ocorre em surtos de campo e ocasionalmente após a vacinação simultânea com vírus sorológico. O período de incubação é mais longo que o normal e há depressão; anorexia; febre moderada persistente; irracionalidade; e o aparecimento de lesões cutâneas características, incluindo alopecia, dermatite, manchas nas orelhas e uma coloração púrpura terminal da pele abdominal. Os porcos podem aparentemente se recuperar após um curto período de doença, mas depois recaem e morrem se estiverem estressados.

Porcos infectados com cepas de baixa virulência do vírus parecem mais suscetíveis a doenças bacterianas intercorrentes. A natureza variável dessa combinação é tal que a PSC deve ser suspeitada em um rebanho ou área em que há aumento na mortalidade por qualquer causa infecciosa aparente que não responda, ou responda apenas temporariamente, a estratagemas terapêuticos que geralmente são eficazes.

Falha reprodutiva

Pode ser uma característica significativa e ocorrer sem outras evidências clínicas de doença no rebanho. Pode acontecer quando fêmeas gestantes inadequadamente protegidas são expostas a vírus virulentos ou quando porcas prenhes suscetíveis recebem vacinas vivas atenuadas ou expostas a estirpes de campo pouco virulentas. A infecção da porca pode ocorrer em qualquer fase da prenhez e pode resultar em nenhum sinal clínico que não seja uma febre leve, mas pode ser seguida por alta incidência de abortamento, baixo tamanho de ninhada e mumificação, natimortos e anomalias de leitões. Os leitões infectados entre 50 e 70 dias podem ser clinicamente normais ao nascimento e depois podem desenvolver tremores; tais casos são chamados de PSC de início tardio. Eles são como os casos de vírus da BVD, em que eles perdem o vírus e são persistentemente afetados por meses. Porcos nascidos vivos, embora portadores, podem ser fracos ou clinicamente normais. A infecção congênita persistente é caracterizada por viremia persistente, excreção contínua do vírus e início tardio da doença, com mortes ocorrendo 2 a 11 meses após o nascimento. Nenhum anticorpo para o vírus está presente, apesar da infecção persistente; porcos afetados têm uma resposta imunológica normal a outros antígenos, mas eles não respondem ao vírus da PSC. A imunidade mediada por células parece ser normal. Tem sido observada alta incidência de mioclonia congênita (tremor congênito) associada à hipoplasia cerebelar em alguns surtos nos quais tem ocorrido infecção pré-natal pelo vírus da PSC; essa síndrome foi reproduzida experimentalmente. A prevalência de qualquer uma dessas manifestações parece variar com a cepa do vírus e com o estágio da gestação no momento da infecção.

Patologia clínica

Hematologia

Um valioso teste diagnóstico *ante mortem* é a contagem total e diferencial de leucócitos. Nos estágios iniciais da doença, há leucopenia acentuada, com a contagem total caindo de uma faixa normal de 14.000 a 24.000 células/$\mu\ell$ para 4.000 a 9.000 células/$\mu\ell$. Isso é especificamente granulocitopenia causada por atrofia da medula óssea. É um resultado de apoptose ou necrose, de 1 a 3 dias após a infecção, provavelmente como resultado da interação com citocinas. A depleção das subpopulações de linfócitos ocorre 1 a 4 dias antes de o vírus poder ser detectado por RT-PCR no soro. Se for uma forma virulenta, a depleção é evidente por 2 dias.

Linfócitos B, células T auxiliares e células T citotóxicas são os mais afetados pelo vírus. A perda dos linfócitos circulantes é consistente com a incapacidade de gerar um anticorpo neutralizante circulante. Cepas virulentas produzem maior redução nos linfócitos B do que nas formas leves. Isso pode ter valor na diferenciação de septicemias bacterianas, mas não deve ser usado como o único método de diferenciação. Nos estágios finais da PSC, pode se desenvolver leucocitose como resultado de invasão bacteriana secundária. Leitões com menos de 5 semanas de idade normalmente têm baixa contagem de leucócitos.

Em um estudo sobre o vírus da PSC em porcos com 6 e 11 semanas de idade[53], verificou-se que embora apenas a doença branda tenha resultado, houve depleções no número de células B e em um certo número de populações de células T no sangue periférico, que foram mais marcados nos porcos de 6 semanas de idade. Uma população de grandes granulócitos desenvolveu-se no sangue periférico antes do início da viremia.

Testes diagnósticos

Uma comparação de testes diagnósticos mostra que os melhores resultados são detectados por RT-PCR (98,9%), que é mais precoce do que o isolamento do vírus no sangue, e dá apenas um resultado de 94,5%. RT-PCR é dispendioso e trabalhoso. O antígeno de ensaios de imunoabsorção enzimática (ELISA) fornece uma detecção posterior e os piores resultados. A contagem de leucócitos dá o primeiro indicador da infecção pelo vírus da PSC, mas obviamente não confirma a doença.

O advento dos programas de erradicação resultou no desenvolvimento de testes diagnósticos para a PSC. Esses testes devem ser precisos e rápidos para que as medidas de controle possam ser rapidamente instituídas ou levantadas conforme necessário. O diagnóstico pelo isolamento do vírus é lento, o efeito citopático pode ser mínimo e algumas cepas têm baixa infectividade e crescimento limitado na cultura de tecidos. Raramente, este é usado como método primário de diagnóstico. Os testes de inoculação em animais ainda fornecem um excelente método para diagnóstico de PSC e envolvem o desafio de suínos suscetíveis e imunes com material suspeito, seguido por desafio subsequente em uma data posterior com vírus da PSC totalmente virulento. No entanto, esse teste é demorado e dispendioso e, embora seja utilizado para o teste confirmatório final para a presença de infecção por PSC em várias situações, não é satisfatório para um teste diagnóstico rápido.

Detecção de vírus

Os testes mais rápidos baseiam-se na detecção de antígeno em tecidos de porco infectados ou na detecção de anticorpos após infecção.

Técnicas de imunofluorescência

Essa técnica permite a detecção rápida do antígeno em cortes congelados de tecido ou esfregaços de impressão e em culturas de tecidos infectados; esses métodos foram adotados como teste primário no programa de erradicação nos EUA. O antígeno pode ser detectado até 2 dias após a morte, método considerado mais confiável do que o teste de precipitação em gel de ágar. O método é capaz de detectar transportadores de vírus entre porcos vacinados.

ELISA de captura de antígeno

Pode detectar os antígenos do vírus no sangue e em tecidos de porcos infectados experimentalmente 4 a 6 dias após a infecção com uma cepa de virulência moderada a alta (vírus Weybridge) e 7 a 9 dias após a infecção por uma cepa de baixa virulência (vírus do sul de Gales). A técnica não requer cultura de tecidos e leva menos de 36 h para um resultado definitivo.

Teste de precipitação por ágar gel

Detecta o antígeno no tecido por meio de uma precipitina formada com soros imunes. Normalmente, o pâncreas de suínos suspeitos é testado. Esse teste foi amplamente utilizado no programa de erradicação do Reino Unido e é o teste-padrão principal em muitos países.

Diferenciação do vírus da peste suína de outros pestivírus

Testes PCR

Um ensaio de PCR pode ser utilizado para diferenciar o vírus da PSC dos pestivírus de ruminantes. Foi desenvolvido um painel de referência internacional de anticorpos monoclonais para a diferenciação do vírus da PSC de outros pestivírus. A clivagem por endonuclease de restrição de amplicons de PC pode distinguir entre cepas de vacinas e vírus de campo europeus. O

RT-PCR também pode detectar o vírus da PSC no sêmen do macho. Foi então descrita uma RT-PCR. Tem sido descrita detecção rápida do vírus da PSCV usando RT-PCR em tempo real portátil (TaqMan). Outras modificações foram descritas e assim o teste pode ser realizado em um único tubo com todos os ingredientes. Ele detecta vírus em raspagens nasais e amígdalas 2 a 4 dias antes do início dos sinais clínicos. Outra modificação do RT-PCR e da hibridização in situ (ISH) foi que eles podem ser usados em seções fixadas em formalina. Um PCR multiplex está disponível para separar o vírus BVD do PSC.

Foi descrito um RT-PCR multiplex para detecção simultânea de PSA e PSC[133], com uma sensibilidade diagnóstica de 100% para ambos os vírus e 100% de especificidade para o da PSC e 97,3% o da PSAV. A inclusão de um controle interno heterólogo permitiu a detecção de falso-negativos.

Testes sorológicos

O anticorpo pode ser detectado pelo teste de neutralização de anticorpos fluorescentes, pelo teste de neutralização de soro em cultura de tecidos ou por um ELISA indireto. Os testes sorológicos são menos satisfatórios para a detecção de PSC na fase aguda e são de valor limitado em animais vacinados. São valiosos para a detecção da infecção subclínica da PSC associada à insuficiência reprodutiva e para estudos de pesquisa para determinar a prevalência de infecção por PSC. O vírus da BVD pode infectar porcos, especialmente aqueles em contato próximo com gado, e pode dar reações sorológicas falso-positivas. As taxas de incidência dessas reações falso-positivas podem ser altas e representam um problema para a identificação da PSC nos programas de erradicação. O ensaio de anticorpos ligados a peroxidase neutralizante é um teste altamente sensível e específico para a PSC e fará a distinção entre suínos infectados com diferentes cepas dos vírus da PSC e da BVD. O complexo ELISA de bloqueio é sensível, específico e confiável para fins de triagem para identificação precoce de rebanhos infectados e sua eliminação em um programa de erradicação. Um ensaio de anticorpo marcado com peroxidase pode ser usado para detectar anticorpos IgG suínos para não suínos da PSC e da BVD. Também estão disponíveis anticorpos monoclonais contra pestivírus para discriminar entre os dois vírus. Foi descrito um ELISA competitivo usando uma proteína recombinante E2 truncada, que pode ser usado quando deve ser testado grande número de amostras.

Amostras para laboratório

Quando se suspeita de PSC, os tecidos submetidos a exame devem incluir o cérebro e seções do intestino e outros órgãos internos em formalina, e pâncreas, linfonodo e amígdalas em recipientes selados. Os regulamentos e requisitos locais devem ser seguidos. Os antígenos virais são densamente distribuídos na pele e na língua dos porcos infectados e as biopsias da orelha podem ser úteis para o diagnóstico em uma base de rebanho.

Achados de necropsia

Em muitos casos, o auxílio diagnóstico mais importante é o exame *post mortem*, embora nos surtos holandeses se acreditasse que a contribuição para a detecção da PSC era limitada. A razão para isso é que há uma tremenda variação individual nos achados de necropsia. No surto no Reino Unido em 2000, houve poucas lesões em fetos ou em recém-nascidos; nas porcas, as lesões foram muitas vezes restritas à conjuntivite e lesões nos gânglios linfáticos hepáticos e esplênicos, embora tenham sido examinados 15 animais em cada grupo. A faixa etária que apresentou lesões relativamente consistentes foi a dos adultos e, nestes, as lesões foram semelhantes às relatadas nos surtos clássicos.

Em casos peragudos, pode não haver alterações macroscópicas na necropsia. Na forma aguda mais comum, há muitas hemorragias submucosas e subserosas, mas estas são inconstantes; para encontrá-los, pode ser necessário examinar várias carcaças de um surto. A hemorragia resulta da eritrodiapedese e do aumento da permeabilidade vascular, provavelmente auxiliada pela degranulação dos mastócitos. As hemorragias são mais notáveis sob a cápsula do rim, perto da válvula ileocecal, nos seios corticais dos linfonodos e na vesícula urinária e laringe. As hemorragias são geralmente petequiais e raramente equimóticas. Os linfonodos aumentam e o baço pode conter infartos marginais. O infarto na mucosa da vesícula biliar é um achado comum, mas não constante, e parece ser uma lesão quase patognomônica. Há congestão do fígado, da medula óssea e frequentemente dos pulmões. Úlceras circulares levantadas na mucosa do cólon são usuais, mas não podem ser distinguidas daquelas da salmonelose. Embora esses achados de necropsia sejam bastante típicos em casos de PSC, eles não podem ser considerados diagnósticos, a menos que sejam acompanhados pelas evidências clínicas e epizootiológicas da doença. Podem ocorrer em outras doenças, particularmente salmonelose. Um estudo recente descobriu que os gânglios linfáticos tinham a maior pontuação para lesões e que o menor número de lesões foi encontrado no baço e amígdala porque a infecção desses órgãos também era rara. As lesões mais comuns também estavam nos linfonodos, ao redor da junção ileocecocólica e ao redor dos vasos sanguíneos do cérebro. Foram relatados cílios bronquiolares atípicos.

Há lesões microscópicas características de uma encefalite não supurativa na maioria dos casos e pode ser feito um diagnóstico presuntivo de PSC se eles estiverem presentes. Acredita-se que a lesão mais comum na PSC crônica seja o manguito de células mononucleares no SNC. Aqui a ISH é capaz de detectar ácido nucleico viral mesmo quando o antígeno viral não é detectado. Histologicamente, o principal local de lesão tissular é o sistema reticuloendotelial. Há sempre uma depleção linfoide progressiva e necrose da mucosa. A depleção é provavelmente causada por apoptose, mas não por apoptose direta. Atrofia do córtex tímico e perda de timócitos também é uma característica e pode estar relacionada com acom a síntese das citocinas, TNF-alfa e IL-1-alfa em particular, que podem aumentar a apoptose dos timócitos.

A necrose fibrinoide da túnica média combinada com a degeneração hidrópica e a proliferação do endotélio vascular causa a oclusão dos vasos sanguíneos. As cepas "neurotrópicas" mais virulentas produzem lesões de natureza semelhante, mas com maior gravidade.

Na mucosa do trato intestinal existem macrófagos grandes e geralmente infectados. As áreas de tecido linfoide associadas ao intestino são depletadas de linfócitos, geralmente devido à apoptose de linfócitos em massa, particularmente nas áreas de células B. Essas alterações são possivelmente atribuíveis às grandes quantidades de TNF-alfa e IL-1-alfa libertadas dos macrófagos infectados. Eles também mostraram que os macrófagos na zona marginal esplênica estavam entre as primeiras células a serem infectadas. A infecção, mobilização e apoptose de macrófagos esplênicos desempenham um papel muito importante no curso da infecção através da liberação de citocinas. Uma manifestação incomum da infecção pela PSC é o início da formação óssea metafisária causada pelos vasos parcialmente trombosados no osso, com forte fluorescência específica viral na PSC.

A histologia mostrou inchaço e vacuolização de megacariócitos na medula óssea 2 dias após a infecção e eles ficaram necróticos 4 dias após a infecção. Foram observadas grave inchaço e necrose das células endoteliais no endotélio vascular 3 dias após a infecção. Concluiu-se que a trombocitopenia resultante de dano viral direto ao MKC e dano endotelial pode causar diátese hemorrágica, enquanto distúrbios de coagulação não estão envolvidos nos estágios iniciais da doença.

Na forma crônica da doença, a ulceração da mucosa do intestino grosso é comum. Pneumonia secundária e enterite geralmente acompanham as lesões primárias da PSC.

A infecção do feto produz uma infecção persistente não citolítica imunologicamente tolerante, em geral com pouca evidência de necrose celular ou reação inflamatória para sugerir a presença de um vírus. Fetos abortados apresentam alterações não diagnósticas de hemorragia petequial e ascite. Malformações como microcefalia, hipoplasia cerebelar, hipogênese pulmonar e deformidade articular aparecem como resultado da inibição da divisão e da função celular nessas áreas. O anticorpo não é detectado no sangue fetal quando a infecção ocorre no início da vida fetal. Em suínos que apresentam sinais de mioclonite congênita, a hipoplasia cerebelar é altamente sugestiva de infecção por PSC.

Foi descrita uma glomerulonefrite por imunocomplexos na qual há infiltração de macrófagos no mesangio, com depósitos do complexo imune de imunoglobulina M (IgM), imunoglobulina G (IgG) e Clq em áreas mesangiais, subepiteliais e subendoteliais a partir de 10 dias após a infecção; por 14 dias também se reuniram neutrófilos.

Esta é uma doença de grande importância econômica e a confirmação do diagnóstico geralmente é realizada em laboratórios governamentais especializados. Os testes de isolamento de vírus e anticorpos fluorescentes são mais comumente usados, mas estão disponíveis outras técnicas, incluindo coloração de imunoperoxidase das seções do criostato. A demonstração do antígeno viral nas criptas das amígdalas, nas células epiteliais tubulares do rim, nas células das glândulas da mucosa bronquiolar e nas células epiteliais pancreáticas mostrou ser possível mesmo após 18 anos em formalina.

Diagnóstico

O laboratório de referência da União Europeia em Hanover é responsável pelo teste na União Europeia. Uma pesquisa com suinocultores e profissionais na Holanda investigou suas atitudes em relação à PSC e descobriu que havia seis conjuntos de problemas identificados:[54]

1. Falta de conhecimento da PSC.
2. Culpa, vergonha e preconceito.
3. Opinião negativa de medidas de controle.
4. Insatisfação com os procedimentos pós-transporte.
5. Falta de confiança nos órgãos governamentais.
6. Incerteza e falta de transparência nos procedimentos para reportar.

Os autores recomendaram procedimentos para lidar com esses problemas. Os métodos diagnósticos para a PSC foram revisados.[55,56]

Detecção do antígeno

O isolamento de vírus é um método sensível, altamente específico, demorado e trabalhoso para encontrar o vírus da PSC.

Para a rápida detecção do antígeno viral, estão sendo usados imunofluorescência e ELISA. O primeiro usa seções finas de tecidos (linfonodo, baço, amígdalas e outros órgãos); a especificidade é boa, mas a sensibilidade nem tanto. Nos estágios iniciais da infecção, pode haver resultados falso-negativos, porque pode não haver altos níveis de vírus.

O RT-PCR é considerado a ferramenta mais sensível e mais específica para a detecção do vírus da PSC. Um RT-PCR em tempo real está disponível para diferenciar vacinas e vírus de campo e isso provavelmente estará disponível como teste de campo.[136,137] A tecnologia de última geração permite que o genoma completo do vírus da PSC seja identificado e é a melhor base para estudos filogenéticos de alta resolução.[138]

A febre é um dos principais indicadores para o vírus da PSC, juntamente com alta mortalidade.

Amostras para confirmação do diagnóstico

O diagnóstico laboratorial é sempre necessário. Amígdalas frescas podem ser usadas para anticorpos fluorescentes diretos policlonais, que também detectam os vírus da BVD e BD e podem então ser usados para testes adicionais. A sensibilidade desse teste mostrou ser de apenas 78%, de modo que precisariam ser realizados cinco exames *post mortem* para alcançar 99% de chance de a infecção ser detectada. Mesmo quando sofrem de degradação tissular, a amígdala e o baço ainda produzem vírus e RNA infecciosos.[64]

Um estudo comparativo dos sinais e lesões produzidas por seis cepas de campo do vírus da PSC[51] mostrou que as lesões mais características foram encontradas nos linfonodos, seguidas por lesões necróticas no íleo e hiperemia do encéfalo. O infarto esplênico e as amígdalas necróticas, quando ocorrem, são espetaculares, mas são menos frequentes e os sinais respiratórios também são menos frequentes do que o relatado no último século.

Foi descrito um ensaio de uma etapa de RT-PCR em gel com desempenho comparável ao RT-PCR para a detecção do vírus da PSC.[57] Foram desenvolvidos dois ensaios RT-PCR de PSC para diferenciação genética de javalis selvagens naturalmente infectados de daqueles que foram vacinados.[58] Cepas de javalis ou outros animais vacinados podem ser diferenciadas dos animais infectados usando RT-PCR.[59]

Dois novos ELISA baseados em E^{rns} permitem a diferenciação de animais infectados de animais vacinados com marcadores e a discriminação de anticorpos contra pestivírus.[60] O ELISA do caldo da carne pode ser usado como substrato adequado para o diagnóstico de PSC.[61] O RNA viral foi detectado no suco de carne em um nível mais baixo do que no soro.[62] A sensibilidade foi calculada em 91% e a especificidade em 97%. Foram encontradas dificuldades quando havia cepas de baixa virulência envolvidas e quando as amostras foram coletadas precocemente nas infecções.

Os ensaios de panpestivírus vão detectar o pestivírus e, em seguida, são necessários ensaios específicos para o vírus da PSC. O RT-PCR quantitativo (qRT-PCR) é usado rotineiramente. Ensaios específicos para PSC incluem vírus isolado (VI), teste de imunofluorescência (FAT) e ELISA. Independentemente da virulência, raspagens de sangue total e de amígdalas são as amostras de escolha para detecção precoce de PSC.[63] Foram desenvolvidos pelo menos oito tipos de RT-PCR para detecção de PSC do tipo selvagem[65-69], e alguns são usados rotineiramente.[70,71]

Foi descrito um ensaio de amplificação isotérmica mediado por *loop* para detecção de PSC de tipo selvagem[72] e provou ser uma ferramenta simples, rápida e sensível para detecção do vírus da PSC de tipo selvagem sob condições de campo.

Foi desenvolvido um RT-PCR aninhado multiplex para diferenciação de vírus do tipo selvagem da vacina da cepa C da PSC.[73] Foram desenvolvidos PCR multiplex para detecção e diferenciação simultâneas de cepas de campo do vírus da PSC e do vírus da vacina da cepa C.[59,68] Foi desenvolvido um ensaio multiplex RT-PCR para diagnóstico rápido e diferencial de PSC e outros pestivírus[74] e mostrou ser rápido, altamente sensível e custo efetivo. Também foi desenvolvido um ensaio triplex RT-PCR TaqMan para detecção diferencial de cepas vacinais lapidadas do tipo selvagem e de vírus da PSC e da BVD tipo 1.[75] A maioria dos laboratórios de referência de PSC usa mais de um teste (isolamento de vírus, antígeno ELISA, RT-PCR para detecção e confirmação). Já foi demonstrado[70] que RT-PCR é 100% sensível, mas VI é apenas 72% e antígeno ELISA, apenas 39%. Também foi desenvolvido um novo ensaio de RT-PCR baseado na transferência de energia *primerprobe*.[58,76] Isso tem se mostrado uma ferramenta confirmatória altamente sensível e específica.

Os qRT-PCR têm alta especificidade e sensibilidade.[71,77,78] O RNA viral pode ser detectado em amostras em que o vírus está em tecidos autolisados.[79] O RNA viral pode ser detectado em animais que se recuperaram.[80] O qRT-PCR também pode ser usado para diferenciar entre as espécies de vírus BD, BVD e PSC e cepas de PSC. Também pode ser usado para diferenciar animais infectados de animais vacinados (DIVA).[81] Existem alguns testes específicos para vírus do tipo selvagem[58,68], independentemente do *status* de vacinação do animal. Um RT-PCR negativo geralmente significa que o animal não é infeccioso, mas um RT-PCR positivo não significa que o seja.[82] O ELISA para captura de antígeno é recomendado para animais com sinais ou lesões clínicas.

Foi descrito um ensaio de RT-PCR por transferência de energia de iniciador-sonda para PSC[83] e que pode diferenciar entre vírus da PSC de tipo selvagem e certas vacinas da cepa C. Descreveu-se uma detecção por RT-PCR de uma etapa do vírus da PSC utilizando *minor goover binding* (MGB) e verificou-se ser rápida e de elevada especificidade e sensibilidade.

Foi desenvolvido um RT-PCR multiplex para detecção e genotipagem de PSC.[85] Foi dito ser uma ferramenta de genotipagem rápida, reprodutível, sensível e específica. O RT-PCR foi capaz de detectar a PSC 2 dias antes do isolamento do vírus e 2 a 4 dias mais cedo do que com o ELISA de antígeno.[86] Um RT-PCR de alta velocidade foi capaz de detectar febre-aftosa, PSC e SIV-A[87], e levou apenas cerca de 28 min.

Foi descrito um microarranjo de oligonucleotídeos à base de nanopartículas de ouro para detecção simultânea de sete vírus suínos, incluindo PSC.[88]

- Histologia: cérebro, baço, nódulos linfáticos, cólon, ceco, íleo, rim, amígdala, pele, língua fixados em formol. As seções de tecido também podem ser usadas para ISH e IHC
- Virologia: gânglios linfáticos, amígdala, baço, íleo distal, pele, língua, cérebro (FAT, ISO, IHC, PCR); sangue heparinizado. O vírus pode ser isolado de tecido, soro, plasma ou sangue total em heparina.[89]

Sorologia

O padrão-ouro é o teste de neutralização de vírus. No entanto, os ELISA em microtitulação são fáceis de executar, rápidos e automatizados. A diferenciação entre os pestivírus é possível e depende do desenho do teste, também sendo possível a detecção de vacinas DIVA.[60]

A tira imunocromatográfica ou dispositivo de fluxo lateral[139] pode ser usado como um teste.

A avaliação dos ensaios[90] mostrou que o Chekit PSC-Sero e o HerdChek PSCV Ab eram ambos práticos e tinham maior sensibilidade. O PrioCHECK (Rcircle) PSCV[ms] foi o único ELISA adequado para utilização em DIVA, mas é menos sensível e não pode ser recomendado.

Os ELISA para detecção de anticorpos anti-PSC são úteis para levantamentos epidemiológicos e para monitorar áreas livres de PSC. Esses anticorpos ocorrem 10 a 15 dias após a infecção, o mesmo que para os anticorpos neutralizantes.

Demonstrou-se que um ELISA indireto baseado em E2 recombinante para detecção de respostas específicas de anticorpos IgM contra a PSC detecta anticorpos 2 semanas após a vacinação.[91]

Foi descrita uma tira imunocromatográfica para detecção rápida de anticorpos contra a PSC[92] 97% sensível e 100% específica, além de poder ser feita em 5 min.

> **Diagnóstico diferencial**
>
> Um diagnóstico positivo de peste suína é difícil de fazer sem confirmação laboratorial. Isso é particularmente verdadeiro para formas crônicas e menos dramáticas da doença. Uma doença altamente infecciosa e fatal de suínos, com curso de 5 a 7 dias em um grupo de animais não vacinados, deve despertar suspeita de peste suína clássica, especialmente se não houver sinais indicativos de localização em órgãos específicos. Sinais nervosos são provavelmente a única exceção. Os achados de necropsia macroscópica também são inespecíficos e deve-se confiar na leucopenia nos estágios iniciais e na encefalite não supurativa visível no exame histológico.

> Podem estar presentes ambas as infecções bacterianas, particularmente a salmonelose. As principais doenças que se assemelham à peste suína clássica incluem:
> - *Salmonelose*, geralmente acompanhada por enterite e dispneia
> - *Erisipela*, em que existem lesões cutâneas características em forma de losango e as hemorragias subserosas tendem a ser mais equimóticas do que petequiais
> - *Pasteurelose*, em que os sinais respiratórios predominam e as lesões de pleuropneumonia na necropsia são características.
>
> Considerações epidemiológicas e exame hematológico e bacteriológico geralmente diferenciam essas condições. Recentemente, foi sugerido que a septicemia hemorrágica em suínos causada por *E. coli* extraintestinal seria um diagnóstico diferencial.[93] No Reino Unido, muitos dos casos relatados como suspeita de peste suína clássica revelaram-se ser púrpura hemorrágica. *Outras encefalites*, particularmente *encefalomielite viral* e *salmonelose*, causam sinais nervosos semelhantes. É quase impossível diferenciar a *peste suína africana*, além da sua maior gravidade, da peste suína clássica sem testes laboratoriais.

Tratamento

O soro hiperimune é o único tratamento disponível e pode ser valioso nos estágios iniciais da doença se administrado em doses de 50 a 150 mℓ. Seu uso é mais geral na proteção de animais em contato. Já está disponível um soro concentrado permitindo o uso de doses muito menores.

No futuro, a inativação viral direcionada ao capsídeo (CTVI), que envolve o uso da proteína do capsídeo viral contendo uma enzima deletéria (p. ex., uma nuclease), poderia ser usada para ligar a proteína viral nativa.[94]

Há também a possibilidade de imidazolpiridínicos, que têm uma potente atividade *in vitro* contra o vírus da PSC, ser usada para tratamento.[95] Foi demonstrada redução da transmissão do vírus da PSC em porcos não tratados pelo inibidor de pestivírus BPIP.[96]

Controle

Estratégias para controle foram revisadas.[97] Os métodos usados incluem *erradicação* e controle pela *vacinação*. Foram descritas tanto a modelagem quanto a previsão em tempo real. Em áreas onde podem ser estabelecidas barreiras eficazes para reintrodução da doença, a erradicação da doença por métodos de abate é viável e geralmente desejável. Em contraste, em áreas onde a estrutura e a economia da indústria de suínos exigem considerável movimento de suínos dentro e fora do país, instituir um programa de erradicação de abate pode não ser prático ou economicamente viável. Estabelecer uma população altamente suscetível em uma área de alto risco é imprudente. Se ocorrerem colapsos repetidos, a restrição de movimento de suínos dentro das áreas de quarentena cria problemas consideráveis de manejo para os proprietários de porcos e eles podem, como resultado, eventualmente não cooperar no programa. Nessas áreas, o controle e possivelmente até mesmo a erradicação pela vacinação é a abordagem de escolha; esse método é usado em alguns países, como nas Filipinas.

A Comissão das Comunidades Europeias declarou sua política, apoiada por legislação comunitária adequada, para eliminar a PSC sem vacinação. Foi delineada uma discussão completa sobre a possibilidade de usar a vacinação no futuro. Foi produzida uma estrutura informatizada para avaliação de risco para PSC. Na Alemanha, existem grandes riscos no que diz respeito à importação de porcos, à presença de populações de javalis e à importação de carne de porco. Uma simulação espacial e estatística retrospectiva para comparar duas técnicas de vacinação com o cenário de não vacinação no surto holandês de PSC de 1997 e 1998 mostrou que ambas as técnicas de vacinação de emergência dificilmente teriam sido mais eficientes.

Na discussão a seguir, os procedimentos gerais são descritos primeiro, seguidos por uma descrição dos produtos imunizantes disponíveis.

Controle de surtos em áreas livres de peste suína clássica

Descreveu-se a modelagem para o controle da PSC nessas áreas e foi descrito um modelo de simulação para locais de baixa e moderada densidade de suínos.[98] Uma simulação de um surto de PSC na Dinamarca sugeriu que o surto seria de menos de 10 casos e duram menos de 2 semanas em média[99], embora em alguns casos possa ser mais duradoura, resultando em uma grande epidemia.

Qualquer surto teria um custo considerável para a indústria de exportação. Um estudo de modelagem sugeriu que restrições de movimento tiveram efeito dominante sobre a estratégia de controle de PSC e que o descarte preventivo só se tornou relevante sob conformidades imperfeitas.[100]

Em áreas onde normalmente não ocorre a doença, a erradicação por abate de todos os porcos infectados e que tiveram contato com eles é possível e recomendada. Os porcos são abatidos e eliminados preferencialmente por queima. Todos os rebanhos na área devem ser colocados em quarentena e nenhum movimento de porcos deve ser permitido a não ser para abate imediato. Em áreas com altas densidades de suínos, as estratégias de controle dependem de sistemas de identificação e registro altamente eficazes, que fornecem informações sobre os estoques de rebanhos e os movimentos dos animais, e assim as epidemias de rebanho podem ser rastreadas até sua origem. Experiências recentes com epidemias de PSC na Bélgica e na Holanda constataram que, com a atual marca auricular com registro manual e o uso de um sistema de documentação, a maioria das epidemias não poderia ser rastreada até sua origem. O rastreamento e a remoção de rebanhos de portadores impedem que esses rebanhos se tornem infecciosos e previnem a disseminação de doenças em um estágio inicial.

Todos os veículos utilizados para o transporte de suínos, todas as baias e instalações e todos os utensílios devem ser desinfetados com um forte desinfetante químico, como ácido cresílico a 5%. Roupas contaminadas devem ser fervidas. Entrada e saída de instalações infectadas devem ser cuidadosamente controladas para evitar a propagação da doença em calçados, roupas e pneus de automóveis. Deve ser aplicada legislação que proíba a alimentação com restos ou comanda a ebulição de todo o alimento antes da alimentação. Esse procedimento de erradicação controlou os surtos que ocorreram no Canadá e na Austrália e serviu para manter esses países livres da doença.

Controle onde a peste suína clássica é endêmica

Um dos maiores problemas na Europa é o reservatório da vida selvagem na população de javalis. Foi apresentada uma análise retrospectiva da vacinação oral de javalis na região de Eifel, Renânia-Palatinado.[101] Em áreas onde há pouco risco, há poucos animais positivos; onde há alto risco, muitos animais podem ser positivos. Na Suíça, 179 de 528 suínos em área de risco foram positivos. A vacinação oral de javalis descrita na Alemanha não apresentou risco para o estabelecimento de uma infecção persistente de PSC em javalis. No entanto, foi demonstrado que mais de 50% dos javalis não se alimentavam das iscas de vacinação e, portanto, não se tornavam imunes. Há evidências de estudos com javalis na Itália de que de qualquer modo o nível de infecção na população livre é reduzido gradualmente. Quando porcos selvagens com anticorpos maternos contraem o vírus vivo da PSC, eles têm sinais clínicos transitórios, mas a doença não é letal. Os javalis infectados poderiam, portanto, desempenhar um papel muito importante na transmissão de um surto natural. Os estudos de vacinação em javalis foram apresentados recentemente e mostraram que, após a quinta vacinação, não houve viremia, excreção do vírus e recuperação do vírus após a morte. A vacinação oral de javalis geralmente reduz a presença de PSC, mas apenas um número baixo de javalis (30 a 35%) torna-se soropositivo. O caso isolado em Israel em 2009 mostrou o problema da transferência de vírus a partir de javalis.[102]

Depois que houve PSC em javalis no nordeste da Bulgária, decidiu-se prendê-los; 124 foram removidos da área e, destes, 119 foram capturados. Outros surtos de PSC foram evitados.[103]

Em áreas endêmicas, o problema do controle trata-se principalmente de selecionar a melhor vacina e usá-la criteriosamente. Na Ásia, quase todo o controle é investido no uso de vacinas e seu uso adequado. A maioria dos problemas é causada por problemas políticos ou mudanças demográficas, enquanto a maior parcela de uma política de vacinação deve ser determinada pela epidemiologia da doença. Muito também pode ser feito para manter uma baixa incidência da doença por meio da educação dos agricultores, cuja cooperação pode ser mais bem assegurada por uma demonstração de que a erradicação é tanto desejável quanto praticável. Uma vez que os agricultores estejam motivados a agir, é eliminado o maior obstáculo ao controle: a falha na notificação dos surtos. A educação do agricultor deve enfatizar a natureza altamente contagiosa da doença e a facilidade com que ela pode ser transmitida por alimentos crus e pela compra e venda de porcos infectados ou em contato. A prática comum de enviar porcos para o mercado assim que a doença aparece em um grupo é um dos principais métodos pelos quais a PSC é disseminada.

A vacinação na UE terminou em 1990, principalmente devido à dificuldade de diferenciar animais infectados e vacinados. A exceção é como vacina de emergência ou como isca para javalis. A vacinação de javalis foi realizada na França e na Alemanha para reduzir o espalhamento do vírus entre os javalis vacinados. Fora da União Europeia, há uso generalizado da vacina chinesa para cepa C viva e de uma vacina biotecnológica marcadora da subunidade da glicoproteína da PSC E2.

Existem dois tipos de vacina:

1. O primeiro grupo é o vivo clássico contendo vírus atenuados, que são os preferidos. Vírus vivos e virulentos produzem uma imunidade sólida em apenas alguns dias e proporcionam proteção ao longo da vida. A reação à vacina contra o vírus vivo pode ser grave e a suscetibilidade dos suínos a outras doenças pode aumentar. A erradicação da doença é impossível enquanto o uso desse tipo de vacina for permitido. As vacinas vivas modificadas comercialmente disponíveis são capazes de induzir proteção completa em porcos vacinados, mas vários fatores, incluindo imunidade materna, idade da vacinação primária, protocolo de vacinação e complicações causadas por outros patógenos, podem afetar a eficácia no campo.[107]
2. Existe um segundo grupo de vacinas vivas, recentemente desenvolvido, cujo objetivo é serem vacinas marcadoras baseadas na proteína E2, mas elas ainda estão em desenvolvimento. As estratégias de vacinas marcadoras foram revisadas.[108] Parece não haver proteção completa contra a infecção congênita, elas reduzem a transmissão do vírus, mas parecem durar apenas cerca de 1 ano. Eles têm o potencial de permitir que testes sejam usados para diferenciar entre animais naturalmente infectados e vacinados. Eles também podem falhar frente à infecção natural. Desenvolvimentos recentes dessas vacinas marcadoras possivelmente incluem uma vacina quimérica em que um dos genes é substituído por um gene BVD e uma segunda vacina em que uma vacina de DNA expressa a proteína E2 após entrar na célula hospedeira e em outras com peptídios E2.

Existem também várias outras vacinas: de marcadores da subunidade E2 expressos em baculovírus, da subunidade E2, a marcadora quimérica de BVD-PSC e uma recombinante do vírus da pseudorraiva expressando a glicoproteína do vírus da PSC, que protege contra ambas as doenças.

Foi descrita uma vacina segura de glicoproteína E2 expressando um recombinante de vírus ORFF.[104] Também foi descrita a eficácia protetora de um mutante de deleção da estirpe C do vírus da PSC[105], mas o ELISA E2 comercialmente disponível foi inadequado como teste de acompanhamento.

A estratégia de trocar epítopos específicos entre os pestivírus é útil, como foi mostrado[106] quando partes do gene E2 foram substituídas pela sequência correspondente de uma cepa de vírus da BD.

Quando um surto ocorre em um rebanho, a necessidade imediata é evitar que a infecção se espalhe ainda mais. Isso pode ser mais bem alcançado removendo a fonte de infecção e aumentando a resistência de animais em contato pela administração de soro hiperimune ou de uma das vacinas disponíveis. A remoção da fonte de infecção exige o seguinte:

- Isolamento de animais infectados: isso foi destacado no recente surto holandês
- Precauções higiênicas adequadas para evitar propagação de infecções em botas, roupas e utensílios
- Eliminação de carcaças por incineração
- Desinfecção das baias: devem ser raspadas, lavadas e pulverizadas com solução de ácido cresílico a 5% ou outro desinfetante adequado.

A escolha do soro ou vacina pode depender da legislação local e das circunstâncias. Os porcos nas baias afetadas devem receber soro (20 a 75 mℓ, dependendo do tamanho) e os porcos de baias não afetadas devem ser vacinados. Os porcos que recebem apenas soro necessitam de vacinação ativa em uma data posterior, caso se pretenda uma imunidade forte.

Erradicação da peste suína clássica

A eliminação da peste suína de um país onde ela está bem estabelecida apresenta um grande problema. Antes que o estágio final de erradicação possa ser tentado, a incidência da doença deve ser reduzida a um nível baixo pelo uso disseminado de vacinação e pela aplicação das regulamentações de cozimento de resíduos.

Um dos problemas mais importantes encontrados nos programas de erradicação é o animal "portador" clinicamente normal, sendo necessário tomar medidas para evitar a venda de todos os porcos das instalações infectadas. Um procedimento que tem sido particularmente eficaz no controle desta e de outras doenças de suínos é a proibição total de todas as vendas comunitárias de suínos transportadores. Há óbvias dificuldades políticas em tal proibição, mas, apesar de sua utilidade como agências de *marketing*, as vendas da comunidade continuam a ser uma importante fonte de infecções suínas. Quando a ocorrência de peste suína virulenta tiver sido eliminada, outras medidas necessárias incluem a proibição do uso de qualquer vacina e estudos sorológicos para detectar estados de portadores de baixa virulência.

A erradicação da peste suína no Reino Unido em 1986 foi uma conquista importante. O controle foi radical na medida em que todos os rebanhos diagnosticados com a doença foram abatidos e todas as carcaças queimadas ou enterradas para evitar casos atípicos e a recorrência através do ciclo de desova. Os dois pontos focais que se tornaram aparentes foram a necessidade de evitar a vacinação e a necessidade de diagnosticar com precisão. A vacinação não foi permitida porque não foi completamente eficaz, produziu "portadores" e estimulou o desenvolvimento de formas leves e crônicas da doença. A necessidade de diagnosticar com precisão levou a mudanças no procedimento de diagnóstico à medida que a campanha avançava. Como a proporção de epidemias clássicas declinou, houve dependência crescente de testes sorológicos e de detecção de antígenos. O programa nos EUA, que atualmente parece completo, é uma conquista equivalente.

Métodos de imunização

Existe um epítopo neutralizante comum na glicoproteína E2 do envelope de diferentes pestivírus, o que pode ter implicações para o desenvolvimento de vacinas DIVA e para o diagnóstico sorológico de PSC.[109]

Poucos suínos possuem imunidade natural à PSC e, até a introdução do sorovírus como método de vacinação, um surto da doença em um rebanho significava que ele seria eliminado. A situação mudou rapidamente a partir de então e pode-se afirmar com segurança que o desenvolvimento da indústria suína nos EUA teria sido impossível sem a proteção que o soro e o vírus forneciam. Por outro lado, os perigos inerentes ao uso de vírus totalmente virulentos ou parcialmente avirulentos não recomendam seu uso e levaram a uma busca contínua por métodos seguros de imunização. A vacina ideal deve manter uma forte imunogenicidade, mas deve ser completamente avirulenta, mesmo para porcas prenhes, fetos e porcos jovens ou estressados. Deve ser estável no grau de atenuação e não deve persistir no vacinado ou transmitir do vacinado para porcos em contato. As vacinas mortas são seguras e não propagam vírus diretamente, mas em geral oferecem apenas imunidade limitada. Vacinas vivas proporcionam imunidade mais duradoura, mas frequentemente não cumpriram os critérios listados anteriormente.

Vacina contra vírus séricos

A vacinação sérica-viral produz imunidade imediata, sólida e duradoura quando administrada adequadamente em suínos saudáveis. O vírus, produzido pela coleta de sangue 6 a 7 dias após infecção artificial, é injetado pela via subcutânea em doses de 2 mℓ, seguido imediatamente por soro em doses graduadas conforme o tamanho dos porcos, variando de 20 mℓ para leitões até 75 mℓ para adultos. A sobredosagem com soro não impede o desenvolvimento da imunidade. A vacinação é realizada em qualquer idade após 4 semanas. Devido à disponibilidade de vacinas mais seguras, esse método não é recomendado.

Vacinas atenuadas

A primeira vacina atenuada foi a vacina chinesa lapinizada (cepa C), que induzia imunidade mediada por anticorpos e células. Porcos vacinados com a cepa C produzem gamainterferona cerca de 9 dias após a vacinação e é um potente indutor de respostas de células T tipo 1 com níveis significativos de citocinas pró-inflamatórias.[110] Existem certas células CD8 que desempenham papel importante na proteção derivada da vacina com cepa C, particularmente no período inicial, antes que ocorra a presença de anticorpos neutralizantes ocorra.[134]

A infecção pelo vírus da PSC resulta no rápido início de leucopenia, tendo sido demonstrado que isso afeta as células T. A incapacidade de iniciar células T específicas para vírus que secretam gamainterferona pode ser atribuída à sua depleção antes da ativação ou ao fenômeno de supressão mediada por célula dendrítica induzida por células apoptóticas.[111] Também pode ser que as células dendríticas afetadas apresentem produção descontrolada de citocinas que superexpressam a gamainterferona e o TNF-alfa.[112]

O desenvolvimento mais notável foi a introdução da primeira geração de vacinas marcadoras contra a PSC. São vacinas com subunidades E2 que protegem os suínos, induzindo altos níveis de anticorpos neutralizantes à E2 após a vacinação. Um teste sorológico contra E^{rns} foi aprovado na União Europeia.[55] Entretanto, esse teste também detecta anticorpos contra E^{rns} de pestivírus de ruminantes e, portanto, produz reatividade cruzada em testes diagnósticos.[113] A glicoproteína E2 contém epítopos que produzem anticorpos neutralizantes, que conferem imunidade protetora e são frequentemente utilizados para o desenho de vacinas DIVA.[114] A glicoproteína E2 é a principal proteína antigênica exposta na superfície externa do vírion, que induz o principal anticorpo neutralizante, havendo diferenças entre o E2 da vacina e as cepas de campo do vírus da PSC.[115] Há resíduos conservados, que podem ser úteis no desenvolvimento de futuros testes diagnósticos e vacinas marcadoras.

Foi projetada uma vacina marcadora antigênica viva atenuada envolvendo um marcador antigênico positivo em E1 e um marcador negativo em E2.[116]

Uma glicoproteína E2 do vírus da PSC expressa em levedura também mostrou produzir uma resposta protetora.[117]

Há também um *design* de vacina contra PSC com cepa C que permite a diferenciação entre animais infectados e vacinados.[118] Esses achados fornecem a base molecular para o desenvolvimento de uma nova vacina contra PSC DIVA que com vírus vivos atenuados e geneticamente estável. Alguns vírus da vacina com cepa C não são detectados por RT-PCR específico para cepa C como resultado de uma mutação pontual no sítio de ligação do *primer*.[119]

Foi estudada a eficácia da vacina candidata CP7_E2alf em leitões com anticorpos contra cepa C derivados da mãe.[120] Proporciona proteção precoce contra infecção por estímulo letal pelo vírus da PSC após imunização intramuscular e oral.[121,122] Mostrou-se eficaz na prevenção de mortalidade, sinais clínicos graves e lesões patológicas em suínos de 5 ou 8 semanas de idade, positivos para anticorpos maternos derivados de porcas vacinadas 4 semanas antes do parto, com dose de vacina com cepa C. A vacina foi capaz de produzir anticorpos estáveis que levaram à proteção por 6 meses após a vacinação.[123] O local de replicação primária em animais vacinados é as amígdalas. Persiste por até 63 dias após a administração oronasal, também permitindo o uso de DIVA nos testes sorológicos.[124] Foi confirmado como candidato promissor a marcador para vacinação oronasal, tanto para porcos selvagens quanto para suínos domésticos.

A imunidade aprimorada contra a PSC foi descrita após indução pela imunização com reforço inicial usando vacina de DNA viral replicon-vetorizada e um adenovírus recombinante[125], sendo capaz de produzir imunidade mediada por células.[126]

Vacinas atenuadas incluem vacinas de cultura de tecido atenuadas por passagem repetida através de cultura de tecido de suíno ou de outra origem, vacinas lapinadas produzidas pela passagem repetida em coelhos e vacinas com cepas mutantes. Muitas das primeiras vacinas desse tipo não eram estáveis e poderiam causar doenças quando não usadas em conjunto com o soro. Além disso, foram problemáticas a transmissão para porcos em contato, especialmente com vacinas de origem porcina, e a doença fetal após a vacinação de porcas prenhes. As vacinas atenuadas são amplamente utilizadas na Europa e na Ásia e incluem as cepas chinesa ou Lapinized Philippines Coronel (LPC) e GPE. Recentemente, foi desenvolvida uma vacina marcadora segura e eficaz, baseada na proteína E2 (principal imunógeno) do vírus. Essa proteína tem anticorpos neutralizantes e também é conservada. Pode ser usada onde há um problema endêmico ou após o surto. Também previne ou reduz drasticamente o problema da infecção transplacentária.

Também foram desenvolvidas vacinas marcadoras experimentais não transmissíveis. Preparações altamente passadas são antigenicamente estáveis e não mostram evidência de reversão. Elas produzem uma viremia muito limitada, ou nenhuma, e nenhuma leucopenia ou doença clínica. A proteção é evidente dentro de 5 a 10 dias após a vacinação. Leitões de porcas não imunes podem ser vacinados nas primeiras 2 semanas de vida. Como a presença de imunidade materna pode interferir na imunização efetiva, a vacinação de leitões de porcas imunes deve ser retardada até pelo menos o segundo mês. A cepa francesa Thiverval é uma cepa mutante fria que perdeu sua virulência, mas manteve boa imunogenicidade. A vacinação de leitões, mesmo com 10 vezes a dose regular, não produziu doença clínica e praticamente nenhuma viremia. Uma única vacinação intramuscular produzirá resistência ao desafio em 5 a 10 dias e a imunidade persiste por 3 anos. A imunidade colostral protegerá os leitões por períodos de até 2 meses após o nascimento. Quando administrada a porcas prenhes, mesmo cepas altamente atenuadas têm a capacidade de atravessar a placenta e produzir infecção fetal, mesmo que não se manifeste nenhuma evidência clínica. Por conseguinte, recomenda-se que as marrãs de substituição sejam vacinadas pelo menos 2 semanas antes do acasalamento e que os animais recentemente vacinados sejam mantidos separados das porcas gestantes suscetíveis. Nos Países Baixos, o controle da peste suína baseou-se em uma política de abate nas explorações afetadas e em um programa de vacinação de emergência em que são vacinados todos os suínos com mais de 2 semanas de idade em áreas de risco. O programa de vacinação em massa é seguido por vacinação suplementar de porcos com 7 a 9 semanas de idade e revacinação de porcas reprodutoras quando atingem 6 a 7 meses de idade. A resposta sorológica dos leitões nascidos de porcas vacinadas é melhor em 9 a 10 semanas de idade do que em 5 a 6 semanas de idade. Uma titulação de anticorpos neutralizantes induzidos por vacina inferior a 32 é adequada para fornecer proteção contra a doença clínica e para prevenir a transmissão do vírus.

No futuro, um adenovírus recombinante expressando a proteína E2 do vírus da PSC pode ser útil como vacina candidata para prevenir a doença.[127] Outra possibilidade é o uso de RNA sintético correspondente aos nucleotídeos 1130 a 1148 do vírus da PSC, visando a proteína nucleocapsídeo, que demonstrou inibir a replicação viral.[128]

A modificação da glicosilação do E1, como para as outras proteínas E, poderia ser útil para o desenvolvimento de vacinas vivas atenuadas contra PSC.[129] Foi comprovado que a vacinação oral de suínos de quintal contra PSC com vacina de isca é útil em emergências.[130]

Vacinas inativadas

São geralmente preparadas a partir do sangue ou tecidos de porcos infectados. A vacina violeta de cristal tem sido a mais amplamente utilizada e foi adotada no Reino Unido antes da erradicação, mas nunca ganhou aceitação total nos EUA. É completamente segura, mas sua imunogenicidade é fraca. A imunidade não se desenvolve até 12 dias após a vacinação. Sua duração é curta e são necessárias injeções de reforço para a manutenção. As porcas vacinadas podem ainda desenvolver infecção fetal quando expostas ao vírus virulento e existe o perigo de que o uso dessa vacina em áreas enzoóticas possa induzir assim os portadores do vírus. A produção de anticorpos imunológicos contra os componentes sanguíneos da vacina pode resultar na ocorrência de anemia hemolítica isoimune em algumas raças. Por essas razões, as vacinas inativadas não são de uso comum.

As populações de javalis em alguns países aumentaram muito, particularmente na Alemanha. É aparentemente inofensiva em javalis. Podem ser confinados em certas áreas até ser eliminado.[131] Foi proposto realizar a vacinação de rotina em torno de uma área de infecção como método de controle.[132] Somente então a qRT-PCR DIVA pode ser usada para separar os casos vacinados de campo.

LEITURA COMPLEMENTAR

Moenig V, et al. Classical Swine fever. Dev Biol. 2013; 135:167-174.

REFERÊNCIAS BIBLIOGRÁFICAS

1. Bingham PC, et al. NZ Vet J. 2010;58:253.
2. Loeffen WLA, et al. Vet Microbiol. 2009;136:240.
3. Wieringa-Jelsma T, et al. Vet Microbiol. 2006; 118:26.
4. Vilcek S, et al. Virus Res. 2007;108:187.
5. Gallei A, et al. J Virol. 2008;82:9717.
6. He C-Q, et al. Virus Res. 2007;126:179.
7. Risatti GR, et al. Virology. 2007;364:371.
8. Postel A, et al. Vet Res. 2012;43:50.
9. Postel A, et al. Vet Microbiol. 2013;161:334.
10. Blome S, et al. Vet Microbiol. 2010;146:276.
11. Kamakawa A, et al. Vet Microbiol. 2006;118:47.
12. Leifer I, et al. J Gen Virol. 2010;91:2687.
13. Zhu Y, et al. Virus Res. 2009;142:169.
14. Dreier S, et al. J Virol Methods. 2007;140:95.
15. Floegel-Niesmann G, et al. Vet Microbiol. 2009; 139:165.
16. Seo SW, et al. Vet Microbiol. 2012;161:218.
17. Everett H, et al. Transbound Emerging Dis. 2011; 58:128.
18. Gers S, et al. Transbound Emerging Dis. 2011; 58:135.
19. Gers S. Transbound Emerging Dis. 2011;58:128.
20. Barman NN, et al. Rev Sci Tech Off Int Epiz. 2012; 31:919.
21. Simon G, et al. Vet Microbiol. 2013;166:631.
22. Pol F, et al. Vet Rec. 2008;162:811.
23. Allepuz A, et al. Vet Rec. 2007;160:398.
24. Weesendorp E, et al. Vet Microbiol. 2009;133:9.
25. Weesendorp E, et al. Vet Res. 2009;40:59.
26. Weesendorp E, et al. Vet Microbiol. 2009;127:50.
27. Weesendorp E, et al. Vet Microbiol. 2009;135:222.
28. Weesendorp E, et al. Vet Microbiol. 2011;147:262.
29. Durand B, et al. Vet Microbiol. 2009;135:196.
30. Ribbens S, et al. Vet Rec. 2007;160:687.
31. Gladue DP, et al. Virus Res. 2010;152:10.
32. Fernandez-Sainz I, et al. J Virol. 2010;84:1536.
33. Tamura T, et al. J Virol. 2012;86:8602.
34. Ganges L, et al. Vet J. 2008;177:169.
35. Seago J, et al. J Gen Virol. 2007;88:3002.
36. Johns HL, et al. J Gen Virol. 2010;91:1038.
37. Jamin A, et al. Vet Res. 2008;39:7.
38. Renson P, et al. Vet Res. 2010;41:7.
39. Tang Q-H, et al. Vet Immunol Immunopathol. 2010; 133:237.
40. Summerfield A. Vet Immunol Immunopathol. 2012; 148:168.
41. Risatti GR, et al. Virology. 2006;355:94.
42. Durand SVM, et al. Arch Virol. 2009;154:1417.
43. Hulst M, et al. Arch Virol. 2013;158:325.
44. Sun J, et al. J Gen Virol. 2010;91:2254.
45. Luo TR, et al. Virol J. 2012;9:175.
46. Li Y, et al. Virus Res. 2010;148:60.
47. Renson P, et al. Vet Res. 2010;41:7.
48. Chen L-J, et al. Res Vet Sci. 2012;93:529.
49. Blome S, et al. Vet Microbiol. 2013;162:360.
50. Everett H, et al. Vet Microbiol. 2010;142:26.
51. Floegel-Niesmann G, et al. Vet Microbiol. 2009; 139:165.
52. Cariolet R, et al. J Recherch Porc. 2008;40:45.
53. Nielsen J, et al. Vet Immunol Immunopathol. 2010; 138:159.
54. Elbers ARW, et al. Vet Microbiol. 2010;142:108.
55. Blome S, et al. Rev Sci Tech Int Off Epiz. 2006; 25:1025.
56. Greiser-Wilke I, et al. Vaccine. 2007;25:5524.
57. Liu L, et al. J Virol Methods. 2007;139:203.
58. Liu L, et al. J Virol Methods. 2009;159:131.
59. Leifer I, et al. J Virol Methods. 2009;158:114.
60. Aebischer A, et al. Vet Microbiol. 2013;161:274.
61. Kaden V, et al. Dtsch Tierarztl Wochenschr. 2009; 116:173.
62. Lohse L, et al. J Vet Diag Invest. 2011;23:1005.
63. Donahue BC, et al. J Virol Methods. 2011;179:108.
64. Weesendorp E, et al. Vet Microbiol. 2010;141:275.
65. Ophuis RJ, et al. J Virol Methods. 2006;131:78.
66. Liu L, et al. J Virol Methods. 2007;139:203.
67. Liu L, et al. J Virol Methods. 2009;160:69.
68. Zhao JJ, et al. Vet Microbiol. 2008;126:1.
69. Jamnikar Ciglenecki U, et al. J Virol Methods. 2008;147:257.
70. Depner K, et al. J Vet Med B Infect Dis Vet Publ Hlth. 2006;53:317.
71. Le Dimma M, et al. J Virol Methods. 2008;147:136.
72. Zhang X-J, et al. J Virol Methods. 2010;167:74.
73. Li Y, et al. J Virol Methods. 2007;143:16.
74. de Arce HD, et al. Vet Microbiol. 2009;139:245.
75. Zhang X-J, et al. Res Vet Sci. 2012;92:512.
76. Zhang X-J, et al. J Virol Methods. 2010;168:259.
77. Le Potier MF, et al. Dev Biol (Basel). 2006;126:179.
78. Hoffmann B, et al. J Virol Methods. 2008;130:36.
79. Depner K, et al. Vet Microbiol. 2007;12:338.
80. Blome S, et al. Rev Sci Tech Off Int Epiz. 2006; 25:1025.
81. Beer M, et al. Vaccine. 2007;25:5665.
82. Haegeman A, et al. J Virol Methods. 2006;136:44.
83. Liu L, et al. J Virol Methods. 2009;160:69.
84. Wen G, et al. Ver Res Commun. 2010;34:359.
85. Huang Y-L, et al. J Virol Methods. 2009;160:111.
86. Depner K, et al. Vet Microbiol. 2007;121:338.
87. Wernike K, et al. J Virol Methods. 2013;193:50.
88. Wang X, et al. J Virol Methods. 2013;191:9.
89. Greiser-Wilke I, et al. Vaccine. 2007;25:5524.
90. Schroeder S, et al. Rev Sci Tech Off Epiz. 2012;31:997.
91. Li W, et al. J Virol Methods. 2013;191:63.
92. Li X, et al. J Virol Methods. 2012;180:32.
93. Reiner G, et al. Berl Munch Tierartzl Wschr. 2010; 123:119.
94. Zhou B, et al. J Virol Methods. 2010;167:79.
95. Vrancken R, et al. J Gen Virol. 2009;90:1335.
96. Vrancken R, et al. Vet Microbiol. 2009;139:365.
97. Penrith M-L, et al. Transbound Emerg Dis. 2011; 58:187.
98. Durr S, et al. Prev Vet Med. 2013;108:73.
99. Boklund A, et al. Prev Vet Med. 2009;90:180.
100. Thulke H-H, et al. Prev Vet Med. 2011;99:28.
101. Froelich A, et al. Vet Microbiol. 2008;132:29.
102. David D, et al. Vet J. 2011;190:e146.
103. Alexandrov T, et al. Rev Sci Tech Off Epiz. 2011; 30:91.
104. Voigt H, et al. Vaccine. 2007;25:5915.
105. Kortekaas J, et al. Vet Microbiol. 2011;147:11.
106. Wehrle F, et al. J Gen Virol. 2007;88:2247.
107. Suradhat S, et al. Vet Microbiol. 2007;119:1.
108. Dong X-N, Chen Y-H. Vaccine. 2007;25:205.

109. van Rijn PA. Vet Microbiol. 2007;125:150.
110. Graham SP, et al. Vet Microbiol. 2010;142:34.
111. Williams CA, et al. Immunology. 2008;124:89.
112. Jamin A, et al. Vet Res. 2008;39:7.
113. Koenig P, et al. Vaccine. 2007;25.
114. Beer M, et al. Vaccine. 2007;25:5665.
115. Chang C-Y, et al. Virus Res. 2010;149:183.
116. Holinka LG, et al. Virology. 2009;384:106.
117. Lin G-J, et al. Vet Microbiol. 2009;139:369.
118. Kritekas J, et al. J Virol Methods. 2010;163:175.
119. Leifer I, et al. J Virol Methods. 2010;166:98.
120. Reimann I, et al. Vet Microbiol. 2010;142:45.
121. Leifer I, et al. Vaccine. 2009;27:6522.
122. Rangelova D, et al. Vaccine. 2012;30:6376.
123. Gabriel C, et al. Vaccine. 2012;30:2928.
124. Tignon M, et al. Vet Microbiol. 2010;142:59.
125. Sun Y, et al. Vet Immunol Immunopathol. 2010;137.
126. Zhao H-P, et al. Vet Immunol Immunopathol. 2009;129:57.
127. Sun Y, et al. Res Vet Sci. 2010;88:77.
128. Porntrakulpipat S, et al. Vet Microbiol. 2010;142:41.
129. Fernandez-Sainz I, et al. Virology. 2008;386:210.
130. Milicevic V, et al. Vet Microbiol. 2013;163:167.
131. Pol F, et al. Vet Rec. 2008;162:811.
132. Rossi S, et al. Vet Micribiol. 2010;142:99.
133. Haines FJ, et al. PLoS ONE. 2013;7:e71019.
134. Franzoni G, et al. Clin Vaccine Immunol. 2013; 20:1604.
135. Rosell R, et al. Vet Rec. 2013;doi:10.1136/vr.101920.
136. Moenig V, et al. Dev Biol. 2013;135:167.
137. Liu L, et al. J Virol Methods. 2011;175:170.
138. Blome S, et al. Vet Microbiol. 2011;15153:373.
139. Leifer I, et al. BMC Res Notes. 2011;4:521.

Peste suína africana

A peste suína africana (PSA) é uma doença da Lista A da Organização Mundial de Saúde Animal (OIE). Está em movimento e é perigosa.[1] Por muitos anos, apenas os grupos Pirbright, espanhol, português e sul-africano se interessaram pelo vírus, com recursos limitados para buscar uma vacina, mas, com a incursão na Europa, isso mudou. É indistinguível no campo da peste suína clássica (PSC) porque ambas são diáteses hemorrágicas e igualmente contagiosas. É responsável por uma doença altamente fatal em porcos domesticados. É a maior limitação para o desenvolvimento da indústria de suínos na África.[2] No entanto, está associada a um vírus totalmente diferente. É também muito importante devido à sua disseminação na Europa, ao seu efeito econômico e às dificuldades de controle nas populações de suínos selvagens e à erradicação, apesar de não haver vacinação eficaz. Não tem importância para a saúde pública. Um curso de capacitação *on-line* organizado por um consórcio de especialistas que trabalham com a PSA é oferecido no *link* <hhtp://asforce.org/course/.>

Sinopse
- Etiologia: grande vírus de DNA citoplasmático icosaédrico
- Epidemiologia: doença de grande ameaça para os países produtores de suínos. Ocorre na África, países da Europa Ocidental e Oriental, países do Caribe. Alta morbidade, alta taxa de letalidade na forma clássica; forma de baixa virulência é menos fatal. Na África, é transmitido por argasídeos de suínos selvagens a porcos domésticos. Na Europa, é transmitido por contato direto com porcos infectados e porcos selvagens. Anticorpos no colostro de porcas recuperadas proporcionam proteção passiva aos leitões
- Achados clínicos: febre alta, pele arroxeada, depressão, anorexia, falta de inclinação para se movimentar, fraqueza, incoordenação, secreções nasais e oculares, diarreia, vômitos, abortamentos, morte em poucos dias. Historicamente, formas altamente virulentas; nas últimas décadas, formas subagudas e crônicas comuns, com febre, depressão e letargia; recuperação em poucas semanas, mas permanecem persistentemente infectados; os casos crônicos são intermitentemente febris e emaciados, com inchaço edematoso e macio nas articulações e na mandíbula
- Patologia clínica: leucopenia grave e linfopenia. Detectar antígeno ou testes sorológicos
- Lesões: marcadas petéquias de todas as superfícies serosas, linfonodos, epicárdio e endocárdio, córtex renal, bexiga; edema e congestão de cólon e pulmões. Hemorragias renais são consideradas patognomônicas
- Confirmação diagnóstica: identificar o vírus nos tecidos
- Lista de diagnósticos diferenciais:
  - Peste suína clássica
  - Erisipela
  - Salmonelose
- Tratamento: nenhum
- Controle: identificar suínos afetados, abater e instituir quarentena. Estabelecer áreas livres de doenças.

Etiologia

Está associado a um vírus de DNA que é o único membro da família Asfarviridae e, como tal, o único arbovírus de DNA conhecido. É um grande vírus icosaédrico que contém um genoma linear de DNA de fita dupla (170 a 190 kbp). O genoma viral pode codificar para 165 genes e codifica para aproximadamente 113 proteínas induzidas por vírus e mais de 28 proteínas estruturais em partículas virais intracelulares, a maioria com uma função ainda desconhecida. As extremidades variáveis do genoma contêm cinco famílias multigênicas e as grandes diferenças entre os diferentes isolados podem explicar as grandes diferenças nos antígenos vistos entre os vários isolados.

Existem grandes diferenças entre os genomas de isolados de diferentes regiões e tipos de suínos[3] e entre vírus virulentos e avirulentos. Morfologicamente, é semelhante aos iridovírus, mas assemelha-se aos vírus *pox* na construção do genoma e expressão gênica. Existem diferentes formas, desde altamente letal até subclínica com diferentes cepas de campo e cepas adaptadas à cultura de tecidos. São reconhecidas pelo polimorfismo de comprimento de fragmentos de restrição (RFLP) e a proteína p72 reconhece todos os grupos virais. A caracterização parcial do gene p72 permite a genotipagem de linhagens de campo. Não produz anticorpos neutralizantes e, portanto, não há classificação serotípica, mas 22 genótipos de PSA foram identificados usando sequenciamento parcial do gene p72.[4] O genótipo 1 é da África Ocidental, que também circulou na Europa nos surtos anteriores, e os outros 21 são da África Oriental. Atualmente, a cepa que circula principalmente na Rússia é também uma cepa da África Oriental. Ela cresce bem na medula óssea porcina e na camada leucoplaquetária com a produção de sincícios.

Epidemiologia

Como ainda não há vacinação, a presença de anticorpos sempre denota infecção e esses anticorpos aparecem precocemente e duram longos períodos. Há alta variabilidade genética, que parece estar relacionada com o ciclo silvestre daquele ambiente e pode ser responsável pela epidemiologia complexa na região.[4]

Ocorrência geográfica

África

A PSA é originária do continente africano, onde afeta porcos selvagens, incluindo javalis, porcos selvagens e porcos da floresta (selvagens), funcionando como reservatórios do vírus, que circula entre porcos e carrapatos. Em algumas áreas, porcos selvagens estão livres de infecção e consequentemente a doença não é endêmica em todas as áreas. Sempre foi considerado uma doença da África Subsaariana, mas ao longo dos anos alcançou novas áreas. É endêmico em mais de 20 países subsaarianos. Chegou a Cuba (1971 e 1980). Em 1978 ocorreram surtos em Malta, no Brasil e na República Dominicana e em 1979 no Haiti. Chegou a Madagáscar e Moçambique em 1994, Quênia em 1994, Costa do Marfim em 1996, Benim em 1997 e Togo e Nigéria em 2001. O surto queniano parecia ser mantido nos porcos domésticos sem hospedeiros silvestres. A cepa nigeriana foi 92 a 97% homóloga às cepas de Uganda, República Dominicana e Espanha. Houve preocupação mais séria com o aparecimento do vírus em Madagáscar em 1998. Embora os estudos tenham mostrado uma soropositividade de apenas 5,3%, a infecção de porcos selvagens não produziu nenhuma doença clínica. Com cepas virulentas, a infecção no porco doméstico é quase sempre fatal. Desde seu reconhecimento, a ocorrência da doença na África do Sul tem sido cíclica, com períodos de 10 a 12 anos de doença clínica e então ausência de doença. Até 1957, a PSA não havia ocorrido fora do continente africano. Para o resto do mundo, representava a mais formidável das doenças exóticas em suínos, uma doença que tinha que ser mantida dentro de seus limites existentes a todo custo.

Europa

Em 1957, espalhou-se da África para Lisboa e depois para a Espanha em 1960; França em 1964; Itália em 1967, 1969 e 1993; Malta em 1978; Bélgica em 1985; e os Países Baixos em 1986. Foi erradicado da Península Ibérica em 1964.

Em Malta (1978), a doença resultou na morte ou no abate de toda a população de 80 mil porcos no prazo de 12 meses após o diagnóstico. Esse é um dos poucos exemplos em que um país teve que abater uma espécie inteira de um animal doméstico para eliminar uma doença. Acreditava-se que a fonte da infecção era carne de porco importada da Espanha, que foi fornecida apenas para um javali. Uma vez que o diagnóstico oficial foi feito, todos os animais nas fazendas afetadas foram abatidos. Animais que tiveram contato comercial direto com rebanhos infectados também foram abatidos e a doença foi declarada erradicada em setembro de 1985.

Na Espanha, a doença estava presente desde 1960, mas a implementação de regulamentos para erradicação adotados em 1985 tornou possível dividir a doença no país entre uma região livre de PSA e uma região infectada. Desde 1995, Espanha e Portugal foram declarados livres da doença, embora tenha havido um surto isolado em Portugal em 1995. Isso resultou em uma mudança marcante na distribuição e incidência da doença.

A Europa permaneceu livre após a erradicação na Península Ibérica, com exceção da Sardenha, onde a doença é endêmica no Planalto Central, embora tenha diminuído de outubro de 1994 a março de 1996. Em uma pesquisa em 1998, 45 dos 82 municípios da província de Nuoro na Sardenha foram positivos para PSA. Em 2010, houve 87 casos na Itália, sendo os principais motivos a criação extensiva de suínos e a ocorrência de javalis selvagens. As fazendas de confinamento parcial têm menos soropositividade do que as fazendas de cria livre e aquelas em confinamento total têm apenas 20% do nível das fazendas de pastagem livre.

Surto recente de doença

Com base em estudos sequenciais[5], é provável que o vírus na Geórgia tenha se originado da África Oriental (Moçambique ou Madagáscar) e ido de barco (carne de porco não cozida) ao Mar Negro e depois ao porto de Poti, na Geórgia. Em 2007, a PSA foi reconhecida na Geórgia. Matou todos os porcos dentro de 5 a 10 dias[6] e ainda permanece virulento. Em seguida, ele se espalhou rapidamente para o Cáucauso[5] e, em seguida, rapidamente para Armênia, Azerbaijão e Rússia. Chegou à Ucrânia e agora atingiu as áreas do noroeste da Rússia, perto dos Estados Bálticos e do Mar de Barents. Está atualmente circulando fora de controle em populações de porcos domésticos e selvagens.[7] Existem duas populações em risco: a população de baixa biossegurança (porcos de quintal etc.: 77%) e porcos domésticos de alta segurança (23%). A doença se espalhou amplamente na parte sul da Rússia e, desde 2011, o centro endêmico secundário mudou para o centro do país.[8,9] Em 2010, porcos foram despejados em um local de armazenamento de dejetos de aves a apenas 30 km de São Petersburgo e a 100 km da fronteira da União Europeia (UE) com a Estônia, mas a origem dos porcos vieram é desconhecida. É um risco estar perto de um dos maiores portos da Rússia e deve-se assegurar que os caminhões que saem desses portos sejam devidamente desinfetados. O vírus presente é o genótipo 11 e quase todos os casos são agudos, como seria de se esperar em uma população suscetível.

Em junho de 2013, as autoridades russas relataram surtos em porcos de quintal ao longo da fronteira com a Ucrânia e em javalis na região de Smolensk, ao norte de Moscou. A Bielorrússia também informou a PSA em porcos de quintal na região de Grodno, no oeste do país. Isso é perigoso para a UE, porque está perto da fronteira com a Lituânia, onde ocorreram casos em javalis como resultado de movimentos transfronteiriços. É uma ameaça para a UE por causa dos javalis, da criação de suínos no quintal, da entrada ilegal de carne de porcos infectados na cadeia alimentar e possível importação para o Reino Unido e da alimentação de suínos. Três quartos de todos os eventos da PSA relatados entre junho e novembro foram no setor de quintal, enquanto um quarto dos surtos era de javalis, relatados entre maio e junho, quando há uma população crescente. O vírus também foi encontrado em carcaças descartadas ilegalmente e em fábricas de processamento de carne. As baixas temperaturas não destroem o vírus e as carnes refrigeradas são uma fonte de infecção onde a alimentação é praticada. Foi desenvolvido um modelo para a disseminação da PSA na UE durante o período de alto risco.[10] Uma das principais sugestões é que a disseminação durante esse período seja provavelmente limitada, especialmente se for curto. Existe risco de a PSA ser transportada para a UE através de rotas associadas ao transporte (caminhões de retorno e resíduos de aviões e navios), o que foi examinado.[11] O estudo mostrou que o risco através de rotas associadas ao transporte era baixo, exceto em alguns países, como Lituânia e Polônia, e os caminhões que retornavam eram os de maior risco. O risco de introdução de porcos vivos foi maior na Polônia[12], particularmente em novembro e dezembro, e na Rússia. O vírus da PSA encontrado na Geórgia pode se replicar eficientemente em carrapatos.[13] Foi fornecida uma atualização epidemiológica.[14]

No início de 2014, a PSA foi descoberta em javalis na Lituânia, a menos de 200 km da fronteira com a Polônia. É provável que seja o resultado do movimento de animais infectados de regiões afetadas na Bielorrússia.

Espécies afetadas

Apenas porcos são afetados; porcos domésticos de todas as idades e raças são altamente suscetíveis, mas o vírus pode ser transmitido em culturas de tecidos de coelhos, cabras e ovos de galinha embrionados. As três espécies selvagens africanas (javalis africanos, porcos gigantes da floresta e porcos selvagens) são resistentes à infecção, mas o javali europeu é suscetível.

Até recentemente, a ocorrência da doença na África estava limitada a surtos explosivos em porcos europeus que entraram em contato com porcos africanos nativos. Esses surtos tenderam a ser autolimitados porque todos os porcos nas manadas afetadas morreram ou foram destruídos, mas após alguns anos a doença tornou-se enzoótica nos rebanhos domésticos. Pesquisas sobre a doença em países como o Malawi ilustram a mudança de comportamento da doença ao longo dos anos. O vírus, que foi introduzido na Europa em 1957, foi capaz de persistir em porcos europeus e, após um período de vários anos em que a doença foi epizoótica, ocorreu uma mudança para um caráter enzoótico. O surto em Cuba foi de uma forma comparativamente virulenta.

Quando a doença ocorreu na região do Caribe, representou uma grande ameaça à grande indústria suína dos EUA, principalmente devido à possível disseminação do vírus para a população de suínos selvagens na Flórida. Essa população é a maior dos EUA e é de grande importância recreativa e econômica para caçadores, taxidermistas e comerciantes, que vendem suínos selvagens para clubes de caça. Os suínos selvagens na Flórida são descendentes de suínos domésticos que foram autorizados a correr soltos. A inoculação experimental desses porcos com isolados virulentos do vírus causa doença fatal.

Morbidade e mortalidade

No início da história da PSA, a taxa de morbidade podia atingir os 100% e a taxa de casos fatais também era frequentemente superior a 90%. No entanto, uma diminuição na virulência do vírus ocorreu com o tempo em áreas enzoóticas e a taxa de letalidade atual deve estar em torno de 2 a 3%.

Métodos de transmissão

Existem três métodos principais de ciclo de transmissão. Em primeiro lugar, um ciclo de suínos selvagens, carrapatos, suínos domésticos; segundo, um ciclo doméstico de porco e carrapato sem javalis; e terceiro, um ciclo doméstico de suínos e suínos.[15] Os locais de disseminação local e de produção ao ar livre em associação a javalis errantes podem ser os métodos mais comuns de transmissão.

Na África, o método de transmissão da doença de porcos selvagens (reservatórios) para o porco doméstico tem sido objeto de considerável interesse. A infecção é transmitida principalmente aos porcos domésticos através do carrapato *Ornithodoros moubata*. O javali virêmico é uma fonte de infecção para os carrapatos. O vírus pode ser mantido em carrapatos argasídeos associados a javalis por um mecanismo de transmissão transestadial, transovariano e sexual (masculino para feminino, mas geralmente não o contrário). Ele precisa se replicar no epitélio do intestino médio do carrapato para uma infecção de PSA bem-sucedida. O carrapato é relativamente restrito em seu *habitat* e se o contato entre porcos domésticos e porcos selvagens e suas tocas for impedido, a transmissão pode ser evitada. O vírus pode ser mantido nesses carrapatos por longos períodos na ausência de novas fontes de infecção, com baixo nível de viremia que dura muito tempo. Os jovens javalis nas tocas são infectados precocemente e assim agem como reservatórios e vetores de infecção. Surtos esporádicos podem ocorrer em áreas endêmicas quando o vírus se dissemina de carrapatos infectados ou de javalis para porcos domésticos. Em algumas áreas onde os javalis infectados são comuns, mas onde O. *moubata* está aparentemente ausente, O. *savignyi* pode ser um vetor de campo natural do vírus. Também é encontrado em O. *porcinus*. O vírus da PSA replica para uma alta titulação nas células em desenvolvimento do ovo do carrapato. Os carrapatos infectados com o vírus da PSA também têm uma mortalidade maior que os carrapatos não infectados.

A crença de longa data de que a fonte do vírus em epidemias primárias de PSA no sul e no leste da África é o portador, porco selvagem, não se sustenta. É postulado que os carrapatos infectados são transportados para a vizinhança de porcos domésticos, seja por javalis ou em carcaças de javalis africanos.

Na África, o vírus é mantido principalmente por um ciclo de infecção entre javalis e carrapatos (O. *moubata*). O vírus não tem um efeito aparente em javalis ou carrapatos e é somente quando ocorre a infecção de porcos domésticos que o vírus produz a doença. De fato, a maioria dos javalis é avirêmica, mas soropositiva. O carrapato tem ampla distribuição na África Subsaariana e seu *habitat* são tocas habitadas pelo javali africano. Existe uma boa correlação entre anticorpos em javalis e a presença de carrapatos. Os javalis recém-nascidos podem ser infectados logo após o nascimento se forem picados por carrapatos infectados e a consequente viremia seria alta o suficiente para infectar carrapatos não infectados que se alimentam deles. Também é encontrado no porco do mato (*Potamochoerus porcus*), que, após a infecção, pode estar virêmico por 35 a 91 dias, e também transmite a infecção para os carrapatos.

Na Europa, há transmissão direta entre animais doentes e saudáveis, independentemente de serem domesticados ou selvagens. Na *Espanha* e em *Portugal*, os métodos de dispersão são o contato entre explorações vizinhas e a introdução de porcos infectados, quer durante o período de incubação, quer como portadores de vírus infectados de forma persistente. Durante os últimos 20 anos, ocorreu um número crescente de surtos em que a doença clínica não foi prontamente reconhecida. As taxas de mortalidade diminuíram e ocorreu uma ampla gama de doenças clínicas, variando de agudas a crônicas e incluindo recuperação aparente à saúde normal. A principal consequência do surgimento dessas formas menos virulentas do vírus foi o desenvolvimento de portadores persistentemente virêmicos e uma grande população de porcos com infecção inaparente. O vírus da PSA pode persistir na população de suínos por infecção persistente em suínos recuperados durante vários meses, durante os quais o vírus deve ser reativado antes que possa ocorrer a transmissão. O vírus também pode persistir pela reinfecção de suínos recuperados nos quais o vírus se replica sem produzir doença clínica e a transmissão ocorre por excreção e pelo sangue e tecidos infectados. Javalis na Espanha carregam o vírus sem sinais clínicos.

O *vetor europeu* do vírus é o carrapato mole O. *erraticus*.[16] Ele pode manter e transmitir o vírus por no mínimo 300 dias. Em várias áreas da Espanha, O. *erraticus* foi encontrado em 42 a 64% das baias ocupadas por porcos. Após o surto da doença na Espanha, a eliminação desses porcos resultou na eliminação da maioria dos carrapatos infectados pelo vírus. Os adultos e ninfas grandes podem sobreviver por cerca de 5 anos ou mais no solo de currais de porcos, quando animais ocasionalmente entram neles. Existe uma relação entre a persistência da doença e a distribuição do carrapato na Espanha. Populações de carrapatos com fome podem transmitir vírus durante a alimentação no inverno, mas as populações que têm acesso contínuo aos porcos não se alimentam até que o ambiente chegue a uma temperatura de 13 a 15°C. O desenvolvimento da larva para adultos leva de 2 a 3 anos. Em um estudo recente sobre carrapatos (O. *erraticus*) de fazendas no sul de Portugal, foram isolados dois tipos de PSA. Um produziu a doença aguda, 100% fatal, e o outro apenas uma baixa viremia em porcos.

Na *Sardenha*, os principais fatores envolvidos na propagação da doença estão relacionados com os seguintes fatores:

- Terreno montanhoso, em que os porcos podem se mover com liberdade em áreas previamente infectadas
- Movimento de porcos que podem sobreviver à infecção e se misturar com outros rebanhos
- Introdução de suínos infectados de origem desconhecida em rebanhos saudáveis devido ao movimento descontrolado de suínos
- Alimentação com restos alimentares contendo carne de porcos infectados.

O vírus foi transmitido experimentalmente a suínos saudáveis pelo O. *coriaceus*, um carrapato argasídeo nativo dos EUA. Foram examinados os possíveis vetores de artrópodes do vírus na *bacia da América do Norte e do Caribe*. A maioria dos carrapatos (*Ornithodoros* spp.) que se alimentam de porcos podem ser capazes de agir como vetores do vírus e a possível existência de potenciais vetores entre os outros artrópodes sugadores de sangue não deve ser ignorada. O carrapato O. (*Alectorobius*) *puertoricensis* encontrado na ilha caribenha de Hispaniola (Haiti e República Dominicana), onde a PSA era endêmica de 1978 a 1984, foi capaz de transmitir experimentalmente o vírus de porcos infectados para suscetíveis. O carrapato O. *coriaceus* é capaz de abrigar e transmitir o vírus por mais de 440 dias, passando-o transestadialmente do primeiro estágio ninfal para o adulto, sustentando-o através de pelo menos quatro mudas. O. *puertoricensis* tem todos os pré-requisitos para se tornar um verdadeiro vetor biológico e reservatório do vírus.

Uma vez estabelecida em porcos domésticos, a doença pode se espalhar rapidamente.

O vírus está presente em titulação elevada nas excreções nasofaríngeas no início dos sinais clínicos e está presente em todos os órgãos e excreções em suínos agudamente doentes. Em porcos domésticos inoculados de forma experimental, o vírus está presente em quantidades substanciais em secreções e excreções de porcos infectados agudamente por apenas 7 a 10 dias após o início da febre e está presente na maior quantidade nas fezes. O vírus pode persistir no sangue de alguns porcos recuperados por 8 semanas e nos tecidos linfoides por 12 semanas. As fezes são o contaminante ambiental mais propenso a espalhar a infecção, mas o sangue também é altamente infeccioso, e a transmissão pode ocorrer pela contaminação de ferimentos criados pelos combates. A infecção ocorre por via oral e nasal e com o curto período de incubação, uma vez estabelecida a doença em um rebanho, ela se espalha rapidamente pelo contato direto. A infecção entre suínos domésticos também pode se espalhar pelas seguintes atividades:

- Contato indireto por baias infectadas
- Ingestão de alimentos e água contaminados
- Restos alimentares não cozidos contendo material infectado de porco.

A transmissão através do piolho *Haematopinus suis* também é provável. Uma importante fonte de infecção é o porco recuperado, que pode permanecer infectado de forma persistente e como portador indefinidamente. Os porcos que se recuperaram dos isolados do Hemisfério Ocidental (Brasil e República Dominicana) podem ser persistentemente infectados e resistentes a desafios experimentais.

Pouco se sabe ainda sobre a transmissão do vírus por carrapatos na Europa Oriental. No entanto, todos os *Ornithodorus* spp. das carraças testadas até agora têm sido suscetíveis ao vírus da PSA e são, portanto, potenciais vetores biológicos.

Fatores de risco

Fatores de risco dos patógenos

O vírus da PSA é uma população multiclonal de vírus em que são encontradas todas as combinações de pelo menos quatro marcadores (hemadsorção, virulência, tamanho da placa e antigenicidade). Isso pode explicar a observação epidemiológica de que, quando a doença estava confinada à África e à Península Ibérica no início dos anos 1960, os vírus isolados eram altamente virulentos para suínos, mas nos anos subsequentes a mortalidade diminuiu e a infecção subaguda e crônica tornou-se mais comum. Experimentalmente, o vírus da PSA moderadamente virulento obtido na República Dominicana, quando inoculado em porcos, resulta em uma doença febril aguda juntamente com viremia e uma neutrofilia transitória da qual os porcos se recuperam. O isolado do vírus de Malta 78 produz experimentalmente uma síndrome clínica semelhante à dos isolados africanos do vírus.

Uma quantidade enorme de pesquisas está continuando rapidamente nos genes e nas proteínas produzidas a partir da expressão desses genes, mas estão além do escopo deste texto. No entanto, estudos recentes de PSA sugeriram que a virulência pode depender de sua capacidade de regular a expressão de citocinas derivadas de macrófagos, que por sua vez regulam as respostas das células T auxiliares tipo 1 (Th1, *T-helper type 1*) e células T auxiliares tipo 1 (Th2, *T-helper type 2*) e controlam as respostas protetoras do hospedeiro. As culturas menos virulentas da PSA com macrófagos produzem mais fator de necrose tumoral alfa (TNF-alfa, *tumor necrosis factor*), interleucinas (Il) IL-6, IL-12 e IL-15, enquanto as estirpes virulentas inibem sua produção. O vírus da PSA também afeta as respostas quimiotáticas e a capacidade fagocitária e causa uma redução na liberação de radicais tóxicos de oxigênio.

O vírus é muito estável em pH 4,0, mas não tão estável em níveis acima ou abaixo disso. É altamente resistente à putrefação, ao calor (sobreviverá a 2 h a 56°C) e à seca, e sobrevive em carcaças refrigeradas por até 6 meses e a 4°C por 2 anos. Ela sobrevive no soro por 6 anos a 5°C. Provavelmente, 0,5 a 0,66% de todos os genes da PSA não estão ligados à replicação viral, mas são importantes para a transmissão viral e sobrevivência no hospedeiro. É inativado por formaldeído a 1% em 6 dias e por hidróxido de sódio a 2% em 24 h.

Mecanismos imunes

Anticorpos contra o vírus da PSA ocorrem no colostro de porcas previamente infectadas com o vírus e são transferidos passivamente para leitões em amamentação. Experimentalmente, as imunoglobulinas específicas do vírus transferidas sozinhas de modo passivo protegerão os suínos contra infecção letal com uma estirpe homóloga altamente virulenta do vírus. O efeito protetor mediado por anticorpos também é um evento precoce que efetivamente atrasa o início da doença. A construção de anticorpos bloqueadores por algumas das proteínas virais provavelmente impede a completa neutralização do vírus por anticorpos.

Os porcos infectados com vírus virulento ou atenuado podem recuperar e resistir à exposição ao desafio com vírus heterólogos virulentos e, sob certas condições, heterólogos. Embora suínos desenvolvam anticorpos detectáveis por testes diferentes, os anticorpos neutralizantes de vírus só foram recentemente demonstrados contra a proteína viral p72. No entanto, foi recentemente sugerido que as proteínas p30, p54, p72 e p22 não estão associadas a anticorpos neutralizantes. Os soros de porcos que foram infectados e são resistentes inibem a replicação do vírus, mas a natureza da inibição não é compreendida. Foi demonstrada a neutralização de vírus virulentos isolados em culturas de células Vero e macrófagos suínos utilizando soros imunes suínos. A exposição experimental de porcos a um isolado de campo pouco virulento do vírus resulta em uma série de respostas celulares específicas induzidas por vírus.

O vírus induz a forte blastogênese *in vitro* de células mononucleares sanguíneas preparadas, quando se utilizam isolados de vírus menos virulentos, porém vivos. Os suínos que se recuperam de uma infecção aguda com o vírus apresentam níveis significativos de linfócitos T citotóxicos específicos para vírus após a estimulação *in vitro*. A proteína viral p36 induz uma resposta de células T auxiliares em ratinhos. A resistência à infecção parece estar relacionada com o nível de citotoxicidade mediada por células e dependente de anticorpos. Células T blastogênicas e citotóxicas específicas para vírus são as principais candidatas para células que induzem e conferem imunidade protetora contra o desafio com o vírus, sugerindo que os mecanismos baseados em células são altamente importantes.

Em animais persistentemente infectados, o vírus pode ser lançado no ambiente por ao menos 70 dias.[17]

O período de incubação varia amplamente de 4 a 19 dias, dependendo do isolado e da via de infecção. Os porcos domésticos contaminados começam a disseminar o vírus antes de mostrar sinais clínicos. O vírus é liberado de todas as excreções e secreções em grandes quantidades. Suínos sobreviventes demonstram viremia a longo prazo e o vírus pode ser recuperado.

Patogênese

O vírus se replica nos monócitos e macrófagos dos gânglios linfáticos mais próximos do ponto de entrada do vírus no corpo. Em geral são as amígdalas e o trato respiratório replicando nos tecidos linfoides da nasofaringe antes da ocorrência de viremia generalizada, que pode ocorrer dentro de 48 a 72 h da infecção e é seguida por replicação secundária nos gânglios linfáticos, baço, pulmões, fígado e rim. A viremia pode começar após 4 a 8 dias e pode durar semanas porque não há anticorpos neutralizantes.

Infectividade e transmissão de contato se desenvolvem nesse momento e continuam por no mínimo 7 dias. Porcos inoculados com isolados de campo do vírus do Hemisfério Ocidental desenvolvem trombocitopenia com um padrão característico. Porcos infectados tornam-se trombocitopênicos em um período de 48 h após 3 a 4 dias de doença. Após vários dias de trombocitopenia, a contagem de plaquetas retorna ao nível basal, mesmo com viremia contínua. Experimentalmente, o vírus causa hematopoese na medula óssea, que coincide com a ativação macrofágica, e a função da medula óssea não é prejudicada. Proteínas de membrana na superfície das células permissivas atuam como receptores para PSA e interações específicas ocorrem nesse local. A PSA está associada a membranas de glóbulos vermelhos e plaquetas. A forma subaguda é caracterizada por trombocitopenia transitória.

Os efeitos da PSA são principalmente hemorragias e apoptose. Uma proteína recém-descoberta (p54) codificada pelo vírus acaba de se mostrar a primeira a induzir diretamente a apoptose. A doença é caracterizada por apoptose com morte abundante de linfócitos, particularmente células B. Ambas as células T e B, particularmente no baço, são afetadas em torno de 3 dias após a infecção, com a apoptose sendo induzida por citocinas ou mediadores apoptóticos liberados de macrófagos infectados por PSA. É bem provável que haja uma via intracelular desencadeada ao mesmo tempo que o processo de codificação do vírus. É possível que os indutores de apoptose sejam equilibrados pelos inibidores da apoptose.

A necrose tissular e a infecção generalizada das células endoteliais não são características da doença causada por isolados de virulência moderada. O vírus causa hemorragias através do seu efeito nos mecanismos hemostáticos, afetando o endotélio vascular. Após cerca de 4 a 5 dias, o dano vascular se estende até as membranas basais, chegando a óbito geralmente por causa do grave edema e hemorragia. Os mecanismos relacionados com a hemorragia consistem no seguinte:

1. Ativação e destruição extensa de monócitos e macrófagos: aumento sérico de TNF-alfa e IL-1-beta no soro. Os linfócitos também parecem ter atividade reduzida. Foi relatada apoptose de timócitos.
2. Coagulação intravascular disseminada.
3. Infecção e necrose de megacariócitos: podem ser observados muitos megacariócitos apoptóticos e também picnóticos e cariorréticos, os quais são induzidos por danos às citocinas ou destruição periférica de plaquetas.

Entre 0,2% e 9,5% das células podem ser afetadas. No início da infecção, há prolongamento dos tempos de coagulação como resultado da inibição da formação de fibrina; mais tarde, desenvolve-se trombocitopenia. A trombocitopenia e os defeitos de coagulação levam ao desenvolvimento do seguinte:

- Hemorragia
- Exsudatos serosos
- Infarto
- Edema local
- Ingurgitamento de tecidos.

Todas as formas clínicas da doença são caracterizadas por extensa hemorragia na necropsia e é essa característica que geralmente estabelece um diagnóstico presuntivo no campo. Um vírus altamente virulento produz hemorragia renal como resultado de lesão endotelial intensa, facilitada pela atividade fagocitária. Com cepas de virulência moderada, a hemorragia é consequência de um aumento na permeabilidade vascular com diapedese dos eritrócitos. A ativação de plaquetas pelo vírus também pode contribuir para o aumento da permeabilidade. Após 4 a 5 dias as membranas basais são afetadas, o que leva ao edema pulmonar e resulta em morte.

O vírus infecta principalmente células do sistema fagocitário mononuclear e também prejudica a função linfocitária. Macrófagos intravasculares pulmonares demonstram intensa atividade de TNF-alfa e IL-1-alfa, que coincide com edema pulmonar, sequestro de neutrófilos e microtrombos de fibrina. A linfopenia, que é tão característica da doença, é atribuível a um aumento significativo na morte de linfócitos por apoptose (morte celular programada). Na doença experimental, há acentuada apoptose de linfócitos linfonodais e isso ocorre em ambos os compartimentos do tecido cortical, mas é mais intenso no tecido linfoide difuso (área T). A linfopenia periférica está associada à depleção de linfócitos T. Não há evidência de replicação do vírus nos linfócitos dos linfonodos, mas há alta taxa de replicação viral nos macrófagos no tecido linfoide difuso em comparação com a baixa taxa nos folículos linfoides. Em resumo, há comprometimento do tecido linfoide e morte celular programada de alta porcentagem de populações de células linfoides e de monócitos e macrófagos. Isso explica a linfopenia e o estado de imunodeficiência. Há também uma variedade de proteínas codificadas pelo vírus que são proteínas inibidoras de apoptose. Experimentalmente, o vírus também causa ativação e degranulação de plaquetas a partir do 3º dia após a inoculação, coincidindo com a ativação do sistema fagocítico mononuclear e replicação do vírus em monócitos e macrófagos. Víriuns do vírus também aparecem nas plaquetas, o que sugere que estas auxiliam na disseminação do vírus dentro do corpo, especialmente em infecções subagudas. Provavelmente, 95% da infectividade do sangue está na forma de vírus adsorvido nos glóbulos vermelhos.

O vírus pode atravessar a placenta, replicar nos tecidos fetais e causar abortamento. No entanto, a falha na prenhez é provavelmente o resultado dos efeitos da infecção pelo vírus na mãe, mais do que danos virais diretos na placenta ou no feto.

As razões para ausência de viremia em porcos selvagens da África são desconhecidas, assim como a maior resistência do javali europeu à PSA.

Achados clínicos

A doença ocorre em formas agudas até crônicas. Quando ocorre como uma nova infecção (epidemia), é frequentemente aguda, mas é subaguda até crônica quando endêmica. Na forma aguda da doença, os animais morrem em estado de choque agudo caracterizado por coagulação intravascular disseminada com múltiplas hemorragias em todos os tecidos. O período de incubação após a exposição de contato varia de 4 a 19 dias dependendo da dose do vírus e da via de infecção, mas apenas 2 a 5 dias em infecções experimentais.

Na maioria das vezes a morbidade é de 40 a 85% e a mortalidade pode chegar a 90 a 100% quando um vírus virulento está envolvido, mas pode ser de apenas 20 a 40% em surtos menos virulentos.

Uma febre alta (40,5°C) aparece abruptamente e persiste, sem outros sinais aparentes, por cerca de 4 dias. A febre então diminui e os porcos mostram manchas cianóticas marcantes na pele, depressão, anorexia, dificuldade para se mover, fraqueza e incoordenação. Congestão extrema e descoloração dos posteriores com dificuldade em andar são sinais precoces e característicos. A coordenação permanece nas patas dianteiras e os porcos afetados podem andar sobre elas, arrastando as patas traseiras. Ocorrem taquicardia e secreções nasais e oculares mucopurulentas, estando presentes dispneia e tosse (algumas vezes até 30%) em alguns porcos. Diarreia, às vezes disenteria e vômitos ocorrem em alguns surtos, e as porcas prenhes geralmente abortam. Descoloração roxa da pele pode estar presente e, membros, focinho, abdome e orelhas. Pode ocorrer abortamento em todos os estágios da gestação cerca de 5 a 8 dias após o início da infecção ou após 1 a 2 dias de febre. A morte geralmente ocorre dentro de 1 ou 2 dias após o aparecimento de sinais óbvios de doença e a morte é frequentemente precedida por convulsões. A fase subaguda é caracterizada por trombocitopenia, leucopenia e numerosas lesões hemorrágicas.

Febre alta e graus variados de depressão e letargia são observados durante a fase aguda, mas alguns porcos continuam a comer; a taxa de letalidade é geralmente menor que 5%; a febre diminui em 2 a 3 semanas; e os porcos voltam para a alimentação total e crescem a uma taxa normal. Os porcos recuperados não apresentam lesões sugestivas da doença, mas podem ficar virêmicos por várias semanas. Esses porcos persistentemente infectados passariam por inspeção *ante mortem* de rotina no abate e os miúdos potencialmente infecciosos e o corte da carcaça poderiam ser fornecidos para alimentar outros porcos sem o conhecimento da infecção. Os casos crônicos são intermitentemente febris, tornam-se emaciados e desenvolvem inchaços moles edematosos nas articulações dos membros e sob a mandíbula.

O diagnóstico depende de sinais clínicos [que não são distinguíveis no campo de síndrome de dermatite e nefropatia porcina (PDNS)], exame *post mortem* (diz-se que úlceras e "rim de ovo de peru" são menos comuns na PSA, mas isso não pode e não deve ser esquecido) e, mais importante, testes de diagnóstico para descartar PSC e confirmar PSA. *Um diagnóstico definitivo só pode ser obtido pela exclusão da PSC e confirmação da PSA por testes laboratoriais.*

Patologia clínica

Hematologia

Como na PSC, há uma queda na contagem total de leucócitos para cerca de 40 a 50% do normal no quarto dia de febre. Em particular, há o surgimento de células imaturas e linfócitos atípicos no sangue do hospedeiro após a infecção por PSA, mas os mecanismos ainda são desconhecidos.[18] Há linfopenia pronunciada e aumento de neutrófilos imaturos. Nos casos crônicos, há hipergamaglobulinemia. Os tempos de coagulação aumentam em cerca de 4 dias após a infecção. A trombocitopenia é detectável do 6º ao 9º dia. Foram medidas as concentrações séricas de proteínas C-reativas, amiloide A sérica e haptoglobina[1,9] e todas aumentaram significativamente em suínos inoculados com PSA ou PSC. A proteína principal e a apolipoproteína da fase aguda correlacionam-se com o curso clínico da infecção experimental da PSA.

Diagnóstico

A viremia persiste, assim como anticorpos, por longos períodos de tempo; portanto, o diagnóstico é alcançado com maior eficácia por meio da detecção paralela de antígeno e anticorpos.[20]

Detecção do vírus

As técnicas mais seguras e comumente utilizadas são reação em cadeia da polimerase (PCR), imunofluorescência direta (IFD) e técnica de hemadsorção (HA), utilizada em laboratórios de referência. IFD e HA devem ser usados com outras técnicas, pois ambos podem produzir falso-negativos.[20] As técnicas originais de PCR também foram desenvolvidas para incluir a nova PCR em tempo real[21], sondas universais[22] e sistemas de amplificação de *loop*. Mais recentemente, também foi desenvolvido um microarranjo de genotipagem.[26] O antígeno pode ser detectado pela técnica de imunofluorescência na amígdala e no linfonodo submandibular em 24 a 48 h de infecção e em outros locais, uma vez ocorrida a generalização. A imunofluorescência indireta (IFI) e os testes de imunofluorescência direta são comumente realizados em amostras de fluidos viscerais agrupados.

Testes sorológicos

O ensaio de imunoabsorção enzimática (ELISA) é frequentemente usado para rastrear um grande número de amostras, pois é facilmente automatizado e muitos testes foram desenvolvidos, incluindo um recombinante que funciona bem em soros pouco preservados.[23] O anticorpo para o vírus pode ser detectado dentro de 7 dias após a infecção. O ELISA é altamente sensível e específico e pode ser automatizado para rastrear grande número de soros. Foi desenvolvido para uma variedade de proteínas PSA, como p73 ou p30. Mais de 90% dos porcos infectados podem ser detectados pela demonstração de anticorpos específicos contra o vírus. Um ensaio de *immunoblotting* é um teste altamente específico e sensível que é fácil de interpretar, fornece uma alternativa à imunofluorescência e pode ser realizado em menos de 90 min sob condições de campo. O teste de complemento também é uma possibilidade. O armazenamento ou transporte inadequado de soros pode levar à manutenção das amostras em altas temperaturas por longos períodos e até 20% delas podem ser falsonegativas por ELISA. Todas as amostras de sangue devem ser mantidas a 4°C antes do teste e, se incorretamente armazenadas ou manuseadas, devem ser testadas por *immunoblotting*. Um teste de imunoperoxidase de anticorpo monoclonal também é útil para fins de rastreio.

Para confirmar resultados de ELISA positivos ou ambíguos, as técnicas de *immunoblotting*, IFI e imunoperoxidase são processadas. Os dois primeiros usados juntos confirmarão a PSA em mais de 90% dos animais infectados.[20]

Achados de necropsia

As alterações macroscópicas na necropsia se assemelham àquelas encontradas na PSC, exceto que na PSA aguda, as lesões são mais graves. A patologia varia com a virulência do vírus, mas é essencialmente hemorragia extensa e necrose do tecido linfoide nos casos agudos. Nos casos subagudos e crônicos, as lesões podem ser mínimas ou ausentes. As lesões são mais pronunciadas no baço, coração, gânglios linfáticos e rins. Em muitos órgãos há hiperemia ou edema, com microtrombos fibrosos. Os achados macroscópicos mais comuns são linfonodos gastro-hepáticos e renais aumentados e hemorrágicos, frequentemente tão afetados que podem assemelhar-se ao baço; petéquias subcapsulares nos rins; equimoses das superfícies cardíacas e várias serosas; e edema pulmonar com hidrotórax. Pode haver hemopericárdio. As hemorragias renais são consideradas quase patognomônicas e são uma lesão consistente após a inoculação de suínos com o vírus virulento ou moderadamente virulento. A esplenomegalia é usual, mas em contraste com a PSC, raramente são vistos infartos esplênicos. Pode haver congestão do fígado e da vesícula biliar e petéquias na bexiga. É desconhecida a ocorrência de hidrotórax. Pode haver congestionamento nas meninges, nos plexos coroides e no cérebro. A vesícula biliar é edematosa e hemorrágica, mas isso não é uma lesão patognomônica, como às vezes se pensa. Em casos crônicos, as lesões são essencialmente as mesmas, mas também incluem pericardite, pneumonia intersticial e linfadenite. Há congestão grave na submucosa no cólon, embora úlceras no intestino grosso sejam menos comuns do que na PSC. Diz-se que as úlceras e o "rim de ovo de peru" são menos comuns, mas não se deve confiar nisso.

Histologicamente, as lesões são mais diagnósticas. O vírus causa a destruição do sistema fagocitário mononuclear e infecta os megacariócitos, as células da cripta tonsilar, as células renais, os hepatócitos e células endoteliais. As vênulas pós-capilares sofrem hialinização e edema endotelial. A destruição de monócitos e macrófagos é visível nos gânglios linfáticos, no baço e na medula óssea. No fígado, há extensa destruição de hepatócitos. A cariorrexe acentuada dos linfócitos é visível tanto nos tecidos linfoides normais como na população infiltrante de células dentro dos órgãos parenquimatosos. A encefalite pode estar presente com infiltração linfoide das leptomeninges, mas geralmente é menos grave que a da PSC. Em animais recuperados, a presença de vírus e anticorpos simultaneamente (infecção persistente) pode causar a formação de glomerulonefrite imunológica.

O diagnóstico depende do resultado laboratorial, porque não pode ser determinado em sinais clínicos e patologia.

Tal qual para a PSC, o teste diagnóstico para confirmar a PSA tende a ser restrito a laboratórios especializados.

Amostras para confirmação do diagnóstico

Podem ser coletadas em papéis de filtro para detectar antígenos e anticorpos[20], e fluidos orais também têm sido usados para detectar anticorpos.[24]

- Histologia: baço, pulmão, gânglios linfáticos, rim, fígado, cólon, ceco, cérebro fixados em formalina (microscopia óptica). O vírus pode ser detectado por imuno-histoquímica, particularmente na amígdala[25], ou hibridização *in situ* de anticorpos fluorescentes e PCR. A IFD e a HA são confiáveis, assim como uma série de testes de PCR, incluindo TaqMan. Também foi desenvolvido um PCR que pode ser usado em uma amostra de sangue em papel de filtro e também um ensaio de placa. O PCR desenvolvido usando a proteína p72 permite a detecção de PSA dentro de 5 h da submissão da amostra clínica e caracterização completa do vírus dentro de 48 h. Foi descrito um novo PCR com transcrição reversa (RT-PCR) usando a sondas universais.[22]

- Virologia: baço, rins, linfonodos submandibulares e abdominais, amígdalas e medula óssea devem ser coletados para teste

Sorologia

A imunidade à PSA é desconhecida. Os animais sobreviventes são persistentemente infectados e a viremia continua apesar dos altos níveis de anticorpos, como resultado de altos níveis de anticorpos incompletos. Anticorpos aparecem pela primeira vez após 10 dias. A maior parte do vírus está ligada a eritrócitos. Há uma ausência de anticorpos neutralizantes e uma enorme variação nos vírus. A imunidade mediada por células pode ser importante na resposta imune à PSA e na proteção contra reinfecção. Foram descritas as respostas sorológicas.[28] A presença de anticorpos anti-PSA é indicativa de infecção porque a vacina não está disponível. O ELISA é o método mais útil para a investigação em larga escala de surtos e os novos métodos não são afetados pela qualidade das amostras.[23,29]

Diagnóstico diferencial

A doença é facilmente confundida com a peste suína clássica (PSC), e um exame muito cuidadoso é necessário para diferenciar os dois. Clinicamente, a doença é muito mais breve (2 dias *versus* 7 dias) do que a PSA. As alterações macroscópicas na necropsia são semelhantes, mas mais graves que as da PSC. A cariorrexe marcada dos linfócitos característicos da peste suína africana (PFA) não é observada na PSC. O diagnóstico diferencial deve basear-se em testes de laboratório. No passado, a diferenciação foi alcançada pelo desafio de suínos suscetíveis e imunes à PSC com material suspeito. Mais recentemente, confiaram na demonstração de atividade de hemadsorvização com vírus de suspeitas de surtos crescidos em culturas de tecidos de leucócitos de porco. Mas a atividade hemadsorvente pode ser fraca, atrasada ou mesmo ausente e às vezes há dificuldade em isolar o vírus de casos subagudos ou crônicos em áreas enzoóticas. A demonstração do antígeno pela coloração de anticorpos fluorescentes permitirá o diagnóstico de casos agudos. Para casos crônicos, tem sido recomendado o teste sorológico e, com o uso de mais de um teste, pode ser alcançado alto grau de precisão. Vários testes laboratoriais sensíveis para detecção do vírus em tecidos e anticorpos séricos estão agora disponíveis. Ensaio de imunoabsorção enzimática são altamente sensíveis. Os testes de radioimunoensaio também são sensíveis e os isolados do vírus podem ser titulados em culturas de monócitos suínos utilizando uma microtécnica. No teste de resposta linfocitária à infecção viral, há um efeito citolítico sobre os linfócitos; o efeito é maior nos linfócitos B do que nos linfócitos T. Porcos com anticorpos demonstráveis devem ser considerados portadores crônicos do vírus, porque a verdadeira recuperação é duvidosa.

Tratamento

Não há tratamento para PSA.

Controle

Imediatamente, restrinja os movimentos do porco. Ainda não há vacina para PSA, mas ela foi erradicada antes de países sem o uso de uma vacina. O abate afetou os porcos e seus carrapatos muito rapidamente. O controle e erradicação da PSA é difícil devido aos seguintes fatores:

- Falta de uma vacina eficaz
- Transmissão do vírus em carne fresca e produtos de carne de porco curada
- Reconhecimento de infecção persistente em alguns porcos, particularmente em porcos selvagens e possivelmente em javalis
- Semelhança clínica de PSC e PSA
- Reconhecimento de que em algumas partes do mundo carrapatos do gênero *Ornithodoros* (*erraticus, moubata, porcinus porcinus*) estão envolvidos na transmissão biológica da doença e podem continuar sendo portadores por longos períodos (possivelmente 5 anos).

A prevenção da introdução da doença nos países livres baseia-se na proibição da importação de suínos vivos ou produtos suínos de países onde a peste suína africana ocorre. A estrita aplicação da proibição impediu a propagação da doença de áreas enzoóticas na África do Sul. Se ocorrer uma epidemia, o controle deve consistir na prevenção da propagação por quarentena, abate de animais infectados e em contato e precauções higiênicas adequadas. A necessidade de contato próximo entre os porcos para que a doença se espalhe e a facilidade com que isso pode ser evitado pela construção de cercas à prova de suínos facilita o controle. Por outro lado, a doença é praticamente incontrolável quando os porcos de várias fazendas têm acesso ao pastoreio comunal. O vírus é altamente resistente a influências externas, incluindo agentes químicos, e o desinfetante mais prático de se usar contra o vírus é uma forte solução de soda cáustica. Locais contaminados podem permanecer infectados por períodos superiores a 3 meses. Esses fatores e a persistência do vírus nos suínos recuperados contribuíram provavelmente para as dificuldades encontradas no programa de erradicação em Portugal, onde a doença foi erradicada, mas reapareceu em 1960. No entanto, o fator mais importante parece ter sido o uso indiscriminado de vacinas atenuadas, que fomentaram o desenvolvimento de porcos transportadores. Nesse surto, muito pouco foi visto sob a forma de sinais clínicos.

Na Espanha, em 1985, foi iniciado um abrangente programa coordenado nacionalmente para a erradicação da doença, com avanços substanciais. Antes de 1985, o único método de controle da doença na Espanha era o despovoamento de rebanhos com doença clínica. O atual programa de erradicação consiste no seguinte:

- Despovoamento de rebanhos com doença clínica
- Vigilância sorológica de todas as porcas e javalis em cada rebanho
- Melhoria das condições sanitárias da habitação
- Higiene melhorada (eliminação segura de estrume, desinfecção de veículos, extermínio de insetos e roedores)
- Controle veterinário de todas as transferências de suínos (com identificação individual de cada animal movido para fins de acabamento ou reprodução)
- Certificação sanitária de todos os animais utilizados para reposição de rebanho
- Destruição de todos os animais soropositivos
- Formação de campo veterinário móvel e equipes exclusivamente dedicadas a apoiar o programa.

Após a introdução deste programa, foi possível dividir a Espanha entre uma região livre de doença (o critério é um mínimo de 2 anos sem a doença) e uma região infectada. A erradicação da doença na Espanha ocorreu em 2001. Em 1991, o governo espanhol alegou que 96% do território espanhol estava livre de PSA. Estima-se que a relação custo-benefício calculada varie de 1,23 a 1,47, dependendo da intensidade do programa. Uma redução no financiamento para o controle resultaria em uma relação custo-benefício de 0,97, tornando o programa não rentável.

Foi demonstrado que o uso de desinfetantes químicos contendo pelo menos 2% de ácido cítrico para superfícies porosas é eficaz na remoção de PSA[30] e febre aftosa (FA), enquanto 2.000 ppm de hipoclorito de sódio desinfetam a PSA, mas não a FA.

Em um estudo sobre os fatores de risco para PSA nas principais áreas produtoras de suínos na Nigéria, de 1997 a 2011, verificou-se que a presença de uma granja infectada e um matadouro na mesma área aumentaria a probabilidade de infecção por PSA em fazendas. Vermes e pássaros também são um risco. O controle estrito de alimentos e água, a separação imediata (isolamento) de porcos doentes de porcos saudáveis e a lavagem ou desinfecção do equipamento agrícola ajudam a reduzir o risco de infecção. O controle baseado na região e a biossegurança baseada em fazendas ajudam a controlar a PSA na Nigéria. A biossegurança é a chave provável para o sucesso do controle na África.[2]

Vacinas

As perspectivas para o desenvolvimento de vacinas foram discutidas[32] e o principal fator é que atualmente falta conhecimento dos antígenos que codificam os epítopos protetores dominantes reconhecidos pelas células T CD8+.

É difícil fazer uma vacina por causa do tamanho grande do vírus e das muitas proteínas no genoma. Muitos deles alteram a resposta imunológica[20], que também é variável. A resposta do hospedeiro ao vírus é muito complexa, com proteção apenas parcial produzida por anticorpos neutralizantes.[33] Diversas vacinas diferentes foram usadas, incluindo uma vacina com vírus inativados ineficaz e vacinas com vírus vivos modificados.[34] As vacinas com vírus vivos modificados fornecem alguma proteção, mas os resultados após seu uso não foram satisfatórios nem seguros e eles têm as duas desvantagens de confundir testes de laboratório e produzir porcos "portadores". O componente de imunidade mediada por células é muito importante.[27] A administração de proteínas ou DNA individual recombinante apenas confere proteção parcial.[32]

LEITURA COMPLEMENTAR

Blome S, et al. Pathogenesis of African swine fever in domestic pigs and European wild boar. Virus Res. 2013; 173:122-130.
Burrage TC. African swine fever virus infection in Ornithodorus ticks. Virus Res. 2013;173:31-139.
Costard S, et al. Epidemiology of African swine fever virus. Virus Res. 2013;173:191-197.
De Leon P, et al. Laboratory methods to study African swine fever. Virus Res. 2013;173:168-179.
Dixon LK, et al. Prospects for development of African swine fever virus vaccines. Dev Biol. 2013;135:147.
Oura CAL, Arias M. African swine fever. In: Manual of Diagnostic Tests and Vaccines for Terestrial Animals. Vol. 2. 6th ed. Paris: OIE; 2008:1069-1082.
Penrith ML, Vosloo WJS. Review of African swine fever: transmission, spread and control. J South Afric Vet Assoc. 2009;80:58-62.
Sanchez-Vizcaino JM, Mur L. African swine fever diagnosis update. Transbound Emerg Dis. 2013;135:159.

REFERÊNCIAS BIBLIOGRÁFICAS

1. Oura C. Vet Rec. 2013;doi:10.1136/vr.f5327.
2. Fasina FO, et al. Transbound Emerg Dis. 2012;59: 244.
3. De Villier EP, et al. Virology. 2010;400:128.
4. Boshoff CI, et al. Vet Microbiol. 2007;121:45.
5. Rowlands RJ, et al. Emerg Infect Dis. 2008;14:1870.
6. Gogin A, et al. Virus Res. 2013;178:198.
7. Oganesyan AS, et al. Virus Res. 2013;173:204.
8. Gulenkin VM, et al. Prev Vet Med. 2011;102:167.
9. Nigsch A, et al. Prev Vet Med. 2013;108:262.
10. Mur L, et al. BMC Vet Res. 2012;8:149.
11. Mur L, et al. Transbound Emerg Dis. 2011;59:134.
12. Diaz AV, et al. Emerg Infect Dis. 2012;18:1026.
13. Sanchez-Vizcaino JM, et al. Transbound Emerg Dis. 2012;59(suppl 1):27.
14. Jori E, Bastos ADS. Ecohealth. 2010;6:296.
15. Basto AP, et al. J Gen Virol. 2006;87:1863.
16. de Carvalho Ferreira HC, et al. Vet Microbiol. 2012; 160:327.
17. Karalyan Z, et al. BMC Vet Res. 2012;8:18.
18. Sanchez-Cordon PJ, et al. Am J Vet Res. 2007;68:772.
19. Fernandez de Marco F, et al. Res Vet Sci. 2007;83:198.
20. Fernandez-Pinero J, et al. Transbound Emerg Dis. 2013;60:48.
21. Reis AL, et al. J Gen Virol. 2007;88:2426.
22. Gallardo C, et al. Virus Genes. 2009;38:89.

23. Krug PW, et al. Vet Microbiol. 2012;156:96.
24. Fasina FO, et al. Prev Vet Med. 2012;107:65.
25. Escribano JM, et al. Virus Res. 2013;173:101.
26. King DP, et al. Vaccine. 2012;29:593.
27. Takamatsu HH, et al. Virus Res. 2013;173:110.
28. Dixon LK, et al. Dev Biol. 2013;135:147.
29. Gabriel C, et al. Emerg Infect Dis. 2011;17:2342.
30. Sanchez-Vizcaino JM, Mur L. Transbound Emerg Dis. 2013;135:150.
31. Tignon M, et al. J Virol Methods. 2011;178:161.
32. Fernandez-Pinero J, et al. Transbound Emerg Dis. 2012;doi:10.1111/j1865-1682.
33. Boshoff CI, et al. Vet Microbiol. 2007;121:45.
34. Gallardo C, et al. Clin Vaccine Immunol. 2009;16:1012.

Doença associada ao circovírus porcino

Originalmente, a condição associada ao circovírus suíno tipo 2 (CVS2) era denominada *síndrome definhante multissistêmica pós-desmame* (PMWS), mas sabemos agora que o CVS2 está relacionado com um espectro mais amplo de condições, agora referido como doença associada ao circovírus suíno (DACVS). O CVS1 já era conhecido há algum tempo na cultura de tecidos, mas sempre foi considerado não patogênico. A infecção pelo CVS2 é necessária para o desenvolvimento da PMWS, mas um ou mais cofatores são necessários para facilitar isso.[1]

As outras doenças no DACVS incluem a síndrome de dermatite e nefropatia porcina (PDNS), distúrbios reprodutivos, enterite, pneumonia necrosante e proliferativa e complexo de doenças respiratórias porcina (PRDC). Apenas uma vez o tremor congênito foi associado ao CVS2, então não é mais considerado um DACVS.[2]

Duas características iniciais da doença são efeitos nos linfonodos do porco e falta de resposta da doença à antibioticoterapia.[3]

De forma muito simples, a doença ocorre quando há alta carga viral sérica (em comparação com porcos não afetados) e onde há falta de anticorpos neutralizantes. Em outras palavras, se houver resposta imune bem-sucedida, ela limita a replicação do CVS2 e evita a doença clínica.

O CVS2 é uma das três doenças virais que desestabilizam as doenças bacterianas enzoóticas em um rebanho.[1] É causa de considerável perda econômica.

Etiologia

Os circovírus são relativamente novos, provavelmente existindo apenas por cerca de 500 anos[4] O CVS tem a maior taxa de mutação relatada para qualquer vírus de DNA e se aproxima da taxa mais alta de mudança genética observada normalmente em vírus de RNA.[5] CVS2 pertence ao gênero *Circovirus* da família Circoviridae (inclui CVS1) e é descrito como o principal agente causador de PMWS.[6]

Os circovírus porcinos são pequenos, mas poderosos,[7] e CVS1 e CVS2 têm organização genômica similar, com dois quadros de leitura aberta (ORF, *open read frames*) ambisenses flanqueando a origem da replicação.[7]

Pelo menos 25 anos antes do primeiro caso de PMWS, o CVS2 havia sido identificado retrospectivamente como infecção assintomática pela sorologia em populações de suínos, e um estudo recente do genoma mostrou que o CVS2 arquivístico era avirulento, assim como o novo CVS2, resultante de eventos mutacionais dentro de uma sequência de nove nucleotídeos de base no gene do nucleocapsídeo de CVS2.[8]

A reprodução experimental da doença e sua ocorrência em condições de campo são em geral associadas a uma série de fatores de risco ou desencadeantes.[9] Tem sido sugerido que o CVS2 é uma causa necessária, mas não suficiente, da condição de PMWS.[1]

Um novo agente parecido com o circovírus suíno P1, também associado à doença debilitante, foi isolado com 896 nucleotídeos.[10,11] Nenhum cofator viral ainda foi identificado.[12] Diferentes isolados podem variar em virulência[13], mas a PMWS foi produzida em suínos gnotobióticos após exposição a várias quantidades de CVS2a e CVS2b[14] sem a presença de quaisquer cofatores infecciosos detectáveis.

Existem dois subtipos, 2a e 2b, com diferenças de sequência encontradas principalmente na região do capsídeo[15,16], e os perfis antigênicos não são idênticos.[15-19] O esquema de classificação atual para o agrupamento de vírus é complicado pela recombinação genética.[20-23]

Estudos de genoma

Estes vírus são os menores vírus conhecidos de mamíferos. Foram descritos os detalhes do genoma e das proteínas do vírus produzidas.[7] O genoma do CVS2 é um DNA circular de cadeia simples, com tamanho de 1.766 a 1.768 nucleotídeos e que contém três ORF principais.[19]

A ORF1 codifica as proteínas *rep* e *rep'* replicase envolvidas na replicação de vírus. Eles se ligam a sequências específicas dentro da origem de replicação localizada na região intergênica 5' e ambas são essenciais para a replicação viral.[24-26]

A ORF2 codifica a proteína capsidial (cap) viral, que tem a capacidade de se ligar ao receptor da célula hospedeira.[19,27,28]

A ORF3 codifica uma proteína que está envolvida na apoptose de CVS2[29,30], e a ORF3 *in vitro* é encontrada na ORF1. As proteínas ORF3 dos CVS1 e CVS2 induzem a morte celular apoptóticas[31] e codificam uma proteína de 105 aminoácidos que causa apoptose de células infectadas por CVS2[32], mas é dispensável para infecção por vírus.[33]

Também foi detectada uma ORF4 na infecção produtiva de CVS2.[34] Não é essencial para a replicação de CVS2, mas desempenha um papel na supressão da atividade das caspases e na regulação dos linfócitos T CD4+ e CD8+ durante a replicação de CVS2.

O motivo da assinatura[25] que discrimina entre 2a e 2b encontra-se dentro da proteína da cápside do vírus, que frequentemente contém características de patogenicidade do vírus. Existem vários estudos de genotipagem.[16,29,35-37]

Foram descritas variações genéticas e novos genótipos emergentes na China[38] e foram identificados 19 isolados em três genótipos, 2a, 2b e 2d. O CVS2d foi um novo genótipo para a China e o CVS2b tornou-se o genótipo predominante. Os subtipos descritos na Ásia (2 d e 2e)[39,40], podem pertencer aos grupos previamente descritos (a, b ou c), dependendo da interpretação da classificação.[41]

Em um estudo recente, foi descrita a sequência completa do genoma de uma nova variante do CVS2b em casos de falha da vacina em animais com PMWS[42] e isso foi semelhante à cepa chinesa CVS2d.

Em setembro de 2008, foi identificado em Quebec um novo vírus CVS2 natural de incidência muito baixa. O vírus continha a ORF1 de CVS1 e a ORF2 de CVS2a. Usando a nomenclatura de Segales et al.[65], o vírus foi denominado CVS1/2a.[43] Importante notar que diferenças muito pequenas na sequência de aminoácidos podem resultar em mudanças importantes na patogenicidade do vírus.[13]

Transcrição

Pouco se sabe sobre os eventos celulares desencadeados pela infecção com CVS2 na PMWS. Vários genes suínos foram encontrados para ser regulados em gânglios linfáticos e também em células PK-15. Pelo menos cinco foram identificados.[7] Foi demonstrado recentemente que o CVS2 induz a ativação do NF-kappa-B pela fosforilação e degradação e subsequente translocação do NF-kappa-B p65 do citoplasma para o núcleo. Muitos dos eventos apontam para sinalização intracelular e vias endocíticas.[7]

Infectividade de embriões

As células embrionárias são suscetíveis à infecção, mas não na zona pelúcida. A replicação extensa em embriões leva à morte e reabsorção no útero.[44] Em fetos de 40 a 70 dias de gestação, o vírus se replica principalmente no coração, seguido por fígado, tecido linfoide e pulmões[45]; com o aumento da idade do feto, a replicação diminui. Após o nascimento, a replicação ocorre principalmente nos linfoblastos e nos monócitos.[46]

Importação de vírus

A internalização é lenta e ineficiente via endocitose. A endocitose mediada por clatrina também desempenha um papel. Não foi encontrada replicação substancial nas células linfoides, mas sim nas células endoteliais, particularmente células endoteliais da aorta, células epiteliais do intestino e fibrócitos[47], por um aumento nas proteínas Cap e Rep. Os glicosaminoglicanos (heparina, sulfato de heparina, sulfato de condroitina A e sulfato de queratina) servem como receptores de ligação.[28] Após internalização, o CVS2 está localizado nos endossomos.[48]

Uma via dependente de dinamina e de colesterol, mas pequena e ativa, depende da internalização de CVS2 nas células epiteliais que levam à infecção; a internalização do CVS2 mediada pela clatrina nas células epiteliais não é seguida por uma replicação completa.[49] A desmontagem envolve serina proteases.[48]

Replicação

Após a infecção, na etapa 1, o genoma de ADNcs viral é convertido por fatores da célula hospedeira em uma forma de replicação de ADNcd que serve como molde. Ocorrem outros processos complexos[26,50,51] e somente *rep* e *rep'* são essenciais para a replicação viral em células de mamíferos.[24] A replicação de CVS2 é prejudicada pela inibição da via de sinalização da quinase regulada por sinal extracelular (ERK)[52], o que indica que está envolvida na infecção por CVS2 e é benéfica para a replicação de CVS2 em células cultivadas.

Descobriu-se que seis proteínas celulares reagem com *cap* e três com *rep* em um estudo das interações das proteínas de replicação e da proteína capsidial de CVS1 e CVS2 com proteínas do hospedeiro.[53] Parece que apenas os genes *rep*, *rep'* e *cap* são responsáveis pela replicação. Foi proposto que o CVS se replica por meio de um mecanismo de fusão em círculo.[24] Os genes *rep* e *cap* são orientados na direção oposta, resultando em uma organização genômica ambisense. Uma região intergênica entre as extremidades 5' dos genes *rep* e *cap* forma uma estrutura stem-loop contendo a origem da replicação do vírus e os fatores de replicação entre CVS1 e CVS2. A substituição dos fatores de replicação de CVS2 pelos de CVS1 aumenta muito a replicação viral *in vitro*.[54] Espécies reativas de oxigênio regulam a replicação de CVS2 via NF-kappa-B.[55]

A replicação viral é aumentada pela estimulação por mitógenos (Con A ou mitógeno pokeweed), mas não depende estritamente de uma célula na mitose.[56] As células dendríticas derivadas de monócitos aumentam a proliferação celular e a replicação de CVS2 *in vitro* em linfócitos de sangue periférico estimulados por concanavalina A.[57]

Um estudo recente mostrou que diferenças dependentes de ORF1, mas não de ORF2, são importantes para a replicação *in vitro* de CVS2 em macrófagos alveolares porcinos singularmente ou coinfectados com vírus da síndrome reprodutiva e respiratória suína (SRRS).[58] A sequência CVS2 ISRE não apenas desempenha um papel em todo o genoma viral *in vivo* e *in vitro*, mas também trabalha no promotor *rep*. Ela desempenha um papel significativo na eficiência da replicação viral e na regulação da replicação de CVS2 mediada por alfainterferona em células PK-15.[59] O CVS2 poderia desencadear a formação de autofagossomo e melhorar o fluxo autofágico em células PK-15 e assim aumentar a replicação.[60,61] O CVS2 se replica em células linfoblastoides e a infecção viral pode resultar na lise de células infectadas.[62]

Genótipos

Estudos iniciais focados em diferenças no genótipo[16,29,63,64] e outros estudos levaram à nomeação dos dois principais genótipos, CVS2a e CVS2b.[65] Desde então, um novo genótipo foi adicionado e os três genótipos de CVS2 foram designados CVS2a, CVS2b e CVS2c.[41,65] Nesse sistema, as sequências de ORF2 são atribuídas a diferentes genótipos quando a diferença genética entre eles é de pelo menos 0,035.[65]

O CVS2a é dividido em cinco grupos (2A a 2E), enquanto o CVS2b é dividido em três (1A a 1C).[16] O CVS2 c foi identificado em suínos da Dinamarca.[66]

Alguns países detectaram uma mudança de CVS2a para CVS2b em estudos de sequenciamento.[66-68] Tem sido sugerida uma associação entre a mudança do genótipo de CVS2a para CVS2b e o aumento súbito de PMWS. Foi relatada mudança de genótipo na Suíça e na Dinamarca em 2003[66,68] e no Canadá[69] e nos EUA em 2005.[15] Na Espanha, foi relatada em 2011 nos casos de 1985 a 2008.[70] Na Coreia, a mudança ocorreu em 2002 ou ainda antes.[71,72] Na Inglaterra, parecia haver uma mudança de CVS2a para CVS2b no momento de um surto de PMWS em uma fazenda.[73] O CVS2a pode ter sido associado a fazendas não afetadas pela PMWS e o desvio para 2b que foi associado ao aumento na PMWS. Isso também pode significar que 2a é menos virulento que 2b. Na Austrália, onde não foi vista PMWS, foi relatada apenas a 2a.[66]

O CVS2b é atualmente a forma mais prevalente do vírus em infecções de ocorrência natural.[29,66,74-77] Demonstrou-se recombinância entre linhagens em populações naturais de CVS2 em Hong Kong e na China.[78] Foram encontradas evidências de recombinação entre CVS2a e CVS2b.[79-81] No estudo dos EUA, CVS2a e CVS2b foram vistos nos tecidos do mesmo porco infectado.[79]

Quarenta cepas da China foram sequenciadas de 2004 a 2008[82] e poderiam ser agrupadas em quatro genótipos com base em suas respectivas distâncias genéticas e árvores filogenéticas. Foram encontrados CVS2a, CVS2b, CVS2d e CVS2e, mas o tipo dinamarquês CVS2c não. O estudo também mostrou que o CVS2b se tornou o tipo mais comum na China. Desde esse estudo[82], a existência de 2d e 2e foi descontada com base em estudos de classificação.[41]

Um *cluster* recombinante emergente de 2b (recombinação entre as linhagens 2a e 2b dentro do gene ORF2) tem demonstrado estar circulando na China e em outros países asiáticos.[83]

Várias cepas de CVS2 foram encontradas no mesmo porco na China[84] e essa coexistência pode contribuir com o desenvolvimento de sinais clínicos mais graves em suínos coinfectados. Existe alto grau de heterogeneidade de CVS2 dentro de uma região geográfica em populações de javalis domesticados e selvagens.[85,86]

Durante 2012, uma nova variante da CVS2, denominada mCVS2, foi identificada nos EUA.[42] Constatou-se que era mais virulenta do que as tradicionais cepas 2a e 2b.[87] A cepa mCVS2b parece estar presente na Europa e, com base em dados limitados, estaria substituindo outras cepas de CVS2b no Sudeste Asiático e na América do Norte.[88] Também deve ser observado que essa variante também foi encontrada em possíveis casos de falha vacinal.[89]

A infecção dupla heteróloga por CVS2a/2b induz doença grave em porcos livres de germes quando administrada com 7 dias de intervalo. CVS2a ou CVS2b, quando administrado isoladamente ou em combinação com hemocianina de lapa, pareceu ser de virulência idêntica.[90] Lesões macroscópicas foram mais graves em porcos infectados heterologamente do que em porcos infectados com 2b/2b, sendo mais graves do que em suínos infectados com 2a/2a.

Epidemiologia

Além do rato[91], espécies não esporádicas não são suscetíveis. O CVS2 pode ser considerado enzoótico em todo o mundo e torna-se epizoótico quando há aumento significativo da mortalidade.[92] Inicialmente, os vírus isolados (1997-2006) eram CVS2a, mas houve uma mudança em escala global para CVS2b, exceto em Coreia, Japão e Austrália.[66] O CVS2b foi isolado na Coreia de 2005 a 2007[93] e no Japão (isolados de 2006-2007) e a mudança de CVS2a para 2b ocorreu muito rapidamente.[76]

Em um estudo com 148 isolados de CVS2, 63,5 % eram CVS2b.[16] Na Irlanda, 5/6 dos isolados eram CVS2a, mas o outro, associado ao aumento da mortalidade, era um CVS2b.[74] A descoberta mais recente de um CVS foi provavelmente na Austrália[94] e era um CVS2a, mas os critérios para a definição australiana de PMWS não foram satisfeitos[95], possivelmente porque ainda não foi encontrado um CVS2b.

Muitos estudos epidemiológicos sugeriram que a mudança de CVS2a para CVS2b foi associada a aumento nas infecções por PMWS.[64,66,67,69]

Um novo subgrupo de genótipos emergentes dentro do CVS2b domina a epidemiologia do PMWS na Suíça.[68]

Na América do Norte, a mudança ocorreu mais tarde, podendo ter iniciado na América do Sul e na América Latina, seguido da importação de animais infectados para a América do Norte.[75,96]

Em um estudo, no Canadá, a maioria das cepas era CVS2a, mas também foi encontrado CVS2b. Em alguns casos, também foi possível achar os dois tipos[64,97]; por exemplo, um porco tinha tanto 2a como 2b no fígado.[98]

Na Coreia, em um estudo da prevalência de 2a e 2b em suínos com e sem PMWS, verificou-se aumento significativo de animais com CVS2b que tiveram ou não PMWS ao longo do tempo.[71]

Nos EUA, descreveu-se o surgimento de novos mutantes CVS2b associados a DACVS (CVS2b foi visto pela primeira vez entre 2005 e 2006)[67] 99,9% idêntico a um vírus mutante encontrado na China.[89]

Foi observada uma progressão similar de CVS2a para CVS2b na Ásia, tanto na China[39,99] quanto na Coreia.[100] Foi descrita a diversidade genética do CVS2 de suínos na Coreia[100], havendo dois grupos principais e quatro subgrupos (1A, 1C, 2D e 2E). A maioria dos casos de rebanhos afetados por PMWS estava no grupo 1, enquanto os casos sem sinais clínicos de infecção por CVS2 estavam dentro do grupo 2.

Não são apenas as variações no genótipo do vírus que podem estar relacionadas com sua patogenicidade; a dinâmica da infecção pelo CVS2 em um rebanho é fortemente influenciada pelo manejo[102], sendo particularmente importante tudo o que favorece a infecção precoce, , como o tamanho das baias e a proteção cruzada.

Javalis selvagens

Em um estudo húngaro, o vírus foi encontrado em javalis da Transilvânia, onde 13,5% dos animais provaram ser positivos para CVS2 por reação em cadeia da polimerase com transcrição reversa (RT-PCR).[107] Também foi encontrado em mais de 70% dos javalis na Polônia[108], identificando-se o genótipo 2a ou 2b. A PMWS foi descrita em javalis em vários países, inclusive EUA, Brasil[111], Alemanha, Croácia[112], Grécia[113] e Itália.[114]

Prevalência

A prevalência varia consideravelmente de país para país e de pesquisa para pesquisa, com resultados frequentemente entre 40 e 80%. Contudo, também pode ser baixa, em torno de 23% no Japão[103] usando a detecção de antígeno CVS2 ou DNA viral, embora 50,45% das fazendas sejam positivas (65/129 fazendas). Outra conclusão foi que podem existir em várias formas, incluindo uma forma epidêmica, uma forma endêmica ou esporádica sutil. A prevalência foi de 50% em Taiwan e 8% na Coreia.[104] Foi encontrada em 30 a 40% dos tecidos arquivados no Reino Unido e em 10% nos EUA.

Em um estudo nos EUA abrangendo 185 fazendas, descobriu-se que 82% delas eram positivas para CVS2 e apenas 2,45% positivas para CVS1.[105] O vírus foi encontrado em Cuba em 2010.[106]

Também foi detectado em 50% dos animais na Espanha[109] e em 43% deles na República Tcheca.[110] Infecções por CVS2 associadas à PMWS estão esporadicamente presentes apenas na República Tcheca[115], embora a sorologia positiva para CVS2 tenha sido generalizada. Foi descrita a disseminação da PMWS na Suécia[116] e a mudança de uma doença exótica para endêmica.

Em um estudo de sete fazendas afetadas por DACVS, o risco de DACVS aumentou com a infecção precoce por CVS2, mas diminuiu significativamente quando os porcos nasceram de porcas soropositivas para CVS2.[117] Animais não afetados também tiveram titulação mais alta do que os leitões que desenvolveram DACVS[118] e viremia por CVS2 mais alta.[119]

Sobrevivência ambiental

O vírus é extremamente difícil de erradicar porque tem capacidade de resistir ao meio ambiente, o que aumenta, portanto, seu tempo de sobrevivência.

É resistente a pH 3,0, clorofórmio e temperaturas de 70°C por 15 min.[120-122] Animais expostos a locais não desinfetados por 2 h se tornaram virêmicos e soroconverteram, mas nenhuma soroconversão ou viremia foi encontrada após a desinfecção com um dos quatro protocolos.[123]

Foi sugerido que, devido à sua sobrevivência no ambiente, o contato animal-animal não é necessário para sua disseminação.[124]

Transmissão

Tanto a transmissão vertical quanto a horizontal são possíveis. Foram descritas múltiplas rotas de transmissão para leitões na presença de imunidade materna.[125] Leitões são regularmente infectados com o CVS2 no útero e estão sob constante desafio pelo CVS2 através do contato com porcas infectadas e um ambiente de parto contaminado. A imunidade materna não afetou a transmissão de CVS2 para leitões nem a carga viral em porcas. Isso enfatiza a importância da infecção materna na infecção precoce em leitões recém-nascidos. Como fetos próximos ao nascimento, a replicação do vírus ocorre nas células da série monócitos-macrófagos.

Transmissão horizontal

É transmitido principalmente pela via oronasal. A ampla distribuição nos sistemas linfático, respiratório, urogenital e gastrintestinal sugere que pode estar presente em todas as secreções e transudatos. Também está presente no colostro[126], leite e sêmen.[127] Foi encontrado nos macrófagos dos ductos mamários em 3 dias.[128]

Um estudo mostrou que o vírus foi eliminado em quantidades semelhantes pelas vias nasal, oral e fecal[11], e em porcas até pelo menos 27 dias[129] ou 209 dias pós-parição.[130] O nível máximo de carga genômica foi detectado aos 28 dias pós-parição (5 a 7 $\log_{10}$ cópias genômicas/mℓ) e diminuiu constantemente até 209 dias após a parição.

Em um estudo de cinco suínos gnotobióticos experimentalmente infectados, havia entre 6 e 12 $\log_{10}$ cópias de genoma de CVS2/mℓ no soro e no fígado.[131] Em um estudo, foi detectado o CVS2 infeccioso em amostras de colostro e de leite. Foi encontrada imunoglobulina A (IgA) anti-CVS2 em níveis elevados no colostro e no leite. O CVS2 infeccioso pode estar presente no leite e no colostro de porcas naturalmente infectadas, mesmo na presença de anticorpos neutralizantes.[132] Foi demonstrada a presença de CVS2 no leite em porcas infectadas experimentalmente.[129] Os animais excretam do dia 1 até o dia 27 de lactação. Há também a possibilidade de replicação de CVS2 na glândula mamária.[128] Anticorpos no leite protegem contra a doença clínica, mas não contra a infecção. Foi encontrada presença de CVS1 e CVS2 em soro de leite pela primeira vez.[138]

A vacinação diminui a disseminação do vírus no colostro e no leite.[132,133] Os suínos disseminam o vírus por um período prolongado após a exposição viral e os animais em crescimento são a fonte da transmissão horizontal do CVS2 nos rebanhos infectados.[134] Existe alto nível de DNA de CVS2 no colostro e nos soros de porcas e de leitões.[135]

A mistura de porcos afetados e sadios[136] demonstrou transmissão por contato direto focinho-focinho; dois foram infectados sem contato direto com animais infectados. Animais de controle no local em um compartimento separado não desenvolveram doença clínica.

Quando os porcos dos rebanhos afetados se misturavam com porcos saudáveis de rebanhos não afetados[137], isso levava à transmissão horizontal, assim como os porcos estavam nos currais adjacentes, mas não diretamente em contato.

Em um estudo de infecciosidade e transmissão, foi sugerido que a probabilidade de transmissão horizontal era insignificante 55 dias após a infecção, embora ainda houvesse viremia significativa.[102]

A transmissão pode decorrer do contato de porcos doentes com saudáveis, especialmente se estiverem muito próximos.[139] Pode ser transmitido em tecidos não cozidos de animais virêmicos.[140] Uma dose infecciosa menor em alguns desses tecidos (medula óssea e músculo esquelético comparados com o tecido linfoide) pode resultar em um início tardio da infecção.

O plasma secado por pulverização produzido experimentalmente com CVS2 era transmissível.[141] A transmissão aerotransportada também foi mostrada em um arranjo experimental.[142] Em um estudo em prédios de confinamento de suínos canadenses, foram encontrados até 107 genomas/m^3 de ar. As concentrações de poeira no ar foram correlacionadas com CVS2 e contagens bacterianas totais.[143]

A confirmação da infecção natural de roedores peridomésticos por CVS2 em fazendas comerciais de suínos foi confirmada[144], com CVS2 sendo encontrado no baço, pulmão e rim, embora não tenha sido confirmada a transmissão de roedores para suínos. O CVS2b foi transmitido por moscas domésticas.[145] As moscas nas áreas de berçário e desmame tiveram maior probabilidade de serem positivas.

Na prática, há frequentemente um padrão de níveis elevados de anticorpos no rebanho porque é uma mistura de imunidade passiva e ativa[130] e, como resultado, pode manter uma dinâmica de infecção consistente na propriedade. Em condições de campo, o CVS2 pode ser recuperado de camundongos e ratos em níveis bastante altos de prevalência e, portanto, existe a possibilidade de transmissão indireta e de persistência em uma fazenda.[146]

Há também a possibilidade de que as vacinas possam introduzir o vírus. No Canadá, o aparecimento da quimera CVS1/CVS2 pode ter sido associado ao uso de vacinas inativadas contra CVS2.[147]

Os suínos dos rebanhos afetados por PMWS apresentaram pelo menos 103 titulações séricas médias mais altas de CVS2 em comparação com suínos de rebanhos livres de PMWS. Os porcos que conseguiram controlar a infecção (medidos pela titulação de CVS2 no soro) recuperaram-se clinicamente (dos efetivamente afetados por PMWS) ou permaneceram saudáveis (de rebanhos não afetados). Porcos com titulação abaixo de 5×10^8 cópias/mℓ soro durante o período de estudo tiveram uma chance de recuperação, mas aqueles acima disso geralmente morreram.

Transmissão vertical

Foi demonstrada infecção transplacentária após a infecção intranasal de porcas 3 semanas antes do parto e o vírus foi recuperado de leitões abortados e dos nascidos vivos.[148]

A PMWS foi reproduzida em porcos alimentados com colostro e leite de porcas infectadas com CVS2 e infectados após o nascimento com parvovírus suíno (PPV) ou imunoestimulados.[149] O CVS2 foi detectado em tecido mamário e outros tecidos em porcas experimentalmente infectadas.[128]

O vírus também se apresentou na miocardite em fetos abortados e leitões natimortos.[150] Em experimentos anteriores, os cardiomiócitos do feto foram os principais alvos de CVS2.

Em um estudo na Polônia, o coração do feto continha as maiores quantidades de vírus e o maior número de células positivas para antígenos. O miocárdio estava cheio de células hipertróficas e apresentava áreas pálidas múltiplas e irregulares que correspondiam a lesões histológicas de necrose.[151]

Machos apresentam excreção do vírus CVS2 no sêmen (sem diferenças entre 2a e 2b) continuamente até pelo menos 50 dias após a inoculação do vírus.[152] O vírus mostrou ser excretado no sêmen de machos com anticorpos séricos.[153]

Porcas virgens e inseminadas com sêmen com CVS2 apresentaram falha reprodutiva e seus fetos foram infectados.[154] Os fetos mumificados morreram entre 42 e 105 dias de gestação.

Leitoas soropositivas para CVS2 podem ser infectadas com CVS2 após exposição intrauterina; baixos anticorpos maternos podem aumentar a probabilidade de infecção fetal.[155]

Porcas virêmicas para CVS2 apresentaram maior número de fetos expostos em comparação com porcas não virêmicas, o que significa que o CVS2 pode atravessar a placenta e causar danos fetais. Porcas com baixa titulação de anticorpos tiveram maior mortalidade em seus leitões do que aquelas com níveis mais elevados.[119]

Em um estudo de viremia por circovírus suíno em leitões recém-nascidos em cinco unidades de suínos clinicamente normais na América do Norte, verificou-se que todas as 125 amostras de colostro e 96,8% das amostras de soro de porca (121/125) foram positivas para anticorpos anti-CVS2. A prevalência global de DNA de CVS2 foi de 47,2% (59/125) no soro e 40,8% (51/125) no colostro de porcas e 39,9% no soro de leitões pré-vacinados. O CVS2b foi detectado com mais frequência que o CVS2a. Foi detectada concomitância de 2a e 2b em 11,9% dos soros de porcas, 5,9% do colostro e 15,6% dos soros de leitões.[135] A exposição natural ao CVS2 resulta em infecção a longo prazo e o CVS2 é eliminado em quantidades similares por via nasal, oral e fecal.[130] Quando os porcos virêmicos com CVS2 foram segregados de suas mães, o DNA do CVS2 foi detectado por períodos prolongados (período de observação de 81 dias).

A exposição experimental ao CVS2 resulta em infecção a longo prazo. O CVS2 é liberado em quantidades semelhantes pelas vias nasal, oral e fecal e é infeccioso para suínos virgens.[156]

O CVS2 também foi detectado no sêmen de machos natural e experimentalmente infectados, incluindo animais soropositivos.[127,153,157] O material de CVS2 no sêmen é infeccioso.[158] Quanto mais jovem for o macho, maior é a probabilidade de estar disseminando vírus no sêmen. Anticorpos maternos têm efeito sobre o derramamento de CVS2 em suínos infectados verticalmente.

Fatores de risco

Realizou-se um estudo transversal em 147 fazendas de suínos no Reino Unido entre 2008 e 2009, identificando-se fatores de risco. O aumento da PMWS foi associado à criação de criadores dentro de casa, mais visitas veterinárias, currais hospitalares mal isolados, compra de substitutos e soropositividade para *M. hyopneumoniae*. Fatores associados à diminuição do risco foram baixa densidade populacional para os produtores, ajustando as dietas pelo menos três vezes entre o desmame e as 14 semanas de idade e exigindo que os visitantes permanecessem "livres de suínos" por ao menos 2 dias.[160]

Os padrões espaço-temporais e os riscos de perda de rebanho em suínos com PMWS[161] e a proximidade de outra fazenda de suínos infectados, grandes rebanhos e nenhuma prevenção de visitantes que não passaram por um "período sem porcos" foram identificados como sendo de risco para a infecção. As fazendas afetadas também eram mais propensas a ter outras infecções.

Há um "efeito de ninhada", explicado principalmente pelo *status* da porca com CVS2 (viremia), em que menos leitões morrem quando nascidos de porcas não virêmicas.[119]

No suíno individual, baixos níveis de anticorpos com 7 semanas de idade são considerados fator de risco, pois está nascendo de uma porca soronegativa. Porcos com PMWS têm maiores quantidades de CVS2 no soro e perdem maiores quantidades do vírus do que os não afetados.[136]

De muitas maneiras, os fatores de risco são os mesmos que para muitas outras doenças e estão listados da seguinte forma:

- Infecção no rebanho ou vacinação
- Ocorrência de estirpes do tipo 2 em um país que normalmente só tem o tipo 1 (p. ex., Dinamarca, que usou a vacina dos EUA com base no ATC-2332)
- Outros rebanhos afetados na área, especialmente se estiverem próximos
- Compra de grandes quantidades de marrãs de reposição (> 500 por ano)
- Rebanho de mais de 400 porcas
- Compra de marrãs de reposição
- Alta prevalência de anticorpos contra CVS2
- Anticorpos PPV nos porcos
- Infecção ativa por PPV nas marrãs
- Coleta de sêmen na fazenda e inseminação artificial.

Outros fatores incluem:

- Visitantes na fazenda que não ficaram pelo menos 3 dias sem contato com outros porcos
- Baias grandes nos estágios de viveiro e produtor
- Alto nível de fomento cruzado
- Desmame precoce, menos de 21 dias
- Idade e pesos mistos no mesmo espaço
- Falta de limpeza adequada, desinfecção, secagem e períodos de descanso entre os lotes – o fluxo contínuo na criação é uma fonte de contaminação ambiental
- Vacinação contra o vírus da SRRS e, *E. coli* e uso separado de vacinas com PPV e erisipela podem ser desvantajosas.

O risco para um rebanho é reduzido quando há alto nível de biossegurança, inclusive reduzindo o número de visitantes; isolamento adequado e quarentena para recém-chegados; uso de sêmen de uma estação de inseminação artificial; alojamento em grupo de porcas durante a prenhez; roupas de proteção na entrada da unidade e tomar banho e sair; locais separados para remoção e chegada de porcos; longos períodos de descanso para os locais antes do reabastecimento; protocolos de vacinação adequados para outras doenças, que também ajudam a controlar infecções concomitantes[162]; classificando porcos por sexo no berçário; maiores pesos mínimos ao desmame; vacinações regulares para doenças endêmicas e seguindo as recomendações de uso; tratamentos anti-helmínticos de rotina e para ectoparasitas; e ocitocina durante o parto, o que também pode ajudar na redução da PMWS. O uso de plasma seco por pulverização em rações iniciais também é útil e foi mostrado[163] que o plasma porcino comercial seco por pulverização não transmite o CVS2 em leitões desmamados desafiados contra o vírus da SRRS. Por outro lado, foi demonstrado em um produto experimental seco por pulverização que o CVS2b não foi efetivamente inativado pelo processo utilizado.[141] A eficiência do processo, portanto, determina a probabilidade do CVS2b resistir à secagem por pulverização.

Estudos descobriram que quanto mais cedo a infecção ocorrer, maior o risco de PMWS. O mesmo ocorre se os filhos forem desmamados precocemente.[117] No entanto, outros estudos[118] afirmaram que não há efeito do momento da infecção no desenvolvimento de PMWS subsequente. Leitões privados de colostro são mais sensíveis ao desenvolvimento da PMWS.[164] Suínos saudáveis tiveram titulação mais alta em uma idade mais precoce do que os leitões que subsequentemente desenvolveram a PMWS.[118] Mais leitões morrem de porcas virêmicas e de porcas com baixos níveis de anticorpos.[119]

Ocorrência

Também foi encontrado em javalis selvagens.[86] Foi mostrado um deslocamento de antígeno de CVS2a para CVS2b em javalis. Foi originalmente descrito no oeste do Canadá e posteriormente se espalhou para a Europa[165], América do Norte e do Sul, Austrália[95] e Ásia, incluindo o Japão.[103] Foi descrito pela primeira vez na Eslováquia em 2009,[166] que foi semelhante ao isolado austríaco CVS2. Foi descrita em Israel em 2008.[167] Na Polônia, 50% das explorações de um estudo tinham PMWS, que foi confirmada em todos os rebanhos com mais de 1.000 matrizes no estudo, mas os pequenos rebanhos com menos de 100 matrizes reprodutoras estavam livres.[168,172]

Um isolado romeno estava intimamente relacionado com vírus da França e da Hungria.[169] Recentemente, um isolado romeno de javali mostrou estar intimamente relacionado com os tipos CVS2a e CVS2b e possuir alto grau de heterogeneidade na sequência.[170] Em javalis coreanos, a prevalência foi de 4,98%[171] e todos foram do tipo CVS2b.

Foi observado um início epizoótico na Suíça no final de 2003[68] e antes que a infecção com CVS2 ficasse principalmente subclínica. O epizoótico foi acompanhado por uma mudança para CVS2b, mas isso estava presente na população suíça já em 1979.

Estudos retrospectivos sobre a ocorrência de CVS2 na Alemanha mostraram que foi detectado pela primeira vez em um porco em 1962, com baixa incidência entre 1962 e 1984 e subsequente aumento entre 1985 e 1998. Lesões associadas ao PMWS e PDNS não foram observadas antes de 1985 e parece que não houve grandes mudanças nas análises de sequências no período de 1962 a 1998, sugerindo que outros fatores estavam envolvidos na virulência alterada.[173]

Verificou-se que era onipresente (106/108 fazendas tinham pelo menos um porco positivo) em suínos mexicanos de quintal.[174]

Criação de animais

A expressão clínica da PMWS em condições de campo é modulada pelo *background* genético do porco.[175] Certas raças demonstraram ser mais suscetíveis. Landrace era mais suscetível que Duroc ou Large White[176]; em um estudo anterior, a Large White e a Duroc eram mais suscetíveis que os suínos de raça pura Pietrain. Às vezes, estudos de campo sugerem que as linhas de machos usadas podem influenciar a ocorrência de PMWS, mas outros estudos não corroboram isso.

Duas regiões do genoma suíno podem ter genes que estão ligados ao aumento da suscetibilidade.[177] Em um estudo com mais de 16 mil leitões de 2.034 matrizes inseminadas por 13 machos Landrace húngaros, verificou-se que havia uma diferença considerável na proporção dos leitões com sinais de PMWS, leitões natimortos e leitões mumificados dos diferentes machos. As taxas variaram de 3,06 a 15,6% para a PMWS, de 1,76% a 8,52% para os natimortos e de 0% a 3,22% para as múmias.[178]

Infecções concomitantes

Até agora, nenhum agente novo foi associado ao desencadeamento de DACVS.[12] Os suínos infectados com CVS2 e imunizados com uma vacina com vírus vivo modificado contra o vírus da peste suína clássica (PSC) desenvolveram PMWS leve a moderado, enquanto nenhum dos porcos infectados com CVS2 sozinho ou imunizado apenas com vírus vivo modificado contra o vírus da PSC desenvolveu PMWS.[179]

Infecções virais ou bacterianas concomitantes frequentemente aumentam os efeitos da infecção pelo CVS2 em termos de ocorrência, gravidade e duração. O efeito do CVS2 no sistema imunológico também predispõe a infecções virais, bacterianas, fúngicas e metazoárias.

Um dos primeiros agentes a ser associado ao CVS2 foi o PPV. Normalmente, não é a causa da doença em leitões, mas em estudos canadenses iniciais a coinfecção foi frequentemente encontrada e a associação de ambas confirmada em estudos de lesões microscópicas.[148] Em cultura de células, a infecção concomitante por CVS2 e PPV diminuiu a capacidade de fagocitose dos macrófagos pulmonares.[180] Outro possível fator contribuinte é o fator de necrose tumoral alfa (TNF-alfa)[181], que pode ser produzido pelo PPV e pode promover os altos níveis de CVS2 tipicamente vistos em conjunto com o PPV. Altos níveis de TNF-alfa são induzidos por essa coinfecção e altos níveis de citocinas pró-inflamatórias pode levar à PMWS.[181]

Metodologias de amplificação randomizadas têm sido usadas para descobrir novos vírus e, em um estudo usando amplificação de deslocamento múltiplo (MDA) e larga escala de sequenciamento, um novo vírus de porcino foi isolado de dois porcos suecos com DACVS[182] sistêmico (o gênero *Bocavirus* da subfamília Parvovirinae). A ocorrência desse vírus foi confirmada em um estudo adicional[183] e também foi encontrado um vírus PPV4.[184]

O vírus da SRRS tem sido associado aao CVS2 em Espanha[119,185,186], Japão,[103,187] EUA[188], Holanda e Canadá[64], e Itália.[189] Demonstrou-se que a imunossupressão e as modificações da resposta imune desempenham um papel nas infecções respiratórias, com possível aumento da apoptose.[190]

Macrófagos alveolares (MA) suínos infectados com CVS2 e SRRSV mais tarde ou simultaneamente exibiram reduções marcadas na taxa contendo antígeno de vírus SRRS, efeito citopático e nível de expressão de TNF-alfa. Neste estudo[191], o CVS2 foi facilmente internalizado no citoplasma de MA, mas não causou nenhuma morte celular perceptível, e o SRRSV mostrou baixa taxa de infecção, mas efeito citopático grave e forte indução de TNF-alfa em MA. A alfainterferona induzido por CVS2 provavelmente causou redução na taxa de infecção por vírus da SRRS e disfunção de MA relacionada com vírus da SRRS quando os MA foram coinoculados com CVS2 e SRRSV simultaneamente. Foram observados efeitos semelhantes da alfainterferona induzidos por CVS2 no grupo CVS2-vírus da SRRS, mas não no grupo vírus da SRRS-CVS2, em que também houve indução significativa de alfainterferona. Se o dano preexistente tiver sido causado pela infecção pelo vírus da SRRS, é improvável que a produção de alfainterferona induzida pelo CVS2 seja capaz de interromper os efeitos adversos do vírus da SRRS.

O vírus da SRRS pode causar maior replicação de CVS2, conforme evidenciado por maiores cargas séricas e tissulares de CVS2, maior gravidade das alterações patológicas e manifestações clínicas e maior incidência de DACVS.

O CVS2 que foi inoculado primeiro ou simultaneamente com o vírus da SRRS não somente impede a replicação deste, mas também reduz os efeitos adversos induzidos pelo vírus da SRRS na fagocitose dos AM. A capacidade microbicida prejudicada nos grupos inoculados com CVS2 ou SRRSV pode ser atribuída à redução nos grupos reativos de oxigênio produzidos. CVS2a e CVS2b também parecem ter os mesmos efeitos na redução da capacidade de matar dos MA.[191] Fas (CD95) e FasL desempenham papel importante na indução de apoptose. Nesse mesmo estudo, foi demonstrado que o CVS2 poderia induzir os MA suínos a produzir FasL, mas o vírus da SRRS não poderia, exceto quando ambos estavam presentes, quando havia efeito aditivo. A maior expressão de mRNA de alfainterferona, TNF-alfa, IL-8 e FasL em MA de suínos com várias infecções por CVS2 e vírus da SRRS observadas[191] nesse estudo pode contribuir de alguma forma para pneumonia e lesão de células epiteliais bronquiolares nos pulmões de suínos infectados com CVS2 ou vírus da SRRS.

O risco de coinfecção com vírus da SRRS e CVS2 foi 1,85 vez maior em leitões de uma porca com baixa titulação de anticorpos contra CVS2 do que em leitões de porcas com titulação média a alta. Também foi maior em leitões de porcas primíparas, porcas infectadas com CVS2 e fazendas em uma área de alta densidade de porcos do que em leitões de porcas de maior paridade, porcas não infectadas e fazendas em área de baixa densidade de suínos.[192]

Em comparação apenas com infecções por vírus da SRRSV, infecções combinadas com CVS2 resultaram em lesões pulmonares macro e microscópicas significativamente mais graves e em resposta IgG anti-SRRS mais forte.[193] Na origem da replicação do genoma de CVS2, foi identificado um elemento de resposta estimulada por interferona (ISRE). Durante os estágios iniciais da infecção, 14 dias após a inoculação, o mutante reduziu a replicação viral e induziu baixas respostas de anticorpos. No entanto, 28 dias após a inoculação, a viremia nos porcos infectados mostrou tendência ascendente e escores de lesões foram mais graves do que com o vírus do tipo selvagem. Com o mutante e o vírus da SRRS, as lesões foram mais graves do que com CVS2 de tipo selvagem e SRRS. Esses resultados sugerem que o elemento ISRE pode ter um papel na patogênese viral.[194]

A gravidade das lesões microscópicas e a carga de antígeno CVS2 associada a essas lesões foram maiores nos leitões vacinados contra vírus da SRRS em comparação com aqueles detectados nos animais infectados apenas com CVS2.[195]

O vírus Torque teno sus (TTSuV) tem duas espécies principais: TTSuV1 e TTSuV2.[196] Não se sabe se causam doença ou não[197] e foram encontrados em maior prevalência nos animais afetados por DACVS do que nos controles.[198]

Um estudo espanhol constatou que as cargas virais do TTSuV2 estavam relacionadas com o DACVS, mas não ao TTSuV1[198,199], e houve achado semelhante no Japão.[200] Não pode exacerbar o DACVS em todas as instâncias[182,201] e isso também foi observado no Canadá[64] e nos EUA.[202]

CVS2 também tem relação complexa com o vírus da hepatite E (HEV)[203,204] e foi mais comumente encontrado onde havia lesões de hepatite. Em um experimento com porcos gnotobióticos, descobriu-se que o TTSuV1 tinha que ser administrado 7 dias antes do desafio com CVS2 para produzir quaisquer efeitos.[205] Tecidos de CVS2 sistemicamente infectados mostraram cargas generalizadas, mas as maiores cargas de TTSuV2 foram nos tecidos dos animais afetados em comparação com o grupo saudável.[206] Um trio similar de agentes tem sido associado aa PMWS no Reino Unido.[207]

Não houve evidência de relação entre HEV e CVS2 em um estudo na Itália com porcos necropsiados.[208] Na Espanha, houve associação demonstrada em porcos doentes[209], especialmente em suínos evidenciando lesões de hepatite. A detecção de CVS2 e HEV no fígado de fetos abortados e de soros e fezes das mães sugere a possibilidade de infecção transplacentária e desordens reprodutivas associadas em casos de coinfecção.[210]

CVS2, um vírus boca-suíno e um vírus torque teno (TTV) foram isolados dos casos de PMWS. Em 71% dos casos de PMWS, os três vírus foram encontrados, mas em 33% dos suínos o PMWS não foi encontrado.[183] É possível que o TTV contribua com o desenvolvimento do PMWS.[211] Provavelmente há influência da infecção com CVS2 transplacentária em diarreia neonatal associada ao vírus da diarreia epidêmica.[212,213] Em um estudo de infecção transplacentária por CVS2 na enterite induzida pelo vírus da diarreia porcina epidêmica em leitões antes do desmame[213], verificou-se que a média da altura e a profundidade da cripta em leitões infectados pelo vírus da diarreia epidêmica em suínos (PEDV) de mães infectadas por CVS2 eram significativamente diferentes das dos leitões infectados pelo PEDV de porcas negativas para CVS2. Conclui-se que o curso clínico da doença pelo PEDV foi marcadamente afetado pela infecção transplacentária pelo CVS2.

Também foi associado ao vírus de Aujeszky (antes de 2006), mas um estudo mostrou recentemente que o CVS2 subclínico não modula a resposta imune a uma vacina contra o vírus da doença de Aujeszky[214] ou o Teschovirus porcino no Japão.[200]

O vírus da gripe suína (SIV) pode ser frequentemente identificado com CVS2 no campo[188], mas experimentalmente o SIV não aumentou a gravidade da doença clínica ou lesões macro ou microscópicas.[215]

A coinfecção experimental com vírus da diarreia viral bovina (BVD) tipo 1 e CVS2 sugere que pestivírus de ruminantes ou vacinação contra BVD poderiam ter um papel no desenvolvimento de CVSAD.[216]

Em um estudo no Reino Unido, um dos fatores identificados associados ao aumento da DACVS foi a infecção por *Mycoplasma hyopneumoniae*[160], que também ocorre nos EUA.[188] O micoplasma provavelmente potencializa a gravidade das lesões pulmonares e linfoides associadas ao CVS2, aumentando a quantidade e a duração do antígeno CVS2.

Recentemente, experimentos mostraram que a infecção pelo *M. hyopneumoniae* potencializou o CVS2 ao aumentar os níveis de expressão do mRNA de gamainterferona e IL-10[217-219], o que sugere que a gravidade das lesões em suínos infectados está associada ao antígeno CVS2 e a alterações na expressão de citocinas. No geral, o *M. hyopneumoniae* potencializou a infecção por CVS2 aumentando os níveis de expressão de mRNA de gamainterferona e IL-10. A infecção por micoplasma ou a vacinação aumentam a incidência de PMWS.[220] A coinoculação simultânea de CVS2 e *M. hyorhinis* não potencializa a doença em suínos convencionais.[221]

Frequentemente se faz uma associação entre CVS2 e *M. hyorhinis* em porcos saudáveis e suínos com pneumonia, com *M. hyorhinis* sendo detectado mais frequentemente que *M. hyopneumoniae*.[222,223] Os suínos com infecção dupla naturalmente apresentam doença respiratória, lesões microscópicas e sinais clínicos sugestivos de infecção por CVS2[224]; a vacinação contra CVS2 reduz consideravelmente o número de coinfecções com *M. hyorhinis*.[225]

Em um estudo sobre a presença de doenças endêmicas de suínos na Inglaterra, verificou-se que houve associação significativa de anticorpos contra *Actinobacillus pleuropneumoniae* com a presença de reação em cadeia da polimerase (RT-PCR) positivo para CVS2 em indivíduos desmamados.[226]

Também foi observada associação entre *M. hyorhinis* e CVS2 no Canadá[64] e no Japão[103] e entre *M. suis* e CVS2 na Argentina.[227]

Em um estudo de PMWS na Coreia, verificou-se que as lesões mais comuns eram inflamações granulomatosas multifocais nos linfonodos, fígado e baço, caracterizada por infiltração de macrófagos epitelioides e células gigantes multinucleadas. Em 85% dos porcos houve dupla infecção e a combinação com *Haemophilus parasuis* foi a mais comum.

Com *Salmonella*, é provável que a exposição prévia ao CVS2 possa aumentar os efeitos clínicos da salmonelose no campo.[463] Em um estudo realizado no Japão, verificou-se que a infecção anterior pelo CVS2 potencializou a gravidade dos sinais clínicos, lesões pulmonares e eliminação fecal e disseminação tecidual de *S. Choleraesuis* em porcos infectados. A *S. Choleraesuis* foi implicada na PMWS no Japão.[228]

Demonstrou-se que o lipopolissacarídeo bacteriano induz a replicação de CVS2 em MA suínos.[229]

A reprodução experimental de enterite associada a CVS2 em suínos infectados com CVS2 sozinho ou concomitantemente com *Lawsoniana intracellularis* (LI) ou *S.* Typhimurium[230] mostrou que o CVS2 poderia induzir enterite independentemente de outros patógenos entéricos. Foi examinado um estudo de baixa taxa de crescimento em suínos de terminação de produtores para associações entre *Lawsoniana* e CVS2. Lesões macroscópicas no intestino delgado e carga de LI foram fatores de risco significativos para baixo crescimento, mas não foi encontrada nenhuma associação ao CVS2.[231]

Foram encontrados *Aspergillus* e *Cryptosporidium* antes de 2003. *Pneumocystis carinii* é comumente encontrado com CVS2 em porcos brasileiros[232] e em javalis.[233,234] Foram encontrados *Candida albicans* no Brasil e *Zygomyces* spp. na Hungria.[235] Foi diagnosticada toxoplasmose em um porco de engorda com infecção por CVS2[236] usando imunohistoquímica (IHC). O CVS2 pode ter desencadeado a toxoplasmose sistêmica ou o *T. gondii* pode ter causado extensa replicação do CVS2.

Recentemente, foi encontrado um caso de broncopneumonia fatal com *Metastrongylus elongatus* em um porco infectado com CVS2[237], sugerindo-se que uma condição concomitante de PVCAD pode desencadear metastongilose.

Um gráfico de pizza[92] com dados anteriores sobre a existência de coinfecções sugeriu que o CVS2 foi encontrado em 1% dos casos. Foi encontrada uma infecção articular com SIV em 4% dos casos, pneumonia bacteriana em 6%, septicemia bacteriana em 10%, PPV em 11%, *M. hyopneumoniae* em 27% e vírus da SRRS em 41%.

Patogênese

A patogenicidade foi relatada como sendo uma função das propriedades individuais de um isolado e não relacionada com o genótipo.[238] Em um estudo, os tecidos de suínos doentes mostraram infecção tanto com CVS2a quanto com CVS2b, mas aqueles com infecção subclínica apresentaram CVS2a ou CVS2b.[239]

Em todos os casos de PMWS, o fator comum é o CVS2, mas a discussão sobre os outros fatores continua. Embora o CVS2 sozinho não seja suficiente para produzir todo o espectro da doença, nenhum dos outros fatores desencadeantes atualmente reconhecidos é considerado essencial por si só.[164] Estes incluem mudanças na criação na fazenda, imunoestimulação pelas estratégias de vacinação e ocorrência de outros agentes primários e secundários ou novos agentes.[6]

O passo mais crucial na patogênese da PMWS associada ao CVS2 é a ativação do sistema imunológico. Isso pode levar ao aumento da depleção linfocitária tanto em células suínas infectadas com CVS2 quanto com vírus da SRRS-CVS2.[190]

Em um estudo de linfonodos inguinais, CVS2, vírus da SRRS e PPV tiveram suas próprias contribuições para o desenvolvimento de lesões linfoides em PMWS, tendo o CVS2 como principal agente causador. A depleção de linfócitos B e a proliferação-infiltração de macrófagos são duas características distintivas das lesões linfoides associadas ao CVS2. Além do recrutamento de sangue, a proliferação local de células T e macrófagos pode desempenhar um papel na inflamação granulomatosa. A apoptose é uma característica aparente em associação com depleção linfoide. A maior taxa de apoptose com a carga de CVS2 no centro germinativo e a maior taxa de apoptose, mas com menor carga de CVS2 na região interfolicular sugerem que pode haver lesão celular direta às células B pela infecção pelo CVS2; lesões linfoides associadas podem se desenvolver através da combinação de vários mecanismos diferentes com a ajuda de vírus coinfectados.[240] É possível que a depleção linfoide na PMWS seja atribuída a uma combinação de apoptose, lise viral, destruição da arquitetura linfoide e outros mecanismos desconhecidos.

O CVS2 é mais frequentemente associado a monócitos, macrófagos e células dendríticas (DC). Essas células podem acumular antígeno viral por longos períodos e, portanto, desempenhar um papel na persistência.[241] Parece não afetar as DC ou interferir nas relações com os linfócitos e não é transmitida aos linfócitos, que carregam antígeno ou ácido nucleico viral para um período curto.[242] Pode ser que essas células não sejam locais de replicação, mas tenham fagocitado ou endocitado o antígeno CVS2.[47,243] O leitão assintomático produz anticorpos e respostas citotóxicas, portanto a comunicação de linfócitos não é afetada.[244]

As características patológicas mais típicas da PMWS são depleção de linfócitos e infiltração granulomatosa dos tecidos linfoides. O CVS2 sozinho induz proliferação celular, fusão celular e expressão de quimiocinas em células monocíticas *in vitro* de suínos[245] e, portanto, pode ser capaz de causar inflamação granulomatosa sem a ajuda de outros patógenos. Existe uma imunolocalização subcelular do CVS2 nos gânglios linfáticos dos porcos com PMWS. O CVS2 foi detectado exclusivamente nos histiócitos. O retículo endoplasmático estava dilatado e as mitocôndrias estavam inchadas, em associação a inclusões intracitoplasmáticas marcadas com CVS2 e viriões reconhecíveis.[246] Há estreita relação entre CVS2 e mitocôndrias, podendo sugerir que as mitocôndrias estão envolvidas na replicação. É provável que as populações de células linfocitárias suportem a replicação inicial de CVS2.[247]

O CVS2 induz a apoptose tanto *in vitro* como *in vivo*.[248-251] A apoptose induzida por CVS2 envolve a ativação de ambas as vias caspase-8 e caspase-3 e uma variedade de outras vias e fatores.[252-255] Tem sido descrito o papel regulador da ASK 1 na apoptose induzida por CVS2.[256]

A apoptose aumenta após infecção por CVS2 sob certas condições de estimulação e a taxa de replicação aumenta com a estimulação celular. Esse mesmo estudo sugere que pode haver estímulo específico no gatilho para o aumento da replicação viral, que é independente da proliferação celular.[257]

A coinfecção CVS2a e CVS2b administrada com 35 dias de intervalo não é suficiente para induzir a doença clínica. A infecção experimental de suínos por patógeno livre específico (SPF) convencionais com CVS2 resulta em infecção viral persistente, apesar da presença de altos níveis de anticorpos contra CVS2 sem a presença de doença clínica.[258]

O CVS2 induz um estado pró-coagulante em suínos naturalmente infectados e em células epiteliais cultivadas.[259]

Em alguns estudos, foram destacados distúrbios vasculares. Foram encontrados animais no Brasil com hipercoagulação no sangue, petéquias e vasculite associada a atrofia de gânglios linfáticos e falência de órgãos. Também foram relatadas petéquias disseminadas nos rins.[249] Foi revelada a presença do antígeno CVS2 em vasos linfáticos e vasos sanguíneos com degeneração grave das células endoteliais dos trombos dos vasos sanguíneos e vasculite associada à necrose e isquemia do órgão.[260] Em outro estudo, foi evidenciada ativação do sistema hemostático, mostrando que o CVS2 modula a hemostasia de suínos.[259] Os tempos de coagulação plasmática foram reduzidos, o que aponta para ativação dos sistemas de coagulação nos animais afetados pelo CVS2. O fibrinogênio foi menor no grupo CVS2 e foi encontrado na vasculatura cerebral.[261] Os animais afetados pelo CVS2 apresentaram menor contagem de plaquetas. A função plaquetária foi 40% maior nos animais afetados pelo CVS2 e isso implica um provável estado pró-trombótico. A atividade plasmática da trombina também aumentou. A ocorrência de antígeno de CVS2 no endotélio vascular e o estado pré-coagulante sugerem uma ativação do endotélio.[262] Em um estudo, 259 células infectadas com CVS2 tiveram cargas virais mais elevadas. Ainda não foi elucidado como o CVS2 causa linfadenopatia.

Interações entre hospedeiro e vírus

Devido ao seu tamanho muito pequeno, o CVS2 depende inteiramente do hospedeiro para completar seu ciclo de vida. Diversas proteínas porcinas foram identificadas.[53,261,263]

Estudos de citocinas

Perfis de expressão gênica imune em linfonodos inguinais suínos com diferentes cargas virais de CVS2 suportam interação próxima entre ativação imune e supressão do desenvolvimento de PMWS.[264]

Existem muitos estudos *in vitro* sobre os efeitos imunomoduladores do CVS2 nas células linfoides. Pode suprimir a liberação de algumas citocinas e estimular a liberação de outras citocinas pró-inflamatórias. Descobriu-se que o genoma do CVS2 como um todo induz a alfainterferona na cultura de monócitos e pode ajudar em mecanismos de evasão imunológica.[265]

As citocinas pró-inflamatórias (IL-8, TNF-alfa e IL-1-beta) e imunológicas (gamainterferona, IL-10) foram avaliadas em porcos vacinados e não vacinados com CVS2, expostos à infecção natural por CVS2. Os animais afetados por PMWS não foram capazes de montar uma resposta pró-inflamatória inata eficiente para lidar com a infecção por CVS2, porque havia baixos níveis de IL-8, TNF-alfa, IL-1-beta e gamainterferona. Por outro lado, houve alta expressão de IL-8, TNF-alfa e IL-1-beta no grupo vacinado. Um aumento significativo de IL-10 ocorreu na fase inicial da infecção nos animais infectados com PMWS, enquanto os porcos vacinados apresentaram baixa viremia e ausência de PMWS e apresentaram uma resposta mais estável de gamainterferona.[266]

Estudos in vitro mostraram que em células mononucleares de sangue periférico (PBMC) e macrófagos de porcos com PMWS houve redução de atividades antivirais e aumento de citocinas pró-inflamatórias (expressões IL-1-beta e IL-8). Monócitos do sangue periférico de suínos afetados por PMWS são menos capazes de produzir IL-2, IL-4 e gamainterferona após o desafio e são capazes de produzir IL-10 após estimulação com antígenios virais de memória. Demonstrou-se que diferentes componentes do CVS2 desempenham papel importante na modulação das respostas in vitro pelas PBMC.[267] A gamainterferona é regulada positivamente nas amígdalas. A IL-10 induzida por CVS2 pode participar na regulação negativa de respostas específicas através da inibição de gamainterferona, alfainterferona e IL-12. O CVS2 induziu a produção de IL-10 (imunossupressora) e, quando isso foi neutralizado, foi notado um claro aumento na IL-12.[268] Esses efeitos são independentes da replicação viral. O capsídeo de CVS2 não influencia as respostas dendríticas ou monocíticas, embora o DNA viral não seja.[268]

Esses estudos sugerem que sequências de DNA podem ser encontradas no genoma que modifica a função das DC. O componente imunossupressor é mais forte no genoma inteiro ou na forma replicativa circular. De maneira dose-dependente, o genoma completo induziu clara supressão da alfainterferona nas respostas.[269] Além disso, o CVS2 é capaz de inibir a IL-2 através de um mecanismo independente da IL-10.[268]

MA suínos apresentam atividade microbicida reduzida, com diminuição na produção de radicais livres de O_2 e H_2O_2 e aumento da produção de TNF-alfa, IL-8 e outros fatores.[270]

Dados in vitro indicam que animais afetados por PMWS também apresentam níveis séricos de IL-10; subclinicamente, porcos infectados com CVS2 desenvolvem respostas específicas de IL-10 CVS2 durante a fase virêmica da infecção.[271]

Em suínos que sofrem de PMWS, os níveis de expressão de IL-1-alfa e IL-10 de mRNA aumentam, enquanto os níveis de IL-2, IL-8, TNF-alfa e gamainterferona diminuem.

Níveis maiores de IL-10 no timo foram associados à depleção e atrofia do timo, que é observada em porcos com PMWS. IL-10 foi elevada entre 10 e 14 dias em porcos infectados em experimentos que subsequentemente desenvolveram PMWS.[272]

Foram detectadas IL-10, IL-12 p40 no baço, IL-4 nas amígdalas e IL-10, IL-12 p40 e IL-4 nos nódulos linfáticos em porcos PMWS.[271] Níveis maiores de IL-10 em porcos infectados com CVS2 são responsáveis pela depressão das respostas Th1 nos monócitos do sangue periférico dos porcos infectados. A IL-10 induzida por CVS-2 leva a um comprometimento da interferona e a respostas lembradas por antígenos em animais imunizados contra pseudorraiva.

A expressão elevada de IL-10 é comum em infecções por CVS2 – no timo[273], linfonodos, baço e amígdala[273] –, localizada principalmente em áreas de células T. A IL-10 foi aumentada em suínos afetados por PMWS[274] e foi principalmente associada às populações de células CD163+, CD4+ e CD8+ no baço. A IL-1 é expressa em níveis mais altos pelas células próximas do que pelas células infectadas com CVS2, sugerindo que a produção de IL-10 é o resultado da ação parácrina.[273,274] Em um suíno sofrendo de pneumonia intersticial, mRNAs IL-10 e IL-8 elevados são esperados. Isso é o que foi demonstrado em um porco com doença respiratória associada ao CVS2.[100]

Uma variedade de substâncias entre as citocinas pró-inflamatórias também são suprarreguladas, incluindo TNF-alfa, proteína inflamatória de macrófagos e proteínas C-reativas.[272]

Em suínos, as principais proteínas de fase aguda (APP) são CRP, SAA, Pig-MAP, haptoglobina e AGP. Em porcos afetados por PMWS, as concentrações de Pig-MAP, proteína C-reativa e amiloide sérico em animais infectados aumentaram entre 14 e 21 dias após a infecção.[275]

Em um estudo do baço em animais afetados com PMWS, verificou-se que as células CD163+, CD4+ e CD8+ produziram IL-10 no baço e os números de células IL-10+ foram superiores nos animais com em comparação com os de homólogos saudáveis. As células produtoras de IL-10 não foram infectadas pelo CVS2 e estavam localizadas principalmente nas bainhas linfoides periarteriolares.[274]

Interferonas

A resposta imune produzida por muitos componentes do CVS2 varia com o tipo de célula. A infecção de células naturais produtoras de interferona pode prevenir a maturação de células dendríticas.[276]

Foi encontrada uma sequência de elemento de resposta estimulada por interferona (ISRE) no genoma do CVS2, que influencia o aumento da replicação de CVS2 mediado por interferona in vitro e pode desempenhar um papel na patogênese do vírus em suínos.[194,277]

Em um estudo de imunidade mediada por células para CVS2 em leitões CD/CD, demonstrou-se que a depuração viral pode ser mediada pelo desenvolvimento de células secretoras de gamainterferona de CVS2 em contribuição com os anticorpos neutralizantes específicos de CVS2.

Imunidade

Em um animal infectado, mas não clinicamente doente, o CVS2 pode existir com o hospedeiro, submetendo-se a uma replicação mínima e induzindo uma resposta Th1/Th2 limitada, porém equilibrada; então, um gatilho coloca a doença para funcionar.

A PMWS clínica foi precedida por baixos níveis de anticorpos séricos e alta carga de CVS2, mas não se desenvolveu em todos esses animais.[279]

A interação com o sistema imune do hospedeiro é a chave para infecções por CVS2 e o desenvolvimento de PMWS. Pensou-se originalmente que eram necessários cofatores para produzir PMWS, mas agora se sabe que se pode produzir PMWS sozinho.

Nos leitões afetados, há depleção linfoide, leucopenia e destruição dos folículos linfoides. Os números absolutos de células T totais, células Th, células T citotóxicas e células T gama/delta – mas não células T de memória/ativadas – diminuíram após a infecção por CVS2.[280] Há redução do número de DC interfoliculares, células interdigitantes, células B, células natural killer (NK), células T gama/delta, linfócitos T CD4+ e CD8+ e expressão reduzida de vênulas endoteliais, juntamente com aumento de monócitos e granulócitos. A quantidade de antígeno de CVS2 nos tecidos está diretamente relacionada com a quantidade de depleção.[281] A coinfecção com o vírus da SRRS aumenta a depleção da célula imune.[282] As células T CD4+ e CD8+ são importantes na resposta à infecção pelo CVS2.[244]

O CVS2 pode persistir em DC sem afetar seu desempenho, mas nas células produtoras de interferonas reduz a produção de alfainterferona e TNF-alfa, interferindo assim na preparação imunológica. Em suínos doentes há um estado de ativação com nível mais alto e expressão mais precoce do complexo principal de histocompatibilidade II (MHC-II) nas células T e B e um nível mais alto de CD25, a expressão do receptor de IL-2.[281] As células T e B são alvos importantes para o CVS2.[242,247]

Os anticorpos imunoglobulina M (IgM) foram detectados pela primeira vez na semana 8 após a inoculação e atingiram seu nível mais alto na semana 12. O anticorpo imunoglobulina G apareceu na semana 10 e os níveis foram os mais altos na semana 16, com titulação média de 1:3.500. A carga viral atingiu o pico na semana 10 (7×10^7 cópias de genomas/mℓ de soros) e persistiu até a idade adulta (10^5 cópias de genomas/mℓ de soros).[283]

Os anticorpos específicos contra o capsídeo de CVS2 aparecem entre 10 e 28 dias após a infecção[284] e sua aparência coincide com uma diminuição na carga viral sérica[284]; no entanto, em suínos clinicamente doentes, o nível de anticorpos neutralizantes é bastante reduzido.[284] Não está claro por que alguns porcos podem remover a infecção, enquanto outros sucumbem à doença. Os porcos infectados com CVS2 parecem apresentar fortes respostas de anticorpos específicos para CVS2.

No campo, há diminuição nos anticorpos maternos de 3 a 11 semanas e então há uma resposta ativa por volta das 15 semanas que persiste por toda a vida. Infecções experimentais produzem anticorpos dentro de 14 dias após a infecção e neutralizam anticorpos em cerca de 21 dias após a infecção.

Anticorpos, particularmente os IgM, podem ser menores em suínos com PMWS. Os IgM não são neutralizantes, mas indicam uma infecção.[284] Níveis maiores de IL-10 levam a uma alta proporção de IgG para IgM.[271]

Existe forte correlação entre titulação e proteção de anticorpos.[285,286]

Níveis elevados de anticorpos contra CVS2 em porcas no parto não impediram a infecção precoce por CVS2 e viremia em leitões desde o primeiro dia de vida ou viremia materna periparto e disseminação de vírus nas secreções lácteas. A transmissão vertical do CVS2 pode gerar soropositividade para CVS2 em leitões viáveis, mesmo em fazendas sem sinais de falha reprodutiva.[287]

Foi demonstrada falta de proteção de anticorpos contra CVS2 e PPV em mães naturalmente infectadas e em seus filhotes.[288] Após ingerir colostro, leitões de porcas vacinadas apresentaram número significativamente maior de células produtoras de gamainterferona específicas para CVS2, aumento da resposta tardia de hipersensibilidade específica de CVS2 e resposta proliferativa mais forte de células mononucleares do sangue periférico em comparação com leitões de porcas não vacinadas.[289] Esse é o primeiro relato de transferência de respostas imunitárias celulares adaptativas derivadas da mães vacinadas aos seus descendentes.

As proteínas *Cap* e *Rep* de CVS2 estão envolvidas no desenvolvimento de imunidade mediada por células contra infecção por CVS2. No curso da infecção subclínica, o desenvolvimento e a força dessas respostas podem estar relacionados com o nível de replicação do CVS2.[290]

A resposta T auxiliar tipo 2 estimula principalmente a proliferação de células B e a formação de anticorpos específicos. Essa resposta humoral é largamente regulada pela secreção de IL-4, IL-5, IL-10 e IL-13 pelas células T auxiliares tipo 2. As interleucinas foram suprarreguladas diferentemente em diferentes linfonodos e células mononucleares do sangue periférico.[291]

Porcos com altos níveis de anticorpos neutralizantes e altas respostas de gamainterferona apresentaram os menores níveis de replicação viral, enquanto porcos com respostas fracas ou nulas apresentaram os maiores níveis de replicação viral. Os níveis de NA poderiam estar correlacionados com o estado clínico do porco e da carga viral.[284]

Achados de necropsia

Nem todos os porcos com infecção por CVS2 desenvolvem PMWS. A incidência de PMWS é maior quando há coinfecção. Os gânglios linfáticos nos porcos afetados tinham os níveis mais elevados de carga viral, mas não houve diferença significativa entre gravidade da lesão e carga viral nessas estruturas. Não houve diferença na carga viral nos linfonodos inguinais com ou sem PMWS, mas no primeiro caso as lesões foram mais graves.[292]

Patologia macroscópica

Patologia fetal

Quando usado experimentalmente, o CVS1 pode infectar fetos suínos, replicar e produzir patologia (hemorragias graves no pulmão) em fetos inoculados com 55 dias de gestação.[293]

Há aumento do número de fetos mumificados e natimortos. O mumificado pode ter de 6 a 7 cm.[154] Frequentemente, lesões macroscópicas não são visualizadas. Se as lesões são vistas, elas geralmente estão associadas à insuficiência miocárdica.

Em geral, em um feto, as lesões são encontradas no sistema cardiovascular, particularmente no coração. Os miocardiócitos podem ser degenerados, necróticos ou perdidos e substituídos por tecido conjuntivo fibroso. Há frequentemente um antígeno CVS2 abundante nessas lesões.

Também são observados cardiomiopatia dilatada, edema pulmonar, hepatomegalia com congestão em padrão lobular acentuado, hidrotórax, ascite e edema subcutâneo.[154] Algumas vezes há linfadenopatia[18], atrofia tímica, edema perirrenal[18,154], edema mesocólico[154,294] e petéquias cerebrais e esplênicas.[18,154]

Microscopicamente, muitas vezes há lesões no miocárdio em leitões mórbidos, natimortos e nos nascidos vivos, porém fracos.[154] Os miocardiócitos são frequentemente necróticos, degenerados ou perdidos e são substituídos por tecido fibroso e mineralização com células inflamatórias, incluindo macrófagos, plasmócitos e células gigantes multinucleadas. Ocasionalmente, há corpúsculos de inclusão.[54,294] Às vezes, as lesões podem incluir pneumonia intersticial, broncopneumonia e congestão hepática com perda hepatocelular; hepatite não supurativa com necrose periacinar; e depleção de linfonodos e linfócitos esplênicos com células multinucleadas ou hiperplasia folicular de linfonodos ocasionais.

Foi descrita miocardite com alta carga viral de CVS2 em vários tecidos em casos de morte fetal e alta mortalidade em leitões.[150] Foi observada alta carga de DNA de CVS2 no miocárdio, fígado e baço de leitões mumificados ou natimortos.

Patologia em leitões e porcos

Em alguns casos, todos os linfonodos são afetados, mas em outros, apenas alguns; assim, um intervalo de linfonodos é essencial em qualquer exame *post mortem*.

Foi caracterizada linfadenite necrosante associada à infecção pelo CVS2.[251] A patogênese da lesão tem sido associada à apoptose induzida pelo CVS2. A necrose linfoide em suínos afetados por PMWS pode estar relacionada com hipertrofia e hiperplasia de vênulas endoteliais altas. Linfadenite necrosante pode se desenvolver após dano vascular, com trombose e subsequente necrose folicular.

Foi evidenciada linfadenopatia hiperplásica reativa em linfonodos submaxilares com linfadenite granulomatosa e foco necrótico.

Com base na necropsia de três porcos inférteis de todos os rebanhos em um estudo de caso-controle, aproximadamente 78% tinham PMWS nos rebanhos e 26% no rebanho controle.[296] O exame *post mortem* pode revelar o seguinte:

- Lesões no fígado, geralmente laranja-amareladas, indicando icterícia, com manchas moderadas; emaciação é frequente
- Pulmões não colapsados que ficam emborrachados, com nódulos acinzentados pronunciados; em alguns casos, pode haver edema pulmonar, pleurisia e pneumonia
- Linfonodos homogêneos aumentados, pálidos, particularmente os inguinais, mesentéricos e traqueobrônquicos
- Atrofia do timo
- Nos rins, pode não haver lesões ou focos brancos dispersos visíveis na superfície subcapsular e edema do tecido conjuntivo peripélvico. As lesões de nefrite intersticial foram classificadas em três grupos: linfoplasmocitário, tubulointersticial ou linfo-histiocitário para padrões granulomatosos e mistos[295]
- Pode haver edema nos membros e fluido nas articulações hemorrágicas e o baço pode ficar maior, carnoso e não congestionado
- As lesões cutâneas azuis e roxas clássicas do PDNS podem ser uma característica
- Pode haver úlceras gástricas e enterite, com seções cheias de fluido e paredes finas do intestino delgado, particularmente íleo e cólon espiral com edema ocasional da parede cecal.

Podem ser observados abortamentos de médio a longo prazo, com fetos afetados mostrando miocardite necrosante e antígeno CVS2 em tecidos cardíacos. Foram descritos achados patológicos e virológicos em fetos após inoculação experimental com CVS2a ou CVS2b.[293] Aos 21 dias após a infecção, 11/12 estavam edematosos e tinham abdome distendido e 1/12 pareciam normais. Todos os fetos inoculados com CVS2 tinham hemorragias internas, congestão e fígado aumentado. Foi encontrada alta titulação de CVS2 em todos os tecidos, especialmente coração, baço e fígado. Foi observado elevado número de células infectadas no coração. Os tipos 2a e 2b produziram lesões semelhantes e replicaram-se para titulação semelhante nos órgãos de fetos de porco imunoincompetentes com 55 dias de vida.

Pode ser observada enterite aguda em suínos normais. Nos primeiros casos, particularmente no Reino Unido e na Espanha, a PDNS foi uma característica e se assemelhava muito a casos de peste suína clássica ou africana. Não era comum, mas estava associada a uma alta mortalidade. Havia coalescência de vermelho ao roxo nas lesões cutâneas, particularmente sobre a região perineal; nefrite glomerular e intersticial; vasculite; e deposição de imunocomplexos nos rins. Nos casos com descrição de lesões cerebrais e medulares[297], houve hemorragia na superfície de corte, como áreas multifocais e coalescentes de hemorragia, estendendo-se desde a região cervical até a região lombar. Foram descritas lesões cerebrais em suínos afetados com PMWS.[298] Elas incluíram hemorragias múltiplas e edema cerebelares, que foram microscopicamente associadas a vasculite mononuclear na zona molecular do cerebelo; endotélio hipertrofiado; infiltrado linfo-histiocitário perivascular com depósitos de fibrina.

Foi descrito edema pulmonar agudo no Meio-oeste dos EUA. Os porcos foram encontrados mortos sem sinais prévios e tinham líquido claro na cavidade torácica e pulmões difusamente pesados e úmidos, com expansão moderada a grave dos septos interlobulares. A histopatologia revelou edema e também pneumonia intersticial difusa. Havia frequentemente uma necrose fibrinoide das paredes dos vasos sanguíneos.[299]

Histopatologia

O CVS2 tem sido associado principalmente a PMWS e PDNS, pneumonia proliferativa e necrosante, vasculite cerebelar[249], enterite granulomatosa, falência reprodutiva com abortamento e parto prematuro, perdas neonatais com tremor, e miocardite. As principais lesões histopatológicas nas doenças por CVS2 são linfoides, com depleção de linfócitos T e B. Deve haver antígeno CVS2 em quantidades moderadas a grandes nos tecidos linfoides. Essa depleção de linfócitos é o resultado de uma combinação de fatores, incluindo destruição da arquitetura linfoide, apoptose e lise celular induzida pela infecção pelo CVS2.[300] As principais alterações celulares são redução nas DC foliculares, nas células interdigitantes, nos linfócitos interfoliculares e nas células B. Os achados microscópicos típicos nos linfonodos incluem depleção de linfócitos, infiltrações histiocíticas e ocorrência de células gigantes multinucleadas. Há perdas de células B e T. Há uma perda da arquitetura do linfonodo. Estes podem ser atróficos ou necrosantes. Ocasionalmente, são encontradas inclusões intracitoplasmáticas basofílicas nas áreas dependentes de células B. Também podem ser encontradas linfadenite necrosante, nefrite intersticial e pneumonia intersticial.

As lesões no fígado podem incluir hepatite infecciosa e apoptose.[248] Muitas vezes há infiltração linfo-histiocitária nas áreas portais, com ocasional atrofia do epitélio do ducto biliar. Pode ser observada necrose unicelular. Nos estágios finais, pode haver inchaço dos hepatócitos e cariomegalia.

Os corpúsculos de inclusão de CVS2 foram encontrados em células epiteliais pulmonares (brônquicas e brônquicas glandulares) e renais[301], mas a experiência patológica sugere que estas são agora muito menos frequentes do que quando a doença ocorreu pela primeira vez.

As lesões do sistema nervoso central em infecções por CVS2 são raras, mas, se encontradas, localizam-se geralmente no cérebro e no cerebelo.[249,302] Nos casos de Zlotowski, houve vasculite linfo-histiocitária moderada com trombose e degeneração fibrinoide mural acentuada, com edema perivascular nas meninges e parênquima. Degeneração Walleriana marcada e células Gitter ocasionais foram vistas na matéria branca do cordão. Em animais experimentalmente inoculados com CVS2b, a vasculite foi uma característica das lesões.[303] Dois casos de encefalite não supurativa foram atribuídos à infecção por CVS2 em virtude da hibridização *in situ* (ISH) quando o ácido nucleico viral foi encontrado no mesencéfalo, cerebelo e bulbo, principalmente no citoplasma de macrófagos, células endoteliais e algumas células gliais; a PCR em tempo real detectou CVS2 em amostras de cérebro de outros sete porcos.[304]

Em casos naturais de infecção por CVS2 pode haver nefrite intersticial, nefrite tubulointersticial e nefrite granulomatosa ou linfoplasmocitária. As lesões são frequentemente associadas ao antígeno CVS2. As lesões renais tendem a ocorrer mais tarde nas infecções por CVS2. Foram observadas necrose tubular renal e hemorragia intersticial ("rim de ovo de peru") em um porco cruzado Yorkshire infectado por CVS2.[305] Houve edema e petéquias em ambos os rins, com necrose tubular renal epitelial e edema intersticial extenso, hemorragia e inclusões no epitélio tubular renal. O CVS2 foi prontamente identificado dentro dessas lesões. Nos pulmões, pode haver pneumonia intersticial, infiltração linfo-histiocitária no interstício, inflamação granulomatosa com sincícios, destruição das vias respiratórias epiteliais e bronquiolite obliterante. Pode haver hiperplasia fibrosa peribronquiolar, frequentemente com antígeno CVS2. Foi observada associação de CVS2 a lesões vasculares na pneumonia porcina em pulmões infectados com CVS2 em suínos húngaros, particularmente infecções do tipo 2b.[306] Lesões vasculares são frequentemente relatadas em suínos afetados por CVS2 na forma de distensão de septos interlobulares, com edema e necrose fibrinoide. No coração, o antígeno CVS2 está associado ao aumento de volume dos miócitos ou à necrose. Raramente são relatadas lesões no trato reprodutivo da porca ou do macho.

Pode ser vista enterite granulomatosa com corpos de inclusão nas placas de Peyer. Pode haver infiltração linfo-histiocitária da mucosa gástrica, cecal e colônica. Também pode haver descamação da cripta ou do epitélio glandular. Pode haver dilatação dos linfáticos. O pâncreas pode mostrar áreas de atrofia epitelial acinar e agregados linfoides nas regiões intersticiais.

O fígado pode apresentar alterações inflamatórias e apoptóticas com infiltração de células mononucleares no parênquima. Pode haver hepatite. A infecção singular 2a e 2b resulta em apoptose de hepatócitos em porcos gnotobióticos clinicamente afetados.[250] Havia maior quantidade de antígeno de CVS2 em suínos clinicamente afetados.

Síndrome da dermatite e nefropatia porcina

A PDNS é caracterizada por vasculite sistêmica e glomerulonefrite afetando porcos de 20 a 65 kg. Muitas vezes, é associada apenas à ocorrência de *Pasteurella* como condição específica conhecida no Reino Unido como PDNS esporádica antes do início da condição associada ao CVS2. Foi observada em porcos, desde porcos de 5 semanas a leitoas de 9 meses de idade. Os animais afetados são geralmente afebris, anoréticos e deprimidos e apresentam edema subcutâneo ventrocaudal. O curso da doença é rápido e a maioria dos porcos morre em até 3 dias após o início dos sinais clínicos. Essa condição é agora considerada parte do complexo DACVS.

Exceto na condição de PDNS, o CVS2 é raramente encontrado na pele do porco, exceto na necrose da orelha, como mencionado anteriormente.

Mudanças ultraestruturais

As alterações ultraestruturais nos gânglios linfáticos que sofrem de PMWS mostraram aumento de volume dos histiócitos, proliferação de mitocôndrias e proliferação e inchaço do retículo endoplasmático e do complexo de Golgi. Histiócitos infectados continham grandes números de inclusões intracitoplasmáticas.[307] A depleção de linfócitos foi uma característica marcante. A replicação viral é provavelmente um evento frequente em macrófagos.

Achados clínicos

A infecção por CVS2 é generalizada em todo o mundo[105], mas a DACVS clínica é vista apenas em uma minoria de porcos. A infecção subclínica é a ocorrência normal na infecção por CVS2, mas pode estar associada à diminuição da eficácia da vacina.[162] Os sinais clínicos da PMWS só eram visíveis em porcos 1 a 2 semanas antes da morte, quando eles morriam rapidamente. Não havia outros sinais clínicos característicos e nenhuma lesão macroscópica óbvia *post mortem*. O nível de antígeno CVS2 foi maior em porcos de 4 a 6 semanas de idade que morreram por outras causas.[308] Quando ocorreu pela primeira vez, observou-se uma PMWS clássica em leitões desmamados com alta mortalidade, mas agora parece ser uma doença mais crônica associada aos mais velhos com sinais inespecíficos (incertos, aumento da mortalidade, diminuição da produtividade e aumento de doenças por infecções concomitantes) tanto nos EUA como na Europa.

Os primeiros 41 casos na Dinamarca mostraram média de mortalidade pós-desmame de 11% no criadouro (7 a 30 kg), com números comparáveis em outros países.

O CVS2 é suspeito de estar associado a outras doenças, como PRDC, distúrbios reprodutivos, PDNS e tremor congênito. Durante a vida, a maioria dos porcos vai receber o CVS2, soroconverter e nunca apresentar sinais da doença. Também pode ser recuperado de unidades saudáveis que nunca tiveram incidentes de doença.

A PMWS afeta mais comumente os suínos de 60 a 120 dias de vida no final da fase de criadouro ou no início da fase de terminação.

A idade em que a doença ocorre é semelhante na Espanha, mas nenhum porco com menos de 4 semanas foi afetado e a idade máxima foi de 6 meses.[309] Um estudo de porcos de engorda com doença respiratória, mas sem sinais de PMWS, na Holanda observou a contribuição do CVS2. Oito rebanhos tinham alta porcentagem de pneumonia no abate e oito tinham baixa porcentagem de pneumonia no abate. Foram encontradas altas cargas virais de CVS2 em 58% do grupo alto, mas apenas em 29% do grupo baixo. Cargas elevadas foram encontradas mais frequentemente com outros patógenos no grupo alto.[310] O estudo confirmou que o CVS2 desempenha um papel na pneumonia em pleurisia em porcos de 10 a 24 semanas em rebanhos com PMWS e em rebanhos sem sinais clínicos de PMWS.

A plasticidade do genoma do CVS2 é um importante fator que contribui com a manifestação da doença PMWS.[68] Leitões de 5 a 12 semanas são mais comumente afetados, mas não é desconhecida a ocorrência de sinais de 5 a 16 semanas. Nos casos iniciais, a condição afetou os porcos do berçário, mas agora são relatados mais porcos de terminação com os sinais. Os porcos com menos de 5 semanas são provavelmente protegidos por anticorpos maternos e os níveis mais baixos de anticorpos são geralmente alcançados em torno de 7 semanas sob condições naturais. Os níveis de infecção atingem o pico em torno da mesma idade do pico de surtos de PMWS (12 a 13 semanas de idade) e depois diminuem progressivamente após a soroconversão.[118] O período de incubação é de 7 a 28 dias.

Os sinais clínicos são altamente variáveis e considerados multissistêmicos, que é sua principal característica. Algumas fazendas apresentam alta morbidade, principalmente em leitões desmamados e outros entre os porcos em terminação.[31] A mortalidade pode ser alta.[67] A morbidade pode ser alta ou baixa e apenas uma pequena proporção pode realmente desenvolver sinais clínicos (5 a 30%).[2]

Há uma fronteira nebulosa entre a doença sistêmica de CVS2 e PRDC, sendo provável que a doença pulmonar por CVS2 seja insignificante e que o CVS2 contribua principalmente para PRDC em relação à ocorrência da doença sistêmica pelo CVS2.[312] Pode haver febre. Outros sinais podem incluir perda de peso; a morte é o efeito extremo, mas o ganho de peso reduzido é típico agora. Essa é uma ocorrência frequente. Em um estudo de caso-controle na Dinamarca, os desmamados afetados tiveram um ganho de peso menor de 36 g/dia e finalizaram 52 g/dia.[296] A utilização da ração também foi reduzida, com aumento diário do ganho para alimentação (396 g/kg de alimentar em porcos vacinados) em comparação com 390 g/kg de ração em animais não vacinados.[313] Disfunção respiratória, incluindo dispneia, também é uma ocorrência frequente. O aumento dos gânglios linfáticos superficiais, particularmente o inguinal superficial, que não é palpável em animais saudáveis normais, é uma ocorrência frequente. O uso de antibióticos aumenta com a PMWS quando se compara o uso antes de um surto até 1 ano depois dele.[314,315] A anemia ou a palidez costumam estar presentes. A diarreia está frequentemente presente. Pode ocorrer icterícia, mas não é frequente. Depleção generalizada de linfócitos e infecções secundárias com infecções oportunistas e secundárias são uma característica. Também podem ocorrer dermatite necrosante e insuficiência renal.[316]

A falha reprodutiva é uma característica em unidades de reprodução.[317] Os autores acreditam que há uma distinção entre insuficiência reprodutiva associada ao CVS2 e CVS2 subclínico na infecção do útero. Para diagnóstico de falha reprodutiva associada ao CVS2, devem ser confirmados:

- Achados clínicos, que incluem interrupção precoce da gestação e aumento do número de fetos mumificados, natimortos ou suínos de nascimento fraco
- Lesões microscópicas nos tecidos fetais
- Antígeno CVS2 ou DNA dentro dos tecidos fetais.

A infecção subclínica no útero é identificada pela detecção de DNA de CVS2 ou anticorpos em tecidos fetais, soro pré-amamentação ou fluido torácico fetal. Verificou-se que alguns leitões estavam infectados com CVS2a e CVS2b.[135] Foi observado um elevado nível de perdas reprodutivas em um rebanho no Japão[318], onde havia 48,8% de leitões natimortos e 14,5% de taxa de mortalidade pré-desmame; o problema foi resolvido rapidamente após a vacinação.

A infecção por CVS2 foi reproduzida em porcas prenhes usando isolados de falha reprodutiva[319] e em porcas puras inseminadas, com sêmen contaminado por CVS2b.[154] Qualquer isolado de CVS2 é capaz de causar falha reprodutiva associada a CVS2. O PPV foi reconhecido em tecidos fetais[294,320,321], assim como o vírus da SRRS[294], CVS1[294], vírus TTV suínos[294, 322] e E. coli.[294]

A insuficiência reprodutiva ocorre frequentemente em leitoas e em rebanhos no início e é provavelmente um reflexo de populações soronegativas.[150,323-325]

Os anticorpos anti-CVS2 homólogos protegem pelo menos parcialmente de infecção no útero por CVS2 e de falhas reprodutivas.[133,159] O abortamento não é uma característica importante. O CVS2 é capaz de infectar e danificar os embriões no início da gravidez, levando à falha ou redução do tamanho da ninhada. Na gestação tardia, os danos ao feto podem resultar em natimortalidade, mumificação, morte embrionária e infertilidade (SMEDI), principalmente em porcas primíparas[326], e em potencial retorno ao estro.[44] As características mais consistentes da infecção por CVS2 em porcas são natimortalidade e mumificação de fetos. Febre e anorexia são frequentemente características em porcas que abortam. Também pode ser observado o parto atrasado. Em um recente surto de insuficiência reprodutiva associada ao CVS2, as porcas exibiam pneumonia, diarreia e emaciação.[324]

Foi descrita paralisia em suínos com lesão medular[327] no Brasil. Geralmente não são observados sinais clínicos em machos. Na Polônia, foi observada redução na necrose da orelha após o início do programa de vacinação contra CVS2.[328]

Foi descrita uma síndrome clínica em rebanhos vacinados com CVS2 que afetou um criadouro saudável e suínos mais jovens no meio-oeste dos EUA. A mortalidade atingiu 20% em alguns grupos afetados. Os sinais clínicos incluíram início rápido de desconforto respiratório, seguido quase imediatamente pela morte.[329]

Um dos aspectos mais importantes da infecção por CVS2 é que a administração da vacina Lapinized Philippines Coronel (LPC) demonstrou ter efeito na redução da eficácia da vacina. O nível de anticorpos neutralizantes produzidos e a presença de subconjuntos de linfócitos foram reduzidos pelo CVS2.[330]

Patologia clínica

Proteínas de fase aguda são sintetizadas principalmente pelo fígado e utilizadas como biomarcadores de doenças para diagnóstico e prognóstico.[331-333] Estão sob o controle de citocinas, liberadas durante o processo inflamatório. As citocinas do tipo IL-6 e IL-1, produzidas principalmente por macrófagos e monócitos (IL-1-alfa, IL-1-beta, IL-6, TNF-alfa e gamainterferona), parecem ser os principais reguladores.[334] Isso é controlado em grande parte no nível da transcrição. Os reguladores incluem NF-kappa-B e proteínas STAT (*signal transducer and activator of transcription* ou transdutora de sinal e ativadora da transcrição).

No sangue há redução de ambas as células B e todas as subpopulações de células T (Th ingênuas, Th, Tc e gamadelta ativadas e também células NK). Nos 14 dias após a infecção por CVS2, há redução dos leucócitos, seguida por aumento nos neutrófilos depois de 7 a 14 dias. Não foram detectadas alterações em monócitos, basófilos e eosinófilos circulantes.[335]

As concentrações séricas de proteína principal de fase aguda (MAP) e haptoglobina correlacionam-se com a viremia de CVS2 e o curso clínico da PMWS.[336] Houve correlação significativa entre as cargas de CVS2 e as concentrações de MAP e haptoglobina no soro dos suínos afetados pela PMWS.

Diagnóstico

O diagnóstico de DACVS sistêmico requer a presença de lesões microscópicas e detecção do antígeno CVS2 ou dos ácidos nucleicos associados a lesões microscópicas. Isso é obtido usando IHC ou ISH. A ISH pode ser mais fácil de ler com células mais coradas.[337]

É impossível o diagnóstico de infecção fetal pelos sinais clínicos, visto que a doença não pode ser diferenciada de outras infecções ou de efeitos subsequentes de mudanças no manejo. As porcas com infecção por CVS2 frequentemente não apresentam sinais, geralmente são soropositivas e podem ser virêmicas ou não.[157] Recomenda-se a amostragem de quatro a seis fetos por ninhada. IHC e ISH são o padrão-ouro para a detecção de antígeno no miocárdio. O DNA pode ser detectado por PCR no coração, fígado, rim, baço, linfonodo e cérebro. Fígado e miocárdio têm as maiores quantidades de DNA. O miocárdio, fígado e tecidos esplênicos foram positivos para o DNA de CVS2 em todos os leitões nascidos vivos.[279] O método de extração de DNA tem um papel importante na utilidade da quantificação de CVS2 em gânglios suínos[338] e lança dúvidas sobre resultados a menos que as extrações do método sejam comparáveis. Laboratórios na América do Norte foram comparados e tem sido demonstrado que existem diferenças consideráveis em seus limites de detecção e quantificação.[339]

A infecção no útero também pode ser diagnosticada pela constatação de anticorpos em leitões nascidos vivos ou fetos usando ELISA.[135,340] A imunofluorescência e o teste de imunoperoxidase em monocamada também têm sido utilizados.

O CVS2 pode ser isolado da maioria dos tecidos fetais, particularmente do miocárdio, embora seja um procedimento mais difícil.

Leitões de mães com baixa titulação de anticorpos contra CVS2 ou com viremia tiveram mais morbidade e mortalidade associadas à PMWS.[119] Foi desenvolvido um protocolo para o diagnóstico de PMWS na Itália.[341] As amostras foram examinadas histologicamente primeiro e então por IHC para CVS2 quando foram reconhecidas lesões histológicas. Os tecidos linfoides foram mais confiáveis para o diagnóstico de PMWS do que os pulmões.

Sorologia

Foi descrita uma tira imunocromatográfica para detecção de anticorpos contra CVS2[342], que concordou com o ELISA em 94% dos casos.

Nem a carga viral nem os anticorpos podem ser usados para diagnosticar rebanhos, como porcos ou rebanhos livres afetados por PMWS (sorologia e PCR quantitativo em tempo real – qPCR – são usados[118,308,343]) porque a sensibilidade e a especificidade do diagnóstico são baixas.[118]

Foi descrito um ELISA indireto usando proteína de capsídeo truncada recombinante de CVS2 como ensaio sorodiagnóstico para detecção de anticorpos contra CVS2.[344] A histopatologia mais a detecção de CVS2 em tecidos é necessária para o diagnóstico no animal individual.

O patógeno é onipresente, o que dificulta o diagnóstico, pois muitos porcos são infectados sem sinais clínicos ou apresentam infecções subclínicas. Para fazer um diagnóstico, deve estar presente o seguinte:

1. Achados clínicos reconhecíveis.
2. Lesões histopatológicas moderadas a graves.
3. Quantidades moderadas de antígeno CVS2 nas lesões.

Durante o surto de DACVS em Ontário, de 2004 a 2006, a probabilidade de PCR positivo para vírus da SRRS diminuiu. Concluiu-se que, quando ocorre uma diminuição na positividade do teste para uma doença conhecida, isso pode sugerir que um novo agente de doença está emergindo na população.[345]

O diagnóstico de infecção por CVS2, principalmente PMWS, baseia-se nos sinais clínicos da doença em indivíduos e grupos de animais e por detecção laboratorial de CVS2.

No animal individual, o exame histopatológico com a detecção viral no tecido linfoide é o diagnóstico definitivo.[118,346]

Para o diagnóstico do rebanho, existe um problema, pois os indivíduos podem ter a doença, embora o rebanho possa apresentar bons números de produção.[347] Em alguns rebanhos, 32% podem não preencher os critérios diagnósticos[348], ou mesmo 55%.[118] Nesses casos deve haver (1) aumento significativo na mortalidade e perda de peso pós-desmame e (2) uso de diagnósticos individuais em pelo menos 1/5 de cada grupo de animais submetidos a exame *post mortem*.

Diagnóstico em machos

O CVS2 é encontrado 5 dias após a infecção experimental de machos. A disseminação no sêmen foi relatada na ausência de viremia. Os anticorpos se desenvolvem em cerca de 2 semanas após a infecção. A dispersão intermitente continuou ao longo de um período de observação de 8 semanas[157,349], com o derramamento contínuo do vírus por 90 dias.

Porcos naturalmente infectados disseminam o vírus por 27,3 semanas em um reprodutor positivo.[127] A queda de pico ocorre em torno de 9 a 20 dias.[157,349]

Porcos infectados experimentalmente podem estar virêmicos por ao menos 90 dias e esfregaços podem resultar positivos para DNA pelo menos 47 dias após a última detecção da viremia livre de células.[157]

O DNA viral pode ser detectado nas glândulas bulbouretrais, testículos, epidídimo, próstata e vesículas seminais.[350-353] A detecção de DNA de CVS2 no sêmen do porco é variável e depende da idade.[127,153,354] A infectividade de CVS2 é possível, mas devido à baixa quantidade de sêmen em cada dose após a extensão, o vírus em cada ampola é muito baixo, então o risco de infecção é baixo. O DNA do CVS2 pode ser detectado usando qPCR.[355]

É necessário o exame *post mortem* de um e preferencialmente até cinco leitões para determinar o espectro das lesões macroscópicas.[2]

Detecção de vírus

As amostras devem ser coletadas e examinadas histologicamente para a presença de corpos de inclusão citoplasmáticos característicos de CVS2; segundo, a IHC deve ser aplicada para confirmar casos de PMWS com histoquímica positiva. Os linfonodos foram mais confiáveis que os pulmões para o diagnóstico de PMWS, tanto em suínos individuais quanto em grupos de suínos.[356] O DNA de CVS2 foi posteriormente detectado nos gânglios linfáticos fixados em formol por PCR.[357]

Detecção do antígeno viral por imuno-histoquímica

O antígeno CVS2 foi identificado por IHC nos tecidos de 61% dos porcos de terminação dinamarqueses examinados.[358] Até 78% dos suínos apresentaram depleção linfoide leve, desenvolvimento folicular indistinto ou infiltração histiocitária dos linfonodos. Mas essas lesões não foram associadas ao CVS2. Não foi encontrada associação entre lesões pulmonares e renais e a detecção de CVS2. Foram observados três padrões de marcação de CVS2:

1. Marcação de células com morfologia estrelada e distribuição reticular.
2. Marcação de células não epiteliais isoladas.
3. Marcação epitelial.

O CVS2 pode interagir com as DC foliculares para causar depleção de linfócitos B. Essas células podem ser um reservatório de CVS2 infeccioso em animais infectados subclinicamente ou ser um local de armazenamento simples para o antígeno de CVS2.

Em um estudo de falhas reprodutivas em suínos dinamarqueses, verificou-se que a IHC era útil apenas no diagnóstico de falhas reprodutivas nos estágios iniciais da falha reprodutiva, enquanto a qPCR pode ser usada em um período de tempo mais amplo.[325]

Também pode ser detectado pela ISH em órgãos linfoides primários de porcos infectados natural e experimentalmente.[359] Encontraram-se ácidos nucleicos de CVS2 e replicação na medula óssea e no timo de porcos afetados pela PMWS, mas não houve evidência de que os órgãos linfoides primários fossem os principais apoiadores de replicação CVS2.

Foram descritos PCR multiplex e RT-PCR multiplex para detecção inclusiva dos principais vírus suínos de DNA e RNA em animais com múltiplas infecções[360] como uma combinação útil para identificação rápida e precisa dos principais vírus patogênicos com múltiplas infecções.

Foi descrito um PCR in situ indireto para a detecção de CVS2 em amostras de tecido fixadas em formalina e parafinadas[361], tendo se mostrado uma técnica útil.

Um qPCR para CVS2 em fezes de suínos em um rebanho comercial afetado por CVS2 e em um rebanho comercial não afetado mostrou-se útil para a detecção de disseminação de vírus.[362] Foi descrita quantificação de CVS2.[131] A detecção do genoma viral por ISH ou PCR é necessária para diagnóstico. Existe considerável variação entre os laboratórios no teste qPCR.[363,364]

Foi desenvolvido um DNA *miniarray* para detecção simultânea de CVS1 e CVS2[365]; também foi usado um PCR multiplex em tempo real para diferenciar CVS1 e CVS2.[366]

Foram desenvolvidos muitos tipos de técnicas de amplificação in vitro em tempo real[367] e ensaios de PCR em tempo real utilizando SYBR Green[131], TaqMan PCR[242] e tecnologia de baliza molecular.[368]

Uma detecção simultânea de CVS2, PSC, PPV e vírus da SRRS usando PCR multiplex foi descrita.[369] Verificou-se ser uma ferramenta diagnóstica rápida, sensível e custo-efetiva para a vigilância rotineira de doença viral em suínos. Além disso, o oligo-microarranjo tem sido usado.[370]

A amplificação com múltiplos círculos (MPRCA) dos genomas de CVS2 tem aplicações para detecção, sequenciamento e isolamento de vírus.[371] Concluiu-se que esta é uma ferramenta útil para amplificar os genomas de CVS2 para sequenciamento e isolamento de vírus. No entanto, é menos sensível que PCR para fins de diagnóstico.

Foi descrito um ensaio de PCR em tempo real LUX[372], que foi mais específico para a geração de sinais fluorogênicos do que o SYBR Green PCR.

Fluidos orais

Foram descrito métodos de vigilância usados em fluidos orais[373,374]; métodos de PCR para uso em amostras orais de líquido porcino;[375] e métodos de testes de anticorpos para amostras de fluido oral.[376]

Controle

O gerenciamento pode influenciar a aparência da condição e a aplicação dos princípios Madec[377] sem dúvida melhorará a condição. O plano Madec de 20 pontos não é mais do que as regras de boa criação e prática de suínos cristalizadas para facilitar o controle. A maioria das pessoas segue alguns dos pontos, mas não a maioria ou todos os pontos. No entanto, quanto mais pontos implementados, melhor o controle. Essencialmente, o plano de 20 pontos recomenda o seguinte:

1. Melhorias na higiene.
2. Minimização da mistura de suínos.
3. Provisão de alimentação, água e ar limpos.
4. Minimização do estresse nos suínos por excesso de lotação, correntes de ar, condições precárias de criação e assim por diante.[103,188,378]

All-in, all-out por idade é particularmente significativo no controle da infecção. Também ajuda a vacinação de porcos contra *Mycoplasma* 2 semanas antes da suspeita de exposição ao CVS2.[379]

O soro de suínos recuperados de PMWS por injeção pode prevenir a PMWS em alguns casos, mas em outros não funcionou.[380] Não é recomendado por motivos de transmissão e não é mais necessário agora que há vacinação.

A ausência de um envelope externo deixa o vírus resistente a desinfetantes que dissolvem lipídeos, mas pode ser inativado por desinfetantes alcalinos (hidróxido de sódio), agentes oxidantes (hipoclorito de sódio) e compostos de amônio quaternário.[381] Resultados de um estudo[120] mostraram que Virkon S, alvejante Clorox e hidróxido de sódio foram os agentes mais eficazes para desinfecção. A desinfecção de um espaço aéreo poderia ser obtida usando vapor de formaldeído, assumindo temperatura e umidade ótimas.

O sêmen infectado é uma possível fonte de infecção, portanto os centros de inseminação artificial devem usar machos livres de infecções.[382] A atenção à boa nutrição ajudará e há algumas evidências de que um suplemento de selenometionina pode ajudar a reduzir a replicação de CVS2 nas células PK-15 (provavelmente aumentando a glutationa peroxidase).[383]

Silicato de alumínio alimentar dado a porcos experimentalmente infectados reduziu significativamente a carga de genoma viral em suabes nasais, soro e tecido pulmonar de porcos em comparação com um grupo-controle 28 dias após a infecção por CVS2. Os porcos do grupo tratado também apresentavam lesões histopatológicas menos graves.[384]

Em teoria, produtos contendo plasma podem conter CVS2, mas, em um estudo recente, leitões alimentados com plasma seco por pulverização contendo DNA de CVS2 não se infectaram.[163]

Foi usada uma abordagem de modelagem para estimar os efeitos das medidas de manejo e controle sobre a dinâmica de infecção por CVS2[385] e verificou-se que a infecção precoce foi significativamente reduzida quando a mistura de leitões foi reduzida, evitando-se a formação cruzada e a mistura dos grupos. A vacinação seletiva da porca reduziu o processo infeccioso até diminuir a imunidade passiva. A vacinação de leitões diminuiu consideravelmente a força da infecção. A mudança de baixa prevalência de sêmen infectado por CVS2 para alta aumentou significativamente o risco de infecções precoces. A redução da taxa de substituição ou a mudança de alojamento da porca de caixas individuais para grupos de porcas teve pouco efeito.

O aumento da morbidade ocorreu por um período prolongado antes do diagnóstico de PMWS tanto nas unidades de porcas como nas de leitões desmamados, tendo havido um aumento no uso de antibióticos no terceiro (35%) e quarto trimestres (43%) antes do diagnóstico.[314]

Depois que houve um surto de PMWS (CVS2) em rebanhos dinamarqueses, aumentou-se o uso de antibióticos nos leitões por cerca de 1 ano. Antes do surto, durante o período de 1 ano, o uso de antibióticos foi 37% maior em rebanhos com animais em desmame e 17% maior em rebanhos com animais em terminação quando comparados com rebanhos que não tinham PMWS.[315] No período de 4 anos, quando a incidência de PMWS aumentou de quase zero a 20%, o uso nacional de antibióticos aumentou 4 a 5%.

Vacinação

A relação entre titulação de anticorpos e proteção é desconhecida, mas suínos afetados por PMWS apresentam resposta humoral prejudicada ao CVS2.

As vacinas foram desenvolvidas para controlar a PMWS, mas agora são usadas para todos as DACVS. As vacinas foram bem-sucedidas na redução da mortalidade na Europa, Canadá e EUA.[6] As vacinas provavelmente atuam ativando tanto a imunidade humoral quanto a celular.[386,387] A vacinação de porcas não previne as infecções por CVS2, mas reduz a viremia.[287,388] Os títulos de anticorpos parecem não influenciar a ocorrência da doença porque leitoas e porcas com altos titulação de anticorpos contra CVS2 e PPV apresentaram viremia e ocorreu exposição fetal durante a gestação nesses animais.

Foi demonstrado que células secretoras de gamainterferona se desenvolvem durante a resposta adaptativa ao CVS2 e provavelmente contribuem para a depuração viral em porcos infectados[389], e células CD4+ e CD8+ contribuem para essa resposta.[244] A eficácia das cinco vacinas comerciais contra CVS2 foi descrita experimentalmente[135,389-394] e foram feitos estudos no campo.[395-404]

Características das vacinas

As vacinas usam diferentes adjuvantes. Circovac (Merial) é uma vacina inativada derivada de óleo originalmente projetada para porcas (2 mℓ) e agora disponível em uma dosagem reduzida para leitões (0,5 mℓ).[404]

Foram licenciadas quatro vacinas adicionais para uso em leitões; três baseiam-se no capsídeo da proteína ORF2 (principal epítopo neutralizante) expressa no sistema de baculovírus: Circoflex (Boehringer Ingelheim), Circumvent Intrvet (Merck; América do Norte) e Porcilis CVS (Schering Plough/Merck; Europa).

Outra vacina é a Suvaxyn CVS2 One Dose (Pfizer Animal Health/Fort Dodge Animal Health), mas é baseada em um vírus CVS1/2 quimérico usando o genoma do CVS1 com a ORF2 do CVS2. Esta foi substituída usando uma quimera CVS1/CVS2 natural do Canadá[405] e o medicamento foi relançado como Fostera CVS (Pfizer Animal Health).

Todas as vacinas comerciais baseiam-se no CVS2a, que protege contra a estirpe mais comum do CVS2b[390,393], que parece ser essencial para desencadear o CVS2 nas DACVS (16/17).[15,406,407] As quatro vacinas comerciais são todas inativadas ou recombinantes baseadas em CVS2a[387,389,399], embora o CVS2b tenha agora se tornado o genótipo dominante globalmente. Essas vacinas ainda continuam a fornecer boa proteção, embora CVS2a e CVS2b diferem em nucleotídeos em até 10%.[54,389] Uma vacina experimental 2b também demonstrou proteção contra os efeitos de 2a e 2b.[389]

Efeitos da vacina

Em um estudo de quatro vacinas, foi demonstrado que o ganho médio diário de animais vacinados foi muito maior do que o de animais não vacinados. Havia mais células secretoras de gamainterferona e células CD4+ nos animais vacinados. As lesões histológicas e os escores de antígenos de CVS2 nos linfonodos foram significativamente menores nos animais vacinados.[408]

Como sempre acontece com os suinocultores, as vacinas de dose única são preferidas às vacinas de duas doses. As vacinas de dose única melhoram o ganho diário no campo em 16 a 69 g/dia de 3 a 19 semanas e diminuem a mortalidade em 1,9% a 9,3%. As vacinas de CVS2 reduzem a proporção de porcos virêmicos e a carga viral no sangue e reduzem a duração do período virêmico em situações experimentais e de campo. Eles também reduzem a secreção nasal e fecal do vírus. A presença de NA é induzida por vacinas comerciais de CVS2 e há redução da replicação do vírus correlacionada com a ausência de sinais clínicos. Também é provável que a presença induzida de células secretoras de gamainterferona em animais vacinados aumente a depuração de CVS2. A vacinação de porcos reduz o número de lesões microscópicas associadas à PMWS e a carga de CVS2 nos tecidos linfoides em comparação com animais não vacinados. As vacinas controlarão a PMWS em condições de campo, mas seu papel na proteção contra o componente CVS2 da PRDC ainda é desconhecido.

Quando as vacinas inativadas foram originalmente introduzidas no Reino Unido, notou-se que ela tinha os seguintes resultados:

- Taxa de crescimento melhorada (7 a 10 dias mais rápido para o abate)
- Redução de 1 a 5% na mortalidade neonatal
- Redução de 1 a 6% na mortalidade dos adultos
- Melhoria de até 0,5 no número de leitões desmamados (vacina de porcas), com implicação na fertilidade e no tamanho da ninhada
- Crescimento mais uniforme dentro da mesma ninhada
- Melhoria nas medições de gordura, provavelmente como resultado de um crescimento mais rápido.

A maioria dos suínos em produção comercial é agora vacinada contra infecções por CVS2. A introdução da vacina para porcas foi benéfica pelas seguintes razões:

- Custo mais baixo
- Menor carga de trabalho e redução do estresse nos leitões
- Prevenção da infecção no útero e morte fetal precoce
- Controle de perdas reprodutivas.

Em algumas fazendas onde a doença ocorre em 10 semanas, a vacinação da porca pode não ajudar na prevenção, provavelmente porque o anticorpo derivado da mãe desapareceu.

No Reino Unido, o uso inicial das vacinas de leitões foi associado a uma redução na mortalidade de até 50% e uma melhora na taxa de crescimento de 50 g/dia, com a maior parte do aumento ocorrendo no estágio de terminação.

A infecção por CVS2 pode ser um fator que contribui para a variação de peso em suínos vacinados no mercado.[409] A titulação média de anticorpos, a proporção de suínos virêmicos e a carga viral diferiram entre os suínos leves e pesados em três fazendas diferentes.

A redução da taxa de mortalidade com a vacinação contra CVS2 pode depender dos tipos genéticos de CVS2 que ocorrem na propriedade.[410] Com um programa de vacinação em operação, há grande redução na mortalidade, redução da viremia, redução da profundidade de gordura, redução do número de abates, redução do tempo de comercialização e redução dos custos de medicação quando se comparam suínos vacinados com não vacinados.[411-418]

Porcos vacinados contra CVS2 também apresentam melhor ganho diário, maior percentual de carne magra, melhor conversão alimentar, maior número de suínos atingindo o abate e maior peso de carcaça.[400,412-416,418,419]

Um reforço precoce de anticorpos foi suficiente para proteger os suínos de contrair DACVS antes do período de engorda e também paraaumentar o crescimento[401] e o desempenho no período de engorda, embora novas infecções tenham sido detectadas em 56 dias após o nascimento (com base em medições de IgM específica para CVS2).

Foi demonstrado que a vacinação de porcas, leitões ou de porcas e leitões produziu controle semelhante de PMWS.[400] No entanto, só foi observada redução da mortalidade em leitões antes do desmame quando as porcas eram vacinadas.

Vacinação de porcas em comparação com a vacinação de leitões

Em condições de campo, os leitões nascidos de porcas vacinadas apresentam ganho de peso antes do desmame. Leitões com 8 semanas de idade vacinados experimentalmente têm menores cargas de CVS2 do que aqueles recebendo proteção passiva da MDA.[393,400] A duração da proteção pode ser de 11 a 13 semanas.[135,396] A porca deve ser vacinada se houver alto nível de infecção antes do desmame, mas a proteção dos leitões é melhor para garantir a imunização ativa.

Foi feita uma comparação da efetividade da porca (passiva) versus leitão (ativa). A imunização e o impacto da imunização passiva contra CVS2 induziu imunidade na vacinação.[393] Ambas as vacinas de porcas e leitões tiveram eficácia similar na redução das cargas virais de CVS2 e dos níveis de antígeno nos suínos em crescimento. A vacinação de leitões com a mesma vacina usada em suas mães não pareceu afetar a eficácia da vacina porque eles tinham os mesmos níveis de AB e cópias de genoma de CVS2 do que aqueles que recebiam apenas a vacina de leitões.

Vacinação de porcas

A vacinação de porcas pareceu melhorar a reprodução em porcas e protegeu os leitões. A vacinação de porcas antes do acasalamento é projetada para proteger porcas contra doenças reprodutivas causadas por CVS2[423] e também leva à estabilização e homogeneização do status imune de CVS2 na população de porcas durante a gestação.[424-427] O efeito da vacinação de porcas antes do parto é aumentar a transferência de anticorpos de CVS2 para leitões e proteger leitões contra doenças sistêmicas.[399,425,426]

A vacinação de porcas reduz a prevalência de viremia de CVS2 em seus leitões no campo.[426] As porcas vacinadas tinham menos CVS2 no colostro do que as não vacinadas.[424] As porcas vacinadas tinham mais anticorpos CVS2 no seu soro e colostro do que as não vacinadas.[428] Um estudo comparou vacinação de porcas, leitões ou de porcas e leitões[429] e encontrou eficácia semelhante. A vacinação de porcas e a vacinação de leitões tiveram resultados semelhantes em outro estudo.[393]

A vacinação de porcas durante a gestação reduz a carga viral no sangue e a taxa de infecção transplacentária[133], mas não elimina completamente a infecção intrauterina. Também reduziu o número de fetos não viáveis.[133,154] Pode, portanto, reduzir a falha reprodutiva.[340] O colostro de porcas vacinadas também pode conter células secretoras de gamainterferona específicas para CVS2.

Disseminação no sêmen por machos

Machos podem disseminar o CVS2 por muito tempo sem mostrar sinais clínicos ou alterações na qualidade do sêmen[127,157]; portanto, a inseminação artificial é uma possível fonte de vírus.[152]

A vacinação de machos com vacina inativada contra CVS2 foi seguida por desafio com CVS2b.[431] O número de genomas de CVS2b no sêmen correlacionou-se com o do sangue em ambos os machos desafiados e não vacinados. A vacina contra CVS2b diminuiu significativamente a quantidade de DNA de CVS2b disseminado no sêmen de porcos vacinados após infecção experimental pelo CVS2b e também a duração dessa disseminação.[432]

Vacinação no leitão

A vacinação de leitões de 5 dias ou 21 dias de vida usando vacina CVS2 quimérica ou subunitárias produziu resposta imune humoral detectável e proporcionou redução ou proteção completa contra viremia de CVS2 e lesões associadas a CVS2 após o triplo desafio com CVS2, PPV e vírus da SRRS.[434]

Uma dose única de vacina para porcas produziu um nível mais elevado de anticorpos em leitões em 4 semanas e um nível diferente de dinâmica de infecção por CVS2 do que em leitões não vacinados. Em qualquer caso, a vacinação de leitões causou uma soroconversão mais precoce e menores porcentagens de leitões infectados com CVS2. Houve alguma interferência na vacinação dos leitões, mas isso foi superado pela vacinação porque o ganho médio diário foi melhorado em ambos os grupos de leitões vacinados.[435]

Foram descritas manifestações incomuns de DACVS em suínos vacinados.[420] Os suínos vacinados também têm uma redução muito menor da prevalência de vírus da SRRS e *M. hyorhinis* em tecidos pulmonares do que suínos não vacinados.[398] Houve ganho médio diário maior em rebanhos livres de infecção por vírus da SRRS.[421]

Em um estudo com vacina inativada de dose única contra CVS2, verificou-se que ela reduziu sinais clínicos, carga viral de CVS2 em soros e fezes e mortalidade geral em criadouros e unidades de engorda.[404] O ganho médio diário foi aumentado, mas o anticorpo de origem materna interferiu no desenvolvimento de uma resposta humoral ativa.

Anticorpos de origem materna

Anticorpos de origem materna são encontrados em quase todos os leitões porque a maioria das matrizes está infectada com CVS2 e, portanto, produz anticorpos colostrais. A eficiência da vacina é determinada pelo nível de anticorpos colostrais no momento da vacinação. Parece que as vacinas não são afetadas no campo porque as lesões associadas ao CVS2 e a carga viral não são inibidas.[390,391] As vacinas produzem anticorpos específicos e células secretoras de gamainterferona, mesmo na presença de anticorpos de origem materna.[389,390,433]

Pode haver ou não efeito de anticorpos maternos na vacinação de leitões. Foi demonstrado que houve efeito do anticorpo materno[390,396], mas também foi dito que não existe tal efeito.[395] A vacinação em 3 semanas parece ser um bom compromisso entre querer vacinar e esperar que diminua o anticorpo materno. Produz anticorpos neutralizantes e previne a infecção pelo CVS2 durante o desmame.[390] Foi descrita uma comparação entre vacinas de dose única e de dose dupla.[392] A vacinação contra CVS2 reduziu o CVS2 em um modelo de coinfecção por CVS2/*S. choleraesuis* (SCS) e em animais com desafio com SCS.[436] Os leitões receberam a vacina com 3 semanas de idade, seguidos por CVS2 e SCS com 5 e 7 semanas de idade.

Vacinas experimentais

Os aptâmeros de RNA, moléculas de RNA que se ligam especificamente a um alvo, demonstraram bloquear a infetividade de CVS2 *in vitro* de maneira dose-dependente.[437] O RNA de *short hairpin* também mostrou resultar em um nível reduzido de CVS2 *in vitro*.[438]

Uma vacina contra CVS2 baseada no genótipo CVS2b é mais eficaz que uma vacina à base de 2a para proteger contra a CVS2b ou uma viremia combinada 2a/2b em suínos com infecção concomitante por CVS2, vírus da SRRS e PPV.[439] Os leitões apresentavam níveis significativamente mais elevados de viremia e disseminação de CVS1-2b, mas também uma resposta imune humoral muito mais robusta. A vacina contra CVS1-2b reduziu a quantidade de viremia em comparação com a vacina contra CVS1-2a. A infecção simultânea por CVS2a e CVS2b é necessária para a replicação ótima do CVS2.

Uma vacina quimérica geneticamente modificada contra o CVS2 melhora os resultados clínicos, patológicos e virológicos em fazendas afetadas por PMWS.[399] A vacina reduziu os sinais clínicos, a carga viral em órgãos linfoides ou soros e a mortalidade geral em berçários e unidades de terminação. Essa é a primeira vez que uma vacina reduz a mortalidade por PMWS. A vacina também reduziu a gravidade das lesões histológicas nos casos de PMWS.

A vacina quimérica viva contra CVS12a é atenuada, imunogênica e geneticamente estável, fornecendo proteção semelhante à das vacinas inativadas e subunitárias comerciais.[440,441] Não é incomum vacinar leitões contra o vírus da SRRS e o CVS2 simultaneamente.[442,443] As vacinas vivas quiméricas contra CVS12b têm a vantagem de que não serem suscetíveis à reversão.

Uma potencial vacina contra CVS12b mostrou ser eficaz na prevenção da infecção com 2a e 2b[444], com diminuição de lesões linfoides e carga viral. Foram avaliadas vacinas comerciais de uma e duas doses de CVS2 em um modelo vírus da SRRS-CVS2-SIV.[392] A viremia foi reduzida em 78,5% nos porcos vacinados com uma dose e em 97,1% nos porcos vacinados com duas doses. No geral, as lesões microscópicas foram reduzidas em 78,7% e 81,8%, respectivamente.

Foi usado um modelo de coinfecção tripla para mostrar que a vacina quimérica contra CVS12b era eficaz.[441,445] As vacinas, tanto comerciais como experimentais de CVS2, usaram um triplo desafio com CVS2, vírus da SRRS e PPV e verificou-se que ambas os tipos reduziram a viremia de CVS com 16 semanas de idade e após o desafio com CVS2,[441] embora houvesse viremia por CVS2 no momento da vacinação. A vacinação contra CVS2 geralmente reduz a prevalência e a gravidade da doença clínica.[445,446] Um estudo longitudinal sobre a eficácia do Ingelvac CircoFLEX contra PRDC mostrou que houve melhora significativa na economia do PRDC tardio.[447]

Um esquema de dose única de bacterina de *M. hyopneumoniae* com 1 semana de idade e vacina contra CVS2 com 3 semanas de idade melhorou o ganho diário médio (122,4%) e o peso ao abate (120,5%) e reduziu a incidência de sinais clínicos e lesões pulmonares e linfonodais.[72] As bacterinas com adjuvante de óleo mineral carregam consigo um potencial elevado de indução de PMWS, enquanto outras bacterinas adjuvadas testadas têm efeitos mínimos ou não potencializadores na PMWS.[220]

Em um estudo de vacinação com CVS2 e vírus da SRRS em um modelo de desafio com CVS2-vírus da SRRS[448], verificou-se que a vacinação contra CVS2 reduzia a viremia de CVS2, lesões induzidas por CVS2 e antígenos de CVS2 nos porcos duplamente infectados. Por conseguinte, a vacinação com CVS2 reduziu a potencialização de CVS2 induzida pelo vírus da SRRS em porcos duplamente infectados. Em contraste, a vacina contra o vírus da SRRS não diminuiu a potencialização de lesões induzidas por CVS2 pelo vírus da SRRS em porcos duplamente infectados.

Foram apresentadas algumas evidências de *priming* de leitões jovens na presença de anticorpos maternos[449] usando uma vacina contra CVS2 com protótipo de adjuvante.

A vacinação contra CVS2 pode reduzir a titulação de anticorpos quando administrados após a infecção e não tem efeitos dramáticos sobre as características do sêmen.[432] Também houve evidências de que a vacinação reduziu as infecções recorrentes nos machos vacinados.

Foi realizada uma comparação da eficácia da imunização contra a porca (passiva) ou leitão (ativa) e ambas tiveram eficácia semelhante.[393]

Neste estudo[450], a resposta da vacina contra CVS2 foi avaliada em um modelo de desafio de DACVS. O desafio duplo com CVS2 e vírus da SRRS resultou em alta mortalidade e presença de sinais clínicos. O vírus da SRRS aumentou a infecção por CVS2. Os resultados dos testes de imunofluorescência indireta (IFI) mostraram que a infecção por CVS2 e a vacinação resultaram em níveis semelhantes de anticorpos séricos totais. A vacinação produziu quase 4 vezes mais atividade neutralizadora contra o vírus do que infecção e doença. A magnitude da resposta total de anticorpos não pode ser usada como medida de imunidade protetora.

Apenas ocasionalmente houve falha na vacinação, possivelmente como resultado de usos fora da bula. Em alguns rebanhos vacinados contra CVS2, foi relatado edema agudo de pulmão com início peragudo.[451]

Em um estudo feito a partir de uma aparente falha vacinal, descobriu-se que apenas 50% dos suínos desenvolveram resposta imune detectável associada à infecções simultâneas por 2a e 2b.

Pode ser necessário produzir vacinas baseadas em 2b em vez de 2a, agora que isso é muito mais comum, porque a eficácia das vacinas contra CVS2 atualmente disponíveis depende dos genótipos de CVS2 na fazenda.[410]

Foram sugeridas algumas vacinas experimentais, incluindo contra baculovírus ORF2[452], de DNA de ORF2, recombinante contra pseudorraiva que expressa ORF1, proteína de fusão de ORF2[453] e contra adenovírus recombinante expressando a proteína ORF2[454]; todas proporcionaram proteção em condições experimentais.

A vacinação com CVS1-2 quimérico inativado ou vítreo atenuado resulta na diminuição da viremia em porcos expostos ao desafio e pode reduzir a transmissão de CVS2.[455] Ambas as vacinas não atingiram o nível mais elevado de anticorpo da vacina inativada comercial. Os resultados sugeriram que o fechamento de 140 dias de uma pequena população de porcos em um ambiente controlado pode resultar na estabilização e eliminação do CVS2.

Um estudo similar utilizando vacina quimérica inativada CVS12 induziu imunidade humoral e celular após desafio experimental com CVS2.[456]

Foi descrita a indução da imunidade da mucosa por imunização intranasal com adenovírus recombinante expressando epítopos principais da proteína do capsídeo CVS2.[457] Ela pode desencadear a imunidade protetora celular humoral e celular tipo Th1 em camundongos. Foi usado um mutante de *Bordetella bronchiseptica* como veículo vivo para a expressão da proteína principal da cápside do CVS2 heterólogo.[458]

Também foram sugeridos RNA interferentes pequenos como potencial tratamento para infecção pelo CVS, pois a expressão do gene *Rep* foi inibida.[459]

Vacinas vetorais

A preparação do bacteriófago lambda exibindo epítopos de capsídeo de CVS2, na ausência de um adjuvante, induziram anticorpos neutralizantes de CVS2 e desencadearam respostas imunes celulares e humorais em suínos, sem reações.[460]

As vacinas subunitárias também podem desempenhar um papel no futuro, como proteína do capsídio na levedura[461]; baculovírus recombinantes[462], pseudorraiva recombinante expressando a proteína do capsídio do CVS2[454], e uma vacina atenuada de *Bordetella* expressando o capsídio de CVS2[459], que demonstrou ser imunogênico.

LEITURA COMPLEMENTAR

Baekbo P, et al. Porcine circovirus diseases; a review of PMWS. Transbound Emerg Dis. 2012;59(suppl 1):60-67.
Beach NM, et al. Efficacy and future prospects of commercially available and experimental vaccines against porcine circovirus type 2 (CVS2). Virus Res. 2012;164:33-42.
Chae C. Commercial porcine circovirus type 2 vaccines: efficacy and clinical application. Vet J. 2012;194:151-157.
Cheung AK. Porcine circovirus: transcription and DNA replication. Virus Res. 2012;154:46-53.
Darwich L, Mateu E. Immunology of porcine circovirus type 2. Virus Res. 2012;164:61-67.
Finsterbusch T, Mankertz A. Porcine circoviruses–small but powerful. Virus Res. 2009;143:177-183.
Grau-Roma L, et al. Recent advances in the epidemiology, diagnosis and control of diseases caused by porcine circovirus type 2. Vet J. 2011;187:23-32.
Kekarainen T, et al. Immune responses and vaccination induced immunity against Porcine circovirus type. 2. Vet Immunol Immunopathol. 2010;136:185-193.
Madec F, et al. Post-weaning multisystemic wasting syndrome and other CVS2-related problems in pigs: a 12-year experience. Transbound Emerg Dis. 2008;273-283.
Madec F, et al. PMWS in pigs in France. Clinical observations from follow up studies on affected farms. Livestock Prod Sci. 2000;63:223-233.
Madson DM, Opriessnig T. Effect of porcine circovirus type 2 (CVS2) infection on reproduction: disease, vertical transmission, diagnostics and vaccination. Anim Health Res Rev. 2011;12:47-65.
Mankertz A. Molecular interactions of porcine circoviruses type 1 and type 2 with its host. Virus Res. 2012; 164:54-60.
Meng XJ. Emerging and re-emerging swine viruses. Transbound Emerg Dis. 2012;59(suppl 1):85-102.
Nauwynck HJ, et al. Cell tropism and entry of porcine circovirus 2. Virus Res. 2012;164:43-45.
Opriessnig T, Halbur PG. Concurrent infections are important for expression of porcine circovirus associated disease. Virus Res. 2012;164:20-32.
Opriessnig T, Langohr I. Current state of knowledge on porcine circovirus type 2-associated lesions. Vet Pathol. 2013;50:23.
Rose N, et al. Epidemiology and transmission of CVS2. Virus Res. 2012;164:78-89.
Segales J. Porcine circovirus type 2 (CVS2) infections: clinical signs, pathology and laboratory diagnosis. Virus Res. 2012;164:10.
Trible BR, Rowland RR. Genetic variation of CVS2 and its revelance to vaccination, pathogenesis and diagnosis. Virus Res. 2012;164:68.

REFERÊNCIAS BIBLIOGRÁFICAS

1. Baekbo P, et al. Transbound Emerg Dis. 2012;59 (suppl 1):60.
2. Grau-Roma L, et al. Vet J. 2011;187:23.
3. Darwich L, Mateu E. Virus Res. 2012;154:61.
4. Firth C, et al. J Virol. 2009;83:12813.
5. Duffy S, et al. Nat Rev Genet. 2008;9:267.
6. Opriessnig T, et al. J Vet Diag Invest. 2007;19:591.
7. Finsterbusch T, Mankertz A. Virus Res. 2009; 141:177.
8. Krakowka S, et al. Virus Res. 2012;164:90.
9. Tomas A, et al. Vet Microbiol. 2008;132:260.
10. Wen L, et al. PLoS ONE. 2012;7:e41565.
11. Wen L, et al. J Virol. 2012;86:639.
12. Lohse L, et al. Vet Microbiol. 2008;129:97.
13. Opriessnig T, et al. J Gen Virol. 2006;87:2923.
14. Gauger PC, et al. Vet Microbiol. 2011;153:229.
15. Cheung AK, et al. Virology. 2007;363:229.
16. Olvera A, et al. Virology. 2007;357:175.
17. Dupont K, et al. Vet Microbiol. 2008;139:219.
18. Lefebvre DJ, et al. J Gen Virol. 2008;89:177.
19. Shang SB, et al. Mol Immunol. 2009;46:327.
20. Cai LB, et al. Virus Res. 2011;158:251.
21. Hesse RB, et al. Virus Res. 2008;132:201.
22. Lefebvre DJB, et al. J Gen Virol. 2009;89:177.
23. Ma C-M, et al. J Gen Virol. 2007;88:1733.
24. Cheung AK. J Virol. 2006;80:8686.
25. Cheung AK, et al. Virology. 2007;152:1035.
26. Steinfeldt T, et al. J Virol. 2006;80:6225.
27. Khayat R, et al. J Virol. 2011;85:7856.
28. Misinzo G, et al. J Virol. 2006;80:3487.
29. Timmusk S, et al. Virus Genes. 2008;36:509.
30. Karuppanan AK, et al. Virology. 2010;398:1.
31. Chaiyakul M, et al. J Virol. 2010;84:1144.
32. Karuppanan AK, et al. Virology. 2009;383:338.
33. Juhan NM, et al. Virus Res. 2010;147:60.
34. He J, et al. J Virol. 2013;87:1420.
35. Carman S, et al. Can J Vet Res. 2008;72:259.
36. Grau-Roma L, et al. Vet Microbiol. 2008;128:23.
37. Martins Gomez de Castro AM, et al. Arch Virol. 2007;152:1435.
38. Guo LJ, et al. Virology J. 2010;7:273.
39. Wang F, et al. Virus Res. 2009;145:151.
40. Janafong T, et al. Virol J. 2011;8:88.
41. Cortey M, et al. Vet Microbiol. 2011;149:522.
42. Xiao C-T, et al. J Virol. 2012;86:12469.
43. Gagnon CA, et al. Vet Microbiol. 2010;144:18.
44. Mateusen B, et al. Theriogenology. 2007;68:896.
45. Saha D, et al. Vet Microbiol. 2010;145:62.
46. Lefebvre DJ, et al. Vet Microbiol. 2008;25:74.
47. Steiner E, et al. Virology. 2008;378:311.
48. Misinzo G, et al. J Virol. 2008;82:1128.
49. Misinzo G, et al. Virus Res. 2009;139:1.
50. Vega-Rocha S, et al. J Mol Biol. 2007;9:9.
51. Steinfeldt T, et al. J Virol. 2007;81:5696.
52. Wei L, Liu J. Virology. 2009;386:203.
53. Finsterbusch T, et al. Virology. 2009;386:122.
54. Beach NM, et al. J Virol. 2010;84:8986.
55. Chen X, et al. Virology. 2012;426:66.
56. Yu S, et al. Vet Immunol Immunopathol. 2009; 127:350.
57. Lin C-M, et al. Vet Immunol Immunopathol. 2012; 145:368.
58. Sinha A, et al. Vet Microbiol. 2012;158:95.
59. Gu J, et al. Virology J. 2012;9:152.
60. Zhu B, et al. Virus Res. 2012;163:476.
61. Zhu B, et al. J Virol. 2012;86:12003.
62. Rodriguez-Carino C, et al. J Comp Path. 2011; 144:91.
63. Carman S, et al. Can Vet J. 2006;47:761.
64. Gagnon CA, et al. Can Vet J. 2007;48:811.
65. Segales J, et al. Vet Rec. 2008;162:867.
66. Dupont K, et al. Vet Microbiol. 2008;128:56.
67. Cheung AK, et al. Arch Virol. 2007;152:1035.
68. Wiederkehr DD, et al. Vet Microbiol. 2009;136:27.
69. Ellis JA, et al. Proc 19th IPVS Copenhagen. Denmark: 2006:23-34.
70. Cortey M, et al. Vet J. 2011;187:363.
71. Kim HK, et al. Vet J. 2011;118:115.
72. Kim HK, et al. Vaccine. 2011;29:3206.
73. Wieland B, et al. Vet Rec. 2012;170:596.
74. Allan G, et al. J Vet Diag Invest. 2007;19:668.
75. Chiarelli-Neto O, et al. Virus Res. 2009;140:57.
76. Takahagi Y, et al. J Vet Med Sci. 2008;70:603.
77. Segales S, Cortey M. Vet Rec. 2010;67:940.
78. Ma C-M, et al. J Gen Virol. 2007;88:1733.
79. Cheung AK. Arch Virol. 2009;154:531.
80. Hesse R, et al. Virus Res. 2008;132:201.
81. Lefebvre DJ, et al. J Gen Virol. 2009;89:177.
82. Wang F, et al. Virus Res. 2009;145:151.
83. Cai L, et al. Virus Res. 2012;165:95.
84. Zhai S-L, et al. Virology J. 2011;8:517.
85. Sofia M, et al. J Wildl Dis. 2008;44:864.
86. Csagola A, et al. Arch Virol. 2006;151:495.
87. Guo L, et al. PLoS ONE. 2012;7:e1463.
88. Wei C, et al. Infect Genet Evol. 2013;17:87.
89. Opriessnig T, et al. Vet Microbiol. 2013;163:177.

90. Harding JCS, et al. Vet Microbiol. 2010;145:209.
91. Opriessnig T, et al. Can J Vet Res. 2009;73:81.
92. Ramamoorthy S, Meng X-J. Anim Hlth Res Rev. 2008;10:1.
93. Kim WI, et al. J Clin Microbiol. 2008;46:1758.
94. O'Dea MA, et al. Aust Vet J. 2011;89:122.
95. Finlaison D, et al. Aust Vet J. 2007;85:304.
96. Perez LJ, et al. Res Vet Sci. 2010;89:301.
97. Gagnon C, et al. J Vet Diag Invest. 2008;20:545.
98. McIntyre L, et al. Canad J Vet Res. 2010;74:149.
99. Li W, et al. Virus Genes. 2010;40:244.
100. Chae J-S, Choi K-S. Res Vet Sci. 2010;88:333.
101. Firth C, et al. J Virol. 2009;83:12813.
102. Andraud M, et al. J R Soc Interface. 2009;6:39.
103. Kawashima K, et al. J Vet Diag Invest. 2007;19:60.
104. Chae C. Virus Res. 2012;164:107.
105. Punanendiran S, et al. Virus Res. 2011;157:92.
106. Perez LJ, et al. Res Vet Sci. 2010;88:528.
107. Cadar D, et al. Acta Vet Hung. 2010;58:475.
108. Fabsiak M, et al. J Wildl Dis. 2012;48:612.
109. Ruiz-Fons F, et al. Theriogenol. 2006;65:731.
110. Sedlak K, et al. J Wildl Dis. 2008;44:777.
111. Correa AM, et al. Pesq Vet Bras. 2006;26:154.
112. Lipej Z, et al. Acta Vet Hung. 2007;55:389.
113. Sofia M, et al. J Wildl Dis. 2008;44:864.
114. Petrini S, et al. Europ J Wildl Dis. 2009;55:465.
115. Ficek R, et al. Acta Vet Brno. 2010;79:81.
116. Wallgren P, et al. Pig J. 2010;63:12.
117. Rose N, et al. Prev Vet Med. 2009;90:168.
118. Grau-Roma L, et al. Vet Microbiol. 2009;135:272.
119. Calsamiglia M, et al. Res Vet Sci. 2007;82:299.
120. Kim HB, et al. Vet Rec. 2009;164:599.
121. O'Dea MA, et al. J Virol Methods. 2008;147:61.
122. Welch J, et al. Transfusion. 2006;46:1951.
123. Patterson AR, et al. J Swine Hlth Prod. 2011; 19:156.
124. Dupont K, et al. Vet Microbiol. 2007;128:56.
125. Dvorak CMT, et al. Vet Microbiol. 2013;166:365.
126. Shibata I, et al. J Vet Med Sci. 2006;65:405.
127. McIntosh KA, et al. J Vet Diag Invest. 2006;18:380.
128. Park JS, et al. J Comp Path. 2009;140:208.
129. Ha Y, et al. Res Vet Sci. 2009;86:108.
130. Patterson AR, et al. Vet Microbiol. 2011;149:225.
131. McIntosh KA, et al. Vet Microbiol. 2009;133:23.
132. Gerber PF, et al. Vet J. 2011;188:240.
133. Madson DM, et al. Theriogenology. 2009;72:747.
134. Chiou M-T, et al. J Vet Med Sci. 2011;73:521.
135. Shen H, et al. Prev Vet Med. 2010;97:228.
136. Dupont K, et al. Vet Microbiol. 2009;139:219.
137. Kristensen CS, et al. Vet Microbiol. 2009;138:244.
138. Shibata I, et al. J Vet Med B. 2006;53:278.
139. Jaros P, et al. Proc Cong (Copenhagen) IPVS. 2006; 1:168.
140. Opriessnig T, et al. Vet Microbiol. 2009;133:54.
141. Patterson AR, et al. J Anim Sci. 2010;88:4078.
142. Kristensen CS, et al. Proc 5th Int Symp Emerg and Re-emerg Pig Dis (Krakow). 2007;5:73.
143. Verreault DL, et al. Vet Microbiol. 2010;141:224.
144. Pinheiro ALBC, et al. Res Vet Sci. 2013;94:764.
145. Blunt R, et al. Vet Microbiol. 2011;149:452.
146. Lorincz M, et al. Acta Vet Hung. 2010;58:265.
147. Gagnon CA, et al. Vet Microbiol. 2010;144:18.
148. Ha Y, et al. Vet Path. 2008;45:842.
149. Ha Y, et al. J Gen Virol. 2010;91:1601.
150. Brunborg JM, et al. J Vet Diag Invest. 2007;19:368.
151. Truszcznski M, Pejsak Z. Med Wet. 2009;65:6.
152. Madson DM, et al. Vet Res. 2009;40:10.
153. Schmoll F, et al. Theriogenology. 2008;69:814.
154. Madson DM, et al. Vet Path. 2009;46:707.
155. Bianco C, et al. Acta Vet Scand. 2012;54:51.
156. Patterson AR, et al. Vet Microbiol. 2011;149:91.
157. Madson DM, et al. J Vet Diag Invest. 2008;20:725.
158. Madson DM, et al. Vet Res. 2009;40:10.
159. Rose N, et al. J Comp Path. 2007;136:133.
160. Alarcon P, et al. Prev Vet Med. 2011;101:182.
161. Woodbine KA, et al. Vet Rec. 2007;160:751.
162. Opriessnig T, et al. Clin Vaccine Immunol. 2006; 13:923.
163. Pujols J, et al. Vet Rec. 2008;163:536.
164. Tomas A, et al. Vet Microbiol. 2008;132:260.
165. Wellenberg G, Segales J. Tijdschr Diergen. 2006; 131:195.
166. Pistl J, et al. Dtsch Tierarztl Wochenschr. 2009; 116:19.
167. Pozzi SP, et al. Israel J Vet Med. 2008;63:122.
168. Podgorska K, et al. Med Wet. 2009;65:330.
169. Cadar D, et al. Acta Vet Hung. 2007;55:151.

170. Turcitu MA, et al. Res Vet Sci. 2011;91:103.
171. An D-J, et al. Vet Microbiol. 2014;169:147.
172. Stadejek T, et al. Med Wet. 2006;62:297.
173. Jacobsen B, et al. Vet Microbiol. 2009;138:27.
174. Ramirez-Mendoza H, et al. Res Vet Sci. 2007;83:130.
175. Lopez-Soria S, et al. Vet Microbiol. 2011;149:352.
176. Opriessnig T, et al. Vet Path. 2006;43:281.
177. Karlskov-Mortensen P, et al. Proc 2nd Eur Conf Pig Genomi, Ljubljana. Slovenia: 2008:60.
178. Szabo I, et al. Vet Rec. 2009;165:143.
179. Ha Y, et al. Vet Rec. 2009;164:48.
180. Liu X, et al. Wei Sheng Wu Xue Bao. 2011;51:105.
181. Kim J, et al. Vet Pathol. 2006;43:718.
182. Blomstrom A-L, et al. Virus Res. 2009;146:125.
183. Blomstrom A-L, et al. Virus Res. 2010;152:59.
184. Cheung AK, et al. Arch Virol. 2010;152:1035.
185. Grau-Roma L, Segales J. Vet Microbiol. 2007;119:144.
186. Fraile L, et al. J Swine Hlth Prod. 2009;17:32.
187. Murakami S, et al. J Vet Med Sci. 2006;68:387.
188. Dorr PM, et al. J Am Vet Med Assoc. 2007; 230:244.
189. Morandi F, et al. J Comp Path. 2010;142:74.
190. Chang HW, et al. Vet Microbiol. 2007;122:72.
191. Tsai Y-C, et al. Vet Res. 2012;8:174.
192. Fraile L, et al. Can J Vet Res. 2009;73:308.
193. Opriessnig T. Vet Microbiol. 2012;158:69.
194. Ramamoorthy S, et al. Vet Microbiol. 2011;147:49.
195. Allan GM, et al. Zoon Publ Hlth. 2007;54:214.
196. Huang YW, et al. Virus Res. 2011;158:79.
197. Hino S, Miyata H. Rev Med Virol. 2007;17:45.
198. Kekarainen T, et al. J Gen Virol. 2006;87:833.
199. Aramouni M, et al. Vet Microbiol. 2011;153:377.
200. Takahashi M, et al. J Vet Med Sci. 2008;70:497.
201. Ritterbusch GA, et al. Res Vet Sci. 2011;92:519.
202. Horlen KP, et al. J Am Vet Med Assoc. 2007;232:906.
203. Savic B, et al. Vet Res Commun. 2010;34:641.
204. Martin M, et al. Vet Microbiol. 2007;122:16.
205. Ellis JA, et al. Am J Vet Res. 2008;69:1608.
206. Nieto D, et al. Vet Microbiol. 2013;163:364.
207. McMenamy MJ, et al. Vet Microbiol. 2013;164:293.
208. Martelli F, et al. Res Vet Sci. 2010;88:492.
209. de Deus N, et al. Vet Microbiol. 2007;119:105.
210. Hosmillo M, et al. Arch Virol. 2010;155:1157.
211. Ellis JA, et al. Am J Vet Res. 2008;69:1608.
212. Jung K, et al. Vet J. 2006;171:166.
213. Jung K, et al. Vet J. 2006;171:445.
214. Diaz I, et al. Vet J. 2012;194:84.
215. Wei H, et al. Comp Med. 2010;60:45.
216. Langohr I, et al. J Vet Diag Invest. 2012;24:51.
217. Zhang H, et al. Vet Immunol Immunopathol. 2011; 140:152.
218. Zhang H, et al. Epidemiol Infect. 2011;19:1.
219. Zhang H, et al. Vet Immunol Immunopathol. 2012; 140:152.
220. Krakowka S, et al. Can Vet J. 2007;48:716.
221. Sibila M, et al. J Comp Path. 2012;147:285.
222. Palzer A, et al. Vet Rec. 2008;162:267.
223. Kixmoller M, et al. Vaccine. 2008;26:3443.
224. Santos DL, et al. Proc Int Pig Vet Soc Cong. 2008; P01:100.
225. Mette A, et al. Proc IPVS Durban. 2008;P01:0613.
226. Wieland B, et al. Pig J. 2010;63:20.
227. Pereyra NB, et al. Rev Argent Microbiol. 2006; 38:130.
228. Murakami S, et al. J Vet Med Sci. 2006;68:387.
229. Chang H-W, et al. Vet Microbiol. 2006;115:311.
230. Opriessnig T, et al. J Comp Path. 2011;145:209.
231. Johansen M, et al. Prev Vet Med. 2013;108:63.
232. Cavallini-Sanches EM, et al. J Eukaryot Microbiol. 2006;53:92.
233. Borba MR, et al. Med Mycol. 2011;49:1720.
234. Zlotowski P, et al. Vet J. 2006;171:566.
235. Szeredi L, Szentirmai C, et al. Acta Vet Hung. 2008; 56:207.
236. Klein S, et al. J Comp Path. 2010;142:228.
237. Marruchella G, et al. Res Vet Sci. 2012;93:310.
238. Opriessnig T, et al. J Gen Virol. 2008;89:177.
239. Khaiseb S, et al. J Virol. 2011;85:11111.
240. Lin C-M, et al. Vet Microbiol. 2011;149:72.
241. Perez-Martin E, et al. J Virol Met. 2007;146:86.
242. Yu S, et al. Vet Microbiol. 2007;123:34.
243. Kekararainen T, et al. Vet Immunol Immunopathol. 2010;136:185.
244. Steiner E, et al. BMC Vet Res. 2009;5:45.
245. Tsai Y-C, et al. Vet Res. 2010;41:60.
246. Rodriguez-Carino C, et al. J Comp Path. 2010;142:291.
247. Yu S, et al. Vet Immunol Immunopathol. 2007; 115:261.

248. Resendes AR, et al. Vet J. 2011;189:72.
249. Seeliger FA, et al. Vet Pathol. 2007;44:621.
250. Sinha A, et al. Res Vet Sci. 2012;92:151.
251. Galindo-Gardiel I, et al. J Comp Path. 2011;144:63.
252. Wei L, et al. Virology. 2008;378:177.
253. Wei L, Liu J. Virology. 2009;386:203.
254. Wei L, et al. J Virology. 2009;83:6039.
255. Wei L, et al. J Virol. 2012;86:13589.
256. Wei L, et al. Virology. 2013;147:285.
257. Yu S, et al. Vet Immunol Immunopathol. 2009; 127:350.
258. Opriessnig T, et al. Vet Res. 2010;41:31.
259. Marks FS, et al. Vet Microbiol. 2010;141:220.
260. Szeredi L, Szentirmai C. Acta Vet Hung. 2008;56:101.
261. Correa AM, et al. Braz J Vet Res. 2006;26:9.
262. Behling-Kelly E, Czuprynski CJ. Anim Hlth Res Rev. 2007;8:47.
263. Timmusk S, et al. J Gen Virol. 2006;87:3215.
264. Lin C-M, et al. Vet Microbiol. 2013;162:519.
265. Wikstrom FH, et al. J Virology. 2007;81:4919.
266. Borghetti P, et al. Vet Microbiol. 2013;163:42.
267. Kekarainen T, et al. Vet Immunol Immunopathol. 2008;124:41.
268. Kekarainen T, et al. J Gen Virol. 2008;89:760.
269. Vincent IE, et al. Immunology. 2007;120:47.
270. Chang HW, et al. Vet Immunol Immunopathol. 2006;110:207.
271. Darwich L, et al. Res Vet Sci. 2008;84:194.
272. Stevenson LS, et al. Viral Immunol. 2006;19:189.
273. Doster AR, et al. J Vet Sci. 2010;11:177.
274. Crisci E, et al. Vet Immunol Immunopathol. 2010; 136:305.
275. Lv Y, et al. Res Vet Sci. 2013;95:1235.
276. Vincent IEI, et al. Immunol. 2007;120:47.
277. Ramamoorthy S, et al. Virus Res. 2009;145:187.
278. Fort M, et al. Vet Immunol Immunopathol. 2009; 129:101.
279. Brunborg IM, et al. Acta Vet Scand. 2010;52:22.
280. Li J, et al. Vet J. 2012;193:199.
281. Grierson SS, et al. Vet Immunol Immunopathol. 2007;119:254.
282. Shi K, et al. Vet Microbiol. 2007;129:367.
283. Carasova P, et al. Res Vet Sci. 2007;83:274.
284. Fort M, et al. Vet Microbiol. 2007;125:244.
285. Fan H, et al. Vet Res Commun. 2007;31:487.
286. Song Y, et al. Vet Microbiol. 2007;119:97.
287. Gerber PF, et al. Can J Vet Res. 2012;76:38.
288. Dias AS, et al. Res Vet Sci. 2013;94:341.
289. Oh Y, et al. J Gen Virol. 2012;93:1556.
290. Fort M, et al. Vet Immunol Immunopathol. 2010; 137:226.
291. Quereda JJ, et al. Am J Vet Res. 2013;74:110.
292. Silva FMF, et al. J Comp Path. 2011;144:296.
293. Saha D, et al. BMC Vet Res. 2011;7:64.
294. Pescador CA. Pesq Vet Brasil. 2007;27:425.
295. Sarli G, et al. Proc 19th IPVS Congress. 2006:5.
296. Nielsen EO. Vet Rec. 2008;162:505.
297. Zlotowski P, et al. Vet Rec. 2013;172:637.
298. Correa AMR, et al. J Vet Diag Invest. 2007;19:109.
299. Cino-Ozuna AG, et al. J Clin Microbiol. 2011; 49:2012.
300. Darwich L, Mateu E. Virus Res. 2012;164:61.
301. Huang YY, et al. Vet Pathol. 2008;45:640.
302. Correa AM. J Vet Diag Invest. 2007;19:109.
303. Langohr IM, et al. Vet Path. 2010;47:140.
304. Bukovsky C, et al. Vet Rec. 2007;161:552.
305. Imai DM, et al. J Vet Diag Invest. 2006;18:496.
306. Szeredi L, et al. Vet Pathol. 2012;49:264.
307. Rodriguez-Carino C, Segales J. Vet Pathol. 2009; 46:729.
308. Woodbine KA, et al. Prev Vet Med. 2010;97:100.
309. Segales J, Cortey M. Vet Rec. 2010;167:940.
310. Wellenberg GJ, et al. Vet Microbiol. 2010;142:217.
311. Alarcon P, et al. Prev Vet Med. 2011;98:19.
312. Tico G, et al. Vet Microbiol. 2013;163:242.
313. Jacela JY, et al. J Swine Hlth Prod. 2011;19:10.
314. Jensen VF, et al. Prev Vet Med. 2010;95:239.
315. Vigre H, et al. Prev Vet Med. 2010;93:98.
316. Phaneuf LR, et al. J Am Ass Lab Anim Sci. 2007; 46:68.
317. Madson DM, Opriessnig T. Anim Hlth Res Rev. 2011;12:47.
318. Togashi K, et al. J Vet Med Sci. 2011;73:941.
319. Lefebvre D, et al. Proc IPVS Congress. 2008;20:38.
320. Sharma R, Saikumar G. Trop Anim Hlth Prod. 2010;42:515.

321. Woods A, et al. J Swine Hlth Prod. 2010;14:210.
322. Rittersbusch GA, et al. Proc 21 st IPVS Congress. 2010;21:466.
323. Hogedal P, et al. Proc IPVS Congress. 2008;20:221.
324. Pittman JS, et al. J Swine Hlth Prod. 2008;16:144.
325. Hansen MS, et al. Vet Microbiol. 2010;144:203.
326. Meyns T, et al. Proc 22nd IPVS. 2012;879.
327. Zlotowski P, et al. Vet Rec. 2013;doi:10.1136/vr.101409.
328. Pejsak Z, et al. Res Vet Sci. 2011;91:125.
329. Cino-Ozuna AG, et al. J Clin Microbiol. 2011;49:2012.
330. Huang Y-L, et al. Vet. Res. 2011;42:1150.
331. Salamano G, et al. Vet J. 2008;177:110.
332. Tsiakalos A, et al. Liver Int. 2009;29:1538.
333. Eckersall PD, Bell R. Vet J. 2010;185:23.
334. Bode JG, et al. J Immunol. 2012;167:1469.
335. Gauger PC, et al. Vet Microbiol. 2011;154:185.
336. Grau-Roma L, et al. Vet Microbiol. 2009;138:53.
337. Opriessnig T, Langohr I. Vet Pathol. 2013;50:23.
338. Faccini S, et al. J Vet Diag Invest. 2011;23:1189.
339. Harding JCS, et al. Can J Vet Res. 2009;73:7.
340. Madson DM, et al. Clin Vaccine Immunol. 2009;16:830.
341. Sarli G, et al. Vet Rec. 2009;164:519.
342. Jin Q, et al. J Vet Diag Invest. 2012;24:1151.
343. Turner MJ, et al. Prev Vet Med. 2009;88:213.
344. Jittimanae S, et al. J Vet Diag Invest. 2012;24:1129.
345. O'Sullivan T, et al. Vet Res. 2012;8:192.
346. Fort M, et al. Vet Microbiol. 2007;125:244.
347. Jorsal SE, et al. Proc 19th IPVS Congress. Copenhagen: 2006:311.
348. Sarli G, et al. Vet Rec. 2006;164:519.
349. Grasland B, et al. Proc 20th IPVS Cong. 2008;20:56.
350. Opriessnig T, et al. J Swine Hlth Prod. 2006;14:42.
351. Ciacci-Zanella JR, et al. Proc Int Symp Emerg Re-Emerg Pig Dis. 2007;5:94.
352. Ciaccia-Zanella JR, et al. Proc IPVS Cong. 2008;20:23.
353. Gava D, et al. Pesq Vet Brasil. 2008;28:70.
354. Reicks DI, et al. Proc Allen D Leman Swine Conf. 2007;34:104.
355. Pal N, et al. J Virol Methods. 2008;149:217.
356. Sarli G, et al. Vet Rec. 2009;164:519.
357. Morandi F, et al. Acta Vet Scand. 2012;54:17.
358. Hansen MS, et al. J Comp Path. 2010;142:109.
359. Hansen MS, et al. Vet Pathol. 2013;50:980.
360. Ogawa H, et al. J Virol Methods. 2009;160:210.
361. Lin C-M, et al. Vet Med. 2009;138:225.
362. McIntosh KA, et al. Can Vet J. 2008;49:1189.
363. Hjulsager CK, et al. Vet Microbiol. 2009;133:172.
364. Harding JC, et al. Can J Vet Res. 2009;73:7.
365. An DJ, et al. Vet Res Comm. 2009;33:139.
366. Li J, et al. Vet Rec. 2013;173:346.
367. Belak S. Dev Biol. 2007;128:103.
368. McKillen J, et al. J Virol Methods. 2007;140:155.
369. Jiang Y, et al. Vet J. 2010;183:172.
370. Jiang Y, et al. Res Vet Sci. 2010;89:133.
371. Dezen D, et al. Res Vet Sci. 2010;88:436.
372. Vilcek S, et al. J Virol Methods. 2010;165:216.
373. Prickett JR, et al. J Swine Hlth Prod. 2008;16:86.
374. Ramirez A, et al. Prev Vet Med. 2012;104:292.
375. Chittick WA, et al. J Vet Diagn Invest. 2011;23:248.
376. Prickett JR, et al. Transbound Emerg Dis. 2011;58:121.
377. Madec F, et al. Transbound Emerg Dis. 2008;55:273.
378. Woeste K, Gross Beilage E. Dtsch Tierarztl Wochenschr. 2007;114:324.
379. Opriessnig T, et al. Vet Rec. 2006;158:149.
380. Hassing A-G, et al. Proc 4th Int Symp Emerg Pig Dis (Rome). 2006:211.
381. Martin H, et al. Vet J. 2008;177:388.
382. Maes D, et al. Theriogenology. 2008;70:1337.
383. Pan Q, et al. J Trace Elements Med Biol. 2008;22:143.
384. Jung B-G, et al. Vet Microbiol. 2010;143:117.
385. Andruad M, et al. Prev Vet Med. 2009;92:38.
386. Kekarainen T, et al. Vet Immunol Immunopathol. 2010;136:185.
387. Beach NM, Meng XJ. Virus Res. 2012;164:33.
388. Madson D, et al. Am Assoc Swine Vet. 2009;151.
389. Fort M, et al. Vaccine. 2009;27:4031.
390. Fort M, et al. Vaccine. 2008;26:1063.
391. Opriessnig T, et al. Clin Vaccine Immunol. 2008;9:33.
392. Opriessnig T, et al. Vaccine. 2009;27:1002.
393. Opriessnig T, et al. Vet Microbiol. 2010;142:177.
394. Hemann M, et al. Vet Microbiol. 2012;158:180.
395. Cline G, et al. Vet Rec. 2008;163:737.
396. Fachinger V, et al. Vaccine. 2008;26:1488.
397. Horlen KP, et al. J Am Vet Med Assoc. 2008;232:906.
398. Kixmoller M, et al. Vaccine. 2008;26:3443.
399. Segales J, et al. Vaccine. 2009;27:7313.
400. Pejsak Z, et al. Comp Immunol Microbiol Infect Dis. 2010;33:e1.
401. Kurmann J, et al. Clin Vaccine Immunol. 2011;18:1644.
402. Lyoo K, et al. Vet J. 2011;189:58.
403. Martelli P, et al. Vet Microbiol. 2011;149:339.
404. Fraile L, et al. Vet Microbiol. 2012;161:229.
405. Gagnon CA, et al. Vet Microbiol. 2010;144:18.
406. Lohse L, et al. Vet Microbiol. 2008;129:97.
407. Timmusk S, et al. Virus Genes. 2008;36:509.
408. Seo H-S, et al. Vet J. 2014;doi:10.1016/j.tvj.2014.02.002.
409. Lyoo K-S, et al. Can J Vet Res. 2012;76:221.
410. Takahagi Y, et al. J Vet Med. 2010;72:35.
411. Desrosiers R, et al. J Swine Hlth Prod. 2008;17:148.
412. Horlen KP, et al. J Am Vet Med Assoc. 2008;232:906.
413. Jacela JY, et al. J Swine Hlth Prod. 2011;19:10.
414. Fachinger V, et al. Vaccine. 2008;26:1488.
415. Kixmoller M, et al. Vaccine. 2008;26:3443.
416. Martelli P, et al. Vet Microbiol. 2011;149:339.
417. Segales J, et al. Vaccine. 2009;27:7313.
418. Venegas-Vargas MC, et al. J Swine Hlth Prod. 2011;19:233.
419. Young MC, et al. J Swine Health Prod. 2011;19:175.
420. Strugnell BW, et al. Pig J. 2011;66:67.
421. Kristensen CS, et al. Prev Vet Med. 2011;98:250.
422. Pejsak Z, et al. Bull Vet Inst Pulawy. 2009;53:159.
423. Pejsak Z, et al. Pol J Vet Sci. 2012;15:37.
424. Gerber PF, et al. Vet J. 2011;188:240.
425. Kurmann J, et al. Clin Vaccine Immunol. 2011;18:1644.
426. O'Neill KC, et al. Vet Rec. 2012;171:425.
427. Sibila M, et al. Vet J. 2013;doi:10.1016/j. tvjl.2013.04.01.
428. Opriessnig T, et al. J Anim Sci. 2009;87:1582.
429. Pejsak Z, et al. Comp Immunol Microbiol Infect Dis. 2010;33:e1.
430. Goubier A, et al. Proc 18th IPVS Congress. 2008;1:16.
431. Seo HW, et al. Clin Vaccine Immunol. 2011;18:1091.
432. Alberti KA, et al. J Anim Sci. 2011;89:1581.
433. Fort M, et al. Vet Immunol Immunopathol. 2009;129:101.
434. O'Neill KC, et al. Clin Vaccine Immunol. 2011;18:1865.
435. Fraile L, et al. Vet Microbiol. 2012;161:229.
436. Takada-Iwao A, et al. Vet Microbiol. 2013;162:219.
437. Yoon S, et al. Antiviral Res. 2010;88:19.
438. Feng Z, et al. Antiviral Res. 2008;77:186.
439. Opriessnig T, et al. Vaccine. 2013;31:487.
440. Gillespie J, et al. Vaccine. 2008;26:4231.
441. Shen HG, et al. Vaccine. 2010;28:5960.
442. Opriessnig T, et al. Vet Microbiol. 2008;131:103.
443. Sinha A, et al. Clin Vac Immunol. 2010;17:1940.
444. Beach NM, et al. Vaccine. 2010;29:221.
445. Opriessnig T, et al. Clin Vaccine Immunol. 2011;18:1261.
446. Opriessnig T, et al. Theriogenology. 2011b;76:351.
447. Bischoff R, et al. Prakt Tierarztl. 2009;90:58.
448. Park C, et al. Clin Vaccine Immunol. 2013;20:369.
449. Lakshman NA, et al. Can J Vet Res. 2012;76:301.
450. Trible BR, et al. Vaccine. 2012;30:4079.
451. Cino-Ozuna AG, et al. J Clin Immunol. 2011;49:2012.
452. Takahagi Y, et al. J Vet Med Sci. 2009;70:603.
453. Fan H, et al. Vet Res Commun. 2007;31:487.
454. Song Y, et al. Vet Microbiol. 2007;119:97.
455. Wang X, et al. Vaccine. 2006;24:3374.
456. Hemann M, et al. Vet Microbiol. 2012;158:180.
457. Seo HW, et al. Vet Res. 2012;8:194.
458. Liu Y-F, et al. Vet Immunol Immunopathol. 2013;154:48.
459. Kim T, et al. Vet Microbiol. 2009;138:318.
460. Sun M, et al. Vet Microbiol. 2007;123:203.
461. Hayes S, et al. Vaccine. 2010;28:6789.
462. Bucarey SA, et al. Vaccine. 2009;27:5781.
463. Takada-Iwao A, et al. Vet Microbiol. 2011;154:104.

Torque teno vírus

Até onde se sabe, o vírus torque teno (TTV) trata-se de um habitante comensal não patogênico de vertebrados. É um dos recém-criados da família Anellivirid, que tem nove gêneros. Pode ser um dos que agora são chamados de "vírus espectadores".[1]

Etiologia

São vírus de DNA circular emergente que afetam muitas espécies, incluindo porcos. Atualmente, dois gêneros foram encontrados em porcos: tipo 1 (TTSuV1), agora conhecido como *Iotatorquevírus*, que possui subtipos 1a e 1b; e tipo 2 (TTSuV2), agora conhecido como *Kappatorquevírus*, que possui os subtipos 2a e 2b. Além disso, um novo vírus também foi descoberto na Nova Zelândia em 2012, que também foi encontrado na China.[2,3] O vírus pode ter um efeito imunossupressor quando encontrado como uma infecção natural antes da vacinação contra SRRS.[1] O local de replicação do vírus é desconhecido.[4] Várias cepas foram encontradas em um porco.[5] Elas também podem ser amplamente divergentes no genótipo.[6] Em um estudo que mede o TTV quantitativamente, não houve diferença na carga viral entre porcos negativos e positivos para circovírus suíno tipo 2 (CVS2).[7]

Epidemiologia

Esses vírus também foram encontrados em vacinas comerciais de suínos, enzimas para uso em laboratório e fármacos humanos contendo componentes de origem suína.[8] Eles foram inicialmente ligados a doenças associadas ao CVS2 (DACVS2)[9] e síndrome de dermatite e nefropatia porcina (PDNS)[10] e podem ser um cofator na doença. Foram encontrados muito comumente em animais com nefropatia. Eles são amplamente distribuídos nos tecidos do porco. O vírus é encontrado em tecidos fetais, sangue, sêmen[11] e colostro. Em leitões, pode ser encontrado na primeira semana de vida e a maior detecção ocorre com 11 semanas para o tipo 1 e 16 semanas para o tipo 2.[12] Um estudo nos EUA mostrou que era comum e aumentava com a idade.[13]

Tem uma viremia de longa duração, provavelmente porque há uma resposta imunológica muito fraca. A carga viral aumenta progressivamente para os leitões até os suínos de terminação e, em seguida, diminui nos animais maduros. Pode ser transmitido vertical e horizontalmente. Foi encontrado em javalis[14] na Espanha[15,16], na Tchecoslováquia[17], na Itália[18], na Hungria[19], na China[20-22], nos EUA[13] e na Áustria.[23]

No Japão, é comum em suínos pós-desmame. Há baixa incidência em porcos jovens, menos de 11% em porcos com menos de 30 dias, mas 54 a 85% em porcos mais velhos.[24] As duas espécies diferem na dinâmica de infecção viral em rebanhos afetados PMWS.[25] Em um estudo sul-coreano, foi demonstrado que há um início precoce de viremia e um estado virêmico crônico, independentemente do *status* da vacinação contra o CVS2.[7]

Em um estudo retrospectivo espanhol de 1985 a 2005, 113/162 porcos foram infectados com um ou outro tipo; 38/162 tinham ambos os tipos de vírus, 90/162 tinham tipo 2 e 54/162 tinham tipo 1.[16]

Há evidências de transmissão vertical[14] e de infecção intrauterina.[26] Foram demonstradas maior carga viral e prevalência de TTSuV2 em suínos experimentalmente infectados com um vírus da peste suína clássica altamente patogênico.[4]

Achados clínicos

Não há sinais clínicos. Foi demonstrada coinfecção com TTSuV e CVS2 em um problema reprodutivo, mas não foi encontrada nenhuma doença clínica.[27]

Diagnóstico

Existem vários ensaios de reação em cadeia da polimerase (PCR) para TTSuV1[16] e para TTSuV.[28] Há PCR qualitativo em tempo real inespecífico para ambos os vírus[29] e os ensaios de imunoabsorção enzimática (ELISA) estão disponíveis para detecção de anticorpos.

LEITURA COMPLEMENTAR

Kekrainen T, Segales J. Sus virus in pigs: an emerging pathogen? Transbound Emerg Dis. 2012;59(suppl S1): 103-108.

REFERÊNCIAS BIBLIOGRÁFICAS

1. Zhang Z, et al. Arch Virol. 2012;157:927.
2. Zhai S-L, et al. Arch Virol. 2012;157:927.
3. Zhai S-L, et al. Arch Virol. 2013;158:1567.
4. Aramouni M, et al. Vet Microbiol. 2010;146:350.
5. Huang YW, et al. Virology. 2010;396:289.
6. Wang MM, et al. J Virol. 2012;86:11953.
7. Lee S, et al. Res Vet Sci. 2012;92:519.
8. Kekrainen T, et al. J Gen Virol. 2009;90:648.
9. Ellis J, et al. Am J Vet Res. 2008;69:1608.
10. Krakowka S, et al. Am J Vet Res. 2008;69:1615.
11. Kekrainen T, et al. Theriogenology. 2007;68:966.
12. Sibila M, et al. Vet Microbiol. 2009;139:213.
13. Xiao C-T, et al. J Virol Meth. 2012;183:40.
14. Martinez L, et al. Vet Microbiol. 2006;98:81.
15. Kekrainen T, et al. J Gen Virol. 2006;68:966.
16. Segales J, et al. Vet Microbiol. 2009;134:199.
17. Jarosova V, et al. Folia Microbiol. 2011;56:90.
18. Martelli F, et al. J Vet Med. 2006;53:234.
19. Takacs M, et al. Acta Vet Hung. 2008;56:547.
20. Zhu CX, et al. J Clin Virol. 2010;48:296.
21. Liu X, et al. Vet Rec. 2011;168:410.
22. Zhu CX, et al. Virus Res. 2012;165:225.
23. Lang C, et al. Berl Munch Tierartzl Wschr. 2011; 124:142.
24. Tara O, et al. Vet Microbiol. 2011;139:347.
25. Nieto D, et al. Vet Microbiol. 2011;152:284.
26. Pozzuto T, et al. Vet Microbiol. 2009;137:375.
27. Ritterbusch GA, et al. Res Vet Sci. 2012;92:519.
28. Lee S-S, et al. J Vet Diag Invest. 2010;22:261.
29. Brassard J, et al. J Appl Microbiol. 2010;108:2191.

Nipah

Trata-se de uma doença encefalítica por vírus zoonótico de porcos e seres humanos no Sudeste Asiático. Provavelmente saltou de um reservatório de vida selvagem primeiro para porcos domésticos. A infecção com duas cepas do vírus foi responsável por doença respiratória fatal na Malásia em 1999. O surto resultou em numerosas mortes de suinocultores (encefalite febril fatal) e outras em contato com porcos, incluindo trabalhadores de matadouros. Cerca de 90% dos surtos em seres humanos podem estar associados ao contato próximo com os porcos. Recentemente, ocorreram surtos em seres humanos sem referência a suínos.[1,2] Pode causar grandes perdas econômicas na indústria de suínos. O porco serve como "hospedeiro amplificador".

Etiologia

Os porcos são altamente suscetíveis ao vírus Nipah. O vírus é um membro do gênero *Henipavirus* da família Paramyxoviridae, que inclui o vírus Hendra, transmitido de morcegos frugívoros (*Pteropus* spp.) para porcos, entre os quais se espalha horizontalmente para outros porcos e seres humanos. Cavalos podem ser expostos e desenvolver anticorpos contra o vírus e há um relato de vasos meníngeos dilatados em um cavalo do qual o vírus Nipah foi isolado. Cresce rapidamente em cultura de células para produzir sincícios.

Epidemiologia

Há fortes evidências de que o reservatório do qual o vírus se originou foi morcegos pteroptídeos.

É altamente contagioso em suínos e pode haver transmissão por várias vias, incluindo contato direto com grandes gotículas. A via oronasal é o método mais comum, porque o vírus pode estar em secreções nasais. Cães e gatos podem ser afetados, mas provavelmente não transmitem para porcos.

Patogênese

O vírus afeta os sistemas vascular, nervoso e linforreticular, levando a uma viremia e infecções específicas de células endoteliais[3] e das células imunes[4], particularmente algumas células T e monócitos. O Nipah pode atravessar a barreira hematencefálica. O vírus infecta monócitos e um subconjunto de linfócitos T.

Achados clínicos

Pode ser assintomática em porcos, mas geralmente é uma doença grave e fatal com sinais respiratórios ou do sistema nervoso central. Os leitões desmamados afetados podem apresentar temperatura superior a 40°C, com uma característica grave (mas não patognomônica) de tosse áspera, respiração bucal e baixa tolerância ao exercício. Há fraqueza, decúbito, com pressão da cabeça, espasmos titânicos e convulsões. Em adultos pode haver morte súbita, o que é bastante raro, e às vezes há sinais neurológicos, como paralisia do músculo faríngeo, salivação espumosa e queda da língua. Em infecções experimentais, os leitões frequentemente mostraram apenas um leve aumento de temperatura.[4]

Achados de necropsia

Existem poucas lesões macroscópicas. Pode haver consolidação pulmonar e espuma na traqueia. Os linfonodos podem ser aumentados. Histologicamente, há pneumonia e presença de sincícios e macrófagos alveolares multinucleados; se houver sinais neurológicos, pode haver meningite não supurativa.

Diagnóstico

Baseia-se na exposição a porcos afetados ou morcegos frugívoros; na presença de tosse áspera, que se diz quase patognomônica; e nos sinais nervosos. A coleta de amostras e os ensaios diagnósticos foram revisados,[5] mas qualquer manuseio de material suspeito deve ser realizado em laboratórios da categoria 4. É possível demonstrar os antígenos em material fixado em formalina.

O vírus pode ser demonstrado nos tecidos usando um anticorpo monoclonal marcado ou reação em cadeia da polimerase com transcrição reversa (RT-PCR). Há alta sensibilidade do RT-PCR quantitativo.[6] Para a presença de anticorpos, o bloqueio do ensaio de imunoabsorção enzimática (ELISA) é superior à neutralização do vírus.[6]

Tratamento

Nenhum tratamento está disponível.

Controle

Anticorpos neutralizantes aparecem 7 a 10 dias após a infecção[7] e atingem o máximo em 14 a 16 dias após a inoculação. É necessário manter os porcos em fazendas onde não há morcegos frugívoros aninhados em árvores. O isolamento e a quarentena são os melhores métodos de controle, o abate rápido de porcos infectados é absolutamente necessário e outras espécies devem ser mantidas longe de fazendas infectadas.

REFERÊNCIAS BIBLIOGRÁFICAS

1. Gurley ES, et al. Emerg Infect Dis. 2007;13:1031.
2. Luby SP, et al. Emerg Infect Dis. 2006;12:1888.
3. Meisner A, et al. Thromb Haemost. 2009;102:1014.
4. Berhane Y, et al. Transbound Emerg Dis. 2008; 55:165.
5. Daniels P, Narasiman M. Manual of Diagnostic Tests and Vaccines for Terrestial Animals. Vol. 2. Geneva:WHO; 2008:1227.
6. Li M, et al. Vet Res. 2010;41:33.
7. Weingartl HM, et al. J Virol. 2006;80:7929.

Vírus Tioman

Trata-se de outro paramixovírus de suínos originado de morcegos frugívoros, encontrado na Malásia[1], que causa uma doença leve em suínos e tem uma predileção pelos linfonodos.

REFERÊNCIA BIBLIOGRÁFICA

1. Yalw KC, et al. J Virol. 2008;82:565.

Retrovírus endógeno suíno

Todos os mamíferos têm sobras de traços de infecções virais passadas em sua composição genética.[1] Suínos comerciais carregam títulos altos e variáveis de RNA retroviral em seu sangue, com diferenças de acordo com sua idade e estado de saúde do rebanho. Esses retrovírus endógenos[2] podem contribuir com até 8% do genoma de todos os vertebrados.[3] Todos os suínos têm retrovírus endógenos em seu genoma.[4] Pode haver uma associação entre retrovírus suínos e mortalidade em rebanhos comerciais.[1,5,6] A descoberta de que os retrovírus suínos podem infectar células humanas desencadeou pesquisas sobre como pode ser evitada a infecção por xenotransplante.

LEITURA COMPLEMENTAR

Denner J, Tonjes RR. Infection barriers to successful xenotransplantation focusing on porcine endogenous retroviruses. Clin Microbiol Rev. 2012;25:318-343.

Pal N, et al. The importance of ubiquitous viruses such as the different PERV types may be currently underestimated and especially PERV-A/C may play a role in multifactorial disease in pigs. Transbound Emerg Dis. 2011;58:344-351.

REFERÊNCIAS BIBLIOGRÁFICAS

1. Tucker AW, Scobie L. Vet Rec. 2006;159:367.
2. Tucker AW et al. J Clin Microbiol. 2006;44:3846.
3. Kurth R, Bannert N. Int J Cancer. 2009;126:306.
4. Wilson CA. Cell Molec Life Sci. 2008;65:3399.
5. Dieckhoff B et al. Vet Microbiol. 2007;123:53.
6. Pal N et al. Transbound Emerg Dis. 2011;58:344.

Vírus Menangle

Foi identificado pela primeira vez em um surto em três fazendas de Nova Gales do Sul, Austrália, em 1997. Causa problemas reprodutivos em porcos e defeitos congênitos. O morcego da fruta é um reservatório assintomático. Pode causar uma doença semelhante à gripe nos seres humanos. Apenas um surto foi descrito. O vírus normalmente vive assintomático em morcegos frugívoros.

Etiologia

É um vírus RNA da família Paramyxoviridae, provavelmente do gênero *Rubalovirus*. Está intimamente relacionado com o vírus Tioman encontrado em morcegos frugívoros na Ilha Tioman, na Malásia.

Epidemiologia

Uma variedade de morcegos frugívoros é soropositiva, mas o vírus não foi isolado deles, incluindo a raposa voadora, o morcego-preto e o morcego-dos-óculos. Esses morcegos frugívoros foram encontrados em outras áreas da Austrália e na área original em torno de Menangle, Nova Gales do Sul.

Fezes e urina de morcego são provavelmente a fonte de infecção. A transmissão de porco para porco é lenta e provavelmente requer contato próximo. Em uma lotação, levou muito tempo para as porcas serem afetadas. Provavelmente se espalha de fazenda em fazenda por meio de animais infectados. Não há sinais de infecção persistente e nenhuma evidência de disseminação de vírus a longo prazo. Evidências atuais sugerem que a sobrevivência do vírus no ambiente é curta porque os porcos sentinelas colocados em uma área não limpa não soroconverteram.

Achados clínicos

Atualmente, não há conhecimento do período de incubação. No surto inicial, foram observados sinais clínicos apenas em fazendas de terminação, mas foram encontrados porcos infectados nas três fazendas.

A doença foi um surto de enfermidade reprodutiva com morte fetal; anormalidades fetais, incluindo defeitos congênitos, como esqueléticos e neurológicos[1], feto mumificado e fetos natimortos; ninhadas menores com menos leitões vivos; e taxa de partos reduzida. A taxa de partos caiu de 80% ou mais para uma baixa de aproximadamente 38%, atingindo uma média de 60%. Muitas porcas retornaram ao cio 28 dias após o acasalamento, o que sugere ter havido morte prematura da ninhada. Algumas porcas permanecem em pseudoprenhês por mais de 60 dias. Provavelmente atravessa a placenta e se espalha de feto para feto. Uma vez que a infecção se tornou endêmica no rebanho de terminação, as falhas reprodutivas cessaram.

Resultados da necropsia

Os fetos mumificados variam em tamanho e têm 30 dias de gestação ou mais.

O vírus causa degeneração do cérebro e da medula espinal. Em particular, os hemisférios cerebrais e o cerebelo são menores. Ocasionalmente, pode haver efusões e hipoplasia pulmonar. Inclusões eosinofílicas são encontradas nos neurônios do encéfalo e da medula espinal. Às vezes há meningite não supurativa, miocardite e hepatite. Infecções experimentais mostram disseminação em 2 a 3 dias após a infecção nas secreções nasais e orais. Foi demonstrado um tropismo por tecido linfoide secundário e por epitélio intestinal.[2] Não foram observadas lesões em leitões nascidos vivos ou outros suínos pós-natais.

Diagnóstico

Há suspeita de diagnóstico quando os parâmetros reprodutivos mudam muito de repente, como descrito anteriormente. E é confirmado por cultura de vírus, e os testes de microscopia eletrônica e de neutralização de vírus confirmam a identidade do vírus. Testes sorológicos incluem ensaio de imunoabsorção enzimática (ELISA), e a melhor maneira de testar o rebanho é usar isso para as porcas de anticorpos.

Diagnóstico diferencial

Inclui parvovírus suíno (PPV), peste suína clássica (PSC), síndrome reprodutiva e respiratória suína (SRRS), vírus da encefalomiocardite (EMCV), vírus da pseudorraiva (PRV), encefalite japonesa, vírus da gripe suína (SIV) e olho azul. Também devem ser consideradas causas não infecciosas, como toxinas ou deficiências nutricionais.

Tratamento

Parece provável que os porcos jovens estejam infectados pelo vírus quando o anticorpo materno cai entre 14 e 16 semanas de idade. No momento em que entram no rebanho, sua imunidade é bastante forte.

Controle

Evitar o contato com todos os morcegos frugívoros é o melhor conselho.

LEITURA COMPLEMENTAR

Philbey AW, et al. An apparently new virus (family Paramyxoviridae) infection for pigs, humans and fruit bats. Emerg Infect Dis. 1998;4:269.

REFERÊNCIAS BIBLIOGRÁFICAS

1. Philbey AW, et al. Aust Vet J. 2007;85:134.
2. Bowden TR, et al. J Gen Virol. 2012;93:1007.

Encefalite japonesa B (encefalite japonesa)

Este é o mais importante dos flavivírus encefalitogênicos. Causa mais de 50 mil casos/ano em seres humanos, com taxa de mortalidade de 25%. Causa falha reprodutiva em porcos.

Etiologia

Trata-se de um flavivírus encontrado em pelo menos cinco genótipos.

Epidemiologia

A distribuição natural do vírus é o Sudeste Asiático e a Australásia. Os vetores são *Culex* spp. e particularmente o *C. tritaeniorhynchus*. A atividade do vírus é naturalmente mantida através de ciclos pássaro-mosquito, particularmente com a família Heron. As garças noturnas, pequenas garças e garças emplumadas são particularmente ativas como reservatório. Porcos são importantes "hospedeiros amplificadores". Os porcos e essas aves podem permitir a hibernação do vírus quando os mosquitos estão ausentes.

Patogênese

A viremia resulta da picada do mosquito e geralmente nada é visto; ocasionalmente, pode haver febre moderada, mas muitas vezes o vírus vai direto para os testículos e causa orquite.

Achados clínicos

A morte fetal é comum, com mumificação de fetos, natimortos e porcos fracos. Machos sofrem falha reprodutiva.

Achados de necropsia

A patologia está amplamente relacionada com os fetos anormais.

Diagnóstico

O teste de reação em cadeia da polimerase com transcrição versa (RT-PCR) e o RT-PCR aninhado podem ser usados para detectar o vírus quando o isolamento do vírus for negativo. O anticorpo pode ser detectado por testes de inibição de hemaglutinação, ensaio de imunoabsorção enzimática (ELISA; IgM-capture ELISA) e aglutinação em látex.

Controle

Vacinas vivas atenuadas devem ser administradas aos reprodutores 2 a 3 semanas antes do início da estação do mosquito. Também estão disponíveis vacinas mortas e adjuvadas.

LEITURA COMPLEMENTAR

Mackenzie JS, Williams DT. The zoonotic flaviviruses of southern, south-eastern and eastern Asia and Australasia; the potential for emergent viruses. Zoon Pub Hlth. 2009;56:338.

Vírus Reston

Trata-se de um Ebolavirus, recentemente detectado em porcos nas Filipinas. Foram encontrados anticorpos específicos em suinocultores, indicando exposição ao vírus. Em uma situação experimental, os porcos foram infectados com o vírus Zaire Ebola (ZEBOV) e foi observado que esse vírus replicar para alta titulação, principalmente no trato respiratório, desenvolvendo uma patologia pulmonar grave.[1] Foi detectada disseminação através da mucosa oronasal por até 14 dias após a infecção e foi confirmada a transmissão em todos os porcos coabitantes com animais inoculados. Esses resultados confirmam um local inesperado de amplificação e disseminação do vírus ligado à transmissão de vírus infecciosos.

REFERÊNCIA BIBLIOGRÁFICA

1. Kobinger GP, et al. J Infect Dis. 2011;204:200.

Vírus de Bungowannah

Possivelmente uma nova espécie de pestivírus encontrada em uma fazenda de porcos em Nova Gales do Sul, Austrália. Houve morte súbita em porcos de 3 a 4 semanas de idade e, ao mesmo tempo, houve aumento no número de leitões natimortos com miocardite não supurativa multifocal e mionecrose levando a insuficiência cardíaca congestiva secundária.

Parvovírus suíno

Geralmente os parvovírus são descritos com a sigla SMEDI, estão associados à falha reprodutiva em porcas prenhes e são caracterizados por morte embrionária e fetal, mumificação, natimortos e atraso no retorno ao cio. Em outros grupos de porcos não gestantes pós-natais, a infecção aguda é geralmente subclínica, mas tem sido associada a lesões cutâneas em leitões, nefrite intersticial em suínos de abate e miocardite não supurativa em leitões. As amígdalas são o principal local de replicação do vírus, mas também ocorre no coração, nos pulmões, no baço, nos rins e no endométrio. No feto, a replicação é principalmente no coração, baço, pulmão e testículos.

Novos parvovírus suínos

Foram descobertos vários novos membros da subfamília Parvoviridae em animais, particularmente suínos.[1]

A subfamília Parvoviridae infecta aves e mamíferos. Dois dos cinco gêneros desse grupo contêm vírus suínos. São os gêneros *Bocavirus* e *Parvovirus*; o recém-proposto gênero *Hokovirus* pode conter vírus de suínos recém-identificados. São chamados de parvovírus suínos (PPV).

Esses novos vírus são importantes porque foram relacionados com doenças associadas ao circovírus suíno (DACVS)[2-4] ou doença de "febre alta".[5]

O PPV1 é onipresente em suínos e está associado a doenças reprodutivas.[6]

Em 2001, um novo parvovírus foi descoberto em Mianmar e denominado PPV2[5]; é de uma linhagem nova e distinta. Também foi recentemente isolado na Hungria,[7] e duas cepas foram isoladas nos EUA[8] Esse vírus, assim como outros parvovírus e vírus RNA, tem alta taxa de substituição no gene do capsídio. Esses novos vírus podem não ter a mesma proteção após o uso das vacinas antigas. O PPV2 não pertence a nenhum dos aglomerados conhecidos, foi encontrado no soro suíno e não foi associado a nenhuma doença conhecida. Foi o segundo dos novos vírus descobertos e agora é encontrado em todo o mundo.[5,8] Não se sabe muito sobre PPV2 e a doença, mas em uma fazenda chinesa o vírus foi detectado 3 semanas antes de um surto grave de doença respiratória. Em um estudo, o DNA foi detectado nos tecidos do pulmão de porcos de criadouro e suínos em crescimento final. O PPV3 foi encontrado em Hong Kong e originalmente denominado *Hokovirus*.[9] O PPV3 do gênero proposto *Hokovirus* foi encontrado em porcos doentes e saudáveis[10] e também foi chamado partetravirus.[11] Foi demonstrada a coinfecção com PPV3 e circovírus suíno tipo 2 (CVS2) na China e em Hong Kong.[3] O PPV4[12] e o vírus tipo boca suíno[13] pertencem ao grupo. O PPV4[9] foi identificado em associação ao CVS2. Não está claro se ele pode causar doença por si só ou se agrava as infecções por CVS2. Foi relatado na Ásia, Europa e África.[1,7,14-16]

Foi identificado um novo parvovírus suíno na lavagem pulmonar de um porco doente coinfectado com CVS2.

Em um estudo recente na Alemanha, foi demonstrado que havia linhagens de PPV1 a PPV4 nas amígdalas dos leitões[17,18] e havia PPV1 e PPV4 nos corações. Um ensaio de reação em cadeia da polimerase (PCR) em tempo real foi desenvolvida para detectar e analisar cargas virais de PPV em porcas e leitões com deficiência artificial,[19] usando uma região conservada do genoma. Métodos prévios de RT-PCR usaram o gene *VP2*.[20,21] O diagnóstico é através do uso de PCR, isolamento de vírus, testes de inibição de hemaglutinação e imunofluorescência. Os anticorpos anti-PPV ocorrem no feto em cerca de 56 a 70 dias.

REFERÊNCIAS BIBLIOGRÁFICAS

1. Cadar D, et al. J Gen Virol. 2013;94:2330.
2. Xiao CT, et al. Vet Microbiol. 2012;160:290.
3. Li S, et al. Arch Virol. 2013;158:1987.
4. Opriessnig T, et al. Vet Microbiol. 2013;163:177.
5. Wang F, et al. Virus Genes. 2010;41:305.
6. Wolf VH, et al. Genet Mol Res. 2008;7:509.
7. Csagoia A, et al. Arch Virol. 2012;157:1003.
8. Xiao CT, et al. Vet Microbiol. 2013;161:325.
9. Cheung AK, et al. Arch Virol. 2010;155:801.
10. Lau SK, et al. J Gen Virol. 2008;89:1840.
11. Tse H, et al. PLoS ONE. 2011;26:e25619.
12. Xiao CT, et al. Vet Microbiol. 2012;160:290.
13. Szelei J, et al. Emerg Infect Dis. 2010;16:561.
14. Huang L, et al. Virol J. 2010;7:333.
15. Zhang HB, et al. Epidemiol Infect. 2011;139:1581.
16. Ndze VN, et al. Infect Genet Evol. 2013;17:277.
17. Streck AF, et al. Berl Munch Tierarztl Wschr. 2013;124:242.
18. Streck AF, et al. Arch Virol. 2013;158:1173.
19. Miao L-F, et al. Vet Microbiol. 2009;138:145.
20. Wilhelm S, et al. J Virol Meth. 2006;134:257.
21. McKillen J, et al. J Virol Meth. 2007;140:155.

DOENÇAS DE MÚLTIPLOS ÓRGÃOS DEVIDO À INFECÇÃO POR PROTOZOÁRIOS

Sarcocistose

Sinopse

- Etiologia: espécie *Sarcocystis*. Existem numerosas espécies, com várias espécies de carnívoros como seu hospedeiro final, mas geralmente uma espécie hospedeira intermediária específica
- Epidemiologia: alta prevalência de infecção na maioria das áreas. A fonte de infecção são as fezes de carnívoros. Hospedeiros definitivos primários incluem cães de fazenda e gatos alimentados com carne crua, ou outros carnívoros, se tiverem acesso a carcaças de ruminantes
- Achados clínicos: a gravidade da doença é dose-dependente. A maioria das infecções é subclínica. Abortamento e taxa de crescimento deprimido. Doença neurológica e ataxia em ovinos. Infecções graves em algumas espécies resultam em condenação de carcaça
- Patologia clínica: anemia e concentrações elevadas de enzimas no sangue associadas a danos nos tecidos durante a doença aguda
- Lesões: encefalite não supurativa em ovelhas com sinais neurológicos. Encefalite não supurativa, miocardite e hepatite em fetos abortados. Cistos em carcaças em casos crônicos
- Confirmação diagnóstica: identificação microscópica do parasita na biopsia ou no material *post mortem*
- Tratamento e controle: sem tratamento efetivo. Amprólio ou salinomicina podem ajudar no controle. Descarte adequado de carcaças. Carne crua não deve ser fornecida a cães ou gatos da fazenda. Controle de carnívoros.

Etiologia

As espécies de *Sarcocystis* são parasitas cocciosos formadores de cistos com ciclos de vida indiretos.[1-5] Eles são parasitas apicomplexos de dois hospedeiros. Existem numerosas espécies, cada uma com hospedeiros definitivos onívoros ou carnívoros. Um sistema de nomear as espécies identifica o hospedeiro intermediário e definitivo no nome (p. ex., *S. bovifelis*) e tem sido comumente usado na literatura. No entanto, atualmente os organismos são conhecidos pelos seus nomes originais. A Tabela 21.5 mostra o nome atualmente aceito das espécies de importância de *Sarcocystis* em animais de produção e seus hospedeiros definitivos.

Epidemiologia

Ocorrência

Em todos os países onde houve levantamentos, a prevalência de infecção em bovinos, ovinos e equinos chega a 100%, com taxa de infecção menor, mas significativa, em suínos.[1] A doença clínica é relativamente rara.

Fonte de infecção

Sarcocystis spp. tem um ciclo de vida no qual o hospedeiro definitivo é predador ou sequestrador.[1,2] O *hospedeiro definitivo carnívoro* é infectado pela ingestão de tecido de um hospedeiro intermediário adequado que contém sarcocistos maduros. Após a ingestão, os bradizoítos são liberados do sarcocisto no estômago e no intestino e se transformam em micro e macrogamontes. Os microgamontes (machos) amadurecem para liberar microgametas, que fertilizam o macrogamonte para formar um zigoto e depois um oocisto. Dentro do intestino, o oocisto esporula para produzir dois *esporocistos*. O oocisto esporulado se rompe no intestino. Esporocistos (cada um contendo quatro esporozoítos) passam nas fezes e são diretamente infecciosos para o hospedeiro intermediário.

O período pré-patente é variável, aproximadamente 14 dias, e não há doença no hospedeiro carnívoro em associação com esse ciclo. No entanto, o ciclo replicativo do parasita no intestino resulta na produção de grande número de esporocistos nas fezes e a infecção pode ser *patente por um período relativamente longo*. Hospedeiros intermediários são infectados pela *ingestão de esporocistos esporulados* na comida ou na água.[1,2]

Fatores de risco

Clima

Os esporocistos se desenvolvem e amadurecem antes da excreção nas fezes e são bastante resistentes a fatores ambientais. Sob condições experimentais, eles podem sobreviver ao congelamento, mas são suscetíveis à dessecação. Consequentemente, eles podem hibernar no ambiente. Alguns estudos mostraram menor prevalência de rebanho da sarcocistose em bovinos em ambientes áridos e semiáridos em comparação com bovinos de áreas temperadas e tropicais, o que pode ser consequência de relativa aridez e menor densidade de hospedeiros definitivos e intermediários para *Sarcocystis* spp. Em zonas climáticas áridas.[1]

Espécies de Sarcocystis

Espécies individuais variam em sua *patogenicidade* e em sua capacidade de produzir doença clínica em hospedeiros intermediários. Em bovinos, por exemplo, *S. cruzi* é consideravelmente mais patogênico que *S. hominis*.[1,2]

S. tenella é a espécie mais patogênica em ovinos e *S. capricanis* em caprinos; em ovinos, não é observada doença clínica natural em casos de infecção por *S. gigantea* ou *S. medusiformis*.[5] Existe uma forte correlação entre o número de esporocistos ingeridos e a gravidade da doença. O tamanho do sarcocisto que ocorre nos tecidos do hospedeiro intermediário também varia conforme as espécies infectantes. Aqueles de gatos e ocorrendo em ovelhas (*S. gigantea*, *S. medusiformis*) ou gado (*S. hirsuta*) são de particular importância econômica, pois produzem sarcocistos macroscopicamente visíveis que podem resultar em condenação da carne. *S. cruzi* é patogênico, mas produz sarcocistos microscópicos no músculo e escapará à detecção macroscópica na inspeção da carne.

Cães de fazenda

Existe uma associação entre os rebanhos infectados com *Sarcocystis* e a presença de cães na fazenda, aliados à prática de deixar carcaças no campo e alimentar os cães com carne crua.[1,2] Praticamente todos que relataram casos clínicos de sarcocistose em bovinos na literatura, registram que os cães da fazenda eram alimentados com miúdos ou carne bovina não cozida. Habitação de cães e gado no mesmo galpão ou área pode estar ligada a aumento do risco de infecção e doença clínica; gado pastando perto de edifícios agrícolas onde há cães correm maior risco. A presença de raposas em fazendas também está fortemente associada à infecção por *Sarcocystis* naqueles rebanhos que deixam carcaças no campo.

Gatos

Neste caso, o principal risco de sarcocistose é para o gato da fazenda alimentado com carne crua. Gatos usam celeiros como tocas e podem contaminar o feno e outros alimentos.[1,2] Os gatos selvagens têm o potencial de distribuir esporocistos no ambiente da pastagem; no entanto, a presença deles não aumenta o risco de infecção por *Sarcocystis* em bovinos, pois as carcaças do gado ou das ovelhas removidas não têm tanta importância para a dieta de gatos selvagens.

Densidade de lotação

O risco de infecção por *Sarcocystis* aumenta com densidades de lotação maiores[4], o que eleva a contaminação das pastagens por cães. Rebanho em que ovelhas e gado usam as mesmas pastagens tem menos probabilidade de ser infectado.

Importância econômica

A maior perda econômica ocorre com aqueles sarcocistos que produzem cistos macroscópicos e levam à condenação da carne, embora tenham sido relatados surtos agudos de sarcosporidiose. Infecções mais graves podem reduzir as taxas de crescimento e há maior risco de abortamento em rebanhos infectados.

Patogênese

No hospedeiro intermediário, os esporozoítos são liberados dos esporocistos ingeridos no intestino delgado, onde penetram na mucosa e nas células endoteliais dos vasos sanguíneos. Os estágios da esquizogonia e a

Tabela 21.5 Hospedeiros definitivos e intermediários para infecções associadas a *Sarcocystis* spp. em animais de fazenda.

Hospedeiro intermediário	*Sarcocystis* spp.	Sinônimos	Hospedeiro definitivo
Bovinos	S. cruzi	S. bovicanis	Cão, lobo, raposa, guaxinim, coiote
	S. hirsuta	S. bovifelis	Gato
	S. hominis	S. bovihominis	Ser humano
Ovinos	S. tenella	S. ovicanis	Cão, coiote, raposa
	S. arieticanis	–	Cão
	S. gigantica	S. ovifelis	Gato
	S. medusiformis	–	Gato
Cabras	S. capracanis	–	Cão, coiote, raposa
	S. hericanis	–	Cão
	S. moulei	–	Gato
Suínos	S. miescheriana	S. suicanis	Cão, guaxinim, lobo
	S. suihominis	–	Ser humano
	S. porcifelis	–	Gato
Equinos	S. bertrami	S. equicanis	Cão
	–	S. fayeri	–
	S. neurona	–	Gambá

distribuição dos merozoítos variam de acordo com as espécies de *Sarcocystis*, mas na infecção endotelial do gado é seguida por *parasitemia*, com merozoítos subsequentemente localizados em músculos estriados (geralmente) ou tecido nervoso, onde se desenvolvem em sarcocistos. Sarcocistos imaturos podem ser encontrados no músculo 45 a 60 dias após a ingestão de esporocistos e são infecciosos em aproximadamente 70 dias.[2]

A esquizogonia nas células endoteliais das arteríolas e capilares resulta em *hemorragia generalizada* e anemia. A febre está associada à parasitemia e, na doença experimental, coincide com o tempo de amadurecimento e ruptura dos esquizontes.[2] A *lesão vascular* parece ser parte essencial da patogênese da doença. Tem sido proposto que o parasita produz retardo de crescimento como resultado de mudanças nas concentrações plasmáticas de somatostatina e hormônio de crescimento e mudanças nas interações de citocinas com o sistema endócrino.[1]

A gravidade da doença e o grau de infecção dos tecidos *post mortem* parecem relacionado com a *dose infecciosa*. O número de infecções assintomáticas provavelmente reflete a ingestão precoce de alguns esporocistos que provocam forte imunidade ao desafio subsequente. Quando grupos de animais que não foram expostos à infecção anteriormente de repente são expostos a grande número de esporocistos, originários de cães e gatos, é provável que ocorram surtos de doenças.

Achados clínicos

Infecção e doença podem ocorrer em todas as idades. A doença clínica pode ser mais grave em situações em que há *estresse nutricional intercorrente*; deficiência de cobre pode ser um fator exacerbante. A monensina pode ser capaz de potencializar infecções recentes e causar miosite grave.[1,2]

Bovinos

A *doença aguda* é registrada com infecções experimentais, mas raramente é vista ou reconhecida no campo. A doença começa com o aumento da temperatura e da frequência cardíaca, seguida por anorexia, anemia, perda de peso, queda na produção de leite, nervosismo, espasmos musculares, hipersalivação, claudicação, abortamento e, em infecções pesadas, morte. O agente é uma causa ocasional de encefalomielite não supurativa em bovinos e se manifesta com ataxia e decúbito.

A *doença crônica* no gado é manifestada por ganhos de peso pobres; perda de pelos do pescoço, da garupa e da cauda ("cauda de rato"); anemia; e/ou abortamento.

Ovinos

A ocorrência natural de sarcocistose tem sido associada a *S. tenella* e *S. arieticanis* e apresenta-se primariamente como um *distúrbio neurológico*, com fraqueza muscular, tremores, ataxia de gravidade variável, seguido por paralisia dos membros posteriores ou paralisia flácida e decúbito lateral. Ovelhas de todas as idades podem ser afetadas, embora cordeiros com menos de 6 meses de idade sejam mais suscetíveis.

A infecção também pode se manifestar com crescimento deprimido, crescimento reduzido da lã e anemia. Manifestações menos comuns incluem sinais de insuficiência cardíaca congestiva associada à infecção endocárdica e miocárdica. A infestação do músculo do esôfago em ovelhas é considerada uma causa de *disfunção esofágica* e regurgitação em ovinos.[1,2]

Suínos

A doença não parece associada a infecções naturais. A sarcocistose produzida experimentalmente em suínos é manifestada por púrpura cutânea no focinho, orelhas e nádegas, e dispneia, tremor e fraqueza ou decúbito.[1] Com infecções experimentais, há evidências de que a raça do porco afeta a gravidade da doença e a subsequente gravidade da carga parasitária.

Abortamento e mortalidade perinatal

A infecção fetal, com abortamento ou mortalidade neonatal, é registrada em bovinos e ovinos quando as fêmeas prenhes são infectadas experimental ou naturalmente com espécies ou cepas patogênicas.

Patologia clínica

Os achados laboratoriais característicos para doença sistêmica incluem anemia responsiva, tempo prolongado de protrombina e alta titulação de anticorpos para *Sarcocystis*. A creatinofosfoquinase sérica, a desidrogenase lática e a aspartato aminotransferase são significativamente elevadas. O teste de hemaglutinação indireta (IHA) e o ensaio de imunoabsorção enzimática (ELISA) podem ser usados para pesquisas sorológicas, embora haja limitações quanto à especificidade dos testes imunológicos. Muitos animais foram expostos a *Sarcocystis* spp. e o exame sorológico não pode diferenciar de forma confiável a infecção atual de infecção ou exposição passada, havendo ainda problemas com reatividade sorológica cruzada.

Achados de necropsia

Podem estar presentes emagrecimento, linfadenopatia, laminite, anemia e ascites, mas uma característica óbvia são as hemorragias petequiais e equimóticas em todo o corpo.[2] Também há erosões e ulcerações na cavidade oral e no esôfago, provavelmente como resultado de microvasculares danificadas. Cistos de *S. gigantica* no esôfago de ovelhas são geralmente visíveis a olho nu. Microscopicamente, os esquizontes são encontrados nas células endoteliais em todo o corpo; são observadas hemorragias, infiltração linfocítica e edema no coração, cérebro, fígado, pulmão, rim e músculo estriado. A morte é provavelmente resultado de miocardite necrosante grave. Existe uma associação entre *miosite eosinofílica* e sarcosporidiose, mas essa relação não foi comprovada em todos os casos.

Em ovinos que apresentam *doença neurológica*, pode não haver achados no exame macroscópico *post mortem*, mas é evidente a encefalomielite não supurativa após exame histológico.[1,2] Fetos bovinos abortados apresentam encefalite não supurativa, miocardite ou hepatite.

Diferentes opções estão disponíveis para obter um diagnóstico definitivo das espécies de *Sarcocystis* envolvidas, inclusive estudos de transmissão animal, imuno-histoquímica, microscopia eletrônica ou reação em cadeia da polimerase (PCR). Embora essas técnicas raramente sejam usadas para diagnósticos de rotina, tem havido alguns esforços para o desenvolvimento de ferramentas específicas e sensíveis de diagnóstico molecular.[3-5]

Amostras para confirmação do diagnóstico

- Histologia: coração, músculo esquelético (vários locais e língua, diafragma e músculo masseter) fixados à formalina (microscopia óptica).

Diagnóstico diferencial

O diagnóstico clínico da doença pode ser difícil devido aos sinais inespecíficos observados e à ampla prevalência de infecção. A sarcosporidiose é uma consideração no exame de problemas de febre e anemia de origem indeterminada em bovinos ou ovinos. O exame de biopsias musculares pode auxiliar na determinação da presença de infecção, mas ainda levanta a questão de sua relação com a doença. Os diagnósticos diferenciais para abortamento são cobertos por brucelose de bovinos e ovinos. Causas de encefalite e ataxia em ovinos são listadas sob esses títulos.

Tratamento

Nenhum tratamento aprovado está disponível, mas *amprólio ou salinomicina* podem aliviar os sinais clínicos.[1] Amprólio 100 mg/kg/dia pode reduzir a gravidade da infecção em bezerros e ovelhas infectados experimentalmente e pode ser usado para controlar surtos em ovinos. O tratamento de bezerros experimentalmente infectados com salinomicina (4 mg/kg/dia em doses divididas por 30 dias) pode reduzir a gravidade da doença. A monensina pode ter um efeito de melhora semelhante, mas também é suspeito de exacerbar as lesões musculares. A oxitetraciclina em doses muito altas e a halofuginona podem ser eficazes em infecções agudas.[1]

Controle

O controle é desafiador porque envolve *separação dos carnívoros do lote*, o que não é possível na maioria das fazendas. No entanto, a infecção em cães e gatos de fazenda pode ser reduzida se toda a carne fornecida a eles for bem cozida. Canídeos e felinos selvagens devem ser controlados e as carcaças dos animais não devem ser deixadas nos piquetes. A exposição prévia a um pequeno número de sarcocistos patogênicos produz forte imunidade, mas nenhuma vacina está pronta ou comercialmente disponível.

LEITURA COMPLEMENTAR

Dubey JP, Speer CA, Fayer R. Sarcocystosis of Animals and Man. Boca Raton, Florida: CRC Press; 1989.

Pozio E. Epidemiology and control prospects of foodborne parasitic zoonoses in the European Union. Parassitologia. 2008;50:17-24.

Tappe D, Abdullah S, Heo CC, Kannan Kutty M, Latif B. Human and animal invasive muscular sarcocystosis in Malaysia – recent cases, review and hypotheses. Trop Biomed. 2013;30:355-366.

REFERÊNCIAS BIBLIOGRÁFICAS

1. Radostits O, et al. Diseases associated with protozoa. In: Veterinary Medicine: A Textbook of the Disease of Cattle, Horses, Sheep, Goats and Pigs. 10th ed. London: W.B. Saunders; 2007:1507.
2. Dubey JP, Lindsay DS. Vet Clin North Am Food A. 2006;22:645.
3. Moré G, et al. Vet Parasitol. 2011;177:162.
4. Moré G, et al. Vet Parasitol. 2013;197:85.
5. Pritt B, et al. J Food Prot. 2008;71:2144.

Toxoplasmose

Sinopse

- Etiologia: *Toxoplasma gondii*
- Epidemiologia: infecção pela ingestão de oócitos excretados nas fezes de gatos. Qualquer vertebrado pode adquirir infecção pela ingestão de diferentes estágios de *T. gondii*
- Achados clínicos: abortos e natimortos em ovelhas são a principal manifestação veterinária; outras manifestações podem ser mortalidade neonatal, encefalite ou pneumonia. Maior importância como zoonose
- Achados patológicos:
  - Lesões: lesões granulomatosas em órgãos de todas as espécies, com abortamentos, placentite e lesões necróticas focais no cérebro, fígado e rim de fetos abortados
  - Diagnóstico: detecção do parasita em tecidos ou fluidos tissulares. Testes sorológicos e baseados em DNA, que variam em sensibilidade e especificidade diagnóstica
- Tratamento: não é geralmente indicado em animais. Sulfametazina e pirimetamina em surtos de abortamento
- Controle: reduz a exposição em estágios infecciosos, incluindo oocistos. Nas ovelhas prenhes, alimentação profilática de monensina ou decoquinato; vacinação.

Etiologia

O agente causador *Toxoplasma gondii* é o parasita coccidial formador de cisto (*Apicomplexa*). Os felídeos (família dos felinos) são *hospedeiros definitivos* e os vertebrados são hospedeiros intermediários. Diferentes cepas podem diferir em sua virulência e epidemiologia.[1,2] *T. gondii* tem três estágios infecciosos:

1. Taquizoítos: fase de replicação rápida do parasita durante a fase aguda da infecção (endodiogenia) no hospedeiro intermediário ou acidental.
2. Bradizoítos: estágio de replicação lenta ou dormente do parasita (geralmente dentro de um cisto ou pseudocisto) durante a fase crônica da infecção no hospedeiro intermediário ou acidental.
3. Oocistos (contendo esporocistos e esporozoítos): presentes nas fezes de gatos.

Os oocistos são o *estágio infeccioso* de importância nos animais de criação e o único estágio infeccioso ambiental para os herbívoros. Oocistos excretados nas fezes de gatos podem sobreviver no solo por meses ou anos e são ingeridos pelo hospedeiro intermediário (gado). O parasita (estágio de esporozoítos) invade qualquer célula hospedeira, com exceção dos eritrócitos não nucleados, e sofre replicação de taquizoítos (fase aguda da infecção). Qualquer tecido (incluindo sistema nervoso, miocárdio, tecido pulmonar e placenta) do hospedeiro ou feto pode ser infectado e afetado. Um inóculo de apenas 10 oocistos pode infectar as cabras. Após a fase aguda da infecção, à medida que a imunidade do hospedeiro se desenvolve, a taxa de replicação diminui. Os bradizoítos replicam-se lentamente dentro das células e depois param de se replicar para ficarem dormentes dentro dos cistos ("cistos tissulares" contendo muitos bradizoítos). Esses cistos, contendo bradizoítos vivos, são uma fonte de infecção para animais carnívoros ou onívoros (incluindo porcos e seres humanos).

Epidemiologia

Ocorrência

A toxoplasmose ocorre em animais domésticos e selvagens e aves na maior parte do mundo, embora pesquisas indiquem considerável variação na prevalência.[2-4] Embora alguns estudos indiquem soroprevalência relativamente alta em alguns animais, com frequência a infecção é subclínica. Com exceção do abortamento e da doença neonatal em ovinos, o *T. gondii* tem importância limitada como causa de doenças em animais de criação. *T. gondii* tem grande importância como *parasita zoonótico*.

Fonte de infecção

Fezes de gato

A fonte de infecção em ovelhas, porcos e outros animais domésticos é *oocistos* excretados nas fezes dos felídeos. Em quase todas as áreas agrícolas, as fezes são originárias de gatos domésticos ou selvagens.

Os gatos são infectados como resultado da ingestão de tecidos de hospedeiros intermediários infectados com taquizoítos ou bradizoítos (dentro dos cistos) e então eliminam oocistos nas fezes. Todos os vertebrados podem atuar como hospedeiros intermediários; roedores e pequenas aves são hospedeiros intermediários comuns para infecção em gatos. Por exemplo, roedores passam o parasita de geração em geração através de infecção congênita e, portanto, podem fornecer um reservatório de infecção em uma área por um longo tempo. Os gatos ingerem roedores infectados e desenvolvem infecção intestinal, levando à excreção de oocistos no meio ambiente. A prevalência de infecção é maior em gatos jovens que caçam pela primeira vez. Após a infecção do gato, o período de excreção dos oocistos é curto, geralmente cerca de 2 semanas, mas o número pode ser alto, com vários milhões de oocistos sendo excretados durante a patência. Em um dado ambiente, o número de gatos excretando oocitos em suas fezes a qualquer momento provavelmente será muito pequeno, mas a contaminação do meio ambiente ao longo do tempo pode ser significativa.

Gatos domésticos e de celeiro em ambientes agrícolas tendem a se aninhar e defecar em feno e palha, em armazenamentos de grãos ou em pilhas soltas de alimentos básicos, proporcionando assim o potencial de contaminação direta de rações com oocitos de *T. gondii*.[5] Campos fertilizados com estrume e camas contaminada com fezes de gato também podem ser uma fonte de infecção. *Gatos selvagens* enterram as fezes superficialmente no solo, mas a contaminação pode se espalhar, por exemplo, através dos elementos ou invertebrados, para pastar e ser ingerida pelo gado. Os gatos selvagens podem ter territórios de até 100 ha e são capazes de distribuir amplamente oocistos de *T. gondii*.[1] Oocistos podem ser encontrados na alimentação, na água e no solo da vizinhança de unidades de gado.

Outras fontes

Os oocistos são também importante fonte de infecção para suínos, embora seja possível que os suínos sejam infectados pela ingestão de taquizoítos ou bradizoítos presentes na carne (*roedores mortos*, leitões canibalizados etc.) ou pela *ingestão de sangue* com a mordida da orelha e da cauda. A infecção por *T. gondii* foi demonstrada em todas as espécies de mamíferos silvestres testadas no ambiente de unidades de suínos. Pode ocorrer transmissão direta de ovelhas para ovelhas por contato próximo com placenta macroscopicamente infectada e transmissão via sêmen de carneiros infectados, mas não é considerada significativa. Existem algumas evidências de que *T. gondii* possa estar presente no tecido placentário de ovelhas após gestações bem-sucedidas, sugerindo que a infecção congênita perpetua a infecção em rebanhos de ovelhas na ausência de gatos.[3]

Fatores de risco

Fatores de risco dos patógenos

Os oocistos são muito resistentes a influências externas e podem sobreviver no meio ambiente por ao menos 1 ano. Eles podem *hibernar* em climas frios, mas são mais suscetíveis à dessecação. Cinquenta gramas de fezes de gatos infectados podem conter até

10 milhões de oocistos e a infecção em animais de criação pode ser estabelecida pela ingestão de menos de 40 oocistos.[1] Os oocistos são destruídos pela exposição a altas temperaturas e ao congelamento.

Fatores de risco do ambiente e de gestão

Em ovinos, uma alta taxa de infecção pode estar relacionada com áreas de *alta pluviosidade*, permitindo o aumento da sobrevivência de oocistos em pastagem. A prevalência de infecção em pequenos ruminantes é muito menor em países quentes e áridos do que em regiões com climas úmidos.

Ovelhas criadas em *áreas livres de gatos* quase não têm toxoplasmose, enquanto aquelas criadas em ambientes similares com gatos podem ter alto nível de exposição ou infecção.[1] Em muitos surtos de toxoplasmose registrados com altas taxas de prevalência em ovinos e caprinos, havia ligação com animais e alimento contaminado com fezes de gato. O acesso do gato a porcas também é um fator de risco para toxoplasmose em suínos.[4]

Outros fatores de risco para o manejo incluem alojamento. Suínos alojados ao ar livre podem estar em maior risco de infecção em algumas áreas. A prevalência é baixa em porcas mantidas dentro de alojamentos. A carne de porco infectada é uma fonte significativa de infecção para os seres humanos e a tendência para a criação ao ar livre em fazendas extensivas pode aumentar o risco de infecção humana.

Estudos experimentais

Ovelhas

A doença experimental pode ser alcançada por desafio com oocistos, cistos tissulares ou taquizoítos.[1] As ovelhas podem apresentar resposta febril durante a fase parasitêmica 5 a 12 dias após a inoculação. O abortamento e a mortalidade fetal ocorrem em ovelhas que sofrem infecção primária durante a gestação. O parasita invade a placenta e pode ser detectado no feto entre 5 e 10 dias após o início da parasitemia. A infecção pode resultar em reabsorção, abortamento ou nascimento de cordeiros nascidos mortos ou congenitamente infectados. A infecção no início da prenhez (menos de 60 dias), antes que o feto adquira competência imunológica, geralmente resulta em morte e reabsorção embrionária e em esterilidade da ovelha. A infecção no meio da gestação geralmente resulta em abortamento e nascimento de cordeiros natimortos, enquanto ovelhas infectadas no final da gestação (mais de 110 dias) podem dar à luz cordeiros vivos, mas infectados congenitamente.

Bovinos

São *relativamente resistentes* à infecção.[2] Diarreia, anorexia, baixo ganho de peso, depressão, fraqueza, febre ou dispneia acompanham a infecção por desafio de bezerros com cepas patogênicas. Com o uso cepas de baixa virulência, há febre moderada e linfadenopatia e o parasita é detectável apenas nos gânglios linfáticos por apenas algumas semanas. As vacas adultas geralmente não são suscetíveis à infecção e é evidente que o gado não adquire prontamente a infecção persistente por *T. gondii*. *O T. gondii* não é importante para causar abortamento ou doença clínica em bovinos. É provável que muitos casos previamente diagnosticados como toxoplasmose bovina fossem, na verdade, casos de neosporose ou sarcosporidiose.

Outros ruminantes

Cabras (suscetíveis) alimentadas com grandes números de oocistos causam doença febril, anoréxica e fatal, bem como abortamentos. A patogênese do abortamento é similar à das ovelhas. A doença em bezerros bubalinos é descrita como peraguda, com consolidação pulmonar, focos necróticos em todos os órgãos e acúmulo de líquido nas cavidades corporais.

Porcos

Em geral, a infecção é estabelecida prontamente em porcos[4], mas não está associada à doença ou apresenta-se apenas como um curto período de febre e supressão do crescimento. Experimentalmente, a toxoplasmose congênita não é induzida de pronto. Os porcos jovens (com menos de 12 semanas de idade) são consideravelmente mais suscetíveis que os porcos mais velhos. As infecções induzidas por cistos tissulares são geralmente menos graves que aquelas induzidas pela ingestão de oocistos.

Cavalos

Parecem ser *relativamente não suscetíveis* a *T. gondii* e toxoplasmose.

Importância econômica

O abortamento e a mortalidade neonatal em ovelhas e cabras são as principais manifestações clínicas de toxoplasmose no gado e resultam da infecção primária durante a prenhez. O abortamento de ovinos e a mortalidade neonatal como resultado da toxoplasmose são problemas importantes na Nova Zelândia, Austrália, Canadá, EUA e Reino Unido; na maioria dos países, eles são os segundos em importância apenas para o abortamento por clamídia. As taxas de mortalidade perinatal (incluindo abortamentos e morte neonatal) em rebanhos afetados podem chegar a 50%. A toxoplasmose pode ser uma causa primária de perdas econômicas em rebanhos com um problema de abortamento. A toxoplasmose de cabras também está associada à mumificação de fetos e morte perinatal.

Implicações zoonóticas

Os seres humanos são hospedeiros intermediários acidentais para o *T. gondii* e aproximadamente metade da população nos EUA está infectada.[1] A infecção pode resultar da ingestão de oocistos de fezes de gato que contaminam cursos de água ou alimentos, que contaminam o pelo de cães domésticos e gatos, ou inadvertidamente ingeridos por causa de más práticas de higiene. No entanto, o maior risco de infecção humana está relacionado com a ingestão de bradizoítos ou taquizoítos em *carne* ou tecidos comidos ou manuseados. O risco é com carnes cruas ou mal cozidas. O congelamento ou cozimento adequado mata o parasita. A carne bovina é uma fonte menor de infecção, com carne de porco e, em menor grau, carne de ovelha representando um maior risco. Taquizoítos podem passar no leite de cabras desafiadas com oocistos; o *leite de cabra cru* apresenta algum risco para a saúde pública devido à toxoplasmose, embora o risco seja baixo.

Geralmente, a infecção por *T. gondii* em seres humanos imunocompetentes é assintomática. No entanto, a doença pode ocorrer em pessoas que sofrem de *AIDS* ou malignidade, naqueles tratados com drogas citotóxicas ou imunossupressoras e em crianças e idosos. Há também o risco de abortamento ou infecção congênita do feto, resultando em hidrocefalia, calcificação intracraniana e retinocoroidite, em *mulheres grávidas*. A infecção materna durante o primeiro ou o segundo trimestre pode resultar em toxoplasmose congênita grave e morte do feto no útero e subsequente abortamento. A infecção tardia durante a gravidez pode resultar no nascimento de uma criança aparentemente normal que está sob risco de desenvolver coriorretinite mais tarde na vida.

A toxoplasmose representa um *risco ocupacional* para veterinários, agricultores e trabalhadores de matadouros que lidam com tecidos infectados, como placenta, cérebro ou músculo. Por exemplo, o risco pode ser alto durante o contato com ovelhas e cordeiro em bandos infectados; veterinários e trabalhadores rurais, especialmente se estiverem grávidas ou imunocomprometidos, devem tomar precauções para evitar a infecção ao manusear material infectado.

Patogênese

O *T. gondii* é um *parasita intracelular* que ataca a maioria dos tecidos e órgãos, com predileção pelos *sistemas nervoso central e reticuloendotelial*.[2-4] Esporozoítos de oocistos ou bradizoítos de cistos tissulares invadem e penetram células do hospedeiro intermediário por um processo ativo e então se replicam como taquizoítos, inicialmente em células epiteliais intestinais. Após a invasão de vários tipos de células, os taquizoítos multiplicam-se (rapidamente durante a endiogenia) e eventualmente preenchem e destroem as células. Após a liberação das células rotas, os taquizoítos liberados alcançam outros órgãos através da corrente sanguínea. A *parasitemia* começa cerca de

5 dias após a infecção e declina com o desenvolvimento da imunidade 2 a 3 semanas após a infecção. Nesse estágio, o parasita é submetido à replicação de bradizoítos dentro de células e tecidos para produzir cistos tissulares.

A apresentação da doença varia dependendo do órgão afetado e se a doença é congênita ou adquirida. As principais manifestações são encefalite quando a infecção é *congênita* e exantema febril com pneumonite e enterocolite quando infecções pesadas ocorrem no período *pós-natal*. No entanto, a maioria das infecções é assintomática; os cistos tissulares podem ser encontrados em muitos animais e parecem não causar danos. Quando a imunidade do animal diminui, devido a estresse, doença, terapia imunossupressora ou estado imunocomprometido, os cistos tissulares podem se romper e lesões granulomatosas podem se desenvolver. Animais imunodeficientes ou imunocomprometidos podem desenvolver doença grave.

Ovelhas e cabras prenhes

Ocorrem abortamento e mortalidade fetal em ovelhas ou cabras que contraem infecção primária durante a gestação. Na mãe, a infecção é limitada por uma resposta imune em desenvolvimento, mas não é limitada na placenta ou no feto imunodeficiente. O feto e a capacidade do feto e da placenta associada de montar uma resposta protetora dependem da idade do feto no momento da infecção.

A *imunocompetência contra o T. gondii* geralmente não se desenvolve antes dos 60 dias de gestação. A infecção no início ou na metade da prenhez resulta em morte fetal, com reabsorção ou mumificação. Alguns cordeiros infectados em meados da gestação podem sobreviver a termo e ser natimortos ou podem sobreviver ao parto, mas são fracos e morrem logo após o nascimento. A replicação de parasitas na placenta resulta em múltiplos focos de necrose e essas lesões provavelmente contribuem com o abortamento ou o nascimento de cordeiros fracos. Além disso, a infecção congênita do sistema nervoso central pode resultar em disfunção locomotora e de sucção. Somente ovelhas que se infectam durante a gravidez abortam. Com a infecção no final da prenhez, o feto pode montar uma resposta imunológica e geralmente nasce vivo, infectado e imune. A infecção de ovelhas prenhes ou não geralmente provoca imunidade protetora suficiente para prevenir o abortamento em gestações futuras.

Achados clínicos

A síndrome clínica e o curso da toxoplasmose variam muito entre as espécies e entre as faixas etárias.[3-5] A única síndrome clínica reconhecida com alguma regularidade no campo é o abortamento e a mortalidade neonatal em ovinos. As outras síndromes menos comuns são descritas nas subseções a seguir.

Ovinos

Em ovinos, embora possa ocorrer uma síndrome caracterizada por febre, dispneia, tremor generalizado, abortos e natimortos[3], a manifestação clínica da doença sistêmica é rara. As principais manifestações da toxoplasmose em ovinos são reabsorção fetal, abortamento, nascimento de cordeiros mumificados ou natimortos, morte neonatal e nascimento de cordeiros de termo que apresentam distúrbios locomotores e de sucção.

O abortamento geralmente ocorre durante as últimas 4 semanas de gestação e a taxa pode chegar a 50%. Cordeiros nascidos a termo de ovelhas infectadas podem nascer mortos ou vivos, porém fracos, ocorrendo o óbito em até 3 a 4 dias após o nascimento. Cordeiros afetados após o nascimento apresentam febre e dispneia, mas é incomum o desfecho fatal. Pode ocorrer reabsorção fetal em ovelhas infectadas no início da gestação.

Cabras

A toxoplasmose de ovinos e caprinos é semelhante. A toxoplasmose caprina se manifesta por mortes perinatais, incluindo abortos e natimortos. Pode ocorrer doença sistêmica, com alta taxa de mortalidade, principalmente em caprinos jovens.

Porcos

São *suscetíveis*. Se ocorrer um surto, porcos de todas as idades podem ser afetados.[4] Os sinais clínicos incluem debilidade, fraqueza, incoordenação, tosse, tremor ou diarreia, mas sem febre. Os porcos jovens podem estar gravemente doentes, com febre alta de 40 a 42°C; eles desenvolvem diarreia e podem morrer depois de várias semanas. Porcos de 2 a 4 semanas de idade têm sinais adicionais, incluindo perda de peso, dispneia, tosse e sinais nervosos, particularmente ataxia. Porcas prenhes geralmente *abortam*; os leitões são prematuros ou *natimortos* ou sobrevivem e podem desenvolver doenças entre 1 e 3 semanas de idade. A toxoplasmose deve ser considerada no caso de um problema residente de abortos e natimortos em um rebanho de suínos.

Bovinos

A toxoplasmose bovina é rara e pode se manifestar como febre, dispneia e sinais nervosos, incluindo ataxia e hiperexcitabilidade, nos estágios iniciais, seguidos por letargia extrema. Também podem ocorrer bezerros natimortos ou fracos, que morrem logo após o nascimento. No entanto, a toxoplasmose geralmente não desempenha um papel significativo no abortamento bovino. Os bezerros congenitamente afetados podem apresentar febre, dispneia, tosse, espirros, secreção nasal, convulsões clônicas, ranger dos dentes ou tremores da cabeça e do pescoço. A morte pode ocorrer após 2 a 6 dias.

Cavalos

A toxoplasmose é *rara* em cavalos.

Patologia clínica

Os *testes sorológicos* disponíveis para detecção de anticorpos humorais para *T. gondii* incluem: teste de corante Sabin-Feldman, teste de hemaglutinação indireta, teste de imunofluorescência indireta (IFI), o teste de aglutinação modificado (MAT), o teste de aglutinação em látex (LAT), o ensaio de imunoabsorção enzimática (ELISA) e o teste do ensaio de aglutinação imunoabsorvente (IAAT).[2-4] Testes sorológicos são comumente usados para estimar a soroprevalência da exposição ou infecção por *T. gondii* em populações de animais, mas sua *sensibilidade e especificidade podem variar* consideravelmente dependendo de muitos fatores, incluindo o próprio ensaio utilizado e as espécies de animais sendo testadas.

Abortamento

O *teste sorológico* para estabelecer a toxoplasmose como causa do abortamento é de valor limitado. Uma titulação de teste negativa excluirá a toxoplasmose, mas como o anticorpo sérico pode persistir por alguns anos, uma titulação positiva apenas indicará que um animal foi exposto ou infectado com *T. gondii* em algum estágio de sua vida. A soroprevalência pode ser alta em ovelhas e suínos. *Titulações altas* em amostras pareadas são mais informativas, mas provavelmente são de valor limitado para o diagnóstico de abortamento relacionado com *T. gondii* em ovinos, em que a infecção e as respostas de anticorpos séricos podem preceder o surto de abortamento. É informativo testar o *líquido pleural ou peritoneal* de fetos abortados quanto à presença de anticorpos ou ácidos nucleicos de *T. gondii*. Os ensaios de PCR podem ser utilizados para detectar ou quantificar especificamente o DNA ou RNA do *T. gondii* em tecidos fetais e quaisquer outros tecidos infectados de casos suspeitos.

Achados de necropsia

As lesões macroscópicas consistem em *múltiplos focos de necrose em vários órgãos*, incluindo pulmões, cérebro, medula espinal, fígado, baço, rins e coração. Podem ser observados hidrotórax por pneumonia intersticial, ascite, linfadenite e ulceração intestinal. Microscopicamente, estão presentes focos de *necrose coagulativa*, com pouca evidência de inflamação, exceto nos pulmões, onde há pneumonia intersticial, e no sistema nervoso, onde geralmente há meningoencefalite não supurativa. Podem ser encontrados estágios (taquizoítos, bradizoítos ou cistos) de *T. gondii* nas vísceras ou no cérebro.[11,12]

Abortamento

Em *ovinos*, pode haver comprometimento da parede uterina, da *placenta* e do feto. As lesões nos cordeiros fetais são geralmente limitadas à necrose focal no cérebro, fígado, rins e pulmões; lesões características são comuns e graves na *placenta*.[1] As lesões são confinadas aos cotilédones e consistem em *múltiplos focos brancos de necrose nas vilosidades*. No exame histológico, há necrose multifocal e descamação do epitélio trofoblástico, algumas vezes com calcificação. Podem ser encontrados estágios de *T. gondii* na placenta e em outros órgãos.

Em *suínos*, as lesões proeminentes são placentite necrótica, encefalomielite não supurativa ou degeneração miocárdica. Em contraste com as ovelhas, áreas macroscopicamente visíveis de necrose não estão presentes na placenta, mas numerosos organismos podem ser visíveis no exame microscópico da placenta.

A coloração imuno-histoquímica pode ser usada para identificar o parasita em material fixado com formalina. O teste sorológico do líquido torácico fetal pode ser útil nos fetos imunocompetentes no momento do abortamento. O PCR pode ser usado para detecção específica do DNA de *T. gondii* em tecidos e pode ser usado em tecido autolisado.[2-4] Em raras ocasiões, pode ser realizado um bioensaio diagnóstico para induzir a infecção e propagar o parasita em roedores livres de patógeno específico (SPF), que é um método muito sensível, mas demorado. Cérebro, pulmão e diafragma coletados assepticamente são homogeneizados e administrados por via oral ou por injeção intraperitoneal ou intracerebral em camundongos ou por via oral em gatos SPF. Um diagnóstico positivo depende da presença de cistos de *T. gondii* nos cérebros dos camundongos cerca de 8 semanas após a inoculação ou a excreção de oocistos nas fezes de gatos infectados. Os gatos são um ensaio mais sensível por causa do volume de tecido que pode ser testado. O bioensaio em camundongos é útil para propagar o *T. gondii* para análises moleculares ou genéticas subsequentes ou experiências *in vitro*.

Amostras para teste de diagnóstico

- Parasitologia: cérebro fresco ou refrigerado, pulmão, placenta
- Sorologia: fluido torácico fetal
- Histologia: cotilédones da placenta, pulmão, fígado, cérebro, medula espinal, rim, coração.

> **Diagnóstico diferencial**
> A toxoplasmose é raramente incluída em uma lista diagnóstica primária que não seja com problemas de abortamento e mortalidade neonatal associada. O diagnóstico diferencial de abortamento em bovinos e ovinos é tratado como brucelose e em porcos como leptospirose. As causas de encefalite e pneumonite em animais estão listadas sob os respectivos títulos.

Tratamento

O tratamento com uma combinação de sulfametazina e pirimetamina (administrada durante 3 dias por três períodos, com intervalo de 5 dias entre o início de cada período de tratamento) revelou-se eficaz na mitigação dos efeitos da toxoplasmose induzida experimentalmente em ovelhas prenhes. Essa terapia deve ser considerada diante de um surto de abortamento associado à toxoplasmose.[1] Essas substâncias parecem ser eficazes contra taquizoítos em proliferação no estágio agudo da toxoplasmose, mas não eliminam a infecção e têm atividade limitada em bradizoítos dentro de cistos tissulares.

Controle

Existem duas questões fundamentais no controle da toxoplasmose em animais de produção. A primeira é reduzir o impacto econômico da doença; o segundo é reduzir o risco de doenças humanas associadas ao consumo de carne infectada.

Gatos

A eliminação de gatos do ambiente da fazenda impede a contaminação da ração e das áreas de pastagem. Embora seja possível *banir os gatos domésticos* da fazenda, isso normalmente não elimina o risco de toxoplasmose, devido à variedade de atividades de gatos de áreas adjacentes, à presença de gatos selvagens e à possibilidade de disseminação de oocistos.[5] No entanto, o risco de infecção ou doença será reduzido através da eliminação de gatos do ambiente da exploração ou da sua restrição a animais *castrados*. Sempre que possível, *os alimentos devem ser armazenados em áreas à prova de gatos*. Em unidades de suínos, o controle de roedores e a prevenção do acesso de suínos a qualquer *carniça* são medidas fundamentais. Nas fazendas, deve ser eliminada imediatamente qualquer carcaça ou material animal (p. ex., placenta e feto) ligado a casos suspeitos ou confirmados de toxoplasmose.

Monitoramento sorológico

O teste sorológico pode ser usado para estimar a soroprevalência e a soroconversão em porcas alojadas em ambientes fechados e ao ar livre, podendo ajudar na avaliação da necessidade de fazer mudanças nas práticas de manejo agrícola. Esse teste também pode ser empregado para avaliar a soroprevalência e monitorar titulações específicas de anticorpos em ovinos para apoiar uma estratégia de gerenciamento de risco contra a toxoplasmose e para avaliar se devem ser implementados medicamentos antitoxoplásmicos ou vacinação para prevenção ou proteção.

Há imunidade efetiva e duradoura após a infecção primária por *T. gondii* e as ovelhas abortadas devem ser mantidas no bando. A exposição de ovelhas à infecção natural em um ambiente contaminado antes da criação seria um meio possível de prevenir a toxoplasmose, mas é difícil de controlar.

Profilaxia

A alimentação com *monensina* na dose de 15 mg/dia/animal durante os primeiros 100 dias de gestação demonstrou reduzir a perda de cordeiros após infecção experimental com *T. gondii*, assim como o decoquinato a 2 mg/kg/dia.[1] *Decoquinato* é mais palatável e tem menor risco de toxicidade. A medicação preventiva oferece uma opção para as ovelhas negativas para anticorpos séricos anti-*T. gondii*. e suscetíveis de serem expostas durante a gestação a ração, água ou ambientes contaminados com oocistos. Ambos os medicamentos funcionam melhor quando fornecidos às ovelhas antes de encontrarem infecção e não são eficazes como agentes terapêuticos.

Vacinação

Taquizoítos de uma cepa atenuada de *T. gondii* são usados em uma vacina para proteger ovelhas, que está disponível comercialmente em alguns países.[3,6-8] Tais taquizoítos infectam prontamente ovelhas soronegativas, mas não iniciam infecção crônica ou cistos tissulares e o parasita não pode ser detectado no músculo ou cérebro 6 semanas após a vacinação. As ovelhas devem ser vacinadas pelo menos 3 semanas antes do acasalamento e uma única injeção protege para a vida toda. Em bandos em que a toxoplasmose é causa de perda de cordeiros, a vacinação inicial de todo o lote, seguida de vacinação de ovelhas de substituição, é uma opção econômica melhor do que vacinar apenas ovelhas de substituição.[3] A vacinação não protege completamente ovelhas gestantes contra parasitemia ou infecção do feto após o desafio com oocistos de *T. gondii* virulentos, mas há redução significativa nas taxas de nascimento de cordeiros mortos. Foi postulado que a vacinação resulta em um número reduzido de taquizoítos invadindo o útero gravídico ou o feto, com consequente e reduzido potencial de induzir mudanças patológicas significativas na placenta e no feto. A imunidade parece ser mediada por células. Experiências com vacina com adjuvante em porcos mostram proteção contra o desafio clínico e redução no *Toxoplasma* recuperável de tecidos de porcos vacinados e desafiados.[1]

Redução do risco zoonótico de alimentos e água

Oocistos de fezes de gatos são uma importante fonte de infecção humana, assim como carne de ovelhas, suínos e, às vezes, de outros animais domésticos infectados por taquizoítos ou cistos.[2] A implementação de procedimentos de controle em fazendas reduz o risco de infecção e o principal aspecto é reduzir o número de gatos em fazendas ou eliminá-los. A infectividade da carne pode ser destruída por congelamento, cozimento adequado ou irradiação. Estão prontamente disponíveis revisões de outras estratégias para o controle da toxoplasmose de origem alimentar.[9,10]

LEITURA COMPLEMENTAR

Buxton D, Maley SW, Wright SE et al. Toxoplasma gondii and ovine toxoplasmosis: new aspects of an old story. Vet Parasitol. 2007;149:25-28.

Elsheikha HM. Congenital toxoplasmosis: priorities for further health promotion action. Public Health. 2008;122:335-353.

Hill D, Dubey JP. Toxoplasma gondii. Transmission diagnosis and prevention. Clin Microbiol Infect. 2002; 8:634-640.

Innes EA, Vermeulen AN. Vaccination as a control strategy against the coccidial parasites Eimeria, Toxoplasma and Neospora. Parasitology. 2006;133(suppl): S145-S168.

Montoya JG, Remington JS. Management of Toxoplasma gondii infection during pregnancy. Clin Infect Dis. 2008;47:554-566.

REFERÊNCIAS BIBLIOGRÁFICAS

1. Radostits O, et al. Diseases associated with protozoa. In: Veterinary Medicine: A Textbook of the Disease of Cattle, Horses, Sheep, Goats and Pigs. 10th ed. London: W.B. Saunders; 2007:1518.
2. Dubey JP. J Eukaryot Microbiol. 2008;55:467.
3. Dubey JP. Vet Parasitol. 2009;163:1.
4. Dubey JP. Vet Parasitol. 2009;164:89.
5. Elmore SA, et al. Trends Parasitol. 2010;26:190.
6. Innes EA, et al. Vaccine. 2007;25:5495.
7. Garcia JL. Expert Rev Vaccines. 2009;8:215.
8. Innes EA, et al. Mem Inst Oswaldo Cruz. 2009;104:246.
9. Jones JL, Dubey JP. Clin Infect Dis. 2012;55:845.
10. Jones JL, Dubey JP. Exp Parasitol. 2010;124:10.
11. Brown CC, et al. Alimentary system. In: Maxie MG, ed. Jubb, Kennedy and Palmer's Pathology of Domestic Animals. Vol. 2. 5th ed. Edinburgh:Saunders; 2007:1.
12. O'Donovan J, et al. Vet Pathol. 2012;49:462.

Teileriose

Doenças protozoárias transmitidas por carrapatos associadas a *Theileria* spp. em bovinos, ovinos, caprinos e cavalos e em ungulados selvagens e cativos. O gênero *Theileria* pertence ao grupo Apicomplexa, que inclui *Babesia, Toxoplasma, Neospora* e *Plasmodium*, entre outros. O ciclo de vida de *Theileria* spp. envolve desenvolvimento cíclico em carrapatos para formar esporozoítos; ao ser injetado com saliva de carrapato no hospedeiro mamífero, os esporozoítos se desenvolvem dentro de esquizontes em leucócitos e, em seguida, piroplasmas (merozoítos) em eritrócitos. As doenças em ruminantes são caracterizadas por distúrbios febris e linfoproliferativos e estão associadas a vários graus de leucopenia ou anemia.

Theileria spp. são encontrados em todo o mundo e sua nomenclatura e classificação, embora ainda controversas, estão sendo gradualmente elucidadas pela caracterização molecular. Os patógenos importantes do gado são restritos a certas regiões geográficas, a partir das quais as doenças são nomeadas (Tabela 21.6). A febre da Costa Leste (FCL), causada por *Theileria parva*, e a teileriose tropical (ou teileriose mediterrânea), causada por *T. annulata*, são as duas mais importantes teilerioses e são tratadas separadamente na discussão a seguir.

A teileriose oriental (ou teileriose japonesa) causada por *T. orientalis* está sendo cada vez mais associada a surtos de doenças na Ásia e na Austrália. A análise molecular revelou quatro genótipos de de *T. orientalis* (ikeda, chitose, buffeli e tipo 5), e o genótipo ikeda é o mais patogênico.[1] A doença é transmitida por carrapatos *Haemophysalis*, que ocorrem na Europa, bacia do Mediterrâneo, Ásia e Austrália. Além disso, foi relatada a transmissão transplacentária (vertical) de vacas prenhes para bezerros em alguns países.

A teileriose oriental é caracterizada por anemia moderada a grave em bovinos altamente parasitados e moderado aumento dos linfonodos. Surtos de sinais clínicos mais graves e perdas econômicas têm sido relatados ocasionalmente na Índia, Austrália e Nova Zelândia.[2-4] Tais surtos são caracterizados por anemia grave e parasitemia intensa, especialmente em raças europeias de gado, em seus cruzamentos ou em animais movidos para áreas endêmicas. Os animais afetados apresentam febre alta, lacrimação, secreção nasal, linfonodos inchados e hemoglobinúria.[2] Foram relatados abortamentos, perda significativa na produção de leite e mortes nos surtos australianos.[3-6] As lesões *post mortem* incluem úlceras perfuradas no abomaso, aumento do baço e edema pulmonar maciço, como na FCL e na teileriose mediterrânea (ver discussão a seguir).

A patogênese da anemia e da hemoglobinúria na teileriose oriental não é clara, mas pode estar relacionada com um fator hemolítico no soro de bovinos agudamente afetados ou com um dano oxidativo da membrana das hemácias levando à hemólise, como na teileriose maligna ovina (ver discussão a seguir).[7] As raças europeias são mais suscetíveis do que as raças zebuínas.

Métodos s incluem testes parasitológicos, sorológicos e de reação em cadeia da polimerase (PCR).[8] Em um estudo envolvendo bovinos de corte na Austrália, a prevalência de infecção foi de 28,1% pelo método parasitológico e 70,8% por PCR utilizando uma região dentro da principal proteína de superfície do piroplasma (MPSP) como marcador.[5] Com taxas de infecção tão altas em animais clinicamente normais, é importante que os bezerros utilizados para a produção de vacinas vivas contra babesiose e anaplasmose estejam livres da teileriose oriental. Na Austrália, o tratamento concomitante com fosfato de primaquina e lactato de halofuginona é eficaz para essa finalidade.

O *T. mutans*, confinado à África e às ilhas do Caribe, causa uma doença geralmente inócua (teileriose benigna), mas pode se manifestar por febre, anorexia e anemia. Alguns genótipos de *T. orientalis* também estão associados a infecções subclínicas na Ásia e na Austrália. Outra espécie, *T. velifera*, está associada à teileriose muito leve na África tropical. Carrapatos *Amblyomma* transmitem ambas as espécies. O *T. taurotragi* do antílope é geralmente não patogênico para o gado, mas é uma das causas de *teileriose cerebral* na África do Sul (teileriose cerebral também pode ser associado a *T. parva*). Os linfoblastos parasitados se acumulam nas artérias cerebral, espinal e meníngea, resultando em trombose e infarto dos órgãos afetados. O *T. taurotragi* é transmitido por *Rhipicephalus* spp.

Tabela 21.6 Resumo da teileriose de ruminantes domésticos.

Doença	Distribuição	*Theileria* spp.	Vetor principal
Bovinos			
Febre da Costa Leste	África Oriental e Central	*T. parva*	*Rhipicephalus appendiculatus*
Doença de viragem (teileriose cerebral)	África Meridional	*T. parva, T. taurotragi*	*Rhipicephalus* spp.
Teileriose tropical (teileriose mediterrânea)	Países mediterrâneos, Indochina	*T. annulata*	*Hyalomma anatolicum*
Teileriose oriental (teileriose japonesa)	Ásia, Austrália	*T. orientalis* (genótipo ikeda)	*Haemophysalis* spp.
Teileriose benigna	África e Caribe África Ásia	*T. mutans* *T. velifera* *T. buffeli* *T. sergenti*	*Amblyomma* spp. *Amblyomma* spp. *Haemophysalis longicornis/H. punctata*
Ovinos e cabras			
Teileriose ovina maligna	Norte da África, Oriente Médio, Índia	*T. hirci* (*T. lestoquardi*)	*Hyalomma* spp./ *Haemophysalis* spp. ?
Teileriose benigna	Universal	*T. ovis*	*Rhipicephalus* spp. ?
Equinos			
Teileriose equina	África Oriental e África do Sul, universal	*T. separata* *T. equi*	*Rhipicephalus* spp. ? *Boophilus microplus, Rhipicephalus* spp., *Hyalomma* spp.

O importante patógeno de ovinos e caprinos é o *T. hirci* (sinônimo de *T. lestoquardi*), causa da *teileriose maligna de ovinos*. A doença é enzoótica desde o norte da África passando por todo o Oriente Médio até a Índia e a China, aproximadamente a mesma região geográfica da teileriose tropical bovina. A teileriose maligna em ovinos e caprinos é semelhante à teileriose tropical bovina como resultado de *T. annulata*. Como o último, também é transmitido por *Hyalomma* spp., mas na China o principal vetor é *Haemophysalis* spp. A doença pode ser aguda, subaguda ou crônica, dependendo da resistência das ovelhas ou cabras, e é sazonal, dependendo da disponibilidade de carrapatos. A doença aguda é caracterizada por febre e mortalidade muito alta em 3 a 6 dias. Anemia, icterícia e aumento dos linfonodos são característicos e podem ser demonstrados tanto os piroplasmas quanto os esquizontes em esfregaços de sangue e tecidos, respectivamente. A anemia é grave, progressiva e hemolítica e está associada a danos oxidativos.[7] Nos casos subagudos e crônicos, os sinais geralmente são menos acentuados, exceto anemia e emaciação. Está disponível um teste de imunofluorescência indireta (IFI) e os parasitas podem ser identificados por métodos de PCR. Podem ser usadas parvaquona e buparvaquona para tratar casos precoces. A *teileriose benigna do ovino* é causada por *T. ovis* ou *T. separata*, *T. luwenshuni* ou *T. uilenbergi*.[9] Os piroplasmas são encontrados no sangue, mas não há sinais clínicos evidentes.

A teileriose equina é causada por *Theileria equi* (anteriormente *Babesia equi*) e foi relatada em todos os continentes, incluindo a América do Norte, onde ressurgiu como uma infecção subclínica persistente de equinos nos EUA.[10] O termo *piroplasmose equina* é usado para se referir à infecção por *T. equi* sozinha ou concomitantemente com *Babesia cabali*. Cavalos, burros, camelos e zebras são afetados. A transmissão é feita por *Boophilus microplus*, *Rhipicephalus* spp. e *Hyalomma* spp. Além disso, a transmissão transplacentária de égua para potros é bastante comum. A doença é geralmente uma forma benigna de teileriose detectada durante o exame de sangue de rotina ou por meio de sorologia e técnicas moleculares (PCR). O tratamento com dipropionato de imidocarbe é amplamente bem-sucedido na eliminação do estado de portador e do risco de transmissão em países não endêmicos.[10]

Em resumo, a patogênese de várias formas de teileriose é dependente da produção de esquizontes em linfócitos e de piroplasmas em eritrócitos. Assim, *T. parva*, *T. annulata* e *T. hirci* produzem numerosos esquizontes e piroplasmas e são muito patogênicos; *T. orientalis*, *T. mutans* e *T. ovis* raramente produzem esquizontes, mas podem causar graus variados de anemia quando são muitos os piroplasmas nos glóbulos vermelhos; e com *T. velifera* e *T. separata*, não foram descritos esquizontes, a parasitemia é geralmente escassa e a infecção é leve ou subclínica. A transmissão é da saliva do carrapato para o hospedeiro mamífero, mas raramente foram relatados casos de infecção transplacentária para *T. orientalis* e, mais frequentemente, para *T. equi*.

REFERÊNCIAS BIBLIOGRÁFICAS

1. Eamens G, et al. Aust Vet J. 2013;91:332.
2. Aparna M, et al. Parasitol Int. 2011;60:524.
3. Islam MK, et al. Infect Genet Evol. 2011;11:2095.
4. Mcfadden AM, et al. NZ Vet J. 2011;59:79.
5. Perera PK, et al. Vet Parasitol. 2013;doi:10.1016/j.vetpar.2013.06.023; [Epub ahead of print].
6. Perera PK, et al. Parasit Vect. 2014;7:73.
7. Nazifi S, et al. Parasitol Res. 2011;109:275.
8. OIE Manual of Diagnostic Tests and Vaccines for Terrestrial Animals. 6th ed. Paris: OIE; 2008 chapter 2.4.17:789.
9. Yin H, et al. Trends Parasitol. 2009;25:85.
10. Ueti MW, et al. PLoS ONE. 2012;7:e44713.

Febre da Costa Leste

Sinopse

- **Etiologia:** *Theileria parva*, um protozoário Apicomplexa. O vetor é *Rhipicephalus appendiculatus* e raramente *R. zambeziensis*
- **Epidemiologia:** doença endêmica de bovinos na África Oriental e Central; alta mortalidade e grande importância econômica
- **Achados clínicos:** febre, aumento dos gânglios linfáticos superficiais, dispneia, emaciação e diarreia terminal
- **Patologia clínica:** esquizontes em linfoblastos, piroplasmas em eritrócitos, sorologia
- **Lesões:** edema pulmonar maciço, hidrotórax, hidropericárdio, emagrecimento, hemorragias, linfadenopatia e proliferação generalizada de células linfoblastoides
- **Lista de diagnóstico diferencial:**
  - Tripanossomose/babesiose/anaplasmose
  - Erliquiose
  - Febre catarral maligna/diarreia viral bovina/peste bovina
- **Tratamento:** sucesso limitado com halofuginona, parvaquona e tetraciclinas
- **Controle:** abordagem integrada envolvendo raças de animais resistentes, aplicação estratégica de acaricidas e vacinação por métodos de infecção e tratamento.

Etiologia

A febre da Costa Leste (FCL) é causada pela *Theileria parva* transmitida por carrapatos. O gênero *Theileria* pertence ao grupo apicomplex (ver "Teilerioses"). Houve considerável nomeação e renomeação de *T. parva* e das doenças associadas na África. A FCL "clássica" ocorre na África Oriental e está associada à *T. parva* transmitida de bovinos para bovinos pelo carrapato marrom da orelha, *Rhipicephalus appendiculatus*. A FCL também ocorre como *doença de corredor* na África Oriental e do Sul ou como *doença de Janeiro* na África central. A doença de corredor é transmitida do búfalo para o gado por *R. appendiculatus* ou *R. zambeziensis* e o agente responsável costumava ser chamado de *T. parva lawrencei*. O contato próximo entre búfalos, bovinos e carrapatos é essencial. A doença é mais aguda que a FCL clássica, mas após a passagem em série no gado, é indistinguível da FCL clássica. A doença de Janeiro ocorre principalmente entre janeiro e março e o agente recebeu o nome de *T. parva bovis*. A doença também é mais aguda do que a FCL clássica, e a morte ocorre por vezes dentro de 4 dias. Essas três doenças clínicas são de outro modo indistinguíveis umas das outras e, portanto, os agentes causadores são atualmente referidos simplesmente como *T. parva*.

Epidemiologia

Ocorrência

A FCL afeta principalmente bovinos, mas também búfalos, e ocorre em 13 países da África Oriental, Central e Meridional. Sua ocorrência está relacionada com a distribuição do carrapato vetorial, registrada em grandes áreas que se estendem do sul do Sudão, a norte, para a Zâmbia ocidental e Zaire, a oeste, e para Moçambique e Zimbábue, a sul. A doença é prevalente em todas as áreas mais úmidas, favorecendo o desenvolvimento do carrapato, mas está ausente das terras altas úmidas no corno da África. Um surto foi notificado nas Comores após a importação de gado vacinado da Tanzânia.[1] A doença foi erradicada da África do Sul até o Rio Zambeze. Os cenários endêmicos variam de uma situação estável, com alta prevalência de infecção do rebanho, mas baixas taxas de mortalidade (estabilidade endêmica), até um cenário de baixa prevalência e alta letalidade (instabilidade endêmica). A estabilidade endêmica desenvolve-se em bovinos nativos expostos constantemente a carrapatos, como aqueles em áreas mais úmidas, enquanto a instabilidade endêmica é observada em sistemas de produção comercial utilizando raças importadas ou cruzadas e em áreas com padrão de chuva unimodal, que restringe a atividade do carrapato. Ocorrem epidemias quando há uma quebra no controle de carrapatos, especialmente durante a estação chuvosa ou quando animais suscetíveis são introduzidos em uma área endêmica.

Morbidade e mortalidade

Todos os bovinos suscetíveis em áreas endêmicas correm o risco de contrair a FCL, a menos que sejam vacinados ou a população de carrapatos esteja sob rigoroso controle. As taxas de morbidade e de mortaldade são muito altas, aproximando-se de 90 a 100% em raças exóticas recém-introduzidas (*Bos taurus*) e em bovinos autóctones previamente nunca expostos. No entanto, bovinos zebuínos (*Bos indicus*) e búfalos africanos em áreas endêmicas têm forte resistência à doença, e a mortalidade é de cerca de 5%.

Métodos de transmissão

O vetor da FCL é *Rhipicephalus appendiculatus*; no campo, a doença ocorre apenas quando esse carrapato é encontrado, com exceção da doença de corredor, que pode ser transmitida por *R. zambeziensis*. Outras espécies de *Rhipicephalus* e *Hyalomma* spp. podem transmitir FCL experimentalmente, mas eles não são significativos. Os estágios de desenvolvimento do parasita ocorrem no carrapato e passam transestadialmente pelas fases de larva, ninfa e adulto, mas não há transmissão transovariana. Em consequência disso, as larvas ou ninfas tornam-se infectadas e transmitem a infecção como ninfas ou adultos, respectivamente. Os adultos são vetores mais eficientes que as ninfas, mas cada estágio de desenvolvimento resulta na amplificação da competência do vetor para a transmissão do parasita e na capacidade de infectar mais de um hospedeiro durante o ciclo de vida do carrapato.[2] Os carrapatos infectados iniciam a transmissão do parasita a partir de 72 h[3] e a transmissão mecânica não tem significado. A epidemiologia da doença é, portanto, amplamente dependente da distribuição e do *habitat* do carrapato e de sua capacidade de completar o desenvolvimento até a fase adulta, geralmente durante a estação chuvosa. Carrapatos podem viver por 1 a 2 anos, mas eles perdem sua infecção dentro de 11 meses.

Fatores de risco

Os fatores de risco mais importantes referem-se à presença do carrapato marrom da orelha em uma determinada área e ao nível de carga do carrapato por animal, embora seja necessário apenas um carrapato para estabelecer uma infecção que pode ser fatal. Em baixas taxas de infestação, uma média de cinco carrapatos por cabeça (dois a três por orelha) sustenta a endemicidade; um a quatro por cabeça convida a epidemias, enquanto uma média de menos de um permite surtos esporádicos. Além disso, há evidências de que populações de *R. appendiculatus* originárias da África oriental tendem a se tornar mais altamente infectadas com *T. parva* do que aquelas originárias da África do Sul; consequentemente, a doença que elas transmitem é mais virulenta.

A taxa de infecção em carrapatos em áreas endêmicas é geralmente baixa (1 a 2%), embora a imunidade conferida a animais recuperados ou vacinados não seja mais considerada estéril. No entanto, logo após a FCL se estabelecer em rebanhos suscetíveis, as taxas de infecção em carrapatos tornam-se muito maiores.

Animais jovens são menos suscetíveis, e raças e búfalos nativos são menos afetados clinicamente do que raças exóticas, mas os búfalos são portadores de doenças de corredor. Outros *Bovidae* selvagens podem ajudar a sustentar a população do vetor de carrapatos, mas não são portadores de *T. parva*. Os búfalos asiáticos ou aquáticos são totalmente suscetíveis.

Fatores de risco do ambiente

Na África oriental, *R. appendiculatus* normalmente ocorre em savanas cobertas de gramíneas e florestas de savana, mas geralmente está ausente de *habitats* florestais extensos e densamente arborizados. Áreas muito altas, muito frias ou muito secas não permitem que o carrapato passe por mais de um ciclo de vida em 1 ano, reduzindo assim o período de transmissão de parasitas elementares pelas ninfas ou pelos adultos. Por exemplo, a doença é mais prevalente na África oriental, onde os estágios adulto e imaturo do carrapato ocorrem simultaneamente no gado, levando à transmissão rápida e contínua. Na África Meridional, por outro lado, existe um ciclo de vida sazonal para o carrapato e, portanto, há pouca sobreposição entre os períodos de atividade dos adultos (janeiro a março) e estágios imaturos, reduzindo assim a frequência de transmissão da doença.

Mecanismos imunes

O gado que se recupera da FCL tem uma imunidade sólida ao desafio homólogo, mas a imunidade não é estéril. Em áreas endêmicas, a premunidade é estabelecida cedo e isso fornece proteção ao longo da vida se a reinfecção continuar e os bovinos não forem movidos para um local diferente, onde possam ser expostos a uma cepa diferente do parasita. O gado nativo é capaz de limitar a multiplicação explosiva de esquizontes durante a fase aguda. Estresse nutricional ou climático pode reduzir seriamente a premunidade do animal, mesmo entre raças resistentes. Embora as respostas de anticorpos ao esporozoíto possam desempenhar algum papel na proteção, a imunidade é mediada principalmente por mecanismos celulares que envolvem respostas de células T citotóxicas (CTL) mediadas por células contra antígenos de superfície de células infectadas com macrosquizontes. A resposta de CTL é específica do parasita e geneticamente restrita [antígenos do complexo principal de histocompatibilidade (MHC)] e a proteção pode ser transferida entre bezerros imunes e virgens na fração de células T CD8+ que emana de um linfonodo respondedor.

Reprodução experimental

A FCL pode ser facilmente reproduzida alimentando carrapatos infectados em bovinos suscetíveis ou inoculando bovinos com material de carrapato infectado, esporozoítos ou células de cultura de tecido infectadas com macrosquizontes. Isso é usado como método de imunização. Ao trabalhar com carrapatos, deve-se ter cuidado para evitar o risco de contrair outras doenças transmitidas por carrapatos.

Importância econômica

A FCL tem um grande impacto na produção de gado na África Oriental, Central e Meridional. Estima-se que, em 1989, a FCL matou 1,1 milhão de cabeças de gado e causou prejuízos de US$ 168 milhões. Perdas sérias ocorrem em bovinos exóticos e nativos, principalmente devido à redução da produção de leite e carne com o resultado de morbidade e mortalidade e aos altos custos incorridos na implementação do controle efetivo de carrapatos. *T. parva* não infecta seres humanos.

Preocupações de biossegurança

O vetor da FCL tem requisitos rigorosos que limitam a disseminação e o estabelecimento da doença além das áreas geográficas onde normalmente ocorre. Onde o vetor ocorre, mas não há doença, como nos Comores, devem ser tomadas precauções para evitar a importação de bovinos portadores de áreas endêmicas. A FCL não é contagiosa.

Patogênese

Esporozoítos de *T. parva* são injetados no hospedeiro bovino pelo carrapato em sua saliva. Os carrapatos devem se alimentar por 2 a 4 dias antes que os esporozoítos em suas glândulas salivares amadureçam e se tornem infecciosos para o gado. Um carrapato pode transmitir esporozoítos suficientes para causar uma infecção fatal em um animal suscetível. Os esporozoítos então entram nos linfócitos e se desenvolvem em esquizontes no linfonodo, drenando a área de fixação do carrapato, geralmente o nódulo parotídeo. Os linfócitos infectados são transformados em linfoblastos imortalizados e continuam a se dividir sincronizadamente com os esquizontes; assim, cada célula-filha também é infectada. Eventualmente, os linfoblastos infectados são disseminados por todo o sistema linfoide e em órgãos não linfoides, onde continuam a proliferar. A estratégia usada pelo parasita para transformar a célula infectada é via reprogramação do metabolismo da glicose e sinalização redox da célula.[4,5] Foi sugerido que apenas uma proporção de linfócitos infectados irá realmente proliferar e disseminar.[6] Além disso, a sobrevivência de linfoblastos infectados é promovida pelo sequestro citoplasmático da p53, molécula efetora central da via apoptótica da p53.[7] Posteriormente, alguns esquizontes diferenciam-se em merozoítos e são libertados dos linfoblastos. Sem os esquizontes, a proliferação de tais linfoblastos é interrompida.[5] Enquanto isso, os merozoítos liberados invadem os eritrócitos, onde são referidos como piroplasmas. Estes últimos são a forma infecciosa para os carrapatos. Piroplasmas ingeridos por carrapatos passam por vários estágios de desenvolvimento e eventualmente formam esporozoítos nas glândulas salivares, completando assim o ciclo.

A lesão patológica dominante é a proliferação linfoide generalizada resultante da proliferação descontrolada de linfócitos contendo esquizontes. Isso é seguido mais tarde por necrose de linfoblastos infectados e induzidos por linfócitos T citotóxicos. Em um estudo envolvendo bezerros com 3 meses de idade, foi relatada necrose maciça de linfócitos sem proliferação inicial.[8] A linfocitólise grave muitas vezes leva à imunossupressão. Próximo ao óbito, o animal desenvolve edema pulmonar grave, provavelmente como resultado da liberação de substâncias vasoativas de linfócitos se desintegrando nos pulmões. Os índices eritrocitários geralmente não são alterados, mas pode haver anemia terminal na doença de janeiro.

Achados clínicos

A síndrome básica causada pela infecção por *T. parva* dura algumas semanas. O período de incubação é de 1 a 3 semanas, dependendo da virulência da cepa e do tamanho da dose infectante. Experimentalmente, o primeiro sinal clínico é o aumento dos nódulos linfáticos na área que drena o local de fixação da carraça (ou seja, 8 a 16 dias após a ligação). Um ou 2 dias depois, há febre, depressão, anorexia e queda de leite em animais leiteiros. Em fases posteriores, pode haver secreções nasais eoculares, dispneia, aumento generalizado dos linfonodos e esplenomegalia. Em casos graves, ocorre diarreia, às vezes com disenteria, mas geralmente apenas em uma fase posterior no curso da doença. Emaciação, fraqueza e decúbito levam à morte por asfixia em 7 a 10 dias. Próximo ao óbito, há frequentemente uma descarga nasal espumosa. Ocorrem casos esporádicos de envolvimento cerebral, são caracterizados por circundamento ou teileriose cerebral.

Na África Meridional, a teileriose cerebral está associada a uma forma aberrante de *T. taurotragi* originária do elande (ver "Teilerioses"). Existem sinais nervosos localizados e convulsões, tremor, saliva profusa e pressão na cabeça. A infecção com a cepa de *T. parva* (anteriormente *T. parva lawrencei*), responsável pela doença de corredor, causa uma síndrome aguda semelhante, com lesão adicional de ceratite e blefarospasmo associado. A FCL no Zimbábue (anteriormente atribuída à *T. parva bovis*) é geralmente um pouco menos virulenta, mas frequentemente ainda é fatal.

Patologia clínica

Os parasitas são evidentes como esquizontes, às vezes em linfócitos circulantes, mas principalmente em esfregaços de biopsia de linfonodos aumentados e corados com Giemsa. Os piroplasmas também são facilmente visíveis nos eritrócitos a partir do dia 16 após a fixação do carrapato e aumentam em número até a morte. Mais de 30% dos eritrócitos podem estar infectados, mas o nível de piroplasmas intraeritrocitários não está correlacionado com a gravidade da doença. Os piroplasmas de *T. parva* são difíceis de diferenciar de outros piroplasmas – daí a necessidade de encontrar esquizontes. A contagem de sangue irá revelar panleucopenia e trombocitopenia com pouca ou nenhuma anemia. Os protozoários podem ser cultivados em uma cultura de tecido de células linfoblastoides.

Uma variedade de testes serológicos está disponível, incluindo teste de imunofluorescência indireta (IFI), teste de fixação de complemento, teste de hemaglutinação indireta e ensaio de imunoabsorção enzimática (ELISA). O teste ELISA é cada vez mais usado em estudos soroepidemiológicos e a tecnologia de reação em cadeia da polimerase (PCR) pode ser usada assim como com outras teilerioses. No entanto, o IFI é o teste mais usado.[9]

Achados de necropsia

As lesões mais marcantes são edema pulmonar maciço, hiperemia e enfisema, junto com hidrotórax e hidropericárdio. Há espuma abundante nas vias respiratórias. A carcaça está emaciada e as hemorragias são evidentes em vários tecidos e órgãos. Há aumento do fígado, linfonodos e baço e ulceração do abomaso e intestinos. Nódulos linfoides pequenos (os chamados pseudoinfartos) estão presentes no fígado, rins e trato alimentar. Em casos prolongados, os animais podem ter órgãos linfoides pequenos e exaustos.

As lesões microscópicas são caracterizadas por proliferação de células linfoblastoides e quantidades variadas de necrose em órgãos linfoides, pulmões, fígado, rins, trato gastrintestinal e outros tecidos, algo semelhante a um tumor linfoide multicêntrico. Alguns linfoblastos contêm esquizontes, que são mais bem visualizados em manchas de impressão coradas pelo corante Giemsa. Na teileriose cerebral, os linfoblastos infectados sequestram nos vasos sanguíneos cerebrais e causam infarto. Os espécimes a serem submetidos à patologia devem incluir linfonodos, pulmões, rins, fígado e qualquer outro órgão com lesões macroscópicas.

Diagnóstico diferencial

A febre, a depressão e a linfadenopatia da febre da Costa Leste podem ser confundidas com doenças como a teileriose atribuível a:
- *T. annulata*
- Tripanossomose
- Erliquiose
- Febre catarral maligna
- Diarreia viral bovina e peste bovina.

A hiperplasia linfoide também pode simular linfoma. O conhecimento da história da doença, associado a exames hematológicos e de linfonodos, geralmente é adequado para o diagnóstico definitivo.

Tratamento

Tratamento e controle

Tratamento
- Buparvaquona: 2,5 mg/kg IM, em 2 doses com 48 h de intervalo (R-1)
- Parvaquona: 10 mg/kg IM, em 2 doses com 48 h de intervalo (R-1)
- Lactato de halofuginona: 1,2 mg/kg VO (R-1)
- Oxitetraciclina: 20 mg/kg IM (R-2)

Controle
- Vacinação por infecção e método de tratamento com tetraciclina ou parvaquona (R-1)
- Vacinação com isolado de baixa patogenicidade (R-2)

Uma vez que um animal esteja manifestando sinais clínicos da FCL, o tratamento é geralmente considerado insatisfatório ou muito caro. As tetraciclinas foram o tratamento recomendado por muitos anos, mas têm eficácia apenas moderada, especialmente se a doença estiver presente por alguns dias. Dois medicamentos recentemente introduzidos, lactato de halofuginona e parvaquona, tiveram taxa de sucesso muito maior, mas animais recuperados podem se tornar portadores a menos que a dose correta seja usada. O lactato de halofuginona é um tratamento oral eficaz para a síndrome aguda em 2 doses, 1,2 mg/kg de peso corporal. A parvaquona (10 mg/kg de peso corporal, em 2 doses com 48 h de intervalo) ou a buparvaquona (2,5 mg/kg de peso corporal, em 2 doses com 48 h de intervalo) administrada por via intramuscular é eficaz na maioria dos casos. Em ensaios de campo, a buparvaquona proporciona resultados comparáveis aos da parvaquona e as taxas de cura são maximizadas por um diagnóstico preciso e tratamento imediato de infecções tanto por FCL como intercorrentes. As taxas de cura são ainda maiores se os animais também forem tratados para edema pulmonar com dexametasona ou furosemida diurética. Foi relatada taxa de recuperação de 95,2% em casos de campo na Tanzânia tratados apenas com buparvaquona.[10]

Controle

Até recentemente, o principal método de controle da FCL era quebrar o ciclo de transmissão entre bovinos e carrapatos. Isso foi obtido através da aplicação generalizada e rigorosa de acaricidas em intervalos de 3, 5 ou 7 dias ao longo do ano (imersão intensiva), aderência à legislação sobre movimentos de gado e quarentena e bom manejo pecuário e de pastagens. Com os custos cada vez maiores dos acaricidas, seu efeito sobre o meio ambiente, o desenvolvimento de resistência a acaricidas e os problemas políticos frequentes nas regiões afetadas, essa estratégia para controlar a FCL e outras doenças transmitidas por carrapatos na África foi revisada. Além disso, observou-se que o gado nativo, que constitui a maioria dos rebanhos em alguns dos países afetados, pode perder sua estabilidade endêmica com a imersão intensiva e o processo não é custo-efetivo. Uma abordagem integrada é agora defendida envolvendo o uso de raças geneticamente resistentes, uma aplicação criteriosa e seletiva de acaricidas em intervalos de 3 semanas (imersão estratégica) ou quando houver pelo menos 100 carrapatos por animal (imersão tática) e o uso de vacinas. Foi relatado que as aplicações mensais de inseticida *pour-on* baseado em deltametrina reduzem significativamente a incidência de FCL e outras doenças hemoparasitárias em pequenas fazendas leiteiras no Quênia.

A técnica utilizada para a vacinação é a imunoterapia ou "método de tratamento e infecção". Inicialmente, suspensões criopreservadas de esporozoítos de *T. parva* de carrapatos infectados foram injetadas no paciente. Agora são usados esporozoítos da cultura celular. A infecção que causam é controlada com oxitetraciclina de ação prolongada (20 mg/kg de peso corporal por via intramuscular) ou de preferência a parvaquona administrada ao mesmo tempo e, assim, a premunidade é estabelecida. É preferível usar um coquetel de diferentes estoques de parasitas. A vacinação, juntamente com a imersão estratégica apenas quando os carrapatos são abundantes, geralmente é bem-sucedida e economicamente atraente, desde que os estoques locais de *Theileria* estejam incluídos. Está sendo usada a vacina com o coquetel Muguga em toda a África Oriental, Central e Meridional e foi recomendada para uso no sul do Sudão.[11] Relatórios indicam que bezerros em áreas de alto risco devem ser vacinados com 1 a 2 meses de idade, que campanhas de imunização são mais eficientes quando concentrado no período de baixa atividade de carrapatos em adultos e que a imunização não é benéfica em rebanhos sob controle intensivo de carrapatos, mas é de alto valor quando combinada com o controle estratégico de carrapatos. O controle estratégico mais a imunização pode reduzir acentuadamente o risco de FCL clínica, mas os animais imunizados são portadores, e todos os estágios da *R. appendiculatus* podem transmitir a infecção para animais que nunca contraíram a doença.

Estudos indicaram que o gado poderia ser imunizado com sucesso sem terapia concomitante com tetraciclina usando isolados de baixa patogenicidade como vacinas, por exemplo, *T. parva* (Boleni) no Zimbábue, ou estabilizadores de esporozoíto com baixa infectividade armazenados a −196°C por mais de 6 meses. Devido ao alto custo das tetraciclinas, esse procedimento reduziria o custo da vacinação em mais de três vezes no primeiro ano de aplicação no campo. Além disso, foi relatado que o isolado *T. parva* (Boleni) induziria proteção contra um amplo espectro de estoques de *Theileria* no Zimbábue.[12] Análises econômicas no Quênia demonstraram que o controle integrado – no qual a imunização contra a FCL é sempre um componente importante – pode desempenhar um papel importante no controle geral da doença.[2] Na Tanzânia, os custos anuais da teileriose foram de US$ 205,40 por cabeça, enquanto a introdução da imunização reduziu essa quantia em 40 a 68%, dependendo da estratégia adotada de imersão pós-imunização.[13]

É preciso afirmar que a imunidade é gerada até agora apenas com parasitas vivos que podem estabelecer uma infecção, mas também podem produzir portadores, a partir dos quais os parasitas podem ser transmitidos a bovinos não vacinados que compartilham pasteio.[14] Portanto, há um risco inerente à disseminação da doença com o uso de tais vacinas através das fronteiras nacionais. Por outro lado, esse processo pode estar acelerando o progresso para a endemia.

Foi investigada a possibilidade de imunizar bovinos com moléculas de superfície recombinantes tanto do esporozoíto (o antígeno p67) quanto do esquizonte ou uma mistura de vários antígenos derivados de ambos os estágios, mas sem muito sucesso. Tal vacina recombinante provavelmente evitaria as interrupções que ocorrem com qualquer técnica imunoterapêutica e, se os antígenos corretos forem encontrados para a vacina, espera-se que a imunidade engendrada seja provavelmente ampla, robusta e não específica para o estoque de parasitas.

LEITURA COMPLEMENTAR

Brown CGD. Theileriosis. In: Sewell MMH, Brocklesby DW, eds. Handbook on Animal Diseases in the Tropics. 4th ed. London: Bailliére Tindall; 1990:183.
Lawrence JA, Perry BD, Williamson SM. East coast fever. In: Coetzer JAW, Tustin RC, eds. Infectious Diseases of Livestock. Vol. 1. 2nd ed. Cape Town: Oxford University Press; 2004:448.
Losos GJ. Theileriosis. In: Infectious Tropical Diseases of Domestic Animals. London: Longman; 1986:98.
Norval RAI, Perry BD, Young AS. The Epidemiology of Theileriosis in Africa. San Diego: Academic Press; 1992:481.
OIE Manual of Diagnostic Tests and Vaccines for Terrestrial Animals. Paris: OIE; 2008 chapter 2.04.16:789.

REFERÊNCIAS BIBLIOGRÁFICAS

1. De Deken R, et al. Vet Parasitol. 2007;143:245.
2. Gachohi J, et al. Parasit Vect. 2012;7:194.
3. Konnai S, et al. Vector Zoonot Dis. 2007;7:241.
4. Medjkane S, et al. Oncogene. 2014;33:1809.
5. Metheni M, et al. Cell Microbiol. 2015;doi:10.1111/cmi.12421; [Epub ahead of print].
6. Rocchi MS, et al. Int J Parasitol. 2006;36:771.
7. Haller D, et al. Oncogene. 2010;29:3079.
8. Mbassa GK, et al. Vet Parasitol. 2006;142:260.
9. OIE Manual of Diagnostic Tests and Vaccines for Terrestrial Animals. 6th ed. Paris: OIE; 2008 chapter 2.4.17:789-804.
10. Mbwambo HA, et al. Vet Parasitol. 2006;139:67.
11. Martins SB, et al. Prev Vet Med. 2010;97:175.
12. Latif AA, Hove T. Ticks Tick Borne Dis. 2011;2:163.
13. Kivaria FM, et al. Vet J. 2007;173:384.
14. Oura CA, et al. Parasitology. 2007;134:1205.

Teileriose tropical (teileriose mediterrânea)

Sinopse

- **Etiologia:** *Theileria annulata*, um protozoário Apicomplexa. Vetores são carrapatos do *Hyalomma*
- **Epidemiologia:** doença endêmica de bovinos na bacia do Mediterrâneo e em partes da Ásia
- **Achados clínicos:** inaparentes em local; febre, linfadenopatia, perda de peso, anemia e icterícia em exóticos
- **Patologia clínica:** esquizontes em macrófagos e linfócitos, especialmente em esfregaços hepáticos; piroplasmas em eritrócitos
- **Lesões:** como na febre da costa leste; também anemia e icterícia
- **Lista de diagnósticos diferenciais:**
  - Outras teilerioses
  - Babesiose
  - Anaplasmose
  - Tripanossomose
  - Febre catarral maligna
- **Tratamento:** buparvaquona é eficaz
- **Controle:** não é necessário para gado nativo; vacinação e controle estratégico de carrapatos para exóticos.

Etiologia

Theileria annulata é um membro do grupo Apicomplexa, como *T. parva*, a causa da febre da costa leste (FCL). É altamente virulento para o gado leiteiro europeu, enquanto a infecção no gado zebu local é frequentemente subclínica.

Epidemiologia

Ocorrência e métodos de transmissão

A doença ocorre do Marrocos e de Portugal, a oeste, através da bacia do Mediterrâneo e do Oriente Médio, até Índia e China, a leste. Acredita-se que um surto em uma fazenda leiteira escocesa há mais de uma década tenha sido atribuído à transmissão mecânica de bezerros infectados experimentalmente em um instituto de pesquisa associado à fazenda. Na ausência de vetores naturais, esse surto foi rapidamente controlado.

A *T. annulata* afeta bovinos e é transmitida transestadialmente pelo carrapato *Hyalomma anatolicum* de três hospedeiros no centro-oeste da Ásia e nordeste da África e pelo carrapato *H. detritum* de dois hospedeiros na bacia do Mediterrâneo. A extensão de sua distribuição pode coincidir com a de *T. parva* no Sudão e na Eritreia e com a de *T. orientalis* no Extremo Oriente.

Em áreas endêmicas, praticamente todo o gado adulto está infectado, mas as taxas de infecção variam de acordo com o método de exame. Por exemplo, pesquisas realizadas em diferentes partes da Turquia mostraram que a prevalência estava entre 0 e 60,5% pelo exame microscópico de sangue e esfregaços linfonodais, entre 1,8 e 91,4% por sorologia (imunofluorescência indireta – IFI) e entre 15,4 e 61,2% por técnicas moleculares.[1]

Casos de mortalidade são de aproximadamente 10 a 20% e são restritos principalmente aos bezerros. Animais exóticos introduzidos recentemente podem ter 20 a 90% de mortalidade. A doença ocorre quando há muita atividade de carrapatos, principalmente no verão e nas estações chuvosas, e em animais cruzados. Um único carrapato pode causar infecção fatal porque suas glândulas salivares geralmente contêm numerosos esporozoítos.

Fatores de risco e mecanismos imunes

O estado normal é o de estabilidade endêmica. Esse equilíbrio é perturbado quando animais exóticos são introduzidos e ocorrem perdas maiores. Os animais recuperados apresentam imunidade sólida e duradoura, mas permanecem como portadores. Acredita-se que os búfalos sejam os hospedeiros naturais e eles também podem atuar como portadores, enquanto os iaques são altamente suscetíveis. Em um estudo no Egito, os búfalos foram mais gravemente afetados que os bovinos.[2] Tal como acontece com *T. parva*, a imunidade é mediada principalmente por células, mas é pobre em bezerros. A reprodução experimental é por alimentação de carrapatos infectados no gado ou por inoculação de esporozoítas em carrapatos macerados, de esquizontes em linfócitos ou de merozoítos em eritrócitos. Seres humanos não são afetados.

Importância econômica

A doença é um dos principais obstáculos aos programas de melhoramento pecuário em muitas partes do Oriente Médio e da Ásia. Cerca de um sexto da população mundial de gado está em risco. Estima-se que as perdas econômicas decorrentes da doença na Turquia variam de US$ 130 mil a 598 mil por ano nas zonas endêmicas estáveis.[1] Nos animais cargueiros da Tunísia, a maior perda é a redução da produção de leite.[3]

Preocupações de biossegurança

Não há.

Patogênese

O ciclo de vida de *T. annulata* é bovino-carrapato-bovino, assim como para *T. parva*, mas ao contrário desta, os esporozoítos de *T. annulata* invadem e formam esquizontes, principalmente em macrófagos ou monócitos que expressam antígenos classe II do complexo principal de histocompatibilidade (MHC). Os macrófagos estimulam linfócitos não infectados para sofrerem transformação linfoblástica e proliferarem.[4] As células infectadas com esquizontes se multiplicam nos linfonodos drenantes e se disseminam rapidamente junto com os linfoblastos através dos tecidos linfoides e em órgãos não linfoides, incluindo fígado, rim, pulmão, abomaso e cérebro. A virulência da doença está associada à capacidade de disseminação das células infectadas no interior do hospedeiro.[5] Posteriormente, os esquizontes diferenciam-se em merozoítos e invadem os eritrócitos (como piroplasmas). A patogênese envolve, portanto, proliferação de macrófagos induzidos por esquizontes e anemia com icterícia induzida principalmente pelos piroplasmas. Macrófagos ou monócitos são os principais produtores de citocinas inflamatórias que podem induzir resposta proteica de fase aguda. A resposta é maior na raça *Bos taurus* Holstein-Frísia do que na raça *Bos indicus* Sahiwal[6], o que explicaria a doença mais grave na primeira raça. Macrófagos infectados de raças taurinas também são mais capazes de invasão agressiva do que de raças zebuínas.[7]

Mais de 90% dos eritrócitos podem ser parasitados, cada um por um ou mais merozoítos. Os merozoítos induzem a hemólise mais provavelmente pela peroxidação lipídica da membrana eritrocitária. O nível de hemólise depende da carga parasitária.[8] A imunossupressão pode ocorrer nos estágios agudos da doença, mas em geral é menos acentuada do que na FCL, provavelmente porque o número de leucócitos retorna ao normal logo após a fase aguda.

Achados clínicos

Em uma situação endêmica estável, pode haver apenas doença clínica leve ou ausente em zebuínos locais. Os sinais clínicos são agudos e graves em bovinos exóticos e menos graves em cruzamentos e são semelhantes aos da FCL. No entanto, o curso é mais longo na teileriose tropical e pode durar semanas antes da morte. Os sinais clínicos incluem febre acentuada, inchaço dos linfonodos superficiais, inapetência, taquicardia, dispneia, membranas mucosas pálidas e icterícia. Outros são diarreia, perda de peso, convulsões, torcicolo e outros sinais nervosos. Em casos crônicos, pode haver pequenos nódulos subcutâneos, dos quais podem ser demonstrados os esquizontes em esfregaços. No Egito, bovinos e búfalos afetados também apresentavam sinais oculares, incluindo lacrimejamento grave, conjuntivite bilateral, fotofobia e opacidade corneana,[2] enquanto na Espanha havia nódulos cutâneos coalescentes semelhantes ao linfoma maligno multicêntrico.[4]

Patologia clínica

Assim como a FCL, o exame de esfregaços de sangue e biopsia de linfonodo revela piroplasmas em eritrócitos e esquizontes em linfócitos. Os esquizontes de *T. annulata* tendem a ser mais comuns no fígado do que nos esfregaços linfonodais, mas são indistinguíveis dos de *T. parva*. Além disso, os piroplasmas são predominantemente redondos e ovais, ao contrário dos de *T. parva*, em forma de bastonetes. A anemia é uma característica importante da teileriose tropical, diferentemente da FCL, e está associada à bilirrubinemia, hemoglobinúria e bilirrubinúria. A anemia resulta da destruição de eritrócitos contendo piroplasmas, mas outros fatores podem incluir hemólise autoimune e fraca resposta da medula óssea. A redução na contagem de leucócitos e plaquetas é menos grave do que na FCL, mas os animais que morrem da doença apresentam linfocitopenia persistente e grave envolvendo principalmente linfócitos T.

A técnica de diagnóstico sorológico mais comumente utilizada é IFI.[9] Para levantamentos, foi descrito um ensaio de imunoabsorção enzimática (ELISA) indireto usando uma proteína de superfície recombinante de *T. annulata*. Os ELISA fornecem maior sensibilidade e especificidade do que a IFI. O teste de reação em cadeia da polimerase (PCR) é mais sensível e mais específico[10] e pode detectar portadores; ele também pode ser usado para detectar carrapatos infectados. Um método de PCR multiplex pode detectar simultaneamente infecções únicas ou coinfecções com *T. annulata*, *Babesia bigemina* e *Anaplasma marginale* em bovinos.[11] O teste é simples, específico e sensível e pode ser aplicado em estudos epidemiológicos que visam a avaliar a carga de infecção múltipla com patógenos transmitidos por carrapatos.

Achados de necropsia

Além da palidez das membranas mucosas e da descoloração amarelada dos tecidos, as lesões *post mortem* em animais que morrem de teileriose tropical são semelhantes às da FCL. A proliferação linfoide pode assemelhar-se ao linfoma maligno multicêntrico.[4] O fígado, o baço e os gânglios linfáticos devem ser submetidos a exames laboratoriais para detectar esquizontes, enquanto os merozoítos são detectados em esfregaços sanguíneos.

> **Diagnóstico diferencial**
>
> A teileriose tropical pode ser confundida com outras teilerioses que podem ocorrer na região e com babesiose, anaplasmose, tripanossomose e febre catarral maligna. A biopsia hepática e o exame de sangue ajudarão a confirmar um diagnóstico clínico.

Tratamento

> **Tratamento e controle**
>
> **Tratamento**
> - Buparvaquona: 2,5 mg/kg IM, em 2 doses com 48 h de intervalo (R-1)
> - Lactato de halofuginona: 1,2 mg/kg VO (R-1)
> - Oxitetraciclina: 20 mg/kg IM (R-2)
>
> **Controle**
> - Vacinação por infecção e método de tratamento usando tetraciclina (R-1 para animais exóticos)
> - Vacinação com vacina atenuada (R-2)

A buparvaquona é o agente mais eficaz disponível e a dose recomendada é de 2,5 mg/kg de peso corporal. Em bezerros, é indicado o tratamento de suporte para anemia. A halofuginona a 1,2 mg/kg também é eficaz, mas a tetraciclina a 20 mg/kg é menos eficaz.

Controle

O gado nativo vive com a doença e não requer nenhum controle ou tratamento intensivo contra carrapatos. Para valiosas ações exóticas ou seus cruzamentos, recomenda-se vacinação e controle estratégico de carrapatos. As vacinas podem ser feitas a partir do esporozoíto ou do esquizonte. A vacina esporozoíta baseia-se no método de infecção e tratamento utilizando linhas celulares infectadas com esquizontes e tratamento simultâneo com tetraciclina, como para *T. parva*. Foi sugerido que a maneira mais econômica de controlar a teileriose na Índia é vacinar bezerros e reservar buparvaquona para tratar casos clínicos. A vacina com esquizontes era antigamente sangue contendo uma cepa leve do parasita. As vacinas mais novas são preparadas a partir de esquizontes vivos crescidos em cultura de células linfoides e atenuados por passagem prolongada. Eles praticamente não causam reações adversas e o gado vacinado apresenta boa resistência à doença por ao menos 3,5 anos.

Portanto, é necessário revacinar, preferencialmente com uma vacina de linhagem celular diferente, se a população de carrapatos for muito baixa para proporcionar a estabilidade endêmica. O risco de disseminação das cepas da vacina no campo é muito baixo. A doença foi controlada com sucesso na China por vacinação.[12]

LEITURA COMPLEMENTAR

Brown CGD. Theileriosis. In: Sewell MMH, Brocklesby DW, eds. Handbook on Animal Diseases in the Tropics. 4th ed. London: Bailliére Tindall; 1990:183.

OIE Manual of Diagnostic Tests and Vaccines for Terrestrial Animals. 6th ed. Paris: OIE; 2008 chapter 2.4.17:789-804.

Pipano E, Shkap V. Theileria annulata theileriosis. In: Coetzer JA, Tustin RC, eds. Infectious Diseases of Livestock. Vol. 1. 2nd ed. Cape Town: Oxford University Press; 2004:486-487.

REFERÊNCIAS BIBLIOGRÁFICAS

1. Cicek H, et al. Turkiye Parazitol Derg. 2009;33:273.
2. Mahmmod YS, et al. Ticks Tick Borne Dis. 2011; 2:168.
3. Gharbi M, et al. Rev – Off Int Epizoot. 2011;30:763.
4. Branco S, et al. J Vet Sci. 2010;11:27.
5. Ma M, Baumgartner M. PLoS ONE. 2013;8(9):e75577. doi:10.1371/journal. pone.0075577; eCollection 2013.
6. Glass EJ, et al. Vet Immunol Immunopathol. 2012; 148:178.
7. Chaussepied M, et al. PLoS Pathog. 2010;6:e1001197.
8. Saleh MA, et al. Vet Parasitol. 2011;182:193.
9. OIE Manual of Diagnostic Tests and Vaccines for Terrestrial Animals. 6th ed. Paris: OIE; 2008 chapter 2.4.17:789-804.
10. Khattak RM, et al. Parasite. 2012;19:91.
11. Bilgic HB, et al. Exp Parasitol. 2013;133:222.
12. Yin H, et al. Vaccine. 2008;26(suppl 6):G11-G13.

DOENÇAS DE MÚLTIPLOS ÓRGÃOS DEVIDO À INFECÇÃO POR *TRYPANOSOMA*

Tripanossomos são parasitas protozoários flagelados pertencentes ao gênero *Trypanosoma*, família Trypanosomatidae. Eles vivem no sangue e em outros fluidos corporais de hospedeiros vertebrados e alguns deles causam doenças. Com a ajuda do flagelo, os tripanossomos nadam dentro da corrente sanguínea dos vertebrados e prosperam apesar de serem constantemente atacados pelo sistema imunológico do hospedeiro. Os parasitas geralmente têm um cinetoplasto e passam por um desenvolvimento cíclico em um vetor de artrópodes, mas podem ser transmitidos mecanicamente. Suas adaptações biológicas, morfologia e patogenicidade são fascinantes e têm sido extensivamente estudadas. Os parasitas causam várias doenças, cada uma referida como tripanossomíase. O termo atualmente preferido é *tripanossomose*. As doenças estão resumidas na Tabela 21.7.

Trypanosoma evansi é o primeiro tripanossoma patogênico conhecido. Foi descrito pela primeira vez na Índia como a causa do "mal das cadeiras" em animais, mas a doença é generalizada nos trópicos e transmitida mecanicamente em vez de um vetor biológico. Na África, três espécies (*T. congolense*, *T. vivax* e *T. brucei*) são os principais patógenos para animais e seres humanos. Os parasitas são transmitidos pela mosca tsé-tsé (*Glossina* spp.) e a doença animal resultante é denominada tripanossomose africana ou nagana. Duas subespécies de *T. brucei* são responsáveis pela doença do sono africana em seres humanos, *T. brucei gambiense* na África Ocidental e Central, e *T. brucei rhodesiense* na África Oriental. Outra doença, a durina, afeta especificamente equinos e camelos e é causada pelo *T. equiperdum* transmitida sexualmente durante o coito. *T. evansi* e *T. equiperdum* são consideradas subespécies de *T. brucei*, que perderam sua capacidade de infectar a tsé-tsé e, portanto, podem se espalhar para fora da África. Na América do Sul e Central, um tripanossoma diferente, *T. cruzi*, transmitido por insetos reduvídeos (*Rodnius* spp. e *Triatoma* spp.), é a causa da doença de Chagas ou da tripanossomose americana, principalmente em seres humanos, mas também afeta cães, gatos e porcos. Tripanossomos de importância veterinária são discutidos a seguir.

Nagana

Sinopse

- Etiologia: *Trypanosoma congolense, T. vivax, T. brucei brucei* e *T. simiae*, todos tripanossomos salivares. As moscas tsé-tsé (*Glossina* spp.) servem como vetor biológico e outras moscas picadoras, como vetores mecânicos
- Epidemiologia: doença endêmica de todos os mamíferos da África tropical, também da América Central e do Sul; de maior importância econômica em bovinos. Duas subespécies de *T. brucei* causam a doença do sono africana, uma importante doença humana (zoonose) na África tropical
- Achados clínicos: febre, apatia, membranas mucosas pálidas, gânglios linfáticos inchados, emaciação progressiva, caquexia e morte, às vezes precedidos por sinais nervosos. Pode ser doença aguda, subaguda ou muitas vezes crônica

- Patologia clínica: anemia progressiva, detecção de parasitas no sangue por vários métodos, incluindo reação em cadeia da polimerase
- Lesões: não definitivas, mas incluem palidez, emaciação e aumento de linfonodos, baço e fígado
- Lista de diagnósticos diferenciais:
  - Desnutrição
  - Helmintose
  - Febre da Costa Leste
  - Babesiose
  - Anaplasmose
  - Septicemia hemorrágica
- Tratamento: tripanocidas como Berenil, Samorin, Suramina e Antrycide, mas a resistência a drogas é um problema
- Controle: métodos integrados envolvendo o controle da mosca tsé-tsé, profilaxia, boa criação e uso de raças tripanotolerantes, nenhuma vacina.

Etiologia

T. vivax, T. congolense, T. brucei e *T. simiae* são as quatro principais espécies responsáveis pela tripanossomose africana, afetando praticamente todos os mamíferos domésticos. *T. vivax* e *T. congolense* afetam principalmente bovinos, ovinos, caprinos e equinos. Cavalos também são gravemente afetados por *T. brucei brucei*, enquanto os porcos sofrem principalmente de *T. simiae*. Todas as quatro espécies são membros do grupo de tripanossomos *Salivaria* e são transmitidas ciclicamente através das partes bucais das moscas tsé-tsé – daí o nome tripanossomos salivares. O desenvolvimento cíclico no vetor é um resultado da presença de DNA de cinetoplasto nestes tripanossomos.

A morfologia e o movimento dos tripanossomos são característicos para cada espécie e úteis para o diagnóstico. Nas infecções agudas, o *T. vivax* é geralmente numeroso

Tabela 21.7 Resumo da tripanossomíase de animais domésticos e seres humanos.

Doença	Distribuição	*Trypanosoma* spp.	Vetor principal
Animais			
Nagana ou tripanossomose africana (maioria dos mamíferos)	África tropical	*T. brucei brucei* spp. *T. congolense* *T. vivax* *T. simiae*	*Glossina* spp. Outras moscas que picam
"Mal das cadeiras" (cavalos, camelos, búfalos)	África, Ásia, América do Sul e Central	*T. evansi*	Moscas que picam
Durina (cavalos e burros)	África, Ásia, América do Sul e Central	*T. equiperdum*	Nenhum (transmissão venérea)
Não patogênico (bovinos e ovinos)	Universal	*T. theileri* *T. melophagium*	Moscas que picam
Seres humanos			
Doença do sono rodesiana	África Oriental, Central e Meridional	*T. brucei rhodesiense*	*Glossina* spp.
Doença do sono da Gâmbia	África Ocidental e Central	*T. brucei gambiense*	*Glossina* spp.
Doença de Chagas (também em cães, gatos e porcos)	América do Sul e Central, sul dos EUA	*T. cruzi*	*Rhodnius* spp. *Triatoma* spp.

em amostras de sangue e pode ser identificado por seu movimento muito rápido em filmes molhados. Em esfregaços corados, tem 20 a 26 mcm de comprimento, delgado e monomórfico, com extremidade posterior arredondada, um cinetoplasto terminal e um longo flagelo livre, mas sem membrana ondulante proeminente. *T. congolense* é menor, é lento em filmes úmidos e frequentemente adere aos glóbulos vermelhos pela extremidade anterior. Em esfregaços corados, tem 9 a 18 mcm de comprimento, com cinetoplasto marginal, sem flagelo livre e sem membrana ondulante proeminente. *T. brucei* é grande como *T. vivax*, mas seu movimento rápido está em áreas confinadas do filme molhado. Em esfregaços manchados, é pleomórfica e pode ocorrer em formas longas e delgadas de até 35 mcm, formas intermediárias ou formas curtas e pontiagudas com cerca de 12 mcm de comprimento. As formas delgada e intermediária têm um longo flagelo livre, extremidade posterior pontiaguda, cinetoplasto subterminal e membrana ondulante proeminente, enquanto as formas entroncadas se assemelham a *T. congolense*, mas são maiores e têm uma membrana ondulante proeminente. As cepas ou espécies de *T. brucei* infectantes apenas para animais são frequentemente referidas como *T. brucei brucei* para distingui-las de *T. brucei gambiense* e *T. brucei rhodesiense*, que são infectantes para seres humanos. *T. simiae* é morfologicamente indistinguível de *T. congolense* e é adaptado a porcos, nos quais a parasitemia pode ser muito intensa (enxameamento).

Epidemiologia

Ocorrência

A epidemiologia da tripanossomose africana é determinada principalmente pela ecologia da mosca tsé-tsé, encontrada apenas na África tropical. No entanto, o *T. vivax* também é transmitido mecanicamente por moscas picadoras e tem sido responsável por surtos de doenças na Costa Rica e em alguns países da América do Sul, incluindo Bolívia, Brasil e Venezuela, onde afeta principalmente bovinos e ovinos. Em geral, *T. congolense* e *T. vivax* são responsáveis por doenças graves em bovinos, ovinos e caprinos; *T. brucei brucei* causa infecção subclínica em bovinos, mas também uma doença grave em ovinos, caprinos, equinos e, ocasionalmente, porcos. O *T. simiae* causa uma doença hiperaguda e altamente fatal em porcos exóticos e camelos. Os javalis africanos atuam como seu reservatório e o parasita não é patogênico para bovinos, ovinos ou caprinos.

Prevalência

As taxas de infecção relatadas em bovinos em áreas endêmicas variam consideravelmente e podem ser superiores a 60% em alguns rebanhos. No entanto, como resultado de vários métodos de controle, incluindo aqueles sob os auspícios da Campanha Pan-Africana de Erradicação da Tsé-Tsé e da Tripanossomíase (PATTEC, Pan African Tsetse and Trypanosomiasis Eradication Campaign), a prevalência da infecção está diminuindo em muitos países africanos, particularmente na África Ocidental. Pesquisas recentes na região relatam taxas de prevalência de 5% ou menos em bovinos por métodos de detecção de parasitas e taxas mais altas com sorologia ou com técnicas de reação em cadeia da polimerase (PCR) detectando ácidos nucleicos parasitários. Por exemplo, em estudos de prevalência em aldeias em Burkina Faso envolvendo bovinos em 2002, 1.466 pequenos ruminantes e 481 burros apresentaram apenas uma taxa de infecção de 0,77% em bovinos, 0% em cabras e 0,6% em burros por métodos parasitológicos de rotina, enquanto pela sorologia, as taxas foram de 34,2% para bovinos, 20,9% para ovinos, 8,5% para caprinos e 5,8% para burros.[1] Setenta e cinco por cento dos casos foram atribuíveis a *T. vivax* e 25% a *T. congolense*. Em um estudo etíope envolvendo 1.524 animais, a prevalência geral de infecção foi de 5,5% por métodos parasitológicos convencionais e 31% por PCR.[2] Um fator importante que afeta as taxas de prevalência relatadas são as parasitemias cronicamente baixas em zebuínos africanos nativos, o que muitas vezes exige repetidas amostragens antes que um animal possa ser considerado não infectado. Usando testes de PCR repetidos na África Oriental, as taxas de infecção em 35 bovinos da aldeia foram *T. brucei* (34,3%), *T. congolense* (42,9%) e *T. vivax* (29,9%).[3] Infecções mistas com duas ou mais espécies são comuns em áreas endêmicas e tais infecções são mais prontamente detectadas pela técnica de PCR.[4] Deve-se mencionar que sorologia positiva não implica necessariamente infecção atual, enquanto um teste PCR positivo, quando adequadamente realizado, indica infecção recente porque o DNA do tripanossoma persiste no sangue do hospedeiro por apenas 14 dias após o tratamento bem-sucedido.[5] Aparentemente, *T. vivax* é mais comumente encontrado e mais patogênico na África Ocidental e Central, enquanto *T. congolense* parece mais prevalente e mais patogênica na África Oriental e do Sul. Exceções a essa regra geral são dois relatos recentes, um do Mali[6] e outro da Nigéria[7], onde *T. congolense* foi mais prevalente que *T. vivax* nos rebanhos estudados.

Porcos e cavalos são menos frequentemente afetados que os ruminantes, talvez por estarem menos expostos a moscas tsé-tsé do que os bovinos que normalmente pastam por longas distâncias. A doença clínica em porcos é geralmente atribuída a *T. simiae*, mas não houve relatos de surtos naturais dessa forma de tripanossomose em muitos anos. Cavalos na África são afetados pelas três principais espécies e a síndrome da doença é semelhante.

Na América Central e do Sul, as infecções por *T. vivax* parecem estar se espalhando para novas áreas, onde causam surtos periódicos de doença grave principalmente em bovinos, mas também em cavalos.

Morbidade e mortalidade

As taxas de morbidade durante os surtos são variáveis e podem chegar a 70% em bovinos infectados por *T. vivax* e até 100% em suínos infectados por *T. simiae*. A morbidade é geralmente muito menor em ovelhas, cabras e cavalos, porque não são frequentemente os hospedeiros preferidos da mosca tsé-tsé ou estão menos expostos ao desafio da mosca tsé-tsé. Ovinos e caprinos são mais vigorosos do que os bovinos ao se defenderem contra a alimentação bem-sucedida das moscas tsé-tsé.

A mortalidade dos casos também depende da espécie do tripanossoma, do hospedeiro e de seu nível de resistência. *T. simiae* é invariavelmente fatal em porcos exóticos. Algumas cepas de *T. vivax* na África Oriental causam mortalidades pesadas similares em vacas-leiteiras exóticas; cavalos infectados provavelmente morrerão se não forem tratados. No entanto, a maioria das infecções em bovinos em áreas endêmicas tem um curso crônico e não são invariavelmente fatais, mas o animal pode permanecer improdutivo. As cepas de *T. vivax* da África Ocidental são geralmente mais patogênicas para o gado do que as da África Oriental; *T. congolense* é geralmente a espécie mais patogênica na África Oriental. Subespécies de *T. congolense* também são reconhecidas, sendo *T. congolense* tipo savana muito mais patogênico que outros tipos (*T. congolense* tipo floresta, *T. congolense* tipo *kilifi* e *T. congolense godfreyi*).

Métodos de transmissão

Cíclico

Tripanossomos africanos podem ser transmitidos por 23 espécies de tsé-tsé (*Glossina*) encontradas apenas na África Subsaariana entre as latitudes 14° N e 29° S, excluindo áreas de grande altitude, seca extrema ou temperaturas frias, em que a tsé-tsé não pode sobreviver. As moscas podem ser agrupadas de acordo com seus *habitats* preferidos, como espécies de savana, ribeirinhas e florestais. As espécies de savana (incluindo *G. morsitans, G. austeni, G. pallidipes, G. swynnertoni* e *G. longipalpis*) representam maior ameaça para o gado porque habitam as pastagens onde ele é tradicionalmente criado, podem se adaptar facilmente a outros nichos ecológicos, alimentam-se principalmente de bovinos e suínos e são vetores eficientes de tripanossomos. Elas também são os principais vetores da doença do sono rodesiana associada a *T. b. rhodesiense* em seres humanos (ver Tabela 21.7). As espécies ribeirinhas (*G. palpalis, G. tachinoides* e *G. fuscipes*) são importantes vetores de tripanossomose bovina e suína; a doença do sono na Gâmbia, como resultado de *T. b. gambiense*. Por outro lado, as cerca de 13 espécies florestais (incluindo *G. fusca, G. brevipalpis* e *G. longipennis*) não são frequentemente vetores incriminados de tripanossomos de animais, embora seus hospedeiros preferidos sejam ruminantes e suínos.

O ciclo de vida dos tripanossomos na tsé-tsé envolve o desenvolvimento cíclico por um período de tempo variável, dependendo da espécie e temperatura ambiente, levando à produção de parasitas procíclicos maduros (metacíclicos) infecciosos para o hospedeiro mamífero. O *T. vivax* completa seu ciclo de desenvolvimento na probóscide e na faringe da mosca e pode ser transmitido a um hospedeiro dentro de 1 semana da alimentação infecciosa inicial. O ciclo de *T. congolense* envolve o intestino médio e é concluído em cerca de 2 semanas. O da *T. brucei* é mais complexo: demora 3 semanas ou mais na mosca e envolve as glândulas do intestino médio e salivares. Uma vez infectadas, as moscas permanecem assim por toda a vida (1 a 2 meses). Conclui-se que, para qualquer mosca, sua capacidade vetorial e eficiência são maiores para *T. vivax* e menores para *T. brucei*. Mesmo assim, as taxas de infecção nas moscas tsé-tsé são geralmente baixas pelos métodos parasitológicos convencionais de detecção. Usando a técnica PCR mais sensível, encontraram DNA de tripanossomos em 10,5% das 550 moscas capturadas em campo (*Glossina pallidipes*) em uma área endêmica no sudoeste da Zâmbia.[8]

Não cíclico

Após os tripanossomos terem sido introduzidos em um rebanho, é possível haver transmissão posterior na ausência de *Glossina*. Mordidas de moscas como *Tabanus*, *Stomoxys* e *Hippobosca* são capazes de transmitir tripanossomos mecanicamente da corrente sanguínea em seus aparelhos bucais quando se alimentam de mais de um hospedeiro em um curto intervalo. É assim que o *T. vivax* se espalha em áreas fora do cinturão de tsé-tsé na África e nas Américas Central e do Sul. A transmissão mecânica também pode ocorrer através da agulha durante as inoculações e nos carnívoros que se alimentam de carcaças infectadas. Há relatos ocasionais de transmissão intrauterina (vertical) em animais e seres humanos.

Estado portador

Reservatórios de infecção são encontrados em muitos animais selvagens, em animais tripanotolerantes e nos cronicamente infectados. A tsé-tsé capturada nas reservas de caça ou no seu entorno tende a ter taxas relativamente altas de infecção e a relativa abundância de vida selvagem na África Oriental em comparação com a África Ocidental pode explicar, ao menos em parte, por que a prevalência da doença parece estar diminuindo mais rapidamente no oeste.

Fatores de risco

Fatores de risco dos hospedeiros

O efeito da infecção varia com o hospedeiro, pois animais mais selvagens e alguns domésticos estabelecem um equilíbrio com o parasita e permanecem como portadores clinicamente normais por longos períodos. Especificamente, algumas raças de bovinos nativos da África podem tolerar um desafio leve a moderado da mosca tsé-tsé, limitando a multiplicação de tripanossomos em seu sangue e também limitando o grau de anemia causada. O fenômeno é chamado *tripanotolerância*; é de origem genética e ambiental e o nível de tolerância varia. Assim, as raças taurinas nativas, como N'Dama, Baoule e Muturu, são mais tolerantes do que os zebus da África Ocidental, e entre os zebus da África Oriental, os Orma Boran e Maasai têm tolerância superior às raças Galana Boran e Friesian. Em um estudo envolvendo N'Dama cruzado com animais Quênia-Boran mais suscetíveis criados em situações de campo natural, foi visto que a característica tripanotolerante derivada do N'Dama era principalmente de natureza aditiva, sendo expressa em condição heterozigótica e em três quartos dos cruzamentos com Boran.[9] Além disso, as fêmeas eram mais tripanotolerantes que os machos. Assim, a tolerância das raças mais produtivas, mas suscetíveis, pode ser melhorada pelo cruzamento. No entanto, devido à composição genética incerta dos animais dentro das chamadas raças e cruzamentos, o nível de tripanotolerância também pode variar nos animais individuais dentro de determinada categoria e pode ser superado pelo desafio pesado da tsé-tsé, desnutrição ou outros fatores estressantes.

A tripanotolerância também ocorre em algumas raças autóctones de pequenos ruminantes, mas é menos pronunciada do que em bovinos. As raças incluem ovelhas Djallonke, cabras e ovelhas Anãs da África Ocidental (WAD) e cabras da África Oriental, enquanto as raças Toggenburg, British Alpine, Saanen, Anglo-Nubian e Sahel são totalmente suscetíveis. Devido ao cruzamento não intencional e indiscriminado das populações de cabras WAD com raças mais suscetíveis da região do Sahel, as primeiras estão se tornando menos tripanotolerantes.[10]

Fatores de risco do ambiente

A densidade da população tsé-tsé em uma área e o nível de contato da tsé-tsé com o hospedeiro determinam o nível de infecção. Isso é ainda mais influenciado pela capacidade vetorial da mosca e pela disponibilidade de seu hospedeiro preferido. Por exemplo, os bovinos são mais atraentes para as tsé-tsé do que os porcos, e os porcos são mais atraentes do que as cabras.[11] Caminhadas de gado através da vegetação infestada de tsé-tsé é um risco que os agricultores nômades enfrentam de tempos em tempos e o risco é ainda maior quando rotas de gado convergem, por exemplo, em grandes pontes ou poços de irrigação. Os desenvolvimentos agrícolas e industriais geralmente levam a uma diminuição da densidade de tsé-tsé ao destruir seu *habitat*, enquanto o estabelecimento de reservas de caça ou floresta fornece grande número de hospedeiros preferidos ou um *habitat* adequado para a tsé-tsé, respectivamente. Os rebanhos localizados perto de tais reservas estão, portanto, em maior risco. Assim também estão os turistas que visitam esses parques de caça.

Fatores de risco dos patógenos

Em bovinos, o *T. vivax* geralmente produz um nível mais alto de parasitemia que outras espécies. E como seu ciclo de vida na mosca tsé-tsé também é mais curto, o *T. vivax* é mais facilmente transmitido do que os outros quando os animais são recém-introduzidos em uma área infestada por tsé-tsé. Parasitemias mais altas também facilitam a transmissão mecânica. Por outro lado, o *T. brucei* é raramente detectado pelo exame microscópico do sangue do gado, embora a infecção possa ser confirmada por meio de outros métodos diagnósticos mais sensíveis. Além disso, alguns animais carregam a infecção sem apresentar sinais clínicos, especialmente se forem tripanotolerantes, como o Muturu na Nigéria, ou forem se infectados com tipos genéticos não patogênicos, como *T. congolense* tipo kilifi em bovinos.

Mecanismos imunes

Os animais que se recuperam da infecção por uma cepa ou espécie de tripanossomo não estão imunes à infecção por outra cepa ou espécie. Isso é atribuível à capacidade dos tripanossomos de substituir periodicamente uma monocamada ou seu revestimento protetor de glicoproteínas de superfície variantes (VSG) em um hospedeiro imunocompetente através de um processo chamado *variação antigênica*. Cada célula do tripanossomo expressa apenas um dos muitos VSG de cada vez e o revestimento é continuamente eliminado e substituído para evitar o sistema imunológico do hospedeiro. Durante cada pico de parasitemia, pode estar presente uma mistura de tipos antigênicos variáveis de parasitas, mas o antígeno VSG dominante determina a resposta específica do anticorpo. Esses anticorpos matam a população dominante, deixando outros com diferentes antígenos emergir; estes se multiplicam e se tornam dominantes e o processo continua em ciclos até que o animal morra ou os mecanismos imunes alcancem o parasita e o animal se recupera. Esse fenômeno também é responsável pelas sucessivas ondas de parasitemia em animais infectados.

Estão sendo estudados os mecanismos moleculares envolvidos na comutação ou ativação de novos VSG.[12,13] Em *T. brucei*, os mecanismos envolvem o reparo de DNA, em que uma ruptura de fita dupla (DSB) inicia uma troca no revestimento expresso de superfície variante.[14] Além disso, foi demonstrado que o sítio da DSB determina a probabilidade e o mecanismo de troca antigênica e que os DSB podem desencadear a mudança via recombinação ou inativação da transcrição.[15] A frequência de recombinação é comparável entre *T. congolense* e *T. brucei*, mas é muito mais baixo em *T. vivax*.[13] Após episódios repetidos de infecção e recuperação (com ou sem tratamento) em uma área endêmica, os animais encontram uma variedade de tipos antigênicos e, portanto, tornam-se menos suscetíveis a estirpes nessa área. Animais infectados são mais suscetíveis a infecções secundárias por outros microrganismos, particularmente bactérias. O sistema imunológico de um animal infectado é interrompido por mecanismos não totalmente compreendidos, mas eles podem variar com as espécies de animais. Em ruminantes, o estado de imunossupressão é anulado uma vez que os tripanossomos são eliminados pela quimioterapia.

Reprodução experimental

A infecção pode ser facilmente reproduzida pela inoculação de sangue infectado ou outro fluido seroso em um hospedeiro suscetível. Moscas infectadas também podem ser alimentadas no hospedeiro para transmitir a doença. Estão disponíveis vários modelos animais de laboratório da nagana e da doença do sono e muitos estudos foram feitos com camundongos e ratos. Esses estudos ajudam a elucidar a patogênese da doença e as abordagens para quimioterapia e resistência a medicamentos.

Importância econômica

As moscas tsé-tsé infestam 10 milhões de quilômetros quadrados da África, envolvendo 38 países e colocando 50 milhões de cabeças de gado em risco. Portanto, nagana ainda é a doença mais importante da pecuária no continente. O risco adicional de infecções humanas afetou muito o desenvolvimento social, econômico e agrícola das comunidades rurais. Como a nagana é uma doença debilitante, os animais afetados são cronicamente improdutivos em termos de leite, carne, esterco e tração e a taxa de mortalidade pode ser alta, especialmente em animais exóticos e mais produtivos. A doença na África custa aos produtores e consumidores de gado cerca de US$ 4,5 bilhões por ano. As perdas antecipadas como resultado de *T. vivax* na América do Sul ultrapassam US$ 160 milhões. Além disso, a doença pode afetar várias campanhas de imunização em áreas endêmicas porque pode causar imunossupressão.

Implicações zoonóticas

Os patógenos animais (*T. vivax, T. congolense, T. simiae* e *T. brucei brucei*) não são infecciosos para seres humanos, mas os animais podem servir como reservatórios de *T. brucei rhodesiense* e *gambiense*, causas da tripanossomose humana africana (HAT), ou da doença do sono. *T. brucei brucei* é morfologicamente indistinguível dos patógenos humanos, mas quando é incubado no soro humano, é lisado e se torna não infeccioso para animais de laboratório, diferentemente dos patógenos humanos, resistentes ao soro humano.[16]

Como em animais, infecções humanas por *T. brucei gambiense* ou *T. brucei rhodesiense* resultam de picadas de tsé-tsé, geralmente em parques de caça, em reservas florestais, ao longo de córregos ou em outros ambientes rurais. A incidência de infecções humanas caiu para alguns milhares de casos por ano na década de 1960 e depois começou a aumentar como resultado do relaxamento das medidas de controle anteriores e especialmente por causa da agitação civil, forçando as pessoas a deixar suas casas para procurar abrigo em áreas infestadas de tsé-tsé. Atualmente, um total de 70 milhões de pessoas correm risco de infecção. Em 2012, foram notificados mais de 175 mil em 20 países; *T. brucei gambiense* foi responsável por 82,2% deles e *T. brucei rhodesiense* foi responsável pelos 17,8% restantes.[17] Países de alto risco estão na África Central, especialmente na República Democrática do Congo, em Angola, na República Centro-Africana e no sul do Sudão, onde as guerras civis dificultaram os esforços de controle. Durante o período de 2009 a 2013, a maioria dos casos de doença do sono rodesiana foi relatada em Uganda, Malawi, Tanzânia e Zâmbia[18] e por turistas estrangeiros que visitaram os parques de caça da África Oriental. Foi publicada recentemente uma revisão abrangente da doença em humanos.[18]

Uma erupção cutânea (cancro) desenvolve-se no local da picada da mosca tsé-tsé em seres humanos e logo se segue febre, cefaleia persistente e inchaço dos gânglios linfáticos, baço e fígado. Podem ser notados fraqueza e sinais de envolvimento cardíaco no início da forma rodesiana encontrada na África Oriental e Meridional. Essa forma é rapidamente fatal se não for diagnosticada precocemente e tratada de pronto. A forma gambiana é em geral crônica e muitas vezes assintomática durante meses, até que o paciente gradualmente morra da doença ou de infecções secundárias anos depois. É encontrado na África Ocidental e Central, incluindo a parte noroeste de Uganda. Em ambas as formas, a doença progride de um primeiro estágio hemolinfático (S1) para um segundo estágio meningoencefálico (S2), correspondendo a quando parasitas invadem o líquido cefalorraquidiano (LCR) e o cérebro através da barreira hematencefálica.[19] O estágio 2 resulta em meningoencefalite progressiva não supurativa, fazendo o paciente adormecer com frequência – daí o nome doença do sono.

Preocupações de biossegurança

Não existem preocupações de biossegurança para nagana porque as moscas tsé-tsé exigem condições ambientais rigorosas para sobreviver e se reproduzir. No entanto, como *T. vivax* pode ser transmitido mecanicamente por moscas que picam, esse fato deve ser levado em consideração quando os animais infectados forem transportados para fora da zona de tsé-tsé na África e na América do Sul e Central. Pessoas que trabalham com *T. brucei gambiense* e *T. brucei rhodesiense* devem tomar precauções para evitar a inoculação acidental de si mesmos ou dos seus colaboradores com material infectado em seringas ou moscas tsé-tsé.

Patogênese

Nagana na maioria das espécies de animais domésticos é uma doença progressiva, nem sempre fatal, e as principais características são anemia, dano tissular e imunossupressão. Os tripanossomos metacíclicos são inoculados intradermicamente à medida que a mosca se alimenta. Eles se multiplicam nesse local, provocando uma reação cutânea local (cancro), mais pronunciada em um hospedeiro totalmente suscetível e pode ser leve ou ausente em algumas cepas ou espécies de tripanossomos. Dentro do cancro, os parasitas metacíclicos mudam para a forma tripomastigota, entram na corrente sanguínea diretamente ou através dos linfáticos e iniciam parasitemias intermitentes características associadas à febre intermitente. Em seguida, o comportamento dos parasitas depende em grande parte das espécies de tripanossomos transmitidos e do hospedeiro.

Na fase aguda, o *T. vivax* geralmente se multiplica rapidamente no sangue de bovinos, ovinos e caprinos e se dispersa de modo uniforme por todo o sistema cardiovascular, enquanto *T. congolense* tende a ser agregado em pequenos vasos sanguíneos e capilares do coração, cérebro e musculatura esquelética. As parasitemias por *T. congolense* em ruminantes geralmente não são tão altas quanto com *T. vivax*, embora a anemia possa ser mais acentuada. Ambas as espécies exercem seu efeito principalmente causando anemia grave e dano leve a moderado de órgãos na forma de degeneração celular e infiltração celular mononuclear perivascular. Infecções muito agudas com *T. vivax* em bovinos ou com *T. simiae* em porcos resultam em parasitemia fulminante e coagulação intravascular disseminada, com hemorragias levando rapidamente à morte. Tais síndromes assemelham-se à septicemia e a anemia pode não ser grave.

T. brucei brucei e, menos frequentemente, *T. vivax* têm a capacidade adicional de escapar dos capilares para os tecidos intersticiais e cavidades serosas, onde continuam a se multiplicar. Tais infecções resultam em danos mais graves aos órgãos em cavalos, ovelhas e cabras, além de anemia. O LCR e o parênquima cerebral podem ser invadidos pelos parasitas, resultando em meningoencefalite e encefalomalacia não supurativa.[20-21] Parasitas no LCR não são facilmente alcançados por alguns medicamentos e podem ser uma fonte de infecção recidivante quando reinvadem a corrente sanguínea. Além disso, animais prenhes podem abortar e ocasionalmente ocorrem infecções fetais transplacentárias.

A patogênese da anemia na tripanossomose tem sido extensivamente estudada e pode variar com o parasita, a espécie hospedeira e o estágio da infecção.[22-23] Os três mecanismos geralmente reconhecidos no desenvolvimento da anemia são (1) destruição extravascular de eritrócitos como resultado de eritrofagocitose maciça no baço e no fígado em todos os estágios da infecção, (2) hemólise intravascular no estágio agudo, e (3) resposta inadequada da medula óssea no estágio crônico. Ocorre aumento da eritrofagocitose em macrófagos ativados que são induzidos por glicolipídeos parasitados e se tornam hiperativos contra tripanossomos e eritrócitos. Durante a fase aguda da infecção, a eritrofagocitose também pode ser desencadeada por tripsanossomo transsialidases que atuam nas membranas dos eritrócitos.[24] São menos comuns os relatos de hemólise intravascular, mas tem sido atribuída a vários fatores, incluindo hemolisinas causadas por parasitas, clivagem de ácidos siálicos da membrana eritrocitária, absorção passiva de moléculas de tripanossomo na membrana eritrocitária e, mais recentemente, estresse oxidativo de radicais livres. No estágio crônico, a resposta da medula óssea à perda de eritrócitos corrente é baixa, o que é atribuído ao aumento do sequestro de ferro (como hemossiderina) nos macrófagos.[25] Assim, a patogênese da anemia no estágio crônico de nagana é análoga àquela dos macrófagos de anemia de doença crônica ou crônica.[22-23]

Animais infectados com qualquer tripanossomo patogênico podem desenvolver infecções bacterianas, virais e outras infecções por protozoários concomitantes e até fatais, como resultado da imunossupressão. Acredita-se que isso seja atribuível à apoptose de células B induzida por tripanossomo, resultando na perda de respostas de anticorpos protetores antiparasitas e na abolição de respostas de memória contra patógenos não relacionados.[26]

Os animais tripanotolerantes controlam melhor as parasitemias e têm anemia e danos menos graves nos órgãos. Eles geralmente se recuperam da doença, mas podem atuar como portadores. Por outro lado, os seres humanos apresentam imunidade estéril a esses parasitas, exceto *T. brucei gambiense* e *rhodesiense*.

Achados clínicos

Embora a anemia seja o aspecto cardinal, não existem sinais patognomônicos que possam ajudar a identificar um diagnóstico de tripanossomose em animais de criação. O quadro clínico geral é o seguinte, mas existem muitas variações determinadas pelo nível de desafio de tsé-tsé, pelas espécies e estirpe do tripanossoma e pela raça e gestão do hospedeiro. Os episódios agudos duram de alguns dias a algumas semanas, nos quais o animal morre ou passa de um estágio subagudo a um estágio crônico, ou a doença pode ser crônica desde o início. Casos crônicos podem ter um curso estável, podem ser interrompidos por incidentes periódicos de doença grave ou podem sofrer uma recuperação espontânea.

A síndrome clínica básica aparece após um período de incubação de 8 a 20 dias após a picada da mosca tsé-tsé infecciosa. O cancro não é prontamente notado em condições de campo. Há febre, que provavelmente é intermitente ou cíclica por semanas. Os animais afetados são anoréxicos e apáticos; têm uma secreção ocular aquosa; e perdem condição corporal. Os nódulos linfáticos superficiais ficam visivelmente inchados, as membranas mucosas são pálidas, ocasionalmente ocorre diarreia e alguns animais têm edema da garganta. Os ciclos de cio tornam-se irregulares, os animais prenhes podem abortar e a qualidade do sêmen deteriora progressivamente. O animal fica muito fraco e caquético e morre em 2 a 4 meses ou mais. Gado magro, de pelagem áspera, anêmico, letárgico, com linfonodomegalia generalizada, apresenta aparência de "mosca".

Em geral, *T. congolense* é mais patogênico para bovinos na África Oriental e Meridional, enquanto *T. vivax* produz uma doença mais grave na maior parte da África Ocidental e Central. No entanto, ocorrem surtos graves de *T. vivax* envolvendo animais leiteiros exóticos na África Oriental; os animais afetados apresentam petéquias nas mucosas, rinorragia, disenteria e morte após doença de apenas algumas semanas. Infecções mistas com mais de uma espécie de tripanossomos são comuns e geralmente mais graves. Além disso, infecções bacterianas, virais ou outras infecções parasitárias podem mascarar ou complicar a síndrome clínica básica. A resposta imune a vacinas bacterianas e algumas virais também é deprimida, a menos que a terapia tripanocida seja administrada no momento da vacinação. Achados clínicos peculiares ao tripanossomo individual são os seguintes:

- *T. vivax* afeta todas as espécies de produção, exceto suínos. Ocorrem surtos agudos e crônicos, a anemia é grave e a febre geralmente está associada à alta parasitemia. Uma forma crônica da doença é mais comum na África Oriental, mas uma forma hemorrágica aguda pode ocorrer com o gado exótico. Além disso, surtos no Brasil têm sido associados a sinais nervosos em bovinos[20] e ovinos[27], caracterizados por pressão da cabeça, decúbito lateral e tremores musculares. *T. vivax* é menos comumente visto em raças de gado tripanotolerante
- *T. congolense* afeta todas as espécies, geralmente com doença aguda que dura 4 a 6 semanas, mas ocorrem alguns casos crônicos, especialmente na África Ocidental. Anemia e emagrecimento são graves. A subespécie da savana é mais patogênica que as outras subespécies
- *T. brucei brucei* afeta todas as espécies com doença subaguda a crônica. Além de febre e anemia, frequentemente há edema subcutâneo acentuado e ceratoconjuntivite. Os sinais nervosos se manifestam em cavalos, porcos e pequenos ruminantes por ataxia, andar em círculos, pressão da cabeça e paralisia. O gado apresenta sinais clínicos crônicos e pode atuar como portador
- *T. simiae* afeta porcos exóticos com uma infecção fulminante, levando à morte em horas ou alguns dias após o aparecimento da doença. Os sinais clínicos são febre, marcha rígida, dispneia e hiperemia cutânea, sem anemia significativa. No entanto, nenhum surto foi relatado em décadas.

Patologia clínica

Uma queda progressiva no volume globular é um indicador não específico, mas útil, da tripanossomose em áreas endêmicas. O método clássico de confirmação do diagnóstico da nagana é demonstrar parasitas em um filme de sangue úmido e em um esfregaço de sangue fino ou espesso corado com Giemsa. Isso é bastante confiável nos estágios iniciais da doença, quando a parasitemia geralmente é alta e os picos parasitêmicos correspondem à febre. À medida que a doença progride, as parasitemias tornam-se pouco frequentes e os intervalos entre os picos crescem mais, embora o animal ainda esteja doente. Para aumentar a precisão do diagnóstico parasitológico, agora é rotina concentrar os parasitas na camada leucoplaquetária de um tubo capilar micro-hematócrito. A camada leucoplaquetária é então examinada diretamente a baixa potência (método de Woo) ou em uma preparação úmida com microscópio de contraste (método de Murray). Ambos os testes são simples, sensíveis e aplicáveis ao uso em campo em animais individuais e rebanhos. O sangue deve ser examinado fresco, mas pode ser refrigerado por até 24 h, além do que a maioria dos parasitas morre e desaparece da amostra.

O sangue também pode ser inoculado em animais experimentais, geralmente roedores, mas isso é incômodo e preciso apenas para *T. brucei* e, possivelmente, para *T. congolense*, mas não para *T. vivax*.

Durante as pesquisas, uma série de testes pode ser usada para detectar anticorpos no soro ou outros fluidos corporais. Os três testes utilizados com maior frequência são o de imunofluorescência indireta (IFI), o de aglutinação capilar (CAT) e o ensaio de imunoabsorção enzimática (ELISA). Esses testes indicam infecções passadas e atuais, são difíceis de padronizar para diferentes laboratórios e não são específicos da espécie. A técnica de ELISA foi modificada para detectar antígenos de tripanossomos circulantes (ELISA-antígeno) usando anticorpos monoclonais que distinguiriam *T. vivax*, *T. congolense* e *T. brucei* e detectariam apenas infecções atuais ou muito recentes. Os resultados de testes de campo na África e na América do Sul não foram encorajadores.

A técnica de PCR está sendo usada para detectar o DNA do tripanossomo em sangue, soro e tecidos da mosca tsé-tsé. A técnica tem como alvo o gene que codifica a subunidade ribossômica pequena para identificar e diferenciar todas as espécies de tripanossomos africanos clinicamente importantes e algumas subespécies. O teste é sensível, econômico e adequado para estudos epidemiológicos de larga escala, geralmente em combinação com outros testes. Manchas de sangue seco em papéis de filtro também são uma fonte útil de DNA para a detecção de tripanossomos.[28] A tecnologia de PCR está sendo disponibilizada em alguns laboratórios em áreas endêmicas e levou a um aumento nas taxas de detecção.

O exame do LCR é usado rotineiramente na doença do sono humana para estabelecer o estágio da infecção para selecionar o medicamento apropriado para o tratamento. Em animais, o exame do LCR para parasitas, turbidez, conteúdo proteico e leucócitos pode ser feito na necropsia, se houver sinais neurológicos.[21]

Achados de necropsia

Patologia macroscópica

As lesões *post mortem*, assim como os achados clínicos, não são definitivas. A carcaça é marcada por anemia, emagrecimento e aumento do fígado, baço e nódulos linfáticos. As reservas de gordura corporal estão esgotadas ou apresentam acentuada atrofia serosa, especialmente ao redor do coração e na medula óssea. A medula óssea pode estar vermelha (ativa) no estágio agudo, mas se torna pálida e gelatinosa (não responsiva) no estágio crônico. Podem estar presentes edema subcutâneo, opacidade da córnea e degeneração testicular. Foram relatados espessamento das meninges e amolecimento do cérebro em alguns bovinos naturalmente infectados com o *T. vivax* sul-americano.

Em casos agudos, haverá congestão geral das vísceras e hemorragias extensas em todos os tecidos. Casos crônicos mostram caquexia, frequentemente complicada com pneumonia bacteriana secundária ou outras doenças parasitárias.

Histologia

As lesões microscópicas também não são específicas, exceto em infecções muito agudas, nas quais são encontrados aglomerados de tripanossomos misturados com trombos de fibrina em vasos sanguíneos. Os órgãos linfoides geralmente são hiperplásicos e podem apresentar graus variados de eritrofagocitose e hemossiderose. Os tecidos intersticiais e espaços perivasculares de vários órgãos parenquimatosos podem conter um infiltrado linfoplasmocitário. Isso tende a ser mais marcado com *T. brucei*, em que com frequência os parasitas se localizam extravascularmente no tecido intersticial. Pode ocorrer meningoencefalite, miocardite e dermatite não supurativa grave. Alterações degenerativas também podem estar presentes no fígado, testículos, ovários, cérebro e hipófise.

Espécimes para patologia

Esfregaços de tecidos, geralmente a superfície de corte de um nódulo linfático ou músculo cardíaco, são examinados para tripanossomos antes ou logo após a morte do animal. Os tripanossomos não serão detectáveis se o exame *post mortem* estiver atrasado por algumas horas, porque os parasitas morrem e se desintegram logo após a morte do hospedeiro. Para detecção por PCR, o sangue é pingado em papel de filtro Whatman (Whatman n. 4), armazenado em temperatura ambiente e enviado para o laboratório apropriado.[27] Com *T. brucei*, esfregaços de fluidos serosos, incluindo LCR, podem conter muitos parasitas mesmo quando não são detectáveis no sangue.

Os seguintes órgãos devem ser coletados para histopatologia: linfonodos, baço, fígado, coração, rim, cérebro e qualquer outro órgão que apresente lesões macroscópicas. A causa imediata da morte é frequentemente uma combinação de anemia induzida por tripanossomo e uma infecção bacteriana ou parasitária concomitante.

> **Diagnóstico diferencial**
>
> O diagnóstico é baseado na detecção de parasitas no sangue. Como as parasitemias flutuam, podem ser necessárias múltiplas amostras de um rebanho ou amostragem repetida de um caso suspeito antes que possa ser feito um diagnóstico específico. Além disso, um animal infectado pode estar sofrendo de uma doença concomitante. Emaciação e anemia também podem estar associadas ao seguinte:
> - Desnutrição
> - Helmintose
> - Babesiose
> - Anaplasmose
> - Febre da Costa Leste.
>
> A tripanossomose aguda pode ser confundida com septicemia hemorrágica e antraz. É necessário o exame laboratorial de sangue, fezes e outros tecidos para confirmar o diagnóstico.

Tratamento

> **Tratamento e controle**
>
> **Tratamento**
> - Aceturato de diminazeno: 3,5 a 7 mg/kg IM (R-1 para ruminantes, R-3 para equinos)
> - Cloreto ou brometo de homídeo: 1 mg/kg IM (R-1 para ruminantes e equinos)
> - Cloreto de isometamídeo: 0,25 a 1 mg/kg IM (R-1 para ruminantes)
> - Sulfato de quinapiramina: 5 mg/kg SC (R-1 para equinos)
> - Suramina: 10 mg/kg IV, 2 a 3 vezes/semana (R-2 para equinos, camelídeos).
>
> **Controle**
> - Cloreto de isometamídeo: 2 mg/kg IM (R-1)
> - Cloreto ou brometo de homídeo: 1 mg/kg IM (R-2)
> - Brometo de piritídeo: 2 mg/kg IM (R-2)
> - Quinapiramina prosálica: 7,4 mg/kg SC (R-2)
> - Complexo quinapiramina-suramina: 35 mg/kg SC (R-2 para *T. simae* em suínos).
>
> IM: intramuscular; SC: subcutâneo; IV: intravenoso.

O número de medicamentos tripanocidas disponíveis para tratar e prevenir infecções em áreas endêmicas é limitado e 35 milhões de doses são administradas anualmente na África.[29] As drogas estão no mercado há meio século ou mais; sua faixa de segurança terapêutica é pequena; muitos deles causam reações locais graves, especialmente em cavalos; e alguns podem ser fatais em doses elevadas. Além disso, como os medicamentos são caros e agora podem ser adquiridos sem receita médica, são comuns dosagens e administração inadequadas e o uso de medicamentos falsos ou de baixa qualidade. Além do fato de que alguns medicamentos são usados tanto profilática quanto terapeuticamente, os eventos acima levaram a casos de resistência a medicamentos, o que é universalmente considerado uma ameaça à produção e à saúde do rebanho.

Idealmente, cada país ou região estabelece um grupo de medicamentos sanitários que devem ser usados apenas como pausa no curso de um dos medicamentos mais comuns. O medicamento sanitário deve fornecer profilaxia moderada e evitar o desenvolvimento de resistência ao medicamento principal. Essas medidas não foram bem executadas em muitos países, especialmente com a privatização da prática veterinária na África. Isso pode explicar os crescentes relatos de resistência múltipla a medicamentos curativos, sanativos e profiláticos ao longo dos anos.[6,30-31] Por outro lado, foi relatada alta prevalência de resistência ao aceturato de diminazeno para *T. congolense* sem história de exposição a esse medicamento.[5] Os isolados foram obtidos da tsé-tsé ou da vida selvagem em parques na Tanzânia, Zâmbia e África do Sul. Além disso, observou-se que os clones de *T. congolense* resistentes ao cloreto de isometamídeo são mais facilmente transmissíveis às moscas tsé-tsé (*G. morsitans*).[32] Esse pode ser outro fator que contribui com a alta prevalência de cepas resistentes a medicamentos na região africana.

As cepas são consideradas resistentes quando não respondem ao medicamento ou quando recaem no sangue algum tempo depois de uma cura aparente. É provável que mais casos de recaídas sejam observados com o método de PCR mais sensível para o exame de sangue. No entanto, observou-se que as recidivas, em que o hospedeiro controla o nível de parasitemia até um nível abaixo da sensibilidade do exame microscópico de rotina, não afetam a produtividade do hospedeiro.[33] As recidivas são mais prováveis de ocorrerem se o início do tratamento tiver atrasado ou a taxa de dose for inadequada. No entanto, em situações de campo, quase não há monitoramento regular da eficácia do medicamento e os animais podem ser reinfectados com a mesma espécie de tripanossomos ou outras logo após uma cura eficaz.

Os medicamentos de uso comum contra tripanossomos são apresentados a seguir. As taxas de dose específicas variam de acordo com as espécies animais, o tripanossomo específico e a finalidade específica (curativa, profilática ou sanativa):

- Aceturato de diminazeno é amplamente usado contra T. vivax e T. congolense. Trata-se de uma medicação curativa e sanativa na dose de 3,5 a 7 mg/kg de peso corporal pela via intramuscular (IM). É bem tolerada pelos ruminantes e é um dos dois medicamentos recomendados para a tripanossomose bovina. Não é bem tolerado por cavalos
- Isometamídeo é outro medicamento bastante utilizado contra T. vivax e T. congolense em ruminantes. É curativo e profilático na dose de 0,25 a 1 mg/kg de peso corporal pela via IM. Em doses muito mais elevadas (12,5 a 35 mg/kg de peso corporal), pode ser utilizada profilaticamente contra T. simiae em porcos, mas não sem o risco de morte por colapso cardiovascular agudo
- Brometo e cloreto de homídeo e homídeo também são amplamente usados contra T. congolense e T. vivax como fármacos curativos e sanativos a 1 mg/kg de peso corporal pela via IM
- Brometo de piritídeo é usado com menos frequência contra T. congolense e T. vivax como profilaxia a 2 mg/kg de peso corporal pela via IM
- Sulfato de quinapiramina não é mais usado com frequência em bovinos, mas é o fármaco curativo preferido contra T. brucei brucei em equinos na dose de 5 mg/kg de peso corporal pela via IM. O sulfato e o cloreto de quinapiramina são utilizados profilaticamente a 7,4 mg/kg de peso corporal pela via subcutânea (SC)
- Suramina também pode ser usada contra T. brucei como medicamento curativo e profilático a 10 mg/kg de peso corporal pela via intravenosa em cavalos e camelos
- Complexo quinapiramina-suramina é a única medicação eficaz contra T. simiae em suínos e é usada profilaticamente a 40 mg/kg de peso corporal pela via SC.

Controle

O controle da tripanossomose em países endêmicos envolve o controle da população de mosca tsé-tsé, o tratamento profilático de animais em risco, a boa criação de animais e o uso de animais tripanotolerantes. Não existe vacina contra a doença e, apesar de pesquisas intensivas, as vacinas parecem improváveis em um futuro próximo devido à capacidade dos tripanossomos de mudar prontamente seu revestimento de superfície de glicoproteína através do processo de variação antigênica.

O controle da tsé-tsé foi tentado com sucesso em alguns países africanos, mas a reinvasão é frequente se a terra não for utilizada adequadamente. Os primeiros métodos envolveram desmatamento e eliminação de animais de caça dos quais a mosca tsé-tsé se alimentava. Esses métodos foram eficazes na erradicação ou controle da tsé-tsé em algumas partes do continente, especialmente na África do Sul, mas resultaram na destruição de recursos vegetais e animais valiosos e conduziram também à erosão do solo. Métodos mais recentes envolveram o uso de inseticidas, especialmente diclorodifeniltricloroetano (DDT) e endossulfano, aplicados estrategicamente na forma de pulverização terrestre e aérea em grandes extensões de terra. Como as moscas tsé-tsé são sensíveis a inseticidas e não se desenvolveu nenhuma resistência, foram alcançados sucessos consideráveis em alguns países. Sob o programa PATTEC, a tsé-tsé foi eliminada de uma área de mais de 10 mil km^2 entre Botsuana e Namíbia em 2006 usando uma técnica de pulverização aérea sequencial para aplicação de deltametrina.[34] No entanto, a pulverização de inseticidas é dispendiosa e prejudicial para o ambiente. Esses efeitos prejudiciais são consideravelmente reduzidos se os inseticidas, por exemplo, piretroides sintéticos, forem aplicados diretamente no animal, na forma de formulação em spray ou pour-on ou das imersões recentemente descritas.[34,35] Os inseticidas também reduzem as infestações por carrapatos nos animais tratados.

Outros métodos eficazes envolvem o uso de alvos impregnados com inseticidas e armadilhas que atraem e capturam a mosca tsé-tsé. São simples e baratos e podem ser construídos e mantidos por comunidades locais. Além disso, não poluem o meio ambiente e são adequados para a agricultura de pequena e grande escala. Têm sido usados para reduzir drasticamente a população de moscas tsé-tsé e a incidência de tripanossomíase em alguns países.

Outro método de controle é a técnica de esterilização do macho. Como a tsé-tsé fêmea cruza apenas uma vez na vida, essa técnica é teoricamente capaz de erradicar uma espécie-alvo de tsé-tsé em áreas onde outros métodos foram usados para reduzir sua densidade. Contudo, é onerosa.

Finalmente, deve-se afirmar que o desenvolvimento da terra para agricultura, indústrias, rodovias e assim por diante efetivamente destrói o habitat das moscas tsé-tsé. Isso está ocorrendo em muitas partes da África, incluindo Nigéria, com atividades econômicas rápidas e expansão da população humana.

Tentativas de controle da tripanossomose também foram direcionadas à dosagem profilática com produtos químicos como suramina, protrópio e isometamídeo. A profilaxia é usada junto com outros métodos em áreas onde há um desafio pesado com a mosca tsé-tsé. O efeito profilático é complementado pelo desenvolvimento de anticorpos e o período total de proteção pode durar até 5 meses. No entanto, é costume oferecer quatro ou cinco tratamentos por ano. A resposta da produtividade a esse padrão de tratamento é boa se a criação geral também for adequada. A desvantagem dessa abordagem é que em muitos países ela é considerada um dos fatores que levam à resistência a medicamentos, além da disponibilidade imediata de medicamentos falsos e de baixa qualidade.

Animais tripanotolerantes estão sendo usados para estabelecer fazendas em áreas onde o desafio com tsé-tsé não é muito pesado. Essas raças nativas não são bem aceitas em alguns países porque geralmente sua produtividade é baixa. Para compensar isso, as raças estão sendo cada vez mais cruzadas com outras raças nativas e melhoradas. As cruzas são mais produtivas e mantêm o traço da tripanotolerância.[9]

Para o controle efetivo da tripanossomose na África e na América Central e do Sul, uma abordagem integrada provavelmente produzirá os resultados desejados em cada região. Na ausência de uma vacina, os métodos de controle devem combinar exposição reduzida aos vetores (captura em grande escala de tsé-tsé e aplicações pour-on) com tratamento estratégico de animais expostos (quimioterapia e quimioprofilaxia) e uso de animais tripanotolerantes, quando viável. A PATTEC, lançada na última década, está aplicando muitos desses métodos em diferentes países, com a esperança de eliminar a tsé-tsé da África em um futuro próximo.

LEITURA COMPLEMENTAR

Abebe G. Trypanosomosis in Ethiopia. Ethiop J Biol Sci. 2005;4:75. [The Biological Society of Ethiopia review article].
Anosa VO. Haematological and biochemical changes in human and animal trypanosomiasis. Rev Elev Med Vet Pays Trop. 1988;41:65, 151.
Connor RJ, Van den Bossche P. African animal trypanosomoses. In: Coetzer JAW, Tustin RC, eds. Infectious Diseases of Livestock. Vol. 1. 2nd ed. Cape Town: Oxford University Press; 2004:251.
Desquesnes M. Livestock Trypanosomoses and Their Vectors in Latin America. Paris: OIE (World Organisation for Animal Health); 2004.
Franco JR, et al. Epidemiology of human African trypanosomiasis. Clin Epidemiol. 2014;6:257.
Gibson W. The origins of the trypanosome genome strains Trypanosoma brucei brucei TREU 927, T. b. gambiense DAL 972, T. vivax Y486 and T. congolense IL3000. Parasite Vect. 2012;5:71.
Hunter AG, Luckins AG. Trypanosomosis. In: Sewell MMH, Brocklesby DW, eds. Handbook on Animal Diseases in the Tropics. 4th ed. London: Bailliére Tindall; 1990:204.
Ikede BO. African trypanosomes. Honigberg BM. Mechanisms of pathogenicity among protozoa.Insect Sci Applic. 1986;7:363.
Jordan AM. Trypanosomiasis Control and African Rural Development. London: Longman; 1988.
Losos G. Trypanosomiases. In: Infectious Tropical Diseases of Domestic Animals. London: Longman; 1986:182.
Stephen LE. Trypanosomiasis: A Veterinary Perspective. Oxford: Pergamon Press; 1986.

REFERÊNCIAS BIBLIOGRÁFICAS

1. Sow A, et al. Res Vet Sci. 2013;doi:10.1016/j.rvsc. 2012.12.011; [Epub ahead of print].
2. Fikru R, et al. Vet Parasitol. 2012;[Epub ahead of print].
3. Cox AP, et al. Parasite Vect. 2010;3:82.
4. Nakayima J, et al. Parasite Vector. 2012;5:217.
5. Chitanga S, et al. PLoS Negl Trop Dis. 2011;5:1454.
6. Mungube EO, et al. Parasite Vect. 2012;5:155.
7. Takeet MI, et al. Res Vet Sci. 2013;94:555.
8. Mekata H, et al. J Vet Med Sci. 2008;70:923.
9. Orenge CO, et al. BMC Genet. 2012;13:87.
10. Geerts S, et al. Trends Parasitol. 2009;25:132.

11. Simukoko H, et al. Vet Parasitol. 2007;147:231.
12. Horn D, Mcculloch R. Curr Opin Microbiol. 2010; 13:700.
13. Jackson AP, et al. Proc Natl Acad Sci USA. 2012; 109:3416.
14. Alsford S, et al. Genome Biol. 2009;10:223.
15. Glover L, et al. PLoS Pathog. 2013;9:e1003260.
16. Stephens NA, et al. Trends Parasitol. 2012;28:539.
17. Simarro PP, et al. PLoS Negl Trop Dis. 2012;6:e1859.
18. Franco JR, et al. Clin Epidemiol. 2014;6:257.
19. Batista JS, et al. Vet Parasitol. 2007;143:174.
20. Batista JS, et al. Vet Res. 2011;42:63.
21. Stijlemans B, et al. Immunobiology. 2008;213:823.
22. Noyes HA, et al. PLoS ONE. 2009;4:e5170.
23. Guegan F, et al. Cell Microbiol. 2013;doi:10.1111/cmi.12123; [Epub ahead of print].
24. Stijlemans B, et al. Endocr Metab Immune Disord Drug Targets. 2010;10:71.
25. Radwanska M, et al. PLoS Pathog. 2008;4:e1000078.
26. Galiza GJ, et al. Vet Parasitol. 2011;182:359.
27. Vitouley HS, et al. PLoS Negl Trop Dis. 2011;5:e1223.
28. van Gool F, Mattioli R. 30th ISCTRC Conference. Kampala, Uganda: 2009:305.
29. Moti Y, et al. Vet Parasitol. 2012;189:197.
30. Sow A, et al. Vet Parasitol. 2012;187:105.
31. van den Bossche P, et al. Vet Parasitol. 2006;135:365.
32. Vitouley HS, et al. Vet Parasitol. 2012;190:349.
33. Kgori PM, Modo S. 30th ISCTRC Conference. Kampala, Uganda: 2009:461.
34. Bouyer J, et al. Prev Vet Med. 2007;78:223.
35. Bouyer F, et al. PLoS Negl Trop Dis. 2011;5:e1276.

"Mal das cadeiras" (surra)

Sinopse

- Etiologia: *Trypanosoma evansi* (sinônimo de *T. equinum*), uma subespécie de *T. brucei*, mas transmitida mecanicamente por moscas mordedoras, principalmente tabanídeos, e por morcegos hematófagos na América Latina
- Epidemiologia: doença endêmica principalmente de cavalos, camelos e búfalos nos trópicos e subtrópicos; a sazonalidade está relacionada com a população de moscas. Surtos raros na Espanha e na França
- Achados clínicos: febre, emaciação progressiva, anemia, edema subcutâneo, sinais nervosos, morte. Pode ser aguda, mas principalmente subaguda a crônica
- Patologia clínica: anemia progressiva, detecção de parasitas no sangue por vários métodos, sorologia
- Lesões: não definitivas, mas incluem palidez, emagrecimento, atrofia muscular dos membros posteriores em cavalos, linfadenomegalia e icterícia
- Lista de diagnósticos diferenciais:
  - Nagana
  - Desnutrição
  - Helmintose
  - Babesiose
  - Anaplasmose
  - Septicemia hemorrágica
- Tratamento: tripanocidas, como na nagana, mas menos eficaz
- Controle: quimioterapia, sem vacina.

Etiologia

O *Trypanosoma evansi*, o primeiro tripanossoma patogênico a ser identificado em 1880 na Índia, pertence ao grupo *brucei* (subgênero Trypanozoon), mas perdeu seu DNA cinetoplástico (acinetoplástico) e, portanto, não é capaz de desenvolvimento cíclico em *Glossina* spp.[1] Acredita-se que o parasita tenha se originado de uma forma mutada de *T. equiperdum* caracterizada por não ter uma parte de seu kDNA. *T. evansi* foi anteriormente referido como *T. equinum, T. hippicum* ou *T. venezuelense* na América do Sul. Em todo o mundo, é a espécie mais difundida de tripanossomos patogênicos. Em esfregaços sanguíneos, *T. evansi* é morfologicamente indistinguível de *T. brucei*, mas no nível molecular, a estrutura do DNA do cinetoplasto de *T. evansi* é diferente.

Epidemiologia

Ocorrência

O "mal das cadeiras" tem ampla distribuição em áreas da Ásia, do Oriente Médio, das Américas Central e do Sul, da África (ao norte do cinturão de tsé-tsé) e ocasionalmente na Europa. A doença é chamada de "mal das cadeiras" (na América do Sul), "murrina" no Panamá e "surra" em outras partes do mundo. Em alguns países, a incidência de "mal das cadeiras" aumenta significativamente durante a estação chuvosa, quando há grandes populações de moscas picadoras, a chamada estação surra. A doença afeta principalmente camelos e cavalos, mas também búfalos e bovinos. Algumas áreas endêmicas foram identificadas em Las Palmas e nas Ilhas Canárias e foi rastreado que dois surtos recentes da doença na Espanha e na França vieram da importação de camelos daquelas áreas.[2] Foi publicada recentemente uma recente revisão abrangente de *T. evansi* e surra.[3-4]

Morbidade e mortalidade

As taxas de infecção em camelos, cavalos e búfalos em países endêmicos variam consideravelmente e podem chegar a 100% em rebanhos de búfalos em áreas de alto risco.[5] Durante um recente surto na Espanha, foram afetados 76% dos camelos, 36% dos asnos e 26% dos equinos examinados.[6] São detectados menos casos por métodos parasitológicos padrão do que por sorologia ou métodos de PCR. A letalidade em cavalos e camelos é quase 100% se não tratada, mas é muito menor em bovinos e búfalos, em que a doença tende a ter um curso crônico. No entanto, foram relatadas cepas altamente patogênicas para búfalos e bovinos nas Filipinas.[7]

Método de transmissão

Várias moscas hematófagas podem transmitir *T. evansi* mecanicamente, mas a mais importante é a mosca-do-cavalo (*Tabanus* spp.), seguida por mosca-de-estábulo (*Stomoxys* spp.). A transmissão é aumentada quando cavalos ou camelos se reúnem ou são agrupados próximos e quando têm grande número de parasitas no sangue. Na América do Sul, o morcego vampiro também pode transmitir a doença em sua saliva. O processo pode ser mecânico, como para moscas, mas também biológico, em que a parasitemia ocorre nos morcegos, e os morcegos podem morrer da infecção ou se recuperar e servir como portadores. Portanto, os morcegos hematófagos são simultaneamente hospedeiros, reservatórios e vetores de *T. evansi*. Bovinos, búfalos e várias espécies de animais selvagens nativas podem atuar como reservatórios de infecção para cavalos e camelos. Vários trabalhadores na América do Sul têm incriminado capivaras, pequenos marsupiais, tatus, porcos monteiros e queixadas como possíveis reservatórios de *T. evansi*.[8-9] Os carnívoros também podem ser infectados perioralmente quando se alimentam de uma carcaça infectada.

Mecanismos imunes

Os mecanismos imunes estão relacionados com a variação antigênica do parasita e à produção de anticorpos pelo hospedeiro, como em *T. brucei* e todas as suas subespécies. Os animais infectados também são imunossuprimidos e respondem mal à vacinação. Tal como acontece com outras infecções por tripanossomos, o efeito imunossupressor é anulado após tratamento antitripanossomo bem-sucedido.[10] A doença pode ser reproduzida experimentalmente por inoculação de sangue.

Implicações zoonóticas

Os seres humanos geralmente não são suscetíveis à infecção por *T. evansi*. No entanto, foram relatados dois casos de infecção e doença em seres humanos, um na Índia e outro no Egito.[11-12] No caso da Índia, o soro do paciente infectado não apresentou atividade tripanolítica e esse achado foi relacionado com falta de apolipoproteína L-1, a via do soro humano normal para matar a maioria dos tripanossomos.[13]

Importância econômica

O "mal das cadeiras" é uma das doenças mais importantes dos camelos na África e na Ásia e são relatados cada vez mais surtos em cavalos sul-americanos e, ocasionalmente, em camelos europeus. O cultivo de camelos na África e a produção de búfalos na Ásia são particularmente afetados pela doença. Como na nagana, as perdas são atribuíveis à redução da produtividade, infertilidade, aborto, mortalidade e custo do tratamento. Na Indonésia, as perdas resultantes do "mal das cadeiras" foram estimadas em mais de US$ 20 milhões nos anos 1980. Mais recentemente, estima-se que nas Filipinas o benefício líquido total para o controle da doença em rebanhos em uma aldeia típica de uma área endêmica é de US$ 158 mil por ano.[14]

Preocupações com biossegurança

Não há preocupações de biossegurança, exceto no que diz respeito à importação de animais de transporte para países não endêmicos.

Patogênese

Os tripanossomos são inoculados no hospedeiro a partir dos aparelhos bocais contaminados de insetos que picam ou da saliva de morcegos hematófagos. Os parasitas se multiplicam no sangue, causando anemia e se espalhando para fluidos serosos e tecido intersticial, resultando em alterações inflamatórias exatamente como as observadas para *T. brucei*. A anemia do "mal das cadeiras" é provavelmente semelhante à da nagana. Há aumento da eritrofagocitose e hemólise intravascular decorrentes da peroxidação lipídica dos eritrócitos.[15] Quanto à emaciação, tem sido sugerido que a quebra de proteínas e a lipólise podem contribuir para a caquexia em equinos infectados.[16] Em equinos, o *T. evansi* frequentemente invade o sistema nervoso central, incluindo a medula espinal, onde é menos exposta a agentes quimioterápicos.

Achados clínicos

Os principais sinais clínicos são febre intermitente, anemia progressiva, edema de partes dependentes do corpo, apatia, perda da condição corporal (apesar do bom apetite), corrimento nasal e ocular, aborto e infertilidade. Nos estágios finais, há sinais nervosos marcados, incluindo paraplegia acentuada, paralisia, delírio e convulsões. Em um surto recente envolvendo cavalos no Brasil, os sinais nervosos foram ataxia, cegueira, inclinação da cabeça, movimentos circulares da cabeça antes da morte.[17] O "mal das cadeiras" é invariavelmente fatal em camelos e cavalos, com a morte ocorrendo em dias ou meses, mas camelos podem exibir sinais crônicos por anos. Esses sinais incluem redução na produção de leite e capacidade de trabalho e uma alta taxa de abortamento em fêmeas gestantes. O abortamento e a alta mortalidade neonatal caracterizaram o surto de camelos nas Ilhas Canárias.[18] Em áreas endêmicas, o gado e o búfalo geralmente têm uma doença mais leve que pode ser exacerbada pelo estresse causado por condições climáticas adversas, trabalho ou doença intercorrente. Os sinais podem incluir uma redução na produção de leite e capacidade para o trabalho, o estro irregular, um alto número de abortos e natimortos e má qualidade do sêmen em touros. São relatados surtos de uma doença mais grave em zebuínos de tempos em tempos.[7] Nesses casos, pode haver sinais nervosos e alta taxa de mortalidade.

Patologia clínica

Assim como na tripanossomose transmitida por tsé-tsé, a detecção rotineira de parasitas é mais confiável na fase aguda. Devem ser realizados exame de filmes de sangue úmido e esfregaços de sangue e linfonodos, o que deve incluir o método de camada leucoplaquetária. Na fase crônica, pode ser necessária a amostragem repetida por alguns dias. Além disso, podem ser inoculadas amostras suspeitas de sangue em ratos ou camundongos, ambos altamente suscetíveis.

Têm sido utilizados diversos testes sorológicos inespecíficos, especialmente em áreas onde outras formas de tripanossomos não são prevalentes. Estes incluem cloreto de mercúrio, gel de formol ou teste de estilbamidina para aumentar os níveis de proteína no soro. Testes de detecção de anticorpos específicos também estão disponíveis e incluem teste CAAT direto, o teste de aglutinação em látex (Suratex) para antígenos circulantes, o teste de imunofluorescência indireta (IFI) e o ensaio de imunoabsorção enzimática (ELISA). Os testes sorológicos são provavelmente mais sensíveis do que os métodos parasitológicos em revelar a verdadeira extensão do "mal das cadeiras" em rebanhos de camelos.

Onde existem instalações, a técnica de reação em cadeia da polimerase (PCR) é mais sensível e específica e pode detectar *ante mortem* o DNA do tripanossomo no líquido cefalorraquidiano (LCR) e no tecido cerebral *post mortem*.[19]

Achados de necropsia

A carcaça é emaciada e pálida e pode ser ictérica, mas, como nas infecções por *T. brucei*, não há lesões macroscópicas e microscópicas patognomônicas, a menos que os parasitas sejam detectáveis. Cavalos infectados mostram atrofia muscular no quarto traseiro, esplenomegalia e linfadenomegalia. Já foi descrita leucomalácia assimétrica em equinos naturalmente infectados, mas não está claro se isso foi ou não resultado do tratamento com o aceturato de diminazeno.[15] As alterações microscópicas são caracterizadas por um infiltrado linfoplasmocitário de vários órgãos, incluindo o cérebro e a medula espinal. Se a carcaça for muito fresca, os tripanossomos podem ser detectados no sangue e no LCR com microscopia de rotina e no parênquima do sistema nervoso central pelo método da imunoperoxidase[17] ou pela técnica de PCR identificando o DNA do parasita.[19]

> **Diagnóstico diferencial**
>
> Serviços laboratoriais são necessários para confirmar um diagnóstico; mesmo assim, sem o uso de técnicas moleculares, o "mal das cadeiras" não pode ser facilmente distinguido da infecção por *T. brucei brucei* em que ambas coexistem. Os sinais clínicos e as lesões macroscópicas e microscópicas de ambas as doenças em cavalos e camelos são idênticos. Espécimes para diagnóstico laboratorial são sangue, cérebro, medula espinal, gânglios linfáticos, baço e fígado.

Tratamento

> **Tratamento e controle**
>
> **Tratamento**
> - Sulfato de quinapiramina: 5 mg/kg SC (R-1 para camelos)
> - Aceturato de diminazeno: 3,5 a 7 mg/kg IM (R-1 para ruminantes, R-3 para equinos)
> - Melarsomina: 0,25 mg/kg IM para camelos e 0,5 mg/kg para bovinos (R-1)
> - Cloreto de isometamídeo: 0,25 a 1 mg/kg IM (R-1 para ruminantes)
> - Suramina: 10 mg/kg IV, 2 a 3 vezes/semana (R-2 para equinos e camelídeos).
>
> **Controle**
> - Cloreto de isometamídeo: 2 mg/kg IM (R-1)
> - Quinapiramina prosálica: 7,4 mg/kg SC (R-2)
> - Suramina: 10 mg/kg IV, 2 a 3 vezes/semana (R-2 para equinos e camelídeos).

SC: subcutâneo; IM: intramuscular; IV: intravenoso.

Medicamentos para o tratamento de nagana poderiam ser usados contra o "mal das cadeiras", mas o resultado é menos favorável devido à sua baixa atividade tripanocida contra *T. evansi* e sua toxicidade específica para camelos e cavalos. Além disso, os medicamentos não são capazes de atravessar a barreira hematencefálica para atingir parasitas no LCR e no tecido nervoso. Como resultado, as recidivas são comuns e podem se apresentar como resistência aos medicamentos. Três isolados brasileiros de *T. evansi* testados quanto à resistência a medicamentos mostraram-se totalmente suscetíveis a uma dose única de suramina sódica a 10 mg/kg de peso corporal em camundongos.[20]

O sulfato de quinapiramina é usado curativamente para camelos e o aceturato de diminazeno é usado para cavalos. Um arsenical solúvel em água, o cloridrato de melarsomina, é recomendado para camelos a 0,25 mg/kg de peso corporal e para bovinos a 0,5 mg/kg de peso corporal.[21] Tanto para uso curativo como profilático, são recomendados quinapiramina, suramina e cloreto de isometamídeo (ver seção sobre nagana ou tripanossomose africana).

Controle

Ao contrário da nagana, as medidas de controle são destinadas principalmente ao hospedeiro, e não ao vetor, que é abundante. As medidas incluem detecção e tratamento de animais infectados, tratamento profilático de animais suscetíveis e proteção contra picadas e morcegos, quando possível. Como na nagana, não há vacina.

LEITURA COMPLEMENTAR

Abebe G. Trypanosomosis in Ethiopia. Ethiop J Biol Sci. 2005;4:75-121. [The Biological Society of Ethiopia review article].

Desquesnes M. Livestock Trypanosomoses and Their Vectors in Latin America. Paris: OIE (World Organisation for Animal Health); 2004.

Desquesnes M, et al. Trypanosoma evansi and surra: a review and perspectives on origin, history, distribution, taxonomy, morphology, hosts and pathogenic effects. Biomed Res Intern. 2013;194176.

Desquesnes M, et al. Trypanosoma evansi and surra: a review and perspectives on transmission, epidemiology and control, impact and zoonotic aspects. Biomed Res Intern. 2013;321237.

Hunter AG, Luckins AG. Trypanosomosis. In: Sewell MMH, Brocklesby DW, eds. Handbook on Animal Diseases in the Tropics. 4th ed. London: Baillière Tindall; 1990:204-226.

OIE Manual of Diagnostic Tests and Vaccines for Terrestrial Animals. Vol. 1. 6th ed. Paris: OIE; 2008 chapter 2.1.17:252-260.

Stephen LE. Trypanosomiasis: A Veterinary Perspective. Oxford: Pergamon Press; 1986.

REFERÊNCIAS BIBLIOGRÁFICAS

1. Lai DH, et al. Proc Natl Acad Sci USA. 2008;105:1999.
2. Gutierrez C, et al. Vet Parasitol. 2010;174:26.

3. Desquesnes M, et al. Biomed Res Intern. 2013;194176.
4. Desquesnes M, et al. Biomed Res Intern. 2013; 321237.
5. Dargantes AP, et al. Int J Parasitol. 2009;39:1109.
6. Tamarit A, et al. Vet Parasitol. 2010;167:74.
7. Mekata H, et al. Parasitol Res. 2013;[Epub ahead of print].
8. Rademaker V, et al. Acta Trop. 2009;111:102.
9. Herrera HM, et al. Parasitol Res. 2008;103:619.
10. Singla LD, et al. Trop Anim Health Prod. 2010;42:589.
11. Powar RM, et al. Indian J Med Microbiol. 2006;24:72.
12. Haridy FM, et al. J Egypt Soc Parasitol. 2011;41:65.
13. Vanhollebeke B, et al. N Engl J Med. 2006;355:2752.
14. Dobson RJ, et al. Int J Parasitol. 2009;39:1115.
15. Habila N, et al. Res Vet Sci. 2012;93:13.
16. Ranjithkumar M, et al. Trop Anim Health Prod. 2013;45:417.
17. Rodrigues A, et al. Vet Pathol. 2009;46:251.
18. Guttierez C, et al. Vet Parasitol. 2005;130:163.
19. Berlin D, et al. Vet Parasitol. 2009;161:316.
20. Faccio L, et al. Exp Parasitol. 2013;134:309.
21. Desquesnes M, et al. Parasitology. 2011;138:1134.

DOENÇAS DE MÚLTIPLOS ÓRGÃOS DEVIDO À INFECÇÃO FÚNGICA

Prototecose e clorelose (bacteriemia algal)

Prototecose e clorelose são doenças pseudofúngicas raras em animais causadas por algas oportunistas da família Chlorellaceae, respectivamente *Protetheca* spp. (mutante aclorofílico) e *Chlorella* spp. (alga verde contendo clorofila).[1] Infecções sistêmicas assintomáticas e linfadenite associadas à alga *Protetheca zopfii* ou à alga verde *Chlorella* spp. são extremamente raras em bovinos e ovinos. Peritonite e linfadenite associadas a *Scenedesmus* spp., que está intimamente relacionada com *Chlorella* spp., raramente ocorrem em bovinos.[2] Mais comum é a mastite em bovinos causada por *P. zopfii* ou por *Protetheca blaschkeae*, que foi reconhecida mais recentemente.[3] A prototecose em caprinos é causada por *Protetheca wickerhamii* e se apresenta como perda crônica de peso e sinais de doença respiratória.[4] As infecções são consideradas oportunistas, com exceção do aumento do risco de infecção disseminada em pastagens de ovinos contaminadas por esgoto. As lesões são tipicamente granulomas.[5] O diagnóstico baseia-se na demonstração de algas em lesões granulomatosas predominantemente nos gânglios linfáticos.[1] A testagem baseada em reação em cadeia da polimerase (PCR) está disponível.

REFERÊNCIAS BIBLIOGRÁFICAS

1. Ramirez-Romero R et al. Mycopathologia. 2010; 169:461.
2. Hafner S et al. Vet Pathol. 2013;50:256.
3. Ricchi M et al. Vet Microbiol. 2013;162:997.
4. Camboim EKA et al. Mycoses. 2011;54:e196.
5. Onozaki M et al. Jap J Infect Dis. 2013;66:383.

Coccidioidomicose

Etiologia

O *Coccidioides immitis* está associado à doença em todas as espécies, incluindo os seres humanos. O *Coccidioides posadasii* parece ser cada vez mais reconhecido como patógeno.[1]

Epidemiologia

A coccidioidomicose é uma doença comparativamente benigna de animais de criação, geralmente sem doença aparente, embora doença pulmonar disseminada ou manifesta esteja associada a uma alta taxa de letalidade em cavalos.[2] Casos esporádicos são registrados em todas as espécies, mas são mais comuns em cães e em gado e, em muito menor grau, em porcos, ovelhas e cavalos. A coccidioidomicose pulmonar foi descrita em um potro com 13 dias de vida. Aproximadamente 4% dos cavalos nas áreas em que a doença é endêmica têm anticorpos séricos contra *C. immitis*.[2] A doença tende a afetar desde animais jovens até os de meia-idade (idade média de 8 anos em cavalos afetados), presume-se porque nunca tiveram a infecção; animais mais velhos provavelmente foram expostos e por isso são resistentes à doença.[2] As taxas de casos fatais são baixas para éguas com abortamento (cerca de 0%) e animais com abscessos superficiais em comparação com uma taxa de mortalidade superior a 90% em cavalos com pneumonia e derrame pleural ou com pneumonia e pelo menos um sítio extrapulmonar da doença.

A doença é enzoótica no sudoeste dos EUA e até 20% do gado terminado em confinamento na área pode abrigar o fungo. A incidência da doença em seres humanos na área fornece um grande problema em saúde pública. Não é contagiosa, ocorrendo infecção por inalação de esporos do fungo, que cresce no solo, e possivelmente por ingestão e por abrasões cutâneas. A doença é comum em cães e é relatada em animais selvagens aquáticos (morsas), rinocerontes e coalas (em San Diego, Califórnia).[3-6]

Achados clínicos

As manifestações clínicas da infecção em qualquer espécie podem incluir febre, abortamento, pneumonia, derrame pleural, perda de peso grave, osteomielite e abscesso externo.[2]

Em equinos, os achados incluem desde perda de peso até emaciação grave, temperatura flutuante, tosse persistente, dor muscular e abscessos superficiais, frequentemente recorrentes, mais comuns na área peitoral. Aumento dos sons pulmonares e sibilos são audíveis sobre o tórax ventral. Outros sinais incluem edema das pernas, anemia e cólica intermitente como resultado de abscessos internos e aderências peritoneais. Ruptura hepática pode causar morte. Ovelhas afetadas apresentam febre e abscessos nos gânglios linfáticos periféricos.

Patologia clínica

Uma leucocitose é usual e pode haver aumentos nos marcadores séricos ou plasmáticos da inflamação (amiloide sérico A, fibrinogênio).

Culturas ou biopsias de fungos podem ser positivas para *C. immitis*. *Coccidioides* spp. cresce dentro de 2 a 5 dias em vários meios, embora a cultura de fungos deva ser restrita a laboratórios de biossegurança de nível 3. Um ensaio de reação em cadeia da polimerase (PCR) está disponível para detectar e determinar as espécies de *Coccidioides* envolvidas na doença.[1]

Podem ser realizados exames microscópicos de tecidos ou de lavados transtraqueais ou broncoalveolares, linfonodos e exsudatos de líquido pleural com o uso de KOH (ou KOH-ink), azul de algodão lactofenol, H&E, Papanicolaou, PAS e corante prata de metenamina.[7]

Os testes serológicos [i. é, testes de imunodifusão em gel de ágar (AGID e ELISA) para a detecção de anticorpos imunoglobulina M e G (IgM e IgG)] podem auxiliar no diagnóstico de coccidioidomicose. A titulação de anticorpos séricos é mais alta em animais com doença disseminada ou pulmonar e mais baixa em animais com doença localizada ou abortamento.[2]

Achados de necropsia

As lesões produzidas em bovinos e suínos são granulomatosas, contêm pus de cor creme, às vezes são calcificadas e encontram-se nos linfonodos brônquico, mediastinal e, raramente, mesentérico, faríngeo e submaxilar e nos pulmões. Em um potro neonatal, os pulmões foram difusamente infiltrados com um padrão miliar de múltiplos focos firmes, coalescentes, pálidos a vermelhos, de formato irregular, levemente elevados, de 0,1 a 0,5 cm de diâmetro.

> **Diagnóstico diferencial**
> Pode ser usado exame microscópico ou cultural para identificar a doença. O isolamento do organismo ou a detecção de DNA pela reação em cadeia da polimerase é preferencial.[1]
> Lista de diagnósticos diferenciais:
> • Bovinos e suínos: tuberculose
> • Ovinos e caprinos: linfadenite caseosa
> • Cavalos: infecção por *C. Pseudotuberculosis*, pneumonia e pleuropneumonia, infecção metastática por *Streptococcus equi*.

Tratamento

Recomenda-se a administração de compostos azólicos (fluconazol, itraconazol, voriconazol) ou anfotericina B, embora a eficácia desses compostos ainda esteja para ser determinada.[7] Os animais tratados com esses compostos devem ser monitorados quanto a efeitos adversos, incluindo nefropatia induzida por anfotericina.

Como a infecção ocorre pela inalação de esporos do solo, o controle de poeira em confinamentos pode ajudar a prevenir a disseminação da doença. O controle de poeira é um fator importante na prevenção da coccidiomicose humana porque não existe vacina ou agente terapêutico eficaz disponível e porque a erradicação de *C. immitis* a partir do solo não é praticável.

REFERÊNCIAS BIBLIOGRÁFICAS

1. Sheff KW, et al. Med Mycol. 2010;48:466.
2. Higgins JC, et al. Vet J. 2007;173:118.
3. Wallace RS, et al. J Zoo Wildlife Med. 2009;40:365.
4. Schmitt TL, et al. J Zoo Wildlife Med. 2014;45:173.
5. Burgdorf-Moisuk A, et al. J Zoo Wildlife Med. 2012;43:197.
6. Ajithdoss DK, et al. J Comp Pathol. 2011;145:132.
7. Cafarchia C, et al. Vet Microbiol. 2013;167:215.

Paracoccidioidomicose

A paracoccidioidomicose em seres humanos causada por *Paracoccidioides brasiliensis* é endêmica em partes da América do Sul e Central.[1,2] A doença afeta principalmente homens, causando lesões na mucosa oral e doença granulomatosa disseminada.[3] Há evidências sorológicas de exposição generalizada de equinos[4], suínos criados extensivamente[5], bovinos leiteiros[6], ovinos[7], e caprinos[8] em regiões endêmicas, mas não há relatos de doenças causadas por esse organismo em animais de grande porte. Os porcos parecem resistentes à doença.[5] O organismo foi identificado em lesões tuberculosas obtidas no abate de bovinos no Quênia, mas o papel etiológico do *B. brasiliensis* não ficou evidente.[9]

REFERÊNCIAS BIBLIOGRÁFICAS

1. Teixeira MM, et al. PLoS Pathog. 2014;10.
2. Seyedmousavi S, et al. Clin Micro Infect. 2015;21:416.
3. Lopez-Martinez R, et al. Mycoses. 2014;57:525.
4. Neuschrank Albano AP, et al. Brazil J Micro. 2015;46:513.
5. Belitardo DR, et al. Mycopathologia. 2014;177:91.
6. Silveira LH, et al. Mycopathologia. 2008;165:367.
7. Oliveira GG, et al. Mycopathologia. 2012;173:63.
8. Ferreira JB, et al. Mycopathologia. 2013;176:95.
9. Kuria JN, et al. Ond J Vet Res. 2013;80.

Infecção por *Rhodotorula* spp.

Infecção por *Rhodotorula* spp. é uma causa rara de doença em seres humanos e animais.[1] Em animais de grande porte, está associada a pneumonia e fungemia em ovinos.[2]

REFERÊNCIAS BIBLIOGRÁFICAS

1. Wirth F, et al. Interdisc Pers Infect Dis. 2012;465717.
2. Chitko-McKown CG, et al. Transbound Emerg Dis. 2014;61:E76.

Histoplasmose

A histoplasmose, associada à infecção por *Histoplasma capsulatum*, é uma micose sistêmica rara em animais de produção, com alta prevalência em localidades geográficas específicas, como o rio Ohio e o sistema do rio Mississippi e áreas da América do Sul e Central, países do Mediterrâneo, Ásia, África e a Austrália. Foram registrados casos em cavalos, gado e porcos. A doença é relativamente comum em gatos e cães e ocorre em uma ampla variedade de outras espécies, incluindo animais selvagens e seres humanos.[1-4]

O fungo é capaz de sobreviver por períodos de até 4 meses no solo e na água. A infecção ocorre pela inalação de poeira contaminada e a invasão primária geralmente ocorre no pulmão. A doença pode se espalhar de animais para seres humanos. Tentativas de infecção experimental em bovinos, ovinos, equinos e suínos resultaram em infecções não fatais, a menos que o agente seja administrado por via intravenosa, mas os animais testados se tornam positivos ao teste de sensibilidade cutânea à histoplasmina.

As síndromes clínicas variam muito e incluem pneumonia com dispneia e secreção nasal, insuficiência hepática com icterícia e anasarca, placentite com aborto e lesões generalizadas em recém-nascidos, especialmente potros. Infecções em equinos podem ser evidentes como massas intra-abdominais.[5]

Como auxílio diagnóstico para rebanho ou área, o teste cutâneo de histoplasmina parece ser satisfatório. Foi descrita ceratite atribuível ao *Histoplasma* spp. A histoplasmose pode ser secundária à yersiniose no cavalo.

As lesões de necropsia são tão variáveis quanto à síndrome clínica e incluem aumento hepático macroscópico contendo focos necróticos, consolidação pulmonar e pneumonia granulomatosa e aumento dos linfonodos esplâncnicos. A agregação dos corpos fúngicos no tecido linfoide e outros tecidos nos quais grande número de fagócitos está em residência é característica da doença; as lesões consistem em grupos de macrófagos repletos de células fúngicas. A cultura fúngica pode render o organismo.

Triazólicos (p. ex., fluconazol, itraconazol) ou imidazólicos (p. ex., cetoconazol) parecem ser escolhas sensatas para terapia farmacológica, mas a eficácia não foi demonstrada. O tratamento de escolha para histoplasmose em cães e gatos é o itraconazol, isoladamente ou em combinação com cetoconazol ou anfotericina B.[3] Também é usado o voriconazol, mas sem eficácia documentada em grandes séries de casos em cães ou gatos. A doença associada à infecção por *H. farciminosum* é tratada sob o título "Linfangite Epizoótica".

REFERÊNCIAS BIBLIOGRÁFICAS

1. Clothier KA, et al. J Vet Diagn Invest. 2014;26:297.
2. Brandao J, et al. J Vet Diagn Invest. 2014;26:158.
3. Aulakh HK, et al. J Am Anim Hosp Assoc. 2012;48:182.
4. Atiee G, et al. Vet Radiol Ultra. 2014;55:310.
5. Nunes J, et al. J Vet Diagn Invest. 2006;18:508.

Criptococose (blastomicose europeia, torulose)

Infecção com a levedura *Cryptococcus neoformans* ou *C. gattii* (o *complexo C. neoformans-gattii*) ocorre na maioria das espécies, incluindo seres humanos, gado, cavalos, cabras, cães e gatos e vida selvagem, seja como doença generalizada, às vezes com localização em tecidos particulares ou como meningoencefalite granulomatosa.[1-7] Em seres humanos, as lesões pulmonares são mais prováveis com a infecção por *C. gattii* e a doença neurológica, mais provável com *C. neoformans*.[4] *C. neoformans* é um fungo basidiomiceto com distribuição mundial, comumente encontrado em solo contaminado com fezes de aves.[8] Duas variantes patogênicas de *C. neoformans* são *C. neoformans* var. *neoformans* e *C. neoformans* var. *gattii* e essas variantes são espécies separadas, com base na análise da sequência de DNA, mas não são distinguíveis pelo teste de titulação de aglutinação do látex do antígeno capsular de *C. neoformans*, que é rotineiramente realizado e está prontamente disponível.[8]

Não são relatados a frequência da doença ou fatores de risco. De 260 cavalos examinados em uma área em que a doença era considerada endêmica (Ilha de Vancouver, Canadá), 4 tinham criptococos isolados de suabes nasais e nenhum detectou titulação de anticorpos no organismo.[9]

O envolvimento do sistema nervoso é manifestado por rigidez, hiperestesia, cegueira ou incoordenação. Achados clínicos em bovinos incluem déficits neurológicos multifocais manifestados por hipermetria, ataxia, depressão, circunduamento, visão prejudicada, pressão da cabeça, cabeça baixa, postura de base ampla e queda para o lado ou para trás.[4,10] Envolvimento sistêmico inclui casos de lesões mixomatosas da mucosa nasal, abscesso pulmonar ou pneumonia, granuloma jejunal, linfadenite, osteomielite, placentite com aborto e envolvimento sistêmico no feto. *C. neoformans* é uma causa de mastite bovina. A doença pode se manifestar como granulomas nasossinusais em equinos com extensão local à abóbada craniana.[3]

O líquido cefalorraquidiano (LCR) dos animais afetados é xantocrômico, com contagem elevada de leucócitos e concentração acentuadamente aumentada de proteínas.[8] Os criptococos podem ser detectados no LCR de animais com doença neurológica por exame microscópico do líquido ou detecção de anticorpos séricos ou no LCR (detectados pelo teste de aglutinação do látex).[8]

O sucesso do tratamento da doença neurológica em equinos é pela administração de antifúngicos triazólicos, como fluconazol (14 mg/kg, dose única, e depois 5 mg/kg a cada 24 horas) por semanas a meses[8]; ou para granulomas nasossinusais, uma terapia sistêmica com fluconazol, esvaziamento das lesões na cavidade nasal e injeção intralesional de fluconazol, anfotericina, formalina ou uma combinação dessas[3], ou irrigação dos seios nasais com enilconazol.[11]

REFERÊNCIAS BIBLIOGRÁFICAS

1. Vorathavorn VI, et al. J Vet Emerg Crit Care. 2013;23:489.
2. Stilwell G, et al. BMC Vet Res. 2014;10.
3. Stewart AJ, et al. JAVMA. 2009;235:723.
4. Riet-Correa F, et al. J Vet Diagn Invest. 2011;23:1056.
5. McGill S, et al. Med Mycol. 2009;47:625.
6. Huckabone SE, et al. J Wildlife Dis. 2015;51:295.
7. Govendir M, et al. J Vet Pharmacol Ther. 2015;38:93.
8. Hart KA, et al. J Vet Int Med. 2008;22:1436.
9. Duncan C, et al. Med Mycol. 2011;49:734.
10. Magalhaes GM, et al. J Comp Pathol. 2012;147:106.
11. Cruz VC, et al. JAVMA. 2009;234:509.

Blastomicose norte-americana

O fungo associado à blastomicose norte-americana, uma doença importante em seres humanos[1] e em cães[2], é o *Blastomyces dermatitidis*, geneticamente diverso, com mais de 100 haplótipos divididos em dois importantes agrupamentos genéticos (Grupos 1 e 2), embora ainda não esteja totalmente classificado.[3,4] Mais isolados veterinários estão no Grupo 2 do que no Grupo 1, com alguns haplótipos em cada grupo identificados apenas em infecções humanas (Grupo 1) ou animais (Grupo 2).[4] A fase assexuada é denominada *Blastomyces dermatitidis* e a fase sexual, *Ajellomyces dermatitidis*.[1] O organismo afeta tanto animais como seres humanos; embora não pareça ser zoonótico (transferência direta de infecção de animais para seres humanos), deve-se ter cautela ao tratar animais com a doença. Presença de doença ou prevalência de anticorpos ao organismo pode ser indicativa de endemicidade de infecção em áreas geográficas. A doença é relativamente comum em cães no Meio-Oeste dos EUA, mas é rara em cavalos e outros grandes animais.[5] É relatada em cavalos, cabras, ovelhas, alpacas e gado e em diversas outras espécies, como furões.[4,6-10] A doença é relatada, apesar de infrequente, em todo o mundo, com casos registrados em animais na Itália,[11] na África Ocidental,[6] na Índia e na América do Sul, além de focos bem reconhecidos na América do Norte.[4] Não foram identificados fatores de risco para grandes animais.

Há pouca informação sobre a patogênese dessa doença em grandes animais. Em seres humanos e cães, a infecção é por inalação do organismo, com subsequente desenvolvimento de pneumonia granulomatosa, ou segue-se a infecção direta da pele, presume-se que através de feridas ou derme macerada, resultando em lesões da pele. A infecção a partir de qualquer local pode então se tornar sistêmica, com a disseminação da infecção pulmonar para outros órgãos, incluindo cérebro, trato urogenital, vísceras e pele. A infecção originada na pele pode se disseminar para outros órgãos.[1,5] Infecção sistêmica em cães está associada a aumento na concentração ou atividade de marcadores de inflamação sistêmica e hipercoagulabilidade.[12]

A doença em cavalos pode afetar pele (ver Figura 21.3), ossos, articulação temporomandibular, glândula mamária e órgãos torácicos e abdominais. Lesões de pele em cavalos ocorrem principalmente na pele perianal, perivulvar, pescoço, peitoral, áreas inguinais, ventre, glândula mamária e patas traseiras[5], e são tipicamente de duas formas ou uma mistura de cada (ver Figura 21.3): nódulos subcutâneos ou verrucosos, com lesões com formato irregular com perda de pelos e margens levantadas e crostosas.[5,11] As lesões verrucosas são frequentemente localizadas sobre abscessos subcutâneos. As lesões da pele podem ser ulceradas e ter tratos de drenagem de lesões mais profundas.

A forma pulmonar é relatada em ovinos[7]; doença disseminada com manifestações clínicas de disfunção neurológica central, em uma alpaca[10]; e doença granulomatosa semelhante à tuberculose, em bovinos.[13]

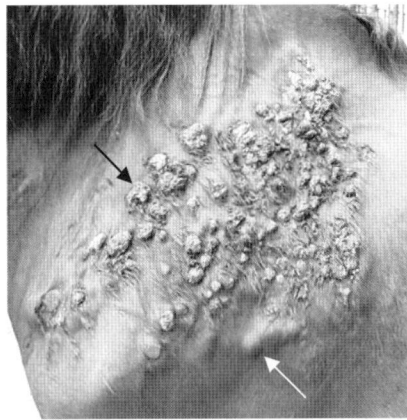

Figura 21.3 Blastomicose em equino com combinação de lesões verrucosas, elevadas, sem pelos (seta preta) e lesões subcutâneas (seta branca). Reproduzida, com autorização, de Funiciello B et al. Equine Vet Educ 2014;26:458. (Esta figura encontra-se reproduzida em cores no Encarte.)

Organismos podem ocasionalmente ser identificados como corpos leveduriformes em formação no exsudato de lesões ulcerativas ou tratos de drenagem. A demonstração do organismo em lesões típicas confirma a doença. Antígenos de *B. dermatitidis* podem ser detectados na urina de animais com blastomicose.[8,14] O grau de antigenúria tem utilidade diagnóstica em cães, sendo moderadamente sensível, mas altamente específico para a presença da doença; sendo útil no monitoramento da resposta à terapia, nas decisões sobre a cessação da farmacoterapia e no monitoramento do recrudescimento da infecção.[14]

Os diagnósticos diferenciais incluem tuberculose (especialmente em bovinos), *S. equi* metastático em equídeos, pneumonia multinodular equina, neoplasia e abscessos causados por *C. pseudotuberculosis*.

O tratamento consiste em desbridamento cirúrgico ou desbridamento de lesões solitárias acessíveis e administração de agentes antifúngicos. O tratamento de escolha em cães e seres humanos é a administração de itraconazol ou fluconazol ou, em casos de infecção grave, anfotericina B.[5] O sucesso do tratamento da blastomicose cutânea em equinos envolveu a administração de fluconazol (dose de ataque de 14 mg/kg por via oral – VO – seguida de 5 mg/kg VO, 1 vez/dia) durante 5 semanas.[11] A interrupção da terapêutica resultou no recrudescimento da infecção, que foi resolvida por administração adicional do fármaco. O uso de iodeto de potássio (20 mg/kg VO a cada 24 h) não foi eficaz na prevenção da recrudescência da infecção. A terapia antifúngica deve ser continuada por meses. O monitoramento da eficácia da terapia pela medição de antígenos de *B. dermatitidis* na urina pode ser útil em animais de grande porte, assim como em cães e seres humanos.[14]

LEITURA COMPLEMENTAR

Wilson JH. Blastomycosis in horses. Equine Vet Educ. 2014;26:464-466.

REFERÊNCIAS BIBLIOGRÁFICAS

1. Lopez-Martinez R, et al. Clin Dermatol. 2012;30:565.
2. Anderson JL, et al. Med Mycol. 2014;52:774.
3. Meece JK, et al. Med Mycol. 2010;48:285.
4. Anderson JL, et al. BMC Vet Res. 2013;9.
5. Wilson JH. Equine Vet Educ. 2014;26:464.
6. Dalis JS, et al. J Anim Vet Adv. 2007;6:773.
7. Deshmukh GR, et al. Ind J Vet Pathol. 2011;35:202.
8. Mendez-Angulo JL, et al. Can Vet J. 2011;52:1303.
9. Darrow BG, et al. J Exotic Pet Med. 2014;23:158.
10. Imai DM, et al. J Vet Diagn Invest. 2014;26:442.
11. Funiciello B, et al. Equine Vet Educ. 2014;26:458.
12. McMichael MA, et al. J Vet Int Med. 2015;29:499.
13. Kuria JN, et al. Ond J Vet Res. 2013;80.
14. Foy DS, et al. J Vet Int Med. 2014;28:305.

DOENÇAS DE MÚLTIPLOS ÓRGÃOS DEVIDO À DEFICIÊNCIA METABÓLICA

Deficiência de sódio ou cloreto

Uma deficiência dietética de sódio é mais provável de ocorrer nos seguintes casos:

- Durante a lactação, como consequência de perdas do elemento no leite, em animais jovens de crescimento rápido alimentados com dietas à base de cereais e baixo teor de sódio
- Em condições ambientais muito quentes, onde grandes perdas de água e sódio ocorrem no suor e onde a forragem de grama e as sementes podem ter baixo teor de sódio
- Em animais engajados em trabalho físico pesado ou intenso e em animais em pastagens em solos arenosos fortemente fertilizados com potássio, o que deprime os níveis de sódio forrageiro.

É incomum a deficiência natural de sal causando doença em animais em pastejo, exceto em circunstâncias específicas. As ocorrências citadas mais comuns são em pastagens alpinas e leitos de pastagens fortemente adubadas. A pastagem deve conter cloreto de pelo menos 0,15 g/100 g de matéria seca e os sinais clínicos são evidentes após cerca de 1 mês em pastagem contendo 0,1 g de cloreto/100 g de matéria seca. Sob condições experimentais, as vacas em lactação dão menos leite até que a deficiência de cloreto seja compensada. Após um período de até 12 meses, há deterioração considerável na saúde do animal, com anorexia, aparência abatida, olhos sem brilho, pelagem áspera e rápido declínio do peso corporal. Animais de alta produção são mais gravemente afetados e alguns podem entrar em colapso e morrer. A administração oral de cloreto de sódio é preventiva e rapidamente curativa. A depleção experimental de sódio em cavalos por até 27 dias não tem efeito deletério na saúde geral.

Em *vacas-leiteiras com dieta deficiente em sódio*, há poliúria; polidipsia; fome de sal; pica, incluindo lamber sujeira e cascos umas das outras e beber urina; perda de apetite e peso; e queda na produção de leite. A micção é frequente, a urina tem gravidade específica abaixo do normal e diminuem as concentrações de sódio e cloreto na urina e aumenta a de potássio. A concentração salivar de sódio é bem reduzida, a de potássio aumenta e a relação sódio:potássio salivar é reduzida. As concentrações de sódio e cloreto séricos também são reduzidas, mas a medição da concentração de sódio urinário ou salivar é um índice mais sensível de ingestão de sódio do que a concentração plasmática de sódio. Destes, é o sódio urinário que é deprimido em primeiro lugar e é, portanto, o indicador preferido em bovinos e equinos. A poliúria associada à grave depleção de sódio pode ser uma insensibilidade ao hormônio antidiurético, como resultado da falta de um mecanismo contracorrente eficaz e de hiperaldosteronismo.

A *suplementação de sal a vacas-leiteiras* em solo rochoso na Nova Zelândia resultou em um aumento de 12,8% na produção de leite, com composição inalterada. As vacas pastavam em campos de azevém e trevo com 0,05% de sódio, enquanto a concentração recomendada para vacas-leiteiras é de 0,12%. A medição do teor de sódio da pastagem é o método mais simples e confiável de diagnosticar a deficiência de sal em comparação com a relação sódio:potássio salivar. Considera-se provável que a deficiência de sódio se torne mais frequente nas explorações leiteiras no futuro e que existam benefícios com boa relação custo-efetiva na utilização do sal onde ocorrem deficiências.

A *restrição experimental de cloreto* na dieta de vacas-leiteiras no início da lactação resulta em apetite vicioso, letargia, redução no consumo de ração, redução da produção de leite, escassez de fezes, emaciação gradual, hipocloremia grave e alcalose metabólica hipopotassêmica secundária. Ocorrem letargia, fraqueza e instabilidade após cerca de 6 semanas na dieta deficiente em cloreto. Bradicardia também é comum. A concentração de cloreto no líquido cefalorraquidiano é geralmente mantida perto do normal, enquanto as concentrações séricas diminuem. A indução experimental de um grave déficit de cloreto corporal total, através do fornecimento de uma dieta com baixo teor de cloreto e da remoção diária do conteúdo do abomaso, resulta em achados clínicos semelhantes aos descritos anteriormente e lesões de nefrocalcinose.

O *diagnóstico de deficiência de sal* é dependente de achados clínicos, análise dos estoques de ração e água, níveis séricos de sódio e cloro e determinação dos níveis de sódio na saliva, urina e fezes de animais deficientes. A concentração de sódio na saliva é um indicador sensível de deficiência de sódio. Em bovinos que recebem uma oferta adequada de sódio e cloro, os níveis de sódio na saliva variam de 140 a 150 mmol/ℓ; em bovinos deficientes, os níveis chegam a 70 a 100 mmol/ℓ. Os níveis de sódio na urina são baixos, com aumento recíproco do potássio. Os níveis séricos de sódio são menos confiáveis, mas a lambedura começa quando o nível cai para 137 mmol/ℓ e os sinais são intensos em 135 mmol/ℓ.

Os métodos bioquímicos foram avaliados para estimar a ingestão de sódio de vacas-leiteiras. Grupos de vacas receberam 10 a 20, 30 a 50 ou 70 a 100 g/dia de sal e dois grupos receberam sal à vontade em tigelas ou em blocos de sal. As concentrações de sódio e potássio foram medidas no soro e na urina. As vacas que receberam 70 a 100 g/dia de sal e as do grupo à vontade apresentaram maiores concentrações urinárias de sódio do que os outros grupos. Aqueles que receberam 10 a 20 g dia tiveram maior relação de potássio:sódio na urina do que todos os outros grupos, em que a proporção diminuiu à medida que o nível de sal suplementar aumentava.

A *deficiência de sódio induzida experimentalmente em porcos jovens* causa anorexia, reduz a ingestão de água e os ganhos de peso.

A provisão de sal na dieta a um nível de 0,5% é considerada totalmente adequada para todas as espécies de animais de criação. Sob condições práticas, às misturas de sal geralmente são adicionados iodo e cobalto. Em algumas situações, as misturas de sal são fornecidas à vontade em vez de serem adicionadas à dieta. No entanto, o consumo voluntário não é totalmente confiável. A quantidade diária consumida por animais com acesso irrestrito ao sal pode ser altamente variável e muitas vezes haver desperdício. Dois fatores que influenciam a ingestão voluntária de sal são a forma física do sal e o teor de sal dos suprimentos de água e ração. Alguns animais consomem muito mais sal solto do que sal em bloco, embora a menor ingestão de sal em bloco possa ser adequada. Além disso, animais dependentes de água com alto teor salino para beber consomem significativamente menos sal do que quando bebem água não salina. O consumo voluntário de sal é geralmente alto em vacas em pastagens de baixo teor de sódio, inerentemente baixas ou como resultado da fertilização potássica pesada. Leitoas lactantes podem necessitar de 0,7% de sal em suas dietas e a eficiência energética em bovinos confinados pode ser melhorada com a alimentação de altos níveis (5% de dieta) de sal na dieta de novilhos em terminação.

Deficiência do magnésio

O magnésio (Mg), o segundo cátion intracelular mais abundante, desempenha um papel vital como cofator de muitas enzimas, atua como modulador dos canais iônicos e afeta muitos processos celulares, como a excitabilidade neuromuscular e a secreção de hormônios, e antagoniza as ações do Ca^{2+}.[1-3] A deficiência ou depleção de Mg provoca distúrbios em uma multiplicidade de processos fisiológicos e é evidente a partir de doença clínica grave e morte, em tetania hipomagnesêmica de bovinos, até redução da produção e comprometimento da saúde.[2,4] A deficiência nutricional de Mg tem um papel que causa a tetania da lactação em vacas e tetania hipomagnesêmica em bezerros; essas doenças são tratadas no Capítulo 18 sobre doenças metabólicas. A deficiência de Mg em vacas-leiteiras e gestantes tardias pode predispor à hipocalcemia periparturiente ao prejudicar a secreção do hormônio da paratireoide (PTH). Em ambas as doenças, existem fatores complicadores que podem afetar a absorção e o metabolismo do elemento.

A hipomagnesemia ocorre em até 50% dos equinos adultos hospitalizados por doença gastrintestinal grave, como cólicas, diarreia aguda e doença respiratória infecciosa.[5] As concentrações séricas de Mg em cavalos saudáveis variam com idade, parto, lactação e sexo.[6] Bovinos com qualquer uma das doenças que diminuem o consumo de alimento[2,3] ou a absorção de Mg estão em maior risco de deficiência de Mg. As vacas pós-parto com placenta retida têm menores concentrações de Mg e alguns outros minerais do que as sem placenta retida.[7] As vacas-leiteiras com risco de hipopotassemia e suplementadas com administração oral de KCl podem estar sob maior risco de deficiência de Mg devido à inibição competitiva de maiores concentrações de potássio ruminal na absorção de Mg a partir do rúmen.[8]

O Mg é um componente essencial de rações para porcos recém-desmamados. A deficiência induzida experimentalmente causa fraqueza dos metacarpos, particularmente nas patas dianteiras, causando curvatura das pernas para trás, jarretes falciformes, aproximação dos joelhos e dos jarretes, arqueamento das costas, hiperirritabilidade, tremor muscular, relutância em ficar de pé, deslocamento contínuo de peso membro a membro e eventualmente tetania e morte. Também ocorre redução na taxa de crescimento, consumo de alimentos e conversão e dos níveis de Mg no soro. A exigência de Mg para suínos desmamados entre 3 e 9 semanas de idade é de 400 a 500 mg/kg da ração total.

O diagnóstico de deficiência de Mg é desafiador porque a medição da concentração sérica não é um indicador confiável do *status* de Mg em todo o corpo.[9] O Mg plasmático representa apenas 0,3% do Mg total do corpo e a concentração no plasma é mantida constante em uma ampla faixa de ingestão de Mg, estando apenas fracamente correlacionada com os *pools* intracelulares de Mg funcionalmente importantes.[1,4,9] O aumento ou a diminuição da excreção renal de Mg regula principalmente a concentração de Mg extracelular e o *status* de Mg do corpo inteiro pode ser monitorado mais pela excreção de Mg urinário total. Como a coleta de toda a urina produzida durante um período de 24 h é difícil ou impossível na prática, a concentração urinária de Mg pode ser medida em uma amostra pontual. No entanto, essa concentração é marcadamente afetada pelo volume de urina e pode ser difícil de interpretar. As estimativas do *status* de Mg podem ser obtidas medindo as concentrações de creatinina e Mg na urina e as concentrações plasmáticas de Mg e urina e calculando a excreção fracionária urinária de Mg, evitando assim a necessidade de coleta de toda a urina produzida por 24 h ou outro período prolongado.[1,4] A excreção fracionária de Mg é um indicador mais sensível da disponibilidade de Mg do que a concentração plasmática ou sérica de Mg e mais preditivo da necessidade de suplementação.[4] Descreve-se a metodologia para determinar o *status* de Mg em bovinos e equinos. Um método em bovinos envolve a coleta de amostras de sangue basal e urina 60 min antes do início de uma infusão de desafio de Mg (2,5 mg/kg de peso corporal em 250 mℓ de solução salina a 0,9% foram infundidos a 2,1 mℓ/min por 120 min), com amostras de sangue e urina coletadas em intervalos de 30 min até 60 min após o término da infusão. O *clearance* fracionário urinário de Mg é calculado usando a fórmula:

$$FC\% (Mg) = \frac{[Cr]_{pl} \times [Mg]_{u} \times 100}{[Cr]_{u} [Mg]_{pl}}$$

O intervalo de referência geralmente considerado é de 2,64 a 43,6% para vacas no fim da lactação. Rebanhos com *clearance* fracionário médio de Mg menor que 10% provavelmente têm *status* deficiente de Mg e podem se beneficiar da suplementação com Mg.[4] Um teste de desafio com Mg pode revelar vacas com baixo teor de Mg total porque essas vacas retêm grande parte do Mg infundido com consequentes valores de *clearance* fracionário inalterado, enquanto vacas com *status* de Mg adequado têm aumento no *clearance* fracionário do eletrólito.[4]

Alimentar equinos jovens por 29 dias com uma dieta deficiente em Mg não resultou em alterações detectáveis nas concentrações totais ou ionizadas de Mg no soro, mas a excreção durante 24 h e o *clearance* fracionário de Mg na urina foram acentuadamente reduzidos.[9]

LEITURA COMPLEMENTAR

Goff JP. Calcium and magnesium disorders. Vet Clin Nth Am Food A. 2014;30:359-369.
Schonewille JT. Magnesium in dairy cow nutrition: an overview. Plant Soil. 2013;368:167-178.
Stewart AJ. Magnesium disorders in horses. Vet Clin Equine. 2011;27:149-161.

REFERÊNCIAS BIBLIOGRÁFICAS

1. Stewart AJ. Vet Clin Equine. 2011;27:149.
2. Schonewille JT. Plant Soil. 2013;368:167.
3. Goff JP. Vet Clin Nth Am Food A. 2014;30:359.
4. Schweigel M et al. J Anim Physiol Nutr. 2009; 93:105.
5. Borer KE et al. Equine Vet Educ. 2006;18:266.
6. Berlin D et al. Vet J. 2009;181:305.
7. Bicalho MLS et al. J Dairy Sci. 2014;97:4281.
8. Constable PD et al. J Dairy Sci. 2014;97:1413.
9. Stewart AJ et al. Am J Vet Res. 2004;65:422.

Deficiência de cobre

Sinopse

- Etiologia: deficiência primária como resultado de volume de cobre inadequado na dieta. A deficiência secundária de cobre está associada a fatores antagônicos, particularmente excesso de molibdênio e enxofre, que formam tiomolibdatos no rúmen. Os tiomolibdatos podem se ligar ao cobre no rúmen ou, se houver cobre insuficiente, eles são absorvidos (especialmente o tetratiomolibdato) e se ligam a várias enzimas e compostos que têm diversas atividades biológicas. O ferro dietético forma complexos com cobre no rúmen e, portanto, pode exacerbar esse processo
- Epidemiologia: problema de rebanho ou manada, principalmente em jovens ruminantes em crescimento (bovinos, ovinos, caprinos e cervos de criação) em pastagens na primavera e no verão. A deficiência primária ocorre em solos arenosos e fortemente intemperizados; secundária, em turfa ou lodos com altos níveis de molibdênio. Os suprimentos de ração e água também podem conter sais de molibdênio, sulfato e ferro, que interferem na absorção e no metabolismo do cobre. Algumas raças de ovelhas e possivelmente de gado Simental são mais suscetíveis
- Achados clínicos: mal-estar, alteração da coloração do pelo, diarreia crônica (deficiência secundária), claudicação crônica, ataxia neonatal em cordeiros recém-nascidos (postura *swayback*; se ovelhas forem deficientes em cobre na metade da gestação, ocorre ataxia tardia em cordeiros mais velhos; ataxia enzoótica), anemia na deficiência mais prolongada, doença da queda no gado adulto (agora raro)
- Patologia clínica: baixo nível de cobre no plasma e no fígado, baixo nível de ceruloplasmina, anemia
- Achados de necropsia: desmielinização na ataxia enzoótica, anemia, emaciação, hemossiderose, osteodistrofia, cardiomiopatia
- Confirmação diagnóstica: baixo nível de cobre no fígado e no plasma, resposta ao tratamento
- Diagnóstico diferencial: a deficiência de cobre deve ser diferenciada dos problemas de rebanho associados ao seguinte:
  - Falta de vitalidade em consequência de parasitismo intestinal
  - Desnutrição como resultado da deficiência de energia e proteína
  - Claudicação causada por osteodistrofia (desequilíbrio de cálcio, fósforo e vitamina D)
  - Anemia como resultado de piolhos
  - Ataxia neonatal em cordeiros (postura *swayback* congênita e ataxia enzoótica) de doença da fronteira; hipoplasia cerebelar; hipotermia; meningite
  - Morte súbita como resultado de outras causas
- Tratamento: *bolus* oral de liberação lenta ou cápsula, glicinato de cobre parental, sulfato de cobre oral
- Controle: dosagem oral com *bolus* de liberação controlada ou cápsula de óxido de cobre; pastagem de suplementação coberta com sulfato de cobre; administração parenteral de cobre em tempos estratégicos; remover sulfatos do abastecimento de água; seleção genética pode ser uma opção

Etiologia

A deficiência de cobre (Cu) pode ser primária, quando a ingestão na dieta é inadequada ou secundária ("condicionada"), quando a ingestão dietética é suficiente, mas a absorção de cobre e sua utilização pelos tecidos é impedida.

Deficiência primária de cobre

A quantidade de Cu na dieta pode ser inadequada quando a forragem é cultivada em solos deficientes, tipicamente solos arenosos ou intemperizados, ou solos nos quais o Cu não está disponível.

Deficiência secundária de cobre

Essa é a deficiência predominante; a quantidade de Cu na dieta é adequada, mas outros fatores dietéticos [principalmente molibdênio (Mo), enxofre (S) e ferro (Fe), mas também manganês (Mn) e zinco (Zn)] interferem na disponibilidade e utilização de Cu (Tabela 21.8). Um excesso dietético de Mo é o fator mais comum e uma alta ingestão pode induzir deficiência de Cu, mesmo quando seu conteúdo no pasto é bastante alto. Uma maior ingestão de Cu pode superar esse efeito. Por outro lado, complementar a dieta com Mo pode ser usado para neutralizar uma ingestão perigosamente alta de Cu. Existem diferenças entre as espécies em resposta ao alto consumo de Cu e Mo, sendo as

Tabela 21.8 Condições associadas à deficiência secundária de cobre.

Doença	País	Espécies	Cobre hepático	Provável fator de iniciação
Ataxia enzoótica	Grã-Bretanha, EUA	Ovinos	Baixo	Desconhecido
Renguerra	Peru	Ovinos	Baixo	Desconhecido
Excesso de molibdênio na pastagem	Grã-Bretanha	Ovinos e bovinos	Desconhecido	Molibdênio
Diarreia	Holanda	Bovinos	Desconhecido	Desconhecido
Diarreia por turfa	Nova Zelândia	Bovinos	Baixo	Molibdênio
	Grã-Bretanha	Bovinos	Desconhecido, baixo Cu sanguíneo	Desconhecido
	Canadá	Bovinos	Desconhecido	Molibdênio
Deficiência de cobalto	Flórida (EUA)	Bovinos	Desconhecido	Desconhecido
Falta de vitalidade	Escócia	Bezerros	Baixo	Desconhecido

ovelhas muito mais suscetíveis à toxicidade do Cu e os bovinos mais suscetíveis ao excesso do Mo.

Zn, chumbo, carbonato de cálcio e manganês são outros fatores condicionantes. Por exemplo, o uso de sulfato de zinco para controlar o eczema facial diminui o Cu plasmático, que pode ser corrigido pela injeção de glicinato de cobre. Por outro lado, na Nova Zelândia, a administração de selênio a ovinos em pastagens deficientes em Cu aumenta a absorção desse mineral e pode melhorar a taxa de crescimento de cordeiros.

O sulfato inorgânico dietético, em combinação com Mo, tem um efeito profundo na absorção de Cu pelos ruminantes. Por exemplo, ovinos que consomem uma dieta completa com baixo teor de S e Mo e com modesto teor de Cu (12 a 20 mg/kg de matéria seca) podem morrer de toxicidade por Cu, enquanto outros pastos com conteúdo similar de Cu, mas alto em Mo e S podem dar origem a cordeiros afetados pela ataxia enzoótica. O aumento da concentração de sulfato em uma dieta de ovinos de 0,1 para 0,4% pode potencializar um baixo teor de Mo de 2 mg/kg (0,02 mmol/kg) e reduzir a absorção de Cu abaixo do normal. O aumento do sulfato na dieta também diminui a absorção de selênio (Se) e, portanto, deficiências de Cu e Se podem ocorrer em áreas com solos deficientes em ambos os elementos, especialmente quando o sulfato é adicionado na forma de fertilizante superfosfato. Essas deficiências combinadas estão se tornando mais comuns com aplicações mais altas de fertilizantes que possibilitam maiores taxas de lotação em pastagens melhoradas. Devem ser consideradas interações entre Cu, Se e sulfatos quando os animais não respondem ao tratamento, a menos que sejam fornecidos Cu e Se.

Epidemiologia
Ocorrência

A deficiência de Cu é endêmica em ruminantes em todo o mundo e causa doenças de importância econômica que podem tornar extensas áreas de terra fértil inadequadas para pastagem por ruminantes de todas as idades, particularmente animais jovens de rápido crescimento. Com base em levantamentos de Cu sérico e plasmático em rebanhos bovinos na Grã-Bretanha, a deficiência de Cu continua sendo um problema grave que requer vigilância constante. Estima-se que os sinais clínicos de deficiência de cobre se desenvolvam anualmente em cerca de 0,9% da população bovina no Reino Unido. Em algumas pesquisas, as concentrações mais baixas de Cu sérico foram em novilhas sendo criadas como substitutas de novilhas. Embora possa ocorrer pesada mortalidade nas áreas afetadas, a maior perda é causada pelo fracasso dos animais em se desenvolver. A ataxia enzoótica pode afetar até 90% de um lote de cordeiros em áreas afetadas, com a maioria desses cordeiros morrendo de inanição. Na doença da queda, até 40% do gado dos rebanhos afetados pode morrer.

A deficiência de Cu é a deficiência de elemento primário mais comum em cervídeos de criação na Nova Zelândia, produzindo principalmente ataxia enzoótica, mas também osteocondrose.

Distribuição geográfica
Deficiência primária de cobre

A doença causada por deficiência primária de Cu ocorre no pastoreio de gado em muitas partes do mundo, incluindo ataxia enzoótica de ovelhas na Austrália, Nova Zelândia e EUA, *liksucht* de gado na Holanda e doença da queda do gado na Austrália (agora raramente visto). A deficiência de cobre é endêmica na bacia do rio Salado del Sur, na província de Buenos Aires, Argentina, afetando mais de 50% dos bovinos de corte. Deficiências concomitantes de Cu e cobalto (Co) na Austrália ("doença do litoral") e Flórida nos EUA ("doença do sal"), caracterizadas pelo aparecimento de sinais clínicos de ambas as deficiências em todas as espécies de ruminantes, são controladas pela suplementação com Cu e Co.

Nos EUA, a deficiência de Cu não está restrita a uma única região, com um terço dos 256 rebanhos bovinos classificados como deficientes ou marginalmente deficientes, com base em um levantamento das concentrações séricas de Cu. Aproximadamente 50% dos produtores usaram suplementos de Cu, mas uma proporção significativa de gado desses rebanhos foi classificada como marginalmente deficiente ou deficiente.

No Canadá, um levantamento de bovinos no abate em Saskatchewan descobriu que 67% tinham um fígado com menos de 25 mg de cobre/kg de peso seco. No entanto, esse indicador de deficiência é agora obsoleto, com concentrações inferiores a 10 mg Cu/kg de peso seco (160 mcmol Cu/kg de peso seco) ou 40 mg Cu/kg de peso fresco (630 mcmol Cu/kg de peso fresco) indicando deficiência de Cu em ruminantes.[1] As concentrações de Cu no fígado dos fetos foram proporcionais às concentrações hepáticas de Cu nas mães, diminuindo progressivamente na mãe durante a gestação e aumentando no feto para atender às necessidades pós-parto, pois o leite de vaca é uma pobre fonte de Cu.

A deficiência de Cu foi diagnosticada em bois-almiscarados em cativeiro no Canadá e causa anemia em porcos sugadores e reduziu a taxa de crescimento e doenças cardíacas em suínos em crescimento. Cavalos adultos não são afetados, mas ocorrem anormalidades nos membros e articulações de potros criados em áreas deficientes em Cu.

Deficiência secundária de cobre

Doenças causadas por deficiência secundária de Cu, principalmente como resultado de altas ingestões de Mo e sulfato estão listadas na Tabela 21.8. Incluem síndromes caracterizadas por ataxia, lã ou pelos anormais, diarreia ou falta de ar. A anemia se desenvolve após privação grave ou prolongada de Cu.

Postura *swayback* e ataxia enzoótica de cordeiros são induzidas pela alimentação de ovelhas prenhes com dieta deficiente em Cu ou alta em Mo e S. Duas fases de mielinização rápida do sistema nervoso central (SNC) ocorrem em ovelhas, a primeira durante a metade da gestação e depois na medula espinal algumas semanas após o nascimento. Consequentemente, o momento da ataxia em cordeiros e cabritos depende de quando ocorre a indução da deficiência de Cu; a ataxia neonatal corresponde a uma deficiência durante a gestação, atraso na ataxia quando a deficiência ocorre no final da prenhez ou logo após o nascimento. O uso pesado de calcário em pastagens pode predispor os cordeiros à ataxia enzoótica. O SNC dos bezerros sofre mielinização lenta e progressiva e, portanto, não são afetados pela ataxia neonatal.

Um excesso dietético de Mo é conhecido por ser o fator condicionante nas doenças diarreicas; "turfa" na Austrália, Nova Zelândia, Califórnia e Canadá; e "*teart*" na Grã-Bretanha.

No Canadá, foram identificadas altas concentrações de Mo (21 a 44 mg/kg de matéria seca) na forragem em áreas de mineração recuperadas na Colúmbia Britânica, mas o gado pode pastar essas áreas por curtos períodos (12 semanas) a cada ano sem desenvolver deficiência secundária de Cu. Os animais que receberam suplemento de Cu não apresentaram diferenças no ganho de peso, Mo no fígado, e Cu e Mo séricos e no leite, sugerindo que as concentrações dietéticas toleráveis de 5 a 10 mg de Mo e a relação mínima segura de Cu:Mo de 2:1 pelo National Research Council (NRC), podem não ser universais.

A doença dos alces, também conhecida como "doença de Alvsborg" e "doença debilitante", afetou 4 a 5% dos alces (*Alces alces* L.) na Suécia. A aparência da doença coincidiu com a pesada calagem de áreas úmidas, lagos e florestas durante os anos 1980, realizada para neutralizar os efeitos deletérios da chuva ácida. O aumento do pH do solo causado pela calagem reduziu a disponibilidade de Cu e aumentou a de Mo. A deficiência de Cu também pode ser um fator que contribui para o declínio de alces no noroeste de Minnesota, com concentrações deficientes ou marginalmente deficientes em cobre no fígado de 69% dos alces encontrados mortos. Também foram registradas baixas concentrações de Cu no fígado em alces fracos na Noruega.

Ocorrência sazonal

A deficiência primária de Cu ocorre mais comumente na primavera e no verão, coincidindo com a menor concentração de Cu no pasto. O *status* do Cu no gado de corte e de leite pode variar bastante a cada mês, com maior precipitação geralmente associada a uma menor disponibilidade de Cu.

A deficiência secundária de Cu pode ocorrer em determinados momentos, dependendo da concentração dos fatores condicionantes, predominantemente Mo ou S, na forragem. Por exemplo, o teor de Mo na forragem pode ser mais alto no outono ou na primavera, quando as chuvas estimulam o crescimento de leguminosas.

Fatores de risco

Vários fatores influenciam as concentrações plasmáticas e tissulares de Cu em ruminantes, incluindo os seguintes:

- Raça, idade e crescimento de animais
- Demandas de gestação e lactação
- Fatores dietéticos: tipo de pasto ou fonte de alimento, estação do ano
- Características do solo e concentração de minerais – particularmente Mo e S, que podem formar tiomolibdatos e reduzir a disponibilidade de Cu, ligando-se a ele no rúmen ou com compostos biológicos no plasma e nos tecidos.

Fatores de risco do animal

Idade

Os animais jovens são mais suscetíveis à deficiência primária de Cu que os adultos. Bezerros de mães alimentadas com dietas deficientes podem apresentar sinais aos 2 a 3 meses de idade, com sinais clínicos mais graves em bezerros e novilhos, menos graves em jovens de 2 anos e menos importantes em adultos. A ataxia enzoótica é principalmente uma doença de cordeiros neonatos ou lactentes cujas mães receberam dieta insuficiente de Cu no final da gestação ou no final da prenhez. Ovelhas com um *status* normal de Cu levam algum tempo para perder suas reservas no fígado e, portanto, não produzem cordeiros afetados por ao menos 6 meses após o início do pastejo. A predominância de deficiência de Cu em cordeiros lactantes indica a importância das reservas fetais e a inadequação do leite como fonte de Cu. O leite de ovelhas normais contém 3,1 a 9,4 mcmol/ℓ (20 a 60 g/dℓ) de Cu, mas na deficiência grave isso pode ser reduzido para 0,16 a 0,31 μmol/ℓ (1 a 2 μg/dℓ).

Raça e suscetibilidade de espécies

Existem marcadas diferenças genéticas no metabolismo do Cu em raças de ovinos; Welsh Mountain e Texels podem absorver Cu 50% mais eficientemente que Scottish Blackface; Texel cruzado com Blackface podem absorver Cu 145% mais eficientemente do que cordeiros Blackface puros. A suscetibilidade à deficiência de Cu ou a proteção contra a intoxicação por Cu é influenciada desde o nascimento por efeitos genéticos. Estes afetam o *status* de Cu do cordeiro no nascimento, por meio do ambiente materno controlado pelos genes da mãe e o efeito dos próprios genes do cordeiro. Essas diferenças genéticas têm consequências fisiológicas, refletidas nas diferenças na incidência da postura de *swayback*, tanto inter quanto intrarracial, e nos efeitos no crescimento e possivelmente na reprodução. As diferenças são atribuíveis a diferenças genéticas na eficiência de absorção de Cu dietético.

Em ovinos, foi demonstrada a existência de genes determinantes do Cu plasmático pela contínua seleção para altas e baixas concentrações em linhagens fechadas de uma única raça. A seleção do carneiro foi feita com base nas concentrações plasmáticas de Cu às 18 e 24 semanas de idade, com essa característica apresentando uma herdabilidade de 0,3, semelhante à calculada para o gado Angus.[3] As ovelhas de linha alta retêm mais Cu no fígado do que ovelhas de linha baixa, causadas por uma correlação positiva entre a concentração de Cu no plasma e a eficiência de absorção.

A variação genética no metabolismo do Cu de ovinos tem importantes consequências fisiológicas. A incidência de postura de *swayback* pode variar de 0 a 40% entre diferentes raças dentro do mesmo lote, e a incidência está mais estreitamente relacionada com diferenças na concentração de Cu no fígado do que no sangue. Quando linhas femininas altas e baixas são colocadas em pastagens melhoradas e calosas, o que pode induzir uma deficiência grave de Cu, são evidentes a postura de *swayback*, o embotamento, a falta de vigor e a mortalidade em cordeiros logo após o nascimento. Com 6 semanas de idade, a taxa de mortalidade foi maior nos cordeiros da linha baixa de Cu e eles eram 2 kg mais leves que os de linha alta de Cu.

Cabras são mais propensas à deficiência de Cu do que as ovelhas, provavelmente como resultado do menor acúmulo de Cu no fígado. A exigência dietética para caprinos é de 8 a 10 ppm de Cu. No entanto, uma ingestão de Cu que poderia causar toxicidade em ovinos (100 a 150 ppm) aumentou a taxa de crescimento e a função imunológica e não causou toxicidade em cabras mestiças Boer.[4]

Bovinos são absorvedores menos eficientes de Cu, com evidências de diferenças genéticas entre raças cada vez mais fortes. Por exemplo, certas raças, como Simental e Charolês, podem ter maiores exigências de Cu que outras raças, como Angus. Com base em uma avaliação de Cu no fígado, dietas contendo 4,4 ou 6,4 mg de Cu/kg de matéria seca não atenderam às exigências de Angus ou Simental durante a gestação e lactação ou o crescimento, mas a adição de 7 mg de Cu/kg de matéria seca a ambas as dietas cumpriu os requisitos de ambas as raças. Semelhante a ovelhas, essas diferenças estão provavelmente relacionadas com as diferenças na absorção de Cu.

Cobre fetal no fígado

Durante a gestação, a concentração de Cu no fígado fetal de ovinos e bovinos aumenta progressivamente, enquanto diminui no fígado materno. O feto bovino obtém Cu por transferência placentária e assim, ao nascer, a concentração hepática de Cu é inicialmente alta e depois declina para níveis normais dm adultos dentro de alguns meses. A transferência placentária é menos eficiente em ovelhas e, portanto, os cordeiros nascem com baixa reserva hepática, tornando-os suscetíveis à deficiência de Cu.

Em bovinos deficientes, o acúmulo de Cu hepático no feto continua independente do Cu hepático da mãe, até que o feto tenha cerca de 180 dias, após o qual declina gradualmente. Em contraste, a concentração de Cu hepático em fetos de mães sob dietas adequadas continua a aumentar. Assim, durante o último mês de gestação, a necessidade diária de Cu em bovinos aumenta para cerca de 70% acima das necessidades de manutenção; então a ingestão dietética aumenta de 10 para 25 mg/kg de matéria seca durante a gestação.

O colostro é rico em Cu, permitindo que o recém-nascido o absorva e aumente suas reservas hepáticas. O teor de Cu no leite diminui rapidamente e em geral não consegue atender às necessidades do recém-nascido em aleitamento. Os animais jovens alimentados com leite absorvem cerca de 80% da ingestão de Cu, mas essa eficiência diminui rapidamente à medida que o rúmen se torna funcional, quando apenas 2 a 10% do Cu disponível é absorvido.

Fatores de risco da dieta

Composição da pastagem

A absorção (ou disponibilidade) de Cu é influenciada pelo tipo de dieta; a presença de outras substâncias na dieta, como Mo, S e Fe; a interação entre o tipo de dieta e a composição química da dieta; e a constituição genética dos animais. O Cu é bem absorvido em dietas pobres em fibra, como cereais e *Brassicas*. No entanto, é pouco absorvido em pastagens frescas, embora a conservação como feno ou silagem geralmente melhora sua disponibilidade. Isso explica por que a deficiência de Cu é predominantemente um problema de ruminantes em pastoreio, mas é raro em animais alojados e alimentados com dietas com nível adequado de Cu.

Molibdênio e enxofre

Apenas pequenos aumentos na concentração de MoS na grama causam grandes reduções na disponibilidade de Cu. Isso é especialmente verdade para ruminantes em pastos melhorados nos quais as concentrações de Mo e S são aumentadas. O conteúdo de Cu dos alimentos deve ser expresso em termos de concentração de Cu disponível, usando equações apropriadas, o que permite uma previsão mais precisa da doença clínica e pode ser usado para estratégias de controle mais eficazes.[1]

O efeito de Mo e S na disponibilidade de Cu na grama é alterado pela conservação; a uma dada concentração de S, o efeito antagonista de Mo é proporcionalmente menor no feno do que no capim fresco. Em uma concentração baixa de Mo, o efeito de S é mais marcado na silagem do que na grama fresca, mas o uso de formaldeído como aditivo de silagem pode enfraquecer o antagonismo Cu-S. Assim, a forragem alta em Mo deve ser usada para conservação quando possível e o ácido sulfúrico não deve ser usado como aditivo para silagem, a menos que seja acompanhado por um sal de Cu, porque eleva significativamente a concentração de S da silagem. Uma deficiência secundária de Cu induzida por Mo em bovinos ocorreu quando óleo de motor contendo bissulfureto de Mo foi derramado no pasto.

Cobre na dieta

Em geral, pastagens contendo menos de 3 mg/kg de matéria seca de Cu resultarão em sinais de deficiência em ruminantes em pastejo. Concentrações de 3 a 5 mg/kg de matéria seca são marginais, enquanto mais de 5 mg/kg de matéria seca (preferencialmente de 7 a 12) é seguro, a menos que as interações Mo-S causem deficiência secundária de Cu. Essas interações complexas exigem um exame de cada conjunto particular de circunstâncias. Por exemplo, as concentrações de Mo nas plantas estão diretamente relacionadas com o pH do solo. As gramíneas cultivadas em solos ricos em Mo fortemente ácidos têm baixo Mo (< 3 mg/kg de matéria seca), enquanto aquelas que crescem em solos alcalinos pobres em Mo podem conter até 17 mg/kg de matéria seca. Assim, a deficiência condicionada de Cu pode estar relacionada com os níveis aumentados de Mo disponível para a planta, em vez dos níveis absolutos do solo. Pastos muito calcários são frequentemente associados a uma ingestão de Cu menor do que o normal e a um baixo teor de cobre nas ovelhas que nele pastam.

A deficiência secundária de Cu também é registrada em suínos quando a água potável contiver grandes quantidades de sulfato.

Ferro dietético

O ferro dietético pode interferir no metabolismo do Cu.[1,5] Concentrações de ferro na silagem e forragem de pastagem podem variar de 500 a 1.500 mg/kg de matéria seca e podem induzir deficiência de Cu em ruminantes quando a ingestão de Cu é marginal ou a ingestão de Mo e S é aumentada. Os ruminantes obtêm ferro do solo ingerido e suplementos minerais. Em áreas onde pode ocorrer hipocuprose, o risco pode ser minimizado evitando-se suplementos minerais com alto teor de Fe, minimizando o uso de pastagens descobertas pelo inverno e evitando a contaminação excessiva da silagem com o solo durante a colheita. O efeito da ingestão de solo na deficiência de Cu pode variar, o que é compreensível, dadas as diferenças na composição física e química do solo (principalmente pH, Fe, Mo e S).[6]

Alimentos armazenados

Gado alojado durante todo o ano ou parte dele tem ingestão diferente de Cu em comparação com aqueles em pastagem. Concentrados e rações proprietárias geralmente contêm nível adequado de Cu, enquanto o pasto é mais provável de ser deficiente, especialmente no início da primavera, quando o crescimento da grama é exuberante. Consequentemente, a silagem pode ser deficiente em Cu, mas o feno é mais maduro, em geral contendo mais de todos os oligoelementos e minerais, e, portanto, os animais alojados são geralmente protegidos contra a deficiência de Cu por algumas semanas depois de chegarem à pastagem na primavera. Nessas circunstâncias, os animais jovens em rápido crescimento serão os primeiros afetados pela hipocuprose.

Características do solo
Deficiência de cobre

Em geral, existem dois tipos de solo em que ocorre a deficiência de Cu. Em primeiro lugar, os solos arenosos, pobres em matéria orgânica e muito intemperizados, como nas planícies costeiras da Austrália e nos sedimentos marinhos e fluviais (estes são frequentemente deficientes em outros oligoelementos, especialmente o Co). O segundo grupo importante é a "turfa" ou sujeira recuperada de pântanos, mais comumente associados à deficiência de Cu nos EUA, Nova Zelândia e Europa. Esses solos podem ter uma deficiência absoluta de Cu, mas é mais comum que não estejam disponíveis para as plantas e, portanto, não contenham quantidades adequadas de Cu.

A causa da indisponibilidade de Cu é incerta, mas é provavelmente o resultado da formação de complexos de Cu orgânicos insolúveis. Um fator adicional é a produção de deficiência secundária de Cu nesses solos devido ao seu alto teor de Mo. A concentração de Cu em uma grande variedade de solos e plantas está resumida na Tabela 21.9.

Excesso de molibdênio

Pastagens contendo menos de 3 mg/kg de matéria seca de Mo são geralmente seguras, mas a doença pode ocorrer em 3 a 10 mg/kg de matéria seca se a ingestão de Cu for baixa. Pastagens contendo mais de 10 mg/kg de matéria seca de Mo são de alto risco, a menos que a dieta seja suplementada com Cu. O Mo do solo pode chegar a 10 a 100 mg/kg, o que pode ser exacerbado pela aplicação de Mo em fertilizantes para aumentar a fixação de nitrogênio pelas leguminosas.

No Reino Unido, muitas terras agrícolas são sustentadas por xistos negros marinhos, ricos em Mo e, portanto, há alta concentração de Mo no solo e nas pastagens, e a deficiência secundária de Cu é comum. A deficiência secundária de Cu também ocorre em bovinos em muitas partes do Canadá. Por exemplo, grandes áreas da Manitoba, no centro-oeste, são sustentadas por aluviões de folhelhos molibdeníferos e os solos podem conter até 20 mg/kg de Mo.

Na Nova Zelândia, alguns solos de turfa ou a aplicação pesada de Mo em superfosfatos em solos pedregosos podem produzir pastagens com concentração de Mo de 3,5 a 20 mg/kg de matéria seca, o que pode induzir deficiência de Cu. Por exemplo, o aumento das concentrações de Mo de pastagem de 2 a 4,6 mg/kg de matéria seca reduziu significativamente as concentrações séricas e hepáticas de Cu em veados pastando, tendo havido uma taxa de crescimento reduzida quando a pastagem era maior que 10 mg/kg de matéria seca. No entanto, uma avaliação da composição elementar das pastagens descobriu que 95% delas em mais de 800 fazendas na Nova Zelândia tinham teor de Mo inferior a 2 mg/kg de matéria seca.[7] Isso, combinado com relatos crescentes de

Tabela 21.9 Níveis de cobre de solos e plantas na deficiência primária e secundária de cobre.

Condição	Área	Tipo de solo	Cobre no solo (mg/kg)	Cobre da planta (mg/kg de matéria seca)
Normal	–	–	18 a 22	11
Deficiência primária de cobre	Austrália Ocidental	Vários	1 a 2	3 a 5
	Nova Zelândia	Areia	0,1 a 1,6	3
		Turfa	–	3
	Holanda	Areia	–	< 3
Deficiência secundária de cobre	Nova Zelândia	Turfa	5	7
	Grã-Bretanha	Turfa	–	7 a 20
		Calcário	–	12 a 27
		Argiloso	–	11
	Irlanda	Depósitos de xisto, turfa marinha, solo aluvial	–	–
	Holanda	Areia	–	> 5
	Canadá	Turfa queimada	20 a 60	10 a 25

toxicidade letal de Cu em rebanhos leiteiros associados a suplementação excessivamente exuberante, sugere que a deficiência de Cu induzida por Mo pode não ser tão generalizada quanto se pensa.

Patogênese
Efeitos nos tecidos

O cobre é incorporado e essencial para a atividade de muitas enzimas, cofatores e proteínas reativas.[1] Algumas funções centrais das principais enzimas incluem respiração celular (citocromo oxidase), proteção contra oxidantes (superóxido dismutase – SOD, ceruloplasmina), transporte de ferro (ceruloplasmina – ferroxidase I – e hefestina – ferroxidase II), conversão de tirosina em melanina (tirosinase) e formação de colágeno e elastina (lisil oxidase). Por isso, as consequências da deficiência de Cu são diversas, mas estão relacionadas com a diminuição da função das metaloenzimas do Cu e das proteínas de ligação ao Cu.

A SOD age como antioxidante pela dismutação de ânions superóxido (O_2^-), produzindo oxigênio molecular e peróxido de hidrogênio (H_2O_2), sendo este último geralmente metabolizado pela glutationa peroxidase e catalase. A atividade ferroxidásica da ceruloplasmina media a oxidação de íons ferrosos (Fe^{2+}) para o estado férrico (Fe^{3+}), prevenindo assim a formação de radicais hidroxila (OH^-) dependentes de íons ferrosos via reação de Fenton. Em animais deficientes em Cu, as atividades da SOD e da glutationa peroxidase são reduzidas, causando aumento do dano oxidativo às células da peroxidação lipídica. A ceruloplasmina é a proteína contendo Cu predominante no plasma, mas também atua como antioxidante, eliminando os radicais livres em muitos tecidos.

A patogênese da maioria das lesões vistas com deficiência de Cu é explicada em termos de oxidação deficiente do tecido associada à falha desses sistemas enzimáticos. Esse papel é exemplificado por falha de mielinização, que produz postura de *swayback* e ataxia enzoótica, ou anormalidades de lã (lã de aço) em ovelhas deficientes, após a mielinização estar completa. O crescimento reduzido (osso e cartilagem anormais) também é influenciado pela redução da atividade da lisil oxidase, diminuição da pigmentação (faixas brancas na lã de ovelhas pigmentadas, mudança na coloração do gado) pela redução da atividade da tirosinase e anemia terminal pela redução da atividade da ferroxidase.

Mudanças na expressão gênica

Diferenças na expressão de genes associados ao metabolismo do Cu foram demonstradas em bovinos com deficiência de Cu, incluindo o Cu transportador 1 (Ctr1) menos duodenal e a suprarregulação de genes no fígado de fetos com deficiência de Cu (antioxidante 1 – Atox1), proteína 17 do complexo citocromo c oxidase (Cox17) e domínio 1 do MURR de metabolismo de Cu (*Commd1*).[8] Na deficiência natural de Cu do gado Angus na Argentina, a análise citogenética das culturas de linfócitos periféricos encontrou aumento significativo na frequência de metáfases anormais em grupos moderada ou gravemente deficientes.

Lã

A lã se torna "fibrosa" ou "dura", com reduzida resistência à tração, o que é mais óbvio em Merinos. Isso ocorre depois de queratinização inadequada, provavelmente como resultado da oxidação imperfeita dos grupos livres de tiol. A provisão de Cu para ovelhas afetadas é seguida por oxidação desses grupos livres de tiol e um retorno à queratinização normal em poucas horas.

Peso corporal

O baixo crescimento é uma característica dos últimos estágios da deficiência de Cu, mais frequentemente associada ao excesso de Mo, quando o comprometimento da oxidação do tecido interfere no metabolismo intermediário e na perda de condição ou falha de crescimento de ovinos, bovinos e cervos. Isso pode ser acompanhado por baixa eficiência de conversão de alimentação se a deficiência de Cu induzida por Mo começar no útero.[9]

Diarreia

A patogênese da diarreia na deficiência secundária de Cu induzida por Mo é incerta. Não há alterações histológicas na mucosa intestinal de bovinos naturalmente afetados, embora a atrofia vilosa tenha sido registrada em casos experimentais graves. Ovelhas e cabras são muito menos suscetíveis à diarreia induzida pela molibdenose, embora possa ocorrer.

Anemia

Desenvolve-se com deficiência grave ou prolongada de Cu e está associada ao papel do Cu na formação da hemoglobina. Os depósitos de hemossiderina nos tecidos de animais deficientes sugerem que o Cu é necessário para a reciclagem de ferro liberado da quebra normal da hemoglobina. Não há evidência de hemólise excessiva. Pode ocorrer anemia de Heinzbody, um indicador de estresse oxidativo, quando cordeiros deficientes em Cu ou Se são transferidos para a colza (*Brassica napus*). Não foi explicada a relação incomum entre deficiência de Cu e hemoglobinúria pós-parto observada na Nova Zelândia.

Osso

Anormalidades ósseas variam consideravelmente inter e intra espécies de ruminantes.[1] A osteoporose que ocorre em alguns casos naturais de deficiência de Cu é causada pela depressão da atividade osteoblástica. Na deficiência primária de Cu induzida experimentalmente, o esqueleto é osteoporótico e há um aumento significativo na atividade osteoblástica. Há crescimento acentuado da cartilagem epifisária, especialmente nas junções costocondrais e nos ossos metatarsais. Isso é acompanhado por borbulhamento das costelas, aumento dos ossos longos e comprometimento da formação de colágeno. Quando a deficiência de Cu é secundária a excessos dietéticos de Mo e sulfato, as lesões esqueléticas são bastante diferentes e caracterizadas por alargamento da placa de crescimento e metáfise e atividade osteoblástica ativa.

Em potros, a deficiência de Cu causa doença degenerativa grave da cartilagem, caracterizada por quebra da cartilagem articular e da placa de crescimento através da zona de células hipertróficas, resultando em osteocondrose do complexo articular-epifisário (complexo A-E). A incidência e a gravidade da osteocondrose em potros podem ser reduzidas pela suplementação da dieta de éguas nos últimos 3 a 6 meses de gestação e nos 3 primeiros meses de lactação. Potros de éguas não suplementadas têm separação da cartilagem espessada do osso subcondral. Ocorrem diferenças clínicas, radiográficas e bioquímicas entre potros com deficiência ou suplementação de Cu, podendo haver uma relação entre baixa ingestão de Cu em equinos de rápido crescimento, qualidade inferior de colágeno, cartilagem biomecanicamente fraca e osteocondrite.

O cobre é essencial para a função da lisil oxidase, que produz grupos aldeídicos em resíduos de hidroxilisina como pré-requisito para eventual formação de ligações cruzadas no colágeno e na elastina. Lesões semelhantes em potros têm sido atribuídas à toxicidade do Zn a partir da exposição ao pasto poluído por fundições. Experimentalmente, a adição de quantidades variadas de Zn à dieta de potros contendo nível adequado de Cu resulta em deficiência de Cu induzida pelo Zn, mas não há efeito com ingestões de Zn até 580 ppm; sugere-se que sejam necessários 2.000 ppm ou mais para afetar a absorção de Cu em cavalos.

Tecido conjuntivo

O Cu é um componente da enzima lisil oxidase, secretada pelas células envolvidas na síntese do componente de elastina dos tecidos conjuntivos, e tem importantes funções na manutenção da integridade dos tecidos, como leitos capilares, ligamentos e tendões. São raros os exemplos de ocorrência natural de disfunção do tecido conjuntivo, mas lesões de osteocondrose descritas em jovens cervídeos de criação e híbridos de veados vermelhos-wapiti na Nova Zelândia também apresentam cartilagem articular defeituosa.[1]

Coração

A degeneração miocárdica da doença da queda, agora raramente vista, pode ser uma manifestação terminal de anoxia anêmica ou resultado de interferência com a oxidação tissular. Nessa doença, acredita-se que o estresse do parto e da lactação contribui para o desenvolvimento de bloqueio cardíaco e da fibrilação ventricular quando já houve considerável redução da reserva cardíaca. A deficiência de Cu induzida experimentalmente em leitões causa patologia cardíaca e distúrbios elétricos e uma redução acentuada no crescimento e no hematócrito.

Vasos sanguíneos

A deficiência de Cu induzida experimentalmente causou morte súbita como resultado da ruptura do coração e de grandes vasos em uma alta proporção de porcos alimentados com dieta deficiente em Cu. O defeito básico é a degeneração das lâminas elásticas internas. Não há registro de doença semelhante que ocorra naturalmente. Uma relação semelhante parece ter sido estabelecida entre os níveis séricos de Cu e a ruptura fatal da artéria uterina durante o parto em éguas idosas.

Pâncreas

Lesões do pâncreas podem estar presentes em bovinos normais com baixo *status* de Cu no sangue.[1] As lesões consistem em um aumento no conteúdo de matéria seca e concentrações reduzidas de proteína e Cu no tecido úmido; a atividade da citocromo oxidase e a relação proteína:RNA também são reduzidas. Existem defeitos nas membranas basais acinares, desdobramento e desorganização dos ácinos, atrofia e dissociação celular e proliferação estromal.

Tecido nervoso

A deficiência de cobre interrompe a formação de mielina e causa desmielinização em cordeiros, provavelmente por uma relação específica entre Cu e bainhas de mielina. Mielinização defeituosa pode começar no feto médio, causando lesões no cérebro, com cordeiros afetados no nascimento (postura *swayback* congênita) ou lesões na substância branca da medula espinal em casos tardios de ataxia enzoótica (a forma predominante em cabras e veados). Essa distribuição reflete picos de desenvolvimento de mielina nesses locais, aos 90 dias de gestação e 20 dias após o nascimento. A deficiência de Cu interfere na síntese dos fosfolipídeos e a anoxia também pode estar envolvida na desmielinização. Anoxia anêmica é mais provável em ovelhas altamente deficientes e ovelhas anêmicas produzem maior proporção de cordeiros com ataxia enzoótica. No entanto, muitas vezes não há anemia em ovelhas que produzem cordeiros com a forma subaguda mais comum da doença nervosa. Ovelhas gravemente deficientes tendem a ter cordeiros afetados ao nascer, enquanto cordeiros de ovelhas menos gravemente deficientes têm mielinização normal no nascimento e desenvolvem desmielinização tardia.

Desempenho reprodutivo

Não há evidências claras de que a deficiência de Cu cause infertilidade em vacas-leiteiras e foram relatados tanto a melhoria quanto o comprometimento da fertilidade em vacas normocuprêmicas que receberam Cu por via parenteral.[1] O glicinato de cobre administrado no gado leiteiro não afeta o intervalo médio em dias entre o parto e o primeiro ciclo observado, crias por concepção ou a taxa de concepção de primeira cria em comparação com vacas não tratadas na mesma população. Experimentalmente, a adição de Mo à dieta de novilhas retardou o início da puberdade, diminuiu a taxa de concepção e causou anovulação e anestro em bovinos sem acompanhar mudanças no *status* do Cu ou ganho de peso vivo. Assim, a presença de Mo no lugar do baixo teor de Cu pode afetar o desempenho reprodutivo do gado. Não é aconselhável atribuir baixo desempenho reprodutivo à hipocuprose subclínica com base na evidência de baixo teor de Cu no sangue; devem ser examinados outros fatores, como manejo e ingestão de energia e proteína.

Sistema imunológico

O cobre tem um papel importante na resposta imune, mas o mecanismo preciso não é bem compreendido. Na deficiência secundária de Cu em bovinos, induzida por 30 ppm de Mo e 225 ppm de sulfato, o conteúdo de Cu intracelular de linfócitos do sangue periférico, neutrófilos e macrófagos derivados de monócitos foi reduzido entre 40 e 70%. Na deficiência de Cu, a atividade sérica da ceruloplasmina é reduzida para 50% dos valores de controle e as atividades da SOD e da citocromo c oxidase dos leucócitos são significativamente reduzidas. Assim, a deficiência de Cu altera a atividade de várias enzimas-chave que medeiam a defesa antioxidante e a formação de adenosina trifosfato (ATP). Esses efeitos podem prejudicar a função imune celular e tornar os animais mais suscetíveis à infecção.

A deficiência de Cu diminui a imunidade humoral e mediada por células e reduz a imunidade inespecífica regulada por células fagocíticas, como macrófagos e neutrófilos. A diminuição da resistência à infecção em ovinos deficientes responde ao tratamento com Cu, mas também à seleção genética, com mortalidade entre o nascimento e 24 semanas de idade 50% menor em cordeiros geneticamente selecionados para altas concentrações de Cu plasmático em comparação com aquelas selecionadas para baixas concentrações. Infecções virais e bacterianas experimentais em bovinos também podem causar aumento rápido, embora transitório, da ceruloplasmina sérica e do Cu plasmático em animais repletos de Cu, sugerindo importante papel protetor para o Cu nas doenças infecciosas. Essas alterações evoluem de um aumento mediado pela interleucina-1 (IL-1) da síntese hepática e da liberação de ceruloplasmina, uma proteína de fase aguda. A concentração de Cu em órgãos envolvidos em regulações imunes, como fígado, baço, timo e pulmão, é substancialmente reduzida pela deficiência de Cu, sugerindo novamente que animais deficientes têm risco maior de infecção do que aqueles com níveis adequados de Cu. No entanto, experimentos utilizando dietas com baixo teor de Cu, com ou sem suplementação de Mo, não alteraram indicadores específicos de imunidade em bovinos estressados.

A gravidade da depleção de Cu necessária para a disfunção imune é menor do que para induzir sinais clínicos de deficiência de Cu; o Cu endógeno pode contribuir para a regulação de respostas inflamatórias imunes ou não. Complexos de baixo peso molecular podem ter efeito anti-inflamatório em modelos animais de inflamação e postula-se que o aumento de componentes plasmáticos contendo Cu vistos durante a doença inflamatória representa resposta fisiológica. Na mastite coliforme experimental em novilhas holandesas alimentadas com 20 mg de Cu/kg de matéria seca, de 60 dias pré-parto até o dia 42 de lactação, a resposta clínica, mas não a duração da mastite, foi reduzida em comparação com animais tratados com 6,5 mg Cu/kg de matéria seca. Em um experimento subsequente, a suplementação de uma dieta basal de 7,1 mg de Cu/kg de matéria seca com 10 mg de Cu/kg de matéria seca com um suplemento orgânico (proteinato de cobre) tendeu a ser mais efetiva que a inorgânica (com sulfato de cobre), embora contagem celular somática, Cu plasmático e ceruloplasmina plasmática não tenham sido significativamente diferentes.[10]

Desenvolvimento de sinais clínicos

Na deficiência experimental de Cu em bezerros, começando com 6 semanas de idade, a hipocupremia se desenvolveu em 15 semanas, retardo de crescimento em 15 a 18 semanas, pelagem áspera em 17 semanas, diarreia em 20 semanas e anormalidades nas pernas em 23 semanas. Assim, o aparecimento de sinais clínicos correlacionou-se razoavelmente bem com o aparecimento de hipocupremia e foi indicativo de deficiência grave. No entanto, mesmo com sinais clínicos graves, anormalidades histológicas podem ser apenas menos importantes.

Em outro estudo, começando com 12 semanas de idade, os sinais clínicos de deficiência de Cu não se desenvolveram até os 6 meses, com anormalidades musculoesqueléticas, incluindo marcha empinada, aparência de varus dos membros anteriores, extensão excessiva dos flexores, cascos e inchaços ao redor das articulações metacarpofalângicas e carpometacarpianas. Ocorreram mudanças na pigmentação do pelo após cerca de 5 meses de deficiência e ocorreu diarreia entre 5 e 7 meses após a deficiência. A diarreia cessou dentro de 12 h após a administração oral de 10 mg de Cu.

Relação cobre-molibdênio-sulfato

A interação entre Cu, Mo e S e seus efeitos na saúde e na produção em ruminantes é única entre os mamíferos.[1] O Mo e o sulfato, isoladamente ou em combinação, podem afetar o metabolismo do Cu. Grande parte do Cu liberado no rúmen é precipitado com sulfetos (S^{2-}) para formar o sulfeto de Cu. Além disso, se derivado de fontes orgânicas ou inorgânicas, Mo e S se ligam ao Cu no rúmen para formar tiomolibdatos.[5] Esses compostos têm dois efeitos. Primeiro, eles reduzem a quantidade de Cu disponível para absorção, com os complexos Cu-tiomolibdato se ligando ao material particulado na digesta e reduzindo a proporção de Cu absorvido a 1% do que ingeriu. Em segundo lugar, os tiomolibdatos podem ser rapidamente absorvidos e reversivelmente ligados ao Cu em compostos biológicos, incluindo ceruloplasmina, citocromo oxidase, SOD e tirosina oxidase. Isso induz uma deficiência secundária de Cu (tecnicamente uma toxicose de tiomolibdato), com tetratiomolibdato (MoS_4^{2-}), de longe o mais potente dos tiomolibdatos.[5] Assim, ocorre deficiência secundária de Cu (condicionada) quando a ingestão de Cu é adequada, mas a absorção e a utilização não são. Esses efeitos também ocorrem no feto, interferindo no armazenamento de Cu no fígado fetal. Em bovinos, a taxa de crescimento reduzida e as mudanças na textura e na cor do pelo ocorrem após 16 a 20 semanas de suplementação com Mo, acompanhada de menor consumo de ração e menor eficiência de utilização de ração.

Além da relação Mo-S-Cu, podem ocorrer interações adicionais com Fe, Se, Zn e Mn. O Fe reduz a absorção de Cu pela adsorção de Cu em compostos de Fe insolúveis e regulação negativa de um transportador de Cu (DMT).[1] Em bezerros, as concentrações de Cu e fígado diminuem e tornam-se gravemente deficientes em 12 a 16 semanas de inclusão de Fe na dieta. Em ovinos, a administração de Se em ovelhas em pastagens deficientes em Cu melhora a absorção desse mineral.

A toxicidade do Mo da dieta é determinada pela razão Mo:Cu da dieta. A relação crítica de Cu:Mo em rações para animais é de 2,0; rações ou pastagens com menor proporção podem induzir deficiência secundária de cobre. Por exemplo, em algumas regiões do Canadá, a razão Cu:Mo varia de 0,1 a 5,3, sendo recomendada uma taxa crítica mais alta de 4 a 5 para segurança.

Utilização de cobre

Sulfato e molibdato interferem na mobilização de Cu do fígado, inibição da ingestão de Cu pelos tecidos, inibição do transporte de Cu (dentro e fora do fígado) e inibição da síntese de complexos de armazenamento de Cu e ceruloplasmina. Há sinais clínicos de hipocuprose, como "lã de aço", em ovelhas com dietas contendo altos níveis de Mo e sulfato, embora as concentrações de Cu no sangue sejam altas. Isso sugere que o Cu não está disponível e, portanto, sua presença no sangue aumenta em resposta a essa demanda.

Armazenamento hepático

Se os animais estiverem recebendo uma dieta deficiente em Cu e, portanto, o Cu for removido do fígado, aqueles suplementados com molibdato e sulfato retêm mais Cu no fígado do que animais que não foram suplementados. Isso sustenta a hipótese de que, juntos, o molibdato e o sulfato prejudicam o movimento do Cu para dentro ou para fora do fígado, possivelmente afetando o transporte de Cu. O sulfato sozinho exerce efeito, com aumento do consumo reduzindo o armazenamento hepático de Cu e Mo.

Fases da deficiência de cobre

O desenvolvimento de uma deficiência pode ser dividido em quatro fases (Figura 21.4):

1. Depleção.
2. Deficiência (marginal).
3. Disfunção.
4. Doença.

Durante a fase de depleção, há perda de Cu do armazenamento, principalmente do fígado, mas as concentrações plasmáticas de Cu permanecem constantes. Com a deficiência dietética continuada, as concentrações de Cu no sangue diminuem durante a fase de deficiência marginal. No entanto, pode levar algum tempo até que as concentrações ou atividades das enzimas contendo Cu nos tecidos comecem a diminuir e é só quando isso acontece que a fase de disfunção é alcançada. Pode haver atraso adicional antes que as alterações na função celular se manifestem como sinais clínicos da doença.

Achados clínicos

Os efeitos gerais da deficiência de Cu são os mesmos em ovinos e bovinos, mas, além dessas síndromes gerais, existem síndromes específicas mais ou menos restritas às espécies e áreas. A seguir, é apresentada uma descrição geral da doença causada por deficiência de Cu, seguidos por detalhes de síndromes específicas de ataxia enzoótica, postura *swayback*, doença da queda, diarreia, tintura e falta de vitalidade.

Bovinos

Hipocuprose subclínica

Não há sinais clínicos, o Cu plasmático é marginal (< 9 mmol/ℓ a 57 mg/dℓ) e há resposta variável após suplementação com Cu. Pesquisas em algumas áreas deficientes em Cu mostram que cerca de 50% dos rebanhos bovinos e 10% dos rebanhos leiteiros dentro da mesma área têm baixo teor de Cu no sangue associado a baixa ingestão de pasto (forragem natural). A deficiência somente será suspeitada se a produção for monitorada e considerada abaixo do ideal. Uma característica da hipocuprose subclínica em condições de campo é a grande variação no aumento da taxa de crescimento quando bovinos de mesmo *status* baixo de Cu recebem-no de forma suplementar.

Síndrome geral

Deficiência primária de cobre

Deficiência primária causa instabilidade, diminuição da produção de leite e anemia no gado adulto. O pelo fica áspero e sua cor é afetada, com o gado vermelho e preto mudando para um vermelho enferrujado e descorado. Em estados gravemente deficientes, que agora são incomuns, os bezerros crescem pouco e há tendência crescente de fraturas ósseas, particularmente dos membros e da escápula.

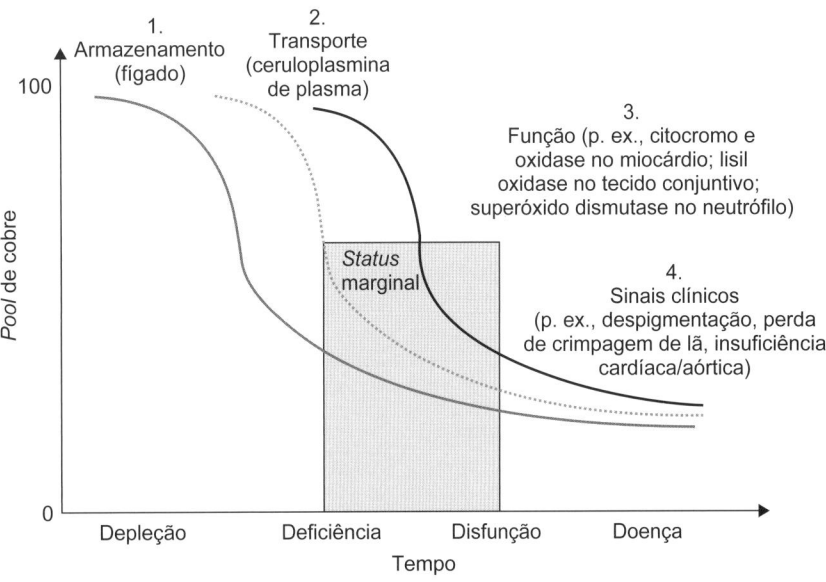

Figura 21.4 Mudanças bioquímicas que levam à deficiência e à doença do cobre. Fonte: Suttle NF. The mineral nutrition of livestock, 4th ed., Wallingford, Oxon: CAB International, 2010:255-305.

Pode ocorrer ataxia após o exercício, com perda súbita de controle dos membros posteriores e com o animal caindo ou assumindo uma postura sentada e, em seguida, retornando ao normal após o repouso. Também são observadas coceira e lambedura em bovinos com deficiência de Cu. Embora possa ocorrer diarreia, a diarreia persistente não é uma característica da deficiência primária de Cu e sua ocorrência deve despertar suspeita de molibdenose ou helmintíase. Em algumas áreas, os bezerros afetados desenvolvem rigidez e aumento das articulações e contração dos tendões flexores. Esses sinais podem estar presentes no nascimento ou antes do desmame. Ao contrário de ovelhas, não são vistas paresia e incoordenação. Também foi registrado um aumento da ocorrência de hemoglobinúria pós-parto na Nova Zelândia, mas ainda não é bem compreendido.

Deficiência secundária de cobre

Os sinais podem ser semelhantes à deficiência primária de Cu, embora a anemia seja menos comum, provavelmente como resultado do *status* de Cu relativamente melhor na deficiência secundária. Por exemplo, a anemia ocorre na presença de turfa na Nova Zelândia quando a ingestão de Cu é marginal. No entanto, com o aumento da ingestão de Mo, há tendência à diarreia, particularmente em bovinos.

Doença da queda

O comportamento característico da doença da queda é que vacas aparentemente saudáveis regurgitam, gritam e caem. Na maioria dos casos, a morte é instantânea, mas alguns bovinos lutam de lado por alguns minutos, com mugidos intermitentes e tentativas de se levantar. Casos raros mostram sinais por até 24 h ou mais. Esses animais periodicamente abaixam suas cabeças e giram nas patas dianteiras, em geral ocorrendo morte súbita durante um desses episódios.

Diarreia por turfa

Diarreia persistente, com fezes aquosas, amarelo-esverdeadas a negras, com odor inofensivo, ocorre logo após o gado começar a comer a pastagem afetada, em alguns casos dentro de 8 a 10 dias. A defecação geralmente ocorre sem levantar a cauda. A debilitação grave é comum, embora o apetite permaneça. O pelo fica áspero, com despigmentação que se manifesta por vermelhidão ou acinzentamento, especialmente ao redor dos olhos no gado preto. Esses sinais variam muito de estação para estação e a recuperação espontânea é comum. Os animais afetados geralmente se recuperam em poucos dias após o tratamento com Cu.

Falta de vitalidade dos bezerros

Os primeiros sinais são marcha rígida e frugalidade. As epífises das extremidades distais do metacarpo e do metatarso podem estar aumentadas e assemelhar-se à epifisite de bezerros que crescem rapidamente, deficientes em vitamina D ou cálcio e fósforo. As epífises tornam-se doloridas à palpação e alguns bezerros ficam gravemente mancos. Os metacarpos ficam em pé e os animais podem parecer ter contraído tendões flexores. Emaciação e frugalidade progridem e podem levar à morte em 4 a 5 meses. Pelos grisalhos se desenvolvem, especialmente ao redor dos olhos do gado preto e pode ocorrer diarreia em alguns casos.

Ovelhas

Síndrome geral

Deficiência primária de cobre

As anormalidades da lã são as primeiras e muitas vezes apenas sinalizam áreas de deficiência marginal. A lã fina perde seu brilho e frisado, assumindo uma aparência reta e de aço. Isso é mais óbvio nos Merinos, mas pode ocorrer em raças de carne com lã mais larga e lisa. A lã escura perde pigmento para se tornar cinza ou branca, muitas vezes em bandas coincidentes com a ocorrência sazonal de deficiência de Cu. Podem ocorrer anemia, limpeza excessiva, instabilidade e infertilidade em condições de extrema deficiência, mas em ovelhas os achados característicos são postura *swayback* ou ataxia enzoótica em cordeiros. São observados crescimento reduzido, diarreia e aumento da mortalidade em cordeiros geneticamente selecionados para baixo teor de Cu no plasma comem em pastagens melhoradas e caladas. Também é registrada osteoporose com fraturas dos ossos longos na deficiência de Cu que não foi grave o suficiente para causar ataxia enzoótica.

Postura swayback e ataxia enzoótica em cordeiros e cabritos

Postura *swayback* e ataxia enzoótica têm muito em comum, mas existem diferenças sutis em seus sinais clínicos e epidemiologia. *Swayback* é a única manifestação verdadeira de uma deficiência primária de Cu no Reino Unido. Sua prevalência pode variar consideravelmente, refletindo diferenças genéticas no metabolismo do Cu, tanto inter como intrarraças de ovinos. Ocorre uma forma cerebrospinal congênita quando a deficiência de Cu é extrema. Cordeiros afetados nascem mortos ou fracos e são incapazes de se levantar e mamar. Eles têm paralisia espástica, são mais descoordenados com movimentos erráticos em comparação com ataxia enzoótica e, ocasionalmente, são cegos. Há amolecimento e cavitação da substância branca cerebral, que corresponde à desmielinização do córtex cerebral que se inicia por volta do 120º dia de gestação. A postura *swayback* progressiva progressivo (retardado) da coluna vertebral é caracterizado por uma marcha rígida e marcada e incoordenação dos membros posteriores, aparecendo entre 3 e 6 semanas de idade. No País de Gales, uma terceira forma em cordeiros mais velhos está associada a edema cerebral. Assemelha-se à forma retardada mais usual, mas desenvolve-se subitamente com início do decúbito e morte dentro de 1 a 2 dias. Ocorre ataxia enzoótica em cordeiros não desmamados. Em surtos graves, os cordeiros podem ser afetados no nascimento, mas a maioria dos casos ocorre com 1 a 2 meses de idade. A gravidade da paresia diminui com o aumento da idade de início. Cordeiros afetados no nascimento ou no primeiro mês geralmente morrem dentro de 3 a 4 dias, enquanto os cordeiros mais velhos podem sobreviver por 3 a 4 semanas ou mais. No entanto, os cordeiros sobreviventes têm sempre alguma ataxia e atrofia dos posteriores. O primeiro sinal de ataxia enzoótica é a incoordenação dos membros posteriores, muitas vezes quando os cordeiros são agrupados. As taxas cardíaca e respiratória são aumentadas muito pelo esforço e a incoordenação vai se tornando progressivamente mais grave e pode ficar óbvia depois de caminhar apenas alguns metros. Há flexão excessiva das articulações, nódulos dos fechos, oscilação dos posteriores e, finalmente, queda. As patas traseiras são afetadas primeiro e o cordeiro pode se arrastar sobre uma postura sentada. Quando as patas dianteiras estão eventualmente envolvidas, o decúbito persiste e o cordeiro morre de fome. No entanto, não existe paralisia verdadeira porque o cordeiro é capaz de chutar vigorosamente, mesmo na fase reclinada, e o apetite não é afetado.

Cabras

Ocorre ataxia enzoótica atribuível à deficiência de Cu em cabritos. A doença é semelhante em muitos aspectos àquela em cordeiros, exceto que a hipoplasia cerebelar é um achado frequente em cabras. Filhotes podem ser afetados ao nascer ou os sinais clínicos podem ser adiados até que os animais tenham várias semanas de idade.

Outras espécies

Cervos

A ataxia enzoótica do veado vermelho é bastante diferente da doença em ovinos, pois se desenvolve em cervos desmamados e adultos. Os sinais clínicos incluem ataxia, oscilação dos posteriores, postura de cão sentado e, eventualmente, paresia dos membros posteriores. Isso está associado à desmielinização da medula espinal e à degeneração neuronal no mesencéfalo.

A osteocondrose de cervos jovens de criação na Nova Zelândia é caracterizada por claudicação, uma ou mais articulações inchadas e marcha anormal como o "saltitar de coelhos". Na Austrália, a deficiência secundária de Cu em veados-vermelhos durante a seca foi associada à perda de peso em corças lactantes e pelo de aço com brilho reduzido, semelhante à lã de ovelha com deficiência de Cu. Isso foi associado ao alto teor de S na dieta, possivelmente exacerbado pela ingestão de Fe a partir do aumento da ingestão de solo quando a alimentação suplementar foi espalhada pelo chão.

Porcos

Houve ataxia enzoótica de ocorrência natural em porcos em crescimento com 4 a 6 meses de idade, com paresia posterior progredindo para paralisia completa em 1 a 3 semanas. A concentração de Cu no fígado foi de 3 a 14 mg/kg (0,05 a 0,22 mmol/kg), mas a dosagem com sais de Cu não teve efeito sobre a condição clínica. Foi descrita a deficiência de cobre em leitões de 5 a 8 semanas de idade, caracterizada por ataxia, paresia posterior, nistagmo, incapacidade de repousar e morte em 3 a 5 dias. As lesões incluíram desmielinização da medula espinal e degeneração das fibras elásticas das paredes da aorta e das artérias pulmonares.

A inclusão de 125 a 250 mg/kg de Cu (como sulfato de cobre) na dieta de suínos em crescimento (11 a 90 kg) alimentados à vontade resulta em pequenas melhorias na taxa de crescimento e na eficiência alimentar, mas não tem efeito significativo nas características da carcaça. A adição de Cu provoca aumento acentuado no Cu hepático, que é um risco potencial para a alimentação e por isso se recomenda que a suplementação de Cu seja limitada a dietas iniciais e de crescimento oferecidas a porcos com peso inferior a 50 kg.

Cavalos

Cavalos adultos não são afetados pela deficiência de Cu, mas existem relatos anedóticos de anormalidades nos membros de potros. Potros em áreas deficientes de Cu podem ser instáveis e de crescimento lento, com rigidez de membros, articulações aumentadas e contração dos tendões flexores, o que faz o animal permanecer em pé. Os sinais podem estar presentes ao nascer ou podem se desenvolver antes do desmame, mas não há ataxia ou envolvimento do SNC. Os potros afetados recuperam-se lentamente após o desmame, mas podem continuar muito magros por até 2 anos.

Na Austrália, a geofagia (alimentar-se do solo) em equinos foi associada a maiores concentrações de ferro e Cu no solo, sugerindo que esses elementos sejam um estímulo para a geofagia.

Patologia clínica

A avaliação laboratorial do *status* de Cu de animais de produção pode ser complexa, com valores bioquímicos frequentemente difíceis de interpretar e correlacionar com o estado clínico dos animais, à medida que progridem através das fases de depleção de Cu, deficiência marginal, disfunção e doença (ver Figura 21.4). Consequentemente, o teste é em geral realizado em uma base de rebanho, em vez de avaliar o *status* de Cu de animais individuais. Diretrizes para o diagnóstico laboratorial da deficiência primária e secundária de Cu em bovinos e ovinos estão resumidas na Tabela 21.10.

Tabela 21.10 Concentrações de cobre no plasma, fígado, leite e pelos; ingestão dietética e proporções de cobre e seus antagonistas em situação normal, marginal e deficiente em cobre.

Espécies e tecidos	Normal	Marginal	Deficiência de cobre primária [secundária]
Bovinos			
Plasma (μmol/ℓ)[A]	10 a 20	3 a 9	< 8 (muitas vezes 1,6 a 3,2)
Fígado adulto (μmol/kg de peso seco)[B]	380 a 1.600	160 a 380	< 160
Leite (mg/ℓ)	0,05 a 0,20	0,02 a 0,05	0,01 a 0,02
Pelos (mg/kg)	6,6 a 10,4	4 a 8	1,8 a 3,4 (5,5)
Ovelhas			
Plasma (μmol/ℓ)	10 a 20	3 a 9	1,6 a 3,2 (6,3 a 11)
Fígado adulto (μmol/kg de peso seco)	350 a 3.140	100 a 300	10 a 100
Leite (mg/ℓ)	3,1 a 9,4	0,3 a 3	0,16 a 0,30
Cervos			
Plasma (μmol/ℓ)	> 8	5 a 8	< 5
Fígado adulto (μmol/kg de peso seco)	> 400	240 a 400	< 240
Pastagem (forragem)			
Cu (mg/kg de matéria deca)	10[C]	6 a 8 (4 a 6)	–
Relação Cu:Mo	> 2 (crescimento de bovinos de corte) a 4 (prevenir *swayback*)[D]	1 a 3 (0,5 a 2)[E]	–
Relação Fe:Cu	15 a 20	–	(50 a 100)

[A]Divida por 15,7 para converter para μg/mℓ; fígado neonatal de 3.000 a 6.000 μmol/kg de peso seco.
[B]Multiplique por 4 para converter para peso fresco.
[C]Esta relação é bastante variável e influenciada por outros antagonistas (Fe, S, Mn e Zn).
[D]Quando o Mo na dieta é < 1,5 mg/kg.
[E]Quando o Mo na dieta é < 8 mg/kg para ovelhas e < 1,5 mg/kg para bovinos.

Diagnóstico de rebanho

O diagnóstico de deficiência de Cu em um rebanho é baseado na coleta e interpretação de história, exame clínico dos animais afetados, exames laboratoriais em amostras de sangue e fígado e exame do ambiente, incluindo análise de ração, água e, ocasionalmente, solo. Ao coletar amostras para análise, é importante evitar a contaminação, que pode ocorrer com água destilada em Cu, tampas de frascos, recipientes de amostras e outras fontes endógenas de Cu. A doença intercorrente também pode afetar as concentrações plasmáticas de Cu.

Ensaio de resposta ao tratamento

Uma comparação entre um grupo de animais tratados com Cu e um grupo similar não tratado é muitas vezes uma abordagem rentável e desejável. As variáveis incluem taxas de crescimento, mortalidade e desempenho reprodutivo.

Status de cobre do rebanho

Para avaliar o *status* de Cu no rebanho, uma prática padrão é coletar aleatoriamente amostras de sangue de pelo menos 10% dos animais clinicamente afetados e 10% dos animais normais. No entanto, isso pode ser inadequado quando há grande variabilidade no Cu sanguíneo dentro de um rebanho. Em alguns casos, uma amostra de 10% pode ser muito grande, enquanto em outros é muito pequena. O tamanho mínimo da amostra para amostras aleatórias de uma população finita de uma variável normal continuamente distribuída pode ser calculado da seguinte forma:

$$\{n = t_2\,cv - 2/[(N1)E_2 t_2 cv - 2]\}$$

Em que: n: tamanho mínimo da amostra; N: tamanho do rebanho; t: valor t de Student; cv: coeficiente de variação; e E: erro permitido.

O teste inicial pode ser usado para estimar a variabilidade da concentração de Cu sérico ou plasmático dentro de um rebanho, o que ajuda a calcular um tamanho mínimo de amostra para investigações mais detalhadas. Isso pode diferir entre cada classe de animal de acordo com idade, dieta e *status* de produção; portanto, uma faixa de grupos deve ser amostrada, se apropriado. Amostras de acompanhamento podem ser retiradas dos mesmos animais após terapia ou instituição de medidas de controle.

Diagnóstico laboratorial

Historicamente, testes laboratoriais para deficiência de Cu em bovinos e ovinos têm se centrado na medição de Cu sanguíneo e hepático. No entanto, devido às relações resumidas na Figura 21.4, estimativas de Cu sérico ou plasmático por si só não são confiáveis como o único indicador do *status* de Cu. Dentro de um rebanho afetado, animais clinicamente normais podem ter valores normais ou marginais, enquanto animais desnutridos podem ter valores marginais ou deficientes. Além disso, quando os animais normais com valores marginais ou os animais não alterados com valores marginais ou deficientes são tratados com Cu, pode ou não haver uma melhora no ganho de peso, como seria esperado no primeiro caso, ou melhora na condição clínica no último. Consequentemente, amostras de fígado, coletadas por biopsia ou abate, podem ser usadas para avaliar com mais precisão o *status* de Cu.

Além disso, para a maioria das espécies de mamíferos, os valores de Cu sérico e plasmático são intercambiáveis. No entanto, esse não é o caso de ruminantes bovinos, incluindo gado, ovinos e caprinos, em que há uma perda significativa e variável de Cu no coágulo. Os limites de concordância de 95% são semelhantes para ovinos e caprinos, com valores de Cu sérico variando de 70 a 104% e 66 a 100% do Cu plasmático correspondente, respectivamente.[11] No entanto, diferentemente do gado, o sequestro de Cu no coágulo em ovinos e caprinos é proporcional à concentração de Cu. Assim, embora o plasma seja a amostra preferida, o efeito da utilização do soro para avaliar as deficiências marginais é provavelmente mínimo, desde que os resultados não sejam utilizados para avaliar animais individuais. Recomenda-se que estudos experimentais usem Cu plasmático para estimar a fração acelular de Cu sanguíneo. Em bovinos, a diferença entre Cu sérico e plasmático não está relacionada com o *status* do Cu e, portanto, o plasma é a amostra preferida, mas a diferença entre a ceruloplasmina sérica e plasmática é proporcional ao *status* do Cu.[12] Não ocorre sequestro de Cu no coágulo em cervos.[13]

Interpretação de resultados laboratoriais

O fígado é o principal local de armazenamento de Cu e, portanto, o primeiro sinal de depleção é um declínio no Cu do fígado (ver Figura 21.4). As concentrações de Cu no fígado em bezerros e cordeiros neonatos repletos são muito superiores às dos adultos: 3.000 a 6.000 mcmol/kg de peso seco (190 a 380 mg/kg de peso seco), o que corresponde a 750 a 1.500 μmol/kg de peso fresco (50 a 95 mg/kg de peso fresco).

Quando as reservas hepáticas de Cu estão próximas do esgotamento, a síntese de ceruloplasmina diminui e o nível de cobre plasmático cai.[1] As orientações gerais são de que um valor médio inferior a 9 μmol/ℓ (57 μg/dℓ) indica deficiência marginal, mas o nível de Cu pode ter que cair abaixo de 3 μmol/ℓ (19 μg/dℓ) antes de ocorrer disfunção e perda de produção em ovinos e bovinos. No entanto, há considerável variação biológica de acordo com espécie, raça, tempo durante o qual ocorreu depleção e presença de doença intercorrente.

As estimativas de Cu hepático e sanguíneo são de valor diagnóstico, mas devem ser interpretadas com cautela, porque os sinais clínicos de deficiência podem aparecer antes que ocorram mudanças significativas nessas medidas. Por outro lado, o Cu plasmático pode ser muito baixo em animais que, de outra forma, são normais e apresentam bom desempenho. Por exemplo, na Holanda, o *status* de Cu de grupos de novilhas leiteiras foi monitorado em intervalos regulares por 18 meses. Um grupo foi suplementado com sulfato de cobre e o outro não. As concentrações de Cu e Mo na pastagem estavam dentro dos limites da normalidade para a Holanda: 7 a 15 mg de Cu/kg de matéria seca e menos de 5 mg de Mo/kg de matéria seca. A concentração de Cu sanguíneo e hepático estava abaixo das faixas de referência usadas naquele país (6 a 15 μmol/ℓ no sangue e > 470 μmol/kg – 30 mg/kg – de peso seco no fígado), mas não ocorreu nenhum sinal clínico de deficiência de Cu e não houve diferenças na taxa de crescimento e desempenho reprodutivo. Isso destaca que as faixas usadas para indicar o *status* de Cu marginal e deficiente podem variar entre os laboratórios veterinários e os limites para o *status* marginal podem muitas vezes ser altos demais.

Gado e ovelhas

O limiar reconhecido internacionalmente para deficiência de Cu plasmático de bovinos e ovinos é de 9,4 μmol/ℓ. Uma concentração plasmática de Cu entre 3 e 9 μmol/ℓ (19 a 57 μg/dℓ) é interpretada como deficiência marginal e menos de 3 μmol/ℓ (19 μg/dℓ) é interpretada como deficiência funcional ou hipocuprose. Em ambas as espécies, 11 μmol/ℓ está associado a Cu hepático adequado (790 a 3.750 μmol/kg de peso seco – 50 a 240 mg/kg). Um decréscimo para 9,3 μmol/ℓ pode indicar valores hepáticos de Cu de 315 a 790 μmol/kg de peso seco (20 a 50 mg/kg de peso seco), o que é interpretado como marginal em algumas áreas; Cu plasmático inferior a 7,9 μmol/ℓ (50 μg/dℓ) está associado ao baixo conteúdo de Cu hepático.

Das duas medidas, o Cu hepático é o mais informativo sobre a deficiência, porque a concentração plasmática de Cu pode permanecer normal muito tempo depois de os estoques do fígado começarem a diminuir e aparecerem os primeiros sinais de deficiência de Cu. Concentrações normais de Cu hepático de adultos são 1.570 e 3.140 μmol/kg de peso seco (100 e 200 mg/kg de peso seco) para bovinos e ovinos, respectivamente. Concentrações de 160 a 380 μmol/kg de peso seco (11 a 24 mg/kg de peso seco) são classificadas como marginais e as inferiores a 160 μmol/kg de peso seco (10 mg/kg de peso seco), como baixas. No entanto, o menor valor crítico é influenciado por espécies e raças.

Na Nova Zelândia, uma concentração de Cu hepático de 45 a 95 μmol/kg de peso fresco (180 a 380 μmol/kg de peso seco) em vacas leiteiras é interpretada como marginal. Recomenda-se que pelo menos 10 a 12 amostras de fígado precisem ser coletadas no abate ou biopsia para estimar com segurança o *status* de Cu hepático de um rebanho.[14]

No entanto, como o fígado é o principal órgão de armazenamento de Cu, as estimativas de Cu hepático indicam um estado de esgotamento em vez de deficiência. Consequentemente, não há limite rígido para Cu hepático abaixo do qual o desempenho e a saúde do rebanho serão definitivamente prejudicados e uma ampla gama de valores pode coincidir com um estado marginalmente deficiente (80 a 380 μmol/kg de peso seco). Em ovelhas, a concentração de Cu em todo o fígado é uniforme e, portanto, uma única amostra de biopsia é representativa. A frequência da biopsia não afeta a concentração de Cu e há pouca variabilidade entre amostras sucessivas.

Em bezerros, a concentração de Cu hepático varia de acordo com a idade e a classe (laticínios ou carne bovina). Em bezerros submetidos à necropsia, as concentrações de Cu hepático foram até 940 μmol/kg de peso fresco (60 mg/kg) mais altas em bezerros para leite do que em bezerros para corte. A concentração aumentou 2 meses de idade, diminuiu até os 9 meses e aumentou novamente. Assim, a interpretação da concentração de Cu hepático em bezerros deve ser responsável tanto pela idade quanto pela classe de produção.

As concentrações de Cu no córtex renal podem ser úteis porque têm uma faixa normal mais estreita, 200 a 300 mg/kg de peso seco (12,7 a 19,0 mg/kg). Assim, concentrações inferiores a 200 μmol de Cu/kg de peso seco no rim podem ser um indicador de disfunção.

As dificuldades de interpretação do Cu plasmático levaram ao uso de complexos plasmáticos de cobre-proteína, especialmente a ceruloplasmina, que em bovinos normais contém mais de 80% do Cu plasmático. Existe alta correlação entre a atividade plasmática do Cu e da ceruloplasmina (0,83 para bovinos e 0,92 para ovinos). No entanto, embora a estimativa da ceruloplasmina seja menos complicada e rápida, é um ensaio enzimático e, portanto, inerentemente mais variável que o cobre.[1] Em bovinos, as concentrações normais de ceruloplasmina variam de 15 a 35 UI/ℓ, mas calculando uma relação simples entre atividade da ceruloplasmina e Cu plasmático não parece melhorar a capacidade diagnóstica desses testes.[15] As estimativas de Cu e ceruloplasmina são maiores no plasma que no soro, com menos Cu associado à ceruloplasmina no soro (55%) em comparação com o plasma (66%). Na deficiência primária de Cu experimental em bezerros, a diminuição da atividade plasmática da ceruloplasmina ocorreu pelo menos 80 dias antes dos sinais clínicos de deficiência.

A SOD eritrocitária (ESOD), uma enzima contendo Cu, foi usada para avaliar o *status* de Cu. Em animais deficientes, a atividade dessa enzima diminui mais lentamente que Cu plasmático ou hepático e, portanto, pode ser uma medida melhor de hipocuprose iminente. A atividade da ESOD varia de 2 a 5 U/mg de hemoglobina na deficiência marginal e é inferior a 2 U/mg na deficiência funcional de Cu.

Pode ocorrer anemia em casos avançados de deficiência primária de Cu, sendo a hemoglobina tão baixa quanto 50 a 80 g/ℓ e os eritrócitos 2 a 4 × $10^{12}/\ell$. Uma alta proporção de vacas em rebanhos afetados pode ter uma anemia de corpúsculos de Heinz sem evidência de hemoglobinúria, com a gravidade da anemia relacionada com o grau de hipocupremia. As concentrações de Cu no leite e no pelo são menores nos bovinos deficientes em comparação com os normais; assim, estimar o conteúdo de Cu no pelo é um teste diagnóstico aceitável. Ele também fornece um registro progressivo da ingestão dietética de Cu e diminui quando é oferecido Mo dietético adicional Mo.

Cavalos

Um limiar de 16 μmol/ℓ é usado para distinguir entre os valores normais e subnormais de Cu plasmático em cavalos, mas muitos cavalos saudáveis têm valores séricos entre 12 e 16 μmol/ℓ. Estimativas de Cu hepático de equinos abatidos variaram amplamente em média a 114 μmol/kg de peso fresco e foi proposto um limiar de 52,5 μmol/kg de peso fresco para distinguir concentrações deficitárias e marginais. As concentrações médias de Cu hepático e plasmático em equinos recebendo dietas contendo 6,9 a 15,2 mg de Cu/kg de matéria seca foram de 270 a 330 μmol/kg de peso seco e 22,8 a 28,3 μmol/ℓ (3,58 a 4,45 μg/dℓ), respectivamente, mas não houve relação matemática simples entre concentrações plasmáticas e hepáticas de Cu.

Veado-vermelho (Cervus elaphus) de criação

Intervalos de referência sugeridos para Cu sérico deficiente, marginal e adequado em cervos são menores que 5, 5 a 8 e maiores que 8 μmol/ℓ, respectivamente, e para Cu hepático são menores que 60, 60 a 100 e maiores que 100 μmol/kg de peso fresco, respectivamente. Ocorrem ataxia enzoótica e osteocondrose quando o Cu hepático é inferior a 60 μmol/kg de tecido fresco e as concentrações séricas de Cu são menores que 3 a 4 μmol/ℓ. As respostas do crescimento à suplementação são ambíguas quando o Cu sanguíneo é menor que 3 a 4 μmol/ℓ, mas as respostas são significativas quando são de 0,9 a 4 μmol/ℓ. Não ocorreu nenhum crescimento de chifre ou resposta do peso corporal à suplementação de Cu quando do a atividade da ceruloplasmina sanguínea foi de 10 a 23 UI/ℓ (equivalente a Cu sérico de 6 a 13 μmol/ℓ) e o Cu hepático foi de 98 μmol/kg de peso fresco.

Achados de necropsia

Os achados macroscópicos característicos na deficiência de Cu em ruminantes são anemia e emaciação. Podem estar presentes anormalidades nos pelos e na lã, conforme descrito na seção sobre achados clínicos. Depósitos extensos de hemossiderina podem causar escurecimento do fígado, baço e rim na maioria dos casos de deficiência primária de Cu e na forma secundária se o *status* de Cu for suficientemente baixo. Em cordeiros, pode haver osteoporose grave e fraturas de ossos longos. A osteoporose é menos evidente no gado, mas pode ser confirmada radiográfica e histologicamente. Na deficiência secundário natural de Cu no gado, associada à alta dieta de Mo e sulfato, há um alargamento das placas de crescimento como resultado da mineralização esponjosa primária anormal, acarretando aparência macroscopicamente raquítica para os ossos.

O achado histológico mais significativo na ataxia enzoótica é a degeneração de axônios e mielina dentro dos tratos cerebelares e motores da medula espinal, com cromatólise de neurônios em vários locais dentro do SNC. Em alguns casos extremos e na maioria dos casos de postura *swayback*, também ocorre perda de mielina no cérebro, com destruição e cavitação da substância branca. Nesses casos há marcada hidrocefalia interna e as circunvoluções do encéfalo são quase obliteradas. Nos cordeiros afetados, o edema cerebral agudo, com edema cerebral acentuado e hérnia cerebelar reminiscente da polioencefalomalacia, pode acompanhar a mielopatia mais típica e leucomalácia cerebral multifocal.

Na doença de queda, o coração fica flácido e pálido, há congestão venosa generalizada e o sangue pode parecer aguado. O fígado e o baço ficam aumentados e escuros. A histologia revela atrofia das fibras musculares cardíacas e considerável fibrose cardíaca. Estão presentes depósitos de hemossiderina no fígado, baço e rim.

Os achados da necropsia associados à deficiência de Cu em espécies não ruminantes não estão bem documentados. Alterações degenerativas com subsequente ruptura da aorta foram induzidas de forma experimental em porcos, mas isso não foi descrito como uma doença que ocorre naturalmente. Também foi relatada a mielopatia com alterações na matéria branca semelhantes às da ataxia enzoótica em porcos com 4 a 5 meses de idade e deficiência de Cu. Também foram relatadas alterações musculoesqueléticas em potros com hipocuprose semelhantes às descritas para bezerros.

Idealmente, os exames de necropsia devem incluir ensaios para Cu e também para Mo, se houver suspeita de deficiência secundária. Na deficiência primária, a concentração de Cu hepático geralmente será baixa (ver Tabela 21.10), enquanto na deficiência secundária de Cu pode haver elevação do Cu renal e altas concentrações de Mo no fígado, rim e baço (ver Tabela 21.10).

Amostras para confirmação do diagnóstico

- Bioquímica: 50 g no fígado e rim (teste Cu Mo)
- Histologia: amostras fixadas em formalina de ossos longos (incluindo placa de crescimento), pele, fígado e baço
- Ataxia enzoótica e postura *swayback*: metade da medula espinal do cérebro, lombar e cervical com secção mediana
- Doença de queda: coração (várias seções), medula óssea, baço (microscopia óptica).

Diagnóstico diferencial

Os achados clínicos são mais comuns em ruminantes jovens de rápido crescimento. Eles incluem um problema de rebanho de falta de ar e perda de peso progressiva, mudanças na cor do pelagem ou textura da lã, claudicação crônica, ataxia neonatal em cordeiros e jovens e anemia terminal.

A diarreia crônica é característica em bovinos adultos em pastagens com excesso de Mo. Uma combinação de Cu plasmático e hepático e possivelmente de Mo séric, é usada para distinguir entre deficiência de Cu e outras doenças. Vários problemas de rebanho em bovinos e ovinos podem assemelhar-se tanto à deficiência primária quanto à secundária de Cu. Um indicador-chave da deficiência de Cu é que muitos animais são afetados ao mesmo tempo por um complexo crônico debilitante, sob as mesmas condições dietéticas e sazonais. O diagnóstico diferencial de desordens minerais e vitamínicas em rebanhos bovinos de corte com desempenho abaixo do ideal deve investigar três principais áreas: desnutrição (falta de alimento), doenças infecciosas crônicas e falta de micronutrientes específicos.

Gado
A falta de vitalidade e a perda de peso progressiva podem ser atribuídas à desnutrição proteico-energética; o exame da dieta revela se há deficiência.
A *cor do pelo modificada* em bovinos jovens de crescimento rápido é causada apenas pela deficiência de Cu.
A *claudicação crônica* em bovinos jovens de rápido crescimento pode ser causada por um desequilíbrio de cálcio, fósforo e vitamina D, determinado pela avaliação da dieta e pelo exame dos ossos longos na necropsia ou pela radiografia. Alterações radiográficas em bovinos com deficiência secundária de Cu são placas epifisárias irregulares alargadas, com aumento da densidade óssea na metáfise e deslizamento metafisário. Estes são semelhantes aos descritos para raquitismo e hiperparatiroidismo nutricional secundário.
Diarreia crônica em bovinos jovens pode ser atribuída ao parasitismo intestinal; contagem de ovos fecal e resposta à terapia são diagnósticos. A diarreia em um grupo de bovinos adultos em pastagem conhecida por ser alta em Mo é provavelmente atribuída à deficiência secundária de Cu; a resposta à terapia é diagnóstica. Disenteria invernal do gado, salmonelose, coccidiose e doença da mucosa são doenças infecciosas agudas caracterizadas por diarreia, mas apresentam outros sinais distintivos e achados clinicopatológicos. A doença de Johne pode causar diarreia com apetite retido, mas o gado geralmente tem 4 anos ou mais. Muitos compostos causam diarreia em ruminantes,

particularmente arsênico, chumbo e sal, mas geralmente há sinais diagnósticos adicionais e evidências de acesso ao veneno. Ensaio de alimentos e tecidos ajuda a confirmar um diagnóstico de envenenamento.

A *presença de turfa* é geralmente diagnosticada se houver resposta imediata à dosagem oral com um sal de cobre.

A *doença da queda* ocorre apenas em bovinos adultos e deve ser diferenciada de outras causas de morte súbita. O envenenamento pela árvore *gidgee* (*Acacia georginae*) produz uma síndrome semelhante.

Ovelhas e cabras

Desnutrição e lã ou pelos anormais como problema de rebanho são característicos da deficiência de Cu em ovinos e caprinos, que deve ser diferenciada da desnutrição proteico-energética, parasitismo intestinal, deficiência de cobalto e parasitas externos.

Claudicação em cordeiros com várias semanas de idade deve ser diferenciada de osteodistrofia nutricional como resultado de deficiências ou desequilíbrio de cálcio, fósforo e vitamina D e *doença do cordeiro rijo* como resultado de distrofia muscular enzoótica.

Ataxia neonatal causada por *swayback* congênito e ataxia enzoótica em cordeiros e cabritos recém-nascidos como resultado da deficiência materna de Cu deve ser diferenciada de doença da fronteira de cordeiros recém-nascidos, caracterizada por um surto de cordeiros com tremores, hipoplasia cerebelar e hipotermia.

Tratamento

O tratamento da deficiência de Cu é relativamente simples, mas se lesões avançadas já estiverem presentes no sistema nervoso ou no miocárdio, não haverá recuperação completa. É recomendada dosagem oral com 4 g de sulfato de cobre para bezerros de 2 a 6 meses de idade ou 8 a 10 g para bovinos maduros, administrada semanalmente por 3 a 5 semanas, para o tratamento da deficiência primária ou secundária de Cu. Também podem ser usadas injeções parenterais de glicinato de cobre.

Se possível, a dieta dos animais afetados também pode ser suplementada com Cu. O sulfato de cobre pode ser adicionado à mistura mineral-sal a 3 a 5% da mistura total. Uma mistura comumente recomendada para bovinos é 50% de suplemento mineral de cálcio-fósforo, 45% de sal iodado de cobalto e 3 a 5% de sulfato de cobre. Essa mistura é oferecida sozinha ou pode ser adicionada a uma dieta completa à taxa de 1% da dieta total.

Controle

Necessidades dietéticas

Os requisitos mínimos de Cu dietético para bovinos e ovinos são frequentemente citados como 10 mg de cobre/kg de matéria seca e 5 mg/kg de matéria seca, respectivamente. No entanto, isso é excessivamente simplista, porque a exigência de prevenir a deficiência de Cu subclínica ou clínica depende da presença de substâncias veterferentes na dieta, como Mo, S e Fe, o que pode fazer a absorção de Cu variar de 0,01 (1% de Cu ingerido) a 0,10. A absorção também é influenciada por idade, estado fisiológico e genótipo do animal.[1] Por exemplo, em ovelhas, a exigência foi modificada de 5 mg/kg de matéria seca em 1975 para 7 a 11 mg/kg de matéria seca em 1985, 1,0 a 8,6 mg/kg de matéria seca em 1980 e 4,3 a 28,4 mg/kg de matéria seca em 1999. Essa última estimativa foi mais detalhada, assumindo diferentes absorções de Cu de diferentes alimentos (0,06 de volumoso, 0,03 de gramíneas e 0,015 de capim com maior quantidade de Mo, ou seja, > 5 mg/kg de matéria seca) e maior absorção de Cu em neonatos que foi reduzida em animais mais velhos, permitindo as necessidades do cordeiro em ovelhas prenhes (0,2 mg/dia para um cordeiro de 4 kg). A última estimativa do NRC usa um método fatorial para estimar os requisitos para ovinos.[1,16]

Não há dados suficientes para fazer estimativas mais detalhadas para caprinos ou cervos, mas eles provavelmente têm exigências maiores em comparação com as ovelhas e, portanto, são mais semelhantes aos bovinos (8 a 10 mg/kg de matéria seca).[1,16,17] Concentrações de Cu que podem causar toxicidade em ovinos não causam toxicidade em caprinos e alguns dados mostram efeito estimulatório no crescimento de 100 a 300 ppm de Cu na dieta de cabras nubianas.

Em algumas circunstâncias, fornecer Cu adicional para confinamento de bovinos pode afetar adversamente o desempenho, com apenas 20 mg de Cu/kg de matéria seca reduzindo o crescimento em novilhos em terminação. A adição de 10 ou 20 mg de Cu/kg de matéria seca de uma dieta de alta concentração contendo 4,9 mg de Cu/kg de matéria seca alterou o metabolismo lipídico e do colesterol em novilhos, mas não alterou a fermentação ruminal. Reduzir o colesterol e alterar a composição de ácidos graxos na carne bovina, desde gorduras saturadas até as insaturadas, traz benefícios potenciais à saúde dos seres humanos, mas isso ainda precisa ser explorado.

Toxicidade de cobre

Os ovinos são mais suscetíveis à toxicidade do Cu do que os bovinos, portanto, é essencial evitar excesso de suplementação ou superdosagem acidental e monitorar a ingestão de Cu. Como exemplo, em um estudo canadense, 50% das ovelhas de rebanho e 40% dos cordeiros de mercado tinham concentrações de Cu hepático que eram desde altas até tóxicas.

A suplementação excessiva ou desnecessária com Cu está associada à toxicidade em muitos países desenvolvidos, com surtos graves descritos em bovinos leiteiros que secaram recentemente.[18,19] No Reino Unido, as submissões a laboratórios veterinários por envenenamento crônico de Cu aumentaram de um nível insignificante antes de 2000 para 0,23% e 0,66% de todas as submissões em 2005 e 2007, respectivamente. Em um caso, vacas Jersey de alto rendimento foram identificadas em maior risco e tinham uma estimativa de ingestão de Cu de 50 mg/kg de matéria seca.[18] Na Nova Zelândia, as mortes foram associadas a concentrações elevadas de Cu hepático (3.990 μmol/kg de peso fresco) e renal (440 μmol/kg de peso fresco) em bovinos Jersey alimentados com bagaço de palma, que contém alta concentração de Cu (20 a 29 mg/kg de matéria seca).[19] A remoção de todos os suplementos de Cu e a alimentação de 200 mg de Mo/cabeça/dia como molibdato de sódio reduziu a concentração média de Cu hepático de 3.100 para 1.320 μmol/kg de peso fresco em 26 dias.[19]

Outra apresentação do excesso de ingestão de Cu em vacas-leiteiras em lactação é uma hepatopatia subclínica sem doença clínica. As vacas afetadas receberam uma média de 963 mg de Cu/dia de um suplemento mineral, sendo a ingestão total de Cu de vacas de alta e baixa produção de 1.325 e 1.250 mg/dia, respectivamente, em comparação com as necessidades estimadas de 290 e 217 mg/vaca/dia. Por isso, a suplementação excessiva com Cu pode ser um problema significativo em rebanhos leiteiros, mesmo aqueles sem sinais clínicos evidentes de toxicidade.

Suplementação de cobre

Cu pode ser fornecido por vários métodos diferentes. As seguintes taxas de dose são recomendadas para o controle da deficiência primária de Cu e elas podem ter que ser aumentadas ou administradas com mais frequência para deficiências secundárias. Nesses casos, muitas vezes é necessário determinar a estratégia de dosagem mais satisfatória através de um teste de campo.

Dosagem oral

Doses orais com 1 g de sulfato de cobre previnem a oscilação em cordeiros se as ovelhas forem dosadas semanalmente durante a gestação, então os cordeiros podem ser protegidos após o nascimento com uma dose de 35 mg de sulfato de cobre a cada 2 semanas. No entanto, essa dose oral regular é demorada e não é mais amplamente praticada, em especial em rebanhos grandes e extensivos, nos quais a eficiência do trabalho é uma determinante essencial da lucratividade.

O sulfato de cobre é considerado um suplemento melhor que o óxido de cobre ou Cu injetável se o gado consumir dietas contendo excesso de Mo ou Mo mais S.

Suplementação dietética

O sulfato de cobre pode ser misturado com outros minerais em uma *pré-mistura mineral*, que é então incorporada na parte concentrada da ração. A concentração final de Cu é normalmente ajustada para fornecer uma ingestão total de pelo menos 10 mg/kg de matéria seca na ração final. Assim, se os componentes de forragem da ração contiverem muito menos do que 10 mg/kg de matéria seca, a ração de concentrado pode precisar conter maior concentração de Cu. Quando uma deficiência secundária de Cu é atribuída ao excesso de Mo na forragem, são adicionados até 1.200 mg de Cu (em torno de 5 g de sulfato de cobre hidratado) ao concentrado diariamente.

Para ovinos em pastoreio de resíduos tóxicos de grãos, os sinais de lupinose podem ser exacerbados pela suplementação com 10 mg de Cu/kg de matéria seca como sulfato de cobre e, portanto não deve ser fornecido Cu adicional a menos que haja quantidades adequadas de Mo e S na ração.

Se os animais não estiverem recebendo concentrados, uma alternativa é fornecer livre acesso a uma mistura mineral ou *salina* contendo sulfato de cobre (0,25 a 0,5% para ovinos e 2% para bovinos; tipicamente adicionado ao sal iodado, Co, cálcio, fósforo e outros minerais vestigiais). Isso vai fornecer Cu suficiente, desde que haja ingestão adequada da mistura, embora isso seja muitas vezes altamente variável entre os indivíduos e, portanto, pode não ser o caso.

Em algumas áreas, um método efetivo de administrar o cobre é a *cobertura* das pastagens com 5 a 10 kg de sulfato de cobre/ha, embora a quantidade necessária varie de acordo com tipo de solo, precipitação e taxa de lotação. Estudos anteriores na Austrália descobriram que 5 a 7 kg de sulfato de cobre/ha foram efetivos por 3 a 4 anos, enquanto na região montanhosa da Nova Zelândia 3 kg/ha aumentaram o Cu no pasto por apenas 100 dias.[1] Pode ocorrer envenenamento por Cu se o gado for colocado no pasto enquanto o sal de cobre ainda estiver nas folhas, e assim as pastagens tratadas devem ser deixadas intocadas por 3 semanas ou até a primeira chuva forte. Também pode ocorrer envenenamento crônico por cobre se o *status* de Cu no solo aumentar o suficiente como resultado de aplicações repetidas ao longo de vários anos.

Na Nova Zelândia, a cobertura das pastagens ocupadas por veados vermelhos de criação foi comparada com a administração oral de partículas de fio de óxido de cobre. Pastagens cobertas com sulfato de cobre a uma taxa de 12 kg/ha em meados de março aumentaram o *status* de Cu em corças em desmame, enquanto a cobertura da pastagem em meados de março e a administração para as corças de 10 g de óxido de cobre no final de julho aumentaram efetivamente o Cu estado das corças prenhes e também melhorou significativamente o *status* de Cu da progênie do nascimento ao desmame.

A adição de sais de cobre à *água potável* é geralmente impraticável porque corrói a tubulação de metal e é difícil manter a concentração correta de Cu em grandes quantidades de água. No entanto, foram desenvolvidos sistemas para suplementar automaticamente a água potável por curtos períodos e esses sistemas têm controlado efetivamente a deficiência de Cu em bovinos. Os bezerros podem tolerar o Cu em substitutos do leite em uma concentração de 50 ppm, mas não há vantagem em fornecer mais de 10 ppm.

O Cu também pode ser fornecido em *suplementos à base de melaço*. No entanto, o alto teor de S pode afetar a disponibilidade de Cu, através da formação de sulfeto de cobre e tiomolibdatos no rúmen e, na verdade, diminuir as concentrações de Cu hepático. Por isso, pode ser necessária uma concentração superior a 10 ppm de Cu na dieta para garantir a absorção de Cu em bovinos de corte alimentados com suplementos à base de melaço.

Remoção de sulfatos

A remoção de sulfatos da água potável por purificação usando osmose reversa pode ser benéfica, com as vacas bebendo água dessulfatada, tendo maior disponibilidade de Cu em comparação com as que beberam água com alta concentração de sulfatos.

Injeções parenterais de cobre

Para superar a dificuldade da dosagem individual frequente ou cobertura de pastagem, a injeção periódica de compostos que gradualmente desprendem Cu é usada e tem dado bons resultados. Essas injeções podem ser administradas em momentos estratégicos, evitam que Cu seja fixado por Mo e sulfetos no trato alimentar e são comumente utilizadas para a prevenção de postura *swayback* em cordeiros.

As seguintes substâncias foram avaliadas em condições de campo: tetracetato etilenodiamina tetracetato de cálcio cúprico (edetato de cálcio cúprico), metionato de cobre, heptonato de cobre, glicinato de cobre, sulfonato oxiquinolina cúprico e complexo de fenilalanina de Cu. Os critérios utilizados para comparar esses compostos são danos mínimos no local da injeção, armazenamento satisfatório no fígado (90 a 100% da dose administrada) e margem de segurança entre doses terapêuticas e tóxicas. A dose típica de Cu nesses compostos é de 400 mg para bovinos e 150 mg para ovinos.

O heptonato de cobre (25 mg de Cu em 2 mℓ de preparação) administrado por injeção intramuscular em ovelhas na metade da gestação não é tóxico e impede a postura *swaybak* em cordeiros. O Cu é retirado do local da injeção dentro de 7 dias, com a maioria transferida para o fígado e pouca ou nenhuma deposição no músculo esquelético. A injeção de 1 a 2 mg de Cu/kg de peso corporal como heptonato aumentou o Cu hepático para valores associados à toxicidade do cobre (13.000 a 52.000 μmol/kg de matéria seca). Em ovinos em pasto com alto teor de Mo, uma única injeção intramuscular de heptonato de cobre de 37,5 mg de Cu para adultos ou 25 mg de Cu para desmamados aumenta as reservas de Cu hepático por ao menos 9 e 3 meses, respectivamente. Foi uma alternativa aceitável às partículas de óxido de cobre para prevenir a deficiência de Cu em ovinos no sul da Austrália, mas não está mais disponível.

O edetato de cálcio cúprico aumenta o Cu sanguíneo dentro de horas e eleva o Cu hepático dentro de 1 semana após a injeção. No entanto, devido a essa rápida absorção, a toxicidade pode ocorrer com sobredosagem acidental. Também ocorreram algumas mortes inexplicadas em grupos de ovelhas tratadas e, portanto, é importante reduzir o manuseio e outros estresses durante e após o tratamento. Reações locais marcadas ocorrem no local da injeção; assim, a injeção subcutânea é preferível, especialmente em animais a serem utilizados para carne. Esse tratamento tem um pequeno risco de precipitar carbúnculo sintomático em bovinos.

Para ovinos, uma única injeção de 45 mg como glicinato de cobre no meio da gestação é suficiente para evitar a postura *swayback* em cordeiros.

O edetato de cálcio cúprico ou o sulfonato de oxiquinolina cúprico, administrado por via subcutânea em ovelhas, aumenta a concentração de Cu no sangue total, soro e urina em 24 h. Em contraste, a injeção de metionato de cobre aumenta a concentração de Cu sanguíneo mais gradualmente ao longo de 10 dias e não há aumento no Cu urinário. Após a injeção de qualquer um desses três compostos, há aumento constante na atividade sérica da ceruloplasmina ao longo de 10 a 20 dias, seguido por uma queda lenta na atividade antes do tratamento aos 40 dias. A menor toxicidade do metionato de cobre em comparação com o edetato de cálcio cúprico ou o sulfonato de oxiquinolina cúprico é um resultado da absorção e transporte mais lentos do Cu para o fígado e o rim. Também ocorreram morte de ovelhas após a administração parenteral de sulfonato de oxiquinolina dietilamina em doses recomendadas, com sinais de encefalopatia hepática e necrose hepatocelular aguda, grave, generalizada, centrilobular na necropsia. O uso de edetato dissódico cúprico nas doses recomendadas em bezerros causou mortes associadas à necrose hepática e sinais clínicos de encefalopatia hepática.

Uma dose única de glicinato de Cu (120 mg para vacas, 60 mg para bezerros) mantém concentrações adequadas de Cu por cerca de 60 a 90 dias. O leite é uma fonte pobre de Cu, particularmente de vacas com deficiência desse mineral, mas mesmo vacas tratadas podem ter quantidade insuficiente em seu leite. Por isso, bezerros em pastagem frequentemente precisam de um suplemento de Cu porque não podem aumentar ou manter suas reservas hepáticas a partir de pastagens marginais ou deficientes. As reservas de Cu acumulam-se no fígado fetal às custas do Cu hepática da mãe e, portanto, os bezerros recém-nascidos geralmente têm Cu hepático suficiente e não precisam de tratamento até as 6 semanas de idade. Em vacas prenhes, a suplementação deve ser sincronizada para suprir a maior exigência de Cu a partir das demandas do fígado fetal durante o último trimestre.

Uma dose de glicinato de cobre é suficiente quando o gado está pastando forragem com menos de 3 mg/kg de matéria seca de

Mo e menos de 3 g/kg de matéria seca de S. Com maiores concentrações de Mo e S, são frequentemente necessárias injeções repetidas (ou, alternativamente, *bolus* de liberação lenta). O Cu injetável pode ser suplementado pelo uso de sulfato de cobre a 1% em um suplemento mineral, que fornece nível de Cu adequado para vacas, mas os bezerros podem não consumir minerais suficientes e podem precisar de múltiplas injeções. A suplementação necessária para evitar uma redução no Cu sérico durante a estação de pastejo varia de acordo com a concentração de Mo e S na dieta e seu efeito sobre a absorção de Cu.

No Canadá, 100 mg de Cu como edetato de cobre, 120 mg de glicinato de cobre e 120 mg de metionato de cobre melhoraram e mantiveram um *status* de Cu adequado por 90 dias em bovinos deficientes. O metionato de cobre foi menos aceitável devido à gravidade das reações no local da injeção.

Em equinos, 100 mg e 250 mg de edetato de cobre, administrados por via intramuscular em éguas durante os meses 9 e 10 da gestação, não tiveram efeito sobre a concentração hepática de seus potros no nascimento e teriam pouco ou nenhum efeito na ocorrência e gravidade da doença do desenvolvimento ósseo e articular associada à deficiência de Cu em potros recém-nascidos.

Tratamentos de liberação lenta

Existe risco de toxicidade de Cu de suplementos minerais devido à ingestão variável do suplemento, e de compostos injetáveis de Cu, porque é difícil controlar a taxa na qual o mineral é liberado. Esse risco e uma suplementação mais constante com Cu podem ser superados usando dispositivos de liberação lenta ou controlada.

Bolus de vidro

Bolus de vidro solúvel estão disponíveis para uso em ovinos e bovinos no Reino Unido e na Europa, mas não na Nova Zelândia ou na Austrália. Eles se alojam no rúmen e desprendem Cu a uma taxa uniforme por até 8 meses, embora a taxa de dissolução seja aumentada pelo pH mais baixo associado à alimentação concentrada. Propõe-se que o rúmen adicional disponível de Cu seja complexado com tiomolibdatos no rúmen, impedindo a absorção de tiomolibdatos e sua ligação a compostos biologicamente ativos no sangue e nos tecidos, embora pareça não haver confirmação experimental direta dessa hipótese. *Bolus* de vidro comercialmente disponíveis contém tipicamente 13,4% de Cu, 0,5% de Co e 0,3% de Se, com dois *bolus* dados a bovinos acima de 100 kg (um *bolus* de 100 g) ou um para ovelhas acima de 25 kg (um *bolus* de 33 g).

Agulhas de óxido de cobre

Partículas de fio de óxido de cobre ("agulhas") incorporadas em uma cápsula de polietilenoglicol solúvel e administradas por via oral são uma maneira segura e eficaz de controlar a deficiência de Cu em ruminantes. São relativamente baratos e um único tratamento pode ser eficaz durante toda uma estação de pastoreio. Os fios são liberados gradualmente do retículo ruminal e se alojam nas dobras do abomaso, onde gradualmente liberam Cu por até 100 dias ou mais. O Cu absorvido é transportado e armazenado no fígado. Um benefício menor adicional pode ser alguma eficácia limitada contra parasitas gastrintestinais no abomaso (*Ostertagia* e *Haemonchus*), particularmente larvas recém-ingeridas.

Ovelhas

A resposta é dependente da dose, com o Cu hepático chegando ao pico 10 semanas após a administração de 2,5 a 20 g por animal, e depois declinando linearmente nas próximas 40 semanas. Uma dose de 0,1 g/kg de peso vivo (5 g) não induziu toxicidade ao cobre na raça North Ronaldsay.

Uma dose única de 2 g de fios de óxido de cobre manteve o sangue e o Cu hepático normais, preveniu sinais de falta de equilíbrio e melhorou a taxa de crescimento em cordeiros com 3 a 5 semanas de idade que se alimentavam em pastagens recentemente estabelecidas. Agulhas de óxido de cobre dadas a ovelhas no início da gestação aumentam o Cu hepático durante toda a gestação e no início da lactação e o *status* de Cu de seus cordeiros desde o nascimento até os 36 dias de vida. A concentração sérica de Cu não foi afetada pelo tratamento, mas foi observado um aumento acentuado em todos os cordeiros entre o nascimento e as 10 semanas de idade.

A administração de agulhas de óxido de cobre a ovelhas na primeira metade da prenhez evita a postura *swayback* em seus cordeiros e, quando realizada no parto, previne a hipocupremia por até 17 semanas em animais de pastagem que sabidamente apresentam excesso de Mo e S. O tratamento de ovelhas no parto também aumentou a concentração de Cu no leite durante o início da lactação. No entanto, esse aumento não impede hipocupremia e hipocuprose em cordeiros, que podem ser tratados com fios de óxido de cobre às 6 semanas de idade.

Algumas raças de ovelhas são mais suscetíveis à toxicidade do Cu porque acumulam-no no fígado, sendo importante não exceder a dosagem recomendada. Uma dose de 4 g de agulhas de óxido de cobre foi usada para a prevenção de postura *swayback* em cabras.

Gado

Cápsulas comerciais têm 39% de óxido de cobre e em muitos países estão disponíveis em uma dose de 20 g para adultos e uma dose de 10 g para bezerros. Uma dose de 20 g mantém o *status* adequado de Cu por ao menos 5 meses em vacas lactantes e impediu a redução de crescimento e a hipocupremia por 70 dias em bovinos jovens pesando 190 kg. As doses atualmente recomendadas para bovinos de corte são de 10 g para bezerros e novilhos menores que 200 kg e 20 g para bovinos com mais de 200 kg, o que fornecerá proteção por ao menos 6 meses.

Veado-vermelho

A necessidade de suplementação de Cu em cervos jovens não é clara. Por exemplo, 5 g de partículas de óxido de cobre dadas a cervos de 4 a 7 meses na Nova Zelândia não tiveram efeito sobre o ganho de peso vivo apesar da hipocupremia em 38% dos cervos não tratados, que ganharam peso em taxas similares àquelas com Cu plasmático adequado. Em outro estudo, *bolus* de 20 g de partículas de óxido de cobre não alteraram significativamente o peso do filhote, a taxa diária de crescimento e o ganho de peso vivo de cervos de 2 anos de idade. As respostas do crescimento à suplementação são ambíguas quando o Cu sanguíneo é menor que 3 a 4 μmol/ℓ, mas as respostas são significativas quando estão entre 0,9 e 4 μmol/ℓ.

Seleção genética

É possível manipular o metabolismo de elementos por seleção genética. Por exemplo, a seleção de ovinos com base na concentração plasmática de Cu resultou em dois conjuntos divergentes de progênies dentro de 5 anos, um com alto *status* de Cu, o outro baixo, que resultou em sinais clínicos de deficiência de Cu no grupo baixo e proteção no alto. Isso não foi explorado na produção comercial.

Resumo e diretrizes

Várias regras gerais são importantes e úteis:

- Gado é mais suscetível à deficiência de Cu do que ovelhas
- Ovinos são mais suscetíveis à toxicidade de Cu do que bovinos ou caprinos
- Bezerro recém-nascido é protegido contra a hipocuprose neonatal por doações da mãe, mas os cordeiros recém-nascidos assumem o mesmo *status* de Cu que a ovelha
- Em geral, ingestão dietética de Cu equivalente a 10 mg/kg de matéria seca evita a ocorrência de deficiência primária de Cu em ovinos e bovinos
- Dietas contendo menos de 6 mg/kg de matéria seca causam hipocuprose
- Dietas com razões Cu:Mo inferiores a 3:1 são favoráveis à deficiência de Cu secundário (< 2:1 para cervos e cabras).

LEITURA COMPLEMENTAR

Committee on Nutrient Requirements of Small Ruminants, Board on Agriculture and Natural Resources, National Research Council. Nutrient Requirements of Small Ruminants: Sheep, Goats, Cervids and New World Camelids. Washington, DC: National Academy Press; 2007.

Gould L, Kendall NR. Role of the rumen in copper and thiomolybdate absorption. Nutr Res Rev. 2011;24: 176-182.

Grace ND, Knowles SO. Trace element supplementation of livestock in New Zealand: meeting the challenges of free-range grazing systems. Vet Med Int. 2012;639742.

Lee J, Masters DG, White CL, Grace ND, Judson GJ.

Current issues in trace element nutrition of grazing livestock in Australia and New Zealand. Aust J Agric Res. 1999;50:1341-1364.
Radostits O et al. Copper deficiency. In: Veterinary Medicine: A Textbook of the Diseases of Cattle, Horses, Sheep, Goats and Pigs. 10th ed. London: W.B. Saunders; 2007:1707-1722.
Suttle NF. Copper. In: The Mineral Nutrition of Livestock. 4th ed. Wallingford, Oxon: CAB International; 2010:255-305.

REFERÊNCIAS BIBLIOGRÁFICAS

1. Suttle NF. The Mineral Nutrition of Livestock. 4th ed. Wallingford, Oxon: CAB International; 2010: 255-305.
2. Vikoren T et al. J Wildl Dis. 2011;47:661.
3. Morris CA et al. Anim Sci. 2006;82:799.
4. Solaiman SG et al. Small Rumin Res. 2007;69:115.
5. Gould L, Kendall NR. Nutr Res Rev. 2011;24:176.
6. Grace ND. NZ Vet J. 2006;54:44.
7. Knowles SO, Grace ND. J Anim Sci. 2014;92:303.
8. Fry RS et al. J Anim Sci. 2014;91:861.
9. Legleiter LR, Spears JW. J Anim Sci. 2007;85:2198.
10. Scaletti RW, Harmon RJ. J Anim Sci. 2012;95:654.
11. Laven RA, Lawrence KE. Vet J. 2012;192:232.
12. Laven RA et al. Vet J. 2008;176:397.
13. Laven RA, Wilson PR. NZ Vet J. 2009;57:166.
14. Laven RA, Nortje R. NZ Vet J. 2013;61:269.
15. Laven RA et al. NZ Vet J. 2007;55:171.
16. NRC. Nutrient Requirements of Small Ruminants: Sheep, Goats, Cervids and New World Camelids. Washington, DC: National Academy Press; 2007.
17. Grace ND et al. NZ J Agric Res. 2008;51:439.
18. Bidewell CA et al. Vet Rec. 2012;170:464.
19. Morgan PL et al. NZ Vet J. 2014;62:167.

Deficiência de riboflavina (hipofibrovinose)

Embora a riboflavina seja essencial para processos oxidativos celulares em todos os animais, a ocorrência de deficiência em condições naturais é rara em animais domésticos porque plantas de crescimento ativo e proteína animal são boas fontes de obtenção e algumas sínteses realizadas pela microflora do trato alimentar ocorrem em todas as espécies.

A síntese por atividade microbiana é suficiente para as necessidades dos ruminantes, mas uma fonte alimentar é necessária nesses animais no estágio de pré-ruminação. O leite é uma fonte muito boa. As exigências diárias para porcos são de 60 a 80 μg/kg de peso corporal e 2 a 3 g/T de ração fornecem a suplementação adequada. A tendência para a alimentação em confinamento de porcos aumentou o perigo de ocorrência natural de casos nessa espécie.

Em dietas experimentais, foram observadas as seguintes síndromes:

- Porcos: crescimento lento, limpeza frequente, pele áspera e estofo do pelo com exsudato pesado e sebáceo são característicos. Há uma paralisia peculiar das pernas. com incapacidade de andar e lesões oculares acentuadas, incluindo conjuntivite, pálpebras inchadas e catarata. A incidência de natimortos pode ser alta.
- Bezerros: ocorrem anorexia, crescimento deficiente, diarreia, salivação excessiva e lacrimejamento e alopecia. Áreas de hiperemia se desenvolvem nas comissuras orais, nas bordas dos lábios e ao redor do umbigo. Não há lesões oculares.

Deficiência na colina (hipocolinose)

A colina é uma dieta essencial para porcos e bezerros jovens. Bezerros alimentados com uma dieta sintética deficiente em colina a partir do segundo dia de vida desenvolvem uma síndrome aguda em cerca de 7 dias. Há acentuada fraqueza e incapacidade de levantar, respiração ofegante ou rápida e anorexia. A recuperação dá-se pelo tratamento com colina. Bezerros mais velhos não são afetados. Em algumas rações, a adição de colina aumenta o ganho diário em novilhos confinados, particularmente durante a primeira parte do período de alimentação.

A suplementação com 20 g/dia de colina protegida contra o rúmen para vacas-leiteiras 14 dias antes do parto aumentou a produção de leite durante o primeiro mês de lactação e a concentração de colina no leite, mas não afetou a concentração de gordura ou proteína no leite ou os níveis plasmáticos de glicose, beta-hidroxibutirato, colesterol e ácidos graxos não esterificados (AGNE). As concentrações de AGNE no momento do parto foram menores nos animais tratados do que nos controles, indicando melhora no metabolismo lipídico. A colina também aumentou as concentrações plasmáticas de alfatocoferol. Não parece haver diferença no efeito de suplementos de colina protegidos e desprotegidos no rúmen de gado leiteiro quando se avaliam metabólitos relacionados com energia.[1,2]

Em porcos, ocorrem ataxia, degeneração gordurosa do fígado e alta taxa de mortalidade com a deficiência grave. Foram observados jarretes dilatados e sensíveis em porcos em terminação. Para suínos, considera-se que 1 kg/T de alimento fornece quantidade suficiente de colina.

O *splayleg* congênito de leitões foi atribuído à deficiência de colina, mas a adição de colina à ração das porcas nem sempre previne a condição.[3]

REFERÊNCIAS BIBLIOGRÁFICAS

1. Brusemeister F, et al. Anim Res. 2006;55:93.
2. Toghdory A, et al. J Anim Vet Adv. 2009;8:2181.
3. Papatsiros VG. Am J Anim Vet Sci. 2012;7:80.

DOENÇAS DE MÚLTIPLOS ÓRGÃOS DEVIDO À TOXICIDADE

Picada de cobra

Sinopse

- Etiologia: veneno injetado na vítima por uma mordida através de presas especialmente adaptadas
- Epidemiologia: mordidas isoladas principalmente durante os meses de verão. Uma doença clínica rara em grandes animais
- Patologia clínica: veneno detectável no sangue (coagulopatia), urina (hematúria, mioglobinúria, anúria, oligúria), tecidos corporais (hemorragia, equimoses, necrose) e fluidos em geral
- Lesões: variam dependendo da cobra; pode haver inchaço local e necrose tissular
- Confirmação diagnóstica: baseada na detecção de veneno nos tecidos ou fluidos corporais
- Tratamento: injeção de antiofídico tipo específico (antiveneno)
- Controle: difícil.

Etiologia

Pelo menos seis ações tóxicas podem resultar de venenos de cobra e diferentes cobras têm diferentes combinações de toxinas em seus venenos (Tabela 21.11). As toxinas incluem frações necrosantes, anticoagulantes, pró-coagulantes, neurotóxicas, cardiotóxicas, miotóxicas, nefrotóxicas, citotóxicas, hemolíticas e hemorrágicas.[1] Embora frequentemente haja veneno insuficiente (composto de múltiplas toxinas) injetado para causar a morte em grandes animais, pode ocorrer infecção bacteriana secundária grave no inchaço local e causar a morte subsequente do animal. Além disso, produtos de degradação do sangue podem estar associados a lesões coagulopáticas, resultando em complicações renais secundárias. As cobras venenosas comuns incluem víboras, como *Crotalus* spp. (cascavéis e outras víboras da América do Norte, Central e do Sul), as víboras verdadeiras (p. ex., *Vipera berus*, víbora europeia comum, única cobra venenosa do Reino Unido) e várias outras espécies de víbora, como as víboras de gabão africanas (*Bitis* spp.) e víboras de Russell da Ásia (*Daboia* spp.), e as cobras elapídeas, incluindo cobras coral (*Micrurus* spp.) nas Américas, najas (*Naja* spp.) e mambas (*Dendroaspis* spp.) e a maioria de cobras venenosas da Austrália, incluindo *Notechis scutatus* (cobra-tigre), *Oxyuranus* spp. (taipans) e *Pseudonaja* (*Demansia*) *textilis* (cobra marrom comum).[1-4]

Epidemiologia

A incidência das picadas de cobra é controlada pela distribuição geográfica das cobras e seus números. Ásia, Índia, África, América Central e do Sul, Austrália e o sul dos EUA são áreas em que as populações de cobras são grandes. Em geral, a taxa de morbidade em animais de fazenda é baixa, embora tenha sido registrada uma taxa de mortalidade de 9 a 25% em cavalos[5] e 31 a 58% em camelídeos do Novo Mundo (lhamas e alpacas).[6-7]

Fatores de risco

Fatores de risco do animal

A maioria dos incidentes de picada de cobra ocorrem durante os meses de verão e as mordidas acontecem principalmente perto da cabeça por causa do comportamento inquisitivo do animal mordido.[7] Porcos não são altamente suscetíveis, mas não por causa de seus extensos depósitos de gordura subcutânea, como geralmente se acredita. As ovelhas podem ser mordidas no úbere, mas o longo colete de lã geralmente é eficaz

Tabela 21.11 Cobras venenosas importantes: taxonomia, extensão geográfica e efeitos importantes de veneno (elaborado por Daniel E Keyler, Pharm. D., FAACT).

Família/genêro	Nomes populares	Localização	Efeitos do veneno
Atractaspididae			
Atractaspis	Stilleto	África	Vasoconstrição, miocárdio
Colubridae			
Dispholidus	Boomslang	África	Coagulopatia, hemorragia
Philodryas	Cobra-verde	América Central e do Sul	Coagulopatia, hemorragia
Rhabdophis	Keelback	Ásia	Coagulopatia, hemorragia
Thelotornis	Cobra-pau	Ásia	Coagulopatia, hemorragia
Elapidae			
Acanthophis	Cobra da morte	Austrália	Paralisia
Bungarus	Krait indiana	Sudeste Asiático	Paralisia
Dendroaspis	Mambas negra e verde	África	Paralisia
Hemachatus	Naja cuspideira	África	Paralisia, necrose local
Hoplocephalus	Cobra de cabeça larga	Austrália	Coagolupatia
Microcephis	Cobra de olhos pequenos	Nova Guiné	Paralisia, anticoagulação, miólise
Micrurus	Coral	Américas do Norte, Central e Sul	Paralisia
Naja	Cobra cuspideira	África e Ásia	Paralisia, úlcera corneana
Notechis	Cobra-tigre	Austrália	Paralisia, anticoagulação, miólise
Ophiophagus	Cobra-real	Ásia	Paralisia
Oxyuranus	Taipan	Austrália	Paralisia, anticoagulação, miólise
Pseudechis	Cobra negra	Austrália	Coagulopatia, miólise
Pseudonaja	Cobra marrom	Austrália	Coagulopatia, paralisia
Tropidechis	Víbora das árvores	Austrália	Coagulopatia, paralisia, miólise
Hydrophiidae			
Astrotia	Cobra do mar	Oceanos Índico e Pacífico	Paralisia, miólise
Pelamis	–	Oceano Pacífico	–
Laticauda	–	Oceanos Índico e Pacífico	–
Outras	–	–	–
Viperidade			
Crotalinae			
Agkistrodon	Cantils, copperheads	Américas do Norte, Central e do Sul	Coagulopatia, necrose
	Moccasins	Américas do Norte, Central e do Sul	Coagulopatia, necrose
Bothrops	Jararaca	América Central e do Sul	Coagulopatia, necrose
Calloselasma	Cobra do riso	Ásia	Coagulopatia, necrose
Crotalus	Cascavel	América do Norte	Coagulopatia, necrose
		América Central e do Sul	Paralisia e miólise
Hypnale	Víbora do nariz achatado	Ásia	Necrose local e renal
Lachesis	Surucucu	América Central e do Sul	Coagulopatia, necrose
Sistrurus	Cascavel pigmeu	América do Norte	Hemorragia, necrose local
Trimeresurus	Víbora do labirinto	Sudeste Asiático	Coagulopatia, necrose
Viperinae			
Bitis	Víbora do gabão	África	Cardiovascular, coagulopatia
Causus	Víbora da noite	África	Necrose local
Cerastes	Víbora chifruda	África e Ásia	Coagulopatia, necrose
Daboia	Víbora de Russel	Sudeste Asiático	Coagulopatia, miólise, renal
Echis	Víbora serra-escalada	África Setentrional e Ásia	Coagulopatia, necrose
Vipera	Víboras euroasiáticas	Eurásia	Cardiovascular, coagulopatia, necrose, paralisia

como mecanismo de proteção em outras partes do corpo. As vacas podem ser menos representadas devido ao seu grande tamanho e à necessidade de uma grande dose de veneno para causar a morte. Cavalos, no entanto, parecem ser muito mais suscetíveis ao veneno do que qualquer outra espécie.[8]

Patogênese

Os efeitos da picada de cobra (envenenamento) dependem do tamanho e das espécies da cobra, da quantidade de veneno injetado, da via de dispersão do veneno com a picada (p. ex., subcutânea, intramuscular, intravenosa), do tamanho do animal mordido e localização da mordida, particularmente com referência à espessura do pelo e à quantidade de gordura subcutânea. Como regra geral, o veneno é injetado por presas, que deixam uma marca de mordida composta por uma fileira de pequenas punções com dois grandes furos fora delas. Uma exceção é a cobra coral e outros elapídeos, que normalmente mastigam para inocular o veneno. As mordidas podem ser visíveis na pele sem pelos e sem pigmentação, mas em muitos casos só podem ser vistas como reflexo da pele na necropsia. Cobras não venenosas podem morder animais, mas a marca da mordida é tipicamente (mas não sempre) na forma de duas fileiras de pequenos furos. As toxinas no veneno incluem:[1-2]

- *Cardiotoxinas*: causando vasoconstrição ou vasodilatação das artérias coronárias e efeitos diretos no miocárdio, levando a hipotensão e arritmias
- *Citolisinas*: associadas à necrose tissular, incluindo plaquetas, levando à coagulação intravascular e anticoagulação
- *Hemolisinas ou hemorragias*: causando lise das células sanguíneas e degradação dos componentes do sangue e aumento da permeabilidade dos tecidos vasculares, levando ao deslocamento de fluidos
- *Miototoxinas*: causando bloqueio seletivo dos canais iônicos, rabdomiólise, mioglobinemia e mioglobinúria
- *Nefrotoxinas*: causando dano nefrótico direto, necrose tubular aguda, necrose cortical renal e insuficiência renal
- *Neurotoxinas*: causando bloqueio pré e pós-sináptico e destruição de neurotransmissores, com paralisia flácida, dilatação pupilar e insuficiência respiratória paralítica.

O efeito geral de uma picada venenosa por uma cobra depende da mistura de componentes específicos do veneno e da dose administrada.[4] A dose real administrada é altamente variável, mas também depende do tamanho da cobra e do período de tempo desde que a cobra utilizou o veneno em outra picada. O veneno da cobra-tigre contém neurotoxinas e pró-coagulantes.[4] Os venenos da cobra da morte contêm apenas neurotoxina; as cobras marrons australianas têm pró-coagulantes e alguma neurotoxina. O veneno de cascavel está associado à necrose das arteríolas e formação de trombos arteriolares e, na maioria das espécies, contém anticoagulante, causando diátese hemorrágica.[2] A cascavel de Mojave *Crotalus scutulatus* e as cascavéis tropicais e neotropicais (*Crotalus durrissus* spp.) são exceções.

Achados clínicos

As picadas por cobras da morte (viperídeos) estão associadas a um inchaço local e à dor que se desenvolve rapidamente, o que em geral é suficiente para produzir sinais de excitação e ansiedade. As mordidas na cabeça podem ser seguidas por tumefações de tamanho suficiente para causar dispneia. Se quantidades suficientes de neurotoxina tiverem sido injetadas, um estágio secundário de excitação ocorre e é seguido por dilatação acentuada das pupilas, salivação, hiperestesia, tetania, depressão, decúbito e paralisia terminal. Em pequenos animais, a morte pode ocorrer como resultado de asfixia durante convulsões no estágio de excitação da doença. Nos animais que se recuperam, geralmente há descamação do tecido no local do inchaço.

As picadas de cascavel (*Crotalus* spp.) são relatadas principalmente na América do Norte e os animais afetados incluem cavalos[5,9,10], camelídeos[6,7], bovinos e ovinos. Em equinos, os sinais mais comumente relatados são inchaço ao redor do local da mordida, que pode ser grave e resultar em desconforto respiratório, necrose tissular e evidência de coagulopatia (sangramento espontâneo de olhos, ouvidos, local de injeção, local de traqueotomia).[5-9] São anormalidades cardíacas associadas ao veneno taquicardia e arritmias, incluindo fibrilação atrial, contrações ventriculares precoces e bloqueio arterioventricular (AV) de segundo e terceiro graus.[9,10] Os sinais clínicos em camelídeos incluem edema facial, desconforto respiratório, taquipneia, hipertermia, taquicardia, letargia e decúbito.[6,7] A picada de cascavel em bezerros está associada a inquietação, ranger de dentes, vômitos, hipersalivação, dispneia, ataxia e convulsões. As mordidas por cobras elapídeas podem estar associadas a inchaço local em animais que sobrevivem aos efeitos da neurotoxina.[2,4] Eles podem desenvolver necrose tissular localizada significativa e frequentemente desenvolvem infecção bacteriana 3 a 4 dias mais tarde. Os principais efeitos após mordidas de cobras elapídeas são excitação, com convulsões, depressão respiratória e morte resultante de asfixia. Os sinais aparecem rapidamente ou podem ser retardados e a morte ocorre geralmente em até 48 h em cavalos. Em bezerros, os efeitos da neurotoxina se manifestam por acentuada dilatação pupilar, excitação e incoordenação, seguidos de paralisia.

Achados clínicos em cavalos picados por cobras-tigres (*Notechis scutatus*) na Austrália incluem ansiedade, tremores musculares difusos, taquicardia, taquipneia e sudorese profusa.[4] A marcha é rígida e curta. Em outro caso, os tremores musculares eram óbvios no paciente em pé, desaparecendo quando o animal ficava em decúbito e reaparecendo ao levantar. Potros mordidos por cobras marrons (*Pseudonaja textilis*) na Austrália mostram sinais similares àqueles associados ao envenenamento por cobras-tigres. Sinais comuns incluem sonolência, queda das pálpebras e dos lábios, paralisia parcial da língua, tremores musculares e fraqueza que levam à decúbito e, em alguns casos, dilatação pupilar. A respiração torna-se naturalmente abdominal e trabalhosa. Suor e incapacidade de sugar, engolir ou relinchar ocorrem progressivamente. Os adultos também mostram incapacidade para engolir, com salivação e acúmulo de alimentos na boca.

Patologia clínica

Existem numerosas anormalidades clinicopatológicas associadas ao envenenamento por serpentes, e a maioria delas depende da espécie e do peso do animal afetado, da cobra específica e da potência do veneno.[1] As alterações hematológicas incluem anormalidades nos glóbulos vermelhos e brancos e nas plaquetas. Ocorrem coagulopatias de consumo induzidas por veneno (VICC) similares à coagulação intravascular disseminada, em particular com veneno de cobras marrons australianas (*Pseudonaja* spp.) e *taipans* (*Oxyuranus* spp.).[1,11] Ocorrem aumentos de ureia e creatinina, creatinoquinase e enzimas hepáticas, assim como diminuições de albumina, potássio e cálcio.[1,4,5,7] Cavalos com dano miocárdico mostram elevações na troponina cardíaca I (cTnI, *cardiac troponin I*), que pode ser retardada por vários dias a semanas após o envenenamento.[9,10]

O ensaio de imunoabsorção enzimática (ELISA) está disponível na Austrália para identificação de veneno no sangue, urina, tecido ou fluido corporal.[4] O teste é altamente preciso e imediato, sendo adequado para uso em campo ou em escritório; entretanto, seu valor comercial é alto e está limitado a espécies de serpentes para as quais os reagentes estão disponíveis.

Achados de necropsia

Os achados *post mortem* são específicos para cada cobra. Em geral, os edemas locais no local da picada são o resultado da exsudação do fluido seroso e da reação inflamatória aos componentes do veneno e muitas vezes estão profundamente manchados de sangue. As marcas de presas são geralmente visíveis na superfície inferior da pele refletida. Um cavalo morrendo de envenenamento por cascavel mostrou isquemia do coração, músculo esquelético, bexiga e trato gastrintestinal.[10] A hipertrofia cardíaca e a necrose miocárdica envolvendo ambas as paredes ventriculares livres e átrios estavam grosseiramente presentes, os miócitos visualizados em ambos os ventrículos e átrios estavam necróticos e degenerativos no exame histopatológico.[10] Camelídeos morrendo por envenenamento de cascavel mostraram inchaços faciais graves e hemorrágicos, congestão dos pulmões e rins, ulcerações no terceiro compartimento e outras manifestações sistêmicas.[7] A análise *post mortem* de uma vaca que se presume ter morrido em decorrência da mordida de uma serpente da família Viperidae demonstrou hemorragia petequial e equimótica até hemorragia franca no pulmão, fígado, lúmen traqueal, peritônio e superfícies epicárdicas e subendocárdicas. Estrias lineares pálidas estavam presentes no miocárdio do ventrículo direito.[12]

A confirmação do diagnóstico depende de um teste positivo para o veneno no sangue, na urina e nos tecidos do paciente em geral. A identificação absoluta da cobra por um herpetologista experiente também pode confirmar as espécies de cobra envolvidas no envenenamento. Em casos agudos, a morte geralmente ocorre quando o animal é visto. Se a mordida for observada, o diagnóstico é feito pelo histórico.

Diagnóstico diferencial

Síndrome nervosa
- Intoxicação por organofosforado ou carbamato
- Intoxicação por fluoroacetato
- Paralisia do carrapato.

Inchaço local
- Antraz em cavalos e porcos
- Picada de viúva negra, *redback* ou aranha-marrom-reclusa
- Carbúnculo sintomático
- Picadas de insetos (vespas, marimbondos, abelhas)
- Feridas por punção ou trauma *versus* marcas de punção de presas
- Picadas de escorpião.

Tratamento

Na medicina humana, substituiu-se a aplicação de um torniquete próximo ao local da mordida do membro; para envenenamento por elapídeo, aplica-se uma faixa firme de imobilização por pressão (FIP) sobre a mordida para restringir a distribuição do veneno através dos vasos linfáticos e retê-lo no local, evitando efeitos sistêmicos. O uso de FIP para envenenamento por crotalídeos ou viperídeos não é recomendado porque ele mantém o veneno no local da aplicação e os venenos de víbora e víbora geralmente causam danos significativos no tecido local. Como tal, o uso do FIP nesses casos pode exacerbar o dano tissular local. A excisão do local da mordida não é recomendada para as mordidas de cobras (crotalídeos e viperídeos) que estão associadas a uma reação local séria, porque o procedimento pode piorar o dano tissular local e melhorar a distribuição do veneno a partir da região do local da mordida.

O tratamento de emergência deve incluir a colocação precoce de um cateter intravenoso, a correção e manutenção da hidratação e o estabelecimento de uma via respiratória livre. Em animais com inchaço facial ou nasal grave, pode ser necessária uma traqueotomia. O tratamento sistêmico deve incluir antídotos (antiveneno), antibióticos, anti-inflamatórios e antitoxina. Antídoto polivalente contendo anticorpos contra venenos de todas as espécies de serpentes na região geográfica em geral pode ser obtido localmente, muitas vezes sob uma forma altamente purificada.[4,7,8] Seu custo é alto, mas o uso é altamente eficaz. A velocidade é essencial e a via intravenosa é preferida. A taxa de dose varia muito, dependendo do grau de envenenamento, com o tamanho do animal e os sinais clínicos determinando a dose. Em cavalos e camelídeos, a dose é tipicamente de 1 a 5 frascos, mas pode ser maior dependendo do veneno e da quantidade contida no frasco.[5,7,8] O uso de antibióticos em seres humanos é controverso, mas deve ser administrado visando controlar a infecção no local da picada. A ocorrência de infecções por clostridiose após a picada de cobra sugere a administração de antitoxinas contra tétano e gangrena gasosa. Um medicamento anti-inflamatório não esteroide, como o flunixino, proporciona alívio da dor e auxilia na diminuição do inchaço local e sistêmico.[7]

Muitos outros tratamentos farmacológicos foram usados no tratamento de picada de cobra venenosa, incluindo anti-histamínicos e corticosteroides. Esses medicamentos foram consideradas valiosos como proteção contra uma possível anafilaxia após o tratamento com o antídoto, mas nos casos em que o dano tissular local é evidente, eles não têm valor e, em muitos casos, exercem efeitos deletérios. Adrenalina ou epinefrina tem pouco ou nenhum valor e os sais de cálcio não reduzem significativamente a mortalidade. A aplicação de produtos químicos na área da mordida incisa também não tem valor e pode exacerbar o dano tissular. Atenção a necessidade de avaliar o modo de ação dos venenos das cobras locais antes de tentar um programa geral de tratamento – o que pode ser eficaz em um país pode muito bem ser letal em outro.

Controle

O controle é difícil porque as cobras circulam em lotes secos, piquetes, pastos e campos onde os animais vivem. A vacinação contra o envenenamento por cobras em cavalos é possível, mas a titulação das vacinas relatadas do produto comercialmente disponível não é tão alta quanto aquela que se desenvolve após o envenenamento por cobras naturais.

LEITURA COMPLEMENTAR

Angulo Y, Estrada R, Gutierrez JM. Clinical and laboratory alterations in horses during immunization with snake venoms for the production of polyvalent (Crotalinae) antivenom. Toxicon. 1997;35:81-90.

Carmen M, Riet-Correa F. Snakebite in sheep. Vet Hum Toxicol. 1995;37:62-63.

Dickinson CE, Traug-Dargatz JL, Dargatz DA et al. Rattlesnake venom poisoning in horses: 32 cases (1973-1993). J Am Vet Med Assoc. 1996;206:1866-1871.

Lavonas EJ. Antivenoms for snakebite: design, function and controversies. Curr Pharmaceut Biotechnol. 2012;13:1980-1986.

White J. Snake venoms and coagulopathy. Toxicon. 2005;45:951-967.

Yeruham I. Avidar Y. Lethality in a ram from the bite of a Palestine viper (Vipera xanthina palestinae). Vet Hum Toxicol. 2002;44:26-27.

REFERÊNCIAS BIBLIOGRÁFICAS

1. Goddard A, et al. Vet Clin Path. 2011;403:282.
2. Panfoli I, et al. Toxins (Basel). 2010;2:417.
3. Tanaka GD, et al. PLoS Negl Trop Dis. 2010;4:e622. doi:10.1371/journal.pntd.0000622.
4. Cullimore AM, et al. Aust Vet J. 2013;91:381.
5. Fielding CL, et al. J Am Vet Med Assoc. 2011;238:631.
6. Sonis JM, et al. J Vet Int Med. 2013;27:1238.
7. Dykgraaf D, et al. J Vet Int Med. 2006;20:998.
8. Chiacchio SB, et al. J Venom Anim Toxins Trop Dis. 2011;17:111.
9. Gilliam LL, et al. J Vet Int Med. 2012;26:1457.
10. Lawler JB, et al. J Vet Int Med. 2008;22:486.
11. Isbister GK, et al. Toxicon. 2007;49:57.
12. Banga HS, et al. Toxicol Int. 2009;16:69.
13. Gilliam LL, et al. Clin Vac Immunol. 2013;20:732.

Picadas de abelha e vespa (*Hymenoptera*)

Abelhas (*Apoidea*) e vespas, marimbondo e vespulas (*Vespoidea*) são insetos urticantes encontrados na família Hymenoptera. Seu veneno é de natureza proteica.[1] As abelhas picam apenas uma vez e morrem; vespas, marimbondo e vespulas são capazes de picar várias vezes.

A maioria das picadas isoladas é autolimitada, mas múltiplas picadas podem estar associadas a um inchaço local grave de até 6 cm de diâmetro, semelhante ao do angioedema. Lábios, pálpebras, língua e vulva estão frequentemente inchados e doloridos. A dor pode resultar em uma excitação pronunciada e, em casos graves em cavalos, pode haver diarreia, hemoglobinúria, icterícia, taquicardia, arritmia cardíaca, respiração rápida, sudorese e prostração. Animais atacados na cabeça podem apresentar dispneia devido ao inchaço local grave. Os cavalos geralmente apresentam cólicas leves a moderadas. A anafilaxia é rara e geralmente ocorre em poucos minutos após a picada.[1] Em alguns casos, o ataque pode ser fatal e não anafilático, geralmente ocorrendo após um período de 4 a 12 h.

O tratamento depende da localização das picadas, mas pode incluir anti-histamínicos, hidrocortisona tópica ou pomada de lidocaína, compressas frias, traqueotomia, se o inchaço e a asfixia forem uma ameaça evidente, e reconhecimento precoce e tratamento da anafilaxia. As lesões de necropsia variam dependendo do número de picadas e localização, mas podem incluir hemorragias e edema de todos os tecidos conjuntivos e da parede do intestino.

LEITURA COMPLEMENTAR

Australian Institute of Health and Welfare, Bradley C. Venomous Bites and Stings in Australia to 2005. Injury research and statistics series no. 40. Cat no. INJCAT 110. Adelaide: AIHW; 2008.

Staempfli HR, et al. Acute fatal reaction to bee stings in a mare. Eq Vet Edu. 1993;5:250-252.

REFERÊNCIA BIBLIOGRÁFICA

1. Fitzgerald KT, et al. Clin Tech Small Anim Pract. 2006;21:194.

Picadas de formigas-de-fogo vermelhas (*Solenopsis invicta*)

A formiga vermelha (*Solenopsis invicta*) está presente na maior parte do sul dos EUA e em muitos outros países. O veneno é um alcaloide não proteico com ampla gama de atividades biocidas.[1] As formigas-de-fogo são agressivas e um ataque individual geralmente resulta em várias picadas. As formigas-de-fogo mordem e picam, mas o envenenamento só ocorre com o ferrão.[2] As picadas ocorrem em um padrão circular porque a formiga primeiro morde o animal com sua mandíbula e depois gira sua cabeça ao redor do local da picada.

As picadas da formiga-de-fogo vermelha foram associadas a úlceras necróticas focais da córnea e conjuntiva de bezerros recém-nascidos. Picadas ao redor das narinas podem causar inchaço com respiração bucal aberta, inalação de mais formigas ou sufocamento. Bezerros, cordeiros e filhotes de cervos fracos têm maior probabilidade de serem feridos, assim como animais mais velhos e fracos. Além disso, animais adultos podem desenvolver anorexia relacionada com estresse, resultando em redução do ganho de peso ou produção de leite.

O tratamento depende do local da picada e da gravidade dos sinais e pode incluir anti-histamínicos, compressas frias, corticosteroides, traqueotomia e terapia apropriada para anafilaxia.[2]

LEITURA COMPLEMENTAR

Austin GP. Investigations of cattle grazing behavior and effects of the red imported fire ants. PhD thesis. 2003 at: <http://www.tdl.org>; Accessed 14.01.13.

Jemal A, Hugh-Jones M. A review of the red imported fire ant Solenopsis invicta and its impacts on plant, animal, and human health. Prev Vet Med. 1993;17:19-32.

Joyce JR. Multifocal ulcerative keratoconjunctivitis as a result of stings by imported fire ants. Vet Med. 1983;78:107-108.

REFERÊNCIAS BIBLIOGRÁFICAS

1. Boronow KE, et al. J Exp Zoo. 2010;313:17.
2. Fitzgerald KT, et al. Clin Tech Small Anim Pract. 2006;21:194.

Mariposas

As fibras geradas por insetos (p. ex., nos casulos de traças de Molopo) podem ser indigeríveis e, se ingerida em grandes quantidades, podem estar associadas à compactação ruminal. As escamas corporais da mariposa marrom e suas larvas têm um efeito irritante, causando irritação da pele ao contato e irritação da mucosa brônquica na inalação.

Doença da transpiração (toxicose do carrapato)

> **Sinopse**
> - Etiologia: desconhecida, associada a picadas de *Hyalomma truncatum*
> - Epidemiologia: relatada na África, Índia e Sri Lanka, afetando bezerros de 2 a 6 meses de idade
> - Achados clínicos: febre, salivação, lacrimejamento, hiperemia das mucosas, epistaxe, dermatite extensa e grave, necrose do epitélio oral
> - Lesões: dermatite e estomatite necrótica, coagulopatia intravascular disseminada
> - Tratamento: sintomático e uso de soro hiperimune
> - Controle: controle de carrapatos.

Etiologia

A causa da doença da transpiração em bovinos não foi identificada; entretanto, comporta-se como uma toxina epiteliotrópica ou dermatrófica produzida pelas glândulas salivares de certas estirpes do carrapato duro *Hyalomma truncatum*. Tanto os carrapatos masculinos quanto femininos das cepas podem produzir a toxina, mas nem todas as cepas de *H. truncatum* têm a capacidade de fazê-lo.

Epidemiologia

Tentativas de transmitir a doença entre animais por contato direto e por injeções de tecido ou sangue são mal-sucedidas. A doença ocorre na África Central, Oriental e do Sul, Sri Lanka, e provavelmente no sul da Índia. Animais mais jovens com até 1,5 ano de idade são afetados como regra, mas casos raros ocorrem em adultos. Ovinos, suínos e caprinos são suscetíveis, embora a doença não ocorra naturalmente, e uma doença semelhante foi relatada em um cão no Brasil, infestado com o carrapato macio *Ornithodoros brasiliensis*, popularmente conhecido como carrapato mouro.[1]

A doença da transpiração ocorre em todos os momentos do ano, mas é mais prevalente durante a estação chuvosa, quando os carrapatos são mais abundantes. A taxa de morbidade varia com o tamanho da população de carrapatos, mas geralmente é de 10 a 30%. A taxa de letalidade é de até 30%.

Patogênese

Os sinais clínicos começam 4 a 7 dias após a fixação dos carrapatos, provavelmente 3 dias em infestações experimentais. Os efeitos são dose-específicos; se os carrapatos forem removidos muito cedo, não há resposta clínica e o animal permanece suscetível. Com uma exposição mais longa antes da remoção dos carrapatos, o animal torna-se imune, mas não apresenta sinais clínicos. Com uma exposição longa de mais de 5 dias, o indivíduo desenvolve a doença clínica completa e pode morrer. Se eventualmente ocorre a recuperação, o animal tem imunidade sólida e durável. No entanto, não há imunidade passiva via colostro.

Achados clínicos

Há início súbito de febre até 41°C, anorexia, hiperemia das mucosas e hiperestesia. O animal encontra-se letárgico, deprimido e desidratado, apresentando secreção oculonasal serosa que evolui para mucopurulenta, costas arqueadas e pelagem rugosa. Há extensa dermatite úmida, que começa na axila, na virilha, no períneo e na base das orelhas, e pode se estender para cobrir todo o corpo, caso haja piora do caso. A "transpiração" refere-se a essa dermatite úmida. O pelo torna-se emaranhado devido à presença do exsudato e da umidade que se acumulam na forma de gotas na superfície. As pálpebras podem ficar grudadas. Depois disso, pedaços da pele e do pelo são arrancados ou removidos enquanto os animais se coçam, deixando expostas áreas cruas e vermelhas do tecido subcutâneo. As pontas das orelhas e cauda podem se soltar.

Os bezerros afetados buscam sombra e sua pele fica muito sensível ao toque, tornando-se posteriormente seca e dura e apresentando rachaduras. Infecção bacteriana secundária e infestação por varejeiras ou larvas de parafuso são sequelas comuns. A mucosa oral é inicialmente hiperêmica e depois se torna necrótica com a formação de úlceras e membranas diftéricas. O bezerro saliva constantemente, não consegue comer ou beber e apresenta emagrecimento progressivo e desidratação. Existem lesões mucosas semelhantes na vagina e nas cavidades nasais, a última causando dispneia. A gravidade das lesões da mucosa parece variar com diferentes "cepas" da toxina. Pode haver dor abdominal e diarreia em alguns bezerros.

O curso da doença pode ser tão curto quanto 2 dias, mas geralmente é de 4 ou 5 dias. Nos animais recuperados, a pele pode cicatrizar e o pelo pode crescer novamente, mas pode haver alopecia permanente e irregular e os bezerros podem permanecer atrofiados e desnutridos.

Patologia clínica

Há neutropenia e eosinopenia graves e um desvio esquerdo degenerativo. Os níveis de alfaglobulina e betaglobulina são elevados. A urinálise indica a existência de nefrose, mas os níveis de creatinina sérica são normais. O exame dermatológico não revela a presença de nenhuma das causas infecciosas usuais de dermatite.

Achados de necropsia

As lesões são em essência aquelas observadas clinicamente. Há também evidências de intoxicação grave, desidratação, emaciação e hiperemia de todos os órgãos internos e coagulação intravascular disseminada. A necrose do epitélio oral se estende para o esôfago e pode atingir os pré-estômagos.

> **Diagnóstico diferencial**
> A combinação de dermatite extensa e necrose da mucosa é incomum. A doença das mucosas e a febre catarral maligna bovina podem ter alguma semelhança, podendo haver dificuldade na diferenciação em áreas onde há a presença do carrapato *Hyalomma truncatum*.

Tratamento

Não existe tratamento específico; os esforços devem ser direcionados para aliviar a gravidade da dermatite e a perda de mucosas. Os anti-inflamatórios não esteroides (AINE) e a cobertura antibiótica de amplo espectro são o esquema lógico. O soro hiperimune, produzido em ovinos e bovinos, infestando-os com *Hyalomma truncatum* em intervalos de 6 semanas por 2 a 5 vezes, é um tratamento eficaz em suínos, ovelhas e, em menor grau, em bezerros.

Controle

Limita-se ao controle do carrapato causador. Nenhuma vacina está disponível. A exposição à cepa de carrapatos por um período de cerca de 72 h confere um grau limitado de imunidade.

LEITURA COMPLEMENTAR

Bwangamoi O. Sweating sickness. In: Mugera GM, ed. Diseases of Cattle in Tropical Africa. Nairobi: Kenya Literature Bureau; 1979:405.

Gothe R. Tick toxicoses of cattle. In: Ristic M, McIntyre I, eds. Diseases of Cattle in the Tropics. Current Topics in Veterinary Medicine and Animal Science. Vol. 6. Boston: Martinus Nijhoff; 1981:587.

REFERÊNCIA BIBLIOGRÁFICA

1. Reck J, et al. Vet Clin Pathol. 2011;40:356.

Intoxicação por 4-aminopiridina

A 4-aminopiridina é comercializada como um avicida ou "repelente de aves" para controlar a superpopulação de "aves pragas" que podem destruir plantações ou danificar aeronaves, monumentos e outras áreas. É um pesticida altamente tóxico e de uso restrito comercializado sob o nome Avitrol. Atualmente, está disponível como milho integral tratado, pedaços de milho tratados e grãos misturados em concentrações de 0,5 e 1%.[1] Curiosamente, em 2010, a Food and Drug Administration (FDA) dos EUA concedeu aprovação médica para o uso de 4-aminopiridina em seres humanos com esclerose múltipla.[2]

O envenenamento em animais de grande porte é raro, com um centro de intoxicação animal relatando um único caso de vaca em um estudo retrospectivo de 10 anos.[2] Em equinos, os sinais clínicos relatados ocorreram 6 a 8 h após a ingestão e incluíram sinais de medo, sudorese difusa, convulsões graves e tremores de terceira pálpebra. A morte ocorreu 2 h após o início dos sinais; a dose letal foi estimada em 2 a 3 mg/kg de peso corporal. Em bovinos, os sinais incluem anorexia, passagem frequente de pequenas quantidades de fezes e tenesmo, e alguns animais também apresentam tremores, ataxia e comportamento errático, especialmente andando para trás, com algumas mortes súbitas.

É rapidamente absorvido pelo trato gastrintestinal, metabolizado no fígado e excretado na urina. A 4-aminopiridina bloqueia os canais iônicos de potássio dependentes de voltagem e aumenta a liberação de acetilcolina nas junções neuromusculares e no sistema nervoso central (SNC).[2-3] Em quantidades tóxicas, ocorrem agitação, hiperatividade e convulsões. A morte é por parada cardíaca ou respiratória.

O tratamento é principalmente de suporte e sintomático e envolve o gerenciamento das vias respiratórias e o controle dos sinais do SNC com sedativos ou anticonvulsivantes.[2-3]

LEITURA COMPLEMENTAR

Nicholson SS, Prejean CJ. Suspected 4-aminopyridine toxicosis in cattle. J Am Vet Assoc. 1981;178:1277.

Ray AC, Dwyer JN, Fambro GW, et al. Clinical signs and chemical confirmation of 4-aminopyridine poisoning in horses. Am J Vet Res. 1978;39:329-331.

Schafer EW, Brunton RB, Cunningham DJ, et al. A summary of the acute toxicity of 4-aminopyridine to birds and mammals. Toxicol Appl Pharm. 1973;26:532.

REFERÊNCIAS BIBLIOGRÁFICAS

1. Avitrol. 2011 at: <http://www.avitrol.com/avitrol-bird-control-label-and-msds.html>; Accessed 17.01.14.
2. King AM, et al. J Med Toxicol. 2012;8:314.
3. McLean MK, et al. J Med Toxicol. 2013;9:418.

Intoxicação por cádmio

O cádmio (Cd) é um poluente ambiental que pode se acumular em plantas e animais.[1] Ele contamina o meio ambiente, especialmente o solo, quando o lodo de esgoto e o fosfato de rocha são usados como fertilizantes. Outras fontes incluem a poluição industrial de fundições de zinco (Zn), resíduos de mineração, combustão de carvão e água de tubulações antigas seladas com Zn ou Cd.[2]

Há muito interesse no Cd entrando na cadeia alimentar humana por meio de animais usados como alimento. As chances de o Cd se acumular na carne magra não são muito grandes, porque os níveis de ingestão necessários para produzir níveis significativos são tão altos que seriam associados a doenças clínicas observáveis. O rim e o fígado acumulam muito mais prontamente o Cd que outros tecidos e a ingestão pode ser preocupante.[2-4]

A acumulação nos rins está relacionada com o conteúdo de Cd na forragem e no solo ingerido.[5] Os equinos podem carregar maior carga corporal de Cd do que ovinos, bovinos e suínos.[6] Concentrações de Cd nos rins obtidos de animais na Croácia rural mostraram níveis mais elevados em cavalos (0,1029 a 47,4 mg/kg), o que excedeu os níveis máximos da União Europeia para o Cd nos rins em 93%. Em contraste, o gado ultrapassou o limite em 14% e ovinos em 16%.[6] Na Bélgica, os níveis de Cd nos rins de bovinos eram muito mais altos (75% de Cd de áreas contaminadas; 47% das áreas rurais); nenhum rim equino foi analisado.[7]

A ingestão é a via mais comum de exposição em grandes animais, com absorção no trato intestinal. Uma vez absorvido, o Cd é transportado para o fígado, onde induz e liga-se à metalotioneína, formando um complexo inerte que diminui os efeitos tóxicos do Cd no fígado.[3,8] O complexo diminui a excreção biliar de Cd, aumenta sua retenção nas células e finalmente desempenha um papel na longa meia-vida do Cd no organismo (10 a 25 anos em seres humanos).[2,3,8,9]

A ingestão aguda é rara em animais e, na maioria dos casos, resulta de administrações de produtos químicos agrícolas (p. ex., um fungicida contendo Cd). Os órgãos-alvo nas ingestões agudas são pulmão, fígado, rim e testículos, com nefrotoxicidade comum.[2,9]

A ingestão crônica em animais está associada ao acúmulo em tecidos como fígado, rim, pulmão, ossos, testículos, trato intestinal, pele e sangue. O envenenamento crônico em bovinos está associado a inapetência, fraqueza, perda de peso, má queratinização dos cascos, chifres secos e quebradiços, pelos embaraçados, queratose e descamação da pele. Na necropsia há hiperqueratose do epitélio do estômago e alterações degenerativas na maioria dos órgãos. Em bovinos e ovinos, níveis de Cd na ração superiores a 50 mg/kg de matéria seca estão associados a toxicidade e grandes acumulações de Cd nos rins e fígado.[3] O envenenamento experimental de ovinos está associado a anemia, nefropatia e desmineralização óssea em uma dose de 2,5 mg/kg de peso corporal/dia. Abortamento, defeitos congênitos e natimortos também são resultados potencialmente tóxicos. Em porcos jovens, os níveis de 50 mg/kg na alimentação durante 6 semanas reduzem a taxa de crescimento e estão associados a uma anemia sensível ao ferro (Fe). A maioria dos sinais em cavalos são claudicação e inchaço nas articulações com osteoporose e nefrocalcinose.

Atualmente, não há tratamento aceito.[2] O Zn e o Fe podem ter um papel protetor no acúmulo hepático e renal.[3] O selênio em ratos teve um efeito protetor no fígado e nos rins e pode ser benéfico em animais individualmente.[10,11] Foi sugerido o uso de agentes quelantes em seres humanos, mas não há estudos documentados sobre qual deles é mais eficaz.[3]

LEITURA COMPLEMENTAR

Bianu E, Nica D. Chronic intoxication with cadmium in the horses at the Copsa Mica area. Revista Romana de Medicina Veterinara. 2004;14:99-106.

Gunderson DE, Kowalcyk DF, Shoop CR, et al. Environmental zinc and cadmium pollution associated with generalized osteochondrosis, osteoporosis, and nephrocalcinosis in horses. J Am Vet Med Assoc. 1982;180:295-299.

Johnson DE, Kienholz EW, Baxter JC, et al. Heavy metal retention in tissues of cattle fed high cadmium sewage sludge. J Am Sci. 1981;52:108-114.

REFERÊNCIAS BIBLIOGRÁFICAS

1. Madejon P, et al. Ecotoxicology. 2009;18:417.
2. Bernhoft RA. Sci World J. 2013;doi:10.1155/2013/394652.
3. Reis LSLS, et al. J Med Sci. 2010;1:560.
4. Szkoda J, et al. Pol J Environ Stud. 2006;15:185.
5. Li J, et al. Environ Geochem Health. 2006;28:37.
6. Bilandzic N, et al. Food Addit Contam B. 2010;3:172.
7. Waegeneers N, et al. Food Addit Contam. 2009;26:326.
8. Klaassen CD, et al. Tox Appl Pharmacol. 2009;238:215.
9. Liu J, et al. Tox Appl Pharmacol. 2009;238:209.
10. Newairy AA, et al. Toxicology. 2007;242:23.
11. El-Sharaky AS, et al. Toxicology. 2007;235:185.

Intoxicação por cromo

O cromo é mais comumente encontrado em dois estados de oxidação: hexavalente e trivalente. O cromo hexavalente é um forte oxidante que atravessa membranas biológicas e é cinco vezes mais tóxico que o cromo trivalente.[1,2] A intoxicação por cromo hexavalente ocorre principalmente por inalação ou contaminação industrial e cromo trivalente, por ingestão ou administração parenteral.

O cromo é absorvido no trato gastrintestinal e transportado no sangue para ossos, baço, fígado e rim.[1] A excreção é principalmente renal, com alguma eliminação biliar.

O uso de concentrados proteicos preparados a partir de resíduos de curtume, como ração animal, não é recomendado devido ao alto teor de cromo do material.[3] Sais trivalentes de cromo administrados por via oral em suínos na dose de 0,5 a 1,5 e a 3 mg/kg de peso corporal estão associados à diarreia. Com dosagens mais altas, há também tremor, dispneia e anorexia. A toxicidade do cromo hexavalente em campos de petróleo foi associada à morte em bovinos e a absorção dérmica de uma forte solução oxidante de cromo foi associada à morte em um rebanho leiteiro.

LEITURA COMPLEMENTAR

Page TG, Southern LL, Ward TL, et al. Effect of chromium picolinate on growth and serum and carcass traits of growing-finishing pigs. J Anim Sci. 1993;71:656-662.

Talcott PA, Haldorson GJ, Sathre P. Chromium poisoning in a group of dairy cows. In: Proceedings of American Association of Veterinary Laboratory Diagnosticians. Hershey, PA: 2005:45.

Thompson LJ, Hall JO, Meerdink GL. Toxic effects of trace element excess. Vet Clin North Am Food A. 1991;7:233-306.

REFERÊNCIAS BIBLIOGRÁFICAS

1. Pechova A, et al. Vet Med-Czech. 2007;52:1.
2. Bala A, et al. Sci J Vet Adv. 2012;1:47.
3. Oral R, et al. Desalination. 2007;211:48.

Intoxicação por cobalto

O cobalto (Co) é um componente essencial da vitamina B_{12} (cobalamina).[1,2] Os animais não ruminantes são incapazes de sintetizar a vitamina B_{12} e dependem de uma fonte alimentar de Co; os ruminantes podem sintetizá-lo se for fornecido Co suficiente na dieta.[1] É improvável que ocorra envenenamento por Co em animais domésticos, a menos que haja erros na mistura de alimentos, contaminação de alimentos ou abastecimento de água ou superdosagem deliberada.

A absorção parece ser dependente da idade, com maior absorção em animais mais jovens. A deficiência de ferro em não ruminantes está associada a uma maior absorção de Co. O Co é excretado principalmente na urina, com uma pequena quantidade de excreção fecal. As concentrações tissulares são mais altas no fígado, seguidas por rim, pâncreas e coração.[2]

O envenenamento com compostos de Co está associado a anorexia, perda de peso, pelo áspero, apatia e incoordenação muscular. Os efeitos tóxicos aparecem em bezerros em doses próximas de 40 a 55 mg de Co elementar por 50 kg de peso corporal/dia. Os ovinos são muito menos suscetíveis, ingerindo 15 mg de Co/kg de peso corporal sem efeito aparente. Os porcos toleram até 200 mg de Co/kg de dieta, mas a ingestão de 400 e 600 mg/kg está associada à depressão do crescimento, anorexia, rigidez das pernas, incoordenação e tremores musculares. A suplementação da dieta com metionina ou com ferro manganês e zinco adicionais alivia os efeitos tóxicos.

LEITURA COMPLEMENTAR

Andrews ED. Cobalt poisoning in sheep. NZ Vet J. 1965;13:101-103.

Dickson J, Bond MP. Cobalt toxicity in cattle. Aust Vet J. 1974;50:236.

Ely RE, Dunn KM, Huffman CF. Cobalt toxicity in calves resulting from high oral administration. J Anim Sci. 1948;7:239-246.

REFERÊNCIAS BIBLIOGRÁFICAS

1. Herdt TH. Vet Clin North Am Food A. 2011;27:255.
2. Simonsen IO. Sci Total Envrion. 2012;432:210.

Intoxicação primária por cobre

Sinopse

- Etiologia: ingestão aguda ou crônica de cobre
- Epidemiologia: ovinos são mais suscetíveis e cavalos menos. Diferenças significativas na suscetibilidade da raça. O cobre origina-se de solos ricos em cobre, contaminação industrial de pastagens, produtos químicos agrícolas, preparações de cobre usadas farmaceuticamente, rações e outras fontes
- Patogênese: o envenenamento agudo como resultado da ingestão de uma única dose grande está associado à necrose da mucosa do trato gastrintestinal e ao choque fatal. A dose injetável aguda ou ingestão oral crônica está associada a necrose hepática e anemia hemolítica
- Patologia clínica: envenenamento oral crônico: níveis muito altos de cobre no fígado, baixo volume concentrado de células (PCV), hemoglobinemia, hemoglobinúria. A atividade enzimática do fígado e os níveis de cobre no sangue podem ou não ser elevados dependendo de quando são tomados
- Lesões de necropsia:
  - *Envenenamento oral agudo:* gastrenterite grave, descoloração verde-azulada da mucosa e ingesta
  - *Envenenamento oral crônico:* icterícia, fígado inchado, rins, baço; altos níveis tissulares de cobre
- Confirmação diagnóstica: níveis elevados de cobre nos tecidos
- Tratamento:
  - Envenenamento agudo: cuidados de suporte
  - Envenenamento crônico: várias dosagens de molibdato de sódio ou amônio em combinação com tiossulfato; tiomolibdato; agentes quelantes (penicilamina, dimercaprol, edetato de cálcio dissódico)
- Controle: remoção da fonte, administração profilática de molibdato.

Etiologia

Envenenamento oral e injetável agudo está associado a uma única dose grande de cobre (Cu). As intoxicações orais crônicas estão associadas ao acúmulo de pequenas quantidades de Cu durante longo período de tempo.[1,2] Nesses casos, a quantidade de Cu pode exceder à requerida pelo animal ou estar relacionada com deficiências em minerais como molibdênio (Mo) e enxofre (S).[2]

Causas de intoxicação oral aguda

- Administração acidental de sais de cobre solúveis
- Anti-helmínticos antigos contendo Cu
- Ingestão acidental de substâncias contendo Cu
- Banhos de cascos de sulfato de cobre, recipientes de algicidas ou fungicidas de Cu.

Causas de intoxicação injetável aguda

- Injeção profilática de sais de cobre, especialmente sais solúveis
- O Cu (como sulfonato de oximquinolina dietilamina) nas doses recomendadas foi associado à morte em ovelhas.

Causas de intoxicação oral crônica

- Contaminação da água potável
- Contaminação de plantas com *sprays* fungicidas[3]
- *Bolus*, pastas, agulhas ou fios contendo Cu colocados no rúmen ou retículo[4]
- Alimentação com grãos de sementes tratados com agentes antifúngicos contendo Cu
- Alimentação com sais minerais, salinos ou misturas contendo quantidades excessivas de Cu
- Pastagem contaminada por vapores de fundição[5] ou por gotejamento de cabos de energia aéreos feitos de Cu, mas corroídos pelos elementos de uma área industrialmente poluída
- Pastagem crescendo em solos ricos em Cu
- Pastagem precoce em solos cobertos com:
  - Sais de cobre para corrigir uma deficiência mineral no solo
  - Estrume de aves domésticas ou resíduos secos de galinhas quando as aves tiverem sido alimentadas com uma dieta rica em Cu[6]
  - Lodo ou resíduos secos de suínos quando foram alimentados com uma ração rica em Cu como suplemento de crescimento[7]
- Misturas minerais ou salinas contendo Cu ingerido por gado
- Fontes diversas de cobre causando intoxicação – torta de óleo de palma e madeira tratada com arsênico, Cu e cromo
- Superalimentação de rações concentradas enriquecidas com Cu.

Epidemiologia

Ocorrência

Surtos esporádicos de envenenamento primário por Cu ocorrem em muitas espécies e em muitos países diferentes. A intoxicação ocorre com muito mais frequência em ruminantes, especialmente ovelhas, do que em não ruminantes. O envenenamento em ovinos é comumente relatado em países como Austrália, Brasil, Nova Zelândia, África do Sul e EUA.[1,8] Bovinos, búfalos e caprinos também são afetados, embora os relatos sejam mais esporádicos.[2,8,10] A taxa de morbidade é frequentemente baixa, mas a de mortalidade é alta.[3]

Há grande quantidade de evidências publicadas sobre a quantidade de Cu na alimentação de espécies específicas que tem sido associada a doenças ou mortes, mas quase nenhuma evidência de MD_{50} ou LD_{50}. As seguintes taxas de dose tóxica são fornecidas como um guia aproximado.

Ovelhas

- Aguda: doses orais únicas de 9 a 20 mg de cobre/kg de peso corporal[2]; algumas referências fornecem um intervalo de 20 a 100 mg de cobre/kg de peso corporal[3]
- Crônica: ingestão diária de 3,5 mg de cobre/kg de peso corporal, 25 ppm sendo a concentração máxima tolerada na alimentação.[3] Mesmo concentrações mais baixas (15 ppm) podem envenenar ovelhas se o Mo e o sulfato adequados não estiverem presentes na dieta.

Bezerros

Doses tóxicas são semelhantes às dos carneiros.[2]

Gado

- Aguda: 200 mg de cobre/kg de peso corporal[2] (até 800 mg/kg de peso corporal)
- Crônica: varia consideravelmente dependendo da raça.

Cabras

- Não há nenhum dado disponível.

Cavalos

- Aguda: 125 mg de solução de Cu/kg de peso corporal; não ocorreram sinais quando foi adicionada uma quantidade semelhante ao alimento[2]
- Crônica: relativamente resistente; 791 mg de Cu/kg de peso corporal × 6 meses não resultaram em sinais, mas uma concentração de Cu hepático maior que 3.000 mg/kg de matéria seca.[2]

Suínos

- Aguda: sem dados, mas considerado relativamente resistente
- Crônica: 200 mg de Cu/kg de peso corporal estimulam o crescimento em leitões desmamados; 500 mg de Cu/kg de peso corporal resultaram em redução do crescimento e morte.[2]

Nenhum desses dados sobre o consumo tóxico vem com informações sobre fatores dietéticos concomitantes e contributivos, como sulfato, Mo e zinco (Zn), críticos para determinar os efeitos tóxicos do consumo de Cu.

Fatores de risco

Fatores de risco do animal

Muitas mortes atribuíveis ao envenenamento por Cu são seguidas por mortes por debilidade geral em ovelhas em más condições. Vacas-leiteiras, especialmente aquelas que amamentam no momento, não produzem bem e é necessário um cuidado especial para trazê-las de volta à produção plena. Animais mais jovens, especialmente bezerros, são mais propensos a serem envenenados como resultado do aumento na absorção de Cu.

Suscetibilidade de espécies

Os ruminantes, especialmente os jovens ruminantes, são mais suscetíveis que os não ruminantes. Os bezerros pré-ruminantes parecem espelhar a suscetibilidade dos ovinos. As ovelhas são a espécie mais suscetível, com algumas espécies tolerando apenas 9 mg/kg de peso corporal; a forma como o Cu é metabolizado nesses animais é diferente de outras espécies. À medida que aumenta a ingestão, as ovelhas são incapazes de aumentar a quantidade de excreção biliar e o Cu se acumula no fígado. As cabras toleram maiores quantidades em suas dietas que as ovelhas. Cabras recebendo 36 mg/kg de matéria seca por 88 dias tiveram maiores concentrações de Cu hepático, mas nenhuma evidência de dano hepático. O gado geralmente tolera 100 ppm,[1] mas hemólise letal ocorreu em bovinos alimentados com suplemento mineral de baixo teor de Cu (38 mg/kg de peso corporal para vacas em lactação) por 2 anos. Suínos podem tolerar até 250 ppm em suas dietas.[2] Os equinos são os menos suscetíveis, com tolerância a níveis de 800 ppm na dieta.

Suscetibilidade da raça

Ovelhas

Ovelhas Blackface escocesas pareciam ser as menos suscetíveis, seguidas pela raça Landrace finlandesa, com suscetibilidade intermediária quando alimentadas com quantidades moderadas a altas de Cu.[2] Cordeiros machos Texel seguidos por cordeiros Suffolk eram os mais suscetíveis.[2] É relatado que ovelhas North Ronaldsay são as mais suscetíveis a Cu entre ovelhas e mamíferos em geral.[11-12] Essas ovelhas normalmente sobrevivem de algas que têm teor muito baixo de Cu e Mo.[12] Quando as ovelhas são alimentadas com ervas terrestres contendo níveis normais de Cu e Mo e altos níveis de Zn, eles desenvolvem envenenamento por Cu.

Gado

O gado Angus é muito mais suscetível que o Charolês e o Simental. Jerseys podem ser mais sensíveis que as vacas holandesas.

Fatores de risco do ambiente

Intoxicações agudas e crônica por Cu ocorrem em condições de campo. O envenenamento agudo geralmente ocorre devido à ingestão acidental ou à administração de grandes quantidades de sais de cobre solúveis, enquanto o envenenamento crônico ocorre principalmente como resultado da ingestão de alimento contendo ou contaminado por Cu derivado do solo ou por sua aplicação à dieta como um produto químico agrícola ou suplemento alimentar.

A toxicidade do Cu ingerido dessa maneira é determinada não apenas pela quantidade absoluta do minério, mas também pela interação de vários fatores, incluindo quantidade de Mo e sulfato presentes na dieta, presença ou ausência de plantas específicas na dieta e nível de proteína na dieta.[1,2] De fato, tanto a deficiência como o envenenamento por Cu podem ocorrer em solos com níveis de Cu aparentemente normais, dependendo dos fatores condicionantes presentes. Altos níveis de Mo e sulfato no rúmen levam à síntese microbiológica de tiomolibdatos não absorvíveis e uma dieta com alto teor de sulfato também leva a uma menor retenção de Cu nos tecidos.

Existem outros fatores de composição. Há uma relação competitiva entre Cu e Zn no metabolismo interno de ruminantes com alto teor de Zn na dieta, reduzindo a ingestão de Cu. A redução nos protozoários do rúmen resulta em maior suscetibilidade ao Cu, assim como o uso de ionóforos, como a monensina.[2] As ovelhas com uma dieta deficiente em selênio (Se) e baixos níveis sanguíneos de glutationa peroxidase são mais suscetíveis ao envenenamento crônico por Cu. Algumas ovelhas são geneticamente condicionadas a terem níveis baixos de glutationa no sangue, apesar da ingestão dietética normal de Se. Elas também têm baixos níveis sanguíneos de glutationa peroxidase, podendo ser mais suscetíveis por esse motivo.

Patogênese

A toxicocinética varia dependendo do trato gastrintestinal. Em animais não ruminantes, incluindo bezerros pré-ruminantes e cordeiros, a absorção ocorre em especial no intestino delgado. A absorção em animais ruminantes é baixa, principalmente como resultado da relação entre Mo e S no rúmen. Na mucosa intestinal, uma porção é ligada à metalotioneína e ao fim é excretada nas fezes. O restante está ligado à albumina e transcuprina no sangue e é transportado para o fígado. Uma vez no fígado, o cobre pode ser armazenado, incorporado na ceruloplasmina para uso ou excretado na bile.[1,2] Ocorre muito pouca excreção renal. O fígado tem a maior concentração de Cu, seguido por rins e cérebro.[2,13,14]

A exposição aguda aos sais solúveis de cobre em altas concentrações está associada a intensa irritação da mucosa gastrintestinal, descoloração azul-verde das fezes e da mucosa e choque profundo. A hemólise intravascular grave ocorre se o animal sobreviver por tempo suficiente. O Cu livre age como coagulante de proteínas, ligando-se a proteínas e formando uma espécie reativa de oxigênio.[1,2]

Quando quantidades excessivas de Cu são injetadas, a resposta é rápida e os animais começam a morrer no dia seguinte, com pico de mortalidade no terceiro dia após a administração.[13] As mortes precoces parecem ser atribuíveis à insuficiência hepática grave e, posteriormente, à necrose tubular renal.

Ocorre envenenamento crônico quando a ingestão sobrecarrega a excreção biliar. A ingestão frequente de pequenas quantidades não produz efeitos adversos, enquanto o Cu se acumula no fígado e, em menor grau, no rim. Essa é geralmente chamada de "fase pré-hemolítica".[1,2] Quando são atingidos níveis hepáticos máximos, frequentemente após períodos de exposição de até 6 meses, quantidades de Cu são liberados do fígado para a corrente sanguínea e o animal morre de hemólise intravascular aguda. Essa geralmente é referida como "fase hemolítica".[1,2] A produção de radicais superóxido que danificam as membranas dos eritrócitos pode ser responsável pela hemólise. Um dos perigos do envenenamento cumulativo por Cu é que o animal apresenta saúde normal até a crise hemolítica, quando fica gravemente doente e morre rápido. A morte é atribuída à anemia hemolítica aguda e à nefrose hemoglobinúrica.

A liberação de Cu hepático não é bem compreendido, mas a hipótese preferida é que o acúmulo de íons Cu nas células hepáticas esteja associado ao acúmulo de lisozimas densas em elétrons nos hepatócitos e à necrose hepática. Acredita-se que vários estresses, incluindo queda no plano nutricional, viagens e lactação, precipitam a liberação.[2,3] Mecanismos complexos relacionados com distúrbios das membranas celulares; mudança marcante na composição da hemoglobina, incluindo desenvolvimento de metemoglobinemia; e aumento no estado oxidativo das ovelhas são descritos como ocorrendo durante os estágios críticos.[3] As enzimas específicas do fígado podem aparecer no soro, começando alguns dias ou semanas antes do estágio hemolítico. A necrose hepática grave ocorre no momento da crise hemolítica.

Achados clínicos

Intoxicação aguda

A intoxicação aguda por ingestão ou injeção de grandes quantidades de sais de cobre é rara. Os sinais clínicos presentes após a ingestão incluem gastrenterite grave acompanhada de salivação, dor abdominal, desidratação, diarreia e vômito (nas espécies capazes). As fezes e o vômito são mucoides com uma cor característica azul-esverdeada. Choque com queda da temperatura corporal e aumento da frequência cardíaca é seguido por colapso e morte, geralmente dentro de 24 h.[1,2] Se o animal sobreviver por um período mais longo, a disenteria e a icterícia se tornam aparentes. Cavalos que receberam solução oral de sulfato de cobre (125 mg/kg de peso corporal) desenvolveram gastrenterite, hemólise e danos hepáticos e renais e morreram em 2 semanas. Curiosamente, os equinos que receberam quantidade semelhante na ração não desenvolveram nenhum sinal de envenenamento.[2]

O envenenamento associado à injeção de sais de cobre se manifesta por anorexia, depressão e desidratação. São relatados ascite, hidrotórax, hidropericárdio, hemoglobinúria e hemorragias disseminadas, taquipneia, *headpress*, opstótono, andar a esmo e ataxia em bezerros sobrevivendo por 3 dias ou mais.[1,13] Cordeiros envenenados similarmente morrem dentro de 24 h após a injeção.

Intoxicação crônica

Anorexia, sede, hemoglobinúria, palidez e icterícia aparecem subitamente em ruminantes. Não há distúrbio na função do trato alimentar.[1,3,8] A depressão é profunda e o animal geralmente morre de 24 a 48 h após o aparecimento dos sinais. Um rebanho de cabras lactantes afetadas não apresentou hemólise, mas anorexia, decúbito e sinais neurológicos, enquanto cabritos Boer adultos desenvolveram hemólise e nefrose hemoglobinúrica.[9,10] Em suínos, os sinais de doença são incomuns, com a maioria dos porcos sendo encontrados mortos sem sinais premonitórios, embora possam ser observados ocasionalmente embotamento, anorexia, baixo ganho de peso, melena, fraqueza, palidez, hiperestesia e tremores muscular.

Patologia clínica

Ingestão aguda

Em intoxicações agudas, as enzimas hepáticas podem não aumentar por alguns dias. O exame fecal pode mostrar grandes quantidades (8.000 a 10.000 mg/kg) de Cu.

Ingestão crônica

A atividade enzimática sérica (aspartato aminotransferase – AST, gamaglutamiltransferase – GGT, sorbitol desidrogenase – SDH, *sorbitol dehydrogenase*) pode estar maior pouco antes do episódio hemolítico. As enzimas hepáticas GGT e AST foram determinadas em um estudo experimental como as melhores para avaliar a carga de Cu em ovinos durante a fase pré-hemolítica. Aumentos na atividade da GGT foram evidentes 28 dias antes da crise hemolítica e a atividade da AST aumentou 14 dias antes do início da intoxicação aguda por Cu. Em um pequeno estudo, GGT e AST foram indicadores preditivos de acúmulo hepático em bovinos, enquanto apenas a GGT foi preditiva em búfalos.[15]

Outras anormalidades laboratoriais são consistentes com hemólise e dano renal. O PCV diminui acentuadamente com o início da hemólise. Podem estar presentes hemoglobinemia e hemoglobinúria e elevações no nitrogênio ureico e creatinina no sangue indicam comprometimento renal.

Os níveis de Cu hepático aumentam acentuadamente no envenenamento crônico. A biopsia hepática é a melhor técnica de diagnóstico e tem um propósito útil na detecção do envenenamento crônico por Cu, porque os níveis sanguíneos não aumentam sensivelmente até que a crise hemolítica ocorra antes da morte.[1,6] Por causa da maior concentração de Cu no lobo caudal em comparação com outras partes do fígado, uma amostra de necropsia proporciona os resultados mais confiáveis.

Os níveis sanguíneos de Cu *durante a crise hemolítica* são geralmente da ordem de 78 a 114 μmol/ℓ (4,9 a 7,2 ppm), em comparação com cerca de 15,7 μmol/ℓ (1 ppm) em animais normais. Níveis hepáticos normais de menos de 5,5 mmol/kg de matéria seca (349 ppm) aumentam acima de 15,7 mmol/kg (997 ppm) nos últimos estágios do envenenamento crônico de ovinos por Cu, para 95 mmol/kg em suínos e para 30 mmol/kg em bezerros. Em ovinos, valores hepáticos superiores a 7,85 mmol/kg e valores renais superiores a 1,25 a 1,57 mmol/kg de matéria seca são diagnósticos. Após uma dose única maciça, é importante incluir o rim entre os espécimes submetidos ao ensaio de Cu, porque os níveis podem ser elevados (mais de 25 mg/kg de matéria seca), enquanto os níveis de Cu hepático ainda não aumentaram. Ao comparar valores normais e tóxicos, deve-se lembrar se os resultados são expressos com base em peso seco ou peso úmido. Assumindo aproximadamente 20% de matéria seca no tecido, um valor de peso úmido de 1,5 ppm de Cu é na verdade 7,5 ppm de peso seco, comparável à faixa tóxica relatada anteriormente para o sangue. Assim, um valor tóxico normalmente observado de 200 ppm de Cu no fígado (base de peso úmido) seria referido como 1.000 ppm de Cu como peso seco.

Achados de necropsia

Intoxicação aguda

Envenenamento agudo por Cu via exposição oral é incomum em ruminantes, mas mudanças macroscópicas incluem gastrenterite grave com erosão e ulceração, particularmente no abomaso. As alterações macroscópicas em bezerros envenenados por soluções injetadas de sais de cobre incluem hepatomegalia com padrão zonal aumentado e acumulações massivas de fluido nas cavidades corporais. Os achados microscópicos característicos em tais toxicoses agudas por Cu incluem extensa necrose hepática periacinar e quantidade variável de nefrose tubular renal.

Intoxicação crônica

No envenenamento crônico por Cu, icterícia e hemoglobinúria geralmente estão presentes, mas nem sempre. O fígado está edemaciado e amarelo e pode conter focos hemorrágicos. O baço está maior, com uma polpa macia; os rins estão inchados e têm uma cor escura de bronze. A crise hemolítica típica da intoxicação por Cu em ovinos resulta em necrose hepatocelular aguda maciça, que mascara a maior parte do dano hepático crônico. Essas alterações incluem vacuolização e degeneração hepatocelular, aumento da necrose unicelular de hepatócitos, quantidade variável de fibrose periportal e proliferação de células colangiolares. Essas lesões crônicas são mais facilmente identificadas em bovinos que sofrem de envenenamento por Cu. Os moldes granulares estão frequentemente presentes nos túbulos renais, especialmente em ovelhas afetadas. O cérebro das ovelhas afetadas pode ter áreas focais de gliose no córtex cerebral e nas áreas de substância branca.[14] Os depósitos de hemossiderina estão maiores no fígado e no baço. Detalhes dos níveis críticos de Cu nos tecidos são fornecidos na discussão da patologia clínica.

Embora as lesões descritas anteriormente ocorram em alguns surtos da doença em suínos, elas não são tão pronunciadas quanto em ruminantes e muitas vezes são acompanhadas por edema pulmonar e hemorragia grave decorrente de úlceras no esôfago ou no intestino grosso.

Amostras para confirmação do diagnóstico

- Toxicologia: 5 ml de sangue; 50 g de fígado, rim; 100 g de conteúdo estomacal; 500 g de alimentação suspeita (ENSAIO [Cu])
- Histologia: fígado, rim, abomaso e baço fixados em formalina (microscopia óptica).

A *confirmação diagnóstica* é por demonstração de níveis sanguíneos e hepáticos elevados de Cu, além de evidências histológicas de dano hepático. A história e o exame de alimentos e pastagens são auxílios valiosos na determinação da causa.

Diagnóstico diferencial

Intoxicação aguda
A lista de diagnósticos diferenciais para intoxicação aguda por cobre inclui outras associações à gastrenterite. O envenenamento por cobre pode ser geralmente identificado pela cor azul-esverdeada da ingesta ou das fezes.

Intoxicação crônica
Doenças hemolíticas agudas que podem ser confundidas com envenenamento por cobre crônico incluem:
- Babesiose
- Hemoglobinúria bacilar
- Anemia infecciosa equina
- Leptospirose
- Intoxicação por nitrato/nitrato
- Envenenamento de plantas incluindo *Allium* e sulfóxido de S-metilcisteína em couve
- Hemoglobinúria pós-parto
- Intoxicação por *red maple* (*Acer rubrum*; cavalos).

Tratamento

No envenamento agudo, o tratamento é principalmente sintomático e de suporte. Podem ser usados fluidos intravenosos, protetores gastrintestinais e anti-inflamatórios não esteroides para desidratação, dor gastrintestinal e choque. Podem ser indicadas transfusões de sangue em animais, individualmente com hemólise e administração rápida de peso corporal V.

A quelação pode ser útil em intoxicações crônicas em pequenos rebanhos ou animais individuais. Agentes quelantes comuns usados no tratamento de intoxicação por Cu em humanos incluem penicilamina, dimercaprol e edetato de cálcio dissódico.[16] A penicilamina foi usada com sucesso em caprinos (50 mg/kg por via oral a cada 24 horas por 7 dias), mas o custo pode limitar seu uso no rebanho.[9] O edetato de cálcio dissódico intravenoso (70 mg/kg de peso corporal por 2 dias) foi usado em bezerros.

Existem várias recomendações posológicas para o molibdato de amônio e o tiossulfato de sódio. Para envenenamento por cobre crônico, o tratamento oral diário de cordeiros com 100 mg de molibdato de amônio e 1 g de tiossulfato de sódio anidro reduziu significativamente o teor de Cu nos tecidos e parece prevenir mortes em cordeiros conhecidos por terem suscetibilidade a quantidades tóxicas de Cu. Em um rebanho de cabras, foram usados por 3 semanas 300 mg de molibdato de amônio (300 mg por via oral a cada 24 h) e tiossulfato de sódio (300 mg por via oral por 24 h).[9] Foi recomendado tetratiomolibdato de amônio (1,7 mg/kg intravenoso ou 3,4 mg/kg subcutâneo em dias alternados para 3 doses) ou (2-15 mg/kg intravenoso a cada 24 h por 3 a 6 dias) para uso em animais domésticos e ovinos.[17] Diferentes países podem ter restrições específicas quanto à forma de Mo aprovada para uso, portanto a disponibilidade localmente aprovada deve ser conhecida para determinar a terapia.

Controle

Com a intoxicação crônica, a provisão de Mo adicional na dieta, conforme descrito sob o controle do envenenamento crônico por Cu, deve ser eficaz como medida preventiva. O sulfeto ferroso é eficaz, mas a dificuldade é geralmente encontrada para fazer os animais comerem. Em porcos e ovelhas, a administração de ferro e Zn reduz o risco de envenenamento por Cu em dietas suplementadas por esse elemento; uma dieta rica em cálcio estimula o desenvolvimento do envenenamento por cobre, provavelmente criando uma deficiência secundária de Zn. Foi usado um bloco que contém fosfato dicálcico, S e sulfato de zinco como medida profilática.

LEITURA COMPLEMENTAR

Bidewell CA, David GP, Livesey CT. Copper toxicity in cattle. Vet Rec. 2000;14:399-400.
Humphries WR, Mills CF, Greig A, et al. Use of ammonium tetrathiomolybdate in the treaMETnt of copper poisoning in sheep. Vet Rec. 1986;119:596-598.
Ishmael J, Gopinath C, Howell JM. Experimental chronic copper toxicity in sheep. Histological and histochemical changes during the development of the lesions in the liver. Res Vet Sci. 1971;12:358-366.
Perrin DJ, Schiefer HB, Blakley BR. Chronic copper toxicity in a dairy herd. Can Vet J. 1990;31:629-632.

Radostits O, et al. Primary copper poisoning. In: Veterinary Medicine: A Textbook of the Disease of Cattle, Horses, Sheep, Goats and Pigs. 10th ed. London: W.B. Saunders; 2007:1820.
Smith JD, Jordan DR, Nelson ML. Tolerance of ponies to high levels of dietary copper. J Anim Sci. 1975;41:1645-1649.
Solaiman SG, Maloney MA, Qureshi MA, et al. Effects of high copper supplements on performance, health, plasma copper and enzymes in goats. Small Ruminant Res. 2001;41:127-139.

REFERÊNCIAS BIBLIOGRÁFICAS

1. Reis LSL, et al. J Med Med Sci. 2010;1:560.
2. National Research Council. Copper. In: Mineral Tolerance of Animals. 2nd rev ed. National Academies Press; 2005:134.
3. Oruc HH, et al. J Vet Diagn Invest. 2009;21:540.
4. Burke JM, et al. J Anim Sci. 2007;85:2753.
5. Mozaffari AA, et al. Turk J Vet Anim Sci. 2009;33:113.
6. Christodoulopoulos G, et al. Aust Vet J. 2007;85:451.
7. Blanco-Penedo I, et al. Environ Int. 2006;32:901.
8. Minervino AHH, et al. Res Vet Sci. 2009;87:473.
9. Cornish J, et al. J Am Vet Med Assoc. 2007;231:586.
10. Bozynski CC, et al. J Vet Diagn Invest. 2009;21:395.
11. Simpson DM, et al. BMC Vet Res. 2006;2:36.
12. Haywood S, et al. J Comp Path. 2008;139:252.
13. Fazzio LE, et al. Pesq Vet Bras. 2012;32:1.
14. Giadinis ND, et al. Turk J Vet Anim Sci. 2009;33:363.
15. Minervino AHH, et al. J Vet Diagn Invest. 2008;20:791.
16. Franchitto N, et al. ResuTCIUation. 2008;78:92.
17. Plumb DC. Ammonium molybdate/ammonium tetramolybdate. In: Plumb DC, ed. Veterinary Drug Handbook. 7th ed. Ames, IA: Wiley-Blackwell; 2011:56.

Intoxicação por resíduos secos de aves

Oferecer resíduos de aves domésticas para ruminantes fornece uma fonte de azoto e elimina o problema da eliminação do criador de galinhas. No entanto, os efeitos deletérios incluem o seguinte:

- Envenenamento por cobre quando as galinhas são alimentadas com dietas suplementadas com cobre
- Envenenamento por estrogênio quando as galinhas são alimentadas com dietas suplementadas com estrogênio
- Problema não identificado surge de necrose hepática, hipoalbuminemia e ascite em cordeiros alimentados com grandes quantidades de resíduos de galinhas
- Lixo das casas de frangos de corte está associado a danos renais, mas não a ponto de causar mortalidade
- Botulismo.

Intoxicação por desfolhantes

As substâncias utilizadas para remover as folhas das plantas para facilitar a coleta das sementes podem representar um risco tóxico se os caules residuais forem fornecidos ao gado ou se os animais tiverem acesso ao produto concentrado.

- Monocloroacetato de sódio (SMCA) é comumente utilizado para essa finalidade. É improvável que cause intoxicação, a menos que grandes quantidades dos talos sejam ingeridas ou se os animais tiverem acesso aos desfolhantes concentrados. Sinais tóxicos em bovinos incluem diarreia, cólica, tremor muscular, marcha rígida, ataxia e dispneia. Terminalmente, pode haver

convulsões, hiperexcitabilidade e agressividade. O curso da doença é curto, com a maioria dos animais morrendo em poucas horas
- Fosforotioatos de trialquilo (Merphos e DEF), compostos organofosforados usados como desfolhante para plantas de algodão, produzem sinais típicos de envenenamento por organofosforados
- Tidiazuron (TDZ), um desfolhante de algodão, parece não ser tóxico para os animais, mas pode entrar na cadeia alimentar humana através do leite de cabra e ovos de galinha.

LEITURA COMPLEMENTAR

Aldridge WN, Dinsdale D, Nemery B, et al. Some aspects of the toxicology of trimethyl and triethyl phosphorothioates. Fund Appl Toxicol. 1985;5:S47-S60.
Hur JH, Wu SY, Casida JE. Oxidative chemistry and toxicology of S, S, S-tributyl phosphorotrithioate (DEF defoliant). J Ag Food Chem. 1992;40:1703-1709.
Murthy BNS, Murch SJ, Saxena PK. Thidiazuron: a potent regulator of in vitro plant morphogenesis. In Vitro Cell Develop Biol-Plant. 1998;34:267-275.
Quick MP, Manser PA, Stevens H, et al. Sodium monochloroacetate poisoning of cattle and sheep. Vet Rec. 1983;113:155-156.

Intoxicação por fungicidas

- O ditiocarbonato de etileno e zinco (zinebe) pode estar associado à hiperplasia e hipofunção da tireoide, degeneração do miocárdio e do músculo esquelético, redução do peso testicular e depleção de células germinativas
- Thiram (sulfeto de tetrametiltiuram) é um fungicida agrícola amplamente utilizado, associado à conjuntivite, rinite e bronquite quando o contato é local. Acredita-se que esteja associado ao abortamento em ovelhas durante a fase de ingesta. É um teratógeno conhecido, mas não foi registrado nenhum incidente de envenenamento específico em animais de grande porte. Em aves, a ingestão de ração contaminada causou casca de ovo mole, crescimento deprimido e anormalidades nas pernas.[1]

Agentes fungistáticos

- O hexaclorobenzeno (HCB) é amplamente conhecido por causa de sua indestrutibilidade e capacidade de passar de grãos para bovinos e seres humanos. A legislação contra hidrocarbonetos clorados encontrada na cadeia alimentar humana é muito dura e o HCB é um dos principais alvos dos veterinários de saúde pública. Sua toxicidade específica não é alta, embora o envenenamento experimental em porcos esteja associado a incoordenação, paresia e outros distúrbios do sistema nervoso central.

Fumigantes de grão

- O grão tratado pelo fumigante dibromoetano está associado à mortalidade em ovinos. As principais lesões são edema pulmonar, fibrose septal, epitelização alveolar e derrame pleural. A morte ocorre de 48 a 120 h após a exposição. O brometo de metila é usado para grãos armazenados e como fumigante de solo.

LEITURA COMPLEMENTAR

Guitart R, Mateo R, Gutierrez JM, et al. An outbreak of thiram poisoning on Spanish poultry farms. Vet Hum Tox. 1996;38:287-288.
Palmer JS. Tolerance of sheep to the organic-zinc fungicide, Zineb. J Am Vet Med Assoc. 1963;143:994-995.
Robinson GR, Wagstaff DJ, Colaianne JJ, et al. Experimental hexachlorophene intoxication in young swine. Am J Vet Res. 1975;36:1615-1617.

REFERÊNCIA BIBLIOGRÁFICA

1. Guitart R, et al. Vet J. 2010;183:249.

Intoxicação por herbicidas

Mais de 200 substâncias diferentes têm sido usadas como herbicidas; alguns são históricos e não são mais fabricados. Herbicidas variam amplamente em composição, toxicidade, toxicidade associada, mecanismo de ação e uso. As toxicidades associadas incluem:

- Herbicidas arsenicais também podem causar outros sinais de envenenamento por arsênico
- O risco dos compostos orgânicos relativamente seguros aqui descritos é sua contaminação por serem altamente tóxicos, como resultado de falhas no processo de fabricação (p. ex., foi visto que as dioxinas são contaminantes significativos da substância química 2,4,5-T). Hoje, restrições no registro e mudanças no processo de fabricação reduziram drasticamente a contaminação por dioxinas
- Clorato de sódio, além de outros sinais, causa metemoglobinemia
- Alguns herbicidas (p. ex., glifosato) aumentam a palatabilidade do pasto pulverizado, criando seu próprio risco de toxicidade
- Herbicidas fenoxicados (2,4-D, 2,4,5-T) podem aumentar a palatabilidade de algumas plantas após a pulverização e induzir concentração elevada de nitratos nas plantas durante vários dias após a pulverização.

Derivados de bipiridil

Paraquat e diquat, dois herbicidas comuns incluídos nesta classificação, são capazes de levar à intoxicação por ingestão, inalação e exposição dérmica. O paraquat está entre os herbicidas mais tóxicos em uso atualmente e é restrito em muitos países desenvolvidos; enquanto o diquat é um pouco menos tóxico. É improvável que ocorra envenenamento em grandes animais com um herbicida bipiridílico, a menos que seja acidental ou maliciosamente administrado. Bovinos e ovinos são mais sensíveis aos bipiridílicos do que outras espécies. O LD_{50} do paraquat em bovinos é de 35 a 50 mg/kg de peso corporal; em ovelhas, o LD_{50} é de 8 a 10 mg/kg de peso corporal; e em porcos, 75 mg/kg de peso corporal. A LD_{50} de diquat em bovinos é de 20 a 40 mg/kg de peso corporal.[1]

O paraquat se acumula nos pulmões, afetando as células alveolares tipo I e II e as células de Clara e resultando em alveolite aguda e fibrose pulmonar crônica em muitas espécies.[2] O paraquat está associado à pneumonite fibrosante em suínos, mas isso não se desenvolve em ovinos ou bovinos com doses fatais. Uma dose de 100 mg/kg de peso corporal é uniformemente fatal em suínos, com sinais de vômito, diarreia e dispneia. Aqueles animais que sobrevivem por tempo suficiente podem desenvolver insuficiência renal aguda. Outras lesões incluem lesão hepática e danos na mucosa.[3]

O diquat não afeta especificamente os pulmões, mas sim trato gastrintestinal, fígado e rins. O envenenamento acidental de ovelhas como resultado da contaminação do pasto por diquat foi associado a doença generalizada com sinais de diarreia e mortalidade significativa. Em bovinos, o envenenamento acidental com diquat foi associado a abomasite e enterite fatais, degeneração hepática e miocárdica e enfisema pulmonar.

Carbamatos, tiocarbamatos, ditocarbamatos

Herbicidas neste grupo incluem, entre outros, asulame, barban, dialato, trialato e metam sódico. Em geral, esses herbicidas são seguros quando usados em baixas concentrações. Pequenas doses repetidas estão associadas a alopecia acentuada.[4] Barban é tóxico em doses de 25 mg/kg de peso corporal em bovinos. O dialato é tóxico para ruminantes, com relatos de anorexia, ataxia e exaustão como sinais comuns.[1] A dose tóxica de dialato em bovinos e ovinos é de 25 mg/kg de peso corporal por 5 dias ou 50 mg/kg de peso corporal por 3 dias.[1] O trialato está associado a doença grave e morte esporádica após doses orais únicas de 300 mg/kg de peso corporal em ovinos e 800 mg/kg de peso corporal em porcos. Salivação, bradicardia, vômitos, fraqueza muscular, dispneia, tremor e convulsões são seguidos de morte em 2 a 3 dias. Também é tóxico quando administrado continuamente em pequenas quantidades.

Compostos de dinitrofenol

O dinitrofenol (DNP) e o dinitro-ortocresol (DNOC) são os membros mais comuns deste grupo. Dinoseb, agora raramente utilizado, é um DNP altamente tóxico. Dinitrofenóis são perigosos para todas as espécies; doses de 25 a 50 mg/kg de peso corporal são geralmente tóxicas, mas doses muito menores produzem toxicidade quando as temperaturas ambientais são altas. A faixa de dose tóxica em bovinos é de 2 a 50 mg/kg de peso corporal.[1]

Os animais podem ser envenenados acidentalmente por inalação, ingestão ou absorção percutânea desses compostos, que têm o efeito de desacoplar a fosforilação oxidativa e aumentar a taxa metabólica basal.[5] A intoxicação manifesta-se por um início agudo, com inquietação, sudorese, respiração profunda e rápida, hipertermia e colapso. Em ruminantes, mas em não ruminantes, os metabólitos desses compostos estão associados à hemólise intravascular, metemoglobinemia e hipoproteinemia. A morte pode ocorrer 24 a 48 h depois.

Herbicidas inorgânicos

Clorato de sódio, borato de sódio ou bórax, sulfamato de amônio e vários produtos arsênicos têm sido historicamente usados como herbicidas. Em sua maioria, foram substituídos por novos compostos. O clorato de sódio, embora tenha sido proibido como herbicida em vários países[6], tem sido estudado em ovinos, bovinos e suínos como forma de diminuir a eliminação fecal de E. coli e outros patógenos gastrintestinais.[7,10]

Clorato de sódio

Os animais raramente ingerem material vegetal pulverizado suficiente para produzir doença clínica e o principal perigo é a dosagem acidental ou permitir que o gado com deficiência de sal tenha acesso à substância química. A dose oral letal é de 2 a 2,5 g/kg de peso corporal para ovinos, 0,5 g/kg para bovinos e 3,5 g/kg para cães. A irritação do trato alimentar está associada à diarreia e às profundas erosões negras das mucosas do abomaso e do duodeno. Hemoglobinúria, anemia e metemoglobinemia, sonolência e dispneia são características da intoxicação. Na necropsia, sangue, músculos e vísceras encontram-se muito escuros. Nenhum tratamento específico está disponível. O tiossulfato de sódio e o azul de metileno são usados no tratamento, mas têm pouco efeito; foram recomendadas transfusões de sangue copiosas.

Compostos organofosforados

O glifosato e o glifosinato, ambos compostos organofosforados, são herbicidas regularmente usados em muitos países.[11,12] A toxicidade oral aguda é baixa; pode ocorrer irritação dérmica, oftálmica e respiratória pela exposição ao produto úmido. O glifosinato é ligeiramente mais tóxico que o glifosato e o surfactante usado na formulação de amônio foi implicado em intoxicações humanas.[1]

Derivados do ácido fenóxico

As substâncias encontradas neste grupo estão entre os herbicidas mais amplamente utilizados, como o 2,4-D (ácido 2,4-diclorofenoxiacético) e outros disponíveis comercialmente desde meados da década de 1940. Os derivados comuns do ácido fenóxicos incluem 2,4-D, 2,4-DB, 2,4,5-T, dalapon, 2,4-DP (diclorop), MCPP (mecoprop), MCPA e silvex. Como grupo, doses baixas são relativamente seguras; a ingestão de doses mais elevadas resulta em sinais gastrintestinais e do sistema nervoso.[1] Silvex, MCPA, 2,4-D e 2,4,5-T não são tóxicos nas concentrações utilizadas nos cultivos e pastagens, mas a dose de 300 a 1.000 mg/kg, dose única, está associada a mortes em 50% dos bovinos. Existe uma tentativa de associação desses compostos à alta prevalência de carcinomas de intestino delgado em ovelhas.

A ingestão de 2,4-D em doses entre 150 e 188 mg/kg de peso corporal é fatal para vacas adultas e 10 mg/kg de peso corporal para ovinos. Os efeitos tóxicos reversíveis são induzidos com doses únicas em bezerros com doses de 200 mg/kg e em porcos com 100 mg/kg. A administração repetida de 50 mg/kg é tóxica para os porcos. Em vacas adultas, os sinais incluem decúbito, estase ruminal, salivação e taquicardia. Em bezerros, os sinais são disfagia, timpanismo, anorexia e fraqueza muscular; em suínos, sinais adicionais incluem incoordenação, vômito e diarreia transitória. A administração em longo prazo a porcos (500 ppm na dieta durante 12 meses) está associada a alterações degenerativas moderadas nos rins e fígado. Doses repetidas de silvex em ovelhas por cerca de 30 dias a 150 mg/kg de peso corporal causam morte.

Uma mistura comumente usada de 2,4-D, 2,4,5-T e um matador de capim, o metilarsenato monossódico, é muito tóxica por via oral ou após aplicação na pele; os sinais incluem anorexia, diarreia, perda de peso e morte na maioria dos casos.

Triazínicos e triazólicos

Semelhante aos herbicidas fenóxi-ácidos, os herbicidas triazínicos têm sido amplamente utilizados por muitos anos. Herbicidas comuns incluem atrazina, cianazina, propazina, prometona, simazina e terbutrina. A atrazina e a prometona parecem ser não tóxicas nos níveis habituais de ingestão. O envenenamento acidental de ovelhas com atrazina está associado a paralisia, exoftalmia, ranger dos dentes, diarreia, dispneia e taquicardia; e o envenenamento acidental de gado está associado a salivação, tenesmo, rigidez da marcha e fraqueza. A dosagem experimental em novilhas com grandes doses de atrazina está associada a fatalidades, mas os animais tratados com carvão ativado sobreviveram. O acesso contínuo à simazina está associado a tremores, tetania e paraplegia, e uma marcha empinada com a cabeça apoiada no peito. A morte ocorre após 2 a 4 dias e a miocardiopatia leve a moderada é encontrada na necropsia.

Simazina e aminonitrazol em combinação foram associados à morte em ovelhas e cavalos quando permitido o acesso à pastagem pulverizada com essa mistura. Em ovelhas, os sinais são inapetência e depressão. Em cavalos, a cólica é a característica proeminente.

Ureia e tioureias

Diuron, isoproturon, linuron e tebutiuron estão entre os muitos herbicidas encontrados nesta classificação. Com exceção do tebutiuron, a maioria desses herbicidas é de baixa toxicidade. A dose tóxica de diuron em bovinos é de 100 mg/kg de peso corporal por 10 dias e em ovinos é de 250 mg/kg de peso corporal ou 100 mg/kg de peso corporal por 2 dias.[1] A dose tóxica de linuron em bovinos é de 20 a 40 mg/kg de peso corporal.[1] A intoxicação por flumeturon em ovinos resulta em depressão e sonolência, dispneia, salivação, midríase, ranger de dentes, movimentos mastigatórios e incoordenação.[1]

Outras

Triclopir

O triclopir, um herbicida pós-emergente seletivo, é tóxico para os cavalos em cinco vezes a ingestão máxima estimada de forragem. Está associada a sinais digestórios e respiratórios, ataxia, marcha rígida e tremores ocasionais.

Delrad

Delrad é um algicida historicamente usado para controlar o crescimento de algas em lagoas e outros reservatórios de água. O gado e as ovelhas não são afetados pela ingestão de água contendo 100 ppm do composto. Taxas de dose de 250 g/kg de peso corporal em bovinos adultos, 150 mg/kg de peso corporal em bezerros e 500 mg/kg de peso corporal em ovinos estão associadas a efeitos tóxicos.

LEITURA COMPLEMENTAR

Burgat V, Keck G, Guerre P, et al. Glyphosate toxicosis in domestic animals: a survey from the data of the Centre National d'Informations Toxicologiques Veterinaires (CNITV). Vet Human Toxicol. 1998;40:363-367.
Conning DM, Fletcher K, Swan AAB. Paraquat and related bipyridyls. Brit Med Bull. 1969;25:245-249.
Frank JF. The toxicity of sodium chlorate herbicides. Can J Comp Med Vet Sci. 1948;12:216-218.
Mehmood OSA, Ahmed KE, Adam SE, et al. Toxicity of cotoran (fluometuron) in desert sheep. Vet Hum Toxicol. 1995;37:214-216.
Osweiler GD. Toxicology of triclopyr herbicide in the equine. In: Proceedings American Association of Veterinary Laboratory Diagnosticians 25th Annual Meeting. Reno, NV: 1983.
Radostits O, et al. Herbicides. In: Veterinary Medicine: A Textbook of the Disease of Cattle, Horses, Sheep, Goats and Pigs. 10th ed. London: W.B. Saunders; 2007:1838.
Rose MS, Lock EA, Smith LL, et al. Paraquat accumulation: tissue and species specificity. Biochem Pharmacol. 1976;25:419-423.
Simon EW. Mechanisms of dinitrophenol toxicity. Biol Rev. 1953;28:453-478.

REFERÊNCIAS BIBLIOGRÁFICAS

1. Gupta PK. Toxicity of herbicides. In: Gupta RC, ed. Veterinary Toxicology. 2nd ed. London, UK: Elsevier; 2012:631.
2. Dinis-Oliveira RJ, et al. Crit Rev Toxicol. 2008;38:13.
3. Gawarammana IB, et al. Br J Clin Pharmacol. 2011;72:745.
4. Hurt S, Ollinger J, Arce G, et al. Dialkylthiocarbamates (EBDCs). In: Krieger R, ed. Haye's Handbook of Pesticide Toxicology. Vol. 2. 3rd ed. San Diego, CA: Elsevier; 2010:1689.
5. Miranda EJ, et al. J Anal Toxicol. 2006;30:219.
6. Stuerzebecher A, et al. Clin Toxicol. 2012;50:52.
7. Smith DJ, et al. J Anim Sci. 2013;91:5962.
8. Smith DJ, et al. J Anim Sci. 2012;90:2026.
9. Callaway TR, et al. Ag Food Anal Bacteriol. 2013;3:103.
10. Cha CN, et al. Acta Vet Hung. 2012;60:93.
11. Berny P, et al. Vet J. 2010;183:255.
12. Duke SO, et al. Pest Manag Sci. 2008;64:319.

Intoxicação por hidrocarbonetos

Etiologia

O petróleo bruto vindo diretamente dos poços costuma ser repelente aos animais, mas eles podem consumir quantidades letais se estiverem em estado deficiente ou faminto por sódio. Uma característica do petróleo bruto é que geralmente se mistura com água salgada, que é frequentemente deixada em lagoas próximas. Após a extração, a maioria dos óleos crus é armazenada temporariamente em instalações onde está disponível tinta à base de chumbo e, portanto, o envenenamento por sal e chumbo geralmente ocorre com o envenenamento por óleo. Dos óleos crus naturais, aqueles com o maior teor de enxofre ("*sour crude*") são mais intragáveis e tóxicos.

Destilados de petróleo, incluindo óleo diesel, óleo de lâmpada, querosene e gasolina, são todos venenosos para os animais. O gado pode vir a consumir todos eles, especialmente óleo de cárter usado e parafina líquida (óleo mineral). Entre os derivados comerciais, aqueles com maior teor de componentes voláteis e inflamáveis, principalmente nafta e gasolina, são os mais tóxicos. A gasolina até o nível de 3 ppm na água potável não parece deprimir a ingestão de água ou interferir no desempenho de crescimento dos suínos.

Os aditivos usados com gasolina, especialmente chumbo, também podem contribuir com o envenenamento. A introdução da gasolina sem chumbo diminuiu consideravelmente esse risco.[1]

Outros hidrocarbonetos ou ingredientes misturados com eles também são tóxicos. Podem ser encontrados agentes tóxicos de todos os tipos quando o óleo de lodo rejeitado estiver disponível para os animais. Naftalenos clorados encontrados em alguns lubrificantes, graxas e óleos mais antigos podem causar grave hiperqueratose em bovinos, semelhante à deficiência de vitamina A. O álcool metílico é usado como anticongelante em motores a gasolina para bombas de funcionamento contínuo em campos de petróleo de regiões frias. O acesso acidental ao invólucro da bomba pode resultar em um incidente de envenenamento.

Níveis de dose precisos são difíceis de serem determinados em surtos a campo. Em estudos experimentais, o óleo cru na taxa de 37 mℓ/kg de peso corporal em dose única ou 123 mℓ/kg em 5 doses diárias divididas era considerado intoxicante para o gado. O querosene a 20 mℓ/kg de peso corporal em dose única e 62 mℓ/kg de peso corporal em 5 doses diárias iguais foi igualmente tóxico. Parafina de trator (querosene) a uma taxa de dose única de 13 mℓ/kg de peso corporal está associada a doença grave e em 21 mℓ/kg foi fatal para o gado.

Epidemiologia

Nas fazendas, o acesso ao combustível para tratores (parafina, gasolina, querosene) é o perigo mais provável. Quando naftalenos altamente clorados tiverem sido usados como lubrificantes, o acesso a depósitos de óleo pode levar a sinais clínicos. O querosene tem uma reputação indevida como agente terapêutico para inchaço e constipação intestinal, mas é improvável que seja oferecido em quantidades suficientes para ser associado a mais do que uma doença ligeira, a menos isso aconteça repetidas vezes.

Patogênese

Os primeiros sinais são atribuídos à regurgitação do óleo e sua aspiração, causando pneumonia; a absorção dos componentes voláteis através da mucosa pulmonar é responsável por causar intoxicação. Acredita-se que os últimos sinais estejam associados ao efeito direto do óleo no trato alimentar.

A aplicação local ou a ingestão de naftalenos altamente clorados em bovinos produz hiperqueratose caracterizada por espessamento e descamação da pele, emagrecimento e eventual morte. A patogênese das lesões cutâneas é atribuída à interferência na conversão de caroteno em vitamina A, causando uma síndrome semelhante à deficiência de vitamina A. Quando o envenenamento resulta da emissão acidental de plantas industriais, há sinais adicionais como resultado de irritação ocular, nasal e traqueobrônquica; também ocorrem infertilidade e abortamento.

A ingestão acidental de álcool metílico por bovinos está associada a vômitos, decúbito, morte e alta concentração de álcool metílico no conteúdo ruminal.

Achados clínicos (ingestões de petróleo)

Casos naturais

Quando grandes volumes de óleo cru são consumidos, ocorrem sinais de intoxicação e incoordenação; regurgitação (vômitos) e inchaço podem ocorrer ou não. Nos estágios terminais, midríase, taquicardia, hiperpneia e hipertermia são evidentes. A morte é rápida. Os animais cheiram a óleo, que está muitas vezes presente na pele em torno da boca e do ânus, também sendo encontrado nas fezes. As fezes são geralmente oleosas, de moles a semifluidas, e frequentemente pretas se o óleo cru tiver sido ingerido. Com o querosene, as fezes ficam quase sempre secas e firmes nos estágios posteriores e o material regurgitado pode estar na forma de um bolo de gelatina, cheirando a querosene. O óleo persiste no trato alimentar por longos períodos e pode ser encontrado no conteúdo ruminal, nas fezes no período *post mortem* e até 16 dias após a ingestão. Os animais que sobrevivem à síndrome tóxica aguda comem mal, perdem peso e morrem em períodos variáveis de 16 a 36 dias depois. Os animais recuperados geralmente não apresentam recuperação satisfatória após o incidente e são abatidos após um histórico de até 6 meses.

Casos experimentais

Os primeiros sinais incluem incoordenação, arrepios, tremores de cabeça e confusão mental. Em até 24 h, ocorrem anorexia, vômitos e inchaço moderado a grave. A inalação experimental de querosene está associada à persistência do desvio fisiológico intrapulmonar grave, resultando em hipoxemia e acidemia prolongadas, e pode ser responsável pela doença clínica em sobreviventes.

Patologia clínica

Não há achados clinicopatológicos específicos, mas hipoglicemia, acetonemia e hipomagnesemia transitória foram todos registrados.

Achados de necropsia

Em petróleo bruto ou intoxicação por querosene, a pneumonia por aspiração é registrada sempre em casos que ocorrem de forma natural e nos produzidos experimentalmente. Acredita-se que seja o resultado de vômito e aspiração do trato alimentar do óleo já engolido. Em casos crônicos de envenenamento por querosene em bovinos, os pulmões têm coloração cinza-azulada e ficam maiores e firmes, mas não há alterações histopatológicas significativas, assim como no rim ou fígado. O óleo está presente no trato alimentar e pode haver espessamento e inflamação da mucosa alimentar. Alterações degenerativas no fígado e nos rins são registradas em alguns casos.

Tratamento

Nenhum tratamento primário é realizado. O tratamento de suporte, se o animal sobreviver à fase aguda inicial, deve incluir instilação de conteúdo ruminal fresco de um animal saudável.

LEITURA COMPLEMENTAR

Coppock RW, Mostrom MS, Khan AA, et al. Toxicology of oil field pollutants in cattle: a review. Vet Hum Toxicol. 1995;37:569-576.

Gibson EA, Linzell JL. Diesel oil poisoning in cattle. Vet Rec. 1948;60:60.

Sikes D, Bridges ME. Experimental production of hyperkeratosis ("X disease") of cattle with a chlorinated naphthalene. Science. 1962;116:506-507.

REFERÊNCIA BIBLIOGRÁFICA

1. Burren BG. Aust Vet J. 2010;88:240.

Intoxicação por ferro

É incomum em animais de grande porte, com relatos de casos esporádicos em bovinos, caprinos, equinos e suínos.[1] A ocorrência de doença genética de armazenamento de ferro é muito rara, mas relatada em bovinos Saler. Animais jovens, como leitões, absorvem o ferro com mais eficiência do que os mais velhos. A toxicidade pode ocorrer por ingestão excessiva ou administração parenteral de suplementos contendo ferro. A intoxicação é mais grave após administração intravenosa seguida de uso intramuscular ou subcutâneo e menor com a administração oral. A absorção é o fator limitante da intoxicação por via oral e a ingestão deve ser alta para que ocorra envenenamento sistêmico. A toxicidade associada ao ferro ocorre pela geração de radicais livres e pela peroxidação das membranas lipídicas.[1,2] A toxicidade oral resulta em danos à mucosa gástrica, enquanto a toxicidade sistêmica resulta em acúmulo e dano ao fígado e outros tecidos, como o miocárdio.

A extensão do envenenamento também varia com diferentes compostos contendo ferro e a presença de substâncias dietéticas.[2-4] Os compostos mais tóxicos são aqueles que contêm alta proporção de ferro em uma forma iônica e, portanto, facilmente absorvível. Altos níveis dietéticos de vitamina E, selênio ou cálcio podem reduzir ou modular a toxicidade do ferro; ao mesmo tempo, baixos níveis de vitamina E ou selênio podem predispor à toxicidade.[1,4] Leitões recém-nascidos de porcas com deficiência de vitamina E mostraram sinais de toxicidade quando receberam 100 ou 200 mg de ferro dextrana. Em um estudo recente, leitões de 1 dia com níveis normais de vitamina E e selênio recebendo 100 mg de ferro dextrana apresentaram valores normais de volume concentrado de células (PCV) e níveis de ferro próximos ao normal, enquanto aqueles tratados com 150 e 200 mg apresentaram níveis tóxicos de ferro.[4]

Porcos neonatos

Frequentemente recebem suplementos orais ou injetáveis de ferro após o nascimento para prevenir a anemia por deficiência de ferro. A suscetibilidade em leitões é atribuída a baixos estoques fetais de ferro, concentração insuficiente de ferro no leite da porca, grandes tamanhos de leitegada e rápida taxa de crescimento. Estudos recentes mostram que os transportadores duodenais de ferro são quase indetectáveis no nascimento, tornando menos provável a absorção oral e a toxicidade.[2]

Os porcos com 2 dias de vida são muito mais suscetíveis aos efeitos tóxicos dos compostos de ferro do que os de 8 dias de vida. Uma razão sugerida para essa resistência etária é a melhor capacidade funcional dos porcos mais velhos para excretar o ferro. Outra razão possível é a maior mobilização de cálcio por porcos mais velhos em resposta à administração de ferro. Essa mobilização, ou calcifilaxia, pode ser grande o suficiente para resultar na deposição de cálcio nos tecidos danificados ou causar a morte. Esse efeito parece ser precipitado pela injeção simultânea ou imediatamente precedente (dentro de 24 h) de vitamina D, mas a injeção não é essencial para ela. A progênie de porcas com deficiência de vitamina E é mais suscetível; as membranas das células musculares são danificadas, resultando em mudanças bioquímicas extensas, incluindo grande aumento nos níveis extracelulares de potássio, o que causa parada cardíaca e morte súbita.

Ocorrem duas síndromes diferentes de intoxicação. No envenenamento hiperagudo, a morte acontece dentro de alguns minutos até 1 h após a injeção de um sal de ferro. Vômitos ou diarreia podem ocorrer antes da morte ou leitões podem ser encontrados mortos sem outros sinais. O mecanismo de ação, embora semelhante à anafilaxia, é desconhecido. No envenenamento agudo ou subagudo, pode não ocorrer morte por 2 a 4 dias e é acompanhada por necrose gastrintestinal (se ingerida), com vômitos, dor abdominal, depressão e coma. Existe um possível efeito prejudicial adicional da injeção de ferro em porcos jovens, o desenvolvimento de quartos traseiros assimétricos. Nessa condição há assimetria, mas os músculos são normais em composição e parecem ter suprimentos de sangue assimétricos.

Potros e cavalos

Os potros neonatos morreram logo após a administração de um suplemento oral contendo fumarato ferroso (16 mg/kg) ou apenas o composto de ferro. Casos naturais e experimentais apontaram a hepatite aguda como lesão crítica e o composto de ferro como causa. Ocorreram depressão, ataxia, decúbito, icterícia, nistagmo e morte 1 a 5 dias após a administração. Potros eram suspeitos de serem mais suscetíveis por causa de um aumento relacionado com a idade na absorção intestinal e redução da capacidade de ligação do ferro. Lesões *post mortem* incluíram necrose de células hepáticas com proliferação de ductos biliares e fibrose periportal.

Ocorreram mortes de equinos adultos dentro de alguns minutos da injeção intramuscular de compostos de ferro. Outros apresentaram choque grave, mas se recuperaram. A morte, quando ocorre, parece ser atribuível à insuficiência cardíaca aguda. Envenenamento crônico por ferro pode ocorrer em equinos recebendo grandes quantidades de suplementos enriquecidos com ferro.[5]

Bovinos

Hepatite aguda e morte súbita acometeram touros de 6 a 9 meses de idade cerca de 24 h após a injeção de uma preparação de ferro orgânico.

LEITURA COMPLEMENTAR

House JK, Smith BP, Mass J et al. Hemochromatosis in Salers cattle. J Vet Int Med. 1994;8:105-111.
Mullaney TP, Brown CM. Iron toxicity in neonatal foals. Eq Vet J. 1988;20:119-124.
Pearson EG, Andreasen CB. Effect of oral administration of excessive iron in adult ponies. J Am Vet Med Assoc. 2001;218:400-404.
Velasquez JL, Aranzazu D. An acute case of iron toxicity on newborn piglets from vitamin E/Se deficient sows. Rev Col Cienc Pec. 2004;17:60-62.

REFERÊNCIAS BIBLIOGRÁFICAS

1. Herdt TH. Vet Clin North Am Food A. 2011;27:255.
2. Lipiński P, et al. Am J Path. 2010;177:1233.
3. Svoboda M, et al. Acta Vet Brno. 2007;76:179.
4. Ness A, et al. Proc AASV Conf. 2010:233.
5. Mendel M, et al. Med Weter. 2006;1357.

Intoxicação por aditivos alimentares

Muitos antibióticos, fungistáticos, vermicidas, estrógenos, arsênicos, ureia, caseína iodada e sais de cobre são adicionados a misturas de alimentos preparados para melhorar seu metabolismo e acelerar o crescimento. Muitos deles são tóxicos se usados de maneira inadequada. Agentes diversos incluem amprólio, um coccidiostático antitiamina, que está associado à polioencefalomalacia em ruminantes, e caseína iodada, que foi usada experimentalmente de uma só vez para estimular a produção de leite em vacas, mas agora está associada a irregularidade cardíaca, dispneia, inquietação e diarreia. Aditivos tóxicos descritos em outras partes deste livro são compostos de ácido arsanílico e cobre.

Bronopol

O bronopol (2 bromo-2-nitro-1,3-propanodiol) é utilizado como conservante de laboratório para o leite (p. ex., em amostras de leite usadas para estimativa de gordura butírica). Esse leite é geralmente oferecido a bezerros ou porcos e pode ser tóxico em alimentações ocasionais. Os bezerros afetados salivam, ficam deprimidos, colapsam e morrem dentro de 24 h após a alimentação. As lesões de necropsia incluem abomaso necrosante grave e peritonite local na superfície serosa do abomaso. Os valores orais de DL_{50} de bronopol em animais de grande porte não são relatados, mas em ratos machos e fêmeas são 307 e 342 mg/kg de peso corporal, respectivamente.[1]

Carbadox

O carbadox (mecadox, fortigro, getroxel), um membro da família dos óxidos N de quinoxalina-di N, é utilizado na alimentação de suínos como promotor de crescimento e no tratamento da disenteria suína e outras doenças entéricas na taxa recomendada de 50 mg/kg de alimentação/cabeça/dia. Efeitos tóxicos ocorrem a taxas de 150 mg/kg. Dois compostos quimicamente relacionados, cadox e olaquindox, também são tóxicos, mas o carbadox é mais prejudicial que o olaquindox, e o cadox é seguro em dosagens de até 400 ppm. Os porcos afetados recusam a ração, mas comem outras rações, são magros e emaciados, defecam cíbalos duros e consomem urina; ficam com uma pelagem longa e áspera, pele pálida, taquicardia grave, quartos traseiros fracos e caminhada oscilante, seguida por junção das articulações posteriores, paralisia posterior e morte em 8 a 9 dias.[2] Nos estágios iniciais, os porcos guinchavam com frequência. As porcas ficam agaláticas e produzem natimortos ou leitões fracos e abaixo do tamanho esperado.

As lesões de necropsia são diagnósticas, com danos extensos à zona glomerulosa da glândula adrenal, acompanhada de necrose tubular renal. Tanto o carbadox quanto o olaquindox, fornecidos aos suínos na ração a 100 mg/kg por 6 semanas, causaram alterações na zona glomerulosa.² O hipoaldosteronismo resultante se manifesta em baixos níveis séricos de sódio, elevação do potássio sérico (8 mmol/ℓ) e elevação do nível sanguíneo de azoto ureico. A condição é irreversível e o resultado é uma incapacidade grave ou morte.

Plurônicos

Essas substâncias são administradas ao gado adulto em sua alimentação como prevenção contra a tumefação. São intragáveis e improváveis de serem consumidos em quantidades perigosas, a menos que estejam bem mascarados na alimentação. Quando são ingeridos acidentalmente por bezerros em seu leite, os sinais associados são dispneia, timpanismo ruminal, mugidos, protrusão da língua, nistagmo, opistótono, decúbito e convulsões. Morte após 24 h é o resultado usual.

Intoxicação por estanho

O dilaurato de dibutil-estanho (DBTD) é um coccidiostático administrado na alimentação de frangos. Erros na mistura podem levar o gado a receber quantidades tóxicas em concentrados ou *pellets*. Os bezerros geralmente morrem agudamente, com sinais de tremores, convulsões, fraqueza e diarreia. Animais mais velhos geralmente sofrem de uma doença crônica caracterizada por diarreia persistente, perda de peso grave, inapetência, poliúria e depressão, lembrando envenenamento por arsênico. Os animais afetados podem não ser adequados para consumo humano devido ao alto teor de estanho em seus tecidos.

LEITURA COMPLEMENTAR

Baars AJ, van der Molen EJ, Spierenburg TJ, et al. Comparative toxicity of three quinoxaline-di-Ndioxide feed additives in young pigs. Arch Tox. 1988;S12:405-409.

Naburs MJA, can der Molen EJ, de Graf GJ, et al. Clinical signs and performance of pigs treated with different doses of carbadox, cyadox, and olaquindox. J Vet Med Assoc. 1990;37:68-76.

Shlosberg A, Egyed MN. Mass poisoning in cattle, palm doves and mink caused by the coccidiostat dibutyltin dilaurate. Vet Hum Toxicol. 1979;21:1.

Teague WR. Pluronic poisoning in a herd of dairy calves. NZ Vet J. 1986;34:104.

REFERÊNCIAS BIBLIOGRÁFICAS

1. Smith DJ et al. J Ag Food Chem. 2013;61:763.
2. Spilsbury MLA et al. Res J Biol Sci. 2010;5:9.

Intoxicação por produtos químicos agrícolas

Formalina

Usada para preservar o colostro para a alimentação de bezerros e na preparação de grãos. Consumo de leite contendo muita formalina está associado a gastrenterite grave e morte em alguns bezerros. Os sinais clínicos incluem salivação, dor abdominal, diarreia e decúbito.

Brometo de metila

Os fumigantes de solo usados para preparar os campos para o plantio podem estar associados a riscos de toxicidade em animais que pastam ou em rações colhidas a partir deles. O brometo de metila foi associado a intoxicação em equinos, bovinos e caprinos quando usado dessa maneira, mas em breve devem ser considerados casos históricos. Devido ao esgotamento da camada de ozônio, o uso de brometo de metila foi extinto nos EUA em 2001, em países desenvolvidos em 2005 e em países em desenvolvimento até 2015.¹ Sinais clínicos em cavalos, bovinos e caprinos incluem ataxia, tropeços e sonolência.

Bifenilos polibromados

Bifenilos polibromados (PBB, hexabromobifenil, octabromobifenil e decabromobifenil) foram produzidos comercialmente como retardadores de incêndio em 1970. Não são especialmente venenosos nem representam maior risco para animais de criação quanto ao grau de exposição quando comparado com muitos outros produtos químicos industriais, mesmo encontrando seu caminho na cadeia alimentar do gado em incidentes relatados nos EUA. Em 1973 e 1974, os PBB foram misturados acidentalmente em vários alimentos para animais e mais de 9 milhões de pessoas foram expostas a produtos animais contaminados, incluindo ovos, carne, leite e queijo.² Em seguida, a produção de PBB nos EUA foi voluntariamente descontinuada. A maioria das perdas de animais atribuíveis à contaminação com esses compostos resultaram no descarte de animais porque estavam contaminados, havendo preocupação com os efeitos adversos em seres humanos que os consumiam ou seus produtos. No entanto, nem animais nem seres humanos expostos aos PBB apresentaram sinais de doença no momento da exposição.

A excreção desses compostos ocorre principalmente nas fezes e na urina, mas até 25% da substância ingerida pode estar presente no leite. Eles são lipotrópicos e se acumulam nos depósitos de gordura e no fígado. Esses compostos passam para a placenta e são encontrados em fetos, mas não parecem estar associados a problemas de saúde na prole. Tentativas de acelerar a excreção não produziram um método satisfatório. As ovelhas de lã pastando em solo contaminado podem ser uma opção para a utilização de terras contaminadas.

Achados clínicos

Gado

A dosagem experimental com 67 mg/kg de peso corporal/dia durante longos períodos está associada à intoxicação, mas níveis de 10 mg/kg de peso corporal não são tóxicos. Achados clínicos da doença incluem anorexia, diarreia, lacrimejamento, salivação, emagrecimento, desidratação, depressão e abortamento. Sinais similares mais hiperqueratose cutânea extensa ocorrem em casos naturais. As lesões de necropsia incluem enterite mucoide, lesões renais degenerativas em casos naturais e experimentais, hiperqueratose nas glândulas e epitélio das pálpebras.

Porcos

A intoxicação experimental em suínos não causa efeitos nocivos nas porcas, mas altas concentrações de PBB se desenvolvem no leite da porca, resultando na morte de alguns porcos em amamentação.

Etéres de difenil polibromados

Os compostos do grupo dos difenil éteres polibromados (PBDE, pentaBDE, octaBDE e decaBDE) são semelhantes aos PBB na estrutura física e química e ainda são produzidos comercialmente como retardadores de incêndio para uso em produtos de consumo.² Em muitos países, a produção e o descarte irrestritos resultaram na contaminação ambiental da água, do solo, do ar e dos animais marinhos.³ Dois dos compostos, pentaBDE e octaBDE, foram voluntariamente eliminados, restringidos ou banidos em muitos países, inclusive EUA, Caribe e União Europeia. Foram encontradas concentrações de PBDE em leite de vaca e de cabra, carnes de animais, peixes, solo e grama.[3,9]

Bifenilos policlorados

Bifenilos policlorados (PCB) têm vários usos industriais e são contaminantes ambientais comuns. São hidrofóbicos e lipofílicos, acumulam-se na gordura corporal, apresentam baixas taxas de biotransformação e excreção e persistem em tecidos animais por longos períodos. Foram encontradas concentrações de PCB, às vezes com variação sazonal, no leite de vaca em países onde não é conhecida nenhuma produção de PCB.[6,8] A Bélgica em 1999 sofreu contaminação por PCB, dioxina e dibenzofurano de produtos avícolas, resultando em queda abrupta na produção de ovos, redução do ganho de peso e aumento da mortalidade dos pintos.[10] No *post mortem*, foram encontradas alterações degenerativas no músculo esquelético e cardíaco.

É provável que a presença de PCB em tecidos animais cause rejeição de carne da cadeia de alimentos para seres humanos. Os danos registados referem-se à ineficiência reprodutiva não identificada e redução na eficiência de conversão alimentar e possivelmente hipertrofia hepática e erosão gástrica; mas na mesma espécie também foi registrado um efeito estimulante de crescimento positivo. O envenenamento experimental de porcos gnotobióticos foi associado a diarreia, eritema do nariz e ânus, distensão do abdome, retardo de crescimento e, em doses acima de 25 mg/kg de peso corporal, coma e morte.

Fluorossilicato de sódio

Trata-se de um pó branco, inodoro e insípido, usado anteriormente como veneno em iscas de grilos, gafanhotos e outras pragas. Nos últimos 30 anos, foi proibido, restrito ou removido do mercado na maioria dos países. A apresentação em *pellet* à base de farelo tornou atraente para todas as espécies de animais e foram registradas intoxicações em bovinos, ovinos e cavalos, geralmente porque as iscas não utilizadas não foram recuperadas após o término dos programas de isca. Em ovelhas, ocorre doença leve após doses de 25 a 50 mg/kg de peso corporal e morte após 200 mg/kg. Os sinais clínicos incluem sonolência, anorexia, constipação intestinal, estase ruminal, ranger de dentes, dor abdominal e diarreia.

Fertilizantes de superfosfato

O fertilizante de superfosfato é a forma usual de aplicação de fertilizantes ricos em fósforo no solo; portanto, estão disponíveis para animais na maioria dos países. É feito por uma reação que ocorre quando o fosfato de rocha é tratado com ácido sulfúrico e o produto final geralmente contém fósforo, cálcio, enxofre e flúor. O fertilizante também é usado para preparar o "concentrado", que em alguns países é administrado às vacas como suplemento de fósforo.

A ingestão mais alta do que o normal do fertilizante, seja pela dosagem ou pela aplicação do pasto, causará intoxicação, em grande parte como resultado do fluoreto presente.[10] Pirofosfato de cálcio, ortofosfato de cálcio ou sulfato de cálcio também podem contribuir para a intoxicação, causando nefrose tubular renal proximal. Não é altamente palatável, mas as ovelhas o comem quando estão na forma de "pílulas" (pequenas e granulares, lembrando grãos em textura e tamanho de partícula). Os sinais clínicos de intoxicação incluem anorexia, sede, diarreia, fraqueza, ataxia e morte em cerca de 48 h. A LD_{50} de superfosfato para ovelhas é de 100 a 300 mg/kg de peso corporal.

LEITURA COMPLEMENTAR

Clark RG, Hunter AC, Steward DJ. Deaths in cattle suggestive of subacute fluorine poisoning following ingestion of superphosphate. NZ Vet J. 1976;24:193-197.
Kay K. Polybrominated biphenyls (PBB) environmental contamination in Michigan, 1973-1976. Environ Res. 1977;13:74-93.
Noling JW, Becker JO. The challenge of research and extension to define and implement alternatives to methyl bromide. J Nematol. 1994;26:573-575.
Pandey CK, Agawal A, Baronia A, et al. Toxicity of ingested formalin and its management. Hum Exper Toxicol. 2000;19:360-366.
Tattersfield F, Gimingham C. Notes and correspondence-further experiments with sodium fluosilicate as an insecticide. Indus Eng Chem. 1925;17:323.

REFERÊNCIAS BIBLIOGRÁFICAS

1. Yamano Y, et al. J Occup Health. 2006;48:129.
2. EPA. 2012 technical fact sheet: polybrominated diphenyl ethers (PBDEs) and polybrominated biphenyls (PBBs). at: <http://www.epa.gov/fedfac/pdf/technical_fact_sheet_pbde_pbb.pdf>; Accessed 24.02.14.
3. Fernandes AR, et al. Food Addit Contam B. 2009;2:86.
4. Kierkegaard A, et al. Environ Sci Technol. 2009;43:2602.
5. Kierkegaard A, et al. Environ Sci Technol. 2007;41:417.
6. Asante KA, et al. Interdiscipl Stud Environ Chem. 2010;191.
7. Ounnas F, et al. Environ Sci Technol. 2010;44:2682.
8. Grümping R, et al. Organohalogen Compd. 2006;68:2147.
9. Lake I, et al. Chemosphere. 2013;90:72.
10. Guitart R, et al. Vet J. 2010;183:249.

Intoxicação por tratamentos químicos de sementes

Muitos incidentes de intoxicação são causados porque o gado tem acesso a sementes tratadas de alguma forma. Os mais comuns estão listados a seguir, conforme o título do agente tóxico:

- Grão tratado com arsênico usado para envenenar aves
- Grãos tratados com substâncias organofosforadas altamente tóxicas usadas para fazer iscas de pragas em hortaliças
- Farelo misturado com metaldeído para uso como isca de caracol
- Grão a ser utilizado como semente tratado com um agente fungistático à base de mercúrio
- Milho tratado com 4-aminopiridina para uso como repelente de aves

Substâncias venenosas adicionais são fumigantes de grãos e outros agentes fungistáticos.

Intoxicação por rodenticidas

Brometalina

Rodenticida de uso restrito e dose única, altamente tóxico, registrado nos EUA, porém in disponível em vários outros países, incluindo Nova Zelândia e Europa.[1] O envenenamento em animais de grande porte é raro e confinado principalmente à ingestão de iscas por animais jovens ou mistura acidental na alimentação. O início da ação é lento, com sinais aparecendo dentro de 10 h a alguns dias. Os sinais clínicos são dose-dependentes e ocorrem tipicamente 1 a 2 dias após a ingestão.[1,2] Os sinais comumente relatados em pequenos animais são relacionados em especial com o sistema nervoso e incluem agitação ou depressão, hiperestesia, convulsões, coma, paresia, paralisia e morte.[2,3]

A brometalina é uma potente neurotoxina que é rapidamente absorvida; distribuída amplamente para fígado, tecido adiposo e cérebro, onde atravessa a barreira hematencefálica; metabolizada no fígado por N-desmetilação; e excretada na bile; sofre recirculação êntero-hepática.[3] Atua desacoplando a fosforilação oxidativa mitocondrial no sistema nervoso central, diminuindo a síntese de adenosina trifosfato (ATP) e a atividade da Na/K ATPase.[1,2] O resultado final é um aumento do sódio intracelular, com perda do controle osmótico, fluido dentro das bainhas de mielina, aumento da pressão nos axônios nervosos, aumento da pressão do líquido cefalorraquidiano e comprometimento da condução nervosa.[1,3] Ocorrem convulsões, paralisia e morte.

Não há antídoto e o tratamento é sintomático e de suporte. O tratamento deve incluir terapia para o edema cerebral e controle das crises.[3] Recomenda-se o uso criterioso de fluidos intravenosos para que o edema cerebral não se agrave.

Colecalciferol (vitamina D₃)

O colecalciferol (vitamina D_3) é um ingrediente ativo em vários rodenticidas usados em todo o mundo.[1] É eficaz quando usado sozinho ou adicionado a outras iscas, como coumatetralil (um rodenticida anticoagulante).[1] Existem relatos anedóticos de que ocorreu envenenamento em bezerros que ingeriram iscas individuais ou em animais de criação secundária, devido a erros de mistura na alimentação. A toxicidade e os sinais clínicos variam muito entre as espécies e há poucos dados disponíveis para animais de grande porte. Em cães, os sinais clínicos começam cerca de 12 a 36 h após ingestão tóxica e incluem vômitos, fraqueza, letargia, melena, irregularidades cardíacas, convulsões e morte.[4]

O mecanismo de ação é semelhante a outras formas de envenenamento por vitamina D_3, em que o colecalciferol é primeiro hidroxilado no fígado em 25-hidroxicolecalciferol e depois modificado no rim para formar o 1,25-di-hidroxicolecalciferol biologicamente ativo (calcitriol).[1,4] Em doses tóxicas, o calcitriol diminui a excreção de cálcio pelos rins e aumenta excessivamente o cálcio intestinal e o fósforo do trato digestório, resultando em calcificação do sistema cardiovascular (vasos), pulmões, rins e revestimento do estômago. A insuficiência renal secundária à mineralização em geral ocorre simultaneamente com o início dos sinais clínicos.[4]

O tratamento é indicado para reduzir as concentrações séricas de cálcio, evitar o comprometimento renal e tratar as convulsões. Fluidos intravenosos em taxas mais altas que a de manutenção devem ser usados para aumentar a produção de urina e promover a excreção de cálcio. Os bifosfonatos são usados rotineiramente na medicina de pequenos animais para inibir a reabsorção óssea e minimizar a hipercalcemia, mas seu custo pode restringir o uso em animais de grande porte.[4,5]

Cebola vermelha (Drimia maritima)

A intoxicação por cebola vermelha não ocorre quase nunca porque o material é extremamente intragável e em geral é vomitado quando comido. Em todas as espécies, doses altas (100 a 500 mg/kg de peso corporal) devem ser administradas para produzir efeitos tóxicos. Bezerros jovens são mais suscetíveis e as cabras são menos suscetíveis. Envenenamento experimental está associado a convulsões, gastrite e bradicardia.

Fosforetos

O fosforeto de zinco e, em muito menor grau, o de alumínio são rodenticidas comumente usados. Fosforetos de alumínio, cálcio e magnésio são empregados principalmente como fumigantes para proteger os grãos durante o armazenamento e o transporte.[6,7] Em animais de grande porte, a intoxicação ocorre principalmente por erros de mistura ou exposição acidental a grãos tratados ou armazenados. A intoxicação é menos provável de ocorrer em ruminantes, porque um pH ácido no estômago é importante para a hidrólise do fosforeto. Achados clínicos ocorrem na maioria das espécies entre 15 min e 4 h de ingestão tóxica.[6] Vômitos e hematêmeses (naquelas espécies que podem vomitar), distensão e dor abdominal ocorrem primeiro e são rapidamente acompanhados por taquicardia, taquipneia, agitação, ataxia e comportamento neurológico anormal. Sessenta e seis cavalos receberam acidentalmente grãos contaminados com fosforeto de alumínio; destes, 29 apresentaram sudorese total do corpo, taquicardia, taquipneia, pirexia, tremores musculares, convulsões e decúbito.[7] Hipoglicemia estava presente em todos os equinos acometidos. Os 37 cavalos restantes foram tratados de forma agressiva e permaneceram assintomáticos. Os sinais ocorreram 14 h após a ingestão do grão contaminado; apesar do tratamento, morreram 27 cavalos.[7]

A toxicidade geral dos fosforetos é atribuída à produção de gás fosfina. No estômago, os fosforetos de zinco (ou de outros metais) são hidrolisados para formar gás fosfina e hidróxido de zinco.[8] O gás fosfina entra rapidamente no sangue e é amplamente distribuído para pulmões, fígado, rim e outros órgãos.[1,6,8] O gás fosfínico inalado atravessa o epitélio respiratório. O mecanismo preciso de toxicidade do gás fosfina é desconhecido, mas originalmente se pensava que estivesse relacionado com a inibição da citocromo c oxidase.[6] Achados mais recentes sugerem que a fosfina tem um efeito inibitório na respiração oxidativa e forma radicais livres altamente reativos.[6,7] O efeito geral é uma combinação de efeitos corrosivos locais no trato gastrintestinal e colapso circulatório. Ocorre morte por edema pulmonar ou parada cardíaca.

Não há antídoto e o tratamento é sintomático e de suporte. As concentrações de glicose no sangue devem ser monitoradas e tratadas adequadamente. Em casos assintomáticos, a lavagem gástrica seguida de carvão ativado ou a esmectita di-tri-octaédrica foi usada com sucesso.[7]

Lesões de necropsia presentes em um cavalo com ingestão de fosforeto de zinco foram congestão e hemorragias em todos os órgãos; edema pulmonar; degeneração gordurosa do fígado; congestão dos pulmões, rins e baço; e hiperemia da mucosa gastrintestinal. Lesões comuns em cavalos que morreram de grãos contaminados com fosforeto de alumínio incluíram hemorragias petequiais e equimóticas no mesentério, epicárdio, baço, rins, pulmão, músculo esquelético e outros tecidos. A congestão vascular foi um achado consistente e o edema pulmonar esteve presente em 3/6 cavalos.[7]

LEITURA COMPLEMENTAR

Borron SW, Forrester MB, Brutlag AG et al. Bromethalin (BR) vs. long-acting anticoagulant (LAAC) rodenticides: a 10-year comparison of exposures and toxicity. Clin Toxicol. 2013;61:627-628.
Dorman DC. Toxicology of selected pesticides, drugs, and chemicals. Anticoagulant, cholecalciferol, and bromethalin-based rodenticides. Vet Clin North Am Food A. 1990;20:339-344.
Drolet R, Laverty S, Braselton WE et al. Zinc phosphide poisoning in a horse. Equine Vet J. 1996;28:161-162.
Harrington DD, Page EH. Acute vitamin D3 toxicosis in horses: case reports and experimental studies of the comparative toxicity of vitamins D2 and D3. J Am Vet Med Assoc. 1983;182:1358-1360.
Verbiscar AJ, Anthony J, Banigan F et al. Scilliroside and other scilla compounds in red squill. J Ag Food Chem. 1986;34:973-979.

REFERÊNCIAS BIBLIOGRÁFICAS

1. Eason CT, et al. DOC Research and Development Series 312. 2009 Accessed at: <http://www.doc.govt.nz/Documents/science-and-technical/drds312entire.pdf>; Accessed 12.08.2016.
2. Brutlag AG, et al. Clin Toxicol. 2013;51:711.
3. Adams C, et al. Bromethalin. In: Osweiler GD, Hovda LR, Brutlag A, Lee J, eds. Blackwell's Clinical Companion Small Animal Toxicology. New York: Wiley-Blackwell; 2011:769.
4. Adams C, et al. Cholecalciferol. In: Osweiler GD, Hovda LR, Brutlag A, Lee J, eds. Blackwell's Clinical Companion Small Animal Toxicology. New York: Wiley-Blackwell; 2011:775.
5. Ulutas B, et al. J Vet Emerg Crit Care. 2006;16:141.
6. Proudfoot AT. Clin Toxicol. 2009;47:89.
7. Easterwood LE, et al. J Am Vet Med Assoc. 2010; 236:446.
8. Eason C, et al. NZ J Ecol. 2012;37.

Intoxicação por enxofre

> **Sinopse**
> - Etiologia: ingestão de materiais contendo enxofre, geralmente de ração ou água; inalação de sulfureto de hidrogênio ou dióxido de enxofre
> - Epidemiologia: a intoxicação por enxofre é um problema mundial em ruminantes; cavalos e porcos raramente são afetados
> - Patologia clínica: ocorrem duas síndromes distintas (aguda e subaguda). A forma aguda tem início rápido no sistema nervoso central e a morte é comum; a forma subaguda tem sinais semelhantes, mas eles se desenvolvem ao longo de semanas e pode haver recuperação
> - Lesões: polioencefalomalacia em ruminantes; diarreia osmótica em monogástricos
> - Confirmação diagnóstica: o diagnóstico geralmente é feito com base nos achados *post mortem* e na presença de enxofre na água ou na fonte de alimento. Em alguns casos, as concentrações de sulfureto de hidrogênio no gás ruminal e a presença de sulfaemoglobina no soro podem ser úteis. A polioencefalomalacia pode não estar presente em casos agudos
> - Tratamento: de suporte, incluindo fluidos e eletrólitos; tiamina intravenosa ou intramuscular
> - Controle de gestão de enxofre na alimentação e na água; remoção de animais perto de vazamentos de dióxido de enxofre ou sulfeto de hidrogênio

Etiologia

O enxofre existe em quatro diferentes estados oxidativos: *enxofre* (0), *sulfureto* (–2), *sulfito* (+4) e *sulfato* (+6) e todos eles estão presentes naturalmente (enxofre) ou em vários produtos biológicos (sulfureto, sulfito, sulfato). A absorção e o metabolismo de compostos contendo enxofre dependem do estado de valência.[1] Os ruminantes são mais suscetíveis à intoxicação por ingestão dietética de compostos elementares de enxofre e sulfato. Água, especialmente água bem rica em sulfatos; produtos alimentícios, como sal de sulfato, misturas minerais (contendo enxofre), fontes de proteína com alto teor de enxofre e grãos secos de destilador; e gases inalados, como gás sulfídrico erodido e dióxido de enxofre, são todas possíveis fontes de intoxicação por enxofre.[2-4] Outra fonte potencial é o uso de enxofre elementar (flores de enxofre) como ectoparasiticida.[2]

A presença de enxofre e sulfatos na ração e na água potável tem papel significativo na etiologia da polioencefalomalacia. A alimentação de 85 a 450 g/cabeça de bovino foi fatal, assim como 45 g de enxofre em *pellets* alimentícios para ovelhas; a dose letal mínima de um concentrado proteico de enxofre para ovinos é estimada em 10 g/kg de peso corporal. A alimentação contínua de enxofre a uma taxa de 7 g/dia pode ser fatal para ovelhas adultas. O enxofre administrado em cavalos adultos a uma dose de 1.000 a 1.500 mg/kg de peso corporal foi associado a envenenamento.

Epidemiologia

Ocorrência

A intoxicação por enxofre ocorre em todo o mundo e tem sido relatada em bovinos de corte e leite, ovinos, caprinos e equinos.[3,5] Pode ocorrer como um único caso isolado ou como um surto que afeta muitos animais.

Fatores de risco

Fatores de risco do animal

Ruminantes são as espécies mais frequentemente afetadas pela intoxicação por enxofre. Os micróbios de rúmen reduzem os sulfatos e o enxofre elementar a sulfuretos, que se combinam com o hidrogênio para produzir o sulfureto de hidrogênio.[2,3] A absorção sistêmica do sulfureto de hidrogênio resulta em interferência na produção de energia celular e no surgimento de sinais clínicos.[1,2] O cérebro é mais comumente afetado, pois tem as maiores demandas de energia. O gás sulfídrico inalado não só causa paralisia respiratória, mas pode ser absorvido e resultar em efeitos sistêmicos.[1]

Cavalos sem rúmen não absorvem enxofre ou sulfatos rotineiramente, e estes permanecem no trato gastrintestinal e agem como agentes osmóticos, puxando água para dentro do trato do lúmen intestinal, o que causa diarreia negra grave e fétida.[5] A desidratação é grave e os animais logo se posicionam em decúbito e se apresentam dispneicos, desenvolvem convulsões e morrem após o coma.

Porcos expostos a um ambiente contendo 35 mg/kg de dióxido de enxofre por longos períodos mostram aumento da salivação acompanhada por evidências clínicas e histológicas de irritação da conjuntiva e da mucosa respiratória.

Fatores de risco do ambiente

Animais alojados sobre os estribos de poços de estrume, expostos a poços de resíduos industriais ou inalando "gás azedo" de explosões de poços de petróleo estão em maior risco de desenvolver irritação do trato respiratório e sinais de envenenamento sistêmico por enxofre.

Transmissão

- Ingestão de produtos contendo enxofre ou sulfato, acidental ou intencionalmente
- Uso tópico de pó de enxofre (flores de enxofre) para controlar parasitas externos
- Inalação de gás de dióxido de enxofre usado na preparação da ensilagem ou associado a poços residuais industriais
- Inalação de gás sulfídrico proveniente de eructação de ruminantes ou como gás proveniente de poços de petróleo e gás natural ou poços de esterco.

Patogênese

Em pequenas doses, a substância é relativamente não tóxica, mas doses excessivas podem estar associadas a gastrenterite e desidratação fatais. A conversão do enxofre em sulfureto de hidrogênio pela microbiota do rúmen e a absorção do gás podem resultar no desenvolvimento de polioencefalomalacia em ruminantes.[2,6] O sulfureto de hidrogênio bloqueia a produção de adenosina trifosfato (ATP) e o metabolismo energético em nível celular. Sulfuretos são oxidantes potentes, ligando tanto a glutationa peroxidase quanto a superóxido dismutase.[1] O cérebro é mais frequentemente afetado por causa das altas demandas de energia, relativa falta de antioxidantes e altas concentrações lipídicas. A quantidade de sulfureto de hidrogênio produzido no rúmen é dependente do pH, sendo mais produzido à medida que o pH ruminal cai.[3] Outro metabolismo ocorre no rúmen, levando a incorporação de enxofre em aminoácidos; bactérias ruminais podem usar esses aminoácidos para produzir gás sulfídrico. O metabolismo ocorre no fígado, embora muito mais lento para os gases inalados; a excreção é renal e biliar.

Achados clínicos

Ruminantes

Existem duas síndromes clínicas diferentes:[1,2,6]

1. *Aguda:* os sinais associados incluem cegueira central, pressão da cabeça, opistótono, decúbito, convulsões, coma e morte. Outros sinais incluem dor abdominal; diarreia grave e fétida; cólica; estase ruminal; e o odor do gás de sulfureto de hidrogênio. Todas as espécies, incluindo cavalos e suínos, são suscetíveis a essa síndrome, que pode estar associada aos efeitos irritantes diretos do sulfureto de hidrogênio e da paralisia respiratória.[2] Os sinais clínicos geralmente ocorrem em 12 a 48 h e a morte é o resultado normal.[6]
2. Subaguda ou crônica: sinais associados a esta forma incluem cegueira cortical, bruxismo, fraqueza, ataxia, tremores dos músculos finos da cabeça, decúbito e coma. A maioria dos sinais está relacionada com o desenvolvimento da polioencefalomalacia (necrose cerebrocortical) e está associada à produção de gás hidrogênio pelos ruminantes. Com frequência esses sinais não ocorrem por várias semanas após a exposição, e a recuperação pode ser complicada por déficits neurológicos persistentes.[6]

Resultados da necropsia

Os pulmões estão normalmente congestinados e edematosos, o fígado está pálido, os rins estão congestionados e de cor preta, há gastrenterite grave com derrame peritoneal e ocorrem hemorragias petequiais extensivamente em todos os órgãos e na musculatura. A polioencefalomalacia pode ocorrer em uma alta proporção de casos.

Diagnóstico diferencial

Análises de água e ração são úteis para fazer um diagnóstico. Também podem ser utilizadas concentrações elevadas de sulfureto de hidrogênio no rúmen e a presença de sulfa-hemoglobina na circulação sistêmica.

Monogástricos
- Sobrecarga de carboidratos
- Parasitas gastrintestinais
- Causas infecciosas de diarreia (*Salmonella*, *Clostridium perfringes*, *Neorickettsia risticii*)
- Intoxicação inflamatória não esteroide
- Intoxicação por organofosforados/carbamatos
- Laxantes osmóticos.

Ruminantes
- Administração de amprólio
- Intoxicação por cianobactérias (algas azuis-verdes)
- Intoxicação por chumbo
- Listeria
- Raiva
- Envenenamento por cloreto de sódio (sal) ou privação de água
- Deficiência de tiamina
- Meningoencefalite tromboembólica.

Tratamento

Tratamento

Tiamina: 10 mg/kg IV lento ou IM a cada 12 h durante 3 dias (R-2).

Todas as fontes de suplementação de enxofre devem ser removidas da dieta e do ambiente. O tratamento é principalmente de suporte, com atenção à reposição de fluidos e eletrólitos. A suplementação de glicose pode ser útil.[2] Outras terapias adjuvantes incluem antibiótico e corticosteroides de amplo espectro.[1,2] Embora a polioencefalomalacia não esteja relacionada com sua deficiência, a tiamina tem sido eficaz em vários casos.[1,2]

Controle

A gestão é a maneira mais eficaz de prevenir e controlar a intoxicação por enxofre. As fontes de água e todo o material dietético devem ser testados para identificar fontes com alto teor de enxofre. Os animais que vivem próximos a poços de petróleo e poços de resíduos industriais devem ser monitorados de perto e movimentados, se necessário.

LEITURA COMPLEMENTAR

Dow C, Lawson GK, Todd JR. Sodium sulfate toxicity in pigs. Vet Rec. 1963;75:1052.
Kandylis K. Toxicology of sulfur in ruminants: a review. J Dairy Sci. 1987;67:2179.

REFERÊNCIAS BIBLIOGRÁFICAS

1. Ensley S. Vet Clin North Am Food A. 2011;27:297.
2. Binta MG, et al. J Pet Environ Biotechnol. 2012;3:130.
3. Drewnoski ME, et al. J Vet Diagn Invest. 2012;24:702.
4. Felix TL, et al. J Anim Sci. 2012;90:2710.
5. Burgess BA, et al. Can Vet J. 2010;51:277.
6. Fabiano JF, et al. Braz J Vet Pathol. 2010;3:70.

Intoxicação por vanádio

O vanádio é usado extensivamente na indústria e podem ocorrer contaminações por quantidades elevadas no ar, no solo, nas cinzas e na fuligem nas áreas ao redor de fundições, queimadores e outras usinas de processamento. A intoxicação experimental e natural de bovinos adultos, bezerros e ovelhas foi registrada. Os sinais incluem anorexia, diarreia, desidratação, olúria, dificuldade de se levantar e incoordenação. Os achados *post mortem* incluem úlceras no rúmen, hemorragia no trato gastrintestinal, ao redor do coração e rins, e congestão do fígado e dos pulmões. Casos de campo só podem ser encontrados quando ocorre contaminação industrial de pastagem. O fígado é considerado o melhor tecido para avaliação de intoxicação crônica por vanádio em bovinos em pastagens contaminadas com essa substância.[1] A lavoura cuidadosa do pasto, especialmente quando o vanádio está contido em um fertilizante, reduz o risco tóxico.

LEITURA COMPLEMENTAR

Frank A, Madej A, Galgan V, et al. Vanadium poisoning of cattle with basic slag. Concentrations in tissues from poisoned animals and from a reference, slaughterhouse material. Sci Total Environ. 1996;181:73-92.
Hansard SL, Ammerman CB, Henry PR, et al. Vanadium metabolism in sheep. I. Comparative and acute toxicity of vanadium compounds in sheep. J Anim Sci. 1982;55:344.
McCrindle C, Mokantla E, Duncan N. Peracute vanadium toxicity in cattle grazing near vanadium mine. J Environ Manage. 2001;3:580-582.

REFERÊNCIA BIBLIOGRÁFICA

1. Gummow B, et al. J Environ Monitor. 2006;8:445-455.

Intoxicação por conservantes de madeira

Arseniato de cobre cromado

O arseniato de cobre cromado (CCA) é composto de trióxido de cromo, óxido de cobre e arsênio e uma vez foi o conservante de madeira mais usado nos EUA. Em 2003, a Environmental Protection Agency (EPA) restringiu o CCA ao uso industrial porque representa um risco à saúde humana. Vários usos industriais permanecem, no entanto, e ainda pode ser usado em instalações de produção animal, postes de serviços públicos e outros casos.[1]

Está registrado que os animais precisariam comer pelo menos 28 g da madeira tratada diariamente por 1 mês antes que uma intoxicação crônica ocorresse. Cavalos que mastigam a cama ou baias poderiam comer mais do que isso e teoricamente poderiam ser intoxicados. O risco para os animais, no entanto, não é a madeira tratada ingerida, mas a ingestão de cinzas deixadas pela queima de madeira tratada.[1] A queima concentrada de arsênico nas cinzas foi o responsável pela intoxicação em rebanhos de gado.

Pentaclorofenol

O uso agrícola e residencial de pentaclorofenol (PCP; penta) nos EUA foi proibido em 1986, mas a madeira tratada ainda pode ser encontrada em prédios mais antigos, água e rações, cercas e outras áreas de circulação animal. O PCP é extremamente tóxico para seres humanos por inalação e ingestão e é irritante para pele, trato respiratório e membranas mucosas.[2] A alimentação de suínos em canais de madeira tratados com PCP resultou em salivação e irritação das membranas mucosas.[1] Inalação de PCP por animais em área fechada leva a morte.[1] Os sinais agudos incluem agitação, pirexia, taquicardia, taquipneia, tremores musculares, convulsões e morte.[1,3] A intoxicação crônica causa perda de peso, esteatose hepática e nefrose. Em altas doses, o PCP é embriotóxica e fetotóxica.[3]

Cavalos em contato com camas de madeira tratada com PCP, preparados erroneamente com tratamento da madeira áspera e depois aplicando o conservante na madeira tratada, podem ter sido intoxicados por dioxina, um contaminante comum nesse conservante. Os sinais clínicos incluem diminuição do apetite, perda de peso grave, edema ventral e de membros, perda de pelos, anemia e dermatite crostosa e escamosa ao redor dos olhos, focinho, axila, região inguinal e pescoço. Exsudação por rachaduras na pele é uma característica da lesão. As lesões em biopsias hepáticas incluem necrose e alterações vacuolares graves nos hepatócitos.

O PCP é rapidamente absorvido pela pele, pelos pulmões e pelo trato gastrintestinal, metabolizado no fígado e excretado principalmente na urina.[2] Atua para desacoplar a fosforilação oxidativa, aumentando o consumo de oxigênio e diminuindo a produção de adenosina trifosfato (ATP).[1-3] As doses fatais agudas variam de 27 a 350 mg/kg de PCP.[1]

Não há tratamento além de remoção da fonte e cuidados de suporte. Fluidos intravenosos em doses maiores do que as de manutenção podem ser úteis para promover a excreção.[2] Deve ser dada atenção especial ao potencial de resíduos de leite e carne.

Creosoto (de alcatrão de carvão)

O creosoto um subproduto da destilação em alta temperatura do alcatrão de carvão e contém centenas de diferentes compostos, incluindo fenóis, cresóis, tolueno, toluenos, naftóis e ácidos e bases de alcatrão.[1,4] Entre esses, fenol e compostos fenólicos estão entre os mais tóxicos. Ele não é mais registrado nos EUA para uso residencial, mas é usado em postes de serviços públicos, ferrovias e outros aparelhos industriais. Não existem estudos em seres humanos ou em animais demonstrando claramente a toxicocinética do creosoto de alcatrão de carvão.

Animais de grande porte são geralmente expostos ao creosoto lambendo o material de madeira tratada, como cabos ferroviários ou uso tópico mal-intencionado. Pode ser encontrada alta mortalidade em porcos recém-nascidos e pode haver incidência maior que o normal de natimortos quando as matrizes são parem em caixas tratadas com esse composto. Os porcos desmamados podem apresentar depressão, irritação da pele e, ocasionalmente, morte. Creosoto aplicado como tratamento para micose mostrou efeitos tóxicos marcantes em bovinos. As doses fatais para o creosoto de alcatrão de carvão são de 4 a 6 g/kg de peso corporal em dose única ou de 0,5 g/kg de peso corporal/dia.

De forma experimental, um carneiro que recebeu 8.000 mg/kg de peso corporal morreu em 4 dias após a administração e um bezerro com 4.000 mg/kg de peso corporal sobreviveu, mas perdeu peso. Não houve sinais clínicos específicos em ovelhas antes da morte. No *post mortem*, havia líquido em excesso na cavidade pleural e a urina era escura, com odor de alcatrão.[4]

Três ovelhas receberam quantidades variáveis de creosoto e foram monitoradas diariamente. Uma ovelha recebendo 500 mg/kg de peso corporal durante 32 dias não apresentou sinais clínicos; as outras ovelhas, uma recebendo 1.000 mg/kg de peso corporal e a outra recebendo 2.000 mg/kg de peso corporal, morreram com 8 e 16 dias, respectivamente.[4] Os sinais clínicos incluíam rápida perda de peso, anorexia e fraqueza. Os achados *post mortem* incluíram excesso de líquido peritoneal, petéquias epicárdicas, inflamação do cólon e mucosas duodenais e aumento da tireoide. Um bezerro com 500 mg/kg de peso corporal durante 11 dias perdeu peso, assim como um segundo bezerro com 1.000 mg/kg de peso corporal durante 11 dias.[4] A perda de peso no segundo bezerro continuou por 3 semanas após a suspensão da dose.

Não há outro tratamento além de remover os animais da fonte, dar banho com um xampu desengordurante, se aplicado topicamente, e oferecer cuidados de suporte.

LEITURA COMPLEMENTAR

Hanlon G. Creosote poisoning of cattle. Aust Vet J. 1938; 14:73.

Harrison DL. The toxicity of wood preservatives to stock. NZ Vet J. 1959;7:89-98.

Kerkvliet NI, Wagner SL, Schmotzer SL, et al. Dioxin intoxication from chronic exposure of horses to pentachlorophenol-contaminated wood shavings. J Am Vet Med Assoc. 1992;201:296-302.

McConnell EE, Moore JA, Gupta BN, et al. The chronic toxicity of technical and analytical pentachlorophenol in cattle. Toxicol Appl Pharmacol. 1980;52:468-490.

Radostits O, et al. Wood preservatives. In: Veterinary Medicine: A Textbook of the Disease of Cattle, Horses, Sheep, Goats and Pigs. 10th ed. London: W.B. Saunders; 2007:1840.

Thatcher CD, Meldrum JB, Wikse SE, et al. Arsenic toxicosis and suspected chromium toxicosis in a herd of cattle. J Am Vet Med Assoc. 1983;187:179-182.

REFERÊNCIAS BIBLIOGRÁFICAS

1. Poppenga RH. Vet Clin N Am Food A. 2011;27:73.
2. Pentachlorophenol. at: <http://www.inchem.org/documents/pims/chemical/pim405.htm>; Accessed 18.01.14.
3. Oruc HH. J Vet Diagn Investig. 2009;17:349.
4. Creosote. at: <http://www.inchem.org/documents/cicads/cicads/cicad62.htm>; Accessed 18.01.14.

Intoxicação por zinco

Sinopse

- Etiologia: ingestão de quantidades excessivas de zinco de uma variedade de fontes
- Epidemiologia: ocorrência rara em animais de grande porte
- Patologia clínica: níveis séricos e tissulares elevados de zinco
- Descobertas clínicas:
  - Porcos: claudicação como resultado de artrite degenerativa
  - Bovinos: letargia e anorexia, diarreia ou constipação intestinal, redução da produção de leite
  - Cavalos: claudicação, marcha rígida, efusão articular
- Lesões de necropsia:
  - Porcos: artrite degenerativa
  - Bovinos: lesões degenerativas em todos os órgãos, especialmente pâncreas
- Confirmação diagnóstica: níveis séricos e tissulares elevados de zinco
- Tratamento: encontrar e remover a fonte; cuidados de suporte
- Controle: enxágue de tubos e utensílios galvanizados após cada transporte de leite ou produtos lácteos. Suplementação de dieta com cálcio adicional.

Etiologia

O zinco é um elemento essencial para a maioria dos mamíferos, servindo como componente em sistemas enzimáticos e processos estruturais e regulatórios no corpo. Desempenha um papel importante na regulação da função imunológica, do apetite e do crescimento.[1] É encontrado em suplementos alimentares, medicamentos (óxido de zinco), indústria (aço e outras ligas), conservantes de madeira e uma variedade de outros produtos comerciais e industriais. A contaminação do solo pode levar a um aumento de água e plantas.[2] O fosforeto de zinco é um rodenticida comumente utilizado, mas em casos de superdosagem, o envenenamento ocorre a partir da geração de gás fosfina e não da quantidade de zinco ingerida.[3]

As doses tóxicas não são bem definidas[4], mas a ingestão de água contendo 6 a 8 mg/kg de zinco está associada à constipação intestinal em bovinos e 200 g de zinco como lactato durante um período de 2 meses como solução a 0,1% está associada à artrite em porcos. A quantidade máxima tolerada por porcos é de 0,1% de zinco (como carbonato de zinco) na dieta. A intoxicação experimental por zinco em ovinos e bovinos está associada a ganhos de peso e eficiência alimentar reduzidos quando o zinco é oferecido à taxa de 1 g/kg de peso corporal. Em 1,5 a 1,7 kg/kg de peso corporal, há redução no consumo de ração em ambas as espécies e apetite depravado em bovinos.

Epidemiologia

Ocorrência

O envenenamento por zinco em grandes animais é de ocorrência rara e mal documentada. Relatos de casos, quando presentes, geralmente indicam a presença de intoxicação concomitante por outro metal pesado.

Os níveis dietéticos de zinco associados à intoxicação em diferentes espécies foram resumidos. Os porcos desenvolvem cartilagens articulares anormais a 500 ppm de zinco dietético, enquanto 2.000 ppm de zinco na ração estão associados a deficiência de cobre, anorexia e hematoma subcutâneo. Para cavalos, aproximadamente 3.600 ppm na dieta ou 90 mg/kg de peso corporal reduzem a taxa de crescimento. Em geral, ovinos e bovinos são afetados negativamente por 900 ppm de zinco em sua dieta.

Fatores de risco

Fatores de risco do animal

A administração oral acidental de grandes doses de óxido de zinco pode estar associada à hipocalcemia e a uma síndrome comparável à febre do leite.

É improvável que a adição de zinco a rações suínas como preventivo contra a paraqueratose esteja associada ao envenenamento, devido à falta de palatabilidade de rações contendo quantidades excessivas desse composto.

O uso descuidado do sulfato de zinco como profilaxia e tratamento para as seguintes condições deve ser evitado:

- Envenenamento por fungos, especialmente *Pithomyces chartarum*
- Foot rot ovino
- Lupinose: é evidente que doses diárias de 50 a 100 mg de zinco/kg de peso corporal nessas circunstâncias podem estar associadas a lesões graves do abomaso, dano pancreático e morte em ovelhas, tendo em vista que o material é administrado com uma pistola de imersão. A mesma dose administrada por intubação ruminal é não tóxica, pois o zinco desencadeia o fechamento do sulco reticular, resultando em sua imediata deposição no abomaso.

Fatores de risco agrícola

A poeira de zinco relacionada com a indústria que se deposita em plantações e pastagens é perigosa; doses de até 45 mg/kg de peso corporal não têm efeito sobre o gado, 50 mg/kg estão associadas à anemia e doses diárias de 110 mg/kg de peso corporal estão associadas a mortes.

Um surto de intoxicação ocorreu em porcos alimentados com leitelho de uma fábrica de laticínios. O leitelho foi canalizado para os porcos todos os dias através de um longo tubo de ferro galvanizado e formou poças no tubo depois que cada lote passou; com a acidificação, o ácido láctico produzido foi associado à formação de lactato de zinco, que passou para os porcos no lote seguinte de leitelho. A concentração de zinco no leite (0,066%) foi ligeiramente superior à mínima força tóxica (0,05%).

Transmissão

Fontes comuns de zinco incluem:
- Zinco liberado de superfícies galvanizadas nas seguintes circunstâncias:
  - Quando submetido a eletrólise e galvanizado para unir tubos de cobre
  - Zinco em flocos galvanizados usado para armazenamento de lavagem de suínos
- Cromato de zinco usado como pasta na junção de cabos elétricos
- Vapores de uma fábrica de galvanização nas proximidades
- Zinco, frequentemente associado ao cádmio, é um poluente comum das plantas industriais que manipulam uma variedade de minérios; pastagens próximas podem conter mais de 500 mg/kg de zinco
- Tintas à base de zinco, com teor de 50 a 55%, quando o gado lambe ferro recém-pintado
- Zinco adicionado às rações de criadouros de bezerros como suplemento dietético inespecífico
- Inclusão acidental de óxido de zinco na ração de gado de leite.

Patogênese

O zinco ingerido é absorvido principalmente no intestino delgado proximal e aproximadamente um terço do zinco absorvido é ligado a proteínas no plasma. O conteúdo de ácido fítico de proteínas vegetais interfere na absorção de zinco em dietas monogástricas. Outros nutrientes ou elementos que reduzem a absorção de zinco incluem cálcio, cádmio e cobre. Uma vez absorvido, o zinco acumula-se rapidamente no fígado e pâncreas, com acumulação mais lenta nos músculos e ossos. A excreção ocorre principalmente nas fezes, provenientes da bile e da secreção via mucosa intestinal e bile.

A patogênese do envenenamento por zinco não foi determinada, mas é provável que as lesões artríticas observadas sejam resultado de uma absorção deficiente de cálcio. A lesão em equinos pode estar relacionada com interações de zinco e cobre e interferência no metabolismo do colágeno. O desenvolvimento de anemia em alguns animais é pouco compreendido, mas pode ser resultado de interações de zinco, cobre e cálcio.

Achados clínicos

Envenenamento agudo

Gado

Grandes doses estão associadas à diarreia de coloração verde-clara e redução drástica da produção de leite. Casos graves mostram sinais adicionais, incluindo sonolência e paresia.

Porcos

Grandes doses estão associadas à diminuição da ingestão de alimentos, artrite, hemorragias nas axilas, gastrite e enterite. A morte pode ocorrer dentro de 21 dias.

Intoxicação crônica

Gado leiteiro

Gado leiteiro apresenta constipação intestinal crônica e queda na produção de leite. Outros sinais relatados incluem inapetência, perda de condição física, diarreia com desidratação ou edema subcutâneo, fraqueza profunda e icterícia.[4]

Porcos

Porcos alimentados com leitelho contendo zinco apresentam anorexia, letargia, pelagem áspera, hematomas subcutâneos, rigidez, claudicação, fraqueza progressiva com alargamento das articulações, particularmente a articulação do ombro e finalmente decúbito.

Cavalos

A intoxicação crônica está associada a uma artrite degenerativa não específica, especialmente na extremidade distal da tíbia. A lesão é acompanhada por um derrame na cápsula articular e o aumento óbvio da articulação do jarrete. Também pode haver osteoporose generalizada, claudicação e falta de equilíbrio. Os potros afetados podem relutar em se levantar e apresentar efusão articular com marcha rígida. A alimentação experimental de potros com zinco está associada a paralisia faríngea e laríngea, rigidez e claudicação, resultantes do inchaço das epífises de ossos longos.

Patologia clínica

Após alimentação experimental, níveis elevados de zinco são detectáveis nos tecidos, especialmente no fígado, pâncreas e rim, e os níveis de cobre no fígado (e soro) encontram-se reduzidos. Os níveis séricos de zinco em bovinos afetados podem chegar a 500 µg/mℓ, em contraste com os níveis normais de cerca de 140 µg/mℓ. Estimados como protoporfirina de zinco, os níveis em burros e mulas envenenados atingem 900 a 1.900 µg/mℓ. É provável que os níveis fecais de zinco sejam elevados de uma média de 220 mg/kg em animais normais para 8.740 mg/kg em animais afetados.

Achados de necropsia

O envenenamento agudo e grave em ovinos está associado a abomasite e duodenite, em que a mucosa pode apresentar coloração verde. Em sobreviventes, pode se desenvolver pancreatite grave e fibrosante.

A intoxicação aguda em bovinos tem sido acompanhada por enfisema pulmonar generalizado, miocárdio flácido e pálido, hemorragias renais e degeneração hepática grave. O envenenamento crônico nessa espécie pode resultar em lesões em muitos órgãos, mas o *dano mais consistente* é no pâncreas. Também foi descrita atrofia de ácinos pancreáticos exócrinos com fibrose intersticial extensa em leitões que recebiam dieta nutricional parenteral total.

Na intoxicação crônica por zinco em porcos, há artrite degenerativa não específica que afeta particularmente a cabeça do úmero, com a cartilagem articular separada do osso osteoporótico subjacente. Em potros, podem ser observadas lesões articulares semelhantes e nefroesclerose.

O teor de zinco hepático em animais normais é alto (30 a 150 mg/kg de matéria úmida em bezerros) e pode atingir níveis de 400 a 600 mg/kg de matéria úmida após a ingestão contínua de pasta de cromato de zinco sem ser acompanhada por sinais de intoxicação por zinco. Em intoxicações agudas por óxido de zinco em bovinos, podem ser alcançados níveis de 2.000 mg/kg de matéria seca no fígado e 300 a 700 mg/kg de matéria seca no rim; os níveis de cobre nos tecidos desses animais podem ser reduzidos para 10 a 20 mg/kg. Os níveis tissulares em bezerros morrendo de intoxicação experimental por zinco são muito menores: 200 a 400 mg/kg.

Amostras para confirmação do diagnóstico

- Toxicologia: 50 g de fígado, rim; 500 g de alimento suspeito ou ingesta (ENSAIO [Zn])
- Histologia: pâncreas fixado em formalina (microscopia óptica).

Ensaio de tecido

A confirmação diagnóstica do envenenamento por zinco depende da identificação de níveis elevados de zinco em fluidos ou tecidos.

> **Diagnóstico diferencial**
> - Erisipela
> - Intoxicação por chumbo
> - Intoxicação por naftaleno
> - Osteocondrose ou doença articular degenerativa
> - Raquitismo limitado a porcos jovens.

Tratamento

Remoção da fonte e cuidados de suporte são os meios mais eficazes de tratamento. Em potros, devem ser avaliadas as concentrações séricas de cobre, pois o cobre pode precisar ser adicionado à dieta. Agentes quelantes, especialmente o edetato de cálcio dissódico, têm sido usados com sucesso em pequenos animais e seres humanos.[5]

Controle

Utensílios galvanizados e tubulações devem ser enxaguados após cada uso no transporte de leite. A adição de quantidades extras de cálcio à dieta de suínos é capaz de prevenir os efeitos tóxicos do zinco se a suplementação de cálcio for pesada e a ingestão de zinco não for muito alta.

LEITURA COMPLEMENTAR

Abdel-Mageed AB, Oehme FW. A review of the biochemical roles, toxicity and interactions of zinc, copper and iron. Vet Human Tox. 1990;32:34-39.
Allen JG, Maters HG, Peet RL, et al. Zinc toxicity in ruminants. J Comp Path. 1983;93:363-377.
Radostits O, et al. Zinc poisoning. In: Veterinary Medicine: A Textbook of the Disease of Cattle, Horses, Sheep, Goats and Pigs. 10th ed. London: W.B. Saunders; 2007:1826.
Wentink GH, Spierenburg TH, De Graaf G, et al. A case of chronic zinc poisoning in calves fed with zinc-contaminated roughage. Vet Quart. 1985;7:153-157.
Willoughby RA, MacDonald E, McSherry BJ, et al. Lead and zinc poisoning and the interaction between Pb and Zn poisoning in the foal. Can J Comp Med. 1972; 36:348-359.

REFERÊNCIAS BIBLIOGRÁFICAS

1. Herdt TH, et al. Vet Clin North Am -Food A. 2011;2 7:255.
2. Rogowska KA, et al. Bull Vet Inst Pulawy. 2009;53:703.
3. Proudfoot AT. Clin Tox. 2009;47:89.
4. Reis LSL. J Med Med Sci. 2010;1:560-579.
5. Gurnee CM, et al. J Am Vet Med Assoc. 2007;230:1174.

Intoxicação por alcaloides diterpenoides

> **Sinopse**
> - Etiologia: plantas tóxicas como *Aconitum* spp. (*monkshood*), *Delphinium* spp. (*larkspur*) e *Erythrophleum* spp. (*Cooktown ironwood*). As toxinas incluem aconitina, alcaloides do tipo MSAL – metilaconitina (MLA), nudicaulina (NUD), 14-desacetilnudicaulina (DAN) e alcaloides do tipo MDL (deltalina, 14-O-acetildictiocarpina; 14-OAD)
> - Epidemiologia: *Aconitum* spp. estão presentes na América do Norte e na Europa. *Delphinium* spp. são plantas de pastagem encontradas em todo o oeste dos EUA. *Eritrofleum* spp. são árvores no norte da Austrália, Ásia e África. A intoxicação é mais comum em bovinos, mas todas as espécies podem ser afetadas
> - Patologia clínica: alcaloides tóxicos no sangue, na urina ou no conteúdo gástrico
> - Lesões: inespecíficas
> - Confirmação diagnóstica: alcaloides tóxicos no sangue, urina, conteúdo gástrico, tecidos ou presença das plantas
> - Tratamento: fisostigmina ou neostigmina (*Delphinium* spp.). Cuidados de suporte
> - Controle: evitar todo o consumo de plantas *Aconitum* spp. *ou Erythrophleum* spp. Pastoreie o gado antes ou depois da "janela tóxica" para o *Delphinium* spp.

Etiologia

Alcaloides diterpenoides são encontrados em plantas como *Delphinium* spp. (*larkspur*), *Erythrophleum* spp. e *Aconitum* spp. e estão associados à intoxicação em animais de pasto. Os alcaloides diterpenoides presentes nas plantas *Delphinium* spp. são divididos em três grupos diferentes: alcaloides nordestenoides, alcaloides diterpenoides C-20 e alcaloides bis-diterpenoides.[1,2] Destes, os alcaloides nordestenoides são os mais tóxicos e são divididos em dois subgrupos principais: alcaloides nordestenoides do tipo MSAL – toxinas importantes incluindo metilciclonina (MLA), nudicaulina (NUD), 14-desacetilnudicaulina (DAN) – e alcaloides nordestenoides do tipo MDL – toxinas importantes incluindo deltalina e 14-O-acetildictiocarpina (14-OAD).[2,3] Pelo menos 18 alcaloides tóxicos diferentes são produzidos por espécies venenosas de *larkspur*.[4] A metilaconitina e a deltalina estão presentes em muitas *larkspur* de tóxicos. Os alcaloides do tipo MSAL são aproximadamente 20 vezes mais tóxicos que so MDL[5], mas estes são mais abundantes e podem potencializar a toxicidade dos alcaloides do tipo MSAL.[4] As plantas *Erythrophleum* spp. contêm vários alcaloides tóxicos diferentes; entre eles, os alcaloides éster diterpênicos. Aconitina é uma toxina encontrada no *monkshood* ou *wolfsbane* (*Aconitum napellus*).[6,7]

Existem mais de 100 espécies dessas plantas, mas um perfil completo de conteúdo alcaloide foi concluído apenas para alguns. *Larkspur* é frequentemente dividida em *larkspur* baixa, alta e da planície, com base na sua altura madura e distribuição geográfica. As espécies conhecidas por conterem alcaloides diterpenoides tóxicos e por estarem associadas a doenças no gado são as seguintes:

- *Aconitum napellus* (*monkshood*, wolfsbane)
- *Delphinium andersonii* (baixa; *larkspur* de Anderson)
- *D. barbeyi* (alta; *larkspur* subalpina)
- *D. bicolor* (baixa; *larkspur* pequena)
- *D. geyeri* (da planície; *larkspur* de Geyer)
- *D. glaucescens* (alta; *larkspur* suave)
- *D. glaucum* (alta; *larkspur* sierra)
- *D. nuttallianum* (baixa; *larkspur* de dois lóbulos)
- *D. occidentale* alta; *larkspur* duncecap ou subalpina)
- *Erythrophleum* spp., e.g. *E. chlorostachys* (*Cooktown ironwood*).

Algumas das espécies consideradas como contendo os alcaloides devido à sua conhecida associação com a doença são as seguintes:

- *Delphinium ajacia*
- *D. consolida*
- *D. elatum*
- *D. hybridum*
- *D. nelsonii*
- *D. parryi*
- *D. ramosum*
- *D. robustum*

- D. tricorne
- D. trollifolium
- D. virescens

Epidemiologia

Ocorrência

A América do Norte, especialmente o oeste dos EUA, e a Europa são os principais locais onde há intoxicações por *Delphinium* spp. e *Aconitum* spp. *Larkspurs* de pastagem (*Delphinium* spp.) são plantas importantes nos campos da América do Norte e muitas delas estão associadas a grandes perdas (2 a 15%) no gado em pastoreio.[4] A incidência de envenenamento muda muito com a estação e o clima devido às variações da concentração e composição química de alcaloides específicos nas plantas específicas de *larkspur*. Plantas no *Erythrophleum* spp. são encontradas na África, Ásia e norte da Austrália e foram associadas à morte em bovinos e equinos.[8] *Aconitum* spp. crescem nos EUA e na Europa, mas a intoxicação raramente ocorre em grandes animais.

Fatores de risco

Fatores de risco do animal

Todas as espécies animais são suscetíveis, mas a maioria dos casos é observada em bovinos, menos frequentemente em ovelhas e raramente em cavalos. Os ovinos são 5 vezes menos suscetíveis que os bovinos e pouco é relatado sobre cavalos.[9] A taxa de consumo e a quantidade consumida são fatores de risco conhecidos para o gado em pastejo. A toxicidade da *larkspur* alta é sazonal, sendo muito mais tóxica no início da estação e menos ainda quando ela amadurece.[3] Uma "janela tóxica" foi estabelecida para o gado que começa pouco antes do estágio de floração e termina com a quebra da vagem.[4] Durante esse período, os bovinos em pastejo apresentam maior risco de desenvolver intoxicações.

Patogênese

A principal ação dos alcaloides diterpenoides é a paralisia neuromuscular secundária ao bloqueio na junção neuromuscular pós-sináptica.[3,4] As toxinas são inibidores pós-sinápticos competitivos da acetilcolina; o MLA é um potente bloqueador competitivo dos receptores nicotínicos de acetilcolina (nAChRs) nos músculos estriados e no sistema nervoso autônomo.[3] A interferência com as outras partes do arco neuromuscular também é possível. Os sinais atingem o pico 18 a 24 h após a primeira ingestão, mas os efeitos podem ser cumulativos.[10,11] Os sinais no rebanho desaparecem 6 a 7 dias após a retirada da planta da dieta.[10,11]

Aconitina e outros alcaloides presentes no *Aconitum* spp. são neurotoxinas e cardiotoxinas potentes, com ações nos canais de sódio sensíveis à voltagem da membrana celular.[7] Nervos, músculos e miocárdio são afetados, tornando-se refratários à excitação. Os alcaloides presentes em *E. chlorostachys* têm uma ação cardíaca semelhante ao glicosídios.

Achados clínicos

Achados clínicos em bovinos intoxicados cronicamente incluem taquicardia, fraqueza muscular, tremores, decúbito esternal levando a decúbito lateral e morte.[3,4] Outros sinais incluem constipação intestinal, inchaço e dispneia.[4] Muitos animais são simplesmente encontrados mortos. Os animais que ingerem quantidades menores podem apresentar dispneia, frequência cardíaca irregular e colapso, mas não necessariamente morte.

A diarreia é relatada em intoxicações por *Aconitum* spp., possivelmente como resultado de toxinas adicionais. Em grandes ingestões, pode ocorrer morte rápida por insuficiência respiratória paralítica ou arritmias ventriculares.[7] A aspiração do conteúdo ruminal após a regurgitação também pode causar mortes. Nos estágios terminais, as pupilas estão dilatadas e o pulso e a respiração são pouco perceptíveis. Alguns animais são encontrados mortos sem evidência de sinais clínicos.

E. chlorostachys (ironwood) e *E. guineense* são venenosas para todas as espécies animais. Os sinais clínicos incluem anorexia, expressão pasmada, cegueira parcial, tremor, ataxia, contração do músculo abdominal, aumento dos ruídos cardíacos, palidez da mucosa e dispneia terminal. Cavalos intoxicados por *E. chlorostachys* têm ruídos cardíacos altos e muitas vezes irregulares, dispneia e contração esporádica dos músculos abdominais, vindo a óbito rapidamente.

Patologia clínica

Não existem descobertas específicas além da identificação de alcaloides tóxicos em sangue, urina, conteúdo gástrico e tecidos.

Achados de necropsia

Não há lesões *post mortem* específicas. A pneumonia aspirativa pode ser um achado incidental em alguns casos.

A confirmação diagnóstica do envenenamento por *larkspur* depende da identificação química dos alcaloides causadores no sangue, na urina, no conteúdo ruminal ou nas plantas. A cromatografia líquida de alta eficiência de fase reversa e normal (HPLC) foi usada para identificar com sucesso alcaloides tóxicos em alguns *Delphinium* spp.[12] Aconitina foi confirmada na urina e no sangue usando cromatografia líquida em espectrometria de massa (LC-MS/MS).[13]

> **Diagnóstico diferencial**
>
> A diferenciação de outras intoxicações por plantas que causam incoordenação, decúbito e morte em bovinos em pastejo extensivo é geralmente baseada em identificações botânicas. Veja a lista:
> - *Clavibacter toxicus* (intoxicação por tunicaminiluracila)
> - Intoxicação por chumbo
> - Compostos organofosforados
> - *Paspalum* spp. infestado com *Claviceps paspali* (intoxicação por paspalitrem)
> - *Phalaris* spp. (intoxicação por tiramina).

Tratamento

> **Tratamento e controle**
>
> - Fisostigmina: 0,04 a 0,08 mg/kg de peso corporal IV, repetindo conforme necessário (R-2)
> - Neostigmina: 0,02 a 0,04 mg/kg PC IM ou IV, repetindo conforme necessário (R-2)
>
> IV: intravenoso; IM: intramuscular.

A fisostigmina e a neostigmina têm sido utilizadas como antídotos eficazes contra a intoxicação por *Delphinium* spp., mas eles podem ter valor prático limitado em uma situação de rebanho. A fisostigmina, um medicamento colinérgico, administrada por via intravenosa (IV) a 0,08 mg/kg de peso corporal, foi usada com sucesso em condições experimentais e de campo[4]; dosagens alternativas em bovinos reclinados incluem as vias de administração IV, subcutânea e intraperitoneal a 0,04 a 0,08 mg/kg de peso corporal.[14,15] A neostigmina intravenosa (0,04 mg/kg de peso corporal) reverteu os sinais clínicos em bovinos[14], e a administração por via intramuscular a 0,02 mg/kg de peso corporal foi usada em bovinos como medicamento de "resgate".[3,4] A neostigmina pode ser mais eficaz na reversão da taquicardia e a fisostigmina na reversão da fraqueza muscular.[14] A duração da ação é de menos de 2 h e são necessárias doses repetidas.

Nenhum tratamento específico foi identificado para intoxicação por *Aconitum* spp. ou *Erythrophleum* spp. O tratamento é de suporte, com especial atenção para os sistemas cardiovascular e respiratório.

Controle

O controle da intoxicação por *Delphinium* spp. só é possível pelo manejo cuidadoso do pasto e por prevenção do acesso a áreas altamente infestadas. A prevenção do pastoreio durante a "janela tóxica" diminui a toxicidade, mas a qualidade da forragem diminui substancialmente.[4] As ovelhas são mais resistentes à intoxicação do que o gado, mas gostam da planta e podem ter que ficar restritas a áreas onde não seja possível o acesso.[9] As tentativas de criar e manter uma aversão duradoura às plantas para evitar sua ingestão e permitir o pastoreio de pastagens infestadas nem sempre foram bem-sucedidas.[4,16] Os herbicidas podem ser eficazes na redução de crescimento em grande escala de *larkspur*, mas a aplicação no momento específico é crítica para o sucesso; alguns herbicidas podem realmente tornar as plantas mais palatáveis.[4]

LEITURA COMPLEMENTAR

Griffin WJ, Phippard JH, Culvenor CJ, et al. Alkaloids of the leaves of Erythrophleum chlorostachys. Phytochemistry. 1971;10:2793-2797.

Knight AP, Pfister JA. Larkspur poisoning in livestock: myths and misconceptions. Rangelands. 1997;19:10-13.

McKenzie RA. Dealing with plant poisoning of livestock: the challenge in Queensland. Aust Vet J. 1991; 68:41-44.

Olsen JD. Tall larkspur poisoning in cattle and sheep. J Am Vet Med Assoc. 1978;173:762-765.

Pfister JA, Panter KE, Manner GD, et al. Reversal of tall larkspur (Delphinium barbeyi) poisoning in cattle with physostigmine. Vet Human Toxicol. 1994;36:511-514.

REFERÊNCIAS BIBLIOGRÁFICAS

1. Green BT, Welch JA, Pfister D, et al. The physiological effects and toxicokinetics of tall larkspur (Delphinium barbeyi) alkaloids in cattle. In: Riet-Correa F, Pfister J, Schild AL, Wierenga TL, eds. Poisoning by Plants, Mycotoxins, and Other Toxins. CAB International; 2011:557.
2. Green BT, et al. J Appl Toxicol. 2011;31:20.
3. Welch KD, Gardner DR, Panter KE, et al. Effect of MDL-type alkaloids on tall larkspur toxicosis. In: Riet-Correa F, Pfister J, Schild AL, Wierenga TL, eds. Poisoning by Plants, Mycotoxins, and Other Toxins. CAB International; 2011:540.
4. Green BT, et al. Rangelands. 2009;31:22.
5. Welch KD, et al. J Anim Sci. 2008;86:2761.
6. Pullela R, et al. J Forensic Sci. 2008;53:491.
7. Chan TK, Thomas YK. Clin Toxicol. 2009;47:279.
8. Burcham PC, et al. Chem Res Toxicol. 2008;21:967.
9. Pfister JA, et al. Rangeland Ecolog Manage. 2010; 63:262.
10. Green BT, et al. Am J Vet Res. 2012;73:1318.
11. Cook D, et al. Am J Vet Res. 2011;72:706.
12. Gardner DR, et al. Phytochem Analysis. 2009; 20:104.
13. Colombo ML, et al. Nat Prod Comm. 2009;4:1551.
14. Green BT. Am J Vet Res. 2009;70:539.
15. Plumb DC. Physostigmine salicylate. In: Plumb DC, ed. Veterinary Drug Handbook. 7th ed. Ames, IA:Wiley-Blackwell; 2011:822.
16. Pfister JA, Cheney CD, Gardner DR, et al. Conditioned flavor aversion and location avoidance in hamsters from toxic extract of tall larkspur (Delphinium barbeyi). In: Riet-Correa F, Pfister J, Schild AL, Wierenga TL, eds. Poisoning by Plants, Mycotoxins, and Other Toxins. CAB International; 2011:637.

Intoxicação por alcaloides do ergot

Os alcaloides do ergot são micotoxinas produzidas por fungos encontrados principalmente no gênero *Claviceps* e *Neotyphodium*.[1,2] A presença de solo rico e fértil, além de temperaturas quentes, umidade elevada e alta pluviosidade, aumentam a produção de alcaloides do ergot. Muitos dos fungos ocorrem naturalmente em plantas e produzem síndromes clínicas semelhantes, no entanto, sua presença em alimentos não indica necessariamente toxicidade. Em vez disso, a determinação do alcaloide do ergot específico deve ser buscada.

Os alcaloides do ergot do gênero *Claviceps* produzem esporos externos, infectando as flores de gramíneas e grãos de cereais como centeio, cevada, trigo, milheto e aveia, formando um esclerócio alcaloide de cravagem.[2] Os esclerócios em grãos de cereais em geral são grandes e facilmente visíveis; aqueles em sementes de grama, muitas vezes bastante pequenos, são os mais difíceis de ver. Vários fungos dos gêneros *Neotyphodium*, *Balansia* e *Epichloe* encontrados nas gramíneas produzem alcaloides do ergot.[1] Esses fungos endofíticos não esporulam e crescem dentro das plantas em uma variedade de relações simbióticas que variam de antagônicas (*Epichloe*) a mutualísticas (*Neotyphodium*).[1]

As toxinas individuais e as plantas que elas parasitam foram apenas parcialmente identificadas. Uma lista dos fungos, das toxinas que eles contêm e das síndromes atribuídas são:

- *Claviceps africana*:[3,4] sorgo ergot; contém di-hidroergosina (DHES) e alcaloides relacionados; agalactia, hipertermia, produção reduzida
- *C. cinerea*: incoordenação da marcha
- *C. cynodontis*:[5] paspalitrem B, ergonovina, ergina; tremores musculares
- *C. cyperi*: ergocriptina; hipertermia e redução da produção de leite
- *C. fusiformis*: agalactia
- *C. paspali*:[6] paspalitrem A, B e C, paspalinina; incoordenação da marcha, tremores musculares
- *C. purpúrea*:[1,2] ergometrina, ergotamina, ergocornina, ergocristina, ergosina, ergocriptina; gangrena periférica, hipertermia e redução da produção, falência reprodutiva, sinais nervosos raros
- *C. sorghi*:[7] ergot do sorgo
- *C. sorghicola*:[7] ergot do sorgo
- *Balansia epichloe*: incoordenação da marcha, gangrena periférica
- *Neotyphodium* spp.:[1,2] ergonovina e amido do ácido lisérgico; incoordenação da marcha
- *Neotyphodium (Acremonium) coenophialum*:[1,2] alcaloides da ergopeptina, ergovalina, ergotamina; hipertermia, queda na produção de leite, gangrena periférica

Ergotismo

Alcaloides produzidos por fungos do gênero *Claviceps* são geralmente referidos como ergots e o ergotismo é vagamente definido como a intoxicação ou as manifestações físicas que ocorrem quando uma quantidade tóxica de ergot é ingerida.[2] *Claviceps purpurea*, com capacidade de infectar mais de 600 plantas em todo o mundo[1], é frequentemente usado para descrever as síndromes clínicas associadas ao ergotismo.

> **Sinopse**
> - Etiologia: ingestão de grandes quantidades de cereais ou gramíneas contendo ergot produzidos por *Claviceps purpurea*
> - Epidemiologia: calor, alta umidade, solo fértil; distribuição mundial em climas temperados
> - Patologia clínica: não há anormalidades específicas
> - Lesões: gangrena das extremidades; hipertermia em bovinos; questões reprodutivas (aborto, desenvolvimento mamário deficiente, mortes neonatais precoces em éguas e porcas), síndrome nervosa pouco documentada
> - Confirmação diagnóstica: ensaio para alcaloide do ergot específico em alimentos ou tecidos corporais
> - Tratamento: remoção da fonte
> - Controle: evitar a exposição ou diluir a ração com material não tóxico

Etiologia

Claviceps purpurea é um fungo que em condições naturais infecta centeio e triticale e, menos comumente, outros cereais e muitas gramíneas, incluindo capim alto, *Phleum pratense* (timothy, cocksfoot, Yorkshire nevoeiro), *Cynosurus cristatus* (crested dogstail, gramíneas altas de aveia, gramíneas de bromo), *Brachiaria decumbens*, *Brachiaria humidicola* e *Pennisetum typhoides* (milheto *bulrush*). A ingestão de grandes quantidades de cabeças de sementes infestadas com o esclerócio fúngico está associada ao ergotismo em bovinos, ovinos, suínos, cavalos, cães e aves.

Existem algumas evidências de que o carvão do milho pode ter atividade farmacológica semelhante à da *C. purpurea*. O *Cynodon dactylon* (bermuda ou grama do sofá, *kweek*) infectado por *Claviceps cynocontis* pode estar relacionado com a síndrome do tremor que ocorre ocasionalmente em bovinos que pastam essa grama.[5]

Epidemiologia

C. purpurea tem uma grande distribuição, mas raramente é ingerida em grandes quantidades durante seu estágio tóxico para ser associada à intoxicação. O envenenamento é mais provável de ocorrer durante ou após uma estação quente e úmida, o que favorece o crescimento do fungo. É comum a ocorrência de ergotismo em bovinos e geralmente em animais alimentados em baia, comendo grãos altamente contaminados durante um considerável período de tempo. Outras espécies geralmente não são expostas ao grão infectado.

A pastagem infectada por ergot pode estar associada à síndrome clínica e a toxicidade é preservada através do processo de ensilagem. As vacas podem mostrar sinais precoces de claudicação em um curto período de 10 dias após a entrada em uma pastagem infectada, mas a maioria dos animais não é afetada até 2 a 4 semanas após a exposição. A gangrena periférica ocorre nos meses mais frios; enquanto em meses mais quentes os animais sofrem de hipertermia.

Patogênese

Os ergots contêm um número de alcaloides e aminas com atividade farmacológica que variam em concentração com a maturidade do ergot. Alcaloides de clavina, ácido lisérgico e derivados do ácido lisérgico (ergometrina ou ergonovina), alcaloides ergopeptínicos (ergotamina, ergocornina) e alcaloides lactâmicos do ergot (p. ex., ergocristam) são os quatro principais grupos de alcaloides naturais de ergot.[1,2] Ergometrina, ergotamina, ergocornina, ergocristina, ergosina e ergocriptina são os alcaloides mais comuns produzidos pela *C. purpurea*.[1,2] Estruturalmente, os alcaloides do ergot são similares a serotonina, dopamina, norepinefrina e epinefrina, e são capazes de se ligar aos receptores de aminas biogênicas e provocar um efeito.[1]

Os compostos farmacologicamente ativos do grupo estimulam (constringem) o músculo liso das arteríolas, intestinos e útero e diminuem a prolactina sérica. Os alcaloides peptídicos do ergot, particularmente a ergotamina, estão associados a espasmo arteriolar e dano endotelial capilar, com restrição da circulação e gangrena das extremidades, quando pequenas quantidades são ingeridas por longos períodos.

Achados clínicos

Quatro síndromes clínicas diferentes foram descritas. O ergotismo clássico é caracterizado por gangrena das extremidades, a síndrome hipertérmica resulta em temperaturas corporais elevadas e produção reduzida, e a síndrome reprodutiva se apresenta com agalactia, falta de desenvolvimento da glândula mamária, baixo peso ao nascer e parição de natimortos.[1,9] Apesar da ação abortiva conhecida do *Claviceps purpurea*, o abortamento normalmente não ocorre em animais intoxicados. A quarta síndrome é uma forma nervosa rara e mal definida que pode estar associada à ingestão aguda de grandes quantidades de esclerócios.

Gangrena periférica (ergotismo clássico)

As extremidades, particularmente a parte inferior dos membros posteriores, cauda e orelhas, são afetadas. Há vermelhidão, edema, frio, perda de pelos ou lã e falta de sensação tátil das partes iniciais, seguido por desenvolvimento de uma cor azul-escura e ressecamento da pele. A gangrena geralmente afeta todos os tecidos locais e após o decorrer de alguns dias, a parte afetada se separa de forma evidente e pode, ao fim, descamar. As lesões não são dolorosas, mas algumas claudicações são evidentes mesmo nos estágios iniciais e o animal pode permanecer em decúbito a maior parte do tempo. A diarreia grave é frequentemente um sinal concomitante. Em ovelhas, a gangrena dos membros não ocorre em condições experimentais, mas há ulceração e necrose na língua e mucosa da faringe, rúmen, abomaso e intestino delgado.

A alimentação experimental de ergot (1 a 2% da ração) está associada a redução grave no consumo de ração e taxa de crescimento em porcos jovens, sem produzir sinais evidentes de ergotismo.

Forma de hipertermia

As vacas afetadas têm temperaturas de 41 a 42°C, dispneia e hipersalivação. A produção de leite e a taxa de crescimento estão deprimidas e a morbidade é de cerca de 100%. A síndrome ocorre em condições de clima quente quando os animais afetados procuram água ou sombra, mas a exposição à luz solar em condições normais de temperatura e umidade do ar pode ser suficiente para serem associadas aos sinais clínicos. Animais afetados estressados pelo exercício em temperatura ambiente acima de 30°C geralmente vem a óbito. A alimentação a longo prazo e de baixo nível de ergot em bovinos de engorda pode resultar na redução do consumo de ração e ganho de peso, aumento da ingestão de água e micção, falha na remoção do revestimento de inverno e aumento da suscetibilidade ao estresse térmico.

Forma reprodutiva

A manifestação varia dependendo da espécie. Embora seja raro em bovinos, uma breve exposição a um pasto fortemente ergotizado causou abortamento em vacas gestantes tardias. Também ocorre como único surto de agalactia, falta de desenvolvimento da glândula mamária, abortamentos, gestações prolongadas e mortes prematuras de potros de éguas alimentadas com aveia contendo sementes de *Lolium multiflorum* altamente infestadas com *C. purpurea*. Em ovinos, a alimentação de ergot reduz a chance de sobrevivência fetal e, portanto, há infertilidade relativa, não sendo recomendável alimentar ovelhas prenhes com grãos ergotizados.

Em porcos, o ergotismo manifesta-se pela falta de desenvolvimento do úbere e agalactia nas porcas e o nascimento de pequenos porcos que sofrem mortalidade neonatal intensa. Alguns dos leitões sobrevivem e subsequentemente sofrem gangrena das bordas do ouvido e ponta da cauda. Em porcas, a alimentação crônica de *C. purpurea* pode não perturbar em casos de prenhez já existente, mas nascimentos prematuros, fetos mumificados e baixo tamanho de ninhada são registrados. Níveis até 0,2% na dieta parecem ser seguros. Um ergot específico, o *Claviceps fusiformis*, que cresce no *Pennisetum typhoides* (milheto *bulrush*), é conhecido por estar associado à agalactia em porcas no Zimbábue. *Claviceps africana*, o ergot do sorgo, foi associado à agalactia em porcas e mortalidade perinatal de leitões na Austrália.

Patologia clínica

Não há anormalidades específicas. Amostras de material infestado por fungos, tecidos de animais ou rações podem ser submetidas a ensaio. Cromatografia líquida de alta eficiência (HPLC) e cromatografia líquida e espectrometria de massa (LC/MS) podem ser usadas para identificar a presença de muitos alcaloides do ergot.[1,2,10]

Achados de necropsia

Nos bovinos, a gangrena das extremidades é a principal lesão macroscópica. Pode haver evidência de congestão, espasmo arteriolar e degeneração endotelial capilar próximas às lesões macroscópicas e no sistema nervoso central. São registradas ulceração e necrose das mucosas oral, faríngea, ruminal e intestinal em ovinos. A confirmação do diagnóstico depende de um ensaio positivo dos alcaloides do ergot em rações ou tecidos.

> **Diagnóstico diferencial**
> - Ergotismo clássico
> - Intoxicação por *Neotyphodium coenophialum*
> - Trombose arterial e embolia
> - Trauma causando obstrução da circulação
> - Bacteriemia (p. ex., na salmonelose)
> - Hipertermia ou má produção
> - Insolação
> - Privação de água.

Tratamento

O grão infectado deve ser retirado imediatamente da ração. Em geral, o tratamento adicional não é tentado, embora medicamentos vasodilatadores possam ter algum efeito benéfico.

Controle

Grãos altamente ergotizados ou pastagens contendo gramíneas ergotizadas não devem ser usados para alimentação animal. Eles podem ser roçados se forem cortados pela primeira vez com a lâmina de corte alta para remover as cabeças das sementes. A ração não deve conter mais de 0,1% de cabeças infestadas de ergot. É melhor não oferecer rações provavelmente infestadas com ergot para fêmeas prenhes.

Intoxicação por *Neotyphodium* (*acremonium*) spp.

A infestação das gramíneas *Achnatherum inebrians* (capim bêbado) na China e *Stipa robusta* (capim sonolento) na América do Norte por endófitos está associada a uma síndrome de incoordenação em cavalos e ovelhas pastando na grama. A identificação dos fungos não está completa, mas contêm ergonovina e amido do ácido lisérgico. Baixos níveis de paxileno e lolitrem B (indoterpenoides) também estão presentes.

Intoxicação por festuca

Achados clínicos

Quatro síndromes clínicas estão associadas à ingestão de *Neotyphodium* (*Acremonium*) *coenophialum*, um endófito presente nos tecidos da erva alta *Lolium arundinaceum* (anteriormente *Festuca arundinacea*). As hifas tóxicas são invisíveis sem microscopia e não produzem corpos frutíferos. Não há efeito visível no crescimento da grama e a disseminação do endófito é via sementes infectadas.[1] O fungo produz alcaloides ergopeptínicos, principalmente ergovalina, e muitos outros compostos farmacologicamente ativos, incluindo peramina e ergina (amina do ácido lisérgico amina). Há grande variação na toxicidade das diferentes variedades da grama alta festuca: o KY-31 é mais tóxico; Kenhy, Mo-96 e Kenmont são intermediários; e Fawn é menos tóxico.

Várias síndromes clínicas estão associadas à ingestão de pasto ou feno feito de capim alto festuca infectado. Em bovinos e ovinos, são relatados intoxicação de verão por festuca, pé de festuca e necrose de tecido adiposo; em éguas, anormalidades reprodutivas ocorrem com maior frequência.[1] Todas essas síndromes podem teoricamente ocorrer no mesmo pasto, mas a intoxicação de verão ocorre apenas no verão e o pé de festuca apenas no inverno.

Na Austrália, cavalos comendo em um pasto semeado com novas variedades de festuca do Mediterrâneo (Max P ou Max Q) que não produzem ergovalina desenvolveram edema associado à festuca.[11] Os sinais clínicos incluíram depressão, inapetência e edema subcutâneo dependente afetando cabeça, pescoço, peito e abdome. A análise do soro mostrou proteína total baixa e uma baixa concentração de albumina em particular.[11] Ruminantes pastando no mesmo pasto não foram afetados. Foi proposto que a N-acetil norlolina, um alcaloide pirrolizidínico produzido pelo endófito Max P, seria responsável pelos sinais clínicos.

Intoxicação de verão por festuca (queda de verão, hipertermia epidêmica)

A intoxicação de verão por festuca causou perdas econômicas significativas nas indústrias de laticínios de EUA, Nova Zelândia e Austrália, devido à alta taxa de uso de festuca alta como grama de pasto. É também a mais comum das síndromes clínicas associadas à intoxicação por festuca.[1,12]

A síndrome ocorre em bovinos no pasto durante o verão e consiste em um período de baixa produção que se manifesta por uma queda na produção de leite ou uma falha no desenvolvimento adequado de bovinos em fase de engorda, mesmo na presença do que parece ser uma quantidade ótima de pastagem nutritiva. O mesmo ganho de peso fraco é experimentado pelos novilhos alimentados com sementes de festuca e em ovelhas. Em bovinos que pastam a pasto, o efeito deprimente na produção é agravado por temperaturas ambientais acima de 31°C. Os bovinos afetados apresentam hipertermia com temperaturas de até 40,5°C, dispneia, hipersalivação, inapetência e pelagem áspera, e podem procurar água ou sombra de árvores compulsivamente para se abrigarem. A hipertermia pode não recuar até cerca de 6 semanas após o gado ser retirado do pasto.

A micotoxina responsável é a ergovalina, um ergopeptídeo semelhante, mas mais potente que a ergotamina. A produção de leite reduzida é acompanhada por baixos níveis sanguíneos de prolactina, resultando em um surto de prolactina indiferente quando os estímulos pré-coalescentes são aplicados. Os níveis de prolactina podem ser significativamente aumentados pela administração de metoclopramida, um antagonista da dopamina, mas os efeitos colaterais e o custo podem limitar seu uso.

Pé de festuca

O pé de festuca ocorre em pastagens de gado dominadas por festuca alta, que geralmente se transforma em pastagem dentro de 10 a 14 dias durante o clima frio. O gado que pasta constantemente no campo não parece ser afetado e os cavalos parecem pastar sem maiores dificuldades. As lesões e sinais clínicos incluem claudicação grave seguida de 2 semanas ou mais por gangrena e descamação das extremidades, especialmente os dáctilos e, em menor grau, a cauda. A incidência em um rebanho pode chegar a 10%. As lesões estão associadas ao agente vasoconstritor ergovalina, produzido por N. coenophialum. Em temperaturas frias, o congelamento pode ser um fator complicador. Novos casos podem continuar a aparecer por até 1 semana após a remoção do pasto afetado. Antibióticos de amplo espectro podem ser úteis no início da síndrome para prevenir infecções secundárias.

Existe uma semelhança próxima com a doença associada à ingestão de *Claviceps purpurea* e os alcaloides do ergot de *Claviceps* também estão presentes na festuca; assim, pode não ser possível identificar a causa específica da gangrena das extremidades. As cabeças de grama são comumente infestadas por *C. purpurea*, mas a doença ocorre na ausência delas.

Necrose de tecido adiposo (lipomatose)

Gorduras abdominais em bovinos são afetadas na síndrome da necrose gordurosa. Os sinais clínicos variam dependendo da localização da gordura, mas em geral as reservas de gordura se tornam endurecidas e necróticas. Pode haver distocia se ocorrer no canal pélvico. Gordura necrótica no mesentério pode causar obstrução ou edema. Geralmente, a presença de necrose gordurosa é um achado incidental no diagnóstico *post mortem*.

Anormalidades reprodutivas em éguas

Éguas prenhes comendo em pastos infectados com *Neotyphodium* (*Acremonium*) *coenophialum* podem ter incidência muito maior de distocia, gestação prolongada, baixa sobrevivência do potro, desenvolvimento de úbere pequeno e baixa produção de leite em comparação com éguas em pastos não afetados.[8] Potros "festuca" podem ser pequenos e desequilibrados ou grandes e excessivamente desenvolvidos. O parto de um potro excessivamente desenvolvido pode resultar em distocia ou nascimento do potro "em saco vermelho". Isso ocorre quando uma corioalantite prematuramente destacada entra no canal do parto antes do potro.[8] O prolongamento da função luteínica, o aumento dos ciclos por taxa de prenhez e a morte embrionária precoce reduzem significativamente a eficiência reprodutiva. As éguas prenhes são mais suscetíveis à toxicidade após o dia 300 da gestação e devem ser removidas das pastagens infectadas antes desse período.

A domperidona, um antagonista D-2 da dopamina, é uma medicação aprovada pela Food and Drug Administration (FDA) comercializada para a prevenção de intoxicação por festuca em éguas.[8,13] O medicamento é comumente indicado para as éguas que não podem ser removidas do pasto infectado. Recomenda-se uma dose de 1,1 mg/kg de peso corporal/dia, mas não deve ser administrada 15 dias antes da data esperada de parto.[13] Se a égua ficar agaláctica após o parto, a domperidona pode ser administrada na mesma taxa de dosagem por um período adicional de 5 dias.[13]

Controle

O plantio de variedades resistentes a endófitos de festuca brava, a rotação de gado entre festuca e outras variedades de gramíneas e trevos e a diluição do feno infectado com as variedades não festucas estão entre os meios mais eficazes de controle. Outras variedades novas de festuca infectadas por endófitas devem ser plantadas com cautela até que estejam disponíveis informações completas.[11] A amonização do feno afetado degrada a ergovalina, tornando seguro seu consumo, entretanto o procedimento é caro, trabalhoso e demorado. O gado em pastagens de verão com feno infectado por festuca deve ter sombra e acesso adequado à água; aqueles em pastagens semelhantes em climas mais frios devem ter abrigo ou quebra-vento. Se possível, as éguas devem ser removidas do feno ou pasto infectado por festuca antes de 300 dias de gestação; se isso não for possível, a domperidona deve ser administrada como descrito anteriormente.

LEITURA COMPLEMENTAR

Hemken RW, et al. Summer fescue toxicosis in lactating dairy cows and sheep fed experimental strains of ryegrass-tall fescue hybrids. J Anim Sci. 1979;49:641-646.
Holliman A, et al. Ergotism in young cattle. Vet Rec. 1990;127:388.
Hussein HS, et al. Toxicity, metabolism, and impact of mycotoxins on humans and animals. Toxicology. 2001;167:101-134.
Naudé TW, et al. Claviceps cyperi, a new cause of severe ergotism in dairy cattle consuming maize silage and teff hay contaminated with ergotised Cyperus esculentus (nut sedge) on the Highveld of South Africa. Onderstepoort J Vet Res. 2005;72:23-28.
Radostits O, et al. Poisoning by ergot alkaloids. In: Veterinary Medicine: A Textbook of the Disease of Cattle, Horses, Sheep, Goats and Pigs. 10th ed. London: W.B. Saunders; 2007:1901.

REFERÊNCIAS BIBLIOGRÁFICAS

1. Strickland JR, et al. J Anim Sci. 2011;89:603.
2. Krska R, et al. Food Addit Contam Part A. 2008;25:722.
3. Blaney BJ, et al. Aust J Agri Res. 2006;57:1023.
4. Blaney BJ, et al. Aust Vet J. 2010;88:311.
5. Uhlig S, et al. J Agri Food Chem. 2009;57:11112.
6. Cawdell-Smith AJ, et al. Aust Vet J. 2010;88:393.
7. Muthusubramanian V, et al. Mycol Res. 2006;110:452.
8. Cross DL. Fescue toxicosis. In: McKinnon AO, Squires EL, Vaala WE, Varner DD, eds. Equine Reproduction. CABI; 2011:2418.
9. Belser-Ehrlic S, et al. Toxicol Ind Health. 2013;29:307.
10. Schumann B, et al. Mol Nutr Food Res. 2009;53:931.
11. Bourke CA, et al. Aust Vet J. 2009;87:492.
12. Burke NC, et al. J Anim Sci. 2007;85:2932.
13. Plumb DC. Domperidone. In: Plumb DC, ed. Veterinary Drug Handbook. 7th ed. Ames, IA: Wiley-Blackwell; 2011:351.

Intoxicação por fumonisina

Sinopse
- Etiologia: produtos de milho ou milho contaminados com fumonisinas B_1 (FB_1) e B_2 (FB_2)
- Epidemiologia: ocorrências esporádicas em todo o mundo nos países onde o milho é cultivado. A leucoencefalomalacia equina (ELEM) e o edema pulmonar suíno (EPS) são as duas síndromes mais amplamente reconhecidas
- Patologia clínica: aumentos inespecíficos nas atividades das enzimas hepáticas; aumento das concentrações séricas ou tissulares de esfinganina (Sa), esfingosina (So) e aumento da relação Sa:So
- Lesões:
  - ELEM: síndrome neurológica ou hepática fatal
  - EPS: edema pulmonar, insuficiência cardíaca esquerda, síndrome hepática
- Confirmação diagnóstica: presença de FB_1 ou FB_2 em milho
- Tratamento: nenhum
- Controle: retirar os animais da fonte, testar milho ou produtos de milho; alimentar produto contaminado para abate de gado.

Etiologia

As fumonisinas B_1 e B_2 são micotoxinas produzidas por *Fusarium verticillioides* (sinônimos: *F. moniliforme*, *Gibberella fujikuroi*) e *F. proliferatum* que crescem em grãos de milho mofado.[1-3] Mais de 25 fumonisinas foram isoladas e agrupadas (A, B, C e P); no entanto, o mais importante e bem estudado é a fumonisina B_1 (FB_1).[4-6] As fumonisinas B_2 (FB_2) e B_3 (FB_3) são encontradas em concentrações mais baixas do que a FB_1 e não parecem desempenhar papel importante no desenvolvimento de intoxicações.[4] *Aspergillus niger* e outras espécies de *Fusarium* também produzem fumonisinas[4,5]; ainda existem controvérsias sobre a capacidade da *Alternaria alternata* f. sp. *lycopersici* produzir fumonisinas.[5]

Epidemiologia

Leucoencefalomalácia equina (ELEM) e edema pulmonar suíno (EPS) são as duas síndromes mais amplamente reconhecidas associadas à ingestão de FB_1 e FB_2 no milho.[1,2,7] Das conhecidas fumonisinas tóxicas, a FB_1 é a causa mais comum de doença animal e é um conhecido carcinogênico em seres humanos (esôfago) e ratos (fígado).[4,5]

Ocorrência

Houve surtos de ELEM e EPS associados ao milho contaminado com fumonisina em todo o mundo.[4,8,9] Historicamente, houve relatos de envenenamento associado à aveia contaminada com FB_1 e FB_2 e à gramínea forrageira da Nova Zelândia[5]; mas a maioria dos problemas ocorre com milho e produtos de milho contaminados.[1,3]

Fatores de risco
Fatores de risco do animal

Cavalos e suínos são muito mais suscetíveis à intoxicação do que gado e aves.[1,7,10] A concentração recomendada de fumonisinas na alimentação animal varia dependendo da espécie. Tanto a FDA dos EUA quanto a European Union Comission publicaram diretrizes sobre o assunto.[1,7] Nos EUA, o total de fumonisinas (FB_1, FB_2 e FB_3) presentes no milho ou em subprodutos do milho em rações formuladas não deve exceder 5 ppm para equinos.[1,7] As fumonisinas não são excretadas no leite de vacas ou porcas que ingerem a toxina, de modo que os animais em amamentação não devem ficar em risco de desenvolverem intoxicação.[1]

Fatores de risco do ambiente

O fungo é comumente encontrado crescendo em grãos de milho mofado que foram afetados pela chuva no caule ou quando armazenados em local úmido. Todas as formas de milho, incluindo rações peletizadas, são suscetíveis à contaminação e o bolor visível pode não estar necessariamente presente no milho. A infecção por *F. verticillioides* pode ocorrer com mais frequência quando uma seca é seguida de clima frio e úmido durante o período de polinização.[9]

Patogênese

O mecanismo de ação ainda não está claramente definido, mas pode estar relacionado com a interrupção do metabolismo esfingolipídico.[1,8] A estrutura molecular de FB_1 e FB_2 é muito semelhante à da esfinganina e esfingosina, esfingolípidos encontrados em substâncias lipídicas, tais como membranas celulares. Ambos FB_1 e FB_2 inibem a síntese de ceramida (esfingosina e esfinganina N-aciltransferase), bloqueando eficazmente o metabolismo dos esfingolipídeos interferindo na diferenciação celular, o crescimento, a comunicação, e transformação.[1,9] Maiores concentrações séricas e tissulares de esfinganina (Sa) e esfingosina (So) podem ser usadas como marcador biológico de exposição a fumonisinas.[1] Uma elevação na relação Sa:So sérica, tissurar ou urinária pode ser promissora como biomarcador.[1,11]

Intoxicação equina

Leucoencefalomalácia equina (doença do milho mofado)

A síndrome clínica mais comum é a ELEM, uma doença de cavalos, mulas e burros associada à ingestão de milho contaminado com fumonisina.[4,9,12] Das fumonisinas conhecidas, FB_1 e FB_2 são as mais importantes e a primeira demonstrou ser a causa específica da ELEM. A intoxicação ocorre em milho mofado armazenado, mas também ocorre em equinos alimentados com rações comerciais, incluindo rações peletizadas; a incidência da doença é geralmente na forma de surtos, e alguns deles ocorrem em larga escala.[4,9,13] A maioria dos alimentos associados ao ELEM contém um mínimo de 15 a 22 ppm de FB_1, embora o risco seja maior com ingestões de alimentos contendo 10 ppm FB_1.[4,8,13]

Achados clínicos

Classicamente, a doença é descrita como síndrome neurotóxica ou hepatotóxica, embora seja provável que uma única síndrome com o espectro de sinais relacionados mais com a concentração real de fumonisinas presentes na ração, exposição prévia, susceptibilidade individual e quantidade total ingerida.[13] A disfunção cardiovascular pode desempenhar um papel importante no desenvolvimento do ELEM.[1,4]

Achados clínicos ocorrem 14 a 21 dias após a introdução da ração contaminada; às vezes os animais apresentam sinais aos 7 dias e em raras ocasiões não apresentam sinais por até 90 dias.[1] Os sinais neurológicos precoces relatados (síndrome neurotóxica) incluem déficits proprioceptivos e diminuição do tônus da língua, seguidos por ampla variedade de outros sinais.[13] Foram relatados anorexia, hipersensibilidade e agitação, sudorese, tremor muscular e fraqueza, hipermetria, cambaleamento, andar em círculos, incapacidade de deglutir, paralisia do lábio inferior, protrusão de língua flácida, aparente cegueira, pressão da cabeça e demência.[1,8,9,13] A maioria dos animais morre 4 a 24 h após o início dos sinais, embora alguns equinos sejam encontrados mortos sem a presença de sinais.[1,9] Os sinais hepáticos (síndrome hepatotóxica) são edema dos lábios, nariz, fossa supraorbital e membros inferiores. Icterícia, petéquias da mucosa e dispneia são sinais comuns. O período de tempo desde o início dos sinais clínicos até à morte é de 5 a 10 dias.[1]

Patologia clínica

As concentrações de Sa e So e a relação Sa:So podem estar elevadas. A análise química do soro em equinos com sinais hepáticos mostra aumentos nas atividades das enzimas hepáticas, incluindo gamaglutamil transferase (GGT) e aspartato aminotransferase (AST).[1,4] A bilirrubina total e os ácidos biliares também podem estar elevados. O líquido cefalorraquidiano em equinos com ELEM frequentemente mostra elevações na concentração de proteínas.[13]

Achados de necropsia

A lesão clássica associada ao ELEM é a necrose por liquefação da substância branca do encéfalo. Existem áreas macroscópicas de amolecimento, especialmente no cérebro, acompanhadas por hemorragias na substância branca do hemisfério cerebral e áreas de descoloração que variam do marrom ao amarelo. Histologicamente, há astrócitos ou oligodendrócitos edemaciados (anteriormente referidos como astróglia clasmatodendrítica) contendo glóbulos intracitoplasmáticos eosinofílicos e núcleos hipercromáticos excêntricos.[8,9] Grosso modo, o fígado é firme e pequeno, com um padrão lobular aumentado. Fibrose periportal hepática e vacuolização ou necrose de hepatócitos estão presentes na histopatologia.[1,9,12]

Intoxicação dos suínos

Os pulmões, o fígado e o coração são os órgãos-alvo primários acometidos pela ação de FB_1 e FB_2 em suínos.[1,4,10] Observa-se uma redução na eficiência cardíaca e vascular com intoxicação crônica por fumonisina. Podem estar presentes alterações na função imune e colonização intestinal por patógenos.[2,14] O ácido fusárico, uma micotoxina também produzida por *F. moniliforme*, está associada à depressão e ao vômito em porcos.

Edema pulmonar suíno

A ingestão de milho contaminado com fumonisina em níveis baixos como 16 ppm está associada ao desenvolvimento de edema pulmonar fatal.[1,4,13] A fumonisina B_1 bloqueia os canais de cálcio do tipo L, resultando em insuficiência cardíaca esquerda e edema pulmonar.[1,4] A frequência cardíaca, a contratilidade e o débito cardíaco são reduzidos e a pressão em cunha da artéria pulmonar está aumentada.[1]

Achados clínicos

Os sinais clínicos ocorrem 2 a 7 dias após a ingestão de rações contendo grandes concentrações de FB_1.[1,4] Há início agudo acompanhado de desconforto respiratório (caracterizado por frequência respiratória rápida), dispneia e respiração com a boca aberta. Foram relatadas redução do consumo de ração, fraqueza e cianose.[13] A morte por edema pulmonar e hidrotórax ocorre em questão de horas após o início dos sinais clínicos.[1,4]

Achados de necropsia

Grosso modo, os lobos apicais e cardíacos são firmes e consolidados, com evidências de edema.[15] Edema alveolar, edema intersticial ao redor das vias respiratórias e dos vasos e vasos linfáticos dilatados estão presentes histologicamente.[1,13]

Hepatose e efeitos hepáticos

A toxicidade hepática precede o desenvolvimento de EPS e ocorre quando quantidades ingeridas são menores que aquelas associadas a EPS ou, menos frequentemente, em exposições crônicas sem desenvolvimento de EPS.[1,10] Os sinais clínicos comuns incluem anorexia, perda de peso e icterícia. Casos mais crônicos da síndrome de hepatose são acompanhados por hiperqueratose e paraqueratose da mucosa esofágica distal.[10]

Patologia clínica

Elevações nas atividades enzimáticas hepáticas – GGT, fosfatase alcalina (ALP) e AST – e aumentos na bilirrubina total e ácidos biliares ocorrem em até 1 dia após a exposição às fumonisinas.[1,2,15] De modo experimental, a proteína e a albumina total sérica apresentaram valores menores, enquanto AST e alanina aminotransferase (ALT) demonstraram maior atividade em suínos alimentados cronicamente com dietas contendo mais de 10 ppm de FB_1.[2]

Achados de necropsia

O fígado é grande, amarelo e friável. A fibrose hepática e a hiperplasia nodular estão presentes em casos crônicos.[1]

Intoxicação em ruminante

Os ruminantes têm resistência relativa às fumonisinas, provavelmente devido à mínima absorção no rúmen.[1] Os bezerros alimentados com 148 ppm de fumonisinas por 31 dias desenvolveram apenas anorexia, mas a análise do soro mostrou evidência de dano hepático.[1,16] O gado leiteiro parece ser mais suscetível em comparação com rebanhos de gado de corte. Houve menor produção de leite e menor consumo de ração quando alimentados com 100 ppm de fumonisinas por 7 dias antes e 70 dias após o parto.[10] Cordeiros que receberam altas concentrações de fumonisinas desenvolveram toxicidade hepática e renal aguda e vieram a óbito.[1,16]

Diagnóstico

Depende das espécies, sinais clínicos e achados patológicos, mas deve incluir a detecção da toxina específica (FB_1 ou FB_2) na ração. A presença de *Fusarium* spp. na alimentação não confirma um diagnóstico. Cromatografia líquida de alta eficiência (HPLC) e ensaio imunoenzimático (ELISA) estão disponíveis em muitas áreas para testar milho e produtos alimentícios para FB_1 e FB_2.[7] Ainda em caráter exmperimental, em sido usada a espectrometria de massa de alta resolução com cromatografia líquida (LC-HRMS) para identificar fumonisinas hidrolisadas em milho[17] e foi desenvolvido e validado um método de cromatografia líquida em espectrometria de massa (LC-MS/MS) para identificar FB_1 e FB_2 no fígado de suínos.[18]

Tratamento

O início dos sinais é tão rápido que nenhum tratamento específico, além do suporte, tem sido eficaz. Todos os alimentos contaminados suspeitos devem ser removidos o mais rápido possível.

Controle

Produtos à base de milho e milho puro, incluindo *pellets*, devem ser testados quanto à presença de FB_1 e FB_2 e comparados com diretrizes publicadas para níveis máximos toleráveis para espécies individuais.[1] O milho contaminado deve ser descartado ou diluído e fornecido a vacas alimentadoras.

LEITURA COMPLEMENTAR

Colvin BM, Cooley AJ, Beaver RW. Fumonisin toxicosis in swine; clinical and pathological findings. J Vet Diagn Invest. 1992;5:232-241.

Edrington TS, Kamps-Holtzapple CA, Harvey RB, et al. Acute hepatic and renal toxicity in lambs dosed with fumonisin containing culture material. J Anim Sci. 1995;73:508-515.

Foreman JH, Constable PD, Waggoner AL, et al. Neurologic abnormalities and cerebrospinal fluid changes in horses administered fumonisin B1 intravenously. J Vet Int Med. 2004;18:223-230.

Radostits O, et al. Fumonisins. In: Veterinary Medicine: A Textbook of the Disease of Cattle, Horses, Sheep, Goats and Pigs. 10th ed. London: W.B. Saunders; 2007: 1905.

REFERÊNCIAS BIBLIOGRÁFICAS

1. Voss KA, et al. Anim Feed Sci Tech. 2007;137:299.
2. Gbore FA, et al. J Central Eur Agric. 2009;10:255.
3. Norhasima WM, et al. Am J Infect Dis. 2009;5:273.
4. Stockmann-Juvala H, et al. Hum Exp Toxicol. 2008; 27:799.
5. Frisvad JC, et al. J Agric Food Chem. 2007;55:9727.
6. Mansson M, et al. J Agric Food Chem. 2010;58:949.
7. Keller KM, et al. Vet Res Commun. 2007;31:1037.
8. Giannitti F, et al. Pesq Vet Bras. 2011;31:407.
9. Riet-Correa F, et al. J Vet Diagn Invest. 2013;25:692.
10. Freitas BV, et al. J Anim Prod Adv. 2012;2:174.
11. Kametler L, et al. Acta Agraria Kaposvariensis. 2006; 10:285.
12. dos Santos CEP, et al. Acta Scientiae Veterinariae. 2013;41:1119.
13. Morgavy DP, et al. Anim Feed Sci Tech. 2007;137: 201.
14. Burel C, et al. Toxins (Basel). 2013;5:841.
15. Fodor J, et al. Food Addit Contam. 2006;23:492.
16. Mostrom MS, et al. Vet Clin N Am Food A. 2011; 27:315.
17. De Girolamo A, et al. J Mass Spectrom. 2014;49:297.
18. Gazzotti T, et al. Food Chem. 2011;125:1379.

Intoxicação por glicosinolato

Sinopse

- Etiologia: glicosinolatos encontrados em *Brassica* spp. e plantas relacionadas usadas como alimento
- Epidemiologia: surtos em bovinos em pasto ou em gado alimentados com subprodutos de culturas, especialmente bagaço ou farelo feito de resíduos de extração de óleo de semente
- Patologia clínica: ensaio dos níveis sanguíneos de glicosinolato ou produtos metabólicos finais
- Lesões: bócio não específico, enterite, enfisema pulmonar e pneumonia intersticial
- Confirmação diagnóstica: ensaio positivo de sangue para glicosinolato
- Tratamento: apenas cuidados de suporte
- Controle: evitar oferecer as plantas responsáveis pela intoxicação na dieta

Etiologia

Os glicosinolatos, às vezes chamados de "glicosídios de óleo de mostarda" ou "tioglicosídeos", são substâncias orgânicas contendo um grupo oxima sulfonado, combinado com glicose na forma de glicosídeos. Mais de 120 compostos foram identificados e caracterizados.[1,2] Os subprodutos metabólicos incluem isotiocianatos, nitrilos, oxazolidinetionas e carbinóis. Essas plantas também contêm tioglicosidase (mirosinase), a enzima necessária para hidrolisar o glicosinolato em glicose e no radical tóxico.[1,2]

Um grupo especial, o glicosinolato de óleo de mostarda, pode ser encontrado na folhagem de algumas plantas e está concentrado em suas sementes e nas sementes de algumas outras plantas. As fontes vegetais de glicosinolatos são principalmente da família *Brassicaceae* (*Cruciferae*), conforme listado na Tabela 21.12.

Epidemiologia

Ocorrência

Os surtos de intoxicação por glicosinolato são comuns onde se pratica a pecuária intensiva, especialmente quando os resíduos vegetais das indústrias alimentícias são oferecidos ao gado em confinamento.

Fatores de risco

Fatores de risco do animal

Os suínos são os mais sensíveis à intoxicação por glicosinolato seguido pelos ruminantes.[2] Há apenas um relato em equino de intoxicação associada ao óleo de colza.

Fatores de risco dos humanos

As substâncias tóxicas podem ser excretadas no leite de vaca, mas o efeito goitrogênico observado quando o leite é utilizado na alimentação pode ser atribuído ao baixo teor de iodo do leite. A contaminação do leite ocorre em vacas alimentadas com plantas, mais comumente subprodutos de sementes de plantas, contendo glicosinolatos. O odor e o sabor estranhos são atribuíveis aos tiocianatos voláteis e não aos isotiocianatos. O tratamento da ração com soda cáustica evita a contaminação.

Fatores de risco das plantas

Plantas em várias famílias botânicas incomuns contêm glicosinolatos, mas a intoxicação em animais é em grande parte limitada aos membros da família *Brassicaceae* (*Cruciferae*), em que todos contêm essas substâncias. As plantas forrageiras comuns e as hortaliças comerciais listadas na Tabela 21.12 foram todas associadas à intoxicação. Culturas de sementes oleaginosas, como colza e mostarda, podem ser oferecidas como forragem após a colheita da semente e podem representar uma possível fonte de intoxicação. Grandes quantidades de sementes também se tornam disponíveis para a alimentação animal e, devido à grande quantidade oferecida, podem estar associadas à forma entérica da doença. Glicosinolatos estão presentes nas partes vegetativas dessas plantas, mas estão em concentração muito maior nas sementes. A concentração de glicosinolato varia muito entre espécies de plantas (p. ex., *Brassica napus* é muito mais goitrogênica do que *B. campestris*) e mesmo entre cultivares da mesma espécie, em diferentes épocas do ano e sob diferentes condições de crescimento. Incluir a colza na ensilagem não reduz sua atividade biológica. O estresse de plantas, incluindo a seca e superpopulação de plantas, e a alimentação com dietas de alto teor de sulfato são conhecidas por aumentar a concentração da toxina; pequenas folhas jovens podem conter 5 vezes mais glicosinolato do que folhas grandes e maduras. O alto teor de sulfato e glicosinolatos no repolho torna-o um alimento prejudicial. Os casos mais comuns e graves de intoxicação ocorrem em animais alimentados com farelo de colza. Dietas contendo até 3% de farelo de colza podem estar associadas ao bócio e ao ganho de peso reduzido em suínos. A refeição é frequentemente oferecida em quantidades até 20% da dieta. Um extenso programa de cultivo de plantas produziu variedades de colza que têm concentrações muito baixas de glicosinolato.

Patogênese

Os metabólitos de glicosinolato e as proporções relativas destes produzidos por degradação enzimática dependem da composição do glicosinolato presente, mas fatores como o pH também têm efeito. Existem três grupos de glicosinolatos, cada um produzindo um metabólito particular:

1. Glicosinolatos que produzem principalmente isotiocianatos – alguns deles (p. ex., alil-isotiocianato, 3-butenil isotiocianato) são os componentes irritantes dos óleos de mostarda, contidos nas sementes das plantas, e irritam a mucosa do trato alimentar, causando gastrenterite, diarreia e disenteria. Outros, presentes nas folhas das plantas, são hidrolisados ainda mais para formar o íon tiocianato.

2. Gluiosinolatos que produzem principalmente íon tiocianato – que, quando em pequenas quantidades por longos períodos, torna-se um composto goitrogênico. É provável que esteja associado ao bócio apenas quando o estado de iodo da dieta é baixo. Essa substância reduz a captura de iodo pela glândula tireoide e a condição pode ser aliviada pela administração de iodo.

3. Os tiones (p. ex., 5-viniloxazolidina-2 tiona ou goitrina), produzidos pela hidrólise de glicosinolatos presentes nas sementes de plantas crucíferas, são mais potentes do que o tiocianato. Eles interferem na síntese da tiroxina e o iodo é ineficaz no tratamento dessa intoxicação. Clinicamente, os efeitos do baixo nível de ingestão de isotiocianato e tionas incluem bócio e uma redução relacionada da taxa de crescimento em jovens e um possível efeito deprimente indireto na reprodução em adultos. A redução na taxa de crescimento pode ser atribuída ao hipotireoidismo observado, mas há também uma redução na palatabilidade, com dietas contendo altos níveis de glicosinolatos. Esse efeito é mais perceptível em porcos jovens, mas também pode ser evidente em vacas de alta produção.[2]

Existe uma correlação positiva entre plantas crucíferas (*Brassica* spp.) e polioencefalomalacia em ruminantes (p. ex., na cegueira por sequestro), mas a lesão cerebral é provavelmente associada ao alto teor de enxofre da planta.[3] Os glicosinolatos de óleo de mostarda estão associados a diarreia violenta, às vezes disenteria e dor abdominal em animais ingerindo grandes quantidades de sementes.[2] Nenhuma patogênese identificada ainda pode ser associada ao enfisema pulmonar agudo e à pneumonia intersticial ou à "perturbação digestiva" mal definida, vista em alguns surtos de intoxicação com essas plantas.

Achados clínicos

Bócio

Pode ocorrer aumento da tireoide em qualquer idade, incluindo recém-nascidos de mães alimentadas com as plantas durante a gestação. Mortes como resultado de hipotireoidismo, após um período de hipotermia, fraqueza, decúbito e coma, são mais prováveis no último grupo etário. Em animais mais velhos, a síndrome conjunta será a perda de peso ou a falta de ganho de peso.[2] Em surtos graves, a tireoide aumenta em 50% na maioria dos cordeiros, com mais de 10% apresentando aumento grosseiro. Os rebanhos afetados têm períodos de gestação mais longos do que o habitual e a mortalidade de cordeiros é aumentada em três vezes devido ao fraco vigor dos cordeiros.

Enterite

Dor abdominal, salivação, vômitos em alguns casos, diarreia, disenteria e um curso curto com desfecho fatal são comuns

Tabela 21.12 Plantas que causam envenenamento por glicosinolato.

Efeito goitrogênico
Pastagens e forrageiras:
• Canola: *Brassica napus*
• Couve, couve-rábano: *Brassica oleracea*
• Repolho, couve-flor, brócolis
• Couve de Bruxelas
• Repolho chinês: *Brassica chinesis*
• Nabo silvestre, couve: *Brassica campestris*
• Couve-nabo: *Brassica napobrassica*
• Nabo: *Brassica rapa*
• Rabanete: *Raphanus sativus*
Plantas por produtos:
• Óleo de colza
Ervas daninhas:
• Erva nabo: *Rapistrum rugosum*

Diarreia, não palatabilidade, efeitos da contaminação (causados por glicosinolatos de óleo de mostarda)
Plantas culinárias:
• Rabanete: *Armoracia rusticana*
• Agrião, mostarda: *Lepidium, Nasturtium, Tropaeolum* spp.
• Rabanete selvagem: *Raphanus raphanistrum*
• Mostarda branca: *Sinapis alba*
• Mostarda preta: *Sinapis nigra*
• Mostarda oriental: *Brassica juncea*
Ervas daninhas:
• *Thlaspi arvense*: *Thlaspi arvense*
• Mostarda dos campos: *Sinapis arvensis*
• Mostarda de Wormseed ou de melaço: *Erysimum cheiranthoides*

A taxonomia por *Brassica* spp. varia entre espécies.

depois que os animais têm acesso a grandes quantidades de sementes rejeitadas dessas plantas.

Enfisema pulmonar agudo e pneumonia intersticial

Foi observada a condição de enfisema pulmonar agudo e pneumonia intersticial apenas em bovinos. Os animais afetados apresentam dispneia grave, com respiração rápida e estertorosa, respiração bucal e enfisema subcutâneo. A temperatura pode ou não ser elevada. Os animais afetados podem sobreviver, mas com frequência permanecem cronicamente afetados e não conseguem se desenvolver.

Polioencefalomalácia (cegueira por sequestro)

A polioencefalomalacia, caracterizada por cegueira, pressão da cabeça, andar sem rumo, ataxia e decúbito, ocorre em bovinos e a cegueira por sequestro manifesta-se pelo súbito aparecimento de cegueira em bovinos e ovinos que pastam nessas culturas.[3] Os olhos estão normais no exame oftalmoscópico; as pupilas mostram alguma resposta à luz e podem ou não ser dilatadas. Geralmente ocorre a recuperação completa, mas pode levar várias semanas.

Outras doenças não relacionadas

- Distúrbios digestivos em novilhos geralmente são acompanhados de anorexia, passagem de pequenas quantidades de fezes, ausência de sons ruminais e presença de uma massa sólida e pastosa no rúmen. Apenas uma pequena quantidade de material preto pegajoso está presente no exame retal
- A fotossensibilização e o inchaço também são encontrados no gado pastando colza.

Patologia clínica

Estão disponíveis ensaios de níveis sanguíneos de glicosinolatos e seus produtos metabólicos. A dieta e o ambiente pastoril devem ser examinados quanto à presença de plantas e subprodutos vegetais conhecidos por conter glicosinolatos.

Achados de necropsia

Bócio, enterite, enfisema pulmonar e pneumonia intersticial são inespecíficos e tratados em outros pontos do texto. Na intoxicação por *Thlaspi arvense*, pode haver edema maciço das paredes do estômago. A confirmação diagnóstica é a detecção de glicosinolatos no sangue de animais com acesso a plantas relevantes ou alimentos feitos a partir deles.

Diagnóstico diferencial

Bócio
- Bócio herdado
- Consumo baixo e contínuo de glicosídios cianogenéticos em, por exemplo,

plantas de pastagens como *Cynodon aethiopicus, C. nlemfuensis* (capim-colchão) e *Trifolium repens* (trevo branco)
- Deficiência nutricional de iodo.

Diarreia com ou sem disenteria
- Envenenamento por arsênico
- Gastrenterite infecciosa
- Outras plantas venenosas em que a toxina não foi identificada
- Salmonelose.

Tratamento

É sintomático e de suporte.

Controle

É possível evitar ao máximo as perdas deixando de usar substância tóxica ou não permitindo o pastoreio da área afetada. Alguns dos bócios podem ser aliviados pela administração de iodo; evitar as dietas com alto teor de sulfato reduz o nível de produção de glicosinolato. Subprodutos vegetais contendo derivados de glicosinolato podem ser tratados com soluções alcalinas para destruir sua toxicidade.

LEITURA COMPLEMENTAR

Dixon PM, McGorum B. Oilseed rape and equine respiratory disease. Vet Rec. 1990;126:585.
Mason RW, Lucas P. Acute poisoning in cattle after eating old non-viable seed of chou moellier (Brassica oleracea convar. acephala). Aust Vet J. 1983;60:272-273.
Morton JM, Campbell PH. Disease signs reported in south-eastern Australian dairy cattle while grazing Brassica species. Aust Vet J. 1997;75:109-113.
Radostits O et al. Glucosinolate poisoning. In: Veterinary Medicine: A Textbook of the Disease of Cattle, Horses, Sheep, Goats and Pigs. 10th ed. London: W.B. Saunders; 2007:1866.
Taljaard T. Cabbage poisoning in ruminants. J South Afr Vet Med. 1993;64:96-100.

REFERÊNCIAS BIBLIOGRÁFICAS

1. Halkier BA. Ann Rev Plant Biol. 2006;57:303.
2. European Food Safety Authority. EFSA J. 2008;590:1.
3. McKenzie RA, et al. Aust Vet J. 2009;87:27.

Micotoxinas diversas

Ácido ciclopiazônico

O ácido ciclopiazônico (CPA), um ácido indoletetrâmico, é um metabólito secundário produzido por vários gêneros de *Aspergillus* e *Penicillium* que crescem em grãos armazenados, incluindo sementes de girassol.[1] Foi encontrado em alimentos para seres humanos e animais e em fontes de alimento, inclusive leite, ovos, e aves domésticas.[1,2]

A toxicidade associada ao CPA é considerada baixa, com base em uma LD_{50} em ratos de 30 a 70 mg/kg de peso corporal, sendo raros os relatos de intoxicações de animais.[1] A ingestão de alimentos contaminados com CPA em porcas está associada a rações levando a problemas de recusa e concepção. Isolado de *A. flavus*, o ácido ciclopiazônico está associado a fraqueza, anorexia, perda de peso corporal e diarreia em porcos. As lesões de necropsia incluem ulceração gástrica e hemorragias em todo o trato alimentar.

Patulina

A patulina, uma toxina importante na medicina humana, é produzida por *Aspergillus clavatus* e outros fungos, inclusive *Byssochlamys nivea, Penicillium urticae, P. claviforme* e *P. patulum*.[3,4] A toxicidade é mais comumente associada a maçãs podres ou suco de maçã; a intoxicação pode ocorrer em suínos alimentados com resíduos alimentares contendo frutas podres.[3]

Bovinos e ovinos envenenados por fungos produtores de patulina desenvolvem hemorragia cerebral, edema pulmonar ou danos hepáticos e renais com hemorragia abomasal. Quando administrada em leitões, está associada a vômitos, salivação, anorexia, polipneia, perda de peso, leucocitose e anemia. A patulina pode ser a toxina associada a problemas neurológicos em bovinos que ingerem subprodutos de malte e grãos germinados.[4,6] Os bovinos afetados desenvolvem sinais neuromusculares, incluindo salivação, ataxia, fraqueza dos membros posteriores, tremores musculares, decúbito e morte.[4,6]

Esterigmatocistina

A esterigmatocistina (STC) é uma hepatotoxina e um potencial composto carcinogênico em seres humanos.[7] Não foi relatada carcinogênese em animais de criação. Foi isolado de *Aspergillus* spp., *Bipolaris* spp., *Penicillium luteum* e outras espécies de fungos.[7,8] É um precursor da síntese de aflatoxinas.[7] Alimentos contaminados incluem grãos, soja, nozes, ração animal e silagem.[8]

LEITURA COMPLEMENTAR

Lomax LG, Cole RJ, Dorner JW. The toxicity of cyclopiazonic acid in weaned pigs. Vet Path. 1984;21:418-424.
Sabater-Vilar M, Maas RF, De Bosschere H, et al. Patulin produced by an Aspergillus clavatus isolated from feed containing malting residues associated with a lethal neurotoxicosis in cattle. Mycopathologia. 2004;158:419-426.

REFERÊNCIAS BIBLIOGRÁFICAS

1. Chang PK, et al. Toxins (Basel). 2009;1:74.
2. Oliveira CA, et al. Food Addit Contam. 2006;23:196.
3. Rosinska DM, et al. J Liq Chromatogr R T. 2009;32:500.
4. Riet-Correa F, et al. J Vet Diagn Invest. 2013;25:692.
5. Stec J, et al. Bull Vet Inst Pulawy. 2009;53:129.
6. Mostrom M, et al. Vet Clin N Am Food A. 2011;27:315.
7. Anninou N, et al. Int J Environ Res Public Health. 2014;11:1855.
8. Veršilovskis A, et al. Mol Nutr Food Res. 2010;54:136.

Intoxicação por cogumelo

Relatos de intoxicações associadas a cogumelos em grandes animais são raros. Os animais em pastoreio podem ter acesso a cogumelos venenosos e desenvolver sinais clínicos, mas raramente é identificado um cogumelo específico e os testes de diagnóstico são muitas vezes limitados.

Amatoxinas

Cogumelos dos gêneros *Amanita, Galerina* e *Lepiota* contêm amanitinas, (ciclopeptídios) tóxicas para o trato gastrintestinal, rins e fígado.[1] *Amanita phalloides* (touca morta) e *Amanita ocreata* (anjo destruidor do oeste norte-americano), ambos encontrados nos estados costeiros a oeste e sudoeste dos EUA e partes do México, têm sido associadas a intoxicações em bezerros[1], bovino[2], cães[3], e seres humanos[4,5] e talvez cavalos.[1,4] Como um grupo, as amatoxinas incluem várias toxinas, como: amantinas, amaninas, amanulinas e proamanulinas, mas as amanitinas são as toxinas mais comumente relatadas. *A. phalloides* e *A. ocreata* contêm altas concentrações de alfa-amanitina e beta-amanitina.[1] Ingestões de pequenas quantidades resultaram em intoxicação em seres humanos e cães; a quantidade tóxica em animais de grande porte é desconhecida.

Em animais monogástricos, as amanitinas são absorvidas no trato gastrintestinal e transportadas para o fígado, onde são absorvidas pelo OATP1B3, um transportador hepático de ácido orgânico.[5] Não ocorre ligação à proteína. O metabolismo não foi registrado e 80 a 90% da dose ingerida é eliminada na urina e 7% na bile.[1] A biodisponibilidade, a meia-vida sérica e o tempo de detecção do plasma variam com a espécie.[1,2] Não estão disponíveis informações similares para ruminantes.

Achados clínicos ocorrem a partir da inibição da RNA nuclear polimerase II, que provoca redução no RNA mensageiro e consequentemente na síntese de proteínas.[1,2] Hepatócitos, células das criptas e aquelas dos túbulos contorcidos proximais do rim são as mais comumente afetadas. Também estão presentes outros efeitos celulares.[1,2] Os sinais mais precoces identificados em animais são gastrintestinais e incluem dor intensa, vômitos e diarreia sanguinolenta.[2] São seguidos por um período latente de horas a alguns dias e um estágio final, com insuficiência hepática necrosante aguda e insuficiência renal.[1,2] Podem ocorrer distúrbios de coagulação, hipoglicemia, elevação das enzimas hepáticas e encefalopatia.

Diversas modalidades diferentes, incluindo transplante de fígado em seres humanos, são usadas para tratar toxicoses em seres humanos e cães, mas animais de grande porte geralmente são encontrados mortos ou morrem antes que o tratamento possa ser oferecido.

O exame *post mortem* mostra um fígado friável com necrose difusa centrolobular a panlobular.[1] Outros órgãos, como rim e trato gastrintestinal, também são afetados. Está disponível cromatografia líquida com espectrometria de massa em alguns laboratórios para analisar os conteúdos séricos, urinários, hepáticos, renais e gástricos, incluindo o rúmen, para as amanitinas.[6]

Ramaria flavo-brunnescens

O cogumelo *Ramaria flavo-brunnescens* é encontrado apenas nas florestas de eucalipto da América do Norte, Austrália, China, Brasil e Uruguai.[7-9] A toxina é desconhecida, mas a toxicidade pode estar relacionada com a interferência com aminoácidos contendo enxofre em estruturas queratinizadas (cisteína).[9]

Foram registrados sinais clínicos de "envenenamento por eucalipto" em ovinos e bovinos. Bezerros Jerseys experimentalmente intoxicados com 20 mg/kg de peso corporal de fungos *R. flavo-brunnescens* desenvolveram anorexia, hiperemia da mucosa oral e perda de pelos na ponta da cauda.[8] Outros sinais registrados incluem salivação; úlceras linguais e esofágicas; perda de pelos, especialmente da escova da cauda; decúbito; e dor e perda de cascos.

Scleroderma citrinum

Scleroderma citrinum (bola terrena comum) oferecida a um miniporco chinês foi associada a vômitos, depressão, decúbito e morte.[4] O reflexo pupilar da luz foi perdido, mas o reflexo de preservação ocular permaneceu. Havia dor com a palpação abdominal, hipertermia, taquicardia e fezes mucoides passadas com algum esforço; a morte ocorreu em cerca de 5 h. A toxina ainda não foi identificada.

Cortinarius speciocissimus

Foi associado a mortes de ovinos na Noruega com necrose tubular renal e uremia terminal.

Inocybe e Clitocybe spp.

A muscarina, um alcaloide micotóxico encontrado nos macrofungos, está associada à salivação excessiva, bradicardia, diarreia e vômitos. A atropina é um antídoto eficaz.

LEITURA COMPLEMENTAR

Galey FD, et al. A case of Scleroderma citrinum poisoning in a miniature Chinese pot-bellied pig. Vet Hum Toxicol. 1990;32:329-330.
Kommers GD, Santos MN. Experimental poisoning of cattle by the mushroom Ramaria flavo-brunnescens (Clavariaceae): a study of the morphology and pathogenesis of lesions in hooves, tail, horns and tongue. Vet Hum Toxicol. 1995;37:297-302.
Radostits O, et al. Miscellaneous fungi. In: Veterinary Medicine: A Textbook of the Disease of Cattle, Horses, Sheep, Goats and Pigs. 10th ed. London: W.B. Saunders; 2007:1912.

REFERÊNCIAS BIBLIOGRÁFICAS

1. Yee MM, et al. J Vet Diagn Invest. 2012;24:241.
2. Varga A, et al. Vet Med Res Rep. 2012;3:111.
3. Puschner B, et al. J Vet Diagn Invest. 2007;19:312.
4. Beug MW, et al. McIlvainea. 2006;16:47.
5. Letschert K, et al. Toxicol Sci. 2006;91:140.
6. Filigenzi MS, et al. J Agric Food Chem. 2007;55:2784.
7. Riss DR, et al. Pesqui Vet Bras. 2007;27:261.
8. Schons SV, et al. Pesqui Vet Bras. 2007;27:269.
9. Trost ME, et al. Pesqui Vet Bras. 2009;29:533.

Intoxicação por *Phalaris* spp. (grama canário)

Sinopse

- Etiologia: associada à ingestão de gramíneas *Phalaris* spp. contendo dimetiltriptamina (causando uma síndrome de incoordenação) ou substâncias desconhecidas (causando morte súbita, síndrome cardíaca súbita e uma síndrome similar à polioencefalomalacia com morte súbita)
- Epidemiologia: surtos em pastagens exuberantes e de rápido crescimento; ovelhas mais comumente afetadas
- Patologia clínica: isolamento de triptaminas em plantas e animais afetados
- Lesões: descoloração verde-cinza da medula renal, bulbo, tronco cerebral
- Confirmação diagnóstica: por detecção de triptaminas em fluidos corporais ou cadáveres
- Tratamento: nenhum
- Controle: limitação de acesso a plantas causadoras.

Etiologia

As dimetiltriptaminas associadas à síndrome de incoordenação incluem:

- *Phalaris aquatica* (sinônimo *P. tuberosa*)
- *P. angusta*, capim canário *timothy*
- *P. arundinacea*, capim canário junco
- *P. caroliniana*, *Maygrass*, capim canário do sul
- *P. Brachystachys*
- *P. canariensis*, capim canário anual, capim maracujá comercial
- *P. minor*, capim canário selvagem
- *P. paradoxa*, capim canário amarelo.

A causa da morte aguda por parada cardíaca, originalmente atribuída às triptaminas metiladas, é desconhecida, mas pode estar relacionada com feniletilaminas, outros alcaloides (indólicos/oxindólicos) ou outros fatores.[1] A causa da morte associada à polioencefalomalacia, uma vez pensada como algo relacionado com os análogos da tiamina produzidos pela flora ruminal, também é desconhecida.[1]

Epidemiologia

Ocorrência

A doença foi registrada em muitas partes da Austrália, Nova Zelândia, África do Sul, Espanha, Califórnia e América do Sul, onde as gramíneas de *Phalaris* são de uso comum como plantas de pastagem.[1,3] Ocorrem perdas graves em fazendas com resultados de mortes súbita, mas uma administração cuidadosa alivia a carga da síndrome de incoordenação.

Os alcaloides da triptamina individuais associados à doença variam significativamente em sua toxicidade, e assim as plantas em um pasto podem variar muito no perigo que apresentam. A concentração de triptaminas na grama é aumentada pela alta temperatura ambiental e seu crescimento na sombra e a toxicidade é maior quando as plantas são jovens e crescem rapidamente, em especial após uma pausa em uma estação seca. A provisão de cobalto parece estimular a proliferação de microrganismos no rúmen que são capazes de destruir o agente causador, mas as ovelhas afetadas pelos degeneradores de *Phalaris* geralmente não mostram nenhum sinal de deficiência de cobalto. Em algumas circunstâncias, plantas com baixo teor de triptamina estarão associadas à síndrome.

Fatores de risco

Fatores de risco do animal

Ovinos, seguidos por bovinos, são os mais comumente afetados, embora alpacas tenham desenvolvido a síndrome de incoordenação e cavalos, a morte súbita com síndrome cardíaca.[1,4,5]

Até 30% de um rebanho pode ser afetado quando a *P. aquatica* prevalece no pasto ou o animal lhe dá preferência. Em pastagens levemente estocadas, é mais provável de ocorrer a síndrome da morte súbita, com sinais aparecendo dentro de 4 h, mas geralmente entre 12 e 72 h depois de entrar no pasto. As mortes são mais comuns em ovelhas famintas no início da manhã ou em dias nublados ou nebulosos. Essa síndrome também é registrada em bovinos na pastagem de *Phalaris* em clima quente e úmido abundantemente irrigada.

A síndrome de incoordenação ocorre em circunstâncias semelhantes, mas em ovelhas que apresentam exposição prolongada ou repetida. Nesse caso, os sinais clínicos aparecem 2 a 3 semanas após as ovelhas serem colocadas no pasto, mostrando um novo crescimento, geralmente no outono ou no início do inverno. Ambas as formas podem ocorrer em um único rebanho de ovelhas e também em confinamentos. Ovinos de todas as idades são afetados e podem ocorrer casos leves entre bovinos.

A variabilidade nos números de afetados e a gravidade da incapacidade em rebanhos de ovelhas no dia a dia parecem ser atribuíveis à variação na quantidade de toxina absorvida, possivelmente afetada pelo grau de desintoxicação das triptaminas no rúmen. Acredita-se que a redução na gravidade de um surto associado à suplementação dietética com cobalto seja afetada dessa maneira.

Patogênese

Os alcaloides da triptamina, estruturalmente semelhantes à serotonina, estão presentes na grama sob certas condições e estão associados à síndrome de incoordenação por uma ação agonista direta nos receptores serotoninérgicos no cérebro e nos núcleos da medula espinal específicos.[1,4] Os sinais clínicos mimetizam os da síndrome da serotonina e incluem movimentos repetitivos da cabeça, tremores, rigidez e hiperreatividade. O distúrbio nervoso parece ser funcional em contraste com o associado a betacarbolinas, que é acompanhado por degeneração axonal e é uma síndrome irreversível.

Uma característica da doença é uma descoloração cinza-esverdeada do tronco encefálico, diencéfalo, gânglios da raiz dorsal e rins.[4] A pigmentação é resultado do acúmulo de pigmentos semelhantes nos locais onde os alcaloides causadores atuam, mas os pigmentos não têm qualquer efeito sobre os sinais.

Achados clínicos

A síndrome de morte súbita cardíaca, a mais rara das três, manifesta-se por colapso súbito, especialmente quando os animais passam por períodos de excitação, caracterizada por um curto período de dificuldade respiratória com cianose e depois morte ou rápida recuperação.[1] Durante a fase de colapso, há taquicardia arrítmica seguida de fibrilação ventricular e parada cardíaca. A consciência é mantida.

Os casos de síndrome da polioencefalomalacia com morte súbita raramente são observados, mas ocorrem comumente após curtos períodos de privação alimentar. Isto ocorre com mais frequência em ovelhas, embora o gado tenha sido afetado também.

Nos estágios iniciais da síndrome de incoordenação em ovelhas, os sinais aparecem apenas quando os animais são perturbados. Hiperexcitabilidade e tremor muscular generalizado, com a cabeça acenando e balançando, ocorrem primeiro. Ao mover-se, os movimentos dos membros são rígidos e os jarretes não são dobrados, causando o arrasto dos membros traseiros. Em seguida, ocorrem incoordenação e oscilação dos posteriores. Alguns animais andam de joelhos, outros quicam ou saltam, e outros se agarram aos boletos; alguns mostram o espalhamento dos dígitos. Nos casos mais graves, o colapso em decúbito lateral é acompanhado por movimentos de remada das pernas e movimentos involuntários irregulares dos globos oculares. Há respiração rápida e taquicardia irregular. As ovelhas podem morrer nesse estágio, mas, se não forem perturbadas, elas podem se recuperar e sair aparentemente sem serem afetadas. Se as ovelhas são deixadas no pasto, a condição piora em casos individuais, com o animal se recostando e manifestando repetidos episódios convulsivos até que a morte chegue.

Há grande variação de dia para dia no número de ovelhas que mostram sinais e na gravidade dos sinais observados. Mesmo depois que as ovelhas são retiradas do pasto, o estado clínico pode se deteriorar e, embora algumas pareçam se recuperar, os sinais clínicos geralmente podem ser provocados, forçando-os a se exercitar. As mortes ainda são relatadas mesmo depois de 1 semana após a remoção de ovelhas de pastagens tóxicas e os sinais clínicos da forma nervosa da doença podem persistir por até 2 meses. A situação extraordinária é registrada onde continuam aparecendo novos casos por até 12 semanas depois que as ovelhas são transportadas para pastagens que não contêm *Phalaris* spp.

Em bovinos, os sinais podem estar restritos à rigidez dos jarretes e ao arrastamento dos dígitos posteriores, mas também ocorrem casos graves semelhantes à síndrome comum em ovelhas.[3,4] Sinais adicionais e mais comuns em bovinos, observados em alguns, mas não em todos, incluem incoordenação extraordinária da língua e dos lábios na preensão do alimento; assim, o animal faminto, tentando desesperadamente comer, pode apenas pegar alguns talos de grama por vez.[4] Os movimentos da mandíbula são bastante fortes, mas a língua não tem controle efetivo e faltam os movimentos sinuosos de rolamento normalmente presentes. Também pode haver uma incapacidade de colocar o focinho no chão e assim a preensão só pode ocorrer a partir de uma manjedoura ou cabana erguida. O gado afetado é frequentemente hiperexcitável e difícil de lidar.

Patologia clínica

Testes laboratoriais em material *ante mortem* podem detectar a presença de triptaminas causadoras no material vegetal, mas é pouco provável que estejam geralmente disponíveis.

Achados de necropsia

Além da característica pigmentação verde-cinza dos tecidos da medula renal, tronco encefálico, mesencéfalo e gânglios da raiz dorsal, estão ausentes lesões macroscópicas. Foi observada degeneração dos tratos medulares e da porção ventral do cerebelo em casos terminais da síndrome de incoordenação, mas não é um achado consistente. Na morte súbita ou na síndrome cardíaca, em geral as ovelhas são encontradas mortas de lado, com as cabeças fortemente dorsoflexionadas e as pernas rigidamente estendidas. Algumas ovelhas têm corrimento nasal manchado de sangue e muita espuma na boca. Congestão visceral abdominal e hemorragias epicárdicas e duodenais estão presentes e indicam insuficiência cardíaca aguda. A polioencefalomalacia é característica da síndrome de morte súbita-polioencefalomalacia.

A associação entre a doença nervosa e as plantas deve sugerir o diagnóstico. O aparecimento desses sinais apenas no exercício é significativo, sugerindo lesão funcional e não física. A confirmação diagnóstica se baseia na identificação das triptaminas causadoras nos materiais de alimentação e nos tecidos e fluidos no exame *ante* ou *post mortem*.

Tratamento

Rebanhos de ovelhas afetadas devem ser removidos imediatamente do pasto. Não há tratamento terapêutico específico.

Controle

Não há medidas preventivas disponíveis contra a síndrome da morte súbita, mas a forma nervosa pode ser prevenida pela administração oral de cobalto.[1,4] As pastagens afetadas podem ser consumidas se as ovelhas receberem cobalto (pelo menos 28 mg/semana) em intervalos de não mais de 1 semana, ou se o pastoreio alternativo for fornecido em rotação. A dosagem em intervalos muito longos ou com quantidades inadequadas pode ser responsável por algumas falhas na prevenção. A administração parenteral de cobalto ou vitamina B_{12} não é eficaz. O cobalto adicional pode ser fornecido encharcando as ovelhas individualmente ou espalhando-o no pasto misturado com fertilizante, conforme descrito na deficiência de cobalto. Infelizmente, a seleção genética de cultivares de *P. aquatica* com baixo teor de triptaminas metiladas favorece um aumento significativo de betacarbolinas tóxicas.

LEITURA COMPLEMENTAR

Bourke CA, Carrigan MJ, Dixon RJ. The pathogenesis of the nervous syndrome of Phalaris aquatica toxicity in sheep. Aust Vet J. 1990;67:356-358.
Colegate SM, Anderton N, Edgar J, et al. Suspected blue canary grass (Phalaris coerulescens) poisoning of horses. Aust Vet J. 1999;77:538-547.
Nicholson SS, Olcott BM, Usenik EA, et al. Delayed phalaris grass toxicosis in sheep and cattle. J Am Vet Med Assoc. 1989;195:345-346.

REFERÊNCIAS BIBLIOGRÁFICAS

1. Burrows GE, Tyrl RJ. Phalaris L. Toxic Plants of North America. 2nd ed. Wiley-Blackwell; 2013:935.
2. Finnie JW. Aust Vet J. 2011;89:247.
3. Cantón G, et al. Pesq Vet Bras. 2010;30:63.
4. Binder EM, et al. J Vet Diagn Invest. 2010;22:802.
5. Sampaio N, et al. Anim Prod Sci. 2008;48:1099.

Intoxicação por fenóis de plantas (gossipol e taninos)

Podem ser citados dois grupos importantes de polifenóis vegetais (derivados hidroxilados do benzeno), *gossipol* e *taninos*.

Gossipol

Etiologia

É encontrado principalmente nas glândulas oleaginosas (glândulas de gossipol) da semente, mas também em outras partes da planta. Está presente em quantidades variáveis no bolo de algodão feito a partir das sementes de *Gossypium* spp. e híbridos (algodão comercial). A intoxicação ocorre principalmente por ingestão de farinha ou de outros produtos feitos com as sementes. A farinha de sementes geralmente contém 300 a 400 ppm, mas pode conter até 18.000 ppm de gossipol livre em uma ração proteica de 17%.

Epidemiologia

Suínos e animais pré-ruminantes são mais suscetíveis ao envenenamento do que ruminantes adultos. Níveis de 200 a 300 ppm são tóxicos para suínos e dietas de bezerros pré-ruminantes contendo 100 a 200 mg/kg de peso corporal resultaram em mortalidade por gossipol. Cavalos parecem ser resistentes à toxicidade do gossipol, sem registro de casos naturais.[1]

A maioria dos surtos registrados de intoxicação por gossipol se refere a porcos. O bolo de sementes de algodão não deve ser oferecido aos porcos, especialmente porcos jovens. Os adultos podem tolerar até 60 ppm de gossipol na alimentação, embora outras fontes sugiram que 100 ppm possam ser seguros.[1]

Animais com um rúmen funcional são capazes de tolerar níveis mais altos de gossipol livre do que animais pré-ruminantes. As cabras são mais suscetíveis que outros animais, com ingestão diária de 350 a 400 mg de gossipol, sendo fatal após 3 meses. Os bezerros morrem de insuficiência cardíaca se alimentados com 800 a 1000 g de farelo de algodão/dia. A doença e a mortalidade também foram produzidas pela administração de gossipol em vacas-leiteiras adultas. Ocorrem efeitos adversos na espermatogênese, com o aumento das anormalidades morfológicas dos espermatozoides em touros com baixo consumo e sem sinais clínicos. Ovelhas são suscetíveis se a toxina for injetada, mas parecem não ser afetadas quando alimentadas. Em carneiros, a administração de gossipol livre em concentrações superiores a 9 mg/kg de peso corporal resultou em toxicidade reprodutiva.[2]

Patogênese

O óleo de semente de algodão é extraído a altas temperaturas e, durante esse processo, o gossipol é liberado das glândulas sebáceas. Alguns se ligam a proteínas e são considerados não tóxicos; o restante é referido como "gossipol livre" e é a forma tóxica. Em suínos, o gossipol livre é absorvido pelo trato gastrintestinal, conjugado no fígado e excretado nas fezes.[1] Pouco é excretado na urina ou no leite. O mecanismo de ação é o de uma espécie reativa, formando radicais livres e danificando vários tecidos, especialmente o coração.[1,2] Outros mecanismos também estão em ação. Necrose miocárdica com insuficiência cardíaca congestiva e alterações hepáticas são muitas vezes associadas à ingestão de quantidades tóxicas de gossipol.[1]

Achados clínicos

São abruptos, mas geralmente não aparecem até que os animais tenham sido alimentados com rações contendo farelo de algodão por 1 a 2 meses. Porcos intoxicados pelo gossipol são esguios, intolerantes ao exercício, apresentam tosse e são gravemente dispneicos, com um tipo de respiração "cortada". A morte por insuficiência cardíaca ocorre em poucos dias, muitas vezes precedida por cianose e convulsões. A alimentação com farelo de algodão para porcas gestantes a uma taxa de 20 a 40% da ração está associada ao encurtamento do comprimento da gestação e, em alguns casos, 40% dos leitões nascem prematuros e morrem. Os bezerros envenenados apresentam anorexia, dispneia, tosse, edema do peito, ascite, distensão da veia jugular e fraqueza; ocorre hematúria ocasionalmente e a morte chega na sequência de uma doença de vários dias. Taxas subletais de ingestão estão associadas ao atraso no crescimento e à redução da fertilidade em touros. A alimentação com farelo de algodão para novilhos e carneiros não é recomendada devido ao risco de dano permanente aos tecidos espermatogênicos, mas o risco é considerado insignificante.

Patologia clínica

Não existem testes específicos de patologia clínica para o gossipol. Em estágios posteriores, as atividades das enzimas hepáticas podem estar elevadas; radiografias torácicas podem demonstrar a presença de líquido, que pode ser examinado quanto ao conteúdo de proteína após a coleta por toracocentese.

Achados de necropsia

Há edema generalizado, incluindo fluido proteico elevado em todas as cavidades, e hepatomegalia como resultado de insuficiência cardíaca congestiva; histologicamente há degeneração do miocárdio e da musculatura esquelética. A necrose centrilobular no fígado é também uma lesão característica e o fígado conterá até 42 µg/g de gossipol.

Controle

O bolo de semente de algodão pode ser oferecido com segurança a bovinos adultos se a ingestão diária da refeição for inferior a 2,5 a 3 kg/cabeça/dia e pode ser fornecida a suínos se constituir menos de 9% da ração.[1] A adição de 1% de hidróxido de cálcio ou 0,1% de sulfato ferroso são métodos eficientes de desintoxicação. Em ensaios experimentais, a adição de ferro em proporções iguais ao gossipol até 600 mg/kg da ração protegerá os porcos. Quantidades significativas de cátions (particularmente cálcio e ferro) em suprimentos de água ou rações parecem ser protetores. Fornecer carbonato de cálcio a uma taxa de 12 g/kg de semente de algodão integral (WCS) para cada 0,5% de gossipol livre na WCS evita efeitos reprodutivos em bovinos. A suplementação de selênio (selenito de sódio) em carneiros a 1 mg/carneiro/dia tem sido usada experimentalmente para contrabalançar os efeitos adversos sobre as características do sêmen.[2]

Taninos

Incluem taninos condensados (proantocianidinas), insolúveis e não tóxicos, exceto por estarem associados a lesões da mucosa oral, e taninos hidrolisáveis, solúveis e potencialmente tóxicos.[3] O pirogalol, um produto da degradação dos taninos hidrolisáveis, é uma toxina gastrintestinal e renal. Carvalhos (*Quercus* spp.) e a árvore de madeira amarela (*Terminalia oblongata* ssp. *oblongata*) são importantes nesse grupo. Diversas outras plantas tóxicas estão incluídas nesse grupo, como:

- *Acacia melanoxylon*: acácia negra
- *Acacia salacina*: acácia *sally* negra
- *Clidemia hirtia*
- *Elephantorrhiza elephantine*: raiz de elefante; feijão de elan
- *Stryphnodendron* spp.
- *Thiloa glaucocarpa*: sipaúba, vaqueta
- *Ventilago viminalis*: conector flexível.

Carvalho (Quercus spp.)

As folhas e as pinhas de muitas variedades de carvalhos podem ser exploradas por animais e não estão associadas a nenhuma doença quando formam apenas uma pequena parte da dieta.[3] Quando ingeridas em grandes quantidades, todas as espécies de *Quercus* spp. estão associadas à toxicidade, incluindo estas:

- *Q. agrifolia*: carvalho vivo da costa
- *Q. garryanna*: carvalho branco do Oregon
- *Q. havardii*: areia cana carvalho
- *Q. marilandica*: carvalho *blackjack*
- *Q. robur* (sinônimo *Q. pedunculata*): carvalho europeu
- *Q. rubra*: carvalho vermelho do norte
- *Q. velutina*: carvalho preto.

Os princípios tóxicos são taninos hidrolisáveis e fenóis simples nas folhas, especialmente os *botões jovens* e *pinhas verdes*. Todas as espécies de animais são afetadas, com perdas em ovinos e bovinos sendo relatadas mais comumente e casos esporádicos ocorrendo em cavalos.[4-8] Acredita-se que caprinos sejam capazes de sobreviver a taninos muito maiores do que os bovinos devido à maior concentração de enzimas tanase em sua mucosa ruminal.[4] A administração experimental de ácidos tânicos às cabras produziu anemia, mas não há registro da ocorrência natural da doença.

A toxicose do carvalho envolve o trato gastrintestinal e os rins.[4,7] Bovinos e ovinos tendem a apresentar doença gastrintestinal e renal, enquanto os equinos têm maior probabilidade de desenvolver gastrenterite e menos problemas renais. Se pouco mais for ingerido, a folhagem de carvalho e as pinhas ingeridas por 3 a 4 dias podem estar associadas à nefrose, que se manifesta por poliúria, edema ventral, dor abdominal e constipação intestinal, seguida pela passagem de fezes contendo muco e sangue. Os níveis de nitrogênio ureico no sangue (BUN) e a creatinina estão elevados; os eletrólitos séricos estão alterados (aumento de potássio, diminuição de sódio); a densidade específica da urina é baixa, podendo ocorrer proteinúria, glicosúria e hematúria.[4-6] As enzimas hepáticas, indicativas de lesão hepática, podem estar elevadas, dependendo das espécies de animais ou de carvalho. Na necropsia em ruminantes, há edema da parede gastrintestinal e mesentério, nefrose característica e dano hepático. Podem estar presentes ulcerações da mucosa consistentes com uremia. Sobreviventes de uma crise inicial de nefrose têm ganhos compensatórios de peso e têm bom desempenho em situações de confinamento.

Extensas áreas de variedade de carvalhos nos EUA podem ser utilizadas para o pastoreio de gado, mas isso requer um manejo cuidadoso para evitar perdas. O teor de fenol varia entre as espécies e assim *Q. Alba* pode ser muito menos tóxica do que de *Q. rubra* ou *Q. velutina*. O hidróxido de cálcio (15% da ração) é um preventivo eficaz sob condições experimentais.

Árvore de madeira amarela (*Terminalia oblongata spp.*)

A folhagem da árvore da madeira amarela contém uma tanina punicalagina com efeito hepatotóxico e uma nefrotoxina não identificada e está associada a perdas em bovinos. A intoxicação aguda do gado é manifestada por um início súbito de hepatopatia, icterícia e fotossensibilização, com nefrose e sinais de dor abdominal e desidratação. A necropsia revela um fígado congestionado e inchado, rins verde-acinzentados inchados e pigmentação cinza-esverdeada da mucosa gastrintestinal, com múltiplas pequenas erosões hemorrágicas da mucosa abomasal. A intoxicação crônica do gado é caracterizada por nefrose grave, com acúmulo de pigmento e fibrose no córtex renal, poliúria e perda da condição física. A intoxicação de ovelhas com madeira amarela leva a um distúrbio nervoso, manifestado por convulsões se as ovelhas estiverem excitadas com o manuseio, da qual se recuperam espontaneamente.

LEITURA COMPLEMENTAR

Danke RJ, Panciera RJ, Tillman AD. Gossypol toxicity studies with sheep. J Anim Sci. 1965;24:1199-1201.
Duncan CS. Oak leaf poisoning in two horses. Cornell Vet. 1961;51:159-162.
Garg SK, Makkar HP, Nagal KB, et al. Oak (Quercus incana) leaf poisoning in cattle. Vet Hum Toxicol. 1992;34:161-164.
Kornegay ET, Clawson AJ, Smith FH, et al. Influence of protein source on toxicity of gossypol in swine rations. J Anim Sci. 1961;20:597-602.
Legg J, Moule GR, Chester RD. The toxicity of yellowwood (Terminalia oblongata) to cattle. Queensland J Ag Sci. 1945;2:199-208.
Zelski RZ, Rothwell TJ, Moore RE, et al. Gossypol toxicity in preruminant calves. Aust Vet J. 1995;72:394-398.

REFERÊNCIAS BIBLIOGRÁFICAS

1. Nicholson SS. Cottonseed toxicity. In: Gupta RC, ed. Veterinary Toxicology. Elsevier; 2012:1161.
2. El-Mokadem MY, et al. J Anim Sci. 2012;90:3274.
3. Mueller-Harvey I. J Sci Food Agric. 2006;86:2010.
4. Eroksuz Y, et al. Revue Méd. Vét. 2013;164:302.
5. Sadeghi-Nasab A, et al. J Vet Res. 2013;68:305.
6. Lorin B, et al. Revue Méd Vét. 2009;160:507.
7. Pérez V, et al. Res Vet Sci. 2011;91:269.
8. Hume T. Vet Rec. 2006;159:860.

Intoxicações por plantas diversas

Aesculina

O glicosídeo aesculina (7-hidroxicumarina-6-glicosídeo) presente em plantas *Aesculus* spp., incluindo *A. californica*, *A. glabra*, *A. hippocastanum*, *A. octandra* e *A. pavia* (*buckeyes* ou castanhas-da-índia), sendo *A. pavia* a mais tóxica.[1] A ingestão de sementes e nozes geralmente é relatada, mas ocorre toxicidade também após a ingestão de casca e folhagem.[1] Em animais monogástricos, o glicosídeo está associado a gastrenterite com vômitos, mas sua digestão em ruminantes resulta em uma síndrome mais comum de depressão, postura indecisa, marcha rígida e descoordenada, tremores, queda fácil, decúbito e convulsões com opistótono. Os sinais são exacerbados pelo manuseio ou assédio. Nenhuma lesão de necropsia foi relatada.

Álcool (planta complexa)

Estão incluídos nas toxinas do álcool: cicutoxina, presente na *Cicuta* spp. (cicuta de água); enantotoxina, isomérica com cicutoxina, em *Oenanthe* spp. (gota de cicuta de água); e tremetol em *Ageratina altissima* (anteriormente *Eupatorium rugosum*) e *Isocoma pluriflora* (*goldenrod* sem raios).

Cicutoxina e enantotoxina são poliacetilenos conjugados com C17 e atuam como antagonistas do ácido delta-aminobutírico no sistema nervoso central (SNC).[2] O tremetol é composto de misturas complexas de álcoois e cetonas que podem prejudicar o ciclo do ácido tricarboxílico.[3,4]

- A intoxicação por *cicutoxinas* em todas as espécies é caracterizada por tremores precoces, inquietação e marcha trôpega, seguidos de violentas convulsões clônicas, com mugidos, opistótonos e formação de espuma na boca.[5] Entre convulsões há timpanismo ruminal, dispneia, salivação profusa, ranger de dentes e movimentos mastigatórios, micção e defecação frequente, taquicardia, hipertermia e dilatação pupilar. Os animais mais afetados morrem de insuficiência respiratória após alguns minutos, mas geralmente em algumas horas. Os níveis séricos de enzimas musculares são elevados como resultado da atividade muscular. Lesões de necropsia são constituídas de miodegeneração esquelética e cardíaca. As raízes características podem ser encontradas nas áreas de mata, mais comumente alojadas no sulco esofágico do que no rúmen propriamente dito. Em casos produzidos como experimento, o pentobarbital sódico intravenoso, administrado no início da primeira convulsão, previne novas convulsões e a miodegeneração, mas nenhum remédio prático está disponível para casos naturais. Semente verde e tubérculos são tóxicos.[6] A prevenção depende da manutenção de animais longe da planta, incluindo as raízes, que podem estar expostas durante a escavação ou após a inundação
- A intoxicação por oleantotoxina está associada a uma síndrome idêntica, mais comumente em bovinos. As raízes da planta são a fonte comum do princípio tóxico
- O *tremetol* está associado à rigidez e incoordenação da marcha, tremor grave, salivação, depressão, decúbito e coma que precedem a morte em ruminantes. Em caprinos, a degeneração do músculo esquelético e a necrose são extensas.[3-7] Em cavalos, há sudorese intensa, regurgitação de alimentos pelas narinas e passagem de fezes escuras e duras; pode haver insuficiência cardíaca congestiva direita com anormalidades eletrocardiográficas e dano miocárdico extenso.[4] A troponina I cardíaca pode ser uma ferramenta diagnóstica útil para cavalos suspeitos de toxicose por tremetol.[4] O álcool é excretado no leite de animais que ingerem a planta e pode estar associado a doença clínica e até morte em seres humanos bebendo esse leite.[4] Danos ao fígado e músculo esquelético e edema miocárdico e palidez são lesões macroscópicas vistas na necropsia.

Acetogenina alifática (monoglicerídio)

A toxina responsável pela intoxicação por *Persea americana* (abacate, pera jacaré) é uma acetogenina alifática biologicamente ativa, a persina, com a forma de um monoglicerídeo. Somente variedades de origem guatemalteca são tóxicas; variedades mexicanas não são. Todas as partes das plantas podem ser tóxicas. Cavalos, ruminantes e avestruzes foram afetados. Em fêmeas lactantes, a intoxicação produz mastite estéril e agalactia, com necrose do epitélio secretor das glândulas mamárias. Cavalos são afetados por uma síndrome de insuficiência cardíaca, geralmente não fatal, com inchaço edematoso subcutâneo grave da cabeça e dispneia. Em alguns casos, há necrose isquêmica dos músculos masseter e da língua. Casos fatais têm necrose miocárdica. Foram relatadas cólicas e diarreia em potros. Avestruzes intoxicados têm paresia dos músculos do pescoço, edema do pescoço, edema pulmonar e necrose do músculo cardíaco.

Intoxicação por amina

A tiramina (*N*-metil-feniletil-amina) é encontrada na *Acacia berlandieri* (guajillo) e em dois viscos, *Phoradendron villosum* e *Viscosum album*. Os sinais clínicos na intoxicação por acácia incluem incoordenação da marcha, fraqueza de membro e decúbito, todos exacerbados pelo exercício ou manejo, e todos desaparecem se o paciente for removido do contato com a planta. Nenhum sinal é atribuído à intoxicação por visco; no único evento registrado, o paciente foi encontrado morto.

Intoxicação por aminoácidos

Os aminoácidos tóxicos mais conhecidos são os seguintes:

- Indospicina na *Indigofera hendecaphylla* (anteriormente *I. spicata*, índigo rasteiro)
- Indospicina em *Indigofera linnaei* (*I. dominii*, *I. enneaphylla*, índigo Birdsville)
- Canavanina em *Canavalia* spp., *Indigofera linnaei*
- Mimosina em *Leucaena leucocephala* (árvore de chumbo) e *Mimosa pudica* (planta sensível).

Indospicina e canavanina

A intoxicação por *Indigofera linnaei* tem sido geralmente atribuída à indospicina, um análogo de arginina e, em menor escala, à canavanina, também análogo da arginina, mas também pode estar envolvido um nitrocomposto. O mecanismo de ação é inibição da síntese de óxido nitroso, redução dos níveis de glutationa e aumento de superóxidos nos hepatócitos.

A indospicina transmitida a cães alimentados com carne de cavalos intoxicados está associada a danos hepáticos fatais. *Canavalia* spp. e *I. hendecaphylla* em ovinos e bovinos estão associados a uma síndrome semelhante, que inclui anorexia, icterícia, fraqueza, incoordenação da marcha e, menos comumente, abortamento. Cavalos apresentam anorexia, depressão, ataxia e convulsões.

Mimosina

O aminoácido não proteico mimosina está presente nas plantas *Mimosa pudica* (planta sensível) e *Leucaena leucocephala*, um arbusto forrageiro leguminoso.[8,9] A mimosina acrescida de uma enzima no tecido vegetal produz 3,4-di-hidroxipiridona (3,4-DHP), um potente goitrogênico, que durante a mastigação produz 2,3-DHP através da ação da flora ruminal. Mimosina, 3,4-DHP e 2,3-DHP são todos tóxicos.[10] Ambas as plantas estão associadas à alopecia, mas a *Leucaena* spp. está associada à doença conhecida como *jumbay* (Bahamas) ou *lamtoro* (Indonésia). Algumas variedades da árvore contêm mais mimosina do que outras. A ingestão diária segura de mimosina é de 0,18 g/kg de peso corporal para bovinos, 0,14 g/kg de peso corporal para ovinos e 0,18 g/kg de peso corporal para caprinos. Há uma grande variação nos efeitos do envenenamento com *L. leucocephala*, dependendo da variedade da árvore, da quantidade de outras forragens disponíveis e da seleção da ração pelo animal.[11] Cavalos, ovelhas, bovinos e cabras, são todos afetados.

Bovinos e caprinos na Indonésia, no Havaí e nas Ilhas Virgens, onde a árvore é nativa, comem grandes quantidades da planta sem nenhum efeito negativo. Essa imunidade é atribuível à adaptação da microflora ruminal para degradar a mimosina, e o grau de degradação varia com a dieta e é muito maior em uma dieta concentrada do que em uma dieta de forragem. Uma transferência do conteúdo ruminal de bovinos resistentes a suscetíveis é um procedimento veterinário preventivo bem-sucedido. A bactéria capaz de degradar as toxinas é *Synergistes jonesii*.[10,12] Em algumas áreas, se os ruminantes são introduzidos à planta gradualmente, a microflora ruminal pode desenvolver a capacidade de metabolizar a mimosina e, portanto, a intoxicação não é um problema. Os animais nas áreas de interesse podem receber um inóculo ruminal de *Synergistes jonesii* e pastar em pastagens de leuceana sem problemas.[10]

Perda de lã e pelo é o sinal mais comum. Outros menos frequentes são anorexia, fraqueza, aumento da glândula tireoide, atrofia gengival, ulceração epitelial lingual, infertilidade e baixo peso ao nascer. Em animais de experimento, a lesão hepática é um dos efeitos mais marcantes, mas isso não é registrado em casos de campo.

Em equinos, a perda de pelos é mais acentuada na crina e na cauda e ao redor dos jarretes e joelhos. Também ocorrem formação de anéis nos cascos e emaciação. Em bovinos e ovinos, a perda de pelos ou lã ocorre logo (7 a 14 dias) após a primeira exposição à planta, quando grandes quantidades são ingeridas. A alopecia não é necessariamente geral, mas é simétrica e inclui cauda, orelhas, face e bainha. Alimentação experimental de grandes quantidades da planta para novilhos tem sido associada à perda de pelo, especialmente na cauda. Bovinos alimentados com a planta por longos períodos desenvolvem outras síndromes crônicas, incluindo incoordenação, cegueira temporária e hiperatividade, a ponto de interferir gravemente nos procedimentos normais de manejo. Uma fase secundária de intoxicação está associada à formação da DHP registrada em alguns países, mas não em outros. É caracterizada por glândulas tireoides aumentadas, baixo desempenho reprodutivo e bezerros fracos. O efeito goitrogênico é limitado a ruminantes, associado à 3,4-DHP e não responsivo à administração de iodo. Uma complicação adicional, observada em cabras em alimentação de baixo nível durante um longo período, é a osteodistrofia fibrosa da mandíbula, causando salivação, alimentação lenta e perda de peso. Os ossos longos são normais.

Em porcos, a oferta de dietas contendo até 15% de *L. leucocephala* seca a leitoas prenhes está associada a uma alta proporção de fetos sendo reabsorvidos e alguns com deformidades nos membros. A alimentação de 1% de sulfato ferroso na dieta reduz esses efeitos.

Os efeitos tóxicos são rapidamente reversíveis, removendo os animais do acesso às plantas, de modo que a taxa de casos fatais é geralmente baixa. O condicionamento da aversão ao sabor foi bem-sucedido em um ambiente experimental e pode ser útil na redução da toxicidade naqueles animais que precisam pastar em pastos de leucena.[13] A suplementação da dieta de ruminantes com ferro, cobre e zinco também reduz os efeitos tóxicos.

Animais que pastejam em locais com abundância de *L. leucocephala* podem ter baixos níveis sanguíneos de tiroxina e são propensos a altos níveis de DHP[9,11] no sangue e na urina. As lesões de necropsia estão limitadas a alopecia, úlceras orais e esofágicas e aumento da tireoide.

Aristoloquina

A aristoloquina é um alcaloide encontrado na *Aristolochia* spp.:

- *A. bractea*
- *A. clematitis*
- *A. densivena*
- *A. elegans*.

Em cabras, a intoxicação se apresenta em forma de diarreia, dispneia, alopecia e fraqueza dos membros posteriores. Em equinos, os sinais incluem esforço para urinar, passagem frequente de pequenas quantidades de urina, poliúria e taquicardia.

Ácido crepenênico

Necrose do músculo cardíaco e esquelético, que se manifesta clinicamente por andar cambaleante e decúbito ou morte súbita durante o exercício, é a lesão significativa da intoxicação de ovelhas pelo ácido crepenínico, que é encontrado em cabeças de sementes maduras de *Ixiolaena brevicompta* (botão de ervas daninhas).

Glicosídeos da cicarda

Todas as cicardas que foram investigadas contêm um ou mais glicosídios de metilazoximetanol (MAM) e um aminoácido neurotóxico (beta-N-metilamino-L-alanina – BMAA). Os dois glicosídios comuns são cicasina e macrozamina. Estes incluem espécies dos seguintes:

- *Bowenia*
- *Cycas*
- *Dioon*
- *Encephalartos*
- *Lepidozamia*
- *Macrozamia*
- *Stangeria*
- *Zamia*.

Essas plantas robustas produtoras de cones crescem em maior número em solos pobres de climas quentes e suas folhas e sementes jovens são comidas avidamente pelos ruminantes quando outras rações não estão disponíveis. Os glicosídios de MAM são mais concentrados nas sementes do que nas folhas e raízes.[14] Os glicosídios do MAM são hidrolisados no rúmen para aglíconas e açúcares.

A aglícona do MAM é a porção tóxica, alquilando DNA e RNA e causando hepatotoxicose com necrose do hepatócito periacinal e dano aos vasos sanguíneos, o que leva à veno-oclusão hepática. A ingestão a longo prazo resulta em cirrose hepática. As lesões hepáticas resultam em anorexia, perda de peso, icterícia e fotossensibilização. Além disso, o envenenamento agudo está associado à necrose hemorrágica do abomaso e do intestino delgado em ovinos e bovinos, causando diarreia grave. Os ovinos são mais propensos do que o gado a consumir sementes e desenvolver intoxicação hepato/gastrintestinal por MAM.[14,15] Porcos e cavalos foram experimentalmente intoxicados com sementes. O MAM é mutagênico e carcinogênico em animais de laboratório, mas esse efeito não foi descrito em condições naturais.

O papel que a BMAA desempenha na intoxicação animal ainda não está bem estabelecido. Sabe-se que é uma potente neurotoxina que se concentra nas raízes de várias *Cycas* spp. e pode estar associada ou ser produzida por cianobactérias.[16,17] Também foi associada ao desenvolvimento de complexo de esclerose lateral amiotrófica e demência parkinsonista presente no povo chamorro em Guam.[16]

Uma neurotoxina não identificada em *Bowenia*, *Cycas*, *Macrozamia* e *Zamia* produz ataxia posterior em bovinos, uma síndrome reconhecida na Austrália, onde é chamada de *zamia staggers*, em algumas ilhas japonesas e na região do Caribe.[18] Esse é o resultado mais provável do gado que consome essas plantas em condições naturais; no entanto, o gado afetado geralmente apresenta algum grau de dano hepático crônico. Essa síndrome de ataxia em ovinos foi produzida em condições experimentais, mas é rara em condições naturais. Clinicamente, a condição é um defeito proprioceptivo que afeta os membros posteriores, causando uma sobre-extensão irregular e rígida "andar de ganso") e um nó nas articulações metacarpofalângicas e metatarsofalângicas. Pode ocorrer atrofia dos músculos posteriores e paralisia posterior. Existem lesões degenerativas do fascículo grácil, trato espinocerebelar dorsal e tratos corticospinais da medula espinal. O gado afetado não se recupera.

Grayanotoxinas

As grayanotoxinas (sinônimos acetinlandromedol, andromedotoxinas, rodotoxinas) são substâncias resinoides, membros do grupo de substâncias diterpenoides, encontradas em plantas da família Ericaceae (urze), incluindo:

- *Agauria salifolia*
- *Clethra arborea*: urzes
- *Kalmia* spp.: louros da montanha
- *Ledum* spp.: chá labrador
- *Leucothoe* spp.: sierra laurel, hanahiri
- *Lyonia ligustrina*: staggerbush
- *Menziezia ferruginea*: azálea simulada
- *Pieris* spp.: pieris apanese
- *Rhododendron* spp.: azáleas e rododendros.

As grayanotoxinas concentram-se nas folhas, mas são encontradas em todas as partes das plantas, incluindo as flores e o néctar. As toxinas presentes no néctar são transferidas para o mel produzido a partir dessas plantas e foram associadas à intoxicação em seres humanos.[19,20] As toxinas se ligam aos canais de sódio dependentes da voltagem, retardando sua abertura e fechamento, resultando em ativação persistente e aumento da permeabilidade iônica de sódio de quase 100 vezes no axônio.[19,21] Em doses mais altas, os canais de cálcio também podem ser afetados.

As toxinas são muito venenosas, causando mortes que ocorrem com frequência depois que os recortes de plantas são jogados em pastos ou oferecidos aos animais por indivíduos desavisados.[20,21] A dose tóxica de *Rhododendron* spp. em bovinos é de 0,2% do seu peso corporal e para *Kalmia* spp. é de 0,4% do peso corporal.[19,21] Os sinais do tipo colinérgico iniciam de 3 a 14 h após a ingestão da planta e incluem depressão, salivação, vômito em jato, edema, deglutição ou regurgitação e eructação, tenesmo, dor abdominal e diarreia.[19,21] Outros sinais incluem respiração irregular, cegueira, fraqueza, decúbito, convulsões e arritmias cardíacas (bradicardia, taquicardia, outros). A diarreia é rara. A pneumonia por aspiração é uma sequela comum e é o único achado macroscópico comum da necropsia.[19,21] Tipicamente, os sinais agudos duram cerca de 24 h, sendo necessário 2 a 3 dias para a resolução dos efeitos neurológicos.[19]

Alcaloides isoquinolínicos

Berberina, um alcaloide da piridina, um subgrupo dos alcaloides isoquinolínicos, é encontrada nas seguintes ervas daninhas:

- *Argemone mexicana*: papoula mexicana espinhosa
- *A. ochraleuca*
- *A. subfusiformis*
- *Berberis* spp.
- *Mahonia* spp.

A síndrome clínica em bovinos e suínos inclui perda de peso, dispneia e edema subcutâneo. Também são registrados diarreia, dor abdominal e decúbito. Na necropsia, a principal lesão é a cardiomiopatia acompanhada de líquido nas cavidades corporais, edema pulmonar e, em alguns casos, gastrenterite. O efeito tóxico das sementes de *A. mexicana* pode ser atribuído ao seu conteúdo total de alcaloides isoquinolínicos, e não ao seu teor de berberina.

Bulbocapnina é um alcaloide isoquinolínico encontrado na *Corydalis flavula* e *Dicentra spectabilis* (coração sangrando) e está associada a uma síndrome transitória de tremores, convulsões tetânicas, frenesi e mordida em objetos do entorno, opistótonos, salivação e vômitos em ruminantes em pastoreio.

A *quelidonina*, um alcaloide tóxico de isoquinolina encontrado no *Chelidonium majus* (celidônia maior ou papoula celidônia), está associada a uma síndrome de descoordenação da marcha, incontinência de esforço, saliva babosa e convulsões em bovinos, especialmente se forem excitados.

A *cordalina* é um alcaloide de isoquinolina encontrado na *Corydalis caseana* (fitweed) e está associada a diarreia aguda, frenesi e excitação exacerbada por excitação, convulsões clônicas e morte rápida em animais em pastejo. A mesma toxina em *Dicentra cucullaria* está associada a uma síndrome semelhante, exceto que o vômito ocorre e a diarreia não. A gastrenterite está presente na necropsia.

Juniperina

Um alcaloide, a juniperina é encontrada em árvores *Juniperus* spp. e tem a reputação de estar associada a nefrose, cistite e rumenite quando ingerida. Os sinais incluem dor abdominal, diarreia, proteinúria, elevação dos níveis de nitrogênio ureico no sangue (BUN) e abortamento.

Rhoeadine

Rhoeadine é um alcaloide encontrado nas cápsulas de semente de *Papaver rhoeas* (papoila de campo), e provavelmente *P. nudicaule* e *P. somniferum*, e está associado a inquietação, hipersensibilidade, ataxia, estase ruminal, dispneia e convulsões, mas sem lesões significativas de necropsia.

Intoxicação por saponina

As saponinas são glicosídios de ocorrência natural com as propriedades físicas dos sabonetes; isto é, eles produzem uma espuma estável na água. Têm um gosto amargo. Eles também lisam os eritrócitos *in vitro*. Existem duas classes de saponinas, aquelas com um radical triterpeno aglicona e aquelas em que o radical não açúcar é um esteroide.

Saponinas triterpênicas

Nas plantas, quase todas as saponinas são triterpênicas. Os compostos estão concentrados nas brotações de crescimento rápido, na casca e nas raízes e acredita-se que eles tenham papel de repelir insetos nessas áreas sensíveis da planta. Eles são absorvidos muito lentamente no trato alimentar, se é que o são, e parece improvável que eles exerçam qualquer efeito sistêmico, a menos que haja dano preexistente à mucosa intestinal.

Informações sobre a toxicidade das saponinas triterpênicas para animais são escassas. O principal efeito patogênico é enterite e gastrenterite, manifestada por diarreia e disenteria. Outros sinais menos comuns incluem dor abdominal, vômito e salivação. As seguintes plantas são conhecidas por ter este efeito:

- *Aleurites fordii*
- *Dialopsis africana*
- *Gutierrezia microcephala*
- *Hedera helix*
- *Jatropha curcas*
- *J. hyssopifolia*
- *Phytolacca americana*
- *Phytolacca dioica*: packalacca
- *Phytolacca dodecandra*
- *Saponaria officinalis*
- *Sesbania* spp.

As vagens de sementes e folhagens de *Bulnesia sarmientii* (árvore de palo santo) contêm uma saponina tóxica não especificada que está associada a convulsões, lambedura dos membros anteriores, geofagia, movimentos mastigatórios, atonia ruminal, bradicardia e micção e defecação frequentes. O sabor amargo das saponinas pode resultar em uma redução no consumo de ração e na taxa de crescimento em animais monogástricos.

Saponinas esteroides

As saponinas esteroides estão associadas à doença de fotossensibilização escandinava ("fogo élfico") e ocasionalmente à nefrose em ruminantes; são encontradas nas seguintes plantas:

- *Agave lecheguilla*
- *Agrostemma githago*
- *Brachiaria decumbens* grass
- *Kochia scoparia*: cipreste de verão
- *Narthecium ossifragum*: também associado ao fogo élfico
- Gramínea *Panicum* spp.
- *Panicum schinizii*
- *Panicum miliaceum*: painço francês
- *Panicum coloratum*: kleingrass
- *Panicum. dichotomiflorum*: erva de bruxa lisa
- *Tribulus terrestris*.

Outras gramíneas *Panicum* spp. que agora devem estar na lista de suspeitos para esse tipo de intoxicação são as seguintes:

- *P. decompositum*
- *P. effusum*
- *P. maximum*
- *P. queenslandicum*
- *P. whitei*.

Cristais birrefringentes compostos de glicuronídeos de epismilagenina e episarsasapogenina formada a partir de uma saponina ingerida se acumulam no sistema biliar, bloqueando-o e causando danos a ele e aos hepatócitos adjacentes. Icterícia, fotossensibilização e resultado de hepatite. São característicos: bloqueio dos canalículos e ductos biliares e preenchimento de hepatócitos, células de Kupffer e de túbulos renais por cristais aciculares. Necrose dos túbulos renais distais, músculos papilares do coração e córtex adrenal são lesões conjuntas. Outras saponinas esteroides estão presentes no *Tribulus terrestris*, mas elas parecem ser não litogênicas.

Sesquiterpenos

São toxinas de plantas comuns. Subgrupos, descritos em outras partes deste capítulo, são:

- Sesquiterpenos furanoides
- Ipomeanóis
- Ngaiones
- Lactonas sesquiterpênicas
- Esporidesmina.

Sesquiterpenos não especificados também são listados como associados a outras intoxicações. Por exemplo, *Flourensia cernua* e *Vernonia* spp. estão associados a grandes perdas na América do Sul e na África como resultado de necrose hepática em ruminantes em pastejo. Os animais afetados apresentam sinais inespecíficos de anorexia, atonia ruminal, hipotermia, marcha cambaleante, decúbito e convulsões. Os níveis séricos de enzimas hepáticas são elevados, acompanhando necrose hepática maciça.

Intoxicação por furanos esquiterpenoides

Os furanos esquiterpenoides, incluindo *ngaione* e *myodesmone*, são óleos essenciais nas seguintes plantas:

- *Lasiospermum bipinnatum*: ganskweed
- *Myoporum* spp.: boobialla, arbusto venenoso de Ellangowan e outros.

A ingestão dessas plantas geralmente está associada a icterícia, fotossensibilização, estase ruminal, constipação intestinal, tenesmo e dor abdominal. Os achados de necropsia estão limitados à necrose hepática, icterícia e dermatite fotossensível. A ingestão de *L. bipinnatum* por cordeiros também está associada à mesma síndrome de insuficiência hepática, mas a mesma planta de uma parte diferente de uma fazenda pode estar associada a enfisema pulmonar e mediastinal e pneumonia intersticial reminiscente dos ipomeanóis. Os fungos *Ceratocystis* spp. está associado aos mesmos problemas que *L. bipinnatum*. Os seguintes estão associados a lesão hepática aguda e mortes em ruminantes:

- *Myoporum laetum*: árvore *ngaio*
- *Eremophila deserti* (= *M. deserti*): arbusto venenoso de Ellangowan
- *M. tetrandrum*: *boobialla* australiano.

Ipomeanol

Os ipomeanóis são produzidos em batatas-doce em resposta à infecção por fungos *Fusarium*, *F. solani*, *F. oxysporum*, *F. javanicum* e *Ceratostomella fimbriata* e estão associados a enfisema pulmonar, edema e pneumonia intersticial quando oferecidos aos animais.[22-24] Os ipomeanóis também são suspeitos de estarem associados à intoxicação por *Perilla frutescens* (erva de menta roxa)[25] e *Zieria arborescens* (árvore *stinkwood*). *P. frutescens* é tóxico somente depois que a planta floresce e perde sua toxicidade depois de ter sido murchado pela geada. Casos aparecem em bezerros 3 a 12 dias depois que eles começam a comer a planta. O edema pulmonar se desenvolve devido a danos nas células endoteliais e nos pneumócitos jovens.

Zieria arborescens, uma pequena árvore na Tasmânia e no leste da Austrália, está associada à pneumonia intersticial em bovinos e a doença é reproduzível por alimentação da folhagem. Os sinais clínicos aparecem, como taquipneia, respiração abdominal, respiração grunhida com extensão da cabeça, respiração bucal e corrimento nasal. Em casos graves, a temperatura e o pulso são elevados. A maioria dos casos morre após uma doença de 1 a 21 dias. Lesões de necropsia incluem edema pulmonar maciço e enfisema.

Lactonas sesquiterpênicas

Existem muitas lactonas vegetais suspeitas de serem tóxicas. Gêneros de plantas conhecidos porque sua toxicidade se deve ao seu conteúdo de lactonas sesquiterpênicas incluem *Centaurea* spp. (especialmente *C. repens*, *C. solstitialis*), *Chrysanthemum* spp. (associada à dermatite de contato), *Geigeria* spp., *Helenium* spp., *Hymenoxys* spp., *Iphiona aucheri* e *Parthenium hysterophorus* (erva *parthenium*).

Síndrome do vômito

Intoxicações por *Geigeria*, *Helenium* e *Hymenoxys* spp. estão associadas em bovinos com uma síndrome de regurgitação (síndrome do vômito, *vermeersiekte*), salivação, disfagia e tosse. Um teste tipo ensaio imunoenzimático (ELISA) está disponível para a detecção quantitativa da di-hidrogriesenina lactona sesquiterpênica em *Geigeria* spp. A radiografia de contraste do esôfago e a biopsia do músculo esquelético e esofágico são úteis no diagnóstico. Suplementos dietéticos usados para prevenir intoxicações por lactonas sesquiterpênicas, incluindo uma combinação de farelo de soja-sulfato de sódio, são úteis se grupos tiol forem adicionados à ração. A ureia potencializa a intoxicação.

Síndrome de encefalomalacia

A intoxicação por *Centaurea solstitialis* e *C. repens* em equinos está associada a uma conhecida síndrome de depressão grave, movimentos constantes de mastigação, salivação, movimentos de língua, disfagia, distensão intestinal, paralisia, decúbito e morte.[26] Bocejos e sonolência são evidentes, mas o cavalo é facilmente excitado. Alguns cavalos mostram-se sem rumo, andando devagar e, nos estágios iniciais, circulando de forma transitória. A marcha não é grosseiramente anormal, com uma ligeira rigidez na marcha sendo a única anormalidade, exceto a fraqueza nos estágios terminais. Uma expressão facial fixa é comum, com a boca sendo mantida semiaberta ou os lábios dispostos em linha reta. Estão presentes em muitos casos enrugamento da pele dos lábios e focinho e protrusão da língua. Os sinais flutuam em gravidade por 2 a 3 dias e permanecem estáticos até que o animal morra. A encefalomalacia nigropalida e os acúmulos de fluido nas cavidades corporais são lesões características de necropsia. Áreas de necrose ou amolecimento são visíveis macroscopicamente no cérebro, com lesões na substância *negra pars reticulata* (poupando os corpos celulares dopaminérgicos na *pars compacta*) e na porção rostral do globo pálido.[26]

As plantas não parecem ser tóxicas para ruminantes, roedores, macacos e ovelhas que podem se manter bem com dietas exclusivas das plantas.

Compostos de selênio

Compostos de selênio orgânicos são encontrados em duas classes de plantas que preferencialmente acumulam selênio: conversor primário ou plantas indicadoras que crescem apenas em solos com conteúdo anormalmente alto de selênio e conversores secundários que crescem em qualquer lugar, mas acumulam selênio, se disponível. Os conversores primários são mais tóxicos, atingindo níveis superiores a 1.000 e até 10.000 ppm.[27] Os conversores secundários atingem níveis de cerca de 1.000 ppm. Os conversores primários incluem:

- *Astragalus* spp.: ervilhaca de leite, ervilhaca venenosa
- *A. bisulcatus*: ervilhaca de leite ranhuradas[27]
- *A. pattersonii*: ervilhaca de leite de Patterson
- *A. praelongus*: ervilhaca leiteira
- *A. pectinatus*: ervilhaca de leite de folha estreita
- *A. racemosus*: ervilhaca de leite alcalino, creme de leite
- *Oonopsis condensata*: goldenweed
- *Stanleya pinnata*: pluma do príncipe[27]
- *Xylorrhiza* spp.: *woody aster*

Os conversores secundários incluem:

- *Acacia cana*
- *Aster* spp.: *woody aster*
- *Astragalus* spp.
- *Atriplex canescens*: salmoura
- *Castilleja* spp.
- *Comandra pallidai*
- *Grindelia squarrosai*
- *Machaeranthera ramosa*
- *Morinda reticulata*
- *Neptunia amplexicaulis*
- *Penstemon* spp.
- *Sideranthus*: *ironweed*.

Os achados clínicos incluem a forma aguda comum, com sinais de perambulação sem direção, aparente cegueira, pressão da cabeça, dispneia, claudicação e decúbito, ranger de dentes e salivação. A forma crônica é caracterizada por alopecia, perda de peso, coronite, deformidade do casco e descamação do casco em todas as espécies, incluindo suínos. O ensaio de selênio na ração é geralmente necessário para confirmar o diagnóstico. Ingestões diárias de mais de 30 ppm são usuais na forma subaguda. Em casos crônicos, a ingestão é geralmente abaixo desse nível e tem sido mantida por alguns meses.

Os achados da necropsia são inespecíficos e incluem lesão hepática, miocárdica e renal e erosão da cartilagem articular.

Alcaloides esteroides (Solanum spp.)

Plantas como *Solanum* spp. contêm muitos alcaloides esteroides glicosídicos tóxicos, incluindo solanidina, soladulcidina, solasodina, tomatidina e outros. As plantas tóxicas mais conhecidas no grupo incluem:

- *S. bonariensis*[28]
- *S. dulcamara*: pretinha amarga, agridoce
- *S. elaeagnifolium*: pretinha de folha de prata, urtiga de cavalo branco
- *S. esuriale*
- *S. fastigiatum*
- *S. kwebense*[29]
- *S. lycopersicum*: tomate
- *S. nigrum*: pretinha negra
- *S. pseudocapsicum*: cereja de Jerusalém
- *S. nightshade*: folhas de triflorum cortado[30]
- *S. tuberosum*: batata.

Os outros membros importantes do gênero são *S. malacoxylon* e *S. glaucophyllum*, associados principalmente à calcinose enzoótica.[31] O *lycium halimifolium* também é listado como contendo esses alcaloides.

A intoxicação aguda com alcaloides esteroides, associada a altas doses, aparece em animais experimentais como síndrome de gastrenterite, com diarreia e lesões de necropsia da necrose da mucosa no estômago e nos intestinos. A intoxicação subaguda com doses menores, que não estão ligadas a uma lesão entérica, mas são absorvidas, está associada a sinais nervosos de incoordenação da marcha induzida pelo exercício, queda fácil, nistagmo e convulsões com opistótono, complementadas em alguns casos por irregularidade, hemólise e, às vezes, diarreia. Os registros de lesões de necropsia incluem apenas referências ocasionais à presença de encefalomalacia e agangliosidose cerebelar associadas às síndromes de incoordenação. Foi sugerido que o *Solanum esuriale* estaria associado ao *humpy back*, uma doença comum em ovelhas na Austrália, mas isso não foi comprovado. Após o exercício forçado, as ovelhas afetadas apresentam rigidez de marcha nas patas traseiras com escassez de degraus. Isso é seguido por uma incapacidade de continuar caminhando e pela adoção de uma postura peculiar de apoio. A doença ocorre apenas no verão em ovelhas totalmente cobertas de lã. Na necropsia, há degeneração dos tratos medulares. Nos EUA, *S. dimidiatum* está associado a uma "síndrome de vaca louca" de desconcertamento e incoordenação, com perda seletiva de células de Purkinje do cerebelo. Síndrome semelhante é relativa à *S. kwebense* na África do Sul (doença do bêbado louco)[29], por *S. bonariense* (naranjillo) em bovinos no Uruguai[28], um por *S. cinereum* em caprinos na Austrália, e um por *S. fastigiatum var. fastigiatum* no Brasil. Este último parece ser uma gangliosidose adquirida. É caracterizada por corpos membranosos citoplasmáticos nas células de Purkinje e uma síndrome idêntica à descrita anteriormente para intoxicação subaguda com alcaloides esteroides (*Solanum* spp.). Após um início com duração de até 60 s, o animal retorna ao normal. Animais afetados não se recuperam, mas não morrem a menos que por desventura. Os animais podem ser provocados a ter um ataque levantando a cabeça ou sendo mantidos em decúbito lateral e depois soltando-os.[28-29] É provável que estas não sejam verdadeiras doenças "convulsivas", mas uma incoordenação cerebelar em que esforços frenéticos levam o animal atáxico a apresentar crises com uma semelhança superficial a episódios convulsivos. É também provável que as lesões nessa doença não estejam associadas a alcaloides esteroides, mas talvez com betacarbolinas.

As batatas são tóxicas se forem verdes e brotadas e a solanina alcaloide tóxica está concentrada nessas partes; as batatas devem constituir mais de 50% da dieta antes que haja toxicidade. Os porcos são mais comumente afetados, mas todas as espécies são suscetíveis. Em porcos, há tontura, diarreia abundante, anorexia, hipotermia e coma nos estágios terminais. A taxa de mortalidade pode ser alta. Em cavalos, os sinais incluem depressão e prostração, mas geralmente não há sinais de irritação do trato alimentar. No gado, a dermatite, composta de vesículas e crostas nas pernas, é uma síndrome mais comum. Na necropsia, em todas as espécies há uma hiperemia moderada da mucosa alimentar. As batatas germinadas ou doentes podem ser oferecidas com segurança se forem fervidas e a quantidade fornecida for limitada a menos de 25% da dieta.

Existem vários relatos anedóticos de que os tomates são tóxicos para cavalos e ruminantes se forem alimentados com videiras e folhagens de plantas de tomate. Isso não foi demonstrado, pelo menos em bovinos de corte; eles não desenvolveram outros sinais clínicos além da perda de peso após receberem grandes quantidades de folhagem de tomate por 42 dias.

Algumas dessas plantas também contêm alcaloides esteroides teratogênicos específicos que contêm a porção alfapiperidina. As plantas, em ordem decrescente de toxicidade em termos de produção de deformidades craniofaciais em animais de laboratório, são as seguintes:

- S. elaeagnifolium
- S. saccharoides
- S. dulcamara
- S. melongena
- S. tuberosum.

Vellein

A toxina *vellein*, encontrada na planta *Velleia discophora*, está associada a hipossensibilidade, dispneia, taquicardia e decúbito, mas sem lesões específicas de necropsia.

Veratrina

A mistura de alcaloides encontrados no *Veratrum californicum* está associada a uma síndrome de salivação, dispneia, vômitos, diarreia, micção frequente, irregularidade cardíaca e convulsões. A planta também contém ciclopamina teratogênica.

Zigadina (zigadenina)

A fitotoxina zigadina ocorre nas plantas *Zigadenus* spp., especialmente o bulbo, e está associada a uma síndrome de salivação, vômitos, tremor, ataxia e dispneia. A toxina foi identificada no rúmen de bovinos mortos por espectrometria de massa de impacto de elétrons, evitando a necessidade de identificar a planta botanicamente.

LEITURA COMPLEMENTAR

Buck WB, Dollahite JW, Alien TJ. Solanum elaeagnifolium, silver-leafed nightshade, poisoning in livestock. J Am Vet Med Assoc. 1960;137:348-351.

Casteel SW, Johnson GC, Wagstaff DJ. Aesculus glabra intoxication in cattle. Vet Hum Toxicol. 1992;34:55-57.

Hegarty MP, Kelly WR, McEwan D, et al. Hepatotoxicity to dogs of horse meat contaminated with indospicine. Aust Vet J. 1988;65:337-340.

Hegarty MP, Schinckel PG. Reaction of sheep to the consumption of Leucaena glauca Benth and to its toxic principle mimosine. Crop Past Sci. 1964;15:153-167.

Lopez TA, Cid MS, Bianchini ML. Biochemistry of hemlock (Conium maculatum) alkaloids and their acute and chronic toxicity in livestock. A review. Toxicon. 1999;37:841-865.

Magnusson RA, Whittier WD, Veit HP, et al. Yellow buckeye (Aesculus octandra Marsh) toxicity in calves. Bov Pract. 1983;18:195-199.

McKenzie RA, Brown OP. Avocado (Persea americana) poisoning of horses. Aust Vet J. 1991;68:77-78.

Munday BL. Zieria Arborescens (stinkwood) intoxication in cattle. Aust Vet J. 1968;44:501-502.

Olson CT, Keller WC, Gerken DF, et al. Suspected tremetol poisoning in horses. J Am Vet Med Assoc. 1984; 185:1001-1003.

Penrith ML, Van Vollenhoven E. Pulmonary and hepatic lesions associated with suspected ganskweek (Lasiospermum bipinnatum) poisoning in cattle. J SA Vet Assoc. 1994;65:122-124.

Puschner B, Holstege DM, Lamberski N, et al. Grayanotoxin poisoning in three goats. J Am Vet Med Assoc. 2001;218:573-575.

Radostits O, et al. Poisoning by miscellaneous phytotoxins. In: Veterinary Medicine: A Textbook of the Disease of Cattle, Horses, Sheep, Goats and Pigs. 10th ed. London: W.B. Saunders; 2007:1883.

Shlosberg A, Bellaiche M, Hanji V, et al. The effect of feeding dried tomato vines to beef cattle. Vet Hum Toxicol. 1996;135-136.

Storie GJ, McKenzie RA, Fraser IR. Suspected packalacca (Phytolacca dioica) poisoning of cattle and chickens. Aust Vet J. 1992;69:21-22.

Walker KH, ThPMEson DR, Seaman JT. Suspected poisoning of sheep by Ixiolaena Brevicompta. Aust Vet J. 1980;56:64-66.

Young S, Brown WW, Klinger B. Nigropallidal encephalomalacia in horses fed Russian knapweed (Centaurea repens L.). Am J Vet Res. 1970;31:1393-1404.

REFERÊNCIAS BIBLIOGRÁFICAS

1. Campbell A. Companion Anim. 2008;13:86.
2. Schep LJ, et al. Clin Tox. 2009;47:270.
3. Davis T, et al. Toxicon. 2013;76:247.
4. Davis T, et al. Toxicon. 2013;73:88.
5. Takeda Y, et al. J Japan Vet Med Assoc. 2007;60:47.
6. Panter KE, Gardner DR, Holstege D, et al. A case of acute water hemlock (Cicuta maculata) poisoning and death in cattle after ingestion of green seed heads. In: Panter KE, Wierenga T, Pfister JA, eds. Poisonous Plants: Global Research and Solutions. CAB International; 2007:259-264.
7. Stegelmeier BL, et al. J Vet Diag Invest. 2010;22:570.
8. Hallak M, et al. Apoptosis. 2008;13:147.
9. Dalzell SA, et al. Anim Prod Sci. 2012;52:365.
10. Aung A. J Ag Sci Tech A. 2011;1:764.
11. Phaikaew C, et al. Anim Prod Sci. 2012;52:283.
12. Jones RJ, et al. Anim Prod Sci. 2009;49:643.
13. Gorniak SL, et al. Appl Anim Behav. 2008;111:396.
14. Ferguson D, et al. J Vet Intern Med. 2011;25:831.
15. Cunha BM, Franca TN, Pinto MSF, et al. Poisoning by Cycas revoluta in dogs in Brazil. In: Riet-Correa F, Pfister J, Schild AL, Wierenga TL, eds. Poisoning by Plants, Mycotoxins, and Other Toxins. CAB International; 2011:221.
16. Jonasson S, et al. Plant Biotech. 2008;25:227.
17. Krüger T, et al. Endocyt Cell Res. 2012;22:29.
18. Finnie JW, et al. Aust Vet J. 2011;89:247.
19. Jansen SA, et al. Cardiovasc Tox. 2012;12:208.
20. Cortinovis C, et al. Vet J. 2013;197:163.
21. Bischoff K, et al. Vet Clin N Am Food A. 2011;27:459.
22. Ling LJ, et al. Clin Res Toxicol. 2006;19:1320.
23. Parkinson OT, et al. J Vet Pharm Ther. 2012;35:402.
24. Mawhinney I, et al. Vet Rec. 2008;162:62.
25. Nicholson SS. Vet Clin N Am Food A. 2011;27:447.
26. Chang HT, et al. Vet Path. 2012;49:398.
27. Freeman JL, et al. Plant Physiol. 2006;142:124.
28. Verdes JM, et al. J Vet Diag Invest. 2006;18:299.
29. Van der Lugt JJ, et al. Vet J. 2010;185:225.
30. Stegelmeier BL, Lee ST, James LF, et al. Cutleaf nightshade (Solanum triflorum Nutt.) toxicity in horses and hamsters. In: Panter KE, Wierenga TL, Pfister JA, eds. Poisonous Plants: Global Research and Solutions. CAB International; 2007:296.
31. Fontana PA, et al. Pesq Vet Bras. 2009;29:266.

Intoxicação por resíduos da fabricação de cerveja

Doenças associadas à alimentação de subprodutos da fabricação de cerveja e destilação incluem:

- Ingestão de carboidratos por bovinos alimentados com grãos de cerveja úmida
- Possível degeneração medular em bovinos adultos alimentados com resíduos de cerveja de sorgo contaminados por *Aspergillus flavus* e contendo aflatoxina
- Excesso de enxofre (> 0,45% na dieta) de alguns métodos de processamento, o que pode levar a polioencefalomalacia.

Intoxicação por tricotecenos

Tricotecenos (TCT) são o maior grupo de micotoxinas e estão entre os mais tóxicos.[1,2] Podem produzir efeitos tóxicos no fígado, rim, trato gastrintestinal, sistema nervoso central, sistema imunológico ou sistema hematopoético ou afetar adversamente a produtividade em muitos animais.[3-5] Os tricotecenos exercem esses efeitos por vários mecanismos, incluindo inibição da síntese proteica, inibição da síntese de RNA e DNA, ativação de citocinas, aumento da peroxidação lipídica, disfunção das mitocôndrias e apoptose.[6,7]

Mais de 180 micotoxinas TCT foram identificadas, todas contendo um grupo epóxi na porção C12 a C13 de sua estrutura química, que é necessária para a toxicidade.[7,8] Este grupo epóxi é necessário para atoxicidade.[1,9] Eles são divididos em duas categorias diferentes, tricotecenos macrocíclicos e não macrocíclicos, com base em sua estrutura molecular. Quimicamente, eles são divididos em quatro tipos (A, B, C, D), com basea em substituições em cinco locais diferentes na molécula de TCT.[1,2] O tipo A contém toxina T-2, toxina HT-2 e 4,15- diacetoxiscirpenol (DAS); o tipo B contém desoxinivalenol (DON) e nivalenol (NIV); o tipo C contém crotocina e bacarina; e o tipo D contém as micotoxinas macrocíclicas, como verrucarina, roridina e satratoxinas.[1,2,6]

Tricotecenos macrocíclicos

As micotoxinas do tricoteceno, neste grupo, incluem satratoxina, verrucarina, roridina e outras. A nomenclatura padrão para toxicidade associada a este grupo de micotoxinas é retida, estaquimicotomia e mioteciotoxicose.

Estaquibotriotoxicose

As toxinas do fungo *Stachybotrys chartarum* (*S. atra*, *S. alternans*), associadas à estaquibotriotoxicose, são os tricotecenos macrocíclicos, satratoxinas G e H, roridina E e verrucarina J. Essas micotoxinas são encontradas no mundo todo como contaminantes de umidade e decomposição.[10-11] Cavalos, bovinos, ovinos e suínos podem ser afetados e a doença é caracterizada por febre, atonia ruminal, diarreia, disenteria, ulceração necrótica, hemorragias das mucosas nasal e oral causando epistaxe, secreção nasal purulenta e conjuntivite causando lacrimejamento.[3] Secagem e rachaduras da pele são visíveis, especialmente periorbitais e na face. Na necropsia, há hemorragias em todos os tecidos e sob todas as membranas serosas. Uma anormalidade importante é a depressão da formação de leucócitos, causando agranulocitose e produzindo uma doença não muito diferente daquela associada à intoxicação por samambaias em bovinos. Hemorragias são visíveis nas mucosas; há também enterite hemorrágica. Em ovinos, a *Pasteurella haemolytica* pode ser isolada com frequência dos tecidos. Acredita-se que a infecção ocorra como resultado da imunossupressão associada às toxinas. Em cavalos, há também miosite subaguda ou aguda. A doença assemelha-se à aleucia tóxica alimentar (ATA), ligada à ingestão de toxina de *Fusarium poae* e *Fusarium sporotrichioides* em seres humanos.[3]

Miroteciotoxicose

A roridina, uma toxina dos fungos *Myrothecium roridum* e *Myrothecium verrucaria*, que crescem em plantas como azevém e trevo branco em pastagens ou em alimentos armazenados, está associada à morte súbita em ovinos e bovinos, com lesões de necropsia de abomatite, hepatite, congestão pulmonar e edema. Ingestões menores estão associadas a lesões semelhantes, mas ao longo de um período de 7 a 10 dias. Doses muito pequenas administradas ao longo de um período de 30 dias estão associadas à perda de peso, mas não a mortes.

Um envolvimento bizarro no que parece ser uma intoxicação de plantas é o papel que *M. verrucaria* desempenha na intoxicação por *Baccharis* spp., *Baccharis* spp., incluindo *B. cordifolia*, *B. dranunculifolis*, *B. pteronioides* (sinônimo de *B. ramulosa*) e *B. glomeruliflora*, estão associados a tremores, rigidez de marcha, convulsões e algumas mortes em bovinos e ovinos. Roridina, uma toxina produzida por *Myrothecium* spp. crescendo em aposição próxima às raízes das plantas, é absorvida e, quando ingerida pelos animais, causa intoxicação. Em outras plantas, a roridina é letal para a planta quando presente em quantidades muito pequenas.

Tricotecenos não macrocicílicos

A toxina T-2 e o deoxinivalenol (DON) são micotoxinas de TCT bem reconhecidas, produzidas por diversos gêneros de fungos, a maioria crescendo em grãos de cereais. Os fungos que produzem essas micotoxinas não são totalmente definidos em termos de quais toxinas produzem e muitos produzem mais de um. Assim, as síndromes aqui descritas são provisórias, atribuídas a fungos e toxinas específicos. Qualquer um deles ou uma combinação deles pode estar implicado em toxicidade se eles produzirem a toxina especificada no tempo especificado. Uma lista parcial de fungos conhecidos que produzem TCT inclui o seguinte:

- *Cephalosporium* spp.
- *Fusarium acuinatum*
- *F. culmorum*
- *F. graminearum*
- *F. moniliforme*
- *F. nivale*
- *F. poae*
- *F. roseum*
- *F. semitectum*
- *F. sporotrichioides*
- *F. tricinctum*
- *Trichoderma* spp.
- *Trichothecium* spp.

Toxinas T-2 e HT-2

Composto sesquiterpênico, a toxina T-2 é produzida por várias espécies diferentes de *Fusarium*, incluindo *F. acuinatum*, *F. poae* e *F. sporotrichoides* crescendo em grãos de cereais.[1] Por vezes, em áreas de tempo incomumente fresco e úmido, pastagens usadas para alimentação de animais foram contaminadas com produção de toxina T-2 por *Fusarium*, toxina HT-2 e outras micotoxinas.[6] Espécies, idade, quantidade ou dose de toxina ingerida e via de exposição são importantes determinantes no nível de toxicidade e produção de sinais.[1]

Os sinais relatados associados ao envenenamento incluem recusa alimentar, vômitos, perda de peso, diarreia, pelos ásperos e abortamento.[1,6] Historicamente, a toxina T-2 tem sido associada a uma síndrome hemorrágica, mas não foi um achado consistente. A administração experimental da toxina purificada por via parenteral produziu uma série de sinais incluindo emese, paresia de membros posteriores, letargia, fome e defecação frequente de fezes normais, enquanto a administração oral da toxina T-2 ou culturas para leitões e bezerros foi associada a doença hemorrágica. A evidência de campo da relação entre ingestão do fungo e aparecimento da doença hemorrágica é forte, mas a identidade do agente tóxico específico pode ser inconclusiva. Por outro lado, outros efeitos foram relatados. A ingestão da toxina T-2 está associada à imunossupressão quando administrada em animais de laboratório, ovelhas e porcos. Isso leva a leucopenia, linfopenia e atrofia de linfonodos, timo e baço. A coagulação sanguínea é reduzida devido aos efeitos tóxicos sobre as plaquetas.

A toxina T-2 oferecida a porcos está associada a lesões de contato necróticas no focinho e comissuras da boca e do prepúcio. A aplicação tópica de toxina T-2 na pele do porco está associada a inchaço inicial e descoloração roxa, seguidos de separação e descamação no décimo quarto dia. A toxina também foi citada como a provável causa de defeitos congênitos da pele na cabeça e no tarso dos porcos. A toxina também está associada à ineficiência reprodutiva quando administrada experimentalmente em porcos, causando pequenas ninhadas, reprodutores de repetição e abortamento.

Desoxinivalenol

O deoxinivalenol (sinônimo de vomitoxina) é um composto sesquiterpênico encontrado em *Fusarium graminearum (roseum)*, *F. culmorum* e outras espécies. É um potente emético central, ao qual os porcos são muito sensíveis e os ruminantes mais resistentes.[6,12] A toxina pode estar associada a vômitos graves, diarreia aguda, disenteria, ataxia, hemorragias nas mucosas e morte súbita.[6,12,13] A observação de campo mais comum sobre o efeito tóxico do DON em suínos é que ele está associado à recusa absoluta de alimento ou redução do ganho de peso e do consumo de ração.[7] O deoxinivalenol é minimamente excretado no leite e o acúmulo nos tecidos suínos destinados ao consumo humano é baixo.[6,12]

O único método eficaz de evitar perdas como resultado do desoxinivalenol é diluir o milho afetado com alimento não contaminado em níveis que provavelmente não resultam em toxicose. Misturar a ração com bentonita, edulcorantes ou aluminossilicato de cálcio e sódio é ineficaz como método de desintoxicação, mas são recomendados enxágue e remoção de material flutuante.[6] A ração tóxica para suínos pode ser utilizada diluindo-a e oferecendo-a a ruminantes adultos.

Síndromes da fusaritoxicose sem toxinas especificadas

F. graminearum (roseum) produz toxinas associadas a emese, recusa de alimentos, toxinas letais e substâncias estrogênicas que causam infertilidade em porcos. *F. culmorum* também está ligado à inapetência, ataxia e queda na produção de leite quando oferecida ao gado. O fungo *F. moniliforme* está associado à recusa alimentar em bovinos. A recusa de alimentos também é registrada com zearalenona. A ingestão de feno de amendoim infectado por *Fusarium xylaroides* por bovinos resultou em anorexia, atonia ruminal, cólica, tenesmo e hemorragia nasal e retal.[14] De forma experimental, quando alimentados com amendoim infectado, os bezerros desenvolveram diarreia, fraqueza, ataxia e hemorragia conjuntival e cutânea. As concentrações séricas de nitrogênio ureico, creatinina, aspartato aminotransferase (AST) e alanina aminotransferase (ALT) encontram-se elevadas. A toxina ainda não foi identificada.[14]

LEITURA COMPLEMENTAR

di Menna ME, Mortimer PH. Experimental myrotheciotoxicosis in sheep and calves. NZ Vet J. 1971;19:246-248.
Friend DW, Trenholm HL, Hartin KE, et al. Toxicity of T-2 toxin and its interaction with deoxynivalenol when fed to young pigs. Can J Anim Sci. 1992;72:703-711.
Friend DW, Trenholm HL, Elliot JL. Effect of feeding vomitoxin-contaminated wheat to pigs. Can J Anim Sci. 1982;62:1211-1222.
Radostits O, et al. Veterinary Medicine: A Textbook of the Disease of Cattle, Horses, Sheep, Goats and Pigs. 10th ed. London: W.B. Saunders; 2007:1910.
Trenholm HL, ThPMEson BK, Foster BC, et al. Effects of feeding diets containing Fusarium (naturally) contaminated wheat or pure deoxynivalenol (DON) in growing pigs. Can J Anim Sci. 1994;74:361-369.
Vertinskii KL. Stachybotryotoxicosis in horses. Veterinariya. 1940;17:61-68.

REFERÊNCIAS BIBLIOGRÁFICAS

1. Li Y, et al. J Agric Food Chem. 2011;59:3441.
2. Barthel J, et al. Mycotoxin Res. 2012;28:97.
3. Paterson RM, Lima N. Toxicology of mycotoxins. In: Luch A, ed. Molecular, Clinical and Environmental Toxicology, Clinical Toxicology. Switzerland: Birkhäuser Basel; 2010:31-63.
4. Pinton P, et al. Curr Immunol Rev. 2012;8:193.
5. Caloni G, et al. Toxicon. 2009;54:337.
6. Mostrom M, et al. Vet Clin N Am Food A. 2011;27:315.
7. Pestka JJ. Arch Toxicol. 2010;84:663.

8. Fink-Gremmels J. Vet J. 2008;176:84.
9. Zain ME. J Saudi Chem Soc. 2011;15:129.
10. Pieckova E, et al. Ann Agric Environ Med. 2006;13:259.
11. Gottschalk C, et al. Mycotoxin Res. 2006;22:189.
12. Pestka JJ. Anim Feed Sci Tech. 2007;137:283.
13. Chaytor AC, et al. J Anim Sci. 2011;89:124.
14. Tikare V, et al. Indian J Anim Res. 2011;45:180.

Intoxicação por triterpeno

Os triterpenos tóxicos incluem:

- Cucurbitacinas, triterpenos tetracíclicos encontrados em *Cucumis africanus* e *Cucumis myriocarpus*, *Stemodia kingie*, *Stemo-dia florulenta* e *Ecballium elaterium*
- Lantadenes A e B e ácidos triterpênicos encontrados em *Lantana* spp.[1]
- Icterogeninas A, B e C em *Lippia* spp.
- Meliatoxinas A, A[1], B e B[1], tetranortriterpenos, encontradas em *Melia azederach* (chinaberry tree)[2]
- *Colocynthin*, um glucosídeo encontrado no fruto da videira *Citrullus colocynthis* (sinônimo de *Colocynthis vulgaris*).

As cucurbitacinas são um grupo de triterpenos tetracíclicos encontrados nos frutos das videiras *C. africanus*, *C. melo var. agrestis*, *C. myriocarpus* (fungo *paddymelon*) e *E. elaterium* (pepino esguichando). Os frutos maduros são mais tóxicos e, em bovinos, ovelhas e cavalos estão associados a uma síndrome de letargia, desidratação, dor abdominal, diarreia, dispneia e morte em questão de poucas horas. Os achados de necropsia incluem edema e necrose do epitélio ruminal, intensa congestão e hemorragia na mucosa intestinal, congestão, edema pulmonar e hepatopatia em alguns casos. Sementes da planta podem ser encontradas no conteúdo ruminal.

Icterogeninas e lantadenos estão associados a danos no fígado e nefrose, sendo que nenhum deles é específico, mas os lantadenos causam danos aos canalículos biliares, paralisia da vesícula biliar e colestase intra-hepática.[3,5] Icterícia e fotossensibilização são resultado de estase ruminal causada por *Lantana* spp.[3,4] É uma planta pungente e o gado tende a se alimentar dela apenas em casos de escassez de outros alimentos.[6] O gado *Bos taurus* era considerado mais suscetível à intoxicação por lantadene do que o gado *Bos indicus*, mas isso não é considerado verdadeiro.[6] O tratamento com carvão ativado ou bentonita é eficaz em diminuir a absorção das toxinas.

Os suínos são mais comumente intoxicados pelas meliatoxinas, mas bovinos, ovinos e caprinos também são suscetíveis. Meliatoxina administrada a porcos está ligada a uma síndrome de gastrenterite manifestada por diarreia, melena e vômito, além de dispneia como resultado de edema pulmonar. A dose tóxica nos porcos é de 0,5% do peso corporal. Os porcos alimentados com *chinaberries* moídos a 5 g/kg de peso corporal desenvolveram diarreia moderada e recuperaram rapidamente. Aqueles alimentados com 10 g/kg, 15 g/kg e 20 g/kg de peso corporal desenvolveram tremores musculares, ataxia, incoordenação e decúbito 2 a 24 h após a dosagem. Outros sinais observados incluíram hipotermia e vocalização (gemidos, gritos). Houve morte no grupo com 20 g/kg de peso corporal.[2,7]

LEITURA COMPLEMENTAR

Hare WR, Garland T, Barr AC. Chinaberry (Melia azedarach) poisoning in animals. In: Garland T, Barr AC, eds. Toxic Plants and Other Natural Toxicants. CAB International; 1998:514-516.

McKenzie RA, Newman RD, Rayner AC, et al. Prickly paddy melon (Cucumis myriocarpus) poisoning of cattle. Aust Vet J. 1988;65:167-170.

Pass MA. Current ideas on the pathophysiology and treaMETnt of lantana poisoning of ruminants. Aust Vet J. 1986;6:169-171.

REFERÊNCIAS BIBLIOGRÁFICAS

1. Sharma OP. CRC Cr Rev Toxicol. 2007;37:313.
2. Burrows GE, Tyrl RJ. Meliaceae Juss. Toxic Plants of North America. 2nd ed. Wiley-Blackwell; 2013:825.
3. Kumar N. Indian Vet J. 2009;86:725.
4. Rivero R, et al. Veterinaria (Montevideo). 2011;47:29.
5. Cooper RG. Turk J Vet Anim Sci. 2007;3:213.
6. Burrows GE, Tyrl RJ. Lantana. In: Toxic Plants of North America. 2nd ed. Wiley-Blackwell; 2013:1203.
7. Méndez M, et al. Pesq Vet Bras. 2006;26:26.

Apêndice 1

Tabelas de Conversão

Fatores de conversão para unidades antigas e Sistema Internacional de Unidades (SI).

Fatores de conversão	Unidades antigas	Fatores de multiplicação		Unidades SI
		De unidades antigas para unidades SI	De unidades SI para unidades antigas	
Hemácias	×6/mm^3	10^6	10^{-6}	×10^{12}/ℓ
Hematócrito	%	0,01	100	ℓ/ℓ
Hemoglobina	g/dℓ	Nada	Nada	g/dℓ
Volume globular médio (VGM)	µ^3	Nada	Nada	fℓ
Hemoglobina corpuscular (HCM)	µµg	Nada	Nada	pg
Concentração de hemoglobina corpuscular média (CHCM)	%	Nada	Nada	g/dℓ
Leucócitos	×10^3/mm^3	10^6	10^{-6}	×10^9/ℓ
Plaquetas	×10^3/mm^3	10^6	10^{-6}	×10^9/ℓ
Soro total				
Proteína	g/dℓ	10	0,1	g/ℓ
Albumina	g/dℓ	10	0,1	g/ℓ
Bicarbonato	mEq/ℓ	Nada	Nada	mmol/ℓ
Bilirrubina	mg/dℓ	17,1	0,0585	µmol/ℓ
Cálcio	mg/dℓ	0,25	4,008	mmol/ℓ
Cloretos	mEq/ℓ	Nada	Nada	mmol/ℓ
Colesterol	mg/dℓ	0,0259	38,7	mmol/ℓ
Cobre	µg/dℓ	0,157	6,35	µmol/ℓ
Cortisol	µg/dℓ	27,6	0,0362	nmol/ℓ
Creatinina	mg/dℓ	88,4	0,0113	µmol/ℓ
Globulina	g/dℓ	10	0,1	g/ℓ
Glicose	mg/dℓ	0,0555	18,02	mmol/ℓ
Inorgânico				
Fosfato	mg/dℓ	0,323	3,10	mmol/ℓ
Ferro	µg/dℓ	0,179	5,59	µmol/ℓ
Chumbo	µg/dℓ	0,0483	20,7	µmol/ℓ
Magnésio	mg/dℓ	0,411	2,43	mmol/ℓ
Molibdênio	µg/dℓ	0,104	9,6	µmol/ℓ
Potássio	mEq/ℓ	Nada	Nada	mmol/ℓ
Selênio	µg/dℓ	0,126	7,9	µmol/ℓ
Sódio	mEq/ℓ	Nada	Nada	mmol/ℓ
Triglicerídeos	mg/dℓ	0,0113	88,5	mmol/ℓ
Nitrogênio ureico	mg/dℓ	0,3570	2,8	mmol/ℓ
Ureia	mg/dℓ	0,1665	6,01	mmol/ℓ
Zinco	µg/dℓ	0,15	6,54	µmol/ℓ

Conversões.

Para converter gramas por 100 mℓ em grãos por onças líquidas (sistema americano)	Multiplicar por 4,564
Para converter gramas por 100 mℓ em grãos por onças líquidas (sistema imperial)	Multiplicar por 4,385
Para converter gramas em onças *avoirdupois*	Multiplicar por 10 e dividir por 283
Para converter litros em pintas (sistema americano)	Multiplicar por 2,114
Para converter litros em pintas (sistema imperial)	Multiplicar por 88 e dividir por 50
Para converter quilogramas em libras	Multiplicar por 1.000 e dividir por 454

Temperatura.

Celsius (centígrados)	Fahrenheit
110°	230°
100	212
95	203
90	194
85	185
80	176
75	167
70	158
65	149
60	140
55	131
50	122
45	113
44	111,2
43	109,4
42	107,6
41	105,8
40,5	1.047,9
40	104
39,5	103,1
39	102,2
38,5	101,3
38	100,4
37,5	99,5
37	98,6
36,5	97,7
36	96,8
35,5	95,9
35	95
34	93,2
33	91,4
32	89,6
31	87,8
30	86
25	77
20	68
15	59
10	50
+5	41
0	32
−5	23
−10	14
−158	+5
−20	−4

Para converter Fahrenheit em Celsius: subtrair 32, multiplicar o restante por 5 e dividir o resultado por 9.
Para converter Celsius em Fahrenheit: multiplicar por 9, dividir por 5 e somar 32.

Massa.

Sistema métrico
1 quilograma (kg)	= 15.432 grãos ou 35,274 onças ou 2,2046 libras
1 grama (g)	= 15,432 grãos
1 miligrama (mg)	= 0,015432 grãos

Sistema americano/sistema imperial
1 tonelada (2.240 lb)	= 1.016 quilogramas
1 quintal (112 lb; cwt)	= 50,80 quilogramas
1 pedra (14 lb; st)	= 6,35 quilogramas
1 libra (*avoirdupois;* lb)	= 453,59 gramas
1 onça (*avoirdupois;* oz)	= 28,35 gramas
1 grão (gr)	= 64,799 miligramas

Capacidade.

Sistema métrico
1 litro (ℓ)	= 2,114 pintas (sistema americano) = 1,7598 pintas (sistema imperial)
1 mililitro (mℓ)	= 16,23 mínimos (sistema americano) = 16,894 mínimos (sistema imperial)

Líquidos (sistema americano)
1 galão (128 fℓ oz; gal)	= 3,785 litros
1 pinta (pt)	= 473,17 mililitros
1 onça líquida (fℓ oz)	= 29,573 mililitros
1 dracma líquida (fℓ dr)	= 3,696 mililitros
1 mínimo (min)	= 0,061610 mililitros

Líquidos (sistema imperial)
1 galão (160 fℓ oz; gal)	= 4,546 litros
1 pinta (pt)	= 568,25 mililitros
1 onça líquida (fℓ oz)	= 28,412 mililitros
1 dracma líquida (fℓ dr)	= 3,5515 mililitros
1 mínimo (min)	= 0,059192 mililitro

Comprimento.

Sistema métrico
1 quilômetro (km)	= 0,621 milhas
1 metro	= 39,370 polegadas
1 decímetro (dm)	= 3,9370 polegadas
1 centímetro (cm)	= 0,39370 polegadas
1 milímetro (mm)	= 0,039370 polegadas
1 micrômetro (mm)	= 0,000039370 polegadas

Sistema americano/sistema imperial
1 milha	= 1,609 quilômetro
1 jarda	= 0,914 metro
1 pé	= 30,48 centímetros
1 polegada	= 2,54 centímetros ou 25,40 milímetros

Pressão
1 quilopascal (kPa)	= 10,197 cm H_2O
1 quilopascal (kPa)	= 7,50 mmHg
1 quilopascal (kPa)	= 0,145 libras por polegada quadrada (PSI)
1 atmosfera	= 760 mmHg
1 mmHg	= 1,359 cm H_2O = 0,133 kPa = 0,0193 PSI

Valores de Referência em Laboratório

Apêndice 2

Os valores de referência para algumas variáveis medidas frequentemente no sangue e no soro são fornecidos como um guia. Esses valores variam entre os animais conforme diversos fatores, por exemplo, idade, raça, sexo, dieta, hábitat geográfico, bem como métodos de coleta das amostras e do sistema de medidas laboratoriais.

Os valores fornecidos a seguir foram adquiridos de várias fontes, como laboratórios clínicos da Western College of Veterinary Medicine da University of Saskatchewan, da College of Veterinary Medicine da The Ohio State University e de Kaneko JJ. *Clinical biochemistry of domestic animals*, 5th ed. New York: Academic Press, 1997.

Os quadros dos valores de referência para potros e bezerros recém-nascidos encontram-se em outras páginas.

Hematologia.

Componentes	Bovinos	Ovinos	Caprinos	Suínos	Equinos
Hemoglobina (g/dℓ)	8,5 a 12,2	9 a 15	8 a 12	10 a 16	11 a 19
Hematócrito (volume globular; %)	22 a 33	27 a 45	22 a 38	32 a 50	32 a 53
Hemácias (× 10⁶/µℓ)	5,1 a 7,6	9 a 15	8 a 18	5 a 8	6,8 a 12,9
VGM (fℓ)	38 a 50	28 a 40	16 a 25	50 a 68	37 a 59
HCM (pg)	14 a 18	8 a 12	5,2 a 8	17 a 21	12,3 a 19,7
CHCM (g/dℓ)	36 a 39	31 a 34	30 a 36	30 a 34	31 a 38,6
RDP (%)	15,5 a 19,7	–	–	–	–
Trombócitos (por µℓ)	200.000 a 650.000	800.000 a 1.100.000	300.000 a 600.000	320.000 a 715.000	100.000 a 600.000
Leucócitos (por µℓ)	4.900 a 12.000	4.000 a 12.000	4.000 a 13.000	11.000 a 22.000	5.400 a 14.300
Neutrófilos (maduros; por µℓ)	1.800 a 6300	700 a 6.000	1.000 a 7.200	3.100 a 10.500	2.300 a 8.500
Neutrófilos (bastonetes; por µℓ)	Raro	Raro	Raro	0 a 880	0 a 100
Linfócitos (por µℓ)	1.600 a 5.600	2.000 a 9.000	2.000 a 9.000	4.300 a 13.600	1.500 a 7.700
Monócitos (por µℓ)	0 a 800	0 a 750	0 a 550	200 a 2.200	0 a 1.000
Eosinófilos (por µℓ)	0 a 900	0 a 1.000	0 a 650	0 a 2.400	0 a 1.000
Fibrinogênio (mg/dℓ)	200 a 700	100 a 500	100 a 400	100 a 500	200 a 400

Hematologia | Sistema Internacional de Unidades (SI).

Componentes	Bovinos	Ovinos	Caprinos	Suínos	Equinos
Hemoglobina (g/dℓ)	85 a 122	90 a 150	80 a 120	100 a 160	110 a 190
Hematócrito (volume globular; ℓ/ℓ)	0,22 a 0,33	0,27 a 0,45	0,22 a 0,38	0,32 a 0,50	0,32 a 0,53
Hemácias (× 10¹²/ℓ)	5,1 a 7,6	9 a 15	8 a 18	5 a 8	6,8 a 12,9
VGM (fℓ)	38 a 50	28 a 40	16 a 25	50 a 68	37 a 59
HCM (pg)	14 a 18	8 a 12	5,2 a 8	17 a 21	12,3 a 19,7
CHCM (g/ℓ)	360 a 390	310 a 340	300 a 360	300 a 340	310 a 386
RDP (%)	15,5 a 19,7	18 a 24,6	–	–	–
Trombócitos (× 10⁹/µℓ)	200 a 650	800 a 1.100	300 a 600	320 a 715	100 a 600
Leucócitos (× 10⁹/ℓ)	4,9 a 12	4 a 12	4 a 13	11 a 22	5,4 a 14,3
Neutrófilos (maduros; × 10⁹/ℓ)	1,8 a 6,3	0,7 a 6	1,2 a 7,2	3,1 a 10,5	2,3 a 8,5
Neutrófilos (bastonetes; × 10⁹/ℓ)	Raros	Raros	1 a 7,2	0 a 0,9	0 a 0,1
Linfócitos (× 10⁹/ℓ)	1,6 a 5,6	2 a 9	2 a 9	4,3 a 13,6	1,5 a 7,7
Monócitos (× 10⁹/ℓ)	0 a 0,8	0 a 0,8	0 a 0,6	0,2 a 2,2	0 a 1
Eosinófilos (× 10⁹/ℓ)	0 a 0,9	0 a 1	0 a 0,7	0 a 2,4	0 a 1
Fibrinogênio (g/ℓ)	2 a 7	1 a 5	1 a 4	1 a 5	2 a 4

Componentes do soro | Unidades dos EUA.

Componentes	Bovinos	Ovinos	Suínos	Equinos
Eletrólitos				
Sódio (mEq/ℓ)	132 a 152	145 a 152	140 a 150	132 a 146
Potássio (mEq/ℓ)	3,9 a 5,8	3,9 a 5,4	4,7 a 7,1	3 a 5
Cloretos (mEq/ℓ)	95 a 110	95 a 103	94 a 103	98 a 110
Osmolalidade (mOsmol/kg)	270 a 306	270 a 300	–	–
Estado ácido:base				
pH (venoso)	7,35 a 7,50	7,32 a 7,50	–	7,32 a 7,46
P_{CO_2} (venoso; mmHg)	34 a 45	38 a 45	–	38 a 46
Bicarbonato (mEq/ℓ)	20 a 30	21 a 28	18 a 27	23 a 32
Dióxido de carbono total (mEq/ℓ)	20 a 30	20 a 28	17 a 26	22 a 31
Hiato aniônico (mEq/ℓ)	14 a 26	12 a 24	10 a 25	10 a 25
Minerais				
Cálcio, total (mg/dℓ)	9,7 a 12,4	11,5 a 13	7,1 a 11,6	11,2 a 13,6
Cálcio, ionizado (mg/dℓ)	4 a 5,2	4 a 4,8	3,5 a 5,8	5,6 a 6,8
Fósforo (mg/dℓ)	5,6 a 6,5	5 a 7,3	5,3 a 9,6	3,1 a 5,6
Magnésio (mg/dℓ)	1,8 a 2,3	2,2 a 2,8	2,7 a 3,7	2,2 a 2,8
Ferro (µg/dℓ)	57 a 162	166 a 222	56 a 190	91 a 199
Capacidade de ligação do ferro (µg/dℓ)	240 a 450	–	270 a 557	270 a 390
Função renal				
Nitrogênio ureico (mg/dℓ)	6 a 27	8 a 20	10 a 30	10 a 24
Creatina (mg/dℓ)	1 a 2	1,2 a 1,9	1 a 2,7	0,9 a 1,9
Função hepática				
Bilirrubina total (mg/dℓ)	0,01 a 0,5	0,1 a 0,5	0 a 1	1 a 2
Bilirrubina direta (conjugada; mg/dℓ)	0,04 a 0,44	0 a 0,27	0 a 0,3	0 a 0,4
Ácidos biliares (mg/mℓ)	< 50	< 10	–	4 a 8
Metabólitos				
Amônia (mg/dℓ)	–	–	–	13 a 108
Colesterol (mg/dℓ)	65 a 220	52 a 76	54 a 120	46 a 180
Ácidos graxos livres (mg/dℓ)	< 30	30 a 100	–	–
Glicose (mg/dℓ)	45 a 75	50 a 80	85 a 150	75 a 115
Cetonas				
Acetoacetato (mg/dℓ)	0 a 1,1	0,27 a 0,35	–	0,24 a 0,36
Acetona (mg/dℓ)	0,7 a 5,5	0 a 10	–	–
β-hidroxibutirato (mg/dℓ)	5,9 a 13,9	4,7 a 6,7	–	0,55 a 0,80
Lactato (mg/dℓ)	5 a 20	9 a 12	–	10 a 16
Triglicerídeos (mg/dℓ)	0 a 14	–	–	9 a 44
Hormônios				
Cortisol (µg/dℓ)	0,47 a 0,75	1,40 a 3,10	2,6 a 3,3	2 a 6
Tiroxina (T4; µg/dℓ)	4,2 a 8,6	–	–	Ver Tabela 29.8
Tri-iodotironina (T3; ng/dℓ)	–	–	–	Ver Tabela 29.8
Enzimas				
Alanina aminotransferase (ALT; unidades/ℓ)	11 a 40	5 a 20	31 a 58	3 a 23
Fosfatase alcalina (unidades/ℓ)	0 a 200	70 a 390	120 a 400	140 a 400
Aspartato aminotransferase (AST; unidades/ℓ)	78 a 132	60 a 280	32 a 84	220 a 600
Creatinoquinase (unidades/ℓ)	35 a 280	–	–	145 a 380
γ-glutamil transferase (GGT; unidades/ℓ)	6,1 a 17,4	20 a 52	10 a 60	4 a 44
Isocitrato desidrogenase (unidades/ℓ)	9,4 a 21,9	0,5 a 8	–	–
Lactato desidrogenase (unidades/ℓ)	692 a 1.445	240 a 440	380 a 630	160 a 410
Sorbitol desidrogenase (unidades/ℓ)	4,3 a 15,3	5,8 a 28	1 a 5,8	1,9 a 5,8
Proteínas				
Proteína total (g/dℓ)	5,7 a 8,1	6 a 7,9	4,5 a 7,5	6 a 7,7
Albumina (g/dℓ)	2,1 a 3,6	2,4 a 3	1,9 a 4	2,9 a 3,8

Componentes do soro | Sistema Internacional de Unidades (SI).

Componentes	Bovinos	Ovinos	Suínos	Equinos
Eletrólitos				
Sódio (mmol/ℓ)	132 a 152	145 a 152	140 a 150	132 a 146
Potássio (mmol/ℓ)	3,9 a 5,8	3,9 a 5,4	4,7 a 7,1	3 a 5
Cloretos (mmol/ℓ)	95 a 110	95 a 103	94 a 103	98 a 110
Osmolalidade (mmol/kg)	270 a 306	270 a 300	–	270 a 290
Estado ácido:base				
pH (venoso)	7,35 a 7,50	7,32 a 7,50	–	7,32 a 7,46
P_{CO_2} (venoso; mmHg)	34 a 45	38 a 45	–	38 a 46
Bicarbonato (mEq/ℓ)	20 a 30	21 a 28	18 a 27	23 a 32
Dióxido de carbono total (mEq/ℓ)	20 a 30	20 a 28	17 a 26	22 a 31
Minerais				
Cálcio, total (mmol/ℓ)	2,43 a 3,10	2,88 a 3,20	1,78 a 2,90	2,80 a 3,44
Cálcio, ionizado (mmol/ℓ)	1 a 1,3	1 a 1,2	0,9 a 1,4	1,4 a 1,7
Fósforo (mmol/ℓ)	1,8 a 2,1	1,62 a 2,36	1,7 a 3,1	0,70 a 1,68
Magnésio (mmol/ℓ)	0,74 a 1,10	0,90 a 1,26	1,1 a 1,5	0,9 a 1,2
Ferro (µmol/ℓ)	10 a 29	30 a 40	10 a 34	16 a 36
Capacidade de ligação do ferro (µmol/ℓ)	42 a 80	–	48 a 100	45 a 73
Função renal				
Nitrogênio ureico (mmol/ℓ)	2 a 9,6	3 a 7,1	3 a 8,5	3,5 a 8,6
Creatina (µmol/ℓ)	88 a 175	106 a 168	90 a 240	80 a 170
Função hepática				
Bilirrubina total (µmol/ℓ)	0,17 a 8,55	1,71 a 8,55	0 a 17,1	17 a 35
Bilirrubina direta (conjugada; µmol/ℓ)	0,7 a 7,54	0 a 4,61	0 a 5,1	0 a 6,8
Ácidos biliares (µmol/ℓ)	< 120	< 25	–	10 a 20
Metabólitos				
Amônia (µmol/ℓ)	–	–	–	7,6 a 63,4
Colesterol (mmol/ℓ)	1,7 a 5,6	1,3 a 2	1,4 a 3,10	1,20 a 4,6
Glicose (mmol/ℓ)	2,5 a 4,2	2,8 a 4,4	4,7 a 8,3	4,2 a 6,4
Cetonas				
Acetoacetato (mmol/ℓ)	0 a 0,11	0,026 a 0,034	–	0,023 a 0,035
Acetona (mmol/ℓ)	0,1 a 1	0 a 1,7	–	–
β-hidroxibutirato (mmol/ℓ)	0,35 a 0,47	0,47 a 0,63	–	0,052 a 0,076
Lactato (mmol/ℓ)	0,6 a 2,2	1 a 1,3	–	1,1 a 1,8
Triglicerídeos (mmol/ℓ)	0 a 0,2	–	–	0,14 a 0,5
Hormônios				
Cortisol (nmol/ℓ)	13 a 21	39 a 86	72 a 91	55 a 165
Tiroxina (T4; nmol/ℓ)	54 a 110	–	–	Ver Tabela 29.8
Triiodotironina (T3; nmol/ℓ)	–	–	–	Ver Tabela 29.8
Enzimas				
Alanina aminotransferase (ALT; unidades/ℓ)	11 a 40	5 a 20	31 a 58	3 a 23
Fosfatase alcalina (unidades/ℓ)	0 a 200	70 a 390	120 a 400	140 a 400
Aspartato aminotransferase (AST; unidades/ℓ)	78 a 132	60 a 280	32 a 84	220 a 600
Creatinoquinase (unidades/ℓ)	35 a 280	–	–	145 a 380
γ-glutamil transferase (GGT; unidades/ℓ)	6,1 a 17,4	20 a 52	10 a 60	4 a 44
Isocitrato desidrogenase (unidades/ℓ)	–	0,5 a 8	–	5 a 18
Lactato desidrogenase (unidades/ℓ)	692 a 1.445	240 a 440	380 a 630	160 a 410
Sorbitol desidrogenase (unidades/ℓ)	4,3 a 15,3	5,8 a 28	1 a 5,8	1,9 a 5,8
Proteínas				
Proteína total (g/ℓ)	57 a 81	60 a 79	45 a 75	60 a 70
Albumina (g/ℓ)	21 a 36	24 a 30	19 a 40	29 a 38

Apêndice 3

Doses de Fármacos e Intervalos das Doses para Equinos e Ruminantes

As doses e os intervalos entre as doses de medicamentos sugeridos para equinos e ruminantes são fornecidos na tabela a seguir. As dosagens listadas são recomendações gerais e podem não ser adequadas ou eficazes em todas as situações. Há possibilidade também de requererem ajustes, dependendo da doença e de sua gravidade, de fatores do paciente como idade ou dieta, ou em decorrência de considerações regulatórias com relação ao tempo de concentração da medicação no leite e na carne de animais destinados ao consumo. As recomendações do fabricante devem ser verificadas antes da administração de qualquer medicamento, bem como o efeito decorrente da variação no tempo de concentração de acordo com a dosagem recomendada pelo fabricante. As recomendações locais sobre o uso de fármacos em animais que podem ser usados para consumo humano devem ser consultadas.

As doses são mostradas em miligramas por quilograma de peso corporal (mg/kg), salvo indicação contrária (g = grama, UI = unidades internacionais). Os medicamentos apresentados em doses totais são indicados por DT. O intervalo da dosagem é mostrado em horas, a não ser quando apontado de outro modo ou administrado em dose única (DU). A via de administração é apresentada da seguinte forma: intravenosa (IV), intramuscular (IM), oral (VO), subcutânea (SC), intra-articular (IA), intramamária (IMM), intraperitoneal (IP), inalação (IN), via retal (VR), tópica (TO) ou subconjuntivalmente (IO). Os medicamentos não recomendados para certas espécies são indicados por NR.

Fármaco	Equinos			Ruminantes (bovinos, ovinos e caprinos)		
	Dose (mg/kg)	Intervalo (h)	Via de administração	Dose (mg/kg)	Intervalo (h)	Via de administração
21-isonicotinato de dexametasona; ver dexametasona	–	–	–	–	–	–
Acetato de fluoroprednisolona	0,01 a 0,04	DU	IM	–	–	–
Acetato de isoflupredona	5 a 20 mg DT	DU	IM	10 a 20 mg DT	DU	IM
Acetato de metilprednisolona	0,2	DU, conforme necessário	IM	–	–	–
	0,1	DU	IV	–	–	–
Acetato de tocoferol (vitamina E)	10 a 15 UI	24	VO	–	–	–
Acetato de trembolona	–	–	–	140 a 200 DT	DU	SC
Acetazolamida	2,2	6 a 12	VO	–	–	–
Acetilcisteína	8 g, DT (para mecônio retido no potro)	DU	VR	–	–	–
Acetonido de triancinolona	0,1 a 0,2	DU	IM, SC	0,02 a 0,04	DU	IM
	6 a 18 DT	DU	IA	–	–	–
Aciclovir	10	12	IV, como infusão de 1 h (potro)	–	–	–
	20	8	VO (adulto)	–	–	–
Ácido acetilsalicílico (aspirina)	10 a 20	48	VO	50 a 100	12	VO
Ácido aminocaproico	40	DU	IV	–	–	–
	10 a 20	6	IV	–	–	–
Ácido ascórbico (vitamina C)	30	12 a 24, DU	IV	3 g DT (bezerros)	DU	SC
	1.000 a 2.000	24	VO (envenenamento por bordo vermelho)	–	–	–

(continua)

Apêndice 3 • Doses de Fármacos e Intervalos das Doses para Equinos e Ruminantes

Fármaco	Equinos			Ruminantes (bovinos, ovinos e caprinos)		
	Dose (mg/kg)	Intervalo (h)	Via de administração	Dose (mg/kg)	Intervalo (h)	Via de administração
Ácido fólico	40 a 75 mg DT	DU	VO	–	–	–
Ácido folínico	50 a 100 DT	DU, 24	VO	–	–	–
Ácido livre cristalino de ceftiofur	6,6 mg/kg IM, duas doses administradas com 4 dias de intervalo	–	–	6,6	DU	SC no aspecto posterior da orelha
		–	–	1,1 a 2,2	24	IM, SC (3 a 5 dias)
Ácido meclofenâmico	2,2	12 a 24	VO	–	–	–
Adrenalina; ver epinefrina	–	–	–	–	–	–
Albendazol	25 a 50	DU a 12	VO	10	DU	VO (gado, cabra)
				7,5	DU	VO (ovelha)
Albuterol	0,001 a 0,008	4 a 8	IN	–	–	–
Altrenogeste	0,044	24	VO	–	–	–
Amiodarona	Infusão intravenosa de 5 mg/kg/h por 1 h, depois 0,8 mg/kg/h por 23 h, depois 1,9 mg/kg/h; para fibrilação atrial			–	–	–
Amitraz	NR	–	–	Cabras: 11 mℓ de solução 19,9% diluída em 7,5 ℓ		TO
Amoxicilina sódica	11 a 50	6 a 8	IM, IV	22	12	SC
Amoxicilina/clavulanato de potássio	15 a 25	6 a 8	IV	–	–	–
Ampicilina sódica	10 a 50	6 a 8	IM, IV	22	12	SC, IV
Anfotericina B	0,3 a 0,6	24 a 48	IV (diluída, lentamente)	–	–	–
Antitoxina do tétano	3 UI (profilaxia do tétano)	DU	IM, IV, SC	–	–	–
	100 UI (tratamento de tétano)	72 a 120	IM, IV, SC	–	–	–
Aspirina; ver ácido acetilsalicílico	–	–	–	–	–	–
Atipamezol	0,05 a 0,1	DU	IV	0,02 a 0,1	DU	IV
Aurotioglucose	1	7 d	IM	–	–	–
Azatioprina	Dose de ataque: 2 a 5, então a cada 24 h	–	VO	–	–	–
Azitromicina	10	24 h por 5 dias, então a cada 48 h	VO	–	–	–
Azlocilina	25 a 75	6 a 12	IV	–	–	–
Azul de metileno	NR	–	–	4 a 15	DU, 6	IV
Bacampicilina sódica	20	12	VO	–	–	–
BAL (British anti-Levisite); ver dimercaprol	–	–	–	–	–	–
Baquiloprima/ sulfadimidina	–	–	–	40 a 80	48	VO
Base de eritromicina	0,1 (para íleo)	Infusão por hora	IV	2,2 a 15	12 a 24	IM
Beclometasona	0,001 a 0,003	12	IN	–	–	–
Besilato de atracúrio	0,15, então 0,06 a 0,2	DU ou até obter efeito	IV	0,5, depois 0,2 até obter efeito (ovelha)	DU ou até obter efeito	IV
Betametasona	0,02 a 0,1	24	IM, VO	–	–	–
Bretílio	5 a 10	10 min até conversão	IV	–	–	–
Brometo de glicopirronio; ver glicopirrolato	–	–	–	–	–	–

(continua)

Fármaco	Equinos			Ruminantes (bovinos, ovinos e caprinos)		
	Dose (mg/kg)	Intervalo (h)	Via de administração	Dose (mg/kg)	Intervalo (h)	Via de administração
Brometo de potássio	20 a 40	24	VO	–	–	–
Brometo de potássio	20 a 40	24	VO	–	–	–
Brometo de propantelina	0,014	DU	IV	–	–	–
Brometo de vecurônio	0,1, depois 0,02	DU, até obter efeito	IV	0,04, depois 0,01 (ovelha)	DU, até obter efeito	IV
Bromidrato de escopolamina; ver hioscina	–	–	–	–	–	–
Buscopan®; ver hioscina	–	–	–	–	–	–
Buserelina	0,04	DU	IM, IV, SC	0,02	DU	IM, IV, SC
Cacodilato de ferro	2	DU	IV	–	–	–
Cálcio com EDTA	35	12	IV lentamente	–	–	–
Cambendazol	20	DU	VO	–	–	–
Carbenicilina sódica	50 a 100	6 a 12	IV	–	–	–
	6 g, DT	DU	Útero	–	–	–
Carprofeno	0,7	24	IV	1,4 (bovinos)	DU	IV, SC
Carvão (ativado)	750 g (adultos)	8 a 12	VO	1 a 3 g	8 a 12	VO
Caseína (iodada)	0,01	24	VO	–	–	–
Cefacetrila sódico	–	–	–	250	DU	IMM
Cefalexina	25 a 33	6	VO	–	–	–
Cefalotina de sódio	10 a 30	6	IM, IV	55	6	SC
Cefalpirina benzatina	–	–	–	300 DT	DU	IMM
Cefalpirina sódica	20 a 30	8 a 12	IM, IV	200 DT	12	IMM
	50	8 a 12	VO	–	–	–
Cefamandol	10 a 30	4 a 8	IV, IM	–	–	–
Cefazolina sódica	25 (adultos)	6 a 8	IV, IM	–	–	–
	15 a 20 (potros)	8 a 12	IV	–	–	–
Cefoperazona sódica	30 a 50	6 a 8	IV, IM	250 DT	DU	IMM
Cefotaxima sódica	20 a 30	6 a 8	IV	–	–	–
Cefoxitina sódica	20	4 a 6	IV	–	–	–
Cefpodoxima proxetila	10 a 12	8 a 12	VO (potros)	–	–	–
Ceftiofur sódico	2,2 a 4,4	24	IV, IM	1,1 a 2,2	24	IM, IV
Ceftriaxona sódica	25 a 50	12	IV, IM	–	–	–
Cefuroxima	–	–	–	250 mg DT	12	IMM
	–	–	–	40	12	IM (cabras)
Cetoconazol	5 a 30	12 a 24	VO	–	–	–
Cetoprofeno	2,2	24	IM, IV	2 a 4	24	IM, IV
Cetorolaco de trometamina	0,5	DU	IV	0,3 a 0,7 (cabras)	8	IM, IV, SC, VO
Ciclofosfamida	2	3 semanas	IV	–	–	–
Cisaprida	0,1	8 a 12	IV	NR	–	–
	0,5 a 1	8 a 12	VO	–	–	–
Claritromicina	7,5	12	VO (potros)	–	–	–
Clenbuterol	0,0008 a 0,0032 (0,8 a 3,2 µg/kg)	12	VO	–	–	–
	0,0008	12	IV	–	–	–
Clioquinol	0,02	12 a 24	VO	–	–	–
Cloprostenol de sódio	0,1 DT	DU	IM	0,5 DT (bovinos)	DU	IM
	–	–	–	0,06 a 0,13 DT (cabras e ovelhas)	DU	IM
Cloreto de amônio	60 a 520	24	VO	50 a 200	12 a 24	VO

(continua)

Fármaco	Equinos			Ruminantes (bovinos, ovinos e caprinos)		
	Dose (mg/kg)	Intervalo (h)	Via de administração	Dose (mg/kg)	Intervalo (h)	Via de administração
Cloreto de betanecol	0,05 a 0,75	DU, 8	SC, IV	0,07	8	SC
Cloreto de edrofônio	0,1 a 0,5	DU	IV (lentamente)	0,5 a 1	DU	IV
Cloreto de pralidoxima	20 a 50	4 a 6	IV	25 a 50	DU, 6	IV (lentamente)
Cloreto de sódio (hipertônico, 7%)	4 ml	DU	IV	4 ml	DU	IV
Cloreto de succinilcolina	0,09 a 0,11	DU	IV	–	–	–
Cloreto de suxametônio	0,1	DU	IV	0,02	DU	IV
Cloreto de tubocurarina	0,3, depois 0,05	DU	IV	0,06, depois 0,01 (gado)	DU, até obter efeito	IV
	–	–	–	0,04, depois 0,01 (ovelha)	DU, até obter efeito	IV
Cloridrato de amantadina	5	4	IV	–	–	–
Cloridrato de amprólio	NR	–	–	5 a 10 (bezerros), 15 (cordeiros), 50 (cabritos)	24	VO
Cloridrato de bromexina	0,1 a 0,25	24	IM, VO	0,2 a 0,5	24	IM, VO
Cloridrato de buprenorfina	0,004 a 0,006	DU	IV	–	–	–
Cloridrato de ceftiofur	–	–	–	125 mg DT	24	IMM
	–	–	–	500 mg DT (vaca seca)	DU	IMM
Cloridrato de cetamina (após pré-medicação apropriada)	1,1 a 2,2	DU	IV	2	DU	IV
	–	–	–	4	DU	IM
Cloridrato de cimetidina	6,6	4 a 6	IV	8 a 16	8	IV
	18	8	VO	50 a 100	8	VO (vitelos)
Cloridrato de cipro a heptadina	0,25 a 1,2	12 a 24	VO	–	–	–
Cloridrato de clorpromazina	NR	–	–	0,22 a 1 (bovinos)	DU	IM
	–	–	–	0,6 a 4,4 (ovinos e cabras)	DU	IM
Cloridrato de dembrexina	0,3	12	VO	–	–	–
Cloridrato de detomidina	0,005 a 0,08	DU, 2 a 4	IV, IM	0,002 a 0,02	DU	IV, IM
Cloridrato de dietilcarbamazina	–	–	–	22	24	IM
Cloridrato de difenidramina	0,5 a 1	6 a 8	IV, IM	0,5 a 1	6 a 8	IV, IM
Cloridrato de dimofebumina	–	–	–	1 a 1,5 g DT (bovinos)	DU	IM
	–	–	–	150 a 250, DT (ovelha)	DU	IM
Cloridrato de dobutamina	1 a 10 µg/kg/min	Infusão	IV	–	–	–
Cloridrato de dopamina	1 a 10 µg/kg/min	Infusão	IV	2 a 10 µg/kg/min	Infusão	IV
Cloridrato de doxapram	0,02 a 1	DU	IV	5 a 10	DU	IV
Cloridrato de fenoxibenzamina	0,6	6 a 8	IV	–	–	–
	0,6 a 1,2	12	VO	–	–	–
Cloridrato de isoxsuprina	0,4 a 1,2	8 a 12	VO	–	–	–
Cloridrato de lincomicina	NR	–	–	5 a 10	12 a 24	IM
Cloridrato de loimbina	0,05 a 0,2	DU	IV lentamente, IM	0,125	DU	IV
Cloridrato de metadona	0,05 a 0,2	DU	IV, IM	–	–	–
Cloridrato de midazolam	0,011 a 0,044	DU	IV	–	–	–
Cloridrato de ranitidina	6,6	6 a 12	VO	50 (bezerros)	8	VO
	1,5	6 a 12	IV	–	–	–

(continua)

Fármaco	Equinos			Ruminantes (bovinos, ovinos e caprinos)		
	Dose (mg/kg)	Intervalo (h)	Via de administração	Dose (mg/kg)	Intervalo (h)	Via de administração
Cloridrato de tiamina (vitamina B₁)	0,5 a 5	DU	IV, IM, VO	5 a 50	12	IV, IM
Cloridrato de tiletamina com cloridrato de zolazepam	1,6 a 2,2	DU	IV	–	–	–
Cloridrato de tripelenamina	1,1	6 a 12	IM	1,1	6 a 12	IV, IM
Cloridrato de xilazina	1,1	DU	IV	0,01 a 0,05	DU	IV
	2,2	DU	IM	0,02 a 0,10	DU	IM
Cloridrato ou pamoato	–	–	–	–	–	–
Clorsulon	–	–	–	7	DU	VO
Clortetraciclina	–	–	–	6 a 10	24	IM IV
				10 a 20	24	VO
Closantel	–	–	–	10 (ovinos)	DU	VO
Cloxacilina, benzatina	–	–	–	500 DT	DU	IMM
Cloxacilina, sódio	10 a 30	6	IM, IV	200 DT	12	IMM
Colistina	2.500 UI	6	IV (lentamente)	–	–	–
Coloides de amido hidroxietílico (Hetastarch)	10 mℓ/kg	DU	IV (lentamente)	–	–	–
Cromolina sódica	80 a 300, DT	24	IN	–	–	–
Dalteparina sódica	50 U	12	SC	–	–	–
Danofloxacino	–	–	–	8	DU	SC
	–	–	–	6	48	SC (repetir apenas uma vez)
Dantroleno de sódio	2	6	IV	–	–	–
	2 a 10	24	VO	–	–	–
Decoquinato	–	–	–	0,5	24	VO
Dexametasona	0,01 a 0,2 (anti-inflamatório) 0,5 a 2 (choque)	24 DU	IV, IM, VO IV, IM	20 a 30 DT (gado, indução de parto) 0,02 a 2 (gado, dose do anti-inflamatório) 5 a 20, DT (gado, cetose)	DU 24 DU, 24	IM IV, IM IM
Diazepam	0,05 a 0,4	DU	IV	0,4 (bezerros)	DU	IV
	–	–	–	0,5	DU	IM
Diclofenaco (creme a 1%)	Tira de 12,5 cm	12	TO	–	–	–
Diclorvos	35	DU	VO	–	–	–
Dicloxacilina sódica	10	6	IM	–	–	–
Digoxina	0,002	12	IV	0,022 como dose de ataque, então 0,0034	IV	–
	0,01 a 0,02	12 a 24	VO		4	IV
Di-hidrotreptomicina	11	12	IM, SC	11	12	IM, SC
Dimercaprol	5, depois 3, então 1	DU 6 para 4 doses, depois 6 para 8 doses	IM	3	4 por 2 dias e depois 6 durante 1 dia, então 12 por 10 dias	IM
Dimetilglicina	1 a 2	24	VO	–	–	–
Dimetilsulfóxido (DMSO)	0,5 a 2	12 a 24	–	–	–	–
	100 g, DT	12 a 24	IV (solução a 10%, lentamente) VO, tópico	NR		

(continua)

Fármaco	Equinos			Ruminantes (bovinos, ovinos e caprinos)		
	Dose (mg/kg)	Intervalo (h)	Via de administração	Dose (mg/kg)	Intervalo (h)	Via de administração
Dinoprosta trometamina	0,002 a 0,01	DU	IM	25 DT (bovinos, indução de estro)	10 a 12 dias DU	IM
				25 DT (gado, abortivo) 8 DT (ovelha, indução de estro)	Dias 5 e 11 do ciclo	IM
				8 DT (corça, indução de estro) 10 a 15 DT (ovelha, abortiva)	Dias 4 e 11 do ciclo	IM
				5 a 10 DT (corça, abortivo)	< 60 dias de gravidez	IM
Dioctil sulfosuccinato de sódio (DSS)	10 a 20	48 (limite de duas doses)	VO	–	–	–
Dipirona	11 a 22	DU, 8	IV, IM	50	DU	IM, IV, SC
Diprenorfina	0,03 (cavalos)	DU	IV	0,03 (gado)	DU	IV
	0,015 (burros)	–	–	0,015 (ovelhas)	–	–
Dipropionato de imidocarbe	2 a 4	DU	IM	1,2	DU	SC
	4,4	72	IM (total de 4 tratamentos)	–	–	–
Docusato; ver dioctil sulfosuccinato de sódio	–	–	–	–	–	–
Domperidona	0,2	DU, 12	IV	–	–	–
	1,1	24	VO	–	–	–
Doramectina	–	–	–	0,2	DU	IM, SC
Doxiciclina	10	12	VO (não usar IV)	–	–	–
Edetato de cálcio dissódico (EDTA)	75	24	IV (lentamente, diluído)	67	12	IV (lentamente)
Enrofloxacino	5	12	VO	7,5 a 12,5	DU	SC
	7,5	24	VO	2,5 a 5	24	SC (3 a 5 dias)
Epinefrina (1 mg/mℓ)	0,01 a 0,02 mℓ/kg	DU	IM, SC	0,01 a 0,02 mℓ	DU	IM, SC
	0,1 a 0,2 mℓ/kg	DU	IM, SC	0,1 a 0,2 mℓ	DU	IV
Eprinomectina	–	–	–	0,5 mg/kg	DU	Tópico
	–	–	–	1	DU	SC
Eritromicina	–	–	–	–	DU	IMM
	–	–	–	300 DT (vacas lactantes)	12	IMM
Espectinomicina	20	8	IM	10 a 15	24	SC
Estanozolol	0,55	168	IM	2	DU	IM
Estolato de eritromicina, etilsuccinato	25 a 37,5	6 a 12	VO	300 DT, 600 DT (vacas secas)	12	IMM
Estradiol (indução do estro)	5 a 10 DT	DU	IM	NR	–	–
Estreptomicina	11	12	IM, SC	11	12	IM, SC
Éter de guaiacolato de glicerol; ver guaifenesina	110	DU	IV	–	–	–
Famotidina	1,9 a 2,8	8 a 12	VO	–	–	–
	0,2 a 0,4	8 a 12	IV	–	–	–
Fator estimulador de colônias (granulócito)	0,005	24	IV	–	–	–
Febantel	6	DU	VO	5 a 10	DU	VO
Fenbendazol	5 (adultos)	DU	VO	5	DU	VO
	10 (potros)	DU	VO	–	–	–
Fenilbutazona	2 a 4,4	12 a 24	VO, IV	4	24	IV
	–	–	–	10 a 20 (dose de ataque), depois 5 a 10	24 a 48	VO

(continua)

Fármaco	Equinos			Ruminantes (bovinos, ovinos e caprinos)		
	Dose (mg/kg)	Intervalo (h)	Via de administração	Dose (mg/kg)	Intervalo (h)	Via de administração
Fenilefrina	0,02 a 0,04 cloridrato	DU	IV (acima de 10 min)	–	–	–
Fenitoína de sódio	5 a 10, depois 1 a 5 (para convulsões)	DU	IV	–	–	–
		4 a 8	IV, IM, VO	–	–	–
		12	VO	–	–	–
	10 a 12 (para rabdomiólise)	–	–	–	–	–
	10 a 22 (para arritmias)	12	IV (lentamente), IM	–	–	–
Fenobarbital	5 a 25	DU, 8	IV	10	24	VO
	1 a 5	12	VO	–	–	–
Fenoterol	2 a 4	6 a 12	IN	–	–	–
Fenotiazina	55	DU	VO	–	–	–
Fenprostaleno	0,001	DU	IM	0,002	DU	SC
Fentanila (transdérmico)	10, mais comumente chamado de "100 µg/h" por 400 kg	–	–	–	–	–
Fisostigmina	0,1 a 0,6	DU	IM, IV	–	–	–
Fitonadiona (vitamina K₁)	0,5 a 2,5	DU, 4 a 6	IV (lentamente)	0,5 a 2,5	DU, 8	IV (lentamente), IM
Florfenicol	–	–	–	20	48	IM (repetir uma vez)
	–	–	–	40	DU	IM
Fluconazol	4 a 5	24	VO	–	–	–
Flumazenil	0,01 a 0,02	DU	IV (lentamente)	–	–	–
Flumetasona	0,002 a 0,008	DU	IM, IV, IA	–	–	–
Fluprostenol	0,55 µg	DU	IM	–	–	–
Fluticasona	2 a 4 µg/kg	6 a 12	IN	–	–	–
Fosfato de dexametasona sódica; ver dexametasona	–	–	–	–	–	–
Fosfato monossódico	–	–	–	60 g em 300 mℓ de água, IV e SC, a cada 24 h para gado adulto	–	–
Frusemida; ver Furosemida	–	–	–	–	24	VO
Fumarato de aminopropazina	0,5	DU	IM, IV	–	–	–
Furosemida	0,25 a 3	DU	IV, IM	0,5 ou 1	12 a 24	IV, IM (gado adulto)
Gamitromicina	–	–	–	6	DU	SC
Glicerol	–	–	–	180 mℓ DT (bovinos)	12	VO
	–	–	–	90 mℓ DT (ovelha)	12	VO
Glicopirrolato	0,001 a 0,01	DU, 12 a 24	IV, IM	–	–	–
Glicosaminoglicano polissulfatado	0,5	96	IM	–	–	–
	0,25	96	IA	–	–	–
Glicosaminoglicano, polissulfatado	250 DT	DU, 7 dias	IA	–	–	–
	1	5 dias	IM	–	–	–
Gluconato de cálcio	150 a 250	DU	IV (lentamente até obter efeito)	150 a 250	DU	IV (lentamente, até obter efeito), SC, IP
Gonadorelina	–	–	–	100 µg DT	DU	IM

(continua)

Fármaco	Equinos			Ruminantes (bovinos, ovinos e caprinos)		
	Dose (mg/kg)	Intervalo (h)	Via de administração	Dose (mg/kg)	Intervalo (h)	Via de administração
Gonadotrofina coriônica (HCG)	1.000 a 3.000 UI, DT	DU	IM, IV, SC	2.500 a 5.000 UI, DT (gado)	DU	IV
	UI, DT	–	–	10.000 UI, DT (gado)	DU	IM
	–	–	–	250 a 1000 UI, DT	DU	IV, IM
Griseofulvina	5 a 10	24	VO	10 a 20	24	VO
Guaifenesina	110, administrar primeiro um terço para causar decúbito	DU	IV	66 a 130	DU	IV
Hemoglobina (bovina, polimerizada)	10 a 30 mℓ/kg	DU	IV	–	–	–
Heparina	25 a 125 UI/kg	6 a 12	SC, IV	–	–	–
Hialuronato de sódio	10 a 50 mg DT	DU	IA	–	–	–
Hidralazina	0,5 a 1,5	12	VO	–	–	–
Hidrato de cloral	20 a 200	DU	IV	–	–	–
	40 a 100	6 a 12	VO			
Hidroclorotiazida	0,5	24	VO	0,25 a 0,5	12 a 24	IV, IM
Hidróxido de alumínio	60	6 a 8	VO	15 a 60	DU, 8 a 24	VO
Hidróxido de magnésio	0,5 mℓ	8	VO	400 a 450 g, DT (gado)	8 a 24	VO
	–	–	–	10 a 30 g, DT (ovelha)	8 a 24	VO
Hidroxizina	0,5 a 1	12	IM, VO	–	–	–
Hioscina (brometo de butil)	0,3	DU	IV (lentamente)	–	–	–
Hormônio folículoestimulante	10 a 50 DT	DU	IV, IM, SC	5 DT	12	IM, SC
Imipenem-cilastatina sódica	15 a 20	4 a 6	IV	–	–	–
Imipramina	0,55 a 1,5	8	IM, IV, VO	–	–	–
Insulina, zinco protamina	0,15 u	12	IM, SC	200 UI	DT	SC
Iodeto de potássio	4 a 40	24	VO	1,5	24	IV
Iodeto de sódio	20 a 40	24	IV, VO	66	DU	IM (repetir uma vez em 7 dias)
Ipratrópio	2 a 3 µg/kg (potro)	6 a 8	IN	–	–	–
Isoniazida	5 a 20	24	VO	11 a 25	24	VO
Itraconazol	3 a 5	12 a 24	VO	–	–	–
Ivermectina	0,2	DU	VO	0,2	DU	SC, VO
Lactulose	120 a 300	12	VO	–	–	–
Lasalocida	–	–	–	1	24	VO
Levamisol	8 a 11	24	VO	5,5 a 11	DU	VO
	–	–	–	3,3 a 8	DU	SC
Levotiroxina	0,02	24	VO	–	–	–
Lidocaína	1,3 mg/kg em bólus, então 0,05 mg/kg/min	Infusão	IV	–	–	–
Loperamida	0,1 a 0,2	6	VO	–	–	–
Lufenuron	5 a 20	24	VO	–	–	–
Luprostiol	7,5 DT	DU	IM	7,5 a 15 DT (bovinos)	DU	IM
Maleato de acepromazina	0,044 a 0,088	DU	IM, IV, SC	0,01 a 0,02	DU	IV
				0,03 a 0,1	DU	IM

(continua)

Fármaco	Equinos			Ruminantes (bovinos, ovinos e caprinos)		
	Dose (mg/kg)	Intervalo (h)	Via de administração	Dose (mg/kg)	Intervalo (h)	Via de administração
Maleato de pirilamina	0,8 a 1,3	6 a 12	IV (lentamente), IM, SC	0,55	DU	IV, IM
Manitol	0,25 a 2 g/kg	DU	IV (lentamente)	1 a 3 g/kg	DU	IV
Marbofloxacino	–	–	–	2	24	IM, IV, SC
Mebendazol	8,8 a 20	DU	VO	–	–	–
Meglumina de flunixino	0,25 a 1,1	6 a 24	IV, IM, VO	1,1 a 2,2	12 a 24	IV
Meloxicam	0,6	24	IV, VO	0,5	DU	IV, SC
	–	–	–	0,5 a 1	24 a 48	VO
Meperidina	1 a 2	DU	IM	3 a 4	DU	IM, SC
	0,2 a 0,4	DU	IV (lentamente)	–	–	–
Mesilato de benzatropina	0,018	8	IV	–	–	–
Mesilato de bromocriptina	0,01	12	IM	–	–	–
Mesilato de deferoxamina	10	DU	IM, IV	10	DU	IM, IV
Meticilina	25	4 a 6	IV	–	–	–
Metilprednisolona ou succinato de metilprednisolona sódica (choque)	0,5 a 1	24	VO	–	–	–
	0,5 a 1	24	IV	–	–	–
	10 a 20	DU	IV	–	–	–
Metionina-DL	20 a 50	24	VO	50	24	VO
Metocarbamol	5 a 55	6	IV	110	DU	IV
	40 a 60	24	VO	–	–	–
Metoclopramida	0,02 a 0,25	6 a 8	IV	NR		
Metronidazol	15 a 25	8 a 12	IV, VO	–	–	–
Mezlocilina	25 a 75	6	IV	–	–	–
Minociclina	3	12	VO	–	–	–
Misoprostol	1 a 4 µg/kg	8 a 12	VO	–	–	–
Molibdato de amônio	–	–	–	50 a 200 DT	24	VO
Monensina	–	–	–	1	24	VO
Moxalactam	50	8	IM, IV	0,2 (bovino)	DU	SC, VO
Moxidectina	0,4	DU	VO	0,5 (bovino)	DU	Tópico
	–	–	–	0,2 (ovinos)	DU	VO
	–	–	–	0,2 a 0,5 (cabra)	DU	VO, SC
Muciloide Psyllium	500	12 a 24	VO	–	–	–
Nafcilina	10	6	IM	–	–	–
Naloxona	0,01 a 0,05	DU	IV	–	–	–
Naproxeno	5 a 10	12 a 24	VO	–	–	–
Neomicina	2 a 6	6 a 12	VO	3 a 6	6 a 12	VO
	4,4	8 a 12	IV	88	8	SC
Neostigmina	0,004 a 0,02	DU, 6	SC	0,02	DU	SC
Netilmicina	2	8 a 12	IV, IM	–	–	–
Netobimina	–	–	–	7,5	DU	VO
Niclosamida	100	DU	VO	–	–	–
Nistatina	250.000 a 1.000.000	DU	UI	–	–	–
Nitazoxanida	25 por vários dias	24	VO	–	–	–
	1 a 5, depois 50 por 6 a 28 dias			–	–	–
Nitrofurantoína	2,5 a 5	8	VO	–	–	–
Nitroglicerina	15 DT	24	Tópico sobre cada artéria digital	–	–	–

(continua)

Fármaco	Equinos			Ruminantes (bovinos, ovinos e caprinos)		
	Dose (mg/kg)	Intervalo (h)	Via de administração	Dose (mg/kg)	Intervalo (h)	Via de administração
Nitroxinila	–	–	–	10 a 15	DU	SC
Nizatidina	6,6	8	VO	–	–	–
Norepinefrina	0,1 a 1,5 µg/kg/min	DU	IM	–	–	–
Novobiocina (vaca seca)	–	–	–	400 DT	DU	IMM
	–	–	–	150 DT (vacas lactantes)	24	IMM
Ocitocina	0,05 a 0,1 (indução de potro)	DU	IM	0,05 a 0,1 (placenta retida)	1 a 1,5	IM
	0,01 a 0,02 (placenta retida)	1 a 1,5	IM	0,025 a 0,05 (descida do leite)	DU	IV
Óleo mineral	10 mℓ/kg (adultos)	DU, 12	VO	8 mℓ/kg	DU	VO
Omeprazol	1 a 4	24	VO	–	–	–
Oxacilina	25 a 50	8 a 12	IM, IV	–	–	–
Oxfendazol	10	DU	VO	4,5	DU	VO
Oxibendazol	10 a 15	DU	VO	10 a 20	DU	VO
Oxiclozanida	–	–	–	10 a 15	DU	VO
Óxido de magnésio	–	–	–	1.000 a 2.000	DU	VO
Oximorfona	0,01 a 0,02	DU	IM, IV	–	–	–
Oxitetraciclina	6,6 a 10	24	IV (lentamente)	5 a 20	12 a 24	IV, IM
	10 a 20 (potros)	24	IV (lentamente)	–	–	–
Palmitato de cloranfenicol	25 a 50	6 a 8	VO	NR	–	–
Pamoato de pirantel	6,6	DU	VO	25	DU	VO
Pancurônio	0,04 a 0,066	DU	IV	0,04 depois 0,008 (gado)	DU	IV
	–	–	–	0,025 depois 0,005 (ovelha)	DU	IV
Pantoprazol	1,5	24	IV ou VO	–	–	–
Paromomicina	100	24	VO	–	–	–
Pectato de caulim	2 a 4 mℓ/kg	8 a 12	VO	0,25 a 1 mℓ/kg	4	VO
Penicilamina	3 a 4	6	VO	52	24	VO
Penicilina G, benzatina	10.000 a 40.000 UI	48 a 72	IM	44.000 a 66.000 UI/kg	48 a 72	IM, SC
Penicilina G, procaína	20.000 a 50.000 UI	12 a 24	IM	10.000 a 60.000 UI/kg	12 a 24	IM, SC
Penicilina G, sódio ou potássio	10.000 a 50.000 UI	6 a 8	IV, IM	–	–	–
Penicilina V, potássio	66.000 a 110.000	6 a 8	VO	–	–	–
Pentazocina	0,33	DU	IV, IM, SC	–	–	–
Pentobarbital	2 a 20 (até obter efeito)	DU	IV	30 (até obter efeito)	DU	IV
	120 a 200 para eutanásia	DU	IV	120 a 200 para eutanásia	DU	IV
Pentobarbitona; ver pentobarbital	–	–	–	–	–	–
Pentoxifilina	10	12	VO	–	–	–
Perfenazina	0,3 a 0,5	12	VO	–	–	–
Pergolide	0,002 a 0,004	24	VO	–	–	–
Petidina; ver meperidina	–	–	–	–	–	–
Piperacilina	15 a 50	6 a 12	IV, IM	–	–	–
Piperazina	110 a 200	DU	VO	–	–	–
Pirbuterol	0,001 a 0,002	12 a 24	IN	–	–	–
Pirimetamina	1 a 2	24	VO	–	–	–

(continua)

Fármaco	Equinos			Ruminantes (bovinos, ovinos e caprinos)		
	Dose (mg/kg)	Intervalo (h)	Via de administração	Dose (mg/kg)	Intervalo (h)	Via de administração
Pirlimicina	–	–	–	50 DT	12 a 24	IMM
Pivampicilina sódica	20	12	VO	–	–	–
Polimixina B	6.000	DU	IV	6.000	DU	IV
Poloxaleno	–	–	–	110 mg/kg	24	VO
Ponazurila	5	24	VO	–	–	–
Praziquantel	1 a 2	DU	VO	10 a 15	DU	VO
Prednisolona	0,2 a 4,4	12 a 24	IM, VO	1 a 4	DU, 24	IV
Primidona	10 a 20	6 a 12	VO	–	–	–
Procainamida	0,5, dose total 4	10 min	IV	–	–	–
Progesterona	0,3 a 0,6	24	IM	–	–	–
Promazina	0,25 a 1	DU	IV	–	–	–
	1 a 2	DU	VO	–	–	–
Propafenona	0,5 a 1	DU	IV	–	–	–
Propilenoglicol	–	–	–	110 a 225 mℓ DT (gado)	24	VO
	–	–	–	110 mℓ DT (ovelha)	24	VO
Propofol	2,4 (indução)	Infusão	IV	–	–	–
	0,3 (manutenção)	–	–	–	–	–
Propranolol	0,03 a 0,15	8	IV	–	–	–
	0,4 a 0,8	8	VO	–	–	–
Prostaglandina F2α	0,02	DU	IM	–	–	–
Quinidina, gliconato	22	2 a 4	VO	50	Mais de 4 h	IV
	0,5 a 2,2	10 min até conversão para ritmo sinusal ou supressão de arritmia	IV	210 dose de ataque, então 180	6	VO
Reserpina	0,002 a 0,008	24	VO	–	–	–
Rifampin	5 a 10	12	VO	–	–	–
Romifidina	0,04 a 0,12	DU	IV (lentamente), IM	–	–	–
Sais de Glauber; ver sulfato de sódio	–	–	–	–	–	–
Salmeterol	0,0005 a 0,001	6 a 12	IN	–	–	–
Subsalicilato de bismuto	0,5 mℓ/kg	4 a 6	VO	60 a 90 mℓ, DT (bezerros)	6 a 12	VO
Succinato de cloranfenicol sódico	20 a 60	6 a 8	IV, IM	NR	–	–
Succinato de doxilamina	0,55	8	IM, SC, IV (lentamente)	0,5	12	VO, IM, SC
Succinato de sódio de prednisolona	50 a 100 mg (adulto)	DU	IV	–	–	–
Sucralfato	10 a 20	6 a 12	VO	–	–	–
Sulfacloropiridazina	–	–	–	88 a 110	12 a 24	IV
	–	–	–	30 a 50 (vitelos)	8	VO
Sulfadimetoxicina	55, depois 28	24	IV	55 a 110	24	VO
	–	–	–	55, depois 28	24	IV
Sulfadimidina	–	–	–	100 a 200 dose de ataque, depois 50 a 100	DU 24	IV
Sulfadoxina/trimetoprima	15	12 a 24	IM, IV (lentamente)	15	12 a 24	IM, SC, IV

(continua)

Fármaco	Equinos			Ruminantes (bovinos, ovinos e caprinos)		
	Dose (mg/kg)	Intervalo (h)	Via de administração	Dose (mg/kg)	Intervalo (h)	Via de administração
Sulfametoxipiridazina	–	–	–	20	24	SC, IM, IV, IP
Sulfato de amicacina	22 (potros)	24	IV, IM	NR	–	–
	10 (adultos)	24	IV, IM	–	–	–
Sulfato de apramicina	–	–	–	20 a 40 (bezerros)	24	VO
Sulfato de atropina	0,001 a 0,003 (broncodilatação)	DU	IV	0,06 a 0,12 (pré-anestésico)	DU	IV, IM, SC
	0,22 (toxicidade por organofosfato)	Conforme o necessário	IV, IM, SC	0,5 (toxicidade por organofosfato)	4	IV, IM, SC
Sulfato de efedrina	0,7	12	VO	–	–	–
Sulfato de estrona	0,04	12	IM	–	–	–
Sulfato de framicetina	–	–	–	5%, 10 (bezerros)	12	IM
Sulfato de gentamicina	2,2	8	IV, IM	NR	–	–
	6,6	24	IV, IM	–	–	–
Sulfato de magnésio	0,2 a 1	24	VO	0,1	DU	SC
	2,2 a 6 (para taquicardia ventricular)	1 min	Bólus IV a cada minuto até conversão ou dose total de 60 mg/kg	0,02	DU (com gliconato de cálcio)	IV (lentamente)
	50 mg/kg/h por 1 h, então 25 mg/kg/h em infusão constante (para encefalopatia hipóxica neonatal presumida)	–	–	–	–	–
Sulfato de morfina	0,1 a 0,7	DU	IM, IV (lentamente)	1 a 10 mg DT (ovelha e cabras)	DU	IM
Sulfato de pentosana	250 mg (DT)	7 dias	IA	–	–	–
	3 mg/kg	7 dias	IM	–	–	–
Sulfato de protamina	–	–	–	0,2	DU	IV
Sulfato de sódio	1 a 2	DU, 24	VO	1 a 2	DU	VO
Sulfato de terbutalina	0,02 a 0,06	6 a 12	VO	–	–	–
	0,002	DU	IV	–	–	–
Sulfato ferroso	10 a 20	24	VO	10 a 30	24	VO
Sulfonamida potenciada; ver sulfonamida/trimetoprima	–	–	–	–	–	–
Sulfonamida/trimetoprima	15 a 30	12 a 24	VO, IV, IM	15 a 30	12 a 24	IM, IV
	–	–	–	15 a 30 (bezerros pré-ruminante)	12 a 24	VO
Tartarato de butorfanol	0,02 a 0,1	DU, 3 a 4	IV, IM	0,02 a 0,04	DU	IV, IM
Tartarato de Morantel	–	–	–	8 a 10	DU	VO
Tartarato de pirantel	2,6	DU	VO	–	–	–
Teofilina	8 a 12	8 a 12	VO	–	–	–
Tetraciclina; ver oxitetraciclina	–	–	–	–	–	–
Tetratiomolibdato de amônio	–	–	–	1,7 a 3,4	48	IV; SC (3 tratamentos)
Tiabendazol	44	DU	VO	50 a 100	DU	VO
Tiamilal sódico	2 a 4	DU	IV (até obter efeito)	4,4 a 8,8	DU	IV
Ticarcilina (com ou sem clavulanato)	50	6 a 8	IV, IM	–	–	–

(*continua*)

Fármaco	Equinos			Ruminantes (bovinos, ovinos e caprinos)		
	Dose (mg/kg)	Intervalo (h)	Via de administração	Dose (mg/kg)	Intervalo (h)	Via de administração
Tildipirosina	–	–	–	4	DU	SC
Tilmicosina	–	–	–	10	72	SC
Tilosina	NR	–	–	18	24	IM
Tiofanato	–	–	–	2,4 a 4,8 g, DT (bovinos)	DU	VO
	–	–	–	240 a 480 mg, DT (ovelha)	DU	VO
Tiopental	6 a 12	DU	IV	8 a 16	DU	IV
Tiossulfato de sódio	30 a 40	DU	IV	660 (envenenamento por cianeto)	DU	IV
	–	–	–	1 (envenenamento por cobre)	24	VO
Tiroxina L	0,01	24	VO	–	–	–
Tobramicina	4 mg/kg a cada 24 h, IV, IM	–	–	–	–	–
Tolazolina	4	DU	IV lentamente	–	–	–
Triclabendazol	–	–	–	12	8 a 10 semanas	VO
Triclorfão	35 a 40	DU	VO	–	–	–
Trietiodieto de galamina	1, em seguida aumentar 0,2	DU	IV	0,5, depois 0,1 até obter efeito (gado); 0,4 (ovelha)	DU	IV
	–	–	–	–	DU	IV
Tri-hidrato de amoxicilina	6 a 22, NR	6 a 12	IM	11 a 22	12 a 24	SC
Tri-hidrato de ampicilina	10 a 22, NR	6 a 8	IM, VO	4 a 22	12 a 24	IM, SC
Trilostano	0,4 a 1	24	VO	–	–	–
Tulatromicina	–	–	–	2,5	DU	SC
Undecilenato de boldenona	1,1	3 semanas	IM	–	–	–
Vancomicina	7,5	8	IV	–	–	–
Varfarina sódica	0,02, depois aumentar lentamente até obter efeito	24	VO	–	–	–
Verapamil	0,025 a 0,5	DU	IV (lentamente)	–	–	–
Vitamina B_1; ver cloridrato de tiamina	–	–	–	Ver texto	–	–
Vitamina C; ver ácido ascórbico	–	–	–	–	–	–
Vitamina E micelada (água solúvel)	6 a 10 UI	24	VO	–	–	–
Vitamina E; ver acetato de tocoferol	–	–	–	–	–	–
Vitamina K_1; ver fitonadiona	–	–	–	–	–	–
Zeranol	–	–	–	36 a 72 DT	DU	SC

Fonte: Bishop Y. The veterinary formulary, 6th ed. London: The Pharmaceutical Press, 2005; Plumb DC. Plumb's veterinary drug handbook, 8th ed., John Wiley & Sons, Inc. 2015; e outras fontes.

Doses de Fármacos e Intervalos das Doses para Suínos

Apêndice 4

As doses e os intervalos entre as doses de medicamentos sugeridos para suínos, bem como as concentrações dos medicamentos em alimentos são fornecidos na tabela a seguir. As dosagens listadas são recomendações gerais e podem não ser adequadas ou eficazes em todas as situações. Há possibilidade também de requererem ajustes, dependendo da doença e de sua gravidade, de fatores do paciente como idade ou dieta, ou em decorrência de considerações regulatórias com relação ao tempo de concentração da medicação no leite e na carne de animais destinados ao consumo. As recomendações do fabricante devem ser verificadas antes da administração de qualquer medicamento, bem como o efeito decorrente da variação no tempo de concentração de acordo com a dosagem recomendada pelo fabricante. As recomendações locais sobre o uso de fármacos em animais que podem ser usados para consumo humano devem ser consultadas.

As doses são mostradas em miligramas por quilograma de peso corporal (mg/kg), salvo indicação contrária (g = grama, UI = unidades internacionais). Os medicamentos apresentados em doses totais são indicados por DT. O intervalo da dosagem é mostrado em horas, a não ser quando administrado em dose única (DU). A via de administração é apresentada da seguinte forma: intravenosa (IV), intramuscular (IM), oral (VO), subcutânea (SC) ou intraperitoneal (IP). Uma tonelada = 1.016 kg.

Fármaco	Porcos		
	Dose (mg/kg) ou (concentração em alimentos ou água)	Intervalo (h)	Rota
21-isonicotinato de dexametasona	0,02 a 0,1	DU, 96	IM
Acetazolamida	6 a 8	DU	IV, IM, VO
Ácido acetilsalicílico (aspirina)	10	4	VO
Ácido cristalino livre de ceftiofur	5	DU	IM (pescoço)
Amoxicilina tri-hidratada	6,6 a 22	8 a 24	IM
	6,6 a 22	12 a 24	VO
Ampicilina sódica	6 a 8	8	IM, SC
Arsanilato de sódio	700 mg por 4 ℓ de água potável durante 7 dias	–	–
Aspirina; ver ácido acetilsalicílico	–	–	–
Azaperona	1 a 2	DU	IM
Bacitracina-zinco	10 a 50 g/ton	–	–
Baquiloprima/sulfadimidina	10	24	IM
Carbadox	50 g/ton	–	–
Ceftiofur sódio	3 a 5	24	IM (3 dias)
Cloridrato de amprólio	25 a 65	12 a 24	VO (3 a 4 dias)
Cloridrato de bromexina	0,2 a 0,5	24	IM, VO
Cloridrato de ceftiofur	3 a 5	24	IM (3 dias)
Cloridrato de clorpromazina	0,6 a 3,3	DU	IV
	1 a 4	DU	IM
Clortetraciclina	10 a 20 (50 a 100 g/ton)	24	VO
Cloprostenol de sódio	0,18, DT	DU	IM
Cloreto de edrofônio	0,5 a 1	DU	IV
Cloridrato de doxapram	5 a 10	DU	IV
Cloridrato de cetamina (após pré-medicação apropriada)	11	DU	IM
Cloridrato de lincomicina	11	24	IM
	2 a 10 (40 a 200 g/ton)	24	VO

(continua)

Fármaco	Porcos		
	Dose (mg/kg) ou (concentração em alimentos ou água)	Intervalo (h)	Rota
Cloreto de sódio (hipertônico, 7,0%)	4 mℓ	DU	IV
Cloreto de suxametônio	2	DU	IV
Cloridrato de tetraciclina	10 a 40	12/24	VO
Cloridrato de tiamina (vitamina B_1)	5 a 10 mg/kg	DU	IV, IM, VO
Cloridrato de tripelenamina	1	8 a 12	IV, IM
Cloreto de tubocurarina	0,4 e 0,08	DU, até obter efeito	IV
Disalicilato de metileno e bacitracina	250 g/ton	–	–
Dantroleno de sódio	3,5	DU	IV
Dexametasona	0,06 (1 a 10, DT)	DU, 24	IM
Diazepam	0,55 a 2	DU	IM
Diclorvos	17 (334 a 500 g/ton)	DU	VO
Dimetridazol	10 a 25	24	VO
Dinoprosta trometamina	15 DT e 10 DT (indução de estro)	Doses separadas por 12 h	IM
	5 a 10 DT (abortivo)	DU	IM
	10 a 25 DT (induz parto)	DU	IM
Dipirona	50	DU	IM, IV, SC
Doramectina	0,3	DU	IM, SC
Dextrana de ferro	100 mg, DT (leitão)	DU	IM
Enrofloxacino	7,5 a 12,5	DU	IM, SC
Epinefrina (1 mg/mℓ)	0,01 a 0,02 mℓ/kg	DU	IM, SC
	0,1 a 0,2 mℓ/kg	DU	IM, SC
Estolato de eritromicina, etilsuccinato	2,2 a 22	24	IM
Estreptomicina	13	12 a 24	IM
Fenbendazol	5	DU	VO
	3	24	VO
	10 a 80 g/ton	–	–
Fenilbutazona	4	24	VO, IV
Fitomenadiona (vitamina K_1)	0,5 a 2,5	DU	IM, IV (lentamente)
Flunixino meglumina	2,2	DU	IM
Fosfato dissódico de dexametasona; ver dexametasona	–	–	–
Gliconato de cálcio	150 a 250	DU	IV (lentamente, até obter efeito), IM, SC, IP
Griseofulvina	20	24	VO
Guaifenesina	44 a 88	DU	IV
Higromicina B	12 g/tonelada		–
Hormônio foliculoestimulante	1.000 a 1.500 UI DT	DU	IM
Ivermectina	0,3	DU	IM
Levamisol	8	DU	VO
Luprostiol	7,5 DT	DU	IM
Maleato de acepromazina	0,03 a 0,5	DU	IM, IV, SC
Maleato de pirilamina	0,5 a 1	DU	IM
Manitol	1 a 2 g/kg	DU	IV (lentamente)
Marbofloxacino	2 mg/kg	24	IM
Moxidectina	0,4	DU	SC, VO
Neostigmina	0,06	DU	IM
Ocitocina	0,1 a 0,2 (agalactia; 2 a 10 UI)	3 a 4	IM

(continua)

Fármaco	Porcos		
	Dose (mg/kg) ou (concentração em alimentos ou água)	Intervalo (h)	Rota
Óleo mineral	2 a 8 mℓ/kg	DU	VO
Oxfendazol	3 mg/kg uma vez	DU	VO
Oxibendazol	15	DU	VO
Oximorfona	0,075 (com cetamina e xilazina)	DU	IV
Oxitetraciclina	2 a 10/10 a 30	12 a 24/12 a 24	IM, SC/VO
Pamoato de pirantel	22	DU	VO
	6,6 (porcos barrigudos)	DU	VO
Pectato de caulim	0,2 mℓ/kg	4	VO
Penicilina G, benzatina	4,5 (11.000 a 22.000 UI/kg)	48 a 96	IM
Penicilina G, procaína	6 a 20 (6.000 a 40.000 UI/kg)	12 a 24	IM
Pentazocina	2	DU	IM
Pentobarbital	30 (até obter efeito)	DU	IV
	120 a 200 (para eutanásia)	DU	IV
Pentobarbitona: ver pentobarbital	–	–	–
Piperazina	110	DU	VO
Roxarsone	182 g/ton	–	–
Sódio tiamilal	6,6 a 11	DU	IV
Spectinomicina HCl	11	12 a 24	VO
	6,6 a 22	24	IM
Subsalicilato de bismuto	2 a 5 mℓ, DT (leitões)	6 a 12	VO (2 dias)
Succinato de doxilamina	0,5	8	VO, IM, SC
Succinato de sódio com prednisolona	0,2 a 1	DU, 24	IV, IM
Sulfacloropiridazina	44 a 70	24	VO
Sulfadiazina/trimetoprima	48	24	VO
Sulfadoxina/trimetoprima	15	12 a 24	IM
Sulfato de apramicina	10 a 20 (150 g/ton)	24	VO
Sulfato de atropina	0,02 a 0,04	DU	IM
Sulfato de morfina	0,2 a 0,9	DU	IM
Sulfato de neomicina	7 a 12	12	VO
Sulfato de sódio	0,25 a 0,5	DU	VO
Sulfato ferroso	0,5 a 2	24	VO
Sulfonamida/trimetoprima	15 a 30	24	IM, VO
Tartarato de pirantel	22 (96 g/ton)	DU	VO
Tiabendazol	50 a 75	DU	VO
Tiamulina	2 a 10/10 a 15 (35 a 200 g/ton)	24/24	VO/IM
Tiaprosta	0,3 a 0,6 DT	DU	IM
Tildipirosina	4	DU	IM
Tilmicosina	10 a 20 (180 a 360 g/ton)	24	VO
Tilosina	8,8 (40 a 100 g/ton)	12	IM, VO
Tiopental	5,5 a 11	DU	IV
Trietiodieto de galamina	4, depois 0,8 até obter efeito	DU	IV
Tri-hidrato de ampicilina	4,4 a 22	8 a 24	IM
Valnemulin	1,25 a 10	24/24	VO
Virginiamicina	25 a 100 g/ton	–	–

Índice Alfabético

A
Abafamento das bulhas cardíacas, 683
Abate de emergência, 482
Abatedouros e *Salmonella*, 316
Abaulamento da fronte, 12
Abdome, 13, 15, 18
– cranioventral de bovinos, 500
– externo, 246
– intussuscepção, 541
– ventral, 237
Abdominocentese, 77, 238, 775
– e aspirado por agulha do tecido subcutâneo, 1181
– e líquido peritoneal, 193, 226, 500
– em bovinos, 197
– em equinos, 196
– riscos, 196
Abertura de unhas hereditária, 1562
Abiotrofia, 1219
– cerebelar, 1365
– hereditária do sistema nervoso, 1362
Abomasite, 378
Abomaso, 514
– anatomia e fisiopatologia do, 515
– deflação do abomaso distendido em bezerros, 529
Abomasocentese, 515
– deslocamento abomasal
– – à direita e vólvulo abomasal, 527
– – à esquerda, 522
Abomasopexia
– paramediana direita, 522
– pelo flanco esquerdo, 522
Abordagem
– do íon forte, 130
– dos três "D", 164
Aborto, 60, 378, 379, 381, 479, 1153, 1824
– associado à infecção por VDF, 1286
– doença fetal, 1892
– enzoótico
– – bovino, 1849
– – de ovelhas, 1837
– – de ovinos, 1845
– nas ovelhas associado à *Salmonela abortusovis*, 1844
– por *Chlamydia*, 1845
– por EHV1, 1315
– por herpesvírus equídeo-1, 1307
– por *Listeria*, 1372
– rinotraqueíte infecciosa bovina e, 986
– vírus
– – da diarreia viral bovina e, 606
– – HVB-1 e, 985
Abscedação e celulite da extremidade, 80
Abscesso(s), 81
– abdominal interno, 278
– cerebral, 1224, 1267, 1271
– cervicais, 2121
– da glândula pituitária, 1225
– de corpo vertebral ou epidural, 1376
– de dígito, 1488
– de linfonodos submandibulares, 1057
– de mandíbula, 774
– de pata, 1484
– de pituitária, 81
– de raiz de dente, 81
– de úraco, 81
– do talão, 1488
– esplênico, 775
– externos, 1489
– facial, 81, 2121
– hepático, 465, 477, 644, 651, 652

– inguinal, 80
– interno, 774, 1490
– intra-abdominal, 195, 278, 1049
– intratorácicos, 1024
– mesentéricos, 235
– miocárdicos pelo *Histophilus somni*, 933
– paranasal, 1088
– peitoral e da linha média ventral crônico em cavalos, 1489
– perirretal, 81
– perivaginal, 81
– podal em ovinos, 1488
– pulmonar, 922, 934, 1033
– reticulares, 499, 504
– retrofaríngeos, 1054
– retroperitoneal, 278
– subcutâneo, 1604
– umbilical, 470
Acalasia, 507
– do orifício retículo-omasal, 505
– do piloro, 505, 506
Acantólise familiar, 1694, 1696
Acantose, 1588
Ácaros
– "chigger", 1666
– da coleta, 1625, 1666
– *Demodex* spp., 1668
– do prurido, 1667
– trombiculídeos, 1484
Aceleração na produção de leite, 1714
Acepromazina, 188, 1440
Acetato de melengestrol, 997
Acetilcisteína, 246
Acetilpromazina, 241
Acetogenina alifática, 2282
Acetonemia, 457, 471, 503
– nervosa, 1270
Aceturato de diminazeno, 2228
Aciclovir, 1314
Acidemia, 119, 132
– perinatal, 1913
Acidentes
– cardiovasculares agudos, 712
– do cólon menor, 276
– intestinais, 539
Ácido(s)
– acetilsalicílico, 241, 287, 741
– aminocaproico, 741
– arsanílico, 343
– biliares, 645
– ciclopiazônico, 2277
– clavulânico, 1026
– crepenênico, 2282
– D-aminolevulínico plasmático, 1239
– dimercaptossuccínico, 1240
– fólico, 850
– formiminoglutâmico, 847
– fosfórico, 1178
– graxo(s), 1779
– – não esterificados, 1720
– – poli-insaturados na dieta, 1503
– – voláteis, 476
– – – ruminais, 451
– hialurônico, 1448
– hidrociânico, 854
– láctico, 213, 476, 477
– metilmalônico, 847
– nicotínico, 1356
– orgânicos, 314
– pantotênico, 1357
– propiônico, 1771

– prússico, 854
– pteroilglutâmico, 850
– tranexâmico, 741
Acidose, 877
– D-lática, 143
– láctica
– – experimental, 478
– – ruminal, 474, 476
– – sistêmica, 477
– metabólica, 129, 138, 215, 238, 287, 1945
– não respiratória, 132
– paradoxal no líquido cerebrospinal, 145
– por íon forte, 132
– respiratória, 129
– ruminal, 1442
– – aguda, 460, 474, 475
– – – em bezerros, 475
– – – em bovinos de confinamento, 475
– – – em cordeiros, 475
– – subaguda, 474, 478, 479, 482, 484
– – – em bovinos de leite, 478
– tubular renal, 1145
– – distal, 1145, 1146
– – hiperpotassêmica distal, 1146
– – proximal, 1145, 1146
Acidúria paradoxal, 125
Acne, 1588
– contagiosa dos equinos, 1624
– do úbere, 1591
Acondroplasia, 1427, 1577
– congênita hereditária com hidrocefalia, 1580
Acromotriquia, 1599
Acroteríase, 1583
Actinobaccillus
– *equuli*, 223, 2126
– *lignieresii*, 547
– *mallei*, 1224
– *pleuropneumoniae*, 1090
– *suis*, 2126
Actinobacilose, 547
– cutânea, 548
– lingual, 548
Actinomicose, 546
Actinomyces bovis, 546, 1224
Acúmulo
– de areia, 214
– de exsudato líquido, 224
– de líquidos na cavidade peritoneal, 460
Acupuntura, 240, 1044, 1255
Adactilia, 1584
Adenite, 81
– cervical, 774
– – granulomatosa, 774
– equina, 1053, 1055, 1057
– – bastarda, 1055
– – nos burros, 1054
Adenocarcinoma
– nasal enzoótico, 904
– – em ovinos e caprinos, 1001
– pancreático, 675
– pulmonar ovino, 1009
Adenoma
– da *pars intermedia*, 1226
– de tireoide, 1797
– pancreático, 675
Adenomatose
– intestinal suína, 336
– pulmonar, 1009
Adenovírus, 281
– equino, 1056
– suíno, 351

Aderências, 224
– pleurais, 927
– reticulares, 506
Adesão, 2104, 2117
– leucocitária, 868
Adição, 494
– de antibióticos nos alimentos, 175
– de cobalto em anti-helmínticos, 849
– de gordura à dieta de transição, 1779
Aditivos alimentares, 2262
Administração
– de medicamentos
– – na água
– – – para bovinos, 168
– – – para suínos, 167
– – na ração, 168
– intra-articular de antimicrobianos, 1453
– intrarruminal de selênio peletizado, 1521
– oral, 167
– – de fluido, 154
– – – em bezerros e bovinos adulto, 154
– – – em equinos, 156
– – de vitamina D, 1743
– parenteral
– – de antimicrobianos, 1453, 1478
– – de imunoglobulina, 1916
– prática de soluções de eletrólitos, 149
Adubação por cobertura da pastagem, 1760
Aedes coreicos, 1298
Aerofagia com ou sem apoio, 1252
Aeromonas spp., 214
– *hydrophila*, 281
Aerossolização e inalação de antimicrobianos, 899
Aesculina, 2281
Afagia, 92
Afibrinogenemia, 866
Aflatoxicose, 668
Afolato, 1897
Agamaglobulinemia, 776, 777
Aganglionose
– ileocolônica, 245
– intestinal, 449
Agentes
– acidificantes, 472
– alcalinizante, 154, 472, 537
– – intrarruminais, 483
– antiespumantes, 492, 494, 495
– antimicrobianos, 82, 1141
– condroprotetores, 1448
– etiológico ou enfermidade, 215
– fungistáticos, 2259
– inotrópicos, 68, 680
– procinéticos, 242, 253, 264, 272
– semelhante ao calicivírus, 402
– tóxicos que afetam o(s)
– – rins, 1168
– – sistema
– – – musculoesquelético, 1548
– – – reprodutor, 1881
– vasoconstritores, 730
Agnatia, 447
– hereditária, 1581
Agonistas
– α_2-agonistas, 87, 241
– β-2 adrenérgicos, 900, 919, 1044
Agregação plaquetária, 747
Agressões físicas, 1897
Aguamento
– agudo, 1432
– crônico, 1432
Aivlosina, 337, 343
Ajuste das máscaras nasais, 1254
Alanina aminotransferase, 646
Albendazol, 663, 1243
Albinismo, 1599, 1694
Albumina, 59, 645, 738, 1722
Albuterol, 1043, 1044

Alcalemia, 119, 134
Alcaloide(s)
– β-carbolina indoleamina, 1227
– de pirrolizidina, 664
– diterpenoides, 2269
– do ergot, 2271
– do indol, 1227
– esteroides, 2285
– indolizidínico, 1228
– isoquinolínicos, 2283
– piperidínicos, 1231
– quinolizidínicos neurogênicos, 1229
– tropanos, 1227
Alcalose
– hipopotassêmica hipoclorêmica, 140
– metabólica, 124, 129, 507
– – hipopotassêmica hipoclorêmica, 155, 507
– respiratória, 129
Alcatrão de hulha, 674
Alergia, 779
Alimentação, 11
– por esofagostomia cervical, 210
– privada, 950
– pulverulenta, 921
Alimento(s), 9
– contaminados, 305
– finamente moído, 295
– naturais tratados quimicamente, 638
– peletizados com alto teor de magnésio, 1760
Alívio
– da dor musculoesquelética, 1412
– da lesão microvascular pulmonar, 909
Allium spp., 861
Aloanticorpos, 766
Alojamento, 88
– e alimentação de bezerros
– – corte, 388
– – leite, 387
Alopecia, 1589, 1598
– em faixa, 1695
– hereditária, 1694
– – simétrica, 1695
Alotriofagia, 91, 92
Alteração(ões)
– celulares, 1860
– congênitas ou adquiridas do esôfago, 207
– da dieta ou da alimentação manual de bezerros, 222
– da sensibilidade, 1194
– de pressão pleural, 892
– do estado mental, 1190
– do peso corporal, 141
– eletrolíticas, 104
– na concentração plasmática de L-lactato, 77
– na pele, 1353
– no equilíbrio hídrico, eletrolítico e ácido-base, 452
– no tamanho do fígado, 642
Alternativa à transfusão de sangue total, 762
Alto nível de grãos na dieta, 517
Altrenogeste, 1424
Alumínio, 1551
Alveolite
– alérgica extrínseca, 933
– fibrosante difusa, 933
Amamentação natural, 1913
– assistida, 1917
Amantadina, 1069
Amatoxinas, 2277
Ambiente
– externo, 8
– frio e produção animal, 50
– interno, 9
Amido, 192
– hidroxietílico, 743
Amiloide A sérica, 59, 521

Amiloidose, 738, 778
– renal, 609
Amina, 2282
Aminoácidos, 1764, 2282
Aminociclitóis, 176
Aminoglicosídeos, 176
Amitraz, 441, 1683
Amolecedores fecais, 242, 271
Amolecimento da ingesta, 271
Amônia, 111, 645
Amonização de forragens, 639
Amostra(s)
– da secreção nasal, 882
– de fezes
– – coradas com Ziehl-Neelsen, 575
– – do ambiente, 575
– de fluido de vagina e de útero, 72
– de sangue arterial, 139
– de tecido intestinal, 218
Amoxicilina
– sódica, 1927
– triidratada, 1927
Amoxicilina-clavulanato, 1927
Ampicilina, 73
– sódica, 1026, 1927
– tri-hidratada, 1026, 1927
Amplitude
– da distribuição de hemácias, 755
– da respiração, 876
– do pulso, 16, 684
– respiratória, 13
Amprólio, 420
Amputação, 1583
Anafilaxia, 106, 779, 780, 781
Analgesia, 85, 240, 264
– epidural, 87
– equilibrada, 87
– preemptiva, 84
Analgésicos, 85, 239, 523, 1439
– narcóticos, 87, 1439
Análise
– bioquímica
– – do soro sanguíneo, 764
– – sérica, 286
– cinética da marcha, 1210
– da decisão, 28
– de hemogasometria
– – arterial, 893, 980
– – venosa, 894
– do condensado do exalado pulmonar, 895
– do espectro dos sons respiratórios, 896
– do grupo de risco, 32
– do líquido
– – articular, 1451
– – cerebroespinal, 1206
– – ruminal, 462
– dos sons da tosse, 881
– racional, 161
Análogos
– da prostaglandina, 253
– do ácido γ-aminobutírico, 85, 87
– do cloranfenicol, 178
Anaplasma
– *marginale*, 793
– *ovis*, 793
– *phagocytophilum*, 789, 799
Anaplasmose, 752, 793, 1158
– ciclos de parasitemia, 795
– fatores de risco do patógeno, 795
– granulocítica equina, 799
– reprodução experimental, 795
– transmissão
– – iatrogênica, 794
– – por insetos hematófagos, 794
– – transplacentária, 794
Anasarca, 135, 1354, 1601
Anatoxinas, 106, 107

Andar
- compulsivo, 668, 1191
- - e pressão da cabeça contra obstáculos, 1197
- desorientado, 1191
- em círculos, 668
- - desvio da cabeça, 1199
- - rotação da cabeça, 1199
- na baia, 1253
Andromedotoxina, 442
Anemia(s), 104, 749, 750, 763, 877, 2239
- aplásica, 178, 750
- causada por
- - doença crônica, 750
- - medicamento, 752
- - menor produção de hemácias ou de hemoglobina, 753
- com edema, 751
- congênita de bovinos, 866
- crônica, 278
- dose dependente, 178
- e trombocitopenia, 822, 823
- hemolítica, 751
- - aloimune do recém-nascido, 762
- - autoimune, 750, 756, 762
- - isoimune, 1934
- - por ingestão de água fria, em bezerros, 752, 1158
- hemorrágica, 749
- hereditárias, 866
- infecciosa equina, 751, 820
- mieloftísica, 754
- moderada, 624
- não regenerativa, 753, 760
- por deficiência de ferro, 844
- subclínica por deficiência de ferro, 842
Anestesia geral em equinos, 209
Anestésicos locais, 68, 85
Aneurisma
- aórtico hereditário, 728
- verminótico, 277
Anfistomose intestinal, 635
Angioedema, 1602
Angiomatose cutânea, 1693
Angiopatia cerebroespinal, 1261
Anidrose, 46, 1607
Aniridia, 1710
Anisocitose, 758
Anodontia, 1695
Anofagia, 91, 92
Anomalias
- cardiovasculares
- - congênitas, 724
- - hereditárias, 727
- - congênitas, 1393, 1896
- - do baço, 775
- - e adquiridas do sistema esquelético, 1540
- vasculares portossistêmicas, 648, 649
Anorexia, 66, 91, 200, 467
- completa, 512
Anormalidade(s)
- ácido-base, 264
- articulares, 1409
- associadas à deficiência imune, 776
- caracterizadas por tremores e ataxia, 1357
- congênita da função hepática, 1597
- cromossômicas e hereditárias, 1896
- da coagulação, 742
- da consciência e comportamento, 1357
- da(s) função(ões)
- - das hemácias, 749, 767
- - da tireoide, 1797
- - plaquetária(s), 740
- - - adquiridas, 745
- da lã e das fibras dos pelos, 1589
- da micção, 1129
- da preensão, mastigação e deglutição, 185
- da secreção das glândulas cutâneas, 1589

- de córnea, 19
- de digestão, absorção ou metabolização, 98
- de leucócitos, 767, 768
- do esqueleto, 1409
- do sistema nervoso autônomo, 1195
- do trato respiratório anterior dos equinos, 1013
- dos fatores de coagulação, 743
- dos membros, 1579
- em múltiplos ossos axiais e apendiculares, 1579
- endócrinas, 1920
- hematológicas e bioquímicas, 104
- hemorrágicas hereditárias, 865
- hemostáticas adquiridas, 742
- hidreletrolíticas, 140, 264
- mieloftísicas, 751
- morfológicas dos rins e ureteres, 1130
- na concentração plasmática de proteína, 737
- na cor da pelagem, 1694
- oculares, 1352, 1353
- - congênitas múltiplas, 1711
- palpáveis, 239
- - da bexiga e da uretra, 1130
- plaquetárias, 744
- reprodutivas em éguas, 2273
- sanguíneas, 1509
- valvulares, 726
- vertebrais, 1579
Anoxia histotóxica, 875
Anquilose
- artificial, 1455
- múltipla hereditária, 1585
Antagonista(s)
- α-adrenérgicos, 188
- de dopamina, 188
- de receptor(es)
- - de histamina tipo-2, 537
- - de N-metil-D-aspartato, 87
- opioides, 188
Antagonistas-H, 253
Anti-helmíntico(s), 625, 995
- adição de cobalto em, 849
- mais antigos, 1243, 1244
- usados atualmente, 1243
- usados comumente, 1243
Anti-inflamatórios, 949, 1042, 1043, 1439, 1455
- não esteroides, 68, 86, 228, 240, 253, 543, 899, 907, 919, 981, 1447
Antiácidos, 253, 264, 537
- gástricos, 258
Antibacterianos, 1474
Antibióticos, 167, 242, 285, 394, 766, 1044
- ação de outros medicamentos e, 171
- betalactâmicos, 177
- macrolídeos, 188
Anticoagulantes, 70, 851, 1440
Anticolinérgicos, 220, 900
Anticorpos
- colostrais sistêmicos, 406
- no humor aquoso, 1156
- no leite, 1827
Antidiarreicos, 220
Antiendotoxêmico, 68
Antígeno(s)
- de placa tamponada, 1826
- do núcleo do lipopolissacarídeo, 80
Antimicrobianos, 210, 219, 287, 312, 336, 342, 504, 524, 1473
- bactericidas ou bacteriostáticos, 172
- mecanismos de ação e efeitos colaterais, 176
- peritonite e, 227
Antipiréticos, 58
Antissecretórios, 220
Antitoxina, 1259
- tetânica, 1399, 1400
Antitussígenos, 900
Antraquinona, 442

Antraz, 492, 2080
Anúria, 1129
Apatia, 11
Apetite, 91, 459
- depravado, 471
Aplasia
- cutânea, 1694, 1696
- de hemácias, 754
- de língua, 449
Aplicação
- de bandagem na lesão, 1478
- de óleo no pasto, 494
- parenteral de vitamina D, 1743
Apofisiólise, 1456, 1462
Aposição mandibular incorreta hereditária, 1581
Aprisionamento epiglótico, 1019
Aracnomelia, 1578
- hereditária, 1582
Aristoloquina, 2282
Aritenoides, 1019
Armazenamento do colostro, 1916
Arritmias, 694
- com frequência cardíaca normal ou com bradicardia, 698
- com taquicardia, 700
- sinusal, 698
Arsanilato sódico, 343
Arseniato de cobre cromado, 2267
Arsenicais orgânicos, 342, 437
Arsênico, 213, 436, 437, 438, 609
Artéria(s)
- mesentérica cranial, 277
- subclaviana direita aberrante, 726
Arterite
- bacteriana, 730
- embólica, 730
- parasitária, 730
- verminótica, 428
- - mesentérica, 250, 277
- viral, 730
- - equina, 1056, 2158
Artrite, 964, 1410
- asséptica traumática, 966
- causada por micoplasma, 963, 1540
- em cordeiros, 1489, 1495
- infecciosa induzida experimentalmente, 1450
- resultante de erisipelas, 1495
- séptica, 966, 967, 1450, 1455
- - podal, 1455
- - traumática, 966
- suína, 1490
Artrite-encefalite caprina, 1288
Artrocentese, 1413, 1451
Artrodese, 1455
- química, 1448
Artrogripose, 1359, 1888
- com defeitos múltiplos, 1585
- com displasia dentária, 1585
- com palatosquise, 1585
- em outras espécies além de bovinos, 1585
- hereditária, 1585
- simples, 1585
Artropatia, 1410, 1426
- degenerativa, 1443
Artroscopia, 1447, 1452, 1454
- do sistema musculoesquelético, 1413
Artrose, 1444
Artrotomia, 1454
Ascaríase
- em bezerros de búfalo, 425
- em bovinos, 423
- em equinos, 423, 425
- em suínos, 423, 425
Ascaris
- *lumbricoides*, 215

– *suis*, 934
– *suum*, 215, 423
Ascite, 135, 460
Asfixia perinatal, 1913
Asma, 1035
– associada ao pasto, 1045
Aspartato aminotransferase, 646
Aspergillus spp., 1079
– *clavatus*, 1234
Aspergilose
– disseminada, 1079
– pulmonar e sistêmica, 1079
Aspersão foliar, 1760
Aspirado traqueal, 888, 1024, 1025, 1041
Astenia
– cutânea, 1694
– dérmica regional hereditária equina, 1694, 1698
– musculoesquelética, 1414
Astragalus, 1230, 1897
Astrócitos, 1217
– javalis, 2077
– suínos, 353
Ataque (miíase) de mosca-varejeira em ovinos, 1659
Ataxia, 1192, 1193, 1202, 1408
– por defeito proprioceptivo, 1358
– cerebelar, 1189, 1199
– dos potros, 1388
– em equinos, 1376
– enzoótica, 2242
– hereditária, 1364
– progressiva
– – congênita suína, 1388
– – hereditária, 1386
– sensorial, 1199
– – dos equinos, 1388
– sensorial-motora, 1199
Atelectasia, 877, 910
– em placas, 911
– por compressão, 910
– por contração, 910
– por obstrução, 910
– pulmonar, 1024
Atipamezole, 188
Ativação
– da via intrínseca da cascata de coagulação, 747
– do sistema renina-angiotensina-aldosterona, 64
Ativador(es)
– de plasminogênio tecidual, 741
– – recombinante (alteplase), 741
Atividade(s)
– da antitrombina, 740
– de aspartato aminotransferase plasmática/sérica, 1513
– de creatinoquinase no sangue, 1573
– de glutationa peroxidase, 1518
– de protozoários ruminais diminuída ou ausente, 467
– física não habitual, 1503
– muscular excessiva, 54
– nervosa autônoma, 677
– sérica(s)
– – da fosfatase alcalina, 289, 1427
– – de enzimas
– – – hepáticas, 646
– – – musculares, 1734
– – de γ-glutamiltransferase, 238, 1914
Atonia ruminal, 451
– secundária, 472
Atractilosídeo, 1226
Atresia
– anal, 448
– *ani*, 449
– *coli*, 448, 449, 469

– congênita do intestino e do ânus, 447
– de coanas, 447
– do cólon terminal, 447
– do esfíncter anal, 449
– dos ductos salivares, 447
– hereditária de segmentos do sistema digestório, 449
– *ilei*, 449
– intestinal, 247, 447
– uretral, 1184
Atrofia
– cerebelar de cordeiros, 1364
– conchal do suíno, 1081
– de tecido linfoide, 777
– muscular
– – espinal
– – – bovina, 1222
– – – hereditária, 1387
– – neurogênica, 1194, 1415, 1416, 1417
Atropina, 241, 1043, 1044
Aumento
– da motilidade, 198
– da pressão
– – inspiratória alveolar, 1034
– – intracraniana, 1211
– da resistência
– – específica do recém-nascido, 1940
– – inespecífica do recém-nascido, 1940
– de volume
– – cerebral, 1211
– – tecidual da faringe, 204
– do coração, 678
– do fígado, 512
– do rim, 463
– fisiológico do útero, 460
Auscultação, 14
– da traqueia, 1040
– do abdome, 18, 234, 246
– do rúmen, 18, 461
– do tórax, 512, 883, 1024
– das vias respiratórias, 878
– dos pulmões, 17, 878, 917
Ausência
– completa da íris, 1710
– congênita hereditária da pele, 1696
– de cama, 88
– de fezes, 462
– de micção, 151
– de reflexo
– – de retirada, 1194
– – pupilar à luz, 1200
– de resposta
– – à aplicação de estímulo doloroso, 1194
– – a estímulos normais, 1197
– – de ameaça, 1200
– de tecido linfoide, 774
– e deformidade hereditárias da cauda, 1584
– total de retina, 1710
Avaliação
– clínica e cuidados com recém-nascidos enfermos, 1918
– da concentração
– – de macrominerais, 1723
– – de proteína, 1722
– da marcha e da conformação, 1412
– da transferência de imunidade passiva, 1914
– do ambiente, 8
– do risco e plano de manejo da doença, 580
– endoscópica das vias respiratórias, 883
– laboratorial de secreções
– – respiratórias, 887
– – traqueobrônquicas, 890
– ultrassonográfica do abdome, 246
Aves
– domésticas, 1615
– selvagens, *E. coli* O157:H7 e, 554

Axonopatia
– central e periférica, 1385
– degenerativa, 1385, 1386
Azitromicina, 1050
Azotúria, 1523
Azul de metileno, 860

B

B-hidroxibutirato, 522
B-manosidose, 1361
Baba em cordeiros, 1962
Babesia
– ciclo biológico e desenvolvimento de, 827
– cultura de, 831
– demonstração da presença de, 831
– imunidade e suscetibilidade à infecção, 827
– mecanismos imunes
– – adquiridos, 828
– – inatos, 828
– métodos de detecção e identificação de, 831
– origem da infecção e transmissão, 827
Babesiose, 751, 752, 825, 833, 1158
– bovina, 825
– em animais selvagens, 826
– suína, 826
Bacillus anthracis, 2080
Bacitracina, 180
– zíncica, 337
Bacteriemia, 60, 113, 309
– algal, 2231
Bacteriúria, 1135
Baixa(o)
– concentração, 165
– desempenho em corrida, 102, 103
– instinto materno, 1905, 1908
– percentual de gordura no leite, 481
– produção de plaquetas, 744
– resistência à infecção, 776
– tensão de oxigênio inspirado, 875
Balançar de cabeça em equinos, 1253
Balanço energético negativo, 476
Balanopostite, 1186
Balotamento, 14
Banco de colostro, 1916
Banho de imersão e aspersão, 436
Basofilia, 768
Bebedor ruminal, 473
Bebedouros, 111
Beclometasona, 1043
Beliscamento, 1204
– de cernelha, 225, 465
– sutil, 1204
Bem-estar animal, 159
Bentleg, 1543
Benzamidas, 188
Benzimidazóis, 1243, 1897
Berberina, 2283
Berne do estômago, 432
Besnoitiose, 1654
– bovina, 1655
– caprina, 1655
– equídea, 1655
Beta-hidroxibutirato, 1721
Betanecol, 188, 198
Bezerros
– bolotas, 1584
– doddler, 1360
– recém-nascidos e frio, 53
Bibersteinia trehalosi, 2112
Bicarbonato de sódio, 287, 483, 1423
Bifenilos
– polibromados, 2263
– polibromatizados, 111
– policlorados, 2263
Bilirrubina, 645
Biomarcadores, 61
– de lesão de miocárdio, 689

Biopsia
- cirúrgica do íleo terminal e linfonodo mesentérico, 585
- de pele, 603
- hepática, 197, 643, 1776
- intestinal, 197, 289
- muscular, 1413, 1417, 1422
- pulmonar, 895, 1041
- renal, 1139
- retal, 289

Bioquímica sérica, 218, 481, 1181, 1413, 1921
- cólica em equinos, 237
- deslocamento abomasal à esquerda, 521
- hematologia e, 937
- indigestão vagal, 509

Biotina, 1546, 1548
Blastomicose
- equina, 1647, 1652
- europeia, 2232
- norte-americana, 2232

Bloqueadores dos canais de sódio, 188
Bloqueio(s)
- atrioventricular, 698
- - de primeiro grau, 698
- - de segundo grau, 698
- - de terceiro grau ou total, 699
- cardíaco parcial, 698
- luminais, 540
- Mobitz tipo 2, 698
- sinoatrial, 698

Boca, 20
- defeitos hereditários da, 448
- ferida, 407
- neoplasias, 445

Bocavírus e suínos, 353
Bócio, 1897, 2276
- hereditário, 1805

Bolas
- de fibras, 540
- de pelo(s), 540
- - abomasais, 534
- - intestinal, 470

Bordetella
- bronchiseptica, 1081, 1088, 1089
- parapertussis, 1004

Borna, 1267
Boro, 1242
Borogliconato de cálcio, 127, 1738
Borrachudos, 1679
Borrelia burgdorferi, 1463
Borreliose, 1463
- de Lyme, 1463

Botriomicose, 1605
Botulismo, 1268, 1400, 2073
- associado a carcaças, 1401
- crônico ou "visceral", 1402
- das feridas, 1401
- das forragens, 1401
- toxicoinfeccioso, 1401

Brachiaria, 1596
Brachyspira, 337
- hampsonii, 344
- hyodysenteriae, 215, 337, 338, 339
- pilosicoli, 215

Bradicardia, 16
- sinusal, 695

Braquignatia, 447
Brassica spp., 861
Brometalina, 2264
Brometo, 1242
- de homídeo, 2228
- de ipratrópio, 1044
- de metila, 2263
- de N-butilescopolamina, 1044
- de piritídeo, 2228

Broncoconstrição, 900, 1039
Broncodilatadores, 919, 1043, 1044

Broncografia, 885
Broncomucotrópicos, 900
Broncopneumonia, 2088
- bacteriana, 917
- - aguda, 917
- - crônica, 917
- - necrótica supurativa, 1054

Bronopol, 2262
Bronquiectasia, 1039, 1041
Bronquite, 906
Brucella
- abortus, 1820, 1848
- - cepa 19 em bisões, 1831
- - cepa RB51
- - - em alces, 1831
- - - em bisões, 1831
- melitensis, 1841
- ovis, 1834, 1837
- suis, 1836

Brucelose associada a
- Brucella
- - abortus, 1820, 1848
- - melitensis, 1841
- - ovis, 1834, 1837
- - suis em suínos, 1836
- javalis e, 2077

Bruxismo, 84
Bulhas cardíacas, 682
Bunostomose, 632
Buparvaquona, 2221
Bupivacaína, 85
Burkholderia
- mallei, 1059
- pseudomallei, 2099

Bursite, 1410
- omental, 278, 462, 463, 537

Busca pela mamada, 50
Butilbrometo de hioscina, 241
Butorfanol, 241

C

Cabeça, 12, 15, 19
- exame, 1196

Cádmio, 2254
Calafrios, 57
Calcificação, 730
Calcinose
- em bovinos, 1427
- enzoótica, 1549
- tumoral, 1605

Cálcio, 127, 680, 1425, 1427, 1723
- teor de, 1730

Calcivírus suíno, 352
Cambaleio da pastagem, 1754
Cambendazol, 1243
Caminhar em uma pista com obstáculos, 1195
Campilobacteriose, 330
Campylobacter spp.
- em javalis, 2077
- fetus, 1837
- - subsp. venerealis, 1848
- jejuni, 1837

Canabinoides, 1226
Canavanina, 2282
Câncer
- de orelha, 1691
- de pele de ovinos, 1691
- do pântano, 1647, 1653
- na marcação com ferro quente, 1691

Candida spp., 213
Canibalismo, 93
Cantaridíase, 444
Carbadox, 180, 337, 343, 2262
Carbamatos, 877, 2259
Carbamazepina, 1255
Carbazocromo, 741
Carbicab, 145

Carbonato de cálcio, 842
Carboxiatractilosídeo, 1226
Carboxílicos, 721
Carboxiparquin, 1226
Carbúnculo sintomático, 492, 1469
- falso, 1470

Carcinoma
- da goteira esofágica, 492
- de base do chifre, 1691
- de célula escamosa, 1631, 1691
- - - em equinos, 1691
- - do sistema digestório superior, 609
- - ocular, 1226, 1691
- - - em bovinos, 1706
- - - em equinos, 1709
- - vulvar, 1691
- gástrico, 207

Cardiomiopatia dilatada hereditária, 727
Carência de selênio subclínica, 1511
Caroteno plasmático, 1354
Carprofeno, 87, 1447
Carrapatos
- que causam perdas diretas, 1682
- que transmitem doenças, 825

Casinhas de bezerros, 975
Castanoespermina, 1228
Catalepsia, 1191, 1197
Catarata, 1711
- congênita, 1710

Catecolaminas, 711
Cateter
- intravenoso, 152
- no ceco de equinos, 153

Cateterismo cardíaco, 693
Cateterização da bexiga, 1131
Cavalinha, 1268
Cavalo(s)
- de adestramento, 254
- de enduro, 254
- puro-sangue, 254
- roncador, 1395

Cavidade
- oral, 199
- - e esôfago, 459
- pleural, 923, 926

Cebola vermelha, 2264
Cefalosporinas, 177
Cefepima, 1026
Cefoperazona sódica, 1927
Cefotaxima, 1026
- sódica, 1927

Cefpodoxima proxetila, 1927
Ceftazidima sódica, 1927
Ceftiofur, 72
- cristalino, 1026
- sódico, 1026, 1927

Cegueira, 668, 1195, 1200, 1354
- central, 1195, 1200
- com olhos brilhantes, 1706
- do solo negro, 1235
- funcional, 1195
- noturna, 1155, 1195, 1200, 1353
- - congênita, 1710
- periférica, 1195, 1200
- por sequestro, 2277

Celiotomia, 191, 285
Célula(s)
- do líquido peritoneal, 196
- ependimais, 1217
- mesoteliais, 196
- microgliais, 1217
- natural killer (NK), 780
- piúria e, 1134

Celulite, 81, 1410
- supurativa, 1484
- traumática, 80

Cenurose, 1336

2316 Índice Alfabético

Ceratoconjuntivite, 1368, 1372, 1699
– contagiosa, 1704
– infecciosa, 1701, 1704
– por clamídia, 1703
– por *Listeria*, 1700, 1703
Cerebelo, doenças do, 1364
Cérebro, 1210, 1252, 1290
– doenças
– – bacterianas, 1257
– – hereditárias, 1358
– – metabólicas, 1337
– – parasitárias, 1336
– – priônicas, 1321
– – virais, 1261
Cessação da absorção intestinal, 1912
Cetonas, 1768
– urinárias, 522
Cetonúria, 72, 1133
Cetoprofeno, 86, 240, 241, 1447
Cetose, 520, 523, 1732, 1735, 1763
– alimentar, 1765
– bovina, 1766
– causada por deficiência nutricional, 1765
– em vacas, 1715
– por inanição, 1765
– primária, 522, 1765
– secundária, 521, 1765
– subclínica, 1763
– – preexistente, 518
Chabertiose, 635
Cheilanthes seiberi, 744
Chlamydia
– *abortus*, 1845
– e *javalis*, 2077
Chlamydophila
– *abortus*, 1837
– *pecorum*, 1705
Choque, 61, 184, 189
– anafilático, 781
– e cólica em equinos, 232
– espinal, 1374
– hemorrágico, 74, 75, 77, 78
– hipovolêmico, 74, 75
– – e por má distribuição, 78
– nervoso, 1190
– – grave, 109
– obstrutivo, 74, 75, 76, 79
– peritonite, 224
– por má distribuição, 74, 75, 76
– séptico, 60, 62, 66, 1926
– tóxico, 66
Chrysomyia bezziana, 1664
Chrysops spp., 1676
Chumbo, 1235, 1236, 1268, 1269, 1396
– concentração sanguínea de, 1238
– fecal, 1239
– fontes de, 1236
– hepático e renal, 1239
– no leite, 1239
– urinário, 1239
Cianamida de cálcio, 780
Cianeto, 854, 856
Cianobactérias, 106, 1596
Cianose, 881
– central, 881
– de membrana mucosa bucal, 137
– periférica, 881, 882
Ciatostomíase, 289
– aguda, 284
– em equinos, 425
– larval, 265, 428
Cicuta, 1231
Cifose, 1579
Cilindrospermopsina, 107
Cimetidina, 258, 264
Cinancosídeo, 1226
Cinapina, 1231

Cintigrafia do pulmão, 886
Cintilografia nuclear, 1413, 1452
Cinza vulcânica, 115
Cipro-heptadina, 1254
Ciprofloxacino, 1927
Cirrose, 649
– hepática
– – em equinos, 648
– – gordurosa, 648, 649
– – idiopática, 648
Cirurgia
– de deslocamento abomasal à esquerda, 523
– para cólica equina, 239, 243
Cisaprida, 188, 198, 242, 264
Cisterna
– atlanto-occipital, 1205
– lombossacra, 1205
– magna, 1205
Cistite, 463, 1176
– em suínos, 1165
Cisto(s)
– branquiais no pescoço, 1605
– cutâneos, 1604
– da falsa narina, 1605
– de barbela, 1605
– dermoide, 1694
– – oculares, 1711
– na conjuntiva escleral, 1655
– renais múltiplos, 1171
– subepiglóticos, 1020
Citocinas, 1861, 2195
Citomegalovírus suíno, 1110
Citrato
– de sódio, 78
– trissódico, 739
Citrinina, 1168
Citrulinemia hereditária, 1359
Clamidiose suína, 2127
Claritromicina, 1050
Claudicação, 1408, 1456
– após banho de imersão da pata, 1495
– em cordeiros, 2246
– em suínos, 1456
– manifestação de dor na, 1412
Clembuterol, 1042, 1043
Clitocybe spp., 2278
Clofazimina, 577
Cloranfenicol, 178, 394, 1026
Clorato de sódio, 558, 2260
Clorelose, 2231
Cloreto, 248, 509
– de amônio, 1178
– de homídeo, 2228
– de sódio, 213, 287
Cloridrato
– de clembuterol, 1044
– de tiamina, 1240, 1344
Clorsulon, 663, 1244
Clortetraciclina, 336
Closantel, 663, 1244
Clostridiose
– causada por *C. perfringens* tipo A e *C. difficile*, 382
– intestinal
– – em suínos, 317
– – equina, 561
Clostridium
– *botulinum*, 1400
– *difficile*, 214, 215, 281, 359, 382
– – em equinos, 391, 392
– – em suínos, 391, 392
– – fatores de risco do patógeno, 391
– *haemolyticum*, 653
– *novyi*, 657
– *perfringens*, 214, 560
– – tipo A, 215, 359, 382, 565
– – tipo B, 213, 216

– – tipo C, 213, 215, 281, 359
– – tipo D, 216
– *septicum*, 560
– *tetani*, 1397
Coagulação, 742
– fibrinólise cólica em equinos e, 233
– intravascular disseminada, 60, 288, 746
Coagulopatias, 730, 741, 1034
Coágulos de sangue total, 187
Coarctação da artéria aorta, 726
Cobalto, 844, 846, 848, 1897, 2255
– deficiência de, 1814
Cobre, 213, 752, 833, 1220, 1425, 1897
– deficiência de, 1814
– fetal no fígado, 2237
– intoxicação primária por, 2255
– na dieta, 2238
Coccidioides
– *immitis*, 2231
– *posadasii*, 2231
Coccidioidomicose, 2231
Coccidiose, 359, 381, 404, 414, 415, 609
– em bezerros, 415, 419, 420
– em bovinos, 415
– – e cordeiros confinados, 420
– – e ovinos, 418
– em caprinos, 415
– – com sinais nervosos, 418
– em cordeiros, 418, 419, 420
– – a pasto, 420
– em ovinos, 415
– em suínos, 415
Coccidiostáticos, 421
Coceira, 1587
– de estábulo, 1668
– doce, 1646
Cochliomyia hominivorax, 1664
Colágenos de bovino modificados, 149
Colângio-hepatite em equinos, 675
Colapso
– da prega vocal, 1013
– das margens da epiglote, 1013
– de traqueia, 907
– dinâmico da laringe, 1013
– do ligamento cricotraqueal, 1013
– nasofaríngeo, 1013
– ruminal, 461
– senil, 2074
– súbito, 109
– traqueal, 907
Colchicina, 442
Colecalciferol, 2264
Colecistocentese, 644
Colelitíase, 644
Cólera suína, 342, 2169
Coleta
– da cisterna
– – atlanto-occipital, 1205
– – lombossacra, 1205
– de amostra, 35
– – de gases sanguíneos arteriais, 894
– – de secreções respiratórias, 887
– – de urina, 1130
– de líquido
– – cerebroespinal, 1188, 1204, 1205
– – peritoneal, 244
– – pleural por toracocentese, 1024
– de sangue para transfusão, 761
– do condensado do exalado pulmonar, 895
– endoscópica de amostra de secreções traqueais, 889
Colibacilose, 1940
– causada por *E. coli* enteropatogênica, 1947
– entérica, 350, 359, 1945, 1947, 1949, 1950, 1951
– enterotoxigênica, 404, 1945, 1948
– septicêmica, 1945

Cólica, 228, 467
- braquispiral, 337
- dorsal direita, 274
- - toxicidade por fenilbutazona, 214
- em éguas no pós-parto, 244
- em equinos, 231
- em potros, 245
- espasmódica, 276
- - timpânica, 250
- espiroquetal, 337, 346
- erliquial, 394
- flatulenta, 250
- granulomatosa ou eosinofílica, 214
- inflamatória, 229, 233
- na égua gestante e pós-parturiente, 243
- obstrutiva
- - estrangulante, 228, 233
- - não estrangulante, 228
- por areia, 235, 250, 273
- por gás, 235
- por obstrução simples, 233
- renal, 543
- taxas de sobrevivência para a, 244
- tratamento da, 244
- tromboembólica, 233, 250, 277
- ureteral, 543
- X, 214, 284
- - equina idiopática, 382
Colobomas típicos, 1711
Coloides, 78, 147
Colonização bacteriana, 1023
Coloração
- anormal, 1587
- com anticorpo
- - fluorescentes, 340
- - imunofluorescente, 980
- das membranas mucosas, 239, 246
Colostro, 49, 386, 1910, 1916
- armazenamento, 406, 1916
- concentração de imunoglobulina, 1910
- congelado e descongelado, 1959
- contaminação bacteriana, 1911
- de diferentes espécies, 1916
- efeito, 1946
- eficiência de absorção, 1912
- fornecimento, 1917, 1912
- incontinência, 1910
- mistura, 1911
- pasteurização, 1916
- suplementos, 1916
Colza, 752, 1597
Coma, 11, 1197
- hepático, 642
Comedão, 1588
Compactação, 236, 260
- abomasal, 457, 460, 462, 463, 508
- - associada à indigestão vagal, 528
- - como complicação da reticuloperitonite traumática, 531
- - dietética, 509, 530, 532
- - em bovinos, 529
- - em caprinos, 532
- - em ovelhas, 506
- - em ovinos, 507, 532
- - na indigestão vagal, 509
- - primária, 530, 532
- cecal, 235, 265
- recorrente, 266
- da base do ceco, 266
- de cólon
- - maior, 235, 270, 247
- - menor, 247, 275, 276
- de íleo, 235, 260, 540
- de mecônio, 245, 246, 247
- de omaso, 458, 514
- de valva ileocecal, 250, 261
- do antro pilórico, 532

- do corpo do abomaso, 532
- do íleo, 540
- do intestino grosso, 250, 299
- gástrica, 249
- omasal, 509, 531
- por ascarídeos, 247
- ruminal por corpos estranhos, 472
Comportamento, 11, 239, 1196
- agressivo, 1190, 1197
- de pastejo, 113
Composição
- das fezes, 22
- de defecação, 186
- dos cálculos, 1178
Compressão
- caudal, 1255
- da medula espinal, 1375
- traqueal, 907
Concentração
- da proteína total plasmática, 237
- de amônia no plasma arterial, 1207
- de antibiótico, 167
- de cálcio na dieta no fim da gestação, 1740
- de creatinina, 1135
- de fibrinogênio, 748
- de hemoglobina, 61
- - corpuscular média, 755, 758
- de imunoglobulina, 1946
- - no colostro, 1910
- de L-lactato, 77
- de lactato, 756, 761
- de magnésio
- - na urina, 1759
- - no líquido cerebroespinal, 1758
- de potássio
- - na saliva, 1747
- - na urina, 1746
- - no leite, 1746
- - nos eritrócitos, 1746
- de selênio, 1513
- - em equinos, 1513
- de sódio, 154
- de tiossulfato na urina, 1344
- do transportador, 176
- hepática de cobalto, 847
- inibitória
- - efetiva, 159
- - mínima, 159, 161
- letal, 159
- plasmática
- - crítica de IgG em potros, 1924
- - de ACTH endógeno, 1786
- - de cortisol, 82
- - de eritropoetina, 756
- - de fibrinogênio, 755
- - de gastrina e pepsinogênio, 536
- - de hemoglobina, 755
- - de potássio, 1746
- - de proteína total, 138, 755
- - de ureia e creatinina, 140
- - de vitamina D, 1537
- - de α-MSH endógeno, 1786
- - máxima, 170
- ruminal
- - de cloretos, 509
- - de sulfeto de hidrogênio, 1343
- sanguínea
- - de chumbo, 1238
- - de glicose, 140
- - de L-lactato, 139, 980, 1921
- - de lactato, 895
- sérica
- - de ácido(s)
- - - biliares, 645
- - - metilmalônico, 847
- - de albumina, 645
- - de amônia, 645

- - de bilirrubina, 645
- - de cálcio e fósforo, 1427, 1537
- - de cloretos, 248
- - de eletrólitos, 140, 237
- - de eritropoetina, 760
- - de ferritina, 755
- - de ferro, 755
- - de fósforo, 1532
- - de IgM, 771
- - de imunoglobulinas, 1921
- - de magnésio, 1758
- - de proteínas, 239
- - - total, 138, 1915
- - de transferrina, 755
- - de ureia e creatinina, 140
Concussão, 1222
Condrite da aritenoide, 1020
Condrodisplasia
- em ovinos da raça Texel, 1578
- hereditária, 1582
- metafisária de Schmid, 1578
- tipo Bulldog, 1578
Condrodistrofia, 1427
- congênita de origem desconhecida, 1584
Condroitina, 1448
Condroplasia nutricional, 1579
Congelamento
- da cauda, 54
- das orelhas, 54
- do escroto, 54
- dos tetos e da base do úbere, 54
Congestão
- pulmonar, 908
- - aguda, 909
- - primária, 908
- - secundária, 908
- venosa, 679
Conium maculatum, 1231, 1897
Conjuntivite(s), 986, 1699
- inespecíficas, 1700
- traumática, 1703
Consistência
- das fezes, 464
- de defecação, 186
- do líquido ruminal, 189, 462
- dos grãos, 495
Constipação intestinal, 186, 642
Constituintes anormais da urina, 1128
Constrição anormal da pupila, 1200
Consumo
- acidental de excesso de carboidratos, 475
- voluntário de matéria seca, 1716
Contagem
- de hemácias, 114
- de leucócitos, 756
- de oocistos nas fezes, 419
- de plaquetas, 114, 740, 748
- leucócitos total, 114
Contaminação
- bacteriana do colostro, 1911
- de ração por antibióticos, 167
- de suprimentos alimentares, 167
- do equipamento de ordenha, 175
- do recipiente de registro de leite, 175
- por mecônio, 1904
- residual, 176
Contração(ões)
- bifásica do retículo, 450, 461
- do saco dorsal e ventral, 461
- espásticas involuntárias, 1358
- monofásica do saco ruminal
- - dorsal, 461
- - ventral, 461
- primárias, controle
- - extrínseco, 451
- - hormonal das, 453
- - intrínseco das, 453
- ruminais, 453

Contratura de múltiplos tendões
    hereditária, 1585
Contusão(ões), 1222
– diretas, 1222
– indiretas, 1222
Convulsões, 1191, 1198, 1212, 1218,
    1353, 1358
– familiares e ataxia, 1365
Coprofagia, 92, 176
Cor
– das fezes, 22, 464
– do líquido peritoneal, 195
– *pulmonale*, 712, 713, 910
Corinetoxinas (*tunicaminiluracils*), 1232
Coriorretinite, 1308
Coriza de verão, 902, 934
Coronavírus, 213, 215, 216, 281, 398, 402
– bovino, 399, 935, 969, 971
– suíno, 356, 401, 402
– – respiratório, 1121
Coronite na coroa do casco, 1411
Corpo(s) estranho(s)
– intrabronquial, 1033
– no cólon, 250
– no duodeno, 261
– no intestino delgado, 260
– obstrução faríngea, 204
– remoção cirúrgica de, 209
Corpúsculos
– de Heinz, 758
– de Howell-Jolley, 758
Correção
– da acidez, 198
– da alcalinidade, 198
– da anemia, 760
– da falha de transferência de imunidade
    passiva, 1924
– da motilidade anormal, 198
Corte de dentes em leitões, 1909
Córtex renal e fígado, 1513
Corticosteroides, 80, 919, 981, 1042, 1043, 1771
Cortinarius speciocissimus, 2278
Cortisol, 82
Corynebacterium pseudotuberculosis, 783,
    784, 1224
Cotiledonose, 718
Coxiella burnetii, 1850
Coxielose, 1837, 1850
Crânio bífido, 1581
Craniosquise hereditária, 1581
Creatinina, 140, 238, 1136
Creosoto (de alcatrão de carvão), 2267
Crepitações, 879, 880, 1040
– em tecido subcutâneo, 879
Crescimento ósseo, 1352
Criação segregada, 1008
Crioterapia, 1439
Criptococose, 2232
Criptorquidismo, 1888
Criptosporídeose, 404, 410
– em bezerros, 410
– em caprinos, 411
– em cervídeos de cativeiros, 411
– em ovinos, 411
– em potros, 411
– em suínos, 411
Cristalúria, 1135
Cromo, 2255
Cromoglicato de sódio, 1043, 1044
Cryptosporidia em javalis, 2078
Cryptosporidium spp., 213, 216, 281, 410
Culicoides, 806, 2141
Cultura
– bacteriana e sensibilidade a
    antimicrobianos, 938
– da urina, 1156
– de fezes, 310

– de leite ou sangue, 575
– do líquido articular, 1451
– e detecção
– – bacteriana, 310
– – do microrganismo, 574
Cumarol, 742

D
D,L-triptofano, 997
D-ALA-D, 1239
D-dímero, 61
D-lactato, 238, 477
D-xilose, 192
Dactilomegalia, 1584
Dalteparina, 741
Dança do urso, 1253
Danos
– ao tecido córneo do casco, 1411
– por explosão e por gases, 114
Dantrolene, 1424
Dapsona, 180
Débito cardíaco, 692
Declínio da imunidade passiva, 1913
Decoquinato, 421
Decremento, 57
Decúbito, 512, 1551
– de etiologia indeterminada em equinos, 2072
– do transporte em ruminantes, 1763
– esternal experimental, 1750
Dedo espiralado, 1584
Defecação, 11, 21
– e cólica em equinos, 234
Defeitos
– cardíacos congênitos, 513
– cerebelares hereditários, 1364
– congênitos, 1934
– – de músculos, ossos e articulações, 1555
– – dos dentes, 201
– – dos olhos, 1354
– – em bezerros, 607
– – – associados à infecção fetal por BVDV, 603
– – hereditários, 1899
– – primários no trato respiratório do, 1126
– – cutâneos congênitos e hereditários, 1694
– de bombeamento, 678
– de enchimento, 679
– de múltiplos órgãos, 448
– do esvaziamento abomasal, 532
– do septo ventricular, 725
– – hereditário, 728
– do sistema digestório, 447
– hereditários
– – da boca e da mandíbula, 448
– – da hemostase, 743
– mesentéricos, 260
– na ossificação endocondral, 1443
– oculares
– – combinados, 1711
– – hereditários, 1710
– ósseos congênitos, 1427
– ureterais, 1172
– uretrais, 1184
Deficiência(s)
– de ácido
– – fólico, 850
– – nicotínico, 1356
– – pantotênico, 1357
– de adesão leucocitária, 868
– de biotina, 1546
– de cálcio, 1525, 1527
– de cloreto, 2233
– de cobalto, 844, 846
– de cobre, 1220, 1425, 2235, 2238, 2241
– – condicionada pelo excesso de molibdênio, 213
– – primária, 2241
– – secundária, 2242
– de dissacaridase intestinal, 213

– de energia, 1812
– de esfingomielinase, 1362
– de ferro, 215, 841
– de fósforo, 1525, 1530
– – cálcio e vitamina D na dieta, 1525
– de glicogênio fosforilase muscular, 1560
– de IgM, 777
– de imunidade
– – adaptativa, 776
– – inata, 776
– de manganês, 1545, 1579
– de microelementos, 1900
– de piridoxina, 1357
– de pré-calicreína, 743, 865
– de proteína, 1812
– de riboflavina, 2249
– de selênio, 115
– – e/ou vitamina E, 1423, 1499
– – – em suínos, 1512
– – na dieta, 1929
– – subclínica, 1505
– de sódio, 2233
– de tiamina, 1220, 1346
– de vitamina
– – A, 1220, 1350
– – B, 850
– – D, 1525, 1535
– – K, 850
– de zinco, 1625, 1685
– do fator
– – VIII:vWF, 743
– – XI, 743, 865
– do magnésio, 2234
– e toxicidades que afetam a pele, 1685
– hereditária
– – de fibrinogênio, 744
– – de maturação de, 868
– – de síntese de imunoglobulina, 869
– – iatrogênica de folato, 751
– imune, 776
– nutricional, 89, 710, 841, 1358, 1897
– – anemia e, 753
– – intoxicação e, 105
– primária
– – de cálcio, 1528
– – de cobre, 609, 2242
– – de vitamina A, 1351
– secundária
– – de cálcio, 1528
– – de fósforo, 1531
– – de vitamina A, 1352
– seletiva de uma ou mais globulinas, 776
Déficits de marcha, 1203
Definhamento, 95
– de ovinos recém-desmamados, 99
– do desmame, 99
Deflação do abomaso distendido em
    bezerros, 529
Deformação, 1898
– na extremidade da língua, 200
Deformidade, 1408
– angular(es)
– – das articulações dos ossos longos, 1425
– – do membro, 1579
– atlanto-occipital hereditária, 1581
– craniofacial, 1888
– – hereditária, 1581
– da mandíbula, 448
– de partes específicas do sistema
    musculoesquelético, 1555
– de unhas hereditária, 1584
Degeneração
– axonal, 1021
– neuronal, 1021
Degranulação de mastócitos, 1606
Demerol, 87
Densidade da urina, 1131

Dentes, 20, 201
Depleção
- de volume, 119
- total do potássio corporal, 287
Depósitos de minérios metais, 437
Depressão, 66, 512
- grave, 138
- que leva à coma, 1190
Dermatite, 1592, 1688
- alérgica sazonal
- - em equinos, 1605
- - em ovinos, 1607
- atópica ovina, 1594
- causada por
- - *Malassezia* spp., 1651
- - *Pelodera*, 1610
- - rabditídeos, 1657
- da quartela, 1647
- digital
- - bovina, 1474
- - contagiosa dos ovinos, 1483
- - papilomatosa de bovinos, 1474
- eosinofílica equina crônica, 1594
- estafilocócica, 1646
- facial, 1625
- fibrosante idiopática, 1594
- filariana em ovinos, 735
- granulomatosa de suínos, 1627
- grave, 1655
- idiopática caprina, 1594
- interdigital, 1410, 1473, 1594
- localizadas especiais, 1593
- micótica, 1617, 1646
- na coroa do casco, 1411
- necrosante, 1594
- nodular
- - inflamatória, 1609
- - irregular, 2134
- papular viral, 1644, 1646
- por EHV-1, 1308
- por fotossensibilizante, 543
- proliferativa, 1623
- psoriasiforme pustular, 1590, 1699
- pustular contagiosa, 1624, 1640
- recorrente crônica idiopática, 1594
- seborreica da quartela
- - em equinos, 1600
- - em vacas, 1600
- ulcerativa, 1484
- - de suínos, 1627
- verrucosa, 1473
- vesicular espongiótica, 1594
Dermatofilose, 1617, 1625
- profunda, 1646
Dermatomicoses, 1648
Dermatophilus congolensis, 1617
Dermatose(s), 1592
- com hiperqueratose nasal/perioral idiopática, 1610
- nodular contagiosa, 1637
- por alergia a *Tyroglyphus* spp., 1625
- ulcerativa de ovinos, 1644
- vegetante, 1625, 1694
- vegetativa, 1699
- - hereditária em suínos, 1697
Dermatosparaxia, 1694, 1698
Dermoides
- límbicos, 1711
- oculares, 1711
Derrame pleural, 736
Descompressão
- do estômago de equinos, 190
- do rúmen distendido, 190
- gástrica, 264
Desempenho reprodutivo, 8, 2240
Desequilíbrio
- ácido-base, 119, 129, 214, 218

- da relação cálcio:fósforo, 1525
- eletrolítico, 119, 122, 214, 689, 698, 1945
- na concentração sérica de eletrólitos, 215, 1748
- ventilação-perfusão, 874
Desgaste prematuro de dentes, 201
Desidratação, 54, 119, 137, 184, 189, 214, 215, 217, 467, 1945
- hipertônica, 122, 140
- hipotônica, 122, 140
- intraluminal, 215
- isotônica, 122, 140
Deslocamento
- abomasal, 1732
- - à direita, 457, 471
- - à esquerda, 457, 460, 463, 468, 471, 516
- do baço, 235
- do cólon, 236
- - dorsal, 235
- - maior (ascendente), 235, 267
- do fígado, 643
- do palato mole
- - dorsal, 1014
- hereditário de dentes molares, 1581
Desmame, 950
Desmielinização
- de neurônios pontinos e extrapontinos, 123
- espinal hereditária, 1385
- primária, 1217
Desnutrição, 394
- e lã ou pelos anormais, 2246
Desoxinivalenol, 2287
Desvio
- à esquerda degenerativo, 72
- axial da prega ariepiglótica, 1020
- medial da prega ariepiglótica, 1013
- rostral do arco palatofaríngeo, 1013
Detecção
- da dor abdominal, 465
- de antígenos, 1118, 1869
- de metais, 502
- do vírus, 1118
Detergentes álcool etoxilados, 495
Deterioração do fármaco, 173
Determinação de fator de coagulação, 77
Detomidina, 241, 1439
Dexametasona, 69, 1042
- 21-isonicotinato, 1042, 1043
Dextrose, 1769
Diabetes
- insípido
- - central, 1129
- - nefrogênica, 1129, 1136, 1145, 1146
- melito, 675
Diálise peritoneal de fluxo
- contínuo, 1141
- intermitente, 1141
Diarreia, 186, 211, 642, 1945, 2239
- aguda
- - de potros lactentes, 280
- - em equino(s), 143
- - indiferenciada em animais de produção neonatos, 385
- alimentar, 220
- - e intoxicações, 218
- - em bezerros de
- - - corte lactentes, 222
- - - leite alimentados manualmente, 222
- - - monitoramento de bezerros de corte com, 222
- alteração da dieta, 219
- aquosa intensa, 512
- associada à
- - administração de antimicrobianos, 285
- - infecções por coccídeos ou *Campylobacter* spp., 381
- caprinos, 216
- crônica indiferenciada de equinos, 288

- de bezerros, 388, 399
- - neonatos, 143
- - - e vírus da diarreia viral bovina, 599
- do cio do potro, 281, 282, 404
- do sucedâneo do leite, 222
- em bovinos, 213
- em cordeiros, 388
- em equinos, 214
- em grande volume, 467
- em leitão recém-nascido, 1948
- em pequeno volume, 467
- em potros, 389
- em suínos, 215
- epidêmica, 215
- - suína, 359, 362
- - - tipo I, 350, 404
- exsudativa, 212
- induzida por antibióticos, 214
- mecanismos de, 212
- neonatal dos bezerros, 607
- osmótica, 212
- ovinos, 216
- por rotavírus, 404
- - em bezerros, 402
- - em cordeiros, 402
- - em potros, 402
- por turfa, 2242
- pós-desmame, 321, 324, 1949
- secretória, 212
- secundária ao acúmulo de areia, 289
- sucedâneos do leite e, 221
- viral
- - bovina, 593, 601, 608, 1850, 1896, 2134
- - em cordeiros, 397
- - em potros, 397
- - em suínos neonatos, 348
Diátese hemorrágica, 642
Diclofenaco, 87
Dicrocoelium, 664
Dictyocaulus
- *filaria*, 1012
- *viviparus*, 933, 992
Dicumarol, 851
Dieta(s), 99
- com alto teor de grãos, 485
- com teor total de energia inadequado, 96
Difteria dos bezerros, 549, 934
Digestão, 98, 183
- do leite, 221
Digoxina, 681
Dilatação, 183, 184
- abdominal, 189
- abomasal, 469
- aguda, 248
- alívio da, 197
- anormal das pupilas, 1200
- cecal, 265, 266, 458, 528
- - e vólvulo cecocólico, 460, 468, 543, 544
- - - em bovinos, 544
- - - sem vólvulo, 544
- crônica, 248
- - secundária a obstrução do piloro, 248
- de vísceras por gás ou líquido, 189
- do abdome, 234
- do ceco, 235, 540
- do cólon
- - descendente e do reto, 528
- - maior, 235
- - menor, 236
- do intestino delgado, 235
- do lado direito, 143
- e deslocamento do abomaso, 528
- - à direita, 528
- gástrica, 248
- - aguda, 239, 250, 294
- - alívio da, 249
- - idiopática aguda, 248

– por ingurgitamento por grãos, 248
– simples, 545
Dímero D, 740
Dimetilglicina, 1424
Dimetridazol, 343
Diminuição
– da acidez gástrica, 252
– da motilidade, 198
– do tônus muscular, 1203
Dipirona, 240, 241
Diplodia maydis, 1234
Diqua, 2259
Disautonomia equina, 291, 1396
Discondroplasia, 1443, 1445, 1458
Disenteria, 217, 464
– de inverno, 213, 381, 609, 617
– dos cordeiros, 216, 562
– suína, 215, 337
– – aumentada por fármacos, 343
– – reduzida por fármacos, 343
– – retardada por fármacos, 342
Diseritropoese, 866, 1696
– congênita, 1694
Disfagia, 185, 207
Disfibrinogenemia, 866
Disfunção
– cardiovascular, 61, 676
– da parte intermediária da pituitária, 1784
– do eixo hipotálamo-pituitária-
    suprarrenal, 64
– do palato, 1014
– do sistema digestório
– – manifestações de, 184
– – princípios de, 183
– gastrintestinal em ruminantes, 455
– hepática, 640
– nervosa
– – formas de, 1189
– – princípios de, 1189
– neurológica, 1285
– ovariana e vírus da diarreia viral
    bovina, 599
Dismaturidade, 1919
– de potros, 1902
Dismetria, 1193, 1202
Displasia
– coxofemoral hereditária, 1586
– ectodérmica anidrótica, 1695
– epidérmica hereditária, 1694, 1696
– folicular
– – com coloração "camurça", 1696
– – em pelame de coloração negra, 1696
– – hereditária ligada à cor da pelagem, 1696
– – relacionada com cor do pelame, 1694
– – renal, 1171
– – cística hereditária, 1171
Dispneia, 151, 512, 874, 876, 917
– aguda, 782
– e taquicardia no timpanismo grave, 491
– expiratória, 876
– inspiratória, 877, 906
Disqueratose
– congênita, 1694
– e alopecia progressiva, 866
– hereditária, 866, 1696
Disrafismo, 1378
– espinal hereditário, 1385
Disritmias, 694
– fisiológicas, 695
Dissacaridase intestinal, 213
Dissulfeto, 861
Distensão
– abdominal, 269, 275, 459, 467, 469
– do abomaso, 460
– do rúmen e do abdome, 478
– dos intestinos, 460
– dos pré-estômagos, 451

– por gás, 519
– ruminal, 452, 460, 467
– – com atonia, 508, 509
– – com hipermotilidade, 508, 509
Distiquíase, 1711
Distocia, 49, 1901, 1930
– e doença reprodutiva, 1732
Distonia muscular congênita tipo 1,
    1562, 1563
Distrofia(s)
– do cristalino, 1710
– dos músculos diafragmáticos, 1415, 1417
– miotônica, 1565
– muscular, 1519
– – congênita, 1512
– – diafragmática hereditária, 1560
– – enzoótica, 1511, 1516
– – humana, 1415
– – nutricional, 1510, 1512, 1516, 1517
– – – congênita, 1504
– – – enzoótica, 1414, 1501
– – progressiva hereditária, 1562
– – neuroaxonal, 1221, 1386
– – de equinos, 1387, 1388
– – de ovinos, 1386
Distúrbio(s)
– da alimentação, 91
– da função, 1358
– do apetite, 91
– do estado nutricional, 91
– metabólicos e circulatórios, 1220
– responsivos ao selênio, 1505
Disúria, 1129
Diterpenoides, 1226
– irritantes, 442
Diuréticos, 680
Diverticulite de suínos, 299
Divertículo(s)
– da tuba auditiva, 1016
– esofágicos adquiridos, 207
Dobutamina, 68, 680
Doença(s), 1
– abdominais de equinos, 228
– abomasal, 453
– articular(es)
– – degenerativa, 1443, 1447, 1456, 1544
– – hereditárias, 1585
– associada(s)
– – à exercício, 101
– – à toxemia e choque, 1735
– – ao circovírus porcino, 2189
– – ao parto, 1893, 1894, 1895
– – com deficiências de minerais, 1813
– bacterianas
– – do sistema digestório de ruminantes, 546
– – que afetam o cérebro, 1257
– – transmitidas por carrapatos, 1682
– caracterizadas por
– – anormalidades nas células sanguíneas, 749
– – envolvimento sistêmico, 657
– – cardíaca e função respiratória, 877
– – causadas por
– – agentes físicos, 108
– – deficiências nutricionais, 1806
– – fitotoxinas, 664
– – microrganismos infecciosos, 106
– cerebelar, 1193
– congênitas e hereditárias
– – do trato respiratório, 1126
– – dos rins, 1170
– – que afetam o sistema reprodutor, 1887
– contagiosa, 160
– crônica, 173
– – e anemia, 754
– – que respondem mal ao tratamento, 160
– da bexiga e uretra, 1127

– da cavidade
– – oral e órgãos associados, 199
– – pleural e diafragma, 923
– da epiderme e da derme, 1589
– da epiglote e aritenoides, 1019
– da escama de peixe, 1693, 1697
– da faringe e do esôfago, 203
– da hiena em bovinos, 1548
– da lã empeletada de ovinos, 1617
– da mancha negra, 444
– da medula espinal, 1193
– da montanha, 713
– da mucosa, 2134
– da órbita, 1195
– da orelha externa, 1712
– da pastagem, 291
– da pele, causada(s)
– – por bactérias, 1610
– – por *Staphylococcus aureus*, 1610
– – por vírus, 1628
– da queda, 2242
– da retina, 1195
– da silagem, 1700, 1703
– da superalimentação, 1257
– da transpiração, 2253
– da urina
– – do xarope de bordo, 1359
– – vermelha, 653
– da vaca louca, 1321
– das articulações, 1443
– das bolsas guturais, 1016
– das fronteiras, 1283
– das glândulas salivares parotídeas, 202
– das mucosas, 213, 381, 593, 608
– – aguda, 601, 606
– – crônica, 602, 606
– das pernas curvadas, 1543
– de Akabane, 1556
– de Aujeszky, 1273
– – javalis, 2077
– de bolo, 1623
– de Borna, 1317
– de Buss, 1282
– de crias clonadas, 1931
– de Cushing equina, 1784
– de depósito denso suíno, 1142
– de fronteira, 1837
– de Gaucher tipo 2, 1361
– de Glanzmann, 745
– de Glässer, 1490
– de Jembrana, 2151
– de Johne, 567, 581, 609
– de Krimpsiekte, 718
– de Lyme, 1463
– de Marie, 1428
– de Morel, 774
– de Mortellaro, 1474
– de múltiplos órgãos
– – decorrente de infecção
– – – bacteriana, 2080
– – – viral, 2128
– – devido à deficiência metabólica, 2233
– – devido à infecção
– – – fúngica, 2231
– – – por protozoários, 2209
– – – por *Trypanosoma*, 2222
– de múltiplos órgãos devido à toxicidade, 2249
– de nervos cranianos, 1380
– de Ondiri, 803
– de pele
– – causadas por protozoários, 1654
– – olhos, conjuntiva e orelha externa, 1587
– de pelo, lã, folículos e glândulas da pele, 1598
– de produção, 1714
– de Senkobo dos bovinos, 1617
– de Talfan, 1319
– de Teschen, 1319

– de Theiler, 649, 657
– de Uasin Gishu, 1644
– de von Willebrand, 743, 865
– de Wesselsbron, 2155
– decorrentes do parto, 1890, 1891
– degenerativas hereditárias, 1220
– depauperante, 99
– – crônica, 1336
– difusas do cérebro e medula espinal, 1210
– do abomaso, 514
– – salivar, 639
– do alce, 845, 846
– do armazenamento
– – de glicogênio, 1559
– – – tipo II, 1559
– – – tipo V, 1560
– – lisossômico hereditárias, 1360
– do baço e do timo, 774
– do ceco, 264
– do cérebro, 1252
– do coração, 704
– – em amora, 1505, 1512, 1516
– do desvio axial das pregas ariepiglóticas, 1022
– do edema, 322
– do estômago e intestinos de não ruminantes, 210
– do feto, 1890, 1891, 1893, 1894, 1895
– do fígado, 640
– – branco, 648, 845
– do focinho, 199
– do milho mofado, 2274
– do miocárdio e cardiomiopatia, 710
– do músculo branco, 1421
– do nervo e quiasma ópticos, 1195
– do neurônio motor, 1221
– – equino, 1222, 1388, 1394, 1510, 2073
– – hereditária, 1221
– – inferior, 1269
– – – espontâneas hereditárias, 1387
– – – hereditária, 1222
– – do Nilo Oriental ou Ocidental, 2073
– do nódulo verminótico, 1657
– do pâncreas, 675
– do parênquima pulmonar, 908
– do pé vermelho dos ovinos, 1697
– do peito inchado, 713
– do pericárdio, 728
– do peritônio, 223
– do porco
– – de orelha azul, 1855
– – gorduroso, 1591, 1624, 1625
– do prepúcio e região vulvovaginal, 1186
– do rim polposo, 1257
– do rúmen, retículo e omaso, 470
– do sangue e função respiratória, 877
– do umbigo, 1963
– do verme-gancho, 632
– do vírus Cache Valley, 1556
– do vômito e do depauperamento, 359
– dos cordeiros gêmeos, 1779
– dos dentes, 201
– dos intestinos de ruminantes, 538
– dos músculos, 1414
– – respiratórios, 877
– dos olhos e da conjuntiva, 1699
– dos ossos, 1425
– dos ovinos de Nairobi, 2154
– dos pré-estômagos de ruminantes, 450
– dos rins, 1142
– – policísticos, 1171
– dos trematódeos estomacais, 635
– dos ureteres, bexiga e uretra, 1172
– dos vasos sanguíneos, 730
– endócrinas e metabólicas, 1714
– esponjosa, 642
– existente, 6

– focais do cérebro e medula espinal, 1222
– granulomatosa sistêmica, 1605
– hemorrágica, 739
– – e vírus da diarreia viral bovina, 607
– – epizoótica, 805
– hepática, 647, 649, 2074
– – causadas por trematódeos, 660
– – congestiva, 648
– – difusas, 640, 647
– – e biliar, 640
– – focais, 640, 674
– – insuficiência hepática e, 649
– hereditária(s)
– – congênitas do sangue, 865
– – controle da, 118
– – diagnóstico de, 117
– – dos ossos, 1577
– – que afetam a medula espinal, 1383
– – que afetam o cérebro, 1358
– infecciosa(s)
– – do sistema musculoesquelético, 1463
– – dos rins, 1147
– – em neonatos, 1935
– – que afetam o sistema reprodutor, 1820
– intestinal(is)
– – inflamatória(s) crônica(s), 639
– – – idiopáticas de equinos, 290
– – não infecciosas dos suínos, 298
– leucoproliferativas, 768, 769
– mecanobolhosa juncional hereditária, 1697
– metabólicas, 1735
– – de equinos, 1784
– – de ruminantes, 1714
– – hereditárias de ruminantes, 1784
– – que afetam o cérebro, 1337
– mieloproliferativas, 768
– misteriosa suína, 1855
– musculares hereditárias, 1559
– musculoesquelética
– – e função respiratória, 877
– – principais manifestações da, 1408
– – na lactação, 1717
– – não infecciosas da pele, 1605
– – negra, 655
– neoplásicas do trato respiratório, 1125
– neurológica, 770
– neuromuscular degenerativa familiar, 1561
– Niemann-Pick tipo A, 1362
– nutricionais, 1220, 1499
– ortopédica do desenvolvimento, 1443
– parasitárias
– – do sistema digestório, 410
– – – de ruminantes, 621
– – que afetam a medula espinal, 1378
– – que afetam o cérebro, 1336
– perinatal, 1890, 1895, 1896
– – causas físicas e ambientais de, 1900
– periodontal, 201
– pós-natal, 1890, 1891, 1892, 1893, 1894, 1895
– priônicas que afetam o cérebro, 1321
– psicossomática relacionada ao estresse, 90
– pulmonar, 954
– purulentas, 173
– que afetam
– – cerebelo, 1364
– – medula espinal, 1374
– – que causam
– – – ataxia espinal, 1393
– – – ausência de tolerância ao exercício, 877
– – – dispneia em repouso, 877
– – relacionadas com *Mycoplasma bovis*, 962
– renal, 738
– respiratória, 2106
– – bovina aguda, 164
– – – indiferenciada, 931
– – controle da, 901

– – e da diarreia viral bovina, 607
– – viral, 1050
– septicêmica(s), 741, 1368
– – e de múltiplos órgãos, 2072
– subclínica, 6
– tóxicas
– – do sistema
– – – digestório de ruminantes, 637
– – – nervoso, 1358
– – que afetam a medula espinal, 1382
– urinária em suínos, 1164
– valvular, 705
– – e sopros, 704
– vesicular(es), 607
– – suína, 365
– vestibular, 1192, 2073
– virais, 741
– – do sistema digestório, 300
– – – de ruminantes, 589
– – que afetam o cérebro, 1261
Domperidona, 188
Dopamina, 1140
Dor, 82, 88, 452, 877
– abdominal, 19, 184, 187, 467, 642
– – alívio da, 197
– – anterior, 465
– – doença gastrintestinal, 245
– – evidenciada pela
– – – palpação profunda, 225
– – – postura e pelo movimento, 224
– – micção dolorosa e difícil e, 1129
– – peritonite, 224
– aguda, 188
– avanços em atitudes, 82
– contrações primárias, 451
– cutânea, 83
– estímulo pelo veterinário, 84
– gastrintestinal, 232
– hiperestesia e, 1377
– lombar, 1378
– musculoesquelética, 83, 1412
– no sistema digestório, 189
– peritoneal, 188
– pleural, 925
– subaguda, 188
– superficial, 83
– torácica, 883
– visceral, 83
Doramectina, 1244
Doxapram, 898
Doxiciclina, 1026
Drenagem
– cirúrgica, 1454, 1473
– de abscessos, 82
– – reticulares, 504
– e lavagem da cavidade pleural, 926
– torácica, 1025
– – intermitente, 1026
Drench individual, 494
Dreno intrabdominal, 228
Duodenite proximal, 235
Duodeno-jejunite proximal, 262
Durina, 1879

E
Eclampsia, 1794
Ecocardiografia, 691
– Doppler, 693
– fetal, 692
Ectima contagioso, 1484, 1640
Ectopia cardíaca, 725
Ectromelia, 1583
Eczema, 1588
– facial, 671
Edema, 134, 135, 642
– acentuado, 512
– angioneurótico, 1602

– cerebral, 1211
– – agudo, 1341
– citotóxico, 1212
– da córnea, 2149
– intestinal, 322
– maligno, 1467
– neuraxial hereditário, 1384
– pulmonar, 679, 727, 908, 909
– – agudo, 996
– – grave, 909
– – suíno, 2275
– subcutâneo, 679, 925, 1601
– vasogênico, 1212
Efusão pleural, 925
– inflamatória, 925
Eicosanoides, 76
Eimeria spp., 213, 216
Elafostrongilose, 1381
Eleoforiose, 735
Emboletamento do membro flexionado, 1202
Embolia, 709, 730
– pulmonar, 732
Embotamento, 11
Emodepsida, 1243
Empiema da bolsa gutural, 1016, 1057
Encarceramento
– do cólon, 235
– intestinal, 462, 463
– – do intestino delgado, 235, 541
– nefroesplênico, 235
– – do cólon maior, 235
– no forame epiploico, 261
– no ligamento nefroesplênico, 250
– renoesplênico, 269
Encefalite, 1153, 1216
– arboviral, 2073
– do Kunjin, 1294
– do Vale Murray, 1294
– equina, 2168
– – nigeriana, 1317
– japonesa, 1267, 1294, 1298, 1877
– – B, 1877, 2073, 2208
– por *Listeria monocytogenes*, 1370, 1371
– por vírus do Nilo Ocidental, 1294, 1393
– Saint Louis, 1294
– transmitida por carrapatos, 1294
– verminótica, 1267
– vírus HVB-1 e, 984
Encefalomalácia, 1219
– simétrica focal, 1260
Encefalomielite, 1378
– do Nilo Ocidental, 1267
– equina
– – leste, 1300, 1301
– – oeste, 1300, 1301
– – venezuelana, 1303
– esporádica bovina, 1282
– infecciosa, 1317
– ovina (*louping-ill*), 1291
– verminótica, 1217
– viral, 1267
– – aguda, 1319
– – subaguda, 1319
Encefalomielopatias
– congênitas e hereditárias, 1360
– metabólicas e tóxicas, 1357
Encefalomiocardite viral, 715
Encefalopatia
– bilirrubínica, 764, 766
– espongiforme
– – bovina, 1270, 1321, 1328
– – felina, 1324
– – ovina, 1328
– hepática, 642, 666, 1220, 1271
– – associada com *shunt* portossistêmico, 650

– necrosante congênita, 1363
– simétrica multifocal hereditária, 1359
Encurtamento de medula espinal, 1579
Endocardite, 513, 708
– em bovinos, 705
Endoscopia, 190, 1209
– do estômago, 246
– do rúmen, 465
– dos seios paranasais, 884
– em esteira de alta velocidade, 1013
– em solo, 1013
– transuretral, 1139
Endotoxemia, 62, 63, 66, 737
– cólica equinos, 232
– contrações primárias, 451
– controle de, 70
– função gastrintestinal, 65
– medicamentos antimicrobianos, 67
– profilaxia e tratamento de, 241
– reprodução e lactogênese, 65
Endotoxina, 60, 62, 63, 67, 477
– tolerância à, 66
Enema, 281
Enfisema
– agudo, 912
– consequências fisiopatológicas do, 912
– edema pulmonar agudo e, 933
– fetal, 460
– pulmonar, 911
– – agudo, 996, 2277
– – grave, 465
– subcutâneo, 1602
Enoxaparina, 741
Enrofloxacino, 797, 1026, 1927
Ensaio(s)
– baseados em PCR, 1157
– de anticorpos fluorescentes indiretos, 1868
– de fluxo lateral, 796
– de gamainterferona, 2090
– de polarização da fluorescência, 1826
– imunoabsorvente ligado à enzima, 965
– – competitivo, 1826
– – de anticorpos, 575, 604
– – do soro, 310, 380
– – indireto (iELISA), 1868
– – imunoenzimático(s), 1826
– RT-Nested PCR, 604
Enterite, 186, 211, 309, 377, 460, 1373, 2276
– aguda, 217, 310, 311, 378, 381
– anterior, 235, 262
– crônica, 215, 217, 310, 312, 378, 381
– efeitos sistêmicos na, 217
– em leitões, 561
– em ovinos, 1372
– eosinofílica idiopática focal, 291
– granulomatosa em equinos, 290
– hemorrágica do intestino
– – grosso, 464
– – delgado, 464
– hiperaguda a aguda, 470
– *L. monocytogenes*, 1370
– necrótica, 563
– por rotavírus, 359
– proximal, 262
Enterobactina, 375
Enterococcus, 281
Enterocolite, 561
– associada a *Clostridium difficile*, 390
– linfocítica-plasmocítica, 290
Enterolitíase obstrutiva, 272
Enterólitos, 235, 250, 272
Enteropatia, 211
– com perda de proteína, 737
– proliferativa
– – em equinos, 392
– – hemorrágica, 336
– – suína, 332

Enterotoxemia, 216
– associada a *Clostridium perfringens*
– – tipo A, 561
– – tipo D, 1257, 1271
– – tipos B, C e E, 562
– em bezerros, 563
– em potros, 563
– hemorrágica, 350, 404
– – e doença hemolítica, 561
– por *Escherichia coli*, 322
– tipo C, 562
Entorse muscular, 1419
Envenenamento
– por gás de esterco, 1124
– por organofosforados, 909
– por samambaia, 906
– por trevo-doce mofado, 905
Enxofre, 2237
– intoxicação por, 2265
Enzimúria, 1135
– parenquimatosa, 1135
– tubular, 1135
Eosinofilia, 768
Ependimite, 1378
Eperitrozoonose, 801
Epidermite exsudativa, 1591, 1624, 1625
Epidermólise bolhosa, 1696
– juncional, 1697
Epididimite, 1824
Epifisiólise, 1456, 1462
Epifisite, 1540
Epiglote, 1019
Epiglotite, 1020
Epilepsia, 1218
– idiopática
– – de equinos adultos, 1269
– – dos cavalos árabes, 1269
– – hereditária dos bovinos, 1360
Epinefrina, 910
Episódios de inanição parcial, 94
Epistaxe, 882, 905
Epitélio germinativo, 113
Epiteliogênese imperfeita, 1694, 1696
Epsiprantel, 1244
Equação de Henderson-Hasselbalch, 129
Equilíbrio
– ácido-base, 119, 129, 136, 287
– – cólica equinos, 238
– eletrolítico, 287
– energético, 1720, 1764
– entre a perda e o ganho de calor, 45
Equino roncador, 1021
Equisetum arvense, 1268
Ergotismo, 2271
– clássico, 2272
Erisipela, 1625
– em javalis, 2078
– em ovinos, 1495
– em suínos, 2121
Eritema multiforme, 780, 1594
Eritrócitos, 196
Eritrocitose, 766
– absoluta, 767
– primária, 767
– relativa, 767
– secundária, 767
– – inapropriada, 767
Eritromicina, 179, 188, 242, 264
Eritropoetina, 756, 760
Erliquiose, 2101
– granulocítica equina, 799
– monocítica equina, 394
Erodium moschatum, 1596
Erosões, 200
– do esmalte, 201
Eructação, 11
– de gás, 453

Erupções vulcânicas, 114
Erysipelothrix rhusiopathiae, 2121
Escaldadura, 1484
Escamas, 1588
Escherichia coli, 281
– em javalis, 2078
– entero-hemorrágica, 1941, 1944
– – em animais de produção e implicações zoonóticas, 551
– enteropatogênica, 1941
– enterotoxigênica, 213, 215, 216, 321, 1941
– fixadora e destruidora, 321
– necrotoxigênica, 1941, 1944
– O157:H7
– – controle durante o abate e no estágio de processamento, 558
– – controle na propriedade, 557
– – em bovinos, 551
– – em caprinos, 552
– – em ovinos, 552
– – em suínos, 321, 552
– – ruminantes como reservatórios, 554
– – técnicas de descontaminação após o abate, 559
– produtora
– – de toxina Shiga, 551, 1944
– – de verotoxina, 321, 551
– sensibilidade antimicrobiana, 1953
– septicêmica, 1941
– suscetibilidade antimicrobiana, 1952
– vigilância de resistência antimicrobiana, 1952
Escleroderma citrinum, 2278
Esclerodermia, 1590
Escoliose, 1579
Escore
– cardíaco, 692
– da condição corporal, 35, 1730, 1749, 1893
– de sepse clínico, 61, 1919
– do coração vertebral, 692
Escoriações, 1588
Esferas de polimetilmetacrilato, 1454
Esferócitos, 758
Eslaframina, 444
Esmagamento, 1894
Esmectita, 288
Esofagite, 205
– aguda, 205
– primária, 205
Esôfago, 203
– neoplasias, 445
Espasmolíticos, 241
Espasmos congênitos hereditários, 1365
Espasticidade
– caprina progressiva, 1387
– neonatal hereditária, 1360
– periódica hereditária, 1386
Espectinomicina, 177, 343
Espinha, 1588
– bífida, 1378
Espiroquetose
– colônica suína, 342, 346
– intestinal suína, 346
Espirro, 13, 880
Esplenomegalia, 774
– de graus variáveis, 775
Espondilite anquilosante, 1458
Espondilose em touros, 1375
Esporidesmina, 671
Esquistócitos, 758, 1647, 1651
Estados
– de excitação, 11, 1190
– de hidratação, 16
– depressivos, 1190
– do rúmen-retículo, 520
– mental, 1189, 1196
– portador, 309
– sistêmico(s), 459
– – gerais, 45, 877
Estafilococose enzoótica dos cordeiros, 2109
Estágio
– hiperdinâmico inicial, 76
– hipodinâmico
– – do choque, 75
– – final, 76
Estanho, 2263
Estaquibotriotoxicose, 2286
Estase
– do sistema digestório, 224
– ruminal, 467
Estatura gigante, 1409
Esteatite, 1783
– generalizada, 1510
Estefanofilariose, 1659
– cutânea, 1659
Estenose, 506
– anterior, 505
– aórtica subvalvular, 726
– da(s) valva(s)
– – aórtica, 707
– – atrioventriculares esquerda e direita, 707
– esofágicas, 207
– espinal congênita, 1584
– funcional
– – anterior, 507
– – posterior, 505, 506, 507
– insuficiência da valva pulmonar e, 707
– pilórica, 506
– por compressão, 540
– posterior
– retal, 300
– retovaginal hereditária, 449
– traqueal, 906
– – em bovinos confinados, 930
Esterco
– *E. coli* O157:H7 e, 554
– *Salmonella* e, 316
Esterigmatocistina, 2277
Esteroides
– anabolizantes, 1770
– intra-articulares, 1448
Estimulantes
– do crescimento, 437
– respiratórios, 898
Estipandrol, 1227
Estiramento da parede da víscera, 184
Estômago, 210
– neoplasias, 446
Estomatite, 199
– bolhosa, 200
– catarral, 200
– micótica, 200
– necrótica, 609
– papular bovina, 608, 619
– vesicular, 407, 608, 1646, 2134
– – em bovinos, 409
– – em equinos, 409
– – em suínos, 409
Estrabismo medial, 1710
Estradiol, 797
Estrangulamento, 539
– do cólon por lipoma, 250
– do intestino delgado, 250
Estrangúria, 1129, 1130
Estreptoquinase, 741
Estreptotricose cutânea, 1617
Estresse, 88, 285
– bem-estar animal e, 90
– causas de, 88
– consequências no desempenho econômico, 91
– controle do, 91
– de transporte, 105
– doença(s)
– – e úlceras e, 251
– – metabólica e, 91
– fisiológico, 777
– por calor, 2074
– suscetibilidade à infecção e, 90
– transporte rodoviário e, 89
Estricnina, 1252
Estridor(es), 879, 880
– respiratórios, 13
Estrogenismo
– em suínos, 1881
– feminino idiopático, 1881
– masculino, 1881
Estrongilose, 428, 751
Etanol, 477
Etéres de difenil polibromados, 2263
Etilenoglicol, 1169
Etilpiruvato, 69
Etoxilatos alcoólicos, 492
Euphorbia mauritanica, 1233
Eutanásia, 1753
Eversão da bexiga, 1173
Exame(s)
– a distância, 11
– clínico, 34
– – da vaca caída, 1750
– – do abomaso, 514
– – do sistema digestório e abdome, 469
– – individual do animal, 5
– da conjuntiva, 19
– da laringe, 906
– da veia jugular, 684
– das estruturas profundas, 19
– das regiões corporais, 16
– de fezes, 218, 286, 462
– de imagem do fígado, 644
– de rerrespiração, 878
– de secreções das vias respiratórias, 1032
– de sêmen, 1835
– de urina, 1723, 1768
– do animal, 10
– do fígado especial, 643
– do leite, 1768
– do líquido
– – cerebroespinal, 1204
– – ruminal, 461
– – sinovial, 1413
– do pulso arterial, 683
– do rebanho, 31
– do sistema
– – cardiovascular especial, 682
– – musculoesquelético, 1412
– – nervoso
– – – especial, 1195
– – – por análises bioquímicas séricas, 1207
– – – por técnicas de imagem, 1208
– – respiratório especial, 883
– – urinário especial, 1130
– dos seios paranasais, 882
– endoscópico, 903
– espacial, 34
– físico
– – detalhado, 14
– – do abomaso, 514
– – laboratoriais, 35
– – para avaliação da função hepática, 644
– neurológico, 1196
– particular a distância, 12
– radiográfico
– – do tórax, 1041
– – e angiocardiográfico, 692
– retal, 21
– – cólica equinos, 234
– – de bovinos com reticuloperitonite traumática aguda ou local, 499
– – peritonite aguda e subaguda, 225
– ultrassonográfico
– – do abdome de éguas, 244

– – do ceco, 545
– – do tórax, 1024
– vaginal e cervical de éguas, 244
Exantema
– coital, 1308
– – – equino, 1853
– vesicular suíno, 367
Exaustão, 58, 101
– pelo calor, 46, 54, 2074
Excentrócitos, 758
Excitabilidade, 1189
Excreção, 169
– ácida, 1132
– fracionada de eletrólitos, 1422
Exercício(s)
– extenuante em esteira ou em solo, 1022
– físicos e distúrbios associados, 101
Exostoses
– múltiplas hereditárias, 1584
– vertebrais, 1426
Exotoxinas, 60, 62
Expectorantes, 900
Exposição
– à luz solar, 173
– crônica à radiação gama, 113
Expulsão prematura da placenta, 1904, 1930
Extratos de espinheiro marítimo, 258
Extremidades frias, 234

F
Fadiga, 877
Fagopirina, 1688
Falange distal, 1432
Falência renal, 1127
– aguda e crônica, 1130
– patogênese da, 1128
Falha
– de transferência
– – de imunidade passiva, 60, 777, 1892, 1909
– – – correção da, 1915
– – – prevenção de, 1916
– – de imunoglobulinas colostrais, 1909
– na biossegurança e vírus da leucemia bovina, 812
– na bomba, 74
– na fiação, 109
– no circuito, 74
– no desenvolvimento
– – de suínos, 100
– – em bezerros persistentemente infectados, 602
– no ganho de peso, 95
– reprodutiva
– – e doença neonatal, 602
– – e vírus da diarreia viral bovina, 607
Falta de vitalidade dos bezerros, 2242
Famotidina, 258
Farcino bovino, 774, 788
Faringe, 20, 203
– neoplasias, 445
Faringite, 203, 906
– traumática de bovinos, 203
Fascíola hepática, 660, 2078
Fase
– do vólvulo, 526
– hiperdinâmica da endotoxemia, 64
– hipodinâmica de choque, 64
Fastígio, 57
Fazendas expostas a ventos, 112
Febantel, 1243
Febre, 16, 45, 56, 61, 66
– abscesso retroperitoneal, 278
– aftosa, 608, 1484, 2128
– – em javalis, 2078
– asséptica, 56
– catarral maligna, 213, 608, 2134, 2147
– – associada a gnus, 2147

– – associada a ovinos, 1484, 2147
– – em suínos, 2150
– contrações primárias, 451
– da Costa Leste, 2217
– da pastagem, 1396
– – dos equinos, 291, 1396
– de Indiana, 407
– de origem desconhecida, 57, 58, 770
– do carrapato, 825
– do cavalo Potomac, 394, 1434
– do leite, 1728, 1731, 1736
– – complicações da, 1748
– – em vacas, 1715
– do nevoeiro, 996
– do pântano, 820
– do pombo, 1489
– do Texas, 825
– do Vale do Rift, 1837, 2137
– dos transportes, 164, 933, 969
– efêmera bovina, 2152
– não diferenciada, 58
– peritonite aguda e subaguda, 224
– petequial bovina, 803
– Q, 1837, 1850
– séptica, 56
– transmitida por carrapato, 789, 1837
Fecalitos, 272
Fechamento da goteira esofágica, 454
Fenbendazol, 1243
Fenda palatina, 447, 448, 1585
Fenilbutazona, 86, 240, 241, 241, 253, 287, 1439, 1447, 1448
Fenitoína, 1423
Fenóis de plantas, 2280
Fenoterol, 1043
Fenotiazina, 1245
Fenoxibenzamina, 1440
Fentolamina, 1440
Feocromocitoma, 1794
Feridas
– de verão em equinos, 1656
– por arma de fogo, 2074
Ferritina, 755
Ferro, 215, 755, 841
– dietético, 2238
– intoxicação por, 2261
Fertilizantes de superfosfato, 2264
Festuca, 54, 2272
Feto arlequim bovino, 1694
Fezes, 21
– cólica equinos, 234
– de coloração vermelha uniforme, 187
– enegrecidas com cor de alcatrão, 217
– escassas, 186, 187, 462, 467
– intussuscepção, 541
– peritonite aguda e subaguda, 224
Fibrilação
– atrial, 521, 700, 701
– – em ruminantes, 703
– – secundária, 701
– – solitária, 700, 701
– ventricular, 704
Fibrina, 465
Fibrinogênio, 59, 500, 740, 744, 748, 755
– plasmático, 278
Fibrinólise, 1034
Fibroelastose, 726
Fibronectina, 2117
Fibropapilomas do cárdia, 506
Fibrose
– hepática, 649
– pulmonar multinodular equina, 1076, 1308
Ficomicose equina, 1653
Fígado, 640
– gorduroso em vacas, 1715, 1773
– negro, 643
Fímbrias, 375

Fisite, 1425
Fístula(s)
– aortopulmonar, 712
– broncopleurais, 1025
– do ducto nasolacrimal, 1711
– na cernelha, 1825
Fitobezoares, 250, 468, 471, 509, 533, 540
Fitoestrógenos, 1882
Fitomicotoxicose, 671
Fitotoxinas, 664
Fixação das articulações, 1555
Flacidez, 12, 1203
Flanco
– inferior direito distendido, 467
– superior direito distendido, 467
Flavivírus, 1294
– da encefalite japonesa, 1298
Flecainida, 702
Fleimão, 81
– em tecido mole, 80
– faríngeo, 203
– interdigital, 1471
Flexão de membros, 138
Flora mista, 972
Florfenicol, 178
Fluidos
– da bolsa gutural, 888
– de uso intravenoso, 143
– e eletrólitos, 1140
– orais, 1118, 1869, 2201
– vaginal/uterino, 72
Flunixino meglumina, 68, 69, 86, 240, 241, 253, 1447
Flúor, 114, 213
Fluorescência, 340
Fluoroacetato de sódio, 1251
Fluoroquinolonas, 178
Fluorose dentária, 201, 1553
Fluorossilicato de sódio, 2264
Fluticasona, 1043
Flutter diafragmático sincrônico, 1046
Fog fever, 933, 996
Folato, 751
Folha de bordo vermelho, 862
Foliculite, 1600
– benigna de cordeiros lactentes, 1601
– eosinofílica estéril de bovinos, 1601
– estafilocócica de caprinos, 1601
Fomopsinas, 670
Fonocardiografia, 692
Formalina, 79, 741, 2263
Formato anormal da cabeça, 1579
Fornecimento
– artificial de colostro, 1913
– de alimentos e de água, 9
– de colostro, 1917
– de selênio e vitamina E, 1517
Forragem(ns)
– indigerível, 470
– que causam timpanismo, 489
– que não causam timpanismo, 489
– temperadas alternativas, 493
Fosfatase alcalina, 238, 1427
Fosfato
– de codeína, 289
– de dexametasona ou em álcool, 1043
– de sódio, 128
– monossódico, 128
Fosforetos, 2265
Fósforo, 435, 1425, 1427, 1723
– teor de, 1731
Fosforotioatos de trialquilo, 2259
Fossa(s)
– de estrume, 111
– paralombar esquerda, 461
Fotoporfiria eritrocitária hereditária, 867

Fotossensibilização, 642, 668, 1595, 1646
– de etiologia desconhecida, 1597
– decorrente do metabolismo aberrante do pigmento, 1596
– hepatógena, 1596
– hereditária, 1697
– primária, 1596
– – sem lesão hepática, 1688
– secundária, 666
Fragilidade osmótica de hemácias, 1574
Fragmentos fibrinosos intestinais, 465
Francisella tularensis, 2097
Fraqueza, 1192, 1202, 1408
– dos músculos esqueléticos, 1555
– e decúbito, 467
– extrema em todos os quatro membros, 1202
– muscular, 66
– – súbita, 152
– nos membros, 2125
Fratura(s)
– da articulação temporoestilo-hióidea, 1268
– da porção petrosa do osso temporal, 1223
– de costela, 1903
– de osso
– – basifenoide e/ou dos ossos basioccipitais, 1223
– – longo ou pelve, 2074
– de vértebra(s), 1903
– – cervicais em equinos, 1375
– do fêmur, 1426
– espontâneas, 1412, 1427
Freemartinismo em bezerros, 1818
Frenesi, 1190
Friagem, 53
Frouxidão articular congênita, 1584
Fumigantes de grão, 2259
Fumonisina, 2274
Fungo(s), 648
– associados à disfunção reprodutora, 1887
– que afetam o sistema reprodutor, 1887
– que causam lesão hepática, 674
– sem toxinas identificadas, 1170
Furanos esquiterpenoides, 2284
Furocumarinas, 1596, 1688
Furosemida, 1140
Furunculose, 1601
Fusão de unhas, 1584

G
Gabapentina, 87
Galactocerebrosidose, 1362
Galegina, 1123
Gangliosidose, 1361
Gangrena
– gasosa, 1467, 1604
– periférica, 2272
– seca, 1588, 1604
– – terminal, 378, 379
– úmida, 1588, 1604
Gás de esterco, 1124
Gasolina com chumbo, 436
Gasterophilus spp., 432
Gastrenterite, 1368
– coliforme, 324, 342
– parasitária, 621
– transmissível, 215, 350, 354, 404
Gastrina, 466, 521, 536
Gastrite, 210
– aguda, 211
– concomitante, 217
– crônica, 211
– em bovinos, 210
– em equinos, 211
– em ovinos, 210
– em suínos, 210
– parasitária, 431
Gastroscopia, 248
Gene da glicoproteína E, 984

Gêneros alimentícios e *Salmonella*, 316
Genética da mobilização de lipídios, 1774
Genótipos dos pestivírus, 597
Gestação prolongada
– com artrogripose, 1888
– com deformidade craniofacial, 1888
– com gigantismo fetal, 1888
– hereditária, 1888
Giardíase, 422
Gigantismo fetal, 1888
Glândula(s)
– da pele, 1598
– mamária, 14, 22, 1507
– – bovina, 963
– pituitária, 1226
– salivares parotídeas, 202
– sebáceas, 1589
– sudoríparas, 1589
Glicerina, 1769
Glicerol, 1771
Glicina, 154
Glicocorticoides, 69, 899, 1770, 1777
Glicogenose generalizada, 1559
Gliconato de cálcio, 127, 681
Glicopirrolato, 1043, 1044
Glicosaminoglicano polissulfatado, 1448
Glicose, 68, 140, 1721, 1768, 1769, 1770
– e acetato, 154
Glicosídeos, 855, 1226
– cardíacos, 680, 717
– cianogênicos, 854
– da cicarda, 2283
Glicosúria, 1133
Gliose, 1217
Glomerulonefrite, 738, 1142, 1164
Glucagon, 1777
Glutationa peroxidase, 1500, 1514
Gomphrena celosioides, 1233
Gossipol, 2280
Goteira esofágica, 454, 492
Grama canário, 2278
Granulações aracnoides, 1217
Granuloma
– de colesterol, 2073
– eosinofílico, 1594
– – equino, 1605
– nasal
– – enzoótico, 929, 930, 934
– – micótico, 930
– ulcerativo, 1625, 1627
Grãos
– de cervejaria fermentados, 213
– tratados com
– – formol, 638
– – substâncias cáusticas, 638
Grayanotoxinas, 2283
Grelina, 466, 521
Grunhido, 13, 84, 459
– expiratório, 879, 880
– – audível, 877

H
Habronemose, 1656
– conjuntival, 1657
– cutânea, 1656
– gástrica, 1656
Haematobia spp., 1678
Haematopota spp., 1676
Haemonchose em ruminantes, 628
Haemonchus, 628
Haemophilus
– *parasuis*, 1490
– *somnus*, 2103
– *suis*, 223
Halicephalobus, 1337

Haptoglobina, 59, 521
Harpejamento, 1382
Heliotropium europaeum, 851
Hemaglutinação passiva reversa, 403
Hemangioma, 736, 1693
Hemangiossarcoma, 736, 1693
Hematina ácida, 187
Hematínicos, 762
Hematócrito, 138, 237, 755, 1723
Hematologia, 67, 72, 218, 758, 1215, 1723, 1921, 2175
– cólica equinos, 237
– peritonite, 226
Hematoma, 1603
– esplênico, 775
– etmoidal, 1033
– – progressivo, 904, 905
– intramural, 565
– jejunal, 565
Hematoquezia, 187, 217, 464
Hematúria, 1132
– enzoótica, 833
– – bovina, 1185
Hemimelia
– hereditária, 1583
– tibial, 1579
Hemiplegia laríngea equina, 1395
Hemoconcentração, 64, 119
Hemocromatose, 866
– em equinos, 648
Hemocultura, 61, 1923
Hemodiálise, 1141
Hemofilia, 865
– A, 743
Hemogasometria, 138, 286, 759, 1922
– arterial, 759
– do sangue venoso, 759
Hemoglobina, 61, 755
– alterada, 877
– bovina polimerizada, 765
– corpuscular média, 755, 758
– livre de estroma, 148, 762
Hemoglobinúria, 763, 1133
– bacilar, 653, 752, 833, 1158
– pós-parto, 752, 833, 1158, 1715
– – em vacas, 871
Hemograma, 61, 81, 499, 1218
– abscesso retroperitoneal, 278
– deslocamento abomasal
– – à direita e vólvulo abomasal, 527
– – à esquerda, 521
– indigestão vagal, 509
– reticulopericardite traumática, 513
– ulceração abomasal, 536
Hemólise, 757, 1152
– intravascular na doença hepática, 649
Hemolisina, 2117
Hemoperitônio, 195
Hemoptise, 882, 905
Hemorragia, 737
– crônica, 77
– de submucosa, 733
– do sistema digestório, 187
– interna espontânea, 104
– intracraniana, 1903
– intraluminal aguda, 217
– na carcaça, 742
– no abomaso, 464
– peritonite, 224
– pleural, 736
– pulmonar, 911, 1153
– subepidérmicas e de submucosa, 61
Hemotórax, 923
Hepacivírus de não primatas, 657
Heparina, 242, 741, 1440
Hepatite, 640, 647
– aguda em equinos, 657

– causada por substância tóxica, 648
– congestiva, 649
– E em javalis, 2078
– infecciosa, 648
– necrótica infecciosa, 655
– nutricional, 648
– parasitária, 648, 649
– por perfusão toxêmica, 648
– pós-vacinal, 657
– sérica, 649, 657
– – em equinos, 649
– tóxica, 647
– trofopática, 648, 649
Hepatose, 640
– dietética, 1505, 1512
– idiopática, 648
Hepatotoxinas, 1596
Hepcidina, 59
Herbicidas, 436
– inorgânicos, 2260
Hérnia(s)
– diafragmática, 245, 511, 928
– – estrangulada, 261
– escrotal, 245
– inguinal, 245, 260, 1888, 1889
– – congênitas, 260
– – estrangulada, 261
– intestinal através do forame epiploico, 259
– umbilical hereditária, 1561
Hexaclorobenzeno, 2259
Hexacloroetano, 1245
Hexaclorofeno, 1245
Hialuronato de sódio, 1448
Hidranencefalia hereditária, 1359
Hidratação excessiva, 152
Hidrocarbonetos, 2261
Hidrocefalia, 1213
– adquirida, 1213
– congênita, 1213
– – hereditária, 1358
Hidronefrose, 1146
Hidropericárdio, 135
Hidropisia, 463
– de alantoide, 460
– de âmnio, 460
– fetal, 528
Hidrotórax, 135, 923
Hidróxido
– de alumínio, 537
– de magnésio, 129, 483, 537
Hidroxietilamido, 148
Hifomicose, 1653
Hiperalgesia periférica, 83
Hiperamonemia, 1207
– intestinal, 294
Hiperbilirrubinemia, 289, 1697
Hipercapnia, 874, 875
Hipercetonemia, 1763
Hipercoagulação, 746, 749
Hiperelastose cutânea, 1694, 1698
Hipereosinofilia, 873
Hiperestesia, 1587
Hiperexcitabilidade, 1197
Hiperfibrinogenemia, 739 1055, 1921
Hipergamaglobulinemia, 771
Hiperglicemia, 238
Hiperglobulinemia, 739
Hipericina, 1688
Hiperidrose hereditária, 1698
Hiperinsulinemia, 1433, 1435, 1792
Hiperlipemia equina, 1795
Hiperlipidemia em equinos, 1715
Hipermelanose, 1588
Hipermetria, 1193, 1202
Hipermotilidade, 183
– das articulações, 1559

– hereditária (frouxidão) das articulações, 1586
– intestinal, 220
Hipernatremia, 123
– em bezerros com diarreia, 1946
Hiperorexia, 91
Hiperostose congênita, 1579
– hereditária, 1584
Hiperplasia
– congênita de miofibras, 1555
– de miofibras, 1561
– linfoide faríngea, 203
Hiperpneia, 874, 876
Hiperpotassemia, 126, 140, 218, 238
– em bezerro com diarreia, 1946
Hiperproteinemia, 739
Hiperqueratose, 295, 1588, 1590
– da extremidade do teto, 1590
– generalizada, 1590
– linear, 1594
– local, 1590
Hipersensibilidade, 66
– à picada de insetos em equinos, 1605
– ao bolor, 997
– central, 84
Hipertensão pulmonar, 910
– em altitude elevada, 713
– persistente do neonato, 713
Hipertermia, 16, 45, 46, 54, 877, 1897, 2272
– epidêmica, 2273
– maligna, 54, 55, 58, 1420, 1570, 1573
– – em cavalos, 1570
– neurogênica, 54
Hipertireoidismo, 1797, 1798
Hipertrigliceridemia, 1795
Hipertrofia
– de íleo, 235
– – terminal, 262
– muscular idiopática, 262
Hiperventilação súbita, 152
Hipervitaminose A, 1355
Hipervolemia por aumento de hemácias, 767
Hipoalbuminemia, 134, 278, 288, 289, 737
Hipobiose, 623
Hipobiotinose, 1546
Hipocalcemia, 114, 126, 238, 287, 457, 518, 1732, 1755, 2074
– clínica, 1729
– em porcas, 1737
– experimental, 1732
– não puerperal, 1737
– subclínica, 1730
Hipocalcinose, 1525
Hipocianocobalaminose, 850
Hipocloremia, 124, 287, 1140
Hipocolinose, 2249
Hipocromia, 758
Hipocuprose subclínica, 2241
Hipofibrinogenemia, 738, 866
Hipofibrinovinose, 2249
Hipófise, 1226
Hipofolicose, 850
Hipofosfatemia, 128, 1733, 1735
Hipofosfatose, 1525
Hipogamaglobulinemia, 738
Hipoganglionose, 247
Hipoglicemia, 642, 1920, 1934, 2074
Hipoglicina, 1414
Hipoglobulinemia, 288
Hipomagnesemia, 115, 128, 238, 1733, 1735, 1736, 1749, 1755
– concomitante, 1734
– crônica, 1758
– do inverno, 1755, 1756
– em ovinos, 1757
Hipomelanose, 1588
Hipometria, 1202

Hipomielinogênese
– congênita, 1283
– hereditária, 1363, 1387
Hipomotilidade, 183, 451
– abomasal, 140, 519
– dos pré-estômagos, 453
Hiponatremia, 122, 287, 288, 1140, 2074
– hipotônica resulta em edema cerebral, 123
Hiponiacinose, 1356
Hipopantotenose, 1357
Hipopiridoxinose, 1357
Hipoplasia
– adeno-hipofiseal, 1888
– cerebelar, 1364
– – de potros árabes, Gotland suecos, 1269
– – em cordeiros Churra, 1364
– da íris, 1711
– de medula óssea, 750
– renal, 1170
Hipopotassemia, 124, 238, 288, 1749
– aguda, 1736
– – em vacas, 1715, 1744
– grave, 1735
Hipoproteinemia, 104, 393, 737
– absoluta, 737
– relativa, 737
Hipospadia, 1184
Hipotermia, 16, 45, 46, 152, 1906, 2074
– decorrente da depleção das reservas de energia, 1905
– em bezerros, 52
– em cordeiros, 52
– em ovinos tosquiados, 51
– em potros, 53
– neonatal, 46, 51
– secundária a outras doenças, 51
Hipotiaminose, 1346
Hipotireoidismo, 1797
– congênito, 1797, 1798
– devido à deficiência de iodo, 1929
Hipotricose, 1589, 1598, 1694
– congênita, 1695
– – hereditária, 1695
– e diluição da cor da pelagem, 1695
– não viável, 1695
– parcial, 1695
– viável, 1695
Hipoventilação, 874
Hipovitaminose
– A, 1269, 1350, 2107
– D, 1525
Hipovolemia cólica equinos, 233
Hipoxemia, 761, 874, 1039
– fetal, 1930
– no edema pulmonar, 909
– sistêmica, 726
Hipoxia, 874, 1920
– alveolar, 713
– anêmica, 754, 875
– cerebral, 1211
– circulatória, 875
– consequências da, 875
– fetal, 1904
Hirsutismo, 1589
Hirudina, 741
Histamina, 477
Histeria, 1197
– bovina, 1271
– do parto em porcas, 1253
Histiocitoma, 1693
Histophilus somni, 933, 942, 952, 2103
Histoplasmose, 2232
– equina, 1652
Homeostase
– do cálcio, 1730
– do magnésio, 1754
Homeotermia, 45

Homoanatoxina-a, 107
Humor vítreo, 1758
Hydrotoea irritans, 1680
Hymenoptera, 2252

I

Icterícia, 640, 668, 763
– hemolítica, 641
– hepática, 641
– hepatocelular, 641
– pós-hepática, 641
– pré-hepática, 641
– toxêmica, 666
Ictiose
– congênita, 1694
– – hereditária, 1694, 1697
– fetal, 1694
Ileíte
– de suínos, 299
– regional, 216
– terminal, 544
Íleo, 187
– adinâmico, 187
– dinâmico, 187
– duodenal, 540, 541, 542
– mecânico, 187
– paralítico, 187, 217, 224, 458, 460
– pós-operatório, 187
Imagem
– diagnóstica, 23
– nuclear do pulmão, 886
– por ressonância magnética
– – do crânio, 1208
– – do pulmão, 885
– – do sistema musculoesquelético, 1413
Imbecilidade em neonatos, 1197
Imidazóis, 343
Imidazotiazóis, 1243
Imidocarb, 797, 834
Imizol, 834
Impactação de abomaso, 143
Impedância, 110
– bioelétrica, 142
Impetigo, 1588, 1591
– contagioso, 1591
– do úbere, 1591
Impulso jugular atrial, 698
Imunidade
– ao CVRS, 361
– *Brachyspira*, 340
– coccídeos intestinais, 417
– colostral, 984
– lactogênica, 1909
– passiva, 49
– – a *Mannheimia haemolytica*, 952
Imunização à *Salmonella*, 315, 384
Imunocromatografia, 403
Imunodeficiência
– combinada, 776
– – de potros árabes, 1050
– – grave, 777, 870
– hereditária, 868
– primárias, 776
– secundárias, 777
Imunodifusão
– e microscopia eletrônica, 403
– em ágar gel, 575
– radial, 1914
Imunoensaio
– de fluxo lateral, 1914
– enzimático competitivo, 796
– turbidimétrico, 1914
Imunofluorescência, 403
– e imuno-histoquímica, 603
Imunoglobulina
– bovina purificada, 1959
– colostral, 1924

Imunomoduladores, 899
Imunossupressão, 776
– durante o período de transição, 1716
– e vírus da diarreia viral bovina, 599
Imunoterapia, 80
Inadequação da tiamina, 1338, 1339
Inalação
– de fumaça, 117, 909
– de gases tóxicos e fumaças, 997
Inanição, 93, 94, 184, 2074
– em animais pecuários, 93
– parcial, 94
Inapetência, 84, 91, 467
Inativação da colinesterase, 1247
Incapacidade
– de apreender ou de mastigar, 1200
– de deglutir, 185, 1200
Incêndios
– em celeiros, 115
– em florestas, 115
– em pastagens, 115
Inclusões fagocitadas em leucócitos, 196
Incontinência
– de colostro, 1910
– de fluxo, 1172
– urinária, 1172
Incoordenação, 1358
– da marcha, 1551
– do azevém, 1393
– do azevém perene, 1234
– – das planícies alagadas, 1232
– do capim
– – bermuda, 1234
– – Dallis, 1234
– do fenacho, 1405
Indigestão
– do final da gestação, 506, 509
– em bezerros que ingerem sucedâneos do leite, 473
– simples, 213, 456, 460, 470, 482, 503, 522
– vagal, 456, 459, 460, 461, 471, 492, 505, 522
Indospicina, 2282
Indução
– do parto, 1817
– – em éguas, 1818
– – em marrãs e porcas, 1818
– – em ovelhas, 1818
– prematura do parto, 1910
Infantofagia, 92, 93
Infarto
– da parede intestinal, 187
– do intestino delgado, 250
– e cólica tromboembólica, 233
– embólico, 711
– esplênico, 775
– não estrangulante, 229
– simples não obstrutivo, 229
Infecção(ões)
– abomasal com *Ostertagia* spp., 623
– bacterianas e por *Mycoplasma* spp., 998
– causada por
– – *Clostridium novyi*, 657
– – *Mycobacterium ulcerans*, 1621
– – *Mycoplasma hyosynoviae* em suínos, 1496
– clostridianas no sítio de injeção em equinos, 1425
– congênita por vírus da leucemia bovina, 811
– crônicas, 165
– da pele causadas por nematoides, 1656
– de inverno do caramujo, 661
– de suínos
– – jovens por *Streptococcus suis*, 2115
– – por *Mycoplasma suis*, 804
– de verão do caramujo, 661
– do feto que nasceu a termo, 60
– do trato respiratório por *Streptococcus zooepidemicus*, 1050

– estreptocócica em neonatos, 1964
– localizada, 67, 80, 1919
– – causas bacterianas de, 81
– metastática, 1054, 1055, 1057
– mistas virais, 969
– pelo adenovírus equino, 1062
– pelo vírus
– – Aino, 970, 1557
– – Akabane, 1556, 1557, 1558
– – Cache Valley, 1556, 1557, 1558
– – da hepatite E, 658
– – hendra equino, 1077
– – Schmallenberg, 1556, 1557, 1558
– – sincicial respiratório bovino, 933
– – Shamonda, 1556
– por aerossol e contato direto, 970
– por coronavírus equino, 397
– por *Escherichia coli* em leitões desmamados, 321
– por herpes-vírus
– – bovino tipo 1, 982
– – caprino-1, 2156
– – equino tipos 1 e 4, 1073
– por *Mycoplasma*
– – *bovis*, 2107
– – *pneumoniae*, 915
– por papilomavírus, 1628
– por *Pasteurella multocida*, 223
– por poxvírus em equinos, 1644
– por *Rhodococcus equi*, 1050
– por *Rhodotorula* spp., 2232
– por *Salmonella*, 308
– por *Streptococcus*
– – *equi*, 1056
– – *zooepidemicus*, 1052
– por *Teschovirus*, 1318
– por tricostrongilídeos intestinais, 623
– por vírus
– – da diarreia viral bovina, 607
– – de Getah, 2168
– porta de entrada, 81
– pós-natais pelo vírus da diarreia viral bovina, 614
– transplacentária, 60
– virais, 916, 1896, 1900
– – do pulmão, 998
– – do trato respiratório de equinos, 1061
Infertilidade e síndrome da quebra do leite, 1154
Infestação(ões)
– nasal por *Oestrus ovis*, 1010
– por ácaros, 1666
– – adultos, 434
– – por cestódeos, 434
– por *Gasterophilus* spp., 432
– por *Hypoderma* spp., 1676
– por larvas de cestódeos, 434
– por melófagos, 1672
– – "ked", 1672
– por moscas-da-bicheira, 1664
– por piolhos, 1672, 1673
– por *Strongyloides* sp., 1484
– por vermes
– – pulmonares, 1012
– – redondos, 232
Inflamação
– da medula óssea, 1430
– intersticial e angiogênese brônquica, 1034
– peritoneal, 229
Influenza
– dos suínos e javalis, 2079
– equina, 1056, 1062
– suína, 1111
Ingestão
– das partes mais suculentas das plantas, 489
– de carboidratos de rápida fermentação, 485
– de colostro, 49, 50
– de corpo estranho, 498

– de farinha de carne e ossos, 1324
– de quantidade excessiva de D,L-triptofano, 996
Ingurgitamento
– por carboidratos, 190, 456, 471, 609
Inibidores
– ciclo-oxigenase, 80
– da betalactamase, 177
– da enzima conversora de angiotensina, 680
– da tripsina, 1913
– de bomba de prótons, 253
Inoculação intrauterina do HVB-1, 986
Inocybe spp., 2278
Inseminação artificial, 811
– de bovinos com sêmen com pestivírus bovino, 600
– e vírus da diarreia viral bovina, 596
Inseticidas organoclorados, 1249
Insetos, 648, 811
Inspeção
– da pele, 22
– de regiões corporais, 12
– do abdome, 459
– geral, 11
– – a distância, 11
Instabilidade
– palatal, 1013, 1014
– vertebral cervical, 1388, 1393, 2073
Instinto para viver em rebanho ou grupo, 89
Insuficiência
– cardíaca, 676, 677
– – aguda, 676, 681, 727
– – causada por plantas, 721
– – congestiva, 213, 676, 678, 711, 751
– – – direita, 679
– – – em adultos jovens, 727
– – – esquerda, 679, 680
– – – ruptura de bexiga, 460
– – crônica, 676, 678
– – do lado
– – – direito, 676
– – – esquerdo, 676
– – circulatória, 676, 678
– – periférica, 877
– – da valva
– – aórtica, 707
– – atrioventricular
– – – direita, 707
– – – esquerda, 707
– – diastólica, 679
– – do circuito, 676
– – hepática, 649, 750, 766
– – na cetose, 1764
– – placentária, 1930
– renal
– – causas de, 1127
– – – pré-renais, 1127
– – – renais, 1128
– – patogênese da, 1128
– – princípios de, 1127
– – respiratória, 874, 876
– – – paralítica, 876
– – sistólica, 678
– suprarrenal relativa, 64
Insuflação nasal, 897
Insulina, 68, 1770
Integridade capilar, 1035
Interferona, 899, 1861, 2196
Intestino, 210, 538
– de ruminantes, 538
– delgado distendido, 235
– e tuberculose, 2087
– neoplasias, 446
Intolerância
– à lactose, 281
– ao exercício, 102, 103, 700
Intoxicação(ões), 54, 710, 1195, 1220
– aguda por flúor, 114

– causadas por micotoxinas, 668
– crônica
– – de cianeto, 856
– – por arsênico, 437
– – por cobre, 752, 833, 1158
– cúprica
– – fitogênica crônica, 851
– – hepatógena crônica, 851
– de verão por festuca, 2273
– do sistema respiratório, 1123
– dos suínos, 2275
– em ruminante, 2275
– equina, 2274
– hiperaguda ou aguda de cianeto, 856
– pelo alcaloide β-carbolina indoleamina, 1227
– por 12-deoxiforbol, 442
– por 4-aminopiridina, 2254
– por aditivos alimentares, 2262
– por aflatoxinas, 668
– por água, 119, 121
– por alcaloides
– – de pirrolizidina, 664
– – diterpenoides, 2269
– – do ergot, 2271
– – indolizidínico, 1228
– – piperidínicos de plantas, 1231
– por alcatrão de hulha, 674
– por alumínio, 1551
– por amina, 2282
– por aminoácidos, 2282
– por amitraz, 441
– por anti-helmínticos, 1243
– por arsênico, 436, 438, 609
– por bordo vermelho, 750
– por boro, 1242
– por brometos, 1242
– por cádmio, 2254
– por canola e kale, 1158
– por cantaridina, 444
– por cardo-estrelado amarelo, 1268
– por castanospermina, 1228
– por cavalinha, 1268, 1346
– por cebola vermelha, 2264
– por *Cheilanthes seiberi*, 744
– por chumbo, 1235, 1268, 1269, 1355, 1396
– – aguda, 1344
– – subaguda, 1344
– por cianobactéria, 106
– por citrinina, 1168
– por cloreto de sódio, 1348
– por cobalto, 849, 2255
– por cobre, 851
– por cogumelo, 2277
– por colza e couve-galega, 752
– por conservantes de madeira, 2267
– por cromo, 2255
– por cumarol, 742
– por desfolhantes, 2258
– por dicumarol, trevo-doce, 851
– por enxofre, 2265
– por eslaframina, 444
– por esporidesmina, 671
– por estanho, 2263
– por etilenoglicol, 1169
– por fenóis de plantas, 2280
– por ferro, 2261
– por festuca, 54, 2272
– por fitoestrógenos, 1882
– por fluoreto, 1551
– por fluoroacetato de sódio, 1251
– por folha de bordo vermelho, 862
– por fomopsinas, 670
– por fósforo, 435
– por fumonisina, 1268, 2274
– por fungicidas, 2259
– por fungos, 1897

– por furanos, 1123
– – esquiterpenoides, 2284
– por galegina, 1123
– por glicosídeo
– – cianogênico, 1549
– – cardíaco, 717
– – cianogênicos, 854
– por glicosinolato, 2275
– por *Heliotropium europaeum*, 851
– por herbicidas, 2259
– por hidrocarbonetos, 2261
– por hipoglicina A, 1550
– por iodo, 1690
– por ionóforo(s), 1421
– – carboxílicos, 721
– por lactonas macrocíclicas, 1245
– por larvas da mosca serra, 674
– por mercúrio, 1241, 1396
– por metais pesados, 1396
– por molibdênio, 439
– por molusquicidas, 1251
– por *Neotyphodium (acremonium)* spp., 2272
– por nitrato e nitrito, 858
– por nitrocompostos de plantas, 1230
– por nitrogênio não proteico, 637
– por organofosforados, 1248
– por *P. clandestinum*, 1233
– por pastagem de trigo, 1754, 1756
– por *Phalaris* spp., 2278
– por plantas, 997
– por produtos químicos agrícolas, 2263
– por propilenoglicol, 441
– por *Pteridium* spp., 744
– por resíduos
– – da fabricação de cerveja, 2286
– – secos de aves, 2258
– por rodenticida, 2264
– – anticoagulante, 853
– por rotenona, 1249
– por rubratoxina, 674
– por sal, 1348
– – aguda, 1349
– – crônica, 1349
– – subaguda, 1349
– – subclínica, 1349
– por samambaia, 381, 1346
– por saponina, 2283
– por selênio, 1688
– por *Senecio jacobea*, 609, 1271
– por tiaminase, 1347
– por tratamentos químicos de sementes, 2264
– por tremetona, 1421
– por tricotecenos, 2286
– por triterpeno, 2288
– por ureia, 637
– por vanádio, 2266
– por vitamina
– – A, 1579
– – D, 1538
– por zearalenona, 1884
– por zinco, 2267
– primária por cobre, 2255
Intubação nasogástrica, 19, 189
Intussuscepção, 260, 462, 463, 468, 470, 539, 540
– cecocecal, 265, 266, 539
– cecocólica, 265, 266
– colônica, 539
– do intestino delgado, 247, 260, 261, 468
– entérica, 539
– ileocecal, 235, 260
– – aguda, 261
– – crônica, 261
– ileocólica, 539
– jejunojejunal, 539
Inundação dos alvéolos com células inflamatórias, 877
Investigações epidemiológicas, 31

Iodismo, 54
Iodo, 1690, 1897
– deficiência de, 1814
Iodocloridroxiquina, 289
Ioimbina, 188
Ionizantes, 112
Ionóforos, 168, 421, 484, 485, 495, 721, 1771, 2074
Íons tampões, 131
Ipomeanol, 1123, 2284
Ipratrópio, 1043
Iridociclite recorrente, 1155
Iringomielia, 1378
Irite bovina, 1700
Irradiação de carne bovina, 559
Iscas para insetos, 436
Isoeritrólise neonatal, 750, 762, 798
Isoflupredona, 1042
Isolamento
– do vírus, 603
– externo, 47
– tecidual, 47
Isometamídeo, 2228
Isoniazida, 577
Isospora spp., 215
Isótopos radioativos, 193
Isoxsuprina, 1440
Isquemia, 1414, 1415
– da parede intestinal, 232
– local da medula espinal, 1374
Ivermectina, 1244, 1245

J
Jaagsiekte, 1009
Javalis, 1615
– como vetores de doenças infecciosas, 2076
Jejum
– e *Salmonella*, 315
– e úlceras, 255
Jejunite
– hemorrágica, 565
– proximal, 235
Juglona, 1551
Juniperina, 2283

K
Kata, 590
Kaureno, 1226
Kernicterus, 764
Ketostix, 522
Kobuvírus suínos, 353

L
L-iditol desidrogenase, 646
L-lactato, 77, 139, 238, 477
Lábio leporino, 447
Laceração(ões), 1222
– da língua, 200
– grau I, 280
– grau II, 280
– grau III, 280
– grau IV, 280
– retais, 278
– uretrais, 1184
Lactação precoce, 1903
Lactato, 756, 759, 761
– de sódio, 147
– desidrogenase, 646
Lactonas
– macrocíclicas, 1244, 1245, 1677, 1683
– sesquiterpênicas, 2284
Lactose, 192
Lamelas, 1432
Laminite, 477, 1411, 1432, 2074
– aguda, 1432, 1439
– concussiva, 1433
– crônica, 479, 1432, 1440
– em cavalos, 1431
– em fase prodrômica, 1432
– em ruminantes e suínos, 1441
– endocrinopática, 1433
– induzida por sepse, 1435
– no membro de apoio do peso, 1433, 1434
– relacionada com sepse, 1433
– subclínica, 1441
– tóxica, 1433
Lâmpada de Wood, 1587
Lantana, 1596
Laparoscopia, 191, 468, 502
Laparotomia exploratória, 191, 466
Laringite, 906
Laringotraqueíte traumática, 907
Larvas
– da mosca serra, 674
– parasitárias migratórias, 2073
Lasalocida, 420, 421, 484
Lavado
– broncoalveolar, 889, 937
– – às cegas, 890
– – por via endoscópica, 890
– nasal, 887
– transtraqueal, 937
Lavagem
– da articulação, 1454
– do rúmen distendido, 459
– esofágica em equinos, 209
– peritoneal, 228
– pleural, 926, 1027
– ruminal, 483, 510
Lawsonia intracellularis, 215, 281, 392
Laxativos, 510
Lecitinas, 443
Leite de tanque de resfriamento, 1514
Leito vascular pulmonar, 713
Lentes de contato azuis, 1254
Lepromatosa extrema, 584
Leptazol, 898
Leptospira spp. em javalis, 2078
Leptospirose, 752, 833, 1147, 1158, 1849
– associada a *L. hardjo*, 1154
– associada a *L. Pomona*
– – aguda, 1154
– – crônica, 1154
– – subaguda, 1154
Leptospirúria, 1152
Lesão(ões)
– ao nascimento e morte durante o parto, 1903
– associadas
– – à diarreia, 283
– – com hipotermia, 51
– capilar, 1152
– causadas por incêndio, 115
– cutâneas, 1588, 1597
– da mucosa
– – das cartilagens aritenoides, 1020
– – escamosa, 254
– – glandular, 254
– da pele, 1587
– de pelve e membros pélvicos, 1735
– e disfunção do nervo vago, 505
– em tecidos nervosos por arsênico, 437
– estrangulantes, 276
– físicas, 1736
– – causadas por material vegetal, 441
– granulomatosas da pele, 1605
– hepática, 666, 668, 1722
– infecciosas, 1195
– intestinal estrangulante, 194, 235
– laringotraqueal traumática, 907
– metabólicas ou isquêmicas do córtex cerebral, 1195
– microvascular pulmonar, 909
– muscular, 165
– nervosa periférica, 204, 1380
– no local de injeção em bovinos, 1424
– obstrutivas do intestino
– – delgado, 233
– – grosso, 233
– oculares, 2106
– ósseas das vértebras, 1376
– oxidativa, 757
– parasitárias localizadas, 1195
– pelo frio, 53
– por infarto no intestino delgado, 260
– por injeção em nervos periféricos, 1395
– por queimadura, 116
– por radiação, 112
– primárias/secundárias da pele, 1587
– proliferativas, 200
– pulmonar, 905
– – aguda, 1027
– sem infarto no intestino delgado, 261
– supurativas, 202
– traumática(s), 200
– – à pelve e aos membros pélvicos, 1748
– – agudas, 1443
– – ao nascimento, 1930
– – da bolsa gutural, 1019
– – da medula espinal, 1374
– – de ossos e articulações, 1473
– – do cérebro, 1222, 1268
– ulcerativas, 200
– valvulares, 705
Leucaena leucocephala, 1897
Leucemia, 768
Leucócitos, 64, 196, 767, 768
– sanguíneos, 237
Leucocitose, 61, 768, 1025
Leucodermia, 1599
– do cavalo árabe jovem, 1599
– hereditária, 1696
Leucodistrofia de células globoides, 1362
Leucoencefalite, 1290
Leucoencefalomalácia, 1219, 1220
– equina, 1221, 1268, 2274
Leucopenia, 61, 64, 72, 767
Leucose bovina
– enzoótica, 809, 817
– esporádica, 817, 862
Leucotriquia, 1598
– hiperestésica, 1599
– manchada, 1599
– reticulada, 1599
Levamisol, 1243
Licorina, 443
Lidocaína, 68, 85, 88, 188, 241, 242, 264, 703, 1439
Limite letal de frio, 48
Lincomicina, 285, 337, 343
Lincosamidas, 179
Linfadenite, 548, 774
– caseosa, 774, 783
– em javalis, 2078
– estreptocócica de suínos, 2121
Linfadenopatia, 774, 1054
– anorretal, 774
– retrofaríngea, 1020, 1055
Linfangite, 1410, 1603
– epizoótica, 1647, 1652
– esporádica (*big leg, weed*), 788
– ulcerativa, 1647
Linfocinas, 57
Linfócito T, 780
Linfocitose, 768
– persistente, 817
Linfoma, 768, 769, 1226
– cutâneo, 863
– por EHV-1, 1308
Linfomatose, 1693
Linfonodos
– retrofaríngeos, 1054
– superficiais, 815

Linfossarcoma, 513, 769, 770, 817, 1125, 2073
– bovino, 809
– cutâneo, 770
– de bezerro, 863
– do timo, 863
– juvenil, 863
– tímico, 1226
Língua, 20
– azul, 608, 805, 2140
– – dos ovinos, 2134
– de pau, 547
– mole, 449
Linguae bovis, 449
Linha
– de líquido, 18, 925
– de nível horizontal superior, 925
Lipidose hepática, 518, 521, 644, 845, 1773
Lipo-oligossacarídeos, 2104
Lipofuccinose
– ceroide neuronal, 1362
– em ovinos, 643
– renal de bovinos, 1172
Lipomas, 542, 1692
– pedunculados, 222, 260
Lipomatose, 222, 462, 463, 2273
Lipopolissacarídeo ligador de proteína, 59
Líquen tropical equino, 1594
Líquido
– amniótico, 1901
– articular, 1446
– cerebroespinal, 1215, 1218, 1354
– – análise do, 1206
– – coleta do, 1204, 1205
– – exame do, 1204
– – pressão do, 1206, 1352
– do lavado broncoalveolar, 888, 1041
– dos seios paranasais, 887
– e eletrólitos, 219
– – peritonite, 228
– peritoneal, 193, 249, 266, 289
– – abdominocentese e, 226
– – deslocamento abomasal à
– – – direita e vólvulo abomasal, 527
– – – esquerda, 522
– – em bovinos, 193
– – em equinos, 193
– – indigestão vagal, 509
– – propriedades específicas do, 195
– – ruminal, 189
Lisencefalia hereditária, 1364
Listeria monocytogenes, 1368, 1700, 1837, 1849
Listeriose, 1367, 1837, 1849
– do sistema nervoso central, 1373
– septicêmica, 1372
Lobelina, 898, 1231
Locoismo, 1228
Locomoção anormal, 1408
Lofirtomina, 674
Loperamida, 289
Lupinose, 670
Lupinus spp., 1229, 1897
Lúpus eritematoso
– discoide, 1594
– sistêmico, 1594

M
Maceração, 1609
Macracanthorhynchus hirudinaceus, 433
Macrocitose, 758
Macrófagos, 1860
Macrolídeos, 179
Maduromicose, 1654
Maedi, 1005
Maedi-visna, 1005
Magnésio, 1723, 1759, 2234
– nas pastagens e risco de tetania, 1755
– teor de, 1731

Magnitude da febre, 58
Mal
– das cadeiras, 2229
– do coito, 1879
– seco, 291, 1396
Mandíbula defeitos hereditários da, 448
Manejo
– do colostro, 387
– durante o parto
– – corte, 387
– – leite, 387
– geral, 8
– reprodutivo, 8
Manganês, 1545, 1579, 1897
– deficiência de, 1814
Mania, 11, 1190, 1197
Manitol, 1140
Mannheimia haemolytica, 952, 2112
– sorotipo A1 e A6, 943
Manosidose, 1360
Marca de corte das orelhas hereditária, 1713
Marca-passo migratório, 698
Marcha, 1189, 1192, 1201, 1408, 1412
– anormal, 1192
– com passos curtos, 1416
– de canguru, 1405
Massas
– associadas ao sistema nervoso central, 1226
– endurecidas de gordura necrótica, 222
– intra-abdominais, 235
– torácicas craniais, 1024
Mastigação, 11, 185
– de orelhas e esfregar do focinho em suínos, 1253
Mastite, 962, 1368, 1509, 1732
– aguda e hiperaguda, 72
– bovina, 986
– causada por *Staphylococcus aureus*, 746
– coliforme, 1736
– – aguda, 1735
– – hiperaguda, 143, 213, 1735
– por *Listeria monocytogenes*, 1370, 1372
– por *Mannheimia* em ovelhas, 2113
– tuberculosa, 2088
Mastocitoma, 1693
Maturidade das pastagens, 489
Medetomidina, 241
Mediadores
– bioquímicos, 63
– inflamatórios, 76
Medicação
– continuada, 167
– em massa, 919
– – nos alimentos ou na água, 219
– intrauterina, 73
Medula espinal, 1210
– doenças, 1374
– – hereditárias que afetam a, 1383
– – parasitárias, 1378
– – tóxicas que afetam a, 1382
– encurtamento de, 1579
– óssea, 758
– – coleta de, 758
– – interpretação do exame, 759
Megaesôfago, 207
Melanoma(s), 1692, 2073
– dérmicos discretos, 1692
– hereditário, 1698
– maligno(s), 1226
– – anaplásicos, 1692
Melanomatose dérmica, 1692
Melena, 217
– ulceração abomasal, 535, 536
Melioidose, 774, 2099
Melophagus ovinus, 1672
Meloxicam, 86
Membros, 14
– em cavalete, 12

– pélvicos, 1203
– torácicos, 1202
Menangle, 1876
Meningite, 1214, 1377, 1378
– por *Listeria monocytogenes*, 1370, 1371
Meningoencefalite, 599
– por *Haemophilus*, 1270
– por *Listeria*, 1270, 2107
– tromboembólica, 1270
– trombótica, 2106, 2107
Meperidina, 87, 241
Mepivacaína, 85
Mercúrio, 213, 1241, 1396
Meta-hemoglobinemia, 757, 759, 881
Metabolismo
– anaeróbico, 756
– da glicose, 1778
– – em bovinos, 1764
– de carboidratos, 65
– de minerais, 65
– de proteínas, 65
– do ferro, 759
– dos lipídios, 1778
– máximo, 48
Metabólitos
– do ácido araquidônico, 63
– do glúten, 1596
Metabolização, 98, 169
Metaldeído, 1251
Metaliburo, 1897
Metanol, 477
Metaplasia óssea, 299
Meticilina, 1611
Metilxantinas, 900
Metiocarbe, 1252
Metionina, 1440
Metoclopramida, 188, 198, 242, 264
Metrite, 1732
– clínica, 71
– puerperal, 70, 71
– séptica
– – pós-parto, 503
– – toxêmica, 1735
Metronidazol, 180, 289, 1026, 1927
Miastenia, 1409, 1414
– *gravis*, 1395
– – congênita, 1560
Micção, 11
– dolorosa/difícil, 1129
Micose(s)
– *Aspergillus, Absidia*, 1849
– da bolsa gutural, 1017, 1033
– fungoide, 770
Micotoxicose, 997
Micotoxinas, 54, 213, 668, 742, 2277
– associadas a
– – *Aspergillus*, 1234
– – *Claviceps*, 1234
– – *Neotyphodium*, 1234
– – *Penicillium*, 1234
– tremorgênicas, 1234
Microangiomiopatia, 730
Microcistinas, 106, 107
Microcitose, 758
Microfilárias, 736
Microflora ruminal, 476
Microftalmia, 1711
Micrognatia, 447
Midríase, 1200
Mielinopatia espinal, 1221
– hereditária, 1386
Mielite, 1219
– espinal, 1368, 1377
– – *Listeria monocytogenes*, 1370, 1372
Mieloencefalite
– equina por protozoário, 1219, 1267, 1378, 1393, 2073

Mieloencefalopatia, 1309, 1310, 1311, 1315
- degenerativa
- - equina, 1388, 1510
- - progressiva hereditária, 1386
- por herpesvírus (EHV-1), 1267, 1307, 1308, 1393
- - equino 1, 2073
Mielografia, 1208
Mieloma múltiplo, 769
Mielomalácia, 1221
Mielopatia
- compressiva, 1376
- - cervical, 1393
- - vertebral cervical, 1388
- degenerativa equina, 1393
- estenótica cervical, 1393
- pós-anestésica, 2073
Migração parasitária, 1393
Miíase cutânea, 1659
Mimosina, 1897, 2282
Miocardite, 2106
- atribuível a *H. somni*, 2107
- bacteriana, 710
- parasitária, 710
- viral, 710
Mioclonia, 1191
- hereditária congênita, 1384
Mioglobinúria, 1133, 1415, 1417, 1422
- atípica, 1414
- nos equinos em pastagem, 1550
Mionecrose
- causada por clostrídio, 750
- clostridiana, 1467
- do masseter, 1421, 1523
- isquêmica, 1415
Miopatia(s), 1409, 1414, 1422, 1513, 1551
- ambiental ou de manejo, 1422
- anomalias genéticas, 1422
- atípica, 1550
- - associada à pastagem, 1421
- - equina, 1414
- da pastagem sazonal, 1414
- degenerativa, 1414, 1737
- desconhecida, 1422
- distrofia-símile, 1415
- em equinos, 1418
- fibrótica, 1421
- hereditárias, 1414
- infecciosas, 1422
- inflamatória ou por infarto, 1422
- intoxicações, 1422
- metabólica, 1422
- mitocondrial, 1419
- não relacionada ao esforço, 1420
- nutricional, 1422
- - aguda, 1416
- - equina, 1509
- por esforço, 1419
- por púrpura hemorrágica, 1420
- primária, 1415, 1416
- secundária, 1416, 1417
Miose, 1200
Miosite, 1409, 1424
- aguda dos músculos dos membros, 1424
- clostridiana, 1420
- estreptocócica, 1420
- imune, 1420
- ossificante generalizada, 1424
- pós-anestésica, 1416
Miotonia, 1420
- congênita, 1565
- em caprinos, 1564
Miroteciotoxicose, 2287
Misoprostol, 258
Mistura de colostros, 1911
Molibdênio, 213, 439, 2237
Molibdenose, 439

Molusco contagioso, 1594
- equino, 1644
Molusquicidas, 1251
Monensina, 343, 420, 421, 484, 577, 1771, 2074
Monepantel, 1243
Monitores de ruminação, 466
Monocinas, 57
Monocitose, 768
Monocloroacetato de sódio, 2258
Monofluoroacetato, 720
Monoglicerídio, 2282
Monoplegia, 1378
Montelucaste, 1043
Morantel, 1244
Moraxella bovis, 1701
Mordedura
- da baia ou engolidores de ar, 231
- de cauda, 1253
- - em suínos, 1255
Mormo, 1059, 1647
Mortalidade
- perinatal, 1892
- pós-natal, 1892
Morte(s)
- concentração-dependente, 172
- iatrogênicas, 105
- por transporte, 1572
- súbita ou inesperada, 104, 499
- - de um único animal, 104
- - em equinos, 105
- - em um grupo de animais, 105
- tempo-dependente, 173
Mosaprida, 188
Mosca, 1675
- da cabeça, 1680
- da face, 1680
- de arbustos australianas, 1680
- de carne fresca, 1666
- do berne, 1676
- do búfalo, 1678
- do cervo, 1676
- doméstica, 1679
- dos equinos, 1676
- dos estábulos, 1675
- *E. coli* O157:H7 e, 554
Mosca-dos-chifres, 1678
Mosqueamento, 1553
Mosquitos, 2164
- negros, 1679
Mosquitos-pólvora, 1675, 1681
Motilidade
- da absorção, 183
- da digestão, 183
- da secreção, 183
- gastrintestinal normal, 183
- intestinal
- - anormal, 214
- - na enterite, 217
- ruminorreticular, 450
Motilina, 466, 521
Movimento(s)
- anormal(is), 1408
- - do globo ocular, 19
- contínuos repetitivos dos músculos esqueléticos, 1198
- de bocejo, 1264
- de segmentação, 183
- involuntários, 1191
Moxidectina, 1244, 1245
Muco, 465, 1039
Mucocinéticos, 900
Mucolíticos, 900, 1044
Mucopolissacaridose bovina tipo IIIB, 1361
Mucormicose, 1651
Mucosa
- glandular, 255
- intestinal, 1946

Mudança no conteúdo ruminal, 452
Muellerius capillaris, 1012
Mulas septicemia neonatal, 60
Múltiplas culturas de fezes, 310
Mumificação fetal, 60
Murmúrio, 880
Musca
- *autumnalis*, 1680
- *domestica*, 1679
- *vetustissima*, 1680
Muscarina, 2278
Muscidae, 1679
Musculatura dupla, 1415
Músculo(s)
- do pescoço, 166
- duplo, 1561
- enrijecidos e doloridos, 1416
- resistentes, 165, 170
Mutucas, 1676
Mycobacterium
- *avium*, 2093
- - subesp. *paratuberculosis*, 213, 216, 568, 581, 587
- - - e cervos, 582, 584
- - - e ovinos, 582, 584
- *bovis*, 1224
- - em javalis, 2078
- *tuberculosis*, 2093
Mycoplasma spp., 953, 954, 969, 973
- *agalactiae* var. *bovis*, 1852
- *bovis*, 933, 962, 963, 969, 1703
- *capricolum* subespécie *capripneumoniae*, 1002
- *conjunctivae*, 1704
- *hyopneumoniae*, 1098, 1106
- - em javalis, 2079
- *mycoides*, 954
- *ovipneumoniae*, 1003
- *suis*, 804

N
N-metilnaltrexona, 188
Nagana, 2222
Naloxona, 188, 198
Nanismo, 1409, 1584
- dolicocefálico de focinho comprido, 1578
- hereditário, 1580
Naproxeno, 1447
Narcolepsia, 1191, 1197
- familiar, 1360
Nariz vermelho, 982, 986
Narthecium ossifragum, 1596
Necrobacilose
- hepática, 651
- interdigital, 1471
- oral e laríngea, 549
Necrobiose nodular equina, 1594
Necrólise epidérmica tóxica, 780
Necrose
- bulbar infecciosa, 1484, 1488
- cerebrocortical, 1220, 1337
- da gordura, 542
- - abdominal, 222
- da pele, 1625
- da ponta da
- - cauda em bovinos, 1431
- - orelha, 1712
- de músculos do dorso, 1573
- de tecido adiposo, 2273
- e gangrena, 1604
- facial, 1088
- gordurosa, 1783
- laminar, 1341
- muscular isquêmica, 1737
- tecidual extensa, 747
Nefrite
- embólica, 1147, 1164
- intersticial, 1146, 1152, 1164

Nefrose, 1144, 1164
- isquêmica, 1144
- mioglobinúrica, 1415
- tóxica, 1144
Nematodíase
- cerebroespinal, 1267, 1381, 1382
- intestinal, 749
Nematodirus spp., 216
Neoplasia(s), 235, 1393, 2073
- cardíaca, 724
- cutâneas, 1691
- da bexiga urinária, 1184
- da mucosa olfatória, 903
- do músculo estriado, 1415
- do sistema digestório, 445
- em neonatos, 1966
- intrabdominal, 195
- pulmonar, 1033, 1125
- pleurais, 1125
- renal, 1170
- vascular, 736
Neorickettsia risticii, 214
Neorriquetsiose equina, 394, 1434
Neospora caninum, 1848, 1877
Neosporose, 1848, 1877
Neostigmina, 188, 198, 242
Neotyphodium (acremonium) spp., 2272
Nervo(s)
- abducente, 1201
- cranianos, 1197
- - I par de, 1197
- - II par de, 1197
- - III par de, 1197
- - IV par de, 1201
- - IX par de, 1201
- - V par de, 1201
- - VI par de, 1201
- - VII par de, 1201
- - VIII par de, 1201
- - X par de, 1201
- - XI par de, 1201
- - XII par de, 1201
- espinal acessório, 1201
- facial, 1201
- glossofaríngeo, 1201
- hipoglosso, 1201
- oculomotor, 1197
- olfatório, 1197
- óptico, 1197
- trigêmeo, 1201
- troclear, 1201
- vago, 1201
- vestibulococlear, 1201
Netobimina, 1243
Neurite
- craniana com micose, 1395
- da cauda equina, 1395
Neuro-hipófise, 1226
Neurodegeneração hereditária, 1385
Neurofibromatose, 1693
Neurofilariose, 1381
Neuroglia, 1217
Neuromas, 1226
Neuronofagia, 1217
Neuropatia
- do nervo laríngeo recorrente, 1021
- laríngea recorrente, 1013
Neuroses, 1252
Neutrofilia, 768
- por neutrófilos maduros, 768
Neutrófilos
- na lesão da mucosa intestinal, 217
- tóxicos, 196
Neutropenia, 64, 72
Nevo(s), 1694
- melanocíticos, 1692
Niacina, 1356

Nicotiana, 1231
Nicotina, 877, 1245
Nictalopia, 1195
Ninfomania em vacas, 1881
Nipah, 2207
Niquetamida, 898
Nistagmo, 1198, 1200, 1212
- hereditário, 1712
- ondulatório familiar, 1712
- pendular, 1201, 1712
Nitratos, 213, 858
Nitrito, 858
Nitrocompostos tóxicos, 1230
Nitrofuranos, 181
Nitrogênio
- não proteico, 637
- ureico, 1722
- - sanguíneo, 238, 645, 1135
Nitroglicerina, 1440
Nitroimidazol, 343
Nitroprussiato de sódio, 1133
Nitroxinila, 663
Nociceptores
- mecanotérmicos, 83
- térmicos, 83
Nodularinas, 107
Nódulos, nodos, 1588
- dos ordenhadores, 1636
Norepinefrina, 68
Norovírus, 402
- bovino, 400
- suíno, 352
Nova síndrome da diarreia neonatal, 354
Novobiocina, 181
Nutrição, 7
- anormal, 189
- da vaca no período pré-parto, 386
- materna e recém-nascido, 1907
- parenteral, 157, 246

O
Obstrução(ões)
- abdominal caudal, 262
- associada a infarto, 229
- das vias respiratórias, 874, 877, 1039
- do cólon
- - espiral, 468
- - menor, 275
- do estômago parcial ou completa, 224
- do fluxo linfático, 135
- do orifício retículo omasal, 503
- esofágica, 206, 207, 921
- - aguda sedação, 208
- - complicações secundárias à, 208
- - crônica, 208
- - em bovinos, 207
- - em equinos, 207
- - sonda gástrica, 209
- estrangulantes do intestino delgado, 468
- extraluminais, 206
- faríngea, 204
- física do intestino delgado, 540
- funcional, 261, 540, 541
- - dos intestinos, 187, 224
- intestinal, 224, 259, 299, 460, 465, 528, 531, 543
- - aguda, 143, 381, 457, 543
- - com infarto, 259
- - delgado, 259, 538
- - - aguda, 250
- - - por fitobezoar, 458
- - funcional, 259
- - grosso, 189, 538
- - - aguda, 250
- - sem infarto, 259
- - intraluminais, 206
- - laríngea, 1021
- não estrangulante, 194

- pilórica, 508
- por areia, 532
- por cascalho, 532
- por corpo estranho, 260
- recorrente das vias respiratórias, 1035
- - associada ao pasto em equinos, 1045
- - simples não estrangulante, 229
- - subaguda de intestino delgado, 250
- traqueal, 908
- uretral, 543, 1881
- - congênita, 1184
- - por um cálculo, 1179
Oclusão
- física do lúmen intestinal, 538
- nasal, 883
- parcial da laringe, 1021
Ocratoxicose, 1169
Ocratoxinas, 1169
Octadepsipeptídeos cíclicos, 1243
Odonterismo, 84
Odor
- das fezes, 22, 464
- de mofo, 462
- de putrefação, 462
- do líquido ruminal, 189
- - de mofo e pútrido, 190
- fétido anormal, 467
Oesofagostomíase, 633
Oestrus ovis, 1010
Ofegação seca, 1607
Ofidismo, 1421
Oftalmia
- contagiosa ovina e caprina, 1704
- periódica, 1153, 1155
- - equina, 1159
Oftalmoscopia, 1209
Óleo(s)
- e gorduras, 494
- irritantes, 442
- mineral, 242, 494
- vegetais, 494
Olfação, 22
Olhar para as estrelas, 1364
Olho(s), 19, 1699
- vermelho, 1701
- - em ovinos e caprinos, 1704
Oligodendrócitos, 1217
Oligúria, 1129
Omaso, 450, 470
Omeprazol, 257
Oncocercose, 1657
Ondrodisplasia, 1577
Ondulações da superfície abdominal, 459, 508
Onfalite, 470, 1927, 1963
Onfaloflebite, 470, 1927, 1963
Opacidade de córnea, 1710, 2149
Opioides, 220, 241, 1447
Opistótono, 12, 1199, 1212
Orbivírus suínos, 353
Ordenha acidental de vacas secas, 175
Organofosforados, 877, 909, 1683, 1897
- industriais, 1249
Orifício retículo-omasal, 450
Origem anômala de artérias coronárias, 726
Orquite, 1824
Ortotoluidina, 464
Oscilometria de impulso, 892
Osmolalidade, 144, 154
- calculada, 141
- mensurada, 141
Osmolaridade, 144
Osso(s), 2239
- doenças, 1425
- - hereditárias, 1577
Osteíte, 378
- fibrosa, 1525

Osteoartrite, 1410, 1544
Osteoartropatia, 1443
- hipertrófica, 1428
- primária, 1444
- secundária, 1444
Osteoartrose, 1456
- femorotibial de touros, 1445
Osteocondrite dissecante, 1458
Osteocondrose, 1443, 1444, 1445, 1456, 1458
- em bovinos, 1446
- em equinos, 1446
- latente, 1458
- manifesta, 1458
Osteodistrofia, 1409, 1425
- fibrosa, 12, 1427, 1525, 1542
- - em equinos, 1425
- - em suínos, 1425
- moderada, 1426
- na fluorose crônica, 1427
Osteofagia, 92
Osteofluorose, 1553
Osteogênese imperfeita hereditária, 1577
Osteomalacia, 1426, 1525, 1541
Osteomielite, 1410, 1429
- em vértebras cervicais, 1430
- hematogênica, 1429
- piogranulomatosa, 546
- secundária ao traumatismo, 1429
- vertebral, 1377
- - cervicotorácica, 1430
Osteopatia pulmonar hipertrófica, 1428
Osteopetrose, 1578
- com hamartomas de gengiva, 1578
- congênita, 1581
Osteoporose, 1427, 1525
Osteossarcomas, 1426
Ostertagia spp., 216
Otite
- em bovinos em confinamento, 2106
- externa, 1712
- interna, 964, 1366
- média, 964, 967, 1268, 1366
Ovinos com dorso arqueado (*humpyback*), 1563
Oxiclozanida, 663, 1244
Óxido
- de magnésio, 129
- de zinco, 337
Oxigênio, 909
- total do sangue, 893
Oxigenoterapia, 897
Oximetria, 759
- de pulso, 895
Oxitetraciclina, 1927
Oxiúros, 429
Oxytropis spp., 1897
Oxyuris equi, 429

P
Palha do azevém perene, 997
Palidez das membranas mucosas, 459
Palmitato de cloranfenicol, 1927
Palpação, 14
- da faringe, 203
- da parede abdominal, 18
- da pele, 22
- do arcabouço ósseo, 1204
- do fígado, 643
- dos linfonodos, 463
- dos pulmões, 17
- retal, 246, 269, 271, 273, 811, 1897
- - intussuscepção, 541
- transretal do abdome, 462
Pan-hiperproteinemia, 739
Pan-hipoproteinemia, 737
Pancitopenia neonatal bovina, 744, 772
Pancreatite, 675

Pangonia spp., 1676
Paniculite, 1603, 1783
Pantoprazol, 253
Papilomas da goteira esofágica, 492
Papilomatose, 1628, 1691
Pápulas, 1588
Paquidermia, 1590
Paracentese de abdome, 22, 239
Paracoccidioidomicose, 2232
Parafilaria bovicola, 742
Parafilaria multipapilosa, 1658
Parafilariose, 1658
Paraganglioma, 1794
Parainfluenza, 972
Paralisia, 1193, 1353, 1358
- causada por lesão tecidual, 1189
- da bexiga, 1172
- da cauda, 1199
- de nervo facial, 1268
- de um membro, 1378
- diafragmática, 1395
- do ânus, 1199
- do centro respiratório, 877
- do esôfago, 208
- do nervo
- - femoral em bezerros, 1395
- - obturador, 1395
- do parto, 1395, 2074
- dos músculos respiratórios, 877
- esofágica, 207
- espástica, 1199
- faríngea, 204
- flácida, 1198
- grau de, 1194
- periódica hiperpotassêmica, 126, 1414, 1416, 1420, 2074
- - equina, 1569
- por carrapatos, 1404
- posterior hereditária congênita, 1385
- retal, 540
Paramixovírus parainfluenza-3, 969
Paraoxonase, 59
Paraquat, 2259
Paraqueratose, 868, 1588, 1590, 1625, 1685
- hereditária, 1694
- - de bezerros, 1696
- ruminal, 486
Parascaris equorum, 423
Parasitas em javalis, 2079
Parasitismo, 749
- intestinal, 738
- intracelular, 172
- por *Parascaris equorum*, 394
Parasitoses, 98
Parassimpatolíticos, 1043
Parassimpatomiméticos, 188, 472
Paratifoide, 300
- equino, 1845
Paratuberculose, 567, 581
- em caprinos, 581
- em cervídeos, 581
- em coelhos, 587
- em ovinos, 581
Parbendazol, 1243
Paresia, 1193, 1198, 1202, 1358
- causada por lesão tecidual, 1189
- de um membro, 1378
- do nervo
- - femoral bilateral, 2074
- - obturador, 2074
- do parto, 1728
- espástica, 1388
- - de bovinos, 1383
- - involuntária, 1192
- grau de, 1194
- hipocalcêmica em ovelhas e cabras, 1737
- periódica hiperpotassêmica, 54

- puerperal, 482, 1736
- - com hipomagnesemia, 1758
Parestesia, 1587
Parotaciclina, 63
Parotidite, 202
Parquin, 1226
Pars
- *distalis*, 1226
- *nervosa*, 1226
Parto, 1821
- distócico, 1893
- prematuro, 1910
- prolongado, 1904
Parvovírus, 398, 400, 402
- suíno, 2209
- - javalis, 2079
Pasteurella multocida, 223, 969, 972, 1081, 2113
- sorotipo A3, 943
- tipo capsular A, 1703
Pasteurelose
- de ovinos e caprinos, 2112
- de suínos, 2113
- pneumônica, 913, 933, 948, 966, 2113
- - de bovinos, 943
- - experimental, 946
- - que afeta animais selvagens, 2113
- septicêmica, 2114
- - de cordeiros, 2112
- - em bovinos, 2110
Pasteurização
- a vapor, 559
- do colostro, 1916, 1959
Pastos espinhosos, 548
Pata em concha, 1484
Patulina, 2277
Pausa compensatória, 699
Pé de festuca, 2273
Peçonhas, 711
Pectina, 220, 537
Pediculose, 1673
Pedilúvio, 1474, 1478, 1480, 1485
Pelame seco, 1607
Pele, 12, 22
- fria e pegajosa, 137
- funções da, 1587
Pelodera strongyloides, 1657
Pênfigo, 1595
- foliáceo, 1595
Penicilina, 177
- G procaína, 1026, 1927
- G sódica ou potássica, 1026, 1927
Pentaclorofenol, 2267
Pentazocina, 241
Pentosana polissulfato sódico, 741
Pentoxifilina, 69, 241, 287, 1043, 1044
Pepsinogênio, 466, 536
- plasmático, 624
Percussão, 14
- auscultatória, 234
- da parede
- - abdominal, 18
- - torácica, 1024
- do abdome, 234
- do fígado, 643
- do tórax, 684, 883
- dos pulmões, 17
- e auscultação simultânea
- - da fossa paralombar esquerda, 461
- - da parede abdominal, 18
- - do abdome, 15
- maciço, 14
- ressonante, 14
- do abdome, 19
- timpânico, 14
Perda
- da força de sucção, 1905

– de calor, 45
– de dentes em ovinos, 201
– de lã, 1609
– de peso, 95
– de proteínas nas fezes, 98
– de sangue crônica, 750
– de tecido na extremidade da língua, 200
– excessiva de
– – calor no pico do metabolismo, 1905
– – proteína e carboidratos, 98
– fetal
– – precoce, 1885, 1886
– – tardia, 1885, 1886
Perfil
– bioquímico sérico, 759
– de coagulação, 500
– de pressão uretral, 1140
– estado afetivo, 90
– função biológica, 90
– metabólico de rebanho leiteiro, 1720
– vida natural, 90
Perfuração
– cecal, 265, 266
– da úlcera, 536
– do diafragma, 924
Perfusão
– em vacas com deslocamento abomasal, 520
– regional do membro, 1454
– sanguínea renal, 75
Pergidina, 674
Pericárdio, 728
Pericardiocentese, 513
Pericardite, 503, 728
– fibrinosa, 1885, 1886
Perigo das cinzas, 114
Perilla frutescens, 997
Perineonatologia, 1901
Peristalse, 183
Peritonite, 196, 223, 226, 227, 452, 462, 463, 738
– aguda difusa, 72, 143, 223, 458, 469, 499, 500, 502, 503
– asséptica, 194
– causada por *Actinobacillus equuli*, 194
– crônica, 224, 225, 278
– – em bovinos, 225
– – em equinos, 225
– difusa, 498, 531
– – aguda, 1735, 1736
– – hiperaguda, 225
– em bovinos, 226, 227
– em equinos, 227
– – taxa de mortalidade, 227
– generalizada, 498
– – e extensão da doença, 498
– local
– – aguda, 498, 500, 503
– – crônica, 499
– – persistente, 498
– séptica, 194, 226
– – em equinos, 226
– subaguda, 224
– taxa de mortalidade em equinos, 227
Perlolina, 1596
Pernilongos, 1675, 1681
Peromelia hereditária em caprinos, 1583
Peroxidação tecidual, 1500
Persistência
– do arco aórtico direito, 447, 726
– do ducto arterioso, 726
– do forame oval, 725
– do tronco arterioso, 726
– do úraco, 1927
Peso
– ao nascimento, 1891
– corporal, 1353, 1732, 2239

Peste
– bovina, 213, 589, 608, 2134
– caprina, 590
– dos pequenos ruminantes, 590
– equina
– – africana, 2162
– – aguda pulmonar, 2165
– – leve, 2165
– – subaguda cardíaca, 2165
– suína
– – africana, 215, 2182
– – – em javalis, 2077
– – clássica, 215, 2169, 2178, 2179
– – – em javalis, 2077
– – – endêmica, 2179
Petidina, 87, 241
pH
– arterial, 756
– da urina, 35, 481, 1132
– das fezes, 481
– do líquido ruminal, 190, 462, 480
– do sangue venoso, 761
– ruminal
– – ácido, 467
– – alcalino, 467
– – sanguíneo, 138, 139
Phalaris spp., 2278
Pica, 91, 92
Picada(s)
– de abelha e vespa, 2252
– de cobra, 492, 2249
– de formigas-de-fogo vermelhas, 2253
Picobirnavírus suínos, 353
Picrotoxina, 898
Pielonefrite, 503, 738, 1143
– bovina, 1161
– – enzoótica, 833
– em suínos, 1165
Piemia
– do carrapato em cordeiros, 2109
– facial, 1088
– por carrapato, 774
Piodermite estafilocócica equina, 1594
Piolhos
– mastigadores, 1673, 1674
– sugadores, 1673, 1674
Piperazina, 1244
Pirantel, 1244
Pirbuterol, 1043
Piretroides, 1683
Pirexia, 16, 56, 512
Pirógenos
– efeito no hipotálamo, 57
– endógenos, 57
Piroplasmose equina, 826, 837
Piso, 10
Pitiose, 1647, 1653
Pitiríase, 1589
– primária, 1589
– rósea, 1590, 1625, 1699
– secundária, 1589
Pivampicilina, 1927
Placa(s), 1588
– aural(is), 1630, 1631
– – equina, 1594
Placenta, 1903
– expulsão prematura da, 1904, 1930
Placentação inadequada, 1900
Plantas
– associadas
– – a aborto, 1887
– – a defeitos congênitos, 1887
– – à gestação prolongada, 1887
– do piso, 10
– do tabaco, 1897
– que afetam o
– – sistema reprodutor, 1887
– – trato gastrintestinal, 443

– que causam
– – doença pulmonar, 1125
– – lesão hepática, 668
– que contêm
– – hepatotoxinas, 1596
– – saponinas esteroides, 1596
– tóxicas, 114, 213, 648, 877
Plaquetas, 64, 77
– maior consumo de, 745
– maior destruição de, 744
– menor produção de, 744
Plasma, 69
– fresco ou congelado, 148
Plasmocitoma, 769
Pleurisia, 465, 924, 1022
Pleurite, 917, 924, 933, 1022
– aguda, 503
– crônica, 738, 924
– supurativa aguda, 498
Pleurocentese, 891, 926
Pleurodinia, 925
Pleuropneumonia, 913
– contagiosa, 949
– – bovina, 934, 954, 961, 966
– – caprina, 1002
– – de suínos associada a *Actinobacillus pleuropneumoniae*, 1090
– – equina, 1022
Pleuroscopia, 884, 925
Plexo coroide, 1217
Plurônicos, 2263
Pneumocystis carinii, 1027
Pneumonia(s), 498, 912, 917, 933, 962, 1033
– aguda, 912
– atípica não progressiva crônica, 1003
– bacteriana, 918
– broncointersticial
– – aguda em potros, 1027
– – grave, 917
– brônquicas, 948
– crônica, 912
– da febre dos transportes, 943
– de verão, 1003
– desenvolvimento de, 916
– e pleurite associadas a *H. somni*, 2107
– embólica, 930
– enzoótica, 913
– – crônica ovina, 1003
– – dos bezerros, 933, 969
– extensão da, 916
– grave, 465
– hematogênicas, 948
– intersticial, 918, 948, 1050, 2277
– lipídica, 921
– micoplasmática de suínos, 1106
– obstrutiva crônica, 713
– parasitária, 1050
– por *Ascaris suis*, 934
– por aspiração, 920, 934, 1735, 1927
– por micoplasmas, 1098
– por *Mycoplasma bovis*, 933, 973
– por *Pneumocystis jirovici*, 1050
– por *Rhodococcus equi*, 1048
– – em potros, 1046
– por vermes pulmonares, 948, 966
– por vírus sincicial respiratório bovino, 979
– progressiva ovina, 1005
– proliferativa exsudativa, 1003
– verminótica, 933
Pneumoperitônio, 189, 460, 528
Pneumotórax, 912, 918, 927
Pododermatite
– infecciosa bovina, 1471
– proliferativa, 1484
Podofilina, 443
Podridão
– da pata, 1471

– de casco, 1410
– – benigna, 1483, 1484
– – em bovinos, 1471
– – em ovinos, 1623
– – em suínos, 1497
– – infecciosa, 1484
– – – em ovinos, 1480
– – no estábulo, 1473
– – virulenta, 1482
– do prepúcio, 1186
– do velo em ovinos, 1621
Poliartrite, 378, 962
– causada por
– – *Chlamydia* sp, 1489
– – *Streptococcus dysgalactiae*, 1450
– crônica, 962
– infecciosa, 1490
Policitemia familiar, 866
Policromasia, 758
Polidactilismo, 1584
Polidipsia psicogênica, 1129, 1136
Poliencefalomalácia
– induzida por sulfato, 1343
– por intoxicação por enxofre, 1345
Polifagia, 91, 92
Polimixina, 181, 241, 287
– B, 69
Polimorfismo de nucleotídio único, 519
Polineurite *equi*, 1395, 1406
Polineuropatia adquirida equina, 1407
Poliodontia, 201
Polioencefalomalácia, 1220, 1269, 1337, 1355, 2107, 2277
– induzida pelo enxofre, 1339, 1341, 1345
– por inadequação de tiamina, 1341, 1342
Polipneia, 467, 874, 876, 917
Polirradiculoneurite, 1378
Polisserosite, 1490
Polissinovite fibrinosa, 966
Poliúria, 1129
Poloxaleno, 492
Poluentes
– ambientais, 111
– de óleo no campo, 111
Poluição oriunda
– das próprias fazendas, 111
– de fora da propriedade, 111
Ponto-limite, 172
Pool de amostras de fezes e cultura, 574, 585
Porcentagem de gordura no leite, 35
Porfiria, 866
– congênita hereditária, 867
Porfirinúria hereditária dos bovinos, 201
Posição
– anormal do globo ocular e pálpebras, 1200
– da cabeça e coordenação, 1197
– quadrupedal, 1197
Postite enzoótica, 1186
Postura, 11, 1189, 1201
– anormal, 877, 1192, 1408
– da cabeça, 12
– de cão sentado, 12
– de cavalete, 1398
– *swayback*, 2242
Potássio, 125, 1723
– teor de, 1731
Potenciais evocados
– auditivos do tronco encefálico, 1210
– motores, 1209
– somatossensoriais, 1209
Praziquantel, 1244
Precursores glicogênicos, 1778
Prednisolona, 1042, 1043
Prednisona, 1043
Preensão, 11, 183, 185
Prega(s)
– ariepiglótica, 1019

– desvio
– – axial, 1020
– – medial, 1013
– na pele, 120
Prematuridade, 1901, 1919, 1921
– de potros, 1902
Preparações de dextranos, 148
Prepúcio, 1186
Pressão(ões)
– capilar pulmonar, 909
– da cabeça contra
– – objeto imóvel, 668
– – objetos, 1305
– – obstáculos, 1191
– de exposição, 1937
– de gás luminal abomasal, 520
– do líquido cerebroespinal, 1206, 1352
– hidrostática, 134, 135
– luminal abomasal, 515, 526
– máxima de fechamento da uretra, 1140
– oncótica, 119, 134, 136
– – do plasma, 134, 909
– pleural, 1041
– sanguínea
– – arterial, 141, 237, 239, 690
– – – média, 77
– – jugular, 141
– – na artéria pulmonar, 691
– venosa
– – central, 77, 141, 684
– – da jugular, 684
Privação de água, 2074
– e eletrólitos, obstrução de esôfago em equinos, 143
– experimental, 92
Probatocefalia hereditária, 1581
Probenzimidazóis, 1243
Probióticos, 558, 1956
Problemas
– com as variações de referência, 25
– com resíduo tecidual, 159
– da dor, 82
– do aparelho reprodutivo, 460
Procinéticos, 523, 528
Produção
– de calor, 45, 48
– de leite, 1732
– – diária de uma vaca, 35
– – e deslocamento abomasal à esquerda, 518
– insuficiente de calor, 46
– – e perda de calor excessiva, 46
Prolapso
– da sola, 1432
– de terceira pálpebra, 1398
– retal, 244, 276, 300, 449
Propilenoglicol, 441 1769, 1771
Propionato, 154, 1764
Prosencefalia hereditária, 1359
Proteína(s), 239, 1725, 2117
– C reativa, 59
– de fase aguda, 58
– – negativas, 59
– de ligação
– – a imunoglobulinas, 2104
– – à transferrina, 2104
– – ao fibrinogênio, 2117
– de superfície variáveis, 963
– de Tamm-Horsfall, 1134
– plasmática, 500
– total, 138, 755
Proteinúria, 98, 1133
– pós-renal, 1134
– – extraurinária, 1134
– – urinária, 1134
– pré-renal, 1133
– renal, 1133
– – funcional, 1133
– – patológica, 1134

Protetores
– de mucosa, 253
– intestinais, 1956
– – e adsorventes, 220
Proteus spp., 213
Protoanemonina, 443
Protoporfirina eritrocitária, 1239
– hereditária, 867
Protostrongylus rufescens, 1012
Prototecose, 2231
Protozoários ruminais, 481
Prurido, 1587
– de origem central, 1589
– de Queensland, 1646
Pseudoalbinismo, 1694
Pseudomicose bacteriana, 1605
Pseudomiotonia, 1563
– de bovinos, 1562
Pseudomonas spp., 213
– *pseudomallei*, 1224
Pseudomormo, 1652
Pseudorraiva, 1270, 1273
Pseudotrombocitopenia, 740, 744
Pseudovaríola bovina, 1636
Psicoses, 1252
Pulmão(ões)
– de fazendeiro, 933
– e tuberculose, 2087
Pulso, 16
– jugular, 705
– periférico, 705
Pulverização, 1760
Púrpura hemorrágica, 732, 742, 751, 1055, 1057
– infartiva, 733
Pústula, 1588

Q
Quase afogamento, 921
Queda
– da pálpebra superior, 1200
– de alimento durante a ruminação, 467
– de lã, 1609
– de raio, 1268
– para um lado, 1199
Queimada de capim, 115
Queimadura(s)
– de pele, 117
– do períneo por urina, 1130
– pelo calor, 115
– superficiais, 109
– urinária, 1130
Queratose, 1588
Quercus spp., 2280
Quinidina, 701

R
Rabdomiólise
– aguda por esforço, atípica, 2073
– atrofia muscular e, 1055
– por esforço, 1415, 1416
– – esporádica, 1419
– – – em equinos, 1523
– – pós-exercício, 1414
– – recorrente, 1419
– – transitória, 1416
Rabdomiossarcoma, 1226
Ração
– completamente peletizada, 517
– de introdução em confinamentos, 484
Radiação, 45
– eletromagnética de alta frequência, 112
– mista nêutron-gama, 113
– natureza da, 113
– ultravioleta, 1536
Radiografia, 190
– contrastada, 252
– – retrógrada, 246

– da articulação, 1452
– de cabeça, pescoço e tórax, 884
– do abdome, 246
– – cranial e do retículo, 465, 500
– do esqueleto ósseo da cabeça e da coluna vertebral, 1208
– do fígado, 644
– do sistema urinário, 1139
– esofágica, 190
– para reticuloperitonite traumática, 502
– torácica, 1032
Radioimunoensaio, 816
Radiossensibilidade, 112
Rafoxanida, 1244
Raiva, 1267, 1270, 1355, 2073
– furiosa, 1264
Ranger de dentes, 84, 1197
Ranitidina, 258
Raquitismo, 1426, 1525, 1539, 1540
– em neonato, 1897
– hereditário, 1584
– hipofosfatêmico autossômico recessivo tipo I, 1578
– tipo I dependente de vitamina D, 1578
Reação(ões)
– à transfusão sanguínea, 752, 1158
– adversas à administração IV de fluidos, 152
– cruzada, 760
– da cadeia em polimerase, 575
– de desvio para membros pélvicos, 1204
– de hipersensibilidade
– – tipo I, 780
– – tipo II, 780
– – tipo III, 780
– – tipo IV, 780
– de "mordiscar", 1194
– perivasculares, 166
– tóxicas, 165
– vacinais adversas, 952
Reagentes de fase aguda, 500
Reconstituição
– da flora ruminal, 198
– da microflora ruminal, 472
Redução
– da exposição a picadas de insetos, 1606
– da pressão dos capilares pulmonares, 1034
– do cálcio da dieta disponível para absorção intestinal, 1740
– do risco de contrair infecção do ambiente, 1939
– hereditária de falanges, 1583
Reflexo(s)
– adutor da laringe, 1203
– de ameaça, 1342
– de tosse, 916
– do panículo, 1195
– espinais dos membros torácicos, 1203
– flexor espinal, 1204
– palpebral, 1200
– – de preservação ocular, 1342
– patelar, 1204
– perineal, 1204
– pupilar à luz, 1195
Refluxo
– abomasal, 507, 516
– duodeno-abomasal, 516
– gástrico, 186, 190
– intestinal, 298
– nasal de saliva, 208
– nasogástrico, 186
Região
– submaxilar, 21
– vulvovaginal, 1186
Regurgitação, 185, 186
– nasogástrica, 186

Relação
– cálcio:fósforo, 1537
– cobre-molibdênio-sulfato, 2241
Relaxamento
– da tetania muscular, 1399
– na imunidade, 622
Relaxantes musculares, 1423
Remoção
– cirúrgica de corpos estranhos, 209
– de corpo estranho por via endoscópica, 209
– de focos da infecção, 67
– do agente causal, 219
– do recém-nascido de ambiente contaminado, 1939
Reovírus, 1062
Reserva
– cardíaca, 705
– – atividade nervosa autônoma e, 677
– – frequência cardíaca e, 677
– – insuficiência cardíaca e, 677
– – mensuração da, 677
– – volume sistólico e, 677
– de ferro na medula óssea, 755
– de magnésio, 1754
Resfolego, 880
Resfriamento digital, 1439
Resíduos
– da fabricação de cerveja, 2286
– de sulfonamidas, 176
– ilegais
– – em bovinos de corte, 175
– – em suínos, 175
– – no leite, 175
– – no tecido, 167
– secos de aves, 2258
Resistência
– a ácidos *E. coli* O157:H7, 553
– a anti-helmínticos, 626
– a antimicrobianos
– – da *Salmonella*, 375
– – e *Escherichia coli*, 328
– – em *Campylobacter*, 330
– a múltiplos fármacos, 219
– antimicrobiana, 159
– – maneiras para reduzir ou prevenir, 164
– – prevenção de, 164
– aos antibióticos, 162
– às doenças infecciosas, 1507
– genética e suscetibilidade e vírus da leucemia bovina, 812
– térmica do microrganismo, 571
Respiração
– com boca aberta, 877
– de Kussmaul, 133
– rápida e superficial, 917
– tipos, 13
Resposta(s)
– à transfusão, 761
– ao estresse pelo frio, 46
– ao selênio, 1522
– comportamentais, 84
– de ameaça, 1195
– de fase aguda, 58, 64
– de piscar, 1195
– desfavorável ao tratamento, 173
– do sistema nervoso central à lesão, 1210
– febril, 57
– fisiológicas, 84
– imune, 1508
– – e espectro, 573
– inflamatória e imune, 1038
Ressonância magnética, 1452
Reticulite iatrogênica, 499
Reticulocitose, 755, 758
Reticuloesplenite, 513
Reticulopericardite traumática, 511

Reticuloperitonite
– crônica, 503
– traumática, 465, 468, 471, 496, 522, 531, 924
– – aguda, 456, 499
– – – local, 499, 503
– – complicações de, 505
– – crônica, 456, 528
– – subaguda, 528
Retinol plasmático, 1354
Retroversão epiglótica, 1013
– durante o exercício, 1020
Rhinosporidium seeberi, 1080
Rhodococcus equi, 214, 281, 1046
Rhoeadine, 2283
Rifampicina, 181, 577, 1026
Rimantadina, 1069
Rimetoprima-sulfonamida, 1927
Rinite, 902, 986
– alérgica, 934
– familiar, 903
– atópica bovina, 929
– atrófica
– – não progressiva, 1081
– – progressiva, 1081
– equina, 1073
– micótica, 903
– necrótica, 1088
– por *Bordetella bronchiseptica*, 1088
– por corpúsculos de inclusão, 1110
Rinolaringoscopia, 883, 1209
Rinopneumonite viral equina, 1056, 1073
Rinosporidiose, 1080
Rinotraqueíte
– infecciosa bovina, 933, 948, 966, 982, 1849
– – forma digestória da, 608
– – forma ocular da, 986
– por alimentos pulverulentos, 934
Rins policísticos, 1171
Rodenticida(s), 2264
– anticoagulante, 853
Rolamento compulsivo, 1198
Romifidina, 241
Romulose, 1406
Ronco, 13, 880
Ronidazol, 343
Ronqueira, 13
Roridina, 2287
Rosário raquítico, 13
Rotavírus, 213, 215, 216, 281, 349, 397, 401
– bovino em bezerros, 398
– em cordeiros, 400
– equino em potros, 401
Rotenona, 1249
Rubratoxina, 674
Rugido, 880
Ruído(s), 111
– anormais, 17
– de flutuação abdominal, 1962
– intestinais dos equinos, 18
– respiratórios, 13, 880
Rúmen, 470
– com formato de L, 462
– de bovinos, 189
– hipermotílico, 467
– neoplasias, 446
Rúmen-retículo, 450
Rumenotomia, 1240
Ruminação, 11, 454, 459
Ruminatórios, 472
Ruminite
– fúngica, 483
– micótica, 477, 479
– química, 477
Ruminocentese, 462, 480
Ruminotomia, 482, 504, 510
– de emergência, 491
Ruptura
– aórtica, 712

– arterial, 730
– cardíaca, 712
– cecal, 265
– da artéria
– – abdominal, 732
– – aorta, 712
– da uretra, 1180
– de aneurisma da artéria carótida interna, 104
– de bexiga, 1173, 1180
– de corda tendínea, 709
– de valvas cardíacas, 712
– de víscera intrabdominal, 194
– do baço, 775
– do fígado, 643, 1903
– do músculo longo da cabeça, 1019
– do pulmão, 927
– esofágica, 205
– hepática subcapsular, 1512

S
Sablose, 250
Sacarose, 193
Sais
– aniônicos, 1742
– na dieta, 496
Sala de ordenha, 111
Salbutamol, 1044
Salicilanilidas, 1244
Salicilatos, 87
Salinomicina, 484, 2074
Salivação, 492
– excessiva, 185
Salmeterol, 1043, 1044
Salmonella spp., 213, 214, 215, 216, 281
– *abortusequi*, 1845
– *abortusovis*, 1837, 1844
– *choleraesuis*, 304
– *dublin*, 1837
– em suínos, 316
– *enterica*, infecções subclínicas, 304
– *montevideo*, 1837
– sorotipos de javalis, 2079
– *typhimurium*, 1837
Salmonelose, 286, 342, 609, 1837
– Bélgica, 301
– bovina, 378
– caprina e ovina, 379
– crônica, 289
– em ruminantes e equinos, 369
– em suínos, 300
– – prevalência e ocorrência, 301
– equina, 379
– fatores de risco, 303
– – do patógeno, 306
– implicações zoonótica dos suínos, 307
– intestinal, 143
– mecanismos imunes, 305
– métodos de transmissão e fontes de infecção, 302
– morbidade e taxa de mortalidade, 302
– práticas de criação em geral, 305
– resistência a antimicrobianos, 306
– resistência genética em animais domésticos, 304
– suína, 309
Samambaia, 381, 906
– ingestão de, e cegueira, 1706
Sangramento
– excessivo, 1034
– umbilical, 745
– – em leitões recém-nascidos, 743
Sangue
– e leite, 1513
– nas fezes, 464
– oculto, 464
– total, 147
– venoso, 77

Sanguessuga de equinos, 1653
Sapelovírus suíno em javalis, 2079
Saponina(s), 2283
– esteroides, 2284
– triterpênicas, 2284
Sapovírus suínos, 352
Sarcocistose, 2209
Sarcoide, 1632, 1691
Sarcoidose equina, 1605
Sarna
– auricular, 1670
– corióptica, 1647, 1671
– corporal, 1670
– da cauda, 1671
– demodécica, 1646, 1668
– do escroto, 1671
– dos membros, 1671
– folicular, 1668
– ovina, 1670
– psoróptica, 1670
– sarcóptica, 1625, 1668
Satelitose neuronal, 1217
Saturação
– de oxigênio, 893
– de transferrina, 755
Saturnismo, 1235
Saxitoxinas, 107
Schwannoma, 1226
– multicêntrico, 1396
– solitário, 506
Scrapie, 1329, 1589
Sebo emulsificado, 494
Seborreia, 1600
– de flexuras, 1600
Secreção(ões)
– das vias respiratórias, 915
– nasal, 882, 903, 1023, 1040
– – e localização da lesão, 882
– respiratórias, 917
– – amareladas ou esverdeadas, 915
– traqueais, 889
– traqueobrônquicas, 888, 890
Sedimento de detritos, 639
Seleção genética, 524
Selênio, 115, 1422, 1500, 1520, 1897, 2285
– deficiência de, 1814
– em animais, 1502
– em plantas, 1502
– no solo, 1502
– nos suplementos lácteos, 1518
Sêmen, 811
Senecio jacobea, 609
Sensibilidade, 25
– à tuberculina, 2089
– antimicrobiana, 172, 917, 949
– cutânea dos membros pélvicos, 1204
– da radiografia, 190
Sepse, 59, 60, 281, 309, 310, 311, 378, 381, 1450, 1919
– grave, 60
– peritonite, 223
Septicemia, 59, 165, 1152, 1934
– aborto e, 1373
– hemorrágica, 2110
– neonatal, 60, 61
– – em bezerros, 60
– – em bovinos, 60
– – em cordeiros, 60
– – em equinos, 60
– – em ovinos, 60
– – em potros, 60
– – em suínos, 60
– por *Actinobacillus* em leitões, 2126
– por coliforme, 1945, 1947, 1948, 1949, 1950
– por *Histophilus*, 2103
– por *Klebsiella pneumoniae* em suínos, 2127
– secundária, 60

Sequestro ósseo em bovinos, 1429
Serosite transmissível, 1282
Sesquiterpenos, 2284
Setaria, 1382
Shunt
– extrapulmonar da direita para a esquerda, 875
– portossistêmico, 650
Sialoadenite séptica, 202
Sialorreia, 185
Sibilos, 13, 879, 880
– expiratórios, 880
– inspiratórios, 880
Sifonagem repetida, 210
Silagem, 213, 1368
Silhueta abdominal, 244
Silicose, 115
Simetria do tórax, 13
Simplexina, 442
Simuliidae, 1679
Sinais
– de excitação, 1189
– nervosos com coccidiose, 1270
– neurológicos, 1353
– sistêmicos de sepse, 1919
– vitais, 15
Síncope, 1191
Sindactilia, 1579
– bovina hereditária, 54
Síndrome(s)
– aguda, 113
– asma, 883
– braquispina, 1579
– cistite-ataxia do sorgo, 856
– da "fraqueza das pernas" em suínos, 1456
– da angústia respiratória aguda, 920
– – bovina, 996
– da artrogripose e hidranencefalia congênita, 1556
– da aspiração de mecônio, 921
– da ausência de suor, 1607
– da boca úmida em cordeiros, 1962
– "da cabeça inchada" ou *bighead*, 1427
– da carne suína
– – escura, firme e seca, 1573
– – pálida, macia e exsudativa, 1573, 1574
– da cauda
– – de rato em bezerros, 1695
– – equina, 1380, 1395, 1406
– da deficiência
– – da adesão leucocitária bovina, 768
– – de vitamina E e selênio, 1504, 1511
– da dermatite e nefropatia porcina, 2198
– da disfunção de múltiplos órgãos, 60
– da epidermólise bolhosa, 1694
– da fusaritoxicose sem toxinas especificadas, 2287
– da hemorragia
– – de jejuno, 743
– intestinal, 299
– da imunodeficiência
– – comum variável, 777
– – de potros de pôneis das raças Fell e Dale, 868
– – em pôneis da raça Fell, 777
– da mobilização de gordura, 1714, 1773
– da mudez, 11
– da necrose de orelha em suínos, 1594
– da perda reprodutiva em éguas, 1885
– da pneumonia, 962
– – e poliartrite crônicas, 964
– da porca magra, 2076
– da radiação aguda, 113
– da resposta inflamatória sistêmica (SIRS), 59
– da vaca
– – caída, 1715, 1731, 1737, 1747
– – fria, 2072
– – gorda, 72, 522, 1773
– – obesa, 1736

– da veia cava caudal, 477
– das pernas abertas em leitões recém-nascidos, 1575
– de adaptação geral, 88
– de Chédiak-Higashi, 745, 776, 868
– de Ehlers-Danlos, 1694
– de Ellis van Creveld, 1578, 1580
– de encefalomalacia, 2285
– de Froin, 1205
– de Honker, 930
– de Horner, 1200, 1203
– de indigestão vagal, 506
– de má absorção, 186
– de Marfan, 728, 1578
– de Schiff-Sherrington, 1194
– de sodomia, 1819
– de Stevens-Johnson, 780
– de Stewart Range, 1232
– definhante multissistêmica pós-desmame, 2189
– dermatite-nefropatia, 1142
– do abscesso da pituitária, 1224
– do bezerro
– – calvo, 1696
– – careca, 1694
– – demente, 1929
– – fraco, 1521
– – fraco perinatal/natimorto, 1928
– – tremedor, 1385
– do caminhar compulsivo/lesão hepática, 668
– do colapso ruminal, 457
– do compartimento, 1749
– do cordeiro aranha, 1578, 1579, 1582
– do desbotamento de equinos da raça árabe, 1696
– do dormidor, 2106
– do emboletamento escandinavo, 1407
– do equino exausto, 102
– do esmagamento, 1749
– do estresse suíno, 1414, 1570, 1572
– do fígado gorduroso, 458, 1776
– do leite com baixo teor de gordura, 1813
– do mau ajustamento
– – do equino neonato, 1933
– – neonatal, 1934
– do pônei das raças Fell e Dale, 750
– do potro lavanda, 1363, 1698
– do tremor congênito de leitões, 1363
– do verão, 99
– do vômito, 2284
– dos membros abertos, 1415
– – congênita em suínos, 1575
– dos quartos traseiros assimétricos em suínos, 1575
– gastrintestinal arsênico, 437
– granulocitopênicas, 172
– hemorrágica, 598
– – em leitões no período pós-desmame, 742
– – intestinal, 336, 565
– – jejunal, 456, 562, 565
– intestinal hemorrágica, 381
– jejunite hemorrágica, 543
– letal do potro branco, 449, 1599
– metabólica equina, 1788
– nefropatia-dermatite suína, 1594
– nefrótica, 1142
– neurológica arsênico, 438
– relacionadas ao estresse, 90
– reprodutiva e respiratória suína, 1853, 1854
– respiratória e reprodutiva suína em javalis, 2079
– semelhante à indigestão vagal, 506
– subaguda, 113
– *tying-up*, 1416, 1523
– vestibular paradoxal, 1192
– *weaver*, 1386
Sinergismo, 171
– entre enteropatógenos, 1947
– viral-bacteriano, 932

Sinovite, 2106
– causada por micoplasma, 1540
– e *B. abortus*, 1825
– por artrite séptica, 1449
Síntese de biofilme, 2104
Sinusite, 1033
Sistema(s)
– baseados em vetor, 687
– biliar, 674
– cardiovascular, 103, 676
– de amamentação artificial, 1917
– de distribuição, 176
– de escore Famacha, 10
– de oferta de oxigênio transtraqueal, 897
– de secreção tipo três, 375
– digestório, 450
– – defeitos
– – – congênitos do, 447
– – – hereditários do, 448
– fagocítico monocitário, 747
– hemolinfático e imune, 737
– hemostático, 64
– imunológico, 2240
– medular simpatosuprarrenal, 88
– musculoesquelético, 103
– – e patas, 22
– nervoso, 22
– – central massas associadas ao, 1226
– – periférico, 1395
– orgânico, 1896
– respiratório, 104, 139
– tampão bicarbonato, 129
– urinário, 22
– vestibular, doenças, 1366
Sobrecarga
– de carboidratos, 1735, 1736
– de grãos, 1735
– – aguda em equino, 143
– de pressão, 705
– hiperaguda por carboidratos, 468
– ruminal, 474
Sobredose de catárticos, 214, 281
Sódio, 122, 154, 1723
Solanum spp., 2285
Solenopsis invicta, 2253
Sólidos totais, 138
Solo, 213
– e *E. coli* O157:H7, 555
Solução(ões)
– acidificantes contendo cloreto, 150
– coloides, 147, 150
– cristaloides, 143
– – hipertônicas, 144, 145
– – hipotônicas, 144
– – isotônicas, 78, 144, 145
– – poliônicas, 150
– de bicarbonato de sódio, 147
– de borogliconato de cálcio, 147
– de Darrow, 145
– de dextrana-salina hipertônica, 148
– de dextrose 5%, 145
– de eletrólitos
– – balanceada de McSherry, 145
– – de uso oral, 156
– de formalina, 1485
– de gliconato de cálcio 23%, 147
– de NaCl, 145
– de Ringer, 145
– – com lactato, 144, 287
– de Ringer-acetato, 144
– de sulfato
– – de cobre, 1486
– – de zinco, 1485
– eletrolítica isotônica IV, 1044
– hipertônicas, 68
– salina
– – hipertônica, 78, 79, 146, 150
– – isotônica, 145

Soluços, 1046
Som de fricção pericárdica, 512
Somatotropina bovina recombinante, 1717
Sonda(s)
– de DNA, 310, 575, 965
– gástrica e obstrução esofágica, 209
– genéticas MAP, 585
– nasoesofágica de pequeno calibre, 156
– nasogástrica, 208, 248
Sondagem
– nasogástrica, 236, 246, 252
– ororruminal, 492
Sono incontrolável, 1197
Sons
– abomasais espontâneos, 520
– acessórios, 880
– bronquiais, 879
– cardíacos abafados, 512
– de chapinhar em líquido, 461, 467, 512, 514
– de embotamento, 925
– de fricção pleural, 879, 880, 925
– de gorgolejo, 512
– de guizo, 880
– de sibilo, 1040
– de tilintar, 461, 512, 520
– intestinais, 239
– – na enterite, 217
– maciço, 925
– peristálticos, 879
– pulmonares
– – anormais, 1040
– – ausência de, 880
– – de maior intensidade, 879
– respiratórios, 878, 879
– – análise do espectro dos, 896
– – anormais, 880
– – aumento da intensidade, 880
– – intensidade reduzida, 878, 880
– – interpretação dos, 878
– – mais audíveis, 879
– – menos audíveis, 879
– – normais, 879
– vesiculares, 879
Sopros
– cardíacos em equinos, 704
– de ejeção sistólica funcionais, 706
– funcionais, 705, 706
– sem doença valvular, 705
Soro
– antierisipela, 2126
– hiperimune, 69
Sorologia, 61, 310, 604
– anticorpos antirrotavírus, 403
– do líquido articular, 1452
Sossego *versus* excitação, 89
Staphylococcus
– *aureus*, 1224
– *hyicus*, 1591
Stephanurus dentatus, 1167
Stomoxys calcitrans, 1675
Streptococcus, 281
– *equi* subespécie
– – *equi*, 1053
– – *zooepidemicus*, 1052, 1224
– *suis*, 2115
Strongyloides, 430
– *westeri*, 281, 282
Strongylus vulgaris, 730
Subluxação
– patelar hereditária, 1586
– vertebral, 1376
Subnutrição, 91
– calórica materna, 1900, 1907
– prolongada, 94
Subsalicilato de bismuto, 289
Substituição das células epiteliais das vilosidades, 216

Substitutos fenólicos, 1244
Succímero, 1240
Succinato sódico de cloranfenicol, 1927
Sucedâneos do leite, 220
– de má qualidade, 213
– e diarreia, 221
Sucralfato, 252, 258
Sucussão, 15
Sudorese, 234
Sufocação ou acidente, 114
Suilisina, 2117
Suínos
– criados em quintal, 1615
– da raça pietrain rastejantes, 1575
Sulfadiazina e trimetoprima, 285
Sulfadimidina, 420
Sulfato
– de amicacina, 1026, 1927
– de anfetamina, 898
– de gentamicina, 1026, 1927
– de glucosamina, 1448
– de magnésio, 242, 704, 1240
– de morfina, 241
– de quinapiramina, 2228
– de quinidina, 701, 703
– de sódio, 242
Sulfonamidas, 179, 421
Sumicidina, 1245
Superalimentação, 213
– com leite, 221
– de ovelhas adolescentes, 1900
Superinfecção, 167
Superóxido dismutase, 375
Suplementação
– com tiamina, 1345
– com vitamina D durante o período seco, 1743
– de cobalto na dieta, 849
– de cobre, 2246
Supressores da tosse, 900, 1044
Suramina, 2228
Surfactantes, 900
– sintéticos, 492
– – não iônicos, 495
Surra, 2229

T
Tabanus spp., 1676
Tail jack, 84
Tamanho do globo ocular, 19
Tampões
– endógenos, 485
– na dieta, 484
Tamponamento
– cardíaco, 712
– ruminal adequado, 485
Taninos, 2280
Taquicardia, 16, 137, 467
– paroxística, 703
– sinusal, 695
– súbita, 152
– ventricular, 703
Taquipneia, 874, 876, 877
– prolongada, 1904
– transitória, 1904
Taxa(s)
– de administração, 152
– de descarte, 7
– de esvaziamento do abomaso, 155
– de fatalidade, 6
– de filtração glomerular, 1136
– de morbidade, 6
– de mortalidade, 6, 1893
– – neonatal, 1892
– – perinatal, 1892
– de probabilidade, 25
– de retração do coágulo, 739
– populacional, 9

Taxus spp., 719
Tecido(s)
– conjuntivo, 2239
– epiteliais, 1352
– nervoso, 2240
– periféricos, 53
Técnica(s)
– de imuno-histoquímica, 965
– de imunofluorescência, 2175
– de Kirby Bauer, 161
– de microtitulação, 161
– de sutura fechadas, 522
Tecnologia de embrião, 811
Tegumento parietal, 1432
Teileriose, 2216
– mediterrânea, 2220
– tropical, 833, 2220
Teixo, 719
Telazíase, 1706
Tempestade com relâmpagos e raios, 109
Tempo
– de coagulação ativada, 739
– de preenchimento capilar, 137, 239, 246
– de protrombina, 739, 748
– de sangramento, 739
– de trombina, 739
– de tromboplastina parcial ativada, 739, 748
Tenesmo, 72, 189, 1198
– alívio do, 198
Tenossinovite, 1410
Tenotomia, 1441
Tensão de oxigênio, 893
– no sangue venoso, 77
– no sangue misto, 677
Teofilina, 898, 1043
Teor
– de fósforo na dieta, 1740
– de lactato, 759
– de magnésio necessário, 1755
– de proteína total, 238
Terapia(s)
– anti-inflamatória, 899
– antibiótica, 80
– antimicrobiana, 159, 899, 926
– – profilática, 653
– com fluido(s)
– – agressiva, 68
– – e eletrólitos, 142
– – combinada com cálcio e magnésio, 1759
– de hidratação, 150
– de manutenção, 150
– eletrolítica oral, 529
– fibrinolítica, 927, 1027
– hidreletrolítica, 242, 510, 529, 543
Teratogênese viral, 1898
Terbutalina, 1043, 1044
Terço médio
– direito do abdome, 237
– esquerdo do abdome, 237
Terminalia oblongata spp., 2281
Termogênese
– com tremor, 45, 46, 48
– induzida pelo frio, 46, 48
– – alterações pós-natal, 49
– – fatores que interferem, 48
– – má nutrição da mãe no fim da gestação, 49
– sem tremor, 45, 46, 48
Termografia por infravermelho, 1413
Termorregulação, 65
– em animais pecuários neonatos, 46
Teste(s)
– alérgicos, 1843
– com comprimidos de o-toluidina, 464
– com hormônio da tireoide, 1798
– cromogênicos, 739, 743
– cutâneo de brucelina, 1826
– da diluição de nitrogênio, 892

– da maleína, 1060
– da visão, 20
– de absorção
– – da sacarose, 193
– – da xilose, 192
– – de amido, 289
– – D-xilose, 289
– – de glicose, 191, 289
– de aglutinação, 766
– – em cartão, 796
– – em lâmina, 340
– – em látex, 286, 1915
– – em tubo capilar, 796
– – microscópico, 340
– de amostras de urina, 1131
– de cetonas no leite, 522
– de coagulação do glutaraldeído, 1915
– de complacência, 175
– de Coombs, 758
– de digestão, 191, 218
– – da lactose, 192
– – do amido, 192
– de esforço, 896
– de estresse do exercício, 103
– de fixação de complemento, 575, 796, 832, 1826
– de função
– – hepática, 72, 645
– – pulmonar, 892
– – renal, 1138
– – – e detecção de lesões renais, 1130
– de imunidade, 576
– – MAP, 586
– de imunodifusão em gel de ágar, 816
– de imunoensaio enzimático a campo, 403
– de nitroprussida na urina, 35
– de Pandy, 1207
– de papel guaiaco, 464
– de precipitação
– – do sulfito de sódio, 1914
– – por ágar gel, 2175
– de privação de água, 1136
– de proliferação de linfócitos, 2090
– de proteína urinária em fita, 1207
– de radioimunoensaio, 816
– de radioimunoprecipitação, 816
– de reação cruzada, 760
– de resíduos, 175
– de resposta, 36
– – à domperidona, 1786
– de rosa bengala, 1826
– de sensibilidade
– – aos antimicrobianos, 161
– – em disco, 161
– – em tubo, 161
– – falhas e limitações do, 162
– – objetivo do, 161
– de soroaglutinação, 1825
– de soroneutralização, 604, 1277
– – modificado, 1868
– de tuberculina, 2091, 2095
– – em outras espécies, 2090
– – intradérmico, 2089
– de turvação do sulfato de zinco, 1914
– de urina e soro, 1136
– de uroperitônio e ruptura de bexiga, 1139
– de vírus-neutralização, 980
– do anel em leite, 1827, 1833
– do cartão, 1826
– do glutaraldeído, 1915
– do halotano, 1573
– do perfil metabólico, 1719
– e classificação do rebanho, 580
– ELISA, 403, 832, 1915
– – em amostra de leite, 816
– em amostras de tecidos, 575
– intradérmico, 1041
– laboratoriais no rebanho, 604

– no soro, 1135
– oral de
– – digestão da lactose, 192
– – tolerância à glicose, 191
– PCR, 2175
Tetania, 151, 1191, 1199
– da lactação, 1269, 1270, 1715, 1736, 1754
– – aguda, 1757
– – em éguas, 1715, 1794
– – subaguda, 1758
– da pastagem, 1736, 1754
– do transporte, 1794
– hipomagnesêmica, 1270, 1355
– – dos bezerros lactentes, 1271
– hipomagnesiana, 1715, 1753
– – de bezerros, 1761
Tétano, 12, 492, 1199, 1268, 1397, 2073
Tetanoespasmina, 1397, 1398
Tetanolisina, 1397
Tetra-hidropirimidinas, 1244
Tetraciclinas, 180, 285
Tetracloreto de carbono, 1244
Tetralogia de Fallot, 725
Theileria
– *annulata*, 833, 2220
– *equi*, 751, 837
Tiabendazol, 1243
Tiamina, 1220
Tiaminases, 1339
Tiamulina, 337, 343
Tianfenicol, 178
Ticarcilina, 1026
– sódica, 1927
Ticarcilina-clavulanato, 1927
Tidiazuron, 2259
Tilosina, 336, 343
Timo, 774, 775
Timoma, 1125
Timpanismo, 453
– abomasal
– – em bezerros, 538
– – em cordeiros, 538
– brando, 491
– cecal, 265
– das leguminosas ou das pastagens, 487
– das pastagens, 487, 488, 493
– – controle genético do, 487, 496
– de bolsa gutural, 1018
– do confinamento, 487, 488, 490, 492, 495
– espumoso, 487
– – do confinamento, 487
– forragens
– – que causam, 489
– – que não causam, 489
– gastrintestinal de origem dietética, 470
– grave, dispneia e taquicardia no, 491
– intestinal, 189
– – em equinos, 276
– – em suínos, 299
– moderado, 491
– pelo feno de alfafa, 494
– por gás livre, 488
– – crônico, 2106
– primário, 492
– – das pastagens, 491
– – dos confinamentos, 491
– ruminal, 456, 486
– – agudo, 460
– – crônico, 488
– – – em bezerros de recria, 458
– – grave com risco de morte, 468
– – primário, 487, 489
– – secundário, 488, 491, 492
Tinha, 1625, 1646, 1648
Tiocarbamatos, 2259
Tioureias, 2260
Tipagem do grupo sanguíneo, 766

Tiques, 1191
Tiroglifose, 1646
Tolazolina, 188
Tolerância, 174
– à endotoxina, 66
– ao exercício, 685
Toltrazurila, 421
Tomografia computadorizada, 1452
– do abdome, 466
– do crânio, 1208
– do pulmão, 885
– do sistema
– – musculoesquelético, 1413
– – urinário, 1140
Toracocentese, 77, 891, 918, 926
Toracotomia, 926, 1026
Tórax, 13, 15, 16
– cranial ventral, 237
Torção
– de ceco, 235
– de cólon, 235
– – maior, 247
– intestinal, 539
Torcicolo, 1579
Torneio verdadeiro, 1336
Torovírus, 398
– bovinos, 400
– suínos, 353
Torulose, 2232
Tosse, 13, 880, 881, 917, 1039
Toxalbuminas, 443
Toxemia, 62, 200, 213, 452, 482
– aguda, 66
– crônica, 67
– da prenhez, 1779
– – em ovelha, 1715
– – – obesa, 1780
– – em vacas, 1773
– – – de corte, 458
– – induzida por estresse, 1780
– – por inanição, 1780
– – primária, 1779
– – secundária, 1780
– em vacas recém-paridas, 70
– endógena hiperaguda, 105
– grave, 1736
– peritonite, 223
– – aguda e subaguda, 224
Toxicidade(s), 172
– cardíacas, 717
– cardiovascular, 179
– de cobre, 2246
Toxicose do carrapato, 2253
Toxinas, 1414
– antigênicas, 62
– Apx, 1091
– de água doce, 106, 107
– de microrganismos infecciosos, 66
– de plantas
– – que afetam o sistema nervoso, 1226, 1233
– fúngicas
– – que afetam o sistema nervoso, 1234
– metabólicas, 62
– que afetam o sistema
– – digestório, 435
– – hemolinfático, 851
– vegetais, 1579
– que afetam o sistema digestório, 442
Toxinfecções, 1220
Toxocara vitulorum, 423
Toxoide tetânico, 1399
Toxoplasma e javalis, 2079
Toxoplasma gondii, 2212
Toxoplasmose, 1837, 2212
Transfaunação, 289
– ruminal, 472, 483
Transferrina, 59, 755

Transfusão, 760, 765
– de plasma, 1924
– – e soro hiperimune, 69
– sanguínea, 536, 760, 765
– – imediata, 78
– – incompatível, 763
– – leptospirose, 1159
Transmissão
– aerógena do vírus da diarreia viral bovina, 596
– dos sons respiratórios do trato respiratório anterior, 879
– iatrogênica, 811
Traqueíte, 906, 986
Traqueobroncoscopia, 883, 1031
Traqueolaringostomia, 907
Traqueostomia, 900
Trato
– reprodutor, 22
– respiratório de bovinos, 929
Trauma, 877, 1033, 1393
– biomecânico, 1443
– craniano, 2073
– da parede torácica, 927
– físico, 1374
– vertebral, 2073
Traumatismo(s), 105, 1434
– durante o parto, 1903
– subagudos repetidos, 1443
Trematódeos, 660
Tremoço, 1596
Tremores, 1191, 1198, 1199, 1358
– congênito dos suínos, 1387
– musculares, 138, 1212
– – involuntários, 1305
Trevo estrogênico subterrâneo, 1179
Trevo-doce, 851
– mofado, 905
Triancinolona, 1042
– acetonida, 1043
Triazínicos, 2260
Triazólicos, 2260
Trichinella e javalis, 2079
Trichomonas foetus, 1848
Trichostrongylus spp., 216, 623
– *axei*, 428
Trichuris, 430
– *suis*, 215
Triclabendazol, 663
Triclopir, 2260
Triclorfon, 1897
Tricobezoares, 468, 540
– abomasais, 460, 533
Tricomoníase, 1848
Tricostrongilose em ovinos, 623
Tricotecenos, 2286
– macrocíclicos, 2286
– não macrocíclicos, 2287
Trifolium repens, 1883
Trimetoprima-sulfonamida, 1026
Trocaterização, 242
– e uso de cânula, 492
Trombastenia, 745
– de Glanzmann, 866
Trombocitopenia, 64, 598, 744, 745, 764, 771, 1033
– anemia e, 822, 823
– doença hemorrágica e, 602
– imunomediada (idiopática), 744
– isoimune, 745, 764
– vírus da diarreia viral bovina e, 607
Trombócitos, 77
Trombocitose, 745
– secundária, 746
Tromboelastografia, 740
Tromboembolia, 730
– pulmonar, 735
Tromboflebite, 153, 734

Trombopatia hereditária, 865
Trombose, 730, 749
– aorticoilíaca, 731
– – em bezerros, 731
– – em equinos, 731
– da veia cava
– – caudal, 644, 735, 930
– – cranial, 931
– – posterior, 930
– venosa, 734
Tromboxano A_2, 63
Trometamina, 145
Trompas de Eustáquio, 1016
Tronco, 1203
– encefálico, doenças, 1366
Troponina cardíaca, 689
Trueperella pyogenes, 774, 973
Trypanosoma equiperdum, 1879
Tuberalis, 1226
Tuberculoide extrema, 584
Tuberculose
– associada a *Mycobacterium tuberculosis*, 2093
– bovina, 2084
– cutânea, 1621
– – atípica, 774
Tularemia, 774, 2097
Tumefação edematosa, 135
– subcutânea, 733
Tumor(es), 711
– congênitos da pele, 1693
– da bainha de nervos periféricos, 506, 509, 1407
– da medula espinal, 1375
– de células granulares, 1125
– de mastócito, 1693
– do peritônio, 447
– do sistema nervoso central, 1225
– – associados ao, 1226
– – metastáticos, 1226
– hepáticos, 674
– nasal enzoótico, 1001
Turgor de pele, 239
Tutina, 1227

U
Úbere, 1290
– inflamado, 176
Úlcera(s)
– abomasais, 458, 465, 534, 535, 561
– – em bovinos, 533
– – perfuradas, 469, 503
– – – após cirurgia de laparotomia, 460
– – primárias, 533
– – secundárias, 535
– de Buruli ou de Bairnsdale, 1621
– escamosa, 1186
– gástrica, 249, 253, 254
– – em suínos, 295
– gastroduodenal, 247, 251, 1927
– hemorrágicas agudas em bovinos confinados, 534
– não perfurante, 535
– perfurante com peritonite
– – difusa, 535
– – local aguda, 535
– podal causada pelo frio, 53
– por congelamento, 53
– que causa hemorragia grave, 535
Ulceração(ões)
– abomasal
– – aguda, 536
– – em bezerros
– – – de corte lactentes, 534, 536
– – – alimentados manualmente, 534
– – crônica, 536
– – perfurante, 520
– – sem melena, 509
– – subaguda com dilatação moderada, 528

– da mucosa gástrica e/ou duodenal, 251
– do palato mole, 200
– duodenal, 536
– esofagogástrica, 336
– grave, 251
– primária, 533
– secundária, 533
Ultrassonografia, 77
– abdominal, 190, 236, 246, 465
– – em bovinos, 190
– – equinos, 190
– da articulação, 1452
– do abdome direito, 527
– do abomaso, 515
– do estômago, 248
– do fígado, 644, 1776
– do músculo cricoaritenoide lateral, 1208
– do retículo, 501
– do sistema musculoesquelético, 1412
– do tórax, 886
– na doença perinatal, 1901
– para reticuloperitonite traumática, 501, 502
– transabdominal da mucosa do rúmen, 479
– transcutânea e transretal, 1138
Umidade, 1609
– da lã, 50
Unha em forma de saca-rolhas, 1584
Úraco
– patente, 1173
– persistente, 1129
Uraquite, 1963
Ureia, 140, 637, 2260
Uremia, 1127, 1130
– pós-renal, 1128
Ureter, 1172
– ectópico, 1172
Uretra, 1172
Uretrite, 463
Urina seca, 176
Urinálise, 1180
Urolitíase, 1178
– em equinos, 1183
– em ruminantes, 1177
– obstrutiva, 1179
Uroperitônio, 195, 1173, 1927, 1934
– em potros, 1174
Uroquinase, 741
Urro, 880
Urticária, 1591
– primária, 1591
– secundária, 1591
Útero e tuberculose, 2087
Uveíte, 1368, 1372
– causada por *Listeria*, 1700, 1703
– recorrente, 1153
– unilateral, 1885, 1886

V
Vacinação
– acidose láctica, 486
– anaplasmose, 798
– babesiose, 835
– *Brachyspira*, 344
– *Brucella*
– – *abortus*
– – – cepa 19, 1829, 1830
– – – cepa RB51, 1831
– – – em animais de vida livre, 1831
– – *ovis*, 1836
– *C. pseudotuberculosis*, 787
– coccidiose, 421
– coronavírus bovino, 405
– doença(s)
– – infecciosas comuns do trato respiratório, 901
– – respiratória aguda, 941
– EHV-1, 1314
– encefalomielite por alfavírus equino, 1307

– erisipela, 2126
– *Escherichia coli* O157:H7, 558
– extrato de leucotoxina, 951
– febre aftosa, 2136
– *Histophilus somni*, 942, 952
– infecção por
– – AHSV, 2167
– – HVB-1, 989
– intranasal, 1058
– leptospirose bovina, 1160
– *Pasteurella* spp., 941, 951
– pneumonia enzoótica em bezerros, 975
– podridão de casco, 1486
– raiva, 1271, 1272
– rotavírus, 405
– *Salmonella*, 315, 384
– verrugas, 1632
– vírus de diarreia viral bovina, 612, 613
Valnemulina, 343
Vanádio, 2266
Vancomicina, 181
Vaniloides, 87
Varfarina, 741, 853
Varíola(s)
– bovina, 1634
– bufalina, 1634
– caprina, 1639
– equina, 1644, 1646
– – canadense, 1624
– ovina, 1639
– suína, 1625, 1645
Varsenato de cálcio, 1240
Vasculite, 737, 741
– não séptica, 733
– necrosante, 742
Vasoconstritores, 80
Vasodilatação
– fásica, 47
– periférica, 66
Vasodilatadores, 80
Vasopressores, 68
Veado-vermelho criado em fazenda, 1514, 1519, 2245
Veia
– auricular de bovinos adultos e bezerros, 152
– jugular, 139, 152
Veneno(s), 877
– de cobra, 742
Veratrina, 2286
Veratrum californicum, 1897
Vergão, 1588
Verme-chicote, 430
Verme(s)
– de cabeça em espiral dos suínos, 433
– do olho, 1706
– filamentoso, 430
– pulmonares
– – em bovinos, 992
– – em equinos, 1081
– – em suínos, 1122
Verruga(s), 1628
– de tetos, 1630
– genitais, 1630
– no talão, 1474
– perianais, 1630
– podais, 1474
– – com pelos, 1474
Vesícula(s), 200, 1588
Vibriose, 1848
Virginiamicina, 182
Vírus
– Aino, 1556, 1557
– Akabane, 1556, 1557, 1558, 1579, 1896
– associado à doença de Theiler, 657
– Breda, 400
– Cache Valley, 1557, 1558
– da cólera suína, 1896

– da diarreia viral bovina, 213, 404, 593, 934
– da doença
– – da fronteira, 1896
– – da língua azul, 1896
– – peruana dos equinos, 1317
– da encefalite
– – equina
– – – leste, 1294
– – – oeste, 1294
– – – venezuelana, 1294
– – japonesa B, 1897
– – *main drain*, 1317
– da encefalomielite hemaglutinante suína, 351
– da febre do vale do Rift, 1897, 2138
– da floresta Semliki, 1294
– da hepatite E, 657, 658
– da leucemia bovina, 809, 814
– da língua azul, 2140
– da parainfluenza-3, 933, 971, 1062
– da peste dos pequenos ruminantes, 590
– da pseudorraiva, 1897
– da pseudovaríola bovina, 1636
– da rinite equina, 1056, 1073
– da síndrome reprodutiva e respiratória suína
– – de alta patogenicidade, 1855, 1864, 1867
– – no sistema imunológico, 1860
– – tipo 1, 1855
– – tipo 2, 1855
– da varíola
– – bovina, 1634
– – bufalina, 1634, 1635
– – suína, 1645
– de alta patogenicidade, 1855
– de Bungowannah, 2209
– do Nilo Ocidental, 1296
– do Rio Ross, 1294, 1498
– H1N1, 1112
– H1N2, 1113
– H3N2, 1113
– Kunkin, 1294
– Louping-ill, 1294
– Menangle, 2208
– parainfluenza-3, 1004

– Powassan, 1294, 1317
– Reston, 2209
– Rinderpest, 589
– Schmallenberg, 1556, 1557, 1558, 1579
– semelhante ao da imunodeficiência bovina, 808
– Shamonda, 1556
– sincicial respiratório bovino, 933, 969, 971, 977, 1004
– Tioman, 2207
– Usutu, 1294
– vaccinia, 1635
– Vale Murray, 1294
– Wesselsbron, 1897
Visna, 1287
Vitamina
– A, 1220, 1352, 1355, 1897
– – hepática, 1354
– – oral, 1356
– – plasmática, 1354
– B, 850
– B$_6$, 1357
– B$_{12}$, 847, 848
– D, 1425, 1897
– – na dieta, 1536
– D$_3$, 2264
– do complexo B, 1140
– E, 1422, 1500, 1503, 1520, 1897
– H, 1546
– K, 742, 850
Vitiligo, 1599
Volume
– corpuscular médio, 755
– de colostro ingerido, 1912
– de distribuição, 169
– de fluido necessário, 150
– de sangue transfundido, 765
– globular, 138, 239, 755, 1723
– sistólico, 677
Vólvulo, 235, 269
– abomasal, 143, 457, 462, 463, 469, 471, 503, 520, 528
– – agudo, 527
– – – em bezerros, 527

– – complicação pós-cirúrgica no, 507, 526, 527
– cecocólico, 458, 462, 463, 528, 544, 545
– da flexura sigmoide duodenal, 539
– da raiz do mesentério, 469, 542
– de intestino delgado, 247
– do cólon, 270
– – espiral, 542
– – maior, 268
– do intestino delgado, 261, 540
– mesentérico, 462, 463, 539
Vômito, 185
– cólica equinos, 234
– em equinos, 248
– em jato, 185
– verdadeiro, 185
Vulvovaginite, 1186

W
Wedelosídeo, 1226
Wohlfahrtia magnifica, 1666
Wohlfahrtiose, 1666

X
Xantose, 1415
Xeroftalmia, 1353
Xilazina, 87, 88, 198, 241, 1439

Y
Yersinia
– em suínos, 348
– *enterocolitica*, 348, 2096
– *pseudotuberculosis*, 281, 348, 2095, 2096

Z
Zearalenona, 1884
Zebra, 2164
Zigadenina, 2286
Zigadina, 2286
Zinco
– deficiência de, 1814
– intoxicação por, 2267
– térmica neutra, 47